Henry 临床实验诊断学

Henry's Clinical Diagnosis and Management by Laboratory Methods

第 23 版

主编 Richard A. McPherson
Matthew R. Pincus

主审 王鸿利 胡丽华

主译 王 琳

人民卫生出版社

图书在版编目(CIP)数据

Henry 临床实验诊断学/(美)理查德・A. 麦克弗森(Richard A. McPherson)主编;王琳主译. —北京:人民卫生出版社,2020

ISBN 978-7-117-28620-6

Ⅰ.①H… Ⅱ.①理…②王… Ⅲ.①实验室诊断 Ⅳ.①R446

中国版本图书馆 CIP 数据核字(2019)第 130543 号

图字:01-2017-5545

Henry 临床实验诊断学

主　　译:王　琳
出版发行:人民卫生出版社(中继线 010-59780011)
地　　址:北京市朝阳区潘家园南里 19 号
邮　　编:100021
E - mail:pmph @ pmph.com
购书热线:010-59787592　010-59787584　010-65264830
印　　刷:三河市宏达印刷有限公司(胜利)
经　　销:新华书店
开　　本:889×1194　1/16　印张:122
字　　数:5177 千字
版　　次:2020 年 5 月第 1 版　2020 年 5 月第 1 版第 1 次印刷
标准书号:ISBN 978-7-117-28620-6
定　　价:1198.00 元
打击盗版举报电话:010-59787491　E-mail:WQ @ pmph.com
质量问题联系电话:010-59787234　E-mail:zhiliang @ pmph.com

Henry

临床实验诊断学

Henry's
Clinical Diagnosis
and Management
by Laboratory Methods

第 23 版

主　　编 Richard A. McPherson
Matthew R. Pincus

主　　审 王鸿利　胡丽华

主　　译 王　琳

副 主 译 王成彬　王传新　潘柏申　郝晓柯　府伟灵　徐英春

译　　者（按姓氏笔画排序）

丁春明　马筱玲　王　征　王　琳　王　辉　王成彬　王传新
王华梁　王治国　王学锋　王晓蓓　王培昌　方合志　左国伟
石　亮　卢兴国　吕建新　朱自严　刘　波　刘文恩　许　斌
许文荣　孙自镛　李　莉　李向阳　邱　玲　汪俊军　沈立松
沈继龙　张　展　张文玲　张传宝　张德太　陈　葳　陈　瑜
陈大鹏　陈万新　陈凤花　欧启水　罗秀菊　周宏伟　府伟灵
郑　磊　赵　昕　郝晓柯　胡丽华　段　勇　段朝晖　秦　莉
秦　雪　秦绪珍　钱宝华　倪安平　徐克前　徐英春　郭　健
唐　敏　黄　彬　黄宪章　崔　巍　康熙雄　续　薇　廖　璞
潘世扬　潘柏申　穆士杰

翻译秘书组组长 陈凤花

组　　员 王　平　汤兆明　蔡鹏程　梁　涛　马　玲　张　杨　刘　扬
李归宁　耿　帜　潘世秀　杨倩倩　曾筱倩

人民卫生出版社

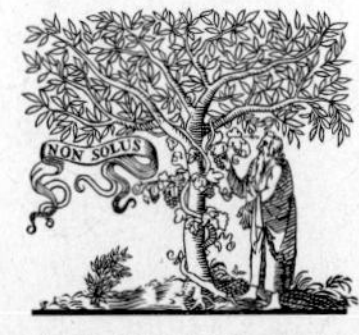

Elsevier(Singapore) Pte Ltd.
3 Killiney Road
#08-01Winsland House I
Singapore 239519
Tel:(65) 6349-0200　　Fax:(65) 6733-1817

ISBN-13:978-0-323-29568-0

This translation of Henry's Clinical Diagnosis and Management by Laboratory Methods, 23e by Richard A. McPherson and Matthew R. Pincus was undertaken by People's Medical Publishing House and is published by arrangement with Elsevier (Singapore) Pte Ltd.

Henry's Clinical Diagnosis and Management by Laboratory Methods, 23e by Richard A. McPherson and Matthew R. Pincus 由人民卫生出版社进行翻译,并根据人民卫生出版社与爱思唯尔(新加坡)私人有限公司的协议约定出版。

《Henry 临床实验诊断学》第 23 版(王琳 主译)
ISBN: 978-7-117-28620-6

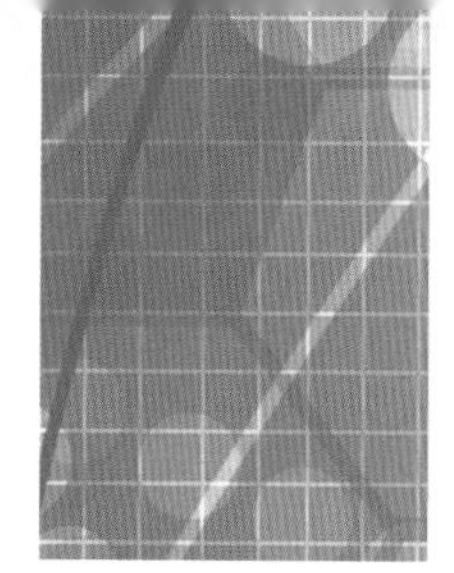

主审简介

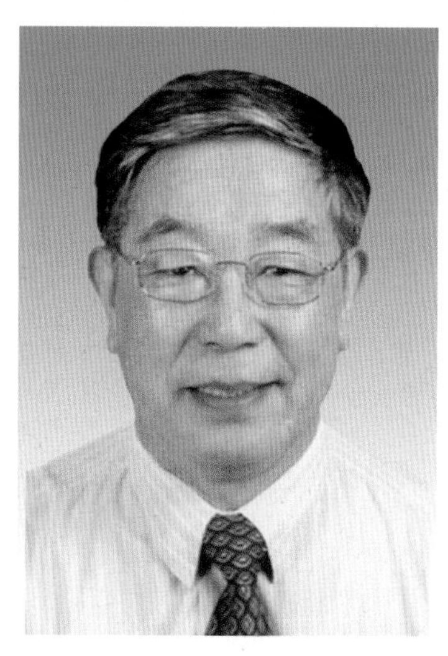

王鸿利

主任医师，博士生导师，瑞金医院终身教授。曾任瑞金医院副院长、检验科主任，瑞金临床医学院副院长、检验系主任、上海血液学研究所副所长、血栓与止血研究室主任，上海市科委医学检验重点实验室主任等职。曾任中华医学教育学会医学检验教育分会主任委员、中华医学检验分会常委，上海市医学会血液分会、检验分会副主任委员等职。

学术成果：以第一完成人获得的成果有上海市医疗成果二等奖、三等奖各 1 项；国家教学成果二等奖 2 项；国家科技成果二等奖 2 项、三等奖 1 项。发表论文近 300 篇；主编（含副主编）学术著作 60 余本；主编（副主编）学术刊物 5 本。

荣誉称号：国务院津贴（1992 年），上海市育才奖（1997 年），全国优秀教师奖（1998 年），上海市宝钢教育奖（2002 年），上海市教学名师奖（2006 年），中华医学会特殊贡献奖（2008 年），诊断学教学特别贡献奖（2012 年），上海市医学发展终身成就奖（2017 年），第二届医师节国家名医称号（2018 年），获颁中华人民共和国成立 70 周年纪念章（2019）等。

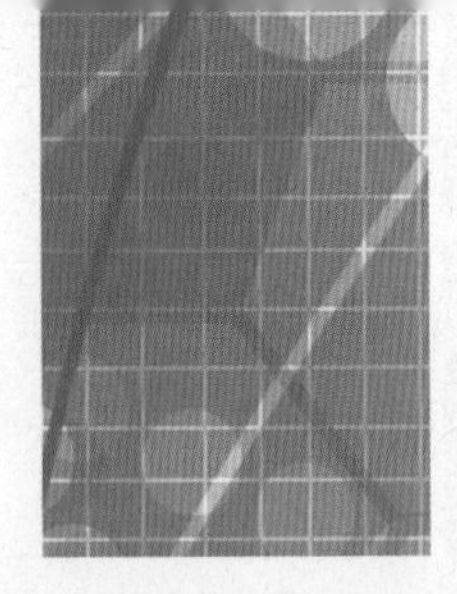

主审简介

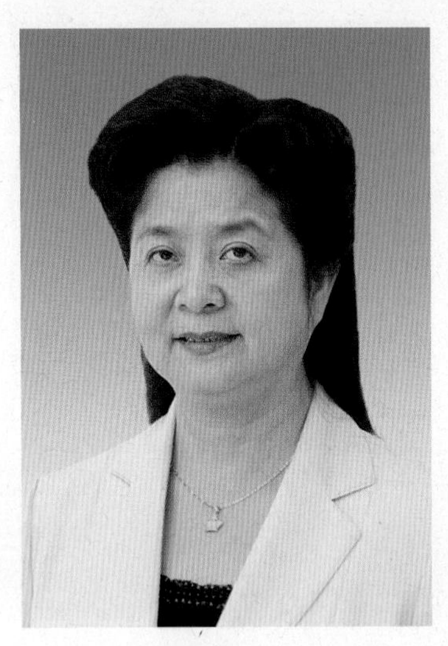

胡丽华

二级教授，主任医师，博士生导师。国家级教学名师，享受国务院政府特殊津贴专家，全国宝钢教育基金优秀教师，国家级精品课程 & 国家精品资源共享课程《临床输血检验》负责人，首批国家临床重点专科学科带头人，湖北省首届第一层次医学领军人才。

中华医学会检验医学分会第 5~9 届常委，中国医师协会检验医师分会第 2、3 届副会长，中国输血协会副理事长，中国输血协会临床输血学专业委员会主任委员，全国高等医药院校医学检验专业教材建设委员会副主任委员，湖北省医师协会检验医师分会主任委员，《临床血液学杂志》主编。

主持国家及省部级课题十余项，共发表学术论文 200 余篇，其中以第一作者及通讯作者发表 SCI 收录论文 40 余篇，主编全国高等医药院校规划教材 10 部、副主编 2 部，培养博、硕士研究生 80 余名。以第一完成人获湖北省科技进步二等奖、湖北省高等学校教学成果二等奖。

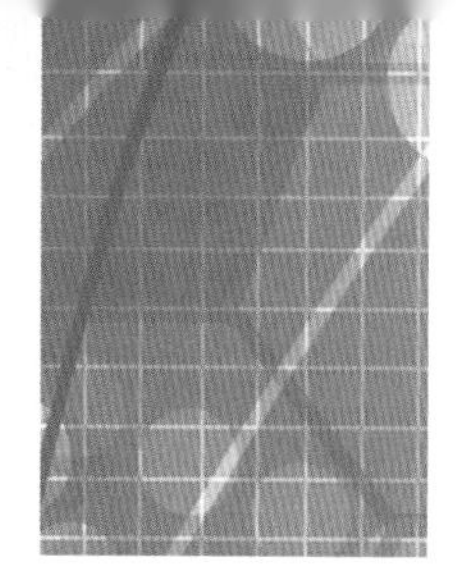

主译简介

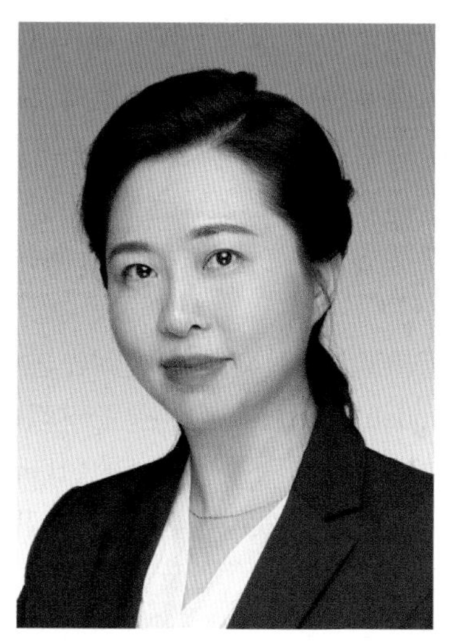

王　琳

教授,长江学者特聘教授、万人计划领军人才,美国布朗大学博士,哈佛大学博士后,现任华中科技大学同济医学院附属协和医院教授、博士生导师、同济医学院检验系主任、协和医院检验科主任。研究方向包括:肿瘤免疫基础机制研究及治疗策略、基因诊断和创伤修复等。

迄今已发表高质量 SCI 论文 70 余篇,12 篇被选为权威期刊封面文章,申请国家及国际发明专利 20 余项,主持国家重点研发计划等重大科研项目 10 余项,作为主编及副主编编写人民卫生出版社全国高等院校规划教材 2 部,参编美国权威免疫学教材 1 部。

曾入选中组部青年千人、科技部中青年科技创新领军人才,曾获教育部霍英东青年教师奖、中国青年科技奖、吴阶平医药创新奖,被授予第十三届中国青年女科学家,入选教育部长江学者特聘教授、国家万人计划科技创新领军人才,以第一完成人获得湖北省科技进步奖一等奖。

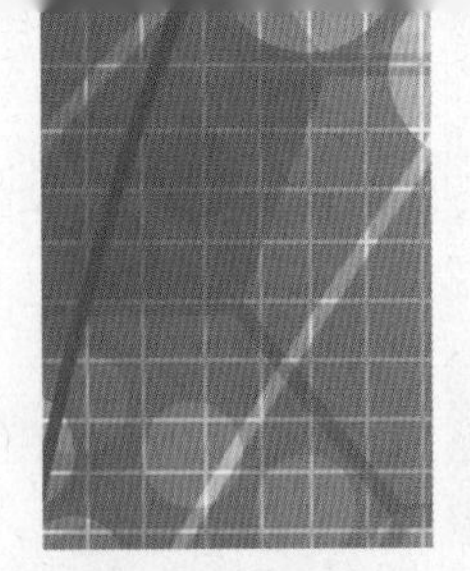

历久弥新的百年巨著——中文版首发致敬经典

临床检验诊断学是连接基础医学与临床医学的重要桥梁，是一门涉及多学科、多专业的临床医学应用学科。近年来，随着基础医学与临床医学及高新技术的飞速发展，临床检验诊断学知识更新更快，研究领域不断拓宽，更加灵敏、准确、简便、快捷的新检测方法不断涌现，检验医学工作者面临的挑战不断增多。

《Henry 临床实验诊断学》是世界临床检验诊断领域的经典巨著之一，自 1908 年 James Campbell Todd 撰写第 1 版到现在的第 23 版，历经百年而畅销不衰，一直是全世界临床医师、医学生和检验医学以及临床实验室从业人员的主要专业参考书，深受各国检验医学界人士的好评。这部鸿篇巨制的最新版共 9 篇 78 章，几乎涵盖了临床实验室管理、临床化学、血液与体液学、凝血、微生物学、免疫学、输血学和分子病理学等全部内容，所有撰稿人均为来自各自领域的著名学者。本书不仅延续了对传统临床实验室检验结果及其分析过程的描述，还增加了近年来临床实验诊断学领域的新发现及其临床应用。全书内容新颖，表述言简意赅，不仅全面反映了当前检验医学的现状，也高瞻远瞩地指明了未来学科的发展方向，有助于读者温故而知新。此外，贯穿全书的彩色插图也为读者提供了了解临床实验诊断学更加便捷的方式，因而是一本全面且不可多得的检验医学百科全书。

本书的主译——王琳教授是我国医学领域的后起之秀，她不仅在创伤修复、免疫治疗、基因检测等领域颇有建树，而且其长期海外学习、工作的背景使她足以担当这本经典名作主译的重任。此次她带领我国检验医学工作者将这本国际经典医学巨著首次翻译为中文，不仅向我国读者展示了国际检验医学的最新成果和发展动态，也为广大同道打开了一扇了解和学习借鉴国际先进检验医学信息及临床经验的窗口。

王琳教授带领我国检验界 60 余位知名专家教授翻译的《Henry 临床实验诊断学》，译文简洁流畅，忠实于原文，为我们提供了清晰而有用的实验室检测方法及参考数据，有助于提升我国临床检验工作者的专业水平，促进我国检验医学的发展，也将成为制定各种医疗方案的最佳参考书。此书将成为我国读者全面学习临床实验诊断学的首选参考书籍，可供各级从事实验诊断学的临床工作者查阅参考，可作为临床医师的检验参考书籍，也可供检验专业教师、学生在教学中使用。望检验医学工作者们能用好此教材，为人类医学事业的发展做出更大的贡献。

2020 年 5 月

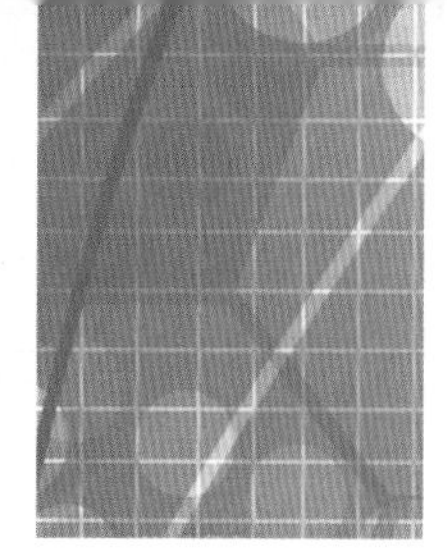

前言

在医学发展的道路上，临床实验室检验结果一直是对患者进行诊断、治疗和监测的重要科学依据。在世界医学教科书中，《Henry 临床实验诊断学》始终是国际检验医学界的扛鼎之作，深受世界各国医学专业人士好评。本书自 1908 年第 1 版问世以来，至今已出版 23 版。这本享誉世界的医学权威学术著作历经百年而不衰，不仅为广大医学工作者提供了清晰有用的实验室检测参考，而且也是制定临床医学决策的坚实基础。

他山之石，可以攻玉。为了分享全球人中骐骥们的宝贵经验，人民卫生出版社首次将本书引入我国；为了编写好这本书，我们组织了 60 余位国内检验医学界的专家学者们翻译这部巨著，大家在繁忙的临床工作之余，认真严谨地完成了翻译工作，对原著负责，更对中文版读者负责，努力实现"准确、规范、流畅"的翻译目标。

本书分为 9 部分共 78 章，包括临床检验、临床化学、血液学、凝血和输血学、免疫学和免疫病理学、医学微生物学、分子病理学、癌症的临床病理学等。本书内容涉及从基础原理到临床检验，从方法学到临床应用及评价，不仅涵盖了实验室检测的传统领域，而且还介绍了许多新的实验诊断技术，如遗传性疾病风险评估的基因检测、全基因组测序筛查等。本书不仅为现代检验医学的实践奠定了基础，还指明了学科的未来发展方向。

我相信本书的出版对于推动我国检验医学事业的蓬勃发展和培养优秀医学检验人才将发挥重要作用。本书不仅可作为高等院校医学检验专业的教师及学生、医学检验工作者的专业指导用书，还可作为住院医师、临床各专科医生的权威医学参考书籍。

在此，我衷心感谢所有参与本书翻译、校对的同道们，他们在百忙之中付出了大量时间和精力，为本书作出了巨大贡献，如果没有大家的精诚合作与共同努力，我们是无法顺利完成这部鸿篇巨制的翻译工作的。此外，我还要感谢人民卫生出版社国际中心的汪仁学编审，他在发起、组织、协调本书的翻译工作中发挥了非常重要的作用。最后，我们要特别感谢王辰院士给予我们的极大支持，他亲自为本书作序，这代表了杰出前辈对我们工作的肯定、鼓励和大力支持，我们向他表示深深的敬意。

由于时间仓促，内容涉及面广，本书中许多新名词和词汇还没有约定俗成的中文翻译，难免存在不足之处，我们恳请广大读者批评指正。

王琳

2020 年 6 月

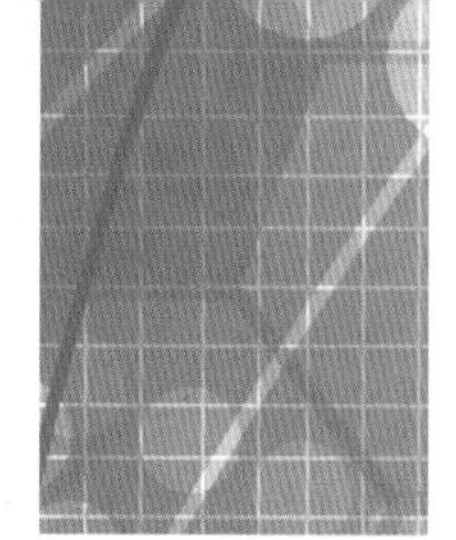

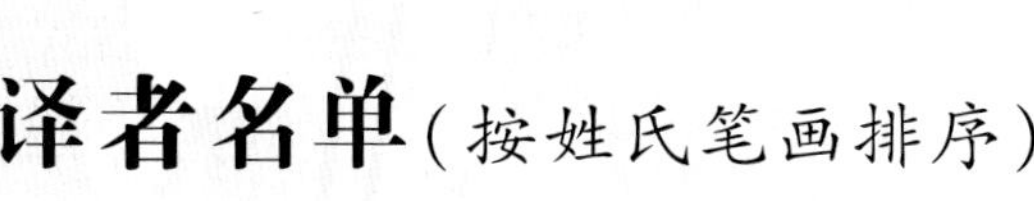

译者名单(按姓氏笔画排序)

丁春明　温州医科大学
马筱玲　中国科学技术大学附属第一医院(安徽省立医院)
王　征　华中科技大学同济医学院附属协和医院
王　琳　华中科技大学同济医学院附属协和医院
王　辉　北京大学人民医院
王成彬　中国人民解放军总医院
王传新　山东大学第二医院
王华梁　上海市临床检验中心
王治国　国家卫生健康委临床检验中心
王学锋　上海交通大学医学院附属瑞金医院
王晓蓓　华中科技大学同济医学院附属协和医院
王培昌　首都医科大学宣武医院
方合志　温州医科大学
左国伟　重庆医科大学
石　亮　温州医科大学附属第一医院
卢兴国　浙江大学医学院附属第二医院
吕建新　杭州医学院
朱自严　上海市血液中心
刘　波　华中科技大学同济医学院附属协和医院
刘文恩　中南大学湘雅医院
许　斌　南京医科大学附属肿瘤医院(江苏省肿瘤医院)
许文荣　江苏大学
孙自镛　华中科技大学同济医学院附属同济医院
李　莉　上海市第一人民医院
李向阳　温州医科大学附属第二医院
邱　玲　中国医学科学院北京协和医院
汪俊军　中国人民解放军东部战区总医院
沈立松　上海交通大学医学院附属新华医院
沈继龙　安徽医科大学
张　展　郑州大学第三附属医院
张文玲　中南大学湘雅医学院
张传宝　国家卫生健康委临床检验中心
张德太　华中科技大学同济医学院附属协和医院
陈　葳　西安交通大学第一附属医院
陈　瑜　浙江大学医学院附属第一医院
陈大鹏　重庆医科大学附属儿童医院
陈万新　华中科技大学同济医学院附属协和医院
陈凤花　华中科技大学同济医学院附属协和医院
欧启水　福建医科大学附属第一医院
罗秀菊　中南大学湘雅医学院
周宏伟　南方医科大学珠江医院
府伟灵　中国人民解放军陆军军医大学第一附属医院
郑　磊　南方医科大学南方医院
赵　昕　北京医院　国家老年医学中心
郝晓柯　中国人民解放军空军军医大学附属西京医院
胡丽华　华中科技大学同济医学院附属协和医院
段　勇　昆明医科大学第一附属医院
段朝晖　中山大学孙逸仙纪念医院
秦　莉　四川大学华西医院
秦　雪　广西医科大学第一附属医院
秦绪珍　中国医学科学院北京协和医院
钱宝华　中国人民解放军海军军医大学第一附属医院
倪安平　中国医学科学院北京协和医院
徐克前　中南大学湘雅医学院
徐英春　中国医学科学院北京协和医院
郭　健　北京医院
唐　敏　重庆医科大学
黄　彬　中山大学附属第一医院
黄宪章　广州中医药大学第二附属医院(广东省中医院)
崔　巍　中国医学科学院肿瘤医院
康熙雄　首都医科大学附属北京天坛医院
续　薇　吉林大学白求恩第一医院
廖　璞　重庆市临床检验中心
潘世扬　南京医科大学第一附属医院(江苏省人民医院)
潘柏申　复旦大学附属中山医院
穆士杰　中国人民解放军空军军医大学第二附属医院

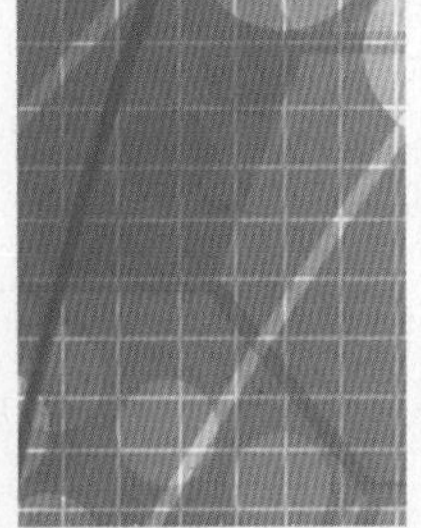

副主编

Martin H. Bluth, MD, PhD
Professor, Department of Pathology
Wayne State University School of Medicine
Associate Director, Transfusion Service
Detroit Medical Center
Detroit, Michigan

Jay L. Bock, MD, PhD
Professor and Vice Chair for Clinical Pathology
Director of Laboratories
Department of Pathology
Stony Brook Medicine
Stony Brook, New York

Wilbur B. Bowne, MD
Associate Professor of Surgery
Associate Professor of Biochemistry and Molecular Biology
Department of Surgery
Drexel University College of Medicine
Philadelphia, Pennsylvania

Robert E. Hutchison, MD
Director of Hematopathology and Clinical Pathology
Department of Pathology
State University of New York Upstate Medical University
Syracuse, New York

Donald S. Karcher, MD
Professor of Pathology
Chair, Department of Pathology
Director of Laboratories and Chief, Flow Cytometry and Clinical Chemistry Services
George Washington University Medical Center
Washington, DC

Mark S. Lifshitz, MD
Director, Clinical Laboratories
New York University Langone Medical Center
Clinical Professor, Department of Pathology
New York University School of Medicine
New York, New York

H. Davis Massey, DDS, MD, PhD
Chief, Pathology and Laboratory Medicine
H.H. McGuire VA Medical Center
Associate Professor of Pathology
Virginia Commonwealth University
Richmond, Virginia

A. Koneti Rao, MBBS
Sol Sherry Professor of Medicine
Professor, Department of Clinical Pathology and Laboratory Medicine
Director, Benign Hematology, Hemostasis, and Thrombosis
Co-Director, Sol Sherry Thrombosis Research Center
Temple University School of Medicine
Philadelphia, Pennsylvania

Elizabeth R. Unger, MD, PhD
Chief, Chronic Viral Diseases Branch
Division of High-Consequence Pathogens and Pathology
Centers for Disease Control and Prevention,
Atlanta, Georgia

Gail L. Woods, MD
Professor, Department of Pathology
University of Arkansas for Medical Sciences
Chief of Pediatric Pathology, Department of Pathology
Arkansas Children's Hospital
Little Rock, Arkansas

编者名单

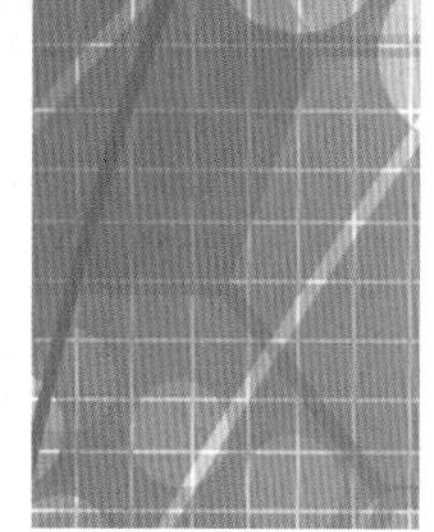

Naif Z. Abraham Jr., MD, PhD
Director, Division of Clinical Pathology
Assistant Professor of Pathology
State University of New York Upstate Medical University
Syracuse, New York

Katsumi Aoyagi, PhD
General Manager
New Product Development and Product Lifecycle Management
Department
Fujirebio Inc.
Tokyo, Japan

Yoshihiro Ashihara, PhD
Senior Managing Director
Board Member
Fujirebio Inc.
Tokyo, Japan

Katalin Banki, MD
Associate Professor
Department of Pathology
State University of New York Upstate Medical University
Syracuse, New York

Kathleen G. Beavis, MD
Interim Director of Laboratories
Director, Microbiology and Immunology Laboratories
Department of Pathology
University of Chicago Medicine
Chicago, Illinois

Sylva Bem, MD
Assistant Professor of Pathology
Upstate University Hospital
State University of New York
Syracuse, New York

Martin H. Bluth, MD, PhD
Professor, Department of Pathology
Wayne State University School of Medicine
Associate Director, Transfusion Service
Detroit Medical Center
Detroit, Michigan

Jay L. Bock, MD, PhD
Professor and Vice Chair for Clinical Pathology
Director of Laboratories
Department of Pathology
Stony Brook Medicine
Stony Brook, New York

Michael J. Borowitz, MD, PhD
Professor of Pathology and Oncology
Executive Deputy Director, Department of Pathology
Johns Hopkins Medical Institutions
Baltimore, Maryland

Wilbur B. Bowne, MD
Associate Professor of Surgery
Associate Professor of Biochemistry and Molecular Biology
Department of Surgery
Drexel University College of Medicine
Philadelphia, Pennsylvania

Paul W. Brandt-Rauf, MD, ScD, DrPH
Dean
School of Public Health
University of Illinois at Chicago
Chicago, Illinois

Gary Briefel, MD
Clinical Associate Professor of Medicine
State University of New York Downstate Medical Center
Brooklyn, New York

Donghong Cai, MD
Clinical Assistant Instructor, Department of Pathology
State University of New York Health Sciences Center at Brooklyn
Brooklyn, New York

Timothy E. Caragher, PhD
Assistant Professor, Pathology and Clinical Laboratory Sciences
Rush University Medical Center
Chicago, Illinois

Robert P. Carty, PhD
Associate Professor, Department of Biochemistry
State University of New York Downstate Medical Center
Brooklyn, New York

Edward K. L. Chan, PhD
University of Florida Research Foundation Professor
Professor of Oral Biology
Professor of Anatomy and Cell Biology
University of Florida
Gainesville, Florida

Angella Charnot-Katsikas, MD
Assistant Professor, Department of Pathology
Assistant Director, Clinical Microbiology and Immunology Labs
University of Chicago
Chicago, Illinois

Xueying Chen, MD, PhD
Visiting Scholar, Department of Cell Biology
State University of New York Downstate Medical Center
Brooklyn, New York
Attending Physician, Department of Cardiology
Zhongshan Hospital, Fudan University
Shanghai, China

Sindu Cherian, MD
Associate Professor, Laboratory Medicine
University of Washington,
Seattle, Washington

William L. Clapp, MD
Professor of Pathology, Department of Pathology, Immunology, and
Laboratory Medicine
University of Florida College of Medicine
Gainesville, Florida

Amy L. Collinsworth, MD
Clinical Assistant Professor, Department of Pathology, Immunology, and
Laboratory Medicine
University of Florida
Gainesville, Florida

Laura Cooling, MD, MS
Associate Professor, Department of Pathology
University of Michigan
Ann Arbor, Michigan

Michael Costello, PhD
Technical Director, Microbiology
ACL Central Lab
Rosemont, Illinois

Robertson Davenport, MD
Associate Professor, Department of Pathology
University of Michigan
Ann Arbor, Michigan

Robert DeCresce, MD
Harriet Borland Professor and Chair
Department of Pathology
Rush Medical College
Chicago, Illinois

Julio C. Delgado, MD, MS
Associate Professor of Pathology
University of Utah School of Medicine
Chief Medical Director, Immunology Division
ARUP Laboratories
Director, Histocompatibility and Immunogenetics Laboratory
University of Utah School of Medicine
Salt Lake City, Utah

Theresa Downs, BS
Administrative Manager, Blood Bank and Transfusion Service
University of Michigan Hospitals
Ann Arbor, Michigan

M. Tarek Elghetany, MD
Professor of Pathology and Immunology and Pediatrics
Baylor College of Medicine
Texas Children's Hospital
Houston, Texas

Matthew Elkins, MD, PhD
Assistant Professor, Department of Pathology
State University of New York Upstate Medical University
Syracuse, New York

Omar Roberto Fagoaga, MS, PhD, D(ABHI)
Associate Professor, Department of Pathology
Wayne State University Medical School
Transplant Immunology Director
Detroit Medical Center and Henry Ford Health Systems
Detroit, Michigan

Amal F. Farag, MD
Endocrine Consultant
Clinical Assistant Professor, Department of Medicine/College of Medicine
State University of New York
Brooklyn, New York

Thomas Richard Fritsche, MS, MD, PhD
Director, Division of Laboratory Medicine and Pathology
Marshfield Clinic
Marshfield, Wisconsin
Adjunct Professor, Department of Microbiology
University of Wisconsin
La Crosse, Wisconsin

Marvin J. Fritzler, MD, PhD
Professor, Department of Medicine
Cumming School of Medicine
University of Calgary
Calgary, Alberta, Canada

Ali Gabali, MD, PhD
Associate Professor
Head of Hematopathology Division
Director of Hematopathology Fellowship Program
Department of Pathology
Wayne State University School of Medicine
Detroit, Michigan

Elizabeth Gleeson, MD, MPH
Surgical Resident
Department of Surgery
Drexel University College of Medicine
Philadelphia, Pennsylvania

Susan S. Graham, MS, MT(ASCP)SH
Associate Professor and Chair, Department of Clinical Laboratory Science
State University of New York Upstate Medical University
Syracuse, New York

Nicholas J. Greco, BS, PhD
Executive Director and Tissue Bank Director
Faculty, Clinical Assistant Professor
Department of Pathology
Upstate Cord Blood Bank
State University of New York Upstate Medical University
Syracuse, New York

Wayne W. Grody, MD, PhD
Professor, Departments of Pathology & Laboratory Medicine, Pediatrics, and Human Genetics
UCLA School of Medicine
Los Angeles, California

Helena A. Guber, MD
Assistant Professor of Medicine
Chief, Department of Endocrinology
Veterans Health Administration
NY Harbor Healthcare System, Brooklyn Campus
Brooklyn, New York

Geraldine S. Hall, PhD
Retired, Clinical Microbiology
Forestville, New York

Robert G. Hamilton, PhD, D(ABMLI)
Professor of Medicine and Pathology
Johns Hopkins University School of Medicine
Director
Johns Hopkins Dermatology, Allergy and
Clinical Immunology Reference Laboratory
Baltimore, Maryland

Neil S. Harris, MBChB, MD
Clinical Associate Professor, Department of Pathology, Immunology, and Laboratory Medicine
University of Florida College of Medicine
Gainesville, Florida

Tim Hilbert, MD, PhD, JD
Assistant Professor, Department of Pathology
Medical Director, Blood Bank
New York University Langone Medical Center
New York, New York

Charles E. Hill, MD, PhD
Director, Molecular Diagnostics Laboratory
Emory University Hospital
Associate Professor of Pathology and Laboratory Medicine
Emory University School of Medicine
Atlanta, Georgia

Julie Woolworth Hirschhorn, PhD
Associate Director of Molecular Pathology
Assistant Professor, Department of Pathology and Laboratory Medicine
Medical University of South Carolina
Charleston, South Carolina

Henry A. Homburger, MD, FCAP
Professor (emeritus), Department of Laboratory Medicine and Pathology
Mayo Clinic College of Medicine and Mayo Graduate School of Medicine
Rochester, Minnesota

Sally A. Huber, PhD
Professor, Pathology and Laboratory Medicine
University of Vermont College of Medicine
Colchester, Vermont

M. Mahmood Hussain, MD
Professor, Department of Cell Biology
State University of New York Downstate Medical Center
Brooklyn, New York

Robert E. Hutchison, MD
Director of Hematopathology and Clinical Pathology
Department of Pathology
State University of New York Upstate Medical University
Syracuse, New York

Peter C. Iwen, MS, PhD, D(ABMM)
Professor, Department of Pathology and Microbiology
University of Nebraska Medical Center
Director
Nebraska Public Health Laboratory
Omaha, Nebraska

Shilpa Jain, MD
Assistant Professor, Department of Pathology and Immunology
Baylor College of Medicine
Houston, Texas

Roohi Jeelani, MD
Obstetrician and Gynecologist
Fellow, Wayne State University
Royal Oak, Michigan

J. Charles Jennette, MD
Kenneth M. Brinkhous Distinguished Professor and Chair, Department of Pathology and Laboratory Medicine
School of Medicine
University of North Carolina at Chapel Hill
Chief of Pathology and Laboratory Medicine Services
UNC Hospitals
Chapel Hill, North Carolina

Nancy S. Jenny, PhD
Associate Professor, Pathology and Laboratory Medicine
University of Vermont College of Medicine
Colchester, Vermont

Jeffrey S. Jhang, MD
Director, Blood Bank and Transfusion Services
Mount Sinai Hospital
Associate Professor, Department of Pathology
Icahn School of Medicine at Mount Sinai
New York, New York

Donald S. Karcher, MD
Professor of Pathology
Chair, Department of Pathology
Director of Laboratories and Chief, Flow Cytometry and Clinical Chemistry Services
George Washington University Medical Center
Washington, DC

Yasushi Kasahara, PhD, DMSc
Visiting Professor, Department of Clinical Pathology
School of Medicine, Showa University
Scientific Advisor, Research Laboratories
Fujirebio Inc.
Tokyo, Japan

Craig M. Kessler, MD
Professor of Medicine and Pathology
Director, Division of Coagulation
Lombardi Comprehensive Cancer Center
Georgetown University Medical Center
Washington, DC

Jason Kidd, MD
Assistant Professor
Department of Internal Medicine, Division of Nephrology
VCU Medical Center
Richmond, Virginia

Michael J. Klein, MD
Pathologist-in-Chief
Hospital for Special Surgery
Professor of Pathology and Laboratory Medicine
Weill Cornell School of Medicine
New York, New York

Katrin M. Klemm, MD
Medical Laboratory Director and Staff Pathologist
East Alabama Medical Center
Medical Laboratory Director
Aperian Laboratory Solutions
Opelika, Alabama

Attila Kumánovics, MD
Assistant Professor of Pathology
University of Utah School of Medicine
Assistant Medical Director of Immunology and Co-Director of Immunogenetics
ARUP Laboratories
Salt Lake City, Utah

Anthony Kurec, MS, H(ASCP)DLM
Clinical Associate Professor Emeritus, Department of Clinical Laboratory Science
State University of New York Upstate Medical University
Syracuse, New York

Charles LaDoulis, MD
Chairman Emeritus, Department of Pathology
Maimonides Medical Center
Consultant in Pathology
Department of Pathology and Laboratory Medicine
New York Harbor VA Medical Center
Brooklyn, New York

P. Rocco LaSala, MD
Director of Clinical Microbiology
Associate Professor of Pathology
West Virginia University
Morgantown, West Virginia

Peng Lee, MD, PhD
Professor of Pathology and Urology
New York University Langone Medical Center and School of Medicine
Director, Molecular Pathology
New York Harbor Healthcare System
New York, New York

Michael R. Lewis, MD, MBA
Associate Professor, Pathology and Laboratory Medicine
Medical Director, Flow Cytometry Laboratory
Division Chief, Laboratory Medicine
University of Vermont Medical Center
Burlington, Vermont

Jing Li, PhD
Associate Professor
Director, Pharmacology Core
Karmanos Cancer Institute
Department of Oncology
Wayne State University School of Medicine
Detroit, Michigan

Mark S. Lifshitz, MD
Director, Clinical Laboratories
New York University Langone Medical Center
Clinical Professor, Department of Pathology
New York University School of Medicine
New York, New York

Michael Loeffelholz, PhD
Professor, Department of Pathology
Director, Clinical Microbiology Division
University of Texas Medical Branch
Galveston, Texas

Patrick Michael Long, PhD
Associate Professor, Pathology
Wayne State School of Medicine
Technical Director, Immunodiagnostics
DMC University Laboratory
Detroit, Michigan

H. Davis Massey, DDS, MD, PhD
Chief, Pathology and Laboratory Medicine
H.H. McGuire VA Medical Center
Associate Professor of Pathology
Virginia Commonwealth University
Richmond, Virginia

Sharad C. Mathur, MD
Chief, Pathology and Laboratory Medicine Service
VA Medical Center
Kansas City, Missouri
Associate Professor, Department of Pathology and Laboratory Medicine
University of Kansas
Kansas City, Kansas

Lech J. Mazur, MS, MLS(ASCP)
Technical Director, Department of Molecular Pathology
ACL Laboratories
Rosemont, Illinois

Richard A. McPherson, MD, MSc
Professor of Pathology, Retired
Virginia Commonwealth University
Richmond, Virginia

Lauren McVoy, MD, PhD, D(ABMM)
Assistant Director, Clinical Laboratories
Clinical Assistant Professor, Department of Pathology
New York University School of Medicine
New York, New York

Kimberly L. Merkel, MD
Assistant Chief, Dermatology Section
North Florida/South Georgia Veterans Health System
Gainesville, Florida

Jonathan L. Miller, MD, PhD
Clinical Professor, Department of Pathology
Medical Director, Coagulation Laboratory
University of Chicago
Chicago, Illinois

W. Greg Miller, PhD
Professor, Department of Pathology
Director of Clinical Chemistry
Director of Pathology Information Systems
Virginia Commonwealth University Medical Center
Richmond, Virginia

Paul D. Mintz, MD
Director, Division of Hematology Clinical Review
Center for Biologics Evaluation and Research
Food and Drug Administration
Silver Spring, Maryland

John V. Mitsios, PhD
Assistant Professor of Pathology and Laboratory Medicine
Weill Cornell Medical College, New York Presbyterian Hospital
New York, New York

Golam Mohi, PhD
Associate Professor, Department of Pharmacology
State University of New York Upstate Medical University
Syracuse, New York

Prashant Nadkarni, MD
Assistant Professor, Department of Medicine
State University of New York Upstate Medical University
Syracuse, New York

Mariasanta Napolitano, MD, PhD
Assistant Professor of Hematology, Hematology Unit
Reference Regional Center for Thrombosis and Haemostasis
Università degli studi di Palermo
Palermo, Italy

Frederick S. Nolte, PhD, D(ABMM), F(AAM)
Professor, Pathology and Laboratory Medicine
Vice-Chair, Laboratory Medicine
Director, Clinical Laboratories
Medical University of South Carolina
Charleston, South Carolina

Man S. Oh, MD
Professor of Medicine, Division of Nephrology
State University of New York Downstate Medical Center
Brooklyn, New York

Juan P. Olano, MD
Professor, Department of Pathology
Director, Residency Training Program
University of Texas Medical Branch
Galveston, Texas

Thomas L. Ortel, MD, PhD
Professor, Department of Medicine
Duke University Medical Center
Durham, North Carolina

Emily Rupp Patterson, MD
Surgical Pathology Fellow
Department of Laboratory Medicine and Pathology
Mayo Clinic
Rochester, Minnesota

Matthew R. Pincus, MD, PhD
Professor of Pathology
State University of New York Downstate Medical Center
Brooklyn, New York
Chief, Department of Pathology and Laboratory Medicine
New York Harbor VA Medical Center
New York, New York

Margaret Piper, PhD, MPH
Research Associate III
Kaiser Permanente Center for Health Research
Portland, Oregon

Bobbi S. Pritt, MD, MSc, (D)TMH
Director, Clinical Parasitology and Microbiology Initial Processing and Media Laboratories
Associate Professor of Pathology and Laboratory Medicine
Division of Clinical Microbiology
Mayo Clinic
Rochester, Minnesota

Jacob H. Rand, MD
Director of Clinical Laboratories
New York Presbyterian Hospital, Weill Cornell Campus
Professor, Department of Pathology and Laboratory Medicine
Weill Cornell Medical College
New York, New York

A. Koneti Rao, MBBS
Sol Sherry Professor of Medicine
Professor, Department of Clinical Pathology and Laboratory Medicine
Director, Benign Hematology, Hemostasis, and Thrombosis
Co-Director, Sol Sherry Thrombosis Research Center
Temple University School of Medicine
Philadelphia, Pennsylvania

Roger S. Riley, MD, PhD
Professor of Pathology
Virginia Commonwealth University School of Medicine
Richmond, Virginia

Rhonda K. Roby, PhD, MPH
Associate Professor, Department of Forensic and Investogative Genetics
Project Coordinator
Center for Human Identification
Institute of Investigative Genetics
University of North Texas Health Science Center
Fort Worth, Texas

Ralph Rossi, PhD
Director, Division of Clinical Chemistry
Veterans Affairs New York Harbor Healthcare System
Brooklyn, New York

Martin J. Salwen, MD
Distinguished Service Professor Emeritus
State University of New York Downstate Medical Center
Brooklyn, New York

Kimberly W. Sanford, MD
Assistant Professor
Medical Director, Transfusion Medicine
Department of Pathology
Virginia Commonwealth University
Richmond, Virginia

Ehsan Sarafraz-Yazdi, PhD
Assistant Professor, Division of Gynecologic Oncology
State University of New York Health Science Center,
Brooklyn, New York

Katherine I. Schexneider, MD
Medical Director, Transfusion Services
Department of Laboratory Medicine
Walter Reed National Military Medical Center
Associate Professor of Pathology
Uniformed Services University of the Health Sciences
Bethesda, Maryland

Alvin H. Schmaier, MD
Robert W. Kellermeyer Professor of Hematology and Oncology
Department of Medicine
Case Western Reserve University
University Hospitals Case Medical Center
Cleveland, Ohio

Mohammad F. Shaikh, MD
Surgical Resident, Department of Surgery
Drexel University College of Medicine
Philadelphia, Pennsylvania

Haseeb A. Siddiqi, PhD
Professor, Departments of Cell Biology, Medicine, and Pathology
State University of New York Downstate Medical Center
Brooklyn, New York

Constance K. Stein, PhD
Professor, Department of Pathology
Director of Cytogenetics
Associate Director of Molecular Diagnostics, Department of Clinical Pathology
State University of New York Upstate Medical University
Syracuse, New York

Martin Steinau, PhD
Senior Scientist, Chronic Viral Diseases Branch
Division of High-Consequence Pathogens and Pathology
National Center for Emerging and Zoonotic Infectious Diseases
Centers for Disease Control and Prevention
Atlanta, Georgia

Philip M. Tierno Jr., PhD
Professor, Department of Microbiology & Pathology
New York University School of Medicine
New York, New York

Paul Tranchida, MD
Assistant Professor, Department of Pathology
Wayne State University
Detroit, Michigan

Elizabeth R. Unger, MD, PhD
Chief, Chronic Viral Diseases Branch
Division of High-Consequence Pathogens and Pathology
Centers for Disease Control and Prevention,
Atlanta, Georgia

Neerja Vajpayee, MD
Associate Professor, Department of Pathology
State University of New York Upstate Medical University
Syracuse, New York

Carlos Alberto von Mühlen, MD, PhD
President, Brazilian Society of Autoimmunity
Full Professor of Internal Medicine and Rheumatology, Retired
Pontifical Catholic University School of Medicine
Porto Alegre, Brazil

David H. Walker, MD
Professor, Department of Pathology
University of Texas Medical Branch
Executive Director, Center for Biodefense and Emerging Infectious Diseases
Galveston, Texas

Eric T. Weimer, PhD, D(ABMLI)
Assistant Professor, Department of Pathology and Laboratory Medicine
University of North Carolina at Chapel Hill School of Medicine
Chapel Hill, North Carolina

Michael Weindel, MD
Pathology Fellow, Department of Pathology and Immunology
Baylor College of Medicine
Houston, Texas

Ruth S. Weinstock, MD, PhD
State University of New York Distinguished Service Professor,
Department of Medicine
Chief, Endocrinology, Diabetes, and Metabolism
Medical Director, Clinical Research Unit
State University of New York Upstate Medical University
Syracuse, New York

William E. Winter, MD
Professor, Departments of Pathology, Immunology and Laboratory Medicine, Pediatrics, and Molecular Genetics and Microbiology
University of Florida
Gainesville, Florida

Jeffrey L. Winters, MD
Professor, Laboratory Medicine and Pathology
Medical Director, Therapeutic Apheresis Treatment Unit
Department of Laboratory Medicine and Pathology
Division of Transfusion Medicine
Mayo Clinic
Rochester, Minnesota

Brent L. Wood, MD, PhD
Professor, Laboratory Medicine and Pathology
University of Washington
Seattle, Washington

Gail L. Woods, MD
Professor, Department of Pathology
University of Arkansas for Medical Sciences
Chief of Pediatric Pathology, Department of Pathology
Arkansas Children's Hospital
Little Rock, Arkansas

Ruliang Xu, MD, PhD
Associate Professor
Director, Gastrointestinal and Liver Pathology
Department of Pathology
New York University Langone Medical Center
New York, New York

David Y. Zhang, MD, PhD
Professor
Director, Molecular Pathology Laboratory
Department of Pathology
Icahn School of Medicine at Mount Sinai
New York, New York

Liye Zhou, MS
School of Graduate Studies, Molecular and Cell Biology Program
Departments of Cell Biology and Pediatrics
State University of New York Downstate Medical Center
Brooklyn, New York

序

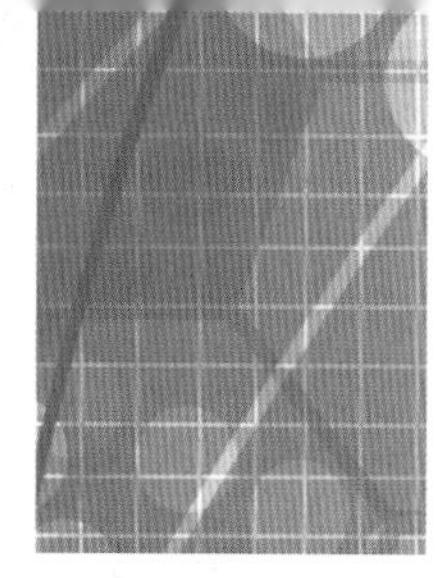

临床实验室检查结果是医疗诊断和患者管理的科学基础。这些结果构成患者病历的主要部分，而且随着未来新方法的出现以及传统项目的普及，实验室可开展的检查项目会越来越多。现代化电子健康记录的信息从患者的出生开始涵盖其整个生命周期，实验室检查则是电子健康记录的重要组成部分，包括产前和新生儿期的筛查到儿童期、成年期和老年期的检查。实验室检测的传统领域如临床化学、血液、凝血、微生物、免疫和输血学等已经相当完善。用于评估遗传性疾病风险的基因检测正在成为新的方向，从检测个别疾病开始，有望利用全基因组筛查在更多疾病领域开展相关检测。快速引入新的检测方法要求实验室从业人员精通该领域的多个方面。临床实验室的环境非常适合将研究方法转化为诊断方法，因为实验室的工作一直都涉及基本分析和质量控制，注重强大的专业能力和高性价比的操作理念。所有这些应用在美国联邦州政府的监管以及专业病理组织认证标准的要求下变得更加令人信服。临床实验室非常擅长处理上述业务，并力图在以下领域取得更大成就，包括：信息化、优化分析方法、复杂数据的解释、与临床进行有效沟通，甚至在一些特殊情况下直接与患者对话等。实验医学（或检验医学）最成功的实践者会将这些方法融入到他们的日常生活中，领导他们的机构积极行动，在有限的财政支持下建立最优的健康保障。这本教材力求为学员提供专业背景知识，使其能够了解以上这些实践经验，并为病理学家和其他实验室人员提供资源，以更新他们的知识储备，解决他们面临的日常问题。

从 1908 年 James Campbell Todd 撰写 *A Manual of Clinical Diagnosis* 开始一百多年以来，本书已历经 23 个版本，当前版本的 *Henry's Clinical Diagnosis and Management by Laboratory Methods* 仍然是住院医师、学生、临床病理学和检验医学专业人员以及医生和实验室从业人员的权威信息来源。第 23 版延续了实验室检查与临床诊断相辅相成的关系，包括身体功能监测、治疗药物水平、其他治疗效果以及对疾病的风险评估等内容。从第 21 版开始，彩色插图贯穿全书，精准逼真地描绘了临床实验室检验结果及其分析过程。本书的首要任务是将新发现及其在临床诊断中的应用整合进已有的临床病理学和检验医学的核心知识库。我们的特约撰稿人都是各自领域的专家，向读者展示的是临床实验室实践中最基本以及最新的信息。

第一部分，临床实验室，涵盖了实验室的组织构架、检测目的、分析实践、结果分析和临床实验室的管理（包括质量控制、信息和财务管理）。这一部分的总体结构包括一般管理原则，着重强调实验室分析前、分析中和分析后的组成部分以及对应的监管方案。第 1 章介绍实验室的管理概念，第 2 章介绍工作流程的优化。分析前因素如样本采集、运输、处理以及其他因素在第 3 章中讨论。分析原理、仪器和自动化见第 4 章和第 5 章。第 6 章介绍了新兴领域：中心医院实验室以外的以床旁检测形式开展的近距离患者实验室服务，并介绍了其在军队中的应用。第 7 章介绍分析后过程，包括结果报告决策，以及结果的解释。第 8 章讨论了实验室检测项目的选择，并阐述了如何通过实验室检测获得最经济有效的信息来解决医学问题。实验室进程的所有阶段中最关键的部分：结果解释和决策的关键统计分析在第 9 章中介绍。第 10 章明确了统计学在质量控制和能力测试中的应用，以监控整个分析过程。所有临床实验室必须拥有精细的信息系统，才能实现对复杂的实验室测试结果排序、报告以及临床信息的管理（第 11 章）。临床实验室管理决策包括分析仪器的选择、自动化处理和标本传递分析站的选择，以及协调分析前、分析中和分析后流程的计算机系统的选择。这些选择决定了一个实验室能达到的生产力水平（特别是它能够响应不断增加的测试量以及测试复杂性的能力，以此作为实践进展的标准）。最重要的是，实验室可以充分利用设备、人员、试剂供应和领导能力等方面的资源，满足卫生保健提供者和患者在测试结果的存取、及时性、成本和质量方面的需要。要想在有限的财政基础上提供优质服务，实验室仍然会面临新的挑战；随着医疗以及实验室检查报销模式的变化，需要病理学家和实验室领导在财务管理的原则上达成共识，并且对于实验室新的财务模式作出应对（第 12 章）。实验室还应对威胁安全的生物危害和相关活动建立预案(第 13 章)。

第二部分,临床化学,主要涉及器官系统及其紊乱的实验室检查。其中最常用的实验室检查是针对肾功能、水、电解质、代谢中间体、含氮废物和酸碱平衡的评估,这些检查对于重症患者监测以及肾脏和肺部疾病患者的管理而言,都是非常重要的(第 14 章)。基于公众对老年人口骨质疏松症的极大关注,骨代谢和骨疾病相关重要领域在第 15 章中讨论。第 16 章回顾了碳水化合物检测的重要性,着重介绍了糖尿病、糖代谢的整体激素调节以及其他糖代谢的紊乱。第 17 章讨论了极为重要的脂质及其代谢紊乱,并强调了脂蛋白谱的重要模式:动脉粥样硬化和心脏功能障碍,其与心肌梗死密切相关。第 18 章阐述了心脏损伤评估以及卒中相关疾病的血清诊断标志物。第 19 章介绍了特种蛋白的临床意义及其分析过程,着重介绍了血液和体液的蛋白电泳。第 20 章讨论了临床酶学及其在器官损伤评估中的应用。酶学原理(如过渡态理论)已被直接用于高血压、艾滋病等特殊疾病的新型有效药物的研发。第 21 章介绍了评估肝功能的实验室检查(包括丙型肝炎的新型治疗方法)。第 22 章为胃肠道和胰腺疾病的实验室检查。第 23 章介绍了毒理学分析和治疗药物监测,在内分泌学(第 24 章)和妊娠及围生期检测方面也应用了免疫分析和质谱技术(第 25 章)。第 26 章介绍了维生素和微量金属元素的营养分析。第 27 章阐述了化学分析原理,这对于了解实验室检查项目以及血液和生物流体检测时所遇到的常见干扰至关重要。

第三部分,尿液和其他体液,回顾了血液以外液体检查的作用和方法。第 28 章介绍尿液的基本检查,对尿液沉渣的化学检测和显微镜检查进行了广泛的讨论。体液分析是需要特殊提交的领域,最近因经典流体和其他可替代标本的检测方法标准化的实现受到了全美的关注(第 29 章)。在本部分讨论中考虑了多种标本类型,涵盖了显微镜和化学检查的诸多方面。

第四部分,血液学、凝血和输血学,介绍了血液和骨髓基础检查技术(第 30 章),并提供了有关造血生理过程的背景知识(第 31 章)。红细胞疾病、白细胞疾病以及它们的诊断分别在第 32 和 33 章进行介绍。第 34 章介绍了使用现代流式细胞术诊断造血系统肿瘤,实现了在这个瞬息万变的领域里从技术到诊断的转换。免疫血液学对于理解红细胞抗体及其对输血的影响至关重要,将在第 35 章中作介绍。第 36 章介绍了血液成分的制作和使用,以及输血反应。第 37 和 38 章讲解了迅速发展的干细胞采集术在多种血液病治疗中的应用,包括从骨髓、外周血、脐带血采集、处理和分离造血祖细胞(成人干细胞)用于恶性和非恶性疾病的治疗。

第五部分,血栓与止血,增加了我们对于凝血和纤溶途径新的检查和治疗方法的理解。这一部分反映我们日益增长的凝血和纤溶知识(第 39 章)以及在血小板功能紊乱中的影响,重点介绍了血管性血友病(第 40 章)。第 41 章将全面介绍血栓病的诊断和监测的进展,特别是血栓风险的预测。第 42 章涉及抗血栓治疗的原则和实验室在血栓监测中的作用。鉴于药物基因组学对患者抗凝治疗的影响,在这一部分还讨论了它的重大进展(第 73 章进行了更充分的讨论)。

第六部分,免疫学和免疫病理学,展示了免疫系统疾病分类及实验室检测在这些疾病诊断中作用的框架(第 43 章)。以免疫分析为基础的检验一直是识别许多疾病的重要组成部分;免疫分析和免疫组化的原则在第 44 章介绍。第 45 章描述了最新的免疫系统评估,用于细胞免疫缺陷的诊断和监测。第 46 章介绍体液免疫和免疫球蛋白检查的临床应用,特别强调其在血液单克隆疾病的价值。第 47 章讨论了补体及其在炎症中的作用。第 48 章是对细胞因子和黏附分子的全新介绍,二者对炎症至关重要,已成为治疗干预的标靶。第 49 章是关于组织相容性复合体(MHC)在器官移植中的重要应用。第 50 章主要着眼于 MHC 和疾病的关系。第 51 章对免疫缺陷病的评估进行了介绍,包括蛋白质和细胞功能的许多标准检查以及新的针对特定异常的遗传学检查。本部分包括一系列自身免疫性疾病的评估:在第 52 章介绍了系统性风湿性疾病,第 53 章的内容涵盖了血管炎,器官特异性自身免疫病则在第 54 章进行了介绍。第 55 章介绍了变态反应性疾病及其日益增加的实验室评估方法。

第七部分,医学微生物,涵盖了庞大的传染病谱和相关的论题,包括病毒感染(第 56 章);衣原体、立克次体、支原体感染(第 57 章);经典医学细菌学(第 58 章);抗菌药物敏感性试验(第 59 章);螺旋体感染(第 60 章);分枝杆菌感染(第 61 章),其耐药菌株的出现引起了巨大的关注;真菌性疾病及其各种各样的培养图片和显微图片(第 62 章);随着大量人口在国家、大洲之间迁移,医学寄生虫学在世界范围内的重要性日益凸显(第 63 章)。第 64 章详细介绍了传染病诊断标本的采集和处理,以期实验室能达到最大的诊断效率。虽然经典的技术包括微生物培养鉴定与药敏实验,但针对每种微生物的现代核酸扩增检测方法正在广泛推广应用中;在相应的章节中都有介绍。

第八部分,分子病理学,涵盖了一些快速发展和令人振奋的临床实验室检测领域。第65章介绍了分子诊断的地位,并在第66章中对该领域的原理和技术的更新进行了讨论。更新了聚合酶链反应和其他扩增方法(第67章),以及新的核酸杂交方法(第68章)。第69章介绍了细胞遗传学的应用,用现代的方法进行染色体核型分析,包括荧光原位杂交和染色体异常检测。在第70章中会提到研究技术到分子诊断实验室应用的转化,还有建立分子诊断实验室的程序,包括标准化测试以及与其相匹配的规章制度和规范的实验室操作的建立。第71章全面介绍了分子诊断在遗传疾病中的应用,遗传性疾病的筛查越来越重要,第72章介绍了亲子鉴定和法医分析。最后,药物基因组学(第73章)提供了利用对药物反应性或药物代谢相关基因的分子生物学分析来优化个体化治疗的方案,即个体化或精准医疗。

第九部分,癌症的临床病理学,在第21版基础上进行了更新。由于人类基因组测序成功,新的诊断信息激增,现已获得各种形式的癌症遗传图谱。使用含有基因微阵列的微芯片,就能够评估基因表达和突变的模式从而诊断特定的癌症。此外,蛋白质组学的新方法(即确定患者体液和组织中多种蛋白质的表达模式)可用于癌症检测、监测和治疗。因此,在过去几年中,有关恶性肿瘤的诊断及监测的实验室方法与日俱增。第74章讨论了用于诊断和治疗恶性疾病的血液和组织中重要的癌症蛋白标志物。第75章延伸讨论肿瘤蛋白、生长因子及其受体在评估恶性肿瘤和改进治疗方案中的新应用。分子和细胞遗传学标志物现在广泛地应用于造血系统肿瘤的初步评价(第76章),这很可能成为大多数(即使不是全部)恶性肿瘤的评估模式。由于基于体液和实体组织诊断肿瘤的分子病理学方法是相同的,打破了解剖学和临床病理学之间的障碍,所以我们将这些评估实体瘤的方法单独纳入了第77章。

基于特定基因组突变对癌症进行早期检测、预后评价和实施治疗方案的前景非常美好,这些关于癌症诊断的章节重点讨论基于基因组的检测方法和其他一些新的方法学,如蛋白质组学,它有可能识别蛋白质改变的模式,既可用于发现新的检测靶标,又可直接检测临床异常。其中大部分技术在过去几年中已经发展得相当成熟,而且随着快速而低成本、竞争优势明显的基因组分析的崛起,必将涌现出更多的技术。我们认为了解分子诊断的基础以及认识这种类型的分析方法对临床决策的影响,对于病理学家来说是至关重要的,而且这些测试方法在将来极有可能付诸实践。最后一章(第78章)介绍了高通量基因组和蛋白质组学技术对疾病诊断和预后的影响力,以及它们在当前和未来的病理学实践中所处的地位。

医学实验室实习生的基本任务是熟练掌握分析原理,了解实验室检测的作用和局限性,并且能够解释异常结果的原因:是由于患者的身体状况还是其他潜在的干扰因素如生理状态改变、药物相互作用或标本处理不当导致的异常。在掌握测试性能和结果解释的基础上,病理学家应该能够为多种目的推荐适当的策略:筛查疾病、明确诊断、判断预后、监测疗效,最近还需要评估疾病的风险。源于美国医学会和美国卫生与公众服务部的国家实践建议,已经促使针对多个器官系统的多个单项测试标准化测试项目组和计划的建立,如基础代谢功能检查和综合代谢功能检查。这些检查包括众多高度自动化的单项检测,可以方便快捷地在大多数医院实验室进行。如今,基本成分如钾、钠、氯化物、碳酸氢盐、钙、胆红素以及所有代谢产物、蛋白质和酶活性的测定并非都是手工操作(本书以前的版本所述)。除了这些相对简单的测试外,免疫检测也经历了类似的转变。35年前,快速检测促甲状腺激素(TSH)需要2天,而今天第三代TSH检测可以在20分钟或更短的时间内完成。随着前沿技术的发展,从高度复杂、操作者交互检测向立即可用、低成本检测的转换必将实现,但这需要有精密的仪器和专业的技术人才。这包括如激素、维生素、药物小分子串联质谱;评估遗传性疾病和诊断恶性肿瘤的全基因组测序;为了检测疾病和疾病进展,在血液、体液和组织中筛选一系列蛋白的蛋白质组学。这些检测的配置将多种分析集成到诸如芯片技术之类的微型平台上。虽然这些新技术在最初试用阶段会较为昂贵,但是通过启动预防或尽早治疗可以减少患者在卫生保健系统的其他部分的开销,这要好过由于缺乏患者的疾病状态信息和疾病易感性的了解,而使得患者罹患疾病。

在此背景下,未来的临床实验室虽然不再局限于为医生提供查房或门诊后的数值结果。常规测试结果的复杂性和艰巨性将需要全新的方法来展示和解释数据,为临床诊断和管理提供有用的信息。实验室和临床医生所面临的挑战是类似的,即发展“有意义的应用”,利用电子医疗记录存储和呈现患者从出生开始整个一生的信息,将不同片段整合在一起:遗传背景、环境因素、以往的诊断和监测结果。患者所有的历史信息都可能是有意义的,从而在最严格的意义上为患者提供个性化的医疗。

这本教材为现代检验医学的实践提供了基础,指明了新学科的发展方向,有助于未来创造、分析和展示医学信息策略的发展。我们希望这本教材中的讨论激励我们各级同事接受除了现在标准技术以外的新实验诊断技术,并将这些最有价值的技术运用到未来的实践中去。这本书在过去一个世纪为大家提供了清晰而有用的实验室检测参考,并且是制定医学决策的可靠的信息基础。在此基础之上,我们殷切地盼望着新的诊断学方法诞生,同时也希望这本书可以促进这一领域的发展。

作为第 23 版的编辑,我感到荣幸至极。

Richard A. McPherson, MD, MSc
Matthew R. Pincus, MD, PhD
February 2016
(王琳 译)

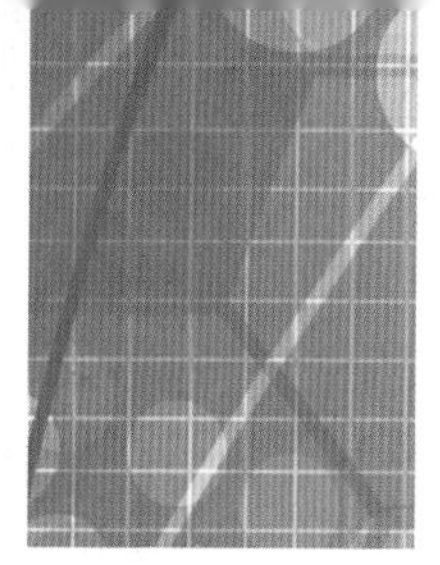

致谢

首先，要特别感谢我们的专家组成员和编辑们：Martin H. Bluth，MD，PhD、Jay L. Bock，MD，PhD、Wilbur B. Bowne，MD、Robert E. Hutchison，MD、Donald S. Karcher，MD、Mark S. Lifshitz，MD、H. Davis Massey，DDS，MD，PhD、A. Koneti Rao，MBBS、Elizabeth R. Unger，MD，PhD 和 Gail L. Woods，MD。他们为保证此书的质量做了大量的贡献，无论是本书具体内容的排布，还是各章节实践部分的综述。我们对他们为该版书所付出的努力致以最诚挚的感谢！

我们还要特别感谢参与本书前几个版本编辑的芝加哥大学医学中心病理学部副主任、病理学教授 Jonathan Miller 博士——他是血小板型血管性血友病(platelet-type von Willibrand disease)的发现者，在他的指导下该书第五部分"血栓与止血"在第 21 版中得以深化完善。我们还要深深的感谢 David J. Bylund，MD、David R. Czuchlewski，MD、Thomas J. Dilts，MT(ASCP)，MBPA、Andrea Ferreira-Gonzalez，PhD、Louis Fink，MD、Richard S. Larson，MD，PhD、Richard A. Marlar，PhD、Rex M. McCallum，MD、Ankoor Shah，MD、Gregory A. Threatte，MD、David S. Viswanatha，MD 和 David S. Wilkinson，MD，PhD 为第 23 版的修订作出的贡献。

我们沉痛悼念 Herbert F. Polesky，MD，他是个体识别(identity testing)领域的世界知名专家，也是曾参与本书众多版本多个章节的编辑。我们也沉痛悼念 Robert F. Nakamura，MD，他在本书第 22 版出版前夕不幸离世，他在免疫病理学方面的出类拔萃将永留史册。

致敬数十年来致力于拓展人类疾病知识，以及应用实验诊断和患者管理的所有学生、实习生和同僚们！我们深深地感谢他们为我们专业的蓬勃发展所提出的所有疑问和激励。我们尤其要感谢 Alfred Zettner，MD、Cecil Hougie，MD、Abraham Braude，MD、Charles Davis，MD、James A. Rose，MD、Robert P. Carty，PhD、Donald West King，MD、George Teebor，MD、Phillip Prose，MD、Fred Davey，MD 和 Gerald Gordon，MD。我们将永远铭记他们，以及他们所制定的那些精彩的标准。

如果没有爱思唯尔编辑 William R. Schmitt、Kathryn DeFrancesco 和 Clay Broeker 杰出的专业贡献，拥有大量翔实内容的此版书是不可能完成的，他们为该书的出版作出了巨大贡献！我们对他们及所有爱思唯尔的员工们致以最诚挚的感谢！我们还要特别感谢 Anne Erickson，他为第 22 版和第 23 版画了许多图示，不仅视觉美观而且简易明了。

我们还要感谢所有的作者们愿意接受挑战并愿意参与现在和未来实验室人员和内科医师的教育工作，愿意精练他们各自专业领域的重要信息，为广大读者们创造出具有可读性的权威内容。我们还要特别感谢开创了全新篇章"分子病理学和肿瘤诊断学"的作者们！

我们怀着感激之情永远铭记 John Bernard Henry，MD. 对我们的激励，John Bernard Henry 先生曾领导这本书七个版本的编著工作。他始终鼓励我们、引导我们、激励我们在我们的专业领域里不断突破。

在本书第 23 版完成之际，我们衷心感谢所有参与它诞生的每一个人。无论上述提及或未提及的工作者，我们都衷心地感谢你们每个人为该书的出版所给予的巨大贡献和支持！

Richard A. McPherson，MD，MSc
Matthew R. Pincus，MD，PhD
(王琳 译)

目录

第七部分 医学微生物学

第八部分 分子病理学

第九部分 癌症的临床病理学

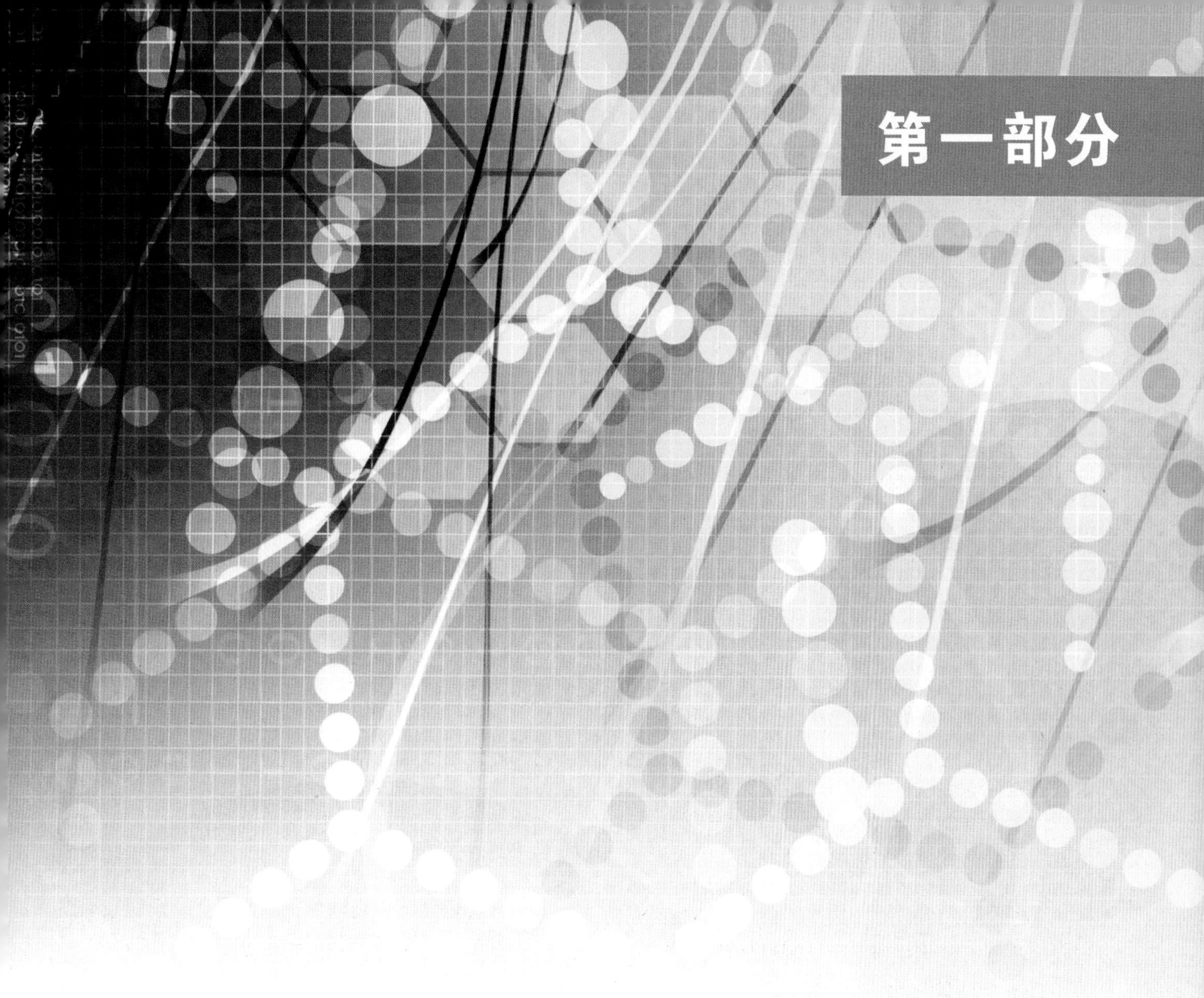

第一部分

临床实验室

EDITED BY | Mark S. Lifshitz
Matthew R. Pincus

第1章 基本概念和管理问题

Tim Hilbert, Anthony Kurec, Mark S. Lifshitz

要点

1. 一家实验室要进行有效的管理，要求领导者能够指明方向并且管理者能够充分执行。战略规划、营销、人力资源管理以及质量管理都是一家实验室的关键要素。
2. 实验室大部分的差错发生在分析前和分析后阶段。6σ和精益管理可以被用来减少实验室差错，提高实验室产能。
3. 实验室服务包括了诸多方面。从快速检测出结果的即时检验，到需要高精技术和人才的高度复杂的检验项目。
4. 临床实验室受高度规范化管理。联邦或州/地方法规直接规定了许多实验室的操作。在联邦政府层面，实验室活动通过1988年颁布的美国临床实验室修正法规（clinical laboratory improvement act, CLIA）进行规范。
5. 生物、化学、人体工学和火灾的危险不能完全从实验室中消除，但可以通过使用工程控制（如将安全性融入设备和耗材的整体设计），个人防护装备和工作操作控制（如洗手）来尽可能减小这些危害。

实验室在医疗行业中起很重要的作用。实验室究竟有多重要？据估计，70%的医疗决策都是基于实验室结果（Silverstein,2003），而实验室成本仅占医疗保健总额的2.3%（Terry,2009）。实验室行业占551亿美元，是以相对较低的成本提供高临床价值的行业。尽管目前实验室检测费似乎还是很“物美价廉”，但2012年卫生改革与现代化联合健康中心的一项研究标明，在未来十年，用于实验室检测的费用将会显著增长，特别是在昂贵的基因检测（卫生改革与现代化联合健康中心，2012）普及以后。2010年，美国在基因检测上的花费超过50亿美元。到2021年，实验室在基因检测领域的花费可能达到150亿~250亿美元。在控制成本和合理选择检验（Hanson & Plumhoff, 2012）方面，高昂的检测费用可能会对实验室的领导层带来更大的压力。

实验室的目标就是向临床医生和其他医疗从业人员提供一些信息。这些信息包括：①发现疾病或容易感染的疾病；②确认或排除诊断；③建立预后；④指导患者处理；⑤监测疗效（Kurec,2000）。实验室也在教育和研究、信息技术设计与实施、质量改进方面发挥主导作用。要成功实现这些目标，实验室必须利用：①医疗和科技方面的专业知识技能；②人员、实验室和数据处理设备、耗材和设施等资源；③组织、管理和沟通能力。本章的目标是让读者对建立优良实验室的一般行政管理概念和事务有基本的了解。对一个能够准确并及时发出报告、管理良好的实验室来说，至关重要的是健全的领导能力，有技巧地带领员工执行他们的日常工作。有关这些主题更详细的讨论可在其他文献找到（Snyder & Wilkinson, 1998; Nigon, 2000）。

领导层和管理

只有员工优秀，一个组织才能优秀，而员工是靠领导者和管理者来引导的。“领导”和“管理”这两个术语常常可互换，但代表不同的本质（表1-1）。领导层向员工（或一个组织）指明方向，而管理层提供了到达目标的“道路”。有一句格言“如果你不知道你要去哪里，那么你就只能随波逐流，无所适从”说明了为什么领导层必须具有远见卓识，必须用战略目标确定明确的目标。有效的管理使人才互相合作把事情做好。实验室需要专业技术人员、乐于奉献的员工和以任务为导向型的领导人的最佳组合来实现这些目标。这些技能可以归纳为四个主要管理职能，包括：规划和精准的决策、组织、领导和控制。

表1-1 领导者与管理者的特点

领导者	管理者
负责人	实施者
组织、开发	维持、控制
承担风险	考虑眼前的事
激励性	追寻“如何做”和“何时做”
考虑长远规划	守住底线
追寻“做什么”和“为什么”	接受现实
挑战现状	是个好士兵
做正确的事	正确地做事

改编自Ali M, Brookson S, Bruce A, et al Managing for excellence. London: DK Publishing; 2001, pp86-149.

领导力是一种用人的行为模式,及时有效完成任务。领导模式有四个主要风格:支持型、指引型、委托型和教导型。支持型的领导者能够提供人力物力,促使员工可以履行职责。指引型的领导会向员工制订规则、发布命令或其他特定指示。支持型领导者提供灵活性并鼓励创造性地解决问题,而指引型的领导提供了简明和详细的说明,使员工完成任务。其他领导风格也由这些品质定义:委托型领导很少提供支持和方向,而教导型领导却相反。领导者可以在某时段采取任何行为风格以适应现况,但一般来说以一种风格为主。

良好的管理能够以最有效的方式使人力、物力、财务和信息资源供组织使用。框 1-1 列出了一些基本的管理职责。管理人员可以分层为一线管理人员(主管、团队领导、首席技术专家),中层管理人员(业务经理、部门主管)和高层管理人员(实验室主任、首席执行官、首席财务官、首席信息官)。管理层的级别决定了管理者进行的日常活动和职位所需的技能。高层管理人员专注于未来 1~5 年的战略规划,一线管理人员更关注完成每天的工作。高层管理人员可能会也可能不会一线管理人员日常的技能。中层管理人员可以在一定程度上在多项活动中兼顾以上两个层面,可以是战略上的也可以是战术上的。

框 1-1 基本的管理层职责

运营管理
质量保证
政策与程序
战略规划
标杆管理
生产力评估
立法/法规/健康保险流通与责任法案(health insurance portability and accountability act,HIPAA)
法医学问题
继续教育
员工会议
人力资源管理
工作分工
招聘人员
入职培训
能力评估
人事档案
绩效评估
员工规范和解雇
财务管理
部门预算
开票
现行程序术语(current procedural terminology,CPT)编码
ICD-10 编码
合规规定
测试成本分析
费用计划维护
市场营销管理
客户服务
外展营销
广告
网站开发
客户教育

ICD-10,《国际疾病分类》第 10 版

战略规划

随着技术的发展,检验医学已从多种手工方法转换为高度自动化的方法。检验医学可以在诊所、医生办公室、甚至在家里,由那些非传统意义上的检验人员操作。这使得实验室商品化,必须投身于竞争性的商业环境。要在竞争环境下生存,甚至茁壮成长,实验室必须不断重新评估目标和服务,并适应市场力量(如聘用更少的且符合要求的员工,减少预算,监管责任更严格,降低医保费用,更新复杂技术)。这需要一个领导者仔细做出几年内可能对实验室产生影响的战略决策。

制订高水平决策的过程称为战略规划,可以定义为:①制订一个组织的目标以及酌情修改现有目标;②拨出资源实现这些目标;③制订获取、使用和处置这些资源的政策方针(Lifshitz & De Cresce,1996)。战略规划通常是基于长期预测和全球观点,可能会影响到所有级别实验室的运作。它与战术规划不同。战术规划包括详细的日常操作,需要满足实验室的即时需求,努力实现长期战略已经设定的目标。例如,制订一个开发外展业务的全球战略可能会促进解决诸如以下这些事情,包括带来更多内部参考工作;开发新技术;需要最先进的仪器和(或)自动化;增强信息技术工具以及适当员工人数来满足服务期望。启动具体的战略应包含风险管理。错误的决策可能使实验室负担不必要的费用,设备闲置,和(或)人员过剩,在面对未来的市场力量或新的组织策略时更难以改变路线。但是,过于保守又可能导致丧失业务发展和(或)改善服务的机会。

框 1-2 一家新医院外展计划的 SWOT 分析

优势
1. 使用现有的技术/仪器
2. 技术能力过剩
3. 增加测试量将降低每个测试的成本
4. 强有力的领导支持
5. 可用的财政资源

机会
1. 开设新的医师保健设施
2. 卫生部门要求对所有年龄小于 2 岁的儿童进行铅测试
3. 有渠道进入医院营销部门
4. X 医院破产;实验室将关闭

劣势
1. 人员短缺
2. 士气问题
3. 物流系统不足
4. 需要雇用额外的病理学家
5. 提供多医院/客户端实验室信息系统(laboratory information system,LIS)服务的经验有限
6. 检验周转时间有限

威胁
1. 当地其他医院实验室的竞争
2. 国家参考实验室的竞争
3. 医保减少
4. 三家本地医院巩固了其服务,包括实验室
5. 几家新的患者服务中心(采血站)已开业

成功的战略规划需要适当的数据收集，应观察以下领域当前和预期情况：社会、技术、经济、环境和政治（STEEP）（Kurec，2014a）。这个过程不是单个人创作的结果而是来自于一个团队。如果没有有效规划，管理者会花大量时间参加一些没有意义的会议。可以使用各种方法来促进战略规划过程，包括直方图/坐标/散点图，头脑风暴，鱼骨图，故事板，帕累托分析和德尔福分析（Kurec，2004）。另一种评估新战略相关风险的方法是优势、劣势、机遇和威胁（SWOT 分析）。一般来说，实验室内部的环境因素被列为优点和缺点分析，外部环境因素被列为机遇和威胁分析。这个过程是特别有用的指导营销策略的工具（框 1-2），可用于开发这样的程序（表 1-2）。成功的战略规划要求有预先规划、组织、明确的目标、沟通和坚信要完成什么。

表 1-2 建立营销计划时要考虑的问题

环境评估	记住营销的四个 P： • 产品 • 价格 • 地点 • 促销 客户需求是什么？ 谁是竞争对手？ 你有正确的测试清单、设备和设施吗？ 你有足够的人员吗？ 你有足够的财力吗？ 你知道做每个实验室测试（测试成本分析）的成本是多少？
定义您的客户群	医生，护士，牙医，其他医护人员 其他医院实验室，医生办公实验室（physician office laboratories，POL） 保险公司 学院，大学和其他学校 疗养院，家庭卫生机构和诊所 兽医等动物保健设施 研究人员，制药公司，临床试验 确定独特的社会经济和（或）种族群体 寻找人口迁移和地理位置（城市，农村，郊区）
处理	制订销售/营销计划和团队 设立目标 确保基础设施（物流服务，LIS 能力，客户服务人员等）是足够的 开发额外的测试菜单 培训实验室人员进行客户服务 支持和维护现有的客户服务 寻找广告/公关资源
如何营销	审核检测项目，提供综合服务（适当检验，特殊检验，对可选项目组合可提供的其他特别服务） 广告 开发手册，标本采集手册和其他与客户有关的材料 开发网站 参加社区健康论坛 确定具体目标客户： • 其他医院实验室，独立实验室，参考实验室 • 大学/学校医务室，保健诊所，县实验室设施（入职前，药物筛检） • 护理院，扩充护理设施，药物/乙醇康复中心，劳教设施 • 医师办公室，小组和专科（儿科、皮肤科、家庭医学等）

LIS，实验室信息系统

质量系统管理

管理的主要目标是确保实验室提供优质的服务。为此，每个实验室应该争取获得现代化的设备、雇佣训练有素的员工、确保一个设计良好和安全的物理环境、并且创造一个良好的管理团队。当提及健康保健的质量问题和医疗错误率时，1999 年的一项由医学研究所（IOM，2000）开展的重要研究，经常被提到。这项研究得出结论：每年有 44 000~98 000 之多的美国人死于医疗差错（Kohn et al，1999；Silverstein，2003）。在这些差错中，50%是由于未能采取恰当的检测，在这之中，32%是由于未能对检测结果及时采取措施，55%可避免的诊断延误造成。实验室误差的频率由于每年进行的大量实验室测试而有所不同。在一项研究中，报道的误差率在 0.05%~0.61%之间，在检测阶段误差分布非常相似，即大多数（32%~75%）发生在分析前阶段,非常小一部分(13%~32%)在分析阶段(Bonini et al,2002)。分析前误差包括:溶血、凝块或不足量的样品;不能正确识别或未作标记的样品;采集管错误和样品储存不当。分析误差包括:校准误差和仪器故障。分析后误差包括:报告发送至错误的医师、周转时间长、报告遗失。在各政府监管机构和专业协会的共同努力下,制订了强制性的方案,重点在于识别错误并防止这些错误的发生。

30多年来,全面质量管理(total quality management, TQM)和持续质量改进(continuous quality improvement, CQI)已经是达到质量领导和管理的标准方法(Deming,1986;Juran,1988)。TQM是一种系统方法,专注于团队、流程、统计和提供满足甚至超过客户期望的服务或产品(Brue,2002)。CQI是TQM的一个要素,致力于持续不断改进实践,不仅仅满足于已经建立的质量标准。表1-3比较了传统的质量思维与TQM。TQM通过授权员工去协助解决问题,并让他们理解其在更宏大系统中的整体作用("普遍责任"),持续不断的寻找减少误差的方法("错误预防")。

表1-3 质量管理:传统思维和全面质量管理思维

传统思维	全面质量管理思维
可接受的质量	无差错质量
部门集中	组织为核心
质量作为代价	质量是降低成本的手段
工作者造成缺陷	系统造成缺陷
管理控制的工人	被授权的工人
维持现状	不断提高质量
直觉管理	事实管理
无形的质量	以质量定义
我们与他们的关系	我们的关系
终端过程	系统过程
反应性系统	主动性系统

通常用于提高整个健康保健行业质量的另外两种工具是6σ和精益管理,尽管这些流程是独立开发的,但其关键思维和主要技术通常是与精益6σ的方法相结合的。6σ是一个性能改进程序,其目标可以总结为一句话:"通过消除流程的变异改进质量",提高性能,提高质量,改善底线,提高客户满意度,提高员工满意度。6σ是基于统计和定量测量的结构化程序,通过其来分析过程缺陷或错误,发现潜在的原因,并实施具体改进。缺陷是任何不能满足客户需求的内容,比如,实验室结果错误、报告延误或质量控制问题。σ(σ)或者标准偏差,表示在产品或服务中存在多少变异性。通过降低过程变异,以此缩小标准偏差即σ,可以增加σ数,即满足平均值和预先定义的性能限之间,或者过程中性能上限和下限之间的σ数值。因此,6σ流程比4σ或1σ流程变异更小;其控制更为严格,更易产生符合既定性能限的令人满意的结果。

在6σ流程中,缺陷通常由每100万次机会(DPMO)测定评估产生。如果实验室发送出1000份报告,发现10份报告延误,那就产生1%的缺陷率;这相当于10 000DPMO。6σ的目标是将缺陷数降低至接近于零。因此,一个σ代表691 463DPMO,或者产量(即无缺陷产品的百分比)仅为30.854%,而6σ的目标是达到3.4DPMO,或者产量达到99.9997%(Brue,2002)。大多数机构运作达到或者接近4σ的水平(6210DPMO)。从这个角度看,根据1988年美国临床实验室修正法规(clinical laboratory improvement act, CLIA)的指导原则,大多数能力测试(proficiency testing, PT)需要80%的准确率。这等同于每100万次测试中200 000个缺陷,或者2.4σ。6σ规则可以应用于患者治疗和安全,为满足过程改进的需要提供了一个工具(Riebling & Tria,2008)。比如,基于美国病理学家协会(College of American Pathologists,CAP)的Q-Probes和Q-Tracks计划,显示了将6σ应用到一些常规性能质量指标的结果。在这些研究中,检测准确性的中位差方差(第50百分位数)为2.3%,即23 000DPMO;患者腕带错误为3.13%,即31 000DPMO;血液培养污染为2.83%,即28 300DPMO;以及病理差异率为5.1%,即51 000DPMO(Berte,2004)。通过降低缺陷,医疗质量得到提升,并通过消除浪费(如物资和材料重新利用)、不必要的步骤和(或)工作时间实现了成本节约(Sunyog,2004)。通过一些评估,从3σ进入6σ的性能,运营成本将下降25%~40%。表1-4中举例说明了6σ流程。

表1-4 6σ步骤

6σ步骤	举例
制订程序目标或者其他对质量至关重要的指标	急诊科报告从开单到得到结果少于30分钟
测量基线性能和相关变异	基线性能:50%的报告时间在30分钟之内,70%在1小时之内,80%在2小时之内等 变量:每个轮班人员(班次),开单到实验室的接收时间,接收到发结果时间等
分析数据,使用统计和图表分析数据以确定和量化根本原因	开单到实验室的接收时间是高度变化的,因为样品不能立即置于样品传输系统中,以及样品运送到实验室未能被清晰标记为急诊状态
提高性能,通过开发和实施解决方案来提高性能	急诊部门的样品应是特殊颜色标记,使其在常规样品中更容易被发现
控制因素有关改进,确认影响,验证效益和随时间的监控	新性能:90%的报告结果时间在30分钟内

精益管理是在生产或制造过程中减少浪费（“非价值活动”）的一个系统，由丰田公司为提高汽车生产质量和效率而使用的工作原理发展而来，该精益系统现已应用于各种行业的生产方法，包括临床实验室。精益管理使用各种技术，包括 5S（分类（sort）、按次序设置（set in order）、闪耀（shine）、标准化（standardize）、持续化（sustain））和 PDCA（计划（plan）、实施（do）、检查（check）、执行（act）），以最有效或最具成本效益的方式，通过发现不能直接增加实验室服务产出的日常工作活动，来降低成本。一个精益实验室通常利用更少的资源，降低成本，提高生产率，提升员工士气，提高患者的医疗质量（Rutledge，2010）。精益管理直接解决了“这就是我们一直处理事情的方式”这个古老的观念，并寻求各种方法去改进流程。精益实践的本质可以非常宽广，而对于单个实验室工作区域而言，针对特定任务、程序或者其他活动的工作流程，严苛的审查每一步骤，发现并消除低效率的流程，精益实践又是很独特的。一些变化需要最少的资源，可以相对快速地完成。示例包括：重新安排分析设备的位置，减少分析人员所走的步数，以此加快周转时间；整合检测菜单到更少的仪器，消除维护多重仪器和配件的费用；将移液器、培养板等放置在便于拿取的区域；重新分配员工以最大化的加以利用，同时尽量减少浪费的停机时间。尽管一些精益管理和 6σ 项目可以迅速提高性能，持续的改进通常要求变革组织文化、未来监测以及加强系统变化的努力（Zarbo，2012）。

许多实验室正在采取更集中和严格的方法进行质量系统管理。在互相配合与合作的努力下，国际标准化组织（International Organization for Standardization，ISO）制订了反映最高质量水平的指南。ISO 15189:2007 已经被 CAP 所采用，致力于通过优质的实验室实践活动来改善和提高患者的医疗质量。满足或者超过这些指南的任一个实验室可以被 CAP 认可，表明对该实验室所提供服务的质量有高度的信任。以类似的方式，临床和实验室标准化协会（Clinical and Laboratory Standards Institute，CLSI）基于 ISO 的标准也创立了 12 个质量系统要素（框 1-3）。这 12 个要素中的每一个都作为建立质量体系的一个起点，其包括分析前，分析中和分析后操作。质量系统管理最终摒弃了“足够好”的概念，并提倡“总是可以做得更好”的概念。

框 1-3 质量系统要素

1. 组织	7. 信息管理
2. 人员	8. 发生事件管理
3. 文档和记录	9. 评估-内部/外部
4. 设施和安全	10. 流程改进
5. 设备	11. 客户服务
6. 采购和库存	12. 过程控制

人力资源管理

招聘、雇佣、培训和留住优质员工已经成为如今管理者的主要挑战。在过去的二十到三十年间，几乎 70%的认可医疗技术计划处于停滞，导致毕业生人数减少 22%。在最近的调研中，医疗技术人员的平均空缺率为 4%～8%（Garcia et al，2013），预期就业增长率为 22%（美国劳工统计局，2014）。与其他专业竞争的需求有必要实施更加创造性的招聘激励，如提供有竞争力的薪水和综合福利以及确保一个非恶意的工作环境。今天的工作及就业市场的波动来自世界各地；因此，对于文化、种族和性别相关特征的深入了解对于正确评估和吸引一批符合实验室需求并有助于实现预期目标的合格员工是必要的（Kurec，2014b）。

劳动力支出占实验室费用的 50%～70%，所以任何新的职位或者更换位置必须合理。应当对权限级别、所需的经验和教育、职位的责任进行审查，并将其与技术上的任何相关变化、所需技能或其他因素进行比较。为了确保这个职位仍是必需的，并且承担相应的责任，应该问一个问题“如果这职位保持空缺或者被压缩，那么这会对部门或医院产生什么影响”。例如，一个特定的职位能由一个入门级的技术人员或实验室助理代替，而不会损害患者医疗或给其他人员造成困难吗？

一旦这个合理性审核完成，就应展开基于标准的工作描述（Kurec，2014b）。基于标准的工作描述应该侧重于角色作用而非特定任务，因为后者可能需要频繁更改，具体取决于操作。其包括职位头衔、级别、资格（包括证明或执照），并明确职责，义务和内外部组织关系。这将为员工和雇主的期望提供一个明确的指导。

招聘和聘用的过程需要认识到实验室目前和未来潜在的需求，找到合格的个体，以及了解当地和国家的招聘指南。在面试过程中，雇主的问题必须符合法律法规，但仍然可以深入了解是否这一职位对双方都真正合适。同样重要的是警惕在筛选过程中因性别、年龄或文化差异导致的误解（Kurec，2011）。

实验室设计和服务模式

实验室通过许多不同的方式提供服务，且可以被视为一个连续的统一体，从提供即时检验结果的床旁快速检测（point-of-care testing，POCT）到高度复杂可能需要几天才能完成的实验室检测。便利的互联网增加了向公众提供医疗保健的透明度，特别是通过网站如 www. webmd. com 和 www. labtestsonline. org 可以更好地了解实验室检测。这增进了公众对检验项目及其临床意义的认识，也提高了他们对实验室提供优质及时服务的期望值。为了满足这一需求，实验室已经就效率、可及性、安全性、可靠性这几个方面进行了重新的设计，将其内部设计从一个非常区块的环境变为一个更为集中的环境，在这个环境下，传统的实验室部分已被整合。必要时，区域性的实验室可以进行专业或复杂的测试，从而利用专门知识，设备和材料。在许多机构中，实验室检测已被推向床旁快速检测（POCT），以缩短危急结果的报告时间，提高患者和医护人员的便利性。这些内部和外部组织的变化极大地促进了对实验室服务重要性以及它们如何为持续医疗保健做贡献的认识。

实验室功能设计及其与空间内其他测试站点的关系已经从分散的临床血液学，临床化学，临床微生物学和血库这些部门演变为一个边界模糊的功能整体。为了降低成本、更快地响应临床需求，实验室不仅采用高度自动化的“核心”设施，并在外围的卫星实验室和（或）POCT 站点进行分布式测试。基于目前的技术，既往在各个分开的实验室部门进行的测试项目现在可以在单个测试平台（单个分析仪），工作单元（两个或多个相连接的仪器）上进行检测，或者利用实验室全流程自动化（具有分析前和分析后处理工作单元）来实现。与改进的分析前样品处理流程（如条形码、自动离心机、开盖机）相结合，高精度的分析仪和及时的分析后活动（如通过网络计算机系统、报告实验室结果、互联网、自动传真）进一步提高了服务的质量。这些配置将在第2章和第5章中进一步讨论。

区域化是一个规模宏大的整合过程。在“中心辐射”模式中，单一的核心实验室作为枢纽，提供大量的常规测试。一个或多个其他实验室作为辐条，从而将某些功能整合到一个高度专业的实验室。例如，某个实验室可能专注于提供微生物学、病毒学、寄生虫学、真菌学或其他相关服务。在构建这样一个独特的实验室时，冗余的专业技术人员、昂贵的生物危险专业面罩、负压室、临床和分子检测以及其他材料等可以减少。其他实验室部门也可有类似的情况，如细胞遗传学、分子诊断学、细胞学或组织相容性检测。区域化实验室系统的建立，需要大量前期资源，合适的空间以及所有相关机构的高级人员的承诺才能使这项工作得以实现。在医院环境中，需要一个急诊或快速反应实验室来处理紧急测试请求。这一模式的实施和成功实践需要考虑到如下一些挑战：标本的及时运输，抗变性，道德问题，人员问题，实验室“失去个性”以及结合问题。

无论实验室的类型如何，设备的设计都很重要，最好通过实施6σ/精益技术来确保最高的生产效率。样本处理区的位置、患者登记和数据录入、样本测试工作流程、短期和长期存储以及实验室信息系统（laboratory information system, LIS）连接要求都必须考虑。关系到其他医院服务（靠近急诊室，重症监护病房和外科手术间）的空间要求应被视为一个多学科的过程。机器人、气动管道、计算机、手持设备和传真机是现代实验室使用的新工具，必须在设计计划中予以考虑。电力，温度/湿度控制，进水（蒸馏/去离子），排水渠道以及空气循环/通风问题也必须考虑进去并保证足够的数量。必须仔细审查合规性并妥善实施，以确保达到安全、符合人体工程学和舒适性的要求（框1-4）。最近，对减少环境影响的关注已经发挥作用（Kurec, 2009）。许多城市和医院对选择替代的无毒化学品、回收二手电子产品，整合无纸化的报告给予强有力的激励措施，甚至授权“绿色”，并不断让职工认识到一些能源浪费的做法。为了确保符合当地，州和联邦法规，在搬迁或翻新设计开始时，应该向具有设计临床实验室经验的合格建筑师咨询。这可以最大限度地减少昂贵的变更订单，并最大限度地保证新设施的准时启动。

框1-4 实验室物理设计注意事项

在开展需求评估时，确定办公室，个人设施，仓储，会议/图书馆区和学生的空间。

定期检查所有楼层的平面图和立面图，以便使用得当，并确保空间和功能的相关性；可能需要残疾人无障碍设施。

建立和使用项目日程表，以确保进度准时。

通风柜和生物安全柜必须远离高流量区域和门口，因为这些地方可能会导致不必要的气流通风。

模块化家具允许根据当前和预期的需要灵活地移动或重新配置；建筑物折旧可考虑常规的实验室固定装置，而模块化家具则不可以。

考虑HVAC的要求，以确保适当的温度（20~24.4℃，68~76℉），湿度（20%~60%），气流（12次空气交换/小时）；任何一个区域的极端情况都可能对患者，工作人员和设备造成不利影响。

底柜（在实验室柜台下方）比悬挂柜多提供20%~30%的存储空间。

可以通过安装吊顶获得对开放实验室的噪音控制。吊顶上方安装基础设施增加了安置的灵活性。

一般来说，每个FTE的空间需求的净面积是14~18.6m^2（150~200ft^2）（不包括走廊、墙壁、保管柜等），或每个病床净面积2.5~3.7m^2（27~40ft^2）。

大于9.3m^2（100ft^2）的房间必须有两个出口；患者使用的走廊须为244cm（8ft）宽，而不用于患者的走廊须为112cm（44in）宽。

洗眼器须在工作区域的30.5m（100ft）内；首选免持式。

建议实验室规划设计的标准尺寸：

- 实验室柜台宽度：76cm（30in）
- 实验室对墙间隙：122cm（4ft）
- 实验室柜台间隔：213cm（7ft）
- 书桌高度：76cm（30in）
- 键盘抽屉高度：64~69cm（25~27in）
- 人体站立：0.4m^2（4ft^2）
- 人体坐姿：0.6m^2（6ft^2）
- 书桌空间：0.3m^2（3ft^2）

数据来源：Painter, 1993；Mortland, 1997

FTE：全日制；HVAC：加热，通风和空调

法律法规和实验室认可

临床实验室是最受监管的医疗机构之一（表1-5）。了解这些法律是必要的，以避免违反可能限制实验室运行或使其完全关闭的法律或行政法规。实验室为了运行（并获得报销），必须获得许可，且通常需要按照联邦和（或）州的要求获得认证。虽然所有的病理学家都必须是取得全国执业资质的医生，但目前，13个州还要求具备实验室人员执照——这是在试图聘请技术人员时需要重点注意的（框1-5）。

表 1-5 实验室法规及其意义

1983 年	按疾病诊断相关组预付制。不管实际费用如何,对每个疾病诊断相关组(diagnosis-related groups, DRG)按照固定金额支付给医院,从而鼓励患者尽快出院。对于住院患者而言,实验室成为成本中心,而不是收入中心(Social Security Amendments P. L. 98-21)
1984 年	赤字削减法案(P. L. 93-369):建立门诊实验室费用表,以控制成本;冻结 B 部分费用表
1988 年	临床实验室修正法规(CLIA1988)(1990 年、1992 年修订):确立了要求所有实验室必须经过联邦政府的认证,具备基于测试复杂性的强制质量保证,人员和能力测试标准。到现在为止,联邦政府只管理少数几个进行州际间业务的实验室,或是要求医疗保险支付的独立实验室或医院实验室。CLIA 适用于所有进行检验的地点,包括医生办公室和诊所
1989 年	医师自荐转诊禁止令(Stark I;P. L. 101-239):防止医生将医保患者转介给自营的实验室 人体工程学安全与健康计划管理指南:确定了美国职业安全与健康管理局(Occupational Safety and Health Administration, OSHA)指南中关于员工安全的条款
1990 年	美国医疗保险和补助服务中心(Centers for Medicare and Medicaid Services, CMS)发起的三日规则:住院患者在入院前 3 天进行的任何实验室检查的费用,均不予报销,因为检验被认为是住院期间的一部分(统一综合预算协调法案(omnibus reconciliation act));指导美国卫生及公共服务部(Department of Health and Human Services, HHS)开发门诊 DRG 系统 实验室危险化学品的职业暴露:制订 OSHA 指南,以限制不必要危险化学品的暴露
1992 年	实验室血源性病原体的职业暴露:制订 OSHA 指南,以限制不必要血源性病原体的暴露
1996 年	健康保险携带和责任法案:指导如何管理医疗信息。该法律保护患者免于个人信息的不适当传播(口头的,书面的或电子的),并且是目前许多隐私标准的基础
1997 年	临床实验室 OIG 法案:帮助实验室制订能够符合伦理及法律行为的方案,尤其是关于计费方式,和欺诈和滥用行为
2001 年	CMS 国家保险覆盖决定法规:取代了大多数当地的关于确定某些实验室检测项目是否必需的,因而可以报销的医疗审查政策。在此之前,每个医疗保险中介都有自己的医疗必需性指南
2003 年	危险品运输法规:处理血液制品和其他潜在生物危害产品(美国交通运输部(Department of Transportation, DOT))的运输
2009 年	HITECH 法案(Health Information Technology for Economic and Clinical Health Act):包括采用健康保健信息技术和电子健康记录(electronic health record, EHR)相关的激励措施;为实现 EHR 的"有意义使用"设定目标;改进了 HIPAA 关于隐私和安全保护有关条款,并加强对违规的执法和处罚

OIG, 督查长办公室(Office of the Inspector General)

框 1-5 需要实验室人员执照的州

加利弗尼亚州	夏威夷
格鲁吉亚	蒙大拿
路易斯安那州	纽约
内华达	波多黎各
北达科他州	田纳西
罗德岛	西弗吉尼亚
佛罗里达	

在联邦层面,实验室活动受 CLIA1988(42CFR 493;http://www.cms.hhs.gov/clia/)的制约。CLIA 计划及其标准由医疗保险和 CMS 的实验室服务部门管理。在 CLIA1988 之前,对于大多数实验室而言,没有一致的联邦监管标准,只有零星的州倡议对实验室活动设置不同级别的权限并予以监督。针对国家实验室质量标准的缺乏,颁布了 CLIA1988。最低标准由联邦政府或其指定的被视为"同等地位"者强制执行,相当于或严于 CLIA 提出的标准。美国的大多数临床实验室都是通过 CLIA 认证,对人体样本进行检测的,表明实验室基于测试的复杂性,满足人员、操作、安全和质量标准(框 1-6)。详细的最新的指南可以在 http://www.cdc.gov/clia/regs/toc.aspx 上获得。

框 1-6 CLIA 包括和不包括的类别

检验项目类别(基于仪器/操作人员以及项目操作的复杂程度)
- 豁免项目(如血糖、尿妊娠)
- 中等复杂项目
- 高度复杂项目

未分类(由于它们并不产生结果)
- 质控品
- 校准品
- 标本采集套盒(用于艾滋病毒,滥用药物等)

目前尚不受 CLIA 监管
- 无创性检测(如胆红素)
- 呼气检测(如乙醇,幽门螺杆菌)
- 工作场所的药物滥用检测
- 连续监测/输注装置(例如葡萄糖/胰岛素)

Data from Sliva, 2003.

实验室合规性计划由美国国会授权(Federal Register 63 (163),Aug. 24,1998),以回应 CMS 对欺诈和滥用付款的关注。该计划要求接受任何联邦机构服务支付的实验室必须制订政策,说明开展检测项目医疗上的必要性,确保检测项目准确计费,并提高实验室员工采用的行为标准。没有加入现行的计划可能导致实验室被排除在参与 CMS 之外,并可能导致重大的经济和法律处罚。想一想,例如在未来十年左右可能遇到的患者群体组合。那时,最大的人口群体将是婴儿潮一代(约 7800 万)。据估计,65 岁以上的人每年将使用五倍于目前的实验室检测项目(Terry,2009)。这将不仅对检测规模有影响,而且还会对适合该年龄组的检测类型产生影响。现在医生必须选择最合适的检验项目,并避免采用"散弹枪"的方式开具检验项目。开具合适的检验项目必须在医疗上具有必要性,并且必须遵循循证医学的证据(Wians,2009)。

HIPAA 于 1996 年制订,提供保护个人健康信息机密性的标准,同时允许在适当情况下交换信息(45CFR 164)。各种对实验室有直接影响的法规已经实施,包括使用和披露受保护健康信息(protected health information, PHI)。PHI 包括任何口头的、书面的、电子的或记录的信息,如出生日期、社保号、地址、电话号码或其他患者标志符。访问这类信息受到严格的限制,只有基于员工职务说明/职称中记载的了"需要知情"这一条时才可以访问。不遵守这些规则可能会导致严重的罚款,并且在公然滥用的案件中可能会造成监禁。根据 2009 年"美国复苏和再投资法案"颁布的"HITECH 法案",强化 HIPAA 制订的一些隐私和安全的要求,并加大了对违规行为的处罚。HITECH 法案还包括一些新的法规,涉及 PHI 的数据泄露公告和 PHI 核算方法的披露。2014 年 10 月,HIPAA 修订案生效。在过去,CLIA 监管的实验室不允许为患者提供直接的获取实验室结果的渠道,而 HIPAA 覆盖的实验室现在要求与其他医疗保健提供者一样,在为患者提供他们的 PHI 时承担同样的义务。一般来说,必须在提出申请后的 30 天内提供,而且只要信息一直存在就尽可能地提供。

其他一些政府机构及非政府组织在直接或者间接地影响着实验室的运营。这些机构致力于实验室问题和其他商业活动,并对人力资源实践、样本运输、环境保护、洲际贸易等问题制订规则(表 1-6,表 1-7)。这些机构制订的规则代表联邦政府、州政府和专业性指南,旨在保护公众和被雇人员远离低质量的实验室检测操作以及不必要的生物、化学以及放射性暴露。这些规则同时也可以保证血液制品的质量,在需要时可获得实验室检测,并给予被雇者安全的工作环境。专业的协会对于制订这些规则起着非常重要的作用,并且经常游说政府机构采纳这些医疗行为的标准。比如,表 1-8 提供了基于 CAP 准则,对于记录和样本保留的时间的要求。

表 1-6 实验室相关的美国政府机构

CDC	美国疾病预防和控制中心(Centers for Disease Control and Prevention,CDC)隶属于美国卫生及公共服务部(HHS),提供公共卫生及安全方面的监督,包括实验室(www. cdc. gov)
CMS	美国医疗保险和补助服务中心(Centers for Medicare and Medicaid Services,CMS)(原名 HCFA)监督美国最大的医疗保健项目,每年处理超过 10 亿次的索赔。在 65 岁以上的人群中为大约 4000 万美国人提供医疗保险(见第 12 章)。其中一些为残障人士和晚期肾病患者,预算为 309 亿美元(2004 年)。通过州政府与联邦政府的合作,联邦医疗补助为大约 5000 万低收入的个人提供保险,费用为 2770 亿美元(2004 年)。CMS 将质量标准和偿还率应用于实验室,并经常被其他第三方支付者使用(www. cms. hhs. gov)
DOT	美国交通运输部(Department of Transportation,DOT)负责管理包括血液和其他人类产品在内的生物有害物质。送到参考实验室的实验室标本必须按本机构规定的标准包装(www. dot. gov)
EPA	美国国家环境保护局(Environmental Protection Agency,EPA)制订和执行危险实验室材料的处置标准,如甲醛溶液,二甲苯和其他潜在的致癌物质(www. epa. gov)
EEOC	美国公平就业机会委员会(Equal Employment Opportunity Commission,EEOC)监督并执行第八条处理与 1964 年民权法和 1972 年平等就业机会法相关的公平就业法。在和大多数企业一样的规定下聘用实验室员工(www. nida. nih. gov)
FDA	美国食品药品管理局(Food and Drug Administration,FDA)是 HHS 的一部分,管理生物制品的制造(如血液捐献者检测和组件准备)和医疗设备(如实验室分析设备),并通过其体外诊断设备评估和安全性的办公室进行测试。FDA 检查血液捐赠者和(或)部件生产设施,而不考虑其他的监管机构和(或)认证机构(www. fda. gov)
HHS	美国卫生及公共服务部(Department of Health and Human Services,HHS)监管 CMS、OIG 和 FDA
NARA	美国国家档案与文件署(National Archives and Records Administration,NARA)提供许多数据库,包括访问发布实验室和其他法规的"联邦公报"(www. gpoaccess. gov/fr/index. html)
NRC	美国核管理委员会(Nuclear Regulatory Commission,NRC)制订和执行联邦指导方针,确保非军事核设施的合理使用和运行。使用放射性材料(如放射免疫测定法)的实验室检测必须遵守该机构制订的指导方针(www. nrc. gov)
NIDA	美国国家药物滥用研究所(National Institute on Drug Abuse,NIDA)规范执行和维护药物滥用测试的质量控制标准(www. nida. nih. gov)
NIOSH	美国国家职业安全与健康研究所(National Institute of Occupational Safety and Health,NIOSH)是 HHS 的一部分,并在职业安全和健康领域提供研究、信息、教育和培训。NIOSH 提出了关于安全危害的建议但是没有权力强制执行(www. cdc. gov/niosh/homepage. html)

表 1-6 实验室相关的美国政府机构(续)

NIH	美国国立卫生研究院(National Institutes of Health,NIH)是 HHS 的一个机构,也是医学研究领域的世界领导者。它发布了多种临床实践指南,其中一些适用于实验室,如糖尿病和脂质检测(www. nih. gov)
NIST	美国国家标准与技术研究院(National Institute of Standards and Technology,NIST)是美国商务部的一个分支,为许多医疗保健产品的发展做出了贡献。此外,它还制订了校准、重量和测量标准以及国际单位的标准(www. nist. gov)
OIG	督查长办公室(Office of the Inspector General,OIG)是 HHS 的一部分,负责审核、检查和识别 CMS 项目中存在的欺诈和滥用行为,例如实验室测试。OIG 的关注点通常是不遵守报销规定如医疗必需品(www. oig. hhs. gov)
OSHA	美国职业安全与健康管理局(Occupational Safety and Health Administration,OSHA)是美国劳工部的一部分,负责制订和执行工作场所标准,以保护员工的安全和健康。OSHA 的建议包括:针对血液传播病原体、化学安全、静脉切除、乳胶手套、人体工程学以及其他可能在工作场所出现的潜在危险情况的指导方针(www. osha. gov)
州政府卫生部门	州政府卫生部门(State Departments of Health)在他们管理实验室的程度上有所不同。一些州,比如纽约,许可所有的实验室并监督强制性的熟练测试和实验室检查项目。其他州都不行。在纽约和华盛顿特区有临床实验室改进法"视同地位"
DHS	美国国土安全部(Department of Homeland Security,DHS)识别、调节和检查高风险的化学设施和辐射源(包括血液辐射源)以防是恐怖主义的风险;在实验室工作的非美国公民可能需要认证

表 1-7 实验室相关的非政府机构

AABB	全球先进输血和细胞治疗联盟(Advancing Transfusion and Cellular Therapies Worldwide),以前被称为美国血库协会(American Association of Blood Banks,AABB)。AABB 是一个同行的专业团体,提供血库认证项目,可以代替(但与之协调)一个 CAP 检查。它具有 CLIA 的地位(www. aabb. org)。
ASCP	美国临床病理学会(American Society for Clinical Pathology,ASCP)是实验室专业人员最大的组织并为各种专业提供认证(www. ascp. org)。
CAP	美国病理学家协会(College of American Pathologists,CAP)提供了美国最大的熟练度测量项目,并有一个同行调查的实验室认证项目,该项目被认为是 CLIA 的地位。CAP 认证由联合委员会认可,以达到其实验室标准(www. cap. org)。
CLSI	临床和实验室标准化协会(Clinical and Laboratory Standards Institute,CLSI)(以前是 NCCLS)是一个同行的专业团体,它制订了关于实验室实践的标准化标准;认证和授权实体通常采用这些标准(例如:操作手册格式)(www. clsi. org)。
COLA	办公室实验室认证委员会(Commission on Office Laboratory Accreditation,COLA)是一个由美国家庭医生协会,美国医师学会,美国医学会、美国骨病协会和 CAP 赞助的非营利组织。它拥有 CLIA 的地位,它的认证由联合委员会认可。它最初是为了向医生办公实验室(POL)提供帮助,但是最近它已将产品线扩展到其他服务(www. cola. org)。
TJC	联合委员会(Joint Commission,TJC)(前身为卫生保健组织认证联合委员会)是一个独立的非营利性机构,根据一套全面的质量标准在美国建立了近 1.7 万个卫生保健机构和项目。它拥有 CLIA 的地位,可以替代联邦医疗保险和医疗补助调查;它还在某些州满足了许可要求和许多保险公司的一般要求。TJC 通常对整个卫生保健设施调查中的实验室部分进行调查(www. jointcommission. org/)。

CLIA,临床实验室修正法规

表 1-8 记录和标本保留的建议指南

记录/标本类型	保留*	记录/标本类型	保留*
请购单	2 年	血液/液体涂片检查	7 日
使用日志	2 年	微生物学染色片	7 日
维护/仪器日志	2 年	湿巾	2 周
质量控制记录	2 年	外科病理学(骨髓)片	10 年
血库捐赠者/收据记录	10 年	石蜡块/玻片	10 年
血库递延捐赠记录	无限期	细胞学检查片	5 年
血库患者记录	10 年	FNA 片	10 年
血库员工签名/首字母	10 年	报告(外科/细胞学/非司法)	10 年
血库质量控制记录	5 年	细胞遗传片	3 年
临床病理学测试记录	2 年	细胞遗传报告和图片	20 年
血清/CSF/体液	48 小时	流式细胞术图/直方图	10 年
尿	24 小时	废弃的实验室程序	2 年

* 美国病理学家协会,Northfield, Ⅲ.(2009.3)和(或)CLIA 规定(42CFR 293);与其他组织(如 AABB)或当地的监管机构进行核对,以满足当前的需求,可能与上述要求有所不同

安全性

临床实验室可以导致工作人员和部分可能的人群暴露在多种危险中,包括传染性的患者、感染性患者的样本和可能的危险化学品和设备。所有的医疗卫生设施需要制订针对日常工作相关暴露的政策,这些暴露包括生物的、化学的以及辐射的危害;人类工程及环境危害、消防安全和人类无法控制的灾难发生(龙卷风、飓风、洪水等);传染病应急准备方案。实验室对鉴定伤害、实施安全措施限制伤害以及不断评估现有措施以决定是否需要更新付有责任。如2009年H1N1流感大暴发时期以及2014年Ebola病毒危险期都需要制订计划保障有关工作人员及患者的安全、人员设置的不足以及被感染的患者群体的管理(Satyadi,2009;Sharp,2015)。频繁的安全审查、应对灾难的操练及员工的整体意识可以帮助维持一个安全的工作环境。

良好的安全措施有益于患者、员工以及实验室基础。损伤和危害性的暴露会造成不好名声的压力,可能的诉讼,失去工作和工资收入,损害设备,消减员工士气,这些都可以给实验室财力带来负面的影响。受伤人员可能无限期的缺席工作并且常常在回来后不能以最高效率工作。在此期间,工作量只能由现有的员工或通过额外的临时服务来分担。仔细地计划和遵从法律可以使不必要的结果最小化。尽管缺乏经验可能是一些意外发生的原因,其他原因还包括疏忽已知的风险、被迫承担更多的工作、粗心大意、疲劳或精神紧张(难以集中注意力或者专注于手边的工作)。有一系列的策略可以用于控制危害的发生,包括使用劳动操作的控制、工程控制和个人防护用品(表1-9)。最有效的安全方法是运用所有这三种策略。

表1-9 实验室灾害预防策略

工作实践控制(一般的过程/策略用于强制采取措施减少或消除暴露于危险)	每次与患者接触后洗手 用消毒剂清洗表面 避免不必要的使用针和尖刺,不要重复使用 红色袋子废物处理 肝炎的免疫 工作轮换,以减少重复的任务 方向,培训和继续教育 不在实验室里吃东西,喝酒,抽烟 警示标示
工程控制(产品整体设计中内置的安全特性)	防穿刺容器用于处理和运输针头和尖利物 安全针在去除后自动缩回 生物危害品袋 挡泥板 挥发性液体载体 离心机安全桶 生物安全柜和通风柜 机械移液装置 电脑的手腕/手臂垫 传感器控制的水槽或脚/膝/肘部控制的龙头
个人保护装备(PPE;隔离人身体和危险的屏障)	乳胶手套 防护服 面具,包括防尘面具 护面罩 防护眼镜(护目镜,安全眼镜)
应急设备	化学防护手套;抗低温(冰箱)手套;隔热手套 听力保护(耳塞或耳罩) 洗眼装置 安全喷淋 灭火器 实验室渗漏工具包 急救药箱

生物危害

生物危害使未受保护的个体暴露于可能导致受伤的细菌,病毒,寄生虫或其他生物实体。暴露发生于摄入、接种、触觉污染或吸入患者或其体液/组织、用品或与之接触的物质或污染的针头或通过气溶胶分散体吸入感染性物质。暴露还可能潜在存在于直接接触雾化的传染性物质、不正确处理血液制品和不当处理废物。

每个医疗保健机构都有责任保护其员工、患者和公众免予感染乙型肝炎病毒(hepatitis B virus, HBV)、丙型肝炎病毒(hepatitis C virus, HCV)、人类免疫缺陷病毒(human immunodeficiency virus, HIV)和结核病(tuberculosis, TB)。20世纪80年代综合预防开始,美国疾病预防和控制中心(Centers for Disease Control and Prevention, CDC)和职业安全与健康管理局(Occupational Safety and Health Administration, OSHA)为安全处理所有患者体液和人体组织提供了指导方针(CDC Recommendations and Reports,1989)。OSHA 将职业暴露定义为员工履行职责过程中“合理预期的皮肤、眼睛、黏液膜或经皮接触血液或其他潜在的感染性可能”(29 CFR,1910.1030,1992)。血液和所有其他体液和任何未固定的组织样品被认为是各种潜在的血源性病原体感染源。在实验室,个人应避免用嘴吸液、进食、抽烟、应用化妆品、潜在针刺情况,并避免任何无保护的皮肤、黏膜或开放切口。气溶胶污染可能是由于接种环(燃烧的接种环)、实验台上泼洒的液体、从针头上喷出的液体喷雾、感染性体液的离心等引起。CDC 已经多次细化改进了它的全面预防措施建议,包括 1987 年的一套被称为身体物质隔离的规则(Siegel et al,2007),1996 年建议采用一种称为标准预防措施的方法;但是,近期埃博拉防治经验表明,实验室安全,特别是在生物危害方面,要时刻保持警惕,灵活采用不断发展的建议。

虽然许多实验室要求在静脉抽血时佩戴手套,OSHA 强烈建议手套常规用作屏障保护,特别是当医护人员在皮肤上有切口或其他开放的伤口时、有预期手部污染(生物或化学)、进行皮肤穿刺或正在接受静脉抽血培训时(OSHA,1991)。所有其他静脉操作术的程序是否需要使用手套由地方或机构政策决定。与任何血液和体液接触以及与患者接触后,员工在取下手套后必须洗手。手套不应该洗涤和重复使用,因为黏附在手套上的微生物很难去除(Doebbeling et al,1988)。面罩、防护眼镜或防护面罩必须佩戴以防止生物危害品飞溅到嘴里、眼睛或鼻子。所有可能与传染性材料接触的防护装备,包括实验室外套,在离开实验室区域之前必须脱下,绝不能带回家或带出实验室外(如在午餐或个人休息期间)。实验室外套必须现场清理或有专业人员清洁。知道哪些区域(办公室、会议室、休息室等)和设备(电话、键盘、复印机等)是实验室工作区域,这对所有员工是有益的,因为这些区域可能是潜在的污染区。在这些地方不要戴上污损的手套或使用非实验设备以免污染。使用医疗安全装置会帮助每年减少 60 万至 80 万个针刺伤((NIOSH,1999;Sharma et al,2009)。框 1-7 列出了一些常见去污剂(CLSI,2005)。

框 1-7 常见的去污剂

高温(250℃ 15 分钟)
环氧乙烷(450~500mg/L 在 55~60℃环境)
2%戊二醛
10%过氧化氢
10%甲醛溶液
5.25%次氯酸盐(10%漂白剂)
甲醛
洗涤剂
酚类
紫外线
电离辐射
光氧化

化学危害

OSHA 强制所有临床实验室开发并积极遵循保护实验室工作人员免予接触潜在危险化学品的计划。为使化学相关的工作场所的职业病和伤害事件发生率最小化,OSHA 公布了危害通报标准(29 CFR 1910.1200,2012)和化学品卫生计划(29 CFR 1910.1450,1993),要求化学品制造商评估他们生产的化学品的危害,为那些可能接触到危险化学品员工和其他用户制订危害沟通计划(框 1-8)。这些 OSHA 标准是基于员工有权知道他们可能接触的哪些危险品是有害的,以及雇主需要采取什么保护措施以尽量减少危害暴露。许多州制订了各自的指导方针和条例,规定雇主制订和实施安全和有毒化学品信息项目并每年与所有雇员进行审查(State of New York,12 NYCRR 820)。

框 1-8 化学危险品沟通计划

1. 制订书面危险沟通计划
2. 如果合适的话,用化学和普通的名称来保存所有化学品的库存
3. 制造商必须评估和提供有关化学或物理危害的信息(易燃、易爆、气溶胶、闪点等)
4. 雇主必须用英语维护材料安全数据表(Material Safety Data Sheets,MSDS)
5. MSDS 必须列出大于 1%的物质的所有成分,已知超过 0.1%的致癌物质除外
6. 雇主必须根据要求向员工提供 MSDS
7. 雇主必须确保标签不会被损坏或拆掉,并且必须发布适当的警告
8. 雇主必须提供信息和培训(“知情权”)
9. 雇主必须遵守职业安全和卫生行政许可的暴露限度、阈值限制或其他暴露限制值
10. 为项目指派负责任的人

人体工程学危害

OSHA 提交了指导方针(29 CFR 1910.1030,1992),以解决工作场所的人体工程学危害,并协助雇主制订一项计划,以预防主要包括累积性创伤疾病与工作有关的问题。这是一组涉及肌肉骨骼和(或)神经系统受伤的组合,以响应长时间的重复扭曲、弯曲、提升或假定静止姿势持续较长时间。这些损伤可能由环境因素演化而来,例如持续或过度的重复动作,机械压力,振动,或对手臂、手、腕、脖子或背部的压迫力。当个人把自己推到极限,或者当生产力限制过高时,人为的错误可能也是一个原因。虽然人体工学计划的标准已被纳入法律,取代了 OSHA 颁布的行业特定指南,但 2001 年该法规被从 CFR 中删除。在缺乏特定于实验室的指导方针的情况下,雇主们仍有责任在美国职业安全与健康法案的总责条款下提供无风险的工作场所(29U.S.C.§654,5(a)1)。

在实验室人员中,累积性创伤疾病通常与重复性移液,键盘使用或将手腕/手臂放在锋利的边缘(如实验台)有关。这些行为可引起腕管综合征(手腕压迫和夹带神经)、腱炎(腱炎)或腱鞘炎(炎症或滑膜损伤)(Scungio & Gile,2014)。认识和预防这些疾病对疾病的管理是至关重要的。除了各种手、手臂、腿、背部和颈部锻炼之外,工作实践和工程控制可以减少这些问题(Prinz-Lubbert & Giddens,1996)。实施计划以帮助员工了解和避免人体工程学危害的成本在经济上是合理的。背部受伤是仅次于感冒的雇员旷工的第二大常见原因,可能会给雇主造成每次高达 16 000 美元的费用(Prinz-Lubbert & Giddens,1996)。

(沈立松 译 郭 健 校)

推荐阅读

Bonini P, Plebani M, Ceriotti F, et al: Errors in laboratory medicine, Clin Chem 48:691-698, 2002.

这是一篇对实验室错误的文献进行回顾的综述,包括对分析前,分析中和分析后错误以及输血错误的类型和(或)数量的分析。

Garcia LS: Clinical laboratory management, ed 2, Washington, 2014, ASM Press.

这是对实验室管理实践的全面回顾,包括财务、运营、人力资源和营销管理。

Lifshitz MS, De Cresce RP: Strategic planning for automation. In Kost GJ, editor: Clinical automation, robotics, and optimization, New York, 1996, John Wiley & Sons, pp471-496.

对实验室战略规划过程的概述,特别强调了如何评估环境,确定目标,审查操作和技术。

Nigon DL: Clinical laboratory management, New York, 2000, McGraw-Hill.

涵盖了实验室管理的基本原则,并提供了许多有助于说明概念的实际案例和案例研究。

Snyder J, Wilkinson DS: Management in laboratory medicine, ed 3, Philadelphia, 1998, Lippincott.

综合参考针对实验室管理的各个方面,包括领导力,人力资源管理,营销,安全等等。

参考文献

Berte LM: Patient safety: Getting there from here—Quality management is the best patient safety program, *Clin Leadersh Manag Rev* 18(6):311–315, 2004.

Brue G: *Six Sigma for managers*, New York, 2002, McGraw-Hill, pp 1–50.

Centers for Disease Control and Prevention: Recommendations and reports: Guidelines for prevention of transmission of human immunodeficiency virus and hepatitis B virus to health care and public-safety workers, *MMWR* 38(S-6), 1989.

42 CFR 493, Title 42—Public Health, Chapter IV—Centers for Medicare and Medicaid Services, Department of Health and Human Services Part 493—Laboratory requirements (Clinical Laboratory Improvement Act), 1990.

29 CFR 1910.1030, Occupational safety and health standards: Subpart, toxic and hazardous substances, bloodborne pathogens, 1992.

29 CFR 1910.1450, Occupational safety and health standards: Subpart, toxic and hazardous substances, occupational exposure to hazardous chemicals in laboratories, 1993.

29 CFR 1910.1200, Occupational safety and health standards: Subpart, toxic and hazardous substances, hazard communication standard, 2012.

45 CFR 164, Title 45 Public welfare: Subtitle A: Department of Health and Human Services, Security and Privacy, 2015.

CLSI: Protection of laboratory workers from occupationally acquired infections; approved guideline. 3rd ed. CLSI document M29-A3. Clinical and Laboratory Standards Institute; 2005.

Deming EW: *Out of crisis*, Cambridge, Mass., 1986, MIT, Center for Advanced Engineering Study.

Doebbeling BN, Pfaller MA, Houston AK, et al: Removal of nosocomial pathogens from the contaminated glove, *Ann Intern Med* 109:394, 1988.

Federal Register 63 (163): Laboratory compliance program, Aug. 26, 1998.

Garcia E, Ali A, Choudhry S: The American Society for Clinical Pathology's 2012 vacancy survey of clinical laboratories in the United States, *Lab Med* 44(1):e1–e18, 2013.

Hanson C, Plumhoff E: Test utilization and the clinical laboratory, Mayo Clinic: Mayo Medial Laboratories, 2012, http://www.mayomedicallaboratories.com/articles/communique/2012/05.html.

Health Information Technology for Economic and Clinical Health (HITECH) Act, Title XIII of Division A and Title IV of Division B of the American Recovery and Reinvestment Act of 2009 (ARRA), P.L. No. 111-5, 123 Stat. 226 (Feb. 17, 2009), codified at 42 U.S.C. §§ 300jj et seq.; §§ 17901 et seq.

Institute of Medicine (IOM): *Medicare laboratory payment policy*, 2000, National Academy of Sciences, pp 1–57.

Juran J: *Juran on planning for quality*, New York, 1988, The Free Press.

Kohn LT, Corrigan JM, Donaldson MS, editors: *To err is human. Building a safer health system.* Committee on Quality of Health Care in America. Institute of Medicine, Washington, DC, 1999, National Academy Press.

Kurec AS: The role and function of the clinical laboratory. In Kurec AS, Schofield S, Watters MC, editors: *The CLMA guide to managing a clinical laboratory*, ed 3, Wayne, Pa., 2000, CLMA, pp 1–20.

Kurec AS: Don't waste my time. A guide to commonsense meetings, *Clin Leadersh Manag Rev* 18:273–281, 2004.

Kurec AS: It's not easy being green, *Clin Leader Manage Rev* 23(2):E1–E6, 2009.

Kurec AS: The new laboratory manager—Recruiting & retaining staff, *Clin Leader Manage Rev* 25(1):16–21, 2011.

Kurec AS: Employee selection. In Garza LS, editor: *Clinical laboratory management*, Washington, DC, 2014a, ASM Press, pp 295–308.

Kurec AS: Strategic planning without strategic thinking will fail, *Clin Leader Manage Rev* 28(1):16–21, 2014b.

Mortland KK: Facility redesign for your future laboratory requirements, *Clin Lab Manage Rev* 11(3):145–152, 1997.

NIOSH Alert: *Preventing needlestick injuries in health care settings*, Washington, DC, 1999, NIOSH. Pub 2000-108.

12 NYCRR 820, State of New York, Official compilation of codes, rules, and regulations of the state of New York: Toxic substances information, training, and education, 2004.

Occupational Safety and Health Administration regulations CPL 2.244B, Glove wearing, 1991.

Painter P: Laboratory design workshop, Clinical Laboratory Management Association annual meeting, 1993.

Prinz-Lubbert P, Giddens J: Working smarter with ergonomics, *Adv Admin Lab* 5:18–24, 1996.

Riebling NB, Tria N: Laboratory toolbox for process improvement. Six Sigma at North Shore–Long Island Jewish Health System, *Lab Med* 39(1):7–14, 2008.

Rutledge J: Application of the Toyota production system improves core laboratory operations, *Am J Clin Pathol* 133:23–31, 2010.

Satyadi C: Is your healthcare institution ready for 2009 H1N1 flu this winter? Factor considerations in the institution flu preparedness plan for 2009 H1N1 virus, *Clin Leader Manage Rev* 23(3):E1–E7, 2009.

Scungio D, Gile TJ: *Complete guide to laboratory safety*, Marblehead, Mass., 2014, HCPro.

Sharma GK, Gilson MM, Nathan H, et al: Needlestick injuries among medical students: Incidence and implications, *Acad Med* 84(12):1815–1821, 2009.

Sharp SE: ASM offers "enhanced precautions" for handling specimens from suspected Ebola patients, *Med Lab Observ* 47(1):30–31, 2015.

Siegel JD, Rhinehart E, Jackson M, et al, and the Healthcare Infection Control Practices Advisory Committee: 2007 Guideline for isolation precautions: Preventing transmission of infectious agents in healthcare settings. http://www.cdc.gov/ncidod/dhqp/pdf/isolation2007.pdf.

Silverstein MD: *An approach to medical errors and patient safety in laboratory sciences—A white paper*, Atlanta, 2003, Quality Institute Conference, April 13–15, pp 1–23.

Sliva C: Update 2003: FDA and CLIA. IND roundtable 510(k) workshop, April 22, 2003.

Sunyog M: Lean management and Six-Sigma yield big gains in hospital's immediate response laboratory, *Clin Leader Manage Rev* 18:255–258, 2004.

Terry M, editor: *Lab industry strategic outlook: Market trends & analysis 2009*, Washington G2, 2009, Newark, N.J., pp 5–97.

UnitedHealth Center for Health Reform & Modernization: Personalized medicine: Trends and prospects for the new science of genetic testing and molecular diagnostics, working paper 7, March 2012. http://www.unitedhealthgroup.com/~/media/uhg/pdf/2012/unh-working-paper-7.ashx.

U.S. Bureau of Labor Statistics: Occupational outlook handbook, 2008-09 edition: Clinical laboratory technologists and technicians. http://www.bls.gov/oco/ocos096.htm#outlook. (last accessed 11/20/09). 2014.

29 U.S.C. § 654, Title 15: Occupational safety and health: Duties of employers and employees.

Wians FH: Clinical laboratory tests: Which, why, and what do the results mean?, *Lab Med* 40(2):105–113, 2009.

Zarbo RJ: Creating and sustaining a lean culture of continuous process improvement, *Am J Clin Pathol* 138:321–326, 2012.

第2章 优化检验工作流程和性能

Mark S. Lifshitz

要点

1. 一个有效的检测过程由分析前、分析中和分析后组成。
2. 对工作流程的理解是任何性能优化策略的基本前提。
3. 应该使用多种技术来收集工作流程的数据。包括样本和检测的统计追踪、管道分析、工作站分析、工作人员的反馈和任务（流程）的统计追踪。
4. 尽管技术是每个实验室的关键组成部分，但它只是实现目标的工具。技术本身并不能改善性能和工作；它的成败取决于如何执行以及是否真的需要。
5. 整合、标准化和集成是利用 6σ 等概念优化工作的关键策略，以此来实现精益流程。管理试验的应用可能也会改变整体的操作需求和工作模式。

检验科包含十分复杂的工作，必须顺利地整合检测过程中的所有三个阶段：分析前、分析中和分析后。分析前指的是在检测前进行的所有操作，例如检验开单和样本收集。分析阶段由实际产生结果的实验室活动组成，例如在自动化分析器上运行一个样本。分析后包括患者报告和结果解释。总的来说，在检测过程中所有相关的实验室步骤组成了工作流程；而又相应地如其策略和过程所描述的那样发生在实验室工作的总体设计中。

检测过程中的步骤可以根据检测阶段、角色（职责）或实验室技术进行分类（图 2-1）。这里要注意的是，不同设备在检测过程和步骤分组上有所不同。根据所使用的实验室服务模型和技术来分类，一些步骤既可被分为某一类，又可被分为另一类。例如，既可以在医生办公室进行离心处理（分析前）或是在检验科中作为全自动化工作单元的一部分进行离心处理（分析中）。根据所选择的技术，实验室可对图 2-1 所示的一些步骤实现自动化。信息技术是连接这些步骤必要的"黏合剂"。关于每个检测阶段更详细的讨论将在第 3~7 章中给出。本章主要探讨实验室工作流程、技术和性能之间的关系。

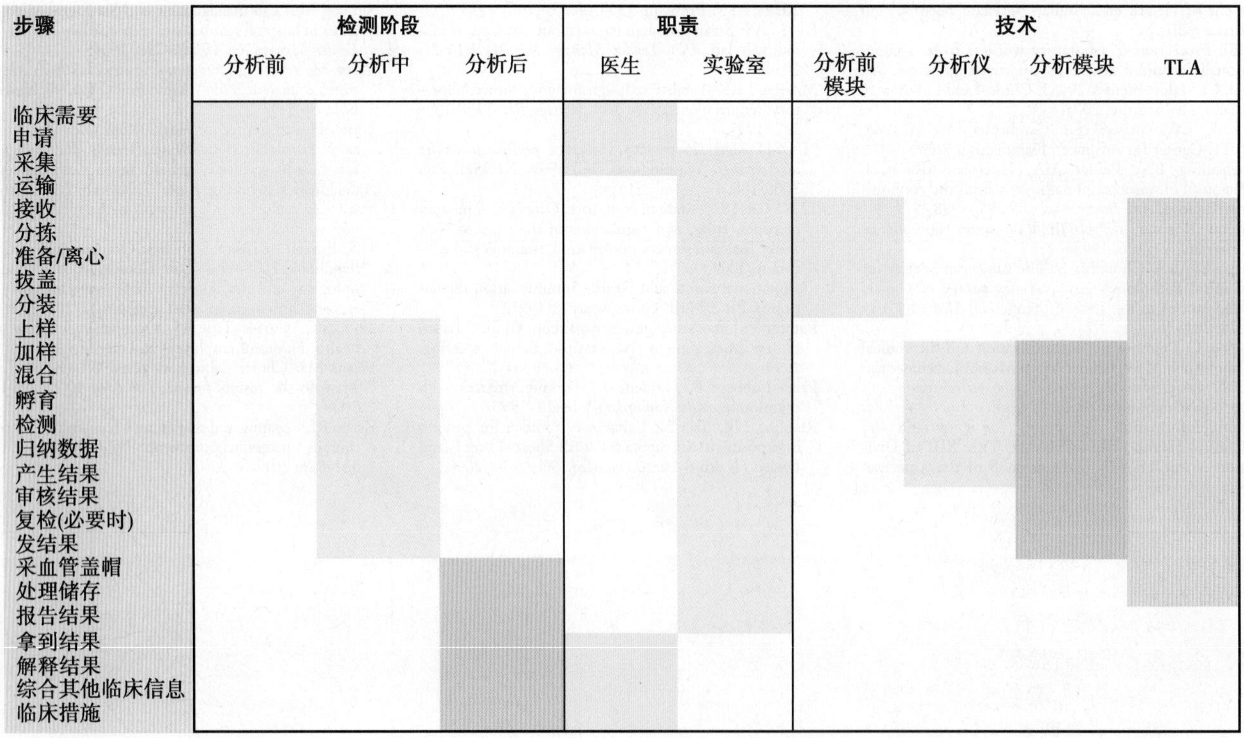

步骤	检测阶段			职责		技术			
	分析前	分析中	分析后	医生	实验室	分析前模块	分析仪	分析模块	TLA
临床需要									
申请									
采集									
运输									
接收									
分拣									
准备/离心									
拔盖									
分装									
上样									
加样									
混合									
孵育									
检测									
归纳数据									
产生结果									
审核结果									
复检(必要时)									
发结果									
采血管盖帽									
处理储存									
报告结果									
拿到结果									
解释结果									
综合其他临床信息									
临床措施									

图 2-1 实验室检测过程。注意，这些步骤可以根据检测阶段、职责或实验室技术进行分类，如阴影所示。TLA，实验室全流程自动化

理解工作流程

为了充分理解实验室的工作流程，必须对检测过程的所有阶段进行审核。只有这样，才能确定如何优化性能，以及在何时使用技术或非技术性的解决方案。表 2-1 提供了一些需要考虑的问题。

表 2-1 操作审查注意事项

检测顺序	申请来自何实验室、患者单位或办公室？住院患者的申请是否与门诊患者不同？是否有纸质版或电子申请？
标本采集	谁收集采样，实验室人员或医生？他们是什么时候开始收集的？是全天收集还是仅仅在上午收集，样本收集有指定地点还是在实验室里？标签是如何产生的？每个标签是否包含此病处理样品所需的所有信息？
标本运输	标本是如何运输的？人员运输、自动运输或合并传输？所有实验室都参与吗？所有患者护理区都有服务吗？数据是如何处理的？它们的影响是什么？急诊部和重症监护室有单独的系统吗？
标本接收	标本接收有集中接收区吗？样品如何分发到每个实验室？物理布局是否促进有效的标本运输？标准品与常规样本有何区别？如何处理有问题的样本？样品是由工作站还是部门分类的？
标本处理	样本是集中的还是分散的？标准品以不同的方式处理吗？样本需要分装吗？如果需要分装，在哪里？每个工作站都有单独的样本吗？
检测	使用了多少个工作站？检测能力如何与需求匹配？样本如何存储和复检？样品保存多长时间？何时何种理由需要复检？复检标准是否合理？
报告	结果如何报告？电子报告还是远程打印机发报告？标准品和临界值是如何报告？临界值的设定是否合理？实验室收到了多少报告，为什么？如何对点护理检测发报告？

在任何工作流程分析中，数据都是最重要的。尽管实验室数据很容易从自动化的分析仪器和信息系统中获得，但它们可能是不完整的、无效的，或者是不需要的格式。因为实验室数据在检验科决策中起着核心作用(如确定要使用何种分析仪)，所以必须确保其准确；否则可能会做出错误的决策，而这些决策可能对检验科工作产生负面影响。你必须了解每个系统如何收集数据，以及是否有效。例如，对分析仪器检测数量的统计提供了患者可报告检测数量，或是总共完成的检测数(包括质量控制、复检等)？套餐的组成项目检测是单独统计的？还是仅以套餐计，或是两者都统计？"采样"时间是否准确，是否能反映"采样到报告"的周转时间？或者是在患者的样本被实际收集之前，在患者那儿已经放置了一段时间，从而使周转时间比实际的时间更长？最终，通过仔细检查数据以确定是否有意义。有时，需要手动验证收集到的电子数据，或者直接观察工作区域。例如，当样本到达实验室时，我们可能需要观察以便确定工作人员在电脑上登记接收时间前标本延迟了多久。从而我们可以确定样品接收时间的准确性。

数据收集技术

多种类型的数据可用于评估工作流程。虽然在本章中描述了一些基本的数据分析技术，但它们可能需要补充额外的收集数据来分析检验科工作的独特特征。比起非主流工作流程模式、实验室信息系统(laboratory information system，LIS)程序或定义所造成的异常现象，检查所收集的数据是否反映实际的临床情况是十分有用的(有时是十分必要的)。

样本和检测的信息统计

一个基本的数据收集技术是分析样本和检测的时间分布情况(图 2-2)。根据记录内容的不同，时长可以是一日(例如通常在化学反应中进行的常规检测是以小时为单位的)或一周(例如样本是以天为单位进行批量检测，一周可有数次)。目标是确定总体工作负荷模式，以评估资源是否与需求相匹配，以及是否可以改善周转时间或其他性能指标。重要的是，测量的工作量可反映实际的临床经验。例如，如果抽血员远程登记标本接收信息，或者实验室人员实际上是在 LIS 中申请了检测，那么测量的工作量分布可能无法准确地反映出潜在的过程。作为项目的一部分，比起急诊样本，对常规样本进行信息系统的追踪也是十分重要的，并且对于有特殊需要的部门如急诊部门等的地点位置定位也是十分重要的。除了样本地理信息追踪外，我们还应该对主要检测项目和每个样本检测数量或"密度"进行信息追踪。这对生化部门有着特殊的益处。门诊样本的检测密度通常要比住院患者的高，因此如果住院患者和门诊患者的样本数量相同，那么其工作量是不同的。在自动化的生化分析过程中，样本信息统计更反映了对那些处理和加工样本管子相关人员的需求，而不是实际执行生化检测操作。相反，检测信息统计更反映了对仪器的需求(例如仪器的工作效率是否能及时完成工作量)。通过对样本和检测进行信息统计追踪，并将其与周转时间、工作人员相关联，实验室可以确定生产瓶颈，并调整工作流程以获得更好的结果。很多时候，实验室会发现延误很少是由于仪器问题引起，而更多的是工作流程与仪器功能不匹配的结果。

采血管分析

实验室的日常工作包含处理采血管或其他容器。"采血管处理"包括分拣和离心；在分析模块中提取、释放、加样和卸载样品；执行人工稀释或重新运行(取决于仪器)，以及分选采血管。虽然执行一个检测管任务所需的时间可能看起来微不足道，但它每天重复多次，累计起来将会增加大量的时间成本。例如，平均每管 10 秒钟，每天大约 1200 个试管，就需要 3.3 小时。自动化可以减少这类劳动量，因此重新设计工作流程将会是更便宜、更有效的替代方法。在一定程度上，实验室减少了采血管的数量或每个采血管的检测项目，可以减少处理采血管

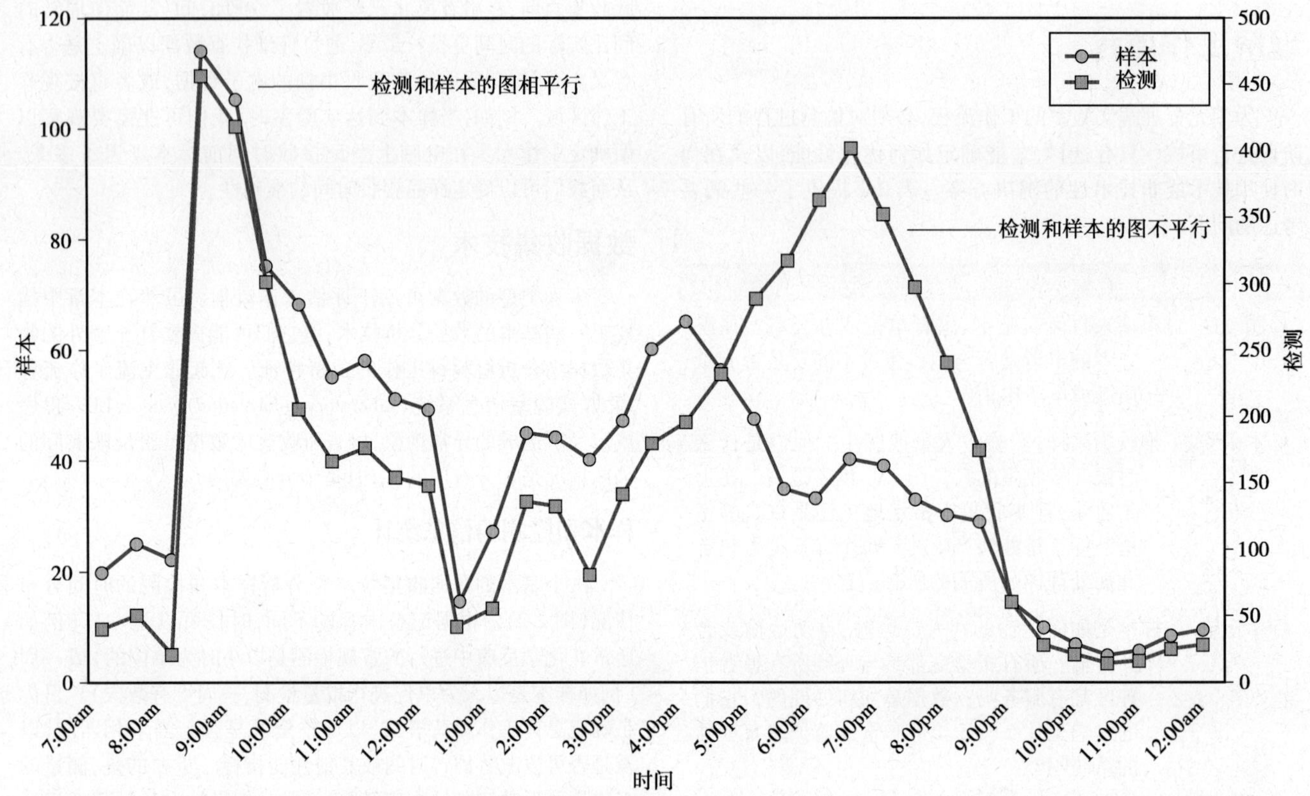

图 2-2 样本与检测规划。请注意，早高峰是由于住院患者集中送样本引起的，平均每管血要进行 4 项检测。傍晚的高峰主要是由于门诊患者，而且密度更大——每个样本大约 10 项检测。检测密度在一天波动较大；因此，样本规划和测试映射对精确评估工作量都非常重要

的劳动量，对工作流程和人员需求起到积极作用。减少采血管处理的劳动力是将生化和免疫诊断检测合并成单一分析工作单元的主要目的。样本规划提供了在指定的单位时间内接收多少采血管的信息；采血管分析有助于分析需要完成多少额外的"采血管相关"任务。采血管分析包括除采血管以外的容器数量（例如：指尖样本采集可能需要特殊处理或分杯）和按照分析仪器警示结果和实验室标准需要复查的样本数（表 2-2）。

表 2-2 生化检测管分析

	分析仪 A	分析仪 B
检测管总数	500	500
数学错误	13	15
稀释	7	20
凝块/量少	20	30
总的一起相关复检	40（总复检数的 32%）	65（总复检数的 65%）
Delta 检测	62	21
Panic 值	23	14
总的实验室标准相关复检	85（总复检数的 68%）	35（总复检数的 35%）
总复检数	125	100
总复检率	25%	20%

工作站的分析

一个典型的实验室被划分为用于分配工作和安排人员的多个工作站。其中一些工作站由各种各样的任务或检测组成，这些任务或检测被组合在一起，目的是为方便一个或多个工作人员开展工作。例如，所有手动或半自动化的生化检测可能被分组到一个工作站，即使检测实际上可能在不同的地点或者使用不同的设备。有些更典型，一个工作站即是一个物理位置（一个完全自动化的分析仪或一组分析仪：如血细胞计数器、生化工作站或者是包括前处理、分析模块和分析后储存的自动化轨道等）。无论实验室是如何组织的，理解检验工作在哪里开展，何时开展和如何开展非常重要。这是工作站分析的目的。

仪器审核

任何工作站的关键部件都是设备。通过执行一个仪器审核（框 2-1），可以更好地了解每一个分析仪是如何使用的，它的相关成本，以及可能提高性能的潜在机会。每种仪器的操作特性应该详细地作为执行操作的一部分介绍。例如仪器每小时可处理的最大样品数量，单次加载样品的最大数量以及容器中试剂储存量。仪器进出样量（检测/小时）的确定也应该通过进行计时研究和回顾性分析（从仪器和 LIS 系统中提取的统计报告）。

大多数生化分析仪都是基于测试的系统，也就是说，无论每个样本有多少检测，它们每小时执行固定数量的检测。另一方面，有些系统受检测样本混合度影响（例如电解液的相对比例，一般化学和免疫分析），实际上，这是实验室仪器的实际检

测量低于供应商声称检测量的原因。后者是假设一个理想的检测组合,并不能在实际的实验室操作中完成。了解检测混合度如何影响检测速度非常重要,由此可以判断,是否可以重新分配从而在一定程度提高检测速度。一台最初适应实验室检测混合度的仪器在后续使用中不一定会一直适应在不断变化的检测混合度。实验室的实际检测组合不是供应商使用的标准。因此,我们常常发现,仪器的理想检测速度很可能无法满足实验室的需要。

框 2-1 仪器审计

仪器模式	每年总检测量
供应商	患者样本
到货日期	质控,校准
收购方法	检测菜单
购买	操作小时数
租赁	天数
试剂租赁	周转
每年服务成本	培训员工数量
每年供应成本	操作模式
试剂	批处理和连续
质控物,校准物	主系统与备份
耗材	

此外,和供应商签订清晰而简明的合同说明也非常重要,定义需要简洁。如果实验室不能给患者提供报告结果,即认为仪器故障。一些供应商只在被要求提供维修服务时才会考虑仪器故障。这可能意味着供应商提供的仪器正常运行时间高于实验室仪器实际正常运行时间。如果实验室期望厂商根据实际所需的正常运行时间维持仪器的性能,那么则需要合同中体现这项需求。

不应忽视劳动时间问题。仪器是否需要 24 小时运行,或者有检测时随时开始?这个问题对于识别操作瓶颈和重新设计工作流程非常有用。

检测菜单

在工作站分析过程中,应该仔细检查实验室的检测项目,考虑检测分析的数量和频率,检测该项目是否适用于指定的仪器?仅仅因为实验室能够进行某项检测,并不意味着实验室应该开展此项检测。例如,如果一个检测一周只执行一次或两次,但需要投入大量的设备、培训或人力成本,那么这类项目送到其他经常开展此项目的实验室将会是更好的选择。有时,改进周转时间和降低检测成本的最好方法是不亲自开展检测。遗憾的是,如果只关注如何改进现有的检测方法,而不是分析如何最好地满足临床医生的需求,那么这个问题很容易被忽略。

执行模式和上样平衡 这些可以影响检测的成本和及时性。实验室中样品可以分批检测,也可以连续检测。当分组为批次时,样本以特定的间隔被检测(如一个周期一次,一日一次,隔日一次);或者是无论什么时间,只要累计到一定数量的样品(如 20 个样品)就开始检测。批量处理通常比连续处理更便宜,因为设置成本(质量控制、劳动等)平摊在许多样本上(表 12-2);然而,批量处理产生的结果不那么及时。有时,批量处理是受仪器所限,批量处理程序在操作过程中不能中断;因此,如果该工具已经在处理样本,则无法立即处理新到的样本。目前大多数可用的化学和免疫分析都是随机处理分析器,它可以持续地处理样品。这些分析程序可以随机处理样本和试剂,并能随时处理紧急样本。自动化将在第 5 章中详细地讨论。连续处理是基于上样平衡的,这种技术在分析者之间平均分配工作,并在较长一段时间内进行检测,以更好地匹配设备工作量。例如,门诊工作不需要快速的报告时间,可以在下班时间内对工作流程进行排序。这提高了测试效率,降低了单个检测的劳动内容,并减少了设备的工作量需求(和资本成本)。此外,如果有重要的外展检测(通常不需要快速周转),部分或全部的量可以转移到实验室非高峰期完成。只有在进行精确的检测构建和采样管分析时,才能评估上样平衡的可行性。

实地巡视

没有实地巡视的人员,数据收集是不完整的。巡视为员工提供了参与分析工作流程和提高操作技能的机会。它还可以识别单从数据收集中不容易发现的问题。例如,许多医院需要患者护理部门录入电子申请。尽管这种做法可能会消除纸张的需求,但实验室工作人员可能仍然在为"附加"项目做检测,这些检测被称为实验室(或电子的)的特殊要求,并排除错误的订单,不可接受的样品,或在样品收集过程中被非实验室工作人员应用的错误条码标签。这种剩余的工作很可能是隐形的,因为它可能不会出现在报表、日志或计算机中。因此,"计算机生成的指令"可能仍然与大量的人工实验室劳动联系在一起,这些人工实验室的工作只有通过巡查才能确定。

巡查对于了解实验室之外的事情是非常有价值的。实验室检测排序模式对满足临床需求有着重大影响。探访患者护理科室和与护理工作人员进行讨论,可以以较低的成本发现标本前处理时需要改进的问题,提高标本前处理的效率,从而节省大量的资金。

患者早期出院对于试图缩短住院时间的医院来说是一项具有挑战性的任务。充分了解出院流程需要与所有相关人员面谈。有时等待出院的患者,其样本采集影响了实验室出结果的时间。为了避免即将出院患者的报告延误,一些医院开发了精心设计的"急诊"系统,在一日中最忙的时候(清晨)来收集、识别和处理这些样本,以及报告结果。虽然,专业的设备(统计仪器)或新技术(点护理装置)会用于解决这个问题。然而,我们可以通过在出院前一日的晚上收集患者的样本,来确保患者在出院当天早晨可以得到结果。因此,并非所有的解决方案都需要新技术。工作流程重组和适当技术的精心组合才是最正确、高效、低成本解决方案。

任务规划

没有工作流程的分析不需要对检测任务和执行检测的过程进行规划的(Middleton & Mountain,1996)。严格的审查包括每一个步骤、每个决策点和冗余活动的详细说明。任务规划可以应用于实验室工作流程的任何部分，无论是技术的还是文书的。如前所述，对所涉及的任务的全面了解通常需要彻底的人员访谈。任务规划应该是一个正在进行的活动，并且应该在任何时候都考虑到在实验室中添加工作站、检测、新技术等。在实现更改时，重要的是要避免不必要的步骤，这些步骤在不经意间以"效率"的名义添加；规划任务可以帮助识别这些步骤。规划还有助于比较前后的进程(图 2-3A 和 B)

工作流程分析

工作流程分析收集所有的数据，并将其转化为有价值的信息。这个步骤可以通过人工分析或者软件进行部分分析完成。综合工作站分析应识别瓶颈，并突出需要改进的领域。

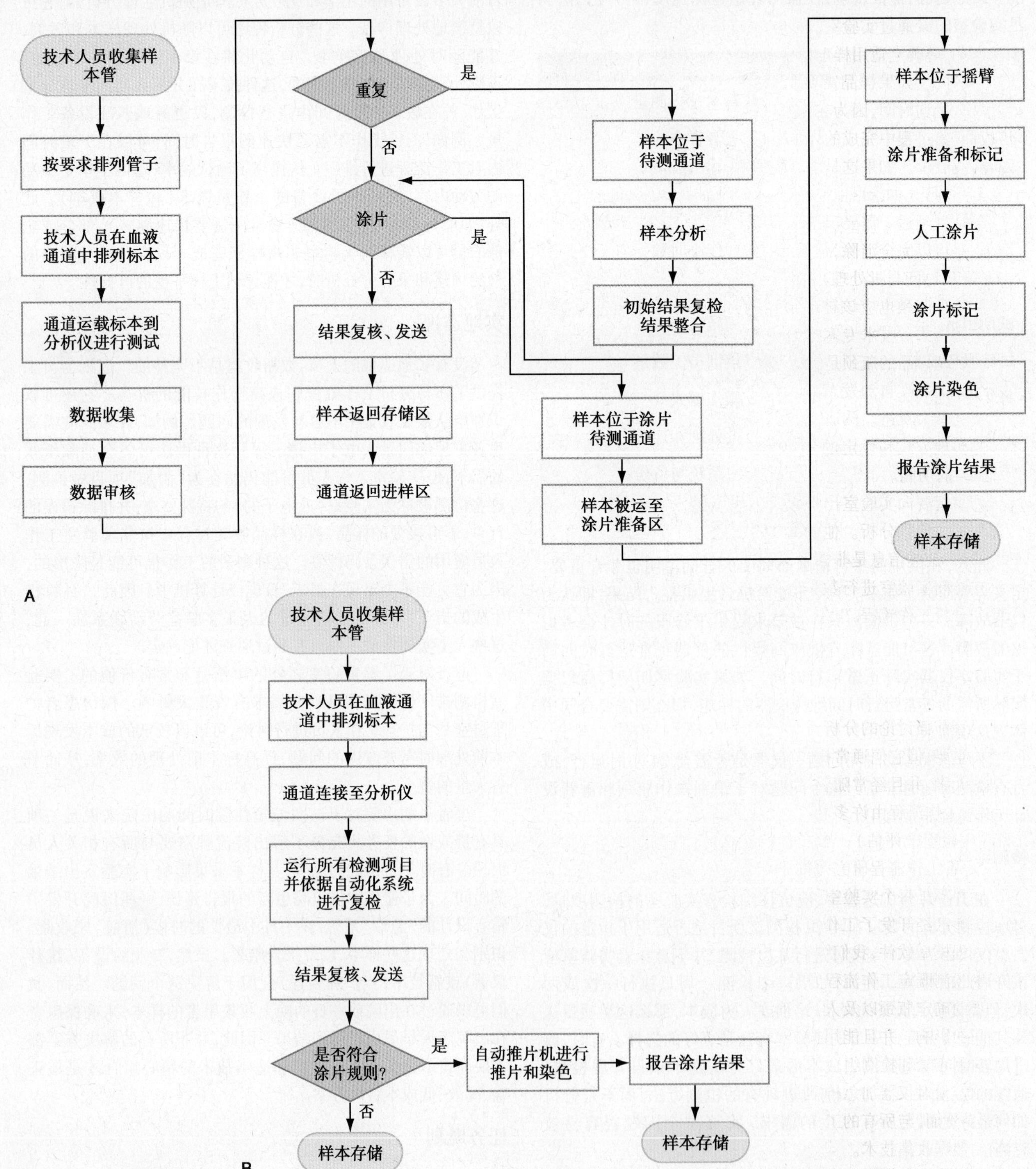

图 2-3 A. 任务图：血液细胞计数仪的原始工作流程。B. 任务图：流程改进后的血液细胞计数仪的工作流程。注意与 A 比较减少的工作步骤

这怎么实现？最简单且不需要计算机支持的方法是在整个过程中追踪样本或一组样本的路径。这应该从床边操作开始，观察临床医生如何申请检测、样本采集和传送到实验室。应该创建从检测申请到样本送达实验室的样品流程图。通常有一个单独的工作组被分配到实验室前阶段，这通常涉及多个部门和工作人员；实验室通常很少或根本没有直接控制工作流程的这一关键部分，特别是当非实验室工作人员收集样品时。

应该记录通过实验室的标本运输，注意批量处理发生的地区。例如，应确定适用样本（例如必须等分的样本）的最小和最大离心时间。如果样品需要 10 分钟进行加载和旋转，则不应将其视为平均时间，因为在高峰期可能会形成样品队列。使用在数据收集过程中完成的样本到达情况评估，平均时间可以按一日时间分配。如果这是手动完成的，最好选择一些关键时间并将其平均化（如果可能）。同样，应该注意到样本在分析仪上的装载是否延迟。需要识别和量化许多其他物理瓶颈。瓶颈并不总是可以完全消除，但是可以通过新技术，替代处理模式（例如随机访问与批处理）和重新设计工作流程来减轻其影响。

非物理瓶颈也应该被确定和量化。一个典型的例子是结果验证的模式。技术专家批处理审查结果形成的瓶颈与离心机等待处理样品的瓶颈是类似的。相比之下，LIS 自动化（其结果根据预设标准自动发布）可以减少检测周转时间，而不需要实验室的重大重组。然而，自动验证对工作流程的增强程度取决于其实现方式和设定的公式算法。这反过来可能取决于使用的 LIS 的功能。

许多想要向实验室出售自动化设备系统的供应商将提供免费的工作流程分析。他们通常都有经验丰富的技术人员来做这件事，这些信息是非常有帮助的。实验室需要提供必要的数据或访问实验室进行数据收集。供应商和实验室领导层必须共同分析工作流程，以确定改进的机会，这可能涉及供应商的自动化系统。

工作流程模式

尽管前面讨论的分析对于理解当前和提出的工作流程设计至关重要，但它们通常提供偏静态的图片（即每个描述了单个数据元素，并且经常随着时间的推移而变化）。然而，在临床实践中，工作流程由许多相互关联的变量组成，并且很难搞清（或在实验室中评估）一个变量的变化如何影响另一个变量。此外，尽管工作流程研究可能是非常有益的，但它们所需消耗的资源并不是每个实验室都能提供的。为了满足这种需求，技术供应商已经开发了工作流程的模拟软件。通过使用复杂的工作流程模型软件，我们可以分析这些复杂的相互关系，从而更好地预测既定工作流程方案的效果（框 2-2）。工作流程模型可以帮助确定瓶颈以及人员变更或不同设备配置对成本和周转时间的影响。并且能用于更好地理解既定的分析仪器如何应对检测容量和检测组合的变化。例如，我们可以模拟增加常规检测容量对仪器加急检测周转时间的影响（Mohammad et al，2004）。然而，与所有的工作流程分析一样，软件模型必须基于准确的数据收集技术。

由于大多数模拟程序都是专利产品，所以不可能所有的仪器都有相应的模型。工作流程模拟是一个强大的工具，而且不管涉及的模型工具是什么，都可以推断出更有效的处理和检测。更重要的是，这些程序可以在实验室当前的工作中快速找出缺陷，并且可以指向实现最大改善的特定区域。

框 2-2 由工作软件模型模拟的相关变量

设备配置
设施设计
轮班工作
业务量
日常维护
停机时间
样本容量（分布和峰值需求）
样本容器类型
复查策略和重新运行的速率
批量大小

样本的气动管道运输

许多检验科（特别是在大型医院的检验科）使用气动管道系统进行标本运输。它们可以极大地减少传输时间，从而缩短检测结果的总周转时间。其中一些系统可以广泛应用，特别是可以覆盖医院大部分区域的分支系统。一旦检验科安装了管道系统，就会变得非常依赖它，并且需要好的服务和支持系统来维持。通常，医院的设备或工程部门每天都需要维护此系统。此外，必须有足够的标本装载器来供应医院所有需要标本运输的部门。而且需要监控系统中的标本装载器的数量，并当现有的供应耗尽或“消失”时订购新的装载器是很重要的（牺牲其他位置来放置“贮备”装载器可以确保其供应充足）。

理解技术

如果没有对技术作用的研究，工作流程的讨论就不会完整（DeCresce & Lifshitz，1988）。检验科技术主要涉及三个功能领域：检验设备（例如分析仪器），分析前处理器，和信息技术（information technology，IT）。虽然前两个是检验科的专业领域，但信息技术不是，它的设计和作用通常由检验科以外的因素决定。例如，实验室信息系统用于数据检索和报告的方式（例如：无论医生是否直接登录 LIS 系统查看结果）取决于医院的信息系统是否能够达到这一目的。当信息系统不能达到这一目的时，需要通过一个辅助系统访问和报告实验室数据。此外，实验室系统可能是一个更广泛的方法的一部分，或者是在卫生保健中心下的单个信息技术供应商提供的解决方案，而不是由实验室选择的独立产品。在这种情况下，所选择的技术虽然对一般机构来说是最优的，但对某个实验室来说可能不是最优的。在医院范围内系统的变化很少是为了适应像实验室这样的辅助服务的效率而做出改变。这些系统主要是为了方便医护人员获取临床信息以及医院财务部门的准确收费。

技术的作用：原则与陷阱

在过去的 30 年里，技术已经从根本上改变了临床实验室，并将继续成为实验室发展的驱动力。周期性地，一项突破性技术的引入将会引发实验室医学的全面革新（框 2-3），比如：随机存取化学分析仪、自动免疫诊断系统、含有自动预分析模块的化学-免疫诊断集成的工作单元、床旁快速检测和分子诊断。每一次变革都不同程度地提升了实验室的功能，为临床提供更全面准确的信息。突破性技术有着巨大的潜在效益，但其价格也更加高昂。随着时间的推移，突破性技术被多个供应商所采用，产生市场竞争，价格下降，其实验室应用也会更广泛；换句话说，它即成为一种当下常用的技术。突破性技术的早期采用者往往比那些等到它成为常用技术的人付出更多，获益更少。通过充分了解新技术的作用，我们可以确定如何在临床实验室中最好地使用它。在评估新技术时应考虑以下问题：

框 2-3　突破性的技术
改变基本工作流程
巩固工作站
节省劳动力
改善服务
设置新的性能标准
导致保费定价

技术是需要的吗？ 技术是现代实验室不可或缺的一部分；然而，它并不是解决所有问题的方法。通常，非技术解决方案提供了比技术解决方案更快速、更好、更便宜的工作流程。针对不同的问题适当的选择引入非技术解决方案或者技术上的解决方案，可能意味着有针对性的、有成本效益的解决方案而不是一味地追求看似高端昂贵而实则没有完全解决最初问题或者以更高的成本解决问题的方案。例如，实验室可能会经历样本的急剧早高峰，从而造成工作流的积压(图 2-4)。解决早高峰的问题，实验室并不需要购买更多的设备来提供额外的检测容量，而应该寻找更适当的方案在交班期间更均匀地分配工作。关键是要避免将大批样本同时送入实验室。超出部分的标本可以更均匀地分配到组，因为这些标本的周转时间通常不重要。第一种方法是重新规划抽血时间，提前开始抽血，尽可能消除抽血高峰(Sunyog,2004)。另一种方法是让被抽血者将样本送往实验室，而不是等待整个楼层收集大量的样本后，再集中送往实验室。一项考虑是让住院护理人员进行标本采集。

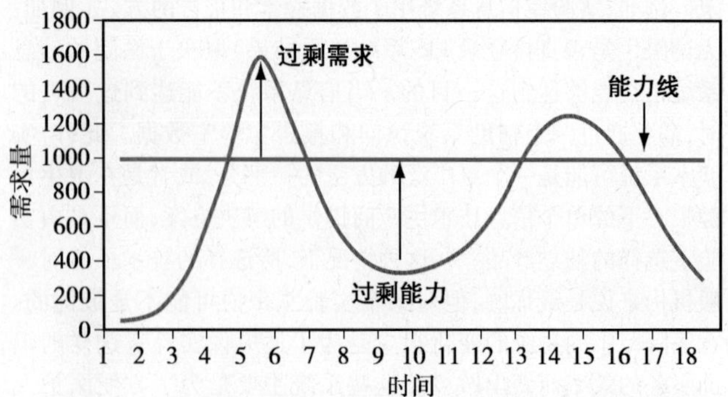

图 2-4　检测需求与仪器的性能。请注意，需求在高峰期间超过了能力，因此产生了积压。在许多设备中，短期的积压是可以接受的。如果它们不能被临床接受，那么实验室应该探索更均匀的匹配性能和需求的方法，例如通过改变血液样本收集时间或者从其他客户那里引入新工作。而新技术是我们应该考虑的最后一种方法

这将会更好地控制不恰当的急诊采血需求，因为护理人员比实验室抽血人员更熟悉患者的状态。这需要对所有的护理部门进行一致的采血培训，以避免标本完整性不好的问题。

因此在开始技术解决方案之前，应尽可能地分析和重新设计流程；这种方法可能会产生一个更经济快速和更易于实施的解决方案。有时，非技术性解决方案虽然更为可取，但是不在实验室工作人员的直接控制之下，因此不会得到它们应得的关注。在这种情况下可以选择技术解决方案，因为在没有其他部门支持的情况下也可以实施。

技术是结束问题的手段，而不是目的。技术本身并不能提高性能和工作流程，它只是一个达成目标的工具。最终，新技术的实施情况决定了它的成功或失败。反过来，这取决于人们是否能够清楚的分析技术和工作流程如何最佳地融入其设置。对一个位置有效的技术可能对另一个位置无效。有时，这意味着改变长期的做法或员工的时间表。例如，如果四个化学分析仪合并成两个，则需要重新分配工作人员以考虑更少的工作站和(或)峰值检测需求。类似地，对新的高通量分析仪进行某些检测的批处理并不能充分利用其持续的处理能力，在某些情况下可能会降低处理能力。最后，手工将医生指令从纸张转录到信息系统中提供的功能远远少于由医生直接进行电子订单输入所提供的功能和错误减少能力。由于技术必须为每个场所“定制”，实验室以不同的方式实施相同的技术，并得到不同的结果。不应该假设在另一个设施看到的改进和结果将自动发生在自己的设施中。最成功的实施需要重新评估总体工作流程，以便于评估如何最好地整合技术。通过严格评估现有的做法，即使使用新的设备，也可以避免持续低效率的流程。

过度购买-主要的罪恶。过度购买比任何其他事情都更易引起的成本增加，这对技术的使用寿命造成负担。尽管过度购买是为了满足运营能力需求不断增长(例如新的外展工作)，这些需求可能无法实现，或者可能会随着时间的推移而慢慢发生，从而允许增量和更具成本效益的方法。实验室中的一个新仪器很少(如果有的话)直接转换成新的检测量。检测的市场需求通常独立于实验室的检测能力，尽管更大的容量可能使实验室能够更积极地进行市场服务。可能会出现不同类型的过度购买。例如，我们可以购买两个分析仪却买了三个分析仪，或者可以购买每小时运行 500 次检测的设备却买了每小时执行 1000 次检测的设备。或者，可以基于几个更小的工作单元或独立分析器却购买了总体实验室自动化解决方案。在任何情况下，过度购买都会增加成本。以前的所有例子都增加了折旧费用，需要更多的服务和维护，并且可能导致劳动力利用率低下，工作流程不合理。购买高出实际需求的分析仪会增加试剂成本，因为每个仪器必须与其他运行相同检测的设备进行校准，控制等。如果在所有分析仪上设置了低容量检测，则试剂废物(由于过期)也可能会增加。

过度购买不应该与实施必要的系统备份时一些不可避免的运营能力过剩相混淆。最后，实验室服务模式决定了是否需要备份。对于一些检测(如心脏标志物)，实验室可能需要备用系统；对于其他(例如肿瘤标志物)则不是。此外，急诊快速反应实验室的备份需求与参考实验室的需求不同。精心设计的工作流程可以平衡实验室对某些备份的需求，而不会造成过度的浪费。对于需要 1000 次检测/小时容量的实验室，这可能意

味着选择两台500次检测/小时分析仪，而不是两台每次运行1000次检测/小时的分析仪。或者，它也可能意味着选择一台1000次检测/小时分析仪并使用附近的实验室（与第一实验室的信息系统连接）进行备份。最后，它可能意味着选择两台1000次检测/小时分析仪，但每次运行一台。最后一个解决方案很少成功，因为它重复了昂贵的技术并增加了维护成本。家庭车的简单比喻通常是有启发性的：人们很少购买两辆汽车做大多数时间由一辆车就可以完成的事情。相反，他们依靠租赁，公共交通或出租车等替代资源来填补偶尔的需求。但我们也要确保不要出现仪器购买不足。很多时候，分析仪的数量不仅取决于容量输出，还取决于稳定性（正常运行时间）。如果仪器掉线消耗大量时间，而将其恢复在线状态将需要几个小时或几天，备份工具对于持续的检测支持至关重要。许多大型实验室运营具有的生化和血液学的全自动化仪器，需要供应商持续提供服务支持，以确保仪器始终处于工作状态。在某些情况下，供应商实际上会有一个服务工程师在平日工作时间内定期出现在检验现场，以维护自动化系统，并帮助培训人员做同样的工作。由于在全国范围内的人员短缺，自动化已经帮助实验室以较低的成本提高效率，但这只有在自动化保持稳定性能的状态下才能实现。最终目标是"正确购买"，即避免过度购买或购买不足。

你明白你在买什么吗？"买"技术和供应商"销售"技术有所不同。前一种方法需要实验室的分析来确定所需要的内容，并彻底了解所考虑的技术，而后者更依赖供应商为实验室提供解决方案。"销售"技术的风险在于它可能不是最佳解决方案。大多数仪器所做的工作如其广告宣传所示。遗憾的是，"他们做什么"可能不是"你需要他们做什么"。

技术的类型也很重要。目前的技术通常更容易理解，其提供的策略比突破性技术更少风险，尽管它也可能提供较少的回报。突破性技术，顾名思义是一种新技术，可能难以充分了解在特定实验室环境中是否合适，如何最佳的实施，或对其产生的财务影响有多大。

要考虑的其他问题涉及技术本身，以及它是否能提供实验室所需的所有功能。在营销分析仪器的时候，供应商可能会推销未来计划的某些增强功能。这些可能包括在开发中的检测项目，仪器或计算机硬件改进的检测，软件的新版本或下一代系统的自动升级。虽然这些未来的增强功能可能看起来很有吸引力，但它们可能不会实现，因此不应成为选择技术的主要原因。更好的方法是延迟购买系统，直到它能为实验室提供所需的运营能力。另一个潜在的错误是高估了技术的使用效期和有效性，因为这将低估其真实成本。最后，每个实验者应该问的问题不是"这项技术是否有效"，而是"这项技术对我有用吗？"

性能优化

性能优化是指工作流程（包括实验室设计）和技术相结合，产生一个最符合临床需求和财务目标的过程：物美价廉。实际上，有时工作流程的更改伴随着服务水平的提高和成本的降低。例如，整合生化检测系统就可以降低资本和运营成本，并能缩短样本周转时间。但有时候，在成本和质量之间要取得平衡。例如，采血人员减少，是可以减少成本，但同时，完成早晨采血所需的时间就会延长。依次，检测结果可能会延迟，但这种延迟可能不太明显，直到当天晚些时候需要结果时才会显现出来。另一方面，如果患者的出院与否取决于早上的检查结果，检测延误可能会延长患者住院的时间。最终，这些决策的制订需要放到整个机构的框架内进行分析，并考虑到这些行动对下游的影响及其对其他部门的影响。

性能优化是一个持续的过程，需要不断和反复评估工作流程和需求。这需要定期收集和分析数据。表2-3提供了一些指标，可用于工作流程的监控。最终，这些报告有用程度取决于数据的准确性。性能的优化可以采取很多不同方法，此处讨论一些常见的方法，见于表2-4。

表2-3 工作流程指标举例

指标	注释
研究周转时间（turnaround time，TAT）	
采集到接收	收集时间是否正确？样品到达实验室需要多长时间？管道运输系统是否正常工作？收集的信息可靠吗？
接收到结果	一旦实验室收到样品，立即检测需要多长时间？样本在送到技师之前在中心接收区是否耽搁？接收到结果的时间是否准确——也就是LIS中的人工接收和电子样本接收确认之间是否有延迟（Stotler & Kratz，2012）？
预约（或采集）到结果	这是医生认为的总周转时间。是否准确？实验室结果出现在医院信息系统中需要多长时间？实验室外的网络问题会延迟结果的出现吗？
急诊和日常TAT（小时计）	当早晨收集的常规样品到达时，上午的急诊标本TAT是否更长？急诊标本和常规标本TAT有什么区别？一些检测是否比其他检测受到更大的影响？
统计每月检测量	
"可计费"的检测	可预约的检测有多少执行？有什么趋势？总测试量或特定测量的变化，是否足以保证重新评估工作流程或检测能力？是否与有检测应发送到参考实验室，而不是在内部进行？

表 2-3 工作流程指标举例(续)

指标	注释
“分解”检测	相对于单独的可预约检测,将生化组合检测分解成独立的部分,可以更准确地评估分析仪和使用试剂对一般检测的“负载”。检测量是否有变化？它是否与特定位置或新服务相关？
以位置统计	特定护理单位或门诊设置的检测量是否有变化？住院和门诊检测的数量是否有变化？
参考实验室检测	是否某些检测的数量有所增加？如果是这样,原因是什么？成本怎么样？每月费用总额是否变动？(成本/年最高的检测并不总是检测量最高的。)是否应该对某些检测的适当性进行筛选？在内部进行这些检测是否有意义(“购买与制作”决定)？
样本和检测分析	
每小时的标本管数	生化中的检测管的处理对员工(或自动化)有直接影响,包括离心、等分和储存
部门或工作站每小时检测数	将“检测需求”与“仪器容量”进行比较,可以帮助确定最佳的仪器配置

表 2-4 性能优化策略

策略	举例
整合	一个设施:在相同的分析仪上一起运行标准品和常规样品;在同一平台上进行常规和专业检测;如果可行,减少分析仪和工作站的数量,并使用工作单元。整合可以减少管道运输 多种设施:在单个位置集中选定的少量,高成本检测/服务(如分子诊断(HIV 病毒载量),献血者采集)
标准化	设备:从一个供应商处购买所有设备,会产生较大的折扣并降低试剂和分析仪的成本,特别是在化学和免疫诊断方面 方法:所有实验室统一参考范围,促进检测环境的无缝衔接,增加住院患者和门诊患者的实验室的数据和结果趋势的可比性;它还提供无冗余的系统备份 政策:简化操作程序手册和规定性文件,以便共享 员工:标准化运作使不同设施之间的员工换岗更加容易 LIS:简化数据库管理
一体化	计算机:连接 LIS 系统和数据系统,以促进无缝工作流程(如将 POCT 结果发送到 LIS)
战略增值	快递:使用单一服务在多个站点之间提供样品 评估产能过剩和增加检测工作的可行性:评估外展基础设施(快递员,客户/销售人员,计费),增量检测成本,潜在收入和核心任务,以确定是否扩大业务
战略采购	长期策略:竞标设备、用品、参考实验室服务等,考虑到付款条件、运输费用、增值服务和产品成本
迅速再定价	短期策略:与现有供应商重新谈判定价
自测与购买	检查所有外送检测和量少内部检测,以确定哪些检测“购买”(即发送或外包)以及哪些检测根据成本和周转时间“自测”(即内部做)。另外,审查快递等服务
检查实验室政策和任务	严格审查实验室政策和程序,以确定其相关性和适用性:能否在不影响质量的前提下,通过缩小或消除 Δ 值范围,以减少检测重复和验证的次数？危急值在报告之前是否需要重复检测(Lehman et al,2014)？危急值的呼叫在临床是否恰当？还是对医生来说是否产生了不必要的呼叫？对于非紧急而昂贵的检测是否可以每周两次批量检测而不是每天检测？是否有些检测是每周只进行几次检测而临床医生每天需要进行的？质量控制和维护程序是否过多？
最大限度地使用简单和(或)现有 IT 解决方案	基于自动验证过程的规则无需技术人员手动释放每个结果(Crolla & Westgard,2003);样品架存储系统为寻找样品节省了大量时间
综合训练职员	训练技术人员进行自动化学和血液学检测,而不是单独的化学或血液学(检测)
调整技能组合	调整工作人员的技能水平(和薪酬),以匹配完成的工作任务:使用实验室辅助员而不是技术人员离心取样或在分析仪上加载样品

表 2-4 性能优化策略(续)

策略	举例
调整职工调度	使用兼职采血者来补充高峰期采血,而不是用全职采血者——这些人在早晨采血结束就不能充分被使用
改变实验室布局	设计开放实验室,允许所有自动检测在同一地点运行,并促进员工的交叉培训
管理利用	要求病理学家或主任批准以选择昂贵的参考实验室检测,和(或)限制专家对各种检测的使用

HIV,人类免疫缺陷病毒;IT,信息技术;LIS,实验室信息系统

整合、一体化和标准化是三个相互关联的关键战略,而且几年来也发挥越来越重要的作用,因为通过大量健康护理网络,实验室已经相互关联。这些战略措施也与单一设施相关。

整合 可以从多个站点或单个设备中的工作站整合检测,或者从许多设备中选择出检测,集中在一个或多个地点。整合创造了更大的样品批次或运行;在固定的质量控制情况下,提高了检测效率,校准成本分摊在更多的样品上。这也降低了单位成本。整合可能会产生更大规模的参考实验室。“制造与购买”分析,可以决定自主研发项目和送到参考实验室检测,哪一个更加经济可行(Kisner,2003)。合并也可能改善周转时间,通过更频繁地执行检测或使用更自动化的技术来实现成本效益。但是,有一些检测可能不适合整合。例如,血气和其他 POCT 类必须在医院的多地点进行,以满足临床医生要求的必要的周转时间。同样,如果在中央实验室非现场地点进行常规医院全血细胞计数(complete blood counts,CBC),而不是在医院快速反应实验室进行检测,这样执行获得的益处很少。相比之下,对那些时间敏感度较低的测试(例如肿瘤标志物)或那些需要特殊技能和(或)专用设备的检测(例如多种微生物学检测或分子检测或电泳),在多个设备间的整合可能是有益的。为了成功整合来自多个设备的检测,中心站点必须控制新增加的成本(使增加额外的工作人员或设备最小化),与合并之前相比,合并后能提供更好或相媲美的质量和服务(Carter et al,2004)。它还必须建立一种协作的方法,以确保满足所有的发送设备的需求,包括医生常见的忧虑,如更长的周转时间和有限的信息访问能力,或与远程实验室进行交互影响。成功的整合应对临床医生透明。

标准化 标准化的政策、方法和设备以多种方式使实验室受益。当实验室与一家供应商积极协商提供所有化学或血液学设备和试剂时,可以实现直接效益,如降低成本。间接效益是由于标准化导致的简化操作,并使得培训员工或实施政策和程序更容易。标准化是一个需要花费数年时间完成的一个渐进的过程。标准化通常不可能进行快速转换,由于供应商合同锁定,现有合同的收购通常太贵了,可以部分或全部抵消新合同中的预期节省。有时,某个地点的独特需求可能会阻碍其他实验室的标准化,或者单一供应商可能不会提供适合每个设备的产品线。在这些情况下,尽管使用更多样化或有限的方法,仍然可以大幅降低成本和(或)提高性能。

一体化 一体化是把一个位置的服务与其他位置的服务进行协调,共享和(或)连接以提供无缝操作的过程。虽然一体化通常是整合和标准化的副产品,但后两种策略并不是一体化成功的先决条件。例如,考虑连接几个设施的实验室信息系统。虽然使用单一供应商的系统可以创建单一的无缝操作,但也可以从不同的供应商进行网络系统连接,尽管难度更大和功能可能较少。其他一体化实例,包括不同实验室或设施中的人员交叉培训,以及即时检测实验室数据和主要实验室系统的连接。

6σ 管理和精益管理 6σ 是 1979 年由摩托罗拉首次推出的管理理念(Gras & Philippe,2007)。最终目标是将缺陷减少到不到 3.4/100 万个程序。精益管理是一种减少浪费并简化操作的管理理念(Sunyog,2004)。它被用来描述 20 世纪 80 年代丰田汽车制造商的业务流程(有关 6σ 管理和精益管理的完整讨论,见第 1 章)。

管理利用率 到目前为止,优化性能的策略侧重于以更低的成本开展更好地工作。虽然这很重要,但它并没有解决最基本的问题:工作(检测)是否是必需的? 毕竟,最便宜的检测是不进行检测。降低检测量可能会改变整体操作需求和工作流程模式。请记住,住院患者的实验室检测通常不报销(见第 12 章),因此每个实验室检查都是在增加医院成本。因此降低住院患者的检测量直接影响成本。相比之下,门诊检测通常由第三方付款人或患者报销。尽管如此,报销的数额可能不足以覆盖检测成本。对于昂贵的新参考实验室检测尤其如此,实验室每美元的检测只能获得 20~30 美分。因此,选择性地控制门诊患者的检测使用率在经济上是有益的。适当利用检测并非仅意味着降低使用率。在某些情况下,应预约的检测未预约,这可能会对患者治疗产生影响,并可延长住院时间。

实验室可以使用不同的策略来管理检测使用率。成功的检测利用程序需要广泛的努力,如临床专家,病理学领导层,行政管理和信息技术支持是关键要素(Kim et al,2011;Warren,2013)。多年来,实验室通过提高生产力实现了成本的大量节约。结果是,运行 10 美分检测比确定每个测试是否合适要容易得多,成本更低。尽管许多高数量的检测(如 CBC 和基本代谢组合)都是如此,但对于许多新的、复杂的和昂贵的实验室检测如癌症诊断和病毒基因分型,情况却并非如此。因此实验室需要不同的策略,来管理昂贵的实验室检测的利用率,而不是管理 CBC。例如,参考实验室利用率(某些检测)可以根据临床服务制订的指南,通过与临床医生审查每个订单及其成本进行管理。这个成本避免策略不仅确保临床适应证得到满足,而且它还指导医生了解检测的成本和使医生对每一个预约检测评估成本效益。相比之下,大容量检测例如 CBC 需要更广泛的策略,通过各种临床途径或指导原则决策支持系统来限制或指导检测预约的频率(van Wijk et al,2002)。例如,对一个入院时稳定的患者,一个全面或基本代谢组合的预约检测可能会被限制。在五项检测组合中取消一个低成本的检测并不能节省很多成本。真正实现成本的大量节省是意识到静脉采血都是不需要的时候。这个通常需要在临床诊断中反复考量所有实验室检测的预约频率,和改变诊疗模式减少患者的血液采集次数。重复检测是检测使用率中的一个共同问题,并且耗费成本

(van Walraven and Raymond,2003),可以使用临床决策支持工具(Procop et al,2014)来减少它。

以实验室为基础的诊断算法流程可以帮助制订医疗决策和降低检测的使用率。用这种方法,临床医师要求实验室进行一组诊断检查(如甲状腺功能评估)而不是预约具体的检测。从而由实验室决定进行何种适当的检测和检测的顺序(Yang et al,1996)。

(沈立松 译 郭健 校)

推荐阅读

De Cresce RP, Lifshitz MS: Integrating automation into the clinical laboratory. In Lifshitz MS, De Cresce RP, editors: Perspectives on clinical laboratory automation, New York, 1988, WB Saunders, pp759-774.

对于如何分析工作流程和评估技术的总体概述,包括许多实际的考虑因素。

Middleton S, Mountain P: Process control and on-line optimization. In Kost GJ, editor: Handbook of clinical automation, robotics and optimization, New York, 1996, John Wiley & Sons, pp515-540.

使用流程图提供任务和流程映射的概述。还讨论了如何集成自动化,信息系统和员工来优化性能。

参考文献

Carter E, Stubbs JR, Bennett B: A model for consolidation of clinical microbiology laboratory services within a multihospital health-care system, *Clin Leadersh Manag Rev* 18:211–215, 2004.

Crolla LJ, Westgard JO: Evaluation of rule-based autoverification protocols, *Clin Leadersh Manag Rev* 17:268–272, 2003.

Gras JM, Philippe M: Application of the six sigma concept in clinical laboratories: a review, *Clin Chem Lab Med* 45(6):789–796, 2007.

Kim JY, Dzik WH, Dighe AS, et al: Utilization management in a large urban academic medical center. A 10-year experience, *Am J Clin Pathol* 135:108–118, 2011.

Kisner HJ: Make versus buy: A financial perspective, *Clin Leadersh Manag Rev* 17:328–330, 2003.

Lehman CM, Howanitz PJ, Souers R, et al: Utility of repeat testing of critical values. A q-probes analysis of 86 clinical laboratories, *Arch Pathol Lab Med* 138:788–793, 2014.

Mohammad AA, Elefano EC, Leigh D, et al: Use of computer simulation to study impact of increasing routine test volume on turnaround times of STAT samples on ci8200 integrated chemistry and immunoassay analyzer (abstract), *Clin Chem* 50:1952–1955, 2004.

Procop GW, Yerian LM, Wyllie R, et al: Duplicate laboratory test reduction using a clinical decision support tool, *Am J Clin Pathol* 141:718–723, 2014.

Sorita A, Patterson A, Landazuri P, et al: The feasibility and impact of midnight routine blood draws on laboratory orders and processing time, *Am J Clin Pathol* 141:805–810, 2014.

Stotler BA, Kratz A: Determination of turnaround time in the clinical laboratory. "Accessioning-to-result" time does not always accurately reflect laboratory performance, *Am J Clin Pathol* 138:724–729, 2012.

Sunyog M: Lean management and six-sigma yield big gains in hospital's immediate response laboratory, *Clin Leadersh Manag Rev* 18:255–258, 2004.

van Walraven C, Raymond M: Population-based study of repeat laboratory testing, *Clin Chem* 49:1997–2005, 2003.

van Wijk MAM, van der Lei J, Mosseveld M, et al: Compliance of general practitioners with a guideline-based decision support system for ordering blood tests, *Clin Chem* 48:55–60, 2002.

Warren JS: Laboratory test utilization program. Structure and impact in a large academic medical center, *Am J Clin Pathol* 139:289–297, 2013.

Yang JM, Laposata M, Lewandrowski KB: Algorithmic diagnosis. In Kost GJ, editor: *Handbook of clinical automation, robotics and optimization*, New York, 1996, John Wiley & Sons, pp 911–928.

分析前

Mark S. Lifshitz

第3章

要点

1. 分析前阶段的错误和可变因素可能会影响检验结果。
2. 患者的可变因素包括生理活动、饮食、年龄、性别、昼夜节律、身体姿势、精神压力、肥胖、吸烟和药物。
3. 严格遵守采样规程和正确选择采样部位可以最大限度地减少由采样引起的变异，如溶血、血液浓缩、凝血和其他原因导致样品的拒收或错误的结果。
4. 基于添加剂或防腐剂的不同，血液采集容器用不同的颜色标志，每种容器仅适用于特定的检测。选择错误的采集管或者未按正确的顺序使用试管采集样本可能会产生错误的结果。
5. 采血人员必须接受严格的安全和保密的培训。
6. 在运输和储存期间，血液、尿液和其他体液成分可能会发生变化，而这些变化的程度因分析物而异。
7. 标本拒收最常见的原因是进行血液或凝血检验的标本发生凝血、凝血检验的样本量不足、可干扰化学检测的溶血和黄疸以及脂血。

分析前是指样品在分析之前必须进行的所有复杂步骤。多年来的系列研究发现，32%～75%的测试错误发生在分析前阶段（Lapworth & Teal，1994；Stahl & Lund，1998；Hofgartner & Tait，1999；Bonini et al，2002；Plebani，2010），而技术进步和质量保证程序的发展则大大减少了分析中的错误。这使得分析前阶段成为影响检验结果的残留“错误”和（或）变异的主要来源。分析前因素包括患者相关的变异因素（饮食、年龄、性别等），标本采集和标记技术，样品防腐剂和抗凝剂，样品转运、处理和储存。分析前错误的潜在来源包括检验医嘱不恰当，样本识别有误，采样时间不正确，不适当的禁食，抗凝剂与血液比例失当，混匀不恰当，采集顺序不正确以及样本溶血或脂血。最常见的分析前错误包括不正确地使用采集管、用错误的容器或防腐剂采集样本以及选择错误的检测项目（Plebani，2010）。表3-1列出了与样本采集相关的最常见的错误，包括采集样本前（如患者ID错误），采集期间（如错误的采集管或采集顺序）和采集后（如不正确的运输或离心）发生的错误。

表3-1 常见的分析前错误

阶段	错误
采样前	1. 检验医嘱错误 2. 患者准备不足（如非空腹、近期重油重盐饮食——脂血）或采集时间不正确（如在药物浓度低谷期过早抽血） 3. 患者识别错误
采样中	1. 采集容器/添加剂错误 2. 采血量不足/抗凝剂与血液比例不当 3. 止血带应用时间过长导致血液浓缩 4. 操作失误导致溶血（如抽血时用力过猛，静脉导管抽血）
采样后	1. 混匀不充分/凝血 2. 样本标记错误 3. 运输不当：光照/温度过高或过低或运送延迟 4. 处理错误：分析前离心不充分，登录错误，保存或分装不恰当

分析前阶段的错误会增加额外的工作量或多余的调查，这可能会导致患者不必要的手续和医保费用支出（Stankovic & DeLauro，2010）。分析前产生的问题会影响下游实验室资源的使用、医院费用和整体医疗质量。据估计，一个规模为400张床位的医院，平均每年因标本采集错误导致重新采样的成本消耗约200万美元。北美医疗机构因分析前误差产生的成本估计为208万美元，占医院总经营成本的0.23%～1.2%（Green，2013）。正确的采集技术能够减轻采血者和患者的损害。与针刺性创伤相关的治疗花费约500～3000美元，抽血技术不佳会

对患者造成伤害，如神经和动脉损伤、皮下出血、感染甚至死亡。疾病预防和控制中心（CDC）估计，每年发生约38.5万例针刺伤（CDC，2004），还不包括许多没有报告的案例。本章将讨论分析前过程，着重探讨各种可变因素的临床意义和错误的来源。

标本采样前的可变因素

准备静脉抽血时，应尽可能减少与活动相关的生理因素，从而避免影响实验室的测定，其中包括昼夜变化、运动、禁食、饮食、饮酒、吸烟、吸毒和身体姿势（Haverstick，2015）。

生理因素

昼夜节律 昼夜节律的变化会影响激素、铁、酸性磷酸酶和电解质的排泄（如钠、钾、磷酸盐等）（Dufour，2003）。表3-2列出了一些受昼夜变化，身体姿势和精神压力影响的检测项目。

表3-2 受昼夜节律、身体姿势和精神压力影响的检测项目

项目	影响
皮质醇	峰值4-6AM，谷值8PM-12AM，下午8点比上午8点低50%，随压力增加
促肾上腺皮质素	夜晚较低，随压力增加
血浆肾素活性	夜晚较低，立位高于卧位
醛固酮	夜晚较低
胰岛素	夜晚较低
生长激素	下午和晚上较高
酸性磷酸酶	下午和晚上较高
甲状腺素	运动后升高
泌乳素	随压力升高，在4AM、8AM和8PM、10PM较高
铁	清晨和早晨最高，白天减少30%
钙	卧位减少4%

运动 身体活动对实验室项目的测定既有短暂影响，也有长期的影响。短暂的变化包括游离脂肪酸先降低后升高，乳酸可升高3倍，还能使肌酸激酶（creatine kinase，CK）、天冬氨酸氨基转移酶（aspartate aminotransferase，AST）和乳酸脱氢酶（lactate dehydrogenase，LD）升高，还能激活凝血，促进纤维蛋白溶解和激活血小板（Garza & Becan-McBride，2014）。这些变化与能量代谢活动的增加有关，通常在运动停止后很快恢复到运动前水平。运动的长期影响是使CK、醛缩酶、AST和LD升高。慢性有氧运动会使CK、AST，丙氨酸氨基转移酶（alanine amino transferase，ALT）和LD等肌酶类的血浆浓度小幅度升高。长跑运动员血清中的促性腺激素和性类固醇浓度降低，而催乳素水平升高（Dufour，2003）。

饮食 个人饮食可以极大地影响实验室的检测结果。这种作用是短暂且易于控制的。在进食后，血中葡萄糖和甘油三酯增加（Dufour，2003）。禁食48小时后，血清胆红素浓度可能增加。禁食72小时后，健康女性血浆葡萄糖水平降低至45mg/dl（2.5mmol/L），而男性血浆甘油三酯、甘油和游离脂肪酸呈升高趋势，而胆固醇无明显变化。当检测葡萄糖、甘油三酯、胆固醇和电解质等血液成分时，应在基础状态下抽血（Garza & Becan-McBride，2014）。根据食物的脂肪含量不同，进食可能会使血浆钾离子、甘油三酯、碱性磷酸酶和5-羟基吲哚乙酸（5-HIAA）升高。粪便隐血试验是检测粪便中的血红素，进食肉类、鱼类、铁和山葵（含有过氧化物酶）会导致隐血试验产生假阳性反应（Dufour，2003）。除此以外，服用含铋的抗酸药如碱式水杨酸铋也会产生假阳性结果，而生理变化包括高乳糜微粒血症，它会导致血清或血浆的浊度增加，从而干扰仪器读数。

某些食物或饮食疗法可能会影响血清或尿液成分。据报道，长时间的素食会引起低密度脂蛋白（LDL）、极低密度脂蛋白（VLDL）、血清总脂含量、磷脂、胆固醇和甘油三酯的降低。除此以外，素食还会引起维生素B_{12}缺乏，除非服用补充剂（Young，2007）。进食大量肉类或其他富含蛋白质的食物可能会增加血清尿素、血氨和尿酸盐的水平。高蛋白、低碳水化合物饮食，如阿特金斯饮食，会大大增加尿液中的酮体以及血清尿素氮（BUN）的浓度。食用不饱和脂肪酸/饱和脂肪酸比例较高的食物可能会使血清胆固醇降低，而富含嘌呤的饮食则会使尿酸盐增加。食用香蕉、松果、西红柿和鳄梨等富含5-羟色胺的食物会引起尿液5-HIAA的排泄增多。富含咖啡因的饮料能增加血浆游离脂肪酸，并引起肾上腺髓质和脑组织释放儿茶酚胺。饮酒会增加血浆乳酸盐、尿酸盐和甘油三酯的浓度。慢性乙醇滥用与高密度脂蛋白胆固醇（HDL-c），γ-谷氨酰转移酶（GGT），尿酸盐和平均红细胞容积（MCV）增加有关。

血清胆固醇、甘油三酯和载脂蛋白B的浓度与肥胖有关。肥胖者血清中LD活性、皮质醇浓度和葡萄糖水平均升高，血浆胰岛素浓度也增加，但葡萄糖耐量受损。肥胖男性的睾酮浓度降低（Young，2007）。

压力 心理压力和身体压力会促肾上腺皮质素（ACTH）、皮质醇和儿茶酚胺的生成。据报道，在轻微压力下，总胆固醇升高，而HDL-c可降低15%（Dufour，2003）。过度换气会影响酸碱平衡以及增加白细胞数量、血乳酸或游离脂肪酸的浓度。

身体姿势 静脉采血时患者的姿势可以对多种实验室结果产生影响。直立位置增加流体静压，导致血浆体积的减少和蛋白质浓度的增加。从卧位变为直立位可能会引起白蛋白和钙浓度的升高。受身体姿势变化影响的物质包括白蛋白、总蛋白、酶、钙、胆红素、胆固醇、甘油三酯和与蛋白质结合的药物。不正确使用止血带和握拳动作都可能引起检验结果的错误。在采血过程中使用止血带，血液乳酸浓度会假性升高。止血带绑压时间过长还会使血清酶类、蛋白质以及和蛋白质结合的物质升高，如胆固醇、钙和甘油三酯，这是因为反向压力使水分离开静脉导致血液浓缩的结果。在医院卧床休息后，患者的血红蛋白（Hb）浓度会从原来入院时的水平减少到足以误导医生怀疑内出血或溶血的程度（Dufour，2003），而静脉输液可以进一步放大这种作用。因此，应建议患者在抽血前24小时保持原来的饮食和饮酒习惯以及避免剧烈运动。

年龄 患者的年龄会影响血清的成分。有研究者定义了

四个年龄组：新生儿、童年到青春期、成年人和老年人(Young，2007)。在新生儿中，大部分血红蛋白是Hb F，而不是成年人常见的Hb A。出生后胆红素浓度升高，约5天达到峰值。在胎儿新生儿溶血性疾病(hemolytic disease of the fetus and newborn，HDFN)中，胆红素水平会持续升高。因此，通常难以区分生理性黄疸和HDFN。由于糖原储备少，婴儿血糖水平低于成年人。随着骨骼生长和肌肉发育，血清碱性磷酸酶和肌酐水平相应升高。新生儿血液中尿酸水平较高，而在10岁之前逐渐减少，然后又逐渐升高直至16岁，尤其是男孩(Young，2007)。大多数血清成分在成年期都是恒定的，直至女性绝经期和男性的中年期。据报道，在中年期之前，总胆固醇和甘油三酯每年增加约2mg/dl(分别为0.05mmol/L和0.02mmol/L)。绝经后的妇女由于雌激素水平下降，导致胆固醇水平升高。20多岁男性的尿酸水平达到峰值，而女性直到中年才达到高峰。老年人的三碘甲状腺原氨酸、甲状旁腺激素、醛固酮和皮质醇分泌较少。50岁以后，男性睾酮的分泌率和浓度下降，而女性垂体促性腺激素增多，尤其是卵泡刺激素(follicle-stimulating，FSH)(Young，2007)。

性别 青春期后，由于男性肌肉量较多，其碱性磷酸酶、氨基转移酶、肌酸激酶和醛缩酶水平通常比女性高。女性的镁、钙、白蛋白、血红蛋白、血清铁和铁蛋白水平较低，经期失血会导致铁水平进一步下降(Young，2007)。

普通的干扰因素

体内因素

吸烟

吸烟者的血液碳氧血红蛋白、血浆儿茶酚胺和血清皮质醇水平较高。这些激素的变化通常导致嗜酸性粒细胞数量减少，而中性粒细胞、单核细胞和血浆游离脂肪酸增加。长期吸烟会导致血红蛋白浓度、红细胞数量(RBC)、平均红细胞体积(MCV)和白细胞数量(WBC)升高。同时，吸烟者血浆中的乳酸、胰岛素、肾上腺素、生长激素水平和尿中5-HIAA的排泄均增加。据报道，吸烟可能会引起维生素B_{12}水平显著降低，并与血清硫氰酸盐水平成反比。吸烟还会影响身体的免疫反应。吸烟者的免疫球蛋白IgA、IgG和IgM较低，而IgE水平较高。与非吸烟者相比，男性吸烟者的精子数量减少，精子的运动能力下降，形态异常的精子数量增加(Young，2007)。

体外因素

样本采集相关的变异因素

若采血时难以找到静脉，红细胞会受到血流剪切力的作用，样本容易发生溶血。使用过小的针头、注射器柱塞拉回过快、将血液注射到试管时用力过大、剧烈振荡或混匀试管，或者乙醇干燥之前采血等情况均容易引起溶血。当血清或血浆层为粉红色时，说明存在溶血现象。溶血可能会使血液成分如钾、镁、铁、乳酸脱氢酶、磷、血氨和总蛋白质假性升高(Garza，2014)。表3-3显示了由于RBC溶解引起的某些物质的血清浓度(或活性)的变化。

表3-3 红细胞裂解引起的部分物质血清浓度(或活性)的变化

血清成分	红细胞中的浓度(或活性)与血清中的浓度(或活性)的比值	1%红细胞裂解后该物质血清浓度(或活性)变化的百分比，假设血细胞比容为0.50
乳酸脱氢酶	16:1	+272.0
天冬氨酸氨基转移酶	4:1	+220.0
钾离子	23:1	+24.4
丙氨酸氨基转移酶	6.7:1	+55.0
葡萄糖	0.82:1	-5.0
无机磷	0.78:1	+9.1
钠离子	0.11:1	-1.0
钙离子	0.10:1	+2.9

修改自 Caraway WT, Kammeyer CW. Chemical interference by drug and other substances with clinical laboratory test procedures. Clin Chem Acta 1972;41:395;and Laessig RH, Hassermer DJ, Paskay TA, et al. The effects of 0.1 and 1.0 percent erythrocytes and hemolysis on serum chemistry values. Am J Clin Pathol 1976;66:639-644

钾离子在心脏兴奋性活动中起着至关重要的作用。因此，溶血引起的钾离子升高可能会引发较大的问题，尤其是需要大量采血的急诊室患者，其标本更容易发生溶血。溶血的程度与血清和血浆钾离子的浓度之间的关系如图3-1所示(西门子ADVIA 1650化学分析仪测定)。即使没有发生溶血，健康人和患者的钾离子浓度范围都是非常宽的。轻微的溶血会引起钾离子的轻度升高，而明显的溶血可以使钾离子浓度升高2~3mmol/L，达到危急值水平。

另一种特殊情况，假性高血钾可能发生在原始细胞大量增

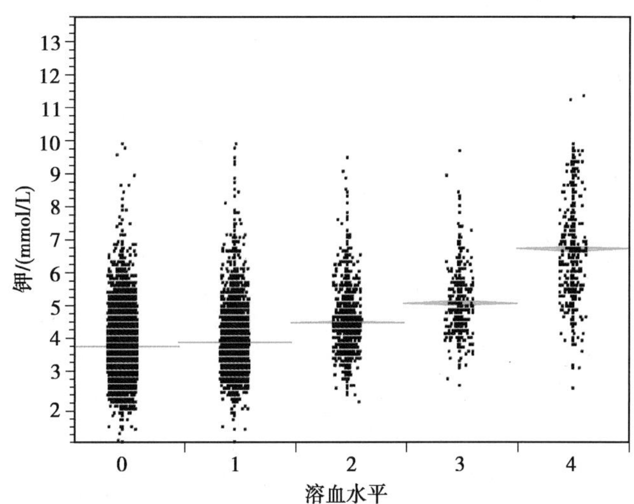

图3-1 根据溶血程度对60 989例血清和血浆标本进行分组研究溶血和钾离子浓度的关系。溶血程度为0~4时，钾离子的平均值分别为4.12、4.23、2.80、5.36和6.93mmol/L

多的急性或进展期白血病患者中。原始细胞的胞膜脆性增加,标准静脉采血时容易溶解并释放钾离子。相反,对于白细胞数量明显增加的样本,即使小心采集也会发生钾离子假性减少,因为钾离子会随葡萄糖一起摄入代谢高度活跃的白血病细胞。因此,这种标本应当放于冰上运输,以减缓这种酶介导的摄取作用。

正常情况下,血小板在凝血过程中会释放钾离子。因此,同一人的血清钾含量稍高于血浆钾含量;当血小板数量极度升高时,这种差异更加明显。

为了避免血液浓缩或血液稀释,患者在抽血前应仰卧位平躺 15~20 分钟(Young,2007)。长时间使用止血带可引起血液浓缩,导致分析物和细胞组分浓度的增加。当使用含有不同抗凝剂/添加剂的采血管时,应遵循适当的抽血顺序,并在注入血液后彻底混匀。未充分混匀的样本会因抗凝不完全而形成小凝块,进而导致细胞计数错误。如果形成血凝块,可能堵塞或以其他方式干扰自动分析仪。因此,根据不同的检测项目选择合适的抗凝剂是非常重要的,使用错误的抗凝剂会极大地影响检验结果。

黄疸或脂血对实验室的检测提出了更大的挑战。当血清胆红素接近 430mmol/L(25mg/L)时,就会干扰白蛋白(4-羟基偶氮苯-2-羧酸(HABA)方法)、胆固醇(使用氯化铁试剂)和总蛋白(双缩脲法)的检测。当甘油三酯水平升高,使各种脂质颗粒的吸光度升高即浊度升高,从而干扰某些项目的测定。当血清甘油三酯水平超过 4. 6mmol/L(400mg/dl)时即发生脂血,可以抑制淀粉酶、尿酸盐、尿素、CK、胆红素和总蛋白质的测定。为了校正吸光度读数偏差,可以采用"空白"程序(空白标本含有血清但缺乏完成测定的关键要素)或者双波长检测的方法。在某些浊度下,"空白"程序可能没有作用,而需要超速离心来清除血清或血浆中的乳糜微粒。

影响分析的特殊因素

除了上述分析前的可变因素之外,还可能存在影响样本分析的各种特殊情况和干扰因素。

免疫分析

干扰免疫测定的物质很多,因此容易造成患者结果的错误判读。内源性物质,人类抗动物抗体或自身抗体可能会干扰分析物与试剂抗体之间的反应。制造商通常在免疫测定试剂中加入阻断剂以抑制或中和干扰(Tate & Ward,2004)。免疫测定所使用的抗体来源于不同的物种,例如小鼠抗体。为了改变免疫反应(如抗 T 细胞抗体),结合和去除药物的毒性作用(如地高辛)或者为了抗肿瘤,通常输注治疗性的小鼠单克隆抗体,该抗体能够刺激机体产生抗小鼠抗体(human antimouse antibodies,HAMA)。然而,有一些个体并没有抗体治疗史,但也存在 HAMA,可能是接触了污染的食物或其他环境来源的小鼠蛋白质而产生的抗体。在免疫反应中 HAMA 可以与捕获抗体及信号抗体结合,干扰夹心法中目的抗原的结合,从而产生假阳性(Klee,2000)。例如,在检测促甲状腺素(TSH)的免疫检测中,由于存在分别针对促甲状腺素(TSH)α 和 β 亚基抗体,容易导致体内含有 HAMA 的甲状腺功能正常的人产生极高的假阳性结果;在这种情况下,其他甲状腺功能的检查可能是完全正常的。HAMA 的存在可以通过直接检测法(通常送到参考实验室)加以证实,并且还可以通过将 HAMA 吸附到包被有小鼠抗体的特殊管上,再重复检测分析物,通过处理后样本信号减少的程度(Madry et al,1997)来判断。

标本基质效应

普通的生化分析物,如电解质、小分子、酶等,通常分布在血浆或血清的水相中。因此,高蛋白血症(如高浓度的骨髓瘤蛋白质)或高脂血症(如高浓度的乳糜微粒)引起标本水相减少,溶剂分析物的含量随之降低,而这些物质的其他属性如离子活性可能仍在正常的生理范围。这种现象被称为溶剂排除效应,即当样本中的蛋白质或脂质占据的体积增多时,水相中的水分和小分子物质被排出。体积摩尔浓度(渗透压,这可能是错误的测量结果)由单位体积小分子的含量构成,而生理上的摩尔渗透压浓度如离子的活性更重要。如果干扰是由过多的脂质引起的,可以通过超速离心去除。如果干扰是由过量的蛋白质引起的,则使用替代的分析模式,例如使用离子选择性电极检测未稀释的样品,以获得正确的电解质浓度(即摩尔渗透压浓度)。

当检测其他体液时,蛋白质和其他成分浓度过高或过低引起的基质效应给检测过程带来一定的困难,尤其是样本非常黏稠或处于其他非典型状态时(见第 29 章)。在这种情况下,可能需要对报告中的结果加以备注,标明体液的采集部位以及检测方法的局限性。

分子诊断

核酸的检测过程,包括样品的采集和各个处理阶段都十分容易受到干扰,其中,引入抑制物质和假阳性信号的污染是最为显著的。用于核酸检测的血液标本通常使用 EDTA 抗凝以抑制核酸分解酶的活性。然而,肝素并不适用于核酸检测,它可以随着 DNA 一起被提取,并在聚合酶链反应(polymerase chain reaction,PCR)中抑制 DNA 聚合酶。血浆或血清中因溶血产生的氯化血红素也可以抑制 DNA 聚合酶。RNA 在血液或组织中很不稳定,因此如果不能立即提取,则必须在液氮中快速冷冻保存。

从血浆(如病毒载量检测)、血液细胞(如基因检测)或组织(如肿瘤突变的检测)等临床标本中提取核酸需要裂解细胞并使核酸从蛋白质和脂质中分离。用于核酸提取的试剂包括盐、蛋白酶和酚-氯仿,这些物质能使与核酸结合的物质变性。提取程序必须根据样品类型进行优化,以获得高质量和高产量的核酸(见第 66 章)。反应过程要避免其他样品靶核酸或先前样品扩增的靶基因的污染。因此,进行核酸扩增的实验室,尤其是使用聚合酶链反应(polymerase chain reaction,PCR),应该具有独立分开的扩增前、扩增和扩增后区域,并严格规定不同区域的人员流动方向(见第 66 章和第 70 章)。

药物的影响

基于氧化还原反应的分析方法可能受到摄取物质如维生素 C 的正向或负向的影响。这种干扰可见于自动生化分析仪上的化学检测(Meng et al,2005),也可能发生在尿葡萄糖检测时(还原性物质方法的阳性干扰,酶法的负干扰)。采用愈创木酚法检测粪便潜血,饮食中的肉类(肌红蛋白)或蔬菜(辣根)

的过氧化物酶活性会使结果呈现假阳性，用作消毒剂的外用碘或氯也可产生假阳性结果。

药物可能会与用于特定化学检测的试剂发生意想不到的反应。具有潜在干扰特性的药物非常多，对特定分析物的某一些检测方法可能影响很大，而其他方法则完全不受影响。Donald S. Young 博士已经建立了大量药物相互作用的汇总表（Young，2007）。除了协助识别潜在的干扰之外，该汇总表可用于评估不受特定药物影响的不同方法，在怀疑干扰存在的情况下确定测量的准确性。这些干扰可分为两大类，直接影响体外测定的药物，以及在体内引起生理变化的药物（如华法林能够延长凝血酶原时间；某些利尿剂能够降低血钾）。

样本采集

项目申请

选择错误的实验室项目或项目组合是最常见的分析前错误之一，进而导致了无法正确解释检测结果（Bonini et al，2002）。实验室检测项目的医嘱通常以电子化的形式（如计算机）或书面形式（如将医嘱转录到信息系统的纸质申请单）开具。计算机的在线输入是错误率最低的申请方式；在紧急情况下则使用口头申请，但要以标准格式记录；抽血完成后，则应当提供正式的检验申请或计算机化的医嘱。医师直接录入医嘱和检索结果能为患者提供及时和正确的医治。患者信息包括患者姓名、性别、年龄、出生日期（DOB）、入院日期（住院患者）、检验医嘱开具日期、地点和申请医师。目前实验室通用的计算机化实验室信息系统（LIS）用于生成申请和样本标签。某些系统还能生成需要采集的试管数量和试管类型等信息。

大多数实验室通过提供电子版的检验参考手册以方便项目的申请，该手册列出所有检测项目、标本类型、采集方法、采血管的颜色、所需的血液/体液量、周转时间、参考区间、测试代码、检验费用及诊断信息等。所有标本必须有清晰的标记。患者信息确认后应粘贴预先打印的条形码标签，标本采集后应避免分析前的转录错误。实验室常常会收到“附加检验”的请求，即对已经用于其他检测样品追加新的测试项目。当样品类型不符合附加检测的要求、剩余体积不足或储存条件（抗凝剂/添加剂不符或者缺失）导致分析物（如碳酸氢盐）降解等情况下，附加检验可能会出现问题。因此，所有附加检测请求必须记录在案。

法医学关心的问题包括患者信息的正确识别、标本的正确标记、患者知情同意、患者的隐私保护和医疗的监管链。实验室应该为这些问题编写明确的书面文件。另外，文件应该写明当患者拒绝抽血时应该做什么、如果无法抽出血液时该怎么办、如果患者不配合该怎么办、如何处理具有攻击性的患者以及患者采血期间出现不适或昏厥时应采取的紧急措施。健康保险流通与责任法案（health insurance portability and accountability act，HIPAA）要求确保医疗数据的安全和隐私，并保护所有患者记录信息的机密性，包括所有实验室数据。员工必须接受培训并能严格遵守 HIPAA。

采集时间

某些情况下，样本必须在特定时间采集。不按时采集样本可能会导致错误的结果以及无法用此结果解释患者的状况。此类检测中最常见的是“尽快”（as soon as possible，ASAP）和紧急（stat，美国医学术语，意为“立即”（来自拉丁语 statim））样本的采集。这些术语的准确定义因实验室而异。紧急样本是最优先级，应立即采集并进行检测，通常是来自于急诊科和重症监护病房（Strasinger & DiLorenzo，2011）。申请限时标本的原因有很多，通常用于监测患者状况的变化以确定给药的水平或检测物质代谢的状况。例如，医生可能想要监测心脏标记物以确定其是处于上升还是下降状态。在治疗药物监测中，可以申请检测药物的谷值和峰值。通常在药物使用前 30 分钟抽取谷值样本，该样本反映药物在血液中的最低水平。而在给药后短时间内采集峰值样本。实际采集时间因药物而异，可参考药物制造商制订的谷值和峰值采集时间间隔。

样本接收和识别

所有样品必须按照既定程序采集、标记、运输和处理，包括样品量、特殊处理和容器类型。实验室有权利拒收不遵循特定程序采集的样品，如样本类型不当、保存不当、溶血、脂血、凝血等。样品拒收的代价是昂贵、耗时的。

不正确的样本采集可能会对患者造成伤害，尤其是血液样本标记错误。2015 实验室国家患者安全目标联合委员会（Joint Commission 2015 Laboratory National Patient Safety Goals）的首要目标是“正确识别患者”（http://www.jointcommission.org/standards_information/npsgs.aspx）。包含条形码或无线射频技术的患者腕带可提高患者的正确识别率。目前有人提出了一种高度整合的、基于信息技术的分析前过程（Barak & Jaschek，2014）。如果在输血样本采集期间或输血时发生识别错误，可能会导致危及生命的医疗事故。据报道，在采集样本过程中，识别错误的发生率约为千分之一，其中每 12 000 名患者中有 1 人接受了不适合该个体的单位血液（Linden et al，2000；Dzik et al，2003）。训练有素的抽血者（1.1/1000）比非专业人员（2.7/1000）（Bolton-Maggs et al，2015）“采血错误”（Wrong Blood in Tube，WBIT）的发生率更低。因此，美国病理学家协会（College of American Pathologists，CAP）要求实验室应有减少错误输血风险的计划，建议两个采血者分别进行独立采血，或利用电子识别验证系统，如识别腕带的电子条形码阅读器（CAP TRM.30575）。因此，必须在患者识别、标本采集、运输和标本处理的各个环节对所有医务人员进行培训。框 3-1 列出了样品拒收的各种原因。

框 3-1 样本拒收原因

溶血/脂血
抗凝标本中出现凝块
当需要空腹标本时患者未空腹
血液采集管错误
采血量不足，采血量错误
标本运送条件不当（如血气标本需在冰上运输）
检验申请与标本标签不一致
无标签或标签错误
标本污染/容器泄漏

血液采集概述

静脉穿刺采血是通过使用采血针/适配器组件进行的,采血针的另一端连接到有橡胶/塑料盖子的真空玻璃/塑料试管,也可以用注射器采集血液并转移到适当的样品容器(真空采血管系统)中。注射器采集法可能更适用于从儿童的手或脚踝采血。此外,使用真空采血管时,静脉细小的患者可能会发生静脉塌陷。AccuVein(AccuVein LLC,Huntington,NY)是一种手持式医疗设备,可帮助医务人员在静脉采血前观察静脉。该装置能发射红外光,最好放于离拟静脉穿刺部位约 18cm(7in)的位置。血液中的血红蛋白吸收红外光后,将静脉的图像映射投影到患者的皮肤上。该装置能够区分静脉中的血红蛋白和周围的组织,帮助采血者确定最佳的进针位置,尤其是老年人、肥胖者、烧伤患者、肿瘤患者以及需要多种诊断或治疗的慢性疾病患者(http://www.accuvein.com)。

采血管具有不同颜色的盖子,用来区分特定抗凝剂或添加剂、试管的化学清洗方式(如用于铅或铁测定)或者管内是否不含有任何添加剂。表 3-4 列出了不同颜色的采血管及最常用的抗凝剂/添加剂。采血管有各种尺寸以满足成人和儿科患者的需要。密封管内的真空度决定能够抽出的血液体积(如 3.5、4.0、4.5 或 8.5ml)。血浆(离心获得)或全血分析需要使用抗凝剂。血浆含有纤维蛋白原,而血清没有。许多实验室已经使用塑料采血管取代玻璃采血管,以尽量减少生物危险物质(如血液)的暴露和玻璃碎裂的风险;降低生物危害废物处理成本,符合美国职业安全与健康管理局(Occupational Safety and Health Administration,OSHA)指南要求的替代方案。用塑料采血管取代玻璃采血管需要调整试管的使用顺序。具有添加剂(包括分离胶)的玻璃或塑料采血管应在枸橼酸盐管(蓝色盖子)之后使用,避免干扰凝血试验(框 3-2)。根据 CLSI 指南(GP41-A6)(Ernst & Calam,2004),没有促凝剂或分离胶的玻璃或塑料采血管可以在凝血管之前使用。

框 3-2 采血顺序:真空管和采血针

1. 血培养管(黄色)
2. 枸橼酸钠凝血管子(蓝色)
3. 有或无促凝剂或分离胶的血清管
4. 有或无分离胶的肝素管(绿色)
5. EDTA 抗凝管(紫色)
6. 糖酵解抑制管(灰色)

表 3-4 试管颜色与抗凝剂/添加剂

盖子颜色	抗凝剂/添加剂	样本类型/用途	作用机制
红色(玻璃)	无	血清/化学和血清学	无
红色(塑料/Hemogard)	促凝剂	血清/化学和血清学	硅促凝剂
紫色(玻璃)	液体 K3EDTA	全血/血液学	螯合钙
紫色(塑料)	K2EDTA/喷雾干燥	全血/血液学	螯合钙
粉红色	喷雾干燥的 K2EDTA	全血/血库和分子诊断	螯合钙
白色	EDTA 和凝胶	血浆/分子诊断	螯合钙
淡蓝色	枸橼酸钠	血浆/凝血	螯合钙
淡蓝色	凝血酶和大豆胰蛋白酶抑制剂	血浆/凝血	纤维蛋白原降解产物
黑色	枸橼酸钠	血浆/红细胞沉降率	螯合钙
淡绿/黑色	肝素锂和凝胶	血浆/化学	抑制凝血酶形成
绿色	肝素钠,肝素锂	血浆/化学	抑制凝血酶形成
宝蓝色	肝素钠,K2EDTA	血浆/化学/毒理学	肝素抑制凝血酶形成,EDTA 螯合钙
灰色	氟化钠/草酸钾	血清/葡萄糖检测	抑制糖酵解
黄色	无菌含有聚茴脑磺酸钠	血清/微生物培养	通过抑制补体、吞噬细胞和某些抗生素来帮助细菌生长
黄色	枸橼酸葡萄糖	血浆/血库,HLA 分型和亲子鉴定	保护白细胞
黄褐色(玻璃)	肝素钠	血浆/铅测定	抑制凝血酶形成
黄褐色(塑料)	K2EDTA	血浆/铅测定	螯合钙
黄色/灰色和橙色	凝血酶	血清/化学	促凝剂
红色/灰色和金色	促凝剂凝胶	血清/化学	硅促凝剂

EDTA,乙二胺四乙酸;K2EDTA,EDTA 二钾盐;K3EDTA,EDTA 三钾盐

抗凝剂和添加剂

乙二胺四乙酸(ethylenediaminetetraacetic acid,EDTA)是血液细胞计数和细胞形态学检查的首选抗凝剂。它是紫色盖子的采血管,管中的抗凝剂以液体或喷雾干燥的二钾或三钾盐(塑料管是喷雾干燥的 K2EDTA,玻璃管是液体的 K3EDTA)的形式存在。K3EDTA 是一种液体,会导致样品稀释约 1%~2%,而管壁上的 K2EDTA 是干燥的喷雾,不会稀释样品。粉红色的采血管含有喷雾干燥的 K2EDTA,用于 ABO 血型鉴定,Rh 分型和抗体筛选的免疫血液学试验。这些试管具有用于美国血库协会(American Association of Blood Banks,AABB)所要求的信息特殊交叉匹配的标签,并经美国 FDA 批准用于血库样本采集。白色盖子采集管也含有 EDTA 和凝胶,常用于采集分子诊断试验的血浆样本。

凝血试验使用的浅蓝色采血管中通常含有 0.105M 或 0.129M(分别为 3.2%或 3.8%)的枸橼酸钠,因为它能保护不稳定的凝血因子。凝血试验对于血液和抗凝剂的比例有严格的要求,因此采血量必须达到要求。采血量不足会导致血浆中枸橼酸盐过量,使得凝血时间错误性升高。当红细胞数量增多,血细胞比容异常升高而血浆(枸橼酸盐分布)体积减小时,这种干扰更加明显。因此,即使采集过程无误,红细胞增多也可导致 PT 和 APTT 假性延长,除非采集管中的枸橼酸盐的量与血浆体积成比例降低。通常情况下,只有从蝶翼采血针或静脉导管抽血时,才需要丢弃采集管(即在收集用于正式检测的样本前,丢弃的一支部分抽满的采集管),因为采集系统中的气腔导致第一根采血管灌注量不足(Favaloro et al,2012)。黑色采血管也含有枸橼酸钠缓冲液,常用于魏氏血沉试验,作用与紫色采血管相似。它们与浅蓝色采血管不同,前者血液与抗凝剂的比例为 4∶1,后者的比例为 9∶1。

肝素是一种多硫酸黏多糖,极少量就有抗凝的效果,对多数检测没有影响。科学家在寻找安全抗凝剂的过程中,从肝细胞分离出肝素。绿色采血管中含有肝素锂(LiHep)和肝素钠(NaHep)。肝素的作用机制是增强抗凝血酶Ⅲ的活性,中和凝血酶并抑制纤维蛋白的形成。与 EDTA 相比,肝素抗凝的优点是不影响离子的水平,如钙离子。然而,肝素会干扰部分免疫测定。肝素不适用于凝血或血液学检测。肝素化血浆尤其适用于钾离子的测定,它可以避免血液凝固过程中血小板释放钾离子(Garza,2014)。肝素锂可用于大多数化学检测,除了锂和叶酸的测定,锂离子可以使用血清样本检测。肝素钠不能用于钠离子的测定,但推荐用于微量元素、铅和毒理学试验。肝素钠注射剂可用于抗凝治疗。

灰色采血管通常用于葡萄糖的测定,因为它们含有防腐剂或抗糖酵解的成分,如氟化钠,样本可以保存 3 天(Strasinger & DiLorenzo,2011)。然而,对细菌性败血症,氟化物抑制糖酵解的作用减弱,不能保持葡萄糖浓度。

红色盖子的采血管没有添加剂,所以采集的血液会凝固。红色采血管可用于大多数化学检测、血库和免疫学检测。血清分离管可用于从全血中分离血清。在离心过程中,血液进入管底的触变性凝胶材料,凝胶在离心过程中黏度发生暂时性变化,把血液分成底部的细胞层和顶层的血清层(Strasinger & DiLorenzo,2011)。目前还有专供儿科使用的采集管。血清分离管的优点包括:①易于使用;②通过激活凝血过程缩短处理时间;③血清产量高;④具有潜在危险的气溶胶释放减少;⑤仅需一次离心;⑥使用单管(与患者标本相同);⑦易于使用单标签。另一个独有的优点是在运输离心样品的过程中不会搅浑分离好的血清。某些硅胶血清分离管可能会产生微小颗粒,在分析过程中会产生流动性的问题,发生这种情况就需要过滤血清。

还有少量的专用采集管。红/灰和金色盖子的采集管含有促凝剂和分离胶,被称为血清分离管(serum separator tube,SST),最常用于化学检测。监测治疗药物的样本不应该使用含有分离胶的采集管,因为部分凝胶会吸收某些药物,导致结果偏低。有报道称,使用 Vacutainer SST 管(Becton,Dickinson and Company(BD),Franklin Lakes,NJ)采集样本会导致苯妥英钠、苯巴比妥、利多卡因、奎尼丁和卡马西平的浓度显著降低,而对茶碱和水杨酸盐没有影响。样本保存于没有分离胶的标准红盖真空采血管,不影响上述治疗药物的水平(Dasgupta et al,1994)。研究表明,这种吸收是呈时间依赖性的,因此加快样本处理能减少吸收。丙烯酸凝胶不会出现类似于硅胶和聚酯凝胶相关的吸收问题(Garza,2014)。

含有凝胶的采集管不能用于血库或免疫检测,因为凝胶可能会干扰免疫反应(Strasinger & DiLorenzo,2011)。使用含有分离胶的采集管收集的血液的凝固时间约为 30 分钟,而使用促凝剂(如凝血酶)采集管的血液的凝固时间约为 5 分钟。没有任何添加剂的纯红色管子需要大约 60 分钟才能完全凝固(Strasinger & DiLorenzo,2011)。

抗凝剂可能会影响细胞和血浆之间的水分转运,从而改变细胞大小和血浆组分的浓度。草酸盐抗凝剂会使红细胞皱缩,因此用草酸盐抗凝的血液不能用于血细胞比容的测量。草酸铵/草酸钾抗凝剂合并使用,其收缩细胞的作用不同。

EDTA、枸橼酸盐和草酸盐都能螯合钙离子,从而降低钙离子水平。用于葡萄糖测定的氟化物通过与 Mg^{2+} 形成离子络合物来抑制糖酵解,从而抑制 Mg^{2+} 依赖性酶,即烯醇化酶(Young,2007)。表 3-5 列出了抗凝剂/添加剂及其对各种血液检测的影响。

样品在采集管间的转移。如果将用于血液分析的 EDTA 紫色管中的部分样品倒入红色采集管用于临床化学的检测,会发生严重的错误。EDTA 是一种钾盐,会人为地将钾离子浓度增加到 25mmol/L,这个值不可能在真实样本中出现。EDTA 本身是离子交换剂,用钾离子置换钙离子。因此,红色采集管中样品中的钙离子浓度大大降低,甚至接近于 0。如果红色采集管的样品钙离子浓度非常低,钾离子浓度非常高,可以推测为 EDTA 污染造成误差。

血液采集装置

最常见的血液采集系统是利用真空将血液吸入容器,它由一个用颜色标记的真空收集管,双头针和适配器/支架组成。小的采集管可用于儿科和老年科。血液采集适配器可容纳各种尺寸的采血针,从 16 号(大)到 23 号(小)。有几种类型的采血支架,方便在使用后弹出针头。OSHA 政策要求适配器与使用过的针头一起丢弃(OSHA,2002)。儿童采血针可用于采血适配器,从而匹配更小的儿童采血管,还可以使用多种安全针,可以在使用后覆盖针头或者在其丢弃之前将其缩回。

表 3-5 抗凝剂/防腐剂对血液检验的影响

添加剂	检验项目	影响
EDTA	碱性磷酸酶	抑制
	肌酸激酶	抑制
	亮氨酸氨基肽酶	抑制
	钙和铁	降低
	PT 和 APTT	升高
	钠和钾	升高
	血小板聚集	阻止
草酸盐	酸性磷酸酶	抑制
	碱性磷酸酶	抑制
	淀粉酶	抑制
	乳酸脱氢酶	抑制
	钙	降低
	钠和钾	升高
	细胞形态学	变形
枸橼酸盐	ALT 和 AST	抑制
	碱性磷酸酶	抑制
	酸性磷酸酶	刺激
	淀粉酶	降低
	钙	降低
	钠和钾	升高
	不稳定的凝血因子	保护
肝素	三碘甲状腺原氨酸	升高
	甲状腺素	升高
	PT 和 APTT	升高
	瑞士染色	有蓝色背景
	锂(肝素锂管)	升高
	钠(肝素钠管)	升高
氟化物	酸性磷酸酶	降低
	碱性磷酸酶	降低
	淀粉酶	降低
	肌酸激酶	降低
	ALT 和 AST	降低
	细胞形态学	变形

ALT,丙氨酸氨基转移酶;APTT,部分凝血活酶时间(partial thromboplastin time);AST,天冬氨酸氨基转移酶;EDTA,乙二胺四乙酸;PT,凝血酶原时间

当从非常细小的静脉采血时,可以使用翼状输液器(蝶翼针)。蝶翼针有 21、23 和 25 这几种型号。这种针的尾端连接着塑料的蝴蝶形翼,有助于将针插入细小的静脉。采血针的尾端连接收集管,后者接入注射器或真空采集管。伸缩针的设计可以明显减少针刺伤(Hotaling,2009)。

注射器采集的血液可以转移到真空管中。注射器特殊的安全防护装置可避免与血液样本的接触。如果血液需要抗凝,转移速度非常重要,必须在血液凝固前转移。血液转移后,应该立即充分混匀,以避免形成小凝块。

静脉采血时还需要几个额外的设备。在采集血液之前,将止血带(通常是扁平乳胶带或管状物)缠绕在手臂上以阻断静脉血流,并且每次使用后将其丢弃。OSHA 指南规定,在静脉采血时应佩戴手套,采集不同患者时应该更换。手套有各种尺寸,有各种材料,以避免某些人对乳胶过敏。其他用品包括纱布垫、用于穿刺部位消毒的乙醇或碘附擦拭巾以及采血后的创可贴。

血液储存和防腐

在储存期间,由于各种原因血液组分的浓度可能会发生改变,包括吸附于玻璃或塑料管壁、蛋白质变性、挥发性化合物的蒸发、水分转移至细胞内导致血清和血浆浓缩以及白细胞和红细胞持续的代谢活动。在室温和冷冻保存中或多或少都会发生这些变化。不同分析物的储存要求差别很大。

稳定性研究表明,如果长时间与血液细胞的接触,血清或血浆的分析物将发生显著的变化。与血液细胞分离后,若储存条件相同时,血浆和血清的分析物具有相同的稳定性。未分离的血清和血浆中的葡萄糖浓度在前 24 小时内迅速下降,此后逐渐减慢。这种下降在血浆中更显著。目前有两种方法可减弱这种作用。首先,尽快分离血清或血浆或者采用氟化物的采血管收集样本,以抑制红细胞的糖酵解,从而在运输和储存期间保持葡萄糖水平的稳定。第一个小时内氟化物对糖酵解几乎没有影响,直到 4 小时后才能完全抑制。研究表明,氟化物采集管收集的标本如果不能立即分离血浆,葡萄糖浓度只降低了 0.39mmol/L。作者认为,氟化物对样本血糖水平具有负偏差效应(Shi et al,2009)。与血清相比,血浆乳酸水平的升高更为明显。氯化物和总二氧化碳(CO_2)在 56 小时内稳定下降,且在血浆中的变化程度更为明显。据报道,K^+的稳定时间长达 24 小时,之后迅速增加。血浆中的变化程度稍高于血清。未分离的血清和血浆会引起总胆红素、钠离子、尿素、氮、白蛋白、钙离子、镁和总蛋白的显著增加。原因是 24 小时后水分转运至细胞内,导致血液浓缩(Boyanton & Blick,2002)。其他研究发现,若 30 分钟内未能将血清从血凝块中分离,则钾离子、磷和葡萄糖是最容易发生变化的分析物。若 6 小时后仍未能分离血清,则白蛋白、二氧化碳、氯化物、C 肽、HDL 胆固醇、铁、LDL 胆固醇和总蛋白会变得很不稳定(Zhang et al,1998)。

当血清和血浆未与细胞分离时,随着时间的延长,脂质(如胆固醇)和部分酶类会增加,血浆中的变化比血清中更明显。LD 的活性可持续增加 56 小时。AST、ALT 和 CK 可在 56 小时内保持稳定。无论是否与细胞长时间接触,在 0.5 小时时血浆中 GGT 活性比血清低 27%;然而,随着长时间与细胞接触,血浆 GGT 活性逐渐增加。48~56 小时后,血浆中的肌酐增加 110%,血清中增加 60%(Boyanton & Blick,2002)。

血清和血浆可能对分析物的结果产生显著的影响。例如,

收集的血清和EDTA血浆在30分钟内冰冻,比较两者中甲状旁腺激素(parathyroid hormone,PTH)浓度,结果发现EDTA血浆的结果(>19%)明显高于血清的结果(Omar et al,2001)。另一个需要重视的因素是反复冻融对组分稳定性的影响。在血浆或血清样品中,形成的冰晶可产生剪切效应,破坏分子结构(特别是大蛋白质分子)。慢速冷冻可形成较大的晶体可导致更严重的降解作用。因此为了获得最佳稳定性,推荐快速冷冻。

政策和程序的重要性

必须建立本机构特异性的静脉采血政策和程序,包括人员资质的标准;着装要求和评估程序;安全程序,包括免疫接种的建议;通用的预防措施;针刺和锐器信息;个人保护设备;测试项目申请的程序;患者识别、保密和准备;记录采血期间遇到的问题;穿刺点的选择和需避免的区域(乳房切除一侧、水肿区、烧伤/瘢痕区等);抗凝剂的选择和采血管的颜色;采血的顺序;患者隔离区的特殊要求以及样品的运输。实验室应该有CDC、美国病理学家协会(College of American Pathologists,CAP)、CLSI、OSHA和联合委员会(TJC)的指南以及其他与实验室检测有关的政府法规。所有员工都必须接受有关的安全培训,并且必须提供书面的关于血源性病原体暴露的控制计划。更多关于安全的讨论,请参阅第1章。

OSHA关于血源性病原体标准可以归纳为,静脉采血后预防针刺伤的最佳做法是使用附着在采血管支架上的保护装置-锐器盒(SESIP),并在抽血后立即丢弃所有采血工具(OSHA,2001)。有关暴露预防的信息可以在暴露预防信息网站(Exposure Prevention Information Network,EPINet)上找到,该网络是由弗吉尼亚大学国际医疗保健工作者安全中心(http://www.healthsystem.vir-ginia.edu/internet/epinet/)构建的数据库。OSHA进一步要求雇主提供可关闭的、防刺穿的、防渗漏的利器盒,并且用标签和颜色标记。容器的开口必须足够大,以容纳整个采血组件(即采血管、持针器和针)的处置。这些利器盒必须放在方便员工使用的范围,如果员工从一个位置移动到另一个位置(一个病房到另一个病房),则必须提供一个易于放置利器盒的位置/设施。医疗机构必须有记录针刺伤的日志,以记录受到污染的锐器伤害的事件,同时保护受伤员工的隐私。

血液采集技术

框3-3总结了从静脉采集血液的技术(CLSI GP41-A6,2007)。

动脉穿刺

从技术上来讲,动脉穿刺比静脉穿刺更为困难。动脉压力大使得止血更加困难,更加容易引起血肿。按照优先顺序,动脉穿刺可选择桡动脉、肱动脉和股动脉。

从手腕桡动脉采血前,应进行改良的Allen试验(框3-4),以确定尺动脉能否在桡动脉穿刺后向手掌提供侧支循环。股动脉相对较大且容易穿刺,但老年人必须特别小心,因为股动脉的出血量比桡动脉或肱动脉多。由于出血部位常常被床单覆盖,所以直到大出血时才可能被注意到。桡动脉穿刺更加难操作,但较少发生并发症。动脉穿刺的主要并发症包括血栓形成、出血和感染。如果操作规范,除了血肿外,明显的并发症未见报道。

框3-3 静脉穿刺技术

1. 确认计算机打印的标签是否与申请相符。根据患者识别带检查标签和申请表格。询问患者的姓名、地址、身份识别号码和(或)出生日期。
2. 如果需要空腹标本或限制饮食,请确认患者按照医生的要求空腹或限制进食。
3. 患者采取正确的体位,组装采血设备和准备采血用品。
4. 使用止血带,要求患者握拳,手部放松。选择合适的静脉进行穿刺。
5. 戴上手套,同时考虑患者的是否对乳胶过敏。
6. 用70%异丙醇清洁静脉穿刺部位,待其干燥。
7. 牢牢固定静脉。
8. 与手臂成约30°或更小的角度刺入皮肤:
   a. 按照静脉的走向进针。
   b. 平滑并快速地进针,以减少患者的不适。
   c. 如果使用注射器,当血液流入注射器时,以缓慢、均匀的力度拉回活塞。速度不要过快以避免溶血或静脉塌陷。
   d. 如果使用真空采血管系统,一旦采血针插入了静脉,就把采血管子就近放在支架上,牢牢地固定针架。当采血管采血足量时,抓住采血管末端并轻轻拉出采血针,轻轻地颠倒含有添加剂的采血管管。
9. 当血液开始流动时松开止血带。止血带未去除前,禁止抽出针头。
10. 拔出针头,然后按压采血点。在棉球或纱布上用黏性绷带粘贴以充分止血并避免血肿。
11. 混匀和颠倒含抗凝剂的试管;避免振荡。检查患者的状况。将受污染的物品丢弃到通用预防的指定容器(利器盒)中。
12. 在患者离开之前标记试管:
    a. 患者的姓名。
    b. 识别号码。
    c. 采样日期。
    d. 采样时间。
    e. 采血者的识别号码。
13. 将采血管送至实验室专业组或接收和处理的中央区域。

框3-4 改良的Allen试验

1. 让患者握紧拳头,两根手指分别按压尺动脉(拇指的另一侧)和桡动脉(最靠近拇指),阻断其血流。
2. 让患者松开拳头,观察患者的手掌是否因缺血而变得苍白。
3. 松开尺动脉(距离拇指最远),并注意是否存在血液回流。手掌应该有血液的灌注。手掌灌注量足够为阳性,说明可以从桡动脉抽取动脉血。如果试验为阴性,则不能从桡动脉采血。如果违反规定,可能会导致手掌坏死或功能丧失的严重后果。

不能穿刺采血的部位包括疼痛部位、水肿部位、伤口附近或动静脉（AV）分流或瘘管的区域（McCall & Tankersley，1993）。动脉痉挛是一种限制血液流动的反射性狭窄，会对循环和组织灌注造成严重后果。桡动脉穿刺会引起疼痛，并且与酸痛、搏动性痛、压痛、锐痛和痉挛等症状相关。有些时候，当不可能获得动脉血进行血气分析时，可以使用静脉血替代，但必须知道动脉血的结果更准确。虽然静脉血更容易获得，但它通常反映了外周循环的酸碱状态，而不是整个身体的状态。

动脉穿刺技术

根据搏动识别要穿刺的动脉，用70%异丙醇和碘酒清洁皮肤。非麻醉的动脉穿刺提供的静息 pH 值和二氧化碳分压（PCO_2）更为准确，尽管动脉穿刺的疼痛会引起患者过度换气从而产生理论误差。不推荐使用蝶翼针。使用 19 号针和 25 号针头对 PCO_2 无影响，对氧分压（PO_2）的影响也不超过 1mmHg。每毫升血液使用 0.05ml 液体肝素（1000IU/ml）抗凝。肝素用量过多可能是血气分析最常见的分析前误差（Garza，2014）。框 3-5 列出了动脉穿刺的步骤（CLSI GP43-A4，2004）。

框 3-5 动脉穿刺步骤

1. 根据既定程序准备动脉血气采血器。针头（肱动脉用18~20 号针）以约 45~60°（股动脉 90°）的角度缓慢轻柔地刺穿皮肤。桡动脉穿刺需要手腕背屈一定的角度，使用 23~25 号针。血液搏动式地进入注射器即可确认动脉穿刺成功，仅靠动脉压力即可使采血器填充。
2. 采集所需血液后，在穿刺部位放置干纱布，迅速拔出针头和采集装置。
3. 快速按压穿刺部位，排出采血器内的空气，使用针头安全保护装置；丢弃到利器盒内。
4. 通过轻轻旋转或翻转注射器充分混匀样品，以确保抗凝效果。
5. 放置在冰上（或其他冷却剂中，保持温度为 1~5℃），减少白细胞耗氧。
6. 使用无菌纱布垫继续按压采血点至少 3~5 分钟（定时）。用黏性绷带包扎。

手指或足跟皮肤穿刺

对于需血量较少的常规检测，儿科患者常常使用简单的皮肤穿刺来采集血液。足跟的皮肤穿刺是新生儿采集血液样本的首选部位；而对于年龄较大的儿童，常常选取手指皮肤穿刺。重复静脉穿刺采集较大量的血液可能会引起医源性贫血，特别是早产儿。儿科患者深静脉穿刺有可能引起一些罕见并发症，包括心搏骤停、出血、静脉血栓形成、反射性动脉痉挛进而引起肢端坏疽，穿刺损伤器官或组织，感染和因抽血期间限制婴儿或儿童活动引起的损伤等。静脉置管专门用于患病婴儿的胃肠外治疗。皮肤穿刺适用于极度肥胖、严重烧伤和具有血栓形成倾向的成年人，适用于床旁快速检测或患者在家中进行检测（血糖）。老年患者皮肤较薄，弹性较差，静脉穿刺容易发生血肿，因此常常选用皮肤穿刺。

新生儿足跟皮肤穿刺采血常用于遗传性代谢疾病的筛查。足跟在预热的水中浸泡 5~10 分钟之后，在跟骨结节的远端进行深脚跟穿刺。采集新生儿血气分析样本的最佳方法仍然是脐动脉留置导管。框 3-6 列出了皮肤穿刺的步骤（CLSI GP42-A6，2008）。

框 3-6 皮肤穿刺技术

1. 选择合适的穿刺部位：
   a. 年龄小于 12 个月的婴儿，通常选择足底外侧或内侧。
   b. 12 个月以上的婴儿、儿童和成人，选择第二、第三或第四手指末梢的掌侧面。
   c. 不能使用拇指和第五指，穿刺部位不要选择水肿或以前穿刺的部位，因为可能存在组织液蓄积。
2. 用暖和、湿润、温度不高于 42℃ 的毛巾温暖穿刺部位，增加小动脉和毛细血管的血流，并引起动脉血液的富集。
3. 用 70%异丙醇清洁穿刺部位，待其干燥。不要用任何非无菌物体接触擦拭区域。
4. 使用无菌采血针或其他皮肤穿刺装置穿刺，垂直于皮肤表面进针。对于足跟穿刺，示指在脚弓处握住脚跟，拇指近端放于脚踝的穿刺部位。如果使用采血针，刀片长度不应超过 2mm，避免造成跟骨（脚跟骨）损伤。
5. 用无菌棉垫擦掉第一滴血液，拇指轻柔地挤压调节末端血流。不要用力挤压，以免溶血及混入过多的组织液。
6. 使用毛细吸管将样品收集在合适的容器中。封闭系统可用于收集非抗凝血液和用于全血分析的抗凝血液。最常用的是一次性的玻璃微量吸管，体积可达 200μl。肝素化和非肝素化的微量吸管都可以使用。根据检验项目选择合适的抗凝剂。根据需要混匀样品。
7. 施加压力并丢弃穿刺装置。
8. 在样本容器上标记采集的日期、时间和患者个人信息。
9. 在检验报告备注，样本来自皮肤穿刺。

中心静脉通路装置

中心静脉通路装置（central venous access devices，CVAD）可以随时接入患者的血液循环，避免多次静脉穿刺，尤其适用于重症监护和外科手术的患者。一般通过外科手术将留置导管插入头静脉或颈内静脉，锁骨下静脉或股静脉，该留置导管可用于采血、给药，输注血液制品或提供全胃肠外营养。利用含有荧光和可吸收化学物质的光纤通道连续、实时、动脉内监测血气和酸碱状态（Smith et al，1992）。

CVA 采集技术

从导管抽取的血液样本可能会被导管内残余的药物或输注的物质污染。抽血前必须先清除用于维持静脉通畅的溶液（通常为肝素），即抽出足够的血液（最少 2~5ml）清除管路内的影响物质，以保证实验室数据的可靠。因此，使用导管采集血液标本前，必须进行专门的培训。为了从留置导管获得血液样本，首先抽出 5ml 静脉液体并丢弃，然后用另一个注射器抽取检验所需的血量。留置导管抽血必须严格遵循无菌操作，避免局部和（或）导管污染。凝血测定如凝血酶原时间（prothrombin time，PT），活化部分凝血活酶时间（activated partial thromboplastin time,APTT)和凝血酶时间(TT)对肝素非常敏感。因此在这些测试的结果可接受之前,必须抽出并丢弃较大量的预采样血液。每个实验室应确定适合本实验室的丢弃量。

有时候,临床要求从留置导管抽取血液进行血培养,但是由于留置导管已放置几天时间,导管壁上的生物会污染血液样本,所以不建议进行这种检测。管线,如中央静脉压(CVP)的管线,是专门用于血液制品的紧急输注,污染的可能性较小。导管污染的检测需要特殊处理,还要对来自于导管和外周血的多个样品进行分析。框3-7列出了导管线的抽血顺序。

框 3-7 导管线的抽取顺序

1. 注射器抽取3~5ml血液并丢弃。
2. 采集血培养标本。
3. 采集抗凝标本(紫色、绿色、淡蓝色采血管等)。
4. 采集凝固试管(红色,SST等)。

SST,血清分离管(serum separator tube)

尿液和其他体液的采集

尿液

严格遵循既定的程序收集和保存尿液,以确保结果的准确性。尿液的实验室检测通常分为三类:化学、细菌和显微镜检查。尿标本收集方法有以下几种:随机尿、清洁中段尿、定时尿、24小时尿和导尿。随机尿可以在任何时间收集,而尿液成分分析以晨起第一次尿为宜,因为它通常是最浓缩的,而且睡眠期间呼吸减慢使其pH值偏低。随机尿应收集于化学清洁的玻璃或塑料容器中。清洁的中段尿是细菌学检查最理想的样本。正确采集清洁样本的步骤是,首先用消毒湿巾清洁外生殖器,接下来开始排尿,丢弃第一部分的尿液,然后将剩余的尿液收集于无菌容器中。密封容器,标上患者姓名和收集日期并送检。尿液转移吸管套件(BD Vacutainer)可用于从无菌容器中取出等分的中段尿样本,再将其送至实验室。该系统由黄色真空无菌管和与其连接的适配器组成。真空压力将尿液吸入无菌管中。该系统的接头组件必须像采血针组件系统一样处理,丢弃到生物危害容器中。目前还有可用于培养的类似产品,该产品使用无菌的灰色盖子试管,其中含有6.7mg/L的硼酸和3.335mg/L的甲酸钠以及先前描述的适配器装置(BD Vacutainer)。

定时尿是从"零时间"开始留取,收集指定时间间隔内的尿液,并在每个容器上记录采集时间。收集24小时尿液标本是最难的,需要患者合作。最常见的问题是尿液收集不完整。在某些情况下,收集的样本过多。住院患者通常是在护士的监管下留取,一般比门诊收集的更可靠。儿童患者尿液的采集需要特别注意,应该避免粪便污染。实验室可以为患者提供完整的书面和口头说明,并告知患者不正确的标本采集可能导致检测结果无效,从而减少问题的发生。理想的留取容器是不易碎的,容量约4L,化学清洁并加入了正确防腐剂的塑料容器。检验人员或者医生应该提醒患者丢弃早晨第一次尿液,记录时间,并收集随后24小时的所有尿液。一个较为简单的方法是指导患者从空的膀胱开始并以空膀胱结束。如果第一次晨尿标本没有弃去,则会发生过度采集。测量24小时尿液的总体积并记录在申请表上,充分混匀后吸取40ml送检分析。

确定一份24小时尿液采集是否完整是很困难的。如果结果与临床不符,则应当怀疑尿液采集的完整性。由于肌酐的排泄与肌肉的质量有关,而且患者的肌肉质量相对恒定。因此,肌酐排泄也是相当稳定的。因此,可以多次测量24小时尿液中的肌酐,以评估样本的完整性,并将其作为患者记录的一部分。在一些情况下,某些分析物只需收集一小时和两小时的定时尿标本就足够了。尿胆原受到昼夜变化的影响,下午达到最高水平。通常,需要定量测定尿胆原时,可以从2PM至4PM收集尿液标本。

特殊尿液采集技术

从尿道和膀胱导尿可能会引起感染,但对于某些患者来说是必需的(如患者不能排尿或不能控制排尿)。输尿管导管可通过膀胱镜插入输尿管。首先收集膀胱尿液,然后冲洗膀胱。输尿管尿液可用于鉴别膀胱感染与肾脏感染或输尿管分段感染,两侧尿液可以从每个肾盂分别获得(标记为左右)。第一次晨尿是尿液细胞学检查的最佳样本。

尿液存储和防腐

尿标本的保存对于维持其完整性至关重要。未经防腐的尿液标本易受微生物分解,固有化学成分容易发生变化。表3-6列出了尿液分解的常见变化。为了防止微生物的生长,样品应在收集后立即冷藏,必要时加入指定的化学防腐剂。对于某些检测项目,收集24小时尿液时,添加化学防腐剂可能是维持分析物稳定的最好方法。如果将防腐剂添加到空的收集瓶中,尤其是酸性防腐剂,则应在瓶子上放置警告标签。浓酸会增加

表 3-6 延迟检测中尿液的变化

结果	原因
颜色改变	色素或其他尿液成分(如血红蛋白、黑色素、尿黑酸、卟啉)的分解或改变
气味变化	细菌生长、分解
浊度增加	细菌增多、晶体形成、无定形物质沉淀
假性pH值降低	产氨的细菌将葡萄糖转化为酸和醇;CO_2丢失
假性pH值升高	尿素被细菌分解,形成氨
葡萄糖假阴性	被细菌利用(糖酵解)
酮体假阴性	丙酮挥发,乙酰乙酸酯被细菌分解
胆红素假阴性	被光破坏,氧化成胆绿素
尿胆原假阴性	被光破坏
亚硝酸盐假阳性	细菌污染样本,产生亚硝酸盐
亚硝酸盐假阴性	亚硝酸盐转化为氮气并蒸发
菌尿	尿液中的细菌在分析前扩增
细胞/管型分解	不稳定的环境,尤其是碱性尿液、低渗尿液或两者都有

潜在化学灼伤的风险；应警告患者存在这种潜在的危险，并标明相应的容器。在这种情况下，临床医生必须评估患者接触防腐剂的风险。因此，冷藏保存尿液可能更合适，也可以在送检时添加防腐剂。光敏化合物，如胆红素，应储存于琥珀色的塑料瓶。除非在分析前将尿液充分酸化，否则会发生钙和磷的沉淀。

管型和红细胞、白细胞在室温下保存或尿液浓度降低（比重<1.015）时非常容易分解，因此收集新鲜和浓缩的尿液进行分析显得尤为重要。上述成分在低渗和碱性尿液中会迅速消失。胆红素和尿胆素原减少，尤其是光线照射后。葡萄糖和酮体可能会被消耗，细菌污染和二氧化碳损失会导致尿液 pH 值增加，形成沉淀物并引起颜色的变化。实验室应接收符合留取规定的标本，并在 1 小时内进行检测。

尿液可以分装冷冻，日后只能用于化学成分分析。当要重复检测时，样品应分装保存，避免反复冻融导致待测物质降解。根据具体的待测物质添加防腐剂。测定 24 小时尿糖的样本需要加入氟化钠，以抑制细菌生长和细胞糖酵解，但无法抑制酵母菌的生长。3～4L 的容器中加入 0.5g 氟化钠。氟化钠可能会抑制（酶包被）试纸条葡萄糖模块的检测。还可使用含有甲醛、汞和苯甲酸（95mg 片剂/20ml 尿液）的片剂，但是这些防腐剂会提高尿比重（0.002/1 片/20ml）。1g/dl 硼酸能保护尿液中的某些成分（如雌三醇和雌激素）长达 7 天，还能使 pH 值保持 6.0，使蛋白质和有形成分的常规检测不受干扰（除 pH 值之外的）。硼酸是抑菌防腐剂，不是杀菌剂，且不能抑制酵母菌的生长。据报道，硼酸会干扰药物和激素的分析（Strasinger & DiLorenzo，2001）。检测儿茶酚胺、香草扁桃酸（VMA）或 5-羟基吲哚乙酸（5-HIAA）时，3～4L 容器中加入 10ml 6N HCl 使得 pH 值小于 3.0，有利于化学检测。然而，pH 值过低会破坏有形成分并增加尿酸沉淀。表 3-7 列出了 24 小时尿标本常用的防腐剂。CLSI 指南中推荐用于 24 小时尿液收集的各种防腐剂，为尿液标本的收集和分析、运输和保存提供了有用的信息（CLSI，2009）。

表 3-7 24 小时尿液防腐剂

防腐剂	检验项目
无（冷藏）	氨基酸，淀粉酶，钙，枸橼酸盐，氯化物，铜，肌酐，δ-ALT，葡萄糖，5-HIAA，重金属（砷、铅、汞），组胺，免疫电泳，溶菌酶，镁，甲基丙二酸，微白蛋白，黏多糖，磷，卟啉原，卟啉，钾，蛋白质，蛋白电泳，钠，尿素，尿酸，木糖耐量
10g 硼酸	醛固酮、皮质醇
10ml 6N HCl	儿茶酚胺、胱氨酸、高香草酸、羟脯氨酸、去甲肾上腺素、草酸盐、VMA
0.5g 氟化钠	葡萄糖
如果处理时间超过 24 小时：等量的 50% 乙醇、Saccomanno 固定液和 SurePath 固定液或 Preserve CT 保存液	细胞学检查

δ-ALT，δ-丙氨酸氨基转移酶；5-HIAA，5-羟基吲哚乙酸；VMA，香草扁桃酸

其他体液

脑脊液

目前，采用腰椎穿刺（lumbar punctures，LP）采集脑脊液（cerebrospinal fluid，CSF），用于诊断感染（细菌、真菌、分枝杆菌或阿米巴脑膜炎），恶性肿瘤，蛛网膜下腔出血，多发性硬化或脱髓鞘疾病。腰椎穿刺最常见的部位是第三和第四腰椎之间或第四和第五腰椎之间。LP 严重并发症之一是会导致颅内压增高患者出现小脑扁桃体疝，对于这种患者，除非预期 CSF 检测有助于改善治疗或预后，否则应避免抽取 CSF。局部麻痹的脊髓肿瘤患者腰椎穿刺后可能会进展为瘫痪。腰椎脓肿的患者（如皮肤感染、蜂窝织炎或硬膜外脓肿）不应进行腰椎穿刺，以避免引起脊髓感染。LP 的其他并发症包括由于头部向前扩张而导致婴儿窒息，从而堵塞气管、感觉异常、头痛以及罕见的血肿。小脑延髓池穿刺也可以采集脑脊液。寰椎和枕骨之间的蛛网膜下腔终池或小室是脑脊液的储存池，穿刺针可从该部位进入或者从颈椎侧面进入。

采集脑脊液之前，压力应在 90～180mmHg 之间，该压力是无菌刻度压力计内脑脊液升高的读数。引起脑脊液压力升高（>180mmHg）的原因包括屏住呼吸、腹部压迫、充血性心力衰竭、脑膜炎症、颅内静脉窦阻塞、颅内肿物或脑水肿等。如果脑脊液压力正常，则可以取出 20ml 样品。拔管时，压力应在 10～30mmHg 之间。腰椎穿刺采集脑脊液后，压力明显下降，说明患者存在小脑疝或脊髓压迫，因此不应继续采集脑脊液。脊柱部分或完全阻滞的患者椎管压力降低（<80mmHg），仅抽取 1ml 脑脊液就会使椎管内压降至 0mmHg，这种情况下也不应该继续采集脑脊液。当压力大于 200mmHg 时，脑脊液抽取不超过 2ml。通常将标本分别采集于 3 个单独的无菌管中，采集管上必须标有名称、日期和采集顺序号并送检。不同医院不同实验室负责的检查项目不同。通常建议 1 号管用于葡萄糖和蛋白质等化学分析或免疫学/血清学分析；2 号管用于细菌培养和革兰氏染色；3 号管用于血液学的细胞计数。3 号管受到血性穿刺的影响最少。脑脊液除了常规检测项目外，还能申请更加深入的检测，其中包括分子诊断。附加检测对于合理充分地利用脑脊液提出了更大的要求。因此，实验室应尽量保存标本，以备附加测试使用。

滑膜液

关节腔滑膜液是血浆的超滤液，血浆通过滑膜毛细血管内皮间隙进入滑膜腔。滑膜液在关节腔内与透明质酸结合，后者是由滑膜内衬细胞分泌的黏多糖。与其他浆液不同的是，滑膜液含有透明质酸（黏液素），因此可能会有结晶。关节穿刺采集滑膜液时，应该使用抗凝剂润湿注射器，通常每毫升滑膜液用 25 单位的肝素钠抗凝。采集滑膜液不应该使用草酸盐，粉末状 EDTA 和肝素锂，因为它们可以产生类似于尿酸钠（MSU）结晶的晶体结构。抽取滑膜液后通常分装 3 管：一管无菌的、一管含有 EDTA 或肝素的和一个红盖采集管；每管加入 5～10ml 滑膜液。无菌管进行微生物学检验，抗凝管进行血液学检测，红色采血管离心后用于化学分析。部分医院将滑膜液转移到需氧和厌氧血培养瓶中进行微生物培养。

胸腔积液,心包积液和腹腔积液

胸腔积液是血浆在胸腔中持续形成的超滤液。胸腔是由胸壁的壁层和覆盖于肺表面的脏层形成,通常含有1~10ml液体。肺脏表面都由这种双层的连续间皮质覆盖。胸膜液是肺部收缩和舒张的天然润滑剂,最后经胸膜中的淋巴管和小静脉吸收(Miller,1999)。

胸腔穿刺是从胸腔排出液体(积液)的外科手术,有助于诊断肺或胸膜的炎症或肿瘤。心包穿刺和腹腔穿刺分别收集心包(渗液)和腹膜腔(腹水)内液体。正常情况下,心包腔和腹膜腔的液体不超过50ml。

患者取直立坐位,手臂和头部放于桌面上,采样部位适当清洁后,局部麻醉。穿刺使用配有活塞和橡胶管的50ml注射器,穿刺过程严格遵循无菌操作。采集的样品转移到含有合适添加剂的采集管中,用于化学、微生物和细胞学检查。对于大多数化学成分的检测,样本不需要使用添加剂,使其自然凝固,而进行细菌检测和细胞学检测的标本需要采集于EDTA或肝素钠(无防腐剂)抗凝的无菌管中。对于分枝杆菌、厌氧菌或病毒等特殊的研究可能需要特殊的处理。样本采集前必须经过特殊程序的审查。

样本运输

将血液、尿液、体液和组织标本从采集部位运送到实验室是样本处理过程的重要环节。血液样本的运输时间约占总周转时间(TAT)的1/3(Howanitz et al,1992),运输过程要避免过度振摇以减少溶血,还要避免直接光照,减少特定分析物(如胆红素)的破坏。而对于不稳定成分如血氨、血浆肾素活性和酸性磷酸酶,采集样品后必须立即保存在4℃,并放于冰上运输。常规尿液样本采集于200ml的一次性无菌塑料容器。儿科患者的尿液收集器是柔软的聚乙烯袋,它可以密封运输。所有实验室样品必须以安全和便捷的方式运输,防止生物危害或样品污染。标本破碎或泄漏对于直接接触的人来说是生物危害,而且需要重新采集标本。这会延误治疗并增加成本。

样品运输前必须明确其中成分的稳定性。实验室通常需要提供此类信息以及样品制备和运输的说明。通常使用聚苯乙烯或其他抗冲击的塑料容器。需要冷藏的样品必须保持在2~10℃之间,并且放于适当的隔热容器中转运。大容量尿液样本应收集在防漏的3~4L的容器中。粪便标本应收集于无吸水性容器并放置于聚乙烯袋中进行运输。为了邮寄冷冻样品,可以将样本和固体二氧化碳(干冰)一同装入聚苯乙烯的容器中,保持温度低至-70℃。

OSHA血源性病原体标准(OSHA:1910.1030)要求将血液或其他具有潜在传染性的物质(OPIM)置于容器中,防止在收集、处理、加工、储存、运输过程中发生渗漏。该容器必须根据特定标准进行标记或使用颜色编码(OSHA:1910.1030(g)(1)(i))。此外,根据标准,如果初级容器的外部发生污染或者样本能够刺穿初级容器,容器除了需具有前述的特点外,还必须将初级容器放于防刺穿的次级容器中(OSHA:1910.1030(d)(2)(xiii))。

除非OSHA标准特殊标明,否则所有储存、运输、船运,处理血液或其他潜在感染性物质的容器都需要进行标记。例如,在上述过程中,需要将单个储存血液的容器或OPIM放置在较大的容器中,并且用OSHA"生物危害"标签或颜色标记,而里面的容器可以免除标记。船运的样本需要贴上交通运输部(DOT)的标签,OSHA采用交通运输部"感染性物质"的标签代替容器上"生物危害"的标签;但是当交通运输部没有规定时,则必须使用"BIOHAZARD"标签。如果交通运输部的标签是运输容器外使用的唯一标签,那么OSHA强制性的标签必须贴于所有含有血液或OPIM的内部容器。通用的"生物危害"标签是荧光橙色的。

对于就地运输而言,气动管道系统能将样品快速、高效地运送到指定位置,是一种较为经济的方法。血液样本放在具有衬垫的载体中,能够防止泄漏,确保样品容器的完整性。气动管道系统的优点是提升TAT、提高可靠性、培训简单、维护要求低、能够全天候使用以及提高员工利用率。研究表明,快速运输不影响大多数常规的化学检测和血液学检测,包括血气分析、红细胞计数、凝血试验和LD值等(Hardin et al,1990;Keshgegian & Bull,1992)。

样本处理

标本处理包括三个不同的阶段:离心前、离心和离心后。对所有标本处理活动的持续性评估是全面质量控制重要的分析前组成部分。每个实验室必须建立合适的指南,实验室人员应严格遵循该指南进行样本处理,以确保产生可靠的和对医疗有指导意义的检测结果。

离心前阶段

理想情况下,所有检测应在样本采集后45分钟至1小时内进行。如果无法实现,则应该适当处理和保存样品,避免待测成分的改变。除了血气和血氨测定外,血浆或血清是大多数生物化学检测的首选样本种类。在临床化学检测中,除少数检测项目外,血清和血浆是可以互换的。蛋白质电泳和免疫固定电泳的样本为血清,而纤维蛋白原和其他凝血项目的检测需要血浆。血清是最常用的样本类型,因为它的收集和处理比较简单。此外,采用血清能消除抗凝剂的干扰。血浆可用于紧急检测,因为在离心前不必等待其凝固。通常情况下,从相同体积的全血收集的血浆比血清多,因为血清样本会形成凝块。住院患者(尤其是重症监护患者)很可能会接受肝素治疗。该患者血液样本即使使用了促凝剂,血液凝固也会变缓,并可能形成纤维蛋白丝,后者会堵塞仪器的吸样针。因此,最好使用肝素抗凝管采集住院患者的血液样本,分离血浆进行化学检测。

血液应保留在原本容器中直至离心。样本采集后,1小时内进行离心,相对离心力(RCF)为(850~1000)×重力(g),离心10分钟后获得血浆。在此过程中,容器盖好盖子,防止血浆或血清的水分蒸发。凝血时间必须充足,防止形成细小的纤维蛋白丝,堵塞自动化学分析仪。避免剧烈"搅动"或"震动",因为搅动使凝块松动,引起溶血。当使用玻璃采集管时,应将其放于防止气溶胶泄漏的容器中进行离心。如果检测延迟4小时以上,必须将血清或血浆放于4~6℃储存。研究表明,这可能不是必需的(Melanson et al,2004)。许多实验室会将标本保留

7 天,以备附加检测使用。

离心阶段

离心机利用离心力分离不同密度的悬浮液。最常用于分离血浆或血清。尿液和其他体液也可以通过离心浓缩待测物质,获得的沉淀用于检验,并减少样本中其他检测物的干扰。离心条件应规定离心时间和离心力。在选择离心机时,应该考虑最大离心力而不是转速。以 g 为单位的 RCF(即重力的倍数)可以通过以下公式计算:

$$RCF=1.118\times10^{-5}\times r\times(rpm)^2$$

其中 1.118×10^{-5} 为常数;r 是旋转轴线与离心管中心之间的半径,以厘米表示;rpm 是每分钟旋转的速度。RCF 也可以通过查"诺模图"获得,而不需要从上述公式中计算。

使用离心机时,为避免损坏离心机或样品以及危及人身安全,必须遵守若干原则。相同重量、形状和尺寸的管、托架或护罩应放在离心机转头相对应的位置,保持平衡。以旋转中心为中心,试管必须保持平衡;并且每个转子必须相对于其枢轴线平衡(Seamonds & Elizabeth,2001);样品放置位置必须呈几何对称,必要时可使用装水的试管保持平衡。

凝胶分离管的重复离心与假性高钾血有关。研究表明,在初次离心后,在细胞层内的凝胶下形成新的血清层。在保存期间,钾从细胞层泄漏至新的血清层,使该层钾离子浓度升高。当再次离心时,新的血清层将移动到凝胶层的上方,导致血清中的钾离子假性升高。作者认为,标本重新离心后,真正低血钾的患者可能获得血钾正常的错误报告(Hira et al,2001,2004)。

离心设备

各种离心机和附件可满足临床实验室的特定需求。这些包括普通的台式离心机、水平转子、固定角转子或角转子离心机、高速离心机、便携式地板型、落地型离心机、微型离心机、低温和非低温型离心机和超高速离心机。超高速离心机具有极高的速度,能够达到 165 000 倍重力加速度。这些离心机需要制冷来补偿离心产生的热量。超高速离心机可以用来清除血清中的乳糜微粒,避免干扰临床检测(Bermes & Young,2001)。例如,StatSpin Express 3 就是为提升速度,加快周转时间而设计的离心机(StatSpin,2014)。这是一款微处理器控制的高速台式离心机,旨在快速分离真空管中的血液。该离心功能够快速加速并快速制动,减少样品处理时间。离心机以 8500rpm 的固定速度运行,产生 4440 倍(g)的相对离心力,可以以 120 或 180 秒的旋转周期运行。

离心机的容量因型号和离心机转子而异。实验室还应考虑样品体积(每管)、离心管数、所需的分离速度和设备的耐久性。每个实验室都需要用到离心机,因此需要编写标准操作程序,明确离心机类型、离心温度,离心力和离心时间。离心机的校准是质量保证体系不可缺少的一部分。速度设置必须使用 rpm 校准,RCF 必须使用前述的公式或诺模图转换。

任何明显的变化都提示部件有损坏,如刷子或轴承的磨损问题,还应该检查定时器的准确性。

(李莉 译 黄宪章 校)

推荐阅读

Boyanton L,Blick K:Stability studies of twenty-four analytes in human plasma and serum,Clin Chem 48(12):2242-2247,2002.

本文研究了血浆和血清中的分析物在移除细胞和保留细胞的样品中保存 56 小时的稳定性。在采集的 30 分钟内移除细胞的血清和血浆标本没有发现显著的变化。这篇文章提供了有关此主题的主要研究的一些优秀的历史参考文献。

Centers for Disease Control and Prevention. Workbook for designing,implementing,and evaluating a sharps injury prevention program,introduction. Division of Healthcare Quality Promotion—(DHQP Home) privacy policy—Accessibility. Published date:June 4,2004. Reviewed date:July 27,2010. Online. Available at:http://www. cdc. gov/sharpssafety/resources. html.

这份可免费下载的优秀互联网出版物包括锐器风险和预防的概述,预防计划制订的组织步骤,锐器损伤预防设备的选择建议以及教育和培训材料。附录包含锐器伤害和预防文件各方面的有用的工作表。

Garza D,Becan-McBride K:Phlebotomy handbook:Blood specimen collection from basic to advanced,ed 9,Upper Saddle River,N. J. ,2014,Prentice Hall.

本手册对与静脉采血有关的所有方面进行了全面的讨论。包括安全程序,设备,分步骤的程序,管理和法律问题。它包含了一套彩色的循环系统图谱,以及对图谱出色而又基本的讨论。

Haverstick DM,Groszbach AR:Specimen collection,processing and other preanalytical variables. In Burtis CA,Bruns DE,editors:Tietz fundamentals of clinical chemistry and molecular disgnostics,ed 7,St. Louis,2015,Elsevier Saunders,pp72-88.

本章包含许多影响实验室结果的重要的分析前因素。

Strasinger SK,DiLorenzoMS:The phlebotomy textbook,ed 3,Philadelphia,2011,FA Davis.

本书全面介绍了穿刺采血的各个方面。这是一本优秀的教学指南,并讨论了最先进的设备和技术。本书分为四部分:监管、安全和保健信息;采血技术;医学术语,解剖学和生理学;和其他技术。它还包括一张 CD,其中有演示适当技术的视频。该书在各章节中的包含有优秀的汇总表和快速参考图表。它还提供了对各种血液采集管和抗凝血剂/添加剂的消息描述,以及影响实验室结果的分析前因素信息。

Young DS:Effects of preanalytic variables on clinical laboratory tests,ed 3,Washington,DC,2007,AACC Press.

这是关于实验室检测干扰因素的重要参考资料,内容涵盖了药物的影响以及其他的影响因素。也可参考在线数据库(请参阅 www. clinfx. com)。

参考文献

AccuVein website. http://accuvein.com/ Online. Available May 6, 2010.

Barak M, Jaschek R: A new and effective way for preventing pre-analytical laboratory errors, *Clin Chem Lab Med* 52(2):e5–e8, 2014.

BD Vacutainer Systems, Franklin Lakes, N.J. Online. Available: http://www.bd.com.

Bermes EW, Young DS: General laboratory techniques, procedures, and safety. In Burtis CA, Ashwood ER, editors: *Tietz fundamentals of clinical chemistry*, ed 5, Philadelphia, 2001, WB Saunders, pp 2–29.

Bolton-Maggs PHB, Wood EM, Wiersum-Osselton JC: Wrong blood in tube—potential for serious outcomes: can it be prevented? *Br J Haematol* 168(1):3–13, 2015.

Bonini P, Plebani M, Ceriotti F, et al: Errors in laboratory medicine, *Clin Chem* 48:691–698, 2002.

Caraway WT, Kammeyer CW: Chemical interference by drug and other substances with clinical laboratory test procedures, *Clin Chem Acta* 41:395, 1972.

Clinical and Laboratory Standards Institute (CLSI): *Procedures for the collection of arterial blood specimens: Approved standard*, ed 4, Document GP43-A4, Wayne, Pa, 2004, NCCLS.

Clinical and Laboratory Standards Institute (CLSI): *Procedures for the collection of diagnostic blood specimens by venipuncture: Approved standard*, ed 6, Document GP41-A6, Wayne, Pa, 2007, CLSI.

Clinical and Laboratory Standards Institute (CLSI): *Procedures and devices for the collection of diagnostic capillary blood specimens: Approved standard*, ed 5, Document GP42-A6, Wayne, Pa, 2008, NCCLS.

Clinical and Laboratory Standards Institute (CLSI): *Urinalysis: Approved guideline*, ed 3, Document GP16-A3, Wayne, Pa., 2009.

Dasgupta A, Dean R, Saldana S, et al: Absorption of therapeutic drugs by barrier gels in serum separator blood collection tubes. Volume and time dependent reduction in total and free drug concentrations, *Am J Clin Pathol* 101(4):456–461, 1994.

Dufour DR: Sources and control of preanalytical variation. In Kaplan LA, Pesce AJ, Kazmierczak SC, editors: *Clinical chemistry: Theory, analysis, correlation*, ed 4, St. Louis, 2003, Mosby, pp 64–82.

Dzik WH, Murphy MF, Andreu G, et al: An international study of the performance of patient sample collection, *Vox Sang* 85:40–47, 2003.

Ernst DJ, Calam R: NCCLA simplifies the order of draw: A brief history, *MLO* 36:26–27, 2004.

Favaloro EJ, (Adcock) Funk DM, Lippi G: Pre-analytical variables in coagulation testing associated with diagnostic errors in hemostasis, *Lab Med* 43:1–10, 2012.

Green SF: The cost of poor blood specimen quality and errors in preanalytical processes, *Clin Biochem* 46(13–14):1175–1179, 2013.

Hardin G, Quick G, Ladd DJ: Emergency transport of AS-1 cell units by pneumatic tube system, *J Trauma* 30:346–348, 1990.

Hira K, Noriaki A, Fukui T: Pseudonormokalaemia caused by recentrifugation of blood samples after storage in gel-separator tubes, *Ann Clin Biochem* 41:82–83, 2004.

Hira K, Ohtani Y, Rahman M, et al: Pseudohyperkalaemia caused by recentrifugation of blood samples after storage in gel separator tubes, *Ann Clin Biochem* 38:386–390, 2001.

Hofgartner WT, Tait JF: Frequency of problems during clinical molecular-genetic testing, *Am J Clin Pathol* 112:14–21, 1999.

Hotaling M: A Retractable Winged Steel (Butterfly) Needle Performance Improvement Project, *JCAHO* 35:100–105, 2009.

Howanitz PJ, Steindel SJ, Cembrowski GS, et al: Emergency department stat test turnaround times. A College of American Pathologists' Q-Probes study for potassium and hemoglobin, *Arch Pathol Lab Med* 116:122–128, 1992.

Keshgegian AA, Bull GE: Evaluation of a soft-handling computerized pneumatic tube specimen delivery system, *Am J Clin Pathol* 97:535–540, 1992.

Kjeldsberg CR, Knight AK: *Cerebral spinal fluid in body fluids*, ed 3, Chicago, 1993, American Society of Clinical Pathology, p 65.

Klee GG: Human anti-mouse antibodies, *Arch Pathol Lab Med* 124:921–923, 2000.

Laessig RH, Hassermer DJ, Paskay TA, et al: The effects of 0.1 and 1.0 percent erythrocytes and hemolysis on serum chemistry values, *Am J Clin Pathol* 66:639–644, 1976.

Lapworth R, Teal TK: Laboratory blunders revisted, *Ann Clin Biochem* 31:78–84, 1994.

Linden JV, Wagner K, Voytovich QE, et al: Transfusion errors in New York State: An analysis of 10 years' experience, *Transfusion* 40:1207, 2000.

Madry N, Auerbach B, Schelp C: Measures to overcome HAMA interferences in immunoassays, *Anticancer Res* 17(4B):2883–2886, 1997.

McCall RE, Tankersley CM: *Phlebotomy essentials*, Philadelphia, 1993, JB Lippincott Company, pp 202–206.

Melanson SF, Hsieh B, Flood J, et al: Evaluation of add-on testing in the clinical chemistry laboratory of a large academic medical center, *Arch Pathol Lab Med* 128:885–889, 2004.

Meng QH, Irwin WC, Fesser J, et al: Interference of ascorbic acid with chemical analytes, *Ann Clin Biochem* 42:475–477, 2005.

Miller HJ: Pleural effusions. In Davis B, Bishop M, Mass D, editors: *Principles of laboratory utilization and consultation*, Philadelphia, 1999, WB Saunders.

Occupational Safety and Health Administration (OSHA). Occupational safety bloodborne pathogens standard 29 CFR 1910.1030. 2001. Online. Available: http://www.osha.gov/SLTC/bloodbornepathogens/index.html.

Occupational Safety and Health Administration (OSHA). Occupational Safety Bloodborne Needlestick Safety Prevention Act, OSHA. Revised standards 2002.

Omar H, Chamberlin A, Walker V, et al: Immulite 2000 parathyroid hormone assay: Stability of parathyroid hormone in EDTA blood kept at room temperature for 48 hours, *Ann Clin Biochem* 38(Pt 5):561–563, 2001.

Plebani M: The detection and prevention of error in laboratory medicine, *Ann Clin Biochem* 47:101–110, 2010.

Seamonds B, Elizabeth AB: Basic laboratory principles and techniques. In Burtis CA, Ashwood ER, editors: *Tietz fundamentals of clinical chemistry*, ed 5, Philadelphia, 2001, WB Saunders, pp 3–44.

Shi RZ, Seeley ES, Bowen R, et al: Rapid blood separation is superior to fluoride for preventing in vitro reductions in measured blood glucose concentration, *J Clin Pathol* 62:752–753, 2009.

Smith BE, King PH, Schlain L: Clinical evaluation: continuous real-time intra-arterial blood gas monitor during anesthesia and surgery by fibro-optic sensor, *Int J Clin Monit Comput* 9:45–52, 1992.

Stahl M, Lund ED, Bandslund I: Reasons for a laboratory's inability to report results for requested analytical tests, *Clin Chem* 44:2195–2197, 1998.

Stankovic AK, DeLauro E: Quality improvements in the preanalytical phase: Focus on urine specimen workflow, *Med Lab Obs* 42:20, 22, 24–27, 2010.

StatSpin operator's manual. StatSpin express 3 centrifuge. Westwood, Mass. IRIS sample processing, division of IRIS International Inc. http://www.statspin.com, 2014.

Strasinger SK, DiLorenzo MS: *Urinalysis and body fluids*, ed 4, Philadelphia, 2001, FA Davis, pp 23–32.

Tate J, Ward G: Interferences in immunoassay, *Clin Biochem Rev* 25(2):105–120, 2004.

Zhang DJ, Elswick RK, Miller WG, et al: Effect of serum-clot contact time on clinical chemistry laboratory results, *Clin Chem* 44:1325–1333, 1998. http://www.jointcommission.org/standards_information/npsgs.aspx. Accessed January 19, 2015.

第4章 分析仪器使用的原理

Matthew R. Pincus, Mark S. Lifshitz, Jay L. Bock

要点

1. 临床实验室的许多分析测定都是基于对吸收或透射的辐射能大小的测量。用来测量吸收或透射光能的装置被称为光度计和分光光度计。

2. 分光光度计的基本组成部分包括发射光源、分光系统、样品池、光电检测器、信号处理器和显示设备。

3. 反射计法是通过测量分散在的在颗粒状或纤维状固体支撑媒介上大量液体样品反射的光的量,对待测物进行测量的方法。

4. 散射浊度计检测的是不同角度的散射光,而透射浊度仪测量的是生成的颗粒导致透射光的减少量。

5. 流式细胞计检测颗粒排成单行通过激光束时产生的特征光,它可以对细胞进行计数和分类。流式细胞计是血液分析仪的重要组成部分,可用于白细胞的分类。

6. 电化学法被用来测量体液中大量的分析物。特殊的电化学技术包括电位法、安培法、电量法、电导法和阳极溶出伏安法。

7. 电化学法可以测量的分析物包括:电解质、血气、pH 值、代谢产物(如葡萄糖、尿素氮)、离子钙、铅和汗液中的氯。

8. 色谱法是基于标本通过支撑媒介时,其中不同化合物和流动相、固定相相互作用的差异从而对物质进行分离的方法。

9. 质谱仪在临床应用上变得越来越重要,特别是在蛋白质组学等新兴领域中。质谱法基于对分子的碎片化和离子化。每一种离子的相对丰度构成其母分子的特征质谱图。质谱仪的基本组成包括离子源、质量分析器以及离子检测器。

对临床实验室常用仪器设备的分析原理有基本的了解至关重要。仪器设备必须为临床医师提供最可靠的、对患者有价值的数据。如果对分析仪器的基本原理没有充分的了解,操作者将会缺乏良好的仪器维护、校准以及处理故障的能力。

本章将对临床实验室常用仪器设备的基本原理做一个简单、宽泛的介绍。想要对本章的内容有更深入的了解,可以查阅本章末相关参考文献。

仪器的原理

分光光度法

吸收光谱技术为科学家提供了一种既可定性又可定量检测体液中的分析物的方法。Bouguer 在 18 世纪初期建立了吸收光谱的原理。另外两位科学家,Lambert 和 Beer 进一步拓展了这一基本原理,建立了 Beer 定律。在回顾光谱学的原理之前,我们需要对光以及光与物质的相互作用有一定的理解。

不同的光谱学方法使用具有不同形式的电磁辐射(electromagnetic radiation,EMR)。其中最常见的是可见光和热辐射。其他形式的电磁辐射包括伽马射线(γ-rays)和 X 线(x-rays),以及微波(microwaves)、射频辐射(radiofrequency radiation)和紫外辐射(ultraviolet radiation)。它们的能量取决于他们在电磁波谱(electromagnetic spectrum,EMS)中的特定位置。从射频辐射到伽马射线,其波长范围变化相当之巨大。

电磁辐射的一些特性可以通过经典的正弦波模型来描述。电磁辐射正弦波的参数包括波长、频率、速度、振幅,如图 4-1B 所示。电磁辐射的传播不需要介质,可以很容易地在真空中传播。

在讨论辐射能的吸收和发射的时候,则无法使用正弦波模型进行描述。电磁辐射也可以粒子流或者能量包——光子

(photons)——的形式存在。光子的能量和电磁辐射的频率正相关。电磁辐射的这种双重特性(波粒二重性)相辅相成,也被用于描述其他粒子流的行为,如电子、质子和其他基本粒子。

通过波的模型,我们将电磁辐射描述为能够以彼此和传播方向成直角的同相正弦振荡的电场和磁场。

在某一特定方向传播的单色、平面偏振光(分别在各自单独的平面上震动)的电场和磁场如图 4-1A 所示(Skoog et al, 1998),其中的电场矢量部分以二维平面图进行展示。矢量同时具有大小和方向,电场矢量在某一特定时间和空间点的大小和它自身的强度成正比。

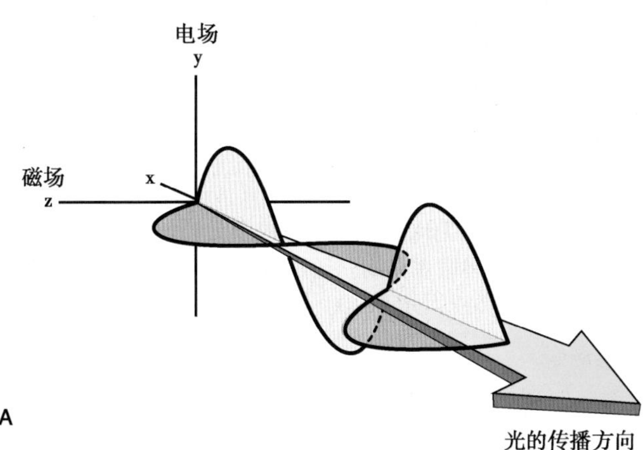

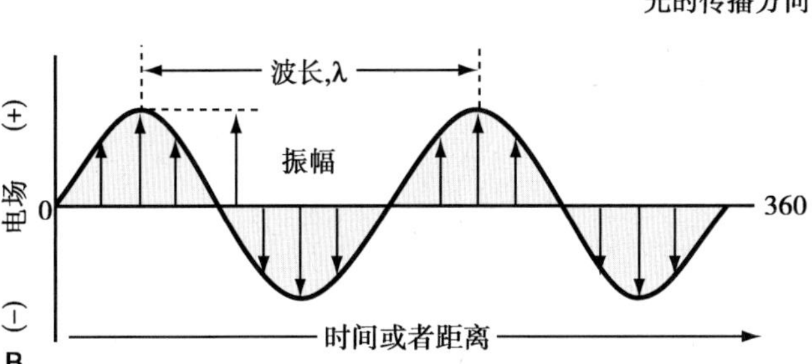

图 4-1　一束单色的平面偏振光的图解。A. 磁场(y 轴)和电场(x 轴)矢量互相成直角。B. 电场矢量的二维观

时间或者波的传播距离在横坐标上绘出。大多数实验室常用仪器的分析原理和电磁辐射中的电场成分相关,这也是本章的重要内容。磁共振(magnetic resonance)是一个例外,该设备利用了电磁辐射的磁场成分。

我们在这里阐明一些波的参数。正弦波的振幅(amplitude)显示为最大峰值处电矢量的长度。一个周期(period, p)为连续的最大值或极小值通过一个固定点所需的时间,以秒为单位。一秒之中振动的次数被称为频率(frequency, v),频率的单位是赫兹(Hertz, Hz),1 赫兹即一秒振动一次。频率也等于周期的倒数(1/p)。波长(wavelength, λ)是指连续的波中任意两个等价的点之间的距离(框 4-1)。在可见光区间最常用的波长的单位是纳米(nanometer, nm; $1nm=10^{-9}m$)。而 X 线和伽马射线区间的电磁辐射,通常使用埃(angstrom units, Å; $1Å=10^{-10}m$)作为波长单位。最后,由于红外区间的电磁辐射具有较大的波长,这一区间的波长单位可能会使用微米(micrometer, μm; $10^{-6}m$)。

框 4-1　描述波长的单位

$1nm=10^{-9}m=10^{-7}cm$,其他常用单位如下:

$1\mu m=10^{-6}m=10^{-4}cm$

$1Å=10^{-10}m=10^{-8}cm$

传播的速度

传播的速度,v_i 以 m/s 来记,由频率和波长的乘积决定。即:

$$v_i=\upsilon\lambda_i \quad \text{(公式 4-1)}$$

光的频率由光源决定,并且不会改变,而其传播速度则由其通过介质的成分所决定。因此,由公式 4-1 可推导出电磁辐射的波长同样由其通过的介质所决定。

真空中的光速和波长无关,并且是最大值。真空中的光速用 c 表示,等于 $2.99792\times10^8m/s$。公式 4-1 因此可以写成:

$$c=\upsilon\lambda=3.00\times10^8m/s=3.00\times10^{10}cm/s \quad \text{(公式 4-2)}$$

在其他介质之中,电磁辐射传播的速度都会由于其电磁场与介质原子中束缚的电子相互作用而减慢。由于辐射的频率由波源决定并且不变,当辐射从空气中进入其他传播速度较慢的介质时波长必然减小(框 4-2)。

框 4-2　举例:传播的速度

频率为 $1.58\times10^{15}Hz$ 的电磁波的波长(用纳米表示)是多少?

解答:

$\lambda=c/\upsilon$

$$\lambda(nm)=\frac{3.00\times10^8m/s}{1.58\times10^{15}Hz}$$

$\lambda(nm)=190$

电磁辐射的能量

光学设备可以发射出极高能量的电磁辐射,并且可能损伤人眼,如氙灯和氙灯。在接触这类设备时,需注意安全。

光子的能量 E 与波长和频率相关。下列公式中 h 为普朗克常数,$6.626\times10^{-34}J\cdot s$;$c$ 为真空中的光速($3.00\times10^8m/s$):

$$E=h\upsilon=hc/\lambda \quad \text{(公式 4-3)}$$

其中:

E=每个光子以焦耳(J)或者电子伏特(eV)计的能量

h=普朗克常数($6.626\times10^{-34}J\cdot s$)

υ=频率(Hz,即每秒几个周期)

光子的能量经常用电子伏特(electron volt, eV)来表述。一电子伏特被定义为一个电子通过一伏特的电场时所获取的能量。焦耳和电子伏特的换算关系如下:

$$1J=6.24\times10^{18}eV$$

$$1eV=1.602\times10^{-19}J$$

为了更好理解电磁波谱中不同区间的光子能量的大小,可以将框 4-3 中的紫外线和可见光光子能量进行对比。

框 4-3 举例：电磁辐射的能量

波长为 190nm(a)或者 520nm(b)的光子的能量，用焦耳或者电子伏特表示分别是多少？

解答：

(a)

$E=hc/v$

$$E=\frac{(6.626\times10^{-34}\text{Js})(3.0\times10^{8}\text{m/s})}{190\text{nm}(10^{-9}\text{m/nm})}$$

$E=1.046\times10^{-18}\text{J}$

当转换为电子伏特时，由于 $1\text{J}=6.24\times10^{18}\text{eV}$

因此，以电子伏特计的数值为 6.53

(b)

$E=hc/v$

$$E=\frac{(6.626\times10^{-34}\text{Js})(3.0\times10^{8}\text{m/s})}{520\text{nm}(10^{-9}\text{m/nm})}$$

$E=3.82\times10^{-19}\text{J}$ 或者 2.38eV

整个电磁波谱中频率、波长、光子能量的关系，可以在图 4-2 中清楚地看到。例如从图中可以看出，极高能量的、具有极短波长的伽马光子具有极高的频率(Rubinson & Rubinson, 2000)。而电视和广播使用的无线电波则正好相反。

辐射的散射

电磁辐射在介质中的传播可以被认为是辐射能量被介质中的原子、离子、分子在瞬间地吸收，然后当它们回到初始状态的时候再向不同的方向发射出来。当分子、原子的大小比辐射波长小的时候，相消干扰会清除大部分的辐射。小部分未被消除的部分是那些沿初始方向传播的辐射，因此这种和介质间的相互作用，看起来并未改变辐射的传播路径。原始辐射中，极小的一部分则会改变原来的传播方向，向各个方向传播，形成散射，散射的强度随着粒子大小的增加而增加。

瑞利散射

由尺度远小于电磁辐射波长的分子或者分子聚集体引起的散射称为瑞利散射(Rayleigh scattering)。其散射的强度与波长四次方成反比，和粒子极化度的二次方、散射粒子的大小成正比。在瑞利散射中，吸收和发射的光子波长是相同的。天空的蓝色就是由瑞利散射引起的，这是由于可见光中的短波成分(蓝光)具有更强的散射效应。

丁达尔效应

丁达尔效应(Tyndall effect)在粒子为胶体尺度大小时发生，并且可以用肉眼观察到。通过对散射效应的测量，我们可以判断聚合物和胶体分子的大小和形状。

拉曼散射

拉曼散射(Raman scattering)涉及光子吸收引起的振动激发，散射光的波长相对于激发光的波长变大。拉曼散射光的光

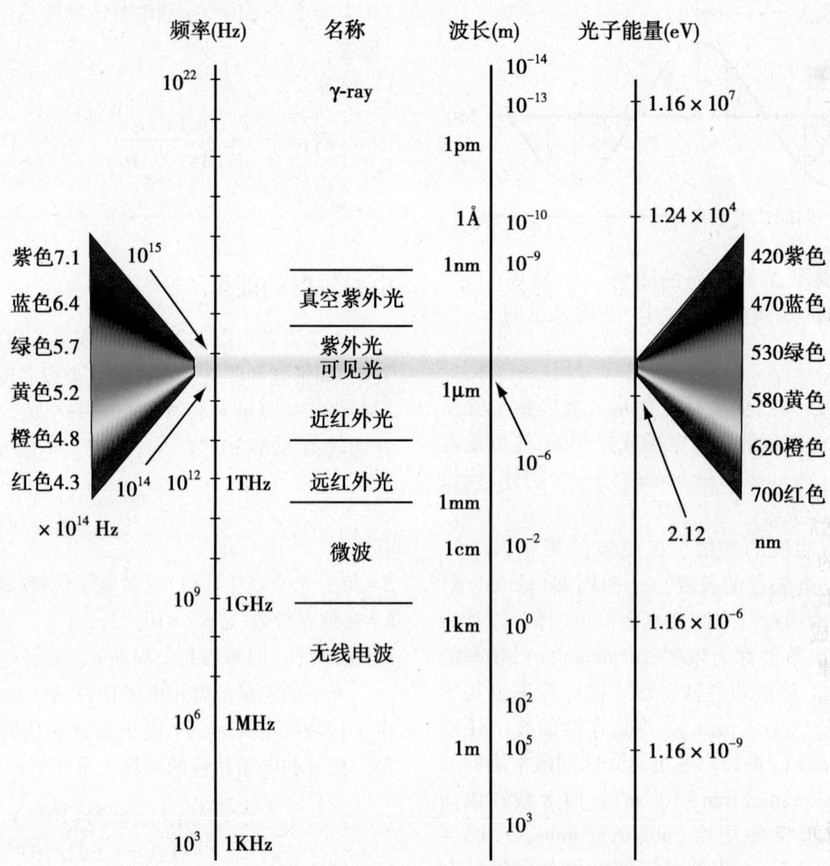

图 4-2 电磁辐射(EMR)的名称、频率、波长、光子能量。紫外和可见光在分析方法中都有广泛应用

子和激发光的光子能量的差额总是固定的。

Beer-Lambert 定律

当单色光(P_o)垂直通过含有吸光溶液的比色皿时，透射光的量(P)等于：

$$T=P/P_o \quad (公式 4-4)$$

其中 T 为透光度，透光度用百分数表示即是 $100T\%$。

Lambert 证明了当单色光通过某一特定浓度的吸光物质时，随着光径长度增加，透射光的强度呈对数衰减。溶液的吸光度(A)的计算公式如下：

$$A=\lg P_o/P \quad (公式 4-5)$$

透光度 T 与吸光度 A 的关系如图 4-3 所示。吸光度和百分透光率呈反相关(框 4-4)，计算公式如下：

$$A=2-\lg\%T \quad (公式 4-6)$$

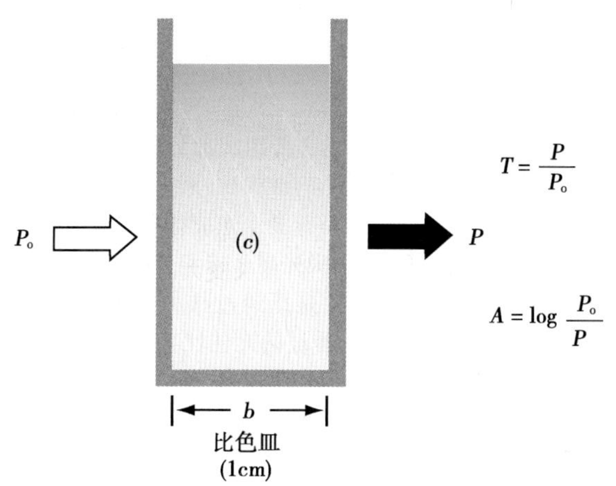

图 4-3 单色光经过吸收溶液后的衰减

框 4-4 举例：Beer-Lambert 定律

透过率为 10%的溶液的吸光率为多少？

解答

$A=2-\lg\%T$

$A=2-\lg10\%T=2-1=1$

Beer 进一步研究了辐射能量和浓度的关系。他设法保持波长和光径长度不变，然后研究辐射能量 P 和吸光溶液浓度的关系。在 Lambert 研究的基础之上，Beer 发现对于单色光，吸光度和光径长度(b)成正比，同时也和吸光溶液的浓度(c)成正比。这项研究彻底完成了 Beer-Lambert 定律(Beer-Lambert law)，或简称为 Beer 定律。

这条定律可以如下表示：

$$A=-\lg T=\lg P_o/P=abc \quad (公式 4-7)$$

其中：

a=以 L/(g·cm)计的吸光系数

b=以 cm 计的光径长度

c=以 g/L 计的浓度

当公式 4-7 中的浓度以 mol/L 计算时，这里的吸光系数称为摩尔消光系数，用 ε(epsilon)表示。ε 等价于消光系数 a 乘以吸光物质的克分子量(摩尔质量)。

$$A=\varepsilon bc \quad (公式 4-8)$$

其中 ε 的单位是 L/(mol·cm)。

吸光度和浓度的函数关系图显示，两者的关系为一条截距为 0、斜率等于"ab"的直线。吸收光谱法最适合于吸光度小于 2.0 的溶液。对于吸光度大于 2.0 的溶液，会由于光线与溶液中的物质发生其他的相互作用(例如溶液折射率的变化)，从而导致不正确的分析结果。这些相互作用可能会导致实际情况偏离 Beer 定律的线性关系，如图 4-4 所示。

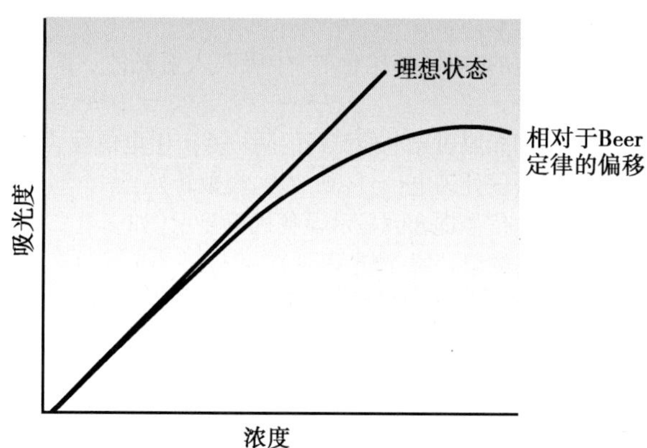

图 4-4 吸光度和浓度关系的图表，图中展示了相对于 Beer 定律的偏移

仪器因素或者化学反应均可能导致偏离 Beer 定律的现象发生。仪器带来的偏离通常是由于其带通滤波器或单色器产生的光谱带，因为比尔定律的对象是单色光，但真正的单色光只能通过特定的线光源才能实现。实际工作中，如果吸光溶液在仪器产生的光谱带上的吸收率是恒定的，那么还是遵循 Beer 定律的。

当溶液浓度变高(即吸光度更大)的时候，偏离 Beer 定律的现象会很明显。在图 4-4 之中显示，当不透明度上升的时候，曲线方向倒向了 X 轴。应该尽量避免这种偏离 Beer 定律的现象发生，以免增加浓度的相对误差。

偏离 Beer 定律的现象也可以发生在吸光溶液的物理或者化学平衡发生改变的时候。溶液中 pH 值、离子强度、温度等的改变都可能导致这样的偏离。

分光光度计的组成部分

在一个单光束或双光束结构中，一般的光度计或分光光度计通常包括 6 个基本部件：稳定的光源、产生特定波长电磁波谱的滤波器、样品池、检测器、信号处理器以及显示设备。一般光度计的这些基本部件如图 4-5 所示。

吸收型光度计检测光线并提供信息，其中每一个部件都发挥着相应的作用，如下所述：

- 光源发射出供样品吸收改变或衰减的能量。光源发射的多色光(包含所有可见波长)。
- 分光系统或滤光器从光源中分离出特定的光谱，并将其聚焦在样品之上。

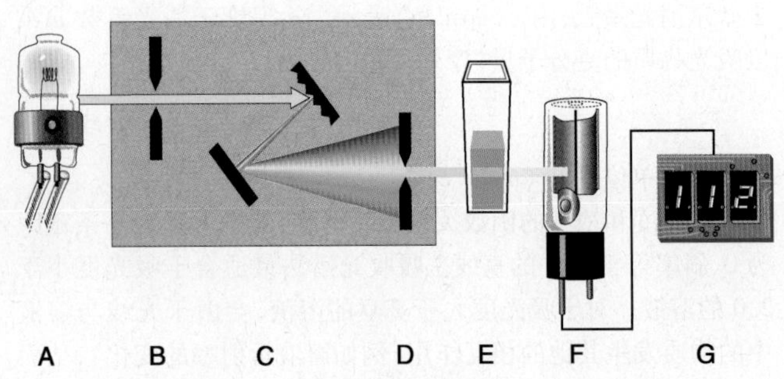

图 4-5 单光束分光光度计的组成。A. 光源。B. 入射狭缝。C. 单色器。D. 射出狭缝。E. 样品池。F. 光电探测器。G. 发光二极管(LED)显示器

- 样品在合适的容器(如比色皿)中吸收入射光的一部分,透过其余部分。
- 通过样品的光照射光电检测器的阴极并产生电信号。
- 通过电子手段处理电信号(如放大、模数转换)。
- 处理过的电信号耦合到显示设备进行显示(如光电二极管、X-Y 条形图像记录器、测量表等)。

光源

光源发出的多色光必须具有足够强度或功率,以满足待测物检测的需要。应使用稳压电源给光源灯供电,以保证其电压的持续和稳定。光源通常分为两种:连续光源和线光源。连续光源发射的光强大小在各个波长基本不变;线光源发射出一定数量的离散光线或者光谱带,每一条线或者带仅包含一小段波长。

连续光源在实验室中应用广泛,常见的连续光源有钨灯、氘灯、氙灯等。钨灯或者卤钨灯广泛用于可见光波长范围的分析。卤钨灯的灯丝在比通常的钨灯更高的温度下工作——由于韦恩定律和斯忒藩-玻耳兹曼定律——这使得它在可见光范围的中心波长附近具有最大的发射波长(颜色更"白"),并且具有更大的能量输出(更"亮")。在密封的灯泡中充入卤族元素气体,可以抵消高温导致的灯丝上的原子蒸发的问题。

氘灯通常用于提供紫外波段的分析所用的光源,其所使用的电压通常为 100V,这样的电压可以使电子获得足够的能量以激发低压气体中的氘原子,并且使其发射跨越整个紫外波段的光子。

高音氙气放电灯中强烈的原子相互作用产生了包括紫外波段和可见光波段的连续光源。气体放电灯通常以一定的频率进行脉冲发光,脉冲频率决定了该光源的平均强度和使用寿命。

在原子发射线光源中,电子在原子不同能级间进行跃迁。如果原子和其他原子之间没有相互作用,那么它释放的能量大小恒定,所有释放的光子波长将会非常接近。这样就形成了低压气体放电产生的标志性窄线状发射波谱。线光源在原子吸收光谱、分子光谱、荧光光谱中有广泛的应用。汞蒸汽灯和钠蒸汽灯可以产生紫外和可见波段的线光源,应用在多种分光光度计中。在原子吸收光谱中,空心阴极灯通过使气体放电(例如氖)的热量来产生金属蒸汽,提供自由金属原子的气体放电。通常每种灯都使用某一特定的金属元素,也有一些灯使用几种不同的金属元素,但每种元素的发射光都会减弱。

激光光源具有高强度、窄带宽以及输出稳定等特点,使其成为一种非常有用的分析仪器光源。激光光源的几种特殊应用包括高分辨率光谱学、极短时间(10^{-9}~10^{-12} 秒)内的动力学研究、散射浊度计的光源、用于 MALDI 和 SELDI 质谱法技术的离子源。

波长选择器

分光光度计最重要的部件是用来选择合适波长的装置,即分光装置(wavelength selectors),常见的分光装置有滤光片、棱镜、光栅单色器、全息光栅。这些分光装置的性能可以通过其标称波长(nominal wavelength)、光谱带宽(spectral bandwidths)、带通(bandpass)来确定。标称波长是用纳米为单位的最大透光率时的波长。光谱带宽是指峰高一半以上部分的波长宽度,有时也被称为半功率点(half power point)或者半峰宽度(full width at half peak maximum,FWHM)。通过的波长总宽度被称为带通。图 4-6 总结了上述三种分光系统的特征。这张图也对比了干涉滤光片(A,左边)和吸收率光片(B,右边)的特征,我们即将讨论。

滤光器

分光装置是分光光度计的重要组成部分,其作用是分离出单色光或者一条波长范围极窄的带状光,用来照射样本或光电检测器。吸收光谱学检测的是有多少光被样品吸收,也就是测定样本中分析物的吸光度,而吸光度直接和分析物浓度成正比(见 Beer 定律)。百分透光度是指透过样品的光与无样品时(例如缓冲溶液或空白溶剂)透过的光的比值。理论上没有分光装置时也可以测得这个比值,但是在这种情况下大多数的光根本不会被吸收,计算透光度时将不得不在两个极大的数值(例如透过空白对照的光强和透过样品的光强)之间检测极其微小的差别。为了避免上述情况,就需要使用滤光片尽量过滤掉"无用的"光,以获得更加准确的结果。

滤光片滤光的方法主要有两种。第一种是使用合适的滤光片限制进入样品的光的波长,即样品前滤光(presample filtering)。第二种是让多色光透过样品,然后再将透射光通过高分辨率棱镜(high-resolution prism)分割成多种波长的成分,并分别将不同波长的成分聚焦到不同的检测器上,基本上每种检测器都对应某一特定波长。如果样本吸收某一特定波长的光线,便可以计算出相应该波长的吸光度。这种方法叫做样品后滤光(postsample filtering)。

样品前滤光(Bender,1987) 基本上有两种滤光器在其中应用:吸收滤光器和干涉滤光器。吸收滤光器将电磁波谱中特定成分吸收,只允许特定的波长范围通过,并通过样本。最简单的吸收滤光器包括几种不同形式的滤光片。一种只允许大于 400nm 波长的光通过,另一种只允许小于 600nm 的光通过。如果两者一起连续使用,它们就只允许 400~600nm 波长范围的光通过,峰位于 500nm。较早的分光光度计通过使用彩色玻璃或者透明塑料材料,将这种方式精细化。这些颜色排列在一个圆圈或者转轮上,光线可以在光路上通过许多相对较窄的分色区域。例如,如果可见光中绿色的部分是我们想要的,转轮就会旋转到绿色滤光器可以排列在光路中的位置。这些滤光器的带宽大约是 30~50nm(图 4-6)。

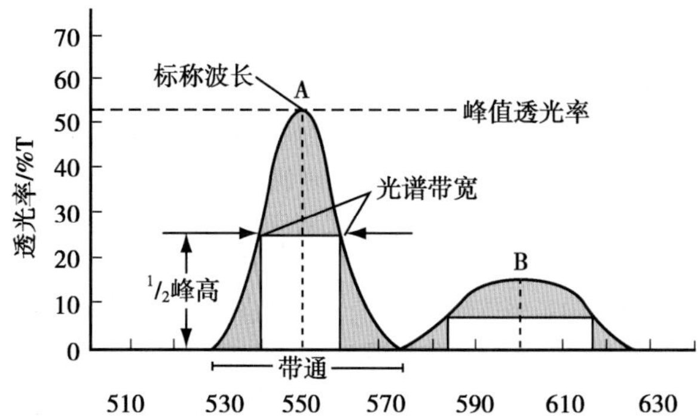

图 4-6　两种不同的滤光器的光谱特征的比较。A，干涉型滤光器。B，吸收型滤光器。A 的光谱带宽远远小于 B，A 因此允许更少波长范围的光通过

这样的带宽相对来说仍然较大，但是也足以分析溶液中的待测成分；吸收滤光器不足以扫描单体化合物或者大分子的吸收光谱，或者精确测定低浓度的分子。为了达到上述目标，我们有必要引入干涉滤光器。

最简单的干涉滤光器的结构为光线通过一个内部覆盖了微镜体（micro-mirrors）的氟化镁腔体，如图 4-7 所示，通过每个等距的开口或者狭缝进入的光线才能继续前进，其他的光线则会被腔体吸收。光从狭缝沿与水平面一定角度进入，通过腔体，然后反射到相反方向。在图 4-7A 中，如果通过的长度 $ab=bc$，并且通过长度等于所需的波长，通过光学理论我们可以知道，波长等于通过长度或者通过长度等于其波长整数倍的光将会和上方的狭缝入射的光通过干涉加强（波会直接叠加）。例如，图 4-7A 中，波长 $L=ab$ 的光，从 b 反射到 c，将会严格地与从狭缝 c 入射的、波长或者波长的整数倍是 L 的光同相，其他波长的光则会和由 c 入射的光干涉衰减。光线又一次从 c 反射到 d 又回到 e，从而再次和从 e 入射的波长或者波长的整数倍是 L 的光相叠加（发生增强的干涉）。最后，只有我们所需波长的光线可以通过狭缝 f、h 传出。

需要注意的是，因为所需光波长是其波长的整数倍的光线也可以和通过小腔的所需光干涉加强，所以最后会有多种波长的光传出。波长 L、进入腔体的入射角 q、MgF_2 的折射率 R（1.38）、在腔体中传播的距离 d 的定量关系如下：

$$ML=2dR\sin(q) \qquad \text{（公式 4-9A）}$$

其中 M 为任意整数。请注意根据上述公式，许多基本波长的等于其波长整数倍的光可以传出。在实践中消除那些不需要的光可以通过使用诸如放置合适的玻璃滤光片等方法。

上述的方法可以有效地获取特定波长的（接近）单色光。但是却无法获得扫描不同样本所用的不同波长的单色光。为了达到上述目的，我们使用另一种装置。这次我们利用另一种光学原理：光的衍射的原理。如图 4-7B 所示，当多色光通过小腔上两条狭缝的时候（和图 4-7A 的情形很接近），区别在于小腔内没有氟化镁晶体，如果在小腔的另一边放置一块屏幕，两束光线直接互相干涉，在屏幕上可以看见互相分离的亮条纹和暗条纹（Bender，1987）。亮条纹是由于两束光干涉增强形成的，而暗条纹是由于干涉衰减造成的，其中没有光线可以射出。条带的宽度和它们之间的距离取决于波长以及两束光线的入

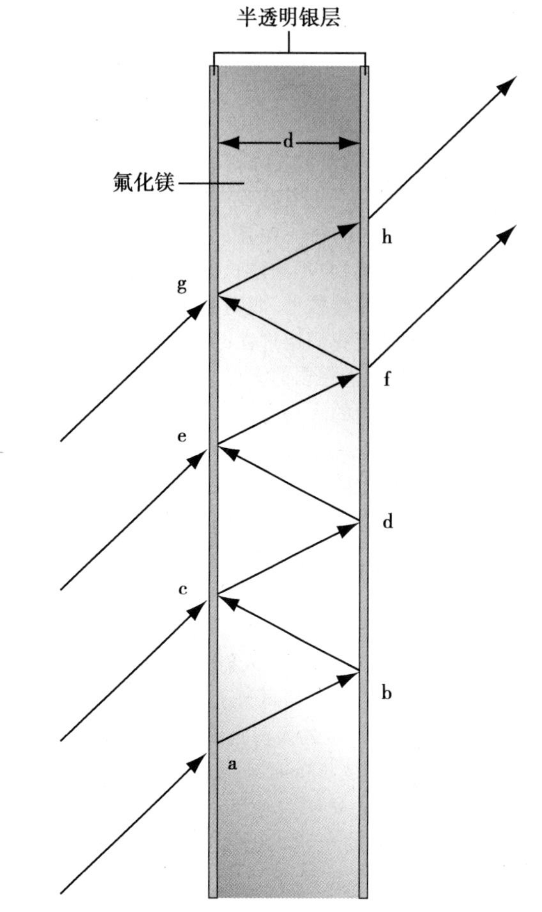

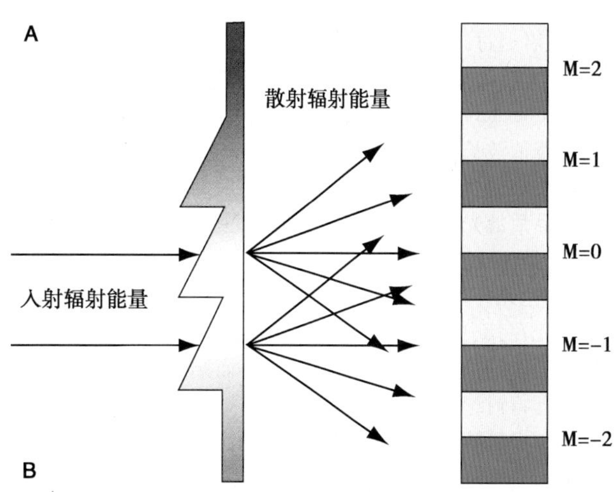

图 4-7　A. 一个干涉氟化镁滤光器。光线通过等距的开口，以特定的入射角进入。从图的最下方，光线从 a 进入并达到 b，b 处有镜面反射光线到 c。通过的长度 ab=bc。如果这个长度等于我们所需的波长（或者我们所需波长的整数倍），我们所需的波长的光到达 c 后将会和光源入射的同样波长的光恰好同相，这回使他们干涉增强。其他所有波长都不是同相的，因此会干涉衰减。这样的过程多次进行，最后只有我们所需波长的光可以从 f、h 这样的出口射出（如 Bender，1987）。B. 衍射滤光器。当光线从多个狭缝入射，如同 A 中的情形，每一条狭缝都和相邻的距离相等，不同波长的光都自己同时干涉增强和干涉衰减，形成了亮条纹（图中黄色）和暗条纹（图中蓝色），可以从屏幕上看到。这些条纹的位置只取决于波长和入射角。如图所示，如果只在亮条纹（黄色）处开口，则只有特定波长的光可以射出

射角度。因为,对于一个给定的角度,射出的单色光的条带位置只和波长相关,如果在小腔另一边的狭缝只开在我们所需波长的位置,则只有那个波长的光可以从中射出。这种效果可以通过彼此相邻地设置多个开口,像锯齿状或者栅格状,如同图 4-7B 中所示,临近的开口彼此相隔相等的距离 d。

多色光是由多种单色光构成的,当多色光通过两条狭缝,如图 4-7B 中展示的那样,每一种波长的单色光都会和自己发生干涉加强和干涉衰减,而不同波长的光只能干涉衰减,除非其中一种波长为另一种整数倍,如同前面讨论 MgF_2 小腔中的情形那样。这就可以使我们通过在已经知道的位置设置彼此相邻的开口,"猎捕"我们想要的波长。限制这种方法获取真正的单色光的因素是狭缝的大小可能会导致一部分附近条带的"迷路的"光混入。

正如在前面讨论过的 MgF_2 干涉腔中的情形,另一个污染光源可能是波长的整数倍为我们所需波长的光。描述波长和距离关系的函数和先前 MgF_2 腔中的很类似:

$$ML = d\ \sin(q) \qquad \text{(公式 4-9B)}$$

这里的 d 是指任意两条相邻入射狭缝(即面向光源的表面上的狭缝)之间的距离,不是如同 MgF_2 腔里那样穿过腔体的距离。对于给定距离 d,给定的入射角度 q,这个方程有多个解。比如,如果给定的波长是 800nm,$d\ \sin(q)=800$。对于 $M=1,L=800$;$M=2,L=400$nm;$M=3,L=266.67$nm,等等。如同 MgF_2 腔中那样,这些不需要的光可以用特制的玻璃或者其他滤光器滤除。

注意图 4-7B 中展示的系统,它可以允许对任何待测物的吸收光谱进行连续扫描。通过使用电子设备,改变出口狭缝的位置,或者通过改变面向光源的表面的角度改变入射的角度,波长可以连续变化。具有这种能力的滤光器叫做单色器(monochromators)。图 4-7 中展示的两种干涉系统具有特殊的、大约占峰值波长 1.5%的带宽,如图 4-6 可以看出比吸收型的滤光器要窄得多。

样品后滤光 一种不同的获取单色光并精确计算吸光度的策略,是先让多色光不经过滤,通过样品之后再通过一个棱镜,将多色光分离成波长连续的单色光。棱镜起到的效果取决于入射光在其中的折射效果。一束辐射以特定的角度入射棱镜会偏向法线方向,而从棱镜-空气界面则会离开法线方向。和我们即将讨论的光电倍增管一样,每一个波长都被聚焦到一个光电二极管阵列,使得每个光电二极管都只响应一组特定波长的光。再将有样品时的总透射光线和空白对照组的总透射光线进行对比。光电二极管阵列是一种将光能转化成电流的系统,它通过一个使用光子激发金属表层电子的、被称为导电带的系统产生电流。

样品池

样品池用来盛放样本,并且必须保证在感兴趣的光谱范围是完全透明的。在电磁波谱的紫外区域(波长小于 350nm),样品池使用石英玻璃或者石英制成。硅酸盐玻璃可以在 350~2000nm 波长范围使用。塑料容器可以在可见光范围内使用。一般地,通过样品池的长度是 1cm,全自动化的仪器中可能使用更小的长度。但是为了增加灵敏度,一些样品池可能有超过 10cm 的长度,这样可以提升给定溶液的吸光度 10 倍(见 Beer 定律,公式 4-7)。

许多双光束分光光度计拥有两个样品池:一个用来盛放样品,另一个用来盛放溶剂。如果两个样品池同时使用,应该对两者进行光学匹配以便获得更精确的结果。配套的比色皿可以从制造商处购买,但是在使用之前应该使用它们盛放完全一样的溶液进行测量并对比结果,以此对其性能进行验证。之后一个比色皿用来盛放样本,另一个用来盛放空白溶剂。每次使用之前都必须小心清理比色皿。

光电检测器

测定有多少光通过了比色皿中的样品很重要。为了完成这一目标,可以利用构成了量子理论基础的光电效应。特定波长的光子激发金属原子外层的电子到较高的能级,使它们能在"导电带"内活动,并产生电流。电流的强度直接和光照强度成正比,而且可以被探测和数字化。

光电倍增管 光电检测器中最常用的是光电倍增管(photomultiplier tubes,PMT)。当辐射能量很低时光电倍增管应用广泛,这种情况在被测物浓度很低的时候很常见。它的操作原理和光电管很类似,但是有一个重大的区别。一些 PMT 可以提供比光电管 1∶1信号强上百万倍的信号。这是因为它使用了许多排满这个管体的倍增电极。PMT 在光子击中一个光电阴极(photocathode)时开始响应,电子从光电阴极发射。PMT 拥有许多额外的光电阴极,被称为倍增电极(dynodes),每一个的电势都比上一个要高大约 90V 左右。如图 4-8 中展示的整个过程一直持续,直到所有电子都被阳极收集,产生一个导向电流扩大器的电流。

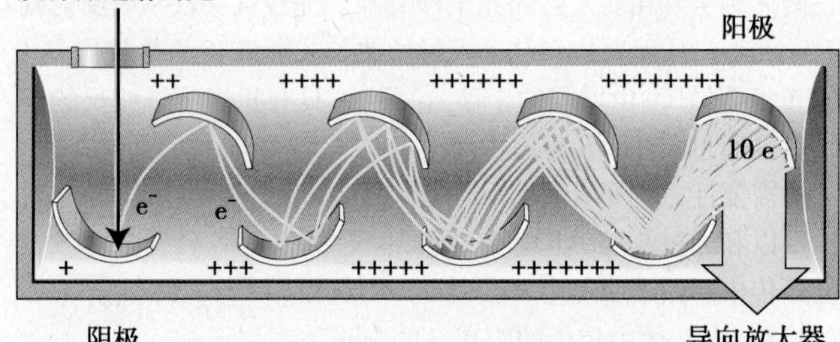

图 4-8 光电倍增管的原理图解。在图中,在阳极信号会放大 10 倍(Redrawn from Simonson MG;In Kaplan LA, Pesce AJ, editors. Nonisotopic alternatives to radioimmunoassay. New york, 1981, Marcel Dekker.)

光电倍增管对紫外和可见光波段的灵敏度很高,而且反应时间很短。这些灯管仅限于测量低功率辐射,因为强光会对光电表面造成不可逆转的损害。

光电池或屏蔽层电池 另一种探测光子激发电流的方法是光电池。这是一个用于检测和测量在可见光区域的辐射的常用光电转换器。这种电池最大的灵敏度大约在 550nm 波长处,在 350nm 和 750nm 处大约会下降 10%。它由一块扁平的、上面堆放了半导体材料(如硒)的铜或者铁电极组成。半导体外层覆盖了一层半透明的金或者银薄膜。当能量足够强的辐射穿过了外层薄膜达到了半导体,共价键被破坏,传导电子和空穴形成。电子向金属膜移动,空穴被填满。自由电子就可以通过外部回路移动并和这些空穴发生相互作用。这就产生了强度和击打半导体表面的光子数成正比的一股电流,并且光电流的强度与照射到电池的光强度成正比。

这样的光电检测器很耐用并且价格低廉,而且不需要外部电源。而低敏感度和容易疲劳则是两个明显的缺点。对于日常的可见光波段的分析,这样的光电池可以提供可靠的分析数据。

真空光电管 真空光电管(vacuum phototubes)具有封闭在抽真空的透明外壳中的半圆柱状的阴极和线状的阳极。电极的凹面上有一层光电发射材料,当光照射的时候会发射电子。当两个电极之间具有电势差的时候,发射的电子流向阳极,产生大约强度为光电池10%强度的光电流。从光电发射表面发射的电子数目和照射强度也是成正比的关系。所有电子都会聚集到阳极。市面上的光电管中使用几种不同的光电发射表面,包括高灵敏度的双碱性(biakali)材料,如钾、铯、锑;红光敏感的材料使用多种碱性(multikali)材料,包括:Na/K/Cs/Sb;紫外敏感的材料使用紫外线透明窗口(UV transparent windows);平坦响应材料使用Ga/As成分。

硅二极管传感器 硅二极管的灵敏度高于真空光电管,但是低于光电倍增管。光电二极管具有190~1100nm的光谱范围。这种设备包含充满了正(P)和负(N)电荷的半导体材料,彼此相邻地嵌在一个硅芯片上。一个电源和这种装置相连,正极负极分别与P型材料和N型材料相连。这样就形成了一个消耗层,电导近乎于0。如果一束光击打硅芯片,消耗层就被破坏,并且产生一束和光照强度成正比的电流。这个过程在图4-9中展示。

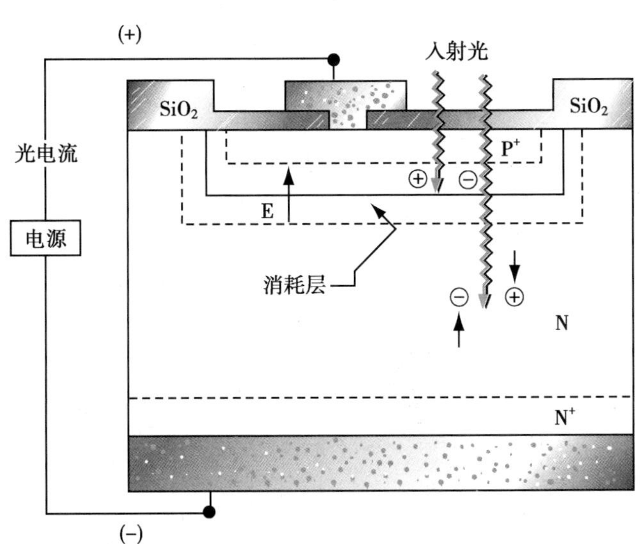

图4-9 电磁辐射(EMR)的名称、频率、波长、光子能量。紫外和可见光在分析方法中都有广泛应用

多通道光子传感器 在样品后滤光器的讨论中,我们提到了未经滤光的光线从样品中透射出来之后,可以应用棱镜分解成连续波长的光。这些不同波长的光可以使用电子检测器探测,连续光谱中不同波长的光可以被定量。这里我们介绍几种多波长的光电检测器。

多通道传感器由一系列微小的光电传感器单元,按照线性或者二维的模式排列在一个单独的半导体芯片上。芯片通常由硅制成,并且通常大小为数毫米,但是仍然具有一个完整的电子线路,可以使它获得分别分辨每一个传感器的信号并且将它们按照序列或者同时输出能力。这种多通道传感器通常放置在光谱仪的聚焦平面上,因此色散的光谱中的多种元素都可以同时被测量并进行转换。现在有几种多通道传感器同时处于应用之中,包括光电二极管阵列(photodiode arrays,PDA)、电荷注入器件(CID)、光电耦合器件(CCD)等。

光电二极管阵列 使用现代的微电子制造技术,我们可以生产在单一集成电路(integrated circuit,IC)上,由数百个光电二极管一次排列组成的、线状(单一维度)的阵列,或者芯片(图4-10)。每一个二极管可以记录一条线上某一个点的光照强度,将它们集中在一起就可以提供光强度在整个阵列上的变化。

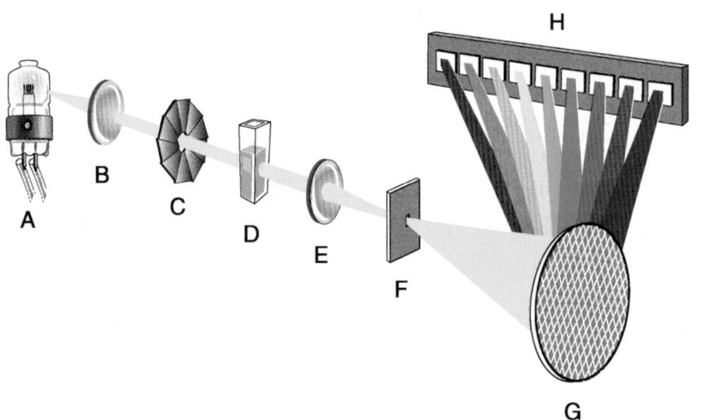

图4-10 光电二极管阵列。A,光源。B,镜头。C,快门。D,样品池。E,镜头。F,狭缝。G,光栅。H,光电二极管阵列

我们使用一种复用方法(multiplex method),将整个PDA提供的数据全部利用。它将每个信号独立记录,但是将它们以序列的形式提供给一个单独的放大器。PDA输出的数据是直方图的形式,沿着整个序列,记录每一个光电二极管泄漏的电荷。这样可以反映光照强度在整个序列上的变化。因此PDA探测主要有三个步骤:

- 初始化
- 积累每个像素的电荷——积分时间
- 读出信号

和PMT相比。光电二极管阵列(photodiode arrays,PDA)具有更短的动态范围和更高的噪音。它主要应用在同时间的多通道检测器之中。

电荷转移原件 最近的固体探测技术的发展,使我们可以生产一种非常高效的二维阵列检测器作为光电二极管的替代品。它工作的原理依赖电荷转移(charge-transfer)过程。电荷转移原件(charge-transfer device,CTD)是一种通过在光子击打集成电路半导体材料的时候使电子由束缚态进入游离态,进行探测的探测系统。一系列这样的表面电极将检测器划分成独立的、光敏感的"像素"。每个电极处积累的电荷和每个特定像素处的总光强成正比。

有两类不同的电荷转移原件:电荷注入器件(CID)和光电

耦合器件(CCD)。在CCD中,所有的电荷包沿着阵列行从一个像素移动到下一个像素,如"斗链"。在整个序列的最后,这些电荷包被按顺序传入一个芯片上的低噪音放大器,并将之转化成电压信号。整个二维阵列的信号分布曲线在一个序列中被同时记录,这样就提供了一系列和所有探测区域的像素一一对应的电压信号。

在CID中,每一个像素积累的电荷可以通过一个网状的电极系统被检测,从而被分别无损记录。这是CID和CCD以及PDA系统的一个重要区别,后两者的探测区域信号在读出的时候会被"破坏"。

信号处理和读出

电信号从传感器中读出的过程依赖一种可以将信号放大、进行直流/交流电转换,调整信号的相位、并滤除不需要的成分的设备。与此同时,信号处理器还需要对信号进行数学运算,如微积分计算、整合以及对数运算。现今使用的读出设备包括数字表、达松瓦尔电流检流计(d'Arsonval meters)、记录器、发光二极管(LED)、阴极射线管(CRT)以及液晶显示器(LCD)。

分光光度计的质量验证

几种不同的光学参数必须要定期监测。大多数监测机构和认证机构都推荐定期监测这些参数。它们包括:波长或者光度测定准确度、吸光度校正、线性度以及杂散光。

准确度是指测量值和真实值接近的程度。波长准确度是指当分光光度计测量作业时,所使用的波长和设定波长的接近程度。光度测定准确度可以通过特殊的玻璃滤光器简单地验证。两种常用的玻璃滤光器包括钕镨玻璃和氧化钬玻璃。钕镨玻璃在600nm处有一个较宽的吸收峰,钬玻璃在360nm有几个较锐利的吸收峰。

吸光度验证可以使用玻璃滤光器或者已知特定波长吸光度的溶液来进行。操作过程即分别使用特定波长来测定每个溶液的吸光度,并将测得结果与标称数值进行对比,十分简单。每个用户应该根据公认的标准建立对测量的容忍度。

线性度是指光度计系统在辐射能量和浓度之间产生线性关系的能力(即Beer定律)。光谱仪的线性能力取决于滤光器以及已知某波长吸光度的溶液。线性度验证必须同时评估斜率和截距。

杂散光是指任何不是从多色光源产生但是达到了检测器的光。杂散光对任何检测都会有很大的影响,使用特殊的截断滤光器可以评估杂散光的影响。

光度计的不同种类

吸光光度法的仪器有几种不同的设计和配置。每一种独特的命名都和它的设计密切相关。这些术语不是通用术语,但是我们在这里介绍以便指导。

分光镜(spectroscope)是用来肉眼识别原子发射谱线的一种仪器。它具有单色器,通常是棱镜或者衍射光栅,其射出狭缝被一个可以在焦平面上自由移动的目镜取代。当谱线聚焦在目镜上的时候,发射谱线的波长可以通过入射光和散射光的夹角来判断。

色度计(colorimeter)用人眼作为检测器,使用者对比观测到的未知样品的颜色和一支或一系列标准浓度样品的颜色。光度计(photometers)由光源、滤光器、光电传感器,同时还要信号处理器和读出设备组成。有些生产商使用色度计(colorimeter)或者光电色度计(photoelectric colorimeter)来称呼光度计。这些光度计使用滤光器来分离特定波长的光,而不是光栅或者棱镜。

分光光度计(spectrometer)是一种可以提供辐射能量强度和波长或者频率的函数关系的仪器。分光光度计是有一个或者多个射出狭缝以及光电传感器,可以计算两束光线能量比值和波长的函数的仪器,如同分光镜中的过程。大多数分光光度计使用光栅单色器将多色光分离成光谱,如我们先前在样品前滤光部分讨论的一样。

单光束分光光度计是最简单的吸收分光计。它们被设计用来一次测量一个特定波长的吸光度。在使用单光束分光光度计时,待测物的最大吸光度必须是已知的。将标准物质(空白溶剂)放入合适的比色皿中,并放置在单色光的光路上进行测量。将遮板关闭,阻止所有光线达到传感器时,将仪器调整到读出0%T;之后将遮板打开,读出100%T。在调试完成之后,将样品放在光路上,并测量吸光度,然后根据Beer定律建立标准曲线,并依此来计算待测物的浓度。

双光束分光光度计将一束单色光分成两个部分,其中一束通过样品,另一束通过标准溶液或者空白对照。在这种构架之下,参考光束(reference beam)中的能量和光源能量、单色器透射能量、标准物质透射能量以及检测器响应不同,使得通过样品的光束和参考光束能量差异为样品(浓度)的函数。参考光束的输出可以被固定,这样样品的吸收率就可以单独的通过样品光束的电信号输出测定。

双光束分光光度计有两种基本的设计:空间双光束与时间双光束。空间双光束使用两个光电检测器:一个用来探测样品光束,另一个用来检测参考光束。两个信号导向不同的放大器,之后再将两个信号之间的差别传递给读出设备。时间双光束系统的模式图在图4-11中给出。

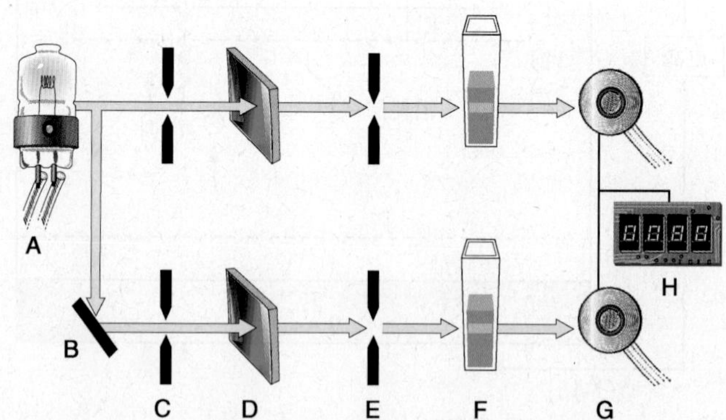

图4-11 空间双光束分光光度计的模式图。A,光源。B,镜子。C,入射狭缝。D,单色器。E,射出狭缝。F,样品池。G,光电检测器。H,发光二极管(LED)

时间双光束系统使用一个光电检测器,并且使用斩波器(chopper)将光束先通过装有样品的比色皿再通过装有标准溶液的比色皿。斩波器是诸如旋转扇形镜这样分割或者偏转光束的仪器。每一条光束都由一系列被暗间隙隔开的脉冲组成,

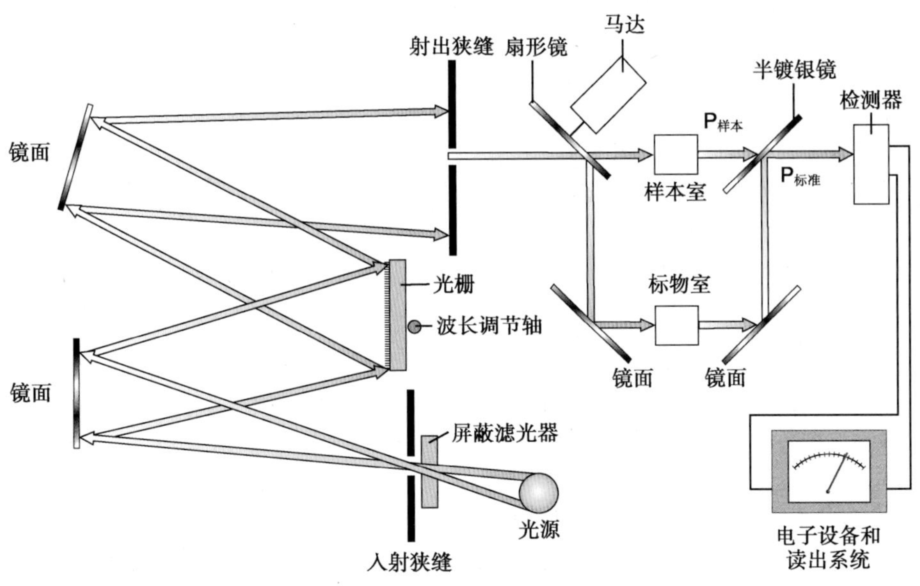

图 4-12　时间双光束分光光度计的模式图

之后各自被导向合适的检测器。时间双光束的模式图在图 4-12 中展示。

扫描双光束系统包括双光束分光光度计和一个可以提供给定样本吸光度和波长的 X-Y 图的记录仪组成。这种分光光度计有一个可以以给定速度旋转的、自动的波长凸轮。这个记录器可以设定单色器的给定波长,方便辨识不同波峰的最大值。

反射测定法

使用反射测定法(reflectometry)进行生物体液中的待测物测量已经应用数十年。临床上的应用主要有两个:尿试纸分析(urine dipstick analysis)和干化学分析(dry slide chemical analysis)。这些分析使用的仪器包括反射计。反射计是一种用来测定分散在颗粒或者纤维状支撑物上的液体样本反射的光的数量的滤色光度计(filter photometer)。

反射有两种形式:镜面反射和漫反射。镜面反射发生在光滑的表面上,入射角和反射角是想等的。光滑表面(如镜子)可以用来改变辐射的方向,但是不能用来测定浓度。漫反射在非光滑表面发生(如颗粒或者纤维状的表面)。反射的辐射能量会以多个方向传播。漫反射发生在薄层内部,并且和薄层的属性与特征相关。有颜色的物质会吸收其特定波长的光,并将其他所有波长的光以许多不同角度反射。因此特定物质的含量可以间接地由反射光线来测量。

典型的临床实验室中应用的反射计只测量反射光中恒定的一小部分。因此样本的反射率可以用以下公式表述:

$$R_{(漫反射率)}=\frac{R'_{(样品造成的漫反射)}}{R'_{(标准物质造成的漫反射)}} \quad (公式 4\text{-}10A)$$

分散在白色的纤维或者颗粒表面的总的样本的反射光因此和溶液的浓度成反比,如下式:

$$R_{密度}=-\log\left(\frac{R_{样本}-R_{黑色}}{R_{标准}}\right)\times R_{白色} \quad (公式 4\text{-}10B)$$

其中:

$R_{密度}$ = 校正后的样品的反射密度

$R_{样本}$ = 测得的样本的反射率

$R_{黑色}$ = 黑色标准物质的反射率

$R_{白色}$ = 白色标准物质的反射率

$R_{标准}$ = 标准溶液的反射率。

理想的纯白色陶瓷材料的反射率的值为 1(即所有光线都被反射),而与此相对地,理想的纯黑色材料反射率的值为 0(即所有光线被吸收)。

反射率的百分比和待测物的浓度没有线性关系。人们开发了几种算法试图将这种关系线性化,特定的算法依赖于支撑平板或者薄膜的材料的反射特性,以及光照的特征,仪器的几何构造。

反射计

反射计的组成成分非常类似于光度计,如图 4-13 所示。

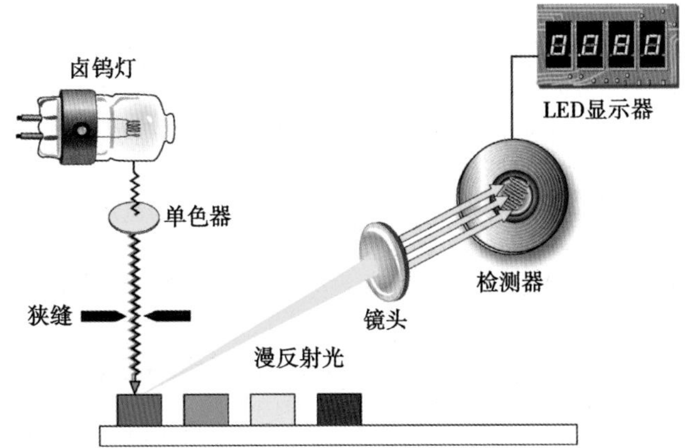

图 4-13　用于尿试纸待测物分析的典型的反射计的构成。不同颜色的块代表了不同的尿液分析。蓝色代表使用反射计进行定量分析(如聚焦在样本上并以直角反射(黄色光束)的光被检测)

它使用卤钨灯作为多色光源。单色器(固定滤光器或者用于多重分析的轮式滤光器)用于分离所需波长的光。之后单色光通过狭缝依据所用设备的不同导向试纸垫。通常使用固体光电检测器来探测反射的辐射能量。而特殊的光学设备诸如光导纤维或者椭球面镜则可以用来将辐射能量导向检测器。计算机或者微处理器用来将非线性的信号转换成可直接读出的浓度单位。

分子发光光谱(荧光光谱)

原理

发光现象的基础是特定物质吸收了电磁辐射的能量被激发之后,进入激发态,而后又回到初始或者更低能级时发生的能量交换过程。因为一部分能量在发射之前就因为和溶剂或者其他分子碰撞损失了,发射光的波长会长于激发光的波长。大多数初未被激发的分子具有偶数个电子,这些成对的电子充满了分子轨道,并且拥有相反自旋。电子的能量在这种自旋状态下无法通过磁场来探测,这种状态被称为单重态(singlet state)。当一个电子被电磁辐射激发,并且它的自旋和初始状态一样,这就产生了激发单重态(singlet excited state)。激发态的寿命(lifetime)是指分子在发射激发光之前保持激发态的平均时间。对于激发单重态,其寿命为 10^{-9}~10^{-6} 秒之间。激发单重态发射的光被称为荧光(fluorescence)。如果激发态的电子自旋改变了,如果引入磁场电子能级将被割裂,这种电子状态被称为三重态(triplet state)。三重态的寿命大约为 10^{-4}~10 秒之间(Willard et al,1988)。三重态发射的光被称为磷光(phosphorescence)。

因为其高灵敏度,分子发光应用广泛。由于其发射的光几乎是相对于完全黑暗的环境测量,其信噪比非常高。高特异性是由于使用了两种不同的光谱:激发光谱和发射光谱,这也为荧光的寿命测量提供了可能性。两组化合物同时被同一波长激发而发射不同波长的辐射可以通过这种方式被很好地区分开。

荧光计和荧光分光光度计的组成部分

用来测定荧光的仪器遵循以下基本设计:光源、激发(初级)单色器、样品池、发射(二级)单色器,以及光电检测器(图 4-14)。激发光源是诸如汞蒸气灯或者氙弧光灯这样的高强度光源。简单的仪器使用汞蒸气灯这样不需要特殊电源的设备。汞蒸气灯提供间断的、强共振谱线,对于那些吸收带和这些谱线不重叠的化合物则不适用。因此需要引入诸如氙弧光灯这样能提供 300~1300nm 范围连续谱线的合适光源。这样的光源在几乎所有商用的荧光分光光度计中使用。在荧光测量中,发射光以和入射光成直角的方向被探测,用以消除所有可能的激发光的影响。由于信号强度通常很弱,一般使用光电管或者光电倍增管(photomultiplier tubes,PMT)来探测荧光信号。如今市面上的新型的荧光计使用二极管阵列或者 CTD,它们可以快速同时记录激发光和发射光光谱,这在色谱法和电泳法中有很大的实用意义。

时间分辨荧光分析(time-resolved fluorescence assay)可以减少其他荧光测定中诸如重叠在荧光的样品化合物的激发、发射光谱的固有问题。螯合物中最常用的标记是铕(Eu^{3+})。能量被有机配体吸收,电子由基态单重态被激发至激发单重态。这种激发会导向基态 S1 任何一种振动多重态,并且很快通过非辐射途径跃迁回基态 S1。能量随之被转移给金属铁原子,铁原子随之被激发并发射出特征辐射。能量转移之后 Eu^{3+} 从三重态跃迁回基态放射波长为 613nm 的辐射。Eu^{3+} 螯合物的辐射寿命大约为 10~1000μS,相比之下大多数荧光团(fluorophore)的荧光寿命以纳秒为单位。因此,Eu^{3+} 因其更长的荧光寿命,比起荧光素这样的荧光寿命只有 4.5ns 的荧光基团,它具有更好的应用前景。时间分辨荧光分析的仪器和典型的荧光计非常类似,除了它在整个光谱的一小部分上使用一种时间门的测量方式。

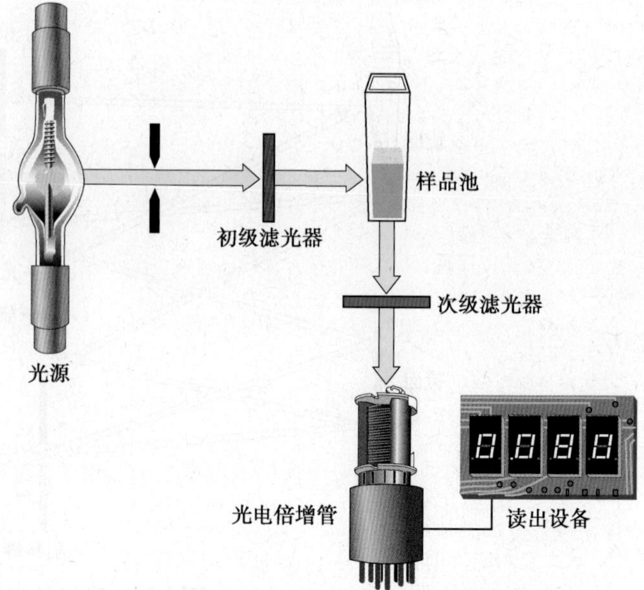

图 4-14 荧光计的组成(From Bishop ML, Duben-Engelkirk JL, Fody EP: Clinical chemistry: Principles, procedures, correlations. Philadelphia, 1992, JB Lippincott Company; with permission)

化学发光法(chemiluminescence assay)相比于荧光的灵敏度有巨大的提升,因此应用越来越广泛(在化学发光法中,光信号几乎和完全黑暗的背景相对比,因为不需要任何激发光)。其最主要的应用是在免疫分析中,许多化学发光物都被用做抗原的标记。化学发光法和荧光或者磷光不同,它发射的光来源于化学或者电化学反应,而不是吸收电磁辐射。化学反应产生电兴奋的化合物,随后产生发光。化学发光和有机化合物(如二氧杂环丁烷、鲁米诺、吖啶酯)被氧化物(如过氧化氢、次氯酸钠或氧气)氧化相关。这样的反应可能在催化剂存在的条件下发生。催化剂包括酶(碱性磷酸酶、辣根过氧化物酶、微过氧化物酶)、金属离子(Cu^{2+} 或者 Fe^{3+} 的酞菁配合物)或者高铁血红素。氧化反应产生的激发态的化合物在返回单重态的时产生化学发光。我们使用发光计用来探测化学发光。它包含一个 PMT 提供非常强烈的输出信号。典型的化学发光物产生的信号强度迅速随时间上升,当待测物和反应物充分混匀的时候达到最大值。之后信号的指数衰减会一直持续,直到达到基线(图 4-15)。

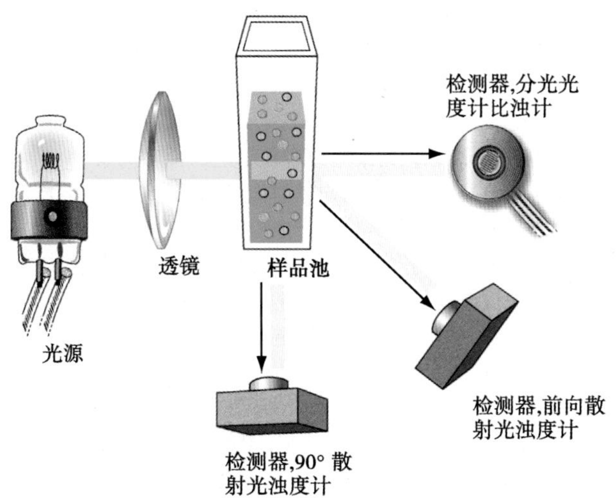

图 4-15 浊度计和比浊计的光路组成。注意到浊度计检测(直角或者前向)散射光,比浊计检测前向透射光的减小程度(Modifed from Bishop ML, Duben-Engelkirk JL, Fody EP: Clinical chemistry: Principles, procedures, correlations. Philadelphia, 1992, JB Lippincott Company; with permission)

浊度法和比浊法

浊度法和比浊法用来测量包含较大粒子(如抗原抗体复合物、前清蛋白或者其他的血清蛋白)的溶液,它们的尺度太大无法使用吸收光谱来进行测量。浊度法检测不同方向的散射光。散射光产生的信号很小,必须被放大。相反,比浊法测量当粒子形成后,透射光的减小程度;因此探测的是微小的信号衰减。

原理

浊度法和比浊法的基础是悬浮粒子导致的光的散射。当平行光束击中一个悬浮粒子,一部分光被吸收、反射、散射、透射。浊度计是用来测量溶液中微粒造成的光的散射的仪器。根据光的波长相对于粒子直径的不同,主要有三种散射发生(Gauldie,1981)。当光的波长(λ)远大于粒子直径(d)时($d<0.1\lambda$),散射光对称地环绕粒子;当和入射光成 90°时散射光强最小。这种散射最早被 Rayleigh 描述(Rayleigh,1885)。如果波长比粒子尺度小得多($\lambda<0.1d$)(原书有误?),部分前向散射光会和破坏性的不同相散射光抵消。当波长尺度和粒子尺度基本一致时,光主要向前散射,远远多于其他方向,如 Rayleigh-Debye 理论的描述。浊度计最常用的是测量抗原抗体反应,由于大多数抗原抗体复合物的直径在 250~1500nm 之间,使用的波长为 320~650nm 的光,主要是前向散射光(Rayleigh-Debye 类型)。

浊度计

典型的浊度计具有光源、瞄准镜、单色器、样品池、杂散光阱(stray light trap)和光电检测器。粒子的散射光通常和进入样品池的入射光成一定角度进行检测,通常是 15°~90°。光线的散射取决于入射光波长和粒子尺寸。对于尺寸和波长接近或者大于波长的大分子,前向散射光可以增加浊度计的灵敏度。光源包括汞弧灯、钨灯、发光二极管和激光。

激光提供稳定的、带宽很小接近理想的单色光,并且发射的光线是相干、平行的偏振光。激光光束可以保持为非常细的圆柱形,横截面面积仅有几微米。典型的氦氖激光灯包括一个氦注入电极(helium-pumping electrode)(阴极)以及一个由激光等离子管包绕的中空的玻璃激光核心(hollow glass laser core)(阳极)。核心和等离子管都充满了自由的氦气和氖气。阴极阳极之间的放电被限制在中空的玻璃核心之中,使其集中并保持最大的能量转化效率。激光管的尾部放置了两面镜子,一面是完全反射的,另一面则是部分透明的。当电极放电时,氦原子被激发到更高能级,并通过碰撞将能量传递给氖原子。随后被激发的氖原子发射光子。光子在两面镜子之间来回反射,激发其他原子发射额外的光子,形成一个放大的过程。放大的光最后作为激光光束穿过半透明的镜子射出。由于激光具有高强度的单色光束,用其作为光源可以大大提升灵敏度。激光光源的劣势包括成本、安全性以及需要冷却设备,并且可用的波长范围受局限。

比浊法

测量透射光由于粒子形成而导致的减小的方法被称为比浊法,这种方法测定的是前向透射光。悬浮粒子吸收的光取决于样本的浓度以及粒子尺寸。需要通过比浊法定量的溶液,通过光度计或者分光光度计测量。更高的灵敏度可以通过使用能探测光信号微小变化的光电检测器达到。通过低波长和高质量的分光光度计可以达到堪比浊度计灵敏度。比浊法具有许多临床应用。许多微生物学分析仪使用比浊法来观测细菌在液体培养基中的增殖情况。比浊法是抗生素敏感性测量的常规方法。在凝血分析仪中,比浊法用来检测样品池中凝块的生成。比浊分析在生化检验中长期用来对生物溶液(如尿液、脑脊液)中的蛋白质凝集进行定量。

折光法

折光法的基本原理是光的折射。当光从一种介质进入另一种介质,如果两种介质中的光速不同,则光束的角度会改变。物质扭曲光线的能力被称为折射率,折射率通过入射角度和折射角度之间的差异来测量。液体的折射率取决于入射光的波长、温度、液体介质的特性以及溶质的浓度。如果前三者都保持不变,折光法就可以作为一种测量溶液浓度的方法。折光法可用于测量蛋白质浓度,尿比重、高效液相色谱法中的洗脱的流动相。

渗透压测定法

渗透压测量法是一种测量血清、血浆、尿液这样的水溶液渗透压的方法。渗透活性粒子(osmotically active particles)(如葡萄糖、尿素氮、钠离子)加入溶液之后,可以引起其渗透度上升,溶液的另外四种参数也会改变。这四种参数是渗透压、沸点、冰点和蒸汽压。他们被统称为依数性质(colligative properties),因为他们彼此相关联,并且和渗透度相关。当溶液的渗透度上升时:①渗透压上升;②沸点升高;③冰点下降;④蒸汽压降低。渗透压测量法测量当溶液浓度改变时,溶液的依数性质的变化。冰点降低渗透压测定法(freezing-point depression osmometry)是最常用的测量溶液依数性质的方法。它的基本原理是溶液中溶质分子的数量增加会导致溶液冰点的下降。

冰点渗透压测定法的原理

冰点是水和冰达到平衡的温度,与溶液的浓度有关。冰点可以通过以下公式描述:

$$\rho T_f = K_f m \qquad \text{(公式 4-11)}$$

其中:

ρT_f=冰点温度的改变

K_f=溶液的冰点常数

m=质量摩尔浓度

1.0mOsm/kg 的溶液相比于纯溶剂(水)冰点有 0.00186℃ 的下降。血浆的渗透度约为 285mOsm/kg,具有大约-0.53℃的冰点。

冰点渗透压计

冰点渗透压计由一个具有包括搅拌器和热敏电阻(温度传感器)的样品腔,连接到读出设备。样品在一个装有如乙二醇等冷却剂的冷却腔中,被快速冷冻到低于冰点几度。之后样品被搅拌器搅拌并开始冷冻。当冰晶形成的时候溶液会释放热量,因此溶液的温度会上升。样本腔的更冷温度吸收热量和速率和冰晶快速形成释放热量的速率很快达到平衡,平衡温度即溶液的冰点,一旦达到便可以维持不变数分钟之久。冰点随后被热敏电阻监测,之后样本的渗透度被转换为国际单位制(mOsm/kg)。

流式细胞术

流式细胞术可以测量悬浮于流动媒介中的细胞的多种参数。每一个粒子排成一列通过激光光源,可以产生一种特征性的光,并通过多个检测器分别监测散射光(前向和 90°)和荧光(如果细胞被荧光标记)。流式细胞术用于为细胞、病毒颗粒、DNA 片段、细菌以及乳胶微球计数和分选。它是血细胞计数仪和用来区分不同白细胞的技术的核心。

在流式细胞术之中,我们使用术语粒子(particle)来描述所有从中流过的物体。事件(event)是指仪器解释为一个粒子的任何物体。一个事件可能是被正确或者错误判断的。人们开发了用来修正错误理解的时间的方法。其中一个粒子是对于同时通过的两个粒子的修正。粒子必须为悬浮的单独细胞才能被分析;如果不是,则可以通过机械破坏或者酶消化的方法。尺寸限制也被引入,细胞或者粒子的直径必须在 1~30nm 之间。用来处理更小粒子,如 DNA 片段或者细菌的流式细胞计则是特制的。

仪器组成

如图 4-16 所示,所有具有分选功能的流式细胞仪的设计特征均在图中展示。细胞悬液的一部分被通过气压导入流式小室。当细胞通过流式小室的时候,外层有一层低压的鞘流环绕着它们。外层的鞘流可以产生一股层流从而将样本保持在中间形成一股单一样本的队列。这个过程被称为流体动力学聚焦(hydrodynamic focusing)。当细胞通过流式小室的时候,一束激光穿过每一个细胞。前向散射光和细胞的大小成正比,而侧向散射光则和细胞的粒度以及细胞核的不整齐度相关。如果细胞用合适的荧光标记,还可以获得和荧光信号强度成正比的标记的测量。绿色荧光通常表示荧光染料用作标记;红色荧光诸如藻红蛋白这样的染料通常表示对比标记。这些染料通常和抗体连接,用以靶向细胞或者粒子上的特定抗原。

前向散射光直接导向前向散射光检测器。在直角方向,镜子把侧向散射光平分给其他的光电检测器(如一个侧向散射检测器和两个荧光检测器)。透过前向透镜之后有一块遮光板用以阻拦透射过流柱的激光。只有经过粒子散射或者折射的光的角度才能发生足够的变化用以避开遮光板,达到前向透镜以及其后的光电二极管。粒细胞、单核细胞、淋巴细胞的尺寸和颗粒样式有一些差别,通过同时分析前向和侧向散射光可以将其区分。比如,粒细胞的核不规则,相比于具有圆形核的淋巴细胞,可以散射更多的侧向散射光。细胞亚群可以通过电子门控以及分析荧光特性(根据不同细胞上的标记)来分辨。

FACS,荧光激活细胞分离技术,是指流式细胞仪将细胞悬液中不同的细胞物理分离的能力。为了达到这种功能,仪器必须在设计上进行改进,以获得令所需细胞带电的能力。液滴柱通过两块带电(高压)平板,所需细胞被充上电压。之后流柱通过电场,充电的细胞便偏向合适的容器。不需要的细胞不会偏转,直接通过电场。

电化学法

电化学法涉及测量由于特定离子活动产生的电流或者电势。分析技术包括电位滴定法、电量分析法、伏安法、电流分析法。

电位滴定法

通过一系列方式测量溶液中两个电极之间的电势的差异来测定待测物浓度的方法。电势在金属和溶液中这种金属离子之间产生。这样的电势同样存在于当该离子的半透膜将不同浓度的该离子溶液分开时。为了测量电极电势,必须要有一个具有恒定电势的电极作为参照。具有恒定电势的电极叫做参比电极,而测量用的电极叫做指示电极。溶液中离子的浓度可以通过两个电极之间的电势差计算出来。电池的电势和分子的浓度间的关系通过能斯特方程描述:

$$E = E^{o} - RT/nF \ln a_{red}/a_{ox} = E^{o} - 2.302RT/nF \lg a_{red}/a_{ox} \qquad \text{(公式 4-12)}$$

其中:

E=测得的化学电池的电势

E^{o}=标准还原电势

n=参与反应的电子数

a_{red}=还原剂的离子活度

a_{ox}=氧化剂的离子活度

F=法拉第(96 485C/mol)

R=摩尔气体常数

将摩尔浓度作为活度代入,并将自然对数改用为常用对数:

$$E = E^{o} - (0.0592/n) \lg C_{red}/C_{ox} \qquad \text{(公式 4-13)}$$

C_{red}=还原剂的浓度

C_{ox}=氧化剂的浓度

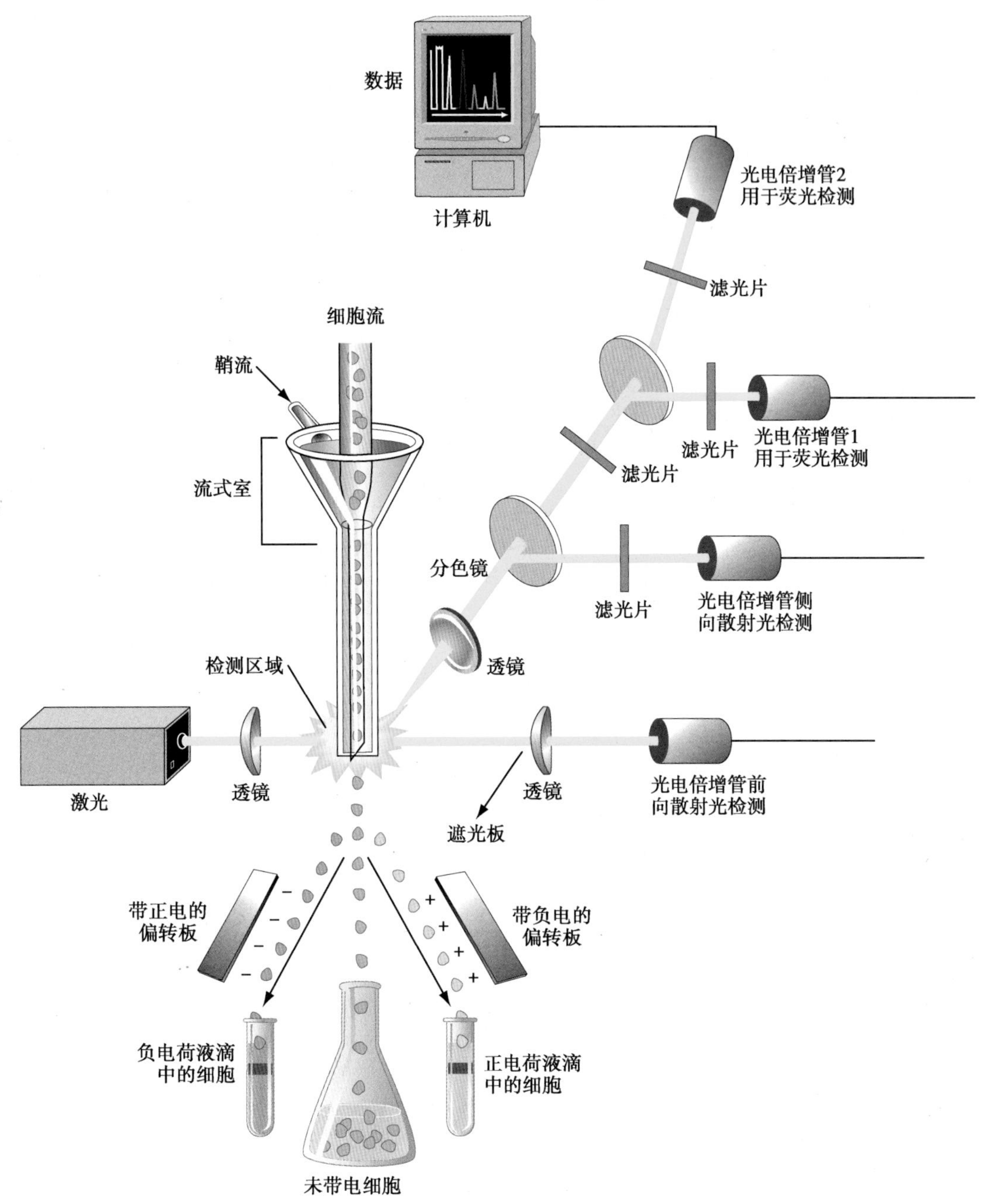

图 4-16　具有分选功能的流式细胞仪的构成(Redrawn from Ward KM, Lehmann CA, Leiken AM: Clinical laboratory instrumentation and automation: Principles, applications, and selection. Philadelphia, 1994, WB Saunders; with permission)

能斯特方程对于给定的电极系统中给定被氧化物和被还原物的浓度下预测化学电池的电势十分有用。

参比电极

在很多电化学分析应用(如 pH 值计)中,当一个电极的半电池电势是已知的、恒定的,并且对研究的溶液成分完全不敏感时,用户使用将会十分方便。满足上述条件的电极叫做参比电极。

理想的参比电极需要:①服从能斯特方程;②产生不随时间变化的恒定电势;③受到微小电流影响后可以迅速恢复初始电位;④不表现出滞后现象(如由于温度循环而滞后)。标准氢电极(SHE)具有大多数上述特性,但是用于临床实验室却不现实。因此甘汞电极或者银-氯化银电极在临床应用广泛。

饱和甘汞电极(SCE)由水银和包含一定量氯化钾的氯化亚汞(Ⅰ)饱和溶液组成。银/氯化银电极由银质的阴极浸泡在具有饱和氯化银的饱和的氯化钾溶液中。银-氯化银电极可以在60℃以上的环境中使用,而甘汞电极则不行。汞(Ⅱ)离子相比于银(可以和蛋白质反应)可以和更少的样品成分反应。银与蛋白质的反应可能导致电极和待测溶液之间的连接被阻塞。

离子选择电极

离子选择电极(ion-specific electrode, ISE)是一种可以对特

定离子产生反应的电化学传感器。ISE 对于离子的选择性和特异性均非常高。它由一个膜或者其他可以将参考溶液和参比电极和待测溶液隔离的障碍物组成。离子选择电极设计的复杂度取决于决定离子选择性的膜/障碍物成分。市面上有多种离子电极,包括玻璃电极、液体膜电极、沉淀浸渍膜电极、固态电极、气体电极和酶电极。

pH 值电极

玻璃电极最早应用并且现在依旧是最常用的测量氢离子活度(pH 值或者氢离子浓度的负对数)的电极。pH 值选择电极由一个小泡制成,小泡中具有数层水化的和未水化的玻璃,浸泡在氯离子缓冲溶液中。缓冲溶液具有已知的氢离子浓度。内部电极通常为银-氯化银电极,作为内部参比电极。饱和甘汞电极作为外部参比电极。有一种理论认为,钠离子从水化玻璃中转移。钠离子的离子半径很大,具有氢离子的样本,其中的氢离子具有更小的离子半径,可以替代钠离子。这就导致外层膜的净电势增加,并且传播通过薄的、干燥的膜进入内层水化玻璃表面。内层缓冲溶液中的氯离子然后转移到内层玻璃层作为响应。pH 值电极产生的电势随之和外部参比电极进行比较(饱和甘汞电极),电势差随后被转换成 pH 值单位显示。

PCO_2 电极

PCO_2 电极是 pH 值电极包裹在一个塑料外壳中制成的。塑料外壳由碳酸氢钠缓冲溶液充满,并且在开口处具有一层气体渗透膜(特氟龙或者硅胶)。当含有溶解的二氧化碳的全血接触特氟龙膜的时候,血液中的 CO_2 会通过膜并且与缓冲溶液混合。在(反应式 4-14)中给出的反应平衡根据样本中的 CO_2 的量改变。氢离子活度通过点位 pH 值指示系统显示。

$$CO_2+H_2O \rightleftharpoons HCO_3^-+H^+ \quad \text{(反应式 4-14)}$$

电量分析法

电量分析法(库伦法)测量将待测物从一种氧化状态转换成另一种氧化状态所需要的电荷的量(以库伦计)。库伦的定义是 1 秒钟之内 1 安培的电流所传递的电荷的量。对于恒定的 1A 的电流,t 秒之中传输的电量库伦树(Q)如下式:

$$Q=It \quad \text{(公式 4-15)}$$

一法拉第是指用库伦计算的 1 摩尔电子的电量。电子的电量是 1.6018×10^{-19}C,因此一法拉第等于 96 485C/mol。

库伦法用来测量血浆、血清、脑脊液、汗水样本的氯离子含量。使用库伦法的时候,我们在两个银质的电极之间加上恒定电流,将银离子以固定速率释放到样本中,样本中的氯离子和银离子结合形成不溶的氯化银。释放的银离子的数量,严格地和样本中的氯离子数量相等,可以通过法拉第定律计算:

$$Q=It=znF \quad \text{(公式 4-16)}$$

其中

z=参与反应电荷的数量

n=样本中待测物的物质的量(以摩尔计)

F=法拉第常数(96 485C/mol,对于电子)

电流分析法

电流分析法测量氧化还原反应产生的电流。一些固定的酶电极使用这个原理,同样也有一些 PO_2 电极和氯滴定仪。样本中的氯离子测量涉及两种电化学方法:电流分析法和电量分析法。在氯滴定仪中,一对银电极作为指示电极。当所有氯离子都被消耗之后,银离子就开始过量,导致电流上升。这是指示滴定终点的信号。

PO_2 气体感受电极

在血气分析仪中广泛应用的氧气感受电极(用以测定血液中氧气分压)使用安培计或者电流感受的电解池作为指示电极。

PO_2 电极使用气体渗透膜,通常是聚丙烯,可以使溶解的氧气通过。这层膜同时也可以阻止其他血液成分(有可能会干扰电极工作)通过。一旦氧气通过了膜,便会和极化了的铂阴极按下面的反应式反应:

$$O_2+4e' \longrightarrow 2O^-$$
$$2O^-+2H_2O \longrightarrow 4OH^- \quad \text{(反应式 4-17)}$$

这样会产生一股通过电池的电流,并且电流的大小和氧气分压百分比成正比。

伏安法

伏安法是将一个恒定电压加在电化学电池之上并测量电流的方法。伏安法最重要的优势是灵敏度高,并且具有对多种元素进行测量的能力。待测物可以在 PPB(十亿分之一)级被探测。精心设计实验条件和方法之后,几种不同的待测物可以同时被检测;而电量法则会将所有的待测物转换到其他氧化态。阳极溶出伏安法用于测量诸如铅这样的重金属。测量血铅的基本步骤可以分为两步。首先使用特定的电压将自由铅离子电镀在铂电极上,然后将铅层从铂电极剥下,电流随时间被监测。电流的大小和血样中的铅离子浓度成正比。这种技术允许样本被富集在电极上,从而可以检测含量很低的待测物。

电导法

电导法在很多种不同的临床检验流程中应用。包括水纯度的监测、血液中待测物(如尿素)的监测,或者在高效液相色谱法(high performance liquid chromatography,HPLC)或者气相色谱(GC)、细胞计数器、毛细管电泳仪中作为检测器的一部分。

电导是描述溶液传递电流的能力的一种物理量。电解质溶液通过粒子在电势梯度影响下的移动来传递电流。粒子移动的速率和它们的尺寸以及电荷量、溶液的黏稠度及电势梯度的大小有关。因此当设置大小为 E 的电势,电流 I 在两个电极之间流动,电解质溶液的电阻为 R。电阻率的倒数,1/R,被称为电导,G,以欧姆的倒数,或者姆欧为单位。

阻抗法

电阻抗测量是根据电解质溶液中的粒子通过空穴时,空穴上电阻的变化而进行的。电阻抗主要在血液学实验室使用，用来对白细胞、红细胞和血小板计数。在典型的电导仪（最早由Wallace Coulter研制）之中，吸入的血液被分成两股用于测量。一股和稀释液混合并导入细胞浴（cell bath），进行红细胞和血小板计数。当细胞通过空穴时，细胞部分阻滞空穴，阻抗上升，产生一个电压脉冲，电压脉冲的大小和细胞尺寸成正比。脉冲的数量和细胞直接相关。尺寸在2~20fl的粒子被作为血小板计数，大于36fl的作为红细胞被计数。另一股血流被和一种只溶解红细胞的细胞化学试剂混合，并将剩下的细胞通过空穴，尺寸大于35fl的细胞作为白细胞被计数。

电泳法和密度测定法

电泳法是根据带电物质的电荷不同将其区分的方法。当盐溶液（通常是氯化钠）中加上电压，离子的流动就会产生一股电流：阳离子流向阴极，阴离子流向阳极。溶液的传导性随着离子浓度上升会增加。溶解的电解质所带的净电荷越多，粒子随着相反电荷电极移动的速率就越大。化合物的净电荷由溶液pH值决定。电泳分离法通常需要高电压（50~220V DC）；因此必须要有相应的合适稳压交流电源。缓冲溶液必须要有仔细控制的离子强度，过浓的溶液稀释会放热，并且较高的离子强度也不利于各个部分的充分混匀。通常临床应用的电泳法的支持媒介包括乙酸纤维素凝胶、琼脂糖凝胶、聚丙烯酰胺凝胶。当电泳完成之后，我们便使用染料将媒介染色用于区分不同的成分。可视化步骤之中最常见的染料酰胺黑（amido black），丽春红（ponceau S），脂肪红7B（fat red 7B），苏丹黑B（sudan black B）。为了得出各个部分的定量数据，我们对于支持媒介上染色斑块进行光密度测量。

光密度计测量支撑媒介上斑块的吸光度。光密度计的基本构成包括光源、单色器、一个可移动的卡盒，可以扫描支撑媒介的整个区域、光学系统和光电检测器。被光电检测器的信号和支撑媒介上的样品斑块的吸光度直接相关。支撑媒介以固定速率通过光束，因此可以建立起不同位置读取的不同光密度的图像。大多数光密度计都具有内置的积分器用以计算曲线下面积，所以样品的每一个部分都可以被定量。

等电聚焦

蛋白质是氨基酸的多聚体，根据环境pH值不同可以解离为阴离子或者阳离子。在特定的pH值环境，蛋白质具有0净电荷，此时其阴离子和阳离子数量相等电荷互相抵消。这个pH值，即蛋白质的等电点（pI），蛋白质是等电的。等电聚焦（isoelectric focusing，IEF）技术和电泳的过程非常类似，除了待分离的分子通过pH值梯度而不是电势梯度。pH值梯度通过在阳极加入酸，在阴极加入碱而构建（图4-17）。两性电解质溶液（不同pI小两性离子的混合物）加入两个电极之间。这些两

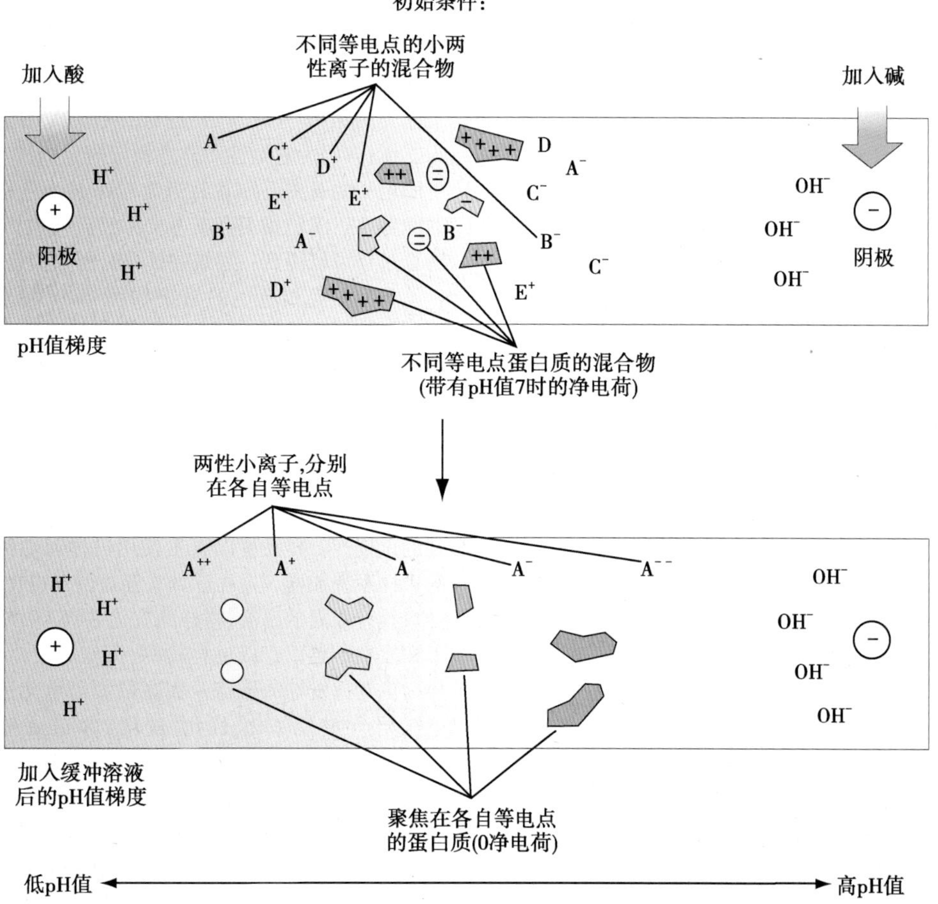

图4-17 等电点聚焦（Redrawn from Schoeff LE, Williams RH: Principles of laboratory instruments. St. Louis, 1993, Mosby; with permission）

性电解质在各自的 pI 附近具有很强的缓冲能力，靠近阳极的离子带有净正电荷，而靠近阴极的带有净负电荷。当电势梯度建立起来，每一种两性电解质都移动到 pH 值等于各自的等电点的点位附近。由于他们具有很强的缓冲能力，这些两性化合物可以为其他移动更缓慢的蛋白质建立稳定的 pH 值梯度。等电点聚焦技术的优势在于能够分离混合蛋白质。使用窄范围的两性电解质，等电点差别仅有 0.02 pH 值单位的大分子可以被有效区分，等电点聚焦在血清酸性磷酸酶同工酶的测量中具有很大的应用价值。

色谱法

色谱法是一种基于样本混合物穿过支撑媒介时，和流动相以及固定相之间相互作用的差异，进行分离的技术。和固定相的相互作用越强的成分，则相比于那些和流动相亲和力更强的物质，在媒介中保留的时间更长。色谱法可以根据它的流动相进行分类：气相色谱和液相色谱。图 4-18 展示了典型的色谱图。

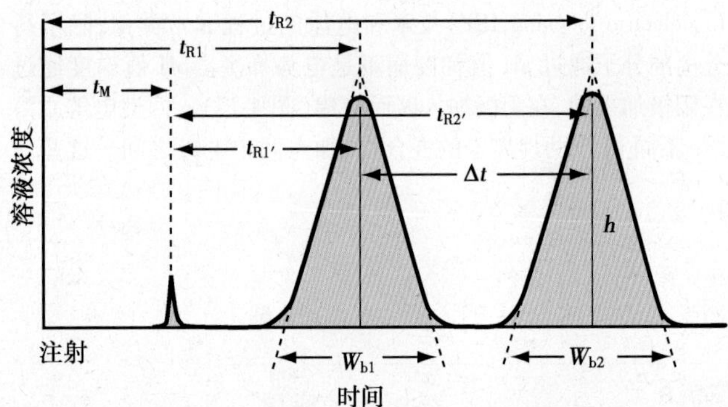

图 4-18　分离两种成分的色谱图。注意，未修正的保留时间（t_{R1} 和 t_{R2}）从注射时间开始一直计算直到到峰值。修正保留时间（$t_{R1'}$和 $t_{R2'}$考虑了不保留成分的保留时间（t_M）（Redrawn from Ravindranath B：Principles and practice of chromatography. New york，1989，John Wiley & Sons；with permission）

每一种从柱中洗脱的、可以被探测的成分（的含量）和时间形成一个函数。保留时间（t_R）是某一种成分洗脱所需的时间。对于特定成分，保留时间是特定的，并且和其与固定相、流动相的相互作用相关；因此保留时间可以用来鉴别某些成分。比如两种物质被分离出来，它们的保留时间为 t_{R1} 和 t_{R2}。这两者是未经修正的保留时间，从加样的时候（$t=0$）就开始计算了。色谱柱分离两种不同成分的能力取决于不同因素，包括不同成分的保留或者容量因子，k'；选择因子，α；以及理论塔板数。

k'的值可以根据以下公式计算：

$$k'=(t_{R1}-t_m)/t_m=t_{R1'}/t_m \qquad \text{(公式 4-18)}$$

其中：

t_m＝不被固定相吸附或者溶解的物质的保留时间。

$t_{R1'}$＝校正后的保留时间。

另一个由保留因子计算得到的度量是选择因子 α 或者两种溶质的相对保留。使用两种保留因子的计算其比值即可得到选择因子。为了计算每个峰的宽度，可以在峰的两侧画切线相交于基线。W_b 描述两个交点之间的距离。另一个有用的概念是理论塔板数。在每个“塔板”中，样本在固定相和流动相之间分配达到平衡。样品从色谱柱上向下移动的过程可以理解为分配平衡的流动相将样本从一个塔板传递给另一个塔板。计算理论塔板数（N）可以使用以下公式：

$$N=16(t_R/W_b)^2 \qquad \text{(公式 4-19)}$$

塔板数没有单位，一个色谱柱的塔板数越大，则他的分离能力就越强。溶剂效率和柱效一起可以用分辨率 R_S 表示：

$$R_S=(t_{R2}-t_{R1})-0.5(W_{b1}+W_{b2}) \qquad \text{(公式 4-20)}$$

未知成分的浓度可以通过内标法或对峰面积的积分得到。

气相色谱

气相色谱（GC）对于挥发性或者很容易转换到挥发性状态的物质应用广泛。由于其高分辨率、低检出限、高准确度以及很短的分析时间，气相色谱已经广泛应用数十年。其应用范围包括多种有机物，其中包含许多药品（见第 23 章）。一种物质在气相色谱中的保留取决于其蒸汽压和挥发性，这两者又由其和固定相的相互作用决定。气相色谱主要有两大类，一类使用固体的吸附剂作为固定相（气固色谱，GSC），另一类则使用包被在固体支撑物上的液体作为固定相（气液色谱，GLC）。在气固色谱中，同样的材料（通常是氧化铝、二氧化硅或者活性炭）同时作为支撑相和固定相。虽然这种方式研发地很早，但是主要由于固定相对极性和低蒸汽压的溶质具有太强的吸附性，它比起其他色谱应用更加受限。气液色谱使用诸如聚合物、烃类、碳氟化合物、液晶和熔融有机盐这样的液体包被在支撑相上作为固定相。按照粒径进行合适分类的煅烧硅藻土经常作为支撑相，因为它是性质非常稳定的无机物。内表面化学键合了固定相的石英毛细管柱近来越来越受色谱用户的欢迎。它的优势在于固定相不会离开支撑相流入检测器，以及通过化学键合过程可以得到一层统一的单分子层固定相。

典型的气相色谱的系统如图 4-19 所示。其基本设计包括：气罐（作为流动相源）、进样器、色谱柱、检测器和用于获取数据的电脑。这些系统可能被自动化升级，用以为用户提供更精确和高效的分离过程。载气（流动相）必须是化学惰性的气体，包括氦气、氢气、氮气等。其他可以用作流动相的物质包括蒸汽和超临界流体。比如二氧化碳、一氧化二氮和氨气，载气必须纯度很高，并且流速必须严格控制，用以确保高柱效和较好的重现性。样品可以人工使用进样针加样或者使用自动化的进样系统加样。进样针针头穿过位于进样口的塑料隔板，进样口具有极高的温度，将样品汽化并吹入柱中。如果所需的分子挥发性不足以直接进样检测，则有必要对其进行衍生化，转换为更具挥发性的形态。大多数的衍生化反应可以归类为以下三类：甲硅烷基化、烃化、酰化。甲硅烷基化是最常用的技术，它可以将活性氢取代为甲硅烷基。这种取代反应可以得到更加容易气化的形式，并且极性也会减小，热稳定性也会上升。

物质在 GC 柱中的保留可以通过改变柱温进行调节。柱温影响物质的挥发性，因此可以改变其与固定相的相互作用程度。在分析过程中使用合适的初始温度和温度梯度，保留时间很长和很短的物质都可以得到很高的分辨率。在温控烤箱中的 GC 柱可以是填充柱也可以是毛细管柱。填充柱通常有 1～

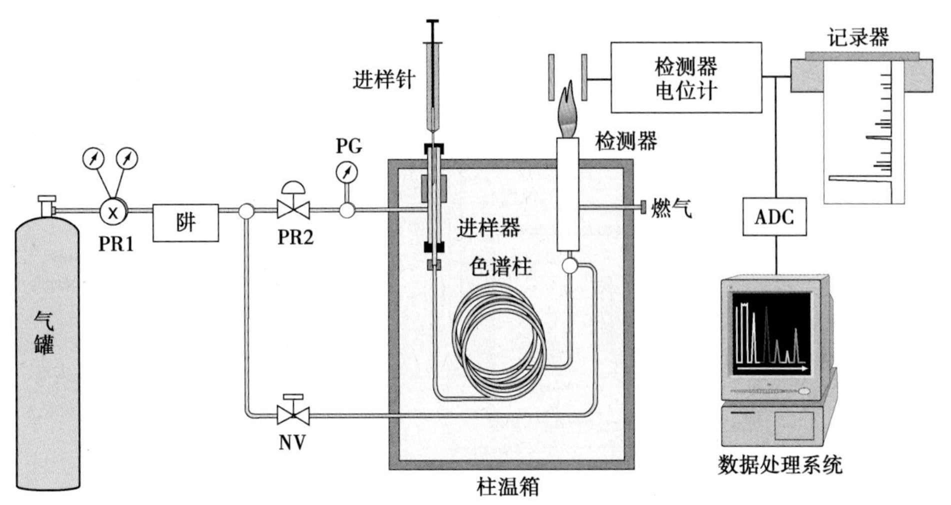

图 4-19 气相色谱的组成。NV,调节气体流量的阀门;PG,压力表。PR1、PR2,调节阀;ADC,数模转换器(Redrawn from Ravindranath B:Principles and practice of chromatography. New york, 1989,John Wiley & Sons;with permission)

5m 长,直径 2~4mm,并被填满固定相。毛细管柱通常长度 5~100m,直径 0.1~0.8mm,固定相在其内表面附着(Bartle, 1993)。毛细管柱通常具有更高的效率和更好的检出限。但是填充柱具有更大的进样量,使其在纯化工作中更加应用广泛。检测器的粒子包括火焰离子化检测器、热传导检测器、氮磷检测器、电子俘获检测器、火焰光度检测器、质谱法检测器。火焰离子化检测器(FID)是使用广泛,可以检测很多种有机和无机的化合物。这种检测器检测化合物在氢气-空气火焰中燃烧时产生的离子。一个电极收集这些离子,电流的量和这种物质的量成正比(Tipler,1993)。FID 可以改造,并使其对包括多种药物的、含有氮磷的分子更加敏感(即所谓的氮磷检测器,NPD)。

液相色谱

气相色谱作为分离技术有许多的局限性,因此液相色谱被作为一种合适的替代品。许多有机化合物稳定性太差或者不能有效挥发,因此不进行衍生化很难使用 GC 进行分析。液相色谱使用更低的分离温度,因此可以分离那些热稳定性不好的化合物。这两种因素使得液相色谱可以用来分离那些不能使用气相色谱分离的物质。最后,相比于气相色谱,使用液相色谱可以更容易地将样本恢复到原来的状态。流动相可以很容易除去,然后样本可以被进一步加工或者再次在其他条件下进行分析。

液相色谱具有许多种形式,选择合适的形式取决于许多不同的因素。这些因素包括:分析时间、样品的种类和检出限等。纸色谱、薄层色谱、离子交换色谱、排阻色谱法等方法经常因为较低的流动相流速,而导致较低的分离效率和很长的分析时间。高效液相色谱法(high performance liquid chromatography, HPLC)在 19 世纪 60 年代晚期开始发展起来,其优势超越其他液相色谱法和气相色谱法。HPLC 使用小而紧密的支撑相,以及特制的机械泵,使得流过固定相的流动相具有很高的压力。HPLC 柱可以重复使用多次而不用重建(regeneration)。HPLC 柱可以达到的分辨率比其他形式的液相色谱高得多,分析时间通常短得多,重现性也具有很大的提升。所有这些特点确保 HPLC 比其他形式的液相色谱是一种更为有效的分离手段。

液相色谱中常用的分离技术有五种:吸附色谱、分配色谱、离子交换色谱、亲和色谱以及尺寸排阻色谱。每一种都使用一种特殊的固定相——流动相组合。在吸附(液体-固体)色谱中,混合物被吸附在二氧化硅或者氧化铝上。虽然这是最早被开发的液相色谱柱,但是其应用却不是很广泛,因为其固定相对很多物质的吸附力太强,使其难以流出。分配(液体-液体)色谱通过物质在液体流动相和包被在固体支撑相上的液体固定相中的分配分离物质。分配色谱包括了正相色谱,其中固定相是极性的;以及反相色谱,其中固定相是非极性的。离子交换色谱使用的填料为连接了具有载电功能基团的聚合物。这种色谱的机制是样本离子和流动相离子与固定相上带电基团的交换作用。亲和色谱使用固定化的生物化学配体作为固定相,用以从大量不保留的溶质中分离几种特定溶质。这种分离方式使用所谓的锁-钥结合,它在生物系统中广泛存在。尺寸排阻色谱通过分子尺寸大小进行分离。其支撑材料具有一定大小范围的孔洞。当溶质通过时,小分子会进入孔洞,而大分子则不会,并且会先从柱中流出。

液相色谱和气相色谱在很多方面很类似,因此它们的仪器也大同小异。典型的液相色谱系统包括:液体流动相、进样器(人工或者自动)、机械泵、色谱柱、检测器、信号记录器(图 4-20)。液体流动相从一个储液器中被泵入柱中。机械泵必须提供精密、准确的流量,并且经常在很高的压力下工作(通常高至 6000PSI,约 4.1×10^7Pa)。泵内部的体积必须很小,并且由不与溶质反应的物质制成。进样过程由进样针进行,并使样品进入循环。进样过程可以手工或者自动由微处理器控制的自动进样器完成。大多数分析分离由填料柱完成,填料柱的选择多种多样。合适的填料选择很大程度上取决于待分离物的种类。在液相色谱中,样本和流动相的物理性质经常十分相似。人们开发了两种基本的检测器类型,其一基于同时检测流动相和样本的物理性质;例子包括折射率、电导率和电化学检测器。另一种基于样本特定的物理特性进行测量,例如吸收率和荧光检测器。

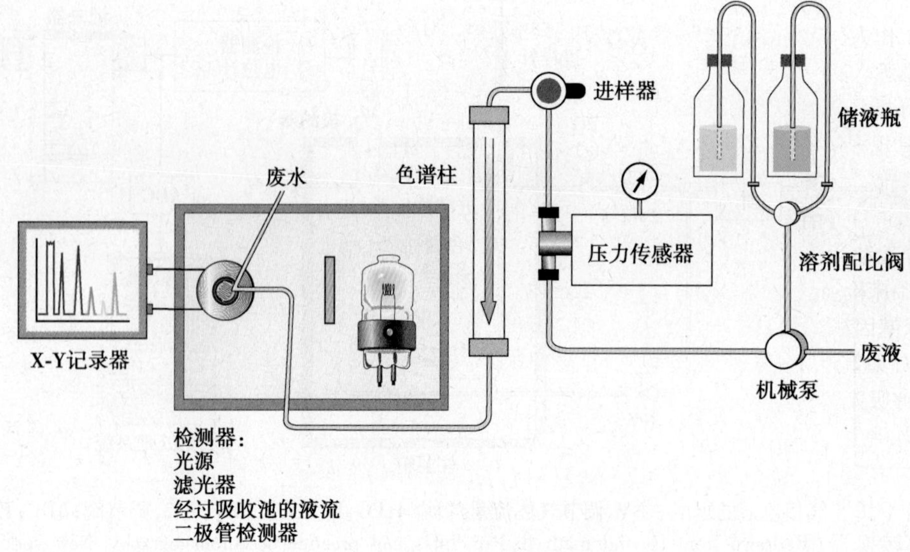

图 4-20 高效液相色谱法仪的组成

HPLC 在临床上最常用用途是对不同的和特定疾病相关的血红蛋白进行分类和定量(如珠蛋白生成障碍性贫血)。使用 HPLC 进行全血糖化血红蛋白(HbA_{1c})测量可以在 5 分钟内完成。

质谱法

质谱法(MS)基于使用合适的能量源对分子进行碎片化和离子化。产生的碎片的质量和相对丰度可以产生一个母体分子的特征性的质谱法。在一种化合物被质谱法检测和定量之前,必须使用其他手段将其分离:诸如 GC 或者 HPLC。质谱法包括以下几个典型的主要步骤:①将母体分子转换成一股粒子流(通常是单电荷的离子);②将这些离子根据质荷比(m/z)进行分离,其中 m 是离子的以相对分子质量计的质量,z 是其所带的电荷;③对每种离子进行计数或者测量离子击中传感器时产生的电流。由于形成的大多数离子都是单电荷离子,m/z 经常可以简化为离子的相对质量。MS 同样在第 23 章中进行描述(图 23-5,图 23-6),作为一种检测滥用药物的技术。MS 技术同样可以用于蛋白质组学,在第 77 章中讨论。

原子质量(amu 和 Da)

原子和分子质量通常使用原子质量单位(amu)或者道尔顿(Da)表示。amu 或者 Da 基于以碳的同位素 $^{12}_{6}C$ 原子为参考制订的相对标准,将 $^{12}_{6}C$ 的质量定义为 12amu。因此 amu 或者道尔顿被定义为中性的 $^{12}_{6}C$ 原子质量的 1/12。根据这个定义,我们得到以下等式:

$$1amu = 1Da = 1.66054\times10^{-27}kg/atom\ ^{12}C$$

同样地,1 摩尔 $^{12}_{6}C$ 重量为 12.0000g(框 4-5)。

质/荷比

质/荷比(m/z)通过将某个离子的相对原子或者相对分子质量 m 与其所带的电荷数 z 相比获得(框 4-6)。大多数质谱法产生的离子都是单电荷离子,因此质荷比通常简称为质量。严格地说,这种简称是不正确的,但是它已经广泛地在质谱法的文献中使用。这个术语同时也作为质谱图的 x 轴,y 轴则为其相对丰度。

框 4-5 举例:原子量

以 Da 计的 $^{12}C^1H_4$ 和 $^{13}C^1H_4$ 的质量是多少?

解答

$^{12}C^1H_4$

$$m = 12.000\times1 + 1.007825\times4 = 16.031Da$$

$^{13}C^1H_4$

$$m = 13.00355\times1 + 1.007825\times4 = 17.035Da$$

框 4-6 举例:质荷比

$^{12}C^1H_4{}^+$

$$m/z = 16.031/1 = 16.031$$

$^{13}C^1H_4{}^{2+}$

$$m/z = 17.035/2 = 8.518$$

基本构成

所有的质谱仪都有三个最基本的成分:离子源、质量分析器和离子检测器。样品导入系统将样品导入质谱仪中。当仪器是 GC/MS 排列时,进样系统必须加热,以维持挥发性样本的为气体状态进入离子源。同时它必须能清除大部分载体气体以达到质谱法工作所需的高真空度。

离子源单元

离子源单元保持高温和高真空度以提供离子化样品分子蒸汽的条件。几种不同的能量源可以用来离子化样品分子。其中最常用的是加热灯丝产生的电子束。使用电子轰击样本的过程叫做电子轰击离子化。其他离子化方法包括化学离子化,其中样本分子通过与被电子轰击离子化的气体反应而离子化;以及快原子轰击离子源,其中固体样本被一束原子(如氩)

离子化。

大多数实验室工作人员对使用质谱法进行药品和低分子量化合物分析十分熟悉。其中两个例子包括阳性药品筛选（见第 23 章）和氨基酸分析。这些技术通常同时使用气相色谱和质谱仪（GC/MS）。常规方法有一些限制因素，包括需要将待测物从样本基质中分离，以及需要制备稳定的挥发性衍生物，并且要容易被电子轰击离子化（EI）或者化学离子化（CI）。虽然传统技术可以提供高特异性和灵敏度的分析，但是它们需要较高的技术要求，并且缺乏临床检验所需的耐用性。无论如何，随着蛋白质分析、分子诊断、基因测试越来越引人注目，一股新的使用具有处理复杂分子（诸如蛋白质）的质谱仪的浪潮正在兴起。

基质辅助激光解吸附离子化（matrix-assisted laser desorption ionization，MALDI）源由位于样板上的样本和基质的固体混合物（包括有机生色团），同时还要激光和离子光学器件（图 4-21A）（见第 76 章）。当生色团吸收了激光之后，它会使待测物汽化并且将待测物离子从表面抬升到样品盘正上方的气相之中，并进入分析器。MALDI 技术被认为是一种线下离子化技术，因为其中样品在分析之前就在样品盘上得到了纯化、储存以及干燥（Skoog et al，1998）。表面增强激光解离离子化（SELDI）是一种测量处于复杂的生物样本，诸如血清、血浆、小肠液、尿液、细胞溶解液、细胞分泌物中的蛋白质的方法（见第 76 章）。蛋白质通过吸附、分配、静电作用或者固相蛋白质芯片表面的亲和色谱而俘获。激光离子化的样品和基质在目标表面共结晶。SELDI 中应用的蛋白质芯片色谱表面经过特殊设计，

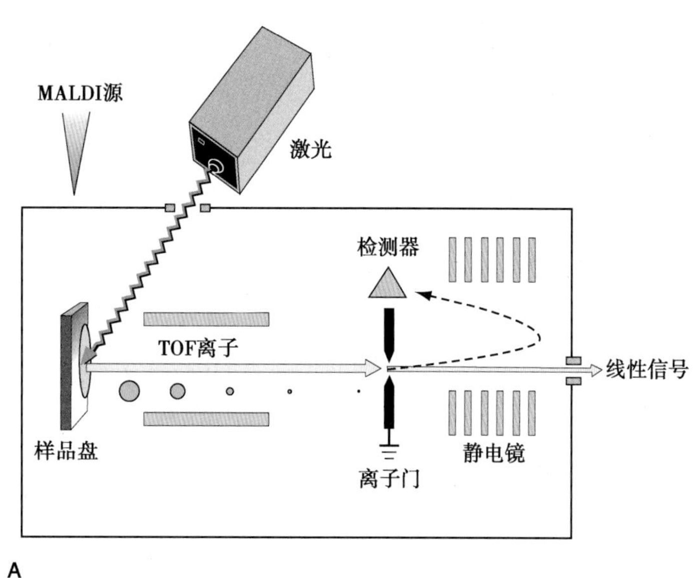

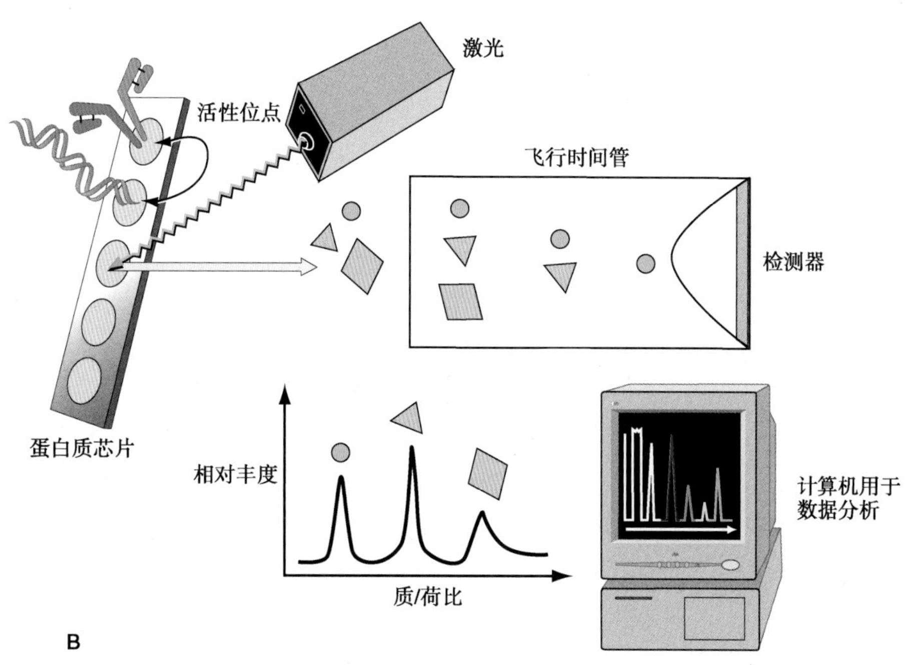

图 4-21　两种蛋白质组学中应用广泛的系统的图解。A. 基质辅助激光解吸附离子化（MALDI）飞行时间质谱法。B. 表面增强激光解离离子化（SELDI）飞行时间质谱法

可以从复杂混合物中保留具有特定性质的蛋白质。在加入基质溶液之后，蛋白质可以通过氮激光离子化，其分子质量可以通过飞行时间质谱法（time-of-flight spectrum，TOF MS）测量（图4-21B）（图23-5）。蛋白质芯片阵列是SELDI-TOF MS技术的核心，并使其与其他基于质谱法的系统相区分。每一个阵列都由不同的色谱表面组成，并且不同于HPLC或者GC，这些表面被设计用来保留而不是流出所需的蛋白质。这些芯片阵列具有铝基底，并且具有几个化学（负离子、正离子、疏水、亲水或者金属离子）或者生物化学（固定化抗体、受体、DNA、酶，等等）活性表面。每一个表面都被设计用来根据某种一般的，或者特殊的性质保留蛋白质；并且这些表面可以作为生物化学媒介，如抗体或者其他亲和试剂耦合位点，用以和特定的单个蛋白质进行相互作用（Skoog et al，1998）。

质谱法分析单元

离子源输出的是一股带正电或者负电的、气态的离子，随后被加速并进入质量分析器，将母体和碎片离子按照质荷比进行分类。这个过程可以有多种不同方式完成。飞行时间（time-of-flight，TOF）分析器由一个金属飞行管组成，离子的质荷比通过精密而准确地测量器从MALDI或者SELDI源飞行到达检测器的时间计算。由于不同的质荷比的离子获得同样的动能，低质荷比的离子将会比高质荷比的离子更快到达检测器。在四级杆质谱法（quadrupole mass spectrometer）中（图4-22A，图23-5），特定大小的直流电和交流电被加载在两组金属杆上。只有特定质荷比的离子才能通过这些金属杆而不被偏转，然后抵达检测器被检测。其他所有离子都具有不稳定的轨迹并且偏向金属杆，而不会抵达检测器。这种设计的一个优势是该系统可以使用同一个检测器进行两种质谱法扫描模式。离子阱质谱法（图4-22B）可以同时作为质量分析器和离子源。三个电极在环形和两个端盖中产生离子，直到当环形电极上的扫描射频电压变化时，它们选择性地喷射到离子检测器。离子阱分析器的主要优势是在样品浓度极低的时候也能获得完整的质谱图（Karasek & Clement，1988）。磁式质谱仪（magnetic sector mass spectrometer）中，极高的电压将离子加速使其离开离子源进入

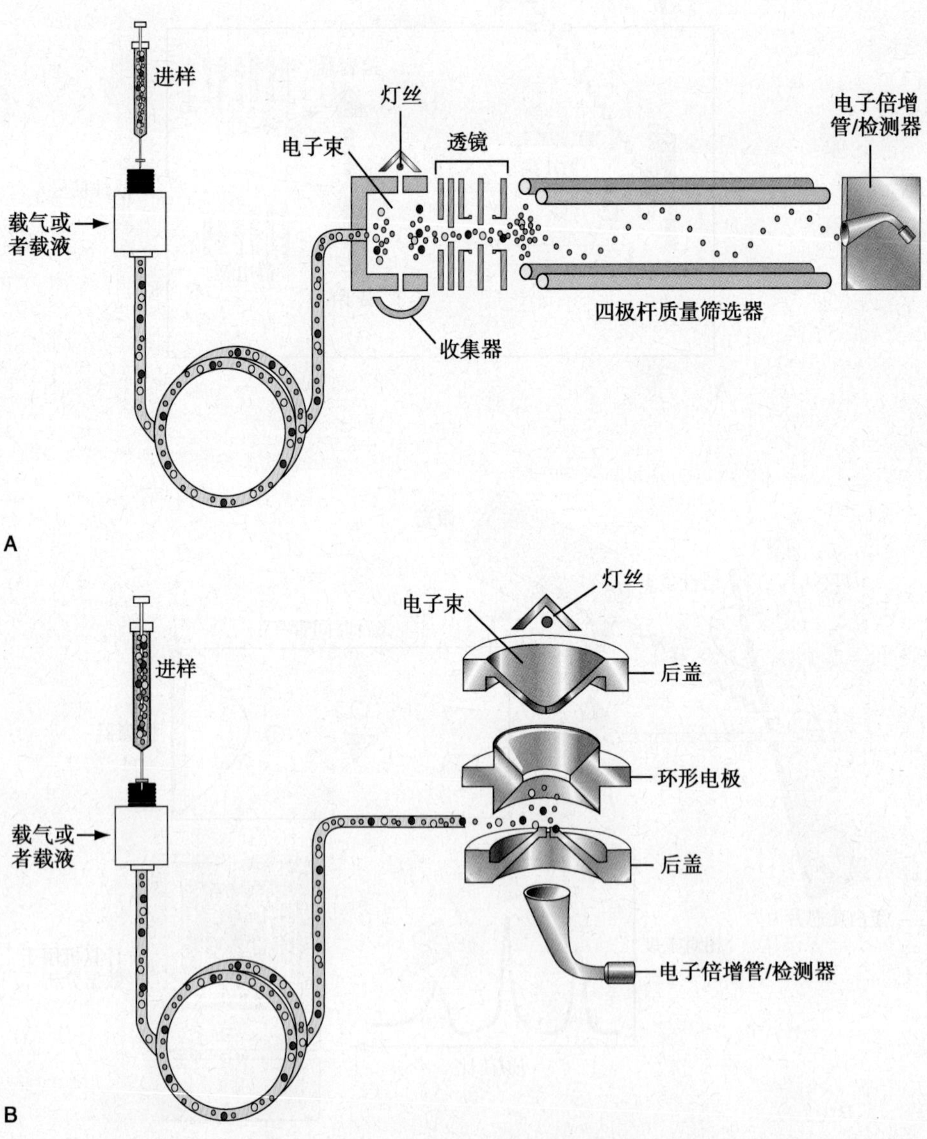

图4-22　质谱法。A. 四极杆类型。B. 离子阱类型（Redrawn from Schoeff LE，Williams RH：Principles of laboratory instruments. St. Louis，1993，Mosby；with permission）

磁场。离子轨道的曲率取决于离子的质荷比，磁场的强度和所加电压。磁场或者电压可以改变，从而选择性的地使不同离子离开磁场。

离子检测器

质谱仪中的离子检测器通常是电子倍增管或者离子-光子转换检测器。在电子倍增管中，离子击中检测器的第一个倍增器电极，触发刺激电子的释放。一连串的电子如同在光电倍增管中那样释放。在离子-光子转换检测器中，离子击中磷光层并且每个离子都产生一个光子。随后一个光电倍增管按照常规方式将每个信号放大。电脑化的数据单元控制仪器元件的倍增操作参数，并且分析大量获取的数据。可以通过搜索内置的已知物质的参考质谱图数据库与样本质谱图对比，用于鉴别。如同在第 23 章中强调的，每一个大分子成分都具有独特的质谱图——分子"指纹"。典型的质谱图在图 23-6 中显示。

现代的质谱仪变得更加强大和多功能，可以和液相色谱串联（减少衍生化步骤）后进行分离（如经过温和离子化后再分离父离子，然后它的每一种碎片离子都可以独立鉴别）。这种 LC/MS/MS 技术在临床检验中拥有了越来越多的应用，但是仍旧主要应用于参考实验室中。

闪烁计数器

闪烁是指当伽马射线或者带电粒子和物质相互作用时发出的光。用来将它们的能量转化为光能的物质叫做闪烁剂。如果伽马射线或者离子化的离子被闪烁剂吸收，一部分被吸收的能量会作为近紫外或者可见光脉冲发射。光电倍增管用于直接探测这些光，或者当它们经过内部反射光线之后探测。闪烁计数器是使用光电倍增管来探测闪烁，并计算产生的电信号的仪器。闪烁计数器的一个应用是放射免疫分析。主要有两种闪烁方法，晶体闪烁和液体闪烁。

晶体闪烁主要用来探测伽马射线。当伽马射线穿过含有 1%铊元素的碘化钠晶体，它会激发点原子并使其跃迁至更高能级。当电子回到基态，能量以紫外线的形式发射。紫外辐射迅速被铊元素吸收，然后释放可见光或者近紫外光子。穿过晶体的光子被光电倍增管探测。脉冲高度分析器根据脉冲高度清理光电倍增管的信号，只允许那些特定范围的信号进入速率计进行计数。

液体闪烁主要用于对辐射 β 粒子的放射性核素进行计数。样本悬浮在包含甲苯、初级闪烁剂（如 2,5-二苯基噁唑，PPO），以及次级闪烁剂（如 5-苯基噁唑，POPOP）的溶液或者"鸡尾酒"中。辐射活性的样本中的 β 粒子将溶液中的初级闪烁剂离子化，次级闪烁剂吸收初级闪烁剂产生的光子，并发射波长更长的光子。次级闪烁剂可以使 β 离子的能量传递更加有效，特别是在存在大量淬灭剂的时候。淬灭是指导致样本中光子产出减少的过程。这种现象可能是由于化学淬灭剂导致的，其中杂质与淬灭剂竞争能量传递；或者是颜色淬灭，其中有颜色的物质诸如血红蛋白吸收了闪烁剂释放的光子。样本中产生的光子被光电倍增管如同在晶体闪烁计数器中一样被检测和放大。

毛细管电泳法

毛细管电泳法（capillary electrophoresis，CE）代表了另一类作为替代的分离技术。典型的毛细管电泳系统如图 4-23 所示，组成包括：熔融石英毛细管，两个电解缓冲液容器，高压电源，检测器，一起和其连接的数据获取单元。当高电压加载在毛细管的两端时，样本分子被电渗流带动扩散。电渗流是由于毛细管内表面过多的正离子向阴极移动而造成的整体流动。样本中的正离子从毛细管中更早流出，因为电渗流和离子流动的方向是统一的。负离子同样会从相同一端流出，但是速率会更慢。当样本离子向毛细管出口移动，多种不同的检测器，包括光学、电导、电化学、质谱法、放射性检测器，来对样本进行检测。毛细管电泳相比其他电泳和 HPLC 的优势在于更短的分析时间，更强的分辨能力以及更小的进样量（Love & Ward，1994）。凭借接近一百万的理论塔板数，纳升量级的样本，复杂的混合物也可以被有效分离。电压足够高的情况下，分离过程可以在十分钟之内完成。由于毛细管很高的表面/容积比，使用极高的电压变得可能，因为热量可以更有效地穿过毛细管壁。毛细管电泳的应用包括分离血清蛋白和不同型的血红蛋白等。

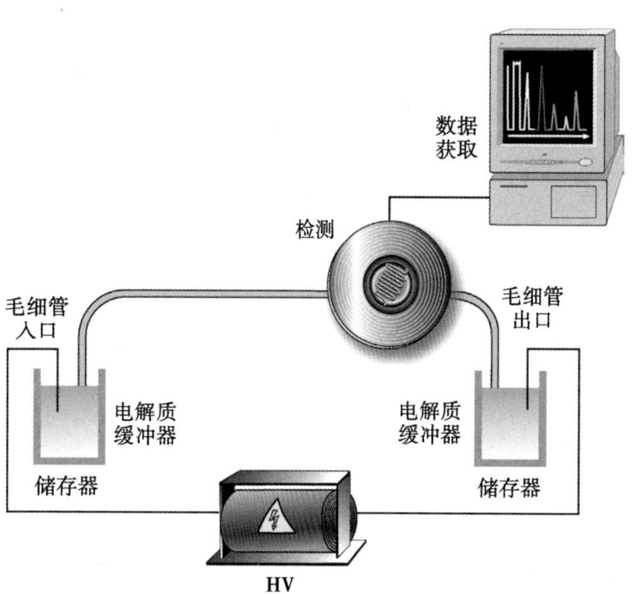

图 4-23　毛细管电泳系统（Redrawn from Ward KM, Lehmann CA, Leiken AM: Clinical laboratory instrumentation and automation: Principles, applications, and selection. Philadelphia, 1994, WB Saunders; with permission）

磁共振波谱

磁共振波谱（NMR）是一种用来检测有机化合物结构的技术。不同于质谱法（MS），NMR 不会破坏样本，但是需要比质谱法更大的样本量。虽然 NMR 在影像诊断学中应用广泛，但是在临床检验中，它只有一些受局限的应用，其中最常用的是脂蛋白粒子的测定（见第 17 章）。它同时也具有在体（in vivo）化学分析的独特能力。

磁共振是特定原子的原子核在一个静止磁场中被暴露于第二个振动磁场（如电磁辐射的磁成分（EMR））时产生的一种现象。一些原子核产生这种现象，另一些则不会，这取决于它们的自旋属性。一个单独的质子，或者氢原子核，具有自旋；由于氢原子十分常见，它们在结构测定中有很重要的作用。

当电磁辐射轰击分子的时候，依据它们位置的不同，氢原子会吸收不同能量的光子。比如，在一个含有氢原子和氯原子的化合物中，两个氯原子附近的质子和一个氯原子附近的质子和单独的氢原子均表现出不同的NMR信号。自旋的原子核吸收的能量可以和吸收的电磁辐射频率绘制图像，得到某分子的NMR波谱图。

在脂蛋白亚型鉴别中，颗粒中运载的脂类末端甲基中质子产生NMR信号（主要是颗粒核心的胆固醇和甘油三酯，以及颗粒外层的磷脂）。不同的脂类产生的信号组合在一起产生一个具有特征频率和形状的信号，与颗粒的尺寸（如磷脂壳的直径）相关，但不包括颗粒上的载脂蛋白的影响。

自动化的NMR波谱仪的组成设计使其可以提供快速、同时的VLDL、LDL和HDL定量分析，如图4-24所示。自动进样器提供了微型进样针，可以从托盘吸入并分装血清或者血浆，并在流动注射模式下传递给NMR探针。每一个样本穿过400MHz的磁场，脂蛋白的磁性质提供了不同的特征共振，这种磁性质的差异是由于在中性脂芯周围的磷脂壳的取向程度引起的。描述这种效应的方程揭示，所有具有不同直径的脂蛋白分子都应该具有不同的脂质NMR签名。这会在NMR处理器上展示。

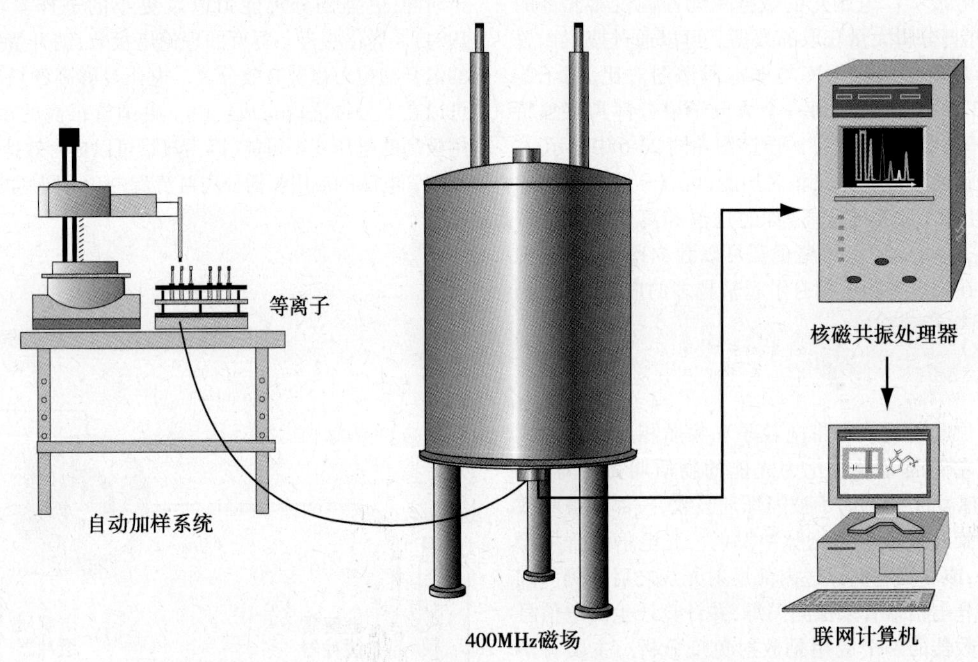

图4-24 使用自动流量注入取样的自动磁共振（NMR）系统示意图

签名特征转发给联网的计算机，计算机通过将单个脂蛋白亚型数据输入到专有的处理软件中，提供高质量的波谱图数据。信息包含在一个参考库中，该库可以在供应商许可的情况下访问。

一般的分析方法和问题

在分析过程中，高质量试剂的准备是最基本的。水的质量、化学品的纯度、玻璃器皿或塑料制品的正确选择以及试剂的正确制备，对于实验室设备的正常运行和测试程序的进行都很重要。在这一部分，将介绍几个与分析过程相关的主题，并且这些主题将最终对患者标本的测试结果有影响。

化学品

用于制备化学测试试剂的化学品有不同的纯度。为了获得期望的结果，正确选择化学品很重要。用于试剂制备的化学品的特征是具有分级系统。任何化学品的分级受其纯度的影响很大。杂质的类型和数量通常表示在化学容器的标签上。化学品级别较低的品种包括实习用，工业用和商业用。这些等级的化学品不适合用于临床实验室的大多数定量分析。

在临床实验室进行的大多数定性和定量程序需要使用满足美国化学学会（American Chemical Society，ACS）规范的化学品，这些化学物质分为分析纯或试剂级。符合高纯度标准的化学品的其他例子包括分光光度级，纳米级和高效液相色谱法级。这些通常被称为超纯化学品。

药用化学品的生产符合美国药典（USP）、国家处方集和食品化学指数中规定的规格。这些规范定义了不损害健康的杂质公差。

国际纯粹和应用化学联合会（International Union for Pure and Applied Chemistry，IUPAC）为某些化学品制订了标准和纯度水平，包括原子量标准（A级），最终标准（B级），初级标准（C级），工作标准（D级）和二级物质（E级）。

国家标准与技术研究院（NIST）（Gaithersburg，Md.）是高度纯化的化学品，特别是参考物质的非常好的来源。NIST定义了每种化合物的化学和物理性质，并提供了证明其测量结果的证书。NIST还提供固体，液体或气体形式的标准参考物质（SRM）。固体可以是结晶，粉末或冻干状态的。

美国病理学家协会（CAP；Northfield，Ill.）和临床和实验室标准化协会（CLSI，原美国国家临床实验室标准化委员会（NCCLS）（Wayne，Pa））为实验室工作人员提供化学品正确选择和试剂准备的指导。

水

水在临床实验室有许多用途。用于制备试剂、作为对照品和校准品的稀释剂、用于冲洗和清洁分析仪的内部组件、用作水浴加热小容器及洗涤和冲洗实验室玻璃器皿。针对大多数用途，水必须具有最高的纯度，而漂洗玻璃器皿所需的水可以是较低的纯度。

水纯度的分级

CLSI 和 CAP 定义了三个等级的纯水：Ⅰ、Ⅱ和Ⅲ类，CLSI 指南（CLSI，2006）中列出了每种类型的标准。当选择水净化系统时，买方必须严格注意这些标准，包括生产Ⅰ型水所需的所有适当的过滤器和部件。另外还要特别注意“供水”，通常是实验室自来水。“供水”可能含有特有的污染物，或者可能具有较高的矿物质含量（硬度），这往往需要在水处理系统中加入其他物质。

纯化

许多实验室生产或净化本实验室的水。目前有几种可用于生产试剂级水的方法。大多数水过滤系统使用预过滤器开始整个过程。这个预过滤器有供水通过它来捕获颗粒物，然后再传递到下一个组件。此时在水过滤过程中，水可以蒸馏或者通过反渗透过滤器。蒸馏是将液体蒸发和冷凝并用于净化或浓缩物质，或将挥发性物质与较不易挥发的物质分离的过程。但是，经蒸馏的水不符合 CAP Ⅰ型水的电阻率要求。反渗透（reverse osmosis，RO）是一种强制水通过作为分子过滤器的半透膜的过程。RO 过滤器除去 95%～99% 的有机化合物、细菌和其他颗粒物质，以及约 95% 的所有电离和溶解的矿物质，但不包含许多气态杂质。单独的反渗透无法产生Ⅰ型水，但是像蒸馏一样，如果将额外的过滤器如离子交换和碳微粒过滤器加入到系统中，那么可以生产Ⅰ型水。

离子交换过滤器去除离子以产生无矿物的去离子水。去离子是通过将水透过含有阴离子交换树脂或阳离子交换树脂的不溶性树脂聚合物来实现的。这些交换树脂以 H^+ 和 OH^- 离子替代水中以离子形式存在的杂质。用的另一种类型的材料是含有阴离子和阳离子交换材料的混合树脂。去离子仪器能够产生电阻 1～10MΩ · cm（MΩ · ccm）的水。

水净化系统中可以添加含有活性炭的碳过滤器，用以去除几种仍可能存在于水中的有机化合物。当使用这些过滤器时，CLSI/CAP 认定最终产品应含有最少的有机物质。

用户可以将微粒过滤器添加到系统的末端。平均孔径低至约 0. 22μm 的过滤器将用于阻挡任何大于等于该孔径的剩余颗粒。

水的纯度监测

由于水是实验室分析中不可或缺的一部分，因此其纯度必须在一致的基础上进行监测。水测试的频率取决于许多因素，包括给水的组成、进行水测试的工作人员的能力以及实验室在给定时间段内使用的水量。至少应定期监测水的电阻率和细菌含量。此外，还可以测定 pH 值、二氧化硅含量和有机污染物。依据实验室条件，应定期检查部分或全部参数。

大多数水过滤系统具有在线电阻率计。电阻率测量可用于评估纯化水的离子含量。水中的离子浓度越高，电阻率值就越低。CLSI/CAP 要求Ⅰ型水的电阻率大于 10MΩ · cm。

用户可以轻松监测细菌污染。应保证水流动至少 1 分钟以冲洗系统。接下来，根据所使用的程序取出一部分水，并将其涂在合适的介质上，如琼脂平板。适当的培养一段时间后，测定琼脂平板上形成的菌落单位数。净化过程中，水中最常见的有机体是革兰氏阴性杆菌。

系统安装后

大多数净水系统被设计为用于方便纯化最终产品Ⅰ型水。因此，建议在实验室大多数仪器中只使用Ⅰ型水。Ⅱ型或Ⅲ型水可用于冲洗玻璃器皿和清洁外表面。如果一个实验（例如重金属测试或 HPLC）需要使用专门制备的水，则不应使用Ⅰ型水。超纯水可以从 NERL 诊断公司（East Providence，R. I.）购买。

质量测量

质量是物体中包含的物质的数量。物体的重量是施加在其上的重力加速度的体现。与质量不同，它随海拔而变化。重量等于质量乘以重力。在实验室，我们测量的是物体的质量。

天平类型

对于不同的物质，可选择几种不同类型的天平。例如，为了称重粪便脂肪样本，应使用能高精度准确称量千克数的天平。毒理学测定标准需要微克数量数，因此应使用单盘微量天平。

不等臂的替代天平

不平等的替代天平通常是单盘类型，通常用于实验室，尽管几乎所有这些天平都被电子天平所取代。单盘、机械、不平等的称量原则是去除重量而不是添加。使用固定质量的配重来平衡不同重量的两个臂上的盘和可移除重量的组合质量。当样品放在秤盘上时，操作员转动一组旋钮，一次移动 1g 或 10g 增量的内部配重。这一直持续到系统恢复平衡为止，此时移除的重量之和等于物体的重量。

磁力恢复天平

另一个广泛使用的天平是依靠磁力恢复的单盘天平。恢复力是使称盘恢复平衡所需的力量。当盘上放有未知重量的物品时，这个系统不平衡。操作者调整内部配重，从而使天平恢复部分平衡。零点检测器光学电路感测何时平衡接近，并且向传感器电机提供信号以产生恢复电流，直到达到平衡。此时，未知质量等于重量移除加上恢复电流的值。

上皿式天平

单盘上皿式天平的工作原理与单盘分析天平（即通过替换称重）相同。但阻尼是通过磁性而不是空气释放实现的。这些天平特别适用于快速称重且不需要很高分析精确度的较大质量（高达 10 000g），如大容量试剂制备。

电子天平

市面上有几种不同的电子天平的设计。一种设计是使用应变计称重传感器,它是一种小型、薄型的装置,可在拉伸或压缩时改变电阻。通常,在惠斯通电桥布置中使用几个应变计,并将它们黏合到受保护位置的测力传感器上。称重传感器通常为梁或板的形状,当梁或板移动时,它弯曲很小,这种微小的弯曲由应变计检测。有时弯曲量可能只有千分之一英寸,但这足以测量应变片。

另一种电子天平的设计原理是电磁力(EMF)补偿。放置在圆柱形电磁体磁极之间的线圈连接到称重盘,置于盘上的质量产生使磁场内的线圈移位的力,此时调节器产生刚好足以将线圈恢复到其原始位置的补偿电流。放在称重盘上的质量越大,偏转力越大,校正线圈偏转所需的电流则越强。其测量原理基于补偿电流与放置在称重盘上的负载产生的力之间的严格线性关系。

某些型号的电子天平可能还有其他一些功能。例如,一些电子天平包括电子振动阻尼器。当观察到指针的变化时或数字显示的最后一个小数位数的变化时,任何轻微的振动都可以被检测。一些型号的另一个功能是内置去皮,这可以将称重容器的重量"归零"。而且,电子天平可以与计算机连接,以提供诸如重量平均和多重称重的统计分析之类的计算。电子天平的基本设计允许更快的称重,这在进行多次读数(例如移液器校准)时是有利的。

校准

实验室天平需要定期进行校准。NIST 指出,在科学应用中没有固定的校准间隔。校准间隔应符合实验室的许可和认证机构的要求。

用于校准天平的重量质量标准和测试重量精度等级已更新,并取代国家标准局(NBS)S 级和 S1 级重量规定的旧要求。适用于实验室称量的新的质量标准和测试重量精度等级包括美国材料试验学会(ASTM)1 类和 2 类。校准人员还应参考 ASTM E617-13 有关范围、可读性和适用于这些等级的最佳不确定度的具体信息。

NIST 1 级重量(超精确度)可达 250mg,可用于精确到四位小数的高精度(如单盘和电子天平)。2 级天平的重量范围可能超过 1000g。

处理用于测试精度的砝码

处理 1 级或 2 级砝码时,必须谨慎小心。由于手与砝码接触会导致腐蚀,操作员必须避免与重物直接接触,如使用干净的手套或特殊的起重工具(如镊子)。砝码不应拖过任何表面,包括不锈钢称重盘。通常,砝码通过一个有盖的盒子中传递,并且应该始终存储在该盒子中。

最佳称重精度的环境问题

环境的几个方面可能会对实验室天平产生影响,包括温度、气流、地板振动、台面的不稳定性和静电等。环境对称重程序的影响往往可轻松地减轻。例如,如果空气通风存在于房间中,则可以在天平周围放置护罩或外壳。大理石台可用于减少桌面振动或不稳定性。

天平的规格

运营商应了解与称量有关的若干重要规范。包括以下内容:

- 容量-代表可以称量的最大负载
- 精度-取决于称重的最小质量
- 线性-天平在其全范围内提供准确的输出的能力
- 分辨率(可读性)-可以识别的最小重量增量

实验室认可机构需要在不同的时间间隔内验证天平的准确性。有几个方法可用于指导实验室通过这一要求。

实验室玻璃和塑料制品

玻璃器皿类型

在体积测量中遇到的最常见的玻璃器皿类型是硼硅酸盐玻璃,这种玻璃具有高度耐热,碱含量低,并且不含镁-锌族元素、重金属、砷和锑等特点,商业品牌名为 Pyrex(Corning, Corning. NY)和 Kimax(Kimble, Vineland, NJ)。将浓缩碱溶液储存在硼硅酸盐玻璃中的极端条件将会蚀刻或溶解玻璃并破坏校准。具有厚壁的硼硅酸盐玻璃器皿,如瓶子、罐子、甚至更大的烧杯,不应直接用加热火焰或电热板加热,并且不应将玻璃加热到其应变点以上(对于 Pyrex,515℃ 为其应变点),因为当再次加热时,快速冷却应变和裂纹容易发生玻璃化。在作为玻璃容器的情况下,加热会破坏校准。

Corex(Corning, NY)品牌玻璃器皿是一种特殊的氧化铝硅酸盐玻璃,其强度被化学增强而不是热增强。Corex 比硼硅酸盐玻璃强 6 倍(如 Corex 移液管的典型强度为 2.07×10^8Pa($30\ 000$Ib/in^2),相对于硼硅酸盐移液管为 $1.4\times10^7 \sim 3.4\times10^7$Pa(2000~5000Ib/$in^2$),比常规玻璃器皿超过 10 倍。Corex 也能更好地抵抗刮划。

低光化玻璃器皿是一种高耐热性的玻璃,被加上琥珀色或红色作为玻璃的一部分。红色的浓度经过调整以允许内容物足够可见,同时最大限度地保护光敏材料,如胆红素标准品。低光化玻璃通常用作储存控制材料和试剂的容器。

塑料制品类型

在临床实验室中使用了几种类型的塑料制品,例如移液管吸头、烧杯、烧瓶、圆筒和小杯。聚丙烯、聚乙烯、聚四氟乙烯、聚碳酸酯和聚苯乙烯都是用于实验室塑料制品的材料。

塑料吸头是主要由聚丙烯制成。这种类型的塑料可以是柔性的或刚性的,具有耐化学腐蚀性,并且可被高压灭菌。这些吸头是半透明的,有多种尺寸。聚丙烯也用于几种管设计,包括标本管和试管。专门配制的聚丙烯用于低温操作,可承受低至-190℃的温度。

聚乙烯也广泛用于塑料制品,包括试管、瓶子、刻度管、塞子、一次性移液管、体积移液管和试管架。聚乙烯可以结合或吸收蛋白质、染料、污渍和苦味酸。

聚碳酸酯用于离心,量筒和烧瓶的管中,可用的温度范围为:-100~160℃。它是非常强的塑料,但不适用于强酸、碱和氧化剂。聚碳酸酯可以高压灭菌但有限制(参见所提供的说明)。

聚苯乙烯是一种刚性、透明的塑料，不能被高压灭菌。它用于各种管子，包括加盖刻度管和试管。聚苯乙烯管碎裂时会破裂。这种类型的塑料不耐受大多数烃、酮和醇。

特氟龙广泛用于制造搅拌棒、管材、低温小瓶和瓶盖衬垫。特氟龙几乎是化学惰性的，适用于-270~255℃的温度范围。这种类型的塑料耐受大多数的化学成分，包括酸、碱、醇和碳氢化合物。

实验室体积用具

移液管

许多种类的移液管可用于临床实验室，每一种都用于特定的功能。它们用于复融对照品和校准品，制备血清或血浆稀释液和等分试样，因此需要较高的准确度和精密度。手动移液器分为两大类：转移型（体积）和测量型。三个子类别包括：容纳（TC）、输送（TD）和输送/吹出（TD/blow-out）。

A类认定

作为A类玻璃器皿的生产必须符合美国材料试验协会（American Society for Testing and Materials，ASTM）E694（West Conshohocken，Pa.）建立的容积式玻璃器皿标准。其他标准包括用于校准容积装置的ASTME 542和用于容量瓶的ASTME 288。

移液管类型

设计成容纳（TC）的移液管通常被称为冲洗移液管，因为在从移液管排出初始液体后，必须用适当的溶剂重新注入或冲洗出来。TC移液管内装有须完全转移以进行进一步精确测量的一定量的液体。Sahli血红蛋白和Long-Levy移液管都是TC移液管。这些移液器不符合A类认证标准。

输送（TD）移液管的设计为通过重力排出液体。TD移液管必须保持垂直，尖端靠在在容器的侧面，不可直接接触容器中的液体。液体排出停止时可获得规定的体积。这种移液器内残余的液体不应该被吹出。TD移液器的实例包括Mohr，血清学和体积转移移液管。这些移液器设计符合A类移液器的要求。

体积TD移液器具有保持大部分液体的开放式泡罩。在移液管的一侧是长玻璃管，其中一条线表示移液管将被填充的程度。另一端是锥形的，用于平稳输送液体。这些移液管可以排放自如，不要晃动或碰到容器。但自由流动的液体可能导致液体转移不准确。

有些输送（TD）移液器被设计成允许大多数内容物自由排放，然后将尖端中的剩余流体吹出。这些移液管不能被冲洗干净。被设计为吹出式移液管的移液器包括Ostwald-Folin和血清移液管。输送/吹出移液管可通过在吸液管颈部附近的一个或两个磨砂带来识别。最重要的是要记住，不要用嘴转移或吹出溶液。应当使用适当的移液辅助装置，例如洗耳球。

血清学玻璃或塑料吸管是具有均匀直径的长管。它们有可以延伸到移液管的出口端的体积刻度。吹出的液体的最后一部分体积量包括在总转移体积中。Mohr TD吸管的设计与血清移液管不同，莫尔移液器没有将刻度延伸到尖端，它的准确性仅在移液管充满时才有效。如果转移分配较小体积的液体，它的精度将按比例降低。

微量移液管

两种使用最广泛的微量移液管是空气型移液管和正位移移液管。这些移液管能够转移1~1000μl体积的液体。一些微量移液管只能滴取固定的体积，而其他微量移液管滴取液体的体积可以变化。

空气型滴管为活塞式操作装置。它使用一次性的聚丙烯材料，将其末端与移液管相连，将移液管尖端放入待吸取的液体中，并从该尖端吸入，然后进行相应的液体分配。

正位移型移液管可以使用硅化玻璃，玻璃或塑料的毛细管尖端。如果试剂与塑料反应，就可以使用这种移液管。正位移型移液管使用的是紧密贴合在毛细管内的特氟隆尖端柱塞。这些毛细管尖端可重复使用，如果移液管维护得当，毛细管尖端的滞留就能忽略不计。一些实验程序需要不同样品测试之间，洗涤或冲洗转移装置。

移液管校准

监测移液装置的性能，对于给进行诊断测试的实验室发放许可证的大多数国家而言，不仅是强制性的，而且也是非常明智的。在每年的使用和监控之前，应仔细验证微量移液管的准确度和精确度。验证的频率取决于使用的次数和许可和（或）认证机构的要求。正确保养空气型移液管非常重要，这种移液管具有一段固定量程必须进行维护。这些移液管还有密封件，以防止当活塞移动时空气泄漏到移液管中，这些密封件需要定期润滑以保持其完整性。

正位移型微量移液管需要检查其弹簧，并且定期更换特氟龙尖端。使用滑动丝来快速检查柱塞设置，此检查不会取代预定的精密度和准确度检查。

实验室通过使用几种方法来验证微量移液器的精度和准确性。这些方法大多数是耗时的，特别是需要称量水的方法。但无论如何，必须进行此验证程序，以确保实验室微量移液器的正常性能。

CLSI为确定移液器的精密度和准确度提供了相应程序（I8-P，NCCLS，1984）。这种重量分析方法是劳动密集型的，但提供了一种低成本的方式来遵守各种认证机构规定的要求。

用于校准微量移液器的更昂贵的程序包括以下几种：

- 商业测光移液器校准产品
- 校准服务提供商
- Pipet Tracker™（Labtronics Inc.，Canada）

当考虑到移液器校准程序的成本时，主要关注的问题之一是技术专家时间。光度测量程序所需的技术人员时间通常比廉价的手工称重技术少50%~60%。

容量瓶

容量瓶是实验室中特殊类型的玻璃器皿。这些烧瓶通常用于制备定量体积的标准品。因此，其准确度必须是最佳的。用于制备标准品和其他需要最佳准确度的试剂的容量瓶必须符合NIST定义的A类规格。这些规格印在烧瓶上。当烧瓶装满达到标记线时，容量瓶用于容纳（TC）精确体积的液体。应使用特氟隆或毛玻璃塞以密封烧瓶。容量瓶不应用于储存试剂。

体积玻璃器皿的校准

根据最严格的标准,临床实验室中的每一个容积玻璃器皿均应进行编码,并保留其校准记录。不应使用任何不符合 A 类容差的玻璃器皿。准备一块用于校准的玻璃器皿,需要在使用之前通过适当的清洁程序进行彻底清洗和干燥。CLSI 能够为实验室提供校准容量瓶的适当程序。

温度监测

实验室使用温度计和其他类型的温度传感装置来监测冰箱、冷冻箱、水浴箱、电热板和培养箱中的温度。温度测量的特殊应用包括渗透测量法、冷冻离心机、自动化分析仪的冷藏试剂室、自动分析仪的加温室以及自动化分析仪中库存室的循环水浴。所有这些温度监控应用都有相同的要求,即保证精确的测量和恒定的温度。

对所有进行温度监测的设备,必须进行适当的质量控制并记录在案。任何不符合容差要求的温度敏感设备须更换。因为在实验室中进行的许多测定在本质上是酶促反应,所以即使轻微的偏差也可能产生错误的结果。

温度计类型

使用最广泛的两种液晶玻璃温度计分别是全浸没式温度计和部分浸没式温度计。全浸入式温度计要求将水银泡和整个液柱浸入测量的介质中。这类温度计用于监控冷冻柜和冰箱。部分浸没式温度计须将水银泡和柱体浸入浸没线或温度计上的限定深度。这种类型的温度计通常用于水浴箱和加热块。

热敏装置的特殊应用

热敏电阻用于实验室内几种类型的仪器,包括凝固点抑制渗透压计。热敏电阻是将温度(热)变化为电阻的传感器。它是利用两根引线将由熔融的金属氧化物混合物构成的小珠粒连接并封装在玻璃中的一种电阻。金属氧化物混合物具有较大的负温度系数。因此,温度轻微地降低会导致热敏电阻的电阻相对较大的增加。

热电偶是一个传感器,由一端连接的两种不同的金属组成。当两种金属的接合处被加热或冷却时,可以产生与温度梯度相当的电压。热电偶有几种设计,包括串珠线型、探针型和表面探针型。实验室分析仪中使用的大多数热电偶有一个重要特征,响应速度快。热电偶的响应时间定义为传感器在一定条件下达到温度逐步变化 63.2%所需的时间。传感器需要五个时间常数来接近 100%的阶跃变化值。

实验室中需要热电偶的仪器包括气相色谱和液相色谱、自动分析仪中加热部件的表面温度测量计、加热隔室、化学分析仪中的循环水浴。

无汞实验室

美国全国范围内曾有实施无汞实验室的相关措施。例如,1998 年 6 月,美国医院协会(AHA)和美国国家环境保护局(EPA)(JCAHO,2002)签署了一项具有里程碑意义的协议。两个组织之间签署协议,旨在 5~10 年内减少并最终消除医院污染的行为,其中一个目标是彻底消除汞废物。

实验室使用的许多化学试剂中包含有水银,包括汞温度计。考虑到对汞进行适当处置的成本以及汞在环境中的影响,将汞废物生产为汞温度计从而替代其他类型的温度计是一个合理的想法。可以设计以下几种替代温度计为实验室程序提供必要的准确性,其中包括以下内容:

- 含有有机红-乙醇并用氮气加压的温度计
- 含有蓝色生物降解液体(苯甲酸异戊酯和染料)的温度计
- 装满煤油的红色液体温度计
- 双金属数字温度计
- 带不锈钢杆的数字温度计

温度计的校准

监测温度计的准确度是必要的,这样可确保需要温度调节的程序的可靠性。可以购买由 NIST 生产并带有证书的温度计,以表明其达到 NIST 提供标准的可追溯性。此外,许多市售的温度计符合或超过 NIST 和美国国家标准学会(American National Standards Institute,ANSI)/英国科学仪器制造商协会(Scientific Apparatus Makers Association,SAMA)的准确度容差。

非认证温度计可以使用 NISTSRM® 934 温度计或 NISTSRM® 1968 镓熔点电池进行校准。在 0℃、25℃、30℃和 37℃时,SRM® 934 临床实验室温度计通过国际温标 1990(ITS-90)的规格进行校准。镓熔点由 25g 纯(99.99999%)镓金属,其在 29.7646℃具有单个固定熔点的原理所定义(如 ITS-90)。具体操作为将镓密封在惰性塑料坩埚中,并包上不锈钢外壳(Strouse et al,1997)。

温度监测装置应以 6 个月或 12 个月的间隔进行准确度验证。适当监测的准则程序和容差均合宜(NCCLS 批准的标准 I2-A2,1990)。

水浴

对于一般的临床实验室,恒温水浴必须提供从环境温度以上 5~100℃的可变温度控制,并具有±0.2℃的控制精度。水浴是可循环或非循环的。循环水浴提供最佳的温度控制。选择恒温槽的另一个重要因素是水槽必须足够大以适应所需工作量。

保养

通过填充Ⅱ型(或Ⅰ型)水来改善恒温水浴的维护。这防止了常规自来水中矿物沉积物的积累,这些物质可能影响温度感测元件,并且通常导致微弱的热传递。但是,如果积累了一些矿物质,可以使用弱盐酸溶液溶解沉积物。经常清洁并用净水冲洗,可以防止细菌和藻类过度生长。还可以加入 1∶1000 稀释的硫柳汞(merthiolate)以辅助防止细菌生长。如果水浴箱干燥了,可能会发生过热和后续的损坏。在较高的温度下,应保持箱内有适量的水以覆盖水浴箱,从而保持适当的温度控制并防止迅速蒸发干燥。

质量控制

水浴箱必须有一支经 NIST 认证的温度计校准后的温度计作为组成部分。每次测定应注意和记录温度。操作人员的这个操作可以确保浴缸的温度与温度计的读数相同。

加热块,干浴箱和烤箱

加热块和干浴箱通常用于在较高温度下加热液体。大多数干浴箱是由能够以均匀的方式分配热量的铝合金构成。它们的加热效率小于循环水浴,但可保持在±0.5℃以内的恒定温度。加热块中须有经认证的温度计或NIST校准的温度计来监测温度。

烤箱被用于色谱法中干燥化学品,有助于提取,或者在电泳中干燥薄膜或凝胶。根据所需的温度和目的的不同,有几种的类型可供选择,包括可编程的类型,真空或标准实验室类型。温度控制通常在±1℃之内。烤箱须有经认证的温度计或NIST校准的温度计可用于监测室内温度。

混合

混合是旨在形成均匀质量或创建统一的异质体系的操作。混合用于将固体溶入溶液中,使不同相亲密接触——例如提取程序、洗涤悬浮固体、使液相均质化,以及用来执行许多其他操作。混合不足的严重后果之一是无法完全重新复融长期冷冻保存的血清中沉降的蛋白质,导致产生无效结果。在某些情况下,过度混合可能导致蛋白质变性或溶血。当血清(或血浆)标本放置一段时间后,会发生相分离,所以在分析前必须彻底混合。在这种系统中,甚至小分子的浓度也是不均匀的,因为蛋白质沉降并变得更加浓缩,所以在该层中有效的水浓度降低。这会在整个系统中产生水浓度梯度,并因此产生所有组分的浓度梯度。

单管混合器

涡旋混合器能够进行可变速度的振荡,使试管或其他容器的液体内容物进行旋转运动。接触角度和压力大小可以调节,以获得最佳的搅拌效果。通过多重接触产生非常有效的混合动作(即从混合器的氯丁橡胶振荡杯不断触动和撤回管)。操作人员必须小心,不能让容器过满,或者混合液体内容物旋转过快,否则可能会溢出。

多管混合器

各种混合器可用于处理多管和不同尺寸管的混合。Thermolyne Maxi-Mix(Sybron Corporation,Dubuque,Iowa)可以方便地一次用一个管或几个管进行涡流混合。改变容器对可更换的泡沫橡胶顶部的压力,可改变混合动作。管中的内容物被夹持在旋转盘的圆周板,在倾斜盘上的圆周运动提供其进行连续反转的力。可以调节旋转速度以提供温和或更剧烈的混合。在这种混合器上方便重新配制对照血清。管式振动器通过以可变速度来回倾斜的操作使全血样品的充分混合。

水溶液

溶液的浓度可以表示为摩尔浓度(M)、当量浓度(N),较少用质量摩尔浓度(m)。准确准备试剂需要溶液化学,基础数学和技术的基础知识。

摩尔浓度

摩尔浓度(M)等于每升溶液中溶质的摩尔数。物质的摩尔数是等于物质的原子或分子量的克数。物质的原子或分子量是化学物质(原子或分子)相对于碳原子质量的实际质量。一摩尔的任何物质将含有大约6.02×10^{23}颗粒(阿伏伽德罗常数)。因此,每升溶液中1摩尔溶液含有1摩尔溶质(框4-7)。因此,配制的方法是称29.25g NaCl,将其转移到1L容量瓶中,然后将水加入烧瓶的1L标记线。

框4-7 例:摩尔浓度

需要多少克NaCl来制备1L 0.5M溶液?NaCl的克分子量(GMW)为58.5。

解:

$GMW\times M=g/L$

$58.5\times0.5=29.25g/L$

毫摩尔

当溶液浓度较小时,它们经常以毫摩尔/升(1000mmol=1mol)表示。例如,为了制备10ml 10mmol/L(0.01mol/L) NaOH溶液时,需将4mg NaOH稀释至10ml

当量浓度

当量浓度(N)等于每升溶液中溶质的克当量数,并且取决于所涉及的反应类型(例如酸碱、氧化等)。1克当量的元素或化合物等于克分子量除以可替代氢键或羟基的数量(也称化合价;框4-8~框4-10):

克当量=克分子量/可替代氢键或羟基的数量或化学价

1N=溶质的克当量数/每升溶液

框4-8 例1:质量摩尔浓度

$Ca(OH)_2$(GMW=74)的克当量是多少?

解:

克当量=74/2=37

1摩尔=2当量

框4-9 例2:质量摩尔浓度

H_2SO_4的克当量(GMW=98)?

解:

克当量=98/2=49

1摩尔=2当量

框4-10 例3:质量摩尔浓度

需要多少毫升的浓硫酸(比重1.84;纯度百分比为96.2%)来制备1L的常规溶液?

解:

1. 计算克当量(GEW) H_2SO_4=98/2=49。
2. 计算1L中的H_2SO_4的克数:98g/L。
3. 计算每毫升溶液中H_2SO_4的克数=SG×%测定=1.84×96.2%=1.77。
4. 计算准备1L正常溶液时所需的浓H_2SO_4的毫升数:

$$\frac{1.77g}{1ml}=\frac{49g}{Xml}$$

$$X=27.6$$

摩尔数

在实验室中，有时需测定溶液的物理性质，例如测定血清或尿液的渗透压浓度。确定溶液的摩尔数，而不是摩尔浓度。

1 摩尔溶液指 1 摩尔溶质溶解在 1kg 溶剂中。1 摩尔溶液的定义是基于重量，而不是体积。由于室温下的水密度约为 1g/ml，那么 1000g 的水大约 1L 左右。因此，1 摩尔水溶液与 1 摩尔溶液大致相同(框 4-11)。

框 4-11　例：摩尔溶液

需要多少克 NaOH 来制备 2.00 克分子量溶液?

解：

1. 确定 NaOH 的 GMW=40g。
2. 使用以下公式计算制备溶液所需的 NaOH 的克数：

$$摩尔浓度=\frac{溶质质量/克分子量}{1kg\ 溶剂}$$

$$2\ 摩尔=\frac{Xg\ 氢氧化钠/40g}{1kg\ 溶剂}$$

$X=80$

稀释

由于计算机和仪器的改进，稀释程序不像以往那样频繁地进行，系统可以自动执行稀释。但有时，必须需要稀释。简要回顾一下。

实验室中可能涉及向一种物质添加另一种物质以减少其中一种物质的浓度。该混合方法称为稀释。实验室工作人员经常混淆与稀释和比例相关的术语。术语比例相对通用，指的是相对于别的事物没有其他影响的物质的量。术语稀释在实验室使用中更具体。它是指物质在混合物中的所占的份数。这表明混合物是如何制成的或将如何制成。以下是比例和稀释的例子(框 4-12)：

框 4-12　例：稀释

制备 1ml/10ml 稀释的血清样品。

解：

吸取 1.0ml 血清，加入 9.0ml 盐水，总体积为 10ml

按比例配制

1. 血清/盐水比例为 1∶9。
2. 盐水/血清比例为 9∶1。
3. 血清/总体积比例为 1∶10。

稀释配制

1. 在盐水中稀释 1∶10 的血清。
2. 在盐水中稀释 1∶10 的血清。
3. 用盐水稀释 1∶10 血清。

临床应用可能包括稀释患者血清样品，因为胆红素的结果可能超过线性上限。当胆红素结果超过线性上限时，技术人员应对样品进行 1∶2的稀释，并对稀释样品进行测定。稀释时，技术人员在试管内加入 100μl 患者血清后再加入 100μl 水，总体积为 200μl。测定稀释后样品中的胆红素，分析仪打印出 12mg/dl 的值。在报告患者胆红素结果之前，技术人员必须将分析仪值乘以 2(稀释因子)，然后报告 24mg/dl 的值。

酸、碱和 pH 值

酸分子在水溶液中产生氢离子(质子)；碱接受这些氢离子。

纯水在室温下：

$$[H^+]=[OH^-]=1\times10^{-7}\ 摩尔$$

在所有水溶液中，酸和碱：

$$Kw=[H^+]\times[OH^-]=10^{-14}$$

在酸溶液中，$[H^+]$大于 10^{-7}mol/L。在碱性溶液中，$[H^+]$小于 10^{-7}mol/L。pH 值是以 10 为底数，H^+浓度倒数的对数值，即：

$$pH=\lg[1/H^+]=-\lg[H^+]$$

pH 值	H^+浓度	OH^-浓度
1	10^{-1}	10^{-13}
2	10^{-2}	10^{-12}
4	10^{-4}	10^{-10}
6	10^{-6}	10^{-8}
10	10^{-10}	10^{-4}
13	10^{-13}	10^{-1}

一个 pH 值单位的变化表明 H^+浓度的 10 倍变化

缓冲液　缓冲液的相关知识及其制备见附录 1，对于最常用的缓冲液，酸和碱的盐的数量已被预先确定，可以找到相关参考书(如 1973 年的 Bates 中包含对缓冲区的理论方面的非常好的讨论以及关于如何制备缓冲液的大量信息)。

(张传宝 译　李莉 校)

推荐阅读

ASTM：E288-10 Standard specification for laboratory glass volumetric flasks. ASTM International. Online. Available at http://www.astm.org.

ASTM：E542-01 (Reapproved 2012) Standard practice for calibration of laboratory volumetric apparatus. ASTM International. Online. Available at http://www.astm.org.

ASTM：E694-99 (Reapproved 2010) Standard specification for laboratory glass volumetric apparatus. ASTM International. Online. Available at http://www.astm.org.

参考 ASTM 标准，请访问 ASTM 网站，或联系 Servest@ASTM.ORG 的 ASTM 客户服务。

Clinical and Laboratory Standards Institute (CLSI), formerly the National Committee for Clinical Laboratory Standards (NCCLS) (Wayne, Pa.).

NCCLS 是美国临床和实验室标准化协会的前身，为基本的实验室方法提供全面的指导和制订标准程序。

Skoog DA, Holler FJ, Nieman TA: Principles of instrumental analysis, ed 5, Philadelphia, 1998. Harcourt Brace.

这是一本全面的讲解几乎所有的临床实验室仪器设备原理的书。

参考文献

ASTM. E617-13: Standard specification for laboratory weights and precision mass standards. ASTM International. Online. http://www.astm.org.

Bartle KD: Introduction to the theory of chromatographic separations with reference to gas chromatography. In Baugh PJ, editor: *Gas chromatography: A practical approach*, ed 1, New York, 1993, Oxford University Press, pp 9–10.

Bates RG: *Determination of pH—theory and practice*, ed 2, New York, 1973, John Wiley and Sons.

Bender GT: *Principles of chemical instrumentation*, Philadelphia, 1987, WB Saunders.

CLSI Determining performance of volumetric equipment, Proposed Standard I8-P, Wayne, Pa., 1984, CLSI.

CLSI Preparation and testing of reagent water in the clinical laboratory, Approved Guideline GP40-A4-AMD, ed 4, Wayne, Pa., 2006, CLSI.

Gauldie J: Principles and clinical applications of nephelometry. In Kaplan LA, Pesce AJ, editors: *Nonisotopic alternatives to radioimmunoassays*, New York, 1981, Marcel Dekker Inc, pp 289–291.

Joint Commission on Accreditation of Health Care Organizations (JCAHO): Eliminating mercury in hospitals. Environmental best practices for health care facilities. US Environmental Protection Agency, 2002.

Karasek FW, Clement RE: *Basic gas chromatography—mass spectrometry: Principles and techniques*, Amsterdam, 1988, Elsevier.

Love JE, Ward KM: Electrophoretic instrumentation systems. In Ward KM, Lehmann CA, Leiken AM, editors: *Clinical laboratory instrumentation and automation: Principles, applications, and selection*, Philadelphia, 1994, WB Saunders, pp 173–174.

Ravindranath B: *Principles and practice of chromatography*, Chichester, England, 1989, Ellis Horwood, pp 89–127.

Rayleigh LB: On waves propagated along the plane surface of an elastic solid, *Proc London Math Soc* xviv:4–11, 1885.

Rubinson KA, Rubinson JF: *Contemporary instrumental analysis*, Upper Saddle River, N.J., 2000, Prentice Hall.

Schoeff LE, Williams RH: *Principles of laboratory instruments*, St. Louis, 1993, Mosby.

Strouse GF, Furukawa GT, Mangum BW, et al: *NIST standard reference materials for use as thermometric fixed points*, Gaithersburg, Md., 1997, NIST.

Tipler A: Gas chromatography instrumentation, operation, and experimental considerations. In Baugh PJ, editor: *Gas chromatography: A practical approach*, ed 1, New York, 1993, Oxford University Press, pp 63–67.

Willard HH, Merritt LL, Dean JA, et al: *Instrumental methods of analysis*, Belmont, Calif., 1988, Wadsworth.

第5章 分析：临床实验室自动化

Timothy E. Caragher, Mark S. Lifshitz, Robert DeCresce

要点

1. 临床实验室检验技术在过去十年有了巨大的发展和变化，以至于所有常规生化检测和血液学检验已经实现了全自动化。

2. 实验室检测中分析前、分析中和分析后的各个过程也都实现了自动化，临床实验室选择单机分析仪器或者工作站或者全流程的自动化应当与其需求相一致。

3. 分析前的自动化极大依赖于唯一的标志(通常是条行码扫描)。分析仪器自动完成多项任务，若与其他自动化模块整合则可以极大降低人工操作，让工作人员集中精力于异常处理、解决工作中的问题并作好质控管理。

4. 自动化流水线可以满足弹性需求，弥补人工操作的不足，降低TAT时间，减少差错产生，保障生物安全性，让工作人员更集中于其他有价值的检测过程。

什么是自动化？对于临床实验室来说，自动化就是仪器自动完成检测，代替人工操作的过程。近年来，“实验室自动化”被用来描述一个更广阔的过程，它整合了更多模块和功能，可以完成分析前、分析中和分析后的检测过程(见第2章)。因此，除了完成测试，如今自动化包括了样本分类、处理、传递，样本检测和存储等过程。这些配置的核心是精细的信息系统，用来监控样本处理过程、优化性能、自控分析性能、与实验室信息系统(LIS)信息交互。本章主要讨论自动化的基本概念，包括之前的自动化定义，以及通常强调的生化自动化。

自动化的发展

在20世纪50年代自动化出现之前，实验室检验是一个纯人工过程，需要技术人员把样本和试剂吸取到玻璃检测管中，孵育后在分光光度计上读数、然后根据图纸上绘制的标准曲线推算出检测结果。而现在，仍是这样的基本方法，但是原来的人工操作已经由自动化仪器取代，重现性、准确性和灵活性极大提高，检测所需时间和成本以及误差均显著减少，同时样本识别和报告技术的革新也提高了患者的安全性(Battisto, 2004)。

第一台自动分析仪是基于连续性流动技术(也就是试剂在各通道连续流动)，实现了在单个或多个平行通道连续分析测试。这种方法只能进行单一项目的检测，不能根据需要选择测试项目，换句话说，即不具有测试选择性。后来出现了可以调整测试项目的仪器，这种仪器可以实现在主菜单下选择一些项目组合或者是停止无需检测的项目。这两类仪器的特点是它们都基于样本的操作周期，即不管每个样本要做多少个项目，每小时都是完成一组样本测试。另一类测试是批量分析仪(比如离心式分析仪器)，它可以对大量样本完成某一种检测。这类仪器是基于检测系统，一旦批量检测开始就不能再加入新的样本。在20世纪80年代早期，这种设计的弊端日益凸显，因此，一个全新的概念——随机取入分析仪器开始进入行业。

和之前的仪器不同，随机取入分析仪器与仪器内的位置定位无关，它随机选择样本和试剂。这种操作与以前的仪器有如下不同：

- 所有检测都有单独的分析路径，而不是每项检测用专用通道。
- 根据选择待测的项目的顺序完成检测，测试不是批量完成。
- 每项检测不同参数灵活配置(如波长、读数、试剂添加)。
- 独立测试，每个项目都有独立的反应杯。

高通量基于每小时完成的测试数而不是样本数。事实上现在所有的全自动生化分析仪都是基于随机取入式设计。这种灵活的设计可以满足在一个平台完成之前在多个平台上完成的多项目测试。

尽管这类仪器开始主要是用于常规生化和同类免疫测试，在20世纪90年代它的很多运行特征也被用在了异类免疫测试。这种检测需要更灵活的参数，比如更多种孵育时间、试剂添加和废液处理，独特的检测系统(如光度计)需要在一个专门的检测单元完成。由于这种检测的需要，免疫的单位时间完成量比常规生化分析仪明显低很多。尽管免疫分析仪器最初设计是独立式单元，它还是可以作为一个整合型的生化免疫平台的次级系统。

在自动样本分析处理有了大幅改进后，人们把目光集中到了容易出现差错并导致工作时间延长的分析前处理过程。这些过程包括样本标记（或贴条码）、离心机上传和下载样本、人工分杯（把样本分成几份，可以放到其他不同的工作平台或者转移到其他容器中用以送出检测）以及把样本按工作平台不同进行分类。每个步骤都有出现错误的风险，比如样本识别错误最后导致报告错误。另外，样本加盖和去盖过程可能出现气溶胶与体液或者血液接触从而导致人员暴露在生物危害环境中。为解决这些问题，分析前自动化应运而生，有单机型的分析前处理仪器，也有整合到自动化流水线的前处理功能模块。

在过去的10~15年中，除了改善自动化分析仪器的通量外，人们也更多地注意到从样本收集到结果报告整个过程的自动化，包括整合这些步骤、优化分析前工作过程和样本存储。实验室全流程自动化（total laboratory automation，TLA）就是这类技术发展的高峰（Sarkozi et al，2003），可以通过实验室内样本转运系统，如传送带或轨道，将样本在仪器之间以及其他功能工作站如离心、去盖、加盖和储存单元间传递。本章将在以下部分详细介绍TLA。

我们已经进入强调价值管理的医疗保健的新纪元，不同的实验室自动化解决方案用来满足小量、中量和大量样本量大小的临床实验室需求（Burtis & Bruns，2014）。表5-1中列举的是推动实验室自动化持续发展的因素。

表5-1 推动实验室自动化持续发展的因素
样本周转时间（turnaround time，TAT）
样本完整性
操作人员缺乏
经费问题
降低维护成本
减少重复校准
减少宕机时间
提高开机时间
24/7工作时间
生产率电脑硬件和软件系统
原始管取样
增加单个系统不同分析物数量
增加单个系统不同检测方法
减少实验室差错
样本量
液体类型
安全性
环境问题（如生物危害）

分析前和分析后自动化

自动传递

分析前步骤主要是样本收集和处理（见第3章）。第一个处理步骤就是从样本采集台传递样本。几十年来，样本一直是由抽血者或者运送员运送。如果是院外样本会由相应人员提供服务。这两种批量处理都是基于定期接收样本。最早的样本传递系统同时也是目前应用最广的系统是气动样本管传输（如TransLogic Pneumatic Tube系统，Swisslog，Dever，Colo.）；它能迅速将直径10cm（4in）或15cm（6in）高强度聚碳酸酯载体从一个站点传递到另一个站点。每个站点都是唯一标志的，载体会非常明确的传递到指定站点。所以发送者可以把收集的血液样本管放到一个载体上然后设定程序发送到实验室，来自输血科的血液或者来自药房的药品也可以直接通过这个系统输送到病房。管道载体外包有泡沫或垫子防止损坏。系统的设计上防止加速或减速过程中重力加速度变化，从而避免溶血现象发生。

其他自动传递系统也在实验室内或实验室外得到了广泛应用。与气压传送带相比，电子轨道车可以传递更大量的样本，但它需要在一个站点上传或下载样本，对于场地紧张的医院来说可能面临一定困难。容量大是这类传输系统的特点，它可以传递冰块或者冷冻包裹的样本。移动机器人是另一种传输方式，它可以直接把样本运送到工作站。这些设备可以在某一层沿着一定路线走，或者是采用更加精细、灵活但是昂贵的指挥系统。移动机器人也是一种批量样本运送系统，需要工作人员在每一站上传或下载样本。在接受大量样本的实验室多采用传送机或者架式系统，通常是在同一层水平运输或者是不同层之间垂直运输。

自动处理样本

自动处理样本可以最大限度减少检验过程的无价值重复劳动（比如分杯、分类），和通过减少人工操作失误从而提高检验质量，同时也能解决重复性和吞吐量的问题。自动化提高了工作安全性，减少工作人员暴露在生物危害环境中的时间，消除重复性压力损伤。表5-2列举了常见的样本处理步骤，全流程自动化系统可以完成这其中的部分或全部工作。单机型自动化（包括或不包括离心）选择性地完成某些分析前或分析后过程。例如，某个系统包含样本分选、去盖和分杯功能。处理完成后，样本被人工送到工作站点。与定向自动化不同的是，这些工作任务也是可以整合到一个更大的，全自动化模块的设计中，通过与分析单元和后存储系统连接，节约人工操作。Automate800（Beckman Coulter Inc.，Brea，Calif.）就是其中一个单机型自动化的例子，它能够完成样本接收、分选、离心、去盖、样本量检测和分杯。

表5-2 自动化：分析前和分析后步骤
原始管ID/标记
LIS核收
分选（优先处理急诊样本）
离心
去盖
二次样本编号
血清量/凝块检查
分杯
分选到分析仪器架子
加盖
样本存储和检索

分析后过程

扫描样本后放置到编号的样本架上,单机系统也可以归档或检索有条码的样本。在归档系统数据库中输入患者的样本登记号码或者医疗记录号码就可以检索样本,而架号和样本位置号码是显示给操作人员的。有些系统还配有冰箱作为样本存储和样本定时丢弃的功能模块。Cobas p701(Roche Diagnostics,Indianapolis,Ind.)就是可以作为单机运行也可以和分析前系统连接的范例。它能够在允许人进入的冰箱中储存 27 000 管样本,可以根据设置的长期或短期储存信息自动丢弃样本。

分析前和分析后处理的新技术

样本自动检查

样本自动检查主要是解决两个分析前的因素,即识别样本标志错误和保证样本完整性。自动化仪器可以对随机收集在不同容器中的各类样本分类,评估是否粘贴条码,样本量是否足够,样本是否溶血、脂血或黄疸。最新的技术中还用到光学字符辨识方法来判断是否贴错标签(Hawker et al,2014)。

射频识别

射频识别(radio frequency identification,RFID)能够显著改变实验室将样本从接收端到处理端的追踪方法,这种方法是不需要人工干涉的。它能够减少样本识别错误和放置错误(Shim et al,2011)。与传统条码识别相比,RFID 有如下优势:

不需要扫描读取——也就是说,所有的在封闭转运载体中的 RFID 标记的样本都是不需要把转运包打开读取的。

动态数据存储——如果需要更新信息,比如有附加测试,可以在一定距离范围更改样本转运载体中芯片的编码数据。

低温存储不受影响——与传统条码不同的是,冰箱中低温或者霜冻环境不会遮盖 RFID 标签。

尽管 RFID 技术会极大改变样本追踪方式,由于其成本明显高于传统方法,所以这项技术在实验室中并没有广泛应用。另外,RFID 技术也被仪器供应商用作了一个简便、自动的管理试剂库存的方法。

自动生化分析仪:核心部分

自动化分析仪器是临床实验室工作的中心。第 4 章将讨论很多仪器的检测原理。这部分主要讨论各物理运行特征以及实现自动化工作的设计特点(表 5-3)。

表 5-3 自动化:分析步骤
样本进入、转到反应杯或稀释杯中
添加试剂
混合样本和试剂
孵育
检测
计算
读数和结果报告

吸样

所有全自动生化分析仪都可以直接从样本管吸样。直接从贴条码的样本管吸样的优点是不需要将样本转到另一个容器中,减少差错产生,保障操作人员生物安全。通常在吸样前自动去盖,但也有一些仪器使用吸样针闭盖穿刺技术,比如 UniCell 分析仪(Beckman Coulter Inc.,Brea,Calif)。分析仪器用刀片切开塞子,样本针穿过再吸取检测所需的样本。这种技术也在一些高通量血液分析仪器中得到应用。

自动吸样的方法有很多。蠕动泵是一种比较老,但迄今依然有仪器在使用的技术(如电解质检测)。更常用的方法是用移液器将样本从样本杯或样本管吸到分析模块。移液器将样本分到反应容器中或者用稀释液冲洗掉样本,电脑控制的步进电机可以精确控制吸取和分配的液体量。试剂的分配也采用这一方法。

很多分析仪器样本的吸样和分配是用一个细的不锈钢针。一些仪器用吸样针穿透橡胶塞,另一些仪器是直接伸到检测管或检测杯中。这种方法存在一个潜在的问题——样本中的凝块可能黏到吸样针中。如果凝块进入吸样针,则会造成堵塞,并且导致所吸液体量不够。如果凝块黏在吸样针上,则会导致仪器故障或吸样针无法对准。后来,很多吸样针设计成可以探测凝块,如果有凝块则停止吸样。设计的液面传感器可以检测样本多少,它快速进入样本容器检测液体是否存在。

可重复利用的移液针有携带污染的可能,即吸样时前一个样本可能会被携带污染到后一个样本中造成错误诊断结果。一些仪器做了相应的改进来避免携带污染。其中一个方法是在两次吸取之间吸冲洗液,另一种技术是用冲洗液反向冲洗吸样针,冲洗液冲洗探针的方向与吸取液体到废液容器的方向相反,这个技术将凝块进入系统出现的可能性降到了最低。有一些仪器使用一次性塑料吸样头来彻底消除携带污染,虽然这样会增加耗材成本。

处理试剂

自动分析仪器需要实现试剂存储、处理、准备、稀释和分配全过程的自动化。很多实验室使用不需要太多准备过程的大容量试剂,也有使用冻干试剂的,这时分析仪器会自动用稀释液将干粉重悬为液体试剂。有些仪器是按每个检测量准备试剂(准备成每次测试所需试剂量)。干式技术是浸泡固相带或固相片得到试剂,或者是向检测杯中预测液体或粉末状材料中加入水、缓冲液或者样本。

试剂在环境控制的试剂仓中保存,实时监控试剂库存量。很多方法是采用单一试剂,也有使用两种或更多种试剂的方法。当试剂将要用尽,电脑会提醒操作人员更换。在用的试剂存储在恒定低温试剂贮存仓内以保障试剂稳定。

条形码用来特异性地标记和识别试剂容器,这样大量试剂的多个容器就可以一起加载,并依次使用。条形码中含有效期、批号、试剂量(或者检测数)等相关信息。一些仪器会在试剂针上结合液面传感器,这样可以确保试剂吸量,同时也能测量剩余试剂量。

试剂条码信息中储存校准信息,比如浓度、预期检测器响应、校准曲线算法以及校准允许偏差。这些信息通常在主批号和主校准中。

自动化仪器分为封闭式试剂系统和开放式试剂系统两种，通常在采购仪器时需要考量。开放式试剂系统可以用第三方试剂(也就是非仪器生产商配套试剂)，也允许操作人员调整测试参数。开放式试剂系统给了使用者在使用新方法和新反应物时的极大灵活性和适应性。生产商用的所有功能和计算方法达到了最佳优化，考虑到第三方的检测试剂难以实现最优化，故很多仪器并不开放一切权限。封闭试剂系统是指仪器只能用生产商配套的试剂，不能用第三方供应商的。尽管使用封闭系统试剂成本较高，但试剂的处理和识别是整合在仪器系统中的，这样会有很多隐形的好处。所以虽然封闭系统有不能使用第三方试剂的限制，很多实验室还是使用仪器供应商的试剂。

混合和孵育

在混合样本和试剂上，自动化系统有很多独特的方法，包括磁力搅拌、旋转搅拌、强力分散、利用超声能量混匀、有力侧向移位。干式分析仪不需要混合样本和试剂，因为样本只需要流到试剂层就可以完成反应。

孵育反应需要恒定和精确的温度，通常是用循环空气或者水浴或者加热金属块实现。电热、电偶和热敏电阻监控与维持也需要温度保障。

检测

全自动分析仪按照检测菜单数量有多个检测系统。例如，常规的生化分析是通过吸收光谱或者反射光谱测量，电解质是通过离子选择电极测量，免疫分析是基于化学发光方法所以需要光度计。这些技术会在第4章阐述。当今市场上很多生化分析仪都有几个测量子系统，有纯生化分析仪、纯免疫分析仪以及生化免疫一体机。

数据处理和实时监控

仪器的电脑控制信号处理、数据处理和流程控制。信号处理将探测器的模拟信号转换成数字信号便于系统间交互传递。数据处理将非线性输入信号转变为线性校正图，使非线性方法(例如基于反射比分光光度法)的检测可以自动完成。在仪器内，电脑控制机电过程使整个过程统一、有序并具备可重复性。操作过程包括启动吸样装置、将吸样杯从一个位置移到另一位置、移动样本管和分配试剂。人性化的软件可以展示 Levey-Jennings QC 图和标准曲线，在线故障解决可以通过连接“怎么做”的视频，指导使用者完成仪器培训和保养。通过网络实时监控可以让供应商持续分析仪器各子系统，并提前发现潜在问题。这些数据可以让供应商提前安排售后，避免增加停工时间。

生化自动化流水线

实验室仪器供应商可以提供各种不同的自动化解决方案，满足样本量不同的实验室需求。这些方案通常都是可扩展的，同样的技术可以以不同配置用在整个实验室网络中。下面是对这些配置的简单介绍。自动化是一个持续发展演变的技术，厂商不断提供新的技术，所以我们就来关注一下最新的技术和考量新的自动化方案下各种方案的不同之处。目前，生化免疫诊断方面主要的厂商包括雅培诊断、莱克福里斯特Ⅲ、贝克曼库尔特公司、奥森多临床诊断、罗氏诊断公司以及西门子医疗诊断公司。

工作站

自动化最基本的单元是工作站，也就是前文提到的自动化分析仪器。分析仪器通常是完成常规生化检测、免疫检测或者是一个平台完成这两种类型检测。尽管需要人工上传和下载样本，这种单机型仪器可以自动完成整个检测过程。仪器操作员通常开始先完成定标、质控、装载试剂和日常保养工作。由于条形码技术和 LIS 双向接口使得分析仪器可以自动判断每个样本需要做哪些测试并且自动上传(和自动审核)结果。假设仪器可以容纳足够的样本和试剂，操作人员就可以离机很长时间。但是，有问题时仪器会报警，需要工作人员处理。这种方法的另一个缺点是操作人员需手动评估和平衡常规检测样本量，并且统计样本量以实现在各独立的检测平台达到最优的性能和处理通量。

工作单元

为了提高处理通量，厂商整合了一系列分析仪器，它可以作为一个独立单元由一个工作人员操作监控。一个“虚拟”的工作单元由一组设备组成——比如生化分析仪器、血细胞计数仪或者血凝检测仪——它们并没有在物理上通过轨道连接起来，而是通过软件，即通常说的中间件，实现仪器交互连接。“现实”的工作单元就是一群类似的分析仪器通过轨道连接，因此有一个单独的样本进样站和出样站。中间件是一个中央枢纽，可以联合各仪器的用户界面，用一个单独的页面展示给技术专家。例如，它可以显示每个系统中所有样本的状态，统计待测样本清单，显示不同系统上的错误信息，以及显示需要重做的样本(可能需要人工重新上传)；它也可以依照审核标准自动审核样本检测结果。同时，它也能够通过在虚拟工作单元指示工作人员在哪里上传样本，或者通过在现实工作单元自动完成这一工作来平衡工作量。

整体实验室自动化

整体实验室自动化是20世纪80年代由日本企业首先提出。最初的设计是用一个机械臂、传送带以及相应调整之后的生化分析仪尽量多的自动完成分析前和分析过程的各项任务(Olsen，2012)，通过传送带实现样本在不同工作站点间的运输。不久，针对早期的系统继续研发和改进实现了医院系统临床实验室的实验室全流程自动化(total laboratory automation，TLA)。

在 TLA 设计中，把多个分析仪结合到一个样本管理系统和运输系统中，由流程控制软件(中间件)协调自动化各模块的活动(表5-4)并与 LIS 系统交互衔接。这些系统主要是为了满足日样本处理量在1000~10 000的实验室设计，例如有医疗系统网络的中心实验室等。TLA 可以涵盖很多模块，包括生化、血细胞、血凝、免疫等分析单元，以及分析前和分析后单元，例如样本离心、分类模块、去盖和加盖模块、分杯模块和储存模块。

表 5-4　流程控制软件功能
1. 计算分杯数量以及各工作站所需血清量
2. 为待分析的样本选择最优路径
3. 加盖
4. 自动重测或自动添加项目检测
5. 自动审核

TLA 带来的好处包括减少标记和其他分析前的错误，降低 TAT，以及减少人工工作量，增加日处理量。对于目前各实验室人员短缺情况这可以提供很大帮助。实验室实现高度自动化后，可以在不增加工作人员数量的情况下，增加更多新的检测项目，增加工作量。检测过程节约的人力可以用到其他方面，比如增加不常做的项目数量，或者在实验室内完成以往送出检测的项目。

TLA 的主要局限性在于需要前期大量财务支出和场地空间。初期投入大概需要上百万美金，场地需要超过 372m^2(4000ft^2)。另外值得注意的一个因素是由于 TLA 的复杂性，需要高级技术人员来操作和处理故障。其他 TLA 的挑战还包括基础设施改建、人员建设和软件接口。另外，有些系统的工作流程不太容易处理急诊样本(Battisto,2004)。

很多 TLA 厂商在实验室有需求时会协助完成规划、申请预算、实施和优化系统等工作。例如，有的厂商用 6σ/精益分析为实验室规划布局以及对分析前单元、分析单元、储存单元优化配置。在实施后，厂商通常会评估流水线的运行性能并做出相应调整。

实验室其他学科的自动化

除了之前讨论的生化自动化的先进技术，实验室的其他学科检测项目也经历了重大转型变革。以下简单概括这些变化，关于技术部分会在其他章节详细阐述。

血液学

血液分析仪应用了很多种技术(例如电阻抗法、流式细胞术、光散射和吸光度)对红细胞、白细胞、血小板进行分类和计数，判断其异常形态(见第 33 章)。目前血液学检测的发展趋势是实现血细胞技术各方面自动化，包括人工审核白细胞分类和使用 EDTA 抗凝采血的其他的检测项目(例如糖化血红蛋白检测，HbA1C)一同实现自动化。

血液学自动化目前是单机型的工作站或者作为含有生化分析仪和前处理模块的大型轨道系统的一个组成部分。对于很多用户来说，紧凑的工作站提供了大多数血液自动化系统的功能。从配置上讲，至少包含通过轨道物理连接的多个细胞计数仪、一个推片和一个染片机。仪器也可以虚拟连接，每个模块单独上传和下载样本，像生化系统一样，中间件连接各个模块，平衡各仪器检测工作量，判断是否需要染色或其他后续处理。更精细的设计是再包括一个自动镜检模块(例如 CellaVision Inc.,Durham,NC)和(或)HPLC 方法检测 HbA1C，也就是说所有 EDTA 管中的检测都可以实现自动化。紧凑的分析单元和自动上传的浓缩试剂极大减少系统所占空间，减少离机试剂占用空间，人工操作和人工审核玻片过程极大减少。可扩展的血液自动化系统的典型例子是 Sysmex XN-9000(Sysmex 公司，日本)(图 5-1)；它能够连接多达 9 个分析模块，同时连接制片单元、细胞分类单元、HbA1c 检测和自动镜检。这个系统使用 Sysmex WAM 中间件，实现多位点连接和全系统规则设置，自动审核率达 88%。

微生物

尽管连续血培养系统和自动微生物识别以及药物敏感检测系统早已广泛应用，微生物样本处理和检测依旧是人工操作和费时的过程。样本需要经过接种到培养基、培养、定期监控一系列过程。这期间有很多手工操作，而且培养皿需要在培养箱和工作站来回传递。目前微生物自动化技术远落后于生化和血液分析自动化程度，但是这些长期存在的问题也逐渐有了新的进展，微生物检验也站在了变革的浪尖上。复杂精细的样品处理系统可以处理这个专业中的复杂操作，实验室自动化解决方案可以整合各个工作站(包括接种、培养、鉴定和药敏检测)形成一个单元。由于不依赖于培养和生长的技术被持续引入到微生物鉴定中(比如分子诊断)，再加上自动化技术的发展，微生物这个学科和其他学科的界限将会渐渐消失(Bourbeau & Ledeboer,2013)。

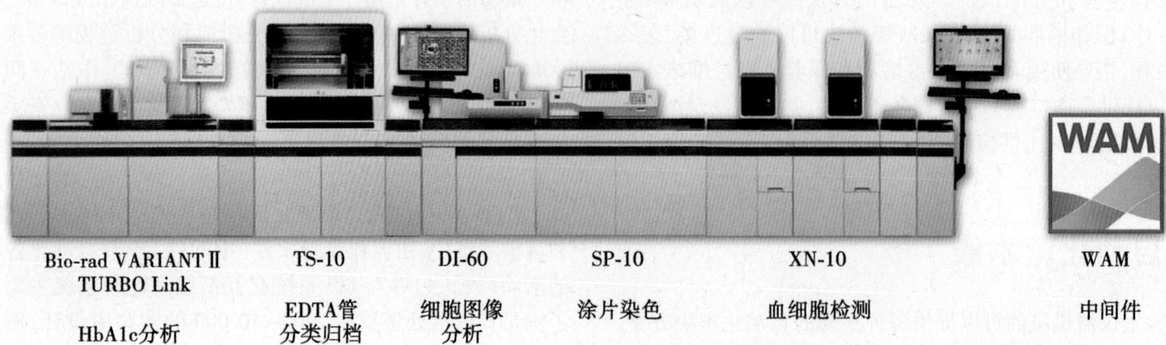

图 5-1　Sysmex XN-9000™(Sysmex 公司)。Sysmex XN-9000 含有玻片准备单元、分类、HbA1c 检测和自动镜检

实验室自动化的规划

对于实验室工作流程和新技术功能的理解是找到最适合方案的先决条件。这些内容在第2章有详细讲解。这些概念的应用在TLA是非常重要的，因为自动化的项目可能会花费百万美元以上。所以需要明确目的，最终的决定要建立在详细的数据分析之上。例如，需要全面了解LIS的功能和局限性、眼下的TAT及场地空间能否满足自动化（同时要考虑场地是否满足安装流水线时不影响日常工作）、样本和检测量规划、现时成本以及测试数，这些信息要跟供应商征询方案时探讨。厂商最终会根据这些数据提供方案，评标时要充分评估比较，了解这些方案产生的基础。

框5-1 实验室自动化RFP：案例——需求、目标、考量要点

TAT	90%的检测达到：常规生化（30分钟），免疫（45分钟），CBC（20分钟），血凝（30分钟）；另外，满足急诊优先
通量	满足高峰时期样本检测，满足TAT要求，配置满足20%业务量增长需求
方法	需要完成的检测项目和检测量，包括今后要开展的项目
样本管理	样本问题（黄疸、脂血等），样本量不够，标签错误等的报警信息
LIS需求	要能实现样本自动存储、定位、重测和追加项目检测
	无缝对接、双工；不依赖于TLA
财务数据和合同条款	价格适中，工作人员再分配方案；合同内容多少；合同期过后封闭系统试剂和耗材价格；维保期
环境和安全	不产生额外热量和噪音，最小化危险环境范围
停工与服务	最初两个月工程师随叫随到，24/7维修服务，2小时响应时间，停工时间最小化
参考信息	类似配置的客户合同信息

需求建议书（request for proposal，RFP）中概述了实验室策略、服务需求和目标（Melanson et al，2007），同时提供标准表架和截止日期。框5-1中提供了一个案例。

RFP公布之后，可以邀请厂商展示他们对于实验室现在需求和将来目标的分析，并提供相应的解决方案和计划安排，以及他们方案的优势、其他方案的不足，这是需要突出强调的事情。演示完成后，可以就具体某方面的想法和顾虑以及是否达到预期做一个交流。表5-5提供了一个案例。

表5-5 自动化系统战略规划：现场参观和提问

为什么选择自动化系统？
为什么选择该供应商？
使用自动化之前的工作方式与状态？
遇到过停机问题吗？
他们的维修响应怎么样？
有经常发生的问题吗？
工作人员对于新的自动化系统怎么看？
用哪家的LIS系统？
实验室如何重新规划的？
是否有期望但未实现的？
使用自动化之后的最终目的是什么？
实现了您的目标吗？
您会再次购买这个产品吗？
您能给我们一些建议吗？

在最后的阶段，项目组依照RFP响应、厂商演示和应答选择两到三家作为候选。这时可以参观几个医院了解这些系统运行情况。通常还可以邀请厂商最终测算一次预算和系统配置。选择好供应商后，具体合约条款由法务和采购专家商谈，最后实施项目。在安装完成6个月后可对自动化系统做一次评估。

（李莉 译 黄宪章 校）

推荐阅读

Armbruster DA, Overcash DR, Reyes J: Clinical chemistry laboratory automation in the 21st century—amat victoria curam (victory loves careful preparation), Clin Biochem Rev 35(3): 143-153, 2014.

本文提供实验室自动化和自动化历史的概述。

Burtis CA, Bruns DE: Tietz: Fundamentals of clinical chemistry and molecular diagnostics, ed 7, St. Louis, 2014, Elsevier.

提供有关自动化和临床检测中的分析前、分析中和分析后阶段各个方面的大量详细信息。

Melanson SEF, Lindeman NI, Jarolim P: Selecting automation for the clinical chemistry laboratory, Arch Pathology Lab Med 131: 1063, 2007.

列出准备自动化所需的主题和任务。

Sarkozi L, Simson E, Ramanathan L: The effects of total laboratory automation on the management of a clinical chemistry laboratory: Retrospective analysis of 36 years, Clin Chim Acta 329(1-2): 89-94, 2003.

显示服务于多个医院系统的合并项目的结果。

参考文献

Battisto DG: Hospital clinical laboratories are in a constant state of change, *Clin Leadersh Manag Rev* 18(2):86–99, 2004.

Bourbeau PP, Ledeboer NA: Automation in clinical microbiology, *J Clin Micro* 51(6):1658–1665, 2013.

Hawker CD, McCarthy W, Cleveland D, et al: Invention and validation of an automated camera system that uses optical character recognition to identify patient name mislabeled samples, *Clin Chem* 60:463–467, 2014.

Olsen K: The first 110 years of laboratory automation: Technologies, applications, and the creative scientist, *J Lab Autom* 17:469, 2012.

Shim H, Young U, Seung L, et al: A new specimen management system using RFID technology, *J Med Syst* 35(6):1403–1412, 2011.

第6章 床旁快速检测——医师诊疗室内的实验室

Lauren McVoy, Mark S. Lifshitz

要点

1. 床旁快速检测(point-of-care testing, POCT),又称为及时检验或床旁快速检测,指一系列可以在不同诊疗场所开展的实验室检查,这些场所包括但不限于检验科、医生诊疗室、急诊部、手术室和重症监护室等。
2. 尿试纸、全血血糖仪等简易 POCT 的开展,免除了实验专业技术人员限制、无需进行复杂的性能检测和质量保证评估,即可直接在医师诊疗室开展,基于以上特点,此类 POCT 不受临床实验室修正法规(clinical laboratory improvement act, CLIA)的限制,可以在医院/健康管理中心的实验室资格认证范围内开展,但需满足更严格的质控要求。
3. 在医师诊疗室开展相对复杂的 POCT 时,对其操作人员(包括实验室主管在内)也有更高的要求。
4. 任何一家医院的 POCT 项目都必须包含以下重要内容:方法学确证、非实验室人员培训、清晰的责任分工制度与管理流程与实验室监管。
5. 目前可行的 POCT 技术在血液学检测、生物化学检测和免疫学检测方面的应用及其局限性。

简介:POCT 的定义

床旁快速检测(point-of-care testing, POCT),又称为及时检验或床旁快速检测,是一系列可以在除医院中心实验室和检验科之外的其他诊疗场所开展的实验室检查,如医师诊疗室、病房、重症监护室等。在这些场合下,POCT 通常由临床工作人员而非专业实验员进行操作,而某些 POCT 项目则是由患者自己在家操作,例如:糖尿病患者使用家用血糖监测仪进行血糖监测,服用华法林抗凝患者使用家用凝血检测仪监测凝血功能等。

鉴于 POCT 通常并非由专业实验员进行操作,因此如何确保 POCT 结果准确可靠仍然是一个极具挑战的问题。现行的 POCT 管理条例已经规定对开展 POCT 项目的门诊诊疗场所的 POCT 管理维护标准,该标准包括 POCT 使用培训、手工程序操作培训、质量控制培训、性能确认和结果归档培训等。考虑到 POCT 一般由未接受系统实验技术学习且实验室质量控制与实验错误最小化意识相对淡薄的非专业人员操作,POCT 设备生产厂家在其设备中内置了相应的报错程序,这些程序包括:若个人用户未及时参与操作培训则其登录密码将被封锁;患者检测前必须先进行内部与外部质量控制才能进行检测;检测结果进行电子化传输等。

POCT 可以在不同的诊疗场所使用。在急诊科或重症监护室,POCT 可以满足迅速得出试验结果的需求;在住院部,POCT 可以对住院患者进行及时严密的血糖检测;在医师诊疗室、健康管理中心、癌症中心、放疗中心、手术室、护理站和血站等,POCT 均能满足其对试验便捷迅速的需求。在上述不同诊疗场所中,操作使用 POCT 的人员组成复杂,可能是医务人员也可能是普通护工,因此 POCT 培训应该根据不同操作使用者的具体情况而量身订制。例如,医助通过培训后可以独立为门诊患者操作尿试纸试验,但护士通过培训后则可以对尿试纸试验进行日常质控。同样的,CLIA 认证的医师或者医疗主任则可以编制程序操作手册并监督培训。

由于试验项目与检测仪器种类繁多、POCT 操作人员数目庞大且临床对试验需求量大,因此监督 POCT 项目实施是一项非常复杂并且富有挑战性的工作。临床中心实验室/检验科开展的试验项目通常都是由一群接受过专业系统实验技术学习的临床检验人员操作执行,试验人员数量相对少专业性强,便于管理监督。而 POCT 则恰恰相反,POCT 的操作使用人员通常都是非临床检验专业人员。同时,与实验室试验项目相比,POCT 项目进行样本检测时所需进样体积更小,从而需要更频繁的进行方法学确认、校准、质量控制等。

POCT 管理要求

1988 年颁布的临床实验室修正法规(CLIA1988)对临床试验操作的基本标准进行了规定,以确保在不同诊疗场所开展的患者临床检验的结果的准确性(Code of Federal Regulations, Part

493)。该标准不仅适用于在医院中心实验室或检验科对住院或门诊患者样本进行的检验程序,也适用于在其他不同诊疗场所进行的检验程序,这些试验包括但不限于 POCT 和厂家操作的显微检验项目(provider-performed microscopy procedures, PPMP)。CLIA 根据以下因素将临床检验分为 4 类,这些分类因素有:操作检验项目所需的培训与教育水平、检验试剂的可靠性与稳定性、操作步骤的复杂性、质控品与性能检测材料的可行性与稳定性、检测系统的维护要求、检测结果解释和归档难度水平等。美国疾病预防和控制中心(CDC)根据执行标准(http://www.fda.gov/MedicalDevices/DeviceRegulationandGuidance/IVDRegulatoryAssistance/ucm393229.htm),将检验项目的复杂性分为 4 类:豁免试验、厂家操作的显微检验项目(PPMP)、中等复杂性试验、高度复杂性试验。豁免试验对操作人员的培训教育水平几乎无要求,并且理论上其正常检测结果的偏差并不影响样本结果准确性(框 6-1)。

框 6-1 CLIA 认证资格证书类型

豁免认证证书

只开展豁免试验的实验室适用该证书

PPMP 适用该证书

只开展显微检验项目与豁免试验的实验室适用该证书

注册认证证书

符合 CLIA 管理标准开展中等或高度复杂性试验的实验室适用该证书

符合认证证书

经监督审查证实符合 CLIA 所有管理要求的实验室适用该证书

授权认证证书

由卫生财政部批准的授权机构授权的实验室适用该证书

Data from Centers for Medicare and Medicaid Services. CLIA: How to obtain a CLIA certificate of waiver. Obtained at http://www.cms.gov/CLIA/downloads/HowObtainCertificateofWaiver.pdf. Accessed February 24, 2015.

许多 POCT 属于豁免试验,如尿试纸、hCG 定性试验和血糖试验。经批准可在家使用的 POCT 项目都属于豁免试验。一些即时 INR 项目也属于豁免试验,2015 年美国 FDA 批准第一例核酸检测方法诊断流感的豁免试验(FDA,2015)。厂家操作的显微检验项目(PPMP)有极强的时间依赖性,所有样本必须及时在显微镜下进行检测(表 6-1)。PPMP 必须由有执业资格证的专业人员进行操作,如临床医师和牙医等,根据不同地区场合需求与规定,护士或医疗助手也可以在专业人员的监督指导下进行 PPMP 操作。中等和高度复杂性试验通常需要在更大型更先进的实验室进行,包括医院中心实验室、检验科、参考实验室等。

开展实验检测项目的诊疗场所必须先获得 CLIA 认证证书,CLIA 认证证书分 5 种(框 6-2):豁免认证证书、PPMP 认证证书、注册认证证书、符合认证证书和授权认证证书(译者注:豁免试验与 PPMP 试验共用豁免认证证书,故 CLIA 认证证书实际为 4 种)。美国病理学家协会(CAP)是取得授权认证证书的机构之一。医院实验室开展的所有检验项目必须属于其认证证书范围内,且如该医院分院需开展检验项目,即使分院与主医院的实验室负责人为同一人,该分院也必须申请其认证证书。

表 6-1 豁免试验

生物化学	白蛋白,淀粉酶,ALT,AST,GGT,酸碱度,磷酸酯酶,总蛋白,总胆红素,CO_2,葡萄糖,钠,钾,游离钙,总钙,磷,BUN,肌酸,尿酸,BNP,HbA1c,果糖胺,胆固醇,LDL,HDL,甘油三酯,CK,乳酸,酮体,铅,N 端 1 型胶原蛋白
内分泌	TSH,FSH,LH,LH 视觉颜色比对,雌三醇
药学	乙醇(唾液),巴比妥酸盐,苯二氮草,丁丙诺啡,THC,可卡因代谢物,美沙酮,甲基苯丙胺,MDMA,吗啡,氧可酮,尼古丁,阿片,PCP,丙氧酚,三环类抗抑郁药,锂
血液学	血红蛋白,Hct,ESR(非自动),血小板聚集(正在确证),PT
微生物学	*H. pylori* 抗体,HIV 1/2 抗原/抗体,腺病毒抗原,RSV,苍白米螺旋体抗体,流感 A/B,A 群链球菌,阴道需氧菌/厌氧菌,乙肝抗体,感染性单核细胞增多症抗体
尿液	pH 值,葡萄糖,酮体,蛋白质,硝酸盐尿胆素原,胆色素,白细胞酯酶,过氧化氢酶,hCG,清蛋白,微量白蛋白,尿比重,白细胞,维生素 C
其他	阴道 pH 值,MMP-9,葡萄糖(体液),胃酸 pH 值,泪渗透压,粪便隐血试验,膀胱肿瘤抗原

Data from U.S. Food and Drug Administration. Obtained at http://www.accessdata.fda.gov/scripts/cdrh/cfdocs/cfClia/analytes-waived.cfm. Accessed February 24, 2015.

框 6-2 厂家操作的显微检验项目(PPMP)

湿涂片,包括阴道分泌物、宫颈分泌物、皮肤样本、寄生虫虫卵等固定镜检

羊水检查

性交后或直接阴道/宫颈黏液检查

显微镜下尿液分析

粪便、尿液中白细胞检查

精液检查,精子存活率与活动率检查

鼻腔分泌物嗜酸性粒细胞检查

Data from Centers for Disease Control. Obtained at http://wwwn.cdc.gov/CLIA/Resources/TestComplexities.aspx. Accessed February 24, 2015.

CLIA1988 也规定了对实验室检验人员、监督人员、实验室主管、检测设备、试验确认、操作规程、人员培训和资质、质量控制、能力测试和结果报告方面的要求。在美国纽约州、加利福尼亚州和佛罗里达州等地区的实验室管理制度比 CLIA 规定的管理要求更加严格。CAP 认证也比 CLIA 的要求更为严格。

实验室管理人员要求

取得豁免认证证书或厂家操作的显微检验项目认证证书

（译者注：厂家操作的显微检验项目认证证书包含于豁免试验认证证书）的实验室可以在不具备专业技能实验检验人员的情况下开展豁免试验项目检测。如需开展中等复杂性试验检验项目，根据CLIA规定，该实验室必须由具有相应职业技术资格证的实验室主管或者实验室咨询专家进行管理与领导，并取得相应认证证书。实验室负责人需对其实验人员的日常实验操作与结果报告负责，确保实验室工作流程符合相应规程。同时，实验室负责人需对所有检验项目的分析性能负责，定期检测其工作性能、准确度与精密度。如果一个实验室有两个及以上实验室负责人，则必须从中遴选1人总负责。作为实验室负责人的职责之一，其必须为整个实验室的操作运行提供准确及时的引领与指导，如果不能，则必须及时向相关专业人员咨询或委托有资质的专业人员提供管理帮助。临床医师可以通过20小时的网上专业学习后，取得开展中等复杂性试验实验室的实验室负责人资质。

POCT项目通常并不需要再单独取得认证证书，只要在实验室负责人的监督管理下即可在取得相应认证证书的健康管理机构或医院的同一院区开展相应检验项目，换而言之，同一健康管理机构或医院的同一院区，由同一实验室负责人监管的POCT项目可以共用其实验室认证证书，而无需就其POCT项目单独取得认证证书。在这种情况下，豁免试验的管理制度不再适用，相反，它需要更为频繁与严格的监管。由于健康管理机构或医院通常允许开展各种复杂性水平的检验项目，因此其实验室负责人有责任确保其POCT项目的操作实施人员符合相应的技术要求。坚决不允许存在“流氓检验”——没有专业的实验室负责人监管下开展的临床检验项目。如果监管发现一个实验室的检验结果与授权机构（如CAP）提供的溯源结果不一致，则该实验室的认证证书将因为实验室负责人的监管不到位而被吊销。

法规依从性

所有实验室除遵守CLIA法规外，还必须遵守其管理规程，特别是在门诊开展POCT时。第一，所有医疗保险制度（medicare）覆盖的检验项目都必须有医疗必要性，但筛查试验和其他健康体检项目不受该约束。医疗必要性由医疗保险、联邦医疗补助（medicaid）和有关保险机构通过对现行程序术语（CPT）编码与国际疾病分类（ICD）编码演算进行确定，如当ICD-10编码不符合CPT-4编码时，该医疗账单将被驳回。如果实验室为提高检测费用而故意增加不必要的检测项目编码或者超额收费，一经发现患者可以诈骗罪起诉该实验室，实验室将收到罚单（译者注：上述制度符合美国医疗系统现行标准）。另一个潜在的陷阱是Stark管理条例，Stark管理条例是以其发起人Fortney Pete Stark命名，目的是为了防止为提高收益而进行不必要的自我转诊（self-referral）。根据Stark管理条例，临床医生禁止将其享有医疗保险的患者转诊至与其有利益往来的实验室。鉴于该禁令对大部分POL都有阻碍，因此必须明确“合法自我转诊”（safe harbors）的范围。

CLIA1988规定了美国POL和POCT的使用标准，该标准可在全球范围适用。但一个国际专家组建议并采用ISO 22870-2006作为POCT的国际标准，这些标准比现行的CLIA标准具有更广泛的实用性。CLIA标准是最为基础的标准，美国不同州和授权认证机构都可以在其基础上增添更为严格的要求。未来几年里可能授权机构CLIA标准会与ISO进行相应融合与改进，Thomas就曾在2008年发表了一份关于参考CAP授权标准后制订的国际标准的总结（Thomas，2008）。

POCT项目的分类

POCT有许多不同的检测形式。有一次性使用的试剂盒，如快速HIV检测、早孕检测；有需要记录结果的手工检测，如尿试纸或粪便隐血试验；有以采静脉血或指血作为分析物的便携式多功能设备，如血糖计、凝血检测仪、血气分析计和及时化学分析仪等（表6-2）。

表6-2 常见POCT项目列举

试验名称	应用诊疗场所或应用目的
血糖	糖尿病患者在家进行血糖监控，住院病人患者的血糖水平监控
血气	重症监护室，手术室
心肌标志物	急诊部
尿液分析	医师诊疗室
肌酐	影像学检查注射造影剂前的肾功能评估
PT/INR	出凝血门诊，心脏手术室，家用凝血功能监测
感染性疾病（HIV、RSV、流感等）	门诊诊疗室，急诊部等可能接触此类患者并需要对患者感染进行评估采取治疗措施与隔离措施的诊疗场所
药物监测	急诊部，住院部等

POCT在血液学检验中的应用

POCT在血液学检验方面的运用主要为通过血气仪或化学仪器检测血红蛋白（Hb）和红细胞体积（Hct），监测服用华法林患者的凝血酶原时间（prothrombin time，PT）和国际标准化比值（international normalized ratio，INR），POCT目前无法进行全血细胞计数与分类。曾有厂家研发了全血细胞计数（CBC）与三分类/五分类技术的小型便携设备，但由于操作程序复杂，不宜用作POCT使用。在急重症监护中心，全血细胞计数POCT的运用可以帮助临床医生迅速区分病毒性感染与细菌性感染，从而决定是否使用抗生素治疗。在肿瘤中心，许多治疗方案都是建立在全血细胞计数的基础之上。因此，全血细胞计数、分类POCT的缺乏势必成为重症监护室与肿瘤中心患者监护的一大障碍。如果CBC只能通过送往医院中心实验室进行检测，则有可能耽误患者病情，错过最佳治疗时间窗。

服用华法林患者的凝血功能监测POCT项目开展相对成熟，该检测项目可以在凝血门诊、心血管手术室、普通病房和患者家里开展。凝血检测POCT大部分属于豁免试验范围，但也有一小部分属于中等复杂性试验，这一小部分试验则需要严格满足中等复杂性试验操作要求。CAP QProbes对87家机构关于PT/INR/ACT(活化凝血时间)POCT检测进行质量控制性能调查,发现期望质量控制达标率为95.6%,只有79.5%的超限质量控制与正确操作方法有关,9.6%操作中在即使没有正确操作患者样本的情况下也能进行检测。另外,将INR的POCT检测结果与中心实验室INR测量结果进行对比,发现10%的结果差异大于0.5单位(Meier & Jones,1999)。该研究强调了POCT项目的常见质量控制问题,例如:不能进行质量控制、未完成或未准确完成质量控制时后续阻断程序的缺乏,不同检测方法间潜在的差异等。每一个POCT项目都应该通过恰当的实验室监管、用户培训和规范的操作规程尽量避免或改进质量控制问题。

POCT在生物化学检验中的应用

到目前为止,生物化学检验领域的POCT最常见的就是血糖POCT,血糖POCT可以在医师诊疗室、护理站、病房或由糖尿病患者在家使用。设计血糖POCT(便携式血糖检测仪)的初衷是为了方便糖尿病患者在家监控血糖水平。许多研究也证明了糖尿病患者使用血糖POCT在家监测血糖的好处,如降低疾病致残率和死亡率并减少视网膜疾病、肾脏病、神经系统疾病和心血管疾病等并发症的发生率。因此,为对住院患者进行更加严密的血糖监控,住院部(如重症监护室、术后监护室、普通病房)引进家用血糖仪开展血糖POCT项目。但问题是,便携式血糖仪的使用范围人群与质量控制范围并不能满足住院部患者的需求。近来,FDA建议对便携式血糖仪进行改良,使其可用于危重症患者的血糖监测,并根据其使用目的将其设置为中等复杂性试验。这一举措将极大增加医院的管理负担。目前,在病房使用的血糖POCT完全依赖生产厂家或医院中心实验室进行质量保证,也被称为“off-label”的血糖检测方法。然而目前没有危重症患者是否也可以使用血糖POCT监测血糖的报道,血糖POCT的方法学确证与质量保证仍有待进一步探索。但试图通过使用家用血糖POCT监测住院患者血糖以减低住院患者血糖并发症风险的操作在实际运用中遭遇瓶颈期,因为与普通糖尿病患者不同,住院患者的健康状况差异大,可能是择期手术患者,也可能是多脏器功能衰竭多重处方的危重患者,因此其对血糖检测结果可报告区间等要求存在差异。近期,Nova生物医药公司收到FDA的禁令,即在他们用血糖POCT对危重患者群体血糖检测结果进行广泛深入的结果确证前,其血糖POCT不得用于重症监护室。其他厂家的血糖POCT是否可以在重症监护室使用,取决于其设备是否能保证对危重症人群血糖检测结果的准确可靠性。通过血糖POCT问题,我们意识到,POCT的适用范围有不同的人群限制,针对不同目标使用人群,应该分别进行POCT确证试验。

生物化学检验领域其他正在迅速发展的POCT项目包括急诊肌酐检验和急诊心肌标志物检验。检测肌酐与早孕是为了明确急诊患者入院后是否应该/能进行影像学检查。Nichols等(2007)曾就肌酐的两项POCT提出质疑。因此肌酐POCT项目在使用时遵循以下规则:当患者样本中肌酐检测值接近医学决定水平时,该患者样本将送往中心实验室进行确证试验;当患者样本中肌酐检测值远低于或高于医学决定水平时,则很大程度上认为该患者不存在或存在肾损伤。而早孕POCT由于其具有高灵敏度与阴性预测值,故当其结果为阴性时,可以在很大程度上排除早孕的可能性。

在一篇关于使用心脏坏死血清标志物POCT在急诊患者监护过程中作用的文献综述中,Storrow等(2009)发现POCT的作用得到一致的肯定,即POCT的运用能迅速提供心肌标志物的检测值,缩短检测结果等待时间为临床医师的及时干预赢得宝贵时间,缩短患者平均急诊监护时间。然而,调查者还发现,没有证据可以证明心肌标志物POCT对急性冠脉综合征患者的临床预后有意义。一项多中心随机对照实验将实验室心肌标志物检查与POCT进行对比研究,Ryan等(2009)发现POCT的确能缩短检测结果等待时间,但是否能缩短患者平均急诊住院时间,不同研究中心存在差异,总体而言,该POCT并不能缩短出入院患者接受治疗的时间(Ryan et al,2009)。

POCT在微生物学检验中的应用

微生物检验通常需要较长时间才能发出结果报告,而微生物POCT项目能极大缩短结果等待时间,为感染性疾病的治疗提供及时准确的病原学支持。HIV POCT的运用就是一个非常典型的微生物POCT,通过对HIV POCT的工作性能进行评估,发现与实验室常规酶联免疫法HIV检验相比,HIV POCT具有与之可比的灵敏度与特异度(Campbell & Fedoriw,2009),而当患者处于HIV感染早期时,HIV常规方法和POCT的灵敏度都不如核酸扩增法。Appiah等(2009)曾做过一个研究,他们在Ghana的一家自主咨询检测诊所(VCT)和一家结核病诊所(TB)分时段为患者提供免费HIV POCT检查和免费常规实验室HIV检查。研究结果发现100%的VCT患者和TB患者愿意接受HIV POCT检查,而只有93%的VCT患者和40%的TB患者愿意接受常规实验室HIV检查,还发现,经HIV POCT检查结果阳性的患者100%都会去HIV医院接受正规治疗,但经实验室常规HIV检测结果阳性的患者,仅有64%(VCT)和95%(TB)会前往HIV医院接受正规治疗,该研究结果表明常规HIV检查和HIV POCT将会对患者后续求医行为产生影响(Appiah et al,2009)。

其他的感染性疾病POCT项目的可实施性与可靠性仍有待进一步确认。快速A群链球菌检验项目的灵敏度相对较低且不稳定,其灵敏度在60%~90%间波动,因此即使该快速检验结果阴性仍然需要对阴性结果患者进行血琼脂培养。呼吸道病毒豁免试验目前只能对呼吸道合胞病毒、流感A和流感B进行检测,对这三种病毒检测灵敏度基本一致,但新型H1N1病毒感染暴发时,该豁免试验检测结果却非常不理想(理想结果为H1N1病毒感染患者的豁免试验结果均为流感A阳性)。

POCT项目的优缺点

POCT项目具有许多优点,如使用便利,缩短检验等待时间和检验结果等待时间,提高患者满意度等(框6-3)。但是否POCT在具有这些优点后还能保证检验结果的准确可靠呢?Crocker等(2014)研究发现门诊的患者确实能从POCT项目中获益,POCT能减少门诊患者来医院进行检验的次数与时间,降低检验操作费用,但同时POCT也存在不少缺点,如检查费用高,需要对POCT仪进行管理与维护,POCT结果可能错误,POCT结果与实验室常规检测结果有出入等等。

第一部分　临床实验室

框 6-3　POCT 项目优缺点

优点	缺点
缩短检验结果等待时间	直接或间接医疗费用增加
缩短治疗时间	加重管理负担
缩短住院时间	增加临床医务人员工作量
减轻随访负担	增加实验室监督管理任务量
提高患者与医务人员满意度	检验结果出错率上升
减少有创样本采集操作	检验结果与中心实验室不一致
加强临床与实验室沟通	

POCT 项目根据不同的使用需求和不同的使用场所存在不同的利弊。例如，对住院部患者而言血糖 POCT 项目至关重要，住院部进行血糖 POCT 项目检测次数甚至远超其在中心实验室/检验科进行的血糖检测的次数，血糖 POCT 的使用将很大程度减轻护理人员与标本运送人员的工作负担，也能减少患者出现由于抽血过多导致的医源性贫血。对急诊而言，时间就是生命，急诊需要在最短时间内获得准确检验结果从而迅速进行下一步临床准确干预。当一位患者表现为急性冠脉综合征症状(ACS)但无法进行心电图(EKG)检测时，心肌标志物 POCT 结果就能帮助临床医师决定是否立即对该患者进行心脏置管或溶栓干预治疗，大量研究表明越早进行准确的干预治疗梗死心肌的恢复程度越好(Ryan et al,2009)。对门诊患者来说，POCT 结果可用于指导治疗方案的调整与检测，如使用 INR POCT 对正在服用华法林患者进行凝血功能监控进而调整华法林剂量。但错误的 POCT 结果也会导致不合适的用药调整，因此任何可能有问题的 POCT 结果都应该在实验室进行复查。HbA1c POCT 是一项几乎没有争议的 POCT 项目，其使用能为门诊患者就医时提供血糖信息，便于临床医师对其血糖控制方案进行调整。胰岛素依赖的糖尿病患者能根据家用血糖 POCT 检测结果调整其胰岛素注射剂量，服用华法林患者通过使用家用 INR POCT 而免于定期去医院进行抽血检查，但有一点值得特别注意，患者根据 POCT 结果调整药物方案时必须先咨询其临床医师。

POCT 设备一体化与数据管理

POCT 结果管理的工作量非常大。检测结果必须以电子版或纸质版形式记录在患者病例中，同时需要记载结果单位与正常值范围。另外还需进行记录的有 POCT 仪的方法确证记录，新批次试剂的校正与溯源记录，性能检测数据、操作人员及其培训记录等质量控制数据。为达到 POCT 管理要求，每一例患者 POCT 结果都需要有其对应的操作者、POCT 仪、试剂批号和质量控制信息。门诊患者的 POCT 结果管理可相对简便易行，但住院患者及健康管理中心患者的 POCT 结果管理则会因操作人员多、POCT 仪种类繁杂、POCT 项目多而为医护人员带来繁重的任务量。

为简便高效进行结果管理，许多 POCT 设备生产厂家在 POCT 结果报告和管理方面做了大量工作(表 6-3)。目前，POCT 设备检测结果信息可以进行电子传输，且不同 POCT 设备可以通过一个中间软件对检测结果进行迅速汇总生成电子病历(EMRs)上传至实验室信息管理系统(LIS)进行管理，此传输系统还具有一定纠错功能。这些改进使得 POCT 结果管理可以自动准确的生成 EMRs 和传输至 LIS。

表 6-3　POCT 设备系统软件功能

功能	详情
系统锁定	未进行质控程序或质控结果超限，未输入患者 ID，操作者培训不合格或未参加培训等，系统将自动锁定
校准	
登录权限	不同授权的用户只能进行相应权限内的操作
参考区间	可以传输至 LIS
质量控制区间	
条码扫描器	核对患者信息，试剂与质控品信息
数据管理	患者检查结果，质量控制记录，校准与维护记录
一体化	数据管理器或中间软件可将数据传输至 LIS

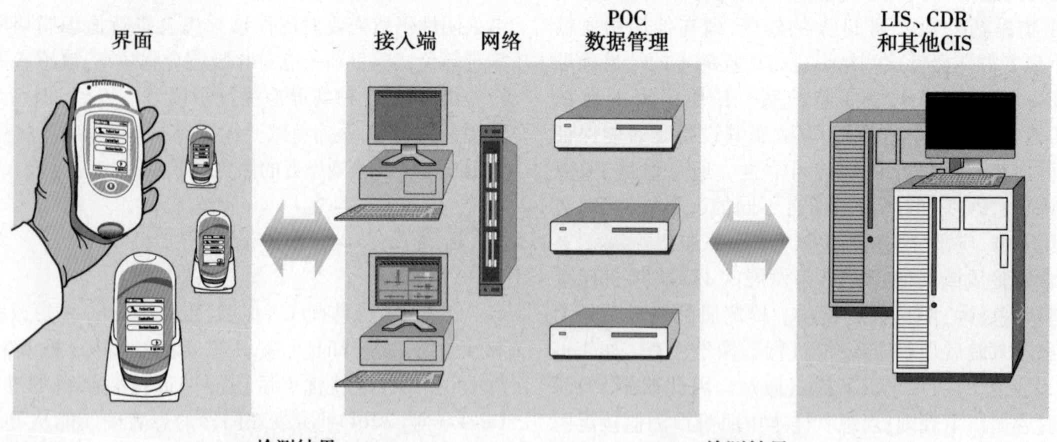

图 6-1　POCT 设备工作界面(From CLSI:Point-of-care connectivity;approved standard,ed 2,CLAI document POCT01-A2. Wayne,Pa. ,2006,Clinical and Laboratory Standards Institute;2006. Redrawn with permission)

根据互联产业联盟(Connectivity Industry Consortium,CIC)的特殊规定,CLSI已制订了相应的POCT数据传输标准(Dunka et al,2014)。该标准为POCT设备厂商与传输系统商在数据传输管理方面的高效协作提供了准则。CIC是一个由49家健康管理中心、POCT设备厂家、诊断测试系统生产商和系统运营商组成的联合组织机构。本文介绍了两种POCT工作界面:POCT设备工作界面和观察报告系统工作界面(图6-1)。

POCT项目的开展

医师诊疗室

使用场所和使用目的不同时,POCT项目性能存在差异。门诊医师诊疗室就只开展豁免试验,因为其简单且实用性强,该豁免试验直接由临床医师进行监管并由临床医师作为该豁免试验认证证书的负责人,临床医师将负责制订该豁免试验的使用操作规程并决定使用何种检测原理的豁免试验。在制订操作规程和选择豁免试验时,最重要的影响因素就是使用的便利性和每次检测成本,另外负责人应听取其他可能使用该试验的医务人员的反馈。在豁免试验具体操作时应执行厂家的质量控制程序,遵循样本采集和检测流程,如果该豁免试验不能进行电子报告传输,则需要手动记载相关结果信息,如操作人员、试剂批号、质控信息等。

医院和(或)医疗中心

POCT管理委员会

医院或医疗中心开展POCT的第一步是成立一个POCT管理委员会。该委员会应包括来自临床实验室的代表,特别是负责POCT的医疗主管;医学实验室POCT管理人员;以及在急诊、重症监护室、病房等部门经常使用POCT的医务人员。POCT管理委员会中还应该包括护理部代表,护理部人员将在POCT的开展中发挥至关重要的作用,如培训监督、验证检测是否正确使用及确保在合适的条件下保存试剂和质控品。在某些情况下,护理人员也需要操作POCT。医院行政管理层也是POCT管理委员会成员之一,医院管理层可以提供关于POCT未来发展以及新增加场所和技术方面的信息,帮助指导委员会工作。委员会还需包括医院监管部门人员,以保证法律法规遵从性,并使委员会及时知晓相关督查信息、新管理规则或模拟督查中的不足之处。最后,信息技术部门的代表也很关键,因为越来越多的POCT设备可以无线化电子传输结果报告,因此信息部的支持也是POCT顺利高效开展不可或缺的成分。

除了在医院范围内成立POCT管理委员会外,临床中心实验室/检验科内部还需设立POCT小组,该POCT小组人员组成和组员数目应视具体情况而定,主要考虑因素有开展POCT项目的场所数量,POCT项目种类以及POCT设备的多样性等。如果是一家小型的只开展血糖POCT的社区医院,那么其POCT小组可以只由1名实验室技术员组成;如果是一家在多个诊疗场所(如康复中心、肿瘤中心、手术中心、心脏导管监护中心、放疗中心和贫血诊疗中心等)开展POCT项目的大型医院或医疗中心,那么其POCT小组人员组成就应以能满足对各诊疗场所提供技术支持的需求,由多名实验室技术人员组成,这些实验室技术人员应能独立操作解决POCT设备的日常质控与常见仪器问题并与临床医务人员进行及时有效沟通。特定诊疗场所POCT项目的负责人不应离开其特定诊疗场所,确保POCT项目的质量控制程序的有效运行与质控结果的可靠性,监督POCT项目的操作培训等。实验室负责人只需每月1~2次对开展POCT的诊疗场所进行监督以确保POCT项目的有序开展,实验室负责人的监督内容主要为POCT设备与试剂性能是否良好,试剂与质控品是否储量足够且储存条件适宜,是否定期执行必要的质控与方法学比较等。

POCT项目的选择

POCT委员会成立后应确定医院/健康管理中心的POCT项目,可以通过与临床医护人员沟通和实验室/诊疗室实地考察方式了解目前需要开展的POCT项目以及这些项目需要的试剂和设备。值得注意的是,一些诊疗场所可能并不会将其开展的全部试验进行上报,例如妇产科可能不会意识到羊水显微镜检是PPMP,需要CLIA认证资格证书才能开展;其他可能需要进行粪便隐血试验的诊疗部门可能也不会意识到开展粪便隐血试验需要达到一系列的管理与质控条件;因此确定POCT项目时要谨慎细致。一旦确定总POCT项目,就应明确哪些诊疗场所应该具体开展何种POCT项目。

如果诊疗场所需要增加POCT开展项目,应向POCT管理委员会提交申请,申请的内容应该包括具体需增加的POCT项目名称,预期使用量,该POCT开展的原因,操作该POCT需要的人力及人力要求,该POCT的医疗负责人及其要求等,其中最重要的一点就是为什么需要在诊疗场所开展POCT而不是将其送往中心实验室/检验科进行检测。另外,开展一项新的POCT的其他重要因素包括:该项目在该诊疗场所的开展是否会对患者就诊量、检验等待时间、初始治疗、致残率、致死率、患者满意度和治疗有效性(CLSI POCT09-A)产生的影响。申请开展新的POCT项目的诊疗场所应先在专用表格中填写上述信息上交POCT管理委员会,再管理委员会根据需要派实验室代表或医院/健康管理中心行政代表进行现场考察。最后,根据考察结果,临床需求,成本效益,试验的难易程度,可行性等综合考虑,决定是否在该诊疗场所开展新的POCT项目。

合适的POCT设备与方法选择

确定POCT项目后,就应对POCT设备(如尿试纸与尿孕棒等)进行选择并且进行POCT设备标准化,以便于日后对不同诊疗场所的POCT项目进行标准化管理。POCT设备标准化后,同一POCT项目在不同诊疗场所可以通用一份操作规程与结果处理流程,但也存在例外,如病房与门诊对同一POCT项目检测值的处理即可不同,当POCT结果出现危急值时门诊会将患者收入急诊,而病房却不然。POCT设备标准化后,同一项目POCT可通用操作培训与试剂,如质控品、试剂等可由中心实验室统一大批量购买再分配到各部门,通过这种方式,中心实验室/检验科便可确认各诊疗室POCT项目的试剂耗材无误,这种做法不仅能做到高效有序的对试剂耗材进行管理降低成本,也能在试剂耗材批次更替时通过与中心实验室进行方法学比较而减小或规避检测结果偏移。各种试剂耗材的储存信息应进行登记归档，具体信息包括质控、温度、湿度等。

POCT 管理委员会的一大职能是对不同厂家的 POCT 设备与试剂进行选择并做出采购决定。各大生产厂家需向 POCT 管理委员会提交竞标书与产品说明书，以供 POCT 委员会进行选择。POCT 设备采购的主要考虑因素有使用的简便性，质控的频率，是否能自动质控，质控结果超限时是否有报错程序，操作者培训失效时是否有报错程序，是否能将检测结果以电子化形式传输至 LIS 或中间软件系统，是否能无线下载检查结果，设备是否耐用等等。次重要考虑因素主要有检测操作的复杂性，设备成本，试剂/试剂盒的稳定性与成本，方法学确证程序等等。从分析性能角度看，重要的考虑因素有准确度，精密度，分析灵敏度和特异度，可报告区间，与实验室检测结果之间的可比性等(Zucker et al,2014)。同时，POCT 设备正常运行所需实验室专业技术人员的时间投入也是一项重要的考虑因素，因为所有 POCT 设备最后都需要实验室专业技术人员进行质控评价监督，且由于实验室专业技术人员对检测仪器设备检测原理有清晰认识和丰富的经验，其对 POCT 设备的选择意见也应作为重点考虑。最后，POCT 设备终端用户的满意度(设备简便易行，结果准确可靠)也是采购 POCT 设备的考虑因素之一。

政策与规程

POCT 操作规程应当遵循临床和实验室标准化协会(CLSI)，同时参照厂家生产说明书。操作规程为操作人员提供设备使用的参考，以及试验特定信息，包括危急值，参考区间和样本类型等。操作规程应该拥有 CLIA 认证证书的实验室主管或其委任人员每年进行签发修订，不同诊疗场所开展的同种 POCT 项目(使用同种 POCT 设备或手工方法)使用同一份操作规程。操作规程一般由医院/健康管理中心实验室的 POCT 小组编写，编写时应当着重考虑临床医护人员的建议，因为 POCT 设备的操作培训通常由护理部开展并监督，他们应当对操作规程非常的熟悉。

方法学确认

开展 POCT 项目前需先进行方法学确证。对手工试验如尿试纸而言，方法学验证并不难，只需用 POCT 方法与实验室常规方法同时测定一系列临床样本，对其检验结果进行比较即可。一般来讲，10~20 个临床样本就足以满足 POCT 项目的方法学确证需求。但血气分析，化学检测和心肌标志物检测等等这类分析报告的 POCT 项目，则需要更复杂的方法学确证方法，此类 POCT 项目的方法学确证应当参照 CLSI 指南进行操作。POCT 项目的精密度与参考区间也应当进行确证。如果同时进行多种 POCT 设备的方法学确证，可以用已经与实验室常规方法完成方法学确证的 POCT 设备与其他未完成方法学确证的 POCT 方法进行确证，从而精简流程提高方法学确证效率。

培训与资质的监管

新的 POCT 项目的操作培训与操作资质认证以及存档都需要符合管理要求。一般来说，POCT 项目操作培训与资质认证都由护理部与临床实验室的 POCT 小组共同承担执行。POCT 小组与设备厂商合作设定用户登录密码，训练设备操作人员。目前许多 POCT 项目都能通过登录密码限制从而阻止未及时参与培训的人员的使用。护理部则对已经完成培训病获得操作资质的人员进行登记归档，并且承担对新人的培训任务。

POCT 项目的维护

质量保证程序

POCT 管理委员会成立，实验室 POCT 小组组建完毕，POCT 项目与设备的标准化完成，POCT 项目正式开展后，下一步的工作任务就是对 POCT 项目进行维护。每一个开展 POCT 的诊疗场所都应该配备一名医务工作人员作为该场所 POCT 项目日常负责人，负责人的工作内容主要为保证检测试剂库存量，监督质控，确保操作人员操作合理规范等。POCT 设备也需要定期进行检查以避免因机器故障导致检测结果问题，试剂盒等应当正确储存在相应储存条件温度下。如果检测结果频繁发生错误或出现其他必要情况，应对操作人员进行再次培训。实验室 POCT 小组成员应定期视察各个诊疗场所对 POCT 项目开展情况进行监督，注意 POCT 项目的操作是否符合政策规程的要求，随时对各个诊疗场所发生的问题进行检查与技术支持，并与相应负责人进行沟通交流。

医院内开展的 POCT 项目不应超出该医院的实验室资格认证范围，并且应当常规执行性能检测。医院实验室应当对 POCT 项目的性能检测进行监督。执行性能检测的操作人员应当与操作患者样本检验的人员相一致，并且所有操作患者样本检验的人员都应该轮流进行性能检测操作，这也是对 POCT 项目操作人员资质再确认的一种方式，间接保证检测结果的准确性。实验室 POCT 小组应当定期对 POCT 项目检测结果进行审阅并对有问题的检测结果进行更改，最后由实验室主任对 POCT 项目进行最终审阅。

大型医院/健康管理中心的 POCT 项目试剂/试剂盒与质控品等耗材的出入库管理也是一个棘手的问题。一般来讲，医院/健康管理中心内各个开展 POCT 项目的诊疗场所所需的试剂耗材都由中心实验室/检验科按需进行发放与管理，否则可能造成各个诊疗场所 POCT 试剂耗材使用的不一致性，从而影响检验结果；个人 POCT 项目开展场所则需自行订购试剂耗材，但只能订购医院许可范围内的试剂耗材。整个医院/健康管理中心的各个诊疗场所使用相同的试剂耗材，便于实验室 POCT 小组对不同批次试剂进行对比研究与质量控制，同时试剂耗材的统一调控也能规避因试剂或质控品问题导致的检测结果错误。

POCT 设备的维护，定期的校准，不同设备间的性能比较都必须被严格执行，由于前述操作需要执行人员对整个检测过程与原理有深入的知识了解，并且需要与中心实验室进行合作，因此通常由实验室 POCT 小组执行或由诊疗场所 POCT 操作员与实验室 POCT 小组共同执行。POCT 项目方法学比较结果由实验室主任审阅并批复。实验室 POCT 小组通常也会对一些备用 POCT 设备进行维护，以备不时之需。

实验室 POCT 小组与信息技术部门应当密切配合共同对检测结果报告，结果传输负责，共同承担结果传输中间软件的管理与维护,检测结果的数据储存,软件系统更新等技术性改进任务。POCT设备厂商应研发中间软件对检测过程中出现的明显错误进行规避,如显著高值,显著低值,超出检测范围值等;若POCT检测过程提示样本应在中心实验室进行复查,则在其结果显示界面应当出现相应提示。中间软件数据库能通过扫描患者腕带条形码或输入患者号的方法对患者信息进行查询。

总结

POCT在实验医学领域迅猛发展势不可挡。随着新技术新检测的不断发展与常规POCT项目使用的推广,如何保证检测方法在符合管理规程的同时能迅速精确地提供检验结果已经成为当代实验医学领域永恒的挑战与机遇。电子传送设备与中间软件的研发为检验指令的输送与检验结果的传输提供了极大的便利,同时也为质量控制结果的存档,试验操作人员培训,问题检测结果的处理提供了方便。数据管理问题一直是POCT项目开展的一大挑战,包括培训、资质管理、质控、校准和方法学确证等数据信息。在大型医院与健康管理中心,电子化数据管理已经成为POCT项目的重要组成部分。目前我们的健康管理部门对于决定是否开展一项新型POCT项目最重要考虑因素可能是,该项目的开展带给患者/厂家/医院的利益是否能大于开展该项目所需的支出(支出包括人力成本、质控成本、性能检测成本等)。至于是否将来我们的健康管理部门会更加注重资源管理与检测方法的运用,我们拭目以待。

(张传宝 译 李莉 校)

推荐阅读

Appiah LT, Havers F, Gibson J, et al: Efficacy and acceptability of rapid, point-of-care HIV testing in two clinical settings in Ghana, AIDS Patient Care STDS 23:365-369, 2009.

POCT的即时性能改善患者的求医行为。

Campbell S, Fedoriw Y: Point-of-care human immunodeficiency virus testing, Point Care 8:32-35, 2009.

关于多种POCT HIV敏感性的评价。

Crocker JB, Lee-Lewandrowski E, Lewandrowski N, et al: Implementation of point-of-care testing in an ambulatory practice in an academic medical center, Am J Clin Pathol 142:64-646, 2014.

门诊开展POCT项目的优点。

Meier FA, Jones BA: Q-Probes: Point-of-care coagulation testing (99-04); College of American Pathologists, 1999; 1-15.

在87家机构对凝血POCT项目进行的调查。

Ryan RJ, Lindsell CJ, Hollander JE, et al: A multicenter randomized controlled trial comparing central laboratory and point-of-care cardiac marker testing strategies: The disposition impacted by serial point-of-care markers in acute coronary syndrome (DISPO-ACS) trial, Ann Emerg Med 53:321-328, 2009.

分析POCT项目的效益。

Storrow AB, Lyon JA, Porter MW, et al: A systematic review of emergency department point-of-care cardiac markers and efficiency measures, Point Care 8:121-125, 2009.

Thomas MA: Quality assurance and accreditation in point-of-care testing, Point Care 7:227-232, 2008.

比较CLIA标准与国际标准。

U. S. Food and Drug Administration: FDA grants first CLIA waiver for nucleic acid-based flu diagnostic test. 2015. http://www.fda.gov/NewsEvents/Newsroom/PressAnnouncements/ucm429127.htm.

POCT一体化与数据管理的标准化指南。

Zucker ML, Anderson R, et al: POCT09-A. Selection criteria for point-of-care testing devices; Approved guideline. Clinical and Laboratory Standards Institute; 2014.

POCT设备选择指南。

参考文献

Code of Federal Regulation: *Title 42, Vol 5, Part 493—Laboratory Requirements*; 2011:516–536.

Dunka L, Allen B, et al: *POCT01-A2. Point of care connectivity*, ed 2, 2014, Clinical and Laboratory Standards Institute.

Nichols JH, Bartholomew C, Bonzagi A, et al: Evaluation of the IRMA TRUpoint and i-STAT creatinine assays, *Clin Chim Acta* 377:201–205, 2007.

第7章 检验后过程:医疗决策

Jeffrey S. Jhang, Mark S. Lifshitz

要点

1. 检验结果应经过两步检验后复核,目的是为了保证检验的正确性(运用差值校验,线性范围等),以及检验结果对于患者的临床意义(应用危急值、参考区间、验前和验后概率等)。
2. 参考区间通常定义为95%的无疾病个体所处的一个区间值;这个定义说明有5%的无疾病个体的实验室结果将会超出参考区间。
3. 某试验区分有病和无病的能力用该试验的检测灵敏度和特异性来描述。灵敏度是患病个体的阳性结果的概率(真阳性率)。特异性是无病个体阴性结果的概率(真阴性率)。
4. 筛查试验要求高灵敏度以保证无遗漏病例。确证试验要求高特异性以确定诊断。
5. 改变某项目的临界值(cutoff)会相应地影响灵敏度和特异性。临界值可降低至覆盖所有患病个体(灵敏度100%),但这会降低特异性(如增加假阳性)。
6. 受试者工作特征(receiver operator characteristic, ROC)曲线划分出真阳性率(灵敏度)与假阳性率(1-特异性),并用图显示出该项目所有临界值时的灵敏度和特异性。如果比较两种检测,越接近ROC曲线左上角的检测更为准确。
7. 某一试验的似然比指一个检测结果筛查疾病状态的概率与同一结果在无病状态下的概率比值。当定义有病和无病的临界值变化时,检验项目的似然比也将改变。
8. 预测值是阳性或阴性结果提示有病或无病的概率。伴随疾病患病率增加,阳性结果的预测值也升高。
9. 贝叶斯定律是出现阳性结果时运用试验特征(灵敏度和特异性)信息和疾病患病率(验前概率)以得到疾病的验后概率。同样地,它也可用于在阴性结果时确定无病的验后概率。
10. 循证医学是一个通过运用尽可能多的客观工具进行医学决策的过程;它整合了最新的和最好的临床专家和患者参数的医学证据。
11. 临床实践指南(clinical practice guidelines, CPG)能用于降低实践多变性、建立监测参数、改善健康、增加安全性,以及降低成本。
12. 临床有效性的系统性综述是易懂的、科学严谨的和评估具体医疗干预措施的文献的可靠整合,常被用来告知相关团体进而形成临床实践指南。

临床实验室每产生一个检验结果,都应经历两步检验后评价工作,即分析的正确性和临床意义的评估。通常认为这两步评价工作可以很容易地划分成负责检验正确实施的实验室,和负责评估结果临床意义的临床团队。然而,在这些工作的责任中可见到明显的重叠。尽管实验室为了分析可靠性,利用差值校验、可疑结果的标注、移动均值和线性范围等技术对大多数实验结果进行了复核,临床医生仍有责任结合患者的临床状态复核每个实验室结果,并对与临床似乎不符结果的检验可信性提出质疑。当评估某个实验室结果的临床意义时,需考虑的最重要因素之一是参考区间。在多数情况下,实验室确定参考区间,也有临床人员不同程度的参与。因此分析后决策是实验室和临床工作的共同责任,两组人应保持密切沟通以优化过程中的每一部分。本章旨在讨论实验室数据的检验后复核以及在医疗决策中的应用,并提供可用于客观地解释结果的工具。

结果分析正确性的评估

报警和标注

现代化诊断实验室经常利用高度自动化的仪器分析大量的样本。很多结果在未经实验室员工优先复核(如自动审核)就发布到患者的电子病历中。大多数实验室利用各种“标注(flags)”或报警来防止错误结果的发布。自动化分析仪可通过专业的计算机软件或实验室信息系统,在结果发布(如报告)前需要额外或重复检测的样本进行标注。标注可提示标本的问题（如存在干扰物质），或结果的问题（如高值超出了方法的分析范围，或需要用附加试验进行确认）。

问题样本的标注

很多自动化仪器可测量采集管中的样本量，并对样本量不足以用于可靠分析的标本进行标注。实验室应识别有足够标本量的另一个试管或要求重新采集标本。标本量不足的另一个常见原因是样本中高浓度干扰物质的出现，最常见脂质（脂血）、血红蛋白（Hb）（溶血）、副蛋白（丙种球蛋白病）或胆红素（黄疸）。这种干扰的机制依赖于底物和分析方法。例如，在分光光度法检测中，脂质主要是增加光散射（浊度）出现干扰；在利用离子选择性电极检测试验中，脂质通过溶剂排斥影响结果。关于干扰机制更多详细的讨论在本文其他部分。很多商品化试剂盒会列出干扰物质在多高浓度时，检验结果不再有效。标本性状检查常常是评估干扰物质不可接受浓度的可行方法。技术人员可立即标注明显溶血或黄疸而不适于分析的标本。然而，即使当实验室员工在肉眼未发现这些干扰时，自动化分析仪也可以检测出干扰物质的干扰水平。自动化系统可检测标本中的胆红素、脂质和血红蛋白，并以指数报告干扰程度（Kroll & Elin，1994；Vermeer et al，2005）。如果指数超过给定的阈值，则应将有问题的标本标注并拒绝检测或在标本经去除干扰物质处理后重测。血清胆红素和 Hb 水平已显示与干扰指数密切相关，但由于血清脂质的化学异质性，脂血指数无相关性（Fossati & Prencipe，1982）。

需用另一种方法做复检标本的标志

一些实验室技术属于用于检测大量标本并快速报告的筛查方法，以识别出需要用人工方法复检的潜在异常标本。自动化细胞计数仪是这类仪器的范例。这些仪器常常能以高度自动化方式，在 1 小时内分析多于 100 份标本；正常或仅有标本量异常的标本（如淋巴细胞百分比增加或降低、低血小板计数、低红细胞计数）可立即报告，而可能存在质量异常的标本（如不典型淋巴细胞、血小板聚集、红细胞碎片）被标注进行血涂片并进一步评价。标注一般依据提供大小和核复杂性/细胞颗粒信息的前向散射光或侧向散射光或电阻抗检测，以及依据帮助识别可能存在幼稚细胞的特殊染色（Fujimoto，1999）。这些标注的灵敏度和特异性分辨能力较弱，在高度怀疑潜在的血液系统异常时临床判断十分必要（Thalhammer-Scherrer et al，1997；Briggs et al，1999；Ruzicka et al，2001）。

问题结果的标注

分析物浓度超过了验证的线性范围是影响标本检测的另一个常见问题。一般来说，商品化试剂盒的说明书会给终端用户提供一份评估的范围，在此范围内信号的增加与分析物浓度呈线性关系。当实验室引入检测方法时可以验证这个范围或建立自己可接受的线性范围。分析仪、软件或实验室信息系统会识别并标注测定分析物的值落在线性范围以外的样品。如果分析物落在线性范围以上，很多仪器可自动稀释并重新检测样品。在某些情况下，有必要进行手工稀释，或者结果高于某个值的信息对于申请医生来说已经足够。例如，糖尿病酮症酸中毒患者的血糖测量高于 1000mg/dl，远超过很多分析仪的线性。这些样品将被标注，通过预定因子进行稀释，然后重新检测，再发报告。假如分析物浓度低于线性范围，样品通常以“低于检出限”方式报告。

差值校验

计算机技术的进步使大量患者和实验室信息系统中越来越多复杂计算的数据存储更为便捷。这使得利用患者数据实时进行质量控制成为可能。例如，很多实验室常规在发布结果到患者病历前，提交某些实验室检测的结果进行“差值校验（delta check）”。差值校验定义为将现有实验室结果与同一患者先前样本的结果比较。差值校验选择的参数不应存在大量的个体差异；例如，很多实验室用差值校验替代平均红细胞体积。建议的检测项目、阈值和测量时间间隔可在文献中查阅到（Ladenson，1975）。一些研究建议比较多个项目参数以降低差值校验的假阳性率，然而，很少实验室实施了这种差值校验。差值校验可检测出检验前（如标本错误标志）和检验中事件（如仪器样本针吸样量不足）（Kazmierczak，2003）。实验室应定义经差值校验标注的样本处理程序，通常将重新检测、复核标本标志及通知临床人员标本误标的可能性纳入规程中。

结果临床意义的评估

危急值

危急值（也称为恐慌值）是指威胁生命状态的实验室结果；它必须立即报告给医疗提供者，以提供必要的医疗干预。联邦法律、监管机构和联合委员会要求对这类结果要快速地进行沟通；它是联合委员会实验室国家患者安全目标最常见之一（Joint Commission，2015）。为了确保结果得到正确地沟通，法规要求医务人员复述危急值和患者姓名。实验室随后必须记录此事件，包括被通知的医务人员姓名、职称类别、通知时间和日期以及医务人员的复述。

对于哪种检测项目应有危急值、应该设定什么样的阈值、是否应该在报告前复查及从报告结果到告知医务人员的可接受时间方面，没有广泛接受的指南。尽管通常建立了危急值必须报告给能够针对信息行动的护理人员（的制度），而对护理人员的类型没有统一共识（如内科助理医生、注册的护士）。这造成了在不同情况下危急值相关程序上明显的差异。最终实验室主任有责任与临床同事共同制订满足患者和实验室服务对象的危急值政策。

参考区间

参考区间定义

实验室结果与参考区间或“正常”范围的比较经常是医疗决策的重要方面之一。参考区间通常定义为 95%的无病（“正常”）个体所处的值的范围；这个定义的推论（引申）是 2.5%的无病个体会在参考区间以下，而 2.5%的无病个体会在参考区间以上（CLSI，2008）。对于一些分析物，参考区间定义为“少于”或“多于”某个值；例如，4ng/ml 的前列腺特异性抗原

(PSA)水平经常用于鉴别哪些不再需要随访("正常")与哪些需要前列腺穿刺("异常")。一些参考区间被专业组织定义而不遵循95%规则。如美国和欧洲心脏病协会将"心肌肌钙蛋白浓度升高定义为超过正常参考人群第99百分位数"(参考上限)(Jaffe,2013)。对于其他分析物(如胆固醇/脂类),实验室常常提供反映基于临床试验和(或)流行病学研究建议的治疗目标范围(Grundy et al,2004)。实践中通常为药物检测提供治疗和(或)毒性范围。

未来,实施检测方法学标准化会使点对点差异的影响最小化。有了这种标准化,每个实验室将不需要建立自己的参考区间,除非患者人群明显不同而表现出测定值的不同范围-例如,蛋白差异见于不同的亚洲人种(Myron et al,2004)。通过识别、与共识标准的综述及发行高阶认证的参考材料和参考测量程序的清单,检验医学溯源联合委员会建立了标准化过程。由美国全体体外诊断制造商做的贡献是通过校准和利用可向同位素稀释质谱法(isotope dilution mass spectrometry,IDMS)参考测量程序溯源的物质来降低实验室间变异(Myers et al,2006)。这就允许实验室间肾小球的滤过功能评估(estimated glomerular filtration,eGFR)和肌酐清除率计算值具有可比性((Levey et al,1999)。

影响实验室参考区间的因素

实验室参考区间的影响因素很多。同一项目不同的实验方法经常会导致检测结果的明显差异,因此需要设定不同的参考区间。解释这一现象的最好案例就是对所分析样本的检测方法是基于一个或多个抗原-抗体反应时,不同分析方法参考区间各异。由于年龄、遗传学背景和环境因素等的不同,某些特定检验项目在不同群体间可能需要不同的参考区间。另外,还有一些因素也会对参考区间的设定产生影响,比如标本收集容器(玻璃或塑料试管),标本运输(人工运送或气动转运装置),标本从采集到分析的间隔时间以及标本分析前的保存(Bowen et al,2005;Victor et al,2011;Zhao & Lv,2013)。

实验室参考区间的设定

由于实验室参考区间的影响因素较多,因此强烈建议实验室建立基于各自实验分析获取的参考区间,内容涵盖现行的全部检验项目,通常的做法是每个设定群体(分组依据可以是性别、年龄)至少要检测120个来源于健康人的标本。上述做法如果无法实现,实验室还可以用新方法对之前用其他检测方法建立的参考区间进行验证(比如验证新方法与之前的方法产生结果一致)。对于实验室首次开展的检验项目,还可以通过与其他实验室或产品说明书中参考区间进行比对的方法进行验证(CLSI,2008)。

实验室结果的变异性

实验室检测结果的个体间变异往往来源于患者自身的特定因素。例如,肌酸激酶(creatine kinase,CK)水平高低取决于个体的肌肉质量。因此,尽管CK的参考区间会根据健康人群中的个体肌肉质量来制订,但针对每个个体来说,都有各自特有的"正常值"。在临床实践中,如果能够制订这种个性化的参考值是首选的。比较患者的试验结果与这种个性化的参考值时必须考虑随机变异度。随机变异度是分析变异和个体内变异的总和。其中,分析变异是由分析方法的不精密度决定的,通常是在一个新方法的确认研究中通过多次检测同一标本的结果变化来计算,量化形式为变异系数(coefficient of variation,CV)。个体内变异的产生源于个体的生物学变化以及由此引起的检验结果随时间波动的现象。众所周知,皮质醇水平的昼夜变化、月经周期中雌激素水平的变化以及维生素D的季节变化都是个体变异度的经典案例。还有一些检验项目受生物学变异影响,而生物学变异的产生多与运动或饮食有关。表7-1给出了常用检验项目的个体间及个体内生物学变异的估计值。正如预期的那样,个体内变异一般小于个体间变异。个性指数是指个体内变异系数与个体间变异系数的比值。低个性指数(<0.6)意味着给定个体的检验结果在参考区间的窄范围内波动。在这种情况下,个体检验结果的前后比对比单次检测结果与参考区间的比对对疾病诊断意义更为重大(Lacher et al,2005)。表7-1中的数据还显示检验项目的方法变异系数或分析变异度通常比生物学变异度低得多,因此分析变异度对整体测量的随机变异度影响更小。有些检验项目已有公开发表的关于两个连续患者样本检验结果之间临床显著性差异的指南,见表7-2,提供了各种甲状腺功能检查项目的相关变异度信息(Baloch et al,2003)。

表7-1 常用检验项目个体间及个体内生物学变异一览表

检验项目	个体间生物学变异/%	个体内生物学变异/%	变异系数指数/%	方法变异系数/%
丙氨酸氨基转移酶	50.2	23.7	0.47	3.2
白蛋白	8.9	2.8	0.31	3.4
碱性磷酸酶	33.4	4.4	0.13	6.5
载脂蛋白A	17.8	7.0	0.39	4.8
载脂蛋白B	27.6	9.5	0.34	2.7
天冬氨酸氨基转移酶	29.1	15.1	0.52	3.4
β-胡萝卜素	67.4	24.2	0.36	7.4
碳酸氢钠	13.3	11.0	0.83	2.4
总胆红素	43.9	24.6	0.56	3.0
C肽	65.7	28.4	0.43	7.2

表 7-1 常用检验项目个体间及个体内生物学变异一览表(续)

检验项目	个体间生物学变异/%	个体内生物学变异/%	变异系数指数/%	方法变异系数/%
离子钙	3.6	2.4	0.67	1.4
总钙	4.7	3.3	0.70	2.2
氯	3.1	1.9	0.61	1.0
总胆固醇	22.3	8.2	0.37	2.3
肌酐	18.7	6.8	0.36	1.0
尿肌酐	61.3	43.0	0.70	2.2
血浆纤维蛋白原	25.6	16.2	0.63	3.9
叶酸	64.3	22.6	0.35	3.6
γ谷氨酰转肽酶	59.8	16.2	0.27	1.7
血浆葡萄糖	12.5	8.3	0.66	1.7
糖化血红蛋白	9.6	1.5	0.16	3.1
高密度脂蛋白胆固醇	28.3	12.4	0.44	2.5
同型半胱氨酸	36.6	18.0	0.49	6.0
血浆胰岛素	55.9	25.2	0.45	13.0
铁	41.6	29	0.70	3.2
总铁结合力	15.5	6.9	0.45	3.3
乳酸脱氢酶	21.6	7.9	0.37	6.0
磷	15.8	9.2	0.58	2.0
钾	7.7	5.4	0.70	0.5
总蛋白	6.2	3.5	0.56	0.9
硒	13.2	5.1	0.39	4.8
钠	1.6	1.3	0.81	0.7
甘油三酯	56.8	28.8	0.51	4.7
尿素氮	32.1	18.0	0.56	3.7
尿酸	27.1	9.0	0.33	0.7
水痘抗体	43.2	13.7	0.32	6.7
维生素 A	30.7	9.5	0.31	2.5
维生素 B_{12}	41.6	13.4	0.32	6.2
维生素 E	35.1	11.3	0.32	2.9

数据来源于 Lacher DA, Hughes JP, Carroll MD: Estimate of biologic variation of laboratory analytes based on the third national health and nutrition examination survey, Clin Chem 51(2):450-452, 2005.

表 7-2 两个连续患者结果之间临床显著性差值

检验项目	差值
总四碘甲腺原氨酸	2.2μg/dl
游离四碘甲腺原氨酸	0.5ng/dl
总三碘甲腺原氨酸	35ng/dl
游离三碘甲腺原氨酸	0.1ng/dl
促甲状腺素	0.75mIU/L
甲状腺球蛋白	1.5ng/ml

数据来源于 Baloch Z, Carayon P, Conte-Devolx B, et al: Laboratory medicine practice guidelines: laboratory support for the diagnosis and monitoring of thyroid disease, Thyroid 13(1):3-126, 2003.

实验结果解释的一般原则

诊断准确度

真值表

临床医生常常利用阈值作为对一些试验结果判读的有益且直观的标准。尽管参考区间可以用来区分正常值和异常值，但临床验证的阈值也常被用于对疾病进行分类。例如，糖化血红蛋白的实验室参考区间可能是4%~6%，但临床诊断糖尿病的一个依据是糖化血红蛋白超过阈值6.5%。这意味着患者的糖化血红蛋白检测值可以在参考区间以外而并未达到诊断糖尿病的阈值线。

诊断准确度的建立能够明确提供是否患病的依据，而设定临界值能够有利于我们更完全地将患病人群从健康群体中分离出来(Galen & Gambino,1975)(图 7-1)。然而，几乎所有的实验室检测都不是完美的，表现为高于和低于临界值的一段区间内存在患病和健康人群的重叠现象(图 7-2)。

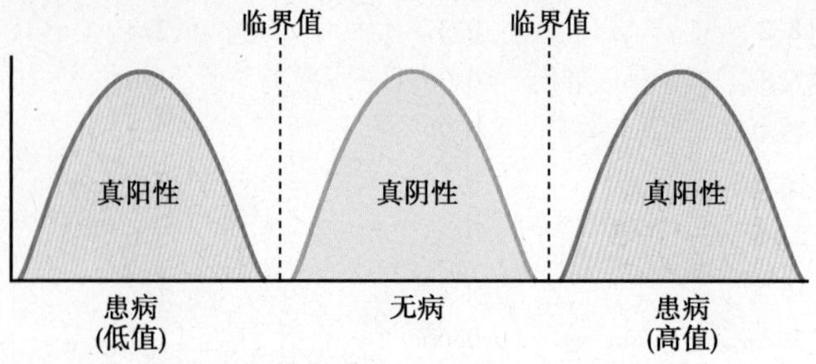

图 7-1 无重叠人群中健康与患病个体分布图(表 7-3)

诊断准确度的建立实际上就是基于对某种检测方法能够从健康群体中分辨出真正患病个体能力的测定，这里健康群体和患病个体的判断依据为公认的诊断金标准(即真理)。根据试验结果与金标准，将患者分成四组分布在 2×2 表中(图 7-2 和表 7-3)。患者正确的分类为异常称为真阳性(TPS)，正常称为真阴性(TNS)。这些真实的结果是人群分布区域中互不重叠的部分。当发生群体重叠时会产生错误的检测结果(即因为一次试验不能完全区分健康人群中的所有患病个体)。患者错误地被分类为正常是假阴性(FNS)，而将健康个体错误地归类为异常称为假阳性(FPS)。如图 7-3 所示，图中每个临界值对应标线的绘制能够帮助我们一目了然的区分健康与患病群体，而临界值位置发生变化对应的是特定人群中正确和错误结果的相应数量变化。当检验项目具有两个临界值(如促甲状腺素)时，重叠人群既可以位于高值也可以位于低值区域，这时候也会产生错误的判读结果。

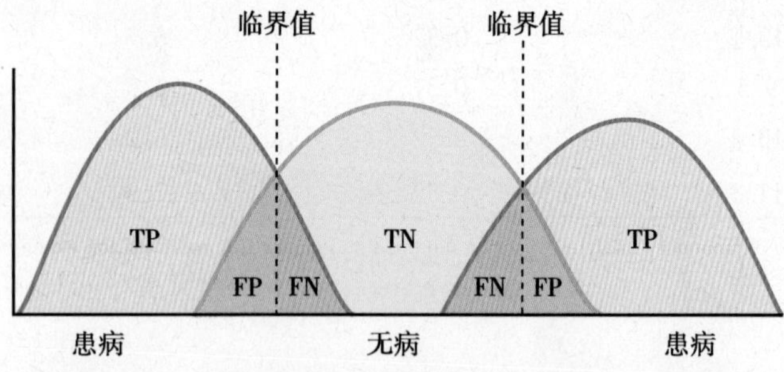

图 7-2 重叠人群中健康与患病个体分布图(表 7-3)
FN，假阴性；FP，假阳性；TN，真阴性；TP，真阳性

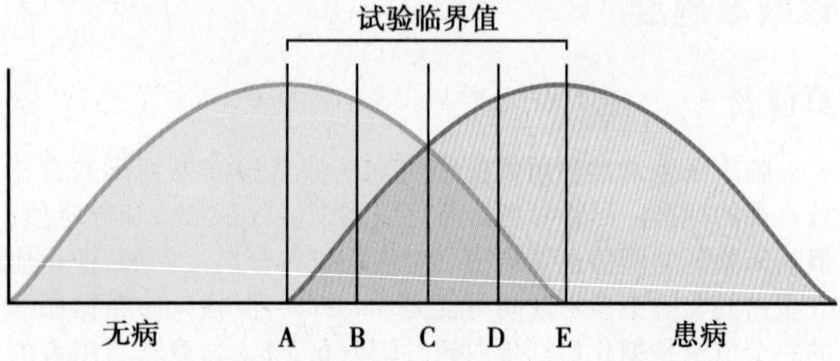

图 7-3 试验临界值的变化对重叠人群中健康与患病个体分布的影响

灵敏度和特异性

灵敏度和特异性是衡量试验诊断准确度的指标；可以用于预测一个试验在选定的临界值时，鉴别患病和无病的能力。因此，灵敏度和特异性不是试验的固定特征，需要依据选定的临界值制作 2×2 表来计算。

灵敏度是试验检测患病的能力，用患病人群中试验结果为阳性者的比例表示(表 7-3 和表 7-4)，也是经金标准确诊为患病的人得到阳性试验结果的概率。某试验的灵敏度为 90%，则患病人群中试验结果为阳性的占 90%(真阳性)，阴性的占 10%(假阴性)。特异性是试验检测无病的能力，用无病人群中试验结果为阴性者的比例表示(表 7-3 和表 7-4)，也是经金标法确诊为无病的人得到阴性试验结果的概率。某试验的特异性为 90%，则无病人群中试验结果为阴性的占 90%(真阴性)，阳性的占 10%(假阳性)。灵敏度高的试验确诊患病的比例高，特异性高的试验排出无病的比例高。

表 7-3 真值表(2×2)：患者分类

结果	患病	无病	合计
阳性	TP	FP	TP+FP
阴性	FN	TN	FN+TN
合计	TP+FN	FP+TN	TP+FP+FN+TN

$$灵敏度(\%)=100\times\frac{TP}{TP+FN}$$

$$特异性(\%)=100\times\frac{TN}{TN+FP}$$

$$阳性预测值(\%)=100\times\frac{TP}{TP+FP}$$

$$阴性预测值(\%)=100\times\frac{TN}{TN+FN}$$

FN 假阴性；FP 假阳性；TN 真阴性；TP 真阳性

表 7-4 真值表(2×2)实例

结果	患病	无病	合计
阳性	196	20	216
阴性	4	180	184
合计	200	200	400

$$灵敏度(\%)=100\times\frac{196}{196+4}=98\%$$

$$特异性(\%)=100\times\frac{180}{180+20}=90\%$$

$$阳性预测值(\%)=100\times\frac{196}{196+20}=91\%$$

$$阴性预测值(\%)=100\times\frac{180}{180+4}=98\%$$

在这项关于心脏标志物的研究中，对 200 例急性心肌梗死(AMI)和 200 名健康受试者进行研究，模拟患病率为 50%。实验试验后与诊断 AMI 的“金标准”比较，生成此 2×2 真值表。诊断准确度的指标依据表 7-3 中所示的公式计算。

灵敏度，又称为真阳性率，与其相反（1-灵敏度）是假阴性率。如果灵敏度为95%，100名患者中5名试验结果为阴性。特异性，又称为真阴性率，与其相反（1-特异性）是假阳性率。如果特异性为95%，100名健康人中5名试验结果为阳性。

改变试验临界值的影响

当试验的临界值改变时，应注意灵敏度和特异性之间的反比关系以及假阳性和假阴性结果之间的权衡。改变临界值之所以会影响试验的灵敏度和特异性，是因为它涉及正常人群和患病人群试验值的重叠分布（图7-3）。如果试验的高值表明患病，降低临界值（即将临界值线左移）会分类出更多异常患者。因此在图7-3中，将临界值从C移动到B会增加灵敏度。如果临界值移动到A，那么所有患者的试验值都是阳性，灵敏度为100%。但是，增加灵敏度会降低特异性，随着临界值从C到B再到A，健康人得到阳性试验结果的数量（假阳性）会增加。如果临界值升高（即临界值线右移），可以正确分类更多无病人群，特异性也随之升高。如果临界值移动到E，则所有健康人的试验值都是阴性，特异性为100%。但是，伴随而来的是灵敏度降低，假阴性结果增加。

对高灵敏度和高特异性的需求

假阳性和假阴性结果会导致误诊和误治，进而导致不良的临床和经济后果。比如，假阳性结果会引起误诊、更多不必要的试验和侵入性操作。同样的，假阴性结果会导致急诊科的重患错过治疗。研发高灵敏度和特异性的试验，可以更好的区分患病和无病人群。但是，很难完全消除假结果，因为有病和无病的人总是存在重叠。在多数情况下，假阳性或假阴性的代价会互相取代，可以通过改变区分正常和异常的临界值，来减少两个后果中更严重的一个。

一般来说，严重疾病的筛查试验应该有高灵敏度，以筛选出更多的病例来进行金标准的确证试验。当使用PSA来筛选前列腺癌时，常选用一个低阈值来捕获所有潜在的病例。许多无恶性肿瘤（如前列腺炎，结节性增生）的男性也会有阳性结果，确诊需要侵入性操作。为了确定是否患有前列腺癌而进行的"不必要"的前列腺活检，就是敏感但不特异的筛查试验出现假阳性的代价。相反，基于阳性结果的确证试验需要高特异性；开始毒性或昂贵的治疗方法，需要确证试验有很高的可信度。高特异性的试验可以排除无病人群（消除假阳性）。一个高值可以提示有病的试验，可以通过提高临界值来提高特异性，从而排除所有的无病人群；但是，也会排除一部分患病人群（图7-3）。

低成本、低劳动力、高灵敏度的筛查试验常与高复杂度、高特异性的确证试验联合使用。例如，一种免疫法试验作为药物滥用的筛查试验，但与其他物质存在交叉反应，因此会有假阳性结果。这些假阳性个体可以用高特异性、高成本的试验来确定，如气相色谱/质谱法（GC/MS）。在许多筛查试验和确证试验的组合中，确证试验的灵敏度和特异性都很高，但是其因为成本高或者操作复杂，不能用于筛查。

预测值和疾病的患病率

阳性试验的预测值（有时也称阳性预测值），可以理解为阳性试验预示患病的概率，是试验结果为阳性的人群中确实有病的人的比例。阴性试验的预测值（有时也称阴性预测值），是阴性试验结果预示无病的概率，是试验结果为阴性的人群中确实无病的人的比例（表7-3和表7-4）。

试验的诊断准确度随着在人群中的广泛应用而降低。初步验证研究常常在小范围且明确是否有病的人群中进行，无病的人群大多来自于健康人群。但是实际应用中，有病和无病的人群存在重叠，一部分患者会同时患有多种疾病，包括一些早期和轻度疾病，这些病例可能会引起异常的试验结果。因此临床实践中假试验结果的比例常比厂家声称的高，因为厂家的研究是在健康人群中进行的。

阳性预测值高度依赖被试验疾病的患病率。患病率（验前概率）越高，阳性试验的预测值（验后概率）越高。假设一个试验的灵敏度为90%，特异性为90%，疾病的患病率为0.1%。基于公式，阳性结果的预测值（PV+）为0.9%。如果患病率增加到5.0%，则PV+升高的到32%。患病率对预测值的影响见表7-5。患病率对预测值的影响的实际应用体现在，可以通过在高患病率的环境中进行试验得到高预测值（表7-6）。例如，怀疑肝素诱导血小板减少症（HIT）时，使用免疫法测定血清肝素-血小板因子（PF4）。在可疑HIT的患者中，肝素-PF4抗体的阳性预测值为40%，阴性预测值为100%（Bakchoul et al，2009）。如果依据临床标准设立一个临床评分系统来分流患者（如血小板减少症，血小板减少症的时间过程，血栓形成），那么仅在高度怀疑HIT的患者中进行试验，阳性预测值会更高。我们也可以从验前概率的角度来验证这种情况。当临床评分高时，HIT的临床怀疑或验前概率显著升高。因为验前概率决定验后概率，所以较强的验前怀疑转化为更强的疾病预测（见下文，贝叶斯定律（Bayes theorem））。

即使试验的灵敏度和特异性都高，但患病率低的疾病其预测值也低，因为大多数阳性试验结果都是假阳性。例如，假设一个疾病的患病率为1/10 000，试验的灵敏度为99%，特异性为99%。PV+约为1%，因为每100名阳性试验结果的人中99名是假阳性的。因此，在高灵敏度的基础上，用于罕见疾病的筛查试验在高验前概率的人群，才能发挥更高的效用。

表7-5 阳性预测值随患病率降低而下降

结果	患病	无病	合计
阳性	49	95	144
阴性	1	855	856
合计	50	950	1000

$$阳性预测值(\%)=100\times\left(\frac{49}{49+95}\right)=34\%$$

$$阴性预测值(\%)=100\times\left(\frac{855}{855+1}\right)=100\%$$

这项研究纳入1000名住院患者。依据"金标准"，50名患者被确诊为急性心肌梗死（AMI），950名患者无AMI（患病率=5%）。如心肌标志物在这一人群的试验结果参照表7-4，我们预测真阳性率为49（AMI患者×灵敏度=50×0.98），假阴性率为1（假阴性=总AMI-真阳性=49-1）；真阴性率为855（无AMI患者×特异性=950×0.90），假阳性率是95（无AMI患者-真阴性=950-855）。阳性预测值随患病率降低而下降。

表 7-6 阳性试验的预测值:患病率和准确度的影响

患病率/%	阳性试验的预测值	
	灵敏度(90%) 特异性(90%)	灵敏度(99%) 特异性(99%)
0.01	0.09	0.9
0.1	0.9	9
5	32.1	83.9
50	90.0	99

另外,随着疾病患病率的增加,阴性试验的预测值降低。但是,影响比较小,尤其是在试验的灵敏度和特异性都高的时候。只有当患病率很高时,其对阴性试验的预测值影响才比较显著。

预测值和准确度

提高准确度(即灵敏度和特异性)会增加试验的预测值。依据贝叶斯定律计算预测值(表 7-3)表明灵敏度和特异性影响预测值。同时,表 7-6 表明,患病率和准确度升高会增加阳性试验的预测值,特异性对阳性试验的预测值影响最大,而灵敏度决定阴性试验的预测值。从表 7-5 中也可以看出,假阳性的数量直接影响阳性试验的预测值,而假阴性的数量对阴性试验产生影响。

当试验的临界值变化,其准确度(灵敏度/特异性)和预测值也会变化。如 D-二聚体试验用于排除急诊科患者的深静脉血栓形成。在参考群体中,当试验值大于 400U/ml 为异常时提示血栓形成。对于一个有血栓形成症状的急诊患者,即使 D-二聚体的值比较低,也提示血栓形成,与普通人群中 D-二聚体试验值大于 400U/ml 的预测程度一样(回顾,验后概率取决于验前概率)。因为临界值设为 400U/ml 并没有 100%灵敏度,它会排除一些患有血栓形成的患者,从而产生假阴性。不能忽视血栓形成的可能性,为了提高灵敏度,选择一个较低值 200U/ml 来减少假阴性结果,显著提高阴性试验的预测值。一个阴性试验可以用于排除血栓形成,不需要额外的昂贵的诊断性研究,如放射学扫描或下肢多普勒。

贝叶斯定律

临床评估和诊断性试验本质上是有缺陷的,在做出医疗决策时,要考虑到不确定因素。灵敏度和特异性是试验诊断准确度的总结,但是不能预测患者在试验结果出来后患病的概率。基于确定的试验特征和疾病患病率(验前概率),推断出试验结果对疾病概率(验后概率)的影响是有价值的。另外,如果阴性试验结果提示疾病概率很低,那么通过阴性试验来排除一种可能情况也是有意义的。为了明确这个信息,必须考虑到预测值理论,即贝叶斯定律(Bayes theorem)。贝叶斯定律是依据试验的灵敏度和特异性,描述患病和无病的验前概率和验后概率之间的关系。P(D)是试验结果未知时的疾病概率,即临床怀疑、患病率或验前概率。P(D|T)是试验结果已知时的疾病概率或验后概率。P(D|T)是有病时试验为阳性的概率或真阳性率。P($\bar{D}$)是无病的概率。P(T|$\bar{D}$)是假阳性率。计算有病或无病的概率(验后概率)示例如表 7-7 所示。

$$P(D|T)=\frac{P(T|D)\times P(D)}{P(T|D)\times P(D)+P(T|\bar{D})\times P(\bar{D})}$$

$$验后概率=\frac{灵敏度\times验前概率}{(灵敏度\times验前概率)+[假阳性率\times(1-验前概率)]}$$

这个定理将人群数据和试验特征直接应用于个体受试者,在阳性试验结果已知的条件下,计算特定患者的患病率,或者计算阴性试验的无病率。尽管灵敏度和特异性是在特定的临界值(如患病患者有异常结果的百分比)下描述试验,预测值描述的是患者状态(如阳性结果提示疾病的概率)。预测值取决于灵敏度,特异性和所试验疾病的患病率。表 7-6 说明了患病率、试验准确度和试验预测值的互相关系(贝叶斯定律)。

这种方法需要患者信息和疾病的临床怀疑,包括不同人群的患病率,来建立患者患病的验前概率。如果某个患者除了试验结果没有别的信息,该病在人群中的患病率即为该病的验前概率(pretest probability)。基于详细的病史和体格检查、临床医生的个人经验,以及相关文献的知识,临床怀疑可以使验前概率提高到 50%。验前概率又称先验概率,是疾病在临床环境下的患病率。例如在各临床科室中,胸痛者心肌损伤的患病率在 CCU 中比急诊科高。

在评价试验的灵敏度和特异性时,验前概率常与诊断准确度联合使用。验后概率又称后验概率,是疾病在试验后环境中的患病率,通常被称为试验的预测价值。如前所述,验前概率和验后概率与贝叶斯定律(Bayes theorem)相关(表 7-7)。另外,验后概率=验后比/(验后比+1)。验后比=验前概率×似然比。似然比用于改变基于试验特性的概率,如下所述。

表 7-7 依据贝叶斯定律计算验后概率(预测值)

疾病的验后概率(预测值)取决于诊断准确度和疾病患病率

类风湿因子试验在 100 名类风湿关节炎的患者中 95 名为阳性(灵敏度为 95%),同时在 100 名非类风湿关节炎患者中 10 名为阳性(特异性为 90%)。在风湿科,类风湿关节炎的验前概率(患病率)为 5%

$$验后概率=\frac{灵敏度\times验前概率}{(灵敏度\times验前概率)+([1-特异性]\times[1-验前概率])}$$

$$验后概率=\frac{0.95\times0.05}{(0.95\times0.05)+(0.1\times0.95)}=33\%$$

同个试验无病的验后概率

$$验后概率=\frac{(1-验前概率)\times特异性}{([1-验前概率]\times特异性)+([1-灵敏度]\times[1-验前概率])}$$

$$验后概率=\frac{0.95\times0.9}{(0.95\times0.9)+(0.05\times0.05)}=99.7\%$$

似然比

似然比(likelihood ratio,LR)是一个结合灵敏度和特异性的便捷指标(表 7-8)。与评价试验准确度的其他指标(灵敏度和特异性)相似,似然比评估的是试验情况,而不是被检测患者的疾病状态。阳性似然比(LR+)是两个概率的比值:某疾病的个体将出现阳性试验结果的概率(真阳性率)除以无病的个体出现阳性结果的概率(假阳性率)。换句话说,阳性似然比就是当试验结果为阳性时,有病与无病的比值。比如,血清脂肪酶用于检测急性胰腺炎时,急性胰腺炎患者中 90%的病例会升高(临界值为 200U/L),但是在其他原因引起的腹痛患者中 10%的病例也会升高。那么在临界值为 200U/L 时,阳性似然比为 9,提示脂肪酶异常时,提示患胰腺炎个体脂肪酶异常的可能性是未患胰腺炎患者脂肪酶异常的可能性的 9 倍。似然比是指试验结果出现的可能性。这不同于脂肪酶异常时,胰腺炎的可能性增加 9 倍。似然比是阳性脂肪酶的预测值。另外,阴性似然比(LR-)是有病个体将出现阴性试验结果的概率除以无病的个体将有阴性试验的概率。似然比的优点是不受患病率的影响,并且可以用于计算多个试验的临界值。这样就可以考虑到一个结果的异常程度,并且选择一个假阴性率和假阳性率都低的点来做临床决策。

表 7-8 似然比

定义

$$似然比=\frac{患病人群的试验结果的概率}{无病人群的同个试验结果的概率}$$

例

患者阳性似然比= $\frac{灵敏度}{1-特异性}$	依据表 7-7,类风湿因子试验在 100 名类风湿关节炎的患者中 95 名为阳性(灵敏度为 95%),同时在 100 名非类风湿关节炎患者中 10 名为阳性(特异性为 90%) $阳性似然比=\frac{\frac{95}{100}}{\frac{10}{100}}=9.5$
阴性似然比= $\frac{1-灵敏度}{特异性}$	类风湿因子试验在 100 名非类风湿关节炎患者中 90 名为阴性,同时在 100 名类风湿关节炎的患者中 5 名为阴性 $阴性似然比=\frac{\frac{5}{100}}{\frac{90}{100}}=0.06$

似然比可以和验前概率(患病率)联合计算验后概率(预测值)。虽然定义和贝叶斯定律相似,似然比可以依据比计算验后概率,但没有贝叶斯定律直观,在表 7-9 中有举例。对于阳性试验,阳性似然比高于 1 会增加验后概率。似然比越大,验前概率和验后概率的差距越大。不考虑患病率,高的似然比会增加阳性试验结果预测疾病的概率。相反,对于阴性试验,阴性似然比低于 1 会降低验后概率。当某个试验的阳性结果有高的阳性似然比,阴性结果有低的阴性似然比时,该试验在临床实践中的用途比较大。

表 7-9 似然比和疾病概率

似然比和验前概率(患病率)可以计算验后概率(预测值)

定义

$验前比=\frac{验前概率}{1-验前概率}$	第一步,验前概率转化为验前比,再计算有病和无病的验后比(见举例)
验后比=验前比×似然比	第二步,计算验后比 注意:当阳性似然比或阴性似然比增加时,验后比可以分别预测有病或无病概率
$验后概率=\frac{验后比}{1+验后比}$	第三步,验后比转化为验后概率(预测值)

例 1

依据表 7-7,在风湿科,类风湿关节炎的患病率为 5%。依据表 7-8,类风湿因子试验的阳性似然比为 9.5。当试验出现阳性结果时,患病率从 5%(验前)增加到 33%(验后)

$$验前比=\frac{验前概率}{1-验前概率}=\frac{0.05}{1-0.05}=0.053$$

验后比=验前比×阳性似然比=0.053×9.5=0.5

$$验后概率=\frac{验后比}{1+验后比}=\frac{0.5}{1+0.5}=0.33$$

例 2

依据表 7-8,类风湿因子试验的阴性似然比为 0.06。虽然当试验出现阳性结果时(例 1),患病率从 5%(验前)增加到 33%(验后),但当试验出现阴性结果时,患病率仅从 5%(验前)下降到 0.3%(验后)

$$验前比=\frac{验前概率}{1-验前概率}=\frac{0.05}{1-0.05}=0.053$$

验后比=验前比×阴性似然比=0.053×0.06=0.003

$$验后概率=\frac{验后比}{1+验后比}=\frac{0.003}{1+0.003}=0.3\%$$

受试者工作特征曲线

由于诊断性试验是不完美的,总需要在灵敏度和特异性之间权衡,很难确定最佳临界值。受试者工作特征曲线是一个有用的工具,通过计算完整临界值的区间灵敏度和特异性来确定诊断性试验的最佳临界值。另外,ROC 曲线可以在两个以上的试验中确定鉴别能力最佳的一个。

ROC 曲线通过计算完整临界值的区间灵敏度和特异性来确定诊断性试验的临界值。灵敏度为 y 轴,1-特异性(假阳性率)为 x 轴,生成的曲线可以显示每个临界值的灵敏度和特异性之间的权衡。通过原点画一条 45°的线,这条线表明一个试验没有能力预测疾病。随着某个试验的辨别能力的增加,曲线向左上角弯曲。ROC 曲线下面积(AUC)是某个试验的综合辨别能力的简单指标;最小的 AUC 是 0.5,即 45°线下的区域,而一个正确的诊断性试验的 AUC 是 1.0。因为诊断性试验都不是完全正确的,AUC 在 0.5 和 1.0 之间波动;AUC 越高,试验的综合辨别能力越好。总的来说,AUC 高于 0.8 提示这个诊断性试验有较好的辨别能力。

图 7-4 的 ROC 曲线上的 A 点灵敏度高,但特异性低。B 点的特异性高,但灵敏度低。在本例中,通过坐标确定的最优临界值是 C 点,它最大的辨别能力。C 点也是 ROC 曲线上与 45°

线垂直距离最远的点。ROC 曲线第二个应用是通过计算 ROC 曲线下面积来比较两个以上诊断方法。如果曲线下面积相近，两个试验方法间无明显区别。但是，如果一个试验的 ROC 曲线下的面积较大，表明这个试验在任意临界值时，都较另一个试验有更好的特异性和灵敏度。例如，图 7-5 中，试验 1 不管在哪个临界值都优于试验 2。但是曲线间可能会有交叉，提示试验的性能取决于如何使用（即临床使用时是需要更高的灵敏度还是更高的特异性）。在图 7-6 的例子中，在高灵敏度时，试验 B 的假阳性率更低，所以试验 B 更适用于筛查；在高特异性时，试验 A 的灵敏度更高，适用于确证试验。

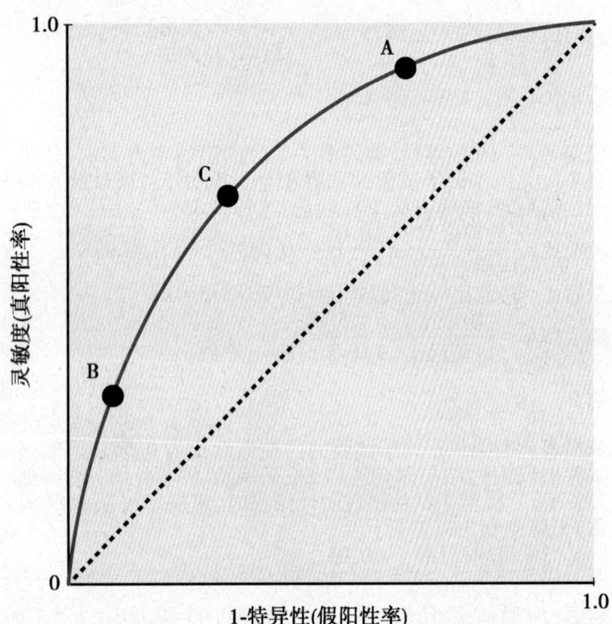

图 7-4　ROC 曲线：临界值的变化对有病和无病鉴别能力的影响

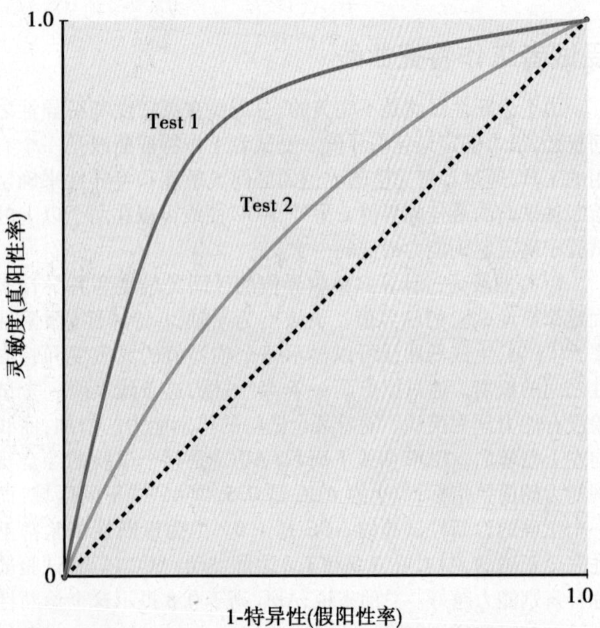

图 7-5　两个试验的 ROC 曲线（注意试验 1 总是优于试验 2，因为它有更高的灵敏度，即试验 1 曲线总是位于试验 2 的左上方）

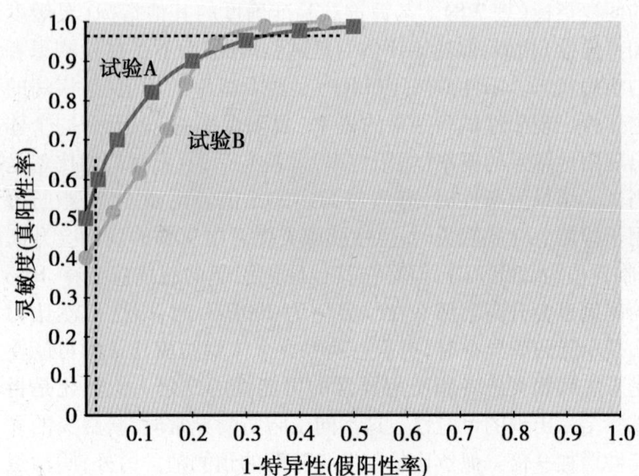

图 7-6　两个试验的 ROC 曲线（注意两条曲线有交叉）

阳性标准

似然比用于决定某试验区分有病和无病的最佳临界值。如前所述，同灵敏度和特异性一样，似然比随临界值变化。阳性试验可以简单的依据似然比选择最佳临界值，但是这样做没有考虑临床影响。当最佳临界值确定后，假阳性试验（如不必要的手术）和假阴性试验（如错过治疗时机）的后果也需要评估。阳性标准这个指标，将临床影响数值化后，再评估最后临界值。

在确定哪个临界值作为阳性标准时，生成了一个有限的可能临界值列表，根据每个临界值，计算阳性试验的似然比。接下来，对四种可能的试验结果（TP、TN、FP 和 FN）分别给出每一个结果的数据评估（例如发病率、死亡率、成本）。例如，用串联质谱法筛检新生儿丙酸血症的漏诊的临床后果是增加了确诊前代谢失代偿，从而导致发育迟缓和长期残疾的风险。当 FN 的后果评估为 0.1 时，漏诊的生存质量（QOL）为无病生存质量的 10%。值得注意的是，TP 的后果可能并不总是 100%，或不同于健康生存。实际上，对于丙酸血症，即使新生儿时诊断出来，也不能完全缓解疾病。在发病率上，TP 的后果的评估是 80%。其余的两个结果的评估是类似。后果的评估值，还有该疾病患病率的评估值，用在了下面的公式中，其中 cTN、cFP、cTP 和 cFN 是每一个诊断类别的后果的评估值，P(D) 是疾病发病率，P($\bar{D}$) 是 1-发病率。阈值的似然比是最优的分析临界值。

$$LR_{threshold}=\frac{P(\bar{D})}{P(D)}\times\frac{cTN-cFP}{cTP-cFN}$$

从可能分析物浓度列表中，可以选择最接近阈值似然比的临界值。这样，选择一个试验的临界值，不仅优化了试验的鉴别能力，而且符合试验需要解决的临床需求。

表 7-10 显示了患病率（验前概率）为 10%时的理论试验。R1-R5 代表了可能的临界值，其中 R1 代表极弱阳性试验结果，R5 代表极强阳性试验结果。表 7-10 显示了试验结果大于由 R1 到 R5 分别定义的临界值时，经金标准确诊为患病的百分比；同时显示了在每个临界值时，无病的百分比。当临界值从

R1 增加到 R5 时，患病的百分比也随之增加。根据这些信息，可以计算每个临界水平阳性试验的似然比。

表 7-10 阳性标准

临界值	大于等于该值时有病的百分比	大于等于该值时无病的百分比	似然比-阳性试验
R1-极弱阳性	5	30	0.17
R2-弱阳性	20	40	0.5
R3-阳性	20	15	1.33
R4-强阳性	25	10	2.50
R5-极强阳性	30	5	6.00

显示了当患病率为 10%时，理论试验的特征。分析范围从极弱阳性读数到极强阳性读数的可能临界值分别被表示为 R1-R5，同时提供了大于等于该值时有病或无病的百分比。根据表格中的信息，计算 R1-R5 阳性试验的似然比（见文中的解释）。

接下来我们以生存质量为例，来评估 FN/FP、TP/TN 的后果。值得注意的是，这些后果有多种评估方法，包括成本、死亡率甚至成本效益，每一个方法都会产生不同的阳性标准。假设漏诊（FN）导致生存质量是健康人的 70%。此外，假设 FP 的结果将导致不必要的检查和焦虑，生存质量是健康人的 93%。最后，正确诊断疾病（TP）生存质量是健康人生存质量的 80%。TN 的生活质量是健康人生存质量的 95%。一般都是从文献或专家意见来评估结果的值。将结果的值带入上面的 $LR_{threshold}$ 公式，我们得到的值是 1.8。换句话说，就生存质量方面最大化而言，在 LR+为 1.8 时，该法是最有效率。从表 7-10 可以看出，试验的阳性标准应该在 R3-R4 之间，接近 R3。

循证医学

从历史上看，医疗决策很大程度上依赖于临床经验、专家意见和其他主观的或无法控制的信息来源。这在实验医学中也是如此，经常会出现证据不足以支持现有做法（Price，2000；2003）。申请检验项目时可能没有清晰地认识到试验的目的，或是这个试验要解决的临床问题。此外，可能没有相关的信息如：试验是否或如何影响发病率、死亡率、成本、患者的满意度、风险和生存质量（Bruns，2001）。例如，目前尚不清楚床旁快速检测（point-of-care testing，POCT）是否改善了急诊患者诊断和负担（Kendal et al，1998；Bruns，2001；Asha et al，2014）。因为临床疗效的研究昂贵和很难设计，在实验室很难做到（Price，2000；McQueen，2001）。此外，实验室咨询往往基于临床和实验室的传统经验，而较少采用系统的方法来确定目前最好的证据。与传统方法比较，循证医学是一个通过尽可能地使用多的客观工具来进行医疗决策的过程。这有助于减少医疗决策的不确定性。循证医学是一个系统的过程，在作出医疗决策时，将最新的和最好的临床专业知识和患者优先的证据结合在一起（Sackett et al，2000）。循证医学是从医学实践的文献和进展知识中批判性地分析信息（Sackett，1983；Sackett et al，1991；Elstein，2004；Ludmerer，2004）。从医学生到主治医师各级培训，循证医学鼓励持续学习和医学知识共享的培养（Ludmerer，2004）。由于引进的时间，循证医学已经逐渐成为所有卫生保健提供者的关键工具。

实践循证医学由五个步骤（Price，2000，2003；图 7-7）构成：根据患者的主诉提出临床问题；通过搜索资源获取信息；分析和判断性地评估信息，得出临床问题结论；将信息运用到个体患者；评价有效性和检索文献。

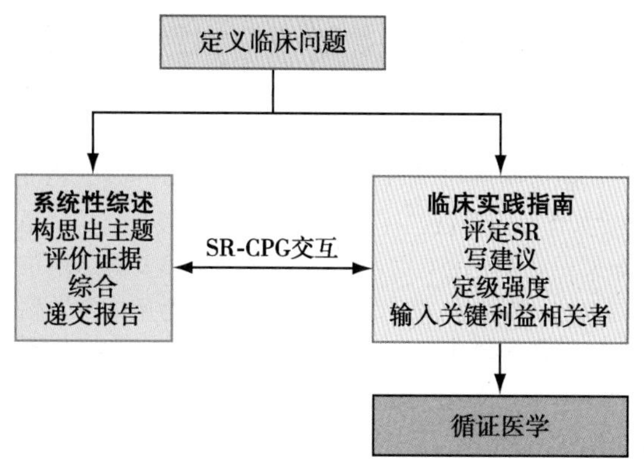

图 7-7 循证医学过程流程图。系统性综述（SR）的发展促进小组更新临床实践指南（CPG）。系统性综述可以独立或专业地更新，以推动临床实践指南小组

患者与医疗保健提供者的临床冲突通常会导致一个临床问题，即需要一个或多个实验室试验，这些试验可用于筛查、诊断、预后或监测治疗。提出的问题应该具体到必须为患者作出决定。问题比较了申请一个诊断试验与接受实践的干预。临床问题可以用四个部分描述，用首字母缩写 PICO 表示（Sackett，2000；Elsion，2004）：

问题（P）：患者关心的是什么？

干预措施（I）：考虑有哪些干预措施？

比较因素（C）：可以与干预措施相比的替代有哪些？

结果（O）：是否有一个量化的试验结果可以测量？

例如，一个实验室主管提供在员工健康体检时用于糖尿病筛查的仪器。临床问题可归纳如下：

问题：便携式血糖仪和指尖血样本是否适合糖尿病患者群筛查（Strurgeon & Diamandis，2010）？

干预措施/试验：便携式指尖血糖试验。

比较因素：与认可的实验室静脉血浆血糖测量进行比较。

结果：指尖血糖筛查对糖尿病的预测价值。

第二个例子是：一个 58 岁肝细胞癌（HCC）的男子进行肝切除。

问题：血清甲胎蛋白（AFP）能够常规监测肝癌肝切除术后复发吗（National Academy of Clinical Biochemistry，2011）？

干预措施：肝切除术后测定血清 AFP。

比较因素：肝切除术后未测定血清 AFP。

结果：发现肝癌复发和生存率中血清 AFP 的预测价值。

解决这些问题的决策必须在采集信息以防止引入选择偏倚之前确定。信息的来源包括教科书、期刊、电子教材和总结期刊。期刊文章比教科书提供更多的最新信息，但在文章被撰写、接受和发表时，信息也过时了。随机对照试验（randomized controlled trials，RCT）因其最不偏倚，是期刊文章中最有价值的。然而，随机对照试验仍高度依赖于采用的双盲法和治疗患者的方法（Lijmer et al，1999）。

临床疗效研究的系统性综述和临床实践指南

患者认为医生将他或她的诊断试验和治疗建议建立在循证医学上。然而，医生往往不能跟进迅速发展的具有可变性的文献，不能跟进使用循证医学回答每个临床问题需要的劳动密集型的进程。因此，医生越来越多地转向为目前最佳证据总结的系统性综述（systematic reviews，SR）和为诊断试验和治疗提出建议的临床实践指南（clinical practice guidelines，CPG）。然而，医生如何确定系统性综述和临床实践指南哪个是值得信赖的？如果开发人员的偏见、缺乏科学严谨性以及随后不正确的结论，系统性综述的性质可能是可变的。因为用来告知临床实践指南的系统性综述性质，临床实践指南可能受到影响，尤其是证据和推荐评价强度的方面和未管理的利益冲突（COI）；在临床实践指南制订上，使用严谨的方法整体失效。因此，《2008患者和提供者的医疗改善行法案》要求美国科学院医学机构研究所（IOM）进行一项研究来确定进行临床疗效研究的系统性综述的标准。目的是为确保可靠的、客观、透明和科学有效的系统性综述的发表。此外，美国科学院医学机构研究所的任务是确定制订临床实践指南的最佳方法以确保临床实践指南制订小组是客观的和使用科学有效的方法。基于美国科学院医学机构研究所的研究，发表了代表组织结构、过程透明、科学严谨的系统性综述及临床实践指南的报告的一系列标准。换句话说，美国科学院医学机构研究所发表了"指南的指南"（IOM，2011）。

系统性综述

系统性综述（SR）可以识别、选择、评估和综合相关文献的研究结果，澄清医学干预中潜在的已知与未知的优缺点，并逐渐用于指导实践循证医学的临床医师。临床实践指南的专业医疗协会和其他组织依赖于系统性综述去更新他们的建议。疗效比较研究（CER）的系统性综述是一个特定类型，用于分析同一患者的一个或更多的医学干预（例如手指与血浆中的葡萄糖检测）。例如，在输血医学中疗效比较研究的系统性综述，可能要比较华法林逆转的患者颅内出血治疗过程中需要血浆和四因子凝血酶原复合物的浓度。

框7-1显示的是系统性综述的国家科学院医学机构研究所标准（IOM，2011）。确切地阐述系统性综述的问题之后，组成由有关专家和关键利益相关者构成的多学科团队（例如专业组织）。利益冲突的管理必须自始至终要透明。在明确研究方法学之后，应用定性或最好是定量的方法，如meta分析（从多个研究来整合结果的统计技术），分析和综合研究。然后，研究小组发布系统性综述经同行评议后，以独立的文件发表，或由专门的小组制订临床实践指南。在循证医学中心（http://www.cebm.net），Cochrane协作网/Cochrane图书馆（http://www.cochrane.org）和Up-to-date（http://www.uptodate.com）是提供综合信息的来源。循证医学（ebm.bmjjournals.com）系列期刊是Up-to-date系统性综述的资源。

框7-1　系统性综述的IOM关键标准

- 建立一个具有适当的专业知识和经验的团队。
- 确保终端用户和利益相关者的输入。
- 解决偏见和利益的冲突。
- 制订主题。
- 建立系统性综述方案。
- 对证据进行全面系统地搜索。
- 筛选并选择研究；批判性评价。
- 使用预先设定的方法评价证据。
- 进行定性或定量分析（如meta分析）。
- 制订草案，通过同行评议，并免费发布。

来自IOM（2011）

临床实践指南

临床实践指南通常是政府机构或专业组织发布的声明，主要是一些推荐，目的是优化患者护理、统一临床实践、建立绩效措施、改善患者预后、改善患者安全和减少医疗费用。临床实践指南实际上是由一个或更多的系统性综述组成。临床实践指南的数量迅速增长；美国国立临床诊疗指南数据库（National Guideline Clearinghouse，NGC）数据库现在列出了2727个临床实践指南（www.guideline.gov）。美国国立临床诊疗指南数据库是由美国卫生及公共服务部下属的健康研究与质量机构（AHRQ）创立的，它的任务是提供可以推广临床指南的医务人员、医院和保险公司。与系统性综述类似，临床实践指南不断更新。国家科学院医学机构研究所（IOM）发表了临床实践指南标准，见框7-2（Institute of Medicine，2011）。

框7-2　临床实践指南的IOM关键标准

- 建立临床实践指南即将如何制订和资助的透明度。
- 解决利益冲突。
- 临床实践指南制订小组应该由方法学专家、临床医生和患者组成。
- 使用符合IOM标准的系统性综述。
- 建立推荐的基础及强度等级。
- 提供标准化推荐，考虑到临床灵活性。
- 制订草案，通过同行评议，并免费发布。
- 当新的文献发表时定期更新。

来自IOM（2011）

制订临床实践指南的第一步是选择一组专家和主要利益相关者，由他们来制订临床实践指南。如果将系统性综述引入临床实践指南，那么解决临床实践指南小组和系统性综述小组的利益冲突是非常重要的。一个可信的临床实践指南应该是基于符合国家科学院医学机构研究所标准的高质量系统性综述。临床实践指南的总结应包括应用临床实践指南的范围（例如目的、干预试验、主要的结果）、方法（例如证据强度的等级、推荐强度的等级）、主要的推荐和实施推荐的风险效益。例如，在临床实践中，血浆分离置换法治疗使用指南提供了系统性综述和临床实践指南的系统方法的细节，血浆分离置换法适应证的统一标准（即Ⅰ~Ⅳ类）和建议的推荐强度（即1a-c或2a-c）（Schwartz et al，2013）。在肝癌、膀胱癌、宫颈癌和胃癌中肿瘤标志物的使用，描述了证据的强度和推荐的强度（Sturgeon & Diamandis，2010）（框7-3）。最后，临床实践指南应该有一个评论期，并应免费公布。

框 7-3 系统性综述和临床实践指南的等级评定方案

证据水平的等级评定方案举例

Ⅰ. 证据来源于高效的、前瞻性的对照研究，该研究是专门针对试验标记数据而设计的；或来源于 meta 分析、汇总分析；或是Ⅱ或Ⅲ水平的研究综述

Ⅱ. 证据来源于用于验证治疗假说的前瞻性治疗试验研究，该研究不是专门针对试验标记数据而设计的

Ⅲ. 证据来源于大型前瞻性研究

Ⅳ. 证据来源于小型回顾性研究

Ⅴ. 证据来源于小型试验研究

推荐强度的等级评定方案举例

A. 高度：进一步研究不可能改变专家组对效果评价的可信度

B. 中度：进一步研究可能影响专家组对效果评价的可信度，并可能改变评价

C. 低度：进一步研究很可能影响专家组对效果评价的可信度，并很可能改变评价

D. 极低：效果评价是不可信的

来自 Sturgeon & Diamandis(2010)证据等级；来自 National Academy of Clinical Biochemistry(2011)推荐强度

（续薇 译 王治国 校）

推荐阅读

Clinical and Laboratory Standards Institute (CLSI): Defining, establishing, and verifying reference intervals in the clinical laboratory—Approved guideline, 3rd ed. CLSI document C280A3c. Clinical and Laboratory Standards Institute, 940 West Valley Road, Suite 1400, Wayne, Pennsylvania 19087-1898, 2008.

确定临床实验室检测参考范围的参考程序。

Galen RS, Gambino SR: Beyond normality: The predictive value and efficiency of medical diagnoses, New York, 1975, John Wiley & Sons.

本书介绍了如何理解实验室试验的解释。该书清楚地概述了诊断试验的准确性和试验的预测价值的基础知识。

Institute of Medicine of the National Academies: Clinical practice guidelines we can trust. Standards for developing trustworthy clinical practice guidelines(CPG), 2011. Retrieved from http://iom.edu/cpgstandards.

由医学研究所公布的临床有效性研究的系统性综述和临床实践指南的标准。这些标准对于确定是 SR 还是 CPG 更可信是重要的。

The Joint Commission: 2015 Laboratory National Patient Safety Goals. Retrieved from http://www.jointcommission.org/assets/1/6/2015_LAB_NPSG_ER.pdf.

联合委员会要求实验室和医院制订并且每年都要修改国家患者安全目标。

McQueen MJ: Overview of evidence-based medicine: Challenges for evidence-based laboratory medicine, Clin Chem 47(8): 1536-1546, 2001.

EBM 实践总体概述它与实验室相关，包括实例和有用的资源。

Myron JA, Hyloft PP, Whicher JT, et al, on behalf of the International Federation of Clinical Chemistry and Laboratory Medicine Committee on Plasma Proteins: Reference intervals for serum proteins: Similarities and differences between adult Caucasian and Asian Indian males in Yorkshire, UK, Clin Chem Lab Med 42: 792-799, 2004.

两个参考群体之间不同参考范围的示例。

National Academy of Clinical Biochemistry (NACB): Guidelines and recommendation for laboratory analysis in the diagnosis and management of diabetes mellitus, Washington, D. C., 2011, National Academy of Clinical Biochemistry(NACB), p 104.

根据 IOM 标准为Ⅰ型和Ⅱ型糖尿病的实验室检测方面制订临床实践指南的实例。

Sackett DL, Straus SE, Richardson WS, et al: Evidencebased medicine: How to practice and teach EBM, ed 2, London, 2000, Churchill Livingstone.

关于 EBM 所有方面的全面的、易于阅读的入门书，包括很多示例。

Schwartz J, Winters JL, Padmanabhan A, et al: Guidelines on the use of therapeutic apheresis in clinical practice: Evidence-based approach from the writing committee of the American Society of Apheresis— The sixth special issue, J Clin Apher 28: 145-284, 2013.

根据 IOM 标准为治疗单采血液病制订临床实践指南的实例。

Sturgeon CM, Diamandis E, editors: Use of tumor markers in liver, bladder, cervical and gastic cancers, Washington, D. C., 2010, National Academy of Clinical Biochemistry(NACB), p 57.

根据 IOM 标准为肿瘤标志物的实验室检测方面制订临床实践指南的实例。

Zweig MH, Campbell G: Receiver-operating characteristic (ROC) plots: A fundamental evaluation tool in clinical medicine, Clin Chem 39(4): 561-577, 1993.

关于 ROC 曲线在临床试验中的概念、使用和应用的深入文章。与其他测试准确度的比较是讨论的一部分。

参考文献

Asha SE, Chan AC, Walter E, et al: Impact of point-of-care devices on emergency department patient processing times compared with central laboratory testing of blood samples: A randomized controlled trial and cost-effectiveness analysis, *Emerg Med* 31:714–719, 2014.

Bakchoul T, Giptner A, Najaoui A, et al: Prospective evaluation of PF4/heparin immunoassays for the diagnosis of heparin-induced thrombocytopenia, *J Thromb Haemost* 7:1260–1265, 2009.

Baloch Z, Carayon P, Conte-Devolx B, et al: Laboratory medicine practice guidelines. Laboratory support for the diagnosis and monitoring of thyroid disease, *Thyroid* 13(1):3–126, 2003.

Bowen R, Chan Y, Coehn HA, et al: Effect of blood collection tubes on total triiodothyronine and other laboratory assays, *Clin Chem* 51(2):424–433, 2005.

Briggs CHP, Grant D, Staves J, et al: Performance evaluation of the Sysmex XE-2100TM, automated haematology analyser, *Sysmex Journal International* 9:113–119, 1999.

Bruns DE: Laboratory-related outcomes in healthcare, *Clin Chem* 47(8):1547–1552, 2001.

Clinical and Laboratory Standards Institute (CLSI): *Defining, establishing, and verifying reference intervals in the clinical laboratory: Approved guideline*, ed 3, Wayne, PA, 2008, Clinical and Laboratory Standards Institute, p 59.

Elstein AS: On the origins and development of evidence-based medicine and medical decision making, *Inflamm Res* 53(Suppl 2):S184–S189, 2004.

Fossati P, Prencipe L: Serum triglycerides determined colorimetrically with an enzyme that produces hydrogen peroxide, *Clin Chem* 28(10):2077–2080, 1982.

Fujimoto K: Principles of measurement in hematology analyzers manufactured by Sysmex Corporation, *Sysmex Journal International* 9:31–40, 1999.

Grundy SM, Cleeman JI, Merz CN, et al: Implications of recent clinical trials for the National Cholesterol Education Program Adult Treatment Panel III guidelines, *Circulation* 110(2):227–239, 2004.

Institute of Medicine of the National Academies: *Finding what works in health care. Standards for systematic reviews*, 2011. Retrieved from http://iom.edu/srstandards.

Jaffe AS: Third universal definition of myocardial infarction, *Clin Biochem* 46(1–2):1–4, 2013.

Kazmierczak SC: Laboratory quality control: Using patient data to assess analytical performance, *Clin Chem Lab Med* 41(5):617–627, 2003.

Kendall J, Reeves B, Clancy M: Point of care testing: Randomised controlled trial of clinical outcome, *BMJ* 316(7137):1052–1057, 1998.

Kroll MH, Elin RJ: Interference with clinical laboratory analyses, *Clin Chem* 40(11 Pt 1):1996–2005, 1994.

Lacher DA, Hughes JP, Carroll MD: Estimate of biological variation of laboratory analytes based on the third national health and nutrition examination survey, *Clin Chem* 51(2):450–452, 2005.

Ladenson JH: Patients as their own controls: Use of the computer to identify "laboratory error", *Clin Chem* 21(11):1648–1653, 1975.

Levey AS, Bosch JP, Lewis JB, et al: A more accurate method to estimate glomerular filtration rate from serum creatinine: A new prediction equation, *Ann Int Med* 130(6):461–470, 1999.

Lijmer JG, Mol BW, Heisterkamp S, et al: Empirical evidence of design-related bias in studies of diagnostic tests, *JAMA* 282(11):1061–1066, 1999.

Ludmerer KM: Learner-centered medical education, *N Engl J Med* 351(12):1163–1164, 2004.

Myers GL, Miller WG, Coresh J, et al: Recommendations for improving serum creatinine measurement: A report from the laboratory working group of the National Kidney Disease Education Program, *Clin Chem* 52(1):5–18, 2006.

National Academy of Clinical Biochemistry (NACB): *Guidelines and recommendation for laboratory analysis in the diagnosis and management of diabetes mellitus*, Washington, D.C., 2011, National Academy of Clinical Biochemistry (NACB), p 104.

Price CP: Evidence-based laboratory medicine: Supporting decision making, *Clin Chem* 46(8 Pt 1):1041–1050, 2000.

Price CP: Application of the principles of evidence-based medicine to laboratory medicine, *Clin Chim Acta* 333(2):147–154, 2003.

Ruzicka K, Veitl M, Thalhammer-Scherrer R, et al: The new hematology analyzer Sysmex XE-2100: Performance evaluation of a novel white blood cell differential technology, *Arch Pathol Lab Med* 125(3):391–396, 2001.

Sackett DL: Interpretation of diagnostic data: 1. How to do it with pictures, *Can Med Assoc J* 129(5):429–432, 1983.

Sackett DL, Haynes RB, Tugwell P, et al: *Clinical epidemiology: A basic science for clinical medicine*, ed 2, Boston/Toronto/London, 1991, Little and Brown.

Schwartz J, Winters JL, Padmanabhan A, et al: Guidelines on the use of therapeutic apheresis in clinical practice—Evidence-based approach from the writing committee of the American Society of Apheresis: The sixth special issue, *J Clin Apher* 28:145–284, 2013.

Sturgeon CM, Diamandis E, editors: *Use of tumor markers in liver, bladder, cervical and gastric cancers*, Washington, D.C., 2010, National Academy of Clinical Biochemistry (NACB), p 57.

Thalhammer-Scherrer R, Knobl P, Korninger L, et al: Automated five-part white blood cell differential counts: Efficiency of software-generated white blood cell suspect flags of the hematology analyzers Sysmex SE-9000, Sysmex NE-8000, and Coulter STKS, *Arch Pathol Lab Med* 121(6):573–577, 1997.

Vermeer HJ, Thomassen E, de Jonge N: Automated processing of serum indices used for interference detection by the laboratory information system, *Clin Chem* 51(1):244–247, 2005.

Victor JV, Patole S, Joseph HJH, et al: Agreement between paired blood gas values in samples transported either by a pneumatic tube system or by human courier, *Clin Chem Lab Med* 49(8):1303–1309, 2011.

Zhao Y, Lv G: Influence of temperature and storage duration on measurement of activated partial thromboplastin time, D-dimers, fibrinogen, prothrombin time, and thrombin time in citrate-anticoagulated whole blood specimens, *Int J Lab Hematol* 35(5):566–570, 2013.

实验结果解释

第8章

Matthew R. Pincus, Naif Z. Abraham Jr.

要点

1. 精确的鉴别诊断是通过对大量病例的实验室指标进行系统研究后获得的。
2. 贫血可以分为四种基本类型:缺铁性贫血、慢性疾病性贫血、溶血性贫血、营养不良性/大细胞性贫血。这几种不同类型的贫血可以通过血液细胞学特征和简单的实验室检测来鉴别。
3. 通过检查尿钠,尿钾和渗透压,可以较为容易地确定低钠血症和高钠血症的病因。
4. 肝功能检查可以区分六种肝脏疾病:肝炎、肝硬化、胆道疾病、肝脏占位性病变、被动充血,以及暴发性肝衰竭。
5. 肾衰竭时尿素氮和肌酐水平升高;可以通过测定血/尿渗透压比值来定位肾衰竭部位:肾小球衰竭或肾小管衰竭。
6. 血气分析结果可以确定代谢/呼吸性酸中毒或碱中毒的病因;氧分压与二氧化碳分压之间存在着重要的关系。在呼吸系统疾病中,高水平的二氧化碳抑制静脉血的氧合作用,从而导致呼吸系统衰竭。
7. 在适当的病程过程中,血清中心肌肌钙蛋白的升高可以作为心肌梗死的诊断。
8. 血清 C 反应蛋白升高提示炎症性疾病的发生。
9. 血清淀粉酶和脂肪酶的升高提示急性胰腺炎。
10. 本章讨论了两种内分泌系统疾病:甲状腺系统和肾上腺系统;血清中 T_4(或游离的 T_4)和促甲状腺素(thyroid-stimulating hormone, TSH)的水平可用于诊断原发性/继发性甲状腺功能减退或甲状腺功能亢进;血清中皮质醇和促肾上腺皮质素(adrenocorticotropic hormone, adrenocorticotropin, ACTH)的水平可用于诊断原发性/继发性肾上腺素功能减退或肾上腺功能亢进。

异常检验结果的解释和相关性分析

概述

临床实验室进行分析物检测的主要目的是帮助诊断、治疗疾病和进行健康评估。因此,经常需要临床病理学家来解释异常的检验结果,特别是那些似乎并不相关的检验结果,还需要病理学家推荐甚至开出一些新的检测项目,借此来对一些特殊病情的患者做出正确诊断。此外,临床病理学家对个体患者的实验室检测结果进行评估,不仅可以发现(罕见)实验室的错误,还可以帮助从各种日益复杂的检测项目中选择合适的、成本低廉的项目(Witte et al, 1997; Dighe et al, 2001; Bonini et al, 2002)。

评估检测结果时,实验室计算机系统的作用非常重要。实际上,所有此类系统都可以对显著超出参考区间的结果或在 24 小时内发生巨大变化的结果进行常规核查——即差值校验——从而鉴别出具有重要的临床实验室检验意义的病例。

本章介绍了如何正确的解释实验室结果的方法,使实验人员更好地协助临床医生进行疾病的诊断和治疗。这部分的讨论不求面面俱到,也不可能涵盖每一种可能的疾病。相反,本章介绍了一些解释异常结果的常见方法和对这些问题的最常见原因的讨论,以便读者构建对异常检验结果解读的大体思路。

在阅读本章之前,读者最好先完成本书的临床化学检验(见第 2 章)和血液学检验(见第 4 章)的阅读,因为这两章对两个重要的诊断领域进行了概述。或者,读者也可在阅读其他几章关于临床生化检验和血液学检验之前先阅读本章,以便从本章概述中受益。

结果解释的基本原则

在开始讨论引起异常指标结果的具体情况之前,应该遵循以下几点原则:

不要仅仅依靠某一测定值超出参考区间就做出诊断，获取数值的变化趋势更为重要，例如，单次血清钠水平 130mmol/L 不一定表示低钠血症。单次异常检验结果可能并不能真实的反映病情，而是可能受其他因素影响比如采血不顺利、实验室误差等。同一个患者持续多次血清钠水平降低则可充分提示患者低钠血症的存在，因此，对具体某个检验项目的趋势分析至关重要。

Osler 原则，年龄在 60 岁以下的患者，尽量用一种疾病来解释所有的异常检验结果。只有无法用一个诊断涵盖所有异常检验结果的时候，才考虑有多种诊断的可能性。

临床血液学检验异常

在检验报告中，第一部分通常是血液学检验结果，其中包括全血细胞计数（complete blood counts，CBC），在第四部分中将综合讨论临床血液病理学，而本章节将讨论常见的异常检验结果，为实验结果的解释以及进一步的检查提供参考。虽然本章节的主要内容是临床化学或者化学病理学，但是血液病理学结果的解释通常依赖于临床化学检验定量分析的结果，所以我们在此也将介绍临床血液学检验的内容。

贫血

贫血是一种常见的血液系统疾病，病理生理学定义为血液携氧能力的下降。血液的携氧能力主要取决于红细胞中血红蛋白与氧气的结合能力。由于贫血会引起组织的缺氧，因此患者容易出现昏厥、疲劳、苍白以及呼吸困难等症状。

贫血最重要的指标是红细胞计数的减少或者单位体积全血中红细胞数量的减少。红细胞数量的参考区间与年龄、性别、种族有关，大概在$(4\sim6)\times10^{12}/L$。不同人群的参考区间可能有所不同。红细胞数量低于参考区间的下限提示贫血。红细胞所占全血体积的百分比，即血细胞比容也是有一个明确的范围的。一般来讲，正常成人的血细胞比容是 36%～45%（成年女性的血细胞比容总体上稍低于成年男性）。此外，全血中的血红蛋白浓度约 120～150g/L，平均红细胞血红蛋白浓度约 320～360pg/L。该正常值受到患者年龄和居住海拔的影响。正常情况下，按照现行的表述单位，从数值来看，血红蛋白浓度大约是血细胞比容的 3 倍，而血红蛋白的浓度又约是红细胞数量的 3 倍。

患者一旦被诊断为贫血，则须进一步确定其发病原因。为了选择合理的检查项目、诊断手段以及选择最佳的护理方式和治疗方法，询问病史和体格检查是必不可少的。除此以外，外周血涂片的红细胞和白细胞的形态学检查也有助于疾病的诊断和治疗。

为了进一步缩小鉴别诊断的范围和选择合理的检查方法，临床上提出了多种贫血的分类方法，但是没有任何一种分类方法是完美的。最有效的一种方法采用红细胞指数进行分类，包括以飞升($1\times10^{-15}L$)为单位的平均红细胞体积（mean cell volume，MCV）、红细胞体积分布宽度（red cell distribution width，RDW）和网织红细胞的百分比或者网织红细胞生成指数（reticulocyte production index，RPI）。进一步分类将红细胞的色度作为分类标准，红细胞色度反映了红细胞内血红蛋白含量，用平均红细胞血红蛋白浓度（mean cell hemoglobin concentration，MCHC）作为定量检测。利用这些指标有利于确定贫血的发病原因。

根据红细胞大小分布血常规分析仪自动检出红细胞的 MCV 值，根据 MCV 可将红细胞分为大红细胞（MCV>100fl）、小红细胞（MCV<100fl）或正常红细胞（MCV 80～100fl）。红细胞大小（体积）在一定范围内波动，呈钟形分布或者高斯分布（见第 9 章）；红细胞分布宽度或者 RDW 是红细胞体积的标准差除以平均红细胞体积，以百分数的形式表示。RDW 反映了红细胞大小的变异，有助于进一步对贫血进行分类。RDW 的参考区间是 12%～17%，其会受到患者年龄、性别和种族的影响。有助于小细胞性贫血的鉴别诊断，中度到重度缺铁性贫血 RDW 升高，但是珠蛋白生成障碍性贫血或者慢性病贫血的 RDW 正常。

外周血网织红细胞是贫血时检测骨髓增殖功能的指标之一。另一个相似的指标是 RPI，该指数以没有贫血患者的网织红细胞的比例以及外周血未成熟网织红细胞成熟时间校准患者网织红细胞的计数。贫血会引起骨髓适度的高增生性反应，RPI>3 说明骨髓内红细胞生成增加；反之，由于红细胞生成不良或者骨髓衰竭（增生功能低下）引起的贫血 RPI<2。因此，虽然这些红细胞参数不是某一种特殊类型贫血病因的特征性指标，但是联合检测 MCV，RDW 和 RPI 能够明显地缩小鉴别诊断的范围并且有利于选择下一步检验项目。表 8-1 显示的是常见的贫血类型以及其形态学特征和其他有用的异常指标。

表 8-1　贫血的常见类型和实验室诊断检测[a]

贫血	病因	检测指标
1. 低增生性，小细胞性贫血	缺铁	铁蛋白减低 IBC 增高 血清铁减少 Fe/TIBC 比值降低 RDW 增大
2. 低增生性，小细胞性贫血	慢性病贫血	铁蛋白升高 铁结合力正常 血清铁减少 Fe/TIBC 正常 RDW 正常
3. 高增生性，正常细胞性贫血	溶血性贫血	红细胞碎片增多 网织红细胞增多 结合珠蛋白降低 碳氧血红蛋白增多 LD 和钾离子升高 间接胆红素升高 RDW 正常
4. 低增生性，正常细胞性贫血	再生障碍性贫血	粒细胞减少 血小板减少 骨髓细胞减少 RDW 正常
5. 低增生性，正常细胞性贫血	肾衰竭	BUN 和肌酐升高 促红细胞生成素降低 可能出现棘形红细胞 RDW 正常

表 8-1 贫血的常见类型和实验室诊断检测*（续）

贫血	病因	检测指标
6. 低增生性，大细胞性贫血		
A. 巨红细胞	维生素 B_{12} 和（或）叶酸缺乏	维生素 B_{12} 和（或）叶酸减少 粒细胞分叶过多 大的椭圆形红细胞 RDW 增加
B. 非巨红细胞	甲状腺功能减退	促甲状腺素（TSH）增加 RDW 正常

注：铁蛋白、结合珠蛋白、乳酸脱氢酶、胆红素、尿素氮、肌酐、促红细胞生成素、促甲状腺素（TSH）均为血清中的浓度

IBC，铁结合力；TIBC，总铁结合力；RDW，红细胞分布宽度；Fe，铁；LD，乳酸脱氢酶；BUN，尿素氮；TSH，促甲状腺素

小细胞性贫血

常见的小细胞性贫血包括缺铁性贫血（iron deficiency anemia，IDA）和珠蛋白生成障碍性贫血。某些血红蛋白病和慢性病贫血（anemia of chronic disease，ACD）也可以表现为小细胞性贫血。在此，我们将着重讨论缺铁性贫血和小细胞性贫血常见的鉴别诊断疾病-慢性病贫血。这两种贫血都表现为铁代谢异常。

在缺铁性贫血中，常常存在由于失血和其他原因包括饮食缺乏、吸收不良或怀孕等引起原发性缺铁；慢性失血引起的贫血则需要做进一步检查，因为通常与恶性疾病相关。然而，慢性病贫血则是由铁的利用或者代谢障碍引起的，其与慢性非血液系统疾病如慢性感染、结缔组织病、恶性疾病、肾脏、甲状腺和垂体疾病有关。由于红细胞内铁的含量降低，血红蛋白含量也减少。因此，MCHC 也呈下降的趋势，从而产生了低色素性（红细胞色度降低或者 MCHC 降低）小细胞性（MCV 降低）贫血。

RDW 联合多种实验室检测可以鉴别 IDA 和 ACD，其确诊主要依靠血清或者全血的实验室检测。然而，IDA 经常伴随着缺铁，而铁通过与铁蛋白结合储存于骨髓的巨噬细胞内，骨髓穿刺进行硝普盐铁染色后，骨髓缺铁可以诊断 IDA。当然，骨髓穿刺是侵入性诊断，应该作为最后的诊断方法。

血清铁蛋白水平

正常情况下，细胞内外的铁蛋白处于平衡的状态。储铁越少，细胞内铁蛋白越少，最后导致细胞外铁蛋白越少。血清铁蛋白的水平可以直接反映细胞外铁蛋白的水平，前者可用酶联免疫吸附测定（enzyme-linked immunosorbent assay，ELISA）准确定量检测，详见第 43 章。总而言之，血清铁蛋白是一种非常好的检测体内储铁水平的无创性项目。在慢性病贫血中，体内储铁丰富，血清铁蛋白通常是正常或者是升高的。而在缺铁性贫血中，储铁缺失，血清铁蛋白明显减少。因此，血清铁蛋白水平可用于区分缺铁性贫血和慢性病贫血。

值得注意的是，血清铁蛋白是一种急性时相反应物。急性时相反应物是在急性期响应性升高的蛋白质，尤其是在急性炎症状态下（见第 19 章）。因此，如果一个贫血患者有急性感染，血清铁蛋白水平可能会假性升高，铁蛋白水平可能在参考范围之内。通常，在缺铁性贫血伴急性反应时，血清铁蛋白应该接近参考范围的低值水平。

血清铁和铁结合力

除了铁蛋白水平，也可以检测血清铁和血清铁结合力（iron-binding capacity，IBC）。通常，血清铁在缺铁性贫血中降低，而在慢性病贫血中正常或者降低。IBC 可通过直接检测运铁蛋白水平得到，运铁蛋白将肠道内的铁转运至骨髓的储铁区。在缺铁性贫血中，血清铁降低，IBC 升高。

然而，由于受到如饮食等多种因素的影响，血清铁和运铁蛋白通常波动较大，因此这两项指标不一定能够可靠地反映体内铁的储量。并且，运铁蛋白是一种 β 蛋白，即在血清蛋白电泳时会迁移至 β 区域；同时也是一种急性时相反应物，在炎症状态下其水平会发生变化（通常会降低，即所谓的负急相反应蛋白）。在缺铁性贫血和慢性病贫血中，血清铁的水平和铁结合力有较大的重叠。对区分缺铁性贫血更为可靠的指标是检测血清铁和 IBC 的比率，即运铁蛋白饱和度（transferrin saturation，TS）。正常人的运铁蛋白饱和度是 1∶3，而在缺铁性贫血的患者中，该比率明显降低至 1∶5或者更低。同样的，血清铁和 IBC 的比率在缺铁性贫血和慢性病贫血中也有较高的重叠性，因此在解释结果的时候应小心注意。

红细胞分布宽度的运用

最后，用自动化程序来进行细胞计数和检测相关指数可以获取红细胞大小和大小的分布情况。在缺铁性贫血中，红细胞体积有明显差异，因此红细胞分布宽度（RDW）增加，但是在慢性病贫血中，RDW 处于正常范围。RDW 正常的范围 12%～17%。遗憾的是，正常人和缺铁性贫血或者慢性病贫血患者的 RDW-SD 有明显的重叠，因此限制了 RDW 单独区分这几种情况的效能。

区分缺铁性贫血和慢性病贫血的主要实验室项目列于表 8-1 的第一行和第二行。大部分是临床化学检测项目。这里需要强调的是用于鉴别诊断这两种类型的项目都是在临床化学实验室检测。这显示了为得到明确诊断所开展的实验室检测项目之间相互依赖的关系。

正常细胞性贫血

在这些贫血中，红细胞显示正常的 MCV 和 MCHC，也就是说红细胞具有正细胞性和正色素性。通常引起正常细胞性贫血的病因包括急性失血，溶血性贫血，骨髓衰竭，肾脏疾病和慢性病贫血。急性失血表现为正常细胞性贫血貌似自相矛盾，因为失血意味着大量血液流失，继而导致储铁减少。但是，铁缺乏是一个慢性过程，因此急性大量血液流失表现为正常细胞性贫血。

网织红细胞计数是判断正常细胞性贫血病因的一个非常有用的指标。网织红细胞是刚刚丢失细胞核的新生红细胞但细胞质中仍存有大量的 mRNA，用于血红蛋白的合成。这种 RNA 与亚甲蓝染色液反应后，显示明亮的绿色，便于网织红细胞的计数。除此以外，网织红细胞和其他红系幼稚细胞与瑞氏

染色液作用后,胞质染色比成熟红细胞深。幼稚红细胞胞质染色较深,称之为多色性。这种情况在溶血性贫血的时候尤为显著。溶血性贫血是外周红细胞受到破坏,大量减少,骨髓生成红细胞增多,导致幼稚红细胞提早释放,尤其是网织红细胞。

高增生性正常细胞性贫血

高增生性正常细胞性贫血伴网织红细胞数量增加,包括溶血性贫血和急性失血性贫血,而低增生性贫血伴网织红细胞数量减少,包括肾脏疾病、慢性病贫血、骨髓发育不良/不全等原因。肾病影响肾小球旁细胞促红细胞生成素的合成,从而影响造血干细胞向红系分化。如化疗药物等引起的骨髓发育不良/不全会导致网织红细胞的减少,药物能直接杀伤骨髓造血干细胞。在骨髓纤维化、白血病或者淋巴瘤、骨髓瘤和转移瘤等癌细胞克隆性增生的情况下,红系祖细胞和髓系祖细胞会从骨髓提前释放(成白红细胞增多的细胞图片将在后面讨论),从而使有核红细胞和网织红细胞数量增加。

如上所述,病史和全面的体格检查以及患者外周血形态的检测对鉴别诊断十分重要。在这一节里面,我们着重讨论常见的正细胞性贫血:溶血性贫血、再生障碍性贫和肾病相关性贫血。

溶血性贫血

溶血是红细胞胞膜被破坏,释放出血红蛋白。该过程是一个缓慢的生理过程,在病理状态下会加速进行。许多潜在的因素会引起红细胞寿命的减少或者破坏增加,包括红细胞膜缺陷(如遗传性球形红细胞增多症),酶缺陷(葡萄糖六磷酸脱氢酶(glucose-6-phosphate dehydrogenase,G6PD 缺陷)),血红蛋白病(如镰状细胞贫血或者 β-珠蛋白生成障碍性贫血),免疫破坏(如自身免疫性溶血性贫血或者溶血性输血反应)和非免疫性破坏。免疫性和非免疫性破坏包括由致病原,毒性试剂/药物,物理性致病因子,脾亢和微血管病引起的溶血性贫血。微血管病性溶血性贫血是由于红细胞的机械性破坏,其主要发生于骨髓,如纤维蛋白沉积于骨髓微血管腔,骨髓纤维化或者恶性疾病,如白血病,淋巴瘤和转移癌。除此以外,髓外因素也可以引起红细胞的机械性破坏,如人工心脏瓣膜。

溶血性贫血可以由血浆/血清血红蛋白含量比及血红素的分解产物确定。溶血性贫血的特异性确诊试验依赖于检测溶血后机体的继发反应。红细胞胞膜被破坏后,释放出血红蛋白,因此血浆或者尿液中会出现游离的血红蛋白或者它的降解产物。急性溶血时血浆或者尿液中游离的血红蛋白迅速升高,形成血红蛋白血症或者血红蛋白尿,而在慢性溶血中,尿液含铁血黄素出现得较晚,形成含铁血黄素尿。释放的血红蛋白与α-2 蛋白即结合珠蛋白结合,血红蛋白-结合珠蛋白复合物通过受体介导的内吞作用被巨噬细胞吞噬和代谢。因此,诊断溶血性贫血的一个敏感指标是结合珠蛋白减少。目前可运用灵敏快速的 ELISA 检测结合珠蛋白。

释放入血浆的细胞内容物中除了血红蛋白,还有其他的物质可以证实红细胞破坏,如高血钾,因为细胞内的钾离子浓度明显高于细胞外液;血清中乳酸脱氢酶(lactate dehydrogenase,LD)升高。如第 18 章和第 20 章所说,乳酸脱氢酶主要有五种同工酶,记为 LD1~LD5。红细胞与心肌组织中主要的同工酶是 LD1。

溶血性贫血中,一氧化碳和非结合胆红素升高。大量被释放的血红蛋白被氧化成为高铁血红蛋白,血红素部分解离,最终被氧化形成胆红素。该过程的第一步是血红素的卟啉环发生氧化反应而被打开,并伴随一氧化碳的释放。CO 可以通过气相色谱检测,或者通过更加简便的碳氧血红蛋白分光光度法(见第 4 章)进行检测(见第 29 章)。正色素性正细胞性贫血伴 CO 升高是溶血性贫血的敏感指标。

溶血性贫血中非结合胆红素生成增加(见第 21 章),血清会出现间接胆红素一过性升高。由于患者肝功能正常,胆红素中度升高,通常在 2~2.5mg/dl(正常参考范围的上限是 1.2mg/dl)。

溶血性贫血总是伴随着网织红细胞数量增多和红细胞破坏。如上所述,网织红细胞数量增多(在血液涂片中,红细胞呈多色性),伴骨髓红系增生,预示着红细胞生成增加。除此以外,外周血涂片可以显示与特殊类型溶血性贫血相关的异常红细胞形态(如镰状细胞贫血中的红细胞呈镰刀状,微血管病性溶血性贫血的红细胞呈头盔状或破碎红细胞)。值得注意的是,如果出现红细胞碎片和(或)幼稚细胞,红细胞的大小(红细胞大小不均)和形状(异形红细胞)就会有显著的差异。如果红细胞的大小和(或)形态出现显著性变化,RDW 通常会增加。血液中也可以见到许多有核红细胞。

溶血性贫血的其他发现也有助于查明病因。采用直接抗球蛋白试验(direct antiglobulin test,DAT)/直接 Coombs 试验检测吸附于红细胞表面的免疫球蛋白,用来诊断免疫性溶血性贫血。在该试验中,红细胞与抗人球蛋白孵育,如果红细胞表面结合抗体,那么就会发生凝集,如果红细胞表面没有抗体,则不会发生凝集。若结果呈阳性,则提示了贫血是由自身抗体或者同种抗体引起的。G6PD 缺乏初筛试验阳性,说明贫血是由这种酶的缺乏引起的。如何选择合适的检测项目,依赖于临床评估以及前期的实验室数据。

诊断溶血性贫血的实验室项目总结列于表 8-1 第 3 条。值得注意的是,所有诊断溶血性贫血的定量检测包括血清和尿液的血红蛋白、结合珠蛋白、碳氧血红蛋白、非直接胆红素和乳酸脱氢酶,均由临床化学实验室检测,再一次强调了临床化学和血液学检验之间的相互依赖。

微血管病性溶血性贫血

如前所述,由于机械性破坏(人工心脏瓣膜)或者热力破坏(重度烧伤),外周血涂片中会出现红细胞碎片(裂红细胞)。骨髓的微血管也可以发生红细胞机械性破坏,其很有可能是由于占位性病变如转移的肿瘤、白血病、淋巴瘤,骨髓纤维化或者由于纤维蛋白沉积在血管内皮细胞表面。因为红细胞受损和破坏,这一过程将导致微血管病性溶血性贫血(microangiopathic hemolytic anemia,MAHA)(病变发生在微血管)。

除了占位性病变,其他病因还包括疾病状态下,纤维蛋白沉积在内皮细胞表面,导致了新生红细胞受到剪切力,进而破裂,这种情况见于弥散性血管内凝血(disseminated intravascular coagulation,DIC)(见下文及第 38 章)。在这种状态下,凝血过程异常激活,在血管内形成纤维蛋白-血小板凝块,在多种器官造成栓塞。这些凝块阻断组织的微血管,包括骨髓,导致新生红细胞的破坏。除此以外,其他疾病状态也可以发生微血管病性溶血性贫血,其中可能存在免疫物质,即抗体结合在内皮细胞或者微血管其他结构,导致免疫复合物沉积伴有或者不伴有纤维蛋白的沉积。

血栓性血小板减少性紫癜(thrombotic thrombocytopenic purpura,TTP)是由血小板血栓引起的微血管疾病。TTP是由一种关键的糜蛋白酶样蛋白酶缺乏引起的功能紊乱,即缺乏ADAMTS13(具有血小板反应蛋白1型基序的金属蛋白酶,属于基质蛋白酶家族的第13号成员)。这种蛋白酶能够将大分子血管性血友病因子(von Willebrand factor,vWF)水解为小分子的形式;而高分子量的vWF因子能够促进血小板的聚集,导致这种疾病的发生。然而,这种疾病也会偶尔发生在ADAMTS13没有明显异常的患者中,称之为获得性TTP。正如我们在临床化学异常章节中讨论的一样,TTP由于微血管堵塞引起多系统病变,主要是肾衰竭,血清中出现高浓度的肌酐和血尿素氮(blood urea nitrogen,BUN),还会出现脑梗死引起的神经系统症状和体征,血小板减少以及局部出血引起的广泛性紫癜。

另外一种十分相似的疾病是溶血性尿毒症综合征(hemolytic uremic syndrome,HUS),常见于儿童,由于感染特定的产毒菌株(如大肠埃希菌,肺炎链球菌,志贺杆菌)引起血小板的聚集。虽然该病具体的病理生理过程还没有十分清楚,但是有人认为是毒素介导的ADAMST13抑制所引起的。血栓性血小板减少性紫癜常常出现肾衰竭性贫血,偶尔出现神经症状。

免疫性疾病中也会出现微血管病性溶血性贫血,譬如结缔组织病中的播散性红斑狼疮,其发病机制是免疫复合物黏附损伤内皮细胞以及补体介导纤维蛋白沉积到内皮细胞表面。更重要的是,微血管病性溶血性贫血是由新生的红细胞在微血管内受到创伤性破坏引起的,而微血管又是红系祖细胞和髓系祖细胞形成和释放入循环的部位。患者表现有溶血性贫血的所有症状,除此以外,外周血可见较多的幼稚细胞,如有核红细胞,中幼粒细胞和晚幼粒细胞,该现象称之为成白红细胞增多现象。

在DIC和少数TTP中,如后面内容所描述的那样,实验室的结果包括血小板减少,凝血酶原时间,活化部分凝血活酶时间,凝血酶时间,纤维蛋白降解产物和D-二聚体(将在下面讲述)增加,而纤维蛋白原则减少。如前所述,尿素氮和肌酐也是升高的。

低增生性正细胞性贫血

骨髓增生不良/再生障碍性贫血

这是一种造血障碍性贫血,MCV和RDW通常处于正常范围,累及所有的外周血细胞(红细胞、白细胞和血小板,见下文)。外周血涂片中通常不会出现幼稚的红细胞和白细胞。为了明确诊断,通常要进行骨髓活检,骨髓活检结果显示,骨髓增生减低,幼稚细胞极度减少。再生障碍性贫血可以是原发的/遗传的或者继发的/获得性的,后者由化疗、化学毒物、感染、放射线或者免疫功能障碍引起。血清铁可能由于红系造血停滞而增加。这类贫血的血液学结果列于表8-1第4条。尤为重要的是,在再生障碍性贫血中,所有溶血性贫血的定量血清学检测指标,如结合珠蛋白、碳氧血红蛋白、间接胆红素均不会升高。

骨髓增生异常综合征

骨髓增生异常综合征(myelodysplastic syndrome,MDS)是低增生性正常细胞性贫血较不常见但是却很重要的一个病因。MDS通常表现为正常细胞性贫血,但是偶尔也会表现为轻度的大细胞性或小细胞性贫血,是一种输血仍不能改善的难治性贫血。在疾病早期,MDS可以仅仅表现为难治性贫血,随着疾病进展,表现为环形铁粒幼细胞性难治性贫血甚至逐渐发展为白血病前期阶段,尤其是难治性贫血伴骨髓原始细胞增多(通常是髓系或者淋系)和难治性贫血伴转化中原始细胞增多。MDS也可以一开始就表现为难治性血液细胞减少,三系(红系、粒系、巨核系)造血细胞均减少。对于后面这种情况,可以推测MDS是一种以无效造血为特征的克隆性造血干细胞疾病。我们将在第32章进一步讨论这种疾病。

肾衰竭性贫血

另一种低增生性正细胞性贫血是慢性肾衰引起的贫血。由于肾脏排泄功能的缺失,尿素氮和肌酐升高(将在下面讨论)以及代谢产物堆积,最终发展为尿毒症。尿毒症可以改变红细胞的形态,外周血涂片常出现棘形红细胞(钝锯齿状红细胞)和椭圆形的细胞。在疾病进程中,外周血涂片出现棘形红细胞预示着肾功能进一步恶化。除了排泄功能降低,肾脏产生促红细胞生成素的能力也降低,使得红系造血受损,最终减弱骨髓应对缺氧的能力。与再生障碍性贫血不同的是,肾衰竭性贫血的白细胞和血小板数量处于正常范围内(表8-1,第4行)。肾衰竭性贫血的所有典型症状见表8-1第5条骨髓增生减低/再生障碍性贫血的(表8-1,第4行)所有溶血性贫血的定量血清学检测(结合珠蛋白、碳氧血红蛋白、间接胆红素)都是阴性的。

大细胞性贫血

大细胞性贫血可以根据红细胞数量减少和平均红细胞体积(MCV)增大,通常>100fl来诊断。目前,大细胞性贫血最常见的病因是营养不良,如维生素B_{12}和(或)者叶酸缺乏。缺少任意一个都可能导致DNA合成受损,但是不影响RNA的合成,最终造成细胞胞核和胞质发育不同步。形态学上,细胞胞质处于成熟的状态,而胞核处于相对幼稚状态,因此形成巨幼红细胞。同步性的缺失导致了多叶核中性粒细胞的产生(5叶核中性粒细胞>5%或者任一个中性粒细胞核分6叶或者以上)和大的椭圆形红细胞,即巨大椭圆形红细胞。巨幼红细胞性贫血患者的外周血涂片中可见这两类细胞。除此以外,RDW均升高,网织红细胞数量减少。

一旦诊断为大细胞性贫血,首先检测血清中维生素B_{12}和叶酸的浓度,两者都可通过ELISA快速准确检测。如果这些指标都处于正常范围内,应进一步检查甲状腺功能,因为甲状腺功能减退同样能够引起大细胞性贫血。正如在内分泌功能检测指标的章节中将讨论的,TSH升高,血清甲状腺素(thyroxine,T_4)水平下降或者正常可以诊断为原发性甲状腺功能减退。某些特定的药物,尤其是治疗获得性免疫缺陷综合征(acquired immunodeficiency syndrome,AIDS,艾滋病)的药物叠氮胸苷

(azathymidine,AZT)可以引起大细胞性贫血。因此,查明患者是否服用这类药物非常重要。

在自动化计数全血细胞的时代,也有可能将幼稚红细胞,如有核红细胞当成成熟红细胞来计数。因此,当患者出现“大细胞性”贫血但是维生素 B_{12},叶酸和甲状腺素处于正常范围,检测网织红细胞和有核红细胞是否显著性升高显得尤为重要。如果出现这种情况,可以考虑为溶血性贫血。因此,接下来可以开展前面章节提及的溶血性贫血的诊断项目。

其他能够引起大细胞性贫血的病因包括失血后(网织红细胞数量增多和红细胞多色性),乙醇中毒(与叶酸缺乏有关),肝脏疾病和骨髓增生异常。再次强调,检测大细胞性贫血的指标如维生素 B_{12},叶酸和甲状腺功能检测,均采用临床化学的方法。

大细胞性贫血主要的实验室检测指标列于表 8-1 的第 6A 和 6B 条。值得注意的是,大细胞性贫血分为以维生素 B_{12} 和叶酸缺乏为代表的巨幼红细胞性贫血(第 6A 行),以及以甲状腺功能减退为代表的非巨幼红细胞性贫血。骨髓活检是唯一能够判断大细胞性贫血是否是巨幼红细胞性贫血的方法。然而大部分患者不需要骨髓活检,因为可以根据上述的其他指标诊断大红细胞性贫血。

表 8-1 总结了上述鉴别和诊断常见贫血的有关指标和特殊的检测方法。这个表格指导医师应该如何选择需要的检测项目。譬如,小细胞性贫血应该检测铁蛋白水平,IBC 和 Fe/IBC,而通常不需要检测维生素 B_{12} 和叶酸水平。相反,对于一个大细胞性贫血不需要检测铁蛋白水平和 IBC,而应该选择检测维生素 B_{12} 和叶酸水平。

白细胞计数异常

外周血白细胞计数包含外周血液循环中几种不同的有核细胞:粒细胞(成熟的中性粒细胞为主、嗜碱性粒细胞和嗜酸性粒细胞),淋巴细胞和单核细胞。细胞的绝对浓度(非百分数)能够更好的反映白细胞计数。如果白细胞数量高于正常生理范围,称之为白细胞增多症,可能是由任意一种白细胞数量升高引起的,取决于哪一种类型的细胞升高为主(如中性粒细胞增多、嗜酸碱性粒细胞增多、嗜酸性粒细胞增多、单核细胞增多和淋巴细胞增多)。浆细胞偶尔会出现在外周血中。同样的,白细胞数量减少,称之为白细胞减少,可能由于某一种细胞系减少所致(如中性粒细胞减少,单核细胞减少和淋巴细胞减少)。因为嗜酸性粒细胞和嗜碱性粒细胞正常情况下数量很少,因此很难诊断为嗜酸性粒细胞和嗜碱性粒细胞减少。特定的鉴别诊断常常与特定的白细胞改变有关(如感染和(或)炎症与中性粒细胞有关,过敏性反应和寄生虫感染与嗜酸性粒细胞有关)。除此以外,良性疾病(如炎症)和恶性疾病(如白血病)都可能导致细胞数量升高。在此,我们将讲述几种白细胞计数变化模式及其相关的异常化学指标。

再次强调,临床病史和体格检查对于诊断和患者的管理十分重要。除此以外,全血细胞计数(complete blood counts,CBC)和白细胞分类计数,再结合临床表现可以作为鉴别诊断的重要依据。成人的白细胞计数参考范围大约是(4~10)×10^9/L,大约 2/3 是中性粒细胞,少于 1/3 是淋巴细胞。

感染

感染是白细胞升高最常见的病因,白细胞数量在(10~20)×10^9/L 预示着感染或者反应性疾病。通常,中性粒细胞增多与感染(细菌、真菌、病毒),炎症状态(创伤、手术),特殊的药物(如皮质甾类)以及骨髓增殖状态相关。然而,有几个例外,肺结核、布鲁菌病和百日咳主要引起淋巴细胞的增高;感染单核细胞增多性李斯特菌,特别是新生儿,主要是单核细胞增多。

嗜酸性粒细胞增多主要与过敏反应,寄生虫感染和血液恶性疾病有关(Brito-Babapulle,2003;Fischbach et al,2008;Brigden & Graydon,1997;Rothenberg,1998)。嗜碱性粒细胞增多通常也与血液恶性疾病有关,如慢性髓细胞性白血病(chronic myeloid leukemia,CML),但是也会出现在炎症状态或者过敏反应。淋巴细胞增多常见于急性病毒感染,例如传染性单核增多症(EB 病毒感染);慢性感染,如结核病、布鲁菌病和百日咳;血液病和免疫刺激。单核细胞增多常见于血液病,如急性单核细胞白血病(FAB 分型,M5),急性粒-单核细胞白血病(FAB 分型,M4)或者慢性粒-单核细胞白血病和一些感染,如结核病、立克次体感染和李斯特菌感染。

类白血病反应引起的白细胞增多

患者没有白血病,但是白细胞数量明显增多(通常>50×10^9/L),外周血涂片与白血病非常类似,称之为类白血病反应,其最常见的类型是粒细胞性类白血病反应,但是也可见到淋巴细胞性类白血病反应。粒细胞性类白血病反应患者的血涂片中常常显示反应性中性粒细胞增多以及中性粒细胞核左移(未成熟粒细胞,如晚幼粒细胞,中幼粒细胞)。中性粒细胞胞质内常常出现异常结构如中毒颗粒和杜勒小体(Döhle body)(见第 32 章)。引起中性粒细胞性类白血病反应的病因包括细菌感染(如白喉),恶性疾病(如霍奇金病)和反应性增多,如粒细胞反应性增多。虽然这些改变非常有意义,但是急性时相蛋白 C 反应蛋白(C-reactive protein,CRP)在炎症发生时会迅速升高以及在炎症消退时会迅速降低,使其成为急性炎症和急性感染更加早期更加敏感的指标,并且可以用现代的分析仪快速检测。类白血病反应必须与慢性髓细胞性白血病以及其他骨髓增殖性疾病鉴别。须注意的是,中性粒细胞碱性磷酸酶在粒细胞类白血病反应中是正常或者升高的,而在慢性髓细胞性白血病是降低的。

慢性髓细胞性白血病引起的白细胞增多

目前,确诊慢性髓细胞性白血病(CML)依靠费城染色体(9 号染色体和 22 号染色体易位形成 BCR/c-abl 融合基因)的检测,其可通过细胞遗传学或者分子学技术进行检测(George & Arber,2003;Hughes & Branford,2003;Sattler & Griffin,2003;Silver,2003;Ross & Hughes,2008;见第 33、48、75 章)。检测到分子生物学或者细胞遗传学的异常对于其他血液病的诊断同样有意义,其中包括急性髓细胞性白血病,急性淋巴细胞白血病,T 细胞白血病/淋巴瘤以及骨髓增生异常综合征(Swerdlow et al,2008)。分子学技术目前也用于疾病的早期诊断和微小残留病,即疾病可能只发生在分子水平。譬如,定量聚合酶链反应用于检测激酶抑制剂伊马替尼(格列卫,gleevec)治疗后 CML 患者的 BCR/c-abl 融合基因水平(Ross & Hughes,2008)。

慢性淋巴细胞白血病引起的白细胞增多

当老年患者的淋巴细胞形态正常，但是数量明显升高，应该考虑慢性淋巴细胞白血病(chronic lymphocytic Leukemia, CLL)的可能。同样的，分子学技术，如流式细胞术，免疫表型以及细胞遗传学/荧光原位杂交分析(Oscier et al, 2004; Shanafelt & Call, 2004)有助于疾病的诊断。在慢性淋巴细胞白血病患者中，异常增生的B淋巴细胞表达一种独特的(特异性的)淋巴细胞分化抗原CD5，它是CLL的典型细胞表面抗原。流式细胞术也可检测其他CD抗原，用来诊断其他血液疾病。

急性白血病引起的白细胞增多

通常情况下，急性髓细胞性白血病和急性淋巴细胞白血病的白细胞数量都会显著升高。在急性淋巴细胞白血病中，外周血涂片可见大量原始淋巴细胞。急性髓细胞性白血病则有多种类型，包括急性原始粒细胞白血病，急性早幼粒细胞白血病，急性原始单核细胞/单核细胞白血病，急性粒-单核细胞白血病，急性红白血病，急性巨核细胞白血病。流式细胞术，免疫表型以及核型/分子生物学分析(Winton & Langston, 2004)有助于疾病的诊断和明确预后。这些将在第33章和第75章进行详细的叙述。在此，我们必须指出，外周血涂片中出现任何类型的原始细胞都强烈提示了急性白血病的可能。

白细胞减少

再生障碍性贫血

白细胞减少，如果伴随骨髓增生减低以及两系细胞减少，如贫血(校准网织红细胞数量<1%)，中性粒细胞减少(中性粒细胞数量$<0.5\times10^9/L$)和血小板减少(血小板数量$<20\times10^9/L$)，其很有可能是继发于骨髓衰竭的全血细胞减少的部分表征(Guinan, 1997; Marsh et al, 2003; Marsh, 2005)。这也就是通常所说的再生障碍性贫血，可能是原发的/遗传的或者是获得性的/继发的。获得性的再生障碍性贫血可能是由化疗，药物/毒物，感染(包括肝炎)，辐射和免疫紊乱引起的(Gordon-Smith et al, 2002)。细胞遗传学分析有助于排除骨髓增生异常综合征；如果不能排除，则需要用分子学技术如荧光原位杂交(fluorescence in situ hybridization, FISH)做染色体分析(Guinan, 1997)。原发的/遗传的再生障碍性贫血可能不是一出生(先天的)就有临床表现，其诊断依赖于临床评估和适当的实验室检查(Alter, 1999; 2002)。

革兰氏阴性细菌感染的脓毒血症引起的白细胞减少

白细胞减少可以出现于其他疾病中，包括革兰氏染色阴性细菌感染所致的脓毒血症。值得注意是，白细胞减少的革兰氏染色阴性细菌感染所致的脓毒血症常常伴随肝内胆汁淤积(胆红素和碱性磷酸酶轻度升高)，这些将会在下面及第21章讨论。

凝血功能障碍

第5部分将讨论这个广泛且复杂的主题。在此，我们着重讨论四种与化学检测密切相关的指标：血小板计数，出血时间，反映内源性凝血系统的活化部分凝血活酶时间(activated partial thromboplastin time, APTT)和反映外源性凝血系统的凝血酶原时间(prothrombin time, PT)。血小板数量减少和(或)血小板聚集功能异常会引起出血时间的异常。PT和(或)APTT升高通常与出血时间的异常没有关系，除了在因子Ⅷ和vWF因子同时缺乏的情况。血小板的聚集需要vWF因子。

出血时间检测血小板的功能。出血时间(bleeding time, BT)曾用于血小板功能的筛查。值得注意的是，出血时间与出血不是完全相关的，也不能用来预测出血(DeCaterina et al, 1994; Gerwirtz et al, 1996)，因此现在已不用于血小板功能异常的筛查(Kottke-Marchant & Corcoran, 2002; Posan et al, 2003)。

PT或者APTT升高的主要原因。抗凝剂肝素会加速凝血酶或者其他凝血因子(如因子Xa)的灭活，优先阻断内源性凝血途径，导致APTT的延长而不会使PT明显延长。另一方面，维生素K拮抗剂香豆素则优先阻断外源性凝血途径的因子Ⅶ导致PT延长而APTT正常。

香豆素治疗后患者的国际标准化比值。要密切留意香豆素抗凝治疗患者的PT，保证治疗有效的同时预防香豆素浓度过高从而引起出血。因此，为香豆素抗凝治疗制订合适的PT范围十分重要。因为目前PT存在多种检测方法，不同实验室的参考范围也有些不同，使得不同实验室对同一患者的PT值的比较变得尤为困难。为了纠正这些差异，须将PT值代入公式来将这些原始数据标准化。该公式以待测的PT值与特定实验室PT参考值范围的平均值相比，再算出该比值的ISI次方，ISI称为国际标准化指数(international standardized index)。实验室将不同浓度香豆素治疗的血液样本PT值的对数与参考方法(金标准)测得的PT值的对数进行回归分析，求得回归曲线的斜率，从而得到ISI。因此，国际标准化比值(international normalized ratio, INR)是通过(PT检测值/PT平均值)ISI这个公式得到的，PT检测值是患者的PT，PT平均值是实验室参考范围的平均值(Kamath & Kim, 2009)。在大多数情况下，INR的值是2~3被认为对心房颤动患者的治疗有益，INR的值是3~4被认为对人工心脏瓣膜患者的治疗有益，当INR超过4，则考虑降低香豆素的剂量或者暂停治疗。INR是患者接受香豆素治疗的首要理想观察指标。

凝血因子缺乏可导致单一PT或APPT升高。如果PT或APPT升高，而患者没有接受肝素或者香豆素治疗，血小板数量正常，应将患者血浆与正常人血浆进行混合分析来确定凝血时间是否正常，即是否存在凝血因子缺乏。肝功能衰竭是凝血因子缺乏的常见原因，我们将会在第21章讨论。因此，在这种情况下，应该检测肝功能。如果混合检测不能完全纠正延长的凝血时间，说明存在凝血抑制物，如循环狼疮抗凝物或者怀疑存在抗凝血因子抗体。

DIC是PT和APPT升高的主要原因。如果血小板数量减少以及APTT和PT均升高，应当考虑弥散性血管内凝血(DIC)。DIC确诊试验是D-二聚体的升高，如在第39章讨论，纤维蛋白D-D片段来源于纤溶酶溶解血管内凝血过程中形成的交联纤维蛋白凝块。D-二聚体的检测采用与交联纤维蛋白降解产物特异性结合的单克隆抗体。该方法广泛地取代了特异性较低的纤维蛋白裂解产物(fibrin split products, FSB)的检测，后者在DIC中也会升高。DIC是一种非常危急的疾病，必须得迅速诊断。

在这种状态下,凝血级联反应异常活化以及血小板消耗增多,其可能病因是革兰氏染色阴性菌引起的脓毒败血症(细菌内毒素活化级联反应)、癌症、慢性炎症疾病如胶原性血管病、白血病(尤其是急性早幼粒细胞白血病)、妊娠并发症、输血并发症、肝脏衰竭、物理创伤如烧伤、溺水和中枢神经系统损伤。DIC 会引起微血栓的形成,导致广泛组织梗死或缺血,伴随化学检测的异常,譬如,肝功能酶升高;尿素氮和肌酐升高,提示肾衰竭;甚至心肌肌钙蛋白升高提示心肌损伤。因此,血小板数量减少,APTT 和 PT 延长以及多系统功能障碍的化学检测异常都强烈提示了 DIC。这时候必须立即进行抗凝治疗,预防进一步的栓塞和组织破坏。

临床化学异常:化学病理学

电解质紊乱

这一主题将在第 14 章和 Oh(2003)进行详细介绍。在此,我们将回顾电解质的血清学水平调控,从而对其异常情况下的准确病因有更深入的了解。图 8-1 总结了肾脏在调节电解质和水平衡中的基本机制。从功能上来讲,肾脏的主要作用是保留体液,即浓缩尿液。该过程通过逆流倍增方式,在髓袢降支和升支之间的胞间隙中建立起高浓度氯化钠梯度来调节水的重吸收。在此机制下,氯化钠被转运至细胞间隙,使得髓袢底部氯化钠浓度越来越高。髓袢升支、远曲小管和集合管处水均不能通过。然而,在抗利尿激素(antidiuretic hormone,ADH)的作用下,集合管对水通透,水流进胞间隙和直小管。细胞间质中高浓度的氯化钠是该过程的主要驱动力。任何影响逆流倍增的因素都会阻断水的重吸收,因为离子浓度梯度减小。

图 8-1 显示,70%钠离子在近曲小管被重吸收,而肾上腺皮质球状带产生的醛固酮能促使钠离子在远曲小管和集合管进一步被重吸收。醛固酮促进钠离子和钾离子或者氢离子 1∶1 交换。血清中钠离子的水平几乎全部依赖于醛固酮和抗利尿激素(ADH)的相互作用。通过这些简单的了解,我们可以为低钠血症和高钠血症最常见的病因提供合理的解释。然而,我们必须得清楚,该前提是假定肾功能是正常的。如果肾衰竭,肾脏基本丧失了浓缩尿液的能力,最终导致低钠血症。此部分内容将在后面肾脏疾病中讨论。

低钠血症

表 8-2 列出了低钠血症最常见的四种病因以及一种十分罕见的病因:巴特综合征。除此以外,第六种代谢原因,糖尿病也列于该表中。在所有低钠血症中,氯离子浓度常常也会降低,因为氯离子是钠离子的主要平衡离子。

基本原则:所有确定血清钠离子异常的患者都需要禁液后进行尿液分析。尿液分析中应该包括尿钠和尿液渗透压的测定。对于表 8-2 中第一和第二种情况,在禁液的条件下,24 小时血清钠离子浓度会得到修正。

体内水分过多:最常见的病因是过多摄入水和低渗性液体,如癔症性多饮使得血清钠离子降低至 135mmol/L。因为肾脏排出大量的水分,尿液中的离子被稀释。事实上,尿液渗透压会降低,低于 300mOsm/kg。通常体内水分过多引起的低钠

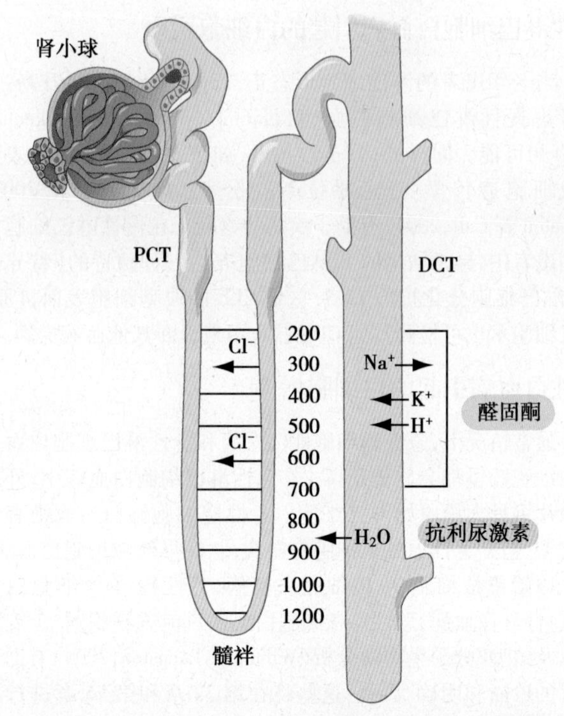

图 8-1 肾单元示意图:肾脏保留水分和盐的基础机制。肾小球滤过(左上,红色表示毛细血管)和滤液经过近曲小管(proximal convoluted tubule,pCT),70%的钠离子被重吸收。在髓袢中,启用逆流倍增机制。氯离子(Cl^-)从髓袢升支排到胞间隙(示意图的中上部分),而 Na^+ 则随 Cl^- 被动转运。髓袢升支的细胞对水不渗透,髓袢降支的细胞对 Cl^- 不渗透。这个系统导致了髓袢底部 NaCl 浓度升高。在髓袢旁边的数字代表了不同水平的渗透压,人类最高的渗透压为 1200mOsm/kg,如图所示。在髓袢的顶端,滤液为等渗溶液(300mOsm/kg 指示处),随着 Cl^- 的持续排出,变为低渗溶液。高渗的细胞间质使得水从集合管扩散,促进抗利尿激素(ADH,图中以彩色和高亮标记)的分泌;更多的 Na^+ 滞留于远曲小管(distal convoluted tubule,DCT),促进醛固酮(图中以彩色和高亮标记)的分泌,导致 Na^+ 和 K^+ 或 H^+ 1∶1 交换

血症会伴随血细胞比容和尿素氮的降低,这部分随后讨论。这三个结果强烈提示了体内水分过多是低钠血症的病因。对于限制液体摄入的患者,其尿钠低于 25mmol/L 以及尿液渗透压会降低。虽然钾离子浓度也会降低,但仍处于正常范围。因为在这种情况下,水主要经尿液排出,所以 24 小时钠离子排泄总量会降低(表 8-2 第一种病因)。

使用和(或)滥用利尿剂:髓袢利尿剂可以阻断髓袢上的氯泵,因此会阻断通过逆流倍增的方式形成的离子浓度梯度,从而减少水分的保留,导致水分流失。同样的,由于钠离子和氯离子是同向转运,阻断氯泵会减少钠离子的保留,从而使血清中的钠离子减少。因此,与体内水分过多不同的是,这种情况会导致 24 小时排钠量升高(表 8-2 第 1 种和第 2 种病因 24 小时尿钠进行比较)。利尿剂与体内水分过多(稀释血清和尿液)的作用模式相似,除了髓袢利尿剂会引起严重的低钾血症,除非它与保钾利尿剂如氨苯蝶啶联用。低钠血症和低钾血症

同时存在，并伴有24小时尿钠和尿钾升高提示了使用利尿剂。当然，病史通常也会显示使用了利尿剂。

抗利尿激素分泌失调综合征（syndrome of inappropriate antidiuretic hormone secretion，SIADH）（表8-2第3条）：通常继发于头部创伤，癫痫发作，其他的中枢神经系统的疾病和肿瘤，如肺部肿瘤，乳腺肿瘤和卵巢肿瘤会分泌ADH样的激素。由于集合管重吸收过多的水分，导致血清钠离子水平降低。肾小管水分减少，尿液浓缩。因此，血清钠离子被稀释（低渗），尿液浓缩，尿钠大于40mmol/L，尿液渗透压高于300mOsm/kg，而血清渗透压低于280mOsm/kg，则可明确诊断为SIADH。

醛固酮不足（表8-2第4条）：继发于艾迪生病和艾滋病相关的肾上腺功能减退。缺乏醛固酮后，远曲小管和集合管的Na^+-K^+和Na^+-H^+交换停止。因此，血清钠离子浓度降低，而血清钾离子浓度升高，以及出现轻微的代谢性酸中毒。尿液中钠离子和尿液渗透压升高，但是均不及SIADH高。

巴特综合征（Bartter syndrome）（表8-2，第5条）：除了禁液不能纠正低钠血症以外，这种罕见的疾病与利尿药的使用类似。巴特综合征是一组罕见的疾病，每一种都是由基因的有害突变引起的，这些基因编码髓袢升支密集部分的离子转运蛋白。新生儿的巴特综合征有两种形式，由Na^+-K^+-$2Cl^-$同向转运蛋白（SLC12A2或者*NKCC2*基因）或者ROMK/KCNJ1编码的钾离子通道蛋白缺失或者突变引起。在所谓的经典的巴特综合征中，*CLCNKB*基因编码的氯离子通道蛋白存在缺陷。而在伴随听力丧失的巴特综合征（感觉运动丧失相关的巴特综合征）中，*BSND*基因编码的氯离子通道辅助蛋白功能障碍。在另一种变异的巴特综合征中，CASR（钙敏感受体）基因编码的钙离子转运蛋白功能缺陷，导致巴特综合征合并低钙血症。与巴特综合征类似的Gitelman综合征病情较轻，*NCC*基因编码的Na^+-Cl^-同向转运蛋白（也被称为噻嗪类敏感的Na^+-Cl^-协同转运蛋白）突变（Pedersen et al，2010），导致小管液中的钠离子和氯离子无法重吸收回到远曲小管的细胞中。巴特综合征的所有类型的症状都与利尿剂的效果相似，24小时钠离子和钾离子分泌增加。

糖尿病高渗状态（表8-2第6条）：如果糖尿病患者处于高渗状态，即血清葡萄糖显著升高（约700mg/dl）时，高渗血症引起细胞水分的渗出，从而导致血清钠离子的渗透性稀释。粗略计算，血清葡萄糖每升高100mg/dl，血清钠离子浓度大约下降1.6mmol/L。因为葡萄糖与钾离子同时转运至细胞内，胰岛素水平的降低也会引起钾离子水平的升高。因此，糖尿病高渗状态可导致血清钠离子降低和钾离子升高。这种情况类似于醛固酮减少症（表8-1第4条），但是葡萄糖的异常升高预示着糖尿病是该病的病因。

假性低钠血症

这种情况通常是由于血脂过多引起的。钠离子不溶于脂质，而后者占据了血清相当大的体积。若使用火焰光度法检测给定体积血清中的全部钠离子，该检测值则需要除以样本体积从而得到钠离子浓度。然而由于部分体积是不含钠离子的脂质，因此钠离子浓度就会假性降低。采用离子选择电极直接检测钠离子浓度且不依赖血清体积则可以消除这种人为的错误。然而，我们应该清楚地认识到，即使使用最先进的，高通量的化学检测器-离子选择电极来检测血清钠离子，仍需要对样本进行预稀释（检测前稀释），即间接电位测定法。因此该检测仍然与体积相关，会引起假性低钾血症。

表8-2 低钠血症的常见病因及肾功能正常时血清和尿液中电解质的模式*

病因	血清Na	尿钠(U_{Na})	尿液渗透压	血清K	24小时U_{Na}
1. 体内水分过多	低	低	低	正常或低	低
2. 利尿剂	低	低	低	低	高
3. SIADH⁺	低	高	高	正常或低	高
4. 肾上腺衰竭	低	轻度升高	正常	高	高
5. 巴特综合征	低	低	低	低	高
6. 糖尿病高渗⁺⁺	低	正常	正常	高	正常

* 所有的Na和K的值都是浓度，除了24小时尿钠，后者是24小时尿液中排出钠离子的浓度（mmol/L）

⁺抗利尿激素分泌不足

⁺⁺在这种情况下，血清葡萄糖显著升高

高钠血症

表8-3总结了引起高钠血症的三种基本病因。值得注意的是，每一种病因都与引起低钠血症的病因是对应的。这些病因归纳如下。

脱水（表8-3第1条）：肾脏正性自由水清除率增加（损失的水中含有大量的NaCl），出汗过多以及摄入水分过少都会引起脱水。血清钠离子浓度和血细胞比容增加（可能掩盖真正的贫血），以及肾脏排出NaCl增加，因此尿钠也会增加。

尿崩症（DI）（表8-2第2条）：DI可能是中枢性（神经性）的（由于抗利尿激素分泌减少），或者肾性的（由于肾脏反应减弱）。从功能上，尿崩症与SIADH是相反-即肾小管水分潴留不足。虽然这种疾病没有完全清楚，但是综合目前的研究来看，“水通道分子”（肾水通道蛋白）和（或）集合管细胞抗利尿激素V2受体的突变或者改变在肾性DI的病理性水分流失和SIADH中病理性水潴留起着十分重要的作用（Nielsen et al，2002；Brown，2003；Oh，2003；Schrier & Cadnapaphornchai，2003；Nguyen et al，2003）。在DI中，血清钠离子增加但是由于ADH功能性减少因此尿钠被稀释。

醛固酮增多症(表 8-3 第 3 条):肾上腺增生,库欣综合征和库欣病(详见下面内分泌章节)都能引起醛固酮增多症。循环中醛固酮升高,导致 Na^+重吸收增加和 K^+、H^+排出增加。患者出现高钠血症和低钾血症以及轻度代谢性碱中毒。

表 8-3 高钠血症的常见病因和肾功能正常时血清和尿液中电解质的模式*

病因	血清 Na	尿钠(U_{Na})	尿液渗透压	血清 K	24 小时 U_{Na}
1. 脱水	高	高	高	正常	变化
2. 尿崩症	高	低	低	正常	低
3. 库欣综合征	高	低	正常	低	低

* 所有的 Na 和 K 的值都是浓度,除了 24 小时尿钠,后者是 24 小时尿液中排出钠离子的毫当量

低钾血症

许多低钾血症的病因与低钠血症是重叠的,包括体内水分过多,使用髓袢利尿药,SIADH 和巴特综合征,正如上面所说的。除了与低钠血症重叠的部分外,以下情况能单独引起低钾血症。

1. 糖尿病输注胰岛素。大量钾离子流入细胞内,使得血清钾离子浓度降低。

2. 碱中毒。红细胞本身是很好的缓冲液,通过钾离子与氢离子交换维持酸碱平衡。在酸中毒情况下,H^+移入红细胞与 K^+进行交换。相反,当碱中毒时,H^+移出红细胞(中和过多的碱),而 K^+移入红细胞。

3. 呕吐。胃液中大量 H^+与 K^+流失。全身体液流失引起的 K^+流失比胃液 K^+流失更为重要,因为前者能引起醛固酮的活化和肾脏排钾增加。

高钾血症

引起高钠血症的病因往往也能引起高钾血症,如脱水,尿崩症-酸中毒,糖尿病(如上所说)以及溶血。任何细胞损伤如横纹肌溶解,尤其是红细胞溶解可以引起高钾血症。当出现溶血时,细胞内所有的 K^+释放入血浆。另一个储存于红细胞内的物质在溶血时也会随着 K^+一同升高,即乳酸脱氢酶(lactate dehydrogenase,LD)。当 K^+和 LD 同时升高时,应注意是否存在溶血,溶血可能是采集血液样本时人为造成的,或者存在一种潜在的溶血状态,而后者更为少见。

肾脏疾病

诊断肾脏疾病的四种物质是尿素氮、肌酐、钙和磷。有趣的是,尿素氮和肌酐与肾脏功能没有内在关系,但是都是反映肾脏状态较好的指标(Schnermann & Sayegh,1998;Oh,2003)。

尿素氮和肌酐

尿素氮是血液中的尿素氮,因此通常在血浆或者血清中进行检测,但是其仍沿用历史的叫法,称之为尿素氮(BUN)。尿素的构成是 $H_2N\text{-}CO\text{-}NH_2$。每摩尔尿素含有两摩尔氮。它是 NH_3 在肝脏代谢中的终产物,将在第 21 章讨论。尿素由肾小管排泄,其排泄速率与肾小球滤过率(glomerular filtration rate,GFR)大致成比例。因此,血浆或血清中剩余的尿素或者尿素氮与 GFR 约成反比,即:

$$BUN \propto 1/GFR \qquad \text{(公式 8-1)}$$

在一个相当宽的 GFR 范围内,肌酐分泌和重吸收的量大致相等,因此滤过的量等于排泄量。肌酐滤过的总量就是给定的时间内,其尿液中的浓度 Ucr×尿液的体积 V。运输一定量的肌酐到肾小球的血浆总量就是滤过肌酐的总量除以血浆的浓度,即 Pcr。滤过率也是肌酐的清除率——Ccr。因此,肾小球滤过率为:

$$GFR = Ccr = Ucr \times V/Pcr \qquad \text{(公式 8-2)}$$

肾前性疾病。假定 BUN 异常升高(参考范围 = 10~20mg/ml),其可能的原因有两个。第一个是肾前性的,如肾动脉狭窄,肾静脉栓塞等损伤引起肾脏血流减少,从而引起 GFR 的减少。从公式 8-1 可知,GFR 的减少会导致 BUN 的升高。然而,血清肌酐水平(公式 8-2 中的 Pcr,参考范围 0.5~1.0mg/dl)通常在正常范围内或者轻度升高,因为从公式 8-2 可知,GFR 降低会导致尿量的减少(公式 8-2 中的 V),所以 Pcr 和 Ucr 是正常的。因此,BUN 和肌酐不成比例地升高。正常情况下,BUN/肌酐的比例是 10∶1~20∶1,而在肾前性疾病中,该比例可能高于 20∶1。

肾性和肾后性疾病。引起 BUN 升高的第二个原因是肾性疾病。同样,GFR 降低使得 BUN 升高。不同的是,肌酐滤过减少,所以其血清水平也会相应升高。因此,在真正的肾脏疾病中,BUN 和肌酐同时升高,BUN/肌酐仍然保持在 10∶1~20∶1(Oh,2003)。这种模式也会出现在所谓的肾后性疾病,即由肾脏或者输尿管结石(肾结石或者尿路结石)引起的梗阻性尿路病,由良性前列腺肥大或者前列腺癌引起的前列腺肥大、尿路感染、膀胱积液、尿路上皮癌。

精确定位病灶。假定患者 BUN 60mg/dl,肌酐 3.5mg/dl,那么可以诊断为肾衰竭。现在把肾脏分为两部分,一个是滤过区域(肾小球),另一个是浓缩区域(肾小管)。如果出现肾衰竭,损伤部位是位于滤过还是浓缩区域?正如之前所述,肾脏的功能是保留体液或者浓缩尿液。因此,如果患者严格限制水分的摄入,尿液的渗透压(Uosm)应该远远高于血浆的渗透压(Posm)。事实上也是如此,Uosm/Posm 高于正常人(正常值 1.2)。如果上述严格限制水分摄入的患者留取 24 小时尿进行 Uosm 的检测,我们可以确定受损的部位。如果 Uosm/Posm 低于 1.2,那么尿液没有被浓缩,因此一定是肾小管受损。另一方面,如果比例正常,那么损伤部位是肾小球。如第 28 章所说,尿液分析可以确诊是否存在肾小球损伤。尿液中出现白蛋白和(或)球蛋白提示了肾小球滤过功能受损。引起肾小球损伤的原因有很多:肾小球肾炎、肾盂肾炎、糖尿病和这些部位的梗死。引起肾小管损伤的原因也有很多,包括肾盂肾炎、糖尿病、

乳头坏死、急性肾小管坏死（acute tubular necrosis，ATN）、梗死、休克和缺血等其中之一。值得注意的是，仅靠100μl 血液和数管分装的尿液，我们不仅能够判断肾衰竭的存在，还能定位损伤的部位，而且所有的检测都是无创的。

钙和磷

肾脏在调节钙离子水平中起着重要的作用。肾衰竭会引起钙水平不断下降，而磷的水平相应地不断升高。钙和磷的代谢将在骨代谢（见第15章）和内分泌系统（见第23章）详细介绍。在此，我们讨论这两种物质的诊断意义。

钙离子是体内含量最丰富的阳离子，大部分以羟磷灰石结晶中羟基磷酸钙的形式储存在骨中。根据磷酸盐电离状态，磷酸钙可以有数种不同的组成。

$$H_3PO_4 \longleftrightarrow H_2PO_4^- + H^+ \quad （反应式8\text{-}3）$$

$$H_2PO_4^- \longleftrightarrow HPO_4^{2-} + H^+ \quad （反应式8\text{-}4）$$

$$HPO_4^{2-} \longleftrightarrow PO_4^{3-} + H^+ \quad （反应式8\text{-}5）$$

最难溶的磷酸盐是最基本的磷酸盐（即反应式8-5所示）。因此，碱性状态能够促进钙沉积于骨，而酸性状态促进钙从骨中分离。因此，碱中毒引起低钙血症，而酸中毒引起高钙血症。

骨中的可溶性磷酸钙与难溶的磷酸钙保持着平衡。该平衡是：

$$Ca+P \longleftrightarrow (CaP)难溶 \quad （反应式8\text{-}6）$$

P代表所有离子形式的磷酸盐，左边是所有的可溶性磷酸钙盐，右边代表难溶性盐。该平衡的平衡常数Ksp是：

$$Ksp=(Ca)\times(P)/(CaP)难溶性 \quad （反应式8\text{-}7）$$

由于难溶性钙磷复合物具有稳定的浓度，所以可溶性Ca×可溶性P的产物是恒定，这种现象称之为溶解度常数或者Ksp。因此，Ca和P之间为反比的关系。低钙状态总是伴随着高磷血症，反之亦然。如反应式8-7所示，可溶性钙有两种形式，与白蛋白和球蛋白，以及小分子结合形成螯合物的形式，或者所谓的离子钙或者非螯合钙。离子钙具有生物学活性。因此，血清中离子钙的水平被认为是评估低钙血症，正常血钙或者高钙血症最好的指标。

低钙血症病因。肾脏对钙离子的代谢十分重要，其以两种方式调控钙的水平。首先，甲状旁腺激素刺激肾小管排泄磷。由反应式8-7可知，血清钙的水平一定升高。同时，肾脏对维生素D活化成1,25-二羟维生素十分重要，后者能够促进肠道对钙的吸收。在肾脏疾病中，由于肾小管功能障碍，导致肾小管对甲状旁腺激素无响应，从而使得磷的排泄受到抑制。因此，磷的水平升高，而钙的水平下降。除此以外，活性维生素D生成减少，导致钙吸收减少。BUN和肌酐的升高伴有低钙血症和高磷血症，肾脏疾病病史，强烈提示肾小管功能衰竭。

低钙血症其他病因。除了碱中毒和肾衰竭，甲状旁腺功能减退（hypoparathyroidism）也能引起低钙血症和高磷血症。甲状腺髓样癌和其他胺前体摄取和脱羧酶活性（amine precursor uptake and decarboxylase activity，APUD）细胞肿瘤，降低血钙的激素-降钙素增加等都是引起血清钙水平降低的较为罕见的原因。此外，维生素D减少也会导致肠道钙吸收减少。这些病因可以用首字母CHARD概括：降钙素（calcitonin）、甲状旁腺功能减退（hypoparathyroidism）、碱中毒（alkalosis）、肾衰竭（renal failure）、维生素D缺乏（vitamin D deficit）。

高钙血症。除了酸中毒，引起高钙血症的原因按照贝克曼记忆法可以概括为“CHIMPS”（Bakerman & Strausbauch，1994）：癌症（cancer）、甲状腺功能亢进（hyperthyroidism）、医源性因素（iatrogenic causes）、多发性骨髓瘤（multiple myeloma，MM）、甲状旁腺功能亢进（hyperparathyroidism）、结节病（sarcoidosis）。

钙和白蛋白

血液循环中大约50%的钙与血清蛋白结合，主要是白蛋白；其余的钙以螯合的形式与离子结合成紧密的复合物，如枸橼酸或者草酸，或者以离子化合物的形式存在，如氯化钙，也即是游离钙。如同体内大多数的激素一样，血清中甲状旁腺激素活性是通过测定其游离靶物质的水平即游离钙水平所得。而且，体内所有钙离子引起的生物学效应都是通过离子钙完成的。离子选择性电极法可直接检测游离钙或离子钙。然而，大部分实验室都采用适当的螯合染料检测总血清钙；钙-染料复合物的浓度可用分光光度法进行测定。几种不太可靠的公式通过总钙离子浓度和血清白蛋白浓度计算血清游离钙浓度（Larsson & Magnusson，2003）。较中肯的计算法是“经校准的”钙浓度，其在低钙血症的检测中更为常见。通常情况下，即使白蛋白的浓度变化幅度很大，使得总钙水平发生变化，但是离子钙的水平仍保持相对稳定的状态。如果患者的血清总钙水平低于参考范围的下限，血清白蛋白水平也同时降低，则会采用校准公式，其中总钙的观察值（mg/dl）加上一个校准因子即为总钙水平。存在数种不同的校准因子，其中最为常用的是0.8×（4g/dl-血清白蛋白浓度g/dl）。这种校准是基于钙和白蛋白的结合率以及正常的白蛋白平均值4g/dl。如果校准后的总钙结果在参考范围内，那么可以认为游离钙也在正常范围。换句话说，“丢失的”钙全部结合于白蛋白上，因此没有游离钙的丢失。相反，脱水或者血液浓缩可能会使血清白蛋白升高，从而导致血清总钙的假性升高。在这种情况下，校准是负向校准，因为白蛋白水平高于4g/dl。

血气异常

我们已经讨论了酸中毒和碱中毒对血清钙水平的影响。然而，实际上酸中毒或者碱中毒的诊断依赖于动脉血pH值的测定。该部分内容将在第14章深入探讨。在此，我们重点讲述如何解释异常的结果以及其与其他异常的实验室结果之间的关系。

血气分析指的是定量检测动脉血pH值，CO_2分压（PCO_2），碳酸氢盐，氧分压（PO_2），血氧饱和度和剩余碱。其中三个定量指标是相互依赖的——CO_2分压（PCO_2），碳酸氢盐和pH值，用亨德森-哈塞尔二巯丙醇赫方程表示：

$$pH值=6.1+\lg([HCO_3^-]/[H_2CO_3]) \quad （公式8\text{-}8）$$

因为血液中H_2CO_3的浓度直接与PCO_2成比例，例如在室温中，$H_2CO_3=0.03\times PCO_2$，因此公式8-8也可以写成：

$$pH=6.1+\lg[[HCO_3^-]/(0.03\times PCO_2)] \quad （公式8\text{-}9）$$

值得注意的是，如果公式8-9中的碳酸氢盐由于HCO_3^-的消耗而减少（常发生于代谢性酸中毒），会导致呼吸频率加快，

从而使 PCO_2 降低，公式中分母的降低，最终达到补偿作用。在呼吸性酸中毒中，PCO_2 增加，肾脏保留碳酸氢盐，因此分子分母都增加，从而使得比率相对恒定。

在解释血气结果时，首先应该注意的是 pH 值。不管碳酸氢盐和 PCO_2 的值如何，如果 pH 值低于 7.4，患者即为酸中毒；也就是说血液中氢离子浓度升高，反映了酸中毒-酸产生过多或者滞留过多。如果 pH 值大于 7.4，患者是碱中毒-血液中 H^+ 浓度异常减少。如果 pH 值接近或者等于 7.4，那么既无酸中毒，也无碱中毒，但是可能处于酸中毒或碱中毒的代偿过程。一旦诊断为酸中毒或者碱中毒，就要利用碳酸氢盐和 PCO_2 来判断是代谢性的还是呼吸性的。

表 8-4 总结了四种基本的异常状态：代谢性和呼吸性酸中毒，代谢性和呼吸性碱中毒。在代谢性酸中毒中，始发因素是酸的产生过多，比如糖尿病酮症酸中毒，乳酸性酸中毒（革兰氏阴性菌败血症）和肾衰竭。碳酸氢盐中和酸性物质被消耗。为了补偿碳酸氢盐的损失，呼吸频率加快，使得 PCO_2 降低。因此，pH 值降低伴随碳酸氢盐减少和 PCO_2 降低提示代谢性酸中毒，如表 8-4 第 1 种情况所示。

表 8-4 第 2 种情况是代谢性碱中毒，其所有指标与第一种是相反。引起代谢性碱中毒最常见的病因是呕吐，HCl 丢失伴随碳酸氢盐升高。

慢性阻塞性肺疾病（chronic obstructivepulmonary disease，COPD）中，CO_2 滞留于肺部，公式 8-9 中的分母增大，导致血液中 pH 值降低。作为代偿，肾脏保留碳酸氢盐增加，因此导致公式中的分子增大。如果血液 pH 值低于 7.4 且 CO_2 和碳酸氢盐都升高（表 8-4 第 4 种情况），可以判断为呼吸性酸中毒。值得注意的是它的镜像状态（水平相反）是呼吸性碱中毒（表 8-4 第 4 种情况）。除了 COPD 以外，引起呼吸性酸中毒的主要原因包括重症肌无力，其呼吸辅助肌部分麻痹；肺炎和影响呼吸控制的脑干部分的中枢神经系统疾病。呼吸性碱中毒主要由过度通气引起的，通常是精神性因素。在这种情况下，由于呼吸过快导致 PCO_2 降低。

表 8-4 不同疾病状态下 pH 值、PCO_2 和碳酸氢盐的模式

疾病状态	pH 值	碳酸氢盐	PCO_2	典型病因
1. 代谢性酸中毒	<7.4	低	低	糖尿病酮症酸中毒 乳酸性酸中毒
2. 代谢性碱中毒	>7.4	高	高	呕吐
3. 呼吸性酸中毒	<7.4	高	高	COPD，呼吸肌麻痹
4. 呼吸性碱中毒	>7.4	低	低	焦虑，剧痛

COPD，慢性阻塞性肺病

血液 pH 值影响血清中电解质的水平。在酸中毒中，除了碳酸氢盐具有缓冲能力，红细胞也能通过胞内 K^+ 的交换缓冲过多的 H^+，因此会导致血钾轻度升高。碱中毒也会出现低钾血症。需要记得的是，酸中毒会导致轻度的高钙血症，而碱中毒会导致轻度的低钙血症。

阴离子间隙

所有的钠离子都要被其平衡离子中和。在血液中，大部分的平衡离子是氯离子和碳酸氢根离子，还有少部分的磷酸根离子，硫酸根离子和蛋白质的羧基。血清钠离子的正常水平是 140mmol/L，氯离子的水平是 100mmol/L 和碳酸氢根离子的水平约为 20mmol/L。阴离子间隙被定义为 Na^+-（Cl^-+HCO_3^-），正常人大约是 16mmol/L。这个 16mmol/L 通常包括中和钠离子却没有被检测到的其他平衡离子。

如果患者出现代谢性酸中毒，H^+ 浓度增加，伴随 Cl^- 增加，酸可被碳酸氢根中和（转化为 H_2CO_3）。因此碳酸氢根减少，但是氯离子以 1∶1增加。所以，阴离子间隙没有变化。如果出现代谢性酸中毒是由 Cl^- 以外的其他离子增加引起的，如乙酰乙酸（糖尿病酸中毒），败血症或灌注不足中的乳酸，那么碳酸氢根不减少，因此也没有 Cl^- 相应增加。因此，阴离子间隙可以升高到 25~30mmol/L。阴离子间隙增大意味着代谢性酸中毒，存在不含 Cl^- 的其他酸性物质。

阴离子间隙降低。阴离子间隙持续性降低，通常处于 1~3mmol/L，提示了存在高浓度的碱性蛋白，如浆细胞恶性增生时出现的单克隆异常蛋白。碱性蛋白包含有铵根离子，可以平衡氯离子。隐匿的离子是铵根离子，而可检测的是氯离子的升高，因此导致阴离子间隙降低。持续的阴离子间隙降低可能是恶性肿瘤如多发性骨髓瘤的不良信号之一。

氧气

血气还可以通过测量 PO_2 和血红蛋白的氧饱和度反映组织灌注水平。正常 PO_2 值应为 90~100mmHg，O_2 饱和度应为 100%。这些数值中的一个或两个偏低标志着发生了潜在的病理学变化。这些测量值偏低的主要原因是心肌梗死、肺栓塞、严重的肺间质性疾病（例如间质性肺炎）和继发于败血症和严重充血性心力衰竭的低灌注的组织缺氧状态。肺栓塞时，尽管通气良好，栓塞会阻碍肺循环，导致通气/灌注不平衡。肺栓塞的标志是 PO_2 的明显下降。

高碳酸血症是组织缺氧的原因。动脉血缺氧的另外一个主要原因是 CO_2 潴留，比如 COPD。这是因为当 CO_2 在肺泡中积聚时，肺泡中的 O_2 的体积会减少。如图 8-2 所示，当 PCO_2 值超过 50mmHg 时，对肺泡中 PO_2（表示为 PAO_2）的影响变得尤为重要。与 CO_2 不同，O_2 不溶于水或细胞膜，因此在肺泡和动脉氧（表示为 PaO_2）之间存在约 10~15mmHg 的压力差，称为 A-a 梯度（图 8-2）。因此，PaO_2 甚至低于降低的 PAO_2。需要记住的是吸入的总氧气（表示为 PIO_2）分布在肺泡囊和动脉血之间。这种关系可以用以下公式表示：

$$PIO_2 = PAO_2 + PaO_2 \quad （公式 8-10）$$

消耗每摩尔 O_2，约产生 0.8 摩尔的 CO_2。产生的 CO_2 与消耗的 O_2 的比例称为呼吸商或 RQ。因此，PaO_2 可以写为 $PaCO_2/RQ$。总体而言，公式 8-10 也可以写为：

$$PAO_2 = PIO_2 - PaCO_2/RQ \quad （公式 8-11）$$

RQ 的值为 0.8，代入上述公式中得到：

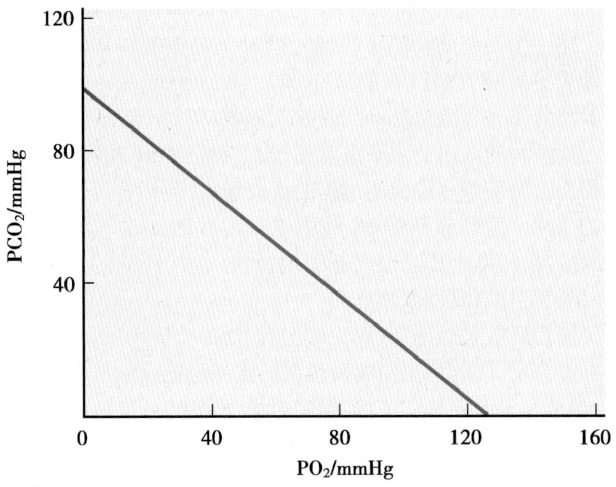

图 8-2 PCO_2 的增加对肺泡和动脉血中 PO_2 的影响。该图显示，随着 PCO_2 的增加，PO_2 以大于一倍的比例降低

$$PAO_2 = PIO_2 - 1.25 \times PaCO_2 \qquad (公式 8-12)$$

该公式表示，对于每增加一个单位的 $PaCO_2$，PAO_2 中将会以大于 1 个单位的比例下降。这将会导致严重的氧气缺乏。

图 8-3 是氧-血红蛋白解离曲线。值得注意的是，由于氧与血红蛋白结合的变构效应，该曲线呈现为 S 形曲线。当 PO_2 的值为 70~100mmHg 时，血红蛋白的饱和度接近 100%。但是当 PO_2 的值处于 70mmHg 以下时，饱和分数急剧下降，使得 PO_2 的小幅度降低即可以导致饱和度的大幅度降低(图 8-3)。如上所述，PCO_2 增加导致 PO_2 不成比例的降低将加剧上述效果。当这些不利事件发生时，动脉血中氧气饱和度减少，使得组织灌注严重不足。最后带来的结果是组织酸中毒(主要是由无氧代谢引起的乳酸堆积)。如图 8-3 所示，酸中毒使氧-血红蛋白解离曲线向右移动，导致特定 PO_2 条件下的血氧饱和度更低，从而使组织灌注进一步减少和组织酸中毒加重。为了纠正这种恶性循环，可以给患者上呼吸机增加 CO_2 的排出量。

这种类型患者的动脉血气测定模式是动脉血液低 pH 值、低 PO_2、低氧饱和度、高 PCO_2 和低碳酸氢盐。这种模式不是表 8-4 给出的四种疾病状态中的典型模式，因为在基础呼吸性酸中毒(高 PCO_2)时还伴有组织代谢性乳酸性酸中毒，导致碳酸氢盐降低。这些症状加上较低的氧分压提示为患者给予呼吸机通气的迫切需要。

与心肌梗死和肺栓塞这两种情况不同，治疗急性高碳酸血症时除非患者通气良好，否则不给予氧气治疗。高碳酸血症引起二氧化碳诱导的脑干呼吸中枢和延髓呼吸中枢抑制。事实上，呼吸的唯一动力是高碳酸血症诱导的缺氧，这导致主动脉弓中的化学感受器发送信号到大脑的呼吸中心从而继续呼吸。对没有通气设备的患者给予氧气可能导致呼吸停止和患者的急性死亡。

葡萄糖异常

空腹血糖的正常参考范围一般在 3.9~6.1mmol/L 之间，最近也有人提议将上限降至 5.6mmol/L(Nathan, 2009; American Diabetes Association, 2013)。如第 16 章中所述，血糖水平异常表现为高血糖(几乎总是与糖尿病有关)和低血糖，比如医

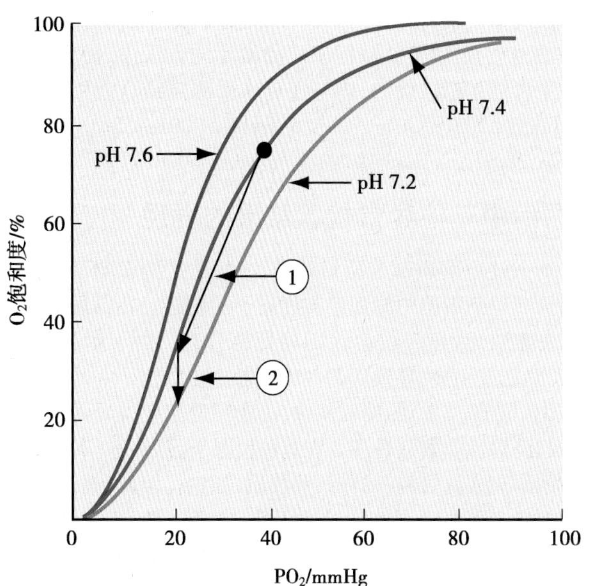

图 8-3 氧-血红蛋白解离曲线变构区中 PO_2 降低后对氧饱和度的影响。在 pH7.4 时(图中中间蓝色曲线)，如果 PO_2 从 80mmHg 降低到 60mmHg，对氧饱和度几乎没有影响。然而，PO_2 从 40mmHg 降低至 20mmHg 时，氧饱和度从 80%大幅度下降至 30%(图中箭头 1)。在这种低血氧饱和度下，有明显的无氧代谢导致的组织乳酸酸中毒现象。增加的酸中毒导致血液 pH 值降至 7.2，从而使氧-血红蛋白解离曲线向右移动(图中 pH7.2，绿色曲线)。当 PO_2 处于 20mmHg 时，氧饱和度进一步下降至约 20%(图中箭头 2)，这样就造成了恶性循环

源性低血糖(糖尿病患者胰岛素过量)或其他潜在原因(如对胰岛素“高度敏感”而引起的反应性低血糖症、胰腺癌等)。高血糖症的确诊的关键是确定患者是否具有以下症状：①空腹血糖水平大于或等于 7.0mmol/L；②随机血葡萄糖水平大于或等于 11.1mmol/L；③餐后 2 小时血葡萄糖浓度大于或等于 11.1mmol/L(Nathan, 2009; American Diabetes Association, 2013)。如果在随后一日的重复检测上述任何一个指标仍然为阳性，那么既可诊断为高血糖症(Nathan, 2009; American Diabetes Association, 2013)。

在葡萄糖耐量试验中(见第 16 章)，患者空腹 12 小时后口服一定标准数量的葡萄糖，随后监测血糖和尿糖水平。在正常情况下，血糖水平会升高，然后在约 2 小时内下降。然而，如果葡萄糖水平持续升高，则可诊断为糖尿病。并且如果在任何时间点都可以检测到尿葡萄糖，那么这也可以作为糖尿病的诊断依据。但尿葡萄糖水平阴性不能作为排除糖尿病的标准。

葡萄糖与血红蛋白 β 侧链上的 α-氨基基团发生共价反应形成希夫碱，然后希夫碱被还原。这种共价反应产物称为血红蛋白 A1c 或糖化血红蛋白。糖化血红蛋白水平随时间变化缓慢，因此可以作为反映在过去 2~3 个月中血葡萄糖水平内的一个稳定可靠的指标。糖化血红蛋白水平通常以全血血红蛋白的百分比表示；当百分比水平大于 6.5%时被认为是糖尿病的指征(Nathan, 2009; American Diabetes Association, 2013)，并且

以该血清水平是否降低到6.5%来衡量疗效。在所有用于诊断的方法,特别是用于监测糖尿病的治疗的方法中,糖化血红蛋白水平可能是最准确的,应与血糖水平测定结合使用(Blincko & Edwards, 2001; Krishnamurti & Steffes, 2001; Kilpatrick, 2004; Nathan, 2009; American Diabetes Association, 2013)。

糖尿病中其他异常检验结果的发现

如上述电解质部分所讨论的,在胰岛素的影响下,每当葡萄糖被转运到细胞中时都伴有钾离子的转运。在糖尿病中,如果胰岛素缺乏,血钾也会伴随葡萄糖升高。由于脂肪代谢增加,乙酰乙酸积聚,导致代谢性酸中毒。在血糖异常升高(例如超过16.67mmol/L)的糖尿病中,血液渗透压变得异常高,并且可引起高渗性非酮症昏迷。在这种情况下,红细胞(和白细胞)胞内的水流入血管腔,稀释某些物质,如钠。因此,高渗性非酮症昏迷患者可能具有血液渗透压升高、高血糖、高钾血症和低钠血症。此外,在酮症状态下,患者还将伴随代谢性酸中毒,阴离子间隙增大。

随机几次空腹血清葡萄糖水平低于3.3mmol/L,则可诊断低血糖。Whipple的三联征表现为低血糖,同时伴随肾上腺素能和(或)神经糖蛋白相关的症状,在给予葡萄糖后症状得以缓解。葡萄糖耐量试验显示为血糖水平早期急剧上升后,迅速异常下降至低于3.33mmol/L。对于疑似低血糖患者,建议给予5小时葡萄糖耐量试验,因为在3小时之内经常观测不到血糖“下降”的过程。疑似低血糖患者的葡萄糖耐量试验应慎重进行,因为该过程可能引起严重的反应性低血糖,导致意识丧失甚至休克。

肝功能测试

肝功能在第21章中进行了深入的讨论。在这章中,我们总结了一系列参考准则,使读者能够从所谓的肝功能检查模式中建立对肝脏疾病的鉴别诊断的方法。肝脏被认为可能有以下三个系统:

1. 化学代谢系统;
2. 基于库普弗细胞(巨噬细胞)的网状内皮系统:库普弗细胞位于肝脏血管系统的血窦中,与红细胞释放的血红蛋白代谢相关;
3. 代谢系统:将胆红素(血红蛋白代谢物)分泌到胆道。

第一个系统的功能可以通过两种关键氨基转移酶或转氨酶即天冬氨酸氨基转移酶(aspartate amino transferase, AST)和丙氨酸氨基转移酶(alanine amino transferase, ALT)的水平来测试。这些酶的高血清水平最常见于急性肝炎和(或)肝脏的机械损伤。肝脏是多种代谢过程的反应场所,包括在肝细胞中发生的Krebs循环和糖酵解,其中重要的代谢酶是乳酸脱氢酶(LD)。在肝炎或其他导致肝细胞损伤(包括肝脏的大面积病变)的病症中,LD的水平升高。

因为肝脏是体内超过90%的蛋白质的合成场所,白蛋白只在肝脏合成,因此总蛋白和白蛋白的水平也能反映肝功能。然而,与两种氨基转移酶不同,肝脏功能异常时总蛋白和白蛋白血清水平下降(译者注:应该是不下降)。只有当80%或者更多的肝脏组织遭到破坏时总蛋白和白蛋白水平才会降低,例如肝硬化和暴发性肝衰竭。

肝脏是体内唯一可以通过Krebs-Henseleit循环代谢氨(氨基酸和核酸代谢终产物)的组织,在这个循环中氨转化为尿素。当超过80%的肝组织被破坏时,比如肝硬化和暴发性肝衰竭,血氨升高到氨中毒水平。

第二个系统的功能涉及血红蛋白的代谢,血红蛋白由破坏的红细胞释放入血。在库普弗细胞中,血红素亚铁离子被氧化成三价铁离子,血红素从球蛋白的复合体中释放出来。血红素卟啉环形成直链化合物,释放出CO,生成胆绿素,然后进一步氧化成胆红素。

在第三个系统中,胆红素进入肝细胞,与葡萄糖醛酸结合,然后转运到肝细胞和胆小管上皮细胞之间的表层,并分泌到小管中,最后进入胆管。与肝脏中的微管系统密切相关的有两种酶:肝细胞表面的γ-谷氨酰转移酶(γ-glutamyl transferase, GGT),胆小管表面的碱性磷酸酶(alkaline phosphatase, ALP)。5′-核苷酸酶(5′-nucleotidase, 5′-N)也可用于肝脏功能异常的诊断。当结合胆红素流入胆小管时受阻,血清胆红素增加,以结合胆红素/直接胆红素升高为主,并且通常伴碱性磷酸酶和γ-谷氨酰转移酶的增加。

六项肝功能检查模式有助于诊断影响肝功能的主要疾病(表8-5)。

表8-5 肝功能检测的六项基本项目

病因	AST	ALT	LD	AP	TP	白蛋白	胆红素	氨
肝炎	H	H	H	H	N	N	H	N
肝硬化	N	N	N	N-sl H	L	L	H	H
胆道梗阻	N	N	N	H	N	N	H	N
占位病变	N或H	N或H	H	H	N	N	N-H	N
被动性充血	sl H	sl H	sl H	N-sl H	N	N	N-sl H	N
暴发性衰竭	Very H	H	H	H	L	L	H	H

注:H,高;N,正常;L,低;sl,轻微的;AST,天冬氨酸氨基转移酶;ALT,丙氨酸氨基转移酶;LD,乳酸脱氢酶;AP,碱性磷酸酶;TP,总蛋白

肝炎、急性损伤和(或)坏死性病变会导致氨基转移酶,即天冬氨酸氨基转移酶(AST)和丙氨酸氨基转移酶(alanine amino transferase, ALT)的水平显著性升高。细胞损伤和坏死也引起其他酶如乳酸脱氢酶(lactate dehydrogenase, LD)的升高。病因包括感染性和化学诱导型的急性肝炎、梗死和创伤。胆道受到影响从而影响胆汁的流动,导致直接胆红素升高。由于胆道

受损，碱性磷酸酶(AP)、γ-谷氨酰转移酶(GGT)和5′-核苷酸酶(5′-N)水平一同上升。肝细胞损伤导致转运的胆红素不能与葡萄糖醛酸结合，因此间接(非结合)胆红素水平也上升。

一般来说，在肝炎中通常少于80%的肝脏被破坏，肝脏再生，维持足够多的组织保证足够水平蛋白质的合成以及将氨转化为尿素。因此，总蛋白、白蛋白和氨的水平会保持正常。典型的实验室检查结果详见表8-5的第1条。

肝硬化有两个主要特征：纤维化(损伤发生时阻止肝组织再生)以及肝组织再生性结节，肝组织再生是任何种类肝细胞功能的唯一来源。因此，表8-5中的第2条所示的肝硬化中的各种指标几乎与表8-5中的第1种情况中肝炎的指标几乎相反。由于肝硬化中有80%以上的肝组织遭受破坏，受损的肝组织不再再生，AST/ALT转氨酶和LD的水平(均来自再生结节)均呈正常或降低，偶有轻度升高。但是，总蛋白质和白蛋白水平都显著降低。因为肝脏是通过尿素循环进行氨解毒的唯一部位，在这种情况下，肝细胞功能丧失，血氨水平升高。因为残留的活体肝组织不足，并且由于纤维化破坏了胆管，所以非结合(间接)和结合(直接)胆红素水平都趋于升高。

急性胆道梗阻的病因有胆汁结石或阻塞胆汁排泄的肿瘤均会引起，从而导致直接胆红素和胆道AP的升高以及GGT和5′-N(见上文)的升高。同时，所有其他肝功能检测结果均正常。因此，对于单一的胆道梗阻，该模式如表8-5中的第3条所示。

肝占位性病变的发病原因尚不清楚，特征是酶AP和LD的水平显著升高。该模式如表8-5中的第4种情况所示。最常见的病因是肝部转移性癌和肝细胞癌。

肝脏的被动充血的特征是氨基转移酶(AST/ALT)和LD的轻度升高，而在更严重的情况下，总胆红素和AP也会升高。感染性单核细胞增多症也会有这种表现，胆红素会显著性升高。一般的被动性充血模式见表8-5中的第5条所示。

造成急性暴发性肝功能衰竭的多种原因在第21章讨论，其中包括Reye综合征、丙型肝炎(Gill & Sterling, 2001; Schiodt & Lee, 2003)、泛性肝炎(主要来自乙型肝炎)、严重低灌注状态，肝硬化和多次腹部手术。急性暴发性肝功能衰竭是全肝衰竭，全部指标如表8-5中的第6条所示。急性暴发性肝功能衰竭的表现是肝炎和肝硬化的症状的总和。在这种情况下，AST和ALT达到极高的值，通常超过10 000IU/L。同时，总蛋白和白蛋白水平明显降低，氨水平异常升高，导致肝性脑病。LD，AP，和胆红素水平也升高。除了AST和ALT显著性上升外，AST与ALT不成比例上升伴高血氨症可以进一步确诊。及时辨认这些指标至关重要，因为这些基础症状是必须立即处理的医疗紧急情况。

肝功能检测结果与其他检验结果之间的相关性

在严重性肝衰竭、包括继发性肝硬化或暴发性肝衰竭，电解质异常、肾功能异常和凝血功能异常并不少见。表8-5中第2条或第6条的患者经常伴有腹水，有明显的第三间隙液体流失。这导致ADH和醛固酮水平的升高以保留血容量。根据第三间隙液体流失和升血容量两者之中哪个“胜出”，患者可能会相应的表现出低钠血症或高钠血症。

严重的肝衰竭也可引起肝肾综合征，即肝衰竭继发肾功能不全。这种疾病的特征如表8-5中的第2条或第6条所示。如在肾脏部分中所述，肾衰导致BUN和肌酐升高，当两者比例为10:1~20:1时表明肾衰竭。Uosm/Posm小于1.2:1时表明肾小管功能障碍。

凝血因子合成减少，可能会导致严重的凝血功能紊乱，APTT和PT升高。DIC经常伴随着肝衰竭。这种情况必须与凝血因子合成降低伴门静脉高压引起的肝脾肿大如肝硬化区分开来。脾肿大可导致血小板聚集，因此整体症状可能类似于DIC，但不是真正的DIC。临床上DIC的确诊应该伴有D-二聚体水平的升高。因为DIC栓塞发生在不同组织(包括骨髓)的微血管中，这时，骨髓诱导的溶血性贫血可能会进一步恶化，其中裂红细胞、锯齿状红细胞和细胞碎片会出现在外周血涂片中。此外，在血液涂片中也可以看到有核红细胞和髓系幼稚细胞，例如中幼粒细胞和晚幼粒细胞，即前面凝血部分所述的所谓的成白红细胞增多。此外，在严重肝功能衰竭中，可以在外周血涂片中看到靶形红细胞形态。

肝硬化和急性暴发性肝衰竭患者往往免疫功能低下。许多这些患者具有T细胞功能缺陷，产生过量的(无效的)免疫球蛋白。因此，这些患者白蛋白合成减少，从而血清白蛋白水平降低，而血清免疫球蛋白水平升高。

心脏功能测试

心肌梗死和急性冠状动脉综合征的诊断

第18章详细讨论了心肌梗死(myocardial infarction, MI)和急性冠状动脉综合征。因为急性心肌梗死(AMI)需要快速准确的诊断，特别是目前可以选择使用溶栓药物作为新治疗方案的情况下，要求临床实验室提供可以在早期进行诊断的血清诊断测试。直到现在，实验室诊断都是基于肌酸激酶同工酶(creatine kinase-MB, CK-MB)的连续测定。通过观察初始发病后24~36小时内乳酸脱氢酶(lactate dehydrogenase, LD)同工酶的“翻转比”和(或)三种酶(CK、AST和LD)升高的特征性时间曲线可作为确诊依据。

因为能更快速和更特异的诊断AMI(Morrow et al, 2007)，上述这些方法已被另外两种物质——心肌肌钙蛋白(cardiac troponin, cTn)(Aviles et al, 2002)和肌红蛋白(myoglobin, MY)的检测替代。肌红蛋白是在心脏和骨骼肌中发现的氧结合/转运蛋白，其分子量相对小、功能相对单一，在细胞不可逆损伤的早期就释放出来。然而，目前的测试方法不能区分肌红蛋白的组织来源。因此，其使用仅限于筛查可能是AMI的患者，阳性结果表明需要进行进一步的AMI检查。

肌钙蛋白是肌肉组织中的调节蛋白复合物，它包括三个亚单位：肌钙蛋白I(TnI)、肌钙蛋白T(TnT)和肌钙蛋白C(TnC)。在骨骼肌和心肌中，TnI由不同的基因编码，导致其亚型在序列上有显著性差异。此外，心肌TnI的N-末端多出了31个氨基酸残基。目前已经开发出了用于心脏TnT和心脏TnI的快速、灵敏和准确的免疫测定方法(Thygesen et al, 2012)。其中最有用的是TnI检测，因为TnI是心脏特有的亚型，而TnT在没有心肌梗死的肾衰竭患者中也可能升高(Diris et al, 2004)。在AMI中，心脏TnI在胸痛发作后4~8小时升高，在约12~16小时达到峰值，并在5~9天内持续升高。当检测值大于等于 1.5ng/ml 时可诊断 AMI。然而,由于不同的免疫测试方法测量的是 TnT 和 TnI 的不同结构域(这取决于测定中使用的抗体),导致参考范围也不尽相同。由于 cTn 水平升高相对较快并且持续升高时间长,肌钙蛋白的检测取代了 LD 的两种同工酶 LD1 和 LD2 之间的所谓"翻转比"(LD2/LD1 比值上升至大于 0.75 并且通常超过 1.0)的测定,后者在症状发作后 36 小时左右开始升高。

CK-MB 也是用于诊断 AMI 的一种生物标志物。它是肌酸激酶(CK)的一种同工酶。CK 由两条链(称为 M 和 B 链)组成,有三个同工酶:MM、MB 和 BB。其中 CK-MB 同工酶主要存在于心肌(Roberts,1997)。利用 CK-MB 血清浓度诊断 AMI 时须 CK-MB 浓度和 CK-MB/总 CK 比值(也称为心脏指数)均升高(Thompson et al,1988;Woo et al,1992)。由于骨骼肌中存在少量的 CK-MB,骨骼肌疾病导致 CK-MM 水平上升,伴 CK-MB 的绝对浓度水平升高,从而可能导致心脏 CK-MB 值假阳性。此外,为了提高 CK-MB 在急性 AMI 诊断中的灵敏性和特异性,有必要对 MB 同工酶进行连续测定(在 12~16 小时内每 3~4 小时间隔测定一次),以便能显示逐渐上升至高峰随即跌至低水平的过程。这种模式几乎可以 100% 诊断心肌梗死(Lott,1984;Wu et al,1999)。更重要的是,CK-MB 通常在胸痛开始后 4~6 小时内升高(有时只在 2 小时内),在 12 小时内达到峰值。因此,MY 和 CK-MB 被推荐用作 AMI 的早期标志物(Wu et al,1999;Alpert et al,2000;Fromm & Roberts,2001;Lewandrowski et al,2002))。然而,对于心脏损伤来说,TnT 和 TnI 的升高比 CK-MB 的升高更具有特异性。和 CK-MB 一样,它们在胸痛开始后的 4~6 小时,偶尔 2 小时内即开始上升。

目前各实验室的 AMI 诊断方案有所不同,且伴随 cTn 检测方法的改进得到进一步的完善(见第 18 章)。在一些医疗中心,只需检测 TnI 或 TnT 中的一项,而在另一些医疗中心,两种肌钙蛋白和 CK-MB 需同时检测。

充血性心力衰竭的诊断

直到最近,充血性心力衰竭的诊断仍是严格地基于症状学和(或)基于诸如超声心动图这些检测的结果,但是最近,B 型利钠肽(B-type natriuretic peptide,BNP),又称脑钠肽被用作充血性心力衰竭诊断的生物标志物。它已经被批准作为充血性心力衰竭诊断的决定性测试,并且是早期心力衰竭的理想标记物。该测试在急性呼吸困难伴胸痛患者的诊断和预后也具有临床意义。这些患者的鉴别诊断包括由慢性心力衰竭引起的呼吸困难(其体征和症状通常是非特异性的)及其他原因导致的急性呼吸困难(例如肺炎、癌症、积液、哮喘)。正常水平值(即该测试的高阴性预测值)可以有效排除这些患者的心脏病因。BNP 的水平也可能是心律失常、卒中和死亡的独立预测因子(Clerico & Emdin,2004;Clerico et al,2012;Ishii et al,2003;Mueller et al,2004;Prahash & Lynch,2004;Wang et al,2004;Winter & Elin,2004;Novo et al,2009)。研究表明血清 BNP 水平可用于评估充血性心力衰竭的疗效(Novo et al,2009)。

骨骼肌功能

如上述"心脏功能测试"部分所述,血清 CK-MB 水平的升高是十分有效的心肌疾病标志物。MB 同工酶包括三种 M 链和 B 链二聚体形式。MM 是迄今为止三种同工酶中最主要的同工酶,这种 CK 同工酶存在于骨骼肌。因此,影响骨骼肌的疾病通常伴随着 CK-MM 血清水平的显著上升。骨骼肌疾病的最常见的病因是肌炎,它是影响肌膜最常见的骨肌纤维炎症。这种病症有许多原因,包括病毒原因(特别是主要影响骨骼肌的柯萨奇 B 型病毒感染),自身免疫状态和药物原因。由药物引起的肌炎中最常见原因之一是降胆固醇药物他汀类药物的使用,如洛伐他汀。另外一个密切相关的病因是横纹肌溶解,包括创伤、药物滥用(特别是静脉注射药物的滥用导致注射时针头对骨骼肌的损伤)、病毒感染所致的严重的大面积肌炎和三度烧伤等导致的骨骼肌损伤。因此,在全身性肌肉疼痛的患者应普遍检测血清 CK 水平。如果水平升高,则需连续监测总 CK 水平以监测治疗的疗效。

如上述"心脏功能测试"部分所述,心脏和骨骼肌中均含有氧运输蛋白——肌红蛋白。在骨骼肌急性肌炎的情况下,肌红蛋白从损伤的肌肉细胞中释放出来,使血清中这种蛋白的水平升高。由于肌红蛋白具有相对低的分子量,所以它可以通过肾脏过滤并随尿液排出,从而引起肌红蛋白尿。由于肌红蛋白有肾小管毒性,高血清浓度的肌红蛋白可引起肾衰,这是肌炎(特别是横纹肌溶解症)潜在的严重并发症(Melli et al,2005;Ouyang et al,2009)。

胰腺功能测试

血清淀粉酶和脂肪酶升高是胰腺疾病的标志物,其升高最常见于胰腺炎。在急性胰腺炎中,这两种酶的水平均升高。因为淀粉酶也可以由唾液腺产生,因此作为胰腺炎的标志物,淀粉酶比脂肪酶特异性差。脂肪酶的升高可确诊胰腺疾病。

炎症的标志物

如前面在血液学部分所述,白细胞计数的增加,特别是嗜中性粒细胞为主的白细胞计数增加,预示着急性感染。如前所述,在急性炎症时,急性时相反应蛋白也会增加。又如第 19 章关于血清蛋白电泳中所说,这些蛋白质出现在血清蛋白电泳图中的 α 区域(包括 α_1-抗胰蛋白酶,α_2-巨球蛋白)和 β 区域(包括铁蛋白和 C 反应蛋白)。因此,血清 C 反应蛋白(C-reactive protein,CRP)的定量测定对诊断急性炎症非常有帮助。最近,CRP 的特异性抗体可以在比以前更低的可测量的浓度下,高灵敏地测量 CRP(称为超敏 CRP,high-sensitivity CRP,hs-CRP)(Roberts et al,2000)。目前,高水平的 hs-CRP 可以作为炎症的早期标志物,还可用于评估卒中和心梗的心血管风险(Abrams,2003;Ridker,2003;Libby & Ridker,2004)。

另一急性时相反应物纤维蛋白原也可能会增加。通常,血小板计数趋于上升,血小板本身也认为是"急性时相反应物"。此外,在急性和慢性炎症中,红细胞的移动性增加。因此,红细胞沉降率(erythrocyte sedimentation rate,ESR)有所增加。最近的研究表明,CRP 是炎症的最佳标志物,特别是可以作为疗效评价的指标(Crowson et al,2009)。

最后,急性炎症的另一个常见原因是痛风,也就是说出现高尿酸血症或血清中尿酸升高。尿酸晶体可以引起严重的急性关节炎(痛风)。尿酸血清水平超过 7.5mg/dl 时表明是这种病症。尿沉渣中(见第 27 章)或关节液中(见第 28 章)偶见尿酸晶体。

内分泌功能测试

我们注意到，甲状腺和肾上腺皮质功能异常可能出现严重的异常实验室检验结果。例如，甲状腺功能减退可引起巨红细胞性贫血，而肾上腺功能减退会引起电解质异常，即低钠血症、高钾血症和酸中毒。肾上腺素功能亢进则产生相反效果，即高钠血症、低钾血症和碱中毒。因此，确认这些内分泌腺功能是否正常十分重要。内分泌功能检测的重要主题在第 24 章讨论。本章介绍了对甲状腺、肾上腺和甲状旁腺病症起源部位的实验室诊断和鉴别的简单原则。

准则

所有的内分泌系统都分泌刺激激素，由各种内分泌腺体组织合成并分泌到血液中，如垂体、甲状旁腺等。这些激素被转运到其靶位点上，这些靶位点可能是甲状腺、肾上腺或非内分泌部位，如甲状旁腺的靶位点肾小管。在所有情况下，对于正常功能的内分泌系统，性靶标的升高将导致主要激素水平的降低，血清中离子钙水平升高也会导致甲状旁腺激素水平降低。相反，靶标水平降低，如甲状腺素（thyroxine，T_4）或离子钙的水平降低，会导致刺激激素的水平升高。例如，循环系统中高水平的甲状腺素即 T_4 会导致促甲状腺素（thyroid-stimulating hormone，TSH）水平降低，称为原发性甲状腺功能亢进。相反，低水平的 T_4 会导致高水平的 TSH，这种称为原发性甲状腺功能减退。相对应的，如果垂体腺因腺瘤或其他病理状况而分泌过多的 TSH，则 TSH 的增加将导致 T_4 升高，这种情况也称为继发性甲状腺功能亢进。因此，如果 T_4 和 TSH 水平升高，则可以诊断为垂体疾病即垂体腺瘤，垂体腺瘤可导致 TSH 分泌过多。相反，TSH 和 T_4 均降低表明垂体分泌功能降低，也称为继发性甲状腺功能减退。这些因素可以概括为以下原则：如果刺激激素与靶激素（如 T_4）或者效应分子（如离子钙）的变化方向相反则表明为内分泌效应器官（如甲状腺）相关疾病，如果变化方向相同，则表明为促激素腺体（如垂体）相关疾病。

甲状腺功能

甲状腺功能测试是最常见的内分泌功能测试。值得注意的是，在住院人群中（而不是门诊人群），甲状腺筛查测试可能在诊断上具有误导性。这是由于内分泌应激反应（又如药物）可能会影响激素水平（Van den Berghe，2003）。正如第 24 章所讨论的，甲状腺合成的甲状腺素即四碘甲状腺原氨酸（T_4）含四个碘离子，需要通过甲状腺摄取碘。这一过程受到来自垂体的肽类激素 TSH 的强烈刺激。在甲状腺外，T_4 转化为 T_3（三碘），99% 的 T_4 与血清蛋白结合，即甲状腺结合球蛋白（thyroid-binding globulin，TBG）和白蛋白。然而，其中只有游离 T_4（占总 T_4 的 1%）才能发挥所有生物学效应，已有直接测定血清中的游离 T_4 的精确测定方法。绝大多数情况下，总的 T_4 和游离的 T_4 在血清中同步上升和下降，但有时在总 T_4 升高的情况下，T_4 结合蛋白也升高，使得游离 T_4 水平正常。这导致甲状腺功能状态和 TSH 水平均正常。最重要的是，高水平的 T_4（更准确地说是高水平的游离 T_4）会抑制 TSH 分泌，而低水平的 T_4（低水平的游离 T_4）会导致 TSH 水平升高。在原发性甲状腺功能减退症（原发性甲状腺疾病）中，T_4 血清水平降低，TSH 水平升高。更重要的是，在亚临床甲状腺功能减退中，T_4 水平在参考范围内，但 TSH 水平升高。在门诊患者中，原发性甲状腺功能减退症的诊断指标是 T_4 水平较低而 TSH 水平升高。在继发性甲状腺功能减退中，垂体功能障碍导致 TSH 水平降低，继而导致 T_4 水平也降低。

在原发性甲状腺功能亢进症（原发性甲状腺疾病）中，疾病的根源在于甲状腺分泌过量的 T_4，结果导致 TSH 水平降低，T_4 水平升高。然而，如果垂体存在原发性病变，例如增生或腺瘤，则 TSH 会过度分泌。因为 TSH 水平升高，T_4 分泌水平也会随之升高，这是继发性甲状腺功能亢进（继发于垂体疾病）。这些病因和其中 T_4 和 TSH 水平的总结在表 8-6 中。

表 8-6　不同甲状腺疾病条件下 TSH 和 T_4 的血清水平

疾病条件	T_4（大多指急性游离的 T_4）	TSH	疾病部位
甲状腺功能正常	正常	正常	无
原发性甲状腺功能减退	低	高	甲状腺
继发性甲状腺功能减退	低	低-正常	垂体
原发性甲状腺功能亢进	高	低	甲状腺
继发性甲状腺功能亢进	高	高	垂体

肾上腺功能

正如第 24 章深入讨论的，肾上腺在结构上分为两个内分泌腺：肾上腺皮质和肾上腺髓质。肾上腺皮质激素包括三种基本类型的类固醇激素：盐皮质激素，如醛固酮，它可以调节远曲小管中的钠和钾离子；糖皮质激素，如皮质醇，参与糖异生；性激素，即雌激素、雄激素。肾上腺髓质是一种神经内分泌腺，其分泌作用于交感神经系统的肾上腺素和去甲肾上腺素。目前为止，用于评价肾上腺皮质功能的最常用的血清分析物是皮质醇。由肾上腺皮质分泌的皮质醇的分泌受到促肾上腺皮质素（adrenocorticotropic hormone，adrenocorticotropin，ACTH）刺激。反过来，ACTH 的分泌受到下丘脑促皮质素释放激素（corticotropin-releasing hormone，CRH）的刺激。CRH 的血清水平呈昼夜周期规律，使得血清 ACTH 水平在早晨（约上午 7:00）达到约 200pg/ml 左右的峰值，而在午夜时间下降到约 100pg/ml 左右的最低值。皮质醇的分泌随着 ACTH 分泌的变化而变化，使其血清水平在上午 8:00~9:00 时最高。皮质醇通过直接阻断垂体 ACTH 分泌和抑制下丘脑 CRH 分泌来抑制垂体 ACTH 的分泌。

因此，如果肾上腺皮质分泌过多的皮质醇继发于肾上腺增生、腺瘤或癌症等疾病，血清皮质醇水平会升高并抑制 ACTH 的分泌。这种情况称为原发性肾上腺功能亢进。这时，血清皮质醇水平升高（库欣综合征），但 ACTH 水平降低。

另一方面，如同甲状腺素分泌一样，如果由于 ACTH 垂体肿瘤（库欣病）或 ACTH 异位分泌（如非垂体肿瘤）导致 ACTH 分泌升高，那么皮质醇水平也会升高，产生继发性肾上腺功能亢进,在这种情况下,皮质醇和 ACTH 均会升高。在这里,要注意到皮质醇和 ACTH 变化方向一致时(均升高),表明是垂体而不是肾上腺疾病。库欣病或库欣综合征患者血清 ACTH 的昼夜变化规律消失。肾上腺皮质醇增多症患者除了检测血清皮质醇之外,还需要测量尿中游离皮质醇的水平。通常,几乎所有皮质醇都与血清蛋白质(主要是皮质素转运蛋白)结合,而在皮质醇增多状态下,皮质醇超过了皮质素转运蛋白的结合能力,因此被肾脏滤过。血清皮质醇在清晨的参考范围约为 10~25μg/dl,对于尿液中游离的皮质醇,健康男性约为 24~108μg/24 小时。

皮质醇增多时,特别是在 ACTH 水平保持在参考范围内或在"临界值"上下波动的情况下,通常需要进行地塞米松抑制试验。地塞米松是一种强效的糖皮质激素,它可以显著抑制垂体 ACTH 的正常分泌。这通过很小剂量的地塞米松即可以实现。如果低剂量地塞米松导致血清皮质醇水平降低和尿中游离皮质醇水平降低,垂体功能基本正常而肾上腺过度分泌皮质醇,即原发性肾上腺功能亢进。该测试可进一步用于区分原发性肾上腺功能亢进的可能病因,即增生与腺瘤或恶性肿瘤。高剂量地塞米松通常会降低肾上腺增生中的血清皮质醇水平,而对肾上腺腺瘤或恶性肿瘤无作用

相反,在垂体功能衰竭时,血清 ACTH 水平降低,由于 ACTH 对肾上腺的刺激减少,导致血清皮质醇水平也降低。这种情况称为继发性肾上腺素功能减退。如果肾上腺功能受损(原发性肾上腺皮质功能不全),血清皮质醇水平下降,导致垂体分泌 ACTH 抑制作用减少,进而使血清 ACTH 水平升高。这种情况被称为原发性肾上腺功能减退或艾迪生病。以上病因和这些病因情况下的血清皮质醇和 ACTH 水平以及相关的地塞米松抑制试验结果总结在表 8-7 中。

表 8-7 不同肾上腺状疾病条件下血清 ACTH 和皮质醇水平

病因	皮质醇	ACTH	地塞米松抑制,低剂量	地塞米松抑制,高剂量	疾病部位
肾上腺正常	正常	正常	N/A	N/A	无
原发性肾上腺功能减退	低	高	N/A	N/A	肾上腺
继发性肾上腺功能减退	低	低	N/A	N/A	垂体
原发性肾上腺功能亢进-高皮质醇,低 ACTH	高	低	N/A	N/A	肾上腺
原发性肾上腺功能亢进——高皮质醇,略低于临界值的 ACTH	高	略低于临界值	阳性	N/A	肾上腺
由于肾上腺皮质增生的原发性肾上腺功能亢进——高皮质醇,略低于临界值的 ACTH	高	略低于临界值	阴性	阳性	肾上腺
由于肾上腺腺瘤/癌导致的原发性肾上腺功能亢进——高皮质醇,略低于临界值的 ACTH	高	略低于临界值	阴性	阴性	肾上腺
继发性肾上腺功能亢进	高	高	N/A	N/A	垂体

甲状旁腺激素和维生素 D

在前面的肾脏部分中,我们提到甲状旁腺激素(parathyroid hormone,PTH)通过增加肾小管中磷酸盐的分泌和促进钙离子在肠中吸收从而促进血清钙水平的升高。低钙血症伴 PTH 升高指向与钙代谢有关的疾病,比如碱中毒、白蛋白减少,钙摄入过少和(或)肠道吸收钙降低,以及低维生素 D 水平等。低钙血症伴 PTH 减低提示甲状旁腺功能减退。在极少的情况下,对钙输注和维生素 D 补充剂均无反应的低钙血症可能由高水平降钙素的分泌而引起。降钙素是一种降低血钙的多肽,它抑制破骨细胞的骨吸收从而抑制钙释放入循环系统。降钙素由甲状腺髓质细胞合成和分泌。部分甲状腺髓样癌分泌高水平的降钙素。高水平的降钙素会导致低钙血症。

高钙血症伴低 PTH 再次提示原发性钙代谢障碍疾病,如上述肾脏部分中提及的"CHIMPS"和酸中毒,而高 PTH 水平的高钙血症提示甲状旁腺疾病如腺瘤(最常见)或癌症(罕见)。这些病因及在这些病症情况下血清钙和甲状旁腺激素的水平总结在表 8-8 中。

表 8-8 不同疾病条件下血清钙和甲状旁腺激素的水平

疾病条件[a]	离子钙	PTH	病因
正常血钙	正常	正常	无
原发性低钙血症	低	高	CHARD[b]
继发性低钙血症	低	低	甲状旁腺
原发性高钙血症	高	低	CHIMPS[c]
继发性高钙血症	高	高	甲状旁腺(如腺瘤、癌症)

[a]"原发性"和"继发性"通常不用于描述低钙血症和高钙血症。它们用在这是用于强调疾病的部位,以保持与表 8-6 和表 8-7 所述的条件一致

[b]CHARD:"C"表示降钙素(calcitonin),"H"表示甲状旁腺功能减退(Hypoparathyroidism),"A"表示碱中毒(alkalosis),"R"表示肾衰竭(renal failure),"D"表示维生素 D 缺乏症(vitamin D deficit)

[c]CHIMPS:"C"表示癌症(cancer),"H"表示甲状腺功能亢进(hyperthyroidism),"I"表示医源性因素(iatrogenic causes),"M"表示多发性骨髓瘤(multiple myeloma,MM),"P"表示甲状旁腺功能亢进(hyperparathyroidism),"S"表示结节病(sarcoidosis)

维生素 D

维生素 D 通过作用于肠道细胞中的维生素 D 受体来介导肠道中钙的吸收，它通过紫外线(ultraviolet,UV)光照射后在皮下由 7-脱氢胆固醇转变成胆钙化醇而成。在肝脏中，胆钙化醇被转化成 25-羟基胆钙化醇，其半衰期为数周。该形式在肾脏中进一步羟基化为 1,25-二羟基胆钙化醇，它是维生素 D 的活性形式，活性维生素 D 的半衰期为数小时。因此，在血清维生素 D 测定中，最能反映血清维生素 D 水平的分析物是前体 25-羟基胆钙化醇(Zerwekh,2008)。肾衰竭可能会出现维生素 D 水平假性偏高，因为前体转换成活性维生素 D 的功能受损。尽管 25-羟基胆钙化醇对维生素 D 受体的亲和力仅为完全活性形式的一千分之一，其本身对钙的重吸收也会有作用。血清 25-羟基胆钙化醇(也称为 25-羟基维生素 D)的参考范围为 30~100ng/ml，这个数值范围根据测试方法的不同而不同(Yates et al,2008)。

在过去几年中，血清维生素 D 水平的测试需求大幅增加，特别是在儿童和老年人群中，这在一定程度上是因为采用了定量测定血清维生素 D 水平的可靠的色谱法、质谱法和免疫化学方法。在儿童人群中，维生素 D 依赖性佝偻病的诊断和治疗需要检测并追踪维生素 D 水平。在老年人中，由于维生素 D 补充剂可以降低骨质疏松和骨软化病的发病范围和严重程度，因此维生素 D 水平也用于监测此类疾病的治疗。研究发现，除了肠道内皮细胞(维生素 D 发挥活性的主要场所)以外，许多细胞里面均有大量的维生素 D 受体，这表明维生素 D 可能具有除了钙稳态调节作用以外的作用(Bilke,2009)。事实上，已经发现维生素 D 可以诱导乳腺癌细胞和其他恶性肿瘤细胞发生细胞凋亡，并已被用于治疗诸如多发性硬化、心力衰竭、牛皮癣、哮喘、克罗恩病及其他疾病。因此，维生素 D 水平的测定需求大量增加适用于各种疾病的患者。

与临床病理相关的临床病例实例

鉴于以上概述了各种常见异常检验结果的病因的显著特征，在这里利用大量不同患者的实验室检查结果，以说明不同疾病状态下分析物水平如何变化以及如何用这些分析物的浓度来诊断疾病。

病例 A:电解质紊乱

患者白人男性，64 岁，因脑血管意外(cerebrovascular accident,CVA)在家中昏迷不醒，被送到急诊科。血细胞比容为 44%，红细胞计数为 4.3×10^{12}/L(正常下限为 4.6×10^{12}/L)，平均红细胞体积(MCV)为 104fl；多次检测血钠测定值为 164~175mmol/L；入院时 BUN 为 33mg/dl；肌酐为 1.5mg/dl。总血清渗透压为 357mOsm/kg(正常上限为 290mOsm/kg)，尿渗透压为 1008mOsm/kg(正常上限为 1000mOsm/kg)；随机尿钠为 228mmol/L。

肝功检测显示 AST 轻微升高至 41IU/L(正常上限为 39IU/L)，LD 值增高但呈现持续性降低(入院时 LD 值 426IU/L，正常上限为 200IU/L)，GGT 为 72U/L(正常上限为 43U/L)，总蛋白为 78g/L(正常)，白蛋白低至 28g/L(正常范围为 35~55g/L)。脂肪酶轻度升高至 127IU/L(正常上限为 60IU/L)。粪便潜血试验阳性，梭状芽孢杆菌阳性。尿液亚硝酸盐阳性(表示菌尿)，血红蛋白、红细胞和白细胞均为强阳性。在滴注生盐水后，血细胞比容降低至 34%随后升高至 38%伴 MCV 持续升高。钠和 BUN 降低到参考范围内。

病情评估

该患者的基本诊断为高钠血症。血钠水平显著升高(平均值为 169mmol/L)，高血细胞比容，BUN 升高提示该患者脱水。值得注意的是，高水平的血钠和尿钠(228mol/L)以及高尿渗透压(1008mOsm/kg)(表 8-3)再次证实了该患者脱水。红细胞数减少，这似乎与高血细胞比容相矛盾。这种不符可以用大红细胞症解释，它使得每个红细胞占据的体积大于正常细胞。细胞总数减少。红细胞数减少表示真性贫血。大红细胞症是由营养(维生素 B_{12})缺乏引起的。所有这些发现都可能归因于营养不良和液体补充不足，这在老年人尤其是卒中患者中并不少见。

我们注意到 BUN 和肌酐的比例略高于 20∶1，这提示病因是肾前性(低灌注)。尿液/血清的渗透压比增高(1008/357 = 2.8，大于 1.2∶1)证明肾小管功能良好。低灌注也可能导致一些肝功能测试的轻度异常和胰腺脂肪酶的升高。

我们还注意到即使血清中含量最丰富的蛋白——白蛋白偏低，但总蛋白仍是正常的。可能是由于尿液和粪便检查中鉴定出两种感染性疾病，患者产生了高水平的免疫球蛋白。与 CVA 有关的是一种消化性溃疡，即库欣溃疡，因此该患者粪便中有潜血。慢性衰弱性患者容易感染梭状芽孢杆菌。尿路感染是造成该患者尿液中高红细胞数和高血红蛋白的原因。

病例 B:复合电解质紊乱

患者 31 岁，白人男性，患有 1 型糖尿病，继发于糖尿病肾病的终末期肾病，伴有酗酒史并承认有中上腹部有急性腹痛，血清葡萄糖为 40.8mmol/L，并且在某个时段上升至 51.8mmol/L。血钠为 134mmol/L，后来下降到 124mmol/L。血钾为 7.1mmol/L，BUN 为 64mg/dl，肌酐为 18mg/dl。这些值被确认，并发现遵循一致的趋势。血清渗透压为 316mOsm/kg。入院时血 pH 值为 7.58，PO_2 为 121mmHg，O_2 饱和度为 99%，PCO_2 为 20mmHg，碳酸氢盐为 20mmolq/L。阴离子间隙一日以内从 13(正常高点)上升到 20。血清脂肪酶升高到 469IU/L(正常上限为 60IU/L)。没有尿量并且患者接受过腹膜透析。

病情评估

由于血糖异常升高，这位糖尿病患者显然处于高渗状态。低血钠和高血钾可能是由于低循环醛固酮减少或肾小管衰竭所致。然而，没有尿量说明没有滤过现象的发生。高 BUN 特别是高肌酐值(18mg/dl)说明患者处于终末期肾脏疾病。BUN/Cr 比约为 4 证实了肾衰竭的诊断。

如前面关于钠和葡萄糖的讨论中所指出的，在具有高血清葡萄糖水平的糖尿病中，会存在细胞液的流出，从而导致血清分析物例如钠的稀释。当葡萄糖在胰岛素的作用下运输到细胞内时，都伴有钾的同向运输。因此，低胰岛素水平可导致高钾血症。这个机制在该患者是有效的。入院时阴离子间隙处于正常水平但入院后增加。因此，该患者处于非酮性高渗状态，但随后变为酮症。入院血气图显示呼吸性碱中毒，因为动脉血液 pH 值为 7.57（碱中毒），但 PCO_2 低于 20mmHg，碳酸氢钠低于 20mmol/L（表 8-4 中的第 4 条）。这在糖尿病患者中是一个不寻常的发现，糖尿病患者中更常见的是代谢性酸中毒。

这一发现可以用血清脂肪酶解释，血清脂肪酶明显升高表示有胰腺炎，这在有酗酒史的患者中较为常见。急性上腹部疼痛引起呼吸增加（入院时呼吸频率为 25/min），导致 PCO_2 降低，由碳酸氢盐的降低得到部分补偿。

透析、补液和胰岛素治疗纠正了患者异常的检验结果，患者出院后进行慢性透析。

病例 C：肝功能衰竭相关性疾病

患者 38 岁，白人女性，过去七年内多次腹部外科手术病史，偶尔乙醇滥用，有胰腺炎和 30 包/年的吸烟史。被送到急诊部门时已休克并伴有急性腹痛。重要的检验结果包括白细胞数为 12.1×10^9/L，红细胞计数为 3.0×10^{12}/L，血细胞比容为 34.6%，红细胞指数显示大红细胞症和血红蛋白过少（低平均血红蛋白浓度）。维生素 B_{12} 和叶酸水平正常。外周血涂片显示成白红细胞增多的血象。血清葡萄糖低至 2.1mmol/L，总蛋白为 43g/L，白蛋白为 15g/L，乳酸盐水平升高。AP 升高至 241IU/L（正常上限为 129IU/L），胆红素轻度升高至 27.37mmol/L（正常上限为 20.5mmol/L）。血氨升高至 146μmol/L（正常上限为 30μM）。甲型、乙型和丙型肝炎病毒筛查均为阴性。患者被给予广谱抗生素。多次血液、尿液和咽喉培养物均为阴性。剖腹探查术显示腹部粘连和胆汁郁积。术后，给予乳果糖，患者仍出现脑病，肝功能恶化，AST 和 ALT 从正常水平分别急剧升高到 1660 和 545IU/L，LD 为 2190IU/L，胆红素为 24.7mmol/L，血氨为 177μM。在入院第 5 天进行肝脾扫描显示肝脏中没有染料摄取，这与功能性肝衰竭一致。尽管静脉滴注 1/2 等渗性盐水，患者血钠从入院时的正常水平 5 天内增至 166mmol/L，氯化物水平升至 123mmol/L，并且这种现象一直存在于整个住院过程中。血钾水平一直低于 3.5mmol/L。BUN 和肌酐均异常升高，其比例超过 20∶1，表明肾衰竭。血浆醛固酮升高为 13.2ng/dl（正常上限为 8.5ng/dl）。血小板计数迅速下降，而 APTT 和 PT 升高至相应正常参考值的两倍以上；她的纤维蛋白裂解产物（FSB）水平（本次评估在 D-二聚体的使用之前）异常升高。患者病情恶化，在入院后第 8 天就去世了。

病情评估

虽然这是一个复杂的病例，但这个患者的根本问题在于肝脏功能测试的急剧异常变化。我们注意到氨基转移酶（转氨酶）急剧升高，AST/ALT 明显大于 1。胆红素和 LD 同时出现快速升高。同时，总蛋白质和白蛋白水平明显降低，氨水平迅速上升（尽管给予高剂量的乳果糖）。该情况符合表 8-5 中病因 6 所示的暴发性肝衰竭。这是一种医疗紧急情况，血小板计数低，PT、APTT、FSB 水平升高可以证明该病情与致命脑病和严重弥散性血管内凝血（DIC）相关。这种情况可能导致多发性梗死以及多器官衰竭。

患者的外周血图像显示大红细胞，但同时呈现成白红细胞增多的图像。这种大红细胞症是由红细胞前体增加引起的。这种情况很可能是由 DIC 导致的，它会造成微血管病性溶血性贫血同时伴有成白红细胞增多。还有可能的是，随着白细胞数量的持续升高和乳酸水平的升高，革兰氏阴性败血症影响骨髓，从而导致成白红细胞增多。虽然培养物一直是阴性的，但是考虑到患者正在接受广谱抗生素治疗，这可能阻碍了培养物中微生物的生长。如前所述，肝硬化或急性暴发性肝衰竭导致的肝衰竭患者通常是免疫功能低下的。在肝硬化和暴发性肝功能衰竭中，常伴有第三间隙体液丢失和腹水的增加。我们以前还注意到，为了保持血管容积，醛固酮和 ADH 都升高。醛固酮显著上升，导致该患者出现异常钠潴留和钾流失。肾衰竭几乎总是伴随着肝硬化和急性暴发性肝衰竭，因此患者一般表现为肝肾综合征。在暴发性肝衰竭中，另外一种可能的原因是急性肾小管坏死（Sunheimer et al，1994）。与这个患者病因相关的原因还有可能是低血糖（血清葡萄糖为 2.1mmol/L），这是由于肝细胞大量坏死引起肝脏中糖原贮积不足，以及参与糖异生作用的酶的缺失。

病例 D：严重的横纹肌溶解

患者男，25 岁，非裔美国人，美国海军队员，自述之前身体健康。他在进行跑步训练时突然跌倒了，跑步训练是他军训的一部分。患者自述在这之前，双侧小腿和大腿剧烈疼痛。他有明显镰状细胞贫血史，他唯一服用的药物是一种非处方的“提高性能”的膳食补充剂麻黄碱。在急诊室，患者出现低血压和呼吸窘迫的迹象。患者自述双侧下肢疼痛加剧。初步诊断为胫前间隔综合征，即下肢前部肌肉组织坏死。心电图显示窦性心动过速，下壁缺血，左心室肥厚。动脉血气显示血液 pH 值为 7.16，PCO_2 为 33.5mmHg（下限为 35.0mmHg），患者接受 40% 的 O_2 治疗时 PO_2 为 245mmHg，血清碳酸氢钠低至 6.0mmol/L（下限为 24mmol/L）。这些结果提示代谢性酸中毒（低血液 pH 值，低碳酸氢盐和适度降低的 PCO_2）。进一步检查发现肌酸激酶（总 CK）升高至 269IU/L（上限 174IU/L）、肌酐升高至 2.1mg/dl（上限 1.2mg/dl）、AST 升高至 73IU/L（上限，42IU/L）、ALT 升高至 84IU/L（上限 40IU/L）、阴离子间隙高至 33mOsm（上限 11mOsm）。血乳酸浓度升高至 11.7mM（上限为 1.5mM），并且在入院的第 26 天达到最高水平 21mM。血清葡萄糖升高至 12.9mmol/L（上限 6.3mmol/L）。CBC 显示白细胞计数升高至 16.6×10^9 个/L（上限 11×10^9 个/L），红细胞计数为 4.4×10^{12}/L（下限为 4.5×10^{12}/L），血细胞比容为 37.3（下限为 40），MCV 和 MCHC 水平正常。肌钙蛋白 I 升高至 4.72ng/ml（阳性>0.78ng/ml），这强烈提示急性心肌梗死的发生。几个小时后，发现 AST 升至 2035IU/L，ALT 升至 728IU/L，CK 升至 95 775IU/L。血清总蛋白（下限 64g/L）和白蛋白 mol/L），血钾浓度提高至 7.5mmol/L。尿液分析显示有严重的肌红蛋白尿、蛋白尿、葡萄糖尿、细菌尿和白细胞数增加。患者转入医疗重症监护室（medical intensive care unit，MICU），进一步检查发现血小板计数降至 97×10^9/L（下限为 125×10^9/L）。PT（上限为 13.8 秒）和 APTT（上限为 38.4 秒）分别升高至 21.3 秒和 59.1 秒。D-二聚体水平升高超过 5000μg/L（上限为 230μg/L）。在进入 MICU 的第二天，红细胞计数下降到 2.1×10^{12}/L，MCV 和 MCHC 值正常。患者插管进行机械通气，并给予积极的补水治疗。此外，他接受了抗凝治疗以及输注红细胞和新鲜冷冻血浆。鉴于白细胞计数升高和持续发烧，给予患者广谱抗生素治疗。在入院的第12天，患者的股骨导管尖端和尿道拭子的培养物检测出铜绿假单胞菌和屎肠球菌。在入院第17天，胸部X线片显示心脏肥大，BNP值从入院后1周的86ng/ml(上限，100ng/ml)增加到第23天的422ng/ml和第25天的6300ng/ml。AST和ALT水平分别升高至11 443和5949IU/L，并伴随着胆红素、碱性磷酸酶和LD的大幅上升，CK水平高达98 000IU/L。BUN和肌酐分别高达108和5.7mg/dl，表明严重肾衰竭。经过持续治疗和双侧下肢筋膜切开术来缓解间室综合征后，患者的症状得到改善，但约1周后复发，发展为鲍氏不动杆菌的败血症，并在入院第25天去世。

病情评估

鉴于该患者的病史——间室综合征/横纹肌溶解症，在这种复杂的情况下检验结果是本病的诊断依据。与上述案例C一样，这个案例也存在一个可以解释其他结果的关键异常点：初始阶段CK水平升高后，在很短时间内出现大幅度增加。肌钙蛋白和心电图结果证实在急诊室时初始阶段肌酸激酶的增高可能是由于急性心肌梗死，但随后的急剧升高情况不能仅仅归因于此。CK值在几千到上万之间明确地表明了大面积肌肉组织分解比如横纹肌溶解和多发性肌炎。在这种情况下，如CK部分所述，受损的心肌细胞将肌红蛋白释放到血液循环中。这种小蛋白质被肾小球过滤并进入肾小管，引起肾小管损伤和肾小管坏死。这导致(通常是严重的)肾脏疾病，BUN和肌酐升高，如本病例。大量的肌肉组织坏死的另一个后果是钾(细胞内的主要阳离子)释放进入血液循环，引起严重的高钾血症，高血钾抑制心脏功能并对患者造成了生命威胁，因为他已出现心肌梗死和心律失常症状。因此给予胰岛素治疗，将血糖和钾转运到细胞内。该患者使用胰岛素不仅降低血钾浓度还同时有利于血糖浓度的降低因为该患者血糖浓度异常升高。

大面积组织坏死释放的组织碎片会激活凝血级联反应。因此，凝血因子被消耗，血小板形成微血栓往往堵塞微血管，引起进一步的组织坏死。DIC可引起微血管病溶血性贫血，这也正可以解释正色素性和正红细胞性贫血。正如在关于PT和APTT升高部分中所讨论的，PT和APTT与D-二聚体均升高，并且血小板计数降低，如本病例。由于组织的氧合受到微栓子的损害，这些组织中的能量代谢转化为无氧代谢，导致乳酸堆积。同时随着横纹肌溶解，被压迫的肌肉组织中释放出大量的乳酸，使这种情况又进一步恶化，导致严重的乳酸性酸中毒。这名患者的乳酸水平高达21mM。

在这名患者住院早期，CK的升高伴随着AST和ALT水平的急剧上升，且AST水平远远高于相应的ALT水平。此外，胆红素、LD和碱性磷酸酶也随之升高，总蛋白和白蛋白水平也大幅度下降。根据表8-6中的第5项和病例C可以看出，肝功能检查显示为急性肝衰竭。在这个病例中，肝衰竭可能是由该患者全身血压下降引起的，这导致严重的肝脏灌注不足(即所谓的“休克肝”)，肝脏微血管中形成微栓塞，这是导致这种病情和(或)DIC的常见原因。

该患者的病情包括三个罕见的并发症：一是急性心肌梗死，血清肌钙蛋白水平的显著性升高以及心电图检查的阳性结果(ST波幅升高)；二是严重的充血性心力衰竭，血清BNP水平显著升高和胸部X线片结果阳性；三是复发性细菌感染和败血症。前两项是急性横纹肌溶解症的罕见并发症。他们认为，患者的镰状细胞可能是该患者所有疾病的病理生理基础。高强度的军事训练可能严重影响肾上腺的功能，麻黄碱(现已被禁止)的使用加剧肾上腺功能的恶化，增加患者的氧需求进而导致镰状细胞贫血的高风险，在高海拔地区因气压低可诱发镰状细胞贫血的发生。镰状细胞可能会进一步增加微血管栓塞，包括冠状动脉循环。对于细菌感染，从该患者的培养物中共培养出三种不同的革兰氏阴性微生物：从导管尖端和尿道拭子的培养物中检测出铜绿假单胞菌和屎肠球菌，从血液培养物中检测出鲍氏不动杆菌。尽管升高的白细胞计数检验结果提示患者能够发生强烈的白细胞反应，但短时间内的复发性感染表明患者可能存在免疫抑制，这可能是因为和病例C中一样也发生了大规模的组织坏死，蛋白质丢失以及暴发性肝衰竭。革兰氏阴性脓毒症的一个罕见并发症是Waterhouse-Friderichsen综合征(Waterhouse-Friderichsen syndrome)，这种病症中在机体表面和肾上腺中有点状出血，从而导致肾上腺衰竭。这种病症的一个典型症状是低钠血症(血钠为133mmol/L，住院期间更低)和醛固酮的产生导致的高钾血症。尽管血钾升高最主要的原因是横纹肌溶解症，但由于患者同时出现低钠血症和高钾血症，所以也必须考虑革兰氏阴性败血症诱发的肾上腺衰竭的可能性。感染鲍曼不动杆菌导致的革兰氏阴性败血症被认为是免疫抑制患者在被重症监护病房内获得的。

(黄宪章 译 张传宝 校)

推荐阅读

Bakerman S, Strausbauch P: ABC's of interpretive laboratory data, ed 2, Myrtle Beach, SC, 1994, Interpretive Laboratory Data.

这是一篇关于实验室检测的应用及其基本方法的优秀综述。

Bonini P, Plebani M, Ceriotti F, et al: Errors in laboratory medicine, Clin Chem 48:691-698, 2002.

这是一篇关于实验室误差和如何识别误差的重要综述。

Nathan D(corresponding author for the International Expert Committee, American Diabetes Association): International Expert Committee Report on the Role of the A1C Assay in the Diagnosis of Diabetes, Diabetes Care 32: 1327-1334, 2009.

该报告概述了目前糖尿病诊断的标准。

Oh M: Acid-base, electrolytes, Old Westbury, NY, 2003, OHCO, LLC.

该论文对肾脏的生理，电解质的调节和酸碱平衡做了出色而简练的讨论。

Sunheimer R, Capaldo G, Kashanian F, et al: Serum analyte pattern characteristic of fulminant hepatic failure, Ann Clin Lab Sci 24: 101-109, 1994.

文章概述了罕见并致命疾病的血清肝功能分析模式，并将分析模式与组织病理学检测联系起来。

参考文献

Abrams J: C-reactive protein, inflammation, and coronary risk: An update, *Cardiol Clin* 21:327–331, 2003.

Alpert JS, Thygesen K, Antman E, et al: Myocardial infarction redefined—A consensus document of the Joint European Society of Cardiology/American College of Cardiology Committee for the Redefinition of Myocardial Infarction, *J Am Coll Cardiol* 36:959–969, 2000.

Alter BP: Bone marrow failure syndromes, *Clin Lab Med* 19:113–133, 1999.

Alter BP: Bone marrow failure syndromes in children, *Pediatr Clin North Am* 49:973–988, 2002.

American Diabetes Association: Standards of medical care in diabetes—2013, *Diabetes Care* 36:S11–S66, 2013.

Aviles RJ, Askari AT, Lindahl B, et al: Troponin T levels in patients with acute coronary syndromes, with or without renal dysfunction, *N Engl J Med* 346:2047–2052, 2002.

Bilke D: Nonclassic actions of vitamin D, *J Clin Endocrinol Metab* 1:26–34, 2009.

Blincko S, Edwards R: Current issues in glycated haemoglobin measurement, *Clin Lab* 47:377–385, 2001.

Brigden M, Graydon C: Eosinophilia detected by automated blood cell counting in ambulatory North American outpatients: Incidence and clinical significance, *Arch Pathol Lab Med* 121:963–967, 1997.

Brito-Babapulle F: The eosinophilias, including the idiopathic hypereosinophilic syndrome, *Br J Haematol* 121:203–223, 2003.

Brown D: The ins and outs of aquaporin-2 trafficking, *Am J Physiol Renal Physiol* 284:F893–F901, 2003.

Clerico A, Emdin M: Diagnostic accuracy and prognostic relevance of the measurement of cardiac natriuretic peptides: A review, *Clin Chem* 50:33–50, 2004.

Clerico A, Zaninotto M, Prontera C, et al: State of the art of BNP and NT-proBNP immunoassays: The CardioOrmoCheck study, *Clin Chim Acta* 414:112–119, 2012.

Crowson CS, Rahman MU, Matteson EL: Which measure of inflammation to use? A comparison of erythrocyte sedimentation rate and C-reactive protein measurements from randomized clinical trials of golimumab in rheumatoid arthritis, *J Rheum* 36:1606–1610, 2009.

Dantzer R, Capuron L, Irwin MR, et al: Identification and treatment of symptoms associated with inflammation in medically ill patients, *Psychoneuroendocrinology* 33:18–29, 2008.

DeCaterina R, Lanza M, Manca G, et al: Bleeding time and bleeding: An analysis of the relationship of the bleeding time test with parameters of surgical bleeding, *Blood* 84:3363–3370, 1994.

Dighe AS, Soderberg BL, Laposata M: Narrative interpretations for the clinical laboratory evaluations: An overview, *Am J Clin Pathol* 116(Suppl 1):S123–S128, 2001.

Diris JH, Hackeng CM, Kooman JP, et al: Impaired renal clearance explains elevated troponin T fragments in hemodialysis patients, *Circulation* 109:23–25, 2004.

Fischbach F, et al: *A manual of laboratory and diagnostic tests*, Philadelphia, Pa., 2008, Lippincott Williams & Wilkins.

Fromm RE Jr, Roberts R: Sensitivity and specificity of new serum markers for mild cardionecrosis, *Curr Probl Cardiol* 26:246–284, 2001.

George TI, Arber DA: Pathology of the myeloproliferative diseases, *Hematol Oncol Clin North Am* 17:1101–1127, 2003.

Gerwirtz AS, Miller ML, Keys TF: The clinical usefulness of the preoperative bleeding time, *Arch Pathol Lab Med* 120:353–356, 1996.

Gill RQ, Sterling RK: Acute liver failure, *J Clin Gastroenterol* 33:191–198, 2001.

Gordon-Smith EC, Marsh JC, Gibson FM: Views on the pathophysiology of aplastic anemia, *Int J Hematol* 76(Suppl 2):163–166, 2002.

Guinan EC: Clinical aspects of aplastic anemia, *Hematol Oncol Clin North Am* 11:1025–1044, 1997.

Hughes T, Branford S: Molecular monitoring of chronic myeloid leukemia, *Semin Hematol* 40(Suppl 2):62–68, 2003.

Ishii J, Cui W, Kitagawa F, et al: Prognostic value of combination of cardiac troponin T and B-type natriuretic peptide after initiation of treatment in patients with chronic heart failure, *Clin Chem* 49:2020–2026, 2003.

Kamath PS, Kim WR: *The International Normalized Ratio of prothrombin time in the model for end-stage liver disease score: A reliable measure in clinics in liver disease*, Philadelphia, 2009, WB Saunders, pp 63–68.

Kilpatrick ES: HbA1c measurement, *J Clin Pathol* 57:344–345, 2004.

Kottke-Marchant K, Corcoran G: The laboratory diagnosis of platelet disorders: An algorithmic approach, *Arch Pathol Lab Med* 126:133–146, 2002.

Krishnamurti U, Steffes MW: Glycohemoglobin: A primary predictor of the development or reversal of complications of diabetes mellitus, *Clin Chem* 47:1157–1165, 2001.

Labriola L, Wallemacq P, Gulbis B, et al: The impact of the assay for measuring albumin on corrected ("adjusted") calcium concentrations, *Nephrol Dial Transplant* 24:1834–1838, 2009.

Larsson L, Magnusson P: Ionized calcium or corrected total calcium? *J Bone Miner Res* 18:1554–1555, 2003.

Lewandrowski K, Chen A, Januzzi J: Cardiac markers for myocardial infarction, *Am J Clin Pathol* 118(Suppl 1):S93–S99, 2002.

Libby P, Ridker PM: Inflammation and atherosclerosis: Role of C-reactive protein in risk assessment, *Am J Med* 116(Suppl 6A):9S–16S, 2004.

Lott JA: Serum enzyme determinations in the diagnosis of acute myocardial infarction: An update, *Hum Pathol* 15:706–716, 1984.

Marsh JC: Bone marrow failure syndromes, *Clin Med* 5:332–336, 2005.

Marsh JC, Ball SE, Darbyshire P, et al: Guidelines for the diagnosis and management of acquired aplastic anemia, *Br J Haematol* 123:782–801, 2003.

Melli G, Chaudhry V, Cornblath DR: Rhabdomyolysis: An evaluation of 475 hospitalized patients, *Medicine (Baltimore)* 84:377–385, 2005.

Morrow DA, Cannon CP, Jesse RL, et al: National Academy of Clinical Biochemistry Laboratory Medicine Practice Guidelines: Clinical characteristics and utilization of biochemical markers in acute coronary syndromes, *Circulation* 115:e356–e375, 2007.

Mueller C, Scholer A, Laule-Kilian K, et al: Use of B-type natriuretic peptide in the evaluation and management of acute dyspnea, *N Engl J Med* 350:647–654, 2004.

Nguyen MK, Nielsen S, Kurtz I: Molecular pathogenesis of nephrogenic diabetes insipidus, *Clin Exp Nephrol* 7:9–17, 2003.

Nielsen S, Froklar J, Marples D, et al: Aquaporins in the kidney: From molecules to medicine, *Physiol Rev* 82:205–244, 2002.

Novo G, Amoroso GR, Fazio G, et al: Biomarkers in heart failure, *Front Biosci* 14:2484–2493, 2009.

Oscier D, Fegan C, Hillmen P, et al: Guidelines on the diagnosis and management of chronic lymphocytic leukemia, *Br J Haematol* 125:294–317, 2004.

Ouyang J, Dalal Dalal S, Blumenthal D, et al: Unusual complications of exertional rhabdomyolysis in a patient with sickle-cell trait, *Fed Pract* (April):14–26, 2009.

Pedersen NB, Hofmeister MV, Rosenbaek LL, et al: Vasopressin induces phosphorylation of the thiazide-sensitive sodium chloride cotransporter in the distal convoluted tubule, *Kidney Int* 78:160–169, 2010.

Posan E, McBane RD, Grill DE, et al: Comparison of PFA-100 testing and the bleeding time for detecting platelet hypofunction and von Willebrand disease in clinical practice, *Thromb Haemost* 90:483–490, 2003.

Prahash A, Lynch T: B-type natriuretic peptide: A diagnostic, prognostic, and therapeutic tool in heart failure, *Am J Crit Care* 13:46–53, 2004.

Ridker PM: High-sensitivity C-reactive protein and cardiovascular risk: Rationale for screening and primary prevention, *Am J Cardiol* 92(Suppl):17K–22K, 2003.

Roberts R: Rapid MB CK subform assay and the early diagnosis of myocardial infarction, *Clin Lab Med* 17:669–683, 1997.

Roberts WL, Sedrick R, Moulton L, et al: Evaluation of four automated high-sensitivity C-reactive protein methods: Implications for clinical and epidemiological applications, *Clin Chem* 46:461–468, 2000.

Ross DM, Hughes TP: Current and emerging tests for the laboratory monitoring of chronic myeloid leukaemia and related disorders, *Pathology* 40:231–246, 2008.

Rothenberg ME: Eosinophilia, *N Engl J Med* 338:1592–1600, 1998.

Sattler M, Griffin JD: Molecular mechanisms of transformation by the BCR-ABL oncogene, *Semin Hematol* 40(Suppl 2):4–10, 2003.

Schiodt FV, Lee WM: Fulminant liver disease, *Clin Liver Dis* 7:331–349, 2003.

Schnermann JB, Sayegh SI: *Kidney physiology*, New York, 1998, Lippincott-Raven.

Schrier RW, Cadnapaphornchai MA: Renal aquaporin water channels: From molecules to human disease, *Prog Biophys Mol Biol* 81:117–131, 2003.

Seebach JD, Morant R, Ruegg R, et al: The diagnostic value of the neutrophil left shift in predicting inflammation and infectious disease, *Am J Clin Pathol* 107:582–591, 1997.

Shanafelt TD, Call TG: Current approach to diagnosis and management of chronic lymphocytic leukemia, *Mayo Clin Proc* 79:388–398, 2004.

Silver RT: Chronic myeloid leukemia, *Hematol Oncol Clin North Am* 17:1159–1173, 2003.

Swerdlow SH, Campo E, Harris NL, et al, editors: *WHO classification of tumours of hematopoietic and lymphoid tissues*, Lyon, 2008, International Agency for Research on Cancer.

Thompson WG, Mahr RG, Yohannan W, et al: Use of creatine kinase MB isoenzyme for diagnosing myocardial infarction when total creatine kinase activity is high, *Clin Chem* 34:2208–2210, 1988.

Thygesen K, Mair J, Giannitsis E, et al: How to use high-sensitivity cardiac troponins in acute cardiac care, *Eur Heart J* 33:2252–2257, 2012.

Van den Berghe G: Endocrine evaluation of patients with critical illness, *Endocrinol Metab Clin North Am* 32:385–410, 2003.

Wang TJ, Larson MG, Levy D, et al: Plasma natriuretic peptide levels and the risk of cardiovascular events and death, *N Engl J Med* 350:655–663, 2004.

Winter WE, Elin RJ: The role and assessment of ventricular peptides in heart failure, *Clin Lab Med* 24:235–274, 2004.

Winton EF, Langston AA: Update in acute leukemia 2003: A risk adapted approach to acute myeloblastic leukemia in adults, *Semin Oncol* 31(Suppl 4):80–86, 2004.

Witte DL, VanNess SA, Angstadt DS, et al: Errors, mistakes, blunders, outliers, or unacceptable results: How many? *Clin Chem* 43:1352–1356, 1997.

Woo J, Zaman S, Patel L: The diagnostic value of specific CK-MB assay in acute myocardial infarction. In Miyai K, Kanno T, Ishikawa E, editors: *Progress in clinical biochemistry*, London, 1992, Elsevier, pp 243–246.

Wu AH, Apple FS, Gibler WB, et al: National Academy of Clinical Biochemistry standards of laboratory practice: Recommendations for the use of cardiac markers in coronary artery diseases, *Clin Chem* 45:1104–1121, 1999.

Yates AM, Bowron A, Calton L, et al: Interlaboratory variation in 25-hydroxyvitamin D2 and 25-hydroxyvitamin D3 is significantly improved if common calibration material is used, *Clin Chem* 54:2082–2084, 2008.

Zerwekh J: Blood biomarkers of vitamin D status, *Am J Clin Nutr* 87:1087S–1091S, 2008.

实验室统计学

第9章

Richard A. McPherson

要点

1. 在统计分析中,名义变量只能接受有限数量的值(或类别);连续型变量用于报告定量数据。
2. 自变量被认为是输入(因),应变量被认为是输出(果)。
3. 集中趋势(如均值或中位数)和离散趋势(标准差)可用于描述连续型变量的分布。正态分布是由数学公式推导而来,因此是参数的。描述性统计的常用于建立参考范围。
4. 常用的成对资料比较方法包括参数统计(即假定正态分布,如 Student-t 检验)和非参数统计(即不假定分布类型,如秩和检验)。
5. 在计算各种统计学参数的可信度方面可信区间优于点估计。
6. χ^2 检验可用于分析分类数据。
7. 方差分析可用于分析模型系统中多个因素的效应。
8. 两连续变量间的回归分析通常使用“最小二乘法”拟合直线。回归分析常用于比较临床实验室内不同的分析方法。

统计分析的内容包括统计信息的整合、量化和比较。分析的首要任务是对不同测量值的大小及彼此间的符合程度进行描述。描述性统计中用于计算或估算计量资料的集中趋势指标有均值、中位数和众数,离散趋势指标有方差、标准差和百分位数范围(如四分位间距)。临床实验室须每日监测定量项目的上述指标。应用这些统计方法可设置初始参考值范围。质量控制的精密度检验和能力测试的准确度检验均基于上述原则。对于不连续的数据,即有两个或多个离散值(如阳性或阴性),分析可能包括计算每个类别的数量和比例。

数据的比较通常考虑的是一个组的数据是否和另一组不同。两组或多组定量数据的比较是通过 t 检验或方差分析进行,若是分类数据的比较则通过 χ^2 检验进行。当两组数据均为定量资料时,可通过直线拟合分析两个不同数据集之间的相关性。统计分析的初学者通常会问:“哪种统计检验是最好的?”统计检验的选用在很大程度上取决于数据是连续的还是离散的,以及连续型数据遵循的特定分布。然而,统计学是基于惯例的,因此研究者应当理解统计检验之间的差异,以及研究结果和结论是否能准确反映问题的实质和意义。与对已收集的数据找寻合适统计检验的研究者相比,统计专家更感兴趣的是帮助研究者设计实验和收集数据,以确保统计检验是最有效的。本章以常见的临床实验室模型如何选取相应的统计方法为例,示范如何选择合适的统计方法。

定义

- 变量:由于取值的不同,能测量、计算、描绘的指标称为变量。变量可分为以下几种类型:

  1. 名义变量:取值有限数量,又称为分类变量。例如:性别(男性、女性),危险因素(如吸烟者或非吸烟者)。

  2. 等级变量:变量的取值有固有顺序如数量级,类别之间的差值不等(如尿蛋白含量微量、1+、2+等等)。

  3. 连续变量:变量在确定取值点的固定差异范围内的定量结果。尽管大多数数值型实验室指标以离散形式报告,但在统计时将其视为连续变量(如血糖值为 123 或 124mg/dl,而不是 123.857…mg/dl,国内参考值转换:6.8 或 6.9mmol/L,而不是 6.881mmol/L)。

- 变异系数(CV):以一组数据的标准差(SD)除以均值,用百分比或者小数表示。

- 可信区间(*CI*):按一定的概率(通常为90%、95%、99%)用一个区间范围来估计总体参数(如总体均值),这个范围称为可信区间。
- 自由度(*df*):与样本量 n 有关的参数。自由度表示可自由变化的数量。在 t 检验中通常为 $n-1$;在 χ^2 检验中自由度为行数和列数分别减1后的乘积。自由度常用于统计分析中 p 值的计算。
- 正态分布是一种连续型分布,所有数据围绕均值对称分布,越靠近中心数据越多,正态分布是由数学方程直接推导而来因此也属于参数分布。人群的随机分布或随机选择通常会使数据呈正态分布。多种参数检验行之有效的前提是数据要满足正态分布。
- 线性回归是一种数学过程,用于计算相同项目两变量间关系的最佳拟合直线。简单或最小二乘回归通过使每个数据点与假定回归线之间纵向距离的平方和最小来产生数据集(x, y)的最佳拟合直线。拟合过程中假定 x 轴的数据近乎完美或不存在误差。数据在整个统计范围内的不均匀分布可能会直接影响线性回归的可靠性。Deming线性回归不假定 x 轴的数据不存在误差,而是使用数据点与假定回归线之间横向、纵向距离平方的加权和。相关系数 r 用于描述直线的拟合程度(取值范围 $-1 \leqslant r \leqslant 1$)。
- 均值是一个变量所有值的和除以个数。中位数指的是在按"从小到大顺序"排列后,位置居于中间的数值,也就是第50百分位数。众数指的是出现次数最多的值。均值、中位数和众数是反映集中趋势的指标。几何均值等于所有变量值的乘积的n次方根,可减小极端值对集中趋势估计的影响,主要用于对数正态分布。
- 参数统计的基础是数据呈正态分布,统计参数包括均值、方差和标准差。非参数统计基于数据的等级或秩次。
- 原假设(H_0)是假定比较的因素之间无差异,备择假设是假定比较的因素之间有差异。当计算的检验统计量超过临界值时,拒绝原假设,接受备择假设。
- 显著性水平(p 或 α)[1]是指比较的变量之间有差异的随机概率,一般小于0.05。
- 统计效能($1-\beta$)表示当两总体确有差别时,按一定的检验水准,假设检验能发现其差别的能力。一般设定为至少80%。
- 标准差(*SD*)是方差的平方根,即所有观察值与总体均数差的平方和除以 $n-1$(n 为样本量)。在Gauss正态分布中,标准差是描述一个变量所有观察值与均数的平均离散程度的指标。
- 标准差指数(*SDI*)是观察值与均值的对比结果,与标准差有关。z-变换表达的是数据组标准差的均值,Z 值表示观察值与均值之间差值是 *SD* 的多少倍,即观察值与均值之间相差 Z 倍的 *SD*。标准差指数常用于报告同级别实验室能力测试的比较。
- t 检验是两样本均值比较的统计检验,可以是配对的(如在干预前后检测同一受试对象相同指标),也可以是不配对的。根据 t 和 *df* 值确定有统计学意义的水平(即 p 值)。
- Ⅰ型错误(α)是指原假设为真而被拒绝的错误,即两组数据无显著性差异却被错误的判读为有显著性差异。
- Ⅱ型错误(β)是指原假设不为真而被接受的错误,即两组数据有显著性差异却被错误的判读为无显著性差异。

变量

统计学检验通常讨论的是输入与输出的关系、因果关系以及两个或者多个变量的相关性。输入因素或原因在统计前已确定,不受其他因素影响,因此被称为自变量,如年龄、性别、温度和时间。应变量是随着自变量变化而变化的变量,如血糖浓度、酶活性以及恶性肿瘤的存在与否。自变量和应变量并不固定,根据研究目的的不同而使自变量和因变量相互转换。在统计图中,一般将自变量绘制在 x 轴即横轴上,将应变量绘制在 y 轴即纵轴上。可以在 x 轴上绘制一个自变量(如时间),在 y 轴上绘制多个应变量,即在一个统计图中观察一个自变量与多个应变量之间的关系。根据自变量与应变量之间的关系,知道自变量的取值便可以预测应变量的结果。

准备分析数据

现在大多数统计计算由计算机软件程序自动完成,不仅能提供多种复杂的分析选项,还能呈现数据的图形显示。为了准备这些自动化分析的数据,总是需要将它们输入可读格式的程序中。这一过程需要从一个电子数据集自动转移到统计程序或从打印的数据表中手动输入。手工录入显然容易出现排版错误,但是,即使是数据的自动传输也可能造成数据录入错误,尤其当保存原始数据的介质可能受损坏而转化旧数据集时(如磁带在几十年后重新检查)。即使将数据字符串转换为数据列和行也可能在错误的位置留下一些值。因此在进行统计分析前,须检查数据集的准确性。这种检查可以通过对每个输入进行校对,或者对每个值进行双重输入并自动比较差异输入来完成,尽管这两种方法在数据集包含成百上千或更多的值时是不切实际的。至少,对绘制图形上的数值点进行目测可快速的发现是否出现了一些严重的数据输入错误。例如,错误地输入钾的值为50.0(而不是5.0),可以通过扫描图形上的所有值立即被识别出来。准备进行统计分析的人应该做这种目测以识别和纠正最明显的错误,并寻找在数据传输和输入中可能出现的任何系统错误。

统计描述

当收集到多个数据点时,提供这些结果的概要有助于

[1]显著性水准的符号应记作 α,p 值指由 H_0 所规定的总体做重复随机抽样,获得等于及大于(或等于及小于)当前检验统计量实际取值的概率。——译者注

更容易地理解它们，而不是简单地列出所有的值。用于汇总数据的方法被称为描述性统计，因为它们描述了结果的大小是多少和数据点之间差异的程度。对于分类变量而言，此描述可以是离散值的简单计数（例如：有多少男性和女性在诊所里采血）。对于连续变量，通常度量数据点聚类的集中趋势及度量彼此分散的距离（例如：接受采血的患者年龄）。

集中趋势

使用最广泛的集中趋势度量指标是均值（也称为算术均值），其由所有单个数据点值的和除以数据点的总个数，用数学方式表示如下：

$$均值=\bar{x}=(x_1+x_2+\cdots x_n)\div n=\frac{1}{n}\sum_{i=1}^{n}x_i \quad (公式\ 9\text{-}1)$$

由于均值是有固定公式计算得出，因此被称为参数方法。另一种度量集中趋势的指标是中位数，其将所有数据点精确地分成两半，一半高于此值一半低于此值。中位数也称第 50 百分位数。它不是由公式计算出来，因为它是从数据点直接计数得来，因此被称为非参数方法。第三种常用度量集中趋势的指标是众数，它是最常见的值（即出现频率最高的变量值）。众数对于描述或比较数据集并不是非常有用的度量指标，但它对于理解当数据集是由两个或多个不同群体组成时导致多个众数上有作用。如果存在两个独立的亚群，则称为双峰群体。

另一种度量集中趋势的指标是几何均值，它具有尽量减少受分布中极端值影响的特征。几何均值是由总体中所有 n 个观察值乘积的 n 次方根计算，公式如下：

$$几何均值=\sqrt[n]{x_1\times x_2\times\cdots x_n} \quad (公式\ 9\text{-}2A)$$

几何均值计算的简化公式如下：

$$\text{Log}\ 几何均值=\sum_{i=1}^{n}\frac{\log x_i}{n} \quad (公式\ 9\text{-}2B)$$

因此，几何均值的对数等于所有观察值的对数的均值，然后取这个求和的反对数得到几何均值的值。

分析下面数据的分布，在低值端权重更大，而高值端权重较小：

3，3，4，4，4，5，5，5，6，6，8，9，10，15，21

这些值的算术均值为 7.2，而几何均值为 6.09，它比算术均值更好地反映在低值端其值在数量上的优势。

一般而言，参数方法可进行多种计算，以应用于基于特定公式的统计检验。非参数方法的优点在于不要求或假定数据必须遵循某种特定分布。参数化方法也适用于偏离首选分布的数据集，但若偏离的程度太高，则计算的结果和结论可能没有充分的依据。

正态分布

正态分布（Gauss 分布）是以均值为中心左右对称的钟形曲线（图 9-1）。计算的数学公式如下：

$$P(x)=\frac{1}{\sigma\sqrt{2\pi}}e^{-\frac{(x-\bar{x})^2}{2\sigma^2}} \quad (公式\ 9\text{-}3)$$

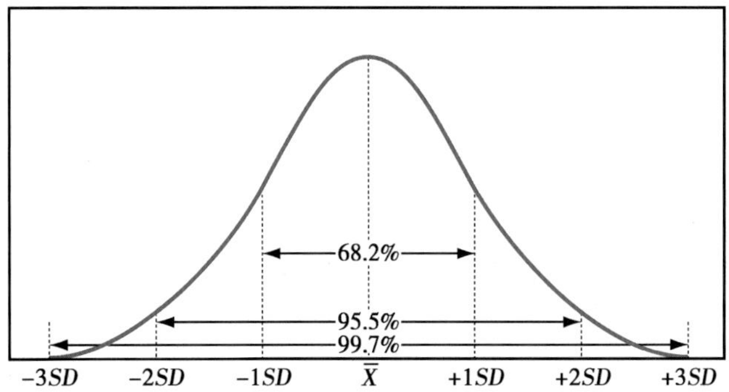

图 9-1 标准正态分布曲线下均值加减 1、2、3 倍标准差（*SD*）的面积分布规律示意图

其中 σ 是理想高斯总体的标准差（Dawson-Saunders & Trapp，1994）。它对应于曲线拐点处的 *x* 值与均值的距离。

在 $\bar{x}\pm\sigma$ 范围内曲线下的面积大约是总面积的 68.2%，表示正态分布 68.2%的数据点落在 $\bar{x}\pm\sigma$ 内。同理，95.5%的数据点落在区间 $\bar{x}\pm2\sigma$ 范围内，及 99.7%的数据点落在 $\bar{x}\pm3\sigma$ 范围内。

离散趋势

常用于描述正态分布数据离散趋势的指标是标准差，标准差的计算公式如下：

$$SD=\sqrt{\frac{\sum_{i=1}^{n}(x_i-\bar{x})^2}{n-1}} \quad (公式\ 9\text{-}4)$$

该平方根符号下的量称为方差。使用 *SD* 的前提是假设这些数据呈钟形分布，可由正态分布的公式进行数学上的描述。若数据呈正态分布，*SD* 是描述离散趋势很好的估计指标。

由标准差可导出另外两个术语。一个是变异系数（*CV*），等于标准差除以均值。*CV* 通常以百分数形式表示，也可以用小于 1 的小数表示。比如均值为 25，标准差为 5，则变异系数为 20%或 0.20。另一个术语是标准差指数（*SDI*），等于单个观察值与均值的差值除以标准差。标准差指数主要用于能力测试，根据全部实验室性能数据的离散程度来标准化单个实验室。

正态分布常见临床实验室应用是当建立分析物的参考区间，计算健康人群获得值的中央 95%范围。当然，对于标准正态分布的人群，由 $\bar{x}\pm2SD$ 是很容易计算这个范围。比如，计算一组 85 名健康医学生白细胞计数值的中央 95%（图 9-2）。条形图大致呈对称钟形，尽管有些轻微的不对称，对其可以忽略。均值为 6.60×10^9/L，*SD* 为 1.457×10^9/L，计算的中央 95%范围从 3.69×10^9/L 到 9.52×10^9/L。与用于实际参考范围相比，这是一个体群体，但它确实显示一些人的白细胞计数高于和低于这个范围，因此，这个中央95%的估计值看来是适当的。

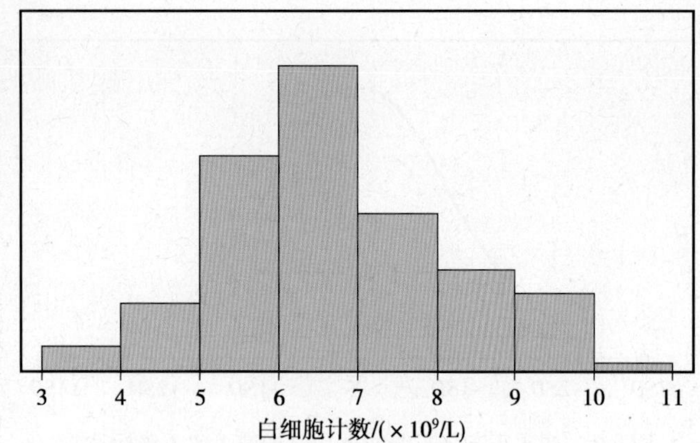

图9-2 85名健康人血液白细胞计数的分布

有关这些计算的另一种方法是从总体中随机抽取的一小部分我们感兴趣的样本，以样本信息推断总体特征（Daniel，1999）。如果测试另一组85名健康人，实际观察到的均值可能有些不同。基于此观察值及其分布可建立以此均值为基础的可信区间，以确保我们所期望的总体健康人群白细胞计数的真实均值落在此范围内。可信区间的计算公式如下：

$$可信区间=\bar{x}\pm z\frac{SD}{\sqrt{n}} \quad （公式9-5）$$

其中关键的z因子来源于转换为标准正态分布。$\frac{SD}{\sqrt{n}}$被称为均值的标准误。在这个实例中，可信区间设置为95%时，$z=1.96$。均值的95%可信区间为：

$$6.60\pm1.96\times\frac{1.457}{\sqrt{85}}或6.295\times10^9-6.914\times10^9/L$$

注意：这个范围仅仅为均值的95%可信区间，而之前的计算的是所有数据的中央95%范围。可信区间是用来给出某估计值可能的范围宽度的，99%的可信区间（即真实的均值落在这个范围有99%的把握）可以使得估计值更加肯定。在这种情况下，99%可信区间更宽些，$z=2.575$，即

$$6.60\pm2.575\times\frac{1.457}{\sqrt{85}}或6.193\times10^9-7.007\times10^9/L$$

非参数统计

上述实例中这一组健康人白细胞计数的中位数是$6.4\times10^9/L$，与均值大致相同。对于标准正态分布，均值、中位数和众数是完全相同的。第2.5百分位数到第97.5百分位数的范围也大致给出中央95%范围值（以白细胞计数为例，它的2.5~97.5百分位范围是$(3.94\sim9.89)\times10^9/L$，这也是这个特定人群的准确范围）。这是非参数检验，因为它没有使用公式计算而只是根据一定的排列顺序统计数据。中位数也经常使用第25百分位数到第75百分位数的中央50%的数据点（也称为四分位间距）来描述数据的集中趋势。

有时参数统计的$\bar{x}\pm2SD$得出的是错误的中央95%可信范围。例如健康人血清中的丙氨酸氨基转移酶（alanine amino transferase，ALT）活性分布。在这个人群中，均值为30.1U/L，标准差为12.69U/L，以及计算的参考范围（$\bar{x}\pm2SD$）为4.73~55.48U/L。此范围不合适，因为组中观察到的实际最低值（12U/L）要远远高于范围下限的估计值（4.73U/L）。类似地，上限的估计值（55.48U/L）太低，大约10%的数据而非2.5%的数据超出了此上限值。参数统计可能不适合应用此处的另一个线索是中位数是27U/L，其与均值不同。这种错误是显而易见的，观察数据分布明显发现其向右倾斜且许多值在上限端呈拖尾状。在这种情况下，第2.5百分位数到第97.5百分位数的范围可更有效的获得中央95%估计值。本例的参考范围为15.2~68.0U/L。ALT这种分布形式有时被称为对数正态分布，因为使用ALT值的对数可将其转换成正态分布。

许多实验室测量结果呈明显的非高斯正态分布。2000年至2008年间12 434例血清标本的25-羟基维生素D值呈偏态分布，最低值为1.25nmol/L，最高值为648.44nmol/L（图9-4A）。这些值的算术均值为63.72nmol/L，中位数为52.12nmol/L，反映出呈非正态分布。绘制25-羟基维生素D水平的对数值图显示其接近正态分布，取对数后的算术均值为1.710（图9-4B）。原始数据的几何均值为$10^{1.710}$=51.29nmol/L，显然几何均值比算术均值更能反映25-羟基维生素D的集中趋势。

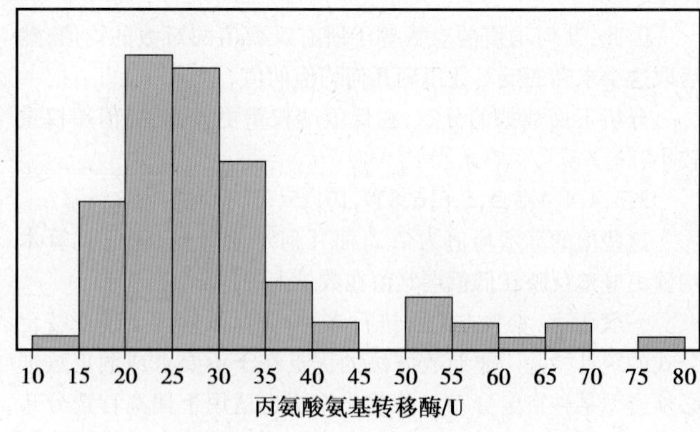

图9-3 86名健康成人血清丙氨酸氨基转移酶的分布

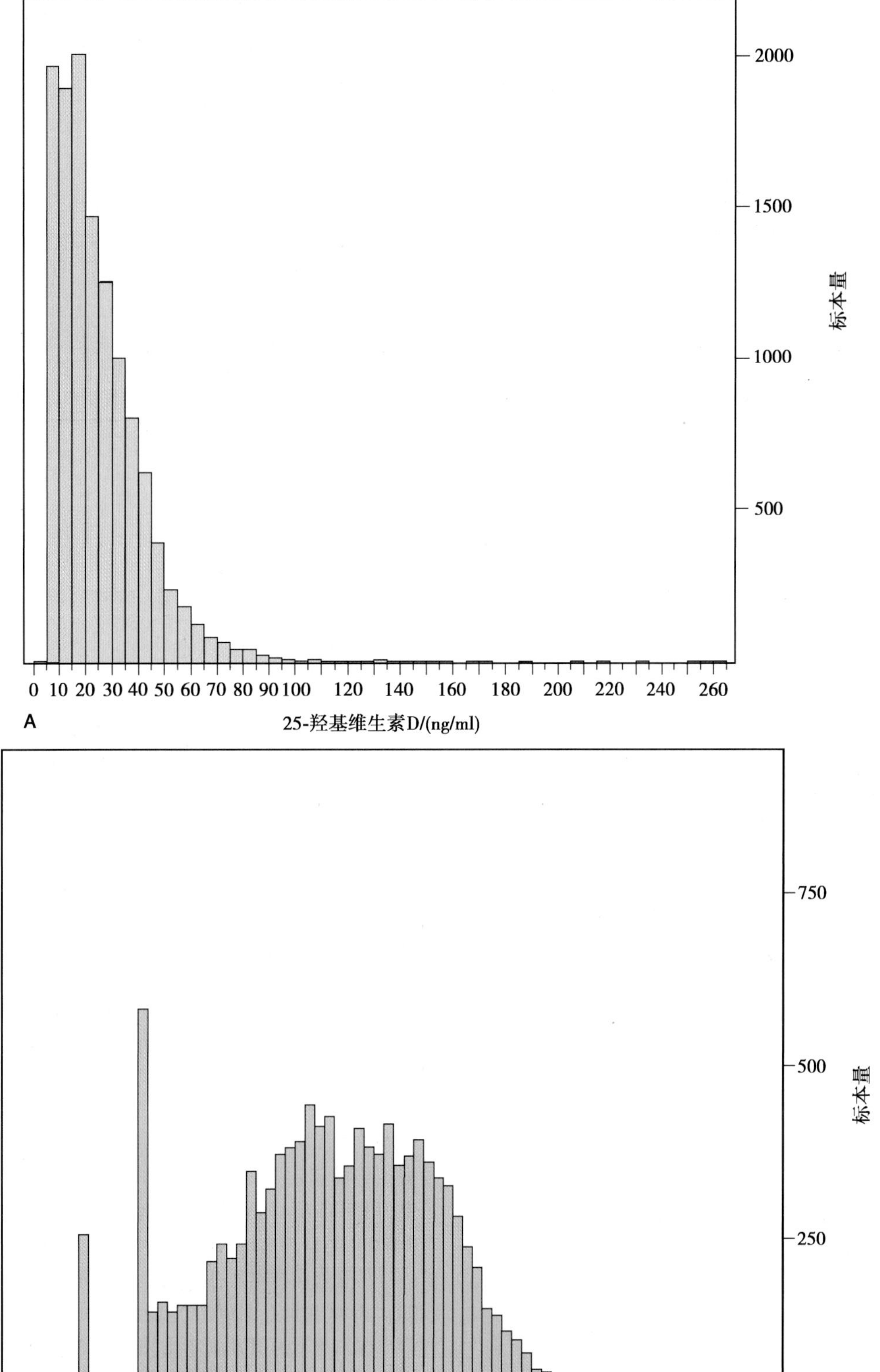

图 9-4 A. 12 434 例血清标本 25-羟基维生素 D 含量的右偏态分布。B. 经对数变换后，对数 25-羟基维生素 D 的正态分布

比较统计

统计方法经常讨论的一个问题是在某些特征上某一组是否与另一组不同。这个问题可以归结为将两组数据的集中趋势及离散程度进行比较。若由于极端值的存在造成数据偏态分布，则两组之间的均值差异就变得不那么重要了，反而增加了结果的差异性。解决这个问题的其中一种办法是信噪比。如果有少量的噪声（分散的数据）存在，那么在每个组差异是更可信的。

t 检验

连续变量之间最常用的比较方法是 t 检验（Dawson-Saunders & Trapp，1994）。Student 来源于 William Gosset 的笔名，William Gosset 曾是吉尼斯啤酒厂的一位统计学家，希望通过他的工作优化生产力但却未被同行认可。t 检验是一种参数统计方法，计算公式如下：

$$t=\frac{\bar{x}_1-\bar{x}_2}{SD_{12}\sqrt{\frac{1}{n_1}+\frac{1}{n_2}}} \qquad (公式 9-6)$$

其中

$\bar{x}_1$ 和 $\bar{x}_2$ 分别为组 1 和组 2 的均值

n_1 和 n_2 分别为两组样本量

SD_{12} 为组 1 和组 2 总的标准差。

目前，计算机可以很方便地计算 t 统计量，因此分析人员只须保证数据录入的准确性和正确的统计检验方法，以及它们的有效性。

数据集需满足一定条件才能确保该统计方法的有效性。例如，每组数据个数足够多且基本相同。数据点的分布应该相同（通常根据方差是否等效进行评估）。每个数据应相互独立，例如，在同一组中纳入同一患者两次是不合适的。数据的独立性通常是采取随机选择对象或患者来获得。治疗的随机化是临床试验等重要研究的一个严格过程。对于实验室而言，所要分析比较的数据更多的来自医院或诊所，而非来自一个国家或城市全部人口的随机化样本。选择过程越随机化，统计分析的结果和结论可适用于更大范围的目标人群。

假设检验中考虑的统计学问题涉及包含所有可能情况的两个互斥假设。原假设 H_0 为两样本均值相等，备择假设 H_{alt} 为两样本均值不等。若检验统计量 t 值足够大，则拒绝原假设、接受备择假设，差异有统计学意义；若检验统计量 t 低于界值，则不拒绝原假设，但也不接受原假设，差异没有统计学意义。有点类似于"有罪"和"无罪"的审判，不能证明被告无罪，正如不能证明原假设是正确的。即使当我们能确定原假设正确，备择假设错误时，计算得到的检验统计量也不能完全证实该结论。

图 9-5A 和 B 呈现的是 36 名健康男性和 49 名健康女性全血血红蛋白（Hb）含量的分布。对血红蛋白条形图目视检查显示女性的血红蛋白含量普遍（均值为 132g/L，标准差为 8.0g/L）比男性低（均值为 151g/L，标准差为 9.6g/L）。仅有部分数据重叠。在本例中，t = 9.898。此外，分析时还需考虑自由度（df）= n_1+n_2-2，本例中 df = 36+49−2 = 83。

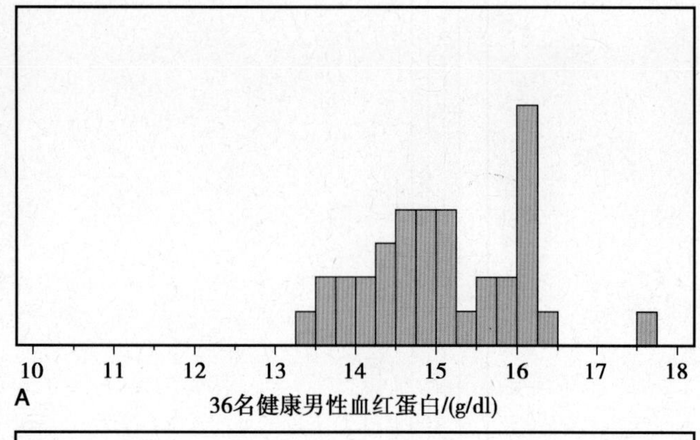

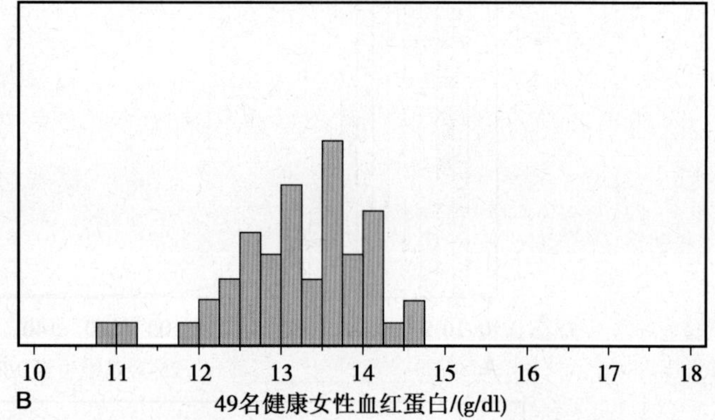

图 9-5 36 名健康男性（A）和 49 名健康女性（B）全血血红蛋白含量的分布

显著性

根据自由度计算 t 值来判断数据间是否存在显著性差异。其中一种方法是根据自由度和计算的 t 值查找 t 界值表中对应的 p 值，通常软件会直接给出 p 值。一般 $p<0.05$ 称"在统计学意义上有显著性"，临界 p 值取 0.05（即 α）表示从两样本中重复 20 次随机抽样进行比较，在 20 次比较中，两样本均值不等的次数为 1 次。犯 I 型错误的概率也记作 α，即原假设为真而被拒绝的错误概率。α 选用 0.05 仅仅是一个约定俗成的习惯，用于各项评估研究和实验方案。p 值越小（如 0.01 或 0.001），越有理由认为两总体均值的差异有显著性。

尽管当两样本间存在统计学差异时，其 p 值可能很小（比如 $p=0.001$，即在 1000 次重复比较中，有显著性差异的次数仅为 1 次），但研究者还须考虑差异是否具有临床意义。增加样本量，无论其对临床决策的影响如何，都更有可能得到更有统计学意义的结论（参见 t 检验计算公式 9-6）。

当未作出明确假设时，若在研究中进行多组数据的比较，结果可能并不可靠。在这种情况下应对显著性水平的下限进行调整以适合多样本的比较，使得最终得到的显著性结果仅与样本的随机抽样有关。如上所述，比如 20 组样本进行比较，若 p 值取 0.05，那我们平均每次都能发现某些数据具有显著性差异。Bonferroni 校正旨在降低得出这样错误结论的风险，校正 p

值等于原始 p 值除以样本数，例如五样本间的比较，校正 $p=0.05/5=0.01$ 作为意义可接受的阈值。

在上述男性和女性全血血红蛋白含量比较的案例中，p 值小于 0.0001，拒绝原假设，差异有统计学意义，可以认为两组全血血红蛋白含量有差别。须注意，大多数统计学家不会将 p 值精确到 0.0001 水平，仅将结果报告为 $p<0.001$。此外在统计分析前还需考虑所作分析是双侧检验还是单侧检验，即两总体均值不等（双侧检验）或某一总体均值高于/低于另一总体均值（单侧）。大多数期刊杂志要求使用双侧检验进行统计分析，因为双侧检验较单侧要求更为苛刻。

样本量

假设两样本相比较，其 p 值为 0.06，不具有显著性差异，若要提高差异的显著性有两种方法。一种方法是增大样本含量，若样本的差异性保持一致但由于样本数增加了，相应的 t 值也增高，在临床试验中可通过预实验初步得出样本间的差异和数据的离散程度，再通过公式计算出具有显著性差异所需的最小样本量。样本含量的计算还需考虑犯Ⅱ类错误的概率 β，$1-\beta$ 为检验效能。当 $\beta=0.20$ 时，检验效能为 0.80，表示当两总体确有差别时，按检验水准 α，假设检验能发现其差别（拒绝原假设）的概率为 80%。

上述案例不是配对 t 检验，因为是在不同性别的个体之间进行比较。若试验是在同一样本接受处理前后进行比较，则可采用配对 t 检验进行统计分析。由于配对 t 检验只考虑差值变异度而非原始值的变异度，能严格控制非处理因素对研究结果的影响，因此配对 t 检验的统计效率更高。

非参数检验

若数据不呈正态分布，则可采用非参数统计方法进行组间比较。常用的非参数统计方法是 Wilcoxon 符号秩和检验，其将比较的两组数据按大小进行编秩，编秩时若有相同数据，则取平均秩次（如第 4 和第 5 个数相同，则平均秩次为 4.5），将两组的秩次分别相加并除以各自的样本含量，根据两组的秩得分差异确定 p 值。Wilcoxon 符号秩和检验可以通过计算机软件完成，且适用于不符合参数检验应用条件的数据集。

离散型数据的分析——分析总体率（构成比）差异

离散型数据和连续型数据的分析形式完全不同。离散型数据通常是二分类的：如事物存在或不存在、患者性别为男性或女性、患者是生或死。假设实验室采取干预措施降低血培养污染率（血培养污染是实验室普遍存在的问题，现通过模拟数据进行分析），收集干预前 2 个月的信息显示 53 例血培养被污染，而 978 例未被污染；在人员培训和采用新的采集过程后，收集 2 个月内的信息显示 32 例血培养被污染，而 891 例未被污染。将上述数据列在 2×2 行列表中（表 9-1），表中数据为各类别频数，研究的问题是：血培养污染率在干预前后是否有差别？

表 9-1 血培养污染情况的观察频数表

结果	干预前	干预后
培养污染数量	53	32
培养未被污染数量	978	891

χ^2 检验

本例所用的统计方法是 χ^2 检验，计算公式如下：

$$\chi^2=\sum\frac{(\text{观察频数}-\text{期望频数})^2}{\text{期望频数}} \quad \text{（公式 9-7A）}$$

式中观察频数为上述 2×2 列联表中列出的数据，期望频数须通过各行各列的总体占比计算得出（Dawson-Saunders & Trapp，1994）。在本例中，干预前血培养污染的期望频数为干预前血培养的总数（53+978=1031）乘以干预前后血培养污染的比例（即（53+32）/（53+978+32+891）=0.0435），因此干预前血培养污染的期望频数为 1031×0.0435=44.8。同理可计算其他类别的期望频数，表 9-2 列出的是各个类别的期望频数，然后用各项观察频数与相应期望频数的差值平方除以相应期望频数并求和，得到 χ^2 值。本例的 χ^2 值为：

$$\chi^2=\frac{(53-44.8)^2}{44.8}+\frac{(978-986.2)^2}{986.2}+\frac{(32-40.2)^2}{40.2}+\frac{(891-882.8)^2}{882.8}=3.3 \quad \text{（公式 9-7B）}$$

表 9-2 血培养污染情况的理论频数表

血培养污染情况	干预前	干预后
污染数	44.8	40.2
未被污染数	986.2	882.8

自由度为 1（df=（行数-1）×（列数-1）），p 值为 0.07，大于 0.05，可以看出干预后血培养污染有减少的趋势，但无统计学意义。需注意，上述 χ^2 检验公式成立的前提是每一数大于等于 5。

趋势评价及相关统计

通过将自变量和应变量绘制在散点图上观察两者之间的关系，绘制时将自变量绘制在 x 轴上，应变量绘制在 y 轴上。若两个变量之间不存在线性关系，则数据点随机散布在图中；若存在线性关系，则可通过数学计算确定一条能代表所有数据点分布趋势的最佳拟合。根据“最小二乘法”原则确定该直线，即各观测点距回归直线的纵向距离的平方和最小。揭示应变量和自变量之间关系的统计学方法称为线性回归（National Committee for Clinical Laboratory Standards，2003）。

线性回归

回归方程的表达式如下：

$$y=a+bx \quad \text{（公式 9-8）}$$

式中斜率 b 表示当 x 变化时 y 的变化情况，当 $b=1$ 时表示 x 每增加一个单位，y 平均增加一个单位，常数项 a 表示直线在 y 轴上的截距。多种统计软件均可计算回归直线并提供直线的拟合程度。线性回归常用于比较分析物分析当前使用的方法（A）和方法（B）（图 9-6A）。由图可知数据点均落在回归直线附近，因此方法 A 和方法 B 呈强相关性，两者之间的关系可以用等式表示：方法 B＝0.62+0.99×方法 A。斜率为 0.99，非常接近 1，截距为 0.62，在可信区间范围内且非常小。实际上 b 的 95%可信区间为-0.47～1.72，区间包含 0，表示截距与 0 之间在统计学意义上无显著性差异。

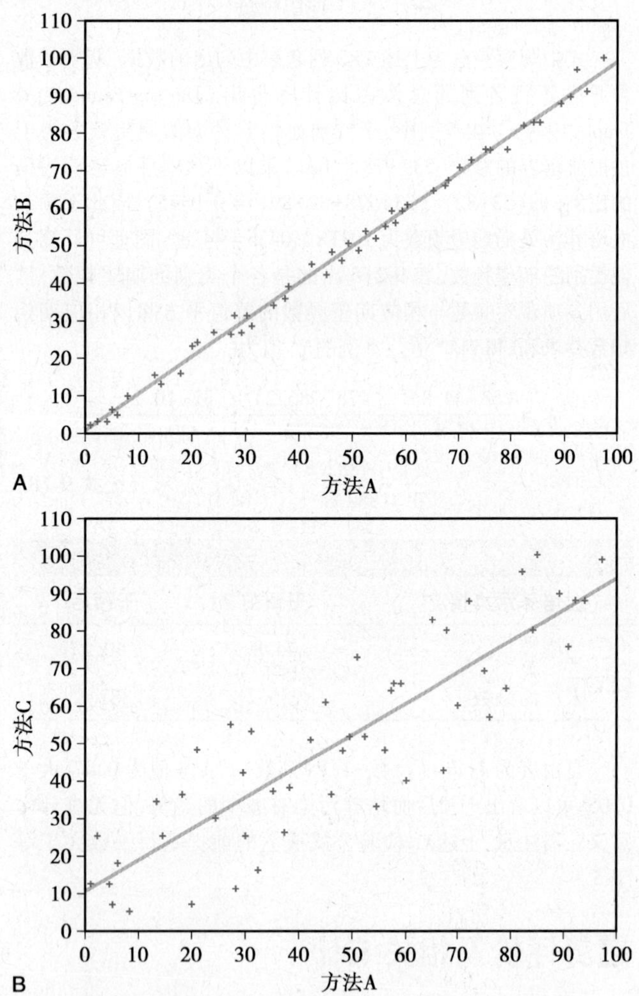

图 9-6 A. 方法 A 和方法 B 之间的回归分析，呈强相关性。B. 方法 A 和方法 C 之间的回归分析，呈弱相关性

实测值与假定回归线上的估计值的纵向距离称为残差。回归直线的拟合程度与各点的残差有关，在散点图中，若残差在回归直线的一端较大，则在该范围内，回归直线的拟合程度不高。$S_{y \cdot x}$ 为剩余标准差，表示扣除 x 影响后 y 的离散程度，$S_{y \cdot x}$ 等于残差平方和除以 $n-2$ 的平方根。回归分析时，当患者标本数据结果覆盖所有分析范围时，方法的比较最为有效（National Committee for Clinical Laboratory Standards，2002）。

实验室通常将回归和相关分析应用于新、原（旧）方法的比较，原来所用方法的精密度可能比新方法差，所以不可将原来所用方法作为“金标准”与新方法进行比较。解决这一问题可以应用 Deming 回归分析，W. Edwards Deming（1900—1993）是一位在质量改进方面有影响力的数学家。在 Deming 回归分析中，建立拟合直线的原则是各观测点距回归直线的横向距离平方和及纵向距离的平方和均最小（Cornbleet & Gochman，1979）。此外，Deming 回归分析引入加权因子 λ 作为横向和纵向距离的合并方差。加权后的结果精密度更好。

方法 A 和 B 之间的关系可以用相关系数 r 表示，其取值范围为 $-1 \leq r \leq 1$。相关系数等于 0 表示不相关，相关系数等于 1 表示完全正相关，等于-1 表示完全负相关。相关系数的绝对值越接近 1，两个变量的线性相关程度越强。相关系数的平方 r^2 称为决定系数，表示在总变异中用回归关系所能解释变异占的比重。在本例中，$r=0.9976$，$r^2=0.9952$，均接近 1，表明方法 A 和 B 之间呈强线性关系，回归所能解释的变异占比为 99.52%，回归方程的假设检验 p 值小于 0.0001。

不同于方法 A 和方法 B 之间的强相关性关系，图 9-6B 显示方法 C 和方法 A 的相关程度不高，数据点远离回归直线，且回归直线在 y 轴上的截距很大。方法 C 和方法 A 的相关系数 $r=0.8757$，p 值小于 0.0001，两者呈显著性相关，决定系数 $r^2=0.7668$，因此回归所能解释的变异比重为 76.68%。方法 C 和方法 A 之间的回归方程为：方法 C＝10.2+0.84×方法 A，即当方法 A 的数据每增加一个单位，方法 C 的数据平均增加 0.84 个单位。由图可以看出方法 C 存在明显向上的偏倚（截距为 10.2，回归系数的 95%的可信区间为 2.8～17.6）。在回归中还有一类回归分析方法称为 logistic 回归分析，适用于自变量（预测变量）为二分类或多分类变量。

方法比对

上面两个示例的结果虽然均有统计学意义，但相互之间仍有所不同，此时应由评估方法性能的人员决定哪种方法适用。通过散点图和统计分析发现方法 A 和 B 之间呈强线性关系，因此在临床实验室内可用一种方法替代另一种方法。另一方面，在方法 A 和 C 的比较中，数据过于分散，回归方程的斜率较小，表明用两种方法检验相同分析物得出的结果不等效，此外，方法 C 还存在正偏倚。鉴于当前仪器的高精密度和高准确度，可将新方法 B 作为当前使用方法 A 的替代方法，而方法 C 不满足要求。然而，研究人员可能对方法 A 和 C 之间的相关性水平感兴趣，可以用于解释与具有高水平变异的生物学过程之间因果关系相关的问题。

在临床实验室方法评估的应用中，最关心的问题往往不是两种方法之间的差异有多显著，而是新方法是否能产生与当前使用方法等效的结果。美国临床和实验室标准化协会（Clinical and Laboratory Standards Institute，CLSI）提供了 StatisPro 软件，要求用户录入不同方法检验特定分析物结果差异的允许误差（低值和高值），以及可接受的相关性、偏倚和数据离散程度，然后由软件进行方法比较分析。StatisPro 采用标准的质量控制措施并应用实验室检查中规定的形式记录项目性能的监管要求。该方法分析的是各个方法的正确度而非方法之间的差异（图 9-7）。

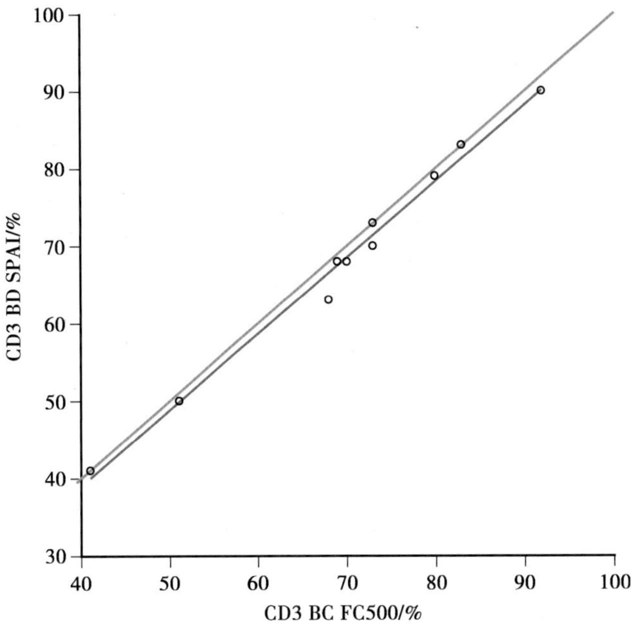

图 9-7　用 StatisPro 分析两种流式细胞术对全血 CD3 细胞百分比。相关系数非常好（$r=0.994$，95%的可信区间为 0.897～1.069）。标准线为绿线，绿线的截距为 0.33%（95%的可信区间为-6.46%～5.80%），与之相比蓝线轻微向下平移

方差分析

方差分析（analysis of variance，ANOVA）用于多个样本均值的比较（Dawson-Saunders & Trapp，1994），方差分析可以视为 t 检验的拓展，用于三个及以上样本均值的比较。方差分析的原假设为各样本均值相等，备择假设为各样本均值不等或不全相等。检验统计量为 F 统计量，等于组间均方（MS_A）与组内均方（MS_E）的比值：

$$F\text{比值}=\frac{MS_A}{MS_E} \qquad \text{（公式 9-9）}$$

式中分子反映了每组样本均值与总样本均值的差异，而分母反映了每样本组内的变异。若组间的差异（信号）超过组内变异（噪音），则 F 统计量将超过临界 F 值。

案例：试分析两个住院部、门诊及学生保健室患者血清蛋白含量是否有差异（图 9-8）。每组随机抽取 100 例标本，400 例标本的血清白蛋白均值为 31.7g/L。如图所示，黄色的菱形代表每组均值（中心线）和 95%的可信区间。F 统计量为 279，p 值小于 0.0001，因此拒绝原假设，至少有两组患者的血清白蛋白含量不等。方差分析较两两 t 检验更为保守和准确，本例若采用两两比较的 t 检验，需比较 6 次。t 检验中若比较的次数过多，则犯 Ⅰ 类错误的可能性会增加。作为方差分析的拓展，Tukey 真实显著性差异（Tukey honestly significant difference，HSD）能将所有各组均值同时进行比较。在本例中，HSD 检验法的分析结果表明 IP1 和 IP2 患者的血清白蛋白含量无统计学差异，SH 组和 OP 组的患者血清白蛋白含量与其他三组的均有差异。因此研究人员不用对个体差异作进一步的研究便能解释造成差异的潜在因素。

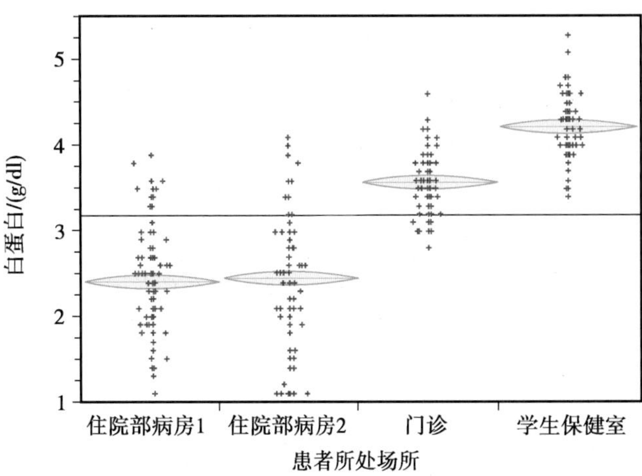

图 9-8　方差分析。医院不同场所患者血清蛋白含量

进行方差分析时须满足其应用条件：

- 随机抽样且各样本组内观察值相互独立；
- 各样本组内观察值服从正态分布；
- 各样本组的样本量相等；
- 各样本组内观察值总体方差相等，即方差齐性。

若不满足上述应用条件，则应用其他方法进行比较，如 Mann-Whitney 可用于比较中位数，还可采用非参数统计方法，如 Wilcoxon 符号秩和检验和 Kruskal-Wallis 秩和检验。本例不满足方差齐性的要求，因此采用非参数统计方法进行分析（应用 Wilcoxon 符号秩和检验进行分析发现组间存在差异）。本案例只涉及一个处理因素，因此是单因素方差分析，若存在两个因素，则称为两因素方差分析。

当自变量连续但实际是分类变量时，应用线性回归分析可能产生错误的结果。例如，将肿瘤的级别（1～4 级）作为自变量时，肿瘤的分级是不连续的由间隔不均匀的离散型类别组成。尽管统计软件可以建立肿瘤分级的回归模型，但分析时真正正确的做法是用单因素方差分析寻找应变量（如生存时间）的组间（如根据肿瘤分级分组）差异。

多个变量的分析

两因素方差分析（two-way analysis of variance，two-way ANOVA）常用于自变量（输入因素）为分类变量，应变量（输出因素）为连续变量的试验设计。例如，试分析性别和不同药物水平对某些生理指标如血压的影响。在本例中，除了性别和药物水平对血压的单独效应外，还存在两者的交互效应。若交互效应存在统计学意义，则可以下"男女性对相同药物水平的反应不同"的结论。交互效应可以用图形表示（如绘制男、女性对药物水平反应的交互轮廓图。若两线近乎平行，提示无交互效应，若两线相交，则提示有交互效应。）

多因素方差分析（multiple analysis of variance，MANOVA）常用于自变量为多分类变量、两个及两个以上连续的应变量的试验设计。在多因素方差分析中，有时人为将受试者分到不同的组，但是这样做可能会有除外目的变量之外的其他变量的影

响而引起混淆,因此可以采用协方差分析(analysis of covariance, ANCOVA)解释影响协变量的潜在因素。应用协方差分析的目的在于用统计学方法消除受试者选择、随机分配时未考虑到的混杂因素造成的偏倚。常见造成混杂偏倚的情况是:实验组的受试对象与对照组的相比,由于具有某些特定的特征,因而造成组间不均衡(如实验组有75%的吸烟者,而对照组仅有25%的吸烟者;若未调整潜在的混杂因素,则不能确定治疗效果是否受吸烟者比例的影响)。

举一个ANCOVA的例子:试分析61名健康成年男性和41名健康成年女性的血清钙含量的差异,以确定是否需要为健康成年男性和女性建立不同的参考范围。简单的单因素方差分析类似于图9-8,在钙组均值(男性血清钙为2.32mmol/L,女性血清钙为2.27mmol/L)之间产生有统计学意义差异(p=0.0045)。当进行两样本均值的比较时,方差分析的结果与两样本均值比较的t检验等效。分析结果与之前的研究一致,因此血清钙含量具有性别特异的参考范围,但从生理角度上考虑,这一结论是否有意义?我们可以采用线性回归证实血清白蛋白通过结合钙离子影响血清中的总钙含量。通过ANCOVA分析性别和协变量白蛋白对钙含量的影响。在本例中,性别对血清钙含量的影响可以分解为白蛋白对钙含量的影响以及白蛋白在男女性体内的分布不同两个部分。ANCOVA通过统计分析发现并消除部分未知并可能影响试验设计的协变量。更多关于ANCOVA的内容可参加高级统计学的相关教材。

设有多个自变量分别为x_1, x_2, x_3…,连续的应变量(亦称结局变量)为y,自变量和应变量均为连续变量,则描述应变量和自变量之间关系的多元回归方程为

$$y=a+b_1x_1+b_2x_2+b_3x_3+\cdots \qquad (公式9\text{-}10)$$

当自变量为名义变量时(如1为女性,0为男性),也可应用多元回归分析。若x_1表示性别,则在计算y值时,若为女性则系数b_1乘1,若为男性则系数b_1乘0。将性别用1和0的编码形式表示,计算简便易于理解。

结构方程模型(structural equation modeling, SEM)是一种用于评估多变量之间线性关系并同时考虑测量误差的共同影响的统计分析方法。由于SEM引入了不能直接测量但可能与结果有偶然关系的变量,即潜在变量,因此被广泛应用于心理学研究的多变量分析中。SEM可分析变量间的复杂关系并评估其相关程度。在医学领域中,结构方程模型常用于流行病学和遗传学。线性结构关系(linear structural relationships, LISREL)软件是用来分析结构方程式模型的早期的最流行软件。

方法验证和过程控制

统计分析是临床实验室验证新方法和监控分析工作流程不可或缺的一部分。

参考范围

图9-2~图9-5所示的案例显示了应用描述性统计建立参考范围会遇到的一些的问题。建立参考值范围的目的是估计绝大多数观察对象某项指标的分布范围,而患病个体则在范围之外。观察值若服从正态分布,则可用正态分布法$\bar{x}\pm2SD$来计算参考值范围,如图9-2所示的白细胞计数的参考范围。观察值若不服从正态分布,参数统计方法不能提供完整的参考区间,则可用百分位数法计算参考值范围,如图9-3所示。考虑用第2.5百分位数到第97.5百分位数的范围表示95%的参考范围。健康成人ALT的分布曲线有两个峰,因此,仅将以健康成人为基础建立的范围作为参考范围是远远不够的,事实上,某些新推荐的ALT参考范围上限远远低于总体人口研究设定的ALT上限。关于ALT的新指南试图将轻度、无症状肝脏变性(如脂肪变性)(Prati et al,2002)的患者剔除。该方法类似于胆固醇和脂类(美国国家胆固醇教育计划,2002)及血糖(糖尿病诊断和分类专家委员报告,2003)设定理想或健康水平所使用的策略。今后可能会更多地采用来自专家共识或专业组织设定的关于特定分析物的参考范围,以此替代基于人群的参考值范围。

须注意的是,若根据性别、年龄等因素将人群分成不同亚群,则应针对不同亚群分别建立参考范围(图9-5)。

准确度

新方法的准确度(如正确地检出及定量化分析物的能力)可以通过检测患者标本或具有已知值的室间质评标本来进行评估)。图9-6A显示了两种方法间呈显著性相关,表明两种方法检测相同分析物结果基本一致(斜率为1),且基本无偏倚(截距为0)。相反,在图9-6B呈现的两种方法相关性分析显示,斜率远大于1,表明分析物与这两种方法反应不同。这种情况常见于应用识别不同抗原表位的不同抗体进行肿瘤标志物的免疫测定。如图9-6B所示,方法C和方法A之间的偏倚也表明了方法学本身对准确度存在一定的影响,而这一影响可通过校准进行补偿。

实验室检测方法的准确度在很大程度上取决于校准品,包括校准品的组成成分、储存时间以及其与其他供应商校准品的比较(见第10章)。最好的情况是按照世界卫生组织或其他专业组织制订的国际标准进行校准。通过使用具有溯源性和标准化计量单位的校准品,可以对相同的患者使用不同的检测方法,或者对不同组的患者进行不同的检测方法进行比较。

在方法实施后,未知标本周期性的能力测试通常以偏离所有实验室的总体均值的标准差指数(*SDI*)形式报告。例如,若所有参加实验室的肌酐测定均值为972.4μmol/L,标准差为176.8μmol/L,某一实验室的肌酐测定结果为707.2μmol/L,则该实验室的$SDI=(707.2-972.4)/176.8=-1.5:1$。

精密度

检测的重复性可以很方便地以*CV*表示,这使得通过根据测量值的大小来标准化被观测的*SD*。应记住,对不同的待测物的浓度,其检测往往存在不同的*CV*。因此,最好是对检测项目在高、低及中等浓度水平分别建立*CV*。

分析灵敏度

试验能可靠地检出最低值被称为分析灵敏度。实验室确定分析灵敏度的常见方法是多次分析"0"浓度标准品(如10次),并计算检测到信号的标准差,即噪音。然后将最低可靠的

检出阈值设置为3或4倍标准差。这种方法通常在实验室内进行个体化。这种特性也被称为检出限。分析灵敏度的另一层含义是指当浓度或者数量发生一定程度的变化时某方法对待测物质变化所致的响应量变化程度(Giacomo,1984)。在这方面,高度灵敏的分析方法的特点是容易检测到分析物在中间浓度时的微小变化。

分析特异度

实验室测量的主要干扰物是溶血、黄疸和脂血,因为这些物质存在光吸收(或光散射)或产生实际的化学反应(如Hb的过氧化物酶的活性可以干扰使用辣根过氧化物酶作为指示剂的许多免疫测定)。除了内源性干扰物外,药物也可以干扰多种化学或免疫学测定。这些干扰作用的程度(或缺乏)通常是通过在血清样品中加入已知的、大量的待测物质后检测该分析物的回收试验来验证。

方法的可接受性

是否将某一方法作为检验的有效方法取决于多种因素。经统计检验,新方法是否呈现较好的准确度和精密度?新方法是否提供有用的医疗信息?新方法是否简单易行(易于操作、成本低、快速)?最大误差是否在医学可接受范围内?最后的决定是基于所有这些条款的专业判断。

统计分析资源

目前,使用计算机的统计软件可以广泛地进行描述性统计和统计检验。在科学领域内,尽管也可采用其他供应商的统计软件,但一些软件包特别受欢迎。其中在生物医学科学领域内最受欢迎的统计软件来自美国北卡罗来纳卡里SAS(最初的统计分析系统)研究所。SAS还提供JMP软件,可提供与统计数据相关联的图形,以便随时可视化结果。另一种完善的统计软件产品是社会科学统计软件包(SPSS),现在是IBM(IBM公司于2010年将SPSS公司并购)的一部分。SPSS在社会科学领域同样应用非常广泛。微软Excel也可提供统计分析和扩展的图形功能。

来自新西兰奥克兰大学的Ross Ihaka和Robert Gentleman创建了一项自由开放源码程序,将其命名为R,用于科学数据分析。尽管R软件在应用时需要编程能力,但其书面代码透明,许多用户已在互联网上发布了R软件的应用程序,供其他人免费使用。病理标准程序的用户以及研究生更青睐R软件进行统计分析。

通过网络搜索可在线进行统计分析。Martindale Calculators On-Line Center 提供在线统计分析,网址为 http://www.martindalecenter.com/Calculators2A_1_Cou.html#STAT-ALL。在"执行统计计算的网页"上列出了可用于统计分析的网站,网址为 http://www.statpages.org/。

当对数据进行统计分析时,事实上,甚至在规划项目的实验设计之前,最好咨询相关生物统计学家以确保试验设计有效,提供统计学意义上"最完美"的结果。对于分类变量和连续变量作为自变量(输入因素)和应变量(输出因素)的不同组合,可参见"The Decision Tree for Statistics"选择统计分析方法,网址为 http://www.microsiris.com/Statistical%20Decision%20Tree/。

(王治国 译 沈立松 校)

推荐阅读

Daniel WW: Biostatistics: A foundation for analysis in the health sciences, ed 7, New York, 1999, John Wiley & Sons.

本书是关于医学和生命科学中统计分析使用更为严谨的课本。

Dawson-Saunders B, TrappRG: Basic & clinical biostatistics, ed 2, Norwalk, Conn., 1994, Appleton & Lange.

本书为生命科学和医学领域内多个示例提供了很好的统计描述,可读性强。

Lott JA: Process control and method evaluation. In: Snyder JR, Wilkinson DS, editors: Management in laboratory medicine, ed 3, Philadelphia, 1998, Lippincott, pp293-325.

本书是临床实验室管理各个方面的全面资料来源。

National Committee for Clinical Laboratory Standards: Evaluation of the linearity of quantitative measurement procedures: A statistical approach—Approved guideline. Document EP6-A, Wayne, Pa., 2003, NCCLS.

本指南以及所有NCCLS指南都是通过涉及来自企业、政府及用户实验室的国际代表所达成的共识而发展起来的,提出可以在世界范围内应用的建议。2005年1月,NCCLS将其名称更改为临床和实验室标准化协会(Clinical and Laboratory Standards Institute,CLSI)。

参考文献

Beran TN, Violato C: Structural equation modeling in medical research: A primer, *BMC Research Notes* 3:267–276, 2010.

Cornbleet PJ, Gochman N: Incorrect least-squares regression coefficients in method-comparison analysis, *Clin Chem* 25:432–438, 1979.

Cuff J, Higgins JPT: Statistical analysis of surgical pathology data using the R program, *Adv Anat Pathol* 19:131–139, 2012.

Giacomo P: *International vocabulary of basic and general terms in metrology*, Geneva, Switzerland, 1984, International Organization for Standardization, pp 4–40.

Matthews DE, Farewell VT: *Using and understanding medical statistics*, ed 2, Basel, Switzerland, 1988, Karger.

National Cholesterol Education Program: Detection, evaluation, and treatment of high blood cholesterol in adults (Adult Treatment Panel III), final report. National Heart, Lung, and Blood Institute, National Institutes of Health, Bethesda, Md; 2002.

National Committee for Clinical Laboratory Standards: *Method comparison and bias estimation using patient samples; approved guideline. Document EP9-A2*, Wayne, Pa., 2002, NCCLS. ISBN 1-56238-472-4.

Prati D, Taioli E, Zanella A, et al: Updated definitions of healthy ranges for serum alanine aminotransferase levels, *Ann Inn Med* 137:1–10, 2002.

Report of the expert committee on the diagnosis and classification of diabetes mellitus, *Diabetes Care* 26(Suppl 1):S5–S20, 2003.

第10章 质量控制

W. Greg Miller

要点

1. 常规检测质控样本，以确保检验程序正确运行。
2. 质控结果的解释基于可接受的标准，这一标准可识别偏倚、偏倚的趋势或超出方法性能预期的不精密度。
3. 质控结果不可接受时，应采取纠正措施，以前次可接受质控结果为起点，重复检测全部患者结果。
4. 由于互通性的限制，质控品不应用于 2 个方法，或 2 批试剂对患者样本产生相同结果的验证。
5. 能力验证提供外部评价，判断实验室检测方法使用是否正确以及是否符合制造商的规范

临床实验室检测的目的是评估个体患者的病理生理状态，以辅助诊断、指导或监测治疗、评估疾病或疾病转归的风险。要对临床干预决定有价值，实验室检测结果必须控制总误差，才能有效地反映其评估对象的生物学状态。测量结果的总误差受以下因素影响：

1. 样本采集、转运、处理和储存过程产生的分析前变异。
2. 检测过程产生的分析中变异。
3. 干扰物，如药物或代谢成分。

质量控制（QC，也称室内质控或统计质控）是一个定期验证测量程序的过程，以确保测量程序按预先建立的标准运行。本章介绍的质量控制是指使用质控品模拟患者样本进行分析测量的过程，此类质控品称替代样本。质控品的检测方式与临床样本相同，定期进行。质控结果用以判断测量程序是否符合适宜病患管理的要求。本章内容还包括将患者样本结果用于质量控制的方法。本章内容结构如下：

1. 分析偏倚和不精密度
2. 质控过程中的校准
3. 质量控制过程纵览
4. 质量控制过程的应用
5. 试剂和校准品批号改变
6. 使用患者数据进行质量控制
7. 能力验证
8. 质量管理

分析偏倚和不精密度

测量的偏倚和不精密度的含义见图 10-1 和图 10-2。在图 10-1 中，横坐标表示个体结果的数值，纵坐标表示对质控品进行检测得到相同结果的次数。红线表示同一质控品重复测量

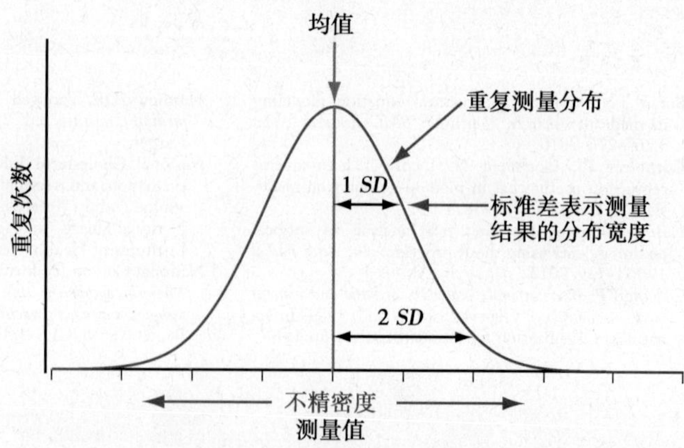

图 10-1 显示重复测量 QC 样本的均值和预期不精密度结果分布的说明

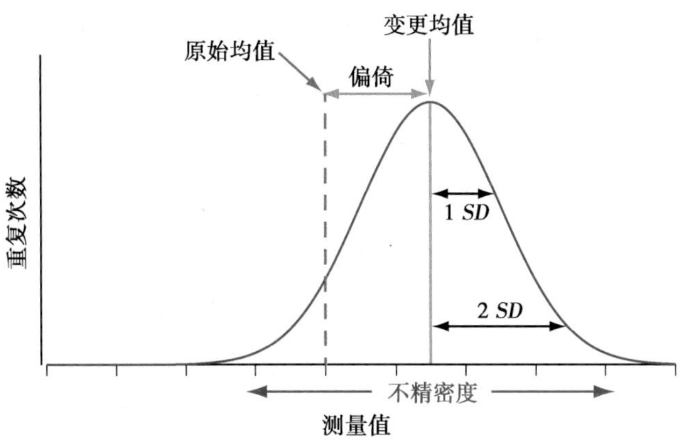

图 10-2 校准变更时发生的系统偏倚

结果的离散程度,此为测量的随机不精密度。假设离散度符合正态分布,就可以用标准差(*SD*)进行描述。*SD* 是测量程序正确运行时预期不精密度的量度。注意,均值周围检测结果出现的概率高于远离均值的结果。均值±1*SD* 的区间包括 68%的检测结果,±2*SD* 的区间包括 95%的检测结果;超出均值±2*SD* 的结果的预期概率只有 5%(100%~95%)。检测方法的正确校准可消除系统偏倚(在不确定度限值内),因此,在检测方法满足性能指标的情况下,质控品重复测量的均值就成为其预期值。

图 10-2 表明,无论任何原因,如果校准改变,系统偏倚将被引入检测结果。系统偏倚指质控品的表观均值与预期值间的差异。要注意的是,未经正确校准方法的不精密度与经过正确校准时相同,所有方法都有其固有不精密度。检测质控品的基本目的是利用统计学评估检测过程以验证所用方法持续运行在性能允许的偏倚和不精密度范围,或识别出需要进行纠正的运行改变。QC 结果的可接受标准——以下章节还要讨论,是基于单个 QC 结果偏离方法正常运行时预期结果变异的概率。准确度(accuracy)用于描述单个检测结果,是该检测结果的系统偏倚和不精密度的综合表现。单次质控结果可以评估由校准带来的系统偏倚和测量过程的不精密度。单个患者样本的结果可能还受到样本中干扰物的影响,患者样本测量的总误差包括了系统偏倚、不精密度和由干扰物存在引起的样本特异性偏差。统计质控不评估会影响患者结果的可能干扰物质,然而,QC 结果的不精密度反映了该方法学的固有不精密度引起的个体患者结果的预期变异。

正确度(trueness)用于描述指定方法的平均系统偏倚,是方法的一种属性,反映该方法可溯源至参考系统的校准的正确程度,以后的章节还将深入讨论。

质控过程中的校准

分析测量过程的校准是获得准确结果的重要环节。图 10-3 中第一部分描述了方法的校准,即建立校准品中分析物的测量信号与定量结果间的相关性,利用这种相关性完成患者样本被测物测量信号向可报告浓度的转换。每个方法的校准方式是不同的,这里不能一一赘述。但是,应用校准程序的一些通用原则将有益于检验结果的稳定性和临床可靠性。

1. 校准(或再校准)

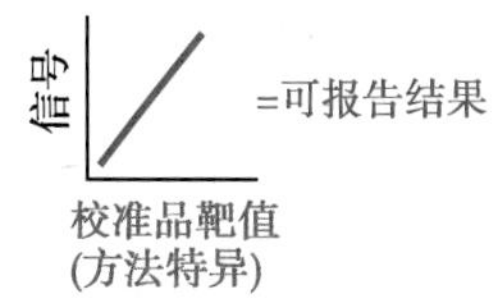

2. 校准验证(校准是否变化?)

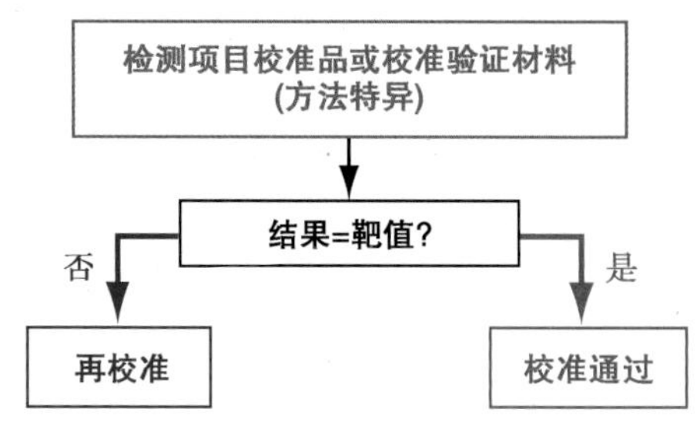

图 10-3 校准(1)和校准验证(2)使用方法特异的校准品(或其他方法特异的校准验证材料)

校准和校准验证

实验室通常使用方法(试剂)或仪器生产商提供的校准品进行方法校准。有时(如 POCT 设备),方法校准在生产过程中完成,实验室只进行校准验证。不论哪种情况,结果准确性向高级别参考系统的溯源性应由方法的制造商提供。方法制造商的校准物质及其赋值目的是确保临床患者样本使用该制造商的常规方法获得准确结果。一个制造商的产品校准品不能用于其他方法的校准,实验室也不应将特定方法的校准物用于校准其他方法。不按方法规定使用校准物可导致校准偏离和错误的患者结果(见下一节)。

原则上,当有证据表明现有校准失效时应重新进行校准。再校准可能会引入分析系统响应和样本浓度间关系的微小改变,而这种关系形成该方法运行过程中的总的长期变异。需要再校准的证据可来自质控结果的异常,在一段时间内发生偏移或偏倚趋势。但 QC 结果包含随机变异,从而增加识别偏倚趋势的难度。因此,通常的做法是根据特定技术漂移产生的经验建立的时间表完成对方法的再校准。体外诊断设备(IVD)制造商通常给出校准间隔。

美国临床实验室修正法规(CLIA)493. 1255 章节要求校准或校准验证至少 6 个月一次或更多频次,如果方法制造商有要求(Department of Health and Human Services,2003)。方法的运行参数未发生改变时,可以接受对现有校准无变化的验证(校准验证),而不是实施再校准。

图 10-3 第 2 部分表示方法现有校准经验证未发生改变,不必实施再校准。验证校准有效性的通常程序是将适用方法的校准物作为“未知”样本检测。校准品靶值的复现表示测量系统校准未发生改变(即现校准经验证有效),没有理由进行再校准,以重建相同的、使用中的测量信号与校准品浓度间的关系。实验室应建立校准验证的标准,即与校准品靶值的符合性。应考虑符合性的适当标准,如靶值±1*SD*,避免对校准状态的错误解释。

校准溯源至参考系统和互通性

只要可能,常规方法的校准应该溯源至高级别参考测量程序或国际参考品(ISO,2003;Vesper & Thienpont,2009;Miller et al,2014)。对于美国 FDA 批准的商品化的方法,IVD 制造商需提供相应校准品,使校准可溯源至对分析物(或包含特定样本类型和待测物质的被测物)有效的参考系统。

非常重要的是,IVD 制造商提供的校准品具有典型的基质特征,其靶值只适用于指定的方法,而不适用于其他制造商的方法。一个 IVD 制造商可以为指定方法的校准品赋值,并纠正可能存在的基质相关的偏倚,使临床样本结果可正确溯源至参考系统。但是,如果这种指定方法的校准品被用于不同方法,将会造成校准错误,这是因为没有补偿针对不同方法的不同基质相关偏倚(当用于不同方法时,校准品与临床样本间不具互通性,见下文)。

临床实验室可能希望验证方法的校准符合方法制造商对于特定被测物可溯源至参考系统的声明。为此目的,一些 IVD 制造商提供校准验证物质,此类物质可以作为方法特异的质控品。作为方法特异的校准品,此类 IVD 制造商提供的质控品通常有基质效应,其靶值只适用说明书中声明使用的特定方法,而不能用于其他 IVD 制造商的产品。方法特异的校准验证物质的靶值可以是针对特定试剂批号的或经制造商确认也可以适用所有试剂批号。

国家和国际参考物质对有些分析物是适用的。多数情况下,这些参考物质适用于高级别参考测量程序,而不适用常规临床实验室方法。实验室不应使用国家或国际参考物质去校准常规方法(或验证常规方法的校准),除非参考物质与患者样本间的互通性经过针对实验室所用常规方法的验证。具有互通性的参考物质可在 2 个或多个方法间有函数关系,并与使用临床患者样本得到的函数关系一致(CLSI,2010;Meller & Myers,2013;Miller et al,2014)。对于互通性参考物质(或校准物),由测量程序给出的定量结果与患者样本中相同水平被测物的结果一致。基质引起的偏倚在参考物质和临床患者样本间的差异造成参考物质(或校准物)和患者样本间的非互通关系。要注意的是,非互通性是 QC 和能力验证(PT)材料的重要限制性因素,后面章节还要讨论。

参考物质证书应当包括对互通性文件的综述。如果一个参考物质对于指定方法与患者样本具有互通性,那么可以用于校准和可溯源至参考系统的校准验证。使用不具互通性的参考物质进行校准,可造成常规方法的错误校准和产生错误的患者结果(Franzini & Ceriotti,1998;Vesper et al,2007;Miller & Myers,2013;Miller et al,2014)。同样,使用不具互通性的参考物质进行校准验证,将给出方法校准状态的不正确信息。许多高级别的参考物质并没有评价过在使用临床实验室检测方法时与患者样本间的互通性。如果一个参考物质的互通性是未知的,应当假设其不具有与患者样本的互通性。

第三方 QC 物质(其制造商不是常规检测系统的制造商)不适宜用于验证校准的溯源性。对不同常规检测方法而言,这些物质与患者样本间的互通性未经证实,而且,也没有可溯源致高级别参考测量程序的靶值。此类 QC 物质被设计用作统计过程质控的质控品,具有靶值和 *SD*,其赋值过程在"应用质量控制程序"章节中描述。当第三方 QC 物质被用于实验室间方法比对计划,且采用方法分组均值时,这些值可以用于确证一个实验室的结果与其他使用相同方法的实验室结果的一致性(见 PT 部分)。

质量控制程序概述

统计质控是质量管理体系的一部分,如图 10-4 所示。统计质控是通过定期检测已知预期结果的质控品,来评价一个测量程序。如果 QC 结果在预期结果的可接受范围内,说明测量程序是稳定的,测量过程符合预期患者结果可靠,能够满足临床需要。如果 QC 结果超出可接受范围,表明测量程序未正确运行,需要进行纠正,患者结果不能报告。纠正完成后,患者样本应当重新检测,同时检测质控品。好的实验室管理规范要求在检测患者样本的同时验证检测方法的正确运行。

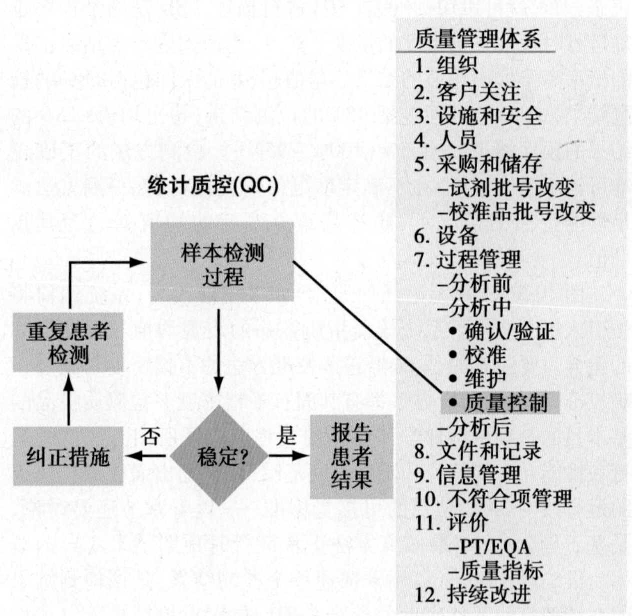

图 10-4 统计质控及其与质量管理体系一体化概览。EQA,外部质量评价;PT,能力验证

统计质控是质量体系管理的一部分,完善实验室操作规程,以保证正确的患者结果。对实验室各项操作而言,书面作业指导书(SOP)都是需要的,包括统计质控。质量控制的 SOP 应内容全面,包括质控品的选择、如何确定描述方法操作的统计参数、QC 结果的可接受标准、QC 样本检测的频次、识别问题后的纠正及文件化和审核过程。SOP 还应明确受权建立可接受控制限和解释结果发放规则的人,质控参数(包括质控统计结果)总结者及对现行 QC 策略或程序批准例外和修改的人。

图 10-5 描述 Levey-Jennings 质控图(levey,1950),也称 Shewhat 质控图(Shewhat,1931),是评估质控结果的最常见展现方式。此种方式按时间顺序显示每个质控结果,允许对方法运行进行快速目测评估,包括趋势检测。假设检测方法工作在稳定的条件下,且符合性能要求,检测结果的均值即代表靶值(或期望值),*SD* 标线代表方法的预期不精密度。假设不精密度为正态分布,全部结果将围绕均值分布,离均值近的结果出现概

率高，远离均值的结果出现概率低。需要注意的是，有极少结果超出 2*SD*，有 2 个结果稍微超出 3*SD*，这也是不精密度正态分布的基本特征。对于大数量的重复测量而言，不同 *SD* 区间内预期结果的数量有如下关系：

$\pm 1SD = 68.3\%$

$\pm 2SD = 95.4\%$

$\pm 3SD = 99.7\%$

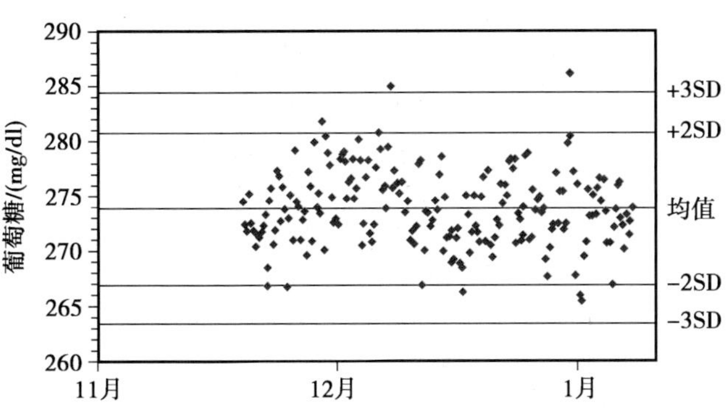

图 10-5 Levey-Jennings 质控图，单批号 QC 样本（*n* = 199），49 天

对于单个 QC 结果的解释是基于在方法操作正确的条件下，结果符合预期分布的概率。后续章节还将详细解释对 QC 结果评价的规则。注意，对于单个 QC 结果的评价可利用计算机运算，但是，这种运算背后的逻辑可以用 L-J 质控图加以说明。

应用质量控制程序

质控品的选择

对于统计质控而言，通常需要 2 个浓度水平。对于定量检测，质控品的被测物浓度应能覆盖方法的分析测量范围。实际上，可供实验室选择的商品化质控品的浓度水平非常有限。尽可能确定方法在分析测量区间上、下限附近的运行是否稳定，这一点非常重要，因为，在这两个水平附近最容易发生偏离。许多定量检测程序在分析测量范围内呈线性反应，如果接近检测限的结果是可以被接受的，可合理假设所有在范围内的操作也是可以被接受的。对于非线性反应的方法，可能需要在中间水平增加 QC，临床决定水平或危急值浓度（如葡萄糖、治疗药物、TSH、PSA、肌钙蛋白）也需要 QC 监测。在被测物低浓度情况下检测精密度较差时，如肌钙蛋白或胆红素，应该选择 *SD* 恰当的浓度水平进行评价。对于具有提取或前处理的检测方法，这些过程中必须使用质量控制。

本章重点讨论定量方法的质量控制，但是，其原则也适用于大部分无数值结果的定性方法，对基于定量测量而定性解释的检测项目（如成瘾药、HCG），相同的 QC 评价原则可适用于有数值结果，并且阴性和阳性控制物应选择能临界值附近浓度，以有效控制区分阴性和阳性的能力。对于等级应答的定性检测方法（如尿试条分析），阴性、阳性、等级应答的质控是需要的。对基于其他原理的定性检验（如电泳、染色、免疫荧光，有机物鉴定），QC 过程应确保可以有效辨识正常和病理状态。

选用的质控品应该是稳定性良好，可以稳定较长的时间，最好 1 年以上。在一段时期内使用一个批号的 QC，有助于建立可靠的控制规则，从而有效地识别检测过程中的问题，避免由于 QC 结果靶值设定不合理造成的假警告，同时减少由于试剂和校准品批号改变对 QC 结果的影响。

QC 材料的局限性

目前可获得的质控品有其固有的局限性，其一，是不具有与临床患者样本的互通性。一个具有互通性的 QC 材料（或其他参考物质如校准物，或者 PT 样本）在测量系统中反应得出的结果与具有相同量被测物的真实患者样本的结果高度一致。QC 和 PT 材料通常与临床患者样本不具有互通性，因为血清和其他生物体液基质通常由患者样本转变而来（Franzini & Ceriotti，1998；Miller，2003；Thienpont et al，2003；Miller et al，2005；Miller et al，2008；Miller et al，2011a）。基质改变可由以下原因造成：制备过程中对生物体液进行处理，为获得预期浓度使用部分纯化的人源或非人源分析物添加物，及不同的稳定化处理过程导致蛋白、细胞和其他成分的改变。基质改变对被测物检测回收率的影响是不可预测的，而且通常对不同批号的质控品，相同方法的不同批试剂，以及不同分析方法的影响也不同。由于互通性的限制，当改变试剂批号或在 2 个或以上方法间比较 QC 结果时需要制订专门程序（见下文）。

其二，质控品在贮存期间被测物质退化变质。被测物稳定性在未开瓶保存期内是良好的，只有缓慢的变质，此决定了产品的保质期，且可引起监测数据的逐渐漂移。被测物稳定性在复溶、融化或开瓶后可成为 QC 结果变异的重要因素，而且，对同一瓶 QC 样本中不同被测物的影响可有很大的不同。应当控制的使用者引起的变异包括在室温放置的时间和未密封的时间，后者可能导致蒸发。开瓶后效期由生产商提供，但可能需要实验室根据本实验室的使用条件为每个质控品建立效期，而且同一个质控物中不同被测物的稳定性可能不同。对于需要加入稀释液复溶的质控品，使用时，可通过标化稀释过程减少瓶间变异（如使用专一移液器或分配器，最好是自动设备；并由专门人员从事操作）。另一局限性是若质控品包含多个被测物，很难做到对全部被测物都在理想的水平。原因可能是溶解性或不同物质间相互干扰，特别是在高浓度时。为有效监控分析测量范围，必要时追加使用别的质控品。

质控品检测频次

检测质控品的频次取决于以下因素：

1. 测量程序的分析稳定性；

2. 在显著差错被识别前的医疗行为对患者伤害的风险；

3. 当存在错误情况但尚未被识别的一段时间内患者结果的数量；

4. 进行再校准或维护保养可改变分析系统当前的操作条件；

5. 实验操作者的培训和能力，特别对于手工和半自动化的方法；

6. 测量仪器失控的风险。

测量程序的分析稳定性

测量程序的稳定性是决定检测质控品频次的基础，系统越稳定，需要统计质控评估的频次就越少。根据CLIA中493.1256条款的规定(Department of Health and Human Services,2003)，最低要求是至少24小时测试一次QC样本，或依据方法制造商的要求多次检测，或实验室认为有必要进行更多次检测以保障方法的操作性能。有些类型的实验有更严格的要求，如CLIA 493.1267款中要求进行血气检测时，每8小时检测QC至少1次(24小时内应包括高浓度和低浓度样本)。另外，QC必须与每个患者样本同时检测，仪器至少每30分钟自动进行校准时除外。

患者伤害风险和有风险的患者数量

与基于方法稳定性或规定的QC检测频次最低要求相比，在显著测量误差被识别前临床诊疗行为的风险是更多的QC检测频次的重要参考因素。较高的QC检测频次有益于避免在临床医生基于错误的检测结果进行临床干预多个小时后才发现检测方法问题。如QC样本检测周期为24小时，测定时间为上午9时，如果QC结果显示方法问题，那么错误状态可能开始于前24小时内的任一时刻。假设问题开始于前一日的下午3时，潜在有差错的结果已经发出了18个小时，将众多患者置于非恰当医疗决定的风险中。Pavin(2008)报道了对QC检测频次和在不同程度差错被识别前发出的潜在不正确患者结果数量的评估。

由错误结果导致患者伤害的医疗风险必须要关注，建立足够的QC检测频次以降低这种风险。从实际的视角，医疗差错的成本，或重复检测自前次可接受QC结果以来有问题的患者样本的成本要高于增加QC检测频次以及时发现差错状态的成本。

CLSI发布了指南EP23，重点是基于风险的QC程序(CLSI,2011a)，这一文件作为临床实验室的指导性文件，说明如何基于对患者伤害的风险评估和风险减缓程序的有效性评估制订QC计划，这两个评估需要利用生产商或其他来源的信息，结合地方医疗卫生制订的临床要求和实验室条件。

通常意义上讲，实验室主任对向临床发出报告的检测结果的高正确性概率负责。要做出此判断，实验室主任需要理解可造成操作不正确的测量技术的风险，需要评估为减少这种风险而内置的质控程序的效果，并保证使用适宜的质控程序，确证在发出报告时结果的正确性。内置质控与使用QC样本的外部监测程序联合应用可用于保证有效降低风险，和(或)监控在适宜频次——这个频次应与故障风险和如果发出不正确检测结果伤害患者的风险相适应。

个性化质控计划

等价质量控制(EQC)的选择在CLIA质量控制要求调研程序和实验室及实验室服务指南中有介绍(附录C,2003)。EQC拟对使用内置质控程序的测量系统用较低的QC频次监控测量过程的不同方面。但是，没有科学证据支持主观界定的EQC选择的正确性。2016年1月1日起，不允许再使用EQC。医疗保险和医疗救助服务中心(CMMS)在2014年引入新的概念叫做个性化质量控制计划(IQCP, Department of Health and Human Services,2013)。IQCP作为QC替代计划经CLIA'88质量控制政策42CFR.1250允许。2016年1月1日以后，QC要求写入2003CLIA质量控制要求(Department of Health and Human Services,2003)或IQCP计划被允许在美国实验室内应用。注意，没有要求改变质控实践，应用IQCP是实验室的自愿行为。

IQCP计划源于CLSI指南EP23,2011年，该指南介绍了基于风险评估建立质量控制计划(CLSI,2011a)。IQCP计划可用于任何测量程序，但是最初是为设计有复杂的内置质控程序的测量系统所使用的，以减少错误结果发生的风险。内置质控程序可包括整合入试剂包的QC材料和监测电子元件的传感器及带有运算的测量过程，以防止在监控状态不满足要求时发出检测结果。部分这样的测量系统可能足够稳定，且自我监测证明可减少传统QC样本检测的频次。CMS的IQPC和CLSIEP23指南所说的风险评估方法是定性的。本章内容包括建立QC计划时的风险评估，特别是检测QC的频次，和接受QC结果的标准，以确证方法操作是可接受的。但是，本章内容没有专门强调IQCP或EP23推荐的全部内容。

基于事件的质量控制样本检测

在某些预定操作程序执行前有必要检测质控品，这些操作可以改变目前操作条件，如再校准或维护，这些操作旨在恢复测量条件，以优化性能和纠正校准漂移或可能已发生的部件老化。为识别自上次检测QC样本后和再校准或维护改变测量系统条件之前，检测结果中无显著误差出现，有必要检测QC样本。在重新检测患者样本之前验证再校准或维护后方法的准确性，同样需要检测QC样本。

建立反映稳定测量操作条件的质控靶值和标准差

建立QC靶值和可接受限以优化足够影响临床干预的测量缺陷的检出概率，同时，减少因用于评估QC结果的标准的统计局限性引起的“误警告”频率。在建立相关QC规则的统计参数之前，测量系统必须进过正确校准，且操作性能指标在可接受范围内。测量方法常规操作中预期发生测量变异的原因见表10-1。测量变异来源包括短时间隔频率，多数情况下可用Gaussian误差分布来描述，及间歇和长时间隔来源，可造成数日或数周内周期性波动，数周或数月内逐渐漂移及结果突然的小位移。质控规则使用的*SD*需要准确计算结果变异的全部来源，保证测量系统操作符合其性能指标。

质控品必须具有可靠的靶值代表系统偏倚足够小的前提条件，这一条件要求检测方法经过正确的校准和适当的重复测量，经过足够的时间间隔以包括测量变异的典型来源，确保均值的计算在此基础上完成。从实践的角度，这一目标很难符合表10-1中长期变异的成分，因此，靶值具有不确定性，当测量条件在满足操作性能的前提下波动时，可能需要精准修订靶值。通常可接受的靶值设定方案是在10天中测定QC材料最少10次，并计算均值为靶值(CLSI,2015a)。如果10天方案不可行——例如，质控品批号的应急替换是必需的——可以用较少的数据建立临时靶值，但应在获得更多重复结果时进行更新。适宜时，在10天期间内应进行1次以上的校准，以涵盖此靶值的变异来源。如果 QC 材料的使用超过 1 天，应以单瓶方式正确保存，并在规定天数内使用，以使分析物变质导致的变异在靶值中处于稳定水平。

表 10-1 常见测量变异的来源

来源	波动时间间隔	近似统计分布
加样体积	短	Gaussian
加样密封圈老化	长	漂移
仪器温度控制	短或长	Gaussian 或其他
测量系统的电子噪音	短	Gaussian
校准周期	短或长	Gaussian 或阶段性移动
储存试剂变质	长	漂移
开瓶后试剂变质	中	周期性、阶段性漂移/移动
储存校准品变质	长	漂移
开瓶后校准品变质	中	周期性、阶段性漂移/移动
储存质控品变质	长	漂移
开瓶后质控品变质	中	周期性、阶段性漂移/移动
环境温、湿度	变化	变化
试剂批号改变	长	阶段性漂移
校准品批号改变	长	阶段性漂移
仪器维护	变化	周期性、阶段性移动
仪器部件老化	变化	漂移，周期性或阶段性移动

有些 QC 物由检测系统制造商提供并赋有靶值和范围以确证检测系统符合生产商性能。这种赋值可为实验室在初期使用，建议实验室在累积到足够的重复结果后重新评估并调整靶值和 *SD*，因为一个实验室使用的 QC 解释规则应反映该实验室的检验操作。生产商建议的可接受限（产品说明书范围）通常是基于多个实验室的数据，必然包括了可变性的来源，如仪器间、试剂批号间和校准品批间，这些变异将大于实验室所用方法本身的变异。使用产品说明书给出的范围，由于其范围过大，将降低实验室检出错误测量状态的能力。

定值质控品也可从第三方生产商处获得（不附属于检测系统生产商的生产商），但使用第三方 QC 物的定值必须慎重，因为赋值时所用的试剂和校准品批号是不同的（见验证 QC 章节，试剂批号改变后评估参数）。另一方面，可靠的分组靶值可能从实验室间比对计划获得，这种比对计划具有大量使用相同方法的实验室。

除靶值外，标准差（*SD*）用于评估在按预期操作时反映方法不精密度的质控品。考虑到表 10-1 中测量变异的来源，推荐 *SD* 的最初估计值应至少有 20 个观测值（CLSI，2015a）。要全面考虑 *SD* 评估的时段内影响测量变异的事件，特别是校准和维护。*SD* 的初始估计值不可能包含变异所有来源的影响，因此，有必要在得到更多数据时进行更新。CLSI-EP5 文件提供了建立测量程序 *SD* 的指南，但没有包含变异的长期分量（CLSI，2014b）。

为一个稳定的测量操作确定 *SD* 时，推荐使用 6~12 个月内单批号 QC 样本的累计 *SD*，这样可以包含变异的绝大部分预期来源（关于确定累计 *SD* 时的重要局限性——改变试剂批号后验证质量控制评估参数，见下文）。图 10-6 举例说明（用葡萄糖测定的实际数据）当用每月计算的结果与通过 6 个月累计获得的相对稳定的 *SD* 结果比较时，发生 *SD* 波动的情况，值得注意的是，累计 *SD* 不是每个月结果的均值，而是由一个批号质控物开始使用后一段时间内的全部结果决定的。长其变异的不同来源产生于检测过程的不同时段。每月的 *SD* 不能准确反映变异的长期分量。因此，累计 *SD* 通常大于每月的 *SD* 值，能更好地反映方法的真实变异。如果预期不精密度在正常稳定的操作条件下被低估，QC 结果的可接受范围将会过小，假失控率将会高到不可接受。如果稳定条件下的不精密度被高估，QC 可接受范围将会过大，显著的测量误差可能未被识别。

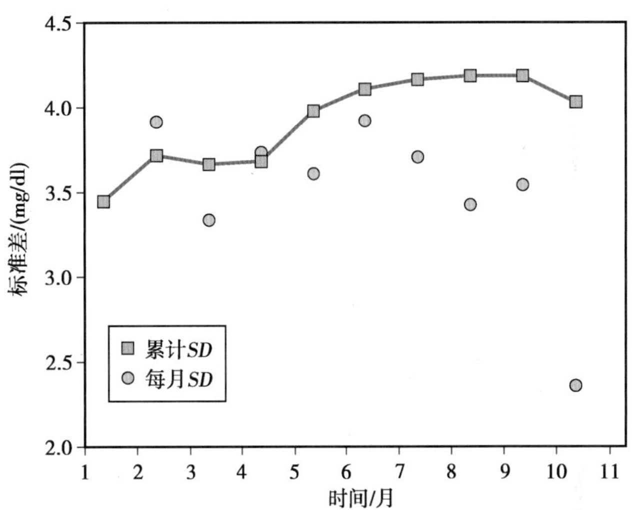

图 10-6 累计标准差（*SD*）与根据图 10-9 中的数据计算得出单月均值

SD 常用于描述方法变异且假设 QC 结果可以用正态分布描述，虽然变异的非 Gaussian 分量会影响 QC 结果。仪器和实验室计算机系统的统计质控包，设计时假设 *SD* 为正态分布，并用于质控规则。因为存在测量变异的非 Gaussian 分量，在评估 *SD* 时包含这些分量是十分重要的。我们利用对 *SD* 的评估，决定单个 QC 结果的可接受性，所以，*SD* 必须能真实地反映方法操作在满足要求时的预期变异。

计算 *SD* 时包括全部有效 QC 结果是非常重要的，以确保 *SD* 能正确反映预期方法变异。一个有效的 QC 结果在有初始赋值的情况下，用于验证可接受的检验操作和报告患者结果。只有导致不能发出患者报告的 QC 结果可以在计算时排除。对 QC 结果的不适当修改，可能导致方法 *SD* 不恰当变小，进而导致评估限变小，并增加假失控概率，伴随统计质控评估效率的降低。

当实验室已经建立的一个方法要使用新批号质控物时，其靶值应与之前批号质控品设定的 *SD* 一起使用，这样做是合适的，因为大多数情况下测量不精密度是所用检测方法和设备的特性，不应该随质控物批号变化而改变。如果旧批号和新批号质控物的靶值不同，可能产生不同的 *SD*，可以在累计一定的数据后，对新批号质控物的 *SD* 做出适当调整。

如果引入一个新的方法，无法获得既往操作信息，设定稳定操作的 *SD* 必须使用方法验证和质控物靶值赋值过程的数据。这种情况下，初始 *SD* 可能偏小，评价标准需要密切监控，并且根据累计 *SD* 应反映的测量不精密度所有来源进行调整。

测量程序性能的临床用途

为决定最适 QC 频次和评估可接受性标准，理解实验性能如何影响临床决策是非常重要的。σ 度量标准通常用于评估检测方法相对临床要求的符合程度。σ 是希腊字母表示标准差。σ 数值范围比较测量过程的变异（标准差）和可接受变异，不会造成患者的诊治差错。

对实验室测量而言，σ 值的计算如下：

$$(TE_a - |bias|)/SD$$

式中的 TE_a（基于临床解释要求的允许总误差），$|bias|$（偏倚的绝对值）和 *SD*（标准差）代表实验室检测方法的性能，其中 *SD* 的评估源于之前描述过的 QC 结果数据。极为重要的是评估 *SD* 所用的 QC 数据能够反映较长时期内出现的全部或大部分变异分量。实验室评估真实的偏倚是困难的，因为这需要与参考方法进行比对，可操作性较差。实际上，QC 结果被用于确定是否发生偏倚，是相对于方法校准建立的条件。因此，在计算 σ 值时，通常假定偏倚为 0。

允许总误差可有不同的评估方法，较好的方法是参考实验室实践指南。例如，美国国家胆固醇教育计划（national cholesterol education program，NCEP）建议测量总胆固醇时 $TE_a \leq 9\%$（National Institutes of Health，1990），国家肾脏疾病教育计划（national kidney disease education program，NKDEP）建议，肌酐水平为 1～1.5mg/dl 时，检测的 $TE_a \leq 0.10$mg/dl（Myers et al，2006）。当无法获得实践指南时，评估 TE_a 的推荐方法是咨询临床医生，以确定实验室结果变化的大小对临床干预措施的影响。另一种方法是基于针对分析物的个体内和个体间生物学变异计算 TE_a（Fraser，2001；Lund et al，2014）。基于生物学变异的最佳、满意和最低 TE_a 列表已可获得（Perich et al，2014），然而，基于生物学变异的 TE_a 评估应谨慎应用，因为生物变异的评估在许多情况下是基于最小的数据量，其评估实验设计和选择评估项的过程受到挑战（Roraas et al，2012；Aarsand et al，2014）。例如，在不同的研究中，对 AST、ALT 和 GGT 生物学变异的报告就有很大差异，分别为 11%～58%、3%～32% 和 4%～14%（Carobene et al，2013）。另外，生物学变异通常是由无疾病个体获得的数据，可能与病理状态下不同。

由于 σ 假设对重复测量结果呈正态分布，缺陷概率——错误实验室结果——可以预测，如表 10-2 所示。σ 值表示给定错误结果的概率——可造成患者伤害的风险——预期在检验方法规范操作时发生。“6σ”表示测量过程的变异远小于临床要求的情况，错误结果非常罕见。一个“4σ”方法将少一些可靠性，具有相对高的差错产生概率，但还维持在非常低的频率上。“2σ”方法可产生较多的差错结果，虽然符合规范操作，对患者医护不是非常可靠的方法。

表 10-2 基于 σ 度量的可接受或差错结果的概率

σ 值	规范内结果的百分比	差错（缺陷）结果百分比	每 100 万结果差错（缺陷）率
1	68	32	317 311
2	95.5	4.5	45 500
3	99.7	0.3	2700
4	99.994	0.006	63
5	99.99994	0.00006	0.6
6	99.9999998	0.0000002	0.002

图 10-7 显示 σ 值如何描述实验室检测的规范性。A 部分显示“6σ”检测操作，其 TE_a 限值远离测量程序规范操作时测量变异预期分布的中点达 6*SD*。在“6σ”情况下，偏倚或不精密度的增加对产生错误结果的数量影响很小，稍宽松的质量控制是适宜的，因为产生差错的风险非常低。B 部分显示“3σ”检测特性，其 TE_a 限值远离规范操作时测量变异预期分布的中间点达 3*SD*，在“3σ”条件下，少量偏倚或不精密度增加将造成一定数量的错误结果增加，并且需要相对严格的质量控制以识别这种情况的发生。注意，即使再多的 QC 检测，也不能改善临界测量的性能。然而，多频次的 QC 检测和严格的可接受标准将使实验室识别出较小的性能改变，并得以纠正，以降低根据错误结果做出的临床医疗决策对患者伤害的风险。

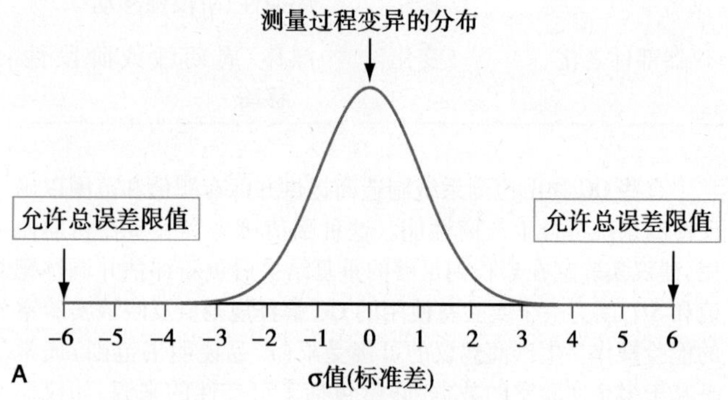

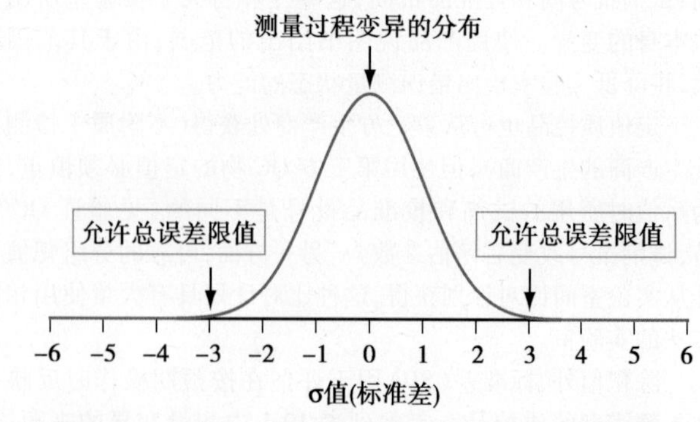

图 10-7 与 σ 度量相关的检测性能描述多好的性能符合医学要求。A 部分表示“6σ”方法，B 部分表示“3σ”方法。注意，测量 *SD* 对两种情况是相同的，但用 *SD* 表达的 TE_a 分数是不同的

建立评价 QC 结果的规则

解释QC结果的可能受范围和规则是基于显著分析差错的检出概率,及可接受的低假失控概率。在选择适宜的QC规则之前,要求的过程控制规范必须针对每个分析物建立。

在临床实验室中应用广泛使用的表达质控规则方法是使用缩写字符(Westgard et al,1981),并汇总于表10-3。注意,允许使用有小数的*SD*区间,如$2_{2.5S}$。统计方法如累计和(cumulative sum,CUSUM)或指数加权移动均值(exponentially weighted moving averages,EWMA)优先用于监控偏倚的趋势。如果计算机系统支持的话,推荐使用这些高级别趋势检测方法,因为它们比8_{1S}更有效,或使用相似的、基于连续质控结果超出靶值给定的偏倚。EWMA和CUSUM必须谨慎使用,以避免对微小变化过于敏感,而造成过多的假失控。

表10-3 质控评价规则的缩写命名

规则缩写	说明	检查内容
1_{2S}	1个QC结果超出靶值2*SD*,不推荐使用1_{2S}规则,因为其假失控概率过高	不推荐,除非针对"低σ"方法
1_{3S}	1个QC结果超出靶值3*SD*	不精密或系统偏倚
2_{2S}($2_{2.5S}$)	连续2个QC结果或同批次内2个QC样本的结果同方向超出靶值2*SD*(或2.5*SD*)	偏倚
R_{4S}	同批次检测2个QC样本的结果间,或同一QC样本的连续2个结果间超过4*SD*	不精密度
10_X或10_m	同一QC样本连续10个结果均处在均值的同一侧。不推荐使用此规则,因为其假失控概率过高	不推荐
8_{1S}($8_{1.5S}$)	同一QC样本连续8个结果同方向超过靶值1*SD*(或1.5*SD*)	偏倚趋势
CUSUM	给定数量的之前结果的*SDI*累计和	偏倚趋势
EWMA	指数加权移动平均法,结果越新影响越大(加权)	偏倚趋势

功效函数图用于描述质控规则检出给定等级分析误差的可能性(Westgard & Groth,1979)。Westgard统计模型假设Gaussian误差分布,忽略实际测量系统存在的非Gaussian误差分布,并且提供了选择质控规则的指南。其他一些文献报告侧重使用其他统计模型和误差分布假设选择质控规则标准(linnet,1989;Parvin,1997;Parvin and Gronowski,1997)。

图10-8描述功效函数图,在检测患者样本时测量2个QC样本,纵坐标(y轴)是测量误差检出概率,代表超出特定质控规则结果的概率,横坐标(x轴)是结果系统偏倚的程度,使用1*SD*为单位描述随机不精密度。

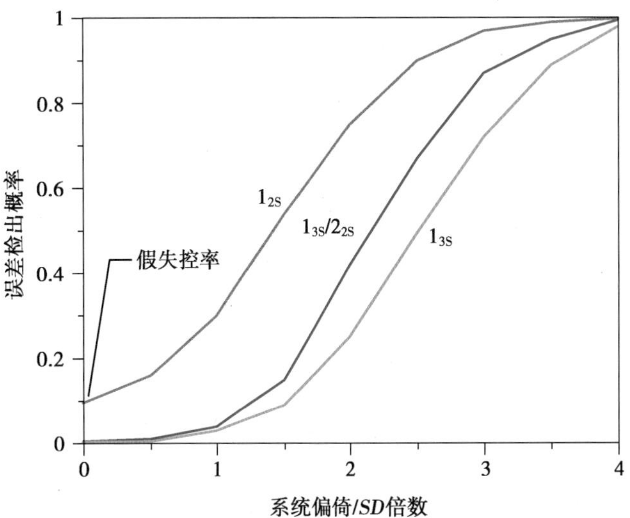

图10-8 使用2个质控物时不同质控规则检出系统误差能力的功效函数图,系统误差用偏离靶值的*SD*数量表示(Adapted from Westgard JO, Groth T: Power functions for statistical control rules, Clin Chem 25: 863-9, 1979; used with permission)

图10-8中的3条线代表不同质控规则检出不同程度系统偏倚的概率。例如,对1_{2S}规则而言,系统偏倚为1*SD*(*x*轴)的结果其失控(超出均值2*SD*)检出概率(*y*轴)为0.35(35%)。注意,此图仅以*x*坐标*SD*描述系统偏倚。一个系统偏倚为1*SD*的结果也有可能因不精密度分量造成违反1_{2S}规则。因此,1_{2S}规则有35%概率检出1*SD*系统误差。可以根据其他质控规则,包括检出系统偏倚和不精密度差错,绘制相似的图型。

要注意的是,图10-8中没有一个质控规则具有100%的概率检出系统偏倚,除非误差相对较大。1_{2S}规则具有好的误差检出概率(如检出2.5*SD*偏倚的概率为90%),但假失控概率较高,可见*y*轴截距(由于不精密度影响,对0偏倚作为误差检出的概率约为10%)。正因为假失控概率高,通常不推荐使用1_{2S}规则,除非检验项目处于边缘性能(低σ方法),且实验室期望识别小的可造成患者诊疗风险的偏倚。1_{3S}规则具有低的假失控概率,但误差检出概率相对较低(如检出2.5*SD*偏倚的概率为50%)。推荐作为多规则标准同时使用2个或多个规则,以改善质控规则的效率。例如,使用$1_{3S}/2_{2S}$多规则识别差错,即1个质控结果超出靶值±3*SD*,或2个结果同方向超出靶值±2*SD*。$1_{3S}/2_{2S}$多规则的假失控概率低,与1_{3S}相似,但改善了误差检出概率(检出2.5*SD*偏倚的概率为65%,检出3.2*SD*偏倚的概率为90%)。以上多规则示例中,1_{3S}规则对不精密度或大的系统偏倚敏感,而2_{2S}对系统误差敏感。

表 10-4 适用图 10-9 中的质控数据的经验多规则

多规则分量	检出变异的类型
1_{3S}	不精密度或偏倚
$2_{2.5S}$	偏倚
R_{4S}	不精密度
$8_{1.5S}$	偏倚趋势

为评价 QC 结果而选择质控规的一个挑战是，如表 10-1 中列举的不同来源变异发生在大多数当代自动分析系统上，但是发生频率各异，这造成操作性能较长周期和阶梯式波动，可在使用检测系统的过程中任何时间发生，这些变异类型不适用规则选择的 Gaussian 模型来描述。在特定时期内，短期 *SD* 会显著小于长期累计值（图 10-6），我们必须避免得出评估使用的 *SD* 过大的结论，因为随着时间延长，变异的周期性来源会被计入，累计值与方法性能将更加一致。

图 10-9 描述非 Gaussian 误差来源是如何影响自动检测血糖方法 10 个月期间单一批号 QC 结果的。葡萄糖方法稳定性和性能在 10 个月间可满足临床使用。前 49 天的数据与图 10-5 相同，且表示这一批号 QC 样本的初始情况。检查这些数据发现有些波动不能用 Gaussian 统计模型进行描述，第一次更换试剂批号造成均值阶梯移动，但升高的程度不足以改变初始靶值。第二次试剂批号变更对 QC 结果没有影响。在 3 个月和 4 个月间，发生均值向较低值转移，这与任何维护、试剂批号变更或校准无关，在 10 个月内，有几周时间当不精密度发生变化时发生上述情况（图 10-6，使用相同数据计算的结果）。

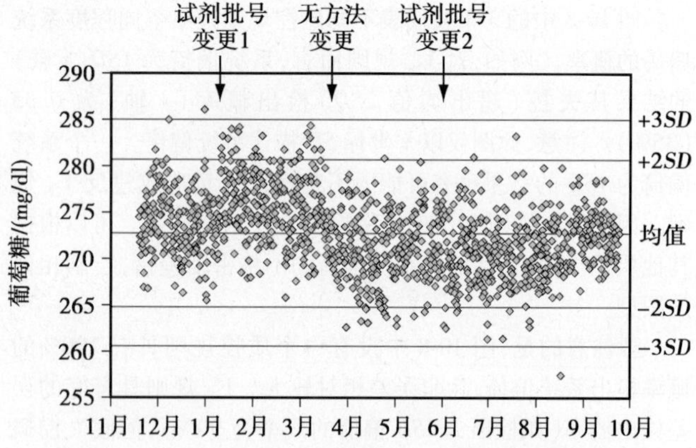

图 10-9 Levey-Jenningsr 质控图，单批号 QC 样本（N = 1232），10 个月期间。*SD*，标准差（Reprinted with permission from Miller WG，Nichols JH：Quality control. In Clarke WA，editor：Contemporary practice in clinical chemistry，ed 2，Washington DC，2010，AACC Press）

实际上，经验判断常用于建立评价 QC 结果的可接受标准（规则），这些结果基于足够长时间获得的数据，以充分量化方法正确运行时的预期变异。不推荐选择质控规则仅基于不精密度 Gaussian 模型，因为它不能适应许多分析系统变异的类型。

基于图 10-9 的数据，表 10-4 给出了一个根据经验建立多规则的事例，当用于图 10-9 中的数据时，其假失控概率为 0.6%，使用 11 月至 1 月间（图 10-4）的均值作为靶值，并使用 10 个月期间代表所有不精密度的 *SD*。如果使用 2_{2S} 规则代替 $2_{2.5S}$ 规则，假失控概率将增加至 1.2%，但可以稍微改善偏倚的检出。$8_{1.5S}$ 规则用于检出偏倚发生的趋势，因为其假失控概率为 0（相比 8_{1S} 规则为 0.5%），并且足以在影响临床之前检出发展趋势，因为 *SD* 小，在葡萄糖浓度为 274mg/dl 时，*SD* 为 4.0mg/dl，如果此葡萄糖浓度下可接受的允许总误差为 10%，那么检测方法的 σ 值为 6.8，说明此方法差错率极低，所用 QC 规则假失控概率低，适用于该实验室对可能影响临床诊疗决策的差错警告。对于其他临床浓度范围或其他分析物而言，2_{2S}、8_{1S} 或 $6_{1.5S}$ 也许更适用。没有使用 10_X 规则，因为它可使假失控概率增加至 11%。通常不推荐 10_X 规则，因为这种情况下不能推断当差异的程度针对靶值很小时，患者结果的临床解释存在问题。

无论使用何种统计方法，多规则的联合应用可以改善假失控和误差检出概率间的平衡。建立质控规则时，要记住统计过程控制只能识别出某一点测量系统产生的结果在系统运行稳定的条件下，确认其预期变异。记住 QC 样本的定期检测不能识别随机事件（如样本凝块，试剂吸取的随机误差），因其不能持续至下次测量 QC 样本。选用的质控规则可以检出校准和不精密度的变化，显然已经足够在报告患者结果前进行必要的纠正。

在审核质控数据的统计参数过程中，可以检测方法性能是最低限度地或不足以满足临床需求。确定 σ 值有助于此类评价，因为 σ 值给出预期的错误结果数量。如果不能改进方法性能，并且不能获得更好的方法，实验室可以终止性能不符合的检测项目，或在方法性能处于边缘状态时应用更加严格的质控操作。另外，方法的局限性应与患者护理的提供者进行沟通。

更加严格的质控操作包括：选择在较小差错条件下即可发出报警的质控规则，在多规则中增加额外的规则，增加 QC 检测频次，检测 2 个以上 QC 样本，且在对检测患者样本期间的质量控制评估完成前，不发出患者的报告。对于 σ 值较低的方法，更加严格的 QC 规则将造成较多的报警，其中会有假失控，但可以检出可能影响患者结果解释的误差。重要的是，认清较为严格的 QC 操作将改进方法性能，要识别的方法性能变化虽然较小，但可以影响患者基于检测结果的诊疗决策。

一个使用标本替代品的统计质控计划，要指明 QC 样本的数量，浓度水平，质控规则和检测 QC 样本的频次。参数的选择将根据测量程序的性能特点，在下次检测 QC 样本前潜在有差错患者结果的数量和如果潜在有差错的结果被用于临床诊疗决策对患者伤害的风险。质量控制策略的各要素之间的联系可见发表的综述（Yundt-Pacheco and Parvin，2013）。

在质控结果提示测量问题时的纠正

质控报警发生在 QC 结果违反评价规则时，提示可能存在分析问题。质控报警意味着检验产生的结果有很高的概率对患者而言是不可靠的。这种情况发生时，有必要采取纠正措施以调查失控的原因。图 10-10 展示了一个广义的排错路径。不建议重复检测同一 QC 样本，因为有正确设计的质控规则，失控报警时，测量系统非常可能存在问题，而非 QC 结果为统计上的离群值。然而，由于不恰当处理和保存，或由于分析物不稳定，QC 样本在开瓶后可能变质。因此，重复检测新的 QC 样本将有助于发现失控报警是由变质的 QC 样本造成的，而不是方法本身的问题。这种情况下，如果新 QC 样本的结果可以接受，患者样本的检测就能够继续进行。如果 QC 结果在可接受限的边缘，有必要考虑重复结果和原始结果可能本质上在同一水平，这种情况下，存在测量问题的概率是极高的，应该进行原因分析。另外，应该检查现在的和之前的 QC 结果，以发现偏倚的趋势，其提示需要纠正的测量问题。这些对新 QC 样本重复结果评价时的注意事项，具有挑战性或不可能由计算机系统自动评价，因此，需要实验室技术人员认真地审核结果。

当对新 QC 样本的重复检测没有解决失控问题时，应该检查仪器和试剂是否有成分变质、试剂用完、机械故障，等等。在许多情况下，有必要进行再校准(或校准验证)。当识别并纠正问题后，应该检测 QC 样本以验证纠正的有效性，并且，自前次可接受 QC 结果以来的所有患者样本都应该重新检测。实验室主任必须建立可接受标准，以决定重复检测的结果是否支持报告原始结果，而不必发出修订报告。否则，必须报告经过修订的结果。例如表 10-5 列出用于此目的作者实验室的经验标准。重复检测的可接受标准是基于方法操作性能、服务人群和医疗服务的临床要求。

表 10-5 部分化学分析物的实践标准举例，对患者重复检测结果一致性和多台仪器检测同一患者样本结果间的一致性要求

分析物	可接受标准(结果间差异)
白蛋白(albumin)	0.4g/dl
碱性磷酸酶(ALP)	10U/L 或 10%*
丙氨酸氨基转移酶(alanine amino transferase，ALT)	10U/L 或 10%*
淀粉酶(amylase)	15U/L 或 10%*
天冬氨酸氨基转移酶(AST)	10U/L 或 10%*
总胆红素(bilirubin，total)	0.3 或 10%*
总钙(calcium，total)	0.5mg/dl
氯化物(chloride)	4mmol/L
胆固醇(cholesterol)	5%
肌酸激酶(CK)	10U/L 或 10%*
二氧化碳(CO_2)	4mmol/L
肌酐(creatinine)	0.2mg/dl 或 10%*
谷氨酰转移酶(GGT)	10U/L 或 10%*
葡萄糖(glucose)	6mg/dl 或 5%*
铁(iron)	10μg/dl 或 10%*
乳酸(lactate)	0.32mmol/L
乳酸脱氢酶(lactate dehydrogenase，LD)	10U/L 或 10%*
脂肪酶(lipase)	10U/L 或 10%*
镁(magnesium)	0.3mg/dl
磷(phosphorus)	0.4mg/dl
钾(potassium)	0.3mmol/L
总蛋白(protein，total)	0.4g/dl
钠(sodium)	4mmol/L
甘油三酯(triglycerides)	10%
尿素氮(urea nitrogen，BUN)	3mg/dl 或 10%*
尿酸(uric acid)	0.4mg/dl

*以较大者为准

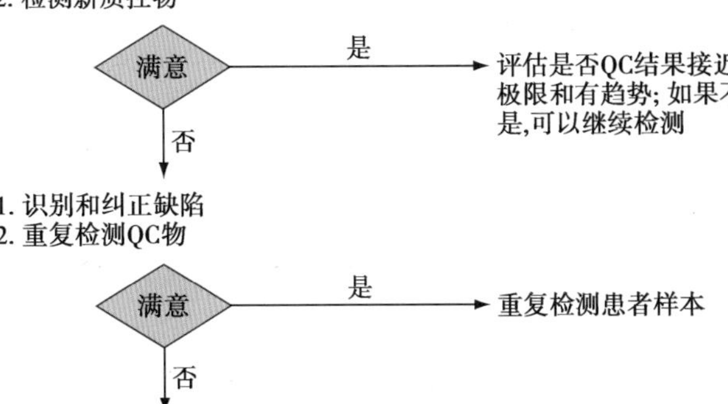

图 10-10 对不满意质控结果的广义差错查找顺序(Reprinted with permission from Miller WG，Nichols JH：Quality control. In Clarke WA，editor：Contemporary practice in clinical chemistry，ed 2，Washington DC，2010，AACC Press)

有时，样本量可能不够(量不充足，QNS)进行重复检测，这种情况下，不能报告结果，除非以文件化形式表明，方法缺陷对原始结果的影响很小，对临床解释的影响很有限。方法学问题对临床影响的评价原则是重复检测样本量充足的样本，重复检测的样本必须包括 QNS 样本浓度的范围，和自前次可接受 QC 结果以来的时间跨度，且应该包括在检测方法不可信时检测的绝大多数样本。如果这一样本组的重复结果满足已建立的患者样本重复检测标准，QNS 样本的原始结果可以报告。否则，考虑 QNS 样本的原始结果有差错，不能发出检测报告，已报告的原始结果需要修改为"无结果"状态。

QC 数据的审核

QC 数据的直接影响是决定患者结果是否可报告，并用于医疗决策。另外，QC 数据必须由实验室管理层定期审核。典型的审核时间表是每周由高级技术人员和(或)监管人员进行，至少每月由实验室主任审核一次。每周审核过程应检查每个失控是否有正确的纠正措施，可能存在差错的所有患者样本是否进行了重复检测，过程以文件化形式形成质控记录。月审核应包括周审核过程识别出的任何问题，像 Levey-Jennings 图或其他识别重要方法性能走势和变化的工具的检查。注意，帮助审核 QC 数据的自动化系统是可以被接受的，并且单个的 Levey-Jennings 图不需要每月都进行检查。规定期间的报告，如 1 个月，将质控结果的均值和 *SD* 与稳定试验性能的预期值比较，能够有助于重点审核需要关注的试验。例如，报告可能识别出 QC 统计值偏离给定量，如均值偏离靶值超过 1*SD* 或 *SD* 超出预期值。识别的需要进一步检查的 QC 结果，可以审核 L-J 质控图或其他方法状态记录，如维护，校准和更换试剂。月审核还应包括试剂批号变更、校准品批号变更的一致性和以下章节描述的基于患者数据的 QC 程序。

QC 审核过程具有 2 个主要功能：验证检验过程是稳定的且符合操作性能，及识别可能需要干预的操作性能有变坏趋势的检测程序。另外，可以做出其他判断，如 QC 频次，QC 可接受

标准,校准和维护频率,等。源于质量管理的质量指标,如失控数量,修订结果的数量,或因质控问题重复检测的患者样本数量,非常有助于决定是否需要改变质控计划。QC 审核是一个检查检测性能的机会,对测量程序提供符合临床要求的结果的有重大作用。

试剂批号变更后验证 QC 评价参数

变更试剂批号可能对 QC 结果有意想不到的影响,QC 靶值的试剂批号交叉评价是必要的。由于质控品和试剂间基质有关的相互作用可能因不同试剂批号而改变,在试剂批号变更后,QC 结果可能不是检测患者样本方法性能的可靠指标。在一个大型研究中,使用了 661 批试剂,8 个 QC 样本,82 个检测项目,7 个不同的仪器平台,1483 个 QC 样本-试剂批号组合中有 41%的 QC 值呈现显著差异,但在患者样本检测中未出现试剂批号间差异。在图 10-11 的示例中,高浓度 QC 值随新批号试剂的使用漂移,但低值 QC 的结果没有变化。使用新批号和旧批号试剂检测一组患者样本比较结果,如图 10-12 所示,验证了使用任何批号试剂患者结果的相似性,患者结果覆盖分析测量范围,且值近似一致,斜率为 1.00,截距较小,仅为-3mg/dl。因此,对高值 QC 品而言,QC 值的变化是由于基质效应在质控品和每批试剂间引入的偏倚。有必要使用临床患者样本验证新、旧批号试剂间结果的一致性,因为质控品存在基质相关偏倚的不可预见性。图 10-13 显示在试剂批号改变以后,验证或调整质控品靶值的步骤。使用旧批号和新批号试剂检测一组患者样本和质控品,第一步验证使用新批号试剂检测患者样本的结果与旧试剂的一致性,患者样本结果的而不是质控品结果的偏倚,用于验证新试剂批号是否可被接受应用。如果识别出存在问题,应核查和纠正新试剂批号的校准,或新试剂批号可能有缺陷,不能使用。在评价患者结果时应记住,旧批号试剂的校准也可能发生漂移,应在得出新批号试剂患者结果不能被接受的结论前进行验证。

用于验证新试剂批号的患者样本数量可依据分析测量范围、实验不精密度和医学决定水平而定。CLSI EP26 文件(CLSI,2013)推荐最少 3 份患者样本,并根据重要医学决定浓度的数量和实验不精密度尽可能多一些。这一 CLSI 指南包括统计分析以确定患者结果的差异是否小于临界差,代表因实验室结果导致患者医疗措施不恰当的风险。另一种方法是选择 10 份以上可以覆盖分析测量范围的患者样本,并使用 Deming 回归分析(Cornbleet & Gochman,1979;Linnet,1993)评价患者样本浓度范围内的平均性能指标。尚无公认的结果间一致性的临床可接受标准,因此,实验室必须建立可接受标准,并符合小样本量、方法的分析能力和结果解释的临床要求。例如,作者实验室用于评价个体结果的经验可接受标准见表 10-5。

一旦患者的结果可被接受,图 10-13 中的第二步是评价每个质控品以确定其靶值是否正确适用于新批号试剂。如果靶值发生变化,必须对其调整,以纠正新、旧批试剂间的基质相关性偏倚。这种调整保持预期偏倚集中围绕 QC 靶值,所以质控规则仍然有效。不做靶值调整,将在序列 QC 结果中导入人为偏倚,即造成假失控增加,又减低差错检出能力。这些影响可见图 10-14,靶值移动可造成部分绿色图示结果超出旧靶值 1~3S 极限,而实际上患者结果没有缺陷,因为 QC 结果是人为增加了新试剂批号的基质相关偏倚。同样,对旧靶值 1~3S 下限而言,增加的空间将允许存在一个低的偏倚,正如最后 2 个绿色点所示,而不被检出,直到这种较低的偏倚变大超出质控规则的预期检出限。

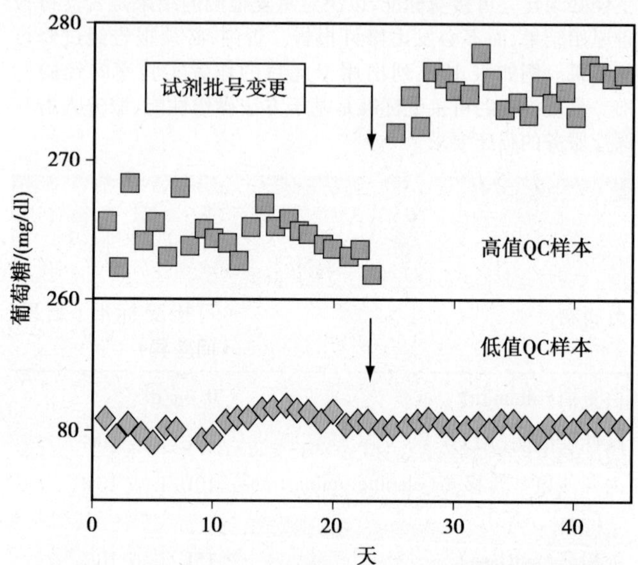

图 10-11 Levey-Jennings 质控图,表示试剂批号变更对质控物基质相关偏倚的影响(Reprinted with permission from Miller WG, Nichols JH: Quality control. In Clarke WA, editor: Contemporary practice in clinical chemistry, ed 2, Washington DC, 2010, AACC Press)

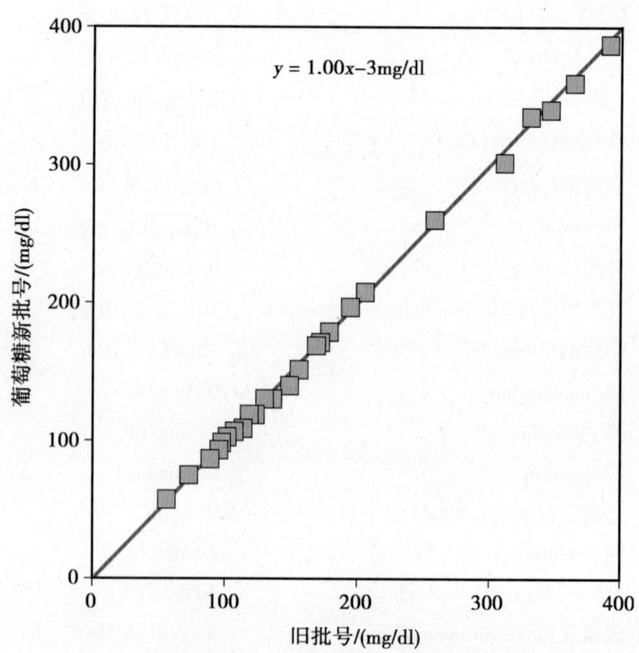

图 10-12 患者样本结果比较的 Deming 回归分析,使用与图 10-11 中检测 QC 样本相同的旧和新批号试剂

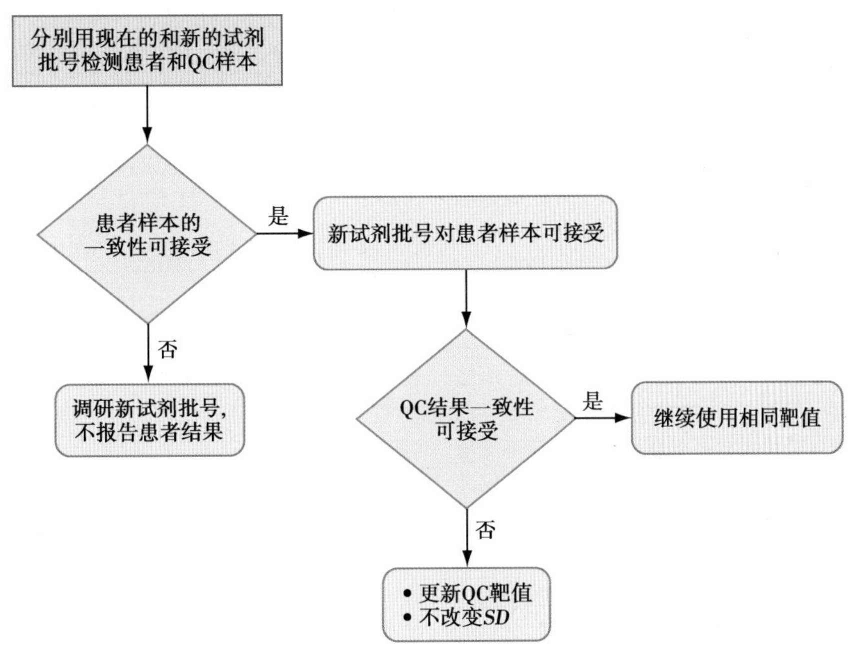

图 10-13　试剂批号变更后对 QC 靶值潜在基质影响的评价过程

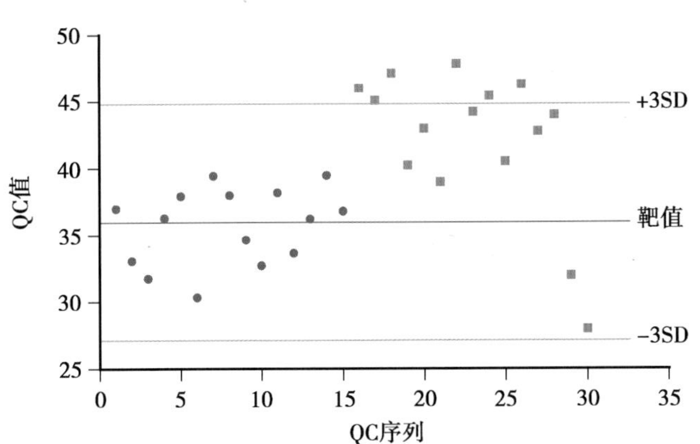

图 10-14　未调整靶值解决基质相关漂移时，质控规则对失控率的影响。在序列号 16 处引入新试剂批号

在应用新号试剂时，用于评价 QC 结果的 *SD* 不会变化。*SD* 代表方法稳定时的预期变异和符合性能标准的运行。在多数情况下，方法变异对不同批号试剂是相同的。但是偶有例外发生。例如，如果新试剂批号是重组的，就可能需要在使用新批号试剂另外累积一定数量 QC 结果后，调整 *SD*。试剂批号验证通常在同一日内进行，并只能提供少量 QC 结果从而评价是否有靶值变化。因此，有必要谨慎监测 QC 结果，直到用新批号试剂获得更多数据以后，必要时，重新确认新靶值。

要注意，由试剂批号引入的 QC 结果数值的基质相关改变将会造成累计 *SD* 的人为增加，此时的 *SD* 可能较固有的测量变异大，不适宜用于 QC 规则。由于这一原因，在确定解释 QC 规则的 *SD* 时，推荐使用来自同一试剂批号或试剂批号间 QC 靶值没有基质相关改变的累计 *SD*。

临床实验室的经验表明，除试剂批号改变，测量系统改变可能影响 QC 结果，但不影响患者结果。此类改变可因维护、组件替换，或其他原因造成。理论上，这种现象是可以指明原因的，但并非总是可以被识别。实际上，影响 QC 结果、但不影响患者结果的情况被以描述试剂批号改变的相同方式对待。重要的质控原则是，如果患者样本结果在 2 种情况下是一致的，如果必要，QC 样本的靶值应进行调整，反映在新条件下的数值。不对 QC 靶值做出调整，将会形成用于评价 QC 结果的不恰当可接受限。

使用新批次校准品后验证方法性能

在使用新批次校准品而试剂没有变化时，没有改变质控品和试剂间的基质反应。此种情况下，质控品提供使用新批次校准品可靠的校准状态标志。如果 QC 结果提示在使用新批次校准品后出现偏倚，表明校准已经发生了变化，并且需要进行纠正，以保证患者样本结果的一致性。

有些情况下把试剂盒更换为小包装，包括试剂、校准品和质控品。这种情况下，QC 结果不能在使用新试剂盒时识别出校准漂移，并且有必要使用新、旧批次试剂盒检测患者样本，以验证其一致性。可能时，推荐使用独立于试剂盒批次的质控品，并避免在变更试剂或校准品批号的同时更换质控品批号。检测患者样本总能提供可靠的方法，用于验证在试剂或校准品批号变更后结果的一致性。

患者数据用于质量控制程序

患者样本的结果主要有 4 种方式进行实验室质量控制：

1. 在变更方法的试剂或校准品批次时验证患者结果一致性（之前章节已讨论）；

2. 利用患者的前期结果的差值校验（delta check）识别不一致的结果；

3. 医疗机构中检测同一被测物使用一种以上的仪器或方法时，验证患者结果的一致性；

4. 在统计质控计划中，利用患者样本结果验证方法性能。

利用患者前期结果的差值校验

实验室差错的部分类型可以通过患者当前检测结果与相同被测物前期结果的比较加以识别，这种比较称为差值校验（delta check）。前期结果取自过去的指定时段，此期间内检测结果没有生理性改变，这一局限性也限制了可用差值校验法有效监测的被测物种类，差值校验对检查样本标签错误和在患者样本采集过程中经过静脉输液稀释变化的样本非常有用。所以，有效的差值校验过程可利用有限的被测物数量建立。可造成差值校验报警的结果间的差异，必须足够大，以避免超过假失控数量，并且足以识别可能让步和需要跟踪研究的样本。表10-6 表明，作为举例，作者实验室中使用的自动化学分析仪差值校验参数，为识别让步患者样本而设计。

表 10-6 识别标签错误或采样过程输液污染的差异核查标准

检验项目	差异标准
Na	在 48 小时内变化 5%
BUN	在 48 小时内变化 60%
Cr	在 48 小时内变化 50%
CA	在 48 小时内变化 25%
渗透压	在 48 小时内变化 5%

差值校验能检出分析误差，然而，识别误差必需的临界值与生理变化相比将是非常小的，并可能造成大量的假失控，减低实验室工作流程的效率。一个完美设计的统计质控计划将会更有效地检出分析误差，然而，差值校验可能有助于识别干扰物，例如，患者样本中出现有新药。Kazmierczak（2003）综述并发表了使用差值校验和其他基于患者数据质量控制程序的建议。CLSI 出版了临床实验室差值校验应用指南 EP33（CLSI，2015b）。

验证仪器或方法间结果一致性

质控过程中患者结果的另一贯用法是验证在同一医疗机构内使用多台仪器或多种方法检测同一被测物时患者结果的一致性。好的检验医学需要检测同一被测物用多种仪器或方法经过校准，以使患者样本产生最大可能相同的结果。有必要修改某台仪器的校准设定，以符合另一台设备的结果，这一策略让通用参考区间成为可能，提供不同地点实验室检测结果的连续性，避免因实验室结果解释造成的临床混乱。

如图 10-15 所示，患者结果的一致性验证，可通过检测临床患者分试样本，分别用每种方法（或仪器）进行评价，并在需要时调整校准，以获得患者样本的一致性。这一分析设计称为循环法（round robin）。可以选择一种方法/分析仪作为原级方法，其他的将调整至相应的结果。选择原级方法应基于结果的质量和可靠性，并考虑它的校准向国家或国际标准的溯源性，操作稳定性，对分析物的检测特异性，及对于扰物的敏感性。另一种方法是评价每个方法的结果与所有方法均值的一致性，并调整任何方法/分析仪的校准，使在组内产生相当的结果。当组内的分析仪进行比较时，如果一台分析仪的结果与它的结果不同，那台分析仪的校准应调整至组的结果。

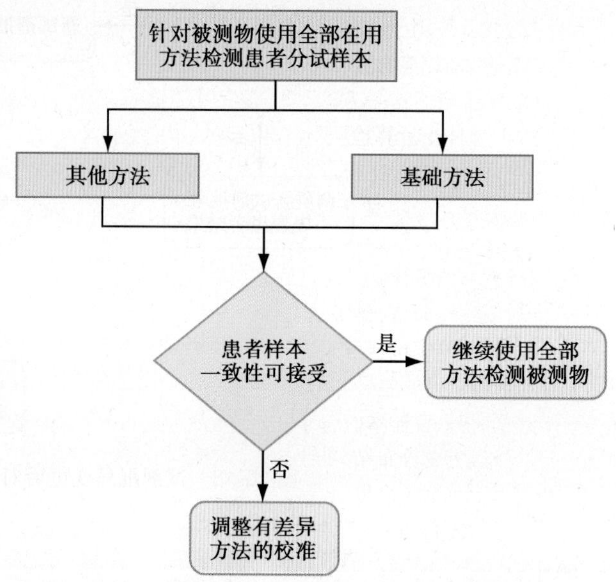

图 10-15 评价方法间一致性及必要时调整校准，在不同方法间取得相同结果的过程

有关用于循环交换的样本数量，还没有得到公认的指南，实验室需要基于方法的稳定性、试剂和校准品批号变更的频次及医疗服务体系的临床要求，建立评价频次和样本数量。一般做法是，包括 1 个或多个患者样本，或几个样本的混合样本循环交换，对高通量方法每周进行，低通量或非常稳定的方法每个月或每季度进行；或规定 6 个月最少进行一次。CLSI 规定的章节 493.1281 要求不同方法或多地点的检测结果应每年进行评价至少 2 次（Department of Health and Human Services，2003）。对 1 个或 2 个样本的经常比较，在数次检测的期间内，选择的样本浓度应可评价分析测量范围。比对频次较低时，推荐用较大样本量覆盖分析测量范围，建立解释标准时，实验室需要考虑对可获得结果数量而言有限的统计功效。CLSI 文件 EP31，医疗系统内患者结果可比性的验证，提供了一个统计方法，适合使用 1~5 个样本进行比对（CLSI，2012）。

表 10-5 列举了作者实验室使用的经验标准，用于评价多台分析仪每周检测单个患者样本结果间的一致性。这些标准的建立是基于所用方法的预期不精密度和有差异结果的临床影响。考虑到比对实验中单个样本单次测量的限制，对超出标准的结果通常不采取措施，除非差异的程度远大于标准或同样的情况存在 2 周以上。

推荐使用患者样本验证多个方法或分析仪间的一致性，质控品的结果不应用于验证使用不同方法或分析仪检测患者样本结果一致性的目的。如前文讨论，QC 样本未被确认具有与患者样本在不同方法间的互通性，即便使用同一生产商的一种以上方法/分析仪，差异可见于不同试剂批号间质控品的测量值。原则上,如果1台以上同型号分析仪使用同批试剂,对同批质控物的检测结果都应该是相同的。实际上,不同分析仪间测量细节的不同,对QC结果可造成小的差异。可接受标准可以针对考虑这一差异。然而,使用患者样本评价分析仪间的一致性,将得到更可靠的结果。

患者数据用于统计质控

患者结果可被用于统计质控过程以监测方法性能。对于足够大数量的结果,其均值(或中位数)作为方法过去一致性的指标可能足够稳定。这一方法可被用于周期性提取指定期间的数据(如1个月),计算检测结果分布的均值和*SD*,并且将一个时段与其他时段进行比较,以确定是否有变化发生。这种期间评价可识别校准稳定性或方法不精密度的变化,均值和*SD*也可比对多种方法检测同一被测物时的一致性。

对使用患者数据评估单一方法或对同一被测物使用不同方法检测的一致性而言,结果的生理同质性是一个重要限制。需要考虑的重要因素包括可能会影响参考区间的参数:例如疾病状况、儿童和成人的差异、性别以及种族差异。图10-16显示了两组非同质性患者样本(医院普通内科住院患者与学生健康门诊患者)对白蛋白分布结果产生潜在影响的一个例子。直方图差异非常大,因为两组患者不论在疾病的严重程度,以及采血姿势(半坐卧位和仰卧位)都有所不同,这会对血管内水容量和白蛋白浓度产生影响。

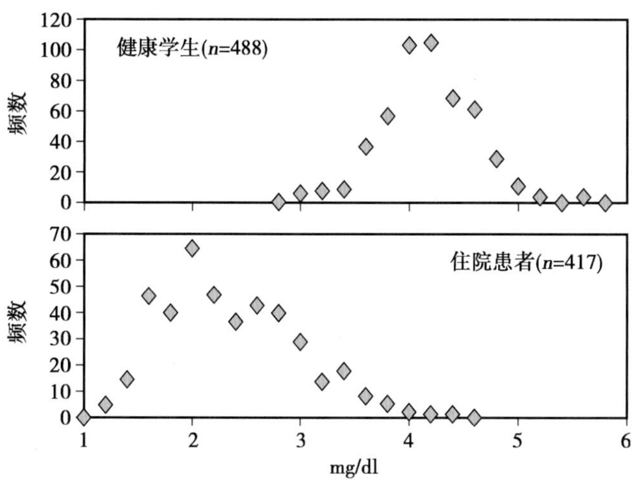

图10-16 某学生健康门诊部和某医院普通内科住院部患者白蛋白检测结果分布图

使用自动化方法决定多组患者连续结果的均值(或中位数),作为连续过程控制参数,这些方法被叫做均值质控法(AON),或者移动平均线方法,都适用于高通量化学和血液学实验(Cembrowski et al,1984;Smith & Kroft,1996;Westgard et al,1996;Ye et al,2000;Kazmierczak,2003)。一般来说,这些方法会在一定时间间隔后对患者结果依次进行评估,比如几小时到一日或者更多天。

时间间隔内结果数量和患者所代表的临床条件的相对同质性决定了时间间隔的宽松程度。对于一些研究来说,可能需要将患者划分成为结果具同质性的子组。划分时需考虑的影响因素包括年龄、性别、种族和疾病状况。一些方法为了将结果限制在更正常的合理状况上,随意地调整了异常的结果。在使用调整类方法时需谨慎,因为过度调整可能会产生一个不反映方法标准条件的人工结果子集。

中位数因不受极端值的影响,被推荐为最可靠的用于追踪基于患者结果的随时间推移的方法稳定性的估值。在连续时间间隔内通过追踪一组结果的中位数、均值或其他统计参数来监控方法性能。统计方法(如累积和或者指数加权移动均值)被用于监测方法校准状态的走向。这些方法对于补充传统的统计质量控制技术,监控一个方法的校准稳定性,以及在高通量的情况下监控多个方法的校准一致性是非常实用的。然而,因为缺乏一致的指导原则,缺乏来自仪器设备和实验室信息系统供应商的信息技术支持,基于患者的监测程序并没有得到广泛的使用。

能力验证

能力验证(proficiency testing)(或外部质量评价)是一个通过与其他实验室比较检测相同样本所得结果来评估方法性能的程序。PT提供者在一组实验室中分发一组样品。每一个实验室均将PT样本作为患者样本进行检测,并将PT样本的结果报告给PT组织者进行评估。PT组织者指定PT样本的靶值,确定每个实验室的结果是否与靶值一致,与可接受的方法性能是否保持一致。PT允许实验室验证其结果与其他实验室结果是否一致,并验证其是否使用了符合制造商规范的检验方法。

对于有些检测而言,尚无PT可以参加,因为该项检测可能是一种临床实验室新的检验方法,或者是不用的检验方法,或者被测物稳定性使其很难包含在PT材料中。在这种情况下,实验室应该使用另一种可替代方法定期验证可接受的方法性能。CLSI的指南文件GP27提供了在正规PT可参加时,验证方法性能的方法(CLSI,2015c)。

质控品制造商可以通过计算组统计数据以评估方法性能,提供对不同实验室检测同一质控品的结果进行比较的数据分析服务。与PT评估相同,此类型的国际实验室QC数据分析允许实验室能够验证其生成的QC结果与其他实验室使用相同的方法生成的QC结果的一致性。这些信息对于在实验室中解决方法问题和评估新方法性能来说都有很大帮助。

能力验证材料的非互通性和同质分组

用于PT样本的材料通常源自血液或尿液,但其在加工过程中会发生改变(基质被修饰),因此,PT样本与未经改变的临床患者样本的测量特征不完全相同。此外,一些PT样本(例如脑脊液或血气)是合成材料制备的,而不是源于患者体液。因此,作为质控品,许多PT样本不具备与患者样本的互通性。一个有互通性的PT样本,会在不同方法测量PT样本的结果之间建立一个关系,这种关系与从患者样本中观察到的结果密切一致。非互通性PT样本的数值在不同方法中会表现出不同的关系,而不同于在患者样本中所观察到的结果。

由于PT样本通常是非互通性的,所以PT提供者通常将结果按方法分为“同质组”,这些方法代表相似技术预期对PT样本产生相同的结果。同质组结果的均值即为靶值。因为,同质组均值可能会受到与基质相关偏倚的影响,这个值只能用作评估使用相同方法的实验室，不能用于评估使用其他方法的实验室或评估不同方法之间的一致性。图 10-17 说明了非互通性材料对 PT 结果解释的影响，并展示了为什么使用“同质组”进行评估。在这个经典而有效的例子中，患者血清和 PT 样本使用 duPont 分析仪和胆固醇 Abell-Kendall 参考方法进行检测。结果表明，Abell-Kendall 法检测 PT 样本不受基质改变的影响（Ellerbe et al，1990）。对患者样本的检测表现出两种方法间良好的一致性（平均偏倚 = 0.2%）。然而，PT 样本结果在两种方法间表现出极大的负偏差（-9.5%），这是由于 duPont 方法出现了基质相关偏倚，而参考方法没有（kroll & Chesler，1990）。

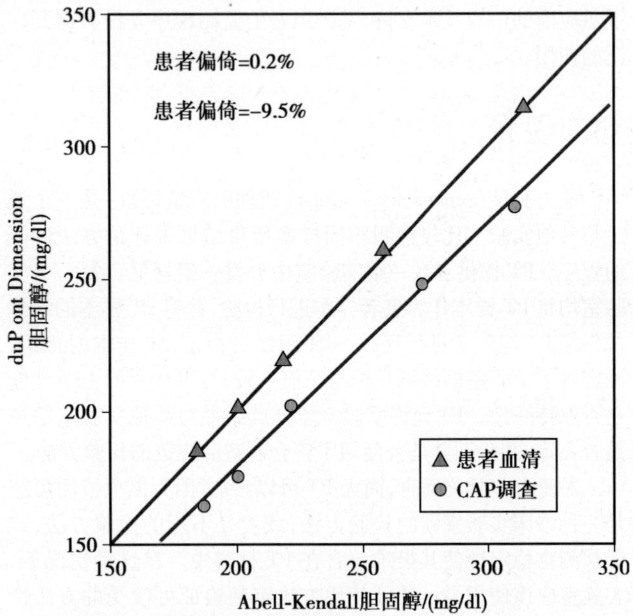

图 10-17　能力验证材料和混合患者样本对指定检测方法结果的非互通性举例（Adapted from Naito HK, Kwak yS, Hartfel Jl, et al: Matrix effects on proficiency testing materials: Impact on accuracy of cholesterol measurement in laboratories in the nation's largest hospital system, Arch Pathol Lab Med 117:345-351, 1993; used with permission）

在本例中，常规方法被正确校准，患者样本得出的结果可以追溯到参考方法。但是，PT 的结果表现为方法校准与参考方法的关系不正确。如果常规方法的校准根据 PT 结果进行了错误调整，那么患者样本的结果将是不正确的。PT 结果在评估所有应用 duPont 方法的实验室性能时很有帮助。因为此同质组中，基质相关偏倚是一致的。因此，如果一个实验室的结果与同质组的结果一致，那么实验室就可以确定其方法和制造商所制订的标准一致。一般来说，实验室依靠制造商以正确校准临床实验室的常规方法，溯源至检测分析物的参考系统。

以一种方法校正另一种方法时的能力验证结果报告

在一个卫生服务系统中，同一被测物的不同方法间的校准非常有用（与 CLIA 规则中 493.1281 章一致），这样做可以保证不论使用何种方法，患者结果都将保持一致性，这种系统内的一致性对统一使用参考区间和医学决定水平是非常重要的。在这种情况下，报告 PT 结果并与适当同质组靶值比对评价是非常重要的。同质组靶值反映方法制造者所建立的方法校准体系。一个实验室的 PT 结果将会与同质组均值进行对比评估，个体结果将在移除了任何校准调整后被报告给 PT 提供者，以便于与制造商的未调整校准体系保持一致性。最简便的移除校准调整的方法是，使用校准调整过的方法对 PT 样本进行检测，相当于对患者样本进行常规检测的方法。检测后，使用数学方法反向调整 PT 结果来消除校准调整因素，并报告消除后的结果。不应为检测 PT 样本而使用新的校准物来校准设备，因为这样违背使用同样方法检测 PT 样本与患者样本的常规要求。

举例来说，一个实验室在主实验室使用了 A 方法，在附属实验室使用了 B 方法，并进行患者样本对比，如图 10-15 所示。方法 B 的结果始终高出 10%。方法 B 通过设置调整参数 0.9091（用 1/1.10 来计算）使仪器自动将每次测量结果乘以 0.9091，使报告的结果降低 10%。当报告方法 B 的 PT 结果时，有必要去除 0.9091 的因子，使其能够和其他使用方法 B 的实验室的同质组均值进行比较。将使用方法 B 得出的 PT 结果与因子 1.100 相乘，以去除 0.9091 因子，使其结果比未调整的结果增加 10%，未调整结果是通过制造商定义的校准程序设定的仪器实际测量出来的。这个过程允许通过方法 B 得出的 PT 结果与其同质组均值进行比较，这样会反映制造商建立的校准。此过程允许使用同种方法对 PT 样本和患者样本进行检测，并报告给 PT 提供者以反映用制造商推荐的校准设置所得出的实际测量结果。

能力验证结果的解释

许多国家都有关于 PT 及指定可接受操作的评估标准的规章制度。如果规章制度里没有设立标准，PT 提供者需设定临床可接受偏差范围的标准和（或）实验可使用的方法。PT 评估标准应为评估单次测量的总误差而设计。PT 结果的可接受范围包括偏倚以及试验中临床可接受的不精密度，加上其他因为 PT 样本而产生的错误成分，比如不同实验室之间的校准标准差异；PT 材料瓶间一致性；在储存/运输，及在实验室开瓶或重组后 PT 材料的稳定性；在一个同质组中不同试剂产生的多种基质相关偏倚。因此，PT 样本的可接受性限制通常比对患者样本的临床可接受总误差大。

图 10-18 是一个发给参与实验室的有代表性的评估报告。每一个报告结果均与使用相同方法检测的同质组均值进行对比。该报告还包含了在同质组分布结果的 *SD*，同质组中实验室的数量，以及 *SDI*（也称 Z 分数），其表达报告的结果离开均值的 *SD* 倍数（*SDI*=（结果-均值）/*SD*）。图中显示了可接受限的范围，可接受标准可以是偏离均值的几个标准偏差，偏离均值的固定百分比，或者是偏离均值的一个固定浓度。在图 10-18 中，钙的可接受标准为均值 ± 1mg/dl，铁的标准为均值 ±20%。

同质组评估允许一个实验室证实它是否使用了制造商规定性能的方法，并生成与其他使用相同方法实验室一致的结果（Miller et al，2011a）。在图 10-18 中，钙结果与同质组均值接近

PT参与者评价报告
运送日期: 10/13/2003
评介日期: 11/21/2003

检测项目 单位 方法	标本	报告 结果	均值	*SD*	实验室 数量	*SDI*	可接受限 低值	 高值
钙	1	9.6	9.92	0.23	587	−1.4	8.9	11.0
mg/dl	2	8.8	8.86	0.26	592	−0.2	7.8	9.9
偶氮胂	3	7.5	7.65	0.23	587	−0.7	6.6	8.7
染料法	4	8.2	8.43	0.23	590	−1.0	7.4	9.5
Vitros 950	5	10.8	10.87	0.25	589	−0.3	9.8	11.9
铁	1	190	192.5	7.0	397	−0.4	154	232
μg/dl	2	65	65.0	3.4	394	0.0	51	78
吡啶偶氮	3	74	69.2	3.2	395	+1.5	55	83
染料法	4	124	107.9	4.6	395	+3.5	86	130
Vitros 950	5	277	260.9	8.8	396	+1.8	208	314

图10-18 送至某参与实验室的外部能力验证评估报告。*SDI*,标准差区间

(*SDI*范围是-0.2到-1.4)然而,铁结果在可容许范围内表现出很大偏差,其中一个结果+3.5*SDI*。虽然铁结果在可接受范围内,依旧应当对方法进行分析,在下一段将对其进行讨论。

如果发现一个不可接受的PT结果,应对使用方法进行调查,寻找出现此种情况的原因,并采取一切必须而正当的措施进行改进。甚至当PT结果在可接受范围内,调查偏离同质组均值多于2.5*SDI*的PT结果也是有益之举。当*SDI*为2.5时,只有0.6%的概率该结果处于同质组预期分布。因此,对方法存在问题的修正是合理的。此外,PT结果接近失控限超过1次,即使结果通过了PT的可接受标准,也应对该方法的问题进行系统回顾。这些实践支持在发展成更严重的情况之前发现潜在问题。应在调研结果时考虑基于*SD*的评分标准的局限性。非常精确的方法可能有非常小的*SD*,当报告单位比较小时,结果可能会超出*SD*的限制,但不用担心结果用作临床决策。

在框10-1中罗列了一些PT失控的常见原因。不正确的处理和报告是PT项目特有的,可能不反映在实验室检测患者样本使用的相同过程。尽管如此,这些情形反映了对细节的关注,这是实验室质量检测的必要属性。有时,PT材料可能会存在缺陷,导致它对所有方法或分组产生不当影响。在此种情况下,PT提供者需要辨别情况,并不对参加该样本检测的实验室进行评分。

框10-1 调查不可接受的能力测试/室间质评结果时发现的潜在问题分类:

1. 笔误
   将能力验证试验结果从仪器显示器转抄至报告单时发生错误
   能力验证试验标本在实验室中未贴标签标志或标签掉落
   将不正确的仪器或方法记录在结果记录表中
   将不正确的结果单位进行报告
   结果小数点的位置发生变动
2. 方法学错误
   使用不适当的标准操作流程
   厂商或者试剂的准备或者仪器校准品的问题
   仪器试剂或校准品批间差异的问题
   未正确定值的校准品的问题
   用于测量的方法缺乏充分的说明
   用于测量的方法不具有相应测量浓度所需要的灵敏度
   先前样本残留对测定的影响
   用于测量的仪器没有执行充分的质量控制操作
3. 测量仪器问题:
   凝块对测量仪器小管或小孔的堵塞
   测量仪器的探针未对准
   测量仪器不正确的数据处理过程
   对测量仪器不正确的设定
   测量仪器的组成部分发生故障(如光源、薄膜、流控、探测器)
   测量仪器的异常测量状态(如水的质量、周围的温度)
   未对测量仪器进行适当的维护
4. 人为错误导致的技术问题
   未正确的操作仪器或未严格遵循标准操作流程进行测定操作
   未正确的储存、准备、处理试剂或校准品
   PT校准品由于存放时间过长导致其蒸发或退化
   进行推荐的仪器功能性检查或维护时仪器发生故障
   移液或对标本进行稀释时发生错误
   仪器计算时发生错误
   对测定结果的误判
5. 能力验证试验材料的问题
   未正确的储存、准备、处理能力测试验证材料
   能力验证试验样本与患者样本间的差异(如基质、添加剂、稳定剂)
   (能力验证试验)样本在运输或者实验室储存中发生退化
   (能力验证试验)样本呈现微弱的或者边缘化的反应结果
   (能力验证试验)样本中包含干扰因子(可能与方法特异性有关)
   (能力验证试验)样本在小瓶中状态不均一
   这样的分类能够有效地帮助纠正能力验证试验中可能出现的问题

Reprinted with permission from Miller WG, Jones GRD, Horowitz Gl, et al: Proficiency testing/external quality assessment: Current challenges and future directions, Clin Chem 57:1670-80, 2011.

PT结果经常会在检测后的几周内收到。因此,不满意结果的分析需要对检测当天和之前的数周或需要时数月的质量控制、试剂、校准、维护记录进行回顾。通常,为调查不满意结果而保留PT样本。必须在储存剩余PT样本时留意以保持其分析稳定性。在某些情况下,分析物储存后会变得不稳定。此外,当对储存的样本进行重新取样时,可能会发现样本在储存期间,或者在储存前,还在实验室PT事件中被使用时质量就已下降,这样可能会影响到任何重新检测的数值。如果回顾记录表明过去运行稳定,且PT材料处理以及在文件中并没有找到导致PT错误结果的原因,那么可能PT失败仅是一个随机事件。不满意PT结果的调查步骤,数据审查,结果审查都必须表现在书面记录上,并交由实验室主任进行审阅。

能力验证结果解释的局限性

能力验证提供者还准备了包括测定结果所有分组的均值和标准差的总结性报告。相似的报告也可以在实验室间质量控制项目中得到。总结性报告非常有用,但是不得不考虑到非互通性样本的局限性。分组均值和标准差有助于评价实验室间相同方法测定结果一致性,并且可以确定每个实验室是否按照仪器厂商的说明正确地进行操作,还可以评价实验室从一次能力验证试验到下次能力验证试验的间隔内,测定结果与同实验组结果一致性的表现情况(对变化趋势的监控)。汇总的信息还可以显示多个方法组的实验不精密度,还可以通过每种方法使用的实验室个数显示出实验室最常用的方法。

经常发生PT材料的非互通性,使利用PT总结报告进行个体实验室结果比较时发生错误,如与有同质组结果均值的比较或变为与其他方法组的比较,比较方法组间的均值,或方法分组结果与参考测量程序的结果进行比较。非互通性的限制使能力验证(或质量评价)的结果不被用于推断结果一致性,或缺乏一致性,及同一被测物不同方法间的患者结果。

基于准确度的能力验证计划

在某些情况下,能力验证试验的提供者会使用可以替代的样本用于实验。可以替代的样本主要通过用最少的步骤或添加剂处理临床患者的标本来避免对样本基质的破坏。为了得到用于仪器分析的异常样本,可以用于分析的捐赠者要确定通过已知的病理检查,或者通过血液或者血液检查在一般的捐赠者中进行预筛选。补充的患者样本或者纯化分析物质在某些情况可以被接受,但是并没有经过严格的评估。当制备出可以替代的样本时,样本的测定结果可以反映出不同实验室测定患者标本的情况,因此,不同实验室间、不同的方法间得测量结果的一致性可以被准确地评估。

当参考测量程序可获得时,可以评估个体实验室的测量结果与参考测量结果(准确度)之间的一致性,及分组均值与参考测量结果(即正确度)之间的一致性。

例如,美国病理学家协会(CAP)进行了多年的糖化血红蛋白研究使用了新鲜收集的正常捐献者和糖尿病捐献者的混合全血标本,使用血红蛋白A1c参考测量程序为混合全血标本进行定值。在这项研究中,因为能力验证试验标本与临床患者标本之间是可以互通的,所以个体实验室测量结果的准确度和方法组均值的正确度相对参考测量结果是可以被评估的。方法组结果的正确度可以帮助检测系统的制造商分别监控他们定标过程的有效性。

为大型的能力验证计划准备可互通性的物质还面临很多的挑战。然而,使用可互通的物质可以从实验结果中获得更多有价值的信息(Meller et al,2011a),已经建立了确认QC、PT和参考物质互通性的程序(CLSI文件EP30-A,2010和EP14-A3,2014)。

质量管理

质量管理(quality management,QM)指用于保证实验结果符合对患者医疗服务要求的全部过程。图10-4显示了CLIS的QMS01-A4《质量管理系统:实验室服务模型》文件中提出的质量管理系统的组成部分,与ISO15189:2012《医学实验室-质量与能力的要求》内容一致,要求实验室建立程序监控并保证实验室全方位服务的质量。质量管理过程是实验室认可的要求、是一项有意义的度量文件、是对测量过程的回顾,对持续改进是必要的。

本章中详细说明了统计质量控制和能力验证是质量管理的两个重要组成部分,重点关注测量程序。评估与质量控制活动相关的度量数据,可作为监控测量系统性能的一部分。下面是一些评估测量方法性能的指标:

1. 质量控制报警频率
2. 由于质量控制报警进行重新定标的频率
3. 由于质量控制报警更换试剂的次数
4. 由于质量控制报警重复进行操作的次数
5. 由于质量控制报警对仪器进行非常规维护的频率
6. 由于质量控制报警重复测定患者标本的数量
7. 由于质量控制报警重复测定患者标本的频率
8. 患者结果被纠正的数量

直接影响测定结果的因素包含了分析前的部分,例如患者准备、标本的收集、运输和储存以及实验前的准备;分析后的部分,例如结果报告、危急值的报告以及对信息解读的规则。所有这些质量管理系统中的要素被归纳在了图10-4中,这些是确保实验结果质量可以用于临床的关键。在某些情况下,对于测定质量的要求会延伸至实验室外,会要求与开出实验项目并对实验结果进行解读的临床医生进行合作。

一个质量管理程序规定了基于数据的质量指标和度量,以规定的循环间隔被监控,从而使提供的信息充分地反映实验室质量的重要影响因素。CLSI的QMS01-A4文件中附录中包含了质量管理系统中所有影响因素的指标的一些举例。IFCC的一个工作组还推荐了关于实验室检测质量指标更详细的数字(Plebani et al,2014)。质量管理委员会监督着实验室质量管理度量值的发展、定期审核,以及根据量值提示需要在实验室管理的特定方面启动质量改进措施。质量管理委员会的主席由实验室的主任或部门主任担任,并包括所有服务领域及实验室信息系统的高级代表。月度的会议主要对收集到的实验室前一个月的数据进行回顾。然而,自动化的数据管理操作可以对度量值进行近乎实时的监控和干预。例如,医学技术专家们借助可以来回滚动的计算机显示器对从样本接收到结果报告的期间进行连续监控以满足追踪统计数据的需求。

表 10-7 提供了一些包含在质量管理程序中的典型的质量度量值指标。除了度量值之外，可以获取的临界值多用于定义大部分度量值。临界值建立在具有良好的实验室实践的基础上，并且会根据不同的情况而有所不同。当度量值达到临界值时，证明实验室达到了服务要求的质量标准。超过临界值的度量指标需要进行分析，并且制订纠正的和预防实施的方案。表 10-7 中有关临界值的例子不应该作为推荐的举例说明。实验室服务不可能做到工作零差错；因此，临界值是很现实的，并且被转变为质量改进程序用于减少和阻止各种各样的错误产生。应该将度量决定的观察总数和指定报告期间的数据一起进行记录。

表 10-7 质量指标举例(量值)

质量指示值(度量值)	临界值	审核总量	举例数据	分析和实施计划
结果报告				
Gram 染色与培养的相关性	≤1%	1513	0%	
血培养污染	≤3%	2468	2.7%	
骨髓病例会诊的百分比	≥10%	146	28.8%	
骨髓病例发生分歧的数量	2	146	0	
能力验证试验报告；不满意的数量(实验室部分)	0			
床旁快速检测：血糖仪，失控	≤3%	9058	2.30%	
床旁快速检测：血糖仪，危机值未经重复确认	≤5%	439	2.50%	
完成 90%时在周期内的分钟数(显示的是实验室内/总计)；所列推荐适用所有工作班次；临界值适用于实验室内				
钾，急诊，日班	45 分钟	1477	47/91	已检查，没有执行显示
肌钙蛋白 I，急诊，加急，日班	60 分钟	476	60/121	
血红蛋白，加急，日班	45 分钟	520	40/81	
能力验证试验，加急，日班	60 分钟	528	41/94	
尿液酸碱度分析，加急，日班	60 分钟	240	56/106	
细菌性阴道病，急诊，革兰氏染色	60 分钟	231	40/91	
危机值回访延迟；完成 90%的时间，举例说明				
危机值报告延迟，血红蛋白，住院患者	30 分钟	215	14	
未报告危机值，血液学	0	2474	4	医学技师审核过 SOP
实验结果的修正(按实验室部门列出)，拒收或更正的标本(按接收地和问题类型列出)				
丢失或未接收	<5	109 851	5	
未完成的标注和表格	<20	109 851	25	
溶血标本	<50	109 851	19	
凝集标本	<100	109 851	289	
不足量标本	<100	109 851	204	
超出时限	<20	109 851	8	
不适当采集，容器，标本	<20	109 851	32	
不适当的检验申请	<20	109 851	16	
干扰物质		109 851	25	
错误标志的样本(被差值审核或临床人员提示识别；按接收点列出	<20	109 851	83	
血库：手术室和急诊室紧急用血单位未计入	0	35	0	
汗中的氯化物不足量标本	≤5%	18	0%	

表 10-7 质量指标举例(量值)(续)

质量指示值(度量值)	临界值	审核总量	举例数据	分析和实施计划
客户满意度				
客户服务:未接通电话百分率	≤5%	5932	7%	见下文
客户服务:60 内接通电话率	≥90%	5932	89%	考虑是否需要增加工作人员
来自临床单位的服务提供报告(接收数量/实验室责任数量)	0		10/7	阅读相关的报告(每个事件都有具体回顾)
人员				
安全性(发生事故的数量)				
传染物质暴露	0		1	阅读相关的报告
化学物质暴露	0		0	
工伤或疾病	0		2	阅读相关的报告
待命机制的使用(人员调用次数;按实验室部门列出)				
加班情况(每个小时的收入;按实验室部门列出)				
职位的空缺或是还在培训期间的工作人员(按实验室部门绘图)				
继续教育(接受继教的总时间/接受继教的人数/人员总数);按实验室部门列出				

推荐使用这些度量值对变化趋势进行识别——例如,通过在一张纸上同时展示六个月或更多个月的数据信息,表现出的图形对于显示变化趋势是非常有效的,并且,可以在一个表格中轻松地展现出一年甚至一年以上的数据信息。许多的度量值用于追踪不定期内实验室服务与其预期表现的对比文件,并当环境发生对实验室服务不利的改变时形成报警机制。不是所有可获得的度量数据都可以被收集,质量管理委员会需要确定影响实验室操作性能的具有代表性的因素,需要提高的方面,并且应该发展更适合的度量值,以推动质量改进进程。具体的干预应该以书面形式进行报告,描述相关质量问题,用于理解问题的数据,改进措施,和改进方案有效性的数据。

(郭健 译 续薇 校)

推荐阅读

CLSI: Laboratory quality control based on risk management; approved guideline EP23-A, Wayne, Pa, 2011a, Clinical and Laboratory Standards Institute.

基于报告错误结果对患者伤害风险的评估和管理建立质量控制计划指南。

CLSI: Statistical quality control for quantitative measurements: principles and defnitions; approved guideline C24-A4, Wayne, Pa., 2015a, Clinical and Laboratory Standards Institute.

描述统计质量控制体系原则和实施指南的共识文件。

Department of Health and Human Services: 42 CFR Part 493, Medicare, Medicaid, and CLIA programs: Laboratory requirements relating to quality system and certain personnel qualifications; fnal rule, Fed Regist 68: 3639-3714, 2003.

临床实验室修订案 1988;最终法规包括对美国实验室质量实践的监管要求。

Kazmierczak SC: Laboratory quality control: Using patient data to assess analytical performance, Clin Chem Lab Med 41:617-627, 2003.

基于患者样本质量控制的优势和局限性及基于一些患者数据质量控制实践的回顾。

Miller WG, Myers GL: Commutability still matters, Clin Chem 59: 1291-1293, 2013.

描述可互通参考物质的重要性和忽略互通性可引发误差的编者案。

Miller WG, Jones GRD, Horowitz GL, et al: Proficiency testing/external quality assessment: Current challenges and future directions, Clin Chem 57:1670-1680, 2011a.

能力验证回顾分析,包括互通性 PT 材料的重要性和使用非互通性 PT 材料的局限性。

Miller WG, Tate JR, Barth JH, et al: Harmonization: The sample, the measurement, and the report, Ann Lab Med 34:187-197, 2014.

校准溯源性回顾分析,包括参考物质的互通性和测量前、后的注意事项。

Yundt-Pacheco J, Parvin CA: Validating the performance of QC procedures, Clin Lab Med 33:75-88, 2013.

质量控制过程回顾分析,包括考虑错误结果报告对患者伤害的风险,而制订可接受标准和质控物检测频次的指南。

参考文献

Aarsand AK, Rorass T, Sandberg S: Biological variation—reliable data is essential, *Clin Chem Lab Med* 2014. accepted.

Appendix C: Survey procedures and interpretive guidelines for laboratories and laboratory services, CMS-2226-F: 42 CFR 493 Medicare, Medicaid, and CLIA programs; laboratory requirements relating to quality systems and certain personnel qualifications; final rule on January 24, 2003.

Carobene A, Braga F, Roraas T, et al: A systematic review of data on biological variation for alanine aminotransferase, aspartate aminotransferase and g-glutamyl transferase, *Clin Chem Lab Med* 51:1997–2007, 2013.

Cembrowski GS, Chandler EP, Westgard JO: Assessment of "average of normals" quality control procedures and guidelines for implementation, *Am J Clin Pathol* 81:492–499, 1984.

CLSI: *Characterization and qualification of commutable reference materials for laboratory medicine; approved guideline EP30-A*, Wayne, Pa, 2010, Clinical and Laboratory Standards Institute.

CLSI: *Quality management system: A model for laboratory services; approved guideline QMS01-A4*, Wayne, PA, 2011b, Clinical and Laboratory Standards Institute.

CLSI: *Verification of Comparability of Patient Results within One Healthcare System; approved guideline EP31-A-IR*, Wayne, PA, 2012, Clinical and Laboratory Standards Institute.

CLSI: *User evaluation of between-reagent lot variation; approved guideline EP26-A*, Wayne, PA, 2013, Clinical and Laboratory Standards Institute.

CLSI: *Evaluation of commutability of processed samples; approved guideline EP14-A3*, Wayne, PA, 2014a, Clinical and Laboratory Standards Institute.

CLSI: *Evaluation of precision of quantitative measurement procedures; approved guideline EP05-A3*, Wayne, PA, 2014b, Clinical and Laboratory Standards Institute.

CLSI: *Delta checks; approved guideline EP33-A*, Wayne, PA, 2015b, Clinical and Laboratory Standards Institute.

CLSI: *Using proficiency testing to improve the clinical laboratory; approved guideline GP27-A3*, Wayne, PA, 2015c, Clinical and Laboratory Standards Institute.

Cornbleet PJ, Gochman N: Incorrect least-squares regression coefficients in method comparison analysis, *Clin Chem* 25:432–438, 1979.

Department of Health and Human Services: Centers for Medicare & Medicaid Services, IQCP announcement letter for CLIA CoC and PPM laboratories, September 30, 2013. http://www.cms.gov/Regulations-and-Guidance/Legislation/CLIA/Individualized_Quality_Control_Plan_IQCP.html (Accessed 12/1/2014).

Ellerbe P, Myers GL, Cooper GR, et al: Comparison of results for cholesterol in human serum obtained by the reference method and by the definitive method of the National Reference System for cholesterol, *Clin Chem* 36:370–375, 1990.

Franzini C, Ceriotti F: Impact of reference materials on accuracy in clinical chemistry, *Clin Biochem* 31:449–457, 1998.

Fraser CG: *Biological variation: From principles to practice. American Association for Clinical Chemistry*, 2001, AACC Press. ISBN 1-890883-49-2.

ISO 17511:2003: *In vitro diagnostic medical devices—Measurement of quantities in biological samples—Metrological traceability of values assigned to calibrators and control materials*, Geneva, Switzerland, 2003, ISO.

ISO 15189:2012: *Medical laboratories—Requirements for quality and competence*, Geneva, Switzerland, 2012, ISO.

Kroll MH, Chesler R: Effect of serum lyophilization on the rate constants of enzymatic methods for measuring cholesterol, *Clin Chem* 36:534–537, 1990.

Levey S, Jennings ER: The use of control charts in the clinical laboratory, *Am J Clin Pathol* 20:1059–1066, 1950.

Linnet K: Choosing quality-control systems to detect maximum clinically allowable errors, *Clin Chem* 35: 284–288, 1989.

Linnet K: Evaluation of regression procedures for methods comparison studies, *Clin Chem* 39:424–432, 1993.

Lund F, Peterson PH, Fraser CG, et al: Calculation of limits for significant bidirectional changes in two or more serial results of a biomarker based on a computer simulation model, *Ann Clin Biochem* 0004563214555163, first published on September 23, 2014 as doi: 10.1177/0004563214555163.

Miller WG: Specimen materials, target values and commutability for external quality assessment (proficiency testing) schemes, *Clin Chim Acta* 327:25–37, 2003.

Miller WG, Erek A, Cunningham TD, et al: Commutability limitations influence quality control results with different reagent lots, *Clin Chem* 57:76–83, 2011b.

Miller WG, Kaufman H, McLendon WW: College of American Pathologists Conference XXIII: Matrix effects and accuracy assessment in clinical chemistry, *Arch Pathol Lab Med* 117:343–436, 1993.

Miller WG, Myers GL, Ashwood ER, et al: Creatinine measurement: State of the art in accuracy and inter-laboratory harmonization, *Arch Pathol Lab Med* 129:297–304, 2005.

Miller WG, Myers GL, Ashwood ER, et al: State of the art in trueness and inter-laboratory harmonization for 10 analytes in general clinical chemistry, *Arch Pathol Lab Med* 132:838–846, 2008.

Myers GL, Miller WG, Coresh J, et al: Recommendations for improving serum creatinine measurement: A report from the laboratory working group of the national kidney disease education program, *Clin Chem* 52:5–18, 2006.

Naito HK, Kwak YS, Hartfiel JL, et al: Matrix effects on proficiency testing materials: Impact on accuracy of cholesterol measurement in laboratories in the nation's largest hospital system, *Arch Pathol Lab Med* 117:345–351, 1993.

National Institutes of Health: *Recommendations for improving cholesterol measurement: A report from the Laboratory Standardization Panel of the National Cholesterol Education Program*, Bethesda, MD, 1990, National Institutes of Health. NIH publication no: 90-2964.

Parvin CA: Quality-control (QC) performance measures and the QC planning process, *Clin Chem* 43:602–607, 1997.

Parvin CA: Assessing the impact of the frequency of quality control testing on the quality of reported patient results, *Clin Chem* 54:2049–2054, 2008.

Parvin CA, Gronowski AM: Effect of analytical run length on quality-control (QC) performance and the QC planning process, *Clin Chem* 43:2149–2154, 1997.

Perich C, Minchinela J, Ricos C, et al: Biological variation database: Structure and criteria used for generation and update, *Clin Chem Lab Med* 2014. pii: /j/cclm.ahead-of-print/cclm-2014-0739/cclm-2014-0739.xml. doi: 10.1515/cclm-2014-0739. [Epub ahead of print].

Plebani M, Astion ML, Barth JH, et al: Harmonization of quality indicators in laboratory medicine—A preliminary consensus, *Clin Chem Lab Med* 57:951–958, 2014.

Roraas T, Petersen PH, Sandberg S: Confidence intervals and power calculations for within-person biological variation: Effect of analytical imprecision, number of replicates, number of samples, and number of individuals, *Clin Chem* 58:1306–1313, 2012.

Ross JW, Miller WG, Myers GL, et al: The accuracy of laboratory measurements in clinical chemistry—A study of 11 routine chemistry analytes in the College of American Pathologists chemistry survey with fresh frozen serum, definitive methods, and reference methods, *Arch Pathol Lab Med* 122:587–608, 1998.

Ryan TP: *Statistical methods for quality control*, New York, 1989, John Wiley & Sons.

Shewhart WA: *Economic control of quality of manufactured product*, New York, 1931, Van Nostrand.

Smith FA, Kroft SH: Exponentially adjusted moving mean procedure for quality control—An optimized patient sample control procedure, *Am J Clin Pathol* 105:44–51, 1996.

Thienpont LM, Stockl D, Friedecky B, et al: Trueness verification in European external quality assessment schemes: Time to care about the quality of the samples, *Scand J Clin Lab Invest* 63:195–201, 2003.

Vesper HW, Miller WG, Myers GL: Reference materials and commutability, *Clin Biochem Rev* 28:139–147, 2007.

Vesper HW, Thienpont LM: Traceability in laboratory medicine, *Clin Chem* 55:1067–1075, 2009.

Westgard JO, Barry PL, Hunt MR: A multi-rule Shewhart chart for quality control in clinical chemistry, *Clin Chem* 27:493–501, 1981.

Westgard JO, Groth T: Power functions for statistical control rules, *Clin Chem* 25:863–869, 1979.

Westgard JO, Smith FA, Mountain PJ, et al: Design and assessment of average of normals (AON) patient data algorithms to maximize run lengths for automatic process control, *Clin Chem* 42:1683–1688, 1996.

Ye JJ, Ingels SC, Parvin CA: Performance evaluation and planning for patient-based quality control procedures, *Am J Clin Pathol* 113:240–248, 2000.

第11章 临床实验室信息学

Paul Tranchida, Mark S. Lifshitz, Martin H. Bluth

要点

1. 在现代化实验室环境中工作的病理学家应该熟悉某些信息学特定的概念和术语。

2. 实验室信息系统(laboratory information system, LIS)是临床、登记、患者管理和财务系统之间相互交换信息的医院或医疗系统网络的典型组成部分。

3. LIS支持实验室检测过程中所有步骤的工作流程和信息流程,包括患者登记、试验申请、标本采集、检测和报告。

4. 信息学在协助医生管理实验室申请(例如临床路径和决策支持系统)和结果(例如临床警报,解释性报告和进一步的试验)方面发挥着关键作用。总而言之,这些方法使得实验室对临床医生的实用性最大化。

5. 医疗卫生领域不同应用之间的数据交换取决于识别程序和医疗条件的编码协议以及通信语言。目前,现行程序术语(CPT)被广泛用于确定实验室试验和其他医疗程序,但逻辑观察标志符名称和代码(logical observation identifer names and codes, LOINC)是实验室试验更为强大的命名标准。国际疾病分类(international classification of diseases, ICD)最常用于编码疾病状态,而系统化医学命名法(systematized nomenclature of medicine, SNOMED)也广泛应用于病理学,并在被称为SNOMED-CT的新版本中大大增强。健康信息交换第七层协议(health level seven, HL7)是医疗卫生领域最普遍的通信标准。

6. 随着计算病理学的不断发展,病理学家的作用可能会发生变化。它集中在结合多个数据源分析信息,并提出有用的知识,以最大限度地发挥医疗决策的益处。

7. 病理信息学协会网站(www. pathologyinformatics. org)将病理信息学领域描述为"(涉及)收集、检查、报告和存储来自临床实验室、解剖病理实验室或研究实验室的大量复杂数据,以改善患者医疗,增强我们对疾病相关过程的理解。"临床实验室工作流程高通量、详细化和时效性的特质有助于推动计算机技术的实施,以协助信息管理。

基本信息学概念和技术

在处理与信息流中每个步骤相关的问题之前,有必要确定某些基本定义,以促进对该领域的技术的理解。下面的章节只是提供一些病理学信息学概念的概要。有兴趣扩大他们对这一领域知识的读者,建议参考提供对这些主题进行更全面的讨论的参考文献(Pantanowitz et al,2012)。

硬件和软件

计算机是一种基于用户输入遵循指令来处理电子数据的机器。硬件指的是信息系统的物理实组件。软件是指计算机或其他设备可以执行任务的程序(本质上是指令集)。

文件是由特定名称识别的数据集合,且其分组与特定目的相关。两种主要类型分别为应用文件(也称为"可执行"文件)和数据文件(如图像、文本/文档、声音)。文件夹(或目录)仅仅是指文件的集合。

比特(来自"二进制数字")是数字信息的基本单位,字节是最常用的测量单位,通常指8个二进制位。美国信息交换标准代码(American standard code for information interchange, ASCⅡ)是表示常用字母、数字和符号的比特组合的标准字典,其在计算机屏幕或纸张打印以字符表示。

中央处理器(central processing unit, CPU)是指用作主信息处理器并由时钟脉冲驱动的电路;速度最常用千兆赫兹(1GHz=每秒10亿个时钟脉冲)来测量。内存是指主板上保存有CPU快速访问的程序和数据的物理芯片。两种类型是永久的只读存储器(read-only memory, ROM)和易失性的随机存取存储器(random-access memory, RAM)(即当计算机关闭时这些芯片的内容丢失)。

存储是指永久存储数据的物理媒介。它可以是内部的硬盘驱动器,或者是可移动的 CD-ROM 和 USB 驱动器等。许多实验室使用的驱动器阵列是多个硬盘驱动器,看起来像单系统驱动器。驱动器阵列的常见类型是独立磁盘冗余阵列(redundantarray of independent disks, RAID),它同时使用两个或多个硬盘驱动器来实现更高级别的性能、可靠性和更大的数据量。镜像驱动器阵列指的是将文件的副本写入其中每个驱动器的阵列。从不同的磁盘同时读取文件的不同部分,并将其"组装"用于传送。该系统是冗余的:如果一个驱动器出现故障,则可以从其他完整的驱动器读取文件。

最近,已经开发了"云"存储系统,其中通过互联网连接(见下文)将数据保存到由第三方供应商维护的异地存储系统;只要能够进行互联网访问,就可以从相同或不同的位置或设备检索到该数据。

设备(无论是计算机还是分析仪)的操作系统是指一组负责管理和协调活动和资源共享的程序。对于计算机来说,操作系统充当应用程序的主机。应用程序是用编程语言创建的,它们是用于控制计算机行为的人工语言。编程语言可以是具体的硬件平台(例如 BASIC, FORTRAN)或与硬件无关(如 Java)。此外,计算机需要专门针对操作系统的称为驱动程序的小型专门文件,其可以识别和利用各种外部外围设备和其他设备。确保在实验室中与所有不同电子系统的硬件和软件兼容性是一件艰巨的任务,尤其是在实验室主要计算平台的操作系统升级之前引入了一些新设备的情况下。

网络与安全

网络是共享信息与资源的相互连接的计算机组,与实验室有关的网络指能够从信息系统获取检验申请单并向信息系统发送检验结果的能力。大多数计算机需要网卡或适配器才能连接到网络,而以太网是最常见的网络标准类型。有多种网络类型:覆盖较小的地理区域的局域网(local area network, LAN)和覆盖较广泛区域的广域网(wide area network, WAN)。带宽的概念指的是数据传输速率。表 11-1 列出了网络的不同组件,并在图 11-1 中进行了说明。

表 11-1 常见的网络组件

组件	功能
调制解调器("调制器-解调器")	调制模拟载波信号以编码数字信息
路由器	路由和转发信息
服务器	通过发送回复接受服务请求连接
客户端	访问服务器的应用程序或系统
防火墙	基于一套规则,由其检查网络传递状况而拒绝或允许通过的设备和(或)软件

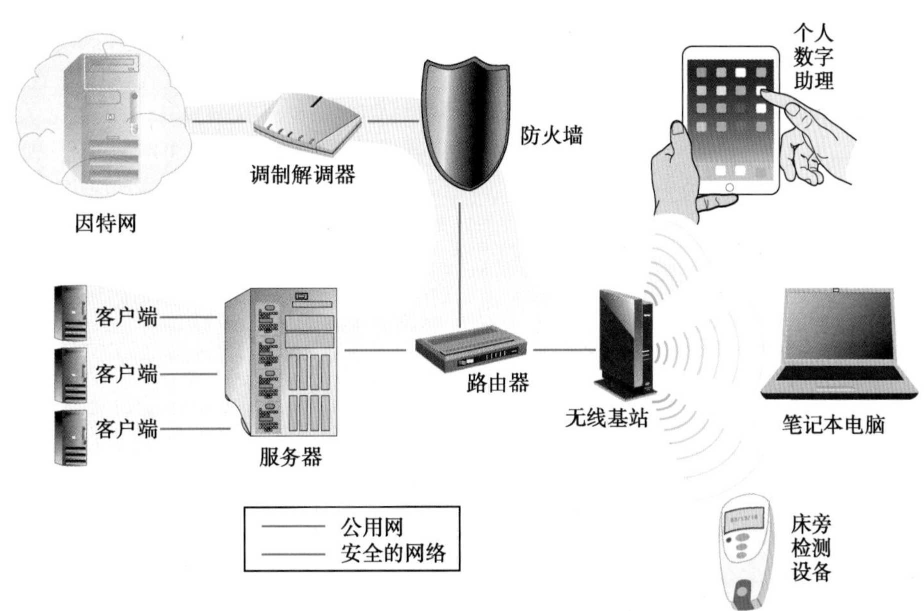

图 11-1 计算机网络示例。红色和绿色线条表示物理电缆连接(如以太网),而波表示无线连接

网络包括两个部分:客户端和服务器。客户端是执行任务或与最终用户交互的计算机或设备。不同的客户端类型是"薄"和"厚"或"胖";两者之间的区别是在前者中,所有的应用逻辑都在客户端服务器上执行,而在后者中,客户端执行大部分数据处理操作。客户机-服务器关系的传统化身由主机和终端组成,其分别承担服务器和客户机的功能。旧版本的 LIS 仍然有这种类型的配置,一旦旧的终端开始出现故障,通常不能替代它们,因此需要运行一种称为终端仿真器的程序,它像终端一样运行,但可以在更现代的硬件上运行。

互联网是指全球范围内可公开访问系列的相互连接的计

算机网络。数据通过使用标准互联网协议(IP)的分组交换进行传输。万维网(world wide web, WWW)是指使用互联网作为其传输的超文本数据系统(超文本是指计算机上含有指向其他文本文件链接的文本,可以根据需要引导用户获取其他相关信息)。所使用的语言是最常见的超文本标记语言(hypertext markup language, HTML),其通过网络浏览器解释时规定网页的外观。内联网(intranet)指的是使用上述互联网协议在组织内共享信息的专用网络,而不是在单独的实体之间共享。

数据安全对于所有网络是至关重要的。确保安全数据的一种方式是加密,它指的是通过重新排列比特的算法来转换数据,没有解密是无法破译。进行安全联网的常用方式是通过虚拟专用网络(virtual private network, VPN),通过这种方法用户能够以安全的方式访问组织的内部网络。它向不在该内部网络上的用户提供安全访问内部资源的途径。这通过在现有网络上应用软件层来实现,主要通过创建虚拟"隧道",将发往内部网络的数据包进行包装,然后对这些数据包进行加密,以便通过互联网发送。

数据库

信息系统(information system, IS)的核心构建块是数据库,它们是包括数据字段记录的结构化集合。它们需要称为数据库管理系统(database management system, DBMS)的一套程序来管理。两种类型的数据库是平面文件和关系型数据。平面文件数据库是单一的数据元素的二维数组,类似于电子表格。相比之下,在关系型数据库中,数据按表格组织。在表中,每个记录(行)包含字段(列)的唯一数据实例,并且表格与公共字段之间的单个字段(主键)相关。图 11-2 提供了一个关于临床实验室数据的关系数据库的简化示例,由三个关联表组成:患者(包含患者登记资料)、申请单(包含单个试验申请单和检验结果)和检验(含有检验的一般信息,如参考范围)。这种结构

关系型数据库结构

患者登记

患者标识#	名	姓	年龄	性别
P1234	John	Smith	33	M
P3456	Mary	White	58	F

试验申请单

Order #	患者标识 #	Date	医生	检验项目
034782	P1234	04/12/2009	Jones	血红蛋白
034783	P3456	04/12/2009	Chen	血细胞比容

检验结果

Order #	检验项目	检验结果
034782	血红蛋白	15
034783	血细胞比容	33

参考值范围

检验项目	成年男性	成年女性	儿童	单位
血红蛋白	14~18	12~16	11~16	g/dl
血细胞比容	42~52	37~47	31~43	%

图 11-2 关系型数据库示例

的优点在于消除了冗余,即一种称为标准化的概念。例如,在患者表中关于每个患者的人口统计学数据仅给出一次。然后,其他表格只使用唯一的患者 ID 标志符就能链接到该信息。如果相反,其他表格同时包括患者 ID 及患者姓名,则有可能出现不一致,并且会更难以更新,例如纠正名称的拼写错误。标准化关系架构的适度惩罚是,有用的报告通常必须集成来自多个表的信息,而不是简单地从单个表打印记录。然而,这可以使用称为结构化查询语言(structured query language, SQL)的强大的通用语言来实现。

实验室信息系统

信息系统(information system, IS)通常是指硬件、软件和针对执行数据管理功能设计的连接系统。表 11-2 列出了不同类型的 IS。实验室信息系统(laboratory information system, LIS)是一个典型的独立的绝缘系统,可以用于实验室人员进行手动报告结果或临床医生查看结果。LIS 用于与分析仪和外部系统如较大的临床信息系统(clinical information system, CIS)和(或)计费系统进行通信。现在,它通常是医疗系统网络的重要组成部分,与患者登记、计费系统和电子病历(electronic medical records, EMRs)进行通信。LIS 与所有这些系统交换信息,这种交换的有效性取决于硬件和软件的成功实施。为了与不同的系统交换信息,LIS 使用软件和连接的组合而成的接口,它可以翻译电子信息。接口的类型是仪器接口和应用(其他系统)接口。如果系统不兼容,实验室可以参与专门软件的开发,称为中间件,以实现它们之间的通信。中间件也可以被开发和部署来解决通常不包括在医院系统的 LIS 功能,以帮助改进实验室各个方面的工作流程,如检验前差错检查(Baron et al,2012)、集中局部规则控制(Tate,2012),以及建立病理学家解释服务以减少不必要的检测(Van Cott,2014)。如果多个系统间需要交换信息,则使用称为接口引擎的应用程序会减少单个接口的数量。

表 11-2 常见医疗单位信息系统

系统	功能
出入院与转院(ADT)	运行整个患者医疗工作流程,从患者信息登记到床旁跟踪和出院
电子临床信息系统(CIS)	包含医院内所有门诊和门诊系统的患者信息,用于检查患者数据
实验室信息系统(LIS)	实验室操作必需的电子数据处理和信息管理功能
电子病历(EMRs)	按时间顺序排列的电子图表,总结了附有诊断检验结果的临床病史
企业数据仓库(enterprise data warehouse, EDW)	与 CIS 类似,除了通过使用数据库和数据分析工具来发现隐藏的数据模式和关系("数据挖掘")将信息用于研究
计费	收到费用和(或)检测的信息,以计算患者保险费用

LIS是建立和维护标准定义和信息处理程序的数据库。所有LIS系统都使用为实验室操作和工作流程提供逻辑框架的字典(也称为维护表)。字典对程序进行构架和标准化,并对实验室和LIS术语进行标准化。除了报告上出现的元素内容和格式外,它们还定义数据字段允许条目。在LIS表中规定实验室可用的不同工作表和工作站,试验定义的一部分是将试验分配给实验室工作站/仪器或实验室位置。试验申请单发送到与给定工作站相关联的LIS工作表;本质上,工作表定义了实验室的工作流程,因为它们规定了在不同工作站应该进行哪些试验。LIS的一个新兴和受欢迎的功能是在LIS中执行自动验证的能力,其指的是在没有事先人工审查的情况下将自动分析仪的结果直接发布给LIS。自动审核标准在LIS表有明确的定义和详细的说明,并指定允许的数值结果范围和差值检查(与先前结果进行比较)。

由于实验室不同部门处理的数据类型有很大变化,LIS系统通常由几个模块组成,甚至可能是来自不同供应商的完全不同的系统。一般的实验室模块可能包括化学、血液学和血清学领域的试验,其检测结果通常是离散的,换句话来说,它们由单个数字或短串文本组成。一般的LIS模块提供许多功能,其中一些功能列于表11-3。实验室的其他领域可能需要不同的功能,并且根据具体需要不同,可能会因实验室而异。

表11-3 实验室信息系统功能

检验前	患者登记(如果不是从外部系统接收)
	试验申请
	定制要求(如拓展客户)
	采血清单
	条形码采集标签和等分标签
	标本跟踪或货架系统
检验中	仪器工作列表(通过接口和自动下载)
	手工工作列表
	手工输入结果
	通过接口自动输入结果
	结果验证,手动或自动发布
	质量控制
检验后	基于申请的患者报告(最终结果或部分结果)
	累积患者报告
	纠正报告
	结果查询
	向外部接口系统提供电子报告(如CIS,计费)
管理	待解决(不完整)清单
	周转时间报告
	工作量统计
	特别报告撰写者
	CIS和仪器完整性监控工具

法规要求

有些监管/认可机构与LIS系统有关的。在美国政府,它们包括美国医疗保险和补助服务中心(Centers for Medicare and Medicaid Services, CMS)、美国FDA、美国计算机/电子住宿计划(computer/electronic accommodations program, CEAP)、联合委员会(Joint Commission, TJC)和美国血库协会(American Association of Blood Banks, AABB)。LIS的法律要求涉及独特的标本和患者标志、标本采集日期、实验室接收标本的日期和时间、所有标本检测的日期和记录、执行检测的人员以及执行检测的实验室的名称和地址等。美国病理学家协会(College of American Pathologists,CAP)实验室一般检查表需要定期验证从LIS发送到其他计算机系统的数据。

美国1996年健康保险流通与责任法案(health insurance portability and accountability act,HIPAA)要求所有医疗计划接受以标准格式(电子数据交换)电子化文件申请要求。安全措施必须到位,以保护医疗信息。对医疗信息的使用/披露存在一定的限制,必须采取合理的保障措施以防止意外披露。HIPAA还解决了同意有关受保护健康信息(protected health information, PHI)的问题,其指的是可用于识别个人以及与医疗或支付有关的任何内容。使用或披露用于治疗、支付或医疗操作(TPO)的PHI要求患者同意。法律要求最低限度地有必要使用或披露PHI。

最近通过的患者保护与平价医疗法案(patient protection and affordable care act, PPACA)旨在进行一系列变更,以便对计费进行标准化,并要求健康计划开始采用和实施安全、保密、电子化的医疗信息交换规则。与传统纸质记录相比,电子医疗记录可以减少文书工作和行政管理负担,降低成本,减少医疗差错,以及最重要的是提高医疗质量(http://www.hhs.gov/healthcare/facts/timeline/timeline-text.html)。

通信标准

使用常规和定义来标准化不同系统之间的信息交换与传统的在这些应用程序之间创建定制接口相比是不太复杂和耗时的策略。最初,这些数据的电子传输的主要需求是提供账单给联邦政府(国家老年人医疗保险制度)和其他为个体服务支付的机构。为此,使用CPT编码实验室程序及使用ICD编码医疗疾病一直是常态。医疗卫生行业开发的广泛采用的标准是健康信息交换第七层协议(Health Level 7, HL7)(www.hl7.org),这是一种电子数据交换协议,且规定了消息的语法和规则。在撰写本文时,最新版本的HL7(HL7版本3)使用基于可扩展标志语言(extensible markup language, XML)的消息语法。XML是描述数据、结构信息和格式文档的方法,并通过使用标记标签来实现这一点,其通过标签描述标记的数据;参见图11-3示例。另一个标准是逻辑观察标志符名称和代码(logical observation identifer names and codes, LOINC)(www.loinc.org),它是HL7消息和数据库中实验室检测代码数据的一组通用标志符(McDonald et al,2003)。它提供了一个用于描述实验室试验的结构化命名约定,且与CPT相比具有较少的限制。美国材料试验协会(American Society for Testing and Materials, ASTM)规定了仪器接口、条形码(例如代码39,代码128)以及其他系统和组件的协议和格式。系统化医学命名法(systematized nomenclature of medicine, SNOMED)系统是一个非常详细的医学疾病和相关概念的命名法,包含超过30万个独特的临床概念。最初由美国病理学家学会开发,现在由成立于2006年的国际卫生医疗术语标准开发组织维护。接收系统可能不会将某些代码识别为书面形式，因此转换表将代码与接收系统中的等效代码相关联。

```
<Patients>

<患者>
<患者标识>P1234</患者标识>
<名>John</名>
<姓>Smith</姓>
<年龄>33</年龄>
<性别>M</性别>
</患者>

<患者>
<患者标识>P3456</患者标识>
<名>Mary</名>
<姓>White</姓>
<年龄>58</年龄>
<性别>F</性别>
</患者>

<Patients>
```

图 11-3 XML 数据库的示例。此 XML 代码包含图 11-2 所示的“患者”表中的数据。这个文本可以被读入，例如 Microsoft Excel，然后可以生成一个电子表格来显示数据

信息流

与 LIS 相关的信息流在不同实验室之间通常是一致的，并将其汇总在表 11-4 和图 11-4 中，尽管不同机构有明显的差异。这项工作的关键问题涉及患者的安全和隐私、临床上有意义的数据的捕获、数据元素的明确识别，以及在医疗机构内不同系统之间的信息同步(Aller,2001)。本节提供了关于信息交换步骤的概述，以及与每个步骤相关的关键问题。

患者登记/识别

任何工作流程中关键的第一步都是登记患者并分配唯一的标志号(ID)；这项工作通常在出入院与转院(admission, discharge and transfer, ADT)系统中完成。此时可产生患者独特的实验室编号，并对患者后续的实验室造访产生新的编号。在患者记录创建之前，不能申请任何试验。

患者 ID 和人口统计数据包括姓名、出生日期、性别、民族、地址、电话号码、社会保险号码、病历号、保险和账单信息，以及其他必要的信息。由于患者 ID 必须是唯一的，所以应该使用社会保险号码或登记系统专用的机构生成号码。

在创建患者记录之前，不能申请任何试验。可以利用条形码来确保在获得标本时正确识别患者。射频识别(radio frequency identification, RFID)系统是一种新技术，其提供无干涉的零差错识别(Westra,2009)。它由患者标签和电脑扫描仪或阅读器组成。“智能”标签或标签包含人类可读的信息、条形码和具有存储器的集成电路(integrated circuit, IC)芯片。从扫描仪释放少量的射频能量(“激发信号”)，激发 RFID 标签，然后发射射频信号(“返回信号”)传送患者 ID。虽然有几个问题(例如数据加密和协议标准化)还没有完全解决，但 RFID 技术提供了一些好处：被动操作和动态数据存储，支持其用于在标本采集和跟踪、床旁快速检测、药物管理和感染控制的特征。

表 11-4 医院患者实验室信息流程的关键步骤

步骤	描述
患者登记	在申请试验之前，必须在 LIS 中建立患者记录(例如身份证号、姓名、性别、年龄、住址)。LIS 通常会自动从医院登记系统接收这些数据(当患者入院时)
申请试验	医生为患者申请试验，并采集血样作为实验室早晨采血的一部分。将申请输入 CIS，并以电子方式发送到 LIS
采集标本	在早晨采血之前，LIS 列出了所有需要采血的患者名单，以及每个患者申请的适当数量的标本条形码标签。每个条形码都有患者标志、标本容器类型(例如：红盖管)和实验室工作站(一旦到达实验室即可用于对管进行分类)。另一种越来越受欢迎的方法是患者护理人员或护士采集血液标本。在采集之前，标本条形码标签可以在护理站的 LIS 打印机或便携式床边打印机按需立即打印出来
接收标本	当标本到达实验室时，其状态必须在 LIS 中从“采集”更新为“接收”。这可以通过将每个标本容器的条形码 ID 扫描到 LIS 中来完成。一旦“接收到”标本后，LIS 会将试验指令发送给将进行检测的分析仪
检测标本	将样品装载到分析仪上，并读取条形码。已经从 LIS 接收到试验指令，分析仪知道要对患者执行哪些试验。不需要工作列表。对于手动执行的试验，技术人员从 LIS 打印一个工作列表。工作列表包含患者的姓名和每个患者的申请的试验。每个试验旁边都有空间来记录结果
审查结果	分析仪产生结果并将其发送到 LIS。这些结果只能由技术人员查看，因为它们尚未公开发布用于一般查看。LIS 可以通过编程来标记某些结果——例如危急值——因此技术人员可以很容易地确定需要重复或进一步评估的内容
发布结果	技术人员发布结果(通常同时进行审查和发布未标记的结果。)LIS 也可以编程自动审核和发布正常结果或落在一定范围内的结果。后一种方法减少了技术人员必须审核试验的数量。发布后，结果自动传输到 CIS
报告结果	医生可以在 CIS 屏幕上查看结果。当需要时，可以从 LIS 打印报告

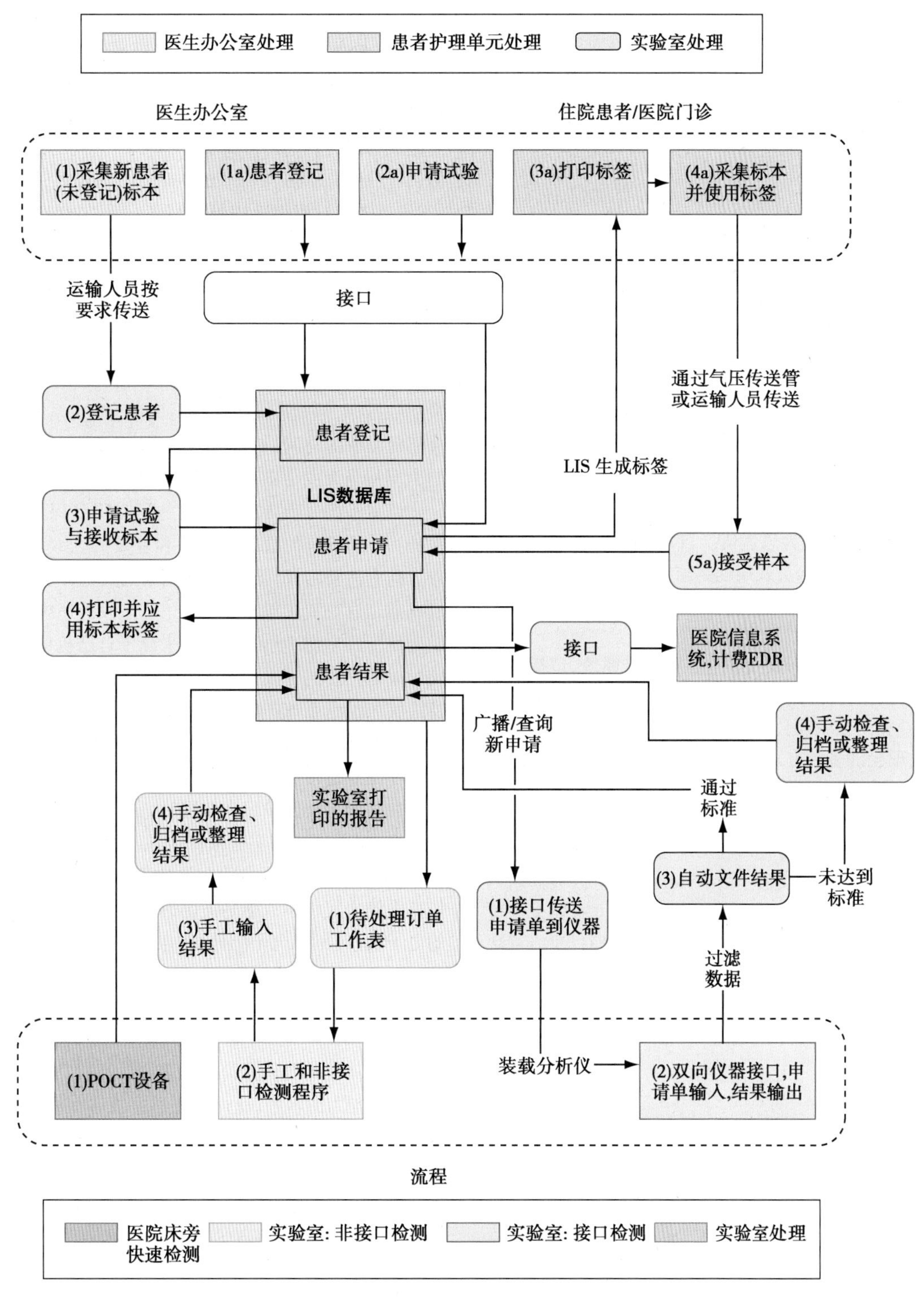

图 11-4 LIS 在 ADT 系统以及处理检验申请和结果中的作用。POCT,床旁快速检测

试验申请

在确定患者后,可以用纸质形式手工或通过 CIS 用电子方式申请试验,然后将申请以电子方式发送给 LIS。让医生在医疗点通过电子方式直接输入实验室试验是一种有效的方法,可以减少引入错误的可能性,这些错误是从纸质表格重新键入所申请试验项目所固有的。计算机化病理学试验申请单输入也已被证明可以减少实验室的周转时间(Westbrook et al,2006)。此时可以自动生成有关申请的重要数据(采集的日期、时间和位置,存储介质等)。患者的临床数据和试验申请系统的电子性质允许使用逻辑操作以确保患者的安全和最佳的试验利用。

标本采集与贴标签

在收到试验申请后,患者的标本由实验室采集,或者直接和申请单一起运送到实验室。对于住院标本，LIS 打印出需要采集标本的患者名单。此时，还可以打印标签以识别所需的管和（或）容器。标签打印也可以在患者的床边进行，在对患者的腕带进行条形编码后使用无线连接到 LIS 的便携式打印机来确定正确的患者身份。收到标本后，LIS 通过更改之前的“待采集”状态来指示标本的接收。然后将采集到的标本在分析仪上进行检测。

执行检测

临床实验室的分析仪可以单向或双向与 LIS 进行通信。单向分析仪通信通常是指将结果报告给 LIS，而在检测过程中对分析仪没有输入。或者，与 LIS 双向通信的分析仪能够从 LIS 接收申请，然后可以将结果发送到 LIS。某些分析仪可能有能力读取标本容器的条形码，以识别哪些标本需要处理，并将相应的标本状态更新发送到 LIS。

发布结果

不管结果是手动输入还是自动传输，计算机在收到结果后都会对结果进行有效性检查。一旦有效的结果被确定落入临界范围，LIS 就会将其标记为恐慌值。自动审核方案可用于自动发布结果，而无需技术人员或病理学家审核。

报告结果

实验室结果可以电子形式报告给各种临床系统，包括医疗信息系统、电子数据存储库（electronic data repository，EDR）、电子病历（EMRs）和州或联邦公共卫生机构（White，1999）。不同通信技术的涌现允许多种方式向医生报告结果，特别是对时间敏感的临界值。计算机报警可以帮助提高报告的及时性和临床医生对实验室结果的反应（Staes et al，2008）。对于常规检测结果，万维网允许医生在其方便时在 CIS 屏幕上检查患者的结果，并根据需要打印出来。页面中的 HTML 代码可以根据用户反馈自动生成新内容。EDR 中的数据可以批量传输到企业数据仓库（enterprise data warehouse，EDW），在其中通过执行算法可以确定一般模式，增强实验室结果的解读，如为某些分析物建立更具有临床意义的参考范围（Bock et al，2003）。

生物信息学

生物信息学通常指的是信息学的一个分支，其研究信息如何储存在生物系统中，从分子到大分子水平，主要集中在 DNA、RNA 和蛋白质序列（Sinard，2006）。正如 Batley 和 Edwards（2009）所指出，DNA 测序技术的大量改进导致相应产生的序列数据量显著增加，这为生物信息学在管理、储存和可视化方面提出了挑战。如果适当地实施，信息学可以促进患者登记、标本跟踪、组织编目、质量保证和标本的可用性（Qualman et al，2003）。目前正在进行的研究最终将允许患者的基因图谱由 EMRs 处理或传递给 EMRs。反过来，EMRs 可在使用患者生物信息学资料中包含的信息发挥重要的作用，帮助病理学家和临床医生分别确定最佳诊断试验和（或）治疗措施。

关于实施的问题

虽然通过计算技术来简化工作流程的机会很多，但是勤奋的信息学家应该意识到仍然存在许多潜在的陷阱以及错误的机会。当决定为实验室购买硬件或软件时，需求建议书（request for proposal，RFP）应提交给供应商。RFP 的主要组成部分是所需功能和特性的详细清单。RFP 要求供应商说明指定的功能是否存在、公司信息、定价以及系统的其他属性。RFP 响应成为最终合同的一部分。有一种不同的模式是应用服务提供者（application service provider，ASP）模式，其由契约协议组成：提供者通过网络远程提供服务，而供应商管理一切（硬件、软件、安全、升级）。通常会有固定的装机费，要么是每次交易或统一费用。另一种类型是服务水平协议（service level agreement，SLA），它是一种合同，其定义 IT 供应商与客户之间的关系的技术和业务参数，特别是对于 RFP 安排。SLA 的关键条款是负责解决问题的责任（谁做什么）、表现和补救。需要规定可量化的指标，例如系统正常运行时间（%）、系统响应时间和解决问题需要的时间。对这些问题缺乏适当的关注可能导致后期出现相当大的后勤和操作问题。

信息系统最重要的特征之一就是得到保证从一个系统传输到另一个系统的数据是准确和有效的。CAP 实验室一般检查表问卷需要定期验证从 LIS 发送到其他计算机系统的数据。没有满足这一要求被认作为是第二阶段的违规。

由于许多病理学实践除了来源于自己机构的患者标本外，还对来自独立的私人诊所的患者标本进行评估，这些患者将需要由临床信息系统产生的唯一标志。如果当他/她在托管机构内提交额外的标本时，CIS 还必须能够将同一患者所有生成的标志存储并链接在一起。

在网上多次传输患者数据时，安全性也是至关重要的。为了遵守 HIPAA，所有实验室都应该有适当的保障措施，以确保在适当情况下只有适当的个人才能访问患者数据。这不仅在信息系统之间传输数据是关键的，而且在实验室人员经常使用的电子通信（例如电子邮件）中也是关键的。

教育

网络速度的显著提高及大多数计算机，尤其是便携式计算机的图形能力的增强，使得病理学家能够在临床和解剖领域了解各种主题，并由此取得信任。除了各种病理学学会提供的专有课程外，还有一些教育资源以维基百科的形式免费提供，这些网站包含特定主题的信息，并允许访问者对文本进行更改、增添或修改。例如，病理信息学领域有一个专门的网页可以帮助感兴趣的学生学习，或者帮助讲师开发课程，在不同信息学相关类别中讲授不同的主题（http://pathinformatics.wikispaces.com）。

信息学的未来

随着新技术的出现，特别是生物信息学领域，随着时间的推移，无疑将重新定义病理学家和实验室的作用。微流控仪器正在应用于常见的实验室技术，基本上提供了一种“芯片实验室”解决方案，允许以患者为中心的方法进行检测，并最终可能达到与集中式分析仪器相当的水平（Yager et al，2006）。Patel

等(2007年)在创建信息共享模型以共享来自不同机构的组织库信息方面的努力表明,标准化的通信协议和共同的数据要素可以自由交换信息来协助研究项目,从而使任何实验室都能在研究的实时协作中发挥作用。随着社会普遍对信息技术的了解越来越多,许多患者可能会委托私人公司来维护个人医疗信息,而实验室必须能与这些机构进行交流。

最近,提出了计算病理学这个术语来定义包含多种原始数据来源的诊断方法,如电子病历、实验室数据和成像;从这些数据中提取生物和临床相关信息;在分子、个人和群体水平使用数学模型来产生诊断推理和预测;通过动态和综合的报告和接口向客户提供临床可用的知识,使医生、患者、实验室人员和其他医疗系统利益相关者能够做出最佳的医疗决策(Louis et al, 2014)。此外,从临床相关的"组学"(基因组学、蛋白质组学、代谢组学、脂质组学等)医学(通常称为个体化医学的组成部分)和流行病学产生的多重数据集促使称为转化生物信息学(translational bioinformatics, TBI)相关完形的成熟(图11-5)。这是将生物和健康领域所获得的应用知识与临床效用联系起来的一种方法(Sarkar et al,2011)。因此,有了适当的工具和培训,病理学家的作用可以从传统的观察角度转变为对患者更为深远和持久的观察。

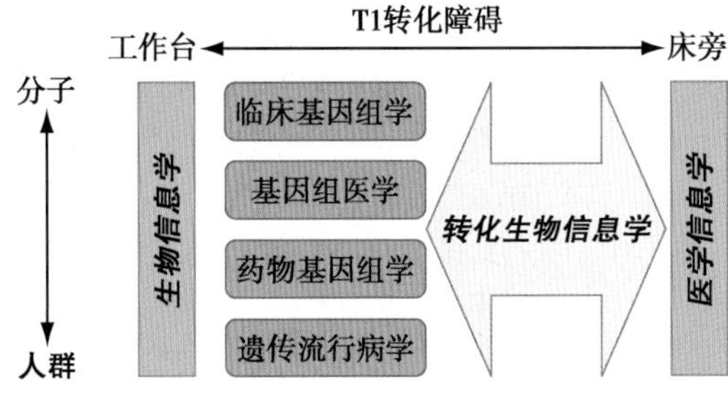

图11-5 转化生物信息学。生物信息学方法侧重于从分子到人群的领域(例如临床基因组学、基因组学医学("个体化医学")、药物基因组学和遗传流行病学),构成了转化生物信息学(TBI;大型双向箭头)所使用的方法基础。因此,TBI桥接了从生物(使用生物信息学)和医学(使用医学信息学)领域获得的知识。相应地,TBI的成功将导致T1转化屏障的交叉,从而将从工作台到床边的创新连接起来(Reproduced with permission from Sarkar NI, et al. Translational bioinformatics: Linking knowledge across biological and clinical realms. J Am Med Inform Assoc 18:354-357, 2011)

(王治国 译 沈立松 校)

推荐阅读

McDonald CJ, Huff SM, Suico JG, et al: LOINC, a universal standard for identifying laboratory observations: A 5-year update, Clin Chem 49:624-633,2003.

一篇对逻辑观察标志符名称和代码(LOINC)有价值的总结,并附有对继续教育有用的资源列表。

Pantanowitz L, Tuthill JM, Balis UGJ: Pathology informatics: Theory and practice, Chicago,2012, ASCPPress.

当前对信息学全面的综述。

YagerP, Edwards T, Fu E, et al: Microfluidic diagnostic technologies for global public health, Nature 442(7101):412-418,2006. Review.

"芯片实验室"型诊断系统有用的概述及其对发展中国家潜在的益处。

参考文献

Aller RD: Connectivity from source to action, *Clin Chemistry* 47(8):1521–1525, 2001.

Baron JM, Mermel CH, Lewandrowski KB, et al: Detection of preanalytic laboratory testing errors using a statistically guided protocol, *Am J Clin Pathol* 138(3):406–413, 2012.

Batley J, Edwards D: Genome sequence data: Management, storage, and visualization, *Biotechniques* 46(5):333–334, 336, 2009.

Bock BJ, Dolan CT, Miller GC, et al: The data warehouse as a foundation for population-based reference intervals, *Am J Clin Pathol* 120(5):662–670, 2003.

Louis DN, Gerber GK, Baron JM, et al: Computational pathology: An emerging definition, *Arch Pathol Lab Med* 138(9):1133–1138, 2014.

Patel AA, Gilbertson JR, Showe LC, et al: A novel cross-disciplinary multi-institute approach to translational cancer research: Lessons learned from Pennsylvania Cancer Alliance Bioinformatics Consortium (PCABC), *Cancer Inform.* 3:255–274, 2007.

Qualman SJ, Bowen J, Brewer-Swartz S, et al: The role of tumor banking and related informatics in molecular research. In Ladanyi M, Gerald W, editors: *Expression profiling of human tumors: Diagnostic and research applications*, Totowa, NJ, 2003, Humana Press Inc, pp 103–117.

Sarkar IN, Butte AJ, Lussier YA, et al: Translational bioinformatics: Linking knowledge across biological and clinical realms, *J Am Med Inform Assoc* 18:354–357, 2011.

Sinard JH: *Practical pathology informatics: Demystifying informatics for the practicing anatomic pathologist*, London, 2006, Springer-Verlag, p 380.

Staes CJ, Evans RS, Rocha BH, et al: Computerized alerts improve outpatient laboratory monitoring of transplant patients, *J Am Med Inform Assoc* 15(3):324–332, 2008.

Tate A: Middleware: Don't rule it out, *MLO Med Lab Obs* 44(10):20, 2012.

Van Cott EM: Laboratory test interpretations and algorithms in utilization management, *Clin Chim Acta* 427:188–192, 2014.

Westbrook JI, Georgiou A, Dimos A, et al: Computerised pathology test order entry reduces laboratory turnaround times and influences tests ordered by hospital clinicians: A controlled before and after study, *J Clin Pathol* 59(5):533–536, 2006. [Epub 2006 Feb 3].

Westra BL: Radio frequency identification, *Am J Nurs* 109:34–36, 2009.

White MD: Evaluation of vocabularies for electronic laboratory reporting to public health agencies, *J Am Med Inform Assoc* 6:185–194, 1999.

第12章 财务管理

Mark S. Lifshitz, Robert DeCresce

要点

1. 成本可用不同的方式描述。根据是否与实验室检测操作相关可分为直接和间接成本。根据与检测量(可变/固定)变化的关系、与人员配置(有薪水/无薪水)的关系或与相关用品或设备(经营/资本)的使用寿命的关系等分为不同成本。每个可报告结果的成本是一个关键指标。

2. 实验室检测费用的保险偿付(偿付)主要来自医疗保险(政府)和保险公司(非政府/私人保险)等第三方付款人,付款额几乎总是少于服务费用。

3. 住院的实验室检测费通常不能直接偿付,这部分费用是按日付费(即综合医院按床日付费)或按病种付费的一部分,例如疾病诊断相关组(diagnosis-related groups, DRG)(即设定一次住院费用,无论住院时间长短)。因此,通常将住院检测视为"成本中心"。相比之下,门诊检测费用可直接保险偿付;可将门诊检测视为"收入中心"。

4. 保险偿付(偿付)时,检测项目按现行程序术语(current procedural terminology, CPT)编码。《国际疾病分类》第10版(ICD-10)阐述了诊断。由于有医疗必要性的要求,不对口的检查项目可能不在偿付之列。

5. 预算是对医疗机构的财务资源进行规划、预测、控制和监控的过程。

6. 医疗固定资产投资,如购买生化分析仪,可用多种财务工具评估投资回收期、净现值以及内部收益率等因素。

7. 实验室设备可由采购、租赁以及按次付费等方式获取,但每种方式各有利弊。

每个机构,无论提供什么产品或服务,都必须考虑资金的管理、监督和核算。为了维持一个可行的、有竞争力的实体,该机构不仅需收回经营成本,还要获得正的净利润以进行再投资,实验室亦不例外。为了对实验室财务进行有效管理,负责人(主任/经理)必须善于识别和分类成本,理解收入和偿付的关系,熟悉预算过程,并利用财务比率和信息做出合理决策。在解释财务问题、说明需要额外资源时,负责人的自信、得体方可赢得管理人员及同事的信任。

行业概况

美国大多数行业都遵循传统的自由市场竞争原则。然而,该原则并不完全适用于医疗保健行业,因为仅有相对较少的医保患者直接支付医疗费用,而大多数患者是某种形式健康保险的受益者。由于未投保和投保不足患者的数目在不断增加,美国事实上形成了这样一种模式:即使在患者没有支付足够费用的情况下,医疗机构仍然为其提供医疗服务。大多数医疗偿付都是由政府(医疗保障、医疗补助)或私立保险公司等第三方支付的。因此,通常是患者以外的第三方予医疗保健服务的提供方付款(Snyder & Wilkinson, 1998)。

医疗卫生行业是美国最大的行业之一,在国内生产总值中所占的比例不断提高。从1960年的5.1%(270亿美元)上升到2013年的17.4%(2.9万亿美元或9255美元/人)(Medicare & Medicaid Services[CMS], 2014b))。医院一直是医疗卫生成本不断上升的驱动力。大多数美国医院都是免税的非营利性实体。"非营利"表面上看不获取利润,实际上指利润不分配给所有者或股东,而是再投资于医院。从历史上看,非营利身份使医院管理者对利润的关注度少于其他营利行业的管理者。然而,由于保险偿付减少、供应和劳动力成本上升,当今的医院收入即便只是覆盖运营成本都已经捉襟见肘。鉴于设备、建筑、设施和技术进行资本再投资的资金紧张,医院正积极寻求获取利润的新途径以对未来进行投资。

成本的定义与分类

成本(费用)是生产产品或提供服务时所消耗的供应量、劳动力及间接费用(Travers,1997)。理解成本对于准确定价各项检测和其他服务,确定何时以及如何提供新的检测,以及确定是否需要拓展新的客户业务或签订新的管控式医疗合同等均非常重要。成本可按不同方式进行分类(表 12-1)。

表 12-1 成本分类

	直接成本	间接成本	变动成本	固定成本	薪金成本	非薪金成本	运营成本	资本成本
试剂费	√		√			√	√	
技术检测费		√		√		√	√	
分析服务费	√			√		√	√	
分析仪	√			√		√		√
检测人员	√			√	√		√	
管理人员		√		√	√		√	
租金		√		√		√	√	

直接成本(direct costs)是可以直接追溯到成品的费用。在实验室环境中,成品是可计费的检测。例如试剂、耗材和技术员花费的时间。相比之下,间接成本并不直接与可计费的检测相关,却是生产所必需的费用。间接成本通常被称为运行费(overhead money),例如实验室能力测试(proficiency testing)和公共设施使用费用。

可变成本(variable costs)与检测量成正比。随着检测量的增长,试剂成本也将增加。如果每次检测的试剂成本为 1.00 美元,当进行 1000 次检测时,试剂成本为 1000 美元;当进行 20 000 次检测时,试剂成本为 20 000 美元。固定成本(fixed cost per activity)不随检测量的变化而变化。如果实验室每月支付 5000 美元租用场地,不管实验室每月进行 1000 还是 20 000 次检测(图 12-1),租金费用都一样。

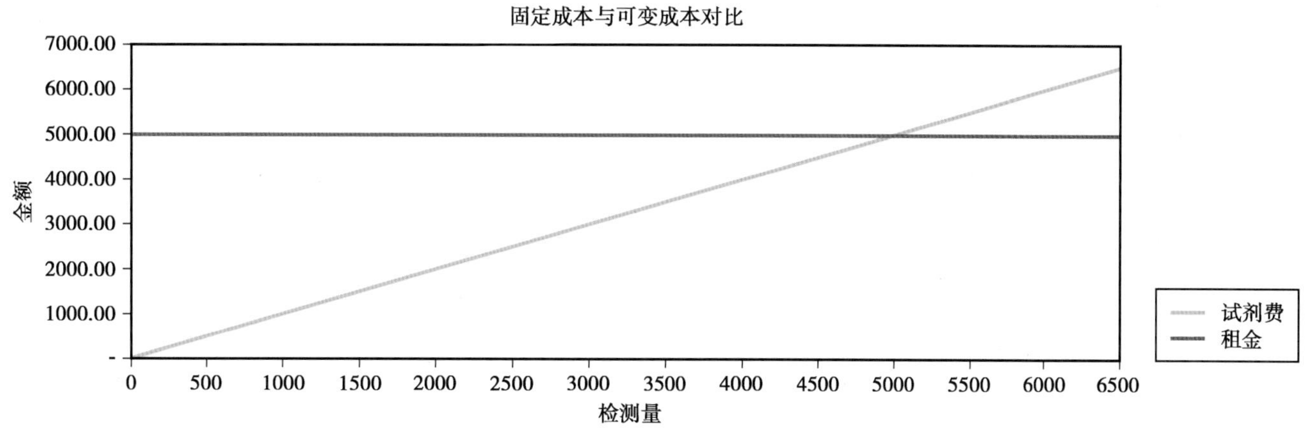

图 12-1 固定成本如租金保持不变,变动成本如试剂费与检测量成正比

由于固定成本不随活动量而变化,因此,实验室的目标是尽可能多地从固定成本中获得规模效益。检测量越多,每次检测的固定成本就越低。在前面的情景中,如果实验室进行 1000 次检测活动,每次检测的固定成本为 5 美元;进行 20 000 次检测,每次的固定成本降为 0.25 美元。需要指出的是,某些固定成本也有可变因素。例如,若某一仪器设备的检测上限为每月 20 000 次,一旦检测量超出上限后,就必须购买另一台仪器,从而增加了每次检测的固定成本。这种随着检测量的增加而变化的固定成本称为阶梯成本(step costs)。

薪酬成本(salary costs)与非薪酬成本(nonsalary costs)不同,因为薪酬成本包含附加福利。薪酬开支约占实验室预算的 50%~70%。由于薪资费用一般是固定的,因此,实验室要尽量实现规模效益。员工的小时工资或薪水只是整个雇佣成本的一部分,社会保险、医疗保险、学费补助、养老金计划和人寿保险等附加福利可能在基本薪资基础上额外增加 16%~28%的费用。招聘、面试和选拔过程亦会产生相关成本。一旦聘用了员工,则会产生入职教育、培训、持续性成长和发展的成本。

经营成本(operating costs)也称运营成本,是生产产品或提供服务的费用。许多物品是一次性使用,一旦使用,该物品便失去价值。一次性运营成本包括试剂、电力、一次性吸管以及在检测中产生的工资等费用。其他物品,如分析仪、计算机和场地硬件设施等,如果其使用寿命大于一个生产周期,便可称为资产(capital)。资产必须符合三个标准:时间,价格和用途。时间标准指该物品的使用寿命必须长于 1 年。价格标准指医疗机构必须指定固定资产的最低金额,通常为 1000~5000 美元。购置固定资产的用途通常是以更安全、更有效的型号更换旧设备,或增加新设备来支持新产品或服务。随着时间的推移,固定资产的价值逐渐降低,其价值的年度损失称为折旧

(depreciation),是从营业收入中扣除的年度费用。折旧虽非现金支出(即不是每年实际支付),但它是一个真实的费用,因为确实为资产的"损耗",这种资产是由资金购买并终将被更换的。如果一台分析仪尚未折旧完毕,则仍然具有"账面价值"。要需注意经营成本和固定资产成本应该分别进行预算(见下文)。

检测成本可由不同方式算得。成本微分析(microcosting)决定进行一项检测的总直接劳动力成本和供应成本,也是确定检测的生产总成本和最终价格的基础。临床实验室中,大多数标本按批次检测,而质控和校准成本与批次有关。在成本微分析时,要考虑检测是如何进行的,因为不同实验室的人力和供应成本会因实验室工作流程以及质控和复查政策的不同而有所区别。每个可报告结果的成本(cost per reportable result, CPRR)系将一次运行的总直接成本分摊到获得患者"可报告"的结果数上。检测效率可定义为:总可报告结果/总检测结果。因此,重复检测和质量控制次数越多,检测效率越低,CPRR越高;提高检测效率则可降低CPRR。增量成本(incremental cost)是增加一次检测而产生的成本,通常不需要额外的工资或资金。例如,假设没有样品收集成本,化学检测的增量成本通常指用于一次额外检测配置试剂的成本。其他相关成本,如技术员的工时、设备或质量控制等都是固定成本,与额外检测量无关。增量成本通常是生成检测结果所需要的最低成本,最适合用于评估在现有检测量上产生小的增量所需成本。随着检测数量的增加,实验室可能需要额外的员工和设备,这些成本必须包含在增量成本核算分析中。在评估额外增加的工作是否可营利时,增量成本核算尤其重要。一次检测的生产总成本(fully loaded cost)是直接和间接成本的总和。间接成本的分配常用公式进行计算,其目标是根据与间接成本相关性最强的成本动因进行分配。例如,公共设施使用成本可以基于每个部门面积、而人力资源成本可以基于相关部门的员工人数进行分配。通过对自行检测的生产总成本与商业或相关实验室提供相应检测的价格进行比较,做出自测或外购(make-versus-buy)决定。

如果自行检测的费用比从另一个供应商购买检测的成本更高,则应考虑外包检测。当然,做出自测或外购决定时,成本只是考虑的因素之一,还应考虑周转时间、方法以及备选供应商的可靠性。检测的收费高于生产总成本(加价)时方可实现营利,同时还必须考虑相对于收费的预期收款率。边际收益(contribution margin)是从检测收取的费用中扣除全额成本后的余额。表12-2显示了确定检测成本和定价的多种方式。

表12-2 检测成本分析

检测:前列腺特异性抗原

A. 微观成本:获得一个可报告结果的运行情况

(1)直接人工:决定完成一次患者检测所需的仪器运行中耗费的人工时间,假设人工成本为20美元/小时

	时间/分钟	费用/美元
准备样品	5	
准备试剂	10	
准备设备	10	
计算机和(或)工作表设置	5	
结果建档/质量控制/维护	10	
清理工作	10	
总直接人工成本	50	16.67

(2)直接材料:列出执行检测所需的所有消耗品。值得注意的是需要进行四次检测(一次样本检测和三次对照检测)才能得到一个患者的可报告结果。如果每次运行需要进行对照检测,则需要增加校准费用

	单位成本	数量	费用/美元
试剂(700美元/100次检测)	7美元	4	28.00
一次性移液管(10美元/100支)	0.1美元	4	0.40
一次性试剂杯(10美元/200个)	0.05美元	4	0.20
低、中、高值质控品(0.05ml/次,20美元/ml)	1美元	3	3.00
总直接材料成本			31.60
总直接成本			48.27
每个可报告结果的成本(总直接成本/可报告结果数)	48.27美元/1		48.27

表 12-2 检测成本分析(续)

检测效率(患者可报告结果/检测数)	1 个结果/4 次检测		25%
B. 成本微分析:获得 15 个可报告结果的运行情况			
(1)直接人工:对于一组在自动分析仪上运行的检测,可以使用来自微观成本的直接人工费用。对于手工批量检测,直接人工成本可能适用于每一批;为了获得准确的数据,可能需要额外分析劳动时间			
		时间/分钟	**费用/美元**
每个批次的总直接人工成本(在本例中与上述微观成本相同)		50	16.67
(2)直接材料			
提示:需要进行 18 个检测(15 个样本检测和 3 个对照检测)才能产生 15 个可报告的结果。与第一个例子不同,在样本超过一个时,固定成本(对照检测成本)得到了分散			
	单位成本	**数量**	**费用/美元**
试剂(700 美元/100 次检测)	7 美元	18	126.00
一次性移液管(10 美元/100 支)	0.1 美元	18	1.80
一次性试剂杯(10 美元/200 个)	0.05 美元	18	0.90
低、中、高值质控品(0.05ml/次,20 美元/ml)	1 美元	3	3.00
总直接材料成本			131.70
总直接成本			148.37
每个可报告结果的成本(总直接成本/可报告结果数)	148.37 美元/15		9.89
检测效率(患者可报告结果/检测数)	15 个结果/18 次检测	83%	
C. 增量成本:额外一次检测的成本			
		数量	**费用/美元**
试剂(700 美元/100 次检测)		1	7
一次性移液管(10 美元/100 支)		1	0.1
一次性试剂杯(10 美元/200 个)		1	0.05
总和			7.15
D. 满载运行成本			
直接成本(按标准规模运行下得出一个可报告结果的成本)以上述 B 为例			
	单位成本	**数量**	**费用/美元**
直接成本(按标准规模运行下得出一个可报告结果的成本)以上述 B 为例	9.89 美元		
间接成本(2.5 倍直接成本,根据典型医院数据估算得出)	24.73 美元		
生产总成本			34.62
E. 边际收益			
假设实验室检测加价 20%			
	单位成本	**数量**	**费用/美元**
生产总成本加上 20%的加价(检测费用的标价)	34.62 美元×1.2		41.54
生产总成本(以上述 D 为例)			(34.62)
边际收益			6.92

注释:上述分析仅用于说明本文目的。

就实验室而言,总体拥有成本(TCO)是指其设备在整个服役周期内的总成本,它强调了提供特定服务或生产某种产品过程中初期购置和后期维护某设备所有成本之和,而非初始资本或运营成本。实验室的TCO包括某些检测平台的购置、安装(施工,培训)、支持(订购耗材,处理订单)、持续维护(计划内和计划外停机)、服务和运营费用(试剂,对照,重复检测,库存控制,能力测试,检测人员,监督人员)及其相关检测仪器的成本。总拥有成本可为考虑自测或外购提供参考,但准确核算总体拥有成本非常困难。

收入

收入是提供服务或销售产品的总价格(Harmening, 2007),是一个企业提供服务和生产产品的所得。在医疗领域,收入不应与保险偿付或现金收入混淆。患者总收入(gross patient revenue)是指在扣除款扣除之前,医院提供住院和门诊服务获得的总收入。患者净收入(net patient revenue)是住院和门诊的收入减去所有相关的扣除额。收入扣除款(deductions)包括合同调减、坏账准备、慈善关怀以及减少患者总收入的其他调整和津贴。合同调减(contractual adjustments)是指正式合同中列出的金额与实收款或应收款之间的差额。例如,如果检测的标价为10美元,而保险公司按合同付款6美元,则合同调减额为4美元。如果所有扣除和合同调减额是正确的,净患者收入应等于收取的现金,即上述例子中的6美元。

在医疗保健领域,区分住院和门诊费用至关重要,两者的保险偿付方式截然不同。住院的实验室检测费通常不单独偿付,这部分费用是按日付费(即综合医院按床日付费)或疾病诊断相关组(DRG)(即设定一次住院费用,无论住院时间长短)的一部分。因此,住院实验室检测是一种"成本中心",医院无论提供了多少检测,均按相同的费率收费。相比之下,门诊实验室检测历来是一个收入中心,因为每个检测通常由第三方单独偿付(表12-3)。考虑到这些经济因素,医院更倾向于进行门诊检查而减少住院检查。但由于新的偿付模式的医疗问责,风险共分和打包赔付的理念,优先进行门诊检测的倾向会随之发生变化。

表12-3 PSA偿付比较

	标价	还款条例	支出金额	合同津贴
住院患者				
管理式医疗(HMO)	41.54美元	没有单独的实验室检测费用,因为已经包含在合同的日率中	0	N/A
联邦医疗保险(medicare)	41.54美元	没有单独的实验室检测费用,因为已经包含在DRG费率中	0	N/A
门诊患者				
补偿保险	41.54美元	普通和惯例收费为38美元,保险支付80%(UCC)	30.40美元	11.14美元
管理式医疗(PPO)	41.54美元	合同支付医疗保险费用的110%(PSA为25.70美元)	28.27美元	13.27美元
管理式医疗(HMO)	41.54美元	没有单独的实验室检测费,实验室按每人每月计算固定报酬	N/A	N/A
联邦医疗保险	41.54美元	医疗保险费用表	25.09美元	16.45美元

注释:HMO,健康维护组织;PPO,优选医疗服务组织;PSA,前列腺特异性抗原;N/A,不适用
上述偿付金额仅为了说明本文目的,并不能准确反映目前的医疗保险偿付额

支付方和偿付

与当前的医院不同,美国早期医院的出诊医师通常在患者家中提供医疗服务,护理则由由家庭成员、接生妇和佣人共同承担。早期建立医院是为了庇护老年人、临终人员、孤儿、精神病患者和流浪者,或者保护社区公民免受传染病和高危精神患者的危害。今天的许多县、市和宗教团体的医院起初便是这些救济院和隔离院共同组成的(Sultz & Young, 2009)。

随着1946年美国"希尔-伯顿医院建设法"(hill-burton hospital construction act)的通过和私人医院保险的发展,医院开始从慈善机构向复杂的技术组织转型。希尔-伯顿医院建设法向各州提供了联邦资金用于规划和建造新的医疗机构。达拉斯的一群教师和贝勒医院(Baylor Hospital)建立了第一个私人医疗保险,用于偿付某些医疗费用,这为后来发展建立蓝十字保险(blue cross insurance)提供了范例。发展健康保险用以偿付常规医疗服务给社会带来深远的影响。任何保险的初衷是防范低风险的罕见事件,如夭折及天灾人祸,今天的健康保险则涵盖了可预测的常规医疗服务和意外的疾病和伤害(Sultz & Young, 2009)。

私人保险

私人健康保险分为两大类:赔偿型和医疗管控型。赔偿计划,也称为按服务付费,是传统的保险计划,让患者绝对自由的选择医生和医疗机构。保险公司通常要求受益人每人每年缴纳300~500美元的年费,年费扣除后,保险公司支付一般和常规费用(UCC)中一定比例的费用。UCC(或收费标准)由付款方设定,通常低于实际账单费用,在这种情况下,患者需要支付

账单余额。一般来说，付款方、承保人的分摊比例为7∶3或8∶2，保险公司缴纳的比例较高，承保人的比例较低。赔偿计划是20世纪80年代以前健康保险领域的重要支柱，而现今则为医疗管控型保险占据主导地位。一些雇主支付高额保费提供赔偿计划，以便雇员可以自由选择医疗服务。

1973年通过的"健康维护组织法"引入了除赔偿型健康保险之外的另一方案——医疗管控型健康保险。该法案作为遏制医疗保健成本上涨的一项战略，鼓励和资助健康维护组织(HMO)的发展(Sultz & Young，2009)。HMO利用医疗管控型健康保险的特点，将医疗偿付与服务相结合，使得付款方能对如何服务、在哪些医疗机构服务和提供何种服务进行有效的费用控制。在管控型健康保险计划中，参加保险的成员必须选择特定的医师和医院；专科或住院医疗服务必须由病例管理(初诊)者提供转诊单；医疗服务提供方通过限额协议和日费率分担财务风险。

限额协议约定保险公司向医疗服务提供者(如医师)支付固定的医疗费，按每个参保成员每个月(PMPM)的固定费用计算。在这个数额下，医疗服务提供者同意覆盖参保成员的所有医疗保健。例如，如果实验室签署了一项限额协议，按照1.50美元的PMPM满足2000名HMO成员的门诊检测需求，实验室每月收入3000美元，每年36 000美元。如果实验室每年提供服务的成本超过36 000美元就会亏损；如果成本低于36 000美元，则实现营利。在检测的限额协议中，实验室承担了成本超过收入的风险。管控这一风险的关键是了解参保成员的检测数量并准确评估实验室成本。

为需要住院治疗的患者提供一切必要的护理和服务的日费率是与医院协商确定的。对患者住院期间进行任何实验室检查的偿付均包含在日费率中。和限额协议一样，如果提供住院服务的费用比日费率更高，医院就存在财务风险。

有时某项医疗服务的费用是单独协商的(即不包括在日费率中)，将此称为一种"剥离"。昂贵的专业检测(如某些分子和遗传检测)应该从门诊实验室限额协议中剥离，这些服务的价格适合按项目付费。将这些检测排除在日费率之外，可以避免参保人员因为意外事故多次使用这些昂贵的服务而造成巨额的费用损失。

政府支付方

国家老年人医疗保障是联邦政府向65岁以上的老人、终身残疾人士、符合特定等待期的晚期肾病患者提供的联邦健康保险。国家老年人医疗保险制度于1965年根据社会保障法第18章建立，由美国卫生及公共服务部(HHS)下的医疗保险和补助服务中心(CMS)管理，它覆盖A、B、C和D四类索赔内容。索赔由CMS认可的承保商处理。这些承保商通常是作为财务中介(通常处理A类索赔)和运营商(通常处理B类索赔)的私人公司。然而，CMS正在转向一种新的模式，医疗照顾制度管理承保商(MAC)将在15个MAC管辖区内管理A和B两类索赔。对于符合医疗保障/医疗补助偿付资格的临床实验室，必须持有1988年临床实验室改进法执照(CMS，2014e)。

国家老年人医疗保障的A类索赔内容涵盖住院治疗、临终关怀、熟练护工护理和家庭保健。索赔内容自动覆盖所有符合条件的人。在1982年美国税收和财政责任法案(tax equity and fiscal responsibility act，TEFRA)出台之前，住院费用基于费用追溯系统进行给付。该系统支付给医院患者在住院期间发生的所有实际费用。在TEFRA之后，该系统转为预付费系统(prospective payment system，PPS)，根据类似病患的现有索赔额度给医院偿付医疗费用。使用这种DRG支付系统，无论提供多少服务，医院都将为特定DRG偿付相同的数额。因此，医院对每例住院患者医疗活动中营利或亏损取决于成本低于或高于DRG给付额。PPS的目标是通过固定的DRG偿付迫使医院通过缩短住院时间并消除不必要和(或)过度使用医疗服务以控制成本(Sultz & Young，2009)。

国家老年人医疗保障的B类索赔内容包括门诊实验室检查、医师专业服务和其他医疗服务和设施，该计划并非自动覆盖参保者。符合条件的受益人必须报名参加B部分保险并支付保费，保险受益人必须为所有B类服务支付年费和20%的共同付款，但临床实验室检查除外，如果其满足某些条件(见下文)，则保险予以全额偿付。

B类费用表在偿付中发挥重要作用，是非政府支付方用以设定费率的基准。例如，私人保险公司可以将其收费标准设定为B类收费标准的110%。

国家老年人医疗保障的C类(也称为医疗保障的优势)是传统B类按项目付费计划的替代方案，旨在通过由健康维护机构和其他管控型医疗服务模式提供服务来减少患者的"自付"成本。国家老年人医疗保障的D类提供处方药物的偿付方案。

医疗救助计划是联邦政府为特定的低收入家庭提供的医疗保险。该方案于1965年被批准为联邦/州立资助计划，旨在为一些低收入或资源不足的家庭支付医疗费用，该计划的覆盖范围可延伸至老年人、盲人或残疾人士以及需抚养子女的家庭。虽然医疗补助是一个联邦计划，但由每个州自行管辖。这意味着每个州可自行决定资格要求、医疗服务范围以及偿付方式。需要指出的是，医疗补助并非覆盖所有低收入人群，得到医疗救助的人群必须符合资格要求。

保险偿付编码系统

医疗偿付单必须记录患者的医疗状况(或诊断)，并列出所提供的医疗服务(或检查)以获得支付。该信息用政府和私人付款方所认同的标准化编码记录：检测或服务项目(AMA，2014b)按医疗保健通用程序编码系统(HCPCS)编码，患者的病情或诊断(ICD-10-CM，2015)则按《国际疾病分类》第10版(ICD-10-CM)描述。这些标准编码使得数据在医生、患者和第三方付款人之间得以准确传递。

HCPCS于1983年开发，由两级代码组成。一级代码是现行程序术语(CPT)编码系统，用于识别几乎所有临床实验室检测和大多数医疗服务(AMA，2015a)。CPT代码由美国医学会(AMA)制订，每年进行审查和更新，以跟踪技术和医疗实践的变化。每个CPT代码由五位数字和一段对检测或服务的描述组成。例如，用于前列腺特异性抗原(PSA)检测的CPT代码是 84153。

二级 HCPCS 代码由 CMS 制订。CPT 不包含报告医疗服务所需的所有编码,也不描述可能适用于医疗保障保险计划的某些特殊情况。因此 CMS 开发了第二级的代码来填补这些空缺。HCPCS 二级代码以单个字母(A 到 V)开头,后面是四位数字。这些代码每年由 CMS 更新。例如,用于癌症筛选的前列腺特异性抗原(PSA)代码是 G0103。值得一提的是,即便实验室检测完全相同,该 CMS 代码与先前描述的前列腺特异性抗原(PSA)CPT 代码也会得到 CMS 的区别对待,这使得 CMS 可以根据进行检测的原因而制订不同的偿付标准。

ICD 最初由世界卫生组织(WHO)制订,是世界通用的医生用以报告死亡率和发病率的数据统计分类系统。ICD-10-CM 是世界卫生组织 ICD-10 的美国临床修订版,修订内容由国家卫生统计局维护和更新。这些修改有助于医疗保健提供方检索患者病历和提取用于临床研究的病例数据,以及提交医疗偿付申请。美国卫生及公共服务部(HHS)要求在 2015 年 10 月 1 日之前,在全美范围内完全采用 ICD-10。与 ICD-9 相比,ICD-10 提供了更多细节,精确地定义了位置(包括偏侧性),追踪了术语的变化,并提供更多关于损伤和其他相关因素的概念。因此,与 ICD-9 约 13 000 个代码(3~5 个字符长)(AMA,2012)相比,ICD-10 由约 68 000 个代码(3~7 个字符长)组成。

准确编码的重要性

正确编码重要性的原因有三个。第一,应该为提供的服务付费,编码不足或不正确可能会导致给付额低于应得的数额。第二,服务提供者所得不能超出应得的给付额。未提供服务或使用更多补偿的代码(这种行为被称为"上调编码""up-coding")是非法的,构成欺诈。第三,服务提供者必须遵守 CMS 为医疗保险患者确定的医疗必需性(medical necessity)的要求。这些政策规定了检测在什么条件下满足"医疗必需性",只有这样才能予以偿付。某些检测只有在与特定诊断相关的情况下才被认为是"医疗上必需的",因此,偿付取决于诊断或身体状况代码(ICD-10 代码)是否与检测代码(HCPCS 代码)相匹配。例如,"前列腺恶性肿瘤"支持医疗上必须进行前列腺特异性抗原(PSA)检测,此时,医疗保险将支付检测费用;相反,"充血性心力衰竭"不是进行 PSA 检测的医疗必要条件,此时,PSA 检测费不予支付。当然,即使不是"医疗上必需的",医生(或其他服务提供者)也可以对患者进行任何检查,只是检查费不能被偿付。

大多数实验室的收费标准由当地医疗保险承保商(财政中介或承运人)设定。历史上,每个承保商制订了单独的指南,用于确定哪些检测符合医学上必要的诊断代码。当地医疗复核政策(local medical review policies)和当地医保覆盖范围因承保人而异,使得申请和处理索赔非常困难。在某些情况下,某个承保商有效检测的诊断代码可能不被其他承保商视为医学上必需的。对于特定门诊实验室的检测,为了规范所有承保商的偿付指南,为 23 项检测划定了国家承保范围(national coverage determinations,NCD),这些医疗必需性指南适用于美国所有承保商。表 12-4 列出了 NCD 的检测(CMS,2014a)。

表 12-4 实验室检测的国家承保范围

一般检测类别	CPT 编码
甲胎蛋白	82105
血细胞计数	85004, 85007, 85008, 85013, 85014, 85018, 85025, 85027, 85032,85045,85049
血糖检测	82947,82948,82962
癌胚抗原	82378
胶原蛋白交联,任何方法	82523
地高辛类治疗药物监测	80162
粪便隐血检测	82270
γ-谷氨酰转移酶	82977
糖化血红蛋白/糖化蛋白质	82985,83036
肝炎病毒检测/急性肝炎检测	80074
人体绒毛膜促性腺激素	84702
人体免疫缺陷病毒(HIV)检测(诊断)	86689, 86701, 86702, 86703, 87390,87391,87534,87535, 87637,87538
艾滋病毒检测(预后,包括监测)	87536,87539
血脂	80061, 82465, 83715, 83716, 83718,83721,84478
部分凝血活酶时间	85730
前列腺特异性抗原	84153
凝血酶原时间	85610
血清铁分析	82728,83540,83550,84466
甲状腺检测	84436,84439,84443,84479
免疫法测定肿瘤抗原 CA 125	86304
免疫法测定肿瘤抗原 CA 15-3(CA 27.29)	86300
免疫法测定肿瘤抗原 CA 19-9	86301
尿培养,细菌	87086,87088,87184,87186

表格来源:From CMS(2014a)

任何级别的编码应尽可能具体。基于 AMA CPT 代码集(CMS,2014f)中定义的代码,医疗保障承保商应采用全国正确编码方案,以确保正确使用编码。对同一患者在同一天的服务收费的不适当的代码组合,软件指令给予标志。医疗保障保险计划还增加了一种所谓医疗上不可能的指令系统(MUE),用以限制每个患者、每个服务提供者针对特定可偿付 CPT 代码的服务数量,超过 MUE 的请求将被拒绝。大多数分析物或检测都具有与前列腺特异性抗原(PSA)相似的特定 CPT。有时一个新的检测没有自身代码,如若如此,该检测必须以用于检测的方法(如 82486-气体/液相色谱法,或 83520-免疫分析法,定量)

进行标志。检测方法代码对应的偿付额度通常比特定加测目标的CPT代码要低。

同时进行的某些检测(即项目组合,panel)必须正确编码。AMA批准了10个组(表12-5)(除了一般健康和产科学组外,其他8个认定为是医疗保险所覆盖的服务)。当执行这10个组的检测时,不能用组内每个检测的CPT代码,而必须使用专用的组代码。相对于组内每项检测偿付的总和,批次的给付要低得多。若不是针对组进行编码,而是对组内每项检测单独编码,被认定为"拆分",是一种欺诈性的计费方式。

实验室费用标准不包括专业病理医师服务(例如检测结果解读、切片复核),这些服务按照医疗保险医师费用标准收取,该标准是基于资源的相对价值规模来确定具体服务的相对价值单位的支付,可根据当地的经济状况调整数额。与实验室费用标准不同,这些专业服务包含在年费和20%的共同付款范围内。

表12-5 美国医学会器官或疾病组合检测分类

CPT	组	包含的单项检测
80047	基本代谢组(离子钙)	钙、电离(82330) 二氧化碳(82374) 氯(82435) 肌酐(82565) 葡萄糖(82947) 钾(84132) 钠(84295) 尿素氮、血(尿氮素)(84520)
80048	基本代谢组(总钙)	钙总量(82310) 二氧化碳(82374) 氯(82435) 肌酐(82565) 葡萄糖(82947) 钾(84132) 钠(84295) 尿氮素(84520)
80050	一般健康组	代谢功能全套试验(80053) 血液计数,全血(CBC)(85025)或(85027)和(85004) 或CBC(85027)和(85007)或(85009) 促甲状腺素(84443)
80051	电解质组	二氧化碳(82374) 氯(82435) 钾(84132) 钠(84295)
80053	综合代谢组	白蛋白(82040) 总胆红素(82247) 钙(82310) 二氧化碳(82374) 氯(82435) 肌酐(82565) 葡萄糖(82947) 碱性磷酸酶(84075) 钾(84132) 总蛋白(84155) 钠(84295) 丙氨酸氨基转移酶(84460) 天冬氨酸氨基转移酶(84450) 尿素氮(84520)

表 12-5 美国医学会器官或疾病组合检测分类(续)

CPT	组	包含的单项检测
80055	产科	全血细胞计数(complete blood counts,CBC)(85025)或(85027)和(85004)或 CBC(85027)和(85007)或(85009) 乙型肝炎表面抗原(87340) 风疹抗体(86762) 梅毒定性检测(86592) 红细胞抗体筛检(86850) ABO 血型测定(86900) Rh 血型测定(86901)
80061	脂类	总胆固醇(85465) 高密度脂蛋白胆固醇(83718) 甘油三酯(84478)
80069	肾功能组	白蛋白(82040) 钙(82310) 二氧化碳(82374) 氯(82435) 肌酐(82565) 葡萄糖(82947) 无机磷(84100) 钾(84132) 钠(84295) 尿氮素(84520)
80074	急性肝炎组	甲型急性肝炎 IgM 抗体(86709) 乙型肝炎核心抗体 IgM(86705) 乙型肝炎表面抗原(87340) 丙型肝炎抗体(86803)
80076	肝功能组	白蛋白(82040) 总胆红素(82247) 直接胆红素(82248) 碱性磷酸酶(84075) 总蛋白质(84155) 丙氨酸氨基转移酶(84460) 天冬氨酸氨基转移酶(84450)

注释:ABO,血型;HDL,高密度脂蛋白;IgM,免疫球蛋白 M;RBC,红细胞
表格来源:From AMA(2015a)

医疗保险偿付

医疗保障是美国最大的保险计划。在许多医院,医疗保险占所有收入的 25%~40%。门诊医疗服务的给付方式与住院患者不同。

医疗保险住院患者

DRG 组成一个患者分类系统,用于偿付医保住院患者医院花费(A 部分)。尽管住院患者临床实验室检测产生的费用包含在 DRG 中,但医师服务(B 部分)的费用不含在内。医保患者出院后,卫生信息管理编码人员对患者的病历进行检查,并为住院患者的一个或多个诊断和操作指定适宜的 ICD-10-CM 和 HCPCS 编码,这些代码以及患者的基本信息,经决策树(计算机程序化)分组成为特定的 DRG,目前在使用的 DRG 超过 500 种。CMS 根据诊断的严重程度、接受的操作类型、实验室检查的数量、给药的剂量和类型及是否存在并发症或并发症,为每个 DRG 分配权重。CMS 根据设施类型(社区医院与教学医院)、地点(城市与农村)和地区(西海岸与中西部地区)分配每个医院的具体费率。DRG 的 CMS 费率乘以医院的费率,即可确定住院费用的保险偿付额,这个数额涵盖了住院患者住院治疗的全部付款(payment-in-full)。如果医院治疗患者的费用超过约定偿付额度,超出的费用由医院自行承担,患者无需为任何保险未偿付的 A 部分医疗服务付款(Sultz & Young, 2009)。

医疗保险门诊患者

DRG颁布多年后，每个门诊服务一直是单独偿付的（Harmening,2007）。在2000年CMS将门诊付费分类（ambulatory payment classification）系统整合到门诊预付系统以后，偿付系统发生了变化。在此系统下，与DRG的预设费率类似，医保患者的几乎所有医院门诊服务（例如急诊和临床出诊，肿瘤治疗以及手术）都在事前设定的费率上预先付费。目前，临床诊断实验室检测费不包括在APC中，仍然根据CMS收费标准单独偿付，但也有一些例外。

在某些情况下，医疗保险不予偿付实验室检测（表12-6）费用。如果实验室预计某检查不符合医疗必需性的要求，医疗保险将拒绝付款时，则应该在提供该项服务前告知患者。事先受益人通知书（advanced beneficiary notice，ABN）用于记录保险受益者知晓医疗保险可能将拒绝付款、拒付的原因，以及患者决定在医疗保险不支付费用情况下选择自行付款或是拒绝检查（CMS，2014d）。

表12-6 国家认定的实验室检测

分类	医疗保险覆盖	事先受益人通知书（ABN）是否必要
LMRP或NCD检测	如果医疗必要性条件满足，提供者按门诊费用标准支付	不必要，除非检测不是治疗必需的
FDA注明的或不包括上述的自备项目	如果医疗必要性条件满足，提供者按门诊费用标准支付	不必要，除非检测不是治疗必需的
只用于临床研究或研究性试验（即非FDA注明）	不覆盖，不能偿付	需要
健康筛查	除以下情况，不在医保范围内：每两年为女性进行PAP涂片，每年为高癌症风险或异常涂片结果的女性进行PAP涂片；为50岁以上男性每年进行PSA检测	需要，除非是覆盖范围内的例外情况

注释：PAP，巴氏试验或巴氏涂片；LMRP，当地的医疗检讨政策；PSA，前列腺特异抗原
表格来源：From CMS（2014a）.

对于能够给医保患者进行门诊检查的医院，必须考虑72小时规则（CMS，2014c）。这项法则规定，医院不能在住院患者入院后72小时内对实验室检查按照门诊计费。入院前72小时进行的门诊检查必须包括在住院患者的偿付额中，并根据指定的DRG进行给付。医院实验室需要确定受此规则影响的门诊医疗保健服务，并确保不予单独计费。医院的独立实验室不受72小时规则限制。因此，住院前3天的检查，如果是在住院医院的实验室进行的，不予偿付，如果是在独立实验室完成的，则予以偿付。患者出院14天（42CFR §414.510）内，如果检查/服务是由患者的医生要求的，则出院后的检测也可算入DRG。

财务状况和监控

制订预算

预算是对一个机构的财务资源进行规划、预测、控制和监测的过程（Garcia，2004）。经营预算（operational budget）提出了今后一年将要实现的日常收支目标。

根据业务的类型和季节性可以采用不同的预算策略，但所有预算都应运用同样的方法来预测和规划下一个预算周期的状况。依据历史信息、通货膨胀调整、缩减的业务、新增的业务、新的产品线，可以预测收入和开支的增减。实验室通常使用预估预算，根据各种预测和假设，包括检测量，将年度收支以预估或“预先设定的形式”表示，并通过实际成本、比率和百分比计算，结合历史数据推断出新的预算。表12-7列出了预估预算的一个例子。

与运用上一年的基准数据推测下一年数据的预估预算相反，零基准预算（zero-based budget）没有基准线。零基准预算要求管理层每年对所有服务和产品进行评估，以确定哪些应该资助而哪些应予取消。每个部门经理都将所有的项目视为新项目，以此来评估自己的预算。它假定现有的项目均不能完成自动预算审批，而是要通过与机构的其他项目相比证明其项目的经济价值。根据项目的经济价值进行排名，机构的可用资金按照价值优先的原则资助项目。实验室在提出新服务（例如献血者计划，门诊血液采集中心）或实验室部门（例如真菌学）及检测（聚合酶链反应测定）（Travers，1997）项目时通常使用零基准预算。

资产预算（capital budget）用于资助大型资产项目，例如购置仪器、建设信息系统或重建实验室（Garcia，2004）。这些项目可能需要数千或数百万美元的资金，需要数年进行计划或实施。由于资金有限，实验室申请的项目必然要与医院其他部门竞争。医院对每个项目根据各种财务和临床因素进行评估（见后）和排名。经营预算必须与资产预算挂钩，因为资助所需资产项目和规划的资金来源于经营产生的收入。经营预算必须营利而用于资助资产项目，机构只有通过再投资才能保持竞争力。

表 12-7 实验室的预估预算

分类	本年度	预测	变化量	下一年预测值
收入	3 000 000 美元	4%增长率	120 000 美元	3 120 美元 000
检测总次数	370 000	4%增长率	14 800	384 800
收入/检测次数	8.11 美元			8.11 美元
支出				
工资	950 000 美元	生活成本上涨 3%	28 500 美元	978 500 美元
实验耗材	421 000 美元	4%增长率(价格不变)	16 840 美元	437 840 美元
实验室相关费用	250 000 美元	4%增长率	10 000 美元	262 600 美元
		1%价格上涨(以 260 000 美元为基数)	2600 美元	
静脉切开术材料	35 500 美元	4%增长率	1420 美元	36 920 美元
合同维护	40 000 美元	不变		40 000 美元
总支出	1 696 500 美元		59 360 美元	1755 美元 860
单位检测成本	4.59 美元			4.56 美元

差异分析

应该定期审查经营预算,通常是每月一次,以确定制订的预算与实际收支的匹配程度(Garcia,2004)。差异是预测的预算与实际收支(预算-实际=差异)之间的差额,因此有必要对有利差异(超过预期的收入或低于预期费用)和不利差异(低于预期的收入或超过预期的费用)进行分析。通过差异分析,才能确定该差异是否可以控制。一旦明确定产生差异的原因,就可以采取必要的措施来提高绩效,更准确地预测未来的预算。

如果收入(和预期检测量)在预算范围内,但实验室耗材显示出不利的差异,则必须调查产生差异的原因。例如,技术员可能会频繁地重复检测,进行过多的对照检测,或者进行多次小批量的低效率工作。这些是实验室通过改变做法可以控制差异的例子。采取的措施包括增加仪器维护的频率,以减少需要重复和对照的检测;提供相关的员工培训,使其熟知何时进行重复操作以及对照检测;重新安排批次处理规模,以提高工作效率。

举例说明,如果一个不可控制差异出现,医院应决定是否取消心源性胸痛的相关检查。在这种情形下,试剂费用的有利差异(即花费在试剂上的钱比预期少)与实际进行更少的心脏标记物检测相关,而实验室管理者无法纠正这种差异。但这并不能免除管理者的审查责任,管理者必须验证差异的数额,并且确定是否与这个数额丢失的业务量相匹配。当对下一个预算周期进行预估时,考虑到心脏性相关检查的减少,应该下调相关的预期收支。

财务报告和报表

管理账目用于准备和监管预算。收入和支出被分为不同的逻辑组,分为不同的成本中心,如代表实验室部门(如微生物学,核心实验室,血库)或功能(静脉切开术)的成本中心。每个成本中心都被细分为各种支出和收入类别。薪酬和非薪酬开支分为不同的组。至少每月要对成本中心的账目进行定期审查,以监测差异,并采取纠正措施,使机构能够遵循预期的财务计划。表 12-8 显示实验室成本中心账目的示例。

财务账目是被用于向外部实体(如美国国家税务局(Internal Revenue Service)或股东)报告业务信息的系统。采用公认的账目准则提供标准化信息。资产负债表、利润表和现金流量表是最常用于评估一个机构财务状况的报表。银行和投资者主要依赖这些信息来确定是否向企业贷款或购买其股票。

资产负债表(balance sheet)是反映一个机构在特定时间点财务状况的会计报表。该表通常在某机构的财政年度或日历年度结束时产生。资产负债表记录了组织的资产(它拥有什么)、负债(它欠什么)以及股本或净值(它拥有的减去欠下的剩余)。从这个报表得出基本的账目平衡式:资产=负债+权益(净值),用于评估机构的资产负债水平。

利润表也称为损益表(income statement),所记录的为某组织在会计期间(通常为一个季度或一年)的收入和支出。利润表记录了实验室的总医疗收入,给定期间的减免额,扣除的同期费用,已实现的税前净收入等。营利性机构需要缴税,净收入超过支出时实现净利润,支出超过净收入时,出现净亏损。需要指出,收入并不一定等于现金流入,很多时候进行的检测在几个月内无法收到付款(现金),但仍将其记录为收入。利润表记录了机构赚取利润的能力,但它并不反映其现金头寸状况。

表 12-8 微生物学的成本中心(单位:美元)

		本月			年初至今		
				收入			
账户号码	账户名称	实际值	预算值	差异	实际值	预算值	差异
20100	住院收入	1 414 245	1 403 172	11 073	2 892 427	2 764 597	127 830
20200	门诊收入	906 343	894 405	11 938	1 699 418	1 748 169	(48 751)
总收入		2 320 588	2 297 577	23 011	4 591 845	4 512 766	79 079
				支出			
40100	管理人员薪酬	22 045	21 811	234	43 310	43 622	(312)
40200	技术人员薪酬	85 161	105 41	(20 249)	170 437	210 820	(40 383)
40201	加班费	3385	3907	(522)	6713	7814	(1101)
总薪酬费用		110 591	131 128	(20 537)	220 460	262 256	(41 796)
41580	实验耗材	109 961	96 114	13 847	193 102	188 461	4641
41590	医疗外科用品	1682	1715	(33)	3964	3362	602
41890	服务合同	75	355	(280)	150	710	(560)
42010	小型设备	1112	1083	29	2568	2166	402
45300	检测费用	14 973	13 750	1223	28 812	27 500	1312
46300	认证费用	-	100	(100)	-	200	(200)
总非薪酬费用		127 803	113 117	14 686	228 596	222 399	6197
总支出		238 394	244 245	(5851)	449 056	484 655	(35 599)

现金流量表(statement of cash flows)显示的是某组织在一段时间内(通常是日历或财政年度)产生的现金数额。从现金流入(收到现金)中减去现金流出(支付现金),以计算该期间现金净值变化。一段时间内的超额现金可以再投资于机构,用于偿还更多的债务,或购买易于清算的证券以备不时之需。如果一段时间的净现金头寸为负,则组织必须通过动用前期的现金储备来偿还现金债务。如果这种趋势不能扭转,该机构的现金将最终被耗尽。

标杆分析与生产力评估

标杆分析与生产力评估相辅相成。如果没有将生产力数据与标准进行比较,或者没有评估生产力随时间变化的趋势,那么收集生产力数据是没有意义的。标杆分析是以特定标准衡量一个机构的产品或服务,并以此为基准进行比较和改进(Wallace & Klosinski,1998)。标杆分析分为内、外两种。

内部标杆分析追踪的是一个组织的生产力随时间的变动情况。生产力反映的是输入(劳动力和原材料)与产出(产品或服务)之间的关系(Travers,1997)。生产力通常表示为产品或服务与用于生产产品或服务的各种投入的比值。表 12-9 显示了实验室使用的常用生产力比值。内部检测的目的为确定内部标准是否得到满足、超出或不符合。如果对工作流程或人员做出调整,下一个时期的基准数据可用于判断该调整是否为生产力增加或降低的原因。

表 12-9 常见的临床实验室生产力测量

生产力评估	目标*	第一季度	第二季度
计费检测/FTE 支付	>3680	3798	3500
计费检测/FTE 工作	>4000	4128	4080
FTE 工作/FTE 支付	>92%	95.2%	90%
劳动力成本/计费检测	<5.00 美元	4.68 美元	5.01 美元
材料成本/计费检测	<1.00 美元	0.99 美元	1.01 美元
加班/连续工作时间	<3%	2.7%	3.5%

注释:FTE,相当于一年全职或 2080 小时;FTE 支付,支付的所有薪酬(工作时间+福利时间)

* 仅用于说明本文目的,并非实验室标准

外部标杆分析则将实验室的生产力与其他实验室的生产力进行比较,其目的是确定特定领域的标杆。可以联系标杆实验室,了解实现高生产力需经过哪些流程或利用了哪些资源。这些信息可以指导实验室进行相应改变,从而提高生产效率。

美国病理学家协会(College of American Pathologists,CAP)以及大学医疗联盟(University Health system Consortium)等专业机构提供了实验室专用的外部标杆检测项目。尽管每个临床实验室都是相似的,但不可能完全相同,在尽最大的努力后有时数据的收集和报告仍然不同。因此,在解释外部标杆信息时,应保持谨慎。由于某些不可控的因素,一些实验室可能永远达不到与顶尖实验室相同的高生产力水平。人员能力、患者病种和疾病严重程度、相关技术的掌握程度和自动化水平等因素,都会影响一个实验室当前的生产效率以及未来生产力可提升的程度。

资产项目评估

医院资金有限,不能为所有的资产项目提供资助,必须根据各种因素(包括临床需求,患者或员工安全需求以及对财务的影响)来确定优先级别。无论是否借款资助项目,新的项目或投资都必须产生净现金流以承担自身费用,甚至产生超额现金来资助其他项目。以下部分讨论了评估资产投资项目的不同方式,以回答"这是一个好的投资吗"的问题。表 12-10 比较了评价资金项的各种方法。

表 12-10 引进一台新自动分析仪的财务分析

给定		
投资(分析仪成本)		200 000 美元
折现率(通胀率或借款利率)		10.00%
分析仪使用寿命	5 年	
年折旧费	200 000 美元/5 年	40 000 美元
年收入	100 000 次检测 5.00 美元/一次检测	500 000 美元
每年劳动力开支	100 000 次检测 2.50 美元/一次检测	250 000 美元
每年材料费用	100 000 次检测 2.00 美元/一次检测	200 000 美元
每年净收入(年收入-年支出)	500 000 美元-(250 000 美元+200 000 美元)	50 000 美元
每次检测净收入(检测收入-检测费用)	5.00 美元-(2.50 美元+2.00 美元)	0.50 美元
计算		
回收期=投资/年净收入	200 000 美元/50 000 美元	4 年
收支平衡点=折旧/每次检测净收入	40 000 美元/0.50 美元	80 000 次
分析仪寿命=投资/每次检测净收入	200 000 美元/0.50 美元	400 000 次
投资回报率 ROI=年净收入/投资	50 000 美元/200 000 美元	每年 25%
净现值=未来净收益减去投资的当今价值。注:按贴现率为 10%计算复利现值系数(PVIF)。PVIF 可从财务数据获得,NPV 也可以用金融计算器计算		
当前投资	(200 000 美元)	
第 1 年净收入×PVIF	50 000 美元×0.9091=45 455 美元	
第 2 年净收入×PVIF	50 000 美元×0.8264=41 320 美元	
第 3 年净收入×PVIF	50 000 美元×0.7513=37 565 美元	
第 4 年净收入×PVIF	50 000 美元×0.6830=34 150 美元	
第 5 年净收入×PVIF	50 000 美元×0.6209=31 045 美元	
未来净收入现值及净现值	189 535 美元	(10 465)
内部收益率(IRR)(净现值为 0 的折现率)		
当前投资	(200 000 美元)	
第 1 年净收入×PVIF	50 000 美元×0.9265=46 326 美元	
第 2 年净收入×PVIF	50 000 美元×0.8585=42 923 美元	
第 3 年净收入×PVIF	50 000 美元×0.7954=39 769 美元	
第 4 年净收入×PVIF	50 000 美元×0.7369=36 847 美元	
第 5 年净收入×PVIF	50 000 美元×0.6828=34 140 美元	
未来净收入现值总和	200 000 美元	
NPV		0
IRR		8%

投资回收期

投资回收期通常用于评估固定资产项目。回收期是投资净收入达到初始投资成本所需的时间(Brigham & Houston, 2015)。由于实验室设备或技术在很短的时间内可能就会过时,因此尽快收回投资成本很重要。许多机构希望在3年或更短时间内收回成本。一旦初始投资回收完成,该投资的净收入(收入-费用)就是机构的利润。越快达到固定资产项目的投资回收期,一个机构就能越快从投资中营利。

收支平衡点

营业额达到一定规模使得总收入等于总成本(包括固定和可变成本),即利润为零时,就是该投资项目的收支平衡点。到达收支平衡点之前,该项目在亏损;超过收支平衡点之后,该项目就实现了营利(Brigham & Houston, 2015)。与投资回收期一样,到达收支平衡点越快,对一个机构越有利。

投资回报

资产项目的投资回报率(return on an investment, ROI)* 是该项目产生的净收益与项目总投资的比率(Travers, 1997)。无论资金是来自医疗机构内部的现金储备还是源于贷款,投资回报率都是评估管理层如何明智运用资金的一个标准。回报率越高,资金运作越好。投资回报率是"更好地利用您的资金"的一种正式表述。一些机构已经自动化处理投资回报率的计算过程。只要实验室提供有限的信息,大多数信息均可从医院计算机系统的财务数据库中提取。对于任何投资方案而言,投资回报率都是大多数设施的基本要求。

净现值

货币随时间而贬值;今天的一万美元比3年后的一万美元更值钱。这个概念被称为货币的时间价值。投资回报期和投资回报率计算没有考虑货币的时间价值,这两种方法都假设未来现金流的价值保持不变。为了弥补这个缺陷,将货币随时间而贬值的情形加以考虑,净现值(net present value, NPV)* 用于确定项目的现金流(即,项目在未来产生的现金)是否足以偿还原始投资。因此,未来收到的现金必须进行折现(discounted)(即降低价值),以确定未来现金流的现在价值。折现率就是通货膨胀率(如果项目资金来源并非贷款)或贷款利率(项目资金来源于贷款)。净现值被定义为是投资基础设施所产生的未来现金流的折现值与项目投资成本之间的差值(Brigham & Houston, 2015)。

当净现值为正时,项目将产生足够的现金流来支付原始投资;当净现值为负时,项目成本不能收回或未来现金流不足以支付贷款的利息。

内部收益率

内部收益率(internal rate of return, IRR)* 也将现金流折现为现在的价值,它决定了投资获得的实际收益率。内部收益率是指基础投资项目预期现金流现值等于其成本现值的折现率,换句话说,内部收益率就是净现值等于零时的折现率。

确定项目的内部收益率是必要的,以确保其数值高于为资产投资项目借入的资金利率。内部收益率越高,项目就能越快支付自身成本。医院和公司使用内部收益率作为项目排名的一种方式。

财务计算的解读

虽然上述各种估算方法是重要的参考工具,但一个机构没必要严格按照公式的结果做出固定资产投资的决策。与所有预算活动一样,预测存在不确定因素,预测更换仪器的未来现金流通常比预测新产品线或技术更可靠,基础设备使用寿命预期的估算也相对可靠。只有准确理解预测值的可靠程度,才能更好判断计算的可信度。

在评估表12-10中的示例中,如果仅考虑投资回收期、收支平衡分析和投资回报率,该项目看起来是可以接受的;但若考虑到净现值和内部收益率时,结果看起来并不好。其净现值不尽如人意,而且由于资本成本高(10%)导致内部收益率远低于投资回报率。这是否意味着该项目不应该继续进行?当然不一定如此,还应考虑其他一些因素,也许这种新的化学分析仪正是医疗机构完成任务所需要的。

上述估算方法还有其他固有的缺陷,如前所述,有些估算方法考虑了货币的时间价值,而有些则未予考虑。在高资本成本(表12-10)或高通胀时期,货币的时间价值是需要考虑的非常重要的因素。在投资回报率计算方法下求出来的是一个百分数,但其代表的实际收益额并不直观。初看起来,一个回报率为15%的资产投资项目可能比回报率为10%的项目更好,但若加以考虑项目投资规模的差异,结果可能会有不同。例如,在前一个投资回报率为15%的项目中,初始投资10 000美元可以产生1500美元的净收入,但在后一个投资回报率为10%的项目中,初始投资为20万美元,净收入为20 000美元。因此,不能单独使用这些财务估算方法,而应相互配合、综合应用,以评估是否应该投资一个固定资产项目。

固定资产的获取

评估资产项目时,获取设备的方法也是重要的考虑因素。表12-11总结了购买、租赁和租借几种设备获得方式的优缺点。正如评估项目中没有最好的财务估算方法一样,并不存在最好的资本获得方式。选择哪种方式取决于具体的需求、机构的特征和财务理念及是否有足够可用的资金等。

表12-11 资本获取方法

	优势	劣势
购买	具有所有权	淘汰风险;机会成本
经营租赁	规避过时风险,融资灵活性,可取消	不具所有权;利息/融资成本
财务租赁	具有所有权,融资灵活性	不可取消,利息/融资成本
租借	规避过时风险,借用时间灵活	费用高,不具所有权

*注:财务计算器和财务软件包用于计算ROI、NPV和IRR。NPV和IRR是非常繁琐的计算,需要多个步骤和使用折扣表。建议不要手动执行这些计算。

购买所需设备的概念很容易理解，但这可能并非最明智的投资方式。如果项目所需的资本金（资金）目前正投资于一种利率高于借款所需利率的证券，那么，最明智的选择是通过借款筹措项目所需资金。相反，如果资本收益率低于借款利率，则应使用机构的资金进行投资。

设备购买后便成为医疗机构的资产，并用合适的方法进行折旧。大多数实验室设备在5年内采用直线折旧法折旧。虽然折旧费列在损益表中，但在每月的经营预算文件中有可能不列出，取决于机构在每月预算报告中是否考虑折旧。设备的运营费用包括设备耗材、维护以及配套人员的费用。

租赁协议的合同有许多条款，且存在很多变数。考虑租赁一项设备时，要确保"仔细阅读合同细则"。尽管如此，无论租赁合同的条款多么复杂，只有两种类型的租赁。

经营租赁（operating lease）（也称为"真实"租赁）给予某个机构（承租人）在预定时间内设备的完全使用权，期限通常为1~3年，但始终小于设备的使用寿命。协议中可以包括终止条款，设备维护包括在经营租赁中。承租人在租赁期间或之后均对租赁设备没有所有权。租赁期内亦未建立所有权关系，设备所有者（出租人）保留对设备的全部所有权，并对设备负全部责任。租赁协议可能包含或不包含允许承租人在租赁期结束时购买设备的选项。然而，这只是一个选择权，不应该被误解为通过协议建立所有权关系。如果提供购买选项，通常在设备租赁期结束时，以设备公允价格购买。如果原始承租人选择在租赁期满时不购买设备，由于设备仍在使用寿命期，出租人可以将设备继续租给原承租人或其他机构（Brigham & Houston，2015）。

另一种租赁类型是融资租赁（financial lease）。通过融资租赁（也称为资本租赁或租赁购买），承租人最终获得设备的所有权。租赁期相当于设备的经济寿命。通过收取租赁费，出租人收回设备成本以及利息，确保获得投资回报。融资租赁协议不可取消，且不包含设备维护费用（Brigham & Houston，2015）。

租借设备与租赁不一样，其主要的区别在于租借不具备以后购买的选择权，也没有预定的租借期限，租借可以随时终止，维护和维修是设备所有者（而不是租借人）的责任（Travers，1997）。有关试剂的"租借"协议是一个错误的说法，这实际并非"租借"而是租赁。这些协议要求承租人购买特定设备的专用试剂，试剂的价格有一定程度的加价以支付该特定设备的"租金"，试剂的提价还可用于支付资本成本。该特定设备在购买试剂协议结束时是否由试剂购买方拥有，将决定该协议是否为一种融资租赁。最近，联邦立法要求供应商明确标明分配到租赁资金部分的年度付款比例，这简化了对竞争性租赁协议的分析。

无论采用何种方式获得资产，应始终让供应商或出租人将协议分解成设备成本协议、服务成本协议以及试剂和耗材的成本协议。这样，可以清晰了解并协商每部分的成本。此外，让机构采购部门的专业人员参与协商是一个明智的选择。

（刘波　译　张德太　校）

推荐阅读

American Medical Association：CPT 2014 professional edition，Chicago，2015a，American Medical Association.

美国医学会（AMA）关于现行的现行程序术语（CPT）编码的权威发布。

American Medical Association：HCPCS 2014 level Ⅱ，professional edition，Chicago，2014b，American Medical Association.

美国医学会（AMA）关于医疗保健通用程序编码系统Ⅱ级（HCPCS LevelⅡ）代码的权威发布（2014版）。

American Medical Association：International Classification of Diseases，Tenth Revision，Clinical Modification（ICD-10-CM），Chicago，2015，American Medical Association.

美国医学会（AMA）关于《国际疾病分类》第10版（ICD-10-CM）代码的权威发布。

Brigham EF，Houston JF：Fundamentals of financial management，ed 14，Mason，Ohio，2015，Cengage Learning.

为商学研究生撰写的金融学教科书简介。

CMS（Centers for Medicare & Medicaid Services）：Clinical Labs Center. http://www.cms.gov/Center/Provider-Type/Clinical-Labs-Center.html. Accessed December 24，2014a.

该网站含有最为详尽的临床实验室相关信息，包括费用明细，保险覆盖说明，法律法规，制度以及各种编码。

CMS（Centers for Medicare & Medicaid Services）：National health expenditure data. U.S. Department of Health & Human Services. Available at：http://www.cms.hhs.gov/nationalhealthexpenddata. Accessed December 22，2014b.

该医疗保险和补助服务中心（CMS）网页含有美国医疗费用的概况。

CMS（Centers for Medicare & Medicaid Services）：Medicare claims processing manual：Inpatient hospital billing. U.S. Department of Health & Human Services. Available at：http://www.cms.gov/Regulationsand-Guidance/Guidance/Manuals/downloads/clm104c03.pdf. Accessed December 23，2014c.

该医疗保险和补助服务中心（CMS）网页包含有医疗保险索赔处理手册（Medicare Claims Processing Manual）第3章，住院患者账单。

Garcia LS，editor：Clinical laboratory management，Washington，DC，2004，ASM Press.

多名作者参编的详尽涵盖临床实验室管理各个方面的教科书。

Harmening DM：Laboratory management：Principles and processes，St. Petersburg，Fla.，2007，D.H. Publishing & Consulting.

关于如何权衡临床实验室管理的理论和实际应用的教科书。

Snyder JS，Wilkinson DS：Management in laboratory medicine，ed 3，Philadelphia，1998，Lippincott Williams & Wilkins.

帮助医学技术类学生和病理学住院医生由基础进步到中级临床实验室管理水平的教科书。

Sultz HA，Young KM：Health care USA：Understanding its organization and delivery，ed 6，Sudbury，Mass.，2009，Jones & Bartlett.

该文章描述了医疗制度各个成分正在改变的作用，以及导致这些改变的技术、经济、政策和社会力量。

Travers EM：Clinical laboratory management，Baltimore，MD，1997，Williams & Wilkins.

一本关于培养医务人员临床实验室管理角色的综合性基础教材。

Wallace MA，Klosinski DD：Clinical laboratory science education & management，Philadelphia，1998，WB Saunders.

关于如何培训医疗护理专业人员进行临床实验室管理的详尽的基础教科书，有关实验室医学教育和实际应用管理基本宗旨的教科书。

参考文献

American Medical Association: Fact sheet 2. Preparing for the *ICD-10* Code Set. September 25, 2012. www.ama-assn.org/go/ICD-10.

CMS (Centers for Medicare & Medicaid Services): Advanced beneficiary notice of noncoverage (ABN), ed 4, 2014d. http://www.cms.gov/Outreach-and-Education/Medicare-Learning-Network-MLN/MLNProducts/downloads/abn_booklet_icn006266.pdf.

CMS (Centers for Medicare & Medicaid Services): Clinical Laboratory Improvement Amendments (CLIA), July 2014e. http://www.cms.gov/Outreach-and-Education/Medicare-Learning-Network-MLN/MLNProducts/Downloads/CLIABrochure.pdf.

CMS (Centers for Medicare & Medicaid Services): National correct coding initiative edits, December 12, 2014f. http://www.cms.gov/Medicare/Coding/NationalCorrectCodInitEd/index.html.

第13章 生物、化学及核恐怖主义:实验室的作用

Philip M,Tierno Jr. ,Mark S. Lifshitz

要点

1. A 级实验室,也称为前哨实验室,可能是最先发现预示生物恐怖事件发生的不寻常微生物或集中出现相同培养物的实验室。

2. A 级实验室的职责是排除可疑生物因子,而不是进行完整的鉴定或高度复杂的分析。

   必须安全合法地处理可疑样本(采用监管链)。

   对各种生物因子应建立特别预案(以及假设的鉴定标准)。

3. A 类生物因子(最高优先级)易传播,可导致较高的死亡率,并引起公众恐慌。包括细菌(炭疽、鼠疫、兔热病),病毒(天花、病毒性出血热)和毒素介导(肉毒中毒)因子。

4. A 级实验室在管理遭受化学恐怖袭击的住院患者方面起着主要支持作用。

生物恐怖主义

概论

2011 年 9 月 11 日,在纽约市和华盛顿特区发生举世震惊的恐怖袭击之后,美国疾病预防和控制中心(Centers for Disease Control and Prevention,CDC)建议医疗保健专业人员加强对任何不寻常疾病或集中发病病例的监测,认为这是生物恐怖袭击的前兆。正如所预测的那样,美国多个州报道了炭疽病例的发生,从而证实了疾病预防控制中心的怀疑,一个生物恐怖分子在逍遥法外。多年以来,显而易见的是,细菌战不仅对国家有吸引力,同样对恐怖分子小组、组织、甚至心怀不满的个人具有吸引力。细菌战以最小的金钱投入产生最大的危害,实施相对容易,并对民众心理产生巨大影响。同时,与核武器或常规武器相比,生物武器相对价格低廉并易于制造。对于任何对微生物学和制备必要材料有基本了解的人来说,制造大量生物武器的技术含量只是比酿造啤酒的技术含量高一些。所涉及的微生物通常很容易在自然界获得,如炭疽芽孢杆菌广泛遍布于世界各地土壤中,或者通过国家制药和农业产业或学术机构等其他途径获取。以攻击中枢神经系统的蓖麻毒素为例,该毒素可以从制作蓖麻油的原材料蓖麻子中提取。

美国国防部和 CDC 发布了最有可能的生物武器一览表(NATO,1996),并将其分为三类。第一类包括致死性细菌,如炭疽、鼠疫;第二类包括引起天花、脑炎、埃博拉、拉沙热以及裂谷热等出血热病毒;第三类为侵袭中枢神经系统的毒素,如肉毒毒素、真菌毒素和蓖麻毒素。

有效检测、预防和控制生物恐怖主义的国家战略应包括如下几点:

1. 需要制订联络联邦政府、各州及市的生物反恐方案的全方位计划。所有第一责任人都必须接受良好教育且具备应对任何生物战或生物恐怖事件的能力。

2. 军人和执法人员以及医疗保健人员,特别是急救人员,应尽可能接种疫苗,以便他们能够更有效地执行各自的任务。

3. 为了预防和治疗生物武器引起的疾病,需要研究和开发新型的(亚颗粒)疫苗,阻断剂和抗生素。

4. 应制订普通公众接种疫苗的计划,保护其免受生物武器的伤害。

5. 应该让公众了解细菌战,并指导公众向当地政府报告不正常的邻里活动。可引入"生物恐怖主义监视"模式,如同已建立的"邻里犯罪监视"模式一样。

6. 所有医生及卫生保健提供方应当熟悉由最可能的生物武器引起的疾病的症状和治疗。所有医疗机构应当制订应急预案,并建立应对生物恐怖事件或其他灾难的政策,包括制订临床实验室预案以及应急措施。

7. 全国流行病学监测应将所有的医疗机构与国家疾病防治中心或联邦政府、州、市指定的机构联络起来,以确定集中发病病例(警训事件)。小规模集中发病病例往往预示着大规模的恐怖事件的发生。

以上这些建议的关键点在于警惕。任何自满或过度自信迟早会证明是致命的。我们必须遵守一个底线,即在动物与人类流行病学方面保持警觉,并且坚持探索更好的无论是自然还是非自然途径的应对方式(Tierno,2004)。

本章论述了 A 级实验室,作为卫生机构的大型应急准备计

划的一部分，如何应对生物恐怖事件。本章不包括一些常见潜在的生物恐怖病原体，如沙门菌、志贺菌、大肠埃希菌 O157，弯杆菌属和霍乱弧菌属等，因为这些病原体一般在 A 级实验室培养（见第七篇，医学微生物学）。然而，本章重点介绍 A 级实验室不熟悉的生物恐怖病原体。

A 级实验室的作用

实验室反应网络（laboratory response network，LRN）是一个新型实验室检测和转诊系统，作为疾病防治中心健康预警网络的分支，其目的旨在准备并提供应对生物恐怖主义和其他公共健康应急事件的协同、快速方案。LRN 包括四类实验室，分为 A、B、C、D 四个等级。

安全问题

A 级实验室必须始终遵守公认的生物安全 2 级（BSL-2）要求，包括法规、政策和血源性病原体处理程序（框 13-1）。在处理任何潜在的病原体时，所有 A 级实验室应该利用 BSL-3 做法来处理可能产生气溶胶的所有培养操作。B 级实验室按照 BSL-2 的各项要求进行操作，并依照 BSL-3 的安全规范处理。C 级实验室必须遵循 BSL-3 的安全规范进行操作，并具备 BSL-3 认证设施。C 级实验室工作人员应经过经过专门培训，能够处理高致病性和潜在致命的病原体。遵守实验室安全规范至关重要，比如，处理病毒培养的工作人员对于未被怀疑的生物恐怖病原体如天花、出血热病毒（BSL-4 病原体）等有感染的风险。为了尽量减少暴露，最大限度降低感染风险，工作人员必须遵循普遍预防原则（universal precautions），并在生物安全柜进行培养操作（Gilchrist et al，2000；CDC，2001；NCCLS，2001）。

框 13-1　生物安全等级（BSL）要求

BSL-1 要求：适用于最低危险级别的病原体操作
工作时减少或限制接触病原体机会
禁止饮食、饮酒及吸烟
禁止口吸移液管
注意针或尖锐物品
BSL-2 要求：适用于中等危险级别病原体
BSL-1 要求并增加以下：
使用生物安全柜（BSC）-2 级
A1 类：30%排气流至室内
A2 类：30%排气流至室外
B1 类：70%排气流至室外
B2 类：100%排气流至室外
使用防漏容器
BSL-3 要求：适用于严重或潜在致死性病原体
BSL-2 要求并增加以下：
使用 BSC-2 类 100%气流外排室外安全柜，通过双层高效空气颗粒过滤膜（HEPA）或者 HEPA 加焚烧。安全柜是气体密封，使用橡胶手套操作
使用个人防护装备

实验室命名

A 级实验室之所以被称为前哨实验室，是因为能够识别高度怀疑的异常微生物，因此可能成为已发生的生物恐怖事件的最早发现者。另外，A 级实验室可能发现被同一微生物感染的集中发病人群，这种异常现象预示某种事件发生。大多数临床实验室都归于这一类。A 级实验室的主要职责是排除可能潜在的生物恐怖病原体，而不是进行完整的鉴定或高度复杂的分析。一旦 A 级实验室将发现结果报告州或市公共实验室，意味着将微生物转移到 B 级或 C 级实验室，以便使用先进的方法“确认”。比如，如果某微生物疑似炭疽杆菌，但是 A 级实验室不能排除，必须将其运送到 B 级或 C 级实验室。

D 级实验室更为先进，可能有助于开发和评估未来在 B 级和 C 级实验室使用的新测试（方法）。D 级实验室可对已确定的生物恐怖病原体进行分类或者使用更为复杂的生物学技术检测分离的菌/毒株。D 级实验室也可以将微生物保存以供将来的研究或参考（Gilchrist et al，2000；CDC，2001；NCCLS，2001）。

一旦 A 级实验室认为无法排除某种病原体，一般政策是通知感染控制相关人员或者是医院的流行病学专家，由他们通知当地卫生部门。A 级实验室根据交通部或者国际航空运输协会提供的感染物质指南（infectious substance guidelines），依据可疑病原体运送说明书进行运输。宣布发生恐怖事件不是 A 级实验室的职责，该责任应由州或/和联邦当局承担。

因为环境样本通常会成为法律意义上的证据，因此这些标本需要全面的监管管理，这是 B 级和 C 级实验室的范畴。由于这些环境标本会对医院里的患者造成损害，因此，A 级实验室不需要接受或者处理环境样本。联邦调查局负责管理提交给 B 级和 C 级实验室的环境样品调查。

执法问题

A 级实验室可能会在刑事调查中发挥作用。如果样本疑似或确实存在生物威胁，保存原始的样本、平板、培养物等至关重要。如果联邦调查局或其他执法机构联系实验室，A 级实验室必须通知国家卫生部门以及医院感染控制官员或流行病学专家。任何与潜在证据分析相关的信息都不能向公众发布，只能传达给相应的执法官员和卫生部门。

物证保管链是一个法律文件，描述证据从获得时起是如何进行交接，以及后来的检测和保存过程。实验室应该有一个书面的监管链政策，应该指定一个人作为“证据保管者”，即负责控制证据保存和保管链文件的存储，并以监管链形式存取锁和钥匙。LRN 建议使用类似于财产收据表格来记录每次实验室收到的物证。该表格应包括唯一的识别码，每个物证的质量、数量及描述，以及对提供物证人尽可能多的详细信息（Gilchrist et al，2000；CDC，2001；NCCLS，2001）。

生物因子/疾病

疾病预防和控制中心和政府部门根据病原体危险程度和在人群中传播能力，将其分为 A、B、C 三类。表 13-1、表 13-2 和表 13-3 列出了每个类别中的一些代表性例子（Gilchrist et al，2000；CDC，2001；NCCLS，2001）。表 13-4 总结了下面讨论的生物恐怖病原体的诊断和治疗措施。本章表 13-5～表 13-13 描述了 A 级实验室涉及的每种病原体。

表 13-1 A 类病原体

对国家安全造成危险的最高重视级别的病原体	
特点	**病原体**
易于播散和(或)人际传播	炭疽(炭疽杆菌)
	肉毒中毒(肉毒杆菌)
	鼠疫(鼠疫耶尔森菌)
高死亡率,对公众健康造成巨大影响	天花(大天花病毒)
可能造成社会恐慌	土拉热(土拉弗朗西斯菌)
	病毒性出血热——线状病毒(埃博拉,马尔堡)和沙粒病毒(拉沙热,马丘波病毒)

表 13-2 B 类病原体

特点	病原体
中等程度易播散	布鲁菌病(布鲁菌属)
	ε 毒素(产气荚膜梭菌)
中等程度发病率和低病死率	食品安全威胁(沙门菌,大肠埃希菌 O157:H7,志贺菌)
可能需要增加 CDC 诊断的工作量	鼻疽病(伯克霍尔德菌)
	类鼻疽(类鼻疽伯克菌)
	鹦鹉热(鹦鹉热衣原体)
	Q 热(贝纳柯克斯体)
	蓖麻毒素(从蓖麻子中)
	葡萄球菌肠毒素 B
	伤寒热(普氏立克次体)
	病毒性脑炎(披膜病毒科甲病毒属:委内瑞拉马脑炎;东西部马脑炎)
	水安全威胁(如霍乱弧菌,隐孢子虫)

表 13-3 C 类病原体

特点	病原体
可获得性	汉坦病毒
易生产和播散	尼帕病毒
潜在高发病率和死亡率	其他可通过生物工程制造的,大规模传播的新发病原体
潜在的健康影响	

表 13-4 生物恐怖病原体:诊断和治疗

病原体	诊断	检测和标本	治疗
炭疽	临床评价与实验室发现	培养:血、脑脊液和伤口(明确的) 鼻培养:决定芽孢在人群中传播程度 免疫组化(IHC):组织 PCR:阳性可诊断(如果培养阴性) 血清学:ELISA,IFA	抗生素包括青霉素、喹诺酮、四环素等。治疗吸入型炭疽疗程为 60 天。抗生素联合用药(30 天)和联合疫苗(3 次,在 0,14,28 天)。完整疫苗接种方案是 6 次,在第 0,2,4 周和 6,12,18 个月,每年加强

表 13-4 生物恐怖病原体：诊断和治疗（续）

病原体	诊断	检测和标本	治疗
鼠疫	临床评价与实验室发现	培养：痰、血和淋巴液 直接 FA：呼吸道分泌物 血清学：F1-V 抗原（融合蛋白）检测	抗生素包括四环素，喹诺酮，链霉素，庆大霉素和氯霉素，疗程 10～14 天 预防：用药 7 天 甲醛灭活疫苗在 0、1、4、7 个月接种，每 1~2 年加强 1 次
布鲁菌	诊断困难，需要排除许多其他疾病，要求实验室	培养：鼻、痰、呼吸道标本（也可使用 PCR）；血培养是决定性试验 血清学：IFA，ELISA，和微量凝集反应（金标准）检测抗体	抗生素联合（疗程 6 周）：多西环素与利福平联合；或喹诺酮与利福平联合 预防治疗需要 3 周。大量疫苗（灭活、减毒），尚未证实疗效
兔热病	排查困难，要求实验室 关键症状：肺炎伴有无痰咳嗽	一般实验室检测没有帮助 培养：细菌不在普通培养基生长，需半胱氨酸血或巧克力琼脂培养基 荚膜抗原检测或 PCR：抗凝全血 直接 FA 和 PCR：鼻拭子，诱导呼吸道标本 IHC：组织标本，有时有帮助 血清学：ELISA AB	治疗：抗生素包括庆大霉素，链霉素，环丙沙星 预防：多西环素 疫苗：减毒活疫苗
肉毒中毒	临床评价；常规实验室检测无价值；如果血中存在毒素检测有帮助	PCR 和毒素检测：使用鼻诱导呼吸道分泌物和血	支持性治疗：抗毒素在感染之后 24 小时内使用；2 类，三价和五价。五价类毒素疫苗已上市
天花	临床发现（皮疹）	细胞或鸡胚培养：皮损标本理想；鼻拭子、呼吸道分泌物，血清标本也可进行培养 电镜：鉴定病毒 PCR：标本与培养相同 琼脂凝胶沉淀：皮损标本 血清学：具备	如果接触超过 3 天，VIG 必须要与牛痘疫苗联用。3 天之内，仅需划痕法接种牛痘疫苗。西多福韦有望用于治疗
VEE	诊断困难，需要排除许多其他疾病 实验室要求	PCR 或细胞培养/乳鼠：鼻诱导呼吸道分泌物以及血清 血清学：ELISA、IFA、血凝抑制试验；检测 AB	有些药物有望用于治疗，但目前还没有特殊疗法。治疗只是减轻症状。一些疫苗显示了希望（TC-84）
VHF	临床评价，重点发现血管参与（淤点，出血，体位性低血压，水肿）	一般检测：白细胞减少症，血小板减少症，AST 升高 血清学：ELISA、IFA 和 PCR，检测不同 VHF	处理低血压和体液丢失。需要加强支持性治疗。利巴韦林和免疫球蛋白治疗有些效果。数个疫苗正处于研发阶段

AB，抗体；AST，天冬氨酸氨基转移酶；ELISA，酶联免疫吸附测定；FA，荧光抗体；IFA，间接免疫荧光抗体；PCR，聚合酶链反应；VEE，委内瑞拉马脑炎；VHF，病毒性出血热；VIG，牛痘免疫球蛋白

表 13-5 炭疽杆菌:A 级实验室的作用

假定根据以下标准进行鉴定,然后培养物被转送至 B 级和 C 级实验室最终确定	
直接涂片	血液、脑脊液、皮肤(焦痂)标本涂片有荚膜革兰氏阳性染色的棒状杆菌,单个或成链状。通常情况下看不到芽孢
培养涂片	大革兰氏阳性杆菌(长 3~5μm,宽 1~1.5μm),72 小时后革兰氏染色可能变化;培养物可见芽孢,尤其是在无 CO_2 环境下,无肿胀,有次极端和末端
绵羊血琼脂平板上菌落	菌落快速生长至 2~5mm(35℃过夜),非溶血性,无色素,干燥"毛玻璃状",菌落边缘不规则,有逗号状突起(美杜莎头)。用接种环挑选菌落时黏稠度大
其他标准	无运动型,过氧化氢酶阳性,尿素酶阴性,硝酸盐阳性,有荚膜,可被 γ 噬菌体裂解(γ 噬菌体分型通常在 B 或 C 级实验室完成)

表 13-6 鼠疫耶尔森菌:A 级实验室的作用

假定根据以下标准进行鉴定,然后培养物被转送至 B 级和 C 级实验室最终确定	
直接涂片	从临床样本中(血液,痰液,穿刺物)比培养物更可能见到双极浓染("安全别针")。Wayson 或 Wright-Giemsa 染色可更好观察双极浓染。注意双极染色并不总是被观察到,也非鼠疫耶尔森菌唯一
培养涂片	饱满的革兰氏阴性杆菌(长 1~2μm,宽 0.5μm),单个或成短链状
绵羊血琼脂平板上菌落	35℃生长(室温下更快)24 小时呈灰白色,非溶血性,透明点状菌落。48 小时后菌落呈 1~2mm 直径,随着时间变黄。有无 CO_2 均可生长。菌落呈油煎蛋样或铜锤样,表面有光泽。在麦康凯琼脂培养基 24 小时后,生长呈针尖状无乳糖发酵菌落,48 小时菌落略变大
其他标准	35℃~37℃及室温下无动力性(鼠疫耶尔森菌是唯一在室温下无动力性的耶尔森菌属)。氧化酶和尿素酶阴性,过氧化氢酶阳性,肉汤生长呈绒毛状,"钟乳石状";在边缘或管底部聚集

表 13-7 布鲁菌属:A 级实验室的作用

假定根据以下标准进行鉴定,然后培养物被转送至 B 级和 C 级实验室最终确定。尽管大多数 A 级实验室能够完全鉴定布鲁菌属	
直接涂片	血液和(或)骨髓涂片最常见。革兰氏浅染色阴性小球杆菌(长 0.6~1.5μm,宽 0.5~0.7μm),多数情况下呈单个分散菌,如"细沙状"
培养涂片	类似上述
羊血(SBA)和巧克力琼脂平板菌落	24 小时培养菌落不可见或针尖状,48 小时,菌落细小,无色素颗粒,边缘整体光滑,无溶血。有些菌株在 CO_2 环境生长更快。有些菌株生长于麦康凯培养基;Thayer-Martin 培养基可作为选择培养基。疑似病例血培养应培养 21 天
其他标准	球杆菌呈过氧化氢酶、尿素酶、氧化酶阳性(布鲁菌犬种有变异)。无动力,不需要因子 X 和因子 V。布鲁菌病是常见实验室获得性感染之一。自动鉴定系统无用,也不建议鉴定使用。牢记嗅闻布鲁菌平板可导致感染

表 13-8 土拉弗朗西斯菌:A 级实验室的作用

假定根据以下标准进行鉴定,然后培养物被转送至 B 级和 C 级实验室最终确定	
直接涂片	可对血液、活检材料、刮擦物、穿刺物等进行革兰氏染色,结果很难解释,因为细菌小、多形性、革兰氏染色阴性,但染色不佳,多数情况下为单个分散球杆菌
培养涂片	非常小(长 0.7~1.0μm,宽 0.2~0.5μm),染色不佳,多形性,革兰氏阴性球杆菌。比流感嗜血杆菌和布鲁菌还小。微小的尺寸应引起注意
羊血(SBA)和巧克力(CA)和血半胱氨酸(BCA)琼脂平板上菌落	48~72 小时在 SAB 上缓慢生长至 1~2mm,灰白色,无溶血。在 CA 和 BCA 上,菌落略大,1~3mm,灰白色至灰蓝色,完整的边缘和光滑的表面。菌落在 SBA 上很难传代培养(通常难以成活)。传代培养应在 CA、BCA 或 Thayer-Martin 琼脂平板进行。CO_2 环境对于生长非必须。在麦康凯和伊红亚甲蓝培养基上不生长
其他标准	土拉弗朗西斯菌无动力,氧化酶和尿素酶阴性;过氧化氢酶弱阳性或阴性。不需要因子 X 和因子 V。在硫乙醇酸盐肉汤中生长缓慢,在顶部形成高密度带,随时间最终向下扩散

表 13-9　肉毒毒素中毒:A 级实验室的作用

尽管未怀疑是犯罪行为,也要将样品立即送至公共卫生实验室进行评价或转送。A 级实验室不应操作样本、培养、鉴定和毒素检测。A 级实验室责任仅限于告知医务工作人员标本选取、包装、运送、告知接收方有关疑似病例的标本

	标本	运送
可疑食物样本	25~50g 食物样本置入容器内,再放防泄漏、密闭系统里一起送检	4℃
鼻拭子	如果怀疑气溶胶释放,收集鼻拭子做毒力测定或 PCR 检测	室温
粪便,灌肠标本	收集 25~50g 粪便样本,放入无菌、防渗漏容器内	4℃
血清	采集约 10ml 血清标本用于血清学检测	4℃
其他	用拭子采集环境或其他标本	4℃

注:A 级实验室对其他怀疑毒物如葡球菌毒素、真菌毒素、蛤蚌毒素、蓖麻毒素等也应当以相似方式处理。

表 13-10　天花:A 级实验室的作用

天花是最高的应急级别,应立即将样本提交公共卫生实验室。病毒具有高度的感染性,避免操作;必要的话,按照生物安全 3 级要求。A 级实验室责任仅限于告知医学工作人员标本选取、分装、运送、与参考实验室交流。A 级实验室不应当培养、采样,对含有病毒的疑似样本进行分析。临床诊断确认应由 D 级实验室完成

	标本	运送	保存
活检	无菌条件下将组织标本分为 2~4 份并置于无菌、不渗漏、可冷冻的容器内	≤6h/4℃	-20~-70℃
结痂	无菌条件下将结痂/材料置于无菌、不渗漏、可冷冻的容器内	≤6h/4℃	-20~-70℃
水疱液	使用拭子收集不同部位的疱液置于不同无菌容器内,拭子尽量擦下水疱基底部材料	≤6h/4℃	-20~-70℃

表 13-11　VEE 或其他脑炎:A 级实验室的作用

应立即将样本提交公共卫生实验室评价或转送。A 级实验室责任仅限于告知医学工作人员标本选取、包装、运送、与参考实验室交流

	标本	运送	保存
血清	培养,PCR 或血清学(ELISA,FA 等)	≤6h/4℃	-20~-70℃
CSF	培养,PCR,或血清学	≤6h/4℃	-20~-70℃
鼻标本			
呼吸道(包括诱导标本)	培养和 PCR	≤6h/4℃	-20~-70℃
其他标本	活检、尸检、粪便等,用于病理学,培养、血液学/生化分析	≤6h/4℃	-20~-70℃

表 13-12　克里米亚-刚果出血热和其他出血热:A 级实验室的作用

应立即将样本送交公共卫生实验室。病毒具有高度的感染性,避免操作;必要的话,按照生物安全 3 级要求。A 级实验室责任仅限于告知医学工作人员标本选取、分装、运送、与参考实验室交流

	标本	运送	保存
血清	培养,PCR,或血清学(ELISA、HI、FA 等)	≤6h/4℃	-20~-70℃
其他标本	活检、尸检等,用于病理学、培养、血液学/生化分析	≤6h/4℃	-20~-70℃

ELISA,酶联免疫吸附测定;FA,荧光抗体(直接);HI,血凝抑制试验;PCR,聚合酶链反应

表 13-13 病毒性出血热传播方式

VHF	自然传播方式
埃博拉	接触
马尔堡	接触
拉沙热	接触
阿根廷出血热(鸠宁病毒)	接触和气溶胶
玻利维亚出血热(马丘波病毒)	接触和气溶胶
克里米亚-刚果出血热	蜱和接触
汉坦病毒	接触和气溶胶
裂谷热	蚊子和气溶胶
登革热	蚊子
黄热病	蚊子

炭疽

历史与背景

炭疽杆菌是炭疽的病原体(表 13-5),呈棒状,革兰氏染色阳性,具有芽孢。通常,这些细菌以营养形式生长,但是当条件不适合生长时,它们会形成芽孢。因此即使在不利的条件下也能够存活。营养生长期的炭疽杆菌相对容易被简单的杀菌剂杀死,如乙醇、过氧化氢甚至加热,而芽孢对化学物质和热都具有强抵抗性。炭疽杆菌芽孢可存活数十年,这是芽孢引起感染的关键点。在自然界中,炭疽通常与放牧动物有关,如绵羊、山羊、牛和野生动物等,它们通过食草或食感染细菌的动物肉而获得芽孢。炭疽杆菌遍布世界各地;在美国,主要存在于得克萨斯州、路易斯安那州、密西西比州、阿肯色州、新墨西哥州、俄克拉何马州和一些中西部州的古老牛径上。然而,炭疽在美国极为罕见,因为通过疫苗接种计划炭疽在动物种群中受到控制。当富含有机质的土壤的 pH 值高于 6.0 时,降雨会缓解干旱,而芽孢就会出现。当食草动物感染时,可通过直接接触动物制品,如毛发、羊毛、兽皮、骨等,将感染传给人类。从事相关行业的人员,比如驯兽师、园艺师、兽医感染炭疽的风险增加。据报告,所有人类炭疽病例中,约有 90% 发生在处理进口山羊毛的磨坊工人。人类可以通过三种方式感染:通过皮肤(皮肤)划痕或擦伤;通过吸入芽孢,或通过吃被污染的、未充分加热的肉或肉制品。"炭疽病"这个词来源于希腊文,意思是"煤",细菌之所以如此命名,是因为这种微生物会在炭疽病患者的皮肤上形成黑色结痂(焦痂)。出于同样的原因,有时也被称为"黑痈"(Tierno,2002)。

虽然生产武器化的芽孢并不那么简单,但炭疽杆菌是细菌战中唯一最具有威胁性的病原体,因为它易产生芽孢。媒体有时报道"武器级"炭疽和"非武器级"炭疽。通过芽孢大小,判断武器级别的标准,通常是 1~3μm;少有聚集(通常通过添加防止芽孢自然趋向聚集的聚合物来完成);存在的芽孢数量和一个有效的送达系统。根据以上描述,2001 年秋天在美国发现的炭疽菌就达到了武器等级,因为它满足了四个标准中的两个。芽孢很小,分散在空气中,但颗粒数量有限,通过邮件送达。如果生产数量足够,并且有效送达那么就会被认为是武器级的。在自然界中,土壤中的芽孢往往会聚集在一起,使人很难自然地吸入炭疽菌。对于一个把炭疽芽孢武器化的恐怖分子,他必须首先防止颗粒聚集,然后必须送达足够数量的武器。显然,这两项任务都非常困难,甚至连喷洒农药的小飞机都需要经过全面重新改装才能有效播散芽孢。为了成为一种有效的武器,炭疽芽孢必须保持在空气中,浓度足够高,可以深入肺部。炭疽必须在空气中保持足够浓度才能成为有效武器,深吸至肺部。根据现有资料,芽孢数量需要 8 千至 4 万不等。一些研究表明,吸入少量芽孢,在 8 小时内大约 500 个芽孢,不会使山羊磨坊工发病。尽管可以通过 3 种形式感染炭疽杆菌(皮肤、气道吸入及胃肠道),生物恐怖分子最感兴趣的是吸入性炭疽,因为与其相关的致死率最高。在自然界中,约 95% 炭疽病例是通过皮肤感染的(Lew,2000;Tierno,2002)。

炭疽芽孢可以在巨噬细胞中存活,最终形成和生长到能导致细胞破裂并将细菌释放到血液中的数量。这些细菌可以产生 4 种毒力因子,其中 3 种是可引起全身症状的毒素,它们是保护性抗原毒素、致死因子和水肿因子。最后,炭疽菌产生荚膜,保护它免受人体白细胞的破坏。一旦出现全身症状,抗生素是无用的,因为它们对循环毒素没有影响(Tierno,2002)。

临床特征

吸入性炭疽 这是一种双相性疾病。初始阶段的特征是轻微的流感样症状(例如不适、疲劳、低烧),随后大约 1 天明显好转期。紧接着是急性期,最终导致更严重的症状(例如急性呼吸窘迫)。潜伏期可以从 1 天到 5 天不等,取决于吸入孢子的数量,但可以长达 60 天。休克和死亡通常发生在呼吸窘迫发作 24~36 小时后。即便使用抗生素治疗,吸入性炭疽的死亡率高达 90%。然而,由于新型抗生素和 ICU 设施的改进,这一数字将来会有所改观。吸入性炭疽不会通过人际传播。

皮肤炭疽 皮肤炭疽发生于炭疽芽孢通过接种进入皮下或芽孢污染原有的皮肤病灶或破损的皮肤。潜伏期为 2~7 天(很少在 1 天后),多数则为 2~5 天。病变始于皮肤上的小而无痛的丘疹,进而发展为水疱,最终形成溃疡,在中心(2~6 天内)形成黑色结痂(焦痂)。致未经治疗的皮肤炭疽病死亡率可高达 20%,但通过适当的抗生素治疗,死亡率很低(1%)。尽管皮肤炭疽无人际传播,但直接暴露于水疱分泌物可引发继发感染。

胃肠道炭疽 该类型炭疽发生于食用污染的肉类,尤其是生的或未煮熟的被感染动物的肉类。近年来,据报道,新英格兰地区动物皮革事件与胃肠道炭疽有关(CDC,2010)。

潜伏期为 2~7 天。胃肠道炭疽有 2 型:肠型(恶心、呕吐、腹泻)和口咽型(颈部肿胀、吞咽困难)。两型均表现休克和毒血症,尤其是在终末期。死亡率为 25%~60%。吸入性炭疽、皮肤炭疽及胃肠道炭疽均可并发脑膜炎,约占病例的 5%(Lew,2000)。

实用措施

- 洗手是一项最为重要的保护措施。水和肥皂可有效去除芽孢。

- 任何疑似炭疽芽孢污染的器物，应当以1∶10的家用漂白剂稀释液进行消毒。在漂洗之前使漂白液与器物至少保持30分钟的接触。如果怀疑有重度芽孢污染，请使用浓缩的漂白剂对物品进行消毒。
- N95呼吸器面罩可防止芽孢气溶胶。
- 任何切割伤、抓伤、擦伤都应当用1%的碘酊消毒。如果切割伤、擦伤面积不大的话，表面涂抹碘酒即可。碘酊是良好的消毒剂，可以杀灭芽孢。不能因为伤口小而忽视它。
- 装有家用中央空调并配备有高效率HEPA过滤膜，可以过滤掉99.79%的直径大于等于0.3μm的颗粒物质。因为炭疽芽孢的聚集特性，HEPA过滤膜可以有效过滤芽孢。另外，配有HEPA过滤器膜的空气净化器可以保持"房间安全"没有芽孢。

鼠疫

历史与背景

14世纪欧洲的"黑死病"或者"鼠疫"（表13-6）造成2500万人死亡，大约占总人口的25%。这段时间又称为"第二"大流行。第一次发生于公元541年，一直持续到第八世纪，导致大约4000万人死亡。第三次也是最后一次大流行开始于19世纪60年代的中国，然后蔓延至非洲、欧洲和美洲地区。鼠疫是一种人兽共患病，主要感染啮齿类动物；由鼠类跳蚤（东方跳蚤或人类跳蚤）传播的鼠疫耶尔森菌引起。在过去，人类的流行病源于与被感染的啮齿类动物的跳蚤接触。鼠疫大流行是鼠疫由鼠传播至在城市密集居住且无卫生设施的人群。人类感染鼠疫是因为意外接触到鼠-鼠蚤-鼠循环圈。在美国，大多数自然发生的人感染鼠疫病例（每年约12例）集中于西南部和太平洋各州（Perry & Fetherson，1997；Tierno，2002）。

在生物战的情况下，跳蚤可作为载体传播鼠疫杆菌引发黑死病，或者通过可以引起肺鼠疫的气溶胶传播鼠疫杆菌。在自然界中，鼠蚤在叮咬宿主时会将细菌传染给宿主。猫类也对鼠疫易感，可以将肺鼠疫传染给人类。与炭疽不同，炭疽不能人际传播，肺鼠疫可以通过咳嗽患者的气溶胶传播。

鼠疫耶尔森菌可以被多型核细胞杀死，但可以在单核细胞内产生抵抗吞噬作用的荚膜。这些细菌可以快速到达淋巴系统和血液，播散至机体所有器官，导致出血和坏死。

鼠疫耶尔森菌少于100个菌体即可引发人类感染。研究表明，该细菌可在土壤中存活一年以上，在活组织内存活长达270天。高温后（15分钟，72℃/160℉）或暴露在阳光下数小时内，可杀死细菌（Tierno，2002）。

临床特征

鼠疫在临床上表现为三种形式：①腺鼠疫，特点是淋巴结肿大（腋下和腹股沟）。②肺鼠疫，肺部广泛受累。③败血症，鼠疫耶尔森菌引起的血液感染。未经治疗的肺鼠疫，死亡率达100%，未经治疗的腺鼠疫，死亡率达50%。

腺鼠疫 潜伏期为2~10天，特征为患者精神委靡、高热、淋巴结肿大最终坏死。败血症可能发生，细菌可以播散至中枢神经系统、肺部和身体其他部位（这可以引发人际传播的肺部疾病），最终导致死亡。

肺鼠疫 潜伏期1~3天，较腺鼠疫潜伏期短。症状包括高热、咳嗽、胸痛、血样痰；肺炎可以导致呼吸和循环系统功能衰竭（Perry & Fetherson，1997）。

实用措施

1. 肺鼠疫患者可以通过咳嗽、说话、打喷嚏方式产生的大颗粒飞沫（大于5μm）传染。一个简单的手术口罩可保护工作人员及其家庭成员。经抗生素治疗3天内，患者仍要注意飞沫，三天后飞沫才不具有传染性。

2. 由于"飞沫"通常只出现在患者91~152cm（3~5ft）范围内，所以中央空调系统不需要安装HEPA过滤膜（如不需要产生安装无菌和无颗粒的空气）。

3. 如果鼠疫暴发，控制跳蚤、鼠、如猫之类的其他动物至关重要。杀虫剂和驱虫剂可以广泛使用。

4. 洗手是必要的预防措施。

5. 因为鼠疫耶尔森菌并不具有芽孢，可以用简单的杀菌剂（例如10%漂白剂溶液）对表面进行去污。皮肤可以通过使用任何杀菌肥皂产品来消毒。基于乙醇的手部消毒剂，例如Purell也可以是有效的。

6. 尽管不会因污染衣物的细菌再气溶胶化导致感染发生，衣物应当使用杀菌去污剂和热水（155℉，约68℃）洗涤。

7. 与咯血或咳嗽不带痰的个人保持距离（远于91~152cm（3~5ft））。

布鲁菌病

历史与背景

布鲁菌病（表13-7）是一种由马耳他布鲁菌、猪布鲁菌、牛布鲁菌、犬布鲁菌导致的动物源性疾病。这些细菌通常导致家畜患病，如山羊、绵羊、骆驼（马耳他布鲁菌）、牛（牛布菌）和猪（猪布鲁菌）。犬布鲁菌很少导致人患病。人类会通过以下方式自然感染细菌；吸入细菌气溶胶，食用生的、未经巴士消毒的或受感染的奶或肉类；与皮肤损伤部位或眼结膜接触。人类疾病为波状热、马耳他热、班戈病、直布罗陀热、地中海热，全球均有发生。在发达国家，人群发病与肉品包装或奶制品企业相关。几份调查研究显示人类布鲁菌病诊断和报道均低于真实情况。据估计，每一例报告都有25~30例未被确诊。作为一种细菌战武器，布鲁菌可能会通过气溶胶途径投放。布鲁菌是细胞内寄生细菌，它们在被吞噬后可成活，因此可以从淋巴组织转移到血液并沉积在许多器官中。在吞噬细胞内部，细菌生长，最终裂解宿主细胞，释放新的细菌。观察到这种疾病的"波状"发热模式与细菌释放入血液相对应，从而引起发烧。随着这些细菌被消除，发烧会消退，只有当另一批细菌被释放时才会复发。复发是常见的。布鲁菌有两种形态不同的菌落类型：光滑型和粗糙型。光滑型更具致病性，因为其荚膜可保护细菌免受吞噬和破坏。马耳他布鲁菌和猪布鲁菌比其他两种更具致命性，并且在细胞内的生存力更强。另一方面，牛布鲁菌和犬布鲁菌感染发病隐匿，但症状轻微且并发症较少（Shapiro et al，1998；Shapiro & Wong，1999；Tierno，2002）。

临床特征

潜伏期为1~8周，通常为3~4周，发病隐匿，伴有不适、发热、寒战、出汗、头痛、疲劳、肌痛、关节痛。体温通常在下午升高，夜晚下降并伴随大量出汗。患者可见淋巴结、肝脾肿大。波状热可能持续数周、数月，甚至数年。然而，患者可能有许多天不发热，感觉相对良好时间，但这只是另一周期的弛张热间歇期。患者经常被诊断为未知原因导致的发热。20%的患者有咳嗽的症状，但是X线显示正常。马耳他布鲁菌感染导致的死亡率为6%，其他致病菌导致的死亡率仅为1%。多数死亡与心内膜炎和脑膜炎有关。高达70%的成人患者中出现胃肠道症状，但在儿童中却不常见。

实用措施

1. 虽然布鲁菌种潜伏期长，发病缓慢，但体温波状起伏的特征有助于诊断，一旦诊断应立即治疗。

2. 布鲁菌感染导致的死亡率如此低（尤其经过抗生素治疗），因此不是细菌战的有效武器。

3. 布鲁菌病不能通过人际传播，因此不需要隔离患者。但是，如果有引流损伤，则应注意接触注意事项。

4. 布鲁菌无芽孢，所以它们很容易被任何常见的杀菌剂杀死。巴氏杀菌（在68℃，155℉）杀死污染食物中的细菌。

5. 布鲁菌病可通过眼睛接触感染（如揉眼或触摸眼部），因此使用杀菌肥皂或乙醇类手部消毒液洗手是一个重要的保护策略。

土拉菌病

历史与背景

土拉菌病（也称为兔热病）（表13-8）的病原体是土拉弗朗西斯菌。该细菌是革兰氏阴性杆菌，无活动性，无芽孢。人类通过接触动物感染该致病菌，通常通过皮肤或黏膜接触感染动物的血液或组织液感染致病菌；或者通过被感染的扁虱或蚊蝇叮咬。另一种少见感染途径是通过吸入污染的粉尘或者食用、饮用污染的食物与水。生物恐怖分子很可能会使用气溶胶投放弗朗西斯菌，引发伤寒样（全身性）土拉菌病，死亡率高于10%。

由于细菌具有高度感染性，吸入大约25个菌体或者皮下接种10个菌体可感染。皮肤最小的伤口都可作为细菌感染的入口。土拉弗朗西斯菌感染性极强，以至于很多土拉菌病病例是由实验室处理临床或研究样本时意外感染。弗朗西斯菌分布于世界各地。在美国，该疾病主要发生在南部和中南部各州。

土拉热杆菌有荚膜可以帮助其逃避吞噬细胞的破坏。如同细胞内寄生虫一样，该细菌可存活于淋巴系统的细胞中。

临床特征

因感染途径不同，土拉菌病有6个主要综合征。

1. 溃疡淋巴结性土拉菌病（70%～85%的病例），典型症状为皮肤溃疡，多为扁虱叮咬导致的，表现为淋巴结肿大、发热、冷颤、头痛、流汗、咳嗽。

2. 腺土拉菌病（5%～12%的病例），特征为发热和淋巴结肿大，无明显皮肤病灶。

3. 伤寒样土拉菌病（7%～14%的病例）发病急，主要表现为发热、冷颤、头痛、呕吐、腹泻。通常没有淋巴结肿大和皮肤病灶，这与原发性和继发性肺炎有关。该类型病死率最高，也是最可能的生物恐怖形式。

4. 眼淋巴结型土拉菌病（1%～2%的病例），表现为严重的结膜炎，淋巴结肿大，感染通常是由于患者自我接种至眼结膜导致的。

5. 口咽型土拉菌病发生于在口咽部有原发病灶的患者，表现为严重头痛、双侧扁桃腺炎或严重的链球菌类似咽喉痛。1～2周后颈部淋巴结持续肿大。

6. 肺土拉菌病（8%～13%的病例）主要为其他类型疾病的并发症，尤其是伤寒样土拉菌病。也可通过吸入感染性气溶胶或者血源性播散感染致病菌。肺部淋巴结肿大，有时肺炎并不明显（Wong & Shapiro，1999）。

在所有土拉菌病综合征，淋巴结长期肿大，最终坏死和流脓。发热（常见低温）伴随精神委靡、头痛、部分淋巴结疼痛。

实用措施

- 使用杀菌皂和基于乙醇杀菌的洗手液是最为重要的保护举措。任何雾化的生物恐怖袭击都会污染周围环境，并可能通过直接接触皮肤和黏膜之后继发感染。简单的杀菌剂，如含氯石灰可在杀灭污染表面的细菌。
- 由于该细菌不产生芽孢，只是营养生长型，容易被高温杀灭（30分钟，62.8℃，145℉）。相对较低的死亡率很难使其成为有效的生物武器。经过（10～14天）适当抗生素治疗后，感染患者情况迅速得到改善。
- 因为土拉菌病可以通过家庭宠物，如猫狗接触传播，所以观察宠物异常行为以及健康状况至关重要。这些可以成为预警事件，提醒你即将发生的灾难，就像矿井中的金丝雀一样。
- 弗朗西斯菌很少通过食物或水传播，然而，重要的是要警惕这种可能性。烹饪食物使细菌无害，过滤或加热水也是如此。

肉毒毒素

历史与背景

梭状芽孢杆菌是一类厌氧的、革兰氏阳性细菌，产生芽孢，释放毒素（表13-9）。最致命的是产气荚膜梭菌（气坏疽病原体）、破伤风杆菌（破伤风病原体）、肉毒梭菌（肉毒中毒病原体）。前面所提及疾病均系暴露于细菌产生的蛋白质毒素所致，其中最强的是肉毒杆菌毒素。已知七种肉毒毒素：A、B、C、D、E、F、G。人类疾病由七种毒素中的四种引起：A、B、E和F型。毒素与胆碱能神经的突触囊泡结合，防止周围神经末梢（包括神经肌肉接头）释放乙酰胆碱酯酶。患者出现急性弛缓性下行麻痹。通过阻断神经传递，毒素引起麻痹和骨骼肌无力，这是常见的临床特征。肉毒杆菌毒素是人类已知的毒性最强的物质之一。人类致死量只有一百万分之一克（Angulo & Louis，1998；Tierno，2002）。

人类肉毒中毒的几种类型中，典型的是食源性肉毒中毒，其通常发生在成人中，并且是由于摄入受污染食物中的毒素而引起的。肉毒梭菌在食物中生长并产生毒素，所涉及的常见食品是未经烹饪的碱性食品罐头、熏制和真空包装食品。在厌氧条件下,肉毒梭菌芽孢以营养型生长,产生毒素。创伤肉毒杆菌是最罕见的形式,当细菌进入伤口部位并在体内产生毒素时发生。婴儿肉毒中毒,也是最常见的类型,它是当儿童食用被肉毒杆菌污染的食物而不是食用预先形成的毒素产生的。毒素产生于婴儿的胃肠道,从新产生,从而形成内部中毒。一些肉毒中毒患者没有明显食物或伤口来源,可以归为“分类待定”组。

作为生物恐怖武器,肉毒杆菌毒素可以从大规模产毒的肉毒梭状芽孢杆菌中提炼,然后它可以作为一种气溶胶来投放,导致像肉毒梭菌食物中毒导致的症状一样。另一种方法可能是用毒素破坏食物供应,尽管后者不是有效的投放系统(USAMRIID,2001;Tierno,2002)。我们知道肉毒杆菌毒素可以被武器化,因为伊拉克政府于 1991 年 8 月向联合国视察组承认在波斯湾战争之前已经对这些毒素进行了研究。有可能武器化任何七种已知的肉毒杆菌毒素,因为它们都具有相同的效果。

临床特征

摄入或吸入毒素 18~24 小时后开始产生症状,尽管也可能几天后发作。最初的症状包括复视、眼部肌肉不协调、吞咽困难、说话困难、全身无力和眩晕。紧接出现四肢渐进性下行性肌无力和呼吸肌无力。不发热,患者有完整的意识和适应能力。神经系统检查显示舌、咽、呼吸肌和四肢无力。患者在呼吸肌麻痹或心搏停跳死亡之前一直保持意识清醒。肉毒毒素中毒导致的死亡率极高。康复患者不会在血液中产生抗毒素。抑制抗体产生可能是由毒素引起的,就像金黄色葡萄球菌产生的中毒性休克综合征毒素-1 阻止抗体产生一样。在婴儿中,瘫痪症状被称为“松软儿”综合征(Tierno,2002)。

实用措施

- 已有上市抗毒素和疫苗用于治疗和预防。
- 肉毒毒素通过吸入途径比通过食源性途径的毒力和致死性要低。
- 肥皂和水对清除皮肤、衣物、设备表面的大部分毒素非常有效,因此毒素的去污并不像去污染传染性微生物那么重要。非常温和的漂白液(含氯石灰与水的比例是 1:9)对灭活多数蛋白质毒素非常有效。
- 如果佩戴正确,保护性 N95 面罩对毒素气雾剂有效。然而,密封性很重要,因为即使是小的缺口都将导致严重中毒。有胡子的人不能确保口罩的紧密性,但可以很大程度降低与毒素的接触。
- 由于肉毒毒素无法渗入到皮肤,所以特殊防护服对肉毒毒素的效果不像对其他病原体那么重要,包括化学毒物。

天花

历史与背景

天花(表 13-10)享有历史上记载的“最厉害的杀手”的独特殊荣,据估计该病毒曾导致 5 亿人死亡。天花病毒,隶属于正痘病毒属。有两种已知的天花病毒变异体:大天花,致死率高达 15%~40%;小天花,会导致轻度的疾病,致死率仅为 1%。天花是一类人型痘病毒。其他痘病毒在自然条件下感染动物,但也可以引起人类(人兽共患病)感染。这些病毒与小型痘病毒具有共同的抗原,因此可以将它们用作人类疫苗。因此,牛痘病毒一直是历史上选择用于疫苗生产的动物病毒。由于天花发病率下降,与疫苗相关的并发症比天花病例更多。其中一些并发症严重,包括脑炎和免疫力低下患者的致命反应,有时反应是无意地。牛痘病毒在未接种的免疫力低下的患者中易传播,即使大规模的国家疫苗接种计划情况下,这种情况仍然如此。大量免疫功能不全的患者不应成为疫苗接种的对象(Tierno,2002)。

在 1967 年,世界卫生组织组织了全球消灭天花的运动。当时,有 33 个国家有地方性天花,每年大约有 1500 万病例。直到 1979 年,天花已经被根除了。现存的天花病毒仅在两个实验室:一个在美国,另一个在俄罗斯。当然,残存的天花病毒的保存受到争议。摧毁存留的病毒,将会妨碍天花暴发时的对病毒的研究。与鼠疫类似,天花可通过人际传播。有研究最近指出气溶胶感染剂量很低,大致在 10~100 个病原体(Tierno,2002)。

如何使天花武器化?天花可通过两种方式传播:气溶胶和接触。因为天花具有高度传染性,并且通过空气高效传播,气溶胶投放系统将会使大量人群的生命遭受巨大威胁。然而,从炭疽学的角度来看,这并不容易。天花也可通过直接接触传播。一种方法是让一组志愿者自体感染,再与普通人群接触,经过几天或几周的接触,造成更多人群感染。如果发现天花在某个地区暴发,疾控中心和其他卫生部门将能够立即为指示病例周围的所有人员接种疫苗,从而控制疫情。接触后接种天花疫苗(牛痘疫苗)是有效的,建议接触后 3 天内接种。然而,即便超过 3 天,同时接种疫苗和使用牛痘免疫球蛋白可能提供保护。如果有必要可在指示病例周围建立免疫圈。这正是世界范围内能够消灭天花的精准方法,也是乐观的理由。

临床特征

天花病毒进入机体的门户是上呼吸道黏膜。天花是通过大或小的呼吸飞沫,或通过接触皮肤损伤或分泌物传播。如果患者伴咳嗽,更具有感染性。潜伏期典型为 12 天,以 10~12 天不等。临床疾病始于 2~3 天的非特异性症状,如精神不振、发热、头痛、冷颤、背痛。发热可持续长达 5 天,短则 1 天。发热之后,皮疹(皮肤破损或斑疹)经历丘疹、脓疱、痂皮三个阶段。后者在最初的病变后 2~4 周内脱落,并留下粉红色的瘢痕。天花的一个重要特征是受影响部位的病变呈现相同的状态。这一点与水痘不同,水痘病灶并不是同步化和集群式出现。与水痘不同,天花病灶呈离心性分布(大多分布在面部、四肢,较少分布在躯干)。因此,天花皮疹具有特征性和并用于诊断。未接种疫苗的患者死亡率是 15%~40%,接种者死亡率不到 1%。

患天花患者一旦出现皮疹就具有感染性直到约 3 周后痂皮退去。一种名为“出血性天花”的天花,形式罕见,非常致病,死亡率非常高。

实用措施

- 如果天花大规模暴发,准备好待在室内几天或几周,以减少与感染人群接触，这将控制天花流行。家里应备足食物。

- 一般来说，呼吸道液滴感染性早于皮肤病灶。在医院，预防空气源性和直接接触感染都是预防的重要举措。与鼠疫的预防不同，普通外科口罩防护作用不够。建议使用特殊的呼吸防护面具 N95（经认证具有至少 95%的过滤效率），并且必须佩戴此防护罩。天花患者应当在皮疹出现后立即隔离直到痂皮退去（大概 3 周）。
- 如果家庭成员接触天花，所有衣物、床上用品或者其他与患者接触的材料都必须用杀菌剂如 1∶10 的漂白液或蒸汽，或高温处理。
- 在接触任何天花患者或患者的环境物品之后，使用杀菌皂洗手非常必要。

委内瑞拉马脑炎

历史与背景

委内瑞拉马脑炎（VEE）（表 13-11）在临床上与其他脑炎病毒如圣路易斯脑炎，东部和西部马脑炎、日本 B 型脑炎，俄罗斯远东脑炎，甚至西尼罗河脑炎病毒没有区别。首先需要考虑的问题就是为什么其他类病毒没有高居生物恐怖武器名单。其中许多病毒都有可能成为武器，但其攻击率——也就是在接触该病毒之后的发患者数——远比接触 VEE 后的发患者数低。VEE 攻击率大约为 100%的（其他病毒很难超越）。这就恰恰是美国政府为什么在 20 世纪 50~60 年代终结攻击性生物武器项目之前将 VEE 武器化的原因。然而，它仍然是潜在的生物武器，可以作为载体病毒用以传播更多的病原体。然而，对于所有脑炎病毒如委内瑞拉，A 级实验室的责任是相似的（USAMRIID，2001；Tierno，2002）。委内瑞拉马脑炎可以以液体气溶胶或干燥气溶胶形式武器化。该病毒可以通过三种方式传播：通过蚊子，虽然自然发生委内瑞拉病毒感染的概率极低；通过气溶胶方式，以液体或者干燥的方式；通过人际的继发传播（尽管这还尚未得到明确的证实）。

在自然界中，委内瑞拉马脑炎是一种蚊源性的病毒性疾病，具有神经营养性，引起马属动物脑炎及人类低热性疾病。超过 50%的马类动物感染病毒后发展为脑炎，而在人类中，大约 100%受染者出现流感样疾病。在自然感染该疾病的人群中，只有 2%~4%的患者出现中枢神经系统受累征象，少于 1%的感染者死亡（Tierno，2002）。

在美国，委内瑞拉马脑炎是一种罕见的疾病。该病于 1936 年在委内瑞拉首次报道。委内瑞拉马脑炎在中美洲和南美洲、特立尼达拉岛、墨西哥、巴拿马流行。在西尼罗河脑炎病毒的病例中，预警动物（鸟类）的表征表明在人类感染之前该病就已经存在。在委内瑞拉马脑炎病例中，感染对象将会是马，但由于马已预防接种，没有预警动物可以提醒我们委内瑞拉马脑炎病毒侵袭已经发生。另一方面，在美国境内该病毒已经被根除，任何人感染病毒都有可能是生物恐怖的信号（Tierno，2002）。

委内瑞拉马脑炎是一种偶然与人类疾病相关的虫媒传播的甲病毒属。存在八种血清学上不同的病毒，但只有两种是人类的重要病原体：变体 A/B 和 C（Tierno，2002）。大多数脑炎病毒可在加热后或通过普通消毒剂杀灭。

临床特征

潜伏期为 1~5 天，之后急性起病，高热，头痛，眩晕，无力，抑郁，食欲缺乏，寒战，肌痛，畏光，恶心，呕吐，咳嗽，咽喉痛，有时伴腹泻。委内瑞拉马脑炎病毒难以与其他脑炎病毒区别。急性期持续 1~3 天，紧接着是长达 2 周的嗜睡延长期。在 2 周之后全面康复。据估计接种 10~100 个病毒可以引发感染。在自然流行状态下，只有不到 5%的患者有神经系统表现，以抽搐、昏迷和瘫痪为特征。

实用措施

- 委内瑞拉马脑炎致死率很低，大多数受害者可能仅仅表现为流感样疾病。注意：生物恐怖分子可能会利用任何一种委内瑞拉马脑炎病毒作为载体通过基因工程制造更致病的武器。
- 一旦疫情暴发，必须控制蚊子的数量，类似于控制西尼罗河病毒的方法。
- 洗手可以防止不常发生的人际传播（通过接触传播）。
- 简单的杀菌剂，如 10%的漂白剂溶液或煤酚皂溶液，与加热（74℃，165℉）容易破坏委内瑞拉马脑炎病毒。
- 被污染的衣物可以使用任何洗涤剂清洗。

克里米亚-刚果出血热和其他出血热

历史与背景

克里米亚-刚果出血热（Crimean Congo hemorrhagic fever，CCHF）只是被称为病毒性出血热（VHF）的许多疾病之一。表 13-12 列出了这些病原体及其自然传播方式。任何一种出血热病毒，除登革热（仅通过蚊子传播）以外，可经过气溶胶方式传播（USAMRIID，2001，Tierno，2002）。一般情况下，VHF 很难武器化，因为没有真正的载体。

克里米亚-刚果出血热是通过蜱传播。一些报告描述了医院内部通过人际传播感染的克里米亚-刚果出血热。少至 1~10 个病毒颗粒可引起感染（USAMRIID，2001）。裂谷热（RVF）既可以通过蚊子传播，又可以通过气溶胶传播，灭活疫苗可用于预防，裂谷热还对抗病毒药物利巴韦林敏感。埃博拉病毒和马尔堡病毒是通过直接接触患者的血液、分泌物、器官或精液传播。阿根廷出血热、玻利维亚出血热和汉坦病毒出血热传播方式是通过干燥的啮齿动物排泄物传播（USAMRIID，2001）。

临床特征

与上述所有病毒相关的一般临床综合征是相似的，该病毒被称为"病毒性出血热"或出血热。最常见的症状是：发热、肌肉酸痛、低血压、面红、身体任何部位瘀斑。典型情况下，在蜱叮咬或吸入气溶胶 3~12 天后，克里米亚-刚果出血热发病。广泛性胃肠道出血或广泛性的瘀斑可发生。其他症状包括头痛、背部疼痛、恶心、呕吐、谵妄、黄疸和肝脾肿大。克里米亚-刚果出血热病死率是 15%~30%，但埃博拉等一些出血性发热的死亡率可能接近 90%（Tierno，2002）。

实用措施

- 任何可能暴露于出血热患者的血液、体液、分泌物和排泄物的个体应立即使用肥皂和水彻底清洗皮肤表面，淋浴是优先选择。

- 在医院，预防接触感染。推荐使用N95口罩防护。患者应当在疾病期间隔离。
- 护理（或者在康复期探视）出血热患者必须严格遵循"隔离护理"原则（换言之，必须穿着隔离衣、戴手套、眼部防护、帽子、靴子等保护自己），因为有证据显示大的飞沫甚至污染物（无生命物体）可能作为病毒传播的媒介。
- 任何黏膜的污染必须立即用足够的水冲洗。如果眼部污染，应立即使用盐水或洗眼液冲洗。
- 次氯酸钠（10%溶液）可用于去除物体表面、设备及其他物品的污染。
- 死者尸体应当密封在防漏材料中并迅速火化或埋葬。
- 严重污染的衣服应当销毁，或者用浓漂白液或强力消毒剂清洗。

化学恐怖主义

历史及背景

化学武器在第一次世界大战中首次运用于现代战争。1915年4月22日，在比利时小镇伊普尔外，德军从大约6000个压缩气瓶朝风释放了60吨氯气，风载着氯气团顺风力到达盟军上空。第二次使用氯气是在2天后。这两起袭击的最终结果是大约一万名士兵死于诡异窒息。1915年底，一种更致命的气体，光气（碳酰氯）被德军使用，其威力是氯气的10倍力。这两种气体被认为是影响肺部的化学武器，因此被称为"肺部病毒"。它们破坏分隔毛细血管与肺泡腔（肺泡）的膜。液体（血浆）渗透到肺泡腔，积聚以阻碍气体交换。受害者通常无法获得足够的氧气，并在2~24小时的痛苦后最终窒息死亡。患者起初呼吸困难，咳嗽可能相当严重。痰液有大量黄色物质（氯气）或者清亮泡沫样痰（光气）。据报道眼和鼻有严重的刺激症状和喉部有灼烧感（Byrnes et al，2003）。

到德军引进光气的时候，他们已经变得非常精通生产各种化学武器，同样精通将化学武器投放到战场。英国也迅速学习德国，掌握此技术对抗德军。投放化学武器需要很高的技术，因为如果风向改变或者武器投放不恰当，毒气就会落到自己的部队上。这确实经常发生，特别是在这种化学武器的早期使用期间。直到1917年夏天，德军引进了一种叫做"芥子"的新型气体。芥子气是一种化学武器，属于一组称为"起泡剂"的药剂。顾名思义，其中一种症状是皮肤和内脏的起泡。皮肤、眼、肺、胃肠道、黏膜、骨髓以及某些器官会受到严重损害。

这些早期的化学武器迫使军队使用防毒面具以及防护服或外套进行自卫，这两者都阻碍了战场上的有效作战。尽管如此，战争结束后，双方使用了11万多吨化学武器，伤亡人数超过百万，其中死亡人数约10万人。

日内瓦公约

由于第一次世界大战期间化学武器造成的令人痛苦的死亡和可怕的痛苦，战后禁止使用化学武器。国际联盟在日内瓦召开会议，制订了战争期间禁止使用化学武器的议定书。1925年，38个国家签署《在战时禁止使用窒息性、毒性或者其他气体以及细菌作战方法的公约》（Byrnes et al，2003），尽管该公约有很多漏洞，没有惩罚违反协议的国家的条款。令人吃惊的是，二战期间，没有一个国家在战争中使用化学武器，即便德国已经研发了新型化学武器，"神经毒剂"，包括塔朋、沙林、梭曼。神经毒物是一种危害力极强的化学武器，同时也有一些有趣的特点。像沙林一类的神经毒剂的作用机制是破坏神经与被刺激器官间的传导。换言之，神经是正常的，传导到肌肉及其他器官的神经冲动是错误的，常导致过度活动。这就打乱了机体的基本功能，吸入1~10分钟之后发生死亡。如果神经毒物是液态，其特点是比水重。蒸汽也比空气重，因此它们倾向于沉向地面或建筑物的地下室。尽管神经介质蒸汽在很短的时间内影响受害者，但是这些影响的范围因暴露的程度不同而效果相差很大，这取决于接触程度。接触神经毒物后最初影响的是气道和与之接触的面部部位：眼、鼻、口；瞳孔变小（精确定位），眼睛变红，视力变得模糊。一些患者会出现眼痛、头痛、恶心、呕吐的症状。流涕和多涎是重要特征。如果吸入神经介质，气道会收缩，引起咳嗽或呼吸困难。如果吸入了足量的药剂，意识突然丧失可能伴随着惊厥。几分钟内，患者会停止呼吸，肌肉松弛。即使是非常少量的沙林类神经毒剂也能产生自发性收缩（肌肉抽搐）。常伴有恶心呕吐。在吸入大剂量神经毒物的情况下，也可能发生不自主排便和排尿（Byrnes et al，2003）。

很多新型"神经毒剂"化学武器是由普通杀虫剂发展而来（实际上，人们每次在花园里用杀虫剂时，已经在使用较弱的神经毒剂），例如，马拉硫磷或西维因等杀虫剂（Sevin）和其他几十种杀虫剂实际上都是神经毒剂，与沙林及其他危害力更强的神经毒剂一样，他们的危害是一样的，但只是需要足够大的剂量或者足够长的接触时间。20世纪50年代早期，英国取得了被认为是神经毒物领域内的突破性发现，其致命程度能力比当时任何其他已知的物质都强。这类毒物代码名称为VX，不仅更致命，而且作用更持久（因为可保持液体状态超过24小时），并且通过吸入和直接皮肤接触进入机体。由于其不挥发性和作用持久性，通过皮肤进入机体是可能的。美国在这个项目上与英国合作，最终大规模制造VX。VX的制造和贮存一直持续到20世纪60年代，直到犹他州杜奇（Dugway）的制造厂发生VX意外泄漏，造成6000只绵羊死亡。美国最臭名昭著的化学剂可能是主要用于20世纪60年代的越南战争中使用的橙剂，橙剂是一种用于除去向敌人提供掩护的植物的除草剂。橙剂中含有不同数量的二噁英（四氯二苯并二噁英），后来认为该毒剂十分危险，1986年环境保护署禁止任何地方使用。动物研究发现，橙剂与非霍奇金淋巴瘤、肉瘤、癌症和其他一系列疾病相关（Byrnes et al，2003）。

诸如神经毒剂和起泡剂之类的武器，其来源不如毒素或毒药便利。例如，蓖麻毒素是非常方便的，因为它是从加工蓖麻籽油中留下的残留物中得到的高效蛋白质毒素。这种加工过程遍及世界，毒素易生产。保加利亚情报部门在伦敦刺杀保加利亚持不同政见者乔治·马尔科夫时，使用雨伞投蓖麻毒素（Tierno，2002），蓖麻植物蓖麻（Ricinus communis）在1978年的

"伞式谋杀案"中受到关注。马尔可夫在蓖麻毒素袭击后一天死亡。蓖麻毒蛋白阻断蛋白质的合成,对细胞有很强的毒性,最终杀死他们。蓖麻毒素可以通过气溶胶递送,并且在吸入后8小时内,会出现严重的呼吸道症状,导致呼吸衰竭。如果通过食物或水摄取毒素,会出现严重的胃肠道症状,随后出现血管大出血和死亡。如果以注射的方式,蓖麻毒素会导致多器官功能衰竭和死亡(Tierno,2002)。像其他毒素,如真菌毒素和蛤蚌毒素,也会产生类似效果。

1972年禁止生物和化学武器国际公约

近几十年来,已经作出努力限制或禁止使用有毒武器(包括化学武器和生物武器)。1972年,包括美国在内的140多个国家签署了《关于禁止发展、生产、贮存及销毁生物和毒性武器的公约》,在理论上限制了生物和化学武器的进一步使用与发展(Byrnes et al,2003)。遗憾的是,违约行为屡见不鲜。举两个相对近期发生的例子,1988年利比亚以制药厂的名义建立了化学武器生产基地,这种通常发生在向伊拉克和利比亚等国家出售所谓的两用技术的企业合作当中。制造杀虫剂的工厂很容易转变成生产化学武器的工厂。伊拉克在与伊朗的长期战争中使用了芥子气,并对其持不同政见的库尔德人使用了芥子气和毒性神经毒剂。20世纪80年代见证了发生在在阿富汗、柬埔寨、伊朗、伊拉克、老挝的化学战(Tierno,2002,Byrnes et al,2003)。

1995年3月,日本一个宗教信徒奥姆新里科在东京地铁系统中释放沙林毒气(Tierno,2002),数千人受伤,11人遇难。最近发生的针对平民的化学武器突出了其可用性和易用性,应当引起公众和政府的关注。

化学毒剂的武器化和投放

任何化学武器在投放之前必须武器化。一般来说,武器化的过程涉及很多步骤。首先,必须制造足够数量的毒剂,并暂时储存和稳定以防止蒸发或降解。加入增稠剂加强液体化学毒剂的黏稠度,并且需要载体剂以改善化学制剂的分散。接下来,化学制剂必须装入适当的传送装置,如爆炸、气动或机械弹药或传播装置。不管采用那种投送装置,目标是将化学制剂雾化成1~7μm大小的颗粒。这通常需要使用精密的投放装置,例如通常只有政府可以使用的军火装置,或者可以用作有效传播系统的简单装置,如气溶胶发生器,如腋下除臭剂或花园喷雾器。这里需要重点警告的是,公众易于获取这些简单的设备。许多其他因素可能会影响化学武器的武器化和投递,例如:

- 温度(空气和地面):通常温度越高,蒸发越快。
- 湿度:湿度越大,颗粒直径越大,会降低效能。
- 降水:雨可以稀释化学武器和降低其散开,雪天可以增强化学武器持久性。
- 风速:风能驱散蒸汽、气溶胶、液体,影响目标区域。
- 建筑物:建筑物可能吸附或吸收毒剂,也可以提供保护。
- 地形:林地和丘陵可以产生更大的低空云层湍流。

化学武器分类

从字面上来说,数百种化学毒物和毒气都可用于攻击,以及使用最新描述的基因工程方法正在开发的潜在新型化学物质和有毒气体。政府机构对化学武器进行了分类(表13-14)。

表13-14 化学武器

分类	例子	评价
神经介质	沙林、塔朋、索曼、VX马拉硫磷,胺甲萘	干扰由神经到器官和肌肉的信息传导
血液介质	氰酸,氯化氰	通常吸入后即吸收入血,通过作用细胞呼吸的色素氧化酶致死。原因是细胞不能利用氧
疱疹介质	含硫含氮类芥子气,路易斯毒气	导致皮肤、内脏、组织水疱。破坏组织,通过DNA、RNA的交联导致广泛突变
重金属	砷	金属元素形成的毒性化合物,干扰细胞内代谢过程
肺部介质	氯气、光气	破坏肺部膜,导致液体积聚以及乏氧,最终窒息
二噁英	四氯二苯并二噁英	淋巴瘤、肉瘤、癌症、氯痤疮以及受害者其他疾病(长期并发症为2型糖尿病)
致使能力丧失或精神错乱的毒剂	二苯羟乙酸奎宁酯,苯环己哌啶	造成假性心理疾病;影响决策能力;影响定向能力,任何一种都能使人丧失能力。大剂量毒剂会造成呼吸抑制而窒息死亡
腐蚀性酸碱	硫酸、氢氧化钠	受累组织严重烧灼和破坏

A 级实验室作用：化学恐怖主义

不言而喻，及时发现恐怖分子可能使用的相对快速的化学物质，如神经毒剂（如沙林毒素和 VX），无论是对患者（伤亡）还是第一责任人单位或应对危险物质（HAZMAT）突发事件团队都是至关重要。在恐怖事件发生后，快速检测毒物的类型、浓度，可以有效治疗受害者，包括对适当的解毒剂的选择，并可以采取适当的保护措施，确保广大公众的安全。因此，这可能是显而易见的，检测这种药物的最合适的实体不是临床实验室；相反，它是第一责任人单位或 HAZMAT 团队。这些团队使用各种各样的商业设备来快速检测危险化学品，包括化学恐怖主义毒剂。同样，军方已经提供了许多可以用来检测这种化学制剂或其蒸气的装置。最便携的化学气相检测仪是化学药剂监测仪。它使用离子迁移谱来检测神经、水疱和血液制剂。最简单和最快速的液体探测器也是军用产品-即可用于检测芥子气或神经毒剂的 M8 和 M9 试纸（Byrnes et al，2003）。然而，比色管法是 HAZMAT 团队最常用的检测技术，其分析能力很广泛，通常包括氯气和光气（肺氰化物（血液制剂）和有机磷酸盐（神经制剂）。此外，HAZMAT 团队还拥有各种各样的一些新的 9/11 后技术，使他们的成员能够在相对较快的时间内检测几乎所有的化学武器制剂（Byrnes et al，2003）。

尽管 A 级临床实验室的作用可能是次要的，但是它们仍然可以为检测攻击中使用的化学制剂或者其在受害人体内降解产物提供支持，这对于分流或治疗进入的医院患者是有用的。出于实际目的，我们可以将临床化学实验室可能分析的潜在化学试剂分为四大类：神经毒剂、血液毒剂（氰化物）、糜烂性毒剂（泡沫剂）和肺部毒剂。实验室也有助于检测毒素，如蓖麻毒素和蛤蚌毒素。通过使用特殊的酶免方法，或 PCR 检测相关植物源的核酸，还可使用敏感的质谱法等方法。

大多数现代临床化学实验室目前有能力提供一些特定和有用的分析数据为遭受化学袭击的住院患者提供帮助。例如，一些自动化的化学分析仪可以检测增加的胆碱酯酶活性，这是患者接触过神经毒物的指标。该指标被用来衡量暴露于神经介质的受害者的进展和恢复情况。气相色谱-质谱法已被用于检测诸如芥子气或刘易斯毒气的代谢物（Byrnes et al，2003），并且有助于评估患者接触毒气后的康复过程。遗憾的是，对于暴露于氯或光气等肺部毒剂的患者，实验室的作用仅限于提供支持性监测，如血气分析（测量氧分压[PO_2]）这也适用于暴露于氰化物等血液毒剂的患者。气态氰化物在几秒内可致死，摄入氰化物的患者需要立即使用解毒剂，以防止缺氧和呼吸停止。因此，HAZMAT 团队可能在分析和识别这些药物方面做得最好，即在到达医院之前，现场给毒患者提供解毒剂。简而言之，甲级实验室在管理遭受化学恐怖袭击的住院患者方面起着主要支持作用。

核恐怖

核武器的历史与背景

1895 年，厄内斯特・伦琴发现了能够产生荧光的穿透性射线，他将其命名为 X 线。第二年，亨利・贝克勒尔发现，这些穿透性的辐射（后来被归类为 α、β 和 γ 射线）是由铀发射的。1905 年，阿尔伯特・爱因斯坦提出了著名的公式 $E=mc^2$，认为物质可以转化为能量。这些发现为最终为利用核能提供科学框架，尽管这直到二战才得以实现。1942 年，新墨西哥州的洛斯阿拉莫斯被选为研究原子武器物理和设计的实验室的中心地点。在大约 30 个月的时间里，曼哈顿计划（第一个核武器制造计划）已经实现了生产核武器的目标。到 1945 年，德国投降，日本仍然负隅顽抗。1945 年 7 月 26 日，“波茨坦宣言”发表，美国总统杜鲁门、中国的蒋介石、英国的温斯顿・丘吉尔劝日本政府所有武装力量无条件投降，并警告其不要有任何幻想。日本政府于 1945 年 7 月 29 日拒绝了这一声明（Byrnes et al，2003）。1945 年 8 月 6 日早晨，一架名为伊诺拉・盖伊的美国飞机在日本广岛投下了一枚浓缩铀弹“小男孩”（15 千吨）。几天过后，在长崎投放了“胖子”，这标志着核时代的到来。

核恐怖的潜在威胁

自第二次世界大战结束以来，美国制造了 7 万多件核武器，尽管很多已不再使用。当今的核武器比广岛投放的 1.5 万吨当量的原子弹更大、更具有破坏力（100 万吨）。尽管与前苏联冷战已正式结束，并努力削减核武器数量，但其他国家已经掌握或正试图研究核武器。有人担心这种武器可能落入恐怖分子的手中，或可能被无赖国家使用。尽管恐怖分子可能获得核武器以大规模杀伤性武器，但他们更倾向于制造脏弹，即传统炸弹和核材料的结合。脏弹相对易于制造和引爆。脏弹并不是用于杀伤，而是引起广泛社会恐慌和心理恐惧。一枚脏弹释放的辐射量取决于装置中使用的放射性材料。然而，即使来自这种装置的少量辐射也可能导致相对较大的去污成本。

A 级实验室在核恐怖的作用

临床实验室并不是主要参与检测辐射污染的机构，更多情况下是医院急诊室在使用手持辐射测量仪测定 α、β、γ 射线，如 Ludlum 3/44~9 型及 Geiger-Mueller 检测仪（Ludlum Measurements，INC.，Sweetwater，Tex），能够检测到 α，β 和 γ 发射放射性核素。常规 HAZMAT 和第一响应团队具有分析能力，是能够在第一时间检测和鉴定核事件。临床化学和血液学实验室仅仅是为住院患者提供基本支持。

（倪安平 译 郝晓柯 校）

推荐阅读

Byrnes ME, King DA, Tierno PM: Nuclear chemical & biological terrorism, Boca Raton, Fla., 2003, CRC Press.

该本全面综述了多种大规模杀伤性武器，以及在恐怖主义进攻事件时紧急反应人和公众可以采用的好建议和简单行动，从而降低风险和避免恐慌。

Centers for Disease Control & Protection: Gastrointestinal anthrax after an animal-hide drumming event in New Hampshire & Massachusetts in 2009, Morb Mortal Wkly Rep 59:872-877, 2010.

这个口袋指南书针对生物恐怖提供简明的信息，包括 18 种最常见的生物因子，其背景、历史和临床特征。该书讨论了暴露前和暴露后的处理内容，以及众多的保护性反应策略。

USAMRIID：Medical management of biological casualties handbook，ed 4，Fort Detrick，Md.，2001，United States Army Medical Research Institute for Infectious Diseases.

这是美军针对最可能的细菌性、病毒性和毒物性生物恐怖武器有效医学对策的简明手册。该书设计为快速备查简明参考书，而非完整和全面的论述。

参考文献

Angulo FJ, St Louis ME: Botulism. In Evans AS, Brachman PS, editors: *Bacterial infections of humans*, New York, 1998, Plenum, pp 131–153.

Centers for Disease Control and Prevention: NYC DOH response to terrorist attack September 11, 2001, *MMWR* 50:941–948, 2001.

Centers for Disease Control and Prevention/National Institutes of Health: *Biosafety in microbiological and biomedical laboratories*, ed 2, Wayne, Pa., 2001, NCCLS.

Gilchrist MJR, McKinney WP, Miller JM, et al: *Cumitech 33, laboratory safety, management and diagnosis of biological agents associated with bioterrorism*, Washington, DC, 2000, ASM Press.

Lew DP: Bacillus anthracis. In Mandell GL, Bennett JE, Dolin R, editors: *Principles of infectious diseases*, ed 5, Philadelphia, 2000, Churchill Livingstone, pp 2215–2220.

NATO (North Atlantic Treaty Organization): *Handbook of medical aspects of NBC defensive operations, Amed P-6(B) Part II Biological*, 1996, Depts of the Army, Navy, and Air Force.

NCCLS (National Committee for Clinical Laboratory Standards): *Protection of laboratory workers from instrument hazards*, Villanova, Pa., 2001, NCCLS.

Perry RD, Fetherson JD: *Yersinia pestis*—the etologic agent of plague, *Clin Microl Rev* 10:35–66, 1997.

Shapiro RL, Hatheway C, Swerdlow DL: Botulism in the United States: A clinical and epidemiologic review, *Ann Intern Med* 129:221–228, 1998.

Shapiro DS, Wong JD: Brucella. In Murray PR, editor: *Manual of clinical microbiology*, ed 7, Washington, DC, 1999, ASM Press, pp 625–631.

Tierno PM: *The secret life of germs*, ed 2, New York, 2004, Simon & Schuster.

Wong JD, Shapiro DS: Francisella. In Murray PR, editor: *Manual of clinical microbiology*, ed 7, Washington, DC, 1999, ASM Press, pp 647–651.

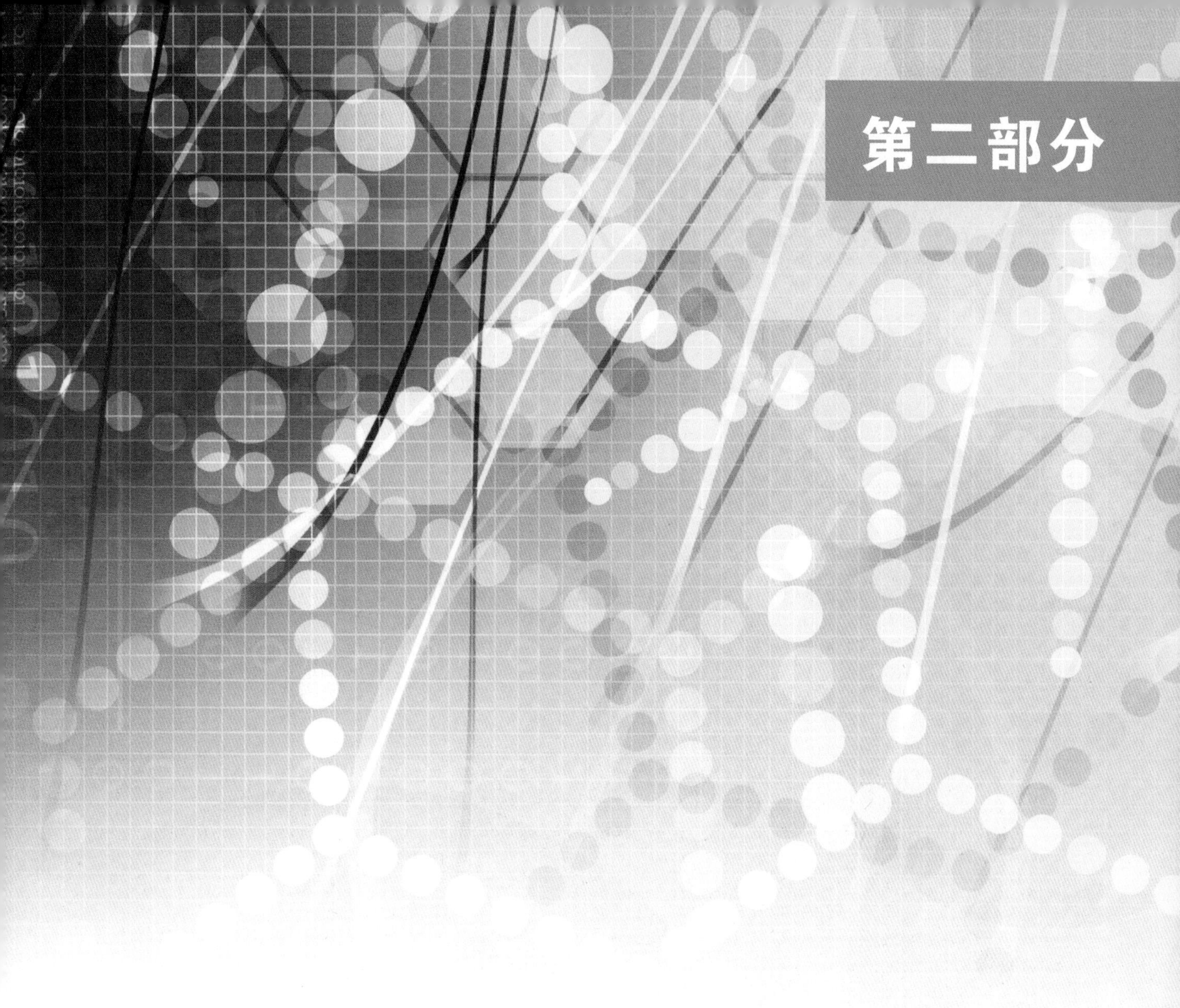

第二部分

临床化学

EDITED BY
Jay L. Bock
Martin H. Bluth
Matthew R. Pincus

第14章 肾功能、水、电解质和酸碱平衡的评估

Man S. Oh, Gary Briefel

要点

1. 不同类型体液中,正常的电解质组分和含量对维持生命至关重要。
2. 肾脏是维持正常体液量和组分的最重要器官。
3. 肾脏最主要的功能是清除代谢产物,肾小球滤过率是反映肾脏清除能力的最好指标。
4. 可以使用外源性或内源性标志物测定肾小球滤过率。最主要的内源性标记物是肌酐。通过测定血浆和时段尿标本中肌酐水平,计算肌酐清除率可以估算肾小球滤过率。然而对多数患者而言,通过"肾脏疾病饮食改善(MDRD)"等公式,仅需要测定血浆肌酐水平即可便捷地估算肾小球滤过率。
5. 钾浓度异常的原因包括实验室差错、细胞再分布、肾衰竭、影响肾素-血管紧张素-醛固酮轴的药物、摄入不良以及影响肾脏排钾的各种获得性或遗传性疾病。
6. 钠浓度异常的原因包括实验室差错,脱水,渴感和抗利尿激素紊乱,肾脏疾病,葡萄糖、药物和内分泌紊乱等渗透活性物质引起的水再分布。
7. 氢离子浓度异常的原因(即酸碱紊乱)包括通气不足和过度通气、酮症酸中毒、乳酸酸中毒和毒物摄入。

概述

用于评估肾功能、水、电解质和酸碱平衡的检测项目是临床生化实验室中最常规的检测工作。由于酸碱紊乱和电解质紊乱在住院患者中很常见,且电解质紊乱是各种疾病治疗过程中最常见的并发症,因此多数实验室会将相关的筛查项目组合成一个基础的代谢组套。此外,肾脏疾病是糖尿病和高血压等疾病的主要并发症之一。因此,合理解释肾功能、水、电解质和酸碱平衡检测结果需要了解这些系统的病理生理学。其中,掌握肾功能和肾脏调节细胞外液容量的知识是理解这类疾病的关键。

希望读者能够了解不同体液的电解质组成和含量,机体维持正常体液平衡的机制,尤其是肾脏在该过程中的调节作用。本章节也将讨论维持正常质子浓度(即pH值)的生理过程。在讨论电解质平衡异常之前,将先介绍肾脏的正常生理和用于评估肾功能异常的常用实验室检测项目。本章节中介绍的体液和电解质紊乱包括钠、钾和酸碱紊乱。多价离子相关内容不在本章节介绍。

体液容量和渗透压

体液是含有电解质和非电解质成分的水溶液,由细胞内液和细胞外液组成。细胞内液并不是单一组分,每个细胞都有其

独立的环境，只能通过细胞间液和血浆与其他细胞进行物质交换。因此，不同组织中细胞内液的组分和浓度均存在差异。细胞膜能通过普遍存在的水通道蛋白(水通道)来渗透水，以维持渗透平衡，因此，所有细胞的渗透压与细胞外液的渗透压是保持一致(Agre et al,2002;Nielsen et al,2002;Frigeri et al,2004)。

在发现水通道蛋白之前，曾误认为水可以容易地透过所有的细胞膜。现在我们知道，细胞膜对于所有物质，包括大分子和小分子物质几乎都是不渗透的。例如，一个类似水分子(18Da)的物质需要通过水通道蛋白才能跨膜。发现水通道蛋白后，人们普遍认为小分子气体物质如二氧化碳可以容易地跨膜扩散，但事实亦并非如此。在没有水通道蛋白的情况下，CO_2并不能轻易地跨膜扩散。例如，胃黏膜上皮的顶层因缺乏水通道蛋白，CO_2不能跨膜扩散；而相同细胞的基底层有水通道蛋白的存在，允许CO_2跨膜扩散。CO_2在结肠黏膜的跨膜扩散也是这个原理(Endeward & Gros,2005)。

维持机体正常代谢功能需要体内环境保持在最佳的离子强度，尤其是维持大多数代谢活动场所——细胞内液环境的稳定。机体稳态机制的主要功能就是维持内环境的稳定。由于细胞外液并不是代谢活性的主要场所，因此其离子强度发生改变可能也不会对机体功能造成不良影响。细胞外液的主要功能是作为细胞和器官之间的沟通渠道。血浆是快速转运的通路，而细胞间液的作用则是缓慢供给区。保证细胞外液有效的交换能力需要维持最佳容量，尤其是血容量。细胞外液的另一个重要功能是调节细胞内容量及其离子强度。由于细胞与细胞外液之间存在渗透平衡，所以细胞外液渗透压的任何变化都会引起细胞内渗透压的相同改变，并伴随着细胞体积的相应变化(Carroll & Oh,1989)。

虽然细胞和器官可由慢得多的循环来提供物质和清除代谢产物，但只有正常的循环才能提供机体代谢所必需的足够氧气。正常血浆容量是维持正常循环的先决条件。由于血浆与细胞间液是平衡的，所以维持正常血容量需要正常的细胞外液容量。细胞外液容量低会引起器官灌注受损、供氧不足，细胞外液容量过多则会导致血管充血和肺水肿。

血管内和细胞间液的液体转换通过 Starling 力量调节。维持足够血管内容量的最终目的是维持足够的静水压力，这是液体从血管扩散到细胞间所必需的。液体、营养物质和电解质在全身毛细血管内通过血管内皮细胞间间隙(窗孔)转运。另一方面，由于脑内毛细血管内皮细胞间间隙(窗孔)是紧闭的，溶质和水的转运是完全跨毛细血管内皮细胞进行的，这被称为血脑屏障(Ballabh et al,2004)。对于大脑而言，重要的是灌注，而不是灌注压力。大脑相对于心脏的位置导致当血压过低时，大脑将先于其他器官发生灌注停止。

体液容量的测定

机体总水量可以通过稀释各种物质来测定，包括氘、氚和安替比林等。金标准是使用氚化水或氧化氘(Lichtenbelt et al,1994;Brans et al,1990)来测定。前者是放射性核素(Lister,1962)，后者需要一种复杂的测定方法。两者都非常昂贵。此外，已知氘原子(D)会与水分子以外的氢原子(H)进行平衡，使用D_2O表示的机体总水量结果会略偏高。用于测定机体总水量的另一种非放射性核素是含有^{18}O同位素的H_2O，与D_2O不同的是不存在与H_2O以外的氧原子(O)进行平衡(Davies et al,1988)。因此，用D_2O测定机体总水量会比用$H_2{}^{18}O$的测定结果约高3%。安替比林作为一种廉价的替代品，在20世纪40~50年代被广泛使用(Soberman et al,1949)。然而，后续研究表明安替比林并不是可靠的稀释标记物。它在肝脏中代谢，因此必须通过比对内标结果获得时间零点的平衡浓度(Brans et al,1990)。

最近，生物电阻抗法测定体液容量开始普及。但是，该方法的结果不如稀释方法准确，检测技术还在不断发展。该方法的优点是适用性强，无创性好及操作简便。可以在门诊和床旁检测体液容量(Woodrow,2007)。电阻抗法的原理是：机体是具有一定电流阻力(阻抗)的电导体，电阻(R)与长度成正比，与横截面面积(A)成反比(Kyle et al,2004)。因此，R(电阻)=ρL/A，其中ρ是导电材料(如机体)的电阻率。由于V=AL，则V=ρL2/R。体液提供两种类型的电流阻力：电阻性阻力和电容性阻力。前者简称为电阻，后者称为电抗。身体对电流的阻抗是这两种阻力的组合。脂质构成的细胞膜起到电容作用，产生电容电阻。在直流或低频交流下，电流不会穿透细胞膜，因此仅通过细胞外液。在非常高频的交流下，电流可以通过细胞外液和细胞内液(Davies et al,1988;Kyle et al,2004)。

当使用直流电或不超过8Hz频率的交流电时，可称为“生物电阻抗分析”；若交流电频率达到或超过256Hz时，则称为“生物电子光谱技术”(Gudivaka et al,1999)。生物电阻抗分析已用于检测去脂体量、细胞外液和细胞内液容量以及机体总水量。在生物电子光谱分析技术中，使用数学建模和混合方程来计算R和体液容量之间的关系。

使用最广泛的数学模型是Xitron方程(De Lorenzo et al,1995)，并被进一步修改(Kyle et al,2004)。随后开发了使用不同假设的另一种模型，称为“机体成分光谱方程”。在透析患者(机体总水量的变化可由透析期间超滤量来确定)中比较两种方程，表明后一种计算方法更准确(Kyle et al,2004)。

体液容量

在没有体液和电解质紊乱的成年住院患者中，用安替比林测定的机体总水量约占体重的54%(Carroll & Oh,1989)。婴儿和儿童的含水比例较高，随年龄增长逐渐下降。机体水容量还取决于体内的脂肪含量；妇女和肥胖者因脂肪含量较高，规定体重中的水含量较少。一个便捷、有效的机体总水量计算公式，是通过其占体重(kg)的54%来计算的，每公斤约2.2lb：

机体总水量(L)=体重(Ib)/4　　(公式14-1)

对于肥胖的人，应从计算所得的水容量中减去10%；而对于偏瘦的人则应增加10%。对于非常肥胖的人应减去20%。女性的水容量较相同体重的男性少约10%。

细胞外液容量可以直接测定，细胞内液容量则通过计算机体总水量和细胞外液容量间的差异来估算。机体总水量的测定结果是可靠的，但是细胞外液容量的测定却并非如此。尽管有很多标志物可以用于测定细胞外液容量，但仍未发现理想的标志物。用于测定细胞外液容量的标志物包括钠、氯化物、溴化物、甘露糖醇、菊粉、蔗糖、硫酸盐、硫代硫酸盐和硫氰酸盐等(Gamble et al,1953)。其中，钠、氯化物和溴化物的标记物并不完全在细胞外，而是可以不同程度地穿透细胞；其他标志物如甘露醇、菊糖、蔗糖、硫酸盐、硫代硫酸盐和硫氰酸盐则不会渗透到细胞内。细胞外液容量也可以通过使用甘露醇后测定血清 Na 的稀释度来间接估计,其原理是细胞外液中的甘露醇会引起水从细胞内渗透性脱出(Manninen et al,1987)。因此,根据使用的标志物类型,细胞外液容量约占机体总水量的 27%~53%(Carroll & Oh,1989)。

用氯化物测定的细胞外液容量约占机体总水量的 42%~53%,比例在老年人和女性中更高。用菊粉或硫酸盐测定的细胞外液容量较小,约占机体总水量的 30%~33%(Carroll & Oh,1989)。本章节讨论中,将使用机体总水量的 40%作为细胞外液容量。细胞外液容量包括 3 部分:间质液(组织间隙液)容量(占机体总水量的 28%);血浆容量(8%)和跨细胞水容量(4%)(框 14-1)。跨细胞水包括胃肠道的腔内液体、中枢神经系统中的液体、眼睛中的液体以及浆膜表面的润滑成分。

框 14-1　不同体液组分的容量*

细胞内液容量:24L(60%)
细胞外液容量:16L(40%)
间质液容量:11.2L(28%)
血浆容量:3.2L(8%)
跨细胞液容量:1.6L(4%)

* 本模型采用体重 73kg(160lbs),机体总水量 40L 的正常男性

体液的成分

细胞外液成分

血浆中的电解质浓度容易测定,测定结果众所周知。如表达为血浆水分中含量,这些离子浓度会升高 7%,这是由于血浆中固体成分含量约为 7%(Nguyen et al,2007)。因此,钠在血浆中浓度为 140mmol/L 时,其在血浆水分中浓度约为 150mmol/L。由于血浆和细胞间液中蛋白质浓度的差异,两者中电解质浓度也存在差异。血浆和细胞间液中的电解质浓度差异可以通过 Donnan 平衡来计算(表 14-1)(Oh & Carroll,1995)。当血浆蛋白浓度正常时,血浆中可扩散阳离子的浓度较间质液中浓度高约 4%,而血浆中可扩散阴离子的浓度较间质液中浓度低约 4%。由于间质液中的钙离子和镁离子基本都和蛋白质结合,因此其浓度低于 Donnan 平衡的估计值。

细胞外液不仅是血浆和细胞间营养物质和代谢物被动转运的通道,还是氧气和二氧化碳的交换场所。细胞外间隙中含有许多被称为细胞外基质的不同分子,它们起着支持周围细胞结构完整的作用,并参与细胞信号转导。细胞外间隙中最主要的分子是不同类型的纤维蛋白,例如胶原蛋白、弹性蛋白、层粘连蛋白和纤维连接蛋白、糖蛋白和透明质酸。糖蛋白由与蛋白质共价连接的硫酸糖胺聚糖组成,例如硫酸乙酰肝素、硫酸皮肤素和硫酸软骨素。透明质酸是糖胺聚糖一种形式,既不硫酸化也不和蛋白质结合,是细胞外间隙中含量最多的糖胺聚糖(Stern,2004;Stern et al,2006)。透明质酸和硫酸化糖蛋白都是高价阴离子,周围被许多水分子环绕,形成水凝胶状态。这一空间内没有蛋白质分布。其他部分中蛋白质可以自由扩散,并与和淋巴管相通。细胞外间隙中散在分布着弹性蛋白,起着维持间质组织弹性的作用,这对于形成间质内的正常负压和水肿发生时的正压是必需的(Reed & Laurent,1992;Aukland & Reed,1993;Burton,1988)。

许多细胞外基质蛋白如胶原、层粘连蛋白、纤维连接蛋白和玻璃粘连蛋白是跨膜受体蛋白如整合素的配体,这证明了细胞外基质参与细胞信号转导。

细胞内液成分

钠、氯和碳酸氢盐是细胞外液中的主要溶质,而细胞内的主要溶质是钾、镁、磷酸盐和蛋白质。无法准确测定细胞内的钠和氯离子浓度,可通过从组织总量中减去细胞外液中的离子浓度来估算。由于细胞外液中的电解质浓度高,细胞外水容量

表 14-1　细胞内液和细胞外液中电解质浓度/(mmol/L)

	血浆		细胞间液		血浆水分		细胞内水分(肌肉)	
Na^+	140	140	145.3	145.3	149.8	149.8	13	13
K^+	4.5	4.5	4.7	4.7	4.8	4.8	140	140
Ca^{2+}	5.0	2.5	2.8	1.4	5.3	5.3	10^{-7}	0.5×10^{-7}
Mg^{2+}	1.7	0.85	1.0	0.5	1.8	0.9	7.0	3.5
Cl^-	104	104	114.7	114.7	111.4	111.4	3	3
HCO_3^-	24	24	26.5	26.5	25.7	25.7	10	10
SO_4^{2-}	1.0	0.5	1.2	0.6	1.1	0.55	–	–
P	2.1	1.2+	2.1⁺⁺	1.2⁺	2.2	1.25⁺	107	57⁺⁺⁺
蛋白质	15	1	8	0.5	16	1	40	2.5*
有机阴离子	5	5	5.6	5.6	5.3	5.3	–	–

⁺计算基于细胞外液 pH=7.4,$H_2PO_4^-$的 pK=6.8 的假设

⁺⁺细胞间液中 P 浓度会因 Donnan 效应而增加,因蛋白质结合磷酸盐而降低,这两种相反机制使细胞间液中磷酸盐浓度与血浆大致相当

⁺⁺⁺磷酸盐摩尔浓度计算基于细胞内有机磷酸盐的 pK=6.1,细胞内液 pH=7.0 的假设

* 计算基于细胞内每 mmol 蛋白质平均有 15mEq 的假设

测定中的细小误差也会导致细胞内离子浓度测定的较大误差。碳酸氢盐浓度可以通过细胞 pH 值来计算，表 14-1 所示的碳酸氢盐浓度是基于细胞平均 pH 值为 7.0 的假设。

各种组织细胞的细胞内液电解质组成不是完全相同的。例如，肌肉中氯浓度非常低，约 3～4mmol/L(Graham,1970)，但红细胞中约为 75mmol/L。骨骼肌中非常低的氯浓度形成强的负静息膜电位，约-90mV。相比之下，红细胞的膜电位约为-10mV(Zavodnik et al,1997)。根据能斯特方程估算氯离子在肌肉中的分布情况，可以推测当细胞膜电位为-90mV 时，氯离子浓度为 3.5mmol/L；红细胞膜电位为-10mV 时，氯离子浓度为 72mmol/L。次级主动转运蛋白，例如钠-钾-氯转运蛋白(NKCC)可以解释结果轻度升高的原因。肌肉细胞中钾离子浓度约为 140mmol/L，但在血小板中仅约 118mmol/L，这也可以用较低的膜电位(-70mV)来解释(Pipili,1985)。

细胞内的钠离子浓度不能通过膜电位估算，因为其数值远不能达到能斯特方程平衡。如果可能，细胞内液钠离子浓度应该明显高于细胞外液。Na^+-K^+-ATP 泵持续将钠离子泵出细胞可以解释细胞内钠离子浓度显著低于预测值的原因。肌肉和红细胞中钠离子浓度约为 13mmol/L，但在白细胞中约为 34mmol/L。红细胞中的磷酸盐主要是 2,3-DPG，但在肌肉中主要是 ATP 和肌酸磷酸。因为肌肉代表了大部分的机体细胞质量，所以一般以肌细胞的电解质浓度代表细胞内的电解质浓度。细胞内大部分阴离子是多价离子，如磷酸盐和蛋白质；为了维持和细胞外液的渗透平衡，细胞内的总离子浓度(mmol/L)高于细胞外液。

即使这样，细胞内电解质的总溶质浓度也小于细胞外液中电解质的总溶质浓度，这是因为细胞内有机溶质积聚，浓度远高于细胞外液。这些有机溶质包括山梨醇、肌醇、牛磺酸、甜菜碱和甘油磷酸胆碱(Burg & Ferraris,2008)。这些溶质在细胞外张力发生变化时，参与细胞体积的调节(Burg,2008)。例如在高张力环境中，这些物质在细胞内的浓度通过合成增加或细胞摄入增加而增加。高张力时细胞内山梨醇浓度增加是由于醛糖还原酶活性增强同时代谢为果糖减少。类似地，甘油磷酰胆碱(GPC)浓度的增加主要是通过增强其主要的合成酶 NTE(神经病变靶标酯酶)的活性。另一方面，通过增加 BGT1(甜菜碱-GABA 转运蛋白)、SMIT(肌醇钠转运蛋白)和 TauT(牛磺酸转运蛋白)等转运蛋白数量(Burg,2008)，增加细胞内甜菜碱、肌醇和牛磺酸的浓度(Burg,2008)。这些化学物质的合成受张力敏感性结合蛋白(TonEBP)调节，TonEBP 是一种转录因子，此前报道主要在高张性肾脏髓质中通过促进有机溶质积聚基因的表达，促进细胞积聚有机渗透物质(Johnson et al,2014)。

血浆渗透压的测定

容量渗透摩尔浓度指一升溶液中溶质的摩尔数，而重量渗透摩尔浓度是指一公斤水(溶剂)中溶质的摩尔数。重量渗透摩尔浓度是首选术语，因为无论哪种渗透压测定都是基于依数性，即溶解在给定数量的水分子中的颗粒数量。依数性取决于溶质颗粒数量，如凝固点、沸点和蒸汽压。水的质量比体积能更准确地反映水分子的数量，因为水的体积会随温度而变化，而质量不会改变。但应注意的是在 4℃，1kg 水的体积是 1 公升。由于液态水的体积随温度的变化可以忽略，因此容量渗透摩尔浓度和重量渗透摩尔浓度通常可互换使用。

1 摩尔 NaCl 在溶液中含有 2 摩尔渗透压，因为 NaCl 被解离成 Na^+ 和 Cl^-。1 摩尔 D-葡萄糖在溶液中含有 1 摩尔渗透压，因为葡萄糖不会离解。1 摩尔 Na_3PO_4 在溶液中含有 4 摩尔渗透压，因为它可以解离为 3 个 Na^+ 离子和 1 个 PO_4^{3-} 离子。计算溶质可解离成多个颗粒的溶液渗透压，可使用以下公式：

$$M \times a = Osm/L \qquad (公式 14-2)$$

其中 M 是摩尔浓度，a 是溶质分子可以解离成的颗粒数。

当局限于细胞外液中的溶质(有效渗透物质，如葡萄糖、甘露糖醇和钠)积聚导致渗透压升高时，水从细胞内转移至细胞外液以重建渗透平衡，使细胞内液渗透压升高至和细胞外液渗透压相同的水平(Hill,1990；Oh & Carroll,1995；Weisberg,1978)。当可自由进出细胞的溶质(无效渗透物质，如尿素和乙醇)积聚导致细胞外液渗透压升高时，则这些溶质进入细胞内来维持渗透平衡。由于细胞外液中的溶质大部分是有效渗透物质，所以细胞外液中水的丢失(如不可感知丢失)将增加有效渗透压，导致水从细胞内向外转移。细胞外液中正常溶质的丢失或水分潴留导致有效渗透压降低，使水向细胞内转移。

血清或血浆渗透压可以直接用渗透压计测定(见第 4 章)，或根据血浆中所有溶质浓度的总和进行估算。因为渗透压计不能区分有效和无效渗透物质，有效渗透压只能进行估算。这种情况下，尿素是唯一的无效渗透物质，它在正常血浆中的浓度为 5mOsm/L，因此总渗透压几乎等于有效渗透压。血浆渗透压估算公式如下：

$$血清渗透压 = \{血清\ Na^+(mmol/L) \times 2\} + \{葡萄糖(mg/dl)/18\} + \{尿素氮(mg/dl)/2.8\} \qquad (公式 14-3)$$

在使用公式 14-3 时，由于没有考虑渗透系数，并假设所有血清阴离子都是一价离子，所以钠离子和伴随阴离子所贡献的渗透压会被高估。另一方面，由于忽略了钠以外的阳离子及其伴随阴离子，总渗透压会被低估。由于上述两种偏差可以相互抵消，在血清葡萄糖和尿素浓度正常时，渗透压几乎等于血清 Na^+ 乘以 2。应注意尿素和葡萄糖对血清渗透压的作用，由于渗透压表示为 mOsm/L，而不是 mOsm/dl，它们的分子质量(28 和 180)要分别除以 10(2.8 和 18)。

许多异常状态时积聚在体内的溶质是某种酸(如水杨酸、乙醇酸、甲酸、乳酸、β-羟基丁酸)的阴离子。这些物质不应该被计算在血浆渗透压中，因为它们在很大程度上和钠离子浓度平衡，在计算时血浆钠浓度乘以 2 已经将其包括。血清中异常积聚的非电解质溶质(如乙醇、乙二醇、甲醇和甘露醇)会导致渗透压测定值高于渗透压计算值，产生渗透压差(Gennari,1984)。渗透压差最大的临床价值是可以早期发现体内有毒物质积聚。中性和阳离子氨基酸积聚也会引起血清渗透压差。

高血糖对血清钠离子的影响

细胞膜对特定溶质的通透性随细胞类型而改变。例如，葡萄糖不会在肌肉中积聚。葡萄糖不能自由进入肌肉细胞，它在胰岛素的帮助下进入细胞后会很快被代谢。因此，葡萄糖对于肌肉细胞是有效渗透物质(如高血糖将导致水从肌肉细胞向外转移)。另一方面，葡萄糖对于红细胞、肝细胞、肾脏细胞和大多数脑细胞是无效渗透物质，因为它可以自由进入这些细胞。

如本章前面所述，由于肌肉细胞在身体细胞中占的比重最大，因此葡萄糖通常被视为有效渗透物质。葡萄糖或甘露醇在细胞外液中的积聚是导致低钠血症的主要原因，如第8章所述，葡萄糖具有渗透活性并诱导水从细胞内扩散到细胞外液，稀释其中的电解质成分。液体转移会影响细胞外液中所有电解质成分的浓度，由于细胞外液中钠离子浓度最高，因此对钠离子的绝对影响最大。正常成人体内血清钠与葡萄糖浓度变化之间的关系为葡萄糖浓度改变100mg/dl时，Na^+浓度改变1.6mmol/L(Katz,1973)。然而，校正因子并不是线性的。当高血糖更为严重时，相对于葡萄糖水平的变化，血清钠的变化趋势较小；当葡萄糖浓度改变接近1000mg/dl时，血清钠浓度改变约为1.4mmol/L(Moran & Jamison,1985)。明显不同的是，Hillier等在基于健康人群的研究中获得的校准因子要大得多，当葡萄糖浓度改变100mg/dl，血清钠浓度改变2.4mmol/L(Hillier et al,1999)。该实验的局限性是，作者忽略了静脉中葡萄糖所含的水分以及尿量对血清钠的影响。此外，在输注生长抑素诱导高血糖时，血清钾水平可能会升高，而输注胰岛素治疗高血糖时，会对血清钾浓度产生相反影响。血清钾浓度的变化会对血清钠浓度产生相反影响。

只有当葡萄糖分布体积占机体总水量的40%~50%时，上述公式计算的值才是有效的。葡萄糖分布体积是指给予一定量的葡萄糖后，在没有排泄和代谢的情况下，葡萄糖均匀分布的理论体积。例如，给予10g(10 000mg)葡萄糖时，血清中葡萄糖浓度增加1000mg/L(100mg/dl)(假设体内没有葡萄糖代谢和排泄)，则分布体积为10L。由于一些细胞允许葡萄糖自由扩散，葡萄糖的分布体积会略大于细胞外液体积。由于相对于机体总水量的葡萄糖分布体积的增加，葡萄糖对血清钠的影响降低。葡萄糖分布体积减少则有相反作用。高血糖引起的血清Na浓度的变化可以用下列公式计算(Oh & Carroll,1995)：

$$\Delta Na^+(mmol/L)=(5.6-5.6a)/2 \quad (公式14\text{-}4)$$

其中ΔNa是葡萄糖每增加100mg/dl，血清Na^+(mmol/L)减少的量，a是葡萄糖分布体积占机体总水量的体积分数。

在细胞外液明显增加的情况下(如充血性心力衰竭和其他水肿形成状态)，葡萄糖分布体积占了机体总水量的很大部分，因此由高血糖引起的血清钠浓度下降会比平常小得多。例如，当葡萄糖分布体积占机体总水量的80%(0.8)，葡萄糖每升高100mg/dl，血清Na^+仅降低0.56mmol/L，$(5.6-5.6\times0.8)/2=0.56$。当葡萄糖分布体积占机体总水量的20%，葡萄糖每升高100mg/dl，ΔNa^+为2.2mmol/L。

张力

溶液张力的概念是基于特定溶液对细胞体积的影响。高张溶液使细胞收缩，而低张溶液使细胞肿胀。等张溶液不会引起细胞体积的变化。0.9%生理盐水(154mmol/L氯化钠溶液)与正常体液相比是等张溶液。当"张力"概念应用在体外液体(如尿液)时，几乎可与总渗透压通用。因此，具有高浓度尿素的尿液被称为高张尿(Pradella et al,1988)。

渗透压和比重

溶液的比重是溶液质量除以溶液体积。液体的渗透压取决于溶质的渗透压浓度，而比重取决于溶质重量相对于其在溶液中所占的体积。尽管血浆蛋白质质量大，但由于其摩尔浓度低，因此对渗透压影响小；但却是决定血浆比重的主要因素。尿比重和渗透压通常是平行变化的，但在严重蛋白尿和糖尿时，两者之间会有差异(Carroll & Oh,1989)。血浆比重的决定因素是蛋白，远甚于NaCl和葡萄糖，这并不是因为蛋白质的作用更明显，而是由于70g/L的正常蛋白质浓度在所有溶质中占主导地位。NaCl的正常血浆浓度仅为9g/L，葡萄糖的血浆浓度仅为1g/L。因此，等渗血浆的比重为1.020~1.030(Trudnowski & Roco,1974)，等渗尿比重约为1.010。

细胞外液容量的调节

如后文所述，细胞外液容量主要取决于钠浓度，由两种激素紧密调节：促进水重吸收的抗利尿激素(antidiuretic hormone, ADH)和促进钠重吸收、水分随之重吸收的醛固酮(见第8章)。由于ADH释放的调节，细胞外液中钠离子水平维持在相对较窄的范围内，并决定细胞外液的容量。在多数临床情况下，细胞外液容量和血管容量高度相关，即与有效血管容量正相关。有效血管容量是依据组织对氧气的需求，反映心排出量的假想容量(Oh et al,1995)。有时，有效血管容量与血管容量或细胞外液容量的相关性并不好。

细胞外液保留多少的决定因素是有效血管容量，而不是细胞外液容量或血管容量。感受有效血管容量变化的传感器位置和类型尚不清楚。大多数生理学家认为可能是位于心房和主动脉弓的压力感受器将神经信号发送到中枢神经系统，引起ADH增加或减少，并改变交感神经张力。但是，也有证据驳斥在已经发生有效血管容量改变的慢性状态下该类受体的有效性。例如，在充血性心力衰竭的高血压患者中，同时存在心房低压和动脉高压，压力感受器应感受到血压高于正常。但这时，神经体液应答状态(如高ADH、高儿茶酚胺和高肾素-血管紧张素浓度)均显示机体感知有效血管容量降低。在这种情况下，肾脏响应为减少尿液中钠和氯的排泄。这些对有效血管容量降低的正常生理反应有时会造成病理性的钠潴留。例如在充血性心力衰竭时，由于有效血管容量降低，尽管细胞外液和血管容量显著增加，仍会发生钠潴留。

理论上，有两种方法可以改变体内盐的含量：改变盐摄入量或肾脏排泄量。然而并没有成熟的机制能够响应有效血管容量的改变来影响盐的摄入。因此，机体盐含量的改变主要通过肾脏排泄来调节。这可以通过物理和体液因素来调节。肾脏调节盐的物理因素通过改变肾小球滤过率(GFR)、肾小管周围毛细血管通透性和静水压而发挥作用。当其他影响肾脏调节的因素保持不变时，GFR越大，肾脏滤过的钠量越多，则排泄的钠量也越多。但通常，肾小管重吸收钠在肾脏对钠排泄的调节中发挥了主要作用，而不是肾小球滤过。在终末期肾衰竭患者中，GFR仅为正常人的10%，但仍可如正常人一样排泄常规摄入的钠量。

肾小管重吸收钠受体液和物理因素调节。后者对钠重吸收的影响主要局限在近端小管，该处大量的钠通过细胞旁(细胞间)通路被被动重吸收。肾小管周围毛细血管静脉压的升高，减少了通过细胞旁路的液体被动重吸收，同时促进液体被动反向扩散进管腔。胶体渗透压升高起着相反作用。例如,在充血性心力衰竭患者中,由于入球和出球小动脉收缩引起血管阻力增加,导致肾小管周围静脉压降低。入球小动脉的收缩倾向于减少肾小球毛细血管静水压。然而,肾小球压力并不会大大降低,因为出球小动脉的收缩较入球小动脉更为明显。维持肾小球滤过压有利于在容量降低的情况下,最大限度减少 GFR 的下降。这会使得滤过分数增加(GFR 与肾血浆流量比值)。由于蛋白质不被过滤,其浓度增加会引起胶体渗透压显著升高,包括经出球小动脉离开肾小球毛细血管的血液。由于出球小动脉的血液流入肾小管周围毛细血管,后者的胶体渗透压会高于正常。在容量降低的情况下,肾小管周围毛细血管较低的静水压和较高的胶体渗透压有利于水和盐从近端小管的细胞旁路中重吸收,肾小管中盐通过细胞旁路被动重吸收,在整个肾小管盐转运中起了重要作用。由于滤过分数为 0.2,近端小管周围毛细血管中血浆的胶体渗透压比外周血血浆高约 20%。在容量降低状态下,该值可能比外围血血浆高 25%或 30%。

影响肾小管重吸收钠的体液因子包括血管紧张素Ⅱ、醛固酮、心房利钠肽类激素和儿茶酚胺。血管紧张素Ⅱ直接通过其对钠-氢交换体-3(NHE-3)的作用增加近端肾小管重吸收钠,并通过间接促进醛固酮分泌,继而增加集合管对钠的重吸收。儿茶酚胺主要通过对肾血流量的作用影响钠重吸收,但在近端肾单位可能有部分直接的小管效应。

体内有着不同类型的利钠肽激素(见第 18 章)。最广为人知的是 ANP、BNP、CNP 和尿利钠肽(Volpe,2014;Ntalapascha et al,2009;Moyes et al,2014)。ANP 主要由心脏心房产生;BNP,尽管最初名为脑利钠肽,主要由心室产生。BNP 因其浓度随心室扩张而升高,已被广泛用作心力衰竭标志物,但它作为肾脏排钠调节因子的生理作用仍受到质疑。尽管充血性心力衰竭患者 ANP 和 BNP 显著升高,但肾脏重吸收钠也显著增加。和肾脏排钠最相关的利钠肽类激素似乎是尿利钠肽(Vesely,2007)。

ADH 在调节细胞外液容量中的作用一般,因为渗透压是调节 ADH 分泌的最主要因素。因此,体内盐含量是决定细胞外液容量的主要因素。钠潴留时,成比例的水被保留以维持正常血清渗透压。低钠血症时,仅在有效血管容量显著降低时,ADH 才会分泌。

肾脏各节段中,Na^+重吸收的最终能量来源是 Na^+-K^+-ATP 酶,位于基底膜上,可将 3 个 Na^+转移出细胞,交换 2 个 K^+转运进细胞。由此引起细胞内的钠浓度降低和细胞负电位,使 Na^+从管腔膜被动扩散至细胞中。肾脏 4 个钠重吸收的主要部位利用 4 种不同的钠转运机制(图 14-1)。已被证明或提议的参与肾脏排钠调节的体液因素中,具有明确生理效应的是醛固酮、儿茶酚胺、血管紧张素Ⅱ,可能 ADH 和前列腺素也发挥作用(Oh et al,1995;Biggi et al,1995)。

某些影响肾脏排钠的体液物质会间接影响肾脏钠的排出。例如,腺苷是目前通过管-球反馈机制调节 GFR 的最佳物质(Thomson & Blantz,2008)。致密斑响应高 NaCl 浓度,合成腺苷增加,引起入球小动脉收缩,降低 GFR。最终效应是减少钠排泄。同样,血管紧张素Ⅱ引起出球小动脉收缩可继发增加小管重新收 NaCl,因为滤过分数增加引起肾小管周围胶体渗透压升高、静水压降低(Thomson & Blantz,2008)。

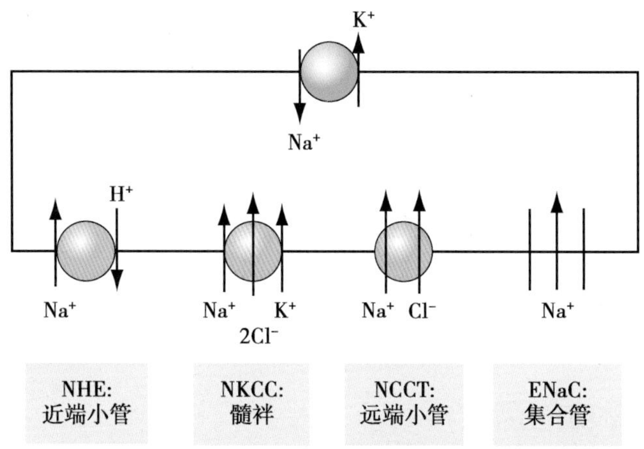

图 14-1 肾单位不同节段钠重吸收的机制肾单位节段中钠重吸收的主要能量来源是基底膜上的 Na^+-K^+-ATP 酶,其将 3 个 Na^+从细胞中泵出以换取 2 个 K^+进入细胞内。该泵制造细胞内低钠浓度和细胞负电位,允许 Na^+从管腔膜被动扩散至细胞内。在近端小管中,Na^+通过钠-氢交换体 3(NHE-3)进入细胞,伴随 H^+的排出。在髓袢升支粗段,Na^+通过钠钾-氯协同转运蛋白(NKCC)与 K^+和 2 分子 Cl^-一起进入细胞。在远曲小管,Na^+通过钠-氯协同转运蛋白(NCCT)与 Cl^-一起进入细胞;在皮质集合管中,Na^+通过上皮钠通道(ENaC)进入细胞

水和电解质平衡的肾外调节

皮肤的非显性失水

水分从皮肤流失是机体消除热量的一种主要手段。水分从皮肤的无汗流失被称为非显性汗水。汗液含有约 50mmol/L 的钠和 5mmol/L 的钾。维持汗液中的低 NaCl 浓度需要依靠 CFTR(囊性纤维化穿膜传导调节蛋白)的正常功能,因此在囊性纤维化患者中 NaCl 丢失更大。因为皮肤水分流失的主要作用是消除热量,皮肤水分流失主要取决于机体产生的热量:

皮肤失水量=300ml/418J(100cal) (公式 14-5)

热量消耗取决于基础代谢率,在恶病质营养不良人群,尤其是精神状态受损的无尿患者中,皮肤失水率可能会急剧下降(Carroll & Oh,1989)。

呼吸性失水

吸入气含水量低于呼出气含水量,因此正常通气会丢失水分。由于通气量是由二氧化碳生成量决定的,而二氧化碳的产生又由热量消耗决定,因此正常环境条件下的通气性失水也取决于热量消耗:

PCO_2 正常的呼吸性失水=13ml/418J(100cal) (公式 14-6)

碰巧的是,正常呼吸失水量约等于代谢水生成量。因此在计算水平衡时,如果忽略代谢水的产生,呼吸性失水在测定非显性失水量时也可以忽略。过度通气或发热时呼吸性失水增

加，与代谢水生成不成比例（Carroll & Oh，1989）。

胃肠道失水

胃肠道至空肠的净活动为分泌水和电解质，空肠至结肠的净活动是重吸收。进入小肠的大部分液体在小肠被重吸收，其余在结肠中吸收，每天仅剩100ml水随粪便排出。胃肠道相对血浆是等渗或低渗环境，任何液体成分进入胃肠道后会变成等渗液。因此，在不摄入水的情况下，胃肠道液体的流失不会引起低钠血症。

肾功能测定

清除率的概念

肾脏清除率将尿液中物质的排泄量和该物质在血浆中的浓度联系起来。它被定义为：在单位时间内，理论上含有被肾脏清除以形成尿液中排泄物质量的血浆体积。为了计算清除率，首先需要知道单位时间内排入尿液中的物质量，这可以通过尿液浓度（Ux）和体积（V）简单计算。其次是需要知道物质的血浆浓度（Px）以确定达到该物质排泄量所需清除的血浆体积。例如，人在1天中排泄1500mg肌酐，如果血浆浓度为10mg/L（1mg/dl），需要有150L血浆被清除以达到1500mg肌酐；则肌酐清除率（Ccr）为150L/d。在血浆浓度为100mg/L（10mg/dl）时，只需要15L血浆被清除即达到1500mg肌酐，则Ccr为15L/d。习惯上，清除率以ml/min表示，但任何体积和时间单位均可使用。因此，150L/d的清除率等于6.25L/h和104ml/min。清除率的计算公式：

$$C_X=(U_XV)/P_X \qquad \text{（公式 14-7）}$$

其中，Cx代表物质X的清除率，Ux和Px分别代表尿液和血浆中该物质的浓度，V代表单位时间内的尿量。

在估算清除率时，浓度和体积单位必须一致。例如，如果尿肌酐浓度为70mg/dl，尿量为2000ml/d，那么尿肌酐也必须以mg/ml表示，而不能是mg/dl。因此，排泄总量为：0.7mg/ml×2000ml/d=1400mg/d。

由于24小时等于1440分钟，在清除率单位转换时，ml/24小时转换为ml/min应除以1440。

清除率的快速计算公式

当以ml/min计算24小时清除率时，尿肌酐排泄可以g/24小时代替mg/24小时，同时血浆肌酐以mg/dl代替mg/ml，这些不正确单位的使用需要最终结果先乘以1000（使用g代替mg），再乘以100（使用mg/dl替代mg/ml）。最后需要除以1440，将24小时清除率转换成ml/min为单位，计算公式如下（Carroll & Oh，1989）：

$$C_X=U_XV(g/24h)/P_X(mg/dl)\times 100\,000 \times 1/1440 \qquad \text{（公式 14-8）}$$

因为100 000/1440=70

$$C_X(ml/min)=70\times[U_X(g/d)/P_X(mg/dl)] \qquad \text{（公式 14-9）}$$

清除率L/周和ml/min之间的转换

传统的清除率单位是ml/min，但在某些情况下，不同的单位更有用。例如，在比较CAPD（持续不卧床腹膜透析）患者与血液透析患者的清除率时，常用清除率单位是L/周。CAPD治疗患者通常每6小时更换2L透析液。由于出液量通常约为2.5L（液体从血液渗透到腹膜腔时体积略微增加），肌酐清除率约为10L/d或70L/周。作为比较，血液透析患者每次治疗的肌酐清除率约为48L，或每周144L（通常一周接受3次血透）。

每周清除率（L/周）转换为ml/min，可使用以下简单公式：

$$L/周=1000ml/周=1000ml/(7\times24\times60)min=1000ml/10\,080min=0.1ml/min \qquad \text{（公式 14-10）}$$

即：周清除率（L/周）/10=分钟清除率（ml/min）。例如，清除率：70L/周等于7ml/min。

肾小球滤过率的测定

肾小球滤过率（GFR）普遍被认为是评价肾功能的最佳综合指标（Smith，1951）。有两种不同的GFR测定方法。一种方法使用内源性物质，另一种则使用外源性物质。重要的是，无论使用何种分子标志物来测定GFR，该物质都应是最小限度地被肾小管重吸收和分泌。

外源性物质测定GFR

菊粉清除率是被广泛认可的评价肾小球滤过率的金标准（Smith，1951）。健康年轻人中，男性平均菊粉清除率为127ml/（min·1.73m^2），女性为118ml/（min·1.73m^2）。GFR随着年龄增长而下降。20~30岁之后，GFR随年龄每增长一年下降约1.0ml/（min·1.73m^2）。经典的菊糖清除率方法需静脉滴注和多次时段尿收集。菊粉十分昂贵，而且该方法非常耗时、不易临床推广应用。

因此，产生了一系列评估GFR的替代方法（Price & Finney，2000；Gaspari et al，1997）。外源性放射性标志物如^{125}I-碘酞酸盐和^{99m}Tc-DTPA（亚稳态锝-99标记的二乙烯三胺五乙酸）的尿清除率是较好的GFR测定方法（Biggi et al，1995；Brochner-Mortensen et al，1969；Christensen & Groth，1986；Fleming et al，1991）。外源性物质如碘海醇和^{51}Cr-EDTA的血浆清除率也可用于估算GFR，该方法的优点是不需要尿液收集（Krutzen & Back，1984；Russel，1985；Agarwal，2003）。然而，血浆清除的测定方法不如需要尿液收集的那些方法准确。也可以使用血液和尿液中非放射性标记的碘酞酸盐测定GFR，该方法最大的优点是避免了放射性物质（Rule et al，2004）。

内源性物质测定GFR

广泛用于测定GFR的内源性物质包括尿素、肌酐、胱抑素C、β痕量蛋白、β_2-微球蛋白和色氨酸糖化复合物。其中尿素和肌酐由于测定简便已在临床广泛应用，而胱抑素C也越来越普及。

肌酐作为肾功能测定

肌酐是分子量为113Da的内源性物质。它由肌肉中的肌酸和磷酸肌酸通过非酶促脱水过程产生。肌酐生成率与肌酸-磷酸肌酸池成正比，换言之与肌肉量成正比(Oh,1993)。肌酐的另外一个来源是摄入肉类(或膳食补充剂)中含有的肌酸。体外肉类中肌酸向肌酐的转化率取决于温度和酸度;高温和低pH值提高转化率(Oh,1993)。肌酐作为GFR测定中使用最广泛的标志物主要有以下几点原因:首先，它是一种内生物质，具有相当稳定的生存率;其次，肌酐不与血浆蛋白结合，因此能被肾小球自由滤过;肌酐不被肾小管重新吸收，只有少量由肾小管分泌。

在使用肌酐清除率时，可以通过估算排泄率来避免尿液收集不便及收集是否完整带来的影响。当肾功能正常和稳定时，肌酐排泄量几乎等于其生成量，主要取决于肌肉量(Oh,1993)。肌肉量因性别、年龄和体重而异。根据年龄(A)的肌酐生成率估算公式(A):

肌酐生成量(mg/(kg·d))=28-0.2A(男性)　(公式14-11A)

肌酐生成量(mg/(kg·d))=23.8-0.17A(女性)　(公式14-11B)

在肥胖和消耗性患者中，上述公式会高估肌酐生成量。通常，尿液中的肌酐排泄量略低于其生成量，因为一些肌酐会被肠道菌群分解。随着肾功能降低两者间的差异会逐渐明显，因为肌酐的肾外清除率约为0.04L/(kg·d)(Oh,1993)。然而，肠道菌群的肌酐代谢能力是可以诱导的，并且在慢性肾衰竭中比在急性肾衰竭中提高的更多(Owens et al,1979)。通常情况下，一名70kg男子的肾外肌酐清除率为2.8L/d或2ml/min，低于正常肾脏清除率的2%。但是，当肾脏清除率为4ml/min时，2ml/min的肾外清除率将占总的血浆肌酐清除率的1/3。

然而，使用肌酐测定GFR有几个缺点。首先，虽然肌酐生成相当稳定，但有明显个体间差异，主要取决于肌肉量(Oh,1993)。在严重肌肉消耗的情况下，肌酐生成量可降至根据体重估计的25%以下(Kaizu et al,2002)。其次，肌酐也来源于膳食肉类，肉类摄入量会很大程度上影响每日生成量。再次，肌酐测定通常使用碱性苦味酸法(详见后续介绍)，干扰因素众多，尽管更特异的酶法检测正逐渐普及。最后，肌酐通过有机阳离子转运途径部分在近端小管被分泌，肾小管分泌可被多种药物阻断，包括西咪替丁、甲氧苄啶、乙胺嘧啶和水杨酸(Hilbrands et al,1991;Van Acker et al,1992)。肾小管分泌的程度随个体而异，肾衰竭患者中差异更大;在肾衰竭晚期患者中，小管分泌可达到尿液中排泄量的50%。为了避免小管分泌的影响，可以同时使用西咪替丁抑制肾小管分泌肌酐，以获得准确的肌酐清除率。然而，西咪替丁抑制肾小管分泌肌酐并不完全，且同样有较大的个体差异。

肌酐测定

使用最广泛的肌酐测定方法是基于已有100多年历史的Jaffe反应，其原理是肌酐与三硝基苯酚(也称苦味酸或苦味酸盐)的反应(Mitchell,1973;Perrone et al,1992)。碱性溶液可以增强反应，因此命名为碱性苦味酸法。Hare方法通过Lloyd试剂(硅酸铝)吸收分离肌酐，弃去含有干扰性色原的血浆(Perrone et al,1992)。该方法操作复杂，且重复性差。肌酐酶法测定的应用越来越多，例如使用肌酐酰胺水解酶或肌酐亚氨基水解酶(Suzuki & Yoshida,1984;Fossati et al,1994)。肌酐被肌酐亚氨基水解酶(肌酐酶)水解为氨和N-甲内酰脲。然后，氨在谷氨酸脱氢酶作用下与2-酮戊二酸和NADH结合，产生谷氨酸和NAD^+(见第27章)。在340nm处，通过吸光度的降低可以计算NADH的消耗量，从而测定肌酐浓度。肌酐还可以通过肌酐酰胺水解酶(肌酐水解酶)将其转化为肌酸进行测定，肌酸被亚氨基脱氢酶和肌氨酸氧化酶水解，产生过氧化氢。在辣根过氧化物酶的作用下，过氧化氢将2,4-二氯酚磺酸酯转化成无色聚合物，然后在510nm测定聚合物的浓度。

酮体、葡萄糖、果糖、蛋白质、尿素和维生素C等多种物质也能与苦味酸反应，使肌酐结果假性增高(Perrone et al,1992)。发生糖尿病酮症酸中毒(diabetic ketoacidosis,DKA)或高血糖昏迷时，葡萄糖浓度非常高，对肌酐测定的干扰就更明显(Sjoland & Marcher,2003)。葡萄糖浓度在腹膜透析患者的透析液中非常高，测定透析液中肌酐浓度时，需校准高葡萄糖的干扰。葡萄糖对肌酐测定的干扰程度不仅受葡萄糖浓度影响，也受肌酐浓度影响(Mak et al,1997)。使用酶法测定肌酐不受葡萄糖干扰。胆红素和血红蛋白也干扰碱性苦味酸法，使肌酐结果假性降低(Schoenmakers et al,1993)。头孢霉素类抗生素对碱性苦味酸法同样有正干扰，使肌酐测定值假性增加(Swain & Biggs,1977;Kroll,1983)。

最权威的肌酐测定方法是同位素稀释质谱法(IDMS)。尽管该方法对于常规使用过于复杂和昂贵，但确是现代肌酐检测方法的校准基础(Peake & Whiting,2006)。

在不消除非肌酐色原的情况下，苦味酸法测定肌酐成年人的正常上限为1.6~1.9mg/dl。消除色原物质后，血清肌酐正常上限为1.2~1.4mg/dl。女性上限较男性低0.1~0.2mg/dl。当血清肌酐非常高时，非肌酐色原对总反应的影响成比例减少。肾脏功能正时常，非肌酐色原占总反应的14%(4.5%~22.3%)，但在晚期肾衰竭患者中仅占5%左右。

西咪替丁增强的肌酐清除率

肾小管分泌肌酐导致肌酐清除率的估算值假性增高，尤其是在肾衰竭患者中;在测定肌酐时使用西咪替丁抑制肾小管分泌，可以提高在轻度至中度肾损伤患者中应用肌酐清除率评估GFR的准确性(Hilbrands et al,1991;Van Acker et al,1992;Hellerstein et al,1998)。但是，西咪替丁并不能完全阻断肾小管分泌肌酐，因此该方法依旧高估肾小球滤过率。

药物对血清肌酸酐的影响

除西咪替丁，许多其他药物还通过抑制有机阳离子转运蛋白干扰肾小管分泌肌酐，包括甲氧苄啶、潘他米丁和阿米洛利(Dumitras et al,2013)。

肌酐清除率估计公式——估算GFR

认识到准确的尿液收集是使用肌酐清除率作为GFR测定的主要局限性，现已尝试通过血浆肌酐数学转换来估算肾小球滤过率。部分因为简便的原因，这些方法在临床实践中被广泛使用。比较老的公式，Cockcroft-Gault公式曾被用于估算肌酐清除率。最近，已使用MDRD和CKD-EPI公式估算GFR。

Cockcroft-Gault 公式(ml/min)(Cockcroft & Gault,1976)如下:

[(140-年龄)×(IBW)]/(72×SCr),若为女性则结果乘以 0.85 (公式 14-12)

其中 IBW 是理想体重,SCr 是血清肌酐浓度。IBW 由以下公式计算:

男性:IBW=50kg+身高超过 152cm(5ft)时每高 1cm×0.9kg (公式 14-13A)

女性:IBW=45.5kg+身高超过 152cm(5ft)时每高 1cm×0.9kg (公式 14-13B)

Cockcroft-Gault 公式减少了在使用血清肌酐估算 GFR 时,因年龄和性别造成的肌肉量差异对肌酐生成量的影响。然而,该公式没有考虑疾病状态引起的肌肉量改变,在相对于体重肌肉量较低的人群(如肥胖、水肿或长期衰弱患者)中,会系统性高估估算肾小球滤过率。此外,它没有考虑肾外清除和肾小管分泌的引起的变异。

在肾脏疾病膳食改善(MDRD)研究中,Levey 等用^{125}I-碘酞酸盐测定 GFR,建立了使用 6 个变量(年龄、性别、血清尿素氮、血清肌酐和血清白蛋白浓度)估计肾小球滤过率的公式(Levey et al,1999)。2000 年,相同研究团队建立了 4 个变量(血清肌酐、年龄、种族和性别)的简化 MDRD 公式。MDRD 公式(ml/min/1.73m^3)如下:

$$GFR=170\times Cr^{-0.999}\times 年龄^{-0.176}\times 0.762(如果女性)\times 1.180(如果黑人)\times BUN^{-0.170}\times Alb^{0.318}$$
(公式 14-14A)

四变量(血清肌酐、年龄、种族和性别)简化 MDRD 公式(ml/min/1.73m^3)如下:

$$GFR=175\times Cr^{-1.154}\times 年龄^{-0.203}\times 1.212(如果黑人)\times 0.742(如果女性)$$
(公式 14-14B)

Cr=血清肌酐(mg/dl)(用可溯源至 IDMS 的方法检测);Wt=体重(kg);BUN=血液尿素氮(mg/dl);Alb=血清白蛋白(g/dl)

Cockcroft-Gault 公式包括体重,但 MDRD 公式不包括,因此后者结果以 ml/min/1.73m^3 表示,而不是绝对值。两种公式都受疾病状态引起的肌酐生成量变异的影响,并且不适用于儿童、肥胖、长期卧床和截肢患者。最常用于估算儿童肌酐清除率的公式如下:(Schwartz et al,1976;Counahan et al,1976;Leger et al,2002;Pierrat et al,2003):

Schwartz 公式:

GFR=0.55×身高(cm)/血清肌酐(mg/dl) (公式 14-15A)

GFR=43×身高(cm)/血清肌酐(μmol/L) (公式 14-15B)

Counahan-Barrett 公式:

GFR=40×身高(cm)/血清肌酐(μmol/L) (公式 14-16)

2009 年,Schwartz 等进一步修订了公式,以更准确地估计儿童 GFR(Schwartz,2009)。新公式与 MDRD 公式非常相似,使用多个指数函数;公式使用需要血清肌酐、身高、BUN 和血清胱抑素 C 等数值。与 MDRD 公式一样,公式使用通常需要计算机程序。

改良 Schwartz 公式:

$$GFR(ml/(min\cdot 1.73m^2))=39.1[身高(m)/SCr(mg/dl)]^{0.516}\times[1.8/cysC(mg/L)]^{0.294}\times[30/BUN(mg/dl)]^{0.169}\times 1.099^{男性}[身高(m)/1.4]^{0.188}$$
(公式 14-17)

已证实上述公式估算的 GFR 都不是很准确。但是,由于尿液收集不准确和血浆肌酐浓度变化对直接测定的影响,公式计算的肌酐清除率仍比直接测定结果更为准确。因此,KDOQI(“肾脏疾病预后质量倡议”)指南建议使用公式计算肌酐清除率而非直接测定(Levey et al,1999)。

在慢性疾病状态假定肌酐生成量等于尿液中排泄量的前提下,这些公式有助于估算 GFR。但是在急性肾衰竭时,血清肌酐在肾衰竭进展中迅速升高,又在恢复期迅速下降,该假设不成立,因此任何一种方法估算 GFR 均不可用。急性肾衰竭时,测定时段尿中肌酐浓度更有助于确定肌酐清除率。

最近,CKD-EPI(慢性肾脏疾病流行病协作组)方程估算 GFR 逐渐被广泛应用,它在一些特定人群中似乎更准确(Levey et al,2009)。公式如下:

$$GFR=141\times\min(SCr/\kappa,1)^{\alpha}\times\max(SCr/\kappa,1)^{-1.209}\times 0.993^{年龄}\times 1.018(如果女性)\times 1.159(如果黑人)$$

其中 κ 在女性中为 0.7,男性 0.9,α 在女性中为-0.329,男性-0.411,min 表示 SCr/κ 或 1 的最小值,max 表示 SCr/κ 或 1 的最大值。

尿素作为肾功能测定

尿素是机体内含氮化学物质的主要代谢废物,分子量为 60Da。习惯上尿素浓度仅用尿素中含氮量表示。因此,术语血清或尿液尿素氮代替血清或尿液尿素被广泛应用。一分子尿素含有两个氮原子,所以尿素氮的分子量为 28Da。

血清尿素被广泛用于肾衰竭检测,但作为 GFR 测定其应用价值不佳,主要原因如下:血清中的尿素浓度不仅取决于肾功能,还取决于尿素生成的速度,后者绝大程度取决于蛋白摄入。蛋白质摄入率的个体间差异非常大。

尿素可以从肾小球自由滤过,但大部分在近曲小管和髓内集合管被重吸收。尿素在近端小管不需要尿素转运蛋白就可以被动穿过脂质膜被重吸收(Quigley et al,2001),在内髓集合管中则由尿素转运蛋白介导重吸收(Pallone,2007)。髓内集合管重吸收的部分尿素在肾皮质髓袢降支细段再次进入管腔,同样由尿素转运蛋白介导(Pallone,2007)。近端小管尿素重吸收量的变异很大,取决于有效血管容量;在容量显著消耗情况下,由于盐和水的重吸收比例增加,管腔内尿素浓度较高,使重吸收显著增加。当尿素浓度高,尿渗透压升高时,髓内集合管的重吸收量也会增加。基于这些原因,尿素清除率不能非常准确地反映 GFR,但血清尿素氮仍广泛用于检测肾衰竭。在没有容量降低、肾功能正常时,尿素清除率约为肌酐清除率的 50%;但在严重容量降低时,其清除率仅为肌酐清除率的 10%。在晚期肾衰竭患者中,尿素清除率接近与 GFR 一致,且优于肌酐清除率测定 GFR(Schück & Lácha,1990)。

尿素测定

常用的尿素测定方法有3种。其中金标准方法——同位素稀释质谱法因价格昂贵仅作为参考方法(Kessler & Siekmann,1999)。在临床实验室中,尿素测定通常采用基于尿素与二乙酰一肟反应的比色法或酶法(Barbour & Welch,1992;Natelson et al,1951;Passey et al,1980)。比色法中,尿素在强酸性条件下直接与二乙酰一肟反应,产生黄色缩合物。该反应在铁离子和氨基硫脲存在时被强化。在540nm测定形成的强红色产物。

所有酶法测定的初始反应都是脲酶水解尿素,产生氨和二氧化碳。通过不同方法测定氨和二氧化碳的生成量,计算出原始样本中的尿素浓度。测定氨是最常用的方法。方法之一,脲酶产生的氨将谷氨酸和ATP转化为谷氨酰胺和ADP;产生的ADP依次在丙酮酸激酶和丙酮酸氧化酶催化的反应中被消耗,生成过氧化氢(Lespinas et al,1989)。通过测定过氧化氢间接计算尿素浓度。另一种酶法测定中,如前面所述的用于肌酐测定的方法,由尿素水解产生的氨经谷氨酸脱氢酶催化与α-酮戊二酸和NADH反应,产生谷氨酸和NAD^+(Fawcett & Scott,1960)。用分光光度法测定NADH的消耗量,计算尿素浓度。另一种尿素酶法涉及吲哚酚,脲酶水解产生的氨与次氯酸盐反应形成氯胺(Higashi & Morizono,2000)。在酚和过量次氯酸的条件下,氯胺形成蓝色化合物吲哚酚,在630nm用分光光度法测定其浓度。还有另一种酶法,通过热导率气相色谱法测定脲酶产生的二氧化碳。

GFR的其他测定方法

胱抑素C

胱抑素C是122个氨基酸组成的蛋白质,分子量为13 000Da,是半胱氨酸蛋白酶抑制剂。它由所有有核细胞产生,生成率在4个月龄~70岁人群中高度一致(Massey,2004;Laterza et al,2002;Ylinen et al,1999)。其生成率不受肌肉量、性别或种族影响。由于体积小(小于一般蛋白)和带正电荷,它在肾小球中以血浆相同浓度自由滤过。它在近端小管被完全重吸收,在近端小管状没有损伤的情况下,不在尿液中排泄。因此,尿液中检测到胱抑素C提示近端小管损伤(Soto et al,2010)。

胱抑素C作为GFR标志物的前提假设是其生成速率是恒定的。但事实上并非如此。已知胱抑素C生成受IL-10调节,高IL-10抑制其生成(Xu et al,2011)。有证据表明糖皮质激素可以减少胱抑素C产生(Risch et al,2001),这会造成在接受糖皮质激素治疗的肾移植患者中高估肾功能(Yamawaki et al,2013)。尽管如此,一系列研究比较了血清肌酐和胱抑素C作为肾功能标志物,普遍的共识是胱抑素C优于肌酐。但是,由于胱抑素C检测困难且昂贵,尚未在临床广泛应用。需要注意的是,胱抑素C在正常情况下被完全重吸收,尿液中无排泄,所以无法测定其肾脏清除率。因此,血清胱抑素C的变化被用于间接估算GFR。已有公式使用血浆胱抑素C估算GFR,且研究发现结果优于MDRD公式和Schwartz公式(Grubb et al,2011)。

改良胱抑素C公式:

$$\text{GFR}[\text{ml}/(\text{min}\cdot 1.73\text{m}^2)]=84.69\times\text{CysC}(\text{mg/L})^{-1.680}\times 1.384(\text{14岁以下儿童}) \quad (\text{公式 14-18})$$

另外也有同时使用胱抑素C和肌酐浓度的公式。

β_2-微球蛋白

β_2-微球蛋白是长度为99个氨基酸,分子量为11.6kDa的多肽,是MHC(主要组织相容性复合物)Ⅰ类分子的组分。它存在于所有有核细胞,并且是CD8细胞生成所必需的。在多发性骨髓瘤和淋巴瘤中其合成量增加。由于分子量低,β_2-微球蛋白能在肾小球自由滤过,然后在近端小管被完全重吸收和代谢。和胱抑素C、β痕量蛋白一样,其血浆水平在肾衰竭患者中显著升高。在急性肾损伤等近端小管受伤导致的重吸收不完全时,在尿液中出现β_2-微球蛋白。该蛋白具有折叠成β-折叠构造的趋势,导致淀粉样蛋白形成;因此是透析相关性淀粉样变性的常见原因(Schwalbe et al,1997;Bianchi et al,2001)。

β痕量蛋白

β痕量蛋白(BTP)是具有168个氨基酸的低分子量糖蛋白。分子量大小取决于糖基化程度,在23 000~29 000Da之间变化。BTP属于脂质运载蛋白家族,其功能是前列腺素D合酶。因为前列腺素D是脑中主要的前列腺素,BTP最早从脑脊液中分离出来。血浆BTP来源于脑部,能在肾小球自由滤过,然后被近端小管完全重吸收并分解代谢。肾病患者中,由于肾小球滤过量减少,生成速度不变,其血浆水平升高。White等(2007,2009)以及Pöge等(2005,2008)建立了基于血浆BTP和尿素或肌酐水平的GFR估算公式。他们声称结果优于根据MDRD方程和血清胱抑素C测定估算的结果。然而,也有学者认为BTP没有胱抑素C敏感(Abbink et al,2008)。

运用β痕量蛋白的White公式:

$$\text{GFR1}=112.1\times\text{BTP}^{-0.662}\times\text{尿素}^{-0.280}\times 0.880(\text{如果女性}) \quad (\text{公式 14-19A})$$

$$\text{GFR2}=167.8\times\text{BTP}^{-0.758}\times\text{肌酐}^{-0.204}\times 0.871(\text{如果女性}) \quad (\text{公式 14-19B})$$

运用β痕量蛋白的Poge公式:

$$\text{GFR1}=89.85\times\text{BTP}^{-0.5541}\times\text{尿素}^{-0.3018} \quad (\text{公式 14-20A})$$

$$\text{GFR2}=974.31\times\text{BTP}^{-0.2594}\times\text{肌酐}^{-0647} \quad (\text{公式 14-20B})$$

GFR单位为$\text{ml}/(\text{min}\cdot 1.73\text{m}^2)$;BTP单位为mg/dl;尿素单位为mmol/L;肌酐单位为μmol/L

色氨酸糖化复合物

MPT(甘露糖吡喃-1-色氨酸)是正常体内色氨酸糖基化的产物,肾小球自由滤过且不重吸收。在大鼠($r=0.97$)和人体($r=0.87$)中,MPT清除率和菊粉清除率显著相关,这表明肾脏处理MPT的方式与菊粉相似。目前使用MPT进行肾功能评估的局限性在于它只能通过HPLC方法测定,耗时且昂贵。血清MPT水平随着肾功能下降而逐渐增加,但与肌酐不同的是血清MPT浓度不受肌肉量影响。尚不明确,膳食摄入色氨酸是否影响血清MPT浓度(Takahira et al,2001)。

尿素清除率和血清尿素/肌酐比值

在没有肾功能障碍和严重脱水的情况下，由于约50%的滤过尿素被重新收，尿素清除率约为肌酐清除率的50%，因此为50%GFR。大部分尿素在近端小管被重吸收，占总滤过量的40%。在远端肾单位中，髓内集合管通过尿液浓缩产生的浓度梯度重吸收尿素。部分髓质重吸收的尿素在髓袢降支细段重新进入肾小管，这被称为尿素的肾内循环(Pallone，2007)。尿素的肾内循环主要发生在髓袢。部分髓内集合管重吸收的尿素经升直小血管从髓质运走，约占正常尿液流量时滤过量的10%，但在明显尿液浓缩时该量会显著升高(Lyman，1986)。

在有效血管容量降低导致近端小管尿素重吸收显著增加时，尿素清除率明显降低。尿素在近端小管重吸收是被动的，并取决于有利于尿素吸收的浓度梯度。该梯度由近端小管重吸收水而产生。通常，由于盐(主要是氯化钠)的重吸收，大约2/3的滤过水在近端小管被重新吸收。小管中2/3的水分损失使尿素浓度增加了三倍，形成有利于尿素扩散出肾小管的梯度。当水重吸收达到滤过量的90%时，尿素浓度增加至血浆浓度的10倍。容量降低、不伴容量降低的肾血浆流量减少(如肾动脉狭窄)会降低肾小球滤过率，从而降低肌酐和尿素的清除。容量降低仅通过减少滤过降低肌酐清除，但同时通过滤过减少和重吸收增加降低尿素清除。因此，容量减少时尿素清除减少较肌酐清除减少明显。正常情况下，血浆尿素氮与血浆肌酐的比值约为10:1，但在容量降低时该比例率通常大于20:1。

使用尿素/肌酐比值预测容量状态是基于尿素和肌酐生成恒定的假设，但事实往往并非如此。糖皮质激素和高蛋白饮食会增加尿素生成；而慢性蛋白质营养不良会减少尿素生成。肌酐生成变化也很大，肌肉明显消耗时，肌酐生成会降至正常水平的1/5。目前，住院患者中，血清尿素/肌酐比值升高的主要原因并非脱水，而是严重肌肉消耗患者中蛋白质足量摄入(管饲引起)的情况。因此，尿素排泄分数(见下文)是较血清尿素/肌酐比值更为可靠的容量状态指标(Carvounis et al，2002)。低有效血管容量增加近端小管重吸收水盐的机制详见本章“细胞外液容量的调节”部分。

如前所述，由于50%滤过的尿素被重吸收，正常情况下尿素清除率会明显低估GFR，而肌酐清除率会略微高估GFR。随着肾功能下降，尿素重吸收比例进行性下降，同时小管分泌肌酐进行性增加(Herrera & RodriguezIturbe，1998)。因此，在晚期肾衰竭患者中，尿素清除率是比肌酐清除率更好的GFR预测指标(Schück & Lácha，1990)。

肾小球滤过率、肾血浆流量和滤过分数

如前所述，由于菊粉可以被肾小球自由滤过，且不被肾小管重吸收或分泌，因此其清除率等于肾小球滤过率(glomerular filtration rate，GFR)，反映了血液中血浆由肾小球滤过，进入肾小管的速率(ml/min)。对氨基马尿酸盐(para-aminohippurate，PAH)清除率测定了肾功能的另一方面。PAH不被肾小球滤过，几乎完全被分泌至近端小管内，因此PAH清除率可以测定肾血浆流量(renal plasma flow，RPF)，即灌注肾小球毛细血管的血浆总量。滤过分数(fltration fraction，FF)是指血浆滤过量占肾小球毛细血管总灌注量的比例(Smith，1951)。其中，菊粉清除率代表了肾小球滤过率、PAH清除率代表了肾小球血浆灌注量，

$$\text{滤过分数(FF)} = C_{IN}/C_{PAH} \qquad \text{(公式 14-21)}$$

C_{IN} 是菊粉清除率，C_{PAH} 是PAH清除率。

男性的滤过分数通常为0.2。如前所述，低有效血管容量(如心力衰竭)会降低肾脏灌注，但由于出球小动脉的压力增高维持了肾小球毛细血管压力，GFR降低程度较少，最终导致滤过分数升高。在血流量一定的条件下，肾小球滤过率增高(如滤过分数增高)会通过浓缩血浆中不可滤过成分来增加血浆蛋白的浓度。这会提高肾小管周围毛细血管胶体渗透压，最终促进液体从肾小管间质流向毛细血管。即有助于近端小管重吸收液体进入间质腔。类似的，出球小动脉压力增高以维持较高的肾小球毛细血管压力，常常会降低肾小管周围毛细血管的静水压。这也有助于近端小管对盐的重吸收。有效血管容量的增加反而降低了滤过分数，因为肾血浆流量增加较GFR增加显著。肾小管周围毛细血管胶体渗透压和静水压的改变及其对近端小管重吸收水盐的影响，对抗引起有效血管容量降低的情况(Oh & Carroll，1995)。

排泄分数

排泄分数(fractional excretion，FE)指尿液中排泄物质的量占该物质滤过量的百分比。

$F_x = P_x \times GFR$，其中 F_x 是一种物质的量×滤过的部分

$F_x = P_x \times C_{creat} = P_x \times (U_{creat}V/P_{creat})$，其中 $C_{creat} = GFR$

$E_x = V \times U_x$，其中 E_x 为排泄到尿液中的量而 U_x 则是尿液中x物质的浓度

因此，

$$FE = V \times U_x/(P_x \times V \times U_{creat}/P_{creat}) \qquad \text{(公式 14-22)}$$

当两侧的V抵消时，等式可以简化为：

$$FE = (U_x/P_x)/(U_{creat}/P_{creat}) \text{或}$$

$$FE = (U_x/P_x) \times (P_{creat}/U_{creat}) \qquad \text{(公式 14-23)}$$

因此，可以在随机尿样本中测定排泄分数。当尿液中物质排泄率低于肌酐清除率时，排泄分数低于1。当FE乘以100时，可以用%表示FE。钠FE常用于鉴别诊断急性肾小管坏死(急性肾损伤)和肾前性氮质血症。钠FE值小于0.01(<1%)提示肾前性氮质血症，而大于0.01提示急性肾小管坏死(急性肾损伤)。

肾衰指数

肾衰指数(renal failure index，RFI)是另一个鉴别诊断急性肾衰竭的公式。它表示为 $U_{Na^+}/(U_{creat}/P_{creat}) \times Na^+$。肾衰指数和钠排泄分数的区别是公式中不包括血浆 Na^+ 水平。因此，当血清 Na^+ 浓度为140mmol/L时，肾衰指数的值将为 Na^+ 排泄分数的140倍。当 Na^+ 的排泄分数以百分比表示时，公式如下：

$$\%FE_{Na^+} \times 1.4 = \text{肾衰指数} \qquad \text{(公式 14-24)}$$

需要注意的是：Na^+ 的FE和肾衰指数均仅适用于急性肾衰竭(急性肾损伤)少尿的鉴别诊断。例如，规律性盐摄入的正常人 Na^+ 的排泄分数通常小于0.01，但这并不代表其存在肾前性

氮质血症。

重吸收分数

重吸收分数(fractional reabsorption,FR)是指被重吸收物质的量占该物质滤过量的百分比。可通过滤过分数估算,公式如下:

$$FR=1-FE \quad (公式 14-25)$$

自由水清除率和负自由水清除率

自由水是指为了维持尿液与血浆等渗所必需排泄的水的体积。换句话说,就是必须去除的,使尿液维持等渗的水的体积。和其他清除率一样,自由水清除率表示为每单位时间的体积,常用单位是ml/min。测定自由水清除率,首先要确定尿中溶质的总量(mOsm),这可以通过测定尿渗透压和尿量($U_{osm}\times V$)得到,再测定维持和血浆渗透压相同水平所需要的水体积,即渗透清除率。自由水清除率是渗透清除率与尿液体积之差。

$$渗透清除率(C_{osm})=(U_{osm}\times V)/P_{osm} \quad (公式 14-26)$$

$$自由水清除率(C_{H_2O})=V-C_{osm} 或 C_{H_2O}=V-(U_{osm}\times V/P_{osm}) \quad (公式 14-27)$$

如果尿液比血浆明显浓缩,那在某种意义上,自由水已从等渗尿液中除去,这时使用术语“负自由水清除率”。换句话说,即维持尿液等渗所需加入水的量。

$$负自由水清除率(Tc_{H_2O})=C_{osm}-V \quad (公式 14-28)$$

计算自由水排泄可以确定水和溶质排泄对血浆渗透压(血浆钠浓度的主要作用)的影响(公式14-3)。因此,“无电解质”水的排泄计算公式如下:

$$电解质清除率(C_{Elec})=(U_{Na+K}\times V)/P_{Na}$$

$$无电解质水清除率(CE_{H_2O})=V-C_{Elec} 或 C_{H_2O}=V-(U_{Na+K}\times V/P_{Na})$$

在肾功能正常时,肾脏通常会浓缩尿液,因此U_{osm}大于P_{osm},使C_{H2O}为负值。另一方面,髓袢利尿剂会阻断髓袢重吸收氯化钠,干扰了尿液的浓度和稀释,因此尿液几乎是等渗的,仅有少量自由水或负值自由水。

急性肾损伤生物标志物

尽管许多临床医生将“急性肾损伤(acute kidney injury,AKI)”和“急性肾衰竭(acute renal failure,ARF)”两个概念互用,但前者主要用于肾脏发生急性的生化或组织学损伤,而后者则涵盖了急性肾衰竭的所有病因,包括肾前性氮质血症和尿路梗阻。这种术语的转变,引起了人们关注较以往所强调的更为广泛的疾病谱。肾脏损伤的发生发展是一个持续过程,从轻度损伤、血清肌酐或尿量无变化到需要透析治疗的终末期肾病(Honore et al,2007)。此外,有些作者将“急性肾损伤”仅用于急性肾小管坏死,急性肾小管坏死仅是急性肾衰竭的一个病因;急性肾衰竭的病因包括了所有会引起急性肾衰竭的急性肾小球肾炎和急性间质性疾病。

最近组建的急性肾损伤网络(acute kidney injury network,AKIN)致力于改善患有AKI或有AKI发生风险患者的护理(Bellomo et al,2004;Mehta et al,2007)。该组织将AKI定义为“肾脏功能或结构异常或包括血液、尿液、组织检查或影像学改变等肾损伤指标阳性持续不超过3个月。”AKI和通常由肾排泌的肌酐、尿素及其他代谢废物的潴留有关。虽然严重的AKI会导致少尿甚至无尿,有时尿量也会正常甚至增加。尽管如此,该委员会仍基于血清肌酐升高和尿量的改变来定义AKI。起先,AKI被划分成5级(表14-2),随后被简化为3级(表14-3)。

表 14-2 急性肾损伤的 RIFLE 标准

	GFR 和血清肌酐改变	尿量改变
R(风险 risk)	Screat 升高超过 1.5 倍; GFR 降低 > 25%	尿量 < 0.5ml/(kg·h)超过 6 小时
I(损伤 injury)	Screat 升高超过 2 倍; GFR 降低 > 50%	尿量 < 0.5ml/(kg·h)超过 12 小时
F(衰竭 failure)	Screat 升高超过 3 倍; GFR 降低 > 75%; Screat > 4mg/dl	尿量 < 0.3ml/(kg·h)超过 24 小时; 无尿超过 12 小时
L(丧失 loss)	肾功能完全丧失>4 周	
E(终末期肾病 ESRD)	终末期肾病>3 个月	

Screat:血清肌酐

表 14-3 急性肾损伤(AKI)的新分级标准

分级	血清肌酐标准	尿量标准
1	>0.3mg/dl(26.4μmol/L)或>150%~200%	<0.5ml/kg 超过 6 小时
2	>200%~300%	<0.5ml/kg 超过 12 小时
3	> 300%, 4mg/dl (354μmol/L) 或急性升高>0.5mg/dl	<0.3ml/kg 超过 24 小时 无尿超过 12 小时

临床使用的AKI生物标志物包括血清、尿液的化学成分,影像学检查和其他可量化的指标。尿液标本含有早期发现AKI最有价值的指标(Ichimura et al,2004)。这些尿液标志物是由于肾损伤或肾小球滤过但在肾小管损伤情况下发生重吸收障碍而产生的。肾排泄增加部分是由于肾损伤或肾损伤相关疾病导致的某些化学物质合成增加。这些生物标志物优于血清肌酐、尿素氮或尿量等传统AKI标志物的原因是其水平增高远早于后者发生改变(Lassning et al,2004;Dennen & Parikh,2007;Han et al,2008)。早期肾损伤检测可为临床上明显的急性肾损伤患者提供更好的护理,或允许医师采取某些治疗干预,从而预防急性肾损伤进展(Honore et al,2007;Vaidya et al,2008;Devarajan,2008a)。

因此,急性肾损伤的生物标志物有助于在血清肌酐水平变化之前诊断急性肾损伤。这类标志物还有助于识别原发损伤发生的部位(即近端小管、远端小管、间质或血管系统),区分不同AKI亚型(如肾前性、肾性或肾后性),描述AKI的病因(如缺血、毒素、败血症或复合病因)(Devarajan,2008b)。尿液中可含有肾源性生物标志物,因此尿液生物标志物被广泛使用。但是,尿液标本也更容易发生蛋白质降解,且浓度易受尿液流速影响。血清样本容易获得,且血清生物标志物更稳定,但血清生物标志物反映了人体对疾病过程的系统性应答,而非特异性反映器官受累情况。

传统尿液生物标志物,如管型和钠排泄分数对于早期发现AKI不敏感且非特异。其他传统尿液标志物,如滤过的高分子量蛋白质、肾小管蛋白或酶类又缺乏特异性。创新技术的应用发现了一些有潜力的AKI候选生物标志物。其中一些候选生物标志物已经通过了开发过程的前3个阶段,进入Ⅳ期药物临床试验。已有超过20种AKI生物标志物被广泛研究,但我们将介绍4个最有前景的生物标志物,包括嗜中性粒细胞明胶酶相关脂质运载蛋白(NGAL)、IL-18、肾损伤分子-1(KIM-1)和肝脂肪酸结合蛋白质(L-FABP)。其中,NGAL和L-FABP可能是AKI最早期的生物标志物(Negishi et al,2007),KIM-1和IL-18是稍晚期的生物标志物但提高了特异性(Honore et al,2007)。

肾损伤分子-1

肾损伤分子-1(kidney injury molecule-1,KIM-1)是胞外区含有免疫球蛋白样结构域和黏蛋白结构域的Ⅰ型细胞膜糖蛋白。肾损伤后,KIM-1mRNA水平增高超过已知任何基因。KIM-1的胞外域在近端肾小管损伤后被排入尿液。在几种不同模型肾损伤的临床前期和临床研究中,与传统生物标记物(如血浆肌酐、BUN)相比,尿KIM-1可作为肾损伤的早期诊断指标(Han et al,2008;Vaidya et al,2008)。

NGAL(见下文)在最早的时间点可能是最敏感的,但是KIM-1在稍后的时间点大大增加了特异性,因为KIM-1仅限于肾脏表达,没有发现系统性来源(Han et al,2008;Ichimura et al,2004)。许多肾毒性物质包括环孢素、顺铂、镉、庆大霉素、汞和铬等能诱导KIM-1表达并在尿液中上调(Orfeas et al,2009)。

中性粒细胞明胶酶相关脂质运载蛋白

人中性粒细胞明胶酶相关脂质运载蛋白(neutrophil gelatinase-associated lipocalin,NGAL)是一种25kDa的蛋白质,最初发现其与中性粒细胞颗粒中的明胶酶结合。NGAL又称脂质运载蛋白2(LCN2)和人中性粒细胞脂质运载蛋白(HNL)。

NGAL合成发生在骨髓中粒细胞成熟的狭窄窗口期,但炎症或恶性疾病时上皮细胞中也会诱导生成。顺铂给药3小时后,NGAL表达上调并可在小鼠肾脏和尿液中检测到(Mishra et al,2003,2004,2006;Ronco,2007),已被提议为诊断AKI的早期生物标志物。一项因接受心脏矫正手术进行体外循环的儿童和成人患者前瞻性研究中,发现尿NGAL是极有价值的AKI早期标志物,其浓度在损伤后2~6小时内即显著升高,早于血清肌酐升高1~3天(Bennet et al,2008;Dent et al,2007;Mishra et al,2006;Devarajan,2008B)。然而,已知血清NGAL水平在炎症和感染性疾病中增高,并需要更多的研究来确定脓毒血症时尿液NGAL对于AKI的特异性。NGAL还被评价为造影剂诱发肾病后AKI的生物标志物(Hirsch et al,2007)。

白介素-18

白介素-18(IL-18)是细胞因子,又称γ干扰素(IFN-γ)诱导因子。IL-18活性检测已在多种组织炎症性疾病中应用。在缺血再灌注损伤、炎症性/自身免疫性肾炎和顺铂诱导肾毒性后,肾脏IL-18mRNA表达水平在近端小管显著上调。与正常人、肾前性氮质血症、UTI、慢性肾衰竭和肾病综合征患者相比,在AKI和移植肾功能延迟恢复患者中尿IL-18水平升高(Parikh et al,2006)。尿液IL-18水平升高可作为AKI早期标志物,早于血清肌酐变化1~2天,并且是独立的死亡预测因子(Washburn et al,2008)。

脂肪酸结合蛋白质

脂肪酸结合蛋白质(fatty acid-binding protein,FABP)是在所有组织,特别是肾脏近端小管曲部和直管中丰富表达的14~15kDa的胞质蛋白(Maatman et al,1992;Negishi et al,2009)。尿L-FABP在急性肾损伤临床前期和临床模型中被鉴定,被发现是具有潜力的多种病理情况的标志物,包括慢性肾脏疾病、糖尿病肾病、IgA肾病和造影剂肾病。在顺铂诱导的AKI模型中,第一个24小时内尿L-FABP排泌增加,但顺铂治疗72小时后仍然无法检测到血清肌酐升高。使用造影剂后,只有在发生AKI的患者中尿液L-FABP水平显著升高,早于血清肌酐升高。在最近一项12名活体肾移植患者的研究中,发现尿L-FABP水平与肾小管周围毛细血管血流和移植肾缺血时间之间存在显著的直接相关性。在心脏手术后AKI中,手术后2~3天才出现血清肌酐升高,而手术后4小时尿L-FABP水平即升高(Yamamoto et al,2007;Portilla et al,2008)。

最近,FDA批准了NephroCheck,一种预测AKI风险的尿液生物标志物的床旁检测(POCT)。该检测使用的生物标志物包括胰岛素样生长因子结合蛋白7(IGFBP7)和金属蛋白酶组织抑制物(TIMP-2)。这些生物标志物选自一项AKI患者研究中340项假定的生物标志物,然后在后续2项研究中进行验证。TIMP-2和IGFBP7在肾小管细胞中表达,并作用于诱导G1细胞周期停滞状态,这被认为是对细胞修复非常重要的细胞损伤应答。在最近一项入组420例重症患者的验证研究中,17%的患者在12小时内达到了中度至重度AKI的临床终点,使用0.3$(ng/ml)^2/1000$作为临界值,该项目的灵敏度达到92%,较单用临床指标诊断AKI阳性率高出7倍(Bihorac et al,2014)。

前文介绍了肾脏调控细胞外液容量的整体机制以及血清、尿液中特定化合物检测(如BUN和肌酐)如何用于测定肾功能。肾脏通过调节血液中保留的离子浓度来调节细胞外液容量。肾功能紊乱常常会引起电解质紊乱,电解质紊乱常可被功能正常的肾脏至少部分纠正。接下来的部分将讨论3种常见的电解质和酸碱平衡紊乱,即钾紊乱,钠、水和ADH失调;以及酸碱平衡紊乱。

钾紊乱

住院成人机体总的K^+含量约43mEq/kg体重,仅2%分布在细胞外液。当细胞膜两侧的钾浓度处于电化学平衡时，K^+跨细胞梯度的主要决定因素是膜电位(Em)，可以根据能斯特方程方程(Veech et al,1995;Goldman,1943)计算：

$$Em(mV) = -61Lg(\text{细胞内 } K^+/\text{细胞外 } K^+) \quad (\text{公式 } 14\text{-}29)$$

骨骼肌细胞内 K^+/细胞外 K^+的正常比值约为 35，正常 Em 约为-90mV。因此，大多数细胞的负电荷量略低于浓度比值预测值。因此，钾离子向细胞外扩散，细胞膜对钾的通透性增加倾向于引起超极化。相反，抑制 K 的通透性会导致去极化。低钾血症时，膜电位趋于增加；高钾血症时则趋于降低。在低钾血症中，细胞内和细胞外 K^+都趋于降低，但细胞外浓度较细胞内浓度更成比例减少。因此，(细胞内 K^+/细胞外 K^+)比值增加。在高钾血症中，因为细胞外 K^+较细胞内 K^+更成比例增加，膜电位趋于降低。但是在严重慢性低钾血症的狗模型中，骨骼肌的静息膜电位事实上是减少的而并非增加，这表明膜对钾的通透性可随严重低钾血症而改变(Bilbrey et al,1973)。

钾离子跨细胞转运的调控

跨膜电位差使细胞内 K^+向细胞外扩散而 Na^+向细胞内扩散。胰岛素(Benziane & Chibalin,2008)和儿茶酚胺(通过 β-2-肾上腺素能受体)(Putcha & Allon,2007)可以激活 Na^+-K^+泵逆转该过程，因此这些激素水平的变化会影响 K^+转运及其血清浓度(Meister et al,1993;Feraille et al,1999;Sweeney et al,1998;Goguen et al,1993;Putcha & Allon,2007)。

细胞可以作为缓冲液。酸中毒时，细胞可以通过交换 K^+离子来摄取 H^+离子；而碱中毒时，细胞通过交换 K^+离子来分泌 H^+离子。这些效果总结在图 14-2 中。尽管没有 H^+-K^+的直接交换，细胞外液 pH 值变化可以通过影响 Na^+-H^+交换体而影响 K^+的跨膜转运。当细胞外液中 H^+浓度下降(pH 值呈碱性)，

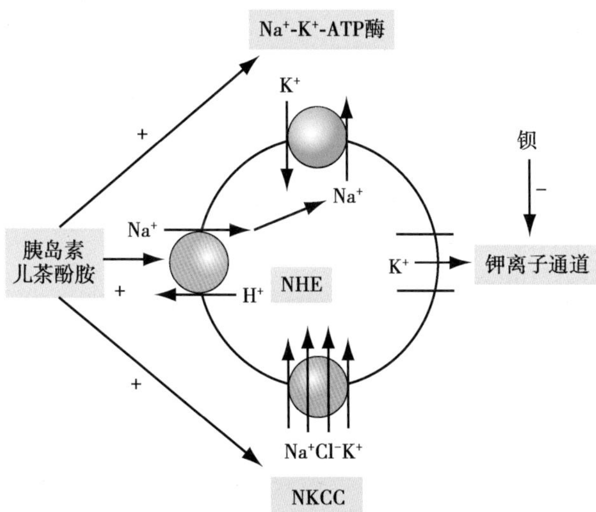

图 14-2 钾的跨细胞转运调控钾通过 Na^+-K^+-ATP 酶(受 β-肾上腺素能药物或胰岛素刺激)或 NKCC(Na-K-Cl 协同转运蛋白，受胰岛素和儿茶酚胺刺激)进入细胞。细胞外 pH 值高，儿茶酚胺或胰岛素刺激 NHE 可增加细胞内钠浓度，进而刺激 Na^+-K^+-ATP 酶，增加钾向细胞内移动。钡可抑制 K 通道，而高细胞内(IC)Ca 可激活 K 通道

Na^+-H^+交换使细胞内 Na^+浓度较高，从而刺激 Na^+-K^+-ATP 酶，引起 K^+向细胞内移动。酸中毒和碱中毒对 K^+跨膜转运的影响不仅取决于 pH 值，还取决于积聚的阴离子类型。一般来说，代谢性酸中毒引起的钾离子外流较呼吸性酸中毒明显。非有机酸(如硫酸和盐酸)引起的代谢性酸中毒导致的钾离子外流较有机酸(如乳酸和酮酸)酸中毒显著。原因是有机阴离子同时积聚在细胞和 ECF 中，而无机阴离子如氯化物和硫酸盐主要积聚在 ECF 中。酸中毒导致 K^+从细胞内外流是因为将 H^+转移进细胞时与 K^+发生的交换。修饰因子似乎是细胞中积聚的阴离子。有机酸酸中毒时，进入细胞的大部分 H^+与有机阴离子平衡，防止了 K^+外流。呼吸性酸中毒时，积聚在细胞内与进入的 H^+平衡的阴离子是碳酸氢盐(Perez et al,1981)。这就解释了为什么呼吸性酸中毒时，K^+从细胞内外流很少的原因。碱中毒时血清钾会偏低，正如前文所述，H^+离开细胞，交换 K^+摄入细胞内。与酸中毒一样，K^+内流程度因碱中毒的不同类型而异。呼吸性碱中毒时，由于较低的 pCO_2 和细胞缓冲导致细胞内低碳酸氢盐浓度，K^+内流不像代谢性碱中毒时那么明显。当碳酸氢盐浓度和 pCO_2 成比例增加以维持 pH 值正常时，K^+趋向于进入细胞；细胞中碳酸氢盐的积聚必须伴有 Na^+和 K^+。类似地，当碳酸氢盐浓度和 pCO_2 成比例下降以维持 pH 值正常时，K^+趋向于移出细胞。抑制 K^+的细胞间扩散会造成血浆 K^+浓度降低，已证实钡、氯喹和羟氯喹是 K^+通道抑制剂(Clemessy et al,1995)。

肾脏排钾的调控

每日摄入 K^+(60~100mmol)的 90%从尿液中排泄，10%从粪便中排泄。大多数(70%~80%)由肾小球滤过的钾，通过主动和被动机制在近端小管重吸收。在髓袢升支段，K^+通过钠钾氯协同转运蛋白(NKCC)与 Na^+和 Cl^-一起被重吸收。由于 Na^+和 Cl^-的量远远大于 K^+，所以大多数重吸收的 K^+扩散回管腔内，以维持 Na^+和 Cl^-重吸收，但在髓袢升支粗段仍有 K^+的净吸收。远段小管曲部起始段 K^+浓度约为 1mmol/L，液体容量约为 25L。因此，尿液中排泄的 K^+主要是通过图 14-3 所示机制分泌到皮质集合管中 K 的。位于皮质集合管基底膜的 Na^+-K^+-ATP 酶将 K^+泵入细胞，同时将 Na^+泵出细胞。管腔内 Na^+通过上皮钠通道(epithelial sodium channel,ENaC)进入细胞，提供 Na^+的持续供给。通过这些步骤重吸收 Na^+是皮质集合管分泌钾的必要条件。醛固酮通过基因影响血清和糖皮质激素调节激酶 1(SGK-1)活性，是调节管腔膜上 ENaC 表达的主要分子(Verrey et al,2008;Fakitsas et al,2007;Zhang et al,2007)，因此是肾脏排钾的决定因素。通过 ENaC 重吸收 Na^+产生的管腔负电位使 Cl^-通过细胞旁通道被重吸收。由于 Na^+重吸收并不伴有一对一的 Cl^-重吸收，因此发生电荷不平衡，通过特殊 K^+通道——肾脏外髓钾通道(renal outer medullar K channel,ROMK)排泌 K^+来校正(Giebisch,2002;Yue et al,2009;Wang & Giebisch,2009)。醛固酮通过增加 ENaC 在管腔膜上的表达，促进 Na^+从管腔被动转运进细胞，从而增加 K^+的排泌。胞内 Na^+浓度增加间接刺激 Na^+-K^+-ATP 酶，但醛固酮也可直接刺激 Na^+-K^+-ATP 酶和 ROMK 活性(Yue et al,2009)。肾小管周围 K^+浓度和 pH 值同样通过影响 Na^+-K^+-ATP 酶活性影响 K^+的排泌。高血清 K^+浓度和碱性 pH 值会刺激酶活性，低血清 K^+浓度和

酸性 pH 值抑制其活性。

当 Na^+转运伴随比 Cl^-渗透性弱的阴离子时,管腔内负电荷会增加,促进 K^+排泌。这类阴离子包括硫酸盐、碳酸氢盐以及阴离子抗生素(如青霉素和碳青霉素)。小管内液体中的碳酸氢盐不仅通过其作为不易重吸收阴离子的效应,还通过增强 ROMK 活性来促进 K^+排泌。呕吐和发生代谢性碱中毒的患者中,肾脏排泌 K^+增加可用此机制来解释。ADH 也能增加管腔侧 K^+通道活性。通过维持管腔内低 K^+浓度,加速尿液流量从而促进 K^+分泌。渗透性利尿时肾脏 K^+消耗增加可用此机制来解释。远端肾单位中 Na^+越多,其重吸收越多,作为"交换"的 K^+排泌也就越多。传输至集合管的 Na^+增加,也可通过影响尿液流量而增加肾 K^+排泄(Giebisch,1998;Halperin & Kamel,1998;Wang & Giebisch,2009)。在给定 K^+排泌量的前提下,管腔内浓度会更低,因此较高的尿液流量会使更多的钾分泌进入管腔内液体,同时减少钾向肾小管细胞的反向扩散(Oh & Oh,2003)。

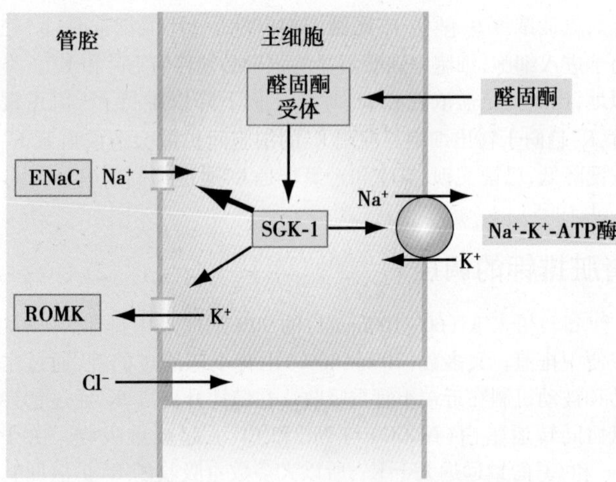

图 14-3　皮质集合管中钾分泌的调控钠通过上皮钠通道(ENaC)从管腔进入细胞,并通过基底膜上的 Na^+-K^+-ATP 酶被输送出细胞,这造成相对于管周液体的管腔内负电位。管腔内负电位导致氯化物的细胞旁重吸收,并允许钾通过肾脏外髓钾通道(ROMK)分泌到管腔中。醛固酮与其受体的结合导致 SGK1(血清和糖皮质激素调节激酶 1)的上调,进而导致 ENaC 以及 ROMK 和 Na^+-K^+-ATP 酶的表达增加。所有三种效应均有助于增加钾分泌

血浆肾素活性、血浆醛固酮浓度和钾代谢异常

血浆肾素活性(plasma renin activity,PRA)和血浆醛固酮浓度(plasma aldosterone concentration,PA)异常通常是导致 K^+代谢异常的原因或由 K^+代谢异常造成的后果,因此了解它们的关系非常重要(Bock et al,1992;Hollenberg,2000;Laragh,1995;Hall,1991)。一般定律为:①由醛固酮原发性增多(原发性醛固酮增多症)或其他盐皮质激素引起的有效动脉容量增加会抑制 PRA。当醛固酮以外的盐皮质激素过量时,会引起水盐潴留,容量增加会同时抑制 PRA 和 PA。②PRA 原发性增加总是会引起 PA(继发性醛固酮增多症)增加。另一方面,原发性醛固酮分泌缺陷会引起容量减少,继发性增加 PRA。PRA 可能增高的原因如下:

- 继发于肾脏或肾外盐丢失的容量减少
- 肾素分泌异常,例如肾素瘤(入球小动脉血管外皮细胞瘤)、恶性高血压和肾动脉狭窄
- 肾素底物合成增加(如口服避孕药)

血清 K^+升高可直接刺激肾上腺皮质释放醛固酮。肾素原发性缺乏时,醛固酮总是低降的(如低肾素性醛固酮减少症)。

低钾血症的原因和发病机制

低钾血症发生的 3 个主要机制有:钾离子细胞内转移、摄入减少和丢失增加(框 14-2)。由于细胞内 K^+浓度远高于细胞外浓度,K^+转入细胞内会导致严重低钾血症而细胞内浓度却几乎没有变化(Clemessy et al,1995;Matsumura et al,2000;Rakhmanina et al,1998;Jordan et al,1999;Ogawa & Kamikubo,1999;Cannon,2002;Jurkat-Rott et al,2000;Bradberry & Vaile,1995;Steen,1981)。碱中毒、胰岛素和 β_2-激动剂可通过刺激 Na^+-K^+-ATP 酶活性引起低钾血症(Matsumura et al,2000;Putcha & Allon,2007)。已发现一些患者二氢吡啶反应性 Ca^{2+}通道和钾通道活性缺陷(Jurkat-Rot et al,2000;Bradberry & Vale,1995;Fontaine,2008)。已知钠通道缺陷会引起低钾性周期性瘫痪,但有时也会引起高钾性或正常血钾性麻痹(Fontaine,2008)。钡中毒时,钡抑制了 K^+通道,抑制 K^+从细胞内外流(Bradberry

框 14-2　低钾血症的原因

胞内转移
碱中毒
低钾性周期性瘫痪
β_2-肾上腺素受体激动剂
钡中毒
氯喹和羟氯喹中毒
胰岛素
碳水化合物摄入
营养恢复阶段
摄入减少
消化道丢失
呕吐
腹泻
肠内引流
泻药滥用
肾脏丢失过多
原发性醛固酮增多症(肾上腺腺瘤或增生),PRA 受抑
继发性醛固酮增多症(肾素增高后醛固酮继发性增高)
- 恶性高血压
- 肾动脉狭窄
- 肾素瘤
- 利尿剂
- Bartter 综合征
- Gitelman 综合征

醛固酮以外的盐皮质激素增多(如库欣综合征、生成 ACTH 的肿瘤、甘草、产生 11-去氧皮质酮的肾上腺腺瘤)
慢性代谢性酸中毒
难吸收阴离子输送至远端小管(如碳酸氢盐、酮类阴离子、羧青霉素)
其他原因:镁缺乏、急性白血病、Liddle 综合征

& Vale,1995),而同时细胞通过 Na^+-K^+-ATP 酶持续摄入 K^+,K^+积聚在细胞中引起低钾血症。氯喹或羟氯喹中毒引起的低钾血症机制和钡中毒相同(Fung et al,2007;Isbister et al,2002)。两种药物均是阳离子,如同钡离子,可抑制 K 通道(Clemessy et al,1995)。由于 K^+是主要的细胞内阳离子,营养恢复期,K^+会随着细胞质量增加而与阴离子一起积聚在细胞中。

K^+摄入不足引起的低钾血症非常少见,因为它通常伴有热量摄入不足,这会引起组织分解代谢和 K^+释放(Steen,1981)。呕吐和腹泻是低钾血症的常见原因(Steen,1981)。腹泻导致粪便中直接 K^+丢失;但呕吐时,低钾血症主要是由于钾在尿液中丢失而不是在呕吐物中,因为呕吐引起代谢性碱中毒,继而肾脏排泌碳酸氢盐导致肾性 K^+丢失。

肾性失 K^+是迄今为止最常见的低钾血症原因。除了少数病例外,钾的肾脏消耗增加引起的低钾血症可归因于醛固酮或其他盐皮质激素的活性增加。醛固酮活性增加可能是原发性疾病,如原发性醛固酮增多症,或由于肾素分泌增加引起的继发性醛固酮增多症。即使醛固酮增加,必须伴随远端肾单位 Na^+足量输送,才会发生肾性 K^+损耗(Torpy et al,1998;Stowasser et al,1995;Abdelhamid et al,1995;Litchfield et al,1997a,1997b;Vargas-Poussou 2002;Finer et al,2003;Kunchaparty et al,1999;Seyberth et al,1985;Krozowski et al,1999;Heilmann et al,1999)。在原发性醛固酮增多症中,由于容量增加导致的醛固酮抑制近端小管盐重吸收的作用,使皮质集合管中 NaCl 重吸收增加,远端肾单位中 Na^+的输送增加。在继发性醛固酮增多症中,低钾血症仅在伴有远端 Na^+输送增加时发生。引起低钾血症的继发性醛固酮增多症包括肾动脉狭窄、利尿剂治疗、恶性高血压,以及先天性肾脏盐转运缺陷,如 Bartter 综合征和 Gitelman 综合征。必须指出的是,在没有肾外盐丢失的情况下,无论是醛固酮增多或醛固酮缺乏,肾盐排泄量最终等于盐摄入量,因为不会发生摄入和输出间的长期不平衡;如果没有最终的平衡,个体将无法耐受容量过多或降低。然而,当盐皮质激素作用部位(如皮质集合管)重吸收盐增加,最终输出量等于摄入量时,输送至该部位的盐量必须增加。当达到平衡时,更多的盐被运输至该部位,更多的被重吸收,达到等于摄入量的正常排出量;只有当摄入体内的量等于排泄量,才有可能实现最终平衡。这是原发性醛固酮增多症和与低血钾症相关的继发性醛固酮增多症中,向醛固酮作用部位输送盐增加的机制(Oh & Oh,2003)。

Bartter 综合征是由髓袢升支粗段 NaCl 重吸收缺陷引起的(Sakakida & Araki,2003;Finer et al,2003;Kunchaparty et al,1999;Seyberth et al,1985;Schultheis et al,1998),而 Gitelman 综合征,NaCl 重吸收缺陷位于远端小管曲部(Schultheis et al,1998)。NaCl 在髓袢升支粗段的重吸收由 NKCC 介导,重吸收 1 个 Na^+和 1 个 K^+的同时,伴随着 2 个 Cl^-。这些电解质的持续重吸收需要 K^+经 ROMK 通道持续漏回管腔内,而进入细胞的 Na^+被 Na^+-K^+-ATP 酶转运出细胞,进入细胞的 Cl^-通过氯通道 CLCKB 扩散出细胞。该过程会因其中一个或多个步骤受损时停止,因此 Bartter 综合征可能是由于 NKCC 缺陷、ROMK 缺陷或 CLCKB 缺陷(Kurtz,1998)。

在这些情况下,接近醛固酮效应位点的 Na^+重吸收缺陷会导致 Na^+向皮质集合管输送增加,从而引起低钾血症。即使是继发性醛固酮增多症,除非利尿治疗增加了 Na^+的远端输送,否则心力衰竭时不会出现低钾血症。

不是醛固酮但具有盐皮质激素活性的物质包括皮质酮、去氧皮质酮(DOC)和合成类盐皮质激素,如 9-α-氟氢化可的松(Florinef)。摄入甘草时,盐皮质激素活性会增加,这是因为正常情况下氢化可的松虽是强效的盐皮质激素,但在 11-β-羟类固醇脱氢酶的作用下会快速分解,因而在皮质集合管细胞中的浓度可忽略不计,而甘草中的甘草酸抑制了该酶的活性维持细胞内氢化可的松在高浓度水平(Krozowski et al,1999;Heilmann et al,1999)。

一种罕见的不伴盐皮质激素活性增高的肾性失钾的原因是 Liddle 综合征。Liddle 综合征是一种先天性疾病,特点是在醛固酮不增加的情况下,集合管 ENaC 活性增加,促进钠重吸收和钾的分泌;同时因为 ENaC 活性升高使盐潴留,生理性抑制了肾素分泌,醛固酮分泌减少(Warnock,2001)。在慢性代谢性酸中毒中,低钾血症可能是因为 NaCl 在近端小管重吸收减少,增加了 NaCl 向远端肾单位输送。代谢性酸中毒直接刺激醛固酮分泌(Györke et al,1991)可能是低血钾症发生的另一种机制。

酸性 pH 值刺激醛固酮分泌是通过 pH 值敏感的 K^+通道,它能被细胞内低 pH 值抑制。K^+通道抑制导致膜去极化,继而激活电压依赖性 Ca^{2+}通道。Ca^{2+}通道激活最终引起醛固酮分泌增加(Choi et al,2011)。

醛固酮病理生理学领域最令人激动的新发现之一是肾上腺合成醛固酮腺瘤的发生机制。在 22 例肾上腺腺瘤患者的 8 例中,发现了 G 蛋白偶联受体相关钾通道蛋白 KCNJ5 的两个基因突变。这两个突变均引起 KCNJ5 的氨基酸替换,导致 KCNJ5 丧失对钾的选择性(即失功能突变)。这导致钠离子内流进入细胞,引起膜去极化和电压依赖性钙通道的激活。钙内流刺激醛固酮分泌,同时诱导细胞增殖(Choi et al,2011)。这些发现已得到全球范围多项研究的确认。更重要的是,血管紧张素Ⅱ正常情况下通过结合到相同受体刺激醛固酮分泌,抑制 K 通道(Scholl & Lifton,2013)。随后,又有很多其他基因突变引起肾上腺合成醛固酮腺瘤的报道,最终通路似乎都是膜去极化导致 Ca^{2+}通道激活(Scholl & Lifton,2013)。

低钾血症的鉴别诊断

鉴别诊断的第一步是测定尿 K^+排泄。如果尿 K^+排泄低(<20mmol/d 或<0.01mmol/mg 肌酐),原因是摄入减少、肾外丢失或细胞内转移。超急性发展的低钾血症通常提示机制是细胞内转移。最常见的肾外丢失原因是腹泻,可通过病史、尿液阴离子间隙(尿 Na^++K^+-尿 Cl^-)降低或负值判断;正常的尿液阴离子间隙约为 40mmol/24 小时。病史和临床表现可作为胞内转移的依据。如果尿钾排泄正常或增加(尿 K^+>30mmol/d 或 0.02mmol/mg 肌酐),那么原因为肾性丢失。对病因有了初步判定后,应测定 PRA 和血浆醛固酮。

PRA 和醛固酮水平均升高提示继发性醛固酮增多症,包括利尿剂治疗、肾动脉狭窄、恶性高血压、分泌肾素的肿瘤和肾盐运输遗传性缺陷(Bartter 综合征和 Gitelman 综合征)。血压正常见于 Bartter 综合征和 Gitelman 综合征患者,以及血压正常的利尿剂治疗患者。血压升高见于所有其他病因和利尿剂治疗的高血压患者。低 PRA、高血浆醛固酮提示原发性醛固酮增多症，主要由肾上腺腺瘤或双侧增生引起。如果 PRA 和血浆醛固酮水平都偏低，则可能是 Liddle 综合征，表现为盐皮质激素过剩状态（遗传性和药物诱导型），11-羟化酶缺陷和 17-羟化酶缺陷。除了 Liddle 综合征，都可以使用螺内酯减少肾 K^+ 排泄，Liddle 综合征仅对 ENaC 阻滞剂如氨苯蝶啶和阿米洛利有效（Oh & Oh，2003）。

高钾血症的原因和发病机制

高钾血症有以下 3 种发病机制：①钾从细胞内向细胞外液转移（Wasserman et al，1997；Perazella & Biswas，1999；McIvor et al，1985；McIvor，1987；Emser，1982）。②钾摄入量增加。③肾排泄钾减少（表 14-3）。高钾血症家族性周期性瘫痪，瘫痪患者琥珀酰胆碱治疗（Fontaine，2008；Cooperman，1970；Gronert & They，1975；Larach et al，1997），补充阳离子氨基酸如精氨酸、赖氨酸和 ε-氨基己酸（该化学物质为电中性，但在细胞内连接胺基基团后会变成阳离子氨基酸），横纹肌溶解或溶血，以及急性酸中毒等均因钾离子外移引起高钾血症。横纹肌溶解和溶血仅在伴有肾衰竭时才引起高钾血症。虽然在实验室条件下，高钾血症对于有机酸中毒的预测能力不如对于无机酸中毒，但高钾血症在糖尿病酮症酸中毒和苯乙双胍诱导的乳酸性酸中毒中很常见。临床上最常见的发生高钾血症的有机酸中毒可解释为长时间酸中毒和伴有脱水、肾衰竭和糖尿病酮症酸中毒胰岛素缺乏等其他因素。

在肌肉剧烈运动期间高钾血症非常有规律地出现，其机制可能是由于细胞膜去极化引起钾离子向细胞外液转移。也有将运动开始时肌酸磷酸转化为肌酸和磷酸导致的细胞内 pH 值瞬时升高视为高钾血症的发生机制（Wasserman et al，1997），但这种说法并不合理，因为肌酸磷酸转化为肌酸是由 pH 值下降引起的，而不是 pH 值升高（Sahlin et al，1975）。

严重洋地黄类药物中毒时发生高钾血症是由于洋地黄抑制 Na^+-K^+-ATP 酶的泵活性，钾离子向胞外转移。海蟾蜍皮肤中所含的蟾蜍配基、蟾蜍二烯羟酸内酯、蟾蜍毒素等药物具有洋地黄样活性可引起中毒。中药如蟾素中也含有相同化学成分，已有蟾素引起高钾血症的报道（Gowda et al，2003；Cheng et al，2006；Hyun et al，2007）。

氟化物中毒被认为是引起严重低血钙症的主要原因，同时可因为 K^+ 通道激活导致钾离子向细胞外转移引起高钾血症。由于氟化物使 Ca^{2+} 向细胞内转移引起低钙血症，细胞内高 Ca^{2+} 会刺激 Ca^{2+} 激活的 K^+ 通道，导致高钾血症（Hawkins，2002；Su et al，2003）。

肾脏的排钾能力十分强大，仅由钾摄入增加引起的高钾血症十分罕见。因此，高钾血症几乎都由于肾脏排泄受损引起的。肾脏钾排泄减少主要有 3 种机制：醛固酮或醛固酮反应性降低、肾衰竭和远端肾单位钠离子输送减少。醛固酮缺乏可能是肾上腺激素整体缺乏（如 Addison 病）的一部分，或者代表了疾病的选择性过程（如低肾素性醛固酮减少症）。低肾素性醛固酮减少症是所有醛固酮缺乏状态中最常见的原因，是迄今为止非透析患者中慢性高钾血症的最常见原因（Oh et al，1974；Phelps et al，1980b）。选择性醛固酮减少症也可发生在肝素治疗中，肝素抑制肾上腺球状带类固醇激素合成（Phelps，1980b）。在醛固酮分泌减少的患者中，限制肾素或血管紧张素Ⅱ补充的任何药物都有可能引起高钾血症，例如血管紧张素转化酶（angiotensin-converting enzyme，ACE）抑制剂、非甾体类抗炎药和 β 受体阻滞剂。后者会干扰钾转运到细胞中。肾小管醛固酮无应答可以是先天性的（假性醛固酮减少症），但获得性缺陷更多见。这类缺陷可能仅涉及钾分泌（Ⅱ型假性醛固酮减少症）或同时涉及钠重吸收和钾分泌（Ⅰ型假性醛固酮减少症）（Wilson et al，2001，2003；Sebastian et al，1981；Brautbar et al，1978）。所谓的"失盐性肾炎"多为后一种缺陷（Uribarri et al，1983）。容量降低时尽管存在继发性醛固酮增多症，仍会引起高钾血症，因为容量降低导致输送至皮质集合管的钠显著减少。

假性高钾血症定义为局部血管内或体外钾浓度增高，并且未造成生理性影响（Stewart & Ellory，1985；Stewart et al，1979；Kim et al，1990；Zaltzman & Bezwoda，1982；Bellevue & Dosik，1975；Iolascon et al，1999；Hayward et al，1999；Delaunay et al，1999；Don et al，1990）。长时间使用止血带并反复攥拳会使血清钾浓度升高达 1mmol/L。血小板增多症和严重白细胞增多症（Bellevue & Dosik，1975）会在血液凝固时，由于钾分别从血小板和白细胞中释放，引起假性高血钾血症（框 14-3）。

框 14-3　高钾血症的原因

假性高钾血症

血小板增多症

严重白细胞增多

止血带使用并反复攥拳

体外溶血

真性高钾血症

由于细胞外转移

- 急性酸中毒（多为无机酸中毒）
- 分解代谢状态
- 周期性瘫痪
- 琥珀酰胆碱（尤见于肌萎缩患者）
- 阳离子氨基酸（ε-氨基己酸）
- 剧烈运动
- 洋地黄及其类似物中毒（中药蟾素、蟾蜍毒素）
- 氟化物中毒

摄入过多：在 K^+ 的肾排泄正常时罕见

肾脏排泄减少

- 醛固酮减少症：Addison 病、选择性醛固酮减少症（低肾素性醛固酮减少症、肝素、先天性肾上腺皮质酶缺乏、血管紧张素转化酶抑制剂）
- 肾小管醛固酮无反应（假性醛固酮减少症Ⅰ型和Ⅱ型）：先天性和获得性失盐性肾病
- 保钾利尿剂：螺内酯、阿米洛利、氨苯蝶啶
- 具有钠通道阻断作用的抗生素：潘他米丁、甲氧苄啶
- 抗排异药物：环孢素、他克莫司
- 严重脱水

体外溶血是假性高钾血症最常见的原因，当血液通过狭窄的针头注入真空管时会发生红细胞破坏。溶血发生后，通常需要重复采集和检测，希望不再发生溶血。更简单的方法是如果样本有保存，可以测定血清中的游离血红蛋白浓度，基于释放的 K^+ 与释放的血红蛋白成比例的原理计算红细胞裂解所致的血清钾离子大致增加量（Jay & Provasck，1993）。但数据表明，释放的 K^+ 和血红蛋白之间的比例个体差异显著，从 2.1mEq/g 到 5mEq/g（Mansou et al，2009）。该差异可能是因为红细胞部分裂解后释放 K^+ 和血红蛋白量不同。

高钾血症的鉴别诊断

高钾血症鉴别诊断的第一步必须是排除假性高血钾血症（Stewart et al，1979；Stewart & Ellory，1985）。假性高钾血症中不存在高钾血症引起的 ECG 异常，但无 ECG 改变并不能排除真正的高钾血症，因为在慢性状态下的严重高钾血症常不存在 ECG 改变。存在假性高钾血症诱因时应考虑假性高血钾血症，如血小板增多症或体外溶血（粉红色血清）（Bellevue & Dosik，1975）。在血小板增多症引起的假性高钾血症中，应同时测定血清和血浆中 K^+，血清 K^+ 总是高于血浆 K^+，因为凝血过程中 K^+ 从血小板中释放。排除假性高钾血症后，下一步是区分引起高钾血症的三大原因：K^+ 摄入增加、K^+ 向细胞外转移以及肾脏排泄受损。测定 24 小时尿 K^+ 能区分摄入增加与其他两个原因。尽管 K^+ 向细胞外转移引起的高钾血症可能会使尿 K^+ 排泄增加，但 K^+ 的肾脏排泄通常不会增加，因为常同时存在肾脏排泄 K^+ 受伤的情况。在排除因摄入增加引起的高钾血症时应仔细询问饮食史，除非患者刻意隐瞒医生。

一个重要的原则是 K^+ 向细胞外转移从不会引起慢性高钾血症，因为细胞中可释放的 K^+ 的量是非常有限的。一旦 K^+ 向细胞的净转移停止，血浆 K^+ 浓度将取决于影响肾 K^+ 排泄的因素。这也解释了Ⅰ型和Ⅱ型 RTA 尽管存在全身性酸血症，低钾血症却十分常见。

慢性高钾血症几乎都是由肾脏排泄受损引起的，一般不需要检测 24 小时尿 K^+ 来证明是由肾脏排 K^+ 受损引起的高钾血症。由肾脏原因引起的高钾血症中，急性肾衰竭是急性高钾血症的最常见病因，从血清肌酐和 BUN 即可显而易见。鉴别诊断肾脏原因引起的慢性高钾血症时，首先应测定血浆肾素活性、血浆醛固酮和尿液中 Na^+ 和 K^+ 的排泄量。在没有多尿的前提下，出现明显低尿 Na^+ 和低尿 K^+ 说明醛固酮效应正常；在这种情况下，K^+ 排泄受损是由于 Na^+ 的可利用性降低和集合管尿量明显减少。由于有效血管容量降低（如严重充血性心力衰竭），Na^+ 的近端重吸收显著增加，是可引起高钾血症的机制之一。如果尿 Na^+ 充足（>20mmol/L），应测定血浆肾素活性和醛固酮。

低 PRA 和低醛固酮提示低肾素性醛固酮减少症，而高 PRA 和低醛固酮则提示原发性醛固酮分泌缺陷，如 Addison 病、肝素治疗（Phelps et al，1980a）和醛固酮生物合成缺陷。当 PRA 和醛固酮都升高，可能是假性醛固酮增多症、输送到皮质集合管的 Na^+ 显著减少，使用损害 ENaC 功能或醛固酮活性样药物，例如保钾利尿剂（如阿米洛利、氨苯蝶啶、螺内酯和某些抗生素如甲氧苄啶和潘他米丁）（Oh & Oh，2003）。高钾血症时，不太可能同时存在低 PRA 和高醛固酮，但偶见于 WNK 激酶基因缺陷患者，称为Ⅱ型假性醛固酮减少症（又称为 Gordon 综合征）。WNK 激酶缺陷导致远端小管曲部中 NaCl 转运增加，引起高血压和钾排泌缺陷（Goldbang et al，2005；Yang et al，2007；San-Cristobal et al，2008）。病情就像是 Gitelman 综合征的镜像，特征是低 PRA（由 NaCl 过度重吸收引起容量增加所致）和低醛固酮引起的高钾血症。一种变异的情况是独立性 K^+ 排泄严重缺陷导致高钾血症，尽管醛固酮水平正常或升高。在这类患者中，血浆醛固酮水平升高是对高钾血症的反应，而肾素减少是因为容量增加。到目前为止，肾脏排 K^+ 受损造成慢性高钾血症最常见的原因是由原发性肾小管间质性疾病引起的慢性肾衰竭导致的低肾素性醛固酮减少症（Phelps，1980b）。可能的机制是肾脏疾病导致原发性肾性盐潴留，导致生理性抑制肾素和醛固酮分泌，最终引起高钾血症常伴有高血压（Oh et al，1974）。

水、钠和抗利尿激素（ADH）代谢异常

渴感调节和 ADH 释放

有效渗透压升高使下丘脑渗透压感受器细胞收缩，随后刺激大脑皮质渴感中枢，刺激下丘脑视上核和室旁核合成抗利尿激素（ADH）。相反，有效渗透压降低使渗透压感受器细胞肿胀，抑制 ADH 合成。下丘脑合成的 ADH 通过长轴突运送，由垂体后叶分泌（McKinley et al，1998；Ibata et al，1999）。刺激和抑制渗透压感受器细胞同时影响下丘脑合成和垂体分泌 ADH。

通过有效渗透压改变调节 ADH 分泌是非常敏感的。据报道，ADH 对有效渗透压改变的应答是如此灵敏，有效渗透压仅升高 2%～3%刺激 ADH 分泌足以使尿液浓缩效果最大化；而血浆渗透压仅下降 2%～3%足以引起尿液稀释效果最大化（<100mOsm/L）（Bourque & Oliet，1997；Olsson，1983）。最新研究表明，快速饮水时，静脉血血清钠浓度变化 2%～3%时，伴有动脉血血清钠浓度更大程度的变化。例如，在 15 分钟内饮用 20ml/kg 的水，会使动脉血血清钠浓度降低约 8mmol/L，并导致快速利尿，但是缓慢饮用相同量的水不会产生水利尿。随着快速摄入水分，静脉血钠浓度比动脉血浓度高约 4mmol/L。当然，渗透压感受器会对动脉血钠浓度反应，而不是静脉血钠浓度（Shafee et al，2005）。

ADH 释放也受非渗透压因素调节。有效血管容量降低刺激渴感和 ADH 释放，有效血管容量增加则作用相反（Wells，1998；Aguilera & RabadanDiehl，2000；Nielsen et al，2002；Schrier et al，1979）。这些作用是通过压力感受器和一些体液因素介导的。α-儿茶酚胺类物质抑制 ADH 生成，而 β-儿茶酚胺类物质增强 ADH 生成。前列腺素抑制 ADH 对肾脏的作用。血管紧张素Ⅱ刺激渴感和 ADH 释放。糖皮质激素增强 ADH 对肾脏的作用，并增加 ADH 释放。垂体中的 ADH 作用类似促可的松释放激素的作用，可以刺激 ACTH 生成。氢化可的松反过来又抑制 ADH 释放（Bahr et al，2006）。身体和情绪压力（如大手术，ADH 生成会增加）（部分因为呕吐刺激）是大手术后常见并发症，并造成麻醉和手术创伤。许多药物会影响 ADH 释放或其作用；乙醇会抑制 ADH 生成。锂和去甲金霉素会抑制 ADH 对肾脏的抗利尿作用。氯磺丙脲增加 ADH 对肾脏的作用。一

些药物可通过催吐刺激来促进 ADH 释放，这是促进 ADH 释放的最有效生理刺激之一。如果有效血管容量非常低，尿液可在无 ADH 情况下发生渗透性浓缩。GFR 降低和近端重吸收加强的双重作用可以显著减少尿液向集合管流动，作用如此强大以至于即使膜的渗透能力有限，也可以将足量的水重吸收达到浓缩尿液的目的。

ADH 受体有三类：V1 受体引起血管张力增加，并具有一定的代谢作用；V2 受体与抗利尿相关；V3 受体刺激垂体前叶分泌 ACTH（Ma et al，1999；Mouri et al，1993；Bahr et al，2006）。ADH 通过促进水通道蛋白 2 在集合管腔膜上的表达使肾小管渗透水；同时刺激髓袢升支粗段盐的重吸收发挥抗利尿作用（Knepper & Inoue，1997）。在怀孕期间，正常降解 ADH 的血管升压素可能会升高，可引起多尿（Molitch，1998）。DDAVP，一种人工合成的精氨加压素类似物，可以抵抗血管加压素的作用，对妊娠期多尿有效。

尿液浓缩和稀释

每天滤过的水量约 180L；其中 150L 在近端小管被重吸收，约 5L 在皮质肾单位髓袢降支重吸收。约 25L 稀释尿液被输送至髓袢升支。由于从该部位起到皮质集合管对水都是不通透的，尿液体积保持在 25L 不变，但是渗透压逐渐降低至约 60~80mOsm/L。由于水通道蛋白 2 在集合管腔膜上的表达受 ADH 调控，当 ADH 缺乏时皮质和外髓集合管均不会重吸收水（图 14-4）。但是，即使没有 ADH，仍有少量的水（在水利尿时约为 3~5L）在内髓集合管末端被重吸收（Halperin et al，2010）。这可能是因为水通道蛋白在这部分肾单位中有恒定表达，或者在没有 ADH 时，膜仍可渗透水。在水利尿作用最显著时，在集合管进一步重吸收盐和内髓集合管对水少量重吸收的联合作用

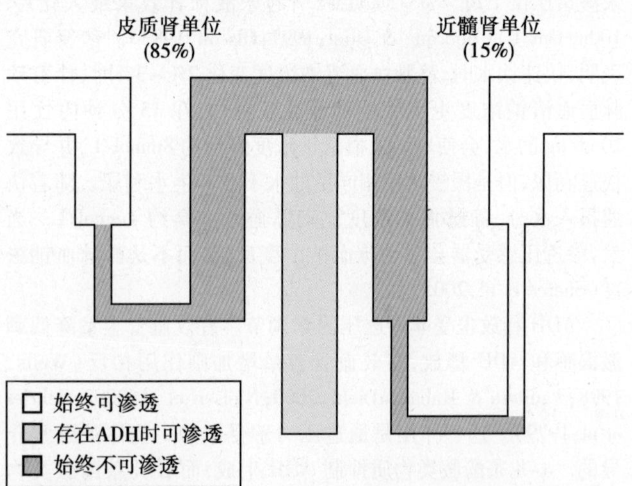

图 14-4 肾单位不同部位的水分运输由于水通道蛋白持续表达，近端小管总是可渗透水。近髓肾单位降支细段（所有肾单位的 15%）也有水通道蛋白表达，因此也可渗透水，但是皮质肾单位降支细段（85%）缺乏水通道蛋白，因此不可渗透水。这一观点并不被广泛接受，多数观点认为，皮质和近髓肾单位的髓袢降支细段都是可渗透水的。髓袢升支细段和粗段、远端小管曲部和连接小管均不表达水通道蛋白，因此总是不可渗透水。在 ADH 作用下，水通道蛋白表达时，集合管可渗透水

下，最终可排出 20L 渗透压为 40mOsm/L 的稀释尿液。必须注意的是，水利尿时最大尿量输出主要取决于盐摄入量，因为最大尿量绝不会超过输送至髓袢升支的量。即使仅轻度控制盐摄入（例如每天 2g），所产生的轻度容量降低会增加近端小管水盐的重吸收，这足以使输送至髓袢升支的量减少至 12~15L/d，最终最大尿量输出减少至 10~12L/d。

在 ADH 最大量的情况下，由于水在皮质和髓质集合管被重吸收，尿液可浓缩至 1200mOsm/L，尿量低至 0.5L/d（图 14-4）。进入 ADH 作用部位（即皮质集合管）时的尿液渗透压与水利尿和抗利尿时是相同的，值相当低，约为 60mOsm/L。在髓袢升支细段和粗段、远端小管曲部和连接管中，伴随着盐的持续重吸收而没有水的重吸收，尿液渗透压下降。集合管中通过集合管细胞的跨细胞水重吸收，尿液浓度达到一定程度；水首先通过管腔膜进入细胞，随后通过基底膜离开细胞。水在两种膜的扩散均需要水通道蛋白的表达。水通道蛋白 3 表达在皮质集合管基底膜，水通道蛋白 4 表达在髓质集合管基底膜。进入集合管的水，无论是皮质还是髓质集合管，从管腔进入细胞都需要管腔膜上表达水通道蛋白 2，这是 ADH 所介导的过程。

尿液渗透压从在皮质集合管起始部位非常低的值升高至在皮髓交界处等渗的值，需要有 ADH 的存在和肾小管对 ADH 的反应性，因为皮质部位间质液总是等渗的。然而，髓质集合管处水的重吸收不仅需要 ADH 的作用，还需要髓质部位间质液的高渗支持。髓质高渗性的维持是通过逆流倍增机制实现的。简而言之，髓质部位间质液体由皮质髓质交界处的等渗水平逐渐变成高渗性，在内髓乳头顶端升高至 1200mOsm/L。外髓区域的髓质高渗性是通过髓袢升支粗段不伴有水重吸收的盐主动重吸收实现的。在内髓中，髓袢升支细段（内髓部分没有髓袢升支粗段）盐的重吸收是被动的，同时需要内髓集合管尿素扩散作用的协助。尿素有助于尿液浓缩的机制仍存在激烈争议，不属于本章节讨论范畴。维持髓质高渗性主要依靠逆流倍增机制，一般从以下几点解释：①髓袢升支选择性重吸收盐，不重吸收水。②髓袢降支选择性重吸收水。③髓袢降支和升支通过逆流倍增，在髓袢末端达到渗透浓度最高值（Hogg et al，1986；Pallone et al，2003；de Rouffgnac，1975；Oh & Halperin，1997；Sands & Kokko，1996；Burg，1995；Schmidt-Nielson，1977；Knepper，1983；Hogg & Kokko，1978；Greger et al，1983）。

现已知通过上述机制在髓袢降支细段实现尿液渗透压的逐渐升高仅为肾单位的很小一部分，即近髓肾单位，约占总体肾单位的 15%（Zhai et al，2007）。皮质肾单位占人体肾单位的 85%，这部分髓袢降支细段不表达水通道蛋白，因此这部分肾小管不渗透水。尿液沿着髓袢降支，随着钠和氯的进入，不停地进行着浓缩（Halperin & Kamel，2008）。降支部位进入尿液的钠在升支部位会被再次重吸收，虽然造成一定的无用功，但是由于髓袢降支不渗透水，使得无论是在水利尿时还是抗利尿时进入远端小管曲部的尿液流速相对稳定（Halperin & Kamel，2008；Cheema-Dhadli et al，2010）。

多尿

多尿定义为尿量超过 2.5L/d，包括 2 种类型：渗透性利尿和水利尿（Carroll & Oh，1989）。

渗透性利尿

渗透性利尿定义为由于溶质排泄率增加而引起的尿量增加。一般接受的成人渗透性利尿的溶质排泄率水平为60mOsm/h或1440mOsm/d以上(Carroll & Oh,1989)。尿渗透压通常高于血浆,但与水利尿共存时可能低于血浆渗透压。渗透性利尿的溶质通常是葡萄糖、尿素、甘露醇、造影剂和NaCl。使用利尿剂,如静脉注射呋塞米后,尿量显著增加是一种渗透性利尿;增加的尿量是对以NaCl为溶质排泄增加的响应。

水利尿

水利尿的特征是排泄大量稀释尿液。多尿是由于集合管水重吸收减少引起的。集合管水重吸收减少的原因是ADH缺乏(Vokes et al,1988;Leggett et al,1999;Siggaard et al,1999;Rutishauser et al, 1999; Ito et al, 1997; Halperin et al, 2001)或对ADH(肾性尿崩症)无反应性。肾性尿崩症(diabetes insipidus, DI)可以是先天性或获得性的(Boone & Deene,2009)。先天性肾性DI是由于ADH受体缺陷或水通道蛋白缺陷引起的(Weir,1992;Lam et al,2000;Nielsen et al,2002;Spruce et al, 1984;Canada et al,2003;Marples et al,1995)。

ADH缺乏可以是先天性或获得性的(Levine et al,1987; Vokes et al,1988;Leggett et al,1999;Siggaard et al,1999;Rutishauser et al,1999;Ito et al,1997),可由原发性缺陷(中枢性尿崩症)或血清低渗透压的生理性抑制所引起(原发性烦渴、烦渴性尿崩症)(Levine et al,1987;Rendell et al,1978;Hariprassad et al,1980)。ADH缺陷可分为轻度、中度或重度。当ADH部分缺陷时,尿渗透压可相当接近正常。在极少数情况下,即使有ADH生成,但由于渗透压感受器细胞缺陷,导致对体液渗透压升高无应答而不释放ADH(Leggett et al,1999;Siggaard et al, 1999;Rutishauser et al, 1999; Ito et al, 1997; Loh & Verbalis, 2008)。在这种情况下,ADH可因血容量不足或药物作用而被释放。在怀孕期间,ADH缺乏可能是由于血管加压素生成过多(妊娠期DI)(Molitch,1998)。多尿的病因包括中枢性和肾性DI列于框14-4。

框14-4 水利尿导致多尿的原因

ADH缺乏:

中枢性尿崩症(DI):先天性或获得性(垂体或下丘脑特发性细胞变性、肿瘤和肉芽肿、手术、创伤、梗死及感染)

烦渴:精神性、脑器质性病变、医源性

妊娠期DI:血管加压素过多

肾脏对ADH无反应(肾性DI):

先天性肾性DI:ADH受体缺陷、水通道蛋白表达缺陷

慢性肾衰竭

获得性肾性DI:锂中毒,去甲金霉素中毒、甲氧氟烷中毒、淀粉样变性、轻链性肾病、高钙血症、低钾血症、尿路梗阻

原发性烦渴定义为非生理性刺激(如高渗透压或容量降低)的渴感引起饮水增加(Hariprassad et al,1980;Levine et al, 1987)。原发性烦渴通常源于精神因素,因此又称为精神性烦渴。相反,患有尿崩症或重度糖尿病患者的烦渴属于继发性多饮,是由于高渗透压引起的渴感刺激。在原发性烦渴中,尿量增加是由于生理性抑制ADH分泌,因此血清Na^+通常处于正常范围下限。相反,在继发性多饮症中,如中枢性或肾性DI,血清钠处于正常范围上限。血清钠在严重原发性烦渴症中显著降低,提示胃肠道吸收水的能力超过肾脏排泄水的能力。

低钠血症的原因和发病机制

低钠血症是最常见的电解质紊乱,定义为血浆钠浓度低于135mmol/L(框14-5)。通常,当浓度低于130mmol/L时,会出现临床问题。

框14-5 低钠血症的发病机制分类

肾性失Na:

ADH存在时噻嗪类利尿剂应用

ADH存在时生理盐水输注

水潴留:

水摄入过多:原发性烦渴

肾衰竭晚期水摄入

ADH分泌适宜:水肿形成状态(充血性心力衰竭、肾病综合征、腹水)、盐匮乏状态(GI丢失、利尿剂治疗、醛固酮缺乏、甲状腺功能减退症)

ADH分泌不当:

- 肿瘤:肺癌、胰腺癌、十二指肠癌、输尿管癌、膀胱癌、前列腺癌、淋巴瘤、胸腺瘤、间皮瘤、尤因肉瘤
- 胸腔内病因:细菌性和病毒性肺炎、肺结核、肺脓肿、曲霉病、哮喘、正压呼吸、气胸、囊性纤维化
- 中枢神经系统异常:脑炎、脑膜炎、脑肿瘤和脑脓肿、脑外伤、硬膜下血肿、脑血管意外、格利巴利综合征、急性间歇性卟啉病、脑萎缩、精神分裂症、脑积水、急性精神病、多发性硬化症、海绵窦静脉血栓、狼疮性脑炎、Shy-Drager综合征、落基山斑疹热、震颤性谵妄、癫痫症
- 药物:精氨酸加压素及其类似物、磺脲类药物、三环类抗抑郁药、氯贝丁酯、卡马西平、长春碱、环磷酰胺、选择性5-羟色胺再摄取抑制剂、阿片类、吩噻嗪、氟哌利多醇
- 手术和情绪压力
- 呕吐
- 内分泌原因:糖皮质激素缺乏和黏液性水肿

如第8章所述,假性低钠血症是由于测量误差引起的血清钠浓度假性降低。假性低钠血症最常见的原因是体外溶血(虽然未被广泛认可),这也是假性高血钾血症的主要原因(Oh & Oh,2003)。既然细胞裂解不会改变血浆渗透压,那么血清钾的任何程度升高都必须通过血清钠相应降低来平衡。但是,溶血对Na^+降低的影响要比K^+升高更明显,差1.3倍,因为红细胞释放的血红蛋白导致血清Na^+进一步降低,如同在高蛋白血症时;这种误差发生的原因是血红蛋白具有如同高蛋白血症的效应,会置换血浆中的水。这种由血红蛋白释放造成的额外误差,仅发生于在稀释样本中测定血清钠。

其他假性低钠血症的原因包括高脂血症、高蛋白血症和血浆黏度增加(Weisberg,1989;Milionis et al,2002)。高蛋白血症和高脂血症相关假性低钠血症是由样本稀释引起的检测误差

造成的。使用火焰光度法测定血清钠常会出现这种误差，因为测定前样本常被稀释(Weisberg,1989)。即使离子特异性电极法检测也会出现同样误差，如果样本被稀释(间接法)。在假性低钠血症中，血浆渗透压由于没有稀释，结果通常是正常的。但低血浆钠水平伴正常血浆渗透压通常不提示假性低钠血症；真性低钠血症可由于一些异常渗透物质积聚或非钠渗透物异常浓度(如乙醇、尿素和葡萄糖)而伴有正常血浆渗透压。在高球蛋白血症如多发性骨髓瘤时，由于γ球蛋白引起血清水的置换，血清钠水平可假性降低；但因为γ球蛋白带正电荷被氯离子平衡，需要置换钠离子来维持电中性，钠水平也真性降低(Weisberg,1978,1989)。急性高血糖症引起的低钠血症不是假性低钠血症，此时细胞外液中钠浓度真性降低；这是高血糖引起细胞内水外移的结果。如前所述，血清葡萄糖每升高100mg/dl，血清钠降低1.6mmol/L(Katz,1973)。

细胞外液中钠离子浓度降低的直接机制：①除了钠盐以外的细胞外溶质积聚引起水向细胞外转移，如葡萄糖(Agraharkar & Agraharkar,1997;Akan et al,1996;Agarwal & Emmett,1994;Nguyen & Nelson,2014)。②机体潴留过多的水分。③钠丢失(Gowrishankar et al,1998;Sonnenblick et al,1993)。④钠进入细胞。对于低渗状态适当的生理应答是ADH释放抑制，快速排泄过量的水分，纠正低钠血症。持续低钠血症表明该代偿机制失效。多数情况下，持续的低钠血症是由于肾脏不能产生水利尿，但也有摄入水量超出肾脏排泄量极限的情况。肾脏排泄水功能异常的原因包括：①肾衰竭。②肾小球滤过液输送至远端肾单位减少。③ADH分泌异常。

肾衰竭中，水排泄受损机制是显而易见的，无需进一步解释。滤过液输送至远端小管量不足是肾小球滤过率降低和有效血容量降低增强近端小管水盐重吸收的结果。

在大多数低钠血症病例中，血清钠离子水平降低的主要原因是水潴留，可由摄入增加或低渗液输注引起。但是，临床特定情况时，血清钠离子水平降低可在没有低渗液输注或摄入的情况下发生。后者发生于尿液中排泄的钠离子和钾离子浓度超过血清中2种离子浓度总和，例如，尿液含有140mmol/L钠和100mmol/L钾，则2种离子浓度总和为240mmol/L，远高于血清钠、钾总和。排泄高渗透性尿液的生理性需求是存在钠利尿时ADH量增加(Halperin et al,2001;Halperin & Kamel,2008;Decaux & Musch,2008)。临床情况包括：①术后立刻补充大量等渗液的患者；②用等渗液治疗的ADH分泌异常患者；③接受噻嗪类利尿剂的患者(Gowrishankar et al,1998;Sonnenblick et al,1993)。必须注意的是，低钠血症伴有高渗性尿液仅发生于高渗性尿液是由于钠或钾排泄增加导致的。显而易见尿素排泄增加引起的高渗尿不会产生低钠血症。钾丢失与钠丢失的作用十分相似，细胞内钾丢失会伴有钠进入细胞或水移出细胞以此维持渗透压平衡和电中性。

正常的尿液稀释功能需要足量液体输送至稀释部位，并且在该部位重吸收溶质而不伴重吸收水。体液张力增加会引起ADH释放，后者允许集合管重吸收水，帮助恢复体液张力。作为对于体液高张力的应答释放ADH是合理的。然而，在有效血容量降低时，低钠血症时ADH释放也是合理的。抗利尿激素分泌失调综合征(syndrome of inappropriate antidiuretic hormone secretion,SIADH)指尽管存在低钠血症且有效血容量正常或增加，ADH分泌仍继续分泌。

SIADH的病因包括肿瘤、肺部疾病如结核和肺炎、中枢神经系统疾病和药物(Bartter & Schwartz,1967;Ajaelo et al,1998;Fallon et al,1998;Gold et al,1983;Hensen et al,1995;North,2000;Arlt et al,1997;Johnson et al,1997;Argani et al,1997;Ferlito et al,1997;Friedmann et al,1994;Leadbetter & Shutty,1994)。与有效血容量降低相关的低钠血症临床状况，如充血性心力衰竭以及肝硬化，是由于远端肾单位液体输送减少和ADH分泌增加。限制盐摄入和利尿剂使用增加了低钠血症的严重程度。在黏液性水肿(Macaron & Famuyiwa,1978)和糖皮质激素缺乏时，尽管存在低钠血症，ADH分泌也可能增加。在这些情况下，两者均有血容量降低的临床依据，ADH分泌也是合理的。最后，轻度低钠血症可能是由于“渗透压感受器重置”于低于正常水平的渗透压。在这种情况下，当血浆渗透压低于重置水平时，尿液稀释正常发生。渗透压感受器重置是SIADH的一种形式(Robertson,2006;Decaux & Musch,2008)，因为在有效血容量不降低的低钠水平时，ADH不恰当地分泌。在慢性消耗性疾病患者中，如肺结核，通常会出现这种现象(Hill et al,1990)。

有观点认为存在脑性耗盐综合征，其定义为作为脑部疾病如急性蛛网膜下腔出血的应答激素释放导致肾脏失盐。患者被认为表现出容量降低导致的低钠血症(Maesaka et al,2009)。但是现有数据的详细分析并不支持存在这种情况，脑性耗盐综合征的病例很可能是某种类型的SIADH(Oh & Carroll,1999)。

高钠血症的原因和发病机制

高钠血症定义为血浆水分中钠浓度增加，通常诊断于血清钠浓度>145mmol/L。尽管低钠血症可能不伴低渗透压，但高钠血症始终与有效血浆渗透压增加有关，因此细胞体积会缩小。然而，高钠血症中细胞外液容量可以正常、降低或增加。

高钠血症是由于水丢失、钠潴留或者两者共同引起的(框14-6)。水丢失可能是由于丢失增加或摄入减少，钠潴留是由于摄入量增加或肾脏排泄减少。水分丢失增加可经由肾脏(如尿崩症或渗透性利尿)、胃肠道(如胃引流或渗透性腹泻)或皮肤。水分摄入减少多见于昏迷或渴感机制缺陷的患者。引起水分摄入减少的其他原因包括持续呕吐、缺水、食管机械性梗阻(如食管肿瘤或狭窄)。意识清醒的人钠潴留不易发生高钠血症，因为只要渴感正常、可以喝水且有水源，相应比例的水分就会被保留以维持正常体液渗透压。针对低钠血症机体主要的生理防御措施是增加肾脏水分排泄，针对高钠血症最有效的生理防御机制是感知口渴和多饮水。因为渴感是高钠血症如此有效和敏感的防御机制，在饮水机制健全的情况下，血清钠离子水平升高几乎不会超过几mmol/L。因此，高钠血症患者总会存在某些原因引起的水分摄入减少。这些原因包括渴感机制缺陷、无饮水能力和无法获得水(Marazuela et al,2007)。导致高钠血症的钠摄入过多往往是医源性的，例如高渗盐水输注、使用高渗盐水流产时盐溶液不慎进入母体血液循环或心肺复苏、治疗乳酸性酸中毒时使用高渗性碳酸氢钠。肾脏排泄钠减少造成的钠潴留和高钠血症通常是由原发性缺水造成的脱水引起的。由尿崩症、渗透性利尿或水分摄入不足引起的水分丢失，通过容量介导的钠保留机制激活导致继发性钠潴留。因此，在慢性高钠血症中，钠潴留较失水起到更主要的作用(Carroll & Oh，1989；Oh & Oh，2003）。当然，净钠潴留只可能是由于摄入或补充钠引起。

框 14-6 高钠血症的原因

水摄入减少

因精神状态或渴感中枢缺陷导致的渴感缺乏

无法喝水

水源缺乏

水丢失增多（伴有水摄入不足）

胃肠道丢失：呕吐、渗透性腹泻

皮肤丢失：出汗和发热

呼吸丢失：过度通气和发热

肾脏丢失：尿崩症、渗透性利尿

体内钠含量增多（伴有水摄入不足）

口服或经静脉氯化钠摄入增加

高渗氯化钠或碳酸氢钠输注

海水摄入

肾脏盐潴留，常由原发性水缺乏激发

无论是钠潴留或是水分丢失引起的高钠血症都可以通过患者容量状态检查来确定。例如，血清钠浓度为 170mmol/L 的患者却没有明显的脱水迹象，这说明高钠血症是由盐潴留和水丢失共同造成的。若仅因水分丢失引起血清钠增加至 170mmol/L，需要丢失超过机体总水量的 20%。

酸碱平衡紊乱

碳酸氢盐和二氧化碳缓冲体系

所有机体与质子（H^+）平衡的缓冲对，即与 pH 值的关系如下列等式所示（Ramsay，1965）：

$$pH = pK + lg([A^-]/[HA]) \quad (公式\ 14\text{-}30)$$

其中，A^-为酸 HA 的共轭碱

由于 HCO_3^-和 CO_2 是体内主要的缓冲对，pH 值通常表示为其比值的函数，用 Henderson Hasselbalch 方程表示：

$$pH = 6.1 + lg([HCO_3^-]/pCO_2) \times 0.03 \quad (公式\ 14\text{-}31)$$

其中，6.1 是 HCO_3^-和 CO_2 缓冲体系的 pK 值，0.03 是 CO_2 的溶解系数

等式可通过联合 pK 值和 CO_2 溶解系数进一步简化：$pH = 6.1 + lg([HCO_3^-]/pCO_2) \times 0.03 = 6.1 + lg1/0.03 + lg([HCO_3^-]/pCO_2) = 7.62 + lg([HCO_3^-]/pCO_2)$（Carroll & Oh，1989）。由此可得：

$$\begin{aligned} pH &= 7.62 - lg([pCO_2]/HCO_3^-) \\ &= 7.62 + lg[HCO_3^-] - lg\ pCO_2 \end{aligned} \quad (公式\ 14\text{-}32)$$

当 H^+用 mmol/L 代替负对数值（pH 值）表示时，pCO_2 和 HCO_3^-的关系可用下列等式表示：

$$[H^+](nmol/L) = 24 \times pCO_2(mmHg)/[HCO_3^-](mmol/L) \quad (公式\ 14\text{-}33)$$

Henderson Hasselbalch 方程表明 pH 值取决于$[HCO_3^-]/pCO_2$ 的比值。比值增高时 pH 值升高（碱中毒）；比值降低时 pH 值降低（酸中毒）。该比值可随着$[HCO_3^-]$升高（代谢性碱中毒）或 pCO_2 降低（呼吸性碱中毒）而升高；也可随着$[HCO_3^-]$降低（代谢性酸中毒）或 pCO_2 升高（呼吸性酸中毒）而降低。

酸和碱的定义

Arrhenius 的定义为：酸是一种溶于水时可增加氢离子（H^+）浓度的物质，而碱则是一种溶于水时可增加氢氧根离子（OH^-）浓度的物质。

Bronsted 和 Lowry 的定义为：酸是一种在反应中提供质子的物质，而碱则是在反应中接受质子的物质。

Lewis 的定义为：酸是能接受一对电子形成共价键的分子或离子；而碱则是通过给出一对电子形成共价键的分子。Bronsted-Lowry 定义是最广为接受、最具临床相关性的酸碱定义。

全身酸碱平衡

代谢性酸中毒是由于净产酸量增多或净排酸量减少。典型的现代饮食方式会产生酸，肾脏正常功能为通过排泄酸来保持酸碱平衡。因此，理解酸碱平衡紊乱需要掌握有关酸产生来源和酸排泄机制的知识。

净产酸

在典型的美式饮食中，非挥发性酸的日产量约为 90mmol/d。酸的主要来源是含硫氨基酸（如蛋氨酸和半胱氨酸）代谢的硫酸（约 40mmol/d）和不完全代谢的有机酸（约 50mmol/d）（Oh & Carroll，1992）。硫酸的来源是蛋白质，但硫的含量根据蛋白质摄入的类型不同有着很大的差异（Lemann & Relman，1959）。一般来说，相同质量下的动物源性蛋白（肉类、鱼类、牛奶和鸡蛋）比植物源性蛋白（谷类、豆类和坚果）含有更多硫。水果、蔬菜和土豆中硫含量更高，但这些食物不是通常食入蛋白质的主要来源。酸/碱的总量不仅取决于硫的含量，还取决于食物中以有机酸盐形式存在的碱含量。同时考虑这两个因素时，牛奶含有净碱值，肉和鱼则含有净酸值。总的来说，水果和蔬菜含有大量净碱值，因其含有大量有机阴离子。有机酸产生的总量通常超过 50mmol/d，但体内生成的有机酸大部分被代谢，只有少量有机阴离子不被代谢（如枸橼酸）或作为代谢终产物（如尿酸盐）在尿液中被排出。在典型的美式饮食中，胃肠道吸收碱的量约为 30mEq/d（Lemann & Relman，1959；Oh & Carroll，1992）。因此，每天酸产生的净量可通过以下公式估算：

$$\begin{aligned} 净产酸 &= (尿硫酸盐 + 尿有机阴离子) - \\ &\quad 胃肠道净吸收碱 \end{aligned} \quad (公式\ 14\text{-}34)$$

上述公式基于尿液中硫酸盐均由含硫氨基酸代谢产生的假设。鉴于现代饮食含有相当量的以食品添加剂形式存在的氧化型硫（如酒中），因此上述假设可能并不准确（Florin et al，1991）。因此，通过公式 14-34 测算净排酸量可能会高估净产酸量。

膳食中净碱（或酸）含量的测定主要基于饮食中的化学物质在体内吸收后的代谢情况，而不是在体外状态时的酸碱含量。例如，食物中的枸橼酸由于在体内能被代谢为 CO_2 和水，被认为是中性的；而枸橼酸钾由于代谢后可转化成碳酸氢钾被认为是碱性的。类似的，精氨酸 Cl^-是一种酸，因为体内精氨酸

代谢会导致 HCl 的产生(Lemann & Relman,1959)。因此,饮食中净碱值最好通过比较不可燃阳离子(Na^+、K^+、Ca^{2+}及 Mg^{2+})和不可燃阴离子(Cl^-及 P)的总量来测定:

$$净碱含量=(Na^+ + K^+ + Ca^{2+} + Mg^{2+}) - (Cl^- + 1.8P) \quad (公式\ 14\text{-}35)$$

除磷以外,所有单位都用"mmol/d"表示,磷则表示为"1.8 乘以 mmol/d",因为磷酸盐的化合价取决于 pH 值,当 pH 值为 7.4 时,磷酸盐的平均化合价为 1.8。由于其他不可燃离子在食物中含量可忽略不计,因此仅有上述 6 种离子被纳入方程中。硫酸盐主要来自于含硫氨基酸的代谢而非食物摄入,因此没有被纳入公式中。由于二价离子如 Ca^{2+}、Mg^{2+}和 P 等的吸收不完全,从食物中吸收的碱的量并不等于食物中碱的含量。因此,通常检测胃肠道净碱吸收时需要对食物和粪便都进行分析,这需要长时间的粪便标本收集(Relman et al,1961)。因此,胃肠道净碱吸收公式如下:

$$胃肠道净碱吸收=食物净碱含量-粪便净碱含量 \quad (公式\ 14\text{-}36)$$

测定食物中的净碱含量相当繁琐,粪便检测更为复杂。通常要求患者接受特定代谢单位的饮食。一种替代方法被开发用于测定胃肠道净碱吸收。该方法测定尿液电解质,而非食物和粪便中的电解质(Oh,1989,Oh,1991)。它是基于胃肠道吸收的不可燃离子最终会随尿液排出体外,排入尿液中电解质的量等于胃肠道吸收量的原理。由此:

$$胃肠道净碱吸收=尿(Na^+ + K^+ + Ca^{2+} + Mg^{2+}) - 尿(Cl^- + 1.8P) \quad (公式\ 14\text{-}37)$$

门诊患者可以在正常饮食的情况下收集 24 小时尿。前文所述,典型美式饮食的净碱吸收量(30mmol/d)就是用公式 14-37 分析尿液电解质得到的(Oh & Carroll,1992)。该方程测定食品、粪便中碱净含量是基于正常饮食仅包含 6 种无法代谢的电解质的假设,因此饮食中的硫酸盐会高估饮食中的净碱含量。然而,忽略饮食硫酸盐对净酸产量的高估完全等于忽略饮食硫酸盐对饮食净碱含量的高估。因此,饮食中硫酸盐的存在不会影响整体的全身酸碱平衡。

净排酸

肾脏在酸碱平衡中最重要的功能是排泄酸,相当于生成碱。酸以 NH_4^+和可滴定酸的形式排泄。肾脏的另一个重要的功能是排泄 HCO_3^-。通常,肾脏排泄 HCO_3^-的作用是预防代谢性碱中毒,但有少量碳酸氢盐在尿液中正常排泄(约 10mmol/d)。因此,净排酸即肾脏净产碱,可通过从酸排泄量中减去 HCO_3^-排泄量来计算(Lemann & Relman,1959),即:

$$净排酸量=酸排泄量-HCO_3^-排泄量 = NH_4^+ + 可滴定酸 - HCO_3^- \quad (公式\ 14\text{-}38)$$

正常情况下,约 2/3 的酸以 NH_4^+形式排泄,但在酸中毒患者中,NH_4^+的排泄量可增加达 10 倍。可滴定酸的排泄通常并不多,因为生成可滴定酸的缓冲体系量有限(即磷酸盐、肌酐、尿酸盐),但在疾病状态下可显著增加(如糖尿病酮症酸中毒的 β-羟基丁酸)。维持酸碱平衡需要净产酸量等于净排酸量。净产酸量高于净排酸量会引起代谢性酸中毒,而净排酸量高于净产酸量则会引起代谢性碱中毒。

代谢性酸中毒

分类

所有代谢性酸中毒都是由于机体碳酸氢盐含量降低所造成的,但也有两个情况例外:补给大量不含碱的生理盐水使体液稀释导致的酸中毒(稀释性酸中毒),细胞中 H^+外移引起的酸中毒。碳酸氢盐含量降低可能是由于原发性产酸增加(肾外性酸中毒)或由于原发性净排酸降低(肾性酸中毒)(框 14-7)。这种分类中,碳酸氢盐或碱前体物质的非肾性丢失被认为是产酸增加的一部分。肾外性酸中毒时,由于肾脏代偿性纠正酸性 pH 值,净排酸量会增加。另一方面,在慢性肾性酸中毒时,由于酸中毒刺激肾脏排泄 H^+,净排酸可恢复至正常。在酸性 pH 值的情况下,净排酸正常表明肾脏酸排泄存在障碍,即肾性酸中毒。如果肾脏酸排泄能力正常,肾外性酸中毒时,净排酸量应增加(Gennari & Weise,2008;Goulet et al,2009)。

框 14-7 由于净排酸导致的代谢性酸中毒的原因

肾性酸中毒:净排酸绝对或相对减少

尿毒症性酸中毒

肾小管酸中毒

- 远端肾小管酸中毒(Ⅰ型)
- 近端肾小管酸中毒(Ⅱ型)
- 醛固酮缺乏或无反应(Ⅳ型)

肾外性酸中毒:净排酸增加

胃肠道碳酸氢盐丢失

酸或酸前体摄取:氯化铵、含硫化合物

酸前体或毒素:水杨酸盐、乙二醇、甲醇、甲苯、对乙酰氨基酚、三聚乙醛

有机酸中毒:

- L-乳酸性酸中毒
- D-乳酸性酸中毒
- 酮症酸中毒
- 焦谷氨酸中毒

肾性酸中毒

肾性酸中毒又分为尿毒症性酸中毒和肾小管性酸中毒(RTA)两种。在尿毒症性酸中毒时,净排酸减少是由于肾单位量减少或广义的肾功能障碍(即慢性或急性肾衰竭)引起的;而在肾小管性酸中毒时,净排酸减少则是由于酸排泄功能特异性的肾小管功能障碍所致。由于肾性酸中毒的发生取决于净排酸速率以及净产酸速率,并且后者因个体的饮食不同差异很大,发生尿毒症性酸中毒的肾衰竭水平取决于饮食中所摄入的酸。在日常饮食中,尿毒症性酸中毒通常发生于 GFR 降低至正常值的 20%以下(Bommer et al,1996;Oh & Carroll,1992)。

RTA 有三种类型。Ⅰ型 RTA,也称为经典 RTA 或远端 RTA,其特征是无法将尿液 pH 值降至 5.5 以下。由于尿液酸化至极低的 pH 值发生在集合管,因此缺陷部位为集合管,因其

是远端肾单位的一部分，因而得名远端 RTA。由于集合管中的 H^+分泌在Ⅳ型 RTA 中也有受损情况，一些学者认为Ⅰ型和Ⅳ型 RTA 都是远端 RTA 的一种形式。Ⅰ型 RTA 和远端 RTA 两个名词常通用。Ⅰ型 RTA 可以是原发疾病，也可以继发于药物毒性、小管间质性肾病或其他肾脏疾病（Rodriguez-Soriano，2002）

Ⅱ型 RTA，也称为近端 RTA，近端碳酸氢盐重吸收存在缺陷，其特征为肾脏碳酸氢盐阈值降低。当血清碳酸氢盐降至足够低的水平时，尿液可以不含碳酸氢盐且正常酸化。大多数近端 RTA 患者具有广义的近端肾小管功能障碍（即 Fanconi 综合征）的依据，表现为碳酸盐尿、氨基酸尿、糖尿、磷酸尿和尿酸尿。其中，肾性糖尿（血糖正常情况下的糖尿）在诊断 Fanconi 综合征中最有价值。Ⅱ型 RTA 可能是原发性疾病或继发于遗传性或获得性肾功能障碍。现在Ⅱ型 RTA 的常见原因是抗逆转录病毒药物的毒性（Mathew & Knaus，2006）。低钾血症是Ⅰ型和Ⅱ型 RTA 的特征性表现，但在Ⅰ型中更为严重。慢性代谢性酸中毒中低钾血症的发病机制已在钾紊乱章节中讨论。Ⅲ型 RTA，用于描述Ⅰ型和Ⅱ型 RTA 混合形式的名词，已不再使用。

Ⅳ型 RTA 是由醛固酮缺乏或肾小管对醛固酮无反应引起的，导致肾小管钾分泌受损，从而引发高钾血症。尽管集合管中 H^+分泌减少起着一定作用，但Ⅳ型 RTA 酸中毒的主要机制是高钾血症诱发的近端小管氨产生受损。Ⅳ型 RTA 比Ⅰ型或Ⅱ型 RTA 更常见，且Ⅳ型 RTA 的最常见原因是低肾素性醛固酮减少症。糖尿病性肾病是低肾素性醛固酮减少症诱发Ⅳ型 RTA 的最常见原因（Oh et al，1974；Phelps et al，1980b）。

有机酸中毒

在酸中毒的内因中，内源性酸（特别是乳酸和酮酸）生成过量是最主要的机制。只有明显生成过量，乳酸超过 1000mEq/d 才会发生酸中毒，因为机体有强大的代谢有机酸的能力。当有机酸与碳酸氢盐反应时，形成有机阴离子和二氧化碳。有机阴离子潴留使阴离子间隙增加。潴留的有机阴离子是潜在的碳酸氢盐；当它们被代谢时，碳酸氢盐得以再生。然而，肾脏排泄有机阴离子会造成正常阴离子间隙的高氯性酸中毒。因此，尿中有机阴离子的丢失相当于碳酸氢盐的丢失。如果有机酸产生的有机阴离子得到完整保留，那么后续的代谢过程将恢复所有丢失的碱。其特征就是有机酸中毒在起病和恢复过程都进展迅速。

乳酸酸中毒

乳酸通过 LD 和辅因子 NADH 的作用由丙酮酸产生。乳酸代谢需要其转化回丙酮酸，使用相同的酶和 NAD^+作为辅因子。因此，乳酸的生成和代谢取决于相同的酶，但辅因子不同，前者为 NADH 和后者为 NAD。丙酮酸浓度和 $NADH/NAD^+$比例增加会促进乳酸生成并减少其代谢。因此，多数情况下乳酸酸中毒会发生乳酸生成增加，同时代谢降低。到目前为止，乳酸中毒最常见原因是组织缺氧，由循环休克、严重贫血、严重心力衰竭、急性肺水肿、心搏骤停、一氧化碳中毒、癫痫发作和剧烈肌肉运动等引起（Carroll & Oh，1989；Oh & Oh，2003；ArenasPinto et al，2003；Luft，2001）。无组织缺氧的乳酸酸中毒称为 B 型乳酸酸中毒，而与组织缺氧相关的乳酸酸中毒称为 A 型乳酸酸中毒。目前，B 型乳酸酸中毒最常见的两个原因是抗逆转录病毒药物和甲福明（Strack，2008；McGuire et al，2006；Falcó et al，2003）。急性乙醇中毒和严重肝病中乳酸代谢受损是引起乳酸酸中毒的原因（框 14-8）。

框 14-8 L-乳酸酸中毒原因

A 型乳酸酸中毒由组织缺氧引起

循环休克

严重缺氧

心脏衰竭

严重贫血

癫痫大发作

B 型乳酸酸中毒，无组织缺氧

急性乙醇中毒

药物和毒素（如甲福明、抗逆转录病毒药物、水杨酸中毒）

糖尿病

白血病

维生素 B_1 素和维生素 B_2 缺乏

特发性

D-乳酸酸中毒

乳酸酸中毒，除非另有说明，一般是指因 L-乳酸导致的酸中毒，L-乳酸是人体内产生的一种异构体，因为 LDH 是 L-异构体。D-乳酸蓄积导致 D-乳酸酸中毒。特征是严重的酸中毒伴神经系统表现，如精神错乱和步态不稳，类似乙醇中毒而无血浆乙醇水平升高。D-乳酸酸中毒的机制是结肠内细菌过度生成 D-乳酸（Oh et al，1979；Day & Abbott，1999）。结肠内过量生成 D-乳酸的必要条件是有大量碳水化合物输送到结肠（即吸收不良综合征）以及结肠中 D-LDH 形成细菌的增殖（Uribarri et al，1998；Oh et al，1979）。D-乳酸酸中毒的治疗包括口服肠道不吸收的抗生素（如新霉素）和改变结肠菌群（Uribarri et al，1998）。

酮症酸中毒

酮酸、乙酰乙酸和 β-羟基丁酸在肝脏中由游离脂肪酸（free fatty acids，FFA）生成并由肝外组织代谢。酮酸生成增加是酮酸蓄积的主要机制，尽管昏迷患者脑组织酮酸利用率下降也会加速酮酸蓄积。生成增加需要高浓度的 FFA 及其在肝脏中向酮酸的转化。胰岛素缺乏导致脂肪组织中的 FFA 动员增加，而高血糖素过量合并胰岛素缺乏刺激 FFA 在肝脏中转化为酮酸。由 FFA 转化生成酮酸的第一步是 FFA 进入线粒体，该过程需要酰基肉碱转移酶。过量的高血糖素对该步骤有刺激作用。随后 FFA 代谢为乙酰辅酶 A，并最终转化为酮酸。乙酰辅酶 A 转化为脂肪酸的再合成需要乙酰辅酶 A 羧化酶，胰岛素缺乏、高血糖素过量和应激激素（如儿茶酚胺类）过量对该酶的抑制进一步促进酮酸合成。

多年来，酮症酸中毒的临床诊断通常使用硝普钠试剂检测尿液或血清，该试剂在乙酰乙酸（acetoacetate）而非 β-羟基丁酸（betahydroxybutyrate，BB）存在的条件下呈紫色。这两种酸在酮症酸中毒时通常都升高，但 β-羟基丁酸/乙酰乙酸比例通常约为 2.5~3.0，也可能会更高，尤其在乙醇性酮症酸中毒时（Delaney et al,2000;Oh & Carroll,1977;Falcó et al,2003)。BB 可通过简单的酶促反应定量测定。

血清阴离子间隙

血清阴离子间隙(anion gap,AG)的计算公式为:$Na^+-(Cl^-+HCO_3^-)$或$(Na^++K^+)-(Cl^-+HCO_3^-)$。由于血清电解质中钾离子浓度在数量上仅占很小一部分,其浓度变化对于整体结果影响非常小,因此,两个公式中前者更为常用。AG 正常值约为 12mmol/L(8~16mmol/L)。尽管阴离子间隙提示阳离子浓度与阴离子浓度间存在差异,但血清中阳离子总浓度等于阴离子总浓度。阴离子间隙,$Na^+-(Cl^-+HCO_3^-)$为 12mmol/L 是因为未测定阴离子(即碳酸氢根离子和氯离子以外的所有阴离子)总浓度约为 23mmol/L,而未测定阳离子(即钠离子以外的所有阳离子)总浓度约 11mmol/L。

假设总血清阳离子 = Na^+ + 未测定阳离子(unmeasured cations,UMC),总血清阴离子 = $Cl^-+HCO_3^-$ + 未测定阴离子(unmeasured anions,UMA)。由于总血清阳离子 = 总血清阴离子,$Na^++UMC=(Cl^-+HCO_3^-)+UMA$。因此,$Na^+-(Cl^-+HCO_3^-)=UMA-UMC$。由于阴离子间隙 = $Na^+-(Cl^-+HCO_3^-)$,所以阴离子间隙=UMA-UMC(图 14-5)(Oh & Carroll,1977)。

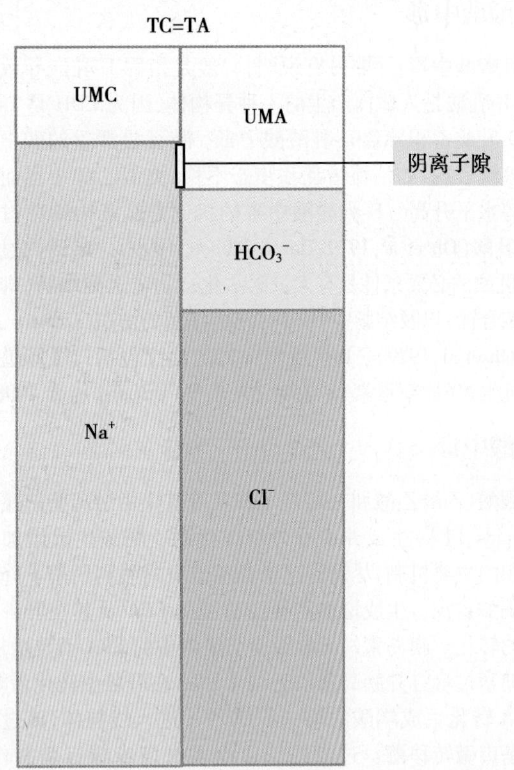

图 14-5 阴离子间隙解剖图当 UMC 表示 Na^+以外的所有血清阳离子,UMA 表示 HCO_3^-和 Cl^-以外的所有血清阴离子时,阴离子间隙可用 UMA-UMC 来表示

显然,阴离子间隙的变化应涉及未测定阳离子或未测定阴离子的变化,除非 Na^+、Cl^-或 HCO_3^-的实验室检测结果存在误差。阴离子间隙升高可由 UMA 升高、UMC 降低或实验室结果错误导致血清 Na^+假性升高或血清 Cl^-、HCO_3^-假性降低引起。AG 降低可由 UMA 降低、UMC 升高或实验室结果错误导致血清 Na^+假性降低或血清 Cl^-、HCO_3^-假性升高引起。该等式还提示若 UMC 和 UMA 在同一方向上发生相同程度的变化,则不会改变 AG。

AG 降低常因为血清白蛋白浓度降低,而 AG 升高则主要由于酸根阴离子的积累,如硫酸、乳酸和丙酮酸等。尽管溴化物也是一种未测定的阴离子,但溴化物中毒常伴有血清 AG 降低,这是因为溴化物会使血清 Cl^-假性升高。血清 Na^+的变化往往伴有血清 Cl^-的同向变化而不会引起 AG 变化。同理,HCO_3^-浓度也不能用来预测 AG 变化。例如,在代谢性碱中毒时血清 $HCO3^-$浓度增加,此时为保持电中性,Cl^-浓度通常会相应降低,因此 AG 并不改变。当 HCO_3^-浓度降低,Cl^-浓度可保持不变或增加。若碳酸氢根离子被其他阴离子所取代,Cl^-浓度维持不变,导致伴 AG 升高的正常血氯性酸中毒,如有机酸中毒、尿毒症性酸中毒和乙醇中毒等(Kraut & Kurtz,2008)。当碳酸氢根离子浓度降低而没有其他阴离子取代它时,电中性由增高的 Cl^-浓度来维持,引起 AG 正常的高血氯性酸中毒。对血清 AG 的恰当解释需要了解影响 AG 的因素,尽管这些因素可能对代谢性酸中毒没有直接影响。例如,一名低白蛋白血症患者发生了乳酸酸中毒,其阴离子间隙可由于低白蛋白和乳酸积聚的相抵作用而保持正常(Kraut & Madias,2007)。类似的,高镁离子血症(未测定阳离子增多)如果伴有硫酸盐(未测定阴离子)增多(如硫酸镁中毒),也不会引起阴离子间隙的降低(Oh & Carroll,1977)。有时,硫酸镁中毒时阴离子间隙会因硫酸根离子增加大于镁离子增加而升高(Tofil et al,2005)。可能的解释是硫酸盐是一种主要的细胞外电解质,而镁离子的细胞内浓度比细胞外液中浓度高,硫酸根离子的分布体积比镁离子小。

有观点认为,在单纯高 AG 型代谢性酸中毒中,血清碳酸氢根离子的减少量和血清 AG 升高量大致相当。血清碳酸氢根离子浓度高于预期被认为是合并代谢性碱中毒的证据。但该规则通常并不应用于个别案例(Kraut & Madias,2007;Rastegar,2007)。

鉴别诊断

代谢性酸中毒鉴别诊断的一种方法是计算血清阴离子间隙。阴离子间隙增加提示有机酸中毒、尿毒症性酸中毒和各种有毒醇类引起的酸中毒(Kraut & Kurtz, 2008; Fenves et al, 2006; Judge, 2005; Schwerk et al, 2007; Zar et al, 2007)(框 14-9)。阴离子间隙正常提示肾小管性酸中毒或由于腹泻碳酸氢盐丢失引起的酸中毒。多数尿毒症性酸中毒的阴离子间隙表现为正常,阴离子间隙仅在晚期慢性和急性肾衰竭中增加。此外,绝大多数酮症酸中毒患者在恢复阶段中会有一过性(阴离子间隙正常)高血氯性酸中毒(Oh et al,1990)。

代谢性酸中毒鉴别诊断的另一种方法是将其分为肾性酸中毒和肾外性酸中毒。肾外性酸中毒的三个主要原因是有机酸中毒、腹泻碳酸氢盐丢失以及外源性毒素导致的酸中毒。有机酸中毒通常具有明显的临床表现(如乳酸酸中毒时组织缺氧,或酮症酸中毒时高血糖、酮尿以及酮血症等)。用药史和急性起病提示外源性毒素引起的酸中毒(Judge,2005)。

腹泻作为代谢性酸中毒的原因可首先从病史考虑,但病史常因不易确定腹泻的严重程度而造成误导。测定尿液阴离子

框 14-9 根据阴离子间隙的代谢性酸中毒分类

高阴离子间隙型代谢性酸中毒（正常血氯性酸中毒）
酮症酸中毒
L-乳酸酸中毒
D-乳酸酸中毒
β-羟丁酸中毒
尿毒症性酸中毒
毒素摄入：水杨酸盐、甲醇、乙二醇、对乙酰氨基酚
正常阴离子间隙型代谢性酸中毒（高血氯性酸中毒）
肾小管酸中毒
尿毒症性酸中毒（早期）
呼吸性碱中毒后酸中毒
肠道碳酸氢盐丢失
含氯酸的应用：盐酸、氯化铵
酮症酸中毒恢复期
甲苯中毒（偶尔会导致高 AG 型酸中毒）

间隙有助于判断腹泻严重程度。尿液阴离子间隙，由尿（Na^++K^+）-尿 Cl^- 计算，在严重腹泻时降低或为阴性。腹泻时低尿液阴离子间隙是由于腹泻液中的 Na^+ 和 K^+ 多于 Cl^-，就像碳酸氢盐和有机阴离子平衡阳离子一样，尿液中排出的 Na^+ 和 K^+ 较 Cl^- 更多。其他类型的代谢性酸中毒，只要没有肾外性丢失尿液 AG 中的电解质成分，尿液 AG 就不会改变。

一旦排除肾外性酸中毒，肾性酸中毒是唯一的诊断。在两类肾性酸中毒中，血清肌酐和尿素氮正常可以简单地排除尿毒症性酸中毒。若确定为肾性酸中毒并排除尿毒症性酸中毒，则应诊断为肾小管酸中毒。在三种 RTA 中，存在高钾血症提示Ⅳ型 RTA。低钾血症提示Ⅰ或Ⅱ型 RTA。如果自发性尿液 pH 值低于 5.5，则排除Ⅰ型 RTA。如果尿液 pH 值高于 5.5，应口服 40mg 呋塞米或 10mg 托拉塞米后再次测定尿液 pH 值。托拉塞米具有较高的敏感性和特异性（Han et al，2005）。如果尿液 pH 值保持在 5.5 以上，可能的诊断为Ⅰ型 RTA。Fanconi 综合征相关的临床证据（最好的证据是肾性糖尿）则提示Ⅱ型 RTA。

代偿

代谢性酸中毒可通过过度通气代偿，导致 pCO_2 降低。代偿作用在恢复正常 pH 值中较为有效，最大代偿可在 12~24 小时内完成。预测 pCO_2 预期下降值（ΔpCO_2）的公式如下：

$$\Delta pCO_2 = \Delta[HCO_3^-] \times 1.2 \pm 2$$（$\Delta[HCO_3^-]$为已知血清 HCO_3^- 浓度降低量）（公式 14-39）

代谢性碱中毒

原因和机制

血清 HCO_3^- 浓度正常时，肾小球滤过的 HCO_3^- 几乎被完全重吸收。当血清 HCO_3^- 浓度高于正常水平时，HCO_3^- 的重吸收不完全会产生碳酸氢盐尿。血清 HCO_3^- 浓度略高于 24mmol/L 就能引起明显的碳酸氢盐尿。因此，在肾小管处理 HCO_3^- 和 GFR 正常时，维持高血清 HCO_3^- 浓度极为困难，除非给予大量的碳酸氢盐。因此维持代谢性碱中毒需要两个条件：升高血浆 HCO_3^- 的机制和维持其高浓度的机制。血清 HCO_3^- 浓度可通过以下机制净获得碱而升高：服用碱性物质、呕吐或鼻胃管引流导致胃丢失 HCl 或肾脏碳酸氢盐生成（框 14-10）。维持高血浆 HCO_3^- 浓度见于晚期肾衰竭或肾碳酸氢盐阈提高（Palmer & Alpern，1997）。引起肾碳酸氢盐阈提高最常见的两个原因是容量降低和钾减少。缺钾降低近端肾小管细胞内 pH 值，这刺激了碳酸氢盐重吸收。K^+ 重吸收增多在集合管中通过 K^+-H^+-ATP 酶交换质子同样促进了低钾状态下代谢性碱中毒的发生（Codina & DuBoce，2006）。补充含氯液体（如 NaCl 或 KCl 溶液）纠正的代谢性碱中毒称为氯反应性代谢性碱中毒（如呕吐引起的碱中毒）。氯反应性代谢性碱中毒患者通常有容量降低（Oh & Carroll，2002b）。然而在水肿形成情况下，尽管高肾碳酸氢盐阈的发生机制是容量降低，补充氯离子并不能改善代谢性碱中毒，因为补充的氯常潴留于水肿液中。甲状旁腺激素（parathyroid hormone，PTH）通常会干扰近曲小管重吸收碳酸氢盐，肾小管碳酸氢盐阈在低 PTH 状态下（如原发性和继发性甲状旁腺功能减退）趋于升高（Khanna & Kurtzman，2006）。

框 14-10 细胞外碳酸氢盐浓度升高的机制和原因

胃丢失 HCl（如胃引流、呕吐）
服用碳酸氢盐或碳酸氢盐前体（如乳酸钠、乙酸钠、枸橼酸钠等）
H^+ 转入细胞内（如 K^+ 丢失、再进食碱中毒）
快速细胞外液浓缩而无碳酸氢盐丢失（如髓袢利尿剂应用导致的浓缩性碱中毒）
肾脏排酸增多（如利尿剂治疗、高醛固酮状态、钾丢失、高 pCO_2、继发性甲状旁腺功能减退）

代偿

代谢性碱中毒通过低通气代偿，pCO_2 升高。在没有供氧时，低通气不可避免的伴有低氧血症，在 4 种酸碱平衡紊乱中，代谢性碱中毒的代偿效果最差。预测 pCO_2 预期增加量（ΔpCO_2）的公式如下：

$$\Delta pCO_2 = \Delta[HCO_3^-] \times 0.7 \pm 5$$（$\Delta[HCO_3^-]$为已知血清 HCO_3^- 浓度降低量）（公式 14-40）

最大代偿可在 12~24 小时内达到。观察显示，无论代谢性碱中毒的严重程度如何，pCO_2 很少高于 60mmHg，除非合并影响通气的自主呼吸障碍（Oh & Oh，2003）。

呼吸性酸中毒

原因和机制

呼吸性酸中毒的病因通常很明显。包括肺（最常见）、呼吸肌、呼吸神经、胸廓和气道疾病，以及卒中、巴比妥药物、严重甲状腺功能减退症等引起的呼吸中枢抑制（框 14-11）。

代偿

呼吸性酸中毒的正常代偿反应是升高 HCO_3^- 浓度使 pH 值

框 14-11 呼吸性酸中毒的原因

肺部疾病:慢性阻塞性肺病、间质性肺病进展、急性哮喘

胸腔畸形或气道阻塞

呼吸肌和神经疾病:重症肌无力、低钾性麻痹、肉毒杆菌中毒、肌萎缩侧束硬化症、格利巴利综合征

呼吸中枢抑制:巴比妥药物中毒、卒中、黏液性水肿

降低程度最小化。发生于2个不同的阶段:首先通过 CO_2 的组织缓冲,其次通过肾脏排酸增加。

组织缓冲

这一步代偿反应极为快速,常在1秒内发生,其化学反应式如下:

$$CO_2+H_2O \longrightarrow H_2CO_3 \quad (反应式 14\text{-}41)$$

$$H_2CO_3+KBuff \longrightarrow HBuff+KHCO_3 \quad (反应式 14\text{-}42)$$

KBuff 是一种非 HCO_3^- 缓冲体系,由于 pCO_2 升高,整个反应向右侧进行。细胞外液几乎没有非 HCO_3^- 缓冲体系,这类缓冲作用绝大多数发生在细胞内。红细胞内 HCO_3^- 浓度升高引起红细胞膜上广泛存在的阴离子交换蛋白介导 HCO_3^- 细胞外转移并与 Cl^- 交换。急性呼吸性酸中毒时 pCO_2 增加量(ΔpCO_2)和血清[HCO_3^-]增加量($\Delta[HCO_3^-]$)的关系由下列公式表示:

$$\Delta[HCO_3^-](mmol/L)=\Delta pCO_2(mmHg)\times 0.07\pm 1.5 \quad (公式 14\text{-}43)$$

肾脏代偿

肾脏对呼吸性酸中毒的代偿是滞后的,但它能将 HCO_3^- 浓度提升至更高的水平。这种 HCO_3^- 浓度的升高是通过增加以 NH_4^+ 为主的净酸排泄实现的。最大代偿需要5天,但90%能在3天内完成。NH_4^+ 排泄增加伴有 Cl^- 排泄。随着新的 HCO_3^- 保留,Cl^- 丢失。因此,当呼吸性酸中毒纠正时,HCO_3^- 的排泄必然伴随 Cl^- 的保留,只有同时补充 Cl^- 才可以。慢性呼吸性酸中毒恢复期限制氯化钠的摄入会引起高血清[HCO_3^-]。这种情况被称为"高碳酸血症后代谢性碱中毒"。

慢性完全代偿性呼吸性酸中毒时,pCO_2 增加量(ΔpCO_2)与[HCO_3^-]增加量($\Delta[HCO_3^-]$)之间的关系如下公式所示:

$$\Delta[HCO_3^-](mmol/L)=\Delta pCO_2(mmHg)\times 0.4\pm 3 \quad (公式 14\text{-}44)$$

呼吸性碱中毒

原因和机制

除了呼吸导致的碱中毒和自发通气过度外,呼吸性碱中毒是呼吸中枢刺激的结果。呼吸性碱中毒最常见的两个原因是周围呼吸中枢缺氧刺激(即颈动脉体和主动脉弓的化学感受器),以及各种肺部疾病(如肺炎、肺淤血和肺栓塞等)引起的肺部感受器刺激(Widdicombe,2006)。

某些药物(如水杨酸盐和黄体酮等)能直接刺激呼吸中枢(Saaresranta et al,1999;Bayliss & Millhorn,1992)。高黄体酮水平是孕期慢性呼吸性碱中毒的主要原因(Wise et al,2006)。呼吸性碱中毒在革兰氏阴性菌引起的败血症和肝脏疾病中常见,但机制不明(Ahya et al,2006)。由精神性呼吸中枢刺激引起呼吸性碱中毒时血液 pH 值常为极端高值,因常为超急性发病没有时间代偿。呼吸性碱中毒的原因列于框 14-12。

框 14-12 呼吸性碱中毒的原因

肺部疾病:肺内病变,如肺炎、肺纤维化、肺淤血、肺栓塞

缺氧

中枢神经系统病变

革兰氏阴性菌败血症

肝脏疾病

药物作用:水杨酸盐、黄体酮

代偿

有两种代偿机制降低血浆 HCO_3^- 浓度使呼吸性碱中毒引起 pH 值升高的程度最小化:组织缓冲和肾脏代偿。

组织缓冲

HCO_3^- 缓冲系统代偿通过以下反应在1秒内完成(Carroll & Oh,1989):

$$HBuff+HCO_3^- \longrightarrow H_2CO_3+Buff \quad (反应式 14\text{-}45)$$

$$H_2CO_3 \longrightarrow CO_2+H_2O \quad (反应式 14\text{-}46)$$

由于通气过度引起 CO_2 丢失,反应向右侧进行。HCO_3^- 减少的量取决于能中和 HCO_3^- 的细胞酸性缓冲液(HBuff)的量。随着细胞内 HCO_3^- 在缓冲反应中消耗,胞外 HCO_3^- 进入胞内并置换 Cl^- 到细胞外液中。组织缓冲的另一个机制是乳酸和其他有机酸生成增加(Hood & Tannen,1998)。乳酸增加的部分原因是碱性 pH 值对糖酵解限速酶磷酸果糖激酶的刺激作用。急性代偿血浆 HCO_3^- 浓度的降低量可通过下列公式估算:

$$\Delta[HCO_3^-](mmol/L)=\Delta pCO_2(mmHg)\times 0.2\pm 2.5 \quad (公式 14\text{-}47)$$

$\Delta[HCO_3^-](mmol/L)$ 为根据 pCO_2 降低量[$\Delta pCO_2(mmHg)$]估计的血浆[HCO_3^-]降低量

肾脏代偿

呼吸性碱中毒的肾脏代偿通过减少净排酸实现(Carroll & Oh,1989;Oh & Oh,2003)。该过程由 HCO_3^- 排泄增加开始,随后 NH_4^+ 和可滴定酸排泄减少。经由肾脏代偿血浆 HCO_3^- 浓度的降低量可通过以下公式来估算:

$$\Delta[HCO_3^-](mmol/L)=\Delta pCO_2(mmHg)\times 0.2\pm 2.5 \quad (公式 14\text{-}48)$$

$\Delta[HCO_3^-](mmol/L)$ 为根据 pCO_2 降低量[$\Delta pCO_2(mmHg)$]估计的血浆 HCO_3^- 降低量

在4种酸碱平衡紊乱中,呼吸性碱中毒的代偿作用最有效;代偿后 pH 值有时能恢复到正常水平。该过程一般在2~3天内完

成。当完全代偿时，应寻找是否有合并代谢性酸中毒的证据。

混合性酸碱平衡紊乱

混合性酸碱平衡紊乱指同时存在 2 种及以上原发性酸碱平衡紊乱的临床状态。通常存在一种明显的干扰，表现为一种不相称的代偿状态（代偿过度或不足）。这种“不相称”的代偿过程可能是其中一个原发性的酸碱平衡紊乱的结果。原发性酸碱平衡紊乱的适当代偿程度经过大量患者的数据分析已明确，并用框 14-13 中的公式表示。当两种酸碱平衡紊乱对血液 pH 值影响相反时，血液 pH 值会由其中主要一种紊乱来决定。如果几种酸碱平衡紊乱互相抵消，血液 pH 值可能是正常的。当有任何程度的酸碱平衡紊乱代偿作用存在时，ΔpCO_2 和 $\Delta[HCO_3^-]$会向相同方向改变（即同高或同低）。若 ΔpCO_2 和 $\Delta[HCO_3^-]$已向相反方向发生了变化（如 pCO_2 高而$[HCO_3^-]$低或 pCO_2 低而$[HCO_3^-]$高），则可确定存在混合性酸碱平衡紊乱。代偿的适当程度可参考框 14-13 确定。代偿可能过度、不足或适度。也可通过 pH 值偏差程度在不参考正常代偿公式的情况下大致了解代偿情况。

一般来说，呼吸性碱中毒中代偿作用最有效（pH 值通常正常），其次是呼吸性酸中毒（pH 值可回到正常值），再次是代谢性酸中毒。代谢性碱中毒的代偿作用最不有效，可能是由于低通气不可避免地导致低氧血症刺激了通气。如果患者 pH 值正常而 pCO_2 和$[HCO_3^-]$降低，可能的诊断是代偿性呼吸性碱中毒而不是代偿性代谢性酸中毒（Carroll & Oh，1989；Oh & Oh，2003）。

框 14-13　预测正常酸碱代偿的公式

代谢性酸中毒：$\Delta pCO_2=\Delta[HCO_3^-]\times 1.2\pm 2$

代谢性碱中毒*：$\Delta pCO_2=\Delta[HCO_3^-]\times 0.7\pm 5$

急性呼吸性酸中毒：$\Delta[HCO_3^-]=\Delta pCO_2\times 0.07\pm 1.5$

慢性呼吸性酸中毒：$\Delta[HCO_3^-]=\Delta pCO_2\times 0.4\pm 3$

急性呼吸性碱中毒：$\Delta[HCO_3^-]=\Delta pCO_2\times 0.2\pm 2.5$

慢性呼吸性碱中毒：$\Delta[HCO_3^-]=\Delta pCO_2\times 0.5\pm 2.5$

$\Delta[HCO_3^-]$和 ΔpCO_2 分别表示$[HCO_3^-]$和 pCO_2 正常值和实测值的差

* 在代谢性碱中毒中，无论血清$[HCO_3^-]$升高多少，pCO_2 很少升高至 60mmHg 以上

（潘柏申　译　邱玲　校）

推荐阅读

Aukland K, Reed RK: Interstitial lymphatic mechanisms in the control of extra cellular fluid volume, Physiol Rev 73:1-78, 1993.

Carroll HJ, Oh MS: Water, electrolyte, and acid-base metabolism, Philadelphia, 1989, Lippincott, p 1989.

Frantz C, Stewart KM, Weaver BM: The extracellular matrix at a glance, J Cell Sci 123:4195-4200, 2010.

Gennari FJ: Current concepts. Serum osmolality. Uses and limitations, N Engl J Med 310:102-105, 1984.

Giebisch GH: A trail of research on potassium, Kidney Int 62:1498-1512, 2002.

Gietz R, Mohammadi M: Exploring the mechanisms of FGF signaling through the lens of structural biology, Nature Rev Mol Cell Biol 14:166-180, 2013.

Halperin ML, Kamel KS, Oh MS: Mechanisms to concentrate the urine: an opinion, Curr Opin Nephrol Hypertens 17:416-422, 2008.

Kraut JA, Madias NE: Serum anion gap: its uses and limitations in clinical medicine, Clin J Am Soc Nephrol 2:162-174, 2007.

Kyle UG, Bosaeusb I, De Lorenzo AD, et al: Bioelectrical impedance analysis—part I: review of principles and methods, Clin Nutr 23:1226-1243, 2004.

Mehta R, Kellum JA, Shah S, et al, for the Acute Kidney Injury Network: Acute Kidney Injury Network: report of an initiative to improve outcomes in acute kidney injury, Crit Care 11:R31, 2007.

Moore F: The body cell mass and its supporting environment, Philadelphia, 1963, Saunders.

Oh MS, Carroll HJ: The anion gap, N Engl J Med 297:814-817, 1977.

Oh MS: Does serum creatinine rise faster in rhabdomyolysis? Nephron 63:255-257, 1993.

Oh MS, Carroll HJ: Regulation of intracellular and extracellular volume. In Arieff AI, DePronzo RA, editors: Fluid, electrolyte, and acid-base disorders, ed 2, New York, 1995, Churchill Livingstone.

Oh MS: Acid-base, electrolytes, New York, 2003, OHCO, LLC.

Relman AS, Lennon EJ, Lemann J Jr: Endogenous production of fixed acid and the measurement of the net balance of acid in normal subjects, J Clin Invest 40:1621-1630, 1961.

Rose BD: New approach to disturbances in the plasma sodium concentration, Am J Med 81:1033-1040, 1986.

Smith HW: The kidney: structure and function in health and disease, New York, 1951, Oxford University Press, pp231-238.

参考文献

Abbink F, Laarman C, Braam K, et al Beta-trace protein is not superior to cystatin C for the estimation of GFR in patients receiving corticosteroids, *Clin Biochem* 41:299–305, 2008.

Abdelhamid S, Lewicka S, Vecsei P, et al: A new subset of mineralocorticoid hypertension with excess of 21-deoxyaldosterone and Kelly's-M1 steroid: clinical and morphological findings, *J Clin Endocrinol Metab* 80:737–744, 1995.

Agarwal R, Emmett M: The post-transurethral resection of prostate syndrome: therapeutic proposals, *Am J Kidney Dis* 24:108–111, 1994.

Agarwal RA: Ambulatory GFR measurement with cold iothalamate in adults with chronic kidney disease, *Am J Kidney Dis* 41:752–759, 2003.

Agre P, King LS, Yasui M, et al: Water transport controversies—an overview, *J Physiol* 542:3–16, 2002.

Agraharkar M, Agraharkar A: Posthysteroscopic hyponatremia: evidence for a multifactorial cause, *Am J Kidney Dis* 30:717–719, 1997.

Aguilera G, Rabadan-Diehl C: Regulation of vasopressin V1b receptors in the anterior pituitary gland of the rat, *Exp Physiol* 85:19S–26S, 2000.

Ahya SN, José Soler M, Levitsky J, et al: Acid-base and potassium disorders in liver disease, *Semin Nephrol* 26:466–470, 2006.

Akan H, Sargin S, Turkseven F, et al: Comparison of three different irrigation fluids used in transurethral prostatectomy based on plasma volume expansion and metabolic effects, *Br J Urol* 78:224–227, 1996.

Ajaelo I, Koenig K, Snoey E: Severe hyponatremia and inappropriate antidiuretic hormone secretion following ecstasy use, *Acad Emerg Med* 5:839–840, 1998.

Arenas-Pinto A, Grant AD, Edwards S, et al: Lactic acidosis in HIV infected patients: a systematic review of published cases, *Sex Transm Infect* 79:340–343, 2003.

Argani P, Erlandson RA, Rosai J: Thymic neuroblastoma in adults: report of three cases with special emphasis on its association with the syndrome of inappropriate secretion of antidiuretic hormone, *Am J Clin Pathol* 108:537–543, 1997.

Arlt W, Dahia PL, Callies F, et al: Ectopic ACTH production by a bronchial carcinoid tumor responsive to desmopressin in vivo and in vitro, *Clin Endocrinol (Oxf)* 47:623–627, 1997.

Bahr V, Franzen N, Oelkers W, et al: Severe hyponatremia due to hypopituitarism with adrenal insufficiency: report on 28 cases, *Eur J Endocrinol* 155:845–848, 2006.

Ballabh P, Braun A, Nedergaard M: The blood-brain

barrier: an overview: structure, regulation, and clinical implications, *Neurobiol Dis* 16:1–13, 2004.

Barbour HM, Welch C: Development and evaluation of a kinetic diacetyl monoxime method for urine urea, *Ann Clin Biochem* 29:101–104, 1992.

Bartter FC, Schwartz WB: A syndrome of renal sodium loss and hyponatremia probably resulting from inappropriate secretion of antidiuretic hormone, *Am J Med* 42:790–799, 1967.

Bayliss DA, Millhorn DE: Central neural mechanisms of progesterone action: application to the respiratory system, *J Appl Physiol* 73:393–404, 1992.

Bellevue R, Dosik H, Spergel G, et al: Pseudohyperkalemia and extreme leukocytosis, *J Lab Clin Med* 85:660–664, 1975.

Bellomo R, Ronco C, Kellum JA: ADQI workgroup. Acute renal failure—definition, outcome measures, animal models, fluid therapy and information technology needs: the Second International Consensus Conference of the Acute Dialysis Quality Initiative (ADQI) Group, *Crit Care* 8:R204–R212, 2004.

Bennet M, Dent C, Ma Q: Urine NGAL predicts severity of acute kidney injury after cardiac surgery: a prospective study, *Clin J Am Soc Nephrol* 3:665–673, 2008.

Benziane B, Chibalin AV: Frontiers: Skeletal muscle sodium pump regulation: a translocation paradigm, *Am J Physiol Endocrinol Metab* 295:E553–E558, 2008.

Bianchi C, Donadio C, Tramonti G, et al: Reappraisal of serum beta2-microglobulin as marker of GFR, *Ren Fail* 23:419–429, 2001.

Biggi A, Vigletti A, Farinelli MC, et al: Estimation of glomerular filtration rate using chromium-51 ethylene diamine tetra-acetic acid and technetium-99m diethylene triamine penta-acetic acid, *Eur J Nucl Med* 22:532–536, 1995.

Bihorac A, Chawla LS, Shaw AD, et al: Validation of cell-cycle arrest biomarkers for acute kidney injury using clinical adjudication, *Am J Respir Crit Care Med* 189:932–939, 2014.

Bilbrey GL, Herbin L, Norman W, et al: Skeletal muscle resting membrane potential in potassium deficiency, *Clin Invest* 52:3011–3018, 1973.

Bock HA, Hermle M, Brunner FP, et al: Pressure dependent modulation of renin release in isolated perfused glomeruli, *Kidney Int* 41:275–280, 1992.

Bommer J, Keller C, Gehlen F, et al: Acidosis in uremic patients, *Clin Nephrol* 46:280–285, 1996.

Boone M, Deen PM: Congenital nephrogenic diabetes insipidus: what can we learn from mouse models? *Exp Physiol* 94:186–190, 2009.

Bradberry SM, Vale JA: Disturbances of potassium homeostasis in poisoning, *J Toxicol Clin Toxicol* 33:295–310, 1995.

Brans YW, Kazzi NJ, Andrew DS, et al: Simultaneous estimation of neonatal total body water by antipyrine and $H_2{}^{18}O$ dilution, *Biol Neonate* 58:137–144, 1990.

Bourque CW, Oliet SH: Osmoreceptors in the central nervous system, *Annu Rev Physiol* 59:601–619, 1997.

Brautbar N, Levi J, Rosler A, et al: Familial hyperkalemia, hypertension and hyporeninemia with normal aldosterone levels. A tubular defect in potassium handling, *Arch Intern Med* 138:607–610, 1978.

Brochner-Mortensen J, Giese J, Rossing N: Renal inulin clearance versus total plasma clearance of ^{51}Cr-EDTA, *Scand J Clin Lab Invest* 23:301–305, 1969.

Burg MB: Molecular basis of osmotic regulation, *Am J Physiol* 268:F983–F989, 1995.

Burg MB, Ferraris JD: Intracellular organic osmols: function and regulation, *J Biol Chem* 283:7309–7313, 2008.

Burton RF: The protein content of extracellular fluids and its relevance to the study of ionic regulation: net charge and colloid osmotic pressure, *Comp Biochem Physiol* 90:11–16, 1988.

Canada TW, Weavind LM, Augustin KM: Possible liposomal amphotericin B–induced nephrogenic diabetes insipidus, *Ann Pharmacother* 37:70–73, 2003.

Cannon SC: An expanding view for the molecular basis of familial periodic paralysis, *Neuromuscul Disord* 12:533–543, 2002.

Carvounis CP, Nisar S, Guro-Razuman S: Significance of the fractional excretion of urea in the differential diagnosis of acute renal failure, *Kidney Int* 62:2223–2229, 2002.

Cheema-Dhadli S, Chong CK, Kim NH, et al: Importance of residual water permeability on the excretion of water during water diuresis in rats, *Electrolyte Blood Press* 8:1–9, 2010.

Cheng C-J, Lin C-S, Chang L-W, et al: Perplexing hyperkalemia, *Nephrol Dial Transplant* 21:3320–3323, 2006.

Choi M, Scholl UI, Yue P, et al: K+ channel mutations in adrenal aldosterone-producing adenomas and hereditary hypertension, *Science* 331:768–772, 2011.

Clemessy JL, Favier C, Borron SW, et al: Hypokalemia related to acute chloroquine ingestion, *Lancet* 346:877–880, 1995.

Cockcroft DW, Gault MH: Prediction of creatinine clearance from serum creatinine, *Nephron* 16:31–41, 1976.

Codina J, DuBose TD Jr: Molecular regulation and physiology of the H+,K+-ATPases in kidney, *Semin Nephrol* 26:345–351, 2006.

Counahan R, Chantler C, Ghazali S, et al: Estimation of glomerular filtration rate from plasma creatinine concentration in children, *Arch Dis Child* 51:875–878, 1976.

Christensen AB, Groth S: Determination of 99mTc-DTPA clearance by a single plasma sample method, *Clin Physiol* 6:579–588, 1986.

Cooperman LH: Succinylcholine-induced hyperkalemia in neuromuscular disease, *JAMA* 213:1867–1871, 1970.

Davies PS, Preece MA, Hicks CJ, et al: The prediction of total body water using bioelectrical impedance in children and adolescents, *Ann Hum Biol* 15:237–240, 1988.

Day AS, Abbott GD: D-lactic acidosis in short bowel syndrome, *N Z Med J* 112:277–278, 1999.

Decaux G, Musch W: Hyponatremia secondary to the syndrome of inappropriate secretion of antidiuretic hormone, *Clin J Am Soc Nephrol* 3:1175–1184, 2008.

Delaney MF, Zisman A, Kettyle WM: Ketoacidosis and hyperglycemic hyperosmolar nonketotic syndrome, *Endocrinol Metab Clin North Am* 29:683–705, 2000.

Delaunay J, Stewart G, Iolascon A: Hereditary dehydrated and overhydrated stomatocytosis: recent advances, *Curr Opin Hematol* 6:110–114, 1999.

De Lorenzo A, Candeloro N, Andreoli A, et al: Determination of intracellular water by multifrequency bioelectrical impedance, *Ann Nutr Metab* 39:177–184, 1995.

Dennen P, Parikh CR: Biomarkers of acute kidney injury: can we replace serum creatinine? *Clin Nephrol* 68:269–278, 2007.

Dent CL, Ma Q, Dastrala S, et al: Plasma neutrophil gelatinase-associated lipocalin predicts acute kidney injury, morbidity and mortality after pediatric cardiac surgery: a prospective uncontrolled cohort study, *Crit Care* 11:R127, 2007.

de Rouffignac C: Recent data on mechanisms of urine concentration and dilution, *J Physiol (Paris)* 71:181A–255A, 1975.

Devarajan P: Neutrophil gelatinase-associated lipocalin (NGAL): a new marker of kidney disease, *Scand J Clin Lab Invest Suppl* 241:89–94, 2008a.

Devarajan P: Emerging urinary biomarkers in the diagnosis of acute kidney injury, *Expert Opin Med Diagn* 2:387–398, 2008b.

Don BR, Sebastian A, Cheitlin M, et al: Pseudohyperkalemia caused by fist clenching during phlebotomy, *N Engl J Med* 322:1290–1292, 1990.

Dumitras S, Sechaud R, Drollmann A, et al: Effect of cimetidine, a model drug for inhibition of the organic cation transport (OCT2/MATE1) in the kidney, on the pharmacokinetics of glycopyrronium, *Int J Clin Pharmacol Ther* 51:771–779, 2013.

Emser W: Hypermagnesemic periodic paralysis: treatment with digitalis and lithium carbonate, *Arch Neurol* 39:727–730, 1982.

Endeward V, Gros G: Low carbon dioxide permeability of the apical epithelial membrane of guinea-pig colon, *J Physiol-London* 567:253–265, 2005.

Fakitsas P, Adam G, Daidié D, et al: Early aldosterone-induced gene product regulates the epithelial sodium channel by deubiquitylation, *J Am Soc Nephrol* 18:1084–1092, 2007.

Falcó V, Crespo M, Ribera E: Lactic acidosis related to nucleoside therapy in HIV-infected patients, *Expert Opin Pharmacother* 4:1321–1329, 2003.

Fallon JK, Kicman AT, Hutt AJ, et al: Vasopressin and oxytocin secretion in response to the consumption of ecstasy in a clubbing population, *Lancet* 351:1784, 1998.

Fawcett JK, Scott JE: A rapid and precise method for the determination of urea, *J Clin Pathol* 13:156–159, 1960.

Fenves A, Kirkpatrick HM 3rd, Patel VV, et al: Increased anion gap metabolic acidosis as a result of 5-oxoproline (pyroglutamic acid): a role for acetaminophen, *Clin J Am Soc Nephrol* 1:441–447, 2006.

Feraille E, Carranza ML, Gonin S, et al: Insulin-induced stimulation of Na^+,K^+-ATPase activity in kidney proximal tubule cells depends on phosphorylation of the alpha-subunit at Tyr-10, *Mol Biol Cell* 10:2847–2859, 1999.

Ferlito A, Rinaldo A, Devaney KO: Syndrome of inappropriate antidiuretic hormone secretion associated with head neck cancers: review of the literature, *Ann Otol Rhinol Laryngol* 106:878–883, 1997.

Finer G, Shalev H, Birk OS, et al: Transient neonatal hyperkalemia in the antenatal (ROMK defective) Bartter syndrome, *J Pediatr* 142:318–323, 2003.

Fleming JS, Wilkinson J, Oliver RM, et al: Comparison of radionuclide estimation of glomerular filtration rate using technetium-99m diethylene-triamine-penta-acetic acid and chromium^{51} ethylene-diamine-tetraacetic acid, *Eur J Nuc Med* 18:391–395, 1991.

Florin T, Neale G, Gibson GR, et al: Metabolism of dietary sulphate: absorption and excretion in humans, *Gut* 32:766–773, 1991.

Fontaine B: Periodic paralysis, *Adv Genet* 63:3–23, 2008.

Fossati P, Ponti M, Passoni G, et al: A step forward in enzymatic measurement of creatinine, *Clin Chem* 40:130–137, 1994.

Friedmann AS, Malott KA, Memoli VA, et al: Products of vasopressin in small-cell carcinoma of the lung, *Br J Cancer* 69:260–263, 1994.

Frigeri A, Nicchia GP, Balena R, et al: Aquaporins in skeletal muscle: reassessment of the functional role of aquaporin-4, *FASEB J* 18:905–907, 2004.

Fung HT, Lam KK, Wong OF, et al: A case of fatal hydroxychloroquine overdose, *Hong Kong J Emerg Med* 14:53–57, 2007.

Gamble JL, Robertson JS, Hannigan CA: Chloride, bromide, sodium, and sucrose space in man, *J Clin Invest* 32:483–489, 1953.

Gaspari F, Perico N, Remuzzi G: Measurement of glomerular filtration rate, *Kidney Int Suppl* 63:S151–S154, 1997.

Gennari FJ, Weise WJ: Acid-base disturbances in gastrointestinal disease, *Clin J Am Soc Nephrol* 3:1861–1868, 2008.

Giebisch G: Renal potassium transport: mechanisms and regulation, *Am J Physiol* 274:F817–F833, 1998.

Goguen JM, Halperin ML: Can insulin administration cause an acute metabolic acidosis in vivo? An experimental study in dogs, *Diabetologia* 36:813–816, 1993.

Gold PW, Robertson GL, Ballenger JC, et al: Carbamazepine diminishes the sensitivity of the plasma arginine vasopressin response to osmotic stimulation, *J Clin Endocrinol Metab* 57:952–957, 1983.

Goldbang A, Murphy M, Hamad A, et al: A new kindred with pseudohypoaldosteronism type II and a novel mutation (564D>H) in the acidic motif of the WNK4 gene, *Hypertension* 46:295–300, 2005.

Goldman DE: Potential, impedance, and rectification in membranes, *J Gen Phyiol* 27:37–60, 1943.

Goulet O, Colomb-Jung V, Joly F: Role of the colon in short bowel syndrome and intestinal transplantation, *J Pediatr Gastroenterol Nutr* 48:S66–S71, 2009.

Gowda RM, Cohen RA, Khan IA: Toad venom poisoning: resemblance to digoxin toxicity and therapeutic implications, *Heart* 89:e14, 2003.

Gowrishankar M, Lin SH, Mallie JP, et al: Acute hyponatremia in the perioperative period: insights into its pathophysiology and recommendations for management, *Clin Nephrol* 50:352–360, 1998.

Graham JA: Muscle water and electrolytes in pyloric stenosis, *Lancet* 295:386–389, 1970.

Greger R, Schlatter E, Lang F: Evidence for electroneutral sodium chloride cotransport in the cortical thick ascending limb of Henle's loop of rabbit kidney, *Pflugers Arch* 396:308–314, 1983.

Gronert GA, Theye RA: Pathophysiology of hyperkalemia induced by succinylcholine, *Anesthesiology* 43:89–99, 1975.

Grubb A: Diagnostic value of analysis of cysC and protein HC in biological fluids, *Clin Nephrol* 38:S20–S27, 1992.

Grubb A, Bjork J, Lindstrom B: Cystatin C, a marker of successful aging and glomerular filtration rate, is not influenced by inflammation, *Scan J Clin Lab Invest* 71:145–149, 2011.

Gudivaka R, Schoeller DA, Kushner RF, et al: Single- and multifrequency models for bioelectrical impedance analysis of body water compartments, *J Appl Physiol* 87:1087–1096, 1999.

Györke ZS, Sulyok E, Guignard JP: Ammonium chloride metabolic acidosis and the activity of renin-angiotensin-aldosterone system in children, *Eur J Pediatr* 150:547–549, 1991.

Hall JE: The renin-angiotensin system: renal actions and blood pressure regulation, *Compr Ther* 17:8–17, 1991.

Halperin ML, Kamel KS: Potassium, *Lancet* 352:135–

140, 1998.

Halperin ML, Bichet DG, Oh MS: Integrative physiology of basal water permeability in the distal nephron: implications for the syndrome of inappropriate secretion of antidiuretic hormone, *Clin Nephrol* 56:339–345, 2001.

Halperin ML, Oh MS, Kamel KS: Integrating effects of aquaporins, vasopressin, distal delivery of filtrate and residual water permeability on the magnitude of water diuresis, *Nephron Physiol* 114:11–17, 2010.

Han SW, Kim HJ, Oh MS: Comparison of the urine acidification tests of torsemide vs furosemide in healthy volunteers, *Nephrol Dialysis Transplant* 20:2582–2583, 2005.

Han WK, Waikar SS, Johnson A, et al: Urinary biomarkers in the early diagnosis of acute kidney injury, *Kidney Int* 73:863–869, 2008.

Hariprassad MK, Eisinger RP, Nadler IM, et al: Hyponatremia in psychogenic polydipsia, *Arch Intern Med* 140:1639–1642, 1980.

Hawkins R: Variability in potassium/hemoglobin ratios for hemolysis correction, *Clin Chem* 48:796–799, 2002.

Hayward LJ, Sandoval GM, Cannon SC: Defective slow inactivation of sodium channels contributes to familial periodic paralysis, *Neurology* 52:1447–1453, 1999.

Heilmann P, Heide J, Hundertmark S, et al: Administration of glycyrrhetinic acid: significant correlation between serum levels and the cortisol/cortisone-ratio in serum and urine, *Exp Clin Endocrinol Diabetes* 107:370–378, 1999.

Hellerstein S, Berenbom M, Uri S, et al: Creatinine clearance following cimetidine for estimation of glomerular filtration rate, *Pediatr Nephrol* 12:49–54, 1998.

Hensen J, Haenelt M, Gross P: Water retention after oral chlorpropamide is associated with an increase in renal papillary arginine vasopressin receptors, *Eur J Endocrinol* 132:459–464, 1995.

Herrera J, Rodriguez-Iturbe B: Stimulation of tubular secretion of creatinine in health and in conditions associated with reduced nephron mass. Evidence for a tubular functional reserve, *Nephrol Dial Transplant* 13:623–629, 1998.

Hilbrands LB, Artz M, Wetzels JFM, et al: Cimetidine improves the reliability of creatinine as a marker of glomerular filtration, *Kidney Int* 40:1171–1176, 1991.

Higashi A, Morizono T: Artificially low serum urea caused by antibodies to bacteria urease, *Clin Chem* 46:297–299, 2000.

Hill LL: Body composition, normal electrolyte concentrations, and the maintenance of normal volume, tonicity, and acid-base metabolism, *Pediatr Clin North Am* 37:241–256, 1990.

Hill AR, Uribarri J, Mann J, et al: Altered water metabolism in tuberculosis: role of vasopressin, *Am J Med* 88:357–364, 1990.

Hillier TA, Abbott RD, Barrett EJ: Hyponatremia: evaluating the correction factor for hyperglycemia—correlation studies in 100 patients, *Am J Med* 106:399–403, 1999.

Hirsch R, Dent C, Pfriem H, et al: NGAL is an early predictive biomarker of contrast-induced nephropathy in children, *Pediatr Nephrol* 22:2089–2095, 2007.

Hogg RJ, Kokko JP: Comparison between the electrical potential profile and the chloride gradients in the thin ascending limb of Henle, *Kidney Int* 14:428–436, 1978.

Hogg RJ, Kokko JP: Urine concentrating and diluting mechanisms in mammalian kidneys. In Brenner BM, Rector FC, editors: *Kidney*, Philadelphia, 1986, Saunders, pp 251–279.

Hollenberg NK: Implications of species difference for clinical investigation. studies on the renin-angiotensin system, *Hypertension* 35:150–154, 2000.

Honore PM, Joannes-Boyau O, Boer W: The early biomarker of acute kidney injury: in search of the Holy Grail, *Intensive Care Med* 33:1866–1868, 2007.

Hood VL, Tannen RL: Protection of acid-base balance by pH regulation of acid production, *N Engl J Med* 339:819–826, 1998.

Hyun DW, Kwon TG, Kim KY, et al: Toad venom poisoning resembling digitalis intoxication and hyperkalemia: a case report, *Korean Circ J* 37:283–286, 2007.

Ibata Y, Okamura H, Tanaka M, et al: Functional morphology of the suprachiasmatic nucleus, *Front Neuroendocrinol* 20:241–268, 1999.

Ichimura T, Hung CC, Yang SA, et al: Kidney injury molecule-1: a tissue and urinary biomarker for nephrotoxin-induced renal injury, *Am J Physiol Renal Physiol* 286:F552–F563, 2004.

Iolascon A, Stewart GW, Ajetunmobi JF, et al: Familial pseudohyperkalemia maps to the same locus as dehydrated hereditary stomatocytosis (hereditary xerocytosis), *Blood* 93:3120–3123, 1999.

Isbister GK, Dawson A, Whyte IM: Hydroxychloroquine overdose: a prospective case series, *Am J Emerg Med* 20:377–378, 2002.

Ito M, Jameson JL, Ito M: Molecular basis of autosomal dominant neurohypophyseal diabetes insipidus. Cellular toxicity caused by the accumulation of mutant vasopressin precursors within the endoplasmic reticulum, *J Clin Invest* 99:1897–1905, 1997.

Jay DW, Provasck D: Characterization and mathematical correction of hemolysis interference in selected Hitachi 717 assay, *Clin Chem* 39:1804–1810, 1993.

Johnson BE, Chute JP, Rushin J, et al: A prospective study of patients with lung cancer and hyponatremia of malignancy, *Am J Respir Crit Care Med* 156:1669–1678, 1997.

Johnson ZI, Shapiro IM, Risbud MV: Extracellular osmolarity regulates matrix homeostasis in the intervertebral disc and articular cartilage: Evolving role of TonEBP, *Matrix Biol* 40:10–16, 2014.

Jordan P, Brookes JG, Nikolic G, et al: Hydroxychloroquine overdose: toxicokinetics and management, *J Toxicol Clin Toxicol* 37:861–864, 1999.

Judge BS: Metabolic acidosis: differentiating the causes in the poisoned patient, *Med Clin North Am* 89:1107–1124, 2005.

Jurkat-Rott K, Mitrovic N, Hang C, et al: Skeletal muscle sodium current is reduced in hypokalemic periodic paralysis, *Proc Natl Acad Sci* 97:9832–9833, 2000.

Kaizu Y, Ohkawa S, Kumagai H: Muscle mass index in haemodialysis patients: a comparison of indices obtained by routine clinical examinations, *Nephrol Dial Transplant* 17:442–448, 2002.

Katz MA: Hyperglycemia-induced hyponatremia: calculation of expected serum sodium depression, *N Engl J Med* 289:843–844, 1973.

Kessler A, Siekmann L: Measurement of urea in human serum by isotope dilution mass spectrometry: a reference procedure, *Clin Chem* 45:1523–1529, 1999.

Kim HJ, Chung CH, Moon CO, et al: Determinants of magnitude of pseudohyperkalemia in thrombocytosis, *Korean J Intern Med* 5:97–100, 1990.

Khanna A, Kurtzman NA: Metabolic alkalosis, *J Nephrol* 19(Suppl 9):S86–S96, 2006.

Knepper MA: Urea transport in isolated thick ascending limbs and collecting ducts from rats, *Am J Physiol* 245:F634, 1983.

Knepper M, Inoue T: Regulation of aquaporin-2 water channel trafficking by vasopressin, *Curr Opin Cell Biol* 9:560–564, 1997.

Kraut JA, Madias NE: Serum anion gap: its uses and limitations in clinical medicine, *Clin J Am Soc Nephrol* 2:162–174, 2007.

Krozowski Z, Li KX, Koyama K, et al: The type I and type II 11beta-hydroxysteroid dehydrogenase enzymes, *J Steroid Biochem Mol Biol* 69:391–401, 1999.

Krutzen E, Back SE: Plasma clearance of a new contrast agent, iohexol: a method for the assessment of glomerular filtration rate, *J Lab Clin Med* 104:955–961, 1984.

Kunchaparty S, Palcso M, Berkman J, et al: Defective processing and expression of thiazide-sensitive Na-Cl cotransporter as a cause of Gitelman's syndrome, *Am J Physiol* 277:F643–F649, 1999.

Kurtz I: Molecular pathogenesis of Bartter's and Gitelman's syndrome, *Kidney Int* 54:1396–1410, 1998.

Lam GS, Asplin JR, Halperin ML: Does a high concentration of calcium in the urine cause an important renal concentrating defect in human subjects? *Clin Sci* 98:313–319, 2000.

Larach MG, Rosenberg H, Gronert GA, et al: Hyperkalemic cardiac arrest during anesthesia in infants and children with occult myopathies, *Clin Pediatr* 36:9–16, 1997.

Laragh JH: Renin-angiotensin-aldosterone system for blood pressure and electrolyte homeostasis and its involvement in hypertension, in congestive heart failure and in associated cardiovascular damage (myocardial infarction and stroke), *J Hum Hypertens* 9:385–390, 1995.

Lassning A, Schmidlin D, Mouhieddine M, et al: Minimal changes of serum creatinine predict prognosis in patients after cardiothoracic surgery: a prospective cohort study, *J Am Soc Nephrol* 15:1597–1605, 2004.

Laterza OF, Price CP, Scott MG: Cystatin C: an improved estimator of glomerular filtration rate? *Clin Chem* 48:699–707, 2002.

Leadbetter RA, Shutty MS Jr: Differential effects of neuroleptic and clozapine on polydipsia and intermittent hyponatremia, *J Clin Psych* 55(Suppl B):110–113, 1994.

Leger F, Bouissou F, Coulais Y, et al: Estimation of glomerular filtration rate in children, *Pediatr Nephrol* 17:903–907, 2002.

Leggett DA, Hill PT, Anderson RJ: "Stalkitis" in a pregnant 32-year-old woman: a rare cause of diabetes insipidus, *Australas Radiol* 43:104–107, 1999.

Levey AS, Bosch JP, Lewis JB, et al: A more accurate method to estimate glomerular filtration rate from serum creatinine: a new prediction equation, *Ann Intern Med* 130:461–470, 1999.

Levey AS, Stevens LA, Schmid CH, et al: CKD-EPI (Chronic Kidney Disease Epidemiology Collaboration). A new equation to estimate glomerular filtration rate, *Ann Intern Med* 150:604–612, 2009.

Lemann J Jr, Relman AS: The relation of sulfur metabolism to acid-base balance and electrolyte excretion: the effects of DL-methionine in normal man, *J Clin Invest* 38:2215–2223, 1959.

Lespinas F, Dupuy G, Revol F, et al: Enzymic urea assay: a new colorimetric method based on hydrogen peroxide measurement, *Clin Chem* 35:654–658, 1989.

Levine S, McManus BM, Blackbourne BD, et al: Fatal water intoxication, schizophrenia, and diuretic therapy for systemic hypertension, *Am J Med* 82:153–155, 1987.

Litchfield WR, Coolidge C, Silva P, et al: Impaired potassium-stimulated aldosterone production: a possible explanation for normokalemic glucocorticoid-remediable aldosteronism, *J Clin Endocrinol Metab* 82:1507–1510, 1997a.

Litchfield WR, New MI, Coolidge C, et al: Evaluation of the dexamethasone suppression test for the diagnosis of glucocorticoid-remediable aldosteronism, *J Clin Endocrinol Metabol* 82:3570–3573, 1997b.

Lichtenbelt WVM, Westerterp KR, Wouters L: Deuterium dilution as a method for determining total body water: effect of test protocol and sampling time, *Brit J Nutr* 72:491–497, 1994.

Lister J: Body water estimation in the newborn using tritiated water, *Arch Dis Child* 37:195–197, 1962.

Loh JA, Verbalis JG: Disorders of water and salt metabolism associated with pituitary disease, *Endocrinol Metab Clin North Am* 37:213–234, 2008.

Luft FC: Lactic acidosis update for critical care clinicians, *J Am Soc Nephrol* 12(Suppl 17):S15–S19, 2001.

Lyman JL: Blood urea nitrogen and creatinine, *Emerg Med Clin North Am* 4:223–233, 1986.

Ma XM, Aguilera G, Ma XM, et al: Differential regulation of corticotropin-releasing hormone and vasopressin transcription by glucocorticoids, *Endocrinol* 140:5642–5650, 1999.

Maatman RGHJ, Van de Westerlo EMA, Van Kuppevelt THMSM, et al: Molecular identification of the liver- and the heart-type fatty acid-binding protein in human and rat kidney. Use of the reverse transcriptase polymerase chain reaction, *Biochem J* 288:285–290, 1992.

Macaron C, Famuyiwa O: Hyponatremia of hypothyroidism. Appropriate suppression of antidiuretic hormone levels, *Arch Intern Med* 138:820–832, 1978.

Maesaka JK, Imbriano LJ, Ali NM, et al: Is it cerebral or renal salt wasting? *Kidney Int* 76:934–938, 2009.

Mak TWL, Cheung CK, Cheung CMF, et al: Interference of creatinine measurement in CAPD fluid is dependent on glucose and creatinine concentration, *Nephrol Dial Transplant* 12:184–186, 1997.

Manninen PH, Lam AM, Gelb AW, et al: The effect of high dose mannitol on serum and urine electrolytes and osmolality in neurosurgical patients, *Can J Anesth* 34:442–446, 1987.

Mansou MM, Azzazy HM, Kazmierczak SC: Correction factors for estimating potassium concentrations in samples with in vitro hemolysis. A detriment to patient safety, *Arch Pathol Lab Med* 133:960–966, 2009.

Marazuela M, López-Gallardo G, López-Íglesias M, et al: Hypodipsic hypernatremia after hypothalamic infarct, *Horm Res* 67(Suppl 1):180–183, 2007.

Marples D, Christensen S, Christensen EI, et al: Lithium-induced down-regulation of aquaporin-2 water channel expression in rat kidney medulla, *J Clin*

Invest 95:1838–1845, 1995.

Massey D: Commentary: clinical diagnostic use of cystatin C, *J Clin Lab Anal* 18:55–60, 2004.

Mathew G, Knaus SJ: Acquired Fanconi's syndrome associated with tenofovir therapy, *J Gen Interm Med* 21:C3–C5, 2006.

Matsumura M, Nakashima A, Tofuku Y: Electrolyte disorders following massive insulin overdose in a patient with type 2 diabetes, *Intern Med* 39:55–57, 2000.

McGuire LC, Cruickshank AM, Munro PT: Alcoholic ketoacidosis, *Emerg Med J* 23:417–420, 2006.

McKinley MJ, Allen AM, Burns P, et al: Interaction of circulating hormones with the brain: The roles of the subfornical organ and the organum vasculosum of the lamina terminalis, *Clin Exp Pharmacol Physiol Suppl* 25:S61–S67, 1998.

McIvor ME, Cummings CC, Mower MM, et al: The manipulation of potassium efflux during fluoride intoxication: implications for therapy, *Toxicol* 37:233–239, 1985.

McIvor ME: Delayed fatal hyperkalemia in a patient with acute fluoride intoxication, *Ann Emerg Med* 16:1165–1167, 1987.

Meister B, Aperia A: Molecular mechanisms involved in catecholamine regulation of sodium transport, *Semin Nephrol* 13:41–49, 1993.

Milionis HJ, Liamis GL, Elisaf MS: The hyponatremic patient: a systematic approach to laboratory diagnosis, *CMAJ* 166:1056–1062, 2002.

Mishra J, Ma Q, Prada A, et al: Identification of neutrophil gelatinase-associated lipocalin as a novel early urinary biomarker for ischemic renal injury, *J Am Soc Nephrol* 4:2534–2543, 2003.

Mishra J, Mori K, Ma Q, et al: Neutrophil gelatinase-associated lipocalin:a novel early urinary biomarker for cisplatin nephrotoxicity, *Am J Nephrol* 24:307–315, 2004.

Mishra J, Ma Q, Kelly C, et al: Kidney NGAL is a novel early marker of acute injury following transplantation, *Pediatr Nephrol* 21:856–863, 2006.

Mitchell RJ: Improved method for specific determination of creatinine in serum and urine, *Clin Chem* 19:408–410, 1973.

Molitch ME: Pituitary diseases in pregnancy, *Semin Perinatol* 22:457–470, 1998.

Moran SM, Jamison RL: The variable hyponatremic response to hyperglycemia, *West J Med* 142:49–53, 1985.

Mouri T, Itoi K, Takahashi K, et al: Colocalization of corticotropin-releasing factor and vasopressin in the paraventricular nucleus of the human hypothalamus, *Neuroendocrinol* 57:34–39, 1993.

Moyes AJ, Khambata RS, Villar I, et al: Endothelial C-type natriuretic peptide maintains vascular homeostasis, *J Clin Invest* 124:4039–4051, 2014.

Natelson S, Scott ML, Beffa C: A rapid method for the estimation of urea in biologic fluids, *Am J Clin Pathol* 21:275–281, 1951.

Negishi K, Noiri E, Sugaya T, et al: A role of liver fatty acid binding protein in cisplatin-induced acute renal failure, *Kidney Int* 72:348–358, 2007.

Negishi K, Noiri E, Doi K, et al: Monitoring of urinary L-type fatty acid-binding protein predicts histological severity of acute kidney injury, *Am J Pathol* 174:1154–1159, 2009.

Nielsen S, Frokiaer J, Marples D, et al: Aquaporins in the kidney: from molecules to medicine, *Physiol Rev* 82:205–244, 2002.

Nguyen V, Nelson LS: Case studies in toxicology: a common procedure, an uncommon complication, *Emerg Med* 46:455–458, 2014.

Nguyen MK, Ornekian V, Butch AW, et al: A new method for determining plasma water content: application in pseudohyponatremia, *Am J Physiol Renal Physiol* 292:F1652–F1656, 2007.

North WG: Gene regulation of vasopressin and vasopressin receptors in cancer, *Exp Physiol* 85:27S–40S, 2000.

Ntalapascha M, Daniil Z, Zakynthinos E: Biosynthesis, physiology and main diagnostic and therapeutic potentials of cardiac natriuretic peptides, *Internat J Med Medical Sci* 1:473–494, 2009.

Ogawa T, Kamikubo K: Hypokalemic periodic paralysis associated with hypophosphatemia in a patient with hyperinsulinemia, *Am J Med Sci* 318:69–75, 1999.

Oh MS, Carroll HJ, Clemmons JE, et al: A mechanism of hyporeninemic hypoaldosteronism in chronic renal disease, *Metabolism* 23:1157–1166, 1974.

Oh MS, Phelps KR, Traube M, et al: D-lactic acidosis in a man with the short bowel syndrome, *N Engl J Med* 301:249–252, 1979.

Oh MS: A new method for the measurement of net G-I absorption of alkali, *Kidney Int* 36:915–917, 1989.

Oh MS, Carroll HJ, Uribarri J: Mechanism of normochloremic and hyperchloremic acidosis in diabetic ketoacidosis, *Nephron* 54:1–6, 1990.

Oh MS: Irrelevance of bone buffering to acid-base homeostasis in chronic metabolic acidosis, *Nephron* 59:7–10, 1991.

Oh MS, Carroll HJ: Cerebral salt wasting syndrome: we need a better proof of its existence, *Nephron* 82:110–114, 1999.

Oh MS, Carroll HJ: Regulation of intra and extracellular volume. In Arieff AI, DeFronzo RA, editors: *Fluid, electrolyte, and acid-base disorders*, ed 2, New York, 1995, Churchill-Livingston.

Oh MS, Carroll HJ: Whole body acid-base balance, *Contrb Nephrol* 100:89–104, 1992.

Oh MS, Halperin ML: The mechanism of urine concentration in the inner medulla, *Nephron* 75:3–7, 1997.

Oh MS, Carroll HJ: Value and determinants of urine anion gap, *Nephron* 90:252–255, 2002a.

Oh MS, Carroll HJ: Pathogenesis of chloride-depletion metabolic alkalosis, *Nephron* 91:379–382, 2002b.

Olsson K: Central control of vasopressin release and thirst, *Acta Paediatr Scand Suppl* 305:36–39, 1983.

Orfeas L, Tighiouart H, Hocine T, et al: Comparative analysis of urinary biomarkers for early detection of acute kidney injury following cardiopulmonary bypass, *Biomarkers* 14:423–431, 2009.

Owens CW, Albuquerque ZP, Tomlinson GM: In vitro metabolism of creatinine, methylamine and amino acids by intestinal contents of normal and uraemic subjects, *Gut* 20:568–574, 1979.

Pallone TL, Turner MR, Edwards A, et al: Countercurrent exchange in the renal medulla, *Am J Physiol* 284:R1153–R1175, 2003.

Pallone T: Urea transporters, and renal vascular bundles, *J Am Soc Nephrol* 18:2798–2800, 2007.

Palmer BF, Alpern RJ: Metabolic alkalosis, *J Am Soc Nephrol* 8:1462–1469, 1997.

Parikh CR, Jani A, Mishra J, et al: Urine NGAL and IL-18 are predictive biomarkers for delayed graft function following kidney transplantation, *Am J Transplant* 6:1639–1645, 2006.

Passey RB, Gillum RL, Fuller JB, et al: Evaluation of three methods for the measurement of urea nitrogen in serum as used on six instruments, *Am J Clin Pathol* 73:362–368, 1980.

Peake M, Whiting M: Measurement of serum creatinine—current status and future goals, *Clin Biochem Rev* 27:173–184, 2006.

Perazella MA, Biswas P: Acute hyperkalemia associated with intravenous epsilon-aminocaproic acid therapy, *Am J Kidney Dis* 33:782–785, 1999.

Perrone RD, Madias NE, Levey AS: Serum creatinine as an index of renal function: new insights into old concepts, *Clin Chem* 38:1933–1953, 1992.

Perez GO, Oster JR, Vaamonde CA: Serum potassium concentration in acidemic states, *Nephron* 27:233–243, 1981.

Phelps KR, Oh MS, Carroll HJ: Heparin-induced hyperkalemia: report of a case, *Nephron* 25:254–258, 1980a.

Phelps KR, Lieberman RL, Oh MS, et al: Pathophysiology of the syndrome of hyporeninemic hypoaldosteronism, *Metabolism* 29:186–199, 1980b.

Pierrat A, Gravier E, Saunders C, et al: Predicting GFR in children and adults: a comparison of the Cockcroft-Gault, Schwartz, and modification of diet in renal disease formulas, *Kidney Int* 64:1425–1436, 2003.

Pipili E: Platelet membrane potential: simultaneous measurement of diSC3 fluorescence and optical density, *Thromb Haemost* 54:645–649, 1985.

Portilla D, Dent C, Sugaya T: Liver fatty acid-binding protein as a biomarker of acute kidney injury after cardiac surgery, *Kidney Int* 73:465–472, 2008.

Pöge U, Gerhardt TM, Stoffel-Wagner B, et al: Beta-trace protein is an alternative marker for glomerular filtration rate in renal transplantation patients, *Clin Chem* 51:1531–1533, 2005.

Pöge U, Gerhardt T, Stoffel-Wagner B, et al: Beta-trace protein-based equations for calculation of GFR in renal transplant recipients, *Am J Transplant* 8:608–615, 2008.

Prasad GV, Coury LA, Finn F, et al: Reconstituted aquaporin 1 water channels transport CO_2 across membranes, *J Biol Chem* 273:33123–33126, 1998.

Putcha N, Allon M: Management of hyperkalemia in dialysis patients, *Semin Dial* 20:431–439, 2007.

Quigley R, Lisec A, Baum M: Ontogeny of rabbit proximal tubule urea permeability, *Am J Regul Integr Comp Physiol* 280:R1713–R1718, 2001.

Pradella M, Dorizzi RM, Rigolin F: Relative density of urine. Methods and clinical significance, *Crit Rev Clin Lab Sci* 26:195–242, 1988.

Price CP, Finney H: Developments in the assessment of glomerular filtration rate, *Clin Chim Acta* 297:55–66, 2000.

Rakhmanina NY, Kearns GL, Farrar HC 3rd.: Hypokalemia in an asthmatic child from abuse of albuterol metered dose inhaler, *Pediatr Emerg Care* 14:145–147, 1998.

Ramsay AG: Clinical application of the Henderson-Hasselbalch equation, *Appl Ther* 7:730–736, 1965.

Rastegar A: Use of the Delta AG/Delta HCO_3 ratio in the diagnosis of mixed acid-base disorders, *J Am Soc Nephrol* 18:2429–2431, 2007.

Reed RK, Laurent UB: Turnover of hyaluronan in the microcirculation, *Am Rev Respir Dis* 146:S37–S39, 1992.

Rendell M, McGrane D, Cuesta M: Fatal compulsive water drinking, *JAMA* 240:2557–2559, 1978.

Risch L, Herklotz R, Blumberg A, et al: Effects of glucocorticoid immunosuppression on serum cystatin C concentrations in renal transplant patients, *Clin Chem* 47:2055–2059, 2001.

Robertson GL: Regulation of arginine vasopressin in the syndrome of inappropriate antidiuresis, *Am J Med* 119(7 Suppl 1):S36–S42, 2006.

Rodriguez-Soriano J: Renal tubular acidosis: the clinical entity, *J Am Soc Nephrol* 13:2160–2170, 2002.

Ronco C: N-GAL: diagnosing AKI as soon as possible, *Crit Care* 11:173, 2007.

Rule AD, Larson TS, Bergstralh E, et al: Using serum creatinine to estimate glomerular filtration rate: accuracy in good health and in chronic kidney disease, *Ann Intern Med* 141:929–937, 2004.

Russel C: Quality control of 99mTc-DTPA: correlation of analytic test with in vivo protein binding in man, *J Nucl Med* 25:1243–1247, 1985.

Rutishauser J, Kopp P, Gaskill MB, et al: Autosomal dominant neurohypophyseal diabetes insipidus in a Swiss family, *Mol Genet Metab* 67:89–92, 1999.

Saaresranta T, Polo-Kantola P, Helenius H, et al: Respiratory insufficiency in postmenopausal women: successful improvement in gas exchange with short-term medroxyprogesterone acetate, *Chest* 115:1581–1587, 1999.

Sakakida M, Araki E: Atypical Bartter syndrome with sensorineural deafness with G47R mutation, *J Clin Endocrinol Metab* 88:781–786, 2003.

Sahlin K, Harris RC, Hultman E: Creatine kinase equilibrium and lactate content compared with muscle pH in tissue samples obtained after isometric exercise, *Biochem J* 152:173–180, 1975.

San-Cristobal P, de los Heros P, Ponce-Coria J, et al: WNK kinases, renal ion transport and hypertension, *Am J Nephrol* 28:860–870, 2008.

Sands JM, Kokko JP: Current concepts of the countercurrent multiplication system, *Kidney Int Suppl* 57:S93–S99, 1996.

Schmidt-Nielson B: Excretion in mammals: role of the renal pelvis in the modification of the urinary concentration and composition, *Fed Prod* 36:2493, 1977.

Schoenmakers CH, Kuller T, Lindemans J, et al: Automated enzymatic methods for creatinine measurement with special attention to bilirubin interference, *Eur J Clin Chem Clin Biochem* 31:861–868, 1993.

Scholl U, Lifton RP: New insights into aldosterone-producing adenomas and hereditary aldosteronism: mutations in the K^+ channel KCNJ5, *Curr Opin Nephrol Hypertens* 22:141–147, 2013.

Schrier RW, Berl T, Anderson RJ: Osmotic and nonosmotic control of vasopressin release, *Am J Physiol* 236:F321–F332, 1979.

Schück O, Lácha J: Urea clearance and measurement of glomerular filtration in patients with chronic renal insufficiency, *Cas Lek Cesk* 129:298–300, 1990.

Schultheis PJ, Lorenz JN, Meneton P, et al: Phenotype resembling Gitelman's syndrome in mice lacking the apical Na^+-Cl^- cotransporter of the distal convoluted tubule, *J Biol Chem* 273:29150–29155, 1998.

Schwartz GJ, Haycock GB, Edelman CM, et al: A simple estimate of glomerular filtration rate in children derived from body length and plasma creatinine, *Pediatrics* 58:259–263, 1976.

Schwartz GJ: New equations to estimate GFR in children with CKD, *J Am Soc Nephrol* 20:629–637, 2009.

Schwalbe S, Holzhauer M, Schaeffer J, et al: Beta 2-microglobulin associated amyloidosis: a vanishing complication of long-term hemodialysis? *Kidney Int* 52:1077–1083, 1997.

Schwerk N, Desel H, Schulz M, et al: Successful therapy of paediatric ethylene glycol poisoning: a case report and annual survey by a regional poison center, *Acta Paediatr* 96:461–463, 2007.

Sebastian A, Rector FC Jr, Schambelan M: Mineralocorticoid-resistant renal hyperkalemia without salt wasting (type II pseudohypoaldosteronism): role of increased renal chloride reabsorption, *Kidney Int* 19:716–727, 1981.

Seyberth HW, Rascher W, Schweer H, et al: Congenital hypokalemia with hypercalciuria in preterm infants: a hyperprostaglandinuric tubular syndrome different from Bartter syndrome, *J Pediatr* 107:694–701, 1985.

Shafiee MA, Charest AF, Cheema-Dhadli S, et al: Defining conditions that lead to the retention of water: the importance of the arterial sodium concentration, *Kidney Int* 67:613–621, 2005.

Sheen MR, Kim JA, Lim SW, et al: Interstitial tonicity controls TonEBP expression in the renal medulla, *Kidney Int* 75:518–525, 2009.

Siggaard C, Rittig S, Corydon TJ, et al: Clinical and molecular evidence of abnormal processing and trafficking of the vasopressin preprohormone in a large kindred with familial neurohypophyseal diabetes insipidus due to a signal peptide mutation, *J Clin Endocrinol Metab* 84:2933–2934, 1999.

Sjoland JA, Marcher KS: Creatinine concentration measurement in glucose based peritoneal dialysate, *Scand J Clin Lab Invest* 63:203–206, 2003.

Soberman R, Brodie BB, Levy BB, et al: The use of antipyrine for the measurement of total body water in man, *J Biol Chem* 179:31–42, 1949.

Sonnenblick M, Friedlander Y, Rosin AJ: Diuretics-induced severe hyponatremia: review and analysis of 129 reported patients, *Chest* 103:601–660, 1993.

Soto K, Coelho S, Rodrigues B, et al: Cystatin C as a marke of acute kidney injury in the emergency department, *Clin J Am Soc Nephrol* 5:1745–1754, 2010.

Spruce BA, Baylis PH, Kerr DN, et al: Idiopathic hypergammaglobulinaemia associated with nephrogenic diabetes insipidus and distal renal tubular acidosis, *Postgrad Med J* 60:493–494, 1984.

Steen B: Hypokalemia—clinical spectrum and etiology, *Acta Med Scand Suppl* 647:61–66, 1981.

Stern R: Hyaluronan catabolism: a new metabolic pathway, *Eur J Cell Biol* 83:317–325, 2004.

Stern R, Asari AA, Sugahara KN: Hyaluronan fragments: an information-rich system, *Eur J Cell Biol* 85:699–715, 2006.

Stewart GW, Ellory JC: A family with mild hereditary xerocytosis showing high membrane cation permeability at low temperatures, *Clin Sci* 69:309–319, 1985.

Stewart GW, Corrall RJ, Fyffe JA, et al: Familial pseudohyperkalaemia. A new syndrome, *Lancet* 2:175–177, 1979.

Stowasser M, Bachmann AW, Jonsson JR, et al: Clinical, biochemical and genetic approaches to the detection of familial hyperaldosteronism type I, *J Hypertens* 13:1610–1613, 1995.

Strack T: Metformin: a review, *Drugs Today (Barc)* 44:303–314, 2008.

Su M, Chu J, Howland MA, et al: Amiodarone attenuates fluoride-induced hyperkalemia in vitro, *Acad Emerg Med* 10:105–109, 2003.

Suzuki M, Yoshida M: A new enzymatic serum creatinine measurement based on an endogenous creatine-eliminating system, *Clin Chim Acta* 143:147–155, 1984.

Swain RR, Biggs SL: Positive interference with the Jaffé reaction by cephalosporin antibiotics, *Clin Chem* 23:1340–1342, 1977.

Sweeney G, Klip A: Regulation of the Na^+/K^+-ATPase by insulin: why and how? *Mol Cell Biochem* 182:121–133, 1998.

Takahira R, Yonemura K, Yonekawa O, et al: Tryptophan glycoconjugate as a novel marker of renal function, *Am J Med* 110:192–197, 2001.

Thomson SC, Blantz RC: Glomerulotubular balance, tubuloglomerular feedback, and salt homeostasis, *J Amer Soc Nephrol* 19:2272–2275, 2008.

Tofil NM, Benner KW, Winkler MK: Fatal hypermagnesemia caused by an epsom salt enema: a case illustration, *South Med J* 98:253–256, 2005.

Torpy DJ, Gordon RD, Lin JP, et al: Familial hyperaldosteronism type II: description of a large kindred and exclusion of the aldosterone synthase (CYP11B2) gene, *J Clin Endocrinol Metab* 83:3214–3218, 1998.

Trudnowski RJ, Roco RC: Specific gravity of blood and plasma at 4 and 37 degrees C, *Clin Chem* 20:615–616, 1974.

Uribarri J, Oh MS, Carroll HJ: Salt-losing nephropathy. Clinical presentation and mechanisms, *Am J Nephrol* 3:193–198, 1983.

Uribarri J, Oh MS, Carroll HJ: D-lactic acidosis. A review of clinical presentation, biochemical features, and pathophysiologic mechanisms, *Medicine (Baltimore)* 77:73–82, 1998.

Vaidya VS, Ferguson MA, Bonventre JV: Biomarkers of acute kidney injury, *Annu Rev Pharmacol Toxicol* 48:463–493, 2008.

Van Acker BA, Koomen GC, Koopman MG, et al: Creatinine clearance during cimetidine administration for measurement of glomerular filtration rate, *Lancet* 34:1326–1329, 1992.

Vargas-Poussou R, Huang C, Hulin P, et al: Functional characterization of a calcium-sensing receptor mutation in severe autosomal dominant hypocalcemia with a Bartter-like syndrome, *J Am Soc Nephrol* 13:2259–2266, 2002.

Veech RL, Kashiwaya Y, King MT: The resting membrane potential of cells are measures of electrical work, not of ionic currents, *Integr Physiol Behav Sci* 30:283–307, 1995.

Verrey F, Fakitsas P, Adam G, et al: Early transcriptional control of ENaC (de)ubiquitylation by aldosterone, *Kidney Int* 73:691–696, 2008.

Vesely DL: Urodilatin: a better natriuretic peptide? *Curr Heart Fail Rep* 4:147–152, 2007.

Vokes TJ, Gaskill MB, Robertson GL: Antibodies to vasopressin in patients with diabetes insipidus. Implications for diagnosis and therapy, *Ann Intern Med* 108:190–195, 1988.

Volpe M: Natriuretic peptides and cardio-renal disease, *Internat J Cardiol* 176:630–639, 2014.

Wang W, Giebisch G: Regulation of potassium (K) handling in the renal collecting duct, *Pflugers Arch* 458:157–168, 2009.

Warnock DG: Liddle's syndrome. Genetics and mechanisms of Na^+ channel defects, *Contrib Nephrol* 136:1–10, 2001.

Washburn KK, Zappitelli M, Arikan AA, et al: Urinary interleukin-18 is an acute kidney injury biomarker in critically ill children, *Nephrol Dial Transplant* 23:566–572, 2008.

Wasserman K, Stringer WW, Casaburi R, et al: Mechanism of the exercise hyperkalemia: an alternate hypothesis, *J Appl Physiol* 83:631–643, 1997.

Weir B: Pituitary tumors and aneurysms: case report and review, *Neurosurg* 30:585–591, 1992.

Weisberg LS: Pseudohyponatremia: a reappraisal, *Am J Med* 86:315–318, 1989.

Weisberg HF: Osmotic pressure of the serum proteins, *Ann Clin Lab Sci* 8:155–164, 1978.

Wells T: Vasopressin secretion and aquaporin-4: a new mechanism for osmoreception? *Mol Cell Endocrinol* 136:103–107, 1998.

White CA, Akbari A, Doucette S, et al: A novel equation to estimate glomerular filtration rate using beta-trace protein, *Clin Chem* 53:1965–1968, 2007.

White C, Akbari A, Doucette S, et al: Estimating GFR using serum beta trace protein: accuracy and validation in kidney transplant and pediatric populations, *Kidney Int* 76:784–791, 2009.

Widdicombe J: Reflexes from the lungs and airways: historical perspective, *J Applied Physiol* 101:628–634, 2006.

Wilson FH, Disse-Nicodeme S, Choate KA, et al: Human hypertension caused by mutations in WNK kinases, *Science* 293:1107–1112, 2001.

Wilson FH, Kahle KT, Sabath E, et al: Molecular pathogenesis of inherited hypertension with hyperkalemia: the Na-Cl cotransporter is inhibited by wild-type but not mutant WNK4, *Proc Natl Acad Sci U S A* 100:680–684, 2003.

Wise RA, Polito AJ, Krishnan V: Respiratory physiologic changes in pregnancy, *Immunol Allergy Clin North Am* 26:1–12, 2006.

Ylinen EA, Ala-Houhala M, Harmoinen AP, et al: Cystatin C as a marker for glomerular filtration rate in pediatric patients, *Pediatr Nephrol* 13:506–509, 1999.

Woodrow G: Body composition analysis techniques in adults and pediatric patients: how reliable are they: how useful are they clinically? *Perit Dial Int* 27(Suppl 2):245–249, 2007.

Xu Y, Schnorrer P, Proietto A, et al: IL-10 controls cystatin C synthesis and blood concentration in response to inflammation through IFN regulatory factor 8 expression, *J Immunol* 186:3666–3673, 2011.

Yamamoto T, Noiri E, Ono Y, et al: Renal L-type fatty acid-binding protein in acute ischemic injury, *J Am Soc Nephrol* 18:2894–2902, 2007.

Yamawaki C, Takashashi M, Takara K, et al: Effect of dexamethasone on extracellular secretion of cystatin C in cancer cell lines, *Biomed Rep* 1:115–118, 2013.

Yang S, Tetsuji Morimoto T, Tatemitsu Rai T, et al: Molecular pathogenesis of pseudohypoaldosteronism type II: generation and analysis of a Wnk4D561A/+ knockin mouse model, *Cell Metab* 5:331–344, 2007.

Yue P, Lin D, Pan C, et al: Src family protein tyrosine kinase (PTK) modulates the effect of SGK1 and WNK4 on ROMK channels, *PNAS* 106:15061–15066, 2009.

Zaltzman M, Bezwoda WR: Hyperkalaemia in prolymphocytic leukaemia—a sometimes spurious result. A case report, *S Afr Med J* 61:209–210, 1982.

Zar T, Graeber C, Perazella MA: Recognition, treatment, and prevention of PG toxicity, *Semin Dial* 20:217–219, 2007.

Zavodnik IB, Piasecka A, Szosland K, et al: Human red blood cell membrane potential and fluidity in glucose solutions, *Scan J Clin Lab Invest* 57:59–63, 1997.

Zhai X, Fenton RA, Andreasen A, et al: Aquaporin-1 is not expressed in descending thin limbs of short-loop nephrons, *J Am Soc Nephrol* 18:2937–2944, 2007.

Zhang W, Xia X, Reisenauer M: Aldosterone-induced Sgk1 relieves Dot1a-Af9–mediated transcriptional repression of epithelial Na^+ channel α, *J Clin Invest* 117:773–783, 2007.

第15章 骨代谢生化标志物

Katrin M. Klemm, Michael J. Klein

要点

1. 血浆中钙、磷、镁的浓度取决于骨矿质的沉积和吸收、肠道的吸收和肾脏排泄的净平衡。调节这些过程的主要激素有甲状旁腺激素(parathyroid hormone,PTH)、降钙素、维生素D和成纤维细胞生长因子23(FGF-23)。
2. 高钙血症最常见的原因是原发性甲状旁腺功能亢进(PTH升高)和恶性肿瘤(PTH减低伴PTH相关肽升高),约占高钙血症患者的80%~90%。
3. 低钙血症最常见的原因是慢性肾衰竭、低镁血症、甲状旁腺功能减退、假性甲状旁腺功能减退、维生素D缺乏及急性胰腺炎。
4. 当各种代谢物累积并干扰PTH定量检测时,测定具有生物活性的完整PTH对于肾功能受损的患者具有特殊价值。
5. 在原发性甲状旁腺功能亢进患者中,术中PTH测定有助于鉴别异常组织是否被完全切除。
6. 骨质疏松是最常见的骨代谢性疾病,以有机骨基质减少为特征。对骨吸收标记物的连续测量可以预测对治疗的早期反应。
7. 骨软化症是在成熟的骨骼中新形成的有机基质矿化障碍的一种疾病。
8. 磷调节因子包括最近报道的级联激素,酶和磷代谢相关蛋白。

矿物质与骨代谢

骨骼是新陈代谢活跃的器官,在整个生命周期中经历着持续的重塑过程,这对于维持骨骼结构的完整性和钙、磷代谢是必要的。机械力的变化,微损伤时钙、磷水平变化所导致的激素反应均能引发骨骼的重塑。骨骼也是抵御酸中毒的第二道防线,它能释放无机磷酸盐并加入缓冲体系(Raisz,1999)。

骨可分为两类,即皮质骨或密质骨,松质骨或小梁骨,如图15-1所示。皮质骨在骨骼的支持、保护和机械功能中起着重要的作用。皮质骨包括长骨柄和骨外膜,约占80%的骨骼质量,其中90%皮质骨在骨组织,10%位于骨间隙(血管,骨陷窝,骨管)。松质骨占骨质量的20%,其中25%松质骨组成骨组织,75%位于骨间隙,它位于长骨和短骨的末端,腕骨和跗骨以及椎体和扁平骨的髓腔中,它是高度多孔的网格状具有蜂窝状外形的结构。松质骨作为造血细胞的储存库,为矿物质交换提供了一个大的表面积(Watts,1999)。尽管松质骨只占骨骼质量的20%,但由于其具有蜂窝状结构,故能提供等同于皮质骨的表面积,在任何给定时间内,50%的骨转换在此完成(Erikson et al,1994)。密质骨和松质骨主要由无机矿物质(钙和磷)和有机基质组成。大约90%~95%的有机基质是Ⅰ型胶原,剩下的5%~10%是非胶原蛋白,包括骨钙素、骨桥蛋白、骨连接素、凝血酶敏感蛋白、酸性蛋白和其他未定性蛋白。破骨细胞通过产生氢离子动员矿物质和蛋白水解酶水解有机基质并吸收骨组织;成骨细胞合成有机基质,控制新合成基质的矿化(Endres & Rude,1999)。

血浆中钙、磷、镁的浓度取决于骨矿质的沉积和吸收、肠道的吸收和肾脏排泄的净平衡,调节这些过程的激素主要包括甲状旁腺激素(parathyroid hormone,PTH)、降钙素、维生素D,骨代谢水平能反映了机体调节血钙、血磷水平的能力。

钙

生理

分布

钙是人体中第五位最常见的元素,也是最普遍的阳离子。一个健康的成年人大约含有1.0~1.3kg钙,其中99%是以羟磷灰石的形式存在于骨骼中,剩下的1%存在细胞外液(extracellular fluid,ECF)和软组织中。此外,骨液中钙含量少于1%,但

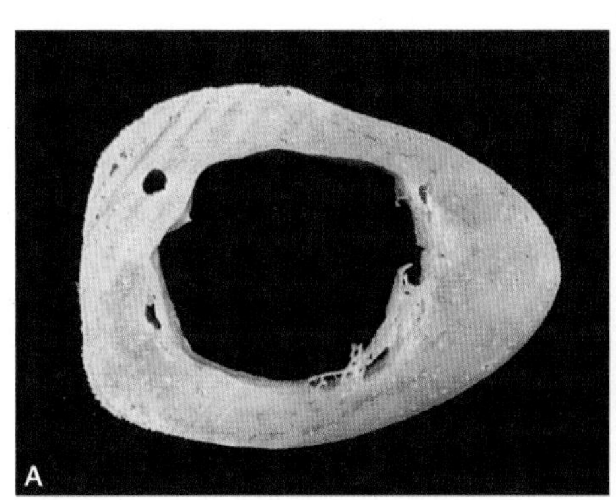

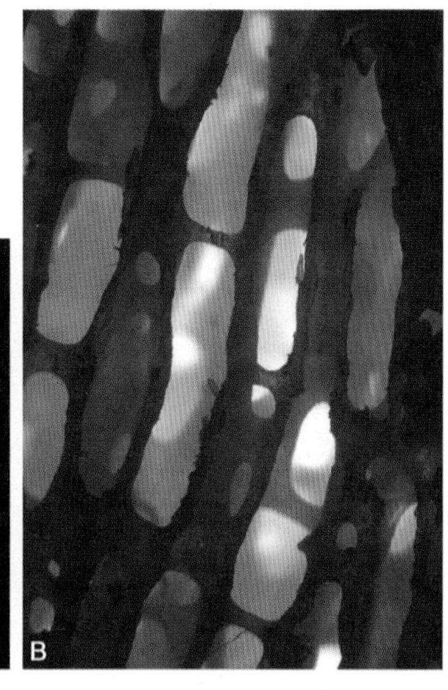

图 15-1 A. 密质骨横截面(图示 30 岁男性股骨皮质的密质骨是连续和固体的,而血管的空间不可见,中空髓腔内有脂肪);B. 松质骨纵切面(图示松质骨被排列在高度穿孔的垂直板上,由精致的水平支撑连接,骨髓之后的空白空间被移除)

可与细胞外液自由交换(Mundy & Guise,1999)。

血清(血浆)钙以三种形式存在:①游离或者离子钙,这是具有生理活性形式的钙,约占血清总钙的 50%;②可扩散结合钙,钙与许多阴离子紧密结合,包括碳酸氢钙、乳酸钙、磷酸钙和枸橼酸钙,约占 10%;③血浆蛋白结合钙,约占 40%。离子钙和可扩散结合钙都是自由可透析的。约 80%的蛋白结合钙跟白蛋白有关。

由于离子钙与蛋白质分子上负电荷位点的结合与氢离子及其他结合钙与白蛋白的结合互相竞争,故其结合依赖 pH 值。尽管血浆总钙水平可能是不变的,但三种形式钙的相对分布是随细胞外液 pH 值的变化而变化的。碱中毒可促进蛋白结合钙升高,相应的游离钙会减少;酸中毒会减少蛋白结合钙而游离钙会升高。由于钙是与蛋白相结合,所以总钙水平与血浆蛋白水平也相关。

功能

钙在骨骼矿化中的重要性显而易见。其次,钙在血液凝固、神经传导、血浆缓冲能力、酶活性的维持、正常肌肉与骨骼肌和心肌兴奋性的维护等基本生理过程中均起着至关重要的作用。钙还是细胞内信号转导过程的活化剂,是 DNA 和 RNA 生物合成的关键。钙还参与腺体合成和内分泌腺和外分泌腺的调节,以及维持细胞膜的完整性和渗透性,尤其对钠钾交换有重要作用。

美国大多数成年人平均膳食钙摄入量约为 15~20mmol/d(600~800mg/d),其中大部分来自牛奶和其他乳制品。美国骨质疏松基金会(National Osteoporosis Foundation,NOF)建议所有年轻人每天至少摄入钙 1200mg,没有接受雌激素治疗的哺乳期和绝经后女性至少摄入钙 1500mg/d(Lewiecki,2004)。

钙通过主动转运过程在十二指肠和空肠上段被吸收,成人每天摄入的膳食钙被吸收率不足 50%,但在儿童快速生长期、孕期和哺乳期钙吸收将增加,钙吸收随年龄的增加而减少。钙吸收的主要刺激物是维生素 D。生长激素、小肠中酸性介质、饮食中的蛋白质也促进钙的吸收。小肠中钙磷比值对于钙的吸收也很重要,钙磷比值比例大于 2∶1会导致不溶性磷酸钙的形成并抑制钙的吸收。从各种谷物中提取的植物酸也可以形成不溶性钙化物,比如草酸盐和脂肪酸。皮质醇和肠内容物过碱都会抑制钙的吸收。

每天从汗液中排泄的钙量相差很大(15~100mg)。在极端环境下,钙排泄会大大超过这个范围。钙的净排泄主要取决于尿排泄,介于 2.5~10mmol/d(100~200mg/d)。正常个体膳食钙摄入量的大幅度变化对尿钙的影响不大。高钙血症、磷缺乏、酸中毒、糖皮质激素可使尿钙排泄增加。PTH、某些利尿剂、维生素 D 可使尿钙排泄减少。目前血钙、钙调节激素以及疾病中钙平衡的变化被广泛用于临床检验(Boden & Kaplan,1990)。

钙平衡

细胞外液中游离钙的浓度保持基本恒定,大约为 1.25mmol/L(图 15-2)。细胞外液中离子钙的浓度影响细胞外液中总钙的水平。细胞外液中离子钙浓度的调节主要依靠 PTH 和 1,25$(OH)_2D_3$,而降钙素的作用有限。这些激素的主要靶器官是骨、肾、肠。当血浆游离钙浓度减少时,甲状旁腺通过细胞膜上的钙敏蛋白来感知这种改变并立即分泌 PTH。尽管甲状旁腺激素对破骨细胞没有直接作用,但它能刺激成骨细胞及其前体产生核因子 κB 受体活化因子配体(receptor activator of nuclear factor κB ligand,RANKL)。RANKL 是肿瘤坏死因子超家族的成员,在破骨细胞及其前体上激活 RANK 受体,通过抑制细胞凋亡促进破骨细胞的形成和活性,延长破骨细胞的存活率(Hsu et al,1999)。这就解释了骨形成和骨吸收在正常骨生理学中的耦合作用。骨基质的吸收释放出钙和磷到细胞外液中。与此同时,甲状旁腺素也作用于肾脏,刺激尿磷排泄,并使远端肾单位重吸收钙,使钙离子浓度恢复正常(Kurokawa & Fukagawa,1999)。尽管降钙素的意义存在争议,其可能在钙的调节过程起作用。有些激素参与钙代谢,但其分泌不受血浆钙和磷变化而变化,这类激素包括甲状腺素、生长激素、肾上腺皮质激素和性腺类固醇。

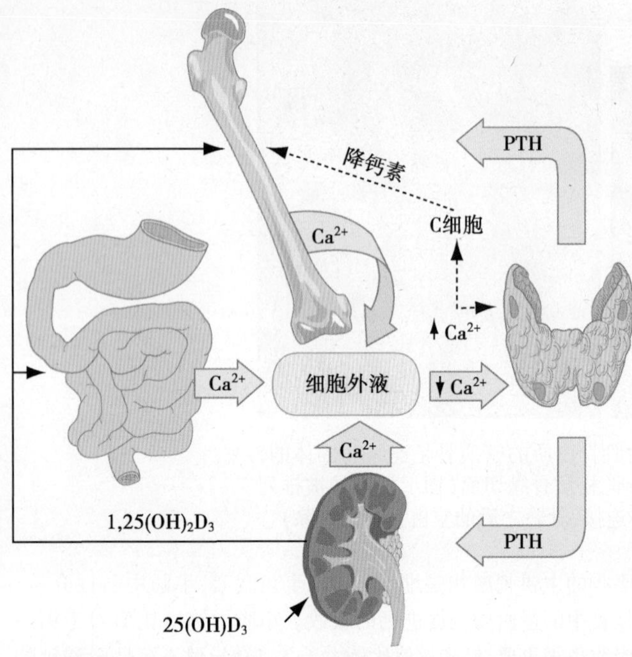

图 15-2 钙平衡的调节(实线箭头指示提高血清钙含量,虚线箭头表示减少血清钙)

分析技术

钙测量包括总钙及离子钙,总钙包括蛋白结合钙和离子钙。总钙的检测在实验室更容易,但是检测结果必须结合临床进行解释。例如,恶性肿瘤患者往往表现为低蛋白血症,可能会导致假性总钙水平降低,当出现这种情况时,总钙水平(mg/dl)可以用下列公式加以纠正。

纠正后的总钙(mg/dl)= 总钙(测量值)+(正常白蛋白-患者白蛋白)×0.8

在公式中,通常正常白蛋白的值取 4.4。这个校正值更能准确评估患者的钙水平,因为白蛋白是最主要的钙结合蛋白,白蛋白的变化在临床上意义重大。只有小部分钙结合蛋白是其他蛋白比如 γ 球蛋白,因此临床上低丙种球蛋白血症不可能彻底改变总钙水平。

总钙和离子钙

虽然报道总钙测定方法有多种,但常用的只有三种:金属络合物指示剂比色法、原子吸收光谱法、间接电位法。总钙最常用的检测方法是有色络合物分光光度法,因为钙可以与多种络合物指示剂或者染料结合。邻甲酚酞络合铜和偶氮胂Ⅲ是最广泛使用的指示剂,这两种染料的结构见第 27 章。邻甲酚酞络合铜与钙在碱性溶液中形成红色螯合物,可以在 580nm 波长附近检测,用 8-羟基喹啉可以消除镁离子的干扰。偶氮胂Ⅲ与钙形成络合物,可以在 650nm 波长附近检测,这种试剂稳定,并且在微酸性条件下与钙结合具有高特异性。这些内容在第 27 章都有介绍。

原子吸收分光光度法是检测血清钙的参考方法。尽管这种方法具有更高的准确性和精密度,但很少有实验室使用这种方法测量总钙,这可能是由于其不便于批量与自动化检测。此外,这种技术所需的设备的维护对于实验室来说比较困难。

间接电位法一般同时使用钙离子选择电极和钠离子选择电极检测样本,钙离子浓度与电位差成正比。

钙选择性电极具有准确、精密度高及适合自动化检测的特点,由指示电极及参比电极组成。指示电极由 $CaCl_2AgCl$ 和其他离子组成的参比溶液围绕钙离子选择电极膜形成。离子选择电极在第 4 章和第 27 章中进行了讨论。在 27 章中,还介绍了离子选择性电极测定总钙的方法。

参考区间

正常成人总钙的参考区间为 8.8~10.3mg/dl(2.20~2.58mmol/L)。血清是检测总钙最好的标本类型,当然肝素化的血浆也是可以接受的。枸橼酸、草酸、EDTA 是钙测定的常见干扰因素,其他已经报道的干扰因素还包括溶血、黄疸、脂血、异常蛋白以及镁离子。

正常成人游离钙的参考区间为 4.6~5.3mg/dl(1.16~1.32mmol/L)。全血、肝素化血浆、血清都适用于检测。标本采集时应隔绝空气,冷链运输应保存在 4℃,以防 CO_2 流失和糖酵解并稳定其 pH 值。正确的样本采集对于确保游离钙结果的准确很重要,止血带使用太久会降低采集点的 pH 值从而使离子钙水平假性升高。

尿钙的参考区间随饮食而异。人均饮食排泄量为 300mg/d(7.49mmol/d)。尿液标本应适当酸化以防止钙盐沉淀。

磷

生理

分布

正常成人体内磷的总含量约为 700~800g,大约 80%~85% 存在于骨骼中,剩余的 15%以无机磷酸盐的形式存在于细胞外液和有机磷酸盐(如磷脂、核酸、ATP)的形式存在于软组织的细胞内。骨骼中主要是羟磷灰石和磷酸钙等无机磷酸盐。

血液中有机磷酸盐主要分布于红细胞内,血浆中主要为无机磷酸盐。人体血磷约 2/3 是有机磷,无机磷酸盐占 1/3,约为 3~4mg/dl。血清中无机磷主要以 $H_2PO_4^-$ 及 HPO_4^{2-} 的形式存在,这两种都是很重要的缓冲液。[$H_2PO_4^-$]/[HPO_4^{2-}]的比例与 pH 值有关,比例为 1∶1时为酸性,1∶4时 pH 值为 7.4,1∶9时为碱性。约 10%的血磷是与蛋白质结合的,约 35%与钠、钙、镁络合,剩下的 55%是游离的。在常规临床中,我们只检测无机磷。

功能

磷除了在骨骼中的作用外,还具有很重要的细胞内及细胞外功能。磷是核酸的重要组成部分,RNA 和 DNA 中均含有磷酸二酯。此外,磷脂和磷酸化蛋白中也含有磷,ATP 和辅酶因子(辅酶烟酰胺腺嘌呤二核苷酸磷酸)也含有磷,并且还参与中间代谢和参与组成多种酶系统(如腺苷酸环化酶)。磷在肌肉收缩,神经功能,电解质的转运和血红蛋白携氧等方面均发挥重要作用。

磷平衡

大部分血磷来自于日常饮食,几乎所有的食物中均含有磷,但也有些来自骨代谢。成人平均饮食摄入量约为800~1400mg,其中大部分来自乳制品、谷物、蛋类和肉类。大约60%~80%摄入的磷是在肠道通过被动转运而吸收,也有受1,25(OH)$_2$D$_3$刺激而主动转运的,一般血钙与血磷保持倒数关系。磷可自由通过肾小球,滤过的磷80%以上又可在肾小管被重吸收,小部分在肾远曲小管被重吸收。肾小管重吸收是通过Na-P被动交换实现的。磷转运受磷的摄入量和PTH的调节,限制磷摄入增加重吸收,增加磷摄入则减少重吸收,PTH抑制Na-P转运从而限制磷吸收。这个过程主要发生于肾近端小管,PTH结合在肾基底膜上特异性受体上,从而激活腺苷酸环化酶/环腺苷酸/蛋白激酶A和磷脂酶C/钙/蛋白激酶C系统两条通路,这两条通路都参与抑制Na-P转运作用(Bellorin-Font et al,1990)。

尽管PTH会降低血磷,但维生素D和生长激素可以增加血磷水平。维生素D增加肠道对磷的吸收和肾对磷的重吸收,生长激素是骨骼生长的主要调节激素,它的存在降低了磷酸盐肾排泄,从而升高血磷水平。

目前的研究认为由FGF-23、磷酸调节基因同源性蛋白水解酶(PHEX)、细胞外基质糖蛋白(MEPE)(Quarles,2003)组成的级联调控系统参与了FGF-23代谢调节,这种级联反应被认为与磷酸代谢有关,但只有部分理论被证实。FGF-23是由骨髓细胞、胸腺和淋巴结中骨细胞和成骨细胞合成,然而,目前认为FGF-23主要来自于骨并能反映血中磷酸水平(Lu & Quarles,2007)。证实FGF-23是一个调节磷酸盐的独立激素。高水平FGF-23导致高磷酸盐尿症,这可能是因为FGF-23抑制Na依赖性磷酸吸收通道,FGF-23也抑制肠道对磷的吸收并抑制肾近曲小管内25-羟维生素D 1α羟化酶活性(Lu & Quarles,2007),*FGF-23*、*PHEX*、*MEPE*基因突变与肾脏磷酸盐的消耗和异常矿化有关,这包括遗传性低磷酸盐佝偻病和家族性高磷血症肿瘤样钙质沉积症(Quarles,2003,2012)。

分析技术

测定无机磷最常用的方法是利用磷酸与钼酸铵生成磷钼酸复合物,直接在340nm处检测其无色未还原磷钼酸复合物的吸光度。该方法最早于1972年由Daly和Ertinghausen提出,现已经适用于大部分自动分析仪。另外,磷钼酸复合物可被多种药物(如氨基萘酚磺酸、维生素C、甲基对氨基酚硫酸盐、硫酸亚铁等)还原成可在600~700nm处检测的钼蓝。磷钼酸复合物的形成与pH值有关,并且其形成速率与蛋白含量有关。检测未还原磷钼酸复合物的方法具有简单、快速、稳定的优点。在葡萄糖磷酸化酶、葡萄糖磷酸变位酶和葡萄糖-6-磷酸脱氢酶的催化下将磷进行连续的酶促反应,产生的NADPH通过荧光分光光度法和紫外分光光度法进行定量的方法也已经被使用,因为该反应是在中性环境中进行,可以检测在有不稳定有机磷酸盐存在情况下的无机磷。

血清标本是血磷检测最好的样本类型,因为除了肝素以外的抗凝剂均会干扰结果从而使结果假性降低。此外,细胞长时间在室温下保存,磷的水平会升高。溶血标本不能用于无机磷测定,因为红细胞中存在高浓度有机磷,这些有机磷在标本存储过程中可以水解成无机磷从而使结果升高。

参考区间

正常成年人,血清磷的含量在2.8~4.5mg/dl(0.89~1.44mmol/L)。生长期儿童磷含量更高些(4.0~7.0mg/dl或者1.29~2.26mmol/L)。检测血磷最好使用早晨空腹标本,因为存在昼夜变化,血磷在下午和晚上偏高,餐后血磷降低,血磷的浓度受膳食摄入量,饮食和运动的影响。

镁

生理

分布

镁是人体内除钙、钠、钾外含量第四高的阳离子,是第二种最普遍的细胞内阳离子。正常成人体内镁含量约为1000mmol,即22.66g,其中50%~60%存在于骨中,其余40%~50%在软组织中。骨骼中1/3的镁是可交换的,骨骼可能是维持正常细胞外镁浓度的镁离子库。

细胞外液中镁只占镁总量的1%,血清中55%的镁是以离子形式或者游离形式存在的,30%是与蛋白(主要是白蛋白)结合的形式,15%是与磷酸根、枸橼酸根或其他离子结合。组织间液中约含0.5mmol/L,脑脊液中55%是离子镁或游离镁,剩余的45%是与其他化合物结合的镁(Elin,1988)。

镁总量中约99%存在于骨基质或者细胞内。其中约60%在骨基质中,剩余40%在血细胞,其他组织细胞和骨骼肌中,细胞内镁浓度大约是1~3mmol/L(2.4~7.3mg/dl)。细胞内镁主要是与蛋白结合或者与带负电荷物质结合,80%细胞内镁组成ATP,大量镁存在于细胞核、线粒体和内质网中。游离镁占细胞内总镁的0.5%~5.0%,可能发挥辅助酶活性的作用。

功能

300多种细胞酶需要镁的参与来维持其功能,这些酶包括磷酸基团的转移相关、需要ATP参与的所有相关酶、与DNA复制和mRNA的转录、翻译相关的酶。镁离子也在细胞能量代谢、保持细胞膜稳定、神经传导、离子转运和维持钙通道活性等方面发挥重要作用。此外,镁离子通过对心肌细胞钾、钠调节而在心肌细胞内钾离子浓度的稳定方面发挥重要作用。因此,镁缺乏会导致多种代谢异常和临床疾病,包括难治性血浆电解质紊乱(尤其是低钾)和心律失常,常见于各种应激条件下,例如心脏手术术后(Weisinger & Bellorin-Font,1998)。

镁平衡

身体内镁的总量主要取决于胃肠道的吸收和肾脏的排泄。镁的平均摄入量在300~350mg/d,镁在肠道的吸收量与其摄取量成反比,控制镁在肠道吸收的因素仍然很少。

肾脏是镁调节的主要器官,正常饮食的情况下,肾脏排泄量约为120~140mg/h。约70%~80%的血浆镁可通过肾小球滤过,肾小管对镁离子重吸收不同于其他离子,因为肾小管的作用有限,60%~70%的镁离子是在亨利袢升端被重吸收(Quamme,1989)。尽管远曲小管对滤过镁离子的重吸收仅仅只有10%,但确是镁离子调节的主要场所。很多因素(如PTH、降钙素、高血糖素、血管加压素、限制镁摄入、酸碱变化、缺钾等)都会影响亨利袢和远曲小管对镁的重吸收。然而,重吸收最主要的调节因素是血浆镁离子浓度本身。不管是否有镁消耗,只要增加镁离子浓度就抑制循环运输,而镁离子浓度降低则刺激运输,这是由位于亨利袢升支毛细血管细胞上的Ca^{2+}/Mg^{2+}敏感受体来实现的,这种受体可以感受镁离子的变化(Quamme,1997)。其他可能在镁离子调节过程中起作用的因素包括钙和氯离子浓度。

缺镁时,血镁降低,尿镁排泄减少,随后骨骼中可交换镁也参与到镁平衡的调节。

由于血清镁只占总镁含量1%,它可能不能准确地反映镁总储存量。一般来说,低血镁表示镁缺乏,高镁表明有充足的镁储备。然而,对于血镁正常的解释我们须慎重,因为这并不能排除隐匿性镁缺乏。最准确评估镁状态的实验是负荷实验,静脉注射镁制剂,镁缺乏的人对镁负荷有更大的允许度并且尿镁排泄也较少(Papazachariou et al,2000)。然而,因为实验操作不便,这种负荷实验的应用并不多。

检测技术

总镁

因为抗凝剂的干扰,血清标本优于血浆标本。检测血镁通常用光度法,其中原子吸收分光光度法是参考方法。多数临床实验室是在自动分析仪上使用光度法检测血镁,这些方法都是利用金属指示剂或者染料与样本中镁选择性结合后发生颜色改变的原理,常用的发色团包括钙镁试剂、甲基百里酚蓝、甲臜染料和马贡。其中钙镁试剂分光光度法是最常用的,钙镁试剂的结构在27章有说明,它可以与硫酸镁在碱性溶液中形成有色复合物,这种复合物30分钟保持稳定,在520nm的吸光度值与标本中镁浓度成正比,但血清中胆红素可使结果显著降低。

离子镁

一些商品化临床分析仪已经使用镁离子选择电极来检测镁离子(Huijgen et al,1999)。这些镁电极采用对镁离子具有选择性的中性离子载体,由于其对钙离子也有选择性,所以需要使用化学统计学来纠正镁离子浓度。研究表明,不同分析仪检测镁离子的显著差异主要源于样本中钙离子的干扰和校准物缺乏足够的特异性和标准化(Hristova et al,1995;Cemlo et al,1997)。对于镁离子选择电极方法的进一步改进将是提高其性能并进一步应用于临床。

与钙离子检测一样,镁离子的检测也受pH值的影响,但镁离子检测的变化率没有钙离子明显,镁离子浓度与pH值的关系与钙离子类似,即pH值升高,浓度降低,pH值降低,浓度升高(Wang et al,2002)。

参考区间

正常成人血清镁浓度在0.75~0.95mmol/L之间,不存在性别和年龄的差别,红细胞中的镁浓度约为血清浓度的3倍,脑脊液中镁浓度为1.0~1.4mmol/L。分析仪不同,镁离子的参考区间也不同,一般在0.44~0.60mmol/L之间(Hristova et al,1995)。

调节矿物质代谢的激素

三种调节矿物质和骨代谢的主要激素分别是PTH、$1,25(OH)_2D_3$和降钙素。PTH、$1,25(OH)_2D_3$是发挥主要作用的激素,降钙素的作用目前并不明确且尚未完全研究清楚。

甲状旁腺素

生理学

合成　PTH是由甲状旁腺主细胞合成分泌的。完整的PTH是一条含84个氨基酸,分子量为9500D的单链多肽激素,由前甲状旁腺激素原分解而来。前甲状旁腺激素原含有115个氨基酸,在其氨基末端经历了两次连续的裂解。首先,分解为中间前体甲状旁腺素原,再由甲状旁腺素原裂解为甲状旁腺素,甲状旁腺素原到达血液循环就立即转变成甲状旁腺素。

分泌　甲状旁腺分泌甲状旁腺素是受多种因素控制的,但只有少数被发现有生理意义,甲状旁腺素的分泌受细胞外离子钙的负反馈调节,胞外信号由位于甲状旁腺主细胞胞质膜上的钙敏受体接收,接收信号后活化的受体促进细胞内信号的产生而抑制PTH分泌。这些受体分布于甲状旁腺和甲状腺降钙素分泌细胞、脑、肾,在家族性高钙血症、新生儿重症甲亢、常染色体显性遗传性低钙血症等疾病中,这种G蛋白偶联受体会发生变异(Mundy & Guise,1999)。

镁离子也影响PTH分泌,低血钙伴低血镁患者常需要先增加镁浓度以增加血清PTH水平,然后血清钙浓度才能达到需要的浓度区间。慢性重症低镁血症比如乙醇中毒与PTH分泌缺陷有关,而在血清镁浓度急剧降低时PTH水平会升高。

其他控制PTH水平的因素包括*PTH*基因转录的调节和由$1,25(OH)_2D_3$与细胞外钙离子对甲状旁腺主细胞群的调节。$1,25(OH)_2D_3$通过与甲状旁腺内维生素D受体相互作用而长期抑制PTH的合成。

功能　PTH的主要生理功能是维持细胞外液钙离子浓度,这种功能是通过以下机制实现:①促进破骨细胞的骨吸收作用及骨钙和骨磷的释放。②促进肾小管钙离子重吸收,抑制磷的重吸收。③促进肾脏合成$1,25(OH)_2D_3$从而促进小肠对钙、磷的吸收。PTH分子的氨基末端与PTH受体结合,从而调节腺苷环化酶和磷脂酶C,这种受体的突变将导致高钙血症和Jansen型软骨发育不全(Bastepe et al,2004)。

PTH在骨、肾、小肠的净效应为升高血钙减低血磷,对肾脏的直接效应是增加肾血流量并导致利尿作用,在肾远曲小管通过与磷酸盐的交换促进对钙离子和氯离子的重吸收。激活肾脏腺苷环化酶使尿中腺苷环化酶和尿磷升高而出现轻、中度高氯性酸中毒。疾病状态下,血钙升高通过负反馈调节使PTH分泌减少,并维持血钙平衡。如果这个副反馈调节回路被自主功能性甲状旁腺所阻断,则静息钙离子水平异常增高超过肾远曲小管重吸收阈值,将会出现高钙尿症。

异质性　PTH的代谢很复杂,并且会产生几个具有不同生物学功能及免疫反应性的片段。完整的PTH是其生物活性形式,在血液循环中的半衰期少于4分钟,肾脏和肝脏能够迅速清除完整的PTH。在肝脏中,完整PTH被切割成独立的不连续片段和较小的多肽而释放入血液循环,释放的非活性羧基末端片段比完整的PTH半衰期长得多,这主要是因为其仅可以被肾小球滤过而清除(Mundy & Guise,1999)。

分析技术

早先PTH的检测采用免疫学方法,主要检测PTH中央区,N-末端和C-末端,但是,此方法与完整PTH中央区和羧基片段的氨基酸序列存在交叉反应,并且检测的多是非活性片段,其结果往往比检测完整PTH明显增高。由于肾脏可以清除非活性PTH片段,所以这些结果很难解释肾功能受损患者PTH水平的假性升高。使用非竞争性免疫方法(夹心法)检测完整PTH的说明见44章,根据分析系统的不同可分为免疫放射分析法和免疫化学发光法。多数自动分析仪使用免疫化学发光法,此免疫检测方法有以下几个优点:因使用特异性序列和亲和纯化抗体,其敏感性和特异性较高,检测线性宽,孵育时间短,并且没有放射性污染。

参考区间

使用两点法检测时,正常成人完整PTH的参考区间为10~65pg/ml。研究表明PTH的分泌具有节律性,PTH夜间升高,血清标本是首选标本,标本存放时间较长时PTH水平将降低。

生物活性完整的PTH生理分布

生理学

传统检测完整PTH的方法包括检测完整的84个氨基酸分子和非活性PTH代谢产物。传统方法中,完整的具有生物活性的PTH分子在几分钟内裂解为许多具有更长半衰期的代谢产物,这些代谢产物在一定时间内在内循环中浓度较高。其中的一个裂解产物,即7~84PTH裂解片段,是PTH活性的弱拮抗剂,可以降低患者的血钙浓度。所以,区分完整PTH和其裂解产物对于慢性肾功能患者的临界值设定非常重要(Brossard et al,2000)。尿毒症患者的代谢产物包括7~84PTH裂解片段的积累将导致PTH假性升高(Quarles et al,1992)。

近期,发展了一种只检测有生物活性的完整PTH的第三代实验方法。该方法通过双位点化学发光法检测具有生物活性的完整PTH分子的,消除了代谢物的干扰,对肾功能受损患者有显著的临床使用价值。这种方法有更高的特异性,但鉴于对于成本和可用性的考虑使得该方法目前仅用来监测肾功能不全患者骨代谢状态。

该实验的正常值范围随季节而变化,通常为8~50pg/ml。冬季健康人群血清中25-羟维生素D水平比较低(Nichols Advantage,2004)。

术中PTH

之前鉴定甲状旁腺肿大通常采用双侧颈部探查法。最近几年,临床尝试从这种昂贵、具有侵入性并且需要住院的手术流程发展到使用或不使用手持γ探测器的微创甲状旁腺切除术。这一操作需要受试者在手术前2小时注射锝-甲氧基异丁基异腈后行甲状旁腺扫描。甲状旁腺腺瘤伴胞质线粒体数量剧增时可选择性大量吸收这种放射性物质,这样就可以通过手持γ探测仪识别腺瘤。这种识别甲状旁腺增生的方法适用甲状旁腺亢进时以排除甲状腺腺瘤;而防止甲状旁腺增生患者发展为腺瘤则需要双侧颈部探查。由于腺体增生的尺寸不同,使用术前甲状旁腺扫描未必均能被发现(Sofferman et al,1998;Goldstein et al,2000;Sokoll et al,2000)。

一旦功能亢进的甲状旁腺通过锝-甲氧基异丁基异腈扫描发现异常,并且只有一个单一的甲状旁腺参与,患者应立即采取微创甲状旁腺切除术。这种方法减少了手术和住院的费用以及住院时间(Goldstein et al,1991)。

手术前检测PTH的基线值,手术时,通过γ探测器检测有无放射活性的甲状旁腺腺体。腺体就被切除后10~20分钟后检测切除后的PTH值,这个值应该比术前值减少至少50%~75%;或者与术前PTH水平显著升高的患者相比趋向于正常。PTH水平下降提示腺瘤已被手术切除,如果术中PTH水平没有下降或者只有轻度下降,外科医生应该再次颈部探查不正常的腺体,并将多发性腺瘤或增生视为潜在危机。术中PTH检测应该推荐用于原发性甲状旁腺功能亢进、甲旁亢进再手术、术前静脉/肿瘤造影的患者(Sokoll et al,2004)。

分析技术

术中完整PTH检测需要收集EDTA抗凝血浆或者红头管收集的血清。样本需要保存于低温以减少降解,并需快速检测。免疫化学发光法可通过修改标准检测流程中的某些参数快速出结果。具体来说包括:升高孵育温度、持续搅拌反应体系、改变样本和试剂的体积都会加速抗原抗体反应,但比标准方法更昂贵、更不灵敏、更不精确。上述检测与标准分析方法相关性很好,测量术中PTH浓度的大幅度下降是完全可以接受的。

甲状旁腺激素相关肽

生理学

甲状旁腺激素相关肽(parathyroid hormone-related peptide,PTH-RP)首次发现于肺、乳腺、肾脏和其他固体组织,后来发现其为一种具有旁分泌和自分泌功能的激素,PTH-RP由141个氨基酸组成,其前13个氨基酸与PTH有显著同源性,编码PTH-RP的基因位于12号染色体,较位于11号染色体编码PTH的基因大但两者具有高度同源性。PTH-RP与PTH有相同的受体,与PTH受体结合后并激活该受体,从而模拟PTH对骨骼、肾脏和肠道的生物学效应。与PTH相似,PTH-RP通过刺激破骨细胞增加骨吸收,促进肾小管对钙的再吸收,净效应是血清钙浓度升高。现在已知约50%原发性乳腺癌会产生PTH-RP,其产生原因可能为骨衍生因子如转化生长因子β增强(Yin et al,1999。其他恶性肿瘤可能也产生这种多肽,目前认为PTH-RP是肿瘤患者高钙血症的诱因。

大约50%~90%伴有高钙血症的恶性肿瘤患者PTH-RP升高。在肺、食管、宫颈和皮肤鳞状细胞癌以及其他恶性肿瘤(如胰岛细胞癌、T细胞和B细胞淋巴瘤、多发性骨髓瘤)中PTH-RP增加。在原发性甲状旁腺功能亢进、甲状旁腺功能减退、慢性肾衰竭和其他原因的高钙血症患者中,PTH-RP正常。

一些良性增生患者,包括乳腺增生、血管活性肠肽肿瘤、嗜铬细胞瘤和乳腺泌乳的变化都会导致 PTH-RP 变化（Strewler，1997）。

最新研究表明，PTH-RP 对绝经后骨质疏松有潜在治疗作用，PTH-RP 可使骨密度增加近 5%，这一比率超过了现有的治疗方法（Horwitz et al，2003）。

分析技术和参考区间

PTH-RP 的检测使用免疫学方法，常用放射免疫比浊法，针对 PTH-RP 分子不同序列的抗体可以作为捕获抗体和标记抗体。检测限为 0.1～1.0pmol/L（Endres et al，1999）。PTH-RP 的参考区间由检测方法决定，正常人 PTH-RP 水平为 0～2pmol/L，而恶性体液性高钙血症患者 PTH-RP 平均水平达到 22.2pmol/l，最新研究显示，大多数（95%）PTH 水平超过 26ng/ml 的患者 PTH-RP 并没有增加，PTH-RP 在高钙血症患者 100%有意义。这个研究表明，低 PTH 的患者检测 PTH-RP 可能没有临床意义（Fritchie et al，2009）。

降钙素

生理学

合成与代谢　降钙素由甲状腺 C 细胞（滤泡旁细胞）合成分泌并作用于骨骼、肾脏和胃肠道，降钙素衍生自较大的前体，单体形式是唯一具有生物活性的形式。单体降钙素由 32 个氨基酸组成，分子质量为 3500Da 的多肽链。离子钙的浓度是调节降钙素分泌的最重要因素，钙离子浓度升高导致降钙素分泌增加，其他调节降钙素分泌的有效因素包括胃肠多肽类激素和促胃液素（Care et al，1971）。后者可以用来解释餐后降钙素水平轻度升高的原因。

降钙素受体的结构类似于 PTH/PTH-RP 以及胰泌素受体，降钙素存在几种亚型，且其表达似乎受降钙素本身浓度的影响（Mundy & Guise，1999）。降钙素分泌几分钟后将发生代谢，其中大部分在肾脏内被代谢。

生理作用与临床应用　尽管降钙素由于可以降低血磷、血钙而被认为是主要的钙调节因子，但其确切的生理作用尚不清楚。降钙素与破骨细胞直接结合来抑制破骨细胞的骨吸收作用，在给予降钙素后几分钟就可以观察到这种结合作用的效果，这种抑制作用是短暂的，并且可能在整体钙稳态中几乎没有作用，但对钙负荷的短期控制中还是起重要作用的。降钙素也可以抑制 PTH 和维生素 D 的活性，尽管一些临床研究表明甲状腺全切患者血清钙离子并没有受影响，但其他研究显示甲状腺髓样癌和降钙素过量能引起明显的低钙血症。降钙素能增加肾对钙、磷的清除率，但其在胃肠道的作用机制尚未完全阐明。

降钙素除了评价骨畸形外，还可作为甲状腺结节患者重要的辅助诊断指标，并且对常见于Ⅱ型多发性内分泌腺瘤的早期甲状腺髓样癌的诊断上有潜在临床意义。临床上甲状腺髓样癌早期诊断是其治疗成功的关键，降钙素轻度升高和随后进行的甲状腺手术探查会在早期即还无法检查到病灶时发现该病变。众所周知，对于那些被确诊为晚期且明显的肿瘤治疗效果一般很差，因为这些患者多数都已经发生了转移（Rieu et al，1995；Horvit & Gagel，1997）。最近，对甲状腺结节性患者进行降钙素的检查在美国被认为是不符合经济效益的，但在欧洲却认为是符合的。美国最新的成本效益分析显示，对甲状腺结节患者进行常规的降钙素检测与其他筛查实验如促甲状腺素、乳腺癌（乳腺 X 线照相术）、结肠癌（结肠镜检查）的成本是差不多的（Cheung et al，2008）。降钙素检测前，促胃液素的刺激会增加甲状腺髓样癌诊断的敏感性，在血浆或血清降钙素水平超过 100pg/ml 时，提示肿瘤很有可能已发生侵袭（Vierhapper et al，1997）。

已有研究报道了降钙素在治疗方面的应用，包括其在治疗骨质疏松和治疗以骨吸收增加为特征的早期佩吉特病（Paget disease）中的应用。

分析技术与参考区间

过去，降钙素主要通过放射免疫法测定，然而，由于在检测特异性和灵敏度，基质与非特异性血清基质效应以及循环中降钙素的异质性方面的不同，导致其与参考值之间存在差异。目前，一些高灵敏度（检测限低至 2pg/ml）双位点免疫检测方法可以用于检测降钙素。这些实验被认为是最可靠的血清降钙素检测方法。

正常成人血清降钙素参考区间：男性＜25μg/ml，女性＜20μg/ml。同时，报道显示，性别、年龄、生长情况、怀孕、哺乳和进食都会影响降钙素的水平。

维生素 D 及其代谢产物

生理学

合成与代谢（见第 8、26 章）　类固醇激素 1,25$(OH)_2D_3$ 是维生素 D 固醇家族具有生物活性的主要代谢产物。维生素 D 的前体（胆钙化醇或维生素 D_3）由饮食摄入或通过暴露在阳光下的皮肤以 7-脱氢胆固醇为原料合成，植物来源的维生素 D 称为维生素 D_2 或麦角固醇。但这两种都没有生物活性，必须转化为活性形式的激素。这种活化需要两步，第一步发生在肝脏，第二步在肾脏。胆固醇转运到肝脏并与 α_1 球蛋白结合，维生素 D 在肝脏中羟基化成具有限生物活性的 25-羟维生素 D。因为肝脏只能粗略地调节这一步，所以循环中的维生素 D 反映的是皮肤合成量。25-羟基维生素 D 通过与维生素 D-结合蛋白结合运送到肾脏，随后通过肾近曲小管内的 1α 羟化酶继续反应生成有生物活性的代谢物 1,25$(OH)_2D_3$（骨化三醇）。肾脏对 25-羟维生素 D 的羟化作用是维生素 D 代谢的重要过程，这一过程受血磷、血钙和循环中 PTH 浓度的影响。PTH 和磷酸盐的消耗都可通过诱导 1α 羟化酶的活性而增加 1,25$(OH)_2D_3$ 的生成，其中 PTH 是更有效的刺激因素，血钙减低可刺激甲状旁腺分泌 PTH，从而刺激肾近曲小管生成 1,25$(OH)_2D_3$；相反，血钙的升高会抑制 PTH 的分泌，从而减低 1,25$(OH)_2D_3$ 的生成量。其他唯一已知的重要的肾外产 1,25$(OH)_2D_3$ 的场所是胎盘和肉芽组织。人循环中的 1,25$(OH)_2D_3$ 半衰期约为 5 小时，通过尿液和粪便进行排泄（Mundy & Guise，1999）。其他几种维生素 D 的代谢产物是在肾脏中产生，大多数都被认为是生物惰性形式，其中比较重要的是 24,25-二羟维生素 D_3，由肾脏中 24-α 羟化酶催化产生，当 PTH 水平降低或者无机磷水平升高时，其被激活（图 15-3）。

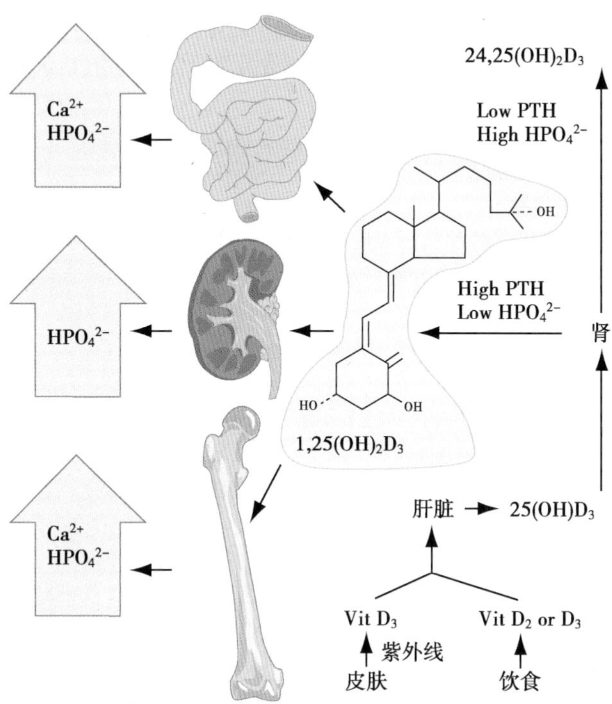

图 15-3 维生素 D 合成途径及其最终器官效应(大箭头表示在维生素 D 诱导下导致钙和磷酸盐水平升高)

生理作用 1,25(OH)$_2$D$_3$ 与维生素 D 结合蛋白结合后转运到肠道和特定的核受体蛋白,尽管这些受体与维生素 D 的几种形式都可以结合,但与 1,25(OH)$_2$D$_3$ 的亲和性是 25(OH)D$_3$ 的 1000 倍,这也是为什么前者的生物活性远大于后者的原因,这种相互作用是钙结合蛋白合成的前提。骨钙素、骨桥蛋白和碱性磷酸酶在骨中生成,小肠内 1,25(OH)$_2$D$_3$ 的功能是通过刺激钙-载体蛋白的表达,将钙和磷从小肠中转运到血液循环中,从而增加血磷和血钙的浓度。它还可以增加骨吸收作用和增强肾单位中 PTH 的效应从而促进肾小管对钙的重吸收。1,25(OH)$_2$D$_3$ 是破骨细胞前体的强大的分化诱导剂,诱导其成熟和分化,促进其形成具有骨吸收能力的多核细胞,这样 1,25(OH)$_2$D$_3$ 可以为正常骨矿化提供钙离子和磷酸盐离子(Mundy & Guise,1999)。

1,25(OH)$_2$D$_3$ 的作用场所并不局限于其靶器官,即肠、骨、肾,其在治疗上的也有作用。维生素 D 已被证明是预防和治疗绝经后和老年性骨质疏松症的有效激素。最新的研究表明,高于推荐剂量(700~800IU,推荐量为 600IU)的维生素 D 减少了疗养院患者跌倒的数量和总跌倒数量(Kerry et al,2007)。另一项研究显示,同等剂量可以预防骨折(Bischoff-Ferrari et al,2005)。有证据表明,维生素 D 除了有钙调节作用,还可能是一种生长激素。正如第 8 章和第 26 章所述,维生素 D 还有抗肿瘤生长的作用。

分析技术

在超过 35 种维生素 D$_2$ 和维生素 D$_3$ 的代谢物中,只有 25(OH)D$_3$ 和 1,25(OH)$_2$D$_3$ 的检测在临床上有意义。在评价维生素 D 状态时,25(OH)D$_3$ 是比维生素 D 更好的指标,因为其半衰期更长(2~3 周 vs 5~8 小时)(Papapoulos et al,1982),其次光照和饮食对其含量影响十分有限,且其浓度高,易于检测。1,25(OH)$_2$D$_3$ 的检测对于评价高钙血症、高钙尿症、低钙血症骨矿物质代谢紊乱疾病引起的激素不足或者过量是有价值的,因为维生素 D$_2$ 和维生素 D$_3$ 的代谢化合物类似,但生物活性不同,所以临床上应分别检测 25(OH)D$_2$ 和 25(OH)D$_3$ 或者 1,25(OH)$_2$D$_2$ 和 1,25(OH)$_2$D$_3$。目前,25(OH)D$_2$ 和 25(OH)D$_3$ 的参考方法是双质谱法。其他大多数维生素 D 的代谢物是通过放射免疫分析法或者化学发光免疫分析法检测的。

参考区间

血清中 25(OH)D$_3$ 的参考区间约为 10~50ng/ml(25~125nmol/L),1,25(OH)$_2$D$_3$ 为 15~60pg/ml(36~144pmol/L)(Endres & Rude,1999)。25(OH)D$_3$ 的水平受光照、纬度、皮肤色素沉着、防晒霜使用和肝功能的影响。25(OH)D$_3$ 的水平还呈现出季节性变化,由于紫外线辐射减少,冬季比夏季低 40%~50%。维生素 D 代谢物的浓度还随年龄而变化,怀孕期偏高。

磷调素

磷调素代表一类未被完全阐明的新的磷酸盐调节因子。迄今为止,发现很多钙磷代谢性疾病可能与 FGF23、MEPE、sFRP4 等相关。这些物质可直接与肾小管作用或者通过抑制维生素 D-1α 羟化酶的活性间接降低肾脏对无机磷的重吸收,从而减少无机磷和钙离子的吸收,这两种作用方式都会降低血清无机磷水平,导致儿童佝偻病和成人骨软化症。现已发现 FGF23、MEPE、sFRP4 及 PHEX 与肿瘤诱导的骨软化症、X 连锁低磷佝偻病及常染色体显性遗传性低磷性佝偻病(autosomal dominant hypophosphatemic rickets,ADHR)均有关系。X 连锁低磷佝偻病与 *PHEX* 基因不同的突变相关,而 ADHR 是由于 *FGF-23* 的突变所致(Schiavi & Kumar,2004;Roetzer et al,2007;Ichikawa et al,2008;Pettifor,2008;Gaucher et al,2009)。所有这些疾病的临床特征包括血清磷酸盐减少,尿磷酸盐水平增加,骨矿化异常。此外,这些疾病在血清钙离子水平正常时亦可出现。

尽管以前这些疾病主要源于 FGF-23 水平增加,但 *FGF-23* 的突变导致 FGF-23 效应降低在多个地方都有描述。它们致病是通过减少磷酸缓冲液作用这一共同机制实现的,造成高磷血症肿瘤样钙质沉积症的临床表现(Araya et al,2005;Larsson et al,2005;Masi et al,2009)。导致高磷血症的另一因素是 UDP-N-乙酰-α-d 氨基半乳糖/多肽 N-乙酰氨基半乳糖转移酶 3。基因的失活导致 FGF-23 加速降解为无活性的代谢产物(Jueppner,2007)。肾脏病和内分泌学家对 FGF-23 感兴趣的是其在慢性肾脏疾病的预测能力和对骨软化症相关肿瘤的诊断价值。

分析技术

上述生长因子可以通过 PCR 反应来检测,最近还可以使用酶联免疫吸附实验对完整的 FGF-23 和处理过的片段(18 和 12kD)进行检测。此外,逆转录 PCR 对经甲醛溶液固定,石蜡包埋后高磷酸盐尿间质肿瘤中混合结缔组织 FGF-23 水平测定具有高的灵敏度和特异性(Bahrami et al,2009)。最近,酶联免疫双抗体夹心法检测 FGF-23 已经商业化。FGF-23 检测结果必须结合血清钙、磷、镁、PTH、$1,25(OH)_2D_3$ 和 $25(OH)D_3$ 的浓度来解释(Fukumoto 2014)。肿瘤性骨软化症可见于血清钙、镁、PTH 浓度均正常,血磷偏低至极低,尿磷及尿镁均偏高人群,这些患者 $1,25(OH)_2D_3$ 低于正常水平,而 $25(OH)D_3$ 通常正常,这种情况下需要检测血清 FGF-23 以辅助鉴别肿瘤性骨软化症(Fukumoto & Yamashita,2003)。FGF-23 也有助于肿瘤切除患者的随访。FGF-23 半衰期极短,需快速处理。还可通过检测全身静脉血 FGF-23 水平对微小肿瘤或位置隐蔽肿瘤进行辅助诊断,也可通过比较身体不同部位的 FGF-23 浓度来确定肿瘤的位置。

参考区间

3 个月以下的婴儿 FGF23 水平明显增高(>900Ru/ml);3 个月至 17 岁人群 FGF23 水平≤230Ru/ml,18 岁及以上人群 FGF23≤180Ru/ml。而肿瘤样骨质软化症患者,FGF23 往往是参考区间正常上限至少两倍。FGF23 用于慢性肾病患者特别是预测继发性甲状旁腺功能亢进患者的进展与预后评估须谨慎,因为检测结果的变异导致诊断临界值难以确定(Wesseling-Perry,2011)。

矿物质代谢紊乱

高钙血症

血钙增加与厌食、恶心、呕吐、便秘、肌张力减退、抑郁、T 波升高、嗜睡和昏迷相关。持续高钙血症或者持续钙、磷离子活度升高可能会导致人体组织钙离子异常沉积,表现为血管壁坏死组织的异常钙化、活组织钙化(转移性钙化或者肿瘤样钙质沉着症),特别是那些有局部相对碱中毒的组织(如肺泡壁,胃黏膜深部组织)。约 80%~90%的高钙血症患者是由于原发性甲状旁腺功能亢进和恶性肿瘤引起,其他不常见的原因包括肾衰竭、利尿剂、维生素 A 和维生素 D 中毒、锂治疗、乳-碱综合征、活动受限、甲状腺功能亢进等内分泌疾病和家族性高钙尿症和高钙血症(框 15-1)。最近发现 *FGF-23* 和 *SAMD9* 基因突变与肿瘤样钙质沉积有关,*FGF-23* 突变导致肿瘤样钙质沉积伴高磷血症,而 *SAMD9* 基因突变导致肿瘤样钙质沉积伴血磷正常,这两者导致的肿瘤样钙质沉积症都是家族性的(Araya et al,2005;Larsson et al,2005;Chefetz et al,2005;2008;Topaz et al,2006;Masi et al,2009)。*SAMD9* 基因突变多见于也门犹太人。原发性甲状旁腺功能亢进(primary hyperparathyroidism,PHPT)的特点是在缺乏适当的生理刺激的情况下分泌过多的 PTH,而对高钙血症的生理负反馈循环没有任何反应,这就导致钙、磷、骨代谢等的普遍紊乱。美国每年大约有 10 万人患原发性甲状旁腺功能亢进疾病,并且随年龄增加呈逐年上升趋势,女性患这种疾病的概率是男性的 2 倍,大多数是由单发性甲状旁腺腺瘤引起的,也可由多发性甲状旁腺腺瘤、甲状旁腺增生和罕见的甲状旁腺癌引起。PHPT 产生的高钙血症与低血磷有密切关系,由于 PTH 分泌增多诱导磷酸盐利尿,同时肾脏对碳酸氢盐重吸收减少导致轻度酸中毒引起血磷降低;高钙血症是由于 PTH 增加骨吸收、促进肾小管重吸收、刺激肾脏合成 $1,25(OH)_2D_3$ 从而增加肠对钙的吸收(Boden & Kaplan,1990)。一半以上的 PHPT 患者是无症状的,有症状的患者通常表现为反复复发性肾结石、慢性便秘、精神抑郁、神经肌肉功能障碍、慢性复发性胰腺炎,或消化性溃疡和经常不明原因或过早的骨质疏松(Deftos et al,1993)。

框 15-1 高钙血症病因

PTH 介导

原发性甲状旁腺功能亢进(最常见)

散发性、多发性内分泌腺瘤(类型 1 和 2)

家族性高钙血症

肿瘤时 PTH 异位分泌(罕见)

非 PTH 介导

恶性肿瘤相关性(最常见)

维生素 D 相关性

维生素 D 中毒

$1,25(OH)_2D_3$ 生成增加

其他内分泌疾病

甲状腺功能亢进

肾上腺功能减退

骨固化伴骨转化增强

乳-碱综合征

结节病

多发性骨髓瘤

PHPT 引起全身性囊性纤维骨炎,以骨骼弥漫性射线透射性伴囊性病变为主,骨膜下骨吸收在数字及常规 X 线可观察到明显的骨畸形。组织学上,骨小梁旁区纤维化伴破骨细胞数量增加,导致骨陷窝骨吸收加快(图 15-4)。随着病情的发展,骨髓腔逐渐被纤维组织所取代,这个过程在骨密质更为明显。骨吸收也见于骨松质,这时候往往提示甲状旁腺功能亢进。当这些变化普遍而缓慢进行时,会导致影像学上所谓的“盐和胡椒”样颅骨出现和手指骨骨膜下吸收模式的出现,骨折时这些骨变化会导致预后差和出现纤维组织、多核巨细胞、出血和含铁血黄素等占位性病变,这些病变有时被称为“棕色肿瘤”,尽管它们不是肿瘤。广义的纤维囊性骨炎现在很少见,因为对怀疑甲状旁腺功能亢进的患者进行血清钙和血清磷的筛查通常能在这些迹象和症状出现之前被发现,然而,即使是晚期病例,成功地切除肿瘤后骨的改变往往是可逆的。

PHPT 可能是常染色体显性遗传性疾病,也可能出现于部分多发性内分泌腺瘤(MEN)中。多发性内分泌腺瘤 1 型分为甲状旁腺功能亢进及垂体和胰腺肿瘤,常与 Zollinger-Ellison 综合征相关,以促胃液素分泌过多、消化性溃疡病和胰岛细胞瘤为特征。多发性内分泌腺瘤 2A 型包括甲状腺功能亢进、嗜铬细胞瘤和甲状腺髓样癌。现已阐明 PHPT 的分子机制,位于 11 号染色体上的一个基因位点与多发性内分泌腺瘤 1 型有关,在单纯性甲状旁腺腺瘤中相同位点似乎丢失了 25%,这意味着多发性内分泌腺瘤 1 型的基因缺陷也可导致散发性疾病。

继发性甲状旁腺功能亢进时往往存在 PTH 抵抗,如肾衰竭、维生素 D 缺乏症(骨软化症)、假性甲状旁腺功能减退,导致甲状旁腺增生和 PTH 过度生成,根据肾脏疾病的性质和严重程度其发病机制有所不同。然而,随着肾小球滤过功能受

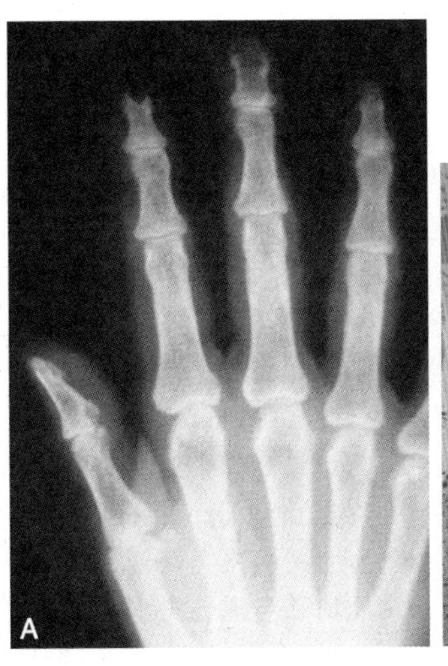

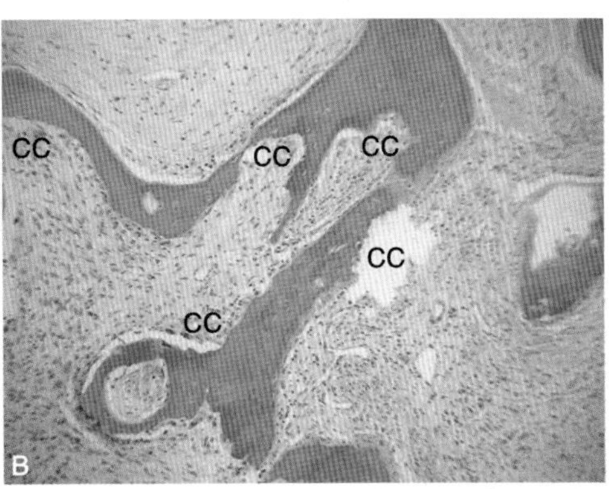

图 15-4 甲状旁腺增生性骨炎。A. 手用放射图显示在桡骨一侧的趾骨和末端的指骨塔夫的径向侧的皮质骨吸收。B. 对重症甲状旁腺功能亢进患者密质骨活检显示紧凑的转换与内部松质骨吸收的切削锥和骨小梁旁纤维化(×100)

损,磷酸盐排泄量减少转变成最重要的机制。这些患者会出现低钙血症,因为磷酸盐浓度升高会导致钙离子浓度减低,而离子活度积是一个常数,所以其与血清浓度呈负相关。此外,慢性肾衰竭致使肾脏 1,25(OH)$_2$D$_3$ 合成量减少,从而减少骨骼对 PTH 的反应性和减少从肠道吸收钙离子,导致低血钙的发生。由于血清钙离子浓度降低,通过正反馈通路增加 PTH 分泌,从而引起甲状旁腺增生。最初的临床表现包括低血钙和高血磷,后来,发生严重的继发性甲状旁腺功能亢进伴高钙和高磷血症,此外还常发生骨痛、异位钙化和瘙痒,由继发性甲状旁腺功能亢进和肾衰竭产生的骨骼疾病通常称为肾性骨营养不良(图 15-5),后面会详细讨论。自发性甲状旁腺功能亢进有时

图 15-5 慢性肾衰竭导致肾性骨营养不良的关系

会产生慢性甲状旁腺刺激,最典型的是慢性肾衰竭或其他疾病导致血清游离钙水平长期偏低,从而长期刺激 PTH 分泌,这种慢性甲状旁腺刺激会导致甲状旁腺增大和弥漫性甲状旁腺增生。高钙血症时,高水平的 PTH 如果没有被反馈抑制,这时候,不管是否发生持续性钙离子丢失或者钙离子水平恢复正常(例如肾移植后),这种临床症状称为三发性甲状旁腺功能亢进。该综合征患者有患甲状旁腺腺瘤、甲状旁腺增生,甚至甲状旁腺癌的可能,这些患者也有发生软组织、血管、器官转移性钙化的倾向,因为短暂的钙、磷浓度增加会使离子过剩生成沉淀。

恶性肿瘤是住院人群高钙血症的主要原因,恶性肿瘤相关性高钙血症可分为伴或不伴骨转移。放射透过性骨转移常见于血液科恶性疾病(如多发性骨髓瘤、淋巴瘤、白血病)、肺癌、肾癌、甲状腺癌,恶性肿瘤相关性高钙血症的发生机制包括肿瘤细胞自溶、破骨细胞激活因子分泌、使破骨细胞活性增强的淋巴因子分泌(如 IL-1 和 TNF)。传统骨摄片和骨扫描可以发现大部分骨转移瘤,没有骨转移的高钙血症称为恶性肿瘤体液性高钙血症(HHM),这种疾病的诊断一般比较困难,因为初期肿瘤往往是隐匿的,多种肿瘤类型与该综合征有关,包括肾癌、肝癌、头颈癌、肺癌和胰瘤。HHM 最常见的原因是由于肿瘤分泌 PTH-RP。当 PTH 正常或减少且尿路 cAMP 排泄增加时,对 HHM 的诊断具有辅助意义。

维生素 D 中毒是高钙血症的另一个原因,通常是长期过量补充维生素的结果。过量的维生素 D 会增加肠道对钙的吸收,骨吸收增强,出现高钙尿症。尽管 PTH 被抑制,但肾衰竭的频繁发展可能很难排除甲状旁腺功能亢进;25(OH)D$_3$ 是该综合征的主要代谢性激素,该病的诊断取决于病史收集、25(OH)D$_3$ 的测定和类固醇激素治疗后的反应。临床上,维生素 D 中毒表现为虚弱、易怒、恶心、呕吐和腹泻。由于血磷升高,软组织钙化是常见的特征,由于脂肪组织中有维生素 D 的储存,维生素 D 中毒可能会持续数月。

与肉芽肿相关的高钙血症常见于结节病但少见于结核病、硅胶肉芽肿、真菌病如球孢子菌病、念珠菌病,肾衰竭、软组织钙化、肾结石,严重的高钙血症是潜在的表现。高钙血症的不同机

制包括对维生素 D 的敏感性的增强，维生素 D 代谢物浓度的增加以及肉芽组织的巨噬细胞不受控地合成 1,25(OH)$_2$D$_3$。

消化道溃疡患者因服用大量牛奶和可吸收碱(如碳酸钙)，会出现乳-碱综合征。近年来，该综合征的发病率有所上升，这可能是由于碳酸钙制剂在骨质疏松症的治疗和预防中的广泛应用所致。该综合征表现为高血钙、高尿钙、碱中毒、氮质血症、软组织钙化。

高血钙症的实验室鉴别诊断项目包括血清总钙和离子钙、尿钙、尿和血磷、碱性磷酸酶、白蛋白、PTH, PTH-RP 和尿 cAMP。测定其他各种分析物(如生长激素、皮质醇、可的松抑制试验、局部静脉血药浓度测定、维生素 D 代谢物测定)可以在选定病例中提供有价值的信息。对相关实验室数据进行有意义的解释，除了完整的病史和体格检查外，常常需要结合其他检查如肾功能和酸碱平衡的结果进行综合分析。骨活检标本的组织病理学检查在某些病例中具有独特的价值。

低钙血症

慢性低钙血症出现肌肉和神经症状，包括肌肉痉挛、手足痉挛、外周及口周感觉异常、心律失常、心电图中 QT 间期延长和 T 波降低，在严重的情况下，会发生喉痉挛和抽搐，甚至发生呼吸暂停，严重的低钙血症最终会导致手足抽搐。低钙血症的原因有很多，可分为几大类：PTH 产生或分泌不足，甲状旁腺素抵抗，维生素 D 或维生素 D 代谢物缺陷，甲状旁腺素和维生素 D 代谢正常时骨矿化不足(框 15-2)。低钙血症最常见的原因是慢性肾衰竭、低镁血症、甲状旁腺功能减退、假性甲状旁腺功能减退、维生素 D 缺乏与急性胰腺炎。在败血症、烧伤和急性肾衰竭的危重患者中，血浆钙含量较低。低钙血症还可以发生在给予药物后，包括肝素、高血糖素、鱼精蛋白及大量输注血液制品。

框 15-2　低钙血症病因

PTH 介导

PTH 分泌不足

永久性、获得性、术后、遗传性、特发性甲状旁腺功能减退

DiGeorge 综合征(鳃发育不全)

多腺体自身免疫综合征

可逆性严重低镁血症

长期高钙血症

PTH 抵抗

假性甲状旁腺功能减退

维生素 D 介导

维生素 D 缺乏症

25-羟维生素缺乏症

1,25(OH)$_2$D$_3$ 缺乏症

可逆性抑制 1-羟化酶活性

肾脏缺陷(慢性肾衰竭，肾小管病，Fanconi 综合征)

对 1,25(OH)$_2$D$_3$ 的不良反应

维生素 D 受体基因突变

遗传性或继发性甲状旁腺功能减退时，PTH 减少甚至缺如，导致低钙血症和高磷血症，此外，这些患者 1,25(OH)$_2$D$_3$ 低下或缺如。过去，继发于颈部甲状腺切除术后的获得性甲状旁腺功能减退比遗传性甲状旁腺功能减退更常见，随着外科手术技术的发展，其发病率急剧下降，遗传性甲状旁腺功能减退在胸腺和甲状旁腺缺陷(DiGeorge 综合征或支气管发育不全)时可以作为单个遗传症状而发生(特发性甲状旁腺功能减退)，或作为复杂的遗传性自身免疫综合征包括肾上腺、卵巢和甲状腺缺陷的一部分，通常称为自身免疫多腺体缺陷。遗传性甲状旁腺功能减退往往在出生后前十年会表现出来。除了低或无 PTH 和低血钙、还会出现某些皮肤症状，如脱发、念珠菌病。

假性甲状旁腺功能减退症(pseudohypoparathyroidism, PHP)，也被称为 Albright 遗传性骨营养不良，是一种罕见的遗传性疾病，特点是 PTH 抵抗但 PTH 合成正常。临床上，PHP 有一些甲状旁腺功能减退的特征如骨外钙化，锥体外系症状和体征如手足徐动症，肌张力障碍，指甲、头发、晶状体白内障慢性变化，颅内压增高与视乳头水肿。尽管 PTH 浓度增加，血清钙离子浓度仍处于下降状态，提示 PTH 抵抗。此外，甲状旁腺功能减退患者注射 PTH 通常导致尿 cAMP 和磷酸盐明显增加，而 PHP 患者通常表现为低尿磷酸盐排泄和低尿 cAMP 产生，这是由于腺苷酸环化酶对 G 蛋白作用的缺陷，而这一过程是 PTH 发挥作用所必需的。

低钙血症伴低镁血症可能是由于甲状旁腺释放 PTH 不足或者 PTH 反应性受损所致，低钙血症伴低维生素 D 是由于皮肤合成不足、饮食补充不足、小肠吸收不足、维生素 D 抵抗所致，后者是由于 1,25(OH)$_2$D$_3$ 受体缺陷或不足，或者使用了对维生素 D 抵抗的药物，维生素 D 缺乏与矿物质代谢紊乱、PTH 合成紊乱、骨骼矿化紊乱如小孩佝偻病和成人骨软化症有关，维生素 D 缺乏导致肠道对钙的吸收下降和低钙血症，其次是促使 PTH 分泌增加(继发性甲状旁腺功能亢进)。PTH 浓度增加刺激骨钙释放，减少肾脏对钙离子的清除，从而增加血液循环中的钙浓度，如果维生素 D 持续降低，则会发生严重的低钙血症。

出现了一种以肾脏合成 1,25(OH)$_2$D$_3$ 缺陷为特征的遗传性疾病，表现为假性维生素 D 缺乏性佝偻病或 1 型维生素 D 依赖性佝偻病，肾脏 25-羟维生素-1α 羟化酶活性缺陷导致 1,25(OH)$_2$D$_3$ 合成受阻，但对生理剂量的骨化三醇反应正常；2 型维生素 D 依赖性佝偻病系 1,25(OH)$_2$D$_3$ 受体功能受损改变 1,25(OH)$_2$D$_3$ 与受

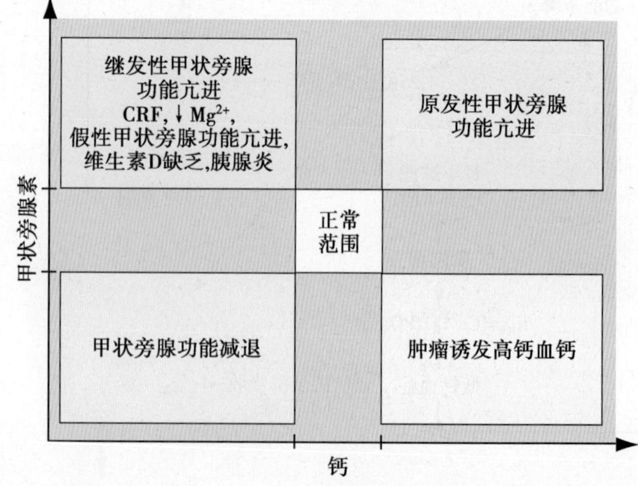

图 15-6　血清钙含量和甲状旁腺素水平的变化及相关疾病的关系

体结合，导致血液循环中 1,25(OH)$_2$D$_3$ 水平升高，虽然注射高剂量的骨化三醇会使 1,25(OH)$_2$D$_3$ 浓度进一步升高，但却没有发生生理反应。另一种与维生素 D 代谢受损相关的遗传性疾病是 X 连锁低磷佝偻病，表现为 25-羟维生素-1α 羟化酶功能受损、低磷血症、正常或低血清 1,25(OH)$_2$D$_3$ 浓度。图 15-6 总结了钙水平异常较为常见的原因和他们的鉴别诊断。表 15-1 和表 15-2 总结代谢状态改变时，血清钙，磷，维生素 D 和其他实验室指标的变化。

表 15-1 各种疾病状态下血清钙、磷、维生素 D 水平变化

疾病	钙	25-羟维生素	1,25(OH)$_2$D$_3$	磷
25-羟维生素中毒	高	高	低，正常	正常，高
原发性甲状旁腺功能亢进	高	正常	正常，高	低
继发性甲状旁腺功能亢进	低	低，正常，高	低，正常，高	低，正常，高
三发性甲状旁腺功能亢进	正常，高	低，正常，高	低，正常，高	低，正常，高
恶性肿瘤	高	正常	低，正常	低
维生素 D 缺乏	低	低	低，正常，高	低
肾衰竭	低	正常	低	高
高磷血症	低	正常	低	高
Ⅰ型，Ⅱ型维生素 D 佝偻病	低	正常，高	低，正常，高	低
肉芽肿性疾病(结节病和结核病)	高	低，正常，高	高	正常，高
绝经后骨质疏松	正常	正常	正常	正常
老年骨质疏松	正常	正常	正常	正常
骨软化症	低，正常	低，正常	低	低，正常，高

表 15-2 钙代谢变化时各种实验室指标的变化

	原发性甲状旁腺功能亢进	恶性肿瘤伴体液性高钙血症	继发性甲状旁腺功能亢进	三发性甲状旁腺功能亢进	家族性高钙血症
尿钙	高	高	正常，高	正常，高	低
血磷	低	低	低，正常，高	低，正常，高	低
尿磷	高	高	高	高	高
1,25(OH)$_2$D$_3$	正常，高	低，正常	低，正常，高	低，正常，高	正常，高
完整 PTH	高	低	高	高	高
PTH 相关蛋白	正常	高	正常	正常	正常

高磷血症

高磷血症的常见原因包括：急性和慢性肾衰竭引起的肾脏排泄减少、消化道过度摄入、静脉输注过量、酸中毒引起的细胞间转移负荷增加等；较少见于：甲状旁腺功能减退引起的肾小管重吸收增加、假性甲状旁腺功能减退、横纹肌溶解时细胞裂解引起的细胞外负荷增加、血管内溶血、白血病、淋巴瘤和细胞毒疗法等。此外，高磷血症还可能继发于肉芽肿性疾病(如结节病和结核病)过度使用维生素 D 或维生素 D 相关代谢产物药物等。

高磷血症无明显症状，但当血磷长时间高浓度时，矿化作用增强，钙、磷可能沉积在异常部位。慢性肾衰竭患者在纠正血磷浓度效果不佳时，一般会继续补充维生素 D 从而并发异位钙化(Weisinger & Bellorin-Font, 1998)。

低磷血症

低磷血症在住院患者中占 0.25%~2.15%，乙醇中毒是严重低磷血症最常见的原因，也可能是由于摄入不足、呕吐、使用抗酸剂、尿磷排泄过度所致，还可能是由于摄入了大量能结合磷酸盐的非吸收性抗酸药物引起。低磷血症的发病机制，包括体内离子的再分配、尿崩症、肠道吸收减少等，又或者是同时包括上述多种原因。低磷血症主要由于细胞外液磷酸盐转运到细胞内液所导致，常见于脓毒症、水杨酸中毒、戒酒、中暑、肝性脑病、胰岛素注射过量、糖尿病酮症酸中毒、营养不良患者重新喂料等急性呼吸性碱中毒患者。尿磷排泄增加常常继发于甲状旁腺功能亢进、肾小管功能受损、Fanconi 综合征、家族性低磷血症、X 连锁抗维生素 D 佝偻病、醛固酮增多症、糖皮质激素和盐皮质激素增多以及使用利尿剂。由尿磷排泄过度引起的低磷血症见于渗透性利尿、急性血容量增多及近 30%的恶性肿瘤患者(如白血病和淋巴瘤)。在肿瘤性骨软化或间质肿瘤患者产生过剩的 FGF-23 与高磷尿症密切相关(Nelson et al, 2003; Folpe et al, 2004)。通过肠道丢失增加引起的低磷血症见于呕吐、腹泻、使用可结合磷酸盐的抗酸剂。吸收不良、维生素 D 缺乏和脂肪泻引起肠道吸收减少也

会导致低磷血症(框 15-3)。

框 15-3 血磷异常的病因

升高
甲状旁腺功能减退和假性甲状旁腺功能减退
肾衰竭
维生素 D 过量
细胞溶解
幽门梗阻
降低
乙醇滥用
原发性甲状旁腺功能亢进
急性呼吸性碱中毒
黏液性水肿
外源性/内源性类固醇,利尿剂治疗
肾小管缺陷
癌源性高磷酸盐
糖尿病昏迷

当血浆磷离子浓度降至 0.32mmol/L 时会出现低磷血症症状,表现为近端肌无力、畏食、头晕、肌病、吞咽困难、肠梗阻、呼吸衰竭的呼吸肌肉无力,由于心肌细胞内 ATP 耗竭引起的心肌收缩能力损害、代谢性脑病等。

高镁血症

高镁血症,即血浆 Mg^{2+} 浓度大于 0.9mmol/L,较为罕见,通常为医源性。高发人群是老年人和肠功能障碍或肾功能不全的患者。高镁血症的临床表现包括低血压、心动过缓、呼吸抑制、精神状态低落,和心电图异常(Weisinger & Bellorin-Font,1998)。

低镁血症

大约 11%的住院患者存在镁缺乏,通常原因是镁从胃肠道或肾脏中流失。胃肠道镁流失发生于急性和慢性腹泻、吸收不良、广泛小肠切除后引起的脂肪泻、罕见的先天性代谢性疾病等。肾脏镁流失的基础是钠离子的吸收,因为肾小管的同一部位存在钠离子依赖的镁离子外流途径(Ikari et al,2003)或者由于镁离子在肾小管重吸收缺陷。引起尿镁增多的因素包括使用噻嗪类利尿剂、钠离子排泄增加、血容量增加(输液治疗)、高钙血症和高钙尿症(甲亢或恶性肿瘤)和肾毒性药物(氨基糖苷类抗生素、顺铂、两性霉素 B、环孢素)。糖尿病也是低镁血症的常见原因,可能是继发性糖尿和渗透性利尿引起。镁缺乏的另一个重要的常见原因是乙醇,大约 30%的乙醇中毒患者存在镁缺乏。持续和广泛的应激状态包括多种外科手术和急性疾病,都可能与血清镁浓度降低有关(框 15-4)。

镁缺乏通常不会出现症状和体征,直到细胞外镁浓度下降到 0.5mmol/L 或更低时才出现。典型镁缺乏的临床表现主要是由于低血钙和神经肌肉兴奋性降低所致,包括手足痉挛、抽搐、肌肉无力、抑郁和精神病、代谢异常(糖耐量下降,高胰岛素血症)和心律失常。

框 15-4 低镁血症的病因

摄入/吸收减少
蛋白质热量营养不良
饥饿
乙醇中毒
长期静脉输液治疗
肠外补充不足
吸收不良(如乳糜泻)
新生儿肠道发育不成熟
消化损失过度
胃吸收延长
服用泻药
肠或胆瘘
严重的腹泻
肾脏丢失过度
利尿剂的使用
急性肾小管坏死利尿期
急性肾衰竭-利尿
原发性醛固酮增多症
高钙血症
肾小管酸中毒
特发性肾萎缩
慢性肾衰竭
其他
特发性,急性胰腺炎
卟啉症伴抗利尿激素分泌失调综合征(SIADH)
反复输注枸橼酸保存血
内分泌疾病
甲状腺功能亢进
甲状旁腺功能亢进
糖尿病酮症酸中毒
醛固酮增多症
药物(如顺铂、环孢素、庆大霉素、替卡西林)

骨重塑的生化标志物

骨骼重塑对骨骼健康至关重要,骨重建是一个耦合过程,从破骨细胞吸收旧骨开始,这一过程大约需要 50 天,然后由成骨细胞形成新骨,大约需要 150 天,总周期约为 200 天(Erikson et al,1994)。60 多年前,代谢性骨病之父 Fuller Albright 发现重塑过程发生在中年或更早的时期,且骨净丢失的发生是因为骨吸收超过了骨形成,他注意到绝经后妇女尿钙水平升高,并推测其能反映导致骨质疏松性骨折的负钙平衡状态。雌激素缺乏和许多其他疾病均会加重骨吸收(Watts,1999)。

骨显像技术、骨活检和骨代谢生化标志物,这三种主要的诊断方法可用于监测骨转换和评估代谢性骨病。虽然骨密度测量是骨质疏松症的一个重要诊断工具,但它很难检测到早期骨转换的增强或监测骨转换的急性变化;同时,骨密度是对累加的矿化骨基质的测量,并没有定义骨质流失的异常分布。骨活检可以确定骨量的分布和骨盐沉积,但不能解决骨密度的相关问题。骨活检是侵入性的，而且在没有矿化缺陷的情况下，它反映的是一个相对静态的长期而缓慢的发展过程，因此，对常规临床骨质疏松症的诊断价值较小。骨质疏松症骨的净丢失是由于骨吸收和骨形成两个过程存在轻微的不平衡，所以常规的标记物（如钙和甲状旁腺素）通常是正常的。然而，骨转换标记物对骨骼微妙的变化更敏感，可用于无创性检测和监测骨代谢疾病的进展。近年来，对这些标记物的实验室评价一直是相关研究关注的焦点（Ju et al，1997；Souberbielle et al，1999）。

骨吸收标志物

骨组织有三个组成部分：有机基质（称为骨）、骨盐和骨细胞。骨吸收标志物包括骨基质成分（如钙离子）、胶原降解产物如羟脯氨酸成分、吡啶交联多肽以及矿化基质降解有关的细胞产物（如抗酒石酸酸性磷酸酶（TRAP））。尿钙易受饮食和肾功能的影响，因此对骨重塑的评估并不敏感或特异（Watts，1999）。TRAP是一种在破骨细胞中发现的溶酶体酶，应用价值较小。羟脯氨酸和糖化（半乳糖和葡萄糖-半乳糖）羟赖氨酸测定对于骨骼胶原纤维也不是特异指标，且与骨吸收关系不大。骨组织形态计量学和钙动力学也是如此。最有价值的检测指标则是吡啶交联和交联多肽。骨吸收标志物有昼夜节律性，定时采样是非常关键的，如对抗骨吸收药物治疗的监测必须在每天同一时间采集样本，骨吸收标志物在上午浓度最高，因此通常在该时间段采集样本。

近期，破骨细胞Ⅰ型胶原蛋白水解的主要酶——血清组织蛋白酶K被认为可作为潜在的骨吸收标记物，但其循证医学的相关数据尚不完整。其他骨代谢调节因子还包括RANK、RANKL、骨保护素、核因子κ诱导受体等，但其对于骨代谢的临床实用性尚有待评估。有研究报道，在对类风湿关节炎患者进行药物治疗11年后，骨保护素/RANKL比值是预测关节联合侵蚀最有价值的指标（van Tuyl et al，2010），但短期随访的另一项研究则认为该比值在预示疾病进展方面的价值并不明显。

交联吡啶（吡啶和脱氧吡啶）

由许多交联氨基酸形成的胶原纤维可以有效地稳定成熟胶原分子，这些胶原纤维包括吡啶、羟赖氨酸残基形成交联聚合物、两个羟赖氨酸残基和一个赖氨酸残基形成的脱氧吡啶。这些交连接构在Ⅰ型胶原，Ⅱ和Ⅲ型胶原中都可见到，尽管这些交连接构不是骨所特有的，但它们在骨中有独特的比例，这使得这些物质成为骨分解的理想标记物。在其他大多数组织，胶原蛋白中吡啶/脱氧吡啶的比例是10∶1，而在骨中是3∶1～3.5∶1。这种差异意味着脱氧吡啶在骨骼疾病和骨代谢疾病中升高。脱氧吡啶为骨特异的胶原纤维，其大量存在于骨中，且与骨代谢有关（Robins，1995）。交联吡啶释放后既不会被代谢也不能从食物中吸收，其以自由形式（40%）和与肽结合的形式（60%）从尿中排出。由于交联分子只存在于成熟的胶原中，所以其在尿中的排泄量反映的是成熟胶原的分解量，而不是新合成骨胶原的量（Watts，1999）。因此，尿中交联吡啶的存在，提示骨吸收处于活跃状态。绝经后吡啶和脱氧吡啶的排泄增加可用于研究骨代谢激素替代治疗效果（Fledelius et al，1994）。测量这些物质可用于鉴定骨丢失和骨折的风险；评估代谢性骨病；预测实体肿瘤（以前列腺、乳腺和肺最为常见）和原发性骨肿瘤患者的骨转移、骨骼并发症及预后；监测抗骨吸收治疗。尿中吡啶和脱氧吡啶的检测使用高效液相色谱法（HPLC）（见第23章）或免疫学方法。尿中吡啶的检测必须考虑到日间差异，即上午和晚上浓度较高。尽管24小时尿标本可避免这个问题，并且不需要校正肌酐浓度，但是使用清晨空腹尿标本（校正肌酐浓度后）是一个更敏感的骨转换指标（Bettica et al，1992）。

交联多肽

在骨吸收过程中，只有40%的吡啶交联是以自由形式释放，其余60%是以多肽连接形式释放（Risteli & Risteli，1993）。Ⅰ型胶原有两个连接位点，分别在胶原分子的氨基端和的羧基端，胶原降解后以多肽形式释放到血液循环，然后随尿排出体外。尿中排出的氨基末端肽（NTx）和羧基末端肽（CTx）可以用免疫学方法测定（Chapurlat et al，2000；Swaminathan，2001）。

交联多肽已用于绝经后妇女髋部骨折的相对风险评估和骨质疏松并发症的预测。虽然交联多肽基线水平不一定与骨密度基线水平相关，但连续检测能预测治疗早期的反应（Fink et al，2000）。研究表明，尿中氨基末端肽（NTx）和羧基末端肽（CTx）在经过3～6个月抗骨吸收治疗后会降低50%～60%（Eastell et al，2003；Ravn et al，2003）。

骨形成标志物

骨形成标志物包括碱性磷酸酶和骨基质合成的三种产物，包括骨钙素、Ⅰ型前胶原氨基和羧基末端延伸肽。

碱性磷酸酶（见第20章）

骨碱性磷酸酶（P物质）是成骨细胞的膜结合酶，通过磷脂酰肌醇聚糖酶作用以膜囊泡的形成释放进入血液循环。研究表明，成骨细胞中P物质的活性和骨胶原的形成成比例；因此，它可用作反映骨形成率的指数。人血清含有来自肝脏、肠、肾和骨的碱性磷酸酶同工酶。怀孕期间，碱性磷酸酶可能来自胎盘（Farley et al，1994）。某些恶性肿瘤也可能产生耐热的ALP。ALP的作用尚不清楚，有人推测ALP可能在新骨形成中起作用。当来自骨骼的同工酶含量非常高时，如佩吉特病或骨肉瘤，血清总ALP的测定有助于监测疾病的发展。

血液循环中的两种主要的ALP同工酶分别来自肝脏和骨骼，两者之间很难辨别，因为都是单基因产物，唯一的差异在于翻译后的糖基化不同。骨碱性磷酸酶的分离可以通过加热、小麦胚芽凝集素沉淀、等电聚焦电泳等方法来实现。目前，免疫学方法检测因其特异性、准确度高已成为首选方法。

骨钙素

骨钙素是骨基质中主要的非胶原蛋白，由成骨细胞、成齿细胞和软骨细胞合成。骨钙素是含49个氨基酸的多肽，含有丰富的谷氨酸。骨钙素的功能还不完全清楚，但它可以作为羟磷灰石晶体沉积的场所。此外，近期研究表明，骨钙素通过影响胰岛素的产生及其作用，进而参与能量代谢（Lee et al，2007）。在骨基质合成过程中，一些骨钙素被释放到血液循环中又被肾脏迅速清除。骨钙素可通过血浆或血清免疫学方法测定，但骨钙素的检测还没有标准化，因为不同的抗体只能识别不同的片段。抗体识别完整分子和大的中间分子氨基末端片段可提供最好的临床信息(Watts,1999)。近期研究表明,虽然维生素K不影响骨钙素浓度,但是会影响其羧基化。羧基化的骨钙素被认为是一个更好的特定疾病的预测因子,如骨折(Vergnaud et al,1997)。骨钙素主要在肾脏代谢,小部分在肝脏代谢;循环中的骨钙素半衰期约为5分钟。骨转换亢进时,骨钙素合成增加,如甲状旁腺功能亢进、肢端肥大症、佩吉特病(Paget disease)。甲状旁腺功能减退、甲状腺功能减退和糖皮质激素治疗的患者,骨钙素合成减少。骨钙素参考区间约为1.1~11ng/ml(成年男性)和0.7~6.5ng/ml(成年女性),但其检测并不是常规应用的项目。

Ⅰ型前胶原N端和C端肽

Ⅰ型前胶原N端肽和C端肽都是Ⅰ型胶原的前体肽,Ⅰ型前胶原裂解后,这些肽释放到循环中且可以被测定,因此可作为Ⅰ型胶原合成的标志物。这两种标志物中,Ⅰ型前胶原N端肽更稳定、可靠。另外,Ⅰ型前胶原羧基端肽是评估系统性硬化病病程进展及其预后的有用标志物(Kikuchi et al,1994)。

代谢骨病

代谢骨病泛指可能影响整个骨骼的一种新陈代谢病。由于每一根骨头都参与其中,因此,从理论上讲对身体的任何一根骨头进行活检在某种程度上都能反映出这些代谢变化。临床上能增加骨密度的骨代谢紊乱较少见(如氟中毒、维生素A中毒),绝大多数的代谢骨病都是导致骨密度降低,可能表现为骨与正常矿化的有机基质减少(如骨质疏松)、未见明显的有机基质减少(如骨软化)、有机基质和矿物含量同时减少(如肾性骨病)。

骨质疏松

骨质疏松是骨最常见的代谢性疾病(框15-5)。骨质疏松的特点是有机骨基质减少、骨组织微结构退化、骨脆性增加和容易骨折(Ferrari et al,1999)。尽管双能X线骨密度仪检测显示为低骨密度,但却不能反映出矿物结构和容量正常情况下异常矿化。骨质疏松的总骨量减少主要是骨胶原蛋白减少,骨量和骨强度与骨的体积密度、骨的大小、结构和内在组织质量有关。这些因素在骨生长和骨代谢中可能会根据骨骼部位进行选择性的改变。绝经后伴身材瘦小,有家族史的白种人和亚洲妇女发生骨质疏松风险更大。其他的危险因素包括吸烟、酗酒、久坐的生活方式和钙消耗过少。研究表明,遗传和生活方式是骨量最重要的决定因素。

框15-5　有机骨基质不足

原发性骨质疏松症
特发性(儿童和青少年)骨质疏松症
绝经后,老年性骨质疏松症
继发性骨质疏松症
甲状旁腺功能亢进
肾上腺皮质功能亢进
性腺功能减退症
甲状腺功能亢进
骨固化
钙缺乏
延长肝素应用
其他(乙醇中毒、营养不良、肝病、类风湿关节炎、吸收不良)
结缔组织病
成骨不全症
埃勒斯-当洛斯综合征
马方综合征

骨密度变小致使骨变得更透亮,这一现象可能是由于胶原和(或)矿物减少所导致的。总的来说,这种状态在影像学上称为骨质减少。影像学不区分代谢性骨病的不同类型。骨质不能与骨密度相混淆,骨质减少指的是骨密度大约在一个标准偏差,小于一个标准偏差时称为骨质疏松症。骨密度的丢失是由于密质骨和松质骨的丢失,但骨质疏松症最常见的原因还是松质骨的丢失,这可能是由于骨类型的不同所引起的,因为它反映的是实际骨量丢失。

一旦皮质骨形成一个连续的环,长骨轴的强度与髓腔中心到皮质层的距离成三次方,它的硬度与这个距离成四次方。密质骨的吸收主要是由于破骨细胞的存在,这意味着密质骨越疏松,它们的骨轴越空虚。皮质骨表面的膜内骨化过程可以对空心骨轴有些许补充。因此,皮质骨形成时髓腔扩大,皮质骨直径也增大,这意味着从延髓中点到外侧皮质的距离增大。由于完整的骨强度与这个距离成三次方,因此,骨生物力学的一次小增加将弥补内膜骨的一次大丢失(图15-7)。

另一方面,松质骨(骨小梁)也对骨质疏松早期有影响。松质骨位于薄而多孔的垂直定向平行板上,由更薄的水平支柱支撑。筋膜室体积的25%是松质骨,其余体积充满脂肪和骨髓。与皮质骨相比,松质骨的表面积/体积比非常高,可以更精细的表面积供所有的小梁骨细胞自由活动,所以松质骨吸收比皮质骨更迅速。此外,如果骨吸收过程在松质骨的所有部分都是同样的速度,那么起支撑和加固垂直板作用的水平支架会在早期丢失,因为它们的质量显著低于垂直板。这些水平支柱的吸收

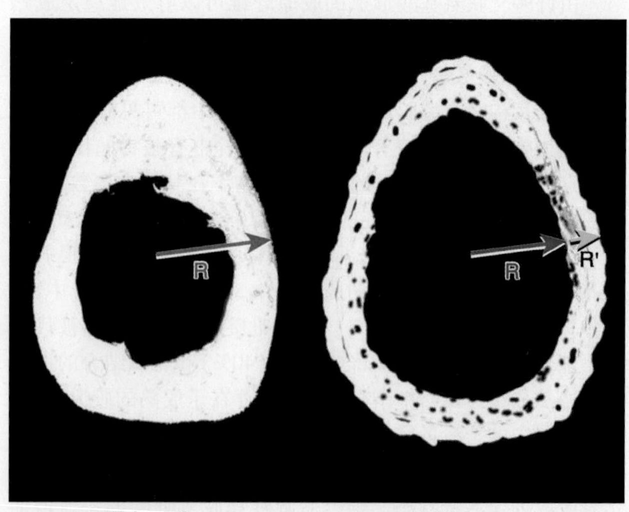

强度≈R^3　　强度≈$(R+R')^3$

图15-7　30岁男性(左)和75岁男性(右)的股骨皮质的示意图比较(注意骨的比例强度右边的轴比左边的轴大)

在骨质疏松症的发病率比骨量的弥散损失的发病率更高。随着这些支柱的消失，垂直的骨小梁形成越来越长的垂直线用以承受逐渐增加的弯曲力，通过增加长度平方的因素来增加这些垂直的小梁线段的长度和他们的疲劳断裂敏感性（图 15-8）。因此，如果垂直板的保护长度增加一倍，则断裂的可能性要高出四倍。所以常常出现疼痛、骨骼畸形和骨折等后遗症。

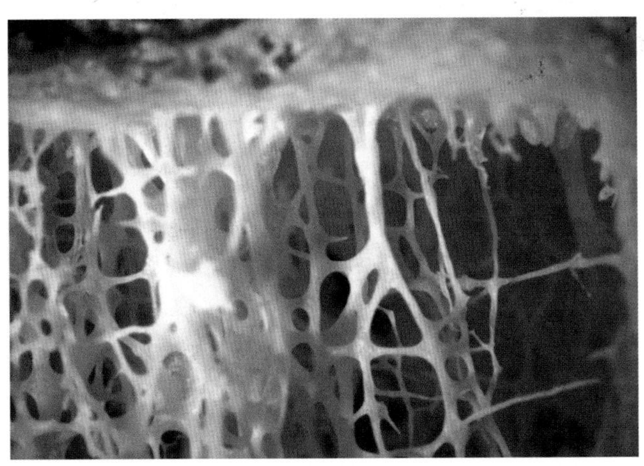

图 15-8　腰椎骨质疏松。骨全面受损，垂直板的孔眼更大，水平横撑的数量与垂直板的比例明显下降（与图 15-1B 相比）

骨质疏松的病因可分为原发性和继发性，原发性骨质疏松与典型的复合体和患者年龄有关，但确切的骨质丢失原因尚不清楚。原发性骨质疏松最常见的类型是绝经后骨质疏松，这是由于激素减少而致，期间骨量损失大且与破骨细胞的活性增加有关，它主要表现为松质骨的损失。所谓的老年骨质疏松的发生比绝经后骨质疏松晚十年或更久，并且与成骨细胞数量的减少成正比，它主要影响骨密度（Manolagas & Jilka，1995）。青少年特发性骨质疏松发生在青春期期间，与破骨细胞活性增加有关，与绝经后和老年人骨质疏松不同的是，青少年特发性骨质疏松通常是自限性的，骨骼可以自行恢复其骨量。

继发性骨质疏松其骨量的丢失是可以预防甚至逆转的，病因包括甲状旁腺功能亢进等内分泌疾病、占位性骨髓病变引起的骨髓腔压力增加、钙缺乏、吸收不良、注射类固醇或肝素。某些结缔组织疾病如成骨发育不全、马方综合征，埃勒斯综合征也会导致结构或功能性骨质疏松症。

目前对骨质疏松的治疗策略主要是防止骨吸收或刺激新骨生成。目前的抗骨吸收疗手段包括雌激素、选择性雌激素受体调节剂（selective estrogen receptor modulators，SERM）、维生素 D、降钙素、二磷酸盐和甲状旁腺素。比较而言，使用抗骨吸收药物较刺激新骨生成的药物起效更快。

骨软化症和佝偻病

骨软化症和佝偻病是钙化性疾病。骨软化是成熟的骨骼在新形成有机基质（骨）时矿化失败的结果；随着类骨质的形成，类骨质与矿化骨的比例随时间推移而增加，致使骨骼逐渐变得柔软，患者会表现出虚弱、骨骼疼痛、畸形和骨折，X 线检查显示骨密度广泛下降。虽然骨骼 X 线密度值低，但这并不能区分矿化的绝对损失和有机基质矿化的损失（如骨质疏松）。

佝偻病是一种儿童多发疾病，是长骨的骨骺板闭合前骨骼停止生长的一种骨软化症。骺软骨代偿性增生的结果使得佝偻病骨骼畸形加重，骨膜下骨矿化不全，成骨异常；严重时，在肋骨和肋软骨交界处因骨样组织堆积形成肿胀突起（串珠肋），胸骨、肋膈沟（郝氏沟）突出，前囟门闭合延迟、前额突出，长骨的干骺端明显拓宽。

最佳矿化需要：①细胞外液中钙离子和磷酸根离子供应充足。②适当的 pH 值（≈7.6）。③合成骨基质正常的化学成分和速度。④矿化抑制剂的控制。软骨病或佝偻病主要见于维生素 D 缺乏、磷耗竭，系统性酸中毒和矿化抑制剂使用。

维生素 D 缺乏常出现在儿童期，由饮食摄入不足、肠道吸收不良、活性代谢物的合成减少、分解代谢增加或维生素 D 作用抵抗引起。由于普遍使用强化牛奶、面包和维生素补充剂，美国的维生素 D 饮食缺乏非常罕见。成人发生维生素 D 缺乏通常是由于吸收不良引起。维生素 D 是一种脂溶性维生素，在腹腔疾病（非热带性口炎性腹泻）、胆道和胰腺疾病或其他原因引起的脂肪泻时，维生素 D 的吸收会受损。骨软化症伴慢性肾脏疾病时会出现维生素 D 抵抗。另外，遗传性 $1,25(OH)_2D_3$ 抵抗常被称为维生素 D 依赖性佝偻病Ⅱ型，这是一种罕见的疾病，其致病原因为维生素 D 受体缺陷。

肾性骨病

肾性骨病是终末期肾脏疾病（ESRD）患者的骨异常，主要表现为纤维囊性骨炎、骨软化症或者是两者的组合。纤维囊性骨炎时，$1,25(OH)_2D_3$ 水平和离子钙下降，增加了继发性甲状旁腺功能亢进时的骨转换（一般情况下，骨溶解加速而骨形成减少）。骨软化症的特点是表面骨样组织的积累导致骨矿化不足，破骨细胞无法穿透（吸收）这类骨质表面，只能在矿化表面活动；破骨细胞从余下的矿化表面进入旧小梁矿化中心的方式在组织学上被称为隧道吸收（图 15-9）。

终末期肾病患者骨矿化过程的缺陷可以归因于低血清钙、

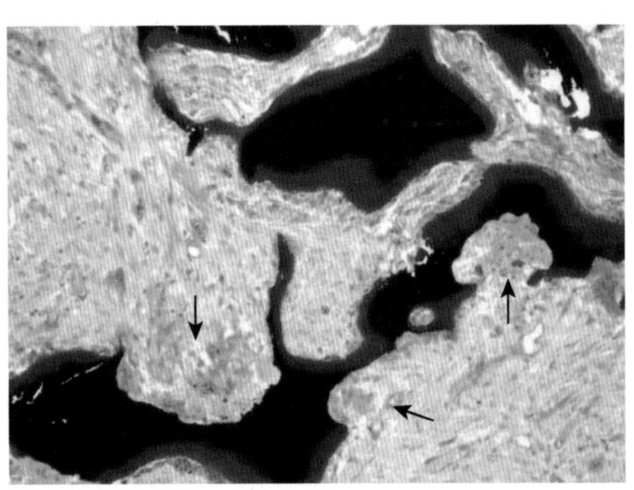

图 15-9　肾性骨病与甲状旁腺功能亢进及骨软化。未脱钙骨活检行 Von kossa 染色，矿化骨呈黑色而类骨质呈茜素红。深红色区域表示肾衰竭引起的新形成的类骨质的接缝，黑色箭头指向成骨细胞的切割锥，进入骨小梁的矿化物质。注意这些扇状的吸收表面只发生在黑色区域，红色区域是没有破骨细胞（×250）

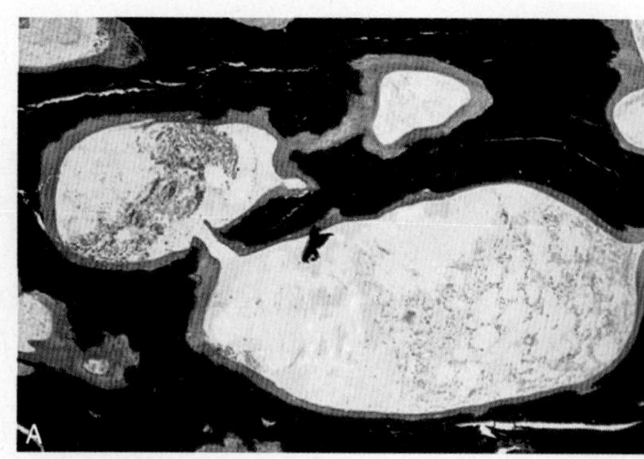

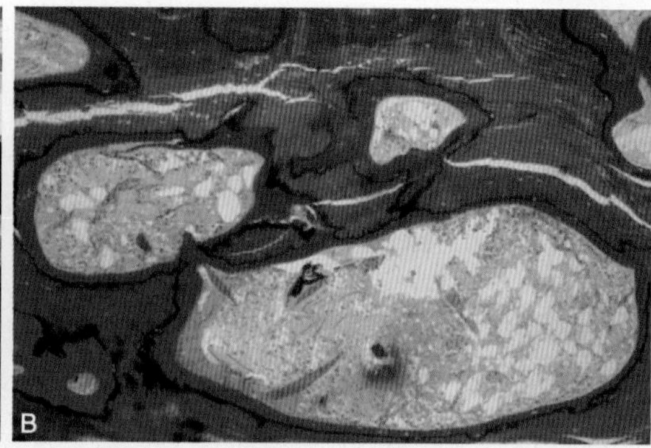

图 15-10 肾性骨病的骨软化。A. Von kossa 染色显示之前形成的黑色骨,新合成的未矿化类骨质呈洋红色。请注意所有表面都覆盖着厚厚的红色类骨质接缝(×125)。B. 同一活检组织切片染色,用媒介天青检测铝。注意,在 Von kossa 切片中,黑色和品红之间有一深蓝分界线,提示来自食物中的磷酸铝已进入骨羟磷灰石晶格中并干扰其矿化(×125)

铝在骨的积累,或其他不明原因的因素。肾衰竭患者口服含磷酸盐与铝离子的复合制剂来控制高磷血症或使用含铝透析液接受血液透析时,由于铝离子能干扰正常的羟基磷灰石晶格的形成,促成骨软化。对未脱钙骨活检行铝染色可以区分常见骨软化与铝离子参与的骨软化(图 15-10)。

佩吉特综合征

佩吉特综合征(变形性骨炎)是一种慢性骨疾病,可以是单发性或多发性,涉及骨骼结构和功能的异常,类似代谢性疾病但不是真正的代谢性疾病,因其病变骨骼之外的骨骼是正常的。佩吉特综合征的病因目前尚不清楚,可能是由病毒引起,因为在受影响的破骨细胞核中发现了副黏病毒样颗粒;也有可能与家族史有关。佩吉特综合征发展中存在破骨与成骨的非耦合现象,早期以破骨为主,晚期以成骨为主。破骨细胞通常是大而奇特的、有 50 个或更多的核、呈小梁扇形边、有多个豪氏腔隙、存在旁纤维化和骨髓高血管性;组织学特征类似甲状旁腺功能亢进时发生的纤维性骨炎。随着成骨细胞形成新骨,骨陷窝被成熟和未成熟骨组织填充,病灶边缘出现破骨性骨吸收,其后方为成骨性再生,新生的骨结构杂乱,呈“镶嵌构象”,这就导致了骨骼结构脆弱,容易发生畸形和骨折;伴有广泛性骨病变的佩吉特综合征患者,由于可能存在潜在心脏疾病,可并发高输出性的心力衰竭;大约 1% 的患者最终发展为骨肉瘤,通常伴有骨肉瘤分化现象。实验室检查方面,即使血清钙、磷的水平通常是正常的,但有时也会升高;事实上,如果佩吉特综合征患者伴有广泛性骨病变,血清钙水平可能会升高;一旦成骨活动占主导时,血清 ALP 也会升高,可用于后续骨合成阶段活性的检测;如果佩吉特综合征患者发展成骨肉瘤,ALP 水平则会进一步升高;尿钙和尿磷排泄正常或增加,而羟脯氨酸排泄通常明显增加。佩吉特综合征临床上多采用降钙素治疗。

(张德太 译 汪俊军 校)

推荐阅读

Mundy GR, Guise TA: Hormonal control of calcium homeostasis, Clin Chem 45:1347-1352, 1999.

这是一篇关于钙生理学和病理生理学的综述,内容包括 PTH、维生素 D、PTH 相关肽、降钙素,也阐述了机体对高钙血症和低钙血症的平衡机制。

Sokoll L, Remaley A, Sena S, et al: National Academy of Clinical Biochemistry Laboratory Medicine Practice Guidelines: Evidence-based practice for POCT. Intraoperative PTH. Draft 2, October 15, 2004.

这是一篇非常全面的基于临床实践的综述,提出了与 PTH 相关的手术实践指南,包括手术中测定 PTH 的临床适应证、采样时间、检测方法、检测地点和经济学的考量等,均以问答形式组织文章内容。

Watts NB: Clinical utility of biochemical markers of bone remodeling, Clin Chem 45:1359-1368, 1999.

这是一篇关于骨吸收和形成标记物的较全面综述,内容包括生物学、分析变异、临床应用。至于这些标记物的临床应用问题是采用问答形式中提出的,例如“患者对治疗有反应吗?”

参考文献

Araya K, Fukumoto S, Backenroth R, et al: A novel mutation in fibroblast growth factor 23 gene as a cause of tumoral calcinosis, *J Clin Endocrinol Metab* 90:5523–5527, 2005.

Bahrami A, Weiss S, Montgomery E, et al: RT-PCR Analysis for FGF32 using paraffin sections in the diagnosis of phosphaturic mesenchymal tumors with and without known tumor induced osteomalacial, *Am J Surg Pathol* 33:1348–1354, 2009.

Bastepe M, Raas-Rothschild A, Silver J, et al: A form of Jansen's metaphyseal chondrodysplasia with limited metabolic and skeletal abnormalities is caused by a novel activating parathyroid hormone (PTH)/PTH-related peptide receptor mutation, *J Clin Endocrinol Metab* 89(7):3595–3600, 2004.

Bellorin-Font E, Starosta R, Milanes CL, et al: Effect of acidosis on PTH-dependent renal adenylate cyclase in phosphorus deprivation: Role of G proteins, *Am J Physiol* 258:F1640–F1649, 1990.

Bettica P, Moro L, Robins SP, et al: Bone-resorption markers galactosyl hydroxylysine, pyridinium cross-links, and hydroxyproline compared, *Clin Chem* 38:2313–2318, 1992.

Bischoff-Ferrari HA, Willett WC, Wong JB, et al: Fracture prevention with vitamin D supplementation: A metaanalysis of randomized controlled trials, *JAMA* 293:2257–2264, 2005.

Boden SD, Kaplan FS: Calcium homeostasis, *Orthop Clin North Am* 21(1):31–42, 1990.

Brossard JH, Lepage R, Cardinal H, et al: Influence of glomerular filtration on non-(1–84) parathyroid hormone (PTH) detected by intact PTH assays, *Clin Chem* 46:697–703, 2000.

Care AD, Bruce JB, Boelkins LJ, et al: Role of pancreozymin-cholecystokinin and structurally related compounds as calcitonin secretagogues, *Endocrinology* 89(1):262–271, 1971.

Cecco SA, Hristova EN, Rehak NN, et al: Clinically important intermethod differences for physiologically abnormal ionized magnesium results, *Am J Clin Pathol* 108:564–569, 1997.

Chapurlat RD, Garnero P, Brart G, et al: Serum type I

collagen breakdown product (SerumCTX) predicts hip fracture risk in elderly women: The EPIDOS study, *Bone* 27:283–286, 2000.
Chefetz I, Amitai DB, Browning S, et al: Normophosphatemic familial tumoral calcinosis is caused by deleterious mutations in SAMD9, encoding a TNF-α responsive protein, *J Invest Dermatol* 128:1423–1429, 2008.
Chefetz I, Heller R, Galli-Tsinopoulou A, et al: A novel homozygous missense mutation in FGF23 causes familial tumoral calcinosis associated with disseminated visceral calcification, *Hum Genet* 118(2):261–266, 2005.
Cheung K, Roman SA, Wang TS, et al: Calcitonin measurement in the evaluation of thyroid nodules in the US: A cost-effectiveness and decision analysis, *J Clin Endocrinol Metab* 93(6):2173–2180, 2008.
Deftos LJ, Parethemore JG, Stabile BE: Management of primary hyperparathyroidism, *Annu Rev Med* 44:19–26, 1993.
Eastell R, Barton I, Hannon RA, et al: Relationship of early changes in bone resorption to the reduction in fracture risk with risedronate, *J Bone Miner Res* 18(6):1051–1056, 2003.
Elin RJ: Magnesium metabolism in health and disease, *Dis Mon* 34:161–218, 1988.
Endres DB, Rude RK: Mineral and bone metabolism. In Burtis CA, Ashwood ER, editors: *Tietz textbook of clinical chemistry*, ed 3, Philadelphia, 1999, WB Saunders, pp 1395–1457.
Erikson EF, Axelrod DW, Melsen F: *Bone histomorphometry*, New York, 1994, Raven Press.
Farley JR, Hall SL, Ilacas D, et al: Quantification of skeletal alkaline phosphatase in osteoporotic serum by wheat germ agglutinin precipitation, heat inactivation, and two-site immunoradiometric assay, *Clin Chem* 40:1749–1756, 1994.
Ferrari S, Rizzoli R, Bonjour JP: Genetic aspects of osteoporosis, *Curr Opin Rheumatol* 11:294–300, 1999.
Fink E, Cormier C, Steinmetz P, et al: Differences in the capacity of several biochemical markers to assess high bone turnover in early menopause and response to alendronate therapy, *Osteoporos Int* 11(4):295–303, 2000.
Fledelius C, Riis BJ, Overgaard K, et al: The diagnostic validity of urinary free pyridinolines to identify women at risk of osteoporosis, *Calcif Tissue Int* 54:381–384, 1994.
Folpe AL, Fanburg-Smith JC, Billings SD, et al: Most osteomalacia-associated mesenchymal tumors are a single histopathologic entity: An analysis of 32 cases and a comprehensive review of the literature, *Am J Surg Pathol* 28(1):1–30, 2004.
Fritchie K, Zadek D, Grenache D: The clinical utility of parathyroid hormone related peptide in the assessment of hypercalcemia, *Clin Chim Acta* 402(1–2):146–149, 2009.
Fukumoto S: Diagnostic modalities for FGF23 producing tumors in patients with tumor induced osteomalacia, *Endocrinol Metab (Seoul)* 29(2):136–143, 2014.
Fukumoto S, Yamashita T in letter to the editor in response to Jonsson KB, Zahradnik R, Larsson T, et al: Fibroblast Growth Factor 23 in oncogenic osteomalacia and X-linked hyperphospatemia, *N Engl J Med* 349:505–506, 2003.
Gaucher C, Walrant-Debray O, Nguyen TM, et al: PHEX analysis in 118 pedigrees reveals new genetic clues in hypophosphatemic rickets, *Hum Genet* 125(4):401–411, 2009.
Goldstein RE, Blevins L, Delbeke D, et al: Efficacy of minimally invasive radioguided parathyroidectomy on efficacy, length of stay, and costs in the management of primary hyperparathyroidism, *Ann Surg* 15:716–723, 1991.
Goldstein RE, Blevins L, Delbeke D, et al: Effect of minimally invasive radioguided parathyroidectomy on efficacy, length of stay, and costs in the management of primary hyperparathyroidism, *Ann Surg* 231(5):732–742, 2000.
Horvit PK, Gagel RF: The goitrous patient with an elevated serum calcitonin—What to do? *J Clin Endocrinol Metab* 82(2):335–337, 1997.
Horwitz MJ, Tedesco MB, Gundberg C, et al: Short-term high-dose parathyroid hormone-related protein as a skeletal anabolic agent for the treatment of postmenopausal osteoporosis, *J Clin Endocrinol Metab* 88(2):569–575, 2003.
Hristova EN, Cecco S, Niemela JE, et al: Analyzer-dependent differences in results for ionized calcium, ionized magnesium, sodium, and pH, *Clin Chem* 41:1649–1653, 1995.
Hsu H, Lacey DL, Dunstan CR, et al: Tumor necrosis factor receptor family member RANK mediates osteoclast differentiation and activation induced by osteoprotegerin ligand, *Proc Natl Acad Sci U S A* 96(7):3540–3545, 1999.
Huijgen HJ, Sanders R, Cecco SA, et al: Serum ionized magnesium: Comparison of results obtained with three ion-selective analyzers, *Clin Chem Lab Med* 37:465–470, 1999.
Ichikawa S, Traxler EA, Estwck SA, et al: Mutational survey of the PHEX gene in patients with X-linked hypophosphatemic rickets, *Bone* 43(4):663–666, 2008.
Ikari A, Nakajima K, Suketa Y, et al: Arachidonic acid-activated Na+-dependent Mg2+ efflux in rat renal epithelial cell, *Biochim Biophys Acta* 1618(1):1–7, 2003.
Ju HSJ, Leung S, Brown B, et al: Comparison of analytical performance and biological variability of three bone resorption assays, *Clin Chem* 43:1570–1576, 1997.
Jueppner H: Novel regulators of phosphate homeostasis and bone metabolism, *Ther Apher Dial* 11(Suppl 1):S3–S22, 2007.
Kerry F, Broe M, Tai C, et al: A higher dose of vitamin D reduces the risk of falls in nursing home residents: A randomized, multiple dose study, *J Am Geriatr Soc* 55(2):234–239, 2007.
Kikuchi K, Ihn H, Sato S, et al: Serum concentration of procollagen type I carboxyterminal propeptide in systemic sclerosis, *Arch Dermatol Res* 286(2):77–80, 1994.
Kurokawa K, Fukagawa M: Introduction to renal osteodystrophy: Calcium metabolism in health and uremia, *Am J Med Sci* 317:355–356, 1999.
Larsson T, Yu X, Davis SI, et al: A novel recessive mutation in fibroblast growth factor-23 causes familial tumoral calcinosis, *J Clin Endocrinol Metab* 90:2424–2427, 2005.
Lee NK, Sowa H, Hinoi E, et al: Endocrine regulation of energy metabolism by the skeleton, *Cell* 130:456–469, 2007.
Lewiecki EM: Management of osteoporosis, *Clin Mol Allergy* 2:9, 2004.
Lu S, Quarles D: How fibroblast growth factor 23 works, *J Am Soc Nephrol* 18:1637–1647, 2007.
Manolagas SC, Jilka RL: Mechanisms of disease: Bone marrow, cytokines, and bone remodeling—Emerging insights into the pathophysiology of osteoporosis, *N Engl J Med* 332:305–311, 1995.
Masi L, Gozzini A, Franchi A, et al: A novel recessive mutation of fibroblast growth factor-23 in tumoral calcinosis, *J Bone Joint Surg Am* 91:1190–1198, 2009.
Nelson AE, Bligh RC, Mirams M, et al: Clinical case seminar. Fibroblast growth factor 23: A new clinical marker for oncogenic osteomalacia, *J Clin Endocrinol Metab* 88(9):4088–4094, 2003.
Nichols Advantage BIO-INTACT PTH assay directional insert, ADS document 7040, 2004.
Papapoulos SE, Clemens TL, Sandler LM, et al: The effect of renal function on changes in circulating concentrations of 1,25 dihydroxycholecalciferol after an oral dose, *Clin Sci* 62(4):427–429, 1982.
Papazachariou IM, Martinez-Isla A, Efthimiou E, et al: Magnesium deficiency in patients with chronic pancreatitis identified by an intravenous loading test, *Clin Chim Acta* 302(1–2):145–154, 2000.
Pettifor JM: What's new in hypophospataemic rickets? *Eur J Pediatr* 167:493–499, 2008.
Quamme GA: Control of magnesium transport in the thick ascending limb, *Am J Physiol* 256:F197–F210, 1989.
Quamme GA: Renal magnesium handling: new insights in understanding old problems, *Kidney Int* 52:1180–1195, 1997.
Quarles LD: FGF23, PHEX, and MEPE regulation of phosphate homeostasis and skeletal mineralization, *Am J Physiol Endocrinol Metab* 285(1):E1–E9, 2003.
Quarles LD, Lobaugh B, Murphy G: Intact parathyroid hormone overestimates the presence and severity of parathyroid mediated osseous abnormalities in uremia, *J Clin Endocrinol Metab* 75:145–150, 1992.
Quarles LD: Role of FGF23 in vitamin D and phosphate metabolism: Implications in chronic kidney disease, *Exp Cell Res* 318(9):1040–1048, 2012.
Raisz LG: Physiology and pathophysiology of bone remodeling, *Clin Chem* 45:1353–1358, 1999.
Ravn P, Thompson DE, Ross PD, et al: Biochemical markers for prediction of 4-year response in bone mass during bisphosphonate treatment for prevention of postmenopausal osteoporosis, *Bone* 33(1):150–158, 2003.
Rieu M, Lame MC, Richard A, et al: Prevalence of sporadic medullary thyroid carcinoma: The importance of routine measurement of serum calcitonin in the diagnostic evaluation of thyroid nodules, *Clin Endocrinol (Oxf)* 42:453–460, 1995.
Risteli L, Risteli J: Biochemical markers of bone metabolism, *Ann Med* 25:385–393, 1993.
Robins SP: Collagen cross-links in metabolic bone disease, *Acta Orthop Scand* 66(Suppl 266):171–175, 1995.
Roetzer KM, Varga F, Zwettier E: Novel PHEX mutation associated with hypophosphatemic rickets, *Nephron Physiol* 106(1):8–12, 2007.
Schiavi SC, Kumar R: The phosphatonin pathway: New insights in phosphate homeostasis, *Kidney Int* 65:1–14, 2004.
Sofferman RA, Standage J, Tang ME: Minimal-access parathyroid surgery using intraoperative parathyroid hormone assay, *Laryngoscope* 108:1497–1503, 1998.
Sokoll LJ, Drew H, Udelsman R: Intraoperative parathyroid hormone analysis: A study of 200 consecutive cases, *Clin Chem* 46:1662–1668, 2000.
Souberbielle JC, Cormier C, Kindermans C: Bone markers in clinical practice, *Curr Opin Rheumatol* 11:312–319, 1999.
Strewler GJ: Hypercalcemia of malignancy and parathyroid hormone-related protein. In Clark OH, Duh Q-Y, editors: *Textbook of endocrine surgery*, Philadelphia, 1997, WB Saunders, pp 426–431.
Swaminathan R: Biochemical markers of bone turnover, *Clin Chim Acta* 313:95–105, 2001.
Topaz O, Indelman M, Chefetz I, et al: A deleterious mutation in SAMD9 causes normophosphatemic familial tumoral calcinosis, *Am J Hum Genet* 79(4):759–764, 2006.
van Tuyl LH, Voskuyl AE, Boers M, et al: Baseline RANKL/OPG-ratio and markers of bone and cartilage degradation predict annual radiological progression over 11 years in rheumatoid arthritis, *Ann Rheum Dis* 69(9):1623–1628, 2010.
Vergnaud P, Garnero P, Meunier PJ, et al: Undercarboxylated osteocalcin measured with a specific immunoassay predicts hip fracture in elderly women: The EPIDOS study, *J Clin Endocrinol Metab* 82:719–724, 1997.
Vierhapper H, Raber W, Bieglmayer C, et al: Routine measurement for plasma calcitonin in nodular thyroid diseases, *J Clin Endocrinol Metab* 82:1589–1593, 1997.
Wang S, McDonnell EH, Sedor FA, et al: pH effects on measurements of ionized calcium and ionized magnesium in blood, *Arch Pathol Lab Med* 126(8):947–950, 2002.
Weisinger JR, Bellorin-Font E: Magnesium and phosphorus, *Lancet* 352:391–396, 1998.
Wesseling-Perry K: FGF23: Is it ready for prime time? *Clin Chem* 57(11):1476–1477, 2011.
Yin JJ, Chirgwin JM, Dallas M, et al: Blockage of TGF-β signaling inhibits PTH-rP secretion by breast cancer cells and the development of bone metastasis, *J Clin Invest* 103:197–206, 1999.

第16章 糖代谢紊乱

Prashant Nadkarni, Ruth S. Weinstock

要点

1. 正常空腹血浆葡萄糖不超过 100mg/dl(5.6mmol/L),正常口服葡萄糖耐量试验(oral glucose tolerance test,OGTT)后 2 小时血糖不超过 140mg/dl(7.8mmol/L)。
2. 糖尿病的诊断:空腹血浆葡萄糖至少两次≥126mg/dl(7.0mmol/L)或任意一次血浆葡萄糖(或 OGTT 后 2 小时血糖)≥200mg/dl(11.1mmol/L)。
3. 糖化血红蛋白(HbA_{1c})需要采用美国 NGSP 认证,并通过 DCCT 标准化的检测方法检测,且其值至少两次≥6.5%方可诊断为糖尿病。
4. 口服 75g 葡萄糖后 2 小时血糖为 140~199mg/dl,或 HbA_{1c} 为 5.7%~6.4%时称为空腹血糖受损(100~125mg/dl),其预示患糖尿病风险增加。
5. 口服糖耐量试验诊断妊娠性糖尿病,需要采用特殊临界值。
6. 采用 POCT 和葡萄糖连续监测仪检测毛细血管全血葡萄糖,反映间质葡萄糖水平,主要用于发现糖尿病个体高血糖症和低血糖症,且有助于其血糖监测和治疗监控,但不能用于糖尿病或低血糖症的诊断。用于诊断时,需要在临床实验室进行血浆葡萄糖的检测,因为其准确性更高。
7. 糖尿病患者应该每 3~6 个月进行一次 HbA_{1c} 测定,以监控血糖控制状况,一般采用通过认证的,而且能溯源至 DCCT 参考方法的方法检测。当出现红细胞存活率或平均寿命下降(如血红蛋白病、溶血和尿毒症)或输血等情况时,会导致糖化血红蛋白检测结果的可靠性和准确性降低。
8. POCT 和实验室方法均可用于血液中 β-羟基丁酸的直接测定。这些方法正在取代使用亚硝基铁氰化钠检测尿酮的试纸条法,试纸条法不能检测尿酮体中 β-羟基丁酸。糖尿病酮症酸中毒(diabetic ketoacidosis,DKA)时,β-羟基丁酸浓度升高,治疗后下降。但是,乙酰乙酸和丙酮水平随着治疗进行而增高,因此不适用于药物疗效的监测。阴离子间隙也常用于监测 DKA 的恢复情况。
9. 自身免疫性 1 型糖尿病发病前和发病后均可能存在胰腺自身抗体。包括抗谷氨酸脱羧酶(glutamic acid decarboxylase,GAD)、胰岛素瘤相关蛋白 2(IA-2 和 IA-2β)、锌转运蛋白 ZnT8 和胰岛素的自身抗体。这些抗体检测一般不适用于无症状非糖尿病个体的常规筛查,除非用于科研。检测这些抗体时,应选用糖尿病抗体标准化组织推荐的方法,以获得最佳结果。
10. 在未服降糖药物的情况下,血浆葡萄糖水平≤55mg/dl(3.0mmol/L),是否是低血糖症应进一步评估。建议确诊前询问详细的药物史和病史,检测胰岛素、C 肽、胰岛素原、抗胰岛素自身抗体和 β-羟基丁酸酯,以及在低血糖期间的药物(磺脲类、瑞格列奈、那格列奈)浓度。
11. 肝糖原贮积症主要表现为低血糖和肝大,而肌糖原贮积症通常表现为肌肉痉挛、虚弱和运动不耐受。

糖类是生理系统的主要成分。它是由碳、氢和氧元素组成的有机化合物[$C_x(H_2O)_y$],与脂类和蛋白质一起提供能量并构成生物体。多糖被消化成单糖,主要是葡萄糖,提供能量或以糖原形式储存。最重要的食物己糖(含六个碳原子的糖)是

D-葡萄糖、D-半乳糖和 D-果糖，但在血液中循环的主要是葡萄糖。乳糖（由葡萄糖和半乳糖组成）和蔗糖（由葡萄糖和果糖组成）是重要的二糖。糖为细胞特定功能所需（如核酸中的核糖）。糖可修饰蛋白质，使其具有糖基化功能。临床上常测定全血、血清或血浆中的葡萄糖。此外，尿液、脑脊液和其他体液中葡萄糖的检测也十分重要。

血液中葡萄糖的浓度通常受许多激素调控，使其保持在一个窄的范围内。其中最重要的激素是由胰腺分泌的胰岛素。糖尿病是最常见的糖代谢疾病。大多数患者为 1 型糖尿病（β 细胞破坏导致的胰岛素绝对缺乏）或 2 型糖尿病（胰岛素抵抗和胰岛素分泌不足）。糖尿病患者血糖控制的监测变得越来越重要，因为微血管和大血管并发症的发生和发展与高血糖症有关。本章介绍与临床最密切的糖代谢方面的知识。

胰腺的内分泌功能

胰腺在调控糖代谢中同时发挥内分泌腺和外分泌器官的作用。作为外分泌器官，它合成分泌淀粉酶，对摄入的多糖物质进行消化，最终形成单糖。单糖一经吸收，就引发胰腺的内分泌功能，调节某些参与能量稳态的激素水平。此外，胃肠道内分泌细胞受营养素的刺激后分泌肠促胰素，这些肽类激素能影响胰腺功能、胃排空、食欲和肠蠕动。

作为内分泌腺体，胰腺胰岛中存在不同细胞，它们可分泌四种激素。β 细胞分泌胰岛素，α 细胞分泌高血糖素，δ 细胞分泌生长抑素以及胰多肽（pancreatic polypeptide，PP）细胞分泌 PP。对胰岛素敏感的组织，如骨骼肌、脂肪和肝脏，胰岛素加快葡萄糖的摄取和糖原的形成，并抑制葡萄糖产生。高血糖素主要作用于肝脏，刺激葡萄糖产生和加快酮体生成。另一方面，生长抑素能抑制胰岛素和高血糖素以及其他几种激素的分泌。营养物的摄入可通过迷走神经胆碱能的刺激增加 PP 分泌。PP 家族还包括在胃肠道和神经系统中发现的肽 YY 和神经肽 Y，它们影响胃肠功能、食物摄入和饱腹感。在产生过量 PP 的胰岛细胞瘤或 PP 增生症等罕见病例报告中，有部分患者没有症状，而有些患者表现出水样腹泻综合征。

胰岛素与高血糖素的比值对糖代谢调节至关重要。餐后胰岛素与高血糖素的比值相对增加时，有利于合成代谢。而空腹时，其比值相对下降有利于分解代谢。胰岛素与高血糖素的比值受生长抑素、神经调节、肠肽以及葡萄糖和其他代谢物的浓度的影响。严格控制胰岛素与高血糖素的比值，可以保持血糖浓度在正常范围内。

除了上述激素外，胰腺 β 细胞还分泌一种含 37 个氨基酸的蛋白质，即胰岛淀粉样蛋白多肽（islet amyloid polypeptide，IAPP），又称为胰淀素。胰淀素于 1987 年首次发现，它与胰岛素共同分泌，对营养物质的刺激作出反应。胰淀素减缓胃排空并抑制餐后高血糖素的分泌，总体效应是降低餐后的高血糖。其寡聚体形式可以促进 β 细胞凋亡。胰淀素在 β 细胞中首先被合成分子量较大的前体肽，并经进一步加工而成。高水平的胰淀素常见于高胰岛素血症、胰岛素抵抗，例如糖耐量受损和 2 型糖尿病前期；低水平的胰淀素见于 1 型糖尿病和需要胰岛素治疗的 2 型糖尿病。IAPP 纤维化，形成淀粉样沉积物，可见于 2 型糖尿病的胰岛中。胰淀素水平在胰腺癌时也会升高。胰淀素检测还没有用于临床，其类似物能抑制餐后葡萄糖升高和促进饱腹感，有助于糖尿病的治疗。对于需要胰岛素治疗的糖尿病患者，可在进食前注射人工合成的胰淀素类似物普兰林肽。

胰岛素

胰岛素是分子量大约 5800Da 的多肽激素，由胰腺的胰岛 β 细胞分泌。胰岛素由 21 个氨基酸残基组成的 A 链和 30 个氨基酸残基组成的 B 链通过两个二硫键连接而成。胰岛素最初被合成为更长的单链多肽前体激素——前胰岛素原。胰岛素原（大约 9000Da）是胰岛素的前体，它在 β 细胞的分泌颗粒中通过酶切除连接 A 链和 B 链的 31 个氨基酸残基的肽段（即 C 肽），从而加工成胰岛素（图 16-1，图 16-2）。这一蛋白酶解过程是由蛋白原转化酶 PC2 和 PC1/PC3 催化。它们首先将胰岛素原转化为中间代谢物 32，33 断裂胰岛素原和 65，66 断裂胰岛素原，然后通过羧肽酶 H 剪切后，形成脱-31，32 断裂胰岛素原和脱-64，65 断裂胰岛素原。在成年人体内，存在少量完整胰岛素原和中间代谢物，特别是脱-31，32 断裂胰岛素原，它们与胰岛素一起分泌。与成人相比，健康的婴儿和早产新生儿具有较高水平的完整胰岛素原和 32，33 断裂胰岛素原。在一些胰岛素放射免疫测定中，胰岛素原及其代谢物可能与胰岛素交叉反应。由于胰岛素原的半衰期是胰岛素的 3 倍以上，因此胰岛素原的测定也具有重要意义。胰岛素原的在体研究显示，它具有 10%～15%的胰岛素活性。

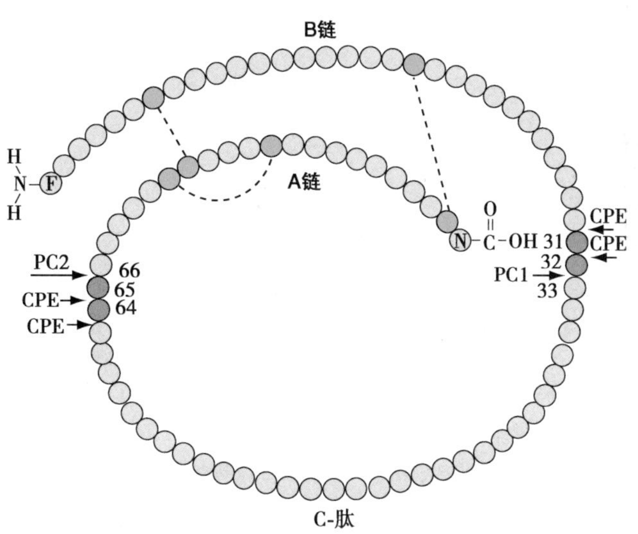

图 16-1　蛋白原转化酶 PC1 和 PC2 以及羧肽酶 H（CPE）断裂胰岛素原位点示意图（橙色代表蛋白水解的两对碱性氨基酸残基，绿色代表参与二硫键的半胱氨酸残基）

2 型糖尿病患者的胰岛素原浓度（包括完整胰岛素原及其代谢物）和胰岛素原/胰岛素比值升高，这与 PC1/PC3 酶活性降低和 β 细胞分泌胰岛素的能力下降有关。胰岛素原/胰岛素的比值增加也见于新发的 1 型糖尿病患者和部分胰腺切除术后患者，其 β 细胞减少而分泌需求增加。胰岛素原升高还出现在较少见的胰岛素瘤中。家族性高胰岛素血症是由胰岛素原基因突变引起的罕见病，这些遗传异常可能导致糖耐量受损或 2 型糖尿病。C 肽和胰岛素以等摩尔分泌到门静脉中，但在血

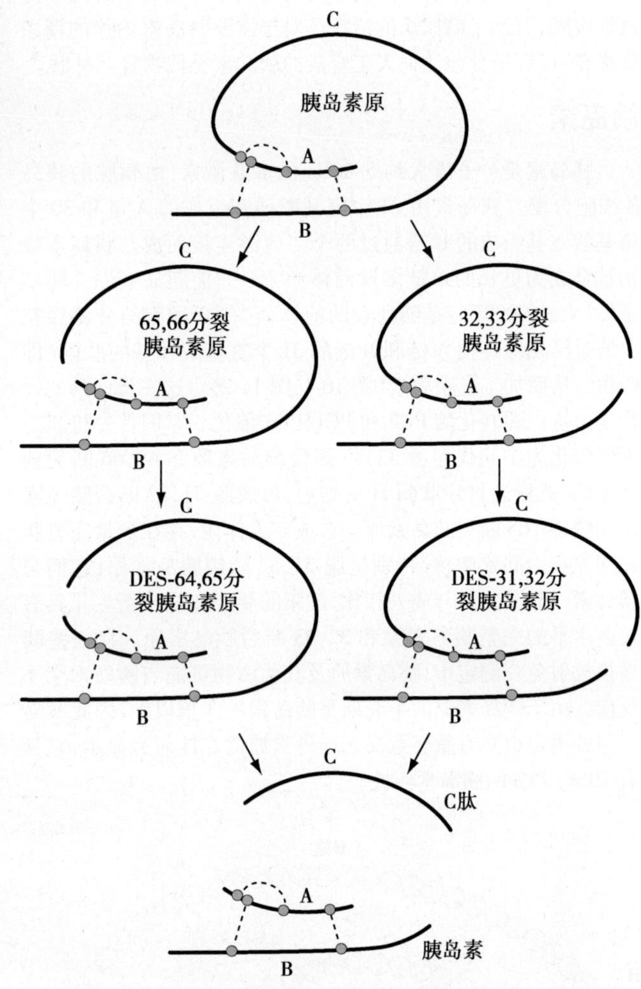

图 16-2　胰岛素原加工成胰岛素示意图（绿色代表形成二硫键的半胱氨酸残基）

清中的比例大约为 5∶1（空腹）~15∶1之间。血液中 C 肽的摩尔浓度高于胰岛素的摩尔浓度主要是因为胰岛素更易被肝脏清除。大约 50%的胰岛素通过肝脏时即被清除，但 C 肽经肝脏时清除的量很少，可忽略不计。在肝硬化患者体内，由于肝脏清除胰岛素能力降低，可发生高胰岛素血症。在健康个体中，C 肽和胰岛素原的半衰期约为 30 分钟，胰岛素的半衰期仅为 4~9 分钟。有证据表明 C 肽具有重要的生物学活性。

胰岛素浓度不能满足血糖的调节时会致病。胰岛素绝对或相对缺乏能导致糖尿病。血清胰岛素应与葡萄糖同时检测，因为胰岛素分泌主要受葡萄糖调节。血液中胰岛素浓度高而葡萄糖浓度低，往往预示着胰岛素分泌异常或给药剂量不当。高胰岛素血症还见于胰岛素抵抗的人群，他们需要分泌更多的胰岛素以保持血糖浓度正常。

胰岛素分泌过多导致低血糖。一些胰岛素分泌性肿瘤患者，像胰岛素瘤，可见血糖降低（<50mg/dl），胰岛素和胰岛素原升高，而且具有低血糖症状（例如震颤、心悸、睡眠不足和意识模糊）。低血糖时检测 C 肽有助于确定低血糖的原因。胰岛素瘤患者血清胰岛素和 C 肽均增高，而注射外源性胰岛素所导致低血糖患者则出现胰岛素升高和 C 肽降低。市售胰岛素不含 C 肽和胰岛素原。由于 C 肽比胰岛素稳定性差，血清样本应快速分离并冷冻。

糖尿病患者可以通过禁食 8 小时，或通过口服混合膳食刺激，或通过高血糖素刺激后，检测 C 肽和葡萄糖来评估 β 细胞的分泌功能。尿 C 肽/肌酐比值也可用于评估 β 细胞功能。低 C 肽水平是 1 型糖尿病胰岛素绝对缺乏症的特征。混合膳食耐受试验中 C 肽测定常用于评价 1 型糖尿病患者 β 细胞功能状况。C 肽检测也用于胰腺癌患者和胰腺移植后的随访评估。与胰岛素不同，C 肽和胰岛素原主要在肾脏中降解，因此在肾衰竭时水平升高。

胰岛素、C 肽和胰岛素原可用多种商业性免疫分析试剂盒检测。它们均已标准化，而且还提供超灵敏度的免疫测定方法。一般推荐用参考方法将其标准化。生产商发布其性能指标，包括准确性、回收率、准确度、特异性线性范围，以及与零/定量限存在统计学差异的最低检测限。同时，提倡实验室认证。在美国，可以参加 CAP 组织的胰岛素和 C 肽室间质量评价。

溶血时血清胰岛素可能假性降低，这是由于红细胞以及其他组织中存在胰岛素降解酶所致。C 肽和胰岛素原测定受溶血的影响较小。胰岛素抗体也会干扰胰岛素免疫方法的检测结果，造成其浓度的假性升高或降低。

胰高血糖素

胰高血糖素原由胰腺 α 细胞和远端小肠 L 细胞合成。胰高血糖素基因表达产物经过不同加工形成胰高血糖素家族，其成员包括由胰腺 α 细胞合成的胰高血糖素和由小肠 L 细胞合成的胰高血糖素样肽-1（glucagon-like peptide 1，GLP-1）。

空腹血浆胰高血糖素浓度通常为 25~50pg/ml。胰高血糖素促进葡萄糖产生。它是肝糖原分解、糖异生和酮体生成的重要调节因子。1 型糖尿病患者，随病情进展高血糖素逐渐降低。胰高血糖素的缺乏导致血糖波动增加，且难以从低血糖恢复正常。在 2 型糖尿病中，可见餐后胰高血糖素水平异常升高。

血清胰高血糖素浓度测定很少用于临床。胰高血糖素瘤是临床少见的产生过量胰高血糖素的胰岛细胞瘤。它具有以坏死和迁移为特征的红斑疹、口腔炎、舌炎、体重减轻、贫血和轻度糖尿病等症状。这类肿瘤空腹胰高血糖素水平一般大于 120pg/ml，可在 900~7800pg/ml 之间。如果胰高血糖素原翻译后加工受损，可观察到其更大分子量的形式。在多功能神经内分泌肿瘤患者中可观察到血高血糖素水平的轻度升高。高血糖素水平也可能在肝硬化、库欣综合征、胰腺炎、肢端肥大症和肾衰竭患者中轻度升高。在常染色体显性疾病——家族性高胰岛素血症中，即使没有肿瘤，胰高血糖素也会升高，此时，家族史有助于诊断。

肠促胰素

肠促胰素受口服营养物质的刺激由肠道分泌。口服葡萄糖诱导胰岛素的分泌比静脉注射葡萄糖幅度更大且反应更快，主要原因是肠促胰素发挥的作用。调节胰岛素分泌的最重要的肠促胰素是 GLP-1 和葡萄糖依赖性促胰岛素肽（胃抑制多肽（gastric inhibitory polypeptide，GIP）），它们均为高血糖素超家族的成员。GLP-1（7-37）是最常见的活性形式，其半衰期仅为 2~3 分钟。氨基肽酶能快速地将 GLP-1（7-37）降解为无活性形式

GLP-1(9-37)。这种无活性形式占循环 GLP-1 的 80%。两种形式的 GLP-1 均被肾脏清除,存在时间很短。二肽基肽酶-4(dipeptidyl peptidase-4,DPP-4)是存在于内皮细胞表面的丝氨酸肽酶,它能去除 GLP-1N 末端 2 个氨基酸残基而使其失活。

进食后,GLP-1 能快速刺激胰岛素分泌,抑制高血糖素分泌,同时减缓胃排空。GLP-1 也能降低食欲,并促进体重减轻。体外和动物研究表明,GLP-1 可以抑制 β 细胞凋亡,促进 β 细胞的增殖和胰腺导管细胞再生,并减少 α 细胞。对啮齿动物长时间使用 GLP-1 受体激动剂,可观察到甲状腺 C 细胞增生和甲状腺髓样癌,但在人体试验中尚未观察到促进肿瘤形成的现象。

2 型糖尿病患者进食后血浆 GLP-1 水平降低。口服 DPP-4 抑制剂可用于治疗 2 型糖尿病。注射长效 GLP-1 受体激动剂也可治疗 2 型糖尿病患者。

生长抑素

生长抑素是含有一个二硫键的十四肽。最初被认为是抑制生长激素分泌的下丘脑激素,但对胰岛细胞的进一步研究中发现,生长抑素可促进胰腺的内分泌功能。随后,在胃肠道和神经系统中也发现生长抑素。生长抑素能抑制垂体激素(生长激素和促甲状腺素)和胰腺激素(胰岛素、高血糖素和 PP),以及 GIP、促胃液素、促胰液素、血管活性肠肽、缩胆囊素、胃动素、精氨酸抗利尿激素、乙酰胆碱、表皮生长激素、神经降压素和 5-羟色胺等。非内分泌作用包括抑制胃酸分泌和胃肠蠕动、延缓胃排空时间、抑制胆囊收缩和胰酶释放。首先被分离出的生长抑素肽含有 14 个氨基酸,称为生长抑素-14。随后分离出 N 末端延伸的生长抑素-28,它是一种功能更强的胰岛激素抑制剂。

胰岛 δ 细胞仅占所有胰岛细胞的 5%~10%,可分泌生长抑素。生长抑素瘤是一种罕见的胰岛细胞肿瘤,因其能分泌高水平的生长抑素,可引起糖尿病、腹泻和胆结石等疾病。生长抑素水平升高也可见于小细胞肺癌、甲状腺髓样癌和嗜铬细胞瘤。生长抑素的半衰期非常短,临床检验很少测定。长效生长抑素类似物,如奥曲肽和兰瑞肽,主要通过结合生长抑素受体 2(SSTR2),可用于治疗垂体肿瘤(肢端肥大症,ACTH 和 TSH 产生肿瘤),以及类癌综合征、舒血管肠肽瘤、高血糖素瘤、胰岛素瘤、胰瘘、佐林格-埃利森综合征、HIV 相关性腹泻以及胃肠道的其他病症(如肢端肥大症、舒血管肠肽瘤和转移性类癌)。奥曲肽闪烁扫描也用于诊断、定位和检测转移性疾病,以及用于判断生长抑素类似物治疗胃肠胰腺神经内分泌肿瘤的疗效。

葡萄糖的检测

标本因素

葡萄糖的检测对于糖类代谢紊乱疾病的诊断和治疗至关重要。检测全血、血浆、血清、脑脊液、胸膜液和尿液中的葡萄糖用于不同的诊断和治疗目的。此外,某些仪器可以通过对间质液中的葡萄糖浓度的测定,从而达到连续监测糖尿病患者葡萄糖水平的目的。标本的采集时间和方法、处理方式以及采集部位都能对检测结果造成影响。

临床实验室常用静脉血浆或血清来检测葡萄糖。由于血浆中的细胞存在糖酵解,导致血浆葡萄糖浓度随着时间而下降。下降的程度可以是每小时每分升数毫克,这取决于细胞计数和其他因素。因此,用于葡萄糖检测的样本,应在 30 分钟内使血清或血浆与血细胞分离。如果血浆与血细胞接触的时间超过 30 分钟,则应加入抑制糖酵解试剂氟化钠。但即使加入氟化物,血浆葡萄糖浓度在采血后第一个小时内还是会下降。

葡萄糖检测方法

葡萄糖的测定大多数采用酶法。此类方法具有良好的特异性,且能用于 POCT 检测。常用于测定葡萄糖的酶法包括葡萄糖脱氢酶法、葡萄糖氧化酶法和己糖激酶法。通过化学反应可以产生与初始葡萄糖浓度成比例的电流或吸光度的改变。这些方法可以是反映初始葡萄糖浓度的速率法,或者是终点法。

目前测定葡萄糖浓度最准确的方法是同位素稀释气相色谱-质谱法。YSI 葡萄糖分析仪使用固定化酶电极测量血浆、血清或血液中的葡萄糖,比 POCT 家用血糖仪结果更准确。在美国,有 3 种 POCT 血糖仪采用芯片,而不是试纸条带,但是价格更贵,需要更多样本量,分析时间也更长,其准确度还有待进一步证实。

当使用葡萄糖脱氢酶法测定葡萄糖时,葡萄糖被还原,产生可用分光光度法检测的发光基团(反应式 16-1)或电流(反应式 16-2)。

α-D-葡萄糖⟶(变旋)⟶β-D-葡萄糖

β-D-葡萄糖+NAD ⟶(葡萄糖脱氢酶)⟶

D-葡萄糖酸内酯+NADH　　(反应式 16-1)

MTT+NADH ⟶(硫辛酰胺脱氢酶)⟶

MTTH(蓝色)+NAD

葡萄糖+吡咯喹啉醌(PQQ)⟶(葡萄糖脱氢酶)⟶葡萄糖酸内酯+$PQQH_2$

$PQQH_2+2[Fe(CN)_6]^{3-}$⟶　　(反应式 16-2)

$PQQ+2[Fe(CN)_6]^{4-}+2H^+$

$2[Fe(CN)_6]^{4-}$⟶$2[Fe(CN)6]^{3-}+2e^-$

葡萄糖氧化酶是一种黄素酶,催化反应式 16-3 所示反应。过氧化物酶反应可以通过分光光度法测定,高浓度的尿酸、维生素 C、胆红素、谷胱甘肽、肌酐、L-半胱氨酸、L-多巴、多巴胺、甲基多巴和枸橼酸等可抑制呈色反应。此外,如反应式 16-4 所示,葡萄糖氧化酶反应可以与铁氰化物/铁氰化物偶合物偶联以产生电流。该体系取决于 O_2 分压,因为氧在反应中与葡萄糖竞争形成过氧化氢,因此 O_2 分压越高,电测量的葡萄糖水平越低。葡萄糖氧化酶可用于另一种电流系统,如反应式 16-5 所示。

β-D-葡萄糖+O_2 ⟶(葡萄糖氧化酶)⟶

D-葡萄糖酸内酯+H_2O_2

葡萄糖酸内酯+H_2O ⟶葡萄糖酸　　(反应式 16-3)

H_2O_2+显色氧受体(如邻氨基苯胺、4-氨基吩嗪酮邻甲苯胺)⟶(过氧化物酶)

⟶色原体+H_2O

β-D-葡萄糖+2[$Fe(CN_6)$]$^{3-}$+H_2O ⟶(葡萄糖氧化酶)⟶D-葡萄糖酸+2[$Fe(CN_6)$]$^{4-}$+ (反应式 16-4)

$2H^+$2[$Fe(CN_6)$]$^{4-}$⟶2[$Fe(CN_6)$]$^{3-}$+$2e^-$

β-D-葡萄糖+O_2 ⟶(葡萄糖氧化酶)⟶D-葡萄糖酸内酯+H_2O_2 (反应式 16-5)

$H_2O_2 \longrightarrow 2H^+ + O_2 + 2e^-$

在己糖激酶测定系统中,葡萄糖浓度与 NADPH 的生产速率成比例,可通过分光光度法检测(反应式 16-6)。依据葡萄糖-6-磷酸脱氢酶的来源,只能用 NADP,而对于其他来源的酶,也可利用 NAD。溶血样本中红细胞释放的内容物,可能对葡萄糖和 NAD(P)H 累积量之间的定量关系造成干扰。

葡萄糖+MgATP ⟶(己糖激酶)⟶葡萄糖-6-磷酸(G-6-P)+MgADP

G-6-P+NAD(P)$^+$⟶(葡萄糖-6-磷酸脱氢酶)⟶6-磷酸葡萄糖酸内酯+NAD(P)H+H^+ (反应式 16-6)

全血葡萄糖

采用 POCT 仪器,可在家庭、诊所或医院的病床旁利用全血样本监测血糖浓度的高低。大多数 POCT 装置经校准后的结果与血浆水平相近,可以报告血浆或全血葡萄糖浓度。全血葡萄糖浓度往往比血浆低约 10%~15%,但具体差值与血细胞比容、分析方法和样品采集时间(空腹或者是葡萄糖负荷后)有关。毛细血管血是大多数全血葡萄糖检测仪器的样本来源。毛细血管血糖浓度与动脉血糖相近,但与静脉血糖相差很大,主要取决于进食后的时间长短。例如,餐后血糖在毛细血管中测定值比在静脉中高。使用 POCT 仪器测定毛细血管葡萄糖不能用于糖尿病或低血糖症的诊断。临床实验室检测血浆葡萄糖准确性更高,对疾病诊断至关重要。

家庭血糖监测装置能帮助糖尿病患者更好地进行自身护理。现在有多种血糖计可用于家庭检测。对使用家用血糖计的患者进行适当的培训可以避免错误操作。调查发现有 12% 的用户曾错误使用血糖计。可能导致血糖计读数不准确的错误操作包括:采集的血液量不足、过分挤压手指、使用过期的试纸条、使用其他部位进行样本采集、环境因素(如湿度、温度、海拔)、仪表故障、仪表不洁净、高甘油三酯血症、低血压、血细胞比容或在要求温度范围之外进行检测,等等。有些血糖计受高浓度的水杨酸盐、对乙酰氨基酚、左旋多巴、维生素 C、尿酸、胆红素、脂质或低氧水平的影响,有些血糖计则通过触摸反应区域而避免干扰。这些血糖计常用于医院,出于准确性的考虑,采用了一种"脱标签"功能。当患者出现严重的灌注不足和水肿时,检测结果可能出现误差。氧分压也可影响葡萄糖氧化酶法检测的准确性。

家用血糖计的准确度在葡萄糖浓度非常高或非常低时波动大。葡萄糖检测结果的准确性至关重要,因为患者和医护人员都依据此项结果指导治疗,以避免发生严重的低血糖或高血糖。国际标准化组织(ISO)1197 准确度标准已在 2013 年进行了修订。如果根据旧标准(2003),当葡萄糖参考值<75mg/dl 时,95%的葡萄糖测定值的允许误差范围为±15mg/dl;当葡萄糖浓度≥75mg/dl 时,其允许误差范围是小于 20%;而且需要采用同一批试纸条。按照 2013 年的标准,当葡萄糖参考浓度<100mg/dl 时,至少 95%的葡萄糖测定值的允许误差范围为±15mg/dl;当葡萄糖浓度≥100mg/dl 时,其允许误差范围小于 15%;99%1 型糖尿病检测结果应该在帕克斯共识误差网格的 A 区或 B 区(对临床结果影响不大)。此时需要对三批试纸条进行测试。目前尚未要求强制性达到以上标准,许多血糖计还达不到新标准的要求。

除了精密度和准确度性能外,理想家用血糖计应该操作简便、所需样本量少、维护方便、结果显示清晰、快速检测、预警指示、干扰物质少、兼具存储和下载功能。有些血糖计还能对身体其他部位进行检测(如前臂、上臂和大腿),但当葡萄糖水平发生快速变化时,这些部位的结果可能不太准确。其他功能还包括胰岛素剂量计算器和电子日志记录功能,记录胰岛素剂量和糖摄入量。该信息可以通过计算机或智能手机下载,并以多种形式呈现这些数据,例如日志、图、表和统计分析。血糖计与胰岛素泵之间通过无线通信可实现无缝连接。

间质葡萄糖

目前已经研发了葡萄糖连续监测仪检测糖尿病患者的间质葡萄糖。大多数仪器采用电化学方法,以一定频率自动地测定真皮或皮下脂肪组织中间质液的葡萄糖水平,并通过反复校准达到血浆或全血葡萄糖水平。常用的葡萄糖连续监测仪使用皮下组织传感器,每 1~5 分钟检测一次葡萄糖水平。葡萄糖连续监测仪不仅能独立使用,也可连接到胰岛素泵。传感器每 6 天更换一次。间质葡萄糖与毛细血管葡萄糖平衡缓慢(5~30 分钟),其浓度不等于血浆葡萄糖,除非是在葡萄糖稳定系统中。特别是在葡萄糖水平快速变化时尤其明显,如餐后或低血糖恢复期,间质液葡萄糖浓度较手指血测得的浓度变化延迟一定时间。虽然目前常用的便携式血糖连续监测仪的精密度和准确度不断改善,但是其可靠性还是不如家用血糖计高。因此,建议便携式血糖连续监测仪可以作为家用血糖计的补充,但是不能完全取而代之。目前正在研发完全无创葡萄糖监测技术,主要包括阻抗谱、热发射光谱、近红外光谱、远红外光谱、椭偏仪、磁共振成像和使用电磁波的方法。

葡萄糖连续监测仪可提供数小时乃至数天的葡萄糖信息。这种葡萄糖"趋势分析"可以提供有用的信息,以调整治疗方案,避免夜间低血糖或餐后高血糖的发生。还可通过连续监测葡萄糖发现 HbA_{1c} 水平升高或降低时的低血糖。

它还具有"报警"功能,警示患者此时的低血糖和高血糖状态。准确的葡萄糖连续监测仪与胰岛素泵连接,相当于形成了一个人造胰腺。FDA 最近批准的一种胰岛素泵/葡萄糖连续监测仪还具备低葡萄糖阈值暂停功能。当葡萄糖水平低于暂停阈值时,胰岛素输注暂时停止,这样可以尽量避免低血糖的发生。目前正在研发一种仿生胰腺(一种自动且可穿戴的胰岛素和高血糖素皮下输注系统,它能与葡萄糖连续监测仪相连,并使用自动适应性算法),其前景受人期待。

糖尿病

糖尿病是一组血糖升高的疾病。糖尿病是糖类代谢紊乱最常见的病症，2012 年美国受糖尿病影响的人数约 2910 万，占总人口的 9.3%，65 岁以上者占 25.9%（CDC，2014）。预计到 2034 年，确诊为糖尿病的人数将增至 4400 万，预计 2000 年的美国新生儿中 33% 的男性和 39% 的女性将会确诊为糖尿病。这种慢性疾病具有高发病率和死亡率，且治疗费用昂贵。糖尿病是终末期肾病和非创伤性截肢的最主要原因，也是 20~74 岁的成年人新发失明的首要原因。糖尿病神经性病变的神经损伤在 60%~70% 的糖尿病患者中发生。然而，大多数糖尿病有关的死亡与动脉粥样硬化发病风险增加有关。糖尿病患者心脏病和脑血管病的发病率比无糖尿病的人群高 2~4 倍以上。2012 年，美国的糖尿病患者治疗费用大约为 2450 亿美元（CDC，2014）。幸运的是近几年来糖尿病患者的并发症发病率正在逐步下降，主要得益于良好的血糖血压水平控制、保护肾脏的血管紧张素转化酶抑制剂或血管紧张素受体拮抗剂的使用、降低低密度脂蛋白胆固醇的他汀类药物的使用以及足部护理。

糖尿病诊断与分类专家委员会已经修订了 1997 年糖尿病诊断标准，美国糖尿病协会（American Diabetes Association，ADA）（2010）随后也进行了修改。空腹血浆葡萄浓度至少两次 ≥126mg/dl（7.0mmol/L）（表 16-1）。空腹血糖应在空腹 8 小时后检测。有高血糖症状（如多尿、多饮、多饮，不明原因体重减轻）的患者且随机血浆葡萄糖浓度 ≥200mg/dl（11.1mmol/L），或非同日两次测量血红蛋白 A_{1c}（HbA_{1c}）≥6.5%，可以诊断为糖尿病。如果两日测试结果不一致，结果高于诊断临界值时应当重复检测。

表 16-1 糖尿病前期和糖尿病的诊断标准（ADA，2010）

	空腹血浆葡萄糖		OGTT 2 小时血浆葡萄糖		HbA_{1c}
	mg/dl	mmol/L	mg/dl	mmol/L	%
正常	<100	<5.6	<140	<7.8	
糖尿病前期					5.7~6.4
空腹血糖受损	100~125	5.6~6.9			
糖耐量减低			140~199	7.8~11.0	
糖尿病	≥126	≥7.0	≥200	≥11.1	≥6.5

糖尿病前期是指葡萄糖体内平衡异常，但血清葡萄糖水平未达到糖尿病的诊断标准，不能确诊为糖尿病的状况。糖尿病前期包括空腹血糖受损和糖耐量减低（表 16-1）。处于糖尿病前期人群心血管和脑血管疾病风险增加。

通常不推荐应用口服葡萄糖耐量试验（oral glucose tolerance test，OGTT）作为诊断糖尿病的常规手段。如果使用，应遵循由世界卫生组织（1985）发布的 75g 葡萄糖负荷量的要求。对于儿童，建议使用 1.75g 葡萄糖/kg 体重，总量不超过 75g。妊娠糖尿病的诊断例外。具有发生 2 型糖尿病风险的孕妇，应在初次产前检查时，通过 OGTT 进行筛查。其他孕妇可在妊娠 24~28 周之间进行筛查。

关于妊娠糖尿病的最佳筛选方法（ADA，2014）目前仍存争论。国际糖尿病与妊娠研究协会（International Association of Diabetes and Pregnancy Study Groups，IADPSG）共识会议提出"一步法"作为妊娠糖尿病诊断的筛选方法：行 75g 葡萄糖耐量试验，在空腹后 1 小时和 2 小时测量葡萄糖水平（表 16-2）。诊断妊娠糖尿病的葡萄糖浓度临界值，是基于在高血糖和不良妊娠结果（HAPO）研究中，新生儿并发症风险增加 1.75 倍时孕妇血糖浓度设定的。此外，国家卫生研究院（NIH）共识推荐了"两步法"（表 16-2）。此方法重点是避免妊娠糖尿病患病率的大幅增加，其他优点并不明显。最近提出了第三种妥协方案，临界值的设定基于新生儿并发症风险增加两倍的葡萄糖浓度（空腹血糖 ≥95mg/dl，或 OGTT 中的 1 小时血糖浓度 ≥191mg/dl，或 2 小时血糖浓度 ≥162mg/dl）。

进行 OGTT 之前，受试者应在测试前 3 天摄取至少 150g/d 的糖类，不限制身体活动，且应在空腹过夜 8~14 小时后进行测定。患者在试验期间不应进食茶、咖啡、乙醇或吸烟，并应保持坐立姿势。葡萄糖检测的静脉血液样本优先选用含有氟化物

表 16-2 妊娠糖尿病的诊断（ADA，2014）

"一步"法（IADPSG 共识）

对尚未确诊为妊娠糖尿病的妇女，在孕期 24~28 周时行 75g OGTT，检测空腹、1 小时、2 小时的血浆葡萄糖浓度。

OGTT 试验应在夜间空腹至少 8 小时后的次日早晨进行检测。

妊娠糖尿病的诊断需满足以下血糖浓度值：

- 空腹血糖 ≥92mg/dl（5.1mmol/L）
- 1 小时血糖 ≥180mg/dl（10.0mmol/L）
- 2 小时血糖 ≥153mg/dl（8.5mmol/L）

"两步"法（NIH 共识）

对尚未确诊为妊娠糖尿病的妇女，在孕期 24~28 周时行 50g GLT（非空腹状态），检测 1 小时血浆葡萄糖浓度（第一步）。

若 1 小时后血糖浓度 ≥140mg/dl（7.8mmol/L）*，行 100g OGTT 试验（第二步）。100g OGTT 试验应在空腹下进行。

妊娠期糖尿病的诊断需满足以下四项血糖条件中至少两项（OGTT 后检测空腹、1 小时、2 小时、3 小时血糖水平）。

	Carpenter/Coustan 标准	NDDG 标准
空腹	95mg/dl（5.3mmol/L）	105mg/dl（5.8mmol/L）
1 小时	180mg/dl（10.0mmol/L）	190mg/dl（10.6mmol/L）
2 小时	155mg/dl（8.6mmol/L）	165mg/dl（9.2mmol/L）
3 小时	140mg/dl（7.8mmol/L）	145mg/dl（8.0mmol/L）

NDDG：美国国家糖尿病数据组。

* 美国妇产科学会（American College of Obstetricians and Gynecologists，ACOG）建议在 GDM 患病率较高的高风险少数民族中下限为 135mg/dl（7.5mmol/L）。一些专家还推荐使用 130mg/dl（7.2mmol/L）。

抗凝血剂的抗凝管(灰盖)收集。

代谢综合征在美国发病率很高,占全部成年人的 34.3%。令人担忧的是,美国青少年代谢综合征的发病率也越来越高,2008 年受到影响的八年级学生占 9.5%。代谢综合征与心血管疾病和糖尿病的患病风险增加有关。根据美国国家胆固醇教育计划(national cholesterol education program,NCEP)关于"成人高血胆固醇检测、评估和治疗专家小组第三次报告"确定了代谢综合征的诊断标准,存在以下 5 项中 3 项及以上:空腹血糖受损或糖尿病;血压为 130/85mmHg 及以上,或服用高血压药物;男性腰围超过 102cm,女性超过 88cm;血清甘油三酯≥150mg/dl(1.7mmol/L)以上,或服用降脂药物;高密度脂蛋白(high-density lipoprotein, HDL)胆固醇,男性<40mg/dl(1.0mmol/L),女性<50mg/dl(1.3mmol/L)。在这些患者中常可见胰岛素抵抗,并含有低密度脂蛋白(low-density lipoprotein, LDL)胆固醇颗粒,这种物质更小、更致密、更易致动脉粥样硬化。

糖尿病分类标准见框 16-1(ADA,2010)。1 型糖尿病和 2 型糖尿病最常见(表 16-3)。1 型糖尿病,其特征是胰岛素绝对缺乏和胰腺 β 细胞破坏,也被称为幼年型糖尿病或胰岛素依赖性糖尿病。虽然这种疾病最常见于年轻人,但可见于任何年龄。因为患有其他类型糖尿病的患者也使用胰岛素治疗,术语"胰岛素依赖型"易混淆且不应再被使用。以胰岛素抵抗和胰岛素分泌缺陷为特征的 2 型糖尿病在过去被称为成人糖尿病或非胰岛素依赖性糖尿病。这些术语也不应再被使用。虽然 2 型糖尿病的发病在老年人中最常见,但也可能发生在任何年龄,包括儿童。许多 2 型糖尿病患者也使用胰岛素治疗,因此不应将其称为非胰岛素依赖性糖尿病。糖尿病的其他罕见原因还包括:与 β 细胞功能或胰岛素作用的相关遗传缺陷;胰腺疾病(如库欣综合征、肢端肥大症和嗜铬细胞瘤);以及某些药物、化学物质和感染引起的内分泌疾病(框 16-1)。

表 16-3 1 型糖尿病和 2 型糖尿病的主要特征

	1 型糖尿病	2 型糖尿病
比例	5%~10%	90%~95%
发病年龄	任何年龄,主要见于儿童和青少年	主要见于中老年,儿童和青少年也可发病
危险因素	遗传因素、自身免疫、环境因素	遗传因素、肥胖、久坐不动的生活方式、种族/民族、高血压、血脂异常、多囊卵巢综合征
发病机制	由于自身免疫反应导致胰腺 β 细胞破坏	非自身免疫反应,主要是由于胰岛素抵抗和胰岛素相对不足
C 肽水平	很低或检测不到	可检测到
糖尿病前期	多种自身抗体(GAD65、IA-2、ZnT8)	无自身抗体
药物治疗	胰岛素绝对需要,每日多次注射胰岛素或采用胰岛素泵	口服药物和(或)注射非胰岛素降血糖药物,常常需要胰岛素治疗
预防和延迟发病	未知,临床试验正在进行中	生活方式改变(减轻体重和加强体育锻炼),口服药物(甲福明、阿卡波糖)

1 型糖尿病

1 型糖尿病大约占总糖尿病患者 10%。胰腺中合成胰岛素的胰岛 β 细受到自身免疫破坏后,导致胰岛素分泌绝对不足。1 型糖尿病的遗传易感性可能与 6 号染色体上参与特定免疫反应的基因 HLA-DR/DQ 有关,同时也可能与其他基因及遗传标志物有关。然后,我们假定某些环境因素的影响,如病毒感染、接触毒性物质等,诱发自身免疫反应,从而导致 β 细胞破坏。只有在大部分 β 细胞被破坏后才会发生高血糖症。

β 细胞破坏的抗体标志物通常在糖尿病发病前和发病时出现,这些标志物可用于 1 型糖尿病的预测、诊断,以及研究其治疗方案和预防机制。重组自身抗体检测法可检测以下这些抗原和抗体:谷氨酸脱羧酶 65kDa 亚型(GAD65)的抗体、胰岛素自身抗体(IAA)、胰岛素瘤相关蛋白 2(IA-2)自身抗体和锌转运蛋白 8(ZnT8)自身抗体。IA-2 是酪氨酸磷酸酶相关蛋白,酪氨酸磷酸酶 IA-2β(胰岛瘤分泌粒磷酸酶同源蛋白)是一种与 IA-2 具有部分同源性的抗原。以前的检测方法通常测定胰岛细胞抗原 512 自身抗体(ICA512),它能与 IA-2 抗原部分结合。IA-2 自身抗体比 IA-2β 自身抗体检测应用更广泛;通常情况下,IA-2β 抗体与 IA-2 抗原有交叉反应。ZnT8 位于胰岛 β 细胞分泌颗粒膜上。尽管抗体的存在有可能有助于在疾病早期将 1 型糖尿病与其他类型的糖尿病区分,但未检测到抗体并不能排除 1 型糖尿病。

如果某个体表现出多个自身抗体的高滴度,那么其患 1 型糖尿病的风险较大。在基于家族和人群的研究中发现,检测到两种以上自身抗体与 1 型糖尿病的风险增加相关。自身抗体 GAD、IA-2、胰岛素和 ZnT8 组合可以增加预测准确性。对于多个抗体阳性的个体,GAD65 灵敏度最高(91%)。IAA 在婴幼儿 1 型糖尿病的筛查中应用普遍,而 GAD65 在成年人中更常用。还可采用 1 型糖尿病预测试验风险评分的方法,它考虑了血糖、年龄、体重指数(BMI)和 C 肽水平等因素,可以提高 1 型糖尿病预测的准确性。

以前自身抗体测定方法标准化程度不高,其临界值也没有明确。质量控制非常重要,曾经多达 50%阴性盲样样品被检测为"弱阳性"。国际糖尿病免疫学会(Immunology of Diabetes Society,IDS)和美国疾病预防和控制中心(CDC)共同建立的糖尿病抗体标准化计划(diabetes antibody standardization program)已经建立了性能测试服务(proficiency testing service,PTS),其目

框 16-1 糖尿病的分类

Ⅰ. 1 型糖尿病（β 细胞破坏，通常导致胰岛素绝对缺乏）
  A. 免疫介导型
  B. 先天型
Ⅱ. 2 型糖尿病（以胰岛素抵抗为主伴随胰岛素相对缺乏或以胰岛素相对缺乏为主伴随胰岛素抵抗）
Ⅲ. 其他特殊类型糖尿病
  A. β 细胞功能基因缺陷
    1. 12 号染色体，HNF-1α（MODY3）
    2. 7 号染色体，葡萄糖激酶（MODY2）
    3. 20 号染色体，HNF-4α（MODY1）
    4. 13 号染色体，胰岛素启动子因子-1（IPF-1，MODY4）
    5. 17 号染色体，HNF-1β（MODY5）
    6. 2 号染色体，NeuroD1（MODY6）
    7. 线粒体 DNA
    8. 其他
  B. 胰岛素作用中的遗传缺陷
    1. A 型胰岛素抵抗
    2. 矮妖精貌综合征（leprechaunism）
    3. Rabson-Mendenhall 综合征
    4. 脂肪萎缩性糖尿病
    5. 其他
  C. 外分泌胰腺疾病
    1. 胰腺炎
    2. 外伤/胰切除术
    3. 瘤形成
    4. 囊性纤维化
    5. 血色素沉着病
    6. 纤维性胰腺病
    7. 其他
  D. 内分泌疾病
    1. 肢端肥大症
    2. 库欣综合征
    3. 高血糖素瘤
    4. 嗜铬细胞瘤
    5. 甲状腺功能亢进
    6. 生长抑素瘤（somatostatinoma）
    7. 醛固酮瘤（aldosteronoma）
    8. 其他
  E. 药物或化学诱导
    1. 灭鼠剂
    2. 喷他脒
    3. 烟酸
    4. 糖皮质激素
    5. 甲状腺素
    6. 二氮嗪
    7. β-肾上腺素能激动剂
    8. 噻嗪类利尿剂
    9. 苯妥英钠
    10. γ 干扰素
    11. 其他
  F. 感染
    1. 先天性风疹
    2. 巨细胞病毒
    3. 其他
  G. 免疫介导型糖尿病的罕见形式
    1. 僵人综合征（stiff-person syndrome，SPS）
    2. 抗胰岛素受体抗体
    3. 其他
  H. 其他与糖尿病有关的遗传综合征
    1. 唐氏综合征
    2. Klinefelter 综合征
    3. 特纳综合征
    4. Wolfram 综合征
    5. 弗里德赖希共济失调（Friedreich ataxia）
    6. 亨廷顿舞蹈症（Huntington chorea）
    7. Laurence-Moon-Biedl 综合征
    8. 强直性肌营养不良（myotonic dystrophy）
    9. 卟啉症
    10. Prader-Willi 综合征
    11. 其他
Ⅳ. 妊娠糖尿病

的是评估和改进 1 型糖尿病相关自身抗体检测，提供标准参考样品和新型候选抗体抗原的验证。已经对 GAD65、IA-2、IAA 和 ZnT8 自身抗体的测定进行了能力测试评估。“糖尿病前期”中 β 细胞渐进性破坏可持续数月、数年甚至数十年。在此期间，胰岛素的第一时相反应，即静脉葡萄糖升高导致的胰岛素急性分泌，出现减少或消失。在其他类型的糖尿病中也发现缺乏胰岛素第一时相反应。最终大多数 1 型糖尿病患者体内大部分或全部 β 细胞被破坏，导致胰岛素分泌不足或缺乏。因此，C 肽水平和内源性胰岛素水平非常低或检测不到。未经治疗的 1 型糖尿病患者有可能发生糖尿病酮症酸中毒。所有 1 型糖尿病患者均需要胰岛素的治疗。

2 型糖尿病

2 型糖尿病是最常见的糖尿病类型，约占美国糖尿病患者的 90%。这种疾病呈现出家族性，但大多数受影响者潜在的遗传基因缺陷尚未确定。2 型糖尿病的风险因素包括：超重（BMI ≥25kg/m^2）；久坐型生活方式；糖尿病家族史；高龄（≥45 岁）；种族因素（非洲裔美国人、拉丁美洲人、美洲原住民、亚裔美国人和太平洋岛民）；多囊卵巢疾病；以及妊娠糖尿病或婴儿未诊断糖尿病但出生时体重超过 4.1kg（9Ib）；高血压；心血管疾病或血脂异常（HDL-C≤35mg/dl［0.90mmol/L］和（或）甘油三酯水平≥250mg/dl［2.82mmol/L］）；HbA_{1c}≥5.7%；空腹血糖受损或糖耐量受损以及与胰岛素抵抗相关的其他病症（如黑棘皮病）。2 型糖尿病不是一种自身免疫性疾病，所以不必进行抗体检测。2 型糖尿病患者体内的 C 肽水平随着病情进展以及 β 细胞的减少而降低。与未确诊的 1 型糖尿病不同，患者通常有特殊症状，但新发 2 型糖尿病患者可能无任何症状。并发症发作后才确诊为 2 型糖尿病的病例十分普遍。因此，建议对具有高风险的个体进行 2 型糖尿病常规筛查。

美国糖尿病协会（ADA，2010）建议个人医疗保健服务机构，对存在一个或多个危险因素的个体进行2型糖尿病筛查。任何超重或肥胖的成年人都应将糖尿病检测纳入考虑。一般建议年龄在45岁以上的成年人每3年筛查一次糖尿病，但如果处于高风险状态，应尽早且更频繁的筛查。优先推荐检测空腹血浆葡萄糖或 HbA_{1c}。如果随机血浆葡萄糖≥160mg/dl(8.9mmol/L)，应进行空腹血糖、HbA_{1c} 或2小时75g OGTT试验(表16-1)。值得注意的是，有些家用血糖计测得的全血葡萄糖浓度比血浆低10%～15%。这些仪器不应用于糖尿病的诊断。然而，如果在家用血糖计上检测到毛细血管葡萄糖浓度≥140mg/dl(7.8mmol/L)，则应使用静脉血液样本重新检测空腹血浆葡萄糖、HbA_{1c} 或进行OGTT试验(表16-1)。临床上也不推荐将POCT检测的 HbA_{1c} 结果用于糖尿病的诊断。

近年来，已经在年龄较小的个体包括儿童中诊断出2型糖尿病。美国糖尿病协会(ADA，2010)建议筛查从10岁或青春期开始时超重(BMI>第85百分位数或体重超过标准值120%)，且具有下列风险因素中任意两个：家族史(存在患2型糖尿病的一级和二级直系亲属)；高危种族(美洲原住民、非裔美国人、西班牙裔美国人、亚洲人、南太平洋岛民)；胰岛素抵抗发生(黑棘皮病、高血压、血脂异常、多囊性卵巢综合征或早产低体重儿)；有糖尿病史或妊娠糖尿病的孕妇所生小孩。

大多数2型糖尿病的患者具有胰岛素抵抗、肥胖及胰岛素分泌相对或绝对不足。肝脏产生过量葡萄糖常常伴有外周葡萄糖利用受损。葡萄糖转运减少可能通过肌肉和脂肪组织表现出来。为了使葡萄糖耐量保持正常，胰腺必须分泌足够的胰岛素，否则，导致葡萄糖耐量降低或2型糖尿病。此外，高血糖对β细胞功能具有毒性作用，将进一步减少胰岛素的分泌。随着病情的进展，β细胞持续受损，产生的胰岛素不断减少，从而加剧了胰岛素的缺乏。尽管大多数2型糖尿病患者可以通过饮食、运动和口服葡萄糖抑制剂进行有效的治疗，但有些患者则需胰岛素治疗。

血糖控制的监测

目前，能够预防或延缓糖尿病微血管并发症发生的血糖控制监控方法已经建立。糖尿病控制和并发症试验(diabetes control and complications trial，DCCT)结果显示，降低1型糖尿病患者的血糖水平，可减缓或阻止视网膜病变、神经病变和肾病的发生。在糖尿病强化治疗组，其 HbA_{1c} 水平降低到7.2%(非强化治疗组为9.0%)时，其并发症的发病率减少了50%～75%。在DCCT随后的糖尿病干预和并发症的流行病学研究中，发现强化治疗组的心血管疾病发病率明显减少。英国前瞻性糖尿病研究(United Kingdom prospective diabetes study，UKPDS)以及日本小型研究也发现类似结果。在UKPDS中，通过将 HbA_{1c} 水平从7.9%降低到7.0%，强化治疗组患者的微血管并发症发生率减少了25%。在UKPDS随访研究中，大血管疾病发生率也降低了。监护标准是通过每3～6个月测定 HbA_{1c} 水平来监测血糖控制状况。血糖控制目标见表16-4。

表16-4 成年人血糖控制目标*

	HbA_{1c}	餐前血糖		餐后血糖**	
	%	mg/dl	mmol/L	mg/dl	mmol/L
成年人(ADA†)	<7.0‡	80～130	4.4～7.2	<180	<10.0
妊娠妇女	<6.0	60～99	3.3～5.5	100～129	5.6～7.2
老年人					
健康	<7.5	90～130	5.0～7.2	90～150	5.0～8.3
亚健康	<8.0	90～150	5.0～8.3	100～180	5.6～10.0
疾病	<8.5	100～180	5.6～10.0	110～200	6.1～11.1
AACE§#	≤6.5	≤110	≤6.1	≤140	<7.8

* <18岁的青少年：HbA_{1c} 控制目标<7.5%

** 成年人餐后1～2小时，除了老年人睡眠时间

† 美国糖尿病协会(2015)

‡ 如果某些患者能安全的实现以上目标值(没有明显的低血糖)，则将这些个体的目标值调整为更低。其他患者可能适合较高的目标值(如严重低血糖病史，预期寿命有限，渐进性并发症，患有多种疾病或长期存在的糖尿病，他们难以实现适当的教育、检测以及胰岛素等治疗)

§ AACE，美国临床内分泌学家协会(American Association of Clinical Endocrinologists)，2015

\# 对于没有并发严重疾病和低血糖风险的患者

糖化血红蛋白(glycosylated hemoglobin，GHb)由非酶催化的两步反应形成(图16-3)。第一步反应快速可逆，取决于反应中葡萄糖的浓度，并且产生不稳定的醛亚胺或席夫碱。随后，醛亚胺经历缓慢的Amadori重排并转化为稳定的酮胺，即糖化血红蛋白。大多数检测 HbA_{1c} 的方法是测定稳定的酮胺，而不是容易受到最近饮食摄入影响的不稳定产物。

根据国际临床化学与检验医学联合会(International Federation of Clinical Chemistry and Laboratory Medicine，IFCC) HbA_{1c} 工作组的定义，HbA_{1c} 是血红蛋白A的四聚体分子中，β链N-末端缬氨酸其中一个或者两个发生了不可逆地糖基化的产物，同时也包括(但不仅限于)血红蛋白的赖氨酸残基上糖基化所形成的产物。HbA_{1c} 反映过去2～4个月的平均血糖水平。虽然红细胞的寿命约为120天，但 HbA_{1c} 水平代表了葡萄糖水平的"加权"平均值，年轻的红细胞比老年红细胞具有更大的权重。机体内大约50%的 HbA_{1c} 水平取决于前一个月的血糖值，而75%的 HbA_{1c} 水平则取决于前两个月的血糖值。HbA_{1c} 检测方法已经被标准化，是目前用于评估血糖控制的首选方法。为了避免误导公众，美国糖尿病协会、美国内分泌学院(American College of Endocrinology)和国家糖尿病教育计划(National Diabetes Education Program)建议在提及 HbA_{1c} 等效值GHb或

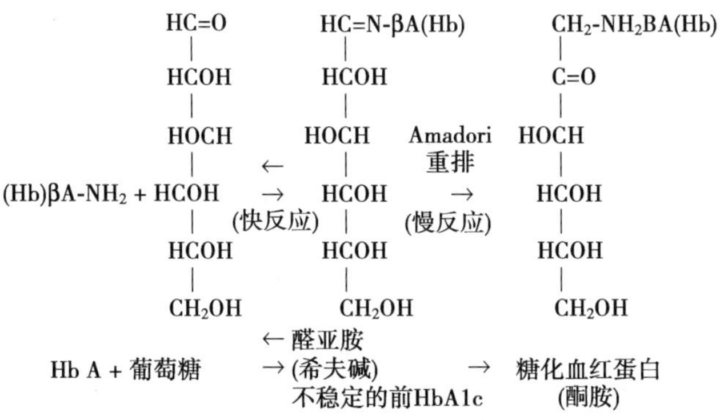

图 16-3 GHb 的形成

HbA_{1c} 结果时，推荐使用术语"A_{1c} 检测"。

美国国家糖化血红蛋白标准化计划（National Glycohemoglobin Standardization Program，NGSP）始于 1996 年，其目的是用高效液相色谱法（high performance liquid chromatography，HPLC）对 GHb 检测进行标准化，报告 HbA_{1c} 或 HbA_{1c} 等效值，并用于 DCCT。目前已有几种测定方法通过认证用于检测血红蛋白 A_{1c}，如免疫测定法、离子交换 HPLC 法、电泳法、硼酸盐亲和层析 HPLC 法和酶法。也有可靠的台式 POCT 分析仪，例如基于免疫检测的试条分析仪。大多数美国实验室采用通过认证的方法，并参加美国 CAP 组织的性能验证计划，一般使用全血和冻干样品。

临床实验室为了获得并保持 NGSP 认证的"DCCT 参考方法溯源证书"，必须每年都达到认证的要求：精密度（CV≤5%；一级实验室 CV≤3%）；偏差（糖化血红蛋白检测方法与参比系统标示值偏差的 95%可信区间，二级实验室应该在±1%以内，而一级实验室应在±0.7%以内）；以及离群值（组间绝对差异的标准差值平均大于+3）。一级实验室通常规模较大，而且参与科研项目。有关如何获得认证标准，认证信息，以及有关分析干扰物及血红蛋白变异体的具体信息可访问 NGSP 网站（http://www.ngsp.org/prog/index3.html）。

HbA_{1c} 检测的可靠性受很多因素的影响。尿毒症、高甘油三酯血症和高胆红素血症可通过将血红蛋白氨基甲酰化，进而干扰检测，而水杨酸盐可通过乙酰化干扰检测。红细胞明显增生的血红蛋白病（如 HbSS、HbSC、HbCC）、近期有过输血史、长期饮酒或服用阿片类药物、缺铁以及铅中毒也会影响血红蛋白检测的准确性。维生素 C 和 E 可通过抑制糖基化水平从而降低糖化血红蛋白浓度，但在某些测定方法中维生素 C 也可提高糖化血红蛋白浓度。样本的保存也是一个影响因素。HbA_{1c} 明显减少见于红细胞寿命缩短，或者有大量新生红细胞的疾病如溶血、急性失血、输血或脾切除术的恢复期间，其主要原因就是与血浆葡萄糖接触时间减少。血糖浓度过高时红细胞存活率下降，这表明了 HbA_{1c} 水平控制不佳的患者可能是由于血浆平均血糖浓度比较高所致。2007 年美国糖尿病协会、欧洲糖尿病研究协会（European Association for the Study of Diabetes）、IFCC 和国际糖尿病联合会（International Diabetes Federation）共同发布了关于 HbA_{1c} 测定国际标准化的共识声明。HbA_{1c} 检测应以 IFCC 提出的参考方法作为标准，因为该方法只特异性测定 HbA_{1c} 亚型（而不是非 A_{1c} 组分）。委员会同时也推荐采用标准化的形式报告检测结果（A_{1c}[%]、A_{1c}[mmol/mol]和估计平均血糖值[eAG]）。美国 NGSP 推荐的报告单位为% HbA_{1c} 和 eAG，并不是 IFCC 推荐的国际单位 mmol/mol。IFCC 单位与 NGSP 单位之间的转换公式为：

$$NGSP=(0.915\times IFCC)+2.15$$

HbA_{1c} 与估计平均血糖（estimated average glucose，eAG）的相关性见表 16-5。它是基于国际 A_{1c} 与平均血糖转换临床试验得出的数据，但这种相关性在儿童和非裔美国人中的准确性尚未确定。有研究表明，由于血红蛋白糖化的差异或其他尚未了解的因素存在，A_{1c} 与平均血糖之间的关系可能因种族及族裔群体而异。

表 16-5 HbA_{1c} 与估计平均血糖水平的换算

HbA_{1c}	估计平均血糖（eAG）	
%	mg/dl	mmol/L
5	97	5.4
6	126	7.0
7	154	8.6
8	183	10.2
9	212	11.8
10	240	13.4
11	269	14.9
12	298	16.5

对于 A_{1c}/eAG 转换值与血糖浓度不一致的患者，临床医生应该考虑到上述干扰因素的可能性。在存在异常红细胞周期的情况下，如妊娠、近期失血或有过输血史，只有检测血糖水平才可用于诊断糖尿病。对于血红蛋白异常但红细胞生成速率正常的患者来说，如镰状红细胞，此时应该采用不受异常血红蛋白干扰的 HbA_{1c} 检测方法。有关最新进展可见 www.ngsp.org/interf.asp。

血清蛋白，尤其是白蛋白在血浆中的半衰期只有 14~20 天，明显短于红细胞的半衰期，因此糖基化血清蛋白的水平反应患者近期的血糖控制水平。血清蛋白的非酶促糖基化形式与血红蛋白的糖基化类似，因此能形成以酮胺基相连的葡萄糖-蛋白复合体。有多种方法检测糖化血清蛋白或糖化白蛋白，包括亲和层析法、免疫测定法以及酶法。对于检测 HbA_{1c} 浓度准确性不高的患者，如血红蛋白病、晚期慢性肾脏疾病和溶血性贫血等，可以测定患者果糖胺和糖化白蛋白的浓度，但与糖化血红蛋白不同的是，果糖胺和糖化白蛋白在临床上的应用价值并没有得到完全确认。

由于蛋白质的平均半衰期为 2~3 周，因此果糖胺测定法广泛用于评估患者短期内的（3~6 周）血糖控制情况。果糖胺测定采用血清作为样本，而且采用自动化仪器，因此操作简单，成本较低。检测果糖胺比检测其他糖基化蛋白更具有可靠性，但急性疾病以及肝脏疾病时血清蛋白水平的改变，可能导致检测结果受到影响。究竟能不能用血清蛋白或白蛋白浓度来校正果糖胺值，至今仍有争议。如果血清白蛋白≤3.0mg/dl，则不应采用果糖胺测定法。同时尿酸、甘油三酯和胆红素水平过高，以及存在肝素或溶血时也会影响测定的结果。另一种评估患者血糖状态的方法是测定唾液中的糖化蛋白。如果能研制成功，这可能会真正提供一种具有广泛意义的非侵入性方法。HbA_{1c} 和果糖胺值都不能反映血糖波动的程度。研究证实在平均血糖浓度不变的情况下，血糖水平波动过大会导致血管损伤。因此，能提供血糖水平波动程度的检测方法对于患者的风险分层有很重要的作用。检测血清 1,5-脱水葡萄糖醇（1,5-AG）水平便能够达到这一点，其结果反映的是餐后血糖及短期内（1~2 周）高血糖的状态。1,5-AG 是一种主要从食物中摄取的单糖，能自由滤过肾小球基底膜，在肾近端小管被葡萄糖载体竞争性重吸收。血糖升高时，1,5-AG 浓度降低。研究表明，1,5-AG 水平可能与微血管并发症有关。肾功能异常会干扰 1,5-AG 检测的准确性。

酮体检测

酮体 β-羟基丁酸、乙酰乙酸是脂肪酸降解的产物。β-羟基丁酸和乙酰乙酸通常以 1∶1的比例存在，浓度一般为 0.5~1.0mmol/L。糖尿病患者尤其是 1 型糖尿病患者应重视血液或尿液中的酮体检测，以便监测酮体积聚。糖尿病酮症酸中毒（diabetic ketoacidosis，DKA）是一种严重且可导致死亡的高血糖状态，一经发现应及时治疗。其临床症状常表现为恶心、呕吐、腹痛、电解质紊乱和严重脱水。血糖控制不佳的 2 型糖尿病患者，尤其是伴有极端压力或严重急性疾病的情况下，也可发生 DKA。妊娠期进行酮体检测有助于发现妊娠妇女的异常酮体代谢，同时酮体检测对于查找患者低血糖的病因也有一定的作用。

DKA 时，由于氧化还原状态的改变以及肝脏线粒体中 NADH 水平的升高，导致 β-羟基丁酸与乙酰乙酸比值增高。亚硝基铁氰化钠（硝普钠法）是一种最常用的检测酮体的方法，乙酰乙酸水平升高时，亚硝基铁氰化钠与乙酰乙酸反应生成紫色化合物使得试纸条变成紫色。在甘氨酸存在的情况下可以检测丙酮。当试纸条过期或者过多接触空气，以及患者摄入大量维生素 C 时会造成假阴性结果。若患者服用含巯基的药物如卡托普利（但不包括不含巯基的其他血管紧张素转化酶抑制剂）、乙酰半胱氨酸、青霉胺和甲磺酸盐时，检测结果会出现假阳性。β-羟基丁酸的检测并不采用硝普盐法，因为在 DKA 的治疗期间，β-羟基丁酸水平下降，乙酰乙酸和丙酮水平升高，这些检测方法都不能有效的监测治疗效果。由于硝普钠法存在上述缺陷，目前已有直接检测患者血清 β-羟基丁酸的方法可供使用（通过实验室检测以及非卧床患者或护理人员进行 POCT 检测），直接检测法正在逐步替代硝普钠法。

血清 β-羟基丁酸的检测方法有酶法、电化学法、色谱法、电泳法和比色法。采用不同的检测方法时，β-羟基丁酸的参考区间也不同，但对于空腹过夜的健康人群来说，β-羟基丁酸的浓度一般低于 0.5mmol/L。对于临床观察密切的 DKA 患者（如 $HCO_3<17$，动脉血 pH<7.3，血浆葡萄糖>250mg/dl），其 β-羟基丁酸的水平通常>2.0mmol/L。

为了监测 DKA 患者在医院里的治疗情况，通常会连续检测血清电解质，包括测量碳酸氢盐浓度并计算阴离子间隙。连续检测 β-羟基丁酸也是监测 DKA 患者治疗效果的另一种手段。这种方法可能特别适用于伴有额外酸碱异常干扰碳酸氢盐浓度，进而影响阴离子间隙的 DKA 患者，如肾衰竭的患者。通过呼吸试验评估患者酮体水平的检测方法目前正在研究中。

低血糖症

低血糖的产生是由于机体内葡萄糖的利用和生成的比例失衡所致。葡萄糖的主要去路是脑、红细胞、肌肉组织及肾脏，主要来源有肝肾产生的内源性葡萄糖和摄取碳水化合物产生的外源性葡萄糖。低血糖时，机体消耗的速率高于糖生成的速率。低血糖症根据临床症状可以分为两种类型：神经源性低血糖症和脑源性低血糖症。神经源性低血糖症由自主神经系统触发。释放的儿茶酚胺类物质引起颤抖、心悸和焦虑等症状；释放的乙酰胆碱引起出汗、饥饿和感觉异常等症状。脑源性低血糖症是由于中枢神经系统缺乏足够的葡萄糖供应时功能失调的一系列表现，包括头晕、刺痛、注意力不集中、视力模糊、混乱、行为怪异、癫痫发作和昏迷等。严重的低血糖症如果不及时纠正，可导致死亡。

低血糖症产生的一个主要原因是糖尿病患者使用胰岛素或促进胰岛素分泌的药物，如磺脲类药物。许多药物及疾病状况也会引起低血糖（框 16-2）。低血糖发作时，检测机体内胰岛素的含量，从而可以判断是否为胰岛素分泌过多所导致的低血糖症。临床实验室可通过检测胰岛素、C 肽、胰岛素原、胰岛素自身抗体及胰岛素受体自身抗体、β-羟丁酸和一些药物如磺脲类、格列奈类等，有助于临床的正确诊断。免疫法测定胰岛素、胰岛素原和 C 肽时，胰岛素及胰岛素原的自身抗体可能会影响检测结果的准确性。

Whipple 三联征，最初由 Whipple 提出用于诊断低血糖症，如今已经发展成为判断患者低血糖症状的重要手段。Whipple 三联征是指低血糖症状发作时血糖浓度过低，对其供糖后低血糖症状得到迅速缓解。如果一个健康状况良好的人出现低血糖症状，血糖浓度≤55mg/dl（3.0mmol/L），且无糖尿病的治疗史，则临床上需要对该患者更进一步的评估。婴幼儿血糖浓度参考下限为 50mg/dl（2.8mmol/L），低于此浓度时则需要进行诊断评估。

药源性低血糖症

部分药物可导致低血糖，从而可能引起精神状态的改变。药源性低血糖常见于正在服用降糖药的糖尿病患者，如胰岛素和促进胰岛素分泌的药物（如磺酰脲类、瑞格列奈和那格列奈）。服用外源性胰岛素时，机体内胰岛素水平升高而 C 肽水平较低。当促进胰岛素分泌的药物在不知情的情况下使用时，这些药物的筛查试验呈现阳性，且胰岛素及 C 肽水平升高。因此，在低血糖发作期间进行血液检测显得尤为重要。如果需磺酰脲类和苯丙氨酸衍生物的检测，应该将标本送至检测水平更高的实验室，否则可能因为实验室检测水平低而导致错误的诊断。

用于治疗肺孢子虫性肺炎的药物喷他脒，可通过破坏胰岛 β 细胞从而引起低血糖症。在服用喷他脒药物后数小时至数天内，都有可能发生低血糖症。血糖浓度很低，但血浆胰岛素水平却很高，往往表明存在胰岛素过度分泌。磺胺类药物引起低血糖也与易感个体的胰岛素和 C 肽水平升高有关。水杨酸类药物引起低血糖的机制可能是由于氧化磷酸化解偶联后，导致外周血糖的利用增加、肝脏糖异生减少及胰岛素释放增加。β 受体阻滞剂如普萘洛尔可通过拮抗儿茶酚胺介导的糖原分解从而引起低血糖。

框 16-2 低血糖症的临床病因及分类

药物
胰岛素
磺脲类药物
苯甲酸衍生物(瑞格列奈)
那格列奈
乙醇
喷他脒
β受体阻滞剂
奎宁
水杨酸类
磺酰胺类
氟哌利多
右旋丙氧芬
对氨基苯甲酸
加替沙星
吲哚美辛
锂
克林沙星
高血糖素
青蒿琥酯
青蒿素
青蒿素甲醚
氯喹啉磺胺药物
胰岛素样生长因子

严重疾病
肝功能衰竭
肾衰竭
心力衰竭
脓毒血症

激素缺陷
高血糖素
肾上腺素
氢化可的松
生长激素

内源性高胰岛素血症
胰岛β细胞瘤
肿瘤(胰岛瘤)
非肿瘤(胰岛细胞增生或弥漫性增生)

自身免疫性低血糖
胰岛素抗体
胰岛素受体抗体

非β细胞瘤
间质细胞：纤维肉瘤、间皮瘤、横纹肌肉瘤、平滑肌肉瘤、脂肪肉瘤、淋巴肉瘤、血管外皮细胞瘤
癌：肝癌、肾上腺皮质肿瘤、肾上腺瘤、肾母细胞瘤
神经和神经内分泌肿瘤：嗜铬细胞瘤、类癌、神经纤维瘤
血液系统疾病：白血病、淋巴瘤、骨髓瘤

婴儿和儿童低血糖症
高胰岛素症
短暂性的：胎儿骨髓成红血细胞增多症、贝克威思-威德曼综合征、孕妇糖尿病控制不佳
持续性的：新生儿高胰岛素低血糖症
糖原贮积症
遗传性果糖不耐受症
半乳糖血症
糖异生障碍
瑞氏综合征
葡萄糖转运蛋白缺乏
酮体生成受损
肉碱缺乏症
线粒体功能缺陷

滋养性低血糖症
胃旁路手术

特发性(功能性)餐后低血糖

在调节胰腺β细胞分泌胰岛素的过程中，ATP敏感的K通道(K_{ATP})扮演尤为重要的角色。K_{ATP}通道关闭时，β细胞膜去极化，电压依赖性钙通道开放，钙离子内流增加，从而促进胰岛β细胞释放胰岛素，此时血糖浓度降低。加替沙星，一种氟喹诺酮类药物，能通过阻塞胰岛细胞膜上的K_{ATP}，促进胰岛素分泌从而引起低血糖。K_{ATP}通道由8个亚单位组成(4个Kir6.0和4个SUR)。Saraya等研究发现加替沙星对胰腺β细胞上Kir6.2亚单位的抑制程度大于左氧氟沙星、替马沙星。加替沙星如今已经撤出市场。

乙醇可抑制糖异生，同时也可提高糖原磷酸化酶活性，促进糖原分解，导致肝糖原耗竭，从而引起低血糖症。乙醇源性低血糖常见于空腹6~36小时后，饮酒量达到50~300g。临床上可通过血液和呼吸检测患者体内的乙醇含量。在低血糖发作期间，血浆β-羟丁酸水平升高，胰岛素和C肽水平降低。

严重疾病

严重的肝脏疾病及心力衰竭都可导致低血糖症。发病机制包括糖异生受损、缺氧导致肝淤血、胰岛素降解受损和分流门静脉血直接进入体循环等。糖原储备减少、糖异生减少，以及葡萄糖消耗增多等因素，均可能是造成重症脓毒血症患者低血糖的原因。另外，像脊髓性肌萎缩、先天性肌病这种肌肉松弛的患者长时间空腹(达到23小时未进食)，更容易发生低血糖症，可能与机体对糖异生过程中的底物丙氨酸利用率下降相关。实验室检查可见血浆胰岛素水平下降，高血糖素水平升高。

终末期肾脏疾病患者低血糖的原因可能与自身营养状况较差导致的糖异生及糖原分解受损有关。饮酒、胰岛素或磺酰脲类药物的使用、败血症、营养失调、肝脏疾病及心力衰竭都是肾衰竭患者发生低血糖事件的危险因素。进行腹透的终末期肾病患者，服用加巴喷丁也可导致低血糖，此时实验室检查血浆胰岛素、C肽水平均升高。

激素缺乏

高血糖素、儿茶酚胺、氢化可的松和生长激素介导的葡萄糖反馈调节机制能有效防止低血糖症的发生。高血糖素首先促进糖原分解，之后促进糖异生从而提高血糖水平。儿茶酚胺具有促进糖原分解、糖异生和脂肪分解的作用，同时也可以降低胰岛素介导的糖摄取、抑制胰岛素的释放。而生长激素和氢化可的松都具有拮抗胰岛素降血糖的作用，同时促进葡萄糖释放入血液循环系统。若机体此类激素分泌不足时则会导致机体血糖水平过低。健康成人很少会因高血糖素、儿茶酚胺分泌不足等引起低血糖。然而，对于长期糖尿病患者，高血糖素和肾上腺素分泌不足，导致其低血糖发作的持续时间相对延长。婴幼儿和儿童氢化可的松和生长激素分泌不足时更易发生低血糖症，尤其是在急性疾病的情况下。在长时间禁食后，糖皮质激素和生长激素缺乏的成年人也有可能发生低血糖症。

非胰岛β细胞瘤

非胰岛细胞瘤低血糖症(non-islet cell tumor hypoglycemia，NICTH)，即由非β细胞瘤引起的低血糖症，但并不分泌胰岛素。间质细胞来源的肿瘤(间皮瘤、血管外皮瘤、孤立性纤维瘤)和上皮细胞来源的肿瘤(肝细胞，胃肠道间质瘤)都可以引起NICTH。这些肿瘤能够增加分泌副肿瘤产物胰岛素样生长因子Ⅱ(IGF-Ⅱ)。通常来说，IGF-Ⅱ由肝脏产生分泌，并且不受生长激素的影响。IGF的初级转录产物为原始IGF-Ⅱ前体(pre-pro IGF-Ⅱ)。对原始IGF-Ⅱ前体进行加工修饰成IGF-Ⅱ前体(pro IGF-Ⅱ)，最终裂解产生IGF-Ⅱ，其中IGF-Ⅱ前体有可

能分泌到血液中。NICTH 的发生机制可能与肿瘤分泌过量的副肿瘤产物，被成为“大分子”IGF-Ⅱ的 IGF-Ⅱ前体有关。一般认为 IGF-Ⅱ升高能够增加对葡萄糖的利用，同时抑制内源性葡萄糖的生成。一般可通过以下几个特征诊断 NICTH：空腹低血糖；胰岛素、胰岛素原和 C 肽降低；IGF-Ⅱ/IGF-I 比值增大；生长激素和 β 羟丁酸降低。由于“大分子”IGF-Ⅱ对高血糖素的分泌有抑制作用，因此在低血糖时，高血糖素往往正常。“大分子”IGF-Ⅱ也具有胰岛素样活性，因此低钾血症往往伴随有低血糖症。“大分子”IGF-Ⅱ和 IGF 结合蛋白 2(IGF-BP2)可通过免疫法检测。对于 NICTH 患者来说，两者水平通常都是升高的。酸性分子筛层析法是测定 NICTH 患者血清中“大分子”IGF-Ⅱ的金标准，然而这种方法却相当耗时。因此，先采用 16.5%SDS-PAGE 电泳，再进行免疫分析，此方法具有测定速度快、重复性好及敏感性高等特点，已成为检测“大分子”IGF-Ⅱ一种新的方法。非胰岛细胞瘤通常是患者在体检时发现异常，临床上通过影像学确诊。

内源性高胰岛素血症

内源性胰岛素分泌过多导致的低血糖症可能有以下几点原因：①胰岛素瘤；②先天性高胰岛素血症(也称为胰岛细胞增殖症/胰岛肥大或者非胰岛细胞瘤胰源性低血糖综合征)；③胰岛素自身免疫综合征。72 小时饥饿实验可用于胰岛素瘤的诊断，主要是通过不断监测低血糖症的临床和生化改变。低血糖发生时，血糖、胰岛素、C 肽、胰岛素原和 β-羟丁酸均下降。还有必要对患者的血液或者尿液进行磺酰脲类/格列奈类药物筛选试验。

胰岛素瘤是胰岛细胞肿瘤中最常见的肿瘤，在一般人群中的发病率为每年 2~4/100 万。胰岛素瘤的诊断标准是：首先患者应出现低血糖症的症状和表现，血浆葡萄糖水平≤55mg/dl(3.0mmol/L)；免疫化学发光法测定胰岛素水平≥3μU/ml(18pmol/L)；C 肽水平≥0.6ng/ml(0.2nmol/L)；胰岛素原水平≥5.0pmol/L；β-羟丁酸水平≤2.7mmol/L；静脉注射 1mg 高血糖素后血糖浓度升高至少 25mg/dl(1.4mmol/L)；血液或尿液中不含磺酰脲类、格列奈类药物。对于内源性高胰岛素低血糖症的患者，无口服降糖药史及胰岛素自身抗体，则需要进一步对胰岛素瘤进行定位诊断。定位诊断包括 CT、MRI 和腹腔镜超声(USG)。若常规的无创检查手段(CT、MRI、USG)难以定位胰岛细胞肿瘤时，则可以采用选择性胰腺动脉钙刺激后，测定肝静脉胰岛素的方法进行定位。

自身免疫性低血糖症

低血糖症的产生可能是由针对内源性胰岛素或胰岛素受体的抗体引起的。自身免疫性胰岛素综合征(autoimmune insulin syndrome，AIS)是一种罕见的疾病，其特征为患者体内含有胰岛素自身抗体，但患者却从未注射过胰岛素。自身免疫性疾病的患者或者最近服用过含巯基的药物的人群(如甲巯咪唑、青霉胺、卡托普利、亚胺培南、肼屈嗪、普鲁卡因胺、异烟肼、青霉素等)更容易出现 AIS。AIS 患者通常都会出现餐后低血糖。同时也有报道部分患者会出现空腹低血糖及活动增加后出现低血糖的现象。患者餐后大量分泌的胰岛素与抗体结合，导致胰岛素不能对靶组织发挥降糖作用。数小时后，这种可逆的与抗体结合的胰岛素突然与抗体大量解离，从而出现高胰岛素血症和低血糖症。患者体内胰岛素含量非常高，明显高于胰岛素瘤患者。患者 C 肽浓度出现不完全抑制，呈现出胰岛素与 C 肽比值升高。血清胰岛素抗体水平也升高。

抗体直接作用于胰岛素受体后可能引起低血糖症，或因极度胰岛素抵抗(B 型胰岛素抵抗)而引起高血糖症。B 型胰岛素抵抗是一种罕见病，好发于 30~50 岁的非洲裔女性。80%的患者首发表现为高血糖症，然而仍有 20%患者首发症状为低血糖症。14%起初为高血糖症患者经过一段时间后可转变为低血糖症。它还可能合并有其他自身免疫性疾病，如系统性红斑狼疮、桥本甲状腺炎。此时体内的胰岛素受体抗体能阻碍胰岛素与受体结合。而在某些患者体内，高血糖症的发生是由于胰岛素受体降解或者下调所致，从而引起胰岛素抵抗。在同一患者体内有时也会出现高血糖和低血糖两种表现。实验室检查血糖、β-羟丁酸和胰岛素原水平下降，胰岛素水平及胰岛素/C 肽比值异常升高。临床上可通过免疫沉淀试验检测胰岛素受体抗体。胰岛素受体基因突变是引起低血糖症的另一个罕见原因。

婴幼儿和儿童低血糖症

出生时内分泌系统的适应性调节能维持新生儿的营养状况。这些适应性调节包括胰岛素水平的下降和高血糖素、儿茶酚胺水平的升高。新生儿早期代谢转变有糖原分解、糖异生、脂肪和脂肪酸的 β-氧化。一般来说新生儿血糖浓度通常低于年龄较大的婴儿及儿童。然而，由于新生儿能利用乳酸、酮体等其他底物作为替代能量来源，且新生儿脑与成人脑功能和代谢上具有一些差异，因此这种“过渡性低血糖状态”并不会引起不良反应。如果在新生儿发育阶段其替代能量来源受损，则低血糖状态便会对新生儿产生不利的影响。妊娠性糖尿病母亲的患儿发生低血糖症通常见于出生后几天内，新生儿出现高胰岛素血症。新生儿由以下两种原因引起的低血糖症时需要进行治疗：高血糖素水平升高受损(可能是因静脉注射或口服葡萄糖所致)和儿茶酚胺类分泌不足(可能与孕妇使用 β 受体阻滞剂有关)。其他导致新生儿低血糖的原因包括垂体和肾上腺疾病。18 个月到 5 岁之间的儿童可出现酮症性低血糖症，患者体内合成葡萄糖的底物丙氨酸水平降低。一般来说，低血糖症的出现与疾病的发作或者长期禁食有关。

先天性高胰岛素血症

先天性高胰岛素血症(congenital hyperinsulinism，CHI)与患者不适当的胰岛素分泌有关，从而导致高胰岛素低血糖症(hyperinsulinemic hypoglycemia，HIH)。现已证实胰岛 β 细胞基因突变是导致胰岛素过度释放的原因。CHI 的发生与下列基因的突变相关：ATP 结合盒转运蛋白 C8(ABCC8)、内向整流钾通道 J11、谷氨酸脱氢酶、葡萄糖激酶、羟酰辅酶 A 脱氢酶、溶质运载蛋白家族 16A1(SLC16A1)及肝细胞核因子 4α。高胰岛素低血糖的特点是患者血糖水平低，而胰岛素和 C 肽水平高。

葡萄糖激酶(glucokinase，GCK)在胰岛 β 细胞受到葡萄糖的刺激分泌胰岛素时，扮演着葡萄糖感受器的角色。*GCK* 基因激活突变，为常染色体显性遗传，与家族性高胰岛素低血糖有关。常染色体显性遗传的低血糖症与常染色体隐性遗传相比症状较轻，且该病不仅限于新生儿。现已基本研究清楚导致低血糖症的 *GCK* 基因的新生突变。在高胰岛素-高血氨综合征中，低血糖症是由位于 10 号染色体上的谷氨酸脱氢酶基因(*GLUD1*)激活突变所致。它是一种常染色体显性遗传疾病，血氨浓度能达到正常的 3~8 倍。散发病例中曾报道过少数几例轻度的低血糖症。也报道过一个因线粒体呼吸链复合物Ⅲ亚单位突变导致低血糖症和乳酸性酸中毒的儿童患者案例。此外，参与线粒体脂肪酸β氧化的酶基因突变也可导致高胰岛素低血糖症。羟酰辅酶A脱氢酶(HADH)缺陷的患者表现出血浆羟丁酰肉碱和尿液羟戊二酸水平升高。

成人非胰岛素瘤胰源性低血糖综合征的发病机制与*SUR1*和*Kir6.2*基因的突变无关。患者通常表现为餐后低血糖，血清胰岛素和C肽水平升高，磺脲类及苯丙氨酸衍生物药物检测呈阴性。

滋养性低血糖症

滋养性(反应性)低血糖症通常见于餐后4小时内。临床上不能通过OGTT诊断滋养性低血糖症。接受过胃部手术的患者更容易出现滋养性低血糖症。倾倒综合征的主要特征是血管舒缩，表现为出汗、头晕、乏力等症状，这些症状通常出现在餐后一小时以内。低血糖并不是早期倾倒综合征的一个症状表现。

有报道称因肥胖接受过减肥手术的患者出现低血糖症。胃分流术引起低血糖症，其机制可能为高血糖素样肽-1等肽的水平升高，从而引起内源性高胰岛素血症。这些患者通常都有满足Whipple三联征的餐后低血糖史。对于该病的诊断需要满足以下条件：胰岛素水平>3.0μU/ml(18pmol/L)；C肽水平>0.6ng/ml(0.2nmol/L)；血糖水平<55mg/dl(3.0mmol/L)；肾上腺、垂体、甲状腺功能正常且无服用磺酰脲类/格列奈类药物史。胰腺肿瘤的影像学检查显示阴性。

临床上发现部分患者虽然没有胃肠道疾病，但在摄入富含碳水化合物的食物后1~4小时内有自发性低血糖症状，但实验室检查却显示正常。因此，这些患者被认为是特发性反应性低血糖症。OGTT也不能用于这类疾病的诊断。研究发现部分餐后低血糖症患者对胰岛素的敏感性增加，其他影响因素还可能包括餐后胰岛素的延迟释放和乙醇的摄入。

先天性糖代谢缺陷

正常血糖水平的维持主要靠食物中的葡萄糖摄取、糖异生途径及糖原分解。糖原代谢缺陷时引起糖原贮积症。这类疾病都是因控制糖原合成或分解的酶遗传缺陷所导致的结果，即糖原的质量或者数量发生异常。肝脏和肌肉是受糖原代谢缺陷影响最常见的器官，因为这些组织中含有大量的糖原。肝糖原贮积症的临床表现为低血糖和肝脏肿大。肌糖原贮积症的临床症状表现为肌肉痉挛、运动不耐受、疲劳、乏力。肝糖原贮积症有Ⅰ型(葡萄糖-6-磷酸酶缺乏)、Ⅲ型(糖原脱支酶缺乏)、Ⅳ型(糖原分支酶缺乏)、Ⅵ型(肝磷酸化酶缺乏)、Ⅸ型(磷酸化酶激酶缺乏)、0型(糖原合成酶缺乏)及葡萄糖转运体-2(GLU-2)缺乏等。实验室诊断的方法包括肝脏/肌肉活检和基因检测。表16-6显示了肝糖原贮积症的不同类型的特点。肌肉糖原贮积症(表16-7)包括Ⅴ型(肌肉磷酸化酶缺乏)、Ⅶ型(肌肉磷酸果糖激酶缺乏)，以及继发于磷酸甘油酸激酶、磷酸甘油酸变位酶、乳酸脱氢酶、果糖1,6-二磷酸醛缩酶A、丙酮酸激酶、肌肉磷酸化酶激酶、溶酶体酸性α-葡萄糖苷酶(Ⅱ型，庞贝症)和心脏特异性磷酸化酶激酶等酶缺陷引起的糖原贮积症。

表16-6 肝糖原贮积症(glycogen storage disease，GSD)

分型	发病机制	临床表现	实验室检查	治疗	遗传学特点
Ⅰa/von Gierke病	葡萄糖-6-磷酸酶缺乏	• 四肢细小；身材矮小；腹部膨隆；皮肤黄色瘤；视网膜病变；肝大、低血糖发作；生长迟缓 • 长期并发症：生长障碍、肺动脉高压、骨质疏松、肾脏疾病、肝腺瘤甚至肝细胞癌	• 低血糖；乳酸性酸中毒高尿酸血症；血脂异常 • 诊断标准：肝脏活检测定葡萄糖-6-磷酸酶活性缺陷 • 靶向基因突变分析：适用于大多数患者的无创性诊断方法	• 高碳水化合物饮食；全静脉营养疗法；夜间持续鼻胃管滴入葡萄糖；生淀粉饮食；限制果糖和半乳糖摄入 • 治疗其他表现及病症：如痛风、血脂异常 • 肝移植：饮食疗法无效或肝腺瘤的患者	常染色体隐性遗传
Ⅰb	葡萄糖-6-磷酸酶转位酶缺陷	• 同Ⅰa，复发性细菌感染	• 同Ⅰa，中性粒细胞减少和炎症性肠病	• 同Ⅰa，粒细胞和粒细胞-巨噬细胞集落刺激因子治疗中性粒细胞减少症	常染色体隐性遗传
Ⅲa(亦称Cori病或Forbes病)	糖原脱支酶缺陷(肝糖原、肌糖原脱支酶同时缺陷)	• 儿童：肝大、低血糖、生长迟缓 • 成人：肌肉萎缩、虚弱、心肌病	• 儿童：血脂异常、低血糖、肝转氨酶升高、空腹酮症；乳酸、尿酸正常 • 成人：肌电图显示肌病 • 诊断：肝脏和肌肉活检显示糖原异常及酶活性异常 • 基因突变分析是一种无创的诊断方法	• 儿童：同Ⅰa，加上高蛋白饮食；限制果糖和半乳糖的摄入 • 成人：暂无有效的治疗措施	常染色体隐性遗传

表 16-6 肝糖原贮积症(glycogen storage disease, GSD)(续)

分型	发病机制	临床表现	实验室检查	治疗	遗传学特点
Ⅲb	肝脏糖原脱支酶缺陷(肌糖原脱支酶正常)	• 同Ⅲa,但无肌肉病变	• 同Ⅲa,但无肌电图异常	• 同Ⅲa	常染色体隐性遗传
Ⅳ(亦称 Anderson 病或支链淀粉病)	糖原分支酶缺陷	• 肝脾肿大,发育不良,肝硬化,门静脉高压,腹水,食管静脉曲张;5 岁以下致命低血糖罕见但可能发生肝硬化 • 神经肌肉症状:新生儿肌张力减退、肌肉萎缩;儿童肌病或心肌病;成人弥漫性中枢和周围神经系统功能障碍(成人多聚糖小体病)	• 组织支链淀粉样物质沉积 • 肝脏分支酶缺乏 • 成人多聚糖体病:白细胞或神经活检缺乏分支酶	• 无特定的治疗手段 • 维持正常血糖浓度 • 在特定情况下选择肝移植	常染色体隐性遗传
Ⅵ(亦称 Hers 病)	肝脏糖原磷酸化酶缺陷	• 肝大,儿童早期生长迟缓;良性病变 • 年龄增长肝大症状改善	• 轻度低血糖、血脂异常、酮症 • 尿酸及乳酸浓度正常 • 诊断:病变组织活检酶活性异常 • 分子遗传学检测:DNA 序列分析检测 *PYGL* 基因	• 高碳水化合物饮食 • 少食多餐 • 大多数患者无需特殊治疗	常染色体隐性遗传
Ⅸa	肝脏磷酸化激酶缺陷	• 肝脏肿大,腹部膨隆,生长发育迟缓,运动迟缓	• 轻度血脂异常,轻度的肝转氨酶升高,空腹酮症,轻度低血糖 • 诊断:病变组织活检酶活性异常	• 高碳水化合物饮食,多餐 • 病程良性	伴 X 染色体
Ⅸb	肝脏和肌肉磷酸化酶缺陷	• 肝脏肿大,生长发育迟缓,部分患者肌张力低下	同Ⅸa	同Ⅸa	常染色体隐性遗传
0	糖原合成酶缺陷	• 晨起低血糖,无肝大 • 少数情况下轻度生长迟缓	• 空腹低血糖、酮症;餐后血糖与乳酸水平升高 • 诊断:肝糖原合成酶基因突变分析	• 夜间进食生淀粉 • 日间高蛋白多次进食	常染色体隐性遗传
Ⅺ(亦称 Fanconi-Bickel 综合征)	葡萄糖转运蛋白 2 缺陷	• 肝、肾肿大、佝偻病、生长迟缓,腹部膨隆	• 糖尿病,磷酸尿,氨基酸尿,碳酸氢盐消耗,低磷血症,碱性磷酸酶升高;轻度空腹低血糖与血脂异常;佝偻病	• 无特殊治疗手段;症状发作时补水、电解质、维生素 D;限制半乳糖的摄入;经常补充玉米淀粉等食物	常染色体隐性遗传

表 16-7 肌糖原贮积症

分型	发病机制	临床表现	实验室检查	治疗
Ⅴ(McArdle 病)	肌肉磷酸化酶缺陷	• 运动不耐受,肌肉痉挛 • 剧烈运动后血尿 • 通常在 20~30 岁出现	• 肌红蛋白尿;休息及运动增加后肌酐激酶升高;运动后血氨和尿酸升高 • 诊断:肌肉酶分析或基因突变检测	• 有氧运动耐量训练;运动之前补充蔗糖、葡萄糖或果糖;小剂量肌酸补充
Ⅶ(Tarui 病)	磷酸果糖激酶缺乏	• 同Ⅴ;儿童期严重的运动不耐受或肌病;代偿性溶血性贫血;高尿酸血症;高碳水化合物饮食后急性运动不耐受	• 肌酸激酶和胆红素水平升高;网织红细胞增多症;高尿酸血症 • 诊断:生化或组织学检测酶缺陷	• 避免剧烈运动引起肌肉痉挛和肌红蛋白尿
磷酸甘油酸激酶缺乏症	磷酸甘油酸酯激酶缺乏	• 同Ⅴ;溶血性贫血,中枢神经系统功能障碍或肌病	• 肌酸激酶升高(并不是所有情况) • 肌肉酶检测异常	同Ⅶ
磷酸甘油酸变位酶缺乏症	磷酸甘油酸变位酶 M 亚基缺陷	同Ⅴ	血清肌酸激酶水平升高	同Ⅶ
乳酸脱氢酶缺乏症	乳酸脱氢酶 M 亚基缺陷	同Ⅴ;红斑疹,分娩困难(子宫僵硬)	肌酸激酶水平升高(并不是所有情况)	同Ⅶ
果糖 1,6-二磷酸醛缩酶 A 缺陷	果糖-1,6-二磷酸醛缩酶 A 缺乏	同Ⅴ;肌无力、溶血性贫血	肌酸激酶水平升高(并不是所有情况)	同Ⅶ
丙酮酸激酶缺陷	丙酮酸激酶肌肉同工酶缺乏	肌肉痉挛、肌无力	肌酸激酶水平升高(并不是所有情况)	同Ⅶ
肌肉磷酸化酶激酶缺陷	肌特异性磷酸化酶激酶缺乏	同Ⅴ;肌无力肌萎缩	肌酸激酶水平升高(并不是所有情况)	同Ⅶ
Ⅱ型/庞贝症	溶酶体酸性 α-葡萄糖苷酶缺乏	• 婴儿:肌肉无力,喂养困难,巨舌症,肝大,心肌病; • 儿童:近端肌无力,吞咽困难,呼吸肌无力 • 成人:近端肌肉无力;盆腔腰椎,脊柱旁和膈肌严重受影响	• 肌酸激酶升高;天冬氨酸氨基转移酶,乳酸脱氢酶升高 • 诊断:肌肉或皮肤成纤维细胞中溶酶体酸性 α-葡萄糖苷酶活性缺乏 • 分子遗传学检测:基因测序或基因缺失/重复分析检测 GAA	• 婴儿:确诊后应立即每 2 周一次缓慢静脉滴注酶制剂(葡萄糖苷酶 α)进行酶替代治疗 • 儿童晚期和成人:高蛋白饮食 • 辅助呼吸

半乳糖代谢缺陷

半乳糖是单糖的一种,与葡萄糖一起共同组成乳糖(二糖)。半乳糖主要来源于牛奶及其奶制品。半乳糖激酶、半乳糖-1-磷酸尿苷酰转移酶(galactose-1-phosphate uridyl transferase,GALT)和尿苷二磷酸半乳糖-4-异构酶缺陷时,半乳糖代谢障碍,从而引起半乳糖及其代谢产物蓄积,导致半乳糖血症。

半乳糖血症与尿苷酰转移酶缺乏

GALT 缺乏症(经典半乳糖血症)是一种常染色体隐性遗传疾病。*GALT* 基因最常见的突变是位于 9 号染色体上的 *Q188R* 突变。婴幼儿 GALT 缺陷时早期临床表现为低血糖、呕吐、腹泻、易怒、进食困难以及发育不良等症状。这些患儿也可能伴有黄疸、肝大、易淤血等症状,而检验结果表现为高胆红素血症、肝转氨酶升高、代谢性酸中毒、半乳糖血症、糖尿、低血糖以及凝血异常。GALT 缺陷患者有发生脑水肿的危险,同时也有报道患者出现眼球玻璃体积血及大肠埃希菌败血症的症状。GALT 缺乏症的长期并发症包括认知障碍、女性卵巢功能衰竭和共济失调神经系统疾病。细菌试验和荧光法常用于筛查新生儿半乳糖血症。临床上可采用 Beutler 荧光斑点试验对 GALT 进行活性检测,结果异常时要接着做生化分析或分子诊断。输血后对 GALT 活性进行定量分析可能会产生假阴性的结果。"Duarte 变异体"是一种发病较温和的半乳糖血症,也是由 *GALT* 基因突变引起的,其特征在于红细胞酶活性降低,一般无临床意义。限制饮食中半乳糖摄入可作为治疗 GALT 缺乏症的措施。

半乳糖激酶缺乏症

在半乳糖激酶缺乏症中，半乳糖不能转化为半乳糖-1-磷酸，半乳糖在体内蓄积，进而可导致白内障的发生。假性脑瘤则是该病另一种罕见的并发症。对于该病的诊断有以下几个要点：血中半乳糖水平升高；尿苷酰转移酶活性正常；红细胞中无半乳糖激酶活性。如果在婴儿早期限制半乳糖的摄入，则可以延缓白内障的发生甚至有可能逆转。

尿苷二磷酸半乳糖-4-异构酶缺乏

轻症患者的酶缺陷仅限于白细胞和红细胞中，因此轻症患者可无症状，临床上不需要进行治疗。而对于重症患者，临床表现类似于 GALT 缺乏症，并且伴有低血压及感觉神经性耳聋。限制饮食中半乳糖摄入可作为治疗该病的措施。

果糖代谢缺陷

果糖代谢缺陷在临床上主要有下列几种类型：原发性果糖尿症、遗传性果糖不耐受症和 1，6-二磷酸果糖酶缺乏。

原发性果糖尿症

原发性果糖尿症是一种常染色体隐性遗传疾病，主要发病机制为果糖激酶缺乏。果糖激酶能催化果糖转变为果糖-1-磷酸。临床上原发性果糖尿症患者常无症状表现，故患者通常是偶然检测到尿液中的还原物质果糖而确诊，无需治疗。

遗传性果糖不耐受症

肝脏、肾脏和肠道中存在着果糖-1，6-二磷酸醛缩酶 B，其活性缺陷导致 1-磷酸果糖和 1，6-二磷酸果糖不能转化为磷酸二羟基丙酮、3-磷酸甘油醛和甘油醛。患者摄入果糖后会导致 1-磷酸果糖在体内蓄积，从而引起低血糖症以及恶心、呕吐等症状。当且仅当患者摄入果糖时才会出现临床症状。患者长期食用含果糖的食物可引起低血糖症状反复发作、肝大、易怒、嗜睡、癫痫发作和近端肾小管功能障碍。肝功能障碍时可导致凝血时间延长、胆红素升高以及转氨酶升高、低白蛋白血症等。对于临床上怀疑遗传性果糖不耐受的患者，可对患者进行静脉果糖耐受性试验。肝脏活检检测醛缩酶 B 的活性可作为确诊手段。

果糖-1，6-二磷酸酶缺乏症

果糖-1，6-二磷酸酶缺乏症是一种常染色体隐性遗传疾病，其发病机制为机体不能正常地以乳酸、甘油和丙氨酸等为前体进行糖异生。患者临床表现为严重低血糖、过度通气、乳酸性酸中毒、抽搐以及昏迷等症状。实验室诊断依据主要是检测肝脏或肠道的酶活性。急性发作期间，静脉输液能及时纠正低血糖和酸中毒现象。如果患者糖原储备耗尽，长时间的禁食可能会促使症状发作。患者的饮食中也需要限制果糖和蔗糖的摄入。

乳酸酸中毒

乳酸是丙酮酸代谢的产物。健康人每天大约产生 1400mmol 乳酸，其中大部分是通过葡萄糖糖酵解途径和丙氨酸脱氨途径产生。机体大量的乳酸主要由细胞外液的缓冲和肝肾的清除功能进行消除。在正常情况下，机体乳酸产生和清除的速率是平衡的，因此体内乳酸的积累是零。L-乳酸（乳酸左旋形式）生产过多或机体利用不足会导致机体内 L-乳酸过量积累。

乳酸酸中毒的具体原因见框 16-3。机体缺血、癫痫发作、剧烈运动及某些白血病时，乳酸的生成会增加。在剧烈运动期间产生的高水平乳酸由肾脏和肝脏以及肌肉中的有氧代谢迅速清除（半衰期约 60 分钟）。乳酸利用率降低时也会导致乳酸过度积累，通常见于肝肾疾病。乳酸清除障碍与肝功能不全、特异性酶缺陷，以及严重酸中毒有关。虽然广泛用于治疗 2 型糖尿病的甲福明很少引起乳酸性酸中毒，但在下列几种情况时也可引起乳酸酸中毒：充血性心力衰竭、组织缺氧、肾衰竭和败血症。用于治疗人类免疫缺陷病毒感染的核苷逆转录酶抑制剂也可诱导乳酸性酸中毒。

框 16-3　L-乳酸酸中毒的原因

组织缺氧
感染性休克
心源性休克
失血性休克
急性低氧血症
一氧化碳中毒

代谢疾病
糖尿病控制不佳
肝功能不全
肾衰竭

肿瘤
白血病
淋巴瘤

药物/有毒物质
齐多夫定
甲福明
乙醇
水杨酸盐类
异烟肼
甲醇
乙二醇

先天性代谢缺陷
Ⅰa 型糖原贮积症
果糖-1，6-二磷酸酶缺乏症
丙酮酸脱氢酶缺乏症
有机酸尿症：丙酸血症，甲基丙二酸血症

线粒体疾病
KSS（Kearns-Sayre 综合征）
PEO（进行性眼外肌麻痹）
PS（Pearson 综合征）
MERRF（肌阵挛性癫痫伴肌肉破碎红纤维综合征）
MELAS（线粒体脑病，乳酸性酸中毒和卒中样发作）
MILS（母系遗传 Leigh 综合征）

乳酸酸中毒时，血液中乳酸水平升高（>45mg/dl 或>5.0mmol/L），阴离子间隙升高，以及血液 pH 值降低（<7.35）。为了准确测量血液中的乳酸水平，抽血时止血带不应扎得太紧，患者也不应紧握拳头。由于草酸-氟化物能阻碍血液中的糖进一步酵解，故应使用含有草酸-氟化物的灰色真空采血管。

对于乳酸酸中毒的治疗，除了纠正酸中毒症状外，也应该纠正引起正常乳酸代谢紊乱的潜在病症。增加供氧、改善体液状态、扩心以及脓毒症的治疗在乳酸性酸中毒治疗中发挥着重要作用。透析有时也是一种清除体内乳酸的重要方法。D-乳酸酸中毒是由于 D-乳酸（乳酸的右旋形式）在体内过量积累引起的。已有报道接受过空回肠旁路术或者小肠切除术的患者出现 D-乳酸酸中毒的现象。患者摄入糖类食物后，葡萄糖和其他碳水化合物在结肠中被细菌被转化成 D-乳酸。D-乳酸被吸收入全身循环中后缓慢代谢。D-乳酸酸中毒的患者临床表现为代谢性酸中毒以及脑病。实验室可以采用 D-乳酸脱氢酶酶法测定 D-乳酸盐水平。

（徐克前 译　张德太 校）

推荐阅读

American Diabetes Association：Glycemic targets 2015，Diabetes Care 38（Suppl 1）：S33-S40，2015.

American Diabetes Association：Standards of medical care in patients with diabetes 2014，Diabetes Care 37（Suppl 1）：S14-S80，2014.

该文总结了糖尿病诊断及其分类的标准，同时对评估血糖控制情况、管理目标提供了一些建议，并提出了一些预防并发症的策略。

Bingley PJ，Bonifacio E，Mueller PW，& participating laboratories：Diabetes Antibody Standardization Program：First assay proficiency evaluation，Diabetes 52：1128-1136，2003；& Lampasona V，Schlosser M，Mueller PW，et al：Diabetes Antibody Standardization Program：First proficiency evaluation of assay for autoantibodies to zinc transporter 8. First assay proficiency evaluation. Clin Chem 57：1693-1702，2011.

该报告首次对糖尿病自身抗体标准化方案进行了能力比对评价，包括对 GAD、IA-2 和胰岛素等自身抗体的不同检测方法；此外，还首次对 ZnT8 自身抗体进行了能力比对评估。

Chiang JL，Kirkman MS，Laffel LM，et al：Type 1 diabetes through the life span：A position statement of the American Diabetes Association，Diabetes Care 37（7）：2034-2054，2014.

该文对于血糖控制目标及血糖管理提出了按照年龄分层的建议。

Cryer PE，Axelrod L，Grossman AB，et al：Evaluation & management of adult hypoglycemic disorders：An Endocrine Society Clinical Practice Guideline，J Clin Endocrinol Metab 94：709-728，2009.

该文系统综述了低血糖症，并详细介绍了其临床分型、诊断试验，包括如何正确实施 72 小时饥饿试验、混合餐诊断试验的操作规程和低血糖管理策略。

Handelsman Y，Bloomgarden Z，Grunberger G，et al，& American Association of Clinical Endocrinologists & American College of Endocrinology：Clinical practice guidelines for developing a diabetes mellitus comprehensive care plan—2015，Endocr Pract 21（Suppl 1）：1-87，2015.

该文介绍了美国内分泌协会认可的糖尿病监测和管理指南。

Little RR，Rohlfing CL，Sacks DB，et al：Status of hemoglobin A1c measurement & goals for improvement：From chaos to order for improving diabetes care，Clin Chem 57（2）：205-214，2011.

该文总结了美国国家糖化血红蛋白标准化计划（NGSP）以及国内外血红蛋白测定标准化的最新进展。

Sacks DB，Arnold M，Bakris GL，et al：Guidelines & recommendations for laboratory analysis in the diagnosis & management of diabetes mellitus，Diabetes Care 34：e61-e99，2011.

该文提供了临床检测在糖尿病诊断和治疗中的建议。

Sosenko JM，Skyler JS，Mahon J，et al：Use of the Diabetes Prevention Trial—Type 1 Risk Score（DPTRS）for improving the accuracy of the risk classification of type 1 diabetes，Diabetes Care 37（4）：979-984，2014.

Sosenko JM1，Skyler JS，Palmer JP，et al：The prediction of type 1 diabetes by multiple autoantibody levels & their incorporation into an autoantibody risk score in relatives of type 1 diabetic patients，Diabetes Care 36（9）：2615-2620，2013.

该文综述了胰腺自身抗体和其他因子在预测 1 型糖尿病中的价值。

Weinstein DA，Wolfsdorf JI：Glycogen storage diseases：A primer for clinicians，Endocrinologist 12：531-538，2002.

该文对糖原贮积症进行了详细综述。

参考文献

American Diabetes Association: Diagnosis and classification of diabetes mellitus, *Diabetes Care* 33(Suppl 1):S62–S69, 2010.

Arem R: Hypoglycemia associated with renal failure, *Endocrinol Metab Clin N Amer* 18(1):103–121, 1989.

Arky RA: Hypoglycemia associated with liver disease and ethanol, *Endocrinol Metab Clin N Amer* 18(1):75–90, 1989.

Assan R, Perronne C, Assan D, et al: Pentamidine-induced derangements of glucose homeostasis. Determinant roles of renal failure and drug accumulation: A study of 128 patients, *Diabetes Care* 18(1):47–55, 1995.

Bao S, Root C, Jagasia S: Type B insulin resistance syndrome associated with systemic lupus erythematosus, *Endocr Pract* 13(1):51–55, 2007.

Bellows C, Haque S, Jaffe B: Pancreatic polypeptide islet cell tumor: Case report and review of the literature, *J Gastrointest Surg* 2(6):526–532, 1998.

Bergenstal RM, Klonoff DC, Garg SK, et al: Threshold-based insulin-pump interruption for reduction of hypoglycemia, *N Engl J Med* 369(3):224–232, 2013.

Besser RE, Ludvigsson J, Jones AG, et al: Urine C-peptide creatinine ratio is a noninvasive alternative to the mixed-meal tolerance test in children and adults with type 1 diabetes, *Diabetes Care* 34(3):607–609, 2011.

Blaikie TPJ, Edge JA, Hancock G, et al: Comparison of breath gases, including acetone, with blood glucose and blood ketones in children and adolescents with type 1 diabetes, *J Breath Res* 8(4):046010, 2014.

Bosch AM, Bakker HD, van Gennip AH, et al: Clinical features of galactokinase deficiency: A review of the literature, *J Inherit Metab Dis* 25(8):629–634, 2002.

Bouchard P, Sai P, Reach G, et al: Diabetes mellitus following pentamidine-induced hypoglycemia in humans, *Diabetes* 31(1):40–45, 1982.

Bunch TJ, Dunn WF, Basu A, et al: Hyponatremia and hypoglycemia in acute Sheehan's syndrome, *Gynecol Endocrinol* 16(5):419–423, 2002.

Cavaco B, Uchigata Y, Porto T, et al: Hypoglycaemia due to insulin autoimmune syndrome: Report of two cases with characterization of HLA alleles and insulin autoantibodies, *Eur J Endocrinol* 145(3):311–316, 2001.

Centers for Disease Control and Prevention. National Diabetes Statistics Report, 2014. Available at: http://www.cdc.gov/diabetes/pubs/statsreport14.htm. Accessed on June 20, 2014.

Ceriello A, Guigliano D, Quatraro A, et al: Vitamin E reduction of protein glycosylation in diabetes. New prospect for prevention of diabetes complications?, *Diabetes Care* 14:68–72, 1991.

Chan AY, Swaminathan R, Cockram CS: Effectiveness of sodium fluoride as a preservation of glucose in blood, *Clin Chem* 35:315–317, 1989.

Chavez H, Ozolins D, Losek JD: Hypoglycemia and propranolol in pediatric behavioral disorders, *Pediatrics* 103(6):1290–1292, 1999.

Chen YT: Glycogen storage diseases. In Scriver CR, Beaudet AL, Sly WS, et al, editors: *The metabolic and molecular bases of inherited disease*, ed 8, New York, 2001, McGraw-Hill, pp 1521–1551.

Cheyne EH, Cavan DA, Kerr D: Performance of a continuous glucose monitoring system during controlled hypoglycaemia in healthy volunteers, *Diabetes Technolo Ther* 4(5):607–613, 2002.

Chung J, Henry RR: Mechanisms of tumor-induced hypoglycemia with intraabdominal hemangiopericytoma, *J Clin Endocrinol Metab* 81(3):919–925, 1996.

Clayton PT, Eaton S, Aynsley-Green A, et al: Hyperinsulinism in short-chain L-3-hydroxyacyl-CoA dehydrogenase deficiency reveals the importance of beta-oxidation in insulin secretion, *J Clin Invest* 108:457–465, 2001.

Consensus Committee: Consensus statement on the

worldwide standardization of the HbA_{1c} measurement, *Diabetes Care* 30:2399–2400, 2007.

Cosson E, Valensi P, Carbillon L: Screening for dysglycaemia during pregnancy: Proposals conciliating International Association of Diabetes and Pregnancy Study Group (IADPSG) and US National Institutes of Health (NIH) panels, *Diabetes Metab* 2014. pii: S1262-3636(14)00133-5 doi: 10.1016/j.diabet.2014.08.001. [Epub ahead of print].

Cryer PE: Hypoglycemia, functional brain failure, and brain death, *J Clin Invest* 117:868–870, 2007.

Cuesta-Munoz AL, Huopio H, Otonkoski T, et al: Severe persistent hyperinsulinemic hypoglycemia due to a de novo glucokinase mutation, *Diabetes* 53(8): 2164–2168, 2004.

Daughaday WH: Hypoglycemia in patients with non-islet cell tumors, *Endocrinol Metab Clin N Amer* 18(1): 91–101, 1989.

Davie SJ, Gould BJ, Yudkin JS: Effect of vitamin C on glycosylation of proteins, *Diabetes* 41:167–173, 1992.

de Groot JW, Rikhof B, van Doorn J, et al: Non-islet cell tumour-induced hypoglycaemia: A review of the literature including two new cases, *Endocr Relat Cancer* 14(4):979–993, 2007.

Diabetes Control and Complications Trial Research Group: The effect of intensive treatment of diabetes on the development and progression of long-term complications in insulin-dependent diabetes mellitus, *N Engl J Med* 329:977–986, 1993.

Dozio N, Scavini M, Beretta A, et al: Imaging of the buffering effect of insulin antibodies in the autoimmune hypoglycemic syndrome, *J Clin Endocrinol Metab* 83(2):643–648, 1998.

Drucker DJ: Incretin action in the pancreas: potential promise, possible perils, and pathological pitfalls, *Diabetes* 62:3316–3323, 2013.

Eisenbarth GS: Insulin autoimmunity: Immunogenetics/immunopathogenesis of type 1A diabetes, *Ann N Y Acad Sci* 1005:109–118, 2003.

Faivre L, Houssin D, Valayer J, et al: Long-term outcome of liver transplantation in patients with glycogen storage disease type Ia, *J Inherit Metab Dis* 22:723–732, 1999.

Fareau GG, Maldonado M, Oral E, et al: Regression of acanthosis nigricans correlates with disappearance of anti-insulin receptor autoantibodies and achievement of euglycemia in type B insulin resistance syndrome, *Metabolism* 56(5):670–675, 2007.

Flanagan D, Wood P, Sherwin R, et al: Gin and tonic and reactive hypoglycemia: What is important—the gin, the tonic, or both?, *J Clin Endocrinol Metab* 83(3): 796–800, 1998.

Ford ES, Li C, Zhao G: Prevalence and correlates of metabolic syndrome based on a harmonious definition among adults in the U.S., *J Diabetes* 2(3):180–193, 2010.

Franco LM, Krishnamurthy V, Bali D, et al: Hepatocellular carcinoma in glycogen storage disease type Ia: A case series, *J Inherit Metab Dis* 28:153–162, 2005.

Freckmann G, Schmid C, Baumstark A, et al: System accuracy evaluation of 43 blood glucose monitoring systems for self-monitoring of blood glucose according to DIN EN ISO 15197, *J Diabetes Sci Technol* 6:1060–1075, 2012.

Fukuda I, Hizuka N, Ishikawa Y, et al: Clinical features of insulin-like growth factor-II producing non-islet-cell tumor hypoglycemia, *Growth Horm IGF Res* 16:211–216, 2006.

Gebhard B, Holst JJ, Biegelmayer C, et al: Postprandial GLP-1 norepinephrine, and reactive hypoglycemia in dumping syndrome, *Dig Dis Sci* 46(9):1915–1923, 2001.

Greenbaum CJ, Mandrup-Poulsen T, McGee PF, et al: Mixed-meal tolerance test versus glucagon stimulation test for the assessment of beta-cell function in therapeutic trials in type 1 diabetes, *Diabetes Care* 31(10):1966–1971, 2008.

Gregg EW, Li Y, Wang J, et al: Changes in diabetes related complications in the United States, 1990-2010, *N Engl J Med* 370:1514–1523, 2014.

Guettier JM, Gordon P: Hypoglycemia, *Endocrinol Metab Clin N Amer* 35(4):753–766, 2006.

Guettier JM, Kam A, Chang R, et al: Localization of insulinomas to regions of the pancreas by intra-arterial calcium stimulation: The NIH experience, *J Clin Endocrinol Metab* 94(4):1074–1080, 2009.

Haut S, Brivet M, Touati G, et al: A deletion in the human QP-C gene causes a complex III deficiency resulting in hypoglycaemia and lactic acidosis, *Hum Genet* 113:118–122, 2003.

Haviv YS, Sharkia M, Safadi R: Hypoglycemia in patients with renal failure, *Ren Fail* 22(2):219–223, 2000.

Hawdon JM: Investigation and management of impaired metabolic adaptation presenting as neonatal hypoglycemia, *Paediatrics and Child Health* 18(4):161–165, 2008.

Haymond MW: Hypoglycemia in infants and children, *Endocrinol Metab Clin N Amer* 18(1):211–252, 1989.

Haymond MW, Pagliara AS: Ketotic hypoglycaemia, *Clin Endocrinol Metab* 12(2):447–462, 1983.

Hekimsoy Z, Biberoglu S, Comlekci A, et al: Trimethoprim/sulfamethoxazole-induced hypoglycemia in a malnourished patient with severe infection, *Eur J Endocrinol* 136(3):304–306, 1997.

Herman WH, Cohen RM: Racial and ethnic differences in the relationship between HbA_{1c} and blood glucose: Implications for the diagnosis of diabetes, *J Clin Endocrinol Metab* 97(4):1067–1072, 2012.

Hirata Y, Uchigata Y: Insulin autoimmune syndrome in Japan, *Diabetes Res Clin Pract* 24(Suppl):S153–S157, 1994.

Hoberman HD, Chiodo SM: Elevation of the hemoglobin A1 fraction in alcoholism, *Alcohol Clin Exp Res* 16:260–266, 1982.

Hoelzel W, Weykamp C, Jeppsson JO, et al: IFCC reference system for measurement of hemoglobin A1c in human blood and the national standardization schemes in the United States, Japan, and Sweden: A method comparison study, *Clin Chem* 50:166–174, 2004.

Holton JB, Walter JH, Tyfield LA: Galactosemia. In Scriver CR, Beaudet AL, Sly WS, et al, editors: *The metabolic and molecular bases of inherited disease*, ed 8, New York, 2001, McGraw-Hill, pp 1553–1587.

Huang ES, Basu A, O'Grady M, et al: Projecting the future diabetes population size and related costs for the U.S, *Diabetes Care* 32:2225–2229, 2009.

Hussain K: Diagnosis and management of hyperinsulinaemic hypoglycaemia of infancy, *Horm Res* 69:2–13, 2008.

John M, Mallal S: Hyperlactatemia syndromes in people with HIV infection, *Curr Opin Infect Dis* 15(1):23–29, 2002.

Kapoor RR, Flanagan SE, James C, et al: Hyperinsulinaemic hypoglycaemia, *Arch Dis Child* 94(6):450–457, 2009.

Kato Y, Ichiki Y, Kitajima Y: A case of systemic lupus erythematosus presenting as hypoglycemia due to anti-insulin receptor antibodies, *Rheumatol Int* 29(1): 103–105, 2008.

Khoury H, Daugherty T, Ehsanipoor K: Spontaneous hypoglycemia associated with congestive heart failure attributable to hyperinsulinism, *Endocr Pract* 4(2):94–95, 1998.

Kishnani PS, Corzo D, Nicolino M, et al: Recombinant human acid α-glucosidase: Major clinical benefits in infantile-onset Pompe disease, *Neurology* 68:99–109, 2007.

Kost GJ, Vu HT, Lee JH, et al: Multicenter study of oxygen-insensitive handheld glucose point-of-care testing in critical care/hospital/ambulatory patients in the United States and Canada, *Crit Care Med* 26(3): 581–590, 1998.

Kreisberg RA: Lactate homeostasis and lactic acidosis, *Ann Intern Med* 92:227–237, 1980.

Krischer JP, Cuthbertson DD, Yu L, et al: Screening strategies for the identification of multiple antibody-positive relatives of individuals with type 1 diabetes, *J Clin Endocrinol Metab* 88(1):103–108, 2003.

Kurahashi K, Maruta H, Usuda Y, et al: Influence of blood sample oxygen tension on blood glucose concentration measured using an enzyme-electrode method, *Crit Care Med* 25(2):231–235, 1997.

Lawler P, Mora S: Moving beyond mean glycemia: 1,5-Anhydroglucitol and microvascular complications of diabetes, *Clin Chem* 60:11–1359-61, 2014.

Lefebvre PJ, Andreani D, Marks V, et al: Statement on postprandial hypoglycemia, *Diabetes Care* 11(5):439–440, 1988.

Leslie ND: Insights into the pathogenesis of galactosemia, *Ann Rev Nutr* 23:59–80, 2003.

Lidar M, Rachmani R, Half E, et al: Insulin autoimmune syndrome after therapy with imipenem, *Diabetes Care* 22(3):524–525, 1999.

Lteif AN, Schwenk WF: Hypoglycemia in infants and children, *Endocrinol Metab Clin N Amer* 28(3):619–646, 1999.

Luft AN, Schwenk WF: Lactic acidosis update for critical care clinicians, *J Am Soc Nephrol* 12(Suppl 17): S15–S19, 2001.

Lupsa BC, Chong AY, Cochran EK, et al: Autoimmune forms of hypoglycemia, *Medicine* 88(3):141–153, 2009.

Mackin RB: Proinsulin: Recent observations and controversies, *Cell Mol Life Sci* 54:696–702, 1998.

Manning PJ, Espiner EA, Yoon K, et al: An unusual cause of hyperinsulinaemic hypoglycaemia syndrome, *Diabet Med* 20(9):772–776, 2003.

Marko P, Gabrielli A, Caruso LJ: Too much lactate or too little liver?, *J Clin Anesth* 16(5):389–395, 2004.

Marks V, Teale JD: Drug-induced hypoglycemia, *Endocrinol Metab Clin N Amer* 28(3):555–577, 1999.

Miller WG, Thienpont LM, Van Uytfanghe K, et al: The Insulin Standardization Work Group: Toward standardization of insulin immunoassays, *Clin Chem* 55:1011–1018, 2009.

Miller SI, Wallace RJ Jr, Musher DM, et al: Hypoglycemia as a manifestation of sepsis, *Am J Med* 68(5):649–654, 1980.

Miraki-Moud F, Grossman AB, Besser M, et al: A rapid method for analyzing serum pro-insulin-like growth factor-II in patients with non-islet cell tumor hypoglycemia, *J Clin Endocrinol Metab* 90(7):3819–3823, 2005.

Misbin RI: The phantom of lactic acidosis due to metformin in patients with diabetes, *Diabetes Care* 27(7): 1791–1793, 2004.

Mitrakou A, Ryan C, Veneman T, et al: Hierarchy of glycemic thresholds for counterregulatory hormone secretion, symptoms, and cerebral dysfunction, *Am J Physiol* 260(1 Pt 1):E67–E74, 1991.

Molven A, Matre GE, Duran M, et al: Familial hyperinsulinemic hypoglycemia caused by a defect in the SCHAD enzyme of mitochondrial fatty acid oxidation, *Diabetes* 53:221–227, 2004.

Montalvo AL, Bembi B, Donnarumma M, et al: Mutation profile of the GAA gene in 40 Italian patients with late onset glycogen storage disease type II, *Hum Mutat* 27:999–1006, 2006.

Murad HA, Coto-Yglesias F, Wang AT, et al: Drug-induced hypoglycemia: A systematic review, *J Clin Endocrinol Metab* 94(3):741–745, 2009.

Narayan KM, Boyle JP, Thompson TJ, et al: Lifetime risk for diabetes mellitus in the United States, *JAMA* 290(14):1884–1890, 2003.

Nathan DM, Cleary PA, Backlund JY, et al: Intensive diabetes treatment and cardiovascular disease in patients with type 1 diabetes, *N Engl J Med* 353:2643–2653, 2005.

Nathan DM, Kuenen J, Borg R, et al: Translating the A1C assay into estimated average glucose values, *Diabetes Care* 31:1–6, 2008.

Nishi H, Nanjo K: Insulin gene mutations and diabetes, *J Diabetes Investig* 2:92–100, 2011.

Oberg K, Eriksson B: Endocrine tumours of the pancreas, *Best Pract Res Clin Gastroenterol* 19:753–781, 2005.

Ogedegbe AE, Thomas DL, Diehl AM: Hyperlactataemia syndromes associated with HIV therapy, *Lancet Infect Dis* 3(6):329–337, 2003.

Ohkubo Y, Kishikawa H, Araki E, et al: Intensive insulin therapy prevents the progression of diabetic microvascular complications in Japanese patients with non-insulin-dependent diabetes mellitus: A randomized prospective 6-year study, *Diabetes Res Clin Pract* 28:103–117, 1995.

Orngreen MC, Zacho M, Hebert A, et al: Patients with severe muscle wasting are prone to develop hypoglycemia during fasting, *Neurology* 61:997–1000, 2003.

Ozawa S, Katsuta H, Suzuki K, et al: Estimated proinsulin processing activity of prohormone convertase (PC) 1/3 rather than PC2 is decreased in pancreatic β-cells of type 2 diabetic patients, *Endocrine J* 61:607–614, 2014.

Park-Wyllie LY, Juurlink DN, Kopp A, et al: Outpatient gatifloxacin therapy and dysglycemia in older adults, *N Engl J Med* 354(13):1352–1361, 2006.

Pasieka JL, Hershfield N: Pancreatic polypeptide hyperplasia causing watery diarrhea syndrome: A case report, *Can J Surg* 42(1):55–58, 1999.

Penumalee S, Kissner PZ, Migdal SD: Gabapentin-induced hypoglycemia in a long-term peritoneal dialysis patient, *Am J Kidney Dis* 42(6):E3–E5, 2003.

Pietropaolo M: Persistent C-peptide: What does it mean?, *Curr Opin Endocinol Diabetes Obes* 20:279–284, 2013.

Pittis MG, Donnarumma M, Montalvo AL, et al: Molecular and functional characterization of eight novel GAA mutations in Italian infants with Pompe disease, *Hum Mutat* 29:E27–E36, 2008.

Qing Y, Zhou J-G, Yuan G: Systemic lupus erythematosus presenting as hypoglycaemia with insulin receptor antibodies and insulin autoantibodies, *Lupus* 18(5): 457–459, 2009.

Quinlivan R, Beynon RJ, Martinuzzi A: Pharmacological

and nutritional treatment for McArdle disease (Glycogen Storage Disease type V), *Cochrane Database Syst Rev* CD003458, 2008.

Redmon JB, Nuttall FQ: Autoimmune hypoglycemia, *Endocrinol Metab Clin N Amer* 28(3):603–618, 1999.

Roder ME, Porte D Jr, Schwartz RS, et al: Disproportionately elevated proinsulin levels reflect the degree of impaired B cell secretory capacity in patients with noninsulin-dependent diabetes mellitus, *J Clin Endocrinol Metab* 83(2):604–608, 1998.

Russell SJ, El-Khatib FH, Sinha M, et al: Outpatient glycemic control with a bionic pancreas in type 1 diabetes, *N Engl J Med* 371:313–325, 2014.

Salpeter SR, Greyber E, Pasternak GA, et al: Risk of fatal and nonfatal lactic acidosis with metformin use in type 2 diabetes mellitus: Systematic review and meta-analysis, *Arch Intern Med* 163(21):2594–2602, 2003.

Saraya A, Yokokura M, Gonoi T, et al: Effects of fluoroquinolones on insulin secretion and beta-cell ATP-sensitive K+ channels, *Eur J Pharmacol* 497:111–117, 2004.

Schmid C, Haug C, Heinemann L, et al: System accuracy of blood glucose monitoring systems: Impact of use by patients and ambient conditions, *Diabetes Technol Ther* 15(10):889–896, 2013.

Schrot RJ, Foulis PR, Morrison AD, et al: A computerized model for home glucose monitoring proficiency testing: Efficacy of an innovative testing program, *Diabetes Educator* 25(1):48–55, 1999.

Schwartz NS, Clutter WE, Shah SD, et al: Glycemic thresholds for activation of glucose counterregulatory systems are higher than the threshold for symptoms, *J Clin Invest* 79(3):777–781, 1987.

Seaquist ER, Kahn SE, Clark PM, et al: Hyperproinsulinemia is associated with increased beta cell demand after hemipancreatectomy, *J Clin Invest* 97(2):455–460, 1996.

Service FJ, Natt N, Thompson GB, et al: Noninsulinoma pancreatogenous hypoglycemia: A novel syndrome of hyperinsulinemic hypoglycemia in adults independent of mutations in Kir6.2 and SUR1 genes, *J Clin Endocrinol Metab* 84(5):1582–1589, 1999.

Service GJ, Thompson GB, Service FJ, et al: Hyperinsulinemic hypoglycemia with nesidioblastosis after gastric-bypass surgery, *N Engl J Med* 353:249–254, 2005.

Smallridge RC, Corrigan DF, Thomason AM, et al: Hypoglycemia in pregnancy. Occurrence due to adrenocorticotropic hormone and growth hormone deficiency, *Arch Intern Med* 140(4):564–565, 1980.

Sperling MA, Menon RK: Differential diagnosis and management of neonatal hypoglycemia, *Pediatr Clin N Amer* 51(3):703–723, 2004.

Stanley CA, Lieu YK, Hsu BY, et al: Hyperinsulinism and hyperammonemia in infants with regulatory mutations of the glutamate dehydrogenase gene, *N Engl J Med* 338(19):1352–1357, 1998.

Steinman B, Gitzelman R, Van den Berghe G: Disorders of fructose metabolism. In Scriver CR, Beaudet AL, Sly WS, et al, editors: *The metabolic and molecular bases of inherited disease*, ed 8, New York, 2001, McGraw-Hill, pp 1489–1520.

STOPP-T2D (Studies to Treat or Prevent Pediatric Type 2 Diabetes Prevention Study Group): Prevalence of the metabolic syndrome among a racially/ethnically diverse group of U.S. eighth-grade adolescents and associations with fasting insulin and homeostasis model assessment of insulin resistance levels, *Diabetes Care* 31:2020–2025, 2008.

Straub SG, Cosgrove KE, Ammala C, et al: Hyperinsulinism of infancy: The regulated release of insulin by KATP channel-independent pathways, *Diabetes* 50(2): 329–339, 2001.

Sunehag AL, Haymond MW: Glucose extremes in newborn infants, *Clin Perinatol* 29(2):245–260, 2002.

Tahara Y, Shima K: The response of GHb to stepwise plasma glucose change over time in diabetic patients, *Diabetes Care* 16:1313–1314, 1993.

Tamburrano G, Leonetti F, Sbraccia P, et al: Increased insulin sensitivity in patients with idiopathic reactive hypoglycemia, *J Clin Endocrinol Metab* 69(4):885–890, 1989.

Tarim O, Kucukerdogan A, Gunay U, et al: Effects of iron deficiency anemia on hemoglobin A1c in type 1 diabetes mellitus, *Pediatr Int* 41:357–362, 1999.

Taylor SI, Barbetti F, Accili D, et al: Syndromes of autoimmunity and hypoglycemia. Autoantibodies directed against insulin and its receptor, *Endocrinol Metab Clin N Amer* 18(1):123–143, 1989.

Toft-Nielsen MB, Damholt MB, Madsbad S, et al: Determinants of the impaired secretion of glucagon-like peptide-1 in type 2 diabetic patients, *J Clin Endocrinol Metab* 86:3717–3723, 2001.

Tomita T, Kimmel JR, Friesen SR, et al: Pancreatic polypeptide cell hyperplasia with and without watery diarrhea syndrome, *J Surg Oncol* 14(1):11–20, 1980.

Torn C, Mueller PW, Schlosser M, et al: Diabetes Antibody Standardization Program: Evaluation of assays for autoantibodies to glutamic acid decarboxylase and islet antigen-2, *Diabetologia* 51:846–852, 2008.

Towler DA, Havlin CE, Craft S, et al: Mechanism of awareness of hypoglycemia. Perception of neurogenic (predominantly cholinergic) rather than neuroglycopenic symptoms, *Diabetes* 42(12):1791–1798, 1993.

Tsujino S, Nonaka I, DiMauro S: Glycogen storage myopathies, *Neurol Clin* 18(1):125–150, 2000.

United Kingdom Prospective Diabetes Study Group: Effect of intensive blood glucose control with metformin on complications in overweight patients with type 2 diabetes (UKPDS 34), *Lancet* 352(9131):854–865, 1998a.

United Kingdom Prospective Diabetes Study Group: Intensive blood-glucose control with sulphonylureas or insulin compared with conventional treatment and risk of complications in patients with type 2 diabetes (UKPDS 33), *Lancet* 352(9131):837–853, 1998b.

van Doorn J, Hoogerbrugge CM, Koster JG, et al: Antibodies directed against the E region of pro-insulin-like growth factor-II used to evaluate non-islet cell tumor-induced hypoglycemia, *Clin Chem* 48:1739–1750, 2002.

Virtue MA, Furne JK, Nuttall FQ, et al: Relationship between GHb concentration and erythrocyte survival determined from breath carbon monoxide concentration, *Diabetes Care* 27:931–935, 2004.

Vogeser M, Parhofer KG, Furst H, et al: Autoimmune hypoglycemia presenting as seizure one week after surgery, *Clin Chem* 47(4):795–796, 2001.

Walter JH, Roberts RE, Besley GT, et al: Generalised uridine diphosphate galactose-4-epimerase deficiency, *Arch Dis Child* 80(4):374–376, 1999.

Wang L, Lovejoy NF, Faustman DL: Persistence of prolonged c-peptide production in type 1 diabetes as measured by an ultrasensitive c-peptide assay, *Diabetes Care* 35:465–470, 2012.

Weissman M, Klein B: Evaluation of glucose determinations in untreated serum samples, *Clin Chem* 4:420, 1958.

Whipple AE: The surgical therapy of hyperinsulinism, *J Int Chir* 3:237–276, 1938.

Wolfsdorf JI, Holm IA, Weinstein DA: Glycogen storage diseases: Phenotypic, genetic, and biochemical characteristics, and therapy, *Endocrinol Metab Clin N Amer* 28(4):801–823, 1999.

World Health Organization. *Diabetes mellitus: Report of a WHO study group*. (Technical Report Series, No. 727). Geneva, Switzerland, 1985, WHO.

Yaturu S, DePrisco C, Lurie A: Severe autoimmune hypoglycemia with insulin antibodies necessitating plasmapheresis, *Endocr Pract* 10(1):49–54, 2004.

Zaloga GP: Beware of errors in blood glucose measurement, *Crit Care Med* 25(2):212, 1997.

Zhang DL, Jiang ZW, Jiang J, et al: D-lactic acidosis secondary to short bowel syndrome, *Postgrad Med J* 79(928):110–112, 2003.

Zierler K: Whole body glucose metabolism, *Am J Physiol* 276(3 Pt 1):E409–E426, 1999.

Zuker N, Bissessor M, Korber M, et al: Acute hypoglycaemic coma—A rare, potentially lethal form of early onset Sheehan syndrome, *Aust N Z J Obstet Gynaecol* 35(3):318–320, 1995.

第17章 脂质和脂蛋白异常血症

Xueying Chen, Liye Zhou, M. Mahmood Hussain

要点

1. 虽然超速离心技术和电泳技术具有历史性意义，但目前大多数有效的脂质和脂蛋白检测技术仍然是采用酶法。

2. 低密度脂蛋白胆固醇可直接测量，但通常采用 Friedewald 公式计算。计算值需要评估空腹样本。

3. 目前，低密度脂蛋白胆固醇被认为在心血管危险评估和治疗指导中具有重要价值。

4. 目前建议 20 岁以上成年人应至少每 5 年测量一次血脂水平，包括总胆固醇、低密度脂蛋白胆固醇（low-density lipoprotein cholesterol, LDL-C）、高密度脂蛋白胆固醇（high-density lipoprotein cholesterol, HDL-C）和甘油三酯。

5. 其他一些检测指标，如脂质运载蛋白水平和脂蛋白亚型等，可能在心血管疾病风险评估调整和治疗评估方面具有价值。

6. 新的指南指出糖尿病患者发生动脉粥样硬化风险升高，应积极干预糖尿病患者和代谢综合征患者的血脂水平。

概述

脂质代谢紊乱在动脉粥样硬化和冠心病（coronary heart disease, CHD）中起主要作用。血清胆固醇升高与心肌梗死之间的关系十分明确。在组织形态学方面，胆固醇沉积物存在于内皮细胞损伤区域，是动脉粥样硬化病变的重要部位。虽然由于高胆固醇和心肌梗死之间存在关联性，胆固醇可能被认为是“不好的胆固醇”；但是，胆固醇实际上是细胞膜的重要结构成分，也是类固醇和胆汁酸的前体。另一种脂质——甘油三酯，是细胞的主要能量来源。胆固醇和甘油三酯是冠状动脉粥样硬化性心脏病风险研究和管理中最重要的脂质成分。

脂质溶于非极性有机溶剂，如氯仿和乙醚，但相对来说不溶于极性溶剂，如水。因此，胆固醇和甘油三酯在血浆中不会像自由浮动分子一样行进，而是作为水溶性脂蛋白复合物的一部分。这些颗粒含有两种形式的胆固醇：游离胆固醇和胆固醇酯。游离胆固醇为极性非酯化醇，约占 30%；胆固醇酯为胆固醇与脂肪酸连接形成的疏水性形式，约占 70%。脂蛋白如胶束排列（图 17-1）。最具疏水性的脂质位于颗粒的核心，如胆固醇和甘油三酯；一些具有亲水性的脂质排列在表面上，极性基团指向外部，如游离胆固醇和磷脂。脂质运载蛋白（Apo）——脂蛋白中的蛋白质部分，亦排列在脂蛋白复合物的表面。它们表现出两性特征；疏水性残基与疏水性核心相互作用，而亲水性残基在外部的水性环境中相互作用。

脂蛋白根据颗粒的浮力密度主要可分为四类：乳糜微粒（chylomicrons, CM）、极低密度脂蛋白（very-low-density lipoprotein, VLDL）、低密度脂蛋白（low-density lipoprotein, LDL）和高密度脂蛋白（high-density lipoprotein, HDL）（见下文）。除此之外，还有几种次要脂蛋白，包括中间密度脂蛋白（intermediate-density lipoprotein, IDL）和脂蛋白(a)（Lp(a)）（表 17-1 和表 17-2）。脂蛋白可通过密度、粒度、化学成分和电泳迁移率来区分；这些物理性质基于蛋白质、甘油三酯和胆固醇含量的差异，也是每种脂蛋白在脂质代谢中的作用基础（见下文）。每种脂蛋白与特定的脂质运载蛋白结合，在脂质转运过程中发挥重要作用。例如，激活或抑制参与脂质代谢的酶，以及将脂蛋白与细胞表面受体结合。脂蛋白分类中脂质运载蛋白组成详见表 17-1。

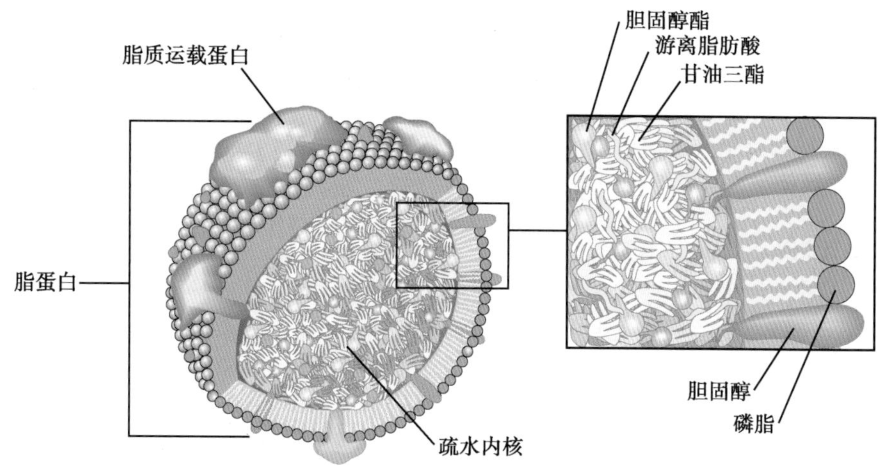

图 17-1 脂蛋白结构图。脂蛋白是一个球形颗粒，由两大部分组成，即疏水性的核心和亲性的表层。表层由单层磷脂分子、蛋白质和游离胆固醇组成。疏水核心主要由甘油三酯和胆固醇酯组成

表 17-1 人血浆脂蛋白主要分类及其理化特性

颗粒	电泳迁移率*	主要脂质运载蛋白(Apo)	直径/nm	密度/kg/L	Sf 值†
CM	原位	ApoA-Ⅰ,A-Ⅳ,B-48,C-Ⅰ,C-Ⅱ,C-Ⅲ,E,C-Ⅱ,C-Ⅲ,E	75~1200	<0.95	>400
VLDL	前-β	ApoB-100,C-Ⅰ,C-Ⅱ,C-Ⅲ,E	30~70	0.95~1.006	20~400
IDL	β 或前-β	ApoB-100,E1.006~1.019	1.2~2		
LDL	β	ApoB-100	18~30	1.019~1.063	0~12
HDL2	α	ApoA-Ⅰ,A-Ⅱ,E	5~12	1.063~1.125	
HDL3	α	ApoA-Ⅱ,A-Ⅰ,E	5~12	1.125~1.210	
Lp(a)	前-β	ApoB-100,Apo(a)		1.045~1.080	

HDL2:按超速离心法,高密度脂蛋白亚型 2;HDL3:按超速离心法,高密度脂蛋白亚型 3
* 琼脂糖凝胶电泳
† 斯维德伯格沉降系数

表 17-2 人血浆脂蛋白主要类型及其化学成分

	蛋白质/%*	游离胆固醇醇/%	胆固醇酯/%	甘油三酯/%	磷脂/%
CM	1~2	1~3	2~4	80~95	3~6
VLDL	6~10	4~8	16~22	45~65	15~20
IDL	介于 VLDL 和 LDL 之间				
LDL	18~22	6~8	45~50	4~8	18~24
HDL	45~55	3~5	15~20	2~7	26~32

Data from Albers(1974),Gaubatz et al(1983),Fless et al(1984),Gotto et al(1986),Gries et al(1988),and Hegele(2009)

根据浮力密度和电泳迁移率可辨别脂蛋白(图 17-2)。按浮力密度,使用超速离心可分离脂蛋白。脂质和蛋白质的平均密度分别为 1.0g/ml 和 1.4g/ml。将具有不同密度颗粒的溶液进行离心分离,则这些颗粒以密度特征分布。脂蛋白颗粒的密度主要由其蛋白质和甘油三酯的组成含量决定。如图 17-2 所示,脂质含量越高,脂蛋白颗粒密度越小;因此,它们越接近离心管顶部。甘油三酯含量高且蛋白质含量低的脂蛋白(CM 和 VLDL)比蛋白质含量高且甘油三酯含量低的脂蛋白(HDL)密度低。LDL 和 IDL 比 VLDL 密度高,但密度低于 HDL。通过琼脂糖凝胶电泳分离血浆脂蛋白时,CM 保留在初始位置,HDL 迁移最快,在 α 区带;其次是 VLDL,在"pre-β(前-β)"区带,紧随其后的是 IDL 和 LDL,在 β 区带。

根据是否含有脂质运载蛋白 B,可以将脂蛋白分为含有脂质运载蛋白 B(CM、VLDL、IDL、LDL)和不含脂质运载蛋白 B(HDL)的两种脂蛋白。脂质运载蛋白 B 是不可改变的脂质运载蛋白,并且每个脂蛋白仅含有一分子脂质运载蛋白 B,因此,这种分类非常重要。含脂质运载蛋白 B 的脂蛋白可能含有或不含有其他脂质运载蛋白,如脂质运载蛋白 A1、脂质运载蛋白

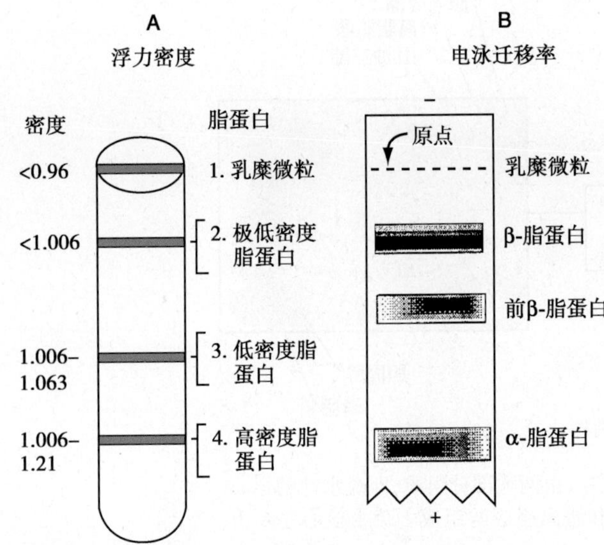

图 17-2 脂蛋白分类。根据浮力密度(A)或电泳迁移率(B)可对进行脂蛋白分类。基于浮力密度的脂蛋白分离取决于脂蛋白中脂质和蛋白质所占比例。脂质含量较高的脂蛋白浮力密度较低,漂浮于离心管顶部。基于电泳迁移率的脂蛋白分离取决于脂蛋白中电荷数,与颗粒大小和浮力密度无关

C 和脂质运载蛋白 E。脂质运载蛋白 B 作为这些脂蛋白的结构蛋白,且常与这些颗粒相关联,主要由肝细胞和肠细胞合成。

这些脂蛋白主要将脂质运转到组织中储存或产生能量。CM(通常由饮食获取,在肠道中形成)和 VLDL(在肝脏中形成)是富含甘油三酯的颗粒,进入循环后发生代谢作用。通过脂蛋白脂肪酶(lipoprotein lipase,LPL)作用,这些颗粒中的甘油三酯和胆固醇酯发生水解,转化成更致密的胆固醇含量更高的脂蛋白。LDL 是这些颗粒中最致密的,高浓度血清低密度脂蛋白胆固醇是主要的心血管疾病危险因素。CHD 引起的血脂异常的治疗目标通常是降低其 LDL 水平。

包含脂质运载蛋白 B 的脂蛋白,如 CM 和 VLDL,经 LPL 水解释放游离脂肪酸后具有不同的代谢途径。CM 和 VLDL 中甘油三酯被水解,变得更致密,蛋白质和胆固醇含量相对增加,CM 残粒和 LDL 浓度增加。CM 残粒主要通过肝脏细胞和骨髓细胞内化和代谢,LDL 通过肝细胞和其他体内细胞内化和代谢。LDL 是组织中胆固醇的主要来源。上述代谢过程如图 17-3 所示。

代谢途径中任何步骤中途受阻都会导致一种或几种脂蛋白积聚。每个步骤中的数字表示由两个中间体之间转换的受阻引起的功能性高脂蛋白血症类型(最初报道见于 Fredrickson(1967))。例如,从 CM 到 CM 残粒过程受阻则导致 CM-1 型或 5 型疾病的积聚,表现为高甘油三酯和正常胆固醇。将 VLDL

表 17-3 高脂血症表型分类

WHO ICD 和 OMIM 号	类型	颗粒	甘油三酯	胆固醇	临床特征
E78. 3 238600	1(家族性高乳糜微粒血症或 LPL 缺陷)	CM	升高	正常	低心血管疾病风险;遗传性的;主要见于儿童患者和年轻的成年人;LPL 或 ApoC2 常染色体隐性突变;以及 ApoA5、LMF-1 和 GPIHBP1 突变
E78. 0 143890	2A(杂合性和纯合性家族性高脂蛋白血症)	LDL	正常	升高	高心血管疾病风险;大部分为多基因疾病;约 10% 为单基因疾病;杂合性形式由 LDL 受体、Apo9 或 PCSK9 突变;纯合性形式与 LDLR 和 LDLAP1(ARH)突变相关
E78. 4 144250	2B(结合型高脂蛋白血症)	VLDL LDL	升高	升高	高心血管疾病;多基因疾病;与 USF1、ApoB 和 LPL 突变相关
E78. 2 107741	3(异常 β 脂蛋白血症)	IDL	升高	升高	高心血管疾病;*ApoE* 基因或纯合 ApoE 等位基因 E2 突变
E78. 1 144600,145750	4(内源性高甘油三酯血症)	VLDL	升高	正常	心血管疾病风险低于 2 型或 3 型;多基因疾病
E78. 3 144650	5(混合型高甘油三酯血症)	VLDL CM	升高	升高	低心血管疾病风险;多基因疾病;10% 患者有 LPL、ApoC2 和 ApoA5 突变;ApoE、TRIB1、CHREBP、GALNT2、GCKR 和 ANGPTL3 突变促进该疾病

ANGPTL3,血管生成素样蛋白 3;ApoA5,脂质运载蛋白 A5;ApoB,载体蛋白 B;ApoC2,载体蛋白 C2;ApoE,载体蛋白 E;CHREBP,碳水化合物反应元件结合蛋白(或 MLXIPL);CM,乳糜微粒;GALNT2,UDP-N-乙酰-α-D-半乳糖氨基转移酶 2;GCKR,葡萄糖激酶调节剂;LDLRAP1,低密度脂蛋白受体衔接因子蛋白 1(亦称 ARH);OMIM,在线人类孟德尔遗传数据库;TRIB1,哺乳动物同源基,1;USF1,上游转录因子 1

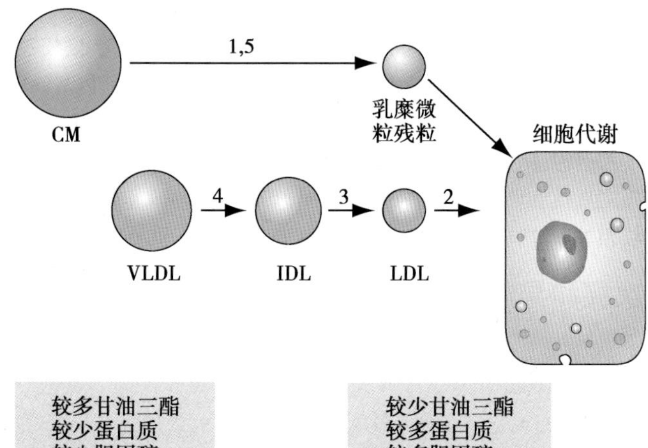

图 17-3 脂蛋白颗粒的代谢。图中描述了因颗粒中甘油三酯酯解而导致脂蛋白连续收缩的现象。代谢途径中每个步骤的数字表示由两个中间体转换的受阻引起的功能性高脂蛋白血症类型(表 17-3)

转化为 IDL 和 LDL 过程受阻将导致 4 型疾病,即 VLDL 积聚,甘油三酯升高以及胆固醇升高。通常,1 型、5 型和 4 型疾病的起因是缺乏 LPL,导致甘油三酯不能被分解。2 型疾病由低密度脂蛋白代谢障碍引起,可能具有遗传基础:缺陷型脂质运载蛋白 B 无法结合 LDL 受体(LDLR),或者是突变型 LDL 受体无法识别脂质运载蛋白 B。2 型疾病可根据甘油三酯水平进一步分类。需要注意的是,研究中(见下文)可能需要区分 2B 型和 3 型,因为两者均存在胆固醇和甘油三酯升高的现象。该种功能性分类见表 17-3。目前,脂质紊乱尚没有理想的分类系统,可按许多不同的方式分类:原发性与继发性、遗传性与获取性以及脂蛋白片段表型等。一般来说,每个类别在遗传、临床和病理因素方面都是不同的,这些将在本章末尾处进行更详细的讨论。

不含载脂蛋白 B 的 HDL 中,其主要蛋白质是载脂蛋白 A1,约占 HDL 蛋白质的 70%。HDL 在肝脏和小肠中合成,在胆固醇逆向转运中起关键作用。胆固醇的逆向转运过程是过量胆固醇从组织返回肝脏,再次在胆汁中使用或分解的过程。除了脂质运载蛋白 A1,HDL 还含有几种脂质运载蛋白。除胆固醇逆转运之外,HDL 其他功能已在"体外测定的基础"中进行描述,包括抗炎、抗氧化、抗血栓形成和氧化亚氮诱导等。胆固醇的逆向转运对动脉粥样硬化具有保护机制已广为人知,但是 HDL 的其他性质也可能有助于其发挥"保护"作用。因此,这种保护可能来源于 HDL 功能,而不是仅仅因为血浆 HDL 水平的增加。尽管如此,靶向增加血浆 HDL 水平的疗法仍然是一个研究热点。

脂蛋白、脂质运载蛋白及其相关蛋白

脂蛋白颗粒在体内循环过程中不断获取和释放蛋白质和脂质。如上文所述,CM 和 VLDL 颗粒中甘油三酯被水解,在代谢过程中颗粒变小。因此,与其较成熟的颗粒相比,早期的 VLDL 和 CM 颗粒更大,更疏松。因此,不应把每个脂蛋白类别看做相同颗粒的集合,而应视为异质组合体。事实上,不同的脂蛋白亚组分或亚型已被报道。

主要脂蛋白

乳糜微粒

CM 是由肠道合成的大颗粒,其将膳食来源的脂质运输到全身组织。它们富含甘油三酯,但游离胆固醇、磷脂和蛋白质水平相对较低。这些颗粒分泌入肠系膜淋巴管,经胸导管返回血液循环。该类脂蛋白从血浆中获得脂蛋白脂肪酶的辅因子 ApoC-Ⅱ。CM 与毛细血管内皮腔表面的脂蛋白脂肪酶相互作用。CM 表面的甘油三酯等成分被分解,产生更小的粒子,即 CM 残粒,主要通过 ApoE 与受体(如蛋白聚糖、LDL 受体及其相关蛋白(LPR))相互作用,被肝脏从循环中清除(Hussain et al, 1996)。CM 在人体循环中的半衰期非常短,仅仅只有几分钟。由于 CM 脂质/蛋白质比例非常高,密度比水低很多,无需离心即可漂浮于上层。当 CM 水平较高时,将会形成"乳状"血浆,静置几小时后将积聚成漂浮的奶油层。CM 含有 ApoB48、AapoA-Ⅰ、ApoA-Ⅳ、ApoC-Ⅰ、ApoC-Ⅱ、ApoC-Ⅲ和 ApoE 载体蛋白。在 CM 代谢过程中,ApoC-Ⅱ可作为脂蛋白脂肪酶的活化剂。

极低密度脂蛋白

VLDL 颗粒在肝脏合成,向身体组织输送肝脏中合成的内源性甘油三酯。与 CM 相比,VLDL 颗粒较小。当 VLDL 过量时,血浆将变得混浊。VLDL 的甘油三酯的含量略低于 CM,但由于其富含甘油三酯,且脂质/蛋白质比率较低,仍具有较高的浮力密度。VLDL 颗粒中,甘油三酯约占 50%,胆固醇和磷脂占 40%,蛋白质占 10%。蛋白质部分主要为 ApoB-100、ApoC-Ⅰ、ApoC-Ⅱ,、ApoC-Ⅲ和 ApoE。VLDL 颗粒的大小和化学成分差异很大,较大的颗粒富含甘油三酯和 ApoC,较小的颗粒这两种组分水平较低。脂蛋白脂肪酶水解 VLDL,产生高度致动脉粥样硬化作用的、更小的且表面成分缺失的甘油三酯,这种甘油三酯被称为 VLDL 残粒和 IDL。肝脏细胞中的 LDL 受体识别 CM 残粒和 VLDL 中的 ApoE,以便将 CM 残粒和 VLDL 从血浆中消除。

低密度脂蛋白

LDL 由 VLDL 代谢循环产生,是构成人血浆的主要脂蛋白,约占脂蛋白总量的 50%。这类颗粒比富含甘油三酯的脂蛋白(VLDL 和 CM)小得多,即使血浆中 LDL 颗粒水平大大提高,它也不会使血浆浑浊。LDL 由胆固醇、蛋白质、磷脂和甘油三酯组成。胆固醇约占 50%,主要是酯化的胆固醇;蛋白质占 25%,主要是 ApoB-100,含有少量 ApoC;磷脂占 20%以及少量甘油三酯。尽管每个 VLDL 和 LDL 颗粒仅含有一分子 ApoB-100 蛋白质,但它却是这些颗粒中最大的蛋白质成分。在循环中,大部分 LDL(约占 75%)主要通过 ApoB-100 作为肝脏受体的配体由肝脏清除;剩余的 LDL 被输送到其他组织。一些 LDL 被修饰,并被清道夫细胞从循环中清除,该清道夫细胞与动脉粥样硬化斑块中发现的细胞相似。小而密 LDL 含有较少胆固醇酯,其胆固醇/载脂蛋白 B 比例较低,具有致动脉粥样硬化作用。已经发现,一些常见的血脂异常患者的小而密 LDL 显著增高,与冠心病发生密切相关。具有高水平小而密 LDL 的人群患冠心病的危险性增高,其危险性与总 LDL 水平无关。

高密度脂蛋白

HDL 是一种小颗粒,主要由蛋白质、胆固醇、磷脂和少量甘油三酯组成,在肝脏和小肠中合成。ApoA-Ⅰ是 HDL 的主要脂质运载蛋白。与含有脂质运载蛋白 B 的脂蛋白不同,大多数 HDL 颗粒含有不止一分子 ApoA-Ⅰ脂蛋白。HDL 由肝脏和肠道产生,参与胆固醇逆转运过程。体外研究表明,HDL 参与抗炎、抗氧化、抗血栓形成和氧化亚氮诱导机制。清除 HDL-C 的主要部位是肝脏,其最重要机制是,通过在肝脏中表达的 SR-B1 受体结合 HDL 选择性摄取 HDL 上的胆固醇酯。在选择性摄取过程中,SR-B1 促进 HDL 上胆固醇摄取,而 ApoA-Ⅰ未发生降解。HDL 颗粒被内吞后其胆固醇酯被清除,卸空胆固醇的 HDL 重新沉淀。缺乏 SR-B1 的小鼠模型中,血浆中 HDL 水平升高,肝脏中 HDL 摄取较慢,动脉粥样硬化增加,胆固醇逆转运减少。反之,在肝脏中过表达 SR-B1 的小鼠模型中,胆固醇逆转运增强,血浆中 HDL 水平降低,动脉粥样硬化减少。有研究显示,维持正常脂质谱法的人群中,SR-B1 对 HDL 摄取的贡献较小。胆固醇酯转运蛋白(cholesterol ester transfer protein, CETP)途径被认为是 HDL 代谢的另一条途径。CETP 将 HDL 中的胆固醇酯转运到脂质运载蛋白 B 脂蛋白上,同时将脂质运载蛋白 B 脂蛋白上的甘油三酯转运到 HDL 上,使 HDL 颗粒中耗尽胆固醇酯,但富含甘油三酯。转运至含脂质运载蛋白 B 的脂蛋白上的胆固醇随后被 LDL 受体清除。

缺乏脂质的 ApoA-Ⅰ脂蛋白由肾脏通过肾小球进行分解代谢。患有肾脏疾病的患者胆固醇排出能力存在障碍,患心血管疾病的风险高(Moore & Fisher,2013)。

HDL 亦是异质颗粒,根据颗粒大小和电荷差异,HDL 颗粒亚群可分为主要的两类:HDL2 和 HDL3 亚型(超速离心法)(MacKenzie et al, 1973; Sundaram et al, 1974; Blanche et al, 1981)HDL3 颗粒小于 HDL2。鉴别 HDL2 和 HDL3 非常重要,这是因为 HDL2 比 HDL3 更具有心脏保护作用,且 HDL2 水平低的个体早发冠心病的风险将增加。根据表面电荷含量多少,将 HDL 从小到大分为三个不同的亚群:前-β 群、前-α 群和 α 群。前-β HDL 亦被称为乏脂的 ApoA-Ⅰ脂蛋白。每个前-β HDL 含有一个 ApoA-Ⅰ分子、3~4 个磷脂分子和 1~2 个胆固醇分子。一个日本研究组开发了一种可以特异性定量血浆中前-β HDL 的免疫测定法。在高脂血症和缺血性心脏患者群中可观察到,前-β HDL 水平明显更高,而卵磷脂胆固醇脂酰转移酶(LCAT)的酶活性更低(Miyazaki et al,2000)。此外,HDL 已被分为两类:含 ApoA-Ⅰ但不含 apoA-Ⅱ的颗粒,以及既含有 ApoA-Ⅰ又含有 ApoA-Ⅱ的颗粒(Fruchart & Ailhaud,1992)。几乎所有的 HDL 颗粒均存在 ApoA-Ⅰ,占蛋白质含量的 70%。ApoA-Ⅱ约占 HDL 脂蛋白的 20%,人体约 2/3 的 HDL 颗粒中存在 ApoA-Ⅱ。尽管 ApoA-Ⅱ的生理功能尚未完全了解,正常 HDL 的生物合成和代谢均需要 ApoA-Ⅰ和 ApoA-Ⅱ。研究发现,在具有冠心病家族史的 25 个家庭的 306 例患者中,血浆中 ApoA-Ⅱ水平与血清游离脂肪酸水平显著相关。在小鼠模型中,人 ApoA-Ⅱ肝脂肪酶对 HDL 中甘油三酯的水解活性(Warden et al,1993)具有抑制作用。ApoA-Ⅱ在维持血浆中 HDL 水平和 HDL 颗粒大小方面起到重要作用,此外,ApoA-Ⅱ还与胰岛素抵抗和肥胖有关(Corella et al,2011)。ApoE 也与 HDL 颗粒相关。这些颗粒的实验室测试可能证实具有重要临床价值。

次要和异常脂蛋白

中间密度脂蛋白

IDL 是由循环中的 VLDL 代谢形成的,可以通过与 LDL 受体相互作用快速清除,亦可进一步代谢成 LDL。IDL 的脂质含量、大小和密度介于 VLDL 和 LDL 之间。与 VLDL 和 LDL 一样,IDL 水平升高是冠心病的危险因素。

脂蛋白(a)

Lp(a)的密度和总体组成与 LDL 相似,可认为是一种 LDL 大分子糖蛋白颗粒,通过二硫键将 Apo(a)和 ApoB-100 共价连接(Gaubatz et al,1983;Fless et al,1984;1985)。Lp(a)的电泳迁移率通常处于前-β 区带,但可在 LDL(β)区带)和白蛋白(前-α 区带)间转变。Lp(a)水平通常比 LDL 低得多;然而,在正常受试者中,其水平范围为 20~1500mg/L,甚至更高。其水平升高可以是家族性的,表现为常染色体显性遗传模式。Lp(a)水平升高增加了冠心病、脑血管疾病和卒中的风险。当血浆中 Lp(a)水平增加到 200~300mg/L 以上时,其电泳显示处于脂质染色的前-β 区带。该区带表明血浆中含有密度大于 1.006g/ml 的脂蛋白。

Lp(a)在肝脏中合成,但其具体代谢机制尚不明确;因其含有 ApoB-100 组分,可以与 LDL 受体结合,但结合的亲和力低于 LDL(Floren et al,1981)。从 Lp(a)中去除载体蛋白(a)增加了含 ApoB 的残粒与 LDL 受体的亲和力(Armstrong et al,1985)。据报道,载体蛋白(a)可能干扰含 ApoB-100 颗粒的摄取(Scanu,1988)。目前,Lp(a)的功能及其致动脉粥样硬化性质均未明确。据推测,因其与纤溶酶原的相似性,Lp(a)或 Apo(a)可能会干扰正常溶栓。在体外实验中,Lp(a)与纤溶酶原和组织型纤溶酶原激活剂相竞争,与纤维蛋白结合(Loscalzo et al, 1990)。人 Apo(a)转基因小鼠对组织型纤溶酶原激活剂介导的溶栓具有抵抗作用。据报道,在豚鼠动脉粥样硬化病变中存在 Lp(a)积聚(Rath & Pauling,1990)。

脂蛋白 X[LpX]

LpX 是胆汁阻塞性疾病患者和家族性卵磷脂胆固醇酰基转移酶(LCAT)缺陷患者中发现的一种异常脂蛋白。脂质占其 90%以上的重量,主要为磷脂(磷脂酰胆碱)、未酯化的胆固醇和极少量的酯化胆固醇。蛋白质占其重量的 10%以下,主要为 ApoC 和较少量的白蛋白。一项研究表明,LpX 形成与高水平的肝脏胆固醇合成相关,但与 LCAT 活性无关,亦与 ABCA1 和 SR-BI 表达无关(Bravo et al,2007)。

“漂浮β”脂蛋白

“漂浮β”脂蛋白(“floating β” lipoprotein,β-VLDL)是一种异常脂蛋白,在3型高脂蛋白血症患者中积聚。其胆固醇含量比VLDL更丰富,显然是VLDL分解代谢缺陷的结果。可发现该颗粒密度在VLDL范围内,但其电泳迁移却与LDL相近。β-VLDL富含ApoE,在喂食含胆固醇食物的动物中,其血浆中β-VLDL积聚,巨噬细胞摄取富含胆固醇酯的β-VLDL,诱导其形成泡沫细胞。

脂蛋白代谢中的重要蛋白质

脂质运载蛋白

如前所述,构成脂蛋白的主要蛋白质组分,通常由Alaupovic(1971)引入的命名法进行命名。表17-4和表17-5概述了一些脂质运载蛋白的重要特征。

表17-4　重要的人体脂质运载蛋白

脂质运载蛋白	主要脂蛋白	相对分子质量	氨基酸	染色体	血浆浓度	
		kDa			mmol/L	mg/dl
A-Ⅰ	HDL	29	243~245	11	32~46	90~130
A-Ⅱ	HDL	17.4	154	1	18~29	30~50
A-Ⅳ	HDL,LDL	44.5	396	11		
(a)	Lp(a)	350~700	不定	6		
B-100	VLDL,IDL,LDL	512.7	4536	2	1.5~1.8	80~100
B-48	CM	240.8	2152	2	<0.2	<5
C-Ⅰ	CM,LDL	6.6	57	19	6.1~10.8	4~7
C-Ⅱ	CM,LDL	8.9	78或79	19	3.4~9.1	3~8
C-Ⅲ	CM	8.8	79	11	9.1~17.1	8~15
D	HDL	19	169	3		
E	CM,LDL,IDL	34.1	299	19	0.8~1.6	3~6
F	HDL,LDL,VLDL	29	162	12		8.35
H	VLDL	50	326	17		20
J	HDL	80	449	8		
L	HDL	39~42	383	22	血浆中不含该颗粒	
M	HDL,LDL,VLDL,CM	26	188	6		2~15
O	HDL,LDL,VLDL	22.3	198	X		

表17-5　脂质运载蛋白功能及其重要特征

脂质运载蛋白	主要分布	功能(已知)	注释
A-Ⅰ	HDL	激活卵磷脂胆固醇脂酰基转移酶(LCAT),酯化血浆中的胆固醇 ABCA1配体	在肝脏和肠道中合成;HDL生物合成
A-Ⅱ	HDL		可抑制脂蛋白和肝酯酶,并增加血浆中甘油三酯
A-Ⅳ	HDL、CM以及在血浆中游离		LCAT的辅因子;在脂肪吸收期间水平增加;HDL生物合成
B-100	VLDL和LDL	羧基末端识别信号促使LDL作为靶向物质,与LDL受体(ApoB,E)结合	非常大的结构蛋白;在肝脏中与内源性脂质(除乳糜微粒)合成
B-48	CM	不被LDL受体识别	在肠道中合成,由与ApoB-100一样的相同基因和氨基酸进行编码。两种蛋白质的差异产生过程参与RNA编辑
C-Ⅰ	CM和VLDL		可抑制肝脏对VLDL的摄取和胆固醇酯转运蛋白
C-Ⅱ	CM和VLDL	激活脂蛋白脂肪酶	缺乏导致富含甘油三酯的脂蛋白清除率降低

表 17-5 脂质运载蛋白功能及其重要特征(续)

脂质运载蛋白	主要分布	功能(已知)	注释
C-Ⅲ	VLDL、HDL	抑制富含甘油三酯的脂蛋白酯解;降低残粒的清除率	缺乏导致富含甘油三酯的脂蛋白清除率降低
D	HDL	激活 LCAT	
E	CM、VLDL、IDL、残粒以及 HDL	识别因子促使 CM 和 VLDL 残粒作为靶向物质与肝脏受体结合;还可结合细胞表面 LDL 受体和蛋白聚糖	E-2,E-3 和 E-4 同种构型;E-4 与高 LDL-C 相关,冠心病和阿尔茨海默病风险更高;与 3 型高脂蛋白血症相关
F	HDL、LDL、VLDL	调节 CETP 功能	
H	VLDL	与LDL 活性相关;甘油三酯代谢	ApoH 或 β_2 糖蛋白 I 的抗体是抗磷脂抗体的子类,可能与血栓形成和卒中有关
J		支持细胞中的细胞聚集因子;C5b67 补体复合物的抑制剂;清除角质细胞中的 β-淀粉样蛋白	参与凋亡;与神经系统疾病有关(如 Pick 和阿尔茨海默病);也称为簇蛋白
L	HDL		可能与胆固醇逆转运有关
M	HDL、CM、LDL、VLDL		可能与 HDL 重塑有关
Apo(a)	Lp(a)		与纤溶酶原具有同源性,可能是形成血栓;通过二硫键与 ApoB-100 键合

ABCA1,ATP 结合盒 A1;HDL-C,高密度脂蛋白胆固醇;LCAT,卵磷脂胆固醇酰基转移酶;DLDR,LDL 受体;MTP,微粒体甘油三酯转运蛋白;PL,磷脂;PLTP,磷脂转移蛋白;SR-B1,B 类 I 型清道夫受体;TC,总胆固醇;TG 甘油三酯

脂肪酶和其他蛋白质

参与血浆脂蛋白代谢的主要酶体系有 LCAT、脂肪酶、脂蛋白脂肪酶、肝脏甘油三酯脂肪酶(hepatic triglyceride lipase,HTL)和内皮脂肪酶(endothelial lipase,EL)。许多其他蛋白质也参与脂蛋白代谢,这些蛋白质的一些重要特征总结于表 17-6 中。

表 17-6 脂蛋白代谢相关的酶及其他蛋白质

酶	基因位置	功能	缺点	组织表达
ABCG5	2p21	和 ABCG8 形成异源二聚体将植物固醇逆转运回肠腔	增加血浆中的植物固醇水平,从而破坏细胞膜引起静脉麻醉;影响血浆中胆固醇水平	在肝、结肠、肠组织中表达
ABCG8	2p21	和 ABCG8 形成异源二聚体将植物固醇逆转运回肠腔;也与胆汁中胆固醇和固醇排泄有关	增加血浆中的植物固醇水平,从而破坏细胞膜引起静脉麻醉;影响血浆中胆固醇水平	在肝、肠和胆囊组织中表达
ABCA1	9q22~31	胆固醇从外周细胞流出转移至 HDL	丹吉尔病(高密度脂蛋白缺乏症),HDL 水平非常低,脂质在外周细胞积聚	许多细胞类型,在肝脏、睾丸和肾上腺中显著
CETP	16q21	在脂蛋白中转运 CE、PL 和 TG,特别是将 CE 从 HDL 转运至含 ApoB-100 的脂蛋白中,以交换 TG	不足将会导致 HDL 中胆固醇富余	在肝脏中产生,并与 HDL 循环
EL	18q21.1	脂蛋白中 PL 和 TG 水解,特别是在 HDL 中水解 PL。与 LPL、EL 和胰脂肪酶具有同源性	HDL2 和大浮力 LDL 水平升高。在小鼠中过表达,TC、PL 和 HDL-C 水平降低	在许多组织中表达,包括肝脏。由内皮合成。
HTL	15q22~23	TG 和 PL 水解,特别是来自 HDL2 的,可能为 HDL 代谢必需物。活跃存在于 VLDL 残粒和 IDL 的脂质,在新生的 VLDL 或 CM 上不活跃	TC 和 TG 水平升高,HDL-C 水平降低	与非实质性肝细胞相关

表 17-6 脂蛋白代谢相关的酶及其他蛋白质(续)

酶	基因位置	功能	缺点	组织表达
LCAT	16q22.1	通过促进脂肪酸从卵磷脂转移至胆固醇,催化胆固醇的酯化,特别是在 HDL 中 胆固醇转化为胆固醇酯(CE)在 HDL 中沉积。由 ApoA-Ⅰ激活	不足将导致 HDL 水平降低	在肝脏中产生,并与 HDL 循环相关
LPL	8q22	脂蛋白(特别是 VLDL 和 CM)中 TG 水解,向组织中释放游离脂肪酸和甘油。ApoC-Ⅱ是必需的辅因子	大 CM 和 VLDL 具有非常高水平	存在于脂肪组织、骨骼和心肌的毛细血管内皮细胞表面,但不由内皮细胞合成
LDLR	19p13.2	结合 ApoE 和 ApoB-100,并介导脂蛋白内吞。主要是 VLDL、IDL 和 CM 残粒脂蛋白	家族性高胆固醇血症主要表现为 LDL 水平升高	在大多数类型细胞中表达,但肝脏受体 LDL 接近 70%
MTP	4q24	脂化和调节肝脏和肠中 ApoB 颗粒分泌	缺乏 MTP 功能将导致无 β 脂蛋白血症,其在血浆中几乎检测不到 ApoB 脂蛋白	肝、肠、心、肾和眼部均有表达
PLTP	20q12	将 PL 在 HDL 中循环转移;对 HDL 发展和重塑具有重要作用	在小鼠中缺乏将导致 HDL 水平降低	在许多类型细胞中表达
PCSK9	1p32.3	影响细胞表面表达的 LDL 受体数量	根据功能增加或丧失等突变,PCSK9 的存在影响细胞表面 LDL 受体的可利用度,从而影响血浆中 LDL 水平;功能增加将导致血浆中 LDL 水平升高;功能丧失与 LDL 受体表达增加相关联,从而降低血浆中低密度脂蛋白水平	通过肝细胞分泌蛋白;在胰岛 β 细胞和神经元细胞中表达
SR-B1	12q24.31	将 HDL 绑定在细胞表面。在肝脏和类固醇激素合成的组织的 HDL 中,选择性摄取 CE 起作用	沉积大量富含 CE 的 HDL,加速小鼠动脉粥样硬化	巨噬细胞、肾上腺、肝脏和睾丸

ABCA1,ATP 结合盒 A1;Apo,脂质运载蛋白;LCAT,卵磷脂胆固醇酰基转移酶;MTP,微粒体甘油三酯转运蛋白;PL,磷脂;PLTP,磷脂转移蛋白;SR-B1,B 类Ⅰ型清道夫受体;TC,总胆固醇;TG 甘油三酯

脂质运输和脂蛋白代谢

甘油三酯和胆固醇通过脂蛋白颗粒进入体循环,在肠中产生 CM,在肝脏中产生 VLDL。在体外系统中,CM 和 VLDL 的合成需要细胞内伴侣微粒体甘油三酯转运蛋白(microsomal triglyceride transfer protein,MTP)的参与,来转运各种不同脂质(Hussain et al,2003)。此外,MTP 可与 ApoB 结合。因此,MTP 对于含 ApoB 的脂蛋白的生物合成起重要作用。MTP 与内质网腔中新合成的 ApoB 相结合并使其脂质化形成脂蛋白颗粒,促进 ApoB 的成熟和分泌。就餐后,肠细胞合成乳糜微粒;在空腹状态下,肠细胞合成 VLDL 和较小的脂蛋白(Hussain et al,1996)。这些脂蛋白在肠系膜淋巴管中聚集,经胸导管输送至血液。肝细胞合成 VLDL 并直接分泌到循环中。它们的合成也取决于 MTP 活性。含 ApoB 的脂蛋白的主要功能是将胆固醇和甘油三酯输送到不同的组织中;CM 主要参与膳食脂肪和脂溶性维生素的吸收和运输;而 VLDL 将内源性脂质输送至其他组织中。

人类基因组中仅存在一种 *ApoB* 基因。然而,肠细胞和肝细胞分别产生两种不同形式的 ApoB 来合成 CM 和 VLDL。人 *ApoB* 基因在这两个组织中转录成 mRNA(长度 15 000 个碱),在肝脏中该 mRNA 翻译成单一多肽 ApoB-100。在肠中,*ApoB* mRNA 经过转录后修饰-其中一个胞嘧啶残基(在 6666 位置)去胺基后转变成尿嘧啶,使得谷氨酰胺密码子转变为终止密码子。mRNA 编辑后翻译产生含 2152 个氨基酸多肽,其质量占由肝合成的 ApoB-100 的 48%。这种修饰相关的酶在肝脏中不表达,因此肝脏仅产生全长的 ApoB-100。

这些脂蛋白颗粒通过 LPL 作用进入循环,随后在血管中发生改变。LPL 水解甘油三酯和甘油二酯,释放脂肪酸和单甘油酯,被细胞吸收并作为能量来源。ApoC-Ⅱ刺激甘油三酯水解。

除了通过 LPL 介导水解消耗甘油三酯之外，CM 还会将表面脂质和脂质运载蛋白转运至 HDL 因此损失了这些成分。总的来说，CM 失去甘油三酯、脂质运载蛋白 A 和 C，其质量明显变小，形成的 CM 残粒中含有 ApoB-48 和 ApoE，是其主要的脂质运载蛋白。这些颗粒可从血浆中快速清除，或者与 LDL 受体结合后被肝细胞摄取，可通过肝脂肪酶进一步水解。最终，通过快速特异性受体介导的内吞过程被内化和降解，主要涉及 LDL 受体、LDL 受体相关蛋白和蛋白聚糖。ApoC 可抑制 CM 的吸收，有助于 CM 在循环中保持足够长的时间利于甘油三酯水解。在空腹状态下，肠道继续合成 ApoB，分泌“肠道 VLDL”（小的 CM）。这些颗粒在循环中构成 VLDL 可达 10%或 20%，但亦可被代谢为 CM（Byers & Friedman，1960；Cenedella & Crouthamel，1974；Risser et al，1978；Green & Glickman，1981）。

VLDL 在肝脏中合成。与 CM 类似，VLDL 分解代谢后进入循环，在某种程度上由脂蛋白脂肪酶分解代谢，并转化成富含胆固醇的 VLDL 残粒。其中一些残粒在肝脏中通过受体介导的内吞作用从循环中清除；其他的进一步分解成 LDL（Bachorik & Kwiterovich，1988）。LDL 携带大多数循环的胆固醇，它将胆固醇转运到肝和肝外组织，在此，LDL 被 LDL 受体介导的内吞作用所吸收（Brown et al，1981）。LDL 和 LDL 受体结合（例如通过 ApoB-100），随后被内化并运送至溶酶体。在溶酶体中，ApoB-100 被降解，胆固醇酯和其他脂质被水解。LDL 受体重新循环至细胞膜（图 17-4）。

通过溶酶体水解产生的未酯化的胆固醇可用于膜、激素和胆汁酸的合成。过量的胆固醇被微粒体酶酰基-胆固醇酰基转移酶（ACAT）再次酯化并贮存。细胞内游离胆固醇水平升高可抑制细胞表面 LDL 受体表达，导致 LDL 摄取降低。约 2/3 的 LDL 通过肝脏 LDL 受体介导途径从血浆中清除。尽管大多数组织利用胆固醇仅用于膜合成或将其储存为胆固醇酯，但是肝脏可以以其他方式利用胆固醇。在肝脏中，未酯化的胆固醇或者转化为胆汁酸，直接分泌入胆汁；或者当将 VLDL 分泌进入循环中时重新利用胆固醇进行脂蛋白合成。类固醇分泌组织将胆固醇作为类固醇激素前体。

LDL 和 CM 残粒可将脂质转运到组织，而 HDL 是胆固醇逆向转运的载体。胆固醇逆向转运过程将过量胆固醇从外周组织中消除并转运回肝脏。HDL 从肝脏和肠道中分泌，新生的 HDL 为含有胆固醇和磷脂的盘状颗粒（Havel，1980；Scanu et al，1982；Oram，1986；Oppen-heimer et al，1987）。新生的 HDL 颗粒的合成几乎完全取决于 ApoA-Ⅰ的合成和释放。HDL 也可以从循环中重新获得：当 HDL 过剩的表面物质（例如游离胆固醇、ApoA-Ⅰ、ApoA-Ⅱ和 apoC）从富含甘油三酯的脂蛋白中去除的时候，HDL 又从头获得。在外周组织中，过量胆固醇从细胞（包括巨噬细胞）中释出，部分是通过蛋白质 ATP 结合盒 A1（ABCA1）的作用。这种游离胆固醇由新生的 HDL 颗粒积聚并被 LCAT 酯化。当胆固醇酯进入疏水核心时，颗粒变成球形，变大，最终发展成为 HDL3，然后再发展为 HDL2。HDL 重构涉及两种血浆蛋白：磷脂转运蛋白（phospholipid transfer protein，PLTP）和胆固醇酯转运蛋白（cholesterol ester transfer protein，

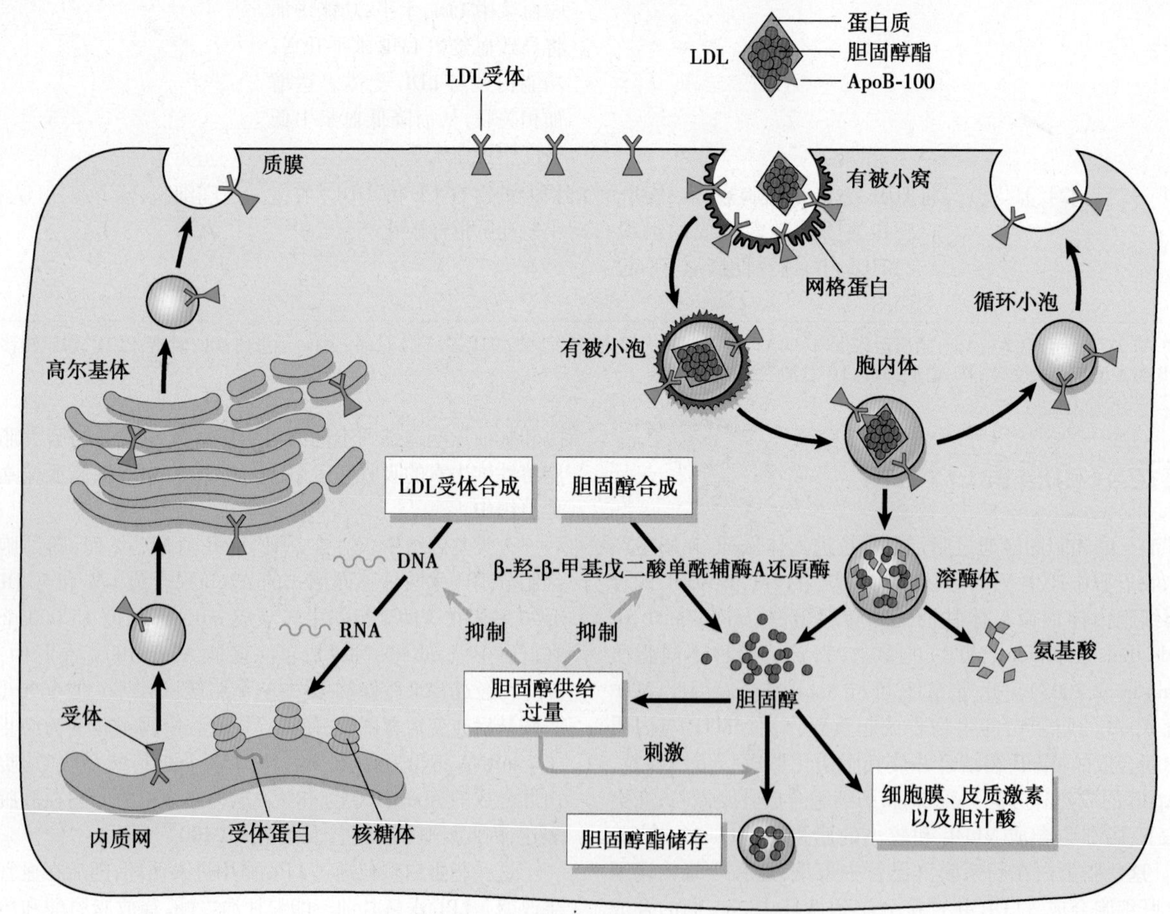

图 17-4 低密度脂蛋白受体途径和胆固醇代谢调节

CETP)。CETP 催化转运含 ApoB-100 的颗粒中胆固醇酯,以交换甘油三酯(Tall,1990)。PLTP 促进磷脂从其他脂蛋白转运到 HDL 中,HDL 通过获取表面磷脂使颗粒变大,其核心沉积了酯化的胆固醇和甘油三酯。进而,HDL 将过量的脂质(特别是胆固醇)转运至肝脏或其他组织中(Glass et al,1983;Stein et al,1984;Bachorik et al,1987)。肝细胞主要通过 B 类 Ⅰ 型清道夫受体(SR-B1)、细胞表面受体和脂肪酶(HTL 和 EL)摄取 HDL,从而消耗 HDL 中的磷脂和甘油三酯,HDL 颗粒不发生内化。脂质也可间接返回肝脏,或者通过 CETP 作用从 HDL 转运至含 ApoB 的脂蛋白中,从而转至外周组织。

尽管 HDL 颗粒在形成后不久可能会返回肝脏,但大部分 HDL 在循环中会保持数天,从而不断地与其他脂蛋白颗粒交换脂质和脂质运载蛋白。HDL 从外周组织中摄取额外的胆固醇,并将这些脂质输送到肝脏和类固醇激素合成的组织中。这是由于在循环中 ApoA-Ⅰ的半衰期具有数天。最终,成熟的 HDL 由肝脏 SR-B1 内化,或者,乏脂的小 HDL 颗粒可能在肾小球过滤后的肾脏分解代谢,并在近端小管中立即再次摄取。

脂质和脂蛋白测定

脂蛋白浓度的测定目前有多种方法。其中一些测定方法,包括颗粒质量和质量浓度(作为溶质时,每升溶液中每种脂蛋白颗粒的质量)并不适用于临床筛选或常规临床研究应用中。幸运的是,有些方法可用于检测血液中的脂蛋白含量。由于个体间不同脂蛋白的胆固醇组成相似,因此脂蛋白胆固醇通常用于评估脂蛋白水平。例如,确定样品中的 LDL-C 含量比确定溶液中 LDL(胆固醇+甘油三酯+蛋白质)的质量更加容易。但是这两项测定提供了关于血浆 LDL 含量的相似的信息。脂蛋白胆固醇水平与超速离心法的分析数据相关性良好。此外,由于这些数据被用于大多数心血管风险人群研究中,已经具有预测价值。

在考虑各种脂质分析方法时,应注意几个问题。首先,分析程序越复杂,分析的变异性越大(Bookstein et al,1990;Brown et al,1990)。例如,血浆脂蛋白的测定通常需要两个步骤:分离脂蛋白类别和测定种类,这两个步骤均会产生测定误差。除此之外,因为在制备含脂蛋白分离组分时需要额外操作,脂蛋白胆固醇分析通常比总胆固醇(TC)分析的可变因素更大。其次,除了分析误差源之外,显著的分析前变化因素可能影响脂质和脂蛋白水平的测定。事实上,由于其正常的生理变化,血浆脂蛋白浓度会发生显著变化。在本节的脂质和脂蛋白测定方法中已考虑采样和存储的问题。

血液采样和储存

在静脉采血前后或者在分析前对样品进行处理和储存,均可引入变异和误差。因此,标准化血液标本制备和分析条件十分重要。

生物学变异

胆固醇、甘油三酯和脂蛋白生理变异测定已在许多研究中有所涉及(Warnick et al,1979;Demacker 等,198;Bookstein et al,1990;Brown et al,1990;Kafonek,1992)。对于胆固醇,个体变异系数平均约为 6.5%,但某些个体的生理变异系数可能更高(表 17-7)。当测定同一个体的系列样品时,95%的样品中胆固醇水平将比该个体平均水平高或低约 13%。因此生理变异可能是分析误差的几倍,必须对采样至少相隔一周的一些血液进行测定,以确定个体的常规脂蛋白浓度。

表 17-7 血浆脂质、脂蛋白和脂质运载蛋白的生理变异

组分	CVP*/%	cvp†/%
总胆固醇	5.0	6.4
甘油三酯	17.8	23.7
LDL-C	7.8	8.2
HDL-C	7.1	7.5
ApoA-Ⅰ	7.1	–
ApoB	6.4	–

CVP:生理变异系数

* 来自脂质诊所患者数据(Kafonek et al,1992)

† 来自国家胆固醇教育计划 1995 年脂蛋白测定工作组数据

各种生物因素可影响脂质和脂蛋白水平。从成年初期开始,无论男女,胆固醇水平随着年龄的增长而升高。除了儿童和五十岁以上的个体,女性的水平均高于男性。国家胆固醇教育计划(NCEP)建议,胆固醇筛查应每 5 年重复一次。胆固醇水平也存在季节性变化,冬季胆固醇水平稍高(Robinson et al,1992)。此外,膳食摄入饱和脂肪酸和胆固醇的含量显著影响血浆脂质水平。饮食改变产生的影响需要几周才能见效;因此,在确定个体胆固醇水平之前,最重要的是他们需要正常饮食 2 周,既不增加饮食也不节食。几种常见药物,包括口服避孕药、绝经后雌激素和一些抗高血压药物,可显著改变脂质水平。可继发引起脂蛋白血症的疾病包括甲状腺、肝脏和肾脏疾病(表 17-12)。在这种情况下,高脂血症的管理主要是治疗潜在疾病。引起脂质基线值短期偏离的生活方式和生物因素包括饮酒、禁食、姿势、静脉闭塞、抗凝剂、新近的心肌梗死、卒中、心导管插入术、创伤、急性感染和怀孕。建议在任何方式的创伤或急性细菌或病毒感染 8 周后进行脂蛋白测定,或分娩 3~4 个月后测定。

禁食

理想情况下,患者应在静脉采血前 12 小时禁食。CM 通常存在于餐后血浆中,血浆中甘油三酯(TG)水平可根据摄入的食品类型和数量而改变。进食后,低密度脂蛋白胆固醇和高密度脂蛋白胆固醇(LDL-C 和 HLD-C)水平下降,某种程度上是因为在 CM 分解代谢过程中 CETP 介导的组分发生了变化(Cohn et al,1988)。CM 在禁食 6~9 小时内完全消除,且认为 12 小时后仍然存在是异常现象。一般来说,在非空腹个体中可检测到 TC 和 HDL-C,这极大地促进筛选和监测。禁食对血浆 TC 水平几乎没有影响。虽然非空腹时 HDL-C 水平可能比禁食时低几毫克/升,但是不应导致对低 HDL 水平患者的错误分类。当测定 TG 和 LDL-C 时,禁食为其中一项要求。餐后产生 CM 和 LDL 组分变化导致低估了 LDL-C 水平,这可能会对真正受影响的患者进行错误分类。NCEP 成人治疗组Ⅲ(ATPⅢ)(NCEP,2002)建议患者必须在进行血液标本脂质和脂蛋白分析前至少

禁食9个小时，这为不能或不愿12小时前禁食的患者提供方便。在评估患者常规TG、LDL-C和HDL-C水平时，较短的禁食期应仅产生轻微和临床上无关紧要的误差。在临床研究中对外周血进行脂蛋白测定时，仍然认为12小时禁食期是适当的。

姿势

当站立的患者倾斜时，血管内水分转移至血管系统中，并稀释血浆中非扩散成分。卧床20分钟后，可观察到TC、LDL-C、HDL-C、ApoA-Ⅰ和ApoB水平降低了10%（Miller et al,1992），TG水平降低约50%。这表明，除血液稀释外的其他因素亦可能起作用。当站立检测项目中坐立时，这些效果约占一半（Miller et al,1992）；当患者恢复站立位置时，姿势引起的变化将可逆。因此，静脉采血的患者的位置应该标准化，优先选择最常用的坐立姿势。目前，NCEP指南建议患者在取样前5分钟坐下，以防止血液浓缩。如果有必要采用躺卧姿势，则患者在每次采样时使用该姿势，以将姿势引起的变化最小化。长期静脉闭塞可导致血液浓缩，胆固醇水平升高10%～15%。如果允许，止血带不应使用超过一两分钟。

静脉和毛细血管样本

虽然通常认为静脉和毛细血管样本效果相同，但目前现有的信息有限，且存在争议。一些研究人员发现，这两种样本中胆固醇水平测定差异值约为4%（Koch et al,1987），甚至更低（Lunz et al,1987；Law et al,1997）；但另有研究人员报道，其差异值为8%～12%（Bachorik et al,1990）。一般来说，毛细血管样本中的测量值似乎比静脉样本略低。此外，同时对手指和静脉采样，可发现，手指样本的测定结果比静脉样本变化更大，这可能是由于分析前来源引起误差。对静脉和手指样本中脂质和脂蛋白进行组内变异生物学成分评估，可发现，这两种样本中的胆固醇、TG、HDL和LDL水平相似（Kafonek et al,1996）。

在某些情况下，不可避免的需要使用毛细血管样本。最好谨记两点：首先，血脂和脂蛋白风险水平的流行病学数据是由静脉样本测定数据衍生而来的；其次，针对各种生理和方法因素，这两种样本中的测定结果可能不同。

血浆和血清

当仅测定胆固醇、TG和HDL-C时，可以使用血浆或血清，且通过这三项测定结果可计算LDL-C（见下文）；然而，当通过超速离心法或电泳法测定脂蛋白时，优选血浆，这是因为样本可以立即冷却至4℃，防止室温下脂蛋白发生变化。当使用血浆时，一旦抽完血液就立即将其在冰浴中冷却，且通常在3个小时内分离出细胞，然后将血浆储存在4℃直至分析。血浆和细胞不能保持接触过夜。血浆在冰箱中存储几天或冷冻更长时间时，即使在存在抗凝剂的情况下，血浆中蛋白质亦可能积聚。这使得难以获得均匀的等分试样用于分析，且可能干扰样品在自动分析仪中的流动性，导致不准确或可变的结果。然而在血清中蛋白质积聚较少发生。

抗凝剂的选择也很重要。一些抗凝剂（如枸橼酸）发挥相当大的渗透作用，导致血浆中脂质和脂蛋白水平低的错误分析。肝素，因其相对高的分子量，对血浆体积影响不大，但可改变脂蛋白的电泳迁移率。即使乙二酸四乙酸（EDTA）抗凝血浆中的胆固醇和甘油三酯水平比血清中水平低约3%，EDTA仍然是优选的抗凝剂（脂质研究诊所计划项目实验室方法委员会，1977）。该抗凝剂延缓了储存过程中脂蛋白中的某种类型的氧化反应和酶促改变反应。

储存

通常，在冷冻样本中可以得到令人满意的TC、甘油三酯和HDL-C分析结果，且可以用Friedewald方程估算LDL-C水平（Friedewald et al,1972）。同时，也可在冷冻样本中测定脂质运载蛋白（见下文）。因为富含甘油三酯的脂蛋白不能承受冷冻，因此，冷冻样本不适合超速离心分析。在单次冷冻和解冻时，HDL中游离胆固醇和VLDL中游离脂肪酸水平减少约35%，而LDL中胆固醇酯水平却增加35%（Zivkovic et al,2009）。当血清或血浆必须长时间储存时，应保持在-70℃或更低的温度。短期储存（最多1个月或2个月）时，样本可保存在-20℃，但绝不能储存在自动除霜冰箱中。实际上，在除霜循环期间，自动除霜冰箱的温度在约-20℃和2℃之间循环，这使样本有效地进行每日冻融循环，加速其变质，使得脂质和脂蛋白测定变得不稳定。在三个冻融周期内，脂质的定量测定不受影响。在大多数脂类中，储存超过一周时在4℃，-20℃和-80℃条件下影响是最小的（Zivkovic et al,2009）。

血浆脂质评估

胆固醇和甘油三酯是在脂蛋白血症的诊断和治疗中最受关注的血浆脂质。磷脂分析往往较少涉及，一般在在测定阻塞性肝病或异常低水平脂蛋白相关的疾病时的情况下会用到。

胆固醇

胆固醇几乎占据血浆中所有固醇，它以非酯化形式（30%～40%）和酯化形式（60%～70%）混合存在；两种形式的比例在正常个体中相对稳定。TC和脂蛋白胆固醇通常以固醇核表示，不区分酯化和未酯化片段。除非必须考虑脂肪酸部分对胆固醇质量的贡献或者关注胆固醇/胆固醇酯比率的情况下，一般来说，没有必要区分这两种形式。

这里主要讨论胆固醇定量的酶法，该方法实际上已经取代了大多数临床和研究所用的化学方法（Bachorik et al,1976；Wood et al,1980；脂质研究诊所计划项目，1982）。然而，一种根据Abell-Kendall方法的改进的化学方法（Abell et al,1952）常作为疾病预防和控制中心（CDC）和次级参考实验室网络（Myers et al,1989）的参考方法。在Abell-Kendall方法中，胆固醇用氢氧化钾（KOH）醇溶液，未酯化胆固醇用石油醚萃取，并使用纯化的胆固醇标准物和Liebermann-Burchard试剂测定。

酶法

这些方法通过一系列胆固醇酯水解反应来测定血浆或血清中TC水平。胆固醇的3位羟基被氧化，反应物过氧化氢发生定量酶促反应。

$$\text{胆固醇酯}+H_2O \xrightarrow{\text{胆固醇酯酶}} \text{胆固醇}+\text{游离脂肪酸}$$

（反应式17-1）

$$胆固醇+O_2 \xrightarrow{胆固醇氧化酶} 胆甾\text{-}4\text{-}烯\text{-}3\text{-}酮+H_2O_2$$

（反应式 17-2）

$$2H_2O_2+苯酚+4\text{-}氨基安替比林 \xrightarrow{过氧化物酶} 醌亚胺$$

$$dye+4H_2O$$ （反应式 17-3）

要完成 TC 的酶法测定，必须有一种方法来量化反应的副产物。有一种方法可测定耗氧量；其优点是能最小化血清/血浆中某些成分的干扰（Rifai et al，2000）。干扰将稍后进一步讨论。然而耗氧测定方法不易自动化，并且通常需要大量胆固醇氧化酶。为此，该方法尚未广泛应用。

另一种方法是在脱氢酶反应期间测定胆甾-4-烯-3-酮（反应式 17-2）含量，该化合物可在 240nm 测定。然而，测定该化合物的程序十分耗时且较难操作，因此已经不适用于临床应用或研究（Rifai et al，2000）。目前，最常见的定量胆固醇氧化酶反应是测定产生的过氧化氢的量（反应式 17-3）。在胆固醇氧化酶反应中产生的过氧化氢可通过用过氧化物酶催化，与两个显色底物发生氧化偶联反应。最常见的过氧化物酶是辣根过氧化物酶（HRP），所使用的色素通常是酚和 4-氨基安替吡啉。当与过氧化氢偶联时，它们产生在 500nm 分光光度下读数的醌亚胺染料。HRP 的催化性质不具特异性；因此，这个步骤往往受到血清/血浆其他成分的干扰。

干扰物质

酶法不太受化学方法中的非甾体化合物干扰；然而，它们对胆固醇没有绝对特异性。胆固醇氧化酶（反应式 17-2）可以与存在于血浆中的胆固醇以外的固醇反应，例如植物固醇。植物固醇存在于 β-谷甾醇血症患者体循环中。这些固醇也有助于通过大多数化学方法测定胆固醇值。另一类干扰剂是维生素 C。已知维生素 C 可作为还原剂，可与反应式 17-3 中的显色底物竞争过氧化氢。因此，血浆/血清样本中维生素 C 水平升高可导致 TC 的测定水平较低。目前认为，在 TC 测定中，维生素 C 水平超过 30mg/dl 是允许的，尽管这种水平是比较罕见的（Rifai et al，2000）。以类似方式起作用的另一干扰剂是胆红素。由于其自身的光谱性质：胆红素能吸收 500nm 的光，胆红素可干扰 TC 测定（Rifai et al，2000），这往往会增加胆固醇的测定值。然而，胆红素也可被过氧化氢氧化，导致其在 500nm 处没有吸收。这使得应用血清空白对照来校正胆红素吸光度这一应用复杂化。总之，胆红素的干扰似乎只有浓度超过 5mg/dl 时才有意义；据报道，该水平明显将胆固醇值降低 5%～15%（Pesce & Bodourian，1977；Deacon & Dawson，1979；Naito & David，1984）。因高甘油三酯血症引起的样本浊度也可能干扰酶法（Pesce & Bodourian，1977）。血红蛋白是 TC 测定中另一种可能的干扰剂。它具有可消耗反应式 17-2 中产生的过氧化氢的假过氧化物酶活性。然而，更重要的是，血红蛋白具有可以虚假提高 TC 水平的固有特性。正如血红蛋白是红细胞溶血的产物一样，其他溶血产物可与过氧化物酶竞争过氧化氢，如过氧化氢酶。然而，即使在血浆中水平异常高的情况下，溶血产物也不会明显影响胆固醇的测定（Pesce & Bodourian，1977；Deacon & Dawson，1979）。

除了相对抗干扰能力之外，酶法还有其他显著优点。它们仅仅需要微量的样品，且不需要进行初步提取步骤。它们能快速测定；如果忽略胆固醇酯水解步骤，则可用于测定未酯化的胆固醇。最后，酶法精确，变异系数通常在 1%～2%范围内。在大多数情况下，它们使用纯胆固醇标准物质或血清校准，其中所述值起源于胆固醇的 CDC 参考方法（Pesce & Bodourian，1977）。在具有现代化设备的实验室中测定时，酶法测定值通常符合参考值，偏差仅 1%～2%。因经受患者样本所经历的所有分析反应，血清基准校准品优于纯胆固醇校准品。

甘油三酯

现今已采用各种各样的方法测定血浆甘油三酯水平，但是，最常用于临床或流行病学应用的方法是根据甘油三酯水解和甘油测定方法来决定的，表示为以下反应式：

$$甘油三酯+3H_2O \xrightarrow{脂肪酶} 甘油+脂肪酸$$ （反应式 17-4）

因为 1 个甘油分子计算代表 1 个甘油三酯分子，如果不减去内源性未酯化的甘油，TG 水平通常会过高估计。即便如此，因甘油单酯和甘油二酯分子的存在，通常仍会过高估计 TG 水平。虽有有一些方法可以用来校准内源性甘油，但实际上仅有约 5%的美国临床实验室校准了内源性甘油，其原因是内源性甘油在大多数正常人群中可忽略不计。

TG 的测定普遍使用酶促法进行；与胆固醇一样，酶法代替了早期的化学方法（Kessler & Lederer，1966；脂质研究诊所计划项目，1982）。

甘油三酯测定的 CDC 参考方法中仍然使用一种化学方法，该方法使用氯仿萃取步骤，然后用硅胶色谱法分离 TG。通过皂化（甘油三酯的碱性水解）释放甘油后，高碘酸钠再氧化甘油：

$$甘油+NaIO_4 \longrightarrow 甲醛+甲酸$$ （反应式 17-5）

通过与变色酸的硫酸溶液反应生成粉红色发色团可测定产生的甲醛水平，该方法对甘油没有特异性。甲醛由含甘油的磷脂间接产生；在提取（氯仿）和吸附（硅酸色谱）步骤期间，这些以及其他干扰物质均被清除，并且使用 CDC 参考方法测定 TG 未受到干扰。

酶法

现今，酶法（Bucolo & David，1973）在临床实验室中普遍用于 TG 分析。它们具有相对特异性、快速以及易于使用等优点。直接在血浆或血清中进行分析，不受磷脂或葡萄糖干扰。

大多数酶法的共同之处在于将甘油三酯水解成游离脂肪酸和甘油，然后将甘油磷酸化成甘油磷酸酯。

$$甘油三酸酯 \xrightarrow{脂肪酶} 甘油+脂肪酸$$（反应式 17-6）

$$甘油+ATP \xrightarrow{甘油激酶} 甘油磷酸+ADP$$

（反应式 17-7）

然而，可以使用几种方法对形成的甘油进行定量，并因此定量血浆中甘油三酯。在一种方法中，甘油磷酸酯发生如下反应：

$$甘油磷酸+NAD \xrightarrow{甘油磷酸脱氢酶} 磷酸二羟基丙酮+NADH+H_4$$

（反应式 17-8）

$$NADH+四唑鎓染料 \xrightarrow{心肌黄酶} 甲臜+NAD^+$$

（反应式 17-9）

NADH 的形成可由分光光度法在 340nm 处检测出。在其他方法中，增加反应式 17-9 的反应，使得在使用临床实验室中更常见仪器时可读取到分光光度计中光谱 500～600nm 范围内的吸光度数值。

在一个常见变化中，反应式 17-7 中形成的甘油磷酸酯被甘油磷酸氧化酶作用发生氧化：

$$甘油磷酸+O_2 \xrightarrow{甘油磷酸氧化酶} 二羟基丙酮+H_2O_2$$

（反应式 17-10）

所得到的过氧化氢如前面所述对胆固醇方法进行测定（反应式 17-3）。

在第三种方法中，反应式 17-7 中生成的是二磷酸腺苷（ADP），而不是甘油磷酸酯，并且定量如下：

$$ADP+磷酸烯醇丙酮酸盐 \xrightarrow{丙酮酸激酶} ATP+丙酮酸$$

（反应式 17-11）

$$丙酮酸+NADH+H^+ \xrightarrow{乳酸脱氢酶} 乳酸+NAD^+$$

（反应式 17-12）

NADH 可由分光光度法在 340nm 处检测出。

酶法中的 TG 测定方法通常表现良好，这些试剂作为冷冻干燥制剂于市面上销售，只需要在使用前重新配制即可。根据最新的美国病理学家协会（CAP）调查，使用各种酶法测定 TG 的实验室间变异系数（CV）约为 5%～6%。可以选择酶法评估其在可能性最大的甘油三酯水平范围（1. 299～12. 987mmol/L，即 50～500mg/dl）的准确度和精确度，但是使用前需谨慎选择。

甘油三酯空白对照

甘油三酯酶法测定中涉及甘油的产生和测定。尽管磷脂和葡萄糖不会干扰酶法测定，但游离甘油则会产生干扰。甘油通常在血浆中水平低于 0. 163mmol/L（1. 5mg/dl），相当于甘油三酯水平约 14mg/dl。但是，在以下情况下检测值可能更高：经过非常剧烈的运动；在不受控制的糖尿病患者中；偶然污染到一些采血管塞子上使用的甘油润滑剂；近期摄入含甘油的药物后；或在相对罕见的病症高甘油三酯血症中，这继发于甘油激酶基因突变的 21 染色体三体综合征。没有添加脂肪酶的空白试验定量测定原本存在的甘油值。在空白基础上增加的数值表示甘油的存在，且可以相应地校正测定的 TG 值。在替代方法中，在预反应中先消耗游离甘油，再进行甘油三酯水解反应。这种情况下，测定值相当于空白甘油三酯值。

先前描述的空白步骤能够校正许多甘油来源产生的错误测定，但是不能校正由偏甘油酯（甘油二酯和甘油单酯）产生的错误测定。部分甘油酯通常以非常低水平存在于新鲜血浆或血清中，但是，当储存样品时，甘油三酯缓慢水解形成甘油酯。因部分甘油酯由原本存在于样本中的甘油三酯衍生而成，是否应该除去新鲜血浆中的这些甘油酯尚不明确。

幸运的是，复杂的空白试验问题，通常没有什么实践意义。在许多实验室中空白试验不是常规检测，使用空白试验仍然存在不确定因素。当测定时，在大多数新鲜样本中空白以甘油三酯表示，其值为 0. 056～0. 112mmol/L（即 5～10mg/dl），尽管在甘油三酯水平高的样本中可能更高。然而，空白试验在甘油三酯测定的标准化和质量控制中呈现重要作用，因为它们在用于该目的血清池中，数值为 0. 226～0. 339mmol/L（即 20～30mg/dl），甚至更高。这可能是在制备池期间甘油三酯部分水解的结果。

干扰物质

与胆固醇测定干扰一样，TG 测定受到相同物质的相似干扰。血浆维生素 C 是干扰 TG 测定中所涉及的氧化/还原反应的抗氧化剂。胆红素也可在光谱和化学上引起干扰。显著的血浆溶血可能引起脂质成分的稀释，在光谱上干扰 TG 测定。

磷脂

人血浆中大多数磷脂为磷脂酰胆碱（70%～75%）或鞘磷脂（18%～20%），其他磷脂包括磷脂酰丝氨酸、磷脂酰乙醇胺（3%～6%）和溶血磷脂酰胆碱（4%～9%）。在临床实验室中很少进行磷脂测定，其原因之一是，在脂蛋白血症情况下磷脂分析通常能够提供的有价值的信息较少；另一原因是，在各种病理状况下血浆中磷脂水平并不像胆固醇或 TG 那样变化明显。然而，有时，脂蛋白磷脂测定比胆固醇或 TG 水平测定提供更重要的信息。例如，胆固醇仅占 HDL 总重量的 10%～20%，而磷脂占 HDL 总重量近 25%～30%，这更准确地反映了 HDL 含量（Rifai et al，2000）。此外，在胆固醇逆向转运中，HDL 中磷脂含量比胆固醇或甚至脂质运载蛋白 A-Ⅰ更重要；已经注意到，与胆固醇水平相比，HDL 磷脂组分的异常在 HDL 功能方面具有更大的影响。磷脂也是许多脂蛋白代谢酶（例如 LCAT、LPL、HTL）的重要底物；因此，组分的变化可能不利于这些酶的功能。最重要的是，通过磷脂的脂肪酸组成（而不是总脂质）可以更准确地评估必需脂肪酸的膳食状态。还有研究显示，血浆磷脂的饱和脂肪酸含量是动脉粥样硬化的独立危险因素。

磷脂独特的结构特征是脂质与磷酸盐结合。因此，最初设计用于确定血浆磷脂的大多数方法取决于脂质磷测定。从样本中提取脂质，完全氧化，将磷脂磷转化为无机磷酸盐，然后用比色法测定。这些步骤可重现、敏感，且可适用于测定 100μl 或更低血浆或血清中的总磷脂磷。每摩尔磷对总磷脂质量约占 4%，因此可以通过将磷脂磷浓度（以 mg/dl 表示）乘以 25 来确定磷脂质量。

血清或血浆磷脂也可用酶法测定，已有很多商品化的试剂。在日本和光纯药工业株式会社（日本大阪）的方法中，使用磷脂酶 D 水解卵磷脂（磷脂酰胆碱）、鞘磷脂和溶血卵磷脂，释放出被氧化的胆碱。

$$磷脂 \xrightarrow{磷脂酶 D} 胆碱$$

（反应式 17-13）

$$胆碱 \xrightarrow{胆碱氧化酶} 甘氨酸三甲胺内盐+H_2O_2$$

（反应式 17-14）

以与反应式 17-3 所示的类似方式测定产生的过氧化氢。单独在评估血脂蛋白血症中很少单独进行磷脂类别分析，本章不作讨论。

脂蛋白和脂蛋白胆固醇评估

由于脂蛋白具有共同的脂质和脂质运载蛋白成分，因此，脂蛋白分析的核心问题是不同脂蛋白类别之间的分离。已经有许多方法用于脂蛋白分离，包括超速离心法、吸附法、凝胶过滤法、亲和层析法、各种介质中电泳法、聚阴离子和醇沉淀法、免疫化学方法以及各种方法组合。这些方法中有一些需要特殊技能和设备，并不适合临床或流行病学研究。在此仅讨论几个用于临床实验室的方法。

超速离心法

该法利用脂蛋白的两个特性。首先，脂蛋白含量、脂蛋白密度低于其他血浆大分子；其次，各类脂蛋白的密度不同。因此，通过使用超速离心技术，可以根据其密度大小分离脂蛋白。与蛋白质相关的脂质（特别是 TG）比例决定了特定脂蛋白类的密度。人体血液中 VLDL 和乳糜微粒是最富含脂质的脂蛋白，这使它们称为血浆中最轻的成分。这些脂蛋白的密度低于 1.006kg/L（密度测定）。HDL 是最密集的脂蛋白，其密度范围为 1.006~1.063kg/L（Rifai et al，2000）。很大程度上，超度离心法被认为是脂蛋白分类的最佳手段；然而，该技术操作复杂、耗时、昂贵，不适用于临床测定。

电泳法

在过去，电泳法广泛应用于临床实验室以分离和测定脂蛋白。然而，由于该方法具有明显局限性（稍后描述），通常不用于诊断血脂蛋白血症，并且，近年来其在常规临床实践中使用情况已经减少。

最常用的脂蛋白电泳的载体介质是琼胶糖凝胶，因其具有较好的分离速度、灵敏度和分离能力。假若存在乳糜微粒，一般仍然保持在初始位置。在剩余的主要脂蛋白中，HDL 迁移速度最快，LDL 迁移速度最慢，VLDL 的迁移速度介于 HDL 和 LDL 之间。电泳分离的脂蛋白根据其迁移率命名：HDL（α-脂蛋白）与 α_1-球蛋白一起迁移；LDL（β-脂蛋白）与 β-球蛋白一起迁移；VLDL（前-β 脂蛋白）和 β_2-球蛋白一起迁移。脂蛋白的不同性质构成了电泳法和超速离心法的基础，通过这两种技术分离的类似分级可能不相同。例如，超速离心法中 β-VLDL（存在于 3 型高脂血症，见后）与 VLDL 一起分离，但用电泳法则与 LDL 一起移动。在没有其他信息的情况下，含 β-VLDL 的样本中，超速离心法显示升高的 VLDL 水平；而电泳法显示升高的 LDL 水平。另外一个例子，超速离心法中 Lp（a）在 LDL-HDL 密度范围中分离，但其电泳迁移率与 VLDL 相似。这种二分法被称为"下沉的前-β 脂蛋白"。

可使用未分离血浆或含其他血清蛋白的血浆分级进行电泳。脂蛋白电泳图通常用脂质染色染料显色，如油红 O、脂肪红 7B 或苏丹黑 B。这些脂质染色液主要与甘油三酯和胆固醇中的酯键反应。富含游离胆固醇和磷脂（如 LpX）的脂蛋白染色效果非常差，因此其测定结果因电泳技术而低估了。

脂蛋白的定量分析可通过光密度而确定，脂蛋白水平可根据脂质染色材料在 β-、前-β 和 α-脂蛋白中百分比分布来表达，或者亦可根据包含胆固醇含量和染料吸收脂蛋白的假定计算值转化成脂蛋白-胆固醇水平来表达。一般来说，这些方法失败的原因包括 β-、前-β 脂蛋白不完全分辨、存在次要或者不寻常脂蛋白以及染色强度存在差异。电泳法已经成功地与其他方法结合使用。

多阴离子沉淀法

在二价阳离子存在下，如 Ca^{2+}、Mg^{2+} 和 Mn^{2+}，一些脂蛋白以多聚阴离子的形式沉淀，其多聚阴离子形式有肝素硫酸盐，硫酸葡聚糖，磷钨酸盐等。脂蛋白的主要类别可从较低密度、富含脂质的脂蛋白开始逐级沉淀，这些条件已经确定（Burstein & Legmann，1982）。脂蛋白彼此之间的相似度越低，分离效果越好。因此，区分含有 ApoB 的脂蛋白与 HDL 会比区分 VLDL 和 LDL 或 HDL2 和 HDL3 更容易。历史上，在分析 HDL-C 之前，最常用多聚阴离子沉淀来除去含有 ApoB 的脂蛋白。这需要对样本进行不完全自动化预处理。大多数临床实验室已用 HDL-C 和 LDL-C 的自动均质测定法代替沉淀技术。

测定 HDL-C

NCEP 认为 HDL-C 是冠心病（CHD）的独立危险因素，建议与 TC 测定结合使用。低 HDL-C（低于 35mg/dl）是 CHD 的主要危险因素，具有高风险；而高 HDL-C（超过 60mg/dl）被认为是负危险因子，具有保护性。过去通过多聚阴离子-二价阳离子体系沉淀含有 ApoB 的脂蛋白，在随后的样本上清液中用于 HDL-C 的测定。已有几种多聚阴离子-二价阳离子组合被使用，但并不是所有这些能够得到精确的相同结果。测定 HDL-C 值时，使用硫酸乙酰肝素-Mn^{2+} 程序获得的结果与使用分析型或制备型超速离心机获得的结果极其相近（Bachorik et al，1976；Warnick et al，1979）。该方法广泛应用于流行病学研究中。硫酸葡聚糖（相对分子量为 50 000Da）-Mg^{2+} 和磷钨酸镁-Mg^{2+} 方法因其不干扰酶促胆固醇研究而受欢迎，但是它们的结果比超速离心法低 5%。肝素-Ca^{2+} 的结果似乎高出约 10%。并且，使用不同浓度的阳离子可以得到不同的 HDL-C 评估值。在某种程度上，这些差异产生的原因有：含 ApoB 的脂蛋白沉淀不足导致高估了 HDL-C，或者 HDL 过度沉淀可能导致低估了 HDL-C。甘油三酯增加会干扰沉淀方法，并高估了 HDL-C。一种简化的沉淀方法得到尝试：使用硫酸葡萄糖包被的磁珠来实现 HDL 和含 ApoB 的脂蛋白间的选择性分离。

目前，均相测定法是用于测定 HDL-C 的最流行方法。与沉淀法不同，这些完全自动化的双试剂程序不需要离线预处理和分离（因此用术语"均相"），可适用于大多数化学分析仪。因此，它们减少了试剂操作时间和总体测定成本。美国开发的试剂盒是以各种方法为基础的。通常，第一试剂与非 HDL 脂蛋白形成稳定的复合物，阻止它们参与反应；第二试剂释放 HDL-C，进行酶促测定。根据 2005 年的 CAP 调查，最常见的方法是先使用合成聚合物和多聚阴离子阻断非 HDL 脂蛋白，然后使用选择性洗涤剂来释放 HDL-C（美国健赞公司诊断中心，马萨诸塞州剑桥；美国贝克曼库尔特公司，加利福尼亚州布雷亚）。其他方法：使用聚乙二醇修饰酶（罗氏诊断，印第安纳波利斯）或免疫抑制（美国 Wako 化学有限公司，美国弗吉尼亚州里士满）以阻断非 HDL 脂蛋白。第四种方法（美国 Polymedco 股份有限公司，纽约 Cortlandt Manor）：使用特殊试剂选择性消除非 HDL 脂蛋白中的胆固醇，随后使用第二试剂释放 HDL 中的胆固醇（日本生研有限公司，日本新潟）。这些方法通常不受高甘油三酯、胆红素和球蛋白的影响。

在综合评价中（Warnick et al，2001），将多种 HDL-C 均相测定法与传统的沉淀法和超速离心法进行比较。作者得出结论，新的方法简化了 HDL-C 的测定，准确、精准，符合 NCEP 标准的总误差。然而，与已建立的沉淀法相比较，采用均相测定法评估非典型脂蛋白时表现出不同的结果。当出现异常脂蛋白形式时，这些差异可见于患有高脂血症或肝、肾疾病的患者中。当实验室遇到高比例非典型脂蛋白时（例如脂质诊所或研究机构），应该彻底验证其患者人群中所使用的均相分析方法。

LDL-C 测定

低密度脂蛋白胆固醇是动脉粥样硬化发展的致病因子。无冠心病危险因素的患者，LDL-C 治疗目标为<160mg/dl（Rifai et al，2000），对于有 2 个以上冠心病危险因素的患者，LDL-C 治疗目标为<130mg/dl，可使用几种方法测定 LDL-C。第一种方法：参考实验室程序，使用超速离心法将 LDL 和其他脂蛋白分离，然后通过前文所述的分析来测定胆固醇，在此对这种方法不作广泛讨论。第二种方法：更常用，使用 Friedewald 公式计算 LDL-C。最后一种方法：最近开发的均相法亦适用于测定 LDL-C。

Friedewald 计算

LDL-C 可通过使用 Friedewald 公式来确定，最初由 Friedewald、Levy 和 Fredrickson 提出（Friedewald et al，1972）。通常，在空腹血浆样本中，LDL 含有不存在于 HDL 或 VLDL 中的胆固醇。因此，LDL-C 可通过以下等式确定，其中浓度以 mmol/L 表示，[血浆 TG]/2.175 用于表示 VLDL-C：

[LDL-C]=[总胆固醇]-[HDL-C]-[血浆 TG]/2.175

当浓度以 mg/dl 表示时，使用[血浆 TG]/5。该方法中血浆 TC、TG 和 HDL-C 浓度可按照所述方法确定。由于 VLDL 包含大多数血浆甘油三酯，VLDL-C 水平可根据 VLDL 中甘油三酯和胆固醇的比值估算：VLDL-C=[血浆 TG]/2.175。

据报道，因子[血浆 TG]/2.825 给出了更准确的 VLDL-C 评估值（DeLong et al，1986）。当浓度以 mg/dl 表示时，这相当于[血浆 TG]/6.5。然而，给出 VLDL-C 和 LDL-C 最佳估算值的因素在群体间变化，并取决于甘油三酯所用的方法；NDEP 脂蛋白测定工作组更偏向于未修改的 Friedewald 方程（NDEP 脂蛋白测定工作组，1995）。

Friedewald 公式有很大的局限性（Sniderman et al，2003）。这些局限性主要因为该方法基于两个假设所致。第一，计算假设所有血浆中 VLDL 基本上都携带甘油三酯。第二，该方法假设 VLDL 中甘油三酯/胆固醇的比率是不变的。这两个假设并非完全正确；因此，该方法不适用于含有乳糜微粒的非空腹样本或含 β-VLDL 的样本。与 VLDL 相比，乳糜微粒中甘油三酯与胆固醇的比率要高得多。因此，当 CM 存在时，使用因子 TG/2.175 来计算非 HDL、非 LDL-C，这将会高估 VLDL 中胆固醇的量，从而导致低估 LDL-C 的量。类似地，β-VLDL 中甘油三酯与胆固醇的比率远低于 VLDL；在存在 β-VLDL 的情况下，使用因子 TG/2.175 可低估 VLDL-C 的量，从而高估 LDL-C 的量。患有 3 型高脂蛋白血症的患者可能被错误分类为 LDL-C 水平升高。因为它们的处理方式不同，区分这两种条件是很重要的。

即使在无 CM 样本中，VLDL-C 与甘油三酯的比率随着甘油三酯水平升高而变化，这可能导致 VLDL-C 估计错误。因为 VLDL 中 TC 通常仅占血浆中约 25%，所以 LDL-C 的误差小于 5~10mg/dl（0.130~0.260mmol/L）。然而，该计算不适用于高水平甘油三酯样本。甘油三酯水平超过 2.26mmol/L（200mg/dl）时，LDL-C 误差变得明显；当甘油三酯水平超过 4.52mmol/L（400mg/dl），其误差大到无法接受。在低水平 LDL-C 时，LDL-C 计算的准确性变差；这表明，计算的 LDL-C 值可能无法为正在接受降胆固醇治疗的心脏风险患者提供最佳评估（Sniderman et al，2003）。假若它的局限性可被接受，Friedewald 方程具有广泛的用途，无论是作为筛选工具还是用于跟踪患者。

另一个需要考虑的问题是非 LDL 脂蛋白。一般来说，LDL 在测定的胆固醇中占很大部分，而 IDL 和 Lp(a) 仅占几毫克/升。然而，这些脂蛋白可能对某些高脂血症患者的胆固醇测定有显著贡献。通过一些治疗能有效降低 LDL 水平，然而却不能降低 Lp(a) 水平。因此，在某些情况下，Lp(a) 可以揭示患者对 LDL 降低治疗存在不良反应的原因。

选择性化学沉淀

LDL-C 计算值为 TC 与 LDL-C 沉淀后剩余量之差。如果 TG 水平足够低，这些方法是相当准确的。然而，该方法仅适用于分离含有 ApoB 的脂蛋白，将 HDL 和非 HDL 颗粒分离。

Beta 定量

Beta 定量假设几乎所有胆固醇包含在三种主要脂蛋白，即 VLDL、LDL 和 HDL。在该方法中，血浆至少超速离心 18 小时，VLDL 为 105K×g，CM 在浮动层中积聚，在溶液中主要留下 LDL 和 HDL（Rifai et al，2000）。测定溶液中胆固醇水平，并对 LDL 脂蛋白进行沉淀。LDL-C 根据这两个测定值的差异来计算。因为该样品中富含 TG 的脂蛋白被除去了，因此 LDL-C 的测定更能反映实际浓度。所产生的差异也反映了 IDL-C 和 Lp(a) 胆固醇的贡献，两者都被认为具有致动脉粥样硬化作用。因此，通过该方法测定 LDL-C 值代表在致动脉粥样硬化颗粒中转运的胆固醇的量（Rifai et al，2000）。

LDL-C 直接测定

在很大程度上，LDL-C 浓度使用间接计算方法。然而，在甘油三酯水平升高时，采用均相法直接测定 LDL-C 是有用的，这是因为它们即使在相对较高的水平（600mg/dl）下也不会受到甘油三酯的干扰（Bachorik，2000）。直接测定法适用于各种分析仪，并且在其他地方进行了广泛地检验（Nauck et al，2002；Miller et al，2002）。尽管这些方法差别很大，但通常均会使用两种试剂的组合。第一试剂通常选择性地除去非 LDL 脂蛋白（与酶反应，和（或）稳定或抑制 LDL），第二试剂从 LDL 中释放胆固醇，从而可以进行酶法测定。

第一种方法（Equal 诊断，宾夕法尼亚州埃克斯顿；美国健赞公司诊断中心）：第一试剂使用洗涤剂聚合物混合物来破坏非 LDL 脂蛋白，释放其胆固醇。然后将胆固醇脱脂并与胆固醇氧化酶反应产生过氧化氢，其反应形成无色化合物。第二试剂含有能将胆固醇从 LDL 中释放的洗涤剂。改变酯化作用,通过类似地反应使 LDL-C 反应进行,不同之处在于最终步骤产生有色化合物。颜色的强度与 LDL-C 水平成比例。第二种方法(罗氏诊断):基于非离子洗涤剂对 LDL 的选择性胶束溶解,以及糖化合物与 HDL、VLDL 和乳糜微粒的相互作用,抑制 LDL-C 参与测定分析(Sugiuchi et al,1998)。第三种方法:利用胆固醇在不同脂蛋白中的反应性受增溶洗涤剂的亲水亲油平衡值(hydrophile:lipophile balance,HLB)影响。在该方法中,LDL 被抑制反应,非 LDL-C 与胆固醇脂酶、胆固醇氧化酶反应,所产生的过氧化物通过过氧化氢酶消除。然后,第二试剂改变洗涤剂的 HLB,产生 LDL-C 反应的环境。该试剂还含有叠氮化合物(反应式 17-3),能够抑制过氧化氢酶,并使得比色法可检测到过氧化物(美国 Polymedco 股份有限公司,纽约 Cortlandt Manor;Reference Diagnostics,美国马萨诸塞州贝德福德)。第四种方法:第一试剂含有保护 LDL 的两性表面活性剂,如前所述,允许除去非 LDL-C 和所产生的过氧化物。第二试剂含有非离子表面活性剂,取代了保护性表面活性剂,允许测定 LDL-C(西格玛诊断,美国密苏里州圣路易市)。

尽管这些方法是精确的,但是,在许多情况下,它们与参考方法超速离心法相比存在差异,包括异常脂蛋白的存在。当甘油三酯水平低于 400mg/dl 时,将患者分为治疗组,均相法的效果不如 Friedewald 计算(Miller et al,2002)。然而,与计算法不同,当甘油三酯水平超过 400mg/dl 时,均相法分析可提供临床有用的结果。另一潜在优势是给非空腹个体的 LDL-C 测定带来便利,尽管有些人不建议采用该法(Miller et al,2002)。成人治疗专家组Ⅲ建议不支持用 LDL-C 直接测定法代替 LDL-C 计算法,因为组成计算需在任何情况下测定。LDL-C 直接测定只会增加费用。

血脂异常研究中的其他方法

脂蛋白颗粒数量的测定

每个含 ApoB 的脂蛋白都含一个 ApoB 分子;血清 ApoB 水平反映了 LDL 颗粒数量,结果比 LDL-C 水平更接近。据称血清 ApoB 水平是冠心病预测的更强指标。相比之下,血清 ApoA-Ⅰ水平不能反映 HDL 粒子数(HDL-P)。与 ApoA-Ⅰ水平相比,HDL-P 与脑血管疾病(CVD)风险表现出更强相关性。最流行的测定 LDL 和 HDL-P 方法是磁共振(NMR)光谱。

脂蛋白亚类的测定

通过超速离心、梯度凝胶电泳和 NMR 光谱技术可鉴定 VLDL、LDL 和 HDL 中的亚群或亚类(Krauss,1987;Krauss & Blanche,1992;Otvos et al,1992)。一些亚类区分具有临床意义,但鉴定的亚类数量因分离方法而异,亚类的命名不一致。例如,当使用磁共振技术鉴定脂蛋白亚类时,随着粒径的增加,颗粒亚类数量趋于增加;因此 L2 亚类的 LDL 颗粒大于 L1 颗粒。当使用电泳或超速离心时,情况恰恰相反,颗粒的数量往往随着数量的增加而减小。因此,在分层梯度凝胶电泳中,LDL 亚类 IV(或 LDL4)颗粒小于Ⅱ类(LDL2)颗粒;在梯度超速离心中,亚型 LDL4 颗粒小于 LDL3 颗粒。

最近,人们的兴趣集中在亚类在动脉粥样硬化发展中的作用,特别是最小和最稀疏的 LDL 颗粒。该亚类被认为比大 LDL 更具致动脉粥样硬化作用。小 HDL 和大 VLDL 亚类也与动脉粥样硬化发病率增加有关。磁共振 LipoProfile 试验(LipoScience 公司,美国北卡罗来纳州罗利)根据其特殊的磁共振光谱特征,通过亚类定量脂蛋白颗粒。该数据库通过量化脂蛋白的亚类分布来提供关于冠心病风险的信息(Otvos,2002)。该技术的出现至少部分来源于 LDL 颗粒向动脉壁的迁移基于 LDL 颗粒数量呈现梯度驱动的想法。当存在大量小的 LDL 颗粒时,LDL-C 测定倾向于低估 LDL 颗粒的数量,从而降低 LDL 的动脉粥样硬化作用。超过 100mg/dl 的甘油三酯水平和低于 60mg/dl 的 HDL-C 与高水平的小 LDL 颗粒有关;在这些条件下,磁共振光谱可能是评价冠心病风险的有用技术。敏感的电泳法应提供类似的结果。目前,这些方法不被视为筛选手段,它们更适用于改善曾经确定具有冠心病风险的患者的风险评估和治疗。这些患者包括治疗中的患者和 LDL-C 值接近治疗目标的患者。这与大多数公认的指南一致,强调 LDL-C 作为大多数类型血脂异常的主要治疗目标的重要性。

HDL 具有高度异质性,HDL2 和 HDL3 根据密度和颗粒大小按顺序超速离心来定义,磁共振将它们分为大、中和小的 HDL。在二维电泳中,将 HDL 分成几个亚种,如 α_1、α_2、α_3、α_4、前-β_1、前-β_2 和前-β_3。不同的 HDL 亚群表现出不同的功能。例如,小而密集的 HDL 通过 ABCA1 能有效控制胆固醇流出,并且大的 HDL 通过 ABCG1 和 SR-B1 能有效控制胆固醇流出。小而密集的 HDL 在抗氧化活性中起主要作用(Kontush & Chapman,2006)。

常规血浆测试

如果乳糜微粒的存在量较大,可使用"常规血浆"试验检测。将等分的血浆(2ml)置于 10mm×75mm 试管中,并使其在 4℃的冰箱中静置过夜。可观察到,乳糜微粒沉积为漂浮的"奶油"层。空腹血浆中乳糜微粒的存在被认为是异常的。静置过夜后保持混浊的血浆样品含有过量的 VLDL;如果也形成漂浮的"奶油"层,乳糜微粒也是存在的。

β-VLDL 和 Lp(a)测定

如前所述,异常脂蛋白 β-VLDL 具有 VLDL 的密度,但是在 β 区中与 LDL 电泳迁移。当电泳检查 d<1.006kg/L 的超离心组分可以检测到它们的水平。在实际情况中,同时检查未分级血浆和两个超离心馏分(<1.006kg/L 和>1.006kg/L);因此,每个样品用作其自身对照以建立脂蛋白带的相对迁移;在正常血浆中,普通血浆中可见 β(LDL 和 IDL)、前 β(VLDL)和(HDL)脂蛋白条带;在 d<1.006kg/L 级分中仅存在前 β 带,在 d>1.006kg/L 级分中可见 β 和 α-脂蛋白条带。当存在时,在 d<1.006kg/L 级分中观察到 β-VLDL 为具有 β 迁移率的带。其存在是异常的,并且通常与血脂异常蛋白血症(3 型高脂蛋白血症)相关,尽管偶尔也可见于其他疾病。经常在 3 型患者中观察到的乳糜微粒在琼脂糖凝胶上保留在初始位置。

Lp(a)密度与 LDL 相似,但在电泳时它类似于 VLDL 迁移。当电泳检查 d>1.006kg/L 蛋白质时可以检测到它们的存在。当 Lp(a)以 20~30mg/dl 的浓度存在时(即,当对 LDL-C 测定贡献超过约 10mg/dl)时,在 d>1.006kg/L 分级血浆中可观察到具有前-β迁移率的附加条带(因此命名为"沉没的前脂蛋白")。在这种情况下,医师可能希望要求定量测定 Lp(a)。现如今,可以使用免疫比浊法测定 Lp(a)。当 Lp(a)水平非常高时,LDL-C 结果可能需要修正 Lp(a)胆固醇的含量。使用以下关系式可估计 Lp(a)胆固醇对 LDL-C 测定值贡献,其中值以 mg/dl 给出:

Lp(a)-胆固醇=0.3×[Lp(a)mass]

LDL-C=TC-[HDL-胆固醇]-[血浆 TG]/5-(0.3[Lp(a)mass])

VLDL-C/血浆甘油三酯的比率

VLDL-C 与血浆甘油三酯的比率可用于评估 3 型高脂蛋白血症。该比率以 mol/mol(或质量/质量)表示,在不含 β-VLDL 的样本中其范围通常为 0.230~0.575(或 0.1~0.25),取决于样本中 VLDL、LDL 和 HDL 的相对量,以及 VLDL-C 和血浆甘油三酯测定的固有偏差。3 型患者中该比率大于 0.689(或 0.3),通常在 0.689~0.919(或 0.3~0.4)范围内,甚至可观察到更高的比率。再者,由于测定中的偏差,单次比率观察值 0.689(或 0.3)可能不显著。症状明显 3 型患者的 β-VLDL 和 VLDL-C/血浆甘油三酯比率为 0.689(或 0.3)或者更高。有时候,血脂异常诊疗可能要求测定 ApoE 表型,以辅助 3 型高脂蛋白血症的诊断(见下文),这是因为纯合 ApoE 与这种疾病有关。然而,不是所有纯合患者都具有 3 型高脂蛋白血症,因此仍需使用超速离心法来评估 β-VLDL 的存在。

脂质运载蛋白分析

研究表明,ApoA-Ⅰ和 ApoB 可能比脂质或脂蛋白测定更好地诊断动脉粥样硬化疾病。因为 ApoA-Ⅰ主要存在于 HDL 中,而 ApoB(在空腹样本中)存在于 VLDL,IDL 和 LDL 中,因此,低 ApoB 和高 ApoA-Ⅰ水平以及低 ApoB-ApoA-Ⅰ比例,是血脂指标好的表现。一般来说,ApoB 的证据比 ApoA-Ⅰ更为一致,但其原因尚不明确。AFCAPS(Gotto et al,2000)的大规模安慰剂对照干预试验发现,ApoB 是用于预测基线和治疗脑血管疾病(CAD)风险的最佳单一脂质、脂蛋白或脂质运载蛋白测定法,其次为 ApoA-Ⅰ。ApoB 与 A-I 比率也可用于评估风险。

脂质运载蛋白通常通过免疫测定法进行测量,例如免疫比浊法。这些技术依赖于由脂质运载蛋白-抗体复合物引起的浊度的测量(Lopes-Virella et al,1980)。该方法的潜在局限性来源于反复冻融后脂质样本或甚至非脂质样本的固有浊度。在某种程度上,自动化系统可以纠正这种混浊现象。

修饰后脂蛋白

几十年前,研究人员就注意到人体和动物模型的动脉粥样硬化病变斑块中富含氧化脂蛋白。天然 LDL 不会积累在巨噬细胞中。此外,当细胞内胆固醇水平升高时,LDL 受体和胆固醇生物合成中的关键酶、HMG-CoA 还原酶将被作为负反馈调节下调,以保持细胞内胆固醇水平受到控制。作为泡沫细胞形成的早期阶段,氧化的 LDL 被巨噬细胞中的清道夫受体吸收,引起脂质积聚。在细胞中表达的活性氧(ROS)诱导的脂质过氧化和脂氧合酶可能是氧化 LDL 的主要来源。众所周知,氧化 LDL 的血浆水平是冠心病风险的标志。已开发出单克隆抗体酶联免疫吸附测定法来定量血浆中氧化 LDL 的水平。在饲料喂养的 *ApoE* 基因敲除小鼠中,血浆中氧化 LDL 的水平在动脉粥样硬化发生之前显示出短暂的峰值(Kato et al,2009)。氧化 HDL 通常被认为是不具功能,因为天然 HDL 是动脉粥样硬化的保护因子。从人类动脉粥样硬化病变分离的 HDL 富含含有酪氨酸和含氯酪氨酸的 ApoA-Ⅰ(Bergt et al,2004;Zheng et al,2004)。这些 ApoA-Ⅰ中酪氨酸的修饰都是由含有血红素的髓过氧化物酶(MPO)产生的,其存在于炎症结构中(Mohiuddin et al,2006)。修饰的 HDL 减少了 ABCA1-介导的胆固醇从巨噬细胞流出能力。一项种群研究表明,空腹血浆葡萄糖与血浆中的氧化 HDL 水平显著正相关(Kotani et al,2012)。因此,氧化脂蛋白的测量可能是冠心病的有用标志物。

胆固醇测定和管理指南

2002 年出版了 NCEP 成人高血胆固醇测定、评估和治疗专家小组第三次报告(成人治疗组Ⅲ,或 ATPⅢ)(NCEP,2002)。它提供了更新的 NCEP 基于证据的胆固醇测定和管理指南,并提供有关其他主题的详细信息,包括脂质和脂蛋白颗粒的分类、CHD 风险评估、生活方式干预、药物治疗、特异性血脂异常和治疗依从性问题(Grundy et al,2004)。2013 年,美国心脏病学会(ACC)/美国心脏协会(AHA)发布使用他汀类药物治疗强度指南:使用他汀类药物治疗强度作为治疗目标而不是以降低 LDL-C 或非 HDL-C 为靶标,如以前的指导原则,降低动脉粥样硬化性心血管疾病(atherosclerotic cardiovascular disease,ASCVD)风险(Andrus & Lacaille,2014)(表 17-8 和框 17-1)。指南

表 17-8 高、中和低强度他汀类药物治疗

他汀类药物治疗	高强度(每日剂量降低 LDL-C 水平平均>50%)	中等强度(每日剂量降低 LDL-C 水平平均 30%~<50%)	低强度(每日剂量降低 LDL-C 水平平均<30%)
阿托伐他汀	40~80mg	10(20)mg	-
瑞舒伐他汀	20(40)mg	(5)10mg	-
辛伐他汀	-	20~40mg	10mg
普伐他汀	-	40(80)mg	10~20mg
洛伐他汀	-	40mg	20mg
氟伐他汀		80mg(氟伐他汀 XL);40mg,每日两次	
匹伐他汀	-	2~4mg	1mg

框 17-1 2013 年 ACC/AHA 治疗血液胆固醇以降低成人 ASCVD 风险的主要建议总结

A. 应鼓励保持心脏-健康的生活方式习惯

B. 适当强度的他汀类药物治疗应该开始或继续：

1. 临床 ASCD *
   a. 年龄 75 岁或以下，无安全性问题：高强度他汀类药物治疗（Ⅰ级，A 级）
   b. 年龄 75 岁或安全问题：中等强度他汀类药物治疗（Ⅰ类，A 级）
2. 一级预防：初始 LDL-C 水平≥190mg/dl
   a. 排除高脂血症的继发性因素（Ⅰ类，B 级）
   b. 年龄 21 岁或以上：高强度他汀类药物治疗（Ⅰ类，B 级）
   c. 目标：LDL-C 水平至少降低 50%（Ⅱa 类，B 级）
   d. 为进一步降低 LDL-C 水平，可考虑非他汀类药物治疗（Ⅱb 类，C 级）
3. 一级预防：40~75 岁糖尿病患者，其 LDL-C 水平为 70~189mg/dl
   a. 中等强度他汀类药物治疗（Ⅰ类，A 级）
   b. 当利用汇集队列方程† 计算的 10 年 ASCVD 风险评估值为 7.5%或更高时，考虑高强度汀类药物治疗（Ⅱa 类，B 级）
4. 一级预防：40~75 岁无糖尿病患者，其 LDL-C 水平为 70~189mg/dl
   a. 在没有接受他汀类药物治疗的患者中，使用基于汇集队列方程† 的风险计算器进行 10 年 ASCVD 总体风险评估；每 4~6 年进行一次风险评估（Ⅰ类，B 级）
   b. 要确定是否启动他汀类药物治疗，让临床医生与患者参与讨论：降低 ASCVD 风险的可能性，不良反应，药物与药物的相互作用以及患者偏好
   c. 再次强调心脏健康的生活方式习惯，解决其他危险因素（Ⅱa 类，C 级）
      ⅰ. 10 年 ASCVD 风险评估值≥7.5%：中等或高强度他汀类药物治疗（Ⅰ类，A 级）
      ⅱ. 10 年 ASCVD 风险评估值为 5%~7.5%：考虑中等强度他汀类药物治疗（Ⅱa 类，B 级）
      ⅲ. 其他考虑因素‡：LDL-C 水平≥160mg/dl、早发性 ASCVD 家族史、hs-CRP 水平≥2.0mg/L、CAC 评分≥300Agatston 单位、ABI<0.9 或者终生 ASCVD 风险（Ⅱb 类，C 级）
5. 一级预防：LDL-C 水平<190mg/dl，年龄小于 40 岁或 75 岁以上，10 年 ASCVD 风险评估值小于 5%
   选定个体中考虑他汀类药物治疗‡（Ⅱb 类，C 级）
6. 对于 NYHA 分级Ⅱ-Ⅳ级心力衰竭个体或正在接受维持性血液透析的患者，不推荐他汀类药物治疗

C. 定期监测对生活方式和脂质药物治疗的依从性并评估安全性

在他汀类药物开始或改变治疗后 4~12 周内评估依从性，治疗反应和不良反应（Ⅰ类，A 级）
   a. 测定空腹脂质组（Ⅰ类，A 级）
   b. 不要常规监测 ALT 或 CK，除非有症状（Ⅱa 类，C 级）
   c. 根据现行实践指南筛选和治疗 2 型糖尿病。应鼓励保持心脏-健康的生活方式习惯，以防止糖尿病发展（Ⅰ类，B 级）
   d. 预期的治疗反应：高强度他汀类药物治疗后 LDL-C 水平从基线降低约 50%或更高，中等强度他汀类药物治疗则降低 30%~50%（Ⅱb 类，B 级）
      ⅰ. 治疗对象来自随机对照试验（RCT）试验的 LDL-C 水平或非 HDL-C 水平证据不足
      ⅱ. 对于 LDL-C 基线未知的患者，在高强度他汀类药物治疗的 RCT 中观察到 LDL-C 水平低于 100mg/dl
   e. 治疗反应及预期
      ⅰ. 加强改善生活方式和药物治疗的依从性（Ⅰ类，A 级）
      ⅱ. 如果表明，评估高脂血症的继发性因素（Ⅰ类，A 级）
      ⅲ. 增强他汀类药物治疗强度，或者如果最大限度地耐受他汀类药物，则考虑在选定的高危人群中加入非他汀类药物治疗§（Ⅱb 类，C 级）
   f. 一旦确定依从性，每 3~12 个月定期监测生活方式和药物治疗的依从性。持续评估最佳 ASCVD 风险降低水平和安全性的依从性。

D. 在不耐受他汀类药物治疗推荐强度的个体中，使用他汀类药物的最大耐受强度（Ⅰ类，B 级）

如果有挤压感或其他症状，确定是否与他汀类药物有关（Ⅱa 类，B 级）

ABI，踝臂指数；ACC，美国心脏病学会；AHA，美国心脏协会；CAC，冠状动脉钙；CK，肌酸激酶，一项肌肉损伤试验；hs-CRP，超敏 C 反应蛋白；NHLBI，国家心脏、肺和血液研究所；NYHA，纽约市心脏协会；RCT，随机对照试验；TIA，短暂性脑缺血发作

* 临床 ASCV 包括急性冠状动脉综合征，心肌梗死史，稳定性或不稳定型心绞痛，冠状动脉或其他动脉血运重建，卒中，短暂性脑缺血发作，或推定为动脉粥样硬化起源的外周动脉疾病

† 评估 10 年或“终生”ASCVD 风险包括根据年龄、性别、吸烟状况、总胆固醇水平、HDL-C 水平、收缩压和接受抗高血压治疗状况使用风险评估工作组开发的汇集队列方程评估非致命性心肌梗死、致命性冠心病以及非致命性和致命性卒中首次发生的风险

‡ 这些因素可能包括：LDL-C 初始水平≥160mg/dl 或其他遗传性高脂血症的症状；家族史早发性 ASCVD 发病年龄：一级男性亲属小于 55 岁，一级女性亲属小于 65 岁；hs-CRP 水平≥2.0mg/L；CAC 评分≥300Agatston 单位，或者相应年龄、性别或种族的第 75 百分位数水平；ABI<0.9；或者终生 ASCVD 风险。未来将确定有助于个体风险评估的其他因素

§ 高风险个体包括具有临床 ASCVD、未经治疗的 LDL-C 水平≥190mg/dl、建议遗传性高胆固醇血症个体，或者 40~75 岁糖尿病和 LDL-C 水平为 70~189mg/dl 的个体

来自 2013 年 ACC/AHA 治疗血液胆固醇以降低成人动脉粥样硬化心血管危险的指南：美国心脏病学院/美国心脏协会专家组实践指南报告。J Am Coll Cardiol 63（25Pt B）：2889~2934，2014

将他汀类药物治疗分为高强度(降低 LDL-C 平均>50%),中等强度(降低 LDL-C 平均 30%~50%),低强度(降低 LDL-C 平均<30%)。强有力的证据表明,四类患者应接受中度或高强度他汀类药物治疗以降低 ASCVD 风险;四类患者分别为:临床 ASCVD;LDL-C 升高至 190mg/dl 或更高;年龄 40~75 岁,糖尿病,LDL-C 70~189mg/dl 无临床 ASCVD;无临床 ASCVD 或糖尿病,年龄 40~75 岁,LDL-C70~189mg/dl,预测 10 年 ASCVD 风险为 7.5%或更高(这需要临床医师与患者的讨论)。

测定的可靠性

NCEP 指南将重点从识别异常和正常胆固醇值转移到基于胆固醇、甘油三酯、HDL-C 和 LDL-C 的界限评估总体心血管风险。单一临界值的应用要求临床实验室准确精准测定脂质和脂蛋白。NCEP 实验室标准化组(NCEP,1995)指南见表 17-9。每种测试具有总误差的单个最大可接受值,包括测定偏差(即测量精度)和 CV(即不精确度的度量)。总误差计算如下:

$$\%总误差=\%偏差+1.96(\%CV)$$

表 17-9 NCEP 指南的可接受测定误差

分析物	总误差	偏差	变异系数 CV*
胆固醇	<9%	<3%	<3%
甘油三酯	<15%	<5%	<5%
HDL-C	<13%	<5%	<4%†
LDL-C	<12%	<4%	<4%

* 变异系数定义为标准偏差/平均值×100

† 精密标准适用于 HDL-C 水平为 42mg/dl(1.09mmol/L)及以上
在较低的水平,CV 不被使用;相反,标准偏差不应超过 1.7mg/dl(0.044mmol/L)

对于每个测试,表 17-9 列出了目标偏差和 CV 的示例,当两者结合一起考虑时,可得到最大可接受的总误差。请注意,如果使用总误差,实验室可以稍微超过偏差限制,前提是 CV 足够小以保持指南内的总误差(相反也是如此)。例如,胆固醇的目标偏差为 3%,目标 CV 为 3%。偏差为 3.5%,CV 为 2%的实验室即使仍然符合 CV 的目标,但是超过偏差目标。然而,7.5%(即 3.5%+1.96×2%)的总误差是可接受的,因为它小于 9%的目标。

代谢综合征

这种生理综合征的特征在于一系列已知和新出现的冠心病危险因素。包括世界卫生组织(WHO)和 NCEP 在内的几个组织提出了这种综合征的不同定义;然而,风险因素通常包括腹部肥胖、致动脉粥样硬化性血脂异常(甘油三酯升高、小 LDL 颗粒和低水平 HDL-C)、升高的血压、胰岛素抵抗(有或没有葡萄糖不耐受)、血栓形成以及促炎状态。在 20 世纪 80 年代后期,首先将其描述为"综合征 X",这种情况可能存在于 20%~25%的美国成年人中。在代谢综合征患者中,LDL-C 是治疗的主要靶点;然而,与仅建议 LDL-C 治疗的患者相比,这些患者通常是更加强化降低胆固醇治疗的候选人。其他目标包括治疗根本原因(即肥胖和身体不活动)以及治疗相关的非脂质和脂质危险因素(Garber,2004)。

高甘油三酯血症

甘油三酯水平根据禁食 12 小时后测定结果可分为正常(<150mg/dl)、临界高(150~199mg/dl)、高(200~499mg/dl)或非常高(>500mg/dl)。2011 年 AHA 关于甘油三酯和心血管疾病(CVD)的科学声明重申,甘油三酯是 CVD 风险的重要生物标志物,而不是致动脉粥样硬化的直接因子(Miller et al,2011)。甘油三酯水平非常高的病因有:包遗传性疾病的胰腺炎(LPL 缺乏、ApoC-Ⅱ缺乏症、ApoA-Ⅴ缺乏症、GPIHBP1 缺乏症,Marinesco-Sjogren 综合征,家族性高血糖异常血症),获得性代谢紊乱(甲状腺功能亢进、怀孕、控制不良的胰岛素性糖尿病),药物(α-干扰素,非典型抗精神病药,对位阻断剂如阿替洛尔、胆汁酸树脂、L-天冬酰胺酶、雌激素[口服,非经皮])、蛋白酶抑制剂、雷洛昔芬、视黄酸药物、西罗莫司、类固醇、他莫昔芬、噻嗪类药物,饮食(乙醇过多,特别是高饱和脂肪饮食)以及其他疾病(自身免疫学乳糜微粒血症[如对 LPL、SEL 抗体]、慢性特发性荨麻疹、肾脏疾病)。非 HDL-C、ApoB 或两者的测定可能特别适用于具有明显异常的甘油三酯/HDL 比率的脂蛋白,因为 LDL-C 测定可能低估运动硬化性血管风险。使用甘油三酯降低药物治疗甘油三酯水平为 500mg/dl 或更高的个体是合理的,可预防胰腺炎与治疗性生活方式的变化。作为单一疗法,贝特类可将甘油三酯水平降低 30%~50%,即时释放烟酸则降低 20%~50%,ω-3 甲酯降低 20%~50%,延长释放烟酸降低 10%~30%,他汀类降低 10%~30%,依泽替米贝降低 5%~10%。需要额外的临床结果试验来确定这些药物是否可以改善并超过成熟疗法(例如他汀类药物)的 CVD 结果。

评估风险因素

2013 年 ACC/AHA 指南制订了新方针,使用基于社区的成年人群中最好的数据,评估十年内首次动脉硬化性心血管疾病(ASCVD,如冠心病死亡、非致命性心肌梗死、致命性或非致命性卒中)事件发展的风险因素。工作组使用最先进的统计方法来推导和内部验证"汇集队列",该方法提供了 ASCVD 的 10 年风险的性别和种族具体评估,对象为:非裔美国人和白种人,男女均有,年龄 40~79 岁。方程中包含的变量包括年龄、TC、HDL-C、收缩压(包括治疗或未治疗)、糖尿病和目前吸烟状况。如果基于风险的治疗决定对方程式不确定,则推荐以下一项或多项评估:早发心血管疾病家族史,超敏 C 反应蛋白(hs-CRP)2mg/L 以上,冠状动脉钙(CAC)绝对评分为 300(Agatston 单位)或更高或者相应年龄、性别或种族的 75%水平;或踝肱指数(ABI)小于 0.9。

小儿高胆固醇症

目前的证据表明动脉粥样硬化病变可以在儿童期开始;高血胆固醇水平的儿童通常在成年后保持高血脂。为了尽早在患有动脉粥样硬化症状的儿童中进行干预,儿童和青少年 CHD 风险评估的指导方针已经由 NCEP(NCEP 儿童和青少年专家组)(NCEP,1992)和美国心脏协会等组织颁布(Kavey et al,2003)。目前的建议支持选择性筛查(从 2 岁开始),对象为:具有预防心血管疾病家族史的儿童和青少年,或至少有一个具有高血胆固醇血症的家庭。表 17-10 将这些儿童按总胆固醇和 LDL-C 水平进行分类。这些建议不支持儿童和青少年的普遍实验室筛查。

表 17-10 儿童总胆固醇和 LDL-C 分类：针对患有血脂异常或早发冠心病家族史的 2 岁以上儿童进行空腹筛选

类别	总胆固醇/mg/dl	LDL-C/mg/dl
理想值	<170	<110
临界值	171~199	111~129
危险值	>200	>130

当三种空腹脂质谱的平均值高于前述 TC 和 LDL 的界限（甘油三酯水平升高(>150mg/dl)或 HDL-C 水平降低(<35mg/dl)）时，推荐旨在降低风险的干预措施。与成年人一样，干预重点是寻找脂质异常的医学原因，在必要时可使用薄层色谱和药物干预。

脂质、脂蛋白和疾病

脂蛋白和脂质水平用于预测冠心病，形成前面讨论的 NCEP 指南的基础。然而，多年来，Fredrickson 分类法（表 17-3）用于表征脂质紊乱（Hansen，1998）。Fredrickson 分类法对 CM 使用电泳法和血浆静置试验，将临床疾病综合征和实验室表型相关联（Fredrickson et al，1967）。应当注意，每种表型不是特定疾病，而是影响相同脂蛋白并因此表达相同脂质模式的各种疾病。因此，对于具有相同表型的所有病症，其治疗通常是相同的。该系统的局限性之一是，它不认为低 HDL 水平是冠心病的危险因素。近年来，由于现代分析技术和对这些疾病遗传学的不断演变，已证实 Fredrickson 分类法不大有用了。然而，一些病理性综合征的命名法仍在使用中，如 1 型和 3 型高脂血症。Fredrickson 分类法的一些相关细节见表 17-11。

表 17-11 Fredrickson 分类法的相关细节

类型	冷冻测试	凝胶电泳	临床表现
1	阳性；清晰血浆	正常	暴发性黄色瘤；儿童早期急性复发性胰腺炎；改善低脂饮食
2a	阴性；清晰血浆	β 区带增加	黄斑瘤，肌腱黄色瘤；早发性冠心病；常染色体显性家族遗传；通常称为家族性高胆固醇血症
2b	阴性；浑浊血浆；β 区带和前-β 区带增加	可能存在独立的黄斑瘤；早发性冠心病；常染色体显性模式；受影响家庭成员必须有不同模式达到诊断标准，如独立的高甘油三酯血症、高胆固醇血症和联合高脂血症	
3	偶尔浑浊血浆；前-β 区带增加；暴发性黄色瘤和手掌黄色瘤；早发性冠心病；常染色体隐性模式；血脂异常（如甲状腺功能减退）的次要病因可揭示 3 型高脂血症，次级症状治疗可是脂质恢复正常		
4	阴性；浑浊血浆；α_2 区带增加	可能或可能不与早发性冠心病有关	
5	阴性；浑浊血浆；α_2 区带增加	暴发性黄色瘤；可能与胰腺炎相关；可能与早发性冠心病相关	

随着我们对脂质、脂蛋白代谢和遗传学的理解逐步发展，已经设想了一个用于描述临床脂质紊乱的更复杂的系统。目前，没有理想的方案可以分类这些疾病。它们可以来自生活方式或次要病因，以及来自编码脂质运载蛋白、脂质运载蛋白受体或脂蛋白代谢酶的基因的突变。一些基因非常接近且共享类似的响应元件，例如 ApoA-Ⅰ、ApoC-Ⅲ、ApoA-Ⅳ，这表示：单个突变可改变脂蛋白代谢的多个方面。以下的脂蛋白代谢紊乱是根据实验室发现进行分类的。影响脂质谱的生活方式以及继发性高脂血症的病因列在表 17-12 中。与遗传学血脂异常一样，这些因素可以产生重叠以及稍微变化的脂质蛋白谱。在图 17-5 和图 17-6 中，后面描述的一些疾病被并入胆固醇正向和逆向转运方案中，因此可以更容易地理解其病因和发病机制。

高胆固醇且高 LDL-C

这些疾病具有一个特征，即高 β-脂蛋血症（Fredricksonn 分类中的 2A 型），表现为升高的 LDL-C 水平和正常的甘油三酯。它与心疾病血管高风险相关，这并不奇怪，因为 LDL（高度致动脉粥样硬化颗粒）水平升高。常见于实验室中。

多基因（非家族性）高胆固醇血症

多基因（非家族性）高胆固醇血症是指患病个体高胆固醇血症的成因有多种因素（Soutar，1998）。虽然认为这种疾病的一些致病因素是遗传性的，但在标记患者的高胆固醇血症为

表 17-12 生活方式因素和继发性血脂异常的病因

脂蛋白分布	继发性因素	生活方式因素
高胆固醇、高 LDL-C 和(或)低 HDL-C	甲状腺功能亢进和肾病综合征 药物,如噻嗪类利尿剂和类固醇 慢性阻塞性肝病 胆汁淤积性肝病(原发性胆汁性肝硬化及相关疾病)	肥胖 过量的胆固醇和(或)饱和脂肪酸膳食 ApoE-4 可能增加易感性
正常总体、高甘油三酯以及 LDL-C 有/无低水平 HDL-C	药物,如噻嗪类利尿剂,雌激素,皮质类固醇,类维生素 A,环孢素和 β-受体阻滞剂(无内在交感神经兴奋剂) 胰岛素抵抗/糖尿病 慢性肾衰竭和肾病综合征 抗精神病药(氯氮平/奥氮平)	肥胖 身体不活动 吸烟;过量饮酒 高碳水化合物饮食
高胆固醇、高甘油三酯有/无低 HDL-C	药物,特别是大剂量类固醇或环孢素 严重甲状腺功能减退,糖尿病/胰岛素抵抗和肾病综合征	肥胖 HIV 抗逆转录病毒药物
独立性低水平 HDL-C	药物,如异维 A 酸,普罗布考,合成代谢类固醇,β 受体阻滞剂和某些孕激素	身体不活动 体重增加 高碳水化合物;低脂肪饮食
独立性低水平 HDL-C	药物如苯妥英,苯巴比妥,利福平,灰黄霉素和雌激素	乙醇摄入

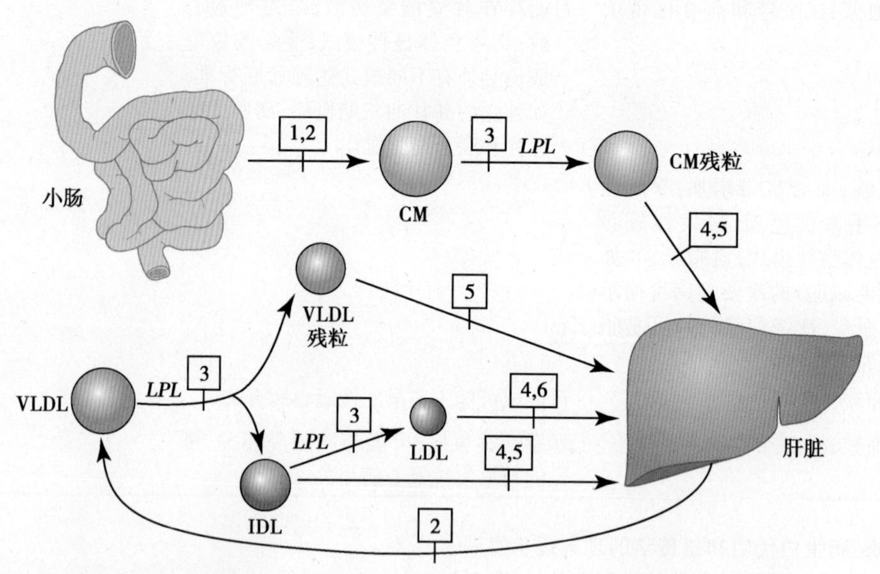

图 17-5 与脂质运输有关的疾病

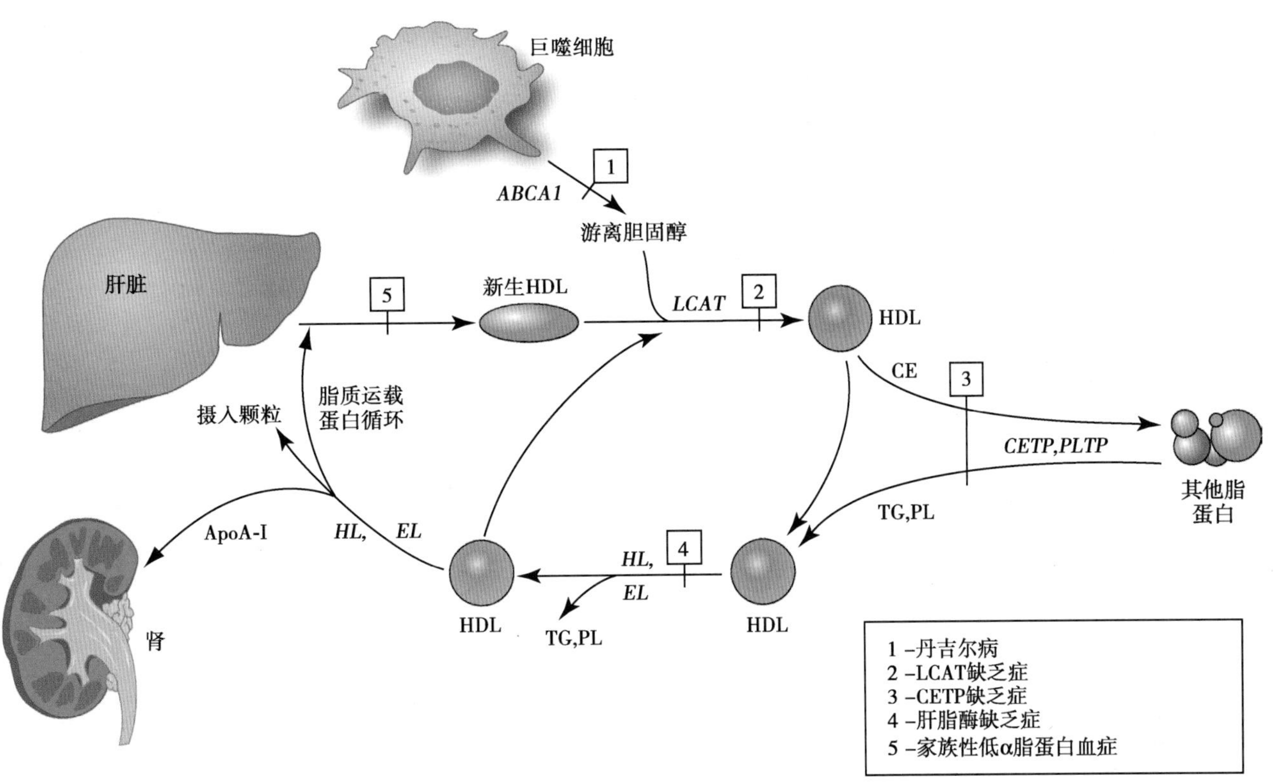

图 17-6　与脂质逆向转运相关的疾病。ABCA1，腺苷三磷酸（ATP）结合盒蛋白 A-1；LCAT，卵磷脂胆固醇酰基转移酶；P，磷脂；TG，甘油三酯

“多基因”之前，必须先排除继发性和家族性高胆固醇血症（常染色体显性遗传病）。患高胆固醇血症的人群中，约 85%可能属于这一类。一些临床医生使用这个术语来描述那些胆固醇增加与年龄相关，但对生活方式改变没有反应的患者。

家族性高胆固醇血症

家族性高胆固醇血症（familial hypercholesterolemia，FH）是由一组遗传性遗传缺陷引起的，其血清中胆固醇水平明显升高。LDL 受体基因突变（缺失突变、错义突变、无义突变、插入突变）是 FH 最常见的原因，在循环中清除 LDL-C 导致 LDL 受体丧失活性。患者可以是 LDL 受体呈阴性（很少甚至无 LDL 受体活性）或者受体缺陷（对肝细胞表面的 LDL 亲和力降低的 LDL 受体异构体）。这些缺陷可分为五大类：

Ⅰ类：无法合成 LDL 受体。

Ⅱ级：LDLR 不能从内质网转运到高尔基体，以在细胞表面表达。

Ⅲ类：由于 ApoB-100（R3500Q）或 LDL 受体中的缺陷，LDL 受体未能正确结合细胞表面的 LDL。

Ⅳ类：与 LDL 结合的 LDL 受体不能适当地聚集在网格蛋白包被的小窝中，受体介导的胞吞过程由网格蛋白包被的小窝介导。

Ⅴ级：LDLR 不能循环回细胞表面。

FH 是由染色体 19 上的 LDL 受体基因中的几个突变之一引起的常染色体显性疾病。所产生的缺陷受体不能结合或清除循环中的 LDL（Hobbs et al，1992）。已经确定 *LDLR* 基因中几百个突变，它们影响受体合成、转运和功能的方方面面（图 17-7）。这种遗传异质性导致了治疗方式和治疗反应发生变化。500 个个体中有一个发生杂合子 FH，这与早发性动脉粥样硬化疾病有关。受影响杂合子男性通常出现在 40 岁至 50 岁，女性会比男性晚 10~15 年。未治疗的 LDL-C 水平通常超过 220mg/dl。此外，杂合子 FH 的 LDL-C 水平随着环境因素和遗传学变化而变化。小儿纯合子 FH 的 LDL-C 水平低于 400mg/dl，脂质在血管中沉积导致过早症状的冠心病。此外，纯合子 LDL-C 水平受环境因素影响较小。大的瓣膜和高血压胆固醇沉积物可产生主动脉瓣狭窄症状。该疾病的其他特征包括角膜环、肌腱黄色瘤和黄色瘤。这些特征一般发生在幼年期的纯合子中，或在成年期的杂合子中。他汀类药物是有效的，能够抑制 3-羟基-3-甲基戊二酰辅酶 A（HmG-CoA）还原酶反应；这类药物可能间接增加 LDL 受体的活性。然而，尽管接受了最大剂量的他汀类药物但并非所有杂合性患者的 LDL-C 水平恢复正常状态。纯合子患者有两个异常的 LDL 受体基因，除非与分离法联合使用，否则这将使得他汀类药物无效（Ose，1999）。根据皮肤成纤维细胞 LDL 受体活性检测，纯合子 FH 患者分为两组：比正常 LDL 受体活性低 2%的患者为受体阴性；患者 LDL 受体活性是正常的 2%~25%，则为受体缺陷。受体阴性患者很少能活过第二个十年，受体缺陷患者在 30 岁以前经常发生明显的动脉粥样硬化疾病。

当成年人（>20 岁）中，LDL-C 水平为 190mg/dl 或更高、或者非 HLD-C 水平为 220mg/dl 或更高时，应怀疑为 FH 患者（Goldberg et al，2011）。在儿童、青少年和年轻成人（<20 岁）中，LDL-C 水平为 160mg/dl 或更高，或这非 HDL-C 水平为 190mg/dl 或更高则为 FH。这种疾病的病症包括角膜环、肌腱

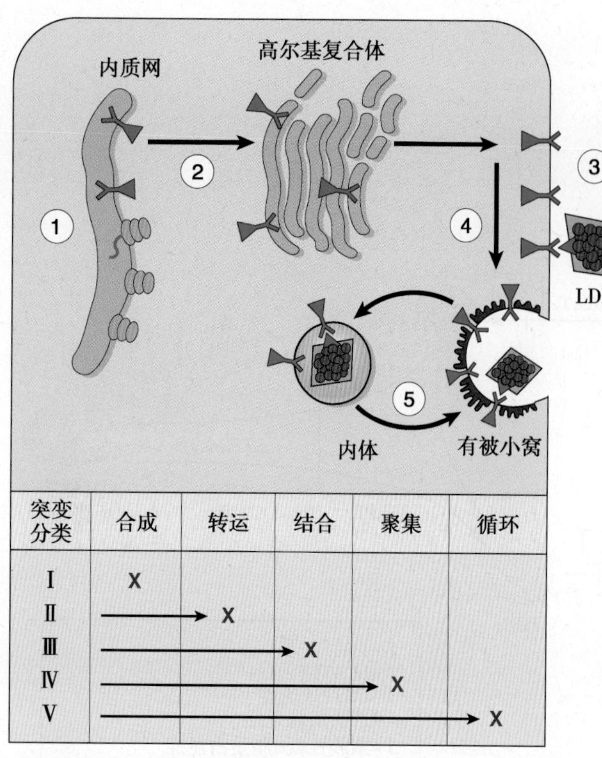

图 17-7 基于突变蛋白质异常功能的低密度脂蛋白(LDL)受体突变分类。这些突变包括:破坏了受体在内质网中的合成,转运到高尔基复合体,与脱辅基蛋白配体的结合,聚集在有被小窝中以及在内体中的再循环。每个分类在 DNA 水平上都是异质的(Modified with permission from Hobbs HH, Russell DW, Brown MS, Goldstein JL: The LDL receptor locus in familial hypercholesterolemia: Mutational analysis of a membrane protein. Annu Rev Genet 24:133-170, 1990)

黄色瘤和黄色瘤。成年 FH 患者应接受初次治疗,给予较高剂量他汀类药物(阿托伐他汀,瑞舒伐他汀,匹伐他汀,辛伐他汀),以达到 LDL-C 水平比基线降低 50%以上的。具有 50%功能性 LDL 受体的杂合性 FH 患者对他汀类药物治疗反应良好。通常,具有 LDL 受体缺陷突变的纯合 FH 患者通过他汀类药物不能达到 LDL-C 治疗目标。但是一些具有足够 LDLR 活性的 FH 纯合子对他汀类药物治疗效果很好。如果 FH 患者使用最大耐受剂量他汀类药物仍无法达到 LDL-C 治疗目标时,则应将他汀类药物联合其他类药物使用,如依泽替米贝,烟酸或胆汁酸螯合剂。如果饮食调整和最大药物治疗 6 个月后不足以减少 LDL-C 水平,或不能耐受或不适用,以下个体可以考虑使用 LDL 血清法:具有 300mg/dl 或更高(或非 HDL-C>330mg/dl)水平的 LDL-C 的功能性纯合 FH 患者;没有或只有一个危险因素且具有 300mg/dl 或更高(或非 HDL-C>330mg/dl)水平的 LDL-C 功能性杂合子 FH 患者;具有 200mg/dl 或更高(或非 HDL-C>230mg/dl)水平的 LDL-C 且含两种或多种危险因素或 Lp(a)水平为 50mg/dl 或更高等高风险特征的功能性杂合 FH 患者;具有 160mg/dl 或更高(或非 HDL-C>190mg/dl)水平的 LDL-C 及非常高风险特征(确诊冠心病、其他心血管疾病或糖尿病)的功能性杂合子患者。

鉴于有限的治疗方案和纯合子家族性高胆固醇血症(homozygous familial hypercholesterolemia, HoFH)的严重发病率和死亡率,美国食品药品管理局(FDA)最近已经批准了两种新药物:洛美他派和米泊美生。洛美他派抑制 MTP 从而降低 LDL 合成;洛美他派最初开发用于针对高胆固醇患者,但是其副作用将导致肝酶升高、肝脏脂肪变性,因此,FDA 只批准对纯合子家族性高胆固醇血症(HoFH)患者进行治疗。米泊美生是抑制 ApoB-100 产生的反义寡核苷酸,每周皮下注射一次。米泊美生最初开发用于脂质紊乱患者,但它存在不利影响和安全性问题,如肝脏脂肪变性、与 CYP3A4 抑制药物的相互作用、注射部位炎症反应和可能导致恶性肿瘤(包括肝癌),因此,只允许用于纯合子家族性高胆固醇血症(HoFH)患者。他汀类药物对其有效。

家族性 ApoB 缺陷

家族性 ApoB 缺陷是染色体 2 上的 *ApoB* 基因发生突变的常染色体显性疾病,干扰 LDL 受体对 ApoB-100 的识别(Hansen, 1998)。尽管发生频率较低的其他突变可导致该疾病,但该疾病主要由 ApoB-100 的 LDL 受体结合结构中错义突变引起(Arg3500Gln)。人群中发病率每 750 人中 1 例。患有家族性 ApoB 缺陷的患者具有与 FH(肌腱黄色瘤、黄色瘤和早发性冠心病)患者相似的物理特征。可以看到,未治疗的 LDL-C 水平与 FH 中的水平重叠,但倾向于略低。此外,家族性 ApoB 缺陷的患者具有与杂合子 FH 相当的血浆 LDL-C 水平。

谷甾醇血症

谷甾醇血症是一种非常罕见的常染色体隐性遗传病,植物固醇被吸收并积聚在血浆和外周组织中。这种疾病是由 ABCG8 或 *ABCG5* 基因的突变引起的,两者位于染色体 2p21(2 号 21 位)。这些基因突变破坏了 ABCG5 或 ABCG8 蛋白质形成适当的通道将吸收的植物固醇泵入肠腔,以及肝脏将吸收的植物固醇分泌到胆汁中的能力。大多数患有谷甾醇血症的患者在儿童期具有高水平血浆 LDL-C。儿童期,肌腱黄瘤或结节性黄瘤可以在发生脚后跟、膝盖、肘部和臀部(Niu et al, 2010)。该疾病可引起早发性动脉粥样硬化且可导致心绞痛、主动脉瓣受累、心肌梗死和猝死。溶血性贫血、红细胞(口形红细胞)形状异常和大血小板(大血小板减少症)可以是疾病的初始表型或唯一的临床特征(Wang et al, 2011)。胆固醇水平可能正常或升高。谷甾醇血症的特征性临床表现为发生低水平溶血。红细胞可将植物固醇渗入它们的细胞膜。如果患者出现黄色瘤和高胆固醇血症,但家长的胆固醇水平正常,此时应当考虑谷甾醇血症。在未经治疗的谷甾醇血症个体中,其谷固醇水平增加 30~100 倍,即高达 10~65mg/dl(Kidambi & Patel, 2008)。当血浆中谷固醇水平大于 1mg/dl 时,诊断为谷甾醇血症(婴儿除外,有必要进行进一步测定)。谷甾醇血症的治疗目标是降低血浆中植物固醇水平(理想目标<1mg/dl),以控制血浆中胆固醇水平,并防止黄色瘤的形成和(或)减少黄色瘤的大小和数量。其主要疗法是低固醇饮食和使用一种固醇吸收抑制剂依泽替米贝(Tsubakio-Yamamoto et al, 2010)。若患者对依泽替米贝没有反应,建议使用胆石胺和(或)部分回肠旁路手术。

常染色体显性高胆固醇血症

常染色体显性高胆固醇血症(autosomal dominant hypercholesterolemia,ADHC)是参与胆固醇体内平衡的染色体1上*PCSK9*基因变异的常染色体显性疾病(Abifadel et al,2003)。该基因的突变可能导致功能增加,存在功能增加突变的个体临床表现为血浆LDL-C水平升高,冠心病风险较高。自2003年发现三个家庭的突变以来,ADHC发生的频率相对较少。然而,已经报道了更多功能增加PCSK9患者(D374Y)。PCSK9是蛋白质转化酶家族的成员之一,它分泌到血浆中,并与细胞表面LDL受体结合,这导致LDL受体内吞和细胞内降解。因此PCSK9功能的增加降低了LDL受体蛋白质的水平。除了功能获得突变之外,还发现功能丧失突变,这些错义突变(R46L)和无义突变(Y142X和C697X)导致患者的低胆固醇血症。

常染色体遗传性高胆固醇血症

常染色体遗传性高胆固醇血症(autosomal recessive hypercholesterolemia,ARH)涉及在染色体1上发现的*ARH*基因,ARH也称为LDLRAP1。在这些患者中,LDL受体表达正常,但LDL清除率低,与纯合子FH患者相当。ARH被认为能表达蛋白质,该蛋白质参与LDLR-LDL复合物内在化。ARH患者血浆LDL-C水平往往在杂合子FH和纯合子FH之间,其动脉粥样硬化发病时间晚于纯合子FH患者。ARH患者可呈现大而笨重的黄色瘤,对降脂药物有反应。然而,大多数ARH患者维持LDL血清法进行治疗,作为治疗的一部分。

高甘油三酯且胆固醇正常

这些疾病与富含甘油三酯的颗粒——乳糜微粒或VLDL升高有关(Fredrickson分类法1型和4型),这种实验室常见症状通常由高前-β脂蛋白血症(VLDL)引起的,也可能由其他次要原因引起的,如过量乙醇或高碳水化合物饮食。其LDL和LDL-C通常表现正常。

糖尿病性血脂异常

糖尿病性血脂异常由2型糖尿病患者的致动脉粥样硬化血脂异常(高甘油三酯、低HDL和小而密的LDL)组成。目前,治疗LDL-C是这种疾病患者的主要目标,这一点已被证实。40~75岁、LDL-C水平为70~189mg/dl的糖尿病患者建议采用中等强度的他汀类药物(Ⅰ级,A级)作为降低ASCVD风险的一级预防措施。

家族性高甘油三酯血症

家族性高甘油三酯血症作为许多家族性高脂血症综合征的一部分,与其他脂蛋白异常症状一起出现。单纯性高甘油三酯血症(或4型高脂血症)是一种相对常见的常染色体显性遗传疾病,其人群患病率为5%~10%,且由家族性单纯性高VLDL水平定义,表现为单纯性甘油三酯水平通常在200~500mg/dl范围内。其病理生理学仍然难以明确,但ApoB合成正常的情况下VLDL中甘油三酯合成增加,导致形成"松软"富含甘油三酯的VLDL颗粒。一些亲属患有早发性冠心病;然而目前尚不清楚冠心病是由高甘油三酯血症引起,还是由常见的并发恶化因素(如肥胖和胰岛素抵抗)引起的(Brunzell,1983)。单纯性代谢综合征患病率增加导致家族性高甘油三酯血症相关的CVD风险升高。因此,肥胖和代谢综合征的发病率越来越高,似乎增加了遗传性甘油三酯综合征的发生频率、表达发生率和严重程度(Hopkins et al,2003)。

脂蛋白脂肪酶缺陷(高脂蛋白血症1型或高乳糜微粒血症)

脂蛋白脂肪酶(lipoprotein lipase,LPL)缺乏症是一种罕见的常染色体隐性遗传疾病,在儿童期表现为腹痛和胰腺炎。缺乏或不存在LPL导致无法清除乳糜微粒,产生经典的"1型"乳糜微粒综合征(表17-3和表17-11)。空腹甘油三酯水平可能超过100mg/dl,且餐后水平将升高至超过10 000mg/dl。LPL缺乏的患者不会发展成早发性冠心病,这意味着乳糜微粒本身不具致动脉粥样硬化作用。用低脂肪饮食治疗可有效减少乳糜微粒的输入,治疗过程应补充脂溶性维生素。药物治疗可降低内源性VLDL产生(Brunzell,1995)。杂合子中具有一半正常活性LPL,且一般群体患病率为1/500。已有报道指出,具有缺乏型*LPL*基因的杂合子个体构成了患有家族性混合高脂血症的家族的一分子(Babirak et al,1989)。

ApoC-Ⅱ缺乏症

ApoC-Ⅱ是激活LPL的辅因子,因此,ApoC-Ⅱ的缺乏产生功能性LPL缺陷,这与罕见的家族性高乳糜微粒血症中常染色体隐性遗传疾病缺乏LPL相似。该疾病在儿童和年轻人中均表现为腹痛和胰腺炎反复发作。早期报道描述了*ApoC-Ⅱ*基因中的几个缺陷(Fojo & Brewer,1992)。当高甘油三酯血症严重的情况下,患者可采用血浆输注治疗提供ApoC-Ⅱ,从而激活内源性LPL。

ApoC-Ⅲ过表达

ApoC-Ⅲ过表达将干扰脂蛋白脂肪酶的活性,结合脂质运载蛋白B的末端羧基部分,防止脂蛋白与LDL受体结合。过量的ApoC-Ⅲ可能是冠心病的独立危险因素,特别是在含ApoB的脂蛋白LDL和VLDL中(Ooi et al,2008)。在2型糖尿症、高胆红素血症、肾衰竭、甲状腺功能障碍患者中,ApoC-Ⅲ水平升高;此外,*ApoC-Ⅲ*基因中的遗传突变是已知的。除遗传因素外,血清ApoC-Ⅲ还受到男女性年龄、乙醇消耗情况的影响;对于年轻的男性和女性,青春期状态和口服避孕药显著影响ApoC-Ⅲ水平。已知,*ApoC-Ⅲ*基因具有几种遗传多态性(Li et al,1995)。它们含有多个ApoC-Ⅲ突变位点:-641T/C,-482C/T,-455T/C, 1100C/T, 3175C/G 和 3026T/G。在-455T/C和1100C/T的变异在白种人成年男性和男孩中更常见。据认为-455T/C的点突变将影响与胰岛素反应相关的转录因子结合位点。因此,缺乏对胰岛素的反应的ApoC-Ⅲ启动子(其下调apoC-Ⅲ转录)被认为有助于升高血浆中甘油三酯水平。Meta分析显示,除C-482T和C1100T外,ApoC-Ⅲ还表现出Sst Ⅰ和

T-455C 的多态性，可能与 CHD 风险相关（Lin et al，2014）。

ApoA-Ⅴ

ApoA-Ⅴ是一种高密度疏水性蛋白质，优先与脂质和 HDL 颗粒结合。ApoA-V 的功能可能为参与 VLDL 组装；此外，还可能参与 LPL 介导的甘油三酯水解活化。因此，低水平 ApoA-V 可能促进高甘油三酯血症，而高水平 ApoA-V 则具有相反作用。已发现，ApoA-V 存在一个变体，该变体与高甘油三酯血症患者有很强的相关性。ApoA-V 的实际功能及其在甘油三酯代谢中的作用需进一步研究。

高胆固醇且高甘油三酯

这些疾病与 LDL 和甘油三酯升高相关（Fredrickson 分类法 2B 型和 3 型）。家族性复合高脂血症（familial combined hyperlipidemia）（2B 型）是最常见的原发性高脂蛋白血症，并且在家族内呈现多种脂蛋白表型。相对罕见的异常 β 脂蛋白血症（3 型）的特征表现为异常的 LDL 水平——宽 β 电泳区带，这使它与家族性复合高脂血症区分开来。LDL 水平升高使得这些疾病增加了患心血管疾病的风险。

家族性复合高脂血症（2B 型）

家族性复合高脂血症（2B 型）是一种比较罕见的疾病，受影响的个体可能具有简单的高胆固醇血症、简单的高甘油三酯血症或混合缺陷。由于该疾病的表型异质性和缺乏确定的疾病生物化学标志物，其表型与其他形式的高脂蛋白血症发生相当部分重叠和混淆。预测其患病率为 1/100。以满足家族性复合高脂蛋白血症的诊断标准，受影响的家庭必然有多种类型的脂质紊乱。

获得性复合高脂血症

获得性复合高脂血症在含有代谢综合征的患者中很常见，顾名思义，该疾病源自包括 2 型糖尿病、高血压、中枢性肥胖和冠心病的疾病综合征。据认为，通过血浆中高水平的游离脂肪酸，肝脏会增加 VLDL 的合成。结果是，增加的 VLDL 水平成熟转变为 LDL，直至该过程饱和为止。当 LDL 水平达到足够高时，VLDL 水平亦升高，导致高胆固醇血症和高甘油三酯血症。

异常 β 脂蛋白血症（3 型）

ApoE 存在于乳糜微粒、VLDL、IDL 和乳糜微粒残粒中。ApoE 结合 LDL 受体及可能的其他受体，有助于清除循环中的这些脂蛋白。已知，ApoE 存在三种常见的异常 β 脂蛋白血症电泳亚型，每种形式由几种不同的遗传突变引起。最常见的亚型是 E-3，其次是 E-4 和 E-2。ApoE-2 对 LDL 受体具有较低的亲和力（比 E-3 的结合能小 2%），所以脂蛋白颗粒在 E-2 纯合子患者的血液中沉积。然而，虽然具有该基因型的个体在白种人群中较为常见（1/100），但是每 5000 个个体中有 1～5 个表达为明显 3 型表型；因此认为 3 型高脂血症表型的表现有助于该疾病。涉及疾病表现的次要因素包括肥胖症、糖尿病、甲状腺功能减退症、药物（如蛋白质酶抑制剂）。

3 型高脂血症主要影响成人，在男性中比女性更为常见（Mahley & Rall，1995）。有症状的个体通常表现如下：大致相同的胆固醇水平和升高的甘油三酯水平、肠道乳糜微粒和肝脏 VLDL 中存在 β-VLDL 或富含胆固醇的残粒、黄色瘤以及早发性血管疾病（如冠心病和外周动脉疾病）。3 型高脂血症有一个特殊特征：VLDL 和 LDL 之间的异常宽区带，被称为“异常迁移的 β 脂蛋白”或“β-VLDL”。VLDL 中胆固醇水平也增加，且 VLDL-C/甘油三酯比率的测定是一个有效手段。通常，LDL-C/甘油三酯比率为 0. 2；典型的 3 型患者比率超过 0. 3. 脂质水平的日常变化比正常患者更明显。其他临床症状包括肘部、膝盖和臀部的手掌黄色瘤和结节性黄色瘤。早发性动脉粥样硬化是非常普遍的，并且与家族性高胆固醇血症不同，更常涉及腹股动脉。动脉粥样硬化与脂质紊乱的治疗似乎是可逆的（Kuo et al，1988）。低脂肪饮食、体重减轻和大多数降脂药物对患者起作用。

脂酶缺乏症

通常由 *HTL* 基因突变引起，这种罕见的家族性疾病与复合高脂血症相关，其特征在于 TC 水平为 250～1500mg/dl，TG 水平为 400～8000mg/dl，HLD-C 水平正常或升高；动脉粥样硬化风险增加；身体特征表现为手掌和结节性黄色瘤。与 3 型高脂血症相反，虽然 β-VLDL 水平升高，但 TC/TG 比率不增加；所有脂蛋白的甘油三酯含量增加 3～5 倍。Connelly 和 Hegele 已描述了复合杂合突变的家族（1998）。患有肝酯酶缺乏症的能够将大的 VLDL 颗粒转化成较小的 VLDL 颗粒；然而，它们无法将 VLDL 颗粒转化成 IDL 颗粒，也无法将 IDL 颗粒转化成 LDL 颗粒。肝酯酶缺乏症患者的 HDL 和 LDL 颗粒比较大，富含甘油三酯。

胆固醇 7α-羟化酶缺乏症

胆固醇 7α-羟化酶缺乏症是编码胆固醇 7α-羟化酶蛋白质的 *CYP7A1* 基因突变的隐性疾病。*CYP7A1* 基因编码 CYP7A1 酶，该酶参与胆汁酸合成代谢经典途径的第一步。这种疾病十分罕见，患有这种疾病的少数患者血浆中不仅表现出高水平胆固醇，而且表现出高水平甘油三酯。目前对该疾病知之甚少。然而，据报道，诊断为这种疾病的少数患者对他汀类药物治疗具有抵抗性，尽管相同的患者通过阿托伐他汀和烟酸治疗能降低血浆中胆固醇水平。缺乏胆固醇 7α-羟化酶可降低肝 LDL 受体活性；然而由于很少有患者被诊断为该疾病，因此需要更多的信息和患者来确认该缺陷与其临床表现之间的关系。

低总胆固醇且低甘油三酯

这些罕见的疾病与缺陷型 ApoB 合成或代谢相关，导致低水平或不存在含 ApoB 脂蛋白（例如 CM、VLDL 和 LDL）。甘油三酯和胆固醇水平低，常见的是缺乏脂溶性维生素。

无 β 脂蛋白血症

无 β 脂蛋白血症（也称为 Bassen-Kornzweig 综合征）是位于染色体 4 上的 *MTTP* 基因突变引起的，罕见的常染色体隐性遗传病。MTTP 编码 894 个氨基酸的蛋白质，该蛋白质称为 MTP 或微粒体甘油三酯转运蛋白（MTP）。MTP 蛋白与内质网中称为蛋白质二硫键异构酶（PDI）的分子伴侣蛋白形成异源二聚体。*MTTP* 基因中的突变影响其与 PDI 的结合及其转移脂质的能力。临床上，无 β 脂蛋白血症患者血浆中存在不可检测的含 ApoB 的脂蛋白。在 ApoB 翻译过程中，MTP 将脂质混合入新生的 ApoB 蛋白质中，并防止蛋白酶体降解。因此，缺乏功能性 MTP 仍然能生产 ApoB 蛋白质；然而，蛋白质最终被内质网（ER）相关的降解机制错误折叠和破坏。血浆中不存在 ApoB-48 和 ApoB-100。患者通常在儿童期或青春期早期发病，变现为脂肪吸收不良、低脂血症、色素性视网膜炎、小脑共济失调和棘皮细胞增多症。实验室检测通常表现为 ApoB、甘油三酯和 TC 水平降低，通常<50mg/dl。患者发展为由维生素 A，K 和 E 吸收不良引起的脂溶性维生素缺乏症。维生素 D 不需要乳糜微粒用于吸收，因此通常不会不足。因为维生素 A 和 K 都具有独立于脂蛋白的运输系统，所以临床症状不如维生素 E 所见那么严重，维生素 E 不仅取决于乳糜微粒吸收，而且依赖于 VLDL 和 LDL 来转运至组织。富含中链脂肪酸的低脂肪饮食有利于患者这种疾病的儿童，并能补充高剂量脂溶性维生素，特别是维生素 E。更换的维生素 E 贮存改善视网膜和周围神经病症状。杂合子没有症状，没有血浆脂质水平异常的证据。

低 β 脂蛋白血症

低 β 脂蛋白血症是 *ApoB* 基因无义或错义突变的常染色体显性疾病，导致各种截短形式的 ApoB 的合成。疾病的严重程度取决于合成的 ApoB 的类型。一般来说，患者的 LDL-C 水平很低（Wu et al，1999）。家族性形式与降低心血管疾病的风险有关。纯合子患者 TC 水平低于 50mg/dl，早期出现脂肪吸收不良，血浆胆固醇水平低。杂合子通常无症状，血浆 LDL 水平低。他们表现为进行性神经退行性疾病、色素性视网膜炎和棘皮细胞增多症，与患有无 β 脂蛋白血症的患者相类似。通过用非常高剂量的维生素 E（100～300mg/（kg·d））进行治疗可以预防维生素 E 缺乏并发症。杂合子患者中 LDL-C 水平大约是年龄和性别匹配对照的个体的一半，但是无症状。

乳糜微粒乳潴留性疾病

乳糜微粒乳潴留性疾病（安德森病）在儿童期呈现脂肪吸收不良和血浆脂质含量低。因为只有 apoB-48 似乎受到影响，这种综合征与无 β 脂蛋白血症不同。此外，该疾病的特征表现为低胆固醇血症、慢性腹泻、发育停滞和缺乏脂溶性维生素（特别是维生素 E）；后者可能导致神经功能缺陷。与这种疾病相关的遗传异常与编码 Sar1GTPase 蛋白的染色体 5q3 上的 *SARA2* 基因相关。这种蛋白质属于 GTP 酶家族，能控制蛋白质包被的囊泡中的蛋白质的细胞内转运状态（Jones et al，2003）。Sar1GTPase 最有可能在新合成的含 ApoB-48 值脂蛋白在肠细胞中细胞内运输过程发挥作用。通过 MTP 在内质网中适当折叠和酯化后，ApoB-48 脂蛋白通过前乳糜微粒转运囊泡（PCTV）离开内质网。这些囊泡与受体高尔基体膜融合并最终分泌。Sar1GTPase 在细胞内转运的确切作用尚未阐明。

单独的低水平 HDL-C

低水平 HDL 与冠心病相关，可能是因为 HDL 不足以参与胆固醇逆向转运过程，无法将胆固醇从周围组织中消除。

家族性低 α 脂蛋白血病

家族性低 α 脂蛋白血病是常见的常染色体显性疾病，患病率为 1/400。受影响的患者中，男性的 HDL-C 水平低于 30mg/dl，女性的 HDL-C 水平低于 40mg/dl。家族性低 α 脂蛋白血病的特征包括：①在 VLDL-C 和 LDL-C 正常存在下，HDL-C 水平低。②不存在引起家族性低 α 脂蛋白血病继发作用的疾病或因素。③在一级亲属中存在类似的脂蛋白模式。受影响的家庭中，似乎一半具有肝酯酶或 ApoA-Ⅰ/C-Ⅲ/*A-IV* 基因缺陷（Breslow，1995）。*ABCA1* 基因的突变与丹吉尔病变突变的基因相同，与一些低 α 脂蛋白血病相关。患者通常存在早发性冠心病。

ApoA-Ⅰ缺乏症和 ApoC-Ⅲ缺乏症

ApoA-Ⅰ缺乏症和 ApoC-Ⅲ缺乏症是罕见的常染色体隐性疾病，其特征表现为 HDL 合成降低。它与染色体 11 的长臂上的 *ApoA-Ⅰ* 基因突变有关，还与 ApoA-Ⅰ/C-Ⅲ/*A-IV* 基因缺失/基因重排有关（Assman et al，1995）。HDL-C 水平低于 5mg/dl；在一些患者中观察到角膜混浊和早发性冠心病。

ApoA-Ⅰ变体

ApoA-Ⅰ变体是 *ApoA-Ⅰ* 基因中出现罕见的特异性氨基酸取代。1995 年 Breslow 证实了，ApoA-Ⅰ变体会增加 HDL 和 ApoA-Ⅰ的分解代谢（Breslow，1995）。纯合子患者通常存在低水平的 HDL-C（约 10mg/dl）、角膜混浊、黄色瘤和早发性冠心病的，显示常染色体隐性遗传。杂合子可能存在低 HDL-C。一个突变体——apoA-I-Milano，显示常染色体显性遗传，并与低水平 HDL-C 相关，但与早发性冠心病无关（Calabresi & Franceschini，1997）。

丹吉尔病

丹吉尔病（Tangier disease）是罕见的常染色体隐性遗传病，是 9 号染色体上的 *ABCA1* 基因突变，其特征表现为完全不存在 HDL。该突变导致无法将胆固醇和磷脂从细胞内有效转运到血浆中新生的 ApoA1 蛋白质中。胆固醇在细胞内沉积变得有毒，LDL-C 水平降低。在纯合子患者中，表现为血浆中 HDL 水平低或者不可检测、肝脾肿大、周围神经病变、扁桃体肿大和早期冠心病中（Rust et al，1999）。在正常细胞中，ABCA1 蛋白使胆固醇离开细胞，在该细胞中与 ApoA-Ⅰ结合形成 HDL。存在于这种疾病患者中的少量 HDL 在质量上与正常 HDL 不同。

卵磷脂胆固醇酰基转移酶缺乏症

卵磷脂胆固醇酰基转移酶（lecithin/cholesterol acyltransferase,LCAT)缺乏症的特征表现为:角膜浑浊、正常色素性贫血和年轻成年人的肾衰竭。这是一种非常罕见的常染色体隐性遗传病,该疾病主要以两种形式发生:经典(或完整的)家族性LCAT缺乏和一种称为鱼眼疾病的较轻的部分缺乏表型(Peelman et al,1999)。在完全缺乏的情况下,HDL-C水平通常低于10mg/dl,但总胆固醇水平正常或升高。没有LCAT,大多数胆固醇仍然未被酯化,HDL合成受阻。完全LCAT缺乏的患者表现为贫血、蛋白尿增加和肾衰竭。由血浆中的LCAT定量和胆固醇酯化活性进行诊断。在血浆中通过LCAT定量和胆固醇酯化活性进行诊断。部分LCAT缺乏症表现出角膜不透明,血浆HDL水平低(<10mg/dl)和变异的高甘油三酯血症(也可见于完全LCAT缺乏)。Kuivenhoven等报道,即使在部分LCAT缺乏的情况下也存在早发性冠心病(Kuivenhoven et al,1997)。没有治疗可以提高LCAT水平;然而,这种情况的治疗包括脂肪的饮食限制和该疾病的并发症的管理。

单独的高水平 HDL-C

胆固醇酯转移蛋白基因缺陷

HDL参与将胆固醇从外周组织向肝脏的逆向转运的过程。该过程中的一个重要步骤涉及CETP,这是一种促进胆固醇酯从HDL转移到富含ApoB-100的蛋白(VLDL和LDL)以换取甘油三酯的血浆蛋白。CETP缺乏症是一种常染色体隐性遗传病,其中胆固醇酯的转运受到抑制。结果表现为HDL颗粒大,且胆固醇酯负载,ApoA-Ⅰ水平增加,HDL-C水平也增加(通常>100mg/dl)。基于具有CETP突变的人类的遗传研究,较高的血浆HDL-C水平与冠心病风险的关联仍不清楚;杂合子患者HDL-C水平适度增加。提高HDL-C水平的潜力,抑制CETP在该研究领域中呈现积极作用。

(汪俊军 译 赵昕 校)

推荐阅读

National Cholesterol Education Program Expert Panel:Third Report of the National Cholesterol Education Program(NCEP) Expert Panel on Detection,Evaluation,and Treatment of High Blood Cholesterol in Adults(Adult Treatment Panel III):final report,Circulation 106:3143-3421,2002.

一本综合性专著,包括筛查,评估和治疗高脂血症的最新建议。

Nauck M,Warnick GR,Rifai N:Methods for measurement of LDL-cholesterol:A critical assessment of direct measurement by homogenous assay versus calculation,Clin Chem 48(2):236-254,2002.

全面回顾当前的LDL-C方法,包括每种方法的优点和缺点,性能特征,以及化验所依据的化学和技术的解释。

Warnick GR,Nauck M,Rifai N:Evolution of methods for measurement of HDL-cholesterol:From ultracentrifugation to homogeneous assay,Clin Chem 47:1579-1596,2001.

全面回顾用于测量HDL-C的所有方法,特别强调新的均相测定。它讨论了每种测定的优缺点及其准确性和精确度以及临床实用性,以及每种测定所依据的化学或技术。

参考文献

Abell LL, Levy BB, Brodie BB, et al: A simplified method for the estimation of total cholesterol in serum and demonstration of its specificity, *J Biol Chem* 195:357–366, 1952.

Abifadel M, Varret M, Rabes JP, et al: Mutations in PCSK9 cause autosomal dominant hypercholesterolemia, *Nat Genet* 34:154–156, 2003.

Alaupovic P: Apolipoproteins and lipoproteins, *Atherosclerosis* 13:141–146, 1971.

Albers JJ, Hazzard WR: Immunochemical quantification of human plasma Lp(a) lipoprotein, *Lipids* 9:15–26, 1974.

Andrus B, Lacaille D: 2013 ACC/AHA guideline on the assessment of cardiovascular risk, *J Am Coll Cardiol* 63(25 Pt A):2886, 2014.

Armstrong VW, Walli AK, Seidel D: Isolation, characterization, and uptake in human fibroblasts of an apo(a)-free lipoprotein obtained on reduction of lipoprotein (a)1, *J Lipid Res* 26:1314–1323, 1985.

Assman G, von Eckardstein A, Brewer HB: Familial high-density lipoprotein deficiency: Tangier's disease. In Scriver CR, Beaudet AL, Sly SW, editors: *The metabolic basis of inherited disease*, ed 7, New York, 1995, McGraw-Hill, pp 2053–2072.

Babirak SP, Iverius PH, Fujimoto WY, et al: Detection and characterization of the heterozygote state for lipoprotein lipase deficiency, *Arteriosclerosis* 9:326–334, 1989.

Bachorik PS: Measurement of low density lipoprotein cholesterol. In Rifai N, Warnick GR, Dominiczak MH, editors: *Handbook of lipoprotein testing*, Washington, DC, 2000, AACC Press.

Bachorik PS, Kwiterovich PO Jr: Apolipoprotein measurements in clinical biochemistry and their utility vis-a-vis conventional assays, *Clin Chim Acta* 178:1–34, 1988.

Bachorik PS, Rock R, Cloey T, et al: Cholesterol screening: Comparative evaluation of on-site and laboratory-based measurements, *Clin Chem* 36:255–260, 1990.

Bachorik PS, Virgil DG, Kwiterovich PO: Effect of apolipoprotein E-free high-density lipoproteins on cholesterol metabolism in cultured pig hepatocytes, *J Biol Chem* 262:13636–13645, 1987.

Bachorik PS, Wood PDS, Albers JJ, et al: Plasma high-density lipoprotein cholesterol concentrations determined after removal of other lipoproteins by heparin/manganese precipitation or by ultracentrifugation, *Clin Chem* 22:1828–1834, 1976.

Bergt C, Pennathur S, Fu X, et al: The myeloperoxidase product hypochlorous acid oxidizes HDL in the human artery wall and impairs ABCA1-dependent cholesterol transport, *Proc Natl Acad Sci U S A* 101(35):13032–13037, 2004.

Blanche PJ, Gong EL, Forte TM, et al: Characterization of human high-density lipoproteins by gradient gel electrophoresis, *Biochim Biophys Acta* 665:408–419, 1981.

Bookstein L, Gidding SS, Donovan M, et al: Day-to-day variability of serum cholesterol, triglyceride and high-density lipoprotein cholesterol levels, *Arch Intern Med* 150:1653–1657, 1990.

Bravo I, Amigo L, Cohen DE, et al: Role of plasma and liver cholesterol- and lipoprotein-metabolism determinants in LpX formation in the mouse, *Biochim Biophys Acta* 1770(6):979–988, 2007.

Breslow JL: Familial disorders of high-density lipoprotein metabolism. In Scriver CR, Beaudet AL, Sly WS, et al, editors: *The metabolic basis of inherited disease*, 7th ed, New York, 1995, McGraw-Hill, pp 2031–2052.

Brown SA, Boerwinkle E, Kashanian FK, et al: Variation in concentrations of lipids, lipoprotein lipids, and apolipoproteins A-I and B in plasma from healthy women, *Clin Chem* 36:207–210, 1990.

Brown MS, Kovanen PT, Goldstein JL: Regulation of plasma cholesterol by lipoprotein receptors, *Science* 212:628–635, 1981.

Brunzell JD: Familial lipoprotein lipase deficiency and other causes of the chylomicronemia syndrome. In Scriver CR, Beaudet AL, Sly WS, et al, editors: *The metabolic basis of inherited disease*, ed 7, New York, 1995, McGraw-Hill, pp 1913–1932.

Brunzell JD, Albers JJ, Chait AI, et al: Plasma lipoprotein in familial combined hyperlipidaemia and monogenic familial hypertriglyceridaemia, *J Lipid Res* 24:147–155, 1983.

Bucolo G, David H: Quantitative determination of serum triglycerides by the use of enzymes, *Clin Chem* 19:476–482, 1973.

Burstein M, Legmann P: Lipoprotein precipitation. In Clarkson TB, Kritchevsky D, Pollak OJ, editors: *Monographs on atherosclerosis* (vol II), Basel S, 1982, Karger AG.

Byers SO, Friedman M: Site of origin of plasma triglyceride, *Am J Physiol* 198:629–631, 1960.

Calabresi L, Franceschini G: High-density lipoprotein and coronary heart disease: Insights from mutations leading to low high-density lipoprotein, *Curr Opin Lipidol* 8:219–224, 1997.

Cenedella RJ, Crouthamel WG: Intestinal versus hepatic contribution to circulating triglyceride levels, *Lipids* 9:35–42, 1974.

Cohn JS, McNamara JR, Schaefer EJ: Lipoprotein cholesterol concentrations in plasma of human subjects as measured in the fed and fasted states, *Clin Chem* 34:2456–2459, 1988.

Connelly PW, Hegele RA: Hepatic lipase deficiency, *Crit Rev Clin Lab Sci* 35:547–572, 1998.

Corella D, Tai ES, Sorli JV, et al: Association between the APOA2 promoter polymorphism and body weight in Mediterranean and Asian populations: Replication of a gene-saturated fat interaction, *Int J Obes (Lond)* 35(5):666–675, 2011.

Deacon AC, Dawson PJG: Enzymic assay of total cholesterol involving chemical or enzymic hydrolysis—A a comparison of methods, *Clin Chem* 25:976–984, 1979.

DeLong DM, DeLong ER, Wood PD, et al: A comparison of methods for the estimation of plasma low- and very-low-density lipoprotein cholesterol. The Lipid Research Clinics Prevalence Study, *JAMA* 256:2372–2377, 1986.

Demacker PNM, Schade RWB, Jansen RTP, et al: Intra-individual variation of serum cholesterol, triglycerides, and high-density lipoprotein cholesterol in normal humans, *Artherosclerosis* 45:259–266, 1982.

Fless GM, Rolih CQ, Scanu AM: Heterogeneity of

human plasma lipoprotein(a). Isolation and characterization of the lipoprotein subspecies and their apoproteins, *J Biol Chem* 259:11470–11478, 1984.

Fless GM, ZumMallen ME, Scanu AM: Isolation of apolipoprotein(a) from lipoprotein(a), *J Lipid Res* 26:1224–1229, 1985.

Floren C-H, Albers JJ, Bierman EL: Uptake of Lp(a) lipoprotein by cultured fibroblasts, *Biochem Biophys Res Commun* 102:636, 1981.

Fojo SS, Brewer HB: Hypertriglyceridaemia due to genetic defects in lipoprotein lipase and apolipoprotein C-II, *J Intern Med* 231:669–677, 1992.

Fredrickson DS, Levy RI, Lees RS: Fat transport in lipoproteins—An integrated approach to mechanisms and disorders, *N Engl J Med* 276:34–42, 94–103, 148–156, 215–225, 273–281, 1967.

Friedewald WT, Levy RI, Fredrickson DS: Estimation of the concentration of low-density lipoprotein cholesterol in plasma without use of the preparative ultracentrifuge, *Clin Chem* 18:499–502, 1972.

Fruchart JC, Ailhaud G: Apolipoprotein A-containing particles: Physiological role, quantification and clinical significance, *Clin Chem* 38:793–797, 1992.

Garber AJ: The metabolic syndrome, *Med Clin North Am* 88(4):837–846, 2004.

Gaubatz JW, Heideman C, Gotto AM Jr, et al: Human plasma lipoprotein(a). Structural properties, *J Biol Chem* 258:4582–4589, 1983.

Glass C, Pittman RC, Weinstein DB, et al: Dissociation of tissue uptake of cholesterol ester from that of apoprotein A-I of rat plasma high-density lipoprotein: Selective delivery of cholesterol ester to liver, adrenal and gonad, *Proc Natl Acad Sci U S A* 80:5435–5439, 1983.

Goldberg AC, Hopkins PN, Toth PP, et al: Familial hypercholesterolemia: Screening, diagnosis and management of pediatric and adult patients: Clinical guidance from the National Lipid Association Expert Panel on Familial Hypercholesterolemia, *J Clin Lipidol* 5(3):133–140, 2011.

Gotto AM Jr, Pownall HJ, Havel RJ: Introduction to the plasma lipoproteins, *Meth Enzymol* 128:3–41, 1986.

Gotto AM, Whitney E, Stein EA, et al: The relation between baseline and on-treatment lipid parameters and first acute major coronary events in the Air Force/Texas Coronary Artery Prevention Study (AFCAPS/TEXCAPS), *Circulation* 101:477–484, 2000.

Green PHR, Glickman RM: Intestinal lipoprotein metabolism, *J Lipid Res* 22:1153–1173, 1981.

Gries A, Fievet C, Marcovina S, et al: Interaction of LDL, Lp(a), and reduced Lp(a) with monoclonal antibodies against apoB, *J Lipid Res* 29:1–8, 1988.

Grundy SM, Cleeman JI, Merz CN, et al, and Coordinating Committee of the National Cholesterol Education Program: Implications of recent clinical trials for the National Cholesterol Education Program Adult Treatment Panel III Guidelines, *J Am Coll Cardiol* 44(3):720–732, 2004.

Hansen PS: Familial defective apolipoprotein B-100, *Danish Med Bull* 45:370–382, 1998.

Havel RJ: Lipoprotein biosynthesis and metabolism, *Ann N Y Acad Sci* 348:16–29, 1980.

Hegele RA: Plasma lipoproteins: Genetic influences and clinical implications, *Nat Rev Genet* 10:109–121, 2009.

Hobbs HH, Brown MS, Goldstein JL: Molecular genetics of the LDL-receptor gene in familial hypercholesterolemia, *Hum Mutation* I:445–466, 1992.

Hopkins PN, Heiss G, Ellison RC, et al: Coronary artery disease risk in familial combined hyperlipidemia and familial hypertriglyceridemia: A case-control comparison from the National Heart, Lung, and Blood Institute Family Heart Study, *Circulation* 108:519–523, 2003.

Hussain MM, Kancha RK, Zhou Z, et al: Chylomicron assembly and catabolism: Role of apolipoproteins and receptors, *Biochim Biophys Acta* 1300:151–170, 1996.

Hussain MM, Rava P, Walsh M, et al: Multiple functions of microsomal triglyceride transfer protein, *Nutr Metab (Lond)* 9:14, 2012.

Hussain MM, Shi J, Dreizen P: Microsomal triglyceride transfer protein and its role in apoB-lipoprotein assembly, *J Lipid Res* 44:22–32, 2003.

Jones B, Jones EL, Bonney SA, et al: Mutations in a Sar1 GTPase of COPII vesicles are associated with lipid absorption disorders, *Nat Genet* 34:29–31, 2003.

Kafonek SD, Derby CA, Bachorik PS: Biological variability of lipoproteins and apoliproteins in patients referred to a lipid clinic, *Clin Chem* 38:864–872, 1992.

Kafonek SD, Donovan L, Lovejoy KL, et al: Biological variation of lipids and lipoproteins in fingerstick blood, *Clin Chem* 42:2002–2007, 1996.

Kato R, Mori C, Kitazato K, et al: Transient increase in plasma oxidized LDL during the progression of atherosclerosis in apolipoprotein E knockout mice, *Arterioscler Thromb Vasc Biol* 29(1):33–39, 2009.

Kavey RE, Daniels SR, Lauer RM, et al: American Heart Association guidelines for primary prevention of atherosclerotic cardiovascular disease beginning in childhood, *J Ped* 142(4):368–372, 2003.

Kessler G, Lederer H: Fluorometric measurement of triglycerides. In Skeggs LT, editor: *Automation in clinical chemistry*, Technicon Symposia, New York, 1966, Mediad.

Kidambi S, Patel SB: Sitosterolaemia: pathophysiology, clinical presentation and laboratory diagnosis, *J Clin Pathol* 61:588–594, 2008.

Koch TR, Mehta U, Lee H, et al: Bias and precision of cholesterol analysis of physician's office analyzers, *Clin Chem* 33:2262–2267, 1987.

Kontush A, Chapman MJ: Antiatherogenic small, dense HDL—Guardian angel of the arterial wall?, *Nat Clin Pract Cardiovasc Med* 3(3):144–153, 2006.

Kotani K, Sakane N, Ueda M, et al: Oxidized high-density lipoprotein is associated with increased plasma glucose in non-diabetic dyslipidemic subjects, *Clin Chim Acta* 414:125–129, 2012.

Krauss RM: Relationship of intermediate and low-density lipoprotein subspecies to risk of coronary heart disease, *Am Heart J* 113:578–582, 1987.

Krauss RM, Blanche PJ: Detection and quantitation of LDL subfractions, *Curr Opin Lipidol* 3:377–383, 1992.

Kuivenhoven JA, Pritchard H, Hill J, et al: The molecular pathology of lecithin:cholesterol acyltransferase (LCAT) deficiency syndromes, *J Lipid Res* 38:191–205, 1997.

Kuo PT, Wilson AC, Kostis JB: Treatment of type III hyperlipoproteinemia with gemfibrozil to retard progression of coronary artery disease, *Am Heart J* 116:85–90, 1988.

Laboratory Methods Committee of the Lipid Research Clinics Program: Cholesterol and triglyceride concentrations in serum/plasma pairs, *Clin Chem* 23:60, 1977.

Law WT, Doshi S, McGeehan J, et al: Whole-blood testing for total cholesterol by a self-metering, self-timing disposable device with built in quality control, *Clin Chem* 43:384–389, 1997.

Li WW, Dammerman MM, Smith JD, et al: Common genetic variation in the promoter of the human apo CIII gene abolishes regulation by insulin and may contribute to hypertriglyceridemia, *J Clin Invest* 96:2601–2605, 1995.

Lin B, Huang Y, Zhang M, et al: Association between apolipoprotein C3 Sst I, T-455C, C-482T and C1100T polymorphisms and risk of coronary heart disease, *BMJ Open* 4(1):e004156, 2014.

Lipid Research Clinics Program: *Manual of laboratory operations. Lipid and lipoprotein analysis.* U.S. Department of Health and Human Services, Publication No. (NIH) 75. Revised September, 1982.

Lopes-Virella MFL, Virella G, Evangs G, et al: Immunocephelometric assay of human apoliprotein A, *J Clin Chem* 26:1205–1208, 1980.

Loscalzo J, Weinfeld M, Fless GM, et al: Lipoprotein(a), fibrin binding, and plasminogen activation, *Arteriosclerosis* 10(2):240–245, 1990.

Lunz ME, Castleberry BM, James K, et al: The impact of the quality of laboratory staff on the accuracy of laboratory results, *JAMA* 258:361–363, 1987.

MacKenzie SL, Sundaram GS, Sodhi HS: Heterogeneity of human high-density lipoprotein (HDL2), *Clin Chim Acta* 43:223–229, 1973.

Mahley RW, Rall SC: Type III hyperlipoproteinaemia (dysbetalipoproteinemia): The role of apolipoprotein E in normal and abnormal lipoprotein metabolism. In Scriver CR, Beaudet AL, Sly WS, et al, editors: *The metabolic basis of inherited disease*, ed 7, New York, 1995, McGraw-Hill, pp 1953–1986.

Miller M, Bachorik PS, Cloey TA: Normal variation of plasma lipoproteins: Postural effects on plasma concentrations of lipids, lipoproteins and apolipoproteins, *Clin Chem* 38:569–574, 1992.

Miller M, Stone NJ, Ballantyne C, et al: Triglycerides and cardiovascular disease: A scientific statement from the American Heart Association, *Circulation* 123:2292–2333, 2011.

Miller WG, Waymack PP, Anderson FP, et al: Performance of four homogenous direct methods for LDL-cholesterol, *Clin Chem* 48(3):489–498, 2002.

Miyazaki O, Kobayashi J, Fukamachi I, et al: A new sandwich enzyme immunoassay for measurement of plasma pre-beta1-HDL levels, *J Lipid Res* 41(12):2083–2088, 2000.

Mohiuddin I, Chai H, Lin PH, et al: Nitrotyrosine and chlorotyrosine: Clinical significance and biological functions in the vascular system, *J Surg Res* 133(2):143–149, 2006.

Moore KJ, Fisher EA: Dysfunctional HDL takes its toll in chronic kidney disease, *Immunity* 38(4):628–630, 2013.

Myers GL, Cooper GR, Winn CL, et al: The Centers for Disease Control–National Heart, Lung and Blood Institute Lipid Standardization Program. An approach to accurate and precise lipid measurements, *Clin Lab Med* 9:105–135, 1989.

Naito HK, David JA: Laboratory considerations: determination of cholesterol, triglyceride, phospholipid, and other lipids in blood and tissues. In Story JA, editor: *Lipid research methodology*, New York, 1984, Alan R Liss.

Naito HK, Kwak YS: The evaluation of a new high-density lipoprotein cholesterol (HDL-C) technology; selective separation of lipoproteins by magnetic separation, *Clin Chem* 41:S135, 1995.

National Cholesterol Education Program: Highlights of the report of the Expert Panel on Blood Cholesterol Levels in Children and Adolescents, *Pediatrics* 89:495–501, 1992.

National Cholesterol Education Program Working Group on Lipoprotein Measurement: *Recommendations on lipoprotein measurement*, Bethesda, Md., 1995, NIH. Publication No. 95-3044.

Niu DM, Chong KW, Hsu JH, et al: Clinical observations, molecular genetic analysis, and treatment of sitosterolemia in infants and children, *J Inherit Metab Dis* 33:437–443, 2010.

Ooi EM, Barrett PH, Chan DC, et al: Apolipoprotein C-III: Understanding an emerging cardiovascular risk factor, *Clin Sci (Lond)* 114:611–624, 2008.

Oppenheimer MJ, Oram JF, Bierman EL: Downregulation of high-density lipoprotein receptor activity of cultured fibroblasts by platelet-derived growth factor, *Arteriosclerosis* 7:325–332, 1987.

Oram JF: Receptor-mediated transport of cholesterol between cultured cells and high-density lipoproteins, *Meth Enzymol* 129:645–659, 1986.

Ose L: An update on familial hypercholesterolaemia, *Ann Med* 31(Suppl 1):13–18, 1999.

Otvos J, Jeyarajah E, Bennett DW, et al: Development of a proton nuclear magnetic resonance spectroscopic method for determining plasma lipoprotein concentrations and subspecies distributions from a single, rapid measurement, *Clin Chem* 39:1632–1638, 1992.

Otvos JD: Measurement of lipoprotein subclass profiles by nuclear magnetic resonance spectroscopy, *Clin Lab* 48(3–4):171–180, 2002.

Peelman F, Verschelde JL, Vanloo B, et al: Effects of natural mutations in lecithin:cholesterol acyltransferase on the enzyme structure and activity, *J Lipid Res* 40:59–69, 1999.

Pesce MA: Bodourian SH. Interference with the enzymatic measurement of cholesterol in serum by use of five reagent kits, *Clin Chem* 23:757–760, 1977.

Rath M, Pauling L: Immunological evidence for the accumulation of lipoprotein(a) in the atherosclerotic lesion of the hypoascorbemic guinea pig, *Proc Natl Acad Sci U S A* 87(23):9388–9390, 1990.

Rifai N, Warnick GR, Dominiczak MH: Handbook of lipoprotein testing, *Am Assoc Clin Chem* 2000.

Risser TR, Reaven GM, Reaven EP: Intestinal contribution to secretion of very-low-density lipoproteins into plasma, *Am J Physiol* 234:E277–E281, 1978.

Robinson D, Bevan EA, Hinohara S, et al: Seasonal variation in serum cholesterol levels—Evidence from the UK and Japan, *Atherosclerosis* 95:15–24, 1992.

Rust S, Rosier M, Funke H, et al: Tangier disease is caused by mutations in the gene encoding ATP-binding cassette transporter 1, *Nat Genet* 22:352–355, 1999.

Scanu AM: Lipoprotein(a). A potential bridge between the fields of atherosclerosis and thrombosis, *Arch Pathol Lab Med* 112:1045–1047, 1988.

Scanu AM, Byrne RE, Mihovilovic M: Functional roles of plasma high-density lipoproteins, *CRC Crit Rev Biochem* 13:109–140, 1982.

Sniderman AD, Blank D, Zakarian R, et al: Triglycerides and small dense LDL: The twin Achilles heels of the Friedewald formula, *Clin Biochem* 36:499–504, 2003.

Soutar AK: Update on low-density lipoprotein receptor mutations, *Curr Opin Lipidol* 9:141–147, 1998.

Stein O, Stein Y, Coetzee GA, et al: Metabolic fate of low-density lipoprotein and high-density lipoprotein labeled with an ether analogue of cholesteryl ester,

Klin Wochenschr 62:1151–1156, 1984.

Sugiuchi H, Irie T, Uji Y, et al: Homogenous assay for measuring low-density lipoprotein cholesterol in serum with triblock co-polymer and alpha-cyclodextrin sulfate, *Clin Chem* 44:522–531, 1998.

Sundaram GS, MacKenzie SL, Sodhi HS: Preparative isoelectric focusing of human serum high-density lipoprotein (HPL3), *Biochem Biophys Acta* 337:196–203, 1974.

Tall AR: Plasma high-density lipoproteins: Metabolism and relationship to atherogenesis, *J Clin Invest* 86:379–384, 1990.

Tsubakio-Yamamoto K, Nishida M, Nakagawa-Toyama Y, et al: Current therapy for patients with sitosterolemia—Effect of ezetimibe on plant sterol metabolism, *J Atheroscler Thromb* 17:891–900, 2010.

Varret M, Abifadel M, Rabes JP, et al: Genetic heterogeneity of autosomal dominant hypercholesterolemia, *Clin Genet* 73:1–13, 2008.

Wang G, Wang Z, Liang J, et al: A phytosterolemia patient presenting exclusively with macrothrombocytopenia and stomatocytic hemolysis, *Acta Haematol* 126:95–98, 2011.

Warden CH, Daluiski A, Bu X, et al: Evidence for linkage of the apolipoprotein A-II locus to plasma apolipoprotein A-II and free fatty acid levels in mice and humans, *Proc Natl Acad Sci U S A* 90(22):10886–10890, 1993.

Warnick GR, Cheung MC, Albers JJ: Comparison of current methods for high-density lipoprotein cholesterol quantitation, *Clin Chem* 25:596–604, 1979.

Wood PD, Bachorik PS, Albers JJ, et al: An investigation of the effects of sample aging on total cholesterol values determined by the automated ferric chloride-sulfuric acid and Liebermann–Burchard procedures, *Clin Chem* 26:592–597, 1980.

Wu J, Kim J, Li Q, et al: Known mutations of apoB account for only a small minority of hypobetalipoproteinemia, *J Lipid Res* 40:955–959, 1999.

Zheng L, Nukuna B, Brennan ML, et al: Apolipoprotein A-I is a selective target for myeloperoxidase-catalyzed oxidation and functional impairment in subjects with cardiovascular disease, *J Clin Invest* 114(4):529–541, 2004.

Zivkovic AM, Wiest MM, Nguyen UT, et al: Effects of sample handling and storage on quantitative lipid analysis in human serum, *Metabolomics* 5(4):507–516, 2009.

心肌损伤、动脉粥样硬化和血栓性疾病

第18章

Jay L. Bock

要点

1. 心脏系统疾病中，最重要的是冠心病(coronary heart disease，CHD)，它是由心脏的冠状动脉血管发生粥样硬化引起的。CHD 可导致冠脉血流的血栓性闭塞，引起急性冠脉综合征(acute coronary syndrome，ACS)。当发生 ACS 并伴随心肌坏死时，称为心肌梗死(myocardial infarction，MI)。

2. ACS 的主要临床检查包括心电图和心肌标志物的检测。心肌标志物，是指心肌损伤后释放入血的一类蛋白质。目前，最重要的心肌标志物是心肌肌钙蛋白(cTn)，这种蛋白只存在于心肌中。

3. 肌钙蛋白是由 3 个亚单位，即肌钙蛋白 C、肌钙蛋白 I 及肌钙蛋白 T 组成的复合物。其中 cTnI、cTnT 2 个亚单位具有心肌特异性，是理想的心肌特异性标志物。cTnI 与 cTnT 虽然具有性质不同，但临床应用相似。在临床中，ACS 能够引起肌钙蛋白释放是 MI 确诊的基本指标之一。

4. 肌钙蛋白在 MI 发生后数小时后，就可在外周血中检测到；约 24 小时，可达到峰值；并于随后的数日内逐渐降低。

5. 出现 ACS 症状的急诊患者必须迅速处置，并准确给予干预措施以挽救生命，同时也要避免资源浪费。肌钙蛋白以及其他检验指标的快速测定至关重要。

6. 临床实验室也可测定 CHD 发生和发展的风险因子。主要包括脂类(胆固醇、甘油三酯以及一些特异性脂蛋白片段-见第 17 章)、同型半胱氨酸(Hcy)和 C 反应蛋白(CRP)。Hcy 是一种促进血栓形成的氨基酸。炎性因子 CRP 的出现可反映 CHD 的严重程度，它对 CHD 的发生可能也起到作用。

7. CHD 和其他心脏疾病会损伤心脏泵血能力，引发心力衰竭(heart failure，HF)的临床症状。B 型利钠肽(B-type natriuretic peptide，BNP)是 32 个氨基酸多肽，经壁张力刺激后由心室分泌，是指示 HF 存在性和严重性的指标。BNP 还有助于呼吸急促的急诊患者的鉴别诊断。

8. 粥状动脉硬化可累及颈动脉或脑部血管，引起缺血性或出血性脑卒中。有些生物标志物显示出诊断或评估卒中的前景，但目前尚无标志物供临床常规检测。

9. D-二聚体是纤维蛋白的降解产物。D-二聚体测定可用于肺栓塞和静脉血栓性疾病的诊断，灵敏度高，但特异性低。

概述

心脏疾病是一种与高科技密切相关的疴疾。科技已经成为让患者生存时间更久，让患者在病后久坐和过度消耗的状态下生存下去的重要原因。在 20 世纪，心脏病从默默无闻的疾病，一跃成为发达国家发病率和死亡率最高的疾病(框 18-1)。心脏疾病的诊断和治疗也非常依赖先进技术，包括电生理、造影、导管、外科技术、临床实验室技术等。本章将介绍目前应用的一些检验技术。

框 18-1 美国心脏疾病统计

- 估计有 8360 万成年美国人(每 3 个人中超过 1 个人)患有某种形式的心血管疾病(包括高血压)。
- 1540 万美国人有冠心病史，其中 760 万人发生过心肌梗死，780 万人发生过心绞痛。
- 510 万美国人存在心力衰竭。
- 680 万美国人发生过卒中。
- 据估计，2010 年全年有 3154 亿美元被直接和间接花费在心血管疾病上。
- 尽管心血管疾病的有些诱发因素呈现出改善趋势，但是其他因素，比如肥胖和 2 型糖尿病等发病快速增加，导致心血管疾病的发生在未来将持续攀高。

From Go AS，Mozaffarian D，Roger VL，et al：Heart disease and stroke statistics—2014

update：A report from the American Heart Association，Circulation 129：e28-e292，2014

1. 检测心肌细胞的特异蛋白质，反映近期心肌损伤。这些检验项目主要用于缺血事件(急性冠脉综合征)的诊断和治疗。尽管过去有许多检验项目曾被用于缺血性损伤，但现在最主要的标志物是肌钙蛋白 T 和肌钙蛋白 I。

2. 检测与冠状动脉血管损伤或与冠心病相关的标志物，用于疾病风险评估和预防性措施的选择。最主要的临床风险因子是脂类，这部分内容见第 17 章。其他检验项目，本章主要讨论了 2 个：同型半胱氨酸（Hcy）和 C 反应蛋白（CRP）。

3. 检测心肌释放的利钠肽。主要介绍 B 型利钠肽（BNP）及其无活性片段 NT-pro-BNP，它们能反映心力衰竭及严重程度。

4. 目前，能应用于脑血管疾病的检验项目极少，但一些新型标志物还是令人期待的。D-二聚体的测定主要用于排除肺栓塞。

背景

心脏每分钟可以向全身泵出数升血液，但对于心脏来说，最主要的疾病是由于不能获得足够血供，从而引起的缺血型疾病（表 18-1）。这种情况的发生是由于心肌需要冠状动脉系统持续提供营养，一旦冠状动脉发生粥样硬化，心肌很容易受到损伤。动脉粥样硬化是一个从血管内皮损伤到脉管阻塞性病变，即斑块形成的缓慢病变过程。在动脉粥样硬化早期，由于冠脉血流呈现逐渐减少状态，既没有典型临床症状，也没用心肌损伤的检验证据。当冠状动脉直径缩窄到原尺寸的 10%～20%，在需氧量增加时，患者会频发出现胸痛（心绞痛），尤其是运动时更为明显（劳累型心绞痛）。如果冠状动脉中出现由斑块刺激的血栓生成，冠脉血流骤降，会引起急性冠脉综合征（acute coronary syndrome，ACS）。如果血栓完全阻断血流时，动脉供血的心肌将出现不可逆的缺血性损伤，其典型表现就是发生心肌梗死（myocardial infarction，MI）。但如果发生的是不完全阻塞，心肌不一定发生不可逆的缺血性损伤，患者会出现严重心绞痛，静息状态也不例外，这种情况被称为不稳定型心绞痛（unstable angina，UA）。一般来说，我们将能够引起冠脉血流受阻的各种心脏疾病统称为冠心病（coronary heart disease，CHD）。

表 18-1 临床缩略语

ACS	急性冠脉综合征（acute coronary syndrome）
CHD	冠心病（coronary heart disease，也称缺血性心脏病（ischemic heart disease，IHD），动脉粥样硬化性心脏病（atherosclerotic heart disease，ASHD））
HF	（充血性）心力衰竭（（congestive）heart failure）
MI	（急性）心肌梗死（（acute）myocardial infarction）
NSTEMI	非 ST 抬高型心肌梗死（non-ST-elevation myocardial infarction）
STEMI	ST 抬高型心肌梗死（ST-elevation myocardial infarction）
UA	不稳定型心绞痛（unstable angina）

心肌梗死可依据是否伴有典型心电图改变而分成不同类型。严重的心肌梗死，一般合并心肌透壁损伤，在心电图上通常表现为 ST 段升高很快出现，并跟随出现 Q 波，这类称为 ST 抬高型心肌梗死（ST-elevation myocardial infarction，STEMI）。无心电图改变的心肌梗死（即无 Q 波型心肌梗死，或非 ST 抬高型心肌梗死（non-ST-elevation myocardial infarction，NSTEMI）），往往心肌损伤累及范围较小，可能只累积到心内膜下层。但所有急性冠脉综合征都可能引起致死性心律失常，以及其他的严重并发症。心肌损伤至某种程度还可能引起心脏射血能力下降，引发心力衰竭（HF）的临床症状，这部分内容我们将在稍后讨论。

神经细胞和肾小管上皮细胞在短暂缺血情况下就会发生细胞死亡。相比之下，心肌细胞对缺血的耐受力更强。在动物实验中，血流完全闭塞引起心肌细胞死亡的时间约 20～30 分钟；如该区域之前发生过血流受阻，细胞死亡时间可延长至 1 小时。冠脉发生完全闭塞时，缺血常呈现梯度变化，供血的末端区域（心室壁的心内膜下层部分）缺氧状态最严重。位于缺血心肌和正常灌注心肌边缘的细胞，由于能接收到部分血氧供应，能够存活数小时。缺血状态持续越长，死亡细胞比例越高；缺血 3 小时，80%细胞死亡；缺血 6 小时，约 100%细胞死亡。因此，持续缺血状态的早期识别和血流恢复干预对减少细胞死亡至关重要。最常见的恢复血流灌注方法是斑块处理（通过扩张球囊），即经外周静脉插入导管，将其引导进入冠脉循环（经皮冠状动脉介入治疗），同时置入网状管或支架以支撑血管壁。如果发生多部位冠脉闭塞，则需进行冠脉搭桥手术。

动脉粥样硬化和急性冠脉综合征的病理生理机制至今仍未完全清楚。在对格斗或事故中死亡的年轻人的研究发现，梗阻性斑块可能开始于脂质条纹这种非梗阻性病变（Enos et al，1953；Berenson et al，1992；Strong et al，1999）。非梗阻性病变通过巨噬细胞摄取氧化低密度脂蛋白（LDL）被激活，进而侵袭冠脉血管内皮（Ross，1993；Witztum，1994；Adams et al，2000；Zaman et al，2000）。在炎性细胞和炎症因子作用下，病变逐渐进展，最终形成一种具有脂质内核（主要是胆固醇酯）、旁边聚集了巨噬细胞和炎性细胞、表面覆盖了内皮化结缔组织的结构（Davies，2000；Weissberg，2000；Hansson，2005）。这种病变组织中同样具有新的血管和钙沉积。以前认为，冠状动脉斑块是被动形成的，是不可逆的血流障碍物。近年来，斑块在急性冠脉综合征中的动力学作用被逐渐重视。炎性因子、剪切力和其他因素之间的平衡状态的变化，会引起斑块纤维帽的增强或减弱。纤维帽的崩解会释放促进血栓形成的物质，引起血小板沉积并最终使得病变范围扩大。更严重的是斑块破裂，导致大量的血栓形成，并引发急性冠脉综合征。关于这种斑块易碎性的观点的主要支持证据是，人们发现他汀类降脂药可大大降低急性冠脉综合征的发病风险，却不能明显降低动脉粥样硬化病变引起的血管狭窄程度（见第 17 章）。尽管关于斑块的检测技术正在不断发展，但遗憾的是，现在没有用于评估斑块易碎性的常规实验。

冠状动脉粥样硬化的严重程度常用冠脉血管造影进行评价，这是一种使用射线不能透过的“染料”使得冠状动脉血流显影。但这是一种有创检查，它只能识别冠脉血流的受限情况，不能反映斑块病变机制，也不能指示患者出现的症状是否是由那些斑块病变引起。电子束CT技术可以对冠脉粥样硬化病变的钙沉积情况进行无创显影，但在预测病变未来变化方面的能力是有限的(Fuseini et al,2003)。未来可能会出现能够反映急性冠脉粥样硬化严重程度的血液检测方法，例如，有人提出对斑块脱落微粒进行检测(Heloire et al,2003)。但是现在，个体的冠心病患病风险主要依靠通过危险因子的测定进行间接评估，这些因子可能参与了冠心病发生，但不一定起决定性作用(Stampfer et al,2004;Akhabue et al,2014)。框18-2中归纳了部分已被确认为重要危险因子的临床参数。此外，数百项实验室检测被认为与冠心病发病风险具有相关性。这其中，在第17章讨论过的一些脂类实验，已被明确是很好的风险评估指标。同型半胱氨酸和C反应蛋白这两个新标志物，将在稍后内容讨论。

框18-2 冠心病的临床危险因素(非实验室指标)

- 年龄
- 性别(男性风险更高)
- 种族(黑色人种风险更高)
- 吸烟
- 高血压
- 冠心病家族史
- 肥胖
- 糖尿病
- 久坐

早期的美国国家胆固醇教育计划建立了的对危险因素“计数”的方式，用以作为血液胆固醇的管理目标(如男性大于等于45岁被视为一个危险因素，收缩压大于140mmHg被视为一个危险因素，等等)(*National Cholesterol Education Panel*,2002)。而最近由美国心脏病学会/美国心脏协会推出的指南中，给出了包含以下指标的危险因素量化评估方式：年龄、性别、种族(黑色人种/非黑色人种)、收缩压、当前吸烟状态(是/否)、高血压治疗(是/否)和糖尿病(是/否)，以及总胆固醇和高密度脂蛋白胆固醇，作为是否进行降脂治疗的基础(Goff et al,2013)(见第17章)。

心力衰竭(HF)是CHD最为重要的并发症。HF是以乏力、呼吸困难、由心脏射血能力下降引起的肺水肿等为典型症状的临床综合征，其常见病因是CHD引起的心肌损伤。由于CHD的发生率很高，以及CHD患者的存活率提高，HF患者增长迅速，特别是在老年人中。HF也可由心脏动力学问题引起，例如参与心脏射血功能的心脏瓣膜病。当舒张期左心室充盈出现问题时，会出现舒张性心力衰竭。

HF的诊断和病情进展监测很难。收缩性心力衰竭的一个明确参数是左室射血分数(LVEF)，它指的是心脏收缩期左室射血量(译者注：占心室舒张期容积)的分数，可通过超声心动或放射性核素心室显影术测定。有症状的HF通常表现出LVEF降低至40%以下，但LVEF与患者自觉症状之间的关联性很弱。临床一直没有特异反映HF或其严重程度的检验指标。但这种情况在心脏利钠肽检测引入后已经改变，我们在稍后将进行讨论。

在众多能够引起心脏损伤的疾病中，遗传性疾病虽然罕见，但可能引起危及生命的后果，因此重要性不容忽视，以下将作简要介绍。肥厚型心肌病，在一百多年前被首次描述，发病率为1/500，是年轻人猝死最常见的原因(Taylor et al,2004)。目前已发现超过1400种突变与此病有关(Maron & Maron,2013)。这些突变影响多种心肌收缩蛋白功能，包括心肌肌钙蛋白、肌动蛋白、肌球蛋白，以常染色体显性方式遗传。长QT间期综合征以心室复极异常为特征，可引起猝死，也是由基因突变引起，已明确的突变包括常染色体显性遗传变异、获得性离子通道和其他蛋白变异等。遗传学检测有助于指导此类疾病的治疗(Priori et al,2013;Zhang et al,2014)。

心肌损伤标志物

心肌标志物的发展史

20世纪50年代，LaDue等正在研究谷草转氨酶(现在称为天冬氨酸氨基转移酶)和谷丙转氨酶(现在称为丙氨酸氨基转移酶)(LaDue et al,1954)，心肌损伤的生化标记物被偶然发现。应用NADH的吸光度变化，建立了分光光度法，能快速检测其酶活性(Karmen,1955)。在对住院患者进行分析时，研究者发现MI患者血清转氨酶的水平会快速升高，自此，“心肌酶”时代到来了。与其他器官标志物一样，心肌酶出现的基本原理是细胞死亡引起细胞内蛋白释放入血(可逆性细胞损伤能引起怎样程度的蛋白释放，这个问题至今仍未彻底解决。)在那个年代，测定酶活性是定量了解血浆中微量蛋白的唯一可行的方法。

转氨酶在肝脏、骨骼肌和其他组织中含量高，因此不是一个理想的心肌标志物，其作用很快就被乳酸脱氢酶(lactate dehydrogenase,LD)和肌酸激酶(CK)取代(Hess & MacDonald,1963;Roe,1977)。LD是参与糖酵解途径的一种含锌酶，它几乎存在于人体所有细胞;CK主要存在于肌肉细胞，也可见于脑细胞和其他组织，参与高能磷酸的转移。CK和LD的心肌特异性通过同工酶的分离得到了提高。LD是由2种活性亚基H(心脏)和M(肌肉)构成的四聚体，分子量134kDa。两种亚基以不同方式组合共形成5种同工酶，依次是LD_1(HHHH)、LD_2(HHHM)、LD_3(HHMM)、LD_4(HMMM)、LD_5(MMMM)。从同工酶亚单位组成上我们可以看出，LD_1在心肌中含量高，LD_5在骨骼肌中含量相对高。正常情况下，$LD_2>LD_1$，MI患者在发病后则呈现典型的LD“翻转”，即$LD_1>LD_2$。

CK是二聚体激酶，每个亚基的分子量约40kDa。两个亚基分别为M(肌肉)亚基和B(脑)亚基。CK共有3种同工酶：CK_1(BB)、CK_2(MB)、CK_3(MM)。CK主要存在于肌肉和脑组织，脑中的CK不能透过血脑屏障进入血浆。CK在身体其他部位含量很低。在骨骼肌中，1型肌纤维所含CK-MB仅占CK总量的0%~1%，而CM-MB在2型肌纤维中也仅占总CK量的2%~6%。当骨骼肌再生时，CK-MB伴随着CK-MM一同升高，这种情况与在胎儿肌肉呈现的相似(Tzvetanova,1971)。在正常心脏中，CK的15%~20%是CK-MB。CK-MB不是平均分布，右侧心脏的CK-MB比例高于左侧(Marmor et al,1980)。然而，也有个别研究显示，正常心肌中没有CK-MB，它只有在心肌发病时才出现(Ingwall et al,1985)。CK-BB是脑、肠和平滑肌中CK同工酶的主要形式。同工酶分离需采用层析法或电泳法，主要缺点是耗时费力。

心肌标志物的另一项重要进展是单克隆抗体技术，这是一种应用免疫分析法进行蛋白测定的高灵敏度方法（见第 44 章）。基于这种技术，可以实现不依赖于蛋白酶活性而进行 CK-MB 质量分析（el Allaf et al，1986；Mair et al，1991）。更重要的是，它为发现非酶类器官特异标志物提供了可能。经过对心肌特异蛋白的深入研究，肌钙蛋白测定的时代终于到来了。

心肌肌钙蛋白

肌钙蛋白（Tn）是位于横纹肌细肌丝间的具有三个蛋白亚基的调节单位。三个蛋白亚基分别是：原肌球蛋白结合亚基（TnT，37kDa）、抑制型亚基（TnI，24kDa）和钙结合亚基（TnC，18kDa）。肌肉收缩时，钙离子将收缩信号传递给 Tn 复合物，原肌球结合蛋白的构象发生改变，引起肌动蛋白和肌球蛋白相互作用，肌肉发生收缩。有别于其他肌蛋白，骨骼肌和心肌的 Tn 存在不同。以 TnC 来说，在 2 型肌纤维和心肌中的形式完全相同，这使得它不能成为一个器官标志物。TnI 在心肌中以心肌亚型（cTnI）形式存在，在 1 型和 2 型肌纤维中以骨骼肌亚型存在，这些不同亚型分别由不同基因编码。心肌亚型只出现在心肌中，在其他组织未被发现过（Bodor，1995）。TnT 也存在心肌亚型（cTnT）、快骨骼肌亚型以及慢骨骼肌亚型。然而，由于在胎儿骨骼肌和患病骨骼肌中也能检出 cTnT，导致其特异性受到影响。不过，转录后修饰使得心肌和患病骨骼肌中的 cTnT 不同，因而可以检测区分（Apple et al，1998；Apple，1999）。因此，当前利用通过深入研究而获得的新一代抗体（之前几代不能达到）而建立的 cTnT 免疫化学测定方法，可达到近 100%的心肌特异性。但是也有报道称，即使应用最新的检测方法，在肌营养不良和肾衰竭患者中，仍能检出 cTnT 小幅升高，而这些患者并没有其他心脏疾病证据（Muller-Bardorff et al，1997；Hammerer-Lercher et al，2001a）。

如前所述，心肌细胞中的 cTnT 和 cTnI 主要结合在肌纤维上。在心肌梗死发生后的 1~2 周，cTnT 和 cTnI 会缓慢释放。因此，即使 cTnT 和 cTnI 是很快被清除的小分子蛋白，它们的血浆浓度在心脏损伤后下降缓慢。在心肌细胞中的胞质中有游离的小片段 cTn，这部分小片段 cTn 约占 cTnT 的 6%，占 cTnT 略低（约 2%~5%）。游离 cTn 从受损心肌细胞中很快释放入血，在 MI 发生后 24 小时到达到峰值，与 CK-MB 被检出的时间接近。由于与肌纤维结合的 cTn 释放慢，循环中 cTn 在峰值后快速下降，紧跟着是典型的平台期，甚至于出现二次升高。这种二次升高一定不能被临床解读为心肌再梗死的证据。根据梗死大小不同，循环中的 cTn 水平约在 5~10 天降至基线水平（Mair，1997）。

与其他心脏标志物相比，cTnT 和 cTnI 在正常血清中几乎没有。即使采用目前广泛应用的最灵敏的检测方法，其检测限仅为几个 ng/L，但由于存在检测下限，许多健康个体也检测不出，因此参考范围不易确定。采用此分析方法，正常人群第 99 个百分位数是 40ng/L 左右。高出此阈值的水平，几乎可以确定地指示心肌损伤。与早期心肌标志物相比，例如 CK-MB，其损伤程度可能要小。随着 cTn 检测的应用，人们发现除了冠状动脉阻塞外，心肌损伤还可以由许多其他情况引起，如心包炎、心肌炎、肺动脉栓塞、肾衰竭、败血症，以及其他严重疾病，都会出现 cTn 升高（Roongsritong et al，2004）。长时间的剧烈运动，如参加马拉松，会引起 cTn 小幅升高（Mingels et al，2009）。健康新生儿 cTn 水平可高达 3000ng/L（Araújo et al，2004）。分析的人为因素也会引起 cTn 检测结果小幅升高（详见稍后的分析方法部分）。

其他标志物

心肌损伤诊断的蛋白标志物还包括：肌红蛋白、碳酸酐酶Ⅲ、糖原磷酸化酶、心型脂肪酸结合蛋白质、肌球蛋白、缺血修饰白蛋白、肌酸激酶异构体（在血浆中由肽酶修饰过的 CK 同工酶）和肽素（它来源于抗利尿激素前体，在 MI 过程中释放很早）。目前，由于建立了高敏肌钙蛋白检测方法，这些标志物在临床实用价值不大，本章不再深入讨论（Mair，1997；Collinson & Gaze，2007；Lackner，2013）。

检测方法

目前，cTn 和其他器官特异蛋白标志物的测定一般均采用高敏的单克隆抗体免疫定量分析方法。这类方法具有自动化、高通量、全天候工作等特点，还可用于床旁检测。

尽管现代免疫分析具有高灵敏性和高特异性，cTn 检测时也显示出其局限性。由于转录后修饰作用，所有蛋白都是存在多种异质性分析物。cTn 也一样，它来源于一个蛋白复合物，降解后释放入血。血液中已经确认的 cTn 形式有：三聚体 cTnT-I-C 复合物、cTnI-C 二聚体、游离 cTnT（不是游离 cTnI）、氧化形式（cTnI 具有半胱氨酸残基，氧化后可以形成分子内二硫键，而 cTnT 没有）、磷酸化形式和降解形式（Gao et al，1997；Katrukha et al，1998；Morjana，1998；Wu et al，1998b；Shi et al，1999；Bunk et al，2000；Labugger et al，2000）。事实上，不同形式 cTn 的部分表位可能会被遮蔽或修饰，当使用不同商业试剂盒测定 cTn 时，出现的差异超过 20 倍（Wu & Feng，1998a；Datta et al，1999；Newman et al，1999；Shi et al，1999；Tate et al，1999；Kao et al，2001）。同样方法测定 cTnT 时，不会出现类似问题，因为目前 cTnT 商品化试剂盒只有一个厂商生产。目前已经制备了 cTnI 有证参考物质（Bunk & Welch，2006），但仅用于血浆标本，商品化试剂盒有一半使用血浆标本（Christenson et al，2006）。除非试剂厂商使用相近抗体，否则使用不同测定方法 cTnI 结果总有不同。

另一个问题是，由于正常血浆中 cTn 水平很低，微小的分析干扰都会引起结果高出正常范围，提示患者很可能发生了缺血性疾病，这可能导致后续不必要的侵入性检查，如冠脉血管造影。事实上，已发现许多 cTnI 检测方法对干扰，如嗜异性抗体、纤维蛋白和其他物质，都很敏感（Roberts et al，1997；Fitzmaurice et al，1998；Dasgupta et al，1999；Nosanchuk et al，1999；Parry et al，1999；Galambos et al，2000；Lippi et al，2013）。也有研究发现，自身抗体会引起负干扰（Eriksson et al，2005）。

参考范围和临床决定水平值得引起重视（Jaffe & Katus，2004）。根据新近发布的临床指南，目前倾向于将健康人群的第 99 百分位数作为 cTn 升高的临界值。这要求分析精密度的变异系数在 10%以内。采用最新的分析方法，这一要求完全可以达到。随着方法学的进步，cTn 下限测定准确度越来越高。由于所选择的参考人群的不同，第 99 百分位数也会发生变化，因此低于临界值也可能具有临床意义(Latini et al,2007;Eggers et al,2009)。还需强调的是,高于第99百分位数或其他所谓的临界值,都不能指示某类特定心肌损伤的病因。新的MI定义强调,cTn水平随时间变化是诊断的重要指标。然而,对于随时间变化的统一标准,目前尚未确立。

临床应用

ACS的诊断

美国每年有约800万急诊患者因胸痛,或其他症状如呼吸急促、眩晕、昏厥等就诊。这些症状都提示就诊者可能患有ACS(torrow & Gibler,2000;图18-1)。尽管ACS容易诊断,但达到高准确度却很难。约有2%ACS病例被误诊,这使得患者死亡风险上升,同时也是急诊大夫医疗事故赔偿的首要原因(Karcz et al,1996;Pope et al,2000)。另一方面,医院将疑似ACS都收入住院,这种保守做法也浪费了大量金钱,因为这类患者中的2/3最终诊断未患ACS。

在疑似ACS患者的初期管理中,生化标志物占次要地位。理想状态下,患者到达急诊10分钟内应该完成最早的临床判断,这主要依靠病史、体格检查和12导联ECG(Anderson et al,2007;图18-2)。ECG可提示STEMI诊断,此类患者应立即进行恢复冠脉灌注的临床干预(Antman et al,2008)。生化标志物结果并不是临床干预必需的。事实上在疾病早期,生化标记物检测结果很可能都是阴性。

如果首次ECG结果显示STEMI阴性,生化标志物显得重要起来。标志物的选择和检测的时间点在各医疗机构中不尽相同,但现在的共识是选择cTn作为检测标志物,并在I和T之间进行选择(Anderson et al,2007;Morrow et al,2007)。cTn在心肌细胞开始坏死后的数小时才开始升高,所以当患者刚刚到达时进行检测的cTn很可能是阴性的,有必要过一段时间重复检测。

由于肌钙蛋白检测灵敏度的提高,升高可以比以前更早地被检测出来,现在尚无重复检测的通用标准。传统做法是取3份标本测定,取样时间分别在就诊的0、4、8小时或0、3、6小时,作为排除MI标准。最近有人提出用快速方案,仅检测0小时和2小时的cTn水平(Than et al,2012)。只要发现肌钙蛋白有轻微升高,就需进行重复检测以确定肌钙蛋白水平处于动态变化中,这也是MI通用定义中的一条指标。然而,对于肌钙蛋白动态变化的具体形式并没有通用定义。cTn结果反复阴性,或无变化,可排除NSTEMI;但ECG变化(ST降低或T波倒置),或其他缺血性证据可辅助UA诊断。这两种诊断的处理方式接近,都需进行侵入式开放性动脉治疗(Anderson et al,2007)。

如果患者症状数小时后消失,ECG和生化指标持续阴性,则可明确排除ACS。保险起见,在患者离开前,通常会进行CHD诱导性试验,如简单的运动心电图测试、更详尽的核素显像或超声心动图负荷试验(Farkouh et al,1998;Lindsay et al,1998;Storrow & Gibler,2000)。如果急诊科想让低风险患者尽快回家的话,这些诱导性试验必须是快速的、能够随时进行的。但这些实验也有缺点,它们增加了花费,不同的试验都呈现一定数量的假阳性/假阴性结果。

因为急诊科的临床护理和治疗过程中均需进行快速风险评价,因此心肌标志物检测结果需要能够快速获得。当检验科不能在1小时内给出结果时,通常建议采用POCT。应用POCT

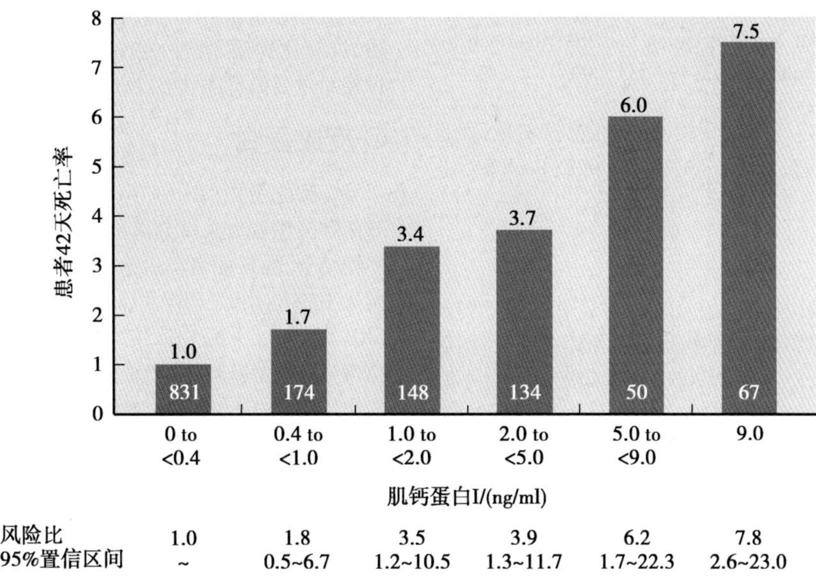

图18-1 急性冠脉综合征死亡率与心肌特异性肌钙蛋白(cTnI)水平的关系。纳入TIMIⅢB研究的患者有1441名,年龄从21~76岁;在过去24小时中,患者均在静息状态下出现持续至少5分钟(但小于6小时),推测由器官缺血引的疼痛发作,且患者均有已证实的冠心病证据。出现过以下情况的患者,从研究中剔除:观测到出现左束支传导阻滞,既往21天内发生过心肌梗死,出现过可治疗的心绞痛,过去72小时进行过溶栓治疗,或在过去6个月内进行过血管成形术。分析入组患者的42天死亡率与cTnI水平。条柱内的数字代表处于该cTnI范围的患者数,条柱上的数字代表百分比。入组患者中,随cTnI水平增加,死亡率(和死亡比)增加(From Antman EM,Tanasijevic Mj,Thompson B,et al:Cardiac-specific troponin I levels to predict the risk of mortality in patients with acute coronary syndrome,N Engl J Med 335:1342-1349,1996,with permission)

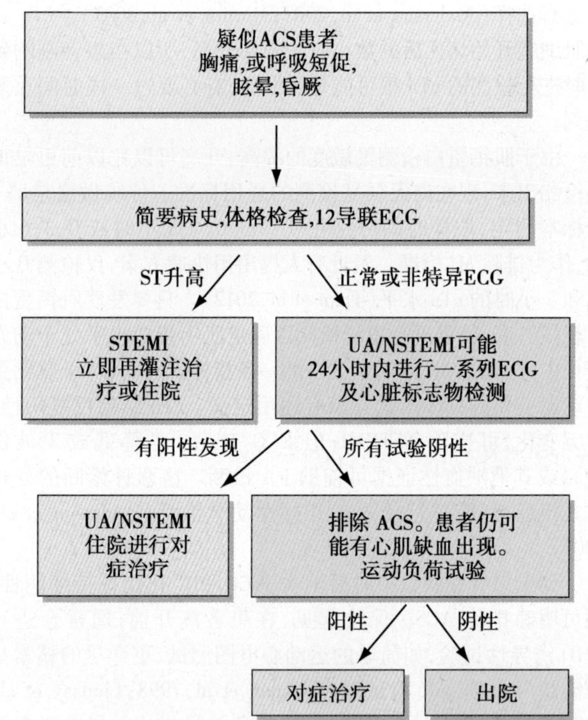

图 18-2 急诊科处理急性冠脉综合征(ACS 症状患者的临床路径。基本原则通用,同时应根据个体情况采取有针对性的临床处理方法。ECG,心电图;NSTEMI,非 ST 段抬高心肌梗死;STEMI,ST 段抬高心肌梗死;UA,不稳定心绞痛(Adapted from Pearson TA, Mensah GA, Alexander RW, et al: Markers of inflammation and cardiovascular disease: Application to clinical and public health practice. A statement for healthcare professionals from the Centers for Disease Control and Prevention and the American Heart Association, Circulation 107:499-511, 2003)

技术进行心脏标志物的定性和定量检测,现在都已实现,并且有效(Antman et al, 1997; Brogan & Bock, 1998; Bock et al, 2008)。

其他应用

除了用于 MI 的明确/排除诊断,cTn 检测还可以用于判断预后和治疗方案调整。高 cTn 水平提示心肌梗死范围大,预后不良(Bøhmer et al,2009;Kurz et al,2009)。发病后 72~96 小时采集的标本对评价梗死大小最有价值(Younger et al,2007;Giannitsis et al,2008))。人们习惯于采用 CK-MB 诊断心肌再梗死,而且 CK-MB 在单纯心肌梗死后下降比 cTn 更快,但在再梗死诊断效能上,cTn 与 CK-MB 相同(Apple & Murakami,2005)。当临床怀疑再梗死时,应立即抽血,另外还在 3 小时和 6 小时分别抽血。cTn 升高超过第 99 百分位数的 20%可明确诊断(Thygesen et al,2012)。

cTn 检测可有效提示处置后如经皮冠状动脉介入治疗(PCI)和心脏外科手术的不良预后。因为这些处置本身与某种程度的心肌损伤有关,因此很难有确凿的指南支持围术期心肌梗死定义。最近被更新标准中,将 cTn 检测和临床证据联合使用,用于诊断围术期心肌梗死(Thygesen et al,2012)。无论在外部或内部的心脏电复律中,cTn 升高极小或不升高(Allan et al,1997;Greaves & Crake,1998;Rao et al,1998;Gorenek et al,2004)。

转氨酶,例如 LD 和 LD 同工酶,不再被推荐作为心脏标志物使用(Apple et al,2007)。CK-MB 检测一直使用到肌钙蛋白项目的出现,由于其不能清楚的提供进一步信息,与 cTn 相比,其临床意义不大,因此 CK-MB 不再被视为一个有价-效优势的检测项目。

冠脉疾病风险标志物

CHD 是衰老引起的慢性疾病。很显然,最理想的治疗路径是阻止或减缓疾病进展。正如在之前背景部分所述,我们对于 CHD 的病因并不完全清楚,所以彻底有效的预防措施目前没有。然而,许多证据,包括最重要的大样本流行病学研究,已经确认了几个与 CHD 相关的危险因素。大部分风险因素不仅适用于心脏疾病,也与动脉粥样硬化和血栓形成过程有关。因此,这些风险因素对卒中和周围血管疾病都有重要的指示意义。

CHD 的主要临床风险因素(不包括检验指标)在框 18-2 做了归纳。在检验指标中,最早而且也是最重要的风险因素之一是血清胆固醇。实际上,与风险直接相关的是 LDL 中的胆固醇,它占血液循环中胆固醇总量的 70%;而高密度脂蛋白中的胆固醇是一个负风险因子。血浆中另一种主要的脂类物质甘油三酯,作为风险因子一直存在争议,但现在普遍认为它是一个重要风险因素。脂类检测和它与 CHD 的风险关系评估在第 17 章进行讨论。

除了脂类物质,血浆成分中还有大量物质与 CHD 风险有关。这些包括营养物质、激素、凝血因子、药物、毒素、氧化物质、抗氧化物质、炎性或感染标志物等。本章只讨论这其中 2 种相对重要的标志物:C 反应蛋白和同型半胱氨酸。

C 反应蛋白

C 反应蛋白(C-reactive protein, CRP)是 1930 年从肺炎链球菌肺炎患者血浆中分离出来的,因为它与肺炎链球菌中的 C-多糖结合,故得此名。后来人们发现许多感染和炎症发生时,血浆中都会出现 CRP。CRP 是最早发现的急性时相物质。CRP 属于正五聚蛋白家族成员。它包含 5 个亚单位,每个亚单位含 206 个氨基酸,分子量为 23kDa,呈循环对称排列。在 Ca^{2+} 的作用下,它能与不同的蛋白和磷脂结合,尤其是磷酸胆碱。CRP 可通过经典途径发挥免疫调理作用和活化补体作用,但它的真正生物学功能并不清楚(Szalai et al, 1999; Black et al, 2004)。

在正常人群的血浆中,CRP 的平均浓度约 1mg/L,第 99 分位数大约是 10mg/L。当急性疾病发生时,细胞因子主要是白介素-6,刺激肝脏产生 CRP,引起血浆 CRP 水平可达 300mg/L 或更高。一系列疾病可引起血浆 CRP 升高,包括大多数细菌性(通常不会出现在病毒感染中)感染。MI 是众多引起血浆 CRP 升高的急性疾病中的一种(de Beer et al,1982)。

流行病学研究显示,血浆 CRP 基线水平高的个体,患 CHD 和卒中的风险更高。在早期的检测阿司匹林和 β 胡萝卜素对心脏保护作用的"医师健康研究"(译者注:医师健康研究,Physicians Health Study，简称 PHS，始于 1982 年，由美国哈佛大学主持，旨在研究阿司匹林和 β 胡萝卜素在心血管疾病和癌症一级预防中的作用，至今仍在进行）中，共有 22 000 名美国男性病例入组，其中 MI 病例组平均血浆 CRP 水平是 1.51mg/L，卒中病例组平均血浆 CRP 水平是 1.38mg/L，未发生血管事件的对照组平均血浆 CRP 水平是 1.13mg/L（Ridker et al，1997）。在近期的、规模更大的 Reykjavik 研究中，MI 病例组 CRP 平均基线水平为 1.75mg/L，而未发生血管事件的对照组 CRP 平均水平是 1.25mg/L（Danesh et al，2004）。2004 年，在对另外 20 个流行病学研究的荟萃分析也得出了相似结论，尽管这些研究将 CPR 作为独立风险因子的程度存在差异（Danesh et al，2004）。"妇女健康研究"（译者注：Women Health Study，简称 WHS，是在美国女性中进行的一项旨在研究小剂量阿司匹林和维生素 E 在心血管疾病和癌症一级预防中作用的临床随机研究，研究时间为 1993—2004 年）的一份报告指出，CRP 比低密度脂蛋白胆固醇的预测性更强（Ridker et al，2002），比总胆固醇、吸烟、血管收缩压的预测性差。这些研究结果的差异可能是由于研究人群的属性不同，和对传统风险因子的校正方式的差异引起的。

与炎症或感染性疾病引起成百上千倍 CRP 升高相比，与心血管疾病风险相关的血浆 CRP 升高（如前文所述）是微小的。因此，与心血管风险相关的 CRP 检测被误导性地称为高敏 CRP（hs-CRP）。事实上，由于 CRP 在血浆中含量丰富，即使在接近或小于 1mg/L 的浓度水平，CRP 的准确测定也不需要高敏感（或更昂贵的）的技术。许多方法，例如用于检测炎性指标 CRP 的浊度法，也适用于 hs-CRP 分析。CRP 和 hs-CRP 的差异主要在于稀释度和校正。商品化 hs-CRP 试剂盒有很高的精密度。与血压和胆固醇等风险因子相比，患者体内 hs-CRP 有较长时间的稳定性（Danesh et al，2004）。

尽管很多证据支持炎症反应在 CHD 中起作用，但关于血浆 CRP 和 CHD 发病风险之间关系的确切机制并不清楚（Paoletti et al，2004；Hansson，2005；Yousuf et al，2013；Strang & Schunkert，2014）。仍未解决的一个关键问题是，CRP 升高究竟是疾病发生的原因还是结果（或两者都是）（Hingorani et al，2009）。粥样动脉硬化引起的炎症反应可能会引起大量细胞因子生成，可检测到 CRP 升高。反过来，CRP 也可能会通过它的促炎症反应效应，增加斑块的易碎性导致 CHD 病情加重。现已证实 CRP 出现在人类动脉粥样硬化病变中（Reynolds & Vance，1987），同时大鼠实验显示，向冠状动脉结扎后的大鼠注射人源 CRP，会加重大鼠的梗死面积（Griselli et al，1999）。另一个有趣的可能性是，CRP 相关性风险与脂肪细胞的细胞因子生成有关，以及 CRP 本质上是代谢综合征的生物标志物（Yudkin et al，1999；Ridker et al，2004）。

由于定量风险评估存在变异因素、CRP 在血管疾病中病因不明和针对高 CRP 的治疗缺失，使得 hs-CRP 在患者中的有用性一直存在争议。美国疾病预防和控制中心与美国心脏协会联合委员会在 2003 年签署了一份备忘录，具体内容在框 18-3 中列出。最近一项临床试验发现，在低水平 LDL-C，但同时高水平 hs-CRP 的个体中进行他汀类药物治疗是有益的。因此，当大于 50 岁的无症状男性或者大于 60 岁的无症状女性，其 LDL-C 不升高时，建议进行 hs-CRP 筛查，但是否进行他汀类治疗并不清楚（Ridker et al，2008；Mora et al，2009）。

框 18-3 美国疾病预防和控制中心与美国心脏协会联合委员会关于应用 CRP 进行 CHD 风险评估的推荐指南

- hs-CRP 是目前可以用于 CHD 风险评价的炎症指标。
- hs-CRP 的结果最好是间隔两周的 2 次取血标本的平均值。检测结果高于 10mg/L，如果发现存在确定的感染或炎症原因，这个实验结果应剔除，并在 2 周后进行下一次检测。
- 判断区间如下：低于 1mg/L，低风险；1～3mg/L，中风险；高于 3mg/L，高风险（大致相当于成年人群的三分位数）。
- 用已明确的风险因素进行评估，结果为中等（如未来 10 年患 CHD 风险为 10%～20%）的患者最可能受益于 hs-CRP 检测，医生需要更多信息来指导预防性治疗。
- hs-CRP 在二级预防中的作用是有限的（如预防 CHD 患者病情进展），因为此时不大可能去改变治疗方案（治疗方案应该是积极的，无论由 CRP 或其他标志物提供的进一步信息是什么）。
- 不推荐对成年人广泛进行 hs-CRP 筛查。

来源于 Pearson et al（2003）
hs-CRP，高敏 C 反应蛋白

同型半胱氨酸

同型半胱氨酸（homocysteine，Hcy）是一种含硫氨基酸，它是一种代谢中间物，并不能组成蛋白质。发生甲基化后它会转为蛋氨酸，或经过转硫途径转成胱硫醚，然后转为半胱氨酸。Hcy 在血浆中的存在形式有：含游离巯基基团形式、二硫化物（同型半胱氨酸）形式、混合型二硫化物形式。一般通过半胱氨酸残基与血浆蛋白结合。我们通常所说的测定"总同型半胱氨酸"、"高胱氨酸"，或"同型半胱氨酸"，指的是以上各种形式的总和。

循环 Hcy 水平升高代表其代谢途径中某个酶活性降低。1962 年首次报道的高胱氨酸尿症（Carson & Neill，1962；Gerritsen et al，1962），是胱硫醚 β 合成酶（CBS）的纯合子缺陷引起。它会引起循环血中不同形式的 Hcy 和蛋氨酸的异常高水平。其临床表现包括眼球晶状体移位、骨质疏松伴随骨骼发育畸形、智力发育迟滞、精神异常和血栓性疾病，如 CHD 等（（Yap，2003）。

Hcy 的致病机制还不明了。从生化水平上看，氧化损伤和转甲基作用反应受抑制可能是致病原因。在实验中已观察到的细胞作用包括内皮损伤、氧化亚氮代谢的改变、血小板激活和平滑肌增生（Thambyrajah & Townsend，2000）。Hcy 的部分毒性可能来源于它的酶转化物同型半胱氨酸硫内酯（图 18-3），因为它可以修饰 LDL，从而更易被巨噬细胞摄取（McCully，1993；Vignini et al，2004）。

作为 CHD 的危险因素，人们对 Hcy 的认识与胆固醇相似。由于先天性代谢缺陷，一般会引起 Hcy 大幅升高的动脉粥样硬化的出现，这使得人们推测，Hcy 不断升高会增加 CHD 风险。在动物中实验性诱发了高同型半胱氨酸血症，为这一假设提供了依据（McCully，1993）。人体中有很多因素会引起 Hcy 轻度或中度升高。包括遗传因素，如 CBS 杂合缺陷、蛋氨酸合成酶缺陷（罕见）或 5，10-亚甲基四氢叶酸还原酶缺陷（一般少见，除了一种温度敏感型相对常见）。也包括营养方面的因素，如参与 Hcy 代谢的任何维生素辅酶，如叶酸、维生素 B_{12} 或维生

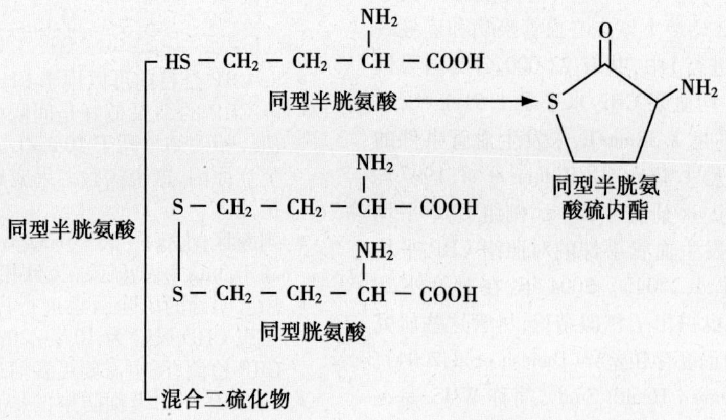

$HS-CH_2-CH_2-CH(NH_2)-COOH$

同型半胱氨酸 → 同型半胱氨酸硫内酯

同型半胱氨酸

$S-CH_2-CH_2-CH(NH_2)-COOH$

$S-CH_2-CH_2-CH(NH_2)-COOH$

同型胱氨酸

混合二硫化物

图 18-3　同型半胱氨酸和相关化合物的化学结构

素 B_6 的缺陷。

许多早期流行病学研究似乎证实了中等水平 Hcy 与 CHD 之间的关系。例如，在"医师健康研究"（PHS）中最初报道，5% 的 Hcy 浓度较高的患者，其患 CHD 风险高 3~4 倍（Stampfer et al，1992）。然而，其他一些研究结果，包括"医师健康研究"（PHS）的长期随访（Chasan-表 er et al，1996），显示 Hcy 的中等水平升高和 CHD 风险关联很小或没有关联。近年来一些研究支持 Hcy 与 CHD 风险和（或）外周动脉疾病具有中等程度的关联（Humphrey et al，2008；Bertoia et al，2014；Schaffer et al，2014；Esteghamati et al，2014））。在美国，叶酸补充食品的广泛应用似乎正在降低人们血液循环中的 Hcy 水平，也有少量研究支持降低 Hcy 疗法对心脏有保护作用。出于这些原因，没有关于大规模 Hcy 筛查的一般性建议（Kaul et al，2006）。然而，对于即使使用传统风险因素评估处于低风险，但是 CHD 不断发展的患者，进行 Hcy 测定是非常必要的。

测定 Hcy 的传统方法是层析法（Vester & Rasmussen，1991；Ubbink et al，1999；Frick et al，2003；Arndt et al，2004）。采用酶促腺苷酰化作用后进行免疫分析的方法，已在 Abbott IMx 分析仪上完成自动化（Shipchandler & Moore，1995），而适用于自动操作的酶促测定方法也已被采用（Tan et al，2000；Huijgen et al，2004；Roberts & Roberts，2004）。使用这些方法时，需注意选用适当的标本采集方式和标本保存方式，以避免引起 Hcy 测定的人为升高（Willems et al，2004）。

充血性心力衰竭标志物

心脏利钠肽

1956 年，两个研究进一步强化了心脏可能是内分泌器官的这一异端概念。一个是在狗的左心房用气球加压可引起尿流量增加（Henry & Pearce，1956），另一个是在电镜下观测到豚鼠心房细胞有类似分泌粒结构（Kisch，1956）。1981 年，大鼠心房（非心室）提取物被发现具有促尿钠排泄作用（de Bold，1981），接着在 1984 年，名为心房利钠肽（ANP）的肽类物质从人类心脏中被分离出来（Kangawa & Matsuo，1984）。之后不久，一种名为脑钠肽（BNP）的类似肽类物质被从猪脑中分离出来（Sudoh et al，1988）。实际上在人体中，BNP 主要来源于心室（Mukoyama et al，1991），因此这种激素现在被称为 B 型利钠肽。

利钠肽家族成员的结构在图 18-4 中说明。它们的共同特征是，都包含由半胱氨酸桥闭合的 17 个氨基酸组成的环状结构，具有家族同源性。1990 年发现的 C 型利钠肽（C-type natriuretic peptide，CNP），不是由心脏产生，而由内皮细胞产生（Sudoh et al，1990）。D 型利钠肽（D-type natriuretic peptide，DNP）在 1992 年从绿曼巴蛇中分离出来（Schweitz et al，1992）。之后有报道称，DNP 在人血浆中具有免疫活性（Schirger et al，1999），但在人体中 DNP 是否存在尚未得到证实（Richards et al，2002）。尿扩张素是一种在 N 末端增加了 4 个氨基酸残基的 ANP，它是在肾脏中由同一基因替代剪接形成（Schulz-Knappe et al，1988）。ANP 和 BNP 都曾作为 HF 检测指标进行研究，BNP 被证明更有价值，因此下文将详细讨论 BNP 代谢。

循环中的 BNP 来源于含有 108 个氨基酸的激素原，即 proBNP。proBNP 在心肌中被内切蛋白酶弗林（furin）切割为有 32 个氨基端的 C 末端片段（即活性 BNP），以及无活性的 N 末端片段，即 N-BNP 或称 NT-proBNP（Sawada et al，1997）。如 HF 中发生的，当室壁受到压力或心室容量扩张超负荷刺激时，两个片段的分泌增加（表 bibizar & Maisel，2002）。循环中 BNP 的清除既可通过与清除受体结合，也可在内肽酶作用下完成，它的半衰期约 22 分钟。N-BNP 的半衰期长（60~120 分钟），其清除机制尚不清楚。

BNP 以及其他利钠肽的功能，主要是通过两种类型的 G 蛋白耦合受体引起第二信使环鸟苷酸的释放。它们可以抑制肾素-血管紧张素-醛固酮系统，降低心脏和肾脏的交感神经活性，增加肾脏血流，通过对肾集合管的直接作用增加钠排泄（Beltowski & Wojcicka，2002；Spevack & Schwartzbard，2004）。

多数健康人的血浆 BNP 水平低于 100pg/ml，参考区间因年龄、性别而异。已明确的 BNP 检测最适合于急诊呼吸困难患者的辅助诊断。对于这类患者进行 HF 与肺气肿等肺部疾病的鉴别诊断，有时非常困难，至今还没有特异性的检验指标。在多中心的 BNPMS 研究（Breathing Not Properly Multinational Study）中，选取了因呼吸困难就诊的急诊患者入组，并用床旁检测方法检测 BNP。当以 100pg/ml 为临界值时，BNP 检测对于 HF 诊断性能如下：灵敏度 90%，特异性 76%，阳性预测值

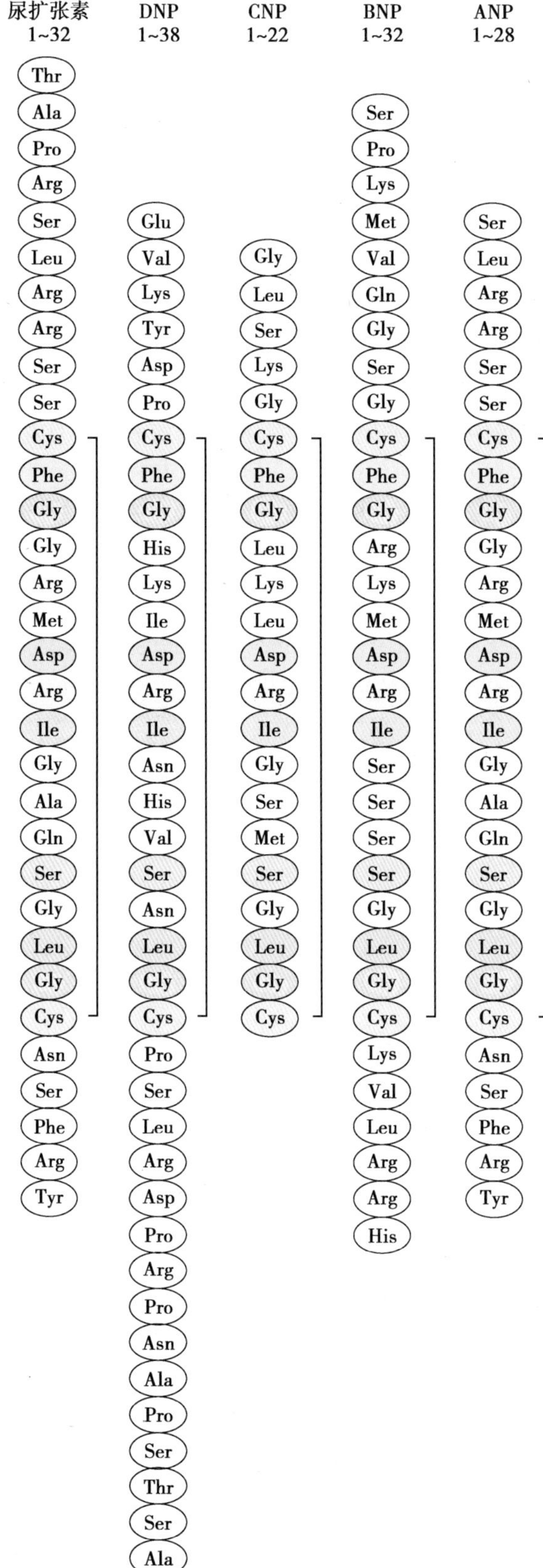

图 18-4 利钠肽家族成员的氨基酸序列。家族中保守氨基酸序列在图中用彩色标记。ANP，心房利钠肽；BNP，B 型利钠肽；CNP，C 型利钠肽；DNP，D 型利钠肽

79%，阴性预测值 89%（Maisel et al，2002）。在有心功能不全病史的患者中，BNP 水平高于 HF 症状患者，BNP 在严重心力衰竭患者体内水平更高（图 18-5）。

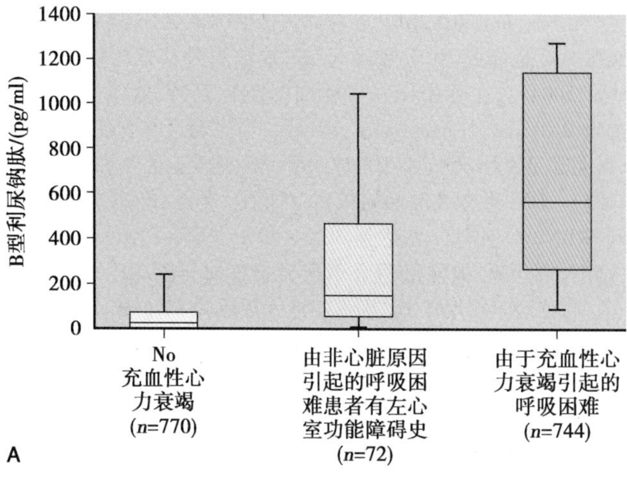

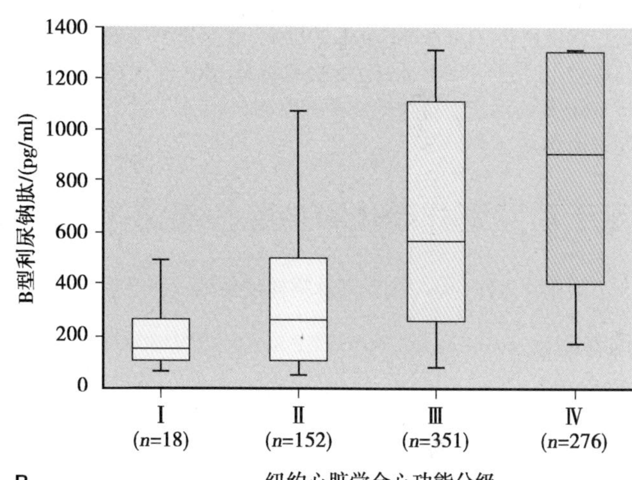

图 18-5 BNPMS 研究中呼吸困难就诊的急诊患者的 B 型利钠肽中值水平箱线图。A. 患者按不同种类疾病分组。B. 心力衰竭患者按纽约心脏协会标准分级。高级别组代表病情更加严重。箱体代表四分位差，箱线代表最高值和最低值（（From Maisel AS, Krishnaswamy P, Nowak RM, et al：Rapid measurement of B-type natriuretic peptide in the emergency diagnosis of heart failure, N Engl J Med 347：161-167, 2002, with permission）

BNP 水平在 HF 开始有效治疗后出现下降，所以，BNP 检测可用于监测治疗效果（Cheng et al，2001；Faggiano et al，2009；Novo et al，2009）。BNP 还建议用于对 ACS 患者进行危险分层（de Lemos et al，2001；Omland et al，2002；Jernberg et al，2004；Wiviott et al，2004）、稳定型 CHD 患者的病情严重度监测（Weber et al，2004）、在特定人群中进行心功能不全筛查（Bay et al，2003；Nielsen et al，2003）和检测药物的心脏毒性（Okumura et al，2000）。由于 BNP 的检测相对昂贵，而 HF 是一个慢性病程，因此对已确认的 HF 患者进行反复的利钠肽检测是否适宜，需仔细斟酌。目前还没有强的证据支持患者从常规 BNP 监测中受益（Yancy et al，2013；Balion et al，2014）。一些医疗中心已

经引入了限制条件，用以限制使用 BNP 对住院患者进行监测（Lum，2006；Levick et al，2013）。

BNP 检测的局限性主要在于，在患有和没有 HF 的患者中检测到的 BNP 变异大，影响血液 BNP 浓度的关键因素还未被完全认知。除了 HF，BNP 在液体失衡情况下会升高，特别是肾衰竭时更是如此，而肾衰竭与 HF 常常同时存在（McCullough et al，2004）。在没有 HF 的个体中，女性、高龄、低体重指数会导致 BNP 升高（Chiong et al，2010）。当患者患有有症状型 HF 时，尤其是慢性、稳定型 HF 时，BNP 水平会"正常"（Tang et al，2003）。BNP 生物变异相对较高，在稳定、慢性 HF 患者中，BNP 和 N-BNP 星期间变异达到 30%～40%（（Bruins et al，2004）。由此看来，BNP 检测最适合于作为急诊时排除 HF 的辅助检查。它绝对不能用作 HF 确诊的唯一指标（Jessup et al，2009）。换句话说，它只能作为诊断 HF 临床依据之一（Hammerer-Lercher et al，2001b）。

除了作为 HF 的生物标记物，BNP 具有促尿钠排泄、舒张血管的作用。此外，它还能改善病情。事实上，BNP 已经被制成药物奈西利肽（Natrecor），尽管该药目前并未被推荐作为 HF 治疗常规用药（O'Connor et al，2011）。由于 BNP 半衰期短，用药后数小时测定 BNP 水平，反映的将是 BNP 的内源性释放。将 BNP 作为治疗性药物的情况下检测 BNP 水平的方法，目前还未确立。

用于动脉粥样硬化和血栓性疾病等

脑血管事件，或卒中，是动脉粥样硬化另一种严重并发症。每年约有 79.5 万美国人发生卒中，120 万人患 ACS（Go et al，2014）。许多卒中的发病机制与常见的 ACS 相似，由于动脉粥样硬化斑块最终变得不稳定而破裂，引发血栓性闭塞。然而，还有很多机制可引起缺血性卒中，而 20% 的卒中是由出血引起而不是血管闭塞引起。为了寻找可与肌钙蛋白应用媲美的卒中生物标记物和其他心脏疾病标志物，人们付出了很多努力。候选标志物包括神经传导物质；神经元或神经胶质细胞产生的蛋白，如 *tau* 蛋白、*S100b* 蛋白和神经元特异性烯醇化酶；炎症介质，如 CRP、白细胞介素、基质金属蛋白酶，等等。在作者撰写本章时，具有足够灵敏度和特异性，能够作为临床常规应用的候选物还没有（Whiteley et al，2009）。将来，或许标志物联合应用会成功，但目前，卒中的诊断和治疗仍依赖于临床发现和影像检查。

外周静脉血栓形成可引发部分血栓移动-栓塞-穿过右侧心脏进入肺部，引起肺栓塞（PE）。依据 PE 大小不同，结果可能对患者可能影响很小，也可能是猝死。PE 可引起胸痛、ECG 异常、cTn 水平升高，这些症状易与 ACS 混淆。D-二聚体是纤维蛋白的特异性降解产物（见第 39 章），其测定已成为排除 PE 和静脉血栓疾病的非常有用的检验项目。几乎任何凝血级联的激活，无论发生在身体的哪个部位，都能引起 D-二聚体产生。很多疾病都会出现 D-二聚体的升高，尤其是住院患者，因此在 PE 中临床意义不大。虽然对血栓性疾病的预测能力差，但是低水平 D-二聚体在排除 PE（也包括任何的静脉血栓）的诊断中有很高的阴性预测价值。现在已有敏感度高的 D-二聚体免疫分析方法用于此类目的检测（Adam et al，2009）。

（赵昕 刘倩 译 徐克前 校）

推荐阅读

Adams MR，Kinlay S，Blake GJ，et al：Atherogenic lipids and endothelial dysfunction：Mechanisms in the genesis of ischemic syndrome，Annu Rev Med 51：149-167，2000.

对 CHD 发生机制进行了综述。

Danesh J，Wheeler JG，Hirschfield GM，et al：C-reactive protein and other circulating markers of inflammation in the prediction of coronary heart disease，N Engl J Med 350：1387-1397，2004.

大型 CRP 相关的冠脉风险研究及荟萃分析。

Mair J：Progress in myocardial damage detection：New biochemical markers for clinicians，Crit Rev Clin Lab Sci 34：1-66，1997.

尽管缺失了部分新信息，但给出了一个相对完整的心脏标记物概述。

Paoletti R，Gotto AM Jr，Hajjar DP：Inflammation in atherosclerosis and implications for therapy，Circulation 109：III20-III26，2004.

讨论了炎症在 CHD 中的作用。

Ridker PM，Cushman M，Stampfer MJ，et al：Inflammation，aspirin，and the risk of cardiovascular disease in apparently healthy men，N Engl J Med 336：973-979，1997.

确定 CRP 是 CHD 风险因子的最早期的主要研究之一。

Ross R：The pathogenesis of atherosclerosis：A perspective for the 1990s，Nature 362：801-809，1993.

对 CHD 发病机制进行了讨论。

参考文献

Adam SS, Key NS, Greenberg CS: D-dimer antigen: Current concepts and future prospects, *Blood* 113: 2878–2887, 2009.

Akhabue E, Thiboutot J, Cheng J, et al: New and emerging risk factors for coronary heart disease, *Am J Med Sci* 347:151–158, 2014.

Allan JJ, Feld RD, Russell AA, et al: Cardiac troponin I levels are normal or minimally elevated after transthoracic cardioversion, *J Amer Coll Cardiol* 30:1052–1056, 1997.

Anderson JL, Adams CD, Antman EM, et al: ACC/AHA 2007 guidelines for the management of patients with unstable angina/non–ST-elevation myocardial infarction: A report of the American College of Cardiology/American Heart Association Task Force on Practice Guidelines (Writing Committee to Revise the 2002 Guidelines for the Management of Patients With Unstable Angina/Non-ST-Elevation Myocardial Infarction) developed in collaboration with the American College of Emergency Physicians, the Society for Cardiovascular Angiography and Interventions, and the Society of Thoracic Surgeons, endorsed by the American Association of Cardiovascular and Pulmonary Rehabilitation and the Society for Academic Emergency Medicine, *J Am Coll Cardiol* 50(7):e1–e157, 2007.

Antman EM, Grudzien C, Mitchell RN, et al: Detection of unsuspected myocardial necrosis by rapid bedside assay for cardiac troponin T, *Am Heart J* 133:596–598, 1997.

Antman EM, Hand M, Armstrong PW, et al: 2007 focused update of the ACC/AHA 2004 guidelines for the management of patients with ST-elevation myocardial infarction: A report of the American College of Cardiology/American Heart Association Task Force on Practice Guidelines, *J Am Coll Cardiol* 51:210–247, 2008.

Apple FS: Tissue specificity of cardiac troponin I, cardiac troponin T and creatine kinase-MB, *Clin Chim Acta* 284:151–159, 1999.

Apple FS, Jesse RL, Newby LK, et al: National Academy of Clinical Biochemistry and IFCC Committee for Standardization of Markers of Cardiac Damage Laboratory Medicine Practice Guidelines: Analytical issues for biochemical markers of acute coronary syndromes, *Clin Chem* 53:547–551, 2007.

Apple FS, Murakami MM: Cardiac troponin and creatine kinase MB monitoring during in-hospital myocardial reinfarction, *Clin Chem* 51:460–463, 2005.

Apple FS, Ricchiuti V, Voss EM, et al: Expression of cardiac troponin T isoforms in skeletal muscle of renal disease patients will not cause false-positive serum results by the second generation cardiac troponin T assay, *Eur Heart J* 19(Suppl N):N30–N33, 1998.

Araújo K, da Silva J, Sañudo A, et al: Plasma concentrations of cardiac troponin I in newborn infants, *Clin*

Chem 50:1717–1718, 2004.
Arndt T, Guessregen B, Hohl A, et al: Total plasma homocysteine measured by liquid chromatography-tandem mass spectrometry with use of 96-well plates, *Clin Chem* 50:755–757, 2004.
Balion C, McKelvie R, Don Wauchope AC: B-type natriuretic peptide-guided therapy: A systematic review, *Heart Fail Rev* 19:533–564, 2014.
Bay M, Kirk V, Parner J, et al: NT-proBNP: A new diagnostic screening tool to differentiate between patients with normal and reduced left ventricular systolic function, *Heart* 89:150–154, 2003.
Beltowski J, Wojcicka G: Regulation of renal tubular sodium transport by cardiac natriuretic peptides: Two decades of research, *Med Sci Monit* 8:RA39–RA52, 2002.
Berenson GS, Wattigney WA, Tracy RE, et al: Atherosclerosis of the aorta and coronary arteries and cardiovascular risk factors in persons aged 6 to 30 years and studied at necropsy (The Bogalusa Heart Study), *Am J Cardiol* 70:851–858, 1992.
Bertoia ML, Pai JK, Cooke JP, et al: Plasma homocysteine, dietary B vitamins, betaine, and choline and risk of peripheral artery disease, *Atherosclerosis* 235:94–101, 2014.
Black S, Kushner I, Samols D: C-reactive protein, *J Biol Chem* 279:48487–48490, 2004.
Bock JL, Singer AJ, Thode HC Jr: Comparison of emergency department patient classification by point-of-care and central laboratory methods for cardiac troponin I, *Am J Clin Pathol* 130:132–135, 2008.
Bodor GS: Cardiac tropinin-I: A highly specific biochemical marker for myocardial infarction, *J Clin Immunoassay* 17:40–44, 1995.
Bøhmer E, Hoffmann P, Abdelnoor M, et al: Troponin T concentration 3 days after acute ST-elevation myocardial infarction predicts infarct size and cardiac function at 3 months, *Cardiology* 113:207–212, 2009.
Brogan GX Jr, Bock JL: Cardiac marker point-of-care testing in the emergency department and cardiac care unit, *Clin Chem* 44:1865–1869, 1998.
Bruins S, Fokkema MR, Romer JW, et al: High intraindividual variation of B-type natriuretic peptide (BNP) and amino-terminal proBNP in patients with stable chronic heart failure, *Clin Chem* 50:2052–2058, 2004.
Bunk DM, Dalluge JJ, Welch MJ: Heterogeneity in human cardiac troponin I standards, *Anal Biochem* 284:191–200, 2000.
Bunk DM, Welch MJ: Characterization of a new certified reference material for human cardiac troponin I, *Clin Chem* 52:212–219, 2006.
Carson NA, Neill DW: Metabolic abnormalities detected in a survey of mentally backward individuals in Northern Ireland, *Arch Dis Child* 37:505–513, 1962.
Chasan-Taber L, Selhub J, Rosenberg IH, et al: A prospective study of folate and vitamin B6 and risk of myocardial infarction in U.S. physicians, *J Am Coll Nutr* 15:136–143, 1996.
Cheng V, Kazanagra R, Garcia A, et al: A rapid bedside test for B-type peptide predicts treatment outcomes in patients admitted for decompensated heart failure: A pilot study, *J Amer Coll Cardiol* 37:386–391, 2001.
Chiong JR, Jao GT, Adams KF Jr: Utility of natriuretic peptide testing in the evaluation and management of acute decompensated heart failure, *Heart Fail Rev* 15:275–291, 2010.
Christenson RH, Duh SH, Apple FS, et al: Toward standardization of cardiac troponin I measurements part II: Assessing commutability of candidate reference materials and harmonization of cardiac troponin I assays, *Clin Chem* 52:1685–1692, 2006.
Collinson PO, Gaze DC: Biomarkers of cardiovascular damage and dysfunction—An overview, *Heart Lung Circ* 16(Suppl 3):S71–S82, 2007.
Dasgupta A, Banerjee SK, Datta P: False positive troponin I in the MEIA assay due to the presence of rheumatoid factors in serum: Elimination of this interference by using a polyclonal antisera against rheumatoid factors, *Amer J Clin Pathol* 112:753–756, 1999.
Datta P, Foster K, Dasgupta A: Comparison of immunoreactivity of five human cardiac troponin I assays toward free and complexed forms of the antigen: Implications for assay discordance, *Clin Chem* 45:2266–2269, 1999.
Davies MJ: The pathophysiology of acute coronary syndromes, *Heart* 83:361–366, 2000.
de Beer FC, Hind CR, Fox KM, et al: Measurement of serum C-reactive protein concentration in myocardial ischaemia and infarction, *Br Heart J* 47:239–243, 1982.
de Bold AJ, Borenstein HB, Veress AT, et al: A rapid and potent natriuretic response to intravenous injection of atrial myocardial extract in rats, *Life Sci* 28:89–94, 1981.
de Lemos JA, Morrow DA, Bentley JH, et al: The prognostic value of B-type natriuretic peptide in patients with acute coronary syndromes, *N Engl J Med* 345:1014–1021, 2001.
Eggers KM, Jaffe AS, Lind L, et al: Value of cardiac troponin I cutoff concentrations below the 99th percentile for clinical decision-making, *Clin Chem* 55:85–92, 2009.
el Allaf M, Chapelle JP, el Allaf D, et al: Differentiating muscle damage from myocardial injury by means of the serum creatine kinase (CK) isoenzyme MB mass measurement/total CK activity ratio, *Clin Chem* 32:291–295, 1986.
Enos WF, Holmes RH, Beyer J: Coronary disease among United States soldiers killed in action in Korea. Preliminary report, *JAMA* 152:1090–1093, 1953.
Eriksson S, Halenius H, Pulkki K, et al: Negative interference in cardiac troponin I immunoassays by circulating troponin autoantibodies, *Clin Chem* 51:839–847, 2005.
Esteghamati A, Hafezi-Nejad N, Zandieh A, et al: Homocysteine and metabolic syndrome: From clustering to additional utility in prediction of coronary heart disease, *J Cardiol* 64:290–296, 2014.
Faggiano P, Valle R, Aspromonte N, et al: How often we need to measure brain natriuretic peptide (BNP) blood levels in patients admitted to the hospital for acute severe heart failure? Role of serial measurements to improve short-term prognostic stratification, *Int J Cardiol* 2009.
Farkouh ME, Smars PA, Reeder GS, et al: A clinical trial of a chest-pain observation unit for patients with unstable angina: Chest Pain Evaluation in the Emergency Room (CHEER) Investigators, *N Engl J Med* 339:1882–1888, 1998.
Fitzmaurice TF, Brown C, Rifai N, et al: False increase of cardiac troponin I with heterophilic antibodies, *Clin Chem* 44:2212–2214, 1998.
Frick B, Schrocksnadel K, Neurauter G, et al: Rapid measurement of total plasma homocysteine by HPLC, *Clin Chim Acta* 331:19–23, 2003.
Fuseini M, Goodwin WJ, Ferris EJ, et al: Does electron beam computer tomography provide added value in the diagnosis of coronary artery disease?, *Curr Opin Cardiol* 18:385–393, 2003.
Galambos C, Brink DS, Ritter D, et al: False-positive plasma troponin I with the AxSYM analyzer, *Clin Chem* 46:1014–1015, 2000.
Gao WD, Atar D, Liu Y, et al: Role of troponin I proteolysis in the pathogenesis of stunned myocardium, *Circ Res* 80:393–399, 1997.
Gerritsen T, Vaughn JG, Waisman HA: The identification of homocystine in the urine, *Biochem Biophys Res Commun* 9:493–496, 1962.
Giannitsis E, Steen H, Kurz K, et al: Cardiac magnetic resonance imaging study for quantification of infarct size comparing directly serial versus single time-point measurements of cardiac troponin T, *J Am Coll Cardiol* 51:307–314, 2008.
Go AS, Mozaffarian D, Roger VL, et al: Heart disease and stroke statistics—2014 update: A report from the American Heart Association, *Circulation* 129:e28–e292, 2014.
Goff DC Jr, Lloyd-Jones DM, Bennett G, et al: 2013 ACC/AHA guideline on the assessment of cardiovascular risk: A report of the American College of Cardiology/American Heart Association Task Force on Practice Guidelines, *Circulation* 129:S49–S73, 2013.
Gorenek B, Kudaiberdieva G, Goktekin O, et al: Detection of myocardial injury after internal cardioversion for atrial fibrillation, *Can J Cardiol* 20:165–168, 2004.
Greaves K, Crake T: Cardiac troponin T does not increase after electrical cardioversion for atrial fibrillation or atrial flutter, *Heart* 80:226–228, 1998.
Griselli M, Herbert J, Hutchinson WL, et al: C-reactive protein and complement are important mediators of tissue damage in acute myocardial infarction, *J Exp Med* 190:1733–1740, 1999.
Hammerer-Lercher A, Erlacher P, Bittner R, et al: Clinical and experimental results on cardiac troponin expression in Duchenne muscular dystrophy, *Clin Chem* 47:451–458, 2001a.
Hammerer-Lercher A, Neubauer E, Muller S, et al: Head-to-head comparison of N-terminal pro-brain natriuretic peptide, brain natriuretic peptide and N-terminal pro-atrial natriuretic peptide in diagnosing left ventricular dysfunction, *Clin Chim Acta* 310:193–197, 2001b.
Hansson GK: Inflammation, atherosclerosis, and coronary artery disease, *N Engl J Med* 352:1685–1695, 2005.
Heloire F, Weill B, Weber S, et al: Aggregates of endothelial microparticles and platelets circulate in peripheral blood. Variations during stable coronary disease and acute myocardial infarction, *Thromb Res* 110:173–180, 2003.
Henry JP, Pearce JW: The possible role of cardiac atrial stretch receptors in the induction of changes in urine flow, *J Physiol* 131:572–585, 1956.
Hess JW, MacDonald RP: Serum creatine phosphokinase activity—A new diagnostic aid in myocardial and skeletal muscle disease, *J Mich State Med Soc* 62:1095–1099, 1963.
Hingorani AD, Shah T, Casas JP, et al: C-reactive protein and coronary heart disease: Predictive test or therapeutic target? *Clin Chem* 55:239–255, 2009.
Huijgen HJ, Tegelaers FP, Schoenmakers CH, et al: Multicenter analytical evaluation of an enzymatic method for the measurement of plasma homocysteine and comparison with HPLC and immunochemistry, *Clin Chem* 50:937–941, 2004.
Humphrey LL, Fu R, Rogers K, et al: Homocysteine level and coronary heart disease incidence: A systematic review and meta-analysis, *Mayo Clin Proc* 83:1203–1212, 2008.
Ingwall JS, Kramer MF, Fifer MA, et al: The creatine kinase system in normal and diseased human myocardium, *N Engl J Med* 313:1050–1054, 1985.
Jaffe AS, Katus H: Acute coronary syndrome biomarkers: The need for more adequate reporting, *Circulation* 110:104–106, 2004.
Jernberg T, James S, Lindahl B, et al: Natriuretic peptides in unstable coronary artery disease, *Eur Heart J* 25:1486–1493, 2004.
Jessup M, Abraham WT, Casey DE, et al: 2009 focused update: ACCF/AHA Guidelines for the Diagnosis and Management of Heart Failure in Adults: A report of the American College of Cardiology Foundation/American Heart Association Task Force on Practice Guidelines, developed in collaboration with the International Society for Heart and Lung Transplantation, *Circulation* 119:1977–2016, 2009.
Kangawa K, Matsuo H: Purification and complete amino acid sequence of alpha-human atrial natriuretic polypeptide (alpha-hANP), *Biochem Biophys Res Commun* 118:131–139, 1984.
Kao JT, Wong IL, Lee JY, et al: Comparison of Abbott AxSYM, Behring Opus Plus, DPC Immulite, and Ortho-Clinical Diagnostics Vitros ECi for measurement of cardiac troponin I, *Ann Clin Biochem* 38:140–146, 2001.
Karcz A, Korn R, Burke MC, et al: Malpractice claims against emergency physicians in Massachusetts: 1975–1993, *Am J Emerg Med* 14:341–345, 1996.
Karmen A: A note on the spectrometric assay of glutamic-oxalacetic transaminase in human blood serum, *J Clin Invest* 34:131–133, 1955.
Katrukha AG, Bereznikova AV, Filatov VL, et al: Degradation of cardiac troponin I: Implication for reliable immunodetection, *Clin Chem* 44:2433–2440, 1998.
Kaul S, Zadeh AA, Shah PK: Homocysteine hypothesis for atherothrombotic cardiovascular disease: Not validated, *J Am Coll Cardiol* 48:914–923, 2006.
Kisch B: Electron microscopy of the atrium of the heart. I. Guinea pig, *Exp Med Surg* 14:99–112, 1956.
Kurz K, Schild C, Isfort P, et al: Serial and single time-point measurements of cardiac troponin T for prediction of clinical outcomes in patients with acute ST-segment elevation myocardial infarction, *Clin Res Cardiol* 98:94–100, 2009.
Labugger R, Organ L, Collier C, et al: Extensive troponin I and T modification detected in serum from patients with acute myocardial infarction, *Circulation* 102:1221–1226, 2000.
Lackner KJ: Laboratory diagnostics of myocardial infarction—Troponins and beyond, *Clin Chem Lab Med* 51:83–89, 2013.
LaDue JS, Wrȩblewski F, Karmen A: Serum glutamic oxaloacetic transaminase activity in human acute transmural myocardial infarction, *Science* 120:497–499, 1954.
Latini R, Masson S, Anand IS, et al: Prognostic value of very low plasma concentrations of troponin T in patients with stable chronic heart failure, *Circulation* 116:1242–1249, 2007.
Levick DL, Stern G, Meyerhoefer CF, et al: Reducing unnecessary testing in a CPOE system through implementation of a targeted CDS intervention, *BMC Med Inform Decis Mak* 13:43, 2013.
Lindsay J Jr, Bonnet YD, Pinnow EE: Routine stress

testing for triage of patients with chest pain: Is it worth the candle?, *Ann Emerg Med* 32:600–603, 1998.

Lippi G, Aloe R, Meschi T, et al: Interference from heterophilic antibodies in troponin testing—Case report and systematic review of the literature, *Clin Chim Acta* 426:79–84, 2013.

Lum G: Evaluation of a protocol to control utilization of B-type natriuretic peptide testing, *Am J Clin Pathol* 126:190–194, 2006.

Mair J, Artner-Dworzak E, Dienstl A, et al: Early detection of acute myocardial infarction by measurement of mass concentration of creatine kinase-MB, *Am J Cardiol* 68:1545–1550, 1991.

Maisel AS, Krishnaswamy P, Nowak RM, et al: Rapid measurement of B-type natriuretic peptide in the emergency diagnosis of heart failure, *N Engl J Med* 347:161–167, 2002.

Marmor A, Margolis T, Alpan G, et al: Regional distribution of the MB isoenzyme of creatine kinase in the human heart, *Arch Pathol Lab Med* 104:425–427, 1980.

Maron BJ, Maron MS: Hyopertrophic cardiomyopathy, *Lancet* 381:242–255, 2013.

McCullough PA, Kuncheria J, Mathur VS: Diagnostic and therapeutic utility of B-type natriuretic peptide in patients with renal insufficiency and decompensated heart failure, *Rev Cardiovasc Med* 5:16–25, 2004.

McCully KS: Chemical pathology of homocysteine. I. Atherogenesis, *Ann Clin Lab Sci* 23:477–493, 1993.

Mingels A, Jacobs L, Michielsen E, et al: Reference population and marathon runner sera assessed by highly sensitive cardiac troponin T and commercial cardiac troponin T and I assays, *Clin Chem* 55:101–108, 2009.

Mora S, Musunuru K, Blumenthal RS: The clinical utility of high-sensitivity C-reactive protein in cardiovascular disease and the potential implication of JUPITER on current practice guidelines, *Clin Chem* 55:219–228, 2009.

Morjana NA: Degradation of human cardiac troponin I after myocardial infarction, *Biotechnol Appl Biochem* 28:105–111, 1998.

Morrow DA, Cannon CP, Jesse RL, et al: National Academy of Clinical Biochemistry Laboratory Medicine Practice Guidelines: Clinical characteristics and utilization of biochemical markers in acute coronary syndromes, *Circulation* 115:e356–e375, 2007.

Mukoyama M, Nakao K, Hosoda K, et al: Brain natriuretic peptide as a novel cardiac hormone in humans—Evidence for an exquisite dual natriuretic peptide system, atrial natriuretic peptide and brain natriuretic peptide, *J Clin Invest* 87:1402–1412, 1991.

Muller-Bardorff M, Hallermayer K, Schroder A, et al: Improved troponin T ELISA specific for cardiac troponin T isoform: Assay development and analytical and clinical validation, *Clin Chem* 43:458–466, 1997.

National Cholesterol Education Program Expert Panel: Third Report of the National Cholesterol Education Program (NCEP) Expert Panel on Detection, Evaluation, and Treatment of High Blood Cholesterol in Adults (Adult Treatment Panel III) final report, *Circulation* 106:3143–3421, 2002.

Newman DJ, Olabiran Y, Bedzyk WD, et al: Impact of antibody specificity and calibration material on the measure of agreement between methods for cardiac troponin I, *Clin Chem* 45:822–828, 1999.

Nielsen OW, McDonagh TA, Robb SD, et al: Retrospective analysis of the cost-effectiveness of using plasma brain natriuretic peptide in screening for left ventricular systolic dysfunction in the general population, *J Amer Coll Cardiol* 41:113–120, 2003.

Nosanchuk JS, Combs B, Abbott G: False increases of troponin I attributable to incomplete separation of serum, *Clin Chem* 45:714, 1999.

Novo G, Amoroso GR, Fazio G, et al: Biomarkers in heart failure, *Front Biosci* 14:2484–2493, 2009.

O'Connor CM, Starling RC, Hernandez AF, et al: Effect of nesiritide in patients with acute decompensated heart failure, *N Engl J Med* 365:32–43, 2011.

Okumura H, Iuchi K, Yoshida T, et al: Brain natriuretic peptide is a predictor of anthracycline-induced cardiotoxicity, *Acta Haematol* 104:158–163, 2000.

Omland T, de Lemos JA, Morrow DA, et al: Prognostic value of N-terminal pro-atrial and pro-brain natriuretic peptide in patients with acute coronary syndromes, *Am J Cardiol* 89:463–465, 2002.

Parry DM, Krahn J, Leroux M, et al: False positive analytical interference of cardiac troponin I assays: An important consideration for method selection, *Clin Biochem* 32:667–669, 1999.

Pearson TA, Mensah GA, Alexander RW, et al: Markers of inflammation and cardiovascular disease: Application to clinical and public health practice—A statement for healthcare professionals from the Centers for Disease Control and Prevention and the American Heart Association, *Circulation* 107:499–511, 2003.

Pope JH, Aufderheide TP, Ruthazer R, et al: Missed diagnoses of acute cardiac ischemia in the emergency department, *N Engl J Med* 342:1163–1170, 2000.

Priori SG, Wile AA, Horie M, et al: HRS/EHRA/APHRS expert consensus statement on the diagnosis and management of patients with inherited primary arrhythmia syndromes, *Heart Rhythm* 10:1932–1963, 2013.

Rao AC, Naeem N, John C, et al: Direct current cardioversion does not cause cardiac damage: Evidence from cardiac troponin T estimation, *Heart* 80:229–230, 1998.

Reynolds GD, Vance RP: C-reactive protein immunohistochemical localization in normal and atherosclerotic human aortas, *Arch Pathol Lab Med* 111:265–269, 1987.

Richards AM, Lainchbury JG, Nicholls MG, et al: Dendroaspis natriuretic peptide: Endogenous or dubious?, *Lancet* 359:5–6, 2002.

Ridker PM, Danielson E, Fonseca FA, et al: Rosuvastatin to prevent vascular events in men and women with elevated C-reactive protein, *N Engl J Med* 359:2195–2207, 2008.

Ridker PM, Koenig W, Fuster V: C-reactive protein and coronary heart disease, *N Engl J Med* 351:295–298, 2004.

Ridker PM, Rifai N, Rose L, et al: Comparison of C-reactive protein and low-density lipoprotein cholesterol levels in the prediction of first cardiovascular events, *N Engl J Med* 347:1557–1565, 2002.

Roberts WL, Calcote CB, De BK, et al: Prevention of analytical false-positive increases of cardiac troponin I on the Stratus II analyzer, *Clin Chem* 43:860–861, 1997.

Roberts RF, Roberts WL: Performance characteristics of a recombinant enzymatic cycling assay for quantification of total homocysteine in serum or plasma, *Clin Chim Acta* 344:95–99, 2004.

Roe CR: Diagnosis of myocardial infarction by serum isoenzyme analysis, *Ann Clin Lab Sci* 7:201–209, 1977.

Roongsritong C, Warraich I, Bradley C: Common causes of troponin elevations in the absence of acute myocardial infarction: Incidence and clinical significance, *Chest* 125:1877–1884, 2004.

Saenger AK, Jaffe AS: Requiem for a heavyweight: The demise of creatine kinase-MB, *Circulation* 118:2200–2206, 2008.

Sawada Y, Suda M, Yokoyama H, et al: Stretch-induced hypertrophic growth of cardiocytes and processing of brain-type natriuretic peptide are controlled by proprotein-processing endoprotease furin, *J Biol Chem* 272:20545–20554, 1997.

Schaffer A, Verdoia M, Cassetti E, et al: Relationship between homocysteine and coronary artery disease—Results from a large prospective cohort study, *Thromb Res* 134:288–293, 2014.

Schirger JA, Heublein DM, Chen HH, et al: Presence of *Dendroaspis* natriuretic peptide-like immunoreactivity in human plasma and its increase during human heart failure, *Mayo Clin Proc* 74:126–130, 1999.

Schulz-Knappe P, Forssmann K, Herbst F, et al: Isolation and structural analysis of "urodilatin," a new peptide of the cardiodilatin-(ANP)-family, extracted from human urine, *Klin Wochenschr* 66:752–759, 1988.

Schweitz H, Vigne P, Moinier D, et al: A new member of the natriuretic peptide family is present in the venom of the green mamba (*Dendroaspis angusticeps*), *J Biol Chem* 267:13928–13932, 1992.

Shi Q, Ling M, Zhang X, et al: Degradation of cardiac troponin I in serum complicates comparisons of cardiac troponin I assays, *Clin Chem* 45:1018–1025, 1999.

Shipchandler MT, Moore EG: Rapid, fully automated measurement of plasma homocyst(e)ine with the Abbott IMx analyzer, *Clin Chem* 41:991–994, 1995.

Spevack DM, Schwartzbard A: B-type natriuretic peptide measurement in heart failure, *Clin Cardiol* 27:489–494, 2004.

Stampfer MJ, Malinow MR, Willett WC, et al: A prospective study of plasma homocyst(e)ine and risk of myocardial infarction in US physicians, *JAMA* 268:877–881, 1992.

Stampfer MJ, Ridker PM, Dzau VJ: Risk factor criteria, *Circulation* 109:IV3–IV5, 2004.

Storrow AB, Gibler WB: Chest pain centers: Diagnosis of acute coronary syndromes, *Ann Emerg Med* 35:449–461, 2000.

Strang F, Schunkert H: C-reactive protein and coronary heart disease: All said—is not it?, *Mediators Inflamm* 2014. Article ID 757123.

Strong JP, Malcom GT, McMahan CA, et al: Prevalence and extent of atherosclerosis in adolescents and young adults: Implications for prevention from the pathobiological determinants of atherosclerosis in youth study, *JAMA* 281:727–735, 1999.

Sudoh T, Kangawa K, Minamino N, et al: A new natriuretic peptide in porcine brain, *Nature* 332:78–81, 1988.

Sudoh T, Minamino N, Kangawa K, et al: C-type natriuretic peptide (CNP): A new member of natriuretic peptide family identified in porcine brain, *Biochem Biophys Res Commun* 168:863–870, 1990.

Szalai AJ, Agrawal A, Greenhough TJ, et al: C-reactive protein: Structural biology and host defense function, *Clin Chem Lab Med* 37:265–270, 1999.

Tabbibizar R, Maisel A: The impact of B-type natriuretic peptide levels on the diagnoses and management of congestive heart failure, *Curr Opin Cardiol* 17:340–345, 2002.

Tan Y, Tang L, Sun X, et al: Total-homocysteine enzymatic assay, *Clin Chem* 46:1686–1688, 2000.

Tang WH, Girod JP, Lee MJ, et al: Plasma B-type natriuretic peptide levels in ambulatory patients with established chronic symptomatic systolic heart failure, *Circulation* 108:2964–2966, 2003.

Tate JR, Heathcote D, Rayfield J, et al: The lack of standardization of cardiac troponin I assay systems, *Clin Chim Acta* 284:141–149, 1999.

Taylor MR, Carniel E, Mestroni L: Familial hypertrophic cardiomyopathy: Clinical features, molecular genetics and molecular genetic testing, *Expert Rev Mol Diagn* 4:99–113, 2004.

Thambyrajah J, Townsend JN: Homocysteine and atherothrombosis—Mechanisms for injury, *Eur Heart J* 21:967–974, 2000.

Than M, Cullen L, Aldous S, et al: 2-Hour accelerated diagnostic protocol to assess patients with chest pain symptoms using contemporary troponins as the only biomarker: The ADAPT Trial, *J Am Coll Cardiol* 59:2091–2098, 2012.

Thygesen K, Alpert JS, Jaffe AS, et al: Third universal definition of myocardial infarction, *Circulation* 126:2020–2035, 2012.

Tzvetanova E: Creatine kinase isoenzymes in muscle tissue of patients with neuromuscular diseases and human fetuses, *Enzyme* 12:279, 1971.

Ubbink JB, Delport R, Riezler R, et al: Comparison of three different plasma homocysteine assays with gas chromatography-mass spectrometry, *Clin Chem* 45:670–675, 1999.

Vester B, Rasmussen K: High performance liquid chromatography method for rapid and accurate determination of homocysteine in plasma and serum, *Eur J Clin Chem Clin Biochem* 29:549–554, 1991.

Vignini A, Nanetti L, Bacchetti T, et al: Modification induced by homocysteine and low-density lipoprotein on human aortic endothelial cells: An in vitro study, *J Clin Endocrinol Metab* 89:4558–4561, 2004.

Weber M, Dill T, Arnold R, et al: N-terminal B-type natriuretic peptide predicts extent of coronary artery disease and ischemia in patients with stable angina pectoris, *Am Heart J* 148:612–620, 2004.

Weissberg PL: Atherogenesis: Current understanding of the causes of atheroma, *Heart* 83:247–252, 2000.

Whiteley W, Chong WL, Sengupta A, et al: Blood markers for the prognosis of ischemic stroke: A systematic review, *Stroke* 40:e380–e389, 2009.

Willems HP, Den HM, Lindemans J, et al: Measurement of total homocysteine concentrations in acidic citrate- and EDTA-containing tubes by different methods, *Clin Chem* 50:1881–1883, 2004.

Witztum JL: The oxidation hypothesis of atherosclerosis, *Lancet* 344:793–795, 1994.

Wiviott SD, de Lemos JA, Morrow DA: Pathophysiology, prognostic significance and clinical utility of B-type natriuretic peptide in acute coronary syndromes, *Clin Chim Acta* 346:119–128, 2004.

Wu AH, Feng YJ: Biochemical differences between cTnT and cTnI and their significance for diagnosis of acute coronary syndromes, *Eur Heart J* 19(Suppl N):N25–N29, 1998a.

Wu AH, Feng YJ, Moore R, et al: Characterization of cardiac troponin subunit release into serum after acute myocardial infarction and comparison of assays for troponin T and I. American Association for Clinical Chemistry Subcommittee on cTnI Standardization, *Clin Chem* 44:1198–1208, 1998b.

Yancy CW, Jessup M, Bozkurt B: 2013 ACCF/AHA

guideline for the management of heart failure, *J Am Coll Cardiol* 62:e147–e239, 2013.
Yap S: Classical homocystinuria: Vascular risk and its prevention, *J Inherit Metab Dis* 26:259–265, 2003.
Younger JF, Plein S, Barth J, et al: Troponin-I concentration 72 h after myocardial infarction correlates with infarct size and presence of microvascular obstruction, *Heart* 93:1547–1551, 2007.
Yousuf O, Mohanty BD, Martin SS, et al: High-sensitivity C-reactive protein and cardiovascular disease: A resolute belief or an elusive link?, *J Am Coll Cardiol* 62:397–408, 2013.
Yudkin JS, Stehouwer CD, Emeis JJ, et al: C-reactive protein in healthy subjects: Associations with obesity, insulin resistance, and endothelial dysfunction—A potential role for cytokines originating from adipose tissue?, *Arterioscler Thromb Vasc Biol* 19:972–978, 1999.
Zaman AG, Helft G, Worthley SG, et al: The role of plaque rupture and thrombosis in coronary artery disease, *Atherosclerosis* 149:251–266, 2000.
Zhang L, Mmagu O, Li D, et al: Hypertrophic cardiomyopathy: Can the noninvasive diagnostic testing identify high risk patients?, *World J Cardiol* 6:764–770, 2014.

第19章 特殊蛋白

Richard A. McPherson

要点

1. 蛋白质的一级结构指包括不同侧链的氨基酸线性结构，一级结构决定蛋白质如何自我折叠（二级结构和三级结构）以及如何与其他分子和细胞反应（如分子识别）。
2. 蛋白质分离和定量的方法基于比浊法、比色法、吸收分光光度法、染料结合、柱状层析、电泳和免疫测定法等。
3. 蛋白质电泳根据蛋白的电荷分离蛋白（通常在 pH 8.6 时）。
4. 形成电泳图的主要血浆蛋白为白蛋白、α_1-抗胰蛋白酶、α_2-巨球蛋白、结合珠蛋白、β-脂蛋白、运铁蛋白、补体 C3、纤维蛋白原和免疫球蛋白。
5. 血浆中含量较少的几种蛋白，比如血浆铜蓝蛋白、C 反应蛋白、前白蛋白和蛋白酶抑制剂，有疾病诊断和监测的临床价值，可用免疫分析方法定量检测。
6. 一些血清和尿液的蛋白电泳图是某些特定疾病所特有的，这些疾病主要包括蛋白合成率改变（肝）、丢失（肾）或者炎症状态。
7. 某些血浆蛋白遗传性缺失可导致重大疾病（如 α_1-抗胰蛋白酶）。
8. 血浆蛋白具有许多作用，包括维持胶体渗透压、转运小分子、促进或抑制炎症反应。
9. 血清和尿液的蛋白电泳的主要临床应用是筛查单克隆免疫球蛋白病。

血浆蛋白检测可以提供反映多个器官系统疾病状态的信息。最常用的检测（检测总蛋白）通常使用血清标本，因为血清标本不含纤维蛋白原和可能轻度稀释血浆蛋白的抗凝剂。虽然总蛋白检测可以为医生提供患者营养状态和多个器官疾病的总体信息（比如蛋白丢失情况），但进一步分离可以获得更多临床有用的信息。

例如，白蛋白定量检测可以提供更多的关于机体营养状况、肝脏合成能力、失蛋白性肾病或肠道疾病的信息。其也可以为临床医师解释机体钙和镁的高低状态，因为白蛋白结合体内大约一半的钙镁离子。计算总蛋白与白蛋白之差可以得出所有种类球蛋白的含量，在机体严重紊乱时某单一球蛋白的含量可增高数倍。

蛋白电泳分离球蛋白与白蛋白，将这些血清主要蛋白，形成对某些疾病有高度特异性的电泳图。高分辨技术可以分辨低至 1g/L（传统单位 0.1g/dl）的浓度水平；但是在这个水平，常规使用的染色扫描定量分析技术不太可靠，需要一些其他的分析手段。这些技术，包括单个蛋白的免疫分析技术，其相对于蛋白电泳具有更好的特异性和敏感性（见第 44 章）。

然而，对于蛋白电泳图谱，肉眼鉴别就已经足够，因为人眼能高效识别单一蛋白的细微变化及蛋白谱的改变。鉴别这些电泳图模式是有效的筛查方法，加以更特异的确认过程来识别和定量分析异常蛋白条带。蛋白电泳也可用于长期监测骨髓瘤、肾病综合征、肝硬化及广泛烧伤的患者，这些疾病会导致某些特定蛋白水平发生显著改变。

本章阐述了蛋白质结构，检测和分离方法，主要的血浆蛋白（除凝血因子，免疫球蛋白和补体系统，见第 39 章、第 46 章和第 47 章），以及某些特殊疾病时的电泳图谱。

蛋白质结构

所有蛋白质分子的骨架结构都是一条由相邻碳原子和氮原子通过肽键相连而成的氨基酸序列。一个末端（氨基端）是游离氨基，另一个末端（羧基端）是游离羧基。由于不同蛋白质的肽骨架性质一样（肽链长度相当于特定蛋白中氨基酸的总数），蛋白质拥有基于其侧链和氨基酸残基性质的结构特性。氨基酸的平均分子量是 120Da。血清蛋白分子量从 66kDa 左右到超过 700kDa 不等。氨基酸侧链常规依据化学性质分类：氢原子（甘氨酸），脂肪族（丙氨酸，缬氨酸，亮氨酸和异亮氨酸）、羟甲胺基（丝氨酸和苏氨酸）、芳香族（酪氨酸、苯丙氨酸和色氨酸），亚胺基（脯氨酸和羟脯氨酸）、酸性（天门冬氨酸和谷氨酸），碱性（精氨酸、组氨酸和赖氨酸）、酰胺基（天冬酰胺和谷氨酰胺），以及含硫（半胱氨酸和蛋氨酸）。这些不同的侧链可能是带电的，有极性的或疏水的，导致它们相对可溶或不溶于水的特性。

蛋白质的氨基酸线性序列被称为蛋白质的一级结构；氨基酸序列决定了蛋白质性质、其分子结构、功能、与其他分子的结合方式及参与识别分子和细胞的过程。这种生物的相互作用依赖于分子间带电基团的相互反应及分子间的疏水反应。各种分析程序，如色谱、电泳、染料结合，光吸收等也依赖于一级氨基酸序列。

蛋白质的二级结构指由部分多肽链折叠形成的特定规律的空间三维结构。现已辨认出三种二级结构（Branden & Tooze，1991）。第一种是α螺旋，指肽链形成一种规则的螺旋结构，使肽链的第 i 个 C=O 与第（i+4）个的 N-H 形成氢键。第二种是β折叠，发生于完全伸展的多肽链中，其肽链形成扁平结构使得相邻氨基酸的侧链指向相反方向。在这种结构中，两条或多条伸展的肽链可以相互连接，形成最大数量的 C=O・・・H-N 结合形式。β折叠可以有自己的平行和反向平行的β链。最后，第三种结构是一种转角结构，多肽链的方向自我反转，由此使长的一级结构自身反转形成致密结构。

典型蛋白质分子的核心包括由不同长度和形状的环相连的α-螺旋和β-链。这种内核通常包括疏水性氨基酸，而蛋白质分子的各种环形结构和其他表面部分更富含极性带电荷的亲水氨基酸。降解时，某些蛋白（如血清淀粉样蛋白、免疫球蛋白轻链、前白蛋白等）释放富含β折叠的片段。这些片段能在体内自发地聚集到一起，形成原纤维样的β折叠沉积。而原纤维是淀粉样蛋白的组成成分。近期有研究表明脂质运载蛋白E的基因型（尤其是等位基因 apoE-4）与迟发型阿尔茨海默病的进程有关，其患者大脑中会形成淀粉样斑块。这些基因的发现表明阿尔茨海默病可以被理解并被认作为一种具有产生β折叠的生物化学基础的疾病（Roses，1994；Hayashi et al，2004）。

具有疏水性侧链的分子区域趋向于停留在水溶性蛋白质的内部，而那些带电区域及其他亲水基团趋向于出现在蛋白质表面。相反，膜结合蛋白质通常有突出的独特疏水片段，与膜脂质层的蛋白分子相锚接。蛋白质的实际三维结构或其折叠模式，基于独特的氨基酸序列，被称为三级结构。单个蛋白质或单个亚单位可以形成更加稳定的复合体，如二聚体、三聚体和四聚体，这被称为四级结构。

半胱氨酸残基上的巯基可以与同一蛋白内的另一个半胱氨酸巯基形成一个二硫键（共价键），使不同的片段保持紧密。这种结合方式有利于整个结构的稳定，免受机械力、热力或其他力的破坏。在蛋白质自发地沿着线性氨基酸序列折叠成热力学最稳定的形态之后，这些分子内二硫键更可能形成。二硫键也可以在不同分子的半胱氨酸残基上，从而稳定多聚体的分子结构（如触珠蛋白、von Willebrand 抗原）。

酸性和碱性氨基酸决定蛋白质的净电荷，从而进一步决定其电泳迁移率。氨基和羧基的带电量起着 pH 值的作用（即，基团结合还是解离氢离子）。包含所有不同的侧基及其不同的解离度，特定蛋白质的净电荷等于零时的 pH 值称为该蛋白质的等电点（pI）。pI 小于 7 的蛋白质呈酸性，倾向于暴露羧基端，而 pI 大于 7 的则呈碱性（例如组蛋白，其依次与 DNA 螺旋结构外部带负电荷的磷酸基团结合）。

蛋白质按从氨基端到羧基端的顺序进行合成，由核糖体翻译信使 RNA 上所编码的信息。某些蛋白质的初始产物在分泌前会被蛋白水解酶水解掉信号肽（通常疏水性），蛋白水解酶能把初始产物转变成成熟蛋白，否则信号肽会将新的蛋白分子连接到内质网上。从内质网释放前蛋白需要由多种转位因子参与形成膜孔通道（Brodsky，1998）。蛋白质的正确组装可能严重依赖于所谓的分子伴侣的功能。分子伴侣指导新生蛋白质折叠并与能选择性去除某些片段的蛋白酶协同作用，使之形成有功能的结构（Wickner et al，1999）。许多遗传病都是由于 DNA 的有害突变，导致蛋白质氨基酸序列发生改变，这种改变可能阻碍复杂的组装过程或使组装后的蛋白质分子没有功能（Kuznetsov & Nigam，1998）。

其他蛋白质结构修饰将在翻译后进行（即氨基酸加入完成后）（Harding，1985）。磷酸化是指磷酸基团在酶调节下附着到肽骨架的丝氨酸、苏氨酸以及酪氨酸上（如通过酪氨酸激酶），从而形成带有更多负电荷的磷蛋白，其可以改变蛋白质的功能和活化状态。在糖分子存在的情况下，糖基化可以自发完成，或在酶的控制下指导完成，这种方式下通常带唾液酸（带负电荷）末端的低聚糖连接到蛋白质上（Van den Steen et al，1998）。这些分子种类被称为糖蛋白。一般通过 N-乙酰葡糖胺连接到天冬酰胺残基或通过 N-乙酰半乳糖胺连接到丝氨酸和苏氨酸残基。蛋白水解作用导致肽骨架小片段的裂解或去除，暴露酶原的催化位点（如纤溶酶原到纤溶酶）或帮助受体分子识别（如胰岛素原到胰岛素）。很多这些翻译后修饰是真核细胞特有的，不会发生在原核细胞中，这一点对生物技术产业非常重要。他们利用克隆基因在细菌、酵母和人造细胞中生产人类蛋白，所以必须采用额外的步骤合成准确的分子（Jenkins et al，1996）。翻译后修饰对蛋白结构的改变会影响其抗原性、特殊化学或催化活性、与受体结合的能力，以及电泳迁移率。

正常在细胞内的蛋白质最终会被蛋白酶体复合物降解和清除。这种常规降解至关重要，可以防止老化或缺陷蛋白的积累并允许新合成的功能完全的蛋白质取代其位置。降解前，蛋白质分子通过与小分子蛋白（8.5kDa）泛素接合而被标记（泛素化），泛素存在于所有的真核细胞中。泛素修饰也会引导蛋白分子到细胞的其他部位，同时也会改变分子间的相互作用。与一个泛素分子结合后相继会有更多泛素分子与之结合，形成多聚泛素链与蛋白酶体结合。在蛋白酶作用下蛋白质被降解成多肽链和氨基酸，多肽链和氨基酸可用于合成新的蛋白质。这一关键的蛋白酶体反应是硼替佐米抑制剂的靶点，硼替佐米在治疗多发性骨髓瘤和套细胞淋巴瘤上已经投入临床应用（Merin & Kelly，2015）。

蛋白质分离技术

电泳

现代对血清和血浆的蛋白成分的理解源于 Tiselius 提出的电泳技术。他将蛋白质溶解到 U 形石英管的电解质溶液中，并将电流通过 U 形石英管内的蛋白溶液，以将蛋白进行分离。在 pH 7.6 时，白蛋白、α蛋白、β蛋白、γ蛋白四种血浆蛋白成分可以通过条带边缘的折射率变化进行肉眼辨别和定量分析。由于分离是在没有固体载体介质的均质溶液中进行的，对流力防止了分辨率在不同区域变化。所以这种电泳技术被称为边界移动电泳或前沿电泳。以滤纸作为抗对流载体介质使蛋白质电泳后分成离散的条带或区域，这个操作被称为区带电泳。pH 8.6 时，在固体载体介质上 α 组分进一步分离成两组蛋白：α_1 和 α_2。其他介质如：乙酸纤维素膜、琼脂糖凝胶、淀粉凝胶、聚丙烯酰胺凝胶也同样被使用。乙酸纤维素膜和琼脂糖凝胶由于使用简单、价格便宜以及商业可用性，而被广泛应用于临床实验室（Jeppsson et al，1979）。

加样可以在凝胶上切好的孔中进行，但这个过程通常会留下可能干扰扫描的伪像。避开这一问题的方法是利用上覆模板将样品浸泡在凝胶中。然后将凝胶的两端部浸入安装有电极的独立缓冲室中。在电极之间施加电压，产生电流通过凝胶，通常需 30 分钟左右以达到所需的分辨率。在固定电压中，缓冲液的离子强度决定了电流的量和蛋白质的移动。如果离子强度低，相对更多的电流是由带点蛋白质的移动产生。如果离子强度强，更少的电流由蛋白质产生，蛋白质移动距离就更短。如果电极没有适当对齐，凝胶一侧的电流可能比另一侧更密集；蛋白质会在电流更多的一侧移动更远。如果电泳时间过长，蛋白质可能会从凝胶中转移到缓冲液中。如果电流环路有中断而没有电流通过，则蛋白质不会从加样点移动。通过中央的样品经常比边缘的迁移得更远而出现“微笑”现象。

电泳后用温和的固定剂如乙酸处理凝胶，使蛋白质沉淀在其迁移的位置上。然后染色，干燥凝胶后洗去多余的染色。蛋白电泳图谱可以用肉眼对异常蛋白进行定性分析。光密度扫描仪可以生成示踪图并定量分析每一份蛋白成分的相对百分比。所得到的百分比乘以样品中的总蛋白（分别测量），以得到每一份的蛋白质浓度。

当电泳载体介质带负电荷时，该载体介质会被电动力推向正极（阳极；图 19-1）。然而固体载体介质是固定的无法移动。周围缓冲区中带正电荷的辅助离子可以在电动势下自由移动，它们同时带走了聚集在电荷周围的溶剂水分子。其净作用是缓冲液向阴极流动。这种缓冲液流动被称为电渗或内渗，它在一定程度上也带动蛋白质发生力学移动而非电荷。特定蛋白在电场中的实际迁移距离取决于电动力（蛋白质自身特性和 pH 值）和电渗力（载体介质的功能）结合后的大小。当电渗力大于电势力，影响了那些带弱负电荷的蛋白质（如 γ-球蛋白），使这些蛋白质即便带弱负电荷仍然会从加样点向阴极泳动。

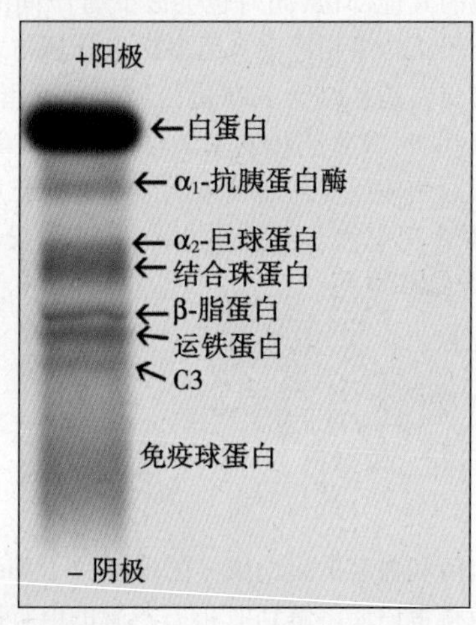

图 19-1　正常人的主要血清蛋白在琼脂糖电泳上的位置。单个蛋白根据其所带电荷在阳极（正极）和阴极（负极）之间分离

通过对缓冲盐成分、介质的内渗性能和加样方法的关键操作，市场上的琼脂糖凝胶电泳现已达到一致性的高分辨率，可以常规应用于分离所有主要血清蛋白种类（图 19-2）。由于凝胶的化学配方的可变性，所以不必期望每个制造商的电泳系统都能产生相同的蛋白质分离图谱。此外，同工酶的最佳分离通常需要不同的缓冲液及凝胶成分，相比于血清蛋白、脂蛋白、血红蛋白达到最佳分辨率时的条件。蛋白质电泳条件的一个重要改变是为了优化 γ-球蛋白的分离，以分辨和检测脑脊液（cerebrospinal fluid，CSF）中免疫球蛋白的单克隆条带。这样，设置高内渗力，使凝胶中免疫球蛋白从加样点向阴极移动达到最远距离从而利于观察。

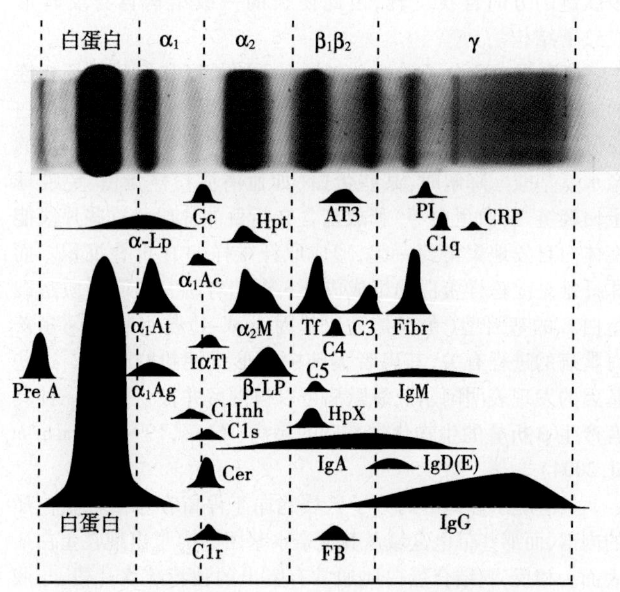

图 19-2　血浆蛋白在琼脂糖凝胶中的电泳图谱由五个部分组成，每个部分又由许多种类组成。为了清楚起见，一些主要蛋白质以艺术性修改显示。α_1Ac，α_1-抗糜蛋白酶；α_1Ag，α_1 酸性糖蛋白；α_1At，α_1 抗胰蛋白酶；α_2-M，α_2-巨球蛋白；α-Lp，α-脂蛋白；Alb，白蛋白；AT3，抗凝血酶Ⅲ；β-LP，β 脂蛋白；补体成分 C1q、C1r、C1s、C3、C4、C5；C1Inh，C1 酯酶抑制剂；Cer，血浆铜蓝蛋白；CRP，C 反应蛋白；Gc，Gc-球蛋白（维生素 D 结合蛋白）；FB，因子 B；纤维蛋白，纤维蛋白原；Hpt，触珠蛋白；免疫球蛋白 IgA、IgD、IgE、IgG、IgM；IαTl，α 间胰蛋白酶抑制剂；Pl，纤溶酶原；Pre A，前白蛋白；Tf，运铁蛋白（Adapted from Laurell CB. Electrophoresis，specific protein assay，or both in measurement of plasma proteins? Clin Chem 19：99，1973，with permission）

聚丙烯酰胺是一种惰性载体介质，其孔隙度可以在聚合前通过改变丙烯酰胺的成分而轻松调节。虽然聚丙烯酰胺凝胶电泳（PAGE）可以应用于天然蛋白质的标准分离，但在天然蛋白质被十二烷基硫酸钠（SDS）变性后，它仍可依据分子量来分离蛋白质。目前，SDS-PAGE 是分子生物学研究中应用最广泛

的蛋白质电泳技术。然而,由于它能溶解蛋白质并将其分离成大量亚基,它不能在临床实验室被常规使用。不过,双向电泳(2-DE)在一个方向使用标准分离同时在垂直方向上利用了SDS-PAGE,使其在临床应用上拥有良好前景。双向电泳可能产生数百个可识别的蛋白质峰,从中可能通过复杂的模式分析获得重要的诊断信息。

等电聚焦提供了的优质分辨率给那些迁移紧密的蛋白质,或那些由于微小修饰(例如翻译后修饰)导致带有不同电荷的同一蛋白的不同形式质(见第4章)。通过这种技术,蛋白质在具有pH值梯度的凝胶上进行迁移,这个pH值梯度是由两性电解质的混合物产生的。当每个蛋白质到达pH值等于其pI的凝胶位置时,其上的净电荷变为零。此时,蛋白质不再受电势力的作用,而静止不动。这样最终的电泳图谱严格由pI决定。

沉淀

血清蛋白质的化学沉淀被设计成可以将白蛋白和球蛋白分解成两个或更多部分,以利于蛋白质含量的测定。加入硫酸钠、亚硫酸钠、硫酸铵或甲醇后,免疫球蛋白会沉降,而白蛋白继续溶解在溶液中。通过测量原始血清总蛋白和沉淀或上清液中的蛋白,可以得到白蛋白和球蛋白的值。这两值之比(A/G比)被广泛使用,因其突出显示血浆蛋白成分的异常,在某些疾病中白蛋白降低而一种或多种球蛋白会升高。白蛋白可能会因为合成减少(营养不良、吸收不良、肝衰竭、转而合成其他蛋白)或丢失增加(蛋白尿、腹水积聚、肠病)而含量降低。作为急性或慢性疾病反应的组成部分,许多不同蛋白质的合成增加,由此导致球蛋白升高。白蛋白降低和球蛋白升高往往在疾病中同时发生,导致分子和分母向相反方向改变,使A/G比值发生明显变化。沉淀法没有带状电泳法准确,因为一些α球蛋白可能不会沉淀,从而高估白蛋白部分。

当准备分离单个次要的蛋白质成分时,通常先要用沉淀法去除大量不需要的其他血清蛋白。蛋白分离的下一步通常基于分子大小(凝胶过滤)或电荷(离子交换)进行柱分离。

柱分离

凝胶过滤介质如葡聚糖凝胶、琼脂糖珠根据孔径大小进行评价,孔径大小决定了能通过柱珠或微粒的内部的分子大小。将不同大小的蛋白质溶于含有缓冲液和盐的水溶剂中,然后将样品加至柱内,加入更多的缓冲液以推动样品通过层析柱。分子量很大的分子不进入珠子内部而从柱的缝隙通过,首先出现在柱底的孔隙里。稍小的分子在冲出之前会先进入最大的孔隙,因此在通过柱的过程中有轻微的阻滞。小分子蛋白进入更小的孔隙,所以会在柱内停留更长时间。最后,溶解盐大小的微粒在琼脂糖珠内部跑得最远,在所有蛋白都出现在缓冲液后出现,称为盐量。因此在凝胶过滤中,蛋白质按分子量或大小从大到小的顺序被洗出。由于所有蛋白质同时以不同的速率连续通过凝胶过滤柱,所以加入样品量要少量均匀,以得到最好的分离峰。凝胶过滤要求介质是惰性的,并且不与蛋白质发生化学反应或电荷相互作用。这种方法不会被用于高分辨率分离。

另一方面,离子交换层析利用蛋白质上的电荷将它们结合到具有带正电荷的组分如二乙基氨基乙基或季氨基乙基的载体介质的珠粒上。在阴离子交换层析中,蛋白分离通常在碱性环境如pH 8.6时进行,此时蛋白可以带负电荷(白蛋白和α_1、α_2-和β-球蛋白是阴离子)或净电荷为零(γ-球蛋白)。中性蛋白质立即通过阴离子交换柱,而阴离子的蛋白质则附着在带正电的柱状基质上。如果用较高盐浓度的缓冲液冲洗,则盐中的阴离子将置换出带负电的蛋白质,通过与载体介质结合。蛋白质紧接着就会从柱中洗出。如果用浓度稳定递增的洗脱缓冲液冲洗,则蛋白质就按照带电量被依次分解。带电荷少的蛋白质会首先被洗出,而带有最大电荷的蛋白质(如白蛋白)则仅在盐浓度很高时才会被洗出。

或者,如果在降低盐浓度的同时降低pH值,则阴离子蛋白质获得净中性或微正电荷并通过层析柱。梯度下降pH值可以用来分解阴离子蛋白质,洗脱顺序大致为β-、α_2-和α_1-球蛋白和白蛋白。注意,这个洗脱顺序与pH 8.6时电泳迁移的顺序相反,因为在阴离子交换层析中迁移率因净负电荷量增大而延迟,而在电泳中,迁移率因净电荷量增大而增加。

阳离子交换层析从酸性pH值开始,蛋白质带正电荷(阳离子)并附着在带负电荷的柱基质如羧甲基纤维素上。它们可以被洗脱缓冲液中的高盐阳离子置换,也可以通过增加pH值而使蛋白质上的电荷反转而带负电荷。通过阳离子交换,白蛋白首先洗脱,然后是α_1-、α_2-、β-和γ-球蛋白。

柱分离的另一形式是疏水层析法,即在高盐溶液中加入样品并用低盐洗脱。载体介质与疏水性蛋白质相互作用;在应用离子交换层析法用高盐洗出样品后,该法可以作为一种很好的补充。

亲和层析是基于目的蛋白质和已共价连接柱固体介质的另一蛋白质的特异结合。例如,血浆通过含有单克隆anti-vWF抗体的固体层析柱时,凝血因子Ⅷ结合血管性血友病因子(vWF)会被选择性从其他血浆蛋白中分离。Ⅷ-vWF复合体选择性地结合在层析柱上而其他血浆因子仅通过层析柱。然后,因子Ⅷ从vWF解离,从而得到纯的成分以便用于输血治疗。这种抗原-抗体相互作用在不同应用中可能被高盐浓度、pH值变化或化学变性剂如尿素破坏。其他亲和层析凝胶使用一种结合现象,模拟自然发生的分子相互作用。这样,一些与琼脂糖偶联的染料能够结合白蛋白,从而从血清中选择性地除去它。治疗性抗体或它们的Fab部分通过与亲和柱中的目标抗原结合而被浓集(如Digibind与地高辛,CroFab与响尾蛇毒)。免疫球蛋白也可以被偶联了葡萄球菌蛋白A的凝胶基质吸收。许多其他分离方案也可以通过将亲和层析介质与染料、药物、核苷酸辅因子和糖类偶联而一步得到高纯度产物。定量检测糖化血红蛋白就是一个利用亲和层析的临床检测,原理是用二羟基硼酸盐作为亲和介质选择性地与糖化血红蛋白结合,而未糖化的血红蛋白则轻易通过亲和柱。然后糖化血红蛋白被单独洗出亲和柱,并定量分析。

毛细管电泳是指流经毛细管的分离方法,可以根据尺寸、疏水性或立体定向性来调整以分离不同的分子。它既适用于大分子物质,如DNA或蛋白质,也适用于小分子,如激素或治疗药物。这个方法与高效液相色谱法(high performance liquid chromatography,HPLC)在物理学上相似,溶剂通过分离柱时根据化学反应留下或通过溶质。用于血清蛋白质分析的毛细管电泳采用类似于琼脂糖的特性的分离柱,因此分离结果与琼脂糖电泳结果差不多。该分析可以通过流出端的检测器自动检测并定量蛋白质条带,而不需要染色和单独扫描。虽然毛细管电泳的设备成本相对较高,但试剂和人工成本较低,程序快速且精准定量,所以未来具有更广泛的临床应用的前景(Chen,1991;Brinkman et al,2004)。用毛细管电泳检测单克隆免疫球蛋白带时,在再次电泳前,需要用抗 IgG,抗 IgA,抗 IgM,抗 κ 和抗λ抗血清分别处理样品;抗血清处理后消失的蛋白条带即为对应的单克隆蛋白。这种方法在高浓度的单克隆蛋白检测上很令人满意,但其对于较低浓度的单克隆蛋白不具有良好的检测和定量能力。

蛋白检测及定量

确定蛋白质浓度的最终参考方法是氮含量分析。氮均一分布在贯穿蛋白质全长的肽链中,在侧链相对不规则一些。侧链中色氨酸,精氨酸,赖氨酸,组氨酸,天冬酰胺或谷氨酰胺中含有氮,凯氏测氮技术包括酸消化使铵离子从含氮化合物中释放。然后通过转化为氨气,碱滴定或奈斯勒比色法确定铵的量,其中双碘化物(钾和汞)与氨在碱性环境形成着色络合物。虽然氮含量的测定可以非常精确,但将其用于计算蛋白质浓度则取决于样品的确切蛋白质组成,因为每种蛋白质的不同氨基酸组成使氮含量略微不同。然而,对于纯化的蛋白质样品来说,氮含量对于估计蛋白质浓度是高度准确的,由于已知一摩尔该纯化蛋白质的氮含量,了解蛋白质的确切氨基酸序列可以精确计算氮含量。因为临床样本混有很多未知蛋白质且氮含量的测量复杂,所以其不常用于临床实验室。

在溶质浓度高于 2.5g/dl 时,折射率可以准确测量血清蛋白的浓度。溶血,脂血症,黄疸和氮质血症会产生错误的高结果。折射率不能用于尿蛋白测定,因为大量溶质与蛋白质结合连接。

比重(及由此推论出蛋白质含量)的估算可以通过将血清或血液滴入一系列梯度硫酸铜溶液中完成。蛋白与硫酸铜形成一个铜盐外壳,可以短时间内防止其溶解,在这段时间液滴会下落到底部、保持静止或上升到顶部。样品的蛋白质浓度可以由液滴保持静止的硫酸铜溶液的比重估算出。这种方法很简单并已广泛应用于全血血红蛋白浓度的筛查。

蛋白质溶液紫外线吸收峰在 280nm(A_{280}),主要由于色氨酸,也部分由于酪氨酸和苯丙氨酸(Layne,1957)。要将 A_{280} 读数准确转化为蛋白质浓度,必须使用摩尔吸光系数,因为每种蛋白中三种氨基酸的含量不同。然而,混合蛋白质的 A_{280} 值不能很好代表蛋白质含量,因为不同蛋白质的摩尔吸光度差异很大。因为蛋白质制剂中可能含有核酸(其在 260nm 有较强的吸收峰,280nm 也有吸收峰),更好估算混有核酸的蛋白质的浓度可以应用公式:

$$蛋白浓度(mg/ml) = 1.55\times A_{280} - 0.76\times A_{260}$$

直接测量吸光度可用于定量检测浓度在 0.05~1.5mg/ml 内的蛋白质。

浊度滴定法通常用于浓度范围相似的 CSF 或尿液中。蛋白质在加入三氯乙酸,磺基水杨酸或其他酸试剂时会形成沉淀。由此产生的浊度可以通过对比相同处理标准下增加的光密度来定量蛋白质。然而,这些技术不特异针对蛋白质,因为其他不溶于酸的物质如核酸也会沉淀。

对蛋白质和多肽具有高度特异性的比色方法是双缩脲法,这种方法中铜盐在碱性溶液中能与含有两个或多个肽键的物质形成紫色络合物。尽管铵离子会酸化反应,但血红蛋白和胆红素与双缩脲复合物的吸收峰在相同的波长范围(540~560nm),所以干扰很小。双缩脲法广泛应用于临床实验室,特别是自动化分析仪,其能测量的蛋白质浓度可低至 10 或 15mg/dl。

使用福林酚试剂(或酚试剂,磷钨钼酸)可以获得更高的灵敏度,其可以氧化酚类化合物如酪氨酸,色氨酸和组氨酸,使其呈深蓝色。

Lowry 等(1951)使用双缩脲法后使用了酚试剂,极大增强了颜色形成,因为酚试剂可以与双缩脲复合物包括所有肽键反应。Lowry 法已被广泛用于蛋白质浓度的准确测定。更灵敏的检测需要使用考马斯亮蓝色染料,其可以检测低至 1μg 的蛋白质,并排除广泛物质的干扰。

使用茚三酮可以获得与之相当的灵敏度,其可与一级胺反应呈紫罗兰色。该试剂广泛用于纸色谱法和离子交换柱氨基酸分析后的多肽及氨基酸的检测,也用于基于薄层色谱法的毒理学药物筛查检测(见第 23 章)。

由于白蛋白能与溴酚蓝,甲基橙,羟基苯偶氮苯甲酸,溴甲酚紫,溴甲酚绿(bromcresol green,BCG)等染料特异性结合,在有其他蛋白质存在的情况下定量白蛋白成为可能。BCG 广泛用于自动分析仪中测定血清白蛋白,同时用双缩脲试剂测定总蛋白。与白蛋白结合的染料的最大吸收峰有所改变,由此可以直接用分光光度计检测白蛋白。

染色电泳使用的标准染料是考马斯亮蓝,丽春红和酰胺黑。要在高分辨凝胶中检测微量成分,银染检测的灵敏度可达纳克级(Merril et al,1981)。此外,一些特殊染料可以在特定电泳分离后染色某些蛋白,如油红 O 和苏丹黑染色脂蛋白,过碘酸-雪夫染色糖蛋白。

因为电泳后染色不能提供明确的血清蛋白鉴定,所以单种蛋白的定量需要使用免疫学检测方法(Laurell,1966)。比浊法能够检测由抗体与血清目标蛋白沉淀反应在几分钟或更少的时间内所产生的浊度(Maachi et al,2004)。这种方法已经广泛应用于自动化免疫生化分析仪检测主要血清蛋白,自动化免疫生化分析仪取代了以前的放射免疫扩散测定法。由于抗体试剂的特异性,即使在其他蛋白质存在下,比浊法对单个蛋白质的定量检测有很大的特异性。更低浓度的蛋白质可以通过免疫学方法定量检测,如放射免疫法(radioimmunoassay,RIA)和酶联免疫吸附测定。

特殊血浆蛋白

主要成分

主要血清蛋白成分容易分解并被常规临床实验室凝胶电泳检测(表 19-1,图 19-1)。

表 19-1 主要血浆蛋白特征

蛋白质	浓度范围 g/L	分子量	作用
前白蛋白	0.15~0.36	62 000	结合甲状腺素；转运维生素 A
白蛋白	39~51	66 000	胶体渗透压；氨基酸储蓄库；携带小分子
α_1 抗胰蛋白酶	2.0~4.0	54 000	蛋白酶抑制剂
α_2 巨球蛋白	1.5~3.5	725 000	蛋白酶抑制剂
结合球蛋白	0.4~2.9	1 000 000 (1-1 型)	结合血红蛋白
β 脂蛋白	2.7~7.4	380 000	脂质转运
运铁蛋白	2.0~4.0	80 000	转运铁
C3	0.6~1.4	185 000	补体系统成分
纤维蛋白原	1.0~4.0	340 000	血块形成
免疫球蛋白 A	0.4~3.5	160 000	表层免疫
免疫球蛋白 D	0.1~0.4	180 000	
免疫球蛋白 E	50~600 (μg/L)	180 000	结合肥大细胞；超敏反应
免疫球蛋白 G	7~15	150 000	体液免疫
免疫球蛋白 M	0.25~2.0	850 000	体液免疫初次反应

前白蛋白

前白蛋白被认为在电泳时向阳极迁移速度比白蛋白更快的部分。前白蛋白有一个四聚体结构，总分子量为 62 000Da，使其成为较小的血清蛋白之一。每个单体都可以结合一个甲状腺素分子。因此，它也被称为甲状腺素结合前白蛋白（thyroxine-binding prealbumin，TBPA）或甲状腺素运载蛋白（transthyretin，TTR），尽管在正常人体内只有一小部分甲状腺素实际与 TBPA 结合，因为甲状腺素结合球蛋白对甲状腺素的亲和力是其的 100 倍（Oppenheimer，1968）。然而，至少有一种家族遗传性的前白蛋白的分子变异对甲状腺素的亲和力大大增加，导致血清甲状腺素含量升高，然而这些个体游离甲状腺素浓度和甲状腺功能都正常（Moses et al，1982）。

前白蛋白通过与视黄醇结合蛋白（retinol-binding protein，RBP）络合而其在维生素 A 的代谢中发挥重要作用，而 RBP 反过来与维生素 A 络合以将其运输至身体各处（Peterson，1971）。RBP 是一种只有 182 个氨基酸的小蛋白质，因此如果 RBP 不与大分子前白蛋白（白蛋白不被肾小球滤过）结合而保留在血浆中，其很快会由肾脏滤过而被清除循环。视黄醇复合体、RBP 和转甲状腺素蛋白复合物在肝细胞的内质网中组装（Gaetani et al，2002）。

前白蛋白富含色氨酸（有时称为富含色氨酸的前白蛋白），具有大量的 β 折叠结构。一部分前白蛋白是Ⅰ型家族性淀粉样变性多发性神经病中 β-纤维状淀粉样蛋白成分的来源（Glenner，1980）。这种遗传性淀粉样变源于一种前白蛋白基因突变，突变后基因产生对蛋白水解酶敏感的蛋白质（如 TTR Met 30 变体或 FAP V30M），水解产生的 β-结构片段则是神经纤维的淀粉样变的组成成分（Saraiva et al，1989；Ii et al，1991）。现已识别出超过 80 种甲状腺素运载蛋白的不同突变，主要影响神经或心脏淀粉样变。这些前白蛋白的致病突变体不能通过标准蛋白质电泳与正常前白蛋白进行区分。目前的诊断是基于 DNA 水平上的分析。一种不同的前白蛋白突变体（TTR T60A 导致的 FAP T60A）呈现出稍微不同的临床表现，其在生命后期才开始致命且心脏淀粉样变比 FAP V30M 更频繁。肝移植仅能去除突变前白蛋白的来源而不能逆转心脏淀粉样变，部分是因为这些患者有多个器官受累；因此，使用淀粉样蛋白形成抑制剂可能得到更好的预后（Sattianayagam et al，2012）。

与其他主要血清蛋白相比，前白蛋白在循环中的半衰期相对较短（约 2 天）。其合成率对于足够的营养摄入以及肝脏功能（前白蛋白在肝脏合成）的变化非常敏感。因此，血清中的前白蛋白浓度波动比其他蛋白质如白蛋白更能反映其合成速率的变化。因此，血清前白蛋白定量检测在临床主要作用是作为营养状态的标志物（Gofferje，1978）。由于其能快速合成和清除，前白蛋白被认是更好体现营养状态变化的早期标志物，相较于其他常用标志物（如白蛋白和运铁蛋白）。那些标志物虽然含量更丰富，但其水平受其他因素影响且反应时间更长。对 7815 例血液透析患者的研究发现，低浓度的前白蛋白与独立危险因素死亡率及感染住院风险增高相关（Chertow et al，2005）。因此，前白蛋白测量对于规划患者的治疗方案非常重要。

由于前白蛋白结构紧密，较其他血清蛋白更容易进入脑脊液。因此脑脊液蛋白浓集后进行电泳能清晰地观察到前白蛋白条带。脑脊液通常含有大量白蛋白，前白蛋白及少量运铁蛋白。脑脊液电泳通常用于检测单克隆免疫球蛋白条带，而出现的前白蛋白条带仅仅用于确认被检测的标本可能是脑脊液。前白蛋白真实浓度一般低于血清电泳检测水平；所以通常用免疫学方法如比浊法来进行定量分析。经肝素治疗的患者的血清电泳常会在前白蛋白条带的位置出现一个蛋白条带。在循环中，肝素激活和释放脂蛋白脂肪酶的活性，其作用于脂蛋白的甘油三酯，从而极大加快其向阳极移动的速度。蛋白质染色显示前白蛋白位置中的脂质运载蛋白，但不能显示 β-脂蛋白部分。这是一种体内反应，将肝素加入已经收集好的样品不会产生这种反应。

白蛋白

正常血浆中最丰富的蛋白就是白蛋白，通常占血浆蛋白总量的 2/3（Peters，1975）。由于这个原因，合成受阻（例如营养不良、吸收障碍、肝功能损害）（Rothschild et al,1972）或丢失（例如腹水、蛋白质丢失性肾病或肠病）引起的白蛋白水平降低会导致血管内渗透压的严重失衡。这种蛋白丢失会使临床表现为发展的周围性水肿（Slater et al,1975）。然而，白蛋白的先天缺失（无白蛋白血症）一般不会导致这样的问题，大概是因为终身的代偿机制对流体静压力的控制（Waldman et al,1964）。白蛋白也作为氨基酸的移动储存库，为其他蛋白质提供氨基酸。白蛋白的第三个功能是作为大体运输或载体蛋白。许多有机和无机配体（如甲状腺素、胆红素、青霉素、氢化可的松、雌激素、游离脂肪酸、华法林（coumadin）、钙、镁、血红素）都能与白蛋白分子的不同区域共价结合（如 δ-胆红素）（Lauff et al,1982）或可解离结合（Koch-Weser et al,1976）。由于白蛋白分子上有多种结合位点，使其与多种不同的配体结合成为可能，其结合位点由排列在九个环中的 585 个氨基酸组成，九个环通过半胱氨酸残基之间的二硫键结合在一起。白蛋白的主要序列包含三个主要区域，每个区域有三个肽环，表明它源于串联重排过程中一些祖先基因的基因重复（Peters,1977;Sevall,1986）。有意思的是甲胎蛋白具有与血清白蛋白同源的区域，这可能表明这两种蛋白质具有共同的祖先基因来源。

除了无白蛋白血症的遗传异常外，许多遗传性白蛋白变异与最常见的同种异型白蛋白 A 仅相差一个氨基酸置换。与白蛋白 A 相比，这些变体可能快速或缓慢迁移，导致出现两种不同的白蛋白峰（双白蛋白血症）的杂合状态（图 19-3）。没有一种变异白蛋白会影响健康，但是有一种变体能极大提高对甲状

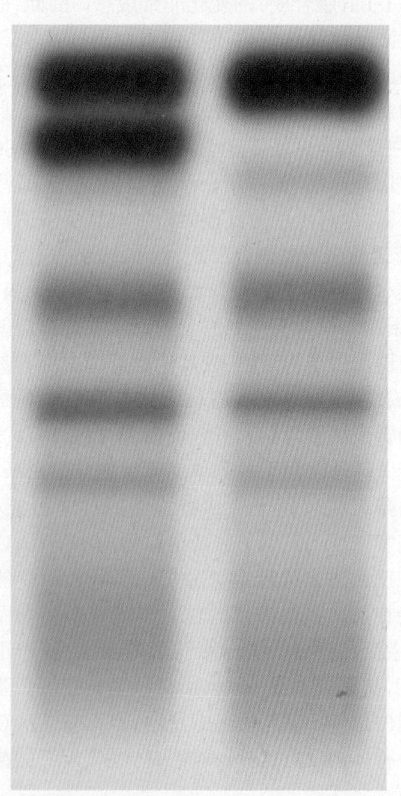

图 19-3 双白蛋白血症。右边条带是正常血浆蛋白电泳条带；左边是双蛋白血症电泳条带，有两条强度相同的白蛋白条带。该患者的额外的白蛋白条带比正常白蛋白到达 α_1 区的迁移速度慢

腺素的亲和力，导致这些人血清中甲状腺素含量升高，但他们的甲状腺功能依然正常（Ruiz et al,1982）。至少已识别 77 种白蛋白突变，其中 65 种会导致双白蛋白血症；12 种引起无白蛋白血症，3 种与甲状腺素结合能力强，而其他变异型是由于移码突变，且有白蛋白羧基末端修饰（Minchiotti,2008）。

血液循环中高达 8%的白蛋白糖基化不用酶催化，而在高血糖时，高达 25%的白蛋白发生糖基化，类似于糖化血红蛋白（Guthrow et al,1979）。血液循环中白蛋白的半衰期约为 17 天，所以糖基化白蛋白的测量可适用于几周内血糖控制的监测。糖基化白蛋白（也称为果糖胺）的测定可用于评估溶血性贫血（例如镰状细胞病，地中海贫血，自身免疫溶血）患者的糖尿病控制情况，因其红细胞存活期大大缩短，则测定糖化血红蛋白是不可靠的。糖化白蛋白测量用于评估肾病患者的糖尿病控制是不可靠的，因为他们的白蛋白清除率加快。血液透析的糖尿病患者可用糖化血红蛋白或糖化白蛋白作为监测指标（Ghacha et al,2001）。

对细胞内部新合成白蛋白的分析揭示了前白蛋白前体的存在，其在氨基末端有一额外的六肽。白蛋白的一级结构有 35 个半胱氨酸残基，其中 34 个形成分子内二硫键，一个保持游离状态。在储存数天后，白蛋白可以通过游离的半胱氨酸共价连接形成二聚体，导致电泳中时不时会产生一个额外的白蛋白条带。

临床对白蛋白的测量是非常频繁的，总蛋白和白蛋白的测定通常包括在生化检测中。针对器官或疾病的生化检测组合目前主要有以下几种：综合代谢指标检测包括白蛋白和总蛋白；肾功能检测包括白蛋白；肝功能检测包括白蛋白和总蛋白。

血清白蛋白增高的情况并不常见，然而脱水时血浆水成分减少，白蛋白浓度继而增高。补液后白蛋白浓度又会恢复到正常水平。血清白蛋白可能会由于静脉穿刺时止血带使用时间过长而人为造成升高。在这种情况下，静脉回流增加的水动力压迫使水和小溶质跑出血管，从而浓缩了细胞分子、微胞球体的脂蛋白和白蛋白等蛋白质。

白蛋白浓度降低在患病个体中很常见，一项对住院患者的研究表明很大一部分的白蛋白测量都低于参考范围（图 19-7）。尽管有些白蛋白降低是由于输液稀释所致，其他则是由于白蛋白丢失进入尿液、腹水或肠病时的胃肠道，或者由于肝脏疾病如肝硬化，营养不良对合成产生的二级效应，或转而合成其他蛋白所致的肝合成减少。白蛋白在多种不同的情况都会减少，虽然敏感但特异性不强，因此也被称为“负性急性时相反应蛋白”（Post et al,1991）。白蛋白浓度的测量对于了解和解读钙和镁浓度水平至关重要，因为这些离子与白蛋白结合，白蛋白的减少也会直接导致它们的浓度降低。在某些疾病状态，白蛋白的减少能部分被其他血清蛋白的增加所代偿，从而稳定血管内渗透压。特别指出的是，肝硬化时免疫球蛋白 γ 片段明显多克隆增加（图 19-4A），肾病综合征表现出为高浓度的 α_2-巨球蛋白（图 19-4B）。在老年患者急性心力衰竭时，白蛋白增加与 80 岁以上患者的 180 天死亡率的下降有关（Metra et al,2014）。

白蛋白是正常部位体液（如脑脊液）或者病理性血浆滤过液（如腹水）的主要组成部分，而其他血浆蛋白的贡献很小。尿液中即便是极少量的白蛋白也通常被认为是不正常的，虽然健康人在剧烈运动后尿中会出现白蛋白尿。评估糖尿病肾病的

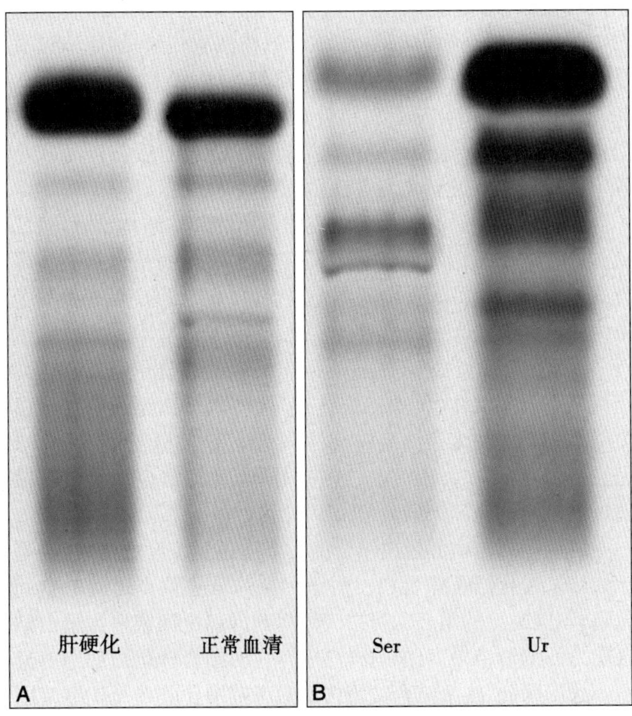

图 19-4 A. 肝硬化患者的血清蛋白电泳白蛋白的迁移快于正常血清，这是由于共价连接的共轭胆红素（即 δ-胆红素）产生的额外负电荷。肝硬化特征性多克隆升高中，γ-球蛋白明显增加。B. 肾病综合征患者血清（Ser）和浓缩尿（Ur）的蛋白质电泳图谱。分子较小的蛋白质如白蛋白优先从血液中进入尿液。较大的蛋白质如 α_2-巨球蛋白和 β-脂蛋白保留在血液中，构成血清蛋白电泳图的主要条带

进程可以通过定量测量白蛋白尿进行，因为在肾小球损害过程中白蛋白比其他血浆蛋白更早出现在尿液。用免疫学方法检测尿微量白蛋白已被视为糖尿病管理的标准治疗和糖尿病并发症的早期发现指标。以严重低蛋白血症为特点的肾病综合征通常是由糖尿病肾病或一些其他原发性肾小球疾病引起的（Orth & Ritz，1998）。

α_1-抗胰蛋白酶

α_1-球蛋白的主要成分是蛋白酶抑制剂 α_1-抗胰蛋白酶（α_1-antitrypsin，AAT），其具有与胰蛋白酶结合和失活的能力（Eriksson，1965；Berninger，1985a）。第一个证明其功能的依据是发现一些患有肺气肿的年轻人的血清缺乏 α_1 球蛋白。进一步调查发现，肝硬化儿童的 AAT 也有类似的缺乏（Sveger，1976）。通常，血液中没有能被检出的胰蛋白酶水平，但是其他相关蛋白酶如弹性蛋白酶会因受到刺激或炎症反应而由白细胞释放（Cox，1986）。AAT 也可于中和这些蛋白酶的活性，因此作为稳态机制中的内因子调节体内内源性蛋白水解并防止不合适的严重炎症生化反应（Cox，1986）。

AAT 由 14 号染色体上的 *SERPINA1* 基因编码。大多数人的 *AAT* 基因都是纯合的正常有活性的 *M* 等位基因，或 MM 表型（Lieberman et al，1972）。约 10%的白种人（和更少的其他种族人群）是杂合的 *M* 和一些蛋白酶抑制剂或 PI 系统的其他等位基因。超过 2%的人群携带 *PiZ* 等位基因并表现出 MZ 表型。虽然这些个体的血清胰蛋白酶的抑制能力水平有不同程度降低，但一般无症状；然而，它们的纯合子后代 ZZ（具有非常低的 AAT 水平）易患肺或肝脏疾病。4000 人中约有 1 个是 ZZ 表型。另一个常见变异体是 PiS 等位基因，其合成表现出中度降低。虽然 MS 表型没有发现与某个疾病有关，但 SS 和 SZ 表型都被怀疑会增加肺或肝脏疾病的风险。另一个需要特别注意检测的等位基因是不能产生 AAT 蛋白的无效变异体。

虽然 AAT 缺乏可用血清蛋白电泳测出，然而有效的诊断算法是在 AAT 浓度测定基础上应用等电聚焦电泳测定其表型并应用检测特定突变的分子诊断测定基因型（Snyder et al，2006；Bornhorst et al，2007）。准确的分型可能需要分析 *AAT* 基因的 DNA 序列。*AAT* 至少有 75 个不同的等位基因。大约 17 个等位基因的蛋白产量过低导致肺部疾病，只有少数会引起肝脏疾病（Cox，1986）。

AAT 缺乏继发性肺气肿的治疗已经因为静脉内置换 AAT 得到了很大的提高，即用浓缩或重组蛋白使循环 AAT 浓度恢复到正常范围，使抗弹性蛋白酶能保护肺部（Snider，1989）。在肺部疾病变得广泛前，用吸入 AAT 的替代治疗也很成功（Hubbard et al，1989）。避免吸烟至关重要，因为吸烟会释放大量刺激物，引发肺部白细胞释放蛋白酶（Gelb et al，1977）。肝脏是 AAT 合成的部位，因此可以用肝移植治疗小孩肝硬化。关于肝硬化和 ZZ 表型很有趣的一点是肝细胞中存在易被甲烷硅基化的突变型 AAT 颗粒，暗示那些等位基因有分泌缺陷。替代治疗不能改善 AAT 异常继发性肝硬化。患有这种疾病的儿童可发展成进展性严重胆汁淤积，因此鼓励孩子进行肝移植。移植后，受体获得供体的 AAT 表型。有人提出一种治疗 AAT ZZ 表型的方法，即用化学分子伴侣提高该异常分子的分泌，从而逆转或防止 AAT 细胞内沉积，损伤肝细胞（Chanprasert & Scaglia，2015）。

AAT 是血清糖蛋白之一，其在急性炎性反应中升高，但这种升高缺乏临床特异性。由于其他蛋白质（例如 α-脂蛋白，α_1 酸性糖蛋白）会迁移到 α_1 片段的位置且不能分离成可区分的条带，所以 AAT 缺陷患者的 α_1 片段不会完全消失。对目标人群的 AAT 缺乏的基因筛查可能有价值，有利于早期诊断、改善预后，及对受影响亲属的指导（Aboussouan & Stoller，2009）。

α_2-巨球蛋白

α_2-巨球蛋白（α_2-macroglobulin，AMG）是血浆中最大主要非免疫球蛋白，分子量为 72.5 万 Da（Roberts，1985）。正常人的血清浓度与另一主要蛋白酶抑制剂 AAT 相当，尽管女性对雌激素的反应水平高于男性（Horne et al，1970）。肾病综合征中，AMG 的浓度会上升十倍以上而其他低分子量蛋白质则流失（Beetham & Cattell，1993）。AMG 的大体积阻止其流失进尿液。最终结果是肾病综合征患者的 AMG 血清浓度等于甚至大于其白蛋白浓度（约 2～3g/dl），从而维持胶体渗透压（图 19-4B）。肾病综合征中的 AMG 合成也可能增强，使得其浓度绝对性增加。AMG 通过与蛋白酶络合并形成共价键使之失活。其自身构象也由此改变，增强了被网状内皮系统的清除。AMG 至少有四种分子型，在唾液酸、甘露糖和半乳糖中变化，并可被等电聚焦分离。其他分子变异型可能是 AMG 从血液循环中前

去与蛋白酶结合的结果。AMG 的抑酶谱非常广泛，包括几乎所有类型的丝氨酸，羧基，硫醇和金属蛋白酶。前列腺特异性抗原与 AMG 形成复合物后，用免疫学分析方法无法检测到前列腺特异性抗原（见第 74 章）。虽然 AMG 在保持蛋白水解方向平衡起着重要的作用，但是没有明确发现该特异性缺陷与疾病相关，也没有发现某病理状态是由于 AMG 浓度低所致。糖尿病肾病早期的血清蛋白电泳可以观察到 AMG 的轻微升高。

AMG 通过分子捕获机制使蛋白酶失活，即利用诱饵区域结合蛋白酶，蛋白酶于是与 AMG 结合并被巨噬细胞受体清除（Armstrong，2006）。AMG 还具有 β-淀粉样肽，转化生长因子-β，神经生长因子-β 和血小板衍生生长因子-BB 的独立结合位点。AMG 的多态性可能在调节和清除这些物质上很重要，导致阿尔茨海默病等疾病的风险不断增加。

结合珠蛋白

另一迁移到 α_2 区域的主要蛋白质是结合珠蛋白（haptoglobin），其能结合红细胞溶解释放的血红蛋白以保存体内铁及蛋白质。不与血红蛋白结合的结合珠蛋白在循环中的半衰期约为 4 天。血红蛋白-结合珠蛋白复合物在几分钟内通过网状内皮系统从循环中除去，在网状内皮系统中血红蛋白被分解成珠蛋白和血红素，血红素进一步降解为铁和胆红素。结合珠蛋白-血红蛋白复合物可以与 CD163 单核细胞/巨噬细胞清道夫受体结合，通过细胞内吞作用从循环中去除（Buehler et al，2009）。当超过结合珠蛋白结合血红蛋白的能力时，游离血红蛋白作为 α 链-β 链二聚体进入肾小球滤液，随后在近端肾小管中被重新吸收并转化为含铁血黄素。

结合珠蛋白具有类似于免疫球蛋白的基本结构，即通过二硫键连接两条重链和两条轻链。一些人的轻链基因从头到尾方式被复制（2 型）。正常的结合珠蛋白（1-1 型）产生一种分子量为 100 000 的单一分子种类。此外，杂合个体（1-2 型）除了有 1-1 型结合珠蛋白，还通过复制出的轻链的分子间二硫键而产生一系列多聚体（例如二聚体、三聚体）。2-2 型结合珠蛋白由一系列不同的多聚体组成，因为 2 型轻链的分子量不同于 1 型轻链（Konigsberg，1974）。这些不同类型的结合珠蛋白可以通过高分辨率电泳来区分（图 19-5）。

可以根据与血红蛋白结合能力或通过免疫学方法，特别是比浊法来量化结合珠蛋白。由于多聚体分子位点之间的空间位阻，不同类型的结合珠蛋白表型得到的以抗原或血红蛋白结合能力的测量结果，可能与样品中存在的结合珠蛋白的绝对量不一致。因此，整个结合珠蛋白的参考范围比其单个亚型范围更宽。因此，对于同一个人的连续测量得到的结合珠蛋白浓度

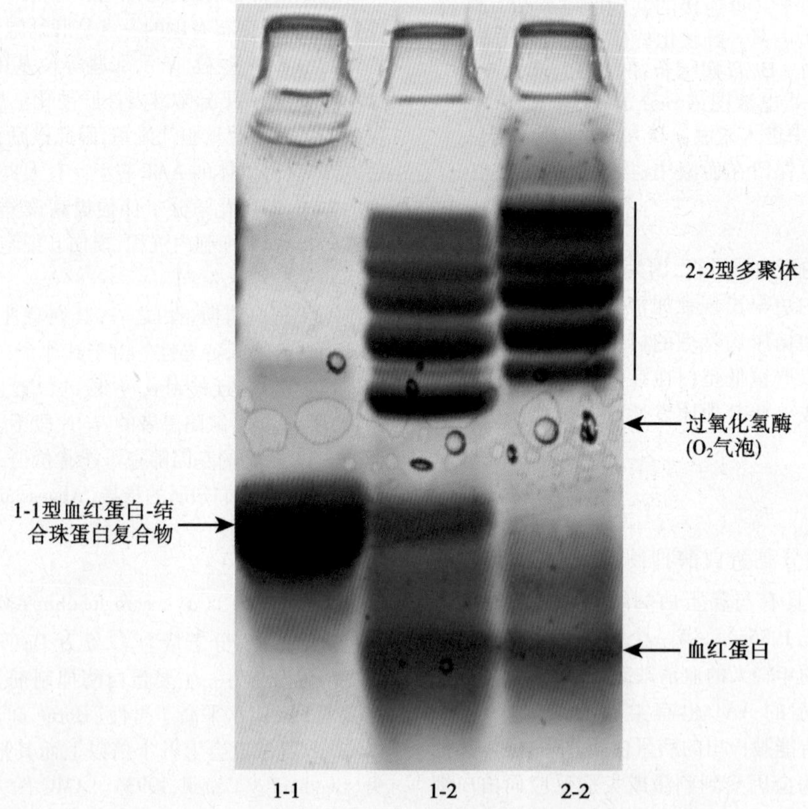

图 19-5　结合珠蛋白表型。将患者血清标本与体外红细胞裂解产生的游离血红蛋白混合，使用对不同分子量的蛋白质有高分辨率的聚丙烯酰胺凝胶进行电泳。电泳后，将凝胶在底物 3，3′，5，5′-四甲基联苯胺和过氧化氢的溶液中显影。血红蛋白，包括与结合珠蛋白结合的血红蛋白，表现出假过氧化物酶活性，能将迁移途中的基质转化为一种蓝色产物。凝胶中在过氧化氢酶处形成有氧气气泡，在裂解液中也有。1-1 型结合珠蛋白（左侧箭头）迁移深入凝胶（自上而下），而游离血红蛋白迁移得更远。2-2 型结合珠蛋白在 1-1 位置没有显示条带，但由于每个分子都结合了血红蛋白，其以系列高分子量多聚物的方式迁移（右侧标注）。1-2 型结合珠蛋白（中间）显示出 1-1 的次要带，还有一些不同于用 2-2 型观察到的高分子量聚合物的条带

是很有意义的。然而,高浓度可以很容易地与低浓度区分开来,这对首次评估患者的溶血情况是很重要的。结合珠蛋白的先天性缺陷似乎没有临床后果(Manoharan,1997)。

在糖尿病中,2-2型结合珠蛋白的患者已经表现出较高的血管并发症风险,这可能是由于清除血红蛋白的能力不同,从而铁处理能力的改变以及氧化负荷的升高(Van Vlierberghe etal,2004;Levy et al,2010)。

血清结合珠蛋白在应激反应,感染,急性炎症或组织坏死时浓度增加,可能是由于刺激而使合成增多(见下文,急性期反应物)。在溶血发作后,结合珠蛋白与血红蛋白形成的复合物从循环中被清除,结合珠蛋白浓度由此下降。而且这种影响在溶血输血反应,热灼伤和自身免疫性溶血性贫血引起的大量溶血后更为显著。它也能有效应用于连续监测那些致使红细胞缓慢持续破裂的疾病,如机械性心脏瓣膜病、血红蛋白病或运动相关的创伤。低浓度的结合珠蛋白可能会伴随肝脏疾病肝合成能力受损。一些先天性结合珠蛋白缺乏的个体,显然可以利用其他的机制来保存体内存储铁。在静脉切开术或加工过程中发生了体外溶血的血清样品中,在蛋白质电泳中出现结合珠蛋白-血红蛋白复合物的位移带。

应当注意的是,肌红蛋白不与结合珠蛋白结合。因此,通过横纹肌溶解释放的大量肌红蛋白并不会降低血清中结合珠蛋白的水平。这一差异对于无红细胞存在的尿液用阳性试纸测定血液(实际上是对血红蛋白或肌红蛋白中血红素伪过氧化物酶活性的测试)是很有帮助的。这样,低血清结合珠蛋白表明是血红蛋白尿(溶血),而高血清结合珠蛋白则表明是肌红蛋白尿。血清中的乳酸脱氢酶(lactate dehydrogenase,LD)同工酶1也与溶血有关,而横纹肌溶解会释放LD5和肌酸激酶。

β-脂蛋白

β-脂蛋白(LDL)的迁移具有特征性的锐利阴极前缘和近阳极羽毛样尾部区域。虽然采用脂质染色能更好被定量,但采用蛋白质染色时脂质运载蛋白可以成为一个明显的条带。β-脂蛋白电泳条带的确切位置对近期高脂肪饮食反应敏感,因此在禁食和餐后收集的样本中可以看到脂蛋白的位置略有不同。其他脂蛋白(极低密度脂蛋白,高密度脂蛋白和乳糜微粒)的强度相对较小,并且与其他血清蛋白的电泳位置发生重叠,因此这些组分通常不适用蛋白质染色。肝素会激活肝素后脂蛋白脂酶,后者能降解循环中脂蛋白组分的甘油三酯。因此,肝素化患者会暂时表现出β-脂蛋白的异常条带,其在电泳路径中快速且不均匀地迁移,甚至进入前白蛋白区。高胆固醇血症中出现LDL升高,并伴随β-脂蛋白带的染色强度增大。脂蛋白在第17章进行了更为详细的讨论。

运铁蛋白

主要的β-球蛋白是运铁蛋白(siderophilin),其将铁离子从细胞内或黏膜铁蛋白的储存铁转运到骨髓,而骨髓中红细胞前体和淋巴细胞表面上具有运铁蛋白受体(Irie & Tavassoli,1987)。

运铁蛋白由687个氨基酸组成,计算分子量为79 550Da(MacGillivray et al,1982)。氨基酸序列分析显示,运铁蛋白有两个可能由祖先运铁蛋白基因连续重复产生的同源结构域。每个结构域具有一个对铁高亲和力的结合位点。肝脏合成运铁蛋白的mRNA转录过程受到循环中和肝细胞周围的铁浓度调节。

在正常血清中,运铁蛋白的浓度范围为200~400mg/dl,为便于测量而作为铁结合力(iron-binding capacity,IBC)(Tsung et al,1975)。短期缺乏铁时,运铁蛋白水平明显上升至正常水平的两倍以上。由于运铁蛋白是一种电泳迁移率紧密的单类分子,严重缺铁时运铁蛋白的水平升高可能出现异常蛋白的假象(假性异常蛋白血症)(Zawadzki,1970)。妊娠期会出现一定程度的铁缺乏和运铁蛋白升高(Mendenhall,1970)。铁缺乏患者补充铁剂后会增加饱和度;之后运铁蛋白将返回正常。

运铁蛋白的慢性饱和发生在特发性血红蛋白沉着症和输血性含铁血黄素沉着。由于在这些综合征中几乎没有发现不饱和IBC,所以铁不能被正常动员排出,导致组织中有毒物质的过度沉积。现在筛查血红蛋白沉着病的策略包括测量血清铁和血清运铁蛋白(通常通过比浊免疫法),并把计算出的饱和度作为识别以前未被发现病例的最佳指标。血红蛋白沉着症是一种遗传性疾病,由于过量游离铁的毒性作用导致肝硬化、糖尿病、心肌病、关节炎和其他内分泌紊乱。血红蛋白沉着症筛查是合乎需要的,因为通过诸如放血疗法或螯合疗法的手段可降低体内铁负担从而中止疾病进展。

运铁蛋白也可以通过结合并带走需铁细菌中的铁来发挥抗菌作用(Reddy et al,1970;Weinberg,1978)。先天性运铁蛋白不足(运铁蛋白血症)是一种以小细胞性贫血和铁超载为特征的罕见病症(Aslan et al,2007)。在蛋白流失严重的肾病中,运铁蛋白携带着铁元素从血液循环流失到尿液中。这种损失可能导致低色素性贫血。

血清运铁蛋白的电泳变体偶尔发生,这是由于氨基酸序列中的同种异型变异使分子带有不同的电荷。在这种情况下,这种杂合状态在运铁蛋白单一电泳带的位置出现双条带(Kamboh & Ferrell,1987)。

运铁蛋白是一种糖蛋白,即在肝脏新合成的蛋白质分子上添加各种类型的糖分子。经常酗酒的人的血清中会出现异常的碳水化合物缺乏型运铁蛋白(carbohydrate deficient transferrin,CDT)(Stibler,1991)。与之相反,这些不同于正常糖基化四唾液酸运铁蛋白的异常二唾液酸和去唾液酸运铁蛋白分子可能是由于肝细胞中糖基转移酶失活,或血清中唾液酸酶活性的升高,或两者皆有(Xinetal,1995)。CDT可以通过阴离子交换层析法或血清同型等电聚焦来检测,然后进行免疫印迹。其他一些方法包括HPLC,毛细管带电泳,质谱法和比浊免疫测定(Beanetal,2001)。虽然CDT通常被认为是慢性酗酒的高度特异性标记物(Arndt,2001),但在女性、非吸烟者及体重指数高(超重和肥胖)的人群中也有可能发生假阴性(Whitfield et al,2008)。

现已在脑脊液(Zaret et al,1992),眼睛的房水和玻璃体液(Tripathi et al,1990)和耳朵的外淋巴(Thalmann et al,1994)中识别出运铁蛋白的一个变型。在化学结构上,与血浆运铁蛋白相比,它在糖基化过程中缺乏唾液酸(Hoffmann et al,1995),其被称为去唾液酸运铁蛋白,τ蛋白或β_2-运铁蛋白。它电泳迁移稍有不同(朝向阴极),因为携带了比血浆运铁蛋白更少的负电荷(Blennow & Fredman,1995)。在脑脊液中含有血浆运铁蛋白和去唾液酸运铁蛋白两种类式，而在血浆仅有一种类式。因此，检测瘘管或引流液中的去唾液酸运铁蛋白是判定颅骨骨折或其他有鼻腔引流的头部外伤的脑脊液外流（Solomon et al，1999），及判定耳蜗植入等耳科手术的瘘管液中含有外淋巴液的超前性证据（Delaroche et al，1996）。去唾液酸运铁蛋白和运铁蛋白免疫反应类似，因此可以通过电泳后的免疫印迹检测（Roelandse et al，1998）。这种方法很容易通过买的琼脂糖凝胶电泳系统完成，这些系统已经在许多实验室中用于免疫球蛋白的直接固定（Normansell et al，1994）；在血清样品中使用抗运铁蛋白抗体显示出单运铁蛋白条带，但如果样品含有 CSF，则显示两条带（图 19-6）。除了检测患者体液，还有必要检测血清以排除运铁蛋白的等位基因变型，否则可能导致假阳性（Sloman & Kelly，1993）。引流液中发现 CSF 则可能需要手术修复或抗生素治疗，因此把检测去唾液酸运铁蛋白作为 CSF 的存在标志具有重大的临床意义。

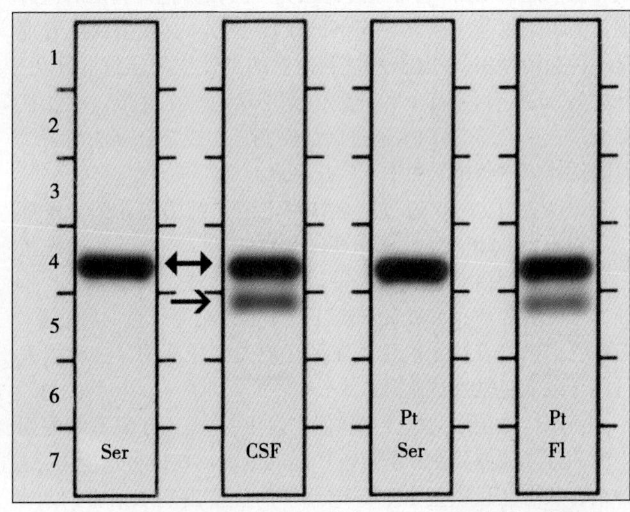

图 19-6 免疫固定运铁蛋白抗体以检测脑脊液（cerebrospinal fluid，CSF）的存在。Ser，正常血清运铁蛋白的位置（Tf；双向箭头）；CSF，运铁蛋白和去唾液酸运铁蛋白的正常位置（aTf，单向箭头）；Pt Ser，患者血清以排除 Tf 的电泳变体；Pt Fl，患者的未知体液显示有运铁蛋白和去唾液酸运铁蛋白的双条带，证实 CSF 存在于体液中

补体

β-球蛋白的一个单独部分是 C3 补体成分。虽然这种蛋白质可以轻松溶于新鲜的血清样品，和已冻干的储存样品及商业用血清，C3 被切割以形成 C3c，其向阳极迁移到天然 C3 处而形成一条不易与其他 β-球蛋白区别的条带。C3 在自身免疫疾病中会被抑制，当补体系统被激活，C3 与组织中的免疫复合物结合，从而将其从血浆中除去。因此，C3（和 C4）的浓度可作为一个便捷标志物用于评估诸如红斑狼疮和类风湿关节炎等风湿性疾病的活动。C4 在血清蛋白电泳中无法检测出，因为其浓度通常仅为 C3 的 1/5 左右。现在 C3 和 C4 可以很容易通过比浊法量化，用于监测风湿病的活动。高于正常水平的 C3 或 C4 没有特殊诊断意义，除了作为急性时相反应的轻度指标。补体系统及其抑制剂在第 47 章进一步讨论。

纤维蛋白原

血浆中含有 100～400mg/dl 的纤维蛋白原，是含量最高的凝血因子，并可形成纤维蛋白凝块。纤维蛋白原的总分子量为 340 000Da，是一个有三对肽链（A-α，B-β 和 γ）的二聚体，由氨基末端的多个二硫键连接而成（Doolittle，1975；Doolittle et al，2001）。该分子区域称为 E 结构域（E domain）或二硫结（disulfide knot）。肽链向外延伸并在其羧基末端形成另外两个相同的结构域（D），其中三条链相互缠绕。凝血酶从 A-α 和 B-β 链的氨基末端切割纤维蛋白肽 A 和 B，从而形成一个纤维蛋白单体。纤维蛋白单体聚合成原纤维，原纤维再形成肉眼可见的纤维蛋白凝块。然后，凝血因子ⅩⅢ在不同纤维蛋白分子的相邻 γ 链上的赖氨酸和谷氨酰胺残基之间形成共价键，使得纤维蛋白凝块基本上算一个分子。交联的凝块不易被化学变性剂溶解，并且物理上非常稳定。

现已鉴定出许多遗传性纤维蛋白原变体（异常纤维蛋白原血症），由于其基因突变改变了氨基酸序列，导致合成的纤维蛋白原分子功能异常。一些异常纤维蛋白原血症表现出凝血损害和出血素质，而其他的则表现为血栓形成的趋势增加（Menache，1973）。遗传性纤维蛋白原缺乏血症基本上没有纤维蛋白原被合成，从而导致出血性障碍，然而其在出血继发性关节异常方面，并不像血友病那样严重。

纤维蛋白原浓度随其他急性时相反应物升高，偶尔超过 1.0g/L。在这种情况下，与纤维蛋白原含量直接相关的红细胞沉降率（ESR）也显著升高。怀孕和使用避孕药物也会使纤维蛋白原水平上升。其浓度低通常提示凝血被广泛激活，导致纤维蛋白原消耗。在此过程中，纤溶酶原也被激活成纤溶酶，降解纤维蛋白和纤维蛋白原，测量其分裂产物可用于评估血管内凝血。通常，形成的凝块通过纤溶酶的作用被去除，反过来纤溶酶被抗血纤蛋白酶和其他蛋白酶抑制剂灭活。

纤维蛋白原不存在于正常血清中，但在血浆电泳中可以形成一条 β-和 γ-球蛋白之间的明显的带（图 19-7）。从肝素化患者抽取的血液经常不能完全凝结，因此在电泳时存在纤维蛋白原带。这可以通过检测样品中的细微凝固和对彻底凝固样品的重复电泳来加以区分。这种操作对于区分残留的纤维蛋白原带和免疫球蛋白的单克隆峰很重要，由于它们出现在相同电泳位置。

少量成分

下一组蛋白质包括那些无法用标准蛋白质电泳检测的蛋白质，因为其血清水平过低。它们的定量通常通过免疫学方法进行。

铜蓝蛋白

与 α_2-球蛋白一起迁移的是一种铜结合蛋白，即铜蓝蛋白（Ceruloplasmin），其含有血浆中的大部分铜，并具有铁代谢中重要的铁氧化酶活性（Hellman & Gitlin，2002）。铜蓝蛋白在肝脏中合成，其分子量为 132 000Da，由一条多肽链组成。尽管在出生时（Al-Rashid & Spangler，1971）水平较低，但正常成年人铜蓝蛋白血清水平为 20～40mg/dl，口服避孕药治疗和怀孕时或作为一个急性时相反应物时升高两倍（Burrows & Pekala，

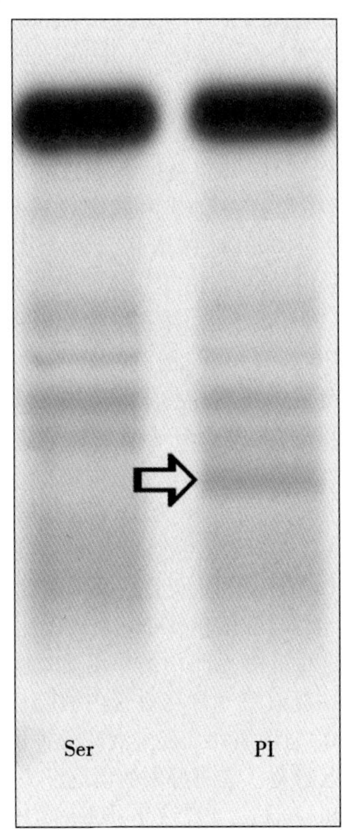

图 19-7 对比同一个体的血清(Ser)和枸橼酸钠血浆(Pl)显示血浆中纤维蛋白原的位置(箭头)不应该会和一个单克隆免疫球蛋白混淆

1971)。血浆铜蓝蛋白的每个分子可以结合六个铜原子,其使蛋白质呈蓝色。在血浆铜蓝蛋白浓度升高时,这种蓝色能与其他血浆色团的黄色一起使血浆带绿色(Schenker et al,1971);这种绿色的外观经常可以在献血血袋中看到。血浆铜蓝蛋白使亚铁氧化成铁离子,这可能是铁蛋白释放铁与运铁蛋白结合的方式(Roeser et al,1970)。

威尔逊病(Wilson disease,肝豆状核变性)是由铜代谢紊乱引起的,即铜进入胆汁的肝脏排泄途径受损,导致铜在组织中的有害沉积。正常的铜代谢包括在肝脏与铜蓝蛋白结合(每分子约六至七个铜原子),然后分泌到血浆中。在威尔逊病中,该过程受损,而已经被身体吸收并运送到肝脏的铜不能作为血浆铜蓝蛋白的一部分重新进入体循环。铜通过胆汁的正常排泄减少,体内铜沉积物的总体增加,其对肝、脑、角膜、肾脏、骨骼和甲状旁腺是有害的。通常是在儿童或青少年时期被诊断,首先发现的是肝损害。而其他患者可能在生命后期在才发病,那时已经有神经系统改变。治疗方法是长期使用有螯合作用的青霉胺,严重患者可能需要肝移植。

威尔逊病的诊断是基于体检发现(肝脏疾病,神经系统症状,角膜 Kayser-Fleischer 环),检测血清中血清铜蓝蛋白的低水平和尿及肝脏活检中增高的铜浓度。血清铜蓝蛋白的氧化酶活性可用以对苯二胺作为底物的比色法定量测定。此外,还可以使用一些免疫化学方法,因为蛋白质电泳上的条带太微弱不可靠。由于没有一个单独的临床表现或实验室检查足以诊断威尔逊病,因此需要将这些指标结合起来(Ferenci,2004)。铜蓝蛋白基因上的突变导致无铜蓝蛋白血症,从而致使铁过载,影响胰腺、肝脏和脑部(引发一系列神经性疾病)。

Gc-球蛋白

种群特异成分-球蛋白(group-specific component-globulin,Gc-球蛋白)(维生素 D 结合蛋白[DBP])与维生素 D 结合(Daiger et al,1975;Bikle et al,1986),在电泳中显示为 α_1-球蛋白,分子量约为 51 000Da。正常血清浓度为 20~55mg/dl,严重肝脏疾病时浓度会减少。Gc-球蛋白有两个常染色体共显性等位基因,表达为三种表型:1-1 型,2-2 型和 1-2 型(Giblett,1969)。先天性缺乏该蛋白质可能是一种致命的突变,因为维生素 D 的运输受损且其水溶性很低,只能靠该蛋白运输。1 摩尔 GC 球蛋白结合 1 摩尔维生素 D 及其代谢物,但在血浆中,此结合可能达不到完全饱和。肾病综合征会导致 DBP 的尿路丢失,其中一些结合着维生素 D。这种维生素 D 的丢失可能导致肾病综合征中随后的钙代谢问题(Goldstein et al,1981)。作为血浆蛋白的一小部分,GC-球蛋白可以通过放射免疫法,放射免疫扩散法以及火箭免疫电泳进行定量分析(Walsh & Haddad,1982;Westwood & Werrett,1986)。近来用免疫比浊法研究显示,在发生器官功能障碍和败血症的外伤患者中,GC-球蛋白含量较低(Dahl et al,2003)。25-羟基维生素 D 的血浆浓度受维生素 D 结合蛋白多态性的影响(Sinotte et al,2009),这可能是通过改变与不同表型相关的该蛋白质水平达成(Lauridsen et al,2001)。

血色素结合蛋白

β-迁移球蛋白血色素结合蛋白(hemopexin)可以结合血红蛋白降解释放的血红素(Muller-Eberhard,1970)。通过这种方式,这种小卟啉分子及其铁原子可以避免被排出,从而有助于保存体内储存铁。在血浆蛋白中,血色素结合蛋白对血红素的结合亲和力最强,这可能有助于限制游离血红素的毒性(Tolosano & Altruda,2002)。其正常血清浓度为 50~120mg/dl,故须用免疫学方法定量测定。血色素结合蛋白分子量为 70 000Da,其中 20% 是碳水化合物,由一条多肽链组成。虽然非特异性尿路流失或肝衰竭导致的合成减少会使血色素结合蛋白的水平降低,但其最显著下降发生于血管内溶血,那时游离血红蛋白的数量超过了结合珠蛋白的结合能力。血液循环中的血红蛋白降解从而释放血红素,而与血色素结合蛋白一对一结合。血红素-血色素结合蛋白复合物通过肝细胞从循环中清除,血清血色素结合蛋白浓度也就会明显降低。过量的血红素接下来与白蛋白结合成为正铁白蛋白。随着新合成的血色素结合蛋白不断增多,血红素从正铁白蛋白转移到血色素结合蛋白,继而持续降低血色素结合蛋白的水平。因此,血色素结合蛋白可作为早期诊断溶血的辅助指标,在结合珠蛋白水平恢复正常但血红素未完全清除之后(Wochner et al,1974)。在卟啉病,横纹肌溶解症和慢性神经肌肉疾病中也会出现血色素结合蛋白的降低(Delanghe & Langlois,2001)。

α_1-酸性糖蛋白

α_1-酸性糖蛋白(α_1-acid glycoprotein),也称为黏蛋白,其糖含量很高,这使得在标准蛋白染色上基本看不见它(Alvan,1986)。其分子量大约为 44 000Da,大部分能进入肾小球滤液,使其体内半衰期只有 5 天左右。正常血清水平为 40～105mg/dl，妊娠期会升高（Schmid，1975）。它是一种急性时相反应物，但其生物功能尚不清楚。由于它能与黄体酮结合，因此可能在该类固醇激素的运输或代谢中有重要作用。它还结合一些药物（如利多卡因）并将它们保存在无活性的循环池中。测量该蛋白质在解释药物水平（如利多卡因）方面具有临床意义，由于这些药物以非活性形式与高于正常量的 α_1-酸性糖蛋白结合，即使达到高血清浓度也无预期的治疗效果。尽管其主要合成部位是肝脏，但一些特定组织来源的同形类型可能使该蛋白质的遗传多态性进一步复杂。虽然对这种蛋白的测量尚未被广泛应用，但其与多种药物如酪氨酸激酶抑制剂 STI571（用于慢性髓系白血病）结合的能力引发对这种结合和药物失活引起的药物-不应状态的担忧（Jorgensen et al，2002；Le Coutre et al，2002）。

C 反应蛋白

这一血清成分是在将肺炎球菌感染治愈的患者血清，与该细菌的 C-多糖混合之后发现的。由于形成了可见的絮凝物，在 20 世纪 40 年代进行了大量对 C 反应蛋白（C-reactive protein，CRP）的研究和纯化。除肺炎球菌感染之外的其他疾病患者血清中也发现了 CRP 存在，而组织坏死时 CRP 含量显著上升。许多其他物质也与 CRP 反应，如 DNA，核苷酸，各种脂质和多糖等（Hokama，1982）。因此，它似乎是一个普遍适用的清道夫分子。其分子量在 118 000～144 000Da 之间，含有大量的碳水化合物。出生时的正常血清浓度约为 100ng/ml，儿童为 170ng/ml，成年人为 470～1340ng/ml。尽管浓度比较低，但 CRP 作为一种高度敏感的急性时相反应蛋白具有重要意义（Deodhar，1989）。其量值通常是通过测量其沉淀 C-物质的能力或免疫学方法确定，包括比浊法，沉淀，RIA 和酶免疫测定等（Saxstad et al，1970；Claus et al，1976）。通过电泳发现，CRP 是一种 γ-迁移蛋白，其在炎症反应严重的患者中可能形成一个较小但明显的单克隆带。CRP 水平有时被用于细菌感染（高 CRP）与病毒感染（低 CRP）超前诊断的快速检测（Clyne & Olshaker，1999）。风湿病专家经常使用 CRP 来监测自身免疫性疾病的进展或缓解情况。CRP 的基因已经定位于人类 1 号染色体（Whitehead et al，1983）。近来流行病学研究表明 CRP 的高灵敏度检测可以增加血清脂质在判定个体心血管事件风险的预测价值，这大概是因为炎症在动脉粥样硬化中的作用（Ridker et al，2000）。具有正常高值 CRP 浓度的人比正常低值 CRP 浓度的人群患卒中或心肌梗死的风险更高（在第 18 章中有更详细的讨论）。

在个人组学分析中的一项连续测量 CRP 14 个月的研究结果显示，CRP 在两种不同病毒的感染期内出现升高：人类的鼻病毒和呼吸道合胞病毒。该项有力分析说明了 CRP 在评价炎症反应中的持续作用（Chen et al，2012）。

蛋白酶抑制剂

除了已知的 α_1-抗胰蛋白酶和 α_2-巨球蛋白以外，血浆中也存在不同蛋白酶的不同抑制剂。它们包括 α_1-抗糜蛋白酶（α_1-antichymotrypsin，AAC）（Berninger，1985b），间-α-胰蛋白酶抑制剂（inter-α-trypsin inhibitor，IATI）（Daniels，1975），抗凝血酶Ⅲ（antithrombin Ⅲ，AT3），抗纤溶酶，C1 酯酶抑制剂（C1 esterase inhibitor）（Prograis et al，1985），蛋白 C（Stenflo，1984）和纤溶酶原激活物抑制剂-1（plasminogen activator inhibitor-1，PAI-1）（Nilsson & Tengborn，1984）。这些蛋白质的血浆浓度都不能在染色蛋白质电泳中可检测到。其他抑制剂可以抑制较宽范围的蛋白酶，而 AAC 只能高度特异性中和胰蛋白酶，胰蛋白酶可以切断在酪氨酸和苯丙氨酸残基羧基端的肽键。AAC 的分子量为 68 000Da，碳水化合物含量约为 25%。正常的血清浓度是 40～60mg/dl，但 AAC 作为急性时相反应蛋白反应时可以迅速升高 5 倍，并在炎症期保持高水平（Kosaka & Tazawa，1976）。AAC 与前列腺特异性抗原形成复合物，并在免疫测定法中将其作为 PSA 的绑定形式来测定（见第 74 章）。它可以与其他低分子量的血清蛋白一起流失到肾病综合征的蛋白尿中。

IATI 是一种分子量高达 16 万 Da 的糖蛋白。它的浓度通常是 50mg/dl。IATI 并不像急性期反应物一样明显地升高。它在疾病状态中的作用可能与主要蛋白酶抑制剂相似，在于防止内源性细胞酶对组织自我消化（Daniels，1975）。

AT3 因为其在中和凝血酶中的作用而具有特殊的临床意义。在凝血过程中凝血酶通常在血管内被凝血素激活。这个分子量为 62 000Da 蛋白质在加入溶液几分钟内就能与凝血酶形成共价连接的复合物。在有肝素的情况下，这个复合物几乎在瞬间形成（Rosenberg，1975；Rosenberg，1985；Rosenberg，1987）。虽然 AT3 对肝素发挥治疗作用至关重要，但似乎只有那些有明显缺陷的少数人有血栓形成性障碍（Carvalho & Ellman，1976）。AT3 的作用会扩展到其他的凝血因子（Ⅸ、Ⅹ、Ⅺ、Ⅻ和激肽释放酶）。在严重的肝脏疾病、蛋白丢失的疾病（相同大小的白蛋白分子被丢失）及弥散性血管内凝血（disseminated intravascular coagulation，DIC）中 AT3 的血清水平可能会降低。一种新型治疗弥散性血管内凝血的实验性方案是在患者 AT3 水平下降到非常低的浓度时，输注浓缩液代替 AT3 被消耗性凝血病消耗。据推测，恢复到正常水平的 AT3 可以在全身范围内阻断血栓形成。AT3 水平在肝素治疗中降低和口服抗凝治疗中略有升高，这是由于相应增加和减少的反向作用。

虽然 AAT，AMG 和 AT3 在血清中是中和纤溶酶的中坚力量（Harpel & Rosenberg，1976），但有一种独特的抗纤溶酶迁移到 α_2 球蛋白区域（Lijnen & Collen，1985）。这种纤溶酶的血清蛋白酶抑制剂的交叉反应说明了在区分每个分子种类的精确生理功能方面的困难，因为每种分子都有能力在不同情况中替换其他分子。然而，抗纤溶酶定量与大部分由血浆中的纤溶酶原参与凝血时产生的纤溶酶结合。因此，抗纤溶酶作为凝血-纤溶联合系统的关键检查之一，该系统通过平衡凝血形成和溶解来维持止血状态。通过这种机制，血栓形成和破裂通常局限在血管局部，而不扩散到整个循环。抗纤溶酶的遗传缺陷致使纤维蛋白溶解相对不受限制而引起出血失调。

PAI-1 能阻止纤溶酶原的激活，从而在早期阻断纤维蛋白溶解。缺乏 PAI-1 会导致其抑制减弱，导致更强的纤维蛋白溶解和出血性疾病可能。PAI-1 水平升高可防止纤维蛋白溶解，导致血栓形成疾病和动脉粥样硬化的进展。蛋白质 C（及其辅因子蛋白 S）能灭活活化的凝血因子Ⅴ和Ⅷ。缺乏蛋白质 C 或 S 使体内促凝血因子活性延长（Griffin et al，1987），导致血栓形成疾病。

C1 酯酶抑制剂能够抑制活化的补体成分 C1r 和 C1s，以及其他一些凝血和纤维蛋白溶解因子。它作为一种急性期反应物浓度上升。C1 酯酶抑制剂的遗传缺陷可以使补体激活持续不衰退，其称为遗传性血管水肿。补体系统及其抑制剂在第 47 章中有深入讲述。

急性期反应物

急性时相反应蛋白在与感染、受伤、手术、创伤或其他组织坏死伴随发生的应激或炎症状态下也会出现浓度升高的特性(Daniels et al，1974；Laurell & Jeppsson，1975；Dowton & Colten，1988)。它们包括：AAT、α_1-酸性糖蛋白、结合珠蛋白、血浆铜蓝蛋白、纤维蛋白原、血清淀粉样 A 蛋白和 CRP。其他还有因子Ⅷ、铁蛋白、脂蛋白、补体蛋白和免疫球蛋白。很容易理解这样的血浆蛋白的反应对身体的有利作用：炎症会导致白细胞向组织释放蛋白水解酶，而这些水解酶必须由酶抑制剂的中和作用来限制它们的破坏程度；清道夫蛋白(结合珠蛋白，CRP)帮助收集和运输细胞碎片和分解产物到吞噬细胞(网状内皮系统)以处理它们及保护重要物质(如铁)；伤口愈合需要大量的纤维蛋白，其通过血液循环以纤维蛋白原形式到达伤口处。因此，急性时相反应物的体液反应可以被看做是一种现象，它在每次触发时都是用来处理广泛的损害，即使不是每个时候都需要所有的物质。急性期反应物的升高很可能是对细胞因子的反应，包括白介素-1、肿瘤坏死因子、干扰素-γ 和白介素-6。总的生理反应包括诱发发热，白细胞募集，肌肉的分解代谢，以及蛋白合成模式的改变(白蛋白的生成减少)。

在诊断中的临床应用，其他的参数实际上可能和上述蛋白一样敏感，并且更容易测量(例如：发热、白细胞增多、ESR)。然而，这些蛋白质提供了量化检测的另一方向，即通过连续测定来监测患者的病程(Van Oss，1975)。当然，在患有先天性缺陷的患者(Gitlin & Gitlin，1975)，药物或器官疾病导致的其他功能损害的人群，以及各种成分通常都较低的新生儿中(Gitlin & Biasumli，1969)，可能不会出现预期的大幅度增长。然而，通常有效用于反应监测的急性期反应物是 CRP，它是上升速度最快的急性期反应物且成功治疗后会迅速恢复正常(Fischer et al，1976)。CRP 经常被应用于隐匿性感染的检测和初步分类，因为细菌感染引起的 CRP 水平高于病毒。它也被广泛用于评估自身免疫疾病的疾病活动，因为它在没有持续的炎症反应的情况下很少会持续升高。CRP 的升高可以高达正常水平的 1000 倍，这大大有助于检测异常状态。对比之下，其他急性时相反应物在这种反应中最多只能增加几倍，虽然铁蛋白水平偶尔会超过 20 000ng/ml。

蛋白质异常模式

一些电泳中最常见遇到的蛋白质异常模式在图 19-8 中光密度扫描中展示。扫描能对每个部分进行定量分析，但是肉眼观察电泳带能提供更多已被高分辨率系统分离的各种蛋白质的细节信息(Ritzman & Daniels，1975)。对电泳结果的解读取决于肉眼识别异常模式或异常带，并通过扫描定量测量各个级分的相对量。

营养不良和总体蛋白丢失导致的低蛋白血症往往出现所

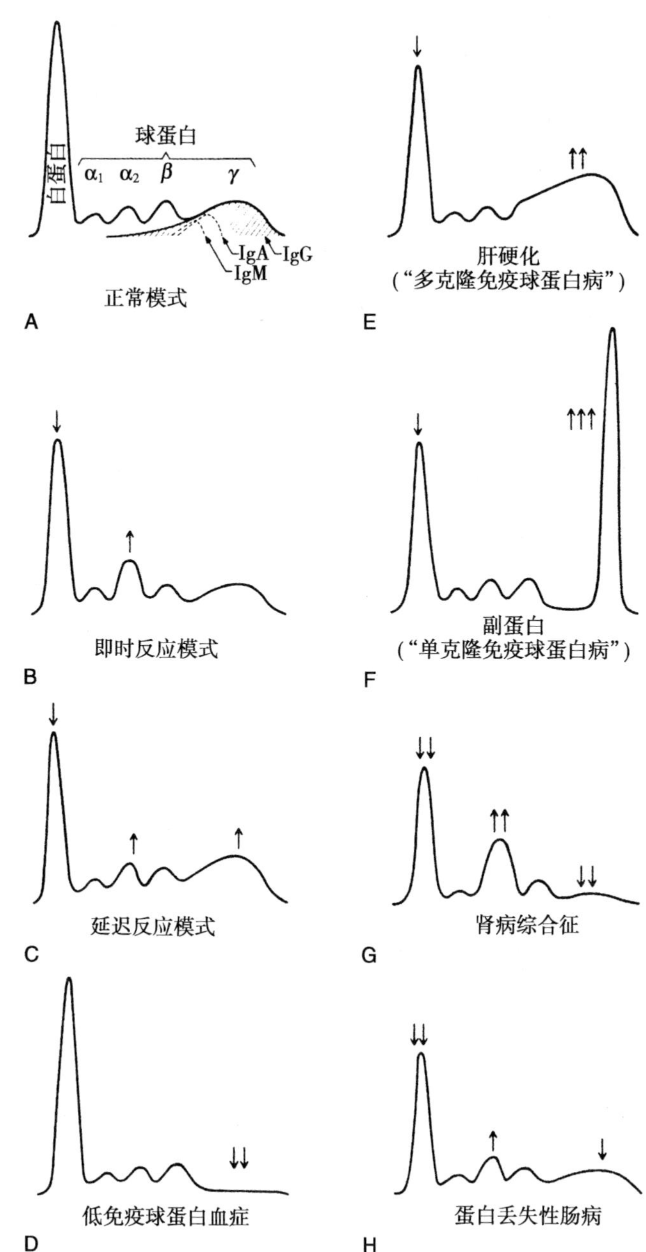

图 19-8 血清蛋白电泳：临床病理学相关性(由 A. E. Krieg 博士提供)

有成分的下降，但是减少最明显的通常是白蛋白，相比于其很高的正常基础值(白蛋白在血清蛋白中量最多)(图 19-9，第 3 条)。在严重的饥饿、吸收不良或严重慢性疾病所致的营养不足等情况下白蛋白将会减少到 20g/L 以下。其他血清蛋白，包括 AAT、AMG、结合珠蛋白、运铁蛋白和 C3，则在电泳上的显色更弱。β 脂蛋白染色强度的降低与血清胆固醇浓度的显著降低相对应。严重饥饿会强烈影响免疫系统，并使免疫球蛋白的合成减少，从而导致低丙球蛋白血症和对细菌和其他感染的抵抗力减弱。蛋白丢失性肠病(图 19-8H)显示低蛋白血症的一种变异情况，即在合成增加和丢失增加的共同作用下大多数成分都减少了，尽管 α_2 可能由于一种与之共存急性时相反应(结合珠蛋白)或优先保留大分子物质(α_2-巨球蛋白)而相对较高。

肾病综合征中蛋白质进入尿液的特异性丢失是在分子量

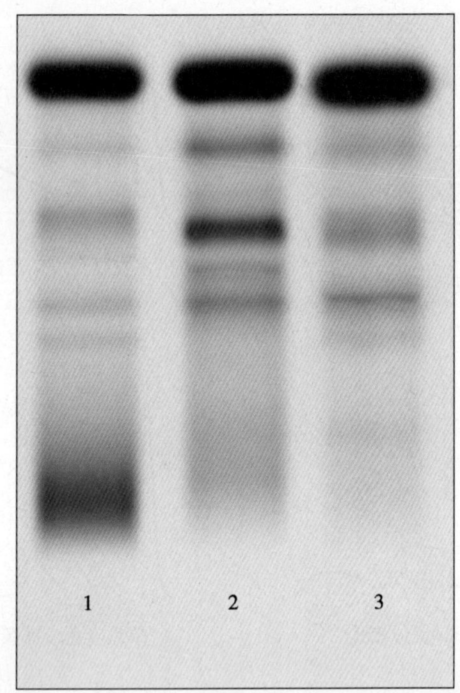

图 19-9　血清蛋白模式：①慢性炎症中白蛋白降低，γ-球蛋白增多。②急性炎症中 α_2-部分（结合珠蛋白）增加，C3 下降，因为补体的激活和消耗。③后脊髓损伤营养不足伴随低蛋白血症的几个部分

的基础上发生的，较小的蛋白质比较大的蛋白质流失的速度更快。因此，白蛋白在蛋白质丢失性肾病进程中出现得很早，其次是较少量的 AAT，运铁蛋白，最后是免疫蛋白（图 19-10，第 1 和第 2 条）。非常大的 AMG 分子以及 β-脂蛋白形成的大微胶粒被保留下来。其结果展示为血清中蛋白质（白蛋白和 α_1-，β-和 γ-球蛋白降低；α_2-巨球蛋白和 β-脂蛋白升高）及尿中蛋白质（含白蛋白和 α_1-，β-和 γ-球蛋白，不含 α_2-巨球蛋白的肾小球蛋白尿）的补充条谱（图 19-4B）。肾小管性蛋白尿是由于肾小管对小分子蛋白的重吸收受损造成的，显示出尿中 α、β、γ 的模式，尿中只有极少的白蛋白丢失（Killingsworth，1982）（图 19-10，第 4 条）。除了肾小球和肾小管型蛋白尿外（Maachi et al，2004），认识尿中单克隆免疫球蛋白病的重要模式是很重要的（图 19-10，第 3 条和图 19-11）。在血红蛋白尿中也出现了一个类似的单一大条带（图 19-10，第 5 条），这必须与单克隆免疫球蛋白或游离轻链区别开。

急性期或即时反应模式对血清蛋白电泳的影响最大，通过增加结合珠蛋白的量，同时略微降低白蛋白的浓度。结合珠蛋白的增加通常表示对压力刺激的某种形式的反应，无论是急性还是慢性反应。其他蛋白如 AAT 可以促进这种反应，CRP 等次要成分对该蛋白染色模式没有显著影响，尽管 CRP 的免疫测量可能显示升高 1000 倍。如果一位患者发生急性溶血使结合珠蛋白耗竭，血红蛋白的独立带可能在 β-或 α_2-区域迁移。体外溶血样本显示为一个结合珠蛋白-血红蛋白复合物的红色条带（在未染色的凝胶上），其与单独血红蛋白的迁移有所不同。延迟反应模式或慢性模式是急性期反应的延伸（高结合珠蛋白、白蛋白略有减少），白蛋白大幅度降低和免疫球蛋白克隆增多，γ 区域变宽。

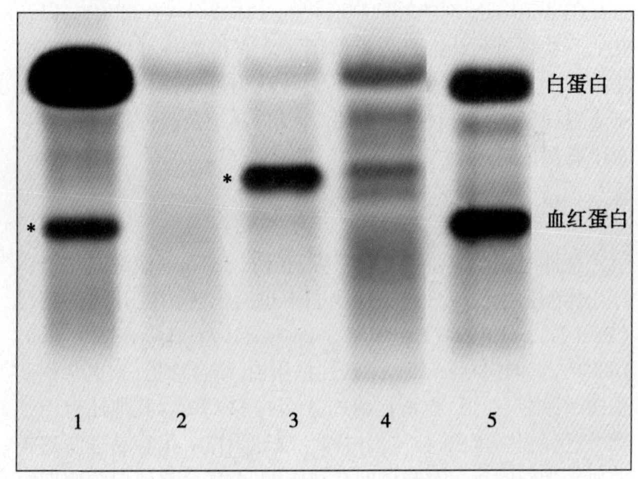

图 19-10　不同疾病的尿蛋白电泳模式：①严重的肾小球蛋白尿，一条主要白蛋白带和一条运铁蛋白带（*）。②微量蛋白尿，一条白蛋白和其他弥散蛋白的微弱条带。③一例多发性骨髓瘤中的免疫球蛋白轻链（*）。④管形蛋白尿，多条与主要血清蛋白不对应条带。⑤血尿，一条主要血红蛋白带（不要与单克隆免疫球蛋白病混淆），以及白蛋白带

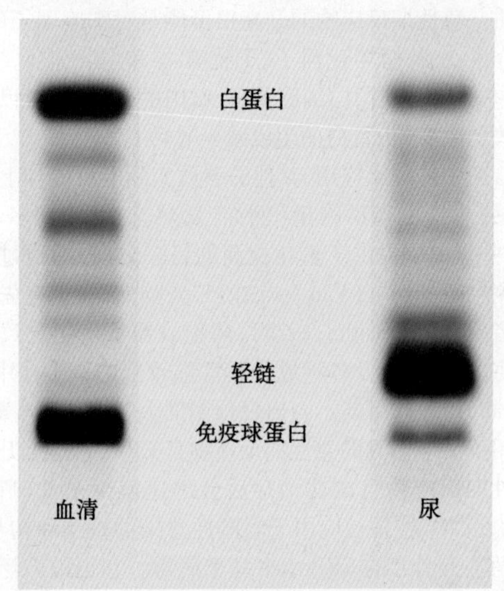

图 19-11　多发性骨髓瘤患者血清及尿蛋白电泳谱分析。血清显示出较大的完整免疫球蛋白的优势；尿中有大量较小的轻链，只有少量的总免疫球蛋白

缺铁性贫血患者有时会出现 β-区域铁蛋白的显著升高。运铁蛋白的增加对应着 IBC 的增加，饱和度较低。这种变化可能与骨髓瘤蛋白混淆，因为运铁蛋白带会形成一条窄克隆样带。

肝硬化产生可识别的蛋白质模式（图 19-4A）。肝硬化致肝细胞损伤导致合成白蛋白的能力降低，此外，继发于肝硬化的门静脉高压的血流动力学不稳定导致腹水形成，腹水中基本上全都是白蛋白。这种合成减少，伴随损失的增加，大大降低了血清白蛋白浓度。白蛋白的损失在一定程度上通过含 γ-片段的免疫球蛋白的显著多克隆增加而平衡，而免疫球蛋白可能显著增加胶体渗透压。γ-球蛋白的增加涉及所有免疫球蛋白；

慢β区免疫球蛋白A(IgA)的增加显示出一种与γ的连续体(也称为β-γ桥接)。

与多克隆增加相比,单克隆条带仅由几个在限定位置迁移的不同免疫球蛋白的克隆组成。这种模式见于存在免疫紊乱患者的血清中,以及一些接受慢性免疫抑制剂治疗的器官移植接受者的血清中(Myara et al,1991)。脑脊液中的单克隆条带是用来表示在中枢神经系统的免疫活性,并出现在感染性疾病或自身免疫性或脱髓鞘疾病中。

低免疫球蛋白血症表现为部分或完全缺乏的γ-片段。通常发生在新生儿免疫系统成熟前。它也发生于一些遗传性免疫缺陷中,如Bruton去免疫球蛋白血症和其他涉及B细胞功能的情况。也许更常见的是,这种模式可以出现在患淋巴网状组织疾病的成年人中,其正常浆细胞已经被淋巴细胞增殖所替代,一定程度出现在根除恶性肿瘤的化疗后,以及出现在低蛋白状态(图19-9,第3条)。

血清蛋白电泳最重要且最广泛的临床应用是用于单克隆免疫球蛋白病的检测。这种非常明确的模式来自由浆细胞单克隆增殖所分泌的异常蛋白(免疫球蛋白),且通常发现它没有正常量的多克隆γ球蛋白,因为正常的浆细胞被恶性克隆替代(图19-11)。异常蛋白及正常多克隆γ球蛋白的存在提示尚未扩散到整个骨髓的浆细胞瘤。多发性骨髓瘤的实验室评价应该包括血清和尿蛋白电泳以检测异常克隆条带,免疫电泳或免疫固定以分类异常蛋白的重链和轻链,并定量测量免疫球蛋白以提供检控患者对治疗或疾病进程反映的基线。其他在血清蛋白电泳中可能有时被认为是多克隆条带的蛋白质包括结合珠蛋白-血红蛋白复合物、C3及其变体、β-脂蛋白、运铁蛋白、纤维蛋白原、免疫复合物、CRP以及偶尔情况下的α_2-巨球蛋白。免疫球蛋白、免疫系统紊乱和补体异常在第46、47和51章进一步讨论。

(廖璞 译　唐敏 校)

推荐阅读

Bean P,Harasymiw J,Peterson CM,et al:Innovative technologies for the diagnosis of alcohol abuse and monitoring abstinence,Alcohol Clin Exp Res 25:309-316,2001.

碳水化合物缺乏的运铁蛋白检测及其应用策略的综述。

Bornhorst JA,Procter M,Meadows C,et al:Evaluation of an integrative diagnostic algorithm for the identification of people at risk for α_1-antitrypsin deficiency,Am J Clin Pathol 128:482-490,2007.

这篇文章描述了诊断ATT缺乏的现代途径,这个途径使用免疫分析、依赖等点聚焦的表型及基因型综合模式。

Delanghe JR,Langlois MR:Hemopexin:A review of biological aspects and the role in laboratory medicine,Clin Chim Acta 312:12-23,2001.

这篇综述描述了血色素结合蛋白的生物化学以及它如何在不同疾病状态下波动。

Ferenci P:Review article:Diagnosis and current therapy of Wilson's disease,Aliment Pharmacol Ther 19:157-165,2004.

更新了实验室检测在威尔逊病诊断中的作用。

Hellman NE,Gitlin JD:Ceruloplasmin metabolism and function,Annu Rev Nutr 22:439-458,2002.

这篇文章非常好的总结了铜蓝蛋白的化学及其临床重要性。

Lauff JJ,Kasper ME,Wu TW,et al:Isolation and preliminary characterization of a fraction of bilirubin in serum that is firmly bound to protein,Clin Chem 28:629-637,1982.

早期关于δ胆红素及其与白蛋白关系的说明。

Layne E:Spectrophotometric and turbidimetric methods for measuring proteins,Meth Enzymol 3:447-455,1957.

关于蛋白检测的经典文章。

Maachi M,Felahi S,Regeniter A,et al:Patterns of proteinuria:Urinary sodium dodecyl sulfate electrophoresis versus immunonephelometric protein marker measurement followed by interpretation with the knowledge-based system MDI-LabLink,Clin Chem 50:1834-1837,2004.

这篇文章提供了蛋白尿的模式及其鉴定的新方法。

Minchiotti L,Galliano M,Kragh-Hansen U,et al:Mutations and polymorphisms of the gene of the major human blood protein serum albumin,Hum Mutat 29:1007-1016,2008.

这篇文章大体罗列了已知的人类白蛋白基因的基因突变。

Peters T:Serum albumin:Recent progress in the understanding of its structure and biosynthesis,Clin Chem 23:5-12,1977.

综述了临床应用的白蛋白重要的结构-功能关系。

Tolosano E,Altruda F:Hemopexin:Structure,function,and regulation,DNA Cell Biol 21:297-306,2002.

大体讨论了血色素结合蛋白的化学及其作用。

Zaret DL,Morrison N,Gulbranson R,et al:Immunofixation to quantify beta 2-transferrin in cerebrospinal fluid to detect leakage of cerebrospinal fluid from skull injury,Clin Chem 38:1908-1912,1992.

描写了在不明液体中脑脊液的特定标志物的分析。

参考文献

Aboussouan LS, Stoller JK: Detection of alpha-1 antitrypsin deficiency: A review, *Respir Med* 103:335–341, 2009.

Al-Rashid RA, Spangler J: Neonatal copper deficiency, *N Engl J Med* 285:841–843, 1971.

Alvan G: Ethnic differences in reactions to drugs and xenobiotics. Other protein variants with pharmacogenetic consequences: Albumin and orosomucoid, *Prog Clin Biol Res* 214:345–355, 1986.

Armstrong PB: Proteases and protease inhibitors: A balance of activities in host-pathogen interaction, *Immunobiology* 211:263–281, 2006.

Arndt T: Carbohydrate-deficient transferrin as a marker of chronic alcohol abuse: A critical review of preanalysis, analysis, and interpretation, *Clin Chem* 47:13–27, 2001.

Aslan D, Crain K, Beutler E: A new case of human atransferrinemia with a previously undescribed mutation in the transferrin gene, *Acta Haematol* 118:244–247, 2007.

Beetham R, Cattell WR: Proteinuria: Pathophysiology, significance and recommendations for measurement in clinical practice, *Ann Clin Biochem* 30:425–434, 1993.

Berninger RW: Protease inhibitors of human plasma. Alpha 1-antichymotrypsin, *J Med* 16:101–128, 1985a.

Berninger RW: Protease inhibitors of human plasma. Alpha 1-antitrypsin, *J Med* 16:23–99, 1985b.

Bikle DD, Halloran BP, Gee E, et al: Free 25-hydroxyvitamin D levels are normal in subjects with liver disease and reduced total 25-hydroxyvitamin D levels, *J Clin Invest* 78:748–752, 1986.

Blennow K, Fredman P: Detection of cerebrospinal fluid leakage by isoelectric focusing on polyacrylamide gels with silver staining using the PhastSystem, *Acta Neurochir (Wien)* 136:135–139, 1995.

Branden C, Tooze J: *Introduction to protein structure*, New York, 1991, Garland Publishing.

Brinkman JW, Bakker SJ, Gansevoort RT, et al: Which method for quantifying urinary albumin excretion gives what outcome? A comparison of immunonephelometry with HPLC, *Kidney Int Suppl* 92:S69–575, 2004.

Brodsky JL: Translocation of proteins across the endoplasmic reticulum membrane, *Int Rev Cytol* 178:277–328, 1998.

Buehler PW, Abraham B, Vallelian F, et al: Haptoglobin preserves the CD163 hemoglobin scavenger pathway by shielding hemoglobin from peroxidative modification, *Blood* 113:2578–2586, 2009.

Burrows S, Pekala B: Serum copper and ceruloplasmin in pregnancy, *Am J Obstet Gyncecol* 109:907–909, 1971.

Carvalho A, Ellman L: Hereditary antithrombin III deficiency. Effect of antithrombin on platelet function, *Am J Med* 61:179–183, 1976.

Chanprasert S, Scaglia F: Adult liver disorders caused by

inborn errors of metabolism: Review and update, *Mol Genet Metab* 114:1–10, 2015.

Chen FA: Rapid protein analysis by capillary electrophoresis, *J Chromatogr* 559:445–543, 1991.

Chen R, Mias GI, Li-Pook-Than J, et al: Personal omics profiling reveals dynamic molecular and medical phenotypes, *Cell* 148:1293–1307, 2012.

Chertow GM, Goldstein-Fuchs DJ, Lazarus JM, et al: Prealbumin, mortality, and cause-specific hospitalization in hemodialysis patients, *Kidney Int* 68:2794–2800, 2005.

Claus DR, Osmand AP, Gewurz H: Radioimmunoassay of human C-reactive protein and levels in normal sera, *J Lab Clin Med* 87:120–128, 1976.

Clyne B, Olshaker JS: The C-reactive protein, *J Emerg Med* 17:1019–1025, 1999.

Cox DW: Clinical and molecular studies of alpha 1-antitrypsin deficiency, *Prog Clin Biol Res* 214:373–384, 1986.

Dahl B, Schiodt FV, Ott P, et al: Plasma concentration of Gc-globulin is associated with organ dysfunction and sepsis after injury, *Crit Care Med* 31:152–156, 2003.

Daiger SP, Schanfield MS, Cavalli-Sforza LL: Group-specific component (Gc) proteins bind vitamin D and 25-hydroxy-vitamin D, *Proc Natl Acad Sci U S A* 72:2076–2080, 1975.

Daniels JC: Abnormalities of protease inhibitors. In Ritzmann SE, Daniels JC, editors: *Serum protein abnormalities, diagnostic and clinical aspects*, Boston, 1975, Little, Brown & Co.

Daniels JC, Larson DL, Abston S, et al: Serum protein profiles in thermal burns. II. Protease inhibitors, complement factors and C-reactive proteins, *J Trauma* 14:153–162, 1974.

Delaroche O, Bordure P, Lippert E, et al: Perilymph detection by beta 2-transferrin immunoblotting assay. Application to the diagnosis of perilymphatic fistulae, *Clin Chim Acta* 245:93–104, 1996.

Deodhar SD: C-reactive protein: The best laboratory indicator available for monitoring disease activity, *Cleveland Clin J Med* 56:126–130, 1989.

Doolittle RF: Fibrinogen and fibrin. In Putnam FW, editor: *The plasma proteins. Vol II*, ed 2, New York, 1975, Academic Press, p 110.

Doolittle RF, Yang Z, Mochalkin I: Crystal structure studies on fibrinogen and fibrin. Fibrinogen, *Ann N Y Acad Sci* 936:31–43, 2001.

Dowton SB, Colten HR: Acute phase reactants in inflammation and infection, *Semin Hematol* 25:84–90, 1988.

Eriksson S: Studies in alpha 1-antitrypsin deficiency, *Acta Med Scand* 177(Suppl):1–85, 1965.

Fischer CL, Gill C, Forrester MG, et al: Quantitation of "acute phase proteins" postoperatively. Value in detection and monitoring of complications, *Am J Clin Pathol* 66:840–846, 1976.

Gaetani S, Bellovino D, Apreda M, et al: Hepatic synthesis, maturation and complex formation between retinol-binding protein and transthyretin, *Clin Chem Lab Med* 40:1211–1220, 2002.

Gelb AF, Klein E, Lieberman J: Pulmonary function in nonsmoking subjects with alpha-1-antitrypsin deficiency (MZ phenotype), *Am J Med* 62:93–98, 1977.

Ghacha R, Sinha AK, Karkar AM: HbA1c and serum fructosamine as markers of the chronic glycemic state in type 2 diabetic hemodialysis patients. *Dialysis & Transplantation* 30:214–217, 2001.

Giblett ER, editor: *Genetic markers in human blood*, Oxford, 1969, Blackwell Scientific.

Gitlin D, Biasucci A: Development of gamma G, gamma A, gamma M, C'1 esterase inhibitor, ceruloplasmin, transferrin, hemopexin, haptoglobin, fibrinogen, plasminogen, alpha 1-antitrypsin, orosomucoid, beta-lipoprotein, alpha 2-macroglobulin, and prealbumin in the human conceptus, *J Clin Invest* 48:1433–1446, 1969.

Gitlin D, Gitlin JD: Genetic alterations in the plasma proteins of man. In Putnam FW, editor: *The plasma proteins. Vol II*, ed 2, New York, 1975, Academic Press, p 321.

Glenner GG: Amyloid deposits and amyloidosis. The beta-fibrilloses, *N Engl J Med* 302:1283–1292, 1980.

Gofferje H: Prealbumin and retinol binding protein, highly sensitive parameters for the nutritional state in respect to protein, *Med Lab* 5:38–44, 1978.

Goldstein DA, Haldimann B, Sherman D, et al: Vitamin D metabolites and calcium metabolism in patients with nephrotic syndrome and normal renal function, *J Clin Endocrinol Metab* 52:116–121, 1981.

Griffin JH, Heeb MJ, Schwarz HP: Plasma protein S deficiency and thromboembolic disease, *Prog Hematol* 15:39–49, 1987.

Guthrow CE, Morris MA, Day JF, et al: Enhanced nonenzymatic glucosylation of human serum albumin in diabetes mellitus, *Proc Natl Acad Sci U S A* 76:4258–4261, 1979.

Harding JJ: Nonenzymatic covalent posttranslational modification of proteins in vivo, *Adv Protein Chem* 37:247–334, 1985.

Harpel PC, Rosenberg RD: Alpha-2-macroglobulin and antithrombin–heparin cofactor: Modulators of hemostatic and inflammatory reactions, *Prog Hemost Thromb* 3:145–189, 1976.

Hayashi H, Kimura N, Yamaguchi H, et al: A seed for Alzheimer amyloid in the brain, *J Neurosci* 24:4894–4902, 2004.

Hoffmann A, Nimtz M, Getzlaff R, et al: "Brain-type" N-glycosylation of asialo-transferrin from human cerebrospinal fluid, *FEBS Lett* 359:164–168, 1995.

Hokama Y: Methods of assay and role of acute phase C-reactive protein in human diseases. In Nakamura RM, Dito WR, Tucker ES, editors: *Immunologic analysis. recent progress in diagnostic laboratory immunology*, New York, 1982, Masson Publishing, p 239.

Horne CHW, Weir RJ, Howie PW, et al: Effect of combined oestrogen–progesterone oral contraceptives on serum levels of alpha-2-macroglobuin, transferrin, albumin, and IgG, *Lancet* 1:49–50, 1970.

Huang RS, Dasgupta A, Nguyen AN, et al: Inability to measure M-protein with capillary electrophoresis (CAPPILLARYS2) in tracings with nondiscernable peaks, *J Clin Lab Anal* 2014. doi: 10.1002/jcla.21776. [Epub ahead of print].

Hubbard RC, Brantly ML, Sellers S, et al: Anti-neutrophil-elastase defenses of the lower respiratory tract in alpha 1-antitrypsin deficiency directly augmented with an aerosol of alpha 1-antitrypsin, *Ann Intern Med* 111:206–212, 1989.

Ii S, Minnerath S, Ii K, et al: Two-tiered DNA-based diagnosis of transthyretin amyloidosis reveals two novel point mutations, *Neurology* 41:893–898, 1991.

Irie S, Tavassoli M: Transferrin-mediated cellular iron uptake, *J Med Sci* 293:103–111, 1987.

Jenkins N, Parekh RB, James DC: Getting the glycosylation right: Implications for the biotechnology industry, *Nat Biotechnol* 14:975–981, 1996.

Jeppsson J-O, Laurell CB, Franzén B: Agarose gel electrophoresis, *Clin Chem* 25:629–638, 1979.

Jorgensen HG, Elliott MA, Allan EK, et al: α_1-Acid glycoprotein expressed in the plasma of chronic myeloid leukemia patients does not mediate significant in vitro resistance to STI571, *Blood* 99:713–715, 2002.

Kamboh MI, Ferrell RE: Human transferrin polymorphism, *Hum Hered* 37:65–81, 1987.

Killingsworth LM: Clinical applications of protein determinations in biological fluids other than blood, *Clin Chem* 28:1093–1102, 1982.

Koch-Weser J, Sellers EM: Drug therapy. Binding of drugs to serum albumin, *N Engl J Med* 294:311–316, 1976.

Koerper MA, Dallman PR: Serum iron concentration and transferrin saturation in the diagnosis of iron deficiency in children: Normal developmental changes, *J Pediatr* 91:870–874, 1977.

Konigsberg W: Molecular diseases. In Bondy PK, Roenberg LE, editors: *Duncan's diseases of metabolism*, ed 7, Philadelphia, 1974, WB Saunders, p 86.

Kosaka S, Tazawa M: Alpha-1-antichymotrypsin in rheumatoid arthritis, *Tohoku J Exp Med* 119:369–375, 1976.

Kuznetsov G, Nigam SK: Folding of secretory and membrane proteins, *N Engl J Med* 339:1688–1695, 1998.

Laurell CB: Quantitative estimation of proteins by electrophoresis in agarose gel containing antibodies, *Anal Biochem* 15:45–52, 1966.

Laurell CB: Electrophoresis, specific protein assays, or both in measurement of plasma proteins?, *Clin Chem* 19:99–102, 1973.

Laurell CB, Jeppsson J-O: Protease inhibitors in plasma. In Putnam FW, editor: *The plasma proteins. Vol I*, ed 2, New York, 1975, Academic Press, p 299.

Lauridsen AL, Vestergaard P, Nexo E: Mean serum concentration of vitamin D-binding protein (Gc globulin) is related to the Gc phenotype in women, *Clin Chem* 47:753–756, 2001.

Le Coutre P, Kreuzer K-A, Na I-K, et al: Determination of α-1 acid glycoprotein in patients with Ph+ chronic myeloid leukemia during the first 13 weeks of therapy with STI571, *Blood Cells Mol Dis* 28:75–85, 2002.

Levy AP, Asleh R, Blum S, et al: Haptoglobin: Basic and clinical aspects, *Antioxid Redox Signal* 12:293–304, 2010.

Lieberman J, Gaidulis L, Garoutte B, et al: Identification and characteristics of the common alpha-1-antitrypsin phenotypes, *Chest* 62:557–564, 1972.

Lijnen HR, Collen D: Protease inhibitors of human plasma. Alpha 2-antiplasmin, *J Med* 16:225–284, 1985.

Lowry OH, Rosebrough NJ, Farr L, et al: Protein measurement with Folin phenol reagent, *J Biol Chem* 193:265–275, 1951.

MacGillivray RTA, Mendez E, Sinha S, et al: The complete amino acid sequence of human serum transferrin, *Proc Natl Acad Sci U S A* 79:2504–2508, 1982.

Manoharan A: Congenital haptoglobin deficiency, letter, *Blood* 90:1709, 1997.

McNeill A, Pandolfo M, Kuhn J, et al: The neurological presentation of ceruloplasmin gene mutations, *Eur Neurol* 60:200–205, 2008.

Meloun B, Moravek L, Kostka V: Complete amino acid sequence of human serum albumin, *FEBS Lett* 58:134–137, 1975.

Menache D: Abnormal fibrinogens: A review, *Thromb Diath Haemorrh* 29:525–535, 1973.

Mendenhall HW: Serum protein concentrations in pregnancy. I. Concentrations in maternal serum, *Am J Obstet Gynecol* 106:388–399, 1970.

Merin NM, Kelly KR: Clinical use of proteasome inhibitors in the treatment of multiple myeloma, *Pharmaceuticals* 8:1–20, 2015.

Merril CR, Goldman D, Sedman SA, et al: Ultrasensitive stain for proteins in polyacrylamide gels shows regional variation in cerebrospinal fluid proteins, *Science* 211:1437–1438, 1981.

Metra M, Mentz RJ, Chiswell K, et al: Acute heart failure in elderly patients: Worse outcomes and differential utility of standard prognostic variables. Insights from the PROTECT trial, *Eur J Heart Fail* 2014. doi: 10.1002/ejhf.207.

Mettenburg JM, Gonias SL: Beta-amyloid peptide binds equivalently to binary and ternary alpha2-macroglobulin-protease complexes, *Protein J* 24:89–93, 2005.

Moses AC, Lawlor J, Haddow J, et al: Familial euthyroid hyperthyroxinemia resulting from increased thyroxine binding to thyroxine-binding prealbumin, *N Engl J Med* 306:966–969, 1982.

Muller-Eberhard U: Hemopexin, *N Engl J Med* 283:1090–1094, 1970.

Myara I, Quenum G, Storogenko M, et al: Monoclonal and oligoclonal gammopathies in heart transplant recipients, *Clin Chem* 37:1334–1337, 1991.

Nilsson IM, Tengborn LA: A family with thrombosis associated with high level of tissue plasminogen activator, *Haemostasis* 14:24, 1984.

Normansell DE, Stacy EK, Booker CF, et al: Detection of beta-2 transferrin in otorrhea and rhinorrhea in a routine clinical laboratory setting, *Clin Diagn Lab Immunol* 1:68–70, 1994.

Oppenheimer JH: Role of plasma proteins in the binding, distribution and metabolism of the thyroid hormones, *N Engl J Med* 278:1153–1162, 1968.

Orth SR, Ritz E: The nephrotic syndrome, *N Engl J Med* 338:1202–1211, 1998.

Peters T Jr: Serum albumin. In Putnam FW, editor: *The plasma proteins. Vol II*, ed 2, New York, 1975, Academic Press, p 133.

Peterson PA: Studies on interaction between prealbumin, retinol-binding protein and vitamin A, *J Biol Chem* 246:44–49, 1971.

Post DJ, Carter KC, Papaconstantinou J: The effect of aging on constitutive mRNA levels and lipopolysaccharide inducibility of acute phase genes, *Ann N Y Acad Sci* 621:66–77, 1991.

Prograis LJ, Brickman CM, Frank MM: Protease inhibitors of human plasma. C1-inhibitor (C1-Inh), *J Med* 16:303–350, 1985.

Reddy S, Adcock KJ, Adeshina H, et al: Immunity, transferrin, and survival in kwashiorkor, *BMJ* 4:268–270, 1970.

Ridker PM, Hennekens CH, Buring JE, et al: C-reactive protein and other markers of inflammation in the prediction of cardiovascular disease in women, *N Engl J Med* 342:836–843, 2000.

Ritzmann SE, Daniels JC, editors: *Serum protein abnormalities. Diagnostic and clinical aspects*, Boston, 1975, Little, Brown & Co.

Roberts RC: Protease inhibitors of human plasma. Alpha 2-macroglobulin, *J Med* 16:129–224, 1985.

Roelandse FW, van der Zwart N, Didden JH, et al: Detection of CSF leakage by isoelectric focusing on polyacrylamide gel, direct immunofixation of transferrins, and silver staining, *Clin Chem* 44:351–

353, 1998.
Roeser HP, Lee GR, Nacht S, et al: The role of ceruloplasmin in iron metabolism, *J Clin Intest* 49:2408–2417, 1970.
Rosenberg RD: Actions and interactions of antithrombin and heparin, *N Engl J Med* 292:146–151, 1975.
Rosenberg RD, Bauer KA: Thrombosis in inherited deficiencies of antithrombin, protein C, and protein S, *Hum Pathol* 18:253–262, 1987.
Rosenberg RD, Bauer KA, Marcum JA: Protease inhibitors of human plasma. Antithrombin-III: The heparin–antithrombin system, *J Med* 16:351–416, 1985.
Roses AD: Apolipoprotein E is a genetic locus that affects the rate of Alzheimer disease expression, *Neuropsychopharmacology* 10:55, 1994.
Rothschild MA, Oratz M, Schreiber SS: Albumin synthesis, *N Engl J Med* 286(748):816–821, 1972.
Ruiz M, Rajatanavin R, Young RA, et al: Familial dysalbuminemic hyperthyroxinemia. A syndrome that can be confused with thyrotoxicosis, *N Engl J Med* 306:635–639, 1982.
Sattianayagam PT, Hahn AF, Whelan CJ, et al: Cardiac phenotype and clinical outcome of familial amyloid polyneuropathy associated with transthyretin alanine 60 variant, *Eur Heart J* 33:1120–1127, 2012.
Saraiva M, Alves IL, Costa PP: Simplified method for screening populations at risk for transthyretin met 30 associated familial amyloidotic polyneuropathy, *Clin Chem* 35:1033–1035, 1989.
Saxstad J, Nilsson L-A, Hanson LA: C-reactive protein in serum from infants as determined with immunodiffusion techniques, *Acta Pediatr Scand* 59:676–680, 1970.
Schenker JG, Jungreis E, Polishuk WZ: Oral contraceptives and serum copper concentrations, *Obstet Gynecol* 37:233–237, 1971.
Schmid K: Alpha-1-acid glycoprotein. In Putnam FW, editor: *The plasma proteins, Vol I*, ed 2, New York, 1975, Academic Press.
Sevall JS: The albumin gene: DNA–protein interaction, *Fed Proc* 45:2412–2415, 1986.
Sinotte M, Diorio C, Berube S, et al: Genetic polymorphisms of the vitamin D binding protein and plasma concentrations of 25-hydroxyvitamin D in premenopausal women, *Am J Clin Nutr* 89:634–640, 2009.
Slater L, Carter PM, Hobbs JR: Measurement of albumin in the sera of patients, *Ann Clin Biochem* 12:33–40, 1975.
Sloman AJ, Kelly RH: Transferrin allelic variants may cause false positives in the detection of cerebrospinal fluid fistulae, *Clin Chem* 39:1444–1445, 1993.
Snider GL: Pulmonary disease in alpha1-antitrypsin deficiency, *Ann Intern Med* 111:957–959, 1989.
Snyder MR, Katzmann JA, Butz ML, et al: Diagnosis of α-1-antitrypsin deficiency: An algorithm of quantification, genotyping, and phenotyping, *Clin Chem* 52:2236–2242, 2006.
Solomon P, Chen J, D'Costa M, et al: Extracranial drainage of cerebrospinal fluid: A study of beta-transferrins in nasal and lymphatic tissues, *Laryngoscope* 109:1313–1315, 1999.
Stenflo J: Structure and function of protein C, *Semin Thromb Hemost* 10:109–121, 1984.
Stibler H: Carbohydrate-deficient transferrin in serum: A new marker of potentially harmful alcohol consumption reviewed, *Clin Chem* 37:2029–2037, 1991.
Sveger T: Liver disease in alpha 1-antitrypsin deficiency detected by screening of 200,000 infants, *N Engl J Med* 294:1316–1321, 1976.
Thalmann I, Kohut RI, Ryu J, et al: Protein profile of human perilymph: In search of markers for the diagnosis of perilymph fistula and other inner ear disease, *Otolaryngol Head Neck Surg* 111:273–280, 1994.
Tripathi RC, Millard CB, Tripathi BJ, et al: Tau fraction of transferrin is present in human aqueous humor and is not unique to cerebrospinal fluid, *Exp Eye Res* 50:541–547, 1990.
Tsung SH, Rosenthal WA, Milewski KA: Immunological measurement of transferrin compared with chemical measurement of total iron-binding capacity, *Clin Chem* 21:1063–1066, 1975.
Van den Steen P, Rudd PM, Dwek RA, et al: Concepts and principles of O-linked glycosylation, *Crit Rev Biochem Mol Biol* 33:151–208, 1998.
Van Oss CJ, Bronson PM, Border JR: Changes in the serum alpha glycoprotein distribution in trauma patients, *J Trauma* 15:451–455, 1975.
Van Vlierberghe H, Langlois M, Delanghe J: Haptoglobin polymorphisms and iron homeostasis in health and in disease, *Clin Chim Acta* 345:35–42, 2004.
Waldman TA, Gordon RS, Rosse W: Studies on the metabolism of the serum proteins and lipids in patients with analbuminemia, *Am J Med* 37:960–968, 1964.
Walsh PG, Haddad JG: "Rocket" immunoelectrophoresis assay of vitamin D-binding protein (Gc globulin) in human serum, *Clin Chem* 28:1781–1783, 1982.
Weinberg ED: Iron and infection, *Microbiol Rev* 42:45–66, 1978.
Westwood SA, Werrett DJ: Group-specific component: A review of the isoelectric focusing methods and auxiliary methods available for the separation of its phenotypes, *Forensic Sci Int* 32:135–150, 1986.
Whitehead AS, Bruns GAP, Markham AF, et al: Isolation of human C-reactive protein complementary DNA and localization of the gene to chromosome 1, *Science* 221:69–71, 1983.
Whitfield JB, Dy V, Madden PAF, et al: Measuring carbohydrate-deficient transferrin by direct immunoassay: Factors affecting diagnostic sensitivity for excessive alcohol intake, *Clin Chem* 54:1158–1165, 2008.
Wickner S, Maurizi MR, Gottesman S: Posttranslational quality control: Folding, refolding, and degrading proteins, *Science* 286:1888–1893, 1999.
Wochner RD, Spilberg I, Iio A, et al: Hemopexin metabolism in sickle cell disease, porphyrias and control subjects: Effect of heme injection, *N Engl J Med* 290:822–826, 1974.
Xin Y, Lasker JM, Lieber CS: Serum carbohydrate-deficient transferrin: Mechanism of increase after chronic alcohol intake, *Hepatology* 22:1462–1468, 1995.
Zawadzki Z, Edwards G: Pseudoparaproteinemia due to hypertransferrinemia, *Am J Clin Pathol* 54:802–809, 1970.

第20章 临床酶学

Robert P. Carty, Matthew R. Pincus, Ehsan Sarafraz-Yazdi

要点

1. 酶是机体不同器官的细胞中进行特殊生化反应时具有催化作用的蛋白质,它基本上存在于所有哺乳动物细胞内的不同细胞器和结构中。
2. 酶通过催化作用降低反应的活化能,提高反应效率,反应过程中酶不会改变性质,也不影响反应物和产物之间的平衡。
3. 大多数酶既有习惯命名又有基于国际化学联合会的标准命名,后者是基于酶催化反应类型而命名的。
4. 除 pH 值、温度、蛋白质以及盐浓度需要控制在一定狭窄范围内之外,大多数酶还需要额外的有机分子和(或)无机离子来发挥最佳的酶功能。
5. 对酶动力学的理解是实验室检测血清和体液中酶的水平以及确定可能的酶抑制法的基础。
6. 酶反应过程的过渡态理论推动药物设计取得了重大突破。
7. 器官中受损或死亡的细胞可将酶释放入血,血浆酶水平可用于临床诊断特定的组织器官疾病或功能紊乱。
8. 除此之外,许多酶具有同工酶(也就是说多肽链的序列不同,但是具有相似的酶活性)。一些酶由两个或多个不同的多肽链构成,例如:肌酸激酶的 M 和 B 型链,产生不同链组成的同工酶(例如:MM、MB、BB 型肌酸激酶)。在一些疾病中,血清中特异性的酶会升高,这将有助于疾病诊断。

酶的一般特性

所有的酶都是具有催化功能的蛋白质。这意味着酶可以加速体内化学反应速率但不会在反应中发生改变。事实上体内发生的每一个反应,包括细胞内和细胞外,都是酶催化的。特定酶催化的反应分子被称为底物。正如之后所述,酶与底物的反应是特异的,除了与其紧密相关的分子以外,酶不与其他任何一种底物之外的分子发生相互作用。血液中不同酶的浓度和(或)活性提供了有关特定组织功能的重要信息。而且,许多酶主要存在于特定组织中,而不在其他组织中。因此特定的酶可以作为特定组织疾病的生物标记物。对于医学试验室来说,检测血液及体液中特定的酶浓度和(或)活性是非常重要的。一种酶只与特定的底物选择性的相互作用,这一事实有助于酶浓度的检测。酶浓度的检测比较简单,通过向血清或体液中加入特定的底物,并观察底物消失或产物形成的速率来确定。本节主要讲述酶浓度检测的原理。

催化作用

催化剂可加速化学反应速率。加速进程出现在溶液中,称为均相催化。不溶性物质表面的催化被称为多相催化。生物催化剂称为酶,大多数是具有均相催化的蛋白质;然而镶嵌于细胞膜结构的酶,是不溶的,属多相催化剂。

酶的专一性

酶的专一性定义了识别唯一的一个或几个底物分子并除外其他物质的蛋白质催化能力,该过程也称结合特异性。酶催化特异性的化学反应(如孤立的共价键的断裂和形成),称为反应专一性。大多数酶由于没有产生任何副产物而表现为反应专一性。结合特异性允许同一生物空间内同时发生许多生化反应。因为反应的专一性能减少产生不必要的代谢物,所以可以节省能量。

酶之所以具有立体选择性,是因为它们的活性位点不对称。手性底物仅能识别一个对映体形式(例如:一对具有镜像关系的化合物中的一个)。因此,蛋白酶只会将L-氨基酸(而不是D-氨基酸)组成的多肽结合在一起,并催化水解。酶的几何异构特异性可以以延胡索酸酶反应为例,三羧酸循环中中间产物延胡索酸盐(反式异构体),而非马来酸盐(顺势异构体),在酶催化下进行水合作用。

酶浓度与活性

在细胞内外酶分子的浓度依赖于它们合成和降解的速率。酶合成的限速步骤在转录和翻译水平。在真核生物中,不同器官的细胞表达不同异构体,称为同工酶(见下文),同一种酶为适应不同的选择性细胞稳态,其速率和特异性发生改变。底物或其他诱导分子的存在可导致酶水平突然增加。

酶的活性可以通过结合小分子,产生酶结构的构象变化来控制。这种结合可以改变底物对酶的亲和性,或改变酶催化活性,或两者兼有。通常,代谢途径中的限速酶受控于这种类型的调节。

酶不会改变反应物和产物的平衡常数。可逆反应中,他们以相同的相对量加速正、反方向反应。无论平衡状态是否有酶的参与,反应物和产物的平衡都不会改变。

正如前面所提及的,几乎所有已知的酶都是蛋白或结合蛋白。少数的酶是由RNA分子合成的核蛋白质。酶表面有一个活性位点,用于结合并产生催化作用。活性位点是类似裂缝或缝隙的结构,特定的分子组能以适当的方向嵌入活性中心,结合分子后的活性位点发挥键合成或键断裂的作用。活性位点的三级结构是酶识别和特异性进程的决定因素。酶-底物复合物是底物对活性位点物理吸附而形成的。酶-底物复合物的形成需要酶的活性位点的原子和底物原子的特异性结合。如图20-1所示:活性部位和底物互补的结合被称为锁-钥匙模型。有时底物分子的形状不能和活性部位完全互补。然而由于底物对于活性位点重塑性,使得酶和底物结合很紧,并且与底物具有高亲和性。这种类型的底物吸附被称为诱导契合。如图20-2所示。只有和底物结合后,诱导契合酶的活性位点才与底物互补。一些有助结合的能量能用于酶活性位点形状的识别。

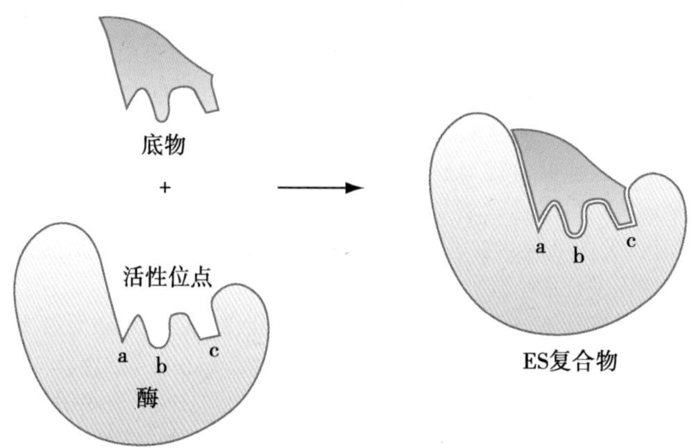

图20-1 底物与酶活性位点结合的锁-钥匙模型。这种酶对底物的形状和电荷分布具有预定的空间位阻和电子互补性。酶或底物的最佳结合不需要形状变化或电子再分配(By permission of W. H. Freeman and Company, San Francisco; Stryer L: Biochemistry, ed 2. Stanford, Calif., 1981, Stanford University)

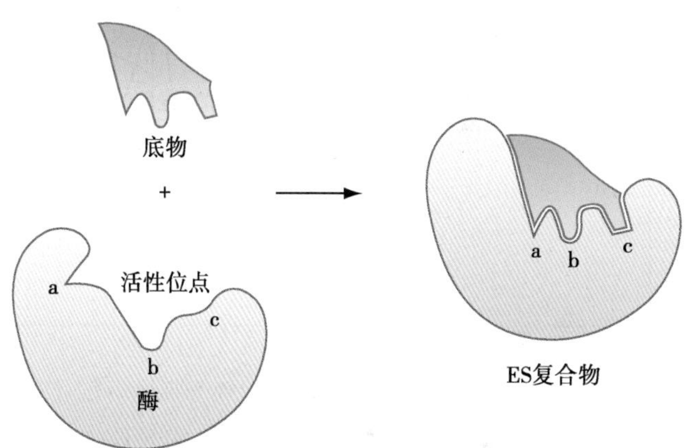

图20-2 底物与酶活性位点结合的诱导契合模型。诱导契合模型假定底物与酶结合位点基团之间的初始相互作用弱而灵活,但足以触发酶表面的构象重排,从而暴露出额外的配体结合基团,增强底物对酶的亲和力(By permission of W. H. Freeman and Company, San Francisco; Stryer L: Biochemistry, ed 2. Stanford, Calif., 1981, Stanford University)

酶催化的分子基础

活化的自由能是反应物分子在其有机会转化成产物之前吸收的能量。活化的自由能是化学反应的障碍,当活化能增大,化学反应速率就会非常缓慢。活化能越低,反应速率越快。活化能存在于几乎所有化学反应中,因为化学键结合、断裂、延伸,有时可能偏离平衡位点,这些变化都需要能量。酶降低活化的自由能。大多数代谢反应都有较高活化能,在酶缺乏的情况下,反应速率会减慢。细胞可以通过破坏酶活性,选择性的将代谢反应的速率降低到零。代谢过程的这个特征使得细胞在细胞周期的不同阶段可以"开启"和"关闭"代谢途径。酶能以各种方式降低活化自由能,活性位点中底物的结合和适当方向能增加其与催化基团的接近程度。酶有各种不同催化类型。催化的主要类型是:酸-碱、亲电子的、亲核的、消除反应、脱羧反应、金属离子以及静电的催化。通过将过渡态(或中间酶-底物复合物)优先与活性部位基团结合以降低活化自由能。不同氨基酸的侧链参与催化反应。组氨酸侧链是有效的酸-碱催化剂，丝氨酸、半胱氨酸、赖氨酸、组氨酸以及天冬氨酸侧链都参与催化反应共价键形成。在催化反应中，赖氨酸、精氨酸以及金属离子可以通过增加阴离子稳定性而发挥静电催化作用。相反，天冬氨酸和谷氨酸侧链的残基可以通过增加阳离子的稳定性而发挥静电催化作用。

反应速率与分子浓度呈正比，分子获得的能量与激活需要的自由能相等，即 $\Delta G^{\ddagger}$。对于非催化反应，这些能量过高。非催化反应与酶催化反应所需要的自由能比较如图 20-3 所示，酶通过降低 $G^{\ddagger}$而提高反应速率。如图所示，酶可以降低反应活化能。在识别的最初阶段，酶与底物结合形成酶-底物复合物。接下来，底物被转化为产物。酶-底物复合物比两者单独存在更稳定(因为具有较低的自由能)。然而，该能量不能太低，如图 20-3 中虚线所示那样，在这种情况下，活化能将会升高，反应速率会变慢。正如后面解释的，酶和反应通路上的过渡态结合。底物的这个反应形式与基态相比具有相对较高的自由能。因此，虽然在过度状态复合物中，底物能量有所提高，但酶提供的稳定相互作用可以使复合物整体稳定并提高反应速率。

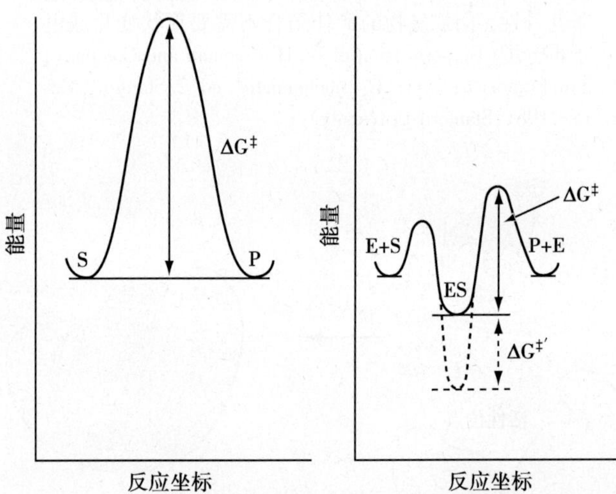

图 20-3　反应物转化为产物的自由能途径。分子进行化学反应所遵循的能量轨迹是被称为反应坐标的最小能量途径。过渡态是最高自由能态，此时，发生化学反应或活化的复合物分解的机率是相等的。自由能变化 $\Delta G^{\ddagger}$，又称活化能垒，是底物转变为活化复合物必需的能量。A. 未催化反应。反应物 S 获得必需能量 $\Delta G^{\ddagger}$，转化为产物 P。这个能量等于反应物 S 过渡态和基态的能量差。B. 酶催化反应。酶以非共价方式结合底物形成稳定的酶-底物复合物(ES)。大多数教科书中提到酶-底物复合物的能量略高于游离态酶和底物。这是因为酶结合的是底物的高能量形式-底物的过渡态，所以底物与酶结合后能量会提升。(后文中讨论)但是，总体而言，ES 复合物的能量要低于游离态酶和底物结合所需的能量，这一点体现在底物与酶的有利亲和力常数(通常用 1/KM 表示)上。尽管复合物的自由能低于游离态酶和底物结合所需的能量，但不会太低，正如后文所述。此时的活化能 $\Delta G^{\ddagger}$等于过渡态 ES 和基态 ES 自由能之差，而不仅是过渡态 S 和基态 S 自由能之差。这一能量低于非催化反应所需的能量。酶催化反应的 $\Delta G^{\ddagger}$低于非催化反应所需的能量，主要是因为相对于基态 ES 复合物而言，酶对于过渡态 ES 复合物有更高的亲和力，从而降低了酶催化反应所需的能量。如果酶对基态 ES 复合物具有高亲和力的话，注意 B 图发生的变化(虚线)。假设相同的过渡态，则达到该过渡态的能量则不仅仅是 $\Delta G^{\ddagger}$，而是 $\Delta G^{\ddagger}+\Delta G^{\ddagger\prime}$，从而导致低效率反应

由于酶活性部位可以与过渡态紧密结合，因此酶已经成为有效的催化剂。这个紧密结合不仅可以稳定过渡态，而且可以降低活化自由能。酶不能改变化学反应中反应物和产物的基态能量。平衡状态是能量最低的状态，在此状态下，反应物和产物组成的复合物是基态能量的反应。酶在催化过程中不会改变，尽管有些酶在反应过程中会发生短暂的化学变化。

酶的命名

通常可检测的酶是依据国际生物化学联合会酶委员会(EC)的标准而命名的(1979，1992)。每种酶均有两个名字：习惯性命名和系统命名。后者包括一个特殊的数字代码名称以及催化反应类型，如下所示：酶的命名可以通过底物分子加后缀(-ase)的方式，有时也会根据催化反应类型来命名。举例如下：

1. RNA 通过核糖核酸酶进行水解。
2. 将乳酸氧化成丙酮酸的酶为乳酸脱氢酶。

习惯命名法仍旧在文献中沿用。例如胰蛋白酶是分泌到肠道中的蛋白质水解酶，木瓜蛋白酶也是一种水解蛋白质的植物酶。在生物化学文献(国际化学联合会，1979，1992)中已经实现了更系统的酶分类。酶反应类型分为六大类，如表 20-1 所示。

表 20-1　酶的分类

分类	催化反应类型
1. 氧化还原酶类	氧化还原反应
2. 转移酶类	转移功能基团
3. 水解酶类	水解反应
4. 裂合酶类	消除基团形成双键
5. 异构酶类	异构化
6. 合成酶类	伴随 ATP 水解进行合成

ATP，腺苷三磷酸

同工酶

许多酶具有同工酶，即催化相同反应的不同形式酶。这是由于酶的氨基酸序列的差异而发生的。尽管序列上存在这些差异，但是酶可以折叠到相同的三级结构，并且经常表现出与底物相似的亲和性和催化速率。同工酶通常是由于酶侧链组成不同导致的，这在之后进行讨论。通常情况下，在特异性的组织和器官中可以发现不同的同工酶；可以根据不同类型的同工酶确认损伤以及释放酶的组织。同工酶的标准命名法根据电荷转移，把电泳到正极最快的同工酶称为同工酶 1。应用最广泛的同工酶是那些由各种亚单位组成的酶，常见的是肌酸激酶(CK)，由肌肉(M)和脑(B)亚单位组成的二聚体，和乳酸脱氢酶(lactate dehydrogenase，LD)，由心脏 H 和 M 亚单位组成的

四聚体。在其他情况下,同工酶可能具有相同的蛋白质成分,但可能被原始细胞进行不同修饰。例如,碱性磷酸酶(ALP)的骨,肾和肝同工酶具有相同的氨基酸序列,但碳水化合物组成不同。

在有些情况下,同工酶可能具有完全不同的蛋白结构。CK 和 AST 的细胞质和线粒体内同工酶明显具有不同的结构。与肝,骨和其他器官中发现的组织非特异性形式相比,胎盘和肠道 ALP 同工酶具有不同的蛋白质结构。

还有,酶可以通过存在于血清中的蛋白酶进行修饰以产生稍微不同的形式;这些被称为亚型。例如,CK-M 亚基部分被羧肽酶 N 代谢,从分子的羧基末端去除赖氨酸残基并将组织亚型转化为不同电荷的血浆亚型。组织和血浆亚型的相对含量可以用作含 CK 的细胞损伤持续时间的标记物。常用可检测且用于临床的酶的习惯命名和 EC 编号在表 20-2 中给出。

表 20-2 酶的命名、酶的数量以及底物

酶(IUB 分类,EC 数量)	底物	注解
乙酰胆碱酯酶 AChE(水解酶,EC 3.1.1.7)	乙酰胆碱、碘化乙酰硫胆碱;水解乙酰基-β-甲基胆碱	胆碱是 HO—CH_2—CH_2—N+—$(CH_3)_3$,一个四元胺;许多有 OH 基团的酯为其底物。关键在调节乙酰胆碱神经传递
拟胆碱酯酶 PChE(水解酶,EC 3.1.1.8)	多种胆碱酯类;与乙酰胆碱酯酶(AChE)不同,不水解乙酰基-β-甲基胆碱,但水解丁酰基和苯甲酰胆碱	很大程度上是未知功能;它对肌肉松弛剂,琥珀胆碱的水解至关重要
酸性磷酸酶 ACP(水解酶,EC 3.1.3.2)	葡糖-6-磷酸、对苯基、3-甘油磷酸盐、酚酞、麝香草酚酞、萘酚	在pH 值在 5 左右时,像 ALP 的磷酸盐酯分解(见以下条目)
碱性磷酸酶 ALP(水解酶,EC 3.1.3.1)	见上一条	碱性磷酸酶具有不常见的最佳反应 pH 值=9 左右;且最佳反应 pH 值随底物和缓冲液而改变
血管紧张肽 I 转化酶 ACE(缓激肽,氧化酶,EC 3.4.15.1)	分离血管紧张素 1 的 C 端 His-Leu 二肽,产生血管紧张素 2;并分解马尿酰基-His-Leu 分解成马尿酸盐+His-Leu	非特异性的水解;作用于 Met-和 Leu-脑啡肽
乳酸脱氢酶 LD(氧化还原酶,1.1.1.27)	丙酮酸和其他酮酸+NADH 还有乳酸和其他 2-羟基酸+NAD^+	中度特异性
5′-核苷酸酶(氧化酶,EC 3.1.3.5)	5′-单核糖核苷酸	对5′-单核糖核苷酸广泛特异性

酶的辅因子

2/3 的酶含有辅因子,辅因子是一类催化所需的热稳定性物质。包括低分子量的有机分子和无机离子。辅因子与蛋白结合,即酶蛋白,形成完整的催化体,被称为全酶。有机辅因子与酶蛋白以共价键或非共价键结合。以共价键结合的辅因子通常是指辅基。在氧化还原反应、基团转移、异构化反应以及共价键形成反应中均可观察到辅因子。通常情况下,水解反应不需要辅因子。有机辅因子如表 20-3 所示。包括主要金属离子在内的非辅因子如框 20-1 所示。在酶催化反应中,共同底物是一个有机辅因子,即类似于酶催化反应的第二底物。在许多氧化还原反应中,辅因子又是共同底物,如 NAD^+。一个 NAD^+ 分子可以作为共同底物被多次使用。在它作为电子和 H 原子受体参与反应前,产物 NADH(来源于 NAD^+)首先被氧化成 NAD^+。NAD-NADH 氧化还原反应循环依赖于化学系统能够稳定地从 NADH 再生成 NAD^+。底物分子通常在反应中是不可逆的。相反,共同底物是可重复使用的。

框 20-1 酶的无机辅因子

Mg^{2+}	Ca^{2+}
Fe^{2+}/Fe^{3+}	Mn^{2+}
Zn^{2+}	Co^{2+}
Cu^{+}/Cu^{2+}	

表 20-3 酶的辅因子

辅酶	反应类型	缺陷引起的疾病
辅酶 A	酰基转移	
维生素 B_1 素焦磷酸	醛基转移	足癣
叶酸辅酶	一碳转移	巨幼红细胞贫血
钴胺酰胺辅酶 B_{12}	烷化	恶性贫血
烟酰胺辅酶	氧化还原反应	糙皮病
黄素辅酶	氧化还原反应	
生物素	羧化作用	
硫辛酸	酰基转移	
磷酸吡哆醛	氨基转移	
辅酶 Q	电子转移	

影响血浆酶活性的因素

多种机制可导致血浆酶水平的升高。由于酶是高分子量的复合物,所以引起血浆酶升高最常见的因素是含酶细胞的死

亡。细胞死亡后,磷脂酶激活导致细胞膜表面形成孔洞,从而导致胞质内的分子,如蛋白质等的渗出。酶在正常细胞更替中也会释放,正常血浆中不同的酶正是来源于此。细胞中酶合成增加也会使血浆酶水平增加。随着成骨细胞活性的增加,血浆中 ALP 同工酶的水平增加。这可以解释在运动增加后,肌肉相关酶会增多。许多药物可以激活微粒体的酶,如乙醇和抗癫痫药可使血浆中 γ-谷氨酰转移酶(GGT)增加。在一些情况下,细胞并没有死亡或者合成增加时,酶也可以由细胞释放。

正如在 21 章讨论肝功能时提到的,乙醇可以导致肝脏细胞表面的 AST 线粒体酶同工酶表达增加,从而使血浆中 AST 的浓度也升高。心肌细胞缺血可以导致 CK 的糖原磷酸化酶 BB 型同工酶丢失,而 MB 同工酶却释放入血。食物消化会促进小肠释放的 ALP 进入淋巴液,可能引起血浆中 ALP 一过性增加。一些肝脏酶(ALP、GGT、亮氨酸氨肽酶、5′-核苷酸酶)可以结合到肝细胞的胆管表面。由于胆管堵塞,胆盐的浓度增加,可将酶片段释放到循环中,或者溶解膜结合结构域。最终,由于循环中酶清除率降低,血浆中酶浓度增加。一些较小的酶,如:淀粉酶和脂肪酶,部分由肾小球滤过,肾衰竭时其浓度会增高。对于很多酶来说,一种或多种同工酶的自身抗体可以形成酶-抗体复合物(通常称为巨酶),以致酶的半衰期与免疫球蛋白 G 的三周的半衰期相似。大多数情况下,巨酶没有具体的临床特征,然而,当抗体与小肠内 ALP 同工酶结合时经常会发生细菌感染。类似的现象还发生在当抗体与酶结合后可共同针对其他抗原,例如:LD 复合物与抗体结合后可与链激酶发生反应。

影响血液中酶寿命的因素

细胞损伤后,酶出现和消失的时间和多个因素相关。随着细胞死亡,细胞膜的破损随时间的推移逐渐增大;因此,较小的细胞质酶会比大的酶更早地从受损的细胞中渗漏出来。例如,CK 和 AST 比 LD 小,随着心肌损伤,该两个酶可以快速进入血浆。一些非细胞质的酶,可能在线粒体内(如 CK 和 AST 的同工酶)或与血浆膜结合(如 ALP 和 GGT),当细胞死亡时通常不会导致这种酶的释放。如果细胞死亡是由于中断的血流致器官某部分梗死所引起的,则从受损细胞释放的酶肯定从非灌注区域扩散,然后出现在血液循环中。例如,心肌梗死患者中,使用溶栓药物进行冠状动脉再灌注不成功的患者,其 CK 峰出现比较迟。酶的升高程度与损伤的细胞数、细胞与血浆之间的浓度梯度以及血浆中酶进入和清除的速率有关。心肌梗死时,CK 的释放量与梗死大小密切相关;因此,单次性损伤的酶水平与细胞损伤有关。如果损伤持续存在,血浆中酶水平会在一定时间内持续升高。例如,在急性肝损伤中,酶变化的时间可用于与病毒性肝炎区分,在这种情况下,免疫损伤会导致细胞死亡持续存在,酶的升高也持续存在,而缺血性和毒性损伤时,损害是立刻的,短期内酶升高后会迅速恢复正常。

酶变化时间进程的其他重要决定因素,包括细胞和血清之间酶水平的相对梯度,以及酶从血浆中的清除。对于任何已知量的细胞损伤,细胞和血清之间具有较高梯度的酶在血浆中会升高。例如,肝细胞损伤,肝细胞中 AST 水平高于 ALT,且两者均高于 LD 水平。因此,在肝细胞损伤后,AST 比 ALT 先出现浓度升高,最后是 LD。在心脏组织中,CK 在心肌细胞和血浆中的浓度梯度高于 LD,所以 CK 的最高峰值高于 LD。一旦酶进入血浆,清除率就变得尤其重要;例如,AST 的半衰期比 ALT 短,CK 的半衰期比 LD 的心脏同工酶短。因此,肝脏损伤血浆中 ALT 经常在损伤后短期内高于 AST。心肌损伤时,CK 比 LD 先恢复到正常水平。

酶动力学:检测血清及其他体液中的总酶浓度

临床酶学主要目的是检测血清或其他体液中特异性酶的总浓度。定性地说,检测体液中酶的存在很简单,因为每种酶对于一种或至多几种底物几乎具有完全的特异性。通过底物加入血清中,观察其消失或产物的生成,可以确定酶的存在。就如现在的解释:底物消失或者产物出现的速率可以直接用于酶浓度的检测。

Michaelis-Menten 方程——检测血清及体液酶浓度的方法

当速率对增加底物浓度的进一步反应迟钝时,酶趋于饱和。通常化学反应的反应速率与全程反应物浓度相称。在酶催化反应中,当底物浓度低时,反应速率与底物浓度成正比,当底物浓度高时,反应速率并不是直接呈线性增加。在相对高的底物浓度时,反应速率变为常数,不再随着底物增加而增加。这导致酶催化反应分两步进行,在初期吸附作用存在时,底物与酶形成非共价的酶-底物复合物(ES),第二步,酶-底物复合物分解为产物(P)和酶(E)。

$$E+S \underset{k_{-1}}{\overset{k_1}{\rightleftharpoons}} ES \xrightarrow{k_2} P+E \qquad \text{(反应式 20-1)}$$

酶-底物复合物形成的过程被认为是酶和底物识别的过程。这一过程涉及酶和底物特异性的非共价相互作用。这些相互作用包括离子相互作用、疏水相互作用、氢键和范德华力相互作用。

饱和的物理解释,是结合减少了可用于形成酶-底物复合物的活性位点的数量。当所有的位点都结合后,除非活性位点释放它的成分,否则不会继续结合。决定总速率的步骤是 k_2 步骤。在饱和浓度时,加入额外的底物分子不会改变反应速率,因为直到有活性位点空出来,未结合的底物分子才能结合。这种动力学模型用于推导 Michaelis-Menten 方程,可以直接决定总酶的活性或浓度。

Michaelis-Menten 方程的推导

酶催化反应的速度 v,产物形成速率定义为:

$$v=v_0=d[P]/dt=k_2[ES] \qquad \text{(公式 20-2)}$$

t 是时间,v 是反应的初始速度,用 v_0 表示,因此我们知道底物的浓度。检测初始速度是非常重要的,以确保不产生抑制(当时间 $[t]=0$,$[P]=0$),并了解酶在蛋白水解、变性或随着时间进行吸附到玻璃或塑料表面等过程中的损失。

酶-底物复合物随时间改变的速率不同,k_1 步骤的速率表示复合物形成,而 k_1 和 k_2 步骤导致酶-底物复合物的消失。

$$d[ES]/dt=k_1[E][S]-k_{-1}[ES]-k_2[ES]$$ （公式 20-3）

对于各种酶催化反应，已发现在长时间内，在持续几毫秒的初始过渡态之后，ES 复合物的浓度保持恒定（即不随时间变化），特别是当 S≫E。这是稳态假设。

$$d[ES]/dt=0=k_1[E][S]-k_{-1}[ES]-k_2[ES]$$
$$=k_1[E][S]-(k_1+k_2)[ES]$$

（公式 20-4）

和

$$[ES]=k_1[E][S]/(k_{-1}+k_2)=[E][S]/K_M$$

（公式 20-5）

因此，

速率常数的比率 $k_1/(k_{-1}+k_2)$ 被定义为 $1/K_M$。K_M 被称为 Michaelis 常数，其意义在后面讨论。

如果 E_T 是酶的总浓度，它就等于游离酶加与底物结合的部分酶的总和，如下：

$$[E_T]=[E]+[ES]$$ （公式 20-6）

应用公式 20-5 推得：

$$[E_T]=[E]+[E][S]/K_M$$ （公式 20-7）

和

$$[E]=[E_T]/(1+[S]/K_M)$$ （公式 20-8）

将[E]代入公式 20-5，得到：

$$[ES]=[E][S]/K_M$$
$$=[ET]/(1+[S]/K_M)\times[S]/K_M$$ （公式 20-9）
$$=[ET][S]/(K_M+[S])$$

结合公式 20-9 与公式 20-2，可以得到：

$$\frac{d[P]}{dt}=V_0=k_2[ES]=\frac{k_2[E_T][S]}{(K_M+S)}$$ （公式 20-10）

公式 20-10，称为 Michaelis-Menten 方程，准确地描述了几乎所有单底物酶催化反应和许多其中一个底物浓度在整个反应过程中恒定的双底物反应。

在饱和情况下，总酶的浓度可以通过初始速率决定

v_0 与初始底物浓度的典型曲线如图 20-4 所示。曲线是矩形双曲线，并且初始速率增加到特定的底物浓度，直至超过该特定底物浓度时均保持恒定。这发生在$[S]\gg K_M$ 的曲线上。这一过程被称为饱和，其中所有酶分子结合到底物上，使其不能通过增加[S]进一步增加速率。如公式 20-10 所示，$[S]\gg K_M$ 时为饱和状态。

$$d[P]/dt=v_0=k_2[E_T]$$ （公式 20-11）

饱和状态下，速率是恒定的，所有底物的速率是零；速率不依赖于反应物的浓度。对 E_T 有依赖性，但在反应中不消耗。在饱和情况下，反应初始的速度被认为是最大速率，或者 $Vmax=k_2E_T$。在这种饱和情况下，反应的初始速率直接与总酶的浓度成正比。如果 k_2 已知，那么 E_T 可以通过观察 k_2 内在的速率

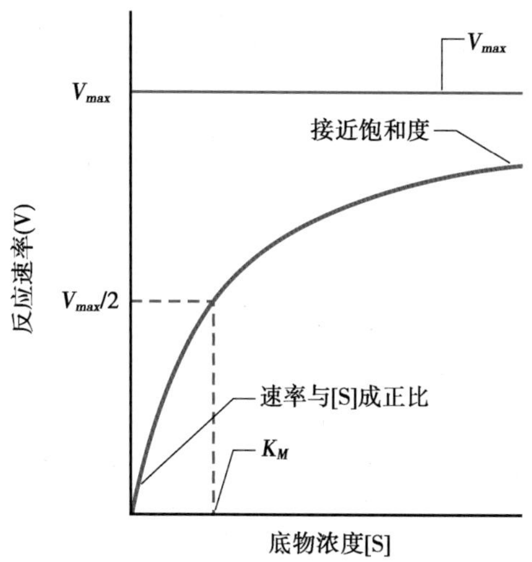

图 20-4　底物浓度[S]对酶催化反应速率（V）的影响。该图描述的是遵循 Michaelis-Menten 动力学的酶，V_{max} 表示酶促反应的最大速率。K_M 值等于酶促反应速度为最大速度一半时的底物浓度

而计算出。当$[S]\gg K_M$ 时，这个方程可以直接确定总酶浓度，而不需要检测酶-底物反应速率。

饱和状态下通过 k_2 和 K_M 决定底物的值

为了达到公式 20-11 的条件，有必要知道 K_M 和 k_2。这些可以从图 20-4 所示的图中估计出来。为了生成这个图，同一浓度的纯化酶溶解在一系列水溶液中。对于每一根管，添加不同浓度的底物，使用恰当的（多数是分光光度法）技术确定每管内酶的初始反应速率。绘制 v_0 和初始底物[S]浓度的曲线；可以从图中估计速率水平关闭（即变为恒定）的 S 值。

Lineweaver-Burk 双倒数图可以算出 k_2 和 K_M

这种方法的问题是，在 v_0 对[S]图中，速率渐近地接近 V_{max}。因此来源于这个图，V_{max} 通常不准确，仅用于估计。一个更加准确的方法是线性化 Michaelis-Menten 方程（公式 20-10），通过取方程两边的倒数并重新排列项可以达到这个要求，就是，

$$\frac{1}{V_0}=\frac{K_M}{V_{max}}\cdot\frac{1}{[S]}+\frac{1}{V_{max}}$$ （公式 20-12）

公式 20-12 所示，$1/v_0$ 对 $1/[S]$的图也称为双倒数图，也称 Lineweaver-Burk 图；y 截距应为 $1/V_{max}$，斜率应为 K_M/V_{max}。因为 $1/V_{max}$ 是截距，所以 K_M 可以计算为斜率/y 截距。因为从方程 20-12 可知，x 截距为$-1/K_M$，K_M 也可以利用这种关系计算。同时，K_M 也可以利用 Michaelis-Menten 方程计算。当$[S]=K_M$ 时，公式 20-10 中，$v_0=V_{max}/2$。因此，K_M 的底物浓度必须达到 $V_{max}/2$。典型的双倒数曲线如图 20-5 所示。

实际上，从双倒数图中得到这些点之后，最小二乘法的线是通过斜率、x 和 y 截距直接确定的点画的。相关系数是实际检测点和理论点的相关性，其计算值大于 0.9 代表相关性良好。

注意在上述过程中，如图 20-5 所示，底物浓度必须跨越 K_M 的范围。在低[S]处 v_0 的检测具有相对较大的误差，如图 20-5

中的线右上部分所示，但是这些估计对于确定 K_M 和 V_{max} 的准确值是至关重要的。现代计算机程序基于初始速度的加权值为 K_M 和 V_{max} 提供合理准确的值。权重是根据 v_0 的大小分配的。此外，其他计算机程序使用非线性回归分析来将加权数据加到双曲线 v_0 对[S]曲线上，如公式 20-10 所示，Lineweaver-Burk 图仅用于动态数据的视觉显示。

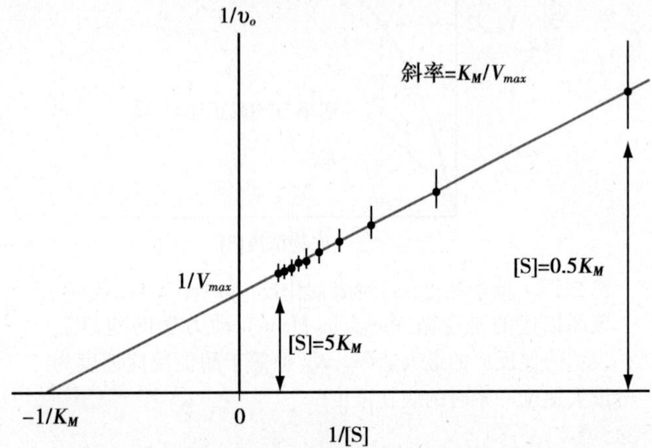

图 20-5 经典酶催化反应 Lineweaver-Burk 图（$1/v_0$ 相对 1/[S]），来自公式 20-12。v_0 是时间 t=0 时的反应初速度，此时底物浓度[S]是已知的。该图显示为了获得可靠的 K_M 和 V_{max}，底物浓度[S]必须涵盖显著低于 K_M（$0.5K_M$）到显著高于 K_M（$5K_M$）的浓度范围。y 截距为 $1/V_{max}$，x 截距为 $-1/K_M$，斜率是 K_M/V_{max}

一旦知道 K_M，可以通过饱和的底物浓度使得[S]≫K_M。因此，例如对于需要检测的某种酶，如果 $K_M=1\times10^{-5}$M 作为某种酶最佳反应条件，则可以使用 1×10^{-3}M（1mmol/L）的底物浓度，并确保[S]>K_M，系数为 100，因此公式 20-11 适用该情况。将该浓度的底物加入到患者样品（最常见的是血清）中，观察其速率，然后除以 k_2，得到酶的总浓度。如后所述，由于许多酶具有 k_2 和 K_M 值不同的同工酶存在，不除以 k_2，而直接报告 k_2E_T，称为总活性单位。

关于 K_M

公式 20-1 表明酶-底物复合物以及游离底物和游离酶处于平衡状态。我们可以为这一反应过程平衡常数 K_s 写成 k_{-1}/k_1，等于[E][S]/[ES]。该常数或关联常数 K_A 的倒数为 k_1/k_{-1}=[ES]/[E][S]。从公式 20-5，K_M 被定义为 $(k_{-1}+k_2)/k_1$。已经知当 $k_{-1}\gg k_2$ 时，K_M 与 K_S 相同。这种情况实际上涉及大多数酶催化反应；k_{-1} 是酶-底物复合物的解离速率，其几乎总是涉及非共价键的断裂，而 k_2 是共价键断裂和（或）制备的速率。通常，前一种方法所需的能量远远低于后者；因此，非共价 ES 复合物的解离速率 k_{-1} 高于共价催化步骤的速率 k_2。因此，K_M 是 ES 复合物的解离常数。K_A 的倒数，是相关常数，反映酶底物的亲和性。

然而，在某些情况下，共价键催化步骤被极大地增强。包括碳酸酐酶（$k_2=10^6$ 秒$^{-1}$，二氧化碳是底物）以及过氧化氢酶（$k_2=10^7$ 秒$^{-1}$；过氧化氢是底物）。对于这些酶，因为 k_2 很大，所以 K_M 不是解离常数，而是稳态常数，等于 k_2/k_1。

酶的活性

如前所述，因为许多酶具有多种同工酶，所以有时不能使用公式 20-11 计算总酶浓度。例如，目前已知的 LD 至少有五种同工酶，每一种酶都有不同的 K_M 和 k_2。在这种情况下，已知 LD 总酶活性是 $k_2\times[E_T]$。在某些情况下，酶的活性采用 1964 年由国际酶类委员会确定的国际单位。一个国际单位（IU）表示在 1 分钟内催化一微摩尔的产物形成（或一微摩尔底物的消失）的酶的量。它只适用于 pH 值、温度、离子强度等酶的影响因素处于特定条件下的情况，稍后讨论。

随着国际酶学系统的发展，并使用摩尔和秒作为基础单位，开发了酶活性单位的第二个定义，即 katal：1katal 被定义为在检测条件下 1 秒钟内催化 1 摩尔底物转化为产物的酶的量。1 单位 IU 等于 16.7 纳 katal（nkat），1katal 等于 6×10^7IU。然而这两种定义都忽略了体积。通常，以每升（L）内 1IU 来报告；公式 20-11 的右侧具有每个时间的浓度单位，使得 IU/L 符合这些单位。重要的是，如果报告了总酶活性，那么在酶的检测中使用的底物也会被报告，因为 k_2 值因底物不同而异。

如后所述，许多因素影响酶活性，包括 pH 值、温度、离子强度、酶的辅因子浓度、抑制剂的存在、使用其他酶反应的指标，以及正向或反向反应是否用于检测酶的浓度。例如，使用正向反应检测的 LD 只有反向反应检测的 LD 的活性的约 1/3，脂肪酶在有辅因子的情况下检测的活性是没有辅因子存在时的 5~10 倍。

因此，即使不同的试验室使用相同的底物，酶的参考范围可以明显不同。而且，不同的试验室即使让影响因素也一致，两个试验室的参考范围仍旧不同，因为检测条件的不同。

为了使酶活性标准化，其中一种方法是让每个试验室设置参考范围的上限到 100，所有其他值都表示成百分比或比率。结果表明，酶水平是正常水平的 10 倍，对医生来说是有用的。如果结果是 10XU/L，那么医生需要找出 X 的值并计算出比值。以一种高度可复制的方式对内部一致性进行分析评价，就可以实现在两个试验室之间进行酶相对活性的定量结果进行比较。更常见的是，酶分析的结果用 IU 与酶的参考范围表示，从而可以评估患者的病情、病情进展或治疗效果。

检测酶活性

原则上，在检测酶活性的过程中，可以检测底物的消失率或产物的出现率。一般情况下，相对较高浓度的底物需要达到饱和状态再检测其降低量，而检测一种较少产物的升高要比检测底物降低容易。如前所述，为了检测样品中的酶活性，最常见的是在底物饱和浓度下使用零级动力学检测 S 的产生。在此条件下，反应速率与酶的总量成正比。

公式 20-11 所示：在饱和状态下，随着时间，产物的生成速率是恒定的。表明产物浓度随时间线性增加。通过试验，不同时间点可确定 P，并通过各点确定最小二乘拟合曲线。如果相关系数高，[P]的增加与 t 呈线性，确认底物与酶处于饱和状态。这条线的斜率是 V_{max}，可以直接确定酶活性或者除以 k_2 表示酶浓度。

P 与 t 之间的非线性关系最常见的原因是有抑制剂存在，这将在后面讨论。在此情况下，需要稀释血清或其他体液样本，因为可以稀释抑制剂浓度，尽管该过程会稀释总酶的浓度。然而，只要[S]存在于饱和状态，[P]得以检测，那么总酶浓度或活性可得以检测。

通常，检测中，在反应初期，样本与试剂混合后，会出现延迟相。样品的初始吸光度是基于试剂和样品的吸光度，此时酶活性是零。一旦反应开始，图形将沿着一条直线持续一段时间；此时，反应为零级反应，酶活性可以确定。如果反应继续下去，底物被消耗，而[S]下降到 K_M。如果[S]明显低于 K_M，则该反应是一级反应，v_0 将受到底物的量（而非常数）和酶活性的影响。

分光光度分析法

在大多数情况下，酶活性采用分光光度法检测。此外，根据所测产物不同，也可使用其他检测方法。例如脂肪酶可以使得脂类乳化，造成溶液浑浊，因此通过浊度的检测可以用来检测脂肪酶的活性。广泛用于检测葡萄糖浓度的葡萄糖氧化酶是一种使用氧气作为电子受体的黄素蛋白。潜在的变化可以通过受体电位变化来确定反应速率。尿素酶广泛用于尿素浓度的检测；尿素酶将尿素分解为碳酸氢铵和铵离子。标本电导率的变化可以用来确定反应速率。

基于分光光度法的检测方法是最常见的，所以我们将重点介绍该方法用于酶的检测。在最基本的情况下，底物不吸收某一特定波长的光，而产物对该波长吸收较强。一个最好的例子如：LD 催化可逆反应将乳酸氧化为丙酮酸。因为乳酸是 LD 的特异性底物，所以该底物是首选。丙酮酸除了可以作为 LD 的底物外，也是其他几种酶的底物，如丙酮酸脱氢酶和 ALT 等。

当 LD 氧化为丙酮酸，辅因子 NAD^+ 转化为 NADH。1 摩尔乳酸氧化为丙酮酸，生成 1 摩尔 NADH。NADH 在 340nm 波长时具有较强的吸收能力，而 NAD^+ 在此波长无吸收。因此，在一定时期内向患者血清中添加饱和浓度的乳酸和 NAD^+，将会导致在 340nm 处的吸收呈线性增加，如前所述总酶活性是可以直接检测的。在这种情况下，NADH 浓度的增加即 ΔP，经过一段时间即 Δt，与增加的吸光度即 ΔA 呈正例，如第 4 章所述，在 340nm 波长下按照比尔定律如下，

$$\Delta P/\Delta t=\varepsilon\times(\Delta A/\Delta t)\times L \qquad (公式 20\text{-}13)$$

公式 20-13 方程中 L 是反应中比色杯的宽度，通常是 1cm。在比尔定律中，ε 是一个比例常数（多数情况下，摩尔消光系数），波长为 340nm 时，NADH 的 ε 是 6.22×10^3L/(mol·cm)。在当前大多数化学分析仪中，患者标本加入到含有反应成分（乳酸和 NAD^+）的反应比色杯中，观察吸光度 ΔA 的变化。这导致将患者血清的体积（Vp）稀释至反应混合物的总体积（Vo），公式如下：

$$\text{Enzyme activity}=\Delta P/\Delta t=\varepsilon\cdot(\Delta A/\Delta t)\cdot L\cdot(Vo/Vp) \qquad (公式 20\text{-}14)$$

在前述分析过程中提过，LD 也催化逆向反应（例如从丙酮酸到乳酸）。因此，丙酮酸形成后，可以作为竞争抑制剂（可见后面酶抑制剂章节），并且可以使反应逆向进行产生乳酸。因此，在公式 20-14 中，丙酮酸达到有意义水平前的短时间内检测很重要。

耦联的酶促反应

然而许多情况下，化学反应的产物和底物都不易于检测。此情况下，酶的反应可以“耦联”到另一种反应，即利用酶催化反应产生一种指示性产物。典型的酶耦联反应例子是采用 Oliver-Rosalki 方法检测 CK 活性，如反应式 20-15～反应式 20-17 所示。CK 的可逆反应可产生 ATP，并用于第二步反应，通过葡萄糖+ATP 产生 G6P。第三步反应是将烟酰胺腺嘌呤二核苷酸磷酸还原，或者将 $NADP^+$ 还原为 NADPH，作为反应的指示剂。在这些耦联反应中，至关重要的是，整个反应的限速步骤，即 CK 介导的 ATP 产生过程。可以通过使用高浓度的指示剂酶来确保后续反应的底物快速转化。

这个反应过程中 CK 检测的一个潜在问题是会出现可以产生 ATP 的其他酶。在红细胞和肝脏中发现的腺苷酸激酶，将腺苷二磷酸（ADP）转化为 ATP（公式 20-34）；具有高腺苷酸激酶活性的标本将对 CK 活性的检测结果出现假性升高。

磷酸肌酸+ADP ⟶肌酸+ATP（肌酸激酶催化）（反应式 20-15）

葡萄糖+ATP ⟶G6P+ADP（己糖激酶催化）（反应式 20-16）

$G6P+NADP^+$ ⟶6-磷酸葡萄糖酸+NADPH（葡萄糖-6-磷酸脱氢酶催化）（反应式 20-17）

旁路转化：2ADP ⟶ATP+AMP （反应式 20-18）

由于 NADPH 与 CK 反应的最终产物（反应式 20-15）与所产生的[ATP]成正比，因此在 340nm 波长处吸光度增加。

在检测酶活性方法中，一些方法使用终点法检测，加入标本后在特定时间内检测底物和产物的浓度。终点法通常用于简单检测方法，如床旁血糖检测或者尿中血糖和白细胞酯酶检测的试纸反应。在酶活性过高时，终点法可能导致错误的偏低结果。大多数的酶学分析都使用了动力学方法（如前所述）检测，从而确定了底物或产物浓度的变化速率（为了简单起见，在本节的其余部分，只描述检测产物出现的检测系统；然而，同样的原理适用于底物消失率）。动力学方法更准确，更易于检测反应条件的变化和需要稀释的样品。在时间进程的一项研究中，反应速率可表示为 ΔP/Δt，即单位时间内产物的变化量。因为 IU 和 katal 代表了在给定时间段内产生一种特定产物的酶的量，这种方法可以直接用 IU 或 katal 表示酶活性。

不饱和情况下酶检测方法：一级反应速率

正如前所述，在公式 20-11 适用的一些饱和情况下，不能检测酶活性。在这些情况下，可以使用 $S<K_M$ 的检测条件。Michaelis-Menten 方程（公式 20-10）变为

$$v_0=d[P]/dt=k_2E_T\cdot[S]/K_M \qquad (公式 20\text{-}19)$$

因为 E_T 是常数，反应初始速率仅依赖于底物的浓度。当底物减少时，酶-底物复合物和 P 增加，因此 $-d[S]/dt=d[ES]/dt+d[P]/dt$。但是，在[S]≫[E]的反应条件下，稳态假设 $d[ES]/dt=0$ 是有效的。因此，产物形成的速率等于底物损耗的速率，如下所示，

$$v_0=d[P]/dt=-d[S]/dt=k_2E_T\cdot[S]/K_M \qquad (公式 20\text{-}20)$$

这个是一级反应速率方程,速率仅和底物浓度有关。因为速率形成与 E_T 有关,称二级反应速率方程更合适,但是这种情况下,E_T 是常数且在反应过程中不会改变。因此称为假一级反应。E_T 可以根据最初反应速率得知,此时初始底物浓度是 S_0,是已知的。因为 K_M 和 k_2 都是已知的

$$E_T = (v_0/[S_0]) \times (K_M/k_2) \qquad \text{(公式 20-21)}$$

如果只报告总酶活性,那么 v_0/S_0 等于 $(k_2/K_M)[E_T]$,且直接与 E_T 成正比。值得注意的是,这些和在饱和条件下使用的活动单位不同,因为这种情况下的总酶浓度只能乘以 k_2,而在目前情况下因为没有发生饱和,所以乘以 k_2/K_M。

在非饱和条件下确定 E_T 的另一种方法是通过公式 20-20 和 t 来计算 S,从而得出以下关系:

$$\ln([S]/[S_0]) = 2.303\log([S]/[S_o]) = -(k_2E_T/K_M) \cdot t \qquad \text{(公式 20-22)}$$

其中 ln 是基于 e 的自然对数,$[S_0]$ 是初始底物浓度。如果底物浓度是在特定时间确定的,那么一个对数 (S/S_0) 和时间的图应该给出一个斜率为 $-(k_2E_T/K_M)/2.303$ 的直线。因为 k_2 和 K_M 是已知的,所以 E_T 可以直接计算得到。这种方法消除了由于底物微小变化而需要检测底物初始速度。当底物溶解性不能达到饱和浓度时,该方法优点明显。

上述一级反应方程是生物中普遍存在的一级速率方程。人体内的众多反应不是一级反应就是假一级反应,即速率值依赖于一种物质的浓度。正如第 23 章所讨论的,当药物进入身体时,它们通常会按照一级反应进程降低,此时药物的清除率只依赖于药物的浓度。这个进程一个重要的特征就是半衰期。值得注意的是,公式 20-22 中半衰期或 S_0 消耗一半的时间,当 $[S]=[S_0]/2$ 时,这个常数只取决于方程中的速率常数。$t_{1/2}$ 对浓度的非依赖性是一级反应过程的主要特征。

因为 $\lg(2)=0.3$,以上方程简化为,

$$t_{1/2} = 0.69/k \qquad \text{(公式 20-23)}$$

此时,在这种情况下,$k=K_M/k_2E_T$,$t_{1/2}$ 是半衰期,即底物消耗一半所需要的时间。因此,如果底物消耗的半衰期已知,并且提供 K_M 以及 K_2,E_T 可以直接利用公式 20-23 计算获得。

影响酶活性的其他因素

温度

酶-催化反应对于温度变化很敏感,为了保证准确度,反应混合物的温度一定不能偏离超过±0.1°C。在一般情况下,温度每增加 10°C,酶活性的增加近似两倍,尽管这点在不同的酶之间略微不同。使用更高的温度不仅可以提高反应速度,而且提高敏感度——这是酶活性较低时的优势。低温会增加检测的线性范围,可以减少稀释。大多数现代仪器选择温度是由仪器本身的性能来决定的。温度增加的幅度是有限制的;随着温度升高,大多数酶开始变性,变得不活跃。例如,在 37°C 时 CK 开始变性,45°C 时,淀粉酶开始变性。另一方面,在极高的温度下一些酶仍旧保持稳定。举个例子,Taq 聚合酶链反应在 95℃ 保持稳定。Taq 聚合酶链反应在第 66 章讲述。

pH 值

通常情况下,酶发挥最大活性需要最佳 pH 值,反应条件的 pH 值应为酶最活跃的状态。pH 值的选择并不总是关键;有些酶的可接受 pH 值范围很大,所以 pH 值的微小变化不会明显改变其活性。例如,ALP 在 pH 9~10 时,酶的活性最大。在某些情况下,特别是对于有多种同工酶的酶,pH 值的选择是一种策略,因为不同的同工酶可能在不同 pH 值上有呈现最大活性。在这种情况下,应当选择恰当的 pH 值来检测所有同工酶的活性。

盐和蛋白质浓度

溶液中离子强度影响酶活性;如果离子强度太高,酶活性会减低。许多酶的活性也受蛋白浓度的影响。当酶活性超过检测的线性时,通常需要使用含有血浆蛋白的酶稀释剂。人血浆含有约 70g/L 的蛋白质,但正常尿液几乎没有蛋白质;如使用白蛋白可以增加尿淀粉酶的活性,并使其检测标准化。在无蛋白溶液中,酶通过变性或吸附在容器壁上迅速失去活性。

抑制剂和干扰

通常情况下,检测酶使用血清标本在大多数常规分析中,通常认为肝素化血浆是血清的一个等效样本,但它对于酶的检测来说并不适用。肝素可以抑制某些酶的活性,特别是淀粉酶和 AST(在一些方法中这样,但不是全部)。枸橼酸盐,用于凝血试验的真空采集管,可作为血液制品的防腐剂,会形成二价阳离子复合物;含枸橼酸盐的标本可能会导致诸如 CK 和 ALP 等酶的结果假性偏低。乙二胺四乙酸(ethylenediaminetetraacetic acid,EDTA)和氟化物抑制许多酶的活性,不应该用于酶的检测。肾素的检测是一个例外,这里 EDTA 抑制将前肾素转化为活性肾素的酶的活性,并防止肾素活性增加。

酶检测的注意事项

一些酶检测方法中可能出现错误的原因,例如在反应中出现酶抑制剂,这在之前有所提及。在这里,我们总结了可能遇到的最常见的问题。

K_M-型的突变

在某些基因缺陷状态下,体外试验的条件可能无法反映出体内的缺陷状态。在某些情况下,基因缺陷不能改变正常酶的蛋白水平,k_{cat} 的值也不会改变,应用在饱和底物浓度下进行检测的原理,可能会发现 K_M 型突变未被检测到,因为在这种检测中,较低底物水平下无活性的酶在较高的[S]时会完全或几乎完全发挥出活性。例如,在低[S]的检测中,变体红细胞次黄嘌呤鸟嘌呤-磷酸核糖基转移酶无活性,但增加底物浓度时可恢复全部活性。为了防止这种假性增高,临床评估应该包括确定突变酶的 K_M 值。

一种可以用来检测影响活性的酶突变的技术是使用针对感兴趣的酶的单克隆抗体。稍后会讨论酶的免疫检测。只要酶的抗原完全激活,酶活性的检测与免疫检测的蛋白质(酶)浓度之间就存在对应关系。遗传缺陷和酶位点突变的相关性并不总是这样的。在这些实例中,基于免疫检测的酶浓度可以超

过基于酶活性检测的酶浓度，表明酶存在缺陷。如果疾病的潜在基础是遗传因素，最好从动力学的检测中估计酶的活性，并将其与正常的值进行比较。一些突变会破坏蛋白质结构，导致细胞内酶的快速水解。在这种情况下，从免疫方法和酶活性检测得出的结果会一致。在生物体液中出现抑制剂会使基于酶活性检测的方法结果偏低，但对于免疫法的检测则没有影响。通常，可逆酶抑制剂不会干扰酶浓度的免疫测量。

循环酶不稳定

在某些情况下，由于临床评估没在恰当的时间实施，可能无法发现酶的缺陷。对携带普通 A 型变体(G6PD A-)的 G6PD 缺陷个体施用抗疟药原药会引起短暂性溶血性贫血。尽管持续用药，患者可以完全从贫血中康复。A 型突变具有正常的动力学参数，但是热稳定性降低。在最初的时候清除较老的红细胞降低了 G6PD 活性。具有较高酶的新细胞取代老细胞。红细胞中 G6PD 分子的数量是红细胞年龄的反映，A 型变异细胞中酶分子的丧失率明显高于正常细胞。贫血后，G6PD 的活性将远高于在溶血事件之前或期间的 G6PD 活性水平，因为溶血会有选择地破坏含有少量酶的老细胞。恢复的结果是将这些较老的细胞替换为具有更高水平 G6PD 的 A-分子的新细胞。因为有较高水平的酶活性，这些年轻的细胞能够应对伯氨喹的治疗。

酶抑制剂的存在

正如后来讨论的，生物液体中存在的酶抑制剂可能会导致低估酶量。值得注意的是，如果怀疑有抑制剂的存在，最有效的方法就是稀释样品，这样抑制剂的效果就会降低。在最终产物抑制的情况下，初始速度消除了这种效应，因为一开始，$t=0$，[P]=0，没有抑制作用。在极少数情况下，在酶催化的反应中，其中产物以比底物更高的亲和性结合酶，$\Delta P/\Delta t$ 或 $-\Delta S/\Delta t$ 可以是曲线的，并且初始速度的估计最好由切线绘制到 $t=0$ 时的底物或产物时反映进程曲线。这些切线由连续的底物消失或产物形成决定。

不稳定酶的蛋白酶降解

在进行反应速率估计时血浆中的蛋白酶可能攻击酶。这对于之前讨论过的已经降低了热稳定性的酶来说尤其如此。因为，如果酶的折叠结构被打开，它们就会受到血清蛋白酶的攻击，包括胰蛋白酶、糜蛋白酶和许多其他蛋白酶。通过蛋白酶和底物分解使酶受损，酶受损又可以通过使用合适的空白和预孵育研究来纠正。

热不稳定性

必须知道在评估中酶的稳定性，并且必须确定样品的储存条件。例如，LD 储存条件不能<0℃，否则酶活性将会丢失。

采血管中的抑制剂成分

如前所述，在许多情况下，必须使用血清或血浆，而不是全血来检测酶活性，全血样本的采集可使用含有抗凝剂的采血管。聚阴离子抗凝剂包括枸橼酸、肝素和 EDTA，灭活金属酶等。例如，EDTA 激活含锌的酶-ALP，这是一种常见的酶。

酶测定中的竞争反应

如前一节所述，用于检测特殊酶的底物可能会受到生物体液中存在的其他酶的攻击。LD 用丙酮酸作为底物进行反应的过程可能被其他可以与该底物发生反应的酶如丙酮酸脱氢酶和 ALT 的存在而使得反应变得复杂。由于血清酶腺苷酸激酶可以消耗底物 ADP(反应式 20-18)，会使 CK 活性的耦联检测系统变得复杂。这个问题不能通过 ADP 的饱和浓度来纠正，因为腺苷酸激酶反应的产物也是 ATP，在 CK 反应中产生的 ATP 被用来检测 G6P 的生成量，以准确测定 CK 的水平。

某些酶的时间依赖性失活

在酶活性的检测过程中，样本保存时间可能很重要。酶的活性依赖于活性位点的巯基，通过氧化和(或)二硫交换反应，可能会缓慢的失活。在许多情况下，这些过程是不可逆转的，从而导致了酶活性检测浓度被低估。

基于抗体的酶检测技术

如前所述，免疫检测法可以用来检测酶蛋白的质量。这些方法在第 23 章的第 5 部分中有详细描述。当需要定量检测某个酶的一种或多种同工酶时，会选择免疫法，因为针对每一个个性化同工酶的特异性抗体可以识别并定量样本中的每一种变异体。

一般来说，免疫检测法受改变酶活性的因素的影响较小，而且通常更精确。然而，与酶活性一样，酶质量的检测可能取决于所使用试剂的不同；校准品通常会导致不同方法之间质量、活性的检测结果不同。例如对 CK 的 MB 型同工酶、淀粉酶的胰腺同工酶、ACP 的前列腺和骨同工酶以及 ALP 的骨同工酶的检测。抗体也可以被用来选择性地抑制或结合特定的酶亚基。这种方法允许在相同的单位中表达总量和同工酶的检测值。例如，CK-M 亚单位的抗体可以抑制一半的 CK-MB 同工酶以及所有的 CK-MM 型同工酶。标本在抗 M 型 CK 抗体中孵育一段时间，检测 CK 活性，可以用来表示非 CK-M 型活性。

抗体也可以作为捕获抗体，从相同酶的其他形式中分离出特定的同工酶，然后检测酶的活性。这种捕获的例子包括对 ALP 的骨同工酶和 ACP 的骨和前列腺同工酶的检测。一些酶循环结合抗蛋白酶，如前列腺特异性抗原(PSA)(见第 73 章)和 α_1-抗糜蛋白酶或胰蛋白酶和 α_1-抗胰蛋白酶。抗体检测游离和结合酶的能力可能不同。一些酶也与 β-2-巨球蛋白结合，如 PSA 和 ACP；与该抗蛋白酶结合的酶通常不是酶促活性的，并且不能通过大多数免疫方法来检测，因为结合位点隐藏，不能被抗体识别。最终，和其他免疫检测方法一样，利用免疫方法检测酶可能受到与试剂中抗体结合的物质的干扰，例如异嗜性抗体和类风湿因子。

酶抑制剂

酶抑制剂可以是可逆的，也可以是不可逆的。在不可逆的抑制剂中，在抑制剂和酶之间形成共价键，酶活性不能通过与抑制剂的分离而检测。其中包括乙酰胆碱酯酶(acetylcholinesterase, AChE)和假胆碱酯酶(pseudocholinesterase, PChE)的抑制作用,如沙林和塔崩等化学战争试剂对侧链羟基磷酸酯的不可逆磷酸化作用。麻醉剂,如氟罗辛烯($CF_3CH_2OCH=CH_2$)被证明毒性太强,不能用作全身麻醉,因为它在细胞色素 P450 单氧合酶中不可逆转地烷基化血红素环 N 个原子。这种烷基化导致酶活性完全丢失。

可逆抑制包括三种类型:竞争性、无竞争性和非竞争性抑制。如前所述,如果在患者标本酶方法检测中怀疑存在抑制剂,如观察到产物浓度时间曲线非线性,一个有效的策略是将标本进行稀释,可最大限度降低抑制剂的作用。即使这一过程同时稀释酶,酶的检测仍然可以有效地进行,尤其是在底物存在饱和的条件下。

竞争抑制

当抑制物与酶结合到底物相同的位点时就出现竞争抑制。在活性位点与竞争性抑制剂结合的分子基础是底物和抑制剂结构相似的,结果是酶被"欺骗"识别并结合了抑制剂。竞争性抑制的实例包括 α_1-抗胰蛋白酶抑制胰蛋白酶,α_1-抗糜蛋白酶抑制糜蛋白酶,化学治疗剂甲氨蝶呤抑制二氢叶酸还原酶和丙二酸对克雷伯循环中酶琥珀酸脱氢酶的抑制。在一些反应中,反应的产物可能和底物的结构相似,发生竞争性抑制反应,这个现象叫做终点产物抑制。这种现象的变化偶尔会发生,最终产物的积累可以逆转正向反应,重新生成底物。药物常常作为酶的竞争性抑制剂。例如,正如后面将讨论的,抗高血压药物的主要靶点是血管紧张素转化酶(angiotensin-converting enzyme, ACE)。

竞争性抑制剂如何影响 Michaelis-Menten 方程

竞争性抑制的动力学原理如图 20-6B 所示。假设抑制剂在游离酶和 EI 复合物中处于快速平衡状态。从动力学上来说,抑制剂降低了游离酶与底物结合的浓度,酶现在的方程是

$$[E_T]=[E]+[EI]+[ES] \qquad \text{(公式 20-24)}$$

[EI],平衡常数;K_I,抑制常数。

$$[EI]=[E][I]/K_I \qquad \text{(公式 20-25)}$$

因为 ES(公式 20-3、公式 20-4、公式 20-5)的稳态公式保持不变,公式 20-24 变为

$$[E_T]=[E]+[E][S]/K_M+[E][I]/K_I \qquad \text{(公式 20-26)}$$

$$[E]=\frac{[E_T]}{\left(1+\frac{[S]}{K_M}+\frac{[I]}{K_I}\right)} \qquad \text{(公式 20-27)}$$

根据公式 20-2,

$$d[P]/dt=k_2[ES]=[E][S]/K_M \qquad \text{(公式 20-28)}$$

$$\frac{dP}{dt}=\frac{k_2[S]}{K_M}\cdot\frac{[E_T]}{\left(1+\frac{[S]}{K_M}+\frac{[I]}{K_I}\right)} \qquad \text{(公式 20-29)}$$

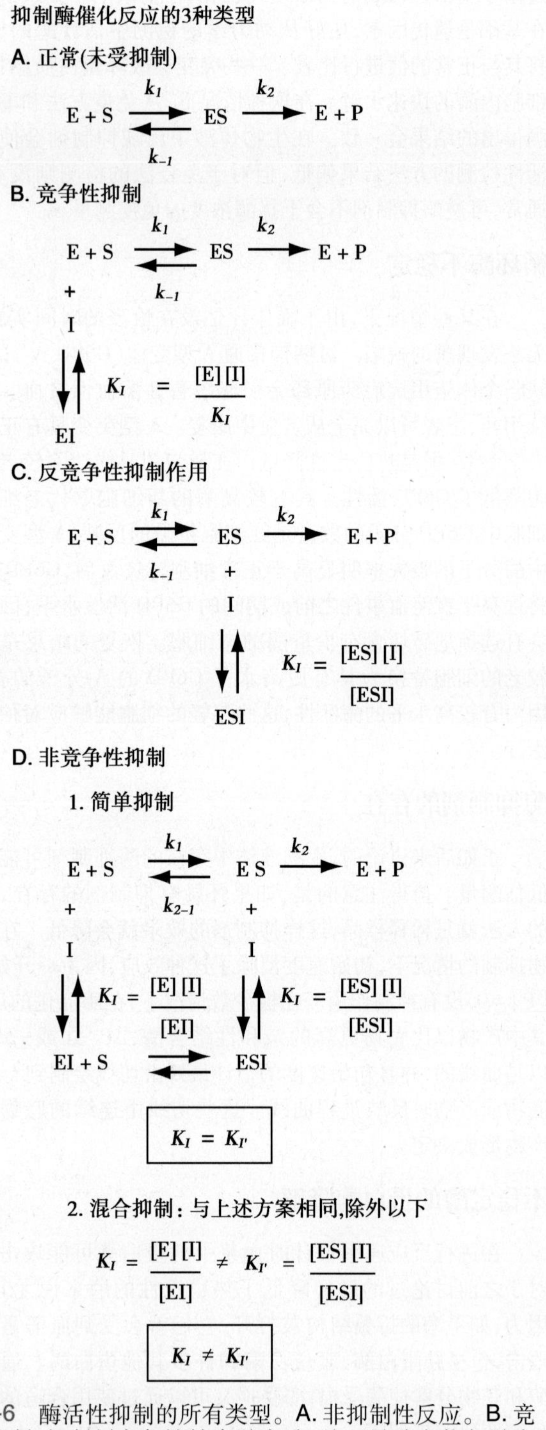

抑制酶催化反应的3种类型

A. 正常(未受抑制)

$$E+S \underset{k_{-1}}{\overset{k_1}{\rightleftharpoons}} ES \xrightarrow{k_2} E+P$$

B. 竞争性抑制

$$E+S \underset{k_{-1}}{\overset{k_1}{\rightleftharpoons}} ES \xrightarrow{k_2} E+P$$

$$E + I \rightleftharpoons EI \qquad K_I=\frac{[E][I]}{K_I}$$

C. 反竞争性抑制作用

$$E+S \underset{k_{-1}}{\overset{k_1}{\rightleftharpoons}} ES \xrightarrow{k_2} E+P$$

$$ES + I \rightleftharpoons ESI \qquad K_I=\frac{[ES][I]}{[ESI]}$$

D. 非竞争性抑制

1. 简单抑制

$$E+S \underset{k_{2-1}}{\overset{k_1}{\rightleftharpoons}} ES \xrightarrow{k_2} E+P$$

$$E + I \rightleftharpoons EI \qquad K_I=\frac{[E][I]}{[EI]}$$

$$ES + I \rightleftharpoons ESI \qquad K_I=\frac{[ES][I]}{[ESI]}$$

$$EI+S \rightleftharpoons ESI$$

$$\boxed{K_I=K_{I'}}$$

2. 混合抑制:与上述方案相同,除外以下

$$K_I=\frac{[E][I]}{[EI]} \neq K_{I'}=\frac{[ES][I]}{[ESI]}$$

$$\boxed{K_I \neq K_{I'}}$$

图 20-6 酶活性抑制的所有类型。A. 非抑制性反应。B. 竞争性抑制,抑制剂竞争性结合游离酶,从而导致底物与游离酶的结合降低,从而使底物对酶的表观亲和力降低,使表观 K_M 高于实际 K_M。然而,这种抑制作用并不影响催化速率 V_{max}。K_I 是酶-抑制剂复合物([EI])的解离常数。C. 反竞争性抑制,即抑制剂仅与酶-底物复合物结合,从而阻断催化但不阻断底物与酶的结合,因此影响 V_{max} 但不影响 K_M。在这种情况下,K_I 是酶-底物-抑制剂三元复合物([ESI])的解离常数。D. 非竞争性抑制,有两种类型:(1)简单型和(2)混合型。在两种类型中,抑制剂与游离酶和酶-底物复合物都可以结合,因而既影响 V_{max} 也影响 K_M。在简单的非竞争性抑制(1)中,抑制剂对游离酶和酶-底物复合物的亲和力是相同的,因此,两个相应的解离常数 K_I 和 $K_{I'}$ 相等。在混合型非竞争性抑制(2)中,K_I 和 $K_{I'}$ 不相等

和

$$\frac{d[\mathrm{P}]}{dt}=k_2[\mathrm{ES}]=\frac{k_2[\mathrm{E_T}][\mathrm{S}]}{K_M\left(1+\frac{[\mathrm{I}]}{K_I}\right)+[\mathrm{S}]} \quad \text{（公式 20-30）}$$

从这个方程中我们可以看到，因子$(1+[\mathrm{I}])/K_I$，在分母上乘以K_M。这就意味着K_M乘以的数$\geqslant 1$。因此，如果竞争性抑制剂存在合适的浓度时，该因子$\gg 1$。被酶饱和的底物浓度可能不再进行反应。如果出现竞争性抑制，它的作用可能通过底物浓度增加而减低，即$\mathrm{S}\gg K_M(1+[\mathrm{I}]/K_I)$。

公式 20-30 给出了双倒数曲线的改变后形式，如下所示，

$$\frac{\mathrm{I}}{v_0}=\frac{K_M\left(1+\frac{[\mathrm{I}]}{K_I}\right)}{V_{max}}\cdot\frac{1}{[\mathrm{S}]}+\frac{1}{V_{max}} \quad \text{（公式 20-31）}$$

不同抑制剂浓度时的$1/v_0$与$1/[\mathrm{S}]$的图形呈现线性，并可以得到斜率，但是没有截距，在存在竞争性抑制剂时这个图发生改变。V_{max}不改变，只有K_M改变。K_M被系数$(1+[\mathrm{I}]/K_I)$修改。这个方程的x轴截距（此时$1/v_0=0$时）是$-1/[(1+\mathrm{I}/K_I)K_M]$。酶催化反应中竞争性抑制剂的作用如图 20-7 所示。

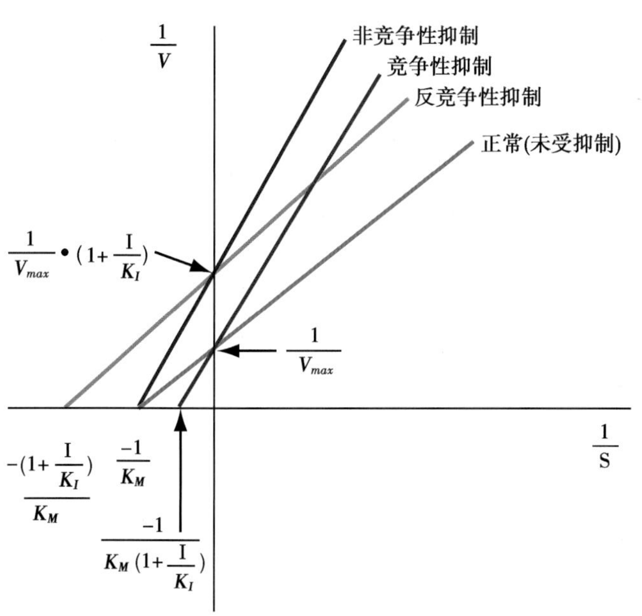

图 20-7　带有y和x截距的所有抑制类型（图 20-6）的 Lineweaver-Burk 图。为避免杂乱，并未显示斜率。蓝线表示的非抑制性反应和绿线表示的反竞争性抑制的斜率是K_M/V_{max}。红线表示的竞争性和紫线表示的非竞争性抑制的斜率是$K_M(1+1/K_I)$

反竞争抑制

如图 20-6C 所示，当抑制剂仅与酶-底物复合物结合不与游离酶结合时出现反竞争抑制。因此，没有酶抑制物复合物形成。底物结合导致复合物结构改变，产生抑制剂结合位点。

在 Michaelis-Menten 方程中反竞争抑制剂的作用

为了保持与公式 20-30 公式的一致，我们得到了以下表达式：

$$v_0=\frac{V_{max}[\mathrm{S}]}{K_M+[\mathrm{S}]\left(1+\frac{[\mathrm{I}]}{K_I}\right)} \quad \text{（公式 20-32）}$$

值得注意的是：相同的因子，$(1+[\mathrm{I}]/K_I)$，在 Michaelis-Menten 方程的分母中，这产生了一个矛盾的效果，即与正常的、非抑制的情况相比，因为 S 乘以了一个>1 的因子，所以在底物浓度较低时就达到了饱和（图 20-6）。然而，在饱和状态下非竞争抑制的酶促反应的速率应该比正常的低，在饱和状态下最大速率是$V_{max}/(1+\mathrm{I}/K_I)$。在这种情况下，无论底物浓度多高，都不能达到饱和时的正常速率V_{max}，不像之前讨论的竞争性抑制。

在较低底物浓度时，v_0接近于$V_{max}/K_M[\mathrm{S}]$，对于非抑制情况，以及非竞争性抑制都没有作用。这就表明稀释标本可以降低抑制剂的作用，能够检测到反应的非抑制的速率。在这些情况下，在底物浓度较低时，$\mathrm{E_T}$或者活性可以利用公式 20-19 的一级反应动力学直接检测。

公式 20-32 的双倒数形式如下：

$$\frac{1}{v_0}=\frac{K_M}{V_{max}}\cdot\frac{1}{[\mathrm{S}]}+\left(1+\frac{[\mathrm{I}]}{K_I}\right)\cdot\frac{1}{V_{max}} \quad \text{（公式 20-33）}$$

这个方程的双倒数作图法，图的斜率与不受抑制（正常）反应的斜率相同，但截距$(1/V_{max})(1+\mathrm{I}/K_I)$，对于非竞争性抑制比一般情况要高，即$1/V_{max}$，如图 20-6C 所示。当$1/v_0=0$时，$x$轴的斜率是$-(1+[\mathrm{I}]/K_I)/K_M$。如果已知$[\mathrm{I}]$，则可以使用截距来计算$K_I$。非竞争性抑制剂对酶催化反应的作用如图 20-7 所示。

简单和混合非竞争抑制

非竞争抑制发生在当抑制剂类似非竞争抑制剂，其结合位点与底物结合位点有明显差别时。抑制剂和底物可同时与酶结合。该抑制剂与第二位点的结合可能完全消除酶活性，或只能部分减少它。因此，非竞争性抑制可能是完全的或部分的抑制。不像反竞争抑制，非竞争性抑制可以结合游离酶和酶-底物复合物。如果抑制剂的结合和底物的结合彼此独立，就存在简单非竞争性抑制。如果结合底物改变了酶和抑制剂的亲和性，就存在了混合型非竞争抑制。非竞争性抑制剂的结合改变了底物结合位点的结构。底物依旧可以结合，然而其结合的亲和性和（或）催化活性可能减低。

非竞争抑制剂对于米-曼氏方程的影响

这类抑制作用的动力学模式图见图 20-6D。如图所示，抑制剂不仅可和游离酶结合，且可同酶-底物复合物结合。如亲和力和解离常数在每一个过程中相同（图 20-6）即就会出现竞争性抑制和反竞争性抑制模式结合，该模式被称为简单非竞争性抑制。因此，在这种情况下，米-曼氏方程里分母的两项均要乘以$(1+[\mathrm{I}]/K_I)$这一项（公式 20-10），或：

$$v_0=\frac{V_{max}\cdot[\mathrm{S}]}{\left(1+\frac{[\mathrm{I}]}{K_I}\right)\cdot K_M+\left(1+\frac{[\mathrm{I}]}{K_I}\right)\cdot[\mathrm{S}]} \quad \text{（公式 20-34）}$$

如果两个K_I常数不同，这种抑制作用被称为混合性非竞

争抑制。对于后面这种情况，如果 K_I 是抑制剂结合游离酶时的解离常数，$K_{I'}$ 是抑制剂结合酶-底物复合物时的解离常数。那么，在非竞争性抑制作用中的米-曼氏方程是：

$$v_0=\frac{V_{max}[S]}{\left(1+\frac{[I]}{K_I}\right)\cdot K_M+\left(1+\frac{[I]}{K_I}\right)\cdot[S]} \quad (\text{公式 20-35})$$

简单非竞争性抑制的 Lineweaver-Burk 方程：

$$\frac{1}{v_0}=\frac{K_M}{V_{max}}\cdot\left(1+\frac{[I]}{K_I}\right)\cdot\frac{1}{[S]}+\frac{1}{V_{max}}\cdot\left(1+\frac{[I]}{K_I}\right) \quad (\text{公式 20-36})$$

混合型抑制方程是：

$$\frac{1}{v_0}=\frac{K_M}{V_{max}}\cdot\left(1+\frac{[I]}{K_I}\right)\cdot\frac{1}{[S]}+\frac{1}{V_{max}}+\left(1+\frac{[I]}{K_{I'}}\right) \quad (\text{公式 20-37})$$

正如公式 20-35 所示，对于简单非竞争性抑制，在抑制剂存在的情况下，受（$1+[I]/K_I$）因子的影响，其斜率和截距均增加。该结果是基于底物不会改变酶和抑制剂的亲和力的这个假设，反之亦然。需要注意的是，由于抑制剂与酶-底物复合物结合，从而使酶失活，其反应最大速率和前面提到的反竞争抑制一样下降。因此，在这种情况中的截距是 $1/V_{max}(1+[I]/K_I)$，而不是正常情况中的 $1/V_{max}$。同样，K_M 也因相同的原因而增加。然而，如前所述，K_M 是通过 Lineweaver-Burk 方程的斜率和截距计算得到。由于前述两项都有（$1+[I]/K_I$）这一因子，该因子，可求得实际的 K_M 值。当然在混合非竞争抑制中，由于两个抑制剂的结合常数不同，所以不会存在上述情况。在这种情况下，$K_M^{app}=K_M(1+[I]/K_I)/(1+[I]/K_{I'})$。在公式 20-36 中，简单非竞争抑制在 X 轴上的截距是 $-1/K_M$，而在混合非竞争抑制中，该截距是 $-1+[I]/K_{I'})/(1+[I]/K_I)K_M$。简单非竞争抑制剂（对于游离酶以及酶-底物复合物具有相同的 K_I 值）对于酶促反应的作用总结如图 20-7。

表 20-4 总结了竞争性、反竞争性、简单非竞争性抑制通过双倒数 Lineweaver-Burk 图的截距和斜率而计算得来的 V_{max} 和 K_I 表观值的变化。图 20-7 总结了正常酶促反应和三种不同类型抑制的酶促反应的 Lineweaver-Burk 图，以及在每一种情况中 x 和 y 轴截距的值。

表 20-4 不同类型可逆性抑制剂双倒数作图的斜率和截距以及计算的 V_{max} 和 K_M

抑制作用类型	斜率	y 轴截距	x 轴截距	V_{max}（表观值）	K_M（表观值）
无抑制	K_M/V_{max}	$1/V_{max}$	$-1/K_M$	V_{max}	K_M
竞争抑制	$(K_M/V_M)(1+I/K_I)$	$1/V_{max}$	$-1/[K_M(1+I/K_I)]$	V_{max}	$K_M(1+I/K_I)$
反竞争抑制	K_M/V_{max}	$(1/V_{max})\cdot(1+I/K_I)$	$-(1+I/K_I)/K_M$	$V_{max}/(1+I/K_I)$	K_M
非竞争抑制（简单）	$K_M/V_{max}\cdot(1+I/K_I)$	$(1/V_{max})\cdot(1+I/K_I)$	$-1/K_M$	$V_{max}/(1+I/K_I)$	K_M

* 观察值由每种情况下双倒数作图的表达式推导得到

催化效率：过渡态理论与药物设计

公式 20-19 适用于底物浓度低于酶 K_M 值的情况。该反应的速率常数：k_2/K_M，是一个二阶速率常数，这是因为该反应取决于底物和酶的浓度（正如前面所提到的，该反应实际上是一个准一级动力学反应，在该反应中，总酶浓度 E_T 是一个常数，只有底物浓度[S]是改变的。）催化效率是依据催化反应的速率常数来评估的。常数 k_2/K_M，也写作 k_{cat}/K_M，反映了溶液中酶和底物分子的有效接触频率。

酶实现了高反应速率，远超过非催化反应

接触频率的上限取决于温度以及酶和底物的扩散系数。这个极限值介于 $10^8\sim10^9/(M\cdot s)$，被称为扩散控制极限。如果 k_{cat}/K_M 的值在扩散控制极限范围内，那么酶和底物的每一次接触都会引起产物的生成，这个过程中酶实现了所谓的完美催化。一些酶实际上接近该状态，包括超氧化物歧化酶（$k_{cat}/K_M=2.8\times10^9/(M\cdot s)$），乙酰胆碱酯酶（$k_{cat}/K_M=1.5\times10^8/(M\cdot s)$），过氧化氢酶（$k_{cat}/K_M=4.0\times10^8/(M\cdot s)$）。大多数其他酶不具有这种量级的常数，但具有远远超过相应未催化反应的值，称为 k_{uncat}（未催化）的二级速率常数。

k_{cat}/k_{uncat} 的比值可以反映速率的增加，但是数据很难获得，这是由于在没有酶催化的情况下大多数细胞反应发生缓慢。对于酶来讲，其反应速率可以达到 $10^8\sim10^{12}$，一些酶甚至可以达到更高的反应水平。例如，腺苷脱氨酶可催化腺苷肌苷的脱氨基作用，使其生成肌苷的反应速率加快，达到 10^{14}，而碱性磷酸酶的酶促反应速率可达到 10^{17}。腺苷脱氨酶和碱性磷酸酶都有中等的 k_{cat} 值，为 $10^2/s$。底物在 pH 值为 7.0，温度为 25℃的条件下稳定，使两种酶促反应速度大幅增加。例如：在 pH 值为 7.0，温度为 25℃的条件下，腺苷脱氨基产生肌苷进行到一半所需的时间大约 20 000 年，而这时的 k_{uncat} 为 $10^{-12}/s$！在室温条件下，磷酸酯水解反应的非酶促反应的速率常数大约是 $10^{-15}/s$。这时候一个问题就产生了，酶是如何促使反应速率增加如此显著，甚至在某些情况下达到物理所能实现的最高速率。

酶通过反应路径上过渡态物质结合而实现高速率

如图 20-3 所示，当酶和底物以非共价键形式结合时，如果

酶-底物复合物产生的能量显著低于对应的单独组分，这将导致活化能的增加。然而，如果酶可以使形成产物的过渡态趋于稳定，则活化能将明显降低，如图 20-3 所示。相当多的证据表明，酶对过渡态有较高的亲和力。因为在过渡态下，底物基态通过早期键的断裂和共价键的形成由使得底物结构有些改变，这导致底物的能量的增加大于通过改变后的底物与酶的有利相互作用所补偿得到的能量。反应中的过渡态不是稳定的结构，是从我们对于反应途径的认知推断出来的。然而，通过设计底物分子，使其具有推断出来的过渡态的关键特性，从而发现这些底物与酶的亲和力增强(Fersht,1999)。

这些在两个领域具有直接的临床适用性：药物设计和所谓的催化抗体的出现，即抗体被设计为具有较强和特异的酶活性。我们给出这些应用相应的例子，来说明过渡态理论对实际临床问题的重要性。

药物设计中的过渡态理论

HIV 蛋白酶抑制剂用于艾滋病的治疗

已经研发了大量新药物作为蛋白酶抑制剂，用于阻断参与获得性免疫缺陷综合征(AIDS)病毒复制的人类免疫缺陷病毒(HIV)蛋白酶。蛋白酶催化水解反应，其中肽或酰胺键被水解成羧酸和伯胺(或在有脯氨酸的情况下，水解为仲胺)。HIV 蛋白酶对于将大蛋白前体切割成能够进行病毒复制的 gag 和 pol 蛋白质至关重要。缺乏这种蛋白酶活性将导致病毒不能复制。因此，这种蛋白酶已成为抑制性化合物设计的靶向。

HIV 蛋白酶通过同型二聚体即具有完全相同序列的两个亚基发挥其功能。它催化 X-Pro(脯氨酸)肽键的水解，其中 X 是芳族氨基酸，如苯丙氨酸(Phe)或酪氨酸。已知两种关键的天冬氨酸残基(25 和 125)是影响肽键断裂的实际催化残基。因此，在下一节讨论的与许多其他蛋白酶如血管紧张素转化酶类似的 HIV 蛋白酶即为天冬氨酸肽酶。肽(和酯)键的水解涉及形成所谓的四面体中间产物，这是多年前已经知道的，正如图 20-8 中的肽键所示。该中间产物是由于反应过程中的不饱和羰基碳加水而产生的。羰基碳及其所连接的三个原子都位于同一平面内，即所谓的平面构型。水中的氧原子攻击羰基碳，导致羰基碳上添加了第四个原子，由这些原子的四面体排列替代原子的平面排列。值得注意的是，导致该中间体的过渡态也被推断认为具有四面体特征且部分带负电荷的氧。因此，底物被设计处于正常形成酰胺键的位置，形成含有氧阴离子或者羟基的正四面体结构，类似过渡态。

HIV 蛋白酶的抑制性过渡态类似物的例子如图 20-9 所示。为了比较，还显示了 HIV 蛋白酶的典型底物。在过渡态类似物的苯丙氨酸残基中，肽骨架中通常出现的平面 C-O 基团被四面体 C(H)-OH 基团取代，产生所谓的 *Phe-Psi* 残基。这发生在正常的肽切割位点。该类似物以 0.24nM 的 K_I(解离常数)与 HIV 蛋白酶结合。底物的 K_M 值约为 103μM。该 K_M 是真正的解离常数，因为 k_2 远低于非共价键解离常数。因此，过渡态类似物与底物的亲和常数(解离常数的倒数)的比例为约 400 000！所以，过渡态理论的应用使得 HIV 蛋白酶抑制剂的设计变得非常有效。新的 HIV 蛋白酶过渡态抑制剂，例如修饰的肽 KNI-272，其 K_I 值显著降低，已经被设计出来。目前，与

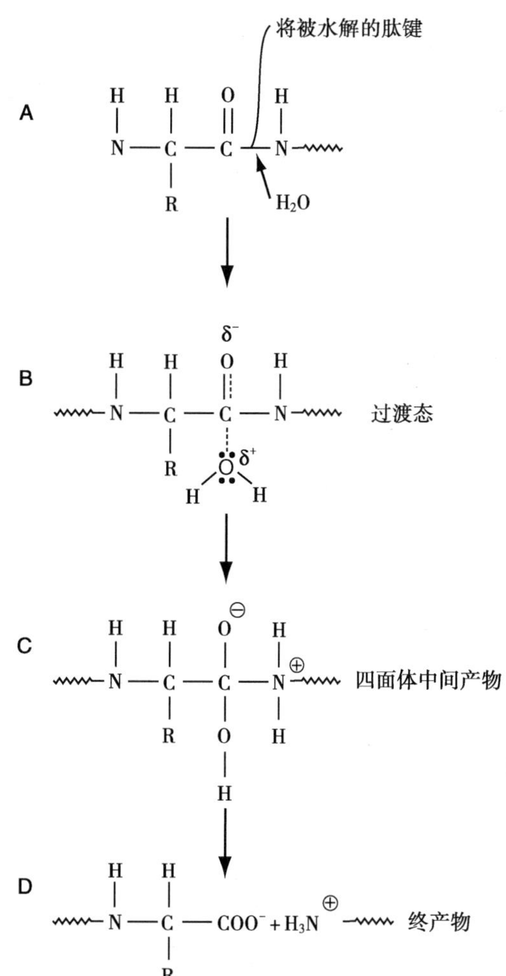

图 20-8　肽键水解的步骤。A. 肽键连接中两个氨基酸的典型肽键。R 是第一个氨基酸的侧链。该键将通过向羰基中加入水而被切割，如箭头所示。B. 向羰基加水的过程中的过渡态。羰基氧带部分负电荷(δ^-)。C. 由加水形成的四面体中间产物。氧原子形成在前羰基氧上。攻击水分子已经放弃了可以添加离去基团的氨基氮，即肽键右侧的氨基酸或前一个羰基的氧阴离子的质子。D. 最终产物，即来自左侧氨基酸的羧酸酯和来自右侧氨基酸的胺(铵离子)

HIV 蛋白酶结合的过渡态类似物的 X 线晶体结构已经被确定。两个关键的天冬氨酸残基与修饰的苯丙氨酸残基的四面体原子发生强烈的相互作用，且可以明确的是，其参与了四面体过渡态的稳定化。

目前临床上用于治疗艾滋病的 HIV 蛋白酶抑制剂具有一个缺陷，即病毒突变会导致 HIV 蛋白酶对这些抑制剂的亲和力降低。因此，就在最近，新的过渡态类似物已经被设计，使得它们与围绕活性位点的氨基酸残基相互作用，并且结合具有明确定义的二级结构的多肽链的片段的关键的主链原子(例如 α-螺旋和 β-折叠)，大大提高了其亲和力(K_I 在皮摩尔范围内)(Ghosh et al,2008)。在这种情况下，由于连续的结构残基的突变预计会大大降低蛋白酶的稳定性，因此，新的过渡态类似物有望使得病毒突变对蛋白酶抑制剂的效果影响减小许多。

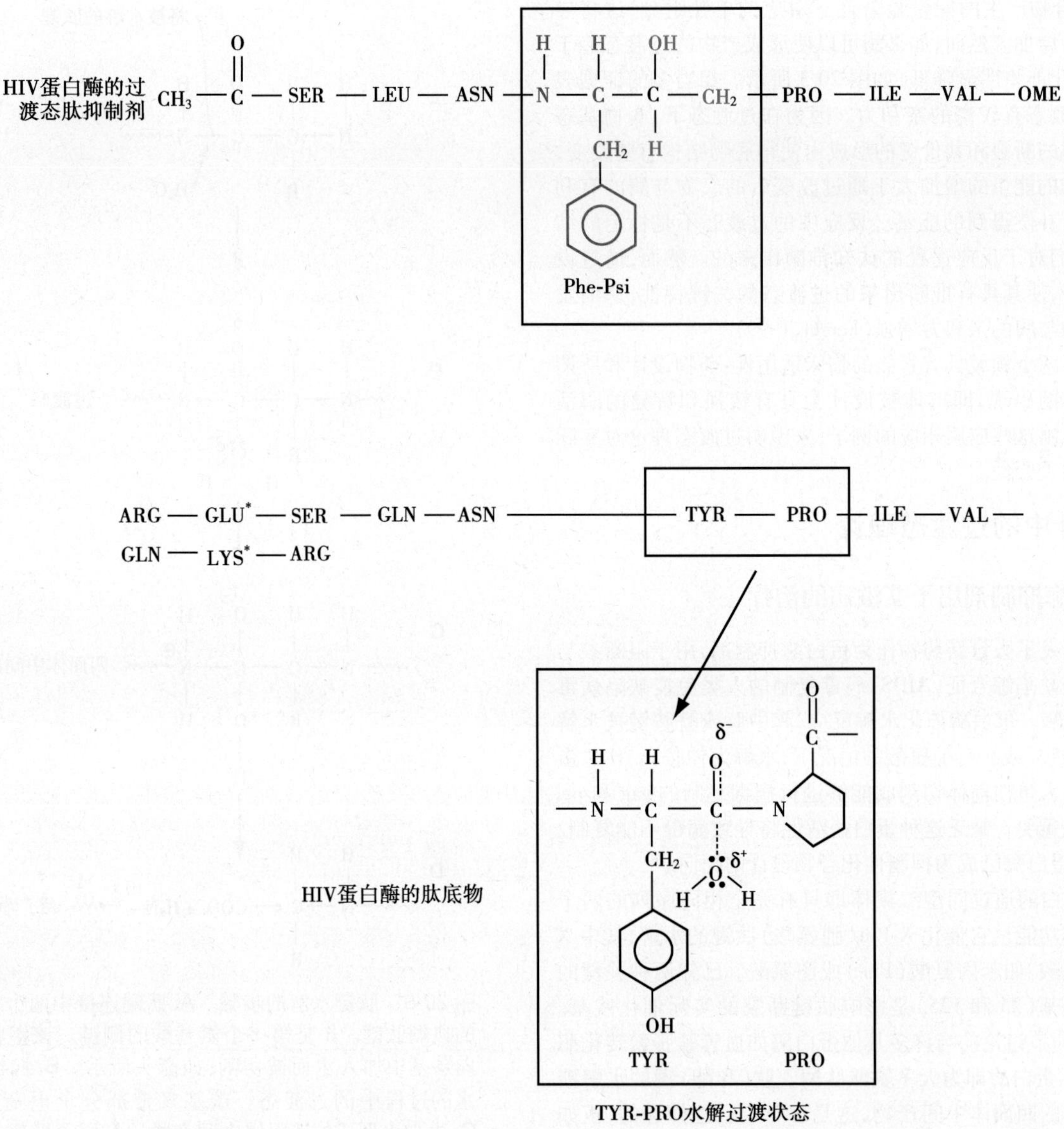

图 20-9 人类免疫缺陷病毒(HIV)蛋白酶过渡态类似物肽抑制剂。HIV 蛋白酶使 X-脯氨酸形成的键断裂,其中 X 是芳香族氨基酸,如酪氨酸和苯丙氨酸。如图,X 是经修饰的苯丙氨酸残基,标记为 Phe-Psi,标有红色的大部分原子取代正常存在的 C=O(羰基)基团,四面体碳连着一个羟基。构成四面的原子用蓝色表示。这模拟了 HIV 蛋白酶底物过渡状态,其氨基酸序列显示为过渡态类似物的氨基酸序列。该序列包含键切割位点 TYR-PRO,如小框中所示。该切割下来的四面体过渡态如大框中所示。两个底物残基上的星号表示这些残基可以连接到用该底物的蛋白酶进行酶测定中的荧光探针上。因为过渡态模拟物类似于酪氨酸-脯氨酸肽键水解的过渡态,所以它是蛋白酶的强而特异的抑制剂

预设酶活性的新型催化抗体的设计

抗体通常通过高亲和力与抗原结合在一起。如果通过稳定特定化学反应的过渡态,可以将抗体提升成化合物的过渡态类似物,那么它们本身便可以用作催化这些反应的酶。虽然还处于起步阶段,但是酶学在这一领域已经取得了一些显著的成绩,反过来又为过渡态的酶作用理论进一步提供了依据。例如,一个临床重要的发现是通过采用这种方法,设计了引发可卡因水解的抗体。苯甲酸酯和乙酰酯的水解能有效灭活这种被滥用的药物,如第 23 章所述。可卡因和四面体过渡态类似物的结构如图 20-10 所示。该类似物具有形成苯甲酰基部分的四面体结构,其中非水解苯基亚磷酸二甲酯取代正常存在的羰基。

抗体被改进到可卡因的硫醇衍生物,随后测定其与过渡态类似物的结合能力。相比未催化反应,比如可卡因的苯甲酰酯的水解,生成一个低效力的衍生物,几种可以与过渡态类似物强结合且可发生催化的抗体已经被分离出来,可大幅度提高反应速率。有趣的是,正如下一章中讨论的另一种方法,即基于与抑制剂结合酶的 X 线晶体结构,一种血清酶即丁酰胆碱酯酶,通过位点特异性诱变技术进行了修饰,因为激活了可卡因脱苯甲酰化反应而导致其失活。催化抗体和工程设计的丁酰胆碱酯酶的催化速率相似。这两种方法都可以为灭活有害物质的毒性提供合理的处理方法,在这里指的是药物的滥用。

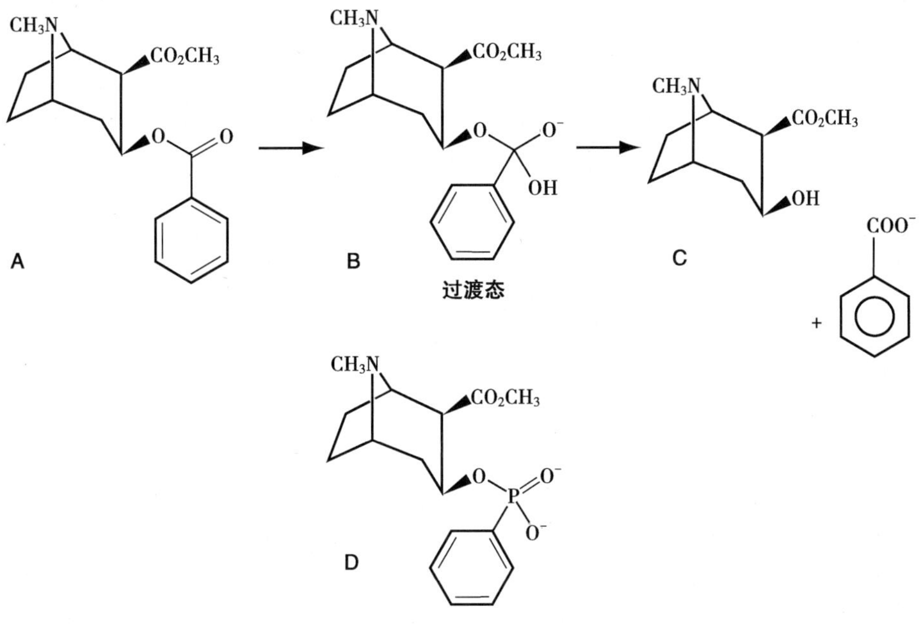

图 20-10 可卡因苯甲酸酯部分的水解(A)通过四面体中间产物形成的衍生物(B)可能生成如C中所示的厄舌宁衍生物的游离-OH和苯甲酸的含有氧阴离子的四面体过渡态。可卡因衍生物活性明显低。D.具有含有氧阴离子的四面体结构且不可水解的苄基膦酸酯过渡态类似物。已发现,以高亲和力结合该类似物的抗体,其催化可卡因的水解的速率远高于非催化反应

几个具体的酶

许多酶在临床上可用于特定疾病过程的识别和监测。除了少数情况外,特定组织的异常情况可通过一种或多种酶活性或酶浓度的升高而发现。例如,血清CK活性升高表明存在肌肉疾病。但是特定组织在疾病的进程中的血液和其他体液中特异性酶升高的原因尚未完全被阐明。对于这种情况的一个解释是在病程中细胞损伤或死亡可导致细胞膜的损伤,使特定细胞内的酶释放到组织间隙和微血管中,引起血清或其他体液中的酶活性增加。有时,酶会出现突变体,导致其活性降低而并非其浓度降低。此现象的一个突出的例子即丁酰胆碱酯酶(后文中探讨)。

一些酶主要分布在单一组织中,因此该组织损伤时,将导致酶在血清中升高。例如,在第21章肝功中所讨论的,ALT是主要分布在肝脏中的酶,其水平的升高通常提示由肝炎引起的急性肝损伤。PSA是一种糜蛋白酶且几乎只存在于前列腺中,可通过免疫测定法检测。因此,血清中PSA升高表明存在前列腺病变,前列腺癌较为常见。另外一些酶不具有选择性组织分布的特点,但具有选择性分布的同工酶,这些同工酶的升高在特定组织病理学中具有诊断价值。例如,在第18章所讨论的,CK-MB血清水平的升高(如前所述)提示心肌疾病,最为常见的是心肌梗死。如后所述,ALP的特异性同工酶的升高提示特定组织疾病。例如,胆道疾病会引起胆型ALP的升高,而骨骼疾病将导致骨型ALP的增高。

对于没有组织特异性同工酶,血浆中不同酶的相对含量为判断受损器官类型提供了线索。例如,LD、AST和ALT存在于多个器官,但酶在不同器官中的相对含量也不相同(表20-5)。如果LD显著升高,而AST和ALT仅略微升高,则表明LD/AST比值较高的器官或组织(如红细胞、白细胞或肿瘤)受到损伤。另一方面,如果AST和ALT升高,但是LD仅略微升高,这表明LDL/AST比值较低的肝脏发生了损伤。

表 20-5 各器官中酶的相对量(相对于血清)*

组织	AST†	ALT	LD	CK
肝脏	7000	3000	7000	
肾脏	4500	1200	500	10
脑				1700
脾	700	150		
心脏	8000	500	600	5000~8000
骨骼肌	5000	300	700	20 000~30 000
平滑肌				300~600
红细胞	15	7	500	0

ALT,丙氨酸氨基转移酶;AST,天冬氨酸氨基转移酶;CK,肌酸激酶;IU,国际单位;LD,乳酸脱氢酶

* 假定1L血浆=1kg,通过将组织中酶的活性(以IU/kg组织)除以酶在血浆中活性的上限(以IU/L计算)计算相对量。由于数据来源于多个出版物,所以酶之间的相对量可以是近似值,但是每个组织中单个酶的相对量是准确的

† 细胞内总量;变化量代表线粒体同工酶,后者仅少量达到血清

在本书的其他章节中讨论的许多其他的酶,其升高均表明特定组织发生损伤。关于血清和尿液中的酶以及酶抑制剂用于发现肾脏疾病的论述见第 14 章;关于骨代谢酶的介绍见第 15 章;用于诊断心肌梗死的酶和其他蛋白质在第 18 章中介绍;用于诊断肝胆管疾病的酶在第 21 章中介绍;第 22 章讨论解胰酶;酶缺陷导致溶血性贫血在第 4 部分讨论。

本章剩余部分中介绍的酶,它们的每一种同工酶均具有组织特异性(例如 ALP、ACP、5′-NT、LD),以及两种不具有组织特异性的酶,但其活性具有系统性的影响:血管紧张素转化酶对控制血压至关重要,以及乙酰胆碱酯酶对于神经肌肉传导很关键。

酸性磷酸酶(EC 3.1.3.2)

生物化学与生理学

酸性磷酸酶(acid phosphatase,ACP)属于一种水解酶(表 20-1),有多种具有相同功能(水解磷酸单酯)的同工酶。这些同工酶的最适 pH 值低于 7.0。它们具有一些组织特异性(其在前列腺、肝脏、脾脏、红细胞和骨骼中含量最高)。它们由不同基因编码,且具有不同的分子量和结构,以及对酒石酸抑制具有不同敏感性。溶酶体、前列腺、红细胞、巨噬细胞和破骨细胞中的 ACP 是从人类中发现的五种重要类型。通常,ACP 在血清中的浓度较低。红细胞 ACP 的活性区别于与其他 ACP 同工酶的活性,是因为于其能被 2%甲醛溶液和 1mmol/L 硫酸铜溶液所抑制。而其他的 ACP 同工酶不能被这些溶液抑制。此外,红细胞 ACP 不被能抑制其他同工酶的 20mmol/L 酒石酸盐溶液所抑制。如第 32 章所述,值得注意的是,耐酒石酸盐的酸性磷酸酶(TRAP)存在于某些慢性白血病和淋巴瘤中,特别是毛细胞白血病。此外,TRAP 的特异同种型称为 *TRAP-5b*,主要存在于骨髓中的破骨细胞中,可作为骨重塑的标志物;还可以作为骨髓的转移癌(例如乳腺癌)的标记物。

参考范围和分析前变异

参考值与年龄、性别和激素状态(女性)有关。总的 ACP 和抗酒石酸的 ACP 的值在儿童中水平较高,至青春期达到峰值,是成人水平的三到四倍,与 ALP 的变化相同。在青春期晚期,男性和女性的 ACP 均下降到成年人水平,该水平可维持稳定大约到八十岁。55 岁以下的正常男性和女性具有相同的 ACP 参考范围。女性绝经后总 ACP 和抗酒石酸的 ACP 水平增高,绝经前女性使用乙酸甲羟黄体酮也可致其增高。

ACP 的酶活性在正常血浆 pH 值条件下不稳定;标本必须酸化以防止 ACP 活性的损失。据报道,标本的 pH 值对于免疫法测定前列腺 ACP 的影响不大;也有一些研究建议对于所有 ACP 的标本进行常规酸化,但不清楚这是否是必要。

前列腺 ACP 的半衰期约为 1~3 小时。ACP 的日间变化较大;前列腺同工酶的平均变异为 30%,尽管前列腺癌患者可高达 100%,骨同工酶变异平均约 35%。

测定

所有磷酸酶的测定都采用了将无可见光吸收的磷酸酯水解为无机磷酸盐和有强可见光吸收醇或醇阴离子的方法。总 ACP 通常通过其在酸性 pH 值下裂解磷酸基团的能力来测定。血清中前列腺 ACP 的含量测定常用于诊断或监测前列腺癌。许多底物和反应条件可提高测定酶活性的特异性;这些包括百里酚酞单磷酸酯和 α-萘基磷酸酯,两者都生成强吸收产物 α-萘酚和胸腺素。高胆红素导致 TRAP 的活性假性偏低,而对总 ACP 无影响。

ACP 的同工酶可以通过电泳方式分离;然而,除前列腺和骨骼以外,对其他同工酶兴趣较少。已经开发了用于前列腺和骨的 ACP 同工酶的免疫测定法,前者已广泛应用。

异常结果的原因

前列腺疾病是导致 ACP 增加的主要原因;随着 PSA 已成为前列腺首选血清检测标志物(见第 73 章),尽管随着新的免疫化学方法的产生,ACP 在前列腺癌诊断中的应用被保留下来,但其应用已越来越少。尽管 ACP 在绝大对数良性前列腺增生或前列腺梗死的患者中升高这点与 PSA 相似,但在早期前列腺癌中,ACP 的敏感性低于 PSA,因此使得 ACP 很少用于前列腺癌的筛查。几乎所有前列腺癌 ACP 升高的患者都有肿瘤囊外扩散或转移。因此,ACP 的升高可以为患者分期提供有用的信息。前列腺 ACP 增高也见于其他原因。尿路阻塞和急性尿潴留可导致 ACP 升高。过度的前列腺按摩、前列腺炎症、梗死/局部缺血和涉及前列腺的操作如针刺活检和膀胱镜检查也可导致血清 ACP 一过性增高;在进行任何项目之前都应检测 ACP。

前列腺癌术后,ACP 下降速度快于 PSA,且在肿瘤完全切除后无法检测到。由于 PSA 是一种雄激素依赖性蛋白,因此雄激素剥夺疗法会导致 PSA 生成减少,但不影响 ACP,这表明 ACP 可用此种治疗方式的监测。

在涉嫌强奸案件中,ACP 已被使用多年。使用棉签从阴道收集的液体若存在精液,在酸性 pH 值稳定液的条件下,ACP 检测可以呈现阳性。峰值通常在前 12 小时内存在,4 天内值仍保持升高。

最近有研究在利用 TRAP 作为追踪特定肿瘤的标志物。在一项研究中,发现该酶在恶性胃癌细胞中的表达与腹膜受累的风险增加相关。另一项研究发现,结肠癌患者亚类巨噬细胞特异性 TRAP 的表达可导致 5 年生存率增加 22%,而死亡风险降低 47%。

碱性磷酸酶(EC 3.1.3.1)

生物化学与生理学

与 ACP 类似,ALP 也是一种水解酶(表 20-1)。关于胆道系统中 ALP 的论述见第 21 章肝功能。碱性磷酸酶是由不同基因编码的酶家族。其生理作用还不完全清楚。1 号染色体上的单个基因编码血浆型 ALP 含量最丰富,可在肾脏、肝脏和骨骼中表达组织非特异性同工酶。然而,在不同组织中,该亲本同工酶发生不同的翻译后修饰,导致其碳水化合物侧链存在差异。2 号染色体上的另一个基因编码所谓的生殖细胞或胎盘样同工酶,其具有与胎盘同工酶相似的一些抗原性和物理特征。

在细胞中,ALP 主要结合在细胞膜上,参与含磷酸盐化合物的裂解,并可促进物质的跨膜转运。肝脏中肝细胞产生的

ALP 可附着在细胞的小管表面(见第 21 章)。成骨细胞产生骨 ALP,参与焦磷酸盐的裂解,而焦磷酸盐是一种骨矿化的抑制剂。肠上皮细胞产生肠型 ALP,并在摄入脂肪食物后释放到肠内。

ALP 从细胞中释放的机制不同,导致了血浆中 ALP 存在的形式不同。肝损伤中,ALP 的合成增加,但胆汁酸可溶解附着酶(包括 ALP、GGT、亮氨酸氨基肽酶和 5′-NT)的小管细胞膜片段。在正常血清中,ALP 通常以单体形式存在(肝型或骨型);然而,在肝胆疾病中,还可见到与脂蛋白结合的膜附着形式(高分子量)。ALP 的肠道同工酶大量释放到十二指肠液中,并大量进入淋巴液,在餐后从肠道排空。然而,许多同工酶与红细胞(RBC)的 ABO 抗原结合,因此只有少量 ALP 同工酶存在于血浆,除非个体具有分泌基因和大量 H 物质(O 型群体或 B 型群体),而 ALP 可以在饭后增加到高达 30IU/L。由于肠型 ALP 水平的差异,ALP 在血型为 O 型或 B 型的个体中的含量比 A 和 AB 型个体高。令人好奇的是,A 型和 AB 型的孕妇胎盘型 ALP 也较低。

ALP 同工酶的半衰期差异显著,所以有必要了解,同工酶升高后清除率才升高:肠,数分钟;骨,1 天;肝脏,3 天;胎盘,7 天。总 ALP 的日间变异是 5%~10%,而骨同工酶显示日间变异是 20%。

参考范围和分析前变异

ALP 的参考范围同年龄和性别密切相关(表 20-6)。在儿童,ALP 水平从出生后到 10 岁逐渐上升,达到成人正常水平的三至四倍,且男孩高于女孩。ACP 在儿童中较高主要由于骨型同工酶高。ALP 水平在青少年早期达峰后逐渐下降,至 20 岁左右接近成人水平,到 50 岁男女水平均相似。绝经后,骨型同工酶在女性中略有增加,并导致 50 岁人群 ALP 参考界值的上升。非洲裔美国男性和女性的参考界值分别高出 15% 和 10%。妊娠导致 ALP 升高 2~3 倍,主要是胎盘型同工酶以及骨型同工酶增加。

表 20-6　以成年男性为参考(1.0)*,不同性别酶的相对水平

酶	年龄/岁								
	性别	8	12	16	22	30	40	50	60
天冬氨酸氨基转移酶	男	0.75	0.86	0.82	1.00	1.16	1.26	1.21	1.11
	女	0.73	0.80	0.69	0.89	0.89	1.01	0.77	0.96
丙氨酸氨基转移酶	男	1.14	1.09	0.89	1.00	1.03	1.11	1.06	0.83
	女	0.11	0.89	0.83	0.75	0.75	0.75	0.72	0.83
碱性磷酸酶	男	3.61	4.76	4.48	1.52	1.00	1.00	0.95	0.95
	女	0.14	4.10	2.52	0.81	0.86	0.76	1.00	1.38
γ-谷氨酰转移酶	男	0.25	0.29	0.37	0.62	1.00	1.07	1.16	0.99
	女	0.24	0.28	0.33	0.38	0.52	0.58	0.9	1.09

* 结果表达为参考上限与健康年轻男性参考上限的比值

Data from Siest G, Henry J, Schiele F, young DS. Interpretation of clinical laboratory tests: reference values and their biological variation. Foster City, Calif.: Biomedical Publications; 1985

多种其他因素也可影响 ALP 水平。高体重指数的个体,ALP 水平平均高 10%。口服避孕药使 ALP 平均降低 20%;苯氧酸衍生物可使总 ALP 降低 25%,肝型同工酶降低 40%。抗癫痫药物通常会引起总 ALP 增加,主要是肝型同工酶的增加;在一些情况下,骨型同工酶也可能升高。由于胎盘样 ALP 在肺部产生,因此吸烟导致总 ALP 平均增加 10%。输血和心肺分流术使 ALP 降低;这可能是与枸橼酸盐螯合所需的阳离子有关。

检测

尽管有许多已知方法,但通常使用磷酸对硝基苯酯作为底物在碱性 pH 值下测定 ALP 活性。该磷酸酯的水解产生无机磷酸盐以及高度着色(因此易于检测)的对硝基苯氧基阴离子。各种缓冲液可用于结合磷酸酯基团;由于无机磷酸盐(以及一些其他阴离子)抑制 ALP(竞争性终产物抑制),使得其活性增加。锌是酶的组分,而镁和其他阳离子可以活化酶。采血管中的螯合剂(如 EDTA、枸橼酸盐和草酸盐)会降低 ALP 活性;在使用 EDTA 作为螯合剂的情况下,通常会导致 ALP 活性太低而无法检测。由于抑制剂的减少,酶的活性在积累中会缓慢增加,但是样品在 4℃可相对稳定长达 1 周。

亚型

使用弱阴离子交换柱的高效液相色谱法(见第 23 章)已经能够在健康个体的血清中分离出至少六种不同的 ALP 异构体。包括骨/肠型(B/I),B1 和 B2 的两种骨亚型,以及 L1、L2 和 L3 的三种肝亚型。最近,透析患者血清中分离出另一种称为 B1x 的骨亚型。这些骨亚型已被用于研究慢性肾脏疾病患者的骨矿物质疾病(BMD),并发现这些骨亚型在 BMD 患者的髋关节(主要由骨小梁组成)升高。前面讨论的酸性磷酸酶 TRAP-5b 也被发现是这种病症的标志物。

此外,还有其他几种方法可用来分离 ALP 同工酶。苯丙氨酸可抑制肠和胎盘型同工酶的反应性,左旋咪唑抑制骨和肝型同工酶活性;因为抑制试验的重现性差,现已较少使用。用热分馏法来确定总 ALP 升高的来源曾被使用多年。热稳定性

最好的同工酶是胎盘型(和生殖细胞型)ALP;肝型同工酶中等程度稳定,骨型同工酶最不耐热。为获得可靠结果,使用已知组成的标准品和严格控制温度及时间至关重要。由于以上原因,电泳分离已经使用了多年。标准乙酸纤维素和琼脂糖凝胶电泳不能完全分离骨和肝型同工酶,使其不适合于除了定性研究以外的其他研究。由于这些同工酶其碳水化合物侧链存在差异,使用神经氨酸酶(去除唾液酸)和小麦胚芽凝集素(以结合其他同工酶)能提高骨和肝型同工酶的分离,从而可以定量测定。使用聚丙烯酰胺凝胶和等电聚焦的高分辨率电泳能够分离出多条 ALP。ALP 骨型和胎盘型同工酶的免疫测定试剂盒已商品化。骨型同工酶与肝型同工酶存在一定程度的交叉反应,且胎盘型同工酶测定法与生殖细胞型同工酶具有不同程度的交叉反应性。

造成异常结果的原因

ALP 升高的最常见原因是肝病和骨病。ALP 升高的肝脏原因在第 21 章有更详细的讨论。由胆汁淤积引起的 ALP 升高较肝细胞疾病更为常见。佩吉特病、骨肉瘤、骨转移瘤和代谢性骨骼疾病的成骨细胞活动增加是骨型同工酶升高的最常见原因。酸性磷酸酶 TRAP-5b 与骨吸收条件相关,骨 ALP(B/I,B1 和 B2)的三种主要亚型与涉及骨沉积的病症相关。个别患者可有骨和肝型同工酶同时升高,特别是在转移性癌中更为常见。极少数情况下,会出现 ALP 一过性显著升高,常见于儿童,并继发一些轻微的疾病;可能造成高达几千 IU/L,在恢复前可能持续数周至数月。

肠道梗阻、炎症和溃疡患者的肠型 ALP 可能增加。类似于 Regan 和 Nagao 的胎盘样同工酶的增加常见于恶性肿瘤(卵巢、宫颈、肺、乳腺、结肠、胰腺)的患者,是由于肿瘤的异位所导致。

如前所述,在输血和心肺转流术后,可导致 ALP 水平一过性降低。严重持续的 ALP 低水平可见于一种罕见的遗传性骨代谢疾病,该病由于组织非特异性 ALP 的错义突变导致。由于锌是 ALP 活性必需辅因子,所以 ALP 降低还见于锌缺乏症中。

血清和脑脊髓液(CSF)中的胎盘型碱性磷酸酶(PLAP)可作为多数生殖细胞肿瘤的标志物。脑脊液中 PLAP 的水平在鉴别松果体中的肿瘤是松果体瘤还是生殖细胞肿瘤中具有诊断价值。由于大多数生殖细胞肿瘤对放射敏感,所以的脑脊液中 PLAP 水平升高表明其对放射治疗可以适应,而规避了手术切除。

在有冠心病的患者中发现了碱性磷酸酶和磷酸盐水平升高,但在卒中患者中未发现该现象。然而,该酶的水平似乎是脑梗死长期功能性结局的独立预后因素。

血管紧张素转化酶(EC 3.4.15.1)

生物化学与生理学

血管紧张素转化酶(angiotensin-converting enzyme,ACE),也称为激肽酶Ⅱ和肽基二肽酶 A,属于水解酶类(表 20-1),通常参与游离 C 末端的肽键的水解,在反应中释放二肽 His-Leu。然而,它也可以作为内肽酶或氨基肽酶。其主要功能是从称为血管紧张素 1 的十肽(其序列是 Asp-Arg-Val-Tyr-Ile-His-Pro-Phe-His-Leu)切割 His-Leu 序列。这种主要在肝脏中产生的肽又被称为血管紧张素原,从 α-2-巨球蛋白剪切下来。血管紧张素 1 途经肺部,由 ACE 切割其羧基末端 His-Leu 肽转化成血管紧张素 2。血管紧张素 2 具有两个主要活性:它是小动脉中有效的血管收缩剂,并诱导醛固酮从肾上腺球状带分泌。如第 8 章和第 24 章所论述的,醛固酮导致钠水在肾集合管的潴留。该作用导致血管容积增加。因此,血管紧张素 2 通过血管收缩和增加血管容积来增加小动脉阻力,从而增加流量,导致动脉压升高。肾素-血管紧张素系统总结如图 20-11 所示。

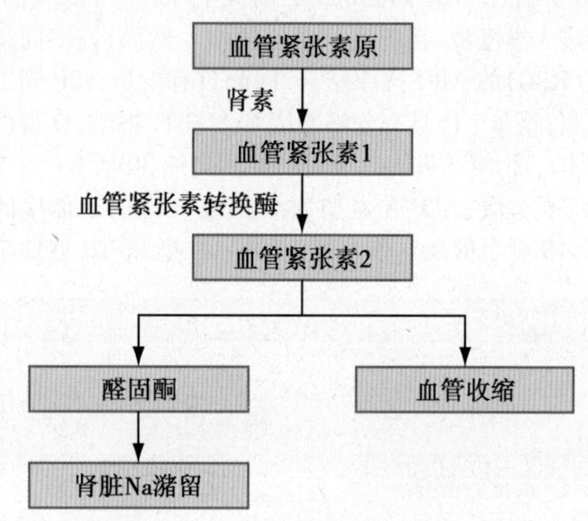

图 20-11 肾素-血管紧张素系统

值得注意的是,ACE 还通过从其羧基末端切割二肽来抑制缓激肽(激肽释放酶-激肽系统)。ACE 的催化作用在体外有一些非特异性,而体内仅有血管紧张素 1、缓激肽和调节肽 Ac-DSKP 是其明确底物。由于血管紧张素 2 诱导血压升高,且其生成依赖于 ACE,所以 ACE 是在治疗高血压中竞争性抑制药物的主要靶点。

ACE 由单个多肽链组成,具有两个同源的锌结合催化位点(ACE 是一种锌金属蛋白酶)。如果锌与螯合剂(如 EDTA)结合或被其他阳离子取代,酶活性就会丧失。需要注意的是,如前所述与 HIV 蛋白酶相似,ACE 是一种天冬氨酸蛋白酶;也就是说,两个天冬氨酸残基都参与每个活性位点的催化。在细胞中,血管紧张素转化酶是具有巨大氨基末端胞外结构域,以及非常短的疏水性跨膜结构域和小的细胞内羧基末端结构域的跨膜蛋白;细胞结合分子被称为组织 ACE。两个催化位点存在于细胞外结构域中:一个靠近氨基末端,另一个靠近羧基末端。羧基末端活性位点具有主要的血管紧张素 1 水解活性,而氨基末端活性位点具有抗缓激肽的活性。蛋白水解切割将功能酶从细胞膜释放到细胞外环境中,产生循环 ACE。

多数 ACE 与组织结合(>90%),血浆中循环 ACE 水平很低。ACE 在全身内皮细胞膜中均存在。其中肺和睾丸中含量特别高。ACE 的分子生物学和结构信息已经明确。可能存在有两种不同形式的 ACE:体细胞形式(sACE)和睾丸中发现的较小的亚型(tACE)。这两种亚型由同一基因编码,区别在于采用启动子不同。sACE 可见于多种组织,并含有两个活性位点(如前所述);tACE 仅包含 C 末端活性位点,仅在睾丸中发现。尽管 sACE 的两个活性位点都需要锌离子,但它们的生物化学性质并不相同。

ACE 抑制剂的设计

如前所述，ACE 是降压药物的关键靶点。由于血 ACE 和 HIV 蛋白酶均是天冬氨酸蛋白酶，所以用于设计这些抑制剂的许多考虑因素随后被用于 HIV 蛋白酶抑制剂的设计中。来自巴西具窍蝮蛇的序列为 Glu-Trp-Pro-Arg-Pro-Gln-Ile-Pro-Pro 的十肽是一种有效的抗高血压药物，其作用是竞争性抑制 ACE。这是第一种有效的 ACE 抑制剂，但由于其在胃和肠中易发生水解，因此不能口服给药。由于已知在活性位点中存在关键的带正电的精氨酸残基，除了带正电的 Zn 离子之外，该酶对苯丙氨酸和脯氨酸残基也具有高亲和力，所以开发了琥珀酰脯氨酸的抑制剂。如果丁二酸基团的羧酸酯被对结合的 Zn 离子具有高亲和力的硫醇代替，则该抑制剂的亲和力会大幅提高。由此制成一种高效的药剂-卡托普利(3-巯基-2-甲基丙酰基-1-脯氨酸)，然而它会产生如皮疹和味觉丧失等副作用。此外，已合成含有羧酸酯基团的含有苯丙氨酸的三肽，可同时紧密地结合活性位点和 Zn(例如依那普利和赖诺普利)。此外，已经开发了过渡态类似物抑制剂，例如针对 HIV 蛋白酶的抑制剂。HIV 蛋白酶抑制剂中所见的几个含有修饰的苯丙氨酸，此外还含有不可水解的四面体次膦酸替代了正常的主链碳结构。一些抑制剂优先抑制羧基末端活性位点，使其成为良好的抗高血压药，因为该活性位点主要水解血管紧张素 1。同时，大部分缓激肽水解活性也可发生在氨基末端的活性部位；缓激肽本身会引起血管舒张和血管性水肿，并且能够降低血压，由此导致诱导性低血压等不良反应。

参考范围和分析前变异

儿童 ACE 活性高于成人；在青春期，男孩 ACE 的值高于女孩，并在 18 岁逐渐降至成人水平。男性和女性参考范围一致，但并非所有的研究都显示出这种模式。ACE 在肝脏清除；血浆中的半衰期约为 48 小时。平均日间变异小于 10%，无日内变异。

多种因素可影响 ACE 的水平。吸烟者的 ACE 活性比非吸烟者或戒烟至少 10 年的吸烟者低约 30%。甲状腺素可刺激 ACE 合成。妇女绝经后雌激素的补充可导致血清中 ACE 活性下降 20%。几乎没有哪个种族因缺乏 ACE 的内源性抑制剂而导致血清 ACE 水平显著升高。

检测

ACE 通常通过其裂解合成肽，释放马尿酸(Hip)或其他指示剂分子来检测，如下列反应：

$$\text{Hip-L-His-L-Leu}+H_2O \longrightarrow \text{Hip}+\text{L-His-L-Leu} \quad \text{(反应式 20-38)}$$

然后提取 Hip，并在 228nm 处检测其吸收情况。在脑脊液中，由于其 ACE 活性很低，所以需要进行检测修正。

造成异常结果的原因

ACE 水平通常用于结节病的诊断和监测。一般来说，ACE 水平与受累器官数和肉芽肿的活性直接相关；成熟肉芽肿产生的 ACE 往往比发育型肉芽肿少。在结节病中，疾病活动性与 ACE 水平相关；随着疾病进展为纤维化状态，ACE 水平下降。与单纯肺门淋巴结肿大相比，ACE 升高更可能与肺部受累有关。ACE 在许多其他肉芽肿疾病中也可升高。大多数结节病患者可出现 ACE 升高，在其他肉芽肿疾病中也有约 10%升高。因此，ACE 通常不作为诊断性实验，尽管 ACE 对于不容易进行活检的眼部受累患者诊断可能有所帮助。

其他多种疾病也可导致 ACE 的升高，包括多发性硬化、Addison 病、甲状腺功能亢进、糖尿病、酒精性肝炎、消化性溃疡和肾病综合征，以及在感染细菌患者的各个阶段或肺囊虫肺炎。ACE 显著升高的其他肺部疾病有肺气肿、哮喘、小细胞癌和鳞状细胞癌。在慢性肾衰竭中，ACE 仅在血液透析患者中升高，并在透析过程中升高；ACE 在没有透析的慢性肾衰竭患者中降低。在艾滋病毒感染中，其升高频率和程度与疾病分期相关。ACE 在各种恶性肿瘤、慢性肝病、神经性畏食症和甲状腺功能减退症中降低。

脑脊液 ACE 水平用于神经病变诊断和监测已被质疑。许多其他疾病可导致脑脊液 ACE 升高，其中包括病毒性脑炎、多发性硬化症和中枢神经系统(CNS)梅毒。

在 ACE 的所有检测方法中，应注意 ACE 抑制剂在高血压患者中的应用。因为几乎所有 ACE 抑制剂都是竞争性抑制剂，如果怀疑有竞争性抑制作用，则 ACE 测定中，应该使用较高浓度的 Hip-His-Leu 底物用来消除抑制剂的作用，或者可用稀释样品方式消除抑制剂的作用。ACE 抑制剂如卡托普利的水平的检测方法已得以开发。

胆碱酯酶(EC 3.1.1.7)与假胆碱酯酶(EC 3.1.1.8)

生物化学与生理学

AChE(真性胆碱酯酶或胆碱酯酶Ⅰ)和 PChE(或胆碱酯酶Ⅱ)是具有不同特异性的羧酸酯水解酶(3 级；表 20-1)。

AChE 催化下列反应：

$$\text{乙酰胆碱}+\text{水}\longrightarrow\text{胆碱}+\text{乙酸} \quad \text{(反应式 20-39)}$$

PChE 催化反应：

$$\text{乙酰胆碱}+\text{水}\longrightarrow\text{胆碱}+\text{羧酸盐} \quad \text{(反应式 20-40)}$$

AChE 和 PChE 是由不同组织产生的两种不同的酶，能够水解体内主要的神经递质之一的乙酰胆碱。乙酰胆碱(ACh)是真性胆碱酯酶主要的天然底物，并且在浓度约为 10^{-2}mol/L 时被抑制；真性胆碱酯酶在中枢神经系统不同部位的主要神经递质，在红细胞、肺和脾脏中活性较高。乙酰胆碱是中枢神经系统各个部位的主要神经递质，AChE 可快速水解乙酰胆碱，迅速终止神经传递。羊水中通常不存在 AChE。

血清 PChE(也称乙酰胆碱酰基水解酶)的正常功能尚不清楚，但在水解乙酰胆碱拮抗剂如琥珀酰胆碱和美维库铵以及作为在手术过程中的肌肉松弛剂发挥重要作用。高浓度乙酰胆碱不对血清 PChE 产生抑制。尽管其他组织，如心肌和胰腺也可以产生 PChE，但 PChE 主要在肝脏生成。虽然两种酶均水解乙酰胆碱，但是仅 AChE 水解乙酰基-解乙甲基胆碱；相反，仅 PChE 水解丁酰基和苯甲酰胆碱。

与常见形式(标为 U)相比，PChE 的许多遗传变异体对乙酰胆碱以及竞争性抑制剂如二丁卡因和氟化物亲和力降低(较

高的 K_M)；这些变异体称为 A(非典型)、F(氟化物抵抗型)和 S(沉默型)。S 变异体实际上代表可能导致缺乏酶活性或缺乏 PChE 合成的许多突变。4%的人群发现杂合子缺陷，纯合子缺陷影响 0.3%～0.5%的个体。当以纯合子或混合杂合形式(AA、AF、AS、FF、FS 和 SS)存在时，这些变异体导致(或在 S 变体情况下不存在)PChE 活性降低。由于正常值的范围很宽，U 型杂合子通常不会表现出 PChE 活性的降低。

检测这种变异体的另一种方法是检测血清酶与辛可卡因或氟化物体外孵育后残留的酶活性百分比(分别称为辛可卡因数或 DN、氟化物数)。如前所述，变异体 K_M 的增大对正常的催化作用没有太大改变；因此，对于辛可卡因和氟化物而言，亲和性降低，使得这些变体比正常情况下对抑制剂的抗性更强。通常，辛可卡因可抑制约 70%～90%U 血浆胆碱酯酶活性。变异体胆碱酯酶活性对于抑制剂的抵抗作用更强，因此杂合子活性大约被抑制 50%～70%，纯合变体活性约被抑制 10%～30%。辛可卡因数 DN(Dibucaine number)反映酶活性被抑制的百分比，并且将粗略地估计酶的活性；这反过来表明是否存在酶的变异体形式。可使用公式 20-41 计算 DN。例如，UU 形式可以显示 85%的抑制或 15%的剩余活性，即 DN 为 85。

$$\text{辛可卡因(氟化物)数}=100\times\left(1-\frac{\text{抑制后的酶活性}}{\text{无抑制的酶活性}}\right)$$

(公式 20-41)

相比传统的生物化学分析，较新的分子生物学技术，例如使通过凝胶电泳分离由聚合酶链扩增获得的反应产物，可以更准确地鉴定变异体。

作为抗外源性酶的拟胆碱酯酶

除了参与抗胆碱能药物的代谢外，PChE 还可以催化可卡因的脱苯甲酰化和普鲁卡因水解。虽然 PChE 对可卡因脱苯甲酰化的催化无效，但在上述部分讨论的缺乏该酶或导致其活性降低的突变，可能会延长和加剧可卡因不良反应如心脏毒性。最近，基于过渡态理论分析和与可卡因结合的酶的分子模拟，编码该酶的基因位点特异性突变研发了一种可使可卡因脱苯甲酰化的 PChE。这种人源化的工程酶具有显著的治疗价值。

参考范围和分析前变异

PChE 在婴儿中水平较低，4 个月龄逐渐上升至成年人水平。男性水平在 45 岁前保持稳定；女性水平在月经初潮时下降约 10%，绝经后增加 15%。最近的一项研究发现老年患者年龄与 AChE 和 PChE 血浆酶活性无显著相关性；健康的年轻人和老年人个体(研究年龄范围，18～85 岁)酶活性接近。45 岁前男性酶水平比女性高大约 15%～20%，到 45 岁后两者酶水平接近。口服避孕药导致拟胆碱酯酶的活性减少约 15%。在正常人中可见大约四倍变异范围。体重指数增加与 PChE 升高相关，蛋白质摄取量低导致 PChE 降低。

PChE 的半衰期估计在 2～10 天之间。平均日间变异约为 7%，相对于大多数其他酶小很多。

检测

酶活性通常使用酰基硫代胆碱酯作为底物测定；释放的硫代胆碱与埃尔曼试剂(二硫代二硫代苯甲酸)反应，释放 5-巯基-2-硝基苯甲酸，用分光光度法测定。在血清中检测 PChE 活性，而在洗涤的红细胞的溶血液中检测 AChE 活性。羊水中 AChE 也可以通过凝胶电泳测定。为了检测辛可卡因或氟化物数量，血清与辛可卡因(30μmol/L)或氟化物(4mmol/L)一起温育，并在反应混合物中测定。

造成异常结果的原因

PChE 主要应用：①监测胆碱酯酶抑制剂的暴露情况。②用作肝功能检查。③遗传变异的诊断。有机磷杀虫剂是 AChE 和 PChE 的不可逆抑制剂，尽管通常在中毒的红细胞，PChE 比 AChE 活性先下降。由于 PChE 的个体内变异较小但个体间变异较大，建议在个体暴露于有机磷酸盐前获得 PChE 的基线值。PChE 从基线减少 40%出现在症状前，通常下降大于 80%会出现严重症状；因此，PChE 在参考范围内也经常会已有症状。若无基线值，连续测定也是有帮助的。在一项研究中，90%有症状的有机磷中毒出现时 PChE 在参考范围内，暴露后水平上升，证实有机磷中毒。虽然 PChE 可反映急性中毒，但 AChE(红细胞)更能反映慢性有机磷中毒。

相对其他肝细胞酶，PChE 可反映肝脏的合成功能而不是肝细胞损伤。急性肝炎，肝硬化和肝转移癌肝细胞拟胆碱酯酶水平降低。PChE 在营养不良的个体中降低，但在肾病综合征的个体中正常或增加。与监测有机磷酸盐暴露情况一样，与基线值的比值变动比单一值更有用，因此，PChE 在肝脏营养或损伤监测上的应用受限。

PChE 测定的另一个常见应用是识别遗传变异体的存在。这种检测多用于在麻醉期间使用琥珀酰胆碱或美维库铵(神经肌肉阻滞剂/肌肉松弛剂)后具有长期呼吸暂停个体的家族成员。检测通常涉及总拟胆碱酯酶、氟化物和辛可卡因数的确定，以识别纯合子或杂合子从而判断个体是否具有使用胆碱酯酶抑制剂的风险。高危患者(具有变体胆碱酯酶形式)水解神经肌肉阻滞剂更缓慢，可增加呼吸肌松弛的持续时间并延长呼吸暂停。这与通常促使患者迅速康复 U 形的快速药物水解作用相反。

如前所述，红细胞 AChE 的测定有助于对有机磷酸酯的暴露和中毒诊断。此外，羊水中 AChE 的定性分析可能有助于诊断神经管缺陷，特别是在高危人群中。妊娠合并神经管缺陷的羊水以及一些其他类型的出生缺陷可检出乙酰胆碱酯酶。来自正常妊娠的羊水中没有 AChE。最近，已经发现 PChE(丁酰胆碱酯酶)与冠心病(CAD)患者的长期生存呈强负相关。

乳酸脱氢酶(EC 1.1.1.27)

生物化学与生理学

乳酸脱氢酶(lactate dehydrogenase，LD)是 NAD^+ 作为受体作用于作为供体 CH-OH 基团的 1 类酶(氧化还原酶；参见表 20-1)，并催化转运氢离子形式的氢。

$$\text{L-乳酸}+NAD^+ \longleftrightarrow \text{丙酮酸盐}+NADH+H^+ \qquad \text{(反应式 20-42)}$$

该酶还能够氧化其他(L)-2-羟基单羧酸。

LD 是糖酵解途径中的含锌酶；它存在于体内所有细胞和

组织的细胞质中。LD是具有两个活性亚基(H和M)的四聚体,分子量为134kDa。亚基组合成LD1(HHHH)到LD5(MMMM)的五种同工酶;其他同工酶含有H和M亚基的不同组合(LD2,HHHM;LD3,HHMM;LD4,HMMM)。LD的H和M亚基的遗传缺陷,可导致血浆中LD低水平,且电泳中仅显示一种同工酶。在精子和精液中发现了由四个C亚基组成的另一种形式的LD,但在血清中甚至在具有精原细胞瘤的个体中也没有检测到该种LD。极少数情况下,电泳中可见另一个称为LD6的条带,这可能是也可以代谢乳酸盐的醇脱氢酶。LD1和LD2对乳酸盐的K_M值(较高的亲和力)低于丙酮酸盐,而LD4和LD5则相反。

LD的组织差异主要在于其同工酶组成,而不是其LD含量(表20-5)。LD1和LD2在心肌组织和红细胞中以高水平表达,在肝脏和肌肉组织中表达水平较低;而LD4和LD5则相反。在心肌损伤中,血清中升高的同工酶主要是LD1和LD2;在肝脏或骨骼肌疾病中,血清中升高的同工酶主要是LD4和LD5。与AST、ALT和CK等酶有明显的组织间的酶活性差异相比,LD含量最高(如肝脏)和LD含量最低(如肾)的组织其差异仅1.5倍。大多数组织的LD活性比正常血清中的LD活性高500~1000倍(表20-5)。因此,少量的组织损伤/破坏将导致LD的血浆水平明显升高。LD同工酶的组织分布如表20-7所示。在血浆中特定组成的同工酶水平升高可反映受损组织来源。血浆中的LD大部分来自红细胞和血小板的分解,来自其他器官的LD差异较大。LD可能在胆汁中灭活,因为注射放射性标记的LD后可在胆囊和小肠中检测出放射性。

表20-7 各组织中LD同工酶的相对百分比

组织	LD1	LD2	LD3	LD4	LD5
血清	25	35	20	15	5
心脏	45	40	10	5	0
红细胞	40	35	15	10	0
肾皮质	35	30	25	20	0
肺	10	15	40	30	5
骨骼肌	0	0	10	30	60
肝脏	0	5	10	15	70

参考范围和分析前变异

LD在新生儿和婴儿中含量最高;成人则不随年龄而变化,且没有性别差异。年龄在65岁以上的人LD往往略高。运动会导致LD总量略有增加;即使是剧烈的运动,平均值只会上升25%。轻微溶血会使LD和LD同工酶分析无意义。大多数气泵运输系统标本物理性震荡增加,与凝块接触均会引起不同程度的溶血并使LD增加。溶血影响总LD以及LD1/LD2比值。运动对LD或其同工酶影响不大。极度运动会导致LD1大于LD2。输血后总LD降低,但24小时内恢复至基线水平。血清红细胞的延迟分离1~2天不会对LD造成影响。少量药物直接影响LD活性,但粒细胞-巨噬细胞集落刺激因子似乎使LD与白细胞(WBC)计数平行增加。

LD同工酶的半衰期差异很大,LD1约为4~4.5天,LD5为4~6小时。LD的日间变异只有5%~10%。

检测

可以使用正向(乳酸-丙酮酸)或反向(丙酮酸-乳酸酯)反应检测LD活性。绝大多数实验室采用正向反应;反向反应,主要采用干化学方法检测LD,与正向反应具有良好相关性,且活性是正反应的三倍。这突出了前面提到的观点-如果采用总活性单位报告,列出底物以及底物的参考范围至关重要。

许多实验室采用反向(丙酮酸-乳酸)反应检测LD,因为反应动力学更快,所需的辅因子(NADH)成本较低,检测样本要求用量少。丙酮酸对乳酸反应的不利因素包括在早期反应动力学不呈线性,LD抑制剂在NADH中的作用,以及由于底物抑制而使用次优浓度的丙酮酸盐。此外,乳酸盐是该酶的更特异性底物;丙酮酸盐的特异性较低,可用作丙酮酸脱氢酶等酶类的底物。

同工酶定量时,通常使用电泳将LD同工酶进行分离;琼脂糖凝胶是最常用的一种电泳。通常使用正向反应进行定量分析,可在比色显影步骤中检测NADH荧光或还原甲瓒染料。电泳和显影剂影响结果,不同方法的参考范围不同。LD1的抑制方法也可用于检测,但仅用于该同工酶的定量;结果通常表示为LD1与总LD的比率。羟基丁酸酯优先被LD1同工酶切割;直到20世纪70年代初,羟基丁酸脱氢酶的检测被用作心肌梗死的诊断试验。

由于LD从血小板释放,血清LD平均比血浆LD高30IU/L。随着含血小板的血浆长时间孵育(在<1200g离心分离),LD可以从损伤的血小板漏出,使血浆中LD含量增加。由于LD5具有冷不稳定性,故LD在4℃下储存不稳定。在室温下标本可储存24小时,而几乎没有变化。室温下储存三天,总LD降低约20%,LD1明显增加20%,LD5明显降低18%。如果标本被冷冻,LD5显著下降,由于人为因素同工酶随着LD1和LD5的降低而发生变化。在检测LD或其同工酶时,血清不应该被冷冻。

产生异常结果的原因

LD是一种高度非特异性的指标;其异常值对于任何特定器官的损害均不具有特异性。LD、AST和ALT(以及CK)的相对量的变化可能为LD升高的来源提供线索。如果LD显著升高,但AST、ALT和CK正常或升高不明显,则表明细胞,如红细胞或白细胞、肾、肺、淋巴结或肿瘤发生损伤。在心脏或骨骼肌损伤时,CK和LD升高,AST升高比ALT升高明显。在肝脏疾病,如肝炎,LD升高,但LD升高对于判断肝损伤不具有特异性。最近发现,在暴发性肝衰竭(见第8章和第21章)中,血清中ALT和LD均升高,LD开始便迅速地升高。这些患者中计算ALT-LD指数,并且该指数可用于该病症患者的可靠生存预测指标(如第8章和第21章所述),在肝脏占位性病变中血清中LD和ALP升高;大多数病例诊断为转移性癌或原发性肝细胞癌。

在许多情况下,如休克和转移性癌,由于多器官的损伤而使LD增加,从而可得知多种组织来源的LD增加。巨噬细胞性贫血、溶血性贫血、晚期恶性肿瘤(特别是淋巴瘤和白血病）、败血症、其他休克原因以及心肺骤停 LD 可升高（>10 倍）。卡氏肺囊虫肺炎中 LD 中度升高，但在大多数其他形式的肺炎中一般是正常的。虽然 LD 非常敏感（因此正常值不能诊断），但 LD 的不足以作为 HIV 患者的诊断依据。胆管胰腺炎患者（由胆结石炎症引起胆管结石），LD/AST 比值升高，表明胰腺存在坏死。10%～20%的胆汁性胰腺炎患者肝功能检查可能正常。

如果其他方法不能确定 LD 升高的原因，可采用 LD 同工酶确定损伤的来源。在正常血清中，LD 同工酶活性高低的顺序是 LD2>LD1>LD3>LD4>LD5。在生殖细胞肿瘤（特别是精原细胞瘤和无性细胞瘤）中，LD1 增加并可作为肿瘤标志物。

如第 18 章心脏功能所述，在 36 小时内 LD 升高，在此期间 LD1/LD2 比例通常小于 1，然后增加到 1 或更高的值，即所谓的翻转率。以上可以用于心肌梗死（MI）的确诊，但是由于翻转率所需时间（36 小时）较长，不能用于急性心肌梗死的诊断。如第 18 章所述，更好的生物标志物，特别是肌钙蛋白的抑制亚基可用于急性心肌梗死的诊断以及诊断的确认（血清肌钙蛋白水平在急性发作后 1 周内仍处于升高状态）。此外，溶血性贫血、巨细胞性贫血和肾皮质疾病如肾梗死和肾细胞癌导致 LD1 增加，往往使 LD1/LD2 比值发生逆转。白细胞相关肿瘤中（白血病、淋巴瘤和多发性骨髓瘤），LD3 和 LD4 增加，而 LD1 和 LD2 的相对量降低。肺部疾病可引起类似的情况。LD5 和 LD4 的增加常见于骨骼肌损伤、缺血性或中毒性肝损伤。LD6 与不良预后相关。同构模式即总 LD 升高且其同工酶以正常比例存在，而死亡预警模式即每个同工酶的相对量大致相同典型见于弥漫性组织损伤的患者中，且通常伴有休克或低氧血症。

最近，血清 LD 水平已成为癌症预后重要的因素，如预测多发性骨髓瘤治疗的结果（高水平表明对特异性治疗的反应较差）和转移性黑色素瘤总生存率，高水平表明病情恶化。LD 水平可用于评估暴露于硅酸盐的工人的肺损伤，其中暴露组血清与红细胞 LD 的比例高于非暴露对照组。对于接受放射治疗的前列腺癌的患者，LD5 水平可以用于放疗后预测，LD5 升高可明确表明放疗后肿瘤增殖率升高以及复发。

5′-核苷酸酶（EC 3.1.3.5）

生物化学与生理学

5′-NT 是磷酸单酯水解酶（3 级酶；表 20-1），也称为 5′-核糖核苷酸磷酸水解酶，催化以下反应：

$$5\text{-核糖核甘酸}+\text{水}\longrightarrow\text{核糖核苷}+\text{磷酸盐}$$

（反应式 20-43）

它是一种细胞质膜结合磷酸酶，分子量约为 70kDa，对 5′-核糖核苷酸具有广泛的特异性。仅作用于核苷酸（如腺苷 5′-单磷酸和鸟苷 5′-单磷酸），并在细胞外腺苷生成、营养吸收和细胞增殖的发挥作用。5′-NT 是金属蛋白质，锌是酶的组成部分。它广泛分布在体内，主要附着于细胞膜（类似于 ALP 和 GGT）。血浆 5′-NT 主要来源于肝脏。5′-NT 有详细综述可查。

参考范围和分析前变异

儿童期 5′-NT 活性较低，青春期时上升，此后便一直处于稳定状态，到 40 岁时明显升高；参考值不受性别和种族的影响。在妊娠的第二、三孕期，5′-NT 轻微升高。类似于 ALP 和 GGT，抗癫痫药物可以增加 5′-NT 活性；然而，通常小于参考值的两倍，低于 25%的服药患者出现 5′-NT 活性增高。

检测

5′-NT 的检测比较困难，因为其他磷酸酶特别是 ALP 可以将 5′-NT 的底物切断，导致 5′-NT 活性偏低。经常利用大量的非核苷底物来"竞争性抑制"ALP（实际上被 ALP 催化，阻止 ALP 作用于磷酸核苷酸）。虽然最简单的方法是检测磷酸盐产物，但由于 ALP 可以裂解其他磷酸盐而造成检测结果不准，所以不能使用此方法。因此，检测 5′-NT 反应释放的核苷成为必要。大多数螯合剂如 EDTA 可以抑制酶活性，据推测可能是通过使锌难以获得而抑制酶活性。

产生异常结果的原因

与 GGT 类似，5′-NT 最常用于确定升高的 ALP 的来源是肝脏还是骨。虽然 5′-NT 在胆汁淤积性疾病的患者中普遍升高，但是急性肝炎不仅可导致肝脏的 5′-NT 合成增加而且使的血浆中 5′-NT 轻度升高。5′-NT 在卵巢癌和类风湿关节炎患者中增加，其增高水平与红细胞沉降率可以反映炎症程度。Sapey 等（2000）进行前瞻性研究，募集 80 例胆汁淤积性肝硬化患者，检测其 ALP、GGT 和 5′-NT，其中肝内疾病（即继发于肝内实质性疾病）和肝外疾病（即继发于胆道梗阻）均可以使酶发生变化。他们发现肝外疾病的酶显著升高（与肝内疾病相比），并指出 GGT 和 5′-NT 水平的升高与病因无关。两组之间的 GGT/5′-NT 比值差异显著，其中<1.9 高度提示（但并不敏感）肝内疾病。

骨骼肌损伤：肌酸激酶

前面已讲述肌酸激酶（creatine kinase，CK）的测定方法（反应式 20-15～反应式 20-17）。CK 在细胞质中有两种相同酶活性的同工酶，M 型和 B 型。CK 由三种类型的二聚体组成：MM（主要存在于骨骼肌），MB（主要见于心脏组织）和 BB（主要见于脑和肠）。CK 还以另外两种形式存在：线粒体式，也叫 MtCK，即非肌肉或普遍存在的 MtCK 和横纹肌 CK。MtCK 作为磷酸肌酸的供给者，其穿梭于细胞溶质通过诱导合成 ATP，从而为细胞溶质 ATP 酶以及各种细胞过程提供能量。

如在 18 章中详述，因为 CK-MB 主要出现在心肌组织中，CK-MB 被用作 MI 的诊断试验。在这个章节中，CK 作为骨骼肌损伤的生物标志物被讨论。

骨骼肌损伤的发生可能来源于各种各样的原因。直接创伤，如物理性损伤（包括身体接触性运动），手术，剧烈运动，和肌内注射，是 CK 水平轻度升高（高于参考限的 5～6 倍）的通常原因。在这些情况下，CK 通常迅速增加，然后迅速下降，经过大约 24 小时的半衰期回到基线。与急性肌肉损伤相关的一个重要临床疾病是神经阻滞剂恶性综合征，用吩噻嗪类或其他精神病药物治疗的罕见并发症。典型的，受累者表现为肌肉强直，发热，白细胞计数升高；CK 被认为是这类疾病的诊断试验，迅速识别和治疗是预防该综合征患者死亡所必需的。停用药物治疗和使用肌肉稳定剂丹曲林是治疗的基础。

肌肉的慢性损伤引起 CK 更持久的升高，这种升高可能是轻度或更广泛的。总 CK 值在正常范围内和分析前的变化可妨碍对轻度、持续肌肉损伤的识别。通常，对于无症状个体，尽管停止了其他已知影响 CK 的因素，CK 持续稳定的升高超过适当对照组的参考限时，仍然需要诊断肌肉损伤。慢性肌肉损伤共同的原因包括药物治疗（尤其是 3-羟基-3-甲基戊二酰-辅酶 A 还原酶抑制剂和糖皮质激素），先天肌肉疾病（如杜氏肌肉萎缩症），炎症性失调（如多发性肌炎和皮肌炎），甲状腺功能减退和酗酒。在慢性肌肉疾病中，CK-MB 常常增加，表明其为肌肉再生的产物。

一种称为横纹肌溶解的临床现象可能会伴随于严重急性肌肉损伤。在这种情况下，CK-MB/总 CK 可能会升高于正常，而不存在心肌损伤（心肌肌钙蛋白水平是正常的）；这通常见于炎症性肌肉疾病患者。除了肌钙蛋白水平正常伴随 CK 水平升高，可以识别血清骨骼肌钙蛋白 I 的两种不同亚型（代表快或慢骨骼纤维型）

没有特定的标准从更小程度的肌肉损伤中区分横纹肌溶解；更重要的特征之一是总 CK 更高（一个建议的诊断水平是 CK>20 倍参考上限），CK 快速升高和下降，和出现肌红蛋白尿。许多肌红蛋白（骨骼肌，平滑肌，和心肌）测定相当不灵敏，而且肌红蛋白具有一个短的半衰期；因此，CK 对于建立诊断是更可靠的试验。作为细胞溶解综合征的一个表现，横纹肌溶解与其他细胞内容物的释放相关，如钾，磷酸盐，和能转化为尿酸的核酸。尿中肌红蛋白的定性试验很重要，因为肌红蛋白对肾脏有潜在毒性，和患者存在急性肾衰的风险。肌红蛋白尿可能导致急性肾小管坏死的发展，尿沉渣中可见着色管型。如果肾衰发展，也将出现如 18 章第 4 个临床病情介绍中所描述的典型高钾血症，高磷血症，和高尿酸血症。CK 升高程度和肾衰发展可能性之间的没有直接联系。横纹肌溶解的通常原因包括药物（特别是乙醇和可卡因），病毒感染，极度用力，高热，创伤包括挤压伤，下肢动脉缺血，和炎症性疾病。此外，个人剧烈运动可导致大量横纹肌溶解，导致肌红蛋白诱导的肾衰和之前讨论的其他后遗症。

在最近的一项研究表明，肝硬化或丙型肝炎患者血清 MtCK 的升高是肝癌发展可靠的独立预测因素。其临界值为 9IU/L。血清 MtCK 水平与肝纤维化和肝细胞损伤之间似乎也存在相关性。

（邱玲 译　廖璞 校）

推荐阅读

Bull H, Murray PG, Thomas D, et al: Acid phosphatases, J Clin Pathol Mol Pathol 55:65-72, 2002.

近期对酸性磷酸酶的综述，重点介绍酒石酸耐受性酸性磷酸酶及其在骨吸收过程中的功能和临床应用。

Dzau VJ, Bernstein K, Celermajer D, et al: Pathophysiologic and therapeutic importance of tissue ACE: a consensus report, Cardiovasc Drugs Ther 16:149-160, 2002.

最近一次共识会议上报告了血管紧张素转化酶(ACE)在心血管疾病病理学中的作用以及使用组织 ACE 抑制剂作为患者的抗高血压药物。

Macours N, Poels J, Hens K, et al: Structure, evolutionary conservation, and functions of angiotensin-and endothelin-converting enzymes, Int Rev Cytol 239:47-97, 2004.

最近有关血管紧张素转化酶和内皮素转换酶的概述探究了分子的结构和生物学作用。

von Eyben FE: A systematic review of lactate dehydrogenase isoenzyme 1 and germ cell tumors, Clin Biochem 34:441-454, 2001.

乳酸脱氢酶同工酶 1 是生殖细胞肿瘤患者可能的血清标志物的综述。

参考文献

General

Brehme CS, Roman S, Shaffer J, et al: Tartrate-resistant acid phosphatase forms complexes with alpha 2-macroglobulin in serum, *J Bone Miner Res* 14:311–318, 1999.

Dasgupta A, Banerjee SK, Datta P: False-positive troponin I in the MEIA due to the presence of rheumatoid factors in serum: elimination of this interference by using a polyclonal antisera against rheumatoid factors, *Am J Clin Pathol* 112:753–756, 1999.

Dickerman RD, Pertusi R, Zachariah NY, et al: Anabolic steroid induced hepatotoxicity: is it overstated?, *Clin J Sports Med* 9:34–39, 1999.

International Union of Biochemistry: Enzyme nomenclature, 1978. In *Recommendations of the Nomenclature Committee of the International Union of Biochemistry of the Nomenclature and Classification of Enzymes*, San Diego, 1979, Academic Press.

International Union of Biochemistry and Molecular Biology, Nomenclature Committee: *Enzyme nomenclature: recommendations 1992*, San Diego, 1992, Academic Press.

Langdon DE: Enzyme neurosis—a clinician's plan for standardization, *Ann Intern Med* 121:234–235, 1994.

Mader M, Kolbus N, Meihorst D, et al: Human intestinal alkaline phosphatase-binding IgG in patients with severe bacterial infections, *Clin Exp Immunol* 95:98–102, 1994.

Moss DW, Henderson AR: Clinical enzymology. In Burtis CA, Ashwood ER, editors: *Tietz textbook of clinical chemistry*, ed 3, Philadelphia, 1999, WB Saunders, pp 617–721.

Otto A, Bar J, Birkenmeier G: Prostate-specific antigen forms complexes with human alpha 2-macroglobulin and binds to the alpha 2-macroglobulin receptor/LDL receptor-related protein, *J Urol* 159:297–303, 1998.

Podlasek SJ, Dufour DR, McPherson RA: Alterations in lactate dehydrogenase isoenzyme pattern after streptokinase administration or streptococcal infection, *Clin Chem* 35:1763–1766, 1989.

Remaley AT, Wilding P: Macroenzymes: biochemical characterization, clinical significance, and laboratory detection, *Clin Chem* 35:2261–2270, 1989.

Sosolik RC, Hitchcock CL, Becker WJ: Heterophilic antibodies produce spuriously elevated concentrations of the MB isoenzyme of creatine kinase in a selected patient population, *Am J Clin Pathol* 107:506–510, 1997.

Van Hoof VO, Deng DT, De Broe ME: How do plasma membranes reach the circulation?, *Clin Chim Acta* 266:23–31, 1997.

Zollner H: *Handbook of enzyme inhibitors*, New York, 1989, VCH Publishers.

Enzyme Kinetics

Cleland WW: Steady state kinetics. In Boyer PD, editor: *The enzymes*, vol 2, ed 3, San Diego, 1970, Academic Press, pp 1–65.

Cleland WW: Steady-state kinetics. In Sigman DS, Boyer PD, editors: *The enzymes*, vol 19, ed 3, San Diego, 1990, Academic Press, pp 99–158.

Cornish-Bowden A: *Fundamentals of enzyme kinetics, revised edition*, London, 1995, Portland Press.

Dixon M, Webb EC: *Enzymes*, ed 3, San Diego, 1979, Academic Press. Chapter IV.

Fersht A: *Structure and mechanism in protein science*. New York, 1999, Freeman. Chapters 3–7.

Segel I: *Enzyme kinetics: behavior and analysis of rapid equilibrium and steady-state enzyme systems*, New York, 2009, Wiley Classics Library.

Catalytic Efficiency

Adachia M, Ohhara T, Kuriharaa K, et al: Structure of HIV-1 protease in complex with potent inhibitor KNI-272 determined by high-resolution x-ray and neutron crystallography, *Proc Natl Acad Sci U S A* 106:4641–4646, 2009.

Cashman JR, Berkman C, Underiner GE: Catalytic antibodies that hydrolyze (-)-cocaine obtained by a high throughput procedure, *J Pharmacol Exp Ther* 293:952–961, 2000.

Ghosh AK, Chapsal BD, Weber IT, et al: Design of HIV protease inhibitors targeting protein backbone: an effective strategy for combating drug resistance, *Acc Chem Res* 41:78–86, 2008.

Matayoshi ED, Wang GT, Krafft GA, et al: Novel fluorogenic substrates for assaying retroviral proteases by resonance energy transfer, *Science* 247:954–958, 1990.

Swain A, Miller MM, Green J, et al: X-ray crystallographic structure of a complex between a synthetic protease of human immunodeficiency virus 1 and a substrate-based hydroxyethylamine inhibitor, *Proc Natl Acad Sci U S A* 87:8805–8809, 1990.

Vance JE, LeBlanc DA, Wingfield P, et al: Conformational selectivity of HIV-1 protease cleavage of X-Pro peptide bonds and its implications, *J Biol Chem* 272:15603–15606, 1997.

Specific Enzymes

Abdallah C, Udomtecha D: Pseudocholinesterase activity: determination and interpretation in pediatric anesthesia, *Middle East J Anesthesiol* 19:423–428, 2007.

Abou-Hatab K, O'Mahony MS, Patel S, et al: Relationship between age and plasma esterases, *Age Ageing* 30:41–45, 2001.

Aggarwal BD: Lactate dehydrogenase as a biomarker for silica exposure-induced toxicity in agate workers, *Occup Environ Med* 71:578–582, 2014.

Agbedana EO, Yeldu MH: Serum total, heat and urea stable alkaline phosphatase activities in relation to ABO blood groups and secretor phenotypes, *Afr J Med Med Sci* 25:327–329, 1996.

Alvarez L, Peris P, Bedini JL, et al: High bilirubin levels interfere with serum tartrate-resistant acid phosphatase determination: relevance as a marker of bone resorption in jaundiced patients, *Calcif Tissue Int* 64:301–303, 1999.

Areekul S, Srichairat S, Kirdudom P: Serum and red cell cholinesterase activity in people exposed to organophosphate insecticides, *Southeast Asian J Trop Med Public Health* 12:94–98, 1981.

Bacq Y, Zarka O, Brechot JF, et al: Liver function tests in normal pregnancy: a prospective study of 103 pregnant women and 103 matched controls, *Hepatology* 23:1030–1034, 1996.

Bayer PM, Hotschek H, Knoth E: Intestinal alkaline phosphatase and the ABO blood group system: a new aspect, *Clin Chim Acta* 108:81–87, 1980.

Beneteau-Burnat B, Baudin B, Morgant G, et al: Serum angiotensin-converting enzyme in healthy and sarcoidotic children: comparison with the reference interval for adults, *Clin Chem* 36:344–346, 1990.

Borowsky SA, Lieberman J, Strome S: Elevation of serum angiotensin-converting enzyme level: occurrence in alcoholic liver disease, *Arch Intern Med* 142:893–895, 1982.

Brenckman WD Jr, Lastinger LB, Sedor F: Unpredictable fluctuations in serum acid phosphatase activity in prostatic cancer, *JAMA* 245:2501–2504, 1981.

Burnett AL, Chan DW, Brendler CB, et al: The value of serum enzymatic acid phosphatase in the staging of localized prostate cancer, *J Urol* 148:1832–1834, 1992.

Cassidy WM, Reynolds TB: Serum lactic dehydrogenase in the differential diagnosis of acute hepatocellular injury, *J Clin Gastroenterol* 19:118–121, 1994.

Cerf C, Mesguish M, Gabriel I, et al: Screening patients with prolonged neuromuscular blockade after succinylcholine and mivacurium, *Anesth Analg* 94:461–466, 2002.

Chao T-Y, Yu J-C, Ku C-K, et al: Tartrate-resistant acid phosphatase 5b is a useful serum marker for extensive bone metastasis in breast cancer patients, *Clin Cancer Res* 11:544–550, 2005.

Chatterjee SK, Bhattacharya M, Barlow JJ: Evaluation of 5′-nucleotidase as an enzyme marker in ovarian carcinoma, *Cancer* 47:2648–2653, 1981.

Chen J, Yam LT, Janckila AJ, et al: Significance of "high" acid phosphatase activity in the serum of normal children, *Clin Chem* 25:719–722, 1979.

Collier DS, Pain JA: Acute and chronic retention of urine: relevance of raised serum prostatic acid phosphatase levels. A prospective study, *Urology* 27:34–37, 1986.

Constantinescu CS, Goodman DB, Grossman RI, et al: Serum angiotensin-converting enzyme in multiple sclerosis, *Arch Neurol* 54:1012–1015, 1997.

Copur S, Kus S, Kars A, et al: Lactate dehydrogenase and its isoenzymes in serum from patients with multiple myeloma, *Clin Chem* 35:1968–1970, 1989.

Coye MJ, Barnett PG, Midtling JE, et al: Clinical confirmation of organophosphate poisoning by serial cholinesterase analyses, *Arch Intern Med* 147:438–442, 1987.

Crantz FR, Swartz SL, Hollenberg NK, et al: Differences in response to the dipeptidyldipeptide hydrolase inhibitors SQ 20,881 and SQ 14,225 in normal-renin essential hypertension, *J Am Heart Assoc* 2:604–609, 1980.

Cushman DW, Ondetti MA: History of the design of captopril and related inhibitors of angiotensin converting enzyme, *J Am Heart Assoc* 17:589–592, 1991.

Dale JC, O'Brien JF: Determination of angiotensin-converting enzyme levels in cerebrospinal fluid is not a useful test for the diagnosis of neurosarcoidosis, *Mayo Clin Proc* 74:535, 1999.

Day AP, Feher MD, Chopra R, et al: The effect of bezafibrate on serum alkaline phosphatase isoenzyme activities, *Metabolism* 42:839–842, 1993.

Deng JT, Hoylaerts MF, Van Hoof VO, et al: Differential release of human intestinal alkaline phosphatase in duodenal fluid and serum, *Clin Chem* 38:2532–2538, 1992.

Dholakia K, Pitchumoni CS, Agarwal N: How often are liver function tests normal in acute biliary pancreatitis?, *J Clin Gastroenterol* 38:81–83, 2004.

Dive V: Review: phosphinic peptides as zinc metalloproteinase inhibitors, *Cell Mol Life Sci* 61:2010–2019, 2004.

Docci D, Delvecchio C, Turci F, et al: Effect of different dialyzer membranes on serum angiotensin-converting enzyme during hemodialysis, *Int J Artif Organs* 11:28–32, 1988.

Domar U, Karpe F, Hamsten A, et al: Human intestinal alkaline phosphatase: release to the blood is linked to lipid absorption, but removal from the blood is not linked to lipoprotein clearance, *Eur J Clin Invest* 23:753–760, 1993.

D'Onofrio GM, Levitt S, Ilett KF: Serum angiotensin converting enzyme in Crohn's disease, ulcerative colitis and peptic ulceration, *Aust N Z J Med* 14:27–30, 1984.

Dufour DR: Effects of oral contraceptives on routine laboratory tests, *Clin Chem* 44:A137, 1998.

Duysen EG, Li B, Carlson M, et al: Increased hepatotoxicity and cardiac fibrosis in cocaine-treated butyrylcholinesterase knockout mice, *Basic Clin Pharmacol Toxicol* 103:514–521, 2008.

Enooku K1, Nakagawa H, Soroida Y, et al: Increased serum mitochondrial creatine kinase activity as a risk for hepatocarcinogenesis in chronic hepatitis C patients, *Int J Cancer* 135:871–879, 2014.

Falezza G, Lechi Santonastaso C, Parisi T, et al: High serum levels of angiotensin-converting enzyme in untreated Addison's disease, *J Clin Endocrinol Metab* 61:496–498, 1985.

Fortman CS, Witte DL: Serum 5′-nucleotidase in patients receiving anti-epileptic drugs, *Am J Clin Pathol* 84:197–201, 1985.

Fukano M, Amano S, Hazama F, et al: 5′-Nucleotidase activities in sera and liver tissues of viral hepatitis patients, *Gastroenterol Jpn* 25:199–205, 1990.

Gabow PA, Kaehny WD, Kelleher SP: The spectrum of rhabdomyolysis, *Medicine (Baltimore)* 61:141–152, 1982.

Gerogiadis D, Guniasse P, Cotton J, et al: Structural determinants of RXPA 380, a potent and highly selective inhibitor of the angiotensin-converting enzyme C-domain, *Biochemistry* 43:8048–8054, 2004.

Goliasch G, Haschemi A, Marculescu R, et al: Butyrylcholinesterase activity predicts long-term survival in patients with coronary artery disease, *Clin Chem* 58:1055–1058, 2012.

Grover SA, Coupal L, Suissa S, et al: The clinical utility of serum lactate dehydrogenase in diagnosing *Pneumocystis carinii* pneumonia among hospitalized AIDS patients, *Clin Invest Med* 15:309–317, 1992.

Gupta SK, Chakraborty M, Mitra K: Serum angiotensin converting enzyme in respiratory diseases, *Indian J Chest Dis Allied Sci* 34:19–24, 1992.

Haarhaus M, Fernstrom A, Magnusson M, et al: Clinical significance of bone alkaline phosphatase isoforms, including the novel B1x isoform, in mild to moderate chronic kidney disease, *Nephrol Dial Transplant* 24:3382–3389, 2009.

Hollaar L, Van der Laarse A: Interference of the measurement of lactate dehydrogenase (LDH) activity in human serum and plasma by LDH from blood cells, *Clin Chim Acta* 99:135–142, 1979.

How J, Brown JR, Saylor S, et al: Macrophage expression of tartrate-resistant acid phosphatase as a prognostic indicator in colon cancer, *Histochem Cell Biol* 142:195–204, 2014.

Huskic J, Kulenovic H, Culo F: Serum angiotensin-converting enzyme activity in patients with endemic nephropathy, *Nephron* 74:120–124, 1996.

Ind TE, Iles RK, Carter PG, et al: Serum placental-type alkaline phosphatase activity in women with squamous and glandular malignancies of the reproductive tract, *J Clin Pathol* 47:1035–1037, 1994.

Isogai M, Yamaguchi A, Hori A, et al: LDH to AST ratio in biliary pancreatitis—a possible indicator of pancreatic necrosis: preliminary results, *Am J Gastroenterol* 93:363–367, 1998.

Johnson SM, Patel S, Bruckner FE, et al: 5′-Nucleotidase as a marker of both general and local inflammation in rheumatoid arthritis patients, *Rheumatology* 38:391–396, 1999.

Joukyuu R, Mizuno S, Amakawa T, et al: Hereditary complete deficiency of lactate dehydrogenase H-subunit, *Clin Chem* 35:687–690, 1989.

Kallioniemi OP, Nieminen MM, Lehtinen J, et al: Increased serum placental-like alkaline phosphatase activity in smokers originates from the lungs, *Eur J Respir Dis* 71:170–176, 1987.

Kanno T, Sudo K, Takeuchi I, et al: Hereditary deficiency of lactate dehydrogenase M-subunit, *Clin Chim Acta* 108:267–276, 1980.

Kaplan LA, Chen IW, Sperling M, et al: Clinical utility of serum prostatic acid phosphatase measurements for detection (screening), diagnosis, and therapeutic monitoring of prostatic carcinoma: assessment of monoclonal and polyclonal enzymes and radioimmunoassays, *Am J Clin Pathol* 84:334–339, 1985.

Karlsen RL, Sterri S, Lyngaas S, et al: Reference values for erythrocyte acetylcholinesterase and plasma cholinesterase activities in children: implications for organophosphate intoxication, *Scand J Clin Lab Invest* 41:301–302, 1981.

Kato S, Zishii H, Kano S, et al: Evidence that "lactate dehydrogenase isoenzyme 6" is in fact alcohol dehydrogenase, *Clin Chem* 30:1585–1586, 1984.

Kawamura M, Tanaka K, Toiyama Y, et al: Clinical significance of tartrate-resistant acid phosphatase type-5 expression in human gastric cancer, *Anticancer Res* 34:3425–3429, 2014.

Kelderman S, Heemskerk B, van Tinteren H, et al: Lactate dehydrogenase as a selection criterion for ipilimumab treatment in metastatic melanoma, *Cancer Immunol Immunother* 63(5):449–458, 2014.

Kerttula Y, Weber TH: Serum angiotensin converting enzyme in pneumonias, *J Clin Pathol* 39:1250–1253, 1986.

Ketchum CH, Robinson CA, Hall LM, et al: Clinical significance and partial biochemical characterization of lactate dehydrogenase isoenzyme 6, *Clin Chem* 30:46–49, 1984.

Kiely PDW, Bruckner FE, Nisbet JA, et al: Serum skeletal troponin I in inflammatory muscle disease: relation to creatine kinase, CKMB and cardiac troponin I, *Ann Rheum Dis* 59:750–751, 2000.

Kim J, Song TJ, Song D, et al: Serum alkaline phosphatase and phosphate in cerebral atherosclerosis and functional outcomes after cerebral infarction, *Stroke* 44:3547–3549, 2013.

Kotoh K, Enjoji M, Kato M, et al: A new parameter using serum lactate dehydrogenase and alanine aminotransferase level is useful for predicting the prognosis of patients at an early stage of acute liver injury: a retrospective study, *Comp Hepatol* 7:1–8, 2008. [open access].

Koukourakis MI, Giatromanolaki A, Panteliadou M, et al: Lactate dehydrogenase 5 isoenzyme overexpression defines resistance of prostate cancer to radiotherapy, *Br J Cancer* 11:2217–2223, 2014.

Kyd PA, Vooght KD, Kerkhoff F, et al: Clinical usefulness of bone alkaline phosphatase in osteoporosis, *Ann Clin Biochem* 35:717–725, 1998.

Lepage L, Schiele F, Gueguen R, et al: Total cholinesterase in plasma: biological variations and reference limits, *Clin Chem* 31:546–550, 1985.

Le Treut A, Chevet D, Guenet L, et al: Serum angiotensin-converting enzyme levels in patients with chronic renal failure, *Pathol Biol (Paris)* 31:182–185, 1983.

Lu K-C, Tseng C-F, Wu C-C, et al: Effects of calcitriol on type 5b tartrate-resistant acid phosphatase and interleukin-6 in secondary hypoparathyroidism, *Blood Purif* 254:423–430, 2006.

Luisetti M, Martinetti M, Cuccia M, et al: Familial elevation of serum angiotensin converting enzyme activity, *Eur Respir J* 3:441–446, 1990.

Maatman TJ: Comparative analysis of fluctuation of serum tumor markers in advanced cancer of prostate, *Urology* 42:672–676, 1993.

Manolio TA, Burke GL, Savage PJ, et al: Sex- and race-related differences in liver-associated serum chemistry tests in young adults in the CARDIA study, *Clin Chem* 38:1853–1859, 1992.

Matsubayashi S, Tamai H, Kobayashi N, et al: Angiotensin-converting enzyme and anorexia nervosa, *Horm Metab Res* 20:761–764, 1988.

Mimori Y: Sarcoidosis: correlation of HRCT findings with results of pulmonary function tests and serum angiotensin-converting enzyme assay, *Kurume Med J* 45:247–256, 1998.

Mitchell BL: Sickle trait and sudden death—bringing it home, *J Natl Med Assoc* 99:300–305, 2007.

Moreau P, Cavo M, Sonneveld P, et al: Combination of international scoring system 3, high lactate dehydrogenase, and t(4;14) and/or del(17p) identifies patients with multiple myeloma (MM) treated with front-line autologous stem-cell transplantation at high risk of early MM progression-related death, *J Clin Oncol* 32:2173–2180, 2014.

Moses GC, Tuckerman JF, Henderson AR: Biological variance of cholinesterase and 5′-nucleotidase in serum of healthy persons, *Clin Chem* 32:175–177, 1986.

Moss DW: Electrophoresis of human alkaline and acid phosphatases, *Clin Lab Med* 6:507–523, 1986.

Moss DW: Physicochemical and pathophysiological factors in the release of membrane-bound alkaline phosphatase from cells, *Clin Chim Acta* 257:133–140, 1997.

Mukherjea M, Mukherjee P, Biswas R, et al: Effect of medroxyprogesterone acetate contraception on human serum enzymes, *Int J Fertil* 26:35–39, 1981.

Muller F: Prenatal biochemical screening for neural tube defects, *Childs Nerv Syst* 19:433–435, 2003.

Muthuswamy PP, Lopez-Majano V, Ranginwala M, et al: Serum angiotensin-converting enzyme (SACE) activity as an indicator of total body granuloma load and prognosis in sarcoidosis, *Sarcoidosis* 4:142–148, 1987.

Narayan P, Tewari A, Jacob G, et al: Differential suppression of serum prostatic acid phosphatase and prostate-specific antigen by 5-alpha-reductase inhibitor, *Br J Urol* 75:642–646, 1995.

Nijhawan R, Wierzbicki AS, Tozer R, et al: Antiepileptic drugs, hepatic enzyme induction and raised serum alkaline phosphatase isoenzymes, *Int J Clin Pharmacol Res* 10:319–323, 1990.

Ninomiya Y, Kioi S, Arakawa M: Serum angiotensin converting enzyme activity in ex-smokers, *Clin Chim Acta* 164:223–226, 1987.

Oksanen V, Fyhrquist F, Somer H, et al: Angiotensin converting enzyme in cerebrospinal fluid: a new assay, *Neurology* 35:1220–1223, 1985.

Ouellette DR, Kelly JW, Anders GT: Serum angiotensin-converting enzyme level is elevated in patients with human immunodeficiency virus infection, *Arch Intern Med* 152:321–324, 1992.

Ouyang J, Dalal S, Blumenthal D, et al: Myocardial infarction, congestive heart failure and septicemia: rare complications of exertional rhabdomyolysis in a patient with sickle cell trait, *Fed Pract* 26:14–16, 19–20, 25–26, 2008.

Pandit MK, Joshi BH, Patel PS, et al: Efficacy of serum lactate dehydrogenase and its isozymes in monitoring the therapy in patients with acute leukemia, *Indian J Pathol Microbiol* 33:41–47, 1990.

Panteghini M, Pagani F: Biological variation in bone-derived biochemical markers in serum, *Scand J Clin Lab Invest* 55:609–616, 1995.

Panteghini M, Pagani F, Bonora R: Preanalytical and biological variability of prostatic acid phosphatase and prostate-specific antigen in serum from patients with prostatic pathology, *Eur J Clin Chem Clin Biochem* 30:135–139, 1992.

Pelonero AL, Levenson JL: Panduranji AK. Neuroleptic malignant syndrome: a review, *Psychiatr Serv* 49:1163–1172, 1998.

Pontes JE: Clinical significance of serum and bone marrow acid phosphatase, *Prostate* 1:465–470, 2006.

Power WJ, Neves RA, Rodriguez A, et al: The value of combined serum angiotensin-converting enzyme and gallium scan in diagnosing ocular sarcoidosis, *Ophthalmology* 102:2007–2011, 1995.

Price A, Attwood SE, Grant JB, et al: Measurement of prostate-specific antigen and prostatic acid phosphatase concentrations in serum before and 1-42 days after transurethral resection of the prostate and orchidectomy, *Clin Chem* 37:859–863, 1991.

Prior JA, Santos JL, Lima JL: Exploiting kinetic spectrophotometric determination of captopril, an angiotensin-converting enzyme inhibitor, in a multi-pumping flow system, *Anal Chim Acta* 600:183–187, 2007.

Proudler AJ, Ahmed AI, Crook D, et al: Hormone replacement therapy and serum angiotensin-converting-enzyme activity in postmenopausal women, *Lancet* 346:89–90, 1995.

Quist J, Hill AR: Serum lactate dehydrogenase (LDH) in *Pneumocystis carinii* pneumonia, tuberculosis, and bacterial pneumonia, *Chest* 108:415–418, 1995.

Redelinghuys P, Nchinda AT, Chibale K, et al: Novel ketomethylene inhibitors of angiotensin 1-converting enzyme (ACE): inhibition and molecular modeling, *Biol Chem* 387:461–466, 2006.

Reiners C, Gramer-Kurz E, Pickert E, et al: Changes of serum angiotensin-I-converting enzyme in patients with thyroid disorders, *Clin Physiol Biochem* 6:44–49, 1988.

Reynoso G, Elias EG, Mittelman A: The contribution of the intestinal mucosa to the total serum alkaline phosphatase activity, *Am J Clin Pathol* 56:707–712, 1971.

Ricci LR, Hoffman SA: Prostatic acid phosphatase and sperm in the post-coital vagina, *Ann Emerg Med* 11:530–534, 1982.

Ricerca BM, Storti S, Campisi S, et al: Serum lactate dehydrogenase isoenzyme pattern in non-Hodgkin's lymphomas, *Int J Biol Markers* 3:237–242, 1988.

Romer FK, Emmertsen K: Serum angiotensin-converting enzyme in malignant lymphomas: leukaemia and multiple myeloma, *Br J Cancer* 42:314–318, 1980.

Rotenberg Z, Weinberger I, Davidson E, et al: Significance of isolated increases in total lactate dehydrogenase and its isoenzymes in serum of patients with bacterial pneumonia, *Clin Chem* 34:1503–1505, 1988.

Sakata T, Takenaga N, Endoh T, et al: Diagnostic significance of serum angiotensin-converting enzyme activity in biochemical tests with special reference of chronic liver diseases, *Jpn J Med* 30:402–407, 1991.

Salo JO, Rannikko S, Haapiainen R: Serum acid phosphatase in patients with localised prostatic cancer, benign prostatic hyperplasia or normal prostates, *Br J Urol* 66:188–192, 1990.

Salvaggio A, Periti M, Miano L, et al: Body mass index and liver enzyme activity in serum, *Clin Chem* 37:720–723, 1991.

Sapey T, Mendler M-H, Guyader D: Respective value of alkaline phosphatase, gamma-glutamyl transpeptidase and 5′ nucleotidase serum activity in the diagnosis of cholestasis, *J Clin Gastroenterol* 30:259–263, 2000.

Sarris AH, Majlis A, Dimopoulos MA, et al: Rising serum lactate dehydrogenase often caused by granulocyte- or granulocyte-macrophage colony stimulating factor and not tumor progression in patients with lymphoma or myeloma, *Leuk Lymphoma* 17:473–477, 1995.

Schernthaner G, Schwarzer C, Kuzmits R, et al: Increased angiotensin-converting enzyme activities in diabetes mellitus: analysis of diabetes type, state of metabolic control and occurrence of diabetic vascular disease, *J Clin Pathol* 37:307–312, 1984.

Schiele F, Artur Y, Floc'h AY, et al: Total, tartrate-resistant, and tartrate-inhibited acid phosphatases in serum: biological variations and reference limits, *Clin Chem* 34:685–690, 1988.

Schweisfurth H, Schioberg-Schiegnitz S, Kuhn W, et al: Angiotensin I converting enzyme in cerebrospinal fluid of patients with neurological diseases, *Klin Wochenschr* 65:955–958, 1987.

Schweisfurth H, Schmidt M, Brugger E, et al: Alterations of serum carboxypeptidases N and angiotensin-I-converting enzyme in malignant diseases, *Clin Biochem* 18:242–246, 1985.

Simpson JA, Labugger R, Hesketh GG, et al: Different detection of skeletal troponin I isoforms in serum of a patient with rhabdomyolysis: markers of muscle injury, *Clin Chem* 48:1112–1114, 2002.

Singer F, Talavera W, Zumoff B: Elevated levels of angiotensin-converting enzyme in *Pneumocystis carinii* pneumonia, *Chest* 95:803–806, 1989.

Smith RL, Ripps CS, Lewis ML: Elevated lactate dehydrogenase values in patients with *Pneumocystis carinii* pneumonia, *Chest* 93:987–992, 1988.

Steinherz PG, Steinherz LJ, Nisselbaum JS, et al: Transient, marked, unexplained elevation of serum alkaline phosphatase, *JAMA* 252:3289–3292, 1984.

Studdy P, Bird R, James DG: Serum angiotensin-converting enzyme (SACE) in sarcoidosis and other granulomatous disorders, *Lancet* 2:1331–1334, 1978.

Sunderman FW Jr: The clinical biochemistry of 5′-nucleotidase, *Ann Clin Lab Sci* 20:123–139, 1990.

Swolin-Eide D, Hansson S, Larsson L, et al: The novel bone alkaline phosphatase B1x isoform in children with kidney disease, *Pediatr Nephrol* 21:1723–1729, 2006.

Tanada S, Higuchi T, Nakamura T, et al: Evaluation of exercise intensity indicated by serum lactate dehydrogenase activity in healthy adults, *Acta Biol Hung* 44:153–160, 1993.

Theodorsen L: Collection and storage of samples for the determination of prostatic acid phosphatase in serum, *Scand J Clin Lab Invest Suppl* 179:57–65, 1985.

Thompson PJ, Kemp MW, McAllister WA, et al: Angiotensin-converting enzyme: investigation of diurnal variation, the effect of a large dose of prednisolone, and prednisolone pharmacokinetics in patients with sarcoidosis, *Am Rev Respir Dis* 134:1075–1077, 1986.

Trundle D, Marcial G: Detection of cholinesterase inhibition: the significance of cholinesterase measurements, *Ann Clin Lab Sci* 18:345–352, 1988.

Ucar G, Yildirim Z, Ataol E, et al: Serum angiotensin converting enzyme activity in pulmonary diseases: correlation with lung function parameters, *Life Sci* 61:1075–1082, 1997.

Valenzuela GJ, Munson LA, Tarbaux NM, et al: Time-dependent changes in bone, placental, intestinal, and hepatic alkaline phosphatase activities in serum during human pregnancy, *Clin Chem* 33:1801–1806, 1987.

Vogelzang NJ, Lange PH, Goldberg E: Absence of sperm-specific lactate dehydrogenase-x in patients with testis cancer, *Oncodev Biol Med* 3:269–272, 1982.

von Eyben FE, Liu FJ, Amato RJ, et al: Lactate dehydrogenase isoenzyme 1 is the most important LD isoenzyme in patients with testicular germ cell tumor, *Acta Oncol* 39:509–517, 2000.

Wadstrom J, Wenk M, Huber P: Serum half life of prostatic acid phosphatase, *Urol Res* 13:131–132, 1985.

Wallimann T, Wyss M, Brdiczka D, et al: Intracellular compartmentation, structure and function of creatine kinase isoenzymes in tissues with high and fluctuating energy demands: The "phosphocreatine circuit" for cellular energy homeostasis, *Biochem J* 281(Pt 1):21–40, 1992.

Ward MM: Factors predictive of acute renal failure in rhabdomyolysis, *Arch Intern Med* 148:1553–1557, 1988.

Whyte MP, Walkenhorst DA, Fedde KN, et al: Hypophosphatasia: levels of bone alkaline phosphatase immunoreactivity in serum reflect disease severity, *J Clin Endocrinol Metab* 81:2142–2148, 1996.

Wiesen AR, Byrd JC, Hospenthal DR, et al: Transient abnormalities in serum bilirubin and lactate dehydrogenase levels following red blood cell transfusions in adults, *Am J Med* 104:144–147, 1998.

Wolf PL: Clinical significance of serum high-molecular-mass alkaline phosphatase, alkaline phosphatase-lipoprotein-X complex, and intestinal variant alkaline phosphatase, *J Clin Lab Anal* 8:172–176, 1994.

Yang W, Pan Y, Zheng F, et al: Free-energy perturbation simulation on transition states and redesign of butyrylcholinesterase, *Biophys J* 96:1931–1938, 2009.

第21章 肝脏功能评价

Matthew R. Pincus, Philip M. Tierno Jr., Elizabeth Gleeson, Wilbur B. Bowne, Martin H. Bluth

要点

1. 肝脏由三个系统组成:肝细胞,参与代谢反应、大分子(尤其是蛋白)合成、降解和代谢外源性化学物质(如药物);胆道系统,参与胆红素和胆盐的代谢;网状内皮系统,包括免疫系统和血红素和珠蛋白代谢物(如胆红素)的产生。

2. 这些系统的功能均可以采用方便的、几乎无创性的血清中分析物水平进行评价,即通常所说的肝功能检测。

3. 急性肝损伤的最常见原因之一是病毒性肝炎,主要是甲型、乙型和丙型肝炎,这些都会诱发血丙氨酸氨基转移酶和天冬氨酸氨基转移酶急性升高。

4. 病毒性肝炎,尤其是乙型肝炎,诊断可通过筛查病毒抗原实现,也可以检测针对特定病毒抗原的 IgM 和 IgG。对某一种病毒性肝炎的确诊可以通过一些分子生物学的诊断方法实现,例如聚合酶链反应,该技术是利用编码特定病毒基因序列的引物来进行的。

5. 最近,丙型肝炎的治疗方式发生了很大改变。一些特定的病毒蛋白酶(例如 NS3 蛋白)抑制剂,如特拉匹韦、西咪匹韦和波普瑞韦,已替换原有的聚乙二醇干扰素和利巴韦林等所谓的标准化治疗。

6. 对于某一种特定的肝脏疾病,包括肝炎、肝硬化、慢性淤血、急性胆道梗阻、占位性病变、自身免疫性疾病和暴发性肝衰竭的诊断,可检测血清肝功能特定的项目和特异性抗体。

肝脏功能

肝脏是消化系统最大和最复杂的器官。总体来看,它包括三个系统:第一,肝细胞系统,负责体内绝大多数的代谢活动。这个系统包括蛋白质合成、糖类的有氧和无氧代谢、糖原合成和分解、氨基酸和核酸代谢、氨基酸和二羧酸通过转氨酶(氨基酸转移酶)的相互转变、脂蛋白合成和代谢、异源物代谢(如药物代谢),还包括细胞色素 P450 氧化系统、铁和维生素 A、D 和 B_{12} 储存,以及激素合成,这些激素包括血管紧张素原、胰岛素样生长因子 I 和甲状腺素。此系统同时也是许多其他激素如胰岛素、甲状旁腺素、雌激素和氢化可的松的清除场所。肝脏也是氨基酸转变为尿素的唯一代谢场所。

白蛋白和所有的凝血因子(除了血友病因子,该因子在血管内皮细胞和巨核细胞中合成)都在肝脏内合成。肝病患者可能表现出和以上功能受损相关的症状和体征。

肝脏的第二个主要组成部分是肝胆系统。主要涉及胆红素的代谢过程,该过程包括胆红素运输到肝细胞和葡萄糖醛酸结合、分泌至胆管和肝肠系统。肝脏的第三部分是网状内皮系统,即库普弗细胞。该细胞是巨噬细胞在免疫系统内的一种形成形式,其作用主要包括:①免疫功能,包括防御肠道细菌,并清除血液循环中的抗原-抗体复合物;②从凋亡红细胞中分解血红蛋白,产生胆红素,再加上脾脏产生的胆红素,进入肝细胞。

因为肝脏疾病的临床症状往往滞后于疾病的进展,所以在症状出现时及时检测出来是极其重要的。幸运的是,评价肝脏功能往往可以通过测定血清中某些成分,也就是常说的肝功能检查。许多血清成分只在肝脏产生,把它们组合起来,有利于准确诊断肝脏疾病和评价肝脏功能。在本书的第 8 章阐述了肝功能检测和每一个项目的意义。

本章介绍目前最常见的评估肝脏功能和损伤的方法、肝损伤的检测方法,以及实验室中用于特殊肝脏疾病检测的方法。

代谢功能

胆红素

胆红素的正常代谢

血红素是存在于血红蛋白、肌红蛋白和细胞色素中的铁结合的四比咯环结构,而胆红素是其主要代谢物。健康成人每天产生大约 250~350mg 的胆红素,其中大约 85%来源于衰老的红细胞(Berlin & Berk,1981;Chowdhury et al,1988;Berk & Noyer,1994a)。衰老红细胞的高铁血红蛋白在脾脏的巨噬细胞中降解,释放出自由珠蛋白链和血红素。血红素的卟啉环被微粒体血红素加氧酶氧化,产生了直链化合物胆绿素并释放铁。在这个开环反应中,如第8章中描述,1摩尔的一氧化碳被释放,并最终以一氧化碳血红蛋白形式进行运输,其血清水平可以用于诊断溶血性贫血。胆绿素(图21-1)由烟酰胺腺嘌呤二核苷磷酸(NADPH)依赖酶——胆绿素还原酶还原为胆红素(图21-1)。胆红素主要与白蛋白结合,通过肝脏门脉系统运输到肝脏,在肝细胞中通过与血窦相连的肝细胞膜,进入肝细胞,如图21-2所示。

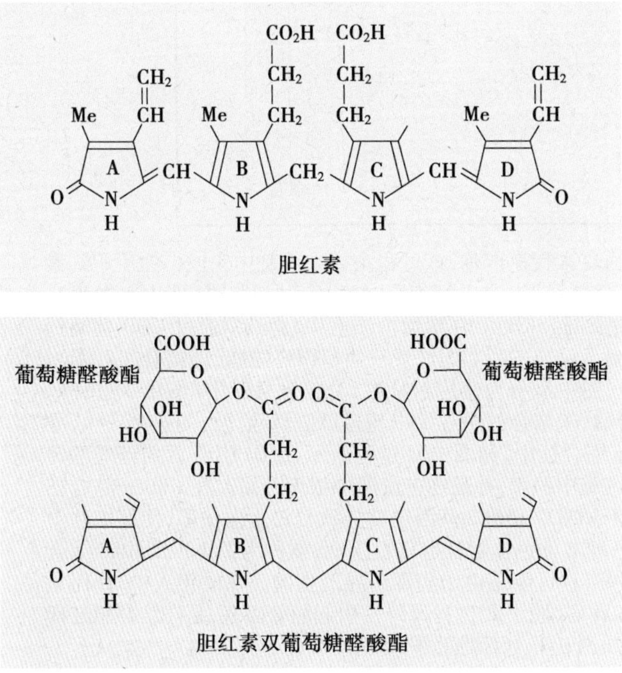

胆红素

胆红素双葡萄糖醛酸酯

图21-1 胆红素和胆红素双葡萄糖醛酸酯的主要分子结构。胆红素被运输到肝细胞中,在肝细胞中被转化为二葡萄糖醛酸酯的形式,进而被分泌到小管中(From Crawford JM, Hauser SC, Gollan JL. Formation, hepatic metabolism, and transport of bile pigments: A status report. Semin Liver Dis 8: 105-18, 1988b)

随着游离胆红素进入肝细胞,更多的胆红素从白蛋白中解离。这个过程是非常高效的,清除未结合胆红素的正常参考值是大约5mg/(kg·d),对于体重75kg的人来说,大约为400mg/d(Berk & Noyer,1994b)。未结合胆红素的半衰期很短,标记胆红素在注射后5分钟内即有60%出现在肝细胞内(Bloomer et al,1973)。胆红素的清除率随着未结合胆红素浓度的增加而增加,清除率高达4mg/dl(Berk & Noyer,1994b)。

胆红素常以反式异构体形式存在,是高度不溶于水的。绝大部分胆红素都与白蛋白结合,只有一小部分是游离形式。光照可以导致胆红素异构化,使其从反式结构转变为更为紧凑的顺式结构,水溶性大大增加,可以从尿液中排出体外(Onishi et al,1986)。这为使用光疗法治疗新生儿(游离)高胆红素血症提供了理论基础。肝脏清除胆红素的通路如图21-2所示。值得注意的是,未结合胆红素是在靠近肝血窦的细胞膜表面进入肝细胞,这一面与靠近胆小管的膜表面相对应。

胆红素进入肝细胞有两种机制:被动扩散和受体介导的内吞作用。如图21-2所示,一旦进入肝细胞,胆红素从一个蛋白质复合体"移交"到蛋白链中的另一个复合体。首先,它与Y和Z蛋白结合,然后它将按顺序与配体结合形成蛋白复合体,并被运往至滑面内质网。在滑面内质网中,胆红素成为葡萄糖醛酸转移酶的底物。该酶由*UGT1A*基因编码,催化胆红素的丙酸侧链与葡萄糖醛酸(目前认为是尿苷二磷酸葡萄糖醛酸)的酯化反应形成磷酸葡萄糖醛酸共轭体,如图21-1所示(Chowdhury et al,1988)。一些单磷酸葡萄糖醛酸酯和极少量的三磷酸葡萄糖醛酸酯也形成。在胆汁中,单磷酸葡萄糖醛酸酯和二磷酸葡萄糖醛酸酯的比例为1∶4,而在血浆中,该比例是1∶1,说明单磷酸葡萄糖醛酸酯更容易回流入血。

如图21-2所示,结合胆红素通过能量依赖机制被运输到肝细胞的小管表面,然后直接分泌到肝脏小管中。只有结合胆红素可以直接排泄入小管,游离胆红素不能穿过小管膜。

一旦胆红素被分泌至肝小管中,它将最终进入肠道,被肠道中的菌群代谢、解离,发生氧化还原反应,成为尿胆原和尿胆素,然后被肠道重吸收。吸收的尿胆原大部分被肝脏再分泌,少部分由尿液进行排泄。如果尿液中发现大量的尿胆原,有可能是高胆红素血症,也有可能是肝脏不能分泌由肠道重吸收的尿胆原。最终,尿胆原转化为粪便色素称为粪胆原。如果没有粪胆原则会导致黏土色粪便,这往往是早期胆红素代谢障碍的征兆。

当血清中存在结合胆红素时,它可以与白蛋白共价结合,产生胆素蛋白质或δ-胆红素(Lauff et al,1982;McDonagh,1984)。尽管结合胆红素的半衰期小于24小时,但是δ-胆红素的半衰期与白蛋白的半衰期接近,有17天(Fevery & Blanckaert,1986),可以在肝细胞损伤恢复期间引起长时间的黄疸(Van Hootegem et al,1985)或胆道梗阻(Kozaki et al,1998)。结合胆红素是水溶性的,可以被肾小球滤过并出现在尿液中,能通过试纸检测出来。尿胆原的检测对肝脏功能损伤的提示意义不大(Binder & Kupka,1989)。大多数患者的尿胆红素升高伴随血清结合胆红素升高(Binder & Kupka,1989)。

胆红素代谢障碍

如图21-2所示,在胆红素代谢中任何一步发生障碍,都可能导致血清中游离或结合胆红素升高。接下来将对每一类情况依次讨论。

未结合胆红素升高的原因

溶血　如第8章所示,在溶血性贫血时,红细胞释放异常高水平血红蛋白,导致未结合胆红素升高。如果胆红素形成的速度超过肝清除率(即出现胆红素生产过剩的状态),血清胆红素水平将上升。几乎所有这样的胆红素都是未结合胆红素。该现象易发生在新生儿,因为其葡萄糖醛酸转移酶活性较低。因此成人溶血性贫血的确诊方式之一是发现血清间接胆红素水平升高。通常情况下,这种升高并不是急剧升高,一般在1.5~3.0mg/L范围内。

由基因突变和缺失引起的先天性葡萄糖醛酸转移酶缺乏症(Gilbert综合征和Crigler-Najjar综合征)　Gilbert综合征的常见症状是血中未结合胆红素轻度增高,其最常见的遗传病变是在*UGT1A1*基因启动子区插入两个碱基,由于该基因常用于

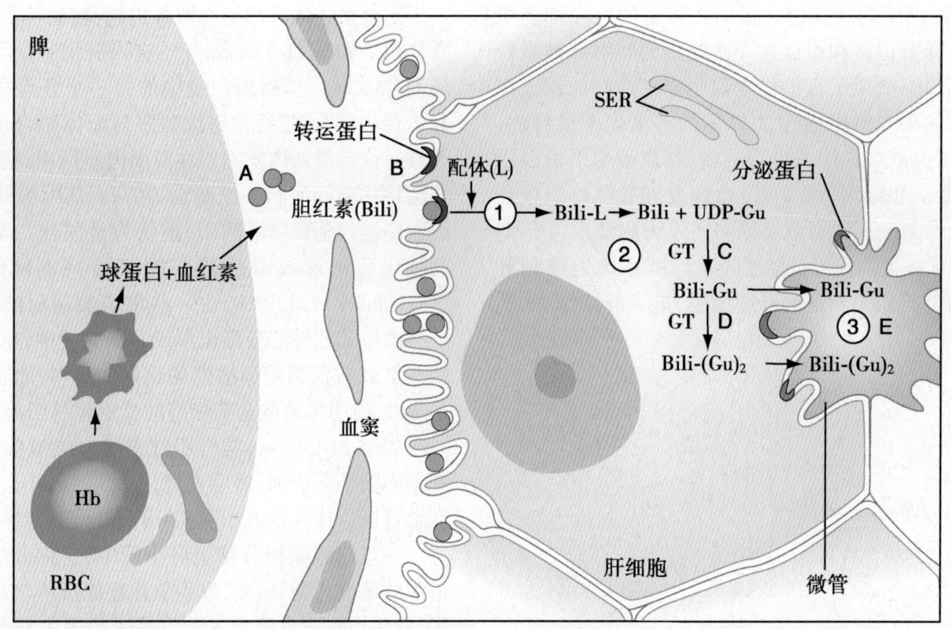

图 21-2 胆红素(棕色圆圈所示)运输和代谢通路。胆红素由血红素代谢产生,该过程主要在脾脏中完成。然后胆红素和白蛋白结合被运输至肝脏。它通过转运蛋白(图中显示为红色新月形)进入肝细胞,然后穿过细胞膜(图中1过程)。结合Y和Z蛋白(图中未显示),然后与配体结合运输至滑面内质网(SER)。在滑面内质网中,胆红素通过UDP-葡萄糖醛酸转移酶1(图中2过程)与葡萄糖醛酸结合,形成胆红素单葡萄糖醛酸酯和胆红素双葡萄糖醛酸酯(即结合胆红素)。结合胆红素被腺苷三磷酸结合转运蛋白MRP2/cMOAT/ABCC2(图中显示为蓝色新月形)分泌到微管中(图中3过程)。在胆红素产生过多类疾病中(图中A过程障碍),例如溶血性贫血,未结合的胆红素以超过肝脏清除能力的速率产生,导致血清中未偶联的胆红素短暂增加。在Gilbert和Crigler-Najjar综合征中,如图中C过程所示,编码UDP葡萄糖醛酸转移酶(UDPGT1A1)的基因发生突变,导致未结合的胆红素在肝细胞中积累,并最终在血液中浓度升高。在Gilbert综合征中,如图中B过程所示,胆红素转运蛋白可能存在缺陷。*MRP2/cMOAT/ABCC2*基因突变导致分泌蛋白缺陷,使肝细胞中结合胆红素积累过多,最终导致血清中结合胆红素增多,这是一种常染色体隐性遗传性疾病,被称为Dubin-Johnson综合征(图中D过程障碍)。Rotor综合征中也出现高结合胆红素血症,这可能是由于病毒诱导产生的。在成年人中,任何主要的胆道梗阻,尤其是常见的由胆结石或者空间占位性病变,如肿瘤(图中E过程障碍),引起胆管阻塞,是高结合胆红素血症最常见的原因。Hb=血红蛋白;RBC,红细胞;SER,滑面内质网;GT,葡萄糖醛酸转移酶

编码葡萄糖醛酰基转移酶,从而导致较低的转录率(Kraemer & Scheurlen,2002;Maruo et al,2004)和酶的活性降低(降至正常的30%左右)。Crigler-Najjar综合征更为严重,其常见特点是血清水平的未结合胆红素增高,在该基因中发现多个突变,其中包括阅读框架、终止密码子移位和关键氨基酸替换,这些基因改变导致功能蛋白质处于轻度失调到完全无功能状态(Kraemer & Scheurlen,2002)。

Gilbert综合征的发生率较高(3%~5%)。遗传缺陷可能是必要原因,但遗传缺陷并不是一定会致病,在一个较早的研究中(Persic et al,1999),有相当比例的具有此类遗传缺陷的男性被发现有高胆红素血症,但没有发现这种酶缺陷的女性有血清胆红素水平升高(Bosma et al,1995)。在一些Gilbert综合征患者中,研究发现有机阴离子摄取速率与血清总胆红素水平呈负相关(Persico et al,1999),说明高胆红素血症有可能与更多的其他缺陷相关,如肝细胞窦状膜转运障碍等。在此条件下,总胆红素几乎都是游离胆红素,通常升高至2~3mg/dl。该水平可以快速增高,但很少超过5mg/dl。因为胆红素被动扩散到肝细胞,这种情况极少出现严重后果,只是有可能导致胆红素缓慢上升,类似于前面所述的溶血性贫血。

Gilbert综合征很可能被过度诊断。它常发生在20~30岁的人群中。然而,由于正常胆红素范围具有年龄依赖性,其最高水平出现在青少年和年轻成人(Rosenthal et al,1984),所以在后文中,我们将进一步讨论该问题。

对于症状更严重的Ⅰ型Crigler-Najjar(非功能性蛋白质纯合子)综合征,高游离胆红素血症非常明显,几乎总是超过5mg/dl,并且常导致黄疸,有时甚至超过20mg/dl。罹患该疾病的婴儿易发展为严重高游离胆红素血症,通常会导致黄疸、胆红素在大脑中沉积,尤其会影响基底神经节中的豆状核,造成严重运动功能障碍和发育迟缓。对于症状较轻的Ⅱ型Crigler-Najjr综合征,葡萄糖醛酸转移酶活性大约是正常人的10%,并有可能存活至成年(Berk & Noyer,1994c)。核黄疸的严重程度超过20mg/dl。如前文所述,光疗会导致非结合胆红素排泄,所以光疗对这些婴幼儿的疾病治疗至关重要。

结合胆红素升高的原因

排泄障碍 遗传性结合胆红素增高(Dubin-Johnson综合征)另一个遗传性代谢疾病,被称为Dubin-Johnson综合征,它是由ATP-结合盒(ABC)微管有机阴离子转运蛋白MRP2/cMOAT/ABCC2缺陷导致胆红素进入胆管障碍引起的(Paulusma et al,1997;Tsujii et al,1999;Gottesman & Ambudkar,2001)。这种蛋白质是一种转运蛋白家族中的一员,该家族大约包括100个转运体蛋白,具有同源的ATP-结合盒和能够识别基质、进出细胞膜的跨膜域,并且参与癌症治疗中出现的多重耐药机

制。一些转运蛋白家族成员利用 ATP 结合盒来调节离子通道。转运蛋白基因突变会导致几种遗传疾病，包括 Dubin-Johnson 综合征、囊性纤维化、年龄相关性黄斑变性、Tangier 病和进展性家族性肝内胆汁淤积症(Gottesman & Ambudkar,2001)。

Dubin-Johnson 综合征会出现血清结合胆红素升高，轻度黄疸(总胆红素水平 2~5mg/dl)，以及由于脂质氧化降解和棕色颗粒沉积所致的肝脏脂褐素沉积。因此结合胆红素在肝细胞内累积，并且最终进入血液循环，在血液中被检测到。这种先天缺陷疾病可能会与 Rotor 综合征混淆，Rotor 综合征是由于病毒感染引起的，也有排泄结合胆红素障碍，但无肝色素沉着(Berk & Noyer,1994d)，肝活检往往会发现胞质包含体。

胆道梗阻　在成人中，胆石症是高胆红素血症的最常见原因。常见于胆管结石(由胆红素或胆固醇组成)，最常见于胆总管(胆总管结石)。白人女性的中年早期容易出现(形成医学口诀 4F，即"白皙的、繁殖力强的、四十来岁女性")。胆石症胆道梗阻导致的总胆红素升高，其中超过 90%是直接胆红素。90%以上这类患者会伴随出现碱性磷酸酶升高。尽管升高幅度不定，但往往高于 300 国际单位(IU)/升。

胆道炎症，如胆管炎，也引起血清直接胆红素和碱性磷酸酶升高，该情况在本章的后面讨论。直接胆红素升高往往超过 5mg/dl。在革兰氏阴性细菌导致的脓毒症中，胆道常发生轻度炎症，直接胆红素水平轻度升高至 2~3mg/dl。同时也常出现碱性磷酸酶水平升高，一般在 200~300IU/L。

肝炎发生时，由于病毒、化学或创伤性原因引起肝脏细胞灶性坏死和(或)损伤，导致结合胆红素形成和排泄过程障碍，引起直接和间接胆红素升高。血清胆红素水平升高程度取决于感染和疾病的严重程度。在病毒性肝炎，例如乙肝中，血清胆红素水平往往达到 5~10mg/dl 或更高的水平。

除了肝脏疾病，结合胆红素升高也可能由于其他疾病引起。例如，败血症、全胃肠外营养和雄激素等药物通常会导致结合胆红素增加，其机制目前尚不清楚(Zimmerman,1979)。禁食常导致正常人游离胆红素升高，但程度比 Gilbert 综合征轻。

胆红素的实验室检测

胆红素的检测通常采用对氨基苯磺酸重氮盐与胆红素的卟啉环形成共轭偶氮化合物的方法，此化合物在 540nm 处有强的光吸收。未结合胆红素反应慢，加入咖啡因或甲醇等反应加速剂后有助于检测总胆红素。不加这些加速剂可以用来检测胆红素的直接反应或直接胆红素。

直到 20 世纪 80 年代早期，直接胆红素等于结合胆红素的观点才被接受。引进干片法，利用差示分光光度法分别测量结合胆红素和未结合胆红素，结果这两个物质的总和并不等于总胆红素，由此发现了 δ 胆红素。大约 70%~80%的结合胆红素、δ 胆红素和少部分的未结合胆红素可以在直接胆红素试验中测定(Lo & Wu,1983;Doumas & Wu,1991)。虽然有良好的数据支持直接检测结合胆红素，以代替由直接胆红素进行估计(Arvan & Shirey,1985;Doumas et al,1987)，但是直接胆红素测定法仍被广泛使用。直接胆红素测定精度依赖于样品处理质量和试剂组成。长时间光照射引起异构化，可增加胆红素的直接反应(Ihara et al,1997)。试剂潮湿或不正确的 pH 值缓冲剂使用会增加未结合胆红素测定为直接胆红素的量(Doumas & Wu,1991)。通常情况下，直接胆红素在健康人中的水平是 0~0.1mg/dl，在肝脏疾病患者或者胆道疾病患者中，约为 0.2mg/dl。

总胆红素参考值因年龄和性别而异。胆红素水平通常在 14~18 岁达到峰值，25 岁降至稳定水平(Rosenthal,1984;Notter,1985;Zucker,2004)。各年龄段中男性均高于女性(Rosenthal,1983;Carmel et al,1985;Notter et al,1985;Dufour,998a;Zucker,2004)。与久坐不动或慢性运动相比，剧烈运动常导致胆红素值显著增加(Dufour,1998b)。非洲裔美国人胆红素水平显著低于其他族裔群体。

其他代谢物的检测

氨的检测

这种重要的有毒化合物仅在肝脏中代谢。氨主要来自氨基酸和核酸的代谢，也有一部分氨是由其他代谢反应产生的，例如谷氨酰胺酶对谷氨酰胺的作用，导致谷氨酸和氨的产生。氨只能在肝脏中代谢，因为只有肝脏包含关键的 Krebs-Henseleit 循环或尿素循环中的关键酶。氨是有毒物质，最终转化为一种无毒的化合物尿素并排出体外。在此循环中，氨在氨基甲酰磷酸合成酶作用下，与 CO_2 和 ATP 缩合形成氨基甲酰磷酸，然后，在速率决定步骤中，在一种肝脏内特有的鸟氨酸氨基甲酰转移酶(ornithine carbamoyltransferase,OCT)的作用下，使鸟氨酸的 δ-氨基酰胺化以形成瓜氨酸。尿素循环中这些酶的先天缺失常可导致血清和脑脊液中的氨水平增加(Batshaw,1994)。

肝组织的一个独特特征是有再生能力。80%以上的肝脏受损，才会导致肝脏失去功能．如果大部分的肝脏被破坏，如肝硬化(Stahl,1963)或罕见的急性暴发性肝衰竭，包括瑞氏综合征(Heubi et al,1984;Sunheimer 1994)，尿素循环酶将不再存在，从而出现氨毒素累积，和尿素循环中间体的一些氨基酸如精氨酸(已知有神经毒性作用)累积。由于氨和这些氨基酸中间物质在血液循环和中枢神经系统中含量增加，出现肝性脑病。此外，在大多数肝硬化中，肝内门静脉分流，从而造成氨代谢绕过肝脏，导致血清氨浓度升高。虽然其他条件也能诱导血清氨含量的增加，但通常由血清氨升高的水平表示某种形式的肝衰竭。

在肝硬化或暴发性肝衰竭患者中，一直有些争议观点，如氨本身是否是代谢性脑病的原因，抑或是其他毒素未经过肝解毒导致代谢性脑病。这种说法的主要依据是脑病的严重程度与血清氨浓度无明显相关性(Lewis & Howdle,2003)。不同意这种观点的学者认为，虽然静脉氨含量与脑病程度没有相关性(Stahl,1963)，但是氨的动脉血水平与脑病有一定的关联。此外，在肝硬化或暴发性肝衰竭患者中，降低血清氨浓度可以减轻脑病的严重性(Pincus et al,1991)。此外，特发性高氨血症，该疾病与肝病无关，但是也可以诱使致命性脑病(Shepard et al,1987;Davies et al,1996)。氨可以导致中枢神经系统毒性的一个重要机制是其可以降低 γ-氨基丁酸(GABA)的浓度，γ-氨基丁酸是一种重要的神经递质，通过与谷氨酸形成谷氨酰胺发挥作用(Butterworth et al,1987)。这个过程会消耗中枢神经系统中的谷氨酸。然而，γ-氨基丁酸可从谷氨酸脱羧反应直接形成，所以γ-氨基丁酸减少对神经递质有潜在的严重影响（见第23章）。由于氨水平增高导致在中枢神经系统的谷氨酰胺积累，所以认为至少在丙戊酸诱发的高氨血症中，脑脊液中谷氨酰胺的水平可以用于诊断和监测肝性脑病进展（Vossler et al，2002）。最近，除了在中枢神经系统中氨可以直接损害星形胶质细胞外，还有其他证据表明氨诱使中性粒细胞功能障碍，生成活性氧，造成氧化应激和炎症反应，降低中枢神经系统阻止传染性病原体的能力（Shawcross et al，2010）。一个主要的相关发现是治疗肝性脑病时，应用合适的抗炎剂对治疗该疾病可能有效。

目前，在肝性脑病最常见的血清氨浓度升高情况可以利用乳果糖来治疗，乳果糖由特异性细菌代谢成乳酸。该酸在小肠腔内将氨离子化，铵离子不会弥漫于整个肠膜，可以直接排出体外。在肠道内产氨的细菌可以用新生霉素等抗生素治疗。

血氨检测 氨通常使用谷氨酸脱氢酶等酶法检测，谷氨酸脱氢酶催化α-酮戊二酸和氨形成谷氨酸，以NADPH氧化为NADP作为指标（吸光度在340nm减少，如第20章中所述）。通过干片法（例如强生公司的Vitros系统）使用碱性pH值缓冲剂，将所有的铵离子转换为氨气，以溴酚蓝为指标（Huizenga et al，1994）。因为氨是细胞代谢的产物，在标本采集和运输中，如何防止人为增加氨水平至关重要。动脉血是血氨测定的首选标本。虽然不建议使用静脉血，如果必须使用的话，尽量不使用止血带，在收集过程中应避免拳头握紧然后放松。标本都应保存在冰水中，直到细胞从血液中分离（Howanitz et al，1984；da Fonseca-Wollheim，1990）。

脂类检测

胆固醇和其他血脂（见第17章） 因为肝脏对于脂蛋白合成和相互转变至关重要，所以肝功能障碍往往导致脂蛋白代谢紊乱。虽然目前没有通过检测脂蛋白代谢紊乱来诊断肝组织异常状态，但是需要承认的是它们也可能引起肝脏疾病。在严重的肝损伤，包括肝硬化中，脂代谢异常包括高密度脂蛋白（HDL），尤其是高密度脂蛋白HDL_3减少（但通常不是HDL_2）和其他脂蛋白分布改变，部分是由于卵磷脂胆固醇酰基转移酶（lecithin/cholesterol acyltransferase，LCAT）（酯化胆固醇的酶）和脂蛋白脂肪酶缺陷，导致未经酯化的胆固醇增高和高甘油三酯血症（甘油三酯水平达250~500mg/dl）。此外，还有磷脂增高，包括血和极低密度脂蛋白中的卵磷脂。总体而言，由此产生的脂蛋白改变是异常迁移β-脂蛋白，出现典型的Ⅲ型高脂蛋白血症（见第17章）。然而，在肝硬化营养不良的患者中，尽管存在关键酶缺陷，也可能出现血清低胆固醇水平（<100mg/dl）。

与此相反是，在乙醇性肝损伤中，乙醇诱导载脂蛋白（apo）A-I表达增加。因此如果继续摄取乙醇，HDL尤其是HDL_3可能会升高。肝硬化时apoA-I蛋白减少，所以常用此蛋白检测结果形成的所谓PGA指数诊断肝硬化（Teare et al，1993）。该指数是通过对凝血酶原时间（prothrombin time，PT）增加程度和γ-谷氨酰转移酶（γ-glutamyl transferase，GGT）增加程度和apoA-I减少程度进行组合计算而得。因此该指数可以不使用肝活检而区分肝硬化和乙醇性肝病（Mun et al，2003）。

胆汁淤积时，胆道内容物直接进入血液，引起脂蛋白X（LpX）（在第17章讨论）堆积和血脂升高。因为LpX包括大量的未经酯化胆固醇，血清胆固醇水平可能明显升高（Turchin et al，2005）。

胆盐检测 胆盐是胆固醇的代谢产物，它可以促进脂肪从肠道吸收。它们一般储存于胆囊中，进食后胆囊分泌胆囊收缩素介导胆囊收缩，排入肠道。不用于诊断肝功能异常，但是胆盐是胆汁的重要组成部分，通常用于诊断胆汁淤积。此外，在严重的胆道梗阻中，一般认为血清胆汁酸盐的积累易导致顽固性瘙痒（Jones & Bergasa，1999）。初级胆汁酸，包括胆酸和鹅脱氧胆酸，产生于肝脏，排泄到胆道和肝肠系统。在小肠腔内，细菌利用7α-羟基，产生次级胆酸（即石胆酸、脱氧胆酸和熊脱氧胆酸）（Carey & Cahalane，1988）。熊脱氧胆酸是胆汁的最终产物，由次级胆汁酸盐异构化形成，被认定可以治疗胆汁淤积性疾病（Rost et al，2004）。这些胆盐在微粒体系统中结合甘氨酸和牛磺酸，被硫酸化和葡萄糖醛酸化。通过在末端回肠重吸收，胆盐向肝脏进行再循环，其中脱氧胆酸几乎完全被重吸收，鹅脱氧胆酸盐约75%被重吸收。在肝硬化中，初级和次级胆盐比例下降，而胆酸与之不成比例的下降。胆汁淤积时，次级胆盐不再形成。因此，初级和次级胆盐之比明显增加。

正常人肾脏清除胆盐的能力可以忽略不计，但在胆汁淤积患者中，肾以硫酸盐和葡萄糖醛酸形式排泄胆盐能力增强。如前文所述，禁食胆盐可以有效阻止Gilbert综合征患者发展为实质性肝病（Vierling et al，1982）。此外，当有助于溶解胆汁内容物的胆盐排泄障碍时，易形成胆红素或胆固醇结石和发生肝内胆道梗阻。

因为食物摄入会导致胆汁酸水平显著增加，因此必须在空腹状态下或饭后指定的时间之后才能分析胆盐水平。胆盐可以由许多方法进行分析，其中色谱方法，特别是高效液相色谱法，正如在第23章讨论的那样，是目前用于分析检测不同胆盐的最常用方法。

药物代谢

许多外源性化学物质，例如药物，主要在肝细胞微粒体代谢。许多复杂反应都依赖于细胞色素P450，P450参与这些化合物的氧化。能否将特定的外源化合物转换为代谢产物取决于细胞色素P450的亚型，如CYP1A和CYP2B（细胞色素P450 1A和2B）。通常情况下，使用此系统代谢外源性化学物质包括两个阶段：第一阶段的反应是氧化/羟基化反应；第二阶段为代谢产物（或母体化合物）结合极性化合物，如葡萄糖醛酸、甘氨酸、牛磺酸、硫酸。在严重的肝脏疾病中，微粒体损伤，进而损伤了肝脏代谢外源性化学物质的能力。因此肝细胞代谢药物的能力可以用于检测肝损伤。

一般通过已知剂量放射同位素（通常^{13}C标记）标记药物和测量$^{13}CO_2$随患者呼吸的呼出时间，来检测药物的代谢。目前基于代谢中的限速反应建立了两类呼气测试方法。第一类方法包括的药物，如氨基比林、咖啡因和地西泮，与肝脏血流速度无关，仅仅依靠检测不同的细胞色素P450酶（如CYP1A）的活性。第二类方法包括的药物，如对甲氧乙酰苯胺、非那西丁和红霉素，其新陈代谢的速度取决于血流速度（其新陈代谢的速度比它们运送到肝脏的速度更快）。这些类型的动态检测似乎在肝脏疾病的初步诊断中并不是特别有用。相反，在肝病中利用它们估计肝损伤程度更有价值（Nista et al，2004）。

一些干扰因素的存在使得结果解释复杂化，如维生素 B_{12} 依赖的氨基比林的去甲基化（甲基被氧化成二氧化碳）。在维生素 B_{12} 缺乏的情况下，小于正常数量的 $^{13}CO_2$ 呼出，不一定是因为肝损伤。咖啡因代谢率一般随年龄的增加而减小，但是吸烟会增加其检出率。这些发现都使如何解释试验结果更加复杂。

合成功能

蛋白质合成

除了免疫球蛋白（Ig）和血友病因子，肝脏是大多数血液中蛋白的合成场所。90%以上的蛋白和100%的白蛋白合成于肝脏。因此肝组织的广泛破坏将导致低血清总蛋白和低白蛋白。肝硬化时，除了肝细胞破坏，另一个原因是门静脉高压导致蛋白质合成减少，因为它降低了氨基酸转运到肝脏的量。因此，两个测量肝脏功能的重要指标是血清总蛋白和白蛋白。有许多导致低血清总蛋白和白蛋白的因素，包括肾脏疾病、营养不良、蛋白丢失性肠病和罕见的慢性炎症性疾病。在评估肝功能时，这些因素也需要考虑。

肝脏疾病疾病时，发生广泛损伤或坏死，如暴发性肝衰竭、肝硬化等肝脏疾病时，肝脏合成蛋白减少，血液中长半衰期的蛋白含量缓慢下降。白蛋白的半衰期有20天左右，所以与短半衰期的蛋白相比，其血清水平下降较慢。在肝脏产生的蛋白质中，半衰期较短的蛋白包括因子Ⅶ（4~6个小时）、甲状腺运载蛋白（1~2天）和转铁蛋白（6天）。

血清蛋白检测

如27章中所述，血清蛋白检测通常使用双缩脲法。这种方法基于蛋白中肽骨架C=O键与铜结合后在540nm有强吸收峰。还有一些方法利用蛋白质与考马斯染料形成复合物。白蛋白与染料溴甲酚绿和溴甲酚紫形成独特的颜色复合物，它们在不同的波长处最大限度地吸收，从而可以直接利用分光光度定量（Ihara et al，1991）。溴甲酚紫与溴甲酚绿（与一些球蛋白存在轻度反应）相比，更倾向于与白蛋白发生反应，所以当用溴甲酚紫测定时，白蛋白水平可能略低。血清总蛋白的参考范围一般在6~7.8g/dl。其中至少有60%是白蛋白，正常情况下白蛋白范围约为3.5~5g/dl。

如第19章所述，血清蛋白电泳和免疫球蛋白定量可能会反映肝脏疾病的一些特征变化。尤其是肝硬化时，白蛋白显著降低，α_1、α_2 和 β（主要是铁蛋白带）区带也如此。然而，如第19章所述，免疫球蛋白的多克隆增加频繁出现，产生特征β-γ桥。在自身免疫性肝炎中，白蛋白显著下降，同时伴随着IgG多克隆的显著增加。原发性胆汁性肝硬化也常伴有IgM多克隆增加。

白蛋白

白蛋白主要由肝脏产生。血浆胶体渗透压降低时其合成增加，而细胞因子，尤其是白介素-6刺激时，其合成降低。正常白蛋白合成率大约是120mg/（kg·d），胶体渗透压降低时，其合成率可以增加一倍。白蛋白降低是肝硬化患者主要的预后指标之一。白蛋白检测方法在第19章已经介绍，在第27章中将会进一步讨论。

白蛋白是许多物质的转运蛋白，包括内源性物质（如胆红素、甲状腺素）和外源性物质（例如药物）。肝脏疾病，主要是肝硬化，其次为乙醇性肝病，常造成大规模肝组织的破坏，使血清白蛋白水平下降。血清白蛋白下降常伴随血清总蛋白下降。由于白蛋白是有渗透活性的血管内胶体物质，低蛋白血症往往导致水肿。肝硬化时，肝窦血流阻力增加导致门脉高压症，高流体压和低胶体渗透压常引起腹水。相似的症状也见于急性暴发性肝衰竭（Sunheimer et al，1994）。

其他蛋白质

尽管大部分肝脏产生的蛋白质在第19章中已经讨论，在原发性肝脏疾病的检测中有两种蛋白质非常重要。

α_1-抗胰蛋白酶 α_1-抗胰蛋白酶（α_1-antitrypsin，AAT）是含量最多的 α_1-球蛋白，是血浆中最重要的蛋白酶抑制剂。虽然它的名字表明它能抑制胰蛋白酶，但是它同时也是其他的丝氨酸蛋白酶，例如弹性蛋白酶的抑制剂。该蛋白由14号染色体上的 *Pi* 基因编码，由点突变引起几种基因变异，导致单个氨基酸发生替换（Chappell et al，2004）。最常见发生在M蛋白的突变，与正常血清中AAT水平相关。目前在S和Z的基因突变抑制正常蛋白糖基化，导致AAT在肝细胞内积累和降低血AAT水平（Propst et al，1994）。在美国，绝大多数的基因型是PiMM，Pi是蛋白酶抑制剂。其他基因型包括PiZZ、PiSS、PiSZ、PiMZ和PiMS，所有都包含可检测活性的抗蛋白酶，除了罕见的缺失基因型 Pi^-。如果以MM表型的抗胰蛋白酶活性作为参考，那么ZZ表型活性是其活性的15%、SS是其活性的60%、MZ是其活性的57.5%、MS是80%。受肺泡壁弹力蛋白酶活性的影响，PiZZ表型的成年人易在年轻时患肺气肿。PiZZ表型患者易于在门静脉周围的肝细胞内积累Z蛋白，其形成离散的细胞质体也可能发展呈新生儿肝炎。奇怪的是，虽然该表型的婴儿可能死于肝损伤，但只有3%左右的婴儿进展到肝硬化（Sveger，1988）。在成年人，对于AAT的Z变异体，杂合子或纯合子患者肝损伤的可能性增加，这可能是由于积累在内质网的AAT诱导细胞自噬和肝细胞凋亡（Teckman et al，2004）。一般采用等电聚焦等方法（Propst et al，1994）进行AAT表型分析。因为AAT是急性时相反应物，其血清水平在MZ杂合子中可能表现正常。

铜蓝蛋白 铜蓝蛋白是血液中主要的含铜蛋白，也是血液循环中浓度最高的酶。铜蓝蛋白是一种铁氧化酶，在铁由二价铁转换为三价铁，并与转铁蛋白结合过程中发挥了重要作用。威尔逊病是一种罕见的先天性疾病（1/3万人），在该疾病患者中发现低水平血铜蓝蛋白，该疾病与编码一种阳离子转运p型ATP酶家族成员，即腺苷三磷酸酶（ATPase）ATP7B，与13号染色体发生基因突变相关（Bull et al，1993）。该蛋白主要在肝脏中表达，并促进铜分泌到血液。铜与血液中铜蓝蛋白结合，进入胆道。威尔逊病已经检测到200多个基因突变，导致ATP7B功能受损和细胞内铜沉积（Langner & Denk，2004）。在肝细胞内的溶酶体中，过量铜沉积，诱导抗自由基反应，如脂质过氧化作用和膜不稳定。由此产生的肝损伤可导致慢性活动性肝炎、肝硬化，或罕见的暴发性肝衰竭。此外，脂肪变性和炎症也可以导致这种情况。铜沉积在中枢神经系统，特别是在基底核的豆状核中,引起神经精神性疾病。它还可沉积于虹膜的边缘,形成肉眼可见的 Keyser-Fleischer 环。

威尔逊病主要根据典型的临床症状和实验室检测结果进行诊断,包括低血铜蓝蛋白血症,可以通过免疫分析法或酶法进行检测。另外还有尿铜排泄增加和肝铜含量增加。血液铜蓝蛋白的水平在威尔逊病中显著降低,增加铜蓝蛋白合成的因素(如细胞因子、妊娠、雌激素)能够15%的患者铜蓝蛋白水平正常,和多达35%患者肝脏表现正常(Dufour & Kaplan,1997),尤其是对于急性威尔逊肝炎而言(Berman et al,1991)。基因检测是最可靠的诊断方法,但是也很难实施,因为超过200个基因突变已被证明会导致疾病。

凝血因子

如前所述,除了血友病因子由血管内皮细胞和巨核细胞合成,大多数凝血蛋白在肝脏中合成。凝血功能抑制物,如抗凝血酶Ⅲ、α_2-巨球蛋白、α_1-抗胰蛋白酶、C1 酯酶抑制剂和蛋白C,都在肝脏中合成。此外纤维蛋白降解产物也在肝脏中进行分解。在肝炎与肝硬化患者中,出现低水平的抗凝血酶Ⅲ,这可能是由于合成减少、消耗增加或血流动力学改变引起的(Kelly,1987)。肝衰竭(例如肝硬化和急性暴发性肝衰竭)中最常见是弥散性血管内凝血(disseminated intravascular coagulation,DIC),如第8章所述。其特点是凝血因子和血小板消耗增加,引起血小板减少、凝血酶原时间(prothrombin time,PT)和部分凝血活酶时间(partial thromboplastin time,PTT)增加。其机制可能为活化凝血因子减少、凝血抑制因子合成减少或组织凝血活酶从肝细胞释放(Kelly & Tuddenham,1986)。

以前在高达80%的没有纤维蛋白溶解证据的肝脏疾病患者发生 DIC 时可以检测到 D-二聚体和纤维蛋白分解产物(Van de Water et al,1986)。如第5部分止血和血栓形成一章中所示,D-二聚体升高是重要的 DIC 诊断方法。肝衰竭时由于肝脾肿大引起脾功能亢进,从而使血小板计数减少。肝衰竭常伴随PT 和 PTT 水平升高,这是由于凝血因子合成减少,易与 DIC 混淆。在这些情况下,D-二聚体水平不升高,可以据此进行鉴别诊断。

如第5部分所述,最常用的检测肝脏相关凝血异常的实验室检测方法是 PT 及其相关的国际敏感度比率。PT 用于评价外源性凝血途径,其中因子Ⅶ是由组织因子激活的。由于因子Ⅶ只能在肝脏中合成,所以它可以用于评估肝功能状态。通常情况下,PT 被换算成国际标准化比值(international normalized ratio,INR)。它是采用在第5部分描述过的国际敏感指数(international sensitivity index,ISI),通过对所有 PT 测量方法与金标准为参照进行标准化来实现的。

采用 PT 和 INR 评价肝功能时的注意事项 因为 PT 和 APTT 用于评价凝血级联(外在和内在)状态,任何凝血功能障碍都会引起 PT 和(或)APTT 异常,而与肝脏功能无关。此外,在无肝细胞功能障碍(如肝硬化、暴发性肝衰竭)的胆汁淤积症(即胆道疾病)的患者中,由于低浓度胆盐允许膜运输维生素K,脂溶性维生素 K 从肠道吸收可能受损。由于凝血因子Ⅱ、Ⅶ、Ⅸ和Ⅹ合成中的羧基化依赖于维生素 K,往往导致凝血功能异常。因此,胆汁淤积症患者中,可以检测到这四种凝血因子的非活性前体形式。在胆汁淤积性肝病患者中,因子Ⅴ正常,则可以通过维生素 K 校正凝血酶原时间。

此外,INR 在肝功能评价中可能提供误导性的结果。正如在第5部分讨论的,INR 是基于 PT 值,针对接受香豆素(华法林,阻止主要的外源性系统)治疗的患者。因此,其是否适用于评估非香豆素诱导的凝血病还存在质疑,与接受该类药物治疗的患者相比,肝脏疾病患者的 ISI 降低,PT 增加比较少见(Kovacs et al,1994;Ts'ao et al,1994;Johnston et al,1996;Robert & Chazouilleres,1996)。

凝血酶原时间用于计算 MELD 评分 PT 是终末期肝病模型(model for end-stage liver disease,MELD)评分的组成部分,用于评估肝移植优先次序(Trotter et al,2004)。该分数是基于胆红素、肌酐和 INR 值进行计算(例如分数40或更高,预测100%死亡率[30~39,83%;20~29,76%;10~19,27%;<10,4%])。虽然这个分数似乎准确地预测了等待肝移植的肝硬化患者3个月的死亡率(Farnsworth et al,2004),但是必须谨慎使用,因为这些分析物的参考范围在不同的实验室之间有一定差异,难以标准化,并且如前所述,需要关注使用 INR 的注意事项。

脱-γ-羧基凝血酶原

维生素 K 依赖的凝血因子Ⅱ、Ⅶ、Ⅸ、Ⅹ在肝脏中合成,并且需要维生素 K 介导的翻译后修饰(对 γ-羧基谷氨酸的谷氨酸残基末端进行 γ-羧化),该过程需要在分泌到血液之前进行,这是凝血活性因子级联反应所必需的。肝细胞癌患者血清中出现更多未被修饰的凝血酶原前体脱-γ-羧基凝血酶原(des-γ-carboxy prothrombin,DCP)。DCP 常使用 19B7 和 Mu-3 这两种单克隆抗体进行检测。目前可采用免疫分析方法快速检测 DCP(Yamaguchi et al,2008)。肝细胞癌患者 DCP 升高程度可用于预测存活时间减少(Nagaoka et al,2003)。血 DCP 用于诊断肝细胞癌的灵敏度和特异度分别为67%和92%(Gao et al,2012)。不过,DCP 检测并没有像甲胎蛋白(AFP)一样在诊断肝细胞癌中广泛应用。然而一项研究发现,DCP 和甲胎蛋白联合使用可预测复发性肝细胞癌患者的生存率(Okamura et al,2014)。

肝损伤检测

血清酶

作为新陈代谢的复杂细胞,肝细胞含有一定数量的高水平酶。肝损伤后,这些酶将进入到血液中,因而可以用于诊断和监测肝损伤。虽然在第20章中已经讨论了酶,但是肝细胞中的酶的位置和酶的变化规律在理解中各种类型的肝病中至关重要。

酶在细胞中的定位

在肝细胞内,酶常由细胞的特定位置产生。不同肝损伤的类型直接导致不同酶变化。图21-3说明了最重要的肝酶的位置。胞质酶包括乳酸脱氢酶(lactate dehydrogenase,LD)、天冬氨酸氨基转移酶(aspartate amino transferase,AST)和丙氨酸氨基转移酶(alanine amino transferase,ALT)。线粒体酶,如线粒体 AST 同工酶,在线粒体损伤时被释放。微管酶,如碱性磷酸

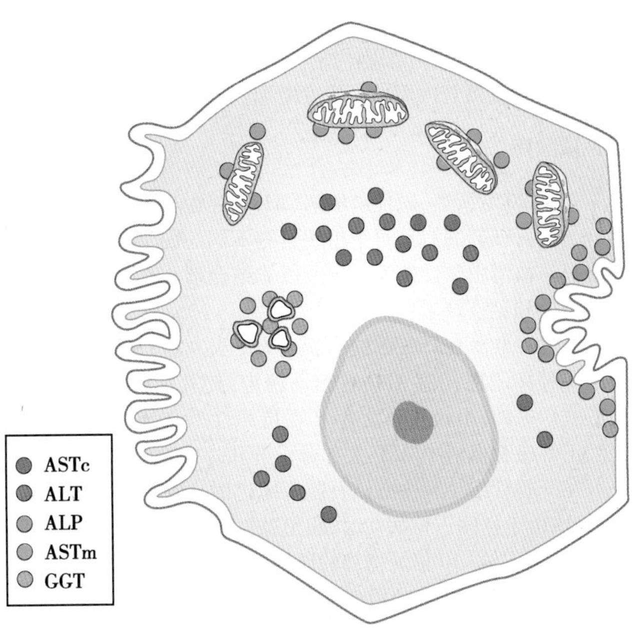

图 21-3 肝细胞酶的位置。与诊断相关的肝细胞酶位于肝细胞的不同位置，不同损伤发生时，引起不同的酶释放。ALT 和胞质天冬氨酸氨基转移酶同工酶（cytoplasmic isoenzyme of aspartate aminotransferase，ASTc）主要见于胞质。在病毒性肝炎或化学诱导性肝炎中，这些酶被释放进入血窦，提高血液中 AST 和 ALT 的活性。线粒体天冬氨酸氨基转移酶（mitochondrial aspartate aminotransferase，ASTm）的释放主要与线粒体损伤相关性疾病相关，如酒精性肝炎。ALP 和 GGT 主要表达于肝细胞的微管中。胆汁酸淤积时，溶解膜碎片，释放出膜结合的酶入血。GGT 也在微粒体中发现，在图中表示为粉红色圈；诱导微粒体酶的药物，如苯巴比妥、苯妥英钠 et al，还可以增加 GGT 的合成，提高血液中 GGT 活性

酶（alkaline phosphatase，ALP）和 GGT，在阻塞性疾病中含量增加。

酶的释放机制

肝细胞膜损伤后，引起胞质内容物从损伤的肝细胞释放，从而细胞内的酶被释放出来。此外，一些物质如乙醇可以引起线粒体 AST 由肝细胞内释放出来（Zhou et al，1998a）。胆道阻塞、胆盐堆积引起膜碎片释放与微管酶释放（Schlaeger et al，1982；Moss，1997）。药物诱导微粒体的酶的合成，尤其是乙醇、苯妥英钠、卡马西平（Aldenhovel，1988），可以引起 GGT 合成增加和 ALP 微量增加

氨基转移酶（转氨酶）

两个用于诊断非常有价值的酶是天冬氨酸氨基转移酶，也称为谷草转氨酶，和丙氨酸氨基转移酶，以前被称为谷丙转氨酶。这些酶可逆地催化将天冬氨酸或丙氨酸的氨基转移到 α-酮戊二酸，产生谷氨酸和相应的起始氨基酸的酮酸（即草酰乙酸或丙酮酸）。这两种酶都需要磷酸吡哆醛（维生素 B_6）作为辅因子。以 ALT 为例，丙氨酸与吡哆醛磷酸盐反应生成丙酮酸和吡哆醇。吡哆醇然后与 α-酮戊二酸反应，生成谷氨酸和再生的磷酸吡哆醛。

在许多 ALT、AST 检测方法中，都假定患者血清能提供足够的磷酸吡哆醛，但是并不是所有的情况都如此。举例来说明这一点，一个已知的酗酒患者被送进医院，以酒精性肝炎作为入院诊断。他的生化检查显示正常或低血清 ALT 和 AST 水平。这个发现在酒精性肝炎中并不常见，因为通常状况下这两种酶都会显著升高，且 AST 水平高于 ALT。在接下来的 24 小时中，他接受了治疗，临床症状明显改善。然而，再次肝功能检查显示两种酶出现显著升高，高于 200IU/L，这使诊断陷入了两难，直到人们意识到，作为治疗酒精性肝炎的一部分，患者接受了维生素补充剂治疗，包括维生素 B_6 和 B_{12}。因为 ALT 和 AST 两者的血清检测都需要患者血清提供维生素 B_6，而患者是缺乏维生素 B_6 的（酗酒者常见），因此这两种酶检测显示低于正常水平。治疗干预服用维生素后，患者血液中高水平的维生素 B_6 使酶活性完整。这个临床例说明了磷酸吡哆醛在 AST 和 ALT 的酶催化过程中的重要作用，以及了解化学物质性质在酶测定中的重要性。

血液中 AST 和 ALT 半衰期分别为 17 小时和 47 小时，并且具有约 40IU/L（见第 20 章国际单位定义或 IU）的参考上限。AST 在线粒体内和线粒体外均存在，但 ALT 仅存在于线粒体外。线粒体 AST 同工酶具有 87 小时半衰期（Panteghini，1990）。AST 广泛存在于人体组织，包括心脏和肌肉，而 ALT 主要在肝脏中发现，虽然在肾脏中也有少量存在。

肝细胞中细胞质的 AST 的活性最高，其水平约为血浆中的 7000 倍。ALT 是在肝细胞中也具有最高活性，细胞水平约为血浆中的 3000 倍。由于吡哆醇缺乏，ALT 肝合成受损，类似的现象发生在肝纤维化和肝硬化患者中。肝损伤中酶的变化可以通过不同的肝活性水平和酶的半衰期来解释。对于大多数的急性肝细胞损伤，如肝炎而言，AST 高于 ALT，因为 AST 在肝细胞中活性高。在 24～48 小时内，特别是肝损伤持续发生时，ALT 将高于 AST，这主要是基于其具有较长的半衰期。

这些观察结果的一个例外是乙醇诱发的肝细胞急性损伤，如酒精性肝炎。研究表明乙醇诱导线粒体损伤，导致线粒体 AST 释放，它并不是肝细胞中 AST 存在的主要形式，但是它具有比线粒体外 AST 和 ALT 更长的半衰期，这往往导致 AST 升高大于 ALT，AST/ALT 比值，也称为 DeRitis 比值，在乙醇引起的肝脏疾病中，该比值为 3∶1～4∶1。能否通过停止饮酒降低这一比率是有分歧的。在一项早期研究中，检测肝硬化和非肝硬化但酗酒人群的血清线粒体 AST，对于慢性酗酒患者，无论其潜在的肝病程度如何，线粒体 AST 比其他患者升高。禁酒超过 1 周以上，该值下降超过 50%。另一方面，在最近的一个包括了 300 多名患者的研究中，高 AST/ALT 比值常提示晚期乙醇性肝脏疾病（Nyblom et al，2004）。此外应注意到，许多酗酒者维生素 B_6 缺乏，导致 ALT 合成率降低，并抑制了 ALT 的酶活性。

在慢性肝损伤，主要在肝硬化中，ALT 比 AST 升高更常见。然而，随着肝脏纤维化的进展，ALT 活性通常都会有所下降，AST/ALT 比值逐渐增大。因此在肝硬化出现时，AST 通常高于 ALT（Williams & Hoofnagle，1988；Sheth et al，1998）。然而，终末期肝硬化患者，这两种酶的水平一般不再升高，而且由于大规模组织破坏反而降低。如第 8 章所示，在急性暴发性肝衰竭中，血清中这两种转氨酶的水平明显增加，AST/ALT 比值往往是明显大于 1（Sunheimer et al，1994）。

总体而言，ALT 活性在检测非乙醇性肝病、无症状患者的肝脏疾病中具有特异性。丙型肝炎病毒感染时，经常出现 ALT 的轻度升高。AST 可用于监测肝毒性药物的治疗，高于上限的 3 倍提示需要停止该药物治疗。在无症状患者中，慢性转氨酶增高可能由几个原因造成的，包括乙醇或药物的使用、慢性病毒性肝炎或非乙醇性脂肪性肝病。在超重者伴有 ALT 升高时，减肥可能会降低 ALT 水平（Palmer & Schaffner,1990）。在献血者中，发现熊去氧胆酸也可降低 ALT 以及 GGT（见下文）的水平（Bellentani et al,1989）。

AST 和 ALT 测定方法

这些检测的化学基础在第 27 章中具体阐述。这些酶可以应用几个不同的方法进行检测。丙氨酸和 ALT 或天冬氨酸和 AST 反应向右进行，生成谷氨酸。然后将产生的谷氨酸与谷氨酸脱氢酶偶联，即所谓的指示反应，生成 α-酮戊二酸。在此反应中，NAD 转化为 NADH（来自 NAD 的还原剂），在 340nm 的吸光度的增加。这些反应必须在短时间内进行检测，因为这些酶的底物之一 α-酮戊二酸可通过指示反应再生。另一个检测 AST 的方法是将天冬氨酸转变为草酰乙酸（OAA），再通过苹果酸脱氢酶将 OAA 转化为苹果酸，此过程中 NADH 转化为 NAD，在 340nm 处吸光度降低。对于 ALT 而言，丙氨酸转换为丙酮酸，与丙酮酸脱氢酶复合物偶联，其中丙酮酸转化成乙酰辅酶 A，NAD 转化为 NADH，可以在 340nm 处的吸光度进行检测。如前所述，磷酸吡哆醛是至关重要的，只有它以足够量存在，这些反应才能够进行。

乳酸脱氢酶

如第 20 章所述，这种胞质糖酵解酶催化乳酸可逆氧化成丙酮酸。如第 18 章所述，5 种主要的乳酸脱氢酶（lactate dehydrogenase，LD）同工酶，由两种亚基 H 和 M 组成不同形式的四聚体，H 对乳酸盐具有很高的亲和力，M 对于丙酮酸盐有高亲和力。从 HHHH 到 MMMM 的不同组合，形成五种同工酶，分别记为 LD_1 至 LD_5。LD_1 和 LD_2 主要存在于心肌、肾脏和红细胞中。LD_4 和 LD_5 是肝脏和骨骼肌中的主要同工酶。血清总乳酸脱氢酶活性的参考上限为 150IU/L（见第 20 章）。肝炎时血清 LD 水平升高。通常情况下，这些增加是暂时的，并在有临床表现时恢复正常（Dufour & Teot, 1988; Singer et al, 1995; Fuchs et al,1998）。与血液相比，来自肝脏细胞的乳酸脱氢酶同工酶（LD_4 和 LD_5）活性相对较低（500 倍），并且半衰期仅约 4~6 小时。

LD 出现大幅度增加，达到 500IU/L 以上，并且 ALP 大幅增加，这种情况将在第 20 章讨论。LD 水平大于 250IU/L，在没有其他肝功能相关酶，尤其是 AST 和 ALT 的异常改变时，往往伴随着占位性病变，如肝脏转移癌和原发性肝细胞癌或罕见的良性病变，如血管瘤和腺瘤。LD，尤其是 LD_5 同工酶，功能尚不清楚，因为它可以起源于肝细胞或肿瘤或两者都有。碱性磷酸酶升高由于肝脏中导管和肝小管阻塞引起，这一部分将在后面讨论。乳酸脱氢酶的检测方法将第 20 章介绍。

反映微管损伤的酶

如图 21-3 所示，这些酶主要位于肝实质细胞的微管，包括碱性磷酸酶、γ-谷氨酰转移酶和 5′-核苷酸酶。与胞质酶活性相比，微管酶活性在肝细胞内通常是相当低的，局灶性肝细胞损伤很少导致微管内酶的大幅度增加。

碱性磷酸酶

如第 20 章所述，碱性磷酸酶（ALP）存在于多种组织中，包括肝、骨、肾、肠和胎盘，每个组织具有不同的同工酶，可以由电泳分离。血清中碱性磷酸酶主要以非结合形式存在，有少部分与脂蛋白和免疫球蛋白结合。

碱性磷酸酶在肝脏中的半衰期为 3 天左右，是胆道功能障碍的一种标记物。骨 ALP 对热不稳定，使其能够区别于其他的形式。另外，小肠和胎盘 ALP 在抗原性上与肝、骨和肾脏不同。正常患者血清中 ALP 大部分由肝和骨来源的 ALP 组成。

在肝胆管或小管中有结石阻塞胆道时，或由于感染导致胆管炎，或由于空间占位病变时，胆道碱性磷酸酶迅速上升，有时超过正常上限的 10 倍。增加的原因可能包括合成增加和排泄减少。在阻塞性胆汁淤积症中，碱性磷酸酶常上升两倍或更高，与血清胆红素的上升水平基本上保持平行。如果部分梗阻，碱性磷酸酶通常增高，完全阻塞时，与结合胆红素的升高水平不一致。肝淤血导致碱性磷酸酶中度升高，比异常胆红素水平更高。在肝损伤引起的黄疸病例中，大多数碱性磷酸酶也轻微升高。当胆汁淤积缓解时，血清碱性磷酸酶比胆红素更缓慢的降至正常水平。

胆固醇血症时血清中出现高分子量碱性磷酸酶。这种碱性磷酸酶附着于微管膜的片段，胆盐将这些酶从窦状小管和微管膜中溶解。在血清中，膜结合酶与血脂和脂蛋白聚合。这也许已经可以解释观察到的现象，例如 LpX（见第 17 章）另一种形式的高分子量碱性磷酸酶，在电泳中与同工酶以不同的方式迁移，可见于肝脏的恶性疾病（Viot et al,1983）。

肠道碱性磷酸酶在各种肠道疾病和肝硬化中增加。肝硬化患者的血清肠碱性磷酸酶检出率超过 80%，而正常对照组仅为 10%。这种酶活性的测定被认为是鉴别肝内黄疸与肝外黄疸的一种方法，但这种方法缺乏足够的敏感性和特异性（Collins et al,1987）。第 20 和 27 章中描述了碱性磷酸酶的测定方法。

γ-谷氨酰转移酶

GGT 通过催化谷氨酰基从谷胱甘肽转移到游离氨基酸的过程调节氨基酸跨细胞膜的转运。其主要用途是区分 ALP 升高的来源（如果 ALP 升高并且 GGT 相应地升高，则 ALP 的来源最可能是胆道）。由于原发性胆汁性肝硬化或硬化性胆管炎引起的慢性胆汁淤积，GGT 最高可引起大于正常上限的 10 倍升高。这种酶在约 60%~70% 的长期滥用乙醇的人群中也升高，饮酒量和 GGT 活动（Whitehead & Clark,1978）之间有很大的相关性。禁酒至少 1 个月后，GGT 水平才开始从高位缓慢下降（Belfrage et al,1977; Moussavian et al,1985）。GGT 的半衰期为 10 天，但是从酗酒中恢复时，半衰期可能长达 28 天。在阻塞性疾病和肝脏占位性病变，它的值往往比在肝细胞损伤导致的肝脏病变中更高（Kim et al,1977）。

人类 *GGT* 的基因已被克隆，并且已经鉴定了核苷酸序列（Rajpert-DeMeyts et al,1988）。GGT 可以在血清中检测出三种主要形式(Wenham et al,1985),但是其检测方法目前并不成熟。GGT 在正常血清、胆汁阻塞时、肝脏恶性肿瘤时存在高分子量形式。GGT 中间分子质量形式由两个组分组成,一个为肝脏疾病中检测到的主要部分,另一个在胆道梗阻中发现。这些组分的检测缺乏足够的敏感性和特异性(Collins et al,1987)。GGT 的第三种形式是一种功能不确定的低分子量化合物。

与怀孕期间 ALP 的血清水平不同的是,即使在孕期胆汁淤积时血清 GGT 仍保持正常。没有肝脏疾病的酗酒者、部分肥胖者、存在高浓度的治疗药物如对乙酰氨基酚或苯妥英钠或卡马西平(增加至参考限值的 5 倍)的患者,他们甚至在没有任何明显的肝损伤的情况下,GGT 也会增加。同样的,GGT 的升高和白蛋白尿可用于预测高血压的进程(Li & McDermott, 2014)。GGT 升高有助于恢复在这些药物代谢时参与的谷胱甘肽。谷胱甘肽通过谷胱甘肽 S-转移酶系统与这些药物结合,然后将复合物排出体外。

如第 27 章所述,GGT 的大多数测定法是针对底物 γ-谷氨酰-对硝基苯胺。在由 GGT 催化的反应中,对硝基苯胺被释放并且是显色的,使得该呈色产物可以用荧光法测定。

其他酶的活性

5′-核苷酸酶活性在胆汁淤积性疾病中增加,骨病患者中的活性几乎没有增加。该酶在第 20 章进一步讨论。5′-核苷酸酶的测定可以证实碱性磷酸酶来自肝源的升高。其他酶,如亮氨酸氨基肽酶(leucine aminopeptidase,LAP),也可以用于相同的目的,但实际上从未真正应用。在肝细胞损伤中,异构橡酸脱氢酶和鸟氨酸氨基甲酰转移酶(后者是肝脏特有的)活性升高,和 ALT 和 AST 平行。与 LAP 一样,它们实际上从未用于常规实验室测定。

甲胎蛋白

甲胎蛋白(α-fetoprotein,AFP)由胚胎肝细胞和胎儿卵黄囊细胞合成。在妊娠中期达峰值,占胎儿血清蛋白的 1/3。AFP 的功能至今未明。它可能具有免疫抑制作用,防止血液循环中的母体抗体对胎儿的损伤。

如第 25 章所述,AFP 在胎儿神经管缺陷时异常升高。这种相关性的原因尚不清楚。需要注意的是,正常的 AFP 水平随胎龄变化很大。因此,该蛋白质的血清水平常取决于患者的孕龄大小。胎儿出生后不久,AFP 水平下降,在 1 岁左右达到成人的参考范围。有证据表明,早期筛查神经管缺陷可以在妊娠 11~13 周开始(Bredaki et al,2012)。在急性肝损伤后,肝细胞再生时 AFP 通常会(通常为 100~200ng/dl)升高。

然而通常肝脏手术切除后不会发生急性肝损伤后的这些典型升高。因此,细胞再生对于 AFP 水平升高并不是足够的刺激因素。

如第 73 章所述,AFP 已被发现是肝细胞癌(hepatocellular carcinoma,HCC)的重要标志物(Zhou et al,2006)。超过 90%的 HCC 患者出现 AFP 升高。如前所述,AFP 升高也可能发生在急性肝脏疾病和肝纤维化时,使这个标志物有些非特异表现。然而,AFP 大于 400ng/dl 时,HCC 的可能性很高,但是当 AFP 达到这个水平时,肿瘤已进展到一定程度了,因此其作为 HCC 的早期检测的价值是有限的。最近的研究表明,在接受化疗的 HCC 患者中,AFP 的连续检测可能是一个很好的监测预后的工具(Chan et al,2009)。肝癌中 AFP 的血清水平也取决于肿瘤的分化程度以及患者的年龄。如上所述,已经发现 AFP 和 DCP 可以预测复发性肝细胞癌患者的生存率(Okamura et al, 2014)。

此外,甲胎蛋白已被用作罕见生殖细胞肿瘤的标志物,特别是婴儿的卵黄囊(内胚层窦)肿瘤和其他甚至更罕见的肿瘤如睾丸间质细胞瘤的标记物(Watanabe et al,2008)。

自身免疫性标志物

抗线粒体抗体是原发性胆汁性肝硬化的标志物

有时自身免疫性疾病可能是肝损伤的主要原因。最常见的自身免疫性肝病是原发性胆汁性肝硬化(primary biliary cirrhosis,PBC),主要发生在妇女中,通常在五十岁左右,常伴有其他自身免疫性疾病(尤其是 Sjögren 综合征)。这种疾病在兄弟姐妹之间有很强的联系。这种情况,第 53 章将详细讨论。该病症导致门静脉胆小管的纤维化,胆汁最终渗入肝细胞,引起细胞坏死。肉芽组织取代肝细胞,纤维化最终扩散到肝实质中,引起结核和再生结节。类似的病程也常常出现在由胆总管结石、胰头癌、肝炎和败血症等导致的继发性胆汁性肝硬化中。

原发性和继发性胆汁性肝硬化之间的重要区别,在于前者是自身免疫性损伤的一部分。通过免疫荧光发现,超过 90%的原发性胆汁性肝硬化患者具有与肝、肾、胃和甲状腺组织反应的血清抗体。使用酶联免疫吸附测定,在血清中检测到的这些针对线粒体抗原(抗线粒体抗原(anti-mitochondrial antigen, AMA))的循环抗体来自被称为 M2 的线粒体内膜,是一种二氢硫辛酰胺乙酰转移酶-丙酮酸脱氢酶多酶复合物(Kaplan et al, 1984;Coppel et al,1988;Krams et al,1989)。已经发现在多种疾病状态下有抗线粒体抗体,但原发性胆汁性肝硬化中的两种抗 M2 抗体与分子量为 62kDa 的丙酮酸脱氢酶的 E2 亚基的蛋白质(Manns et al,1987;Fussey et al,1988)或者与支链氧羰基酮酸脱氢酶 48kDa E2 亚基有特异的反应。此外,在梅毒患者血液中发现了 AMA-M1 抗原,胶原血管疾病中的抗 M5 抗体,异丙肾上腺素诱发肝炎中的抗 M6 抗体和心肌病中的抗 M7 抗体(Berg et al,1986)。具有抗 M2 特异性的 AMA 对原发性胆汁性肝硬化有 100%特异性。

在最近的全基因组研究(见第 77 章)中,对超过 500 名患 PBC 的患者和对照组的 DNA 样本进行基因分型,检测了超过 30 万个单核苷酸多态性(SNP)。该分析显示,PBC 与 HLA-2 区域中的两个 SNP 具有很强的关联,特别是在基因编码白细胞介素(IL)-12 区域,另一个在信号转导和转录激活子 4(STAT4)和 *CTLA4* 基因座(编码细胞毒性 T 淋巴细胞相关蛋白 4)。这些结果显示 IL-12 和 CD4+T 细胞参与 PBC 的病理过程(Hirschfield et al,2009)。因为 PBC、硬化性胆管炎和自身免疫性肝炎症状相近(后两个疾病在以下两节中讨论),所以这三种疾病很可能具有相似的发病机制(Webb & Hirschfield,2014)。

抗中性粒细胞胞质抗体是原发性硬化性胆管炎的标志物

原发性硬化性胆管炎(primary sclerosing cholangitis,PSC)

是与肝外和肝内胆管破坏相关的自身免疫性疾病。这种疾病患者有超过80%可在血液中检出核周型抗中性粒细胞胞质抗体(perinuclear antineutrophil cytoplasmic antibodies, p-ANCA)(Chapman,2005),其具有针对抗细菌/渗透性增加蛋白、组织蛋白酶G和(或)乳铁蛋白等抗原的特异性(Mulder et al,1993;Roozendaal et al,1998)。高达75%的人也有其他自身抗体,如抗核抗体(ANA)或抗平滑肌抗体(ASMA)(Chapman et al,1986)。p-ANCA是一种可靠的胆管疾病指标,同样可以作为涉及小胆管炎的PSC的可靠生物标志物(Tervaert et al,2009)。与原发性胆汁性肝硬化不同,PSC主要发生在年轻和中年男性中。尽管发现PSC也与克罗恩病有关,但其通常与炎症性肠病,特别是溃疡性结肠炎有关(Stinton et al,2014)。最近,开发了一种新的敏感的化学发光免疫测定(chemiluminescent immunoassay,CIA),用于检测中性粒细胞胞质丝氨酸蛋白酶3,称为PR3-ANCA。这种抗原似乎对PSC更特异(Stinton et al,2014)。该测定的阳性程度与肝功能酶水平升高的程度相关,可能对反映该病情的更高阶段具有特异性。

自身免疫性肝炎的血清标志物

自身免疫性肝炎在慢性肝炎中的比例高达3%~5%,偶尔可能作为急性肝炎发生。自身免疫性肝炎的不同亚型涉及不同的标志物(Czaja,1995;Czaja et al,1995)。在美国,最常见的Ⅰ型自身免疫性肝炎最常与ANA相关,也与肌动蛋白抗体(通常作为ASMA检测)相关。AMA和(或)ASMA的滴度大于1:80支持肝炎的诊断(Johnson et al,1993;Moy & Levine,2014)。Ⅱ型自身免疫性肝炎通常影响儿童,在欧洲比在美国更常见。ANA和ASMA在Ⅱ型中通常呈阴性,在大多数情况下,肝肾微粒体抗原的抗体呈阳性(Moy & Levine,2014)。ANA或ASMA的较低水平滴度通常见于其他形式的肝脏疾病,高达40%的丙型肝炎病例中可以监测到(Czaja,1995;Czaja et al,1995)。两种类型的自身免疫性肝炎主要影响女性。

与原发性胆汁性肝硬化一样,利用基因簇确定该疾病易感性,其中大多数发生在影响抗原呈递的HLA-DRB1中(Moy & Levine,2014)。

病毒性肝炎检测

许多病毒引起肝损伤。甲乙丙型肝炎病毒和虫媒病毒都有肝毒性,其他病毒如EB病毒、巨细胞病毒、水痘带状疱疹病毒、单纯疱疹病毒、人类疱疹病毒6、人类免疫缺陷病毒(human immunodeficiency virus,HIV)、腺病毒和埃可病毒,都可以诱导瞬时和轻中度的肝炎。庚型肝炎有一定自限性。在现实中,80%~90%的急性和慢性肝炎是病毒引起的。虽然很多病毒都可能影响肝脏功能,大多数肝炎都是由五种病毒诱导的,称为肝炎病毒——即甲型、乙型、丙型、丁型和戊型肝炎。

甲型肝炎

甲型肝炎病毒(hepatitis A virus,HAV)是RNA病毒的细小核糖核酸病毒家族成员。它通过粪-口途径传播,根据受体不同,一般都有15~50天的潜伏期,平均时间约1个月(Brown & Stapleton,2003)。流行病学调查发现甲型肝炎病毒感染经常发生在卫生条件恶劣的护理中心、军事行动中,并存在受污染的食物。甲型肝炎流行一般发生在拥挤的城市地区,特别是有食用未煮过食物习惯的地方。甲型肝炎病毒感染是几乎都是自限性的,尽管在5%~10%的情况下,相关的酶浓度会上升。甲型肝炎病毒感染的标志物的时间进程如图21-4所示。

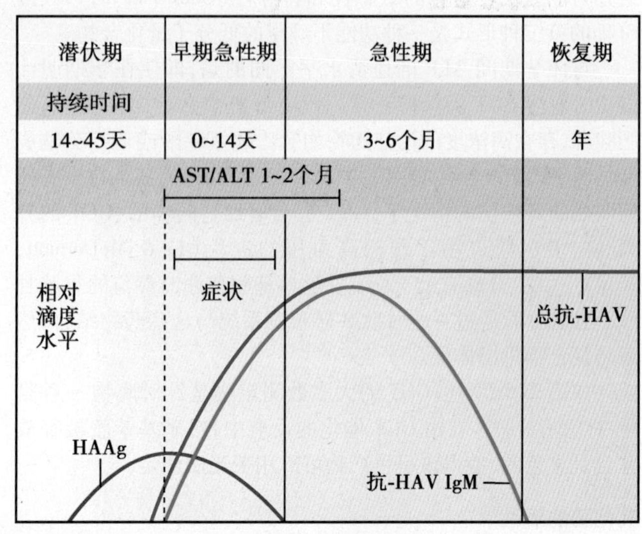

图21-4 甲型肝炎病毒(HAV)感染后抗原和抗体随病程的变化。甲型肝炎病毒抗原(HAAg)在感染早期可以检测到;在出现黄疸后的急性期几乎不存在。在潜伏期(平均2~3周)内,病毒RNA大量复制,通过免疫电镜观察患者的粪便,可以观察到病毒颗粒。在此期间,病毒RNA也可通过PCR进行检测。甲型肝炎急性感染的最有效的诊断方法是检测甲型肝炎IgM抗体。图中也显示了在急性期开始时转氨酶的升高,包括天冬氨酸氨基转移酶(AST)和丙氨酸氨基转移酶(alanine amino transferase,ALT),该变化可持续数周至1~2个月。感染后3~6个月,即急性期,甲型肝炎IgM抗体降至不可检测水平后,患者停止感染。甲型肝炎IgG抗体升高数月,并持续多年,赋予感染个体一定的免疫力(Adapted from Abbott Laboratories Diagnostic Educational Services. Hepatitis A diagnostic profile. North Chicago,Ill.:Abbott Labs;1994,with permission)

在潜伏期,HAV RNA存在于粪便和血液中,在肝炎临床发作后18天仍能被检测到(Fujiwara et al,1997)。对病毒的初始免疫应答是抗HAV IgM,其通常在感染后约2~3周产生,抗体产生后AST和ALT增加。IgM抗体通常在感染后持续3~6个月。抗HAV IgM的滴度升高常用于急性感染诊断,尽管已经发现一些明显的假阳性结果(Funk,2005),但仍建议使用IgM滴度筛查急性感染的个体。IgM抗体产生后1~2周产生IgG抗体,并一直保持阳性(Skinhoj et al,1977)。

"总"HAV抗体测定法检测IgM和IgG抗体。HAV患病率在5岁以下儿童为5%~10%,而50岁以上的患者则为75%(Koff,1995)。使用减毒甲型肝炎病毒进行HAV免疫后,抗体在2~4周内可检测出,并在99%的应答者中可持续5年(Totos et al,1997)。甲型肝炎疫苗接种似乎能有效地预防疫区儿童患病(Martinez et al,2014)。同时也可以使用免疫球蛋白被动免疫防止类似疾病发生,虽然这一结论还不太确定(Liu et al,

2009)。如果流行病学研究是必要的,可以使用聚合酶链反应(polymerase chain reaction, PCR)来鉴定血浆和粪便中的 HAV RNA。然而,不需要将 PCR 用于常规诊断。

乙型肝炎

乙型肝炎病毒(hepatitis B virus, HBV)是嗜肝病毒家族成员,该病毒是可以引起不同动物种属的肝炎 DNA 病毒。这种病毒常引起临床症状差异很大的肝脏病变,从无或轻度症状到严重肝衰竭(Horvat et al,2003)。病毒颗粒通过未知的受体附着于宿主细胞,通过受体介导的内吞作用进入细胞,并通过所谓的伴侣蛋白转移到细胞核。

一旦进入细胞核,HBV 通过不寻常的机制进行复制(Beck & Nassal,2007;Kay & Zoulim,2007)。病毒 DNA 是部分双链体,由较短的正链和较长的负链组成。它由四个已知基因组成:C,其编码核心蛋白;X,其蛋白质产物未知;P,其编码 DNA 聚合酶;S,编码表面蛋白,也称为表面抗原。后者由三个开放阅读框组成,产生大、中、小三种不同类型的表面蛋白。在病毒复制过程中,两条不同的长链伸长并变成圆形。几个信使 RNA(mRNA)转录,最长的信使 RNA 比原始编码 DNA 长。该 mRNA 被分泌到胞质中,参与更多病毒的复制,在此过程中需要逆转录酶。因此,HBV 复制需要逆转录酶,其对逆转录酶抑制剂起作用。四种血清型(adr, adw, ayr, ayw)和 8 种基因型的 HBV(其中一些发生在地理上不同的地区),具有不同的毒力,可能对不同的治疗方式有不同的反应(Kramvis et al,2007)。

乙型肝炎主要由体液,尤其是血液进行传播。它也可以通过性行为传播,并且可由母亲传染给婴儿。在东南亚和非洲国家,也出现过 4 岁以下儿童之间的水平传播(Prince et al,1981;Hurie,1992)。乙型肝炎可以在血液中检测到几个蛋白质抗原:核心抗原(HBcAg)、表面抗原(HBsAg)和 e 抗原(HBeAg)。商品化试剂盒可以用来检测表面抗原和核心抗原,也可以检测这些抗原的抗体,目前也已经有商品化试剂盒。HBV 自限性感染的时间过程如图 21-5 所示。针对不同的临床状况,可以采用不同的检测项目,如下所示。

1. 急性乙型病毒性肝炎:HBsAg,抗 HBc IgM
2. 慢性乙型病毒性肝炎:HBsAg,抗 HBc IgG,抗-HBs IgG
3. 监测慢性乙型肝炎病毒感染:HBsAg、HBeAg,抗-HBs IgG、抗-HBe IgG 和超灵敏定量 PCR。

急性感染最初血清学标志物是 HBsAg,通常在感染后 2~3 个月可以检测到。4~6 周后,出现抗-HBc IgM,同时伴随着 AST 和 ALT 的升高。当肝炎症状出现时,大多数患者仍然可检测到 HBsAg。少数患者既没有检测出 HBsAg 也没有抗-HBs,使 HBc 抗体成为唯一的感染标志物(在核心窗口期)。抗-HBc IgM 通常持续 4~6 个月;然而,慢性 HBV 感染患者中也可能间歇性出现(Czaja et al,1988)。

在多数人中,乙型肝炎是自限性的,患者可以自我恢复。约有 1%~2%的正常青少年和成年人有持续的病毒复制,导致

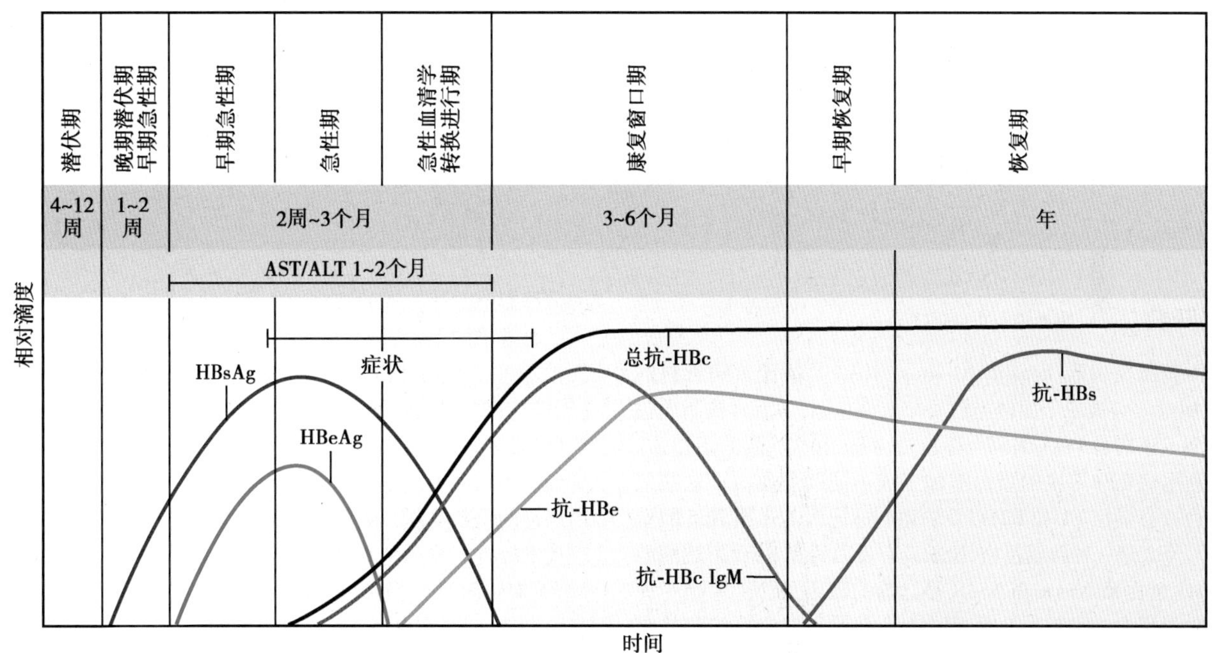

图 21-5 乙型肝炎病毒(HBV)感染后体内抗原和抗体随疾病变化示意图。在急性期早期,乙型肝炎表面抗原(HBsAg)(红色曲线)开始出现并持续数月。检测到这种抗原意味着存在急性乙型肝炎病毒感染。在 HBsAg 效价下降和乙型肝炎病毒 IgG 抗体效价(深蓝色曲线)开始出现之间,相距约 6 个月。在此期间,乙型肝炎病毒核心抗体 IgM(紫色曲线)和 IgG(黑色曲线)效价升高,表明急性 HBV 感染。这就是所谓的康复窗口期。在康复窗口期间,乙型肝炎病毒 e 抗体 IgG(青色或浅蓝色曲线)也上升。乙型肝炎表面抗体 IgG(深蓝色曲线)有永久免疫力。很难确定患者不再感染的时间。一般来说,当不能检测到 HBsAg 或 HBeAg,无核心抗体 IgM,且表面抗体 IgG 稳定时,个体被认为是无感染的。本文还显示在急性期早期,天冬氨酸氨基转移酶(AST)和丙氨酸氨基转移酶(alanine amino transferase, ALT)比例升高,HBsAg 升高后略有下降。AST 和 ALT 水平可能持续升高数周至数月,此后下降。在慢性活动性肝炎中,HBsAg 持续存在。AST 和 ALT 水平一般持续升高,尽管如此,它们的含量在整个疾病进程中并不稳定(Adapted from Abbott Laboratories Diagnostic Educational Services. Hepatitis B diagnostic profile. North Chicago, Ill.:Abbott Labs;1994, with permission)

慢性肝炎。慢性 HBV 感染在免疫受损患者中患病率为 5%～10%，新生儿为 80%，慢性感染在感染后的十年内滴度逐渐下降。随着急性感染恢复，HBsAg 和 HBcAg 消失，抗-HBs IgG 和抗-HBe IgG 出现。抗-HBs 通常是恢复期的一个标志物，该抗体出现常表明病毒已清除。抗-HBs 和抗-HBc 被认为持续存在，尽管在约 5%～10%的病例中，抗-HBs 最终消失（Seeff et al，1987）。在急性和慢性肝炎的病毒清除期间，可分离出抗-HBc，常有假阳性反应。抗-HBc 滴度有重要意义，低滴度为典型的假阳性结果，高滴度（50%～80%的情况下）表示对 HBV 感染的免疫性，如对乙型肝炎疫苗的免疫应答（Aoki et al，1993）。

评估 HBV 感染的最新技术是超敏感实时定量 PCR 技术，已在第 8 部分中进行了广泛的讨论。这种定量 HBV DNA PCR 检测是基于检测基因的高度保守区域进行的，能检测到低至 200 拷贝的病毒基因组（0.001pg/ml），范围高达 2×10^8 拷贝/ml。其主要用途是监测临床感染患者的治疗反应。

定量杂交捕获试验是另外一种检测方法，采用抗体捕获信号放大方法，利用微孔板检测进行化学发光信号检测。但是这种定量 HBV PCR 技术使用 RNA 探针，检测限为 5000 拷贝/ml（0.02pg/ml），使其敏感性比超敏感定量检测技术低（Qiu et al，2014）。分支 DNA 测定方法（见第 66 章）也广泛使用，检测限为 2000 拷贝/ml。对于正从 HBV 感染中恢复和抗 HBs 阳性的患者，采用一般的检测方法，并不能测到 HBV DNA。

使用敏感的 PCR 测定法，可以在大多数从 HBV 感染中恢复的抗-HBs 阳性患者中发现循环 HBV DNA（Cabrerizo et al，1997；Yotsuyanagi，1998），以及可以从丙型肝炎患者中分离抗-HBc（Camliola et al，1999）。虽然在并发丙型肝炎病毒感染的患者中，这一发现可能与更严重肝损害相关联，但是找到低水平 HBV DNA 的意义尚不清楚。e 抗原历来被用于检测循环中病毒颗粒的存在，HBeAg 水平与 HBV DNA 量之间存在很好的相关性（Hayashi et al，1996）。在慢性 HBV 感染中，约 1%～1.5%的患者每年会自发清除 HBeAg；有些患者会恢复，但其他人 HBV DNA 整合到细胞基因组中。这一过渡阶段通常与 AST 和 ALT 的上升有关，有时也与黄疸有关。在这类患者中很少能再次在血浆中检测到 HBeAg。HBV 标记物及其解释如表 21-1 所示。

表 21-1　HBV 不同感染时期的标志物

不同感染时期	核心抗体 IgM	总核心抗体	表面抗原	表面抗体	e 抗原	e 抗体
HBV 感染潜伏期	−	−	+	−	−	−
急性 HBV 感染	+	+	+	−	+	−
近期 HBV 感染	+	+	−	++		+
急性 HBV 感染窗口期	+	+	−	−	−	−
慢性活动性 HBV 感染	−	+	+	−	+	−
慢性携带者	−	+	+	−	−	+
恢复期	−	+	−	+	−	+
感染后免疫力	−	−	−	+	−	−

丙型肝炎

丙型肝炎病毒（hepatitis C virus，HCV）是属于黄病毒科的 RNA 病毒。它被二十面体蛋白质核衣壳包围，然后再被脂质包膜环绕。该病毒 RNA 编码一种超过 3000 个氨基酸的蛋白质，然后利用病毒和宿主的蛋白酶加工成不同的蛋白质。这些包括两种核心蛋白 E1 和 E2，以及一系列标记为 NS1 至 NS5 的蛋白质。NS2 是一种跨膜蛋白，NS3 具有蛋白酶和 RNA 解旋酶的活性，而蛋白质 NS4A 和 NS4B 是已知的辅因子，NS5A 是一种抗干扰素蛋白，NS5B 为 RNA 聚合酶。该病毒具有肝细胞趋向性。它通过特定的受体，如 CD81 进入肝细胞。一旦进入肝细胞，HCV 利用其复制所需的细胞内转录机制启动裂解周期（Lindenbach & Rice，2005）。使用 NS5B RNA 聚合酶复制生产负链 RNA 中间体，然后作为产生新的正链病毒基因组的模板。因为病毒的复制并不涉及校正，丙型肝炎病毒的突变率较高。基于测序研究，6 种基因型已被确认，分别标为 1～6，这些基因型又被进一步分为亚型（如 1a、1b、2a、2b）。基因型 1a 主要分布在北美地区，1b 主要分布在欧洲。基因型 4 和 5 仅分布在非洲。值得注意的是，基因型 1 和 4 更容易对干扰素治疗产生抗药性，从而导致更长的时间治疗周期（48 周 vs24 周）。因此，基因分型影响治疗方式的选择。

自本书的上一版出版以来，丙型肝炎病毒治疗方式有了极大地改变。由于聚乙二醇干扰素（PEG-IFN）和利巴韦林（RBV）有副作用，包括严重的流感样症状（发热、头痛、肌痛、关节痛、疲劳）、恶心、腹泻、抑郁、瘙痒、脱发、贫血、中性粒细胞减少和血小板减少症。由此必需治疗终止，进而引起这些患者体内病毒的重新复制。随着艾滋病治疗的进展，科研人员研发了直接发挥抗病毒效果的药物（DAA）、NS3/4A 蛋白酶抑制剂、NS5A 抑制剂和 NS5B 聚合酶抑制剂。相比单用 PEG-干扰素/利巴韦林治疗，在 NS3/4A 蛋白酶抑制剂中，波普瑞韦，与聚乙二醇干扰素及利巴韦林联用，能够将 HCV RNA 负载降至一半（Poordad et al，2011）。此书出版时，被 FDA 批准的药物包括 NS3/4A 蛋白酶抑制剂、波普瑞韦、特拉瑞韦和司美他韦（TMC-435）和核苷酸抑制剂，索菲布韦，与 PEG-干扰素/RBV 联用（Kim et al，2014）。这些药物的应用将使丙型肝炎的治疗发展成为不需干扰素的治疗、更少的用药量和持续的抗病毒反应（Gane et al，2013；Poordad et al，2013；Kowdley et al，2014）。

丙型肝炎病毒，以前称为非甲非乙型肝炎病毒。在 1990 年以前，是通过输血和移植感染的主要病原体。目前，60%的新发病例发生在注射吸毒者，但其他血液感染模式也存在，如卫生保健工作者的意外针穿刺、透析患者和极少量的母婴传播。尽管性传播被认为是一种低效的传播方式，然而在新发病例中仍占有10%。单一性伙伴的丙型肝炎病毒感染患者很少成为感染源，单个性伴侣的另一方很少被感染，而多个性伴侣被认为是一个危险因素。与甲肝和乙肝病毒相比，大约85%的感染者发展成慢性丙型肝炎病毒感染，仅在美国估计400万人为慢性丙型肝炎病毒感染者(Alter et al,1999)。HCV慢性感染并发病毒血症的患者中，约有一半有ALT水平升高。感染后的前20年无体征。随着病情进展，炎症和肝细胞死亡可以导致肝纤维化，其中约20%的患者，纤维化将进展为肝硬化。感染20年后，慢性丙型肝炎患者进展为肝细胞癌风险是1%~5%。肝细胞癌仅见于肝硬化患者(Shuhart & Gretch,2003)。表21-2总结了HCV感染常用的实验室检测。

表21-2 丙型病毒肝炎感染标志物

不同感染时期	HCV抗体	RIBA	HCV RNA
急性HCV感染	-	-	+
活动性HCV感染	+	+	+
HCV清除期	+	+	-
HCV假阳性检测	+	-	-
仍需继续研究	+	不确定*	-

RIBA，重组免疫印迹实验

*不确定：只有一条带是阳性的，或者多于一条带是不反应的

HCV病毒在培养基中并不生长。可以通过基因重组技术，扩增丙型肝炎病毒基因组。已有大量的结构性和非结构性的抗原被鉴定到。HCV核心抗原的免疫分析方法已建立(Aoyagi et al,2001)，但灵敏度较HCV RNA检测低(Krajden et al,2004)。HCV感染的主要诊断性试验为第二代的抗-HCV技术，感染后10~12周，该技术可检测针对四个不同的病毒抗原的其中一种抗体(Alter,1992)。第三代抗-HCV检测方法可在感染后7~9周检测到抗体(Barrera et al,1995)。IgM抗体在急性和慢性丙型肝炎病毒感染中均存在，因此对诊断意义不大(Brillanti et al,1993)。HCV抗体在机体中一直存在，但有时在HCV感染恢复后可能消失(Seeff & NHLBI Study Group,1994;Beld et al,1999)。

在高危人群中，HCV抗体的存在对HCV感染的预测值超过99%，所以通常不需要进一步检测证明病毒暴露(Pawlotsky et al,1998)。在低风险人群，如献血者，HCV阳性预测值只有25%。对于低风险的患者，需要确认丙型肝炎病毒暴露时，需要进一步检测HCV抗体。HCV重组免疫分析法采用通过点杂交或条带印迹分离的重组HCV蛋白。这种印迹方法类似于其他类型感染性疾病的确认试验。使用第二代RIBA-2分析，如果存在针对两种(共四种)或更多的丙型肝炎病毒抗原的抗体，则为阳性结果；无抗体存在为阴性结果；仅存在一种抗原的抗体，或者有多种抗原的相同抗体，以及非特异性标记超氧化物歧化酶则被认为是不确定结果。在第三代RIBA分析中，检测三种抗原，即核心和NS3及NS5蛋白，这些抗原被免疫固定在膜上。针对两个或更多的抗原的ELISA阳性反应认为是阳性结果；仅对一种抗原反应认为是可疑的或不确定的(Kamili et al,2012)。分离出的针对NS5抗原的抗体几乎从不与丙型肝炎病毒病毒血症相关，这提示它可能是假阳性结果(Vernelen et al,1994;LaPerche et al,1999)。

HCV RNA的存在可用于确诊HCV感染，其首选检验是各种各样的扩增技术。定量测定技术通常可以检测出少至1000拷贝/ml。然而，不同的分析方法的结果并不可比，其检测限差别也较大(Ravaggi et al,1997;Lunel et al,1999)。与定量检测相比，采用同样的扩增技术，定性HCV RNA检测一般都具有更低的检测限，相对便宜，而且在判断是否存在感染时更加有用。

WHO为了提高不同方法的可比性，已建立一个标准(Saldanha et al,1999)，该标准基于国际单位或IU/ml的血清或血浆。新近研发的实时PCR技术，其检测范围可达0.5亿~2亿IU/ml，从而减少了对获得定性和定量水准的需求。在最近的研究中发现(Shiffman et al,2003)，无论采用何种病毒学检测方式，对于HCV RNA，若采用国际标准，约90%的血清值在1个对数单位以内。然而，也有一些结果存在显著差异，如少量样本的差值为2个对数单位(100倍)。这种不一致的结果可能对患者是否接受干扰素治疗产生影响。这些研究表明，在选择治疗方式之前，采用多种HCV RNA检测方式尤为重要(Shiffman et al,2003)。

急性感染中，HCV RNA可存在2周，但随着抗体的产生，RNA水平会随之降低，多达15%的急性HCV感染患者检测不到RNA(Alter et al,1992;Villano et al,1999)。在感染的第一年，病毒RNA可能会间歇出现，之后会持续存在(Villano et al,1999)。在感染的晚期，HCV RNA水平一般在均值附近波动，波动范围不超过0.5~1.0个对数(Nguyen et al,1996)。HCV具有高突变性，类似于其他逆转录酶病毒，如艾滋病毒。这就产生了大量的“准”丙型肝炎病毒，往往伴随着ALT水平的波动(Yuki et al,1997)。HCV的特定种属被称为基因型。在美国，最常见的是基因型1，分为1a和1b亚型，在白种人HCV感染中占约65%，但在非洲裔美国人感染中占90%~95%(McHutchison et al,1999;Reddy et al,1999)。基因型2和3对治疗更加有效(McHutchison et al,1998;Poynard et al,1998)。其他毒株在感染者的比例为1%~2%。采用几种核酸检测方法，对每一毒株的特定核酸序列进行检测(Lau et al,1995)，是识别患者*HCV*基因型的最可靠的方法。这些方法将在第8部分详细讨论。

丙型肝炎——导致肝细胞性肝癌

大约20%的丙型肝炎患者由丙型肝炎发展为肝硬化，这常归因于慢性丙型肝炎感染所致的慢性炎症(Selimovic et al,2012)(肝硬化见下文)。这20%中，约20%患者发展为肝细胞肝癌。由此带来的问题是HCV是否可能为肝细胞肝癌的致病因素。研究发现，在正常肝细胞中表达的肝炎蛋白可导致其向恶性转化。有趣的是，在转基因小鼠模型中，肝细胞中HCV蛋白的表达足以在这些小鼠中诱导肝癌，以及在人类原代肝细胞中永生。在永生化肝细胞中，核心蛋白激活端粒酶，并诱导白细胞介素(IL)-6、gp130、瘦素受体、信号转导和转录激活子3的表达。这些蛋白上调可促使c-myc和细胞周期素D1这两种有丝分裂期相关蛋白上调(见第74章)，这可能进一步导致细胞转化。

更重要的是，研究发现，将 HCV NS3 转染至静息期 NIH3T3 细胞（小鼠成纤维细胞）基因组 DNA 中，能诱导细胞转化。NS3 蛋白在人肝细胞中的过表达同样被发现可诱导细胞转化。研究还发现，NS3 蛋白还可与抑癌蛋白 p53、促凋亡蛋白 waf-p21 形成失活的复合物。

HCV NS5A 蛋白可引起细胞周期失调，诱导异常有丝分裂。NS5B 蛋白诱导抑癌蛋白 Rb 下调，并促进延伸因子-2（E2F）转录。这些研究表明，能够阻止病毒蛋白与肝细胞中的关键蛋白质相互作用的药物，可能会降低患者中肝癌的发生。进一步的研究表明，干扰素可能延缓这些患者进展为肝癌（Selimovic et al,2012）。

丁型肝炎

丁型肝炎病毒（hepatitis D virus，HDV）（又叫肝炎 δ-病毒）是一种 RNA 病毒，仅能在乙型肝炎表面抗原存在时进行复制，外周循环中的丁肝病毒 RNA 外包有乙型肝炎表面抗原外壳。HDV 在美国罕见，主要见于注射吸毒者和多次输血的血友病患者。它仅在世界某些地区流行（London & Evans，1996）。总体而言，约 2000 万人可能感染 HDV（Taylor,2006）。在 HBV 感染的患者中，HDV 可能以两种形式存在。如果这两种病毒感染同时发生（同时感染），则感染过程更严重，往往伴随着非典型的病程，并且是急性暴发性肝衰竭的病因（Sunheimer et al，1994），与单纯的乙型肝炎病毒感染相比，具有较高的病死率。如果 HDV 感染发生在持续的乙型肝炎病毒感染（重复感染）的情况下，疾病的进展可能会更快。主要的诊断性试验是抗-HDV 抗体：总抗体和 IgM 抗体的检测。这两种抗体在疾病恢复期可能会消失。同时检测抗-HBc IgM 抗体有助于区分同时感染和重复传染。

戊型肝炎

戊型肝炎病毒（hepatitis E virus，HEV）是一种 RNA 病毒，现归类为肝炎病毒科，与甲型肝炎病毒感染有相似的临床病程，常见于亚洲、非洲和墨西哥，除了去过疫区的人，极少见于美国（Erker et al,1999）。与甲型肝炎类似，它是通过粪-口途径传播的。HEV 的人际传播少见。对于去过疾病流行区的旅客，通常建议采用食物和水的卫生防范措施。有证据表明，人类可以从动物宿主感染这种病毒（如未加工的野猪和鹿生肉），但这种感染方式尚未得到完全证实（Kuniholm & Nelson,2008）。当怀孕期间发生感染，可增加约 20%病死率，而通常病死率是 0.5%~4%之间。戊型肝炎病毒感染后从隐性疾病进展到严重的急性肝炎，有时候会导致急性重型肝炎和死亡。症状和体征不能与其他嗜病毒引起的急性肝炎病例进行区分（Schlauder et al,2003）。

戊型肝炎病毒基因组编码至少六种蛋白质，包括衣壳蛋白，其 X 线结构最近已被确定（Guu et al,2009）。目前推断有五种基因型：基因型 1 和 2 来源于人，基因型 3 和 4 来源于人类和猪，基因型 5 来源于鸡，该基因型与来源于人类和猪的基因型具有明显区别。基因型 1 和 2 发生在年轻人群，而基因型 3 和 4 发生在免疫功能低下的年纪较大的人群。目前用于戊型肝炎病毒的抗体检测，假阳性结果较多，结果主要取决于用于检测的反应性抗原（Mast et al,1998）。现存在两种血清学检测方法：抗戊型肝炎病毒 IgM 抗体，检测现症感染；抗戊型肝炎病毒 IgG 抗体，检测当前或既往感染。由于血清学检测方法的特异性问题，进一步的验证试验是必需的。采用血清、血浆、胆汁或粪便标本，进行 HEV RNA 特定产物的 PCR 扩增技术，是急性感染的明确指标。PCR 测试窗口期是感染后的 2~7 周。最近，新研发了一种基于 HEV 抗原的 ELISA 检测方法，与 HEV IgM 抗体或者病毒 RNA 检测相比，能够在已知的 HEV 感染病例中得到更高的检出率。使用此抗原检测，在多数灵长类动物急性期病例中，病毒抗原的存在周期比之前认为的多 3 周（Wen et al,2014）。

庚型肝炎

目前怀疑两种病毒导致输血后肝炎，但尚未证明：庚型肝炎病毒（hepatitis G virus，HGV）（有时被称为 G-B）（Laskus et al,1997）和输血传播病毒（transfusion-transmitted virus）（Matsumoto et al,1999）。虽然能够从高比例的输血后肝炎病毒感染者中分离这两种病毒，并且 1%的献血者有病毒血症，但这两种病毒在这些情况下似乎并不能引起肝病。到目前为止，尚无商业化的血清或 PCR 方法可以检测到这些病毒。虽然一些研究中心采用针对 HGV RNA 的定性 PCR 方法，检测到急性和慢性的庚型肝炎病毒，但目前没有常规的推荐检测方法，主要因为庚型肝炎病毒的临床意义仍未知（Shuhart et al,2003）。其他几种病毒，包括疱疹病毒也可导致肝炎，但他们通常会影响其他的器官。将在第 55 章讨论这些病毒。

肝脏疾病诊断

在第 8 章中，总结了肝功能异常时的临床实验室的指标，并列在表 8-5 中。在本节中，将讨论利用实验室检测方法可以诊断的肝脏疾病，通常不需要执行诸如肝活检之类的侵入性手术。

在急性肝炎中，主要变化为氨基转移酶的显著升高；在肝硬化中，这些酶趋向于保持正常或略微升高，而总蛋白和白蛋白被抑制，并且血清中的氨浓度升高。肝胆管阻塞后胆红素和碱性磷酸酶升高；在肝占位性疾病中，碱性磷酸酶和乳酸脱氢酶升高。在暴发性肝衰竭中，氨基转移酶和血氨升高，但蛋白质和白蛋白总量下降。

肝炎

肝炎的临床表现通常为疲劳和畏食症状。显微镜下，可见细胞损伤和轻微坏死，这是直接由病毒（或毒素）引起的细胞损伤和机体对病毒的免疫应答导致的。同时可能存在黄疸。到目前为止，最常见的病因（>90%的病例）是肝炎病毒感染，约有 50%的病例是由于乙型肝炎病毒感染，25%为甲型肝炎病毒，20%为丙型肝炎病毒。当患者血清总胆红素浓度高于 2mg/dl 时，出现巩膜黄染。急性肝炎的病因同样几乎都是（>90%的病例）病毒感染。对于儿童来说，还应考虑化学暴露，如四氯化碳或氯仿，或药物，如对乙酰氨基酚。酗酒引起的肝炎稍后讨论。

肝炎时氨基转移酶常升高到大于 200IU/L，通常为 500IU/L 甚至 1000IU/L。但丙型肝炎可能是例外，只有 ALT（不是 AST）有适度的升高。检测 AST/ALT 比值通常好于 ALT。直接胆红素和间接胆红素经常升高。黄疸发生在约70%的急性甲型肝炎病例(Lednar et al,1985),33%的乙型肝炎病例(McMahon et al,1985)和约20%的急性丙型肝炎病例(Hoofnagle,1997)。间接胆红素的升高是由于受损的肝细胞不能结合胆红素,而直接胆红素的升高是由于在急性期炎症阻塞小管。由于肝细胞损伤,乳酸脱氢酶水平轻微升高,通常约300~500IU/L。由于小管和管内细胞发生炎症和(或)坏死或凋亡,碱性磷酸酶也可能升高至200~350IU/L。除非肝炎非常严重,波及整个肝脏发展为暴发性肝衰竭,总蛋白和白蛋白通常都在正常范围内。γ-球蛋白可能由于感染而升高(Lotfy et al,2006)。

鉴于在不同肝炎中标志物不同,由此可以进行特异性筛选(即确定甲型肝炎,乙型和丙型肝炎的血清标志物)。抗肝炎病毒IgM和表面抗原筛查可以在1天内进行。如果其中之一为阳性,则诊断成立。如果两者阴性,则应进行乙型肝炎的进一步筛选(如前所述,测定抗乙型肝炎核心抗原IgM和IgG[核心窗口]、抗乙型肝炎表面抗原IgG的血清滴度)。如果只有后者是阳性的,很难确定乙型肝炎病毒是否是感染的原因或患者是否已经感染肝炎病毒。除非患者有慢性活动性或持续性肝炎,在这种情况下HBsAg持续存在,抗-HBsAg IgG滴度升高后,氨基转移酶恢复正常水平。同时也应进行丙型肝炎筛查。如果这些都是阴性的,则应寻找其他病毒的原因(例如巨细胞病毒、爱泼斯坦-二巯丙醇病毒)。特别是在病毒性肝炎筛查是阴性的情况下,应考虑非病毒性原因,如化学毒素。此外,一些不太常见的肝炎,例如威尔逊病(见前文),血清铜蓝蛋白降低和尿铜增加,应考虑自身免疫性肝炎。这两种情况都可以急性或慢性起病。在慢性感染中,两者都可引起慢性活动性肝炎,不易引起肝硬化。在自身免疫性肝炎的慢性进展(通常伴随着ANA滴度升高)中,通常可以检测出γ-球蛋白的多克隆增加。

酒精性肝炎

酒精性肝炎的标志物基本上和之前描述的异常分析物浓度改变类似,除了AST。与ALT相比,其中大量的线粒体AST不成比例地升高。此外,GGT显著升高,通常与ALP升高成比例。除非酒精性肝炎患者中存在营养不良或肾功能受损,否则总蛋白和白蛋白常在其参考范围内。

慢性肝炎

在慢性肝炎中,肝细胞损伤是持续性的,可在肝脏活检中发现慢性炎症。这种情况主要由慢性乙型肝炎或丙型肝炎病毒感染引起的,因此可以检测持续存在的乙型肝炎表面抗原,或利用PCR检测丙型肝炎的核酸序列。慢性乙型肝炎或丙型肝炎病毒感染是主要的肝硬化和肝细胞癌诱发因素,也是肝疾病导致死亡的两个主要原因。慢性肝炎可能无症状或仅有轻微症状。AST和ALT轻度升高,在丙型肝炎中,只有ALT轻度升高。

慢性肝淤血

慢性肝淤血最常继发于充血性心力衰竭,右心压力升高,从下腔静脉和肝静脉传输到肝窦状隙。增加的压力导致血窦扩张,引起对肝细胞的物理损坏。导致转氨酶升高和轻度高胆红素血症。其他肝功能相关的检测指标通常在参考范围内。

肝硬化

肝硬化常引起肝实质纤维化和肝细胞结节状再生。如前所述,可由酗酒(大结节性或肝硬化)、肝性肝炎、慢性活动性肝炎、毒素和药物,以及胆道疾病,如原发性肝炎引起。

此外,全身性疾病也可导致肝硬化。例如,血红蛋白沉着症,过量的铁沉积在不同组织包括肝脏中,肝细胞中毒,诱发肝硬化。如第23章中所述,这种疾病与单个氨基酸替换相关,最常见的是在6号染色体上的*HFE*基因的蛋白产物中,282位的酪氨酸替换半胱氨酸(C282Y)(Feder et al,1996;Crawford et al,1998a)。通常认为这种蛋白通过转铁蛋白受体参与转铁蛋白的相互作用(Zhou et al,1998b)。氨基酸替换C282Y后导致蛋白质功能障碍,从而造成铁异常沉积在组织中,包括肝脏。最近的研究表明HFE蛋白可以调节细胞内铁存储及其与转铁蛋白受体1的相互作用(Carlson et al,2005)。

然而,C282Y HFE蛋白的纯合性是导致这种疾病的必要但非充分条件,因为此突变蛋白的纯合子个体并没有这种疾病。这一发现表明,还有一个或多个其他因素导致这种疾病。最近采用大规模的全基因组关联分析(GWAS)研究474个无关的纯合子个体,并对检测的定量铁负荷指数与534 213单核苷酸多态性(single nucleotide polymorphisms,SNP)随访进行相关性分析(de Tayrac et al,2014)。发现与异常铁代谢关联的唯一基因是转铁蛋白(TF)基因。这一发现的意义在于,血红蛋白沉着病可能是“二次打击”疾病——也就是,若完全表现这种疾病的临床特点,需要两种发生突变的蛋白。

对于这种情况的检测将在第23章中提及,涉及血清结合铁饱和度的检测。此检测方法灵敏度高但特异性低,降低了其利用价值。其他的检测方法包括肝活检检测铁含量和遗传分析。

如前所述,在威尔逊病中,铜沉积在肝脏中也是有毒的,同样可以导致慢性活动性肝炎和肝硬化。在α_1-抗胰蛋白酶缺乏时,由于肝细胞中蛋白持续水解,患者发生肝硬化的倾向显著增加。慢性肝炎由于循环中持续存在乙型肝炎或丙型肝炎病毒,自身免疫性疾病常伴ANA或ASMA升高,都也易发展为肝硬化。

一般情况下,不论致病原因是什么,肝硬化是一种慢性但逐渐恶化、偶尔可进展为暴发性肝衰竭的疾病(Sunheimer et al,1994)。在开始时,它往往是局限性的,临床表现可能不明显。

使用血清标志物诊断肝硬化、肝纤维化和坏死性炎症

通过肝活检可以确诊肝纤维化和(或)坏死。由于这种侵入性操作常伴有出血和气胸等疾病,并且由于肝脏活检本身具有抽样误差等问题,目前正在尝试使用血清标志物进行非侵入性诊断并跟踪这些疾病进程,来衡量肝功能。其中之一是根据PT、GGT和apoA-I水平计算PGA指数(Poynard et al,1991)。将这些分析物的值分为五个类别,编号为0~4,严重程度按升序排列。例如,GGT值20~49之间评分为1,50和99之间评分为2。对于apoA-I,疾病的严重程度增加与血清中该蛋白质的浓度降低相关。因为肝脏是合成凝血因子的唯一部位,所以凝血酶原时间随着疾病的严重程度而增加。然后将这些分数相加得到PGA指数。已经发现较高的PGA评分与肝纤维化程度

和肝硬化严重程度相关,其结果类似临床分级和肝活组织检查(Teare et al,1993)评估。该指标也与血清中胶原Ⅲ型前肽水平具有良好的相关性,也可以用于跟踪活动性肝硬化。

最近,已经有其他似乎更有效的指标。包括 Fibrotest 和 Actitest 指数(Poynard et al,2004),其利用了六个标志物(即 apoA1、GGT[这两种分析物也在 PGA 指数中]、触珠蛋白、总胆红素、α_2-巨球蛋白和 ALT),并且还包括对患者的年龄和性别进行估计。然后根据人工智能算法检验其与肝脏活检结果的相关性,得到一个以 0~1.0 的等级计算得分的方程式。这些分数对应一个或多个组织病理学分期,其中最常用的一种算法称为 METAVIR(METAVIR Cooperative Group & Bedossa,1994;Bedossa & Poynard,1996),具体如下:F0,无纤维化;F1,门静脉畸形;F2,桥接有少量隔膜坏死;F3,许多桥接纤维坏死;和 F4,肝硬化。使用相同的参数,除了 METAVIR 分级系统(Bedossa & Poynard,1996)以外,以 0~1.0 的等级计算 Actitest 分数,结果如下:A0,无活性;A1,活动最小;A2,中度活动;和 A3,严重活动。这些指数在欧洲得到广泛应用,但迄今尚未在美国推广。利用这些指标诊断肝纤维化和坏死以及炎症活动有一些不同意见。例如,在一项包括 125 例丙型肝炎患者的研究(Rossi et al,2003)中,分析了 Fibrotest 和 Actitest 中的 6 种分析物在血液中的水平。发现小于 0.1 的临界值表示最小的纤维化,大于 0.6 表示严重的纤维化,33 例评分低于 0.1,6 例(18%)者发现有明显的纤维化,24 例患者的评分大于 0.6,5 例(21%)活检发现轻度纤维化。另一方面,在对 300 多名丙型肝炎患者进行的另一项类似研究中,对使用抗病毒药物的治疗方案之前和之后进行分析,发现治疗前和治疗后受试者工作特征曲线下面积是较高的值(约为 0.8)(见第 7 章)。该方法的整体敏感度(见第 7 章)为 90%,阳性预测值为 88%。这些结果表明,该指数在检测纤维化中具有重要价值。最近,Fibrotest 被证实为慢性丙型肝炎患者肝脏相关性死亡的预后指标(Poynard et al,2014)。

有人指出,利巴韦林治疗丙型肝炎可能会导致肝纤维化假阳性结果,因为这种药物可以诱导溶血,从而减少触珠蛋白和增加未结合的胆红素,这两者都将以与增加无关的方式改变肝纤维化指数(Halfon et al,2008)。如前所述,与肝脏纤维化不相关并且可以改变指标的其他因素,包括急性肝炎、肝外胆汁淤积(如胆总管结石)、Gilbert 病、急性发作性炎症和严重溶血(Halfon et al,2008)。Poynard 发现肝脏活检和 Fibrotest 与 Actitest 结果有 18%的偏差,是由于肝活检的抽样误差造成的,特别是小于 15mm 的小活检样本量,2%是由于测试本身造成的(Poynard et al,2004)。对于大于 15mm 的活组织检查,Fibrotest 评分与活组织检查的相关性在受试者工作特征曲线下面积为 0.88(见第 7 章)。其他研究人员认为,需要对方法进行标准化,以便所有进行该项检测的实验室可以获得与个别实验室测试相似的结果(Rosenthal-Allieri et al,2005),并且需要大量前瞻性研究(Afdhal & Nunes,2004)。总的来说,已经有 Fibrotest 商用试剂盒具有与肝活检相似的诊断价值,是最准确的非侵入性生物标志物指数(Naveau et al,2009)。

其他指数(参照 Parkes et al,2006)包括基于金属蛋白酶组织抑制因子、α_2-巨球蛋白和透明质酸组合的 FIBROSpect Ⅱ 指数,后者比Ⅲ型前胶原和肝纤维化有更好的相关性。血小板计数、INR、AST/ALT 比值、AST/血小板比值和 Forns 指数都与肝纤维化的程度相关。其中 Forns 指数与年龄、血小板计数、GGT 和胆固醇相关(Forns et al,2002)。这些检测方法比 Fibrotest 和 Actitest 的灵敏度和特异性都低(Thabut et al,2003;Naveau et al,2009)。

计算指数用于预测肝病患者生存率

正如前面部分所述,使用血清标志物的组合可以预测患有严重疾病的患者的存活时间。目前正在使用的方法有两种:终末期肝病模型(model for end-stage liver disease,MELD)和 Child-Turcotte-Pugh(CTP)指数。两者均使用总血清胆红素、血清肌酐和 INR 来计算。CTP 系统还包括血白蛋白水平和腹水、脑病的程度。使用这些指标的主要目的之一是预测哪些患者是“严重的”,哪些患者需要在短时间内进行肝移植。

MELD 评分系统

在前一节中提到的 MELD 评分是基于 INR 实现的(Bambha & Kamath,2014;Reverter et al,2014)。目的是计算肝病患者的生存率。基于血清胆红素、INR 和血肌酐检测结果来计算分数。分数的解释随特定条件而变化。肝功能衰竭患者,需要肝移植,且具有较高的 MELD 评分,预计具有较低的生存时间,因此必须给予高度重视。最初使用 MELD 系统预测经颈静脉肝内门体分流术(TIPS)的肝病患者 3 个月生存率。在许多不同研究中的预测的存活率和实际生存率相关性较好。然后将预测方案扩展到预测广泛性肝病的患者的 3 个月存活率。使用以下等式计算 MELD 评分:

$$\text{MELD 评分} = 3.8\times\ln(\text{血清胆红素}[\text{mg/dl}]) + 11.2\times\ln(\text{INR}) + 9.6\times\ln(\text{血清肌酐}[\text{mg/dl}]) + 6.4$$

对于被认为是 TIPS 候选人的患者,可以使用这种方法指导治疗,已发现该方法的最佳效果是对于 MELD 评分低于 14 的患者。不推荐使用 MELD 评分为 24 以上的患者进行 TIPS。对于 14~24 区间评分的患者,需要对风险和益处进行临床评估。

Child-Turcotte-Pugh 评分

该评分系统根据分配到具体结果的点数,将肝病患者标记为 A、B 和 C 三个阶段,随着疾病严重程度的增加,点数增加(Cholongitas et al,2005;Bambha & Kamath,2014)。病情严重程度分级如下:如果患者的血胆红素小于 2mg/dl,白蛋白大于 3.5g/dl,INR 小于 1.7,无腹水或肝性脑病,总分数是 5(三个值和两个临床条件)。病情分类为 A 类,这个类别是 5~6 分;如果得分为 7~9 分,则患者病情列为 B 类,10~15 分为 C 级。A 类预计 2 年生存率为 85%;B 类 57%;而 C 类则为 35%。

肝硬化的生化指标和临床相关性

随着肝硬化进展到大部分(>80%)肝实质,肝功能受损。总蛋白质和白蛋白合成下降。门静脉高压,加上胶体渗透压的下降,导致腹水甚至全身水肿。肝内胆管和毛细胆管的压迫导致胆红素和胆汁盐的排泄减少,引起高胆红素血症和 ALP、GGT 和 5′-核苷酸酶的升高。AST、ALT、LD 等肝细胞酶的血清浓度可能正常或减少。如果肝细胞损伤正在进行,血清中这些酶的水平可能会轻度升高。在肝硬化阶段的晚期，血清氨水平明显升高，与脑病程度大致相关。

肝性脑病在临床分为四级：运动性震颤，按压后释放，患者的手来回移动；昏昏欲睡，神志不清的状态；严重失明；昏迷。降低氨水平会降低脑病的程度。最近研究表明，肝性脑病的早期症状包括睡眠障碍和神经精神病学测试的异常结果。

因为除血友病因子之外，肝脏是所有凝血因子的合成部位，并且由于这些因子的合成在肝硬化时明显降低，可能导致凝血障碍。部分凝血活酶和凝血酶原时间延长，往往伴有血小板减少。后者可能是由门静脉高压引起的脾肿大、脾脏闭塞导致的。然而，在肝硬化中可能发生弥散性血管内凝血，主要依据是血清中高水平的D-二聚体和纤维裂解产物，也有可能是血小板减少的原因。由于肝脏中脂质代谢的紊乱，脂肪进入血液循环并沉积在红细胞膜，导致这些细胞成为靶细胞。

腹水和全身水肿可引起低组织灌注与乳酸性酸中毒。体积受体对体积损失敏感，刺激抗利尿激素的分泌。水潴留引起血液稀释，导致低钠血症。

肝肾综合征使肝硬化通常与肾衰竭相关。在尚不清楚的情况下，肾小管功能受损，血尿素氮和肌酐显著升高，引起肾衰竭。低组织灌注也可能引起急性肾小管坏死。在肝肾综合征中，肝功能恢复通常可以逆转肾衰竭。

本章前面已经讨论过原发性和继发性胆汁性肝硬化。由于评估肝脏状态的血清标志物水平变化较大，使这些病症的诊断更加困难。胆道阻塞时碱性磷酸酶和胆红素有时会升高，由于胆盐对肝细胞的毒性作用，疾病发展为类似肝炎的表现。随着时间的推移，转氨酶降低，总蛋白和白蛋白减少，血氨升高，呈肝硬化表现。在持续阻塞的患者中，没有证据显示大量病变或结石引起胆汁淤积，同时应确定抗M2线粒体抗体是否存在。该抗体的滴度提高几乎可以100%诊断原发性胆汁性肝硬化。此外，可以运用血清p-ANCA诊断继发性胆汁性肝硬化，这也可产生类似胆汁淤积型的表现。

可以从MELD评分或经典公式计算原发性胆汁性肝硬化患者的生存率(Bambha & Kamath,2014)。类似于MELD评分，该公式利用患者的年龄、血白蛋白和胆红素水平、凝血酶原时间，水肿程度进行计算(Dickson et al,1989)，该公式给出了大概在多长时间内患者可以接受肝移植。

肝后胆道梗阻

肝后胆道阻塞是指肝内和肝外导管的阻塞和(或)阻断胆汁从肝细胞排泄到小管中，导致胆汁回流入肝细胞并最终进入血液循环。这种情况最常见的原因是胆石症。其他原因包括原发性胆汁性肝硬化和原发性硬化性胆管炎。如前所述，胆道炎可以发生在胆管炎和革兰氏阴性细菌导致的脓毒症中。药物如精神抑制药如氯丙嗪，可引起胆汁淤积性黄疸。胰腺头部癌或淋巴瘤也可能通过阻塞肝门的胆总管引起肝内胆道阻塞。这些情况导致胆红素升高(大部分为直接胆红素)，ALP和GGT升高。然而，通常情况下，特别是在胆道炎症状况下，胆汁淤积阻塞是不完全的，胆汁部分流失。在这些条件下，胆红素保持正常或仅轻度增加。然而，ALP，GGT和5′-核苷酸显著升高。

偶尔在正常人中可观察到高胆红素血症。胆红素是间接胆红素，最常见的原因是溶血，通常是溶血性贫血导致的。溶血性贫血可能由肝病引发。例如，病毒性肝炎可能导致葡萄糖-6-磷酸脱氢酶缺陷的患者溶血。在Zieve综合征中，溶血与酒精性肝炎和高脂血症一起发生。威尔逊病有时与急性溶血相关。继发于自身免疫性疾病的慢性乙型肝炎患者可能进展成严重的溶血性疾病，有时需要脾切除术。

占位性病变

大部分的肝脏占位性病变是由于癌症转移引起的；较少部分是由淋巴瘤、原发性肝细胞癌和肝脏血管肉瘤引起的；由良性病变如肝血管瘤引起的比较罕见。占位性病变时，LD和ALP显著增加，后者增加是由于侵入小管和胆管，甚至侵入主要胆管引起的。LD增加的原因并不明确，最常见的是LD_5增加。LD_5既可以由肝脏产生，也可以由肿瘤产生，尤其是在LD大于500~1000IU/L，ALP大于500IU/L的情况下。如果恶性肿瘤通过肝脏广泛传播，可能会看到转氨酶的轻度升高，以及胆管阻塞导致的高胆红素血症，低总蛋白和低白蛋白。后者的发生多与肿瘤扩散相关的广泛恶病质相关。血清学检测可以用来诊断许多起源于肝脏的癌症。如本章前面所讨论的，肝细胞癌中AFP的血清水平升高。如本书第9部分所述，可以使用突变的ras-p21蛋白的特异性抗体诊断血管肉瘤。

暴发性肝衰竭

急性暴发性肝衰竭是一种不常见但致命的病症，由于肝组织的大量破坏导致完全肝衰竭。根据破坏的性质和程度有所不同，尽管细胞死亡有限，通常不会发生肝脏再生，如果肝细胞可以从急性损伤中恢复，则肝功能可能恢复。这种情况的原因在很大程度上是未知的。Reye综合征就是这个病症的一个例子，一名儿童有急性病毒性感染合并发热，并服用阿司匹林。感染发热1~2周后，儿童发生急性肝功能衰竭并引起高氨血症，突发肝性脑病。成人形式的Reye综合征也已被描述。暴发性肝衰竭的其他可能原因包括急性乙型肝炎与丙型肝炎超重感染、Budd-Chiari综合征、肝静脉血栓形成、肝血管灌注不足、肥胖、乙醇中毒和肝硬化。另一个重要的诱发病症是妊娠期脂肪肝(Sunheimer et al,1994)。

已知暴发性肝衰竭有两种组织病理学形式：所有肝细胞已经坏死的全肝坏死和存在窦性扩大和胆汁淤积的小泡性脂肪变性。后者最常见于Reye综合征和妊娠脂肪肝。因为小泡性脂肪变性在组织学上只显示很小的变化，所以在肝脏活检时是不可见的。因此非常有必要依靠肝脏功能的实验室指标检测来进行定性诊断。

许多肝硬化的病理生理后遗症也发生在暴发性肝衰竭中(Sunheimer et al,1994)。由于高氨血症，患者出现腹水并发展为肝性脑病。血总蛋白和白蛋白都降低。几乎所有暴发性肝衰竭患者均显示出严重的凝血病，特别是弥散性血管内凝血，几乎全部贫血。由于肝肾综合征和急性肾小管坏死存在，几乎全部发展为肾衰竭。

此外，许多患者发生低血糖，这可能是因为缺乏糖原分解的酶。由于组织灌注不良，乳酸性酸中毒也会出现。有趣的是，与肝硬化时患者出现低钠血症不同，患有暴发性肝衰竭的患者可能会出现高钠血症和低钾血症。这一发现可以解释为什么这些患者血清中醛固酮的水平相当高(Sunheimer et al, 1994)。这有可能是由于肝脏未能清除循环中的醛固酮导致的。

暴发性肝衰竭的实验室诊断方法包括血清转氨酶水平显著升高,例如 AST。如前所述,由于线粒体 AST 的急性释放,AST 可以达到大于 20 000IU/L 的水平,并且 AST 比 ALT 的值高至少 1.5 倍。虽然这些酶含量增加,但总蛋白质和白蛋白显著下降。总体而言,这种模式类似于肝炎和终末期肝硬化组合,除了通常在急性肝炎中发生改变的指标,如 AST 和 ALT 以约 1:1的比例或以有利于 ALT 的比例上升。在这些发生后不久,血清氨迅速增加,导致肝性脑病。LD、ALP 和胆红素均显著增加。所有的改变都在约 1 周的时间内发生。一周后,血清 AST 和 ALT 恢复到低水平,有时检测不到。这种结果意味着所有活的肝组织已被完全破坏(Sunheimer et al,1994)。

如果 AST 和 ALT 有以上所述的变化,应警惕暴发性肝衰竭,特别是如果有任何脑病指征的情况下。虽然支持性治疗有时可以使正常肝功能恢复,但对于大多数暴发性肝衰竭患者而言,唯一的治疗方法是肝移植。MELD 评分可以预测肝功能衰竭患者的预后情况,特别是酒精性肝炎患者的预后,并且该评分可作为肝移植候选者生存率的预测因子(Dunn et al,2005; Srikureja et al,2005)。

(赵昕 赵敏迪 译 徐克前 校)

推荐阅读

Farnsworth N, Fagan SP, Berger DH, et al: ChildTurcotte-Pugh versus-MELD score as a predictor of outcome after elective and emergent surgery in cirrhotic patients, Am J Surg 188:580-583, 2004.

该研究主要是评估肝硬化不同预测方法的有效性。

Gottesman MM, Ambudkar SV: Overview: ABC transporters and human disease, J Bioenerg Biomembr 33:453-458, 2001.

该综述主要讨论转运蛋白家族,这些转运蛋白家族在 ATP 结合盒区域内有同源性,包括转运时底物识别、进入和移出细胞膜跨膜结构域的过程,同时讨论了微管中 ATP 结合盒蛋白分泌的葡萄糖醛酸胆红素。

Kim DY, Ahn SH, Han K-H: Emerging therapies for hepatitis C, Gut and Liver 8(5):471-479, 2014. doi:10.5009/gnl14083.

该研究是关于丙型肝炎检测相关的国际标准化问题的重要总结。

Shiffman ML, Ferreira-Gonzalez A, Reddy KR, et al: Comparison of three commercially available assay for HCV RNA using the international unit standard: Implications for management of patients with chronic hepatitis C virus infection in clinical practice, Am J Gastroenterol 98:1159-1166, 2003.

该文章是阐述丙型肝炎不同治疗方法的重要综述。

Sunheimer R, Capaldo G, Kashanian F, et al: Serum analyte pattern characteristic of fulminant hepatic failure, Ann Clin Lab Sci 24:101-109, 1994.

本研究描述了暴发性肝衰竭的主要病理生理学改变,并总结了不同肝脏疾病状态下的肝功能特征。

参考文献

Afdhal NH, Nunes D: Evaluation of liver fibrosis: A concise review, *Am J Gastroenterol* 99:1160–1174, 2004.

Aldenhovel HG: The influence of long-term anticonvulsant therapy with diphenylhydantoin and carbamazepine on serum gamma-glutamyltransferase, aspartate aminotransferase, alanine aminotransferase and alkaline phosphatase, *Eur Arch Psychiatry Neurol Sci* 237:312–316, 1988.

Alter HJ: New kit on the block: Evaluation of second-generation assays for detection of antibody to the hepatitis C virus, *Hepatology* 15:350–353, 1992.

Alter MJ, Kruszon-Moran D, Nainan OV, et al: The prevalence of hepatitis C virus infection in the United States, 1988 through 1994, *N Engl J Med* 341:556–562, 1999.

Alter MJ, Margolis HS, Krawczynski K, et al: The natural history of community acquired hepatitis C in the United States. The Sentinel Counties Chronic non-A, non-B Hepatitis Study Team, *N Engl J Med* 327:1899–1905, 1992.

Aoki SK, Finegold D, Kuramoto IK, et al: Significance of antibody to hepatitis B core antigen in blood donors as determined by their serologic response to hepatitis B vaccine, *Transfusion* 33:362–367, 1993.

Aoyagi K, Iida K, Matsunaga Y, et al: Performance of a conventional enzyme immunoassay for hepatitis C virus core antigen in the early phases of hepatitis C infection, *Clin Lab* 47:119–127, 2001.

Arvan D, Shirey TL: Conjugated bilirubin: A better indicator of impaired hepatobiliary excretion than direct bilirubin, *Ann Clin Lab Sci* 15:252–259, 1985.

Bambha K, Kamath PS Model for End-Stage Liver Disease (MELD). UpToDate on-line publication. Literature Review through November, 2014.

Barrera JM, Francis B, Ercilla G, et al: Improved detection of anti-HCV in post-transfusion hepatitis by a third-generation ELISA, *Vox Sang* 68:15–18, 1995.

Batshaw ML: Inborn errors of urea synthesis, *Ann Neurol* 35:133–141, 1994.

Beck J, Nassal M: Hepatitis B virus replication, *World J Gastroenterol* 13:48–64, 2007.

Bedossa P, Poynard T, The METAVIR Cooperative Study Group: An algorithm for the grading of activity in chronic hepatitis C, *Hepatology* 24:289–293, 1996.

Beld M, Penning M, van Putten M, et al: Quantitative antibody responses to structural (core) and nonstructural (NS3, NS4, and NS5) hepatitis C virus proteins among seroconverting injecting drug users: Impact of epitope variation and relationship to detection of HCV RNA in blood, *Hepatology* 29:1288–1298, 1999.

Belfrage P, Berg B, Hagerstrand I, et al: Alterations of lipid metabolism in healthy volunteers during long-term ethanol intake, *Eur J Clin Invest* 7:127–131, 1977.

Bellentani S, Tabarroni G, Barchi T, et al: Effect of ursodeoxycholic acid treatment on alanine aminotransferase and gamma-glutamyltranspeptidase serum levels in patients with hypertransaminasemia: Results from a double-blind controlled trial, *J Hepatol* 8:7–12, 1989.

Berg PA, Klein R, Lindenborn-Fotinos JL: Antimitochondrial antibodies in primary biliary cirrhosis, *J Hepatol* 2:123–131, 1986.

Berk PD, Noyer C: Clinical chemistry and physiology of bilirubin, *Semin Liver Dis* 14:346–351, 1994a.

Berk PD, Noyer C: Structure, formation, and sources of bilirubin and its transport in plasma, *Semin Liver Dis* 14:325–330, 1994b.

Berk PD, Noyer C: The familial unconjugated hyperbilirubinemias, *Semin Liver Dis* 14:356–385, 1994c.

Berk PD, Noyer C: The familial conjugated hyperbilirubinemias, *Semin Liver Dis* 14:386–394, 1994d.

Berlin NI, Berk PD: Quantitative aspects of bilirubin metabolism for hematologists, *Blood* 57:983–999, 1981.

Berman DH, Leventhal RI, Gavaler JS, et al: Clinical differentiation of fulminant Wilsonian hepatitis from other causes of hepatic failure, *Gastroenterology* 100:1129–1134, 1991.

Binder LD, Kupka T: Failure of prediction of liver function test abnormalities with the urine urobilinogen and urine bilirubin assays, *Arch Pathol Lab Med* 113:73–76, 1989.

Bloomer JR, Berk PD, Vergalla J, et al: Influence of albumin on the extravascular distribution of unconjugated bilirubin, *Clin Sci Mol Med* 45:517–526, 1973.

Bosma PJ, Chowdhury JR, Bakker C, et al: The genetic basis of the reduced expression of bilirubin UDP-glucuronosyltransferase 1 in Gilbert's syndrome, *N Engl J Med* 333:1171–1175, 1995.

Bredaki FE, Poon LC, Birdir C, et al: First-trimester screening for neural tube defects using alpha-fetoprotein, *Fetal Diagn Ther* 31:109–114, 2012.

Brillanti S, Masci C, Miglioli M, et al: Serum IgM antibodies to hepatitis C virus in acute and chronic hepatitis C, *Arch Virol Suppl* 8:213–218, 1993.

Brown EA, Stapleton JT: Hepatitis A virus. In Murray PR, editor: *Manual of clinical microbiology*, ed 8, Washington, DC, 2003, ASM Press, pp 1452–1463.

Bull PC, Thomas GR, Rommens JM, et al: The Wilson disease gene is a putative copper transporting P-type ATP-ase similar to the Menkes gene, *Nat Genet* 5:327–337, 1993.

Butterworth RF, Giguere JF, Michaud J, et al: Ammonia: Key factor in the pathogenesis of hepatic encephalopathy, *Neurochem Pathol* 6:1–12, 1987.

Cabrerizo M, Bartolome J, De Sequera P, et al: Hepatitis B virus DNA in serum and blood cells of hepatitis B surface antigen-negative hemodialysis patients and staff, *J Am Soc Nephrol* 8:1443–1447, 1997.

Cacciola I, Pollicino T, Squadrito G, et al: Occult hepatitis B virus infection in patients with chronic hepatitis C liver disease, *N Engl J Med* 341:22–26, 1999.

Carey MC, Cahalane MJ, et al: Enterohepatic circulation. In Arias IM, Jakoby WB, Popper H, editors: *The liver: Biology and pathobiology*, 2nd ed, New York, 1988, Raven Press, pp 573–616.

Carlson H, Zhang AS, Fleming WH, et al: The hereditary hemochromatosis protein, HFE, lowers intracellular iron levels independently of transferrin receptor 1 in TRVb cells, *Blood* 105:2564–2570, 2005.

Carmel R, Wong ET, Weiner JM, et al: Racial differences in serum total bilirubin levels in health and in disease (pernicious anemia), *JAMA* 253:3416–3418, 1985.

Chan SL, Mo FK, Johnson PJ, et al: New utility of an old marker: Serial alpha-fetoprotein measurement in predicting radiologic response and survival of patients with hepatocellular carcinoma undergoing systemic chemotherapy, *J Clin Oncol* 27:446–452, 2009.

Chapman RW: The enigma of anti-neutrophil antibodies in ulcerative colitis primary sclerosing cholangitis: Important genetic marker or epiphenomenon, *Hepatology* 21:1473–1474, 2005.

Chapman RW, Cottone M, Selby WS, et al: Serum autoantibodies, ulcerative colitis and primary sclerosing cholangitis, *Gut* 27:86–91, 1986.

Chappell S, Guetta-Baranes T, Batowski K, et al:

Haplotypes of the alpha-1 antitrypsin gene in healthy controls and Z deficiency patients, *Hum Mutat* 24:535–536, 2004.

Cholongitas E, Papatheodoridis GV, Vangeli M, et al: Systematic review: The model for end-stage liver disease—Should it replace Child-Pugh's classification for assessing prognosis in cirrhosis?, *Alimentary Pharm Ther* 22:1079–1089, 2005.

Chowdhury JR, Wolkoff AW, Arias IM: Heme and bile pigment metabolism. In Arias IM, Jakoby WB, Popper H, et al, editors: *The liver: Biology and pathobiology*, ed 2, New York, 1988, Raven Press, pp 419–449.

Collins D, Goold MF, Rosalki SB, et al: Plasma intestinal alkaline phosphatase and intermediate molecular mass gamma glutamyltransferase activities in the differential diagnosis of jaundice, *J Clin Pathol* 40:1252–1255, 1987.

Coppel RL, McNeilage LJ, Surh CD, et al: Primary structure of the human M2 mitochondrial autoantigen of primary biliary cirrhosis: Dihydrolipoamide acetyl transferase, *Proc Natl Acad Sci U S A* 85:7317–7321, 1988.

Crawford JM, Hauser SC, Gollan JL: Formation, hepatic metabolism, and transport of bile pigments: A status report, *Semin Liver Dis* 8:105–118, 1998a.

Crawford DH, Jazwinska EC, Cullen LM, et al: Expression of HLA-linked hemochromatosis in subjects homozygous or heterozygous for the C282Y mutation, *Gastroenterology* 114:1003–1008, 1998b.

Czaja AJ: Autoimmune hepatitis: Evolving concepts and treatment strategies, *Dig Dis Sci* 40:435–456, 1995.

Czaja AJ, Ming C, Shirai M, et al: Frequency and significance of antibodies to histones in autoimmune hepatitis, *J Hepatol* 23:32–38, 1995.

Czaja AJ, Shiels MT, Taswell HF, et al: Frequency and significance of immunoglobulin M antibody to hepatitis B core antigen in corticosteroid-treated severe chronic active hepatitis B, *Mayo Clin Proc* 63:119–125, 1988.

da Fonseca-Wollheim F: Preanalytical increase of ammonia in blood specimens from healthy subjects, *Clin Chem* 36:1483–1487, 1990.

Davies SM, Szabo E, Wagner JE, et al: Idiopathic hyperammonemia: A frequently lethal complication of bone marrow transplantation, *Bone Marrow Transplant* 17:1119–1125, 1996.

de Tayrac M, Roth M, Jouanolle A, et al: Genome-wide association study identifies TF as a significant modifier gene of iron metabolism in HFE hemochromatosis, *J Hepatol* 2014. doi: 10.1016/j.jhep.2014.10.017. Oct 18. pii: S0168-8278(14)00778-8, [Epub ahead of print].

Dickson ER, Grambsch PM, Fleming TR, et al: Prognosis in primary biliary cirrhosis: Model for decision making, *Hepatology* 10:1–7, 1989.

Doumas BT, Wu TW: The measurement of bilirubin fractions in serum, *Crit Rev Clin Lab Sci* 28:415–445, 1991.

Doumas BT, Wu TW, Jendrzejczak B: Delta bilirubin: Absorption spectra, molar absorptivity, and reactivity in the diazo reaction, *Clin Chem* 33:769–774, 1987.

Dufour DR: Effects of habitual exercise on routine laboratory tests, *Clin Chem* 44:A136, 1998a.

Dufour DR: Gender-related differences in liver function and integrity tests, *Clin Chem* 44:A137, 1998b.

Dufour JF, Kaplan MM: Muddying the water: Wilson's disease challenges will not soon disappear, *Gastroenterology* 113:348–350, 1997.

Dufour DR, Teot L: Laboratory identification of ischemic hepatitis (shock liver), *Clin Chem* 34:A1287, 1988.

Dunn W, Jamil SH, Brown LS, et al: MELD accurately predicts mortality in patients with alcoholic hepatitis, *Hepatology* 42:353–358, 2005.

Erker JC, Desai SM, Schlauder GG, et al: A hepatitis E virus variant from the United States: Molecular characterization and transmission in *Cynomolgus macaques*, *J Gen Virol* 80:681–690, 1999.

Feder JN, Gnirke A, Thomas W, et al: A novel MHC class I-like gene is mutated in patients with hereditary haemochromatosis, *Nat Genet* 13:399–408, 1996.

Fevery J, Blanckaert N: What can we learn from analysis of serum bilirubin?, *J Hepatol* 2:113–121, 1986.

Forns X, Ampurdance S, Llovet JM, et al: Identification of chronic hepatitis C patients without hepatic fibrosis by a simple predictive model, *Hepatology* 36:986–992, 2002.

Fuchs S, Bogomolski-Yahalom V, Paltiel O, et al: Ischemic hepatitis: Clinical and laboratory observations of 34 patients, *J Clin Gastroenterol* 26:183–186, 1998.

Fujiwara K, Yokosuka O, Ehata T, et al: Frequent detection of hepatitis A viral RNA in serum during the early convalescent phase of acute hepatitis A, *Hepatology* 26:1634–1639, 1997.

Funk B: Reactive hepatitis A virus IgM antibody tests do not always indicate acute disease: A review of 10 case reports, *State of Alaska Epidemiology Bulletin* 3:1, 2005.

Fussey SP, Guest JR, James OFW, et al: Identification and analysis of the major M2 autoantigens in primary biliary cirrhosis, *Proc Natl Acad Sci U S A* 85:8654–8658, 1988.

Gane EJ, Stedman CA, Hyland RH, et al: Nucleotide polymerase inhibitor sofosbuvir plus ribavirin for hepatitis C, *N Engl J Med* 368(1):34–44, 2013. doi: 10.1056/NEJMoa1208953.

Gao P, Lim M, Tian QB, et al: Diagnostic performance of des-γ-carboxy prothrombin (DCP) for hepatocellular carcinoma: A bivariate meta-analysis, *Neoplasma* 201:150–159, 2012.

Guu TS, Liu Z, Ye Q, et al: Structure of the hepatitis E virus-like particle suggests mechanisms for virus assembly and receptor binding, *Proc Natl Acad Sci U S A* 106:12992–12997, 2009.

Halfon P, Munteanu M, Poynard T: FibroTest-ActiTest as a non-invasive marker of liver fibrosis, *Gastroenterol Clin Biol* 32:22–39, 2008.

Hayashi PH, Beames MP, Kuhns MC, et al: Use of quantitative assays for hepatitis B e antigen and IgM antibody to hepatitis B core antigen to monitor therapy in chronic hepatitis B, *Am J Gastroenterol* 91:2323–2328, 1996.

Heubi JE, Daugherty CC, Partin JC, et al: Grade 1 Reye's syndrome—Outcome and predictors of progression to deeper coma grades, *N Engl J Med* 311:1539–1542, 1984.

Hirschfield GM, Liu X, Xu C, et al: Primary biliary cirrhosis associated with HLA, IL12A and IL12B variants, *N Engl J Med* 360:2544–2555, 2009.

Hoofnagle JH: Hepatitis C: The clinical spectrum of disease, *Hepatology* 26(3 Suppl 1):15S–20S, 1997.

Horvat RT, Tegtmeier GE: Hepatitis B and D viruses. In Murray PR, editor: *Manual of clinical microbiology*, ed 8, Washington, DC, 2003, ASM Press, pp 1480–1494.

Howanitz JH, Howanitz PJ, Skrodzki CA, et al: Influences of specimen processing and storage conditions on results for plasma ammonia, *Clin Chem* 30:906–908, 1984.

Huizenga JR, Tangerman A, Gips CH: Determination of ammonia in biological fluids, *Ann Clin Biochem* 31:529–543, 1994.

Hurie MB, Mast EE, Davis JP: Horizontal transmission of hepatitis B virus infection to United States-born children of Hmong refugees, *Pediatrics* 1992. From: http://www-ncbi-nlm-nih-gov.ezproxy2.library.drexel.edu/pubmed/1734395. Retrieved November 16, 2014.

Ihara H, Nakamura H, Aoki Y, et al: Effects of serum-isolated vs. synthetic bilirubin-albumin complexes on dye-binding methods for estimating serum albumin, *Clin Chem* 31:1269–1272, 1991.

Ihara H, Shino Y, Hashizume N, et al: Effect of light on total and direct bilirubin by an enzymatic bilirubin oxidase method, *J Anal Biol Sci* 20:349–354, 1997.

Johnson PJ, McFarlane IG, Alvarez F, et al: Meeting report: International Autoimmune Hepatitis Group, *Hepatology* 18:998–1005, 1993.

Johnston M, Harrison L, Moffatt K, et al: Reliability of the international normalized ratio for monitoring the induction phase of warfarin: Comparison with the prothrombin time ratio, *J Lab Clin Med* 128:214–217, 1996.

Jones EA, Bergasa NV: The pruritus of cholestasis, *Hepatology* 29:1003–1006, 1999.

Kamili S, Drobeniuc J, Araujo AC, et al: Laboratory diagnostics for hepatitis C virus infection, *Clin Infect Dis* 55:S43–S48, 2012.

Kaplan MM, Gandolfo JV, Quaroni EG: An enzyme-linked immunosorbent assay (ELISA) for detecting antimitochondrial antibody, *Hepatology* 4:727–730, 1984.

Kay A, Zoulim F: Hepatitis B virus genetic variability and evolution, *Virus Res* 127:164–176, 2007.

Kelly DA, Summerfield JA: Hemostasis in liver disease, *Semin Liver Dis* 7:182–191, 1987.

Kelly DA, Tuddenham EGD: Hemostatic problems in liver disease, *Gut* 27:339–349, 1986.

Kim NK, Yasmineh WG, Freier EF, et al: Value of alkaline phosphatase, 5′nucleotidase, gamma-glutamyltransferase, and glutamate dehydrogenase activity measurements (single and combined) in serum in diagnosis of metastasis to the liver, *Clin Chem* 23:2034–2038, 1977.

Koff RS: Seroepidemiology of hepatitis A in the United States, *J Infect Dis* 171(Suppl 1):S19–S23, 1995.

Kovacs MJ, Wong A, MacKinnon K, et al: Assessment of the validity of the INR system for patients with liver impairment, *Thromb Haemost* 71:727–730, 1994.

Kowdley KV, Lawitz E, Poordad F, et al: Phase 2b trial of interferon-free therapy for hepatitis C virus genotype 1, *N Engl J Med* 370(3):222–232, 2014. doi: 10.1056/NEJMoa1306227.

Kozaki N, Shimizu S, Higashijima H, et al: Significance of serum delta-bilirubin in patients with obstructive jaundice, *J Surg Res* 79:61–65, 1998.

Kraemer D, Scheurlen M: Gilbert disease and Type I and II Crigler-Najjar syndrome due to mutations in the same UGT1A1 gene locus, *Med Klin (German)* 15:528–532, 2002.

Krajden M, Shivji R, Gunadasa K, et al: Evaluation of the core antigen assay as a second-line supplemental test for diagnosis of active hepatitis C virus infection, *J Clin Microbiol* 42:4054–4059, 2004.

Krams SM, Surh CD, Coppel RL, et al: Immunization of experimental animals with dihydrolipoamide acetyltransferase, as a purified recombinant polypeptide, generates mitochondrial antibodies but not primary biliary cirrhosis, *Hepatology* 9:411–416, 1989.

Kramvis A, Kew M, François G: Hepatitis B virus genotypes, *Vaccine* 23:2409–2423, 2007.

Kuniholm MH, Nelson KE: Of organ meats and hepatitis E virus: One part of a larger puzzle is solved, *J Infect Dis* 198:1727–1728, 2008.

Langner C, Denk H: Wilson disease, *Virchows Arch* 445:111–118, 2004.

LaPerche S, Courouce AM, Lemaire JM, et al: GB virus type C/hepatitis G virus infection in French blood donors with anti-NS5 isolated reactivities by recombinant immunoblot assay for hepatitis C virus, *Transfusion* 39:790–791, 1999.

Laskus T, Radkowski M, Wang LF, et al: Lack of evidence for hepatitis G virus replication in the livers of patients coinfected with hepatitis C and G viruses, *J Virol* 71:7804–7806, 1997.

Lau JY, Mizokami M, Kolberg JA, et al: Application of six hepatitis C virus genotyping systems to sera from chronic hepatitis C patients in the United States, *J Infect Dis* 171:281–289, 1995.

Lauff JJ, Kasper ME, Wu TW, et al: Isolation and preliminary characterization of a fraction of bilirubin that is firmly bound to protein, *Clin Chem* 28:629–637, 1982.

Lednar WM, Lemon SM, Kirkpatrick JW, et al: Frequency of illness associated with epidemic hepatitis A virus infections in adults, *Am J Epidemiol* 122:226–233, 1985.

Lewis M, Howdle PD: The neurology of liver failure, *Q J Med* 96:623–633, 2003.

Li M, McDermott R: Obesity, albuminuria, and gamma-glutamyl transferase predict incidence of hypertension in indigenous Australians in rural and remote communities in northern Australia, *J Hypertens* 2014. [Epub ahead of print].

Lindenbach B, Rice C: Unravelling hepatitis C virus replication from genome to function, *Nature* 436:933–938, 2005.

Liu JP, Nikolova D, Fei Y: Immunoglobulins for preventing hepatitis A, *Cochrane Database Syst Rev* (2):CD004181, 2009.

Lo DH, Wu TW: Assessment of the fundamental accuracy of the Jendrassik-Grof total and direct bilirubin assays, *Clin Chem* 29:31–36, 1983.

London WT, Evans AA: The epidemiology of hepatitis viruses B, C, and D, *Clin Lab Med* 16:251–271, 1996.

Lotfy M, El-Kady IM, Nasif WA, et al: Distinct serum immunoglob pattern in Egyptian patients with chronic HCV infection analyzed by nephelometry, *J Immunoassay Immunochem* 27:103–114, 2006.

Lunel F, Cresta P, Vitour D, et al: Comparative evaluation of hepatitis C virus RNA quantitation by branched DNA, NASBA, and monitor assays, *Hepatology* 29:528–535, 1999.

Manns M, Gerken G, Kyriatsoulis A, et al: Two different subtypes of antimitochondrial antibodies are associated with primary biliary cirrhosis: Identification and characterization by radioimmunoassay and immunoblotting, *Hepatology* 7:893–899, 1987.

Martínez A, Broner S, Sala MR, et al: Changes in the epidemiology of hepatitis A outbreaks 13 years after the introduction of a mass vaccination program, *Hum Vaccin Immunother* e35861, 2014. [Epub ahead of print].

Maruo Y, Addario C, Mori A, et al: Two linked polymorphic mutations [A(TA) 7TAA and T3279G] of

UGT1A1 as the principal cause of Gilbert syndrome, *Hum Genet* 115:525–526, 2004.
Mast EE, Alter MJ, Holland PV, et al: Evaluation of assays for antibody to hepatitis E virus by a serum panel. Hepatitis E Virus Antibody Serum Panel Evaluation Group, *Hepatology* 27:857–861, 1998.
Matsumoto A, Yeo AE, Shih JW, et al: Transfusion-associated TT virus infection and its relationship to liver disease, *Hepatology* 30:283–288, 1999.
McDonagh AF, Palma LA, Lauff JJ, et al: Origin of mammalian biliprotein and rearrangement of bilirubin glucuronides in vivo in the rat, *J Clin Invest* 74:763–770, 1984.
McHutchison JG, Gordon SC, Schiff ER, et al: Interferon alfa-2b or in combination with ribavirin as initial treatment for chronic hepatitis C. Hepatitis Interventional Therapy Group, *N Engl J Med* 339:1485–1492, 1998.
McHutchison JG, Poynard T, Gordon SC, et al: The impact of race on response to anti-viral therapy in patients with chronic hepatitis C, *Hepatology* 30:A302, 1999.
McMahon BJ, Alward WL, Hall DB, et al: Acute hepatitis B virus infection: Relation of age to the clinical expression of disease and subsequent development of the carrier state, *J Infect Dis* 151:599–603, 1985.
METAVIR Cooperative Group, Bedossa P: Intraobserver and interobserver variations in liver biopsy interpretation in patients with chronic hepatitis C (French), *Hepatology* 20:15–20, 1994.
Moss DW: Physicochemical and pathophysiological factors in the release of membrane-bound alkaline phosphatase from cells, *Clin Chim Acta* 257:133–140, 1997.
Moussavian SN, Becker RC, Piepmeyer JL, et al: Serum gamma-glutamyl transpeptidase and chronic alcoholism: Influence of alcohol ingestion and liver disease, *Dig Dis Sci* 30:211–214, 1985.
Moy L, Levine J: Autoimmune hepatitis: A classic autoimmune liver disease, *Curr Probl Pediatr Adolesc Health Care* 44:341–346, 2014.
Mulder AH, Horst G, Haagsma EB, et al: Prevalence and characterization of neutrophil cytoplasmic antibodies in autoimmune liver diseases, *Hepatology* 17:411–417, 1993.
Mun BS, Ahn HS, Ahn DS, et al: The correlation of Child-Pugh score, PGA index and MELD score in the patient with liver cirrhosis and hepatocellular carcinoma according to the cause of alcohol and hepatitis B virus, *Korean J Hepatol* 9:107–115, 2003.
Nagaoka S, Yatsuhashi H, Hamada H, et al: The des-gamma-carboxy prothrombin index is a new prognostic indicator for hepatocellular carcinoma, *Cancer* 98:2671–2677, 2003.
Nalpas B, Vassault A, Charpin S, et al: Serum mitochondrial aspartate aminotransferase as a marker of chronic alcoholism: diagnostic value and interpretation in a liver unit, *Hepatology* 6:608–614, 1986.
Naveau S, Gaude G, Asnacios A, et al: Diagnostic and prognostic values of non-invasive biomarkers of fibrosis in patients with alcoholic liver disease, *Hepatology* 49:97–100, 2009.
Nguyen TT, Sedghi-Vaziri A, Wilkes LB, et al: Fluctuations in viral load (HCV RNA) are relatively insignificant in untreated patients with chronic HCV infection, *J Viral Hepat* 3:75–78, 1996.
Nista EC, Fini L, Armuzzi A, et al: 13C-breath tests in the study of microsomal liver function, *Eur Rev Med Pharmacol Sci* 8:33–46, 2004.
Notter D, et al: Bilirubin. In Siest G, Schiele F, Henny J, editors: *Interpretation of clinical laboratory tests*, Foster City, Calif., 1985, Biomedical Publications.
Nyblom H, Berggren U, Balldin J, et al: High AST/ALT ratio may indicate advanced alcoholic liver disease rather than heavy drinking, *Alcohol* 39:336–339, 2004.
Okamura Y, Ashida R, Ito T, et al: The tumor marker score is an independent predictor of survival in patients with recurrent hepatocellular carcinoma, *Surg Today* 2014. [Epub ahead of print].
Onishi S, Isobe K, Itoh S, et al: Metabolism of bilirubin and its photoisomers in newborn infants during phototherapy, *J Biochem (Tokyo)* 100:789–795, 1986.
Palmer M, Schaffner F: Effect of weight reduction on hepatic abnormalities in overweight patients, *Gastroenterology* 99:1408–1413, 1990.
Panteghini M: Aspartate aminotransferase isoenzymes, *Clin Biochem* 23:311–319, 1990.
Parkes J, Guha IN, Roderick P, et al: Performance of serum marker panels for liver fibrosis in chronic hepatitis C, *J Hepatol* 44:462–474, 2006.
Paulusma CC, Kool M, Bosma PJ, et al: A mutation in the human canalicular multispecific organic anion transporter gene causes the Dubin-Johnson syndrome, *Hepatology* 25:1539–1542, 1997.
Pawlotsky JM, Lonjon I, Hezode C, et al: What strategy should be used for diagnosis of hepatitis C virus infection in clinical laboratories?, *Hepatology* 27:1700–1702, 1998.
Persico P, Persico E, Bakker C, et al: Hyperbilirubinemia in subjects with Gilbert syndrome (GS) mutations is determined by the rate of hepatic uptake of organic anions, *Hepatology* 30:A501, 1999.
Pincus JH, Cohan JL, Glaser GH: Neurologic complications of internal disease. In Baker AB, Baker LH, editors: *Clinical neurology*, New York, 1991, Harper and Row, pp 10–13.
Poordad F, Lawitz E, Kowdley KV, et al: Exploratory study of oral combination antiviral therapy for hepatitis C, *N Engl J Med* 368(1):45–53, 2013. doi: 10.1056/NEJMoa1208809.
Poordad F, McCone J, Bacon BR, et al: Boceprevir for untreated chronic HCV genotype 1 infection, *N Engl J Med* 364(13):1195–1206, 2011. doi: 10.1056/NEJMoa1010494.
Poynard T, Aubert A, Bedossa P, et al: A simple biological index for detection of alcoholic liver disease in drinkers, *Gastroenterology* 100:1397–1402, 1991.
Poynard T, Marcellin P, Lee SS, et al: Randomised trial of interferon alpha2b plus ribavirin for 48 weeks or for 24 weeks versus interferon alpha2b plus placebo for 48 weeks for treatment of chronic infection with hepatitis C virus. International Hepatitis Interventional Therapy Group (IHIT), *Lancet* 352:1426–1432, 1998.
Poynard T, Munteanu M, Imbert-Bismut F, et al: Prospective analysis of discordant results between biochemical markers and biopsy in patients with chronic hepatitis C, *Clin Chem* 50:1344–1355, 2004.
Poynard T, Vergniol J, Ngo Y, et al: Staging chronic hepatitis C in seven categories using fibrosis biomarker (FibroTest™) and transient elastography (FibroScan®), *J Hepatol* 60:706–714, 2014. [Editor: Year mismatch].
Prince AM, White T, Pollock N, et al: Epidemiology of hepatitis B infection in Liberian infants, *Infect Immun* 32(2):675–680, 1981.
Propst T, Propst A, Dietze O, et al: Alpha-1-antitrypsin deficiency and liver disease, *Dig Dis* 12:139–149, 1994.
Qiu N, Li R, Yu JG, et al: Comparison of Abbott and Da-an real-time PCR for quantitating serum HBV DNA, *World J Gastroenterol* 20:11762–11769, 2014.
Rajpert-De Meyts E, Heisterkamp N, Groffen J: Cloning and nucleotide sequence of human gamma-glutamyl transpeptidase, *Proc Natl Acad Sci U S A* 85:8840–8844, 1988.
Ravaggi A, Biasin MR, Infantolino D, et al: Comparison of competitive and non-competitive reverse transcription-polymerase chain reaction (RT-PCR) for the quantification of hepatitis C virus (HCV) RNA, *J Virol Methods* 65:123–129, 1997.
Reddy KR, Hoofnagle JH, Tong MJ, et al: Racial differences in response to therapy with interferon in chronic hepatitis C. Consensus Interferon Study Group, *Hepatology* 30:787–793, 1999.
Reverter E, Tandon P, Augustin S, et al: A MELD-based model to determine risk of mortality among patients with acute variceal bleeding, *Gastroenterology* 146:412–419, 2014.
Robert A, Chazouilleres O: Prothrombin time in liver failure: Time, ratio, activity percentage, or international normalized ratio?, *Hepatology* 24:1392–1394, 1996.
Roozendaal C, Van Milligen de Wit AW, Haagsma EB, et al: Antineutrophil cytoplasmic antibodies in primary sclerosing cholangitis: Defined specificities may be associated with distinct clinical features, *Am J Med* 105:393–399, 1998.
Rosenthal-Allieri MA, Peritore ML, Tran A, et al: Analytical variability of the Fibrotest proteins, *Clin Biochem* 38:473–478, 2005.
Rosenthal P, Pincus MR, Fink D: Sex and age-related differences of bilirubin in serum, *Clin Chem* 30:1380–1382, 1984.
Rossi E, Adams L, Prins A, et al: Validation of the FibroTest biochemical markers score in assessing liver fibrosis in hepatitis C patients, *Clin Chem* 49:450–454, 2003.
Rost D, Rudolph G, Kloeters-Plachky P, et al: Effect of high-dose ursodeoxycholic acid on its biliary enrichment in primary sclerosing cholangitis, *Hepatology* 40:693–698, 2004.
Saldanha J, Lelie N, Heath A: Establishment of the first international standard for nucleic acid amplification technology (NAT) assays for HCV RNA. WHO Collaborative Study Group, *Vox Sang* 76:149–158, 1999.
Schlaeger R, Haux P, Kattermann R: Studies on the mechanism of the increase in serum alkaline phosphatase activity in cholestasis: Significance of the hepatic bile acid concentration for the leakage of alkaline phosphatase from rat liver, *Enzyme* 28:3–13, 1982.
Schlauder GC, Dawson GJ: Hepatitis E virus. In Murray PR, editor: *Manual of clinical microbiology*, ed 8, Washington, DC, 2003, ASM Press, pp 1495–1511.
Seeff LB, Beebe GW, Hoofnagle JH, et al: A serologic follow-up of the 1942 epidemic of post-vaccination hepatitis in the United States Army, *N Engl J Med* 316:965–970, 1987.
Seeff LB, the NHLBI Study Group: Mortality and morbidity of transfusion-associated non-A, non-B hepatitis and type C hepatitis: An NHLBI multi-center study, *Hepatology* 20:A204, 1994.
Selimovic D, El-Khattouti Haikel Y, Abdelkader O, et al: Hepatitis C virus-related hepatocellular carcinoma: An insight into molecular mechanisms and therapeutic strategies, *World J Hepatol* 4:342–355, 2012.
Shawcross DL, Shabir SS, Taylor NJ, et al: Ammonia and the neutrophil in the pathogenesis of hepatic encephalopathy in cirrhosis, *Hepatology* 51:1–8, 2010.
Shepard RL, Kraus SE, Babayan RK: Sirosky MB. The role of ammonia toxicity in the post transurethral prostatectomy syndrome, *Br J Urol* 60:349–351, 1987.
Sheth SG, Flamm SL, Gordon FD, et al: AST/ALT ratio predicts cirrhosis in patients with chronic hepatitis C virus infection, *Am J Gastroenterol* 93:44–48, 1998.
Shuhart MC, Gretch DR: Hepatitis C and G viruses. In Murray PR, editor: *Manual of clinical microbiology*, ed 8, Washington, DC, 2003, ASM Press, pp 1480–1494.
Singer AJ, Carracio TR, Mofenson HC: The temporal profile of increased transaminase levels in patients with acetaminophen-induced liver dysfunction, *Ann Emerg Med* 26:49–53, 1995.
Skinhoj P, Mikkelsen F, Hollinger FB: Hepatitis A in Greenland: Importance of specific antibody testing in epidemiologic surveillance, *Am J Epidemiol* 105:140–147, 1977.
Srikureja W, Kyulo NL, Runyon BA, et al: MELD score is a better prognostic model than Child-Turcotte-Pugh score or discriminant function score in patients with alcoholic hepatitis, *J Hepatol* 42:700–706, 2005.
Stahl J: Studies of the blood ammonia in liver disease: Its diagnostic, prognostic, and therapeutic significance, *Ann Intern Med* 58:1–24, 1963.
Stinton LM, Bentow C, Mahler M, et al: PR3-ANCA: A promising biomarker in primary sclerosing cholangitis (PSC), *PLoS ONE* 9:1–8, 2014.
Sveger T: The natural history of liver disease in alpha-1-antitrypsin deficient children, *Acta Paediatr Scand* 77:847–851, 1988.
Taylor JM: Hepatitis delta virus, *Virology* 344:71–76, 2006.
Teare JP, Sherman D, Greenfield SM, et al: Comparison of serum procollagen III peptide concentrations and PGA index for assessment of hepatic fibrosis, *Lancet* 342:895–898, 1993.
Teckman JH, An JK, Blomenkamp K, et al: Mitochondrial autophagy and injury in the liver in alpha 1-antitrypsin deficiency, *Am J Physiol Gastrointest Liver Physiol* 286:G851–G862, 2004.
Tervaert JWC, van Hoek B, Koek G: Antineutrophil cytoplasmic antibodies in small-duct primary sclerosing cholangitis, *Gastroenterology* 136:364, 2009.
Thabut D, Simon M, Myers RP, et al: Noninvasive prediction of fibrosis in patients with chronic hepatitis C, *Hepatology* 37:1220–1221, 2003.
Totos G, Gizaris V, Papaevangelou G: Hepatitis A vaccine: Persistence of antibodies 5 years after the first vaccination, *Vaccine* 15:1252–1253, 1997.
Trotter JF, Brimhall B, Arjal R, et al: Specific laboratory methodologies achieve higher model for endstage liver disease (MELD) scores for patients listed for liver transplantation, *Liver Transpl* 10:995–1000, 2004.
Ts'ao C, Swedlund J, Neofotistos D: Implications of use of low international sensitivity index thromboplastins in prothrombin time testing, *Arch Pathol Lab Med* 118:1183–1187, 1994.
Tsujii H, Konig J, Rost D, et al: Exon-intron organiza-

tion of the human multidrug-resistance protein 2 (MRP2) gene mutated in Dubin–Johnson syndrome, *Gastroenterology* 117:653–660, 1999.

Turchin A, Wiebe DA, Seely EW, et al: Severe hypercholesterolemia mediated by lipoprotein X in patients with chronic graft-versus-host disease of the liver, *Bone Marrow Transplant* 35:85–89, 2005.

Van de Water L, Carr JM, Aronson D, et al: Analysis of elevated fibrinogen degradation product levels in patients with liver disease, *Blood* 67:1468–1473, 1986.

Van Hootegem P, Fevery J, Blanckaert N: Serum bilirubins in hepatobiliary disease: Comparison with other liver function tests and changes in the post-obstructive period, *Hepatology* 5:112–117, 1985.

Vernelen K, Claeys H, Verhaert AH, et al: Significance of NS3 and NS5 antigens in screening for HCV antibody, *Lancet* 343:853, 1994.

Vierling JM, Berk PD, Hoffman AF, et al: Normal fasting-state levels of serum cholyl-conjugated bile acids in Gilbert's syndrome: An aid to the diagnosis, *Hepatology* 2:340–343, 1982.

Villano SA, Vlahov D, Nelson KE, et al: Persistence of viremia and the importance of long-term follow-up after acute hepatitis C infection, *Hepatology* 29:908–914, 1999.

Viot M, Thyss A, Schneider M, et al: Alpha 1 isoenzyme of alkaline phosphatases: Clinical importance and value for the detection of liver metastases, *Cancer* 52:140–145, 1983.

Vossler DG, Wilensky AJ, Cawthon DF, et al: Serum and CSF glutamine levels in valproate-related hyperammonemic encephalopathy, *Epilepsia* 43:54–59, 2002.

Watanabe T, Yamada H, Morimura Y, et al: Ovarian Sertoli-Leydig cell tumor with heterologous gastrointestinal epithelium as a source of alpha-fetoprotein: A case report, *J Obstet Gynaecol Res* 34:418–421, 2008.

Webb GJ, Hirschfield GM: Genetics of autoimmune liver disease: A brief summary for clinicians, *Dig Dis* 32(5):e1–e6, 2014. doi: 10.1159/000366174. Epub 2014 Aug 22.

Wen G, Tang Z, Yang F, et al: A valuable antigen detection method for the diagnosis of acute hepatitis E, *J Clin Microbiol* 2014. pii: JCM.01853-14. [Epub ahead of print].

Wenham PR, Horn DB, Smith AF: Multiple forms of gamma-glutamyl-transferase: A clinical study, *Clin Chem* 31:569–573, 1985.

Whitehead TP, Clarke CA, Whitfield AG: Biochemical and haematological markers of alcohol intake, *Lancet* 1:978–981, 1978.

Williams AL, Hoofnagle JH: Ratio of serum aspartate to alanine aminotransferase in chronic hepatitis: Relationship to cirrhosis, *Gastroenterology* 95:734–739, 1988.

Yamaguchi I, Nakamura K, Kitano H, et al: Development of des-gamma-carboxy prothrombin (DCP) measuring reagent using the LiBASys clinical analyzer, *Clin Chem Lab Med* 46:411–416, 2008.

Yotsuyanagi H, Yasuda K, Iino S, et al: Persistent viremia after recovery from self-limited acute hepatitis B, *Hepatology* 27:1377–1382, 1998.

Yuki N, Hayashi N, Moribe T, et al: Relation of disease activity during chronic hepatitis C infection to complexity of hypervariable region 1 quasispecies, *Hepatology* 25:439–444, 1997.

Zhou SL, Gordon RE, Bradbury M, et al: Ethanol up-regulates fatty acid uptake and plasma membrane expression and export of mitochondrial aspartate aminotransferase in Hep G2 cells, *Hepatology* 27:1064–1074, 1998a.

Zhou L, Liu J, Luo F: Serum tumor markers for detection of hepatocellular carcinoma, *World J Gastroenterol* 12:1175–1181, 2006.

Zhou XY, Tomatsu S, Fleming RE, et al: HFE gene knockout produces mouse model of hereditary hemochromatosis, *Proc Natl Acad Sci U S A* 95:2492–2497, 1998b.

Zimmerman HJ: Intrahepatic cholestasis, *Arch Intern Med* 139:1038–1045, 1979.

Zucker SD, Horn PS, Sherman KE: Serum bilirubin levels in the U.S. population: Gender effect and inverse correlation with colorectal cancer, *Hepatology* 40:827–835, 2004.

第22章 胃肠道和胰腺疾病的实验室诊断

Haseeb A. Siddiqi, * Martin J. Salwen, * Mohammad F. Shaikh, Wilbur B. Bowne

要点

1. 几乎所有十二指肠溃疡患者和大多数慢性胃炎患者均有明显的幽门螺杆菌感染。粪便幽门螺杆菌抗原检测和尿素呼气试验有助于诊断和疗效监测。
2. 急性胰腺炎表现为腹痛和血清淀粉酶或脂肪酶水平升高。急性胰腺炎复发患者必须排除可逆性病因。常规实验室检查对诊断慢性胰腺炎的临床价值有限。
3. 在囊性纤维化检查中汗液氯化物的测定是必要的初步检测。基因检测可以用来判断疾病相关的基因突变。
4. 慢性腹泻患者应进行便血,脂肪颗粒,白细胞和粪便病原体(常规细菌培养,OVA 和寄生虫检查)检查。
5. 有抗生素治疗史或住院超过 3 天的患者发生腹泻可考虑艰难梭菌感染。
6. 对乳糜腹泻患者的诊断评估在给予患者无麸质饮食前应首先使用抗组织型转谷氨酰胺酶免疫球蛋白 A 和血清免疫球蛋白 A。
7. 原发性乳糖不耐症常见于成年人,继发性乳糖不耐受症可发生在感染和肠炎中。
8. 抗中性粒细胞胞质抗体阳性最常见于抗酿酒酵母抗体和克罗恩病导致的溃疡性结肠炎。
9. 胃镜检查可代替胃酸抽吸术。当胃酸含量非常高或非常低时,胃酸测定是具有临床意义的。
10. 促胃液素是最强大的胃酸刺激因子,与胃酸分泌呈负相关。胃萎缩时血清促胃液素水平升高,胃酸水平降低。
11. 胰泌素可刺激胃泌素瘤患者产生促胃液素,对其他原因引起的高促胃液素症患者无临床意义。
12. 术中促胃液素测定有助于完全性胃切除患者术中判定异常组织是否完全切除。
13. 粪便潜血试验可用于筛查结肠癌。

患者的病史、重要体征和症状可为胰腺和胃肠道疾病提供诊断依据,需要特别注意的是某些明显阴性的结果可排除部分可能病因,并用于鉴别诊断。首先应进行无创检查,患者的检查前准备工作与选择正确的检查方法或手术手段一样重要。使用内镜可对患者整个肠胃进行直观的检查,必要时可进行活检。有胃肠道出血或梗阻的危重患者可辅助钡餐造影检查。为保证结果的准确性,避免假阳性和假阴性,需要严格进行检查前准备工作,同时注意收集样本。

胰腺疾病

胰腺系统疾病

囊性纤维化

囊性纤维化(cystic fibrosis,CF)以机体各种外分泌腺分泌异常黏稠的黏液分泌物为特征,包括胰腺、唾液腺、支气管和气管周围的汗腺。肠囊性纤维化可导致新生儿出现胎粪阻塞综合征。2/3 的病例是在 1 岁之前被确诊。胰腺功能不全引起的慢性肺疾病和吸收障碍是婴儿期后存活的主要临床问题,但其智力和认知功能不受影响(Cheng et al,1990)。

囊性纤维化是北美白种人最常见的遗传性疾病。这是一种常染色体隐性遗传疾病,影响 7 号染色体上的囊性纤维化跨膜电导调节基因(cystic fibrosis transmembrane conductance regulator,CFTR)编码上皮氯通道蛋白。杂合子无明显的临床症状。纯合子则表现为反复的肺部感染、胰腺功能不全、脂肪腹泻和营养不良综合征。囊性纤维化的病因是异常的上皮氯离子跨膜转运引起外分泌腺异常脱水从而形成黏稠的分泌物,黏稠的黏液会阻塞管道导致腺泡扩张萎缩、纤维化、慢性炎症和胆囊管的改变。

囊性纤维化在儿童期通常是致命的,每 3500 个新生儿中就有 1 个患儿。治疗手段的进步延长了囊性纤维化患者的生命周期。按照患者目前的死亡率统计,女性患者的平均寿命为 37 岁,男性患者的平均寿命为 40 岁(MacKenzie et al,2014),90%的患者死于肺并发症。

总体而言，囊性纤维化在美国的发病率约1/3900，其中白种人最高（1/2500），阿什肯纳齐犹太人（1/2300）和美洲原住民部落（1/10 900）（Palomaki et al，2004）。普埃布洛部落与白种人发病率基本相同。该病在西班牙裔美国人中也很常见，但在亚洲人和黑人中却很少见。超过25 000名美国人患有囊性纤维化，每年诊断出近1000例新病例。其在美国白人新生儿的发病率是1/1600，黑人新生儿的发病率是1/17 000。

每20个白种人中约有1个是一个等位基因的携带者。目前，已经鉴定了近2000个CFTR的突变基因，可用探针检测90%囊性纤维化病例中的70种突变。因此，遗传学检测可鉴别与囊性纤维化相关的突变（Weiss et al，2005）。

缺陷的程度取决于突变的性质。某些特征突变导致的疾病较轻。当基因的2个拷贝被遗传时，经典的δF508突变会导致囊性纤维化。

由于囊性纤维化中存在多重等位基因，汗液中氯化物增加被证明是囊性纤维化诊断中必要的初步检查。直到1996年，氯化氨检测才开始广泛用于有既往史或家族史的患者中。

近年来，已开发出利用免疫反应性胰蛋白酶原（immunoreactive trypsinogen，IRT）免疫测定囊性纤维化的筛选方法。胰蛋白酶原是胰腺腺泡细胞分泌的无活性、酶原形式的胰蛋白酶，随后被蛋白酶（包括活化的胰蛋白酶本身）水解切割产生N-端肽段，从而产生活性。IRT是已有的几种形式的胰蛋白酶原之一，其包含有两种形式的酶原：阳离子形式（IRT1）和阴离子形式（IRT2）。这两种形式在许多不同的胃肠道疾病如囊性纤维化，胎粪肠梗阻和胰腺疾病（包括胰腺炎和胰腺癌）中均有升高。每种形式的IRT（Lindau-Sheppard & Pass，2010）均已开发了ELISA测试，而用于测定的大多数抗体均可识别两种形式。

随着新生儿囊性纤维化筛查的广泛开展（如IRT，已知CFTR突变的DNA分析或非DNA分析），现在通常仅在发现异常初筛结果时进行汗液氯化物检测（Farrell et al，2008）。

目前最常用的吉布森-库克法，其原理是毛果芸香碱刺激皮肤增加局部汗腺分泌，使用离子电渗法检测汗液。产生的汗液被滤纸或纱布吸收、称重、用水稀释，并分析钠和氯化物浓度。全身出汗对于囊性纤维化患者是非常危险的，并且已有多起死亡病例报告。

对同一样本进行重复检测，汗液检测的灵敏度为90%～99%，高错误率的结果可能与汗液样本本身和检测实验有关（National Committee for Clinical Laboratory Standards（NCCLS），2000；LeGrys et al，2007；Farrell et al，2008）。

超过99%的囊性纤维化患儿汗液氯化物浓度大于60mmol/L。青春期或成年患者的汗液氯化物浓度则不会增加如此显著。因此，检测时需要小心操作（LeGrys et al，2007）。

在儿童中，至少两次汗液氯化物浓度大于60mmol/L才是有诊断价值的。在无肾上腺功能不全的情况下，汗液氯化物的浓度应介于50mmol/L至60mmol/L之间。对于汗液电解质结果异常的疑似CF患者，可注射例如氟氢化可的松等盐皮质激素后进行检测。在囊性纤维化的患者中，电解质值将保持不变，而正常对照组则会显示汗液电解质结果降低。在囊性纤维化患者中，钠的浓度略低于氯离子浓度，但是在健康对照组中结果则截然相反。在营养不良、多汗性外胚层发育不良、肾性尿崩症，肾衰竭，葡萄糖-6-磷酸酶缺乏症，甲状腺功能减退，黏多糖病和岩藻糖苷贮积症等患者中氯化物浓度可大于60mmol/L。这些疾病通常可以通过临床症状轻易与CF鉴别。存在低蛋白血症的情况时，囊性纤维化患者汗液检测结果可出现假阴性。

大约一半的绝经前成年女性会出现汗液电解质结果的周期性波动，最常见的是在月经来潮前5～10天，其体内的氯化物浓度达到最高，峰值略小于65mmol/L。男性汗液电解质结果也可达到70mmol/L。因此，必须谨慎对待成年人汗液电解质值的分析（Rosenstein & Cutting，1998；NCCLS，2000）。

超过80%的囊性纤维化病例会发生胰腺异常，其临床表现多样化，胰岛通常是不受影响。没有治愈方法。R117H突变杂合子人群可能由于导管堵塞而导致胰腺功能不全，引起特发性慢性胰腺炎（Durie，2000）。

血红蛋白沉着症

任何原因引起的体内铁积累过量均会对细胞有直接毒性并引起纤维化。症状包括皮肤古铜色征、肝硬化和糖尿病。铁元素在人体内没有主要的排泄途径。在这种疾病中，深棕色的含铁血黄素作为一种含有色素的铁积累会导致胰腺增大。如果不及时治疗，胰腺会发生渐进性纤维化萎缩。铁元素会沉积在腺泡和导管细胞以及胰岛β细胞中（胰岛的其他细胞并未发现），而皮肤上也会出现类似的色素沉着。β细胞损伤会导致青铜色糖尿病。半数病例会出现垂体功能障碍、性腺功能减退并且大多数会出现心脏和骨关节炎。70%的患者出现肝硬化。30%的患者发生肝细胞癌（HCC）。

通常继发性血色病是多次输血导致的贫血，溶血性贫血，或口服铁摄入增加导致铁储存增加引起的。

遗传性血红蛋白沉着症（hereditary hemochromatosis，HH）是人类白细胞抗原（human leukocyte antigen，HLA）-与十二指肠铁吸收调节相关的常染色体隐性遗传缺陷。如在第21章和第23章中讨论的，*HFE*基因位于6号染色体短臂。在这种常见的遗传疾病中，纯合子发生频率为1/220。当家族中有一人被诊断为HH时，其他家庭成员也应进行筛选；其中约1/4的兄弟姐妹检测结果为阳性（Powell et al，1996；Bulaj et al，2000；Beutler et al，2002）。肝癌已成为HH死亡的主要原因（Barton et al，1998）。

有一些方法用于该疾病的诊断（Jensen，2004）。由于肝脏是机体储存铁的主要部位，因此肝活检仍然是诊断的金标准。鉴于这种检测手段可能存在并发症和潜在的患者凝血功能障碍，应优先考虑其他的筛选方法，活检仅作为确诊方法（Powell，2002；Jensen，2004）。筛选试验包括转铁蛋白饱和度（transferrin saturation，TS）= 血清铁÷总铁结合力×100%。如果女性大于60%，男性大于50%，可认为结果异常（Powell，2002）。其他检测，如血清铁蛋白、血清铁、铁调素，影像学MRI检查也可采用（Jensen，2004；Konz et al，2014）。在HH中，HFE突变基因的检测，转铁蛋白受体，膜铁转运蛋白，和铁调素的检测可以作为辅助诊断。

胰腺炎

胰腺炎是由胰腺实质内的消化酶活化，导致腺泡细胞损伤引起的胰腺炎症；它具有较高的发病率和死亡率。胰腺炎的临床表现是变化多,差异大。

急性胰腺炎

急性可逆性炎症的病因是酶的坏死。急性胰腺炎性可发生在任何年龄(通常为 30~70 岁),儿童中很少见。其诊断依据是符合以下三个条件中的两种情况:符合急性胰腺炎的腹痛(通常是急性发作,上腹痛,排除其他原因);血清淀粉酶或脂肪酶活性大于正常参考范围的三倍;急性胰腺炎的影像学证据(Morinville et al,2012)。血清淀粉酶和(或)脂肪酶升高可作为临床疑似病例的证据(表 22-1)。

表 22-1 急性胰腺炎的实验室检查

实验室检查项目	目的	用途与范围
淀粉酶	诊断	超过正常值上限 3 倍;肾衰竭时特异性降低;大剂量甲氨蝶呤作用后升高,高甘油三酯血症时存在干扰,其他标本内(如唾液腺和(或)腹内)水平升高(不超过×3);乙醇诱导的胰腺炎水平可正常
脂肪酶	诊断	肾衰竭时特异性降低;免疫复合物存在时产生假阳性;唾液腺和腹腔内来源时升高
胰蛋白酶原 2	诊断	用途有限;尚不清楚是否优于淀粉酶/脂肪酶
AST/ALT	病因	大于上限值的 3 倍时,95%的病例诊断为胆结石,灵敏度低
脂肪酶/淀粉酶比值	病因	比值>5 诊断为乙醇性急性胰腺炎,低灵敏度
CDT	病因	对否认饮酒的患者有用,其在酗酒后可持续数周;用途不广
血细胞比容	严重程度	大于入院时水平的 44%,或高于最初 24 小时水平时与胰腺坏死有关
C 反应蛋白	严重程度	大于 150mg/L 时域胰腺炎症有关,在最初的 36~48 小时有效

CDT,糖缺失性转铁蛋白

在 30%的患者中,无法诊断急性胰腺炎,只有在尸检时才可诊断(Wilson et al,1985)。急性胰腺炎许多原因已经确定。其中,胆石症仍然是主要原因(30%~60%),乙醇是第二大常见病因(15%~30%)。其他原因包括由肿瘤或寄生虫引起的管道阻塞,导管异常如胰腺破裂,感染(流行性腮腺炎,柯萨奇病毒A)、钝性创伤或后内镜逆行胰胆管造影(ERCP),多种药物(利尿剂、磺胺类药物)、有机磷、甲醇、亚硝胺、高甘油三酯血症、高钙血症。

淀粉酶

血清和尿液中的淀粉酶在适宜环境温度下可稳定保存 1 周,冷藏在密封容器中至少可保存 6 个月。由于淀粉酶是一种含钙的酶,因此,要用肝素化血浆样本进行检测,要避免使用枸橼酸盐或草酸盐作为抗凝剂的血浆样本进行检测。

如果血清淀粉酶测定值是正常值的 3 倍或以上即可确诊为急性胰腺炎。其在病发后 20~30 小时内达到峰值,可达到参考值上限的 10~20 倍(Papachristou & Whitcomb,2005),并于 48~72 小时内恢复正常。淀粉酶水平长时间持续高于此值可能是胰腺持续性的坏死或假性囊肿形成。尽管存在一些问题,淀粉酶仍然是目前临床实践中急性胰腺炎诊断的首选检验项目。血清淀粉酶对胰腺炎诊断的灵敏度比较低,约 20%的胰腺炎患者血清淀粉酶的浓度并不会升高,但是许多急腹症的患者血清淀粉酶的浓度却非特异性地升高。在患有胰腺炎的高脂血症患者中,血清和尿淀粉酶水平经常会正常。这种情况被认为是由于甘油三酯或血清中循环抑制剂抑制了淀粉酶活性导致的。近期研究表明,急性胰腺炎血清淀粉酶的敏感性和特异性分别为 62%和 93%(Hofmeyr et al,2014)。血清淀粉酶的水平与胰腺炎的诱因和严重程度无关,因为只有 40%的血清淀粉酶来源于胰腺,其他的血清淀粉酶主要来自唾液腺(Halangk & Lerch,2005)。

用于检测淀粉酶的可靠方法有很多种,只是需要关注样本的处理过程。由于唾液中淀粉酶的含量约为血清中的 700 倍,因此要避免样本被唾液污染。其次,因为红细胞中不含淀粉酶,所以溶血样本对大部分测定方法不会造成不良影响。但是酶偶联测定法除外,因为该方法会产生过氧化氢,从而影响检测结果。

当血清淀粉酶水平上升数小时后,尿淀粉酶的含量也会急剧上升。当血清淀粉酶含量恢复正常范围后,尿淀粉酶的含量仍然居高不下。几乎所有的急性胰腺炎患者,其尿淀粉酶含量都会大于 1000 个 Somogyi 单位/小时。在大多数急性胰腺炎患者中,血清淀粉酶活性升高,尿淀粉酶活性也伴随增加。肾淀粉酶的清除率升高可用于急性胰腺炎和胰腺炎复发的诊断,但是淀粉酶清除率与肌酐清除率的比值对于诊断的意义不大,因为该比值在非相关条件下也可能上升。

在慢性胰腺炎患者和其他情况下,血清淀粉酶活性可能会下降,如充血性心力衰竭,怀孕(第二和第三次)期间,胃肠(GI)癌,骨折和胸膜炎。

胰腺癌患者可能出现血清淀粉酶升高,但其升高时已是晚期,对于诊断的帮助不大。胆囊炎,消化性溃疡,肾移植,病毒性肝炎或破裂性异位妊娠或胃切除术后,血清淀粉酶活性也可升高。

在胰腺炎、胰腺假性囊肿、胰管破裂、全脑癌、分泌淀粉酶的腹部肿瘤和中空黏液穿孔等患者中都观察到腹水淀粉酶水平的升高。血清,尿液和其他体液中淀粉酶的分型通过物理手段进行，如电泳，色谱法或等电聚焦；然后通过直接光密度检测法来定量检测每个同工酶。

巨淀粉酶血症

巨淀粉酶血症不是一种疾病，而是一种获得性的良性症状，通常好发于男性，并且通常在50~70岁人群中无意发现(Remaley & Wilding，1989)。表现为血清淀粉酶持续升高而无临床症状，尿淀粉酶正常或偏低。大分子酰胺酶是正常淀粉酶(通常为唾液同工酶)与免疫球蛋白(Ig)G，IgA或多糖的不均匀复合物(Van Deun et al，1989)。由于其分子较大，麦芽糖酶巨淀粉酶不能通过肾小球滤过并保留在血浆中；它们不存在于尿液中。血浆淀粉酶活性通常增加2~8倍。血清脂肪酶是正常的。人群中巨淀粉酶血症的发病率约为1%。患者肾功能正常，但淀粉酶/肌酐清除率减低(表22-2)。

表22-2 高淀粉酶血症和巨淀粉酶血症鉴别诊断

情况	血清淀粉酶	血清脂肪酶	尿淀粉酶	$C_{am}:C_{cr}$	血清巨淀粉酶
胰高血糖症	高	高	高	高	无
唾液性高蛋白血症	高	正常	低或正常	低或正常	无
巨淀粉酶血症	高	正常	低	低	高

Adapted from Kleinman DS & o' Brien Jf: Macroamylase, Mayo Clin Proc 61: 669-670, 1986

$C_{am}:C_{cr}$=淀粉酶清除率：肌酐清除率=(尿淀粉酶/血清淀粉酶)×(血清肌酐/尿肌酐)

脂肪酶

胰腺是血清脂肪酶的主要来源。人胰腺脂肪酶是分子量为45kDa的糖蛋白。脂肪酶不存在于唾液腺中。脂肪酶是一种在碳1和3酯键优先水解长链脂肪酸甘油酯的酶，每摩尔甘油三酯产生2摩尔脂肪酸和1摩尔β-单甘油酯。异构化后，以较慢的速率分解第三种脂肪酸。脂肪分解的速度与脂滴表面积的大小成正比，由于十二指肠液中不存在胆汁盐，导致脂肪酶因缺乏乳化剂而失效。

血清脂肪酶被认为是比血清淀粉酶更好的急性胰腺炎诊断的检测指标。它的灵敏度和特异性分别为92%和91%(Hofmeyr et al，2014)。血清脂肪酶在4~8小时内增加，并在接下来的8~14天内持续升高。一般来说，脂肪酶含量持续升高的状态很少会超过14天；持续时间超过14天表明预后不佳或出现胰腺囊肿。可能出现高血糖和胆红素浓度升高，并伴随白细胞增多。

胰腺脂肪酶必须与脂蛋白脂酶，脂族酯酶和芳基酯水解酶相区别，它们相互之间有关联，但又是不同的酶。除非胰腺脂肪酶有适当的分析条件，测定脂肪酶活性时应该包含这些酶的活性。脂肪酶也存在于肝脏，胃，肠，白细胞，脂肪细胞和牛奶中。

适当的钙含量可以提高脂肪酶的活性，但是钙含量太高的话，反而会起到抑制作用。据推测，抑制作用可能是由于干扰了胆汁盐在水/底物界面的作用。与血清白蛋白相似，胆汁盐在界面上阻止脂肪酶的变性。重金属和奎宁可以抑制脂肪酶的活性。

脂肪酶由于分子量很小而被肾小球滤过，但正常情况下它又可被近端小管完全吸收，所以不存在于正常尿液中。对于肾衰竭的患者，由于肾小管重吸收能力减弱，尿中可出现脂肪酶。在没有胰腺疾病的情况下，尿液脂肪酶活性与肌酐清除率有关。

血清脂肪酶在室温条件下可保存1周，如果在冷藏条件下，则可保存更长时间。对血清脂肪酶，最理想的反应温度是40℃左右，最理想的pH值是8.8，pH值处于7.0~9.0之间也有报道。这种差异可能是由于不同类型的底物、缓冲液、孵育温度和试剂浓度造成的。血液脂肪酶的检测可以选用血清标本。黄疸、脂肪血症和溶血不影响脂肪酶的检测。

血清脂肪酶和淀粉酶在排除急性胰腺炎方面都很有用。虽然在诊断急性胰腺炎时，测定血清脂肪酶比测定血清淀粉酶有意义，但它并不是急性胰腺炎的特异性指标。慢性胰腺炎、胰管梗阻、胰腺炎、急性胆囊炎、肠梗阻或梗死、十二指肠溃疡、肝病、乙醇中毒和糖尿病酮症患者以及在患有慢性胰腺炎的患者中，血清脂肪酶的含量都可能升高。对腹部创伤的患者，血清淀粉酶和脂肪酶均有增加。腮腺炎患者中，血清脂肪酶活性剧烈升高，这强烈提示胰腺参与疾病的发生和发展。

胰蛋白酶原

胰蛋白酶是在胰腺外分泌细胞产生的两种酶，称为胰蛋白酶原1和胰蛋白酶原2。这些酶原在十二指肠中被激活，分别产生胰蛋白酶1和胰蛋白酶2。在外周循环中存在的胰蛋白酶通过和α_2-巨球蛋白或α_1-抗胰蛋白酶(AAT)形成复合物而灭活。与淀粉酶不同的是，胰蛋白酶是由胰腺腺细胞产生的，因此是判定胰腺损伤的特异性指标。在胰腺实质中，原酶的过早激活被认为是急性胰腺炎发展的关键机制(Andersen et al，2001)。目前，所有类型的胰蛋白酶水平都是由特定的免疫系统决定的。

胰蛋白酶检测是目前被用于鉴别胰腺炎急性发作的诊断依据。一项研究表明，在各种类型的急性胰腺炎中，胰蛋白酶原2和胰蛋白酶2-AAT都会增加，在乙醇相关的胰腺炎中比胆胰腺炎更高。而在胆胰腺炎患者中发现胰蛋白酶原1、淀粉酶和脂肪酶更高。此外，血清胰蛋白酶-2-AAT与胰蛋白酶原1的比值是胆道和乙醇性胰腺炎(Andersen et al，2001)最佳鉴别指标。另一项研究支持使用胰蛋白酶来诊断急性胰腺炎，因为胰蛋白酶2和胰蛋白酶-2-AAT的检测时间更适合用于诊断目的。这些酶在急性发作的几小时内就会升高，因此在入院时已经升高；紧接着快速增高。两种酶的水平都比淀粉酶的水平高，而且升高的程度与胰腺炎症的严重程度相关，这对急性胰腺炎的诊断非常有用，因为它可以预测疾病的严重程度，监测疾病的进展(Kemppainenden，2000)。在胆管癌患者中也证实了胰蛋白酶-1-ATT的升高(Andersen et al，2001)。

血清胰蛋白酶原以10~20倍的水平迅速上升，在尿中的浓度甚至更高。最近对18个临床研究进行了荟萃分析，以此来评估尿胰蛋白酶原2对急性胰腺炎的诊断价值。结果显示，综合灵敏度和特异性分别为80%和92%。在相同的条件下，尿胰蛋白酶原2在ERCP术后胰腺炎患者中的综合灵敏度和特异性分别为86%和94%(Jin et al,2013)。不管什么诱因，都是激活胰蛋白酶原活化为胰蛋白酶，然后激活大部分其他的消化酶并引起胰腺、周围脂肪和邻近结构的组织损伤和坏死。

还有一些酶也具有诊断意义，比如胰腺异淀粉酶，磷脂酶A，弹性酶1和胰蛋白酶原2(Forsmark & Baillie,2007)。其他的检验项目(天冬氨酸氨基转移酶、丙氨酸氨基转移酶、c反应蛋白CRP、血细胞比容、糖缺失性转铁蛋白、胰蛋白酶原激活肽)对诊断急性胰腺炎的敏感性较低。CDT(糖缺失性转铁蛋白)是慢性乙醇中毒的标志。尿TAP(胰蛋白酶原激活肽)是评价胰腺炎严重程度的一个重要标志。伴随白介素(IL)-1和IL-6升高后，炎症标志物(如CRP)也在腹痛出现后的第3天达到峰值，可预测胰腺炎的严重程度(Smotkin & Tenner,2012)。

计算机断层扫描(CT)扫描是诊断胰腺炎的有效手段，其特点是不论有无坏死的情况下，都可以发现胰腺的水肿和炎症特征。超声图可能有助于显示一个扩散的、低回声的胰腺，并提示胆囊中胆结石的存在，但只是提供了一个可能性。CT的严重程度(Balthazar评分)是基于组织坏死、炎症和积液量评分。23%的死亡率与任何程度的胰腺坏死有关，并且坏死、发病率和死亡率之间有密切的联系。初步评估后，CT扫描不需要重复进行，除非怀疑发生胰腺坏死等并发症。磁共振成像(MRI)正越来越多地用于诊断胰腺炎，并特征性的描述CT的胰腺坏死表征为胰周坏死液积聚，坏死胰腺的薄壁细胞和出血性病灶。在急性胰腺炎的早期，MRI也能检测到胰腺导管的破裂。

血清和尿淀粉酶含量除了在胰腺炎患者中会升高外，在许多其他疾病中也会升高，如肾衰竭、腮腺炎和糖尿病酮酸症等。具有酸血症的患者会出现血清淀粉酶假性升高。这就解释了为什么糖尿病酮酸症的患者在没有急性胰腺炎的情况下，可能有显著的血清淀粉酶的升高。没有数据表明，检测淀粉酶和脂肪酶可以增加诊断准确性。确诊之后，每天检测淀粉酶或脂肪酶对于临床病程或预后评估几乎没有价值。

严重急性胰腺炎的预测因子包括：血细胞比容高于44%并且在24小时内未降低(这表明胰腺坏死，预示器官衰竭)和c反应蛋白超过150mg/L。血清肌酐超过2.0mg/dl或血糖显著升高(大于150mg/dl)是死亡的预测因子(Lankisch et al,2001)。在24小时内，血液尿素的上升和死亡率之间存在很强的相关性。血液中尿素每升高5mg/dl，死亡率随之相应增加。血尿素的减少会显著提高存活率(Wu et al,2009)(表22-3)。细胞角蛋白8既是一种血清标志物，也是一种细胞骨架蛋白和细胞凋亡标志物。较高的细胞角蛋白8水平意味着急性胰腺炎(Koruk et al,2012)的临床病程较缓和。

出血性胰腺炎是急性胰腺炎的一种严重的类型，是由胰腺内和周围坏死、出血引起的，甚至可能造成休克或者死亡。最初，坏死是固态的，但坏死细胞迅速发生液化。约80%胰腺炎患者都会出现胆道疾病，如胆结石，胆囊炎，胆管炎和乙醇中毒等。急性胰腺炎中，胆道疾病相关的男性/女性比例约1:3；与乙醇中毒相关的病例约6:1。多数病例中可见胰腺微结石。

表22-3 急性胰腺炎的实验室检查

当前		48小时	
年龄	>55	血细胞比容	降低>10%
白细胞计数	>16 000/mm^3	尿素氮	增加>5mg/dl
血糖	>200mg/dl	血清钙	<8mg/dl
LD	350U/L	pO_2	<60mmHg
AST	>250U/L	碱缺失	>4mEq/L
		体液隔离	>600ml

LD，乳酸脱氢酶

急性胰腺炎时，酶激活释放后导致的后续变化包括微血管渗漏引起水肿、脂肪坏死和急性炎症反应。对胰腺组织和血管的蛋白溶解破坏引起水肿和血管扩张，并造成大量出血。脂肪坏死，中性脂肪被分解，甘油被重新吸收，脂肪酸与钙盐结合，导致坏死病灶周围的急性炎症区皂化。几天后，可能会出现继发性感染和脓疮。

有15%~30%的胰腺坏死患者会出现急性液体积聚，同时伴随组织纤维化。液化区域被隔离，形成一种假性囊肿。假性囊肿通常由纤维组织包绕，含有胰液，但是缺乏上皮组织分隔，其能通过与胰腺导管的联通不断增加质量。

急性胰腺炎的并发症

低钙血症和轻度黄疸可能在胆道梗阻后24小时出现。大量消化酶在循环系统中释放，引起一种败血症样综合征，同时导致大量炎症细胞因子分泌，最终发展成为一种具有严重并发症的全身性免疫反应。大约75%的急性胰腺炎患者具有良性病程并迅速恢复。目前没有一种治疗方法被证明能有效地阻断这种炎症过程。

约10%~20%的胰腺炎患者会发生特发性急性胰腺炎。部分病例是由阳离子胰蛋白酶原(PRSS1)或丝氨酸蛋白酶抑制剂Kazal 1型(SPINK1)的遗传性突变引起，携带这两类突变的患者易发生内分泌、外分泌功能障碍，并且具有较高的胰腺癌发生率。这两种突变呈常染色体隐性遗传，在儿童或成人早期引起急性或慢性胰腺炎。体内PRSS1的主要功能为激活胰蛋白酶原对胰蛋白酶的酶解，而SPINK1的突变则抑制了胰腺分泌胰蛋白酶抑制剂(Howes et al,2005;Schneider,2005)。

具有上述两种突变的患者通常在婴儿期到四十岁之间反复发生急性胰腺炎，而慢性胰腺炎和胰腺癌则会发生在早期阶段。目前，没有有效预防或治疗遗传性胰腺炎的治疗方法。与标准胰腺炎的实验室和影像学检查一样，突变基因的检测可以帮助明确诊断。辅助诊断措施包括分泌素刺激后的内镜逆行胰腺(导管)插管术或Oddi括约肌的测压法，这些测试可以帮助确定Oddi括约肌的功能状态，而后者的功能障碍可能是导致急性胰腺炎复发的原因(Testoni,2014)。

慢性胰腺炎

慢性胰腺炎的特点是不可逆的损伤和长期进行性的炎症，包括不规则的纤维化，导管扩张，以及胰腺实质的损伤。这些症状也会出现在反复发作的急性胰腺炎或由机械阻塞、先天性缺陷、肿瘤、胆管结石及乙醇中毒引起的胰管阻塞病例中。早期阶段，胰腺会变大，部分病例会出现假性的肿瘤结节，随后由于结节瘢痕化，导致胰腺腺体收缩，腺泡丢失以及导管消失。在纤维化的瘢痕组织中有时会观察到依然存在的或者稍有增加的胰岛结构。患者就往往会因腹部疼痛或消化不良来就诊。

胰腺功能障碍导致消化/吸收功能异常以及脂肪痢，伴随消化酶降低、葡萄糖耐量受损、糖尿病以及胰岛损伤等。在非手术患者中，低水平的粪便胰肽酶1(即浓度<15μg/g)可能和胰腺功能不全有关，灵敏度和特异性分别为93.3%和81.5%(Benini et al,2013)。既往的临床报告中，急性胰腺炎患者中复发性或慢性疼痛的发生率较低，但临床表现正逐步增加。男性的发病率要高于女性，平均发病年龄为40岁。另外，慢性胰腺炎在热带国家更为普遍，主要表现为是慢性钙化胰腺炎和胰腺导管钙化。在温带地区，半数以上的病例由慢性乙醇中毒引起，另外40%病例没有明显的致病因素。

胰蛋白酶是消化道中所有消化酶原激活的关键酶，它在胰腺的腺泡细胞中合成并以无活性的胰蛋白酶原的形式储存在分泌颗粒中。释放入胰管后，胰蛋白酶原被肠激酶在十二指肠的毛刷边缘裂解并活化。在胰腺腺泡细胞中，胰蛋白酶依赖于一种丝氨酸蛋白酶抑制剂——SPINK1稳定存在。SPINK1的突变通过削弱胰腺腺泡细胞中和和抑制细胞内胰蛋白酶的破坏作用的能力，极大地增加了慢性胰腺炎的风险(Schneider et al,2004;DiMagno & DiMagno,2005)。PRSS1的29位和122位密码子的突变，导致常染色体显性的遗传的遗传性胰腺炎的发生(Whitcomb,2000;Cohn et al,2005)。

胃肠道紊乱

消化性溃疡

幽门螺旋杆菌被认为是十二指肠炎和十二指肠溃疡的主要原因，它与慢性胃窦炎、胃溃疡、无溃疡性消化不良、胃癌和黏膜淋巴组织相关淋巴瘤有密切联系(Peterson,1991;Veldhuyzen van Zanten & Sherman,1994;Thiede et al,1997;Wotherspoon,1998)。非甾体类抗炎药(NSAIDs)的使用会引起或加重消化道和胃部炎症和溃疡。分泌亢进是引起消化道溃疡的另一个罕见原因。病史和体格检查最初可能会提示消化性溃疡，可用放射和(或)内镜技术确诊疾病，实验室需要检测幽门螺旋杆菌和分析分泌亢进状态。

幽门螺杆菌(Hp)是引起消化性溃疡的最重要原因，同时也与其他多种的上消化道疾病显著相关，所以大量研究集中于Hp的检测和治疗以及对病原体的根治。在过去的十年里，许多用于Hp检测的商业化试剂已在临床应用。美国胃肠病学学会建议在患有消化性溃疡的个体中进行Hp的检测，但是在选择诊断方法时，尚没有一项测试被认为是金标准，医生有相当大的自主权(Chey et al,2007)。虽然检测数量和类型继续增加，但组织样本、呼吸测试和粪便抗原检测仍是目前主要的诊断依据。使用质子泵抑制剂、抗生素或含铋抗酸剂可能会导致假阴性结果。

一些诊断技术依赖于组织内的尿素酶活性，它能代谢尿素变成碳酸氢盐和氨，利用这一特性发明了快速的尿素酶测试和尿素呼吸测试。

快速的脲酶测试包括从一个活体组织中提取样本，并将其放在琼脂凝胶或有尿素和pH值敏感的颜色指示器的反应带上。颜色的变化表明pH值的变化，代表了尿素酶活性，提示检测到Hp。

尿素呼吸测试也利用了Hp中的尿素酶。它的优点是不需要通过内镜获得组织样本。摄入标记的尿素后，通过检测呼出气体中标记的二氧化碳显示是否有Hp感染。标记物可以是非放射性的^{13}C，也可以是放射性的^{14}C。另一种非内镜的脲酶检测方法是在血液样本中检测标记的碳酸氢盐(Ahmed et al,2005)。

氢呼吸实验虽然没有列入最新的Hp诊断指南，但我们在这里讨论是有历史意义的。放射性和非放射性的氢呼吸测试是检测活性幽门菌感染的非侵入性手段。该技术在治疗前有着良好的灵敏度和特异性。如果它们在治疗后的早期进行检测，在菌量不足的情况下，氢呼吸测试可能出现假阴性(Atherton & Spiller,1994)。

针对Hp的血清抗体可用于检测Hp。酶免疫分析(enzyme immunoassay,EIA)可用于Hp抗体的血清学检测(Feldman et al,1995;Feldman & Evans,1995;van de Wouw et al,1996)。尽管定量检测抗体滴度并不在临床上常规应用判断是否存在既往感染，但是检测结果的数据是十分可靠的(Lerang et al,1998)。目前，血清学检查通常用于Hp感染的筛查，呼吸测试被用于确认Hp根除治疗的疗效。另外，临床上也采用内镜取样后进行快速的脲酶测试或组织学检查进行诊断(Megraud,1997)。

基于血清学和不依赖于实验室的快速检测试剂现在已可应用。这些方法的准确度取决于所使用的抗体制剂，IgG类抗体最稳定。其他一些检测方法的质量评价，如重复性、成本和操作性等，是评价如今商业化试剂时需要考虑的参数(Laheij et al,1998)。对活体组织标本Warthin-Starry(W-S)银染色与Giemsa染色检查仍是最常用的检测活动性感染的技术之一。组织培养的结果可能是不一致，常规实验室一般不进行该项检测。如果必须进行内镜下活检，那么快速的脲酶实验是检测Hp有效且经济的检测手段。

分泌亢进提示广泛的消化性溃疡疾病，特别是在没有Hp感染和使用非甾体类消炎药情况下。对正常剂量的组胺-2(H_2)-受体阻断剂和PPI无反应，提示胃酸的分泌过量。在进行该检测前，必须注意避免使用抗分泌性药物。H_2-受体阻断剂应持续48小时，PPI应保持7天。H_2-受体阻断剂可在没有处方的情况下使用，因此患者的用药指导很重要，临床医生必须核对患者使用的所有药物。

卓-艾综合征

这种综合征由消化性溃疡、高氯酸盐和非胰岛细胞瘤三种疾病引起。十二指肠溃疡不见于胃酸缺乏的个体，但在于那些胃酸过多患者中多见。胃泌素瘤可能出现在胰腺或其末端，或十二指肠上部；它们可能合并多种疾病或是恶性的。大约25%卓-艾综合征患者有多发性内分泌肿瘤和甲状旁腺功能亢进(Hung et al,2003)。

胃液素水平在有和没有分泌素刺激的条件下，可用于卓-

艾综合征的临床诊断。血清促胃液素蛋白含量超过 150ng/L，尤其在胃 pH 值低于 3 的情况下，强烈提示具有胃泌素瘤。对于模棱两可的结果，可以在 30 秒内静脉注射 2U/kg 体重分泌素，连续观察在 0、2、5、10、15、20 和 30 分钟的胃液素水平并绘制图标。在注射后的 15 分钟内，促胃液素水平每增加 200ng/L 或更多被认为是一个阳性的诊断结果。虽然这些诊断标准已经在临床应用，但临床医生要记住，促胃液素水平不升高并不能排除胃泌素瘤的可能。确实，有报道部分胃泌素瘤患者血清中促胃液素的水平是正常的，这些病例是由于某些肿瘤细胞分泌具有活性的促胃液素前体，但是现有的检测手段无法检测到（Rehfield et al，2012）。奥曲肽，一种人工合成的生长抑制素，可被用于肿瘤定位。放射性标记的 Octreotide 可以与生长抑制素受体结合并定位到肿瘤细胞周围，然后通过闪烁成像进行肿瘤定位（Zimmer et al，1995）。生长抑制素（SST）受体放射性标记成像（SRS）是这些疾病的首选成像方式，该诊断方法的灵敏度和特异性分别为 72% 和 86%（Gibril & Jensent，2005）。SRS 诊断肿瘤的有效潜在机制是神经内分泌肿瘤，如胃泌素瘤显著提高了 SST 受体（SSTR）的表达，例如 SSTR2 和 SSTR5（Warner & O' dorisio，2002）。手术切除肿瘤后，胃液素水平可以用来评估手术疗效以及预后评估。

促胃液素是一种主要的胃肠道激素，主要由胃窦 G 细胞产生；它调节胃酸分泌，刺激胃黏膜生长以及其他功能。另外，近端小肠的 G 细胞以及胰腺 δ 细胞也可分泌少量促胃液素。促胃液素作用于胃底部的顶叶细胞，刺激胃酸分泌。促胃液素也可以增加胃和小肠的血流量，增加胃和肠道蠕动。另外，促胃液素也可以刺激胃蛋白酶原、内因子以及胰腺酶原、碳酸氢盐的分泌（Hill，2006）。这种激素主要由胃窦扩张部分泌，在胃部检测到有大量蛋白质食物被消化后大量分泌。pH 5~7 的环境对促胃液素的分泌具有最大的刺激作用。酸性环境是释放胃泌激素的一种负反馈机制，在 pH 值为 2.5 时促胃液素的分泌量可以减少 80%（Hill，2006）。这是为了保护胃不受过量促胃液素诱导的胃酸刺激，因此，对消化道溃疡的患者进行胃酸抑制治疗可能会增加患者血清中促胃液素的水平。

人体血液和组织中有三种主要的促胃液素：G34、G17 和 G14，分别被称为“大促胃液素”、“小促胃液素”和“迷你促胃液素”。每种形式都有不同的分析灵敏度。所有的促胃液素都来自于一个单一的前促胃液素原，它在胰蛋白酶的作用下裂解。值得注意的是，在胃酸缺乏的胃炎患者或者胃泌素瘤患者的病理检查中，大分子量形式的促胃液素和不完全加工的促胃液素前体大量增加，且超过现有检测手段的检测能力，这些病例中只有少部分血清促胃液素可以被检测到，往往会造成临床错误的检测结果（Goetze & Rehfield，2003）。

通过放射免疫测定（RIA）或 EIA 等实验室方法检测促胃液素水平，可用于疑似胃泌素瘤或卓-艾综合征的确诊。这些抗体能特异性识别促胃液素分子的 c 末端的特殊物质，它们与胆碱（CCK）肽的交叉反应最小。在检测胃液素水平前，患者必须禁食 12 小时，因为餐后 G34 的浓度会加倍，G17 的浓度也会增加 4 倍而影响检测结果。由于促胃液素在血清样本中不稳定，所以样本必须立即冷冻保存。由于蛋白水解酶的作用，4℃条件保存，标志物的免疫活性会在 48 小时内减低一半，建议将标本保存在-70℃的低温环境中，如果标本需长期储存，应避免反复冻融。解冻后，必须立即检测，避免重复冻融。

由于胃黏膜部分萎缩，空腹血清促胃液素浓度随年龄增长而增加，特别是在 60 岁以上的患者中。在 60 岁以上的人群中，大约 15% 的人促胃液素水平可能在 100~800ng/L 之间（Hill，2006）。婴儿和儿童的参考区间与成人不同，临床应用时应该根据不同年龄段选取不同的参考值。促胃液素的浓度超过 1000ng/L 和胃酸分泌过多（基础酸分泌>15mmol/h）可诊断胃泌素瘤。分泌素刺激试验是一种生化刺激试验，能在可疑病例中协助对卓-艾综合征的诊断。一般情况下，注射分泌素后会引起正常个体的促胃液素水平下降。然而，患者在注射分泌素后，促胃液素水平会显著提高。分泌素刺激患者体内的促胃液素水平升高的机制尚不清楚。现在认为是直接刺激肿瘤血管引起的（Ashley et al，1999）。引起促胃液素限制性升高的疾病包括：胃溃疡病，慢性肾衰竭，甲状旁腺功能亢进，幽门梗阻，迷走神经切断术，保留胃窦，短肠综合征和恶性贫血。某些药物，如抗酸剂、H_2-阻断剂和质子泵抑制剂会增加促胃液素水平。这种情况下，促胃液素水平中等升高，低于胃泌素瘤患者。

由于胃泌素瘤的多发性，且可广泛分布于胃、胰腺、十二指肠或腹主动脉周围淋巴结而难以定位。促胃液素的半衰期约为 10 分钟，所以检测促胃液素是有潜在用途的。大多数激素肽分解代谢后会出现指数级的衰减。因此，如果通过外科手术切除整个激素分泌组织，血清中的激素浓度将在 3 个半衰期后降至基线浓度的 12.5%左右。胃泌素瘤患者进行术中促胃液素检测，促胃液素水平在切除术后 20 分钟内可下降到参考区间内，提示手术成功（Sokoll et al，2004）。促胃液素和分泌素水平是检测复发的最敏感方法（Norton & Jensen，2007）。

胃蛋白酶和胃蛋白酶原

胃蛋白酶原是没有生物活性的胃蛋白酶前体，由主细胞和胃黏膜上的其他细胞产生，存在两种不同的类型：胃蛋白酶原Ⅰ（pepsinogen Ⅰ，PGⅠ）也称为胃蛋白酶原 A，和胃蛋白酶原Ⅱ（pepsinogen Ⅱ，PGⅡ）也称为胃蛋白酶原 C。迷走神经、促胃液素、分泌素和 CCK 可以刺激胃蛋白酶原的分泌，而抑胃肽、抗胆碱能类、组胺 H2 受体拮抗剂和迷走神经切断术则可抑制胃蛋白酶原的分泌（Hill，2006）。PGⅠ是由主细胞和黏液细胞分泌，PGⅡ由泌酸腺、幽门和十二指肠的黏液细胞分泌。健康个体血清或血浆中 PGⅠ与 PGⅡ的比值大约是 4∶1（Samloff，1982）。胃酸可以激活胃蛋白酶原转化为活性胃蛋白酶形式，然后胃蛋白酶可自动激活剩余的胃蛋白酶原。这两种胃蛋白酶原，在 pH 值低于 5 时被激活，在碱性条件下则被破坏。两种类型的胃蛋白酶原都可以在血液中被检测到。只有Ⅰ型胃蛋白酶原存在于尿液中。胃蛋白酶负责将蛋白质水解成多肽。从胃黏膜释放的胃蛋白酶原是构成胃液的主要成分。只有约 1%进入外周血。活性胃蛋白酶在血液中被快速灭活，而胃蛋白酶原在血液中则稳定存在。然后胃蛋白酶原被肾脏滤过，从尿液中排出，微酸性 pH 值环境可将胃蛋白酶原（现称为尿蛋白原）转化为尿蛋白酶（Hill，2006）。免疫测定法是检测血清胃蛋白酶原的方法。然而，临床实验室通常检测 PGⅠ的同工酶，因为不同的亚型和疾病相关。

血清中胃蛋白酶原Ⅰ的水平可用于评估壁细胞质量，并与胃酸分泌能力相关。胃肠道疾病的患者胃蛋白酶原水平升高，活动性疾病会引起胃酸分泌增加或壁细胞增多，例如胃泌素瘤，卓-艾综合征，十二指肠溃疡，急、慢性胃炎。胃蛋白酶原的水平降低与壁细胞数量减少有关，还与萎缩性胃炎和胃癌以及黏液水肿，艾迪生病和垂体功能减退有关（Hill，2006）。随着萎缩性胃炎恶化，PGⅠ/PGⅡ比值呈线性降低。胃蛋白酶原缺乏通常伴有胃酸缺乏症。免疫方法测定的PGⅠ浓度范围为20~107μg/L，PGⅡ浓度范围为3~19μg/L。

胃蛋白酶原检测作为一项非侵入性的检测技术可用于慢性胃炎的诊断，并评估胃癌前体病变-萎缩性胃炎的严重程度。与健康个体相比，严重的萎缩性胃炎会导致胃癌风险增加4~5倍（Miki et al，2003）。这一发现有助于确定慢性萎缩性胃炎患者的亚组，并通过内镜检测发现早期胃癌。这些技术在日本应用，并广泛用于在疾病高发地区筛查高危个体（Miki et al，2003）。这些研究者建议慢性萎缩性胃炎的诊断标准应包括PGⅠ低于70μg/L，PGⅠ/PGⅡ比值小于3.0。在日本，与常规方法相比，胃蛋白酶原血清筛查实验发现早期胃癌的百分比较高，初筛后的患者可进行内镜下检查和手术（Miki et al，2003）。基础性萎缩性胃炎最敏感的检测指标是血清PGⅠ/Ⅱ比例，灵敏度和特异性分别为99%和94%（Hill，2006），对于胃窦部和胃肠萎缩性胃炎的灵敏度和特异性分别为64%和61%（Lee et al，2014）。此外，PGⅡ水平可能是有价值的预后评价指标，可作为胃癌患者肿瘤生物学和生存的独立预测因子。PGⅡ分泌缺乏与胃癌的侵袭程度和总体生存期缩短有关（Fernandez et al，2000）。因此，血清学方法测定胃蛋白酶原可用于胃癌高危人群的筛选。

腹泻和吸收障碍

腹泻

每24小时约8~10L液体进入十二指肠。大部分液体在小肠中吸收，约1.5L进入大肠，但只有100~150ml进入粪便。在小肠或大肠中的液体分泌增加或液体吸收降低都可能导致腹泻，腹泻定义中的最重要指标之一是排便习惯改变，排便更频繁，粪便更松散。腹泻是每天三次或更多次水样粪便排泄，或者排便次数更频繁（世界卫生组织（WHO），2013）。粪便性状改变比排便次数增加更重要。然而，粪便性状难以检测，因此通常根据排便量，频率和持续时间来定义腹泻。

腹泻诊断始于病史中的病情描述。世界卫生组织指南将腹泻分为四种临床类型：急性水样，急性血性，持续性和营养不良型腹泻。进一步表征病情的其他临床问题包括：腹泻是温和的还是伴有出血的（痢疾）？是否有症状？疾病的持续时间是多少？无出血的自限性急性腹泻（持续时间<2周）无出血或症状很少的腹泻需要鉴别诊断。慢性腹泻、出血和持续出现症状均提示需要进一步的具体检查。询问病史是开展鉴别诊断和指导实验室评估的关键（表22-4）。体格检查虽然通常比不上病史有帮助，但必须是全面的。

表22-4　腹泻鉴别诊断中的实验室检查

检查项目	方法	用途
初步筛选试验		
粪便白细胞	瑞氏染色或亚甲蓝	鉴别炎症性腹泻
粪便潜血试验	免疫化学方法	检测出血
粪便渗透压差	290−2×（粪便 Na^++K^+）	鉴别分泌性与渗透性腹泻
粪便碱化	向粪便/尿液中加入NaOH后变色	酚泻药摄入
传染病原因		
粪便细菌培养	常规培养与灵敏度	鉴定志贺菌，沙门菌
粪便特殊培养	特殊培养和血清分型	鉴定大肠埃希菌0157:H7，耶尔森菌，弯曲杆菌
粪便艰难梭菌毒素试验	酶联免疫法测定毒素A和B的	假膜性结肠炎
艾滋病毒血清学检查	酶联免疫法，Western blot	艾滋病毒性肠炎
大便轮状病毒检查	酶联免疫法测定抗原	轮状病毒性肠炎
粪便卵和寄生虫检测	浓度测定和染色	肠道寄生虫感染
粪便分枝杆菌检测	抗酸染色，培养和灵敏度，PCR	分枝杆菌，抗生素选择
粪便溶组织内阿米巴抗原检测	酶联免疫法测定抗原	溶组织内阿米巴
粪便贾第鞭毛虫抗原检测	酶联免疫法测定抗原	贾第鞭毛虫
粪便隐孢子虫抗原检测	酶联免疫法测定抗原	小隐孢子虫
内分泌原因		
尿5-羟吲哚乙酸或血液5-羟色胺	高效液相色谱法	类癌综合征

表 22-4 腹泻鉴别诊断中的实验室检查(续)

检查项目	方法	用途
血清血管活性肠肽	放射免疫分析法	血管活性肠肽瘤
血清促甲状腺素检测,游离 T4	免疫分析法	甲状腺功能亢进症
血清促胃液素测定	放射免疫分析法	佐林格-埃利森综合征
血清降钙素测定	放射免疫分析法	低钙血症相关性腹泻
血清生长抑素测定	放射免疫分析法	生长抑素瘤
吸收障碍		
乳糖耐量试验	见正文	乳酸酶缺乏症
粪便还原糖	尿糖片	碳水化合物不耐受
汗氯化物	见正文	囊性纤维化
D-木糖吸收试验	见正文	胰腺和空肠功能评估
粪便脂肪染色	脂肪染色	脂质吸收不良
血清胡萝卜素	分光光度法	脂质吸收不良
碳 14-甘油三油酸酯测试吸收不良	见正文	脂质吸收不良
血清 IgA	比浊法	排除 IgA 缺乏症
抗葡萄糖转谷氨酰胺酶抗体	酶联免疫法测定抗原	乳糜泻
氢气呼吸试验	电化学氢监测仪	碳水化合物吸收不良
细菌菌落计数	小肠抽吸和定量培养	细菌过度生长
其他		
血清离子钙	离子专用电极	低钙血症相关性腹泻
血清蛋白和白蛋白	比浊法,光度测定	炎症性肠病,蛋白丢失性肠病
粪便 α_1-抗胰蛋白酶	比浊法测定	蛋白丢失性肠病
定量免疫球蛋白	比浊法	丙种球蛋白血症
7α-羟基-4-胆固醇-3-酮	高效液相色谱法	胆盐吸收不良
粪便弹性蛋白酶或胰十二烷基试验	酶联免疫法测定抗原	胰腺功能不全
肠道组织切片检查	内镜或开放式活检	惠氏病,MAI,脂蛋白血症,瘤形成,淋巴瘤,淀粉样变性,嗜酸性胃肠炎,丙种球蛋白血症,肠淋巴管扩张症,克罗恩病结核病,移植物抗宿主病,贾第鞭毛虫,其他寄生虫感染,胶原性结肠炎,微观结肠炎
肠外原因	见正文	甲状腺功能亢进,糖尿病,甲状旁腺功能减退,肾上腺皮质功能不全,分泌激素的肿瘤

小于 4 周的急性腹泻通常由感染引起的。超过 4 周的患者被认为是慢性腹泻(Fine & Schiller,1999),分为渗透性、分泌性或炎症性腹泻。运动过度或肠道缩短可能会减少运送时间和吸收表面积,从而导致腹泻和某种程度的吸收不良。

渗透性腹泻是由不吸收或吸收不良的溶质引起的。这些溶质包括结肠清洁溶液中的聚乙二醇,镁盐(泻药中的枸橼酸镁,一些抗酸剂中的氢氧化镁),口香糖中的山梨糖醇,用于治疗肝性脑病的乳果糖以及乳糖酶缺乏个体中的乳糖。肠腔内的这些渗透活性物质会改变渗透梯度,渗透梯度的改变有利于 Na^+ 吸收,最终将液体吸入肠腔内。

禁食和停止服用可疑溶质会缓解渗透性腹泻。粪便 pH 值小于 5.6 与碳水化合物吸收不良一致(Fine & Schiller,1999)。测量粪便中的钠和钾浓度可以计算粪便渗透间隙,估计电解质和非电解质对肠腔内保水性的作用。渗透间隙可用于区别渗透性和分泌性腹泻，最好计算为 290-2×([Na^+]+[K^+])，其中 290 表示近似血浆渗透压的粪便摩尔渗透压浓度，乘以 2 是因为考虑了相关阴离子。大于 125mOsm/kg 的渗透压提示渗透性腹泻，小于 50mOsm/kg 的腹泻为分泌性腹泻（Fine，1999）。

粪便渗透压必须是收集新鲜样本进行测量。由于粪便中的碳水化合物会持续降解，样本中的渗透压会在数小时内增加。48 小时内持续的腹泻说明持续分泌，尽管脱水会增加，但是粪便重量可能会减少（Fordtran，1967；Fine & Schiller，1999）。

双糖酶缺乏症

因为小肠黏膜仅对双糖不渗透，所以需要特殊的酶来分解这些分子。缺乏这些特异酶会导致吸收不良，从而引起腹泻，表现为饮食不耐受。重要的酶是乳糖酶-根皮苷水解酶，蔗糖酶和麦芽糖酶-葡糖淀粉酶（Clinton et al，2012）。双糖吸收减少可能由继发性双糖酶缺乏所致的腹腔疾病引起，如乳糜泻、热带口炎性腹泻、急性病毒性肠胃炎或新霉素、卡那霉素和甲氨蝶呤等口服药物，糖吸收异常也可能由原发性乳糖酶，一级海藻糖酶缺乏或二级糖苷酶缺乏引起。这些次糖苷酶的缺陷通常是短暂的并且涉及多种酶。虽然由于先天性乳糖酶缺乏引起的乳糖不耐症的发生率低，但成人乳糖不耐症的患病率相当高。约有 10%的白种人，70%～80%的非洲裔美国人，甚至更高比例的亚洲人表现出一定程度的乳糖不耐症，即使他们在婴儿期能够很好地消化乳糖。在这些疾病中，肠细菌发酵未水解和未吸收的碳水化合物，产生气体，乳酸或其他有机酸。通常，消化的碳水化合物在近端小肠中被快速且完全的吸收。由于运输缺陷而未被吸收、未水解的糖或单糖是具有渗透活性的，会引起水和电解质分泌到小肠和大肠中。这会引起持续的腹泻、腹胀和肠胃胀气。

双糖酶缺乏症的筛选试验包括口服疑似糖引起腹部症状，随后进行粪便分析。粪便通常是含水的、酸性的和发酵的。粪便 pH 值小于 5.5 提示疾病可能，如果患者服用口服抗生素，则 pH 值测定无效。高 pH 值不排除疾病可能。3～7 天龄的正常婴儿通常具有较高的粪便 pH 值，可以通过色谱法或通过适用于粪便分析的尿糖半定量非特异性方法检测粪便，尿糖片适用于此类检测。粪便中检测到 0.25g/dl 还原物质是正常的，0.25～0.5g/d 则为可疑；超过 0.5g/dl 被认为异常。在糖不耐受的患者中，粪便中的总还原物质的量通常超过 0.25g/dl。

使用特定双糖如乳糖或蔗糖的口服耐受性测试可用于诊断特定的碳水化合物不耐受性。虽然口服耐受性测试是相当特异性和敏感的，但在某些情况下，在注射乳糖-胰岛素后，发现 23%～30%的假阳性结果，也就是平坦的糖耐受曲线，以及血糖的增加小于 20mg/dl（1.1mmol/L）（Krasilnikoff et al，1975）。胃排空延迟似乎是导致假阳性结果的原因，因为十二指肠乳糖灌注后平坦型耐受曲线就消失了。

随着对某些遗传二糖酶缺陷的遗传基础的了解增加，遗传检测已经得到了研究。用于组织诊断时，可以考虑检测唾液或血清样品，从而避免对婴儿使用镇静药物和仪器。对先天性蔗糖异麦芽糖酶（SI）缺乏症的婴儿进行遗传分析表明，在唾液或血清中进行 *SI* 基因中四种特异性突变的遗传检测可以在 83%的欧洲婴儿患者中获得有效诊断（Uhrich et al，2012）。

二糖酶缺乏症的确诊诊断依赖于小肠黏膜活检中特异性酶活性减低。现已有二糖酶测定的报道（Dahlqvist，1968）。

乳糖耐量试验

乳糖耐量试验为乳糖酶缺陷病提供初步诊断。在乳糖酶缺乏症或低乳糖酶症的患者中，无论是原发还是继发性的黏膜疾病，口服乳糖都不会导致血糖明显上升。禁食过夜后抽取血液样本，并口服 400ml 溶解有 50g 乳糖的溶液。根据已有报道，100g 乳糖剂量可能会产生更明确的结果。在摄入乳糖 30、60 和 120 分钟后采集血液样本。同时收集 5 小时后粪便标本，并记录它的外观，黏稠度和 pH 值。

乳糖酶缺陷患者表现出诸如葡萄糖等物质的峰值小于 20mg/dl。对于有较平耐受曲线的患者，应该在两天内重复测试，同时解释其中较为正常的曲线。在乳糖酶缺陷的患者中，当不能被吸收的乳糖到达结肠后就会降解为气体和乳酸，抑制盐和水的吸收，从而导致腹部不适和腹泻。对于儿童，口服乳糖或其他糖类的剂量应该为 2g/kg 体重。乳糖酶也可以在黏膜活检样本中检测到。

分泌性腹泻是由各种内源性和外源性促分泌素引起的。等渗液的过度分泌超过了结肠的吸收能力。霍乱毒素激活黏膜环腺苷酸（cyclic adenosine monophosphate，cAMP）通路，导致大量盐和水从正常空肠中丢失。在 Verner-Morrison 综合征（胰腺霍乱），血管活性肠肽也会激活此通路。因此即使禁食，分泌性腹泻仍不会得到缓解。

腹泻也发生在高促胃液素状态（比如卓-艾综合征）。持续分泌的胃酸会降低肠道 pH 值，使胰酶变性（引起脂溢），并使胆汁盐沉淀（引起胆汁盐吸收不良）；后者诱导结肠中水分分泌。肥大细胞增多的患者，随着过多的组胺释放会刺激胃酸分泌，但血浆促胃液素浓度仍然较低或正常。由肥大细胞介质释放引起的胃肠功能紊乱可以在皮肤和系统性肥大细胞增多症时观察到（Liu et al，2010）。症状和体征包括腹痛、腹泻、恶心、呕吐、消化性溃疡和消化道出血。腹泻同时可由前列腺素 D_2 分泌引起的肠道蠕动增加，直肠的顺应性降低和直肠过度收缩引起（Jensen，2000）。

药物引起腹泻

激动剂（甲氧氯普胺、多潘立酮、西沙必利），质子泵抑制剂和抗生素（红霉素和其他大环内酯类）会引起稀便或腹泻。其中红霉素可与胃肠平滑肌膜表面的胃动素受体结合（胃动素受体激动剂）。当使用激动剂时，静脉注射比口服液更有效，同时长期使用会下调胃动素受体。

其他因素引起腹泻

甲状腺功能减退和甲状腺功能亢进、糖尿病、肾上腺皮质功能不全、肿瘤（绒毛状腺瘤、小肠类癌）及浸润性疾病（硬皮病、反应性淀粉样变性、肠道淋巴瘤）的患者都可能出现腹泻。乙醇滥用、缺血性肠病、辐射性肠炎等也可导致腹泻。大肠埃希菌的不耐热肠毒素，金黄色葡萄球菌和梭状芽孢杆菌的毒素会激活引起分泌效应的生化反应而引起腹泻。

肠肽与腹泻

在急性感染性腹泻中，血浆中高血糖素，PYY 和胃动素可能增加，极可能改变肠道运动和促进黏膜修复。克罗恩病患者的胰多肽、GIP、胃动素和高血糖素会出现上升，同时在溃疡性结肠炎患者中也可以观察到胰多肽、GIP、胃动力素和促胃液素轻度升高，其中促胃液素和胃酸过少相关。肠肽在肠易激综合征中未见明显异常。

血管活性肠肽

血管活性肠肽瘤是一种少见的分泌血管活性肠肽（vasoactive intestinal polypeptide，VIP）的肿瘤。血管活性肠肽抑制胃酸分泌，引起分泌性腹泻，即患者的粪便总量超过 700ml/d（即使在禁食期间），其中达到 3L/d 的约占 70%。大便呈茶色，无臭，具有分泌性腹泻的特征，如持续性禁食，高钠浓度，低渗透性间隙。大多数患者有水泻-低钾血症-胃酸过少综合征。在未阐明的大容量分泌性腹泻和血清血管活性肠肽浓度超过 75pg/ml 的情况下相关诊断成立。为患者补充损失的体液非常重要，同时可以使用奥曲肽控制腹泻。

患者年龄通常在 30~50 岁之间；90%病例为原发性胰腺肿瘤，肿瘤通常位于胰体部或胰尾部。据报道，60%~70%的患者肿瘤已发生转移。长效促生长抑素类似物可以控制 90%以上病例的症状（Kapoor et al，2009）。

肠道扩张时反应性分泌的血管活性肠肽，作为一种强有力的血管扩张剂，负责肠道血管和非血管平滑肌的舒张。它也是一种有效的水和电解质分泌刺激物，通过激活 cAMP 通路激活反应。类似于高血糖素，血管活性肠肽刺激糖原分解，脂质储存和抑制由组胺刺激的胃酸分泌，从而导致低胃酸症和胃酸缺乏症。

在临床应用中，对血管活性肠肽水平的实验室检测评估与舒血管肠肽瘤的诊断相关。在分泌血管活性肠肽的肿瘤中，大多数为胰腺来源，占神经内分泌的胃肠道肿瘤的 10%。大约 60%的舒血管肠肽瘤是恶性，6%与 MEN 1 型相关。该综合征在 1958 年由 Verner 和 Morrison 首次报道，表现出 WDHA 的特征。

舒血管肠肽瘤引发严重的分泌性腹泻，被定义为胰腺霍乱。在确诊的前几年即可出现腹泻。患者通常每天会产生超过 3L 的水样便，甚至可以高达 30L/d。腹泻不受禁食影响，平均每 24 小时分泌 300mmol 钾（Vinik，2004）。粪便体积少于 700ml/d 可排除患者舒血管肠肽瘤诊断。通常情况下，如果诊断错误或延误，慢性腹泻会引起严重的液体和电解质不平衡，从而产生一系列临床症状，最严重的是由电解质紊乱引起的心律失常性猝死和酸中毒。这些患者典型的代谢特征是低钾血症和高氯血症代谢性酸中毒。对舒血管肠肽瘤的诊断建立在与分泌性腹泻相关的空腹高血管活性肠肽水平和病变出现，最常见的是胰腺病变和高分泌 VIP。

血管活性肠肽的生化分析是灵敏和特异的。正常的循环中活性肠肽水平的值小于 170pg/ml。对于患有功能性的血管活性肠肽分泌性肿瘤的患者来说，其水平值在 675~965pg/ml 范围内（Thomas et al，2003）。正确处理血清样本对血管活性肠肽分析准确性至关重要。因为 VIP 的半衰期只有 1 分钟，必须立即在血清中加入蛋白酶抑制剂，防止其降解。样品必须在采集 10 分钟以内分离并在-20℃保存。一些非血管活性肠肽产物前体分子的分泌量比血管活性肠肽高；然而，市面上尚无用于检测这类蛋白的方法，临床效果也未确定。患者中可以观察到血管活性肠肽的假性升高，这是由于腹泻引起的小肠缺血或严重低血容量引发的脱水造成的，与血管活性肠肽的产生和病变无关。此外，在检测血管活性肠肽时还应确定血清胰多肽水平；在胰腺来源的舒血管肠肽瘤中，胰多肽会升高。

CT 扫描、MRI 和腹部超声是定位舒血管肠肽瘤的有效影像学技术。血管造影可以用于定位较小的肿瘤。各种核扫描已被用于定位舒血管肠肽瘤，包括目前正处于研究中的 ^{123}I VIP 血管活性肠肽受体闪烁法。

抗生素相关腹泻

这一术语通常与梭状芽孢杆菌相关，它是一种革兰氏阳性，可形成孢子的厌氧菌，是引起医院内成人腹泻的最主要原因；在美国，一年至少报道 30 多万病例。梭状芽孢杆菌被认为与大约 25%的抗生素相关腹泻和 50%~75%的抗生素相关结肠炎病例相关（Malnick & Zimhony，2000）。通过最近对过去十年中国家数据库的调查发现，其发病率的增加已成为美国沉重的医疗负担（Halabi et al，2013；Pant et al，2015）。Halabi 等们查询了全国范围内的住院样本，发现从 2001 年到 2010 年期间超过 250 万例的梭状芽孢杆菌结肠炎。Pant 等们查询了全国急诊室样本，发现在 2006 年到 2010 年间有超过 50 万门诊患者。他们还发现，住院患者和门诊患者的就诊数分别增加了 47%和 24%。显然，这是一个需要临床注意的重要问题。在临床上，它可能表现为从轻度水样腹泻到危及生命的假膜性结肠炎和毒性巨结肠。进而导致结肠穿孔和腹膜炎，死亡率高达 38%（Poutanen & Simor，2004）。患者可出现腹泻、下腹疼痛、痉挛，或如发热和不适的全身症状，亦可以出现隐匿性胃肠道出血。该疾病的发病机制是由于住院患者进行抗生素治疗后正常结肠菌群被破坏，机体暴露于一种毒性梭状芽孢杆菌株。广谱抗生素，如青霉素、克林霉素、头孢菌素等已受到特别关注；然而，任何抗生素都能导致梭状芽孢杆菌结肠炎（Malnick & Zimhony，2000）。通过检测粪便样本中梭状芽孢杆菌毒素 A 或毒力因子 B 可确诊该疾病。毒素 A 和 B 导致血管通透性增加，并且有可能引发出血。它们诱导产生与炎症反应和假膜形成相关的肿瘤坏死因子 α 和炎症因子白介素（Poutanen & Simor，2004）。

梭状芽孢杆菌相关的假膜性结肠炎诊断需要结肠黏膜的内镜检查。然而，由于存在穿孔的风险，在疑似暴发性结肠炎的病例中应避免内镜检查。实验室方法可用于确诊梭状芽孢杆菌的感染。组织培养细胞毒性实验至少要 48 小时才能完成，这被认为是从粪便标本中检测梭状芽孢杆菌细胞毒素 B 的金标准，灵敏度在 94%和 100%之间，特异度约为 99%。粪便标本组织培养可以检测出低至 10pg 的毒素含量。快速酶免疫分析用于检测粪便标本中的毒素 A 或 B，可以在几个小时内完成。然而，与细胞毒性实验相比，免疫测定方法的灵敏度和特异度分别为 65%对 85%和 95%对 100%。在粪便标本中，酶免疫分析可以检测到 100~1000pg 毒素。对于每天超过 6 次排便的住院患者，酶免疫分析是较为理想的诊断方式（Malnick & Zimhony，2000）。粪便培养则需要最长 96 小时完成。检测梭状芽孢杆菌毒素 A 或 B 的聚合酶链反应（PCR）与细胞毒性实验（Poutanen & Simor，2004）相比，具有类似的灵敏度和特异度。传统的 PCR 技术仍然需要 3~4 个小时，但灵敏度和特异度高（分别为83%～95%和97%～99%（Putsathit et al，2015）。近期，利用TaqMan杂交探针的自动化PCR检测方法，通过检测编码毒素B的*tcdB*基因，将操作时间缩短至每10个样本10分钟，并保持高灵敏度和特异度（分别为94%～97%和97%～99%（Putsathit et al，2015）。

PCR方法无法区分无症状的携带者和有症状的感染者。目前建议对腹泻大便进行上述试验；在大多数情况下，一份粪便样本足以诊断出梭状芽孢杆菌感染（Poutanen & Simor，2004）。然而，可能需要多个样本进行确认检测，并有临床证据支持梭状芽孢杆菌感染患者曾口服抗生素治疗。腹泻大便也可以通过免疫筛选方法测定谷氨酸脱氢酶抗原筛选，该抗原是梭状芽孢杆菌特异抗原。并且阳性样本应检测毒素A和B（Fenner et al，2008）。请参阅实验室诊断梭状芽孢杆菌相关腹泻方法见表22-5。

表22-5 诊断梭状芽孢杆菌相关性腹泻的实验室方法

方法	优势	不足
梭状芽孢杆菌细胞毒性分析	优异的特异性（99%～100%）	灵敏度降低（80%～90%），结果需要等待48小时，需要组织培养，只能检测毒素B
梭状芽孢杆菌谷氨酸脱氢酶抗原免疫分析	在没有附加实验基础上具有较高的阴性预测值	仍需进行毒素实验进而区分致病株和非致病株
毒素A或毒素A和B的免疫分析	良好特异性（95%～100%），实验结果仅需4小时，操作简便	相较细胞毒性分析，灵敏度降低（65%～85%）
粪便培养分离梭状芽孢杆菌联合后续细胞毒性分析	优异的灵敏度（超过90%），同时特异度较高（超过98%），确保在发作检测时分型鉴定	结果至少需要72～96个小时才可获得，较高劳动强度，需要组织培养
产毒素梭状芽孢杆菌的核酸扩增分析	优异的灵敏度（93%～100%），对确认酶免疫分析结果或毒素免疫分析很有帮助	仅用于急性发作疾病，存在假阳性

HIV-相关性腹泻

人类免疫缺陷病毒（HIV）相关腹泻疾病通常是由传染性病原体引起的，但也可见于浸润性疾病，如淋巴瘤或卡波西肉瘤。常见的有效致病性肠道致病菌，既能引起健康宿主患病，也可导致具备完整或受损免疫功能的HIV患者罹患腹泻疾病。致命力较弱病原体，如隐孢子虫，会在机体免疫力受损后发病，这在晚期艾滋病毒感染或获得性免疫缺陷综合征患者中较为常见。

鸟胞内分枝杆菌复合体（MAC）是一种与免疫功能正常患者的肺部感染相关的主要细菌。此外在鉴别诊断中，对严重免疫缺陷患者还应考虑鸟胞内分枝杆菌可能导致肠道充气和吸收不良等弥散性疾病。在这些情况下，获得的血液样本应在真菌隔离管中培养。

在HIV患者中，确定症状的性质，慢性程度以及CD4细胞计数十分重要。患者CD4细胞低于100个/微升细胞，会存在机会性感染的危险，这种感染通常是慢性的，诸如小球隐孢子虫、鸟胞内分枝杆菌复合体、巨细胞病毒、贝氏等孢子球虫或微孢子虫微孢子虫。

我们应寻找流行病学史中的旅行史（痢疾阿米巴，蓝氏贾第鞭毛虫）、性暴露（无保护的肛门病史致使传播单纯疱疹病毒、淋病奈瑟菌、沙眼衣原体或偶见溶组织内阿米巴）和食物接触（乳糖不耐症）等证据。在患者采取高度积极的抗逆转录病毒疗法时，应考虑药物引起的腹泻（nelfnavir，ritonavir），尤其是仅有腹泻的唯一症状。大多数携带艾滋病毒的患者接受抗生素治疗各种感染，因此相关腹泻应该考虑由梭状芽孢杆菌引起（Sanchez et al，2005）。

吸收不良综合征

吸收不良是胃肠道营养吸收不良的病理状态。正常的营养吸收包含三步骤：管腔和刷状缘处理过程，吸收到肠道黏膜，转运进入血液循环。任何一种或几种步骤的紊乱可能导致黏膜对碳水化合物、蛋白质、脂肪、维生素或矿物质吸收不良。吸收不良也可能由于肠内的物质不能被吸收（如乳果糖，山梨糖醇）。消化不良是由于腔内功能缺陷导致营养成分不能完全分解为可吸收的物质。这可发生在胰腺功能不全和外分泌功能缺失，引起的结肠渗透性增加和腹泻。此外，患者可以对特殊营养物质选择性吸收不良/消化不良，造成相关临床后遗症。无论什么原因引起的腹泻，尤其是脂肪泻，是吸收不良最常见的特征。

肝脏的消化不良是由胆汁循环阻塞引起的。缺乏胆汁盐会干扰脂肪乳化，减少用于脂解作用的表面积。此外，胆汁盐活化脂酶活性也会丧失。患者通常都有黄疸，酱油尿和其他肝病的症状。肝脂肪泻可与胰脂肪泻共存，如在肿瘤阻塞肝胰管壶腹的患者中。在血管炎、糖尿病、类癌综合征，低甘油病，以及维生素B_6或B_{12}相对缺乏症患者中也会出现不消化吸收脂肪和蛋白质的现象。

肠吸收不良包括多种不同的状态，常见于可正常消化但营养物质净消化不足。这可能由于细菌的竞争或细菌群的改变，例如盲袢综合征或小肠憩室症，或由于淋巴循环阻塞。这也可能是由于疾病影响小肠黏膜功能，如淀粉样变，化疗后炎症（放射肠炎），胃造口术（胃旁路）引起黏膜表面积减少，或小肠切除。基于这种定位于肠道内的病理学改变，可能会发生特异性底物的选择性损失。最常见的病发部位即局部肠炎的位置，是

维生素 B_{12} 和胆汁盐吸收位点，会引起维生素 B_{12} 吸收缺陷，以及循环池中代谢胆盐的减少。

脂肪泻是患者吸收不良的典型特征，其表现为液体、半液体、软性、糊状、灰白色、大量和气味难闻的粪便。由于脂肪含量高，这些粪便可能泡沫多，同时可能浮在水面上。然而，后者健康者粪便中也可见。因此是一种非特异的个体吸收障碍指标。

在有脂肪泻的患者中，粪便中未吸收的膳食脂肪超过正常粪便 1%~9%，达到摄入总脂肪的 40%。粪便脂肪的量取决于膳食脂肪的摄入量。因此，膳食脂肪的摄入必须作为粪便脂肪量结果分析的依据，以食物脂肪的百分比表示，评估不同个体间的差异。通常情况下，超过 93% 的膳食脂肪可以被吸收，任何原因引起的腹泻都可能导致粪便脂肪含量轻微增加。

另一种吸收不良的临床表现是脂溶性维生素（A、D、E 和 K）的吸收缺陷。原发和继发的肠黏膜改变也可能引起水溶性维生素的吸收缺陷。其他引起营养不良的疾病，如低血凝血症、舌炎、贫血、水肿、腹水和骨软化症，也会出现明显的上述症状。这些患者可能会有腹泻导致的体重明显减轻，严重情况下会出现恶病质。

定量检测粪便脂肪量有很多的局限性，应当舍弃（Holmes & Hill，1988；Hill，2001）。首先，样本收集是不完整的（Ditchburn et al，1971；West et al，1981）。此外，有报道检测方法的性能差，结果解释不确定（Duncan & Hill，1998）。新检测方法提高了诊断吸收障碍的灵敏度和特异度（Hill，2001）。^{14}C-甘油三油酸呼吸试验（Turner et al，1987）和混合链甘油三酯呼吸测试广泛用于粪便脂肪的检测（Vantrappen et al，1989；Amarri et al，1997）。然而，它们在糖尿病、肥胖、甲状腺功能亢进和甲状腺功能减退，慢性呼吸困难疾病的应用中准确性受到限制，同时不应在怀孕期间进行。

该测试是基于摄取各种 ^{14}C 标记的甘油三酯（三油酸、三棕榈素和三辛酸甘油脂）后，检测呼气中 $^{14}CO_2$ 的量。由胰腺或其他原因导致的脂肪泻可降低甘油三酯的吸收。这会引起通过甘油三酯新陈代谢产生的二氧化碳（CO_2）减少。

在夜间禁食后，患者使用 ^{14}C 标记的甘油三酯。定期将呼出的二氧化碳收集在一个包含可根据溶液中二氧化碳含量改变颜色的指示剂的溶液中。然后，使用液体闪烁计数器中测量 $^{14}CO_2$ 的放射性，并将每小时 $^{14}CO_2$ 排出量的百分比作为结果报告。

为了区分胰腺缺陷与其他原因引起的脂肪泻，已经开发了两阶段呼吸测试（Goff，1982）。在测试的第一阶段，患者使用了 ^{14}C 标记甘油三酯，并按前述方法进行 $^{14}CO_2$ 的测定。第二阶段测试在 5~7 天后进行，除了患者口服 $^{14}CO_2$ 标记甘油三酯，同时服用胰酶，其余与第一阶段相同。因胰腺功能缺陷引起的脂肪泻，相对第一阶段，第二阶段呼气中 $^{14}CO_2$ 的含量会增加。其他原因引起的脂肪泻患者中，呼气中 $^{14}CO_2$ 含量在口服胰酶前后无明显变化。

血中丙球蛋白贫乏症

与 X 染色体相关的丙球蛋白缺乏血症是一种体液免疫缺陷疾病，其特点是呼频发呼吸道细菌感染，对肠病毒感染的敏感性增加。缺乏体液免疫系统的患者容易患上细菌性肠胃炎。

无 β 脂蛋白血症

无 β 脂蛋白血症是一种罕见的常染色体隐性疾病，其特征是细胞内载脂蛋白 B 和含载脂蛋 B（ApoB）的脂蛋白组装缺陷和分泌不足，这是由编码微粒体甘油三酯转运蛋白基因突变所致的血清 β 脂蛋白缺乏引起的。无 β 脂蛋白血症会导致脂类吸收不良。患者可能有神经系统功能异常表现、出现棘红细胞、脂肪吸收不良、脂肪泻和脂溶性相关维生素缺乏（Gregg et al，1994）。

脂肪泻检测

脂肪泻的筛查检测包括对脂肪球微粒的形态学检查和血清类胡萝卜素的测定。类胡萝卜素是一组化合物，是人类维生素 A 的主要前体。肠道中类胡萝卜素的吸收取决于膳食脂肪的存在。由于类胡萝卜素在体内没有储备，饮食中缺少类胡萝卜素或从肠中吸收脂质障碍均会引起血清类胡萝卜素水平降低。这是一个针对脂肪泻简单而有用的筛查测试。除了脂肪泻和饮食摄入不足，肝病和高烧也可能会引起血清类胡萝卜素水平减低。血清类胡萝卜素水平升高见于甲状腺功能减退、糖尿病、高脂血症和胡萝卜素过多摄入。

吸收不良检测

在进行吸收不良的诊断时，区分胰腺性消化不良与肠吸收不良是非常重要的。在儿童中，胰腺吸收不良的主要原因是纤维囊性变性，在有足够临床指证时应进行汗液氯含量测定。基于粪便胰蛋白酶缺乏的筛选试验也已经应用。D-木糖吸收测试是最有价值的鉴别诊断测试之一，尤其是在成人中。

纤维二糖-木糖醇糖透性试验和乳果糖-木糖醇试验已经用于腹腔疾病的诊断。对于紊乱的评估方法之前已经描述过。同位素技术和淀粉耐受性试验已成为替代 D-木糖测试的方法。特异性粪胰蛋白酶和糜蛋白酶的定量检查可能很有帮助，就像 Schilling 测试在维生素 B_{12} 吸收中的应用，这易发生在内在因素不相符合的异常肠性脂肪泻患者。在较多情况下，内镜检查、影像学检查和活检已经取代了上述方法。

粪便弹性蛋白酶 弹性蛋白酶-1 是一种胰腺来源的蛋白质水解酶。胰弹性蛋白酶能在肠道中完好无损地保留下来，并且在粪便中浓缩 5~6 倍（Lankisch，2004）。粪便中胰弹性蛋白酶的降低预示超过 2 周大小婴儿的胰腺功能不全并伴随纤维囊性改变，对于年龄更大的儿童则预示相关功能障碍（Phillips et al，1999；Cade et al，2000；Leus et al，2000）。

酶免疫分析法不受胰腺酶替代治疗的影响。虽然针对严重胰腺功能不全的检测十分敏感，但它缺乏在轻微型病变检测中的灵敏度。粪便弹性蛋白酶优于粪便胰糜蛋白酶、对-氨基苯甲酸、苯替酪胺和胰月桂酰等检测（Lankisch，2004）。单次检测粪便弹性酶水平仅需 100mg 的粪便样本。如果检测结果处于临界值，那么重复检测样本可能更有价值。该项目仅能在成型的粪便中进行。粪便弹性蛋白酶测定的 cut-off 值为 200μg/g 大便，阳性预测值约为 50%（Luth et al，2001）。

木糖吸收试验 D-木糖吸收试验是一项有价值的关于吸收不良的鉴别诊断试验。检测时，口服含 25g 戊糖的水溶液，收集 5 小时内排出的尿量。如果排泄量少于 3g，则最可能是由肠源性吸收不良引起，因为D-木糖吸收不需要胰酶参与。D-木糖在小肠被动吸收，且不通过肝脏代谢，尽管部分口服和静脉注射的剂量会被破坏。该方法的准确性不仅依赖于D-木糖的吸收速率，也依赖于它的肾排泄率。因此在肾病患者中，D-木糖应在口服后2小时内采血定量测定；因为在无参考值的情况下难以解释尿液中的检测结果。

除了D-木糖检测外，同位素技术和淀粉耐受试验也是可供选择的检测方法。特定的粪便胰蛋白酶和糜蛋白酶定量检测与希林试验同样可用于评估回肠末端的功能。肌内注射大剂量非放射性维生素 B_{12} 后再口服一定量的放射性维生素 B_{12}，最后检测尿液中的放射性强度，可反映维生素 B_{12} 的吸收量。在脂肪泻患者中诊断恶性贫血或是胃部疾病，应重复检测内在因子和维生素 B_{12}，异常结果说明存在回肠疾病。

泻药滥用

过度使用泻药是经常被忽视的导致慢性腹泻的原因。在转诊中心，这种情况引起的慢性腹泻占15%～26%（Bytzer et al，1989；Duncan et al，1992）。另外在Munchausen综合征中，往往由于监护人给未成年人服用过多的泻药引起（Duncan，2000）。诊断滥用泻药的主要前提是临床疑似症状。在腹泻时有必要对尿液和粪便样本的进行分析。检测方法中，由于酚酞被禁止商售，所以应用较少。常见滥用的泻药有番泻叶、芦荟素和药鼠李，可通过薄层色谱法进行检测。

乳糜泻

乳糜泻（麸质敏感肠病）是指在有遗传倾向的个体中，在摄入小麦和类似谷物为主要储存蛋白的麸质过程中，对其中的醇溶蛋白过敏而导致肠道吸收营养不良。小麦、黑麦、大麦因含有这种蛋白质，可引起肠道黏膜损伤，导致小肠黏膜非特异性绒毛萎缩。除非携带编码HLA-DQ2或HLA-DQ8蛋白的两种人白细胞抗原基因产物的等位基因，否则不会恶化。这种遗传倾向在具有北欧血统的高加索人中最为常见。该疾病患病率尚不清楚，但在一些国家估计高达1%，情况也越来越被认可（Green & Cellier，2007；Sabatino & Corazza，2009）。

一些患者可能毫无症状，但是当患者身材瘦小，缺铁性贫血，体重减轻，慢性腹胀/或腹泻时，有经验的临床医生可能会怀疑这种疾病。在严重的情况下，可能会发生吸收不良、腹泻和消瘦。据报道，乳糜泻与1型糖尿病，唐氏综合征、疱疹样皮炎、IgA缺乏症、自身免疫性甲状腺疾病和其他疾病有关联（Barr & Grehan，1998）。由于肠病与病症有关，在未经治疗的乳糜泻患者中可能会出现多种血液学和生化异常，包括铁、叶酸或维生素D的缺乏症。外周血涂片可能会显示出非特异性靶型红细胞、铁幼粒细胞、皱缩红细胞、H-J小体和亨氏小体。同样，小肠吸收检测包括口服D-木糖检测和粪便脂肪测定。

诊断金标准仍然是受累小肠黏膜的多次组织学活检，用于鉴定绒毛萎缩和隐窝增生。但病变可能是不完整的，并且可能会出现取样误差（Green & Cellier，2007；Ensari，2010）。根据疾病的体征或症状，特别是在具有血清学检查结果阳性的高危人群中，应针对疑似诊断的患者进行活检。确诊患者必须维持无谷蛋白饮食，以控制症状并降低癌症风险（表22-6）。

表22-6 乳糜泻诊断生物标志物和无谷蛋白饮食监测

生物标志物	方法	评价
抗网状蛋白抗体-IgG/IgA	IFA	缺乏常规诊断使用的最佳灵敏度和特异性
总IgA	定量散射比浊法	可用于排除IgA缺乏症；需在IgA缺陷个体中测试特异性IgG抗体
抗组胺抗体-IgG/IgA	定量酶免疫分析	低特异性和灵敏度，可用于检测膳食依从性
抗谷氨酸蛋白抗体-IgG/IgA	定量酶免疫分析	相对于其他诊断方法而言的无优势
抗肌内膜抗体-IgG/IgA	IFA	高灵敏度特异性，观察者差异影响应用
抗组织谷氨酰胺酶-IgG/IgA	定量酶免疫分析	使用纯化的人或重组人tTG的测定比豚鼠tTG的检测更敏感；有助于诊断和监测膳食依从性
HLA-DQ2/HLA-DQ8	PCR	高阴性预测值不受膳食麸质影响；约30%的人群中使用该方法

在目前的临床实践中，有四项血清学指标可协助诊断乳糜泻。包括麦醇溶蛋白（AGA-IgA和AGA-IgG），肌内膜（EMA-IgA），网状蛋白（ARA-IgA）和转谷氨酰胺酶（tTG-IgA）的抗体检测，且都实现了商业化。但是必须谨慎分析乳糜泻血清学检测结果，因为这种疾病与选择性IgA缺乏有关，易导致血清IgA抗体检测的假阴性（Thomas et al，2003）。在服用苯妥英，青霉胺或柳氮磺胺吡啶的患者中可出现短暂的IgA缺乏症。因此，如果临床怀疑乳糜泻，应检查总IgA水平或进行特异性IgG血清学检查。与针对饮食变化的扁平小肠绒毛检测金标准相比，这些测试的灵敏度和特异性非常高（Farrell & Kelly，2001）。雌激素抗体检测具有最佳的灵敏度和特异性，但目前该方法通过猴食管或人脐带切片的免疫荧光检测，成本高昂、繁琐且受操作人员结果判断能力差异的影响。

小麦储存蛋白，麦醇溶蛋白，可用作酶免疫分析中的抗原。尽管未经治疗的乳糜泻患者血清IgA和IgG AGA水平通常升高，但这些检测仅具有中度灵敏度和特异性。IgG AGA检测在2%的腹泻病患者中特别有用，这些患者似乎是IgA缺乏症。然而，这些测试在很大程度上被EMA所取代。EMA可结合平滑肌细胞周围的结缔组织，大多数实验室使用人类脐带组织。血清IgA EMA与内膜结合后产生间接免疫荧光。此实验中的抗体高度敏感和特异。然而，治疗后滴度迅速下降到检测限以下水平（Volta et al，1995）。EMA所针对的表位已被证明是组织转谷氨酰胺酶。已经显示检测 IgA 抗-tTG 对于诊断乳糜泻具有高度灵敏度和特异性(Dieterich et al,1998)。IgA 抗-tTG 的酶免疫分析方法十分普及、成本较低并且比 IgA EMA 的免疫荧光测定更容易开展。

由于频繁的假阳性,抗糖浆蛋白抗体血清学检测最好避免用于乳糜泻的诊断。基于通过 tTG 酶活性增强毒性麦醇溶肽的第二代抗丝氨酸抗体检测用于监测膳食依从性。这些 IgA 和 IgG 脱酰基麦醇溶蛋白肽(DGP)测定在诊断准确性方面与 tTG IgA 或 IgG 类似。因此,认为强阳性 tTG IgA 与阳性 DGP 血清学联合可用于确认乳糜泻,而不需采用组织学活检。

虽然 IgG 肌内膜和 IgG tTG 抗体可能适用于乳糜泻的血清学诊断,但不能用于监测对饮食改变的反应。肌内膜 IgA 抗体在无麸质饮食后消失。

在 90%~95%的乳糜泻患者携带 HLA-DQ2 等位基因,并在大多数剩余患者中检测到 HLA-DQ8 等位基因。这些等位基因发生频率在一般人群的 30%~40%之间,而这些等位基因的缺失对其高阴性预测价值很重要。因此,携带 HLA-DQ2 和 HLA-DQ8 对于确定是否应当用血清学检测对家族成员进行疾病筛查具有重要指导意义(Kaukinen et al,2002)。不受干预的乳糜泻似乎使患者易患肠癌和淋巴瘤(Nehra,1998)。

惠普尔病

是罕见的多系统疾病,常常伴有关节痛、腹泻、吸收不良和体重减轻。它好发于男性,约 15%患者没有疾病的典型征兆和症状(Fenollar et al,2007)。它是由热带鞭虫引起的,尽管根据 16SrRNA 测序将其分类为革兰氏阳性菌(Marth & Raoult, 2003),但这是一种不能用革兰氏染液染色的芽孢杆菌。这种疾病可以影响中枢神经系统并引起心内膜炎。证实小肠固有层组织高碘酸-席夫(PAS)反应阳性和小肠绒毛状萎缩对其具有确诊意义。在活检前应检查凝血酶原时间,因为经常发生维生素 K 吸收异常。

使用特定的无菌培养基和特定技术可从惠普尔病患者的粪便中培养热带鞭虫虫体(Raoult et al,2006)。感染组织或脑脊液的核酸 PCR 检测已被用于确诊和疗效监测(von Herbay et al,1997)。PAS 染色的十二指肠组织活检被认为是惠普尔病的病理诊断方法。但现在发现,在具有分枝杆菌-胞内分枝杆菌复合物的 AIDS 患者中可以看到 PAS 阳性巨噬细胞。因此, PCR 在该疾病诊断过程中变得更加重要。长期使用中枢神经系统透过的抗生素可以治疗惠普尔病患者(Ramzan et al,1997; Singer,1998)。

炎症性肠病

结肠内的免疫机制参与炎症性肠病的发病。对免疫反应有攻击性的潜在抗原尚不清楚。在过去十年,已经有两种抗体检测可用于协助实验室诊断炎症性肠病(Rutgeerts & Vermeire, 2000)。结合临床表现、内镜检查、影像学检查和血液学检查可能有助于区分炎症性肠病的亚型。可以使用核周型抗中性粒细胞胞质抗体(p-ANCA)和抗酿酒酵母抗体(anti-*Saccharomyces cerevisiae* antibody,ASCA)来帮助区分肠易激综合征和炎症性肠病引起的腹痛,并可以帮助区分溃疡性结肠炎与克罗恩病(Sendid et al,1998;Shanahan,1994)(表 22-7)。这些检测有局限性,需要了解检测原理并对检测结果进行合理解释。虽然很少有肠易激综合征患者会 ANCA 阳性,但 70%的溃疡性结肠炎患者和 20%的克罗恩病患者会有显著的滴度升高。在炎症性肠病患者中,65%克罗恩病患者有 ASCA,而仅有 20%溃疡性结肠炎患者具有显著的滴度升高。鉴于其灵敏度和特异性较低,使用这些检测应依赖于临床症状。例如,腹泻、活检结果不确定且 ANCA 阳性的人比肠易激综合征患者更可能患有炎性肠病。同样,如果发现疑似溃疡性结肠炎患者 ASCA 阳性,则可能存在克罗恩病的结肠炎。

表 22-7 炎症性肠病的标志物

	频率/%	
	p-ANCA	ASCA
肠易激综合征	<5	<5
溃疡性结肠炎	70	15
克罗恩病	20	65

胃肠道肿瘤

胰腺癌

外分泌胰腺的导管腺癌是由产黏蛋白的腺体结构组成的恶性上皮肿瘤。它们占所有胰腺肿瘤的 85%,是癌症死亡的第四大常见原因,它们起源于小管道,从非侵入性胰腺上皮内病变发展为侵袭性癌症。

胰腺癌的前体病变包括上皮内胰腺黏液性肿瘤(intraepithelial pancreatic mucinous neoplasms,IPMN)和胰腺上皮内瘤变(pancreatic intraepithelial neoplasia,PanIN)(Hruban et al,2005; Distler et al,2014)。PanIN 是这些前体病变中最常见的。在 1998 年首次被报道,PanIN 是一系列最初发现在侵袭性胰腺癌附近的病变的组织学类型(Brat et al,1998)。该系列追溯了从正常胰腺导管上皮到 PanIN 分级 1-A、1-B、2 级、3 级,再到渗透性胰腺导管腺癌的外分泌胰腺导管腺癌的发生和发展过程(Recavarren et al,2011)。组织学上,这表现为从具有正常细胞核的低柱状或立方形上皮到具有核不规则性,异常有丝分裂和管腔坏死的乳头状和微毛细结构的变化。Ki-67 染色也随 PanIN 分级的提高而增强(Klein et al,2002)。

二十年来,胰腺癌的发病率或成活率几乎没有变化,5 年生存率低于 5%。男性有轻微的优势,特别是在年轻的年龄组。这是一种老年性疾病;80%的患者是 60~80 岁,尽管在 30 岁发病的病例并不罕见。这种癌症在非洲裔美国人和美洲原住民中更常见。吸烟者据报道有比正常人高二至三倍的患癌风险。慢性胰腺炎和糖尿病患者的患癌风险也增加。肉和脂肪的高摄入量以及摄入亚硝胺和多环碳氢化合物似乎是一个危险因素。然而肿瘤的发病机制仍然不清楚。

临床表现很大程度上取决于肿瘤的位置:60%出现在胰腺头部,患者常伴有无痛性黄疸;胰体和尾部的肿瘤各占 10%,这类患者通常毫无症状直至肿瘤发展至极大或广泛传播;20%易引起扩散转移。已经发现该疾病具有家族聚集性,但没有发现明显的遗传异常。

壶腹区被胰腺头部的癌细胞侵入会导致胆管阻塞。在大多数情况下，肿瘤阻塞胆总管会引起黄疸和胆囊的急性无痛性扩张（Courvoisier 征）。胰体和胰尾部的肿瘤不会侵犯胆管。10%的胰腺癌患者（特别是体和尾部肿瘤患者）会发生迁移性血栓性静脉炎，这可能是由血小板聚集因子和来自肿瘤的促凝血剂引起的。典型的临床表现为畏食、显著的体重减轻和持续的上腹部向背部的放射痛。

胰腺癌的早期诊断不常见。这类肿瘤的患者通常无明显症状，直到其瘤体撞击至重要的结构或腹部后壁引起剧烈的疼痛。疼痛通常是其首发症状。不到20%的肿瘤可以在发现时切除。

胰腺头，体和尾部的肿瘤组织间没有形态学差异。这些肿瘤通常是中等或低分化的黏蛋白产生性腺癌。它们的管状结构不成熟但却有着密集的基质纤维，浸润性生长活跃，并常伴周围神经侵袭。肿瘤细胞是立方形或柱状的，常呈低分化。相邻的胰腺组织常表现为导管发育不良及导管内肿瘤病灶生长的特点。

超过90%的病例中发现 KRAS 和 p16 的点突变，50%～70%的病例中可见 p53 突变导致的失活。部分胰腺癌病例中癌胚抗原（CEA）和 CA19-9（胰腺癌肿瘤标志物）均升高。美国临床肿瘤学会的最新指南建议临床医生谨慎地使用这些肿瘤标志物（Locker et al，2006）。不建议使用 CA19-9 作为筛查胰腺癌的标志物，也不建议用其确定是否进行手术。CA19-9 的常规检测也不建议用来监测治疗反应。然而，可以在治疗开始时及之后的每 1～3 个月测量 CA19-9。CA19-9 的增加提示对肿瘤晚期转移的检测。此外，CA19-9 的增加可用于疾病复发的监测（表 22-8）。

表 22-8 胰腺癌症-相关遗传综合征

遗传综合征	基因	胰腺癌的增加风险	组织病理学特征
遗传性乳腺癌和卵巢癌综合征	*BRCA2*	3.5～10 倍	导管腺癌
遗传性乳腺癌和卵巢癌综合征	*BRCA1*	2 倍	导管腺癌
Peutz-Jeghers 综合征	*STK11/LKB1*	132 倍	胰腺导管内乳头状黏液瘤
家族性多发性腺癌	*APC*	高至 4 倍	胰母细胞瘤，导管腺癌，导管内乳头状瘤
家族性非典型多痣黑色素瘤	*CDKN2A*	13～22 倍	导管腺癌
遗传性非息肉病性大肠癌综合征	错配修复基因	增加	髓样癌
遗传性胰腺炎	*PRSS1SPINK1*	53 倍	导管腺癌
家族性胰腺癌	未知	9～32 倍	

神经内分泌肿瘤

胃肠道神经内分泌肿瘤（gastroenteropathic neuroendocrine tumors，GEP-NET）是具有不同临床表现的罕见肿瘤。腹痛和腹泻是两种常见的临床症状。100 多年前曾用类癌瘤来区分这些肿瘤和胃肠道肿瘤。由于这些肿瘤较为罕见，所以将其归为一类。最近，随着对这类肿瘤的发生及生物学特征了解的提高，世界卫生组织于 2000 年发布了 GEP-NET 的 WHO 分类。消化系统中分泌的激素是区分正常与异常增生的神经内分泌细胞的特异标志物。那些有特定激素分泌肿瘤发生的器官都存在不同的表现（如十二指肠与胰腺胃泌素瘤相比，两者的恶变潜能不同）（Klöppel et al，2004）。这些肿瘤都表现了胺前体的摄取和脱羧作用（APUD），因此也被称为胺前体摄取和脱羧细胞瘤（APUDomas）。GEP-NET 的细胞属于被称为 APUD 细胞的弥漫性神经内分泌细胞系统。这些细胞分布在胃肠道和胰腺胰岛的黏膜上。胰岛素瘤和胃泌素瘤是最常见的胰腺内分泌肿瘤。高血糖素瘤较为罕见，占全部的2%～5%。此外，更罕见的如生长抑素瘤和胰肠肽瘤（Vipomas）也已被鉴定（Perr & Vinik，1996）。这些肿瘤的促分泌素的化学检测在特定的临床条件中大多也能提示诊断。

这些肿瘤的定位十分困难。超声检查，CT 扫描，MRI，内镜检查，血管造影和奥曲肽扫描都有明显的技术限制。除了超声和 MRI，这些检查也可能导致潜在的发病。生长抑素受体闪烁扫描（somatostatin receptor scintigraphy，SRS）广泛应用于消化道内分泌肿瘤的评估（Warner & O'dorisio，2002），并且是临床诊断的一个有用工具。该成像模式的基础在于神经内分泌瘤细胞表面的生长抑素受体密度更高。因此，这一诊断模式由于能区分出适合生长抑素（somatostatin，SST）类似物治疗的患者而具有更高的价值。SRS 中使用的 SST 类似物通常对 SSTR2 和 SSTR5 亚型具有较高的亲和力，对 SSTR3 的亲和力低，而对 SSTR1 和 SSTR4 没有亲和力（Sclafani et al，2011）。这些肿瘤通常较小，具有多灶性，并可位于各种器官中。它们可以是恶性或良性的，其在组织学检查上相似，因此常用组织染色来对其进行分类（Perry & Vinik，1996）。最近一个回顾性分析比较了 SRS 阳性与 SSTR2 和 SSTR5 的免疫组化表达，分析发现两者存在高度的一致性率（70%），但也有不能忽视（50%）的 SSTR2 染色阳性、SRS 阴性的存在。这个亚群的患者很重要，因为他们可能对放射性药物敏感（Sclafani et al，2011）。这些发现强调了，活检对于神经内分泌瘤的确诊与所有肿瘤性病变一样至关重要。

GEP-NET 约占胰腺肿瘤的 10%，并被分为功能性与非功能性肿瘤。这些肿瘤可以是单发的或多发的、良性或恶性的。它们通常是单独的或限制性的病变，适合通过手术切除。免疫组织化学对于阐明其内分泌活动是必需的。同时激素测定也可用于胰腺内分泌瘤的诊断（Modlin & Tang，1997；Eriksson et al，2000；Barakat et al，2004）。

细胞学标准在诊断中并不可靠。恶性肿瘤的诊断需要证明出现转移灶或出现血管、组织的侵犯。这类肿瘤通常生长缓慢。由于过量的肽类激素分泌,功能性肿瘤通常能引发可识别的临床综合征。非功能性肿瘤预后较差,并且通常表现为转移或局部的症状。

胃肠道内分泌肿瘤可能是多发性内分泌肿瘤 1 型(MEN 1)与甲状旁腺疾病及垂体和胰腺肿瘤综合征的一部分。胰岛细胞肿瘤可能分泌胰腺中通常不产生的各种正常激素,包括促可的松(ACTH)、甲状腺素、降钙素和加压素等。

胰岛素瘤

胰岛素瘤来源于 β 细胞,产生引起临床明显低糖血症的胰岛素。鉴别诊断的一部分就包括了由外源性胰岛素引起的假性疾病。胰岛素瘤通常存在于胰腺中,小而独立,并常含有淀粉样蛋白;其中,10%是恶性的。胰岛素瘤可通过血浆胰岛素的升高与低糖血症相关性的证明及 C 肽的测量来进行诊断。C 肽与胰岛素等量分泌,因此可用于排除外源性的胰岛素增多。

胃泌素瘤

胃泌素瘤是促胃液素分泌性的非 β 细胞胰腺肿瘤,其能导致难治性消化性溃疡和胃酸分泌过多综合征。促胃液素结合胃壁细胞上的胆囊收缩素 B 受体以刺激胃酸分泌,并且对胃黏膜壁和肠嗜铬细胞样细胞具有营养作用,从而引起黏膜肥厚(McIntyre et al,2002)。平均发病年龄为 50 岁,男性占多数。在诊断时,70%~90%的肿瘤是恶性肿瘤并伴有转移或局部浸润。多达 60%的胃泌素瘤与 1 型多发性内分泌肿瘤相关,并有约一半的 1 型多发性内分泌肿瘤患者能够发展为胃泌素瘤。大多数胃泌素瘤出现在胃泌素瘤三角:十二指肠、胰头和肝十二指肠韧带。

促胃液素在成年人胰腺中常难以检测,但其存在于胎儿胰腺中。胃泌素瘤能引起难治性消化性溃疡、食管炎和腹泻。高水平的血浆促胃液素常伴高基础胃酸分泌。促胃液素分泌增加也可由胃萎缩,如 H_2 阻断剂等的胃酸分泌抑制剂引起。一些胃泌素瘤患者会由于甲状旁腺素相关蛋白的分泌或由于 1 型多发性内分泌瘤引发的甲状旁腺功能亢进而出现高钙血症。约 50%的胃泌素瘤患者存在以肝脏和淋巴结为主的转移灶。胃泌素瘤肝转移患者的 5 年生存率为 20%,而无转移者约 80%可存活 5 年。

胃泌素瘤可通过提高胃酸分泌速度,导致食物不能完全被重吸收,从而引起严重腹泻。超过胰腺碳酸氢钠的中和能力的胃酸可使胰消化酶失活;过量的胃酸还能干扰胆汁酸盐对脂肪的乳化作用,引起脂肪泻。腹泻物的分泌成分也必须进行观察。胃泌素瘤的诊断通过测量血清的促胃液素水平来进行;高于 1000pg/ml 的血清促胃液素水平即可确诊。胰泌素刺激试验可用于胃泌素瘤和其他原因导致的高促胃液素血症的鉴别诊断;非诊断性空腹血清促胃液素水平的卓-艾综合征(卓-艾综合征,即消化性溃疡、极度胃酸过多、胰岛细胞瘤三联症)患者都应进行该实验(Berna et al,2006)。

高血糖素瘤

这是一种非常罕见的大多为胰腺起源的肿瘤,其分泌的高血糖素(α 细胞)可导致肝糖原分解和糖异生作用,从而提高血糖水平。该疾病可引起轻度糖尿病,坏死松解性游走性红斑,贫血及静脉血栓形成的综合征,并能合并严重感染。其主要发病年龄为 40 岁到 70 岁之间,并且女性发病率稍高于男性(Bloom & Polak,1987)。这些大的局部侵袭性肿瘤在组织形态学上类似于胰岛素瘤的小梁及立体结构;其 2/3 为恶性肿瘤。血浆高血糖素水平可升高至正常水平的 30 倍。

生长抑素瘤

这种通常为孤立性的肿瘤,发生于产生生长抑素的 δ 细胞,其能抑制垂体生长激素释放及 α,β 和 δ 细胞的分泌。由于生长抑素对其他胰岛及胃肠神经内分泌细胞的抑制作用,这种肽也能调节葡萄糖在体内的平衡并引起轻度糖尿病、胆结石、脂肪泻及胃酸过少综合征(Krejs et al,1979)。空腹血清样本中生长抑素水平的检测有助于疾病的诊断,生长抑素瘤患者的测量结果可能有 1000 倍以上的提高。这种肿瘤也可能分泌降钙素或促可的松,并且大多在确诊时已经呈恶性并发生了转移。

舒血管肠肽瘤

本种类型肿瘤在前述腹泻和消化不良章节中已介绍。

类癌综合征

胰腺类癌是类似于肠良性肿瘤的罕见恶性肿瘤。它们能合成 5-羟色胺和胃动素。当这类肿瘤局限于胰腺时,其可导致包含了面部潮红,低血压,眶周水肿和流泪在内的非典型类癌综合征,而肝转移病例则可导致典型的类癌综合征。可通过 24 小时尿标本中 5-羟基吲哚乙酸(5-HIAA)水平的增高来进行辅助诊断。

淀粉样变性

胃肠道淀粉样变性主要由反应类型(继发性或与淀粉样蛋白相关的淀粉样变性)及黏膜或神经肌肉浸润引起。其可导致血管脆性引发的出血。患者还可因合并肠蠕动改变,细菌过度生长及蛋白丢失性肠病引起腹泻。原发型(淀粉样蛋白轻链)或淀粉样蛋白相关淀粉样变性可见肝脏受累。常见症状包括原因不明的体重减轻,疲劳和腹痛,常见的体征还包括腹水,紫癜和肝脾肿大。该疾病最常见的实验室检测异常是碱性磷酸酶升高。多发性骨髓瘤的诊断应通过十二指肠或结直肠黏膜的组织活检来确认。尽管胃肠道并发症可引起显著的症状,但通常并不致死,这类疾病的最常见死因是肾衰竭,限制性心肌病或缺血性心脏病(Ebert & Nagar,2008)。

胃肠道出血

在胃肠道的大部分区域,肠道的内腔与毛细血管仅由单层上皮细胞分开。因此,即便是内层上皮的轻微损伤也可能导致胃肠道出血。隐匿性的胃肠道出血通常患者并不自知。若无其他特定的原因排除,缺铁性贫血也可被视为胃肠道出血所导致的结果(Rockey,2010)。

血红蛋白和血细胞比容通常较低,其水平可能与失血有一定关系。低水平的平均细胞体积(mean cell volume,MCV)可能表明患者存在铁缺乏或慢性失血的可能。MCV升高则表明可能存在有叶酸或维生素B_{12}缺乏症伴有大红细胞症,并表明有较高的乙醇滥用、慢性肝病、伴有恶性贫血的胃癌或涉及回肠末端的局部性肠炎的可能性。

如果存在凝血障碍,及时纠正缺陷至关重要。可大量输注稀释血小板和凝血因子,特别是因子Ⅴ和因子Ⅶ。许多有明显临床病变的患者会接受这一疗法,但接受治疗性抗凝治疗时出血的患者比例很高。因此,评估这些患者的胃肠道病理状况及纠正其凝血状态都至关重要。白细胞增多常伴急性胃肠道出血出现,但白细胞计数通常不超过15 000/mm³。白细胞增高只有排除了感染因素后才能归结于急性出血。

近期血清肌酐及尿素氮水平正常患者的血清尿素氮水平升高可提示上消化道出血。血清尿素氮的升高可能是由于急性失血引起的血容量不足导致,但小肠中血液蛋白的消化及含氮产物的吸收可能才是其升高的原因。

粪便隐血检测

粪便隐血试验(fecal occult blood test,FOBT)主要基于血红蛋白的过氧化物酶活性。检测试剂包括愈创木酚(Hemomlult),联苯胺(由于其致癌性而被联邦法规限制销售),邻甲基苯胺(hematest)和邻氨基苯胺。尽管这些试剂存在的灵敏度问题和频繁的假阳性或假阴性有关,但主要是和检测样本的不同有关。由于常伴有肠黏膜的损伤,通过直肠指检采集到的样本会引起较高的假阳性。

由于和日常的上皮细胞脱落相关,正常人每天有0.5~1.5ml血液进入胃肠道。商品化试剂盒通常设计为以每天失血量大于5~10ml为结果阳性。这相当于每克粪便中含5~10mg的血红蛋白,假设平均每天为150g粪便,则血红蛋白为15g/dl。

除了样品的处理和检测外,饮食对这些检测也极为重要。检测假阳性率高的原因包括试剂的特异性不足、其他粪便成分中过氧化物酶活性物质的存在以及不同色素对过氧化物酶不同的敏感度,饮食中摄入肉和鱼的肌红蛋白、血红蛋白也具有过氧化物酶活性,可能会错误地显示隐血的存在。肠道菌群以及摄入的蔬菜和水果如辣根、萝卜、香蕉、黑葡萄、梨和李子都具有过氧化物酶,并且可以不正常地提高粪便过氧化物酶活性。当粪便中存在大量维生素C和其他抗氧化剂时,会产生假阴性的结果。

患者准备和标本收集对于确保检测结果的可靠至关重要。检测72小时前,患者不能摄入外源性过氧化物活性食物(肉、鱼、萝卜、辣根等)、胃肠道刺激物(阿司匹林、非甾体类抗炎药等)和维生素C。检测结果也会由于粪便黏稠度、标本用量过大及反应时间不当等产生错误。

血红蛋白的免疫化学检测具有更高的敏感和特异性,假阴性较低。它们不受饮食、动物血红蛋白或人肌红蛋白的影响。饮食中的氧化物酶不影响免疫化学测试结果。免疫化学检测常用于检测下消化道的出血,并由于珠蛋白在小肠中的破坏而对上消化道的出血不敏感。

结肠癌是美国肿瘤相关死亡的最主要死因,每年约有55 000人因此死亡。根据最近的癌症统计,2003年就诊断出约15万例新发结肠癌病例。有证据表明FOBT在早期阶段对这些癌症有检测作用,可潜在地降低其死亡。由于这些肿瘤的早期检测具有普遍较好的临床生物学表现(局部的限制性疾病具有80%~90%的存活率)(Helm et al,2003)以及FOBT是一种相对便宜的无创性检测,这可能可以作为一种有用的筛检技术。部分专业组织推荐每一年或两年进行一次FOBT,然而目前仍未建立广泛认可的检测方法。美国癌症协会的结直肠癌筛检指南目前运用最为广泛,它们建议无症状、平均风险的个体从50岁起每3~5年进行一次FOBT和随机的乙状结肠镜检查(Marshall,1996)。该测试的局限性包括大量的假阳性和假阴性结果。FOBT的敏感度大约在30%~50%之间,然而FOBT的真正敏感度难以确定,因为测试结果阴性的个体并不会进行进一步的结肠镜检来评估其FOBT是否为真阴性。只有大约5%~10%的阳性结果证明是由隐匿性恶性肿瘤引起的(Simon,1998)。然而,逐步进行结肠癌筛查应尽量减少有限的灵敏度和特异性的临床影响,并为临床提供有价值的信息。

粪便隐血可通过化学(愈创木脂)、血卟啉或免疫学方法检测。隐血可能发生在肠道的任何地方,并通常是胃肠道恶性肿瘤的第一个预警信号。隐血的其他潜在来源可能是出血性食管静脉曲张、息肉、食管炎或胃炎、痔疮或裂隙、炎症性肠病、消化性溃疡病或结肠血管发育不良等。愈创木脂试验是目前实验室检测粪便隐血最常用的方法(Hemomlult,Seracult,Coloscreen)。愈创木脂是天然的环状酚类化合物,能被氢过氧化物酶氧化成醌,因而可检测颜色的变化。这些试验检测来源于完整血红蛋白或游离的血红素的假过氧化物酶活性(Allison et al,1996)。这些检测对人体的血红蛋白无特异性,来自牛羊肉的血红蛋白、水果或蔬菜的过氧化物酶以及某些药物可能会导致结果出现假阳性。在粪便中存在的血液超过5~10ml/d即可导致愈创木脂涂片阳性。粪便标本应从三组连续的粪便中进行收到。同时,每个粪便样品应当制备两张涂片。载玻片应不再水化,并应在收集后7天内检测。为了确保检测质量,一些医疗机构现在要求将粪便样品送到实验室进行检测,而不是让居民或护士在病房进行检测。此外,测试应在适当的条件下进行以限定其灵敏度。牙龈出血,在测试前摄取大量红肉等都可能导致结果不准确。此外,患者也可能正在使用某些会影响FOBT结果的药物。例如,能引起胃肠道刺激并导致出血的药物,如抗凝剂,阿司匹林,NSAIDs或秋水仙碱等可能导致结果假阳性,其他涉及的药物还包括利血平和氧化性药物如碘等。摄取大量的维生素C则会引起结果假阴性。患者应在FOBT前避免使用此类药物或食品。粪便隐血试验阳性提示需进一步评估胃肠道的病变情况。额外的评估通常包括乙状结肠镜钡灌肠或全结肠镜检查,后者是最优选的方式。然而,粪便隐血试验阴性不能绝对排除结肠新生物的存在。如果患者出现结肠癌体征和症状,即使其粪便隐血试验阴性,仍需进行进一步评估。

粪便DNA检测是一种很有前景的结直肠癌筛查技术。该测试包括收集单个粪便标本,然后筛选DNA标志物。运用PCR来扩增粪便DNA。由于DNA会连续脱落并在粪便中保持稳定,同时微量的DNA即可被检出,因此这种方法有实用性。临床研究表明,粪便DNA检测对癌症检测具有很高的特异性和灵敏度,远优于粪便化学检测。目前已经研究了几种标记物,然而,需要进一步的评估并改进其特异性和敏感度以便广泛运用(Itzkowitz et al,2008;Lieberman,2009;Mandel,2008)。

新生儿排泄物血液检测(吞咽血液的 Apt 测试)

当新生儿的胃肠道或粪便中发现血液时,一般出现在新生儿第二或第三天,必须确定其是否吞咽了产妇血液或存在继发性的新生儿疾病(Guritzky & Rudnitsky,1996)。Apt 测试是一种用于新生儿的大便血或呕吐物(呕血)的定性测试。婴儿在出生时可能会摄入产妇的血液,或从裂口、出血乳头吸收母体血液。实验标本首先应与水混合,然后离心。然后将以粉红色的上清液与 1% 氢氧化钠 5∶1混合。如果血液是母体来源的,混合物在几分钟后变成黄棕色。胎儿血液会仍呈粉红色,因为胎儿血红蛋白比成人血红蛋白更耐碱变性。该测试灵敏度相对较低,结果解释必须谨慎(McRury & Barry,1994)。

胃肠道和胰腺肿瘤标志物

肿瘤标志物是肿瘤细胞或其他体细胞响应肿瘤或某些非肿瘤状态所产生的物质;它们存在于组织或体液中。不同类型的肿瘤疾病中发现有不同的肿瘤标志物;在多种类型的肿瘤疾病中也可发现相同的肿瘤标志物。肿瘤标志物并不一定在所有肿瘤患者中表达,有些则表达于某些良性病变患者。肿瘤标志物的鉴定或检测可用于某些类型癌症的筛检、诊断或治疗。肿瘤标志物的水平异常可能表明癌症状态或治疗的疗效有限,但这单一指标,并不足以用来诊断,通常还需要与其他检查如组织活检等结合(Bigbee & Herberman,2003;Chan et al,2006;Locker et al,2006)。

酶

酶是首批确定的肿瘤标志物之一,其水平的升高与肿瘤相关。绝大多数的酶水平改变的特异性或敏感度不足以用于确定癌症类型及其所涉及的具体器官。乳酸脱氢酶是一种糖酵解通路酶,由于细胞损伤而释放,其恶性升高是非特异性的(Schwartz,1982)。神经元特异性烯醇化酶(neuron specific enolase,NSE)是在神经组织和弥漫性神经内分泌系统细胞中发现的。NSE 与神经内分泌起源的肿瘤相关,其血清水平具有预后价值(Zeltzer et al,1986)。尿激酶-纤溶酶原激活剂是一种作为结肠直肠癌的预后标志物的丝氨酸蛋白酶系统(Duffy et al,1999)。肿瘤相关的胰蛋白酶抑制剂(TATI)与胰腺分泌胰蛋白酶抑制剂相同,它也被称为 kazal 抑制剂。它在胰腺细胞中强烈表达,在正常胃肠道和泌尿生殖组织中浓度较低。TATI 作为胃肠道、泌尿和胰腺肿瘤的标志物有一定价值(Stenman,2002)。

激素

激素通常在内分泌器官中产生,但也可以在非内分泌组织中产生。它们通过使用单克隆抗体的酶免疫检测法或放射免疫检测法进行测定。多发性内分泌瘤(MEN2A 和 MEN2B)综合征会合成若干多肽激素,如 ACTH、降钙素、促胃液素、高血糖素和胰岛素等。血管活性肠肽也由一些内分泌肿瘤产生(Perry,1996)。

ACTH 可能是垂体或异位妊娠的结果。ACTH 的水平增高在胰腺癌、胃癌和结肠癌中有所报道。患有 5-羟色胺产生类癌肿瘤的患者尿中 5-羟吲哚乙酸(5-HIAA)排泄通常有显著的(10 倍)提高。摄取富含 5-羟色胺的食物,如香蕉、巧克力、李子或核桃等及含有愈创甘油醚的药物可能会导致结果的假阳性升高(Kema et al,1992)。

其他蛋白标志物

癌胚抗原是在胎儿产生的蛋白质,在出生后其水平会降低至低水平乃至消失,但它们在癌症患者中会重新出现。20 世纪 60 年代甲胎蛋白(AFP)和癌胚抗原(CEA)的发现对肿瘤标志物的使用具有深远的影响。AFP 是肝细胞和生殖细胞(非神经性)癌的标志物。CEA,一种糖蛋白,是结肠直肠癌、胃肠癌、肺癌和乳腺癌的标志物。CEA 的检测可能是有助于临床分期的辅助手段(Sikorska et al,1992)。在胃肠道、乳腺和卵巢肿瘤中观察到 Her2/neu 的扩增,它是表皮生长因子家族的酪氨酸激酶受体。已知可抑制凋亡的蛋白 bcl-2 在结肠直肠癌早期出现。C 肽是胰岛素产生的标志物。

血型抗原

一些血型碳水化合物是在特定类型肿瘤中升高的肿瘤标志物。CA19-9 是一种唾液酸化的在结肠直肠癌和胰腺癌患者中升高的 Lewis 抗原(Lamerz,1992)。其水平在 Mirizzi 综合征等良性病症中也会有所升高(Robertson & Davidson,2007)。它在 Lewis 阴性的胰腺肿瘤患者中不存在。另一种相关的 Lewis 抗原 C50 也被用作胰腺肿瘤的标志物,但其灵敏度相比 CA19-9 则不那么敏感。CA242 和 CA72-4 是胃肠道和胰腺肿瘤的标志物,但 CA72-4 被认为在胰腺癌中具有更大的预后价值(Louhimo et al,2004)。

基因标志物

有两类涉及癌症的基因:细胞活化基因和细胞抑制基因。大多数的癌基因编码激活细胞增殖的蛋白质。突变的 K-*ras* 存在于 95% 的胰腺癌和 40% 的结肠癌中,其在其他肿瘤中的百分比较低(Chan et al,2006)。在 15 例可治愈的结直肠肿瘤患者的粪便标本中,有 9 例检出了存在癌基因 *ras* 的突变(Sidransky et al,1992)。

任何基因的检测都需要医生清楚地了解如何进行结果解释及这些检测结果如何影响患者的处理;而对患者及其家属则必须进行适当的指导(Grody et al,2001;LeGrys et al,2007)。

抑癌基因

致癌性源自这类基因的缺失,而非活化,就如 *p53* 基因一样。3/4 的结肠癌在 p53 的一个等位基因中显示存在缺失,而在另一个等位基因中则显示存在点突变。

粪便收集及检测

收集

未经指导的患者在收集粪便标本时常会出现极大的问题,而一些简单的指导则更有利于收集到合格的标本。冲洗干净的粪杯就是一种很方便的样本收集容器。若患者没有,拿一个大小合适，仔细冲刷清洗沸水消毒的玻璃罐也可以是很好的替代品。同时应当警告患者避免将尿液混入便盆或容器中，不考虑别的原因，尿液对粪便中的原生动物就存在着不利的影响。压舌板或者片状的纸板可以方便地将粪便从便盆转移到塑料杯、纸杯或者玻璃瓶之类的转运容器里。我们倾向于使用两个2盎司带有螺丝帽的软膏罐来转运少量的粪便样品，因为它们无味、防漏且便于运输。应告知患者不要污染容器的外部或将容器装得过满。累积产生的气体要通过慢慢打开螺帽进行释放。不做这个简单的预防措施，尤其对那些装得过满的容器而言，可能会发生内容物的爆炸式释放。没有适当的指导，对于患者而言，在家收集粪便绝非易事。

肉眼观察

应当注意粪便的量、形态、密度和颜色。通常每天会排泄100~200g的粪便。腹泻便是水状的。排泄大量糊状、臭烘烘、灰色并漂浮在水面的粪便是脂肪痢的特征。便秘则可能表现为小而坚硬的球形的硬粪块。黏土色粪便表明胆汁减少或缺如抑或是硫酸钡的存在。血液，特别是源自下肠道的血液，可能导致粪便呈现红色；饮食中摄入甜菜可能有类似的反应。来源于上消化道的更可能导致粪便变黑并具有焦油样的稠度；铋、铁和木炭也可能导致粪便呈黑色。暴露在空气中一段时间的粪便的表面颜色可能会变深。

黏液

粪便标本中出现可见的黏液是应当报告的异常现象。成形粪便表面附着的半透明胶冻状黏液提示存在痉挛性便秘或黏液性结肠炎。此类粪便常见于情绪紊乱的患者，其也可能是由精神过度紧张引起。粪便表面附着带血黏液则提示肿瘤或者直肠管道感染。溃疡性结肠炎、细菌性痢疾、溃疡病及肠结核病患者的粪便中常见与脓液和血液相关的黏液。患有结肠绒毛状腺瘤的患者可以在24小时内排出达3~4L的大量黏液，他们常伴发严重的脱水和电解质紊乱，尤其是低钾血症。

脓

慢性溃疡性结肠炎和慢性杆菌性痢疾的患者常排出伴大量脓液的粪便，其检查常需进行显微镜检查。这种症状也常发生在与乙状结肠、直肠或肛门相通的局部脓肿及瘘管患者中。大量脓液很少出现在阿米巴肠炎患者的粪便中，粪便中脓液的存在恰好与该病症的诊断依据相左。病毒性肠胃炎患者的水样便中常无炎性渗出物。

显微镜检观察

脂肪

最简单的方法就是苏丹染色镜检法。由于其操作简单而被广泛应用于筛检。根据我们的经验，分析一小份分布均匀的粪便标本时，其检测结果与定量检测结果的相关性很好。将粪便悬液滴于载玻片上并与两滴95%的乙醇混合，再加入两滴苏丹Ⅲ的饱和乙醇溶液，进一步搅拌，盖上盖玻片。在这种条件下，脂肪酸会呈现为轻微染色的白点或者是未染色的针样晶体，因此其容易被忽略。油脂不会被染色，呈现为界限分明的定形片状、圆形聚集状或粗糙晶体。中性脂肪呈现为大的橘色或红色液滴状。当每个高倍视野可见60个或更多的染色滴状的中性脂肪液滴时，即可合理地确定该患者患有脂肪泻。由于矿物油和蓖麻油有可能与中性脂肪混淆，因此需要注意。粪便混合物中加入几滴36%(V/V)乙酸，将玻片置于火焰上加热直至样本轻微沸腾重复上述镜检过程。该步骤使中性脂肪和油脂转变为脂肪酸，并使脂肪酸融化，使其形成能被苏丹Ⅲ强染的液滴。玻片趁热镜检，经过以上处理的玻片，每个高倍镜视野下出现多至100个染色滴液为正常反应。胰腺来源的脂肪痢患者的脂肪酸和油脂含量显著增加。

肉类纤维

取样的方法与苏丹染色粪便脂肪检测相同。粪便在玻片上与10%乙醇的伊红溶液充分混合，染色三分钟用于检测肌肉纤维。镜检整张玻片，只计数有明显横纹的矩形纤维。每高倍视野大于10个纤维则可认为存在有消化不良或运动过度。肉类纤维的检验与化学法检测的脂肪排泄结果相关性好(Moore et al,1971)。

白细胞

用一个木制的敷药棒将一小片黏液或一滴液态的粪便放置在在玻璃载玻片上。加入两滴亚甲基蓝，仔细充分混合。将盖玻片放置在混合物上，静置2~3分钟以保证良好的核染色。低倍镜下扫片，通过计算白细胞和红细胞的平均数来进行粗略的定量计数。而细胞的分类计数应在高功率下进行，条件允许的话应计数200个细胞。只有能被清楚地识别为单核或多核的那些细胞才能包括在分类计数中，不能被清楚识别的巨噬细胞和上皮细胞则应忽略不计。初次的细胞计数应在收到标本的当时进行。

(府伟灵 译　潘柏申 校)

推荐阅读

Allison JE, Tekawa IS, Ransom LJ, et al: A comparison of fecal occult-blood tests for colorectal-cancer screening, N Engl J Med 334: 155-160, 1996.

评估粪便潜血的三种常用筛查试验，与结肠镜检查和活检结果相关的敏感性，特异性和预测值。

Djavan B, Zlotta A, Kratzik C, et al: PSA, PSA density, PSA density of transition zone, free/total PSA ratio, and PSA velocity for early detection of prostate cancer in men with serum PSA 2.5 to 4.0 ng/mL, Urology 54:517-522, 1999.

PSA的使用改变了前列腺癌患者的管理。该参考文献指出了使用当前PSA截断值的困境并总结了各种PAS参数以增加PSA的特异性。

Lipton A, Ali SM, Leitzel K, et al: Elevated serum Her-2/neu level predicts decreased response to hormone therapy in metastatic breast cancer, J Clin Oncol 20:1467-1472, 2002.

提供血清HER2/neu可用于预后和监测乳腺癌患者治疗的证据。

National Committee for Clinical Laboratory Standards (NCCLS): Sweat testing: Sample collection and quantitative analysis—Approved guidelines, Wayne, Pa., 2000, National Committee for Clinical Laboratory Standards (now Clinical and Laboratory Standards Institute). NCCLS Document C34-A2.

用于诊断囊性纤维化的汗液试验表现指南。本文件涉及与收集,分析,报告和评估汗液测试结果有关的问题。描述了汗液刺激和汗液氯化物的收集和定量测量,以及质量保证和结果评估。

Rouprêt M, Hupertan V, Yates DR, et al: Molecular detection of localized prostate cancer using quantitative methylation-specific PCR on urinary cells obtained following prostate massage, Clin Cancer Res 13:1720-1725, 2007.

作为使用当前血清蛋白质组学技术鉴定生物标志物的实例和总结,将成为未来生物标志物的趋势。

Saghatchian M, Gueprattе S, Hacene K, et al: Serum HER-2 extracellular domain: Relationship with clinicobiological presentation and prognostic value before and after primary treatment in 701 breast cancer patients, Int J Biol Markers 19:14-22, 2004.

提供血清 HER2/neu 可用于预后和监测乳腺癌患者治疗的证据。

Sokoll LJ, Wians FH, Remaley AT: Rapid intraoperative immunoassay of parathyroid hormone and other hormones: A new paradigm for point-of-care testing, Clin Chem 50:1126-1135, 2004.

本研究回顾了激素相关术中测试方法的使用,包括甲状旁腺激素,氢化可的松,促胃液素,胰岛素,促可的松和睾酮,关于术前定位研究和(或)评估手术期间肿瘤切除的有效性。

Thomas PD, Forbes A, Green J, et al: Guidelines for the investigation of chronic diarrhea, 2nd ed, Gut 52(Suppl V): v1, 2003.

提供指导,为患有慢性腹泻的患者建立最佳的调查方案,以最大限度地提高阳性诊断,同时最大限度地减少调查的数量和侵入性。还包括摘要/推荐表,其中包含专门用于非侵入性测试的部分。

Zhang Z, Bast RC Jr, Yu Y, et al: Three biomarkers identified from serum proteomic analysis for the detection of early stage ovarian cancer, Cancer Res 64:5882-5890, 2004.

作为使用当前血清蛋白质组学技术鉴定生物标志物的实例和总结,将成为未来生物标志物的趋势。

参考文献

Ahmed F, Chey WD, Murthy U: Evaluation of the Ez-HBT *Helicobacter* blood test to establish *Helicobacter pylori* eradication, *Aliment Pharmacol Ther* 22:875–880, 2005.

Allison JE, Tekawa IS, Ransom LJ, et al: A comparison of fecal occult-blood tests for colorectal-cancer screening, *N Engl J Med* 334:155–160, 1996.

Amarri S, Harding M, Coward WA, et al: ^{13}C-mixed triglyceride breath test and pancreatic enzyme supplementation in children with cystic fibrosis, *Arch Dis Childhood* 76:349–351, 1997.

Andersen JM, Hedstrom J, Kemmpainen E, et al: The ratio of trypsin-2-alpha1-antitrypsin to trypsinogen-1 discriminates biliary and alcohol-induced acute pancreatitis, *Clin Chem* 47:231–236, 2001.

Ashley SW, Evoy D, Daly JM: Stomach. In Schwartz SI, Shires GT, Spencer FC, et al, editors: *Principles of surgery*, New York, 1999, McGraw-Hill, pp 1195–1196.

Atherton JC, Spiller RC: The urea breath test for *H. pylori*, *Gut* 35:723–725, 1994.

Barakat MT, Meeran K, Bloom SR: Neuroendocrine tumours, *Endocr Relat Cancer* 11:1–18, 2004.

Barr GD, Grehan MJ: Coeliac disease, *Med J Aust* 169:109–114, 1998.

Barton JC, McDonnell SM, Adams PC, et al: Management of hemochromatosis, *Ann Intern Med* 129:932–939, 1998.

Benini L, Amodio A, Campagnola P, et al: Fecal elastase-1 is useful in the detection of steatorrhea in patients with pancreatic diseases but not after pancreatic resection, *Pancreatology* 13(1):38–42, 2013.

Berna MJ, Hoffmann KM, Serrano J, et al: Serum gastrin in Zollinger-Ellison syndrome: I. Prospective study of fasting serum gastrin in 309 patients from the National Institutes of Health and comparison with 2229 cases from the literature, *Medicine (Baltimore)* 85:295–330, 2006.

Beutler E, Felliti VJ, Koziol JA, et al: Penetrance of the 845G-A (C282Y) HFE hereditary hemochromatosis mutation in the USA, *Lancet* 359:211–218, 2002.

Bigbee W, Herberman RB: Tumor markers and immunodiagnosis. In Bast RC Jr, Kufe DW, Pollock RE, et al, editors: *Cancer medicine*, ed 6, Hamilton, Ontario, 2003, BC Decker.

Bloom SR, Polak JM: Glucagonoma syndrome, *Am J Med* 82(5 Suppl 2):25–36, 1987.

Brat DJ, Lillemoe KD, Yeo CJ, et al: Progression of pancreatic intraductal neoplasias to infiltrating adenocarcinoma of the pancreas, *Am J Surg Pathol* 22(2):163–169, 1998.

Bulaj ZJ, Ajioka RS, Phillips JD, et al: Disease-related conditions in relatives of patients with hemochromatosis, *N Engl J Med* 343:1529–1535, 2000.

Bytzer P, Stokholm M, Anderson I, et al: Prevalence of surreptitious laxative abuse in patients with diarrhoea of uncertain origin: a cost benefit analysis of a screening procedure, *Gut* 30:1379–1384, 1989.

Cade A, Walters MP, McGinley N, et al: Evaluation of fecal pancreatic elastase-1 as a measure of pancreatic exocrine function in children with cystic fibrosis, *Pediatr Pulmonol* 29:172–176, 2000.

Chan DW, Booth RA, Diamandis EP: Tumor markers. In Burtis CA, Ashwood ER, Bruns DE, editors: *Tietz textbook of clinical chemistry and molecular diagnostics*, ed 4, Philadelphia, 2006, WB Saunders.

Cheng SH, Gregory RJ, Marshall J, et al: Defective intracellular transport and processing of CFTR is the molecular basis of most cystic fibrosis, *Cell* 63:827–834, 1990.

Chey WD, Wong BC: American College of Gastroenterology guideline on the management of *Helicobacter pylori* infection, *Am J Gastroenterol* 102(8):1808–1825, 2007.

Clinton SR, Barakauskas VE, Grenache DG: Taking candy from the baby, *Clin Chem* 58(7):1161–1162, 2012.

Cohn JA, Mitchell RM, Jowell PS: The impact of cystic fibrosis and PSTI/SPINK1 gene mutations on susceptibility to chronic pancreatitis, *Clin Lab Med* 25:79–100, 2005.

Dahlqvist A: Assay of intestinal disaccharides, *Anal Biochem* 22:99–107, 1968.

Dieterich W, Laag E, Schopper H, et al: Autoantibodies to tissue transglutaminase as predictors of celiac disease, *Gastroenterology* 115:1317–1324, 1998.

DiMagno MJ, DiMagno EP: Chronic pancreatitis, *Curr Opin Gastroenterol* 21:544–554, 2005.

Distler M, Aust D, Weitz J, et al: Precursor lesions for sporadic pancreatic cancer: PanIN, IPMN, and MCN. *Biomed Res Int*, 2014, p 474905.

Ditchburn RK, Smith AH, Hayter CJ: Use of unabsorbed radioactive marker substances in a re-assessment of the radioactive triolein test of fat absorption, *J Clin Pathol* 24:506–514, 1971.

Duffy MJ, Maguire TM, McDermott EW, et al: Urokinase plasminogen activator: a prognostic marker in multiple types of cancer, *J Surg Oncol* 71:130–135, 1999.

Duncan A: Screening for surreptitious laxative abuse, *Ann Clin Biochem* 37:1–8, 2000.

Duncan A, Hill PG: A UK survey of laboratory-based gastrointestinal investigations, *Ann Clin Biochem* 35:492–503, 1998.

Duncan A, Morris AJ, Cameron A, et al: Laxative-induced diarrhoea—a neglected diagnosis, *J R Soc Med* 85:203–205, 1992.

Durie PR: Pancreatic aspects of cystic fibrosis and other inherited causes of pancreatic dysfunction, *Med Clin North Am* 84:609–620, 2000.

Ebert EC, Nagar M: Gastrointestinal manifestations of amyloidosis, *Am J Gastroenterol* 103:776–787, 2008.

Ensari A: Gluten-sensitive enteropathy (celiac disease): controversies in diagnosis and classification, *Arch Pathol Lab Med* 134:826–836, 2010.

Eriksson B, Oberg K, Stridsberg M: Tumour markers in neuroendocrine tumours, *Digestion* 62(Suppl 1):33–38, 2000.

Farrell RJ, Kelly CP: Diagnosis of celiac sprue, *Am J Gastroenterol* 96:3237–3246, 2001.

Farrell PM, Aust D, Weitz J, et al: Guidelines for diagnosis of cystic fibrosis in newborns through older adults: Cystic Fibrosis Foundation consensus report, *J Pediatr* 153(2):S4–S14, 2008.

Feldman RA, Deeks JJ, Evans SJW, et al: Multi-laboratory comparison of eight commercially available *Helicobacter pylori* serology kits, *Eur J Clin Microbiol Infect Dis* 14:428–433, 1995.

Feldman RA, Evans SJW: Accuracy of diagnostic methods used for epidemiological studies of *Helicobacter pylori*, *Aliment Pharmacol Ther* 9(Suppl 2):21–31, 1995.

Fenner L, Widmer AF, Goy G, et al: Rapid and reliable diagnostic algorithm for detection of *Clostridium difficile*, *J Clin Microbiol* 46:328–330, 2008.

Fenollar F, Puéchal X, Raoult D: Whipple's disease, *N Engl J Med* 356:55–66, 2007.

Fernandez R, Vizoso F, Rodriguez JC: Expression and prognostic significance of pepsinogen C in gastric carcinoma, *Ann Surg Oncol* 7:508–514, 2000.

Fine KD, Schiller LR: AGA technical review on the evaluation and management of chronic diarrhea, *Gastroenterology* 116:1464–1486, 1999.

Fordtran JS: Speculations on the pathogenesis of diarrhea, *Fed Proc* 26:1405–1414, 1967.

Forsmark CE, Baillie J: AGA Institute technical review on acute pancreatitis, *Gastroenterology* 132:2022–2044, 2007.

Gibril F, Jensent TJ: Advances in evaluation and management of gastrinoma in patients with Zollinger-Ellison syndrome, *Curr Gastroenterol Rep* 7(2):114–121, 2005.

Goetze JP, Rehfeld JF: Impact of assay epitope specificity in gastrinoma diagnosis, *Clin Chem* 49:333–334, 2003.

Goff JS: Two-stage triolein breath test differentiates pancreatic insufficiency from other causes of malabsorption, *Gastroenterology* 83:44–46, 1982.

Green PHR, Cellier C: Celiac disease, *N Engl J Med* 357:1731–1743, 2007.

Gregg RE, Wetterau JR: The molecular basis of abetalipoproteinemia, *Curr Opin Lipidol* 5:81–86, 1994.

Grody WW, Cutting GR, Klinger KW, et al: Laboratory standards and guidelines for population-based cystic fibrosis carrier screening, *Genet Med* 3:149–154, 2001.

Guritzky RP, Rudnitsky G: Bloody neonatal diaper, *Ann Emerg Med* 27:662–664, 1996.

Halabi WJ, Nguyen VQ, Carmichael JC, et al: Clostridium difficile colitis in the United States: a decade of trends, outcomes, risk factors for colectomy, and mortality after colectomy, *J Am Coll Surg* 217(5):802–812, 2013.

Halangk W, Lerch MM: Early events in acute pancreatitis, *Clin Lab Med* 25:1–15, 2005.

Helm J, Choi J, Sutphen R, et al: Current and evolving strategies for colorectal cancer screening, *Cancer Control* 10:193–204, 2003.

Hill PG: Faecal fat: time to give it up, *Ann Clin Biochem* 38:164–167, 2001.

Hill PG: Gastric, pancreatic, and intestinal function. In Burtis CA, Ashwood ER, Bruns DE, editors: *Tietz textbook of clinical chemistry and molecular diagnostics*, ed 4, Philadelphia, 2006, WB Saunders.

Hofmeyr S, Meyer C, Warren BL: Serum lipase should

be the laboratory test of choice for suspected acute pancreatitis, *S Afr J Surg* 52(3):72–75, 2014.

Holmes GKT, Hill PG: Do we need to measure fecal fat? *BMJ* 296:1552–1553, 1988.

Howes N, Greenhalf W, Stocken DD, et al: Cationic trypsinogen mutations and pancreatitis, *Clin Lab Med* 25:39–59, 2005.

Hruban RH, Willentz RE, Maitra A: Identification and analysis of precursors to invasive pancreatic cancer, *Methods Mol Med* 103:1–13, 2005.

Hung PD, Schubert ML, Mihas AA: Zollinger-Ellison syndrome, *Curr Treat Options Gastroenterol* 6:163–170, 2003.

Itzkowitz S, Brand R, Jandorf L, et al: A simplified, non-invasive stool DNA test for colorectal cancer detection, *Am J Gastroenterol* 103:2862–2870, 2008.

Jensen PD: Evaluation of iron overload, *Br J Haematol* 124:697–711, 2004.

Jensen RT: Gastrointestinal abnormalities and involvement in systemic mastocytosis, *Hematol Oncol Clin North Am* 14:579–623, 2000.

Jin T, Huang W, Jiang K, et al: Urinary trypsinogen-2 for diagnosing acute pancreatitis: a meta-analysis, *Hepatobiliary Pancreat Dis Int* 12(4):355–362, 2013.

Kapoor R, Moseley RH, Kapoor JR, et al: Needle in a haystack, *N Engl J Med* 360:616–621, 2009.

Kaukinen K, Partanen J, Mäki M, et al: HLA-DQ typing in the diagnosis of celiac disease, *Am J Gastroenterol* 97:695–699, 2002.

Kema IP, Schellings AM, Meiborg G, et al: Influence of a serotonin- and dopamine-rich diet on platelet serotonin content and urinary excretion of biogenic amines and their metabolites, *Clin Chem* 38:1730–1736, 1992.

Kemppainen E, Hietaranta A, Puolakkainen P, et al: Time course profile of serum trypsinogen-2 and trypsin-2-alpha 1-antitrypsin in patients with acute pancreatitis, *Scand J Gastroenterol* 35:1216–1220, 2000.

Klein WM, Hruban RH, Klein-Szanto AJ, et al: Direct correlation between proliferative activity and dysplasia in pancreatic intraepithelial neoplasia (PanIN): additional evidence for a recently proposed model of progression, *Mod Pathol* 15(4):441–447, 2002.

Klöppel G, Perren A, Heitz PU: The gastropancreatic neuroendocrine cell system and its tumors: the WHO classification, *Ann N Y Acad Sci* 1014:13–27, 2004.

Konz T, Montes-Bayon M, Vaulont S: Hepcidin quantification: methods and utility in diagnosis, *Metallomics* 6(6):183–190, 2014.

Koruk İ, Özdemır H, Aydinli M, et al: The relation between serum cytokeratin 18 and acute pancreatitis: can it be a serological predictive marker? *Turk J Gastroenterol* 23(6):759–763, 2012.

Krasilnikoff PA, Gudman-Hoyer E, Moltke HH: Diagnostic value of disaccharide tolerance tests in children, *Acta Paediatr Scand* 64:693–698, 1975.

Krejs GJ, Orci L, Conlon JM, et al: Somatostatinoma syndrome: biochemical, morphologic and clinical features, *N Engl J Med* 301:285–292, 1979.

Laheij RJF, Straatman H, Jansen JBMJ, et al: Evaluation of commercially available *Helicobacter pylori* serology kits: a review, *J Clin Microbiol* 36:2803–2809, 1998.

Lamerz R: CA 19-9: GICA (gastrointestinal cancer antigen). In Sell S, editor: *Serologic cancer markers*, Totowa, N.J., 1992, Humana Press, pp 309–339.

Lankisch PG: Now that fecal elastase is available in the United States, should clinicians start using it? *Curr Gastroenterol Rep* 6:126–131, 2004.

Lankisch PG, Mahlke R, Blum T, et al: Hemoconcentration: an early marker of severe and/or necrotizing pancreatitis? A critical appraisal, *Am J Gastroenterol* 96:2081–2085, 2001.

Lee JY, Kim N, Lee HS, et al: Correlations among endoscopic, histologic and serologic diagnoses for the assessment of atrophic gastritis, *J Cancer Prev* 19(1):47–55, 2014.

Lerang F, Huag JB, Moum B, et al: Accuracy of IgG serology and other tests in confirming *Helicobacter* eradication, *Scand J Gastroenterol* 33:710–715, 1998.

LeGrys VA, Yankaskas JR, Quittell LM, et al: Diagnostic sweat testing: the Cystic Fibrosis Foundation guidelines, *J Pediatr* 151:85–89, 2007.

Leus J, Van Biervliet S, Robberecht E: Detection and follow up of exocrine pancreatic insufficiency in cystic fibrosis: a review, *Eur J Pediatr* 159:563–568, 2000.

Lieberman DA: Clinical practice: screening for colorectal cancer, *N Engl J Med* 361:1179–1187, 2009.

Lindau-Shepard BA, Pass KA: Newborn screening for cystic fibrosis by use of a multiplex immunoassay, *Clin Chem* 56(3):445–450, 2010.

Liu AY, Lowe RC, Levy BD, et al: Clinical problem-solving: a rash hypothesis, *N Engl J Med* 363:72–78, 2010.

Locker GY, Hamilton S, Harris J, et al: ASCO 2006 update of recommendations for the use of tumor markers in gastrointestinal cancer, *J Clin Oncol* 24:5313–5327, 2006.

Louhimo J, Alfthan H, Stenman U-H, et al: Serum HCGβ and CA 72-4 are stronger prognostic factors than CEA, CA 19-9 and CA 242 in pancreatic cancer, *Oncology* 66:126–131, 2004.

Lüth S, Teyssen S, Forssmann K, et al: Fecal elastase-1 determination: 'gold standard' of indirect pancreatic function tests? *Scand J Gastroenterol* 36:1092–1099, 2001.

MacKenzie T, Gifford AH, Sabadosa KA, et al: Longevity of Patients With Cystic Fibrosis in 2000 to 2010 and Beyond: Survival Analysis of the Cystic Fibrosis Foundation Patient Registry, *Ann Intern Med* 161:233–241, 2014.

Malnick S, Zimhony O: Treatment of *Clostridium difficile*-associated diarrhea, *Ann Pharmacother* 36: 1767–1775, 2000.

Mandel JS: Screening for colorectal cancer, *Gastroenterol Clin N Am* 37:97–115, 2008.

Marshall JB: Colorectal cancer screening: present strategies and future prospects, *Postgrad Med* 99:253–264, 1996.

Marth T, Raoult D: Whipple's disease, *Lancet* 361:239–246, 2003.

McIntyre TP, Stahlfeld KR, Sell HW Jr: Gastrinoma, *Am J Surg* 183:666–667, 2002.

McRury JM, Barry RC: A modified Apt test: a new look at an old test, *Pediatr Emerg Care* 10:189–191, 1994. Erratum in: *Pediatr Emerg Care* 10:248, 1994.

Megraud F: Diagnosis and candidates for treatment of *Helicobacter pylori* infection: how should *Helicobacter pylori* be diagnosed? *Gastroenterology* 113:S93–S98, 1997.

Miki K, Morita M, Sasajima M, et al: Usefulness of gastric cancer screening using the serum pepsinogen test method, *Am J Gastroenterol* 98:735–739, 2003.

Modlin IM, Tang LH: Approaches to the diagnosis of gut neuroendocrine tumors: the last word (today), *Gastroenterology* 112:583–590, 1997.

Moore JG, Englert E Jr, Bigler AH, et al: Simple fecal tests of absorption: a prospective study and critique, *Dig Dis Sci* 16:97–105, 1971.

Morinville V, Husain S, Bai H, et al: Definitions of pediatric pancreatitis and survey of present clinical practices, *J Pediatr Gastroenterol Nutr* 55:261e5, 2012.

Nehra V: New clinical issues in celiac disease, *Gastroenterol Clin North Am* 27:453–465, 1998.

Norton JA, Jensen RT: Role of surgery in Zollinger-Ellison syndrome, *J Am Coll Surg* 205:S34–S37, 2007.

Palomaki GE, FitzSimmons SC, Haddow JE: Clinical sensitivity of prenatal screening of cystic fibrosis via CFTR carrier testing in a United States panethnic population, *Genet Med* 6:405–415, 2004.

Pant C, Sferra TJ, Olyaee M, et al: Emergency department visits related to Clostridium difficile infection: results from the nationwide emergency department sample, 2006 through 2010, *Acad Emerg Med* 22(1): 117–119, 2015.

Papachristou GI, Whitcomb DC: Inflammatory markers of disease severity in acute pancreatitis, *Clin Lab Med* 25:17–37, 2005.

Perry RR, Vinik AI: Endocrine tumors of the gastrointestinal tract, *Annu Rev Med* 47:57–68, 1996.

Peterson WL: *Helicobacter pylori* and peptic ulcer disease, *N Engl J Med* 324:1043–1048, 1991.

Phillips S, Rowe DJ, Dewar P, et al: Fecal elastase 1: a marker of pancreatic insufficiency in cystic fibrosis, *Ann Clin Biochem* 36:739–742, 1999.

Poutanen SM, Simor AE: *Clostridium difficile*-associated diarrhea in adults, *Can Med Assoc J* 171:51–58, 2004.

Powell LW: Diagnosis of hemochromatosis, *Semin Gastrointest Dis* 13:80–88, 2002.

Powell LW, Burt MJ, Halliday JW, et al: Hemochromatosis: genetics and pathogenesis, *Semin Liver Dis* 16:55–63, 1996.

Putsathit P, Morgan J, Bradford D, et al: Evaluation of the BD Max Cdiff assay for the detection of toxigenic Clostridium difficile in human stool specimens, *Pathology* 47(2):165–168, 2015.

Ramzan NN, Loftus E Jr, Burgart LJ, et al: Diagnosis and monitoring of Whipple disease by polymerase chain reaction, *Ann Intern Med* 126:520–527, 1997.

Raoult D, Fenollar F, Birg M-L: Culture of *T. whipplei* from the stool of a patient with Whipple's disease, *N Engl J Med* 355:1503–1505, 2006.

Recavarren C, Labow DM, Liang J, et al: Histological characteristics of pancreatic intraepithelial neoplasia associated with different pancreatic lesions, *Hum Pathol* 42(1):18–24, 2011.

Rehfeld JF, Bardram L, Hilsted L, et al: Pitfalls in diagnostic gastrin measurements, *Clin Chem* 58:831–836, 2012.

Remaley AT, Wilding P: Macroenzymes: biochemical characterization, clinical significance, and laboratory detection, *Clin Chem* 35:2261–2270, 1989.

Robertson AGN, Davidson BR: Mirizzi syndrome complicating an anomalous biliary tract: a novel cause of a hugely elevated CA 19-9, *Eur J Gastroenterol Hepatol* 19:167–169, 2007.

Rockey DC: Occult and obscure gastrointestinal bleeding: causes and clinical management, *Nat Rev Gastroenterol Hepatol* 7:265–279, 2010.

Rosenstein BJ, Cutting JR: The diagnosis of cystic fibrosis: a consensus statement, *J Pediatr* 132:589–595, 1998.

Rutgeerts P, Vermeire S: Serologic diagnosis of inflammatory bowel disease, *Lancet* 356:2117–2118, 2000.

Sabatino AS, Corazza GR: Coeliac disease, *Lancet* 373:1480–1493, 2009.

Samloff IM: Pepsinogens I and II: purification from gastric mucosa and radioimmunoassay in serum, *Gastroenterology* 82:26–33, 1982.

Sanchez TH, Brooks JT, Sullivan PS, et al: Bacterial diarrhea in persons with HIV infection, United States, 1992-2002, *Clin Infect Dis* 41:1621–1627, 2005.

Schneider A: Serine protease inhibitor kazal type 1 mutations and pancreatitis, *Clin Lab Med* 25:61–78, 2005.

Schneider A, Barmada MM, Slivka A, et al: Clinical characterization of patients with idiopathic chronic pancreatitis and SPINK1 mutations, *Scand J Gastroenterol* 39:903–904, 2004.

Schwartz MK: Enzyme tests in cancer, *Clin Lab Med* 2:479–491, 1982.

Sclafani F, Carnaghi C, Di Tomasso L, et al: Detection of somatostatin receptor subtypes 2 and 5 by somatostatin receptor scintigraphy and immunohistochemistry: clinical implications in the diagnostic and therapeutic management of gastroenteropancreatic neuroendocrine tumors, *Tumori* 97(5):620–628, 2011.

Sendid B, Quinton JF, Charrier G, et al: Anti-*Saccharomyces cerevisiae* mannan antibodies in familial Crohn's disease, *Am J Gastroenterol* 93:1306–1312, 1998.

Shanahan F: Neutrophil autoantibodies in inflammatory bowel disease: are they important? *Gastroenterology* 107:586–590, 1994.

Sidransky D, Tokino T, Hamilton SR, et al: Identification of ras oncogene mutations in the stool of patients with curable colorectal tumors, *Science* 256:102–105, 1992.

Sikorska HM, Fuks A, Gold P: Carcinoembryonic antigen. In Sell S, editor: *Serologic cancer markers*, Totowa, N.J., 1992, Humana Press, pp 47–97.

Simon JB: Fecal occult blood testing: clinical value and limitations, *Gastroenterologist* 6:66–78, 1998.

Singer R: Diagnosis and treatment of Whipple's disease, *Drugs* 55:699–704, 1998.

Smotkin J, Tenner S: Laboratory diagnostic tests in acute pancreatitis, *J Clin Gastroenterol* 34:459–462, 2002.

Sokoll LJ, Wians FH, Remaley AT: Rapid intraoperative immunoassay of parathyroid hormone and other hormones: a new paradigm for point-of-care testing, *Clin Chem* 50:1126–1135, 2004.

Stenman UH: Tumor-associated trypsin inhibitor, *Clin Chem* 48:1206–1209, 2002.

Testoni PA: Acute recurrent pancreatitis: Etiopathogenesis, diagnosis and treatment, *World J Gastroenterol* 20(45):16891–16901, 2014.

Thiede C, Morgner A, Alpen B, et al: What role does *Helicobacter pylori* eradication play in gastric MALT and gastric MALT lymphoma? *Gastroenterology* 113:S61–S64, 1997.

Thomas PD, Forbes A, Green J, et al: Guidelines for the investigation of chronic diarrhea, 2nd ed, *Gut* 52(Suppl V):v1, 2003.

Turner JM, Lawrence S, Fellows IW, et al: [^{14}C]-triolein absorption: a useful test in the diagnosis of malabsorption, *Gut* 28:694–700, 1987.

Uhrich S, Wu Z, Huang JY, et al: Four mutations in the SI gene are responsible for the majority of clinical symptoms of CSID, *J Pediatr Gastroenterol Nutr* 55(Suppl 2):S34–S35, 2012.

Van Deun A, Cobbaert C, Van Orshoven A, et al:

Comparison of some recent methods for the differentiation of elevated serum amylase and the detection of macroamylasaemia, *Ann Clin Biochem* 26:422–426, 1989.

van de Wouw BAM, de Boer WA, Jansz AR, et al: Comparison of three commercially available enzyme-linked immunosorbent assays and biopsy-dependent diagnosis for detecting *Helicobacter pylori* infection, *J Clin Microbiol* 34:94–97, 1996.

Vantrappen GR, Rutgeerts PJ, Ghoos YF, et al: Mixed triglyceride breath test: a noninvasive test of pancreatic lipase activity in the duodenum, *Gastroenterology* 96:1126–1134, 1989.

Veldhuyzen van Zanten SJ, Sherman PM: *Helicobacter pylori* infection as a cause of gastritis, duodenal ulcer, gastric cancer and nonulcer dyspepsia: a systematic overview, *Can Med Assoc J* 150:177–185, 1994.

Vinik A: Vasoactive intestinal peptide tumor (VIPoma). In Vinik A, editor: *Diffuse hormonal systems and endocrine tumor syndromes. Ch 6. Endotext.com*, 2004. Available online: http://www.endotext.com.

Volta U, Molinaro N, de Franceschi L, et al: IgA anti-endomyseal antibodies on human umbilical cord tissue for celiac disease screening. Save both money and monkeys, *Dig Dis Sci* 40:1902–1908, 1995.

Von Herbay A, Ditton HJ, Schuhmacher F, et al: Whipple's disease: staging and monitoring by cytology and polymerase chain reaction analysis of cerebrospinal fluid, *Gastroenterology* 113:434–441, 1997.

Warner RR, O'dorisio TM: Radiolabeled peptides in diagnosis and tumor imaging: clinical overview, *Semin Nucl Med* 32(2):79–83, 2002.

Weiss FU, Simon P, Bogdanova N, et al: Complete cystic fibrosis transmembrane conductance regulator gene sequencing in patients with idiopathic chronic pancreatitis and controls, *Gut* 54:1456–1460, 2005.

West PS, Levin GS, Griffin GE, et al: Comparison of simple screening tests for fat malabsorption, *BMJ* 282:1501–1504, 1981.

World Health Organization (WHO). 2013. Available at http://www.who.int/topics/diarrhoea/en/.

Whitcomb DC: Genetic predispositions to acute and chronic pancreatitis, *Med Clin North Am* 84:531–547, 2000.

Wilson C, Imire CW, Carter DC: Fatal acute pancreatitis, *Gut* 29:782–788, 1985.

Wotherspoon AC: Gastric lymphoma of mucosa-associated lymphoid tissue and *Helicobacter pylori*, *Annu Rev Med* 49:289–299, 1998.

Wu BU, Johannes RS, Sun X, et al: Early changes in blood urea nitrogen predict mortality in acute pancreatitis, *Gastroenterology* 137:129–135, 2009.

Zeltzer PM, Marangos PJ, Evans AE, et al: Serum neuron-specific enolase in children with neuroblastoma, *Cancer* 57:230–234, 1986.

Zimmer T, Stölzel U, Bäder M, et al: Brief report: a duodenal gastrinoma in a patient with diarrhea and normal serum gastrin concentrations, *N Engl J Med* 333:634–636, 1995.

药物毒理学和治疗药物监测

第23章

Matthew R. Pincus, Martin H. Bluth, Naif Z. Abraham Jr.

要点

1. 过去20年中,临床上对患者血液及其他体液中药物浓度的检测大幅增加。
2. 对患者体内毒物及滥用药物的检测已成为医院急诊及就业体检的常规筛查项目。
3. 大多数药物都可以使用均相免疫技术进行标准化监测。
4. 气相色谱-质谱法联用法联用可通过质/荷比和碎片模式对气相混合物进行分离并鉴定,是检测和定量体液中药物的"金标准"。
5. 大多数治疗药物的作用机制在一定程度上已被阐明。如抗炎药、平喘药和免疫抑制剂等药物通过阻断信号转导通路中的特异位点发挥作用。
6. 摄入毒物会危及生命。这些毒物包括氰化物、一氧化碳和一些金属(如铅、汞、铁和砷)。如能检测出这些毒性物质,患者可得到有效救治。

毒理学(toxicology)的研究对象是进入机体的外源性物质。而本教科书其他章节所提到的分析方法则主要是用于检测正常机体功能相关的天然物质的有无及其含量。在本章中,我们主要讨论部分能严重损害机体功能并可作为治疗靶点的外源性化合物的生物学效应及其检测方法。

毒理学的研究主要分为四个方面,前两个方面包括滥用药物的检测以及治疗药物浓度监测确定治疗药物的给药剂量。某些被认为是诱变剂和致癌物质的环境化合物,如苯并芘和乙酰氨基芴。这些环境化合物可引起人类DNA的关键序列发生突变最终导致癌症发生。不断革新的分子生物学领域,已扩展到可检测这些相关标志物,诸如异常DNA序列、突变的蛋白或与DNA结合的致癌物质,这一迅速扩展的领域是第8部分和第9部分讨论的主题,特别是关于癌症和药物基因组学血清和固体组织诊断标志物。最后一方面,当个体暴露于如一氧化碳、氰化物和金属等多种毒性物质时,毒性物质相关检测对逆转其有害的急性生理效应起着至关重要的作用。在本章中,我们将讨论这些毒理学的各个方面,特别是体液中药物和毒性物质的检测。

血清和尿液中药物检测基本技术

无论是滥用药物还是治疗药物,检测其有无及含量,所采用的方法有两种基本类型:免疫化学法和色谱法。

免疫化学法

目前大部分药物的检测可通过均相免疫法完成。术语"均相"即指这些测定都在溶液中进行,而不需要传统的分相过程。该方法可对血液和尿液成分进行快速、准确的分析。从而,从根本上改变了毒理学研究的面貌(图 23-1)。现介绍均相免疫法的两种测定类型。第一类型为酶倍增免疫测定技术(enzyme-multiplied immunoassay technique,EMIT)。该技术首先将药物与酶类如葡萄糖-6-磷酸脱氢酶(G-6-PD)进行共价连接(图 23-1A-1)。当药物-酶复合物与抗药物抗体共孵育时,该抗体可以阻断酶的活性位点,导致酶活性显著降低。如图 23-1 的 A-2 所示,将含有外源性药物的标本(如血清)加入到该药物-酶免疫复合物中时,外源性药物可与药物-酶复合物竞争结合抗体,释放出酶导致酶活性增加。血清中药物浓度增高可观察到相应酶活性增加。该方法主要由 Syva 公司(现为西门子公司部分,加州帕罗奥多市)首创并已应用于治疗药物和滥用药物的检测。

荧光偏振免疫测定(fluorescence polarization immunoassay assay,FPIA)是第二种类型的均相药物测定方法,如图 23-1 的 B 所示。与图 23-1 中 A 所示不同,在荧光偏振免疫测定中,药物与荧光探针分子共价连接而不是与酶进行共价连接。如果荧光分子被偏振光激发并且是静止的(即在溶液中不会“翻转”),则其将作为荧光团发射偏振光,该发射光与激发光具有相同的偏振,如果激发光偏振到左边,发射光也将向左偏振。如果荧光团在溶液中自由翻滚,则偏振就会消失;即发射光呈左右相等地偏振。如果荧光团与大分子物质如抗体结合,由于附着于非翻滚的抗体上,荧光团保持相对静止,则偏振增强。测定时,将探针标记的药物与抗体一起温育,荧光探针与抗体结合时相对固定,探针标记药物的荧光偏振增强(图 23-1B-1)。将含有外源药物标本(如血清)加入到温育的混合物中,外源药物会置换出一些荧光探针标记的药物分子,如图 23-1 的 B-2 所示。这些置换出来的分子可在溶液中自由翻滚,导致荧光偏振减少,这种减少程度与药物在血清中的浓度直接相关。

该方法可以检测纳摩尔(nmol)范围内的药物浓度,且具有高度敏感性和特异性。目前 Abbott 实验室(芝加哥)和罗氏诊断实验室都已开发出这种有效的分析技术,可广泛用于监测各种治疗药物和滥用药物的浓度。

药物与抗体结合法

前面介绍的两种均相检测方法中,血清中药物浓度与系统反应即酶反应产生的颜色变化(图 23-1A)或荧光偏振减少的程度(图 23-1B)呈非线性关系。反应中的这种非线性由结合现象所致(即药物在检测前必须与抗体结合),可通过以下反应式来表示:

$$D+D^{*}-Ab \longleftrightarrow D-Ab+D^{*} \quad (\text{反应式 23-1})$$

其中 D 为血清中药物的浓度,D^* 是“标记物”药物(用酶或荧光探针标记的药物),Ab 是抗体。游离 D^* 的浓度是 D-Ab 的度量,因为两者是等摩尔的。反过来,D-Ab 的浓度又与 D 相关;存在的 D 越多,形成的 D-Ab 越多。由于在给定的实验中 Ab 的浓度是固定的,所以在足够高的 D 浓度下,所有的 Ab 都将饱和。因此在较高浓度的 D 时,不会再形成 D-Ab。D 和 D-Ab 之间的关系由 Langmuir 表达式给出:

$$r=(D-Ab)/(Ab_0)=nkD/(kD+1) \quad (\text{公式 23-2})$$

其中(Ab_0)是抗体的总浓度,k 是形成 D-Ab 复合物的平衡常数,n 是每分子抗体的抗体结合位点数,D 是本章前面定义的游离药物浓度。除了这里没有催化反应步骤,公式 23-2 与第 20 章讨论的米氏(Michaelis-Menten)方程(公式 20-10)非常相似。当 Kd≪1,该等式表明 D-Ab 的浓度在 D 中是非线性的。当 kD≫1 时,抗体达到饱和。该公式可以用斯卡查德图(Scatchard plot)形态线性化,即

$$r/D=kn-kr \quad (\text{公式 23-3})$$

其中 r/D 标成与 r 相对应。用点标记出给定的一组实验结果,再通过点绘制一个最小二乘-最佳拟合直线。直线的斜率为 -k,截距为 nk,n(抗体上的结合位点数)等于截距/斜率。因此,通过直线容易确定 n 和 k 的值,一旦 n 和 k 的值已知,则 D 的值为可以从公式 23-3 计算出 r 测量值。

使用公式 23-3 存在两个问题:第一,抗体通常是非均质的,因此斯卡查德图是非线性的;第二,在固相免疫测定中可以看出药物分子可能阻断游离抗体结合位点。第一个问题已由 Rodbard 等解决(1971),其中前面提到的分析法被应用于多重结合平衡检测。该分析法通常用于微机处理分析免疫测定中的校准曲线。现已用一种不同的理论方法对第二个问题进行了分析(Pincus & Rendell,1981)。公式 23-3 了阐明了血清药物免疫测定结果转化为血清药物浓度的基本原理。

色谱法

色谱法主要应用于滥用药物和毒素的定性检测,较少用于治疗药物水平的测定。色谱的三种主要方法包括薄层色谱法(thinlayer chromatography,TLC)、高效液相色谱法(high performance liquid chromatography,HPLC)和气相色谱-质谱法联用法(gas chromatography-mass spectroscopy,GC-MS)。GC-MS 被认为是定性或定量检测挥发性药物和毒性物质的“金标准”,但新的分析技术如毛细血管电泳法(capillary electrophoresis,CE)和液相色谱-质谱法(liquid chromatography-mass spectroscopy,LC-MS)及质谱法-质谱法(mass spectroscopy-mass spectroscopy,MS-MS)也可以用于检测。

薄层色谱法

基于化合物对极性固定相(通常为水合硅酸盐)和非极性流动相(如 10%甲醇溶解在氯仿中)的相对亲和力,许多化合物可通过薄层色谱法(TLC)进行分离。在非极性溶剂中,不同的化合物根据其亲和力的不同在固化水合硅酸盐往上迁移时,被吸附在水合硅酸盐的不同位置,从而得到分离,具体原理如图 23-2 所示。对于一个给定的溶剂系统,化合物移动的距离与溶液移动的距离之比是常数,这个常数可以用于鉴定混合物中的化合物。该比率称为 r_f。这种技术主要用于鉴别滥用药物,这些药物大多数都可以采用 TLC 进行分离。现已有以此方法进行检测的 ToxiLab(毒物分析实验室系统)试剂盒(加利福尼亚尔湾),该试剂盒包括独立的硅胶板条、展开溶剂和显色试剂。

Toxi-Lab 操作程序

采用色谱法检测药物的最佳标本为尿液,因为尿液采集为

酶倍增免疫测定技术流程

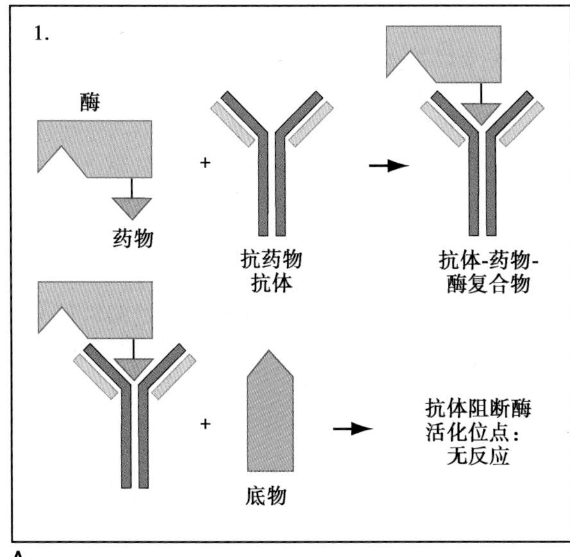

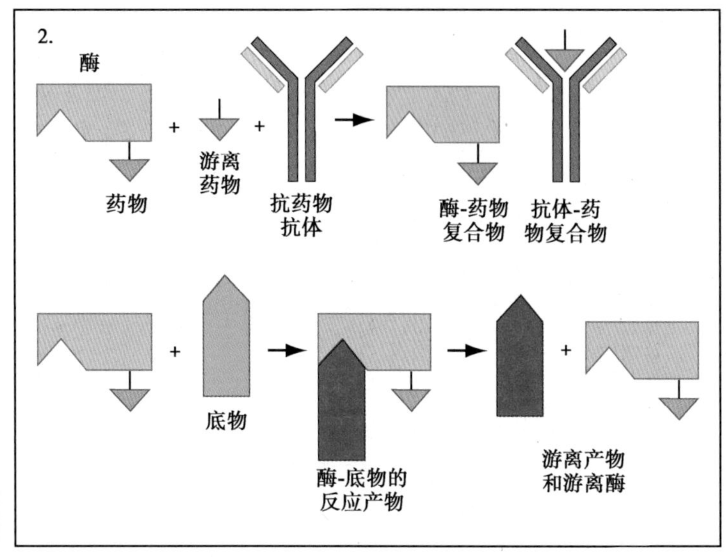

A

荧光偏振免疫测定法流程

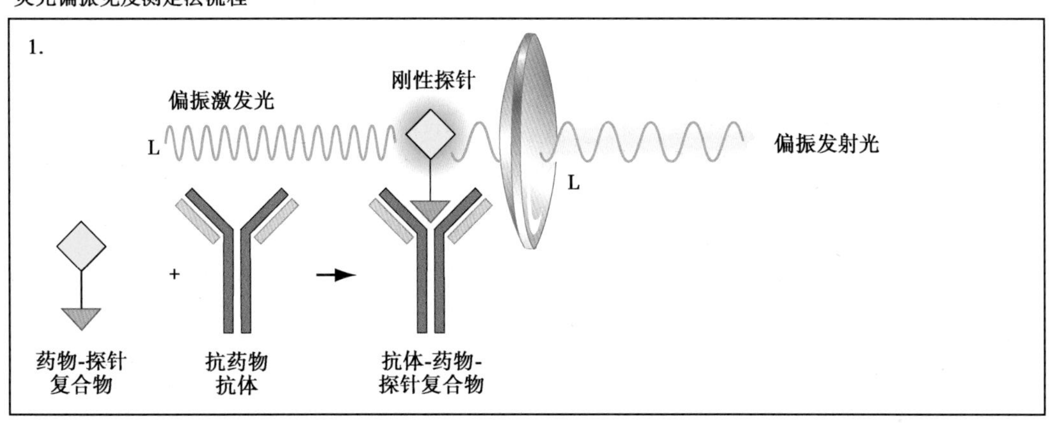

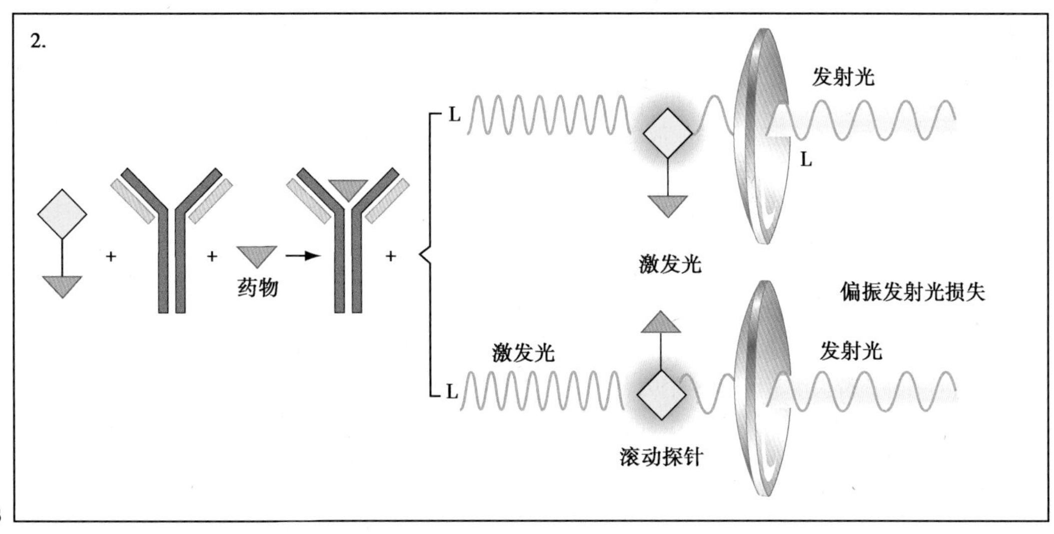

B

图 23-1 用于定性或定量检测体液中药物含量的均相测定法。A. 在酶放大免疫测定技术（EMIT）中，使用药物-酶复合物作为标记物。如前述第 1 部分所示，当药物-酶复合物与抗药抗体结合时，酶（与药物连接）的活性位点被阻断。当添加相应酶底物时，不会发生如第 1 部分所示的反应。如果标本（如血清）存在游离药物，该游离药物与酶-药物复合物竞争性结合部分或大部分抗药物抗体。此时释放的酶-药物复合物的活性位点是游离的，添加相应底物则可发生如第 2 部分所示的反应。B. 在荧光偏振免疫测定（FPIA）中，其检测方法与 A 相似，只是在该方法中，药物是被连接到荧光标签或荧光基团上。如上图第 1 部分所示，药物-探针复合物与抗该药物抗体结合时使其固定化（"刚性探针"），当用偏振光（显示为左偏极化或"L"）激发时，其连接的荧光基团发出荧光，并向左偏振（在图中也称为"L"）。如下图第 2 部分所示，当药物-探针复合物被存在于血清和尿液中的游离药物置换出时，该复合物从抗药物抗体中释放而不再固定化，可在溶液中自由滚动。这导致发射光的偏振损失（"L"和"R"，对应左右偏振），即荧光偏振减少

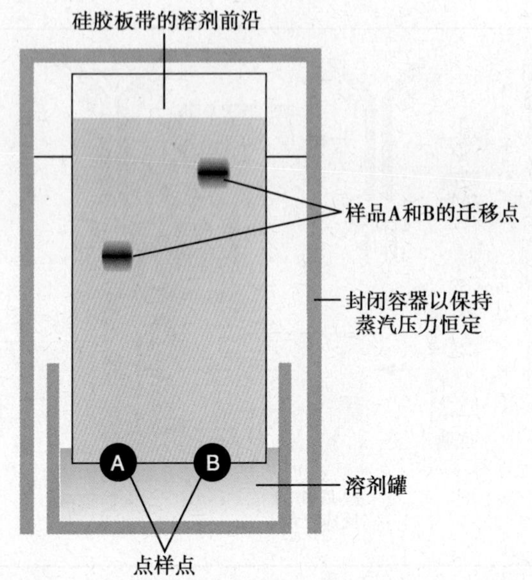

图 23-2 薄层色谱法(TLC)的原理示意图。将两种溶质 A 和 B 点样到极性硅胶板上,A 比 B 极性更强,其对极性固定相的亲和力高于非极性流动相(通常为氯仿中的甲醇),A 的这种相对亲和力高于 B。因此,A 首先在硅胶板中被分离出来,而 B 则迁移得更远些

非侵入性且可大量采集。当尿液采集后应立即进行浓缩和提取。提取的过程可将酸性药物与碱性药物分离。几乎所有的滥用药物都是碱性药物,属胺衍生物。重要的酸性药物几乎包含所有巴比妥类药物。在水溶液中,碱性药物可通过反应式 23-4A 中的平衡反应而带电荷:

$$R\text{-}NH_2+H^+ \longleftrightarrow R\text{-}NH_3^+ \quad (反应式\ 23\text{-}4A)$$

$$R\text{-}NH_3^+ + OH^- \longleftrightarrow R\text{-}NH_2+H_2O \quad (反应式\ 23\text{-}4B)$$

其中 R-NH_2 代表伯胺(仲胺和叔胺可表现出相同的反应平衡式)。铵离子形式(反应式 23-4A 右侧)可溶于水,但不溶于非极性有机溶剂。分子型胺碱(反应式 23-4A 左侧)可溶于非极性有机溶剂。分离碱性药物的关键在于用碱处理尿液,使得大量碱性药物不带电荷而携带分子型胺碱(反应式 23-4B)。然后使用非极性有机相将带有分子型胺碱的药物提取出来,并点样于硅胶板上进行 TLC 分析。同样,对酸性药物可进行相反处理(如用酸处理并将其萃取到非极性溶剂中)。操作时,将有机萃取混合物加到小纸盘,溶剂蒸发使得所有碱性药物吸附在纸盘上。再将纸盘放到硅胶板的一端,并将条带放置在迁移的非极性溶剂中。不同性质的药物分析采用不同的硅胶板;A 型硅胶板用于碱性药物,B 型硅胶板用于酸性药物。B 型硅胶板的主要用途是鉴定巴比妥酸盐,如后所述。

特定药物的鉴定

通过硅胶板分离的药物还需进一步鉴定,方法是将分离的药物进行标准的显色反应。对于碱性药物,是将溶剂展开后的检测条带依次侵入三种不同的溶液中,不同药物即会显示出其特有的颜色。也可以采用紫外光显色的方法,有些药物可以在紫外光激发下发出荧光。B 型硅胶板也可采用类似的程序进行酸性药物鉴定。根据的 Toxi-Lab 参考模式如图 23-3 所示,每种药物不仅可以根据 r_f 值进行识别,还可以根据在不同溶剂中的颜色变化进行鉴定。如图 23-3 中,Toxi-Lab 工作表 A 上的吗啡、海洛因的主要代谢物,其特征 r_f 值为 0.14,在第一种溶剂中为暗红或紫色,在第二种溶剂(水)中其颜色改变并变浅,在紫外光激发下不发出荧光。如何有一个或多个性状与这些特征不符,即提示该位点药物很可能不是吗啡。如果检测结果特征满足所有的标准,药物鉴定的灵敏度和特异性就会增加。

方法的可靠性

薄层色谱法对药物的鉴定主要取决于呈色改变或有无发出荧光的定性检测,通过肉眼观察这些变化限制了该方法的灵敏度。该方法对条带上化合物的检测下限约为 1μg/ml。色谱法常用作确认试验(如确认免疫测定阳性结果)。常将这两种方法联用以完成单个样本的检测。

该方法存在的主要问题是提取效率偶尔低下,导致被吸附至纸盘上的药物量不足。此外,提取和蒸发过程较费时,约需半个小时。可卡因具有许多极性代谢产物(如芽子碱),几乎不能从加样处迁移。可卡因在排泄前已被完全转化为极性代谢物,因此难以被检测到。各种阿片类药物因 r_f 值较接近,给鉴别带来一定难度(如吗啡和其他阿片剂)(图 23-3)。有经验的人员在大多数情况下可以区分这些药物。某些毒性药物也可呈现特征性的颜色变化,其 r_f 值与滥用药物相似。如某些抗组胺药在 A 型硅胶板上呈现的条带位置与苯丙胺非常相似。

高效液相色谱法

TLC 可以直接定性检测药物。高效液相色谱法(HPLC)则可定量检测药物,并具有更高的分辨率。在 HPLC 中,固定相可以是极性物质(硅酸)或非极性物质(如 C-18 柱);在反相色谱中,固定相由均匀的超细颗粒组成,可极大地增加其吸附表面积。将该固定相装入分离柱中,由于分离柱的流动阻力大,需要更大的压力以提供持续适当的流速。在 Waters HPLC 仪器(Waters Corporation, Milford, Mass.)中,通过使用两个泵将恒定压力输送至分离柱中,当一个泵往外抽出时,另一个泵向前推(即流动方向一致,两个泵的相位为 180°)。从柱上流出的洗脱液由各种检测器监测,包括多波长 UV 检测器、氧化还原电位检测器。在定量 HPLC 中,通常使用与目标药物结构相似的化合物作为内标,将已知浓度的内标加入待分析的样品中同时进行检测。由已知被加入柱中的标记化合物或内标物的量和从色谱柱流出的洗脱液中回收的量,计算出该化合物的回收率,并通过外推计算可定量所有目标药物的浓度。通过该方法可校正由于色谱柱分离引起的损失(不包含提取过程中的损失)。HPLC 通常被用于定量检测特定的治疗药物,也可用于检测尿中的可卡因和海洛因。该方法的灵敏度为纳摩尔至微摩尔。

HPLC 的最大用途之一是对三环抗抑郁药及其代谢物进行分离和定量检测。这些药物为常用的处方药物,在企图自杀行为中可被过度滥用。对三环抗抑郁药的检测常包括药物的母体水平,活性或非活性代谢物的水平。图 23-4 显示了三环类化合物在硅酸柱上的典型分离图谱。内标为三环化合物普洛替林。该方法能将代谢物与母体化合物进行完全分离,该分离可重复。

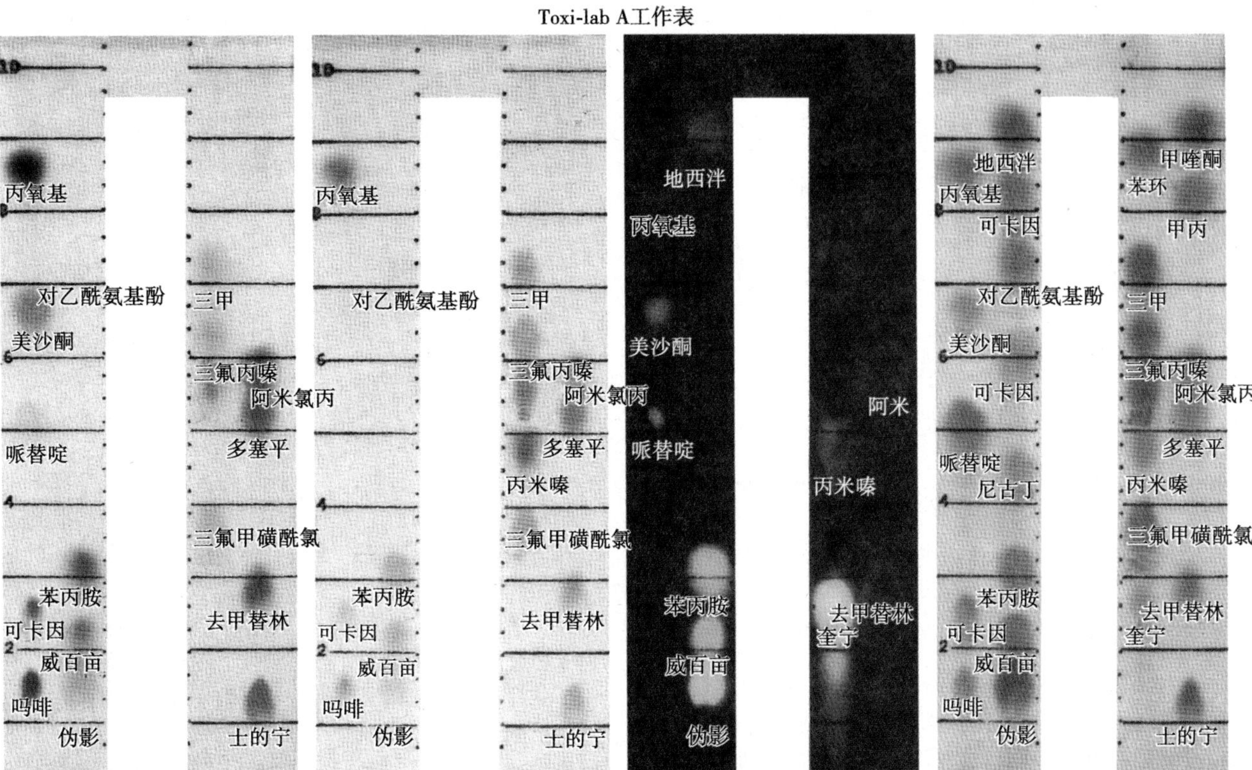

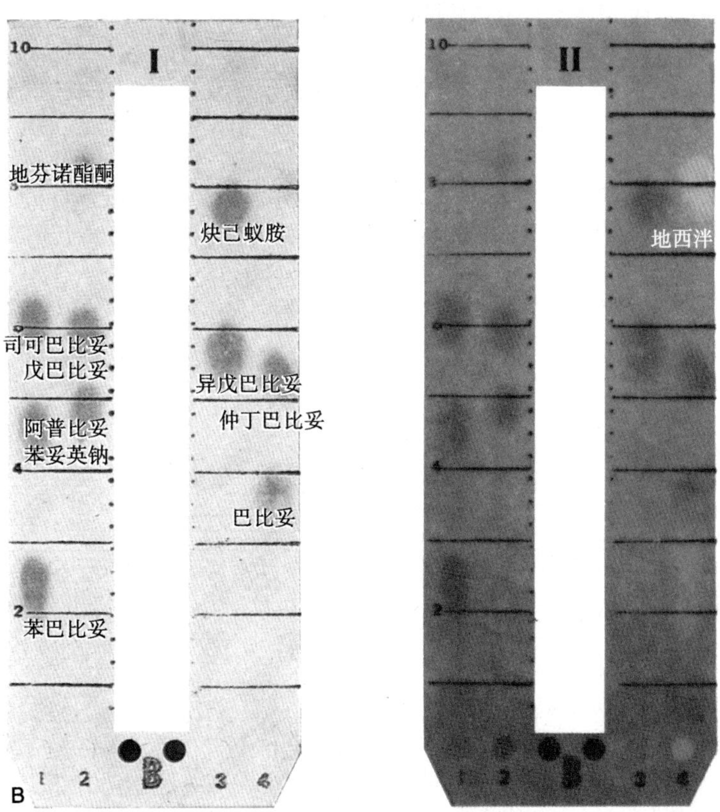

图 23-3 Toxi-Lab 薄层色谱法对一系列典型的主要滥用药物(和一些治疗药物)的分析 Toxi-Lab A 工作表:A 型硅胶板上显示了碱性药物典型的分离条带及特征性颜色变化。第三个 Toxi-Lab A 型硅胶板上显示了不同药物的特征荧光。注意,左下方的苯丙胺和甲基苯丙胺都是发荧光的。Toxi-Lab B 工作表:左:B 型硅胶板上显示了酸性较强药物典型的分离条带及特征性颜色变化。B 型硅胶板的主要用途是确定巴比妥类药物的存在。右图:B 型硅胶板上药物的荧光图

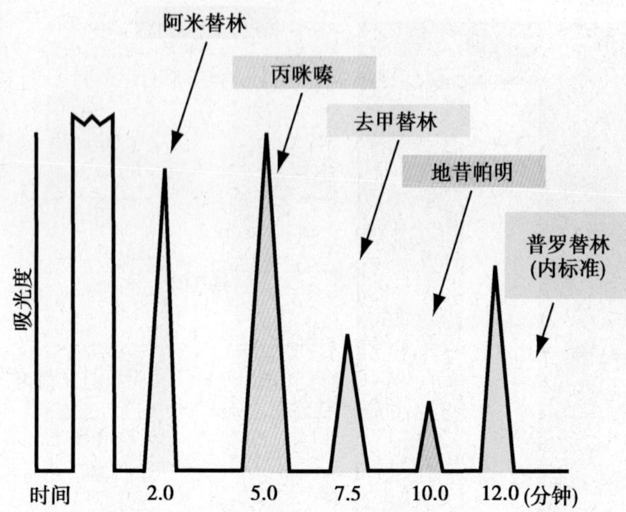

图 23-4 高性能液相色谱法典型分离主要三环类抗抑郁药草图。完全分离可在 12 分钟内完成。每种药物的浓度约为 100μg/ml

毛细管电泳 CE(Shihabi,1993;Tagliaro et al,1998)是一种兼具 HPLC 优势的 TLC 衍生技术。该方法使用内径为 10~100μm、长度为 100~1000mm、内层涂有硅酸盐的毛细管作为固相支持物。分离动力为电压(大约 25kV)而不是 HPLC 所采用的压力。由于毛细管内巨大的表面积,其分离相当快速。该系统通用性强,可用于分离血清蛋白和小分子。CE 具有非常广泛的分析范围,包括生物聚合物、农药、芳香族化合物、药物和无机离子。该技术显著的优势在于,对分析物的选择性分离是基于不同物质的物理化学性质不同,而不需要改变仪器硬件条件。CE 的分析模式包括毛细管电泳法、胶束电动毛细管色谱法(micellar electrokinetic capillary chromatography,MECK)、毛细管等速电泳法、毛细管等电聚焦法、毛细管电色谱法和毛细管凝胶电泳法。其中 MECK 通过向缓冲系统中添加表面活性剂,形成类似固定相的胶束。中性化合物(如农药)被分配到表面活性剂中(形成的胶束),根据在胶束的电荷迁移率不同而分离复合物。此外,新的平台也在逐渐开发,如基于芯片的 CE 及免疫亲和 CE。目前,CE 尚未像免疫测定技术一样在临床毒理学中广泛使用,但已被普遍用于法医毒理学研究分析以及分子诊断研究中,易于扩展到临床实验室医学的其他用途(Boone & Ensing,2003;Petersen et al,2003;Chiesl et al,2009)。

气相色谱-质谱法联用法

由于滥用药物使用广泛并不断扩大,滥用药物的检测已成为临床实验室发展最快的领域之一。鉴于对常规药物筛查的要求越来越高,急需一种“金标准”方法对 EMIT 和 TLC 等初筛的结果进行验证。

依靠高度的灵敏度和可靠性,气相色谱-质谱法联用法(GC-MS)已被认定为该类检测的金标准。该方法主要涉及气相色谱和质谱法两种技术。色谱法通过将化合物直接加热成气相或先将化合物衍生化,使其不稳定以便于再将它们加热至气相。随后将该气相通过填充了固定相的色谱柱。该固定相主要由烃类化合物或硅油液体组成,其包裹的固体提供了固相支撑并增大了吸附表面积。跟 TLC 一样,在 GC-MS 中,分离是基于每种化合物吸附到固定相的能力大小,吸附能力又部分取决于化合物在气相和液相中的相对溶解度(分配系数)大小。通常情况下,从分离柱洗脱下的化合物可通过如前所述的常规技术检测出。若化合物仅存在于气相中,可利用另一特性进行检测,即化合物被加热到高温具有失去或获得电子的能力。

在高温下,化合物中最高能量(即最低电离电位)的电子被激发,使其失去电子并带上电荷。该过程可采用如通过电子轰击方式直接产生分子-离子技术辅助实现。大多这些产生的分子-离子是单一阳离子。不同的分子-离子通常具有不同的大小和不同的分子量。这些分子-离子分解成特征片段,特征片段的大小与分子量的比例和迁移距离相对恒定。分子-离子通过四极探测器,其四根电极受快速交流电影响而产生电场,依靠交流电的频率,具有特定质量/电荷比的某些分子-离子可通过电场区域到达探测器。基于不同的分子量或质量/电荷比,分子-离子可被分离检测。GC-MS 的整体设计如图 23-5 所示。

检测板上的分子-离子可通过电荷倍增检测系统检测。

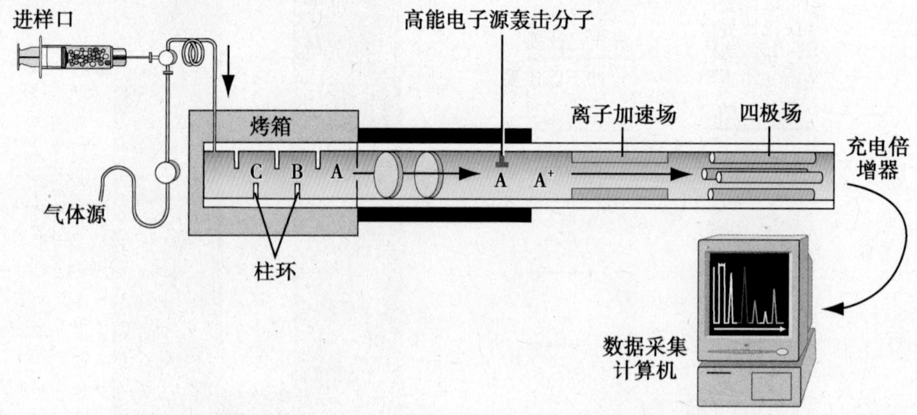

图 23-5 气相色谱-质谱法联用法仪器部件可视性示意性图。图的左侧是气相色谱系统,其中挥发的化合物通过惰性气体在涂覆有液体的柱环上移动。化合物 C、B 和 A 在该柱上分离,并通过围绕柱的烤箱保持在气相中。分离的化合物然后进入图右侧的质谱法仪,在那里它们被电子轰击,产生分子-离子。然后,这些物质在场中加速并通过电四极场。只有具有较窄质量/电荷比(m/e)的离子才能通过调谐场,使其撞击检测器。产生的电流被数字化并存储在分析数据的计算机中

GC-MS 技术已高度精细化。气相中的每个分子-离子可以产生进一步的变化,例如通过消除反应和重排,可进一步降解成小片段,依次电离而产生特有的分解图谱。目前,已经确定了数千种化合物的分离图谱。化合物的母体分子-离子和分解片段出现的位置组成相应化合物独特的指纹图谱。获得的未知化合物或混合化合物的指纹图谱可与存储在计算机中的已知分子指纹图谱进行比对,以鉴定值得关注的化合物。此方法已成功应用于检测体液中的微量可卡因和(或)其代谢物。典型的可卡因指纹图谱如图 23-6 所示。检测器中的单个分子-离子即可引起明显的电流,使得检测出极低浓度药物成为可能。GC-MS 已成为目前药物监测的最终参考方法和确认方法。

液相色谱-质谱法

如前所述,GC-MS 是鉴定挥发性化合物的金标准。而非挥发性化合物可利用液相色谱-质谱法(LC-MS)进行检测(Davis et al,1989;Maurer,1998;Marquet,2002;Niessen & Tinke,1995,2003)。与 GC-MS 不同,LC 与 MS 之间的偶联需要 LC 和 MS 组件之间复杂的接口。该接口必须能挥发经 LC 分离后的非挥发性化合物,必须从 LC 中除去液体溶剂,还必须纠正 LC 和 MS 之间的流速不兼容性。电喷雾(ES)和大气压化学电离(APCI)这两种方法几乎已经成为 LC-MS 接口技术的金标准。两种接口技术都利用大气压电离装置来去除流动相。在可分析的范围内,两者最主要的区别在于如何雾化溶剂相。

ES 适用于高分子量和(或)高极性的可离子化分析物,而 APCI 可用于极性较小、分子量较低的分析物。在毒理学检测中,ES 似乎比 APCI 具有更多的临床和法医应用。LC-MS 可用于验证筛选试验的阳性检测结果,并用于确定滥用药物、急性或慢性中毒的毒物检测、治疗药物定性和定量以及药代动力学和药物代谢研究。与 GC-MS 相比,尽管 LC-MS 存在一定局限性,但 LC-MS 已成为毒理学分析中可与 GC-MS 互补的一种重要的成熟的确证实验方法(Marquet,2002)。

气相色谱-红外光谱联用

红外线(infrared,IR),即傅里叶转换红外光谱(Fourier-transformed infrared spectroscopy,FTIR),利用高波长(低频率)光来激发分子的振动能级跃迁,从而产生红外吸收。每一种化合物都有其特征的红外"指纹图谱",即红外吸收光谱,即使是结构非常相似的化合物也可以通过气相-红外光谱轻易区分。从气相色谱或液相色谱柱洗脱出的患者样本组分可采用此项技术进行检测。与质谱法分析一样,GC-FTIR 获得的洗脱液红外光谱与存储在计算机里各种化合物标准红外光谱比对来分析是否存在特定药物的滥用。该方法尤其适用于安非他明的检测(Belal et al,2009)。

滥用药物筛查

在美国大多数州,公认的滥用药物分析方法有两个检测等级,即急诊检验和入职体检筛查或司法鉴定。急诊检验应用快速定性筛选方法,尤其是 EMIT(或 FPIA)和 TLC,筛选试验的目的是为了检测患者尿液中是否存在某种或几种药物的滥用。更复杂精细的色谱分析方法如 HPLC、GC-MS 则很少用于急诊检验。而司法鉴定不仅需要筛查,更需要进行独立的确认实验,通常采用 GC-MS 而较少采用 HPLC。应当注意到,严格按照法律规定来说,任何一种确证试验方法必须是有效的,且与初级筛选方法完全不同。如 TLC 可以作为 EMIT 的确认实验,而 FPIA 却不能作为 EMIT 的确认实验,因 EMIT 和 FPIA 均属于免疫化学检测方法。在司法鉴定中的另一重要法律要求有

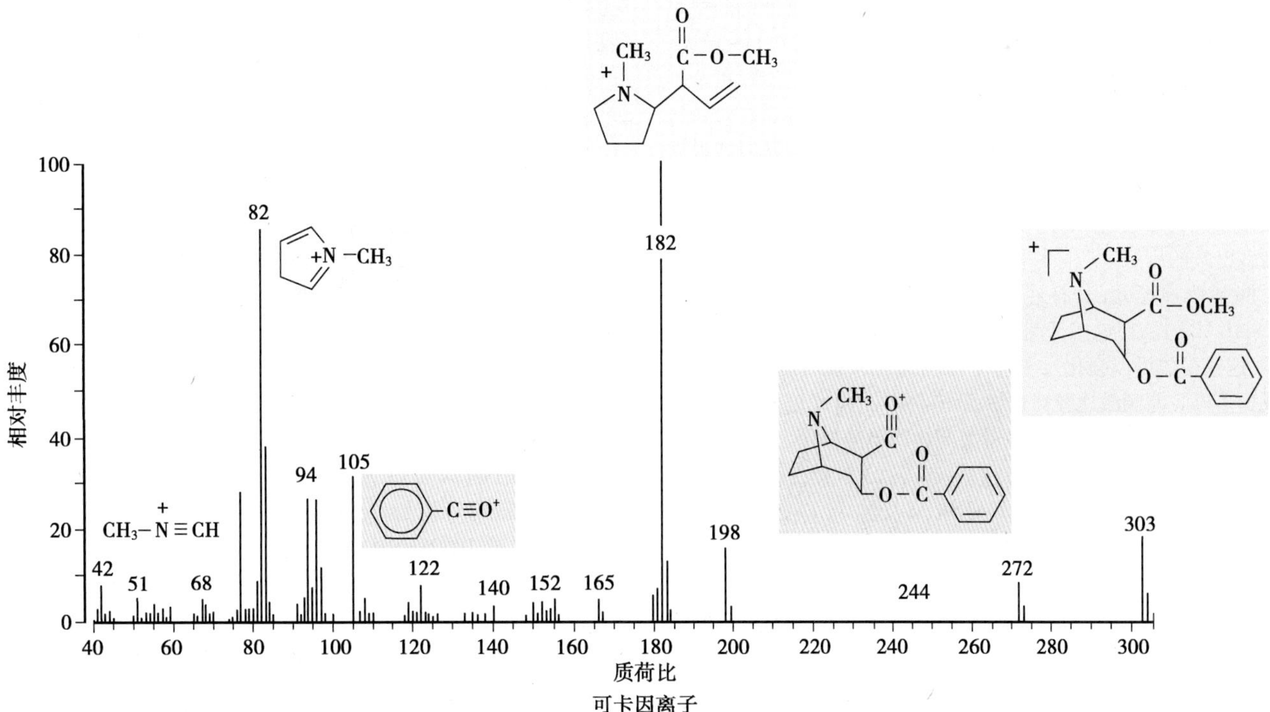

图 23-6 可卡因气相色谱-质谱法分析图谱。标本为尿液,图中所示为可卡因代谢产物的特征峰。质荷比可以定量大多数离子的分子量(Courtesy of Dr. Chip Walls,Onondaga County,N. Y. ,Medical Examiner Office.)

用于监管受试者尿液标本采集的监管链(DeCresce et al,1989;Poklis,2001)。首先由专人监管样本的采集过程,然后由该人或另一特殊指定的人员(通常是囚犯或嫌犯的警察或其他特定的公务员)随同标本运输者将标本从受试者处运至实验室进行检测。该随同人员为采集的特殊尿液样本检测试验的监管证人,并必须签订相关具有法律效应的文件。监管链中可包含多个指定的监管证人。

药物滥用

药物作用的一般机制

常用的滥用药物(Sweetmane et al,2002;Flomenbaum et al,2006)见图 23-7(O' Neil et al,2001;Haroz & Greenberg,2006)。如图所示,除了巴比妥类和大麻类,大多数药物均含有苯环。芳香类化合物苯环上的氨基空间排列结构非常相似,尤其是可卡因、阿片和美沙酮。尽管亲和力较低,这些化合物仍可与目标受体发生交叉反应。这些药物的主要生理作用机制尚未完全阐明,但这些药物作用的靶点已获得了一些初步的认识。这些药物大多直接作用于多巴胺能和去甲肾上腺素能神经递质系统,特别是大脑边缘系统(有时称为嗅脑)。边缘系统是一种与寻求快乐有关的更原始的神经系统,下面作进一步讨论。

图 23-8 总结了几种重要药物可能对边缘系统带来的影响。如图所示,安非他明(与多巴胺和儿茶酚胺结构相似)和可卡因可引起突触轴突的囊泡释放多巴胺,这可能与使人产生快感部分相关(Hurd et al,1988)。三环类抗抑郁药可以刺激去甲肾上腺素神经递质通路,这些通路与多巴胺能通路一样,参与了兴奋和快感的产生。同时可阻断突触轴突囊泡再摄取去甲肾上腺素,而不是促进神经递质的释放。三环类抗抑郁药也可非特异地阻断多巴胺能通路中多巴胺的再摄取(Baldessarini,2006)。尽管后面会提到的苯二氮䓬类镇静剂已是治疗可卡因滥用的首选药物,但三环类抗抑郁药物如丙咪嗪(盐酸丙咪嗪)也已成功用于可卡因滥用的治疗。一些重要的镇静剂如氟哌利多醇(Haldol)和氯丙嗪,被用于治疗精神病,如精神分裂症,其作用机制是通过阻止多巴胺与突触树突受体相结合从而抑制多巴胺的刺激效应。许多与多巴胺能神经元相关的神经元为抑制性神经元,其神经递质为 γ-氨基丁酸(γ-aminobutyric acid,GABA)。在这些抑制性神经元表面存在很多苯二氮䓬受体,这些受体可以强化 γ-氨基丁酸与边缘系统突触作用,从而减少多巴胺能刺激途径对边缘系统的影响,由此也可部分解释地西泮(安定)和其他苯二氮䓬类药物的镇静作用。

中枢神经系统和外周神经系统广泛分布有各种各样的阿片受体,主要分为 μ-受体、δ-受体、κ-受体和 ε-受体(Tseng,2001;Snyder & Pasternak,2003;Fujii et al,2004)。μ 受体为吗啡和海洛因的特异性受体,两种药物均可发挥镇痛作用。在后面的章节将进一步讨论这些阿片受体。

许多滥用药物作用于大脑另外两个主要通路:即 5-羟色胺(血清素激活)和 N-甲基-D-天门冬氨酸(NMDA)作为神经递质的通路。5-羟色胺与突触树突上的 5-羟色胺(5-HT)受体结合引起神经递质传递。5-HT 受体种类相当广泛,但并非所有的 5-HT 受体均产生相同的生理效应。5-HT1 和 5-HT2 受体是主要的 5-HT 受体。5-HT 通路广泛存在于大脑和脊髓内。5-HT 是边缘系统、基底神经节尤其是与攻击行为相关的杏仁核的主要神经递质。如前所述,边缘系统参与快感的产生和增强。5-HT 通路也存在于海马区,参与记忆。5-HT 作为一种脊髓内的神经递质能引起肌肉收缩。NMDA 通路更多参与痛觉(疼痛)通路,参与记忆以及神经元可塑性(Zhuo,2009)。NMDA 通路也被发现与慢性疼痛增强有关,阻断 NMDA 通路可减轻疼痛反应。

药物滥用的程度

总体而言,2012 年美国药物滥用人数普遍增加,12 岁及以上年龄段人数(约 2400 万人)所占比例从 8.3%升至 9.2%,主要是由于大麻素(大麻)滥用(Substance Abuse & Mental Health Services Administration,2013)。16~39 岁年龄段药物滥用人数最多,约占 75%。40~59 岁年龄段占药物滥用者总数的 20%以上,占相当大的比例。2012 年新增约 290 万吸毒人群,滥用药物多为大麻类(即大麻),约占滥用药物的 66%;镇痛药占 17%;吸入型毒品(在青少年中最受欢迎)占 6%;兴奋剂占 3.6%;迷幻药占 2%;可卡因和海洛因各占 0.1%。2007 年至 2012 年间,吸食大麻人群显著增加,而滥用可卡因人数从 2007 年的 210 万降至 2012 年的 170 万,冰毒成瘾者从 53 万减至 44 万人(略有减少)。

可卡因

可卡因从植物古柯中提取,曾作为某些食物的添加剂而广受欢迎。20 世纪初,可卡因曾用作可口可乐添加剂,因其具有成瘾性被停止使用。如图 23-7 所示(4 组药物),可卡因是生物碱芽子碱(如苯甲酰芽子碱)的一种衍生物。可卡因的常规给药途径为经鼻腔给药(即吸入,也称为吸食),通过经鼻黏膜吸收。快克(crack)为可卡因的一种特殊形态,作为游离碱可迅速通过鼻黏膜,在同等剂量下,大部分或全部的 crack 能迅速进入血液。可卡因的半衰期为 1~2 小时,其母体化合物及代谢产物通常在 2 天内可从体内清除。

据估算,在美国有多达 2500 万人曾至少吸食一次可卡因(Jones & Wie,2006),值得庆幸的是,这些人中的大部分都没有继续吸食。吸食可卡因导致的死亡原因可分为两类:一是药物直接毒性引起的死亡(Johanson & Fischman,1989),二是毒品违法交易引起的犯罪死亡。18 岁至 45 岁之间高达 25%的心肌梗死患者死于吸食可卡因(Jones & Wie,2006)。

医学上,可卡因可用于鼻咽部手术的局部麻醉。但高剂量的可卡因可诱发兴奋状态(使用者可感受到由麻醉品引起的快感),还可引起暴力行为(Flomenbaum et al,2006;Hoffman,2006)。该效应可能与可卡因的多巴胺能效应有关。有研究(Azmitia et al,1990)表明,可卡因可诱导多巴胺能神经元钙离子内流增加。细胞内增加的钙离子可激活磷酸酯酶,活化第二信使最终促进突触释放多巴胺。但过度激活的磷酸酯酶最终会导致细胞死亡。事实上,之前的研究发现可卡因具有神经毒性。可卡因在肝脏代谢过程中产生的氧化亚氮自由基具有广泛的细胞毒性。随着可卡因吸食时间的延长,神经元可能会变性缺失。此外,可卡因与边缘系统细胞受体结合可诱导细胞合成环腺苷酸(cAMP),cAMP 的合成对多巴胺释放过程中的细

1. 阿片类

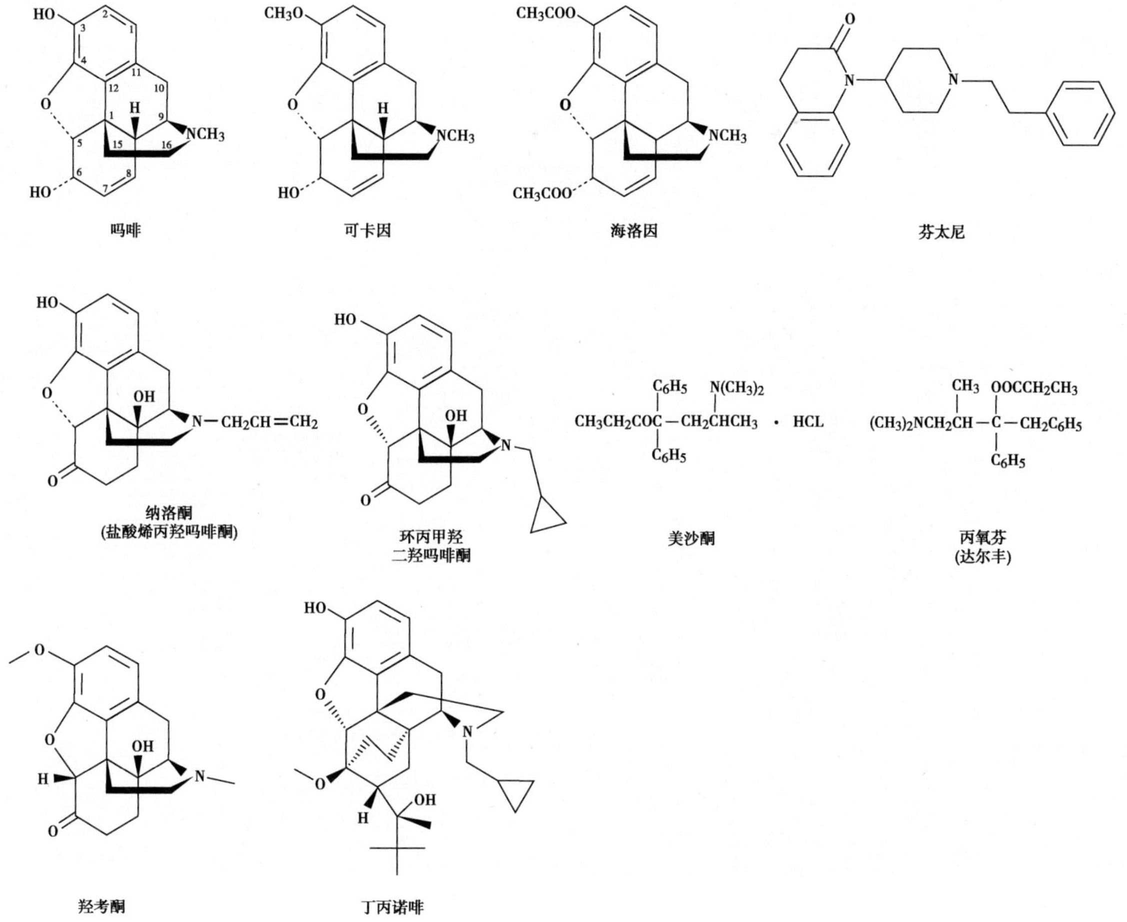

吗啡　可卡因　海洛因　芬太尼

纳洛酮
(盐酸烯丙羟吗啡酮)

环丙甲羟
二羟吗啡酮

美沙酮

丙氧芬
(达尔丰)

羟考酮　丁丙诺啡

2. 地西泮药

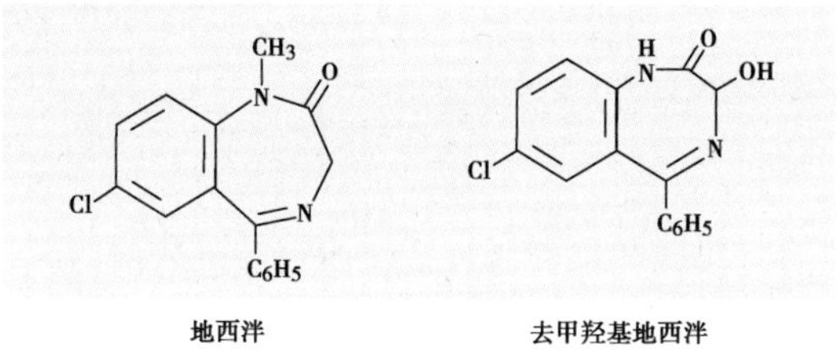

地西泮　去甲羟基地西泮

3. 巴比妥类；镇静剂-安眠药

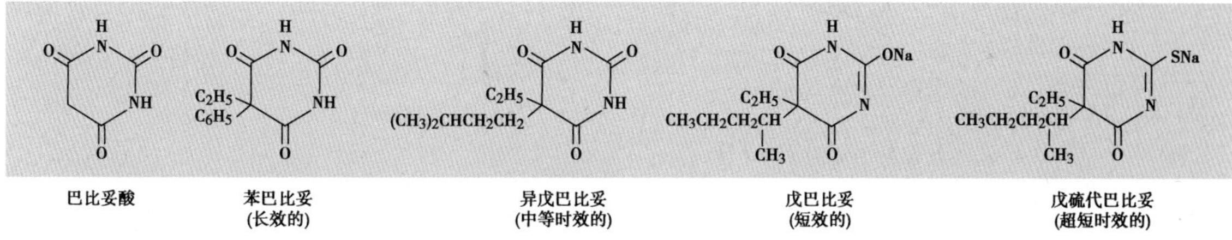

巴比妥酸　苯巴比妥(长效的)　异戊巴比妥(中等时效的)　戊巴比妥(短效的)　戊硫代巴比妥(超短时效的)

图 23-7　主要滥用药物的化学结构。所有阿片类药物均为叔胺和苯环构成的基本化合物。在巴比妥类药物中，巴比妥酸被认为是尿素和丙二酸的缩合产物

4. 多巴胺能通路兴奋剂

可卡因

苯甲酰爱康宁
(更少的活性代谢产物)

安非他明

甲基苯丙胺

哌甲酯
(哌甲酯-用于治疗儿童多动症)

4A. 安非他明/苯乙胺

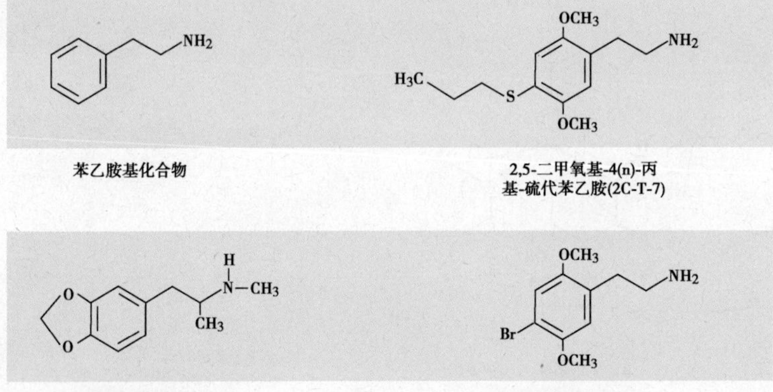

苯乙胺基化合物

2,5-二甲氧基-4(n)-丙基-硫代苯乙胺(2C-T-7)

3,4-氧化乙烯-甲基苯丙胺
(MDMA或“摇头丸”)

5-溴代-2 5-甲氧基-苯乙胺(2CB)

5. 迷幻药

苯环己哌啶

甲喹酮

麦角酸二乙酰氨
(LSD)

四氢化大麻酚

图 23-7(续)

6. 色胺

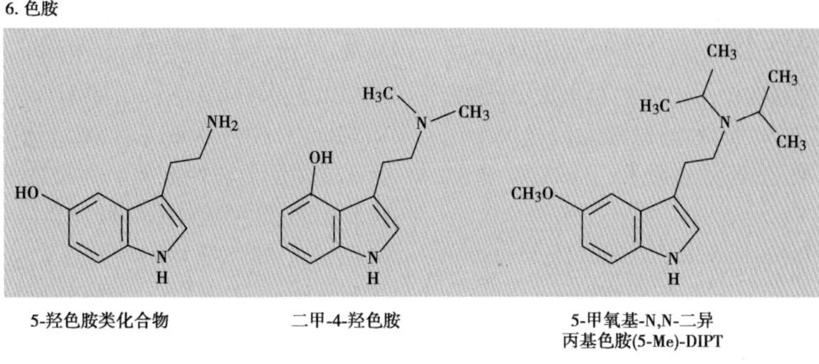

7. 哌嗪类

H N N H；N CH2；N CH2 O O；N CF3

哌嗪

1-苄基哌嗪
（"苯甲酮"或"A2"）

1-(3,4-亚甲基-
脱氧苯甲基)
哌嗪（"MDBP"）

1-(3-三氟甲基苯基)哌嗪
（"TFMPP"或"Molly"）

图 23-7(续)

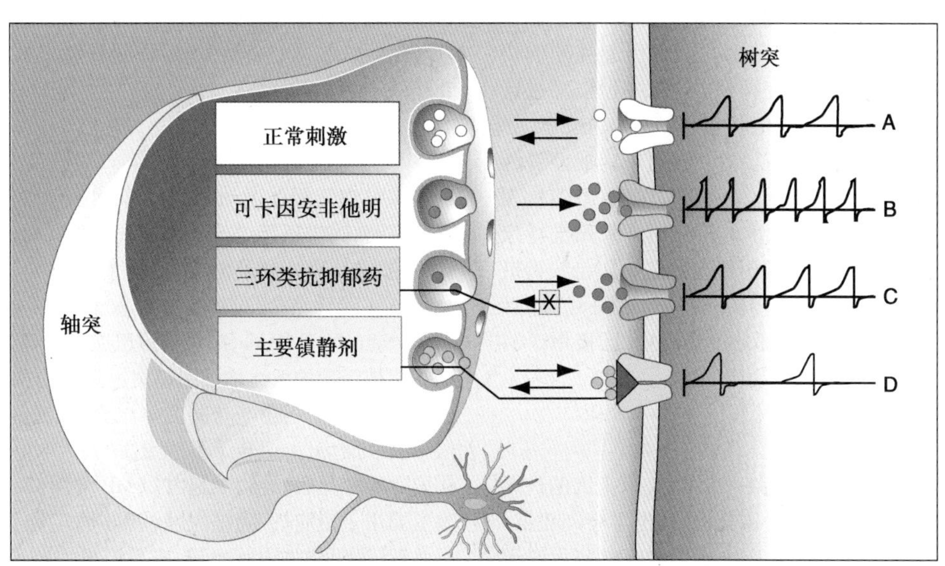

图 23-8 药物成瘾的可能作用机制以及一些可用于治疗拟交感神经兴奋胺(多巴胺和去甲肾上腺素)通路的药物。A. 正常的神经传导。神经冲动经轴索传导至神经末梢终端的轴突,圆形灰色结构所代表的囊泡释放神经递质,白圈代表的多巴胺。多巴胺分子穿过突触间隙和与树突受体结合,在树突正下方产生动作电位。注意箭头表示多巴胺既可以从囊泡中释放,也可以被囊泡再摄取。B. 可卡因和安非他明促进了囊泡中神经递质的释放(红圈),进而增加了树突上局部电流的产生频率。C. 三环类抗抑郁药阻断(黄色框中"X"箭头表示)神经递质(紫色圆圈)的再摄取,在这种情况下,去甲肾上腺素或多巴胺会导致更多的神经递质"循环"至树突受体,导致动作电位频率增加。D. 一些地西泮类药物通过阻断(灰色楔形)多巴胺的突触后树突受体(蓝圈),导致动作电位的减少

胞活化至关重要(Cami & Farre,2003)。可卡因还可阻止突触轴突再摄取多巴胺。对于部分可卡因吸食者,吸食可卡因似乎还不足以引起中毒,他们在吸食可卡因时还饮酒。在肝脏中可卡因可与乙醇酯化形成可卡乙碱。与单独吸食可卡因相比,可卡乙碱可有效地阻断多巴胺能通路中多巴胺的再摄取,导致冠状动脉血管明显收缩,从而引起心肌缺血、缺氧。因此可卡因衍生物比单纯吸食可卡因或乙醇更加致命(Jones & Wie,2006)。

研究(Lange et et al,1989;Lange & Hillis,2001;Frishman et al,2003;Jones & Wie,2006)进一步表明,长期使用可卡因具有心脏毒性,主要会导致进行性动脉粥样硬化,引起冠状动脉收缩狭窄,进而诱发心肌缺血缺氧甚至心肌梗死。可卡因可诱导心肌交感神经兴奋,心率加快,同时增加血管收缩。心率加快以及心脏后负荷增加最终会导致心肌需氧量增加。同时,可卡因还可诱发血小板聚集和纤溶酶原激活物抑制剂的产生(Jones & Wie,2006)。可卡因的这些心脏毒性效应均可进一步诱发心肌梗死。

可卡因极易通过胎盘进入乳汁,可通过母亲传给哺乳期婴儿。母亲摄入可卡因后经母乳喂养新生儿,从而使新生儿产生对可卡因的依赖。可卡因可导致新生儿智力发育迟滞,生长发育迟缓,及强烈的药物依赖。另外,可卡因还可引起胎儿宫内畸形。

目前,可卡因尚未被认定为经典的可致瘾药物,因为它不能像巴比妥酸盐和阿片样引起真正的身体依赖性。但可卡因产生的快感非常强烈,故可卡因成瘾者和阿片毒瘾者的行为非常相似。动物实验表明,可卡因可诱导能与边缘系统 μ 受体结合的 β-内啡肽的释放(Gianoulakis,2004),从而引起强烈的快感。临床上,可卡因吸食过量者易变得暴力、丧失理性,需进行镇静处理。当患者表现为过度兴奋的状态并伴有心脏症状,如心悸时,可选用苯二氮䓬类药物进行治疗。在可卡因成瘾者的尿液中常可检测出可卡因和地西泮。可卡因过量患者偶尔表现为反应迟钝甚至昏迷。可卡因过量的治疗通常采用支持疗法。如前所述,现已发现三环抗抑郁药和选择性 5-羟色胺再摄取抑制剂(serotonin reuptake inhibitors,SSRI),如氟西汀(即百忧解)等抗抑郁药可抑制可卡因的部分不良反应,已被用于治疗可卡因滥用。

可卡因的代谢

如前所述,可卡因的半衰期约为 1~2 小时。可卡因的代谢产物为极性化合物,效力虽远低于母体化合物,但半衰期更长。在给药后 48 小时内,采用 GC-MS 等方法可检测到这些代谢产物。采用免疫分析方法可在给药后 24~36 小时内检测到。若患者吸入的是可卡因游离碱("霹雳可卡因"),由于吸入的药物浓度高,可在吸入后数小时内通过 TLC 检测到。

阿片类:海洛因、吗啡、可卡因、羟考酮、丁丙诺啡和芬太尼

最初,可卡因和吗啡等阿片类药物的医学用途主要是减少或消除患者的疼痛。如前所述,有几类阿片受体参与疼痛的调节,分别为 μ 受体、κ 受体、δ 受体和 ε 受体。这些阿片受体的内源性配体均为具有镇痛作用的多肽,如内吗啡肽(Tyr-Pro-Trp-Phe-NH2)为 μ 受体的内源性配体,强啡肽 A(Tyr-Gly-Gly-Phe-Leu-Arg-Arg-Ile-Arg-Pro-Lys-Leu-Lys)和 B(Tyr-Gly-Gly-Phe-Leu-Arg-Arg-Gln-Phe-Lys-Val-Val-Thr)为 κ 受体的内源性配体,甲硫脑啡肽(Tyr-Gly-Gly-Phe-Met)和亮氨酸脑啡肽(Tyr-Gly-Gly-Phe-Leu)为 ε 受体的内源性配体,而 δ 啡肽(Tyr-D-Met-Phe-His-Leu-Met-Asp-NH2)和甲硫脑啡肽和亮氨酸脑啡肽为 δ 受体的内源性配体。强啡肽的前 5 个氨基酸与亮氨酸脑啡肽相同,这可能是脑啡肽能与 κ 受体结合的原因。外源性的阿片制剂,如吗啡、可卡因、芬太尼的结构如图 23-7 中的第一类药品所示,主要为 μ 受体激动剂。图中的吗啡、可卡因、海洛因、羟考酮和丁丙诺啡的结构非常相似。实际上吗啡是海洛因的代谢产物,而海洛因则是吗啡的二乙酰化衍生物。

如图 23-7,每种内源性阿片肽以及外源性阿片制剂的主要靶标为疼痛通路即脊髓丘脑束。这条神经通路将神经冲动从末梢疼痛感受器传导至末梢神经,末梢神经冲动通过激活脊髓灰质后角的神经突触上行至脊髓丘脑的神经纤维。这些神经冲动传导至下一脊髓水平并交叉到对侧,然后传至外丘脑髓质区的丘脑突触(主要为丘脑腹后核,即 VPN),最后投射到大脑皮质区产生痛觉。这些突触的阿片受体发生激活可引起突触树突膜电位超极化,阻断神经冲动传导,从而产生镇痛效应。

此外,阿片受体还可通过激活中脑导水管周围灰质区的间脑发出的下行神经束,并将冲动传至中线髓质核这一神经通路,发挥主要的疼痛调节作用。与髓质核形成突触后,这些神经束在脊髓灰质后角的神经突触处激活释放 GABA,从而抑制脊髓丘脑束神经传导。通常这些神经通路是静止的,但任何内源性阿片肽的释放或外源性阿片类(如吗啡和可卡因)的摄入,均可激活这些神经通路,进而抑制脊髓丘脑束神经传导,产生镇痛效应。

吗啡和海洛因

吗啡为 μ 受体激动剂,除了前述的可以作用于脊髓丘脑束疼痛通路,吗啡还可结合边缘系统(中枢神经系统,CNS)μ 受体,主要在伏隔核和腹侧被盖区发挥镇痛效应。吗啡或其他阿片类与 μ 受体结合,可抑制神经末端释放 γ-氨基丁酸(γ-aminobutyric acid,GABA),减少对多巴胺能神经元的抑制作用。多巴胺能神经元的活化增加引起突触后膜的持续激活产生兴奋。在分子水平上,吗啡与这些受体结合后,通过 G 蛋白激活细胞信号级联反应,上调转录活性蛋白如 ERK、jun 及 fos 的表达,活化腺嘌呤环化酶,导致细胞内 cAMP 增加(Tso & Wong,2003)。除主要用于镇痛剂,吗啡(盐酸氢吗啡酮)也可通过降低静脉回心血量(通过增加内脏血量,有效降低心脏前负荷),在治疗急性充血性心力衰竭中发挥重要作用。

海洛因可诱发产生愉悦感,在生理和心理上容易成瘾。如图 23-7 所示,海洛因是二乙酰吗啡,更易穿过血脑屏障,从而在 CNS 中可达到更高的血药浓度。由于会产生低体温、心悸、冷汗、噩梦等戒断反应,海洛因的戒断十分困难。这是一种真正的身体依赖性,其分子机制尚未完全阐明,可能与细胞表面 μ 受体数量密切相关(Tso & Wong,2003)。

海洛因会对副交感神经系统产生重要而又矛盾的特定作用。海洛因在眼和外周血管中发挥促胆碱作用,可引起瞳孔收缩(针尖样瞳孔)和外周血管舒张。而在胃肠道中海洛因可减

弱胃肠道(GI)运动,表现出抗胆碱能作用。当急诊室出现因海洛因或阿片滥用而陷入迟钝或者昏迷状态的患者时,医生依据海洛因这些症状可做出快速诊断。如果这类患者出现典型的瞳孔严重缩小(针尖样瞳孔)和便秘,即可快速诊断为海洛因中毒。

海洛因的给药途径为静脉注射。患者手臂上的针眼及外周静脉大量血栓形成使得这类成瘾者非常容易辨认。经静脉注射给药后,海洛因的半衰期约为3分钟,药物效应可持续约3小时。其主要代谢产物为N-单乙酰吗啡和吗啡,吗啡的半衰期约为3小时。过量摄入海洛因非常危险,可引起严重的迟钝、昏迷、呼吸停止、低血压(继发于组胺释放)和心律失常。针对海洛因严重过量最常用的治疗手段为静脉注射烯丙羟吗啡酮(纳洛酮)(图23-7),烯丙羟吗啡酮是一种很强的海洛因竞争性拮抗剂。治疗海洛因成瘾是一个漫长过程,在药理学上可采用海洛因部分激动剂美沙酮(图23-7第一类药物结构)来缓慢降低海洛因成瘾性,在后面将作进一步介绍。

另一种海洛因拮抗剂为纳曲酮,其结构见图23-7中的第一类药物结构。纳曲酮的主要作用是降低阿片类成瘾者的兴奋感,但并不能减少阿片类成瘾者对阿片类药物的需求。另一方面,纳曲酮可有效减轻阿片类成瘾者的身体依赖性,为了实现戒断还必须辅助心理治疗。纳曲酮已被发现可以有效治疗乙醇依赖,特别是能降低戒酒后的复发率,减轻酗酒程度。纳曲酮的半衰期约4小时,经尿排出。治疗阿片类成瘾需每天坚持服用一片50mg纳曲酮,但阿片类成瘾者经常漏服。

可卡因及其类似物

如图23-7一类药物所示,可卡因与吗啡和海洛因结构相近。可卡因的作用方式类似于吗啡,常被用作温和的镇痛药和止咳药。可卡因类似物,右美沙芬(d-3-methoxy-N-methylmorphine),为止咳药物的镇咳成分。

右美沙芬因其镇咳效果被用作止咳糖浆的活性成分。可卡因成瘾者通过合法途径,大量购买和服用止咳药来追求愉悦感。尽管已有文献报道右美沙芬存在药物依赖,但右美沙芬与可卡因相比仍被认为不会使人成瘾。治疗用右美沙芬的推荐使用剂量为15~30mg,一日3~4次;若剂量100~200mg可引起轻微中毒;高达1500mg则会引起严重中毒反应(Haroz & Greenberg,2006)。右美沙芬并没有镇痛作用,其原因是它不与μ受体、κ受体以及δ受体结合。右美沙芬可诱导5-HT释放并阻止其再摄取;右美沙芬与苯环己哌啶(PCP)(后文会提到)的作用类似,可阻断NMDA受体,该受体对于神经元可塑性、记忆至关重要并且参与中枢疼痛通路(Zhuo,2009)。右美沙芬易从胃肠道吸收,近85%的人群体内的右美沙芬可在2D6细胞色素P450同工酶的催化下迅速代谢为去甲右美沙芬和D-羟基吗啡烷这些活性代谢产物(Haroz & Greenberg,2006),去甲右美沙芬对NMDA受体有高度的亲和力,因此大多数人可感受到类似PCP的作用如兴奋、幻触、幻听、幻视、妄想症,忘记时间以及迷失方向等。对于其余15%缓慢代谢右美沙芬的人群来说,上述表现均不明显,而是表现为镇静和烦躁不安(Haroz & Greenberg,2006)。过量服用右美沙芬主要影响神经系统如嗜睡或者相反出现兴奋过度、共济失调、口齿不清、震颤、反射亢进、眼球震颤及瞳孔扩大或收缩,还可出现流汗。此外,右美沙芬还能导致心血管后遗症包括心动过速和高血压。除了右美沙芬还有一些抗胆碱能的镇咳药物如氯苯那敏。滥用止咳药会引起心动过速、瞳孔散大、皮肤潮红、尿潴留以及便秘等症状。

羟考酮

羟考酮可有效减轻疼痛,尤其对恶性肿瘤引起的疼痛有效。如图23-7所示,其结构与可卡因相似,不同之处在于,羟考酮6-位的酮基取代了羟基(图23-7底部的碳环),同时两个桥头碳原子之间的碳原子上的羟基被氢原子取代。空腹口服羟考酮后,镇痛作用可在15分钟内起效。1小时内血药浓度可达到峰值。奥施康定是羟考酮的缓释剂,其血药浓度通常在3小时内达到峰值。尽管目前对于羟考酮的作用位点尚存争议,例如它主要作用于κ受体而非μ受体(Smith,2008)。但羟考酮确实能与μ受体结合,其代谢产物羟吗啡酮对μ受体具有高亲和力(Smith,2008)。羟考酮的半衰期约为3.2小时,奥施康定为4.5小时。羟考酮的代谢产物为α和β-oxycodol、羟基吗啡酮、α和β-氧化吗啡酚、啡酮及α和β-noroxycodol。大部分代谢产物由尿液排出体外。

羟考酮(尤其是大剂量使用时)和吗啡、可卡因一样,可引起欣快感和舒适感,并像其他阿片类药物一样,可造成生理依赖。高剂量使用时,其副作用尤为明显,主要包括疲倦、眩晕、便秘、呕吐、焦虑、浅呼吸及呼吸暂停、低血压、循环衰竭甚至死亡。停用羟考酮,可出现肌炎、焦虑、恶心、失眠、发热、生殖功能降低和激素紊乱等症状。鉴于羟考酮的副作用及戒断症状,很难理解它被滥用的原因。羟考酮的滥用已经达到需要将该药加入到常规尿液检查项目中。

叔丁啡

同羟考酮一样,叔丁啡已成为被滥用的药物之一,但实际上叔丁啡是一种阿片受体的激动-拮抗剂。叔丁啡既是μ受体的部分激动剂,又是κ和δ受体的拮抗剂。叔丁啡和美沙酮一样可用于阿片类药物成瘾的戒除,同时也用于镇痛。叔丁啡具有部分激动作用,不像吗啡等激动剂一样抑制呼吸,危机生命。叔丁啡主要在肝脏代谢,通过肝胆系统排泄,不像羟考酮几乎完全通过尿道排泄。因此,肾衰竭不会引起叔丁啡在血浆中蓄积。叔丁啡成瘾者在治疗期间和治疗后均可接受单独和团队辅导的治疗方案。舒倍生为叔丁啡和纳洛酮的复方制剂(图23-7)。如前所述,纳洛酮是μ受体的拮抗剂,与叔丁啡联用可阻断静脉注射舒倍生对成瘾者产生的毒性作用。叔丁啡对μ受体的亲和力大约是纳洛酮的5倍,故纳洛酮的拮抗作用有限。叔丁啡可制成透皮贴剂用于治疗慢性的,非急性疼痛。现已发现叔丁啡在治疗抑郁症方面比美沙酮更有效(Gerra et al,2004),这一现象被认为与叔丁啡对κ受体的单纯拮抗作用有关。因叔丁啡和羟考酮一样被滥用,尿检叔丁啡已成为常规项目。叔丁啡的毒性反应包括恶心、呕吐、嗜睡、眩晕、头痛、记忆丧失、出汗、口干、缩瞳、直立性低血压、阳痿、性欲降低和尿潴留,可有便秘的发生,但不如吗啡频繁。与多数镇静剂/精神地西泮药物一样,高浓度患者可出现肝坏死和黄疸性肝炎。叔丁啡的半衰期为23~42小时,纳洛酮的半衰期为2~12小时,两种药物半衰期不一致导致纳洛酮对叔丁啡的拮抗效应受到限制。

芬太尼

芬太尼止痛药(图 23-7 中的第一组药物)的镇痛作用比吗啡强 80 倍。可通过“芬太尼棒棒糖”口服,也可吸入或以透皮贴剂形式使用(Haroz & Greenberg,2006)。芬太尼的过量反应与常见的阿片类药物相同,包括呼吸抑制和瞳孔缩小。对芬太尼过量的治疗包括灌肠和使用纳洛酮等阿片类药物拮抗剂。相对于吗啡等其他阿片类药物,芬太尼无促组胺释放功能,故引起低血压症状较罕见。

美沙酮

美沙酮的结构如图 23-7 的第一组所示,是一种和吗啡竞争结合脑中 μ 受体的非双环药物。美沙酮具有成瘾性,但成瘾作用低于相同浓度的海洛因,可能与美沙酮的结合亲和力较低相关。对海洛因成瘾者给予美沙酮可使患者以一种被管控的方式体验海洛因作用。通过逐步减低美沙酮剂量,可减轻成瘾者的生理依赖性,高于 100ng/ml 的最终血清谷浓度可有效维持美沙酮的作用(Bell et al,1988)。美沙酮也可成瘾。在毒理学实验室,经常可见美沙酮诊所的美沙酮筛查申请,以测试患者是否服用美沙酮或再次服用海洛因。如图 23-3 所示,用 TLC 可简单的区分美沙酮和其他阿片类药物。同样,EMIT 或 FPIA 检测这些药物具有高特异性。

安非他明

如图 23-7 所示(第 4 类药物),安非他明结构与肾上腺素、去甲肾上腺素等儿茶酚胺类药物相似,可产生拟交感神经效应;亦与多巴胺结构类似,可对多巴胺能通路产生影响。安非他明引起的欣快感和提神作用可能与影响这些通路有关。这类药物也可作用于心血管系统和肾脏中的 γ-和 β-受体,产生明显的肾上腺素能作用如心率增加、血压升高、心悸、支气管扩张、焦虑、苍白和震颤。研究表明,安非他明是单胺氧化酶的竞争性抑制剂,可通过氧化作用去除肾上腺素能神经递质氨基而失活。阻断这种酶会延长肾上腺素和去甲肾上腺素的作用时间,造成神经系统和心血管后遗症。3-4-甲烯二氧甲苯丙胺(MDMA,俗称“摇头丸”)作为一种特殊的安非他明,是甲基苯丙胺的衍生物(图 23-7),可产生欣快感和较轻致幻性的迷幻作用,已成为一种流行的消遣性滥用药物(Gill et al,2002;Haroz & Greenberg,2006)。

临床症状

安非他明的药理作用包括刺激 CNS、呼吸系统以及交感神经活动(如支气管扩张、加压反应、散瞳等)。产生的畏食作用可导致体重减轻;产生的精神刺激和兴奋作用可导致身心活动量暂时增加,产生焦虑和紧张症状。

急性毒性

安非他明过量的初始反应表现为心血管症状,包括潮红或苍白、呼吸急促、心悸、震颤、不稳定的脉率和血压(高血压和低血压)、心律失常、传导阻滞、循环衰竭和心绞痛。亦可发生精神障碍,如谵妄、意识模糊、妄想、定向障碍和幻觉。急性精神病的特征包括清晰的视听幻觉、不安、行凶或自杀倾向、恐慌、偏执、联想散漫、好斗和性格变化。安非他明急性中毒常伴高热,并可导致横纹肌溶解。循环衰竭是急性过量中毒引起最终死亡的常见原因。

慢性长期使用

耐受可在几周内产生,长期使用可导致生理或精神上的依赖。长期滥用出现的症状包括情绪不稳、嗜睡、食欲缺乏、工作能力下降、精神障碍及社交退缩。滥用引起的持续咀嚼和磨牙可导致唇部和舌的创伤和溃疡。长期服用高剂量的安非他明可出现偏执和精神分裂综合征。其他并发症包括再生障碍性贫血和致死性全血细胞减少症,但较罕见。

治疗

目前尚无抗过量的特效解毒剂,临床上主要是对症治疗和一般支持疗法。当出现心血管症状时,可使用普萘洛尔解毒。

检测

Toxi-Lab 和 EMIT 均可有效检出安非他明的滥用。Toxi-Lab 的检测可能会将安非他明与苯海拉明等抗组胺药混淆。

合成安非他明及其相关药物滥用

对致欣快类药物的需求催生了合成苯乙胺,或称为合成毒品(如 MDMA 等),如图 23-7 4A 所示。其追求快感和幻觉带来的副作用和标准安非他明一样,如前所述,包括头痛、恶心、呕吐、焦虑、躁动、暴力行为、高血压、心动过速、呼吸抑制、癫痫发作。

如图 23-7 第 4A 组药物所示,其他苯乙胺衍生物尤其是 2C-T-7 和 2CB 可与 5-HT_2 受体结合,诱导产生致幻作用(Haroz & Greenberg,2006)。这些药物可通过口服或粉末吸入、烟熏、静脉注射、甚至可采取直肠给药。过量服用这些药物可引起死亡,但较罕见。到目前为止,尚无在尿液中检测此类药物的特异性方法,只能通过吸毒史和(或)标准安非他明的测试判断。GC-MS 可被用来检测是否存在此类药物。

色胺类

色胺类药物是血清素(或称 5-HT)的衍生物,其结构如图 23-7 所示。部分色胺类药物存在于植物中,相对比较容易获得,直到最近才被禁用。如具有很强致幻性能的 N,N-二甲基色胺(DMT)。吸入 DMT 可导致短暂的幻觉效应,且快速发作,又被称为“商人的午餐”(businessman lunch)。如图 23-7 第 6 组药物所示,其他色胺含有修饰的吲哚环,它们能与 5-HT 受体相互作用(Haroz & Greenberg,2006),这种相互作用可导致致幻作用。这一类药物的作用机制尚不清楚。图中所示的二甲-4-羟色胺是裸盖菇属植物(因具有致幻作用又称为魔术蘑菇)的一种成分。当单胺氧化酶抑制剂如 β-咔啉存在时,可增强此类药物的致幻作用(Haroz & Greenberg,2006)。南美洲的一种茶饮料“死藤水”含有两种植物的混合成分,即脱磷酸裸盖菇素和 β-咔啉,可引起恶心和呕吐。与安非他明和其他苯乙胺衍生物一样,色胺类药物除了可引起欣快和移情外还可导致视听觉的幻觉、恶心、呕吐、腹泻和情绪抑郁。其他症状还包括激动、心动过速、发汗、唾液分泌、肌张力障碍、瞳孔放大、震颤、混乱及癫痫发作，在少数情况下可引起横纹肌溶解和麻痹。目前，这些化合物还没有常规测定方法。和安非他明一样，色胺类药物引起的精神和生理异常可通过支持疗法和苯二氮䓬类药物进行控制。

哌嗪类

母体为哌嗪的化合物和几种哌嗪类衍生物的结构见图23-7。许多哌嗪类药物在20世纪50年代被用作抗血栓药物（抗蠕虫药物），使其成为一种可"合法"获得的药物。哌嗪类药物的致欣快作用逐步被发现，随后已被禁用。目前已经鉴定出两类哌嗪衍生物：母体为N-苄基哌嗪（BZP）的化合物和苯基哌嗪类化合物。N-苄基哌嗪类化合物包括1-（3，4-亚甲二氧基苄基）哌嗪，苯基哌嗪类化合物包括1-（3-氯苯基）哌嗪、1-（4-甲氧基苯基）哌嗪和1-（3-三氟甲基苯基）哌嗪（TFMPP）。BZP（即A2）和TFMPP（俗称莫莉）是最受欢迎的哌嗪类药物。研究表明，哌嗪类化合物产生的效果与安非他明相似，提示这些药物作用的受体是相同的。这两类哌嗪类化合物都能增加多巴胺和5-羟色胺的浓度。TFMPP不仅是5-HT 2A受体的部分激动剂，还是其他5-HT受体的完全激动剂。尽管TFMPP的药效比MDMA低三倍，但它与BZP相结合后发生协同效应可产生完全的MDMA效应（Haroz & Greenberg，2006）。低剂量的TFMPP-BZP联用可诱发欣快感，运动行为减少，令欣快的"体验"更加愉快。哌嗪类药物的急性不良作用与安非他明和MDMA类似（即幻觉、躁动、心率增加、血压升高及体温升高）。目前已出现两例BZP与其他药物（如MDMA）联用后致死的病例（Haroz & Greenberg，2006）。TFMPP和BZP都具有皮肤刺激性，可引起鼻道和咽喉疼痛。与色胺和合成安非他明一样，目前还没有标准方法对尿液中的哌嗪类药物进行检测，哌嗪类药物中毒的主要处理方式是支持疗法。

苯二氮䓬类

苯二氮䓬类药物（图23-7第2组所示）中最重要的药物是地西泮，常在治疗中被用作镇静剂。作用机制为增强GABA（一种抑制多巴胺能神经元传导的神经递质）作用及促进GABA与受体结合（Campo-Soria et al，2006）。与GABA本身不同的是苯二氮䓬类与$GABA_A$受体的α亚基结合，引起$GABA_A$受体的氯离子通道开放频率增加。2.5~10mg的剂量可产生镇静作用，在较高剂量下可产生肌肉松弛作用。高剂量药物成瘾者使用地西泮来抵抗其他药物滥用引起的兴奋作用，或诱导安静状态。在一些药物滥用者中，苯二氮䓬类药物被用于增强海洛因的作用（Fraser，1998）。每天多次使用高剂量地西泮可致成瘾。苯二氮䓬类药物急性中毒可能会导致嗜睡、混乱、癫痫发作和昏迷。低血压、呼吸抑制和心搏骤停罕见。长期使用高剂量地西泮可导致生理和心理上的依赖。突然戒断可导致焦虑、出汗、烦躁、幻觉、腹泻和癫痫发作。临床上苯二氮䓬类药物急性中毒患者主要给予支持治疗手段。通过逐渐减少苯二氮䓬类药物的剂量可消除生理性依赖。地西泮的半衰期为20~70小时，其活性代谢物的半衰期可延长至50~100小时。

苯环己哌啶

此种三环化合物（图23-7第五组所示）可通过多种神经通路产生多种效应。苯环己哌啶（phencyclidine，PCP）除被滥用外没有其他用途，常以天使粉（"angel dust"或"angel hair"）的名称在街头贩卖。PCP的使用具有周期性。其生理作用表现为止痛和麻醉，其矛盾的效应是具有刺激性。现已发现PCP可与胆碱能、肾上腺素能、GABA、血清素和阿片受体相互作用。目前发现它能阻断NMDA受体（Hevers et al，2008）。PCP中毒患者同时可以出现多种奇怪且明显矛盾的症状。目前已知PCP能与神经元内氯通道的特定区域结合，显著影响氯离子运输。它也可与神经σ受体结合（Schuster et al，1994）。σ受体与精神分裂症药物氟哌利多醇（Haldol）结合能力强，提示σ受体与PCP过量患者出现严重精神病症状密切相关。由于PCP具有多种生物活性，临床上急性中毒表现包括从抑郁到欣快，甚至引起紧张、暴力、愤怒，以及视、听幻觉。呕吐、过度通气、心动过速、颤抖、癫痫发作、昏迷甚至死亡也是滥用PCP的常见症状。大多数死亡病例是由于该药物的升血压作用尤其是对脑动脉的作用造成的（Bayorh et al，1984）。由于PCP中毒会出现如此多的症状，临床上单纯依靠症状很难做出诊断，只能根据药物筛查的结果才能确诊。对PCP中毒的治疗主要是支持疗法，且需将患者隔离于黑暗、安静的房间中。酸化尿液可增加PCP的排泄率。根据关于σ受体的发现可推测，用Haldol治疗可使暴力、幻觉患者镇静。

巴比妥类：镇静催眠药

目前可获取大量不同种类的巴比妥类镇静药物，均为巴比妥酸的衍生物，是尿素和丙二酸的缩合物（图23-7，第3类药物）。根据丙二酸的-CH_2基团的取代基不同，可获得不同的具体药物：如该位点被苯环和乙基取代，则为长效的苯巴比妥；该位点被新戊基和乙基取代，则为短效的戊巴比妥；还有超短作用的硫喷妥钠。与短效和超短效药物不同，长效的苯巴比妥是一种抗惊厥的治疗药物，将在本章后面的治疗药物监测部分中讨论。所有巴比妥类药物均为脂溶性，易穿过血脑屏障，同时具有膜稳定性，使得膜的去极化变得更加困难。

与苯二氮䓬类药物类似，巴比妥类可与GABA受体相互作用。巴比妥类与$GABA_A$受体的α亚单位结合，与苯二氮䓬类药物的结合位点明显不同。巴比妥类药物能延长$GABA_A$受体上氯离子通道开放的持续时间，增强GABA作用（抑制多巴胺依赖性神经传导）。现认为，对氯离子通道开放的这种作用（氯离子通道的直接门控），是巴比妥类药物毒性的基础。此类药物比苯二氮䓬类药物的毒性更大，因为苯二氮䓬类不会增加氯通道开放的持续时间，仅仅是增加其通道开放的频率。此外，高剂量的巴比妥类药物可抑制AMPA受体（谷氨酸受体亚型）。谷氨酸是主要的兴奋性神经递质。目前进一步发现巴比妥酸盐可阻断钙离子介导的神经递质释放。

短效和超短效巴比妥类药物可选择性地抑制与觉醒相关的网状激活系统，具有镇静和催眠作用（该机制尚未阐明）。超短效的巴比妥类药物能迅速扩散出中枢神经系统，具有快速短效的作用。苯巴比妥能选择性的降低快速放电神经元的兴奋性，是一种高度有效的抗惊厥药。苯巴比妥和同样具有抗惊厥作用的苯妥英（苯妥英钠）在结构上具有相似性，都对快速放电神经元产生类似的作用。

临床上，低剂量的短效和超短效巴比妥类药物均会产生镇静、嗜睡和睡眠的作用,同时也会削弱人的判断力;较高剂量可产生麻醉;非常高的剂量会导致昏睡、昏迷甚至死亡。毒性作用主要表现为抑郁、潮式呼吸、发绀、低体温、低血压、心动过速、反射消失及瞳孔缩窄。对该类药物过量的治疗主要是支持疗法,包括针对休克的标准治疗。摄入药物 30 分钟内,可采用活性炭有效吸附巴比妥类药物。

可通过免疫分析和 TLC 筛选程序完成对短效和超短效巴比妥类药物滥用的诊断。HPLC 也可用于检测但并不是标准方法。巴比妥类药物为弱酸性,可用 Toxi-Lab 的型硅胶板检测。Toxi-Lab TLC 可容易检出这些药物是否存在,如图 23-5B 所示。免疫分析方法检测此类药物也很成熟,尿液中高浓度的苯巴比妥与短效巴比妥类会产生交叉反应,因此需要用 TLC 确诊免疫分析方法检测出的阳性结果。

丙氧氨酚(达尔丰)

该镇痛药的结构如图 23-7 所示,其药理学特性与吗啡相似。由图 23-1(一类药物)可以看出,丙氧氨酚的结构与美沙酮非常相似。此药物可口服,不需像海洛因样通过静脉注射,便可诱导产生镇静和欣快感。丙氧氨酚导致死亡的主要原因是单独使用过量,或与中枢神经系统抑制剂如巴比妥类和乙醇同时使用。中毒症状类似于过量使用阿片类药物(即呼吸抑制、心律失常、癫痫发作、肺水肿及昏迷),也可表现为肾源性糖尿病。此外,丙氧氨酚可引起心律失常(Barkin et al,2006)。丙氧氨酚过量的治疗主要是支持疗法,使用纳洛酮可逆转其毒性作用。

甲喹酮

甲喹酮是 2,3-二取代喹唑啉(图 23-7,第 5 类药物所示)。尽管其结构不同于巴比妥,但可起到与巴比妥酸盐相同的镇静催眠作用。该化合物还具有抗惊厥、解痉、局部麻醉、镇咳及较弱的抗组胺作用。口服给药可迅速完全吸收。血浆蛋白结合率约 80%。约 2~3 小时其血浆浓度达到峰值。甲喹酮大部分经肝细胞色素 P450 微粒体酶系代谢,仅少部分以原形(<5%)从尿液中排泄。血清半衰期为 20~60 小时。用于催眠镇静作用的剂量为每天 150~300mg,中毒血药浓度为 10μg/ml。甲喹酮可产生耐受和依赖,导致滥用剂量可高达治疗剂量的六至七倍。甲喹酮过量的中毒症状类似于巴比妥,可产生嗜睡、呼吸抑制、昏迷甚至死亡等中枢神经抑制症状。与巴比妥中毒不同的是严重的甲喹酮中毒可导致肌肉痉挛、惊厥和锥体束征(高张力、反射亢进和肌阵挛)。甲喹酮过量的治疗主要包括支持疗法、通过洗胃去除残余药物以及用活性炭延迟残余药物的吸收。

大麻

大麻是最古老和最广泛使用的精神药物之一。一般指切割、干燥和磨碎后的麻类植物大麻的混合物。麻药指从植物中提取树脂所产生的一种药效更强的产品。δ-9-四氢大麻酚(δ-9-tetrahydrocannabinol,δ-9-THC)是大麻中主要的精神活性剂(图 23-7 中,第 5 类药物),是一种容易进入脑的脂溶性化合物,通过引起细胞膜变化发挥作用。δ-9-THC 能与突触前神经大麻素受体 CB1 结合,释放海马、杏仁核和大脑皮质中的抑制性神经递质 GABA(Iversen,2003)。目前已发现不同形式的 THC 可引起明显不同的生理效应(Fusar-Poli et al,2009),如 δ-9-THC 可增强焦虑作用,大麻二醇则会减弱焦虑。目前发现大麻二醇可降低杏仁核和前后扣带皮质的血氧饱和度水平;δ-9-THC 可调节大脑额叶和顶叶区域的活化。

大麻可通过吸烟吸入肺部或经口摄入胃肠道。THC 进入体内后,容易储存在体内脂肪中,半衰期约为 1 周。其生物转化复杂而广泛,少于 1% 的 THC 以原形排泄,约 1/3 以 δ-9-羧基-THC 和 11-羟基-δ-9-THC 代谢物的形式通过尿液排泄。最后一次摄入大麻后的 1~4 周内,可在尿液中检测出这些代谢物,检出时间主要取决于摄入的剂量和频率。

总的来说,大麻一般不会出现生理依赖,但耐受和生理依赖也确有发生(Martin et al,2004),部分慢性吸食者可产生生理依赖(Iversen,2003)。大麻的生理作用为引起结膜充血、脉率增加和导致肌肉无力、运动失调。大麻中毒主要表现为知觉和精神上的变化,低剂量大麻常可导致欣快、放松、顺从和时间感知改变,高剂量在敏感个体中可导致偏执、妄想和定向障碍等不良反应。

给药剂量、给药途径、个体心理构成以及环境是个体对大麻中毒反应的重要决定因素。若对无准备或不了解药物的个体施以高剂量可能会产生令人不安的体验。经常使用者常可表现为轻度欣快、生理知觉的增强或改变、对观点的反思以及主观体验的提高。大剂量长期使用可能会导致支气管肺功能紊乱;长期慢性使用大麻的相对安全性尚存争议,但急性恐慌、谵妄和精神病等症状却很少发生(Bryson,1989)。少有吸食大麻的患者寻求医疗救助,当他们由于极度痛苦求助于医疗救助时,常规的医疗干预主要为保守治疗。在发生急性大麻中毒时,需对患者的潜在精神障碍进行心理评估。极少数情况下,可通过静脉滴注煮沸的大麻浓缩物,但这种给药途径可产生严重的多系统毒性,临床症状可表现为急性肾衰竭、胃肠炎、肝炎、贫血和血小板减少症。

麦角酸二乙基酰胺(麦角胺)

麦角酸二乙基酰胺(lysergic acid diethylamide,LSD)(图 23-7,第 5 类药物)是一种半合成吲哚烷基胺和致幻剂。它是目前已知的药效最强的药物之一,在低至 20μg 的剂量下即可发挥作用,注射或口服给药同样有效。图 23-7 第 6 组显示了 LSD 与 5-羟色胺(血清素)的结构对比,LSD 具有色胺样结构,但缺乏 5-羟色胺的 5-羟基。LSD 在中枢神经系统中具有多种复杂效应。一方面,LSD 具有抑制蓝斑和中脑中缝核等结构中神经元放电和突触轴突侧 5-羟色胺释放的效应(Passie et al,2008)。该过程也可能会导致中枢神经系统觉醒过度。另一方面,LSD 可激发突触后 HT_{1A} 受体。LSD 是其他 5-羟色胺能通路中 5-HT_2 受体的纯粹激动剂。最近发现 LSD 的致幻作用是由于它对 5-HT_2 受体的激动作用所造成,其表现类似于色胺(图 23-7,第 6 组药物)和苯乙胺(图 23-7,第 4 和 4A 组药物),如前所述。现已发现 LSD 对多巴胺能途径具有激动作用和拮抗作用。因此,LSD 以非常复杂的方式在中枢神经系统的多个位点上起作用。LSD 还可进一步影响交感和副交感神经系统。它对交感神经的作用更大,最初的症状主要表现为高血压、心动过速、瞳孔扩大及立毛反射。

LSD 的常用剂量为 1~2μg/kg，在摄入后的 1 小时后起效，2~3 小时后血药浓度达峰值。LSD 的药效可持续 8~12 小时。主要经肝脏代谢后由胆汁排泄。

LSD 在同类药物中最常被滥用，滥用者认为 LSD 可提供解决问题的洞察力和新思路。根据使用者的个性，期望和环境，LSD 产生的精神效应通常强烈但各不相同。LSD 可作用于全身感官，其中对视觉效果最为强烈。常见的知觉异常包括时间感知的变化、有组织的视幻觉或幻觉、模糊或起伏的视觉和共感觉。LSD 患者的情绪可变得非常不稳定，会造成自我瓦解和脱离。LSD 的毒性水平低，死亡通常是由于服药者判断错误引起的创伤造成的。LSD 最常见不良反应为恐慌反应。这些反应可能发生在任何使用者身上且不能被可靠地预测或预防。边缘性精神病和抑郁个体常使用 LSD 会存在罹患自杀或长期精神病发作的风险。滥用者可在摄入 LSD 后的数天至数月内发生幻觉重现，具体机制尚未完全阐明，一般认为是滥用者在没有摄取 LSD 的情况下可重现以前的致幻经历。

LSD 引起的急性恐慌反应可通过人为安慰或安静环境来控制，亦可给予地西泮进行有效控制。除治疗其特定的并发症外，LSD 滥用并无系统性治疗方案。

治疗药物监测

目前普遍认为，需经常对患者治疗药物的血药浓度进行监测，一方面因为这类药物可能引起毒副作用，另一方面因为患者依从性的缺乏常导致药物处于亚治疗水平而需要干预。最近的数据表明，缺乏对医学治疗方案的依从是多种疾病发病和死亡的主要原因，该现象存在于所有年龄组（Lieber et al, 2015）。在开始药物治疗时，尽早确定血清中血药浓度达到稳定治疗水平的时间，对医师来说也至关重要。因此，了解药物治疗所基于的药物动力学原理非常重要。本章节主要介绍药物代谢动力学的基本原理，及某些特殊类别的治疗药物的生理效应。这些药物都是临床上最常见、最常被临床实验室检测的类型。需要注意的是，几乎所有治疗药物的检测标本都是血清，而不是尿液，最常使用免疫学检测技术，如 FPIA。

药代动力学

图 23-9 总结了给予患者某种治疗药物的两种常见方式，即间隔时间给药和连续给药（Gerson，1987a，b），前一种方法最为常见。大多数患者通过固定时间口服药物接受治疗。例如，为了达到抗炎作用，每间隔 4~6 小时服用一次 350mg 的阿司匹林片剂。在这种情况下，阿司匹林是在间隔时间内服用的，在下一次给药之前，体内已经有一定量的药物被代谢和（或）排泄。连续给药多见于患者在重症监护室中静脉注射药物，如利多卡因（xylocaine）用于心律失常，或用于肝素预防血栓栓塞。在这种情况下，药物被代谢的同时，一定量的药物被持续输入。最终，随着药物的持续输注，当单位时间内药物清除量和输入量达到一致时，体内药物浓度达到稳态。间隔时间给药也可达到稳态浓度，但会在稳态或平均浓度上下产生峰浓度和谷浓度。

对于间隔时间给药和连续给药，最终血药浓度由输注量和排泄量所决定。所有药物最终均会被排泄到体外。它们可以原形的形式通过尿液排泄，也可以代谢物的形式通过尿液排泄。代谢转化过程主要发生在肝脏，部分药物可进入肠肝循环，随粪便排泄。药物的半衰期指排泄掉最初血药浓度一半时所需要的时间。许多药物是根据所谓的一级动力学排泄，故大部分药物的半衰期与其血药浓度无关，如第 20 章（公式 20-22 和公式 20-23）所述。此过程可概述如下：

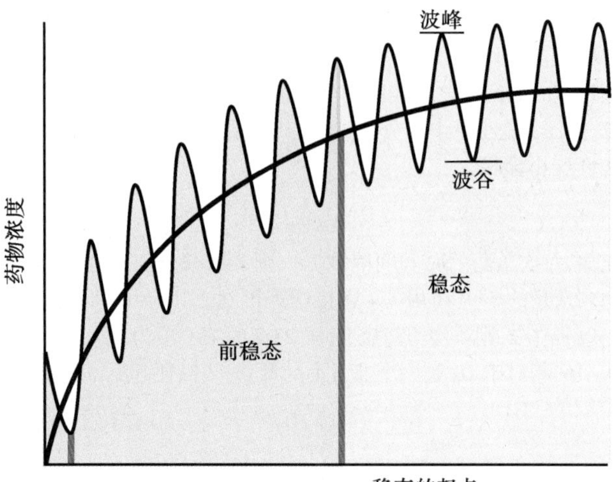

图 23-9　药物水平的时间进程示意图。以不连续给药法（具有峰谷的曲线）给药时，经过相同的时间间隔给予相同剂量的药物，给药后药物水平达到一个峰值，随后下降至谷值，然后给予下一剂量药物。经过约 4~5 个半衰期以后，药物水平达到稳态，如图所示，形成稳定的峰值和谷值。需要注意的是，若对患者给予等同于峰值水平的负荷剂量，图像的左侧部分，即稳态前阶段是不存在的。给予负荷剂量后，药物水平的稳态由维持剂量所维持。黑色的曲线表示连续给药（主要是静脉给药）的典型时间进程。此时药物浓度水平的稳态是一个固定的值，而非不连续给药那样具有峰值和谷值

$$\mathrm{D} \xrightarrow{k} \mathrm{E} \qquad (公式 23-5)$$

D 指药物浓度，E 指被排泄和（或）该药物的无活性形式。常数 k 指 D 的消除速率。半衰期 $t_{1/2}$ 与 k 存在以下关系：

$$t_{1/2} = 0.693/k \qquad (公式 23-6)$$

由此式可见，$t_{1/2}$ 为不依赖于药物浓度的固定常数。药物的半衰期决定了药物到达稳态或平均浓度所需时间。

所有药物治疗的目标是实现治疗性药物的血药浓度不变。如果药物的半衰期已知，可以计算应给予的药物的单次给药剂量和剂量之间的时间间隔，以达到的稳态血药浓度水平。如图 23-9 所示，在开始给药时，血药浓度发生较大范围的波动，直到在给定的时间之后，波动产生相同的最大值（峰浓度）和相同的最小值（谷浓度），且药物的平均浓度不变。理想的给药方案是确保药物的稳态谷浓度和峰浓度处于治疗范围内，既不会达到中毒浓度，又不低于最小有效浓度。

通常，对于间隔时间给药，在第 n 个给药期结束时的药物水平可表示为如下含指数的公式：

$$D=(D_0r^n-D_0)/(r-1) \quad (公式 23-7)$$

其中 D_0 指每个固定间隔时间给予的恒定剂量；r 是在剂量之间的恒定时间间隔之后残留的药物的分数；n 是给药的次数。注意，由于 r 是小于 1 的分数，当 n 变大时公式 23-7 中的第一项 D_0r^n 变小，因此：

$$D=D_0/(1-r) \quad (公式 23-8)$$

比如，每次给药的时间间隔取 $t_{1/2}$，则 r = 1/2；若时间间隔取药物剩余量的 3/4(可由 $t_{1/2}$ 直接计算得到)，则 r = 3/4。假设我们取 r = 1/2，则 4 次给药后，公式 23-7 的第一项为 $D_0\times(1/2)^4=D_0/16$，相对于 D_0 是一个非常小的量，为了简便起见，可得到

$$D=2D_0 \quad (公式 23-9)$$

该水平即为图 23-9 所示的最大值(峰值)，是给予 D_0 剂量后达到的。注意，在给药期结束时，在下次给药 D_0 之前，药物浓度降至 $r\times(2D_0)$。若 r = 1/2，则该水平变为 D_0。在药代动力学中要解决的问题是对 D_0 和 r 的选择，使得药物的稳态峰浓度和稳态谷浓度位于药物的治疗范围内。经常发现，要实际达到预期稳态峰浓度和谷浓度所需的时间太长，特别是在迫切需要药物治疗时。在这些情况下，可施用负荷剂量。此时，给药的剂量为达峰水平，对于上面的例子，即为 $2D_0$。然后，在通常的时间间隔(由 r 决定)之后，给予维持剂量 D_0。之后每个固定间隔时间都给予 D_0 剂量，以保持恒定的峰浓度和谷浓度。这种给药方法去掉了常规间隔时间给药法的左侧部分，只留下稳态部分。但负荷给药法不能常规使用，其原因是部分患者不能耐受大剂量的初始给药剂量。

连续给药最简单的模式是药物分布瞬间完成，药物的输入速率恒定，且药物以一级动力学方式排泄，其速率遵循以下公式：

$$dD/dt=k_1-k_2D \quad (公式 23-10)$$

其中 D 代表药物浓度，k_1 代表药物输入的恒定速率，k_2 代表 D 的一级清除/失活速率。可由此方程解出：

$$D=(k_1/k_2)(1-e^{-k_2t}) \quad (公式 23-11)$$

从公式 23-11 可得，当 t 足够大时，项 e^{-k_2t} 会变得非常小而 D 将趋近于一个常数 k_1/k_2。当药物的输入速率和清除速率相等时即达到这一值。得到该值的另一个方法是，当药物浓度处于稳态时，与描述酶-底物复合物形成和消失的米氏动力学方程(见第 20 章，公式 20-4)相同，dD/dt 等于 0。故由公式 23-10，有

$$dD/dt=k_1-k_2D=0 \quad (公式 23-12)$$

故

$$D_{稳态}=k_1/k_2 \quad (公式 23-13)$$

当固定间隔时间给药时，4 个半衰期就足够使药物浓度达到稳态。如公式 23-6 所示，$k_2=0.693(t_{1/2})$，在 4 个半衰期之后，$t=4t_{1/2}$，

$$D=(k_1/k_2)(1-e^{-2.772}) \quad (公式 23-14)$$

此时，D 接近 k_1/k_2。因此对于连续输注，k_1(每单位时间输注药物的速率)与 k_2(药物的一级消除速率常数)的比率即是药物预期的稳态血药浓度(即，药物输入的量等于在相同时间单位消除的药物量)。与间隔时间给药的情况不同，连续输注在给定时间内实现稳态血药浓度所需的唯一参数是 k_1，其中包括药物浓度和输注速率，而间隔时间给药则需要 D_0 和 r。

该部分有两个关键点。第一，需 4 个或更多的半衰期以达到药物的稳态浓度。第二，在实现这种稳定状态的时间段内对血药浓度的测定结果应该非常谨慎地理解，这是临床实践中经常被遗忘的规则。如图 23-9 所示，如果在稳定前期(在达到 4 个或更多的半衰期之前)对血药浓度进行测定，若采用间隔时间给药法时，由于药物浓度的波动而会产生不稳定的结果，而采用连续给药法会得到持续低水平但不断升高的值。同样重要的是，不同疾病状态的患者可能会改变许多药物的药代动力学，因为不同的疾病可能会影响参与药物消除的器官的血流动力学，血浆、体液和组织中的蛋白或载体结合动力学(Ogawa et al,2013)。

表观分布容积

了解药物是否会储存在脂肪或其他组织中，或是否全部存在于血中对于药物的使用至关重要。药物的给药剂量是已知的，血药浓度可通过测定得到，可以通过以下关系式计算出溶解药物的体液总体积：

$$D=D_0/V_d，或\ V_d=D_0/D \quad (公式 23-15)$$

式中 D 表示血药浓度，D_0 为给药剂量，V_d 是 D_0 溶解以产生浓度 D 的容积。该容积 V_d 被称为分布容积。若所有的药物均存在于血清中，V_d 即为血容量(可通过体重与血容量的相关性换算而获得)。若某些药物存储于身体组织中，在血清中的含量相对减少，公式 23-15 中的分母($V_d=D_0/D$)减小，V_d 将大于实际的血容量。在这种情况下，该药很可能不断地从储存部位释出，导致血药浓度升高，甚至达到其毒性水平。因此，在使用药物时，必须了解其表观分布容积。

在肝脏中的代谢

许多药物在体内可转化为有活性或无活性的代谢产物。这种转化大部分发生在肝细胞线粒体外微粒体系统中。该代谢系统是一种氧化系统，其主要利用一系列特殊的细胞色素酶系：如细胞色素 P450 酶(Gonzalez & Tukey,2006)。这是一种非常关键的细胞色素酶系，可将某些环境化合物(例如苯并芘)代谢为直接的致癌物质(见下文)使某些个体致癌。此外，细胞色素 P450 酶的遗传多态性可影响个体对药物的反应，包括毒性和药物不良反应(Ingelman-Sundberg,2004)。如第 73 章所述，通过扩增编码细胞色素 P450 酶的基因检测个体代谢特异性药物的能力。该酶中的某些氨基酸变异使其在药物代谢中非常活跃(即药物的快速失活)。这意味着患者可能需要相当高的剂量才能达到治疗水平，或者可能需要使用另一种不会被快速代谢的药物。

许多药物的排泄取决于肝脏和细胞色素 P450 酶系的功能状态，肝淤血、肝炎、肝硬化等造成的肝功能衰竭的患者，药物的有效半衰期增加，因此每次给药剂量需降低。相反，某些药物可诱导细胞内微粒体酶的合成，缩短了药物的半衰期，则需要提高每次给药剂量。

药物诱导微粒体酶的一个典型例子为苯巴比妥(苯妥英钠

也可产生此现象)。这种药物可诱导其自身的代谢增强(其药物浓度水平不遵循一级消除动力学)。当药物的血药浓度高于最大有效浓度(即最小中毒浓度)时,给予低水平的苯巴比妥诱导微粒体酶以增强药物的代谢而降低其血药浓度。

本节总结了药物使用的一般原则,对临床用药有重要指导价值,有助于我们进一步了解后续将介绍的特定治疗药物。这些药物均是临床实验室中最常被检测的药物。表 23-1~表 23-7 总结了大量药物的关键药理学参数。

表 23-1 地高辛

目的	用于治疗充血性心力衰竭和心房纤颤
成人剂量	口服:0.75~1.5mg,维持剂量 0.125~0.5mg/d
生物利用度	片剂或酊剂约 60%~85%;充液胶囊约 90%~100%
半衰期	约 35~40 小时,肾衰患者可延长
治疗浓度范围	0.5~2ng/ml
中毒浓度	>2ng/ml,可变
转运	约 20%~25%与血浆蛋白结合
代谢	通常只有少量被代谢
消除	约 50%~75%以原形在尿液中排泄
稳态时间	未洋地黄化、肾功能正常的患者约 7 天
作用机制	导致钙离子在心肌细胞的 T 系统中释放,减缓房室结传导
毒副作用	胃肠紊乱,恶心,呕吐,房性和室性心律失常,不规则脉搏

表 23-2 普鲁卡因

目的	用于治疗室性或室上性心律失常
成人剂量	口服:4g/d,分次服用以维持剂量
生物利用度	75%~95%
半衰期	肾功能正常者约 3.5 小时
治疗浓度范围	4~10μg/ml
中毒浓度	>12μg/ml,可变
转运	约 15%与血浆蛋白结合
代谢	在肝脏中转化为 N-乙酰卡尼(有活性),肾功能正常者半衰期约 7 小时
消除	约 50%~60%以原形在尿液中排泄
稳态时间	最少 12 小时
作用机制	延长心房不应期,降低心肌细胞兴奋性
毒副作用	可逆性狼疮样综合征,不规则脉搏,低血压,皮疹,粒细胞缺乏症

表 23-3 苯巴比妥

目的	全身性强直-阵挛性发作,单纯性部分发作,焦虑,失眠的治疗
成人剂量	口服:100~200mg/d 为癫痫控制;焦虑为:30~120mg/d;助眠为 100~320mg
生物利用度	大约 90%~100%
半衰期	成人体内大约为 5~6 天,儿童为 3~4 天
治疗浓度范围	癫痫控制为 15~30μg/ml
中毒浓度	>40μg/ml,但是耐药性可能会增强
转运	大约 40%~60%会和血浆蛋白结合
代谢	大约 75%在肝代谢为无活性的 p-羟化苯巴比妥
清除	大约 25%随尿直接排出
稳态时间	大约 14~21 天
作用机制	稳定神经元膜,提高神经元膜去极化的阈值
毒副作用	嗜睡,抑郁,呼吸抑制,昏迷,镇静,低血压。快速静脉给药可能导致呼吸抑制

表 23-4 苯妥英(地仑丁)

目的	全身性强直-阵挛性发作,单纯性部分发作,焦虑,失眠的治疗
成人剂量	口服:维持剂量为 300~400mg/d
生物利用度	易变:30%~95%
半衰期	24±12 小时,并且存在剂量依赖
治疗浓度范围	10~20μg/ml
中毒浓度	>20μg/ml
转运	大约 90%~95%与血浆蛋白相结合
代谢	肝:5-(p-羟基苯基)5-苯基乙内酰脲,无活性
清除	大约 5%通过尿液直接排出
稳态时间	大约 7~8 天
作用机制	大概是通过阻断反复去极化的中枢神经系统神经元的钠离子和钙离子通道
毒副作用	眼球震颤,共济失调,复视,嗜睡,昏迷;快速静脉注射可能会导致心血管衰弱和(或)中枢神经系统抑郁症

表 23-5 卡马西平

目的	全身性强直-阵挛性发作，单纯性局部发作，复杂性局部发作，三叉神经痛和舌咽神经痛
成人剂量	口服：癫痫控制的剂量为 0.8～1.2g/d；神经痛为：0.2～1.2g/d
生物利用度	70%
半衰期	最初约 35 小时；注射 3～4 周后约 8～20 小时
治疗浓度范围	4～12μg/ml
中毒浓度	>12μg/ml
转运	60%～70%与血浆蛋白结合
代谢	肝：卡马西平-10，11-环化物（有活性）；卡马西平-10，11-反式二氢二醇（无活性）
清除	1%～2%经尿液直接排出
稳态时间	3～7 天
作用机制	减少钠离子和钙离子大量涌入重复去极化的中枢神经元；减少三叉神经脊束核兴奋性突触传递
毒副作用	嗜睡、共济失调、头晕、恶心、呕吐、自主运动、异常反射、不规则脉

表 23-6 茶碱

项目	中、重度哮喘的预防和治疗
成人剂量	与体重、年龄、身体状况和治疗方案有关
生物利用度	与用药方式有关，口服液和药片生物利用度为 100%
半衰期	无烟成人：8～9 小时，吸烟成人：5～6 小时，儿童：3～4 小时
治疗浓度范围	10～20μg/ml
中毒浓度	>20μg/ml
转运	60%与血浆蛋白结合进行转运
代谢	肝脏，代谢产物：咖啡因；1，3-二甲基尿酸；1-甲基尿酸；3-甲基黄嘌呤
消除	10%由尿道排出
稳态时间	5 个半衰期；3 个半衰期的稳定性为 90%
作用机制	抑制磷酸二酯酶，增加 cAMP，导致支气管平滑肌收缩，肺血管舒张
毒副作用	低血压、晕厥、心动过速、心律失常、癫痫、消化道出血

表 23-7 甲氨蝶呤

使用条件	常用剂量	血清水平
银屑病	IM 或 IV：7.5～50mg/周 口服：7.5～30mg/周	<10nmol（Roenigk et al，1998）
难治性类风湿关节炎	IM：5～25mg/周 口服：7.5～15mg/周	（Tugwell et al，1987a & b）[*]
恶性肿瘤疾病[†]	IM 或 IV：25mg/m^2，每周 1～2 次 口服：2.5～5mg/d 高剂量 IV：1.5g/m^2 每 3 周一次（不同的治疗方案可用）	约 50nmol

[*] 提倡患者参数（血红蛋白、白细胞计数、平均红细胞容积、血小板计数、尿液分析、血尿素氮、血肌酐、转氨酶和碱性磷酸酶水平）的基线监测

[†] 使用高剂量治疗时，实时监测甲氨蝶呤水平并调整甲酰四氢叶酸剂量，直到甲氨蝶呤血药浓度低于 50nmol（Grem et al，1995）

接下来将着重介绍七类最常测定的药物：强心剂、抗惊厥药、止喘药、抗炎药、免疫抑制剂、精神类药物和化学治疗类药物（抗生素将在第 7 部分讨论）。本章重点介绍这些药物的作用机制。大多数药物的共同之处在于它们均可干扰细胞中信号转导途径中的特定步骤，特异性药物阻断特定细胞的信号转导途径。

强心剂

此类药物最常用于治疗充血性心力衰竭和心律失常的药物（Opie & Gersh，2001；Roden，2006；Frishman & Sica，2011）。

尽管此类药物的结构和性质及其临床应用存在差异，但它们都主要作用于细胞的各动作电位时相和传导系统，且净效应均为减慢电传导。此外，重要的是，其传导组织受到交感神经和副交感神经系统（主要是迷走神经）的支配。前者可增加传导速率，后者则导致传导缓慢。各种强心剂的作用见图 23-10。如该图所示，几种主要的离子流控制了房室节（AV）的起搏点组织细胞和心室传导束支（由浦肯野细胞组成）细胞的动作电位：首先，钠离子快速内流，随后流入减少（离子通道关闭），如图 23-10 中的红色区域所述；钙离子内流延长动作电位，钙通道关闭，如图 23-10 中的蓝色区域所述；随后钾离子内流促进细胞复极化。如图 23-10 所示，有四类药物作用于动作电位的一个或多个阶段，导致时相延长。Ⅰ类药物包括奎尼丁、普鲁卡因及利多卡因，通常在Ⅰ期阻滞钠离子。这些药物尤其是利多卡因通过阻断Ⅰ期的钠离子快速内流，降低心室舒张期去极化率。Ⅱ类药物包括β受体阻断剂如普萘洛尔，主要抑制肾上腺素能神经递质如肾上腺素和去甲肾上腺素的变时性效应。Ⅲ类药物如胺碘酮能阻止复极化的钾电流，延长动作电位（由图 23-10 中黄色区域的黑色曲线表示）和不应期。Ⅳ类药物的重要成员维拉帕米，能减缓钙离子内流，导致动作电位延长。除这四类药物外，洋地黄，强心苷对房室结的细胞具有副交感神经样作用可导致传导减慢。洋地黄和胺碘酮对心肌具有明显的变力作用。两者均可用于治疗充血性心力衰竭。在损伤的

心肌中,洋地黄能阻断钠-钾腺苷三磷酸酶(ATPase),引起肌膜周围钠离子的瞬时增加,导致胞质的钙离子释放到T系统,从而增强心肌收缩力。下面将讨论这些强心剂的关键特性和作用。

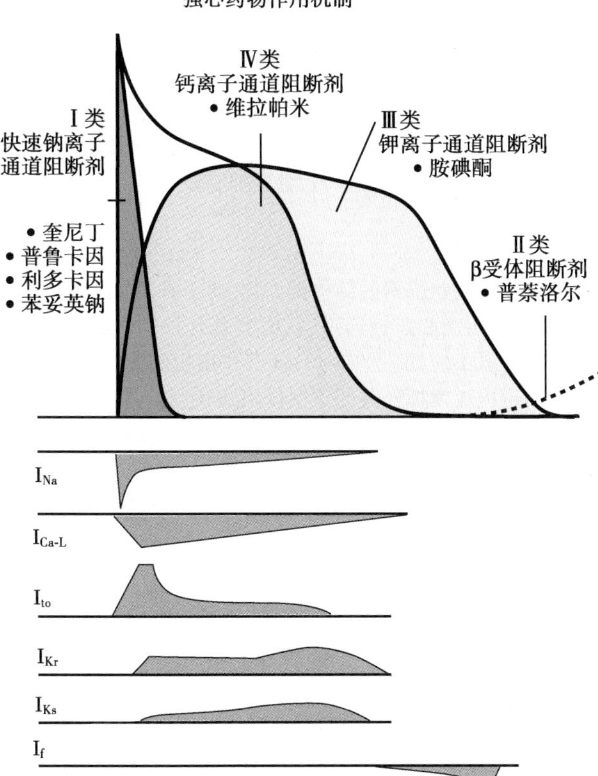

图 23-10 不同抗心律失常药对心肌传导系统的作用。正常的动作电位由黑色曲线标出。第一步是由于钠离子的快速内流达到高电压(红色部分)。而实际上动作电位被钙离子的内流所延长(蓝色部分所示,与红色有重叠)。钙离子内流的终止和钠离子的外流导致复极化(蓝色部分外的曲线)。Ⅰ类通道阻断剂,如图所示,阻断钠离子内流,从而降低去极化率。Ⅱ类阻断剂如普萘洛尔,阻断β-肾上腺素能(肾上腺素和去甲肾上腺素)的刺激,降低舒张期去极化率。Ⅲ类阻断剂,如胺碘酮,阻断钾离子通道,导致钾离子内流减少,减缓复极化,导致动作电位的延长(黄色部分)。Ⅳ类阻断剂如维拉帕米,阻断钙离子通道,延长动作电位(蓝色部分)。通过延长动作电位,Ⅲ类和Ⅳ类药物降低房室传导速率。动作电位由多种离子电流诱导

强心苷类(洋地黄及其衍生物)

地高辛

地高辛(又称洋地黄)和长效的洋地黄毒苷均可减缓房室结传导,通常用于治疗房性心律失常,尤其是心房扑动和心房颤动。最新证据表明地高辛在癌症治疗中也发挥重要作用(Slingerland et al,2013)。地高辛可通过阻断心房至心室的快速传导信号,从而减缓心率,在心脏病中主要发挥抗心律失常作用。地高辛对心脏可发挥副交感作用,表现为增强钙电流去极化的阻断作用和增加房室结钾电流的超极化作用,导致动作电位持续时间缩短和房室结不应期延长(Roden,2006)。

地高辛可发挥正性肌力作用,增加衰竭心脏的心排出量。地高辛的正性肌力效应主要是增加心肌膜内钙离子浓度,激活肌肉收缩偶联中重要的蛋白质(如肌钙蛋白C)(Romlo & Fang,2006;McMurray et al,2012)。地高辛可与细胞膜上钠-钾-ATP酶(钠泵)的α亚基结合,钠泵受到抑制,膜外钠离子减少和跨膜电位降低,钙离子外流增加,从而导致肌肉收缩作用减弱。阻断钠离子外流可使胞内钙离子堆积,从而增强收缩蛋白的活性(Romlo & Fang,2006)。

地高辛(表23-1)具有起效快(口服给药1~2小时)和半衰期相对较短(35~40小时)的特点。大多数服用地高辛的患者,约有50%~75%的药物以原形排出体外。有效血药浓度范围为0.5~2ng/ml。在骨骼、心肌、肝、脑、肾脏中可发现高浓度的药物分布。需要注意的是最新报道的药物遗传学对地高辛及其他药物的影响(Talameh & Lanfear,2012)。Neuvonen等(2011)最新发现,ABCB1 3435T多态性使得女性地高辛血药浓度较高,遗传频率也较高。这可能解释了与安慰剂相比,接受地高辛治疗的女性发病率增加的现象。地高辛可作为口服片剂,酊剂,口服胶囊和静脉注射液使用,分别具有70%、80%、90%、100%的生物利用度(Ehle et al,2011)。对患者依从性和并发症的了解可帮助临床医生更好的了解地高辛的潜在毒性。

洋地黄毒苷

相比于地高辛,洋地黄毒苷具有更长的半衰期(4~6天),起效相对较慢(口服给药1~4小时内起效,8小时内达到最大效果);生物利用度为90%~100%,约95%与血浆蛋白结合。有效血药浓度范围为9~25ng/ml。大部分洋地黄毒苷在肝脏中被代谢(90%),地高辛是其活性代谢物。

洋地黄毒苷的毒副作用包括胃功能紊乱、恶心、呕吐、房性和室性心律失常。对初次使用洋地黄毒苷的患者,需密切和准确监测体内地高辛(或洋地黄毒苷)水平。如前所述,地高辛的有效血药浓度为0.5~2ng/ml(范围窄)。超过2ng/ml即为中毒浓度,因此治疗浓度和中毒浓度之间的差异很小。这种差异需要对地高辛浓度进行准确测定。

地高辛的毒性可采用digibind(GlaxoSmithKline,Research Triangle Park,N.C.)进行解毒处理。digibind含有绵羊Fab片段。该片段可以干扰地高辛血药浓度的测定(Valdes et al,1998)。已报道的一些方法只能测定"游离"的地高辛(即未结合digibind Fab的药物)。检测总地高辛浓度(即游离的加上结合Fab地高辛)推荐使用超滤的方法。鉴于digibind对实验测定结果存在干扰,已知digibind的半衰期为15~20小时,因此推荐在末次使用digibind后2~4天测定地高辛的浓度。

普鲁卡因胺

普鲁卡因胺(表23-2)是一种Ⅰ类抗心律失常药物,可用于治疗室上性和室性心律失常。主要效应是通过阻断钠离子通道和外向钾电流,增加动作电位,延长心房的不应期(Roden,2006)。因为对钾电流有影响,一些效应类似于Ⅲ类钾电流阻断剂。普鲁卡因胺的生物利用度为75%~95%。约有15%与血浆蛋白结合,约50%被肾脏排泄。其半衰期约为3.5小时,有效血药浓度范围为4~10μg/ml。普鲁卡因胺的主要代谢途

径是通过N-乙酰化转化成主要活性代谢物N-乙酰丙酰胺(NAPA)。NAPA对已开放的钠通道没有阻断作用,能有效延长动作电位(Roden,2006)。两种药物均可延长心电图的QRS波和Q-T间期。

普鲁卡因胺的毒副作用包括可逆性狼疮样综合征,表现为抗核抗体滴度升高、荨麻疹、皮疹、粒细胞缺乏症和肾病综合征(Zimetbaum et al,2011)。普鲁卡因胺经白细胞代谢产生一种化学反应性代谢物,可共价结合单核细胞/巨噬细胞膜蛋白以刺激自身抗体的产生,引起狼疮样综合征。此外,共价结合的普鲁卡因胺代谢物的叔氨基部分可模拟部分组蛋白,导致抗组蛋白抗核抗体的产生(Uetrecht,1988)。

奎尼丁

奎尼丁,同普鲁卡因胺一样属Ⅰ类抗心律失常药,主要用于治疗室上性、室性心律失常和心动过速。主要用途是预防室性心动过速或频繁性室性期前收缩,心房扑动和心房颤动逆转后的窦性心律维持(Valdes et al,1998)。与普鲁卡因胺一样,奎尼丁可阻断钠通道和外向钾电流,特别是I_{Kr}电流,导致动作电位延长和不应性增加以及QRS波和Q-T间期延长(Roden,2006)。

奎尼丁的生物利用度为90%~100%,血浆蛋白结合率约85%。60%~85%的药物在肝脏经过羟化代谢,部分代谢物仍具有活性,约20%的药物通过尿排泄。奎尼丁的半衰期为5~12小时,治疗浓度范围为2.3~5μg/ml。达到峰值时间为1~3小时。奎尼丁的毒副作用包括金鸡纳反应(眩晕、耳鸣、头痛、视力障碍和定向障碍)、发热、肝炎和血性恶病质,也可导致室性心律失常、房室传导阻滞以及引起晕厥和猝死的室性颤动。

利多卡因

利多卡因属Ⅰ类抗心律失常药物,也可用作局部麻醉药,主要用于急性心肌梗死后的急性控制和室性心律失常的预防。利多卡因可阻断钠通道,主要作用于心室而不是心房。与普鲁卡因胺和奎尼丁不同,利多卡因不会引起QRS波和Q-T间期延长(Roden,2006)。通常先在2~3分钟内静脉注射50~100mg负荷剂量以治疗成人心室心律失常,随后以5~10分钟的间隔重复给予25~50mg,1小时内最多给药300mg。负荷给药后,对于70kg男性患者,可采用1.4~3.5mg/min的速率继续输注。对于儿童,每5分钟可给药0.5~1mg/kg,次数不超过三次。利多卡因可引起心脏传导阻滞和充血性心力衰竭,故在重症监护患者中被限制使用(Roden,2006)。

利多卡因既不与蛋白高度结合,也不明显储存在身体组织中。半衰期约为2小时,治疗血药浓度范围为1.2~5.5μg/ml。达到峰值时间为5~8小时。约50%的利多卡因通过N-脱烷基化在肝脏中代谢。尿排泄量为10%。常见毒副作用包括惊厥、昏迷、呼吸抑制(CNS效应)、心动过缓及低血压。

普萘洛尔

普萘洛尔是一种β受体阻断药物,属Ⅱ类抗心律失常药物。主要作用于房室结上,可拮抗肾上腺素对心脏、骨骼肌、动脉支气管的动脉和小动脉的作用,常用于治疗窦性心动过速、房性心动过速及室性心律失常。$β_1$受体的阻断使得房室传导时间延长、心率减慢及心肌收缩力减弱,导致相应的输出量减少。普萘洛尔也可作为血管扩张剂,用于治疗心绞痛、高血压和急性心肌梗死后的有症状性冠状动脉疾病。用于抗心律失常活动时,成人的口服剂量为40~320mg/d;用于控制高血压时每日给药量可高达480mg。普萘洛尔可降低仰卧位和静止血压。普萘洛尔的生物利用度约为30%,半衰期约为3小时,治疗血药浓度范围为50~100ng/ml,达到峰值时间约6小时。约93%与血浆蛋白结合。普萘洛尔主要在肝脏中代谢,约0.5%以原形经尿液排出。毒副作用包括心动过缓、动脉功能不全(Raynaud型)、低血压、房室阻滞、恶心、呕吐、咽炎、支气管痉挛及血栓性血小板减少性紫癜,骨髓抑制较罕见。

胺碘酮

胺碘酮是甲状腺素的结构类似物,属于Ⅲ类抗心律失常药物,主要通过阻断心肌钾通道,从而显著延长动作电位以及传导束支的有效不应期(图23-10)。其作用机制复杂,也可明显阻断钠通道内流发挥经典的Ⅰ型作用,同时具有较弱的肾上腺素能效应和钙通道阻断效应(Roden,2006)。胺碘酮的使用适应证是危急生命的室性心律失常。口服剂量为1200~1600mg/d,维持剂量为200~400mg/d,生物利用度约为35%~65%。胺碘酮有两个半衰期:快速消除半衰期为3~10天(涉及约50%的药物)和慢速消除半衰期为25~110天。治疗浓度范围为1~2.5μg/ml(尚存争议),中毒浓度>2.5μg/ml(尚存争议)。血浆蛋白结合率约96%。胺碘酮具有疏水(脂溶性)结构,主要在肝脏代谢且广泛的分布于各器官。胺碘酮通过皮肤、胆道及泪腺排泄慢。毒副作用包括症状性心动过缓、心脏传导阻滞、致死性肺纤维化、肝炎、视觉障碍、视神经神经病变(Passman et al,2012)、光照性皮炎、甲状腺功能减退(偶出现甲状腺功能亢进)。目前一些新的抗心律失常药物,包括决奈达隆、多菲利特、维纳卡兰特和雷诺嗪等,正在被研究:包括心房选择性活性和降低额外心脏副作用等内容(Saklani & Skanes,2012)。

维拉帕米

维拉帕米属Ⅳ类抗心律失常药物,可阻断房室结活化或未活化的钙通道。其适应证包括心绞痛、高血压和室上性心律失常。与β-肾上腺素能受体阻断剂不同,目前尚未发现钙通道阻断剂可降低心肌梗死后的死亡率(Roden,2006)。维拉帕米的口服剂量为120~480mg/d,每日3~4次。生物利用度约10%~20%,半衰期为2~8小时,反复口服后可增至4.5~12小时。治疗血药浓度范围为80~400ng/ml(尚存争议)。血浆蛋白结合率约90%。维拉帕米主要在肝脏中被广泛代谢,可产生活性代谢产物诺维韦帕米。维拉帕米约75%经肾清除,约25%经胃肠道清除。毒副作用包括低血压、心室颤动、便秘及外周性水肿。

抗惊厥药

该类药物主要用于治疗癫痫发作,特别是大发作、小发作和精神运动性癫痫发作以及其他特定的癫痫发作(如三叉神经痛)。尽管这些药物的作用机制尚未完全阐明,但似乎除了苯巴比妥外,所有这些药物都可能阻断膜损伤神经元的钠内流,如图 23-11 所示。这类药物尤其是苯妥英可阻断细胞中的第二次钙内流,从而抑制细胞的快速放电。苯巴比妥和苯妥英均可通过嵌入进行膜稳定化,如图 23-11 所示。许多抗惊厥药对癫痫大发作有效,但对癫痫小发作无效或产生不利影响。乙琥胺和丙戊酸等药物可有效治疗癫痫小发作。尽管这些药物的作用机制都有相似之处,但它们的特异性有所不同。

苯巴比妥

苯巴比妥(表 23-3),是一种长效的巴比妥酸盐,用于治疗一般性的癫痫大发作和带有运动和躯体感觉症状的单纯性癫痫发作以及焦虑和失眠。苯巴比妥可加重失神性发作(即癫痫小发作)而被禁用于该类发作中,且对复杂的部分发作效果不

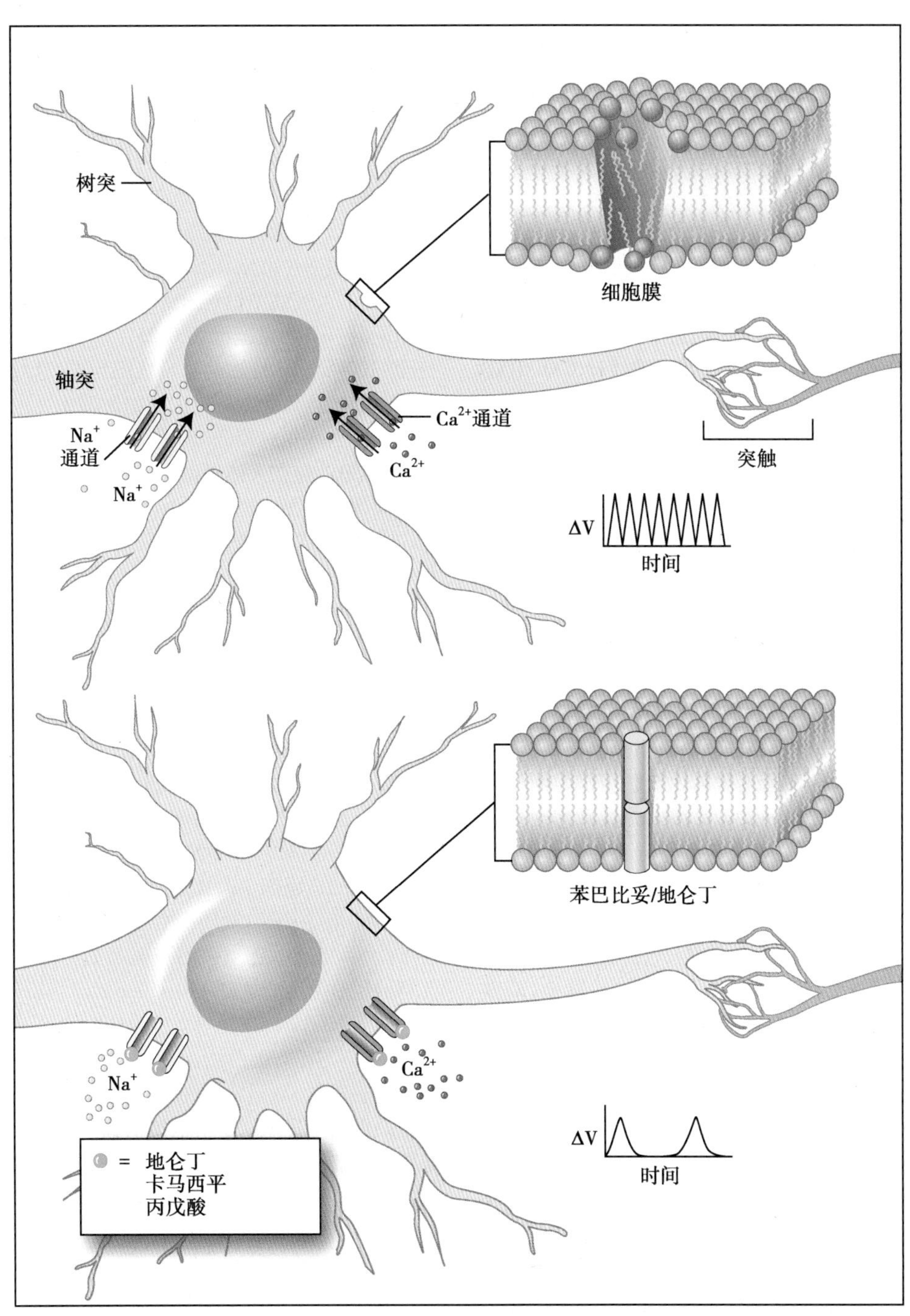

图 23-11 抗癫痫药物对神经元的影响。如图所示,神经细胞的细胞膜受损,导致钠离子(黄色箭头示)和钙离子(红色箭头示)经过各自的通道大量涌入,形成反复去极化,图中的电压-时间曲线所示。抗癫痫的药物比如苯妥英(地仑丁)、镇痉宁(卡马西平),还有丙戊酸(双丙戊酸钠;用蓝色圆圈表示)阻断钠离子通道和钙离子通道,导致去极化频率大幅下降,如图所示的电压-时间曲线。无论是苯妥英钠还是苯巴比妥(蓝色圆圈示),被认为能够稳定受损的神经元细胞膜。ΔV,电位差

佳。苯巴比妥可增加 $GABA_A$ 受体的氯离子通道开放时间，从而增强 GABA 的作用并提高神经元细胞膜去极化的阈值，导致动作电位频率降低(Löscher & Rogawski,2012)，具体如前所述。此外，苯巴比妥能够稳定受损的神经细胞膜(图 23-11)。

苯巴比妥可用于治疗母亲为阿片类或巴比妥类药物成瘾者的新生儿的戒断症状。苯巴比妥也可通过诱导肝微粒体系统中细胞色素 P450 酶提高胆红素的代谢从而治疗先天性高胆红素血症(家族性非溶血性、非梗阻性黄疸)患儿。苯巴比妥治疗成人焦虑的口服剂量是 30~120mg/d，分次给药；对于成人失眠治疗，常用剂量是 100~320mg/d；对于癫痫控制，常用剂量为：成人 100~200mg/d，分次服用；儿童 30~100mg/d。

苯巴比妥半衰期较长，约为 4~6 天。口服几乎能全部吸收(90%~100%的生物利用度)。控制癫痫最理想的血药浓度通常是 15~30μg/ml；40%~60%的苯巴比妥在肝脏代谢，10%~40%可经尿液直接排出。进入体内的苯巴比妥约 40%~60%与血浆蛋白结合，主要存储在大脑中，达到稳态血药浓度的时间为 14~21 天。苯巴比妥和苯妥英钠(地仑丁，下一节介绍)都能诱导细胞色素 P450 酶系增多。苯巴比妥能通过 CAR/RXR 核受体的异源二聚体诱导细胞色素 P450 酶 2B6 亚型(CYP2B6)的活性显著增高(在第 73 章药物基因组学部分有详尽的介绍)。

苯巴比妥的毒副作用包括眼球震颤、共济失调、昏迷、呼吸抑制及低血压。有急性间歇性卟啉病(如胆色素原脱氨酶缺乏)的患者禁用巴比妥类药物，因其能促进 δ-氨基乙酰丙酸合成酶的合成，从而增加肝脏中血红素中间体的合成。

苯妥英(地仑丁)

苯妥英主要用于治疗全身性强直阵挛发作及单纯性/复杂性部分发作(表 23-4)，对肌阵挛、失神(小发作)和失张力性发作治疗无效。苯妥英与地西泮通过静脉注射联用以阻断癫痫持续状态。苯妥英对静息神经元或正常放电神经元无明显影响，对中枢神经系统中癫痫发病灶具有特异性(Yaari et al,1986)。卡马西平也具有类似功能，后面会具体介绍。苯妥英的作用机制主要是通过阻断反复去极化的中枢神经系统神经元和部分去极化的神经元的钠离子、钙离子内流，降低细胞的兴奋性，延长他们的不应期(Yaari et al,1986)。实际上，苯妥英可选择性的结合失活状态下的快钠通道，以此来延长相应细胞的不应期(Bazil & Pedley,1998)，从而减慢失活钠通道的恢复速度(McNamara,2006)。该发现有助于解释苯妥英仅作用于快速且反复去极化的神经元的原因。

尽管成人的苯妥英维持剂量为 300~400mg/d，但具体剂量需根据患者个体差异和血药浓度进行调整。常用治疗血药浓度范围为 10~20μg/ml，达到稳态血药浓度的时间为 5~10 天(稳定期，图 23-9)。半衰期为 24 小时，呈剂量依赖性，其排泄不呈一级动力学过程。苯妥英主要储存于大脑，约 95%在肝中代谢，约 90%~95%与血浆蛋白结合。阿司匹林和保泰松能够取代苯妥英与血浆白蛋白的结合，可显著提高血中苯妥英的浓度。苯妥英和苯巴比妥是一种比较有效的肝微粒体酶诱导剂，也是 CYP2C19 和 CYP3A4 家族中 P450 酶的诱导剂。P450 酶可控制肝脏代谢各类药物，包括某些抗生素、口服抗凝药、奎尼丁、口服避孕药等，加速药物的代谢从而降低其有效性。

苯妥英的血药浓度和每日用量之间呈非线性关系，用量的小幅增加可导致体内血药浓度大幅增加。血药浓度大于 20μg/ml 时通常会出现毒副作用。主要包括眼球震颤、共济失调、昏睡及昏迷。快速静脉注射苯妥英可导致心律失常。

磷苯妥英是苯妥英的一种水溶性肠外制剂，在体内易迅速转变为苯妥英(半衰期为 8~15 分钟)。其半衰期与血浆浓度无关，磷苯妥英与苯妥英具有相同的药效学、药动学和临床特性。磷苯妥英可静脉给药治疗成人局部和全身发作，相对于苯妥英，这种前体药物提高了患者用药的灵活性和耐受性。

扑米酮(去氧苯巴比妥)

扑米酮主要用于治疗全身性强直阵挛发作及单纯性/复杂性部分发作。其化学结构和巴比妥类药物十分类似，在肝脏代谢产生的活性产物为苯巴比妥和苯乙基丙二酰胺。扑米酮具有苯巴比妥活性可发挥部分抗惊厥功能。但又不同于苯巴比妥，扑米酮可提高中枢神经系统神经元细胞膜去极化的阈值。扑米酮的口服剂量范围为 0.25~2g/d，分次服用，吸收迅速而完全(100%)。治疗血药浓度范围为 5~21μg/ml。半衰期大约为 12 小时，达到稳态血药浓度的时间为 4~7 天。扑米酮与血浆蛋白结合率相对较低(20%)，大多数药物在血中保持游离状态，极少被储存在人体组织中。

扑米酮常见毒副作用为镇静状态，还会出现头晕、共济失调、皮疹等症状。同苯巴比妥一样，急性间歇性卟啉病患者是扑米酮的禁忌证。

乙琥胺

乙琥胺是失神性发作(小发作)且未合并其他类型癫痫发作的首选药物。在最初发作阶段，推荐优先使用乙琥胺而不是丙戊酸，因丙戊酸具有一种罕见但严重的副作用——肝脏毒性。乙琥胺可抑制运动皮质，能减少神经元去极化的频率。在脑电图中可见乙琥胺抑制 T-电流峰值，阻止动作电位在丘脑的暴发但不影响正常电传导(McNamara,2006)，具体机制还不清楚。

成人的口服剂量通常是 500~1000mg/d。药物吸收迅速且完全(100%)，服药 1~4 小时后血药浓度达到峰值，稳定状态可维持 8~10 天。乙琥胺治疗血药浓度范围为 40~100μg/ml，儿童使用时浓度应达到 170~190μg/ml。乙琥胺在成人血中的半衰期为 60 小时，在儿童血中为 30 小时。乙琥胺在血中为游离状态，不与任何蛋白结合。主要在肝脏中经去甲基甲琥胺代谢(60%~90%)。最常见的毒副作用是胃肠道紊乱，包括恶心、呕吐及胃痛。其他副作用包括嗜睡和共济失调。罕见的严重毒副作用如系统性红斑狼疮、再生障碍性贫血及全血细胞减少也曾被报道过。

卡马西平

卡马西平(表 23-5)是一种主要的抗癫痫药物，主要用于全身强直阵挛发作、单纯性/复杂性部分发作以及各种类型的联合发作的治疗。失神性发作(小发作)、肌阵挛和失张力发作时使用该药会加重症状。卡马西平也可用于治疗三叉神经痛和舌咽神经痛等神经痛。

卡马西平是一种三环化合物(即亚氨基芪)，化学作用类似于丙咪嗪——一种三环类抗抑郁药。卡马西平治疗神经痛的作用机制为减少三叉神经脊束核的兴奋性突触传递。抗癫痫作用与苯妥英颇为相似，主要是减少过度兴奋的神经元钠离子和钙离子的内流（Yaari 等 l，1986；Bazil 等 Pedley，1998）。同苯妥英一样，卡马西平能减慢失活电压依赖性钠通道的恢复速度（McNamara，2006）。

口服卡马西平能够被完全吸收，通常成人维持剂量为 0.8~1.2g/d。约 98% 的卡马西平在肝脏中代谢，被转化为有活性的代谢产物：10，11-环氧化（McNamara，2006）和 10，11-二羟化的卡马地平。卡马西平的治疗血药浓度范围为 4~12μg/ml，达到稳态血药浓度的时间为 3~4 天。卡马地平的半衰期为 8~20 小时（服药后 3~4 周），60%~70% 与血浆蛋白结合。卡马西平最常见的毒副作用包括嗜睡、共济失调、头晕、恶心及呕吐；也可发生罕见但严重的血液学反应包括再生障碍性贫血、血小板减少及粒细胞缺乏。

丙戊酸（德巴金）

丙戊酸常用于治疗全身强直阵挛、失神、肌阵挛性和失张力的发作。对治疗婴儿痉挛症无效。丙戊酸的作用机制尚不清楚，但被发现能提升 GABA 介导的抑制神经系统的活性。此外，类似于苯妥英和卡马西平，丙戊酸可通过延长钠通道的失活状态，阻止神经元重复放电去极化（Hardman et al，2001；McNamara，2006）。像乙琥胺一样，丙戊酸可降低 T-电流引起的动作电位（McNamara，2006）。丙戊酸能迅速被完全吸收。成人单独使用丙戊酸时，平均每日维持剂量为 15~30mg/kg。联合其他抗癫痫药物使用剂量为 30~45mg/kg。治疗血药浓度范围为 50~100μg/ml，达到稳态血药浓度时间为 1~4 天。90% 的丙戊酸与血浆蛋白结合。丙戊酸（90%~100%）经肝脏代谢，半衰期为 8~15 小时。

动物实验证明丙戊酸有致畸作用，包括发育异常和骨骼缺陷。因此，孕妇应慎用。丙戊酸的毒副作用包括镇静、胃部不适、血液学反应、共济失调、嗜睡及昏迷。致死性肝毒性，严重的或致命的胰腺炎也有报道（Sztajnkrycer，2002）

新一代抗惊厥药

在美国，被批准用于治疗的最新抗惊厥药物包括托吡酯、拉莫三嗪（利必通）、加巴喷丁（镇顽颠）、左乙拉西坦及非氨酯（非班酯），它们主要用于治疗对现有药物治疗效果不佳的患者。这些药物的治疗浓度范围和中毒浓度尚未确定。托吡酯、拉莫三嗪是成人局限性发作的辅助治疗药物。托吡酯是一种氨基磺酸酯取代单糖，能够诱发超极化的钾电流并且增强突触 $GABA_A$ 受体的离子流（McNamara，2006）。拉莫三嗪是一种三嗪衍生物，作用方式与苯妥英和卡马西平相似，但具有更广泛的抗癫痫活性，其机制可能涉及阻断突触释放作为神经递质的谷氨酸（McNamara，2006）。

托吡酯的半衰期约为 21 小时，约有 15% 与蛋白结合。拉莫三嗪的半衰期是可变的，主要取决于药物单独使用或与诱导剂联合使用。大约 55% 的拉莫三嗪与蛋白结合。

加巴喷丁可用于癫痫部分发作和偏头痛、慢性疼痛和双相情感障碍的辅助治疗（McNamara，2006）。加巴喷丁是一种 GABA 类似物，可诱导突触囊泡释放 GABA，具体机制尚不清楚。加巴喷丁的半衰期为 5~7 小时，与蛋白结合的量少于 3%。

左乙拉西坦常用于对苯二氮草类耐药的持续性癫痫或对苯妥英过敏的患者。左乙拉西坦不通过经典的抗惊厥药途径发挥作用，如电压依赖性钠通道、GABA 信号转导或与 GABA 能及谷氨酸受体结合。其抗癫痫作用机制主要涉及抑制去极化和钙通道的诱导，影响 $GABA_A$ 介导的突触前抑制作用（导致突触前谷氨酸介导的兴奋性传递的减少）和降低海马中氨基酸牛磺酸水平（一种 $GABA_A$ 受体的低亲和力受体激动剂）（Deshpande & Delorenzo，2014）。

非氨酯是一种苯基取代的氨基甲酸酯，可抑制 NMDA 诱发反应，也可增强 GABA 诱发反应（McNamara，2006）。

托吡酯常见的毒副作用包括疲劳、精神运动迟缓、嗜睡、注意力和语言困难，也可发生急性闭角型青光眼（Asconape，2002）。拉莫三嗪常见毒副作用包括共济失调、中枢神经系统抑制、复视、眩晕、思维异常、恶心、神经过敏、皮疹及嗜睡。另一个主要毒性作用即史-约综合征也被报道过（Brodtkorb，1998；Warner et al，1998）。加巴喷丁常见毒副作用包括共济失调、头晕、乏力、嗜睡；非氨酯易导致再生障碍性贫血和肝衰竭（Asconape，2002）。只有当临床益处大于临床风险时，该药才被用于其他治疗失败的患者（Bazil & Pedley，1998；Brodtkorb，1998；

平喘药的作用机制

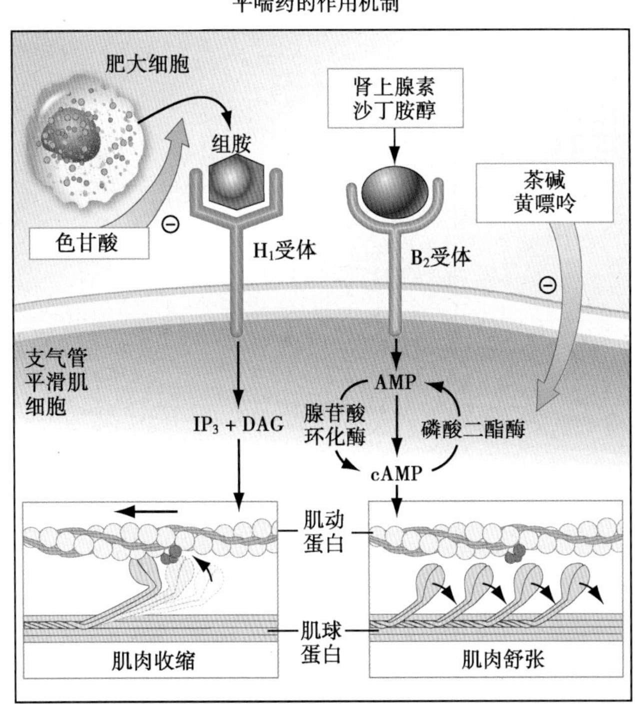

图 23-12　平喘药物作用机制总结。平喘药物作用机制主要有三种，都能够促进支气管平滑肌舒张（如减少肌动蛋白与肌球蛋白间的横桥）（图中箭头表示横桥位置改变而与肌动蛋白脱离）。如图所示，首先，过敏原刺激肥大细胞释放组胺，组胺与 H1 受体结合可促进第二信使三磷酸肌醇（IP_3）和甘油（DAG）的信号转导，促进平滑肌收缩。色甘酸可抑制组胺的释放（图中绿色箭头所示）。其次，肾上腺素和沙丁胺醇也可与 β_2 受体形成复合物，活化腺苷酸环化酶，促进第二信使环腺苷酸（cAMP）的合成，使平滑肌收缩。另外，嘌呤类化合物如茶碱，可抑制磷酸二酯酶活性，使环腺苷酸增多而抑制支气管平滑肌收缩

Asconape,2002;McNamara,2006)。新一代抗惊厥药生物利用度的差异能够指导临床医生进一步了解其在治疗婴儿,儿童,孕妇时发生的多变毒副作用(Trimlo et al,2014)。

平喘药

哮喘是一种慢性阻塞性肺疾病,病因复杂,部分可能由过敏原引起。如图 23-12 所示,哮喘产生的根本原因是细支气管平滑肌纤维收缩引起支气管收缩,具体机制可能为过敏原引起炎症反应,促进肥大细胞释放组胺,组胺与平滑肌细胞 H_1 受体结合产生第二信使(如肌醇和二酯酰甘油),最终导致平滑肌收缩。相反,肾上腺素与 $β_2$ 受体结合可激活腺苷酸环化酶产生第二信使 cAMP,抑制平滑肌收缩。在调节过程中,磷酸二酯酶通过促进 cAMP 水解抑制平滑肌收缩。如图 23-12 所示,至少有三种不同的治疗方法可抑制细支气管平滑肌收缩。首先,可通过药物阻止肥大细胞释放组胺,如色甘酸。但组胺并不是诱发支气管哮喘的唯一炎症介质,许多其他物质也可以通过炎症反应促进支气管收缩,如白三烯和前列腺素,它们在支气管哮喘中也发挥非常重要的作用(图 23-13)。口服抗炎药如白三烯抑制剂齐留通和扎鲁司特,能中断白三烯/花生四烯酸在炎症以及气道反应性中的作用而被认为是有效的平喘药。值得注意的是,类固醇可有效阻止炎症诱发的支气管痉挛。这些药物可通过抑制磷脂酶 A_2 和环氧合酶 2,减少白三烯、前列腺素和血小板活化因子的产生。脂溶性类固醇激素被认为是缓解哮喘的有效药物,尤其是雾化形式可以减少不良反应,如丙酸倍米松、氟尼索松、氟羟脱氢氢化可的松。长效脂溶性 $β_2$ 受体激动剂,如福莫特罗和沙美特罗,能够溶解并进入支气管平滑肌细胞膜且作用时间较长。

其次,重度哮喘患者可以通过皮下注射肾上腺素缓解肺支气管急性收缩(图 23-13)。相似的还有长效 $β_2$ 受体激动剂如沙丁胺醇和特布他林,可促进 cAMP 的产生而用于哮喘的长期治疗。另外,茶碱和黄嘌呤可通过抑制磷酸二酯酶,减少 cAMP 水解而持续性阻断支气管收缩。

最后,虽然茶碱是哮喘的常用药物,但它已被类固醇、β-肾上腺素支气管吸入剂等药物取代。目前,茶碱仅用于成人急性或亚急性哮喘发作。这些替代茶碱的药物,因具有更小的毒性作用而被广泛使用(Pesce et al,1998)。茶碱治疗范围较窄,有严重的毒副作用,所以需对茶碱这类平喘药进行治疗浓度监测,后文会详细介绍。

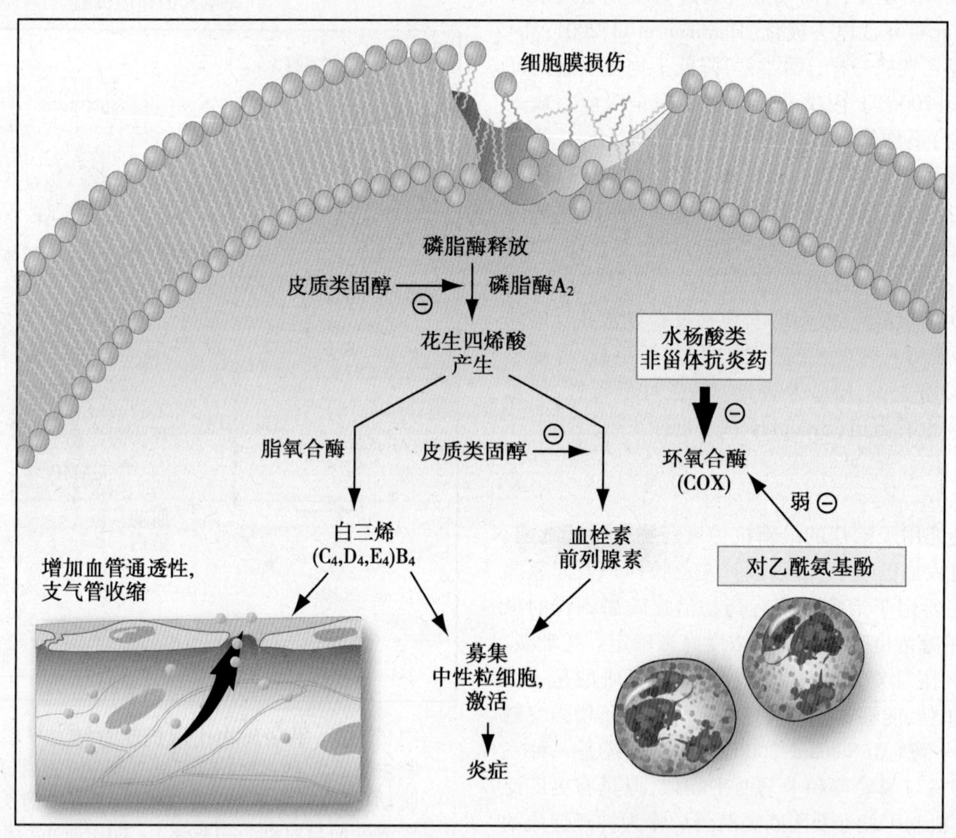

图 23-13　抗炎药物机制图。由图可见,炎症反应可以引起细胞膜损伤,使磷脂酶 A_2 活化,促进花生四烯酸的合成。该过程的两个关键酶是脂氧化酶和环氧合酶,其中,脂氧化酶可促进白三烯的生成,环氧合酶能够增加血栓素及前列腺素的合成。这两种化合物均能够增强中性粒细胞的趋化功能及对受损细胞的吞噬功能,并进一步促进炎症反应。白三烯本身能够增加血管通透性,促使中性粒细胞迁移到受损细胞,促进平滑肌收缩(图的左下方)。皮质类固醇药物,如泼尼松、可的松等,能够抑制该过程的两个关键酶:磷脂酶 A_2 和环氧合酶。糖皮质激素可稳定受损的细胞膜。非甾体抗炎药主要作用于环氧合酶,对乙酰氨基酚(泰诺)可以特异性抑制中枢神经系统中的环氧合酶,对外周神经系统中的环氧合酶作用较小,因此主要用作退热剂而非抗炎药

茶碱

茶碱(表 23-6)作为一种支气管扩张药,常用于治疗中度、重度哮喘。主要作用机制是抑制磷酸二酯酶,阻断腺苷引起的支气管收缩和激活组蛋白去乙酰化酶,使炎症因子转录下降,减少组胺等炎症介质的释放(Undem,2006)。茶碱还可舒张血管、利尿、发挥正性肌力作用和刺激膈肌收缩等,还能缓解肺气肿患者的症状。茶碱能有效地治疗早产儿持续时间超过 20 秒的原发性呼吸暂停,其机制可能是通过刺激骨髓产生效应。但咖啡因在治疗早产儿原发性呼吸暂停这一功能上作用更强,毒性更小(Pesce et al,1998)。

哮喘治疗药物的剂量需根据患者体重、年龄和治疗方案而定。由于茶碱的治疗指数很低(最小有效浓度和最小中毒浓度之差),临床用量需十分谨慎。患者对茶碱的代谢速度快慢不一,需观察患者用药后的反应以及检测血清中茶碱含量,检测时间为静脉注射 1 小时后、口服 2~3 小时后、缓释制剂给药则为 3~8 小时。

茶碱的治疗浓度为 10~20μg/ml,不吸烟的成人体内半衰期是 8.7 小时(吸烟者为 5.5 小时)。因个体差异较大,需密切观察每个患者的状态和检测血药浓度。茶碱进入体内后,与蛋白结合率约为 60%,约 90%在肝脏中代谢生成咖啡因。茶碱可通过孕妇胎盘导致胎儿畸形。其他常见的副作用包括心跳加速、心律失常、癫痫及消化道出血。新的可选择的平喘药物如 H1 受体拮抗剂、比拉斯汀及其他新兴药典(Braido et al,2014)将提供更多治疗机会,但仍需要进行药物的临床实验室检测。

抗炎与镇痛药

如前所述,由免疫复合物、创伤或应激及其他因素引起的细胞膜损伤,可导致磷脂的释放(图 23-13)。磷脂在磷脂酶 A_2 的作用下产生花生四烯酸。花生四烯酸可在脂氧化酶的作用下产生白三烯或者通过环氧合酶产生血栓凝集素和前列腺素。这些化合物均可趋化和活化中性粒细胞,最终在炎症反应中发挥作用。此外,它们还能增加血管通透性(募集更多中性粒细胞)和促进平滑肌收缩。如前所述,皮质类固醇可以抑制环氧合酶活性而减少花生四烯酸的合成,进而发挥较强的抗炎作用(图 23-13)。

类固醇类激素具有很强的抗炎作用,但也有很多副作用,如体液潴留、体重增加、骨质疏松症、胃肠道出血和精神变化等。其他非类固醇类抗炎药,如 NSAIDs,发挥抗炎作用的机制与类固醇相似,但无上述副作用(图 23-13)。这些非类固醇类抗炎药包括萘普生、布洛芬、吲哚美辛和吡罗昔康,它们能够抑制环氧合酶 COX-1 和 COX-2。COX-1 主要维持胃肠道黏膜细胞膜的完整性,COX-2 主要参与炎症反应。这些药物能抑制两种环氧合酶 COX-1 和 COX-2,产生胃肠道毒性,可导致胃肠道出血。市场上已经可以购买能特异性抑制 COX-2 的新型抗炎药如塞来昔布和罗非昔布。罗非昔布可导致部分患者发生心肌梗死,已被退市。其他非类固醇类抗炎药如二氟苯水杨酸可抑制前列腺素合成酶,具体机制尚不清楚。

阿司匹林通过抑制环氧合酶发挥抗炎效应。除此之外,它还能退热和镇痛,这与它能抑制中枢神经系统(主要是下丘脑)的 COX 有关(Burke et al,2006)。

对乙酰氨基酚(泰诺)能抑制 COX-3,但对 COX-1 和 COX-2 作用较小,不具有抗炎作用,可作为一种有效的退热和止痛药,无胃肠道出血等副作用。

这些药物中,需要进行治疗药物监测的是阿司匹林和对乙酰氨基酚。下面将对这两种药物做进一步的介绍。

阿司匹林

阿司匹林是一种非甾体抗炎化合物,主要用于镇痛、解热,大剂量时可用于抗炎。低剂量的阿司匹林可抑制 COX,下调血小板活性,阻止血小板聚集,具有抗凝血活性。阿司匹林可有效地治疗发烧、神经痛、头痛、肌肉痛、关节痛和部分风湿性疾病。

成人口服阿司匹林可以解热镇痛,剂量为 500~4g/d,高剂量(3.5~5.5g/d)可用于成人类风湿关节炎、骨关节炎和幼年型关节炎(3.5g/d)。

阿司匹林主要经小肠吸收,吸收速度较快,血药浓度在口服后 1~2 小时即可达到峰值。阿司匹林通过血浆酯酶或在肝脏中水解为乙酸和水杨酸迅速进入体液循环。阿司匹林及水杨酸均可进入中枢神经系统。

水杨酸的蛋白结合率为 70%~90%,在血清中的半衰期呈剂量依赖性,500mg 时半衰期为 3 小时,4g 时半衰期为 15 小时。水杨酸的清除主要是通过代谢途径和尿液排泄,半衰期增加时,尿排泄率降低。不同患者对水杨酸的清除率差异较大,因此需要个体化给药。剂量过高的毒性作用主要表现为耳鸣、耳胀、听力减退,婴幼儿和有听力障碍的患者则表现为过度换气。

如第 14 章所述,过量的阿司匹林可导致代谢性酸中毒,水杨酸本身可以刺激呼吸中枢,导致过度换气而表现为继发性呼吸性碱中毒。阿司匹林急性中毒是儿童致死的常见原因,中毒剂量使体内酸碱失衡,呼吸中枢兴奋,导致高热和低血糖、消化道出血、恶心和呕吐,急性肾衰竭、中枢神经系统功能障碍、昏迷,还可能出现肺水肿。图 23-14 总结了儿童在服用了中毒剂量的阿司匹林后体内的中毒浓度。

严重的阿司匹林毒性反应可表现为成人和青少年暴发性肝衰竭(Reye syndrome,瑞氏综合征)。这一现象常发生于用阿司匹林治疗病毒感冒引起的发烧过程中,恢复之后常表现为肝功能衰竭的症状和体征,包括肝性脑病(见第 8 章和第 21 章)。目前,新的治疗措施可以显著提升其生存率,但具体原因尚不清楚。

对乙酰氨基酚

对乙酰氨基酚(泰诺),又称 N-乙酰对氨基酚,是一种止痛和退烧药,用于治疗发烧、头痛和轻度、中度肌痛和关节痛。对乙酰氨基酚的镇痛及解热作用与阿司匹林相似,但它不会导致瑞氏综合征。对于凝血功能障碍患者或只需止痛退热的儿童,对乙酰氨基酚的作用优于阿司匹林。儿童意外服药过量产生的毒性比阿司匹林更少,肝脏毒性在小于 6 岁的儿童中发生率也更低。

口服对乙酰氨基酚可迅速经胃肠道吸收,大于 12 岁的青少年和成人口服剂量一般为 325~650mg/4 小时,每日最大剂量不超过 4g。半衰期约 2 小时,口服后 30~60 分钟可达血药

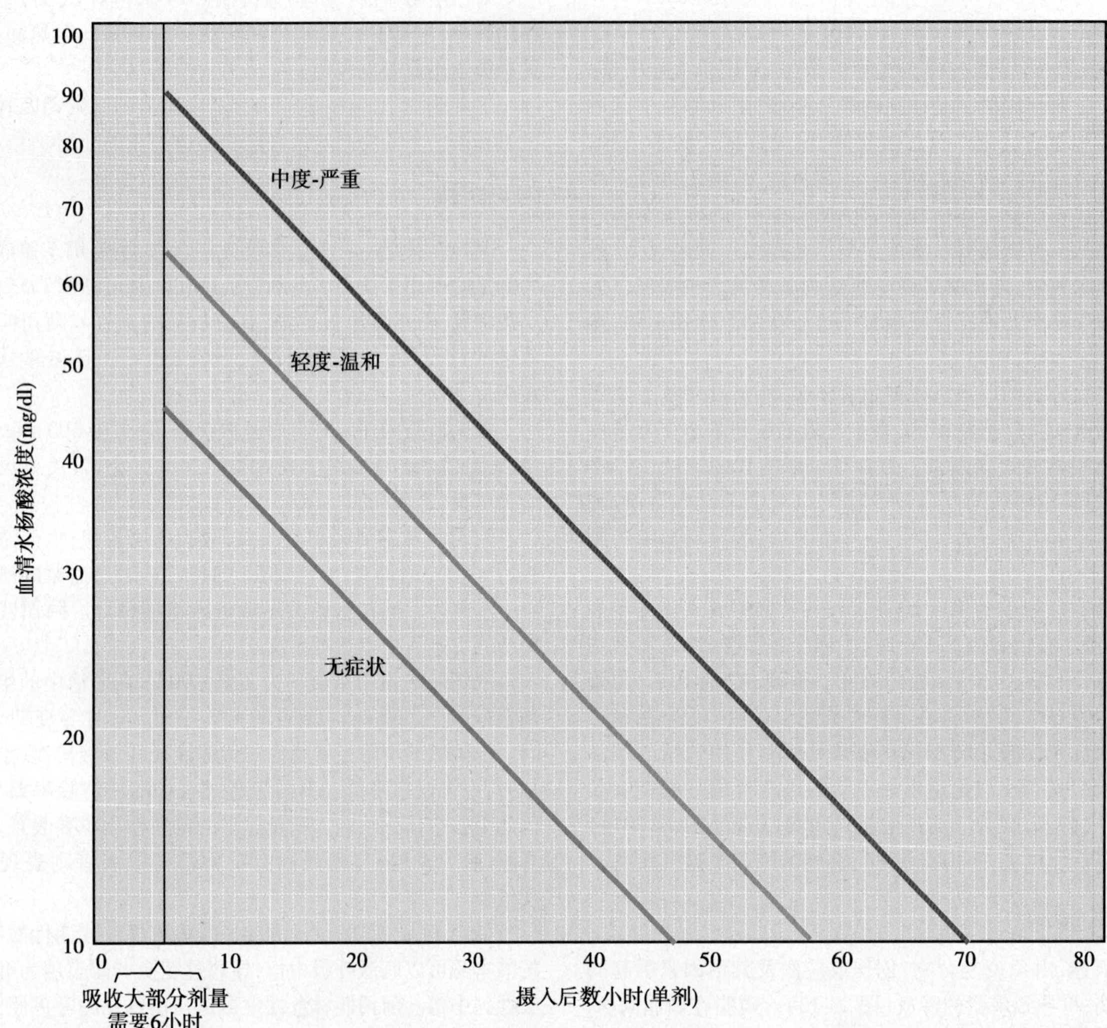

图 23-14 儿童阿司匹林中毒浓度与时间关系(Howanitz & Howanitz, 1984; modified with permission from Done AK: Salicylate intoxication: significance of measurements of salicylate in blood in cases of acute ingestion, Pediatrics 1960; 26: 800)

浓度峰值,约 5~20μg/ml。治疗剂量的对乙酰氨基酚血浆蛋白结合率约为 20%,经肝脏代谢后的主要产物为葡萄糖醛酸与硫酸盐的结合物,其次还有脱乙酰衍生物和羟基衍生物,后者累积过量可产生毒性。

治疗剂量的对乙酰氨基酚在肝脏中与葡萄糖醛酸和硫酸盐的结合率为 90%,其中有 5%通过细胞色素 P450 氧化酶生成为 N-乙酰-对-苯醌亚胺(NAPQI),该产物大量积累具有肝脏毒性(Rowden et al, 2006)。NAPQI 可通过谷胱甘肽 S-转移酶(GST)与还原型谷胱甘肽(GSH)结合而解毒,但中毒剂量的 NAPQI 会使 GST 耗竭而在肝脏中积累产生毒性,乙酰半胱氨酸可缓解该毒性。

急性摄入 140mg/kg 的对乙酰氨基酚会产生中毒反应,一般发生在服用后 2~3 小时内,常表现为恶心、呕吐和腹痛(White & Wong, 1998)。还可出现皮肤、黏膜和指甲因高铁血红蛋白血症而变得青紫(该症状也常见于非那西汀中毒)。严重中毒时可导致中枢神经系统抑制后的兴奋,造成循环衰竭和休克甚至昏迷死亡。极高剂量时会出现暴发型肝衰竭,常出现于用药后 2~4 天(Sunheimer et al, 1994)。长期滥用可能会产生慢性毒性反应如贫血、肾功能损害、胃肠道损伤甚至死亡。对乙酰氨基酚产生的毒性反应可用 NAC 治疗(Rowden et al, 2006)。

免疫抑制剂

机体正常的体液免疫和细胞免疫是抗感染的关键,但某些条件下,会出现免疫功能紊乱(自身免疫性疾病包括系统性红斑狼疮、干燥综合征等),免疫功能低下(器官或组织移植时抑制部分免疫功能)。参与移植反应的主要是细胞免疫。如图 23-15 所示,在宿主抗移植物反应或移植物抗宿主反应中,外源性抗原与主要组织相容性复合物(Ⅱ)Ⅰa 蛋白质在巨噬细胞(抗原提呈细胞)表面结合可激活 CD4+T 细胞,特异性 T 细胞与 CD3+T 细胞受体结合后识别抗原-Ⅰa 蛋白复合物,经信号转导后,最终被巨噬细胞吞噬和溶酶体溶解破坏。在这免疫过程中,钙离子是主要影响因素,它能激活钙调神经磷酸酶并形成钙调蛋白复合物。活化的钙调神经磷酸酶去磷酸化后,激活

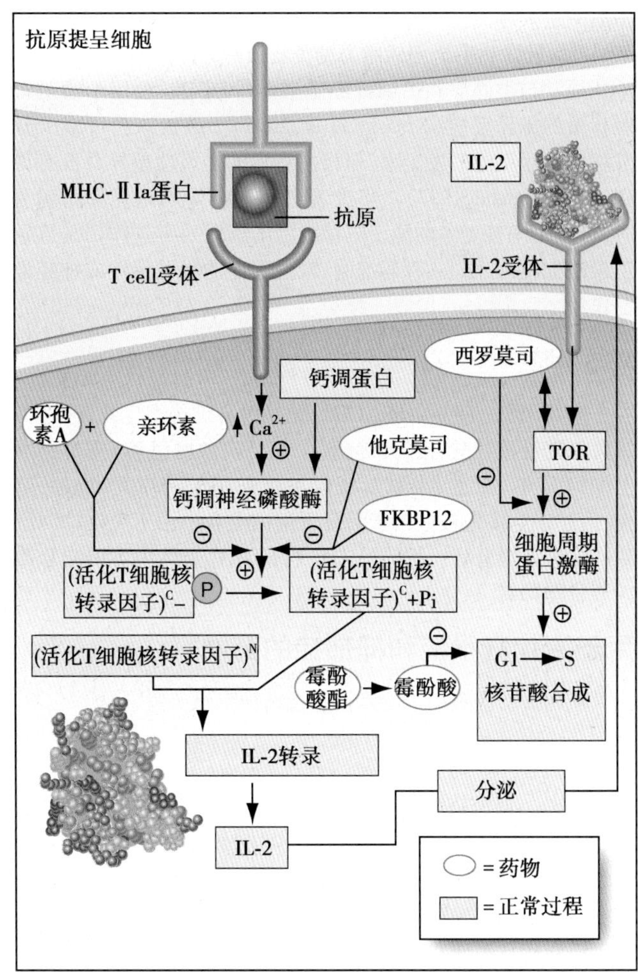

图23-15 免疫抑制剂的作用机制与靶点。图中显示了抗原(外来的移植细胞)激活宿主产生细胞免疫应答的两种信号转导途径。第一种是抗原通过与Ⅰa分子(主要组织相容性复合物MHC Ⅱ或DR蛋白)结合而被抗原特异性T细胞识别。抗原(红色方框表示)、Ⅰa蛋白(抗原提呈细胞表面的绿色受体)和特异性T细胞受体(紫色)形成的复合物能通过信号转导,促进IL-2的合成,空间构型见图左下方。该通路的关键是通过钙离子活化调钙蛋白,激活钙调神经磷酸酶。钙调神经磷酸酶可以使胞质内的活化T细胞核转录因子(NF-AT)^{C}去磷酸化而失活,并将核因子从(NF-AT)^{N}转移至NF-AT,促进IL-2的表达。第二种是IL-2的自分泌途径(图右侧),即特异性T细胞分泌的IL-2与细胞外的IL-2受体结合,激活西罗莫司靶蛋白TOR,活化细胞周期蛋白激酶,促进细胞周期从G1期到S期转变,该过程可以抑制T细胞和巨噬细胞对抗原的吞噬作用。免疫抑制剂和靶蛋白可以抑制两条信号途径中的不同过程(图中黄色椭圆部分),其中,环孢素A和他克莫司,分别与亲环素和FKBP12结合,抑制第一条途径中的钙调神经磷酸酶。另外,西罗莫司通过抑制第二条途径中的TOR,减少IL-2的分泌;霉酚酸酯则是通过减少核苷酸合成而影响生长周期从G1期到S期的转变

胞内的活化T细胞核转录因子(NF-AT)^C,将核因子从(NF-AT)^{N}移至NF-AT,这一过程会促进IL-2的合成与分泌。与T细胞表面的IL-2受体结合后,再与胞内的西罗莫司靶蛋白(TOR)结合,可激活蛋白激酶,促进细胞周期从G1期到S期转变,加快核苷酸的合成,促进T细胞的生长和分化以及抗原的分解。

如图23-15所示,药物可通过影响某靶点或关键步骤来抑制抗原的破坏作用(Hess et al,1988;Kahan,1989;Isoniemi,1997;Braun et al,1998;McEvoy et al,2004;Krensky et al,2006)。如环孢素A(CsA)和他克莫司,都是环肽类化合物,可与胞内的免疫亲和素结合,环孢素A与免疫蛋白亲环素a结合,他克莫司与免疫蛋白FKBP12结合。这些复合物可抑制钙调神经磷酸酶诱导的NF-AT的活化,进而阻止IL-2合成,使抗原的破坏作用不能发生。另一种免疫抑制剂西罗莫司,能与关键蛋白TOR结合,抑制细胞周期蛋白激酶的活化,进而影响T细胞的激活。除此之外,抗生素霉酚酸酯可水解胞内游离酚酸,能有效抑制肌苷酸脱氢酶和鸟苷酸合成酶活性,减少脱氧嘌呤核苷酸合成,使特异性T淋巴细胞不能合成DNA(Krensky et al,2006)。有些可用作化疗药物的烷化剂如长春新碱-放线菌素D-环磷酰胺(环磷酰胺),可抑制淋巴细胞合成DNA,但只能抑制非特异性淋巴细胞。

皮质类固醇可以抑制细胞免疫,但如前文所述,它们通常有较多不良反应,因此不作为抗移植免疫的首选药物。下一节将对免疫抑制剂及药物监测作更加具体的介绍(Dunn et al,2001;Dancey,2002;Drosos,2002;Scott et al,2003;Mueller,2004)。

环孢素

环孢素A(cyclosporine,CsA)是由11个氨基酸组成的环状多肽,其中有5个氨基酸被甲基化。环孢素A对同种异体移植物产生的抗原刺激前24小时免疫抑制作用最强,因此,早期应用环孢素A能有效抑制T细胞免疫效应,增加移植的成功率(McEvoy et al,2004)。

环孢素A可防止自身器官对移植肾脏、心脏和肝脏的排斥反应,也可用来维持移植后肝脏、肾脏、心脏及心肺等的功能,是治疗骨髓移植后产生的急性移植物抗宿主病、严重风湿性关节炎的活动期及顽固性银屑病的一线或二线药物。环孢素A也可用于其他自身免疫性疾病的治疗和器官移植。

环孢素A经胃肠道吸收时存在个体差异,需要对患者进行个体化给药且进行血药浓度监测。虽然环孢素A体内血药浓度低,但有些代谢后的活化产物已足够维持药物的治疗作用。因此,血药浓度低的患者需要监测体内的代谢物水平。口服环孢素A约3.5小时后,血药浓度可达峰值。环孢素A在肝脏中代谢,吸收率约为20%~40%。人细胞色素P450酶的ⅢA3(CYP3A)亚型是调控环孢素A代谢的关键酶,合用其他药物可能会促进该酶的表达或者被其同工酶代谢,从而导致环孢素A血药浓度发生变化,影响药物疗效(Kronbach et al,1988)。抑制CYP3A酶活性的药物包括钙通道阻断剂(如维拉帕米,前文已述)、抗生素和HIV蛋白酶抑制剂。葡萄柚及葡萄柚汁也可对其产生抑制作用(Krensky et al,2006)。24小时的全血浓度为250~800ng/ml或血浆浓度为50~300ng/ml(经免疫法测定)可减少其排斥反应及毒副作用的发生。

环孢素A的毒副作用可涉及多个脏器。血药浓度大于500ng/ml可产生肾毒性,这也是最常见的毒性反应,常伴随有高钾血症、高尿酸血症、高血压和牙龈增生。

其他副作用包括神经系统疾病(震颤、痉挛、头痛、感觉异常、精神紊乱等)、皮肤黏膜疾病(多毛症、皮疹等)、肝脏毒性、胃肠道紊乱(腹泻、恶心、呕吐、畏食、腹部不适等)、感染、血液系统影响(白细胞减少症、贫血、血小板减少症)、过敏反应等(Philip & Gerson,1998)。值得注意的是,使用环孢素 A 这类免疫抑制剂的风险正在增加,如淋巴瘤尤其是中枢神经系统性淋巴瘤的发生与免疫抑制剂的使用有关。环孢素 A 还可通过激活转化生长因子-β(TGF-β)促使腺癌细胞的侵袭与扩散(Hojo et al,1999),TGF-B 的单克隆抗体可以抑制该不良反应。

环孢素 A 口服或静脉注射均可吸收。较多因素可影响该药物的吸收率,比如门诊和住院患者口服环孢素 A 后吸收情况不一样,因此建议采用特异性较高的方法监测血中的环孢素 A(及代谢产物)的血药浓度。通过免疫学分析方法和高效液相色谱法(HPLC)多次检测全血、血浆、血清中的药物浓度,以调整每个患者的最佳用药剂量。目前,许多免疫学分析方法(荧光偏振免疫分析法 FPIA、酶增强免疫分析法 EMIT)均可应用于环孢素 A 的检测,其结果具有较高的一致性(McEvoy et al,2004)。

新环孢素是环孢素 A 的微乳液制剂,它提高了 CsA 在小肠中的溶解度(Frei et al,1998)。该药具有更好的药代动力学特征和较高的生物利用度,且不增加其毒性作用。口服用药的一大优势是可减少患者个体间和个体内的血药浓度变化。对于不能忍受口服的患者也可静脉注射。静脉给药发生过敏反应的概率极低(0.1%),口服用药不会发生过敏反应。

他克莫司(FK-506)

他克莫司是一种大环内酯类抗生素,作用机制同环孢素 A,但其免疫抑制作用强于环孢素 A(McEvoy et al,2004)。该药目前主要用于预防器官移植排斥反应。与环孢素 A 一样,高浓度的他克莫司会增加药物的毒性作用。因此,建议治疗期间监测其血药浓度。微粒子酶免疫分析法和酶联免疫吸附试验方法都是采用同种单克隆抗体进行检测,采用的是全血样本。他克莫司的毒性反应与环孢素 A 相似,最常见的包括肾脏毒性、神经毒性(如震颤和头痛)、胃肠道紊乱(如腹泻、恶心)、高血压、糖代谢异常(如糖尿病)、高血钾、感染性并发症等。与环孢素 A 不同的是,他克莫司不会导致牙龈增生和多毛症。静脉注射他克莫司时可能会发生过敏反应,因此建议口服治疗。他克莫司常最适合与其他新型免疫抑制剂合用。

西罗莫司

西罗莫司是类似他克莫司的一种抗生素,口服后约 1 小时血药浓度达峰值,肾脏移植患者在多次给药后的 2 小时左右达到峰值(Krensky et al,2006)。西罗莫司部分代谢产物具有一定活性,但发挥作用的主要是原型药物。约 40%的西罗莫司可与血清蛋白尤其是白蛋白结合,在肝脏中被 CYP3A4 酶代谢(Krensky et al,2006)。西罗莫司的主要毒副作用包括胃肠道紊乱、血脂异常、贫血、白细胞减少和血小板减少导致的伤口延迟愈合。西罗莫司的肾脏毒性不明显,但与环孢素 A 联合使用会加剧肾脏毒性作用,因此需分开使用(Krensky et al,2006)。

吗替麦考酚酯

吗替麦考酚酯是真菌类抗生素霉酚酸的衍生物。吗替麦考酚酯进入体内几分钟后被代谢为霉酚酸(MPA),半衰期约为 16 小时,最终几乎全部代谢为糖类物质经尿液排出。吗替麦考酚酯通常与类固醇和钙调神经磷酸酶抑制剂联合用于预防肾脏移植的排斥反应(Krensky et al,2006)。虽然该药可减少肾脏移植排斥反应的发生率,但相关指标的显著性差异并没有得到证实(Isoniemi,1997)。当患者对环孢素 A 与他克莫司耐受时,可服用吗替麦考酚酯。吗替麦考酚酯主要毒副作用是胃肠道紊乱如腹泻、恶心,骨髓抑制,未见明显的肾脏毒性或神经毒性作用。

来氟米特

来氟米特(leflunomide,LFM)是一种异噁唑衍生物,通过抑制脱氧嘧啶核苷酸合成关键酶(二氢乳清酸脱氢酶)来抑制淋巴细胞增殖。目前,来氟米特仅被批准用于治疗类风湿关节炎,但越来越多地被应用于治疗肾移植受者中由于免疫抑制所致的多瘤病毒肾病。目前尚未发现 LFM 在人体中可引起肾毒性或骨髓抑制。

用于治疗狂躁症和抑郁症的药物

锂和抗抑郁剂用于治疗情感性精神障碍疾病。

锂

锂是一种单价阳离子,属碱性金属,市售药品一般是其枸橼酸盐和碳酸盐。锂盐可用作抗躁狂药物,主要用于预防和治疗躁郁症(躁狂抑郁型精神病),也可用于抗抑郁的辅助治疗。研究认为锂可作为预防慢性丛集性头痛的首选药物,并对偶发性或周期性丛集性头痛治疗有效。用于急性躁狂症的初始口服锂剂量范围为 0.6~1.8g/d(最大值 2.4g/d),治疗血药浓度可达 0.75~1.5mmol/L。一旦躁狂症发作减退,剂量则迅速减少到血药浓度为 0.4~1.0mmol/L 的水平。用于治疗丛集性头痛的成人时,其口服剂量一般为 0.6~1.2g/d,分次服用。急性躁狂症特别是激动不合作的患者,由于锂起效较慢,可先用苯二氮䓬类镇静剂(如劳拉西泮、氯硝西泮)或抗惊厥药物(如丙戊酸钠;见上一节)稳定激动情绪,再使用锂或继续使用这两种药物实现对疾病的长期控制。在某些情况下,患者可以单独使用丙戊酸钠治疗。

一般来说,需要密切监测患者的血清锂浓度和患者对药物的反应。锂在口服后 6~8 小时可完全被吸收,在血浆中的半衰期为 17~36 个小时,药物起效慢(5~10 天)。锂几乎全部经肾脏清除,约 80%的滤过锂可被重吸收。进入体内的锂不与蛋白质结合,分布在全身体液中,表现出延迟和不同组织中分布不同的特点。锂进入不同器官中的速度不同且分布多样,所以急性中毒的症状与其血药浓度无关。

锂离子的作用机制尚不清楚,但锂离子作为一种单价阳离子,与其他单价和二价阳离子(如钠、钾、钙、镁)在细胞膜上的离子通道和蛋白质结合位点(如膜受体,蛋白质/多肽运输分子和对中枢神经递质的合成、贮存、释放和吸收的关键酶)相互竞争。锂对肌醇单磷酸酶和肌醇磷脂(cAMP 合成的第二信使,涉及神经传递)的合成有明显抑制作用。这些效应作用于中脑边缘-皮质通路中多巴胺和去甲肾上腺素神经束的突触后侧,能抑制突触后去极化所需的钙离子动员,从而抑制神经传递。

此外，锂还能阻止突触前囊泡的多巴胺释放，使神经传递减弱。

锂的毒性作用可能与单次摄入致毒剂量、长期使用锂剂或锂的药代动力学发生变化有关。失水（由发烧、摄食量减少、胃肠疾病如腹泻或呕吐、利尿药物或肾盂肾炎引起）是慢性中毒的主要诱因。肾毒性和甲状腺功能减退也是锂的毒性作用。对接受锂治疗的患者，应周期性地监测肌酐和促甲状腺素的浓度。锂中毒的严重程度与血清锂浓度的关系并不明确，但通过测定末次剂量后12小时的血清锂浓度可对锂的中毒程度进行粗略预测：1.5~2.5mmol/L为轻度至中度中毒，2.5~3.5mmol/L为重度中毒，大于3.5mmol/L可致命。锂中毒的严重程度也取决于中毒浓度持续时间的长短。

轻至中度锂中毒最常见症状包括恶心、不适、腹泻和轻微手颤抖。此外，口渴、烦渴、多尿，而嗜睡、肌肉无力、共济失调及口齿不清也会发生。中度至重度中毒症状包括极度活跃的深部腱反射、舞蹈手足徐动症、持续恶心呕吐、肌肉痉挛、全身性癫痫发作和四肢阵挛性运动。当锂的血清浓度大于3.5mmol/L时可迅速发展为全身性为癫痫发作、少尿、循环衰竭甚至死亡。

抗抑郁药

目前主要有三类药物用于治疗临床抑郁症：经典三环抗抑郁药（tricyclic antidepressants，TAD）、SSRI和单胺氧化酶抑制剂（monoamine oxidase inhibitors，MAOI）。第一类药物的作用机制是能够阻止从脑干到前脑神经束突触的轴突一侧对去甲肾上腺素的摄取，如图23-8所示。这种阻碍使得突触树突的去甲肾上腺素浓度更高、刺激时间更长，去甲肾上腺素与α_1受体结合时间增加，导致刺激增强和作用时间延长。第二类药物以5-羟色胺作为刺激性神经递质，在并行神经通路中产生同样的效果（参见本章前相关部分）。最后一类MAOI是通过抑制存在于突触前（轴突）末端线粒体中的单胺氧化酶的氧化，阻止去甲肾上腺素和5-羟色胺神经递质氨基氧化为相应醛而被灭活代谢。这种抑制作用增加了这些神经递质的浓度。

三环类抗抑郁药

相关化合物的结构如图23-16所示，另外有两种有效的抗抑郁药物：多塞平和曲唑酮（desyrel），属于第二代非典型抗抑郁药，不包含TAD的三环结构。TAD可阻断轴突突触对去甲肾上腺素再摄取，还可直接与两类去甲肾上腺素受体结合：即突触后侧的α_1受体和突触前侧的自身受体α_2。突触后α_1受体可参与钙离子流动的突触后膜去极化，引起神经传导。突触前α_2受体与去甲肾上腺素结合后，通过抑制酪氨酸羟化（去甲肾上腺素生物合成中限速步骤的关键酶）的合成而产生下调作用，从而导致去甲肾上腺素浓度降低和突触间隙的神经递质分泌减少。

当TAD与α_1受体结合时，会暂时封闭这些受体。这一效应被认为是导致患者用药初期发生低血压的主要原因。随着时间的推移，TAD与突触后受体的结合导致α_1受体对去甲肾上素的敏感性增加，拮抗最初的抑制作用，对阻断突触前受体再摄取去甲肾上腺素无影响。同时，TAD与突触前α_2受体的结合具有脱敏作用（与同突触后α_1受体的结合相反），导致肾上腺素生物合成抑制的丧失。TAD通过阻断去甲肾上腺素再摄取，使突触后α_1受体致敏和突触前α_2受体脱敏来增强边缘系统中去甲肾上腺素诱导的神经传递。此外，TAD可以非特异性方式阻止多巴胺在边缘系统中多巴胺能途径的再摄取。

除了能刺激多巴胺能途径，三环类抗抑郁药尤其是阿米替林还具有抗胆碱能作用。这些症状包括口干、便秘、视力模糊、体温升高、动力性肠梗阻、尿潴留以及排尿延迟。其他CNS效应包括最常见的困倦、虚弱、疲劳以及嗜睡，还可表现为焦躁不安、激动、失眠、神志不清，癫痫和昏迷。持续的轻微颤动、僵硬、肌张力障碍和角弓反张等的锥体束外症状也可发生。值得注意的是，TAD常被一些正在使用该药物进行治疗的抑郁症患者用于自杀。三环抗抑郁药过量的主要标志是出现抗胆碱能症状如瞳孔扩大和皮肤干燥。

毒性 药物过量产生的症状主要为过度的CNS刺激和抗胆碱能活动导致的不良反应，包括癫痫、昏迷、低血压、呼吸抑制、反射消失、休克和心肺骤停。激动、意识混乱、高血压、帕金森综合征、幻觉及精神错乱也可发生。偶尔也表现出共济失调、肾衰竭、发音困难和呕吐。

治疗 对症治疗和支持性护理是中毒治疗的通用模式。建议用胃灌洗及活性炭滴注将三环类药物从胃肠道清除。癫痫发作采用静脉注射地西泮加以治疗。对阿米替林服用过量（图23-16），可使用胆碱酯酶抑制剂如新斯的明来有效逆转其抗胆碱能症状。

选择性5-羟色胺再摄取抑制剂

最近开发的具有强抗抑郁活性的非三环类药物中作用最为突出的是氟西汀（百忧解），其结构如图23-16所示。选择性5-羟色胺再摄取抑制剂（SSRI）可阻止中枢血清素能途径中的5-羟色胺再摄取。它们对5-羟色胺受体的影响与TAD对去甲肾上腺素受体包括对突触前自身受体的下调作用相似。有趣的是，如果氟西汀的三氟甲基被放置在邻位而不是对位位置，药物则表现为三环抗抑郁药。氟西汀和SSRI不会引起与TAD相关的抗胆碱能副作用，已成为临床治疗抑郁症的首选药物。但有报道称，一些使用SSPI进行治疗的患者特别是青少年存在自杀倾向。有研究显示SSRI可引起恶心、性欲降低和性功能减退等副作用。

单胺氧化酶抑制剂

MAO是由两种不同基因编码的含黄素的单胺氧化酶。分别被称为MAO-A和MAO-B，两者具有约70%的序列同源性，都分布于线粒体膜上。MAO-A可催化肾上腺素、去甲肾上腺素、血清素脱氨；MAO-B可催化苯乙胺脱氨。这两种酶均可催化多巴胺脱氨。一些合成的单胺氧化酶抑制剂（MAOI）可选择性抑制这些酶。例如，氯吉灵可选择性地抑制MAO-A，司来吉兰可抑制MAO-B（图23-16）。

MAOI具有潜在的毒性作用，与TAD和SSRI联合时会产生不利的相互作用，因此并不作为抑郁症治疗的一线用药。MAOI过量所致的毒性作用包括高血压和/或低血压、焦虑、幻觉、反射亢进、发烧及癫痫（Baldessarini，2006）。MAOI与SSRI联用可导致血清素综合征，包括睡眠呼吸障碍、肌阵挛、反射亢进、发汗以及颤抖，并进一步发展为癫痫和昏迷。MAOI还能增强非处方药拟交感胺类抗感冒药的作用，引起高血压危象和脑出血。因此，必须避免在用MAOI治疗的患者中使用这类抗感

三环类和非典型抗抑郁药

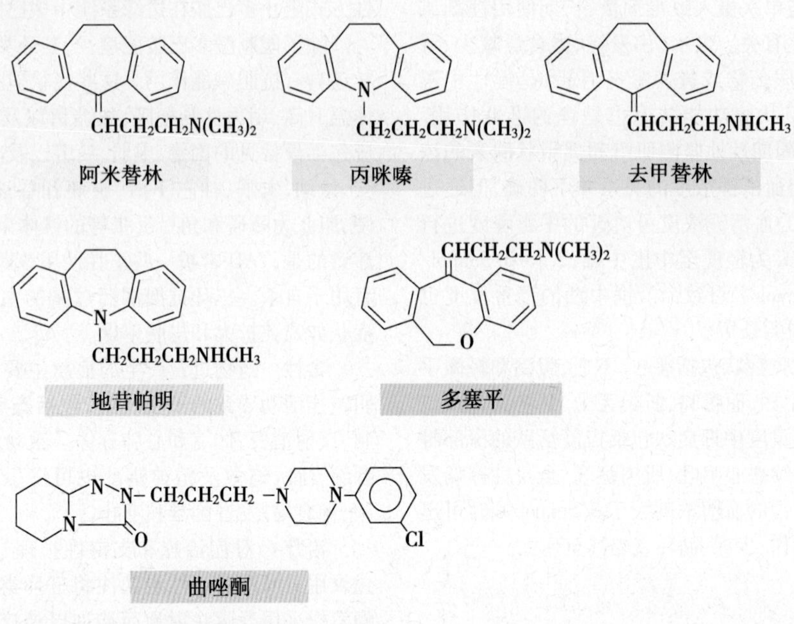

选择性5-羟色胺再摄取抑制剂

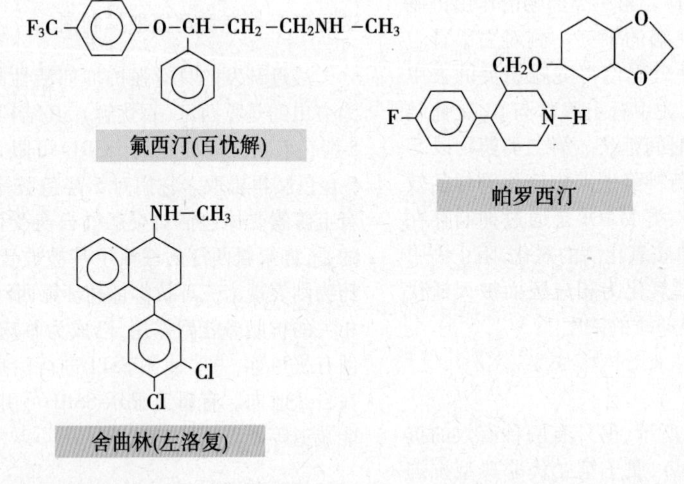

单胺氧化酶抑制剂

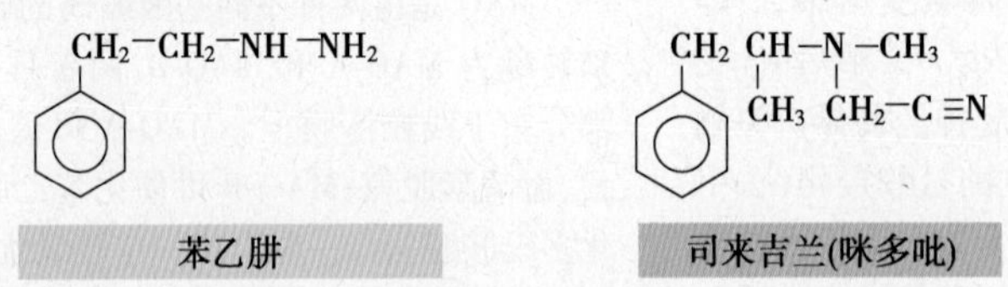

图 23-16 三种抗抑郁药中最常用药物的结构：三环类和非典型抗抑郁药、选择性 5-羟色胺再摄取抑制剂和单胺氧化酶抑制剂

冒药物。MAOI 的适应证主要为对 SSRI 或 TAD 治疗无效及拒绝电痉挛休克疗法的患者。

抗抑郁药的治疗浓度和代谢

抗抑郁药的代谢物种类众多，很难获得使用参考范围。在这些代谢物中，一些具有活性而另一些无活性，且血药浓度个体差异大——这也是后面将介绍的神经地西泮药物同样存在的问题。此外，这些药物的表观分布容积很大，大多数是亲脂性的，容易储存在脂肪组织中并缓慢释放。TAD 的治疗血药浓度为 100 ~ 250ng/ml，大于 500ng/ml 可产生毒性效应，超过 1mg/ml 为致死剂量。测定 TAD 常用免疫法（见免疫化学方法部分和图 23-1）或 HPLC（见高效液相色谱法部分和图 23-4）。

这些抗抑郁药均在肝脏中通过细胞色素 p450 酶系进行代谢。不同抗抑郁药物需要不同的细胞色素 P450 酶系亚型包括

CYP2D6、CYP2C19、CYP3A3/4 和 CYP1A2。服药后几天内可发生 TAD 和 SSRI 的氧化(包括葡萄糖苷酸化和消除这些药物的修饰)。大多数三环类抗抑郁药在 10 天内被完全清除。仲胺三环类抗抑郁药和 SSRI N-去甲基化衍生物的半衰期约为母体化合物半衰期的两倍。非典型 TAD 和曲唑酮可被代谢为 mCPP,这是之前“滥用药物”部分讨论过的一种哌嗪。MAOI 的半衰期比 TAD 和 SSRI 短得多,故需频繁给药以维持治疗血药浓度。

精神地西泮药:抗精神病主要的镇静剂

精神地西泮药物主要用于治疗急性精神分裂症,并抑制激动状态。所有精神地西泮药均可阻断边缘系统和运动皮质突触后多巴胺和 5-羟色胺的作用(图 23-8)。特异性多巴胺能途径即中脑边缘-皮质通路可将中脑黑质与边缘系统和运动皮质连接。此外,黑质可通过黑质纹状体途径连接到基底神经节,该途径中多巴胺的耗竭可导致帕金森病。因此,除中脑边缘-皮质途径外,多巴胺拮抗剂可能会影响后一种途径。许多精神地西泮药具有副作用:包括肌张力障碍、迟发性运动障碍和罕见的帕金森综合征。最初,以氯丙嗪为代表的吩噻嗪类和以氟哌利多醇(haldol)为代表的丁酰苯类药物是首选的两类抗精神病药。除多巴胺的突触后阻断外,Haldol 可与 CNS 中的 σ 受体结合力具有高亲和性,可刺激调节多巴胺能途径活性的抑制途径。这两种类型的药物都具有前面提到的锥体束外副作用。此外,精神地西泮药可抑制下丘脑-垂体中的多巴胺分泌,多巴胺可抑制垂体腺中催乳素释放,故精神地西泮药可增加垂体腺的催乳素分泌,导致高催乳素血症。乳腺癌患者不允许使用可导致高催乳素血症的精神地西泮药物。

目前,已研发出较新的精神地西泮剂包括利培酮(risperdal)(具有一定的锥体束外副作用)、奥氮平(zyprexa)、喹硫平(seroquel)和阿立哌唑(abilify),它们对黑质纹状体途径的影响较小,可在中脑边缘-皮质通路中能发挥有效的突触后多巴胺阻滞作用。因此,这类药物效果好且副作用少。

每种药物在肝脏中代谢产生的代谢物种类众多,监测这些药物的血药浓度很困难。例如,氯丙嗪具有约 150 种代谢物,大多数代谢物的治疗效果是未知的。因此,其有效血药浓度的参考范围尚未确定。类似于抗抑郁药,具有亲脂性的精神地西泮药具有高的表观分布容积,并且储存在组织中缓慢释放。

测定方法包括 FPIA(见前面免疫化学方法部分和图 23-1)和 HPLC(见前面高效液相色谱法部分和图 23-4)。目前并不清楚 FPIA 测定方法中是否存在代谢物与抗体交叉免疫反应。氯丙嗪的治疗浓度范围广,为 50~300ng/ml;半衰期为 16~30 小时;生物利用度为 25%~35%。氯丙嗪的正常分次剂量为 200~600mg/d。其他吩噻嗪类药物包括硫利达嗪和氟非那嗪(Prolixin)。

除了锥体束外副作用外,吩噻嗪可导致直立性低血压、胆汁郁积,再生障碍性贫血少见。据报道,服用吩噻嗪偶尔会出现接触性皮炎。部分长期服用这些药物的患者可偶见迟发性运动障碍,这种运动障碍大多不可逆转。

精神地西泮剂可引起罕见的严重的不良反应,称为“精神地西泮药物恶性综合征”。如果发生在对这些药物的锥体束外效应非常敏感的患者,这些药物将会致命。首发症状表现为明显的肌肉僵直,随后是高烧、脉搏和血压改变,以及白细胞增多。突触后多巴胺受体的过度快速抑制被认为是造成该恶性综合征的原因,需立即停药。

化疗药物:甲氨蝶呤和白消安

需监测这两种药物的血药浓度以评估是否达到治疗水平。这两种药物常用于治疗不同种类的癌症。

甲氨蝶呤

甲氨蝶呤是由含有不少于85%的 4-氨基-10-甲基叶酸和相关化合物的混合物组成的抗代谢药物,是一种叶酸拮抗剂(表 23-7),可抑制二氢叶酸还原酶,导致 DNA 合成中能将甲基转移至脱氧尿苷酸以形成胸苷酸中间体所需的 N-5,10-亚甲基-四氢叶酸盐生成障碍。还有人认为,甲氨蝶呤可导致细胞内腺苷三磷酸(ATP)浓度升高,从而抑制核糖核苷酸还原,导致 DNA 合成受阻。甲氨蝶呤也可抑制参与 DNA 合成和修复的多聚核苷酸连接酶。此外,甲氨蝶呤及其类似物如培美曲塞(一种吡咯-嘧啶叶酸类似物),在细胞中以多聚谷氨酸盐形式储存,可抑制包括胸苷酸合酶在内的 DNA 合成相关酶。甲氨蝶呤多聚谷氨酸还可抑制嘌呤核苷酸生物合成中涉及的酶(如甘氨酰胺核糖核苷酸转化酶和氨基咪唑甲酰胺转化酶)肌酐一磷酸酯。

甲氨蝶呤常与其他抗肿瘤药物联合使用治疗儿童急性淋巴细胞白血病和其他血液恶性肿瘤,如霍奇金淋巴瘤。甲氨蝶呤已成功应用于治疗绒毛膜癌。培美曲塞可用于治疗间皮瘤和难治性非小细胞肺癌。

甲氨蝶呤也是重要的免疫抑制剂,适用于症状严重的自身免疫性疾病,包括顽固性牛皮癣和严重的活动性类风湿关节炎;可与环孢素 A 联合使用治疗活动性类风湿关节炎(Tugwell et al,1995)。给药剂量随治疗疾病的不同而变化。在表 23-7 中提到了几种不同情况下的给药剂量和治疗浓度范围。血药浓度由 FPIA 测定。

甲氨蝶呤的稳态动力学特征为三相:快速分布相为肾清除相,半衰期是 2~3 小时。然后是慢速消除相,半衰期为 8~10 小时,其甲氨蝶呤及其代谢物通过肾小球滤过,并通过肾小管排泌清除。如果肾血流量受损,第三相就会减缓,从而发生药物毒性作用。药物的排泄是双相的:92%在 24 小时内排泄,剩余部分在几天的时间内排出。血液中约 50%的药物与血清蛋白结合。基于这些考虑,用甲氨蝶呤治疗时,不要同时给予危及肾血流量的药物,也不要因肾血流量的减少而修改给药方案。同样的用药考虑也适用于肾衰竭的患者。在这两种情况下,监测甲氨蝶呤的血药浓度显得非常重要。甲氨蝶呤在酸性尿液中易于析出,所以高剂量的甲氨蝶呤和甲酰四氢叶酸(见下文)的治疗本身便具有肾毒性。在高剂量使用这些药物时,保持高浓度药物水溶性和确保尿液碱化尤为重要,可减少肾毒性。

与大多数抗肿瘤药剂一样,甲氨蝶呤不能区分转化细胞和正常细胞。这种药物的作用在于其能杀死快速分裂的癌细胞(需要快速 DNA 合成),但不会立即影响许多并不分裂的正常细胞。正常细胞可通过 N-5-甲酰四氢叶酸(即甲酰四氢叶酸或亚叶酸,二氢叶酸还原酶的产物)从甲氨蝶呤及其类似物的这种“杀细胞”效应中得以“拯救”。甲酰四氢叶酸的这种救援作用对于施用高剂量甲氨蝶呤的肿瘤患者至关重要。这种情况下,应在甲氨蝶呤首次给药后 18~36 小时内给予甲酰四氢叶酸,同时监测甲氨蝶呤的血药浓度。此外,当怀疑甲氨蝶呤服用过量时,应立即给予甲酰四氢叶酸进行治疗,同时监测甲氨蝶呤血药浓度。

由于在骨髓、胃肠道、皮肤和其他上皮中存在许多快速生长的正常细胞。甲氨蝶呤将这些快速生长的正常细胞当做肿瘤细胞杀死,使得甲氨蝶呤/甲酰四氢叶酸的治疗效果受到影响。因此,甲氨蝶呤的毒性作用包括骨髓抑制(如白细胞减少症、血小板减少症)、胃肠道反应(如溃疡、舌炎、口腔炎、恶心和呕吐)、皮肤病变(如荨麻疹,血管炎)及血液学影响。其他毒性作用还包括肝脏病变如肝硬化;肺部病变如肺纤维化;鞘内注射甲氨蝶呤对中枢神经系统的影响包括蛛网膜炎、脑白质脑病和脑脊液压力增加。

甲氨蝶呤的毒性可使用血液透析进行治疗,或通过静脉内输注羧肽酶 G2(甲氨蝶呤切割酶)促进药物快速清除(Chabner et al,2006)。

白消安

白消安是一种常用于骨髓移植前治疗各种白血病和淋巴瘤的烷化剂。它对骨髓细胞具有细胞毒性,常与环磷酰胺联合使用。环磷酰胺对可能参与移植物抗宿主反应的成熟淋巴细胞具有细胞毒性(Slattery & Risler,1998)。白消安的治疗窗很窄,高血浆浓度的白消安会增加肝静脉闭塞性疾病(venoocclusive disease,VOD)发生的概率,这是潜在的致命性并发症。目前骨髓移植中心常规使用 HPLC 或 GC-MS 方法对白消安的血药浓度进行监测,这样降低了初始血药浓度过高患者 VOD 的发生率,并可指导对白消安初期血药浓度过低的患者增加剂量,从而优化每位患者的治疗方案。

化疗药物的监测受到多种因素的限制,包括无一致的有效剂量、浓度范围以及中毒浓度标准,联合用药剂量依赖于肿瘤的类型,前药的分析困难,细胞内化合物以及多种已发表数据的药理试验结果的不一致。改进量效关系的绘制和有效利用群体动力学 PK/PD 模型将可能促进更有效的患者管理。

毒素和急性中毒

本节主要介绍对患者造成急性或慢性损伤的常见化学试剂。这种损伤可以是直接的,如毒素中的氰化物和一氧化碳;也可以是间接的,如致癌物质(可诱导控制细胞周期的重要蛋白质的基因突变)。

环境致癌物

过去十年里,研究者主要关注环境中的化学物质(致癌物质)带来的影响,这些物质在与其接触的个体不同组织中累积而促进肿瘤的发生。许多暴露于这些致癌物质的个体即在生产这些物质的工厂工作。苯并芘是在香烟和发动机排气中产生的芳香族化合物,是已知的强效致癌物质,被认为与肺癌发生密切相关;用于红肉类防腐剂的亚硝酸盐与结肠癌有关;由曲真菌产生的黄曲霉毒素与肝细胞癌有关;芳香烃化合物如苯和电离辐射与急性白血病有关;氯乙烯和二氧化钍(以前用作染料)与血管肉瘤相关;联苯胺染料、β-萘胺、二甲基苯并蒽和其他芳香族化合物已被发现与多种恶性肿瘤的发生相关;接触石棉已被认为是肺癌和间皮瘤的致病因素。动物研究表明,火灾中产生的多氯联苯(polychlorinated biphenyls,PCB)和二噁英与各种癌症密切相关。

许多致癌物质如苯并芘,其天然形式不活跃,但可通过细胞色素 P450 酶系催化的氧化反应转化为活性致癌物质(苯并芘二醇环氧化物)。如苯并芘必须转化为苯并芘二醇环氧化物才是活性致癌物。因为只有特定的细胞色素 P450 酶亚型参与特定的致癌物质转化反应,所以只有携带编码这些亚型基因的个体才易感(Caraco,1998)。目前正致力于确定哪些人具有这种基因表型而属于危险人群(Peto,2001)。

更多的关注集中于那些能接触到致癌物质的工人,他们工作的环境如钢铁铸造厂、造船厂、橡胶厂等工业厂房可能产生大量的致癌物质。在这些行业中,某些癌症发生率高于普通人群。因此,对于这些暴露的人群,有必要确定暴露于某些已知的致癌物质浓度。

致癌物质与 DNA 结合,可引起遗传密码突变,最终导致涉及细胞周期控制蛋白的突变蛋白合成(Brandt-Rauf & Pincus,1998;Pincus & Friedman,2003)。这些蛋白质被称为致癌基因编码蛋白或癌基因蛋白。诱变、致癌基因和癌基因蛋白将在第 74 章介绍。

针对具有接触致癌物质史的人群,现已开发了检测这些致癌物质或其相关 DNA 产物存在的测定方法。目前可选择 GC-MS 电子俘获法检测大部分像 PCB 这类未被修饰的致癌物质,其原理是利用电离气体作为载体,PCB 之类的卤化物可在 GC 柱上被分离。卤化物可"捕获"载气传导的电子导致电流减小,因此,可通过电流变化来检测卤化物。

通常,很难直接检测血液或尿液中存在的致癌物。致癌物质可与细胞内蛋白质或 DNA 结合形成加合物,可利用针对致癌物-DNA 加合物的单克隆抗体采用蛋白质印迹法对其进行检测。该技术可方便地从外周淋巴细胞中检测出纳克级的核酸加合物。如第 74 章所述,该技术也可用于检测暴露于致癌物质的患者体液中的癌基因蛋白(De Vivo et al,1994)。

氰化物

氰化物阴离子可迅速与三价铁离子结合,形成相对稳定的氰基铁络合物,使得氧化还原反应过程中参与二价铁和三价铁循环的含铁酶失去活性。氰化物主要通过可逆性地结合细胞色素 A3 和抑制其再氧化,导致组织、细胞缺氧。氰化物可阻断电子传递系统,抑制细胞呼吸和 ATP(高能磷酸盐)的形成,使得机体不能利用氧进行有氧代谢,产生严重的代谢性酸(乳酸)中毒。尽管氰化物优先与三价铁离子结合,但它也可以与血红蛋白亚铁发生结合,产生不能运输氧气的氰化血红蛋白。氰化物可与其他含铁酶形成复合物,它在中枢神经系统中发生急性毒性作用的主要原因是抑制电子传递和导致细胞死亡。

氰化物过量的初始症状为呼吸急促,其次是呼吸抑制、发绀、低血压、抽搐以及昏迷。氰化物是一种速效毒素,可在几分钟内导致死亡。临床上明确诊断氰化物中毒比较困难,需要高度可疑的诊断指标。可根据观察患者是否有苦杏仁气味、精神状态的改变、发绀症状的呼吸窘迫以及不明原因的代谢性酸中毒(阴离子间隙增加)作出初步诊断。

氰化物解毒治疗基于两步策略:第一步,首选给予特定的可吸入性氧化剂(即亚硝酸戊酯和亚硝酸钠)将 CN^- 离子从细胞色素 A3 中去除。使用铁染色质 A3 通过竞争将血红蛋白转化为相对无毒的高铁血红蛋白(Fe^{3+} 状态)-CN 复合物。第二步,静脉内给予硫代硫酸钠,硫代硫酸钠可与氰化高血红蛋白反应形成无害的硫氰酸盐,形成的硫氰酸盐无害通过尿液排出体外。第一步中直接从呼吸链中除去 CN^- 的过程是非常必要的。因为在该步骤中,患者约 25%~40%的血红蛋白可转化为高铁血红蛋白,这种高铁血红蛋白可再被红细胞酶快速转化为氧合血红蛋白。礼来公司(印第安纳波利斯)已将这两个步骤中涉及的氰化物解毒剂进行打包销售。氰化物也可与钴离子紧密结合,羟钴胺素(一种维生素 B_{12} 的存在形式)最近已被美国联邦药物管理局批准为氰化物解毒剂(Cyanokit,国王制药,田纳西州布里斯托),它具有起效快,毒副作用低的优点,适用于消防员和其他患者的院前急救给药(Hall et al,2009)。然而,羟钴胺素具有多种副作用,临床医生还需要注意其深红色的颜色可能干扰某些项目的测定。

一氧化碳

一氧化碳(CO)中毒会引起氧运输的减少从而导致组织缺氧。CO 可通过与血红蛋白(Hb)结合形成可逆性复合物——碳氧血红蛋白(COHb),从而破坏氧气的运输;CO 可诱导氧合血红蛋白解离曲线左移,导致组织氧输送降低;CO 可通过结合其他含血红素的蛋白质如肌红蛋白和细胞色素 A3 对机体产生毒性作用。CO 与细胞色素 A3 结合可抑制细胞呼吸和电子传递(如同氰化物中毒);与血红蛋白结合降低心脏和骨骼肌中可用的氧气储备,对心肌影响更为严重。

CO 与血红蛋白的结合不能解释其所有的毒性作用。将含有 57%~64%COHb(致命浓度)的血液输入狗体内并未出现任何影响。说明 CO 诱导产生的毒性作用更加复杂。研究表明,CO 除与血红蛋白和细胞色素 A3 结合之外,还涉及多种其他毒性诱导途径,包括与肌红蛋白结合引起的直接细胞毒性,对骨骼和心肌造成直接损伤。CO 可在中枢神经系统中活化鸟苷酸环化酶,导致环鸟苷一磷酸生成增加引起脑血管扩张甚至意识丧失。CO 可诱导合成氧化亚氮(NO),NO 是有效的血管扩张剂,可导致全身血压大幅度降低。CO 还可诱导基底神经节、白质和海马的损伤,这与其引起的全身性低血压程度相关。异常升高的 NO 还可通过特异性黏附分子(如 β_2-整联蛋白)增强中性粒细胞黏附到内皮的能力,活化黄嘌呤氧化酶生成更多的自由基,对大脑的脑脂质造成氧化损伤,出现延迟性神经系统后遗症(DNS)。动物试验进一步表明 NO 可抑制脑血管舒张。此外,在几项动物研究中,已经发现 CO 可诱导能引起免疫反应的髓磷脂碱性蛋白(myelin basic protein,mBP)发生改变,而在暴露于 CO 之前已经对 mBP 具有免疫耐受性的大鼠不会出现这种变化。

大脑和心脏对一氧化碳中毒最为敏感,CO 中毒通常通过呼吸系统、神经系统和心脏表现出来。呼吸困难是主要症状。其他症状包括头痛、视力障碍、心动过速、晕厥、呼吸急促、昏迷、抽搐和死亡。然而 CO 中毒很难被确诊,因为其除了面部的樱桃红色的为强烈线索之外,无其他特征性的病理表现。但樱桃红这种迹象在 CO 中毒中并不常见(Kao & Nanagas,2006)。另一个问题是在中毒症状恢复后几天至几个月可能发生迟发性脑病症状,包括精神状态恶化、记忆障碍、步态障碍以及大小便失禁,这可能是由 NO 诱导的 CNS 膜脂质和脑血管舒张的损害引起(Kao & Nanagas,2006)。

应当结合急性脑病发生情况或环境进行 CO 中毒的鉴别诊断。汽车废气引起 70%以上的 CO 中毒,包括企图自杀和慢性暴露(如汽车修理)。此外,暴露于房屋火源、室内加热器和炉子等也易发生 CO 中毒。

CO 血氧定量计测量血液 COHb 的浓度可对 CO 中毒进行明确诊断。该仪器是专用的分光光度计,通过同时检测四种不同波长的吸收,测量总血红蛋白、COHb 以及氧合血红蛋白和高铁血红蛋白百分比。这种快速准确的分析是作出明确诊断的必要条件,应在 CO 暴露后尽快进行。CO 也可通过气相色谱或 GC-MS 进行定量。CO 中毒的治疗主要是使用高压纯氧(100%)加上支持疗法。

单醇类与二醇类

乙醇

乙醇(表 23-8)可能是目前为止最常见的滥用药物,也是医院急诊科常见伴有精神症状患者的重要病因。乙醇可迅速通过胃肠道吸收,和体内的水分有大致一样的表观分布容积,并可在组织中自由扩散。乙醇主要经肝脏乙醇脱氢酶代谢为乙醛和乙酸/乙酰辅酶 A,经三羧酸循环最终生成二氧化碳和水。其致死剂量一般为在 1 小时内吸收 300~400ml 纯乙醇(相当于 600~800ml 标 50 度威士忌)。通常在摄入后 1 小时达到血浆峰浓度(表 23-8)。汇总了不同血清乙醇浓度对人体功能的影响。

表 23-8 急性乙醇摄入对乙醇浓度和临床表现的影响

盎司	ml	血液浓度	影响
1~2	28~57	10~50mg/dl (2.2~10.9mmol/L)	无-轻度兴奋
3~4	85~114	50~100mg/dl (10.9~21.7mmol/L 及以上) 100mg/dl (21.7mmol/L)	对立体视觉和黑暗适应的轻度影响 法律允许范围内的醉酒
4~6	114~171	100~150mg/dl (21.7~32.6mmol/L)	幸福感;压抑感受到抑制;反应时间延长
6~7	171~199	150~200mg/dl (32.6~43.4mmol/L)	中度中毒;反应时间极度延长;压抑感消失;平衡和协调受到轻度干扰
8~9	223~256	200~250mg/dl (43.4~54.3mmol/L)	重度中毒;平衡和协调紊乱;思考迟缓;意识阴沉
10~15	284~426	250~400mg/dl (54.3~86.8mmol/L)	昏睡;致命性症状;昏迷

乙醇有镇静催眠作用,可无规律的按从皮质到髓质依次递减的速度抑制中枢神经系统。急性乙醇中毒可表现为兴奋、共济失调、视力模糊、言语口齿不清、昏迷、癫痫及死亡。当血浓度大于400mg/dl可发生致命性的乙醇中毒。毛细血管血和动脉血最能准确反映大脑中的乙醇浓度。通常采用酶法、气相色谱法或化学发光法测定血清乙醇浓度。最为精确的测定方法为乙醇脱氢酶法:将待测血清与乙醇脱氢酶孵育,乙醇可被乙醇脱氢酶氧化为乙醛,同时将烟酰胺腺嘌呤核苷酸(NAD)转换为还原型辅酶NADH,在波长340nm处检测样本吸光度变化就可得到血清样本中的乙醇浓度。急性乙醇中毒一般通过支持疗法、自来水洗胃或血液透析(血清浓度大于500mg/dl时采用)来治疗。慢性中毒症状如急性乙醇性狂躁症可用地西泮治疗。苯妥英钠常用于合并有癫痫病史的患者。

甲醇

甲醇(木醇)中毒常发生于摄入甲基化乙醇或含甲醇防冻剂的患者。甲醇能通过胃肠道被迅速吸收,以相当于乙醇20%的速度被代谢和排泄。仅需15ml甲醇便可致死,但其公认的中毒剂量为60~250ml。甲醇进入体内后经醇脱氢酶代谢产生甲醛和甲酸,可造成眼毒性反应(光感减弱甚至失明)和高阴离子间隙代谢性酸中毒,这些是甲醇中毒的主要症状。其他中毒症状包括恶心、呕吐、头痛、癫痫发作以及昏迷。血液中甲醇浓度的测定常采用GC-MS法,当其峰值超过50mg/dl时视为中毒。甲醇中毒时,血浆渗透压常高于300mOsm。当急诊患者出现血浆渗透压升高、代谢性酸中毒且阴离子间隙增高时应考虑甲醇(或乙二醇)中毒。

渗透压间隙

对于甲醇,乙二醇和异丙醇中毒,由于这些简单化合物分子量小,血浆中小分子物质增多会导致血浆渗透压升高。如前第8章所述,血浆渗透压可以用Na×2+葡萄糖/18+血尿素氮/2.8估算。该值理论上应与冰点降低法测量的血浆渗透压值接近。然而,如果这三种化合物(或乙醇)中的任何一种存在于血浆中,则通过上述公式计算的渗透压值将明显小于测量值(即存在所谓的渗透压差),这提示有毒素存在。可见,渗透压间隙的检测可作为有毒化合物的有效筛选方法。

乙二醇

乙二醇(1,2-乙二醇)常用于汽车散热器防冻剂。半衰期约3小时,可被代谢为三种主要的有毒化合物:乙醇醛、乙醇酸和乙醛酸。肝醇脱氢酶催化可将乙二醇氧化为乙醇醛。在此代谢过程中,有少量的草酸和甲酸形成。草酸本身是一种剧毒化合物,可迅速在各种组织和尿液中沉淀形成草酸钙晶体。在尿液中形成的这些晶体虽然不常见,但却是乙二醇中毒的重要诊断依据。乙醇酸在血液中的含量最高,其血液和尿液浓度与乙二醇中毒症状和死亡率直接相关。同时,它也是造成代谢性酸中毒中高阴离子间隙的主要原因。乙二醇的致死剂量约为100g,急性中毒症状主要包括无尿或肾小管坏死状,其他症状包括恶心呕吐、肌阵挛、癫痫发作、惊厥、抑郁和昏迷。通过高效液相色谱法(HPLC)检测血浆中乙二醇和乙醇酸的浓度可确诊乙二醇中毒。

乙二醇中毒的治疗方法与甲醇中毒处理类似,主要是基于症状和血清浓度。主要治疗方法为抑制醇脱氢酶,尽可能减少毒性代谢产物生成,而相对无毒的乙二醇则可通过肾脏排泄。尽管乙二醇最初是被用作乙醇脱氢酶的竞争性抑制剂,但现在无毒的甲吡唑(4-甲基吡唑,Antizol,Paladin Labs,Montreal,Canada)已成为首选(Brent,2009)。透析(血液透析或腹膜透析)是去除乙二醇中毒时乙二醇及其毒性代谢产物的首选方法。

异丙醇的半衰期约为3小时,表观分布容积类似于乙醇。它容易通过胃肠道吸收,并以约乙醇50%的速度被代谢。异丙醇的代谢过程主要是通过醇脱氢酶产生丙酮、二氧化碳和水。其致死摄入量为250ml,异丙醇及其主要代谢物丙酮均可抑制中枢神经系统。

急性异丙醇中毒的主要症状为中枢神经系统抑制。还可引起胃肠道不适,表现为恶心呕吐、包括呕血、黑便、腹痛和胃炎。其他症状包括意识模糊、昏迷、高血压、呼吸衰竭甚至死亡。

异丙醇中毒的诊断较为困难,诊断依据主要包括丙氨酸尿、乙酮血症、血尿、无糖尿高渗透压、高血糖症或酸中毒。气相色谱通常被认为是测定异丙醇血液浓度的最佳方法。治疗包括支持治疗、活性炭灌洗胃,严重异丙醇中毒时常采用血液透析。

砷

砷广泛应用于除蚁剂、杀鼠剂、除草剂、杀虫剂、油漆、木材防腐剂、制陶业,并可在各种金属合金和家畜饲料的生产中作为鞣剂使用,还可作为药物使用。无机砷包括砷酸钠、砷酸铅或砷酸铜;有机砷包括卡巴砷和锥虫胂胺;砷化氢气体是砷的主要毒性形式,通常在工业环境中由酸或水对含砷金属作用产生。砷以三种氧化态存在,即元素砷、三价亚砷酸盐和五价砷酸盐。

砷容易通过胃肠道和肺部吸收,通过皮肤吸收慢。砷在摄入24小时后便可分布于全身组织,主要通过肾脏排泄。砷可穿过胎盘。砷摄入后最为严重表现的是全身中毒,这可能与它可与多种巯基酶发生可逆结合,导致多种代谢系统的破坏有关。此现象提示,可通过使用含巯基的化合物与砷结合蛋白竞争结合不同形式的砷来有效治疗砷中毒,具体如后所述。

砷化氢是三种形式砷中最危险的一种,能不可逆地结合在血红蛋白巯基上,导致血管内溶血,造成高血红蛋白血症,进而引起急性肾衰竭及直接造成肾毒性。三氧化二砷的急性致命剂量约120mg,少于30ppm的砷化氢可引发中毒。有机砷释放砷化氢十分缓慢,其致死剂量约为0.1~0.5g/kg。

急性砷中毒的症状在摄入砷后的第一个小时内表现出来,表现为多器官受累。胃肠道症状是最常见的症状,表现为口腔及喉部有烧灼感和口渴感、吞咽困难、呕吐、包含肠黏膜碎片或黏液的水样便或血便。患者呼吸带有大蒜气味以及口腔中有金属味道。急性砷中毒可进一步发展为青光眼、低血压、心动过速和室性心律失常。砷摄入1~2周后可发生神经病变,在这段时间内可表现为病变急速进展。急性砷中毒还可引起血容量迅速降低导致低血容量性休克和急性肾小管坏死的发生。砷中毒的皮肤表现包括皮肤色素沉着和角化病。指(趾)甲床可以显示横向白色条纹,称为Mees线,但这不是砷中毒的特异性表现(Ibrahim et al,2006)。砷化氢中毒症状通常发生在暴露后的2~24小时内,首发症状多表现为恶心呕吐、头痛和感觉异常;呕血和腹痛常见;急性肾衰竭、心脏损伤、贫血、溶血、肺水肿也可发生。慢性砷中毒的诊断较为困难。当患者表现为胃肠道症状、神经病变以及皮肤、心血管和肾功能障碍的联合症状时，应考虑慢性砷中毒。

使用等离子体原子发射光谱分析患者的尿、头发和指甲，对慢性砷中毒的诊断很重要。

急性砷中毒的治疗主要包括通过胃灌洗或催吐清除残留的砷，以及使用二巯基丙醇或抗路易士药剂（British antilewisite，BAL）治疗。BAL 可通过其巯基与砷结合生成环状水溶性络合物。但 BAL 的固有毒性限制其治疗用途。毒性较小的 BAL 衍生物如 2,3-二硫代赤藓糖醇，其细胞毒性较小且在拯救砷中毒细胞效果明显优于 BAL（Boyd et al，1989）。严重砷中毒可通过血液透析去除砷-二巯基络合物。

汞

汞化合物常以四种不同的形式存在，具有不同的毒理学作用：元素或金属（Hg^0）、亚汞（Hg^+）、氧化汞（Hg^{2+}）和烷基汞（即有机汞）。金属汞在胃肠黏膜完整且没有被转化为二价形式的情况下，很难被吸收发挥毒性作用。如果机体胃肠道存在汞淤滞位点，金属汞可与水和氯离子发生氧化还原缓慢转换为二价形式，但这并不常见。金属汞通过皮肤吸收时可发生严重中毒。经皮肤吸收的汞可通过血脑屏障，在中枢神经系统中积累并被氧化产生汞离子，从而产生中枢神经系统毒性和肺毒性。

在汞的两种无机盐形式中，亚汞（Hg^+）可溶性差，不易被吸收。氧化性汞（Hg^{2+}）可溶性高，经口摄入或吸入后可迅速被吸收，导致口腔重度炎症及其他严重胃肠道症状。无机汞化合物主要在肾脏沉积，可导致急性的肾小管和肾小球损伤。汞和无机汞化合物主要通过尿液排泄。

与金属汞和无机汞相反，有机汞化合物含有烷基、芳基和烷氧基烷基，这些都是环境污染物。这些化合物含有至少一个共价汞-碳键。烷氧基烷基汞和芳基汞可通过代谢分解和生物转化产生无机汞，其毒理学作用和临床表现如先前提及的无机汞化合物。甲基和乙基形成的汞-碳键非常稳定，可产生比芳基和烷氧基烷基形式内形成的汞-碳键更大的毒性。烷基形式的有机汞脂溶性高，易通过生物学膜，在摄取时，机体显示出更大的吸收率。它们主要对中枢神经系统发挥其化学作用，生物半衰期为 70～90 天。甲基汞的破坏性作用是引起先天性水俣病，在日本有报道：在甲基汞中暴露的母亲，生出的孩子多患有脑瘫症状（Ibrahim et al，2006）。

胆汁是汞的主要排泄途径，甲基汞可以通过肠肝系统被重新吸收到血液中，造成其半衰期部分延长。汞中毒的主要作用机制是与蛋白质巯基共价结合，产生广泛非特异性的酶功能障碍，导致酶失活和变性。汞可抑制儿茶酚胺-甲基转移酶（此酶是儿茶酚胺尤其是肾上腺素和去甲肾上腺素主要的代谢酶）（见第 24 章），引起高血压，心动过速和出汗（Ibrahim et al，2006）。汞中毒常被误认为嗜铬细胞瘤，可通过 24 小时尿儿茶酚胺测定排除（见第 24 章）。同时还应测定血汞浓度（参考范围<10μg/L）。但这种检测的有效性受到血液中汞半衰期的限制。

汞可引起全身毒性或局部皮肤和黏膜病变，这主要取决于汞的不同形式。有机汞和金属汞都能影响中枢神经系统，胃肠道症状主要发生于无机汞中毒。金属汞可产生严重的肺部反应。慢性暴露于金属汞中主要引起两种综合征：肢痛症和兴奋异常症（Ibrahim et al，2006）。肢痛症也称为红皮病、费尔斯威夫病和费尔综合征，主要好发于儿童，但也可发生于成年人，表现为复杂的症状包括手掌和脚底脱屑、红斑疹、出汗、高血压、心动过速、瘙痒、肌张力差及近端骨盆带无力等。兴奋异常症是一种复杂的神经系统症状，其中最突出的是个性改变，包括记忆丧失、嗜睡、戒断、抑郁和烦躁。精神运动意图性手震颤也常发生。无机汞可引起严重的肾小管损伤尤其是近端肾小管；慢性暴露在无机汞中可导致膜性肾小球肾炎和肾病综合征（Ibrahim et al，2006）。

一般来说，金属汞、无机汞和大部分有机汞的急性中毒可通过 24 小时尿液定量做出诊断。血汞浓度在汞急性暴露后迅速升高，又迅速下降，因而不能准确反映全身负荷。相比之下，由于短链烷基有机汞化合物主要在胆汁中排泄，血汞浓度可更好反映其组织浓度和严重的急性汞暴露。毛发中汞含量分析有助于识别慢性汞暴露，特别是有机汞中毒。

汞中毒的治疗主要包括胃灌洗或催吐和使用二巯基丙酸和琥珀酸去除摄入的毒物。然而，二巯基被禁用于甲基汞和烷基汞中毒，原因是已发现二巯基可促使脑中汞化合物浓度增加（Bryson，1989）。尽管临床已经评估了一些新药物，但在汞中毒的情况下，目前仍然只能对症治疗。

铁

急性铁中毒在幼儿中很常见，通常发生在摄取含铁产品后。一般来说，铁超载可导致组织中铁沉积增加，即含铁血黄素沉积；如果过量铁可诱导组织损伤，则称为血红蛋白沉着症。血红蛋白沉着症可以是遗传性也可是获得性的。获得性血红蛋白沉着症是由于铁的过度摄取或红细胞铁渗漏引起，在溶血性危象中常可发生。食物中的铁离子可被还原成亚铁离子在胃中吸收，但大肠和小肠可以迅速吸收中毒剂量的金属铁（>30mg/kg）。铁一旦吸收入机体，去除将十分困难。目前认为，大剂量铁会引起急性黏膜细胞损伤，超过运铁蛋白结合能力的铁会被大量吸收的。血清中的游离铁会引起肝细胞损伤、休克和乳酸性酸中毒。铁的肝细胞毒性可能与摄入量（血清铁浓度≥1700μg/dl）有关，常在摄入后的 1～2 天内发生（Tenenbein，2001）。

铁的吸收受到 *HFE* 基因编码蛋白的严格控制，该蛋白主要表达于肝细胞和胃肠道上皮细胞。HFE 蛋白可与肝脏中合成的其他蛋白即铁调素相互作用；也可与运铁蛋白受体相互作用。遗传性或原发性血红蛋白沉着症，或与其他疾病如 2 型糖尿病有关（（Davis et al，2008）。如果 *HFE* 基因突变造成编码蛋白关键氨基酸发生替换，如半胱氨酸-酪氨酸 282（C282Y）和组氨酸-天冬氨酸 63（H63D），会引起 HFE 蛋白不能调节肠道铁吸收，导致铁过量。遗传性血红蛋白沉着病的发病率为每 200～300 人中有 1 个患病，这是铁过量的重要病因之一。最近研究进一步证实，接受超过 10 次红细胞血液制品的输血患者有罹患获得性血红蛋白沉着病的危险（Takatoku et al，2007）。

血清铁的测定

铁可以用专门测定微量元素的技术如原子吸收分光光度法进行测定，但现代临床实验室大多使用菲洛嗪比色法进行测定。Fe^{2+} 可与菲洛嗪结合形成紫色化合物（最大吸收峰为 562nm），一般不受其他金属离子的干扰。铜可能对此显色过程有影响，但可加入硫脲使其干扰最小化。在铁测定过程中，必须先用酸或去垢剂将血清铁从运铁蛋白中释放出来，再加入还原剂如维生素 C 盐将铁还原为 Fe^{2+}，最后进行显色。

铁结合力

正常情况下，血清中所有铁都可与运铁蛋白结合，每个运铁蛋白含有两个铁结合位点。测量铁结合力对评价铁中毒至关重要，因为当超过铁结合力时，铁的毒性会急剧增加。为获得总铁结合力（TIBC），可将饱和浓度的铁添加到血清样本中，去除过量铁（如加入 $MgCO_3$ 进行吸附），再对铁进行重新测定。或先测量过量铁，从加入的铁总量中减去过量铁计算得出 TIBC。

铁中毒的临床表现

呕吐是铁中毒的早期表现，常伴有严重肠胃炎、黑便、腹痛和呕血。通常发生在铁摄入后 6 小时内。在接下来 10 个小时内患者有好转的可能，但表现出的好转症状具有迷惑性，全身毒性（发绀、抽搐、休克、凝血障碍、肾及肝衰竭）可能会发生从而导致死亡。伴有严重全身症状的患者和不出现相关症状的患者可能产生晚期并发症包括胃肠梗阻或狭窄。

通过测量血清铁和 TIBC 可确诊铁中毒。除了支持疗法，可用催吐和洗胃防止铁吸收。当急性铁中毒非常严重时，也可采用去铁胺螯合疗法。

铅

铅的有机形式和无机形式都有剧毒性，主要影响中枢和周围神经系统。机体对铅的吸收发生在铅被吸入或摄入后。吸收铅每天超过 0.5mg/d 便可蓄积，并产生毒性作用，0.5g 被认为是致死剂量。急性铅中毒并不常见，可发生于暴露在高浓度铅尘中的患者。铅中毒可见于生活在大城市的儿童，因食用铅制涂料（异食癖）导致中毒。急性铅中毒主要表现为中枢神经系统症状（脑病、惊厥、昏迷）和胃肠道症状如胃绞痛。慢性铅中毒常见于铅在血液、软组织和骨骼中蓄积。体内铅蓄积最多的部位是骨，大约占人体负载量的 96%。铅在骨中的半衰期为 32 年，骨作为贮存池可引发内源性铅中毒。慢性铅中毒可表现为广泛的全身反应包括全身不适、体重减轻、食欲缺乏、便秘，铅性脑病则表现为冷漠、嗜睡、昏迷和痉挛，腕下垂或足下垂周围神经病变，铅性肾病表现为蛋白尿、血尿、脓尿以及贫血（低色素，小细胞或正常细胞性贫血）伴有嗜碱性点彩，发现嗜碱性点彩红细胞是铅中毒的重要依据。

低浓度铅暴露也可诱发机体病理改变。Needleman 和 Gatsoni（1990）通过 24 例儿童期铅暴露的回顾研究，依据统计学分析证明低剂量铅可能会导致儿童智力缺陷。由于存在混杂因素，铅浓度的增高与智商降低之间的关联性被质疑（Ibrahim et al，2006）。Schwartz 和 colleagues（1990）通过使用横断面流行病学研究分析 1~5 岁儿童铅中毒性贫血，发现年龄、血铅浓度以及血细胞比容之间的关系，即在血铅浓度低时，年龄越小的孩子患贫血的风险更大。由此看来，低水平铅可产生有害影响，特别是儿童。血铅浓度≥10μg/dl 时表明儿童存在铅吸收过多，>25μg/dl 时应考虑对儿童进行螯合疗法。最新研究表明，儿童血铅浓度在 20~44μg/dl 时，螯合疗法并不能改善他们的神经系统症状（Ibrahim et al，2006）。美国疾病预防和控制中心（CDC）建议对 6 个月及以上的儿童进行筛查（Klaassen，2001；Bernard，2003）。

有机铅化合物如四乙基和四甲基铅为脂溶性化合物，类似有机汞，主要对中枢神经系统产生毒性作用。铅性脑病可在铅中毒早期发生，与血铅浓度关系不大。神经组织毒性常表现为极度活跃的深部腱反射、意向震颤、异常颌反射、姿势和步态异常。

铅可与硫醇、羧基和磷酸基相互作用组成稳定的复合物（Bryson，1989）。在血红素合成过程中，铅可通过抑制 δ-氨基乙酰丙酸合成酶（δ-aminolevulinic acid synthetase，ALAS）、δ-氨基乙酰丙酸脱氢酶（δ-aminolevulinic acid dehydratase，ALAD）、粪卟啉原脱羧酶和亚铁螯合酶引起贫血。铅还可抑制其他两种酶即嘧啶-5′-核苷酸酶和 Na-K 依赖性 ATP 酶，导致红细胞能量供给减少，造成细胞膜完整性降低。嘧啶-5′-核苷酸酶可消除聚积在细胞内的 RNA，铅抑制这种酶后将导致 RNA 复合物聚积，产生可见的嗜碱性点彩红细胞（Ibrahim et al，2006）。铅对血红素合成的干扰可作为铅暴露的客观评定。无机铅中毒时可表现为尿液中 δ-ALA 增加、红细胞 ALAD 活性降低、游离红细胞原卟啉增加及锌原卟啉含量升高。锌原卟啉的测定常采用一种广泛使用的极简单的荧光测定法，可作为铅中毒的筛选试验，但此方法的灵敏度不足以检测到目前认为对人体有害的低血铅浓度。有机铅中毒最敏感的筛选试验是检测尿液中 ALAD 活性降低，因为其他酶活性的变化和血红素合成产物的水平变化是不一致的。虽然全血铅浓度是近期铅暴露的一个可靠指标，因血铅的半衰期短暂，用全血铅浓度来评估全身负荷并不可靠。采用体内骨 X 线荧光光谱法可以测定体内蓄积的铅负荷（Kosnett et al，1994）。铅中毒的治疗主要包括支持疗法及采用稀释硫酸镁或硫酸钠溶液进行胃灌洗以去除可溶性铅化合物。此外，也可用螯合剂，如二巯基丙醇、依地酸钙钠以及琥巯酸。

血铅定量

与其他毒素不同，铅的测定一般用全血标本而不是血清或血浆，因为大部分循环铅存在于血细胞内。铅含量的测定可以直接使用原子吸收光谱、电感耦合等离子体质谱法（inductively coupled plasma-mass spectroscopy，ICP-MS）或阳极溶出伏安法（anode stripping voltammetry，ASV）等方法。在 ICP-MS 法中，通过一个温度非常高的装置（“电感耦合等离子体”）雾化血液样品，使各个元素可以被注入质谱法仪进行定量。在 ASV 中，有一个原电池，阳极由汞涂层的石墨棒组成。当负电位作用于阳极，阳离子金属如铅就会以金属形式在阳极上“析出”，外加电压就会停止。在阳极上存在过量的电子，电流将流向阴极。因此镀在阳极上的每种金属都将会被氧化还原为各自的离子形式（即从阳极上剥离），氧化电位最低的金属会最先剥离。每种金属都将以氧化电位从低到高的顺序从阳极上剥离，记录为半波电位。半波电位是给定金属的常数，每个金属的脱离相关总电流与金属浓度成正比。

有机磷酸酯类和氨基甲酸盐

农药通常含有有机磷包括磷酸或硫磷酸酯类和氨基甲酸盐（氨基甲酸衍生物）。尽管这两种物质截然不同，但它们都能干扰神经传递过程。两种化合物都能抑制乙酰胆碱酯酶（AChE）的活性。当乙酰胆碱（ACh）由受体位点释放、影响动作电位的产生后，AChE 则对 ACh 进行水解，这两种化合物都通过与 AChE 的活性部位反应而对此水解过程产生抑制作用。机磷酸酯是通过磷酸化形成相对稳定的磷酸酯键，氨基甲酸盐则通过甲氨酰化形成不稳定的具有可逆性的氨基甲酸酯键。其结果是导致神经突触和肌神经连接处的 ACh 积聚而产生毒性。

Ach 是周围和中枢神经系统中的重要神经递质。它位于中枢神经许多不同的突触中，如交感神经和副交感神经节前神经和节后神经纤维之间的神经节突触，在副交感神经节后纤维和效应器之间的连接处，以及躯体运动神经元和骨骼肌细胞之间的连接处。当低剂量的有机磷中毒时，主要表现为副交感神经症状包括流涎症、流泪、排尿、排便、瞳孔收缩、心动过缓和支气管狭窄。重度中毒时主要为自主神经节和躯体运动神经元临床表现（如肌无力，抽搐，无反射，心动过速、高血压）和中枢神经系统临床表现（如困惑、说话含糊、共济失调、抽搐、呼吸和（或）心血管中枢抑制）。通常合并中枢抑制、支气管痉挛、支气管分泌物过多以及呼吸肌麻痹引起的呼吸衰竭时从而导致死亡。

氨基甲酸酯中毒的发病率和死亡率较低，因为氨基甲酸盐不能像有机磷那样有效地进入中枢神经系统，对中枢胆碱能作用最小。此外，氨基甲酸酯键的不稳定性可使 AChE 自发恢复活性。其毒性剂量反应曲线的斜率比有机磷低，因此小剂量氨基甲酸盐不可能产生严重的毒性。

除了急性中毒，有机磷可能会在中毒后 1~4 天产生中间综合征、2~5 周发生延迟性神经毒性。前者常发生在急性胆碱能危象后，主要症状为颅骨神经麻痹、近肢虚弱和呼吸麻痹，患者此时常需要通气支持（Senanayake & Karalliedde，1987；Senanayake，1998）。相比之下，延迟性神经毒性并不见于所有有机磷化合物中毒，这可能是由于神经毒性酯酶遭到抑制，远端和四肢感觉运动神经产生病变（Davies，1987；Tafuri & Roberts，1987）。

有机磷中毒的诊断主要依赖于发病前的接触史、弥漫性副交感刺激的体征和症状，并可通过测定红细胞乙酰胆碱酯酶和血浆假胆碱酯酶活性来证实（见第 20 章）。AChE 主要存在于神经组织和红细胞中，假胆碱酯酶则存在于血浆中。与 AchE 相比，假胆碱酯酶在作用上具有非特异性，除了可水解 ACh，还可水解许多其他天然和合成的酯（见第 20 章）。两种酶活性均可下调，也可在实验室中测定。但只有 AChE 受到抑制才能被认为是特异性有机磷中毒，因为机体在一些情况下可产生低浓度的血浆假胆碱酯酶（Tafuri & Roberts，1987）。因此，与红细胞乙酰胆碱酯酶相比，有机磷中毒时测定假胆碱酯酶更敏感，但特异性不高。一般来说，其浓度在正常值的 30%~50% 提示有机磷暴露，当超过 50% 被抑制时则出现毒性症状，然而，只有当其浓度是正常的 20% 或更少时才会出现中毒症状。事实上，通过实验室测定只能确认中毒，而不能诊断（Coye et al，1987）。因为胆碱酯酶的基础浓度值在药物暴露前不太可能获取，药物暴露后的连续胆碱酯酶浓度测定是确认有机磷中毒的最好方法。

急性有机磷中毒的治疗包括呼吸支持，必要时可对患者进行胃灌洗或催吐。运用活性炭并不能有效清除毒物（Eddleston et al，2008）。在出现中毒症状时，阿托品可通过竞争阻断 Ach 与 M 受体的作用改善过度副交感神经刺激。碘解磷定是一种特殊的有机磷中毒的解毒剂，在暴露的 24~48 小时内服用，可去除酶活性中心共价结合的磷酸基团，重新激活磷酸化胆碱酯酶。这个时间段也不是非常严格的，在暴露 48 小时后用碘解磷定也有效（Clark，2006；Howland & Aaron，2006）。慢性中毒的治疗通常是在胆碱酯酶活性恢复正常之前避免进一步接触这些有毒物质。

真菌毒素

在过去的 20 年里，植物类药物在疾病治疗中的使用率有所增加，出现这种情况的原因主要有这几个方面：处方药价格上升，对“自然”健康养生的兴趣，作为选定的生物工程计划和（或）作为出口的考虑，以及有医学证据表明在某些疾病中使用药用植物的好处（Hoareau & DaSilva，1999）。药用植物、植物衍生药物、动物饲料以及其他食品存在有毒污染已有报道（Ashiq et al，2014；Pereiraet et al，2014），摄入真菌产生的“真菌毒素”会威胁人类健康，这是一种特殊风险。

在怀疑药用植物制剂中毒的情况下，有必要对真菌毒素如黄曲霉毒素、赭曲霉素、玉米烯酮、伏马菌素、脱氧雪腐镰刀菌烯醇进行检测。暴露和（或）摄入真菌毒素引起的临床后遗症包括肝癌（黄曲霉毒素）、食管癌和神经管缺陷（伏马菌素）、肠胃炎（脱氧雪腐镰刀菌烯醇）和肾脏疾病（赭曲霉毒素 A）等（Wuet et al，2014）。

此外，应在药用植物和食品投入市场前进行真菌毒素检测。

真菌毒素的筛选和鉴定可采用化学萃取技术如 QuEChERS（简便、快速、安全、价廉的分析方法）或液-液微萃取、固相萃取或固液萃取，基于抗体的免疫化学方法如酶联免疫吸附法（ELISA）和免疫亲和柱法；色谱技术如液相色谱（LC）、气相色谱（GC）、LC/质谱法（MS）、GC-MS、毛细管电泳、超临界流体色谱法和其他相关技术。真菌毒素具有高度稳定性，因此在药用植物和食品生产过程以及储存、运输、加工和生产后处理步骤中应该关注此问题。

（陈大鹏 译　府伟灵 校）

推荐阅读

Cami J，Farre M：Drug addiction，N Engl J Med 349：975-986，2003.

这篇文献主要介绍了药物成瘾、药物滥用的常见因素、药物一般作用机制及药物的神经生物学效应。

Engelhardt H：One century of liquid chromatography：from Tswett's columns to modern high speed and high performance separations，J Chromatogr B 800：3-6，2004.

这篇文献是对 20 世纪液相色谱法的发展总结，是现代吸附生物化学及分析技术的成功典范。

Ingelman-Sundberg M：Pharmacogenetics of cytochrome P450 and its applications in drug therapy：the past，present and future，Trends Pharmacol Sci 25：193-200，2004.

这篇文献主要概述了细胞色素 P450 酶药物基因学，包括其临床意义及潜在的治疗效应。

Peto J：Cancer epidemiology in the last century and the next decade，Nature 411：390-395，2001.

这篇文献回顾分析了癌症流行病学在确定人类癌症的致病因素上的应用。

Senanayake N：Organophosphorus insecticide poisoning，Ceylon Med J

43:22-29,1998.

这篇文献是对急性和慢性有机磷中毒其及产生的病理生理学和行为学效应的研究进展的总结。

Snyder SH, Pasternak GE: Historical review: opioid receptors, Trends Pharmacol Sci 24:198-205,2003.

这篇文献回顾分析了阿片类受体的早期分子生物学特性包括其定位、鉴定及克隆。

参考文献

General References

Bryson PD, editor: *Comprehensive review in toxicology*, Rockville, Md., 1989, Aspen Publishers.

Flomenbaum NE, Goldfrank LR, Hoffman R, et al, editors: *Goldfrank's toxicologic emergencies*, ed 8, New York, 2006, McGraw-Hill.

O'Neil MJ, Smith A, Heckelman PE, et al, editors: *The Merck index: an encyclopedia of chemicals, drugs, and biologicals*, ed 13, Whitehouse Station, N.J., 2001, Merck and Co.

Sweetman SC, Blake PS, McGlashan JM, et al, editors: *Martindale: the complete drug reference*, ed 33, London, 2002, The Pharmaceutical Press.

Basic Techniques for Detecting Drugs

Belal T, Awad T, DeRuiter J, et al: CRGC-IRD methods for the identification of isomeric ethoxyphenethylamines and methoxymethcathinones, *Forensic Sci Int* 184:54–63, 2009.

Boone CM, Ensing K: Is capillary electrophoresis a method of choice for systematic toxicological analysis? *Clin Chem Lab Med* 41:773–781, 2003.

Chiesl TN, Chu WK, Stocktom AM, et al: Enhanced amine and amino acid analysis using pacific blue and the mars organic analyzer microchip capillary electrophoresis system, *Anal Chem* 81:2537–2544, 2009.

Davis IM, Bousquet RW, Childs PS: Gas chromatography/mass spectroscopy in clinical and forensic toxicology. In *Service training and continuing education*, Washington, DC, 1989, American Association for Clinical Pathology, pp 7–21.

Marquet P: Progress of liquid chromatography–mass spectrometry in clinical and forensic toxicology, *Ther Drug Monit* 24:255–276, 2002.

Maurer HH: Liquid chromatography–mass spectrometry in forensic and clinical toxicology, *J Chromatogr B* 713:3–25, 1998.

Niessen WMA: Progress in liquid chromatography–mass spectrometry instrumentation and its impact on high-throughput screening, *J Chromatogr A* 1000:413–436, 2003.

Niessen WMA, Tinke AP: Liquid chromatography–mass spectrometry: general principles and instrumentation, *J Chromatogr A* 703:37–57, 1995.

Petersen JR, Okorduduo AO, Mohammad A, et al: Capillary electrophoresis and its application in the clinical laboratory, *Clin Chim Acta* 330:1–30, 2003.

Pincus MR, Rendell M: General quantitative treatment for the binding of divalent antibodies to antigens immobilized on a solid phase, *Proc Natl Acad Sci U S A* 78:5924–5927, 1981.

Rodbard D, Ruder HJ, Vaitukaitis J, et al: Mathematical analysis of kinetics of radioligand assays: improved sensitivity obtained by delayed addition of labeled ligand, *J Clin Endocrinol Metab* 33:343–355, 1971.

Shihabi ZK: *Applications of capillary electrophoresis in the clinical laboratory, check sample*, vol 33, Chicago, 1993, American Society of Clinical Pathologists. Clinical Chemistry No. CC 94-4 (CC-242).

Tagliaro F, Turrina S, Pisi P, et al: Determination of illicit and/or abused drugs and compounds of forensic interest in biosamples by capillary electrophoretic/electrokinetic methods, *J Chromatogr B* 713:27–49, 1998.

Drugs of Abuse

Ashiq S, Hussain M, Ahmad B: Natural occurrence of mycotoxins in medicinal plants: a review, *Fungal Genet Biol* 66:1–10, 2014.

Azmitia EC, Murphy RB, Whitaker-Azmitia PM: MDMA (ecstasy) effects on cultured serotonergic neurons: evidence for Ca^{2+}-dependent toxicity linked to release, *Brain Res* 510:97–103, 1990.

Barkin RL, Barkin SJ, Barkin DS: Propoxyphene (dextropropoxyphene): a critical review of a weak opioid analgesic that should remain in antiquity, *Am J Ther* 13:534–542, 2006.

Bayorh MA, Zokowska-Grojec Z, Palkovits M, et al: Effect of phencyclidine (PCP) on blood pressure and catecholamine levels in discrete brain nuclei, *Brain Res* 321:315–318, 1984.

Bell J, Seres V, Bowron P, et al: The use of serum methadone levels in patients receiving methadone maintenance, *Clin Pharmacol Ther* 43:623–629, 1988.

Campo-Soria C, Chang Y, Weiss DS: Mechanism of action of benzodiazepines on GABAA receptors, *Br J Pharmacol* 148:984–990, 2006.

DeCresce RP, Mazura AC, Lifshitz MS, et al: *Drug testing in the workplace*, Chicago, 1989, American Society of Clinical Pathology Press.

Fraser AD: Use and abuse of the benzodiazepines, *Ther Drug Monit* 20:481–489, 1998.

Frishman WH, Del Vecchio A, Sanal S, et al: Cardiovascular manifestations of substance abuse. Part 1: Cocaine, *Heart Dis* 5:187–201, 2003.

Fujii H, Narita M, Mizoquchi M, et al: Drug design and synthesis of epsilon opioid receptor agonist: 17-(cyclopropylmethyl)-4,5alpha-epoxy-3,6beta-dihydroxy-6,14-endoethenomorphinan-7alpha-(N-methyl-N-phenethyl)carboxamide (TAN-821) inducing antinociception mediated by putative epsilon opioid receptor, *Bioorg Med Chem* 12:4133–4145, 2004.

Fusar-Poli P, Crippa JA, Bhattacharyya S, et al: Distinct effects of Δ9-tetrahydrocannabinol and cannabidiol on neural activation during emotional processing, *Arch Gen Psychiatry* 66:95–105, 2009.

Gianoulakis C: Endogenous opioids and addiction to alcohol and other drugs of abuse, *Curr Top Med Chem* 4:39–50, 2004.

Gill JR, Hayes JA, deSouza IS, et al: Ecstasy (MDMA) deaths in New York City: a case series and review of the literature, *J Forensic Sci* 47:121–126, 2002.

Haroz R, Greenberg MI: New drugs of abuse in North America, *Clin Lab Med* 26:147–164, 2006.

Hevers W, Hadley SH, Luddens H, et al: Ketamine, but not phencyclidine, selectively modulates cerebellar GABAA receptors containing α6 and δ subunits, *J Neurosci* 28:5383–5393, 2008.

Hoffman RS: Cocaine. In Flomenbaum NE, Goldfrank LR, Hoffman RF, et al, editors: *Goldfrank's toxicologic emergencies*, ed 8, New York, 2006, McGraw-Hill, pp 1133–1147.

Hurd YL, Kehr J, Ungerstedt U: In vivo microdialysis as a technique to monitor drug transport: correlation of extracellular cocaine levels and dopamine outflow in the rat brain, *J Neurochem* 51:1314–1316, 1988.

Iversen L: Cannabis and the brain, *Brain* 126:1252–1270, 2003.

Johanson CE, Fischman MW: The pharmacology of cocaine related to its abuse, *Pharmacol Rev* 41:3–52, 1989.

Lange RA, Cigarroc RO, Yancy CW, et al: Cocaine-induced coronary artery vasoconstriction, *N Engl J Med* 321:1557–1562, 1989.

Lange RA, Hillis LD: Cardiovascular complications of cocaine use, *N Engl J Med* 345:351–358, 2001.

Martin BR, Sim-Selley LJ, Selley DE: Signaling pathways involved in the development of cannabinoid tolerance, *Trends Pharmacol Sci* 25:325–330, 2004.

Passie T, Halpern JH, Stichtinoth DO, et al: The pharmacology of lysergic acid diethylamide: a review, *CNS Neurosci Ther* 14:295–314, 2008.

Passman RS, Bennett CL, Purpura JM, et al: Amiodarone-associated optic neuropathy: a critical review, *Am J Med* 125:447–453, 2012.

Poklis A: Analytic/forensic toxicology. In Klaassen CD, editor: *Casarett and Doull's toxicology: the basic science of poisons*, ed 6, New York, 2001, McGraw-Hill, pp 1089–1108.

Schuster DI, Ehrlich GK, Murphy RB: Purification and partial amino acid sequence of a 28 kDa cyclophilin-like component of the rat liver sigma receptor, *Life Sci* 55:PL151–PL156, 1994.

Smith MT: Differences between and combinations of opioids re-visited, *Curr Opin Anaesthesiol* 21:596–601, 2008.

Substance Abuse and Mental Health Services Administration: *Results from the 2012 National Survey on Drug Use and Health: Summary of National Findings, NSDUH Series H-46, HHS Publication No. (SMA) 13-4795*, Rockville, Md, 2013, Substance Abuse and Mental Health Services Administration.

Tseng LF: Evidence for epsilon-opioid receptor-mediated beta-endorphin-induced analgesia, *Trends Pharmacol Sci* 22:623–630, 2001.

Tso PH, Wong YH: Molecular basis of opioid dependence: role of signal regulation by G-proteins, *Clin Exp Pharmacol Physiol* 30:307–316, 2003.

Zhuo M: Plasticity of NMDA receptor NR2B subunit in memory and chronic pain, *Mol Brain* 2:1–11, 2009.

Therapeutic Drugs

Asconape JJ: Some common issues in the use of antiepileptic drugs, *Semin Neurol* 22:27–39, 2002.

Baldessarini RJ: Drug therapy of depression and anxiety disorders. In Brunton LL, Lazo JS, Parker KL, editors: *Goodman and Gilman's the pharmacological basis of therapeutics*, ed 11, New York, 2006, McGraw-Hill, pp 429–459.

Baldessarini RJ, Tarazi FI: Pharmacotherapy of psychosis and mania. In Brunton LL, Lazo JS, Parker KL, editors: *Goodman and Gilman's the pharmacological basis of therapeutics*, ed 11, New York, 2006, McGraw-Hill, pp 461–500.

Bazil CW, Pedley TA: Advances in the medical treatment of epilepsy, *Annu Rev Med* 49:135–162, 1998.

Braido F, Sclifò F, Ferrando M, et al: New therapies for allergic rhinitis, *Curr Allergy Asthma Rep* 14:422, 2014.

Braun F, Lort T, Ringe B: Update of current immunosuppressive drugs used in clinical organ transplantation, *Transpl Int* 11:77–81, 1998.

Brodtkorb E: Antiepileptic drug treatment: clinical considerations and concerns, *Prog Brain Res* 116:395–406, 1998.

Burke A, Smyth E, FitzGerald GA: Analgesic-antipyretic agents: pharmacotherapy of gout. In Brunton LL, Lazo JS, Parker KL, editors: *Goodman and Gilman's the pharmacological basis of therapeutics*, ed 11, New York, 2006, McGraw-Hill, pp 671–715.

Burns MJ: The pharmacology and toxicology of atypical antipsychotic agents, *J Toxicol Clin Toxicol* 39:1–14, 2001.

Chabner BA, Amrein PC, Druker BJ, et al: Antineoplastic agents. In Brunton LL, Lazo JS, Parker KL, editors: *Goodman and Gilman's the pharmacological basis of therapeutics*, ed 11, New York, 2006, McGraw-Hill, pp 1335–1339.

Dancey JE: Clinical development of mammalian target of rapamycin inhibitors, *Hematol Oncol Clin N Am* 16:1101–1114, 2002.

Drosos AA: Newer immunosuppressive drugs: their potential role in rheumatoid arthritis therapy, *Drugs* 62:891–907, 2002.

Dunn CJ, Wagstaff AJ, Perry CM, et al: Cyclosporin: an updated review of the pharmacokinetic properties, clinical efficacy and tolerability of a microemulsion-based formulation (Neoral) in organ transplantation, *Drugs* 61:1957–2016, 2001.

Frei UA, Neumayer H, Buchholz B, et al: Randomized, double-blind, one-year study of the safety and tolerability of cyclosporine microemulsion compared with conventional cyclosporine in renal transplant patients, *Transplantation* 65(11):1455–1460, 1998.

Frishman WH, Sica DA, editors: *Cardiovascular pharmacotherapeutics*, ed 3, Minneapolis, 2011, Cardiotext Publishing.

Gerra G, Borella F, Zaimovic A, et al: Buprenorphine versus methadone for opioid dependence: predictor variables for treatment outcome, *Drug Alcohol Depend* 75(1):37–45, 2004.

Gerson B, editor: Therapeutic drug monitoring. I: Pharmacokinetics, technology, and methodology, *Clin Lab Med* 7:267–492, 1987a.

Gerson B, editor: Therapeutic drug monitoring. II: Patient care and applications, *Clin Lab Med* 7:499–714, 1987b.

Grem JL, de Carvalho M, Wittes RE, et al: Chemotherapy: the properties and uses of single agents: methotrexate. In Macdonald JS, Haller DG, Mayer RJ, editors: *Manual of oncologic therapeutics*, ed 3, Philadelphia, 1995, JB Lippincott, p 108.

Gonzalez J, Tukey RH: Drug metabolism. In Brunton LL, Lazo JS, Parker KL, editors: *Goodman and*

Gilman's the pharmacological basis of therapeutics, ed 11, New York, 2006, McGraw-Hill, pp 71–91.

Hardman JG, Limbird LE, Gilman AG, editors: *Goodman & Gilman's the pharmacological basis of therapeutics*, ed 10, New York, 2001, McGraw-Hill.

Hess AD, Esa AH, Colombani PM: Mechanisms of action of cyclosporine: effect on cells of the immune system and on subcellular events in T cell activation, *Transplant Proc* 20(Suppl 2):29–40, 1988.

Hoareau L, DaSilva EJ: Medicinal plants: a re-emerging health aid, *Electron J Biotechnol* 2:56–70, 1999.

Hojo M, Morimoto T, Maluccio M, et al: Cyclosporine induces cancer progression by a cell-autonomous mechanism, *Nature* 397:530–534, 1999.

Howanitz PJ, Howanitz JH: Therapeutic drug monitoring and toxicology. In Henry JB, editor: *Clinical diagnosis and management by laboratory methods*, ed 17, Philadelphia, 1984, WB Saunders, pp 362–370.

Howland MA, Aaron CK: Pralidoxime. In: Flomenbaum NE, Goldfrank LR, Hoffman RF, et al, editors: *Goldfrank's toxicologic emergencies*, ed 8, New York, 2006, McGraw-Hill, pp 1513-1519.

Isoniemi H: New trends in maintenance immunosuppression, *Ann Chir Gynaecol* 86:164–170, 1997.

Kahan BD: Pharmacokinetics and pharmacodynamics of cyclosporine, *Transplant Proc* 21(Suppl 1):9–15, 1989.

Krensky AM, Vincenti F, Bennett WM: Immunosuppressants, toleragens, and immunostimulants. In Brunton LL, Lazo JS, Parker KL, editors: *Goodman and Gilman's the pharmacological basis of therapeutics*, ed 11, New York, 2006, McGraw-Hill, pp 1405–1431.

Kronbach T, Fischer V, Meyer VA: Cyclosporine metabolism in human liver: identification of a cytochrome P-450 III gene family as the major cyclosporine-metabolizing enzyme explains interactions of cyclosporine with other drugs, *Clin Pharmacol Ther* 43:630–635, 1988.

Löscher W, Rogawski MA: How theories evolved concerning the mechanism of action of barbiturates, *Epilepsia* 53(Suppl 8):12–25, 2012.

McEvoy GK, Miller J, Litvak K, editors: *American Hospital Formulary Service drug information*, Bethesda, Md., 2004, American Society of Health-System Pharmacists, p 2004.

McMurray JJ, Adamopoulos S, Anker SD, et al: ESC Guidelines for the diagnosis and treatment of acute and chronic heart failure 2012: The Task Force for the Diagnosis and Treatment of Acute and Chronic Heart Failure 2012 of the European Society of Cardiology. Developed in collaboration with the Heart Failure Association (HFA) of the ESC. ESC Committee for Practice Guidelines, *Eur Heart J* 33:1787–1847, 2012.

McNamara JO: Pharmacotherapy of the epilepsies. In Brunton LL, Lazo JS, Parker KL, editors: *Goodman and Gilman's the pharmacological basis of therapeutics*, ed 11, New York, 2006, McGraw-Hill, pp 501–525.

Mueller XM: Drug immunosuppression therapy for adult heart transplantation. Part 1: Immune response to allograft and mechanism of action of immunosuppressants, *Ann Thorac Surg* 77:354–362, 2004.

Opie LH, Gersh BJ: *Drugs for the heart*, ed 5, Philadelphia, 2001, WB Saunders.

Paci A, Veal G, Bardin C, et al: Review of therapeutic drug monitoring of anticancer drugs part 1—cytotoxics, *Eur J Cancer* 50:2010–2019, 2014.

Pesce AJ, Rashkin M, Kotagal U, et al: Standards of laboratory practice: theophylline and caffeine monitoring. National Academy of Clinical Biochemistry, *Clin Chem* 44:1124–1128, 1998.

Phiel CJ, Klein PS: Molecular targets of lithium action, *Annu Rev Pharmacol Toxicol* 41:789–813, 2001.

Philip AT, Gerson B: Toxicology and adverse effects of drugs used for immunosuppression in organ transplantation, *Clin Lab Med* 18:755–765, 1998.

Rocco TP, Fang JC: Pharmacotherapy of congestive heart failure. In Brunton LL, Lazo JS, Parker KL, editors: *Goodman and Gilman's the pharmacological basis of therapeutics*, ed 11, New York, 2006, McGraw-Hill, pp 869–897.

Roden DM: Antiarrhythmic drugs. In Brunton LL, Lazo JS, Parker KL, editors: *Goodman and Gilman's the pharmacological basis of therapeutics*, ed 11, New York, 2006, McGraw-Hill, pp 899–932.

Roenigk HH Jr, Auerbach R, Maibach HI, et al: Methotrexate in psoriasis: consensus conference, *J Am Acad Dermatol* 38:478–485, 1998.

Rowden AK, Norvell J, Eldridge DL, et al: Acetaminophen poisoning, *Clin Lab Med* 26:49–65, 2006.

Scott LJ, McKeage K, Keam SJ, et al: Tacrolimus: a further update of its use in the management of organ transplantation, *Drugs* 63:1247–1297, 2003.

Slattery JT, Risler LJ: Therapeutic monitoring of busulfan in hematopoietic stem cell transplantation, *Ther Drug Monit* 20:543–549, 1998.

Slingerland M, Cerella C, Guchelaar HJ, et al: Cardiac glycosides in cancer therapy: from preclinical investigations towards clinical trials, *Invest New Drugs* 31:1087–1094, 2013.

Sunheimer R, Capaldo G, Kashanian F, et al: Serum analyte pattern characteristic of fulminant hepatic failure, *Ann Clin Lab Sci* 24:101–109, 1994.

Sztajnkrycer MD: Valproic acid toxicity: overview and management, *J Toxicol Clin Toxicol* 40:789–801, 2002.

Tugwell P, Bennett K, Gent M: Methotrexate in rheumatoid arthritis: indications, contraindications, efficacy, and safety, *Ann Intern Med* 107:358–366, 1987a.

Tugwell P, Bennett K, Gent M: Position paper: methotrexate in rheumatoid arthritis, *Ann Intern Med* 107:418–419, 1987b.

Tugwell P, Pincus T, Yocum D, et al: Combination therapy with cyclosporine and methotrexate in severe rheumatoid arthritis, *N Engl J Med* 333:137–141, 1995.

Uetrecht JP: Mechanism of drug-induced lupus, *Chem Res Toxicol* 1:133–143, 1988.

Undem BJ: Pharmacotherapy of asthma. In Brunton LL, Lazo JS, Parker KL, editors: *Goodman and Gilman's the pharmacological basis of therapeutics*, ed 11, New York, 2006, McGraw-Hill, pp 717–736.

Valdes R, Jortani SA, Gheorghiade M: Standards of laboratory practice: cardiac drug monitoring. National Academy of Clinical Biochemistry, *Clin Chem* 44: 1096–1109, 1998.

Warner A, Privitera M, Bates D: Standards of laboratory practice: antiepileptic drug monitoring. National Academy of Clinical Biochemistry, *Clin Chem* 44: 1085–1095, 1998.

White S, Wong SHY: Standards of laboratory practice: analgesic drug monitoring. National Academy of Clinical Biochemistry, *Clin Chem* 44:1110–1123, 1998.

Yaari Y, Selzer ME, Pincus JH: Phenytoin: mechanism of its anticonvulsant action, *Ann Neurol* 20:171–184, 1986.

Zimetbaum P, Kowey PR, Michelson EL: Antiarrythmic drugs. In Frishman WH, Sica DA, editors: *Cardiovascular pharmacotherapeutics*, ed 3, Minneapolis, 2011, Cardiotext Publishing, pp 227–256.

Toxins and Poisons

Beckerman N, Leikin SM, Aitchinson R, et al: Laboratory interferences with the newer cyanide antidote: hydroxocobalamin, *Semin Diagn Pathol* 26:49–52, 2009.

Bernard SM: Should the Centers for Disease Control and Prevention's childhood lead poisoning intervention level be lowered? *Am J Public Health* 93:1253–1260, 2003.

Boyd VL, Harbell JW, O'Connor RJ, et al: 2,3-Dithioerythritol, a possible new arsenic antidote, *Chem Res Toxicol* 2:301–306, 1989.

Brandt-Rauf PW, Pincus MR: Molecular markers of carcinogenesis, *Pharmacol Ther* 77:135–148, 1998.

Brent J: Fomepizole for ethylene glycol and methanol poisoning, *N Engl J Med* 360:2216–2223, 2009.

Caraco Y: Genetic determinants of drug responsiveness and drug interactions, *Ther Drug Monit* 20:517–524, 1998.

Clark RF: Insecticides: organic phosphorus compounds and carbamates. In Flomenbaum NE, Goldfrank LR, Hoffman RF, et al, editors: *Goldfrank's toxicologic emergencies*, ed 8, New York, 2006, McGraw-Hill, pp 1497–1513.

Coye MJ, Barnett PG, Midtling JE, et al: Clinical confirmation of organophosphate poisoning by serial cholinesterase analyses, *Arch Intern Med* 147:438–442, 1987.

Davies JE: Changing profile of pesticide poisoning, *N Engl J Med* 316:807–808, 1987.

Davis TME, Beilby J, Davis WA, et al: Prevalence, characteristics and prognostic significance of HFE gene mutations in type II diabetes: the Fremantle Diabetes Study, *Diabetes Care* 31:1795–1801, 2008.

Deshpande LS, Delorenzo RJ: Mechanisms of levetiracetam in the control of status epilepticus and epilepsy, *Front Neurol* 5:11, 2014.

De Vivo I, Marion MJ, Smith SJ, et al: Mutant c-K-ras-p21 in chemical carcinogenesis in humans exposed to vinyl chloride, *Cancer Causes Control* 5:273–278, 1994.

Eddleston M, Buckley NA, Senarathna L, et al: Multiple-dose activated charcoal in acute self-poisoning: a randomised controlled trial, *Lancet* 371: 579–587, 2008.

Ehle M, Patel C, Giugliano RP: Digoxin: clinical highlights: a review of digoxin and its use in contemporary medicine, *Crit Pathw Cardiol* 10:93–98, 2011.

Goldbaum LR, Ramirez RG, Absalon KB: What is the mechanism of carbon monoxide toxicity? *Aviat Space Environ Med* 46:1289–1291, 1975.

Hall AH, Saiers J, Baud F: Which cyanide antidote? *Crit Rev Toxicol* 39:541–552, 2009.

Ibrahim D, Froberg B, Wolf A, et al: Heavy metal poisoning: clinical presentations and pathophysiology, *Clin Lab Med* 26:67–97, 2006.

Jones JH, Wie WB: Cocaine-induced chest pain, *Clin Lab Med* 26:127–146, 2006.

Kao LW, Nanagas KA: Toxicity associated with carbon monoxide, *Clin Lab Med* 26:99–125, 2006.

Klaassen CD, editor: *Casarett and Doull's toxicology: the basic science of poisons*, ed 6, New York, 2001, McGraw-Hill.

Kosnett MJ, Becker CE, Osterloh JD, et al: Factors influencing bone lead concentration in a suburban community assessed by non-invasive x-ray fluorescence, *JAMA* 271:197–203, 1994.

Lieber SR, Helcer J, Shemesh E: Monitoring drug adherence, *Transplant Rev (Orlando)* 29:73–77, 2015.

Needleman HL, Gatsonis CA: Low-level lead exposure and the IQ of children: a meta-analysis of modern studies, *JAMA* 263:673–678, 1990.

Neuvonen AM, Palo JU, Sajantila A: Post-mortem ABCB1 genotyping reveals an elevated toxicity for female digoxin users, *Int J Legal Med* 125:265–269, 2011.

Ogawa R, Stachnik JM, Echizen H: Clinical pharmacokinetics of drugs in patients with heart failure: an update (part 1, drugs administered intravenously), *Clin Pharmacokinet* 52:169–185, 2013.

Pereira VL, Fernandes JO, Cunha SC: Mycotoxins in cereals and related foodstuffs: a review on occurrence and recent methods of analysis, *Trends Food Sci Technol* 36:96–136, 2014.

Perera FP, Hemminki K, Young TL, et al: Detection of polycyclic aromatic hydrocarbon–DNA adducts in white blood cells of foundry workers, *Cancer Res* 48:2288–2291, 1988.

Pincus MR, Friedman FK: Oncoproteins in the diagnosis of human malignancies, *Molec Diagn* 1:23–38, 2003.

Saklani P, Skanes A: Novel anti-arrhythmic medications in the treatment of atrial fibrillation, *Curr Cardiol Rev* 8:302–309, 2012.

Santella R, Hatch M, Pirastu R, et al: Carcinogen evaluation: in vitro testing, in vivo testing, and epidemiology, *Semin Occup Med* 2:245–255, 1987.

Schwartz J, Landrigan PJ, Baker EL Jr, et al: Lead-induced anemia: dose-response relationships and evidence for a threshold, *Am J Public Health* 80:165–168, 1990.

Senanayake N, Karalliedde L: Neurotoxic effects of organophosphorus insecticides: an intermediate syndrome, *N Engl J Med* 316:761–763, 1987.

Tafuri J, Roberts J: Organophosphate poisoning, *Ann Emerg Med* 16:193–202, 1987.

Takatoku M, Uchiyama T, Okamoto S, et al: Retrospective nationwide survey of Japanese patients with transfusion-dependent MDS and aplastic anemia highlights the negative impact of iron overload on morbidity/mortality, *Eur J Haematol* 78:487–494, 2007.

Talameh JA, Lanfear DE: Pharmacogenetics in chronic heart failure: new developments and current challenges, *Curr Heart Fail Rep* 9:23–32, 2012.

Tenenbein M: Hepatotoxicity in acute iron poisoning, *J Toxicol Clin Toxicol* 39:721–726, 2001.

Tricco AC, Cogo E, Angeliki VA, et al: Comparative safety of anti-epileptic drugs among infants and children exposed in utero or during breastfeeding: protocol for a systematic review and network meta-analysis, *Syst Rev* 3:68, 2014.

Wu F, Groopman JD, Pestka JJ: Public health impacts of foodborne mycotoxins, *Annu Rev Food Sci Technol* 5:351–372, 2014.

第24章 内分泌功能评估

Helena A. Guber, Amal F. Farag

要点

1. 内分泌系统是一个精细整合的系统。下丘脑、脑垂体和靶腺体通过反馈抑制和刺激不断的交流,以控制新陈代谢、生长发育和繁殖的所有方面。了解这种相互作用,通过激活和抑制的刺激物小心地操纵这些系统,就有可能确定潜在的异常并提供治疗。

2. 多种药理和生理刺激都可使催乳素水平升高;催乳素水平大于200ng/ml几乎总是与垂体瘤的存在有关。

3. 肢端肥大症的初筛试验是测定血清胰岛素样生长因子(insulin-like growth factor,IGF)-1。

4. 已知垂体病病史的患者或有三种或更多垂体激素缺陷的患者,通常没有必要进行激发试验以证明其生长激素缺乏。

5. 如果下丘脑-垂体-甲状腺轴完整,检测临床症状明显的甲状腺功能障碍的最佳方法是超敏TSH试验。

6. 当甲状腺球蛋白作为甲状腺癌的肿瘤标志物时,一定要同时检测甲状腺球蛋白抗体。

7. 嗜铬细胞瘤最好的筛选试验要么是血浆游离3-甲氧基肾上腺素,要么是24小时尿中的游离3-甲氧基肾上腺素。患者在测试前至少5天,应避免咖啡因、乙醇、乙酰氨基酚、单胺氧化酶抑制剂和三环类抗抑郁药。

8. 对危重患者进行促肾上腺皮质素(adrenocorticotropin, ACTH)刺激试验通常没有必要。因为应激状态下随机皮质醇常大于25μg/dl(700nmol/L),使其不太可能以此试验诊断患者肾上腺功能不足。

9. 午夜唾液腺皮质醇(midnight salivary cortisol,MSC)是一种非常敏感、非常特异、非常简单的筛查Cushing病的方法。

垂体功能

内分泌系统(endocrine system)是一个精密调控的系统,在这个系统中下丘脑(hypothalamus)、脑垂体(pituitary gland)和各种内分泌腺体通过复杂的激素介导的反馈抑制和刺激来进行交流。激素(hormones)的经典定义是在远离其分泌的部位发挥功能的物质。在激素这一概念下还包括其他作用形式,如自分泌(autocrine)(直接作用于自身)、旁分泌(paracrine)(作用于分泌细胞相邻部位的细胞),或胞内分泌(intracrine)(在分泌细胞内发挥作用而不离开分泌细胞)。通过这种密切的信号的相互作用,内分泌系统控制着新陈代谢、生长、生育、电解质和水的平衡以及应激反应。

脑垂体(pituitary gland),也被称为垂体(hypophysis),位于蝶鞍内。它通过漏斗柄与下丘脑的正中隆起相连,分为垂体前叶(腺垂体(adenohypophysis))和垂体后叶(神经垂体(neurohypophysis))。垂体的重量约为0.6g,左右直径为12mm,前后直径8mm。垂体前叶有五种不同的合成和分泌激素的细胞群。这些细胞群包括分泌生长激素(growth hormone,GH)的促生长激素细胞(somatotrophs),分泌催乳素(prolactin,PRL)的催乳激素细胞(lactotrophs),分泌促甲状腺素(thyroid-stimulating hormone,TSH)的促甲状腺素细胞(thyrotrophs);分泌促卵泡激素(follicle-stimulating hormone,FSH)和促黄体素(luteinizing hormone,LH)的α和β亚基的促性腺素细胞(gonadotrophs);分泌阿片-促黑色素细胞皮质素(proopiomelanocortin,POMC)的促肾上腺皮质素细胞(corticotrophs)。POMC在脑垂体中被裂解,形成促肾上腺皮质素(adrenocorticotropic hormone, adrenocorticotropin, ACTH),β-内啡肽(β-endorphin,β-EP)和β-促脂解素(β-lipotropin,β-LPH)。下丘脑通过分泌一组独有的促激素作用于脑垂体,与垂体前叶进行交流(图24-1)。这些促激素通过门脉系统,沿着漏斗柄进入腺垂体。

与垂体前叶相反,垂体后叶(神经垂体)不能合成激素。但

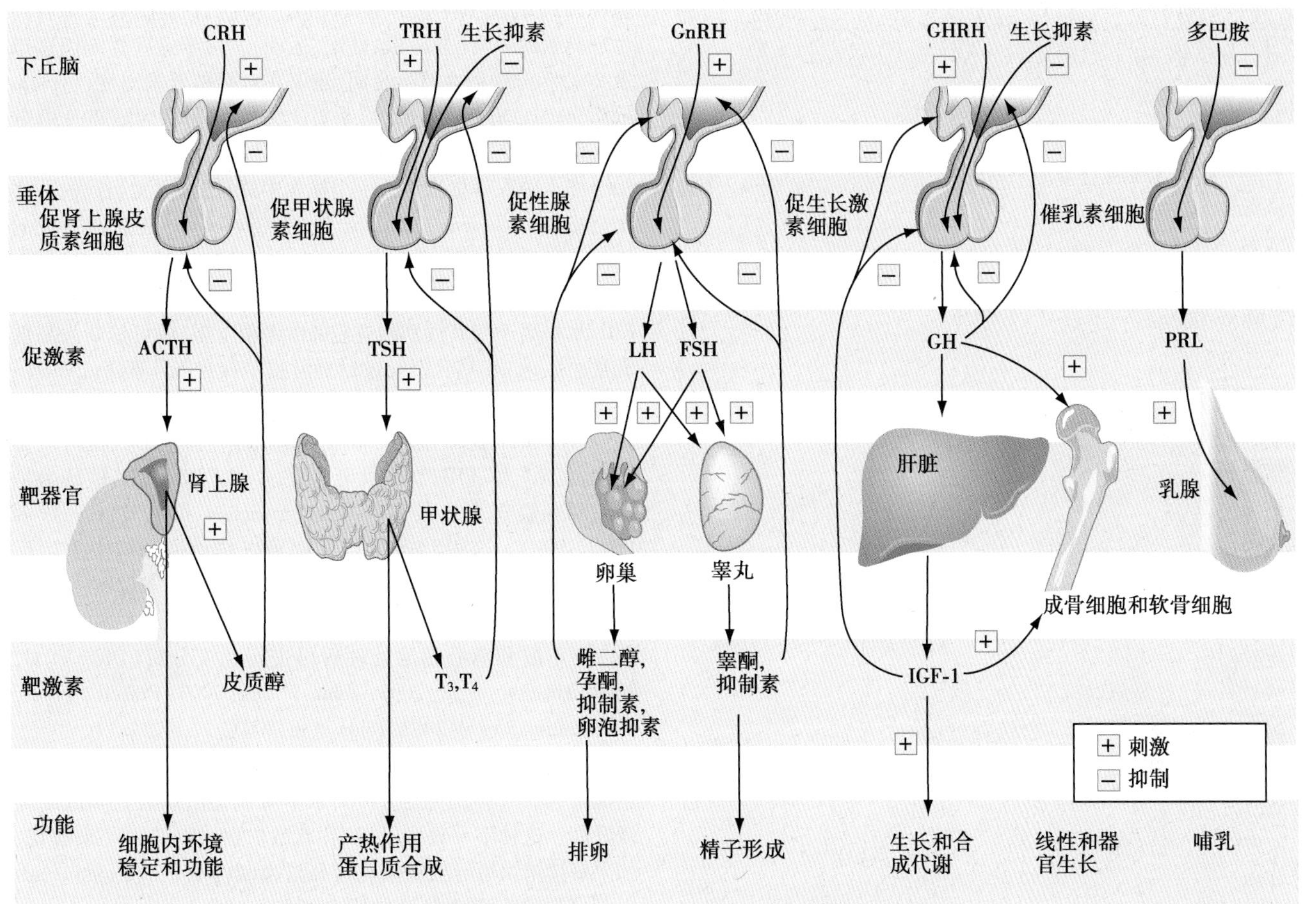

图 24-1 下丘脑-垂体-靶器官轴。ACTH,促肾上腺皮质素;CRH,促肾上腺皮质素释放素;FSH,促卵泡激素;GHRH,促生长素释放素;GnRH,促性腺素释放素;IGF-1,胰岛素样生长因子;LH,促黄体素;PRL,催乳素;T_3,3,5,3′-三碘甲状腺氨酸;T4,甲状腺素;TRH,促甲状腺素释放素;TSH,促甲状腺素(Redrawn from Melmed S, Kleinberg D: Anterior pituitary. In Larsen PR, Kronenberg HM, Melmed S, et al, editors: *Williams textbook of endocrinology*, ed 10, Philadelphia, 2003, Saunders, p 181, with permission.)

垂体后叶可分泌激素:精氨酸升压素(arginine vasopressin, AVP)(也称为抗利尿激素(antidiuretic hormone, ADH))和缩宫素(oxytocin),是在下丘脑室旁核和室上核的神经细胞中合成的,它们沿着轴突传输,终于神经垂体的神经末梢中。脑垂体所分泌的不同激素的汇总信息见框 24-1。

垂体功能紊乱分为两大类:激素过多(hormonal excess)和激素缺乏(hormonal deficiency)。激素过多通常是由于某一特定的细胞群克隆性扩增的结果;然而,也可能是由于下丘脑或其他部位的促激素增加造成。激素缺乏的原因更为多样(框 24-2),导致一种或多种激素的缺乏,通常随着时间的推移其他激素也会进行性减少。

垂体瘤

垂体瘤(pituitary tumors)可分为微腺瘤(microadenomas)(最大直径<1cm,局限于蝶鞍内)或大腺瘤(macroadenomas)(最大直径≥1cm)。它们被进一步细分为分泌型和非分泌型(表 24-1)。所有的肿瘤都有生长的潜力,生长时可压迫视神经交叉,导致视野缺损,其中双颞侧偏盲(bitemporal hemianopia)是最常见的表现。侵入海绵窦会压迫脑神经Ⅲ、Ⅳ、Ⅵ、V1 和 V2 和颈内动脉海绵窦内的部分。它还可能导致第三脑室阻

框 24-1 脑垂体激素

垂体前叶-腺垂体

生长激素(growth hormone, somatotropin, GH)

促甲状腺素细胞(thyroid-stimulating hormone, thyrotropin, TSH)

促性腺素(gonadotropins)

促卵泡激素(follicle-stimulating hormone, FSH)

促黄体素(luteinizing hormone, LH)

阿片-促黑色素细胞皮质素(proopiomelanocortin, POMC)

促肾上腺皮质素(adrenocorticotropic hormone, adrenocorticotropin, ACTH)

β-促脂解素(β-lipotropin)

β-内啡肽(β-endorphin)

催乳素(prolactin, PRL)

垂体后叶-神经垂体

精氨酸升压素(arginine vasopressin, AVP)= 抗利尿激素(antidiuretic hormone, ADH)

缩宫素(oxytocin)

框 24-2 脑垂体激素缺乏的原因

垂体新生物
垂体腺瘤
颅咽管瘤
转移性或少见原发性肿瘤
医源性
辐射
垂体切除术
垂体柄切除术
肉芽肿病
结节病
感染
结核病
梅毒
真菌
出血和梗死形成
产后坏死(希恩综合征)
头部创伤
卒中
颈内动脉动脉瘤
自身免疫性淋巴细胞性垂体炎
血红蛋白沉着病
原发性下丘脑疾病
肿瘤
肉芽肿
原发性或基因突变导致的垂体或下丘脑激素缺乏

表 24-1 垂体肿瘤的相对发生频率

垂体肿瘤细胞来源	发生相对频率
催乳激素细胞	30%
促生长激素细胞	15%
混合性生长激素和催乳素细胞	8%
促肾上腺皮质素细胞	15%
促甲状腺素细胞	1%
多激素细胞	4%
无功能性细胞	27%

塞,引起脑积水。这些肿瘤除了过多分泌某一种特定激素以及向周围扩展外,也会压迫垂体腺内其他细胞,从而导致其他激素缺乏。

催乳素

PRL是由垂体的催乳激素细胞产生的一种多肽,负责哺乳期的开始和维持。由于下丘脑产生的多巴胺(dopamine)的抑制作用,其分泌通常保持在正常的低水平。与其他垂体激素一样,PRL的分泌具有昼夜节律,睡眠中分泌量达到最高水平,上午10点到中午之间分泌量达到最低点(Sassin,1972)。PRL以脉冲方式分泌,其峰值和频率不仅一天内有变化,且受到各种生理刺激的影响(如应激、妊娠、运动)。由于这些影响因素以及26~47分钟的血清半衰期,建议在对高催乳素血症(hyperprolactinemia)进行筛查时,应采集3次样本,每次间隔20~30分钟。可以每个标本单独分析,取它们均值为检测结果,或者从每个标本中取等量汇集为一个样本中进行分析。《当代内分泌学会指南》(*Current Endocrine Society guidelines*)建议在一天的任何时候采集标本,采用指定方法进行检测,如果诊断有疑问,再采用上述推荐的方法进行检测(Melmed et al,2011)。单次PRL水平高于与其性别相对应的参考值上限,就可诊断为高催乳素血症,如果大于250μg/L,通常提示存在催乳素瘤(prolactinoma)。PRL通常采用免疫测定法检测。

PRL循环形式主要是非糖基化单体。其他形式也可能会出现,包括“大”PRL和巨催乳素(“大,大”PRL),其被认为是PRL和免疫球蛋白结合形成的(Yazigi et al,1997;Conner & Fried,1998)。这些形式的PRL都可以在免疫分析中发生反应,因此会产生PRL假性升高,而与临床、CT或MRI结果不吻合。为了消除这种困扰,现已建立了多种分析方法,包括对聚乙二醇萃取和离心超滤处理后再进行免疫分析(Diver et al,2001;Amadori et al,2003;Fahie-Wilson,2003;Prazeres et al,2003;Suliman et al,2003;Toldy et al,2003)。

PRL升高的程度通常与肿瘤大小密切相关。在某些特殊情况下,与肿瘤大小相比,PRL水平可能会出现假性降低或轻度升高。这种不一致可以用“钩状效应(hook effect)”来解释,如果解读错误可导致将催乳素分泌腺瘤(prolactin-secreting adenoma)误诊为无功能性的嫌色细胞腺瘤(chromophobe adenoma)。

这种效应出现在ELISA实验中两种抗体结合一种抗原的情况下(见第17章),在本例中,这个抗原就是PRL。其中一种抗体,被称为包被抗体,被嵌入在固体表面,而第二种抗体,称为二抗,与一种探针结合,探针可以是酶、荧光或化学发光物质。在被称为一步法的ELISA试验中,如果两种抗体都存在,在高浓度抗原的情况下,过量的抗原将与溶液中的二抗结合,阻止二抗与固体表面被包被抗体捕获的任何抗原结合。因此,固体表面的酶或荧光信号将会减弱,使其看起来就像是抗原的浓度低一样(Barkan & Chandler,1998;Petakov et al,1998)。

如果在添加二抗之前进行冲洗,就不会导致这种影响;冲洗步骤会清除所有多余的抗原。另外,对催乳素同源性分析也能避免钩状效应。如果怀疑有钩状效应,应该对样本进行稀释,通常以1∶1000稀释为宜,然后再进行分析。典型的情况是,在一步法ELISA试验检测PRL时,标本只进行单一浓度稀释。进行催乳素分析时,最好使用能够避免钩状效应的分析方法。

如果预实验显示患者患催乳素分泌性肿瘤的概率高,建议对其血清样本进行连续稀释或至少进行1∶100稀释。

PRL作用于乳腺组织,在雌激素的启动作用下刺激泌乳。PRL还作用下丘脑,抑制促性腺素释放素(gonadotropin-releasing hormone,GnRH)的分泌。对GnRH的抑制导致垂体前叶释放的LH和FSH减少。这在女性导致卵巢合成和分泌雌激素和孕激素减少,卵泡成熟(排卵)失败。在男性,FSH和LH缺乏导致睾丸产生和分泌睾酮减少,精子发生停止。也有人认为,高催乳素血症可刺激肾上腺雄性激素的分泌,对免疫反应有影响。

血清 PRL 的参考范围:女性为 1~25ng/ml(1~25μg/L),男性为 1~20ng/ml(1~20μg/L)。青春期后期,女性出现较高的 PRL 水平,可能是由于雌激素的刺激作用引起的(Eastman et al,1996)。妊娠期间,血清 PRL 可进一步升高,在妊娠第三个月水平可达到 500ng/ml(Rigg et al,1977)。这主要与 PRL 分泌细胞数量增加,垂体体积增加 2 倍甚至更多有关(Scheithauer et al,1990)。没有进行母乳喂养的妇女,在产后 3 周内,PRL 水平回落到基线水平。哺乳期妇女,PRL 基础水平则仍保持中等程度升高,在吸吮反应时,会有间歇性暴发分泌。

众多生理和病理因素,以及多种药物(框 24-3)都能引起 PRL 水平升高。但生理因素和药物刺激引起的 PRL 升高很少超过 200ng/ml。

框 24-3 高催乳素血症的原因

生理性

睡眠、应激、餐后、疼痛

性交,妊娠,乳头刺激或哺乳

系统性疾病

胸壁或胸椎脊髓损伤

原发或继发性甲状腺功能减退

肾上腺功能不全

慢性肾衰竭

肝硬化

药物

精神类药物:吩噻嗪类、氟哌利多醇、巯基羟基嘌呤、丁螺环酮、奥氮平、利培平、多哌啶、单胺氧化酶抑制剂、氟西汀、阿米替林

甲氧氯普胺

抗高血压药:拉贝洛尔,α-甲基多巴,利血平,维拉帕米

抗组胺 H2:西咪替丁、雷尼替丁

雌激素,口服避孕药

阿片制剂:海洛因,美沙酮,吗啡,阿普吗啡

促甲状腺素细胞(TRH)

催乳素分泌垂体肿瘤:泌乳素瘤,肢端肥大症

大腺瘤(压迫垂体柄)

巨泌乳素血症

垂体柄受压或横断(导致多巴胺的传递给催乳素激素细胞的 D_2 受体中断):手术,创伤性横断,肉芽肿,转移,脑膜瘤,辐照,组织细胞增多症 X

非垂体瘤的催乳素异位分泌

特发性

多囊卵巢疾病

癫痫发作

PRL 缺乏可见于垂体坏死或梗死以及某些假性甲状旁腺功能减退(pseudohypoparathyroidism,PHP)。PRL 完全缺乏的女性患者会出现月经失调和不育症(Kauppila,1997)。PRL 过多与临床病理相关。高催乳素血症可抑制 GnRH 的分泌,这通常表现为男性和女性的性功能障碍和不育不孕。女性可出现黄体期异常、月经稀发或闭经、伴有或不伴有溢乳。男性会出现低雄性激素血症、性欲减退和阳痿。垂体腺瘤是引起高催乳素血症的一个重要原因;然而,任何一种能够压迫垂体柄,干扰多巴胺运输过程的疾病,都会导致多巴胺对 PRL 分泌的抑制作用减少。通常,血清 PRL 水平高低与有无脑垂体肿瘤有关,超过 200ng/ml 几乎总是预示催乳素瘤的存在(Kleinberg et al,1977;Frantz,1998;Freda & Wardlaw,1999)。与其他功能性垂体瘤不同的是,PRL 升高的程度与催乳素瘤的大小相关性非常好。

20%~40%的肢端肥大症(acromegaly)患者存在高催乳素血症,这可能是由于混合肿瘤的存在(其包括催乳素细胞和促生长激素细胞),或干扰了 PRL 正常激活和抑制机制(如肿瘤压迫垂体柄干扰了多巴胺的运输,导致催乳素分泌不受抑制)。高催乳素血症的另一个重要原因是甲状腺功能减退(hypothyroidism)。促甲状腺素释放素(thyrotropin-releasing hormone,TRH)不仅能刺激 TSH 的分泌,还能刺激 PRL 的分泌,这就能解释为什么原发性(甲状腺)和继发性(垂体)甲状腺功能减退患者会出现轻度高催乳素血症。因此,当患者有高催乳素血症时,建议进行甲状腺功能检查(游离甲状腺素 FT4 和 TSH)以排除甲状腺功能减退的可能。甲状腺素替代疗法通常可使 PRL 恢复正常。

对所有发现有 PRL 异常升高的患者进行进一步检测评估是非常重要的。因为超过 40%的肢端肥大患者有高催乳素血症,因此测定胰岛素样生长因子(insulin-like growth factor,IGF)-1 是恰当的。其他可以检测的激素包括 FSH,LH,游离睾酮,雌二醇,如果临床表现支持,还应进行肾上腺轴功能的测试。高催乳素血症很少由异位激素分泌引起的。所有患者都应进行蝶鞍部位的增强或非增强的 CT 或 MRI 检查。如果没有禁忌证,最好进行 MRI 检测,因为其能提供更好的对比和解剖细节,更适合观察微腺瘤,而且因为没有放射线暴露,对患者进行连续监测更安全。在脑垂体肿瘤患者的治疗管理中,正规的视野检查也是一个重要的监测工具,病情稳定的患者,至少每年应该检测一次。

生长激素

GH 为 191 个氨基酸的单链多肽,在下丘脑分泌的促生长素释放素(growth hormone-releasing hormone,GHRH)作用下,由垂体的促生长激素细胞合成、存储和分泌。同样由下丘脑分泌的生长抑素(somatostatin,SST)抑制 GH 合成和释放。尽管证据显示,在儿童长骨增长中,GH 发挥直接作用,但其大部分的合成和代谢行为则是通过 IGF-1(也称为生长调节素 C(somatomedin C))介导,为间接作用。在 GH 刺激下,IGF-1 由人体肝脏和某些特定的靶组织合成。IGF-1 与 IGF 结合蛋白(IGF-binding proteins,IGF-BP)形成复合体在血液中循环,IGF-BP3 是主要的循环类型。与所有的激素一样,游离的、未结合状态的 IGF-1 才具有生物活性。与生长抑素一样,IGF-1 通过负反馈作用在垂体,抑制 GH 分泌。

GH 以脉冲方式分泌;在青春期,频率和峰值最大,随着年龄的增长而呈现出稳步下降的趋势(Casanueva,1992)。多达 70%的 GH 分泌出现在第 4 阶段(慢波)睡眠中,研究表明,与年龄相关的第 4 阶段睡眠质量下降,可能是 GH 随年龄增长而

分泌下降的原因(Van Cauter,2000;Van Cauter et al,1998)。除了 GHRH 和生长抑素,其他一些因素也会影响到 GH 分泌(图 24-2)。重大应激(如手术,败血症)、饥饿、性类固醇激素、慢性营养不良、阿朴吗啡、左旋多巴、未控制的糖尿病和高蛋白饮食都能刺激 GH 的分泌。女性往往比男性有更高水平的 GH,这可能是由于雌激素使下丘脑对其他刺激 GH 分泌的因素更敏感导致的(Eastman et al,1996)。

健康且非应激状态的个体,在一天的大部分时间都无法检测到血清 GH。这一事实以及 GH 间断性分泌的特点导致单次取样结果难以解释。因此,GH 缺乏的诊断是在进行药物刺激,再对 GH 进行检测后做出的,而 GH 过多则要在口服葡萄糖后 GH 抑制失败后才能确诊。GH 通常用化学发光免疫试验来测定。

生长抑素是在下丘脑的室旁核和弓状核中合成的。它抑制了 GH 和 TSH 的分泌。还能抑制胰岛素和几种肠道激素(如胃动素、肠促胰液素、促胃液素)的分泌。胃促生长素,是由胃神经内分泌细胞和下丘脑产生的 28 个氨基酸的多肽,与 GH 促分泌素受体结合,刺激 GHRH 和 GH 的分泌。

生长激素缺乏

特发性生长激素缺乏(idiopathic growth hormone deficiency)是儿童最常见的 GH 缺乏症(GH deficiency,GHD)的原因,而垂体腺瘤是成人发病的 GHD 最常见的病因。目前还没有一种简单、重复性好测定异常 GH 分泌模式的方法。在健康人中,70%~80%的 GH 低于 1ng/ml(<1μg/L),而分泌的峰值通常可达到 20~40ng/ml(20~40g/L)(Baumann,1987)。因此,一个生长速度降低的儿童,GH 水平降低或检测不到并不一定表示 GHD。与 GH 相似,IGF-1 随着年龄的增长而下降。IGF-1 在 40

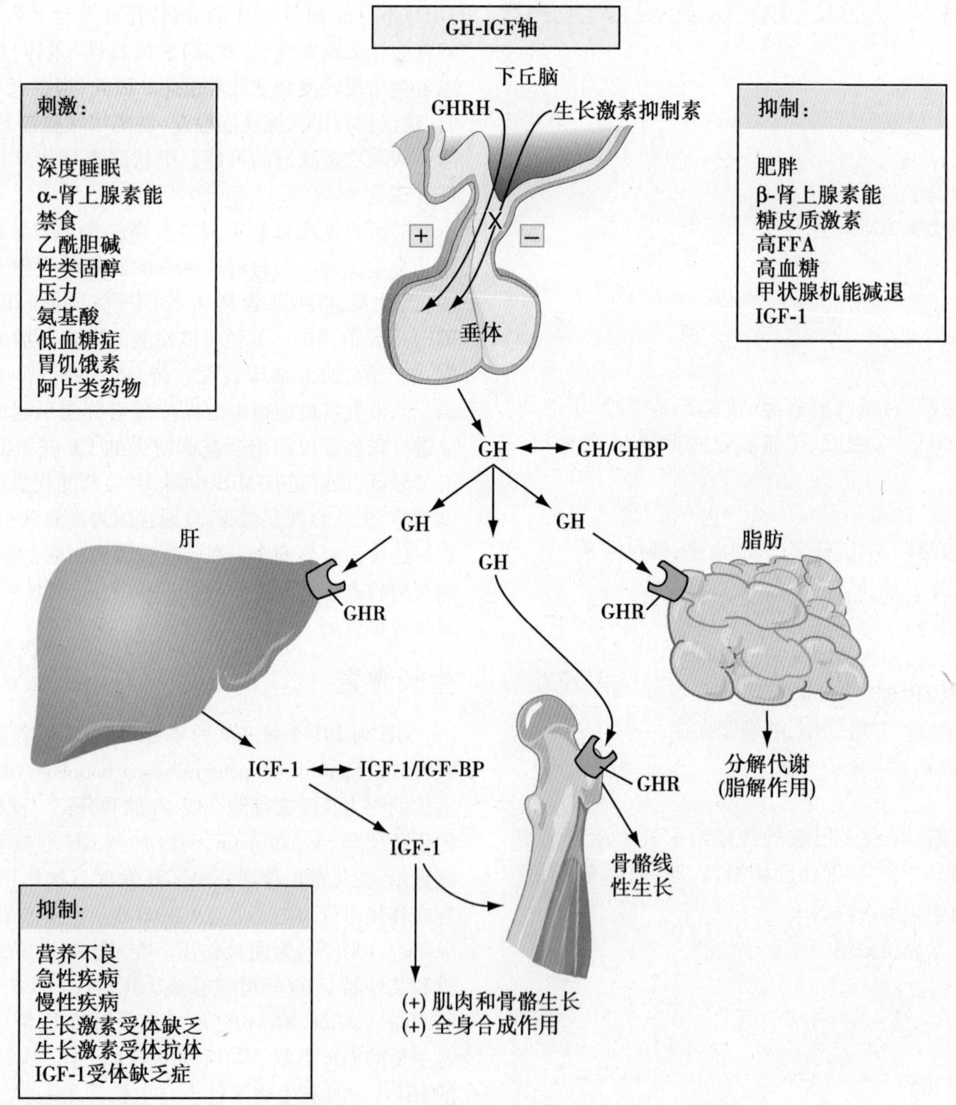

图 24-2　下丘脑-垂体-生长激素轴。影响 GH-IGF-1 分泌和功能的反馈回路。FFA,游离脂肪酸;GH,生长激素;GHBP:生长激素结合蛋白;GH-IGF,生长激素-胰岛素样生长因子;GHR,生长激素受体;GHRH,促生长素释放素;IGF-1,胰岛素样生长因子-1;IGF-BP,IGF-结合蛋白(From Melmed S,Kleinberg D:Anterior pituitary. In Larsen PR,Kronenberg HM,Melmed S,et al,editors:*Williams textbook of endocrinology*,ed 10,Philadelphia,2003,Saunders,p 221,with permission.)

岁以下的患者中更有诊断价值；然而，它仍然不够敏感，不能作为一项单独的试验来诊断 GHD（Almeretti，2003）。通过刺激和抑制各种内分泌轴来控制内分泌系统，通常是诊断激素不足和过量的必要条件。因此，GH 在药物刺激下升高不足就可诊断为 GHD。一些内分泌学术组织已经发布了与 GH 缺乏有关的指南，详细说明了哪些患者需要进行检测，使用哪种检测方法，以及可用的阈值（cutoffs）（Ho & Ho，2007；Casanueva et al，2009）。胰岛素耐受试验（insulin tolerance test，ITT）长期以来被认为是诊断 GHD 的"金标准"；然而，它对患者来说却是最令人不快的，整个测试期间需要医生在场，并且对于有癫痫病史或心脑血管疾病史的患者是禁忌。成人 GH 升高不能达到 5ng/ml，儿童不能达到 10ng/ml 被认为异常的。对于不能接受 ITT 的患者，以及需要进行第二次确认试验的患者，精氨酸单独刺激或与 GHRH 联合刺激通常是下一个步骤。GHRH+精氨酸的组合测试是首选，因为许多正常成年人单用精氨酸刺激可能会失败（Biller，2002）。以 GH 升高不能超过 4. 1ng/ml 为标准诊断 GH 缺乏，敏感性为 95%，特异性为 91%（Biller et al，2002）。因为身体质量指数（body mass index，BMI）会影响 GH 对 GHRH+精氨酸刺激的反应，最新的指南推荐使用基于 BMI 的阈值来解释结果（Cook et al，2009）。其他评估 GHD 的方法包括 24 小时或夜间监测 GH，以及使用可乐定、左旋多巴或高血糖素（先给予普萘洛尔处理）的激发试验。所有这些测试的个体差异显著。其还没有被系统地研究，主要用于儿童（Rose et al，1988）。这些测试的参考范围与 ITT 相同。有两种情况可以根据需要不做 GHD 测试。第一种情况是 IGF-1 水平低的已知有垂体疾病的患者，另一种情况是有三种或更多种垂体激素减少的患者；研究表明，这些患者有 GHD 的概率超过 96%（Hartman et al，2002）。

对儿童来说，采用运动测试是筛查儿童 GHD 常见方法。如果结果正常，则不必进行进一步检查；如果 GH 增高不足，则有必要进行药物测试（Eddy et al，1974）。健康孩子可能不会对任何一个单独刺激实验发生反应，所以，儿童 GHD 定义是使用至少两种不同的药物刺激后 GH 不能达到预期值。IGF-1 的测量已经被用于儿童 GHD 的筛查；然而，然而，由于多种因素可以使 IGF-1 减少，因此不能用于 GHD 的确诊。营养不良、甲状腺功能减退、肝病、未控制的糖尿病、肾脏疾病和年龄的增长等都可使 IGF-1 下降。IGF-BP3 的水平通常与 IGF-1 平行，在 GHD 中通常较低；然而，IGF-BP3 在参考范围内也并不能排除 GHD 的诊断。高达 18%的 GHD 患者 IGF-1 水平可能正常。解释 IGF-1、IGF-BP3 和 GH 的值时需要特别注意，因为其检测方法本身以及用于判断正常的阈值在不同实验室之间差别很大。解决这些问题，众多实验室正在采用世界卫生组织关于 GH 和 IGF-1 的国际标准，并建立一个统计上有效的参考人群的规范的范围（Giustina et al，2010）。

了解 GHRH 和其他促分泌素在测试里所引起的生理学变化的不同是很重要的。ITT 和精氨酸刺激 GHRH 的产生；可乐定通过抑制生长抑素的释放，增加 GH 的分泌。这些刺激要能诱导 GH 的升高，下丘脑必须是完好的。而 GHRH 用于测试时，就绕过了下丘脑，垂体直接受到刺激，因此有可能会漏掉 50%下丘脑病变导致 GHD 的患者。

儿童期发病的特发性 GHD 的患者不太可能会一直患有 GHD。建议除了已知有基因突变、胚胎损伤或脑垂体/下丘脑不可逆损伤的患者，其他患者在成年早期应该停止 GH 替代治疗，重新检测 GH（Molitch et al，2006）。

生长激素过多

生长激素过多会导致肢端肥大症。如果这种情况发生在骨垢封闭前，这些患者会长得非常高（巨人症）。一般来说，生长激素过多常发生在成人期，导致全身软组织和器官的弥散性增大；典型特征包括：下颌前突、额部隆起和铲样手。临床对疑似肢端肥大症的筛选试验是采集随机样本进行 IGF-1 检测。IGF-1 如果在与其年龄和性别匹配的参考范围内，可排除肢端肥大症的诊断（Katznelson et al，2014）。然而，我们应该注意到，在妊娠期和青春期后期 IGF-1 会有生理性的增加（Katznelson et al，2014）。如果 IGF-1 比与其年龄和性别匹配的参考范围高或在上限，就需要通过口服葡萄糖耐量试验（oral glucose tolerance test，OGTT）进行确认。OGTT 是通过采取空腹时血液样本，获得葡萄糖和 GH 的基线值，口服 75g 葡萄糖后的 2 小时内每 30 分钟采取血液，检测葡萄糖和 GH。正常的反应是在测试期间的任何时候，GH 小于 1ng/ml（1μg/L）。如果 GH 不能降至低于 1ng/ml（1μg/L）的水平，患者则被诊断为患有肢端肥大症（American Association of Clinical Endocrinologists，2004）。在青春期，未受控制的糖尿病、营养不良、肝脏疾病和肾脏疾病等情况下，GH 可能无法充分受到抑制，然而，除了青春期，其他情况下，血清中 IGF-1 都是正常的（Katznelson，2011）。

困难在于对病情较轻的肢端肥大症的诊断。Freda 曾研究了 60 名肢端肥大症术后患者，其中有 22 名患者处于疾病活动期（IGF-1 高），38 名患者处于病情缓解期（IGF-1 正常），以及作为对照组的 25 名健康者（IGF-1 正常）。健康对照组中 GH 最低点最高为 0. 13μg/L，病情处于活动期的患者为 0. 3μg/L。50%活动期患者 GH 值小于 1μg/L，导致如采用 GH 小于 1μg/L 作为诊断标准时，这些患者将会被错误地划分为正常（Freda et al，1998；Trainer，2002）。在最近一项对 16 名轻症患者的研究中（大多数人患有微腺瘤），Dimaraki 等（2002）发现 50%的肢端肥大症患者能够在 OGTT 的情况下将 GH 水平抑制在 1μg/L 以下。这些活动期患者有正常的抑制反应，可能与他们 GH 分泌发生微妙的变化有关，这些变化使这种短期的抑制试验不能诱导 GH 分泌。解决这个问题有以下一些建议（Trainer，2002）。如果最初的随机 IGF-1 是正常的，而 GH 小于 0. 3μg/L，那么可以排除肢端肥大症。如果两个测试任何一个异常，重复 IGF-1 检测，然后进行 OGTT 抑制试验。如果 OGTT 抑制试验中，GH 大于 0. 3μg/L，IGF-1 升高，可诊断肢端肥大症。OGTT 抑制试验中，GH 小于 0. 3μg/L，IGF-1 正常，可排除肢端肥大症。OGTT 抑制试验中，GH 小于 0. 3μg/L，IGF-1 升高，应密切随访。口服雌激素（不是经过皮肤）可以减少 IGF-1 浓度（Giustina et al，2010），因此在测试期间暂时停止口服雌激素治疗可能是明智的。

肢端肥大症患者的 GH 对 OGTT 的反应中可能表现为矛盾的上升，没有反应，或者是部分下降（Ezzat，1997）。用随机样本 GH 诊断肢端肥大症是不够充分，因为 GH 在健康人群和患者之间存在着相当大的重叠。此外，许多疾病，包括肾病、肝硬化、营养不良、不受控制的糖尿病，以及身体或精神压力的患者，都可以有GH增加。虽然较大的腺瘤通常有较高的GH水平，但GH和肢端肥大症临床表现之间的相关性是较差的。在大多数没有治疗的肢端肥大症患者中，一整天GH的水平都高于基础水平，从10~100ng/ml（10~100μg/L）。而在非肢端肥大症患者血清中，GH水平超过50~100ng/ml（50~100μg/L）基本未见（Barkan，1989）。使用TRH、GnRH和GHRH的其他诊断方法在大约50%的肢端肥大症患者中产生了不一致的结果。因此，不推荐这些方法用于诊断目的或监测疾病状态（American Association of Clinical Endocrinologists，2004）。对已经明确为肢端肥大症，但没有证据显示有垂体瘤的患者，可检测GHRH，以确定是否为下丘脑或异源性的肢端肥大症。

接受治疗的肢端肥大症患者需要终生监测疾病活动情况。接受手术或辐射治疗的患者可以通过对OGTT的GH反应和随机的IGF-1测量来监测。治疗的目标是使IGF-1正常，且OGTT的试验中，GH小于1ng/ml（小于1μg/L）。多项研究表明，当这些目标实现时，患者死亡率就会与正常人群的死亡率相同（Swearingen et al，1998；Holdaway et al，2004；Rajasoorya et al，1994；Orme et al，1998）。如前所述，在解释女性IGF水平时，需要注意口服雌激素（而不是局部的雌激素治疗）的影响，因为口服雌激素会降低IGF-1浓度（Giustina et al，2010）。对于接受生长抑素受体类似物治疗的患者，监测方法是，在下一次治疗前对IGF-1和GH进行检测。对接受GH受体阻断剂治疗的患者则通过随机的IGF-1检测进行监测。在极少数情况下，肢端肥大症可能是由于GHRH的异位分泌引起（支气管类癌瘤，胰岛细胞瘤和小细胞肺癌），这时测定GHRH可能是有用的。

垂体后叶激素

缩宫素和加压素（见第8章和第14章）是垂体后叶的两种主要激素。它们各自具有不同的生理作用，在刺激平滑肌收缩和维持体内水平衡方面有一定的重叠作用。它们是小的寡肽，每个都由9个氨基酸残基组成，分子量约为1kDa。它们是在下丘脑的神经细胞中合成的，并沿着轴突传送到垂体后叶神经末梢，在那里它们被储存在分泌颗粒中。由下丘脑产生的神经活动电位沿着轴突传播，导致囊泡的脱颗粒，缩宫素和加压素被释放进入血管周围，最终进入血液循环。与垂体前叶不同，垂体后叶只是一个储存激素的仓库，保存激素直到它们分泌出来。因此，漏斗柄的损伤，垂体后叶的破坏或去除并不一定会导致这些激素的完全丧失，因为它们是在下丘脑产生的。

缩宫素

在分娩过程中，宫颈和阴道的拉伸刺激了缩宫素的分泌，这被称为Fergusson反射。缩宫素在分娩过程中通过直接作用子宫肌层和通过刺激蜕膜分泌前列腺素导致子宫收缩（Fuchs，1982）。在分娩后，缩宫素还在胎盘部位的止血中起作用。整个妊娠期间，雌激素会使子宫内和子宫蜕膜的缩宫素受体数量增加，从而导致妊娠要结束时对缩宫素的敏感度增加。

缩宫素刺激乳腺周围的肌上皮细胞和输乳管收缩，导致排乳。在吸吮反应中，神经刺激从乳头传递到第三、第四和第五胸神经，到脊髓，到中脑，再到下丘脑，在那里，缩宫素的释放被触发。心理刺激可以绕过这一途径，比如有哺乳的念头或听到婴儿的哭声，缩宫素分泌增加（Jenkins & Nussey，1991；Yokoyama，1994）。应激情况则会抑制缩宫素的分泌，导致乳液分泌减少。

导致缩宫素过剩或缺乏的病理情况是罕见的，仅限于个案报告。缩宫素在男性中的作用尚不清楚。对缩宫素水平检测的临床需求相当少。因为它的半衰期是3~5分钟，并且会被缩宫素酶快速的降解，如果要获得有意义的结果，就必须严格遵守实验室参考方法进行标本采集。

精氨酸升压素/抗利尿激素

AVP（ADH）是在下丘脑的室旁核和视上核合成的。ADH的主要功能是通过调节水平衡来维持渗透平衡。它通过刺激肾皮质集合管上主上皮细胞的V2受体来完成这一过程。正如第14章所讨论的，ADH诱导了环腺苷酸（cyclic adenosine monophosphate，cAMP）的生成，导致水通道（水通道蛋白）与主细胞的顶端膜融合，增加了水的渗透性和重吸收。高浓度的血液AVP通过引起血管收缩（V1受体）发挥潜在血管加压素的作用，刺激垂体前叶分泌ACTH，并刺激凝血因子Ⅷ的产生。

ADH的分泌受血清渗透压和血容量变化的调节。血清渗透压的变化由下丘脑前部的渗透压感受器来监测。血浆ADH的上升和下降直接与血清渗透压成正比。在ADH和尿渗透压（urine osmolality，Uosm）之间存在一种良好的线性关系。Uosm的上限为1200mOsm/kg，是肾髓质浓度梯度所允许的最大的Uosm。

在血清渗透压超过295mosm/kg时，ADH分泌受到的刺激最大，当渗透压低于284mOsm/kg的时候，ADH分泌就会被抑制。口渴可以被认为是自动防故障机制，因为产生口渴的血浆渗透压（Posm）比刺激ADH分泌的Posm更高。口渴感受器位于下丘脑，与刺激ADH分泌的渗透压感受器截然不同。

血容量的变化由压力感受器检测压力感受器有两组：位于右心房和肺静脉系统的低压血容量感受器，以及位于颈动脉窦和主动脉弓的高压动脉压力感受器。这些受体通常处于紧张性抑制状态；血容量降低解除了这种抑制，导致ADH的升高，从而导致水的重吸收。ADH的分泌对渗透压变化的敏感程度远超过对血容量变化的敏感程度。渗透压增加1%~2%就会引起ADH的分泌增多，而血容量或血压需要下降5%~10%才能刺激压力受体触发ADH的释放。

除了渗透压和血容量的变化外，其他能刺激ADH分泌的生理因素包括恶心、细胞因子、白介素（interleukin，IL）-6、低血糖、高碳酸血症和尼古丁（Reihman et al，1985年，Masrorakos et al，1994）。

基础血浆血管加压素参考范围从0.5~2pg/μl。与心房钠尿肽、口渴和肾素-血管紧张素-醛固酮轴配合，ADH的作用是维持血压、血容量和血管张力。因此，当患者被评估为水稳态的失调时，必须考虑到这些多重交互因素。正常的血浆渗透压为280~295mOsm/kg，血浆钠为135~145mmol/L。它可以直接通过冰点下降法或蒸气压法测量，也可以通过测定血浆钠、血尿素氮（blood urea nitrogen，BUN）和葡萄糖后，应用以下公式（见第8章）间接计算得到。

$$血浆渗透压=\{2\times[Na](mmol/L)\}+\{葡萄糖(mg/dl)/18\}+\{BUN(mg/dl)/2\} \quad (公式24\text{-}1)$$

这个方程式在第8章和第14章中详细讨论。

因为钠是主要的血浆溶质，所以低钠血症就等同于低渗透压。在直接测量的渗透压和计算的渗透压之间通常有很好的一致性。然而，在两种情况两者可能不同：在假性低钠血症(pseudohyponatremia)(也称为人为低钠血症(factitious hyponatremia))以及在高浓度的其他有效溶质存在的情况下。在假性低钠血症中，血浆体积因高浓度的脂质或蛋白质存在而改变(比如高球蛋白血症)，导致血浆 Na^+浓度降低，尽管 Na^+在水溶液中的浓度是正常的。在这些情况下，如果用离子选择电极(ion-specific electrode，ISE)直接测量 Na^+浓度，其浓度是正常的。使用高通量分析仪的实验室，为了延长电极寿命，通常会用 ISE 测定稀释的血浆(即所谓的间接 ISE 测量)，从而使血浆浓度测量结果容易受到假性低钠血症的影响。直接测定渗透压不受高脂血症或副蛋白血症的影响，因为单位体积内溶质颗粒的浓度没有变化。

高浓度渗透活性溶质的存在，如葡萄糖、射线造影剂、甘露醇和乙二醇引起细胞内的水转移到细胞外，导致稀释性低钠血症(这种情况下，尽管完全不同于前文所述，有时也称为假性低钠血症)。类似的转移性低钠血症(translocational hyponatremia)发生在经尿道前列腺切除术中甘氨酸的吸收以及妇科和整形手术中(Ayus & Arieff，1997；Hahn，2001)。在这些情况下，计算的 Posm 是不可靠的；Posm 必须是直接测量的。计算和测量的 Posm 差异大于 10mOsm/kg 支持存在假性低钠血症或其他的渗透溶质的存在(Kumar & Berl，1998)。导致"渗透间隙"最常见的情况是"乙醇中毒"。

高血糖症时，测量的 Na^+应该进行纠正，血浆葡萄糖比正常(100mg/dl)每增高 100mg/dl，Na^+加 1.6mmol/L。最近一项分析显示，这个公式可能低估了高血糖症引起的 Na^+下降，支持使用 2.4mmol/L 作为校正因子(Hillier et al，1999)。真正的低钠血症如果存在，应用修正公式后，血清钠$^+$应仍<135mmol/L。

在妊娠期间，渗透压稳态重新设定，渗透压大概有 10mOsm/kg 的下调(Lindheimer & Davison，1995)。目前尚不清楚确切机制，然而，研究表明松弛素和缩宫素酶起到一定作用。在妊娠期间，胎盘产生的缩宫素酶有渐增，其除了分解缩宫素，还破坏血管加压素，这可能会导致下丘脑 AVP 渗透压反馈环的改变。

尿崩症

尿崩症(diabetes insipidus，DI)被分为中枢性(由于下丘脑或神经垂体分泌 ADH 分泌缺乏或减少所致)或肾性(由于肾对 ADH 的作用抵抗)两大类。每一类都被进一步细分为完全性或部分性。所有 DI 变异体都以大量的稀释性尿液(大于 2.5L/d)，血浆渗透压异常升高为特征。如果口渴机制是完好的，并且可以自由补充水分，大多数人都可以避免脱水，保持正常的血浆渗透压(Posm)和血清钠水平。

禁水试验是识别 DI 的首选诊断实验(表 24-2)。通过对内源性或外源性血管加压素的反应，可以区分中枢性和肾性 DI(表 24-3)。在神经源性 DI 中，ADH 的水平很低，肾脏在外源性 ADH 的作用下迅速地储存水。与之相反，肾性 DI，ADH 水平正常或增加，注射额外 ADH 对肾脏水重吸收几乎没有影响。将部分肾源性 DI 与原发性口渴症区分开来是比较困难的。与难以保留自由水的 DI 不同，原发性烦渴症在病理生理上是由液体摄入增加引起的。原发性烦渴(primary polydipsia，PPs)可能是由于致渴性 DI 或心源性 DI 引起的。在致渴性 DI 中，ADH 分泌的触发点是正常的；然而，口渴阈值被重新设定了，因此它现在低于 ADH 分泌的阈值。在心源性烦渴症中，ADH 分泌的渗透稳态是正常的；然而，由于潜在的精神疾病，患者有一种强迫喝过量液体的冲动。在 PPs 中见到的这种大量液体的摄入会导致肾脏内的髓质浓度梯度下降，从而导致脱水时，肾脏浓缩尿液的能力下降。区分肾源性 DI、PPs 以及那些对 ADH 反应模棱两可的患者，最好通过在 Zerbe 和 Robertson 列线图上(图 24-3 和图 24-4)(Zerbe & Robertson，1981 年，1987)画出基础状态和脱水后的 Uosm 和血浆 ADH。在已知或怀疑患有肾功能疾病，或体液和电解质紊乱，或患者无法忍受生理测试时，对血浆 ADH 直接测量可能有助于明确病理性 ADH 缺乏或过量的诊断。在先天性 DI 的情况下，*ADH* 基因突变杂合子携带者家族成员可以通过 ADH 水平降低而被发现，这可能是 ADH 缺乏症唯一的亚临床表现。

表 24-2 用于尿崩症诊断和分类的禁水试验

轻度多尿的患者可以在晚上 10 点以后停止所有的液体摄入。对于那些严重多尿(8~10L/d)的人来说，禁水试验从凌晨开始，并注意密切观察

1. 工作在测试过程中，禁止患者经口摄入任何东西。
2. 获得下列基线参数：尿量(urine volune，Uvol)和尿渗透压(urine osmolality，Uosm)，血浆渗透压(plasma osmolality，Posm)，血浆钠(plasma sodium，PNa)。同时记录体重和以及坐位和站位的血压(blood pressure，BMP)/脉搏(pulse，P)
3. 每小时收集尿液和血液一次，检测 Uvol，Uosm 和 Posm。同时记录体重、BP 和 P。并记录要求摄入液体的请求
4. 当 Uosm 达到平台期时(例如：当连续 3 小时，每小时 Uosm 增加<30mOsm/kg)，或体重下降 3%~5%，或患者收缩压下降>20mmHg 时，采集标本测定 Uvol、Uosm、Posm、PNa、AVP(血浆)
5. 静脉注射(IV)或肌内注射(IM)1mcg 去氨加压素，或皮下注射(SC)5mcg AVP。在注射后的 30、60、120 分钟内记录 Uosm、尿量和 Posm。Uosm 最高值用于评估患者对 AVP 的反应

预防措施

在可能的情况下，停止任何可以影响 ADH 分泌物的药物。观察低血压和恶心，这可能会刺激 ADH 的分泌。在测试过程中，不允许患者吸烟

表 24-2 用于尿崩症诊断和分类的禁水试验(续)

解释	
正常的	AVP 刺激前的最后一次 Uosm 高于 Posm。在 AVP 刺激后,Uosm 比单独禁水的最大 Uosm 升高幅度低于 10%
神经源性 DI	AVP 刺激前的最后一次 Uosm 低于 Posm。AVP 刺激后,Uosm 升高幅度超过 50%
肾源性 DI	AVP 刺激前的最后一次 Uosm 低于 Posm,AVP 刺激后,Uosm 升高幅度低于 10%
部分中枢性 DI	脱水后,Uosm 可高于 Posm;然而注射 AVP 后,Uosm 升高幅度仅仅在 10%~50%
部分肾源性 DI	脱水后,Uosm 可大于 Posm;但注射 AVP 后,Uosm 升高超过 10%
在 Zerbe 和 Robertson 的列线图上绘制基础和脱水后的 Uosm 和血浆 ADH,将有助于进一步区分布分肾源性 DI、部分中枢性 DI 和原发性多尿(参见图 24-3 和图 24-4)	

表 24-3 水稳态紊乱的鉴别诊断

疾病	基线值			禁水 12 小时后			AVP 刺激后尿液渗透压
	血清钠和渗透压浓度	尿钠和渗透压浓度	血清 ADH	血清钠和渗透压浓度	尿钠和渗透压浓度	血清 ADH	
正常	正常	正常	正常	正常	升高	升高	不变
SIADH	降低	正常-升高	升高	降低-正常	升高	升高	–
神经源性 DI	正常-升高	降低	降低	升高	降低-正常	降低	升高
肾源性 DI	正常-升高	降低	正常-升高	升高	降低-正常	升高	不变
心理性多尿	降低-正常	降低	降低	正常	正常-升高	正常-升高	不变

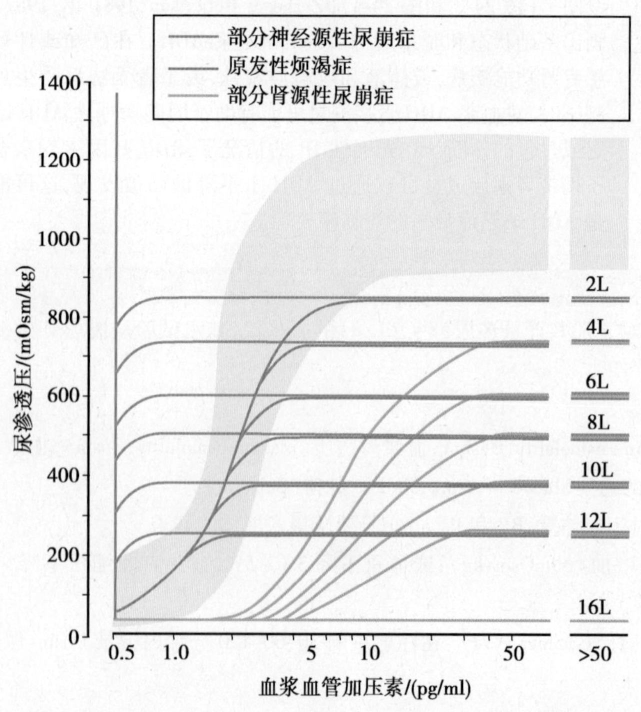

图 24-3 不同原因和不同严重程度的多尿患者的尿渗透压(Uosm)与血浆精氨酸升压素(AVP/ADH)的关系。这三种类型的多尿都由其各自不同高度的 S 形曲线组描述。各组内部高度的差异反映了由髓质浓度梯度"冲刷"引起的最大浓缩能力的差异。它们与多尿的严重程度成正比(在每一个平台的右端以升/天为单位表示)。正常反应用黄色表示。三种类型的多尿主要不同在剂量-反应曲线的上升部分。在部分神经源性尿崩症患者中,曲线位于正常的左侧,反映了对血浆低浓度 ADH 的抗利尿作用升高的敏感性。与此相反,在部分肾源性 DI 患者中,曲线位于正常的右侧,反映出对 ADH 的敏感性降低。在原发性烦渴症中,Uosm 与 ADH 的关系相对正常(Redrawn from Bichet DG: Diabetes insipidus and vasopressin. In Moore WT, Eastman RC, editors: *Diagnostic endocrinology*, ed 2, St Louis, 1996, Mosby, p 158, with permission.)

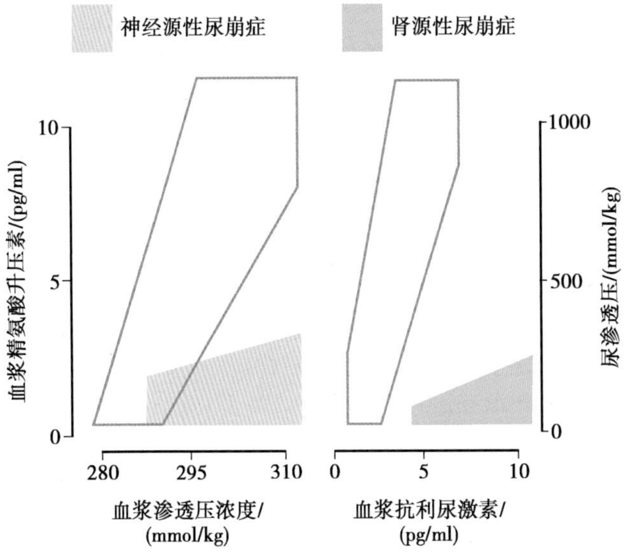

图24-4 左侧,高渗生理盐水输注时,血浆精氨酸升压素(AVP/ADH)与血浆渗透性的关系。原发性烦渴症和肾源性DI患者有部分在正常范围内(开放区域),与神经源性DI的患者相反,后者对渗透浓度的升高表现出一种低于正常水平的血浆ADH反应(粉红色框)。右侧,在脱水和水负荷时尿液渗透压与血浆ADH的关系。原发性烦渴症和神经源性DI的患者有部分在正常范围内(开放区域),与肾源性DI的患者相反,其尽管有高血浆ADH但仍为低渗尿(绿色)(Redrawn from Bichet DG: Diabetes insipidus and vasopressin. In Moore TW, Eastman RC, editors: *Diagnostic endocrinology*, ed 2, St Louis, 1996, Mosby, p 168, with permission.)

肾性DI要么是先天的,要么是获得性的。与X连锁的受体缺陷是先天性肾性DI最常见的病因;药物是获得性肾性DI的最常见的原因(Holtzman & Ausiello, 1994)。已知与获得性肾DI相关的药物包括锂、去甲金霉素和麻醉剂甲氧氟烷。其他引起肾性DI的原因包括高钙血症、低钾血症、镰状细胞病和梗阻性泌尿系统疾病(框24-4)。

神经源性DI可能是先天性的,是ADH信号肽或编码后叶激素运载蛋白的外显子的常染色体显性突变导致的(McLeod et al, 1993; Yuasa et al, 1993)。更常见的是,神经源性DI是由下丘脑的病变(转移性肿瘤,创伤,肉芽肿性疾病)或药物引起的。通过抑制ADH释放而引起神经源性DI的药物包括苯妥英(dilantin,狄兰丁),氯丙嗪和α-肾上腺素能激动剂。有人怀疑,针对下丘脑产生ADH的细胞的自身抗体可能会导致一些特发性神经源性DI(De Bellis et al, 1994, 1999; Maghnie et al, 2000)。这些抗体可通过间接免疫荧光抗体检测。

ADH水平降低的另一种常见情况是儿童原发性夜间遗尿症(primary nocturnal enuresis)。尽管这些患者的ADH水平仅略低于对照组(2.9ng/L VS 3.6ng/L),但通过血管加压素治疗,临床症状得到了可靠的改善(Willie et al, 1994)。在这种情况下,ADH水平的确定并不总是对诊断有帮助的,因为在遗尿儿童和正常儿童之间有中度的重叠。测定第一次晨尿的尿比重在鉴别那些可能从ADH补充中获益的儿童来说更可靠;他们的尿比重低于1.015(Mevorach et al, 1995)。

框24-4 尿崩症病因

中枢性
原发性
家族性
特发性
获得性
肿瘤——颅咽管瘤,垂体瘤,转移性肿瘤(比如肺、乳腺),Rathke裂囊肿,非淋巴细胞性白血病
肉芽肿病——结节病,朗格汉斯细胞组织细胞增多症,韦格纳肉芽肿病
创伤性-头部创伤、手术
感染——结核、脑膜炎、脑炎
血管——脑动脉瘤、镰状细胞贫血、Sheehan综合征
药物——乙醇、苯妥英、氯丙嗪、β-肾上腺素激活剂
其他——淋巴细胞性垂体炎、缺氧性脑病变
肾性
遗传性
V2受体突变
水通道蛋白突变
获得性
药物——锂、苯妥英、去甲金霉素、长春碱、顺铂、丙氧芬、秋水仙碱、庆大霉素、两性霉素、乙醇、心房钠尿肽、去甲肾上腺素、甲氧氟烷、呋塞米
电解质紊乱——高血钙、低血钾
全身性疾病——镰状细胞、多发性骨髓瘤、淀粉样变性、结节病、Sjögren综合征、多囊性肾病
其他——低蛋白饮食、梗阻后性尿路病

抗利尿激素分泌失调综合征

抗利尿激素分泌失调综合征(syndrome of inappropriate antidiuretic hormone secretion, SIADH)的特征是稀释性低钠血症,其与高渗尿有关(持续异常尿钠排泄的结果)。根据定义,只有在对影响ADH分泌非渗透刺激和其他干扰自由水清除的病理因素被排除后,SIADH才能被诊断(Vistorina et al, 2002)。引起ADH分泌的生理因素包括恶心、妊娠、低血糖、颅内高血压、机械通气和缺氧。甲状腺功能减退和糖皮质激素缺乏会导致自由水清除减少,从而导致稀释性低钠血症。盐皮质激素缺乏可导致肾钠排泄增加,导致低钠血症。因此,在诊断SIADH之前,对这些内分泌轴缺陷进行检测,并进行适当的激素替代治疗,是非常重要的。其他可能妨碍SIADH诊断的干扰因素包括肾脏疾病、心脏病和利尿剂等药物。在这种情况下,患者可以谨慎地做一个水负荷试验(表24-4)。在没有药物或其他可能影响利尿的情况

表24-4 水负荷试验

1. 基线:患者必须血容量正常,血清 Na^+:125~150mmol/L, Posm>275mOsm/kg
2. 患者在30分钟内喝完规定的水(每公斤体重20ml水,最多1500ml)
3. 患者保持仰卧位,每小时收集一次尿液,连续5次。记录每次标本的体积和渗透压浓度

解释

正常	4小时内,排出给予的水负荷的80%~90%,能抑制Uosm<100mOsm/kg
SIADH	在没有药物或其他影响多尿的情况下,不能达到上述标准的,支持SIADH诊断

下，如果4小时内不能将给予的水负荷的80%～90%排泄出来，不能将Uosm抑制到100mosm/kg以下，就支持SIADH的诊断。

在正确的临床应用中，可以在血清和尿液电解质测定的基础上做出相当确定的SIADH诊断。随机尿钠小于30mmol/L通常可以将由于血容量减少导致的低钠血症与SIADH区分出来，这些患者尿Na^+超过30mmol/L（Chung et al，1987）。与之比较，将血容量正常的SIADH患者与低血容量并伴有肾盐丢失（如失盐性肾病，利尿剂的使用）的患者区分会更加困难。除了低钠血症，两者都有随机尿Na^+大于30mmol/l，以及Na^+排泌分数大于1。钠排泄分数（FENa%）的计算如下：

$$\frac{U_{[Na^+]} \times P_{[Cr]}}{P_{[Na^+]} \times U_{[Cr]}} \times 100 \qquad \text{（公式 24-2）}$$

其中$U_{[Na^+]}$=尿钠浓度；$P_{[Na^+]}$=血浆钠浓度；$U_{[Cr]}$=尿肌酐浓度；$P_{[Cr]}$=血浆肌酐浓度。

区分这两种疾病的方法之一是，连续两天，每24小时静脉给予1L的0.9%的NaCl。血清钠的增加超过5mmol/L，即提示低血容量症。在SIADH中，血清Na^+不发生任何变化或增加小于5mmol/L。另一种方法是，在2～3天内，液体摄入限制在600～800ml/d，这将会改善SIADH的低钠血症，而在失盐性肾病中没有作用（表24-3）。

在SIADH中，肾脏丢失盐的原因是双重的。在疾病开始时，有血容量增加，其抑制肾素-醛固酮轴，并导致远端小管钠重吸收得以改善。持续的钠丢失是由于心房钠尿肽（Kamoi et al，1990）的分泌引起的，这也是由于血容量的增加而引起的。

尿酸水平较低中的两种情况，一种是SIADH，由于超滤和ADH在肾脏V2受体上的局部作用导致；另一种是妊娠。在SIADH中，ADH的血清水平可能会有不同程度的升高，通常不与Posm成比例；然而，大约20%符合SIADH生理诊断的病例，其ADH并没有达到可检测到的水平（Zerbe & Robertson，1980）。这可能是由于检测方法对低水平ADH不敏感性，也可能是肾脏对ADH的敏感性增加，或者存在另一种具有抗利尿活性的激素（Kamoi，1997）。

SIADH的诊断在很大程度上是一种排除性的诊断，临床医生需排除其他导致低钠血症的原因（图24-5）。它最常表现为副肿瘤综合征；然而，它也可能发生在中枢神经系统创伤或感

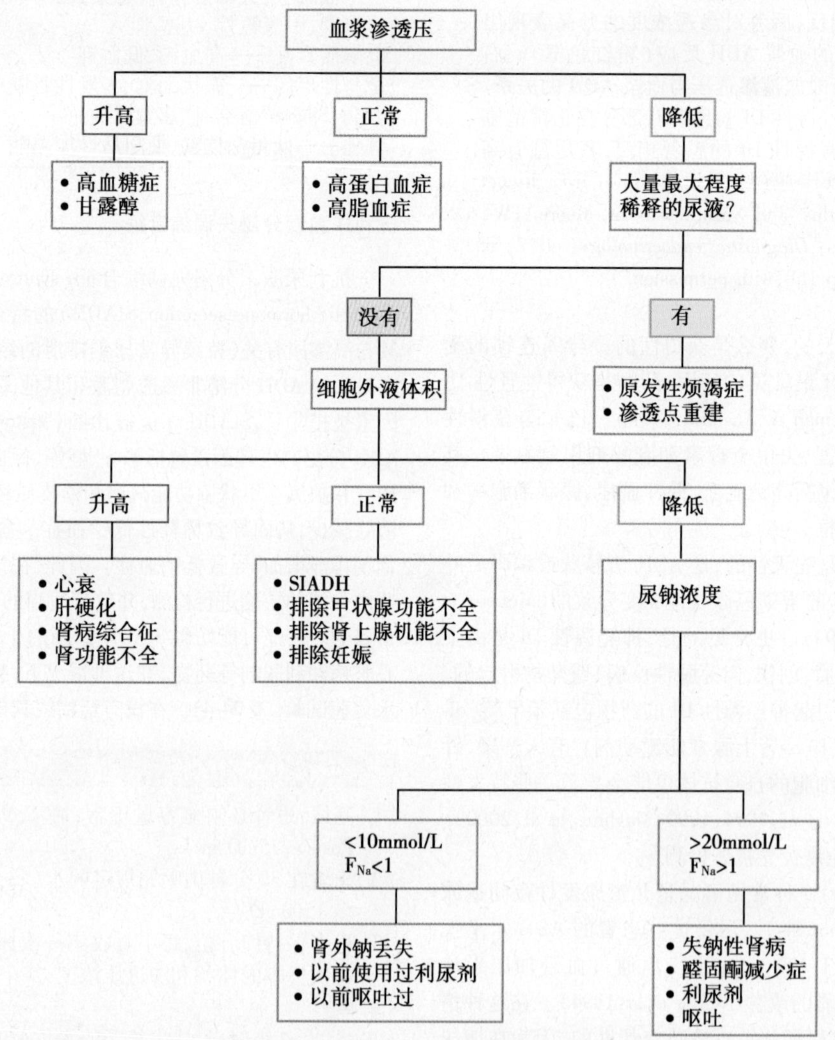

图24-5 低钠血症的鉴别诊断流程。SIADH，抗利尿激素分泌失调综合征（From Singer GG：Fluid and electrolyte management. In Carey CF，Lee HH，Woeltje KF，editors：*The Washington manual of medical therapeutics*，ed 29，Philadelphia，1998，Lippincott-Raven，p44，with permission.）

染、肺部疾病或药物治疗的结果(vinca alkaloids 长春花生物碱,tricyclic antidepressants 三环类抗抑郁药,serotonin reuptake inhibitors 选择性 5-羟色胺重摄取抑制剂)(框 24-5)。

框 24-5 SIADH 的原因

CNS 疾病
肿瘤、感染、创伤、脑血管意外
肿瘤
燕麦细胞性肺癌和肺腺癌、胰腺癌、淋巴瘤
肺部感染
结核、肺炎、正压机械通气
特发性
药物
口服降糖药——氯磺丙脲、甲苯磺丁脲
抗肿瘤药物——长春新碱、环磷酰胺
精神科药物——阿米替林、吩噻嗪类、单氨氧化酶抑制剂
其他——吗啡、巴比妥类药物、氯贝丁酯、尼古丁、乙酰胆碱、麻醉药物、β-肾上腺素能激活物、甲氧氯普胺、去氨加压素

CNS,中枢神经系统;SIADH,抗利尿激素分泌失调综合征

甲状腺功能

正常甲状腺重约 15~25g,由两侧叶通过甲状腺峡在中间相连而组成。甲状腺被分为许多小叶,每个小叶含有 20~40 个滤泡,由富含血管的结缔组织分隔开。滤泡为环形结构,在滤泡中,由单层排列的甲状腺滤泡细胞围成一个闭合腔,腔内包含胶质、甲状腺素、甲状腺球蛋白(thyroglobulin,Tg)和各种其他糖蛋白。滤泡细胞靠在富含糖蛋白的基底膜上,使细胞与周围毛细血管分离开。滤泡细胞的顶端有微绒毛伸入胶质,在胶质内可进行碘化、胞吐和初始阶段的激素分泌。滤泡是甲状腺素合成和储存的场所。甲状腺中还包含滤泡旁细胞,又称 C 细胞,可合成和分泌在钙代谢中至关重要的激素——降钙素。

正常的甲状腺素合成需要完整的下丘脑-垂体-甲状腺轴(hypothalamic-pituitary-thyroid,HPT)和充足的碘源。下丘脑分泌促甲状腺素释放素(TRH),进而刺激垂体前叶的细胞分泌促甲状腺素(TSH)。正如名字所暗示的,促甲状腺素刺激甲状腺素的合成和分泌。甲状腺素对下丘脑和垂体均施加负反馈,以维持 TSH 浓度在狭窄的限定范围;甲状腺素还作用于外周组织,介导多种代谢活动。

在 TSH 刺激下,碘以无机碘的形式进入滤泡细胞,并通过一系列代谢步骤转化成甲状腺素,即甲状腺素(T_4)和 3,5,3′-三碘甲腺原氨酸(T_3)。图 24-6 描述的甲状腺素转化合成过程可分解为:①主动运输碘到细胞中;②Tg 酪氨酸残基被碘化;③Tg 经碘化酪氨酸分子偶联形成 T_4 和 T_3;④Tg 经蛋白水解释放游离碘酪氨酸、T_4 和 T_3,分泌碘甲腺原氨酸到血液循环中;⑤甲状腺中碘酪氨酸脱碘,释放的碘的再利用;⑥T_4 到 T_3 的脱碘。

血液循环中的 T_4 几乎全部来源于甲状腺。T_3 仅有 20%来自甲状腺,80%是在非甲状腺组织中,由 T_4 在 5′-单脱碘酶催化下脱碘产生(Lum & Nicoloff,1984)。甲状腺每天产生约 110nmol(85μg)的 T_4 和 10nmol(8.5μg)的 T_3。甲状腺素在附着于血浆蛋白质时可在外周循环。约 70%的 T_4 与甲状腺素结合球蛋白(TBG)结合,20%与转甲状腺素蛋白(以前称为甲状腺素结合前白蛋白)结合,10%与白蛋白结合。虽然大多数的循环 T_3 也与 TGB 结合,但亲和力比 T_4 小 10 倍(Robbins,1996;Braverman & Utiger,2000)。只有约 0.03%的 T_4 和 0.3%的 T_3 不与蛋白结合。只有游离 T_3、T_4 才能进入细胞发挥作用。

甲状腺疾病可根据其功能分为甲状腺功能亢进,甲状腺功能减退和甲状腺功能正常三类。甲状腺功能亢进症的体征和症状包括怕热、心动过速、体重减轻、乏力,情绪不稳和震颤。与甲状腺功能亢进相关的最常见的临床综合征是 Graves 病,由循环 TSH 受体的自身抗体引起。其他导致甲状腺功能亢进的疾病包括毒性甲状腺腺瘤,以及少见的 TSH 分泌性垂体瘤和甲状腺癌。

甲状腺功能减退会引起声音嘶哑,怕冷,皮肤干燥,便秘,心动过缓和肌无力。黏液水肿性昏迷是甲状腺素缺乏的晚期表现,其特征是进行性昏睡,体温过低和通气不足。甲状腺自身不能分泌足够的甲状腺素的疾病称为原发性甲状腺功能减退症,大多由放射性碘消融或手术治疗甲状腺功能亢进或恶性肿瘤头颈部放疗等医源性原因引起。中枢性甲状腺功能减退症是由于垂体功能紊乱导致 TSH 分泌减少而引起的。原发甲状腺功能减退是下丘脑功能障碍的结果。

甲状腺疾病如甲状腺肿,甲状腺腺瘤和甲状腺癌通常发生于甲状腺功能正常(临床和生物化学指标上)的患者,准确的 TSH 检测可以诊断这些亚临床甲状腺功能亢进症和甲状腺功能减退症。这些患者临床上表现为甲状腺功能正常,然而 TSH 值出现降低或升高。许多临床状况可能导致甲状腺功能检测结果难以解释:异常蛋白结合蛋白的存在(先天性或药物所致);急性精神病患者的甲状腺素代谢改变;直接影响甲状腺素结合或 HPT 轴的药物引起甲状腺素代谢改变。甲状腺功能检查中最重要和最常见的问题可能发生在那些患有各种疾病但并不直接涉及甲状腺,即所谓的非甲状腺疾病的患者中。

甲状腺素的合成和代谢

碘是甲状腺素的主要成分,主要来源于膳食摄入,腺体内含有机碘部分的脱碘作用也可提供碘源。无机碘通过位于基底外侧膜中的钠-碘转运体(NIS)转运到滤泡细胞中(Chambard et al,1983)。TSH 调节 NIS 的活性:TSH 分泌增加可促进滤泡细胞对碘的摄取。碘进入甲状腺也受血清碘水平的影响,碘缺乏增加碘泵活性,碘过量抑制碘的摄取。

甲状腺球蛋白(Tg)是由滤泡细胞基底和核周的粗面内质网合成的糖蛋白。Tg 在滤泡细胞顶端的高尔基体内加工,其酪氨酰残基被碘化,形成一碘酪氨酸和二碘酪氨酸(MIT 和 DIT),然后被转移到胶质中储存(Vassart & Dumont,1973;Roth et al,1985)。甲状腺球蛋白转化为甲状腺素需要两个独立的被甲状腺过氧化物酶(TPOs)催化的氧化反应:碘与 Tg 的酪氨酸残基结合形成碘化酪氨酸 MIT 和 DIT;MIT 和 DIT 偶联产生 T_4 和 T_3(Deme et al,1976;Bjorkman et al,1981)。T_4 由两个 DIT 分子的偶联形成;T_3 由一个 MIT 分子和一个 DIT 分子偶联形成。T_4 和 T_3 经溶酶体降解后从 Tg 释放,经基底膜分泌到血液

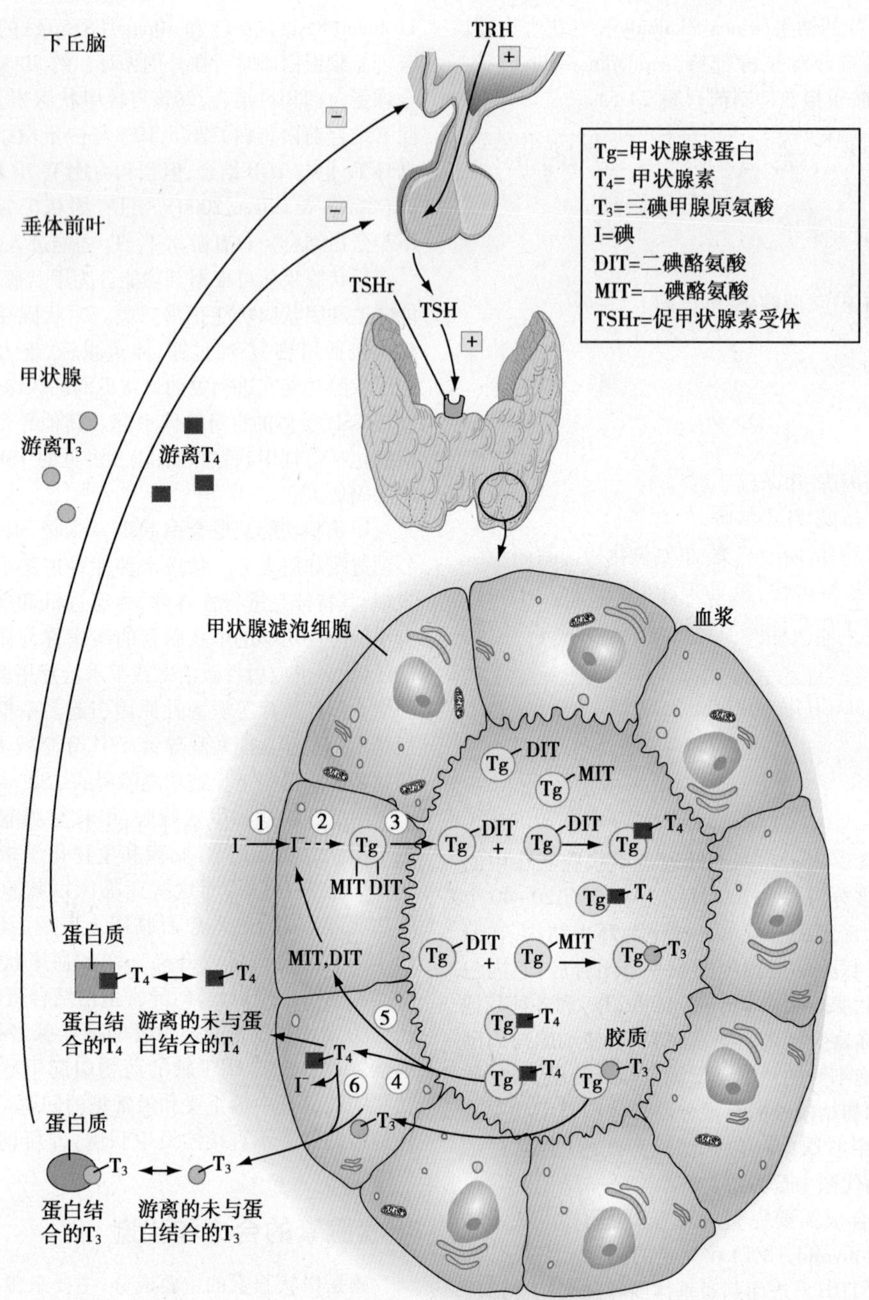

图 24-6 下丘脑-垂体-甲状腺轴和甲状腺素合成。甲状腺素合成和分泌的步骤在文中有进一步详细描述。TRH,促甲状腺素释放素;TSH,促甲状腺素

循环中。所有这些反应都在 TSH 的控制之下完成。

约 50%的 T_4 在 5′外环脱碘形成 T_3,约 40%经过 T_4 内环脱碘形成反三碘甲腺原氨酸 T_3(rT_3)。rT_3 是甲状腺素的第三主要循环形式,由 5-脱碘酶催化形成。反 T_3 无生物活性,半衰期仅有 4 小时,在血液循环中与 TGB 结合,其形成被认为是 T_4 外周代谢中的清除途径(LoPresti et al,1989)。

碘摄入会影响 Tg 的 DIT/MIT 比例。DIT 是优先形成的碘酪氨酸,因此,当碘丰富时,T_4 是合成和分泌的甲状腺素的主要形式。但当碘缺乏时,MIT 大量产生,使 T_3 的合成和释放增加。此外,甲状腺含有的 5′-脱碘酶可 T_4 转化为 T_3 的,该转化过程由 TSH 控制,所以,在 TSH 刺激增加时,T_3 的分泌增加(例如原发性甲状腺功能减退症与 TSH 刺激免疫球蛋白(TSI)增加的病例)(Ishii et al,1983)。

T_4 转化为 T_3 和 rT_3 的单体化脱碘反应占 T_4 外周代谢的 70%(LoPresti et al,1989);剩余的 T_4 主要通过与硫酸盐结合、脱氨基及脱羧形成乙酸类似物四碘甲腺乙酸,或通过醚键断裂而代谢(LoPresti et al,1989)(表 24-5)。T_3 而不是 rT_3 可以与硫酸盐结合形成硫酸 T_3,并且可以转化为其乙酸类似物三碘甲腺乙酸(Engler & Burger,1984)。负责这些反应的酶分别是存在于身体许多组织中的酚磺基转移酶和位于肝脏中的 L-氨基转移酶(Engler & Burger,1984)。由 T_4 代谢形成的 T_3 和 rT_3 均脱碘形成 3,3′-二碘甲状腺原氨酸(T_2)。

表 24-5 T_4 和 T_3 的代谢动力学

	T_4	T_3
生产率/(nmol/d)	110	50
甲状腺来源的循环激素百分数	100%	20%*
血清浓度		
总计/(nmol/L)	100	1.8
游离/(pmol/L)	20	5
游离激素占所有激素的比例	0.0002	0.003
半衰期/天	≈7	0.75
相对代谢能力	0.3	1.0

*80%的循环 T_3 来自 T_4 的外周脱碘。将总 T_4 从 nmol/L 转换为 μg/dl,或将游离 T_4 从 pmol/L 转换为 ng/dl,除以 12.87。将总 T_3 从 nmol/L 转换为 ng/dl,或将 T_3 从 pmol/L 转换为 pg/dl,乘以 65.1。From Larsen PR,Davies TF,Schlumberger MJ,et al:Thyroid physiology and diagnostic evaluation of patients with thyroid disorders. In Larsen PR,Kronenberg HM,Melmed S, et al, editors: *Williams textbook of endocrinology*, ed 10, Philadelphia,2003,Saunders,p 342

与蛋白结合的甲状腺素不进入细胞,不具备生物活性,为循环甲状腺素的储存形式。相比之下,含量较少的游离的甲状腺素可轻易通过特定的膜转运机制进入细胞,发挥生物学效应。这些效应由位于细胞核中的 T_3 受体介导。

目前发现有四种 T_3 受体的亚型,即 α_1、α_2、β_1、β_2(Brent et al,1991),α_1 和 β_1 受体存在于大多数组织中。T_3 与 α_1 和 β_1 受体结合可能通过增加 mRNA 水平和蛋白质的合成来增强甲状腺素的作用。β_2 受体是垂体特有的,是甲状腺素负反馈调节 TSH 的核心。α_2 受体是抑制性的,为甲状腺素作用的负调节因子。

甲状腺素抵抗综合征中,β 受体的突变使 T_3 与细胞核的结合能力降低。具有这种综合征的个体有不同程度的生长和智力障碍以及甲状腺功能减退(Refetoff,1991)。

下丘脑-垂体-甲状腺轴

负责整合甲状腺功能和周围功能的生理调节因子包括下丘脑激素 TRH;垂体激素 TSH;和血清游离 T_4 和游离 T_3 的浓度。TRH 促进 TSH 的合成,刺激促甲状腺素细胞中任何预先形成的 TSH 的分泌,并调节 TSH 的生物活性从而导致具有生物活性的 TSH 的分泌(Beck-Pemlos et al,1985;Shupnik et al,1986)。TRH 本身受到循环甲状腺素负反馈的影响(TRH mRNA 水平与循环 T_3 量成反比)(Kakucska et al,1992)。促甲状腺素细胞水平上也受相同的负反馈影响。

促甲状腺素释放素

TRH 是衍生自大 TRH 前体分子的修饰的三肽(谷氨酸,组氨酸及脯氨酸结合成三肽),在肽酶作用下从前体分子释放出来(Yamada et al,1990)。TRH 存在于下丘脑、脑、甲状腺 C 细胞、胰腺 β 细胞、心肌、前列腺和睾丸以及脊髓中。产生 TRH 的神经细胞由儿茶酚胺,瘦素和含生长抑素的轴突支配,所有这些激素均可影响 TRH 的合成速率。

甲状腺素通过反馈抑制下丘脑和垂体中 TRH 和 TSH 的合成来调节自身的产生。TRH 也对其他垂体激素,特别是催乳素的产生起作用。瘦素在 *TRH* 基因的调控中起重要作用,从而可影响个体的食欲(Bjorbeck & Kahn,2004),然而,开发 TSH 的特异性抗体仍有一定的困难,且 TRH 检测无临床应用价值。

促甲状腺素

TSH 是由经共价键连接的 α 和 β 两个亚单位组成的糖蛋白,α 亚基具有与 LH,FSH 和人绒毛膜促性腺素(hCG)相同的氨基酸序列,β 亚基携带有调控激素活性的与受体结合的特异性信息。

用于测量 TSH 的放射免疫测定法最初由 Odell 等在 1965 年开发。该第一代测定法灵敏度较低,不能区分正常 TSH 水平与原发性甲状腺功能亢进中所出现的 TSH 抑制水平。到 20 世纪 80 年代中期,开发了使用单克隆或多克隆抗体的"敏感"或第二代免疫测定 TSH 的方法,将其灵敏度提高到 0.1~0.2mU/L。随着免疫测定方法的改进,现在普遍使用的是第三代免疫测定法,可检测到 0.005mU/L 的 TSH 量。虽然最近开发出了灵敏度为 0.0004mU/L 的第四代 TSH 测定法,但并没有被广泛应用,且第三代测定法的灵敏度已可满足绝大多数的临床应用。美国甲状腺协会(ATA)的指出,第三代检测法应该能够对 0.010~0.020-mU/L 范围内的 TSH 进行定量,其批间变异系数应为等于或小于 20%。在报告测定结果时,ATA 建议使用功能敏感度,其定义为在批间精密度实验中,变异系数等于或小于 20%的点(Spencer et al,1996)。

由于 TSH 测定的灵敏度提高,单独进行该测试即可确定几乎所有的甲状腺功能亢进和甲状腺功能减退,除非下丘脑或垂体受损,甲状腺素抵抗或 HPT 轴的正常功能受到药物干扰。TSH 结果在参考区间通常排除甲状腺功能异常,有助于区分 TSH 深度抑制的 Graves 病(TSH<0.01mIU/L)和 TSH 轻度抑制的(亚临床)原发性甲状腺功能亢进症和一些非甲状腺疾病病例。值得注意的是,随着测定灵敏度的提高,大多数实验室的正常范围并没有改变,仍保持在 0.5 和 5.0mIU/L 之间。然而,随着 TSH 测定方法的改进,严重甲状腺功能亢进患者血清 TSH 浓度越来越低,使用第四代检测方法,严重甲状腺功能亢进患者血清 TSH 可低于 0.004mIU/L。除少数由 TSH 分泌瘤或甲状腺素垂体抵抗引起甲状腺功能亢进的个体外,甲状腺功能亢进患者的 TSH 值均受到抑制。亚临床甲状腺功能亢进 TSH 降低,T_3、T_4 正常(表 24-6)。

大多数甲状腺功能减退症患者血清 TSH 明显升高,但垂体或下丘脑障碍患者 T_4 和 T_3 水平反而可能在正常范围内。亚临床甲状腺功能减退症就是指 TSH 浓度升高,但 T_4,T_3 和 FT_4 水平正常的患者。非甲状腺疾病(NTI)是导致 TSH 增加和减少的一个重要原因。NTI 患者在急性疾病期间 TSH 通常较低,治疗过程中,TSH 可升高到参考范围内或高于参考范围,一旦急性疾病得以解决,TSH 最终恢复正常。由于包括高血糖素,阿片类药物,糖皮质激素和多巴胺在内的药物会抑制 TSH,从而使得相关疾病的诊断与治疗更加复杂。敏感的 TSH 测定有助于评估甲状腺素治疗的替代疗法和抑制疗法。

表 24-6 根据甲状腺功能测试结果鉴定甲状腺功能障碍

甲状腺功能障碍	TSH	T_4	T_3	FT_4	Tg	TBG	rT_3	aTPO	ATG	TBII	TSI	TBA
原发性甲状腺功能减退	↑	↓	N 或↓	↓	N 或↓	N	↓	N 或↑	N 或↑	N 或↑	n	n 或↑
新生儿短暂性甲状腺功能减退症	↑	↓	↓	↓	N 或↓	N	↓	N	N	↑	n	↑
桥本甲状腺炎/甲状腺功能减退	↑	N 或↓	N 或↓	N 或↓	N 或↓	N	↓	↑	↑	n 或↑	n	n 或↑
Graves 病	↓	↑	↑	↑	↑	N	↑	↑	↑	↑	↑	n 或↑
新生儿 Graves 病	↓	↑	↑	↑	↑	N	↑	n 或↑	n 或↑	↑	↑	n 或↑
TSH 缺乏症	N 或↓	↓	↓	↓	↓	N	↓	n	n	N	n	n
甲状腺功能不全	↑	↓	↓	↓	N,↓或↑	N	↑	n	n	N	n	n
甲状腺素抵抗	N 或↑	↑	↑	↑	↑	N	↑	n	n	N	n	n
TSH 依赖性甲状腺功能亢进	↑	↑	↑	↑	↑	N	↑	n	n	n	n	n
T_4 蛋白结合异常*	N	V	V	N	N	V_+	V	n	n	N	n	n
非甲状腺疾病	V	N 或↓	↓	V	N	N	N 或↑	n	n	N	n	n
亚急性甲状腺炎†	↓或↑	↑或↓	↑或↓	↑或↓	↑或↓	N	↑或↓	n	n	N	n	n

ATG,抗甲状腺球蛋白;aTPO,抗甲状腺过氧化物酶;FT_4,游离甲状腺素;N,正常;n,负数;rT_3,反向三碘甲腺原氨酸;TBA,TSH 受体阻断抗体;TBII,TSH 甲状腺素结合抑制免疫球蛋白;Tg,甲状腺球蛋白;T_3,三碘甲腺原氨酸;T_4,甲状腺素;TBG,甲状腺素结合球蛋白;TSH,促甲状腺素;TSI,甲状腺刺激免疫球蛋白;V,变量

* 结合蛋白异常包括 TBG 结合增加或减少,转甲状腺素蛋白结合增加或减少,以及白蛋白结合增加

† 亚急性甲状腺炎包括甲状腺功能亢进的过渡时期以及其后出现的短暂的甲状腺功能减退(From Fisher DA, editor: Disorders of thyroid function, online version of the Quest diagnostic manual. ed 3, p 268)

尽管 TSH 具有临床敏感性,但以 TSH 为核心的策略有两个主要局限性。首先,它假定下丘脑-垂体功能是完整和正常的。其次,它假定患者是稳定的(即患者最近没有治疗甲亢或甲状腺功能减退)(Wardle et al,2001)。如果这些条件不满足,血清 TSH 结果则会误导临床(表 24-6)。在这种情况下,要确认甲状腺功能障碍的存在,除了测定 TSH 外,FT_4 和(或)总 T_4 的测定可能也有一定的指导意义。疑似甲状腺功能亢进的患者血清游离 T_3 和 TSH 是正常的,可能原因为 T_3 过度生成,但 T_4 正常或低于正常(T_3 甲状腺毒症)。

甲状腺素

从甲状腺滤泡释放后,甲状腺素会结合血液中的各种蛋白质(甲状腺结合球蛋白,白蛋白,甲状腺运载)。激素与载体蛋白分离后,可以通过免疫测定法测定甲状腺素。成人甲状腺素的参考范围为 5~12.5μg/dl,某些儿童的检测结果略低。虽然 TSH 是最重要的甲状腺功能测试指标,但甲状腺素通常与 TSH 一起测定,有助于对 TSH 结果的解释。T_4 降低,TSH 升高,提示原发性甲状腺功能减退,而 T_3,T_4 升高,TSH 降低则提示原发性甲状腺功能亢进。然而,有报道还发现存在部分 T_4 升高,T_3 正常或偏低的甲状腺功能亢进的患者。这种所谓的 T_4 甲状腺毒症可见于:碘诱发的甲状腺毒症的患者;使用 β 受体阻断剂、胺碘酮或大剂量类固醇的患者;和非甲状腺疾病(NTI)的甲状腺毒症患者。TSH 降低,T_4 正常或降低,T_3 升高,提示 T_3 甲状腺毒症,在毒性结节中更常见(表 24-6)。

严重的非甲状腺疾病与低 T_4 和 T_3 有关,这种所谓的低 T_4 和 T_3 综合征(减少代谢需求和保存蛋白质储存的适应性反应)(LoPresti & Nicoloff,1995)与预后不良相关(Chopra,1997)。其被认为是由于 TRH 的中枢抑制调节失调引起的(Van den Berghe et al,1998;Van den Berghe 2000)(图 24-7)。

甲状腺功能正常的高甲状腺素血症患者 T_4 升高,TSH 正常,可与甲状腺功能正常的患者区分。其原因有多种,包括某些药物(例如雌激素)或疾病(例如肝脏疾病)引起的结合蛋白的增加,在精神病急性住院患者和家族性异常白蛋白患者中也见到这种情况。当药物或其他因素导致蛋白质结合增加时,血清总 T_4 水平升高;相反,蛋白质结合能力降低导致血清总 T_4 降低。然而这些波动没有任何生理意义,因为具有生物活性的激素是游离激素,而不是蛋白质结合的激素,在这些种情况下,游离 T_4 比血清总 T_4 与甲状腺功能状态的关系更密切。

所谓的 T_3 摄取(T_3-UP)试验是一种对总 T_4 测定进行调整从而反映结合蛋白水平改变的经典方法,T_3-UP 试验结果反映所有循环蛋白未结合位点的相对水平(未占据结合位点的量)。它最初是通过将放射性标记的 T_3 作用于可用的结合位点,然后通过树脂吸附和测定未结合的 T_3 来检测的(因此称为 T_3 树脂摄取),类似结果还可以通过自动分析仪的非同位素检测方

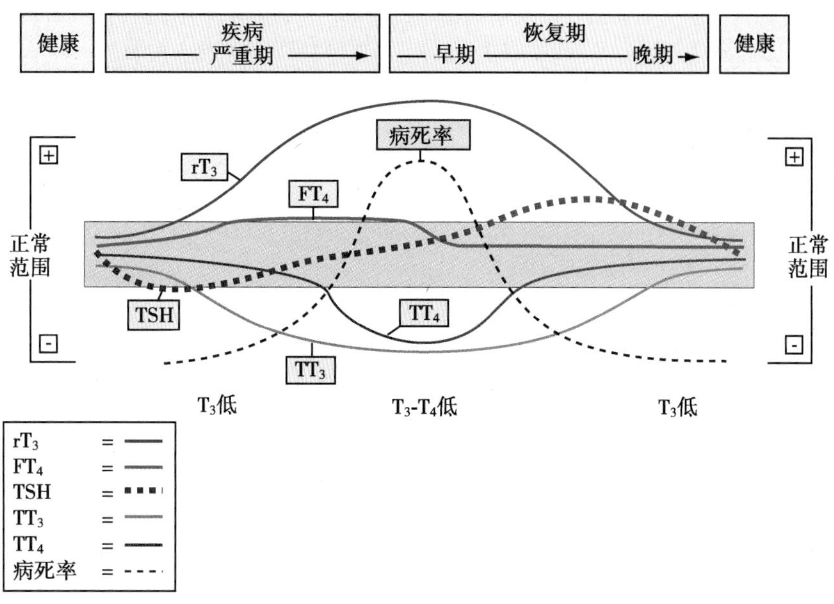

图 24-7 严重的疾病过程中甲状腺素的变化。FT_4，游离甲状腺素；rT_3，反向三碘甲腺原氨酸；TSH，促甲状腺素；TT_3，总三碘甲腺原氨酸；TT_4，总甲状腺素（Redrawn from Demers LM，Spencer CA：NACB：laboratory support for the diagnosis and monitoring of thyroid disease，2003，p 11，with permission. Available at：www. nacb. org.）

法得到。游离甲状腺素指数（FTI）=（患者的 T_3 摄取率/参考人群的平均 T_3 摄取率）×患者的总 T_4。FTI（参考范围 5.4～9.7）仅为游离 T_4 浓度的相对估计值。一般而言，在甲状腺毒症期间，总 T_4 和 T_3 摄取率均升高；相反，在甲状腺功能减退中，总 T_4 和 T_3 摄取率均降低，当结合球蛋白异常时，这两个值分相分离（如总 T_4 升高，T_3 摄取率降低或总 T_4 降低，T_3 摄取率增加）。FIT 测定 T_4 的方法现已被免疫测定，透析或超滤取代。

游离甲状腺素

FT_4 是循环血液中甲状腺素的生物活性部分。在过去 10～15 年间，直接测定 FT_4 方法的灵敏度和精确度都有所提升。FT_4 测定的传统参考方法是不受结合蛋白浓度变化影响的平衡透析法。该方法使用不能透过蛋白质的膜将样品透过非蛋白质缓冲液进行透析，以使 FT_4 在膜的两面达到相等的浓度。因为血浆中结合的 T_4 的量远远超过 FT_4，所以两者的比例基本上不受该过程的干扰。然后收集无蛋白溶液并进行 T_4 分析。该方法费时费力，无法满足临床实验室的大批量检测需求。且由于可能会影响 T_4 结合的小分子在该试验过程中被稀释，因此即便这种费力的方法也并不是在所有情况下都能准确测定 FT_4 的。理论上更精确的方法是超滤（运用压力推动血浆样品通过透析膜）和对称透析（将放射性示踪剂添加在一侧，利用血浆对其自身进行透析以测量 FT_4 的扩散速率，扩散速率与 FT_4 的浓度成比例）。质谱法也非常适合测量甲状腺素（De Brabandere et al，1998），最近还报道了采用超滤结合串联质谱法同时测量 FT_4 和 FT_3 的方法（Gu et al，2007）。

通常情况下，FT_4 通过免疫测定技术进行测量，该技术多年来采用了多种不同的测定方法（Spencer，1986；Hay et al，1991）。这些方法可在自动化临床化学平台上进行，并为大多数临床状况提供适当的结果。然而，一些具体的方法在多种情况下是不可靠的，必须谨慎使用。例如，任何结合蛋白的异常变异体（特别是家族性白蛋白异常性高甲状腺素血症，T_4 升高，FT_4 正常，由异常结合 T_4 的白蛋白变体引起）或 T_4 或 T_3 的自身抗体存在时，可能出现不可靠的结果（Langsteger，1997）。有报道显示，妊娠期间的 NTI 患者和采用某些药物治疗的患者血清 FT_4 增加或减少，而代谢状态并无明显变化。例如，苯妥英或卡马西平长期给药可导致血清 T_4 和 FT_4 均降低 15%～30%。在这些情况下，可采用透析或超滤方法进行检测。

在 FT_4 与蛋白质-激素复合物分离后，也可以使用质谱法对 FT_4 进行测定，同时应使用 37℃ 超滤以避免稀释效应。

三碘甲状腺氨酸

T_3 通常由免疫测定法进行测定，其参考范围为 60～160μg/dl（0.9～2.46nmol/L）。T_3 与血清蛋白结合的能力远低于 T_4，因此与 T_4 相比，游离的可自由扩散状态的 T_3 所占比例相对较高。血清总 T_3 测定有助于确定甲状腺功能亢进的患者，特别是在 T_4 不变或最低限度升高或临床表现不明显的患者中。90%的甲状腺功能亢进患者 T_4 和 T_3 均升高，且 T_3 升高通常大于 T_4。然而，在伴发 NTI 的甲状腺功能亢进患者，或者使用抑制 T_4 转化为 T_3 药物（如普萘洛尔，胺碘酮）的甲状腺功能亢进患者，则其血清 T_3 水平可能正常或低于参考范围。

血清 T_3 升高，T_4 和游离 T_4 正常的甲状腺功能亢进称为 T_3 甲状腺毒症（Bitton & Wexler，1990）。患有这种综合征的患者是异质性的，没有明显的体征或症状。虽然大多数患有 Graves 病，但 T_3 甲状腺毒症也可能发生在由于其他原因引起甲状腺功能亢进的患者中，例如毒性结节性甲状腺肿或毒性腺瘤。除了碘缺乏症的地区，通常情况下，大约 1%～4%的甲状腺毒症患者有 T_3 甲状腺毒症。

甲状腺功能亢进的患者在抗甲状腺药物治疗的早期和治疗后复发的过程中也会出现血清 T_3 升高，T_4 正常的情况。TGB 升高也会引起 T_3 升高。

一般来说，血清 T_3 的测定不能用于评估疑似甲状腺功能减退的患者，因有 15%～30%的甲状腺功能减退患者血清 T_3 水平在正常参考范围内（Surks et al，1990）。而严重甲状腺功能减退的患者血清 T_3 水平降低，即血清 T_4 水平约低于 2μg/dl（32nmol/L）（Bigos et al，1978）。血清 T_3 降低可见于各种 NTI 患者：急性疾病如心肌梗死的患者，血清 T_3 迅速降低，几天内约下降到参照值的 50%（Utiger，1980）；脐带血中血清 T_3 的浓度也较低，但在出生后几个小时内迅速升高。

接受含 T_3 甲状腺制剂，如甲状腺干粉，合成的 T_3 与 T_4 联合制剂的患者，以及接受 T_3 制剂治疗的患者，除非已知激素给药时间，否则将无法解释血清 T_3 的结果。T_3（甲状腺素）的使用可使 T_3 浓度快速升高，2～4 小时达高峰，之后开始下降。相反，每日用 T_4（左甲状腺素）治疗的患者血清 T_3 水平无峰值出现；而通过 T_4 外周转化生成的稳定水平的 T_3，在治疗数周后出现峰值。许多药物制剂，包括糖皮质激素，胺碘酮和大剂量的普萘洛尔，都与低水平的 T_3 和游离 T_3 以及正常或高于正常的血清 T_4 和 FT_4 相关。这些患者的 TSH 结果通常正常，然而，由于胺碘酮可以诱发甲状腺功能亢进或甲状腺功能减退，因此在给药后 TSH 值会被抑制或升高。总 T_3 浓度现在大多应用竞争性免疫测定中的非同位素的方法进行测定，并使用酶，荧光或化学发光分子作为信号（Nelson & Wilcox，1996）。

反三碘甲腺原氨酸

甲状腺素的主要代谢物 rT_3 由 T_4 经 5-脱碘产生。在许多临床情况下，已发现血清 T_3 和 rT_3 可相互转化，但血清 rT_3 的测定临床意义不大。NTI 患者血清 rT_3 升高，总 T_3 降低。健康新生儿，甲状腺功能亢进患者（包括人为性甲亢患者）以及服用包括胺碘酮和普萘洛尔在内的药物的患者血清 rT_3 会升高。

甲状腺球蛋白

Tg 由甲状腺滤泡合成和分泌。正常个体血清中的浓度约为 30ng/ml（45pmol/L）。血清 Tg 浓度反映甲状腺大小、甲状腺损伤和 TSH 受体的刺激（Spencer & Wang，1995）。Tg 在 Graves 病、甲状腺炎和结节性甲状腺肿等多种疾病时升高。与其他原因引起的甲状腺毒症的高水平 Tg 相比，人为性甲状腺毒症患者的 Tg 水平几乎是检测不到的。通常情况下并不进行 Tg 的常规测定，其检测意义主要在于监测甲状腺癌某些变异体的复发，以及在先天性甲状腺功能减退的甲状腺发育障碍的诊断中。如前所述，Tg 检测有助于区分亚急性甲状腺炎与甲状腺毒症。

TG 测定的主要价值是甲状腺恶性肿瘤患者的术后追踪（Ericsson et al，1984）。其检测对分化良好的甲状腺癌患者有意义，但对未分化癌或甲状腺髓样癌患者则无意义。其测定的临床价值受到许多技术问题的限制，包括存在于 20%甲状腺癌患者体内的抗体（Spencer et al，1999）。这些抗体可干扰 Tg 的测定，导致 Tg 检测结果偏高或偏低。因此，当提取 Tg 来监测甲状腺癌的复发/持续性时，同时获得可进行 Tg 抗体（TgAb）检测的样品是非常重要的。在 TgAb 阳性的患者中，用于扩增 Tg mRNA 的聚合酶链反应（polymerase chain reaction，PCR）（使用血清）可以解决这一问题。

重组人 TSH（rhTSH）通常用于检测甲状腺癌患者是否存在残留/复发。对于患者而言，这比停用甲状腺素抑制剂几周来升高 TSH 水平更为实用方便，并且可以减轻患者的痛苦。RAI（放射性碘）摄取要求任何残留或复发性肿瘤中的 TSH 均升高。最后一次服用 rhTSH 后 72 小时测定的 Tg 值与疾病的复发高度相关，对于低风险肿瘤患者（<40 岁，无远处转移，直径<1cm，分化良好），一些权威机构支持单独使用该测试，而不进行全身碘扫描。除 TSH 测定外，所有其他甲状腺癌患者均需进行全身扫描，而联合使用两者的灵敏度与甲状腺素戒断后扫描的敏感性相当（约为 97%）。甲状腺癌患者经过残留消融和激素抑制治疗后，只要 rhTSH 血清中 Tg 上升超过 2ng/ml，即考虑疾病的复发/持续，需要进行相应处理（例如甲状腺抑制治疗后甲状腺功能减退症复发）。

分化良好的肿瘤由于 TSH 水平升高，通常会使 Tg 水平上升 10 倍左右（Spencer et al，1999）。而不分泌碘的低分化肿瘤对 TSH 刺激的反应较迟钝（Schlumberger et al，1980）。在甲状腺切除术后的几周，血清 Tg 水平通常下降，半衰期为 2～4 天。与任何单一血清 Tg 值相比，T_4 治疗后血清 Tg 值变化的规律是肿瘤负荷变化的一个更好的指标（Spencer & Wang，1995），由于批间变异的存在，在同一实验室（TSH 测定）内进行监测是非常重要的。

甲状腺素结合球蛋白

TBG 是 T_4 和 T_3 的主要血清载体蛋白。TGB 的测定可能有助于解释血清 T_4 和 T_3 水平与甲状腺功能检测的其他实验室参数不一致或与临床症状不相符的情况。在健康个体中，通过免疫测定法测定的 TBG 的范围为 13～39μg/dl（150～360nmol/L）。TBG 遗传性异常包括完全性和部分性功能障碍，以及 T_4 或 T_3 亲和力下降的 TBG 变异体和 TBG 过量（Langsteger，1997）。目前已知的引起 TGB 异常的原因有各种药物的作用及医疗条件（表 24-7）。药物如水杨酸盐，苯妥英，青霉素和肝素可以取代 T_4 结合 TBG。

表 24-7　引起甲状腺素结合球蛋白变化的原因

增加	减少
药物	药物
氯贝丁酯	雄激素
雌激素，口服避孕药	糖皮质激素
氟尿嘧啶	遗传
海洛因	完全不足
美沙酮	部分缺陷
遗传	肝功能衰竭
急性或慢性活动性肝炎	营养不良
妊娠	肾病综合征
特发性	特发性

甲状腺自身抗体

自身免疫性甲状腺疾病可引起细胞损伤并改变甲状腺功能。当自身抗体或致敏T淋巴细胞与甲状腺细胞膜结合，引起细胞裂解和炎症反应时，即可发生细胞损伤。自身免疫性甲状腺疾病与三种甲状腺自身抗原，即TPO、Tg和TSH受体密切相关。TPO抗体（TPOAb）参与与慢性淋巴细胞性甲状腺炎、萎缩性甲状腺炎的甲状腺功能减退相关的组织破坏性过程。有研究表明TPOAb可能对甲状腺有细胞毒性（Chiovato et al，1993；Guo et al，1997）。即使血清中Tg自身抗体（TgAb）的浓度很低，也可能影响免疫测定法测定Tg时Tg抗体的使用。因此，在Tg检测之前，应对所有患者进行TgAb浓度的测定。在碘缺乏区域，血清TgAb测定可用于检测甲状腺功能亢进患者的自身免疫性甲状腺疾病，并监测疾病流行地区碘治疗的疗效。

TSH受体抗体（TRAb）最初被称为甲状腺刺激免疫球蛋白或长效甲状腺刺激物。将TRAb分为刺激型和阻断型抗体两种。Graves病（GD）是一种自身免疫性疾病，其中甲状腺素抗体模拟TSH的作用，诱发甲状腺肿和甲状腺功能亢进。Graves病自身免疫应答的靶点是TSH受体。虽然GD中存在刺激型和阻断型抗体，但后者通常不会引起症状；但在少数情况下，阻断型抗体也可能引起甲状腺功能减退。85%的GD患者呈TRAb阳性。TRAb的测定已用于预测药物治疗Graves病的疗效，如果治疗前抗体滴度较低，治疗6~12个月的后患者的预后会更好。

TRAb的测定还被用于预测患有GD的母亲体内TRAb通过胎盘引起新生儿甲状腺功能障碍的风险（Heithorn et al，1999；Radetti et al，1999）。对这些患者进行阻断型与刺激型抗体的区分是非常重要的（Davies et al，1998）。

纵向研究表明，TPOAb可能是未来引起甲状腺功能障碍的危险因素，包括使用胺碘酮，干扰素-α和锂治疗引起的产后甲状腺炎和自身免疫并发症。

尿碘测定

正常甲状腺素的生成需要碘。碘测量主要用于评估某些人群的膳食碘摄入量。由于碘缺陷障碍影响了包括美国在内的全世界22亿人，碘测量显得尤为重要（Delange，1995；Dunn，1998）。由于大多数摄入的碘随尿液排泄，故尿碘（UI）的测量可准确评估膳食碘摄入量（Dunn，1998）。UI的参考范围如表24-8所示。

表24-8 尿碘排泄量与碘缺乏

尿碘排泄量/（μg/L）	>100	50~99	20~49	<20
缺乏程度*	无缺乏	轻度	中度	重度
甲状腺肿大率	<5%	5%~19.9%	2%~29.9%	>30%

* IDD Newsletter，August 1999；15：33-48

From Demers LM，Spencer CA，editors：*NACB：laboratory support for the diagnosis and monitoring of thyroid disease*，2003，p75. Available at：www. nacb. org

新生儿甲状腺功能减退的筛查

新生儿甲状腺功能减退症的发病率约为1/3000~1/5000，某些族群以及全球碘缺乏地区较高。新生儿期甲状腺功能减退的早期检测对于消除与甲状腺素缺乏有关的严重智能缺陷是至关重要的。可通过干血斑或脐血清的T_4和TSH的测定来进行筛查。检测率取决于所采用的试验和样品采集的时间。单独测量T_4有较高的假阳性率，故需要召回大量婴儿重新测试。假阳性结果的原因包括在早产儿和先天性无TBG的患者中出现的低T_4水平。单独筛查T_4可能会遗漏代偿的或部分甲状腺功能不全的婴儿，因为大约15%的原发性甲状腺疾病的婴儿已经代偿了甲状腺功能减退（正常血清T_4水平与TSH升高有关），故TSH升高是诊断先天性甲状腺功能减退症最敏感的指标。然而，在早产儿或严重受压的婴儿中，TSH偶尔也会出现假阳性结果。此外，单独使用TSH进行筛查，将遗漏那些患有下丘脑或垂体疾病的婴儿。因此，应在第2周和第4~6周内对极低体重的婴儿进行复查，以检测迟发性暂时性甲状腺功能减退（Frank et al，1996）。对于新生儿，如果初始TSH值<10mIU/L，则不需要采取进一步措施；而如果在10~20mIU/L的范围内，则需要在2~6周内进行重复测试。最后，如果初始血斑TSH大于20mIU/L，内分泌评估对于诊断甲状腺功能减退则是必需的。

非甲状腺疾病

即使没有潜在的甲状腺病理学表现，重症患者也会出现甲状腺指标检测异常（DeGroot & Major，1992；Kaptein，1996）。严重疾病（如心肌梗死、败血症）时总T_3和游离T_3可迅速下降（Piketty et al，1996）。随着病情的加重，由于循环中的抑制剂破坏T_4结合蛋白，所以血清总T_4下降（Wartofsky & Burman，1982；Docter et al，1993；Wilcox et al，1994）。T_4水平低于2ng/dl的非甲状腺疾病患者（NTI）的预后极差。NTI期间甲状腺功能检查的变化称为正常甲状腺病态综合征或低T_4综合征。图24-7显示甲状腺测试结果的变化与疾病的严重程度和疾病阶段有关。NTI患者在急性疾病期间往往TSH值偏低或在正常低限，T_4值正常或正常低限，但T_3值明显降低；治疗潜在疾病后，TSH升高到正常水平或高于正常水平，最终回到正常水平（Faber et al，1987）。如果使用某些药物治疗该疾病，情况则较为复杂（如高血糖素，多巴胺和高剂量的皮质类固醇在使用期间可抑制TSH，掩盖甲状腺功能状态）（Kaptein et al，1980；Skamene & Patel，1984；Brabant et al，1989；Samuels et al，1990）。

在尿毒症患者体内，有干扰甲状腺素结合的吲哚乙酸的积累（Iitaka et al，1998）。

生理指标

在实际情况下，年龄、性别、种族、季节、月经周期、吸烟、运动、禁食和失血引起的淤血等因素对门诊成人的甲状腺功能测试都有轻微的影响(Hollowell et al,2002)。研究表明,每个个体都有遗传决定的 FT_4 设定值(Meikle et al,1988;Andersen et al,2002),垂体可感应到该设定值的任何偏差,并引起 TSH 分泌的对应性变化。在甲状腺功能障碍的早期阶段,血清 TSH 异常先于 FT_4 的异常,因为 TSH 对微小的 FT4 变化的反应是指数级的,如图 24-8 所示。

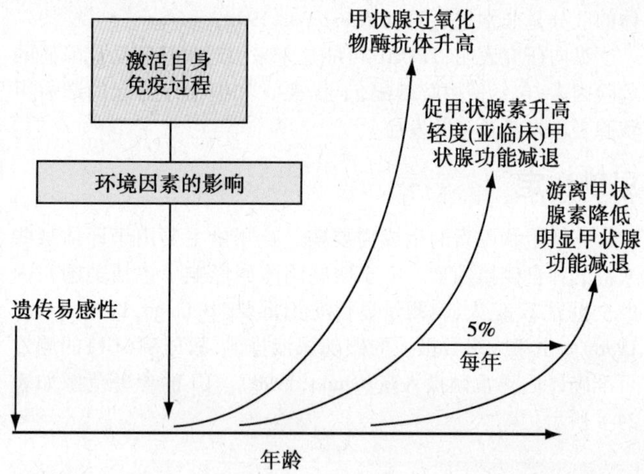

图 24-8 自身免疫性原发性甲状腺功能减退的演变

虽然老年人血清 TSH 的波动范围较大,但并不需要使用更宽的参考范围或使用年龄相关的参考范围。不调整 TSH 的参考范围的原因是有报道证实轻度抑制或升高的 TSH 浓度与心血管疾病发病率和死亡率增加有关(Swain et al,1991;Parle et al,2001)。儿童的下丘脑-垂体-甲状腺轴经历逐渐成熟和调节的过程;TSH/FT_4 比例从中孕期开始到青春期的过程中是持续下降的(Nilson et al,1993;Adams et al,1995;Lu et al,1999;Zurakowski et al,1999;Fisher et al,2000a,b),因此,儿童 TSH 浓度通常较高。

在妊娠期间,雌激素产生增加,使 TBG 的浓度逐渐升高,从而导致总 T_4 和 T_3 的参考范围在妊娠 16 周时约达到非妊娠参考水平上限的 1.5 倍(Weeke et al,1982;Pedersen et al,1993;Nohr et al,2000)。虽然 TGB 过量可导致 T_4 和 T_3 浓度增加,但血清中 FT_4 和 T_3 浓度则保持不变。

与 TSH 具有结构相似性的血清 hCG 具有弱甲状腺刺激活性(Talbot et al,2001)。受精后不久,hCG 的增加导致 FT_4 和 T_3 浓度略有增加,但通常在正常参考范围内。这些变化引起妊娠中期血清 TSH 的下降;约 20% 的正常妊娠母亲可能出现低于正常的血清 TSH 水平(Glinoer et al,1990;Glinoer,1997;Panesar et al,2001)。大约在妊娠 10~12 周,hCG 和 TSH 分别同时达到最高和最低值。2% 的妊娠母亲 FT_4 的增加可达到超常规水平,如果持续升高,可能导致称为妊娠期暂时性甲状腺毒症的综合征,其特征是更明显甲状腺毒症的症状和体征。这种情况经常与妊娠早期呕吐相关(Goodwin et al,1992;Hershman,1999)。

ADA 提出孕期专用的 TSH 参考范围:

- 妊娠早期 TSH:0.1~2.5mIU/L
- 妊娠中期 TSH:0.2~2.5mIU/L
- 妊娠末期 TSH:0.3~3mIU/L

评估妊娠期间血清 FT_4 的最佳方法是使用联机萃取/液相色谱/串联质谱法(LC/MS/MS)测定血清样品的透析液或超滤液中的 T_4。如果这种方法不可用,TSH 测定是评估甲状腺状态更准确的指示。

妊娠期间 TSH 升高可能反映亚临床甲状腺功能减退(FT_4 正常,但 TSH 在 2.5~10mIU/L 之间)或明显甲状腺功能减退(TSH>10mIU/L,FT_4 降低或 TSH 在 2.5~10mIU/L 之间,FT_4 降低)。

所有明显甲状腺功能减退的妊娠妇女应尽早治疗以避免并发症。治疗药物通常选用甲状腺素,而不是 T_3 或其他制剂。

药物和甲状腺功能检查

药物可以在体外和体内对甲状腺检测产生影响,导致曲解测试结果,误诊和进一步的不必要检测的发生(Surks & Sievert,1995;Kailajarvi et al,2000)。雌激素诱导的 TBG 的升高可引起总 T_4 和总 T_3 的异常升高,但对 TSH 或 FT_4 和游离 T_3 没有影响。大剂量的糖皮质激素可使 TSH 降低并抑制 T_4 转化为 T_3(Samuels & McDaniel,1997;Kaptein et al,1980)。多巴胺可抑制 TSH,并可以缓解原发性甲状腺功能减退症住院患者 TSH 的预期上升(Kaptein et al,1980)。普萘洛尔可抑制 T_4 转化为 T_3(这是其治疗甲状腺毒症的原因之一)。

存在于用于 CT 扫描和冠状动脉血管造影术的碘造影剂中或用于消毒皮肤的溶液及造影染料中的碘,可以引起易感患者出现甲状腺功能亢进和甲状腺功能减退(Meurisse et al,2000)。含碘药物如胺碘酮(用作抗心律失常的药物)对甲状腺功能的作用较为复杂,并且可以在具有阳性抗体(TPOAb)的敏感个体中引起甲状腺功能减退(10% 的患者)或甲状腺功能亢进(1%~2%的患者)(Martino et al,1987,2001;Caron,1995;Harjai & Licata,1997;Daniels,2001)。

锂可抑制甲状腺素的合成和释放,并可在约 15%~50% 的患者,特别是 TPOAb 阳性患者中引起甲状腺功能减退(Lazarus,1998;Kusalic & Engelsmann,1999;Oakley et al,2000)。锂的作用机制与碘相似,锂被甲状腺浓缩并抑制甲状腺碘的摄入,它还抑制碘酪氨酸偶联,改变甲状腺球蛋白结构,并抑制甲状腺素分泌,后者对于甲状腺功能减退和甲状腺肿的发展至关重要(Lazarus,1998)。

药物如苯妥英、卡马西平、水杨酸、双水杨酯和呋塞米可竞争性抑制甲状腺与血清蛋白结合,导致总 T_4 水平被抑制(因为 FT_4 维持在正常水平),并且它们可能导致根据 FTI(游离甲状腺素指数)评估的或直接测定法测定的 FT_4 假性降低。治疗剂量的苯妥英可以促进 T_4 的清除,也可能直接中枢性抑制 TSH,所有这些原因使 T_4 水平降低(Surks et al,1995)。肝素可以刺激体外脂蛋白脂肪酶的作用,并释放游离脂肪酸,抑制 T_4 与血清蛋白的结合,导致 FT4 假性升高(Mendel et al,1987)。

苯巴比妥、苯妥英、利福平和卡马西平等药物可通过增加 T_4 和 T_3 的脱碘来增加甲状腺素的清除率。甲状腺功能减退患者在使用这些药物时需密切监测其激素水平,因为可能需要增加左旋甲状腺素(L-T_4)的剂量。反过来,甲状腺素水平的变化也可影响许多药物，包括先前列出的药物的清除（如甲状腺功能亢进可导致苯巴比妥清除率增加，甲状腺功能减退则使其清除率降低）。由于甲状腺素参数的上述变化，评估甲状腺功能状态的最佳指标是同时检测 TSH 和 FT_4。对于那些患有垂体疾病或使用苯妥英的患者，应使用 T_4 平衡透析。

多巴胺（Kaptein et al，1980）和用于治疗肢端肥大症的生长抑素或其类似物奥曲肽（Itoh et al，1988）可将严重的 NTI 患者的 TSH 合成抑制到检测不到的水平。

甲状腺疾病

甲状腺功能亢进症患者可能出现以下一种或所有体征和症状：体重减轻、出汗、怕热、心悸、失眠、排便增加、震颤、不孕或闭经。除少数由产 TSH 的垂体瘤引起的继发性甲状腺功能亢进，或其他罕见疾病如垂体甲状腺素抵抗的患者外，其余甲状腺功能亢进患者的 TSH 值均降低。亚临床甲状腺功能亢进定义为 TSH 降低（<0.1μIU/ml），T_4 和 T_3 正常，无甲状腺功能亢进症状（Ross，1991）。由于大于 60 岁的患者心房颤动的风险、心血管病的死亡率（Sawin et al，1994）、骨质疏松的发生率均升高，对他们进行亚临床甲状腺功能亢进的检测显得尤为重要。甲状腺素的轻微过量即可引起心房颤动，并可刺激骨骼中的破骨细胞活动，导致骨质疏松。

原发性甲状腺功能减退症患者可能出现以下一种或全部体征和症状：怕冷、便秘、水潴留、高胆固醇血症、抑郁、胫前黏液性水肿、眶周水肿，以及 TSH 升高，伴 T_4 和 T_3 降低。TSH 在由垂体或下丘脑疾病引起的继发性甲状腺功能减退患者中较低，亚临床甲状腺功能减退患者的 TSH 升高（>4.5μU/ml），但 T_4 和 T_3 均正常。2004 年，有专家小组建议将 TSH 参考范围定为 0.4～4.5μU/ml，而 TSH 水平在 4.5～10mU/L 或 0.1～0.4mU/L 的患者不应按常规方式进行治疗（Surks et al，2004）。2002 年的 AACE 指南（美国临床内分泌学家协会，2002）建议对 TSH 大于 10μU/ml 的患者，或 TSH 为 4.5～10μU/ml，伴 TPOAb 阳性和甲状腺肿的患者进行治疗。TPOAb 测定可用于明确自身免疫状况，TPOAb 升高的患者更易发生明显甲状腺功能衰竭。

甲状腺疾病的筛查

ATA 指南建议在 35 岁时进行甲状腺疾病的筛查，以后每 5 年应再进行一次（Ladenson et al，2000）。这似乎是一个成本效益较好的策略，特别是对于女性（Parle et al，2001）和老年人（Vanderpump et al，1995；Ladenson et al，2000；Parle et al，2001）。桥本甲状腺炎是由于致敏 T 淋巴细胞和（或）自身抗体结合细胞膜，导致细胞裂解和炎症反应，从而引起细胞损伤的甲状腺自身免疫性疾病。这与 TSH 升高及 TPOAb 阳性相关，并且随着年龄增长，患病率增加（Vanderpump et al，1995）。老年人 TSH 降低的发生率也有所增加（Vanderpump et al，1995）。

越来越多的证据显示，持续性 TSH 异常如果不进行治疗，可能会导致重大风险。一项研究报道显示，TSH 长期偏低的患者心血管病死亡率相对较高（Parle et al，2001），还有许多报道表明，妊娠早期轻度甲状腺功能减退会增加流产的概率并对后代的智商产生影响（Pop et al，1995，1999；Haddow et al，1999）。在确诊 TSH 轻度异常之前，很重要的一点是确认之后 3 周所抽取的新鲜标本中的任何 TSH 异常。

左旋甲状腺素的应用

左旋甲状腺素成年人的平均替代剂量为 1.6μg/（kg·d），儿童高达 4.0μg/（kg·d），老年人剂量较低（1.0μg/（kg·d））（Sawin et al，1983；Davis et al，1984）。确定完全替代剂量所需的初始剂量和最佳时间取决于每个患者的年龄，体重和心脏状态。妊娠期间和绝经后妇女要开始激素替代治疗，对身体状况评估要求可能会增加（Arafah，2001）。使用 L-T_4 替代治疗的目的，是使原发性甲状腺功能减退的患者血清 TSH 降低到 0.5～2.0μU/ml 之间，中枢性甲状腺功能减退的患者血清 FT_4 浓度达到参考区间上 1/3 水平。

TSH 水平应当用于监测接受甲状腺素替代疗法的患者以及用激素治疗的患者，以抑制恶性甲状腺疾病的发生（Spencer，1990）。TSH 和 FT_4 联合检测应当用于监测疑似间歇性的甲状腺功能低下的患者。在改变 L-T_4 治疗剂量后，要再次检测 TSH 至少需要 6 周。建议持续使用 T_4 的患者每年进行 TSH 测定。如果正在进行 FT_4 检测，患者在测试当天应暂停使用左旋甲状腺素，因为在摄入最后一次剂量的左旋甲状腺素后，血清 FT_4 9 小时后将高于基线（约 13%）（Ain et al，1993），而 TSH 不太可能受到影响。理想情况下，L-T_4 应在饭前服用，每日服用的时间应相同，且与服用任何其他药物或维生素/膳食补充剂至少间隔 4 小时。对于高分化甲状腺癌的患者，L-T_4 可用于抑制被认为是营养因子（Dulgeroff & Hershman，1994）的 TSH 的水平。建议将低危患者的 TSH 控制到 0.05～0.1μU/ml，高危患者的 TSH 控制到<0.1μU/ml。若甲状腺切除术后 5～10 年甲状腺球蛋白水平无法检测，无复发迹象，则可以降低 L-T_4 剂量，使 TSH 到正常低限水平<0.4μU/ml）。

降钙素

甲状腺髓样癌（medullary thyroid carcinoma，MTC）起源于甲状腺 C 细胞，占甲状腺癌的 1%～2%，占甲状腺结节的 0.57%（Pacini et al，1994）。

在 MTC 病例中，有 25% 是遗传性的（多发性内分泌瘤 2A 型和 2B 型）（Dunn，1994；Brandi et al，2001；Cobin et al，2001），为常染色体显性遗传多发性内分泌腺综合征。一种重要的常见的 MTC 遗传突变，位于 10 号染色 10q11.2 亚带的 RET 原癌基因上（Mulligan et al，1993；Hofstra et al，1994）。MEN2A 初筛实验推荐采用单层或多层分析的方法，检测 *RET* 基因外显子 10（密码子 609、611、618、620）、外显子 11（密码子 630、634）和外显子 8、13、14、15 和 16 上的突变（Donis-Keller et al，1993）。遗传性 MTC 的当前 ATA 危险度分级包括：

- 最高危（HST）（MEN2B 及 RET 密码子 M918T 突变的 MTC 患者）
- 高危（H）（MEN2A 和 RET 密码子 C634 突变的患者）
- 中度危险（MOD）（遗传性 MTC 和 RET 密码子突变而不是 M918T 突变及 C634 突变的患者）

C 细胞可分泌一些激素和生物胺，包括降钙素，ACTH，β-黑色素细胞刺激素，生长抑素，嗜铬粒蛋白，组胺酶，神经降压素和癌胚抗原（CEA）（Abe et al，1977）。

对于 MTC 患者，降钙素和 CEA 都是有价值的肿瘤标志物。循环血液中降钙素水平升高表明存在 MTC。成熟的降钙素由甲状腺滤泡旁细胞中含 141 个氨基酸的前体（降钙素原前体）翻译后修饰得到。前降钙素原经单个肽的切割形成降钙素原，后者含 116 个氨基酸残基。由 33 个氨基酸组成的未成熟降钙素肽位于降钙素原分子的中心。成熟的，有活性的 32-氨基酸降钙素由未成熟的降钙素经肽酰甘氨酸 α 酰胺化单氧酶作用产生。可使用单克隆抗体通过双位点免疫测定法测定降钙素：一个位点识别 N 末端区域，另一位点识别 C-末端区域。这种方法更加灵敏，更具有特异性（Motte et al，1988；van Heyningen，1994；Becker et al，1996），且消除了在败血症或炎症条件下可升高的降钙素原的任何交叉反应（Becker et al，2004）。健康成年人血清降钙素的临界值约为 10ng/L，3 岁以下儿童高于 10ng/L。

血清降钙素可作为检测 MTC 患者残留甲状腺组织或疾病转移的肿瘤标志物。应在手术前和手术 6 个月分别进行测定。只有基础水平的降钙素和五肽促胃液素或钙刺激的降钙素均检测不到时，才能排除残留组织的存在或 MTC 的复发。目前已使用诸如钙和五肽促胃液素（Pg）或奥美拉唑等诱发性刺激来检测 C 细胞的异常，因为它们在 MTC 的所有阶段均可使降钙素水平升高（Wells et al，1978；Barbot et al，1994；Gagel，1996；Erdogan et al，1997；Wion-Barbot et al，1997；Vieira et al，2002；Vitale et al，2002）。

用于诊断 MTC 的 Pg 刺激试验，应在 5 秒内完成 Pg（0.5μg/kg 体重）的静脉输注，在基线和输注开始后 1、2、5、10 分钟收集血样。结果解释见表 24-9。

表 24-9 五肽促胃液素（Pg）试验结果的解释

降钙素（CT）峰值/（pg/ml）	解释
<10	正常（80%的成年人）
>30 但<50	5%的正常成年人
>50 但<100	可能有 MTC 或其他甲状腺病变
>100	可能有 MTC
基础或 Pg 作用后 CT 值>10	见于 MEN 2 患者和 MTC 患者手术后的 C 细胞病理学或残留组织

MEN，多发性内分泌瘤；MTC，甲状腺髓样癌

From Demers LM，Spencer CA，editors：*NACB：laboratory support for the diagnosis and monitoring of thyroid disease*，2003，p 69. Available at：www.nacb.org.

在钙刺激试验中，静脉注射 2.5mg/kg 葡萄糖酸钙的时间应大于 30 秒，然后在基线和 1、2 和 5 分钟时收集血样。血浆降钙素水平增加超过 100ng/L 提示 C 细胞增生。据报道，钙刺激试验诊断 MTC 的灵敏度低于 Pg 检测，但如果与 Pg 试验联合使用，则可提高 Pg 检测的灵敏度（Wells et al，1978）。

如表 24-10 所示，降钙素也可能在与甲状腺肿瘤无关的其他条件下升高。

表 24-10 除 MTC 外降钙素升高的其他条件

神经内分泌肿瘤	小细胞肺癌，肠和支气管类癌，所有神经内分泌肿瘤
良性 C 细胞增生（HCC）	自身免疫性甲状腺疾病，分化型甲状腺癌
其他疾病	肾脏疾病，高促胃液素血症，高钙血症

MTC，甲状腺髓样癌

From Demers LM，Spencer CA，editors：NACB：laboratory support for the diagnosis and monitoring of thyroid disease，2003，p 70. Available at：www.nacb.org.

肾上腺功能

肾上腺是位于每个肾脏上方的金字塔形结构，每个重量约 4~6g。解剖学上，肾上腺被分为两部分：髓质（内层）和皮质（外层）。神经嵴起源（外胚层）的髓质可储存和分泌儿茶酚胺。间质起源的皮质可进一步分为三个区域：最外层的球状带，合成盐皮质激素；中间的束状带，合成糖皮质激素；内部的网状带，合成雄激素。皮质约占肾上腺的 80%~90%。腺体具有非常丰富的动脉供应，形成囊丛，最终汇入中央静脉。按重量计算，肾上腺每克组织的血液灌注量是体内最高的——该特点确保在响应应激时可以快速将激素传播到全身。

肾上腺髓质激素

肾上腺髓质是交感神经轴的一部分。作为神经嵴起源的结构，它具有通过胺前体摄取和脱羧过程合成儿茶酚胺的能力。儿茶酚胺合成的初始和限速步骤是酪氨酸羟化酶将酪氨酸转化为 3，4-二羟基苯丙氨酸（多巴）的过程。随后通过一系列步骤，将左旋多巴转化为多巴胺（D），去甲肾上腺素（NE）和肾上腺素（E）（图 24-9）。肾上腺素几乎完全由肾上腺髓质产生和分泌，故其中 NE/E 的比例约为 1∶4。然而，由于所有三种儿茶酚胺都可在中枢和交感神经系统内合成，外周 NE/E 比例则更接近 9∶1。

儿茶酚胺由儿茶酚-O-甲基转移酶（COMT）或单胺氧化酶（MAO）代谢。COMT 可将 D 转化为甲氧基酪氨酸，将 E 转化为甲氧基肾上腺素，将 NE 转化为甲氧基去甲肾上腺素，所有这些都可以通过 MAO 氧化成香草扁桃酸（VMA）。MAO 还可以将 E 和 NE 转化为 3，4-二羟基扁桃酸，再经 COMT 作用生成 VMA。3-甲氧基-4-羟基苯基乙酸（高香草酸（HVA））是多巴胺代谢的最终产物。

嗜铬细胞瘤

产生儿茶酚胺的肿瘤分为两类：嗜铬细胞瘤和副神经节瘤。嗜铬细胞瘤是由肾上腺髓质嗜铬细胞形成的肿瘤，约占产生儿茶酚胺的肿瘤的 90%。副神经节瘤是起源于肾上腺外的胸部，腹部和骨盆的椎旁交感神经节，以及沿着迷走神经和舌咽神经的副交感神经链。嗜铬细胞瘤每年的发病率约为 500~1600（Pacak et al，2001a），占所有继发性高血压原因的不到 1%。虽然 90%的嗜铬细胞瘤是良性的，但如果没有诊断和采

儿茶酚胺的生物合成途径

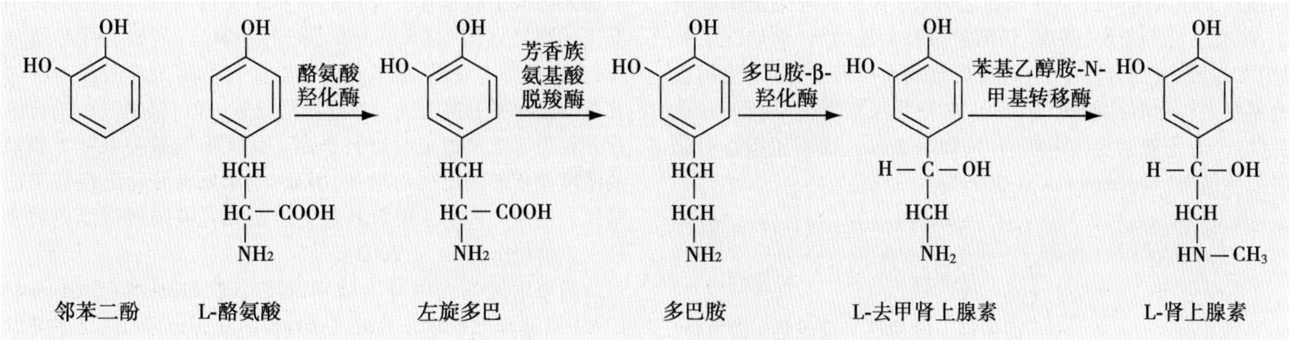

图24-9　儿茶酚胺生物合成途径。限速步骤是酪氨酸羟化酶将L酪氨酸转化为L-3,4-二羟基苯丙氨酸(L-多巴)(Redrawn from Dluhy RG, Lawrence JE, Williams GH: Endocrine hypertension. In Larsen PR, Kronenberg HM, Melmed S, et al, editors: *Williams textbook of endocrinology*, ed 10, Philadelphia, 2003, Saunders, p 555, with permission.)

取正当治疗,它们通常是可致死的(Pacak et al,2001a)。大多数嗜铬细胞瘤是散发性的,然而也有10%~20%是家族性的,见于部分多发性内分泌瘤2A或2B型(MEN 2A、MEN 2B)、von Hippel-Lindau(VHL)病、神经纤维瘤病1型(NF-1)或家族性副神经节瘤(FP)。遗传性嗜铬细胞瘤往往在较年轻的时候出现。除FP外,肿瘤通常发生于肾上腺内和两侧。

持续性或阵发性高血压是嗜铬细胞瘤最常见的表现,见于约90%的患者。值得注意的是,有10%的患者血压正常。超过90%的患者将出现阵发性高血压,其特征包括以下三个症状中的至少两个:头痛、心悸和发汗(Sheps et al,1994),其他症状包括直立性低血压,血压波动、多汗、焦虑、紧张、体重减轻、乏力、面色苍白和震颤。这些症状可以持续数秒至数小时,发作时间间隔波动较大——每天数次到数月一次。嗜铬细胞瘤筛查适应证见框24-6。

框24-6　嗜铬细胞瘤筛查适应证

嗜铬细胞瘤筛查适应证

1. 高血压伴嗜铬细胞瘤的相关体征
2. 难治性高血压
3. 血压波动明显
4. 麻醉,分娩,手术或血管造影引起严重的血管收缩反应
5. 由于麻醉,手术或妊娠引起的不明原因的低血压
6. 嗜铬细胞瘤的家族史,MEN 2A或2B,VHL疾病和神经纤维瘤病
7. 偶然发现肾上腺肿块
8. 特发性扩张型心肌病
9. 运动,转动躯干,紧张,性交或排尿时发作

MEN,多发性内分泌瘤;VHL,von Hippel-Lindau综合征

From Dluhy RG, Lawrence JE, Williams G: Endocrine hypertension. In Larsen PR, Kronenberg HM, Melmed S, Polonsky KS, editors: *Williams textbook of endocrinology*, ed 10, Philadelphia, 2003, Saunders, p 557

诊断嗜铬细胞瘤的最佳方法目前还存在争议,COMT存在于嗜铬细胞和由该细胞产生的肿瘤中,交感神经中无该酶的存在。故COMT,甲氧基肾上腺素和甲氧基去甲肾上腺素可作为嗜铬细胞瘤的特异标记物(Lenders et al,2014)。因此,最新的指南建议通过高效液相色谱法和串联质谱法(HPLC/MS-MS)作为初次测试(Lenders et al,2014)测定血浆甲氧基肾上腺素或24小时尿液收集分馏出的甲氧基肾上腺素,同时还可以获得测定血浆甲氧基去甲肾上腺素的标本和用于分离儿茶酚胺和VMA的尿液。

如果游离的甲氧基肾上腺素或甲氧基去甲肾上腺素的血浆浓度约为参考值上限4倍,则可诊断为嗜铬细胞瘤,高于正常但低于参考值上限4倍的患者则需要进行进一步的检测(Sheps et al,1994;Eisenhofer & Pacak,2004;Eisenhofer et al,2004)。建议在患者仰卧至少30分钟后收集样品,如果坐位采集的样本检测结果回升,则应通过重复测试患者仰卧位激素水平或获得24小时尿液样品进行甲氧基肾上腺素的分离来确定。在无法进行该检测的机构,初期测试应选用色谱测定来检测所收集的24尿液中的甲氧基去甲肾上腺素,甲氧基肾上腺素,分离出的儿茶酚胺(肾上腺素、去甲肾上腺素、多巴胺)(epinephrine, norepinephrine, dopamine)以及肌酐(Lenders et al,2002;Eisenhofer & Pacak,2004;Eisenhofer et al,2004)。甲氧基肾上腺素是这些代谢物中最敏感和特异的(Heron et al,1996)。应对所有的24小时收集的尿液进行尿肌酐的检测以评估样本收集是否完整。

也可以通过测量血浆儿茶酚胺水平来进行嗜铬细胞瘤的诊断,然而,由于其半衰期短,分泌呈阵发式,只有在发作期间收集样本进行检测才有意义。24小时尿液或血浆中的儿茶酚胺值达到正常上限的2~3倍通常可诊断嗜铬细胞瘤。

对于散发性嗜铬细胞瘤,检查方法的选择和解释取决于对所怀疑疾病的前期检测水平。在这种情况下,24小时尿分离的甲氧基肾上腺素和分离的儿茶酚胺测定的灵敏度可满足临床需求,且特异性高于血浆游离的甲氧基肾上腺素(Sawka et al,2003)。由于收集儿科患者完整的24小时尿液标本较为困难,该人群生化检测的指标应为分离的血浆游离甲氧基肾上腺素(Weise et al,2002)(表24-11)。

一些因素可导致假阳性检测结果的出现,如刺激儿茶酚胺分泌和(或)干扰试验过程(表24-12)。测定血浆游离甲氧基肾上腺素时,患者应在测试前24小时禁食含咖啡因和乙醇的饮料,测试前至少5天禁用对乙酰氨基酚,三环类抗抑郁药,苯氧基苯胺,α激动剂(如甲基多巴[爱道美])和单胺氧化酶抑制

剂(Lenders et al,1995)。测试儿茶酚胺期间,除了以上测试甲氧基肾上腺素时要避免的项目之外,患者还应避免使用尼古丁,拟交感神经药物(茶碱、伪麻黄碱),α 激动剂(例如沙丁胺醇)和左旋多巴/卡比多巴;若需要抗高血压药物,可以使用血管紧张素转化酶抑制药(ACEI),血管紧张素受体阻断剂和选择性 $α_1$-肾上腺素受体阻断剂(例如哌唑嗪),而不用担心引起假阳性结果(Eisenhofer et al,2003)。

表 24-11 诊断嗜铬细胞瘤的激素敏感性和特异性

	敏感性		特异性	
	遗传性	散发性	遗传性	散发性
血浆				
游离甲氧基肾上腺素	97%	99%	96%	82%
儿茶酚胺	69%	92%	89%	72%
尿				
分馏的甲氧基肾上腺素	96%	97%	82%	45%
儿茶酚胺	79%	91%	96%	75%
总甲氧基肾上腺素	60%	88%	97%	89%
香草扁桃酸	46%	77%	99%	86%

Data from Pacak K, Eisenhofer G, Ilias I: Diagnostic imaging of pheochromocytoma, *Front Horm Res* 31: 76-106, 2004; Lenders JW, Pacak K, Walther MM, et al: Biochemical diagnosis of pheochromocytoma: Which test is best? *JAMA* 287:1427-1434, 2002.

表 24-12 药物对嗜铬细胞瘤检测的影响

药物	血浆				尿			
	NMN	NE	MN	E	NMN	NE	MN	E
三环类抗抑郁药	+	+	-	-	+	+	-	-
酚苄明	+	+	-	-	+	+	-	-
丁螺环酮	-	-	-	-	-	-	+	-
α-肾上腺素受体阻断剂	-	-	-	-	-	+	-	-
β-肾上腺素受体阻断剂	-	-	+	-	+	+	+	+
钙通道阻断剂	-	+	-	-	-	+	-	+
拟交感神经药	+	+	-	-	+	+	-	-
可卡因	+	+	+	+	+	+	+	+
α-甲基多巴	+	-	-	-	+	-	-	-
对乙酰氨基酚	+	-	+	-	+	-	+	-

E,肾上腺素;MN,甲氧基肾上腺素;NE,去甲肾上腺素;NMN,甲氧基去甲肾上腺素。利尿剂,血管紧张素转化酶抑制药和血管紧张素Ⅱ受体阻断剂对假阳性结果的出现频率影响不大(即不会引起假阳性结果)

Data from Eisenhofer G, Goldstein DS, Walther, et al: Biochemical diagnosis of pheochromocytoma: how to distinguish true from false-positive test results, *J Clin Endocrinol Metab* 88:2656-2666, 2003.

尽管肾功能不全和肾衰竭时尿中儿茶酚胺水平可能升高,但血浆游离甲氧基肾上腺素的检测仍能可靠地诊断这两种情况下的嗜铬细胞瘤(Eisenhofer et al,2004)。诸如急性心肌梗死,充血性心力衰竭,手术和急性脑血管意外等应激因素都与儿茶酚胺水平升高有关。在这种情况下,即可根据经验进行治疗并在患者病情稳定时进行检测。血浆甲氧基去甲肾上腺素的浓度随年龄的增加而增加,因此,老年患者较易出现假阳性结果。使用分离的尿甲氧基肾上腺素和儿茶酚胺可能更适合这一人群(Sawka et al,2003)。

血浆甲氧基去甲肾上腺素浓度小于 112ng/L(0.61nmol/L),甲氧基肾上腺素浓度小于 61ng/L(0.31nmol/L)几乎可以排除嗜铬细胞瘤,此时没有必要立即进行与该肿瘤相关的进一步检查;若甲氧基去甲肾上腺素浓度高于 400ng/L(2.19nmol/L)或甲氧基肾上腺素浓度超过 236ng/L(1.20nmol/L),嗜铬细胞瘤的可能性非常之高,随之而来的任务就是定位肿瘤(Eisenhofer et al,2003)。通常情况下,以上测试结果是模棱两可的,需要进行进一步的可乐定抑制试验或高血糖素刺激试验或尿分馏的儿茶酚胺的测定来确定。可乐定是一种中枢作用的 α-肾上腺素能激动剂,可抑制儿茶酚胺从神经系统释放,但对肿瘤儿茶酚胺的释放没有影响(Bravo et al,1981)。对于嗜铬细胞瘤患者,可乐定无法将血浆甲氧基去甲肾上腺素的水平从基线充分抑制到 40%以下。只有初始血浆儿茶酚胺浓度大于 1000pg/ml(5.9nmol/L)时,可乐定抑制试验才有指示意义;而对于血浆儿茶酚胺正常或轻度升高的患者,该检测并不可靠(Taylor et al,1986;Elliott & Murphy,1988;Sjoberg et al,1992)。Eisenhofer 等(2003)研究表明,可乐定抑制试验前后分别测定血浆甲氧基去甲肾上腺素浓度可增加本试验的灵敏度和特异性,特别是对于去甲肾上腺素只有轻度升高的患者。高血糖素刺激试验有导致血压过度升高的危险,很少使用,应该仅在血压控制良好的患者中进行,且整个试验过程必须有医生的监护。该实验中若血浆去甲肾上腺素浓度增加到三倍以上,或大于 2000pg/ml,即可诊断嗜铬细胞瘤(表 24-13)。目前认为其作用机制是高血糖素通过刺激在这些肿瘤中表达的高血糖素敏感的腺苷酸环化酶受体发挥作用。除非过往病例已有明确指示,或患者属于遗传疾病类别之一,否则往往不需要对出现轻微阳性结果的患者重复测试。

在儿茶酚胺分泌性肿瘤中,有 10%~20%是家族性的。如果患者年龄小于 50 岁,有提示某一家族性疾病的身体特征,具有多灶性疾病或阳性家族史,则应考虑遗传检测。包括测定 MEN1(多发性内分泌腺瘤致病因子 1)中的多发性内分泌腺瘤蛋白(menin)基因,MEN 2A(雪泼(Sipple)综合征)和 MEN 2B(多发性内分泌腺瘤综合征ⅡB)中的 RET 癌基因,NF-1(Ⅰ型神经纤维瘤病)中的神经纤维瘤蛋白基因和 von Hippel-Lindau 综合征中的 *VHL* 基因的突变。家族性副神经节瘤与琥珀酸脱氢酶基因的各种缺陷有关。与其他所有基因测试一样,以上所有基因检测都必须进行预测试和后期咨询。

嗜铬粒蛋白 A(CgA)是一种与来自肾上腺髓质和交感神经系统的儿茶酚胺一起储存和分泌的蛋白质。尽管它在超 80%的嗜铬细胞瘤中升高,但并不是嗜铬细胞瘤特异性的,也可由其他嗜铬组织分泌(Hsiao et al,1991)。CgA 最初被认为可用于诊断嗜铬细胞瘤,因为通常用于治疗嗜铬细胞瘤的药物对 CgA 分泌或测定没有影响。尽管灵敏度高达 86%，但诊断的特异性较差。这在很大程度上归因于肾脏在清除循环中 CgA 的过程中起主要作用，导致轻度肾功能损害（如肌酐清除率（CrCl）<80mg/（ml · min））即可引起 CgA 血清浓度的显著增加（Bravo & Tagle，2003）。CrCl 低于 80ml/min 的高血压患者，血清 CgA 测定的总体灵敏度，特异性，准确性以及阳性和阴性预测值分别降至 85%，50%，59%，38% 和 90%。然而，对于 CrCl≥80ml/min，且血浆儿茶酚胺升高的患者，血清 CgA 测定的特异性和阳性预测值可分别提高到 98% 和 97%（Canale & Bravo，1994）。其主要用于检测术后肿瘤的复发。

表 24-13　诊断嗜铬细胞瘤的药理学检测

	可乐定抑制试验
适应证	具有高度提示嗜铬细胞瘤的高血压和临床症状或家族史的患者；儿茶酚胺升高但未达到嗜铬细胞瘤诊断水平的患者
	测试前 48 小时应停用 β 阻断剂。如果 BP<100/60mmHg，请勿进行
	置静脉留置针，患者休息 20 分钟，收集血液检测 NE 和 NM，口服 0.3mg 可乐定
	密切监控 BP 和脉搏，3 小时后收集血液检测 NE 和 NM
解释	正常：NE 减少到正常水平以下，或比基线下降>50%。NM 降低到正常水平以下，或从基线下降 40%
	嗜铬细胞瘤：NE 未能降到正常水平以下，或未能从基线降低超过 50%。NM 未能降低到正常水平以下或，未能从基线下降 40%以上

* 采血管送检前应置于冰上保持冷冻

检测步骤

对于 24 小时尿液的收集，可通过测定肌酐来验证收集的是否充分。为了充分保存样品，应将尿液收集在已加入 25ml 6mol/L HCl 的容器中。

血浆儿茶酚胺在一夜禁食后收集（允许饮水）。患者在安静的环境中呈卧位，将肝素帽插入静脉，20~30 分钟后，将血液收集到预冷的乙二胺四乙酸（EDTA）浅紫色管中。全血样品在离心前应保存在冰水中（最好在 4℃）并在采血 2 小时内进行血浆分离；之后样品应立即冷冻。

尿和血浆标本应采用高效液相色谱法-串联质谱法分析，该技术大大消除了由干扰物质引起的问题（Taylor & Singh，2002）。对于尿代谢物，解释结果时使用适合年龄的参考范围很重要。同时也要注意，不仅不同实验室的参考范围可能不同，在同一实验室内，引入新的检测方法也可能导致参考范围有所变化。

附加后续测试

一旦生化诊断确定，肿瘤应通过肾上腺 CT 扫描或 MRI 进行定位。若为阴性，应该进行腹部，胸部和骨盆的成像研究。CT 具有更高的灵敏度，而 MRI 具有更高的特异性。MRI 在检测肾上腺外的病变中优于 CT，具有不需要电离辐射或离子造影的优点。如果肿瘤不能通过 CT 或 MRI 定位，或者怀疑有转移性疾病，则应进行 ^{131}I-或 ^{123}I-标记的间碘苯甲胍的扫描。当其他技术失败时，可采用奥曲肽成像和正电子发射断层扫描术。在患有副神经节瘤或转移性疾病的患者中，18F-FDG PET/CT 扫描尤其有意义（Pacak et al，2001b）。

肿瘤切除成功后，预后一般良好。术后数周内应重新测定尿中的甲氧基肾上腺素，以确保切除完成，此后该指标可作为疾病复发的早期标志物，应定期检测（Werbel & Ober，1995）。

Eisenhofer 等（2003）提出了一种评估嗜铬细胞瘤的算法（图 24-10）。

神经母细胞瘤

类似于嗜铬细胞瘤，神经母细胞瘤是神经嵴起源的，在肾上腺或交感神经链中产生。它是儿童期第二常见的实体性恶性肿瘤，通常在 3 岁以前发病。症状主要与肿瘤块而不是高血压有关，而高血压常常是轻度或不存在的。在诊断时，70% 的病例将有远处转移，约有 90% 的患者尿中高香草酸（HVA）水平升高，而近 75% 的患者尿中香草扁桃酸（VMA）水平升高（Tuchman et al，1985），筛查疾病时，应进行以上两项的检测。健康儿童，至少在 15 岁前，尿液 VMA 和甲氧基肾上腺素水平往往比成人高（与每毫克肌酐做比较），且波动性较成人大。神经母细胞瘤患者尿甲氧基肾上腺素也可能升高，但不是检测残留肿瘤的敏感指标。家族性自主神经功能障碍症（Riley-Day 综合征）和一些嗜铬细胞瘤病例中，尿 HVA 升高。

肾上腺皮质激素

肾上腺皮质是由三个不同的区域组成：最外层的球状带，中间的束状带，内部的网状带。从广义上讲，每个区域负责合成和分泌一组独特的激素：球状带-盐皮质激素（醛固酮）；束状带-糖皮质激素（皮质醇）；网状带-性激素（硫酸脱氢表雄酮和雄激素）。然而，在某些病理和生理条件下，这些区别变得模糊。

盐皮质激素轴

主要的盐皮质激素是醛固酮，其通过促进肾脏对钠和水的重吸收，以帮助维持血压和血管张力。肾小球中 CYP11B2（醛固酮合成酶）的表达是位点特异性的；因此，醛固酮及其中间体 18-羟基化代谢物的合成仅限于球状带。醛固酮、11-去氧皮质酮（deoxycorticosterone，DOC）和 11-脱氧皮质醇的前体分子同样具有盐皮质激素活性。然而，与醛固酮不同，它们可以在束状带，也可以在球状带内合成，这解释了某些形式的先天性肾上腺皮质增生中观察到的高血压和电解质紊乱。虽然醛固酮对 ACTH 的急性变化有反应，但主要由肾素血管紧张素系统控制。

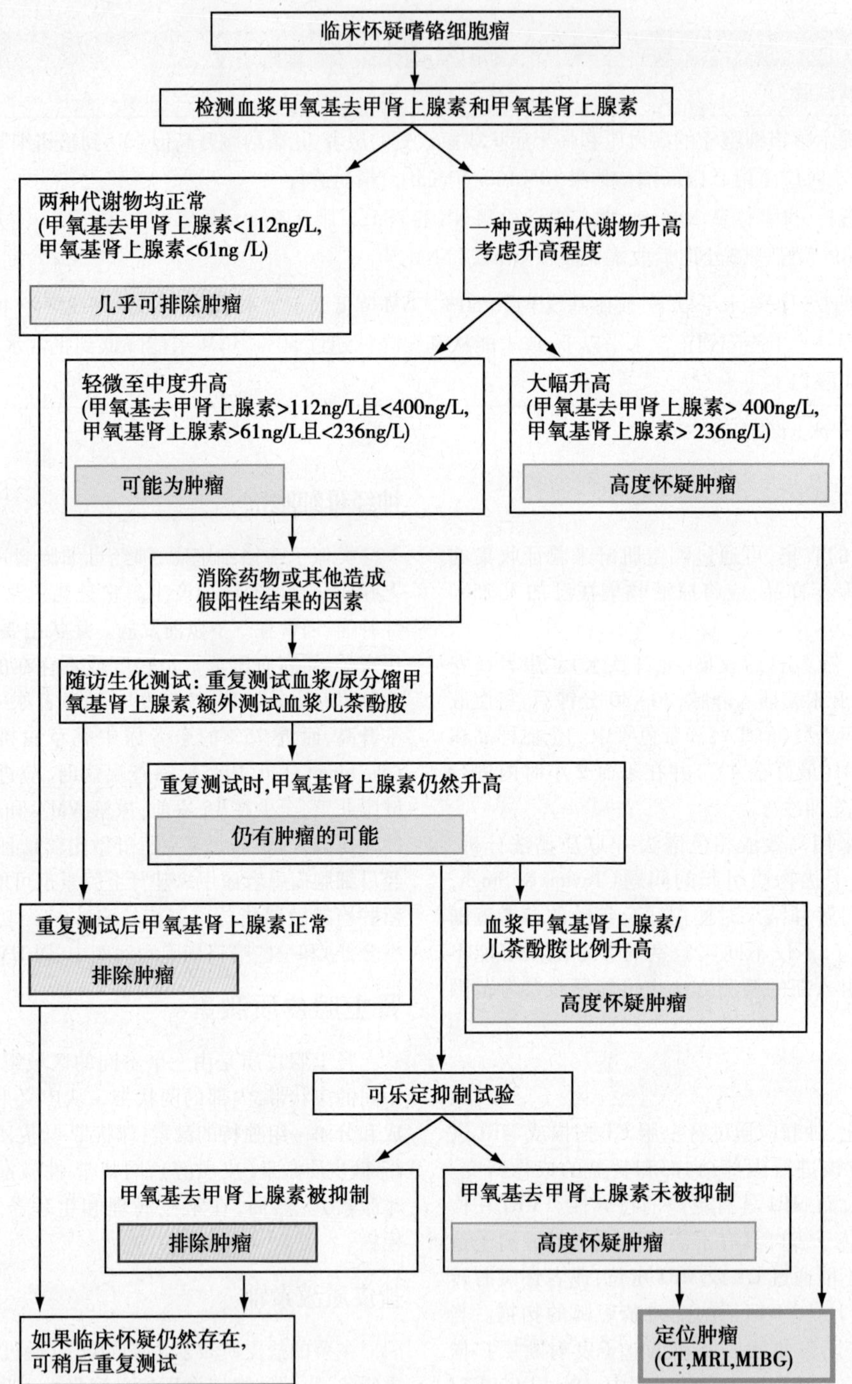

图 24-10　嗜铬细胞瘤评估算法。MIBG,间碘苄胍(扫描)

束状带占皮质的75%，负责糖皮质激素以及少量雄激素和雌激素的合成和分泌。糖皮质激素是在碳17上具有羟基的21碳类固醇化合物，又名17-羟皮质类固醇(17-OHCS)。皮质醇是关键的糖皮质激素，它通过对下丘脑-垂体-肾上腺(HPA)轴的负反馈作用，抑制下丘脑分泌促肾上腺皮质素释放素(corticotropin-releasing hormone，CRH)和抑制垂体分泌ACTH，进而调节其自身的分泌。CRH和AVP(抗利尿激素，ADH)均由下丘脑室旁核的小细胞神经元产生。ACTH的分泌主要是受到CRH刺激，也有少部分由AVP刺激产生。ACTH反过来又可刺激肾上腺皮质醇的产生。应激时需要皮质醇来维持血压和血糖，防止休克。虽然皮质醇是最重要的糖皮质激素，但是盐皮质激素通路中的皮质酮也具有糖皮质激素的活性。雄激素和雌激素均由网状带产生。雄激素是具有饱和A环的18碳-类固醇，与此相反，雌激素是具有不饱和A环的17-碳类固醇。

这些激素的功能总结见表24-14。

表24-14 类固醇的生理作用

代表性激素	生物效应
皮质醇(作为代表性糖皮质激素)	促进蛋白氮的分解代谢 糖异生 血糖浓度增高 糖耐量降低 增加肝糖原 增加肝脏糖原分解 降低葡萄糖的外周摄取和利用 酸性硫酸黏多糖的合成减少 脂肪合成和再分配 细胞或组织的影响 抗炎作用 淋巴组织溶解 淋巴细胞减少 嗜酸性粒细胞减少 红细胞生成增加 改变细胞通透性，特别是降低膜对水的通透性 增加胃液(HCl和胃蛋白酶)分泌
醛固酮(作为代表性的盐皮质激素)	电解质调节 保钠(Na^+) 排钾(K^+) 保水，增加细胞外液 升高血压
雄激素(代表性激素)	蛋白氮的合成代谢 骨和肌肉的生长和成熟 体毛(阴毛和腋窝)

肾上腺皮质酶缺乏症的先天性疾病

肾上腺皮质激素是由低密度脂蛋白(LDL)胆固醇合成的类固醇衍生物。LDL被递送到肾上腺，被其中的LDL受体摄取。还有证据认为可由乙酰辅酶A在局部合成低密度脂蛋白。类固醇激素合成急性调节蛋白(StAR)使LDL穿过线粒体膜，开始沿着类固醇生成途径向下游完成类固醇的合成(图24-11)。催化这些合成反应的酶有四种一般类型：羟化酶，脱氢酶，碳链裂解酶和异构酶。由于大多数先天性代谢异常可影响肾上腺皮质类固醇激素的合成，包括羟化酶的缺乏，因此它们被认为是临床上最重要的酶组。

已知的合成皮质醇和醛固酮中的代谢缺陷至少八种，每种都是因为肾上腺中缺乏一种特定酶。绝大多数这些酶缺陷性疾病是具有不同程度外显率的常染色体隐性遗传疾病。那些独特地影响皮质醇生物合成的酶缺陷性疾病被归为先天性肾上腺增生症(CAH)中的一类。这些酶包括P450scc(StAR缺陷)，3β-羟基类固醇脱氢酶，21-羟化酶，11-羟化酶和17-羟化酶。CRH和ACTH的合成和分泌通常受皮质醇的负反馈调控。在CAH中，皮质醇生成所必需的酶缺陷导致皮质醇的缺乏；皮质醇的缺乏反过来导致其对CRH和ACTH生成的负反馈调节作用的解除，使CRH和ACTH水平升高，由于机体试图代偿皮质醇的生成，可诱导肾上腺增生和类固醇生成的推进。这不仅直接导致在酶缺陷前的激素前体的堆积，还会导致这些前体沿着剩余的功能途径的大量分流。CAH的临床表现各异，取决于酶缺陷的严重程度和位置，哪些激素缺乏以及哪些激素过量。症状范围从休克，盐损和婴儿期异常的性发育，到成年人的多毛症和不孕不育症。有时候，如在皮质醇合成的部分酶缺乏时，若ACTH的高分泌能够刺激肾上腺增生以代偿这些酶的缺乏，则接近充足的激素合成是可能的。各种肾上腺皮质酶缺乏症的临床表现及其相关实验室检查结果见表24-15。

通过测量各种血清激素水平，评估哪些类固醇的生成过量，哪些缺乏，并计算前体/产物比例，将这些结果与年龄和性别匹配的规范数据进行比较来进行疾病的诊断。由于明显升高的前体激素的外周转化，可能使得酶缺陷所致反应阻断前面的激素水平可能升高；使用前体/产物比例的报告方式可以降低由于产物激素的假性升高引起的误诊风险(Levine，2002)。如果激素回到临界水平，但临床仍高度怀疑CAH，在静脉内给予0.25mg ACTH 60分钟后应重新测定类固醇水平。ACTH可促进类固醇的生成，加强其阻断作用。当有先证者时，可以通过基因分型更准确地确定诊断。

CAH根据疾病的严重程度分为经典型(新生儿型、严重的)和非经典(迟发型，隐源性)形式。经典型进一步细分为失盐型和非失盐型(单纯男性化)。

21-羟化酶缺乏症

21-羟化酶(也称为CYP21、CYP21A2和P450c21)位于线粒体内质网内。21-羟化酶缺陷是CAH的最常见原因，约占所有病例的95%。使用毛细血管取足跟血在有专用采血滤纸的

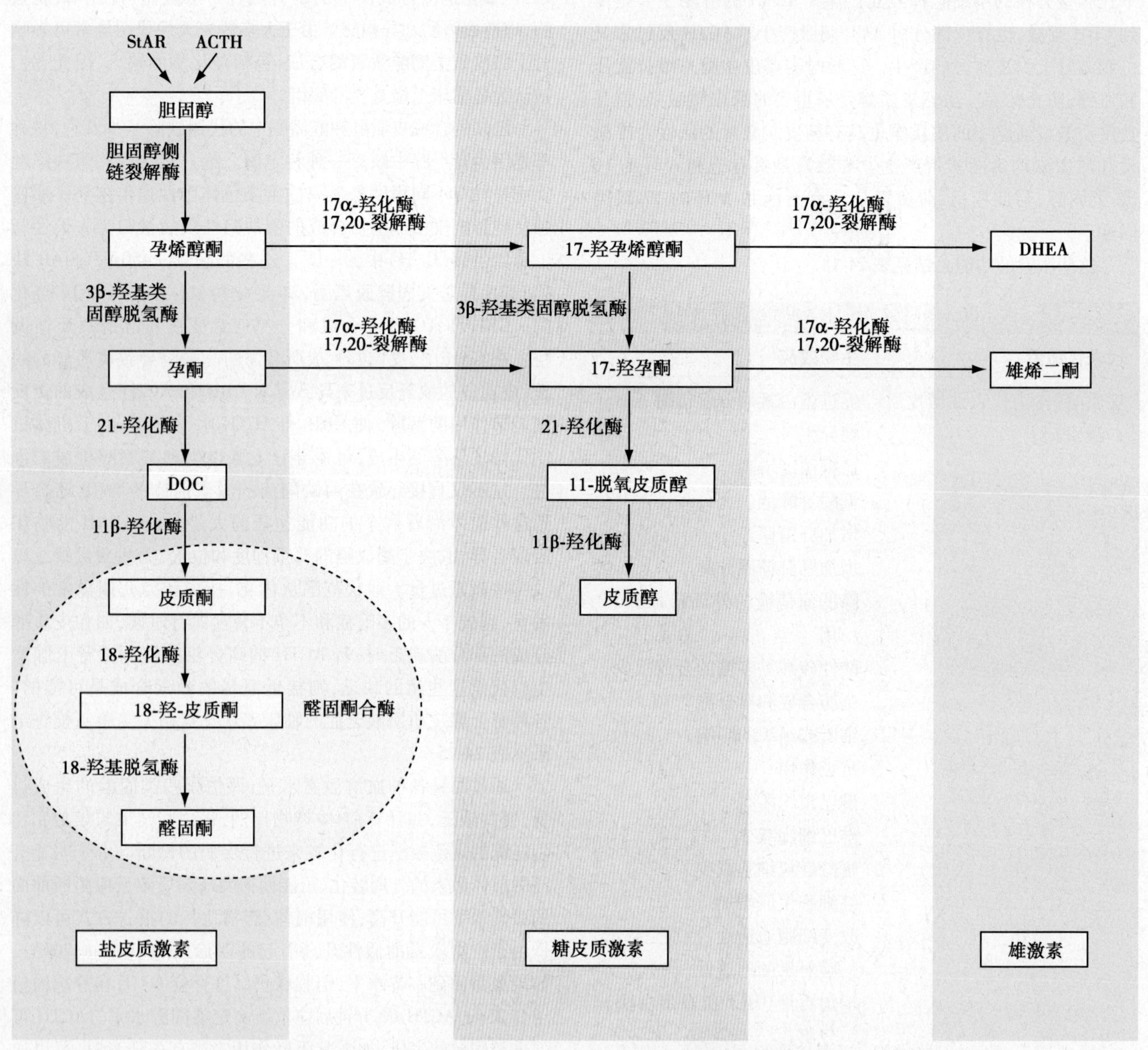

图 24-11 肾上腺皮质的类固醇生成途径。肾上腺类固醇根据盐皮质激素，糖皮质激素或雄激素活性进行分类。这些类固醇的化学结构如第 25 章图 25-1 所示。ACTH，促肾上腺皮质素；DHEA，脱氢表雄酮；DOC，去氧皮质酮；StAR，类固醇激素合成急性调节（蛋白质）

表 24-15 先天性肾上腺增生:临床和生化特征

特征	21-羟化酶缺乏症	11β-羟化酶缺乏症	17β-羟化酶缺乏症	3β-羟基类固醇醇缺乏症	类脂组织增生	醛固酮合酶缺乏症
缺陷基因	*CYP21*	*CYP11B1*	*CYP17*	*HSD3B2*	*StAR*	*CYP11B2*
发病率	1∶15 000	1∶100 000	罕见	罕见	罕见	罕见
外生殖器性别不清	+(女性)	+(女性)	+(男性) 无青春期(女性)	+(男性) 女性中较轻	+(男性) 无青春期(女性)	正常
急性肾上腺功能不全	+	罕见	NO	+	++	仅有盐损耗
实验室检查	血浆 17-OHP 和孕三醇大大↑;尿孕三醇和 17-KS↑	血清 DOC 和 11-脱氧皮质醇↑;尿 17-OHCS 和 17-KS↑	血清 DOC, 18-OH DOC, B 和 18-OHB↑	血清 17-OH-孕烯醇酮,孕烯醇酮和 DHEA↑;尿 17-KS ↑; Δ5/Δ4 血清和尿类固醇↑	所有血清和血浆类固醇↓	血清 B, 11-DOC 和 18-OHB↑
糖皮质激素	↓	↓	↓	↓	↓	正常
盐皮质激素	↓	↑	↓	↓	↓	↓
雄激素	↑	↑	↓	男性↓;女性↑	↓	正常

B,皮质酮;DHEA,脱氢表雄酮;11-DOC,11-去氧皮质酮;17KS,17-酮类固醇;18-OHB,8-羟基皮质酮;17-OHP,17α-羟孕酮

From Stewart PM: The adrenal cortex. In Larsen PR, Kronenberg HM, Melmed S, et al, editors: Williams textbook of endocrinology, ed 10, Philadelphia, 2003, Saunders, p 533.

采血卡上筛查新生儿 21-羟化酶缺乏症,目前已发现在北美的比例是 1/14 000,在阿拉斯加尤皮克爱斯基摩人中达 1/300(Pang et al,1988,1982)。该病经典型在活产新生儿中的检出率约为 1/16 000;非经典型占普通高加索人口的约 0.2%,东欧犹太人血统的 1%~2%(Speiser et al,1985;Therrell,2001)。

21-羟化酶可催化 17-羟孕酮(17-OHP)转化为 11-脱氧皮质醇(化合物 S),催化孕酮转化为 DOC。因此,21-羟化酶缺陷导致尿中 17-OHP 中类固醇前体和孕三醇以及血清中 17-OHP 的水平升高。这些前体被分流到通路中,导致过量的雄烯二酮和睾酮的产生(图 24-12)。临床表现通常与酶功能障碍的严重程度相关。经典型在新生儿期或幼儿期出现肾上腺功能不全以及女性男性化,伴有或不伴有盐耗。非经典型在童年晚期表现为阴毛提早发育,或在成年后呈现多毛症,闭经和不育症。妇女的临床表现与多囊卵巢病非常相似,男性可能会出现性早熟,肾上腺在睾丸内和不育症。

肾上腺皮质和肾上腺髓质之间存在着密切的功能关系。已有在经典型的 21-羟化酶缺乏中存在髓质发育异常和儿茶酚胺分泌不足的描述。在 38 名经典型(CYP21A2)疾病儿童的研究中,受影响个体的血浆肾上腺素和去甲肾上腺素和尿肾上腺素水平较正常个体降低了 40%~80%(Merke et al,2000)。在另一项研究中,CYP21A2 表现出运动时儿茶酚胺显著降低,且不受施用应激剂量糖皮质激素的影响(Weise et al,2004),有研究显示,髓质损伤程度可能是 CAH 严重程度的生物标志物(Merke et al,2002)。

诊断 由于用类固醇的抑制治疗可以消除女性胎儿的男性化发育,故产前诊断是非常重要的。可通过测量羊水中的 17-OHP 水平或通过绒毛膜绒毛取样获得的基因分型细胞来进行诊断。造成 21-OH 缺陷的基因 CYP21(CYP21A2)和 CYP21P(CYP21A)位于 6 号染色体上。在这两个同源基因中,只有 CYP21 有活性;CYP21P 中的有害突变可干扰正常的基因表达。这些突变可以通过对绒毛膜绒毛样品进行 PCR 和 Southern 印迹检测来鉴定(White et al,1994a;New,1995)。2010 年对于 21-羟化酶缺陷引起的 CAH 管理的共识声明建议将 CAH 的产前治疗视为实验性的,诊断应依赖于临床和激素的数据,基因分型被保留用于不明确的病例和遗传咨询(Speiser et al,2010)。

美国和其他几个国家目前强制性的新生儿筛查是通过检测 17-OHP 或通过将足跟血收集到有专用采血滤纸的采血卡上进行基因分型来筛查的。17-OHP 样品使用解离增强镧系荧光免疫分析(DELFIA)进行测定(Speiser et al,2010)。造成假阳性筛查的原因包括早产,疾病,应激,以及用于诱导胎儿肺成熟的糖皮质激素的产前给药。初筛阳性的要进一步通过 LC-MS/MS 检查 17OHP 的水平(Speiser et al,2010)(Speiser et al,2010)。关于基因分型,除了作为诊断 CAH 的最具代表性的检测之外,基因型与疾病严重程度相关性很好的事实意味着它也可以用作评估预后的工具(Nordenstrom et al,1999)。

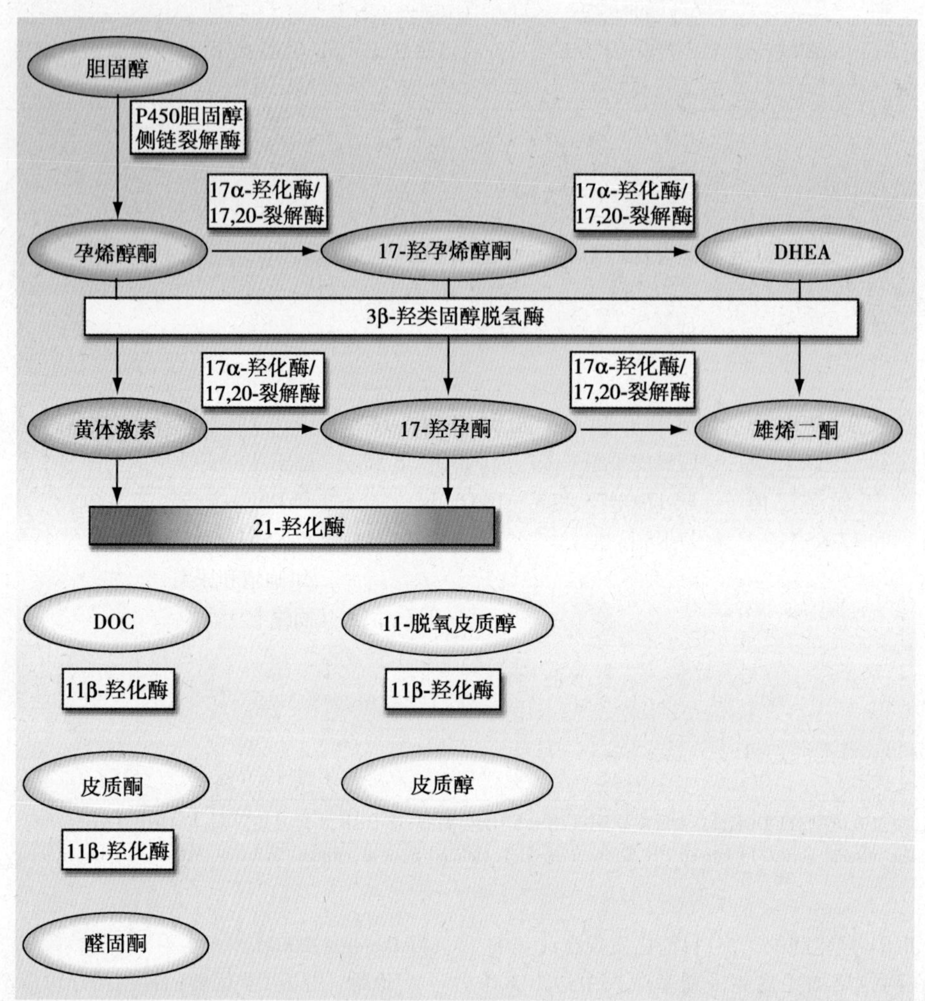

图 24-12 21-羟化酶缺陷引起的类固醇缺乏。靠近酶缺陷反应阻断部分的激素的相对增加由深色描绘。酶缺陷越严重,前体激素的浓度越大。DHEA,脱氢表雄酮;DOC,去氧皮质酮

在有盐耗的新生儿中,未受刺激的 17-OHP 水平通常大于 8000ng/dl,在 ACTH 给药后上升至 100 000ng/dl(3000nmol/L)。单纯男性化型的患者 17-OHP 水平范围为 10 000~30 000ng/dl(300~1000nmol/L),非经典型患者为 1500~10 000ng/dl(50~300nmol/L)(New et al,1983)。值得注意的是,非经典疾病患者随机抽样检测的激素水平可能是正常的;因此,在清晨进行检测是很重要的。如果结果不明确,可以通过比较给予 0.25mg ACTH(二十四肽促肾上腺皮质素)之前和之后 60 分钟的血清 17-OHP 水平来确定诊断。ACTH 用于刺激类固醇生成,可显著增加酶阻断部位的瓶颈,导致前体(在这种情况下为 17-OHP)显著增加。ACTH 作用后 17-OHP 值<330ng/dl 为正常,330~1000ng/dl 表示杂合子携带者,>2000ng/dl 可诊断非经典 CAH。如果有先证者,鉴定杂合子时采用基因分型优于这些较老的生化测试(Honor & Rumsby,1993)。

儿童糖皮质激素和盐皮质激素替代疗法的目标是实现正常生长,体重和青春期发育,并优化最终的成年身高。在成年人中,主要的治疗目标包括减少男性化症状和恢复生育能力。对糖皮质激素替代治疗的剂量进行调整,使 17-OHP 水平部分地抑制在 100~1000ng/dl(3~30nmol/L)之间,使 ACTH 水平小于 100ng/L,从而防止向睾酮合成方向分流,并使雄烯二酮和睾酮的水平达到正常。由于要将 17-OHP 的水平正常化需要超生理水平的糖皮质激素,并且可能导致库欣综合征(Speiser & White,2003),因此不应该尝试。

不同程度的醛固酮减少伴随着所有形式的 21-羟化酶缺陷。其在生物化学上表现为较为突出,为血浆肾素活性(PRA)升高,醛固酮/PRA 比值降低。盐皮质激素替代的目的是使血浆肾素活性正常化。

11β-羟化酶缺乏症

11β-羟化酶(11-OH)缺乏症是肾上腺皮质第二常见的酶缺陷性疾病,约占所有 CAH 病例的 7%。该酶的缺陷阻断了 11-脱氧皮质醇向皮质醇以及 DOC 向皮质酮的转化。与 21-羟化酶缺陷一样,ACTH 分泌的代偿性增加导致肾上腺增生和前体类固醇向睾酮合成的大量分流,导致男性化的症状。该阻断作用也导致 DOC 的积累;DOC 的盐皮质激素活性导致高血压和低钾血症的发展,与醛固酮增多症的表现相似(图 24-13)。

11-OH 缺乏症是由位于染色体 8q21-q22 上的 *CYP11B1* 和

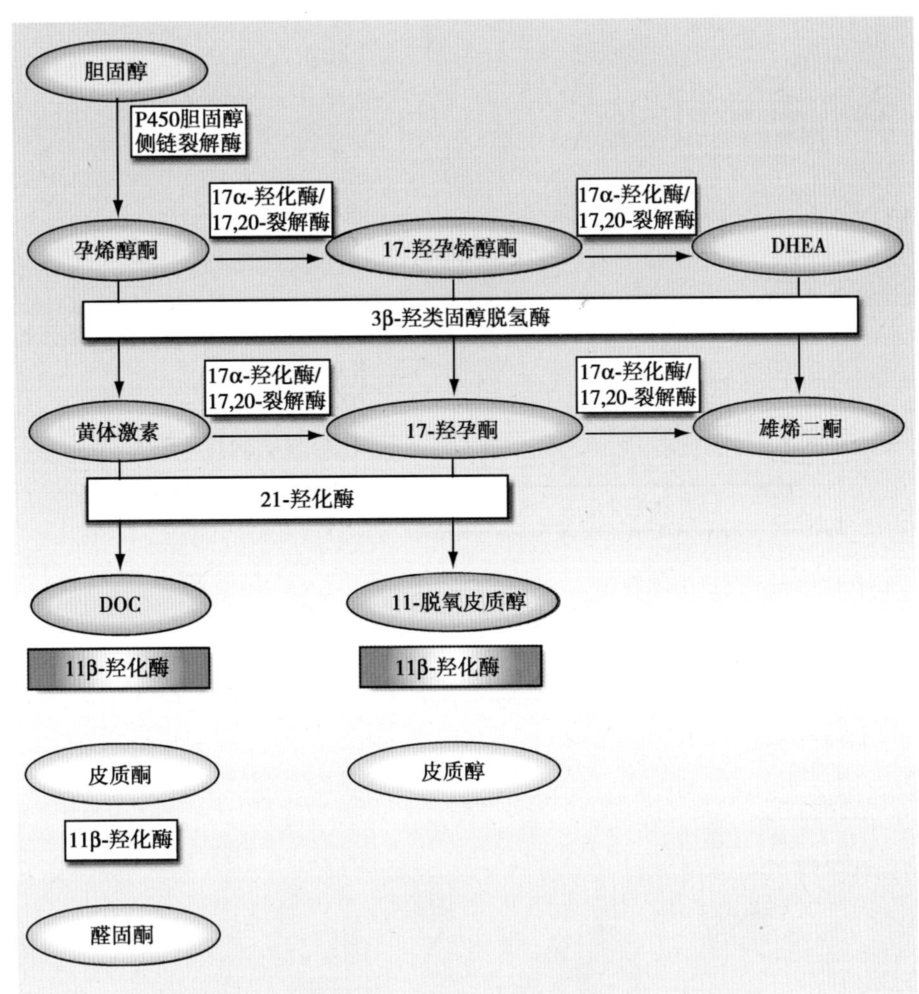

图 24-13 11β-羟化酶缺陷引起的类固醇缺乏。靠近酶催化阻断部分的激素的相对增加由深色描绘。酶缺陷越严重,前体激素的浓度越大。由酶催化阻端部分产生的高水平的 DOC 可引起盐皮质激素过量。DHEA,脱氢表雄酮;DOC,去氧皮质酮

CYP11B2 基因突变引起的常染色体隐性遗传病(White et al,1994b)。基础 11-脱氧皮质醇水平和 ACTH 刺激后的 11-脱氧皮质醇水平均升高可用于诊断新生儿 11-OH 缺乏症。该病新生儿尿中四氢-11-脱氧皮质醇的浓度也升高。在儿童期和年轻成年人中,11-OH 缺乏症的诊断标准是,清晨 11-脱氧皮质醇升高和 ACTH 刺激后的 11-脱氧皮质醇血清水平升高,超过年龄匹配的正常上限的 3 倍以上。DOC 和肾上腺雄激素(雄烯二酮,脱氢表雄酮和脱氢表雄酮硫酸盐)的水平也升高。由于 DOC 升高引起盐和水滞留,导致血浆肾素活性和醛固酮作用被抑制。与具有 21-OH 缺陷的杂合子不同,具有 11-OH 缺陷的杂合子在 ACTH 刺激后通常检测不到前体的增加(Pang et al,1980),然而,具有多毛症的患者则表现出明显的增加(Gabrilove et al,1965)。

11-OH 缺乏症的产前诊断是通过测量母体尿液或羊水中四氢-11-脱氧皮质醇(THS)的水平来进行的,这些指标在妊娠早期开始上升。除了 THS 之外,还可以检测到升高的 11-脱氧皮质醇水平和 THS 占四氢皮质醇和四氢皮质酮总和的比例(Rosler et al,1988)。

该病的治疗多采用糖皮质激素替代治疗,使 DOC 和血浆肾素活性达到正常。

3β-羟基类固醇脱氢酶缺乏症

在类固醇生成中催化第二个酶促反应的 3β-羟基类固醇脱氢酶(3β-HSD)由两个基因 *HSD3BⅠ* 和 *HSD3BⅡ* 编码。HSD3BⅡ在肾上腺和性腺中表达;HSD3BⅠ在胎盘、皮肤和其他外周组织中表达,且在 CAH 中,这些部位通常保持功能完整。3β-HSD 的缺陷导致 Δ5 类固醇(孕烯醇酮,17-OH 孕烯醇酮和脱氢表雄酮)向 Δ4 类固醇(孕酮,17-OHP,雄烯二酮)转化的阻滞,引起 Δ5 类固醇的循环水平升高(图 24-14)。然而,因为 HSD3BⅠ通常未受损,Δ4 类固醇的水平可能正常或甚至升高。

经典型患者具有糖皮质激素失调的临床表现,伴有或不伴有盐耗。受影响的男性具有不完全的男性化,女性可能正常或可能外生殖器性别不清。另外,还存在与多囊卵巢疾病(例如多毛症,月经不足和不育症)典型特征相关的迟发型变异体(Pang et al,1985)。

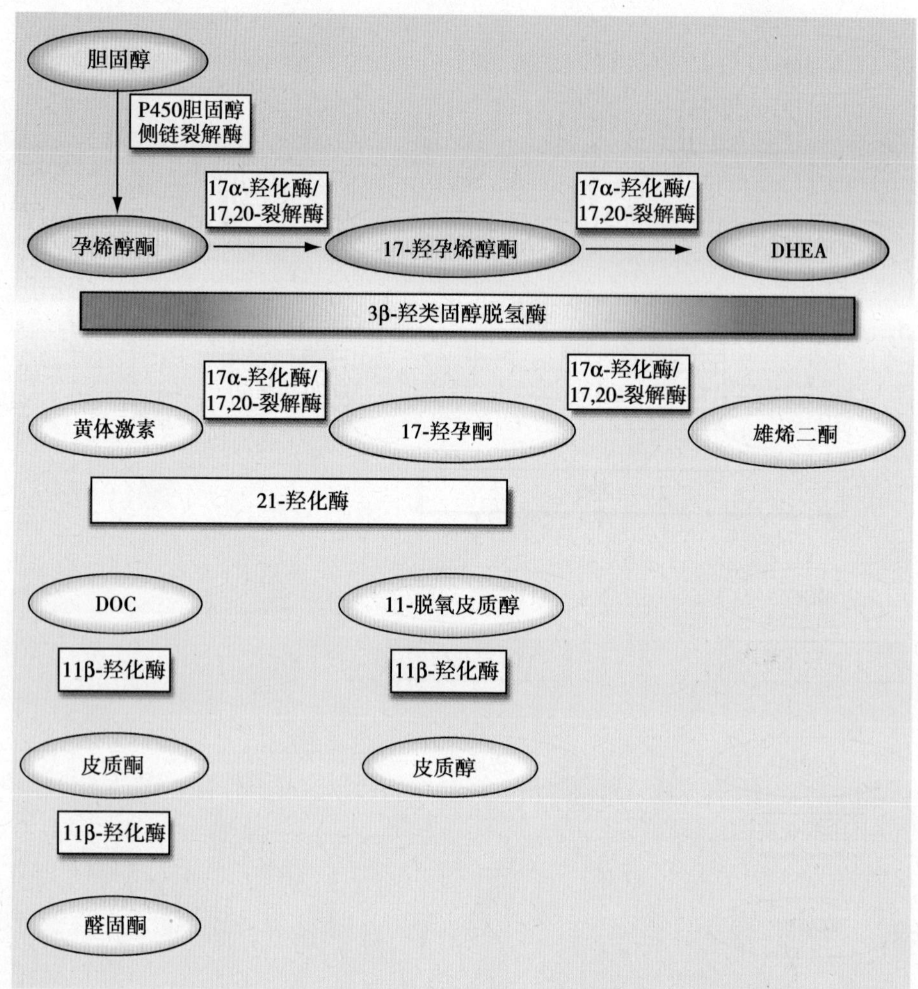

图 24-14　由于 3β-羟基类固醇脱氢酶缺陷引起的类固醇缺乏。靠近酶缺陷所致反应阻断部分的激素的相对增加由深色描绘。酶缺陷越严重，前体激素的浓度越大。由于 17α-羟基孕烯醇酮的外周转化，17α-羟孕酮水平可能升高。DHEA，脱氢表雄酮；DOC，去氧皮质酮

以前的 3β-HSD 缺陷诊断标准检查包括尿和血液中基础的和 ACTH 刺激的 Δ4/Δ5 类固醇比例，17-OH-孕烯醇酮（17-OHP）/皮质醇，以及孕烯醇酮，17-OH-孕烯醇酮和脱氢表雄酮。最近修订了诊断这种疾病的标准，以更紧密地与基因型研究相关联。ACTH 刺激的 Δ5-17P 水平和 Δ5-17P/皮质醇比率已被证明可作为确诊 3β-HSD 功能障碍的最佳指标（Lutfallah et al，2002）。这些新标准对非经典型患者的适用性仍然是有争议的。

该病的治疗方案根据正常的生长发育，由糖皮质激素、盐皮质激素以及性激素组成。

17-羟化酶缺乏症

17-羟化酶（CYP17，P450c17）在肾上腺和性腺中表达，并编码两种酶：17α-羟化酶和 17，20-裂解酶。17α-羟化酶催化孕烯醇酮和孕酮转化成各自的 17-OH 衍生物。17，20-裂解酶将 17-OH 孕烯醇酮转化为脱氢表雄酮，将 17-OH 孕酮转化为雄烯二酮。CYP17 缺乏可阻断孕烯醇酮和孕酮向 17-羟基衍生物的转化，导致从睾酮和皮质醇合成向醛固酮合成的分流（图 24-15）。因此，这些患者出现与男性不完全男性化、睾酮和皮质醇水平降低相关的高血压和低钾性碱中毒。可通过 DOC，孕烯醇酮和孕酮水平升高以及尿中 17-酮类固醇和 17-羟基皮质类固醇的降低来诊断 17-OH 缺乏症。与这种病症相关的基因（CYP17）与 17，20-去蛋白酶相同，位于染色体 10q 上（Kater & Biglieri，1994）。

先天性类脂质性肾上腺增生症

先天性类脂质性肾上腺增生（类脂质性 CAH）是 CAH 最严重的形式，其中所有性腺和肾上腺皮质类固醇的合成明显受损。类脂质性 CAH 可能由 StAR 或 P450 侧链裂解（sml）中的缺陷引起（Fujieda et al，2003）。位于染色体 8p11 上的 StAR 控制着类固醇生成中的限速步骤，负责使胆固醇从线粒体膜外穿梭进入膜内。20，22-脱水酶（CYP11A1，P450scc）将胆固醇转化

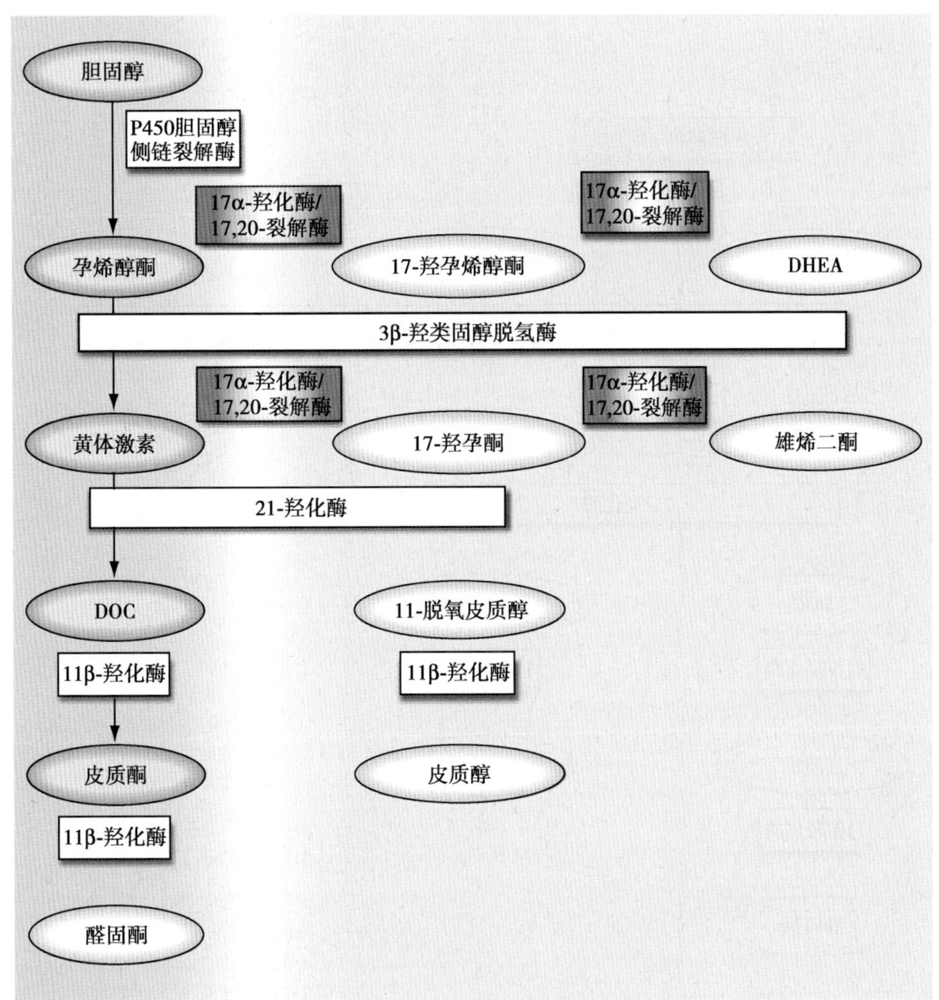

图 24-15　由于 17-羟化酶缺陷引起的类固醇缺乏。靠近酶缺陷所致反应阻断部分的激素的相对增加由深色描绘。酶缺陷越严重，前体激素的浓度越大。由酶缺陷所致反应阻断部分产生的高水平的 11-去氧皮质酮（DOC）和皮质酮可引起盐皮质激素过量。DHEA，脱氢表雄酮；DOC，去氧皮质酮

为孕烯醇酮（图 24-16）。在病理学上，肾上腺皮质表现出显著的胆固醇和其他脂质的积累，是区别于先天性肾上腺发育不良的主要特征。

这种非常罕见的疾病的表现为严重的肾上腺功能低下，盐耗和男性外阴生殖器女性化。偶尔也有女性在青春期开始之后才发病的。可通过极低的皮质醇和醛固酮浓度和升高的 ACTH 和血浆肾素活性来进行诊断。

醛固酮合成酶缺乏症

醛固酮合成酶（CYP11B2）是使醛固酮生成的类固醇合成途径的主要步骤。它刺激一个多步骤的过程：DOC 向皮质酮转化的 11-羟基化，皮质酮向 18-羟基皮质酮转化的 18-羟基化，以及最后的 18-羟基皮质酮脱氢转化为醛固酮。单独的该酶缺陷可引起盐耗，高钾血症和代谢性酸中毒。可以通过证明尿液中皮质酮和 11-去氧皮质酮代谢物的存在以及血清中 DOC 升高，皮质酮、18-羟基皮质酮或醛固酮缺乏来诊断该疾病。

皮质醇和糖皮质激素

ACTH，昼夜节律和应激均可促使肾上腺皮质分泌皮质醇。在腺垂体中合成的 ACTH 由更大的前体分子 POMC 切割形成。除了 ACTH 之外，POMC 的切割还释放 βLPH，其又被切割以产生 γ-LPH 和 β-内啡肽。ACTH 序列中有 α-MSH 和促肾上腺皮质素样垂体中叶蛋白。作用于大脑神经元的内啡肽构成与疼痛感知相关的独特的肽能系统。虽然 β-内啡肽与 ACTH 同时分泌，但其意义仍然未知。

ACTH 由 39 个氨基酸残基组成，其中氨基末端的残基 1~24 具有充分的激素活性。有时，POMC 不能被完全加工，可引起其他形式的 ACTH 的形成，尽管它们可能保留 ACTH 的免疫反应性，但通常几乎没有生物活性。这些形式可能在恶性病症中占主导地位，例如原发性或转移性肺癌中的异位生成，以及一些纳尔逊综合征患者中，该综合征的特征在于双侧肾上腺切除术后出现垂体瘤和皮肤色素过度沉着。POMC 裂解酶的缺陷也可能引起罕见形式的单独的 ACTH 缺乏（Nussey et al,

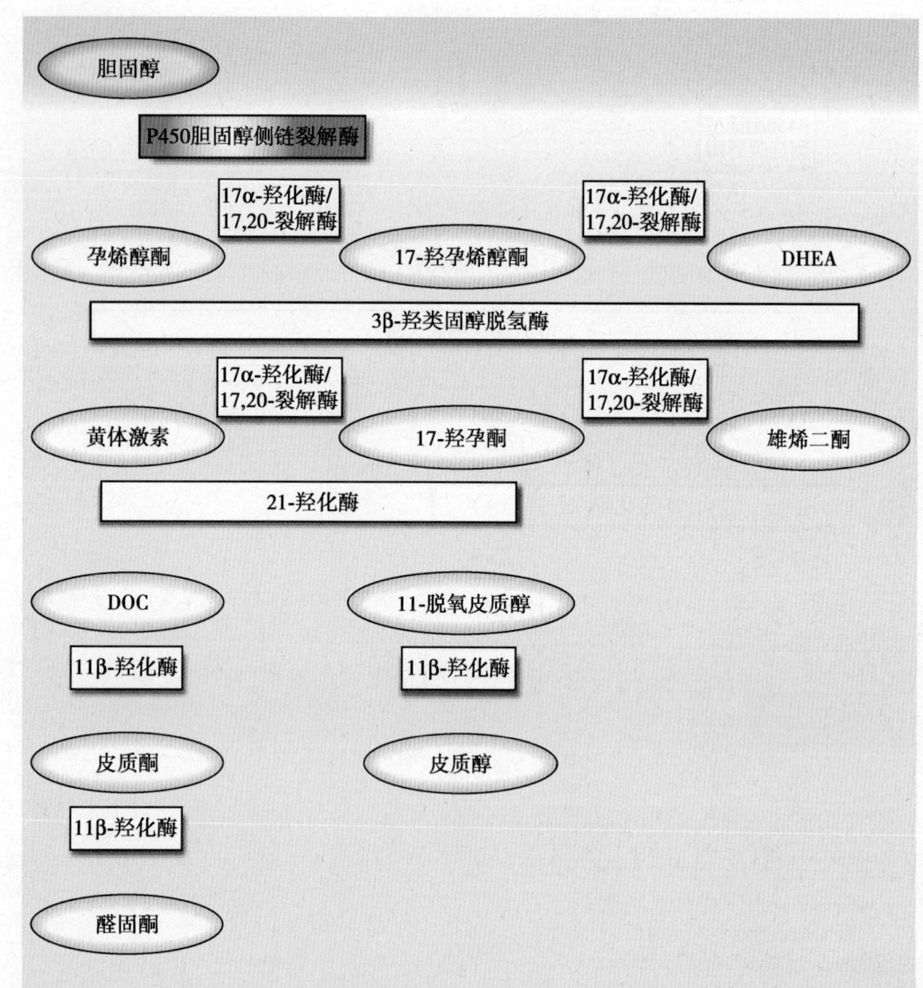

图 24-16 先天性类脂质性肾上腺增生中的类固醇缺乏是由于类固醇激素合成急性调节蛋白或侧链切割酶(P450scc)的缺陷。靠近酶缺陷所致反应阻断部分的激素的相对增加由深色描绘。在这种疾病中,所有类型的类固醇的合成都是有缺陷的。DHEA,脱氢表雄酮;DOC,去氧皮质酮

1993)。

ACTH 的分泌受到多种因素的刺激,其中 CRH 和 AVP 是最重要的。目前报道的刺激 ACTH 分泌的其他因素包括心房钠尿肽(ANP),血管紧张素Ⅱ,IL-6,IL-1 和肿瘤坏死因子-α(Rivier & Vale,1983;Chrousos,1998)。

CRH 由下丘脑合成并释放,可刺激垂体合成和释放 ACTH。CRH 以昼夜节律模式释放,并受生理刺激如应激和低血糖的影响。HPA 轴由控制皮质醇合成和分泌的各种反馈回路组成。当皮质醇升高时,其抑制 CRH,ACTH 和 AVP 的释放,这又导致皮质醇水平的降低。相反,当皮质醇达到最低点时,可引起下丘脑和脑垂体 CRH 和 ACTH 的生成增加,进而刺激皮质醇的产生和分泌。通过这种机制,ACTH 和皮质醇在非常窄的范围内控制彼此的浓度,而其中一个的轻微变化即导致另一个的伴随变化。当肾上腺由于损伤或疾病而无法对 ACTH 作出反应时,皮质醇水平低,ACTH 水平升高。脑垂体损伤时,ACTH 不能合成,皮质醇水平较低。下丘脑的损伤时也有 ACTH 和皮质醇水平的降低;检测 CRH 可以区分这两者。人工合成的 CRH 可用于测试垂体前叶 ACTH 的储备,方法是比较 CRH 刺激之前和之后 1 小时血浆的 ACTH 和皮质醇水平(Grodum et al,1993)。该测试可用于区分下丘脑,垂体和肾上腺的病变(Fukata et al,1993)。如果病变在下丘脑,经过一段时间延迟,ACTH 水平在 CRH 给药后上升,如果在垂体,则 ACTH 无明显变化。原发性肾上腺功能不全的患者,CRH 的施用导致已经升高的 ACTH 水平进一步升高,但皮质醇水平上升较少或不上升。

如果 HPA 轴被大量外源性糖皮质激素中断,它们将对下丘脑和垂体发挥抑制作用,抑制 CRH 和 ACTH 分泌。如果这种抑制作用持续数周,就会引起肾上腺萎缩,导致 HPA 轴在应激作用下不能分泌皮质醇。HPA 轴可以在逐渐减少类固醇使用后完全恢复。

第二种影响血浆皮质醇水平的因素是昼夜模式,这是由于 ACTH 的释放受昼夜节律的影响。ACTH 的分泌量在凌晨 4 点到 8 点之间大量增加,随后在其余的时间内减少。在具有正常睡眠-觉醒周期的受试者中,午夜后不久 ACTH 的浓度最低。睡眠觉醒模式的突然变化对昼夜模式几乎没有影响,但日常睡眠习惯的永久性变化导致昼夜分泌模式的逐渐变化。昼夜节

律重叠是指每24小时有10~18小时激素分泌高峰的超昼夜节律(Horrocks et al,1990)。

第三个影响皮质醇分泌的重要因素是应激。诸如手术创伤、致热原、低血糖和出血的刺激均能够引起ACTH和皮质醇分泌的急剧增加。对于大剂量的类固醇给药一段时间的患者，这种对应激的反应可能不存在或降低。任何应激反应的开始依赖于完整的神经系统，例如，创伤通常导致ACTH和皮质醇的急性释放；然而，在脊髓横断的患者中，神经系统刺激的正常传播被中断，结果，施加于肢体的相同创伤不会引起任何ACTH或皮质醇反应。有证据表明，皮质醇的应激反应是通过兴奋性和抑制性输入来调节的，其整合在下丘脑水平并调节CRH分泌。餐后皮质醇水平也上升，特别是食用蛋白质含量高的食物后；抑郁症患者皮质醇水平也上升(Linkowski et al,1987)。

大多数皮质醇分泌紊乱可以通过以下3种激素对抑制和刺激的反应模式进行分类：ACTH、血浆皮质醇和尿中游离皮质醇(Snow et al,1992)。

ACTH实验室检测

可使用双位点免疫放射测定或免疫化学发光测定法检测血浆ACTH。为了防止ACTH的降解，最好将样品收集在预先冷却的EDTA淡紫色采血管中。样品应保存在冰浴中，并应尽快送检。在冷冻离心机中离心后，样品应分离并转移到塑料管中，并在-20℃下冷冻直至检测时。上午7点到10点之间，ACTH正常参考范围为2~12pmol/L(9~52pg/ml)。血浆ACTH是区分原发性(肾上腺)与继发性(垂体)或三级性(下丘脑)肾上腺功能不全的有用工具。原发性肾上腺功能不全的患者，皮质醇浓度降低，ACTH水平升高。继发性或三级性肾上腺功能不全的患者，预计ACTH和皮质醇均较低。在上午8~10点之间收集ACTH标本时，ACTH的水平最易区分健康人与肾上腺功能不全者。

ACTH检测在皮质醇过量的疾病中意义不大。库欣病中高达50%的患者ACTH水平可能正常。虽然由ACTH的异位生成所导致的库欣综合征患者中ACTH水平倾向于升高(>20pmol/L(>90pg/ml))，但其ACTCH水平与30%的库欣病重叠(Findling,1992)。由于ACTH和皮质醇分泌的正常昼夜变化，在其预期的最低点，从晚上11时至凌晨1时测定这些值有助于确定ACTH依赖性库欣病的诊断。血清皮质醇升高时，午夜ACTH升高超过5pmol/L(23pg/ml)可证实ACTH依赖性库欣病的诊断。异位ACTH分泌型肿瘤患者的血浆ACTH水平(通常>200pg/ml)明显升高，血清皮质醇也升高。采用检测ACTH前体和片段的血浆提取法测定ACTH可能有助于将癌症相关综合征或ACUC分泌型肿瘤患者与库欣病患者区分开，因为前者更有可能产生ACTH前体或片段等其他形式的ACTH(White & Clark,1993)。ACTH分泌性肿瘤可能是隐匿性的，造成诊断困难，在这种情况下，使用选择性静脉取样检测ACTH已被证明可用于病变的定位。

在由于肾上腺腺瘤或癌症引起循环糖皮质激素水平升高的患者以及暗中服用类固醇的患者中，ACTH分泌被抑制，水平较低甚至检测不到。在垂体诱发的肾上腺增生(库欣病)患者中，血浆ACTH可能在上午9点时达到或超过参考上限，但未能在午夜后按预期下降。ACTH测定的另一个用途是确定先天性肾上腺皮质增生中皮质醇替代的充分性。替代治疗效果最佳时，患者的ACTH值与参考人群相似。

血浆促肾上腺皮质素释放素

CRH测定的主要方法为液相色谱和串联质谱法(LC/MS-MS)。CRH以以下两种形式之一参与血液循环：游离形式或与CRH结合蛋白结合形式。男性和非妊娠妇女血浆CRH的参考范围为<34pg/ml。由于CRH的异位生成，库欣综合征患者CRH水平增加。妊娠期间CRH结合蛋白逐渐增加，因此，CRH妊娠的正常范围在整个妊娠期间不同：妊娠前期<40pg/ml；妊娠中期<153pg/ml；妊娠末期<847pg/ml(Goland et al,1986)。

血清皮质醇测定

循环皮质醇约90%与血清蛋白结合，其中10%~20%与白蛋白松散结合，其余结合糖皮质激素传递蛋白(皮质醇结合球蛋白(CBG))。剩余的10%的循环皮质醇是未结合的游离激素。一般认为只有游离皮质醇是有活性的，并且蛋白质结合的部分是代谢惰性的，可能作为游离皮质醇的储存器。蛋白质结合也可以保护皮质醇免于被肝脏灭活或经肾脏过滤。

用于确定血清皮质醇浓度的最早和最简单的方法之一是由Nelson和Samuels开发的一种荧光测定法，该方法基于由Porter和Silber开发的技术(Porter & Silber,1950；Nelson & Samuels,1952)。随后开发的基于抗体的免疫测定技术为皮质醇检测提供了更特异的方法，具有需要的样品体积小和周转时间更快的附加优点，问题在于所使用的一些抗体可与其他类固醇物质发生大量交叉反应，导致皮质醇浓度的假性升高。在慢性肾脏疾病中，各种类固醇及其葡萄糖醛酸苷积聚在血液中，这些类固醇和它们的结合物与测定中使用的抗体之间的交叉反应可能导致皮质醇浓度检测的明显错误。类似地，在CAH中，由于酶缺陷，在血清中可见高浓度的皮质醇前体，由于这些前体可与测定抗体发生交叉反应，导致出现皮质醇检测的假性升高。干扰程度随所用方法的不同而不同，不容易预测。还开发了使用有机金属示踪剂的非同位素免疫测定技术、荧光偏振技术和酶免疫测定技术用于皮质醇测定(Bacarese-Hamilton et al,1992；Lentjes et al,1993；Philomin et al,1994)，但所有这些皮质醇测定方法的主要缺点仍然是特异性差。

测定皮质醇的放射免疫测定(RIA)法和化学发光技术大部分已经被串联质谱法和高效液相色谱法(high performance liquid chromatography,HPLC)取代，该方法的特异性似乎达到了最高。将血清皮质醇收集在无添加剂(红盖)采血管中。男性和女性血清皮质醇的参考值在上午8点到10点时大致在5~25μg/dl(140~690nmol/L)范围内，下午4点降至约3~12μg/dl(80~330nmol/L)。由于其昼夜分泌模式引起基础皮质醇水平波动较大，因此在动态操作(即肾上腺刺激或抑制)的情况下进行评估时，血清皮质醇测定是最有价值的。

唾液皮质醇

尿液游离皮质醇(UFC)和地塞米松抑制筛查试验检测皮

质醇分泌时,出现不正确的结果的可能性高达30%。最近的研究表明,使用午夜唾液皮质醇(MSC)是一种可行的替代方案。唾液中不存在CBG,因此,在CBG浓度改变的情况下,结果可能更可靠。唾液皮质醇高度稳定和容易收集的特点,使其成为筛选和诊断皮质醇分泌增加的有效工具。它似乎不会受到唾液生产速率的影响,并可以在几分钟内快速反映血清皮质醇的变化(Read et al,1990)。由于昼夜节律的改变,该测试可能并不适合于倒班工人或那些睡眠时间变化很大的人群。一项研究比较了夜间唾液皮质醇水平,以及住院患者血清皮质醇水平和尿中糖皮质激素排泄对库欣综合征的敏感性,发现唾液皮质醇检测与血浆检测效果类似,且优于尿糖皮质激素排泄。作者得出结论,睡前唾液皮质醇的测量是库欣综合征诊断的实用和准确的筛查试验(Papanicolaou et al,2002)。另一项研究将MSC测量的诊断性能与午夜血清皮质醇(MNC)和UFC的诊断性能进行比较,将41例库欣合征患者与33例假性库欣综合征患者,199例单纯性肥胖患者和27名体重正常的志愿者区分开。在整个研究人群中,在各测定方法之间没有观察到敏感性,特异性,诊断准确性和预测值方面的统计学显著性差异。特别是,MSC的整体诊断准确性与UFC和MNC相似(Putignano et al,2003;Elamin et al,2008)。最近一篇综述文献显示,午夜(晚上11点至12点)唾液皮质醇检测对内源性库欣综合征诊断的敏感性和特异性超过90%。建议患者在收集标本当天禁烟。

尿游离皮质醇测定

肾上腺分泌的皮质醇中只有1%出现在尿液中,但正是这一部分可为肾上腺疾病的诊断提供有价值的帮助。在肾脏中,游离皮质醇(未结合至CBG和白蛋白)经肾小球过滤后,被肾小管重吸收,但重吸收的最大值并不明确。血清皮质醇水平达到20~25μg/dl(上午8点参考值上限),超过了CBG的结合能力时,可导致未结合部分与总血清皮质醇相比非常快速和不成比例的增加。血清皮质醇从20μg/dl到40μg/dl的成倍增加使未结合的皮质醇至少增加5五倍。在这些情况下,肾脏游离皮质醇的清除率与未结合的血清皮质醇浓度成正比,可发现皮质醇清除率的急剧上升。血清皮质醇包括游离的,CBG结合的和白蛋白结合的皮质醇的总和。只有游离的(未结合的)皮质醇被肾脏灭活,因此,与血清皮质醇不同,UFC不受改变CBG和白蛋白浓度的条件和药物的影响。因此,当使用UFC而不是血清皮质醇时,更容易将患有肾上腺功能亢进的患者与参考人群区分开。

由于UFC提供了24小时内总皮质醇分泌的综合特征,可作为检测皮质醇分泌的最佳标本,对于偶发的过量皮质醇生成的患者来说,这是最有意义的。检测同时还应检测收集的肌酐,以确保已提交足够的标本。由于皮质醇排泄的日常波动可能影响检测结果,提交2或3天内收集的尿液可进一步提高检测的可靠性。尿游离皮质醇水平不受皮质醇肝代谢改变的影响。尽管总皮质醇生成和尿液17-OHCS可能增加,但血清皮质醇和尿游离皮质醇可仍然在参考区间内。由于皮质醇的肾清除依赖于正常的肾功能,故肾脏疾病患者的UFC值较低不足为奇。当CrCl<20ml/min时,UFC不可靠,当CrCl<60ml/min时,UFC的可靠性降低(Chan et al,2004)。妊娠期和雌激素治疗期间血清皮质类固醇结合球蛋白(CBG)浓度升高可导致血清皮质醇水平升高,这种升高不能使尿液中皮质醇代谢物升高,但可使尿中游离皮质醇水平升高。导致皮质醇假性升高因素包括饥饿,局部类固醇的使用,以及水负荷形式的水合作用。

方法:目前用于检测UFC的参考方法为HPLC和质谱法联用,其诊断敏感度为100%,特异性为98%,可将库欣综合征患者与正常人区分开(Rudd,1985)。先前的测定方法(如RIA)的特异性较低,检测结果通常偏高。

参考范围根据所选用的检测技术而变化,4倍于参考值上限即可诊断库欣综合征。尿游离皮质醇偏低提示肾上腺功能减退,但由于与正常参考区间有很大的重叠,本试验不能用于诊断肾上腺功能不全。

皮质醇增多症:库欣综合征

库欣综合征由长期暴露于高浓度糖皮质激素引起的一组临床和代谢紊乱性疾病组成。过高水平的糖皮质激素可能是内源性的(由肾上腺皮质激素分泌),或者更常见的外源性的(如类固醇药物治疗)。患有严重库欣综合征的患者易于通过其表现(例如皮肤紫纹,多血质,近端肌肉无力和向心性肥胖)来识别。由于皮质醇增多症引起的许多体征和症状的主诉通常类似(例如疲劳,体重增加,肥胖,糖尿病和高血压),随着库欣综合征发病率和死亡率的升高,在某些情况下怀疑库欣综合征是必要的。可能属于该类别且应接受筛查的人员包括骨质疏松症、高血压,或发生在小于预期年龄人群的糖尿病患者,具有多重、进展性特征提示库欣综合征的患者和偶然发现的肾上腺腺瘤的患者(Nieman et al,2008)。患有异位ACTH的肿瘤患者ACTH和糖皮质激素水平升高,然而,由于这些肿瘤的快速生长,它们通常在临床症状出现之前死亡,其最常见的特征包括低钾血症和近端肌肉无力(Salgado,et al 2006)。

库欣综合征的实验室检查包括:①皮质醇产生过多,检查发现血浆皮质醇、尿液游离皮质醇或午夜唾液皮质醇升高;②ACTH和皮质醇的昼夜节律丧失;③使用合成的糖皮质激素地塞米松使皮质醇生成的抑制作用丧失。

库欣病特指由于ACTH分泌性垂体瘤引起的皮质醇增多症。库欣综合征是一个全球性术语,涵盖与皮质醇增多症相关的各种疾病。

库欣综合征常为医源性来源,然而,也可能是由原发性肾上腺恶性肿瘤或肿瘤异位产生CRH或ACTH引起。在肾上腺库欣病中,肾上腺自主产生过量的皮质醇,导致下丘脑-垂体轴的抑制。肾上腺库欣病(腺瘤或癌)占库欣综合征的不到20%,而垂体库欣病占68%,异位生成ACTH(垂体-肾上腺轴外)的病例约占12%(Orth,1995)。由于其治疗和预后取决于潜在的病因,故得到具体的诊断是必要的。

对一个怀疑有库欣综合征的患者进行评估,首先使用三种筛查试验中的一种,如果其中一个测试结果达到临界值,或者对诊断的怀疑仍然很高,则应进行不同的筛查试验;第二阶段的试验包括对诊断进行确认,以及鉴定导致皮质醇增多症的病理生理过程。

库欣综合征的诊断试验

筛查试验 对于怀疑患有库欣综合征的患者，可使用三种方法进行筛查（图 24-17）：24 小时尿中游离皮质醇，过夜地塞米松抑制试验（DST）和血浆或唾液午夜皮质醇（MSC）水平。24 小时尿游离皮质醇反映经肾小球过滤的未结合循环皮质醇的水平。与血清皮质醇不同，它不受循环 CBG 水平的影响。HPLC 或气相色谱法与串联质谱法联用，可使尿液中游离皮质醇测定的特异性达到最高。与 RIA 或酶联免疫吸附测定不同，

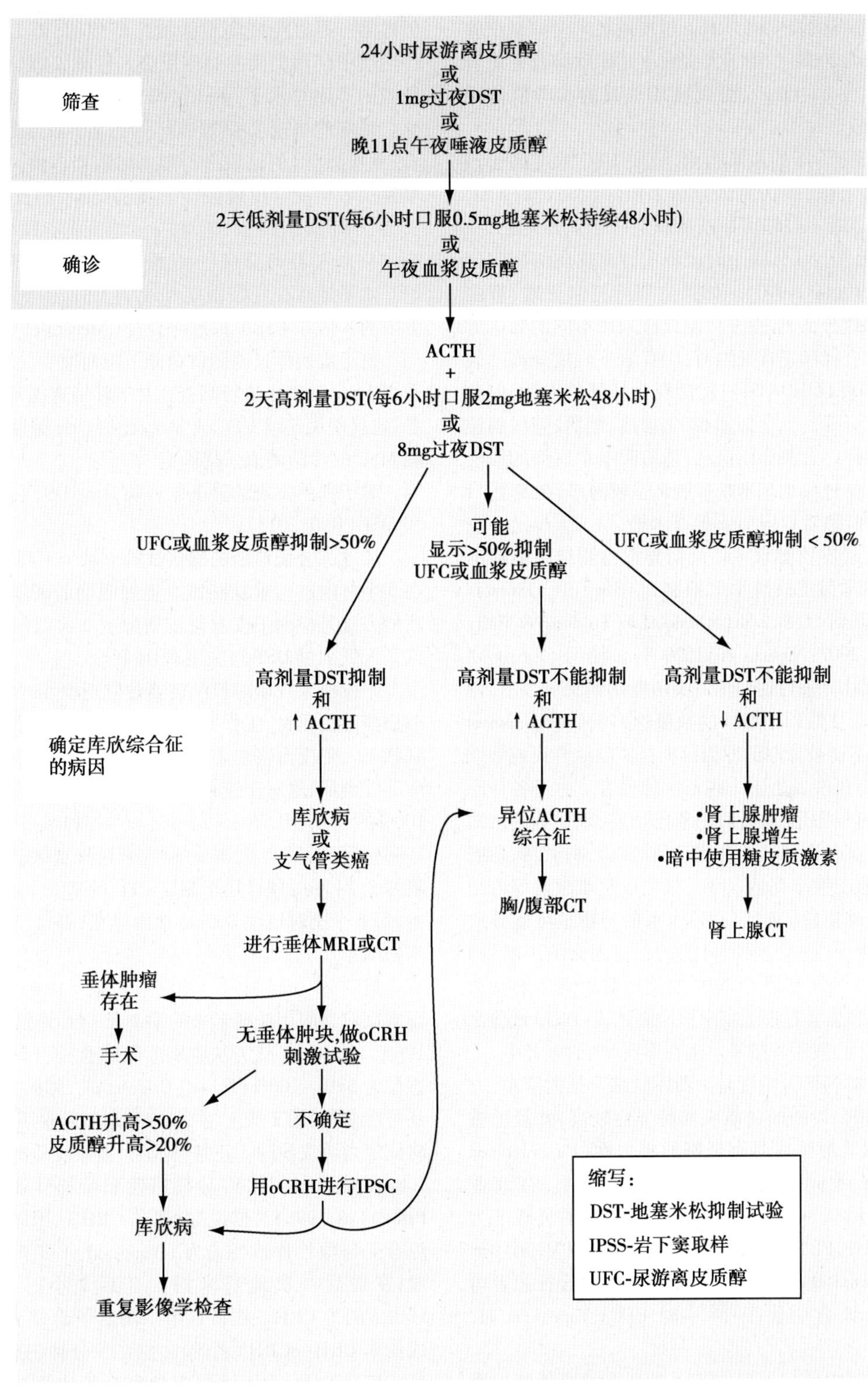

图 24-17 库欣综合征评估算法。所有筛选试验后都必须进行验证试验。ACTH，促肾上腺皮质素；CT，计算机断层扫描；oCRH，羊促肾上腺皮质素释放素；MRI，磁共振成像。如果没有垂体肿块，请先进行胸片和胸部 CT 排除支气管类癌，然后再进行 IPSS

这些技术不受类固醇代谢物的交叉反应或合成的糖皮质激素的影响。这些方法的正常上限范围为 110~138nmol/24 小时(40~50μg/小时)(Raff & Findling,2003)。应检测所有收集到的样本的肌酐水平,以确保样本的充分性。当肾小球滤过率<30ml/分钟时,尿皮质醇排泄减少,故患者虽然存在过度的皮质醇生成,但检测结果可能是正常的(Arnaldi et al,2003),有人建议,这些人首选的筛查试验应该为 1mg 过夜地塞米松抑制试验(DST)(Nieman et al,2008)。由于大多数小儿库欣综合征患者体重已达到成年水平(>45kg),可以使用成人的参考值范围(Nieman et al,2008)。

根据库欣综合征诊断的最新指南,只要 UFC 浓度高于该特异性检测的正常上限,即认为试验结果阳性(Nieman et al,2008)。超过正常上限 4 倍即可诊断库欣综合征。10%~15%的库欣综合征患者,至少 1/424 小时尿液的游离皮质醇回归到了正常(Nieman & Cutler,1990)。如果皮质醇排泄正常,但临床仍高度怀疑库欣综合征,应重复检测或应采用不同的筛选方法。在假性库欣综合征和正常妊娠时,UFC 水平轻度升高。假性库欣综合征是一种以 HPA 轴过度活跃为特征的疾病,但并不是真正的库欣综合征。见于抑郁症,焦虑症,酗酒,糖尿病控制不良和病态肥胖症。有关详细信息,请参阅本章后面的假性库欣综合征的部分。过夜地塞米松抑制试验较简单,在晚上 11 点到午夜 12 点之间,患者口服 1mg 地塞米松,第二天早上 8 点到 9 点抽血检测血浆皮质醇水平。最初异常检测结果的标准是地塞米松未能将早晨皮质醇水平抑制到<5μg/dl(138nmol/L),现已修正为下调到<1. 8μg/dl(50nmol/L)(Findling & Raff,1999;Arnaldi et al,2003;Nieman et al,2008)。使用<1. 8μg/dl(50nmol/L)的较低临界值可使检测的灵敏度达到 95%以上,特异性达 80%以上,并使假阳性结果的数量达到最低(Nieman et al,2008)。皮质醇不能被抑制的原因可能是库欣综合征或假性库欣综合征,但也有可能发生于一些正常的患者。由于各种原因,包括地塞米松过早服用,患者服用苯巴比妥、苯妥英或已知可加速地塞米松新陈代谢的其他药物,吸收障碍,酗酒,病态肥胖等,可使检测的假阳性率高达 30%。妊娠以及雌激素等可增加皮质类固醇结合球蛋白(又名 CBG)水平的药物也可能导致皮质醇水平升高,由于这些因素和可能的其他因素的影响,约 1%的健康个体,13%的肥胖患者,50%的使用雌激素的妇女和 25%的住院和慢性病患者过夜地塞米松抑制试验(DST)试验出现假阳性。另一方面,假阴性结果发生在不到 2%的患者中。

午夜唾液皮质醇(MSC)浓度是诊断库欣综合征的简单,方便,准确的手段。MSC 诊断的灵敏度和特异性较高,并且已被证明与血浆游离皮质醇浓度具有极好的相关性(Papanicolaou et al,2002;Yaneva et al,2004;Alwani et al,2014)。在商业 ELISA 试剂盒上使用 9. 3nmol/L 的 cutoff 值,MSC 的灵敏度为 100%,特异性为 83%,PPV(阳性预测值)为 94%,NPV(阴性预测值)为 100%(Alwani et al,2014)。在区分库欣综合征患者与肥胖受试者方面,该方法优于 24 小时 UFC(Yaneva et al,2004)。

一些研究在描述中使用深夜(晚 11 时至 12 时)唾液皮质醇(LNSC),而其他研究可互换的使用术语 MSC 和 LNSC,尽管其在方法学上描述为在午夜收集样本。目前还没有比较 MSC 和 LNSC 的研究;然而,由于 MSC 的数据更全面,通常作为首选。

患者可以在家里自己收集样本。主要有两种方法:患者可以咀嚼棉拭子 2~3 分钟,然后将其放入塑料管中;或者,可以将口水直接收集到试管中。之后将样品邮寄到参考实验室,由于唾液皮质醇非常稳定,可以不用考虑运输过程中降解的影响。可通过免疫测定或液相色谱-质谱法(LC MS/MS)分析样品。尽管免疫测定法被广泛使用,但 LC-MS/MS 可用于评估暗中使用类固醇和使用吸入性类固醇导致类固醇过量的患者的类固醇水平(Raff,2013),标准值根据参考实验室而异。对那些昼夜节律被破坏的患者(如倒班工人、抑郁症患者、重病患者)的结果进行解释时应当谨慎。吸烟者和咀嚼烟草使用者可能会出现假性升高的结果,因此建议在收集样本前 24 小时禁烟。

特殊人群的筛查 妊娠期间首选的筛查试验是 UFC。UFC 水平通常在妊娠中期和晚期上升,因此 UFC 值超过正常上限的 3 倍即可诊断库欣综合征(Nieman et al,2008)。

由于皮质醇过滤随肾功能下降而减少,故肾衰竭患者推荐采用 1-mg DST 来进行筛查。对于怀疑有循环库欣综合征的患者,建议使用连续 UFC 或 MSC 检测。妊娠期间和肾脏疾病期间 MSC 的诊断阈值尚待确定。

对于偶然发现的肾上腺肿块,1mg DST 已被证明优于 UFC 和 MSC(Raff,2013)。

库欣综合征诊断的确认试验 对于不明确的筛查结果,可在 3 个月内进行重复测试。更加明确的确定库欣综合征的诊断的方法是检测午夜血浆皮质醇或 2 天低剂量 DST 单独进行或 2 天低剂量 DST 与施用 CRH 联合。

午夜血浆皮质醇检测需要住院至少 48 小时,在晚 10 时之前插静脉留置针,工作人员在午夜时抽血,抽血时患者处于睡眠状态。午夜血浆皮质醇大于 7. 5μg/dl(207nmol/L)可诊断为库欣综合征,这对于正常个体和假性库欣综合征患者来说具有 100%的特异性(Newell-Price et al,1995;Papanicolaou et al,1998)。低剂量(2 天 2mg)地塞米松抑制试验(LDDST)需要收集两个 24 小时尿样用于测定 UFC 的基线。然后从上午 9 时开始,每 6 个小时口服 0. 5mg 地塞米松,持续 2 天。在服用地塞米松的第 2 天,收集另外一个 24 小时尿样用于测定 UFC。所有收集的 24 小时尿液应检测肌酐水平以确定收集的充分性。正常反应是服用地塞米松的第 2 天 UFC 降低至每 24 小时少于 10μg(27nmol)。该方法鉴别库欣综合征患者与正常个体的敏感性为 97%~100%(Newell-Price et al,1998)。除了 UFC 测定,还可在基线(第 1 天上午 9 时)和地塞米松第一次给药后 48 小时测定血清皮质醇。正常情况下,血浆皮质醇可被抑制到小于 1. 8μg/dl(50nmol/L),其敏感性和特异性高于 95%(Newell-Price et al,1998)。据说 LDST 与 CRH 联用能更好地区分库欣综合征与假性库欣综合征(Yanovski et al,1993)。对于该试验,在最后一次地塞米松给药后 2 小时,给予 1μg/kg 或 100μg 的羊 CRH。在首日第一次给予地塞米松之前,给予合成的羊 CRH(oCRH)之前和之后 15 分钟,分别检测皮质醇水平。应在给予 CRH 时测定地塞米松水平,以排除假阳性结果。检测时遵守时间安排对 LDDST 和 LDDST 与 CRH 联用都很重要。两种检测方法的正常反应均为血清皮质醇<1. 8μg/dl(<50nmol/L)。

库欣综合征病因的检测 一旦确立了库欣综合征的诊断，下一步就是确定其病因。库欣综合征分为依赖 ACTH 的库欣综合征和不依赖 ACTH 的库欣综合征，可通过测定血浆 ACTH 或进行高剂量 DST 或 CRH 兴奋试验来检测(表 24-16)。

表 24-16 库欣综合征中激素值的鉴别诊断

原因	血浆 ACTH	血浆皮质醇(pm)	高剂量或过夜地塞米松抑制试验
垂体依赖	N~轻度↑	↑	可抑制
肾上腺疾病	↓~检测不到	↑	不能抑制
异位库欣综合征*	↑↑↑	↑↑	通常不能抑制
假性库欣综合征*	N~轻度↑	正常~↑	通常可抑制

N,正常

* ACTH 水平可能与垂体依赖性疾病中观察到的值重叠

不依赖 ACTH 的库欣综合征由自主生成的皮质醇引起，其对下丘脑和垂体的负反馈作用导致 CRH 和 ACTH 分泌的抑制。先前已经描述了血浆 ACTH 的检测技术。上午 9 点 ACTH 低于检测水平或低于 10pg/ml(2pmol/L)并伴有皮质醇升高提示不依赖 ACTH 的库欣综合征。皮质醇增多症患者血浆 ACTH 水平大于 20pg/ml(4pmol/L)强烈提示 ACTH 依赖性库欣综合征，CRH 兴奋试验中，该患者的 ACTH 水平在 10~20pg/ml(2~4pmol/L)之间(Orth, 1995)。尽管异位 ACTH 生成的患者的 ACTH 水平通常明显升高，但与库欣综合征的水平有很大的重叠，故 ACTH 不能用于可靠地区分这些疾病。

高剂量(2 天 8mg)DST 可用于区别库欣病与肾上腺或异位的库欣综合征。值得注意的是，在高剂量地塞米松试验中，神经内分泌肿瘤如支气管类癌的皮质醇水平也可能被抑制。对于高剂量 DST，应先收集 24 小时尿样用于检测 UFC 的基线。从第 1 天开始，患者每 6 小时口服 1mg 地塞米松，持续 48 小时；在第 1 天和第 2 天收集尿液检测 UFC。将 UFC 或血浆皮质醇水平从基线抑制到 50%以下，即可诊断库欣病。作为检测 UFC 的替代方法，可以在最后一次地塞米松剂量之前，期间和 6 小时内收集血浆皮质醇。大多数患有肾上腺腺瘤，癌症或异位 ACTH 综合征的患者并不表现出抑制作用。该试验具有 60%~85%的灵敏度和特异性，抑制程度越大，特异性越高。

几名学者报道了 8mg 过夜的 DST，其敏感性和特异性与高剂量 DST 类似(Dicheck et al,1994)。收集早 8 点的血浆皮质醇检测标本，并在晚上 11 点口服 8mg 地塞米松，第二天同样早收集早 8 点的血浆皮质醇标本进行检测，将皮质醇水平降低至小于 5μg/dl，强烈提示库欣病(图 24-17)。

大多数垂体肿瘤和少数异位 ACTH 分泌型肿瘤会随着血浆 ACTH 和皮质醇的增加而对 CRH 刺激作出反应，而肾上腺综合征的患者则无明显反应。对于 CRH 兴奋试验，间隔约 5 分钟收集两批检测基础血浆皮质醇和 ACTH 水平的标本，然后静脉内注射 1μg/kg 体重或单次剂量为 100μg 的 oCRH。每 15 分钟抽血一次，持续 1~2 小时，检测 ACTH 和皮质醇水平。正常情况下，ACTH 和皮质醇的水平上升约 15%~20%，而库欣病患者 ACTH 水平升高超过基线的 50%，皮质醇水平升高超过基线的 20%(Kaye & Crapo,1990;Newell-Price et al,2002;Stewart,2003)。羊 CRH 在区分库欣综合征的不同原因方面优于人 CRH(Nieman et al,1989)。血管加压素可通过垂体前叶 V3 受体刺激 ACTH 释放。肌内注射 10 单位的血管加压素通常会导致 ACTH 水平翻倍，血清皮质醇比基线增加 150μg/L，但与 CRH 试验相比，该方法并没有优势，但在区分库欣病与假性库欣综合征方面，以及库欣病的术后评估方面可能有一定的作用(Newell-Price et al,2002)。

在极少数情况下，可能需要进行岩下窦血的选择性抽样来证明过量的 ACTH 来源于垂体。这种侵入性的，技术难度高的手术，其成本和并发症的发生率均较高，应该只在拥有这种技术并且经验丰富的机构进行。岩下窦血液中的 ACTH 浓度应超过外周静脉血的 2 倍，以确保 100%的诊断敏感性和特异性(Orth,1995)。在异位 ACTH 生成的患者中，该比例通常小于 1.4∶1。采样期间使用 CRH 可增加检测的灵敏度和特异性。

鉴于肾上腺和垂体腺瘤的发病率高达 10%，影像学研究只有在对库欣病或库欣综合征的激素诊断进行后才能进行。在库欣病中，可以使用或不使用造影剂，MRI 或 CT 可显示蝶鞍，MRI 为首选。对于肾上腺的库欣综合征，选择的检查是腹部的 CT；对于异位性库欣综合征，也可能需要胸部的 CT。

假性库欣综合征

类似于垂体库欣综合征的下丘脑-垂体轴的活动过度已被证实见于一些酗酒，重度抑郁症，控制不佳的糖尿病和肥胖症患者中，解决这些基本问题可使 HPA 轴正常化。这些患者皮质醇可能不会被低剂量 DST 抑制，并且 UFC 可能升高。地塞米松作用后皮质醇分泌不能被抑制的抑郁症患者也表现出对外源性 CRH 的 ACTH 反应受损，但皮质醇反应通常正常(Gold et al,1986;Thalen et al,1993)。午夜血清皮质醇在>7.5μg/dl 可以 100%特异地将库欣综合征与假性库欣综合征区分开(Papanicolaou et al,1998)。更明确地区分这两者的方法是地塞米松-oCRH 联合试验。在低剂量地塞米松试验 2 小时后，注射 1μg/kg 或 100μg 的 oCRH。在给予 oCRH 后 15 分钟测量的大于 38nmol/L 的血浆皮质醇浓度正确地区分了库兴综合征的所有病例和所有假性库欣综合征，其特异性，灵敏度和诊断准确度均为 100%(Yanovski et al,1993)。

肾上腺功能不全

肾上腺功能不全根据 HPA 轴功能障碍的关键部位进行分类：原发性(肾上腺)，继发性(垂体)和三级性(下丘脑)。原发性肾上腺功能不全与中枢性肾上腺功能不全之间的主要区别在于原发性疾病与盐皮质激素缺乏有关。在西方国家，原发性肾上腺功能不全(又称 Addison 病)最常见的病因是自身免疫性肾上腺炎(占所有病例的 70%~90%),其他病因包括结核病(世界上最常见的原因),肉芽肿病,转移性疾病,出血,人类免疫缺陷病毒,获得性免疫缺陷综合征和感染。中枢性肾上腺功能不全的最常见原因是长期使用药物剂量的类固醇治疗导致的 HPA 轴抑制。

肾上腺功能不全的诊断

基础激素检测试验

上午 8 点至 9 点血浆皮质醇小于 3μg/dl(83nmol/L)表明肾上腺功能不全,无需进一步检测。尽管大多数低胆固醇血症患者的血清皮质醇水平较低,但应激情况下皮质醇水平在参考范围内并不能排除诊断。相反,它可能支持这种诊断,因为由于应激引起的 ACTH 水平大幅升高可导致原本较低的皮质醇水平升高到参考范围内。在严重疾病期间,若随机皮质醇水平大于 25μg/dl(700nmol/L),几乎可排除肾上腺功能不全(Burke,1985),而若低于 10μg/dl,则强烈提示肾上腺功能不全(Fleseriu & Loriaux,2009)。

ACTH 兴奋试验

对疑有肾上腺皮质功能减退的患者最方便的检测方法是 ACTH 兴奋试验。该试验可在一天中的任何时间进行,包括采血检测血清皮质醇基础水平,然后静脉内或肌内给予 250μg 的促肾上腺皮质素(市售的 ACTH 类似物),在给予促肾上腺皮质素后 30 和 60 分钟再次收集用于检测皮质醇的血清。正常情况下,任一时间点的皮质醇水平均大于 18~20μg/dl(500~550nmol/L)(Speckart et al,1971;Burke,1985)。绘制 ACTH 基线水平可能有助于区分原发性肾上腺功能障碍(与 ACTH 升高超过 50~100pg/ml 相关)与继发性或三级性肾上腺功能障碍(其 ACTH 水平低于 10pg/ml)(Oelkers et al,1992)(参见本章前面 ACTH 部分的实验室检测)。醛固酮对 ACTH 的反应也可能有助于进行以上区分,醛固酮在基线水平上增加不超过 4ng/dl 提示原发性肾上腺功能不全。

怀疑患有肾上腺功能不全的危重患者,类固醇治疗是必不可少的,应该抽取皮质醇和 ACTH 的随机样品,并用不影响皮质醇测定的地塞米松开始治疗。正式试验应在地塞米松开始治疗 72 小时内,HPA 轴发生抑制之前进行。约 90% 的循环皮质醇结合 CBG 和白蛋白,约 10% 以游离形式参与循环(未结合)。CBG 在危重疾病期间下降,导致与结合皮质醇相比,未结合(游离)皮质醇的比例增加。因为血清总皮质醇浓度不能准确反映游离/结合的皮质醇的这种改变,所以在重症监护环境中对肾上腺功能不全的诊断过度很常见。由于可以容易可靠地检测游离皮质醇的实验室是有限的,有人主张使用游离皮质醇指数(FCI)和计算的游离皮质醇(CFC)来更好地反映那些真正需要类固醇替代治疗的患者的情况(Beishuizen et al,2001;Hamrahian et al,2004;Ho et al,2006)。要获得 FCI,需检测血清 CBG 水平。CFC 是总皮质醇(nmol/L)/CBG(mg/L),正常值高于 12。鉴于绝大多数机构测定 CBG 要求样品被送到参考实验室,所以在给予 ACTH 后 0 分钟(t-0),30 分钟(t-+30),60 分钟(t-+60)分别送检检测血清游离皮质醇可能更有利,在此期间,应提供类固醇替代治疗(Fleseriu & Loriaux,2009)。在 t-0 检测 ACTH 水平将有助于进一步将肾上腺功能不全进一步分类为原发性与继发性或三级性。唾液皮质醇不受 CBG 变化的影响,在这种情况下最终可能是有用的(Raff,2009)。

有些人支持使用 1μg 剂量而不是 250μg 剂量的 ACTH 来诊断肾上腺功能不全。因为 250μg 的大幅超生理剂量的 ACTH 会导致部分肾上腺功能不全的患者发生正常反应,而这些个体在 1μg 测试剂量下皮质醇水平不能充分升高。这种观点没有得到广泛的接受,也没有标准化的范围。更重要的是,对部分肾上腺功能不全的诊断依然存在争议。

长期以来 ITT 一直被认为是评估 HPA 轴的黄金标准。与 ACTH 兴奋试验不同,ITT 可评估整个 HPA 轴的完整性。如果 HPA 轴完整,胰岛素诱导的低血糖可刺激下丘脑和垂体分别分泌 CRH 和 ACTH,继而导致皮质醇的升高。该检测禁用于缺血性心脏病患者、老年人(70 岁以上)、孕妇和具有癫痫发作史的患者。高度怀疑患有中枢性肾上腺功能不全(即先前经垂体手术或放射治疗)的患者应使用较低剂量(0.05U/kg)而不是 0.1~0.15U/kg 的胰岛素。胰岛素给药前 15 分钟(基础水平),给药后 0、15、30、45、60、90 和 120 分钟分别检测葡萄糖和皮质醇。为了使测试有效,患者必须达到足够的低血糖(低血糖的体征和症状以及血糖低于 40mg/dl(2.2mmol/L))。正常的反应是,在测试的任何时间皮质醇水平均升高至大于或等于 18μg/L 或 20μg/L(Nelson & Tindall,1978;Burke,1985;Grinspoon & Biller,1994)。初步工作表明,使用胰岛素类似物替代常规胰岛素进行 ITT 试验时,GH 和皮质醇的峰值没有差异(Yuen et al,2008)。

皮质醇对低血糖的反应可以通过其对急性 ACTH 刺激的反应可靠地预测——一种更安全,更便宜,更快速的检测手段(Stewart,2003)。ITT 主要用作二线措施,以进一步评估 ACTH 兴奋试验结果处于临界值的患者的状况。

在检测 ACTH 的可靠试验的商业化之前,通常进行延长的 ACTH 兴奋试验(ACTH 输注 2 天),以区分中枢性与原发性肾上腺功能不全。在其他激素系统中,缺乏刺激通常会导致末梢器官受体的上调,但肾上腺在缺乏刺激时则下调其 ACTH 受体。短暂的 ACTH 刺激试验通常不会引起足够的反应,通过长期暴露于 ACTH 中来启动系统,下丘脑疾病患者表现出皮质醇的延迟但正常升高。

过夜甲吡酮试验

甲吡酮也可用于评估 HPA 轴的完整性。其可抑制 11β-羟化酶,防止 11-脱氧皮质醇(化合物 S)转化为皮质醇。正常情况下,甲吡酮诱导的皮质醇下降是在下丘脑和垂体水平检测到的,引起 CRH 和 ACTH 分泌的代偿性增加,刺激类固醇生成并导致 11-脱氧皮质醇的积累;中枢性肾上腺功能不全的患者 CRH 和(或)ACTH 不增加,不刺激类固醇生成,11-脱氧皮质醇不增加。在午夜口服 30mg/公斤的甲吡酮,第二天上午八点收集检测皮质醇和 11-脱氧皮质醇的血液。正常情况下,11-脱氧皮质醇可升高至>7μg/dl(200nmol/L)(Fiad et al,1994;Grinspoon & Biller,1994)。11-脱氧皮质醇<7μg/dl,皮质醇<5μg/dl 为异常。该试验应谨慎进行,因为可能会引起中枢性肾上腺功能减退患者出现肾上腺皮质危象。甲吡酮目前只能在不得已

的情况下使用，因此这个试验很少进行。

促肾上腺皮质素释放素试验

oCRH 试验不仅可用于诊断肾上腺皮质功能减退，还可用于定位损伤部位(Schulte et al,1984)。该试验较为安全，但价格昂贵。在抽血检测 ACTH 和皮质醇的基础水平后，通过静脉给予 100μg oCRH。然后每 15 分钟收集一次血液用于皮质醇和 ACTH 的检测，持续 60~90 分钟。正常的反应是皮质醇大于 20μg/dl。基础 ACTH 水平及其对 oCRH 反应的变化用于定位病变部位。注射 oCRH 后，血浆 ACTH 通常在 15~30 分钟达到高峰，皮质醇通常约 30~40 分钟达到高峰(Oelkers,1996)。

结合的和游离的皮质醇浓度在整个妊娠期间逐渐上升，因此建议使用更高的 cutoff 值来正确解释妊娠期间的 ACTH 刺激结果(Jung et al,2011)。分别在妊娠早期，中期，晚期检测随机早晨皮质醇水平，若分别低于 11μg/dl,16μg/dl 和 22μg/dl，应高度怀疑肾上腺功能不全(Jung et al,2011)；若早中晚期 ACTH 刺激 60 分钟后的血清皮质醇水平分别低于 25μg/dl,29μg/dl 和 32μg/dl，则可诊断肾上腺功能不全(Lebbe & Arlt,2013; Yuen et al,2013)。

对于 Addison 病(原发性肾上腺功能不全)病因没有明确解释的患者，应检测其 21-羟化酶抗体的水平。抗体阳性证明为自身免疫性肾上腺炎，还应对这些患者进行可能出现的其他自身免疫性疾病的筛查和监测。检测不到抗体并不能排除自身免疫性病因，因为滴度通常会随着肾上腺的破坏而下降。

类固醇在治疗恶性肿瘤，炎症性和免疫性疾病中的应用是肾上腺功能不全的常见医源性原因。肾上腺抑制的程度取决于特定的糖皮质激素剂量，持续时间，频率和给药途径。一旦将其逐渐减至相当于每日 10mg 氢化可的松的剂量，就可以进行外源类固醇逐渐减少的患者的肾上腺功能评估。早晨不用给予糖皮质激素，上午 8 点检测皮质醇水平，如果大于 10μg/dl，可以结束常规补充类固醇。由于类固醇抑制下肾上腺皮质的恢复落后于垂体，在早 8 点的促肾上腺皮质素输注后，通过适当升高的血清皮质醇也可以证实肾上腺的完全恢复。

肾素-醛固酮轴

在美国，至少有 2000 万人患有高血压，90%~98%的病例被归类为原发性高血压。与之相关的心肌、脑血管和肾脏并发症的死亡率和发病率使积极治疗这种疾病成为必需。高血压病因学的研究揭示了肾素-血管紧张素-醛固酮系统的重要性，其作用不仅在高血压的发病和持续方面，而且对于高血压治疗也起到指导作用。肾素-醛固酮轴的作用是通过对血浆容量、盐平衡和肾灌注压的变化的感应和反应，从而维持血压在正常范围内。肾素是一种蛋白水解酶，虽然它也在全身其他组织内形成的，但主要还是由肾脏的致密斑的近球细胞(juxtaglomerular,JG)形成和储存的。肾素是由更大的前体蛋白肾素原(prorenin)(大肾素)合成的，并在 JG 细胞内转化为活性形式。多种因素可触发肾素释放进入血液循环：肾静水压的下降、低钠血症、低钾血症或儿茶酚胺、血管紧张素Ⅱ或心钠肽的减少。无论是摄入钾诱导的血浆肾素活性被抑制，还是由于钾的丢失导致肾素活性被激活都与醛固酮分泌和钠平衡的变化无关(Brunner et al,1970)。

已知肾素有多种同工酶，它们的释放受到 cAMP 的调控。肾素作用于血管紧张素原(angiotensinogen)(肾素底物)，一种由肝脏产生的 α_2-球蛋白，将血管紧张素原转化为血管紧张素Ⅰ(angiotensin Ⅰ)。血管紧张素Ⅰ接着被血管紧张素转化酶(angiotensin-converting enzyme,ACE)转化为血管紧张素Ⅱ(angiotensin Ⅱ)。ACE 见于肺和血管内皮细胞，以及肾脏、心脏和大脑的细胞膜上(Brewster & Perazella,2004)。有人认为对靶组织发挥生理作用的多肽是血管紧张素Ⅱ。血管紧张素Ⅱ不仅刺激醛固酮的释放，而且是一种非常强的血管收缩剂，能刺激肾上腺释放儿茶酚胺，交感神经系统释放去甲肾上腺素，以及刺激血管加压素释放。八肽的血管紧张素Ⅱ进一步分裂为七肽的血管紧张素Ⅲ(angiotensin Ⅲ)；此外，血管紧张素Ⅰ可直接转化为血管紧张素Ⅲ，而不转化为血管紧张素Ⅱ。虽然关于血管紧张素Ⅲ的功能正在研究，但它对醛固酮的分泌的调控方式与血管紧张素Ⅱ相似。具有活性的血管紧张素在循环和

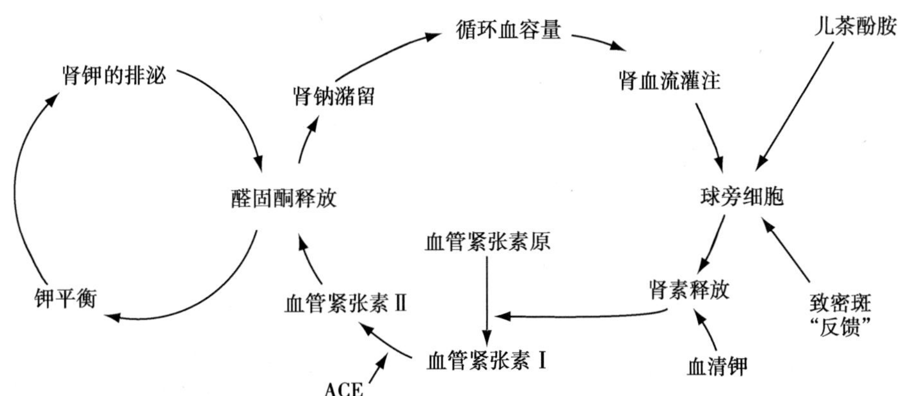

图 24-18 肾素-醛固酮轴。升高的 K^+ 抑制肾素分泌，但有刺激醛固酮的作用。儿茶酚胺的影响是变化的；β-肾上腺素能活性刺激球旁细胞的肾素分泌，而 α-肾上腺素能活性抑制其分泌。ACE，血管紧张素转化酶(Redrawn from Braunwald E, Fauci AD, Kasper D, et al, editors: *Harrison principles of internal medicine*, ed 15, New York, 2001, McGraw-Hill, p 2087.)

运送到组织的过程中被各种氨基肽酶(血管紧张素酶)迅速清除。这些关系在图 24-18 展示。

肾素,通过其产物,血管紧张素Ⅱ,直接刺激肾小球的肾上腺球状带合成和分泌醛固酮。肾素释放是肾-醛固酮轴的限速步骤,它依赖于有效血浆容量的变化,而有效血浆容量反过来又依赖于肾脏肾小管对钠的重吸收。低血浆体积和低浓度血清钠刺激肾素分泌,从而导致醛固酮释放,进而导致钠潴留,血浆容量和血压升高,和钾的丢失。相反,有效血容量的增高或血压的急剧升高导致肾素降低、血管紧张素降低、醛固酮降低,以及随后的钠丢失相较于醛固酮,肾素分泌受高钾血症抑制(图 24-19)。

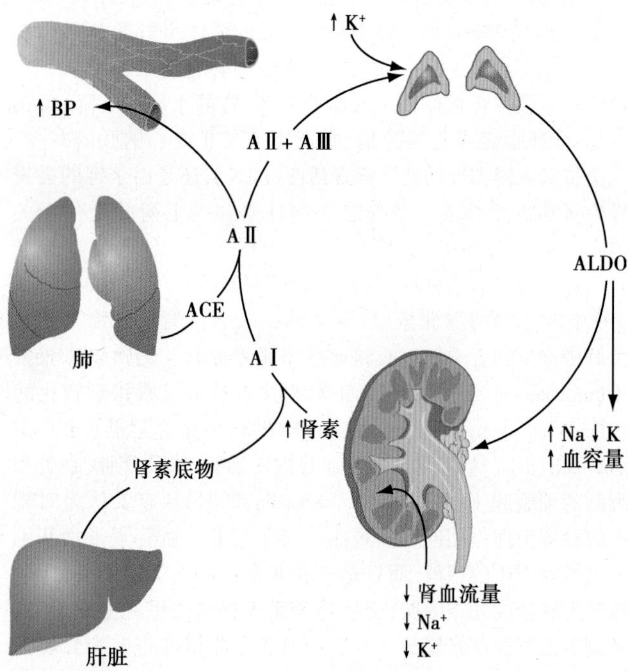

图 24-19　正常肾素-血管紧张素-醛固酮轴。由肾脏分泌的肾素,将来自肝脏的肾素底物(血管紧张素原)剪切为血管紧张素Ⅰ。血管紧张素Ⅰ经血管紧张素转化酶(主要在肺中)转化为血管紧张素Ⅱ,血管紧张素Ⅱ增加外周血管阻力,与血管紧张素Ⅲ一起,刺激醛固酮分泌,从而导致钠潴留和血浆容量增加。ACE,血管紧张素转化酶;ALDO,醛固酮;BP,血压;AⅡ,血管紧张素Ⅱ;AⅢ,血管紧张素Ⅲ;AI,血管紧张素Ⅰ(Adapted from Stewart PM:The adrenal cortex. In Larsen PR,Kronenberg HM,Melmed S,et al,editors:*Williams textbook of endocrinology*,ed 10,Philadelphia,2003,Saunders,p 499.)

醛固酮和糖皮质激素作用在肾脏集合管细胞上的盐皮质激素受体,导致钠的重吸收,使血管内容量的增加。醛固酮也导致肾脏钾的丢失。研究表明,醛固酮在血管病变的发展和持续中起着重要作用;已证实它能激活胶原合成、组织生长因子、炎症因子和纤溶酶原激活物抑制剂 1 的基因(Brilla et al,1994;Schunkert et al,1997;Brown et al,2000;Rocha et al,2000;Luft,2002)。醛固酮的合成仅限于肾上腺球状带;在这里,醛固酮合成酶(aldosterone synthetase)(CYP11B2)将皮质酮(corticosterone)转化为醛固酮。醛固酮分泌的主要刺激因素是血管紧张素Ⅱ和高血钾。ACTH 的刺激力度要弱得多。生长抑素,心房利钠激素,多巴胺和肝素直接抑制醛固酮的合成。皮质醇/氢化可的松(cortisol)在循环中浓度比醛固酮高,虽然其与盐皮质激素受体结合的能力与醛固酮相当,但它不能作为主要的盐皮质激素发挥作用。原因是集合管中的盐皮质激素靶细胞表达 11β-羟化类固醇脱氢酶Ⅱ(11-HSD-2,也称为 CYP11B2),将皮质醇转化为可的松,后者是一种不活跃的代谢产物。

肾素和高血压

Laragh 及其的同事的工作表明,原发性高血压可在肾素测量的基础上,分为高肾素性、低肾素性或正常肾素性高血压,且可基于这种分类进行药物选择(Laragh et al,1972;Laragh,1993)。大约 15%的原发性高血压患者为高肾素性高血压。肾实质疾病或肾脏血管病变引起的高肾素血症会导致醛固酮生成增加,导致钠潴留和钾排泄增强。在这种情况下,患者血容量过多,血管收缩强烈,有缺血性损失的倾向。肾素功能分析结果显示肾素是心肌梗死的独立危险因子。即使抗高血压药物控制了血压,如果不处理血浆肾素活性的问题,这些患者的情况也比低肾素水平的患者差(Alderman et al,1991)。醛固酮增加(继发性醛固酮症)可能具有明显的上述症状和高肾素性高血压。导致高肾素高血压的一些原因见框 24-7。

框 24-7　导致血浆高肾素高血压的原因

- 肾素分泌型肿瘤
- 恶性进行性高血压
- 肾血管性高血压
- 主要动脉损伤
- 片段性损伤
- 慢性肾衰竭
- 终末期
- 移植排斥
- Cusing 综合征
- 医源性
- 容积丢失试剂(volume-depleting agents)
- 血管舒张剂
- 糖皮质激素
- 雌激素

肾素分泌性肿瘤极为罕见,且难以诊断。它们可以是良性或恶性的,可以在肾内或肾外。最常见的位置是肾小球旁器。其典型的临床表现为:患者年轻,血浆肾素活性显著升高,醛固酮增多症,低钾血症,无肾血管性病变(Corvol et al,1994)。恶性高血压与高血浆肾素活性和醛固酮有关。当这些患者服用药物阻断肾素-醛固酮轴的药物(如 ACEI)时,血压通常恢复正常。在肾血管性高血压中,肾素和醛固酮水平也升高,然而,然而与恶性高血压不同的是,采用 ACEI 治疗后常导致肾功能进一步恶化如考虑患者有肾动脉狭窄,应该进行进一步的检查(如卡托普利诱导的肾图、肾超声检查、血管造影)。检查为阳性应进一步进行肾静脉血管造影术和导管插入术选择性血液采样。在单侧肾脏疾病中,血浆肾素和醛固酮均升高。肾静脉置管术中所获得血样的肾素水平不对称提供了一个最好的测量方法来判断矫正手术改善血压的可能性。当受影响侧血管与未受影响侧血浆肾素比值≥1.5∶1时，手术可能会改善血压。当抑制未受影响侧的肾素释放时，肾静脉肾素水平接近于从下腔静脉获得的血液，也提示手术可能成功。这些患者中近40%外周血浆肾素在参考范围内（Streeten et al，1979）；因此，外周血浆肾素是一个较差的预测外科手术效果的指标。肾素分泌可见于肺癌、肝组织错构瘤和其他罕见的情况（Anderson et al，1989）。

急进性高血压肾素通常明显增加；然而，伴有慢性肾衰竭时，任何肾素水平都是有可能的。少数进行透析治疗的高血压患者，有难治的、急进型高血压。透析不能控制高血压或肾动脉狭窄，血管成形术或血管再生导致的高血压都可通过肾切除术降低血浆中明显升高的肾素（Whitehouse et al，1981；Sonkodi et al，1990；Tullis et al，1999）。ACEI可以用来减缓醛固酮的上升；然而，在一系列肾脏病变中，ACEI使患者出现或加重高钾血症。在肾移植患者中，血浆肾素升高可能暗示肾缺血和肾排斥。

Cushing综合征患者可发生系统性高血压。一些患者，血浆肾素和肾素底物增加。一部分患者，出现低血钾症，这与导致高血压的轻度盐皮质激素（如DOC或皮质酮）分泌有关。还有一些患者，皮质醇水平重度升高，超过了11β-羟化类固醇脱氢酶（11-HSD）将皮质醇转化为非活性形式的可的松的能力，从而导致盐皮质激素活性明显增加，而血浆肾素活性受抑制的情况。其他导致高肾素高血压的原因包括药物治疗，如用利尿剂、血管舒张药或其他降压药。激素，如糖皮质激素以及一些含有雌激素的口服避孕药，已经被发现能增加肾素底物活性。

尽管60%高血压患者的血浆肾素活性、醛固酮和尿钠排泄可能正常，但肾素-醛固酮在正常肾素性高血压患者中也发挥重要的作用。肾素正常的高血压患者对ACEI或血管紧张素Ⅱ拮抗剂（沙拉新）的反应，提示肾素和血管紧张素Ⅱ在这些患者中发挥着维持高血压的作用。Ames研究还表明，一旦血管紧张素灌注血压升高后，用原剂量的1/5就能控制血压（Ames et al，1965）。

低肾素原发性高血压涉及慢性血浆和细胞外液量的扩张，其特点是醛固酮过量分泌，利尿剂治疗有效。在原发性高血压患者中，至少有25%的患者存在低肾素性高血压。大多数研究人员认为这种状态为低反应性，即低肾素性患者与健康组比较，前者对直立体位、限制钠摄入、利尿剂、血管舒张药，或这些方法的组合反应差。在这些患者，心钠肽可升高，而醛固酮对肾素的反应可能被放大（Sergev et al，1990）。肾素抑制作用随着年龄增长而增强，在女性和黑人人群中似乎更为常见。

在框24-8中列出的是一组与低血浆肾素相关的综合征。这些被分为肾上腺源性（原发性）和非肾上腺源或继发性。与肾素性高血压相比，原发性醛固酮症并不常见：①由肾上腺腺瘤（醛固酮腺瘤（aldosterone-producing adenoma，APA））和增生（原发性醛固酮症，IHA）引起的醛固酮分泌增加导致的收缩压和舒张压增高；②低肾素或高醛固酮/肾素比值（>50）；③肾钾损耗；④钠潴留。有下列临床表现应考虑原发性醛固酮症：高血压、自发的或利尿剂诱导的低钾血症、需要3种以上药物控制的顽固性高血压、发病年龄小于30岁或偶然发现的肾上腺包块。已经有一些筛选实验可用于原发性醛固酮症的诊断，并将单侧APA与其他原发性醛固酮症分开。在健康人中，低盐饮食（<2g/d）、应激、直立姿势和利尿剂都可增加血浆醛固酮，而高盐饮食和仰卧位则抑制健康受试者的醛固酮分泌。这些方法的组合被用于诊断醛固酮分泌过多；但不能有效区分APA与IHA。当健康的受试者被给予高盐饮食并处于仰卧位时，血浆醛固酮小于10ng/dl（278pmol/L）。

框24-8 导致血浆低肾素高血压的病因

原发性盐皮质激素过多
原发性醛固酮症
假性原发性（特发性）醛固酮增多症
地塞米松抑制性醛固酮增多症
11-去氧皮质酮过多（CAH导致的11β-羟化酶缺乏）
18-羟基-11-去氧皮质酮过多
肾上腺肿瘤（盐皮质激素过多和（或）糖皮质激素过多）
继发性盐皮质激素过多
摄入甘草
过量钠摄入
低肾素醛固酮减少症
长期原发性高血压
糖尿病

CAH，先天性肾上腺增生（congenital adrenal hyperplasia）

原发性醛固酮症：筛查和确认试验

由Blumenfield等提出的评估怀疑有原发性醛固酮症的高血压患者的方法，最初是测量血清钾（Blumenfield et al，1994）。如果血清钾小于3.6mmol/L，则测定血浆肾素活性。血浆肾素活性小于1.0ng/（ml·h），收集24小时尿液，检测醛固酮和钾排泌。如尿钾大于30mmol/24小时，同时伴有低血钾症；以及尿醛固酮大于15mg/24小时，则进行肾上腺病变定位。

由"内分泌协会"提出的最新的原发性醛固酮症的检测和诊断指南（Funder et al，2008），包括以下几点：因为有部分原发性醛固酮症患者血钾可能在正常水平，所以最恰当的筛选试验是血浆醛固酮/血浆肾素活性（PAC/PRA），PAC单位为ng/dl，PRA单位为ng/（ml·h）中。患者试验前准备包括：保持直立至少2小时；测试前停螺内酯和依普利酮至少4~6周，其他利尿剂至少停2周。应纠正低钾血症（因为它可能会抑制醛固酮的分泌），而且患者应该进食限制钠的饮食。PAC/PRA大于30考虑有原发性醛固酮症；如大于50则可诊断原发性醛固酮症（Weinberger & Fineberg，1993；Blumenfield et al，1994）。值得注意的是PRA测定法的正常下限因实验室而异；因此，只有当PAC/PRA比率和PAC都升高时，诊断才成立。测定PRA最好的技术是经过验证的免疫测定法。HPLC串联质谱法是测量血浆和尿液醛固酮的首选（Funder et al，2008）。PAC/PRA比率高度依赖于肾素浓度；因此，在低范围内（如<0.2~0.3ng/（ml·h））使用足够灵敏的检测是很重要的。

可采用下面四种方法中的一种来确证原发性醛固酮症：口服钠负荷试验、生理盐水输注试验、氟氢化可的松抑制试验或卡托普利激发试验（Funder et al，2008）。生理盐水抑制可以通过4小时内注射2L的0.9%生理盐水，或者在3天内每天服用10~12g的氯化钠片。生理盐水输注试验中，PAC小于5ng/dl（140pmol/L）不支持原发性醛固酮症的诊断；PAC大于10ng/dl（280pmol/L）强烈支持对原发性醛固酮症诊断；而PAC大于5ng/dl（140pmol/L），但小于10ng/dl（280pmol/L）被认为是不确定,可考虑 IHA。口服钠负荷试验的最后一天,收集 24 小时尿样测定醛固酮、肌酐(评估尿液是否收集完整)、钠(>200mmol/d,可确定钠摄入量足够),钠负荷 3 天后,测定的醛固酮大于 10mg/24 小时(28nmol/24 小时)可确证原发性醛固酮症(Bravo et al,1983,Bravo,1994;Holland et al,1984)。氟氢化可的松抑制测试,口服 0.1mg 氟氢化可的松 q6 小时×4 天,同时口服缓释氯化钾(剂量足以维持血浆钾接近 4.0nmol/L)和缓释氯化钠(30mmol,tid)和钠盐不受限饮食(足够维持尿钠排泄大于 3mmol/kg)。第 4 天,早上 7 点和 10 点,测量直立体位的血浆皮质醇,上午 10 点测量 PAC 和 PRA。如 PAC 大于 6ng/dl 且 PRA 小于 1ng/(ml·h),10 点的皮质醇小于 7 点的值,可确诊原发性醛固酮症。卡托普利激活试验,首先采集血液测定 PRA、PAC 和皮质醇基础值;然后口服 25~50mg 的卡托普利,分别于服用卡托普利后的 1 小时和 2 小时采集血液检测 PRA、PAC 和皮质醇。患者在整个测试过程中始终处于坐位。正常情况下,PAC 被抑制大于 30%;但在原发性醛固酮症中,PAC 仍然升高,PRA 被抑制。试验选择取决于多个因素,包括患者的依从性、是否有不受控制的高血压、肾功能不全、充血性心力衰竭以及当地的实验技术。

区分原发性高醛固酮的不同原因

与 IHA 的不同,APA 的血压更高、钾消耗更多、心钠肽水平更高。此外,尿液和血清中的 18-羟基皮质醇(血清>300ng/dl)和 18-羟基皮质酮(血清>100ng/dl)的水平往往更高。体位刺激试验阳性(血浆醛固酮在走动后比仰卧位上升不到 130%),对腺瘤有中等敏感性和特异性,而对增生则无。一旦原发性醛固酮症确诊后,下一步就是通过 CT 或 MRI 检查肾上腺,了解是双侧增生或单侧低密度腺瘤。影像学对患者进行正确分类为 APA 或 IHA 的特异性从 67%~84%不等(Doppmann et al,1992;Gleason et al,1993;Harpe et al,1999;Magill et al,2001)。切除腺瘤对 35%的案例有效,而对另 55%有改善(Blumenfield et al,1994)。手术可以治愈或改善单侧病变患者的高血压。对双侧病变的患者,76%的病例用螺内酯等药物治疗有效。增生并不总是双侧性的。

由于多种因素的影响,包括 40 岁后无功能肾上腺腺瘤发病率的增加、影像学检查中增生也可能出现单侧的,强烈建议 40 岁以上,准备进行用手术治疗的患者进行双侧肾上腺静脉采血。双侧肾上腺静脉采血技术要求高,风险高;然而,如果由经验丰富的放射科医生操作,将是鉴别腺瘤与增生的金标准。取样前 30 分钟,静脉输注 ACTH,速度为 50μg/h,且整个过程中都持续输液。这有助于减轻取样过程中应激诱导的醛固酮波动;强化从肾上腺静脉到下腔静脉的皮质醇梯度,并最大化 APA 患者左、右肾上腺醛固酮分泌差异。测定醛固酮和皮质醇的样本来自于每个肾上腺的静脉和外周静脉。肾上腺静脉/外周静脉的皮质醇比大于 10∶1能确认保标本取自肾上腺静脉。两个肾上腺的皮质醇差异应小于 20%。

为了纠正稀释效应,采用了皮质醇校正的醛固酮比(比如醛固酮/皮质醇)。在 APA,有腺瘤一侧的皮质醇校正的醛固酮比值是无腺瘤一侧的 5 倍或以上,而增生中没有这种梯度(Doppmann & Gill,1996)。按照"内分泌协会"最近的指南,皮质醇校正醛固酮比从高的一侧到低的一侧,大于 4∶1表示 APA,小于 3∶1表明增生,介于 4∶1和 3∶1则不确定,需要结合影像学和临床表现解释。使用上述 cutoffs,诊断灵敏度为 95%,特异性达到 100%(Funder et al,2008)。

有研究显示,在所有病例中,有 1/3 的影像学结果与手术结果之间存在差异。Kempers 发现,与肾上腺静脉取样相比,CT 和 MRI 误诊了 37.8%的原发性醛固酮症患者的病因(Kempers et al,2009)。因为随着年龄的增长,肾上腺偶发瘤(无功能肾上腺肿瘤)的患病率增加(5%~10%),许多机构都推荐为 40 岁以上的,CT 检查单侧有大于 1cm 的低密度肾上腺结节的患者,进行肾上腺静脉取样(Young,1999)。基于大型前瞻性研究发现,其他人建议这种技术主要在评价患 APA 的概率高,但 CT 检查正常或双侧低密度结节的患者发挥重要作用。应该强调,这个测试技术困难,即使最好的操作人员成功率也只有 92%~96%(Doppmann et al,1992;Radin et al,1992;Young,1999)。

隐性盐皮质激素过剩综合征是由于 11β-羟类固醇脱氢酶 2 型(11β-HSD2)功能障碍引起的。皮质醇有潜在的盐皮质激素功能,与肾脏的盐皮质激素受体结合的亲和力与醛固酮相同。11β-HSD2 通过将皮质醇转化为无活性的代谢物皮质酮,减轻了这种盐皮质激素功能。由于遗传因素使这种酶的活性降低,大量摄入甘草(含高浓度甘草酸)或咀嚼烟草可出现高血压、低钾血症、低 PRA、低 PAC。24 小时尿中皮质醇/可的松浓度增高可确诊。

过量的钠摄入可抑制肾素。其在低肾素低醛固酮综合征中也可被抑制,最常见于糖尿病和肾脏疾病患者。继发性醛固酮症是非肾上腺疾病引起,两侧肾上腺都受到刺激(表 24-17)。一般来说,这些患者都没有高血压。

表 24-17 不同病因醛固酮增多症的鉴别

疾病	醛固酮	肾素	血清钾
原发性醛固酮症	↑	↓	↓
肾素分泌性肿瘤	↑	↑	↓-N
地塞米松抑制性醛固酮增多	↑	↓	↓
肾血管性高血压	N-↑	N-↑	↓-N
Bartter 综合征	↑	↑	↓
利尿剂、充血性心力衰竭、肝硬化、肾病综合征	↑	↓	N-↓

N,正常

肾病、肝硬化和心力衰竭等疾病与肾脏灌注减少有关，导致肾素和醛固酮水平（继发性高醛固酮增多症）的补偿性增加。妊娠时，肾素-醛固酮系统的反应尤其复杂；肾素、肾素底物、血管紧张素Ⅱ和醛固酮似乎都增加。

家族性醛固酮增多症（familial hypercholesterolemia，FH）有两种，即FH-1（也称为糖皮质激素治疗醛固酮增多症（glucocorticoid remedial hyperaldosteronism，GRA））和FH-2。GRA是一种常染色体显性遗传性疾病，其特征为醛固酮增多症、低肾素血症和严重的、通常是难治性高血压，通常发生在20岁以下的人群中，具有早期高血压和（或）出血性卒中的家族史。GRA是醛固酮合成酶（CYP18，CYP11B2）易位到球状带*CYP11B1*基因的ACTACTH敏感性启动子序列上。因此，醛固酮的合成受到ACTH的刺激。除了醛固酮增加外，这些人还会产生过量的18-OH皮质醇和18-羟皮质醇。抑制皮质醇4~6周后醛固酮恢复正常，或通过Southblot或长PCR进行基因测试都可确诊该疾病（Lifton et al，1992；Kurtz & Spence，1993）。FH-2是一种常染色体显性疾病，与APA、IHA或两者都有关联。与FH-1不同，FH-2经糖皮质激素治疗后醛固酮量不受抑制。

Liddle综合征是一种罕见的常染色体显性疾病，其特点是高血压和低钾血症；然而，与原发性醛固酮症不同，Liddle综合征PRA和PAC都低。其基因缺陷是肾集合管的阿米洛利敏感的钠离子通道突变，导致钠重吸收增强和钾排泌增加。Liddle综合征可以通过基因检测诊断，如果无法做基因检测，通过对阿米洛利或氨苯蝶啶良好的临床反应，以及对地塞米松或醛固酮拮抗剂缺乏反应来诊断。

醛固酮测定

不重视患者准备，单单进行醛固酮测量没有任何临床价值。即使控制采样时间、体位和钠钾摄入，单独用血浆醛固酮也很难确切区分原发性醛固酮症（primary aldosteronism）和其他形式的高血压。对醛固酮水平的解释必须在同时采集血样测定血浆肾素和血清钾的情况下进行。

采用萃取方法将醛固酮从血浆中提出，然后用色谱和免疫法进行测定，最好用液相色谱质谱法/质谱法（LC-MS/MS）。尿液经酸水解和提取后测定。参考值因年龄组、体位和钠摄入量不同（表24-18）。HPLC和串联质谱法分析提供了更大的一致性，正逐渐取代旧的方法。

肾素测定

已经注意到目前的肾素测定方法之间存在重要的技术差异。肾素测定方法有两大类：PRA和PRC。PRA是一种生物测定，其中含有肾素的血浆样本可以与它的底物，血管紧张素产生反应；经过一段时间后将反应终止，生成血管紧张素Ⅰ，用RIA测量。在估量PRA时，内源性底物并没有被去除。因此，血管紧张素Ⅰ的生成率受内源性肾素和基质浓度的影响。这种类型的测定在肾素测定中广泛应用。不同实验室数据不能进行比较，因为反应程序不同（如试验中pH值的变化、离子强度、反应时间长度、血管紧张素酶抑制剂、标本采集情况的变化）以及缺乏一个具体的标本处理参考方法。此外，关于肾素测定的文献揭示了测量单位导致的混淆；即使尝试用同样的术语来表达许多任意的单位（血管紧张素释放的ng/（ml·h）），所报道的参考人群血浆肾素活性也有很大的差异。

表24-18 不同病因的醛固酮减少症鉴别

疾病	醛固酮	肾素	血清钾
Addison疾病	↓	↑	↑
Cushing综合征	↓	↓	N或↓
Liddle综合征	↓	↓	↓
低肾素醛固酮减少症	↓	↓	↑
明显的盐皮质激素过多	↓	↓	↓
孤立的醛固酮减少症	↓	↑	↑

N，正常

当检测的是PRC而不是PRA时，基质的影响被消除了。PRC是一种直接针对肾素分子本身的一种免疫测定方法。

除了少数临床情况，PRA和PRC提供类似的信息。在口服避孕药的情况下，PRC仍在参考区间内，而PRA则因底物的增加而增加。还发现了冰冻、融解和酸化等其他过程，可将肾素原转化为肾素，从而提高了肾素测定值。

因为肾素释放受到许多生理和药理性因素的影响，了解血标本采集的情况非常重要。直立位、利尿剂、低钠饮食等是都是肾素释放的潜在刺激因素，在血浆肾素测定前应严格控制。因肾素似乎非常不稳定，因此样本处理过程中的可变因素也应严格控制。血液应采集到预冷的EDTA管中，其可使酶失活（例如血管紧张素酶）；它应该在4℃离心机离心，血浆应该与细胞立即分离，立即冷冻，并保持冷冻，直到准备进行分析；使用这种技术，标本可在-20℃稳定数月。

直接测量肾素底物，血管紧张素Ⅰ，或血管紧张素Ⅱ在临床实践中应用并不广泛，因为其繁琐的提取或浓缩步骤，以及在消除蛋白酶和其在肾素系统中形成的酶复合物的形成或降解非常困难。虽然ACE水平容易测量，但在高血压疾病的诊断中却很少使用。

（唐敏 译 左国伟 校）

推荐阅读

American Association of Clinical Endocrinologists：Medical guidelines for clinical practice for the evaluation and treatment of hyperthyroidism and hypothyroidism，Endocr Pract 8：457-469，2002.

这是由该领域的专家小组建立的，关于常见的甲状腺疾病的诊断和治疗的一个很好的参考。

American Association of Clinical Endocrinologists：Medical guidelines for clinical practice for the diagnosis and treatment of acromegaly，Endocr Pract 10：213-225，2004.

这是由肢端肥大症领域的专家组建立的，关于肢端肥大症诊断和治疗的很好的参考。

Stewart PM：The adrenal cortex. In Larsen PR，Kronenberg HM，Melmed S，et al，editors：Williams textbook of endocrinology，ed 10，Philadelphia，

2003, Saunders, pp491-551.

写得最好的，最受推崇的内分泌参考书，其关于肾上腺这一章节简洁、清晰且引用率很高。

参考文献

Abe K, Adachi I, Miyakawa S, et al: Production of calcitonin, adrenocorticotropic hormone, β-melanocyte stimulating hormone in tumors derived from amine precursor uptake and decarboxylation cells, *Cancer Res* 37:4190–4194, 1977.

Adams LM, Emery JR, Clark SJ, et al: Reference ranges for new thyroid function tests in premature infants, *J Pediatr* 126:122–127, 1995.

Ain KB, Pucino F, Shiver T, et al: Thyroid hormone levels affected by time of blood sampling in thyroxine-treated patients, *Thyroid* 3:81–85, 1993.

Alderman MH, Hadavan S, Oor WI, et al: Association of the rennin-sodium profile with the risk of myocardial infarction in patients with hypertension, *N Engl J Med* 324:1098, 1991.

Almeretti G, Corneli G, Baldelli R, et al: Diagnostic reliability of a single IGF-I measurement in 237 adults with total anterior hypopituitarism and severe GH deficiency, *Clin Endocrinol (Oxf)* 59:56–61, 2003.

Alwani RA, Schmit Jongbloed LW, de Jong FH, et al: Differentiating between Cushing's disease and pseudo-Cushing's syndrome: comparison of four tests, *Eur J Endocrinol* 170:477–486, 2014.

Amadori P, Dilberis C, Marcolla A, et al: Macroprolactinemia: predictability on clinical basis and detection by PEG precipitation with two different immunometric methods, *J Endocrinol Invest* 26:148–156, 2003.

Ames RP, Borkpwski AJ, Sicinski AM, et al: Prolonged infusion of angiotensin II and norepinephrine and blood pressure, electrolyte balance, aldosterone and cortisol secretion in normal man and in cirrhosis with ascites, *J Clin Invest* 44:1171, 1965.

Anderson PW, Macaulay L, Do S, et al: Extrarenal renin-secreting tumors: insights into hypertension and ovarian renin production, *Medicine* 68:257, 1989.

Andersen S, Pedersen KM, Bruun NH, et al: Narrow individual variations in serum T_4 and T_3 in normal subjects: a clue to the understanding of subclinical thyroid disease, *J Clin Endocrinol Metab* 87:1068–1072, 2002.

Arafah BM: Estrogen therapy may necessitate an increase in thyroxine dose for hypothyroidism, *N Engl J Med* 344:1743–1749, 2001.

Arnaldi G, Angeli A, Atkinson AB, et al: Diagnosis and complications of Cushing's syndrome: a consensus statement, *J Clin Endocrinol Metab* 88:5593–5602, 2003.

Ayus JC, Arieff AI: Glycine induced hypo-osmolar hyponatremia, *Arch Intern Med* 157:223–226, 1997.

Bacarese-Hamilton T, Cattini R, Shandley C, et al: A fully automated enzyme immunoassay for the measurement of cortisol in biologic fluids, *Eur J Clin Chem Clin Biochem* 30:531, 1992.

Barbot N, Calmettes C, Schuffenecker I, et al: Pentagastrin stimulation test and early diagnosis of medullary carcinoma using an immunoradiometric assay of calcitonin: comparison with genetic screening in hereditary medullary thyroid carcinoma, *J Clin Endocrinol Metab* 78:114–120, 1994.

Barkan A: Acromegaly, diagnosis and therapy, *Endocrinol Metab Clin North Am* 18:277–310, 1989.

Barkan AL, Chandler WF: Giant pituitary prolactinoma with falsely low serum prolactin: the pitfall of the "high-dose hook effect" case report, *Neurosurgery* 42:913–915, 1998.

Baumann G: Acromegaly, *Endocrinol Metab Clin North Am* 16:685–703, 1987.

Beck-Peccos P, Amr S, Menezes-Ferreira M, et al: Decreased receptor binding of biologically inactive thyrotropin in central hypothyroidism: effect of treatment with thyrotropin releasing hormone, *N Engl J Med* 312:1085–1089, 1985.

Becker KL, Nylen ES, Cohen R, et al: Calcitonin: structure, molecular biology and actions. In Beleziakin JP, Raisz LE, Rodan GA, editors: *Principle of bone biology*, San Diego, 1996, Academic Press, pp 471–474.

Becker KL, Nylen ES, Whir JC, et al: Procalcitonin and calcitonin gene family of peptidase in inflammation, infection and sepsis: A journey from calcitonin back to its precursor, *JCEM* 89:1512–1525, 2004.

Beishuizen A, Thiis LG, Vermes I: Patterns of corticosteroid-binding globulin and the free cortisol index during septic shock and multitrauma, *Intensive Care Med* 27:1584–1601, 2001.

Bigos R, Ridgway EC, Kourides IA, et al: Spectrum of pituitary alterations with mild and severe thyroid impairment, *J Clin Endocrinol Metab* 46:317, 1978.

Biller BMK, Samuels MH, Zagar A, et al: Sensitivity and specificity of six tests for the diagnosis of adult GH deficiency, *J Clin Endocrinol Metab* 87:2067–2079, 2002.

Bitton RN, Wexler CI: Free triiodothyronine toxicosis: a distinct entity, *Am J Med* 88:531–533, 1990.

Bjorbeck C, Kahn BB: Leptin signalling in the central nervous system and the periphery, *Recent Prog Horm Res* 59:305–331, 2004.

Bjorkman U, Ekholm R, Denef J-F: Cytochemical localization of hydrogen peroxidase in isolated thyroid follicle, *J Utrastruct Res* 71:105–115, 1981.

Blumenfeld JD, Sealey JE, Schussel Y, et al: Diagnosis and treatment of primary hyperaldosteronism, *Ann Intern Med* 121:877–885, 1994.

Brabant A, Brabant G, Schuermeyer T, et al: The role of glucocorticoids in the regulation of thyrotropin, *Acta Endocrinol (Copenh)* 121:95–100, 1989.

Brandi ML, Gagel RJ, Angeli A, et al: Consensus guidelines for diagnosis and therapy of MEN type 1 and type 2, *J Clin Endocrinol Metab* 86:5658–5671, 2001.

Braverman LE, Utiger RD, editors: *Werner and Ingbar's the thyroid: a fundamental and clinical test*, Philadelphia, 2000, Lippincott-Raven.

Bravo EL: Primary aldosteronism, *Endocrinol Metab Clin North Am* 23:271, 1994.

Bravo EL, Tagle R: Pheochromocytoma: state-of-the-art and future prospects, *Endocr Rev* 24:539–553, 2003.

Bravo EL, Tarazi RC, Fouad FM, et al: Clonidine-suppression: a useful aid in the diagnosis of pheochromocytoma, *N Engl J Med* 305:623, 1981.

Bravo EL, Tarazi RC, Dustan HP, et al: The changing clinical spectrum of primary aldosteronism, *Am J Med* 74:641–651, 1983.

Brent GA, Moore DD, Larsen PR: Thyroid hormone regulation of gene expression, *Annu Rev Physiol* 53:17–35, 1991.

Brewster UC, Perazella MA: The renin-angiotensin-aldosterone system and the kidney: effects on kidney disease, *Am J Med* 116:263–272, 2004.

Brilla CG, Zhou G, Matsubara L, et al: Collagen metabolism in cultured adult rat cardiac fibroblasts: response to angiotensin I and aldosterone, *J Mol Cell Cardiol* 26:809–820, 1994.

Brown NJ, Kim KS, Chen YQ, et al: Synergistic effect of adrenal steroids and angiotensin II on plasminogen activator inhibitor-1 production, *J Clin Endocrinol Metab* 85:336–344, 2000.

Brunner HR, Baer L, Sealey JE, et al: The influence of potassium administration and of potassium deprivation on plasma renin in normal and hypertensive subjects, *J Clin Invest* 49:2128–2138, 1970.

Burke CW: Adrenal insufficiency, *Clin Endocrinol Metab* 14:947–976, 1985.

Canale MP, Bravo EL: Diagnostic specificity of serum chromogranin-A for pheochromocytoma in patients with renal dysfunction, *J Clin Endocrinol Metab* 78:1139–1144, 1994.

Caron P: Effect of amiodarone on thyroid function, *Press Med* 24:1747–1751, 1995.

Casanueva FF: Physiology of growth hormone secretion and action, *Endocrinol Metab Clin North Am* 21:483–517, 1992.

Casanueva FF, Castro AI, Micic D, et al: New guidelines for the diagnosis of growth hormone deficiency in adults, *Horm Res* 71(Suppl 1):112–115, 2009.

Chambard M, Verrier B, Gabrion J, et al: Polarization of thyroid cells in cultures. Evidence for Baslateral localization of the iodide "pump" and of the TSH receptor-adenyl cyclase complex, *J Cell Biol* 96:1172–1177, 1983.

Chan KC, Lit LC, Law EL, et al: Diminished free cortisol excretion in patients with moderate and severe renal impairment, *Clin Chem* 50:757–759, 2004.

Chiovato L, Bassi P, Santini F, et al: Antibodies producing complement-mediated thyroid toxicity in patients with atrophic or goiterous autoimmune thyroiditis, *J Clin Endocrinol Metab* 77:1700–1705, 1993.

Chopra I: Euthyroid sick syndrome: Is it a misnomer? *J Clin Endocrinol Metab* 82:329–334, 1997.

Chrousos GP: The hypothalamic-pituitary-adrenal axis and immune mediated inflammation, *N Engl J Med* 332:1351–1362, 1998.

Chung HM, Kluge R, Schrier RW, et al: Clinical assessment of extracellular fluid volume in hyponatremia, *Am J Med* 83:905–908, 1987.

Cobin RH, Gharib H, Bergman DA, et al: AACE/AAES medical/surgical guidelines for clinical practice: management of thyroid carcinoma, *Endocr Pract* 7:203–220, 2001.

Conner P, Fried G: Hyperprolactinemia: etiology, diagnosis and treatment alternatives, *Acta Obstet Gynecol Scand* 77:249–262, 1998.

Cook DM, Yuen KCJ, et al: AACE medical guidelines for clinical practice for growth hormone use in growth hormone–deficient adults and transition patients—2009 update: executive summary of recommendations, *Endocr Pract* 15:580–586, 2009.

Corvol P, Pinet F, Plouin PF, et al: Renin-secreting tumors, *Endocrinol Metab Clin North Am* 23:255, 1994.

Daniels GH: Amiodarone-induced thyrotoxicosis, *J Clin Endocrinol Metab* 86:3–8, 2001.

Davies T, Roli E, Braverman LE, et al: Thyroid controversy: stimulating antibodies, *J Clin Endocrinol Metab* 83:3777–3780, 1998.

Davis FB, LaMantia RS, Spaulding FW, et al: Estimation of a physiologic replacement dose of levothyroxine in elderly patients with hypothyroidism, *Arch Intern Med* 144:1752–1754, 1984.

De Bellis A, Bizzarro A, Amoresano Paglionico V, et al: Detection of vasopressin cell antibodies in some patients with autoimmune endocrine diseases without overt diabetes insipidus, *Clin Endocrinol (Oxf)* 40:173–177, 1994.

De Bellis A, Colao A, Di Salle F, et al: A longitudinal study of plasma vasopressin cell antibodies, posterior pituitary function and magnetic resonance imaging evaluations in subclinical autoimmune central diabetes insipidus, *J Clin Endocrinol Metab* 84:3047–3051, 1999.

De Brabandere VI, Hou P, Stockl D, et al: Isotope dilution-liquid chromatography/electrospray ionization-tandem mass spectrometry for the determination of serum thyroxine as a potential reference method, *Rapid Commun Mass Spectrom* 12:1099–1103, 1998.

DeGroot LJ, Major G: Admission screening by thyroid function tests in an acute general care teaching hospital, *Am J Med* 93:558–564, 1992.

Delange F: Correction of iodine deficiency: benefits and possible side effects, *Eur J Endocrinol* 132:542–543, 1995.

Deme D, Pommier J, Nunez J: Kinetics of thyroglobulin iodination of hormone synthesis catalized thyroid peroxidase: role of iodide in the coupling reaction, *Eur J Biochem* 70:435–440, 1976.

Dicheck HL, Nieman LK, Oldfield EH, et al: A comparison of the standard high-dose dexamethasone suppression test and the overnight 8 mg dexamethasone suppression test for the diagnosis of Cushing's syndrome, *J Clin Endocrinol Metab* 78:418–422, 1994.

Dimaraki EV, Jaffe CA, DeMott-Friberg R, et al: Acromegaly with apparently normal GH secretion: implications for diagnosis and follow-up, *J Clin Endocrinol Metab* 87:3537–3542, 2002.

Diver MJ, Ewins DL, Worth RC, et al: An unusual form of big, big (macro) prolactin in a pregnant patient, *Clin Chem* 47:346–348, 2001.

Docter R, Van Toor H, Krenning EP, et al: Free thyroxine assessed with three assays in sera of patients with nonthyroidal illness and of subjects with abnormal concentrations of thyroxine-binding proteins, *Clin Chem* 39:1668–1674, 1993.

Donis-Keller H, Don S, Chi D, et al: Mutations in RET proto-oncogene are associated with MEN2A and FMTC, *Hum Mol Genet* 2:851–856, 1993.

Doppmann JL, Gill JR Jr: Hyperaldosteronism: sampling the renal veins, *Radiology* 198:309–312, 1996.

Doppmann JL, Gill JR Jr, Miller DL, et al: Distinction between hyperaldosteronism due to bilateral adrenal hyperplasia and unilateral aldosteronoma: reliability of CT, *Radiology* 184:677–682, 1992.

Dulgeroff AJ, Hershman JM: Medical therapy for differentiated thyroid carcinoma, *Endocr Rev* 15:500–515, 1994.

Dunn JT: When is thyroid nodule a sporadic medullary carcinoma? *J Clin Endocrinol Metab* 78:824–825, 1994.

Dunn JT: What happens to our iodine? *J Clin Endocrinol*

Metab 83:3398–3400, 1998.
Eastman RC, Merriman GR, Moore WT, et al: Acromegaly, hyperprolactinemia, gonadotropin-secreting tumors and hypopituitarism. In Moore WT, Eastman RC, editors: *Diagnostic endocrinology*, ed 2, St Louis, 1996, Mosby-Year Book, p 73.
Eddy RL, Gilliland PF, Ibarra JD, et al: Human growth hormone release: comparison of provocative test procedures, *Am J Med* 56:179, 1974.
Eisenhofer G, Goldstein DS, Walther MM, et al: Biochemical diagnosis of pheochromocytoma: how to distinguish true from false-positive test results, *J Clin Endocrinol Metab* 88:2656–2666, 2003.
Eisenhofer G, Lenders JW, Pacak K: Biochemical diagnosis of pheochromocytoma, *Front Horm Res* 31:76–106, 2004.
Eisenhofer G, Pacak K: Diagnosis of pheochromocytoma. In *Harrison's principles of internal medicine*, 2004, McGraw-Hill: online. Available at: http://www.accessmedicine.com/.
Elamin MB, Murad MH, Mullan R, et al: Accuracy of diagnostic tests for Cushing's syndrome: a systematic review and meta-analysis, *J Clin Endocrinol Metab* 93:1553–1562, 2008.
Elliott W, Murphy MB: Reduced specificity of the clonidine suppression test in patients with normal plasma catecholamine levels, *Am J Med* 84:419–424, 1988.
Engler D, Burger AG: The deiodination of the iodothyronines and their derivatives in man, *Endocr Rev* 5:151–184, 1984.
Erdogan MF, Gullu S, Baskal N, et al: Omeprazole: calcitonin stimulation test for the diagnosis follow-up and family screening in medullary carcinoma of the thyroid gland, *Ann Surg* 188:139–141, 1997.
Ericsson UB, Tegler L, Lennquist S, et al: Serum thyroglobulin in differentiated thyroid carcinoma, *Acta Chir Scand* 150:367–375, 1984.
Ezzat S: Acromegaly, *Endocrinol Metab Clin North Am* 26:703–723, 1997.
Faber J, Kirkegaard C, Rasmussen B, et al: Pituitary-thyroid axis in critical illness, *J Clin Endocrinol Metab* 65:315–320, 1987.
Fahie-Wilson M: In hyperprolactinemia, testing for macroprolactin is essential, *Clin Chem* 49:1434–1436, 2003.
Feldt-Rasmussen U, Schleusner H, Carayon P: Meta-analysis evaluation of the impact of thyrotropin receptor antibodies on long-term remission after medical therapy of Grave's disease, *J Clin Endocrinol Metab* 78:98–102, 1994.
Fiad TM, Kirby JM, Cunningham SK, et al: The overnight single-dose metyrapone test is a simple and reliable index of the hypothalamic-pituitary axis, *Clin Endocrinol (Oxf)* 40:603–609, 1994.
Findling JW: Clinical application of a new immunoradiometric assay for ACTH, *Endocrinologist* 2:360–365, 1992.
Findling JW, Raff H: Newer diagnostic techniques and problems in Cushing's disease, *Endocrinol Metab Clin North Am* 28:191–210, 1999.
Fisher DA, Nelson JC, Carlton EI, et al: Maturation of human hypothalamic-pituitary-thyroid function control, *Thyroid* 10:229–234, 2000a.
Fisher DA, Schoen EJ, La Franchi S, et al: The hypothalamic-pituitary-thyroid negative feedback control axis in children with treated congenital hypothyroidism, *J Clin Endocrinol Metab* 85:2722–2727, 2000b.
Fleseriu M, Loriaux DL: "Relative" adrenal insufficiency in critical illness, *Endocr Pract* 15:632–640, 2009.
Frank J, Faix J, Hermos RJ, et al: Thyroid function in very low birth weight infants: effects on neonatal hypothyroidism screening, *J Pediatr* 128:548–554, 1996.
Frantz AG: Hyperprolactinemia. In Collu R, Brown GM, Van Loon GR, editors: *Clinical neuroendocrinology*, Boston, 1998, Blackwell Scientific, pp 311–332.
Freda PU, Post KD, Powell JS, et al: Evaluation of disease status with sensitive measures of growth hormone secretion in 60 post-operative patients with acromegaly, *J Clin Endocrinol Metab* 83:3808–3816, 1998.
Freda PU, Wardlaw SL: Clinical review 110: diagnosis and treatment of pituitary tumors, *J Clin Endocrinol Metab* 84:3859–3866, 1999.
Fuchs AR, Fuchs F, Husslein P: Oxytocin receptors and human parturition: a dual role for oxytocin in the initiation of labor, *Science* 215:1396, 1982.
Fujieda K, Okuhara K, Abe S, et al: Molecular pathogenesis of lipoid adrenal hyperplasia and adrenal hypoplasia congenita, *J Steroid Biochem Mol Biol* 85:483–489, 2003.
Fukata J, Shimizu N, Imura H, et al: Human corticotropin-releasing hormone test in patients with hypothalamo-pituitary-adrenocortical disorders, *Endocr J* 40:597, 1993.
Funder JW, Carey RM, Fardello C, et al: Case detection, diagnosis, and treatment of patients with primary hyperaldosteronism: an Endocrine Society Clinical Practice Guideline, *J Clin Endocrinol Metab* 93:3266–3281, 2008.
Gabrilove JL, Sharma DC, Dorfman RI: Adrenocortical 11-β-hydroxylase deficiency and virilism first manifest in an adult woman, *N Engl J Med* 272:1189–1194, 1965.
Gagel RF: The abnormal pentagastrin test, *Clin Endocrinol (Oxf)* 44:221–222, 1996.
Giustina A, Chanson P, Bronstein MD, et al: A consensus on criteria for cure of acromegaly, *J Clin Endocrinol Metab* 95:3141–3148, 2010.
Gleason PE, Weinberger MG, Pratt JH, et al: Evaluation of diagnostic tests in the differential diagnosis of primary aldosteronism: unilateral adenoma versus bilateral micronodular hyperplasia, *J Urol* 150:1365–1368, 1993.
Glinoer D: The regulation of thyroid function in pregnancy: pathways of endocrine adaptation from physiology to pathology, *Endocr Rev* 18:404–433, 1997.
Glinoer D, De Nayer P, Bourdoux P, et al: Regulation of maternal thyroid function during pregnancy, *J Clin Endocrinol Metab* 71:276–287, 1990.
Goland RS, Wardlaw SL, Stark RI, et al: High levels of corticotropin-releasing hormone immunoactivity in maternal and fetal plasma during pregnancy, *J Clin Endocrinol Metab* 63:1199–1203, 1986.
Gold PW, Loriaux L, Roy A, et al: Responses to corticotropin-releasing hormone in the hypercortisolism of depression and Cushing's disease, *N Engl J Med* 314:1329–1335, 1986.
Goodwin TM, Monotoro M, Mestman JH, et al: The role of chorionic gonadotropin in transient hyperthyroidism of hyperemesis gravidarum, *J Clin Endocrinol Metab* 75:1333–1337, 1992.
Grinspoon SK, Biller BMK: Laboratory assessment of adrenal insufficiency, *J Clin Endocrinol Metab* 79:923–931, 1994.
Grodum E, Petersen PH, Hangaard J, et al: Biological description of the cortisol response to corticotropin releasing hormone (CRH) stimulation: an optimization and simplification of the test, *Ups J Med Sci* 98:311–316, 1993.
Gu J, Soldin OP, Soldin SJ: Simultaneous quantification of free triiodothyronine and free thyroxine by isotope dilution tandem mass spectrometry, *Clin Biochem* 40:1386–1391, 2007.
Guo J, Jaume JC, Rapoport B, et al: Recombinant thyroid peroxidase-specific Fab converted to immunoglobulin G (IgG) molecules: evidence for thyroid cell damage IgG, but not IgG4 autoantibodies, *J Clin Endocrinol Metab* 82:925–931, 1997.
Haddow JE, Palomaki GE, Allan WC, et al: Maternal thyroid deficiency during pregnancy and subsequent neuropsychological development of the child, *N Engl J Med* 341:549–555, 1999.
Hahn RG: Natriuresis and "dilutional" hyponatremia after infusion of glycine 1.5%, *J Clin Anesth* 13:167–174, 2001.
Hamrahian AH, Oseni TS, Arafah BM: Measurements of serum free cortisol in critically ill patients, *N Engl J Med* 350:1629–1638, 2004.
Harjai KJ, Licata AA: Effects of amiodarone on thyroid function, *Ann Intern Med* 126:63–73, 1997.
Harpe R, Ferrett CG, McKnight JA, et al: Accuracy of CT scanning and adrenal vein sampling in the preoperative localization of aldosterone-secreting adrenal adenomas, *Q J Med* 92:643–650, 1999.
Hartman MC, Crowe BJ, Biller BM, et al: Which patients do not require a GH stimulation test for the diagnosis of adult GH deficiency? *J Clin Endocrinol Metab* 87:477–485, 2002.
Hay ID, Bayer MF, Kaplan MM, et al: American Thyroid Association assessment of current free thyroid hormone and thyrotropin measurements and guidelines for future clinical assays, *Clin Chem* 37:2002–2008, 1991.
Heithorn R, Hauffa BP, Reinwein D: Thyroid antibodies in children of mothers with autoimmune thyroid disorder, *Eur J Pediatr* 158:24–28, 1999.
Heron E, Chatellier G, Billaud E, et al: The urinary metanephrine-to-creatinine ratio for the diagnosis of pheochromocytoma, *Ann Intern Med* 125:300–303, 1996.
Hershman JM: Human chorionic gonadotropin and the thyroid: hyperemesis gravidarum and trophoblastic tumors, *Thyroid* 9:653–657, 1999.
Hillier TA, Abbott RD, Barrett EJ: Hyponatremia: evaluating the correction factor for hyperglycemia, *Am J Med* 106:399–403, 1999.
Ho JT, Al-Musalhi H, Chapman MJ, et al: Septic shock and sepsis: a comparison of total and free plasma cortisol levels, *J Clin Endocrinol Metab* 91:105–114, 2006.
Ho KK, Ho KK: Consensus guidelines for the diagnosis and treatment of adults with GH deficiency II: a statement of the GH Research Society in association with the European Society for Pediatric Endocrinology, Lawson Wilkins Society, European Society of Endocrinology, Japan Endocrine Society, and Endocrine Society of Australia. 2007 GH Deficiency Consensus Workshop participants, *Eur J Endocrinol* 157:695–700, 2007.
Hofstra RM, Landsvater RM, Ceccherini I, et al: A mutation in the RET proto-oncogene associated with multiple endocrine neoplasia type 2B and sporadic medullary thyroid carcinoma, *Nature* 367:375–376, 1994.
Holdaway IM, Rajasoorya RC, Gamble GD: Factors influencing mortality in acromegaly, *J Clin Endocrinol Metab* 89:667–674, 2004.
Holland OB, Brown H, Kuhnert L, et al: Further evaluation of saline infusion for the diagnosis of primary aldosteronism, *Hypertension* 6:717–723, 1984.
Hollowell JG, Staehling NW, Hannon WH, et al: Serum TSH, T(4), and thyroid antibodies in the United States population (1988 to 1994): National Health and Nutrition Examination Survey (NHANES III), *J Clin Endocrinol Metab* 87:489–499, 2002.
Holtzman EJ, Ausiello DA: Nephrogenic diabetes insipidus: causes revealed, *Hosp Pract (Off Ed)* 29:89–93, 97–98, 103–104, 1994.
Honour JW, Rumsby G: Problems in diagnosis and management of congenital adrenal hyperplasia due to 21-hydroxylase deficiency, *J Steroid Biochem Mol Biol* 45:69, 1993.
Horrocks PM, Jones AF, Ratcliffe WA, et al: Patterns of ACTH and cortisol pulsatility over twenty four hours in normal males and females, *Clin Endocrinol (Oxf)* 32:127–134, 1990.
Hsiao RJ, Parmer RJ, Takiyyuddin MM, et al: Chromogranin A storage and secretion: sensitivity and specificity for the diagnosis of pheochromocytoma, *Medicine (Baltimore)* 70:33–45, 1991.
Iitaka M, Kawasaki S, Sakurai S, et al: Serum substances that interfere with thyroid hormone assays in patients with chronic renal failure, *Clin Endocrinol (Oxf)* 48:739–746, 1998.
Ishii H, Inada M, Tanaka K, et al: Induction of outer and inner ring monodeiodinases in human thyroid gland by thyrotropin, *J Clin Endocrinol Metab* 57:500–505, 1983.
Itoh S, Tanaka K, Kimagae M, et al: Effect of subcutaneous injection of a long acting analogue of somatostatin (SMS 201-995) on plasma thyroid stimulating hormone in normal human objects, *Life Sci* 42:2691–2699, 1988.
Jenkins JS, Nussey SS: The role of oxytocin: present concepts, *Clin Endocrinol (Oxf)* 34:515–525, 1991.
Johnson AM, Eagles JM: Lithium associated clinical hypothyroidism: prevalence and risk factors, *Br J Psychiatry* 175:336–339, 1999.
Jung C, Ho JT, Torpy DJ, et al: A longitudinal study of plasma and urinary cortisol in pregnancy and postpartum, *JCEM* 96:1533–1540, 2011.
Kailajarvi M, Takala T, Gronroos P, et al: Reminders of drug effects on laboratory test results, *Clin Chem* 64:1395–1400, 2000.
Kakucska I, Rand W, Lechan RM: Thyrotropin-releasing hormone gene expression in hypothalamic paraventricular nucleus is dependent upon feedback regulation by both triiodothyronine and thyroxine, *Endocrinology* 130:2845–2850, 1992.
Kamoi K: Syndrome of inappropriate antidiuresis without involving inappropriate secretion of vasopressin in an elderly woman: effect of intravenous administration of the nonpeptide vasopressin V2 receptor antagonist OPC-31260, *Nephron* 76:111–115, 1997.
Kamoi K, Ebe T, Kobayashi O, et al: Atrial natriuretic peptide in patients with the syndrome of inappropriate antidiuretic hormone secretion and with diabetes insipidus, *J Clin Endocrinol Metab* 70:1385–1390, 1990.
Kaptein EM: Thyroid hormone metabolism and thyroid diseases in chronic renal failure, *Endocr Rev* 17:45–63, 1996.
Kaptein EM, Spencer CA, Kamiel MB, et al: Prolonged dopamine administration and thyroid hormone economy in normal and critically ill subjects, *J Clin Endocrinol Metab* 51:387–393, 1980.

Kater CE, Biglieri EG: Disorders of steroid 17 alpha-hydroxylase deficiency, *Endocrinol Metab Clin North Am* 23:341, 1994.

Katznelson L, Atkinson JL, Cook DM, et al: American Association of Clinical Endocrinologists medical guidelines for clinical practice for the diagnosis and treatment of acromegaly—2011 update, *Endocr Pract* 17(Suppl 4):1–44, 2011.

Katznelson L, Laws ER, Melmed S, et al: Acromegaly: An Endocrine Society Clinical Practice Guideline, *J Clin Endocrinol Metab* 99(11):3933–3951, 2014.

Kauppila A: Isolated prolactin deficiency, *Curr Ther Endocrinol Metab* 6:31–33, 1997.

Kaye TB, Crapo L: The Cushing's syndrome: an update on diagnostic tests, *Ann Intern Med* 112:434–444, 1990.

Kempers MJE, Lenders JWM, Outheusden L, et al: Systematic review: diagnostic procedures to differentiate unilateral from bilateral adrenal abnormality in primary aldosteronism, *Ann Intern Med* 151:329–337, 2009.

Kleinberg DL, Noel GL, Frantz AG: Galactorrhea: a study of 235 cases, including 48 with pituitary tumors, *N Engl J Med* 296:589–600, 1977.

Krakoff L, Nicolis G, Amsel B: Pathogenesis of hypertension in Cushing's syndrome, *Am J Med* 58:216, 1975.

Kumar S, Berl T: Sodium, *Lancet* 352:220–228, 1998.

Kurtz TW, Spence MA: Genetics of essential hypertension, *Am J Med* 94:77, 1993.

Kusalic M, Engelsmann F: Effect of lithium and maintenance therapy on thyroid and parathyroid function, *J Psychiatry Neurosci* 24:227–233, 1999.

Ladenson PW, Singer PA, Ain KB, et al: American Thyroid Association guidelines of detection of thyroid dysfunction, *Arch Intern Med* 160:1573–1575, 2000.

Lamb EJ, Noonan KA, Burrin JM: Urine-free cortisol excretion: evidence of sex-dependence, *Ann Clin Biochem* 31:455, 1994.

Langsteger W: Clinical aspect and diagnosis of thyroid hormone transport protein anomalies, *Curr Top Pathol* 91:129–161, 1997.

Laragh JH: Renin profiling for the diagnosis, risk assessment and the treatment of hypertension, *Kidney Int* 44:1163, 1993.

Laragh JH, Baer L, Brunner HR, et al: Renin, angiotensin and aldosterone system in pathogenesis and management of hypertensive vascular disease, *Am J Med* 52:633, 1972.

Lazarus JG: The effects of lithium therapy on thyroid and thyrotropin-releasing hormone, *Thyroid* 8:909–913, 1998.

Lebbe M, Arlt W: What is the best diagnostic and therapeutic management strategy for an Addison patient during pregnancy? *Clin Endocrinol (Oxf)* 78:497–502, 2013.

Lenders JW, Duh Q-Y, Eisenhofer G, et al: Pheochromocytoma and paraganglioma: an Endocrine Society clinical practice guideline, *J Clin Endocrinol Metab* 99(6):1915–1942, 2014.

Lenders JW, Keiser HR, Goldstein DS, et al: Plasma metanephrines in the diagnosis of pheochromocytoma, *Ann Intern Med* 123:101–109, 1995.

Lenders JW, Pacak K, Walther MM, et al: Biochemical diagnosis of pheochromocytoma: which test is best? *JAMA* 287:1427–1434, 2002.

Lentjes EG, Romijn F, Massen RJ, et al: Free cortisol in serum assayed by temperature-controlled ultrafiltration before fluorescence polarization immunoassay, *Clin Chem* 39:2518, 1993.

Levine LS: Congenital adrenal hyperplasia. In Lavin N, editor: *Manual of endocrinology and metabolism*, ed 3, Philadelphia, 2002, Lippincott, pp 147–162.

Lifton RP, Dluhy RG, Powers M: A chimaeric 11 beta-hydroxylase/aldosterone synthase gene causes glucocorticoid-remediable aldosteronism and human hypertension, *Nature* 355:262–265, 1992.

Lindheimer MD, Davison JM: Osmoregulation, the secretion of arginine vasopressin and its metabolism during pregnancy, *Eur J Endocrinol* 132:133–143, 1995.

Linkowski P, Medlwicz J, Kerlhofs M, et al: 24-hr profiles of adrenocorticotropin, cortisol and growth hormone in major depressive illness: effect of antidepressant treatment, *J Clin Endocrinol Metab* 65:141–152, 1987.

Lobo RA, Kletzky OA, Kaptein EM, et al: Prolactin modulation of dehydroepiandrosterone sulfate secretion, *Am J Obstet Gynecol* 138:632, 1980.

LoPresti JS, Eigen A, Kaptein E, et al: Alterations in 3,3′,5′-triiodothyronine metabolism in response to propylthiouracil, dexamethasone and thyroxine administration in man, *J Clin Invest* 84:1650–1656, 1989.

LoPresti JS, Nicoloff JT: *Non-thyroidal illness in endocrinology*, ed 3, Philadelphia, 1995, Saunders, pp 665–675.

Lu FL, Yau KI, Tsai KS, et al: Longitudinal study of serum free thyroxine and thyrotropin levels by chemiluminescent immunoassay during infancy, *Taiwan Erh K'o I. Hseh Hui Tsa Chih* 40:225–227, 1999.

Luft FC: Proinflammatory effects of angiotensin II and endothelin: targets for progression of cardiovascular and renal disease, *Curr Opin Nephrol Hypertens* 11:59–66, 2002.

Lum SM, Nicoloff JT: Peripheral tissue mechanism for maintenance of serum triiodothyronine values in a thyroxine-deficient state in man, *J Clin Invest* 73:570–575, 1984.

Lutfallah C, Wang W, Mason JI, et al: Newly proposed hormonal criteria via genotypic proof for type II 3-β-hydroxysteroid dehydrogenase deficiency, *J Clin Endocrinol Metab* 87:2611–2622, 2002.

McLeod JF, Kovacs L, Gaskill MB, et al: Familial neurohypophyseal diabetes insipidus associated with a signal peptide mutation, *J Clin Endocrinol Metab* 77:599A–G, 1993.

Maghnie M, Cosi G, Genovese E, et al: Central diabetes insipidus in children and young adults, *N Engl J Med* 343:998–1007, 2000.

Magill SB, Raff H, Shaker JL, et al: Comparison of adrenal vein sampling and computed tomography in the differentiation of primary aldosteronism, *J Clin Endocrinol Metab* 86:1066–1071, 2001.

Martino E, Aghini-Lombardi F, Mariotti S, et al: Amiodarone: a common source of iodine-induced thyrotoxicosis, *Horm Res* 26:158–171, 1987.

Martino E, Bartalena L, Bogazzi F, et al: The effects of amiodarone on the thyroid, *Endocr Rev* 22:240–254, 2001.

Masrorakos G, Weber JS, Magiakou MA, et al: Hypothalamic-pituitary-adrenal axis and stimulation of systemic vasopressin secretion by recombinant interleukin-6 in humans: potential implications for the syndrome of inappropriate vasopressin secretion, *J Clin Endocrinol Metab* 79:934–939, 1994.

Meikle AW, Stringham JD, Woodward MG, et al: Hereditary and environmental influences on the variation of thyroid hormones in normal male twins, *J Clin Endocrinol Metab* 66:588–592, 1988.

Melmed S, Casanueva FF, Hoffman AR, et al: Diagnosis and treatment of hyperprolactinemia: an Endocrine Society Clinical practice guideline, *J Clin Endocrinol Metab* 96:273–288, 2011.

Mendel CM, Frost PH, Kunitake ST, et al: Mechanism of the heparin-induced increase in the concentration of free thyroxine in plasma, *J Clin Endocrinol Metab* 65:1259–1264, 1987.

Merke DP, Bornstein SR, Avila NA, et al: Future directions in the study and management of congenital adrenal hyperplasia due to 21-hydroxylase deficiency, *Intern Med* 136:320–334, 2002.

Merke DP, Chrousos GP, Eisenhofer G, et al: Adrenomedullary dysplasia and hypofunction in patients with classic 21-hydroxylase deficiency, *N Engl J Med* 343:1362–1368, 2000.

Meurisse M, Gollogly MM, Degauque C, et al: Iatrogenic thyrotoxicosis: causal circumstances, pathophysiology and principles of treatment—review of the literature, *World J Surg* 24:1377–1385, 2000.

Mevorach RA, Bogaert GA, Kogan BA: Urine concentration and enuresis in healthy pre-school children, *Arch Pediatr Adolesc Med* 149:259–262, 1995.

Molitch ME, Clemmons DR, Malozowski S, et al: Evaluation and treatment of adult growth hormone deficiency: an Endocrine Society Clinical Practice Guideline, *J Clin Endocrinol Metab* 91:1621–1634, 2006.

Motte P, Vauzelle P, Garder P, et al: Construction and clinical validation of a sensitive and specific assay for mature calcitonin using monoclonal anti-peptide antibodies, *Clin Chim Acta* 174:35–54, 1988.

Mulligan LM, Kwok JB, Healey CS, et al: Germ-line mutations of the RET proto-oncogene in multiple endocrine neoplasia type 2A, *Nature* 363:458–460, 1993.

Nelson DH, Samuels LT: A method for the determination of 17-hydroxycorticosteroids in blood: 17-hydroxycorticosterone in the peripheral circulation, *J Clin Endocrinol Metab* 12:519–526, 1952.

Nelson JC, Tindall DJ: A comparison of the adrenal responses to hypoglycemia, metyrapone and ACTH, *Am J Med Sci* 275:165–172, 1978.

Nelson JC, Wilcox RB: Analytical performance of free and total thyroxine assays, *Clin Chem* 42:146–154, 1996.

New MI: Steroid 21-hydroxylase deficiency (congenital adrenal hyperplasia), *Am J Med* 98:2S–8S, 1995.

New MI, Lorenzen F, Lerner AJ, et al: Genotyping steroid 21-hydroxylase deficiency: hormonal reference data, *J Clin Endocrinol Metab* 57:320–326, 1983.

Newell-Price J, Morris DG, Drake WM, et al: Optimal response criteria for the human CRH test in the differential diagnosis of ACTH-dependent Cushing's syndrome, *J Clin Endocrinol Metab* 87:1640–1645, 2002.

Newell-Price J, Trainer P, Besse M, et al: The diagnosis and differential diagnosis of Cushing's syndrome and pseudo-Cushing's states, *Endocr Rev* 19:647–672, 1998.

Newell-Price J, Trainer PJ, Perry LA, et al: Single sleeping mid-night cortisol has 100% sensitivity for the diagnosis of Cushing's syndrome, *Clin Endocrinol (Oxf)* 43:545–550, 1995.

Nieman LK, Biller BM, Findling JW, et al: The diagnosis of Cushing's syndrome: an Endocrine Society Clinical Practice Guideline, *J Clin Endocrinol Metab* 93:1526–1540, 2008.

Nieman LK, Cutler GB Jr: The sensitivity of the urine free cortisol measurement as a screening test for Cushing's syndrome (abstract). In *Programs and abstracts of the Endocrine Society 72nd annual meeting*, Atlanta, 1990, Endocrine Society, p 822.

Nieman LK, Cutler GB Jr, Oldfield EH, et al: The ovine corticotropin-releasing hormone (CRH) stimulation test is superior to the human CRH stimulation test for the diagnosis of Cushing's disease, *J Clin Endocrinol Metab* 69:165–169, 1989.

Nilson JC, Clarke SJ, Borat DI, et al: Age-related changes in serum free thyroxine during childhood and adolescence, *J Pediatr* 123:899–905, 1993.

Nohr SB, Jorgensen A, Pedersen KM, et al: Postpartum thyroid dysfunction in pregnant thyroid peroxidase antibody-positive women living in an area with mild to moderate iodine deficiency: is iodine supplementation safe? *J Clin Endocrinol Metab* 85:3191–3198, 2000.

Nordenstrom A, Thilen A, Hadenfeldt L, et al: Genotyping is a valuable diagnostic complement to neonatal screening for congenital adrenal hyperplasia due to steroid 21-hydroxylase deficiency, *J Clin Endocrinol Metab* 84:1505, 1999.

Nussey SS, Soo SC, Gibson S, et al: Isolated congenital ACTH deficiency: a cleavage enzyme defect? *Clin Endocrinol (Oxf)* 39:381, 1993.

Oakley PW, Dawson AH, Whyte IM: Lithium: thyroid effects and altered renal handling, *Clin Toxicol* 38:333–337, 2000.

Odell WD, Wilber JF, Paul WE: Radioimmunoassay of thyoglobulin in human serum, *J Clin Endocrinol Metab* 25:1179–1188, 1965.

Oelkers W: Adrenal insufficiency, *N Engl J Med* 335:1206–1212, 1996.

Oelkers W, Diederich S, Bahr V: Diagnosis and therapy surveillance in Addison's disease: rapid adrenocorticotropin (ACTH) test and measurement of plasma ACTH, renin activity and aldosterone, *J Clin Endocrinol Metab* 75:259–264, 1992.

Orme SM, McNally RJ, Cartwright RA, et al: Mortality and cancer incidence in acromegaly: a retrospective cohort study. United Kingdom Acromegaly Study Group, *J Clin Endocrinol Metab* 83:2730–2734, 1998.

Orth DN: Cushing's syndrome, *N Engl J Med* 332:791, 1995.

Pacak K, Chrousos GP, Koch CA, et al: Pheochromocytoma: progress in diagnosis, therapy and genetics. In Margioris A, Chrousos GP, editors: *Adrenal disorders* (vol 1), Totawa, N.J., 2001a, Humana Press, pp 479–523.

Pacak K, Eisenhofer G, Carrasquillo JA, et al: 6-[18F]-fluorodopamine positron emission tomography (PET) scanning for diagnostic localization of pheochromocytoma, *Hypertension* 38:6–8, 2001b.

Pacini F, Fontanelli M, Fugazzola L, et al: Routine measurement of serum calcitonin in nodular thyroid diseases allows the preoperative diagnosis of unsuspected sporadic medullary thyroid carcinoma, *J Clin Endocrinol Metab* 78:826–829, 1994.

Panesar NS, Li CY, Rogers MS: Reference intervals for thyroid hormones in pregnant Chinese women, *Ann Clin Biochem* 38:329–332, 2001.

Pang S, Lerner AJ, Stoner E: Late-onset adrenal steroid 3-β-hydroxysteroid dehydrogenase deficiency. I. A cause of hirsutism in pubertal and postpubertal women, *J Clin Endocrinol Metab* 60:428–439, 1985.

Pang S, Levine LS, Lorenzen F, et al: Hormonal studies in obligate heterozygotes and siblings of patients with 11-β-hydroxylase deficiency congenital adrenal hyperplasia, *J Clin Endocrinol Metab* 50:586–589, 1980.

Pang S, Murphey W, Levine LS, et al: A pilot newborn screening for congenital adrenal hyperplasia in Alaska, *J Clin Endocrinol Metab* 55:413–420, 1982.

Pang SY, Wallace MA, Hofman L: Worldwide experience in newborn screening for classical congenital adrenal hyperplasia due to 21-hydroxylase deficiency, *Pediatrics* 81:866–874, 1988.

Papanicolaou DA, Mullen N, Kyrou I, et al: Nighttime salivary cortisol: a useful test for the diagnosis of Cushing's syndrome, *J Clin Endocrinol Metab* 87:4515–4521, 2002.

Papanicolaou DA, Yanovski JA, Cutler GB Jr, et al: A single midnight serum cortisol measurement distinguishes Cushing's disease from pseudo-Cushing state, *J Clin Endocrinol Metab* 83:1163–1167, 1998.

Parle JV, Masisonneuve P, Sheppard MC, et al: Prediction of all-cause and cardiovascular mortality in elderly people from one low serum thyrotropin result: a 10-year study, *Lancet* 358:861–865, 2001.

Pedersen KM, Laurberg P, Iversen E, et al: Amelioration of some pregnancy associated variation in thyroid function by iodine supplementation, *J Clin Endocrinol Metab* 77:1078–1083, 1993.

Petakov MS, Damjanovic SS, Nikolic-Durovic MM, et al: Pituitary adenoma secreting large amounts of prolactin may give false low values in immunoradiometric assays: the hook effect, *J Endocrinol Invest* 21:184–188, 1998.

Philomin V, Vassieres A, Jaouen G: New applications of carbonylmetalloimmunoassay (CMIA): a non-radioisotopic approach to cortisol assay, *J Immunol Methods* 171:201, 1994.

Piketty ML, D'Herbomez M, Le Guillouzic D, et al: Clinical comparison of three labeled-antibody immunoassays of free triiodothyronine, *Clin Chem* 42:933–941, 1996.

Pop VJ, De Vries E, van Baar AL, et al: Maternal thyroid peroxidase antibodies during pregnancy: a marker of impaired child development? *J Clin Endocrinol Metab* 80:3561–3566, 1995.

Pop VJ, Kuijpens JL, van Baar AL, et al: Low maternal free thyroxine concentrations during pregnancy are associated with impaired psychomotor development in infancy, *Clin Endocrinol (Oxf)* 50:147–148, 1999.

Porter CC, Silber RH: A quantitative color reaction for cortisone and related 17,21-dihydroxy-20-ketosteroids, *J Biol Chem* 185:201–207, 1950.

Prazeres S, Santos MA, Ferreira HG, et al: A practical method for the detection of macroprolactinaemia using ultrafiltration, *Clin Endocrinol (Oxf)* 58:686–690, 2003.

Putignano P, Toja P, Dubini A, et al: Midnight salivary cortisol versus urinary free and midnight serum cortisol as screening tests for Cushing's syndrome, *J Clin Endocrinol Metab* 88:4153–4157, 2003.

Radetti G, Persani L, Moroder W, et al: Transplacental passage of anti-thyroid auto-antibodies in a pregnant woman with auto-immune thyroid disease, *Prenat Diagn* 19:468–471, 1999.

Radin DR, Manoogian C, Nadler JL: Diagnosis of primary hyperaldosteronism: importance of correlating CT findings with endocrinologic studies, *AJR Am J Roentgenol* 158:553, 1992.

Raff H, Findling JW: A physiologic approach to diagnosis of the Cushing syndrome, *Ann Intern Med* 138:980–991, 2003.

Raff H: Utility of salivary cortisol measurements in Cushing's syndrome and adrenal insufficiency, *J Clin Endocrinol Metab* 94:3647–3655, 2009. Review.

Raff H: Update on late-night salivary cortisol for the diagnosis of Cushing's syndrome: Methodological considerations, *Endocrine* 44:346–349, 2013.

Rajasoorya C, Holdaway IM, Wrightson P, et al: Determinants of clinical outcome and survival in acromegaly, *Clin Endocrinol (Oxf)* 41:95–102, 1994.

Read GF, Walker RF, Wilson DW, et al: Steroid analysis in saliva for the assessment of endocrine function, *Ann N Y Acad Sci* 595:260–274, 1990.

Refetoff S: Thyroid hormone resistance syndrome. In *The thyroid*, ed 6, Philadelphia, 1991, Lippincott.

Reihman DH, Farber MO, Heath DA: Effect of hypoxemia on sodium and water excretion in chronic obstructive lung disease, *Am J Med* 78:87–94, 1985.

Rigg LA, Lein A, Yen SSC: Pattern of increase in circulating prolactin levels during human gestation, *Am J Obstet Gynecol* 129:454–456, 1977.

Rivier C, Vale W: Effect of angiotensin II on ACTH release in vivo: role of corticotropin-releasing factor, *Regul Pept* 7:253–258, 1983.

Robbins J: Thyroid hormone transport protein and the physiology of hormone binding. In Gray CH, James VHT, editors: *Hormones in blood*, London, 1996, Academic Press, pp 96–110.

Rocha R, Steir CT, Kifor I, et al: Aldosterone: a mediator of myocardial necrosis and renal arteriopathy, *Endocrinology* 141:3871–3878, 2000.

Rose S, Ross J, Uriarte M, et al: The advantage of measuring stimulated as compared with spontaneous growth hormone levels in the diagnosis of growth hormone deficiency, *N Engl J Med* 319:201–207, 1988.

Rosler A, Weshler N, Leiberman E, et al: 11 Beta-hydroxylase deficiency congenital adrenal hyperplasia: update of prenatal diagnosis, *J Clin Endocrinol Metab* 66:830–838, 1988.

Ross DS: Subclinical hyperthyroidism. In Braverman LE, Utiger RD, editors: *Werner and Ingbar's the thyroid: a fundamental and clinical text*, ed 6, Philadelphia, 1991, Lippincott, pp 1249–1255.

Roth J, Taatjes D, Lucocq J, et al: Demonstration of an extensive trans-tubular network continuous with the Golgi apparatus stack that may function in glycosylation, *Cell* 43:287–295, 1985.

Rudd BT: Measurement of urine 17-oxogenic steroids, 17-hydroxycorticosteroids, and 17-oxosteroids has been superseded by better tests, *Br Med J* 291:805, 1985.

Salgado LR, Fragoso MC, Knoepfelmacher M, et al: Ectopic ACTH syndrome: our experience with 25 cases, *Eur J Endocrinol* 155:725–733, 2006.

Samuels MH, McDaniel PA: Thyrotropin levels during hydrocortisone infusions that mimic fasting-induced cortisol elevations: a clinical research study, *J Clin Metab* 82:3700–3704, 1997.

Samuels MH, Veldhuis JD, Henry PM, et al: Pathophysiology of pulsatile and copulsatile release of thyroid-stimulating hormone, and alpha subunit, *J Clin Endocrinol Metab* 71:425, 1990.

Sassin JF, Frantz AG, Weitzman ED, et al: Human prolactin: 24-hour pattern with increased release during sleep, *Science* 177:120–127, 1972.

Sawin CT, Geller A, Kaplan MM, et al: Low serum thyrotropin (thyroid stimulating hormone) in older persons with hyperthyroidism, *Arch Intern Med* 151:165–168, 1991.

Sawin CT, Geller A, Wolf PA, et al: Low serum thyrotropin concentrations as a risk factor for atrial fibrillation in older persons, *N Engl J Med* 331:1249–1252, 1994.

Sawin CT, Herman T, Molitch ME, et al: Aging and the thyroid: decreased requirement for thyroid hormone in older hypothyroid patients, *Am J Med* 75:206–209, 1983.

Sawka AM, Jaeschke R, Singh RJ, et al: A comparison of biochemical tests for pheochromocytoma: measurement of fractionated plasma metanephrines compared with the combination of 24-hour urinary metanephrines and catecholamines, *J Clin Endocrinol Metab* 88:553–558, 2003.

Scheithauer BW, Sano T, Kovacs KT, et al: The pituitary gland in pregnancy: a clinicopathologic and immunohistochemical study of 69 cases, *Mayo Clin Proc* 65:461–474, 1990.

Schlumberger MCP, Fragu P, Lumbroso J, et al: Circulating thyrotropin and thyroid hormones in patients with metastases of differentiated thyroid carcinoma: relationship to serum thyrotropin levels, *J Clin Endocrinol Metab* 51:513–519, 1980.

Schunkert H, Hense HW, Muscholl M, et al: Associations between circulating components of the renin-angiotensin-aldosterone system and left ventricular mass, *Heart* 77:24–31, 1997.

Schulte HM, Chrousos GP, Avgerinos P, et al: The corticotropin-releasing hormone stimulation test: a possible aid in the evaluation of patients with adrenal insufficiency, *J Clin Endocrinol Metab* 58:1064–1067, 1984.

Sergev O, Racz K, Varga I, et al: Atrial natriuretic peptide in normal and low renin essential hypertension, *Kidney Int* 30:S107–S108, 1990.

Sheps SG, Jiang NS, Klee GG, et al: Recent developments in the diagnosis and treatment of pheochromocytoma, *Endo Rev* 15:356–368, 1994.

Shupnik MA, Greenspan SL, Ridgway EC: Transcriptional regulation of thyrotropin subunit genes by thyrotropin-releasing hormone and dopamine pituitary cell cultures, *J Biol Chem* 261:12675–12679, 1986.

Sjoberg RJ, Simcic KJ, Kidd GS: The clonidine suppression test for pheochromocytoma: a review of its utility and pitfalls, *Arch Intern Med* 152:1193–1197, 1992.

Skamene A, Patel YC: Infusion of graded concentrations of somatostatin in man: pharmaco-kinetics and differential inhibitory effects on pituitary and islet hormones, *Clin Endocrinol (Oxf)* 20:555–564, 1984.

Snow K, Jiang N, Kao PC, et al: Biochemical evolution of adrenal dysfunction: the laboratory perspective, *Mayo Clin Proc* 67:1055, 1992.

Sonkodi S, Abraham G, Mohacsi G: Effects of nephrectomy on hypertension, renin activity and total renal function in patients with chronic renal artery occlusion, *J Hum Hypertens* 4:277–279, 1990.

Speckart PF, Nicoloff JT, Bethune JE: Screening for adrenocortical insufficiency with cosyntropin (synthetic ACTH), *Arch Intern Med* 128:761–763, 1971.

Speiser PW, Azziz R, Baskin LS, et al: Congenital adrenal hyperplasia due to steroid 21-hydroxylase deficiency: an Endocrine Society Clinical Practice Guideline, *J Clin Endocrinol Metab* 95:4133–4160, 2010.

Speiser PW, Dupont B, Rubinstein P, et al: High frequency of nonclassical steroid 21-hydroxylase deficiency, *Am J Hum Genet* 37:650–667, 1985.

Speiser PW, White P: Congenital adrenal hyperplasia, *N Engl J Med* 349:776–788, 2003.

Spencer CA: Clinical evaluation of free T_4 techniques, *J Endocrinol Invest* 9:57–66, 1986.

Spencer CA, LoPresti JS, Fatema S, et al: Detection of residual and recurrent differentiated thyroid carcinoma by serum thyroglobulin measurement, *Thyroid* 9:435–441, 1999.

Spencer CA, Nicoloff JT: Serum TSH measurement: a 1990 status report, *Thyroid Today* 13:1–12, 1990.

Spencer CA, Wang CC: Thyroglobulin measurement: techniques, clinical benefits, and pitfalls, *Endocrinol Metab Clin North Am* 24:841–863, 1995.

Spencer CA, Takeuchi M, Kazarosyan M: Current status and performance goals for serum thyroglobulin (TSH) assays, *Clin Chem* 42:140–145, 1996.

Streeten DHP, Tomycz N, Anderson GH: Reliability of screening methods for the diagnosis of primary aldosteronism, *Am J Med* 67:403, 1979.

Suliman AM, Smith TP, Gibney J, et al: Frequent misdiagnosis and mismanagement of hyperprolactinemia in patients before the introduction of macroprolactin screening: application of a new strict laboratory definition of macroprolactinemia, *Clin Chem* 49:1504–1509, 2003.

Surks MI, Chopra IJ, Maraish CN, et al: American Thyroid Association guidelines for use of laboratory tests in thyroid disorders, *JAMA* 263:1529–1532, 1990.

Surks MI, Ortiz E, Daniels GH, et al: Subclinical thyroid disease: scientific review and guidelines for diagnosis and management, *JAMA* 291:228–238, 2004.

Surks MI, Sievert R: Drugs and thyroid function, *N Engl J Med* 333:1688–1694, 1995.

Swearingen B, Barker FG II, Katznelson L, et al: Long-term mortality after transsphenoidal surgery and adjunctive therapy for acromegaly, *J Clin Endocrinol Metab* 83:3419–3426, 1998.

Talbot JA, Lambert A, Anobile CJ, et al: The nature of human chorionic gonadotrophin glycoforms in gestational thyrotoxicosis, *Clin Endocrinol (Oxf)* 55:33–39, 2001.

Taylor HC, Mayes D, Anton AH: Clonidine suppression test for pheochromocytoma: examples of misleading results, *J Clin Endocrinol Metab* 63:238–242, 1986.

Taylor RL, Singh RJ: Validation of liquid chromatography-tandem mass spectrometry method for analysis of urinary conjugated metanephrine and normetanephrine for screening of pheochromocytoma, *Clin Chem* 48:533–539, 2002.

Thalen BE, Kjellman BF, Ljunggren JG, et al: Release of corticotropin after administration of corticotropin releasing hormone in depressed patients in relation to the dexamethasone suppression test, *Acta Psychiatr Scand* 87:133, 1993.

Therrell BL: Newborn screening for congenital adrenal hyperplasia, *Endocrinol Metab Clin North Am* 21:245–291, 2001.

Toldy E, Locsei Z, Szabolcs I, et al: Macroprolactinemia: the consequences of a laboratory pitfall, *Endocrine* 22:267–273, 2003.

Trainer P: Editorial: acromegaly—consensus, what consensus? *J Clin Endocrinol Metab* 87:3534–3536, 2002.

Tuchman M, Morris C, Ramnaraine ML, et al: Value of random urinary homovanillic acid levels in the diagnosis and management of patients with neuroblastoma: comparison of 24-hour urine collections, *Pediatrics* 75:324–328, 1985.

Tullis MJ, Caps MT, Zierler RE: Blood pressure, antihypertensive medication, and atherosclerotic renal artery stenosis, *Am J Kidney Dis* 33:675–681, 1999.

Utiger R: Decreased extrathyroidal triiodothyronine production and nonthyroidal illness: benefits or harm?

Am J Med 69:807–810, 1980.
Van Cauter E: Slow wave sleep and release of growth hormone, *JAMA* 284:2717–2718, 2000.
Van Cauter E, Plat L, Copinschi G: Interrelations between sleep and the somatotropic axis, *Sleep* 21:553–566, 1998.
Van den Berghe G, De Zegher F, Bouillon R: Acute and prolonged critical illness as different neuroendocrine paradigms, *J Clin Endocrinol Metab* 83:1827–1834, 1998.
Van den Berghe G: Novel insights into the neuroendocrinology of critical illness, *Eur J Endocrinol* 143:1–3, 2000.
Van Heyningen V: One gene—four syndromes, *Nature* 367:319–320, 1994.
Vanderpump MPJ, Tunbridge WMG, French JM, et al: The incidence of thyroid disorders in the community: a twenty year follow up of the Whickham survey, *Clin Endocrinol (Oxf)* 43:55–68, 1995.
Vassart G, Dumont JE: Identification of polysomes synthesizing thyroglobulin, *Eur J Biochem* 32:322–330, 1973.
Vieira AEF, Mello MP, Elias LLK, et al: Molecular and biochemical screening for the diagnosis and management of medullary thyroid carcinoma in multiple endocrine neoplasia type 2A, *Horm Metab Res* 34:202–206, 2002.
Vistorina WM, Rydstedt LL, Sowers JR: Clinical disorders of vasopressin. In Lavin N, editor: *Manual of endocrinology and metabolism*, ed 3, Philadelphia, 2002, Lippincott, pp 68–82.
Vitale G, Ciccarelli A, Caraglia M, et al: Comparison of two provocative tests for calcitonin in medullary thyroid carcinoma: omeprazole vs pentagastrin, *Clin Chem* 48:1505–1510, 2002.
Walker SE, Allen SH, McMurray RW: Prolactin and autoimmune disease, *Trends Endocrinol Metab* 4:47–151, 1993.
Wardle CA, Fraser WD, Squire CR: Pitfalls in the use of thyrotropin concentration as a first-line thyroid-function test, *Lancet* 357:1013–1014, 2001.
Wartofsky L, Burman KD: Alterations in thyroid function in patients with systemic illness: the "euthyroid sick syndrome", *Endocr Rev* 3:164–217, 1982.
Weeke J, Dybkjaer L, Granlie K, et al: A longitudinal study of serum TSH and total and free iodothyronines during normal pregnancy, *Acta Endocrinol (Copenh)* 101:531–557, 1982.
Weinberger MH, Fineberg NS: The diagnosis of primary aldosteronism and separation of two major subtypes, *Arch Intern Med* 153:2125, 1993.
Weise M, Drinkard B, Mehlinger SL, et al: Stress dose of hydrocortisone is not beneficial in patients with classic congenital adrenal hyperplasia undergoing short-term, high-intensity exercise, *J Clin Endocrinol Metab* 89:3679, 2004.
Weise M, Merke DP, Pacak K, et al: Utility of plasma free metanephrines for detecting childhood pheochromocytoma, *J Clin Endocrinol Metab* 87:1955–1960, 2002.
Wells SA, Baylin SB, Linehan W, et al: Provocative agents and the diagnosis of medullary carcinoma of the thyroid gland, *Ann Surg* 188:139–141, 1978.
Werbel SS, Ober KP: Pheochromocytoma: update on diagnosis, localization, and management, *Med Clin North Am* 79:131–153, 1995.
White MC, Clark AJL: The cellular and molecular basis of the ectopic ACTH syndrome, *Clin Endocrinol (Oxf)* 39:131, 1993.
White PC, Curnow KM, Pascoe L: Disorders of steroid 11-beta-hydroxylase isoenzymes, *Endocr Rev* 15:421–438, 1994a.
White PC, Tusie-Lina MT, New MI, et al: Mutations in steroid 21-hydroxylase (CYP21), *Hum Mutat* 3:373, 1994b.
Whitehouse WM Jr, Kazmers A, Zelenock GB: Chronic total renal artery occlusion: effects of treatment of secondary hypertension and renal function, *Surgery* 89:753–763, 1981.
Wilcox RB, Nelson JC, Tomei RT: Heterogeneity in affinities of serum proteins for thyroxine among patients with non-thyroidal illness as indicated by the serum free thyroxine response to serum dilution, *Eur J Endocrinol* 131:9–13, 1994.
Willie S, Aili M, Harris A, et al: Plasma and urinary levels of vasopressin in enuretic and non-enuretic children, *Scand J Urol Nephrol* 28:119–122, 1994.
Wion-Barbot N, Schuffenecker I, Niccoli P, et al: Results of the calcitonin stimulation test in normal volunteers compared with genetically unaffected members of MEN 2A and familial medullary thyroid carcinoma families, *Ann Endocrinol (Paris)* 58:302–308, 1997.
Yamada M, Radvick S, Wondisford FE, et al: Cloning and structure of human genomic DNA and hypothalamic cDNA encoding human prepro TRH, *Mol Endocrinol* 4:551–556, 1990.
Yaneva M, Mosnier-Pudar H, Dugue MA, et al: Midnight salivary cortisol for the initial diagnosis of Cushing's syndrome of various causes, *JCEM* 89:3345–3351, 2004.
Yanovski JA, Cutler GB Jr, Chrousos GP, et al: Corticotropin-releasing hormone stimulation following low-dose dexamethasone administration: a new test to distinguish Cushing's syndrome from pseudo-Cushing's states, *JAMA* 269:2232–2238, 1993.
Yazigi R, Quinero C, Sakameh WA: Prolactin disorders, *Fertil Steril* 7:215–225, 1997.
Yokoyama Y, Ueda T, Irahara M, et al: Release of oxytocin and prolactin during breast massage and suckling in puerperal women, *Eur J Obstet Gynecol Reprod Biol* 53:17–20, 1994.
Young WF Jr: Primary aldosteronism: a common and curable form of hypertension, *Cardiol Rev* 7:207–214, 1999.
Yuasa H, Ito M, Nagasaki H, et al: Glu-47, which forms a salt bridge between neurophysin II and arginine vasopressin, is deleted in patients with familial central diabetes insipidus, *J Clin Endocrinol Metab* 77:600–604, 1993.
Yuen KCJ, Chong LE, Koch CA: Adrenal insufficiency in pregnancy: challenging issues in diagnosis and management, *Endocrine* 44:283–292, 2013.
Yuen KCJ, Rakesh A, Cook MB, et al: Evaluation of the pituitary function with insulin tolerance (hypoglycaemia) testing: are there any differences using insulin Lispro compared to regular insulin? *Horm Res* 69:233–239, 2008.
Zerbe RL, Robertson GL: Vasopressin function in the syndrome of inappropriate antidiuresis, *Annu Rev Med* 31:315–327, 1980.
Zerbe RL, Robertson GL: A comparison of plasma vasopressin measurements with a standard indirect test in the differential diagnosis of polyuria, *N Engl J Med* 304:1539–1546, 1981.
Zerbe RL, Robertson GL: Osmotic and nonosmotic regulation of thirst and vasopressin secretion. In Maxwell MH, Kleeman CR, Narins RG, editors: *Clinical disorders of fluid and electrolyte metabolism*, ed 4, New York, 1987, McGraw-Hill, pp 61–68.
Zurakowski D, Di Canzio J, Majzoub JA: Pediatric reference intervals for serum thyroxine, triiodothyronine, thyrotropin and free thyroxine, *Clin Chem* 45:1087–1091, 1999.

生殖功能和妊娠

Roohi Jeelani, Martin H. Bluth

第25章

要点

1. 生殖功能和妊娠由多种激素的复杂的相互作用调节，这些激素由睾丸（睾酮）、卵巢（雌二醇和孕酮）、垂体（卵泡刺激素 follicle-stimulating hormone，FSH）和黄体生成素（luteinizing hormone，LH）、下丘脑（促性腺素释放素）和胎盘（人绒毛膜促性腺激素（hCG）、雌激素和孕酮）合成和分泌。

2. 男性生殖功能的实验室评估通常从精液分析开始。如果结果正常，则没有必要做进一步检查。如果结果异常，需进行血清激素测定，睾酮、FSH 和 LH 的测定尤为重要。

3. 女性生殖功能障碍通常表现为闭经和（或）不孕不育。实验室评估与男性一样，包括血清激素测定，特别是 hCG、催乳素、促甲状腺素、游离甲状腺素、FSH、LH 和雄激素的测定。

4. 不孕不育可以通过几种辅助生殖技术治疗。这些技术涉及多种通过尽可能多的从外部控制生殖过程的临床操作，来实现妊娠和足月分娩的目的。在这些方法中，实验室监测血清激素水平（雌二醇、孕酮和 hCG）起重要作用。

5. 早期妊娠可通过测定血清 hCG 浓度来监测，并确定其在妊娠前期的水平如预期般显著增加。

6. 神经管缺陷和染色体非整倍性是最常见的出生缺陷，其风险由妊娠早期和中期的筛查进行确定。

7. 胎儿溶血性疾病可通过分光光度法测定羊水中胆红素的水平进行监测，或通过多普勒超声测量胎儿大脑中动脉收缩期峰值血流速度进行监测。

8. 胎儿肺成熟状态可通过对羊水中肺表面活性物质的测定进行估计。可通过几种方法完成，包括：①色谱法测定卵磷脂/鞘磷脂比例和磷脂酰甘油，或②荧光偏振法测定微黏度。

9. 妊娠毒血症，或称先兆子痫的特征是高血压和蛋白尿，因此可通过测量尿蛋白进行监测。

10. 可以通过检查宫颈分泌物中胎儿纤连蛋白的水平来评估早产的风险及是否需要医学干预。

正常生理学

正常生殖功能是由性腺（睾丸和卵巢）、肾上腺、垂体、下丘脑和胎盘合成和分泌的各种激素所介导。另外，外周非腺体组织也能合成激素。旁分泌和自分泌介质也参与其中，但它们的确切作用尚不清楚。

性类固醇

睾丸和卵巢利用胆固醇合成性类固醇（雄激素和雌激素），其初始途径与肾上腺合成盐皮质激素、糖皮质激素和雄激素相同（图 25-1）。内分泌腺分泌特定的激素取决于类固醇途径中存在的酶的种类及其相对活性。肾上腺合成的雄激素为脱氢表雄酮（dehydroepiandrosterone，DHEA）、脱氢表雄酮硫酸盐（dehydroepiandrosterone sulfate，DHEAS）和雄烯二酮，睾丸主要将这些甾体化合物代谢成睾酮。卵巢将睾酮转化为雌二醇，将雄烯二酮转化为雌酮。此外，睾酮在外周组织如脂肪细胞中经芳香酶转化为雌二醇。外周组织（包括雄激素靶向的组织）将睾酮还原为双氢睾酮（dihydrotestosterone，DHT）。因为 DHT 的作用是睾酮的二至三倍，所以该过程导致雄激素的作用增强或激活。外周组织如肝脏将雌二醇羟化为雌三醇，后者的雌激素效力只有前者的百分之一，因此，这种转化是一个将其灭活的过程。在妊娠期间，雌三醇通过一种不同的途径合成，并且可能发挥不同于雌二醇的作用（见下文）。外周组织还将肾上腺雄激素转化为睾酮，把雄激素转化为雌酮和雌二醇，后者发生于脂肪组织中。雌酮的效力约为雌二醇的十分之一，所以这种转化可能进一步调节雌二醇的效力。请注意，尽管孕酮是所有其他类固醇激素合成中的中间体，但它也可以在女性体内作为

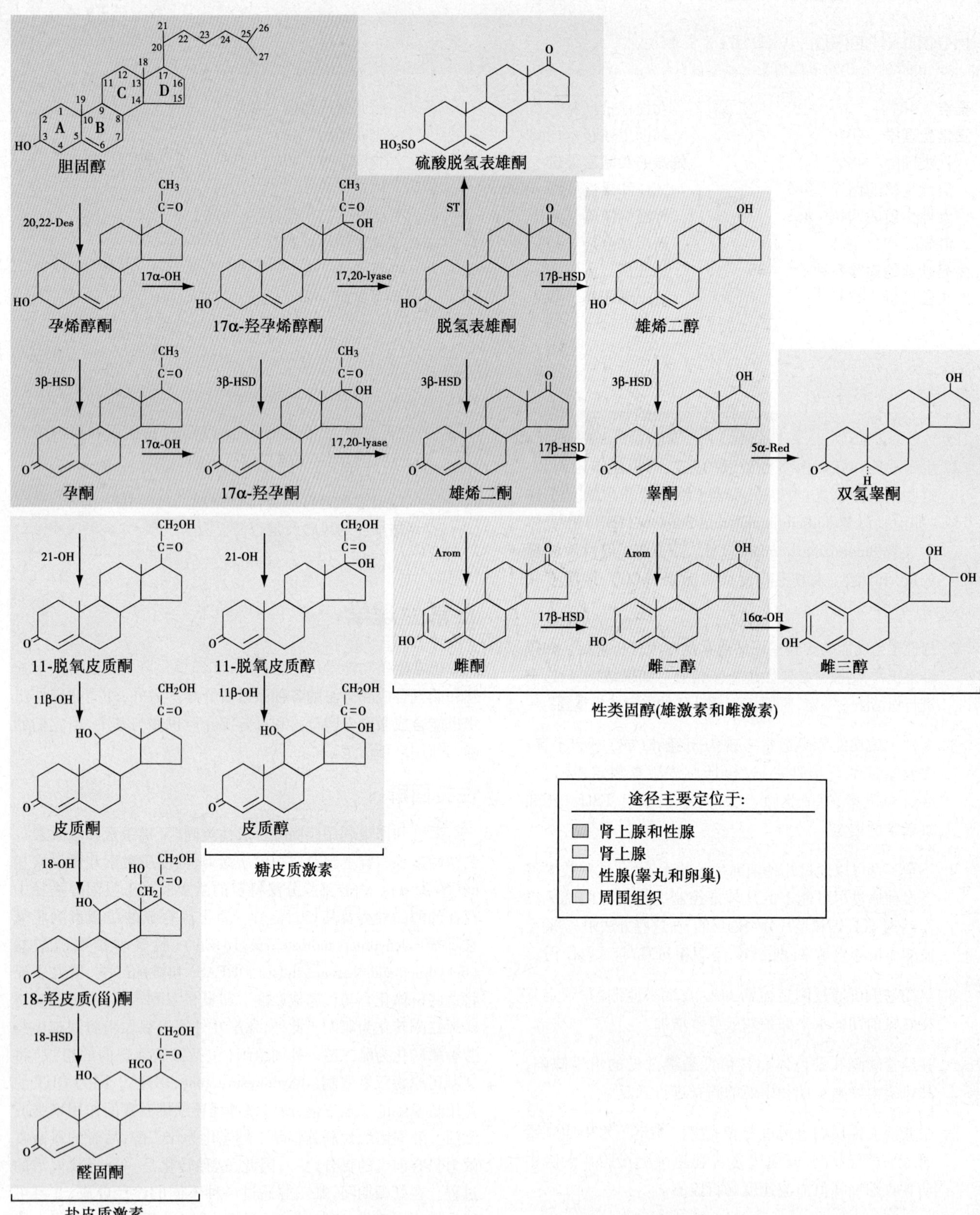

图 25-1 类固醇激素的合成。Arom，芳香酶；16α-OH，16α-羟化酶；17α-OH，17α-羟化酶；5α-Red，5α-还原酶；3β-HSD，3β-羟化类固醇脱氢酶；17β-HSD，17β-羟化类固醇脱氢酶；11β-OH，11β-羟化酶；20，22-Des，20，22 碳链酶；18-HSD，18-羟化类固醇脱氢酶；17，20-lyase，17，20-裂解酶；18-OH，18-羟化酶；21-OH，21-羟化酶；ST，硫酸基转移酶

性类固醇发挥作用。

与所有激素一样，性类固醇在远离其合成和分泌部位的组织部位发挥作用。一旦进入血液，大多数疏水性类固醇与血浆蛋白质可逆地非共价结合。这种相互作用包括与白蛋白上的疏水位点低亲和性非特异结合，以及与由肝脏合成的特异性转运蛋白高亲和性结合。性激素结合球蛋白（sex hormone-binding globulin，SHBG）运输雄激素和雌激素，皮质类固醇结合球蛋白（corticosteroid-binding globulin，CBG）转运孕酮（以及糖皮质激素）。在血液中，只有约 1%～2%的性类固醇是游离的（未结合的）。其余的约一半与 SHBG 或 CBG 结合，另一半与白蛋白结合。因为只有游离的激素可以离开血管系统（通过扩散）与靶细胞相互作用，故只有游离的激素具有生物活性。

每种类固醇与靶细胞的特异性受体蛋白高亲和性结合，活化或抑制靶细胞中的基因。因此，相同的激素可以在不同类型的靶细胞中引发不同的反应。类固醇激素作用（例如雄激素作用）的效力主要取决于其对特异性受体蛋白的亲和力，以及该激素-受体复合物与染色质结合位点的亲和力。因此，DHT 是比睾酮效力更强的雄激素。DHEA 和雄烯二酮仅能微弱地（如果还算能的话）与雄激素受体结合，所以，两者的雄激素效应很小，它们的大部分（如果不是全部）雄激素活性来自于其在外周组织转化成的睾酮。

男性生殖的调控

图 25-2 总结了人类男性生殖的调控。促性腺激素释放激素（gonadotropin-releasing hormone，GnRH）是由下丘脑神经内分泌细胞（主要在弓状核中）合成和分泌的十肽。GnRH 与垂体前叶中的促性腺素细胞上的特异性细胞膜受体结合，促使两种蛋白激素的合成和分泌——FSH 和 LH，这两种激素的名称源自于其在女性体内发挥的作用。FSH 和 LH 与促甲状腺激素（TSH）相似，它们都由两个亚基组成，并且都具有相同的 α 亚基，但它们的 β 亚基不同，因此赋予它们特异性的功能。

睾丸的生精小管含有形成精子的各个阶段的细胞（精原细胞、精母细胞，精细胞），以及支持细胞和睾丸间质细胞。FSH 诱导支持细胞合成和分泌雄激素结合蛋白到生精小管的内腔中，以此维持正常生精所需的高浓度睾酮。LH 诱导睾丸间质细胞合成睾酮。一些睾酮进入体循环，被运送到其他靶组织发挥作用，如在骨骼肌中其发挥合成代谢作用。一些睾酮被运送到下丘脑和垂体前叶，在这里睾酮产生负反馈效应——即睾酮降低并且帮助调控 GnRH、FSH 和 LH 的合成和分泌，反过来降低睾丸间质细胞的睾酮合成。支持细胞还合成和分泌另一种蛋白激素——抑制素，它是由 α 和 β 亚基组成的二聚体蛋白。它与垂体前叶的促性腺素细胞相互作用，通过降低 FSH（而不是 LH）的合成和分泌发挥负反馈效应。雄激素也刺激抑制素的产生，这在局部有助于调节精子发生。然而，抑制素在调节过程中的精确作用尚不清楚。

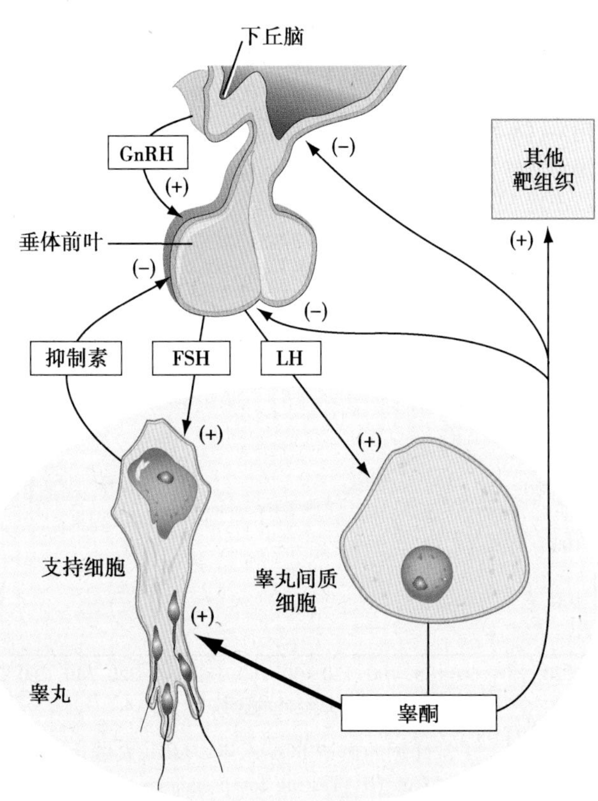

图 25-2　男性生殖的调控。FSH，卵泡刺激素；GnRH，促性腺激素释放激素；LH，黄体生成素

女性生殖的调控

图 25-3 总结了人类女性生殖的调控。与男性一样，来源于下丘脑的 GnRH 促进垂体前叶合成和分泌 FSH 和 LH。然而

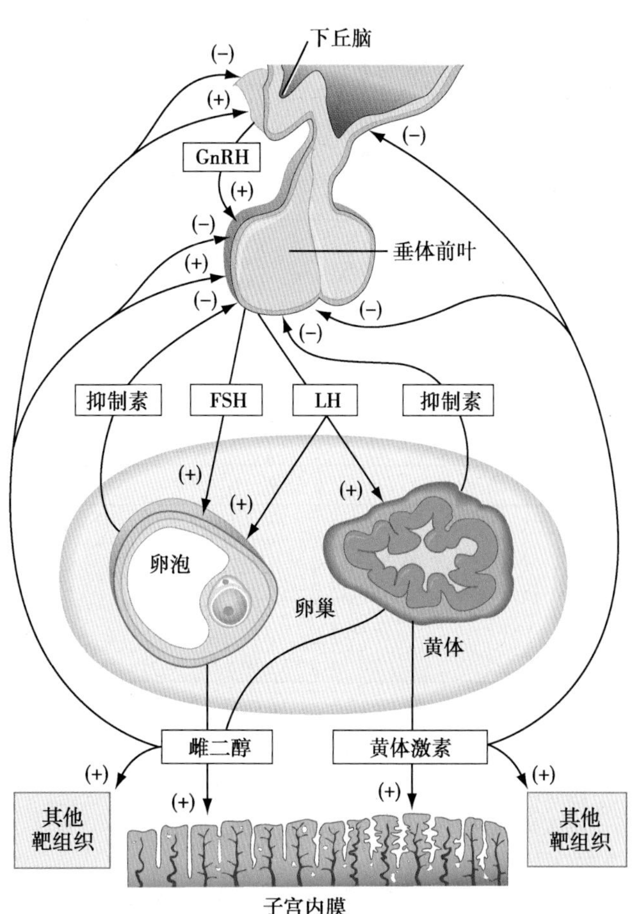

图 25-3　女性生殖的调控。FSH，卵泡刺激素；GnRH，促性腺激素释放激素；LH，黄体生成素

与男性不同的是，女性的调节过程具有周期性，称为月经周期。图 25-4 中总结了月经周期中垂体、卵巢和子宫的变化。如图所示，该周期从月经或子宫内膜脱落开始，这一天被认为是月经第一天。此时卵巢中一批卵泡被募集并开始进一步的生长和发育。该批卵泡中通常 1 个至 2 个被选择为优势卵泡并继续生长和发育。其他募集的卵泡消退或闭锁。这些过程发生在卵巢周期的卵泡期，主要由 FSH 的作用引起。随着卵泡生长，卵泡合成和分泌雌二醇的量越来越多。雌二醇促使细胞增殖和生长，从而使子宫内膜修复，因此被称为子宫内膜周期的增殖期。雌二醇对下丘脑和垂体前叶也具有负反馈作用，导致卵泡期后期的 FSH 水平下降。

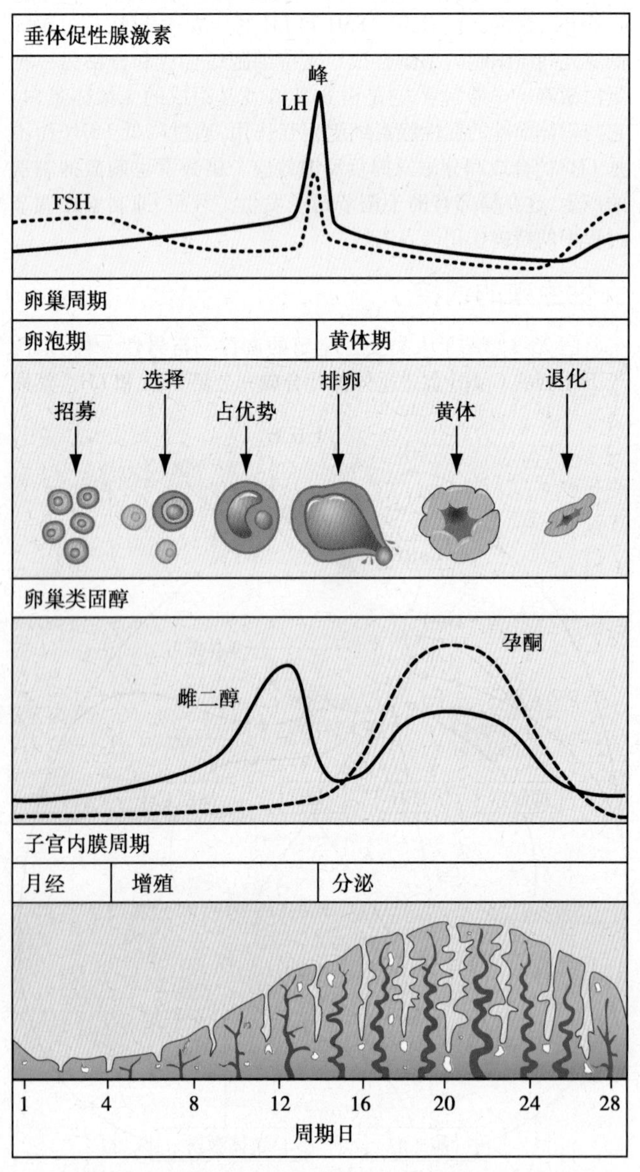

图 25-4 人类月经周期中的垂体、卵巢和子宫的变化。FSH，卵泡刺激素；LH，黄体生成素

在卵泡期接近结束时，雌二醇水平处于最高水平，其对下丘脑和垂体前叶的反馈效应转为正反馈。这种转变为正反馈的确切机制尚不清楚。然而，它的效果却是惊人的。它引起 GnRH、FSH，特别是 LH 的分泌激增，在排卵时达到顶峰。LH 激增使卵母细胞完成减数分裂并达到最终成熟。卵细胞进入输卵管。由于卵泡破裂，雌二醇的合成和分泌急剧下降。破裂的卵泡开始分化成黄体，从而开启卵巢周期的黄体期。黄体在 LH 的作用下合成雌二醇和孕酮。这两种激素共同作用于子宫内膜，引起大量外分泌腺的发育，产生子宫内膜周期的分泌期。如果此前有受精和受精卵的早期发育，则这个阶段使子宫内膜作好植入的准备。LH 水平在黄体期逐渐下降，表明雌二醇和孕酮恢复了对下丘脑和垂体前叶的负反馈调节。

与男性一样，抑制素对 FSH 具有选择性的负反馈作用，然而，女性有两种不同的抑制素形式。一种由发育中的卵泡合成和分泌（抑制素 B），另一种来自黄体（抑制素 A）（Welt et al，1999）。抑制素 B 在卵泡期的早期至中期达到第一个峰值，在排卵时达到第二个峰值。抑制素 A 在黄体期的中期达到峰值。它们确切的调节作用尚不清楚。

如未受孕，黄体在接近黄体期结束时开始消退，导致雌二醇和孕酮合成和分泌降低。因为这些类固醇是维持分泌性子宫内膜所必需的，所以子宫内膜开始缺血坏死并最终在月经时脱落。随着雌二醇和孕酮的下降，它们的负反馈效应降低，FSH 和 LH 得以升高并开启下一个周期。

妊娠

如果卵细胞在输卵管中受精，那么当它到达子宫时，受精卵已发育为多细胞囊胚。在植入前后（排卵后约 7～9 天），黄体开始消退之前，母体血液中可发现逐渐升高的 LH 样激素——人绒毛膜促性腺激素（human chorionic gonadotropin，hCG）。hCG 由发育中的胎盘的合胞体滋养细胞合成和分泌。hCG 是一种二聚体蛋白激素，它的 α 亚基与 LH、FSH 和 TSH 的 α 亚基相同，但 β 亚基不同。hCG 的 β 亚单位与 LH 的非常相似，但较大。因此，hCG 可以与黄体细胞上的 LH 受体相互作用。这种相互作用可防止黄体的消退，并允许其持续合成和分泌雌二醇和孕酮，而雌二醇和孕酮都是在整个妊娠期间恰当维持子宫内膜所需的。

在妊娠的前三个月，hCG 的血清浓度从小于 5mIU/ml 升高到可能超过 100 000mIU/ml（图 25-5）。这种升高导致雌二醇和孕酮水平的类似的剧烈升高。但是，在妊娠前三个月末，hCG 水平先是处于高水平平台期，然后显著下降。雌二醇和孕酮继

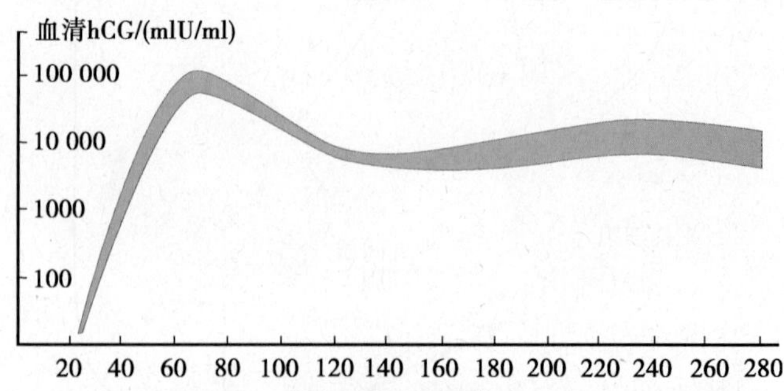

图 25-5 正常妊娠的血清 hCG 水平。hCG，人绒毛膜促性腺激素（From Lau HL：Testing for pregnancy. In Practice of medicine，vol Ⅱ. Hagerstown，Md.，1975，Harper & Row，Chapter 29；and Braunstein GD，Rasor J，Adler D，Danzer H，Wade ME. Am J Obstet Gynecol 126：678，1976.）

续升高,因为此时胎盘已经合成大多数的类固醇,包括大量的雌酮和雌三醇。与hCG不同,这些类固醇的水平随着胎盘的生长而升高。来自胎儿肾上腺和胎肝的类固醇中间体也有助于这一过程。例如,雌三醇不是通过雌二醇的羟基化合成的(图25-1),而是由胎儿16-羟-DHEAS转化而来,这就是为什么历史上通过检测母体雌三醇来评估妊娠晚期的胎儿成熟状况(Carr & Rehman,2004)。雌三醇的雌激素效力仅为雌二醇的百分之一,雌酮的十分之一。然而,雌三醇促进子宫胎盘血流量的能力与其他雌激素相当,这可能是妊娠中期和晚期雌三醇急剧升高的原因(Resnik et al,1974)。

妊娠中期和晚期由胎盘大量合成的另一种激素是人胎盘催乳素(human placental lactogen,HPL)。它在结构上类似于催乳素和生长激素,并且兼具催乳和促进生长的活性,尽管这两种活性都相对较弱。另外,HPL是胰岛素的拮抗剂,因此可能在母体葡萄糖利用中产生影响。但其确切的作用尚不清楚,因为有在正常妊娠的母体血液或胎盘中未检测到HPL的报道(Sideri et al,1983)。与hCG不同,HPL的升高与胎盘重量的稳步增加相平行(Carr & Rehman,2004)。

胎盘也合成抑制素。性腺(睾丸和卵巢)抑制素作为内分泌抑制剂抑制垂体FSH的分泌,而胎盘抑制素可能作为旁分泌或自分泌抑制剂发挥作用,抑制胎盘hCG的分泌(Mesiano & Jaffe,2013)。然而,其确切的调节作用尚未阐明。胎盘抑制素还可用作胎儿检测的标志物(后文有详述)。

分娩是将胎儿从母体子宫的内部环境排出到外部环境的过程。这是子宫肌层(平滑肌)活动从不规律、持久、低频收缩到规律、高强度、高频收缩改变的结果。人类这种过程的起始并不十分清楚,但似乎与其他哺乳动物不同。例如,孕酮在妊娠期抑制子宫收缩,在大多数其他哺乳动物中,分娩发生之前母体血浆孕酮是明显降低的,然而在人类中并没有这种情况。人类的分娩被认为是涉及多重的和冗余的内分泌、旁分泌和自分泌介质的级联反应。这些介质包括胎儿可的松和DHEAS、胎盘雌三醇、缩宫素、前列腺素和促可的松释放激素和母体缩宫素。这些介质的作用也可以通过其受体水平的变化来调节(Norwitz,2013)。

泌乳在分娩之后发生。乳腺的初始发育发生在青春期,在该阶段雌二醇导致乳腺导管的生长和分支,孕酮导致乳腺腺泡的形成。类似地,在妊娠期高浓度的雌激素和孕酮引起乳腺导管的进一步分支和乳腺腺泡的进一步生长。乳腺腺泡上皮细胞的分泌能力由在妊娠期升高的催乳素和HPL诱导。分娩时,雌激素和孕酮的减少解除了其对乳汁分泌的抑制作用,但仍然需要催乳素。然而,乳汁射出需要缩宫素,作为神经内分泌反射的一部分。这种反射由哺乳刺激引起,产生从乳头到下丘脑的神经冲动。在那里它们引起垂体后叶的神经内分泌细胞分泌缩宫素。缩宫素到达乳腺后,刺激乳腺腺泡周围的平滑肌细胞收缩,引起泌乳。催乳素也参与这种神经内分泌反射,因为到达下丘脑的神经冲动也抑制作为催乳素释放抑制激素起作用的多巴胺的合成和分泌,然后促进垂体前叶释放催乳素,其到达乳腺后,刺激乳汁分泌,以补充由泌乳损失的乳汁。只要泌乳持续,血浆催乳素仍将维持在高浓度。这种产后高催乳素血症由于干扰GnRH对FSH和LH分泌的正常调节而引起产后闭经。虽然这种低促性腺激素的状态可以预防怀孕,但这并不是可靠的避孕手段,特别是在母乳喂养不固定和不连续的现代社会中。

生殖功能的实验室评价

表25-1描述了根据:①激素缺乏或过量;②原发性(性腺)或继发性(垂体)功能障碍的各种男性和女性生殖疾病状态的实

表25-1 不同疾病状态生殖激素水平的变化

疾病状态		激素水平			
分类	举例	FSH	LH	睾酮	雌二醇
男性					
原发性缺乏	Klinefelter综合征	高	高	低	—
继发性缺乏	全垂体功能减退	低	低	低	—
原发性过量	睾丸肿瘤	低	低	高	—
继发性过量	青春期早熟	高	高	高	—
其他	生精小管衰竭	高	正常	正常	—
其他	部分雄激素不敏感	正常	高	高	—
女性					
原发性缺乏	绝经	高	高	—	低
继发性缺乏	席汉综合征	低	低	—	低
原发性过量	女性卵巢肿瘤	低	低	—	高
继发性过量	产生促性腺激素的肿瘤(罕见)	高	高	—	高
其他	多囊卵巢综合征	正常	高	高	—
其他	男性化卵巢肿瘤	低	低	高	—

来自Nickel KL:The gonads. In Kaplan LA,Pesce AJ,editors:Clinical chemistry-Theory,analysis,and correlation,3rd ed. St Louis,1996,Mosby,pp892-911,with permission.

验室检查结果。在原发性疾病状态，性腺类固醇水平与垂体促性腺素水平呈负相关，而在继发性疾病状态，它们则呈正相关（都高或都低），正如第 8 章和第 24 章的内分泌部分所讨论的那样。发生这些变化是因为性腺类固醇向促性腺激素提供负反馈。例如，在原发性卵巢功能衰竭或绝经期，雌二醇的减少会降低其对下丘脑-垂体轴的负反馈作用，导致 FSH 和 LH 升高。

男性评价

男性生殖功能障碍的评价通常从精液分析开始，因为精液分析是一种花费少且相对简单的方法。另外，如果结果正常，则往往不需要进一步检查。如果精液分析结果异常，则需进行激素分析，包括 FSH、LH 和睾酮的水平。

精液分析

除了用于评估生殖功能障碍，尤其是不育症外，精液分析还可用于治疗性授精的供体选择，以及监测外科手术是否成功，如精索静脉曲张切除术和输精管切除术。精液分析包括显微镜检查和大体检查，后者包括测量物理（如体积）和化学（如 pH 值）性质。以下精液分析的指南和参考文献可供参考使用（Gilbert et al，1992；Mortimer，1994；Tomlinson et al，1999；World Health Organization，1999；Andrade-Rocha，2003；Rylander et al，2009）。

标本的收集

应告知患者在精液收集前禁欲 2~5 天，以确保精子计数达到最高，以及提高检查的可靠性。更长的禁欲时间通常会引起精液体积增加，但精子活动力会降低。这种情况时，可以在收集第一次样本后 2 小时收集第二次精液样本。在射精前应该将膀胱排空。对于精液采集，实验室应提供预先称重的有旋盖的无菌塑料（聚丙烯）容器。精液样本应在收集后 1 小时内送达实验室，在运送过程中注意保温。如果怀疑有逆行射精，那么此时可收集射精后的尿液样本。应采用间隔 2~3 周采集的两个样本进行评估，如果两次检查结果显著不同，则应额外收集一次样本做检查。理想情况下，精液样本应在与实验室毗邻的私密房间内采集，因为一些样本要求尽快将精子与精浆分离。辅助生殖技术（ART；见下文），如体外受精（in vitro fertilization，IVF），要求活动的精子在射精后 1 小时内从精浆中分离出来，以保护精子免受精浆对受精的抑制作用。精液应通过手淫获得，如果环境不允许，则应提供特殊的硅胶避孕套在性交时收集精液。不完整的精液标本不能用于分析，因为可能会得出不准确的数值。

检查

大体检查需在精液液化后进行，精液在室温下通常在 20 分钟内液化。不能液化可能表示前列腺分泌不足。精液在检查前应彻底混匀，并记录其黏度。射精体积可以通过称量收集杯在样本收集之前和之后的重量来计算。精液样本外观呈黄色与脓性精液有关，铁锈色是由于精囊中有少量出血。精液的 pH 值在 7.2~7.8 之间，在前列腺、精囊或附睾急性感染时精液 pH 值可能为 8.0 或更高。如果存在尿液污染或射精管道阻塞，或者样本主要由前列腺液组成时，则 pH 值可能为 7.0 或更低。

显微镜检查用于评估精子浓度、活动力和凝集。当用血细胞计数板计数精子时，也可以观察其他细胞成分，如尿道的多边形细胞，以及圆形的精原细胞和白细胞等。因为精子活动力和速率是温度依赖性的，所以这些参数必须在具有保温台的显微镜上进行评估。通常，将 8μl（正常黏度的）精液置于 22mm×22mm 玻璃盖玻片下，制成 16.5μm 厚的湿片。或者，将 4μl 样本加到具有两个孔的一次性载玻片上（使用厚的玻璃盖玻片），制成 20μm 厚的标本。可以使用血细胞计数板或微室进行精子计数。应计数两个分装样本，每个分装样本至少计数 4 个不同的视野，记录 8 个独立计数的平均值。然后，通过将稀释因子（正常浓度范围，$(15\sim50)\times10^6$/ml）乘以其体积（正常范围，2~5ml）来计算总精子计数。

前向运动（正常范围 32%或以上）表示为移动精子的百分比。此外，向前运动是分级的。精子呈直线快速移动，很少偏向和横向移动，为 4 级；移动速度较慢，为 3 级；精子移动速度更为缓慢，且大量偏向，为 2 级；1 级精子没有前向运动。零前向运动表示没有任何活动力。如果活动率低于 50%，则应以伊红 Y 进行活体染色，以苯胺黑复染。在亮视野显微镜下，死精子将被染成红色，而活精子会拒染，显示为不着色。对于没有可见精子的样本（如输精管切除术后的精液），应将整个样本离心，并检查沉淀中是否有完整的精子或破坏后的精子碎片。该精液分析应在 4~6 个月内进行重复。

精子凝集指特定样本中的活动精子以可重复的方向（如头对头、尾对尾、中间对中间或混合的方式）依次黏合在一起，黏合方式取决于精子抗体的特异性。凝集提示不育症的原因是免疫问题，应记录凝集的类型。这通常可以区别于细菌感染或组织碎片引起的聚集，细菌感染或组织碎片引起的聚集的特征是精子的朝向无特异性。

圆形细胞应分为两类：未成熟的生殖细胞和多形核的白细胞。前者具有单个或两个高度凝集的细胞核及相对大面积的细胞质，后者比生殖细胞小且核质比低。过氧化物酶染色可特异性地鉴定多形核白细胞，便于与精液中的淋巴细胞和其他正常细胞相区分。应记录细菌污染，以及是否存在上皮细胞。如果因为精液体积小而未观察到精子，则应进行果糖试验以确认所检查的样本中是否有来自精囊的液体。果糖试验也可用于射精后尿液的检测，以排除逆行射精。然而，果糖试验结果的意义多年来在不断下降，因为有了更直接的诊断工具，例如经直肠超声检查。

精子的形态可以预测生育能力（Ombelet et al，1997）。2010 年，世界卫生组织（WHO）根据已证明有生育能力的男性的数据，对新的正常值进行了标准化。这些男性被限定为在过去 12 个月内使他们的伴侣怀孕的男性。通常，精液样本中应有超过 4%的精子呈现正常形态。Kruger 等（1988）制订了精子正常形态的严格标准。形态异常的精子通常具有多重缺陷，每个精子的平均缺陷数量，被称为畸形精子指数，是精子在体内和体外功能的重要预测指标。严格的形态学得分大于正常值的 4%表示有很好的受精能力。0%~3%之间的得分预测可能无法受精。顶体帽大小的大幅度变异是异常精子最明显的特征。小于精子头表面积的 1/3 的顶体帽被认为是异常的，细胞质滴的保留量大于头部尺寸的一半，或尾部长度小于 45μm，也都是异常的。特别值得注意的是顶体大小与受精或妊娠频率之间具有直接关系。

免疫学试验

与精子头部或尾部抗原结合的精子抗体被认为对免疫性不育症具有特异性。该抗体通常是免疫球蛋白(Ig)A或IgG,很少是IgM;IgA抗体最具有临床意义。目前检测与精子结合的抗体的方法是通过直接或间接混合凝集反应(mixed agglutination reaction,MAR)检测IgG和IgA,或通过免疫磁珠法检测所有Ig类型的精子抗体但灵敏度不一。两种测试都需要用运动的精子。可以对新鲜精液进行直接的MAR试验,在几分钟内用光学显微镜读取结果。

将精液与包被有非特异性人IgG的胶乳颗粒混合,然后加入人IgG的单一特异性抗血清。抗IgG将与精子结合的IgG(如果存在)和与胶乳颗粒结合的IgG桥接在一起,形成混合的凝集物。在不存在与精子结合的IgG的情况下,抗IgG仅结合胶乳颗粒。在光学显微镜下,颗粒的局部结合可以鉴定抗体对头部、尾部或精子结构的其他任何区域的特异性。也可以用该试剂进行间接试验,以检测精液、宫颈黏液或血清中抗精子抗体的存在。

若用每种免疫球蛋白类别的单一特异性抗血清包被微球,免疫微球分析可以检测所有三种免疫球蛋白类型。因此,在添加微球之前,应洗涤精子以去除所有游离的免疫球蛋白。也可以使用该试剂设计间接测定,试验结果最好在相差显微镜下读取。男性产生精子抗体的风险增加与输精管切除术、反复的前列腺感染、输精管阻塞、隐睾、精索静脉曲张、睾丸活检、创伤、扭转、癌症和遗传易感性相关(Gilbert et al,1992;Chamley & Clarke,2007)。在女性中,精子抗体通常与严重的生殖道黏膜炎症相关,但尚未完全了解所有的原因。

生殖道感染(见第7部分)可能对男性和女性的生育能力有显著的不利影响(Pellati et al,2008)。例如,大肠埃希菌可引起精子凝集和固定,大肠埃希菌与精子的黏附是由两种细胞上存在的甘露糖和结合甘露糖的细胞表面结构介导的(Sarkar et al,1974;Wolff et al,1993)。收集用于检测细菌或酵母菌的精液标本时,应采取特别的预防措施,以消除外部污染源污染的可能性。精浆培养可能有助于诊断男性附属腺的感染,特别是前列腺感染。如果细菌浓度超过每毫升1000个菌落形成单位,应对菌落进行鉴定并做抗生素敏感试验。

附属腺

精囊、前列腺和附睾功能可以通过分析其独特的成分进行评估。例如,前列腺分泌物为酸性,含有酸性磷酸酶。精液酸碱度高于正常(pH值>8.0)和酸性磷酸酶减少提示前列腺功能异常。果糖用于评价精囊的分泌功能。在先天性输精管缺如引起的无精子症中,低果糖水平可能表明与精囊发育不良有关,如某些先天性囊性纤维化患者。射精管阻塞,或输精管和精囊发育不良,可能导致精液的体积小、pH值低、凝固障碍和缺乏特征性的精液气味。中性α-葡萄糖苷酶仅源自附睾,当怀疑激素和睾丸病变时,检测α-葡萄糖苷酶对于远端导管阻塞具有诊断价值。

图像分析

可以使用自动图像分析系统分析精子头部运动进行常规精液分析,以得出大量的各种游动参数。然而,人类精子在形态、游动特征和精子DNA含量方面具有很大的异质性。因此,没有将标本评估为正常或异常、易授精或不育的参考值。所以,由经过培训的技术人员执行手工法精液评估仍然是男科实验室的标准做法。

激素分析

如果多次精液分析显示无精子、少精子症(<1500万精子/ml)或其他异常,则应进行激素分析以帮助确定特定的功能障碍。诊断方法见图25-6。

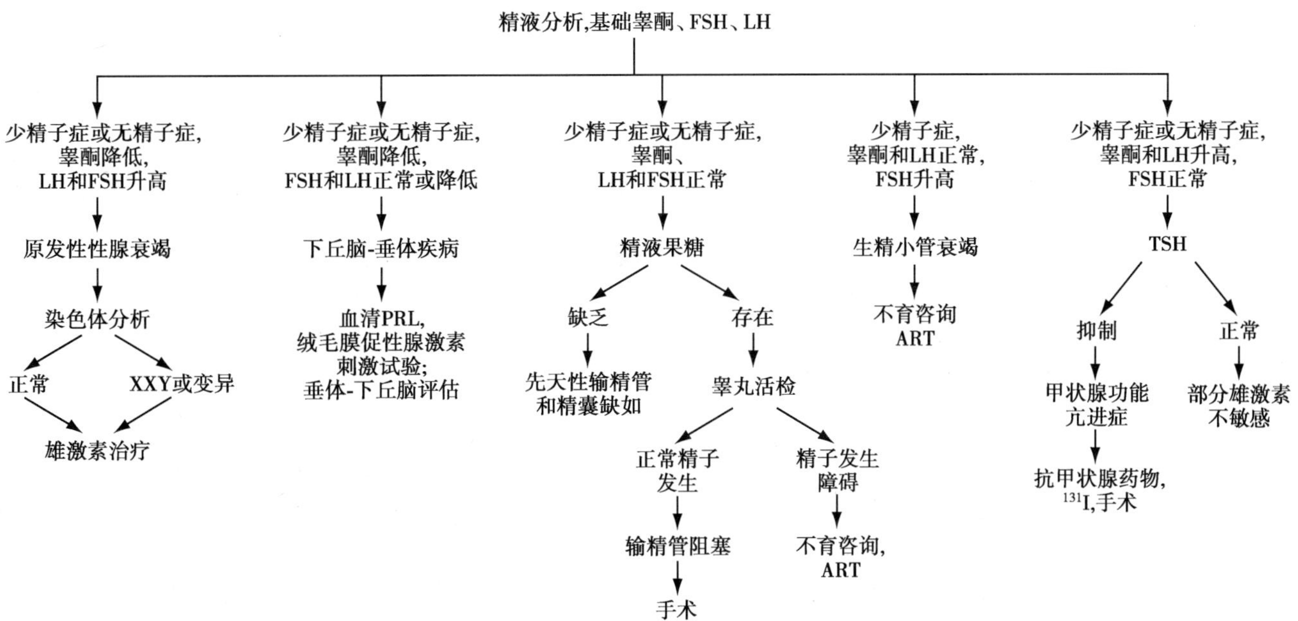

图25-6 男性性腺功能减退症的诊断方法。ART,辅助生殖技术;FSH,卵泡刺激素;LH,黄体生成素;PRL,催乳素;TSH,促甲状腺激素(来自Braunstein GD,Testes,in Greenspan FS,Gardner DG,editors,Basic and clinical endocrinology,ed 7,New York,2004,Lange Medical Books/McGraw-Hill,pp478-510,经许可)

睾酮降低且伴有 LH 和 FSH 升高，提示原发性睾丸衰竭，其可能是一种获得性或遗传性疾病(Klinefelter 综合征；见第 69 章)。睾酮降低且伴有 LH 和 FSH 的降低或异于正常，提示下丘脑-垂体疾病，导致继发性睾丸衰竭。当 LH 和 FSH 水平正常时，可以通过 hCG 刺激试验确定继发性疾病。hCG 与 LH 受体相互作用，在男性体内，这种相互作用刺激正常的睾丸间质细胞合成和分泌睾酮。因此，给予 hCG 应导致继发性睾丸衰竭的血清睾酮升高，但不会导致原发性睾丸衰竭的血清睾酮升高。

如果怀疑是下丘脑-垂体疾病，那么也应该测定催乳素(prolactin，PRL)。高催乳素血症干扰 GnRH 对 FSH 和 LH 分泌的正常调节，催乳素瘤是垂体瘤中最常见的类型。然而，如果催乳素升高，则必须排除原发性甲状腺功能减退症存在的可能。在原发性甲状腺功能减退症中，TSH 和促甲状腺激素释放激素(TRH)升高。虽然 TRH 的功能是刺激 TSH 的合成和分泌，但 TRH 也刺激催乳素的合成和分泌。因此，TSH 升高表明原发性甲状腺功能减退是高催乳素血症的原因，而 TSH 正常则表明原因是催乳素瘤。如果是后者，则使用 MRI 成像技术来进一步评估下丘脑-垂体轴。

如果睾酮、LH 和 FSH 的水平正常且伴有少精子症或无精子症，则应测定精浆的果糖水平。果糖缺失表明先天性输精管和精囊缺如。果糖存在表明输精管阻塞或生精衰竭，可用睾丸活检来区分。睾酮和 LH 正常且 FSH 升高的少精子症提示生精小管衰竭。FSH 的升高可能是由于支持细胞抑制素降低，减弱了对 FSH 的负反馈抑制。睾酮和 LH 升高，伴有 FSH 正常或升高，表示雄激素部分或者完全不敏感。睾酮通过雄激素受体在下丘脑水平对 GnRH 的分泌提供负反馈。下丘脑神经元中雄激素受体的遗传突变导致垂体释放 LH 增加、抵抗睾酮、性腺功能减退和少精子症。

在如图 25-6 所示的评估方案中，不仅仅测量总睾酮，而且测量游离和(或)生物可利用的睾酮变得越来越普遍。后者代表游离睾酮和与白蛋白弱结合的睾酮。剩余的睾酮与 SHBG 牢牢结合在一起。在 SHBG 浓度改变的情况下，游离或生物可利用的睾酮能更为准确地代表睾酮的生物活性。例如，SHBG 水平随着睾酮的降低、雌激素的升高、甲状腺功能亢进和肝脏疾病而升高，随着睾酮的升高、甲状腺功能减退和肢端肥大症而降低。因此，如果 SHBG 高、总睾酮正常，但是游离或生物可利用的睾酮可能降低。相反，如果 SHBG 低、总睾酮正常，但是游离或生物可利用的睾酮可能升高(Ismail et al，1986；Yeap，2009)。用自动化免疫分析仪可以很容易地测定总睾酮，但是测定游离和生物可利用的睾酮的方法则更加耗费人力。因此，游离和生物可利用的睾酮分析通常在参考实验室进行。同样的考虑也适用于女性睾酮的测定(见下文)。

男性乳腺发育被认为由作用于乳腺的雄激素(降低)和雌激素(升高)的相对不平衡引起的。雄激素作用降低可能是由于雄激素的浓度低和(或)受体缺乏(不敏感)。这种情况在新生儿和青春期并不罕见。目前已经鉴定了各种其他原因，包括内分泌异常、肿瘤、全身性疾病和许多药物。停药或换药可以排除药物的原因，并可通过生化血液筛查确定肝肾疾病。测定血清睾酮、雌二醇、LH、hCG、催乳素和 TSH 可发现内分泌异常或分泌激素的肿瘤。这些试验检测的结果结合影像学方法有助于区分男子乳房发育的以下可能原因：原发性或继发性睾丸衰竭、甲状腺功能亢进、雄激素抵抗、催乳素瘤、睾丸或睾丸外生殖细胞肿瘤、睾丸间质细胞或支持细胞肿瘤，或肾上腺瘤(Braunstein，2004)。

女性评价

女性生殖系统的评价可以简化为对排卵和正常女性生殖解剖的评估(Strauss & Lessey，2013)。月经周期异常是预测无排卵的最好指标。闭经可以定义为 16 岁还没有月经来潮，如果没有发生乳腺发育，则可定义为 14 岁(Speroff & Fritz Marc，2010)。至 16 岁还未来月经的患者，通常是由于遗传和(或)解剖异常引起的。然而，在这种情况下，内分泌异常仍然是可能的原因，并且第二性征(例如乳房发育)的出现与否是评价的重要指标。有月经史但停经超过 3 个月的患者，闭经最常见的原因是内分泌异常。评估闭经的方法步骤(图 25-7)是基于 hCG、PRL、TSH、游离甲状腺素(FT_4)、FSH、LH 和雄激素水平的测定，以及雌激素状态的评估。

步骤 1：测定 hCG 以排除继发性闭经的最常见原因：怀孕。虽然大于 5mIU/ml 通常表示怀孕，但结果升高也可能由滋养细胞疾病或 hCG 分泌性肿瘤引起。

步骤 2：测定 PRL、TSH 和 FT_4 以排除内分泌疾病。催乳素升高而 TSH 和 FT_4 结果正常提示催乳素瘤，可通过影像技术进一步评估。然而，高催乳素血症也可以由原发性甲状腺功能减退引起，其标志是 TSH 升高和 FT_4 降低(见男性评估，前文)。催乳素升高引起闭经的机制与前文讨论的女性产后闭经和男性性腺功能减退相同。TSH 和 FT_4 降低提示继发性甲状腺功能减退，在这种情况下，应针对全垂体功能减退症进行相关评估，该病是垂体前叶所有激素都缺乏。甲状腺功能亢进(FT_4 升高)也可能与闭经相关。

步骤 3：如果 hCG、PRL、TSH 和 FT_4 均正常，则用孕激素撤退试验评估内源性雌激素状态。孕激素可以口服给药 5~10 天或一次肌内注射(孕激素溶于油剂中)。治疗 7 天后出现撤退性出血表明：①月经流出道完整；②试验开始时存在足够的雌激素以刺激子宫内膜生长。如果不存在撤退性出血，则应使用影像技术评估生殖道。

步骤 4：应测定血清 FSH 和 LH 的水平。FSH 和 LH 升高提示原发性卵巢衰竭，而 FSH 和 LH 降低或异常提示继发性卵巢衰竭。后者的病因在下丘脑-垂体，可能由多种临床疾病导致，包括希恩综合征(Sheehan Syndrome)、饮食失调、体重减轻和精神压力。如果出现撤退性出血，则遵循步骤 5。

步骤 5：应评估雄激素是否过多。睾酮升高(>150ng/ml)提示存在肿瘤或多囊卵巢综合征。后者通常是与卵巢增大和不孕以及闭经相关的临床疾病。DHEAS 升高提示肾上腺肿瘤。17-OH 孕酮是雄激素前体(图 25-1)，血清水平升高可能提示由 21-羟化酶缺乏引起的先天性或成年型肾上腺增生。这些异常可伴有多毛症(即女性的毛发生长为男性形式)。

当多毛症为主要的临床表现时，也可以用步骤 5 中的试验进行评估。因为闭经或月经稀少经常与不孕有关(Lobo et al，1997；Speroff & Fritz Marc，2010)，后者可以用图 25-7 所示的诊断方法进行评估。排卵功能的评估是不孕症检查的重要一步。用于确认排卵的方法之一是监测基础体温。排卵后孕酮升高使基础体温升高 0.2~0.4℃(0.4~0.8℉)，但这种方法不可靠

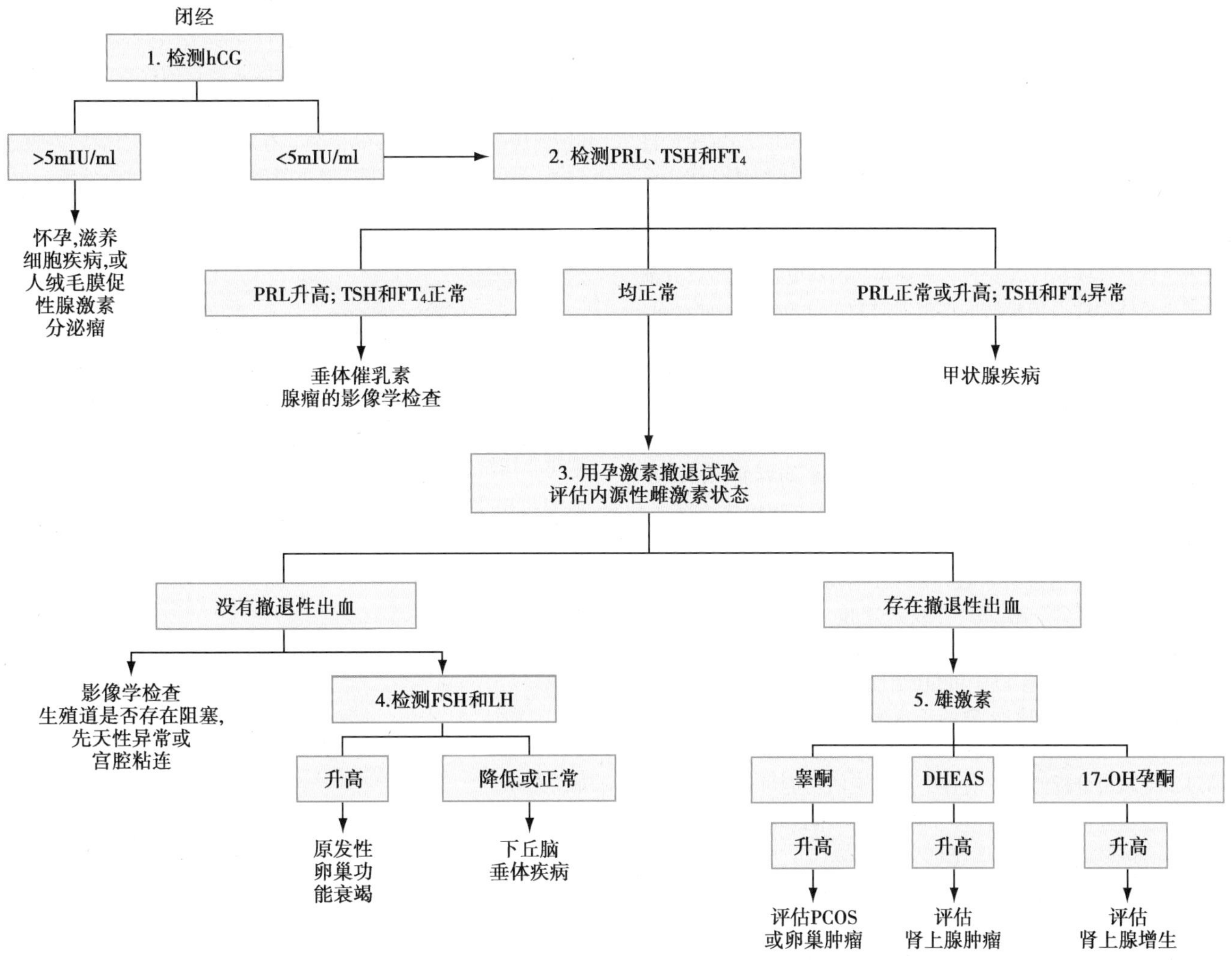

图 25-7 闭经的诊断方法。编号表示评估的顺序步骤。DHEAS,硫酸脱氢表雄酮;FSH,卵泡刺激素;FT_4,游离甲状腺素;hCG,人绒毛膜促性腺激素;LH,黄体生成素;PCOS,多囊卵巢综合征;PRL,催乳素;TSH,促甲状腺激素

或者不常规使用。更为可靠的是尿排卵预测试剂盒,通过比色测定法测定尿中的黄体生成素。

测试应在 LH 激增前 2~3 天开始,并应每天持续进行。LH 的半衰期短,从尿液中迅速排泄。在大多数情况下,在月经周期中仅有 1 天测试为阳性。这种测试在多囊卵巢综合征患者中不可靠,因为这些患者的 LH 的基线水平升高,导致假阳性。另一种可靠和广泛使用的方法是在月经周期的第 21 天测定黄体期中期的血清孕酮水平,超过 3ng/ml 提示排卵和黄体产生孕酮(Besser & Thorner,2002)。孕酮水平不足导致黄体期缺乏,分泌性子宫内膜的成熟延迟,因此不会发生胚泡的植入。在许多但并非所有情况下,这种异相子宫内膜可以通过组织学评估黄体期晚期的子宫内膜活检来证实(Noyes et al,1975)。然而,通过子宫内膜组织学分析测月经周期时间并不是一种有效的诊断工具,不应该用于不孕患者(Speroff & Fritz Marc,2010)。怀疑为卵巢衰竭时,应该测定卵泡期早期(第 3 天)的 FSH 水平,如前文所述,此时 FSH 会升高。浓度高于 10mIU/ml 与卵巢储备功能下降有关,卵巢储备功能下降定义为正常卵母细胞数量减少和存在低质量的卵母细胞。卵巢储备功能下降与自然或 IVF 周期的活产率降低有关(Scott & Hofmann,1995; and Speroff & Fritz Marc,2010)。通过在每个月经周期的同一天测定雌二醇水平可以获得更多的信息(Buyalos et al,1998)。高于 80pg/ml 被认为是异常的,表示通过升高的 FSH 刺激卵巢产生类固醇,典型的见于卵巢衰竭。

更深入的卵巢储备测试包括克罗米酚激发试验。枸橼酸克罗米酚是非甾体雌激素受体调节剂,在月经周期的第 5~9 天(或第 3~7 天)施用;随后在第 3 天和第 10 天测定雌二醇和 FSH。卵泡储备减少和卵泡衰老的妇女不能产生足够的雌二醇或抑制素 B 以抑制 FSH,因此 FSH 仍然很高。

辅助生殖技术

不孕的定义是经未采取保护措施的性交 1 年而未怀孕(Speroff & Fritz Marc,2010)。初始治疗包括洗涤和浓缩精子进行人工授精和(或)用枸橼酸克罗米酚或来曲唑、非甾体芳香酶抑制剂诱导排卵。如果这些不成功,则可以尝试几种 ART 之一。ART 涉及直接操作卵细胞的技术,以控制尽可能多的生殖过程从而实现妊娠和足月分娩的目的(Trounson & Gardner,2000)。这种外部控制的大部分过程需要通过实验室分析进行严格的监测。

ART的适应证包括男性不育症、卵巢衰竭、不明原因的不孕、多囊卵巢综合征、输卵管疾病和子宫内膜异位症。一对夫妇存在多种不孕不育的原因也并不罕见。ART也可用于需要卵细胞捐献的不孕夫妇。后者涉及两类不同的患者：一类是性腺无功能的女性，原因包括性腺发育不全、过早绝经（可能是自然发生的，或手术去势，或化疗或放射治疗引起的去势）或卵巢抵抗综合征；另一类是有卵巢功能但不希望使用自己的卵细胞怀孕的女性，因为有染色体异常传给后代的风险（例如，如果有常染色体显性疾病或X染色体连锁疾病的病史，或者当双方都是常染色体隐性遗传疾病的携带者时）（Van Steirteghem et al, 1992; Pados et al, 1994）。ART最常见的形式是IVF，其他的形式包括输卵管内配子移植术、输卵管内受精卵移植术或输卵管内胚胎移植术，均通过腹腔镜进行，但开展得并不多。

典型的ART方法有4个步骤：用外源性促性腺激素刺激卵巢、从卵巢中收集卵细胞、在实验室中受精、将胚胎移植到子宫中。第一步，可以给予GnRH类似物（乙酸亮丙瑞林）或拮抗剂以抑制正常的FSH和LH的合成和分泌，尽管这并不总是必需的。亮丙瑞林通过诱导FSH和LH的初始高分泌从而自相矛盾地下调两者的分泌，最终导致FSH和LH耗竭。下一步是使用人类绝经期促性腺激素制剂刺激卵泡生长，该制剂根据所用的成分不同，可具有FSH和LH活性或主要是FSH活性。与通常只有一个优势卵泡成熟的正常生殖周期不同，在ART周期中，有多个卵泡生长和成熟。卵泡数量及其体积增长情况可通过常规超声分析监测。发育中的卵泡的功能可通过连续测定血清雌二醇监测。根据超声和雌二醇结果，当卵泡足够成熟时，给予大剂量的hCG。这种hCG功能是代替LH高峰，并且hCG与卵泡LH受体相互作用以引发卵细胞成熟和排卵的过程。此过程不允许完全完成。排卵通常在hCG给药后约48小时发生。因此，在诱导发生排卵前12小时，卵细胞从被刺激的卵泡中“回收”。然后将每个卵细胞与精液混合。ART还包括通过从射精或从附睾或睾丸中提取精子，注射到卵细胞胞质内来辅助受精的方法。它们可以一起孵育长达48小时或更长时间（第3天或第5天胚胎），然后将所得胚胎转移到子宫中。

卵细胞收集和正常排卵一样会破坏卵泡，结果是雌二醇水平立即下降。然而，随着卵泡分化成黄体，雌二醇水平回升，血清孕酮增加。该过程可能需要“增强”，通过额外注射hCG（比用于卵细胞收集的剂量低）和（或）注射孕酮。和正常月经周期一样，需要用雌二醇加孕酮使子宫内膜为胚胎植入作好准备。因此，移植后需监测这两种类固醇的血清水平。血清hCG测定在移植后约10天开始，以确定是否已实现怀孕。移植后约20天，可用超声检查确认孕囊的存在。

ART可以提供使用胚胎的植入前遗传学诊断技术（PGD）。PGD可以在受精前从卵母细胞移除的极性体上或在移植前从胚胎移除的卵裂球上进行。植入前胚胎遗传学诊断可用于检测染色体异常和遗传性单基因病，以及性别鉴定。然而，传统的产前诊断仍然建议在妊娠期进行（Speroff & Fritz Marc, 2010）。

妊娠的实验室评价

在患者首次到产科医生那里就诊时，理想情况是在妊娠前三个月的早期，通常会常规性的进行一些临床实验室检查，以确定可以治疗或预防的疾病（Willett, 1994）。在首次就诊和整个妊娠期间，健康的妊娠女性应做常规数量的检查（表25-2）。简单、便宜的血液和尿液检测，用于贫血、红细胞同种异体免疫和疑似病毒或细菌感染的检测。有时，临床病史、体格检查或试验结果可对遗传性疾病、凝血障碍或血栓形成、自然流产原因等需进一步研究的疾病有提示作用。常规用于监测妊娠的实验室检查如图25-8所示。

表25-2 孕期和随访的产前检查

实验室检查	访问类型			
	初次访问	妊娠早期	妊娠中期	妊娠晚期
血细胞比容或血红蛋白	×		×	
血型和Rh因子	×			
抗体筛查	×		×*	
巴氏涂片筛查	×			
胎儿非整倍体筛查		×	×	
神经管缺陷筛查		×	×	
囊性纤维化筛查	×			
尿液检测	×			
风疹血清学	×			
梅毒血清学	×†			
HIV血清学	×†			
乙型肝炎血清学	×†			
淋球菌筛查	×			×
衣原体筛查	×			×
B族链球菌筛查				×

* 如果需要才做

† 高风险患者每三个月复查一次

hCG和早期妊娠

孕妇血清和尿液中hCG升高是妊娠的可靠指标。在20世纪早期开发的第一种尿液hCG分析法的操作过程非常繁琐。从1960年开始，这些方法被简单的、通常基于凝集抑制反应的免疫测定法取代。20世纪70年代后期发现单克隆抗体，促进了今天所用的定量hCG免疫测定的发展，其通常使用一对单克隆抗体来测定hCG的β亚基或完整的hCG α-β二聚体。这种方法可以对浓度低至1~2mIU/ml的hCG进行定量。排卵后6~12（平均为9.1）天植入发生时，血清hCG高于参考区间（通常为4~6mIU/ml）（Wilcox et al, 1999）。尿液hCG水平通常用定性免疫测定试剂盒检测，检测限约为20mIU/ml。这些方法可以检测比血清方法晚2~3天升高的尿液hCG。

血清hCG在妊娠前三个月急剧增加，在妊娠16周左右达到峰值（图25-5）。在整个妊娠期间，hCG主要以完整的形式存在。

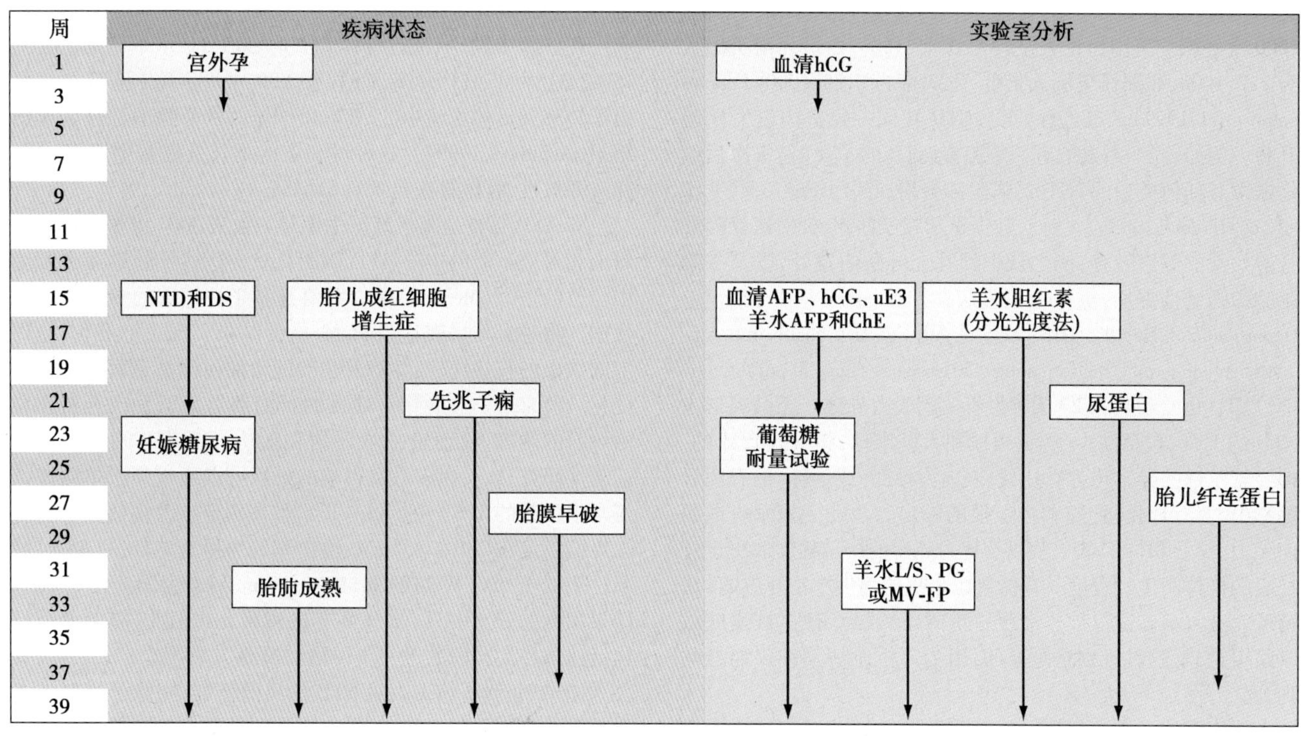

图 25-8 妊娠期主要疾病状态实验室评估(如果临床需要)的大概妊娠周数。AFP,甲胎蛋白;ChE,胆碱酯酶;DS,唐氏综合征;hCG,人绒毛膜促性腺激素;L/S,卵磷脂/鞘磷脂比值;MV-FP,荧光偏振法的微黏度;NTD,神经管缺陷;PG,磷脂酰甘油;uE3,未结合的雌三醇

然而,在前三个月存在少量游离的β-亚基。游离的α亚基出现在妊娠中期,并在最后三个月稳步增加(Ozturk et al,1987)。

hCG水平升高可能与一些癌症和疾病相关,包括生殖细胞肿瘤和妊娠滋养细胞疾病。除了完整的hCG外,肿瘤产物通常包含大量游离的β亚基。hCG作为肿瘤标志物的应用在第74章中有全面的讨论。hCG假阳性通常是由于异嗜性Ig抗体的干扰,其特征是分子量大且不被肾小球滤过。hCG在尿液检查阴性时,其血清浓度通常小于150mIU/L。

当患者出现早期妊娠阴道出血,或出现提示可能存在异位妊娠或自发流产的腹痛时,应进行hCG的定量检测。使用超声联合hCG定量检测的简单方案,比仅通过临床判断,能更准确地诊断和有效处置(Koh & Yeo,1997)。由于hCG浓度在正常早孕时迅速上升,所以连续测定可用于确定是否发生了宫内植入。2天内hCG含量翻倍表明受精卵子宫内植入的概率大于80%。2天内血清hCG升高小于53%表明异常妊娠,敏感性为99%(Barnhart et al,2004)。

因为血液循环中的hCG在植入后最初几天快速升高,所以考虑hCG定量结果低的多种原因非常重要,包括垂体中hCG产生正常,特别是绝经后女性(Odell & Griffin,1987),早期流产("微流产")(Wilcox et al,1988),使用hCG作为药物,和前文所述的试验干扰。

当hCG浓度超过1500~2000mIU/ml的识别区间阈值时,在正常单胎妊娠中超声检查可见子宫内的妊娠囊(Kadar et al,1994)。多胎妊娠比单胎妊娠的hCG水平更高,在超声发现宫内妊娠囊之前hCG水平可能升高到2000mIU/ml以上(Goldstein et al,1988)。没有宫内妊娠囊和血清hCG水平未翻倍或存在附件包块表明可能存在异位妊娠。此外,血清hCG水平未翻倍也可能表明有异位妊娠。

雌二醇和孕酮测定可能提供额外的信息。血清孕酮(<15ng/ml)或雌二醇(<200ng/ml)水平低提示90%可能性为枯萎卵。如果阴道出血患者hCG小于1000mIU/ml,孕酮值小于5ng/ml,异常妊娠的可能性为94%。

孕酮测定可提供关于异常妊娠的额外信息。血清孕酮水平高于20ng/ml通常与正常宫内妊娠有关。血清孕酮水平降低(低于5ng/ml)提示为异常妊娠,其特异性为100%(Stovall et al,1992)。血清孕酮水平无法用于评估异位妊娠,因为大多数情况下异位妊娠的孕酮值在10~20ng/ml之间。

对符合未破裂异位妊娠的患者肌注甲氨蝶呤的干预措施比手术成本低,可能是比较简单的方法,并可能改善患者的生育能力。通过超声确定是输卵管妊娠而不是间质部妊娠才可以进行甲氨蝶呤治疗,间质部妊娠不能使用甲氨蝶呤治疗。超声还可以确认小体积(<3cm)的没有胎心搏动的妊娠组织。血清孕酮降低到小于1.5ng/ml可能是更好的预测因子,因为hCG浓度在手术后不会迅速下降(Saraj et al,1998)。

实验室可以提供检测项目,帮助确定早期妊娠发生自然流产的原因。例如,抗磷脂综合征引起的复发性流产可以在妊娠期前三个月通过检测抗心磷脂抗体和特异性磷脂抗体来诊断。复发性流产定义为流产3次或以上,可以通过检测因子V Leiden基因突变、$β_2$糖蛋白、抗凝血酶Ⅲ、凝血酶原基因突变、蛋白C和蛋白S水平,以及活化的蛋白C活性来诊断由于遗传性易栓症而导致的复发性流产。

神经管缺陷

神经管缺陷(neural tube defects,NTD)是美国和全球最常见的先天性畸形之一。据报道，美国 NTD 的发病率约为 1 例/1000 次妊娠。美国白种人平均为 0.96/1000，西班牙裔美国人为 1.2/1000，非洲裔美国人最低，发病率为 0.75/1000（Feuchtbaum et al，1999）。已经注意到，NTD 在同一家庭内复发风险升高。例如，当一对夫妇有一个患有 NTD 的子女时，每次后续妊娠患有任何类型的 NTD 的风险都会增加到约 1%～3%（Toriello & Higgins，1983）。然而，数据显示在某些州，针对医疗界和育龄妇女的健康教育，使之认识到补充叶酸的益处，以及谷物制品的强制性添加，使 NTD 的发病率有所下降（New York State Department of Health，2013；综述见 http://www.health.ny.gov/diseases/congenital_malformations/2013/docs/cmr_25.pdf）。

NTD 由受孕后第 27 天神经管关闭失败导致。无脑畸形占 NTD 的 50%，包括缺少颅盖、颅顶和大脑半球，该病是致死的。神经管尾部的异常称为脊柱裂，表现为腰部（或颈部）的脊膜脊髓膨出，伴有脊膜、脊髓和神经根的膨出。并发症如瘫痪或肌肉无力、粪便和（或）尿失禁以及智力障碍的严重程度取决于脊柱裂的椎体高度和程度。脊柱裂在 80% 的病例中是开放的（指畸形完全未覆盖或仅被非常薄的膜覆盖）或封闭的（被皮肤或厚膜覆盖）。这种区别是重要的，因为母体血清筛查仅能检测到开放畸形。

使用母体血清生化标记物筛查胎儿结构畸形已经成为常规的产科操作。美国妇产科学会（ACOG）（2003）推荐，应向所有 15～20 周孕龄的孕妇提供妊娠中期母体血清甲胎蛋白（maternal serum α-fetoprotein，MSAFP）筛查。NTD 在 90% 的病例中是散发的，呈现出具有多因素来源的孤立缺陷，涉及遗传和非遗传因素。NTD 的发生率与地理区域、种族、饮食、致畸因子暴露（主要来自于药物，如母体丙戊酸摄入）、母体糖尿病和孕早期母体高热有关。虽然 NTD 通常是孤立的缺陷，但是排除可能与不同预后和不同复发风险相关的胎儿染色体异常和单基因疾病也是重要的。

叶酸预防

发现叶酸是 NTD 的主要预防药物是非常有意义的。许多临床研究已经确定，受孕前补充叶酸可以减少胎儿 NTD 的复发（Pitkin，2007）。这些研究中最大的一项是英国医学研究委员会（MRC Vitamin Research Group，1991）做的前瞻性随机对照研究，这项研究发现在孕前预先补充叶酸使 NTD 的复发率下降了 72%。

NTD 的筛查

AFP 是 NTD 的母体血清标志物，这项目前已经非常明确的发现首先报道于 1974 年（Brock et al，1974）。AFP 最初由胎儿卵黄囊产生，之后由胎儿肝脏产生，是胎儿血清中含量最丰富的蛋白质。其浓度在胎儿血清和羊水中一直升高到妊娠 13 周左右，之后肝脏逐渐转变为合成白蛋白。在 NTD 中，AFP 升高是因为来自暴露的神经膜和血管的胎儿血清泄漏到羊水中，导致羊水中的 AFP 浓度比胎儿血清中低约 100 倍。少量的 AFP 也从胎儿血清穿过胎盘和从羊水穿过羊膜进入母体血清中，母体血清中的 AFP 的浓度比羊水中低近 1000 倍。羊水中的 AFP 在 13～14 周达到峰值，在妊娠中期每周下降约 10%。AFP 试验基于使用针对 AFP 的单克隆抗体的免疫化学测定，也可使用自动化分析仪。

在妊娠中期，当进行母体筛查时，MSAFP 水平每周上升约 15%。这种 MSAFP 升高，而羊水 AFP 水平下降（见前文），是由于转移到母体血清中的 AFP 和母体对其清除的综合变化的结果（Ashwood，1999）。这种可测定的增长是妊娠中期 MSAFP 筛查开放性 NTD 的基础（UK Collaborative Study，1977）。

MSAFP 筛查是基于妊娠中期孕妇血清 AFP 水平与正常妊娠期相对应孕龄的中位 AFP 值的比较。这些比较继而表示为中位数的倍数（MoM）。中位数值是基于被筛选的参考群体的数据。将患者结果表达为 MoM，就使结果实现了标准化，允许室间结果的直接比较，并随着孕龄的增加而调整最大预期值的变化。所有孕妇血清筛查项目的目的都是为了发现有胎儿异常风险的孕妇，以便进一步评估和随访。MSAFP 筛查的大型前瞻性研究显示，大多数受影响的妊娠可以通过高于单胎妊娠正常中位数的 2.5 倍的 MSAFP 水平来确定。大多数实验室将临界值设定在 2.0～2.5MoM，检出率约为所有 NTD 的 85%，假阳性率低于 5%（Wald et al，1977；Milunsky，1980）。所有检测结果阳性的妇女中只有 2% 怀有患病胎儿。因此，应考虑进行包括遗传咨询在内的进一步评估和检测。

如果 MSAFP 筛查表明 NTD 的风险增加，则除了为患者进行羊膜腔穿刺之外，还必须进行详细的胎儿解剖学检查。超声结果正常通常表明需要进一步评估，患者应进行诊断性羊膜腔穿刺以确定羊水 AFP 和胎儿染色体核型。如果羊水 AFP 升高，则需确定乙酰胆碱酯酶的存在与否。乙酰胆碱酯酶（AChE）是仅来自于神经组织的酶（见第 20 章），因此在脑脊液中的浓度非常高。同时存在 AChE 和升高的 AFP 可诊断胎儿 NTD，并且区分 NTD 和其他 AFP 增加的胎儿缺陷，如腹壁开放性缺损（腹裂和脐膨出）、先天性肾病、良性梗阻性尿路病变和胎儿皮肤异常。因母胎界面或胎盘结构受损导致的胎盘异常可导致 MSAFP 水平升高。不能用遗传或先天性疾病解释的 MSAFP 水平升高，通常与妊娠期间的产科并发症有关，包括先兆流产、低出生体重、先兆子痫和羊水过少（Burton，1988）。

在计算患者特异性结果时，必须考虑临床因素（Ashwood，1999）。实验室常规地根据以下因素进行调整：

1. 孕妇体重：MSAFP 浓度随母体体重的增加而降低。虽然胎儿本身产生恒定量的 AFP，但母体循环血量将随母体的体重而变化。不根据母体体重进行调整将导致假阳性和假阴性结果增加，并影响检测的敏感性和特异性（Johnson et al，1990a）。

2. 种族：虽然原因不明，但非裔美国妇女的 MSAFP 水平比白人妇女高约 10%～15%（Johnson et al，1990b）。有必要通过计算纠正这种差异，或者通过比较非裔美国人患者与从该参考人群获得的正常中位数值进行校正。

3. 胰岛素依赖型糖尿病（insulin-dependent diabetes mellitus，IDDM）：患有 IDDM 但其他方面都正常的女性的 MSAFP 水平，比普通人群低约 20%，因此，针对这种情况必须上调 MoM 值。这通常通过将初始 MoM 值乘以一个因子，使用数学常数来增加初始 MoM 结果来实现。

4. 多胎妊娠：多胎妊娠（如双胞胎）会产生更高的 MSAFP 水平，因为每个胎儿都会为母体血液贡献自己的 AFP。MSAFP 水平与胎儿数量大致成正比，对实验室结果的计算和解释应考虑到这种因素。对多胎妊娠的胎儿缺陷筛查不如单胎妊娠那么可靠,因为不能确定每个胎儿对母体 AFP 的贡献量。因此,多胎妊娠的 NTD 检出率低于单胎妊娠。同样的原则也适用于妊娠中期用于胎儿染色体异常筛查的血清分析物的 MoM 调整(见下文)。

5. 孕龄测定:为了建立有效的 MoM 数值,可靠的孕龄估计是至关重要的。MSAFP 筛查结果异常的最常见原因是孕龄估计不正确。通常,实验室根据从产科照护提供者获得的信息按照特定的方法来确定最可靠的孕龄。如果最初使用超声检查追溯怀孕时间,筛查的敏感性和特异性是准确的(Wald et al,1994)。通过最后一次月经期来计算怀孕时间的具有阳性筛查结果的妊娠,应通过超声检查证实孕龄。如果两个方法估计的孕龄有一定的差别(妊娠早期超声 7 天、妊娠中期超声 10~14 天、妊娠末期超声 3 周),那么需要根据超声结果重新计算结果。

6. 胎儿活力:死胎使 MSAFP 水平升高。对于死胎病例,MSAFP 没有诊断价值。

图 25-9 总结了 NTD 检查的流程。

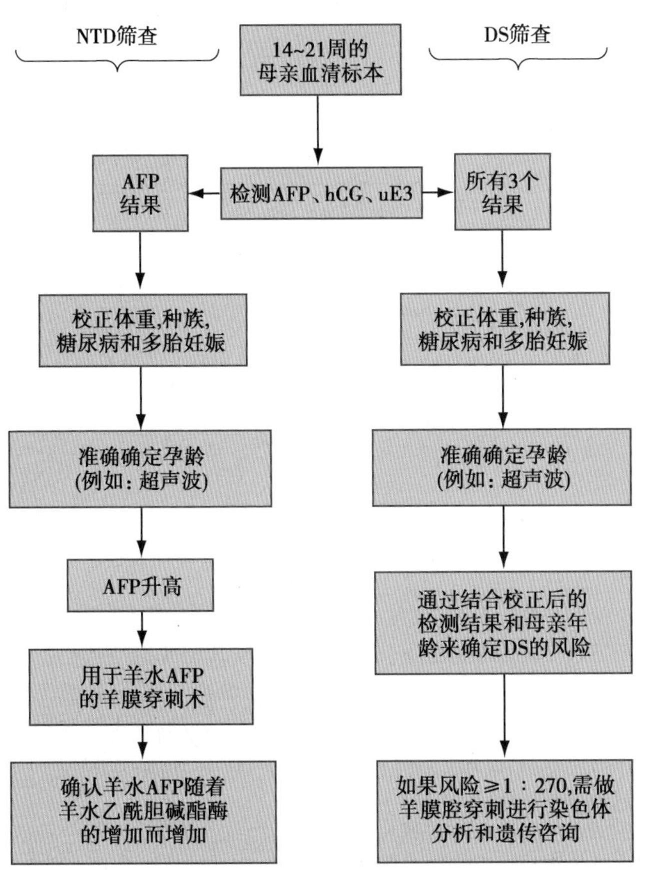

图 25-9 用于同时筛选神经管缺陷(NTD)和唐氏综合征(DS)胎儿的诊断方法。AFP,甲胎蛋白;hCG,人绒毛膜促性腺激素;uE3,未结合的雌三醇

唐氏综合征

所有妇女不论年龄,都应在妊娠 20 周之前进行胎儿染色体异常筛查(ACOG,2007)。许多多中心试验评估了在妊娠早期和中期筛查非整倍体的不同方法。在 12~13 周之间进行的妊娠早期筛查包括颈项透明层厚度测量联合两种母体血清分析物:hCG 的游离 β-亚基和妊娠相关血浆蛋白 A(pregnancy-associated plasma protein A,PAPP-A)以及孕妇的年龄。颈项透明层指在妊娠前三个月的胎儿颈部背侧皮下组织内积聚的液体,其增加是胎儿染色体和结构异常的特征。患者数据根据人群和孕龄转换为 MoM。PAPP-A 是由滋养层产生的糖蛋白,与正常妊娠相比在受累及的妊娠中,PAPP-A 水平降低至 0.48MoM,而游离 β-亚基的水平升高至 1.98MoM(Spencer et al,1999)。作为单个超声检查标志,颈项透明层厚度对唐氏综合征、18 三体、13 三体和特纳综合征的检出率为 64%~70%。加上孕妇血清 PAPP-A 和 β-hCG 的计算结果可将检出率提高到 82%~87%。对非整倍体风险增加或大龄孕妇(到分娩时为 35 岁或以上)在怀孕前三个月应提供遗传咨询和诊断性检查的选择,如绒毛膜绒毛采样或妊娠中期羊膜腔穿刺(ACOG,2007)。2012 年,ACOG 发布了无创胎儿检测指南,称为胎儿游离 DNA。该测试利用母体血浆进行,作为筛选试验。这种检测的适应证包括孕妇年龄为 35 岁或以上、另一种筛查试验显示非整倍体风险增加、有非整倍体的妊娠史及 13-或 21 三体风险升高的父母平衡的罗伯逊易位(ACOG,2012)。

筛选胎儿染色体异常的其他方法包括在孕 15~20 周之间进行的孕中期 MSAFP、hCG 和非结合雌三醇的三项联合筛查。患有唐氏综合征的妊娠 MSAFP 水平降低至 0.74MoM、uE3 水平降低至 0.75MoM,而 hCG 升高至 2.06MoM(Wald et al,2003)。通过加入由胎盘和胎儿产生的抑制素 A 二聚体蛋白(四项联合筛查),三项联合筛查检出率可从 69%提高到 81%。抑制素 A 的水平与 hCG 的趋势相同,在唐氏综合征的妊娠中增加至 1.77MoM(Spencer et al,1999)。

对分析物受到不同影响的特殊人群,可以对 MoM 进行调整。例如,每种生物标志物的血清浓度在双胎妊娠中约为单胎妊娠的两倍,但不能以较高的 MoM 进行解释。在孕前糖尿病中,MSAFP、E3 和抑制素 A 水平降低。随着体重增加,分析物水平降低。在吸烟者中,MSAFP 和抑制素 A 水平较高,而 E3 和 hCG 水平较低。图 25-9 为一种用于检测唐氏综合征以及 NTD 的流程。

美国妇产科医师学会提出了一些纳入妊娠早期和中期筛查结果的策略。通过综合使用妊娠早期和中期的筛选结果,可以获得最高的敏感率和最低的假阳性率,检出率为 94%~96%,假阳性率为 5%(Malone et al,2005)。胎儿游离 DNA 可以检出约 98% 的唐氏综合征病例,假阳性率低于 0.5%(ACOG,2012)。在妊娠早期和中期筛查完成后,将筛查结果报告给患者。那些发现非整倍体风险增加的孕妇应该做羊膜腔穿刺。通过另一种方法,称为顺序筛选,患者被告知关于妊娠早期的结果。对阳性结果的患者再提供早期诊断试验(绒毛膜绒毛取样),而阴性结果的患者可在孕中期进行额外的二次筛查,并可能受益于其较高的敏感性。整合和顺序筛查的优点是较低的假阳性率,及更少的诊断性操作。另外,所有选择仅在妊娠早期筛查染色体异常的患者都应在妊娠中期进行神经管缺陷筛查(ACOG,2007)。

胎儿成红细胞增多症

严重的胎儿溶血性疾病以伴有红系增生(成红血细胞增多

症）的贫血为特征，并可能在之后发生充血性心力衰竭（积水）和胎儿宫内死亡。输血医学在被免疫的（致敏的）RhO 阴性母亲的管理中的作用在第 36 章中进行了综述。存在不相容性时（即 Rh 阴性母亲怀有 Rh 阳性胎儿）通常用 Kleihauer-Betke 试验检测母体血液循环中的胎儿血液。然而，流式细胞术已被报道是这方面的有效替代方案（Kim & Makar，2012）。

溶血释放的血红蛋白（Hb）被分解代谢为非结合胆红素。患有溶血性疾病的胎儿不会发生高胆红素血症或黄疸，因为胎盘通常会去除这些胆红素。然而，一些胆红素会出现在羊水中。Liley 于 1961 年将光谱分析引入临床实践，在 450nm（ΔOD_{450}）测量羊水胆红素水平，被认为是评估子宫内红细胞增生严重程度的方法。这种方法已经几乎完全被评估大脑中动脉多普勒反应所取代，后者是胎儿贫血筛查的首选方法。极少数需要确认的情况，则使用 Liley 试验。胆红素在 450nm 波长有最大光吸收，并使羊水呈黄光。在这个波长一些吸光度来自 Hb。胆红素和 Hb 都可以来自于母体和胎儿，因此，不能以色素区分溶血过程是来自于母体还是胎儿。

在成红细胞增多症中，由胆红素引起的 450nm 的净吸光度（A 或 ΔOD）与贫血严重程度（或溶血率）相关。胆红素与白蛋白结合，其浓度取决于白蛋白的转换，其在羊水中的浓度不会迅速变化。为了确定羊水中的净胆红素浓度是否升高，收集羊水标本（5ml），避光保存，离心或过滤后在 350nm 和 700nm 波长之间连续扫描羊水的吸光度。所得分光光度曲线可用于确定液体是否含有胆红素和（或）其他有颜色的溶血产物，并根据以下方法对存在的胆红素进行定量。

因为 450nm 处的吸光度既来自于胆红素也来自于 Hb，如果发生溶血，则这两种分子的浓度都将升高至背景值以上，因为它们在 450nm 处有共同的光吸收。为了确定羊水中的胆红素是否升高，必须测定胆红素和 Hb 在 450nm 处的背景吸光度，还必须计算由 Hb 贡献的吸光度。

为了确定羊水的背景吸光度（即没有溶血和高胆红素血症时的吸光度是多少），在 350nm 和 700nm 扫描的两个吸光度之间画出一条基线。在这两个波长处的吸光度不受胆红素或 Hb 的影响，而在正常羊水中，吸光度在 350nm 和 700nm 之间随波长呈线性变化。因此，将 450nm 处直线上的吸光度作为背景值，从 450nm 处测得的吸光度中减去。该净吸光度仍然包含来自于 Hb 的贡献。

为了纠正来自于 Hb 的吸光度，可以利用 Hb 在 410nm 处有特征性吸收而胆红素在此处无吸收这一现象。通过对比波长和 Hb 的吸光度可以看出，Hb 在 450nm 处的吸光度为其在 410nm 处的吸光度的 0.05 倍。因此，知道了 Hb 在 410nm 处的净吸光度，其在 450nm 处的吸光度可以按此计算：0.05×410nm 处的吸光度。为了获得 Hb 在 410nm 处的净吸光度，必须从测得的吸光度中减去 410nm 处的背景吸光度。该值与 450nm 处的值类似，从 350nm 和 700nm 的吸光度之间绘制的直线获得。然后将 410nm 处的净吸光度乘以 0.05，以获得 450nm 处 Hb 的贡献。从 450nm 处的净吸光度中减去所得值，以获得羊水中胆红素的净吸光度。这些计算可以总结为以下等式：

$$A_{bili\,450} = (A_{450} - A_{450background}) - 0.05(A_{410} - A_{410background})$$

其中背景值如前所述从 350nm 和 700nm 之间的直线确定。

净胆红素吸光度记录在所谓的 Liley 图上（图 25-10），其线性横坐标表示妊娠周数，对数纵坐标表示净吸光度（Ashwood，1999）。用 26~28 周后吸取的羊水做分光光度法测定最为准确。450nm 处的净吸光度在 28 周后（26 周之前，背景吸光度相对恒定）随着正常妊娠时间的增加而减小。吸光度的减小反映羊水被胎儿尿液稀释，并界定了轻度、中度、重度溶血的 Liley 预测区域的边界线（下部 = 1 区、中部 = 2 区、上部 = 3 区），如图 25-10。450nm 处的净吸光度越大，溶血越严重。虽然 Liley 法最初只适用于妊娠晚期，但是由 Queenan 等（1993）提出了妊娠中期的修改曲线，涉及四个区域而不是三个区域（图 25-10）。连续测定（每 14 天或更久）获得净吸光度值的趋势。

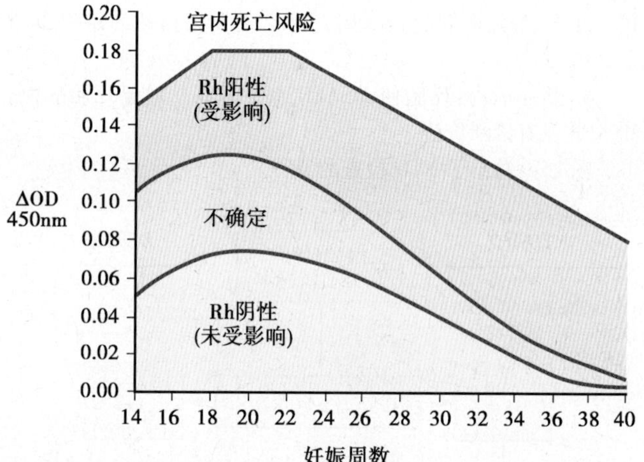

图 25-10 羊水 450nm 处的净吸光度的结果解释图。四个区域表示胎儿溶血性疾病的相对水平（来自 Queenan JT，Tomai TP，Ural SH，et al：Deviation in amniotic fluid optical density [OD] at awavelength of 450nm in Rh-immunized pregnancies from 14-40weeks gestation：A proposal for clinical management. Am J Obstet Gynecol 168：1370-1376，1993，获得允许）

趋势通常是单向的，与 Liley 图上的负斜率线平行或显示为正斜率。ΔOD_{450} 值的上升或保持平稳趋势达到 Liley 图上 2 区的百分位数的 80%或进入 Queenan 曲线的宫内输血区，就需要通过胎儿血液采样进行调查。如果发现胎儿血细胞比容小于 30%，或胎龄大于等于 35 周，已具有分娩的指征，且已准备好宫腔内输血时，可以进行脐带穿刺。如果没有检测到 ΔOD_{450} 值的上升，则应在 37 周时进行最后的羊膜腔穿刺，检测胎儿肺成熟度和预期引产（Moise，2002）。

母体和胎儿的酸碱失衡可改变羊水的 pH 值，并使色素最大吸收波长发生改变。胆红素之外也可能存在能影响结果的其他色素，包括 Hb、正铁血白蛋白和胎粪，每种都能产生特征性分光光度效应。血液污染（溶血干扰）经常遇到。由于母体体内的黄疸或溶血会引起结果误差的较不常见。羊水中出现胎儿红细胞表示失血引起的贫血恶化，或者可解释为母体抗体效价上升（对新发生的胎儿向母体出血的回忆应答）、产生新型抗体，以及之后羊水在 450nm 处的吸光度的增加。羊水暴露于光和母体使用类固醇，会显著增加羊水 Hb 浓度，或分光光度计校准不良，可能会导致测得的净吸光度不准确。

目前Rh免疫的处置趋势是使用多普勒测量胎儿大脑中动脉(MCA)的收缩期峰值流速。这被证明是一种准确的非侵入性方法,用于评估和监测妊娠合并Rh免疫所致胎儿贫血的程度(ACOG,2006a)。基于一项研究,MCA收缩期峰值流速超过相应胎龄的1.5MoM,可检出所有贫血病例,假阳性率仅为12%(Mari et al,2000)。胎儿MCA峰值流速的上升大于1.5MoM提示应采集胎儿血样。如果使用多普勒测量作为妊娠期胎儿监测的方法,则应在35周后考虑使用胎儿肺成熟度测试和ΔOD_{450}分光光度法来评估胎儿状态,因为有报道显示在妊娠35周后MCA测定的假阳性率升高,之后是在37~38周进行引产术(Moise,2002)。

妊娠糖尿病

无论产前或产后葡萄糖耐量状态如何,妊娠妇女的任何葡萄糖不耐受均称为妊娠糖尿病(见第16章)。妊娠糖尿病的及时诊断和治疗有助于避免母体和胎儿的并发症,如先兆子痫、胎儿先天性畸形、巨大儿(身体尺寸异常大)和死胎等。此外,已知糖尿病的患者为获得健康的妊娠结果,应在怀孕前进行HbA_{1c}检查,并维持在6.0%或以下。

胎儿肺成熟度

胎儿肺成熟的标志是被称为肺表面活性剂的表面活性磷脂化合物的出现。表面活性剂降低了呼吸过程中肺泡腔的表面张力,允许持续有效的气体交换,并防止呼气时肺泡塌陷。它由Ⅱ型肺细胞以板层小体的形式产生。表面活性剂的缺乏导致新生儿呼吸窘迫综合征(respiratory distress syndrome,RDS),这是一种导致缺氧、酸血症和血管蛋白漏入肺泡空间的疾病(透明膜病)。胎儿肺成熟度检测应在小于39周或胎龄不确定时的计划分娩前进行。当母体和胎儿的指征显示必须分娩时,或胎龄小于32周大多数结果显示未成熟时,禁止做胎儿肺成熟度检查(ACOG,2008)。虽然外源性表面活性剂可用于新生儿RDS的预防和治疗,但母体产前类固醇给药能促进胎儿肺成熟,降低RDS的发病率和严重程度。

在妊娠晚期,胎儿的呼吸活动允许表面活性剂进入羊水,其量可以通过对羊水样本的检测进行评估。在妊娠35周前,表面活性剂的主要成分为α-棕榈酰-β-豆蔻酰卵磷脂。此后,二棕榈酰卵磷脂占据主导地位,约一周后出现磷脂酰甘油(PG)。PG持续增加直至足月分娩并维持肺泡的稳定性。表面活性剂的次要磷脂成分包括磷脂酰肌醇、磷脂酰乙醇胺、磷脂酰丝氨酸和鞘磷脂。表面活性剂成分的浓度通过生化实验测定磷脂酰甘油和卵磷脂/鞘磷脂比例来确定。生物物理实验,如荧光偏振法、板层小体计数、泡沫稳定指数和光密度,利用的是磷脂的表面活性性质。卵磷脂/鞘磷脂比值(L/S)试验是第一个评估胎儿肺状态的实用的化学检测(Gluck et al,1971)。它估计羊水中卵磷脂与鞘磷脂的比值。鞘磷脂的浓度在整个妊娠期间保持不变,而卵磷脂的水平持续升高。用溶剂提取和纯化后,羊水中的表面活性剂脂质在薄层硅胶上进行色谱分离(见第23章)。通过热炭化或染色使磷脂可见。通过密度定量确定L/S比值,L/S比值大于2.0通常表示肺成熟,小于1.5表示未成熟。相较于随后出现的较新的方法,L/S比值的评估成本效益更低且周转时间更长,因此只有在板层小体计数表明未成熟的情况下才具有重要性。板层小体计数使用标准的血液计数仪获得板层小体的浓度。RDS具有高阴性预测值的最常接受的临界值为50 000或更高。有些人认为该试验结果对于糖尿病妇女可能不尽人意,因为当L/S比值大于2.0时她们的新生儿仍有可能发生RDS(Dubin,1992)。

除L/S比值大于2.0外,薄层色谱上的磷脂酰甘油的存在,表明在任何患者中胎儿肺实际上肯定已经发育成熟。可以使用磷脂酰甘油特异性抗血清做更新的玻片凝集试验来确定磷脂酰甘油的存在。

总之,以下因素可能会影响胎儿肺成熟度试验的结果:

1. 血液污染可能增加假阳性结果的计数(Carlan et al,1997),除了那些检测磷脂酰甘油存在与否的试验。

2. 胎粪不影响板层小体计数和磷脂酰甘油的测定。

3. 羊水体积:羊水过多时L/S比值、板层小体数量和磷脂酰甘油水平降低(Piazze et al,1998)。

4. 糖尿病:研究表明,糖尿病孕妇的胎儿中磷脂酰甘油的产生延迟,然而,相同的阈值适用于糖尿病和非糖尿病孕妇(Melanson et al,2007)。

5. 收集羊水的方法:经阴道收集的羊水与羊膜腔穿刺收集的羊水进行比较,显示经阴道收集的羊水是否成熟。该方法更为可靠(Edwards et al,2000)。

与许多以往的研究的对比显示出类似的特征,具有在81%~92%之间的高灵敏度,典型的阴性预测值在95%~100%之间(Neerhof et al,2001;Winn-McMillan & Karon,2005;Haymond et al,2006)。

先兆子痫

先兆子痫是一种综合征,其特征是在间隔4小时的两个独立情景下,收缩压大于等于140mmHg或舒张压大于等于90mmHg,或者在间隔数分钟的两个独立情况下,收缩压大于等于160mmHg或舒张压大于等于110mmHg。此外,在以前血压正常的妇女妊娠20周后24小时尿液标本中尿蛋白大于0.3g/L,蛋白/肌酐比值大于或等于0.3,或尿试纸显示+1,在没有其他资料时也可诊断先兆子痫(美国国家高血压教育计划工作组,2000年;ACOG,2013)。如果不存在蛋白尿,则先兆子痫的诊断标准为:新发生的血压升高伴有:①血小板减少为100 000/ml或更少;②肾衰竭,定义为血清肌酐为1.1mg/dl或在没有其他肾脏疾病情况下血肌酐翻倍;③肝转氨酶升高,是正常浓度的2倍;④肺水肿,或⑤脑或视觉障碍。

先兆子痫在所有妊娠妇女中的发病率为5%~8%。与先兆子痫相关的孕前危险因素包括初次妊娠、慢性高血压、肾脏疾病、抗磷脂综合征、糖尿病、肥胖、高龄产妇、血栓形成倾向、伴侣使其他女性经历有先兆子痫的妊娠、以前妊娠时有先兆子痫史。

和先兆子痫相似的疾病包括系统性红斑狼疮、特发性血小板减少性紫癜、血栓性血小板减少性紫癜、溶血性尿毒症综合征、妊娠胆汁淤积和脂肪肝(Sibai,2004)。

先兆子痫的危及生命的症状,包括子痫和HELLP综合征(HELLP代表溶血性贫血、肝酶升高、血小板计数降低)仍然是孕产妇死亡的原因。子痫被定义为在先兆子痫妇女中新发生的严重癫痫发作,可能导致颅内出血。

先兆子痫的原因仍然未知。其病理生理异常包括由促血管生成因子和血管生成因子之间的不平衡引起的胎盘的滋养细胞异常侵袭(Barton & Sibai,2008)。子宫胎盘血流的受损导致子宫内生长受限、羊水过少和胎盘早剥。各种血管活性物质(如环前列腺素、血栓素 A_2、一氧化氮和内皮素)的相互作用导致血管痉挛,进而导致血管内容积减少和肝肾变化。血液学变化常为血液浓缩、血小板减少和溶血。肝脏变化包括氨基转移酶升高,通常高于正常上限的 2 倍。乳酸脱氢酶(lactate dehydrogenase,LD)增加主要由于肝脏疾病(主要是 LD_5)或溶血引起的 LD_1 和 LD_2 的增加的结果。有溶血存在的情况下高胆红素血症也可发生。先兆子痫中的蛋白尿是肾小球型(主要是白蛋白),尿沉渣含有透明管型和细颗粒管型。尿素(>15mg/dl)和肌酐(>0.8mg/dl)轻度至中度升高,尿酸显著升高。

如果满足这些标准中的一个或多个,可诊断为具有严重特征的先兆子痫或妊娠期高血压:收缩压大于等于 160mmHg、舒张压大于等于 110mmHg、24 小时尿液标本中的尿蛋白大于等于 5g、少尿(<500ml/24 小时)、脑或视觉障碍、肺水肿、右上腹痛、肝功能受损、血小板减少(<100K/μl)或胎儿生长受限(ACOG,2013)。

在过去十年中,已经提出了许多生物物理和生物化学标志物来预测哪些女性可能发展为先兆子痫,但是在这些测试中没有发现一个是可靠和经济的。有几项研究分析了先兆子痫中血管生成因子的水平,结果显示胎盘生长因子、胎盘蛋白-13 和妊娠相关血浆蛋白 A 的水平降低,伴随 fms 样酪氨酸激酶-1、endoglin(一种对血管生成至关重要的跨膜受体)和二甲基精氨酸(一种动脉粥样硬化性心脏病的标志物)的增加(Levine et al,2006)。然而,由于研究设计和分析方法的差异,这些标记物的预测价值和特异性均不高。更有意义的检查是子宫动脉的多普勒测速(Espinoza et al,2007)。

先兆子痫可以预期管理,之后在第 37 周进行分娩。遇到下列情况时无论妊娠时间长短都可以分娩:子痫、HELLP 综合征、胎盘早剥、胎儿心脏状况不良、肺水肿、严重高血压、肾功能恶化,症状持续的头痛、视觉障碍和上腹部疼痛。

胎膜早破

胎膜早破是指在分娩开始之前发生的胎膜破裂,可能伴随各种并发症,包括绒毛膜羊膜炎、胎儿肺发育不良、胎盘早剥和新生儿呼吸窘迫。在无菌窥阴器检查中,观察到自宫颈流出的液体,可诊断为胎膜破裂。羊水是阴道后液池的一部分,羊水成分的鉴定最好在胎膜破裂后 2 小时内进行。与酸性的阴道分泌物(pH 值为 4.5~5.5)不同,羊水为碱性,pH 值为 7.0~7.5。可以用硝嗪试纸测试吸自阴道池的液体,以目测估计 pH 值。阳性结果显示为蓝色,阴性结果显示为黄绿色。在假阳性结果中,5%与存在血液、黏液、精液、细菌性阴道炎、碱性尿液或使用肥皂有关。假阴性的可能性很小(1%),可能见于 24 小时以前发生的胎膜破裂或采样不足。硝嗪试验通常在床旁进行,据报道在没有肉眼可见出血、阴道分泌物或延长的胎膜破裂的情况下,总体准确率约为 90%(Friedman & McElin,1969)。从吸取的液体中取一点加到玻璃载玻片上,干燥 5 分钟,然后在显微镜下检查是否有羊齿状结晶(ferning),羊齿状结晶表示阴道液池中存在羊水。假阳性的羊齿状结晶发生率小于 2%,与血液、尿液或宫颈黏液的存在有关。假阴性率小于 5%。用于检测阴道分泌物中羊水的替代方法是羊水中蛋白的快速免疫测定。检测胎盘 α_1 微球蛋白的 AmniSure® 试验目前已商业化(Qiagen,Hilden,Germany),而检测甲胎蛋白和胎盘蛋白 12 也已商业化为 ROM Plus 试剂盒(Clinical Innovations,Murray,Utah)。

早产

许多生物化学标志物和生物物理学工具被用于预测早产。1991 年,Lockwood 等发现了宫颈分泌物中胎儿纤连蛋白(fetal fibronectin,fFN)的存在与早产的风险相关。fFN 是由胎膜产生的糖蛋白,发现于绒毛膜蜕膜交界的羊水中,在胎龄 20 周时作为宫颈分泌物释放。fFN 已经在恶性细胞系中被鉴定,并被抗体 FDC-6 识别(Lockwood et al,1991)。纤连蛋白负责胎盘和胎膜与蜕膜的细胞黏附。子宫绒毛膜和蜕膜层的分离,导致细胞外基质中完整或降解的绒毛膜成分释放到宫颈和阴道分泌物中。fFN 酶免疫测定是美国食品药品监督管理局批准的用于评估孕龄在 24~35 周之间早产风险的检测。该检测的目的是确定处于早产危险的无症状妇女,并预测有早产宫缩症状的妇女分娩的危险性。样本收集方法是用无菌窥阴镜检查在阴道后穹窿或宫颈外口的区域用拭子收集 10 秒钟。宫颈阴道液中 fFN 的浓度大于 50ng/ml 被认为是阳性(Garite & Lockwood,1996)。拭子采样应该在可能破坏宫颈的过程,如数字检查、巴氏涂片、宫颈分泌物培养和阴道超声之前进行。fFN 测定应满足以下标准:宫颈扩张小于 3cm、胎膜完整、无子宫出血、24 小时内未发生性交、无宫颈环扎。一项包含许多关于早产症状患者的研究的荟萃分析表明,宫颈阴道 fFN 是早产的有效预测因子(Leitich et al,1999)。对 fFN 的检测可以减少不必要的住院治疗,避免对有症状的孕妇进行干预。检测 fFN 还可以帮助对已知有早产危险因素的无症状妇女进行孕期管理,例如有早产史或子宫颈短。

对于小于 7、14 和 37 周孕龄的有症状的妇女,fFN 预测值阴性可排除临盆(分别为 99.5%、99.2%和 84.5%),这一点似乎更有意义(Peaceman et al,1997)。该检测经常与超声检查宫颈长度同时进行。fFN 检测对于无症状妇女和没有危险因素的妇女进行筛查,应用价值有限,因为在这些人群中早产的发生率很低(Leitich et al,1999)。目前,它与宫颈长度检测结合使用,当宫颈长度小于 20mm 时,fFn 测试更有价值。

胎儿状态产前评估

产前胎儿监测的目的是确认心脏外部监控发现胎心不稳是否伴有胎儿酸中毒,以及是否存在神经功能损害或死胎风险。通常,低氧血症的发作是暂时的,胎儿对其耐受良好。然而,长时间或重复发作的低氧血症可能导致缺氧缺血性脑病。现有的测试可以帮助确保胎儿的健康,并减少外部胎儿心脏监测的假阳性结果。运用非侵入性和首选的测试,如胎儿数字头皮刺激和胎儿振动声波刺激,随后胎儿心脏监测重新稳定,可表明胎儿没有酸中毒。胎儿酸碱状态评估的直接方法是胎头血液采样测试,该测试使用具有光源的羊膜镜进行;从穿刺的胎儿头皮收集血液,并将其转移到肝素化毛细管中。pH 值小于7.20可确认为胎儿酸中毒。然而，该测试在预测pH值低于7.0的胎儿酸血症中具有低灵敏度(36%)和较差的预测值(9%)(Kruger et al,1999)。由于在获取和处理样本以及获得标准化实验室设备方面存在困难，许多机构对胎儿头皮血pH值测试的使用正在减少。

预测胎儿酸中毒的另一种方法使用快速酶法测定胎儿乳酸浓度。采用与胎儿头皮pH值检测相似的技术收集血样。一项大型多中心随机试验比较了胎儿头皮血液pH值分析与使用乳酸水平鉴定出生缺氧的有效性，两组在产科和新生儿的临床结果方面没有差异(Wiberg-Itzel et al,2008)。

用于确定分娩期胎儿状态和获得与产科管理有关信息的最客观方法是脐血取样。分娩后立即将动脉血从一段夹紧的脐带吸入肝素化的毛细血管中，并分析脐带血pH值和血气值。ACOG(2006b)建议对Apgar评分较低的新生儿进行脐带血分析，以区分缺氧与代谢性酸血症和其他引起Apgar评分低的原因。脐带血pH值小于7.0被定义为严重的代谢性酸中毒；12mmol/L或更多的碱缺乏可预测神经功能不良，是急性分娩期缺氧事件的标准之一。

其他评估

妊娠期感染

病毒、细菌和寄生虫感染对孕妇、胎儿或两者均有重大影响。比较重要的有人类免疫缺陷病毒、肝炎病毒(甲、乙和丙)、风疹病毒、带状疱疹病毒、细小病毒B19、巨细胞病毒、沙眼衣原体、B组链球菌、淋病奈瑟菌、梅毒、结核、弓形虫和疟疾。这些内容在本书的第7章进行具体讨论。

血液和凝血障碍

多种血液和凝血障碍对孕妇、胎儿或两者有不良影响，包括孕妇贫血(营养缺乏性、镰状细胞性)、母亲和胎儿血小板减少症(特发性血小板减少性紫癜、胎儿同种免疫性血小板减少性紫癜、血栓性血小板减少性紫癜)、母体凝血功能障碍(急性弥散性血管内凝血、血管性血友病)和母体易栓症。这些内容已在本书第4和第5部分进行描述。

(左国伟 译 陈大鹏 校)

推荐阅读

Ashwood ER: Clinical chemistry of pregnancy. In Burtis CA, Ashwood ER, editors: Tietz textbook of clinical chemistry, ed 3, Philadelphia, 1999, WB Saunders.

回顾：分光光度法检测羊水胆红素鉴别胎儿成红细胞增多症的详细方法(Liley试验)。

Mortimer D: Practical laboratory andrology, New York, 1994, Oxford University Press.

描述性指南及参考：男性生殖功能的临床评估。

Speroff L, Fritz Marc A: Clinical gynecologic endocrinology and infertility, ed 8, Philadelphia, 2010, Lippincott Williams & Wilkins.

女性生殖内分泌学和ART的通用参考。

Strauss JF, Barbieri RL, editors: Yen and Jaffe's reproductive endocrinology, ed 7, Philadelphia, 2013, WB Saunders.

涵盖生殖功能和妊娠的综合参考指南。

Trounson AO, Gardner DK: Handbook of in vitro fertilization, ed 2, Boca Raton, Fla., 2000, CRC Press.

辅助生殖技术通用指南(ART)。

Willett GD, editor: Laboratory testing in ob/gyn, Boston, 1994, Blackwell Scientific Publications.

女性实验室评估指标的综合精确概述。

参考文献

ACOG (American College of Obstetricians and Gynecologists): Neural tube defects. ACOG practice bulletin No. 44, *Obstet Gynecol* 102:203–213, 2003. (reaffirmed 2014).

ACOG (American College of Obstetricians and Gynecologists): *Prevention of Rh D alloimmunization*. ACOG practice bulletin No. 75, Washington, DC, 2006a (reaffirmed 2014), ACOG.

ACOG (American College of Obstetricians and Gynecologists): Umbilical cord blood gas and acid-base analysis. ACOG Committee Opinion No. 348, *Obstet Gynecol* 108:1319–1322, 2006b.

ACOG (American College of Obstetricians and Gynecologists): Screening for fetal chromosomal abnormalities. ACOG practice bulletin No. 77, *Obstet Gynecol* 109:217–227, 2007 (reaffirmed 2013).

ACOG (American College of Obstetricians and Gynecologists): Fetal lung maturity. ACOG practice bulletin No. 97, *Obstet Gynecol* 112:717–726, 2008.

ACOG (American College of Obstetricians and Gynecologists): Hypertension in pregnancy. ACOG Task Force, *Obstet Gynecol* 122(5), 2013.

ACOG (American College of Obstetricians and Gynecologists): Noninvasive prenatal testing for fetal aneuploidy. ACOG Committee Opinion No. 545, *Obstet Gynecol* 120:1532–1534, 2012.

Andrade-Rocha FT: Semen analysis in laboratory practice: An overview of routine tests, *J Clin Lab Anal* 17:247–258, 2003.

Barnhart KT, Sammel MD, Rinaudo PF, et al: Symptomatic patients with an early viable intrauterine pregnancy: HCG curves redefined, *Obstet Gynecol* 104: 50–55, 2004.

Barton JR, Sibai BM: Prediction and prevention of recurrent preeclampsia, *Obstet Gynecol* 112:359–372, 2008.

Besser GM, Thorner MO: *Comprehensive clinical endocrinology*, ed 3, Edinburgh, 2002, Mosby.

Braunstein GD: Testes. In Greenspan FS, Gardner DG, editors: *Basic and clinical endocrinology*, ed 7, New York, 2004, Lange Medical Books/McGraw-Hill, pp 478–510.

Brock DJ, Bolton AE: Scringeour RA. Prenatal diagnosis of spina bifida and anencephaly through maternal plasma α-fetoprotein, *Lancet* i:767–769, 1974.

Burton BK: Outcome of pregnancy in patients with unexplained elevated or low levels of maternal serum α-fetoprotein, *Obstet Gynecol* 72:709–713, 1988.

Buyalos RP, Ghosh K, Daneshmand ST: Infertile women of advanced reproductive age: Variability of day 3 FSH and E2 levels, *J Reprod Med* 43:1023–1026, 1998.

Carlan SJ, Gearity D, O'Brien WF: The effect of maternal blood contamination on the TDx-FLM II assay, *Am J Perinatol* 14:491–494, 1997.

Carr BR, Rehman KS: Fertilization, implantation, and endocrinology of pregnancy. In Griffin JE, Ojeda SR, editors: *Textbook of endocrine physiology*, ed 5, New York, 2004, Oxford University Press, pp 249–273.

Chamley LW, Clarke GN: Antisperm antibodies and conception, *Semin Immunopathol* 29:169–184, 2007.

Dubin S: Assessment of fetal lung maturity by laboratory methods, *Clin Lab Med* 12:603, 1992.

Edwards RK, Duff P, Ross KC: Amniotic fluid indices of fetal pulmonary maturity with preterm premature rupture of membranes, *Obstet Gynecol* 96:102–105, 2000.

Espinoza J, Romero R, Nien JK, et al: Identification of patients at risk for early onset and/or severe preeclampsia with the use of uterine artery Doppler velocimetry and placental growth factor, *Am J Obstet Gynecol* 196:326, 2007.

Feuchtbaum LB, Currier RJ, Riggle S, et al: Neural tube defect prevalence in California (1990–1994): Eliciting patterns by type of defect and maternal race/ethnicity, *Genet Test* 3:265–272, 1999.

Friedman ML: McElin TW. Diagnosis of ruptured fetal membranes: Clinical study and review of the literature, *Am J Obstet Gynecol* 104:544–550, 1969.

Garite TJ, Lockwood CJ: Fetal fibronectin (fFN): A new test for diagnosis and prediction of impending preterm delivery, *Contemp Obstet Gynecol* 41:77–93, 1996.

Gilbert BR, Cooper GW, Goldstein M: Semen analysis in the evaluation of male factor subfertility, *AUA Update Series* 11:250–255, 1992.

Gluck L, Kulovich MV, Borer R, et al: Diagnosis of the respiratory distress syndrome by amniocentesis, *Am J Obstet Gynecol* 109:440–445, 1971.

Goldstein SR, Snyder JR, Watson C, et al: Very early pregnancy detection with endovaginal ultrasound, *Obstet Gynecol* 72:200–204, 1988.

Haymond S, Luzzi VI, Parvin CA, et al: A direct comparison between lamellar body counts and fluorescent polarization methods for predicting respiratory distress syndrome, *Am J Clin Pathol* 126:894–899, 2006.

Ismail AA, Astley P, Burr WA, et al: The role of testosterone measurement in the investigation of androgen disorders, *Ann Clin Biochem* 23:113–134, 1986.

Johnson AM, Palomaki GE, Haddow JE: Maternal serum alpha-fetoprotein levels in pregnancies among black and white women with fetal open spina bifida. A United States Collaborative Study, *Am J Obstet Gynecol* 162:328–331, 1990a.

Johnson AM, Palomaki GE, Haddow JE: The effect of adjusting maternal serum α-fetoprotein levels for maternal weight in pregnancies with fetal open spina bifida. A United States Collaborative Study, *Am J Obstet Gynecol* 163:9–11, 1990b.

Kadar N, Bohrer M, Kemmann E, et al: The discriminatory human chorionic gonadotropin zone for endovaginal sonography: A prospective, randomized study, *Fertil Steril* 61:1016–1020, 1994.

Kim YA, Makar RS: Detection of fetomaternal hemorrhage, *Am J Hematol* 87:417–423, 2012.

Koh GH, Yeo GS: Diagnosis of ectopic pregnancy—Why we need a protocol, *Singapore Med J* 38:369–374, 1997.

Kruger TF, Acosta AA, Simmons KF, et al: Predictive value of abnormal sperm morphology in in vitro fertilization, *Fertil Steril* 49:112, 1988.

Kruger K, Hallberg B, Blennow M: Predictive value of fetal scalp blood lactate concentration and pH as markers of neurologic disability, *Am J Obstet Gynecol* 181:1072, 1999.

Leitich H, Egarter C, Kaider A, et al: Cervicovaginal fetal fibronectin as a marker for preterm delivery: A meta-analysis, *Am J Obstet Gynecol* 180:1169–1176, 1999.

Levine RJ, Lam C, Qian C, et al: Soluble endoglin and other circulating antiangiogenic factors in preeclampsia, *N Engl J Med* 355:992–1005, 2006.

Liley AW: Liquor amnii analysis in the management of pregnancy complicated by rhesus sensitization, *Am J Obstet Gynecol* 82:1359–1370, 1961.

Lobo RA, Mishell DR, Paulson RJ, et al, editors: *Mishell's textbook of infertility, contraception, and reproductive endocrinology*, ed 4, Malden, Mass., 1997, Blackwell Science.

Lockwood CJ, Senyei AE, Dische MR, et al: Fetal fibronectin in cervical and vaginal secretions as a predictor of preterm delivery, *N Engl J Med* 325:669–674, 1991.

Malone F, Canick JA, Ball RH, et al: First-trimester or second-trimester screening, or both, for Down's syndrome. First- and Second-Trimester Evaluation of Risk (FASTER) Research Consortium, *N Engl J Med* 353:2001–2011, 2005.

Mari G, Deter RL, Carpenter RL, et al: Noninvasive diagnosis by Doppler ultrasonography of fetal anemia due to maternal red-cell alloimmunization. Collaborative Group for Doppler Assessment of the Blood Velocity of Anemic Fetuses, *N Engl J Med* 342:9–14, 2000.

Melanson SE, Jarolim P, McElrath TF, et al: Fetal lung maturity testing in diabetic mothers, *Lab Med* 38:553–555, 2007.

Mesiano S, Jaffe RB: The endocrinology of human pregnancy and fetal-placental neuroendocrine development. In Strauss JF, Barbieri RL, editors: *Yen and Jaffe's reproductive endocrinology*, ed 7, Philadelphia, 2013, WB Saunders, pp 327–366.

Milunsky A: Prenatal detection of neural tube defects. VI. Experience with 20,000 pregnancies, *JAMA* 244:27–31, 1980.

Moise KJ Jr: Management of rhesus alloimmunization in pregnancy, *Obstet Gynecol* 100:600–611, 2002.

MRC Vitamin Study Research Group: Prevention of neural tube defects: Results of the Medical Research Council Vitamin Study, *Lancet* 338:131–137, 1991.

National High Blood Pressure Education Program Working Group: Report on high blood pressure in pregnancy, *Am J Obstet Gynecol* 183:S1–S22, 2000.

Neerhof MG, Haney EI, Silver RK, et al: Lamellar body counts compared with traditional phospholipid analysis as an assay for evaluating fetal lung maturity, *Obstet Gynecol* 97:305–309, 2001.

New York State Department of Health. Congenital Malformations Registry summary report: Statistical summary of children born in 1983–2007. Published 2013.

Norwitz ER: Endocrine diseases of pregnancy. In Strauss JF, Barbieri RL, editors: *Yen and Jaffe's reproductive endocrinology*, ed 7, Philadelphia, 2013, WB Saunders, pp 735–785.

Noyes RW, Hertig AT, Rock J: Dating the endometrial biopsy, *Am J Obstet Gynecol* 122:262–263, 1975.

Odell WD, Griffin J: Pulsatile secretion of human chorionic gonadotropin in normal adults, *N Engl J Med* 317:1688–1691, 1987.

Ombelet W, Bosmans E, Janssen M, et al: Semen parameters in a fertile versus subfertile population: A need for a change in the interpretation of semen testing, *Hum Reprod* 12:987–993, 1997.

Ozturk M, Bellet D, Manil L, et al: Physiological studies of human chorionic gonadotropin (hCG), αhCG, and βhCG as measured by specific monoclonal immunoradiometric assays, *Endocrinology* 120:549–558, 1987.

Pados G, Camus M, Van Steirteghem A: The evolution and outcome of pregnancies from oocyte donation, *Hum Reprod* 9:538–542, 1994.

Peaceman AM, Andrews WW, Thorp JM, et al: Fetal fibronectin as a predictor of preterm birth in patients with symptoms: A multicenter trial, *Am J Obstet Gynecol* 177:13–18, 1997.

Pellati D, Mylonakis I, Bertoloni G, et al: Genital tract infections and infertility, *Eur J Obstet Gynecol Reprod Biol* 140:3–11, 2008.

Piazze JJ, Maranghi L, Cosmi EV, et al: The effect of polyhydramnios and oligohydramnios on fetal lung maturity indexes, *Am J Perinatol* 15:249–252, 1998.

Pitkin RM: Folate and neural tube defects, *Am J Clin Nutr* 85:285S–288S, 2007.

Queenan JT, Tomai TP, Ural SH, et al: Deviation in amniotic fluid optical density at a wavelength of 450 nm in Rh-immunized pregnancies from 14-40 weeks gestation: A proposal for clinical management, *Am J Obstet Gynecol* 168:1370–1376, 1993.

Resnik R, Killam AP, Battaglia FC, et al: The stimulation of uterine blood flow by various estrogens, *Endocrinology* 94:1192, 1974.

Rylander L, Wetterstrand B, Haugen TB, et al: Single semen analysis as a predictor of semen quality: Clinical and epidemiological implications, *Asian J Androl* 11:723–730, 2009.

Saraj AJ, Wilcox JH, Najmabadi S, et al: Resolution of hormonal markers of ectopic gestation: A randomized trial comparing single-dose intramuscular methotrexate with salpingostomy, *Obstet Gynecol* 92:989–994, 1998.

Sarkar S, Jones OW, Shioura N: Constancy in human sperm DNA content, *Proc Natl Acad Sci U S A* 71:3512–3516, 1974.

Scott RT, Hofmann GE: Prognostic assessment of ovarian reserve, *Fertil Steril* 63:1–11, 1995.

Sibai BM: Imitators of severe preeclampsia/eclampsia, *Clin Perinatol* 31:835–852, 2004.

Sideri M, De Virgiliis G, Guidobono F, et al: Immunologically undetectable human placental lactogen in a normal pregnancy, *Br J Obstet Gynaecol* 90:771, 1983.

Spencer K, Souter V, Tul N, et al: A screening program for trisomy 21 at 10-14 weeks using fetal nuchal translucency, maternal serum free beta-human chorionic gonadotropin and pregnancy-associated plasma protein-A, *Ultrasound Obstet Gynecol* 13:231–237, 1999.

Stovall TG, Ling FW, Carson SA, et al: Serum progesterone and uterine curettage in differential diagnosis of ectopic pregnancy, *Fertil Steril* 57:456–457, 1992.

Strauss JF, Lessey BA: The structure, function, and evaluation of the female reproductive tract. In Strauss JF, Barbieri RL, editors: *Yen and Jaffe's reproductive endocrinology*, ed 7, Philadelphia, 2013, WB Saunders, pp 255–305.

Tomlinson MJ, Effrossini K, Barratt CR: The diagnostic and prognostic value of traditional semen parameters, *J Androl* 20:588–593, 1999.

Toriello HV, Higgins JV: Occurrence of neural tube defects among first-, second-, and third-degree relatives of probands: Results of a United States study, *Am J Med Genet* 15:601–606, 1983.

UK Collaborative Study on Alpha-Fetoprotein in Relation to Neural Tube Defects: Maternal serum alphafetoprotein measurement in antenatal screening for anencephaly and spina bifida in early pregnancy, *Lancet* i:1323–1332, 1977.

Van Steirteghem AC, Pados G, Devroey P: Oocyte donation for genetic indications, *Reprod Fertil Dev* 4:681–688, 1992.

Wald NJ, Cuckle H, Brock JH, et al: Maternal serum alpha-fetoprotein measurement in antenatal screening for anencephaly and spina bifida in early pregnancy, *Lancet* 1(8026):1323–1332, 1977.

Wald NJ, Kennard A, Smith D: First trimester biochemical screening for Down's syndrome, *Ann Med* 26:23–29, 1994.

Wald NJ, Rodeck C, Hackshaw AK, et al: First and second trimester antenatal screening for Down's syndrome: The results of the Serum, Urine and Ultrasound Screening Study (SURUSS). [published erratum appears in J Med Screen 2006;13:51–2], *J Med Screen* 10:56–60, 2003.

Welt CK, McNicholl DJ, Taylor AE, et al: Female reproductive aging is marked by decreased secretion of dimeric inhibin, *J Clin Endocrinol Metab* 84:105–111, 1999.

Wiberg-Itzel E, Lipponer C, Norman M, et al: Determination of pH or lactate in fetal scalp blood in management of intrapartum fetal distress: Randomised controlled multicentre trial, *BMJ* 336:1284–1287, 2008.

Wilcox A, Baird DD, Weinberg CR: Time of implantation of the conceptus and loss of pregnancy, *N Engl J Med* 340:1796–1799, 1999.

Wilcox AJ, Weinberg CR, O'Connor JF, et al: Incidence of early loss of pregnancy, *N Engl J Med* 319:189–194, 1988.

Winn-McMillan T, Karon BS: Comparison of the TDx-FLM II and lecithin to sphingomyelin ratio assays in predicting fetal lung maturity, *Am J Obstet Gynecol* 193:778–782, 2005.

Wolff H, Panhans A, Stolz W, et al: Adherence of *Escherichia coli* to sperm: A mannose mediated phenomenon leading to agglutination of sperm and *E. coli*, *Fertil Steril* 60:154–158, 1993.

World Health Organization: *WHO laboratory manual for the examination of human semen and sperm-cervical mucus interaction*, London, 1999, Cambridge University Press.

Yeap BB: Testosterone and ill-health in aging men, *Nat Clin Pract Endocrinol Metab* 5:113–121, 2009.

维生素和微量元素

第26章

Martin J. Salwen

要点

1. 鉴于维生素和微量元素仅需很少的量即可满足机体内广泛的代谢活动，所以将这两部分放在一起讲述。
2. 维生素是一类机体必需的，体内无法合成或不能持续合成足够的量以满足代谢所需的有机物。这具有种属特异性。
3. 维生素的功能多种多样，可作为酶的辅因子、抗氧化剂或类似激素，也可在能量代谢、蛋白质代谢、血细胞成熟和骨形成中发挥作用。
4. 维生素之间没有化学上的联系，具有不同的生理活性和食物来源。
5. 维生素可以是单一化合物（如维生素 C）或包括一组密切相关的化合物（如维生素 A、D、E 和 K 以及钴胺素）。
6. 维生素可根据其水溶性和脂溶性进行分类，这些特性可以影响维生素的吸收和运输、储存、毒性、排泄和某些疾病状态，处于这些疾病状态时即使有足够的营养摄入，也有可能导致机体维生素的缺乏。
7. 为了诊断维生素缺乏或中毒，需要用不同的策略评估膳食摄入量和体内储备量。
8. 对于年龄过小或过大人群，以及各种原因引起的营养不良者，维生素的缺乏显得尤为重要。通常，营养缺乏的诊断和治疗最可靠的方法是对某种缺乏的营养物质的针对性治疗。
9. 必需微量元素具有特定的代谢功能，这些功能不能被其他矿物质所代替。
10. 微量元素的缺乏可能是因为多种原因导致的摄入不足：该地区的土壤、水或植物中某种元素含量不足；或另一种摄入的食物成分的干扰；或缺乏吸收或代谢该元素所需的蛋白质；或在完全肠外营养时没有补充某种微量元素。
11. 微量元素的功能包括结构成分、信号转导和催化作用。一些微量元素是金属酶的组分或作为酶的辅因子起作用，提供电子和氧的传递，或参与维持大分子构象，或维持维生素及激素的活性。
12. 为了避免污染，对微量元素的分析必须格外小心，因为它们广泛分布于环境中，所以存在污染的风险，而对于许多微量元素来说，在体液和组织中的浓度极小，需要对 μg/L 甚至 ng/L 的浓度都非常敏感的分析技术。
13. 微量元素在体液中的浓度与身体中的储存量关联性不大。由于不相关因素的影响，微量元素的血清水平是不可靠的。目前对于微量元素膳食状态的评估没有特别好的测定方法。对检测结果应该谨慎解读。
14. 对于微量元素缺乏症唯一的确定性实验就是补充怀疑缺乏的元素，然后对其临床反应进行评估。
15. 对于不同的微量元素，产生毒性的摄入量差别很大。

概述

23 种维生素和微量元素是人体健康、发育和长寿所必需的多种性质不同的膳食成分的集合。它们被统称为必需微量营养素，因为只需要很少的量即可满足其各种生理功能，并且它们的功能随其组成的不同而不同（Mason，1996）。这些微量营养素是不相关的有机催化剂和元素，且不是体内合成的（Rubin & Strayer，2005）。它们对于蛋白质、碳水化合物和脂肪的代谢以及机体的结构（如维生素 K 对于骨基质）是非常重要的必需物。许多微量营养素是重要的抗氧化剂（如维生素 C 和 E）或者是抗氧化酶的辅因子（如谷胱甘肽过氧化物酶中的硒）。推荐摄入量可优化营养，预防缺乏导致的症状或疾病。目前对维持健康所要求的大多数必需营养素已相当了解。它们的功能因其组分的不同而不同（Mason，1996）。维生素和微量元素的缺乏和中毒状态往往是隐匿的，可能因为不恰当的摄入或者利用障碍。缺乏最常见的原因是营养不良（McLaren，

1994)。最初的研究兴趣是预防这些微量营养素的缺乏性疾病和阐明其作为辅酶和辅因子的生物化学作用。对维生素和微量元素营养评估的进一步研究发现了许多其他重要功能,如抗氧化活性、激素样刺激及其调控作用(Machlin,1992;Sies et al,1992)。

膳食营养参考摄入量(dietary reference intakes,DRI)是一个总括术语,包括每种必需营养素膳食水平的定量估计值的参考值。膳食营养素推荐摄入量(recommended dietary allowance,RDA)是满足根据年龄、性别和生理需要分类的大多数(97%~98%)健康人的营养需要的平均每日膳食量。RDA 来自于估计平均需要量(estimated average requirement,EAR)。当不能确定 RDA 时,适宜摄入量(adequate intake,AI)是推荐的每日摄入量。耐受上限摄入水平(tolerable upper intake level,UL)是日常营养摄入量的最高水平,该水平对普通人群的大多数个体的健康可能不存在健康风险(Institute of Medicine,1998)。

微量营养素已笼罩了一个神奇的光环。人们普遍认为,"大剂量"可以包治百病。或许这是对这些微量摄入物的超凡生理活性的认识。然而,它们也会构成危害。虽然在耐受上限摄入水平(Institute of Medicine,1998)内是安全的,但也存在过量中毒的风险。

书店的书架上挤满了提倡使用"天然"疗法的书籍,但对这些药物的危害和风险却很少提及。丹·赫利在他的《自然的原因:美国维生素和草药保健品行业的死亡、谎言与政治》一书中指出,"1994 膳食补充剂健康与教育法案"(DSHEA)(《纽约时报》将其称为"1993 蛇油保护法案")扩大了这些"天然"疗法疯狂的和利润丰厚的销售,现在可以用作指定膳食补充剂的药物。正是 DSHEA 使得这些药物有可能逃避 FDA 和联邦贸易委员会的监管。

有几种人群需要选择性地进行微量营养素的补充,包括孕妇、新生儿和婴儿、老年人、接受长期肠外营养或静脉输入营养的患者,以及营养或代谢状态改变的个体。贫穷和食物盲从现象仍是微量营养素缺乏的原因。除极少数人外,对于大多数人而言补充维生素和微量元素不仅不需要甚至是一种浪费,因为它们分布广泛,且来源丰富。

本部分综述了微量营养素,包括维生素和必需微量元素。表 26-1 列出了 13 种维生素,以及它们的功能及缺乏和中毒状态(10 种必需微量矿物元素以及它们的功能及缺乏和中毒状态的影响列于表 26-4 中)。

表 26-1 维生素:功能、缺乏的症状及毒性

	功能	缺乏的症状	毒性
水溶性维生素			
维生素 C(抗坏血酸)	许多还原反应 胶原蛋白的羟基化	维生素 C 缺乏症(坏血病)	慢性大剂量 RDA 的 10~150 倍(1~15g):痉挛、腹泻、恶心、肾结石 大剂量:机体加速其代谢。如果大剂量突然停用,可产生维生素 C 缺乏症
生物素	羧化反应中的辅因子	罕见。由缺乏生物素的完全肠外营养造成。另外,生鸡蛋蛋白中的亲和素可结合肠内的生物素,阻止其吸收。皮炎、舌炎、脱发、厌食、抑郁和高胆固醇血症	没有已知的毒性
钴胺素(维生素 B_{12})	叶酸代谢和 DNA 合成,维持脊髓束的髓鞘化	巨幼细胞性贫血、周围神经病变	无明显毒性
叶酸	在 DNA 和氨基酸合成中运输和利用一碳单位	巨幼细胞性贫血、神经管缺陷	在啮齿类动物模型中有致畸效应 高剂量口服无不良反应
烟酸	参与 NAD 和 NAD 磷酸盐的构成、氧化还原反应	糙皮病:痴呆、皮炎、腹泻	过量烟酸引起血管扩张、"潮红";肝毒性
维生素 B_1(硫胺素)	作为焦磷酸盐,是脱羧反应中的辅酶	干性(神经肌肉型)和湿性(心力衰竭型)脚气病、Wernicke-Korsakoff 综合征	只见于肠胃外给药时 头痛、肌无力、心律不齐、抽搐
泛酸(维生素 B_3)	参与构成辅酶 A	无已知症状	非常高的剂量:腹泻。
吡哆辛(维生素 B_6)	其衍生物是许多中间反应中的辅酶;氨基酸、磷脂和糖原代谢	唇干裂、舌炎、皮炎、外周神经病变、抽搐	长期大剂量使用引起共济失调和感觉神经病变 UL 为 100mg/d

表 26-1　维生素：功能、缺乏的症状及毒性(续)

	功能	缺乏的症状	毒性
维生素 B_2(核黄素)	转化为黄素辅酶，是中间代谢中许多酶的辅因子	维生素 B_2 缺乏症、唇干裂、口角炎、舌炎、皮炎、角膜血管化	维生素 B_2 的毒性尚未有报道。吸收使维生素 B_2 限制在正常范围
脂溶性维生素			
维生素 A(视黄醇)	是视网膜视杆色素的组成部分。在昏暗光线下的视觉中，及生长和生殖中发挥作用。维持对感染的免疫抵抗	鳞状化生，特别是腺体和滤泡的角化过度；干眼症；夜盲症，生殖障碍，易感染	北极熊和大型动物的肝脏中含有非常高水平的维生素 A 急性：可引起嗜睡、头痛、呕吐、昏迷、皮肤剥脱和视乳头水肿 慢性：致畸、骨质疏松、肝毒性 类胡萝卜素过量：皮肤呈鲜明的橙黄色
维生素 D(胆钙化醇)	促进钙和磷的吸收；骨骼和牙齿的矿化	儿童患佝偻病、成人患软骨症、低钙血症、手足抽搐	维生素 D 摄入过多：高钙血症和高钙尿症，超过 UL(50μg)即中毒。骨脱矿质、便秘、肌无力、肾结石
维生素 E(生育酚)	抗氧化、清除自由基；细胞呼吸(主要在肌肉中)，维持红细胞的完整性	脊髓小脑变性、共济失调	轻度胃肠道反应、恶心；服用抗惊厥药的患者出现凝血障碍
维生素 K(植物甲萘醌)	作为凝血因子的辅因子-肝脏因子 Ⅱ(凝血酶原)、Ⅶ 和 X、蛋白 C 和蛋白 S	凝血缺陷、出血性疾病	食物中的维生素 K 不会导致中毒 过量的维生素 K 可能会缩短凝血时间

维生素

维生素是维持机体健康、生长和生殖所需的微克至毫克量级的有机分子(McCormick & Greene，1994)。除维生素 D 外，机体所需的维生素完全依赖膳食摄入，尽管某些肠道细菌可合成维生素 K、烟酸、维生素 B_2、生物素、钴胺素和叶酸(Eastwood，2003；Grodner et al，2004)。但是，这些合成主要发生在结肠中，由于不易吸收所以营养价值不大。任何一种维生素的缺乏都会导致明确的代谢缺陷。这具有种属特异性，因为不同的物种具有不同的合成能力。例如，许多低等动物可以合成维生素 C，但人类不能，所以人类需要摄入维生素 C 来防止维生素 C 缺乏症(Combs，1998)。

维生素可根据功能、营养来源或其水溶性进行分类(表 26-1)。在本书中，根据溶解度将维生素分为两组。溶解度影响维生素的吸收和运输。水溶性维生素容易吸收，其体内储存量最少。所以，其缺乏发生的很快，甚至在数周内即可发生(Grodner et al，2004)。维生素 B_1、维生素 B_2、烟酸、吡哆辛、钴胺素、维生素 C、叶酸、泛酸和生物素都是水溶性的。维生素 A、D、E 和 K 被认为不溶于水或是脂溶性的，其吸收依赖于正常的脂质消化和胶束增溶作用，例如胆汁的存在。即使脂溶性维生素的膳食摄入量足够，但吸收不良也可导致其缺乏。

确定满足微量营养素的代谢需求的程度是复杂且非常困难的。经验丰富的从业者或营养师只能通过获得的临床病史提供粗略的评估。即使是一个 3 天的日常饮食日记的作用也是有限的，因为记录食物的成分和消耗量存在问题(Grodner et al，2004)。然而，RDA 和推荐用于肠内和静脉营养支持的量是可使用的。

疾病状态、感染或创伤可以改变代谢，并以尚不了解的方式显著改变维生素和微量元素的需要量(Gidden & Shenkin，2000；Elia，2001)。实验室研究有助于改善对供需平衡的评估，但作用确实有限(Gidden & Shenkin，2000)。已知存在亚临床的缺乏，但在发生显著的生化、生理或组织学改变之前，对缺乏程度只能推测。迫切需要对该领域进行富有成效的研究。解释营养状况的测试结果需要相应的参考范围，这些参考范围需要考虑诸如种族、地理差异和样本采集时间等相关因素。

维生素存在于几乎所有食物中，但没有哪种食物组合是所有维生素的来源(Grodner et al，2004；表 26-2)。B 族维生素包括维生素 B_1、维生素 B_2、烟酸、吡哆辛和钴胺素。钴胺素仅存在于动物食品中，包括肉类(特别是肝脏)、牛奶、奶酪、蛋类和其他动物蛋白。B 族维生素的其他成员见于绿叶蔬菜、牛奶和肝脏中。维生素 A 和烟酸的前体物质在人体内可转化为活性维生素形式。维生素 K 和生物素可由肠道微生物产生，但产生的量不足以维持机体代谢。烟酸和维生素 D 可以在人体内合成。维生素 B_1 和生物素均具有天然的拮抗剂(Williams，2002)。

维生素缺乏对于极端生命情况非常重要，特别是发育中的胎儿、婴幼儿和老年人值得关注(Seymour，2000)。维生素缺乏在蛋白质能量摄入不足的发展中国家也很常见。在发达国家，导致维生素缺乏的情况包括摄入、吸收或产生减少。摄入减少多发生于酗酒者(维生素 B_1)、小肠疾病(叶酸和脂溶性维生素 A、D、E 和 K)、素食者(维生素 D、钴胺素)和老年人(维生素 D、叶酸)。吸收减少见于肝脏或胆道疾病(维生素 A、D、E 和 K)

和回肠疾病或切除(钴胺素)。导致产生减少的情况包括肾病(维生素 D)和使用药物如甲氨蝶呤(叶酸)。维生素缺乏也见于长期慢性疾病患者,如获得性免疫缺陷综合征(acquired immunodeficiency syndrome,AIDS)。对微量营养素的体内储备量和慢性营养状态的评估仍存在困难。检测通常只表示最近的营养摄入量。对怀疑所缺乏的营养物质的试验性治疗通常是最简单和最可靠的方法。特殊的诊断策略也是有帮助的(Feldman,1994;Gibson,2002;表 26-2)。

表 26-2　维生素:RDA、食物来源和体内水平分析

	RDA	食物来源	亚临床缺乏状态的实验室评估
水溶性维生素			
维生素 C	男性:90mg 女性:75mg 吸烟者:125mg	水果和蔬菜:柑橘类水果、红色和绿色辣椒、草莓、西红柿、西兰花、土豆、绿叶蔬菜	要求空腹标本 血清:维生素 C 缺乏<11.4μmol/L WBC:通过 HPLC 测定维生素 C,反映组织储存,制备和测定困难。<11.4nmol/10^8个细胞与维生素 C 缺乏症相关 24 小时尿液:维生素 C 测定反映最近膳食摄入量 维生素 C 负荷试验检测尿液
生物素	AI:30μg	肝、肾、花生酱、蛋黄、酵母	微生物法
维生素 B_{12},钴胺素	男性/女性:2.4μg	肉类、鱼类、禽类、蛋类、乳制品	血清:维生素 B_{12} 缺乏:<59pmol/L(RIA 法); 尿液:甲基丙二酸
叶酸	男性/女性:400μg 孕妇:600μg 哺乳期:500μg	绿叶蔬菜、豆类、谷物、一些水果和果汁	溶血干扰红细胞叶酸和血清叶酸的测定 血清:甲基四氢叶酸,反映近期摄入量,而不是储存量 临界值,叶酸负平衡<6.8nmol/L 聚谷氨酸形式存在的叶酸,反映体内叶酸的储存量 叶酸(nmol/L):减少<368、缺乏<322、贫血<227 尿液:亚胺甲基谷氨酸(FIGLU) 组氨酸负荷试验检测尿液
维生素 B_3,烟酸	烟酸当量 = 1mg 烟酸或 60mg 色氨酸 男性:16mg NE/d 女性:14mg NE/d	含蛋白质的食物是烟酸和色氨酸的良好来源。肉类、家禽、鱼、豆类、强化谷物、牛奶、咖啡、茶	红细胞中烟酰胺腺嘌呤二核苷酸(NAD)和 NADP 核苷酸的比率:<1 可能提示存在烟酸缺乏的风险 比率 2:吡啶(40%~60%):N′-甲基烟酰胺(20%~30%),比率<1 时表示烟酸缺乏
泛酸	AI:5mg	全谷类食品、豆类、肉、鱼、禽类	全血泛酸:<100μg/dl,摄入量不足 24 小时尿液泛酸:<1mg/d,异常低
维生素 B_6,吡哆辛	男性/女性:1.3mg	全麦、谷物、豆类、鸡肉、鱼、猪肉、蛋类	血浆 5′-磷酸吡哆醛:阳离子交换 HPLC,荧光法测定 B_6 状态:>30nmol/L 充足、≥0.8 可接受、<0.5 临界或不足 红细胞氨基转移酶:反映吡哆辛的长期状况;ALT 对 B_6 缺乏症比 ALT 更敏感 尿液 4-吡哆酸:饮食摄入的 B_6 尿液氧杂蒽尿酸:色氨酸代谢产物 色氨酸负荷试验检测尿液

表 26-2 维生素:RDA、食物来源和体内水平分析(续)

	RDA	食物来源	亚临床缺乏状态的实验室评估
维生素 B_2,核黄素	男性:1.3mg 女性:1.1mg 维生素 B_2 被光破坏	牛奶、强化谷物、西兰花、芦笋、绿叶蔬菜、全谷物、强化面包、谷类。另外还有乳制品、肉类、鱼类、禽类、蛋类	红细胞谷胱甘肽还原酶:表述为有和无黄素腺嘌呤二核苷酸时实验结果的比值 24 小时尿液维生素 B_2:反映最近的摄入量,而非体内储存量,无特异性,随生理活动而变化
维生素 B_1,硫胺素	男性:1.2mg 女性:1.1mg	全谷物或强化谷物、面粉、猪瘦肉、豆类、种子、坚果	红细胞转酮酶活性:表述为有和无维生素 B_1 焦磷酸盐时测得数值的比率 24 小时尿液维生素 B_1:反映最近的膳食摄入量,而非体内储存量
脂溶性维生素			
维生素 A,视黄醇	视黄醇活性当量(RAE) 男性:900μg RAE 女性:700μg RAE	天然维生素 A 只存在于动物脂肪相关的食物中:全脂牛奶、黄油、肝脏、蛋黄、多脂鱼 类胡萝卜素见于深绿色、黄色和橙色的水果和蔬菜,西兰花,哈密瓜,甘薯,胡萝卜,番茄,菠菜	溶血干扰测定 肝脏视黄醇储存:血清视黄醇,试验不敏感 剂量反应:口服 3,4-二脱氢视黄醇乙酸酯(100μg/kg)4~6 小时后,通过 HPLC 检测血清视黄醇和脱氢视黄醇,比临界视黄醇状态的血清视黄醇更敏感 RDR:相对剂量反应 RBP:视黄醇结合蛋白,是视黄醇指数,特异性低 当维生素 A 缺乏时,RBP 作为 apo RBP(未结合视黄醇的 RBP)积聚在肝脏中。服用视黄醇制剂后,视黄醇与肝脏中的 apo RBP 结合,holo RBP(与视黄醇结合的 RBP)从肝脏释放出来,引起血清视黄醇升高 用血标本测定维生素 A 的基础水平和口服维生素 A 后 5 小时的水平 计算 RDR(%)>14%~20%,临界维生素 A 状态 血清类胡萝卜素表示当前摄入量 快速黑暗适应(RDA)用于夜盲症
维生素 D,胆钙化醇	AI:男性/女性 5μg 年龄: 51~70 岁:10μg >70 岁:15μg	黄油、蛋黄、肝脏、多脂鱼 维生素 D 强化牛奶 阳光照射可使维生素 D 前体转变为有活性的维生素 D	血清 25-羟维生素 D: 缺乏:<3nmol/L 中毒:>500nmol/L 分离血清 25(OH)-D:通过 HPLC 分离,通过 CPBA 测定,表示总的内源性和外源性维生素 D,反映肝脏的维生素 D 含量
维生素 E,生育酚	α-生育酚当量=α-TE 男性/女性:15mg α-TE	植物油、玉米、大豆、红花。全谷物、种子、坚果、小麦胚芽、绿叶蔬菜	血清生育酚与血清脂质比值 反相 HPLC 分离,高灵敏度荧光检测器检测;当总生育酚 mg/血清脂质 g 比值<0.6 时,表示血清胆固醇缺乏
维生素 K,植物甲萘醌	AI M:120μg Φ:90μg	维生素 K 由细菌在空肠和回肠中合成;膳食摄入仍然是必需的。深绿叶蔬菜	凝血酶原时间

数据来自 McCormick et al,1994;Gibson,2002;Grodner et al,2004;Brewster,1996

AI,适宜摄入量;ALT,丙氨酸氨基转移酶;CPBA,竞争性蛋白结合测定;FIGLU,甲酰氨肟酸;HPLC,高效液相色谱法;NAD,烟酰胺腺嘌呤二核苷酸;NE,烟酸当量;RAE,视黄醇活性当量;RDA,推荐膳食供给量;RDR,相对剂量反应维生素中毒通常是维生素补充过量所致，极少是由于膳食摄入过多。单次大剂量的水溶性维生素极少引起中毒，因为它们会被迅速排泄，但重复的大剂量水溶性维生素会引起中毒。维生素 A 中毒的实际发病率虽然较低，但它引起中毒的可能性大于其他维生素。对于维生素 A 来说摄入量低至 25 倍的 RDA 有潜在毒性。类胡萝卜素毒性低。维生素 D 具有较高的毒性潜力，据报道，摄入 50 倍 RDA 对人体具有毒性。当大剂量的维生素 D 用于预防或治疗佝偻病时，儿童对此特别敏感，大剂量的钙和磷的摄入会加剧高维生素 D 血症（Combs，1998）。

水溶性维生素

维生素 B_1

焦磷酸硫胺素（thiamine pyrophosphate，TPP）是参与糖类、氨基酸中间代谢酶必需的辅因子，对脑功能非常重要。在酵母、豆类、强化谷类食品和猪肉中含量丰富。维生素 B_1 缺乏的早期症状包括畏食、体重减轻、肌无力、冷漠、意识障碍和烦躁。后期症状包括水肿和高输出量心力衰竭（湿性脚气病）、反射迟钝的多发性神经病变、感觉异常、虚弱和肌肉萎缩（干性脚气病），以及以痴呆、共济失调和眼肌麻痹为特征的精神错乱（Wernicke-Korsakoff 综合征）。乳头体和毗邻第三脑室区域的损伤是特征性表现（Rubin & Strayer，2005）。婴儿脚气病发生于没有补充维生素 B_1 的母乳喂养数月的婴儿。年龄较小的婴儿可突然发生心力衰竭且迅速致命。酗酒的成年人常存在维生素 B_1 缺乏，可能是乙醇干扰维生素 B_1 的摄取和代谢。维生素 B_1 缺乏也见于营养不良者。口服高剂量维生素 B_1 未见中毒现象。抗维生素 B_1 因子存在于蒌叶、茶和一些食物中。在美国，所有面包和面粉都富含维生素 B_1。维生素 B_1 在高温下不稳定，食物经水煮后维生素 B_1 会显著丢失。维生素 B_1 经整个小肠吸收，尽管结肠中的正常细菌可产生维生素 B_1，但对人体的益处不大。在血浆中维生素 B_1 与白蛋白结合。摄入大量维生素 B_1 时，过多的维生素 B_1 经尿液排泄（Kohlmeier，2003）。加入或不加入 TPP 的红细胞转酮酶活性是评估维生素 B_1 缺乏症的有效试验。需要新鲜的肝素抗凝全血进行检测（Truswell & Milne，2002）。维生素 B_1 缺乏症最可靠的试验是检测维生素 B_1 肠胃外给药反应（Rubin & Strayer，2005；Olsen & Regis，2010）。

有一案例：一名 21 岁谵妄的男子被送到急诊科。他有 3 个月食欲不佳、双重视力、眼睑下垂、耳鸣、气短、健忘和全身无力等症状。之前 6 个星期他一直处于抑郁状态，体重减轻超过 13.6kg（30Ib）。没有药物滥用史及先前病史，没有家族病史。

明显恶病质表现。他当前体重 43kg（95Ib）、血压 174/116、心率 153 次/min。在室内空气中氧饱和度为 97%（体重指数为 14.1kg/m^2）、体温 37℃（98.4℉）；反应正常。肌力下降，EKG 显示室上性心动过速。全血细胞计数正常，葡萄糖浓度为 200mg/dl、肌酸酐为 11.9mg/dl、尿素氮为 28mg/dl、蛋白为 8.5g/dl、钙为 10.8mg/dl、胆红素为 2.2mg/dl。甲状腺功能检查正常，尿液药物筛查为阴性。胸片显示心脏肥大。诊断为湿性脚气病和 Wernicke 脑病。静脉给予 100mg 维生素 B_1，治疗后数小时，精神状态有所改善，4 天后除耳鸣外，其他功能恢复到正常水平（Olsen & Regis，2010）。在发达国家，维生素 B_1 缺乏症极其少见。

维生素 B_2

维生素 B_2 通常形成两种辅酶：黄素单核苷酸和黄素腺嘌呤二核苷酸。它们在几种氧化体系的电子传递中具有重要作用。膳食来源包括牛奶、乳制品、肉类、禽类、鱼类和绿色蔬菜。面包和谷类富含维生素 B_2。吸收主要在空肠。维生素 B_2 在饮食中如此普遍，不足以导致严重不良的缺乏症。轻度的维生素 B_2 缺乏症比较常见，经常与缺乏维生素 B_1 和（或）烟酸相关（Guyton & Hall，1997）。长期缺乏会出现嘴唇开裂和肿胀（唇干裂），嘴角开裂和发炎（口角炎），被称为洋红舌的深红色光滑舌（舌炎、萎缩），脸颊和耳后油腻、鳞状增生（脂溢性皮炎），还可能出现正细胞性贫血（Kohlmeier，2003）。间质性角膜炎是最令人头疼的病变，会导致角膜浑浊和形成溃疡（Rubin & Strayer，2005）。婴儿期和儿童期的维生素 B_2 缺乏会妨碍生长。维生素 B_2 几乎没有中毒的危险，过量的维生素 B_2 会迅速排泄掉。24 小时尿液检查可显示近期维生素 B_2 摄入量（Kohlmeier，2003）。

烟酸

维生素 B_3（烟酸）在烟酰胺腺嘌呤二核苷酸（NAD）及其磷酸化形式 NADP 的形成中发挥着重要作用，NAD 和 NADP 对于许多中间代谢和大量的氧化还原反应十分重要。动物蛋白质如肉、蛋类和牛奶是富含色氨酸的食物，它们是内源性合成烟酸的良好来源。尿液是烟酸代谢产物的主要排泄途径。烟酸存在于多种谷物中。烟酸缺乏会导致糙皮病，尽管现在已不常见，但是在营养不良的酗酒者和蛋白质摄入不足的食疗信徒中因缺乏色氨酸，且没有服用外源性烟酸可能会见到。色氨酸吸收不良，如 Hartnup 病，或色氨酸被消耗以制备 5-羟色胺的类癌综合征，可能会产生糙皮病的轻微症状。吡哆辛和维生素 B_2 缺乏会增加对烟酸的需求，因为两者既是辅因子又是烟酸合成所必需的。玉米中色氨酸的含量很低，玉米中的烟酸处于结合状态，很难被利用。糙皮病在以玉米为主食的地区普遍存在，如非洲的某些地区（Guyton & Hall，1997）。

糙皮病的特征是皮炎、腹泻和痴呆，如果不治疗将会导致死亡。暴露于阳光或受压的部位可形成鳞状皮炎，如膝和肘部。双手粗糙、手套样分布的鳞状皮炎，特征是角化过度、血管形成和慢性炎症。类似的病变也见于口腔和阴道黏膜（Rubin & Strayer，2005）。过量摄入烟酸会导致潮红（脸部、胸部和手臂的灼烧感和瘙痒）和胃刺激。持续超大剂量烟酸可能引起肝脏损伤，此方法曾用于治疗高胆固醇血症。

吡哆辛

维生素 B_6 作为一种辅酶参与 100 多种转氨、脱羧及其他反应，包括卟啉合成第一步、糖原动员、氨基酸转硫作用和神经递质合成。富含吡哆辛的食物包括强化谷物、内脏、肌肉食品、土豆和除柑橘外的水果。烹饪会导致吡哆辛的丢失。尿液是主要的排泄途径。吡哆辛缺乏通常与其他维生素或蛋白质缺乏一起出现，可见于酗酒者。吡哆辛缺乏症并不常见，它可引起小细胞低色素性贫血，但储存铁是饱和的；还可引起癫痫性发作、脑电图异常、抑郁、意识障碍、脂溢性皮炎,以及可能出现血小板和凝血功能异常。极大剂量吡哆辛对几种先天性氨基酸代谢异常治疗有效。叶酸、钴胺素、吡哆醛等补充剂对具有心血管疾病风险的同型半胱氨酸尿症治疗有效。

血浆5-磷酸吡哆醛(plasma pyridoxal 5-phosphate,PLP)是体内主要的辅酶形式和血浆中循环维生素 B_6 的主要形式(Truswell,2002)。成人大于30nmol/L表示处于充足状态。尿液24小时4-吡哆酸水平反映维生素 B_6 的最近膳食摄入量。水平高低因年龄、性别和妊娠而异。可接受的维生素 B_6 摄入量是每天大于0.8mg。色氨酸(或甲硫氨酸)口服负荷后尿液中的黄尿酸检测是功能性维生素 B_6 缺乏的间接试验。维生素 B_6 缺乏时,红细胞在有或没有体外PLP情况下的丙氨酸氨基转移酶(RBC-ALT)的活性降低。非常大剂量的吡哆辛摄入(成人>100mg/d)可能会引起外周感觉神经病变和皮肤损伤(Kohlmeier,2003)。

钴胺素

钴胺素是一种含钴的分子,只能由细菌合成。钴胺素包含几种"同效维生素"。氰钴胺素和羟钴胺素是药物形式,而腺苷钴胺素和甲基钴胺素是主要的生物活性形式。钴胺素作为辅因子的主要已知功能是参与由甲基丙二酸合成琥珀酸,以及由同型半胱氨酸合成甲硫氨酸。因此,钴胺素缺乏会导致甲基丙二酸和同型半胱氨酸的水平升高。临床上,钴胺素缺乏的许多症状与叶酸缺乏相似,可以用大量叶酸来治疗。这些症状包括脱氧核糖核酸(DNA)合成障碍导致的巨幼细胞性贫血。钴胺素缺乏也可引起神经、精神损害,主要与脊髓后柱、外周神经甚至大脑的脱髓鞘有关。叶酸治疗不能缓解神经损害,甚至可能使其恶化。

钴胺素的吸收非常独特,因为它需要与一种称为内因子的糖蛋白形成复合物,这种内因子由胃的壁细胞分泌。钴胺素-内因子复合物在回肠末端吸收。膳食摄入不足并不是钴胺素缺乏的常见原因。最常见的原因是自身免疫性萎缩性胃炎,称为恶性贫血,导致内因子产生减少(Stabler,2013)。

正常人体内钴胺素的储存量足以满足3~6年所需。食物来源包括肝、贝类、鱼、肉、蛋、牛奶、奶酪和酸奶。素食主义者存在钴胺素缺乏的风险(Eastwood,2003)。血浆钴胺素低于80pg/ml提示钴胺素缺乏,但是这种检测方法的灵敏性和特异性均不高。血清或尿甲基丙二酸升高和血浆同型半胱氨酸升高也表明钴胺素水平低。经典Schilling试验在有和无内因子的条件下,使用放射性标记的钴胺素测量其在不同天数下的吸收情况(West,2002),但现在已不常用。只有约1/4的循环钴胺素与运输蛋白转钴胺素蛋白结合,因此可以转运到细胞中。测量这种与转钴胺素蛋白结合的钴胺素可以更好地评估 B_{12} 状态,但尚未得到很好的验证。

维生素C

维生素C是一种强效的还原剂,参与许多氧化还原反应和质子转移。维生素C参与硫酸软骨素的合成和胶原的羟脯氨酸的形成。在伤口愈合、一些神经递质的生物合成和免疫功能中发挥重要作用(Rubin & Strayer,2005)。它在牙龈、动脉和其他软组织,骨(胶原合成),脑和神经功能(神经递质和激素合成),营养代谢(特别是铁、蛋白质和脂肪)以及抗氧化防御和自由基清除(直接和通过维生素E激活)中是必不可少的。维生素C在白细胞、肾上腺、垂体和大脑中浓度高。食物来源是水果,包括柑橘、浆果、番茄和许多蔬菜。储存过久和过度烹饪可导致维生素明显丢失。男性RDA为90mg/d,女性为75mg/d。维生素C的缺乏称为维生素C缺乏症,出现的症状有牙龈出血、关节肿痛、伤口愈合缓慢、意识障碍、疲劳和免疫功能降低。现在,维生素C缺乏多见于酗酒者和饮食不佳的老年人。自古以来就有对维生素C缺乏症症状的描述。在16~18世纪,这种病在水手中普遍存在,典型的症状包括牙龈出血、关节肿痛和肌无力,在航行开始的几个月内发病。英国远征队因维生素C缺乏症造成了惨重的人员伤亡。这次惨重的伤亡促使英国海军寻求治疗方法。1747年,一名苏格兰外科医生詹姆斯·林德(James Lind)在一艘船上进行临床营养试验,他分别为6对维生素C缺乏症水手给予6种不同的饮食补充,他发现橘子和柠檬治愈了维生素C缺乏症,他在他的《维生素C缺乏症大全》一书中报道了这些结果。他认为维生素C缺乏症是由船上潮湿和拥挤的环境造成的。但后来发现维生素C缺乏症是由于维生素C缺乏导致。

每日服用2000mg或更多的维生素C可引起胃肠道刺激和肾结石,并可能干扰铜代谢。与其他脊椎动物不同,人类无法完成维生素C的合成(Kohlmeier,2003)。可利用血清或白细胞进行维生素C的检测,两者都与膳食摄入量有很好的相关性。尿液维生素C测定可以反映最近的膳食摄入量(Skeaff,2002)。

叶酸

叶酸(盐)是一组与叶酸(蝶酰谷氨酸)有关的化合物的统称。像钴胺素一样,它在一碳单位的转移反应中起辅酶的作用,叶酸缺乏导致嘌呤和嘧啶合成障碍,从而导致DNA合成障碍(Guyton & Hall,1997)。叶酸对红细胞的成熟也很重要。叶酸可以从植物中广泛获取,在较小程度上可以从内脏中获得。食物中超过一半的叶酸在烹饪过程中丧失。叶酸缺乏导致巨幼细胞性贫血和白细胞减少。在妊娠期,胎儿神经管缺陷与低叶酸水平相关,而孕期补充叶酸可显著降低发病率(Wildman & Medeiros,2000)。

泛酸

泛酸是辅酶A(CoA)和酰基载体蛋白(acyl carrier protein,ACP)的组成部分,两者都是酰基的载体。乙酰CoA参与三羧酸循环,CoA参与脂质的合成。泛酸以CoA的形式在红细胞中运输。泛酸在肝脏、肾上腺、肾脏、脑、心脏和睾丸等组织中的浓度最高。CoA和ACP被代谢为游离泛酸并经尿液排泄。尿液水平表示膳食摄入量,范围为2~7mg/d。泛酸广泛存在于食物中,膳食缺乏仅发生于伴有其他营养素缺乏的严重营养不良。第二次世界大战期间,见于营养不良战俘的"灼热足综合征",大剂量的泛酸钙治疗有效(Truswell & Milne,2002)。

生物素

生物素是包含丙酮酸羧化酶(为三羧酸循环提供草酰乙酸酯)、乙酰辅酶A和羧化酶(脂肪酸合成)在内的多种羧化酶的辅酶。生物素缺乏症非常罕见,因为生物素存在于许多食物中，大量肠道细菌产生的生物素可作为膳食摄入的补充。在未煮熟的蛋清中存在一种抗生物素即亲和素，它与肠道中的生物素结合，从而阻止生物素吸收，如果大量摄入可以引起生物素的缺乏。全肠外营养中未含有生物素会导致人体生物素缺乏，临床表现为鳞状皮炎、舌炎、脱发、厌食、抑郁和高胆固醇血症（Truswell & Milne，2002）。

脂溶性维生素

维生素 A 和视黄醇

维生素 A 的活性由两种类型的化合物提供：有功能的维生素 A、视黄醇和相关化合物，以及前体形式的 β-胡萝卜素和相关的类胡萝卜素。后者是维生素原，见于蔬菜和一些水果的黄色和红色色素中。视黄醇对暗光条件下的视力、"活性硫酸"的合成和生殖非常重要。视黄酸在细胞分化、形态发生、糖蛋白合成、基因表达、免疫、生长，以及预防癌症和心脏病过程中发挥重要作用（Truswell，2002）。某些特殊细胞膜的维持、骨骼成熟、视网膜杆状细胞的形成、细胞膜的结构，都需要维生素 A。维生素 A 缺乏在发达国家是罕见的，但在世界的贫穷地区，特别是非洲、中东和东南亚的部分地区，由于维生素 A 缺乏引起的角膜损伤，进而导致的失明是常见的。鱼肝中有高浓度的视黄醇，绿叶蔬菜中富含胡萝卜素（Rubin & Strayer，2005）。希波克拉底（466～377BCE）相信，食用动物肝脏可以治愈夜盲症（West，2002）。维生素 A 缺乏症常见于长期缺乏乳制品和蔬菜的饮食或吸收不良综合征（Eastwood，2003）。维生素 A 缺乏导致鳞状化生，产生的鳞状碎屑阻塞汗腺管和泪管。通常影响气管、支气管、肾盂、胰腺管、子宫和唾液腺的上皮。维生素 A 缺乏症的早期症状是在昏暗的光线下视力丧失（夜盲症）。过量补充维生素 A 可引起中毒，特别是儿童。北极熊肝脏中维生素 A 的浓度异常高，食用北极熊肝脏的探险者出现过维生素 A 中毒。维生素 A 中毒时，肝脏和脾脏因含有充满脂质的巨噬细胞而肿大。维生素 A 存在于肝细胞中，长期中毒会导致肝硬化。头痛、兴奋过度和骨痛是早期症状。尽早停止过度维生素 A 给药，大部分中毒损伤是可逆转的。高剂量的视黄酸合成衍生物可致畸。过量的胡萝卜素是无害的，但可引起皮肤黄疸样变色（Rubin & Strayer，2005）。

血液循环中的视黄醇浓度与机体视黄醇总体储存量的相关性不强。相对剂量-反应试验（Loerch，1979）可间接评估储存量。收集两份分别来自注射生理剂量的维生素 A 前和注射后 5 小时的血液样本，在维生素 A 缺乏的受试者中，血清视黄醇浓度快速持续上升；维生素 A 充足者表现出较低的和短暂的上升（Loerch，1979）。

维生素 D

维生素 D（胆钙化醇）作为激素在控制钙磷代谢中起重要作用。皮肤在紫外线暴露下将天然存在的 7-脱氢胆固醇转化为胆钙化醇或维生素 D_3。因为机体可以产生维生素 D，所以有人认为维生素 D 是激素。对于长期在室内的人，特别是北半球高纬度地区，以及衣服完全覆盖皮肤遮挡阳光的人来说，维生素 D 确实是维生素。胆钙化醇来自膳食中的动物性食品，特别是鱼肝和鱼油。在人类中具有同等效力的麦角钙化醇或维生素 D_2，来源于真菌和植物中的维生素原麦角固醇，麦角固醇是用于强化牛奶和人造黄油的主要合成形式。维生素 D_2 和 D_3 均需要在肝脏和肾脏中羟化为活性形式。维生素 D 促进小肠中钙和磷的吸收（DeLuca，1992；Truswell，2002）。维生素 D 缺乏的原因包括膳食摄入不足、皮肤未接触到充足的阳光、吸收不良如脂肪吸收不良综合征、由于慢性肝脏或肾脏疾病而不能转化为活性形式。在骨骺线闭合前的儿童中，这种骨病变综合征称为佝偻病；在成人中称为骨软化症。随着麦角固醇加入牛奶和其他食物，该病的发病率已经下降（Rubin & Strayer，2005）。维生素 D 的主要功能是通过调节肠道吸收、骨的矿化和动员，以及肾脏排泄维持 Ca^{2+} 和磷的体内平衡（Combs，1998）。维生素 D 过多通常是由于摄取过量的维生素 D 制剂。活性代谢物的异常转化有时发生于结节病。维生素 D 过多导致高钙血症。早期症状是虚弱和头痛。高钙血症的后遗症包括高钙尿症，肾钙质沉着症，肾结石，和血管、心脏和肺的异位钙化（Rubin & Strayer，2005）。最近一份报告显示，大剂量维生素 D_3 的治疗并未减少维生素 D 缺乏的危重患者的住院时间。严重维生素 D 缺乏患者住院死亡率较低（Amrein et al，2014）。

过度的紫外线暴露可能导致皮肤晒伤，但不会引起高维生素 D 过多症。在维生素 D 缺乏时，血浆钙和磷降低；在佝偻病病和骨软化症中血浆碱性磷酸酶（骨同工酶）升高。确定维生素 D 状态的最直接方法是使用免疫法或质谱法测定血浆 25（OH）D（Truswell，2002）。免疫测定 1，25-二羟基维生素 D 适合于钙失调状态的评估。维生素 D 缺乏与许多健康风险有关，最佳血浆 25（OH）D 水平在 30ng/ml 左右，低于 20ng/ml 被认为是缺乏（Bischoff-Ferrari，2014）。

维生素 E

维生素 E（生育酚）是一种脂溶性抗氧化剂或自由基清除剂，可使氧自由基失活。虽然有 8 种天然存在形式，但维生素 E 是血浆和红细胞膜中唯一已知的脂溶性抗氧化剂。玉米和大豆富含维生素 E。维生素 E 缺乏症是非常罕见的，可见于吸收不良、全肠外营养或早产儿。维生素 E 缺乏症的临床所见不一致，有共济失调和反射丧失的报道。没有已知的毒性（Eastwood，2003；Amrein et al，2014）。

维生素 K

维生素 K（植物甲萘醌）参与凝血过程中许多重要蛋白质的活化，如凝血酶原（凝血因子Ⅱ）、因子Ⅶ、Ⅸ、Ⅹ，以及蛋白 C 和蛋白 S。上述因子缺乏可导致凝血障碍和出血性疾病。凝血酶原时间可用于功能性监测维生素 K 的活性。维生素 K 有两种形式，维生素 K_1 存在于新鲜的绿色蔬菜如西兰花、卷心菜、菠菜和牛肝中，维生素 K_2 由肠道细菌产生。膳食缺乏并不常见，但可发生于脂肪吸收不良者，如直肠和胆道阻塞。此外，抗生素对肠道菌群的灭菌作用也可能导致维生素 K 缺乏症。

微量元素

除了硒和卤素氟、碘，微量矿物元素都是金属。它们各自在组织中的浓度都小于湿重的 1μg/g（Kane & Kumar，2005），并且小于干重的 0.01%（Gibson，1990；Taylor，1996）。因为当时的分析方法不能对它们进行定量，所以被称为“微量元素”（O’Dell & Sunde，1997）。必需微量元素缺乏时会对正常健康、功能或发育产生损害，补充到生理水平时又能纠正这些损害（Mertz，1981a；Gibson，1990），且其特定的体内代谢功能不能被其他类似的元素所代替（Milne，1994）。

通过几种不同的方式发现了各种必需的微量元素。其中一些元素的缺乏发生于土壤、水或植物中特定元素的含量不足的区域，如碘、氟、钴或铜。必需元素的缺乏也发生于该元素不能被生物利用时，因存在膳食摄入物的干扰。一个例子是在中东的男性和在科罗拉多州丹佛的西班牙裔人中发现锌缺乏，这是因为食用含高植酸盐的未发酵的面包、低纤维和低肉类膳食导致的结果（Wildman & Medeiros，2000）。其他微量元素缺乏是由于突变所导致的吸收或代谢该元素所需的蛋白质缺乏引起的。还有一些其他必需微量元素缺乏症发现于饮食中缺乏该微量元素的患者或没有补充该微量元素的全胃肠外营养患者中（O’Dell & Sunde，1997）。

有10种微量矿物元素被公认为是人体所必需的（表26-3）。只有对铜、碘、铁、硒和锌的缺乏状态有明确的认识（Kane & Kumar，2005）。对铬、氟和锰缺乏的表现有描述，但其生物化学作用还没有定论（Mertz，1981b）。由于这些元素在环境和食物供应中的广泛分布，很容易导致测试系统的污染，并且由于只需要微量即可满足生理需要，所以难以建立缺乏这些微量元素的模型。目前仍未确定其他微量矿物元素对于动物和人类是否是必需的。一些学者认为，砷、硼、锂、镍、硅和钒已被证明在某些动物物种中具有重要的生物化学作用，并推测对人类也应该是必需的（Milne，1994）。

表26-3 微量矿物元素的分类

对人类和动物必需的	对某些动物必需的、对人类可能是必需的	对某些动物可能是必需的	不是必需的
铬	砷	溴	铝
钴	硼	镉	锑
铜	锂	铅	铋
氟	镍	锶	锗
碘	硅	锡	汞
铁	钒		银
锰			铊
钼			钛
硒			
锌			

微量矿物元素的作用包括结构成分、信号转导，特别是催化性能（表26-4）。有些微量矿物元素是金属酶的组成部分，作为酶的辅因子，提供电子和氧的传递，并且在维持大分子构象或维生素和激素活性方面具有重要作用。在几种蛋白质家族调控下，细胞主动积累这些微量矿物元素（Finney & O’Halloran，2003）。通常，这些元素的稳态受到严格调控。只有一些微量元素缺乏的临床效应的生物化学机制得到阐明（Mertz，1981b）。

表26-4 必需微量矿物元素的功能、缺乏和毒性

元素	功能/酶组分	缺乏的影响	毒性的影响
铬（Cr）	加强胰岛素的作用，葡萄糖和脂质代谢，Cr（Ⅲ）毒性低，难以吸收 葡萄糖耐量因子的成分	没有确定人类铬缺乏的方法；2型糖尿病葡萄糖耐量受损、胰岛素抵抗、高血糖症、周围神经病变、高脂血症	Cr（Ⅵ）有毒，氧化损伤、皮肤溃疡、接触性皮炎、哮喘、肾和肝坏死、肺癌
钴（Co）	血红蛋白合成 维生素 B_{12} 的成分	人类不发生钴缺乏；由于维生素 B_{12} 缺乏出现的症状：贫血、厌食、生长抑制	心肌病、心力衰竭、甲状腺肿、甲状腺功能低下；温热感、呕吐、腹泻
铜（Cu）	细胞呼吸、神经递质调节剂、氧化反应、电子传递、胶原合成、血管和骨骼结构和中枢神经系统的发生、抗氧化。$CuZnSO_4$、金属硫蛋白、细胞色素c、酪氨酸酶、多巴胺β-羟化酶、赖氨酰氧化酶的组成成分	Menkes卷发综合征、X连锁、先天性铜吸收障碍；异常胶原蛋白交联、肌无力、铁难以治疗的低色素性贫血、白细胞减少、神经系统缺陷、色素减少。在早产儿：骨折、骨骼缺陷 发生于营养不良的儿童和未补充铜的早产儿	相对无毒 威尔逊病（Wilson disease）：常染色体隐性遗传，不能经胆汁排泄铜：过量的铜蓄积在肝、肾、脑、眼，肝坏死，高血压，眼中Kayser-Fleischer环 铜干扰铁和锌的吸收
氟（F）	防止蛀牙	龋齿增加	氟斑牙釉质、氟中毒
碘（I）	甲状腺激素成分	甲状腺肿、甲状腺功能减退、婴儿呆小病、成人黏液水肿	甲状腺肿、甲状腺毒症

表 26-4 必需微量矿物元素的功能、缺乏和毒性(续)

元素	功能/酶组分	缺乏的影响	毒性的影响
铁(Fe)	氧气运输、呼吸、氨基酸和自由基代谢、脂质、氧化磷酸化。 血红蛋白、金属酶、维生素 A 的组成成分	低色素小细胞性贫血、舌炎、口角炎、唇干裂、匙状甲 失血或铁摄入不足;缺铁性贫血:<7g/100ml 血液	血色素沉着症:遗传性、原发性、常染色体隐性遗传;获得性,继发性,铁超载 铁沉积在肝脏、胰腺、心脏和皮肤中
锰(Mn)	骨和结缔组织 金属酶的组分:水解酶、氧化还原酶和脂肪酶、丙酮酸羧化酶、超氧化物歧化酶和精氨酸酶	在人类尚未明确;骨骼和软骨缺陷	是微量元素中毒性最小的 精神障碍:记忆、言语、幻觉;症状类似于帕金森病和威尔逊病
钼(Mo)	DNA 代谢,对尿酸的产生是必需的亚硫酸盐氧化酶和黄嘌呤氧化酶的成分	未发现自然发生的钼缺乏症 生长受限、高铜血症、角质形成不良、甲状腺肿、呆小病	贫血、甲状腺肿、甲状腺毒症、低尿酸血症、高羟基嘌呤血症
硒(Se)	保护脂质免受氧化损害、基因表达、甲状腺素脱碘酶 谷胱甘肽过氧化物酶的组成成分	克山病:心肌病、心脏肥大、心力衰竭、白内障、儿童骨关节炎、肌病,指甲脱色/增厚、生长障碍	脱发和指甲脱落、硒中毒、蛀牙、神经病变、肝衰竭、呼吸有大蒜味
锌(Zn)	蛋白质合成,锌指蛋白——基因表达、免疫,正常皮肤、骨骼和头发需要。金属硫蛋白和约 300 种酶的成分	肠源性肢端皮炎;导致儿童心肌病 在儿童中,身高偏矮、味觉减退、发育迟缓、不育、免疫缺陷、伤口愈合延迟、舌炎、脂溢性皮炎、骨质疏松症	相对无毒:恶心、呕吐和胃肠道刺激;导致铜缺乏

膳食营养参考摄入量(dietary reference intakes, DRI)由美国国家科学院药物研究所食品和营养委员会于 1997 年推出,提供 4 种膳食参考值。这些参考值使用营养特异性膳食标准/参考,主要供营养学家使用(Barr et al, 2002),分别在 1997 年(IOM, 1997)、1998 年(IOM, 1998)、2000 年(IOM, 2000)和 2002 年(IOM, 2002)出版。DRI 已被发布用于微量营养素,包括必需微量元素、其他微量元素和所有的维生素。DRI 中包含的 4 种膳食参考值是 EAR、RDA、AI 和 UL(医学研究所食品和营养委员会, 2000)。

- 估计平均需求量(EAR):估计平均每日营养摄入量符合特定生活阶段和性别的一半健康人数的要求。
- 推荐膳食供给量(RDA):平均每日营养摄入量足以满足特定生活阶段和性别几乎所有(97%~98%)健康个体的营养需求。
- 适宜摄入量(AI):推荐的平均每日营养摄入水平是基于观察或实验确定的一群(或几群)假定足够健康人群的营养摄入量近似值或估计值;当 RDA 无法确定时使用 AI。
- 可耐受上限摄入量(UL):平均每日最高营养摄入量可能不会对普通人群的几乎所有个体造成不良健康影响。当摄入量超过 UL 时,不利影响的潜在风险就会增加。

微量元素缺乏通常是由于营养缺乏、全肠外营养时补充不足,或者是由于疾病状态导致的肠道吸收不良或排泄及利用增加。微量元素缺乏还可能是由于微量元素(如锌和铜)与其他营养素(如锌和维生素 A)之间的相互作用而干扰吸收或妨碍代谢利用造成的。大量的膳食锌会干扰肠道中铜的吸收,导致铜缺乏和贫血(Milne, 1994; Willis et al, 2005)。微量元素代谢的遗传缺陷包括 Menkes 卷发综合征(铜)、先天性无转铁蛋白血症(铁)、肠病性肢端皮炎(锌)和黄嘌呤和亚硫酸氧化酶缺乏(钼)(Gibson, 1990)。

分析微量元素时需要格外小心,因为它们在环境中的广泛分布以及存在于针、注射器、瓶塞、水和空气中,易于被这些生物和环境因素污染。需要用专门的方法来收集和处理。必须使用洁净室技术和超纯试剂。参考材料和严格的质量控制是每次测定运行所必需的,以确保分析的准确性。微量元素的检测必须由经过培训的技术人员进行(Mertz, 1975; Veillon, 1986)。用于收集、处理和分析微量元素的材料,现在已有改进,可减少污染。这些材料包括无微量元素的注射器、带有合适的硅化针的真空管、酸洗过的玻璃器皿和具有标准值的标准参考材料(Casey & Robinson, 1983; Gibson, 1990; McNeely, 1986)。

在过去 20 年里,由于分析仪器的改进实现了超高的精密度和灵敏度,对微量矿物元素代谢的认识和管理取得了巨大进步。原子吸收光谱法(atomic absorption spectrometry, AAS)是临床上分析生物样品中微量元素的最常用的手段。石墨炉原子吸收光谱法(graphite furnace atomic absorption spectrometry, GFAAS)提高了定量检测限(limit of quantitation, LOQ),使其达到十亿分之一[ppb, μg/L],并且允许同时测定多种元素。Zeeman 的背景校正改善了在诸如血清、血浆或血液等复杂标本中进行测试时的元素信号测量,以及其他标本处理的改进,进一步提高了精密度和特异性。火焰原子吸收光谱法(flame atomic absorption spectrometry, FAAS)的 LOQ 为 ppm(mg/L)。原子发射光谱法(atomic emission spectrometry, AES)由火焰 AES 和等离子源发射光谱法组成,测量光子的输出,而不是像 AAS 那样测量光子的吸收。测量激发电子的发射线。LOQ 是 ppm(mg/

L)。在中子活化分析(neutron activation analysis,NAA)中,样品被低能量的中子辐射产生放射性核素。在 NAA 中,原子核有激发,所以微量元素测定与它本身的物理或化学状态无关。新形成的放射性核素释放 X 线或 γ 射线。LOQ 是 ppb(μg/L)到 ppt(ng/L),且可同时检测多种元素,但是动态范围有限。该技术尤其适合于生物基质的体外微量元素测定。在仪器中子活化分析(instrumental neutron activation analysis,INAA)中,直接对发射的 X 或 γ 射线进行测量。电感耦合等离子体质谱法(inductively coupled plasma-mass spectroscopy,ICP-MS)是一种非常灵敏和特异的方法,用于在一个特别广泛的动态范围内测量多种微量元素,背景干扰低,LOQ 为 ppb(μg/L)到 ppt(ng/L)。使用内参可提高精密度(Milne,1994;Chan et al,1998a)。

微量元素状态评估试验需要测量可获得组织(头发、指甲)和体液(血清、尿液),或依赖微量元素的酶的活性。对于微量元素的膳食状况,并没有特别好的检测指标,因为它与身体的储存量没有相关性。人体微量矿物元素缺乏的唯一确定试验,是补充可能缺乏的某种元素并观察临床反应,然后评价受损功能的改善情况(Milne,1994;Eastwood,2003)。组合试验通常能得到更可靠的结论,特别是这些试验结果一致的时候。血浆或血清水平的检测结果可能是不可靠的,因为可能存在静脉压力或血容量增加或血清白蛋白减少等因素影响,例如在妊娠期的后三个月。此外,还有溶血干扰。血清锌、铜、锰、铬和钼的水平对评估营养状况或膳食摄入量并不可靠,因为这些结果并不反映体内的储存量。血清和尿液的浓度反映最近的膳食摄入量(表 26-5)。

表 26-5 必需微量矿物元素的性质

元素	组织分布	体内含量	运输(参考值)	排泄
铬(Cr)	脾、心	4~6mg Cr(Ⅲ)	转铁蛋白-血浆 0.15μg/ml Cr(0.12~2.1μg/L)	尿液 100~200ng/d
钴	肌肉、肝、脂肪	1.1mg	白蛋白(0.11~0.45μg/L)	尿液 80%
铜(Cu)	肌肉和肝 肝:30~50μg/g 干重,体内 Cu 的 50%~70%	50~80mg(1.2~2.5μg/g 无脂肪的组织)	血浆铜蓝蛋白 60%~95%,白蛋白,transcuperin(Cu-血清 70~140μg/dl)	包括胆汁和未吸收的膳食铜的粪便
碘(I)	甲状腺:体内 I 的 70%~80%在甲状腺素中,与甲状腺球蛋白结合	15~20mg(11~15mg 在甲状腺中)	甲状腺素结合蛋白 80%,甲状腺素结合前白蛋白(转甲状腺素蛋白)	尿液:100~150μg/d
铁(Fe)	RBC Hb 400~600mg/L、肝、脾、骨髓 25%、肌红蛋白	4~5g(3/4 在 Hb 中) 50mg/kg 2.5g 在 RBC 中	转铁蛋白-血浆(2~2.5g/L) 铁蛋白-血清 1μg/L=10mg 组织铁储存 血铁素 1g 铁	胆汁 84μg/kg、失血、月经、胃肠道黏膜细胞
锰(Mn)	肝、骨、胰腺	12~20mg	Mn-血液:200nmol/L	胆汁和肠道分泌物
钼(Mo)	肝、肾、骨、肾上腺	血液 30~700nmol/L	RBC 蛋白,α_1-巨球蛋白(血清:8~34μg/L)	尿液:90% 胆汁:10%
硒(Se)	肝、肾、肌肉	15mg	蛋白(Se-血浆:7~30μg/dl)	尿液:60% 粪便:40%
锌(Zn)	肌肉 60%、骨 30%、肝、前列腺、精液	1.2~2.3g	白蛋白 60%~70%,α_2-巨球蛋白(Zn-血浆 11~22μmol/L)	粪便、肠道分泌物、胃肠道黏膜细胞

头发和指甲标本必须小心收集和清洗,以避免表面污染。血液、血清或尿液中的微量元素测定通常反映当前的营养状况。第一次晨尿受最近的膳食摄入的影响较小。负荷试验是在给予矿物元素负荷剂量后检测尿液中该元素浓度的变化。当组织中该元素的水平缺乏时,会导致机体保留该元素。类似的,耐量试验在给予一个挑战剂量后检测血浆浓度的变化。通常情况下,剂量是在药理学范围内,而不是通常所见的生理水平。头发、手指甲或脚趾甲分析提供了一个回顾窗口或对头发或指甲生长时期慢性暴露的评价方法(Gibson,2002)。由于环境污染的风险,头发和指甲屑在评估膳食摄入量或体内状态方面的使用有限,除非减少污染(Eastwood,2003)。

毒性从来都不是问题,量才是问题。任何一种必需和非必需微量矿物元素在高浓度的情况下都可能是有毒的。任何东西量多了都是毒药。对于不同的微量元素,毒性是不一样的。有些毒性很高,摄入仅 10 倍于营养需求的硒即可产生毒性作用。相比之下,口服药物剂量的铬从未有中毒的报道(Gibson,1990)。

铬

已知铬(Cr)能增强胰岛素的作用(Mertz,1998)。铬在小肠中的吸收很少。铬的来源包括肉类、全谷物、青豆、西兰花和一些调味品。铬吸收后与血浆转铁蛋白结合,然后富集在肝、脾、其他软组织和骨。铬缺乏的临床症状最早发现于接受肠外营养的患者。只有少数几例通过补充铬逆转铬缺乏症状的报道,这些症状有胰岛素抵抗所致的葡萄糖耐受不良、体重减轻,有时还会出现神经功能障碍。铬的耗竭被认为与心血管风险增加有关,而补充铬已证明可增加高密度脂蛋白胆固醇和降低胰岛素。

六价铬是一种公认的致癌物。铬被广泛用于不锈钢制造、镀铬、皮革鞣制、印刷以及作为冷却系统中的防锈剂。工业金属烟雾和粉尘的暴露,与肺癌、肾衰、皮炎和皮肤溃疡有关,健康风险主要来自皮革鞣制和染料行业留下的 Cr^{6+} 废物处理场所的污染土壤。Cr^{6+} 的空气监测是通常的测试方式。尿中铬含量的增加可确证近期过量铬的职业暴露或环境暴露(Halls & Fell,1988)。

钴

钴(Co)对人体至关重要,是维生素 B_{12}(钴胺素)的组成部分,尚未发现钴在人体中的其他功能。膳食必须满足人体所需的维生素 B_{12}。人体肠道中的微生物不能用钴合成钴胺;游离钴不会影响机体的维生素 B_{12} 池。

铜

铜是人体中继铁、锌之后第三丰富的微量元素,在涉及电子转移和与有机分子结合的反应中,铜是非常有效的阳离子(Samman,2002)。

生物化学

铜参与电子传递和氧化反应,对于细胞呼吸、神经递质调节、胶原合成、营养代谢(特别是铁)是必需的,并作为抗氧化剂对抗自由基(Kohlmeier,2003)。所有活细胞中都存在铜(Marston,1952)。它的作用主要是作为铜蛋白酶和含铜蛋白质的组成部分。含铜的血浆胺氧化酶分解代谢一些活性胺如酪胺、组氨酸和多胺,并使儿茶酚胺(去甲肾上腺素、酪胺、多巴胺和5-羟色胺)失活。另一种铜蛋白酶,赖氨酰氧化酶可帮助胶原蛋白交联成较大的纤维。此外,铜还是细胞色素 c 氧化酶的组成部分,催化细胞内氧的利用(Wildman & Medeiros,2000)。细胞外超氧化物歧化酶在肺、甲状腺和子宫中的浓度高。铜/锌歧化酶存在于大多数细胞的胞质中,特别是脑、甲状腺、肝、垂体和红细胞。两者均能清除和减少超氧自由基。含铜的蛋白质包括运输铜的血浆铜蓝蛋白、白蛋白、transcuperin 蛋白,捕获并储存铜的金属硫蛋白,以及凝血因子 V(Chan et al,1998b)。

膳食来源

富含铜的食物包括肝、贝类、巧克力、坚果和种子。除非在接触酸的情况下,铜管或铜容器不会增加水中铜的含量(Kohlmeier,2003)。美国成人日均铜摄入量男性约 1.6mg,女性为 1.2mg。成人每天应至少摄入 0.9mg 铜(Institute of Medicine,2002)。吸烟、剧烈运动、感染和受伤会增加对铜的需求。

代谢

铜的吸收发生在胃,特别是小肠(Wapnir,1998)。每天排泄到小肠中的胆汁含有 5mg 的铜。摄入过多的锌或铁会导致铜的吸收下降。铜过多可能导致铁缺乏。组氨酸、葡萄糖酸盐和枸橼酸盐可增强铜的吸收(Wildman & Medeiros,2000)。维生素 C 通过将 Cu^{2+} 还原为 Cu^{+} 而降低铜的吸收(Kohlmeier,2003)。

新吸收的铜通过与白蛋白和 transcuperin 结合进行运输,并迅速被肝脏从血液循环中清除。当铜再进入血液循环时,是以铜蓝蛋白、金属硫蛋白和其他含铜蛋白的形式存在,其中铜蓝蛋白运输 65%~90% 的血浆铜。铜蓝蛋白不是转运蛋白,因为其结合的铜不可交换(Eastwood,2003)。金属伴侣蛋白是特异性的结合蛋白,提供细胞内铜的靶向性穿梭转运以满足代谢所需(Kohlmeier,2003)。过量的铜与硫蛋白结合,降低了铜的潜在毒性(Wildman & Medeiros,2000)。游离铜离子是氧自由基的来源,细胞内游离铜保持在非常低的浓度。

检测

成人体内铜的总含量为 50~80mg,主要集中在肌肉和肝脏。肝脏中铜的浓度最高,平均为 30~50μg/g 干重。血清铜浓度的参考范围具有年龄和性别依赖性,在妊娠期较高。血清铜浓度还有昼夜变化,峰值在早晨。性别参考范围包括:妇女:49~184μg/dl(7.7~29.0μmol/L),男性:59~118μg/dl(9.3~18.6μmol/L),ICP-MS 法(Chan et al,1998b)。临床上使用最广泛的分析方法是火焰 AAS。血清或血浆铜水平仅在严重缺乏时才下降,故对铜缺乏症的诊断不敏感(Gibson,2002)。较低的铜浓度可能提示储存铜的耗竭。然而,血液循环中的铜水平与营养无关。妊娠、感染、炎症状态、精神压力或口服避孕药会增加循环铜水平。糖皮质激素和促可的松可降低循环铜水平(Jacob & Milne,1993)。由于肾病、吸收不良和营养不良引起的血清蛋白降低,导致血清铜水平降低,但不能反映肝脏铜储存量的不足。铜蓝蛋白是一种含铜蛋白,是检测铜状态的有用指标。它是 α_2-球蛋白急性期反应物。血浆铜蓝蛋白对影响血浆铜的相同因素敏感,可以采用免疫化学或测定其氧化酶活性(Milne,1994)。血浆铜蓝蛋白在感染、肿瘤、妊娠和使用激素避孕的患者中含量增加(Kohlmeier,2003)。检测红细胞超氧化物歧化酶有利于评估铜的状态,铜缺乏状态下该酶的活性降低。

铜主要通过粪便排泄,粪便中的铜包括膳食中未吸收的铜,以及胆汁和胃肠道分泌的铜,汗水、尿液和唾液中也有少量排泄的铜。

遗传疾病

Menkes 综合征和威尔逊病是铜代谢中的遗传缺陷。Menkes 综合征是影响铜吸收的罕见的先天性 X 连锁隐性遗传缺陷,通常在 3 个月龄前发病。其症状包括智力发育不良、头发不能角化、骨骼疾病、主动脉退行性变化、头发干枯卷曲,皮肤和头发色素减少,体温过低,癫痫发作。缺铜的头发就像是在牧场上放牧的绵羊的毛。患病婴儿会出现铜缺乏,血清和肝脏中铜减少,但 RBC 中的铜是正常的(Wildman & Medeiros,2000)。

威尔逊病(肝豆状核变性)是一种常染色体隐性遗传病,会导致胆汁铜排泄受阻。该病发生于 6~40 岁之间。过量的铜沉积在肝脏和大脑的基底核中,导致硬化以及肾、角膜和脑的异常。大多数情况下呈现的疾病模式是急性、慢性或急性重型肝炎。症状包括神经系统疾病、肝硬化和由于铜在角膜中沉积形成的 Kayser-Fleischer 环。尿铜可升高至 100μg/24 小时以上，血浆铜蓝蛋白通常降低。该疾病的严重程度与血浆铜蓝蛋白水平相关性小，因为肝脏炎症可使血浆铜蓝蛋白正常或升高。由于铜蓝蛋白低，所以血清铜水平通常是下降的，血清铜水平没有诊断价值。诊断标准为：血清铜蓝蛋白低于 20mg/dl，且肝铜含量大于 250μg/g 干重。螯合是促进铜排泄的有效方法（Milne，1994）。威尔逊病和 Menkes 综合征分别由 *ATP7B* 和 *ATP7A* 基因的突变引起，它们都编码参与铜运输的 ATP 酶。

铜缺乏症是很少见的，除非有罕见的遗传性疾病或者长期营养不良或饥饿。铜缺乏症见于早产儿、营养不良的婴儿和成人、长期静脉营养但营养液中缺铜者、接受锌治疗的镰状细胞贫血患者，以及用铜螯合剂如青霉胺治疗的患者（Milne，1994）。假牙黏合剂可能是膳食锌的来源，但会引起铜缺乏（Hedera et al，2009）。在老年股骨颈骨折患者中发现铜含量降低（Conlan et al，1990）。铜缺乏症的症状包括低色素性贫血、共济失调、中性粒细胞减少、骨质疏松及骨和关节异常、皮肤色素减少和神经系统异常。如果摄入量低，身体的铜储存仅能维持数周。

未见膳食摄入引起铜中毒的报道。超过 10mg/d 的剂量可引起恶心、呕吐、腹部痉挛和腹泻，甚至可能引起溶血性贫血、肾衰竭和肝损伤，特别是婴儿。急性铜中毒可能产生溶血，脑和肝细胞损伤（Eastwood，2003）。更高的剂量会导致昏迷和死亡。铜过量的常见原因是补充铜过多或摄入铜污染的水。摄入含硫酸铜的杀真菌剂或工业暴露有时会引起急性铜中毒（Williams，1982）。

氟

氟化物（Fl）用于预防龋齿。含氟化物的饮用水让美国的蛀牙发病率理论上减少了至少 60%。牙齿氟中毒导致牙釉质上出现难看的斑点，多见于儿童萌出的牙齿，原因可能是摄入了含氟化物的牙膏引起氟化物过量。铝精炼过程中吸入氟化物粉尘的职业暴露导致严重的骨骼异常；安全设备现在限制了这种暴露。没有氟中毒病例是由于加氟的供水引起的。氟离子选择性电极用于水和尿液分析。

碘

膳食碘（I）通常以碘化物的形式摄取，是合成甲状腺激素的基本元素。碘被转运到甲状腺滤泡，在滤泡中被捕获和富集。甲状腺受垂体释放的促甲状腺素（TSH）刺激，将碘整合入酪氨酸，在滤泡腔内的甲状腺球蛋白中形成甲状腺素。甲状腺球蛋白通过其蛋白水解，将碘化甲状腺氨酸释放到血液循环中。由于抗甲状腺药物如丙基硫氧嘧啶阻断碘摄取，甲状腺碘浓度可达到血浆碘浓度的 800 倍。甲状腺、下丘脑和垂体之间严格控制的反馈系统可将甲状腺激素浓度维持在生理范围内。

碘缺乏引起甲状腺激素不足和甲状腺功能减退。根据患者的年龄，先天性甲状腺功能减退导致精神发育迟滞和呆小症。患有有黏液性水肿甲状腺功能减退症的成年人具有精神状态变化和低血压的表现。患者常发展为甲状腺肿。

铁

体内铁（Fe）存在于血红蛋白、肌红蛋白、储存铁和组织铁中。铁以铁蛋白和含铁血黄素的形式储存。在大多数细胞和体液中存在非常少量的铁。机体缺乏排泄过量铁的机制，相反，会严格地储存铁。铁蛋白存在于机体几乎所有的细胞中。在肝细胞和骨髓的巨噬细胞中，铁蛋白为血红蛋白和其他血红素蛋白的形成提供铁储备。当铁蛋白分解时，形成含铁血黄素。脱铁转铁蛋白可将铁从一个器官运输到另一个器官。

锰

锰（Mn）与结缔组织和骨组织的形成以及碳水化合物和脂质代谢相关。食物来源包括全麦食品、坚果、有叶蔬菜、大豆和茶。锰从小肠吸收并运送到肝脏，与白蛋白结合。锰通过胆汁排泄到粪便中。锰是许多重要的金属酶的组成成分，包括超氧化物歧化酶、丙酮酸羧化酶、精氨酸酶和糖基转移酶。正常饮食情况下未发现锰缺乏的记录。膳食中锰缺乏会导致血浆胆固醇降低、葡萄糖耐量受损、骨骼畸形、皮炎、头发颜色改变，以及对维生素 K 无反应的凝血功能降低。

含锰粉尘的毒性暴露会产生类似于帕金森病的神经症状。胆道闭锁儿童可出现锰在脑中沉积。血清锰浓度和脑磁共振成像可检测过度的锰暴露。塑料套管可防止样品污染。

钼

钼（Mo）存在于金属酶和几种重要的酶中，包括亚硫酸盐氧化酶和黄嘌呤脱氢酶。谷类、坚果和豆类（豌豆、扁豆和大豆）是很好的食物来源。肾脏调节锰的内稳态，尿液中钼的排泄量直接反应膳食摄入量。在正常饮食的健康人群没有发现钼缺乏症。在克罗恩病治疗期间接受胃肠外营养的患者中有一例不耐受静脉输入钼的报道。这表明，大多数情况下，在 TPN 液体中有足够的钼污染物。钼缺乏症的诊断是基于尿液中出现过量亚硫酸盐。钼化合物对人体的毒性低。钼摄入过多会阻止铜的吸收，导致铜缺乏。

硒

硒（Se）是谷胱甘肽过氧化物酶的组成部分，在功能上与维生素 E 相关。硒不是金属，在对抗氧化应激和调节甲状腺激素功能中有重要的作用。土壤硒水平低的地区，患儿硒缺乏可导致地方性心肌病（克山病），以及具有近端肌无力的骨骼肌异常和血清肌酐升高。硒蛋白缺乏可导致免疫缺陷。硒中毒有脱发、蒜味口臭、烦躁，以及轻微的神经和指甲损伤等症状。全血硒可以用 GFAAS 定量检测。1958 年 Muth 等们证明，补充硒可以防止绵羊的白肌病，该病见于在低硒水平土地上生长的绵羊。该病的特征性白色肌肉外观是纤维化和钙异常沉积的结果。口服补充硒可消除地方性的克山病（Loscalzo，2014）。

锌

锌（Zn）是体内仅次于铁的含量最丰富的微量元素。它是细胞质中最常见的催化性金属离子。成年女性体内锌总量为 1.5g，男性为 2.5g，分布在所有的组织中。锌几乎完全存在于细胞内（King，1994）。大多数锌分布于骨骼肌（约 60%）和骨（约 30%）（Wildman & Medeiros，2000）。锌是近 300 种酶的辅因子，几乎参与代谢的所有方面。锌在蛋白质和核酸合成中发挥重要作用，并且对于基因激活是必需的（Kohlmeier，2003）。

锌对胰岛素的合成和功能也是至关重要的(Samman,2002)。锌在生物系统中仅处于二价态,不具有氧化-还原功能。重要的含锌金属酶包括碳酸酐酶、碱性磷酸酶、RNA 和 DNA 聚合酶、逆转录酶、胸苷激酶、羧肽酶、乙醇脱氢酶和超氧化物歧化酶。

膳食来源

锌在食物中普遍存在。牡蛎尤其富含锌,其他贝类和肉类也是很好的来源。植物中锌的浓度较低。全谷物和一些蔬菜的植酸可干扰锌的吸收(Kohlmeier,2003)。维持充足的锌储存的估计平均需求量是混合饮食的女性为 8mg/d,男性为 11mg/d (Institute of Medicine,2002)。素食者和孕妇或哺乳期妇女需要稍微多一些。锌主要由肠道排泄。

代谢

锌主要在十二指肠吸收,部分在小肠吸收。部分锌随胰腺分泌物进入肠腔。在肠腔中经蛋白酶、DNA 酶和 RNA 酶的消化而释放出游离锌,游离锌与组氨酸、半胱氨酸和核苷酸形成复合物,促进其吸收。植酸盐可减少锌的吸收。高钙和低蛋白饮食也会减少锌的吸收(Samman,2002)。金属硫蛋白可调节锌转移入门静脉血。在血液中,锌与白蛋白和 α_2-巨球蛋白结合,血中锌的浓度为 10~17μmol/L。

肌肉和骨骼储存了身体中大部分的锌,更新缓慢,半寿期为 300 天(Wastney et al,2000)。肝脏中金属硫蛋白结合的锌的半寿期约为 2 周,容易被动员以弥补膳食摄入的不足。然而,肝池很小,含量少于 170mg。可在一周内出现锌缺乏的明显功能性表现(Miller,1994)。

几乎所有的血锌都与大分子量蛋白质如白蛋白或 α_2-巨球蛋白结合,所以肾小球滤液中几乎不含锌。锌的尿液丢失约为 0. 5mg/d(Kohlmeier,2003)。汗液、皮肤和头发中的丢失量约为 1mg/d。粪便丢失(包括饮食和内源性分泌物)少于 1mg/d (Sian et al,1996)。每次射精大约含有 0. 5mg 锌,可能来自于前列腺分泌物。

锌缺乏可影响 DNA 复制、食物消化和吸收、味觉和食欲、生长和伤口愈合、突触传递、基因表达、对氧化应激的反应、免疫功能和一些其他功能。

锌指是环状的、具有序列特异性的 DNA 结合蛋白,是核酸转录的中介。螯合锌结合特定 DNA 区域的半胱氨酸和(或)组氨酸,并主要通过基因的靶向启动子区域控制基因表达或抑制(Wildman & Medeiros,2000)。

缺乏症

锌缺乏症常见于糖尿病、酗酒、吸收不良综合征以及肝肾疾病患者。锌缺乏的临床症状不典型是因为许多酶和组织都受到影响。严重的锌缺乏症可导致性腺功能减退、侏儒症、骨骼变形、伤口愈合不良、头发和指甲异常、味觉消失、胃肠道紊乱、乳糜微粒形成不良、中枢神经系统异常、免疫缺陷和吸收不良。缺锌可引起妊娠期间的致畸性,如先天性畸形、胎儿成熟障碍、早熟、神经管缺陷和脊柱裂(Chan et al,1998b)。

尽管锌可以从食物中广泛获得,但营养性锌缺乏还是相当普遍。锌缺乏导致生长迟缓、男性性腺功能减退、皮肤改变、精神倦怠、肝脾肿大、缺铁性贫血和食土癖(吃土)。这种情况多见于伊朗和埃及地区的男童,因为膳食中锌含量低,纤维素含量高,使可吸收锌减少。土耳其、葡萄牙、摩洛哥和南斯拉夫也有锌缺乏症的报道(Milne,1994)。在中东的某些地区,经常食用植酸盐含量高的未经发酵的面包。酵母含有植酸酶,但这种面包不是用酵母制成的。该人群的高纤维素、低肉和低蛋白摄入导致锌缺乏。他们对膳食硫酸锌补充剂的反应良好(Eastwood,2003)。在纽约和田纳西州的年轻成人和科罗拉多州的小学生中发生的生长障碍、味觉敏感度降低、性腺功能减退都是因为锌缺乏导致(Milne,1994)。锌缺乏症的报道还见于老年、妊娠、哺乳、脂肪泻、大面积烧伤、肾病,以及利尿剂和抗代谢药物治疗。酗酒和肝硬化中的锌缺乏显示血清锌浓度低,且尿排泄增加(Eastwood,2003;Prasad,1982)。

肠源性肢端皮炎是一种罕见的常染色体隐性遗传病,肠道吸收和运输锌受损。症状包括色素沉着过多的皮肤损伤、脓疱和大疱性皮炎、脱发、生长迟缓、腹泻、继发感染、烦躁、嗜睡和抑郁。血浆或血清锌低于 40μg/ml。口服锌治疗可以快速完全缓解症状(Chan et al,1998b)。

一名 41 岁有嗜酒和 1 型糖尿病的锌缺乏妇女被列为“获得性肠源性肢端皮炎”,合并视网膜病变、肾病和终末期肾脏疾病。她有 5 个月脱发、头发脆弱、腹泻、口角唇炎及涉及四肢、会阴和臀部的突发瘙痒、鳞状红斑疹病史。皮肤活检发现融合性角化不全,没有颗粒层。血清锌水平显著降低,为 0. 35μg/ml (正常值为 0. 66~1. 10μg/ml)。口服硫酸锌治愈了她的腹泻,皮肤突发斑疹消失,头发开始生长(Wang & Bushey,2005)。

锌中毒在人类是罕见的。给予动物高水平的锌补充剂后表现为吞咽困难。其他影响包括由于食物摄入减少引起的体重减轻。吸入氧化锌烟雾是金属烟热的最常见原因。其症状与流感相似,在暴露于烟雾后 4~6 小时发病。这种自限性疾病的症状是疲劳、寒战、肌肉疼痛、咳嗽、呼吸困难、白细胞增多、口渴、金属味和流涎,症状在 36 小时内缓解。

检测

没有任何一种试验可以精确测定锌储存的状态。目前有两类测试方法:一类是分析机体组织或体液中的锌,如血浆、血清、血细胞或尿液;另一类是检测依赖锌的功能,如味觉敏感度或测定含锌的酶的活性。在大多数情况下,锌缺乏时检测结果将降低。检测结果需谨慎解读,因为锌的水平可能会受到不相关因素的影响。锌的水平有昼夜变化。锌水平在饭后下降,禁食时升高。白蛋白水平可显著影响血液循环中锌的水平。此外,许多类固醇,包括肾上腺皮质激素和性激素,都会降低锌的水平。红细胞中的锌水平是血清中的 10 倍,溶血是一个会影响结果准确性的严重问题。

电感耦合等离子体质谱法(ICP-MS)是测定血清、血浆和其他临床样本中锌的参考方法。血浆锌水平的参考值为 70~120μg/dl(10. 7~18. 4μmol/L),其中 1/3 与 α_2-巨球蛋白结合,其余与白蛋白结合。血液中 10%~20%的锌存在于血浆中,其余与红细胞中的碳酸酐酶结合。标本必须避免溶血。早晨空腹锌水平低于 70μg/dl(10. 7μmol/L)表示处于锌缺乏的边缘状态。血清中的锌含量比血浆中高 5%~10%。非空腹、感染、炎症、类固醇给药、妊娠或低白蛋白血症时,锌含量较低。

红细胞和头发中的锌水平可以对机体锌的长期状态进行评估。在几种不同的锌缺乏情况下发现头发锌降低，但必须注意避免环境污染，还要注意所采的头发样本正是在所研究的时间段内生长的，而不是之前生长的(Milne，1994)。尿锌排泄量参考值为0.15~1.00mg/d(2.3~15.3μmol/d)。尿锌排泄量通常在锌缺乏时减少。在肝硬化、严重酗酒、镰状细胞贫血、手术后和完全的肠外营养等情况下，尿锌排泄量常会增加(Jacob & Milne，1993)。

高锌血症是一种家族性疾病，血清锌水平高，但不会引起任何明显的中毒。导致类似血浆锌水平的锌用药过量是致命的(Jacob & Milne，1993)。

(左国伟 译　陈大鹏 校)

推荐阅读

Kohlmeier M: Nutrient metabolism, San Diego, 2003, Academic Press.

本文对维生素和微量元素代谢作出了系统性的描述，在以正常人体生理为背景的前提下对营养代谢和生物化学进行了多方整合提供了目前详细的参考值。

Mann J, Truswell AS, editors: Essentials of human nutrition, ed 2, Oxford, 2002, Oxford University Press.

微量元素以及维生素缺乏、中毒、生物检测以及附录：评估性新标准以及新的静态或动态生化测试、耐受试验，发现、使用以及解释。

Taylor A: Detection and monitoring of disorders of essential trace elements, Ann Clin Biochem 33:486-510, 1996.

代谢紊乱所致重要微量元素缺乏相关结果，以及临床紊乱、临床症状描述和微量元素评估结果，数据结果、解释和使用；非职业性重要示踪元素累积；适用于遗传、疗效和疾病状态的检测手段，包括影响解释的非分析因素和分析技术。

Wildman REC, Medeiros DM: Advanced human nutrition, Boca Raton, 2000, CRC Press.

描述维生素和重要微量元素生理和生化，包括功能谱、组织含量和分泌、缺乏表现和中毒症状、食物来源和含量。

参考文献

Alcock NW: Trace elements. In Kaplan LA, Pesce AJ, editors: *Clinical Chemistry*, ed 3, St. Louis, 1996, Mosby, pp 746–759.

Amrein K, Schnedl C, Holl A, et al: Effect of high-dose vitamin D3 on hospital length of stay in critically ill patients with vitamin D deficiency. The VITdAL-ICU Randomized Clinical Trial, *JAMA* 312(15):1520–1530, 2014.

Barr SI, Murphy SP, Poos MI: Interpreting and using the dietary references intakes in dietary assessment of individuals and groups, *J Am Diet Assoc* 102:780–788, 2002.

Berdanier CD: *CRC desk reference for nutrition*, Boca Raton, 1998, CRC Press.

Bischoff-Ferrari HA: Optimal serum 25-hydroxyvitamin D levels for multiple health outcomes, *Adv Exp Med Biol* 810:500–525, 2014.

Brewster MA: Vitamins. In Kaplan LA, Pesce AJ, editors: *Clinical chemistry*, ed 3, St. Louis, 1996, Mosby, pp 760–792.

Casey CE, Robinson MF: Some aspects of nutritional trace element research. In Siegel H, editor: *Metal ions in biological systems*, vol 16, New York, 1983, Marcel Dekker, pp 1–26.

Chan S, Gerson B, Reitz RE, et al: Technical and clinical aspects of spectrophotometric analysis of trace elements in clinical samples, Gerson B (ed): *Clin Lab Med* 18(#4):615–629, 1998a.

Chan S, Gerson B, Subramaniam S: The role of copper, molybdenum, selenium, and zinc in nutrition and health, *Clin Lab Med* 18(#4):673–685, 1998b.

Combs GF Jr: *The vitamins*, ed 2, San Diego, 1998, Academic Press.

Conlan D, Korula R, Tallentire D: Serum copper levels in elderly patients with femoral-neck fractures, *Age Ageing* 19:212–214, 1990.

DeLuca HF: New concepts of vitamin D function. In Sauberlich HE, Machlin LJ, editors: *Beyond deficiency*, *AnnNYAS* 669:7–20, 1992.

Eastwood M: *Principles of human nutrition*, ed 2, Oxford, 2003, Blackwell.

Elia M: Metabolic response to starvation, injury and sepsis. In Payne-James J, Grimble G, Silk D, editors: *Artificial nutrition support in clinical practise*, London, 2001, GMM, pp 1–24.

Fausto da Silva JJR, Williams RJP: *The biological chemistry of the elements*, Oxford, 1991, Clarendon Press.

Feldman EB: Assessment of nutritional status. In Noe DA, Rock RC, editors: *Laboratory medicine*, Baltimore, 1994, Williams & Wilkins.

Finney LA, O'Halloran TV: Transition metal speciation in the cell: Insights from the chemistry of metal ion receptors, *Science* 300:931–936, 2003.

Gibson RS: *Principles of nutritional assessment*, Oxford, 1990, Oxford University Press.

Gibson R: Determining nutritional status. In Mann J, Truswell AS, editors: *Essentials of human nutrition*, ed 2, Oxford, 2002, Oxford University Press, pp 467–497.

Gidden F, Shenkin A: Laboratory support of the clinical nutrition service, *Clin Chem Lab Med* 38:683–714, 2000.

Grodner M, Long S, DeYoung S: *Foundations and clinical applications of nutrition*, ed 3, St. Louis, 2004, Mosby.

Guyton AC, Hall JE: *Human physiology and mechanisms of disease*, ed 6, Philadelphia, 1997, WB Saunders.

Halls DJ, Fell GS: Faster determination of chromium in urine by atomic absorption spectometry, *J Anal Atom Spectrom* 3:105–109, 1988.

Hedera P, Peltier A, Fink JK, et al: Myelopolyneuropathy and pancytopenia due to copper deficiency and high zinc levels of unknown origin II. The denture cream is a primary source of excessive zinc, *Neurotoxicology* 30:996–999, 2009.

Institute of Medicine: *Dietary reference intakes for calcium, phosphorus, magnesium, vitamin D, and fluoride*, Washington, DC, 1997, National Academy Press.

Institute of Medicine: *Dietary reference intakes for thiamin, riboflavin, niacin, vitamin B_6, folate, vitamin B_{12}, pantothenic acid, biotin, and choline*, Washington, DC, 1998, National Academy Press.

Institute of Medicine: *Dietary reference intakes for vitamin C, vitamin E, selenium, and carotenoids*, Washington, DC, 2000, National Academy Press.

Institute of Medicine: *Dietary reference intakes for vitamin A, vitamin K, arsenic, boron, chromium, copper, iodine, iron, manganese, molybdenum, nickel, silicon, vanadium, and zinc (micronutrients)*, Washington, DC, 2002, National Academy Press.

Jacob RA: Vitamin C. In Shils ME, Olsen JA, Shike M, editors: *Modern nutrition in health and disease*, ed 8, Philadelphia, 1994, Lea & Febiger, pp 432–448.

Jacob RA, Milne DB: Biochemical assessment of vitamins and trace metals, Labbe RF (ed): *Clin Lab Med* 13(#2):371–385, 1993.

Kane AB, Kumar V: Environmental and nutritional pathology. In Kumar V, Abbas AK, Fausto N, editors: *Robbins and Cotran pathologic basis of disease*, ed 7, Philadelphia, 2005, pp 415–468.

Katz DL: *Nutrition in clinical practice*, Philadelphia, 2001, Lippincott Williams & Wilkins.

King JC, Keen CL: Zinc. In Shils ME, Olsen JA, Shike M, editors: *Modern nutrition in health and disease*, ed 8, Malverne, Pa., 1994, Lea & Febiger, pp 214–239.

Loerch JD, Underwood BA, Lewis KC: Response of the plasma levels of vitamin A to a dose of vitamin A an indicator of hepatic vitamin A reserves in rats, *J Nutr* 109(5):778–786, 1979.

Loscalzo J: Keshan disease, selenium deficiency, and the selenoproteome, *N Eng J Med* 370:1756–1760, 2014.

Machlin LJ: Introduction. Sauberlich HE, Machlin LJ (eds): Beyond deficiency, *AnnNYAS* 669:1–6, 1992.

Marston HR: Cobalt, copper and molybdenum in the nutrition of animals and plants, *Physiol Rev* 32:153–157, 1952.

Mason JB: Consequences of altered micronutrient status. In Bennett JC, Plum F, editors: *Cecil textbook of medicine*, ed 20, Philadelphia, 1996, WB Saunders, pp 1144–1154.

McCormick DB, Greene HL: Vitamins. In Burtis CA, Ashwood ER, editors: *Tietz textbook of clinical chemistry*, ed 2, Philadelphia, 1994, WB Saunders, pp 1275–1316.

McLaren DC: Clinical manifestations of human vitamin and mineral disorders: A resume. In Shils ME, Olsen JA, Shike M, editors: *Modern nutrition in health and disease*, ed 8, Philadelphia, 1994, Lea & Febiger, pp 909–923.

McNeely MDD: Nutrition, vitamins, and trace elements. In Gornall AG, editor: *Applied biochemistry of clinical disorders*, ed 2, Philadelphia, 1986, Lippincott, pp 487–501.

Mertz W: Trace-element nutrition in health and disease: contributions and problems of analysis, *Clin Chem* 21:468–475, 1975.

Mertz W: The essential trace elements, *Science* 213(4514):1332–1338, 1981a.

Mertz W: The scientific and practical importance of trace elements, *Phil Trans R Soc Lond B* 294:9–18, 1981b.

Mertz W: Interaction of chromium with insulin: a progress report, *Nutr Rev* 56:174–177, 1998.

Miller LV, Hambidge KM, Naake VL, et al: Size of the zinc pools that exchange rapidly with plasma zinc in humans: alternative techniques for measuring and relation to dietary zinc intake, *J Nutr* 124:268–276, 1994.

Milne DB: Trace elements. In Burtis CA, Ashwood ER, editors: *Tietz textbook of clinical chemistry*, ed 2, Philadelphia, 1994, WB Saunders, pp 1317–1353.

Nelson M: Methods and validity of dietary assessment. In Garrow JS, James WPT, Ralph A, editors: *Human nutrition and dietetics*, Edinburgh, 2000, Churchill Livingston, pp 311–331.

O'Dell BL, Sunde RA: *Handbook of nutritionally essential mineral elements*, New York, 1997, Marcel Dekker.

Olsen RQ, Regis JT: Delirious deficiency, *Lancet* 376:1362, 2010.

Prasad AS: Clinical and biochemical spectrum of zinc deficiency in human subjects. In Prasad AS, editor: *Clinical, biochemical, and nutritional aspects of trace elements*, New York, NY, 1982, Alan R. Liss, pp 3–62.

Rubin E, Strayer DS: Environmental and nutritional pathology. In Rubin E, Gorstein F, Rubin R, et al, editors: *Rubin's pathology: Clinicopathologic foundations of medicine*, ed 4, Philadelphia, 2005, Lippincott Williams & Wilkins, pp 312–355.

Samman S: Trace elements. In Mann J, Truswell AS, editors: *Essentials of human nutrition*, ed 2, Oxford, 2002, Oxford University Press, pp 159–188.

Seymour CA: Trace metal disorders. In Ledingham JGG, Warrell DA, editors: *Concise Oxford textbook of medicine*, Oxford, 2000, Oxford University Press, pp 710–718.

Sian L, Mingyan X, Miller LV, et al: Zinc absorption and intestinal losses of endogenous zinc in young Chinese women with marginal zinc intakes, *Am J Clin Nutr*

63:348–353, 1996.
Sies H, Stahl W, Sunquist AR: Antioxidant functions of vitamins. In Sauberlich HE, Machlin LJ, editors: *Beyond deficiency*, *AnnNYAS* 669:7–20, 1992.
Skeaff M: Vitamins C and E. In Mann J, Truswell AS, editors: *Essentials of human nutrition*, ed 2, Oxford, 2002, Oxford University Press, pp 231–247.
Stabler SP: Vitamin B_{12} deficiency, *N Engl J Med* 368:149–160, 2013.
Truswell S: Vitamins D and K. In Mann J, Truswell AS, editors: *Essentials of human nutrition*, ed 2, Oxford, 2002, Oxford University Press, pp 249–258.
Truswell S, Milne R: The B vitamins. In Mann J, Truswell AS, editors: *Essentials of human nutrition*, ed 2, Oxford, 2002, Oxford University Press, pp 209–230.
Veillon C: Trace element analysis of biological samples, *Anal Chem* 58:851A–866A, 1986.
Wang LC, Bushey S: Acquired acrodermatitis enteropathica, *NEJM* 352:1121, 2005.
Wapnir RA: Copper absorption and bioavailability, *Am J Clin Nutr* 67(Suppl):10545–10605, 1998.
Wastney ME, House WA, Barnes RM, et al: Kinetics of zinc metabolism: Variation with diet, genetics and disease, *J Nutr* 130(5S Suppl):1355S–1359S, 2000.
West CE: Vitamin A and carotenoids. In Mann J, Truswell AS, editors: *Essentials of human nutrition*, ed 2, Oxford, 2002, Oxford University Press, pp 188–207.
Williams DM: Clinical significance of copper deficiency and toxicity in the world population. In Prasad AS, editor: *Clinical, biochemical, and nutritional aspects of trace elements*, New York, 1982, Alan R. Liss, pp 277–299.
Williams P: Food toxicity and safety. In Mann J, Truswell AS, editors: *Essentials of human nutrition*, ed 2, Oxford, 2002, Oxford University Press, pp 416–432.
Willis MS, Monaghan SA, Miller MI, et al: Zinc-induced copper deficiency, *AJCP* 123:125–131, 2005.

分析方法的化学基础及常见干扰

第27章

Matthew R. Pincus, Jay L. Bock, Ralph Rossi, Donghong Cai

要点

1. 临床化学代谢组套中超过 25 种血清分析物的定量检测为疾病的辅助诊断提供了重要信息。
2. 血清钠、钾、氯化物以及钙的电解质浓度最常使用离子选择电极法检测。
3. 其他分析物包括总蛋白、白蛋白、胆红素、肌酐、钙、铁和铁结合力、镁、磷等的检测常采用分光光度法检测单一试剂与分析物形成的产物。通常选择分析物和试剂吸光度都最小的波长检测吸收光。分析物的浓度可采用比尔定律确定。
4. 氨、碳酸氢盐、胆固醇、葡萄糖、乳酸、甘油三酯、尿素和尿酸等血清分析物检测利用酶催化反应,反应过程中将待测分析物转化为易于检测浓度的产物。
5. 分光光度法检测可检测一段时间后分析物全部转变成产物,吸光度不再变化的点(终点法)的吸光度或监测产物形成的初始速率(速率法)。
6. 使用对酶特异的底物进行特异性酶的检测。通过分光光度法检测酶所催化反应的产物浓度,可直接检测酶活性(见第 20 章)。
7. 酶催化反应的产物通常通过偶联反应测量,偶联反应中酶催化反应的产物是另一种高浓度酶的底物,这样可将第一反应的产物快速转化成另一种易于检测的产物。

概述

在前面的多个章节中,我们讨论了用于特定疾病诊断的检测方法的化学基础。在本节,我们将介绍临床化学中典型的所谓"代谢组套",该组套是一系列化学方法的统称,通常用于门诊患者的年度体检或患者入院时的检查。我们希望以简明的方式总结和讨论这些检测方法的化学基础,供读者参考并了解这些检测方法及其局限性。对于检测方法的了解可以进一步理解为什么某些物质会干扰特定的检测,导致错误的结果。应当注意的是,在这里描述的检测项目,可能有多种检测方法。由于难以涵盖所有用于分析物定量检测的方法,我们仅描述了常用检测方法的原理,若情况允许,也将提及其替代检测方法。

代谢组套包括血清电解质(钠、钾及氯)、碳酸氢盐、钙、磷、镁、血尿素氮(BUN)、肌酐、葡萄糖、尿酸、总蛋白、白蛋白、总胆红素、直接胆红素、胆固醇、高密度脂蛋白(HDL)、低密度脂蛋白(LDL)、甘油三酯、氨、铁及铁结合力,还有酶类:肌酸激酶(CK)、天门冬氨酸氨基转移酶(AST)、丙氨酸氨基转移酶(alanine amino transferase, ALT)、碱性磷酸酶(ALP)、乳酸脱氢酶(LD)、γ-谷氨酰转移酶(GGT)、淀粉酶和脂肪酶。读者可能遇到检测特定器官功能的试验项目组合,如肾功能检测组合(BUN、肌酐、钙及磷)。如第 8 章所述,这些试验组合对诊断疾病状态非常有帮助。

我们根据这些分析物的检测方法将其分成 4 类:

1. 离子选择电极法
2. 基于有色产物特定分子结构的分光光度检测法;例如,白蛋白和溴甲酚绿染料发生非共价结合生成有色产物;胆红素与重氮化的对氨基苯磺酸发生反应生成偶氮形式的胆红素吲哚环。
3. 以酶为试剂检测分析物的浓度。在第 20 章中,我们论述了如何使用小分子底物来检测血清酶浓度。同样的,酶可用于检测小分子或大分子(如蛋白质)的浓度。如果待测物是酶的特异性底物,并且产物的形成或消耗可易于检测,则该方法可以得到有效的应用。
4. 酶法,即采用底物来检测酶的浓度,如第 20 章所述。几乎所有的酶法检测都是基于分光光度法检测的原理。酶法主要取决于底物,并且在多数情况下,需要在所谓的偶联反应中使用指示剂酶。

离子选择电极法

如第 4 章所述,该技术应用电化学方法来检测特定离子的浓度。该方法是非特异性的,因为它并不能区分引起测量电极和标准电极电压差的离子。检测电极上存在离子渗透选择性膜屏障,其仅允许指定物质通过并与测量电极接触。每种离子需要材料不同的检测电极,这些材料仅对该离子具有选择性渗透作用。如玻璃对氢离子具有渗透选择性;聚氨基酸抗生素和缬氨霉素的特殊聚合物对钾离子具有渗透选择性;聚氯乙烯(polyvinylchloride, PVC)的聚合物树脂对钠离子有渗透选择性。近期发现,氧化铟锡氧化膜对钠离子的选择性更强(Lin & Hsu, 2010)。类似的,融合钙螯合剂的 PVC 膜被用作钙离子的选择性膜。除此之外,磷酸二辛基苯酯可选择性螯合钙离子,被有效用于离子选择性电极，如图 27-1 所示(见本章后面部分)。

离子选择电极故障有三个基本原因，最常见的原因是选择性渗透膜本身的缺陷。这种情况下，检测电极周围会存在除了被检离子以外的离子，结果会导致被测离子浓度的假性升高。常规质控通常可以检测到这种问题，例如尽管进行了多次的校准，质控仍然出现明显的上移。

离子选择电极不准确的第二个原因在于连接测量电极与参比电极的盐桥上的液体接界电位的反电压积累。由于该电压与两个电极之间的电压相反，导致电压降低，从而使得到的离子浓度低于预期。随着时间的推移，液体接界电位的积累会影响电极寿命，因此按照制造商规定时间更换电极十分重要，以避免错误的结果。

引起电极故障的第三个原因是蛋白质在电极上堆积，导致检测电极和参考电极之间的电压发生变化。这种现象导致样品中离子浓度检测结果的不稳定和重复性差。通常在制造商规定的时间清洗电极可以避免这个问题。

使用单一试剂的分光光度检测法

这是迄今为止最常见的检测类型。我们将论述使用该方法检测每一种分析物。

比尔定律

比尔定律是所有分光光度法定量分析的依据(见第 4 章)，其规定了在比色皿中，分析物溶于溶剂(通常为水或者水性缓冲液)时，特定波长处分析物的吸光度 A 与其浓度 C 及光路的长度 L 成比例，即：

$$A=\varepsilon\times C\times L \qquad \text{(公式 27-1)}$$

其中，ε 是比例常数也称为消光系数。

终点法和速率法的比较

正如我们所描述的，分光光度法检测分析物的浓度需要添加另一种化合物或试剂，与分析物发生共价或非共价反应。一般需添加过量的试剂。反应产物在检测波长下具有吸光度，而未反应的分析物及试剂在此波长下不吸收或仅吸收少量波长。若在反应完成后检测吸光度，则该方法称为终点法。在某些情况下，复合物的形成速度很慢。

为了避免长时间的等待，可以检测一段短时间内的反应速率，并用于计算分析物的浓度。在第 20 章和第 23 章中，我们讨论了反应的顺序。

在形成有色产物的情况下，分析物 A 与试剂 R 反应形成测量产物，即有色复合物或 AR。

$$A+R\longrightarrow AR \qquad \text{(反应式 27-2)}$$

AR 生成速率的公式是 $d(AR)/dt$，即

$$d(AR)/dt=k(A)(R) \qquad \text{(公式 27-3)}$$

这被称为二级反应过程，因为反应速率取决于 A 和 R 两者的浓度。然而，由于 R 的加入是过量的，所以最初 R 的浓度不会发生明显变化，因此 R 可以认为是不变的。所以，这个反应成为准一级反应，在这种情况下，

$$d(AR)/dt=kRo(A) \qquad \text{(公式 27-4)}$$

Ro 是加入试剂的浓度

$$d(AR)/dt=k'(A) \qquad \text{(公式 27-5)}$$

k' 即 kRo

因此，AR 的形成速率与 A 的浓度成正比。在初始时间段 AR 与时间呈线性关系(可以从几秒到几分钟)。斜率 $k'=kRo$，其值是已知的。因此，A 必须等于初始直线的斜率除以 k'。这个过程与第 20 章所述的在低浓度底物时计算血清中酶浓度的过程相似。

类似的，我们可以在底物浓度饱和(其中底物浓度已知)的情况下检测酶催化反应的初始速率来确定血清中酶的浓度，同样，我们也可以通过测量 AR 形成的初始速率来确定 A 的初始浓度，此速率与 A 的初始浓度成正比。

干扰

大部分有色化合物的吸光度在波长大于 500nm 处检测，该段波长接近电磁光谱的可见区域，其中大多数小分子如药物、辅因子如 NADH、FADH、磷酸吡哆醛等在此处无吸光度。然而，血红蛋白在这个范围内具有很强的吸光度，因此若发生溶血，血清中血红蛋白的浓度明显升高，从而导致吸光度假性增高，进而得到错误的分析物浓度。此外，由于光的散射，血清中脂质如甘油三酯、胆固醇等浓度明显升高也会导致在任何波长下透射率降低、吸光度升高，引起分析物浓度的假性升高。尽管不常见，但某些药物的存在偶尔也会干扰分光光度法检测分析物的浓度水平。

分析物的定量

本节将论述通过形成有色复合物来确定分析物浓度的常用方法。

白蛋白和总蛋白

白蛋白

如第 19 章所述，白蛋白是血清蛋白中最主要的阴离子蛋白，在血清蛋白电泳中可迁移到阳极。它与阳离子染料亲和性高，这些阳离子染料包括三苯甲烷衍生物溴甲酚绿(bromcresol green，BCG)和溴甲酚紫(bromcresol purple，BCP)。

白蛋白与溴甲酚绿的反应如反应式 27-6 所示

BCG + 白蛋白 ⟶ 白蛋白-BCG 复合物

(反应式 27-6)

在 628nm 波长下，样品中白蛋白浓度通过终点反应检测。白蛋白与溴甲酚紫反应生成有色复合物与 BCG 类似，但其吸收峰在 603nm 处。BCG 在一定程度上也与 α_1 和 α_2 蛋白反应，因此有时所检测白蛋白的浓度会偏高。而 BCP 不与这些蛋白质发生反应，被认为在检测白蛋白中具有更高的特异性。溶血和脂血对白蛋白检测具有干扰。

总蛋白

如第19章所述,所有的蛋白质都是由多个氨基酸通过肽键(CONH)连接在一起的。这些肽键与硫酸铜中的铜离子在碱性溶液中形成有色复合物,也就是所谓的双缩脲反应如反应式27-7所示。

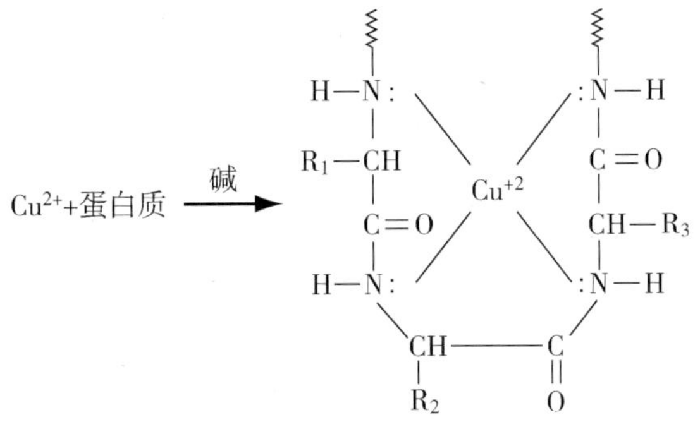

Cu^{2+}+蛋白质 —碱→ 蓝色化合物

(反应式27-7)

每四个连续的肽单位可发生双缩脲反应。由于大多数蛋白质至少含有150~200个氨基酸,而且其中多数蛋白质含有超过300个氨基酸,因此每种蛋白质都能够形成大量的有色复合物。血清中含有大量的蛋白质,可以使反应倍增,使得双缩脲的方法相当敏感。有色复合物的吸光度在540nm处。该反应的主要干扰来源于溶血和脂血。

胆红素

如第21章所述,血清胆红素最常用的检测方法是Jendrassik-Grof法,在该法中,重氮化的对氨基苯磺酸与胆红素的两个吡咯环反应得到苯偶氮加合物,如反应式27-8所示(Natelson,1971)。

在该式中,Me为甲基,V为乙烯基,并且P是3-丙酸亚基。由于在吡咯环上发生芳香族亲电取代反应,中心的亚甲基碳被去除,生成两个苯偶氮加合物。

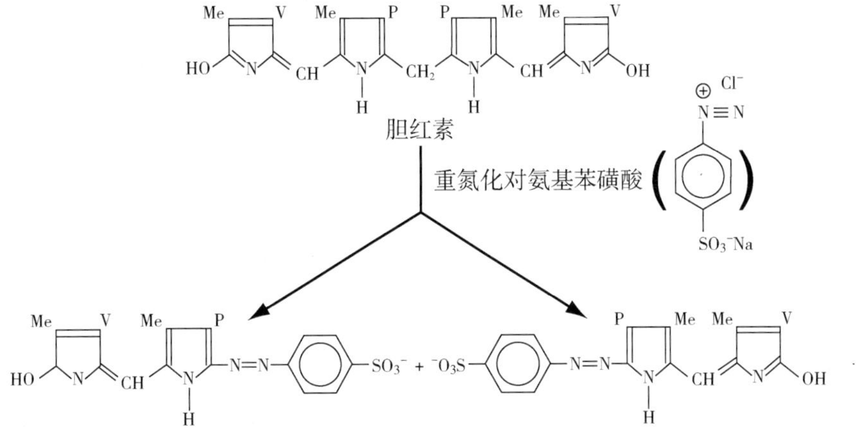

胆红素

重氮化对氨基苯磺酸

(反应式27-8)

如第21章所讨论的,胆红素侧链的任一或者全部的丙酸基均可以与葡萄糖醛酸结合。未结合胆红素的溶解性低于结合胆红素。大部分未结合胆红素会与白蛋白紧密结合,使得其难以与重氮试剂发生反应。然而,添加剂如乙醇、甲醇或咖啡因-苯甲酸盐可以诱导未结合的胆红素与白蛋白解离,使其与重氮试剂反应。由于甲醇和乙醇可引起蛋白沉淀,增加浊度,因此咖啡因-苯甲酸盐是更好的解离试剂。溶血产生的血红蛋白可能会对此反应造成干扰。在不存在解离剂的情况下,能够与重氮试剂发生反应的可溶性胆红素(多数为结合胆红素,见下文)称为直接胆红素,而存在解离剂时能与重氮试剂发生反应的胆红素为总胆红素。总胆红素减去直接胆红素获得所谓的间接胆红素(大多为与白蛋白结合的未结合胆红素)(Tolman & Rej,1999)。如第21章所述,并非所有的结合胆红素都是直接胆红素,少量未结合胆红素也可能是直接胆红素。

钙

大多方法依赖于Ca^{2+}离子与合适的螯合剂形成有色复合物。人体大约一半的钙与蛋白质结合,主要是白蛋白,因此降低样品的pH值可以释放出钙离子,并与强螯合剂发生反应,形成有色复合物。邻甲酚酞(形成红色复合物)和偶氮砷Ⅲ是目前使用的两种主要钙离子螯合剂,其结构分布如图27-1A、B所示(Rowatt & Williams,1989;Morgan et al,1993)。

反应式如下所示:

染料+Ca^{2+}⟶染料-Ca^{2+}复合物 (反应式27-9)

其中染料是邻甲酚酞或偶氮砷Ⅲ。

使用邻甲酚酞时,反应溶液需在碱性条件下经过8-羟基喹啉(结构如图27-1D所示)的处理,以防止镁离子与其形成复合物。温度对复合物生成量影响很大,因此需保证温度的恒定。钙离子浓度较低时,可与染料形成1∶1的复合物,而当钙离子浓度较高时,两摩尔的钙和一摩尔的染料结合。由于单钙染料复合物和双钙染料复合物的消光系数不同,其吸光度与钙离子浓度呈非线性关系。然而,改进后的比尔定律可以用于计算钙离子浓度,或者应用非线性的方法来计算。

偶氮砷Ⅲ对钙离子具有很高的亲和力,但是其与钙离子的复合物形成数量具有很强的pH值依赖性。该反应通常需要在pH6.0的咪唑缓冲液中进行。需要注意是,枸橼酸盐,一种能螯合钙离子的三羧酸,会干扰该反应。研究发现,检测偶氮砷Ⅲ与钙离子复合物浓度的最佳波长是650nm,除溶血外其他物质对该反应的干扰较少。

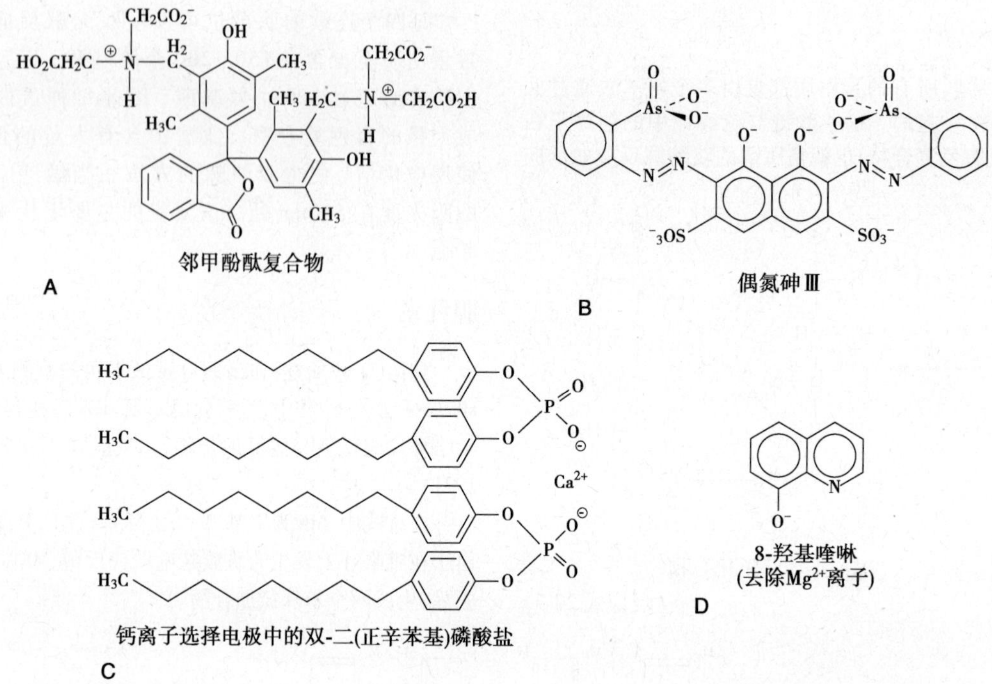

邻甲酚酞复合物

A

偶氮砷Ⅲ

B

钙离子选择电极中的双-二(正辛苯基)磷酸盐

C

8-羟基喹啉
(去除Mg^{2+}离子)

D

图 27-1　选择性结合 Ca^{2+}离子的试剂结构，除外结合并沉淀 Mg^{2+}离子的 8-羟基喹诺酮

离子选择电极法检测钙离子

由于酸化可以将钙离子从结合状态释放出来，向血清样品中加酸可以将钙转化为易于检测的离子形式。因此可采用电极法检测总钙。检测电极是一种特殊的钙离子交换电极，具有有多种类型，包括 ETH 1001 和双-二(正辛苯基)磷酸盐。后者的结构如图 27-1C(Endres & Rude，1999)所示。离子化的钙(例如未结合蛋白的钙或与强螯合剂结合的钙)可以直接用离子选择性电极检测，而无需酸化这一前处理步骤。

肌酐

在碱性条件下，肌酐可以与苦味酸(2，4，6-三硝基苯酚)反应形成复合物，如反应式 27-10 所示，即 Jaffe 反应。

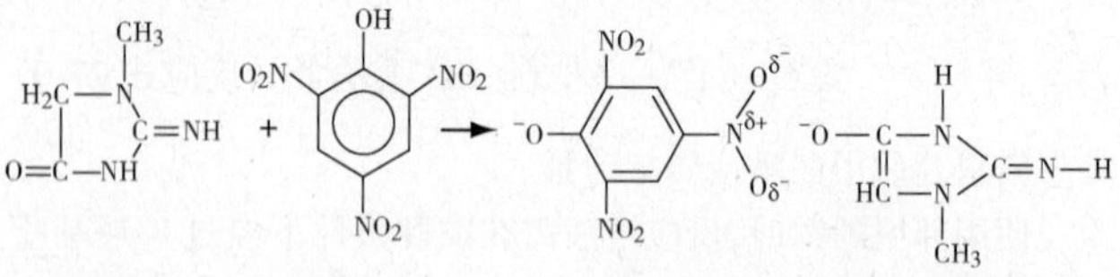

肌酐　　苦味酸　　复合物的一种可能的结构

(反应式 27-10)

复合物的结构尚不完全清楚。大多数研究表明，这是一种非共价离子复合物，如反应式 27-10 所示(Vasillades，1976)。有证据表明，肌酐的羰基氧(存在于其烯醇化物形式中)可与苦味酸的 1-碳形成共价键，生成所谓的 Janovsky 样产物。不管复合物的结构如何，其吸光度在 490~500nm 之间。该反应对温度非常敏感。可能的干扰物包括酮、酮酸和胆红素。酮的烯醇键与苦味酸反应的形式与肌酐相同。通过使用铁氰化物或少量的表面活性剂处理可以将苦味酸与胆红素的反应降低到最小。

铁

血清铁水平可以通过亚铁离子(二价铁)与菲洛嗪特异反应进行检测，菲洛嗪结构如反应式 27-11 所示。在酸性介质中，亚铁离子从运铁蛋白中解离出来，并维持还原状态，并发生上述特异反应。实际上，每个亚铁和三个菲洛嗪分子形成品红色复合物(对 pH 值不敏感)，可在 562nm 波长下检测其吸光度，然而有些试验(如 Siemens Advia 1650)在 571nm 处检测。可以料到，溶血对该方法会造成干扰，因为红细胞铁和血红蛋白可以与菲洛嗪竞争性地结合血清铁。

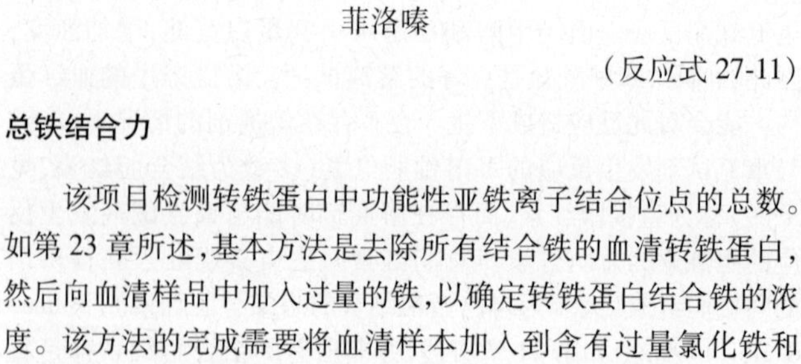

Fe^{2+} + 3 菲洛嗪 → Fe^{2+}[菲洛嗪]$_3$

H_2O

菲洛嗪

(反应式 27-11)

总铁结合力

该项目检测转铁蛋白中功能性亚铁离子结合位点的总数。如第 23 章所述，基本方法是去除所有结合铁的血清转铁蛋白，然后向血清样品中加入过量的铁，以确定转铁蛋白结合铁的浓度。该方法的完成需要将血清样本加入到含有过量氯化铁和菲洛嗪的酸性缓冲液，以使转铁蛋白结合的铁解离出来，使所有的铁均与菲洛嗪结合。然后使溶液的 pH 值升高到中性范围，此时，铁对转铁蛋白的亲和力远远超过菲洛嗪。所有可以与转铁蛋白结合的铁均如此。这将会导致品红复合物在 562nm(或 571nm)处的吸光度降低，降低的程度与转铁蛋白结合位点成比例。

该组反应式见反应式 27-12。

铁-转铁蛋白+缓冲溶液1 $\xrightarrow{\text{降低pH值}}$

转铁蛋白+铁-染料有色复合物

（反应式 27-12A）

转铁蛋白+铁-染料有色复合物+缓冲溶液2 $\xrightarrow{\text{增加pH值}}$

铁-转铁蛋白+铁-染料有色复合物颜色变浅

（反应式 27-12B）

镁

镁离子可以与某些染料形成特定的复合物，从而进行定量检测。这些染料包括钙镁试剂（530~550nm），如图 27-2 所示，甲基百里酚蓝（600nm）和二甲苯胺蓝（600nm）。上述括号中的数字表示有色复合物的检测波长（Endres & Rude，1999）。在使用钙镁试剂时，乙二醇四乙酸（EGTA）可用于去除钙离子的干扰，加入氰化钾可以去除重金属离子的干扰，加入聚乙烯吡咯烷酮可以减少蛋白质的干扰。

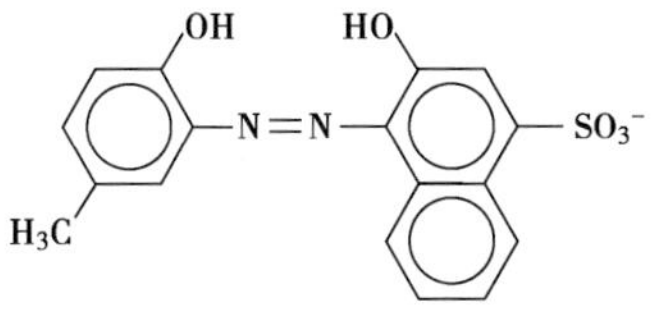

用于镁离子检测的钙镁试剂

图 27-2 钙镁试剂的结构，该试剂可与 Mg^{2+} 离子结合形成有色复合物

磷酸盐

磷酸盐有无机和有机两种存在形式，无机形式主要是正磷酸盐，有机磷酸盐包括葡萄糖-6-磷酸、核酸、磷酸化蛋白等。血清中大多数磷酸盐是无机磷酸盐，有机磷酸盐主要存在于细胞内。如第 8 章所述，无机磷酸盐有三种形式，最常见的是 $H_2PO_4^{-1}$ 和 HPO_4^{-2}。测量血清总无机磷酸盐最常用的方法是磷钼酸盐法，钼酸铵与无机磷酸盐反应形成磷钼酸铵络合物（Endres & Rude，1999）。该复合物的未还原形式可以通过 340nm 处吸光度的增加而检测。pH 值需要保持在酸性范围内，因为碱性条件会使复合物还原。事实上，这种复合物的还原反应会生成一种吸光度在 600~700nm 范围内的蓝色复合物（Fiske-Subbarow 法）。还原剂包括维生素 C、氯化亚锡、硫酸亚铁铵、1-氨基-2-萘酚-4-磺酸（最初使用）等。因为其反应速度，以及反应仅涉及一个步骤，多数方法采用 340nm 波长来检测。

以酶为试剂确定分析物浓度

一般特征

速率法和终点法的比较

这与本章前面讨论的分光光度检测部分非常相似。对于速率法，与酶法不同的是，添加到血清样本的酶浓度是已知的，但是底物浓度是未知的（这是检测的目的）。是否达到饱和条件是未知的。因此应用 Michaelis-Menton 方程和初始反应速率来计算底物浓度是可行的，因为所用酶试剂的 K_m 和 V_{max} 是已知的。与基于染料的方法一样，酶的终点法是基于检测产物浓度保持恒定时的点，该浓度是总底物或分析物的浓度。

NAD 和 NADPH 作为定量指标

在本章节及下一章节中，将会论述测定血清分析物或酶浓度的常用方法遵循的原理，即 NAD 或 NADP 分别还原为 NADH 或 NADPH。NAD[P]H 在 340nm 处有吸收峰，而氧化形式（如 NAD[P]）在此处无吸收峰。因此，检测 NAD[P]转化为 NAD[P]H 时在 340nm 处吸光度的增加或者检测 NAD[P]H 转化为 NAD[P]时在 340nm 处吸光度的降低可简便地确定分析物的浓度。

在一些分析中，当 NAD[P]H 是终产物时，添加一种四氮唑衍生物的染料可以提高 NAD[P]H 的敏感性，其中四氮唑衍生物被 NAD[P]H 还原为甲臜，甲臜在 500nm 处有强吸收峰。该反应可以通过电子转移剂催化，包括黄递酶（硫辛酰胺脱氢酶，EC 1.6.4.3）或吩嗪硫酸甲酯。典型反应如图 27-3 所示，原则上该反应可用于生成 NAD[P]H 的任何反应。

酶反应检测分析物浓度

氨

氨是通过使用多功能酶，谷氨酸脱氢酶（GLD）来检测。在该反应中，氨与 α-酮戊二酸发生还原反应生成谷氨酸。在该反应的第一步中，氨与 α-酮戊二酸的 α-酮基之间形成席夫碱。

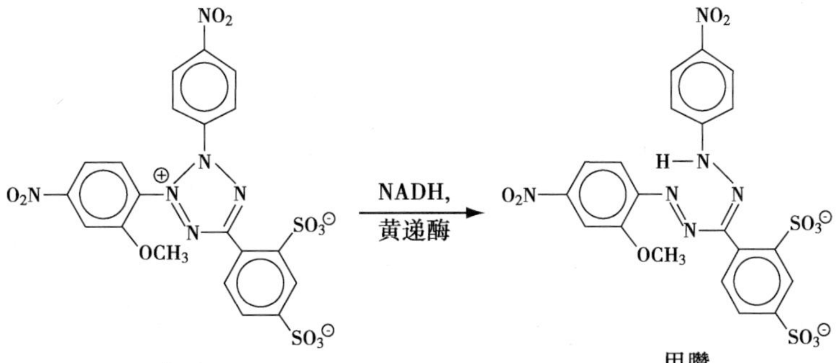

NADH，黄递酶

四氮唑

甲臜
（在500nm处有吸收峰）

图 27-3 在酶、黄递酶或吩嗪硫酸甲酯等催化剂存在下，四氮唑被还原为甲臜，在此过程中 NADH 或 NADPH 分别转化为 NAD 或者 NADP。甲臜在 500nm 处有强吸收峰。该反应可用来提高产生 NADH 或 NADPH 的反应的灵敏度

然后在第二步中，通过 NADPH 递氢给伯胺，双键被还原，生成谷氨酸和 NADP。总反应如图 27-4 所示。因此，氨浓度检测能够通过 NADPH 转化为 NADP 时 340nm 处吸光度的下降来检测。该酶可用于任何产氨的反应中。

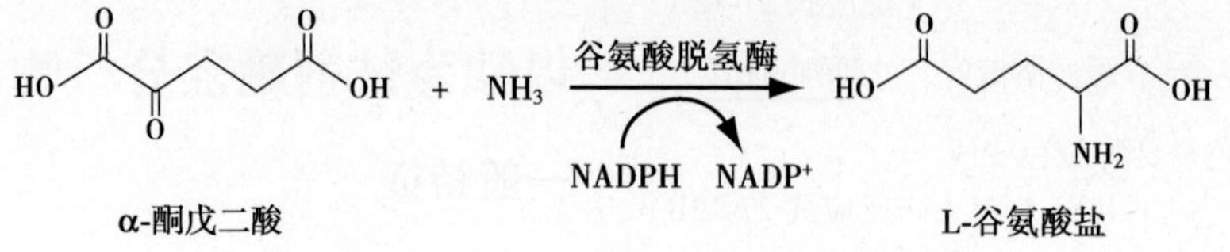

α-酮戊二酸 + NH_3 —谷氨酸脱氢酶（NADPH → $NADP^+$）→ L-谷氨酸盐

图 27-4 由谷氨酸脱氢酶（GLDH）催化的还原胺化反应：氨与 α-酮戊二酸反应形成氨基酸、谷氨酸。在该反应中，NADH 转化为 NAD，NADH 吸收波长 340nm 的光，氨浓度通过这一波长的光吸光度总降低来测定

碳酸氢根离子（HCO^{3-}）

碳酸氢根离子与羧甲基磷酸烯醇丙酮酸在磷酸烯醇丙酮酸羧基激酶（PEPK，一种糖酵解酶）的催化下生成草酰乙酸（OAA），这是三羧酸循环的中间体，其脱磷酸化的过程见反应式 27-13。由此可以利用该反应中消耗血清碳酸氢盐的量来检测其浓度。将 PEPK 添加进血清，然后通过加入苹果酸脱氢酶将生成的 OAA 还原形成苹果酸。在第二步反应中，NADH 被氧化成 NAD，从而可以在 340nm 处检测 NADH 吸光度的降低。通常使用 NAD 的类似物，因此在 410nm（非 340nm）处检测吸光度的降低。

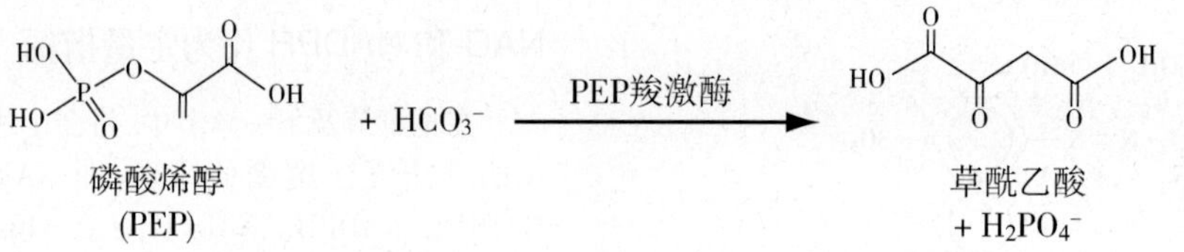

磷酸烯醇（PEP） + HCO_3^- —PEP羧激酶→ 草酰乙酸 + $H_2PO_4^-$

（反应式 27-13A）

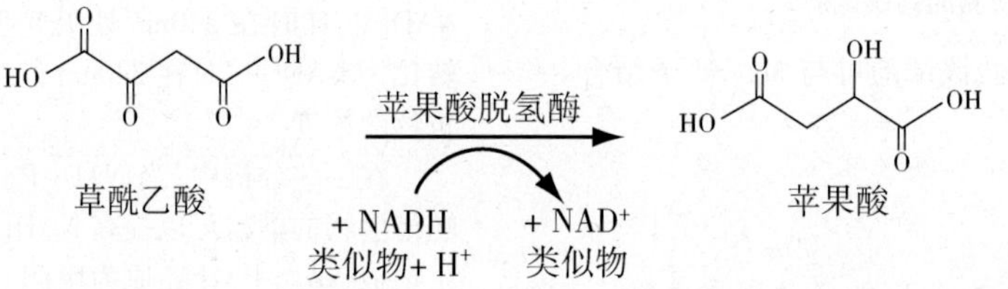

草酰乙酸 + NADH 类似物 + H^+ —苹果酸脱氢酶→ 苹果酸 + NAD^+ 类似物

（反应式 27-13B）

胆固醇

如第 17 章所述，血液中的胆固醇以游离胆固醇（主要存在于低密度脂蛋白（LDL）颗粒）和胆固醇酯（主要存在于高密度脂蛋白（HDL）颗粒））形式存在。因此检测血清中总胆固醇浓度，首先需要使用胆固醇酯酶将所有胆固醇酯转化为游离胆固醇（反应式 27-14A），然后所有的游离胆固醇在胆固醇氧化酶的作用下氧化成 7α-羟基胆固醇-3-酮，如反应式 27-14A 所示。反应生成了强氧化剂过氧化氢（H_2O_2），我们利用 H_2O_2 的强氧化性质产生强吸光的发色团，正如我们现在描述的。

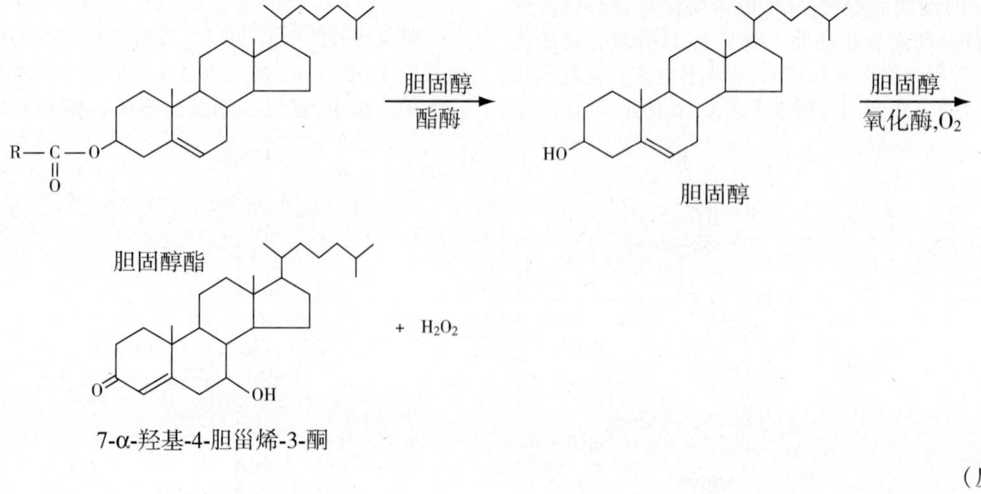

胆固醇酯 —胆固醇酯酶→ 胆固醇 —胆固醇氧化酶，O_2→ 7-α-羟基-4-胆甾烯-3-酮 + H_2O_2

（反应式 27-14A）

醌亚胺方法

在过氧化物酶作用下 H_2O_2 与吩噻嗪（主要是 4-氨基安替比林）发生反应，后者可与酚反应形成高度着色的醌胺聚合物，如反应式 27-14B 所示。这是一种经典的反应类型，其中酚被氧化成醌，4-氨基安替比林的环外-NH2 基团随后加入到醌中

形成具有强烈吸光度的有色复合物。

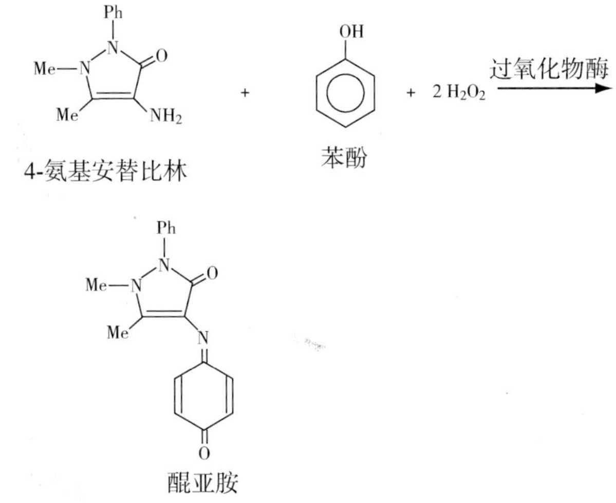

4-氨基安替比林 + 苯酚 + 2 H_2O_2 $\xrightarrow{\text{过氧化物酶}}$ 醌亚胺

（反应式 27-14B）

酚是可用于形成醌或氧化芳香环的众多化合物之一，俗称 *Trinder* 试剂。其中几种是苯胺衍生物，包括 N-乙基-N-(2-羟基-3-磺丙基)间甲苯胺（TOOS）（吸光度在 545nm 处）和 N-(2-羟基-3-磺丙基)-3,5 二甲氧基苯胺（HDAOS）等多种类似化合物。除胆固醇以外，还有很多分析物的检测涉及这一基本反应原理，我们还将下面的章节中介绍。

在胆固醇的检测过程中，第一步反应产生的 H_2O_2 与 4-氨基安替比林、酚在过氧化物酶的作用下生成醌亚胺，后者在 505nm 处确定吸光度值，下一节将展示。

HDL 胆固醇

直到最近，选择性沉淀、离心 LDL 或 HDL 并测定上清液中的胆固醇的方法得到应用。例如，为了检测 HDL 胆固醇，使用聚阴离子和二价阳离子如硫酸葡聚糖-$MnCl_2$ 或磷钨酸盐-$MgCl_2$ 沉淀含有载脂蛋白 B 的组分如 LDL 和 VLDL 颗粒（见第 17 章）。然后使用下一节中描述的方法测定上清液中剩余的胆固醇，此时上清液中只有 HDL 胆固醇。这种方法有些耗时，且需要手工操作，不能使用自动化。

已经发现，通过相对简单且行之有效的方法将聚乙二醇（PEG6000）加入到酶多肽链碱性氨基酸的游离氨基中，可以使反应式 27-14 中所示的两种测定中所用的酶相对特异性地与 HDL 胆固醇反应。此外，在 Mn^{+2} 离子存在下，添加 α-环糊精硫酸盐（每个葡萄糖单元平均含有两个硫酸盐的六个葡萄糖单元）大大降低了 LDL、VLDL 和乳糜微粒中胆固醇的反应性。因此，通过加入两种聚乙二醇化的酶、硫酸化环糊精和 $MnCl_2$ 可以直接测定 HDL 胆固醇。与 H_2O_2 的指示反应与反应式 27-14B 中的相同。总的方法总结在反应式 27-15A 中。（Jensen et al，2002；Sugiuchi et al，1995）

LDL 胆固醇

直接测定 LDL-C（Nauck et al，2002）的基本方法：首先加入 LDL-C 的保护性试剂，作用是保护 LDL-C 不受胆固醇酯酶和胆固醇氧化酶的降解，同时与血清中的其他胆固醇颗粒发生反应并将后者消耗殆尽。最后加入去保护试剂，使得 LDL-C 与以上两种酶发生反应。带电荷的表面活性剂可以阻断 LDL 中的胆固醇与胆固醇酯酶和氧化酶反应。去保护试剂是不带电荷的中性表面活性剂。

在实际操作中，两种复合型试剂是依次加入血清中的。第一种试剂包含保护性表面活性剂、聚阴离子和过氧化氢酶。表面活性剂和聚阴离子阻断 LDL-C 与胆固醇酯酶和氧化酶的反应，过氧化氢酶消耗在所有非 LDL-C 反应中产生的 H_2O_2，具体见反应式 27-15B。随后加入第二种试剂，包括 4-氨基安替比林、叠氮化钠、去保护性的表面活性剂以及一种合适的 Trinder 试剂。叠氮化钠能够阻断过氧化氢酶；去保护性的表面活性剂释放第一步反应中受保护的 LDL-C；Trinder 试剂即一种能够与 4-氨基安替比林反应形成有色复合物发色团的试剂。具体反应见反应式 27-15B 和反应式 27-15C。

这类反应有多种变化形式，但都是基于这里描述的基本原理。

LDL-C+环糊精硫酸盐+$MnCl_2$+PEG-胆固醇酯酶/胆固醇氧化酶⟶NR

HDL-C+环糊精硫酸盐+$MnCl_2$+PEG-胆固醇酯酶/胆固醇氧化酶⟶H_2O_2+7-α-羟基-4-胆甾烯-3-酮

2H_2O_2+4-氨基安替比林+苯酚或其他 Trinder 试剂⟶醌亚胺

此处 NR 代表没有反应

（反应式 27-15A）

LDL-C+带电表面活性剂/聚阴离子+胆固醇酯酶/胆固醇氧化酶⟶NR

HDL-C+带电表面活性剂+胆固醇酯酶/胆固醇氧化酶⟶H_2O_2+7-α-羟基-4-胆甾烯-3-酮

2H_2O_2+过氧化氢酶⟶2H_2O+O_2

（反应式 27-15B）

LDL-C/带电表面活性剂/聚阴离子+中性释放表面活性+胆固醇酯酶/胆固醇氧化酶+叠氮化钠-过氧化氢酶⟶

H_2O_2+7-α-羟基-4-胆甾烯-3-酮

2H_2O_2+4-氨基安替比林+苯酚或其他 Trinder 试剂⟶醌亚胺

（反应式 27-15C）

葡萄糖

最常用的检测血清葡萄糖浓度的方法是已糖激酶法。在已糖激酶和 ATP 作用下葡萄糖发生磷酸化生成葡萄糖-6-磷酸，再加入葡萄糖-6-磷酸脱氢酶，将葡萄糖-6-磷酸转化为葡萄糖酸内酯-6-磷酸（戊糖磷酸途径中的第一步反应）。在这一氧化反应中 NADP 被还原成 NADPH，可直接在 340nm 测定其吸光度。具体反应步骤见反应式 27-16。

葡萄糖 + ATP —己糖激酶→ 葡萄糖-6-Ⓟ + P_i + ADP

（反应式 27-16A）

葡萄糖-6-Ⓟ + NADP —G-6-P-D→ 葡萄糖酸内酯-6-Ⓟ + NADPH

↑340nm长光波的吸光度

（反应式 27-16B）

在反应式 27-16 中，带圆的 P 表示磷酸基团。该化学反应是最常用的葡萄糖检测原理。检测葡萄糖浓度的其他方法也广泛使用，尤其常用于床旁检测（Yoo & Lee，2010）。在这些反应中，葡萄糖氧化酶将葡萄糖转化为葡萄糖酸内酯，黄素腺嘌呤二核苷酸即 FAD 被还原成 $FADH_2$。在有氧条件下，再次生成 FAD，氧气被还原成 H_2O_2。后者在铂电极存在下氧化产生 $2H^+ + O_2 + 2e$（电子）。电子的流动产生电流，电流的强度与葡萄糖浓度成一定比例。这一方法有多种变化形式，其中之一是葡萄糖脱氢酶与一种染料吡咯喹啉醌（PQQ）结合形成为复合物，前者将葡萄糖氧化成葡萄糖酸内酯，同时 PPQ 被还原产生具有强红色的物质，该产物可以通过分光光度法检测。大多数情况下还原性的染料会被再次氧化，释放的电子经如前所述的电化学方法检测。应用电化学方法的葡萄糖床旁检测手段使用的是全血标本，应注意血细胞比容对全血葡萄糖浓度检测产生一定的影响（D'Orazio，2009；Yoo & Lee，2010）。

乳酸

如第 20 章所述，乳酸与乳酸脱氢酶（LD）的反应具有极强的专一性，如反应式 27-17 所示。

乳酸（$HO-CH(CH_3)-COO^-$） + NAD —LD→ 丙酮酸（$CH_3C(=O)-COO^-$） + NADH

↑340nm长光波的吸光度

（反应式 27-17）

如图所示，NAD 被转化为 NADH，NADH 在 340nm 处的吸光度的值随着反应的进行不断增加，直到达稳态。总吸光度减去血清标本在 340nm 处产生的背景空白吸光度后，可用于直接计算由乳酸氧化引起的 NADH 浓度的增加。

甘油三酯

脂肪酸与甘油形成的具有异质性的一组三酯（见第 17 章）。脂肪酸酯在脂肪链的长度、存在形式、不饱和键的数目以及链排列方面有很大差异。测定甘油三酯浓度的方法是水解甘油三酯中的所有脂肪酸酯产生甘油，以得到的甘油浓度作为总甘油三酯浓度。在技术上，需要使用血清空白检测内源甘油水平，但由于血清中的甘油水平极低，因此通常不需要进行空白检测（Rifai et al，1999）。

在检测甘油三酯浓度的参考方法中，首先将甘油三酯萃取到氯仿中，再用硅酸处理从氯仿提取物中提取磷脂。然后用氢氧化钾碱处理氯仿提取物，水解其中所有的甘油脂肪酸酯，这一过程被称为皂化。用高碘酸钠处理皂化反应生成的甘油，得到 2mol 甲醛和 1mol 甲酸。最后用变色酸处理甲醛生成一种结构尚未明确的色原，该色原含有两个通过甲醛碳桥连接在一起的变色酸分子，在 580nm 处有较强的吸光度。当然，这是一种耗时的手动方法，仅作为参考方法，不能自动化。

在直接检测血清甘油三酯的自动化方法中，使用脂肪酶将甘油三酯水解成甘油和游离脂肪酸。需要注意的是，脂肪酶水解的是甘油脂肪酸酯 1 号位和 3 号位的甘油而不是 2 号位的甘油。因为二聚甘油酯会自行重新排列为 1-或 3-脂肪酸酯，再被脂肪酶水解。这样甘油脂肪酸酯就得到了完全水解。

为确定总甘油浓度，甘油在 α 甘油激酶作用下转化成 1-磷酸甘油，后者在有氧条件下被甘油磷酸酯氧化酶转化成二羟基丙酮。这一氧化还原反应产生 H_2O_2。在 4-氨基安替比林的存在下，H_2O_2 氧化酚或间氯酚形成共轭结合物，如本章前面的胆固醇测定部分所述。该结合物的吸光度（通常在 505nm）与甘油浓度成比例。详见反应式 27-18。

该基本方法的变化形式包括甘油磷酸酯在甘油磷酸酯脱氢酶的作用下生成二羟基丙酮磷酸酯，反应中 NAD 被转化为 NADH，如反应式 27-18 所示 NADH 的浓度可以直接在 340nm 处测定。

甘油三酯（H_2C-O-，$HC-O-$，H_2C-O- 酰基链；双键位置 9、12、15） + 3 H_2O —脂肪酶→ 甘油（HO–CH₂–CH(OH)–CH₂–OH） + R_1COOH + R_2COOH + R_3COOH（脂肪酸）

（反应式 27-18A）

甘油 + ATP —甘油激酶→ 甘油磷酸 + ADP

（反应式 27-18B）

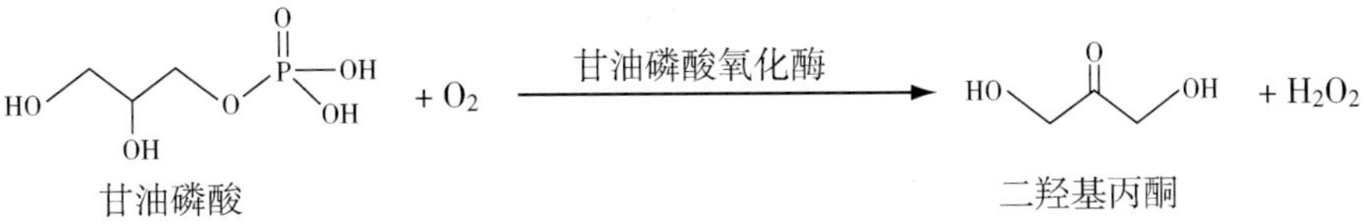

甘油磷酸 $+ O_2$ —甘油磷酸氧化酶→ 二羟基丙酮 $+ H_2O_2$

（反应式 27-18C）

H_2O_2 + 4-氯酚 + 4-氨基安替比林 —过氧化物酶→ 彩色醌亚胺加合物

（反应式 27-18D）

尿素或尿素氮(BUN)

尿素或尿素氮（BUN）的测定与氨的测定使用相同的GLDH酶，见本章节前面介绍的“醌亚胺方法”。尿素在脲酶作用下水解为 CO_2 和 NH_3，后者与α-酮戊二酸发生还原胺化反应，生成谷氨酸。如反应式 27-19 所示。

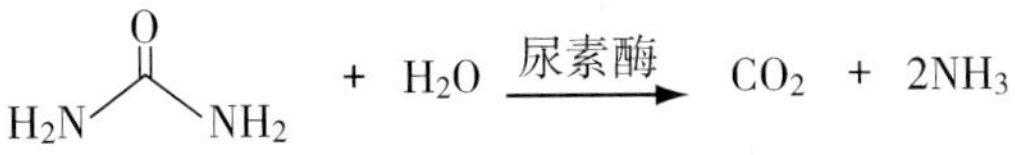

$$H_2N-CO-NH_2 + H_2O \xrightarrow{\text{尿素酶}} CO_2 + 2NH_3$$

（反应式 27-19A）

$$NH_3 + \text{酮戊二酸} \xrightarrow[\text{谷氨酸脱氢酶}]{NADH \to NAD} \text{谷氨酸}$$

酮戊二酸：$COO^- - C{=}O - CH_2 - CH_2 - COO^-$；谷氨酸：$COO^- - CH(NH_3^+) - CH_2 - CH_2 - COO^-$

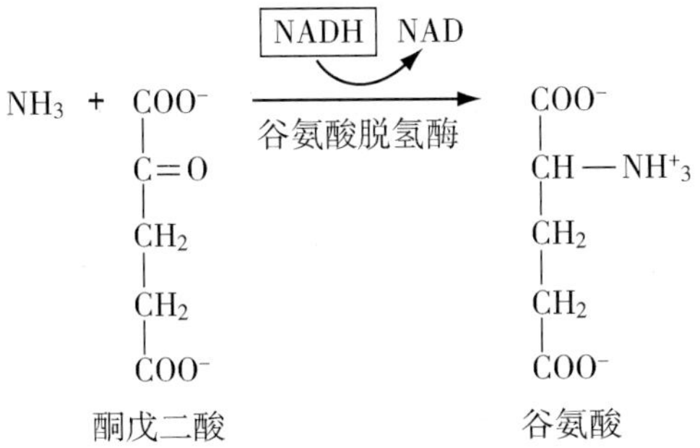

（反应式 27-19B）

溶血样品会对该方法造成严重干扰。

尿酸

如反应式 27-20 所示，尿酸通过尿酸酶转化成尿囊素。

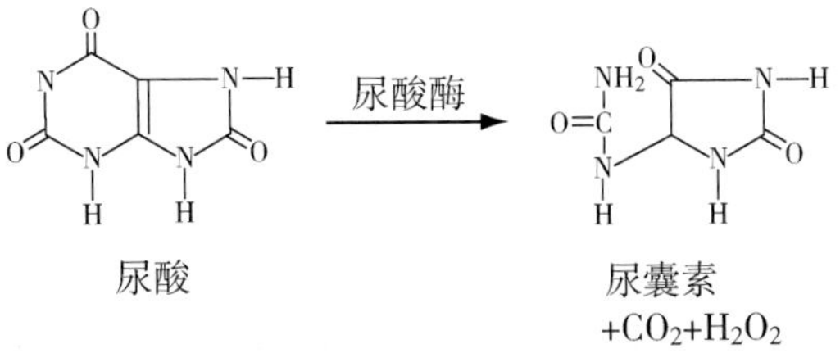

尿酸 —尿酸酶→ 尿囊素 $+ CO_2 + H_2O_2$

（反应式 27-20A）

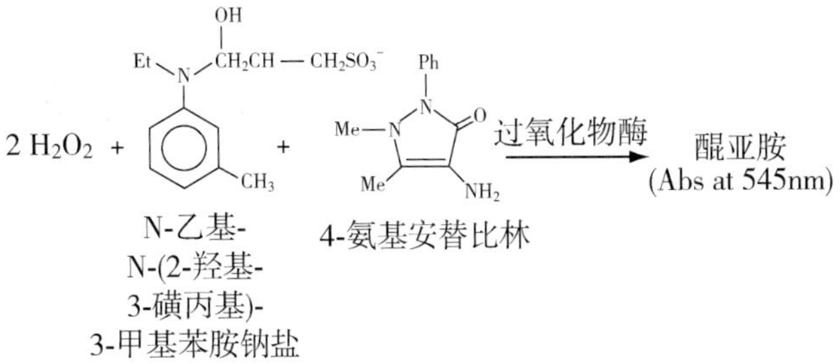

$2H_2O_2$ + N-乙基-N-(2-羟基-3-磺丙基)-3-甲基苯胺钠盐 + 4-氨基安替比林 —过氧化物酶→ 醌亚胺 (Abs at 545nm)

（反应式 27-20B）

在该反应过程中产生 H_2O_2。如反应式 27-20B 所示。H_2O_2 用于氧化一种 Trinder 试剂，TOOS（参见本章前面的“醌亚胺方法”），再与4-氨基安替比林反应形成醌亚胺。另一种方法是 H_2O_2 通过过氧化氢酶将底物如乙醇氧化成乙醛，后者被醇脱氢酶进一步氧化生成乙酸。在该反应中，NADP 被转化为NADPH，引起 340nm 处的吸光度增加。

酶的检测

我们在第 20 章中讨论了酶的检测。如第 20 章所述，大多数酶反应是在饱和条件下进行，即底物浓度显著大于 K_M，确保反应的初始速率与酶的浓度成比例。大多数酶的测定结果用酶的活性表示，即产物生成量与时间所形成的斜率，采用国际单位（IU），如第 20 章所述。

丙氨酸氨基转移酶和天门冬氨酸转移酶

丙氨酸氨基转移酶

如第 21 章所述，这种主要在肝脏中表达的酶可逆地催化丙氨酸和α-酮戊二酸之间的氨基转移，产生丙酮酸和谷氨酸。辅因子 B_6 即磷酸吡哆醛的存在对于该反应至关重要，它是参与实际反应的基团。如反应式 27-21 所示，在 NADH 存在下，上述反应产生的丙酮酸与乳酸脱氢酶（LD）反应生成乳酸，NADH 转化为 NAD，因此可以检测到 NADH 在 340nm 处的吸光度的降低。

黄疸和脂血样本会对该方法造成严重干扰。

$$H_3\overset{+}{N}-CH(CH_3)-COO^- + \alpha\text{-酮戊二酸} \underset{}{\overset{Alt.+B_6-Ⓟ}{\rightleftharpoons}} CH_3-CO-COO^- + \text{谷氨酸}$$

丙氨酸；α-酮戊二酸（$COO^- - C{=}O - CH_2 - CH_2 - COO^-$）；丙酮酸；谷氨酸（$COO^- - CH(\overset{+}{N}H_3) - CH_2 - CH_2 - COO^-$）

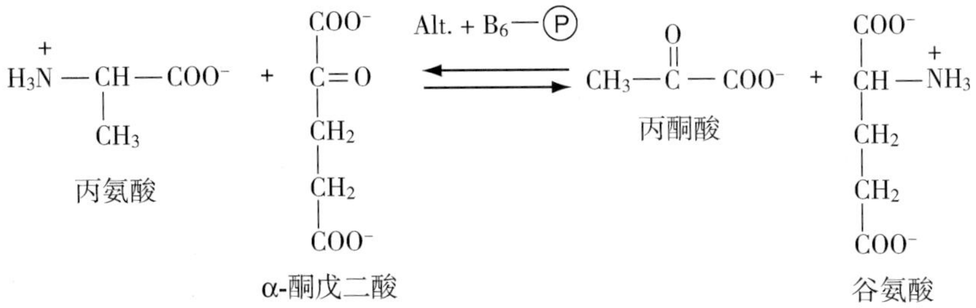

（反应式 27-21A）

$$\text{丙酮酸} \xrightarrow[\text{NADH} \rightarrow \text{NAD}]{\text{LD}} \text{乳酸}$$

（反应式 27-21B）

天门冬氨酸转移酶

正如第 21 章所述，类似于 ALT，AST 也需要在辅因子 B_6（磷酸吡哆醛）的存在下，可逆地催化天门冬氨酸与 α-酮戊二酸的反应，产生草酰乙酸（OAA）和谷氨酸。OAA 在苹果酸脱氢酶的作用下转化为苹果酸，NADH 被转化为 NAD，导致 340nm 处的吸光度降低。详见反应式 27-22 中。

$$\underset{\text{天门冬氨酸}}{H_3\overset{+}{N}-CH(CH_2COO^-)-COO^-} + \underset{\alpha\text{-酮戊二酸}}{^-OOC-C(=O)-CH_2-CH_2-COO^-} \xrightarrow[B_6-\text{Ⓟ}]{\text{AST}} \underset{\text{草酰乙酸}}{^-OOC-C(=O)-CH_2-COO^-} + \underset{\text{谷氨酸}}{^-OOC-CH(\overset{+}{N}H_3)-CH_2-CH_2-COO^-}$$

（反应式 27-22A）

$$\underset{\text{草酰乙酸}}{^-OOC-C(=O)-CH_2-COO^-} \xrightarrow[\text{NADH} \rightarrow \text{NAD}]{\text{苹果酸脱氢酶}} \underset{\text{苹果酸}}{^-OOC-CH(OH)-CH_2-COO^-}$$

（反应式 27-22B）

碱性磷酸酶

如第 20 章所述，血清碱性磷酸酶的检测是基于碱性磷酸酶水解对硝基苯磷酸盐（pNPP）生成对硝基苯酚（pNP）的反应进行的。pNP 是一种黄色化合物，在 410nm 处具有吸光性，检测其在 410nm 处吸光度的变化即可得到 ALP 的浓度。如反应式 27-23 所示。

$$\underset{\text{对硝基苯磷酸盐}}{O_2N-C_6H_4-O-P(=O)(OH)-O^-} \xrightarrow[\text{碱性介质}]{\text{碱性磷酸酶}} \underset{\text{对硝基苯酚}}{O_2N-C_6H_4-O^-} + P_i$$

（反应式 27-23）

P_i 表示从底物上水解生成的无机磷酸盐。溶血样本会对该方法造成严重干扰。

淀粉酶

淀粉酶（Moss & Henderson，1999）能够水解聚 α-1，4-连接的葡萄糖聚合物，该聚合物存在于淀粉、支链淀粉和糖原内，以致水解发生在每两个葡萄糖残基处。淀粉酶可分为 α 淀粉酶和 β 淀粉酶。β 淀粉酶将麦芽糖单元（葡萄糖基（α-1，4）葡萄糖）从还原末端水解到非还原末端，这是外切淀粉酶；而 α-淀粉酶除了从 α-1，4 连接的葡萄糖聚合物的还原端水解外，还在内部水解。血清淀粉酶是 α 型淀粉酶，主要来源于胰腺和唾液腺。这两种同源性极强的同工酶同时存在于血清中，因此血清淀粉酶水平可作为胰腺和唾液腺功能的标志物。现已有 200 多种淀粉酶的检测方法。较老的方法采用淀粉作为底物。淀粉在溶液中形成明确的螺旋结构，碘可以与该螺旋结构结合形成有色复合物。在淀粉酶的作用下，淀粉被降解，导致其与碘的结合率降低，有色复合物的生成也随之减少。这一过程中颜色变化能够被检测到。此外，淀粉被淀粉酶水解会引起溶液的浊度降低，因此也可以用比浊法（见第 4 章）检测淀粉酶活性。

染料可以与葡萄糖聚合物以共价键结合形成显色底物。在淀粉酶的作用下，葡萄糖聚合物被水解并释放染料标记的小分子寡糖。在强生滑盖技术体系中，寡糖与阴离子染料红色 Z2B 结合，结合后形成的复合物与试剂中的阳离子聚合物结合，它们的浓度可以通过分光光度法测定。未被淀粉酶水解的多糖因溶解到试剂溶液中被去除。在雅培分析仪上，母体葡萄糖聚合物用荧光探针标记。由于长链聚合物的结构是刚性的（螺旋结构），所以当用偏振光激发探针时会发生荧光的偏振（有关荧光偏振的描述，见第 23 章）。当聚合物被淀粉酶水解时，探针结合的片段被释放，由于其较母体聚合物体积小得多，其"翻滚次数"快得多，导致荧光偏振显著降低。因此，可以用这一过程中荧光偏振的降低来检测淀粉酶的活性。

葡萄糖聚合物在淀粉酶的消化作用下产生寡糖如麦芽糖和麦芽三糖（α-1，4 键中三个葡萄糖单元）。含有三个或更少葡萄糖单位的寡糖可以被 α 个葡糖苷酶水解成葡萄糖，后者可以用本章前面的葡萄糖测定部分所描述的测定方法加以检测。这种方法的问题在于样品中含有的内源性葡萄糖会产生高空白背景。采用凝胶过滤柱可以除去内源性葡萄糖，但这导致该方法不适用于自动化。

这些方法使用天然的淀粉聚合物或支链淀粉作为底物，这就存在不同批次底物的标准化问题。另外，不均一的底物在水溶液中形成的溶胶容易受到污染，而且它们对温度的敏感性很高，稳定性有限。因此，新的检测方法使用合成底物。

在其中的一种新方法中，合成的麦芽五糖（5α-1，4-连接的葡萄糖残基）首先被淀粉酶水解产生麦芽三糖和麦芽糖，麦芽三糖和麦芽糖再被 α 葡糖苷酶直接水解成葡萄糖。样品中存在的高水平的内源性葡萄糖通过凝胶过滤去除，如前所述。

使用合成的麦芽四糖（4α-1，4-连接的葡萄糖残基）作为底物可以避免内源性葡萄糖产生的高空白背景的问题。淀粉酶将麦芽四糖水解成 2 个麦芽糖单位，后者在麦芽糖磷酸化酶和无机磷酸盐的作用下生成葡萄糖-1-磷酸和葡萄糖，葡萄糖磷酸酶将葡萄糖-1-磷酸转化成葡萄糖-6-磷酸。接下来的反应就如本章前面的葡萄糖检测部分所述，用葡萄糖-6-磷酸脱氢酶处理上一步反应生成的葡萄糖-6-磷酸,生成可在340nm处具有吸光度的NADPH。可以看出,由于葡萄糖-6-磷酸来源于麦芽糖而不是任何的内源葡萄糖,因此内源性葡萄糖不会对该反应产生干扰。然而,遗憾的是,淀粉酶不能特异性地仅水解麦芽四糖产生2个麦芽糖,并且还可以将麦芽四糖水解为更小的分子如葡萄糖和麦芽三糖。因此该检测方法会在一定程度上低估淀粉酶的浓度。

最近,已合成了一些显色底物。显色底物含有4(或对)-硝基酚(4-NP)通过α-缩醛键与寡糖合成寡-α-1,4-连接的葡萄糖单元。在其中一种检测方法中,麦芽七糖(α-1,4键中的7个葡萄糖单元)通过其还原端与4-NP连接作为底物,如图27-5所示。淀粉酶主要将该底物水解为(葡萄糖)$_4$-NP、(葡萄糖)$_3$-NP、(葡萄糖)$_2$-NP和(葡萄糖)$_3$、(葡萄糖)$_4$和(葡萄糖)$_5$。详见反应式27-24。

$$\text{NP-(葡萄糖)}_7 \xrightarrow{\text{淀粉酶}} \text{NP-(葡萄糖)}_{4,3,2} + \text{(葡萄糖)}_{3,4,5}$$

(反应式27-24A)

$$\text{NP-(葡萄糖)}_{4,3,2} \xrightarrow{\text{葡萄糖苷酶}} \text{(4 葡萄糖+NP) + (3 葡萄糖+NP) + (2 葡萄糖+NP)}$$

(反应式27-24B)

如反应式27-24B所示,通过-NP连接的片段在α葡糖苷酶的作用下进一步降解,产生4(或对)-硝基酚。后者在碱性环境下形成在405nm至410nm处具有强吸光的对硝基氧化物阴离子,如本章前面的碱性磷酸酶检测部分所述。

应该注意的是,反应式27-24假定四糖、三糖和双糖会发生有限的消化,即1摩尔糖生成1摩尔对硝基苯氧化物阴离子。但实际的反应过程并不是这样的。事实上,α葡糖苷酶对(葡萄糖)$_4$-NP的水解是缓慢的,即使通过阻断(葡萄糖)$_4$-NP非还原末端的葡萄糖单元的-OH基来增加速率。已发现4,6-亚乙基、4,6-亚苄基和其他封闭基团可以增强α-葡糖苷酶活性。

这种检测方法的其他问题包括硝基酚的pKa接近反应体系的pH值,导致仅有大约一半的对硝基酚以氧阴离子形式存在。此外,该方法对离子强度效应和反应体系中的蛋白质浓度敏感性很高,两者都会影响对硝基酚的pKa。血红蛋白也会对该方法造成干扰。

现已发现,通过使用被称为CNP的2-氯-4-硝基酚代替4-NP能够在很大程度上解决以上问题。o-Cl基的正性吸电子性质使酚pKa降低,使100%的酚以有色酚盐阴离子的形式存在。另外,CNP能够最大限度地降低上述干扰物的干扰作用(血红蛋白干扰除外)。由于在α-葡萄糖苷酶诱导的水解机制中o-Cl基是一种较好的离去基团,因此小分子糖类的生成率很高,使有色最终产物的产生也相应的增加。

肌酸激酶

如第20章所述,肌酸激酶(CK)可逆地催化肌酸与ATP之间的反应,产生磷酸肌酸和ADP。这种反应在肌肉组织中最为常见,被称为高能磷酸键的磷酸肌酸在肌肉中得以存储。CK的检测是上述反应的逆反应,即将ADP和磷酸肌酸加入到样品中产生ATP和肌酸。ATP耦连到已糖激酶-葡萄糖-6-磷酸脱氢酶(G6PD)的反应中,产生NADPH,如反应式27-25所示。肌酸激酶的活性与NADPH在340nm处的吸光度增加成一定比例关系。

溶血样品会对该方法造成严重干扰,应予以避免。

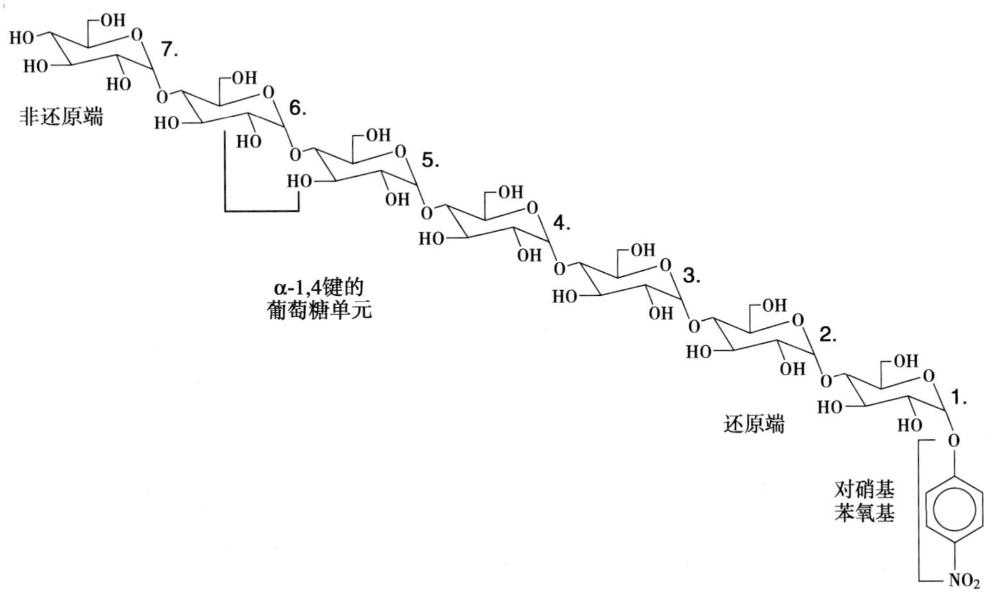

图27-5 淀粉酶检测中合成底物的结构。这是麦芽三糖的对硝基苯基糖苷。在实际反应中,为了提高反应特异性并确保α-葡糖苷酶更有效地发挥水解作用,在非还原末端的第七个葡萄糖单元上引入保护性基团4,6-亚乙基或亚苄基

肌酸磷酸盐 + ADP $\xrightarrow{CPK}$ 肌酸 + ATP

（反应式 27-25A）

葡萄糖 + ATP $\xrightarrow{\text{己糖激酶}}$ 葡萄糖-6-磷酸 + ADP

（反应式 27-25B）

葡萄糖-6-磷酸 + NADP $\xrightarrow{G6PD}$ 6-磷酸葡糖酸内酯 + NADPH

↑340nm长光波的吸光度

（反应式 27-25C）

γ-谷氨酰转移酶

如第 21 章所述，GGT 主要存在于肝细胞的毛细胆管侧（图 21-9），作用是催化谷胱甘肽（γ-谷氨酰-半胱氨酰-甘氨酸）的 γ-谷氨酰残基转移到另一个氨基酸或外源性基团如药物上。在这一反应中，GGT 将合成性底物 L-γ-谷氨酰基-3-羧基-4-硝基苯胺的 γ-谷氨酰残基转移到甘氨酰甘氨酸上生成 γ-谷氨酰甘氨酰甘氨酸和游离的 5-氨基-2-硝基-苯甲酸酯（ANB），如反应式 27-26 所示。游离的 ANB 是苯胺的一种替代品，在 410nm 处具有吸光度。计算 ANB 在 410nm 处吸光度的增加与检测时间的比值可以直接得到 GGT 的活性。

γ-谷氨酰-3-羧基-4-硝基苯胺 + $H_3\overset{+}{N}-CH_2-CO-NH-CH_2-COO^-$（甘氨酰甘氨酸）$\xrightarrow{GGT}$ γ-谷氨酰甘氨酰甘氨酸 + ANB

（反应式 27-26）

乳酸脱氢酶

在第 20 章中我们已经讨论了乳酸脱氢酶的催化反应以及该酶的检测方法。这里我们需要注意的是，反应式 27-17 所示的乳酸检测方法中涉及的反应步骤与 LD 的检测步骤相同。在这种情况下，将乳酸盐以高于其 K_M 的浓度加入到血清样品中，通过检测 340nm 处的 NADH 吸光度的增加速率来确定 LD 的活性。

脂肪酶

我们在甘油三酯检测部分讨论过脂肪酶可水解脂肪甘油酯。如第 17 章和第 22 章所述，脂肪酶有多种同工酶，包括胰脂肪酶、肠脂肪酶、脂蛋白脂肪酶和胃脂肪酶。前三种脂肪酶具有很强的同源性，但与胃脂肪酶同源性较差。这些脂肪酶水解的甘油三酯为长链脂肪酸甘油酯，除此之外，还有芳基和脂族酯酶，如乙酸乙酯（烯酰酯酶）和乙酸苯酯（芳基酯酶）（Moss & Henderson，1999），可以水解短链脂肪酸甘油酯。血清中的脂肪酶主要是胰脂肪酶，因此，血清脂肪酶是胰腺功能的评估指标。

所有脂肪酶的活化都需要水脂乳状界面，乳液含有底物甘油三酯。脂肪酶需要在一种去垢剂如胆酸盐和与它结合的另一种蛋白质，辅脂肪酶的协助下附着到该水乳界面上。辅脂肪酶既能与脂肪酶结合又可以和去垢剂-水乳复合物结合，使脂肪酶与甘油三酯相互作用。因此，脂肪酶的检测体系中必须含有去垢剂和辅脂肪酶。

脂肪酶的测定可以通过向血清中加入长链脂肪酸酯并通过滴定法监测反应来进行。在这一反应中，将稀释的氢氧化钠溶液加入到血清中以中和反应中生成的长链脂肪酸，但反应体系的 pH 值保持恒定。在一定时间内的碱的添加量可反映脂肪酸浓度的增加，其增加的速率与总脂肪酶浓度成比例。

该反应中使用的长链脂肪酸来源于经过处理去除污染物质的橄榄油。这种方法也可以用天然的甘油三酯即三油精，作为底物。

尽管以上是检测脂肪酶的参考方法，但是难以适用于自动化分析仪。因此需要建立其他检测方法。其中的一种方法是用脂肪酶水解1-油酰-2,3-二乙酰甘油得到油酸和二乙酰甘油。后者在一种被称为甘油二乙酸酯酶的作用下水解为甘油和2摩尔乙酸酯。该反应产生的甘油与α甘油激酶和ATP发生反应，详见反应式27-18B至D所示。这一反应的一种变化形式是用1,2-二酰基甘油作为底物产生2-酰基甘油，后者在甘油单酯脂肪酶（可以加速反应）的作用下水解产生甘油，甘油则进入如前所述的反应中。

最近一种应用十分成功的脂肪酶检测方法采用的是人造底物，1,2-O-二月桂基-外消旋-甘油-3-戊二酸-(6′-甲基试卤灵)酯(DGGMR)，如图27-6所示。该底物在脂肪酶的作用下产生1,2-O-二月桂基-外消旋-甘油和半戊二酸-(6′-甲基试卤灵)酯，后者不稳定会自发降解为戊二酸和甲氧基。在碱性条件下形成的这种染料的氧阴离子是红色的，并在580nm处有强吸光。因此，在580nm或581nm处检测红色甲氧基吸光度的增加与脂肪酶活性成比例。详见反应式27-6。

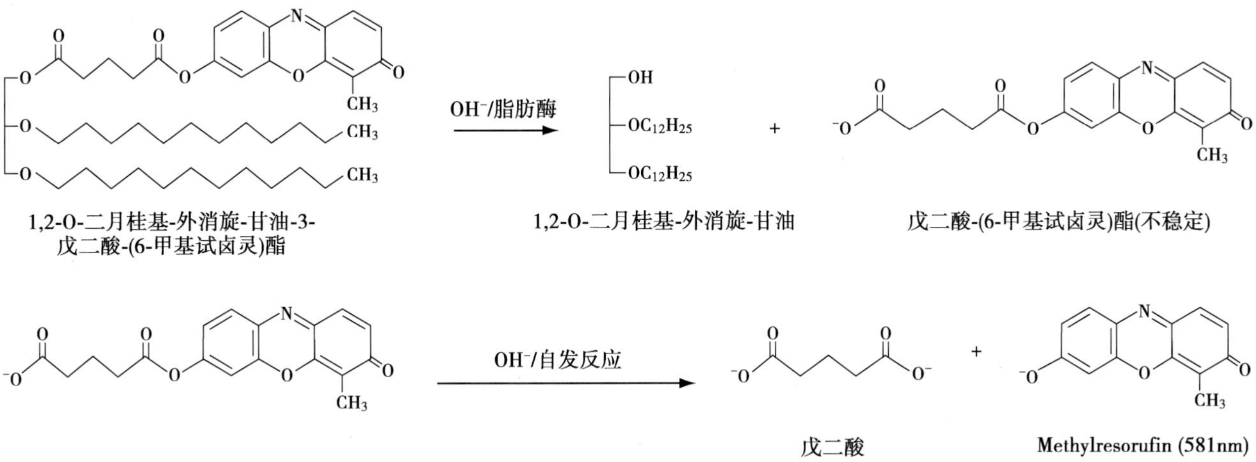

图27-6 用于血清脂肪酶的人工底物导致methylresorufin的释放，其吸光度可在580nm处测定

为了使脂肪酶的底物具有可溶性，需要使用具有较短链脂肪酸的人造底物。其中之一是正丁酸与甘油形成的三酯化合物丁酸甘油酯，这一底物与脂肪酶产生的甘油进入前面所述的反应中。这一反应的变化形式之一是使用2,3-二巯基-1-醇的正丁酸酯（即二硫代酯）作为底物。脂肪酶对该底物的有限消化产生2,3-二巯基-1-丙醇，后者结构中的两个邻位-SH基团与埃尔曼试剂5,5′-二硫代双-(2-硝基苯甲酸)发生反应，生成在412nm处有强烈吸光度的有色复合物。使用这些短链底物的一个问题是它们也是血清中丙氨酸酯酶和芳基酯酶的底物(Moss & Henderson, 1999)。加入共价抑制剂苯基甲基磺酰氟可以阻止底物与这些酶的反应。苯基甲基磺酰氟是一种强酯酶（但不是脂肪酶）抑制剂。

（邱玲 译 廖璞 校）

推荐阅读

Jensen T, Truong Q, Frandsen M, et al: Comparison of a homogeneous assay with a precipitation method for the measurement of HDL cholesterol in diabetic patients, Diabetes Care 25:1914-1918, 2002.

本文是比较均相方法和免疫沉淀法测定低密度脂蛋白胆固醇的重要研究。

Kroli MH, Roach NA, Poe B, et al: Mechanism of interference with the Jaffe Reaction for creatinine, Clin Chem 33:1129-1132, 1987.

这个有趣的论文，介绍了肌酸-苦味酸盐复合物的可能结构，并解释了酮类如何干扰这种反应。

Lin J-LJ, Hsu H-Y: Study of sodium ion selective electrodes and differential structures with anodized indium tin oxide, Sensors 10: 1798-1809, 2010.

本文提出了一种新的高选择性钠离子选择性电极，并说明了如何开发离子选择性电极。

Nauck M, Warnick GR, Rifai N: Methods for measurement of LDL-cholesterol: A critical assessment of direct measurement by homogeneousassay versus calculation, Clin Chem 48:236-254, 2002.

本文简要概述了定量测定低密度脂蛋白胆固醇的直接均质法，以及这些方法的结果与使用弗里德瓦尔德法计算低密度脂蛋白胆固醇结果的比较。

Sugiuchi H, Uji Y, Okabe H, et al: Direct measurement of high-density lipoprotein cholesterol in serum with polyethylene glycol-modified enzymes and sulfated α-cyclodextrin, Clin Chem 41:717-723, 1995.

本文解释了均质（直接）法测定HDL胆固醇的基础。

参考文献

D'Orazio PD: Variability among methods for measuring glucose in whole blood: The influence of hematocrit. American Society of Clinical Pathology Check Sample, *Clin Chem* 49(CC 09-4 [CC-378]):43–55, 2009.

Endres DB, Rude RK: Mineral and bone metabolism. In Burtiss CA, Ashwood ER, editors: *Tietz textbook of clinical chemistry*, ed 4, Philadelphia, 1999, Saunders, pp 1397–1403.

Morgan BR, Artiss JD, Zak B: Calcium determination in serum with stable alkaline Arsenazo III and triglyceride clearing, *Clin Chem* 39:1608–1612, 1993.

Moss DW, Henderson AR: Clinical enzymology. In Burtiss CA, Ashwood ER, editors: *Tietz textbook of clinical chemistry*, ed 3, Philadelphia, 1999, Saunders,

pp 617–721.
Natelson S: *Techniques of clinical chemistry*, ed 3, Springfield, IL, 1971, Charles C. Thomas, p 176.
Rifai N, Bachorik PS, Albers JJ: Lipids, lipoproteins and apolipoproteins. In Burtiss CA, Ashwood ER, editors: *Tietz textbook of clinical chemistry*, ed 3, Philadelphia, 1999, Saunders, pp 809–861.
Rowatt E, Williams RJP: The interaction of cations with the dye Arsenazo III, *Biochem J* 259:295–298, 1989.
Tolman KG, Rej R: Liver function. In Burtiss CA, Ashwood ER, editors: *Tietz textbook of clinical chemistry*, ed 3, Philadelphia, 1999, Saunders, pp 1133–1137.
Vasillades J: Reaction of alkaline sodium picrate with creatinine: I. Kinetics and mechanism of formation of the mono-creatinine picric acid complex, *Clin Chem* 22:1664–1671, 1976.
Yoo E-H, Lee S-Y: Glucose biosensors: An overview of use in clinical practice, *Sensors* 10:4558–4576, 2010.

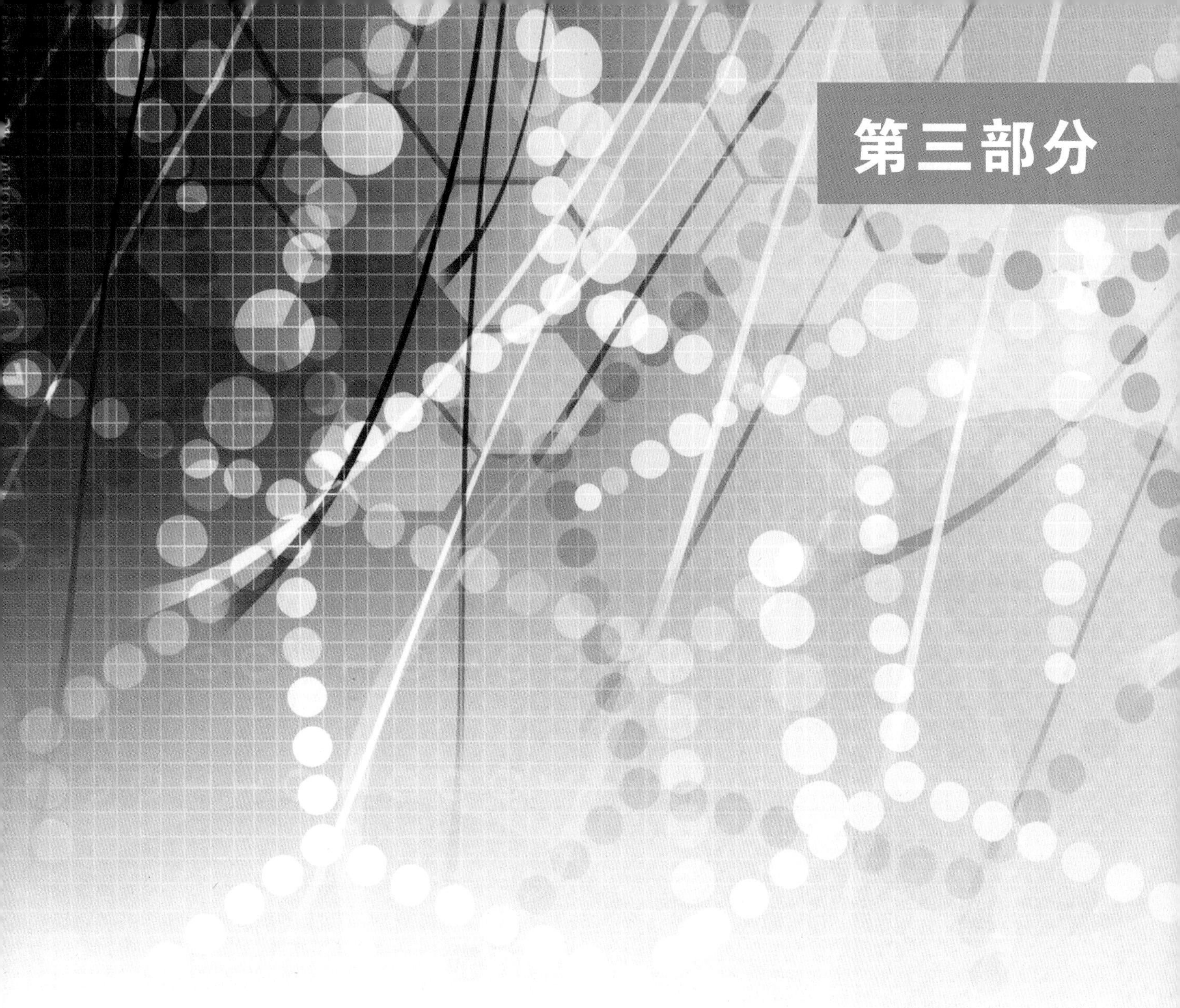

尿液和其他体液

EDITED BY

Donald S. Karcher
Richard A. McPherson
Matthew R. Pincus

第28章 尿液检查

Roger S. Riley, Richard A. McPherson

要点

1. 许多疾病可以表现为尿液成分异常,因此,尿液分析为实验室检查的重要组成部分。
2. 常规尿液分析有理学检查和红细胞、白细胞、糖及其他物质的干化学检测。干化学检测结果可由人工判读或仪器自动读取。
3. 在许多情况下,对尿液进行显微镜下检查是十分必要的。尿液镜检可以检出细胞、管型和结晶,不同疾病状态可能导致这些成分的异常。
4. 尿液镜检目前由人工进行观察,但也有一些自动化仪器可实现有形成分分析。
5. 尿液红细胞可能来自尿路的任何部位。异形红细胞通常可见于肾小球疾病。
6. 晨尿由于其各种成分浓缩程度最高,故通常认为是尿液分析的最佳标本。部分尿液分析可能需要12~24小时尿液标本。
7. 尿比重和渗透压可反映肾脏的浓缩能力。经肾脏浓缩后,尿液渗透压可为血浆渗透压的3~4倍。
8. 肾病综合征患者尿蛋白可超过4g/d。肾病综合征通常见于原发性肾脏疾病,但也可见于系统性疾病累及肾脏。
9. 糖尿病患者可出现酮尿症。其他状态,如发热性疾病和恶病质患者也可出现尿酮体阳性。
10. 尿干化学亚硝酸盐和白细胞酯酶试验可用于辅助诊断尿路感染,其阳性结果应通过尿液镜检确认。
11. 最常见的尿结晶为钙结晶。对结晶形成的检查应包括对尿液及结晶成分的分析。

尿液分析可提供大量有用的临床信息。详尽的检查可以发现疾病引起的泌尿系统生理功能和解剖结构的改变,有时是没有怀疑到的(Haber, 1988; Takemura et al, 2000; Echeverry et al, 2010)。虽然很多病变的进展转归只能通过患者的痛苦程度监测。但是一些内分泌或代谢性异常等所致的系统性疾病可以通过尿液中特异性异常代谢物定量分析来检测。实验室尿液分析仍将在临床医学中发挥重要作用。本章主要介绍常规尿液检测提供的相关内容。目前常规进行的尿液分析主要有两种形式。包括:①干化学试纸条尿液分析,常见于初筛实验室、医生办公室及患者家庭自测;②基本(常规)尿液分析,除干化学试纸条分析外,还包括尿沉渣显微镜检查。检查方法涉及多个实验室学科,主要为干化学法和显微镜镜检。除这些基本诊断方法外,包括细胞免疫化学、分子诊断、DNA序列分析和细胞周期分析在内的新技术的不断进展,可为临床医生提供更多的诊断及预后信息。对于尿路感染病原体的诊断至关重要的尿液微生物学研究将在本书其他部分描述。表28-1列出了常见实验室尿液检查在临床应用中的优势。

常规尿检主要包括两部分:①物理化学检查(外观、比重、干化学试纸条检测);②一般显微镜或相差显微镜进行尿沉渣检查,主要包括血尿、脓尿、管型(管型尿)和结晶尿的镜检。干化学试纸条分析可提供多种尿液物理化学性质相关信息,主要用于筛查,不要求对操作人员进行复杂培训并且结果可在几分钟内获得。在某些情况下,尤其在对已有症状或体征提示尿路感染或血尿的患者,尿液干化学试纸条可以替代常规尿液分析,而只需要在临床症状和干化学试纸条结果不一致时进行尿液镜检复查(Jou & Powers, 1998)。尿沉渣分析通常更耗时并且需要经验丰富的尿液形态学镜检专业人员对结果进行准确确认。然而,目前已有自动化的尿液分析仪器可部分或全部替代人工。尿沉渣细胞病理检查同样需要经过特殊训练的专业人员进行分析,该方法为泌尿系统肿瘤的诊断和随访的主要手段,同时在一些非肿瘤疾病尤其是肾移植排斥反应的诊断中同样有重要作用。

我们将详细介绍常规尿液分析的相关内容。包括样本准备、干化学试纸条反应、确认试验及显微镜镜检方法在内的多种方法均有简明介绍,并主要讲解了实验室尿液检测结果与临床病理的相关性。

表 28-1 常见实验室尿液检查在临床中的应用

试验类型	针对疾病	临床应用			
		筛查	诊断	监测	预后
尿干化学试纸条	糖尿 蛋白尿 血尿 白细胞尿 感染	+++	+	+	+
尿形态学分析(尿常规)	糖尿病 蛋白尿 血尿 白细胞尿 感染 管型尿 结晶尿	++++	++	++	+
尿液微生物学检查	感染	++	++++	++	+
尿液细胞学检查(常用)	癌症 炎症 病毒感染	+	++	+	-
细胞诊断学分析	肾小球和肾小管功能障碍 LUT 功能障碍 非细菌感染 结石病	+	++++	+++	++
图像细胞学和 DNA 分析	移行细胞癌	-	++	+++	+++
流式细胞术	移行细胞癌	-	+	+++	++

From Schumann GB, Schumann JL, Marcussen N: Cytodiagnostic urinalysis of renal and lower urinary tract disorders, New York, 1995, Igaku-Shoin Medical Publishers, with permission

LUT,下尿路;-,阴性;+,阳性;++++,强阳性

尿液的形成

正常成人安静时每分钟约有 1200ml 的血液流经两侧的肾脏,占心排出量的 25%。血液由入球小动脉进入肾小球(通常每个肾脏至少有 100 万个肾小球),经肾小球滤过作用形成原尿进入肾小囊腔。原尿经过肾小管和集合管时,通过重吸收和分泌作用而形成浓缩的尿液。每天形成的原尿约为 180L 而最终排出体外的尿量约为 1~2L,排尿量的多少主要取决于人体每天摄入的和由其他途径排出的水量。肾脏形成的终尿自集合管进入肾盂,经输尿管、膀胱和尿道排出体外。

肾脏参与了人体重要的生理调节过程。通过肾小球的滤过和肾小管的重吸收,体内包括含氮的蛋白质分解代谢产物、有机和无机酸碱等代谢废物排出体外,同时,维持体内水、电解质(包括钠、钾、钙、镁)和酸碱平衡状态。此外,肾脏还参与调节体内促红细胞生成素和肾素的形成以及维生素 D 的参与。肾脏或系统性疾病导致这些功能的紊乱均可以导致尿液干化学或细胞学检查结果的改变。

基本(常规)尿液分析组成

基本(常规)尿液分析由四部分组成:样本评估,外观/理学检查,化学筛查,尿沉渣检查。

样本评估

在进行任何检查之前,必须对尿液样本可行性进行评估,包括清晰的标志、检查相对应的标本类型、恰当的保存方式、是否有污染,以及是否存在因标本运输延误导致的样本异常。每个实验室均应制订详细的样本接收及拒收准则。样本标志至少应包括患者全名、样本采集日期和时间等信息,其他信息可依据实验室要求选择。

清晨第一次尿液浓缩程度最高,为尿液分析的最佳标本。另外特殊情况下会经导尿管或耻骨上穿刺取获得尿液标本。如果一份尿液样本进行多项检查,应在确认标本正确采集的情况下首先进行细菌学检查。对于儿科患者或急性肾衰竭患者,可能其尿液标本量少,这种情况下应清晰标出并首先进行与明确诊断相关的检查。对于定量检测,12 小时或 24 小时尿液标本优于随机尿液标本。

外观/物理学检查

外观

本节主要描述了尿液总体外观的一些重要改变。一般性状详细见表 28-2。

表 28-2 尿液的外观和颜色

外观	病因	标注
无色	稀释尿	多尿症，尿崩症
浑浊	磷酸盐、碳酸盐	溶于稀乙酸
	尿酸盐，尿酸	加热至 60℃或加碱溶解
	白细胞	不溶于稀乙酸
	红细胞（“烟雾细胞”）	稀乙酸中裂解
	细菌、酵母	不溶于稀乙酸
	精子	不溶于稀乙酸
	前列腺液、黏蛋白、黏液丝	可能是絮状
	结石，“碎石”	磷酸盐、草酸
	团、脓、组织排泄物污染	直肠膀胱瘘
	放射染料	酸性尿液
乳状	大量中性粒细胞（脓尿）	不溶于稀乙酸
	脂肪尿	肾病，挤压伤，溶于乙醚
	乳糜尿	淋巴阻塞，溶于乙醚
	乳化石蜡	阴道乳膏
黄色	吖啶黄素	可见绿色荧光
橘黄色	浓缩尿	脱水、发热
	尿胆素过高	无黄色泡沫
	胆红素尿	黄色泡沫（含大量胆红素）
黄绿色	胆红素-胆绿素	黄色泡沫
黄棕色	胆红素-胆绿素	“啤酒”棕色、黄色泡沫
红色	血红蛋白	隐血检测试纸条
	肌红蛋白	隐血检测试纸条
	红细胞	隐血检测试纸条
	尿卟啉	可无色
	褐色素，苯胺染料	食品、糖果
	甜菜	黄碱，遗传
	月经	凝块，黏液
紫红色	卟啉尿	可无色
红棕色	红细胞	
	放置后的血红蛋白	
	高铁血红蛋白	酸性 pH 值
	肌红蛋白	肌肉损伤
	胆褐素（联吡咯）	血红蛋白不稳定
棕黑色	高铁血红蛋白	血，酸性 pH 值
	尿黑酸	放置后，碱性；尿黑酸尿
	黑色素	放置后，罕见
蓝绿色	靛青	小肠感染
	假单胞菌感染	
	叶绿素	口除臭剂

颜色

正常尿液主要因含有尿色素而呈淡黄色，尿色素排泄量通常与代谢率成一定比例，在发热、甲状腺功能亢进和饥饿状态下排泄增多。少量的尿胆素和尿红素（粉红色色素）同时也对尿的颜色有一定影响。正常尿液可呈现淡黄色或深黄色，其颜色深浅可大致反映机体摄入水量多少及尿液浓缩功能。机体摄入水量多对应产生典型的低比重无色尿液，而摄入水量少时肾脏重吸收水增多尿液颜色呈深黄色。此外需注意糖尿病患者可有高比重无色尿。尿液颜色的异常通常由于摄入食物和药物的影响，但是也有可能为某种特定疾病状态的线索（Aycock & Kass, 2012）。表 28-3 列出了与常用药物相关的尿液颜色变化。

表 28-3 药物对尿液颜色的影响*

药物	尿液颜色
乙醇，乙醛	苍白色
大黄蒽醌	红色（碱性）、黄褐色（酸性）
氯唑沙宗（肌肉松弛剂）	红色
甲磺酸去铁胺（得斯芬）（铁螯合剂）	红色
依托沙秦（serenium）（尿镇痛）	橙色，红色
荧光素钠（IV）	黄色
呋喃唑酮（抗菌、抗原虫硝基呋喃）	棕色
食用靛蓝染料（肾功能、细胞检查）	蓝色
山梨醇铁（jectofer）（可能与尿液中铁离子形成	外观棕色
左旋多巴（治疗帕金森症）	碱性条件由红变棕色
麦帕克林（疟涤平）（抗疟药）（肠道蠕虫，贾第虫属）	黄色
美索巴莫（robaxin）（肌肉松弛剂）	棕绿色
甲基多巴（aldomet）（降压药）	黑色；氧化后由红变棕色
亚甲蓝（用来显示瘘管）	蓝色，蓝绿色
呋喃妥英（furadantin）（抗菌药）	棕黄色
非那吡啶（马洛芬）（泌尿止痛药）、磺胺类药（如偶氮磺胺异噁唑）	酸性条件下橘红色
苯茚二酮（hedulin）（抗凝剂）（注意与血尿区分）	橙色，碱性；酸性条件下颜色消失
酚中毒	棕色；氧化成醌类（绿色）
酚酞（泻药）	紫红色，碱性 pH 值
酚磺酞（和磺溴酞）	粉红色，碱性条件
利福平（rifadin, rimactane）（治疗结核）	亮橘红色
维生素 B_2（多重维生素）	亮黄色
柳氮磺吡啶（azulfidine）（治疗结肠炎）	橙黄色（碱性）

* 其他常用药也可使尿液颜色发生变化，如：阿米替林（抗抑郁药）-蓝绿色；氨苯蝶啶（dyrenium）-淡蓝色（酸性尿液中发出蓝色荧光）

红色尿液 最常见的异常尿液颜色为红色或红棕色。女性出现红色尿液时应注意考虑月经污染。血尿(可见红细胞)、血红蛋白尿和肌红蛋白尿可呈现粉色、红色或红棕色,这三种情况均可由干化学试纸条检出,但仍需要进一步的试验来进行区分(尿中血细胞,血红蛋白,含铁血黄素和肌红蛋白将在本部分其他章节描述)。

卟啉症患者尿液颜色多变。先天性红细胞生成性卟啉病和迟发性皮肤卟啉病患者尿液通常为红色,而铅卟啉尿尿液颜色通常表现为正常。急性间歇性肝卟啉病尿液颜色正常但放置后变深。红色尿液也可能与药物或诊断性试验使用染料有关,如用于评估肾功能的酚磺酞可导致碱性尿液呈红色。部分患者因不稳定的血红蛋白而产生的红棕色尿液并不能作为血红蛋白或胆红素阳性的指征,这种色素可能为二吡咯色素或胆褐素。某些基因易感人群在进食甜菜后可出现于人体无害的红色尿液。

黄棕色或绿棕色尿液 常见于胆红素尿,震荡后泡沫仍呈黄色,可与正常浓缩尿液区分,后者产生白色泡沫。严重阻塞性黄疸时,尿液可呈深绿色。

橙红或橙棕色尿液 尿中排泄的尿胆素原是无色的,但其在光照和低 pH 值条件下会转化为深黄色至橙色的尿胆素。尿胆素震荡后不产生着色泡沫,故而可能会与浓缩的普通尿液混淆;可使用尿试纸条进行验证。

深褐色或黑色尿液 含有血红蛋白的酸性尿液由于形成高铁血红蛋白而变深。"可乐色"尿液可见于横纹肌溶解症(Keverline,1998)和某些服用左旋多巴的患者。深褐色尿液的原因也见于尿黑酸(碱性尿酸)和黑色素瘤。碱性条件下,含有尿黑酸的尿液会加速变成黑色。

蓝色、绿色或蓝绿色尿液 呈现蓝色、绿色或蓝绿色的最常见的原因是服用含有某些食物染料、添加剂的食物或药物,例如阿米替林、多柔比星、西咪替丁、氟他胺、吲哚美辛、美多巴醇、米托蒽醌、苯基苯唑酮、异丙嗪、丙泊酚、氨苯蝶啶、利福平和西地那非(Aycock & Kass,2012;Brunzel,2012;Strasinger et al,2014)。蓝色或绿色尿液可见于假单胞菌感染和个别遗传性疾病,如 Hartnup 病、指征性血症、泛酸和家族性高钙血症。在接受化疗的癌症患者中,含亚甲基蓝的治疗排尿困难的药物包括 Prosed DS、Trac Tabs、Urised 和 Uroblue 等可能导致绿色或蓝绿色尿液(Cotten & McCudden,2011;Meng et al,2013b)。

透明度

正常的尿液是清晰透明的,但未经处理的尿液样本中存在的颗粒物质需要进一步的检查。浑浊尿液的鉴别诊断很多,包括几种非病理性物质。尿液浑浊可能仅仅是由于晶体或被称为非晶体的非病理性盐的析出。磷酸盐、尿酸铵和碳酸盐可在碱性尿液中沉淀;当加入乙酸时,这些物质可以再次溶解。尿酸和尿酸盐在酸性尿液中会产生白色、粉红色或橙色的浑浊,加热至60℃时再溶解。

尿液浑浊常见于尿液中的各种细胞成分增多。白细胞浑浊与由磷酸盐引起的浑浊相似,但是在酸化后浑浊不变。同样,细菌生长可能导致均匀的蛋白色光,不能通过酸化或过滤去除;根据这一点,使用双光束浊度计的比浊法可用于尿液感染筛选(Livsey,1995)。浑浊也可能是由于红细胞、上皮细胞、精子或前列腺液引起。前列腺液通常含有少量白细胞和其他物质。

尿液混浊的其他原因包括来自下尿路或生殖道的黏液、血块、月经排出物和其他颗粒物质,例如组织块、小结石、脓液块和粪便物质。尿液中出现粪便可能与结肠或直肠和膀胱之间的瘘管有关。遇水(酚类)变得不透明的粉末或防腐剂污染也可引起尿液的浑浊。

乳糜尿 由于泌尿系统淋巴管破裂或淋巴流阻塞后,乳糜液或淋巴液进入肾盂、输尿管、膀胱或尿道的情况。班氏吴策线虫感染(丝虫病)是其最常见的原因(Cortvriend et al,1998),腹部淋巴结肿大和肿瘤也可与产生乳糜尿有关。但这种尿液较少见。

乳糜尿尿液的外观随着淋巴液含量的变化而变化,从清澈到乳白色或牛奶状。如果淋巴液含量较高,则可形成凝块;尿液可分层,乳糜层在上,纤维蛋白和细胞层在下。除聚结成微球的情况外,乳糜微粒在显微镜下不容易被观察到。可以使用等体积的乙醚或氯仿从尿中提取乳糜等脂肪物质。与此相反,尿磷酸盐不能用此方法清除。使用含石蜡的阴道霜治疗念珠菌感染时可出现假性乳糜尿。

脂肪尿 尿液中出现脂肪小球最常见于肾病综合征;脂肪小球由中性脂肪酸(甘油三酯)和胆固醇组成。骨盆或主要长骨骨折的患者中也可出现脂肪尿,其脂质来源是暴露的脂肪骨髓。此外,除了这些内源性脂质之外,油性污染物如石蜡可漂浮在尿液表面。显微镜下可将脂肪尿中的脂肪分为油红 O 阳性液滴或极化的胆固醇酯。

气味

尿液通常会具有微弱芳香气味。含有大量细菌的尿液样本中可出现氨臭味。此外,服用芦笋或百里酚类物质尿液可产生特殊气味。

与氨基酸失调相关的特征性尿气味包括:

胱氨酸尿	臭鸡蛋味
乙酸尿	游泳池味
酮症酸中毒	甜果味
异戊二酸血症和戊二酸血症	汗脚味
枫糖尿(MSUD)	枫糖浆味
甲硫氨酸吸收不良	白菜/啤酒花味
苯丙酮尿症	鼠霉味
三甲基胺尿症	臭鱼味
酪氨酸血症	腐臭味

急性肾衰竭患者尿液中缺乏气味,表明急性肾小管坏死,而不是肾上腺衰竭。

尿量

通常条件下,尿量的多少主要决定取决于摄水量。成人平均每天产生 600~2000ml 尿,夜尿一般不超过 400ml。孕妇尿量的昼夜变化可能会倒置。与成年人相比,幼儿可排泄出合计每公斤体重约 3~4 倍的尿。间隔特定时间测定尿量在临床诊断中具有一定的参考价值。

尿量增加

成人24小时尿量超过2.0L称为多尿；夜尿症指夜间尿量超过500ml，尿比重小于1.018。通常情况下，尿量的增多会造成其比重的下降。

摄入过多的水或某些具有利尿作用的药物（如咖啡因、乙醇、噻嗪类和其他利尿剂）会导致多尿，静脉输液也可增加尿量。高盐和高蛋白饮食需要排泄更多的水。

肾液丢失/尿量过多的病理状态常见于：

体液平衡调节激素的缺陷　尿崩症是由于抗利尿激素的缺乏（中枢/垂体性）或肾脏反应性下降（肾源性）引起，出现过度口渴、水分摄入过多、明显的多尿和夜尿的现象，每天尿量达15L。

肾盐/水重吸收不良　利尿剂的使用或肾小管的异常，导致钠排泄或重吸收机制的损害。在进行性慢性肾衰竭中，肾功能减退，浓缩尿液的能力逐渐丧失。为了排出日常的肾脏水分和溶质负荷，每个残留的肾单位产生尿液体积增加，尿液最终与血浆超滤液等渗。

渗透性利尿　在高血糖的糖尿病中，尿液中的葡萄糖可引起溶质性利尿。

尿量减少

缺水时，水摄入不足会导致尿量下降。少尿指24小时尿量<500ml，无尿是尿液的形成几乎完全受到抑制。少尿的情况可突然发生，见于急性肾衰竭，或慢性进行性肾脏疾病。在这两种情况下，都会出现含氮废物滞留的情况（氮质血症）（见第14章）。

急性肾衰竭病因常见于：

肾前性少尿　血容量的减少造成肾血流量不足，可见于出血、长期腹泻、呕吐、出汗过多或严重烧伤造成的脱水。所谓的第三间隙是血管内液向胞外的移动。此外，诸如充血性心力衰竭、败血症、过敏反应或肾动脉栓塞性闭塞也可引起肾血流量的降低。

肾后性少尿　前列腺增生和前列腺癌时，高位或长期阻塞尿道引起的双侧肾积水，可能与尿量的显著减少甚至无尿有关。少尿也可见于由结石、凝块和脱垂的组织引起的双侧输尿管梗阻，以及由于狭窄或瓣膜异常引起的尿道阻塞。此外，与磺酰胺治疗和脱水相关的无尿，是由于酸性条件下肾小管中出现的晶体沉淀引起的尿路阻塞。

肾实质性疾病　当排除了肾前性和肾后性的因素后，应考虑肾实质性疾病。肾实质性疾病包括各种血管疾病、肾小球肾炎、间质性肾炎和急性肾小管坏死（acute tubular necrosis，ATN）。ATN的常见原因是心力衰竭引起的肾脏缺血，许多肾毒性剂（如抗生素、汞、镉、四氯化碳和甘油）也可引起ATN。肾实质性疾病也可见于血红蛋白尿和肌红蛋白尿相关性疾病，尿液中含有过量的管状蛋白或晶体也可出现。

慢性肾衰竭是来自于几个疾病实体的肾功能不可逆转的丢失。这些疾病包括高血压和糖尿病相关性肾硬化、慢性肾小球肾炎、多囊肾病和其他泌尿系统疾病。尿比重低、蛋白尿、晶体和肾源细胞是其明显特征。肾盂肾炎或间质性肾炎主要导致伴随早期多尿症状的功能障碍性疾病，晚期则出现少尿的情况。

比重和渗透压

肾脏通过调节尿量及其溶质浓度以维持体内体液和电解质的平衡。尿比重和渗透压的测定反映了尿液相对被浓缩或稀释程度。这有助于评估肾脏的浓缩和稀释能力。这两个指标以及尿液颜色都是评估肾脏浓缩和稀释功能的可靠指标（Armstrong et al，1998）。

尿比重表示可溶性固体成分占总尿量的相对比例，即反映了尿液的密度。另一方面，渗透压是指单位溶液中全部溶质颗粒的总数量。较大的颗粒物质，如蛋白质和糖类，往往比较小分子的电解质物质更能提高尿比重。在一些特殊情况下，尿（和血浆）渗透压的检测优于比重（Voinescu et al，2002；Imran et al，2010）。

比重

尿比重大部分是由尿素（20%），氯化钠（25%），硫酸盐和磷酸盐组成的。正常成年人在充足液体摄入量时，24小时尿比重在1.016~1.022之间。然而，正常的肾脏具有产生尿比重为1.003~1.035的能力。如果随机尿尿比重在1.023及以上，则肾脏的浓缩功能是正常的。在标准水负荷后尿比重应小于1.007。

低比重尿也称为低渗尿液，尿比重小于1.007。在尿崩症中，肾脏浓缩功能的丧失（如前所述）将会排出大量尿液，并且尿比重可低至1.001（水的比重为1.000）。长期低比重尿可见于各种肾功能异常，包括肾盂肾炎和肾小球性肾炎。高比重尿可见于过度失水/脱水，肾上腺功能不全，肝病或充血性心力衰竭。当患者尿比重固定在1.010左右，并且患者不同样本之间几乎没有或没有变化，称为等渗尿，这表明严重的肾损伤破坏了肾脏的浓缩和稀释能力。

方法　测量比重有如下几种方法：干化学试纸法，折射计法，尿比重计法和降滴法。

干化学试纸法　这是测量尿比重的间接方法。试剂模块中含有多聚电解质、酸碱指示剂和缓冲液。尿液离子浓度与经过处理的多聚电解质的pKa变化相关。当离子浓度高时，pKa（酸解离常数）降低，正如pH值一样。根据颜色变化换算成尿液电解质浓度，以电解质浓度再换算成比重。使用该方法应注意，因为它不受大量葡萄糖，蛋白质或造影剂的影响，而所有这些物质都将会提高尿折射计法和比重计法读取的尿比重结果。该方法进行尿液pH值测定时应小心以避免相邻测试区域的污染而导致误读。

折射计法　这也是一种间接方法。标本的折射率与其溶解性的固体物质含量有关。折射率是空气中的光速与溶液中的光速之比。折射率随溶液中颗粒的比例变化而变化，因此也随比重变化而变化。光学模拟手持式临床尿折射仪是一种仅需要几滴尿液的装置（而尿比重计需要15ml尿液）。虽然折射仪能测量溶液的折射率，但该仪器仅适用于尿液，不能用于盐或糖溶液的比重的测定。如果要使用盐溶液进行校准就应该注意这一点。如果需要将折射计刻度数值转换为溶液中的溶质浓度则需要特殊的图形或表格（美国光学目录号10403）。同一尿样本折射计测得的结果通常比比重计低约0.002。现代

数字折射计可应用于临床。

过程温度补偿手持式折射仪被广泛使用。该仪器在 15~38℃（60~100℉）之间进行温度补偿。当温度超过 66℃（150℉）或目镜和聚焦环浸水，仪器将受到损坏。应该用蒸馏水调零；如果必要的话，可以通过用一个小螺丝刀拧开螺钉，然后重新密封来重置零点。每天检查前应校准。此外可以用硫酸铜溶液调节，以监测高比重样本。

进行尿比重测定前，用蒸馏水和湿布清洁盖子和棱镜表面，待其干燥，关闭盖子。水平放置，在盖的底部缺口处滴一滴尿液，通过毛细作用流过棱镜表面。调整仪器与光源的角度以达到最佳的对比度。旋转目镜直到刻度清晰。读取折射仪上明暗分界线的读数。同一样本应重复两次。

尿比重计法 这是一种在室温下直接测量尿比重的方法。每天用蒸馏水进行校准。如果比重计的读数不是 1.000，那么就必须对比重计测量的结果进行适当的校正。可以用已知比重的溶液对比重计进行进一步的校准。

因为温度会影响比重，所以在进行读数之前尿标本应达到室温，或者每高于或者低于比重计的校准温度 3℃进行 0.001 的校正。此外还必须对蛋白质或葡萄糖进行校正；每增加 1g/dl 的蛋白质，比重减去 0.003；每增加 1g/dl 的葡萄糖则比重减去 0.004。

过程盛比重计的容器内应充满 3/4 的尿液（最小体积约需要 15ml）。比重计应插入浮标，以确保其自由浮动（读取数值时，请确保比重计不接触容器的侧面或底部。避免气泡，它会遮住比重计凹面液）。读取比重计的凹液面。

液滴落下法 这是直接测量比重方法。它比折射计法更准确，较比重计更精确。该方法采用专门设计的填充有难溶性油的柱子。将尿液滴入柱中，当液滴落下时，遇到两束光，打破第一束光开始计时，打破第二束光时结束计时。下落时间以电子方式测量，并被转换为比重（Free，1996）。尽管这种方法准确和样本使用量小，但它并没有得到广泛应用。

渗透压

正常成年人正常液体摄入量时，尿渗透压大约在 500~850mOsm/kg 之间。肾脏功能正常时在脱水情况下尿渗透压在 800~1400mOsm/kg 之间，在水利尿时，尿最小渗透压在 40~80mOsm/kg 之间。经过一段时间的脱水后，尿渗透压是血浆渗透压的三到四倍（如血浆渗透压是 285mOsm/kg，尿渗透压至少是 855mOsm/kg。

方法 通常采用冰点下降法。含有 1000mOsm/kg 溶液可使冰点降低 1.86℃。此方法详解见第 4 章。

化学筛选

干化学试纸条是尿液化学检查的主要方法。尽管易于使用，它们代表了复杂的、先进的化学反应。框 28-1 列出了试纸条的储存和使用建议。虽然传统上是手动读取试纸条，但是现在自动化仪器（如 Bayer Atlas，西门子医疗解决方案诊断公司，Tarrytown，NY）能精确吸取尿量，将其滴入试纸条膜块上，并通过反射比来读取试纸条上的化学反应（Penders et al，2002；Lyon et al，2003；Wu，2010）。这些系统保证了结果可重复性，不易因人为控制反应时间和人眼辨别反应颜色的深浅出现不一致的情况。

框 28-1 试纸条储存和使用建议

存储

防止潮湿和过热。

储存在阴凉干燥的环境下，但不要放在冰箱里。

每次使用前检查试纸条颜色；变色表明反应可能失效。

不要使用变色的试纸条或试剂片。

保持容器密封。

检查制造商对每个新批次试纸条的更改说明。对于新批次试纸条发生变更时，必须遵循制造商的建议。

测试

收到尿液标本后尽快检测。

取出需要试纸条后，立即盖紧盖子。

测试充分混匀、未离心的样本。

尿样测试前恢复室温。

不要用手触摸试纸条测试区域。

不要在有挥发性酸或碱性气体的情况下使用试纸条。

将试纸条快速浸入尿液中——不超过 1 秒钟。

排出多余的尿液-将试纸条的边缘沿尿管边缘或吸水纸上吸去多余的尿液。

不允许对多个试纸条同时操作。

不要将试纸条直接放在工作台面上。

严格遵守每个化学反应的精确时间。

将试纸带靠近读色表，并在充足的光线下读取。

了解试纸条上每项检测的误差，灵敏度和特异性。

思考患者病史和个体测试之间的联系，然后进行跟踪。

在使用过程中应当注意：试纸条方法改变，敏感度和颜色反应的变化，以及新增的测试项目。制造商会提供常见干扰物的列表，实验室应参考这些列表。可能会遇到维生素 C 和能使尿液颜色发生变化的药物如苯甲吡啶（吡啶）和其他偶氮化合物，以及甲基硫酰氯（亚甲基蓝）的干扰。

首先讨论试纸条上最常见的化学检测，其次是较少测量的化学参数。关于每个分析物的临床应用的讨论要优先于试纸条和其他方法。必要时要包括确认方法。

尿 pH 值

肾脏和肺共同作用以调节体内酸碱平衡。肺排出二氧化碳，而肾脏回收和产生碳酸氢盐和分泌铵离子。近端肾小管负责大部分碳酸氢盐重吸收/产生，远端小管提供其他的功能。

管状细胞中的氢离子与肾小球滤液中的钠离子交换。人体新陈代谢活动产生非挥发性酸，主要是硫酸、磷酸和盐酸，但也有少量的丙酮酸、乳酸、枸橼酸和酮体。这些物质以盐的形式（钠盐，钾盐，钙盐和铵盐）由肾小球排出，近端小管产生的氨与分泌的氢离子结合随尿排出（见第 14 章）。

正常 pH 值

正常饮食的成年人在 24 小时内分泌大约 50~100mmol 氢离子，产生 pH 值大约为 6 的尿液。在健康个体中，尿 pH 值在 4.6~8 之间。

酸性尿

酸性尿可能是由富含肉类的高蛋白质饮食和一些水果（如

越橘）所产生的。轻度呼吸性酸中毒可形成更多的酸性尿液。另外，各种药剂（包括氯化铵，甲硫氨酸和扁桃酸胺）使尿液酸化来治疗结石，包括磷酸盐和碳酸钙结石，这些结石往往在碱性尿中形成。

酸碱平衡紊乱时，尿液 pH 值反映了肾脏补偿能力。代谢性或呼吸性酸中毒患者产生酸性尿，其滴定酸度和铵离子浓度升高。糖尿病酮症酸中毒时，大量的氢离子、铵离子随尿排出。某些代谢性碱中毒的情况下会发生反常性轻度酸性尿，例如长时间呕吐或高血压导致低钾性碱中毒以及长期使用利尿剂。酸性尿与代谢综合征、慢性肾脏疾病和肾结石病有关（Nakanishi，2012）。

碱性尿

碱性尿可能由高饮食某些水果和蔬菜，特别是柑橘类水果而产生（Welch et al，2008）。餐后尿液的酸性会降低（所谓的“碱潮”）。长期以来人们认为这是胃酸分泌过多的一种尿液代偿；然而，最近的研究并不支持这一观点（Johnson et al，1995）。使用碳酸氢钠、枸橼酸钾和乙酰唑胺等碱性药物来诱导碱性尿治疗一些结石，尤其是由尿酸、胱氨酸或草酸钙组成的结石。这些药物也可用于一些尿路感染（因为抗生素如新霉素、卡那霉素和链霉素在碱性尿液中更具活性），也可用于磺胺类药物和水杨酸中毒的治疗。

当肾小管功能受损时，氢离子和氨离子的交换能力下降。在典型的肾小管性酸中毒时，肾小球滤过功能是正常的，但远端小管氨离子和氢离子交换能力是有缺陷的。因此全身性酸中毒，即使酸性物质负载，尿液相对是碱性的，pH 值也不能降低到 6~6.5。此外，滴定酸和铵离子浓度是降低的（Singh et al，1995）。近端肾小管性酸中毒，碳酸氢盐消耗。这在范科尼综合征中可以看到。

代谢性碱中毒，产生了高碳酸氢钠碱性尿，氨生成减少。肾脏可排出 pH 值高达 7.8 的尿液。在呼吸性碱中毒时，碱性尿的产生与碳酸氢盐排泄增加有关。

方法

干化学试纸条法随着 pH 值上升，指示剂中的甲基红和溴甲酚蓝会产生一系列的橙色、绿色和蓝色变化，该方法检测 pH 值范围在 5~9 之间，精度为半个 pH 值单位。应及时观察颜色变化，但时间并不严格。应该注意，试纸条的尿量不要过量，因为酸性缓冲液会从蛋白质区进入 pH 值指示区，会使试纸条变成橘色。

测量尿液的 pH 值和酸度必须使用新鲜的尿液。如果需要进行精确测量，容器应尽量装满尿液以减少剩余空间，并且要拧紧盖子。容器应保持低温，最好在冰上，但不要冷冻（Cook et al，2007）。静置时，pH 值会随着二氧化碳的减少、细菌生长而上升，因为细菌生长能分解尿素产生氨。

pH 值电极法 虽然用干化学试纸条法来检测样本 pH 值通常能够满足临床需求，但是在某些情况下要使用 pH 值计和玻璃电极进行更准确的测量，例如诊断和治疗酸碱平衡紊乱或监测接受高剂量甲氨蝶呤治疗或正在接受肾结石治疗的患者的碱化尿的情况（Kwong et al，2013；Wockenfus et al，2013）。

因为 pH 值计往往会漂移，所以它在使用前必须用已知 pH 值的缓冲液进行校准。校准后，用蒸馏水清洁电极，并用纸巾擦干。将电极浸入尿液中，并在规定的温度下报告尿液的 pH 值。

尿液酸度滴定 尿液 pH 值在很大程度上取决于存在的一元和二元磷酸盐的含量。用 0.1N NaOH 滴定 24 小时尿液（贮存于冰箱），pH 7.4 作为终点来测量可滴定酸度。慢性酸中毒患者，尿液 pH 值可与尿氨一起检测。正常可滴定酸度为 200~500ml 0.1N NaOH（或每 kg 体重 6ml 0.1N NaOH）或 20~40mmol/24 小时。此过程在本书之前版本中有描述（Henry，1996）。

蛋白尿

正常情况下，每天有多达 150mg 的蛋白质随尿液中排出，平均尿蛋白浓度从 2mg/dl 到 10mg/dl 不等，这取决于尿量。Anderson 已经发现 200 多种尿蛋白，来自血浆和尿道（Anderson et al，1979）。约 1/3 为白蛋白，其他的是血浆蛋白包括小分子球蛋白，如 α 球蛋白、β 球蛋白和 γ 球蛋白。分子量小于 50 000~60 000 的血浆蛋白可通过肾小球基底膜，通常会被近端肾小管细胞重吸收。尽管白蛋白（分子量 69 000）明显滤过，但在尿液中非常少量。视黄醇结合蛋白、$β_2$-微球蛋白、免疫球蛋白轻链和溶菌酶少量分泌。TammHorsfall 糖蛋白（uromucoid）是由远端肾小管细胞和髓袢升曲小管细胞分泌，占正常总蛋白排泄的 1/3 以上。尿道分泌物中的免疫球蛋白 A（IgA），来自管状上皮细胞的酶、蛋白质，其他脱落细胞及白细胞也归属尿蛋白。

尿液异常蛋白含量检测是反映肾脏疾病的一个重要指标，其含量增加是因为蛋白在肾小管最大吸收率降低；蛋白质滤过的速度超过重吸收速度。常规检测筛选方法用来区分正常的蛋白质排泄异常，其检测下限在正常成年人中不应小于约 8~10mg/dl。试纸条方法对白蛋白敏感，而加热乙酸法可检测所有蛋白质，包括球蛋白以及白蛋白。需要指出的是稀释的随机尿标本可能具有假阴性的结果。因为如果检测一份尿液标本蛋白阳性，应该由另一种检测方法证实或是重复检测该标本。参考历史结果和复查结果，阳性蛋白结果应该同时结合肾功能的评估，尿沉渣镜检和尿液培养。

功能性蛋白尿含量通常小于 0.5g/d，在多种情况下可以检测到，比如说脱水时可在尿液中检测到蛋白。剧烈运动之后，大分子和小分子的混合蛋白也同样会出现在尿液当中，同时还包括有很多透明管型和颗粒管型。功能性蛋白尿的出现常伴随有充血性心力衰竭，感冒和发烧，无论如何，当发生上述情况时，恰当的治疗方法是适当的治疗或是休息 2~3 天。

暂时蛋白尿偶可见于正常患者或是正常查体，其肾功能常显示正常。检查结果除偶有少量蛋白尿外，其他尿液分析均为正常。这些患者通常需每 6 个月检查一次高血压和其他的一些检查，但整体预后较好。暂时蛋白尿同样常见于正常怀孕的孕妇，但是怀孕期间任何一次尿检蛋白阳性都需引起重视并且需要进一步的检查。持续性蛋白尿（12g/d）或同时伴有血尿，其预后要比暂时蛋白尿差。

近几年，有大量学者致力于研究蛋白尿在确定慢性肾脏疾病（chronic kidney disease，CKD）不良结局风险中的重要性（Levey et al，2003；Sarnak & Astor，2011）。目前对于 CKD 的分类原则主要是基于肾小球滤过率的评估；然而重度蛋白尿发现与总死亡率增加、心肌梗死和肾衰竭进展独立相关(Hemmelgarn et al,2010)。一项涉及26项队列研究包括169 949人次的系统性回顾和Meta分析结果表明蛋白尿和冠心病的发生有持续性的关联,因此建议将蛋白尿测试纳入评估心血管风险的常规检测项目(Perkovic et al,2008)。

遗传性蛋白尿综合征是一种罕见的并具有异质性的疾病,涉及范围从伴有严重蛋白尿的先天性肾病综合征到伴中度蛋白尿的局灶性阶段性肾小球硬化症(Benoit et al,2010;Caridi et al,2010)。预后结局常会进展到晚期肾病。特异性的检查包括遗传检测肾小球各种结构蛋白基因突变(Tryggvason et al,2006;Machuca et al,2009;Joshi et al,2013)。

体位性蛋白尿

体位性蛋白尿(直立)常发生在3%~5%的健康年轻人中,在这种情况下,蛋白尿常发生在白天而不是晚上。某些健康受试者可出现持续性蛋白尿,肾活检显示肾小球异常(Robinson et al,1961)。这种蛋白尿的发生常伴随一种特殊的体位,从而引起肾脏充血或缺血。该蛋白质的日常排泄量总计超过1g,在大多数情况下,没有其他证据显示出肾脏疾病。

为了评估体位性蛋白尿,常指导患者在晚上睡觉前排空膀胱,早晨起床后收集尿液。在站立和走路2小时后,患者再一次收集尿液。两次的尿液标本同时进行尿蛋白的检测,如果第一次的尿标本检测阴性,第二次检测阳性,那么这个患者可能有体位性蛋白尿,需要进一步的检查来证实这个判断。

老年人蛋白尿

与小于60岁的人相比,老年人的蛋白尿的发生率呈增加趋势(Verma et al,2012)。据估计老年人口普遍存在高三倍到四倍肾小球肾炎发病率,其中大约1/4患者有可能对类固醇治疗反应障碍。这个群体的隐匿性恶性肿瘤也可能引起膜质肾小球性肾炎,同时伴有蛋白尿。

尿蛋白定量

检测24小时尿蛋白对肾脏疾病的诊断和疗效观察十分重要。需要注意的是尿液测定的准确度取决于定时尿液收集的充分性和完整性。错误的结果往往与收集问题有关。重复测量对判断暂时性或持续性蛋白尿可能是必要的。如果不能获得24小时尿液,采用随机的蛋白质与肌酐的比值,同样可用于监测肾脏损伤。确定蛋白质与肌酐的比值的方法是试纸条读取的尿蛋白(mg/dl)值除以尿肌酐(mg/ml)(Ginsberg et al,1983)。该数值在成人和2岁以上儿童中每克肌酐的蛋白质通常小于0.2g,2岁以下儿童每克肌酐少于0.5g。由于肌酐排泄率与患者年龄,性别和体重成正比,可以从血清肌酐预测(Cockcroft & Gault,1976),蛋白质的24小时排泄率可以通过将蛋白质与肌酐的比值乘以肌酐排泄率来获得。结果通常通过身体表面积进行标准化,表达为每1.73平方米体重的24小时蛋白质排泄量。白蛋白与肌酐的比例是由一些专家学者推荐的来作为替代随机尿标本蛋白质与肌酐的比例,白蛋白与肌酐比大于30mg被认为是异常(Lamb et al,2013)。

重度蛋白尿(>4g/d) 大分子蛋白质丢失常与肾病综合征有关,常伴有低白蛋白血症,全身性水肿,血脂增高(包括胆固醇、甘油三酯和磷脂)。脂蛋白、低密度脂蛋白和极低密度脂蛋白在血清中增加,而高密度脂蛋白(较小分子)在尿液中出现(de Mendoza et al,1976)。有人提出尿中脂蛋白脂肪酶的损失有助于血清脂质水平的升高。γ球蛋白也同样在尿中丢失,这可能与肾病患者常见的细菌感染有关。当尿液中的脂质丢失时,许多颗粒管型、脂肪管型和肾小管上皮细胞管型(肥胖体质)常出现在尿沉渣中。胆固醇酯滴的出现可能是尿液极化的表现。

肾病综合征主要与肾小球功能障碍或损害有关,包括:①原发性肾脏疾病,包括特发性疾病;②全身性疾病肾脏受累(CertikovaChabova & Tesar,2013)。暂时或机械性的损伤包括严重充血性心力衰竭,收缩性心包炎和肾静脉血栓形成。后者可能由于损伤而导致肾病综合征、尿中的起始因子和血清纤维蛋白原的升高。在儿童中,肾病综合征的常见原因包括类固醇反应性肾小球疾病。急性、急进性和慢性肾小球肾炎是重度蛋白尿的常见原因,同时可伴有尿红细胞或红细胞管型。糖尿病和红斑狼疮是系统性疾病,经常引起肾小球损伤和重度蛋白尿。尿沉渣可能会显示所有类型的细胞和管型,同时并发狼疮性肾炎或超敏反应。疟疾,恶性高血压,妊娠毒血症,重金属(金、汞),药物(青霉胺),常见的肿瘤,淀粉样变性,镰状细胞贫血,肾移植排斥反应以及原发性抗磷脂综合征(Levy et al,1998)等是重度蛋白尿的其他原因。

中度蛋白尿(1~4g/d) 中度蛋白尿常发现于常见的肾脏疾病当中,包括上述重度蛋白尿中所提及的,同时还包括肾小球硬化、多发性骨髓瘤和中毒性肾病,还包括下尿路的退行性变、恶性和炎症性疾病,包括结石。

轻度蛋白尿(<1g/d) 轻度蛋白尿常出现于慢性肾盂肾炎中,在肾小球疾病期常为间歇性,同时常伴有肾小球硬化、慢性间质性肾炎、先天性疾病等如多囊性疾病和髓质囊性疾病以及肾小管疾病。在肾小管疾病中,尿沉渣通常无异常,但是可以看到红细胞、白细胞和管状细胞。然而,显著的尿沉渣发现有时伴随微量蛋白尿。轻度蛋白尿也常见于体位性蛋白尿和短暂性蛋白尿中。

蛋白尿分类

尿液中蛋白质类型可通过电泳分析来区分。基于实验室检查和临床发现,蛋白尿可被分为肾小球来源和肾小管来源,分别代表着哪部分肾单位受累,然而随着疾病进展,这种分类趋于融合。

肾小球来源 肾小球来源的蛋白尿很可能是重度蛋白尿(>3~4g/d)。肾小球基底膜上电荷的损失或减少使白蛋白渗透进入肾小囊腔,超过近端肾小管细胞重新吸收的量。当血清白蛋白在尿液中丢失时,其他与之大小或电荷相似的蛋白质也同样丢失(如抗凝血酶、运铁蛋白、前白蛋白、α_1酸性糖蛋白和α_1-抗胰蛋白酶)。因为肾小管功能仍可能正常,极小的血浆蛋白质可能被大部分重吸收。相反,当肾小球功能仍然具有选择性时(如α_2-巨球蛋白、β-脂蛋白),大分子蛋白质在尿液中仍可被重吸收。当大量蛋白出现在尿中时,表明肾小球发生较大的损伤(如膜性肾病和增殖性肾小球性肾炎)。

糖尿病肾病发生蛋白尿的机制与肾小球的损伤近几年受到了学者的关注,同样注意到慢性肾脏病实际上是肾小球和肾小管间质性瘢痕形成共同的结果(Jefferson et al,2008;Baines & Brunskill,2011;Garg & Rabelink,2011;Erkan,2013)。

肾小管来源　这与尿蛋白大部分被肾小管重吸收,少量丢失有关。这些蛋白质最常见的是低分子量蛋白(例如:α_1-微球蛋白、β-球蛋白,如:β_2-微球蛋白、轻链免疫球蛋白、半胱氨酸蛋白酶抑制剂 C 和溶菌酶),这些蛋白质分子大小具体不明。通过放射免疫方法测定,作为肾小管损伤指示的 β_2-微球蛋白排泄物定量在微克水平,其正常排泄量约为 100μg/d。肾小管性蛋白尿常伴随发生肾小管疾病,如范科尼综合征,囊性中毒,威尔逊病和肾盂肾炎,或者是肾移植排斥反应。蛋白尿的含量通常低于肾小球疾病所致蛋白尿,约 1~2g/d。肾小管性蛋白尿可能是由于含量极低,试纸条无法检测到,但可以通过酸沉淀法检测。用肾小管损伤期间释放入尿液的特异性分子作为糖尿病肾病患者肾衰竭的监测指标是当前的热点。正在研究的生物标志物包括中性粒细胞明胶酶相关脂质运载蛋白(neutrophil gelatinase-associated lipocalin,NGAL)、肾损伤分子-1(kidney injury molecule 1,KIM-1)、肝脂肪酸结合蛋白(liver fatty acid binding protein,L-FABP)、炎性细胞因子和其他因子(Tramonti & Kanwar,2013)。

溢出性蛋白尿　溢出性蛋白尿是由于循环中的蛋白超出重吸收的量,常伴随有尿液中出现血红蛋白、肌红蛋白或免疫球蛋白。这些蛋白质不是最初与肾小球或肾小管疾病有关,但可能会引起肾损害。肌红蛋白可能引起急性肾小管坏死(请参阅尿液中的血液,血红蛋白,血铁蛋白和肌红蛋白部分)。低血红蛋白血症常不被认为具有毒性,除非存在血容量不足的情况。

本周蛋白尿　本周蛋白尿与多发性骨髓瘤、巨球蛋白血症和恶性淋巴瘤相关。多发性骨髓瘤中 Bence Jones 蛋白尿的发生率估计为 50%~80%;然而,它的检出很大程度上取决于检测技术。如果使用蛋白质试纸条测试,本周蛋白尿很可能会漏检。电泳和免疫固定电泳是最好的检测和定量方法,同时还可以测定补体轻链(Olivieri & Rai,2010)(见第 46 章)。

Bence Jones 蛋白大量排泄,有时在 24 小时内高达几克,由于蛋白质大量重吸收,导致肾小管细胞坏死。包含体可能在细胞内形成,脱屑细胞可以在管状内腔中形成管型。管型也可以来自免疫球蛋白和 Tamm-Horsfall 蛋白质混合物。随着肾衰竭,越来越少的蛋白质被重吸收同时更多的本周蛋白出现在尿液中。损伤的肾脏有时被称为骨髓瘤肾,随后出现肾病综合征。

微量白蛋白尿　微量白蛋白尿是白蛋白出现于尿中超过正常水平但低于常规尿分析仪方法的可检测范围。一些学者建议微量白蛋白尿水平范围为 20~200mg/L(排泄量为 20~200μg/min)作为早期且可逆的肾小球损伤指标(Viberti et al,1982;Mogensen,1984)。在糖尿病患者中,微量白蛋白尿的出现常伴随着心血管死亡率增加 4~6 倍,是肾衰竭独立风险因子(Bakris,1996;Zelmanovitz et al,1998;Roshan & Stanton,2013)。它在高血压患者中更为普遍(Gerber et al,1998)。现阶段已经引入了各种检测方法,包括免疫测试系统和染料结合化学测试,将在下一节讨论。

方法

有几种筛选和定量方法用来分析尿液中的蛋白质(Viswanathan & Upadhyay,2011)。因为一个阳性检查结果可能会受到严重的影响,通过第二种不同的方法来确认结果十分重要。常规检测包括定性/半定量比色试纸条测试和酸沉淀试验(表 28-4)。

表 28-4　蛋白尿检测筛选试验

尿液成分和条件	试纸条法	酸沉淀法
强碱性尿	可能为假阳性	可能为假阴性
药物代谢	无影响	可能为假阳性
放射性媒介	无影响	可能为假阳性
浑浊	无影响	可能为假阳性
添加季铵或氯己定	可能为假阳性	无影响

当白蛋白含量增高时,试纸条可以显示准确的结果。由于试纸条对球蛋白不敏感,可用酸沉淀法来检测,这取决于筛选的患者标本数以及疾病诊断的目的。试纸条有其优点,不受放射造影剂、甲苯磺丁脲或其他药物等有机碘化物形成假阳性反应的影响。

其他定性筛选方法主要依赖于蛋白质沉淀(如用加热乙酸、硝酸、磺基水杨酸(sulfosalicylic,SSA)和三氯乙酸)。这些方法也会沉淀球蛋白和白蛋白。实际上,采用 SSA 方法阳性而试纸条阴性的尿样可归因于放射性染料和青霉素,很少有球蛋白单独增加。磺基水杨酸和三氯乙酸常可用于蛋白质检测,并且操作方便,灵敏度可能低至 0.25mg/dl。

在利用蛋白尿作为糖尿病和非糖尿病肾病以及其他病症如先兆子痫和冠状动脉疾病等危险分级时,人们更推荐使用尿白蛋白定量而不是总蛋白(Lamb et al,2009;Lamb et al,2013)。在低浓度,尿白蛋白定量要比总蛋白更标准和更可靠,这对慢性肾脏疾病的进展和治疗的风险评估很重要。

试纸条　这种方法利用了蛋白质 pH 值指示剂的误差来进行测量。因为蛋白质在生理 pH 值下携带相应的电荷,它们的存在将引起 pH 值变化。试纸条浸渍至 pH 值为 3 的四溴酚蓝,或四氯酚四溴磺酸盐中,如尿液无蛋白,条带是黄色的;如果有蛋白,30~60 秒后变为绿色,这取决于尿液中存在的蛋白质的类型和浓度。结果可能读取为阴性和阳性(1+~4+)。大多数方法检测白蛋白的敏感度为 5~20mg/dl。

如前所述,试纸法对白蛋白的灵敏度比对球蛋白、本周蛋白或黏蛋白灵敏度高。在正常健康个体中,浓缩尿液标本中有时可出现蛋白"弱阳性"结果。高浓度盐会使结果出现假阴性。在没有蛋白尿存在的情况下,异常碱性或高度缓冲的尿液样本(如患者在碱性药物或细菌污染情况下)可能产生阳性(如患者在碱性药物或细菌污染情况下)。假阳性可与高色素尿、季铵化合物、织物软化剂中的氨基苯胺、氯己定以及通过过度润湿使测试纸条的酸性缓冲液过度浸出有关。该方法不受尿浊度、影像学介质及大多数药物或其代谢物的影响。

磺基水杨酸方法-定性　该方法通过沉淀物的形成以测定蛋白质的存在。

过程:样本应进行离心分离,并留取澄清的上清液。向约有 3ml 上清液的干净试管中加入等份的 3%磺基水杨酸。颠倒混匀,静止竖立 10 分钟,再颠倒混匀两次。在普通室内光线下(不是日光灯)观察尿液浑浊度变化、有无沉淀生成,并根据以下描述对结果进行分级：

阴性：澄清（≈5mg/dl 以下）

弱阳性：轻微浑浊（≈20mg/dl）

+：呈白色云雾状浑浊（≈50mg/dl）

++：呈白色颗粒状浑浊（≈200mg/dl）

+++：呈絮片状浑浊或沉淀（≈500mg/dl）

++++：大量絮片状并有凝块沉淀（≈1.0g/dl 或更高）

该方法检测范围在 5~10mg/dl。白蛋白、球蛋白、糖蛋白和本周蛋白都可用此方法检测。高浓度洗涤剂可能会出现假阴性。当放射造影剂存在时，磺基水杨酸沉淀物将立即升高，在显微镜下观察沉淀物时可看到典型的晶体。在这种情况下，应检测来自患者的另一份尿液样本。然而，放射性检测物的影响可能持续长达 3 天。磺基水杨酸方法可以替代试纸法，或者可以使用加热乙酸法。在加热乙酸法中，放射造影剂会随着热量的变化而被清除，而蛋白质则会增加其浊度。

蛋白质定量检测和验证方法：尿蛋白的定量检测通常是选择各种沉淀方法中的其中一种，在性质上是用比色法。通常使用磺基水杨酸和三氯乙酸作为沉淀剂，所得浊度可以通过光度计或浊度计来测量。如果进行目视判读，则可以使用一组符合商业标准，规格为 10mg/dl、20mg/dl、30mg/dl、40mg/dl、50mg/dl、75mg/dl 和 100mg/dl 的凝胶，有报道指出“mg/dl”作为结果判读有悖于“+”沉淀筛选试验方法。使用磺基水杨酸法，白蛋白产生的浊度是球蛋白产生的 2.4 倍；多肽、糖蛋白及本周蛋白也可用该方法进行沉淀反应。值得一提的是，Exton 试剂含有磺基水杨酸，硫酸钠和指示剂-溴酚蓝。与对照相比，三氯乙酸会导致 γ-球蛋白产生沉淀，浊度高于白蛋白，但两者差异并不明显。

更精确的测量方法适合于微量蛋白质。在这些方法中，将三氯乙酸沉淀剂溶解在氢氧化钠中并通过使用双缩脲反应来测量。定量双缩脲比色法虽然繁琐，但精确度较高。使用颜色校正空白。比较双缩脲比色法与 SSA（磺基水杨酸）比浊法，参见（Lizana and colleagues-1977）。

几种染料结合比色法可用于定量检测尿蛋白。这些方法包括考马斯蓝染色法，丽春红 S 染料结合法和苄索氯铵比浊法（McElderry et al，1982）。邻苯三酚磺酞钼酸盐还与蛋白质反应形成可在 600nm 处吸收的蓝紫色络合物。

过去定量尿蛋白的方法现已不能满足人类的需求。美国病理学会能力验证调查的参与者意识到方法间结果的平均值相差两倍，SSA（磺基水杨酸）比浊法虽然检测值高但精确度差，显示出最差的变异系数。三氯乙酸（TCA）-双缩脲法，考马斯蓝法和三氯乙酸（TCA）比浊法结果更接近一致，约为 SSA（磺基水杨酸）比浊法变异系数的一半。该问题源于非标准化的测定方法。包括比浊法中不同的酸浓度、时间及蛋白质标准的变化等因素。

微量白蛋白测定方法：通过使用蛋白质抗体法，比浊法，放射免疫测定法，免疫蛋白电泳法，高效液相色谱法（high performance liquid chromatography，HPLC）或其他的免疫学方法检测微量蛋白质，例如白蛋白和 β_2-微球蛋白。Micral Ⅱ试纸条（勃林格-曼海姆公司，印第安纳波利斯，印第安纳州）是一种利用免疫检测系统可以快速有效地半定量测定微量尿白蛋白浓度（Kutter，1998）。这种方法不会受 pH 值的干扰，土霉素可能会干扰而导致假阳性。微量白蛋白尿液分析仪（Bayer 诊断学公司，塔里敦，纽约）是一种较新且高度敏感的染料结合方法。它具有附加测试垫可用于同时测量肌酐浓度的明显优势。这种方法对白蛋白没有绝对特异性，因为染料化合物也与 T-H 蛋白（塔-霍黏蛋白）反应。HPLC 是一种用于早期检测微量白蛋白尿的高灵敏度方法，但目前尚未得到广泛的应用（Horikoshi et al，2013）。

尿本周蛋白测定方法　检测尿中的本周蛋白的方法包括蛋白电泳，免疫固定电泳，毛细管区带电泳和自由轻链免疫测定法（见第 46 章）。传统的电泳方法是在 200 倍浓缩的尿液中使用酰胺黑色染色剂。低浓度尿液应用的改进方法包括改良的考马斯亮蓝染色法，具有良好的灵敏性和特异性（Wong et al，1997；Graziani et al，2003）。本周蛋白或克隆产生的免疫球蛋白可由蛋白电泳中球蛋白区域中的单个尖峰表示。本周蛋白代表 κ 或 λ 免疫球蛋白轻链。

本周蛋白可在 40~60℃形成沉淀，并在近 100℃再溶解。其他方法依赖于低温及盐、硫酸铵及酸条件下的沉淀反应。在明显的尿本周蛋白存在的情况下，大多数方法检测为阳性。当只有少量本周蛋白存在时，或当其他球蛋白存在时，结果可能存在误差。当其他球蛋白被热沉淀法中乙酸结合沉淀时，可以产生假阳性。如果本周蛋白浓度过高且沉淀物不会在沸腾时再溶解，则可能会产生假阴性。

尿液中的葡萄糖和其他糖类

在某些病理性和生理性情况下，尿液中可能会出现各种糖，这些可包括葡萄糖、果糖、半乳糖、乳糖、麦芽糖、戊糖和蔗糖。葡萄糖是迄今为止最常见的一种并将在下一节讨论。

葡萄糖

当血糖水平超过肾小管再吸收能力时尿液中出现大量的葡萄糖称为糖尿。尿液中的葡萄糖可能出现在不同血糖浓度情况下并不总是伴有高血糖症。肾小球血流量、肾小管重吸收率和尿流量也会影响尿糖表现。然而，当存在高血糖时，血糖高于 180~200mg/dl 时往往会出现糖尿。糖尿可见于下列情况。

糖尿病　虽然单独高血糖并不完全预示糖尿病，但尿液出现葡萄糖需要做进一步的检查。当存在糖尿时，通常伴有多尿和口渴。这些患者体内的碳水化合物也会因利用不足导致脂肪代谢增加而引起血液和尿液中的酮体水平升高。

对于糖尿病患者来说，尿液葡萄糖检查法相比于血液检查的优点是无痛而且价格低廉。对于不需要频繁调整胰岛素/降糖药物且控制良性的糖尿病患者来说，尿糖测量是最有用的。在胰岛素依赖型糖尿病中，由于糖尿病患者葡萄糖的肾脏阈值变化很大，尿液测量呈阴性也可能对应着较大范围的血糖水平波动，因此，尿液测量可能具有误导性，家庭血糖监测是首选。

糖尿病患者的尿糖监测并非没有问题。葡萄糖水平在 1g/dl（1%）和 2g/dl（2%）下，试纸法可能会难以测量。铜还原试验或更新、更灵敏的试纸法可能会有效。使用尿糖片剂剂性试剂的方法，糖尿病患者能够使用 1 滴而不是 2 滴或 5 滴标本就可将尿中的还原物质水平估计为 10g/dl。在一些诊所中发现监测患者 24 小时尿糖是有用的。它代表了更长的时间段，并且随着血液中糖化血红蛋白水平的升高，有助于疾病的整体长期管理。

有几项研究探讨了尿糖干化学法作为糖尿病筛查方法的有用性，结果喜忧参半。Bullimore 和 Keyworth（1997）集中对 50 岁以上的患者进行筛查，发现这种方法是可行且有效，但 Friderichsen 和 Maunsbach（1997）则得出了相反结论。他建议，如果进行糖尿病筛查，则应对选定风险组的患者进行血糖测量。血糖和糖化血红蛋白测量在糖尿病诊断和治疗中的主要作用后来被美国临床化学协会及其他相关组织认可（Sacks et al，2011）。然而，Dallosso 等（2015）发现，如果制订专业性指导，在新确诊的Ⅱ型糖尿病患者中进行血糖和尿糖自我监测能在 18 个月内改善糖化血红蛋白水平。常规的试纸法血糖分析可以识别孕妇增加妊娠糖尿病的风险（Gribble et al，1995）。

引起糖尿的其他原因：伴有高血糖症的糖尿可见于几种内分泌障碍（表 16-3）。这些包括垂体和肾上腺疾病如肢端肥大症，Cushing 综合征，肾上腺功能亢进，功能性 α-或 β-细胞胰腺癌，甲状腺功能亢进和嗜铬细胞瘤。胰岛细胞功能丧失的胰腺疾病也与糖尿病有关，例如胰腺癌，胰腺炎和囊性纤维化。

糖尿伴有高血糖症的许多其他因素已经被证实。这些包括中枢神经系统疾病如脑肿瘤或出血，下丘脑疾病和窒息。与烧伤、感染、骨折、心肌梗死、尿毒症以及肝脏疾病、糖原储存疾病、肥胖和饥饿后的进食等有关的新陈代谢紊乱，还可能与某些药物（如噻嗪类，皮质类固醇和促可的松，避孕药）有关。

在怀孕期间，肾小球滤过率会增加并且滤过的葡萄糖不会重吸收，因此在这种情况下，尿糖出现但血糖水平相对较低，应监测持续出现或明显的糖尿。在一些患者中，糖尿病只在怀孕期间发生。妊娠期间糖耐量试验糖尿检测已被使用，但是它对早期妊娠糖尿病，先兆子痫和婴儿低出生体重的预测价值受到置疑（Coolen & Verhaeghe，2010）。老年人的葡萄糖耐量也可能降低，特别是当患者的碳水化合物摄取量不足时，但这不一定伴有糖尿病。

不伴有高血糖症的糖尿通常与肾小管功能障碍有关。真正的遗传性肾性糖尿并不常见并且与葡萄糖重吸收降低有关。在肾小管转运缺陷病中，糖尿伴随水、氨基酸、碳酸氢盐、磷酸盐和钠的重吸收障碍-见于 Fanconi 综合征。糖尿与肾小管功能障碍有关的其他病因包括半乳糖血症、胖氨酸病、铅中毒和骨髓瘤等。

尿液中其他糖类

少量的二糖通常以 50mg/24 小时随尿液排出。肠道疾病如严重的腹泻或急性肠炎，可能上升至 250mg/24 小时以上。在遗传性代谢紊乱患者的尿液中发现果糖、半乳糖、乳糖、麦芽糖和 L-木酮糖（Scriver et al，1989）。如果怀疑是一种遗传性疾病，糖则可以通过薄层色谱法鉴别，但糖的定性验证试验通常不能令人满意。

果糖 果糖可在遗传性酶缺陷引起的良性原发性果糖尿、严重呕吐及肝肾疾病有关的严重果糖不耐受时的尿液中发现。也可以通过包括果糖在内的肠外营养观察到尿果糖。在膳食干预研究中，尿果糖被用作蔗糖摄入量的一个标准（Luceri et al，1996）。

半乳糖 半乳糖可在缺乏半乳糖-1-磷酸尿苷酰转移酶或半乳糖激酶缺乏相关的半乳糖代谢遗传疾病的尿液中发现。在这些疾病中，衍生自膳食乳糖的半乳糖不能转化为葡萄糖，早期检测及饮食限制可以控制疾病。

乳糖 在正常妊娠晚期或哺乳期间尿液中可出现乳糖。在乳糖不耐症中，高浓度的糖会在肠道中堆积而乳糖则会被吸收并随尿液排出。

戊糖 戊糖尿可能由于摄入大量水果，导致 L-木酮糖和 L-阿拉伯糖排泄量高达 0.1g/d。某些药物治疗及良性原发性戊糖尿症也可出现戊糖尿。

蔗糖 在摄取大量的蔗糖后尿液中可能会出现蔗糖。蔗糖酶缺乏症与乳糖酶缺乏症一样都与肠道疾病有关，如腹泻。蔗糖不耐受是与蔗糖酶和 α-糊精酶（异麦芽糖酶）缺陷有关的遗传性疾病。症状与乳糖酶缺乏症相似，发生在食用甜味食物的最初几周内。可能会产生耐受，但蔗糖可能要永久禁食。人为蔗糖尿可能产生具有葡萄糖氧化酶阴性和铜还原试验阴性的高比重尿。

方法

试纸法 这种方法是基于特定的葡萄糖氧化酶-过氧化酶的双酶反应，试纸法仅在使用的色素原上有所不同。该方法对葡萄糖非常特异，而与乳糖、半乳糖、果糖或药物的还原代谢物则无任何反应。试纸法可用于半定量测定，结果应报告为近似克每分升。葡萄糖和酮试纸法联合不仅可以检测酮尿症，也可以用一些试纸法抑制酮的葡萄糖反应。

假阳性可见于尿液标本容器中的强氧化剂清洗剂或尿液比重过低。假阴性可见于用作防腐剂的氟化钠、高比重尿及偶尔出现的维生素 C 等。葡萄糖被细胞和细菌的糖酵解酶分解也可出现假阴性，因此迅速冷藏保存或及时检测至关重要。

化学方程式

$$\text{葡萄糖}+O_2 \xrightarrow{\text{葡萄糖氧化酶}} \text{葡萄糖酸}+H_2O_2$$

$$H_2O_2+\text{色原} \xrightarrow{\text{过氧化物酶}} \text{色原氧化物}+H_2O$$

在一些常见的试纸法测试中使用的显色剂包括以下几种：

Clinistix-邻联甲苯胺色原。颜色从粉红色变为紫色。该试剂可以检测到 100mg/dl 的葡萄糖，而且对维生素 C 之类的干扰物质比下列几种更加敏感。

Multistix-碘化钾色原。在 30 秒内颜色从蓝色变为棕色。

Chemstrip-氨基咔唑色原。在 60 秒内颜色从黄色变为橙棕色。

铜还原试验 作为一种筛选试验，葡萄糖氧化酶法不能检测到尿液中半乳糖或其他糖，因此使用铜还原法十分重要，特别是对婴幼儿患者。糖筛选政策应该由实验室与临床工作人员协商后制订。这种筛查的政策是在 20 世纪 60 年代建立的。在那之后，对新生儿的先天性代谢缺陷的广泛强制筛查成为了常规检测。通过这种国家规定的新生儿筛查，在尿液中发现一种未知的还原物质是非常罕见的。并且如果没有在患者医师的具体要求的情况下，该方法的常规性能可能会失去其效用（Naumova et al，2006）。

铜还原法能检测到尿液中大量的还原物质。包括还原糖如乳糖、果糖、半乳糖、麦芽糖和戊糖。当铜还原法为阳性，葡萄糖氧化酶法为阴性的情况下，可以排除糖尿病。然而，在开始研究其他糖之前，应对临床病史和用药史进行评估。虽然铜还原法可以检测到非葡萄糖还原糖,但这些糖的产量极低。

正常的新生儿在出生后10~14天可能会由于排出含有葡萄糖、半乳糖、果糖、乳糖的尿液而产生阳性结果。正常妊娠晚期及产后妇女也可能由于尿液中含有乳糖而产生阳性结果。

对于筛选而言,班氏定性法对尿液中的还原物质检测比单片(Clinitest)铜还原法更敏感。尿液中的许多物质、代谢物及药物相关代谢产物会影响尿糖检测(表28-5)。强还原物质如维生素C、龙胆酸或尿黑酸可能抑制酶法,但同时能使铜还原法出现假阳性反应。班氏法受还原性物质的影响要比铜片剂法大。当使用Clinitest片剂检测时,药物尤其是头孢类抗生素和X线造影剂会影响尿糖检测,产生假阳性结果或异常的颜色变化。尽管大剂量的维生素C不影响二滴Clinitest片剂法(即不引起假阳性结果),然而在颜色形成上与葡萄糖氧化酶法一致,有延迟反应。

表28-5 物质对尿糖检测的反应

	葡萄糖氧化酶试纸条	铜还原法纸片实验
葡萄糖	阳性	阳性
非葡萄糖性糖类		
果糖	无作用	阳性
半乳糖	无作用	阳性
乳糖	无作用	阳性
麦芽糖	无作用	阳性
戊糖	无作用	阳性
蔗糖	无作用	阳性
酮类(大量)	可能降低颜色反应	无作用
肌酐	无作用	可能导致假阳性
尿酸		
尿黑酸(黑尿症)	无作用	阳性
药物*		
维生素C*(大量)	可能推迟颜色的形成	弱阳性
头孢菌素(如头孢噻吩)	无作用	阳性,棕色
左旋多巴(大量)	假阴性	无作用
萘啶酸葡糖苷酸	无作用	阳性
丙磺舒	无作用	阳性
马洛芬	橙色可能影响结果	
水杨酸(大量)	可能使结果降低	无作用
X线染料	无作用	黑色
污染物		
过氧化氢	假阳性	可能抑制阳性反应
次氯酸盐(漂白剂)	假阳性	
氟化钠	假阴性	无作用

*干扰铜还原反应的其他药物有氨基酸,卡龙酰胺、水合氯醛、氯仿、氯霉素、甲醛、马尿酸、异烟肼、对氨基水杨酸、噻嗪类、土霉素、青霉素、链霉素、酚类、吩噻嗪、磺胺

化学法:Clinitest尿糖检测片剂中都包含有硫酸铜、氢氧化钠、碳酸钠和枸橼酸。硫酸铜与尿中的还原物质发生反应,将硫酸铜还原为氧化亚铜。班氏铜还原反应原理:

$$Cu^{2+}\xrightarrow{\text{热碱溶液}}Cu^{+}$$

$$Cu^{+}+OH^{-}\longrightarrow CuOH(\text{黄色})$$

$$2CuOH\xrightarrow{\text{加热}}Cu_2O(\text{红色})+H_2O$$

热量是由氢氧化钠与水和枸橼酸的反应引起。

操作程序:尿糖片剂法敏感度为250mg/dl。5滴尿糖片剂法和2滴尿糖片剂法都可以用来检测,并提供相应的颜色图表来进行结果比对(Belmonte et al,1967)。2滴片剂法是通过所谓的"反应颜色变化现象"而产生的,如果尿液中存在超过2g/dl的糖,这种现象可能会发生。该现象是指在加入Clinitest片剂后,溶液的颜色会经历全部范围的颜色变化,最后再回到深绿棕色。其结果与明显更低的颜色相匹配。观察结果时,应在管内沸腾停止15秒后观察,以防观察时间的差异导致错误的结果。

五滴法:将五滴尿放入干燥的试管中并加入10滴水。将尿糖片剂放入试管内,请不要碰到片剂,片剂含有强碱。当沸腾时要小心观察,但不要摇动或触摸底部的管子。在煮沸停止后等待15秒,然后轻轻摇动试管,然后立即将溶液的颜色与标准颜色范围进行比较。结果大概对应着如下浓度:阴性、0.25g/dl、0.5g/dl、0.75g/dl、1g/dl、2g/dl和超过上限。在沸腾时仔细观察溶液变化十分重要。如果溶液颜色从橙色变成暗褐色,然后变成深绿色,这表明有超过2g/dl的糖存在,此时结果应报告为>2g/dl。尿液样本显示这种"反应颜色变化现象"时应该再用两滴法重新检测。

两滴法:在试管里放两滴尿,再加10滴水。加入一个尿糖检测片剂。尿液沸腾时要小心观察,但不要摇晃。在煮沸停止后等待15秒,然后轻轻摇动试管,与两滴法所提供的标准颜色范围对比。含糖浓度>5g/dl的两滴法也可能发生反应颜色变化现象。报告结果为1g/dl,2g/dl,3g/dl,5g/dl,如果发生颜色变化反应,报告结果为超过5g/dl。对于阴性结果或低水平结果,应执行五滴法。

注意事项:仔细阅读尿糖测试说明书中的注意事项。瓶子必须始终保持密闭,以防湿,应放置在阴凉干燥处,避免直接受热和阳光照射。尿糖测试片剂通常为有斑点的蓝白色。如果储存的方式不正确,它们会吸收水分或热变质,变成深蓝色或棕色。变色的片剂得出的结果不准确。它们也可单独用铝箔包装,以防止吸收水分。虽然更昂贵,但当待检测的标本数量较少时,这种包装是有用的。

糖的其他检测方法:除了上面提及的方法,铜还原法能检测尿液中除蔗糖(蔗糖不是还原糖)以外的所有非葡萄糖性糖。但是,要区分这些糖需要特殊的检测方法。在这里我们将讨论这些确认方法。

果糖:果糖可以通过薄层色谱法进行鉴定。间苯二酚法是定性的果糖检测方法,在果糖检测方面十分实用。果糖在低温下会减少班氏试剂的用量。

半乳糖:薄层色谱法可用于尿液中半乳糖的鉴定。然而,当怀疑是这种疾病时,通常是通过红细胞酶的测定来进行诊断。

乳糖：乳糖是通过薄层色谱或乳糖定性检测来鉴别的，如后面所述。

程序：在一支含有15ml尿液的试管中加入3g乙酸铅。摇动后过滤。煮沸滤液，加入2ml浓缩的NH_4OH（氢氧化铵），煮沸。乳糖会形成砖红色溶液，然后形成红色沉淀物，上清液清晰。

戊糖：在浓度为250～300mg/dl，50℃时10分钟或在室温数小时内，L-木酮糖将减少Benedict定性试剂的消耗（水浴）。一般来说，用薄层色谱来鉴定戊糖。

蔗糖：蔗糖能发酵酵母，可以通过色谱法分离，但需要用一种不依赖于降低性能的物质染色。

尿酮体

当碳水化合物代谢、吸收或饮食中碳水化合物不足时，机体通过增加代谢脂肪酸来补偿。当脂肪酸代谢大量增加时，酮体作为一种脂肪代谢的不完全产物，开始出现在血液中，且可以从尿液中排出。在酮症时，尿中出现的是乙酰乙酸（20%）、丙酮（2%）和β-羟基丁酸（约78%）。乙酰乙酸不可逆性生成丙酮，可逆性生成β-羟基丁酸。

$$\text{乙酰乙酸}\xrightarrow[+2H]{-CO_2}\text{丙酮}$$

$$\text{乙酰乙酸}\underset{-2H}{\overset{+2H}{\rightleftharpoons}}\beta\text{-羟基丁酸}$$

根据所使用的方法，总酮体（如丙酮）可高达17～42mg/dl。据Killander等（1962）的研究结果表明，机体内乙酰乙酸含量达到2mg/dl是正常的。酮血症和酮尿症在未控制性糖尿病患者中是很常见的，在这里将要对其及其他几种情况进行讨论。

糖尿病性酮尿

酮尿症意味着酮症酸中毒的存在（酮症），可能是即将昏迷的警告。高达50mg/dl的乙酰乙酸可能存在于没有临床证据的酮症患者中。1型糖尿病患者更容易发生酮症，常与感染、应激或其他因素有关。虽然大量的酮体和葡萄糖出现在糖尿病酮症酸中毒患者的尿液中，但还没有发现酮尿症与有时发生于2型糖尿病的高血糖高渗性昏迷同时出现。

非糖尿病性酮尿

在婴儿和儿童，酮尿症通常见于各种情况，如急性发热性疾病和伴有呕吐或腹泻的中毒状态。当新生儿存在严重持续性酮尿症时，应怀疑其有遗传性代谢病。妊娠剧吐，恶病质状态和麻醉后均有可能发生酮尿症。在这些情况下，酮尿的发生可能与机体对食物的摄入不足，从而使组织（特别是脂肪）的代谢增加所致。在妊娠期，正常的患者可能有较低的血糖水平和轻度酮尿。偶尔在受寒、剧烈运动或以减重为目的的低碳水化合物饮食后均可发生酮尿。

乳酸性酸中毒

乳酸酸中毒可与多种情况并存，包括休克、糖尿病、肾衰竭、肝脏疾病、感染，以及对某些药物的反应，尤其是苯乙双胍和水杨酸中毒（Kraut & Madias，2014）。尽管存在高浓度的丁酸盐和低浓度的乙酰乙酸，乙酸乙酯和β-羟基丁酸的浓度可能会大幅升高。在这种情况下，平常用于检测的硝普钠试验可能检测不到酮尿。

方法　因为酮尿症患者的尿液中含有丙酮、乙酰乙酸和β-羟基丁酸，检测这三种酮体中的任何一个都能够达到检测这种疾病状态的目的。常用硝普钠试纸条和平板试验基于Rothera法检测乙酰乙酸和丙酮（Misra & Oliver，2015）。用不同的方法单独测定乙酰乙酸，或同时检测丙酮和乙酸乙酯。氯化铁（Gerhardt试验）检测乙酰乙酸。但这些方法不能测定酮体的主要成分β-羟基丁酸。

在血浆和尿中，试纸条和片剂仅对10mg/dl浓度的乙酰乙酸反应，对丙酮更不敏感。血液中酮体的含量可用床边检测的尿酮体检测试纸条来估算。这对在糖尿病酸中毒时检测酮症的严重程度特别有帮助。

当患者接受丙酮和乙酰乙酸的定性检查时，重复报告显著升高不能反映实际发生的变化。在这种情况下，可以通过试纸条或Rothera平板试验测定每个样本的几种稀释梯度来进行半定量是可接受的。

由于试剂和酮尿的不稳定性，可能出现假阴性结果。细菌的作用会导致乙酰乙酸的损失，这可以发生在体内和体外。丙酮在室温下会丢失，但如果放在冰箱中的密闭容器中则不会。冷藏样本应带到室温下进行检测。防腐剂不能防止酮尿的腐败。如果结果有疑问，应核对已知的阳性对照和阴性对照，且使用新的试剂。

试纸条　这种方法是以硝普钠（亚硝基铁氰化钠）对酮体的反应为基础的。可使用不同的配方。无碱试纸条与乙酰乙酸反应而不与丙酮反应。当结果较大（3+）时，尿液可稀释和重新计量，报告一个“中量”的结果和稀释比例。

干试纸条含有硝普钠和甘氨酸，与乙酰乙酸和丙酮在碱性介质中形成一种紫色染料。在反应60秒时读取结果，阳性结果是从淡棕色到蓝紫色的颜色变化。该方法能检测约10mg/dl的乙酰乙酸和70mg/dl的丙酮，其灵敏度和对试纸条的反应与后续要介绍的纸片法类似（Acetest）。

Multistix包含缓冲液和硝普钠，能够与乙酸乙酯反应，在15秒内产生粉红栗色。试剂区能够检测尿液中5～10mg/dl的乙酰乙酸。它不与丙酮反应。

试纸条仅与血浆中的乙酰乙酸浓度中度相关，与总血酮相关性弱。颜色反应（假阳性）可发生在使用酞类（磺溴酞（BSP）或酚磺酞（BSP）染色）或极大量的苯丙酮和防腐剂8-羟基喹啉时，或左旋多巴代谢产物存在时。乙酰半胱氨酸（气溶胶）产生一种很强的红色。降压药甲基多巴和卡托普利，以及辅助化疗的巯基乙烷磺酸钠（美司钠）也能产生阳性结果。假阴性结果的发生是因为试剂失效。

硝普钠纸片试验　如果尿液中有干扰颜色的存在时纸片测试方法可能是有用的。然而，常规使用硝普钠纸片试验进行试纸酮体阳性结果的确认是不必要的（Meng et al，2013a）。这些纸片对湿度非常敏感，如果不妥善储存就会变质。硝普钠片包含硝普钠、甘氨酸和强碱缓冲液。它可以用来测定全血、血浆、血清或尿液标本。

硝普钠能检测5～10mg/dl的尿乙酰乙酸和20～25mg/dl的

尿丙酮。跟试纸条反应类似，没有 3-羟基丁酸酯就不能反应。左旋多巴、大量苯丙酮、BSP 和 PSP 染料反应后将会与纸片中的碱反应出现阳性结果。

程序：把纸片放在干净的表面上，最好是白纸上。将一滴尿、血清、血浆或全血滴在纸片上。在进行尿液测量时，在 30 秒时将药片的颜色与颜色图表进行比较。对于血清或血浆的测量，将药片的颜色与颜色图表在 2 分钟内进行比较。全血测量时，在标本检测 10 分钟后，从纸片上去除凝固的血，然后与标准对照表进行比较。

如果尿液中含有丙酮和乙酰乙酸，纸片的颜色会从淡紫色到深紫色。报告结果为阴性、弱阳性、阳性或强阳性。如果结果为强阳性，可以进行稀释，以下面这种形式来报告结果：未稀释"强阳性"，1∶2稀释"强阳性"，1∶4稀释为"阳性"等等。

酮体其他的检测方法：Gerhardt 三氯化铁试验在测量乙酰乙酸含量中已使用多年。然而，三氯化铁法的特异性不高，灵敏度低，约为 25mg/d-50mg/dl。当尿液中含有水杨酸和左旋多巴时，三氯化铁法结果可为阳性。Rothera 硝普钠试管法对测定乙酰乙酸敏感，大约在 1～5mg/dl，测定丙酮的灵敏度为 10～25mg/dl。

尿液中的血，血红蛋白、含铁血黄素和肌红蛋白

尿液中存在数量异常的血细胞称为血尿，而血红蛋白尿是指尿液中存在游离血红蛋白。血尿相对常见，血红蛋白尿较少见，肌红蛋白尿罕见。

血尿

肉眼血尿是指在正确采集的尿液标本中肉眼可见红细胞增多，而显微镜血尿是指每高倍镜下存在 3 个或更多的红细胞。尿干化学分析可在高达 16%的筛查人群中检测到无症状镜下血尿（Rockall et al，1997），也有很多严重的泌尿系统疾病会释放红细胞进入尿液中（Kazi & Benz，2014）。一项通过肾活检的回顾性研究中发现，镜下血尿与包括膜性肾病，IgA 肾病、非 IgA 系膜增生性肾小球肾炎、局灶性肾小球硬化与轻度肾小球异常有关。在这项研究中，超过 15%的患者表现出正常的组织学变化（McGregor et al，1998）。肾脏或泌尿系统的疾病（肿瘤性和非肿瘤性）及创伤（包括结石）、出血性疾病、抗凝剂的使用、其他药物的使用（如环磷酰胺）均可引起血尿（Sharp et al，2013）。从事剧烈运动（如马拉松运动员）的健康人中也可出现血尿，其血尿来源于膀胱黏膜的出血。

少量血尿对于疾病诊断具有重要的作用，且红细胞在尿液中易破坏溶解，故而尿血红蛋白的筛选试验可作为尿沉渣镜检的重要辅助手段。一些研究表明，在血尿检测中，干化学法尿血红蛋白筛查可能比镜检敏感性更高（Ooi et al，1998）。然而，该方法的缺点是易受其他物质（如维生素 C）的干扰，因此需要通过常规镜检对干化学法阳性结果进行确认（Margulis & Sagalowsky，2011；Davis et al，2012）。碱性 pH 值或尿比重小于 1.010 可能会导致红细胞溶解，因此对于尿沉渣正常但血红蛋白阳性的结果，应检查新鲜尿液中的红细胞。目前基因检测已经用于儿童孤立性血尿的辅助诊断情况（Gale，2013）。

血红蛋白尿

各种原因引起的溶血可致血红蛋白尿，但与血管外溶血相反，其存在更多的指示血管内溶血。血红蛋白可与血浆触珠蛋白结合，一旦这种结合能力饱和，游离血红蛋白将以 αβ 二聚体形式（分子量（MW），32000）通过肾小球。一些血红蛋白被近端肾小管重吸收，剩余的血红蛋白则被排出体外。

剧烈的运动可能直接损伤小血管，进而引起血红蛋白尿，常见急性红细胞裂解的原因见表 28-6。当血液中血红蛋白含量达到 50mg/dl 时血浆呈现粉色，出现明显溶血时血浆中的血红蛋白水平可达 1g/dl。严重的获得性溶血性贫血中的血浆血红蛋白水平通常高于遗传性溶血性贫血。然而，镰刀状红细胞病和地中海贫血纯合型可造成血浆中血红蛋白轻微升高。值得注意的是，血红蛋白结构不稳定会引起二吡咯或胆红素含量升高，进而产生棕色的尿液，且这种尿液血红蛋白试纸条检测阴性。尿液和血浆中的溶血比较见表 28-7。

表 28-6 常见血管内溶血和血红蛋白尿的原因

红细胞损伤	心脏瓣膜假体置换（特别是主动脉） 补丁修复术后引起的湍流 大面积烧伤 剧烈运动 急行军 严重肌肉外伤和血管组织创伤
病原体	疟疾 二巯丙醇通氏体属感染 梭状芽孢杆菌中毒 隐士蜘蛛咬伤
红细胞酶缺乏	6-磷酸葡萄糖脱氢酶会在以下情况下受损：接触氧化剂药物（止痛剂、磺胺甲噁唑、呋喃妥英），抗疟药（如伯氨喹）、蚕豆（豌豆、蚕豆）易感群体，糖尿病酸中毒和感染者
不稳定血红蛋白疾病	接触含氧化剂药物
免疫因素（见第 32 和第 33 章）	溶血性尿毒症综合征 血栓性血小板减少性紫癜 不相容性输血 温抗体（一过性感染和药物诱导的自身免疫产物） 冷抗体 IgM 病毒抗-I 支原体抗 I 抗体 IgG 阵发性，Donath-Landsteiner 抗 P 抗体 膜敏感性补体介导的免疫缺陷（如阵发性睡眠性血红蛋白尿症） 药品 作为半抗原（青霉素） 免疫复合物（奎尼丁，非那西丁） α-甲基多巴
正常人群	服用大剂量的药物或暴露于萘（樟脑球）、磺酰胺类、砜类物质和呋喃妥因导致的氧化性溶血

表 28-7 血管内溶血后尿液和血浆中的一些指标的变化

检测项目	轻微溶血	严重溶血
尿液中的成分		
结合胆红素	未见	未见
尿胆原素	正常或者升高	升高
血红蛋白	未见	可见
血铁黄素	未见	延迟可见
血浆中的成分		
游离胆红素	升高	升高
结合珠蛋白	降低	未见
血红蛋白	升高	显著升高

尿含铁血黄素

游离血红蛋白易于被肾小球滤过,经近端肾小管细胞重吸收后被分解成铁蛋白和含铁血黄素。含血铁黄素会在急性溶血引起血红蛋白尿发生 2~3 天后产生。此时血红蛋白试纸条检测常多呈阴性;然而,含血铁黄素会以游离的形式存在或者在上皮细胞内呈现黄棕色的颗粒或者管型(图 28-1)。在血色病患者的尿液沉渣中可以检测出含铁血黄素。尽管含铁血黄素尿的存在可反映机体处于慢性溶血状态,但其很少用于溶血的确诊。其他检查(如血清胆红素、乳酸脱氢酶和触珠蛋白水平的检测)都可以用于诊断溶血。

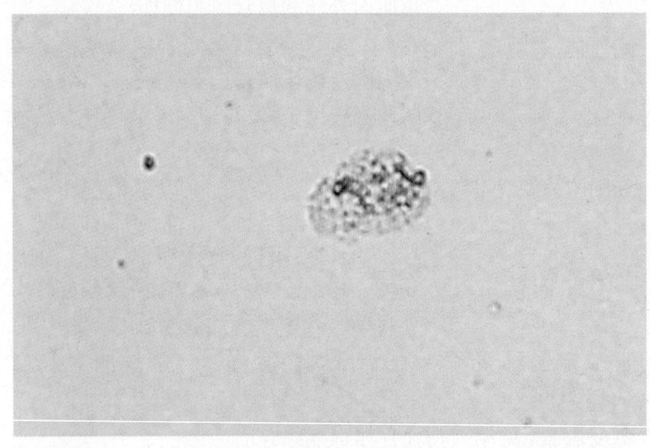

图 28-1 肾小管上皮细胞(未着色)含有棕色铁颗粒

由于含铁血黄素尿呈间歇性,可通过尿铁水平的定量检测来评估慢性血管内溶血的存在。正常尿铁排泄量约为 0.1mg/d,随着血色病和心脏瓣膜造成的血细胞损伤,尿铁含量会逐渐增加。尿铁水平在恶性贫血和遗传性球状红细胞增多症中正常。

肌红蛋白尿

与创伤相同,当肌纤维急性损伤(横纹肌溶解)时,肌红蛋白被释放,并且其可迅速从血液中清除,以红褐色尿液的形式排出体外(Cervellin et al, 2010)。游离的肌红蛋白是一种 17 000MW 的单体,快速排出体外,而血红蛋白-触珠蛋白复合物排泄较慢。剧烈运动(如马拉松和空手道)后会出现肌红蛋白尿。一些罕见的疾病可造成持续或反复发生的肌红蛋白尿,如皮肌炎(Rose et al, 1996),肌肉磷酸果糖激酶和腺苷单磷酸脱氨酶缺陷(Bruno et al, 1998),线粒体三功能蛋白缺乏症(Miyajima et al, 1997)和代谢性肌病(Sharp & Haller, 2014; Angelini, 2015)。

横纹肌溶解症和肌红蛋白尿的诊断通常依靠患者病史和其他实验室检查结果。一般情况,横纹肌溶解患者在运动 1~2 天后会出现肌肉压痛或抽搐的症状和红褐色尿液(Zimmerman & Shen, 2013; Zutt et al, 2014)。血红蛋白试纸条尿试验显著阳性,且尿液中可见蛋白质和少数红细胞。患者血清透明,肌酸激酶(CK)、醛缩酶和触珠蛋白水平明显升高。血清肌酐可能增加。尿中 CK 2~3 天内清除,血清中 CK 水平下降。

血清中检测和患者病史有助于区分肌红蛋白尿与血红蛋白尿。尿液检查时,血尿、血红蛋白尿和肌红蛋白尿的区分较困难。这三种情况下尿液均呈深红色至棕色,且尿沉渣检验中可以见少量红细胞(以血尿的程度最为严重)。三种情况下,血红蛋白试纸条检测结果均为阳性。如果对血清进行检测,血红蛋白血症通常呈粉红色;肌红蛋白血症血清颜色较正常,主要因为肌红蛋白在体内可被快速清除。也可以通过免疫学方法对尿肌红蛋白进行准确定量;尽管检测时血红蛋白会对其产生轻微干扰,但这是对肌红蛋白尿进行检测和定量很好的方法(Loun et al, 1996)。血尿、血红蛋白尿和肌红蛋白尿的比较见表 28-8。

表 28-8 血尿、血红蛋白尿和肌红蛋白尿的鉴别

状态	血清特性	尿液特性
血尿	颜色-正常	颜色-正常、烟熏色、粉红色、红色、棕色
		红细胞-大量
		肾脏-红细胞管型
		蛋白质-显著增加
		下尿路-无管型
		蛋白质-存在或不存在
血红蛋白尿	颜色-粉红色(早期)	颜色:粉红色、红色、棕色
	结合珠蛋白-低	红细胞-偶见
		色素颗粒-偶见
		蛋白质-有或缺失
		含铁血黄素-出现较晚
肌红蛋白尿	颜色-正常	颜色-红色、棕色
	结合珠蛋白-正常	红细胞-偶见
	肌酸酶-显著增加	致密棕色颗粒-偶见
	醛酸酶-增加	蛋白质-有或者缺失

方法

试纸条检测血红素混合物(血红蛋白,肌红蛋白)。该方法是基于裂解的红细胞释放游离血红蛋白或者肌红蛋白具有过氧化物酶样活性,使试纸中过氧化氢作用。完整的红细胞在试纸条上被裂解,从而发生血红蛋白反应。因此,未离心的尿液也可使用此方法检测,但离心后的尿上清由于没有红细胞可能出现假阴性结果。试纸条试剂区由有机过氧化物和色原四甲基联苯胺的缓冲混合物组成。

$$H_2O_2+\text{色素原}\xrightarrow{\text{血红素过氧化物酶活性}}\text{氧化的色素原(颜色发生变化)}+H_2O$$

血红素催化四甲基联苯胺氧化后呈现绿色，试纸条在 60 秒内可以读取结果。

Multistix 和 Chemstrip 尿液分析仪检测尿液中血红蛋白敏感性为 0.5~3μg/ml。3μg/ml 的血红蛋白量相当于 10 个红细胞/ul 裂解所释放的血红蛋白量。正常情况下，每个红细胞约含有 30pg 血红蛋白。

高比重尿标本会使检测的敏感性下降，其原因可能是降低了红细胞的溶解水平，高蛋白尿也可能发生此现象。尿液使用甲醛溶液保存，尿液中含有大剂量的维生素 C 或者使用抗高血压药物卡托普利时，可能会导致假阴性结果。亚硝酸盐大量存在时也会延缓反应的发生。氧化污染物如从皮肤清洁剂里的次氯酸盐（漂白剂）或碘也可能会使其出现假阳性结果。与尿路感染相关的微生物过氧化物酶也导致假阳性的可能。

血红蛋白和肌红蛋白的其他检测方法。在分离肌红蛋白和血红蛋白时，定性测试通常不能令人满意，这两种情况都可能出现在挤压伤之后。血红蛋白和肌红蛋白都可以与尿液中的其他蛋白质结合，这增加了通过盐析或者电泳方法分离鉴定它们的难度。Blondheim 和他同事（1958）的盐析法步骤描述如下。

肌红蛋白定性检测

1. 使用新鲜的尿标本。观察尿液颜色。新鲜的肌红蛋白尿是特征性的红色，随后变成棕色，但是有些肌红蛋白尿可能没有颜色的变化。肌红蛋白在酸性 pH 值下的稳定性较差。所以样本于中性条件下冷藏待测。

2. 将 1ml 尿液和 3ml 3%磺基水杨酸混合，用以测定蛋白质。若出现沉淀，则尿液中含有蛋白质。若滤液颜色正常，则不存在蛋白质（注意：加热乙酸法不会检测肌红蛋白或血红蛋白）。

3. 向试管中加入 5ml 尿液再加入 2.8g 硫酸铵。混合溶解。尿液中硫酸铵饱和度达到 80%。这是使血红蛋白沉淀析出的最佳浓度。过滤或离心后，若尿液上清显示正常颜色，则沉淀物为血红蛋白；若上清液被着色，提示存在肌红蛋白。

此沉淀测试现在已被肌红蛋白特异性抗体免疫比浊法所替代。

毛细管电泳可基于不同的电泳迁移率成功地将尿中血红蛋白与肌红蛋白分离（Shihabi，1995）。

尿含铁血黄素的检测　普鲁士蓝反应可用于检测尿液中的含铁血黄素（图 28-2）。干片法和替代湿片法操作步骤：

干片法。使用普鲁士蓝试剂对肾小管上皮细胞染色时，可以看到大小 1~3μm、单粒或成团的蓝色颗粒或管型。铁染色用于检测血液或骨髓中高铁红细胞的存在。收集晨尿于无铁玻璃容器中，静置 2 小时。弃去上层 3/4 后，剩下的离心。沉淀涂片后风干（注意：所有玻璃器皿，载玻片，盖玻片等都应无铁，水应软化处理）。

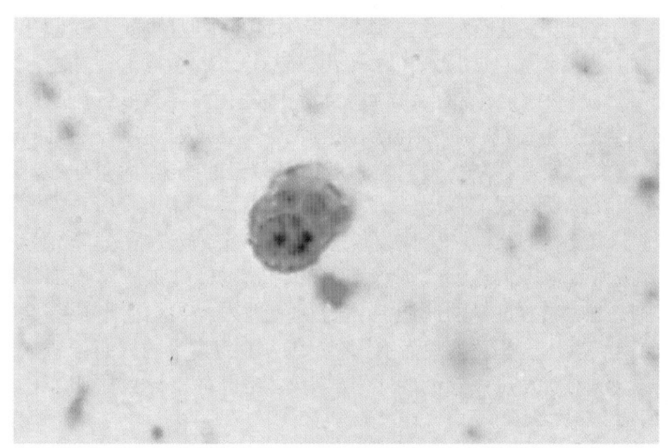

图 28-2　肾小管上皮细胞普鲁士蓝染色阳性，含铁血黄素（×260）

试剂

普鲁士蓝试剂（现用现配）：

普鲁士蓝染液：等量浓盐酸（HCl）加入到亚铁氰化钾溶液（50%亚铁氰化钾溶液）中，充分振荡混匀，直到形成白色沉淀物，并利用 5 号滤纸进行过滤。

复染工作液：用磷酸盐缓冲液（pH 6.4~4.7）稀释 1ml 的伊红染色液（0.5g 加入到 100ml 蒸馏水中）到 50ml。

步骤

1. 甲醇固定涂片 10 分钟。
2. 用去离子水冲洗，置于空气中干燥。
3. 普鲁士蓝染液染色 30 分钟。
4. 用去离子水轻轻冲洗至少 4 分钟，室温干燥。
5. 伊红染色 1~5 分钟。
6. 用去离子水冲洗，室温干燥。
7. 放置盖玻片，封片。

湿片步骤

1. 离心晨尿或随机尿标本 5 分钟，留取沉淀物。镜检沉淀物，观察粗大棕黄色颗粒，特别留意肾小管上皮细胞或管型中可能出现的这种成分。

2. 如果观察到这种颗粒，用新配制的 5ml 2%的铁氰化钾溶液和 5ml 1%盐酸的混合溶液重悬剩余的尿液沉淀物，放置 10 分钟。

3. 离心，弃上清，显微镜观察。经过处理后的细胞、管型和无定形沉渣中含铁血黄素颗粒被染成蓝色。如果颗粒未着色，30 分钟后重新检查（偶尔反应延迟）。

尿胆红素

胆红素是脾网状内皮细胞、肝和骨髓中血红蛋白的分解产物（Andrews，1999，2005；Levitt & Levitt，2014；Waldvogel-Abramowski et al，2014）。它最初与血液中白蛋白结合；非结合胆红素（或间接胆红素）不溶于水，因此无法通过肾脏的肾小球屏障。间接胆红素被运送到肝脏，在肝脏中与葡萄糖醛酸结合形成葡萄糖醛酸胆红素。这种结合胆红素（直接胆红素）是水溶性的，能够通过肾小球进入尿中。结合胆红素通常随胆汁排入到十二指肠，正常成人尿仅含有 0.02mg/dl 的胆红素。少量胆红素一般不会被检测到。碱中毒会增加胆红素的排泄。

结合胆红素在尿液中出现通常表明血液中的结合胆红素过量。这种情况可能发生在：①胆汁从肝脏中流出受阻（肝内或肝外）；②肝脏疾病导致肝细胞不能充分地将结合胆红素分泌到胆汁中。例如，当门静脉炎症、纤维化或肝细胞肿胀导致小管内压力上升，从而出现胆红素尿。胆管结石和胰头癌是肝外胆道梗阻的可能原因，进而导致胆红素尿。急性病毒性肝炎或药物引起胆汁淤积会引起胆红素尿，通常发生在黄疸之前，代表性的例子为急性酒精性肝炎黄疸。人体接触潜在含有肝毒性的药物或毒素，胆红素尿阳性提示早期胆汁淤积和肝损伤的可能。在先天性高胆红素血症患者中，Dubin-Johnson 和 Rotor 综合征尿中会出现胆红素，Gilbert 和 Crigler-Najjar 综合征尿中不会出现胆红素（Erlinger et al，2014；Levitt & Levitt，2014）。

胆红素尿经常与从黄褐色到绿褐色变化的尿联系在一起，可能伴有黄色泡沫，血清胆红素升高（结合型），黄疸、陶土色粪便。由于缺乏胆红素，所以粪便颜色呈现陶土色。尿中胆红素阳性而尿胆原阴性预示着肝内或肝外胆道梗阻。该检测在黄疸的鉴别诊断中具有价值，因为在溶血性黄疸中不出现胆红素尿。表 28-9 总结了各种机制引发黄疸后其尿液和粪便的情况。

表 28-9　黄疸时尿及粪便的表现

	正常表现	胆道阻塞	溶血，溶血性贫血	肝损伤，肝炎，胆汁淤积
尿胆红素	阴性	增高，褐色尿	阴性	早期增高
尿胆素原	存在	肿瘤所致时-浓度低或无，胆结石时-表现多变	增高	早期降低，晚期降低
粪便颜色	褐色	苍白色（胆总管结石时间歇性出现，胰腺或导管肿瘤时多出现）	褐色	肝炎早期苍白色，晚期褐色；胆汁淤积时呈苍白色

方法

试纸条法　检测原理基于胆红素和重氮盐在酸性介质中的偶联反应。利用这种方法检测，正常的尿液中不能检测到胆红素。实验通过利用不同的重氮盐进行鉴别诊断。试纸条用 2,4-二氯苯胺重氮化，颜色在 20 秒内从奶油色变到黄褐色。此方法检测下限为 0.8mg/dl 尿液胆红素；然而，颜色变化可能难以辨别。试纸条用 2,6-二氯重氮氟化硼酸重氮化，颜色在 30~60 秒内从粉红色到紫色。此方法检测下限为 0.5mg/dl 尿液胆红素。

由于尿中葡糖苷酸胆红素会快速水解为相对无活性的游离胆红素，所以用于检测的尿液必须是新鲜的。尿液放置时间太久会使胆红素氧化，尤其当接触到光线时，会导致假阴性结果。大量的维生素 C 和亚硝酸盐也会导致胆红素含量降低。一些药物代谢产物，如非那吡啶在低 pH 值时使试纸条略带红色，从而掩盖真实结果。利福平、糖苷、依托度酸和大量的氯丙嗪可能会导致假阳性结果，而水杨酸盐和尿胆原不影响结果。

胆红素确认检测　偶氮法是常用方法，此方法的原理是胆红素与对-硝基苯重氮磺酸耦合磺化结合，在纸片或者试纸条上形成一个蓝色或紫色区域。相对片剂法，试纸条法对游离胆红素不敏感，所以结果差异在不同时段中更加明显。另一个方法通过氯化铁试剂氧化胆红素形成胆绿素。偶氮法阐述如下。

偶氮法　片剂含有对-硝基苯重氮磺酸、磺基水杨酸和碳酸氢钠。后者为反应提供一个酸性介质，片剂加入水中确保能使溶液沸腾（尿胆红素测定试剂盒，包括吸水垫和试剂片，可以通过西门子医疗诊断公司，Deerfield，Ill 获得）。

注：试剂易受潮，干燥储存。片剂装在棕色瓶内，因为长时间直接接触强光会导致稳定的重氮化合物分解。直接暴露于 37.8℃（100℉）或更高的温度几周可能导致片剂变质。棕色表示试剂变质，每当打开新瓶子后，都应对片剂进行阳性和阴性反应检测。

操作步骤

1. 放置 10 滴标本在试剂盒提供的石棉垫子上，如果存在胆红素，会吸附在垫子上表面。
2. 放一个试剂片在垫子湿润区域。
3. 将一滴水滴到试剂片上。待 5 秒，再滴一滴水到试剂片上使水从试剂片流出到垫子上，如果胆红素存在，将会有胆红素耦合对-硝基苯重氮磺酸，在 30 秒内出现从蓝色到紫色的变化，当显示紫色时移开片剂，粉红色或红色是阴性结果。

偶氮法阳性时，胆红素含量低于 0.05~0.1mg/dl。没有出现紫色见于尿胆素或其他胆色素，高水平的尿胆素或糖苷会出现红色。偶氮化合物（如非那吡啶）可引起非典型的颜色。利福平可能也影响该反应。大量氯丙嗪的代谢产物显示紫色，抗炎药物的代谢物和氟芬那酸会引起假阳性结果。

洗涤片剂法　当怀疑是假阳性反应（如氯丙嗪）时，污染物在垫子上会被水稀释。

步骤：准备 2 个垫子，各加 10 滴尿液。在一个垫子上加 10 滴的水，每个垫子放置一个试剂片，并滴 2 滴水到片剂上。如果存在胆红素，每个垫子都会出现胆红素吸附于垫子纤维中，干扰物在多余水的作用下，会使垫子产生浅色或者没有颜色。

尿液中尿胆原

结合胆红素从肝脏最终到达十二指肠，形成磷脂、胆固醇和胆盐（Andrews，1999，2005）。结合胆红素不被小肠吸收而是在结肠中被驻存细菌水解。游离胆红素会被分解成为尿胆原、中胆红素原和粪胆素原。高达 50% 的尿胆原被重吸收进入门脉循环中，以非结合形式进入胆汁。绝大多数的剩余尿胆原排出到粪便中，经过进一步除氢，形成尿胆素和粪胆色素。少量是由尿排出。

尿胆原表现为一群密切相关四吡咯混合物，由于实际测量对象是混合物，因此结果往往使用单位（U）代替更加精确的 mg/dl。这两个大致相当。正常尿液中排出的尿胆原是 0.5~2.5mg 或单位/24 小时。这些物质是无色和不稳定的，不同于尿胆素原氧化后的尿胆素，在正常尿液中显示为橘黄色。在碱性环境中，尿胆原产量增加，在酸性环境下产量减少。

当肝脏无法有效地去除从门脉循环重吸收的尿胆原，超出正常的尿胆原通过肾脏由尿排出。这个结果通常出现在由于病毒性肝炎、药物或有毒物质引起的肝硬化而导致肝细胞损伤时。充血性心力衰竭和肝淤血会降低尿胆原处理以及胆汁排出效率。如果存在胆管炎与胆道梗阻引起的感染，大量尿胆原和胆红素随着尿液排出。

相反，如果尿中出现过多尿胆原而没有胆红素，通常预示着溶血发生。在急性红细胞溶解和骨髓巨幼红细胞贫血时可出现此现象。过量的尿胆原伴随血液进入组织然后形成多余的胆红素。这些黄疸患者有深色大便，因为过量的尿胆原进入排泄物中。发热引起的脱水和尿液浓缩也可以导致尿胆原的增加。

完全性胆汁受阻使得尿胆素原持续性缺乏，从而出现陶土样大便。广谱抗生素抑制正常的肠道菌群，会阻碍胆红素转换成尿胆原，因此会降低其在粪便和尿液的排泄。

棕色的中胆褐素是一种二吡咯色素，通常形成粪便和尿液的颜色。它不与血液和胆红素反应。它并不来源于胆红素和尿胆原，而可能是血红素合成的副产物。其过剩导致深棕色的尿液，常见于β-地中海贫血，或者红细胞亨氏小体（等不稳定血红蛋白）。

方法

试纸条法 方法是基于Ehrlich醛反应法或偶氮法生成的胭脂红化合物。

利用前者的试纸条法；它的检测区域是在浸满的酸性缓冲溶液中，尿胆原与对二甲氨基苯甲醛发生醛化反应，形成红棕色。颜色从黄色到红棕色进行变化，检测灵敏度为0.2～1mg/dl。这个方法对尿胆原检测不是特异的，可能会与已知物质包括胆色素原、氨基水杨酸、磺胺类药、普鲁卡因、吲哚乙酸、甲基多巴（爱道美）发生Ehrlich反应，所以不是一个可靠的胆素原检测方法。

尿胆原试纸条法是在酸性介质中，尿胆原与对-四氧基苯重氮四氟化硼发生偶联反应形成胭脂红化合物。10～30秒后读取结果，可检测下限为0.4mg/dl。这个检测与Ehrlich方法不同的是该法能特异检测尿胆原。

新鲜排泄样本用于检测是最好的，因为尿胆原非常不稳定，可能会在酸性尿中形成无反应活性的尿胆素。两种试剂会受药物代谢物的影响，例如非那吡啶和其他化合物如磺胺异噁唑，在酸性尿液中呈橙红色。这些可能掩盖了与尿胆原的反应从而出现假阳性的结果。胆红素和血液通常不影响检测，但胆红素可能偶尔出现绿色。

其他尿胆原和胆色素原检测 当用Ehrlich法发现尿中检测物超过1mg/dl时，会定性检测尿胆原和胆素原（参见后面的一节卟啉章和更多章节信息）。

尿液中尿胆原很少进行定量检测。可参见亨利（1979）2小时定量尿胆原方法、Davidsohn和亨利（1974）或施瓦兹等（1944）24小时定量法。同一患者以定量比较为目的时，使用2小时检测法，此时收集从午饭后下午2点到下午4点的尿液。饭后这一时期正值尿胆原排泄加剧，尿液的pH值更接近中性。其他两个小时可进行对比检测。

尿路感染间接试验

并不是所有尿路感染的患者都有明显的临床症状。假如感染不及时治疗可引起严重的肾损害，因此许多医生对高危个体要求检测细菌尿（Foxman，2014；Nicolle，2014）。这些高危患者包括老年人、孕妇、糖尿患者和有尿路感染史的人。最常见项目是利用干化学法检测亚硝酸盐和白细胞酯酶来分别间接评估菌尿和白细胞尿。这些检测是排除尿路感染最好的方法（St John et al，2006；Wright & Safranek，2006），将在下一节中进行讨论。免疫层析试纸条测定白细胞释放的尿乳铁蛋白能快速诊断尿路感染（Arao et al，1999）。尿液显微镜检查可对尿液白细胞和细菌进行快速确认试验，但细菌培养仍是检测菌尿的“金标准”。

亚硝酸盐

许多尿路病原细菌能把硝酸盐还原成亚硝酸盐，因此当细菌水平显著增高（达到$>10^5\sim10^6$/ml）时，尿亚硝酸盐试验阳性。常见的细菌包括大肠埃希菌、克雷伯菌、肠杆菌、变形杆菌、葡萄球菌和假单胞菌；肠球菌、酵母菌和一些革兰氏阳性细菌不能将硝酸盐还原为亚硝酸盐。在标本无污染的情况下，如果亚硝酸盐试验阳性，可以考虑尿培养。尿培养标本为晨起第一次清洁中段尿。

根据Kunin和DeGroot（1975）的资料，以细菌培养作为金标准，在一部分患者反复进行亚硝酸盐试验（三次试验）显示，阳性结果约为70%。当只有大肠埃希菌存在时，检测任意三次晨尿，亚硝酸盐试验与尿培养结果才呈现93%的一致性。在此试验中，亚硝酸盐试验没有出现假阳性结果。其他在研究使用亚硝酸盐试验筛查尿路感染时，大多为阴性结果，特别是对于住院患者（Zaman & Borremans，1998）。据报道，在儿童尿路感染中，亚硝酸盐阴性被用来预测头孢菌素的潜在抗性治疗（Weisz et al，2010）。

方法 尿液中亚硝酸盐主要来自细菌对硝酸盐的还原反应。细菌需要在膀胱停留足够长的时间（至少4小时），才能检测到细菌通过反应转化的亚硝酸盐，所以标本最好为晨尿。试验的阳性结果是尿培养的指征，需排除标本在收集后没有正确保存，细菌生长导致标本污染的情况。

试纸条法 亚硝酸盐检测区域的Multistix用对氨基苯胂酸灌注，尿液中亚硝酸盐可与其形成重氮盐。这种化合物可以与苯并喹啉反应生成红色偶氮化合物。此方法可以在40秒内检测出溶液中0.075mg/dl的亚硝酸盐。含有苯并喹啉和磺胺试纸条可以在30秒内与亚硝酸盐反应产生粉红色偶氮化合物，而且能够检测出溶液中0.05mg/dl的亚硝酸盐。需注意的是，当试纸条仅边缘为粉红色时，解释为阴性结果。假阳性结果最常见于因错误的标本收集/存储而导致标本污染和细菌繁殖生长的情况，也可能是尿液被染红或在酸性介质中变红的药物（例如非那吡啶）引起的。

假阴性结果可能是维生素C、尿胆原或低pH值（<6）造成的。由于尿亚硝酸盐需要在膀胱中化学还原一定时间，因此随机尿标本和患者导尿管中的尿标本的亚硝酸盐试验与菌尿的相关性较差，另外，假阴性结果的发生也可能由于某些减少亚硝酸盐生成的反应成分，如氨、硝酸和氧化亚氮、羟胺和氮。饮食中缺乏硝酸盐也会导致阴性结果。

白细胞酯酶

人中性粒细胞嗜苯胺蓝颗粒的提取物中含有至少10种酯水解活性的蛋白质，通常这种活性酯酶可作为此类细胞检测的标记物。由于中性粒细胞在尿液中不稳定，白细胞酯酶可以帮助检测显微镜下肉眼不可见的残存细胞。

尿中大量中性粒细胞的存在提示尿路感染；然而，由于完整白细胞数量少、测试精度差，因此确定细胞数量参考值存在一定的困难。但无论对于完整或溶解的中性粒细胞，其数量均与白细胞酯酶相关；以约中性粒细胞10个/μl作为临界值对新鲜尿液进行检测，很少出现假阴性或假阳性结果。此外，将尿液浓缩（10∶1）后观察尿沉渣，每10个高倍镜视野下（hpf）（450X）中性粒细胞计数少于100个时，试纸条试验呈阴性。多项临床研究也证实，亚硝酸盐和白细胞酯酶检测均为阴性对年龄较大的儿童和成人尿路感染的高阴性预测价值（Mori et al，

2010；Kayalp et al，2013；Mody & Juthani-Mehta，2014）。白细胞酯酶试验对于排除男性尿道炎也具有一定作用，有很高的阴性预测价值（Bowden，1998）。

方法

试纸条法　本试验的原理与氯乙酸萘酚检测血液中粒细胞酯酶的反应相似，即中性粒细胞酯酶催化酯类，水解产生醇类和酸类。例如，Multistix 利用 3-羟基-5-苯基-吡咯-N-甲苯磺酰基-1-丙氨酸酯作为底物，与白细胞酯酶形成吡咯醇，然后与重氮盐形成紫色化合物，颜色强度与酶的含量成正比，并与中性粒细胞数量相关。

源自尿道的细胞（即尿路上皮细胞）和红细胞对酯酶水平没有影响。而尿比重、蛋白质和葡萄糖都可能降低测试结果；硼酸和大量的维生素 C 和某些抗生素，如四环素、头孢氨苄和头孢噻吩，可能会抑制反应。

尿液中阴道分泌物的污染可能会导致假阳性结果，显微镜下可见大量鳞状上皮细胞和细菌；滴虫和嗜酸性粒细胞均含有酯酶，可导致假阳性结果；氧化剂和甲醛溶液可能会产生显色反应，而呋喃妥因和其他较深颜色，可能会影响结果的解读。高浓度的蛋白质、葡萄糖、草酸和维生素 C 可能会使反应产生假阴性结果（Strasinger et al，2014）。

其他化学筛选试验

维生素 C

服用维生素 C 或其他富含维生素 C 制剂进行治疗的患者，尿液中可能含有丰富的维生素 C。由于其还原性能，维生素 C 可以抑制几种试纸条带反应（即葡萄糖、血液、胆红素、亚硝酸盐和白细胞酯酶）。不同厂家的试纸条对维生素 C 的敏感性不同，当结果可疑时应进行审核分析。例如，尿沉渣镜检结果显示每高倍镜视野含两个以上的红细胞，但试纸条法血红素检测结果为阴性，此时需要检查是否有维生素 C 的干扰。

尿液中维生素 C 的检测也作为维生素 C 治疗效果的评价指标。日常的西式饮食，每天经尿液排泄 2～10mg/dl 维生素 C；但摄入大量维生素 C 后，尿液中其水平可升至 200mg/dl。草酸盐和硫酸盐是维生素 C 的代谢产物，易感人群在摄入大量（每天 1g 或更多）的维生素 C 后，尿液中可见草酸盐结石。

方法　维生素 C 可通过试纸条法进行检测，有多家厂商可供选择，具体应用将在后面进行讨论。而气相色谱-质谱法联用技术检测是一种更准确的定量方法（Deutsch，1997）。

试纸条：C-Stix 试纸条的维生素 C 检测区浸染了酸性环境介导下的钼磷酸盐缓冲液，钼磷酸盐可被维生素 C 还原成钼蓝。该测试可在 10 秒后检测出尿中含量为 5mg/dl 的维生素 C，龙胆酸和多巴可能导致假阳性结果。

Stix 试纸条不如 C-Stix 敏感，其可在 60 秒内检测到含量为 25mg/dl 的维生素 C。Stix 试纸条中的亚甲基绿可被维生素 C 还原成无色，背景颜色为中性红；当维生素 C 浓度为 150mg/dl 时，条块颜色从蓝色转变为紫色。Multistix 多试纸条的检测原理与其相同。大量胆红素和 pH 值大于 7.5 会干扰颜色反应；尿酸盐、水杨酸盐、龙胆酸或肌酐的存在不会影响结果。

5-羟色胺

5-羟色胺是由肠嗜银细胞分解色氨酸产生的，主要由血液中的血小板携带。类癌肿瘤（嗜银细胞瘤），特别是转移性肿瘤，可产生过量的 5-羟色胺，其典型症状包括肠道和血管舒缩障碍、支气管狭窄、水肿、右侧瓣膜性心脏病，也可产生神经系统症状。

虽然尿液中的 5-羟色胺可以通过高效液相色谱法（Panholzer et al，1999）直接检测，但临床上常采用筛查尿液中 5-羟色胺的代谢产物-5-羟吲哚乙酸的方法。定量方法可消除酮酸和吲哚乙酸的干扰，故更加敏感。5-羟吲哚乙酸 24 小时正常排泄量为 1～5mg。

筛选试验　随机尿标本通常可以满足筛选需要；若收集 24 小时尿，需用盐酸酸化或使用硼酸作为防腐剂。患者在试验前 72 小时内不得服药；吩噻嗪类、乙酰苯胺类药物和肌肉松弛剂甲苯丙醇会干扰检测结果。

测试的原理为 5-羟基吲哚与亚硝酸和 1-亚硝基-2-萘酚发生反应，呈特异性紫色。二氯乙烯用于去除干扰色原。具体步骤见 Henry（1984）。

黑色素

正常黑色素细胞将酪氨酸转化为二羟基苯丙氨酸（dihydroxyphenylalanine，DOPA），经多巴醌，最终氧化为黑色素。第一次转化步骤所必需的酪氨酸酶，存在于黑色素细胞器中称为黑素体。黑色素刺激激素可导致黑色素分泌增加。正常情况下，携带黑色素的黑素体可从黑色素细胞转移到皮肤和黏膜细胞。在一些肿瘤细胞（如痣，黑色素瘤）中可发现肥大的黑素体。

恶性黑色素瘤转移时，尿液排泄的黑色素代谢产物会增加，但即使这些患者的尿液标本在室温下保存 24 小时，也很少会变成深色尿液。尿液中的黑色素类原包括吲哚、儿茶酚和儿茶酚胺。黑色素瘤患者的尿液中不会大量出现 DOPA。

目前尚缺乏可用于黑色素尿的简单的特异性试验。黑色素筛选试验包括基于氯化铁、Ehrlic 的醛试剂和硝基氰化物产生的非特异性显色反应的测试，需使用新鲜尿液标本进行检测。氯化铁和硝基铁氰化物检测操作可见 Henry 报道（1984）。

柱式阳离子交换层析法可检测尿液中的黑色素代谢产物；另一种方法是测量 DOPA 氧化酶在尿中的含量。黑色素瘤患者尿液中该酶含量增加，且发生肝转移时，该酶含量显著增加。

当尿中的黑色素被肾小管细胞摄取或黑色素瘤转移到膀胱时，尿沉渣中可以观察到含有黑色素的细胞。亚铁离子可吸附于细胞并使细胞中的黑色素变为深蓝色。

卟啉类化合物

卟啉病是由血红素合成缺陷引起的一组疾病（Balwani & Desnick，2012；Besur et al，2014），由于遗传酶的缺陷，过量的酶底物通常在尿液和（或）粪便中排出。在卟啉症急性发作期，尿中胆色素原水平增高。但在发作间期，胆色素原可能增加或正常。不同疾病的卟啉排泄方式不同，因此综合临床表现可进行诊断。此外，基因检测越来越多的用于卟啉病的诊断（Whatley & Badminton，2013）。

卟啉排泄大多数发生于卟啉病和铅中毒。另外，在人类免疫缺陷病毒感染或丙型肝炎病毒感染的患者体内，卟啉代谢也可异常（O' Connor et al，1996；Ryan Caballes et al，2012）。

皮肤光敏感和皮肤损伤常伴有卟啉含量升高。急性间歇性卟啉病不伴有皮肤损害。急性卟啉病患者通常表现为神经系统疾病和急性腹痛(肝群),δ-氨基乙酰丙酸(δ-ALA)和胆色素原的合成和排泄增加。这可能是由于ALAS的活性增强,从而导致前体合成增加。诱导肝酶活性的药物(如巴比妥类,某些类固醇)会促使肝脏疾病的加重。

方法 急性卟啉症患者的尿液样本中可见胆色素原。Watson-Schwartz测试可用于鉴别阳性Ehrlich反应的原因,并可提示大量尿胆原或胆色素原的存在。胆色素原的Watson-Schwartz测试阳性结果可以通过Hoesch测试进一步验证,因为甲基多巴等药物可使前者呈假阳性结果。当仅需要对胆色素原进行定性检测或对卟啉病患者进行随访时,可以使用更简单的Hoesch测试替代Watson-Schwartz测试。

测定尿胆素原或胆红素原的尿液样本必须是新鲜的。若不能及时检测,需将标本pH值调节至接近中性(pH=7)并储存在冰箱中,可稳定储存约1周。如果患者出现卟啉症,尿液可能会呈黑色,特别是在室温下。

Watson-Schwartz测试 Ehrlich的醛反应和Watson-Schwartz测试基于尿胆原和胆色素原之间溶解度的差异。胆色素原可溶于氯仿和(或)丁醇,而尿胆原可萃取出来。

步骤

1. 向2.5ml新鲜尿液中加入2.5ml Ehrlich试剂,充分混合。
2. 加入5ml饱和乙酸钠混匀。用pH值纸确认溶液pH值在4~5之间。必要时可调节pH值。
3. 加入5ml氯仿,塞紧瓶盖,颠倒混匀1分钟,使两相分散。
4. 观察上层水相。若无色,筛选试验结果为阴性。
5. 若有色,分离上层水相,加入5ml正丁醇。塞紧瓶盖,颠倒混匀1分钟,使两相分离。
6. 若下层水相呈"粉红至玫瑰红"色,提示胆色素原为阳性,且浓度远高于正常值;若上层即正丁醇层显色,提示尿胆原阳性(图28-3)。

Hoesch试验 Hoesch试验的原理为Ehrlich试验的逆反应(即向大体积酸溶液中加入小体积的尿液样本),以排除尿胆原。Hoesch实验的灵敏度与沃森施瓦茨实验(Watson-Schwartz test)相似,但Hoesch反应针对的是胆色素原。该试验能检测到20~100mg/L的胆色素原;尿胆原含量低于200mg/L时不会出现阳性结果(红色)。尿素本身的颜色会使结果呈现黄色。

吲哚乙酸相关的尿红色素会使Hoesch反应呈强阳性(对浓盐酸的反应),呈现玫红色,易与胆色素原反应结果混淆。可使用浓盐酸(6mol/L)检测样本结合Hoesch实验以排除部分假阳性结果。急性卟啉病患者的尿液可能是深红色,测试前必须十倍稀释待测样本。

Watson-Schwartz试验检测胆色素原的下限是6mg/L,而Hoesch实验的检测下限是11mg/L。Watson-Schwartz实验对胆色素原的检测更为敏感,急性间歇性卟啉症发作间期即可检测出阳性结果。患者使用大剂量甲基多巴(爱道美)后会出现假阳性结果,一些肠梗阻患者使用吲哚类药物和非那吡啶后,尿液中的药物与盐酸反应呈橙色而出现假阳性结果。由于胆色素原的不稳定性,Watson-Schwartz测试或Hoesch测试结果不确定时,需要进行胆色素原定量检测加以确证。

前文已描述过尿胆色素原的其他筛查方法,包括胶束电动毛细管色谱法(Luo et al,1996)以及半定量试剂盒,该试剂盒采用离子交换树脂对尿液进行预处理,然后将Ehrlich-胆色素原复合物的颜色与一系列标准品进行比较的半定量试剂盒(Deacon & Peters,1998;Vogeser & Stauch,2011)。

可使用荧光检测尿卟啉和粪卟啉,如果将阳性样本放置在紫外线光源附近,可观察到橙红色荧光。

卟啉荧光筛查步骤:在这种方法中,尿液经过酸化并将萃取的卟啉暴露于紫外光源下。

1. 将5ml尿液置于带塞玻璃离心管中。加入3ml的冰乙酸与乙酸乙酯的混合物,冰乙酸与乙酸乙酯的比例为1∶4。
2. 用力摇晃使产生分离层,可适当离心加速分离。
3. 用伍德灯观察上层是否产生荧光。在暗室内使用滤过紫外线灯观察离心管。淡紫色到紫色表示卟啉阳性;粉红色到

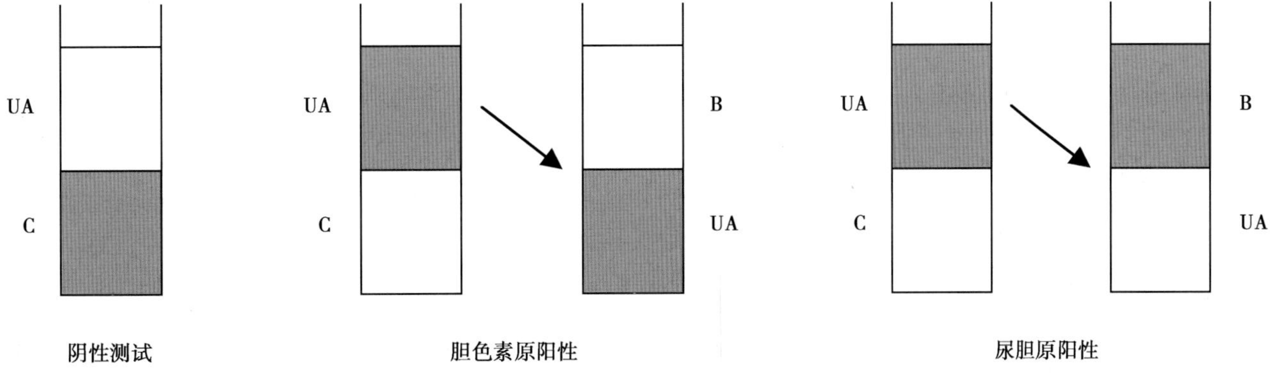

图28-3 Watson-Schwartz测试。尿胆原和胆色素原筛查试验结果的解释

红色荧光提示卟啉含量较高。淡蓝色为阴性结果。正常的尿液呈蓝色荧光。

为了提高检测的敏感性并去除干扰性药物代谢产物，可将上层液体转移到另一玻璃管中，并用 0.5ml 3M HCl（25ml 浓 HCl 用水稀释至 100ml）酸化，充分振摇。卟啉可被分离至下层水相中并产生红橙色荧光。

另一种筛查方法是使用阴离子交换树脂柱。卟啉被吸附、洗脱并暴露于荧光光源。这种方法可以去除干扰物质，其原理与总卟啉和粪卟啉、尿卟啉的定量方法相似。

应结合筛查实验结果与临床表现来判断是否应进行定量测试。定量检测试验通常由参考实验室或研究实验室完成。

用于胆色素原定量检测尿标本的 pH 值应呈中性（6~7 之间）并避光保存。δ-ALA 在冷冻的标本中可稳定保存，如果尿液是酸性的，δ-ALA 会更稳定。如果要同时检测尿液中的胆色素原和 δ-ALA，可采用中性尿液样本并分装冻存。尿胆素原等物质可从不同的过滤柱洗脱并与 Ehrlich 试剂反应进行定量测定。前面介绍过的胶束电动毛细管色谱法可用于分离 δ-ALA 和胆色素原（Luo et al，1996）。

用于定量卟啉的 24 小时尿标本必须保存于内含 5g 碳酸钠的黑色容器中，以保证 0.1% 的碳酸钠浓度并使尿液呈中性 pH 值。可以通过薄层色谱法或通过萃取和荧光测定法分离粪卟啉和尿卟啉，然后使用离子交换柱进行定量。其他方法包括 Bio-Rad（卟啉）柱检测法、分光光度法（Zuijderhoudt & Dorrestein-de Bok，1998）、毛细管电泳（Chiang & Li，1997）、快原子轰击质谱法（Luo et al，1997）和激光解吸电离飞行时间质谱法（Jones et al，1995）。

通过提取和紫外线（UV）光测定，可以定性或定量检测粪便卟啉。在一些卟啉症中，用显微镜检查未染色的血液涂片时，红细胞可能出现荧光。有核红细胞可以产生更强的荧光。

尿沉渣检查

尿干化学分析结合尿液有形成分镜检有助于肾脏及尿路疾病的检出。通过镜检，可以检测到尿液中无法使用干化学法确定的细胞和非细胞成分。在某些情况下，镜检可以作为尿中红细胞、白细胞和细菌成分的确证试验，并有 66% 的确认率（Tworek et al，2008）。在常规实验室中，对于干化学法检测结果异常的样本，尿沉渣镜检是最有效的确认试验（European Confederation of Laboratory Medicine，2000）。

正确辨识尿液中的微小成分必须具备大量的形态学知识（如微生物、血细胞、上皮细胞、结晶、管型）。此外，镜检人员必须了解尿检结果的相关临床意义，以及常见干化学异常结果相关的镜下成分。在审核报告前，应该对形态学和化学分析之间的差异进行调查。尿液显微镜分析的质量取决于检查者的专业知识和经验（Tsai et al，2005）。

离心的尿沉渣包含肾小球滤过后，通过肾小管和下尿路积聚在尿液中的所有不溶物质（通常称为有形成分）。细胞成分有两个来源：①肾脏和下尿路脱落/自发剥脱的内层上皮细胞；②血源性细胞（白细胞和红细胞）。镜下可观察到细胞和非细胞管型，主要形成于肾小管和集合管。沉渣中也可见有多种临床病理意义的结晶。微生物（细菌、真菌、病毒包含体细胞、寄生虫）和肿瘤细胞为典型异常成分，出现在尿液中时，需要进一步检查。

不同实验室的有形成分的"正常"或参考区间也不相同，目前尚未统一标准，主要有以下两个原因：①随机尿样的浓度不同；②沉渣的离心浓缩方法不同。目前还没有具体的标准化操作程序。个别实验室已经建立了自己的参考标准，实验室标准的建立需要与肾科医师和肾病理学家沟通。

尿沉渣检查方法

一般来说，随机留取的尿液标本都可以用于显微镜检；但最好采用未添加防腐剂的新鲜尿液样本进行检查。细胞和管型在样本收集后 2 小时开始裂解。2~8℃冷藏保存能有效防止病理成分裂解，但同时会导致无定形成分和结晶的增加。女性患者推荐采集中段清洁尿，以减少阴道分泌物的污染。

光学显微镜检查

虽然普通光学显微镜可以用于检查未染色的尿液样本，但其很难对白细胞、组织细胞、上皮细胞和细胞管型进行鉴别。暗视野更适合观察尿液的半透明结构如透明管型、晶体和黏液丝。结晶紫沙黄染色常用于尿液有形成分的辅助检查。

活体染色剂

溶液Ⅰ：	结晶紫	3.0g
	乙醇（95%）	20.0ml
	草酸铵	0.8g
溶液Ⅱ：	沙黄 O	1.0g
	乙醇（95%）	40.0ml
	蒸馏水	400.0ml

将 3 份溶液Ⅰ和 97 份溶液Ⅱ混匀并过滤。混合染液应每 2 周过滤 1 次，保质期为 3 个月。溶液Ⅰ和溶液Ⅱ可分别在室温下长期保存。

有几种商品化的染色剂可用。可以用 2% 的亚甲基蓝和甲苯胺蓝的溶液简单快速地进行活体染色。

步骤 约 1ml 浓缩的尿沉渣中加入 1~2 滴染液，吸管混匀后在载玻片上滴一滴并覆以盖玻片。

相差显微镜检查

相差显微镜可以检测出尿沉渣中普通光学显微镜检测不到的半透明管型。相差显微镜的优点是使透明管型轮廓变得清晰，方便检测（图 28-4A 和 B）。能有效缩短镜检时间，提高检测效率。现已有多种显微镜可供选择，操作者可根据检测目标或使用的聚光镜选择普通光学显微镜或相差显微镜进行检测。

偏振光显微镜检查

偏振光显微镜可以区分结晶、纤维和细胞、蛋白管型。含有胆固醇酯的脂滴或淀粉颗粒在偏振光下呈异向性，在暗视野下较明亮，在正交偏光镜下呈马耳他十字交叉。异向性是否可见取决于视野中结晶的方向，并不是所有的都能看到。如果插入红色滤光片，胆固醇液滴在红色背景上显示出典型的蓝色和黄色。偏振光显微镜下，淀粉颗粒与脂肪滴形态相似，但体积更大。晶体、头发和纤维在暗视野下也较明亮，但不呈马耳他十字形。脂肪酸和甘油三酯通常不能形成液化的球晶体，也不

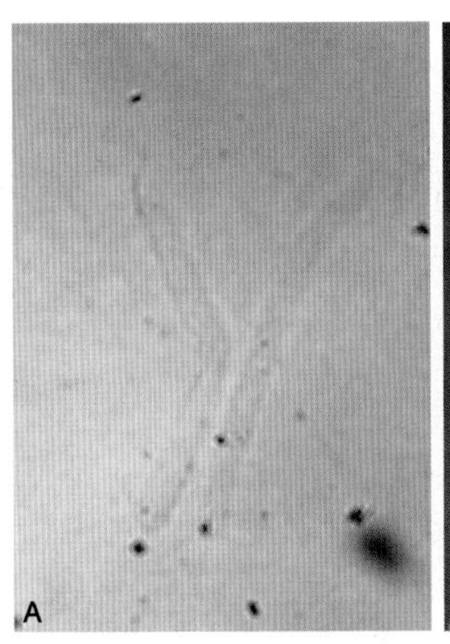

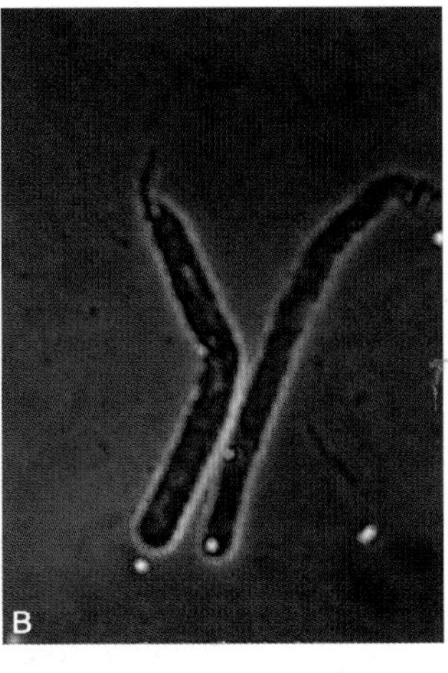

图 28-4 A. 透明管型，普通光学显微镜明视野（×100）。B. 透明管型，相差显微镜（×100）

表现出异向性，但 Fabry 患者的尿沉渣中可见鞘糖脂形成的双折光脂质体。

定量计数

很多实验室采用血细胞计数仪定量检测尿有形成分。对未稀释的混匀尿液中的细胞和管型进行计数，并报告每微升细胞数。中性粒细胞的参考上限为 5~30/μl；红细胞的上限范围为 3~20/μl，管型为 1~2/μl。用血细胞计数仪计数细胞时，未离心尿液优于离心尿，使用未离心尿液可以减少离心重悬导致的变异性，并且尿量固定、具有可以精确计数的明确视野。在预测肾脏功能异常时，Kesson 等（1978）指出，尿沉渣定量计数板法比传统的每高倍镜视野下细胞计数更可靠。细胞的回收率取决于离心速度、比重和 pH 值。

尿沉渣中的有形成分

细胞

红细胞 高倍镜下未染色的红细胞（RBC）为苍白的双凹圆盘状，大小稍有变化，直径约为 7μm。如果待测样本不新鲜，红细胞可能会因血红蛋白的溢出而呈现为模糊的无色圆圈或"阴影细胞"。在高渗尿中，红细胞皱缩，体积变小，呈锯齿形或棘形。在低渗尿中，红细胞吸水胀破，释放出血红蛋白，仅余空细胞膜，称为影红细胞。

红细胞有时会与脂滴或酵母细胞混淆。脂滴大小不一，无固定体积，折光性强，酵母细胞通常有芽孢。如果难以鉴别，可以将标本分为两份，一份加入几滴乙酸。红细胞在酸性环境下会裂解。

正常尿液中红细胞数量极少（0~2 个细胞/HPF），当每高倍视野下超过 3 个红细胞时为异常。尿液中红细胞数量的增加提示有泌尿系统疾病或全身疾病，包括：①肾脏疾病：肾小球肾炎、狼疮性肾炎、药物反应相关的间质性肾炎、结石、肿瘤、急性感染、结核病、梗死、肾静脉血栓形成、创伤（包括肾活检）、肾积水、多囊肾、偶发性急性肾小管坏死和恶性肾硬化；②下尿路疾病：急性和慢性感染、结石、肿瘤、尿路狭窄和磷酰胺治疗后出血性膀胱炎；③非肾性疾病：急性阑尾炎、输卵管炎、憩室炎、急性发热、疟疾、亚急性细菌性心内膜炎、结节性多动脉炎、恶性高血压、血液病、维生素 C 缺乏症以及结肠直肠肿瘤和盆腔肿瘤；④药物引起的毒性反应：如磺胺类、水杨酸、甲胺类药物和抗凝剂；⑤生理原因：包括运动。当尿液中红细胞增多并伴有红细胞管型时，应考虑为肾源性出血。

异形红细胞 大量研究试图通过分析尿红细胞形态定位血尿的来源。具有突起或破碎的红细胞被称为异形红细胞（图 28-5），一些学者认为尿液中出现异形红细胞强烈提示肾小球出血（Framlhia et al，1995；Fogazzi et al，2008）。其他研究还未发现异形红细胞提示肾源性血尿的可靠性证据（Favaro et al，1997；Ward et al，1998；Zaman & Proesmans，2000）。有文献提到呈环状结构的 G1 细胞，膜上有一个或更多泡状突起，可能比异形红细胞对肾小球血尿更具有诊断价值（Dinda et al，1997；Nguyen，2003；Nagahama et al，2005）。另一项研究对含本周蛋白的红细胞进行免疫化学染色，发现该方法在鉴别肾源性红细胞与非肾源性红细胞方面，较细胞形态学更为可靠（Fukuzaki et al，1996）。正常人尿液也可能出现异形红细胞和正常红细胞混合存在。

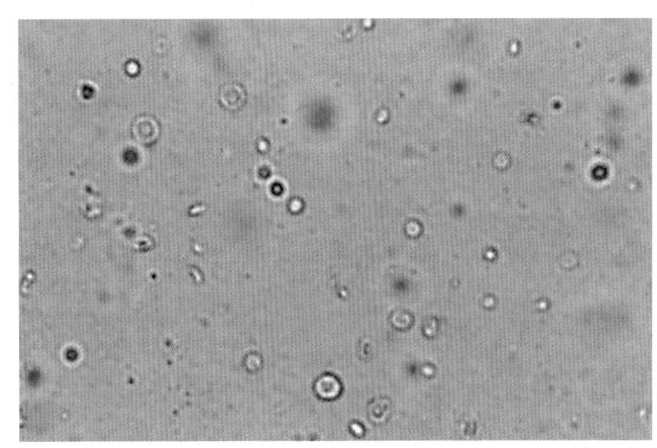

图 28-5 异形红细胞（×160）

白细胞

中性粒细胞 尿液中的白细胞（WBC）主要为分叶核白细胞（中性粒细胞）。高倍镜下，尿中性粒细胞呈圆球形，内含颗粒，多叶核，直径约为 12μm。细胞核有时呈小而圆的离散核。当细胞退化时，细胞核模糊，与肾小管上皮细胞难以区分。稀乙酸可以使细胞核结构变清晰以便于区分（图 28-6）。然而，随

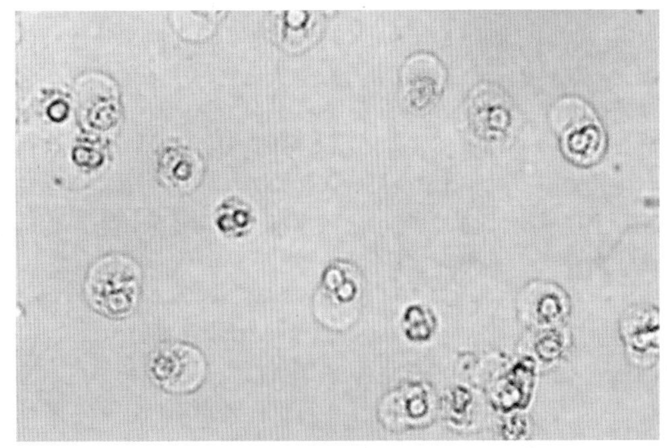

图 28-6 加有稀盐酸的中性粒细胞（×100）

着细胞的持续退化，中性粒细胞的细胞核逐渐溶解，难以与单核细胞区别。细胞染色有助于观察细胞核结构，甲紫-沙黄染色后，中性粒细胞核呈紫红色，胞质颗粒呈紫色。过氧化物酶细胞化学染色也可用于区分中性粒细胞与肾小管细胞。

在稀释或低渗尿中，中性粒细胞肿胀，胞质颗粒呈布朗运动。由于移动的颗粒具有光折射性，此种情况下的中性粒细胞也被称为闪光细胞。闪光细胞在体外活体染色时，着色不佳，显示出核分叶缺失。白细胞酯酶试纸在低渗尿标本对脓尿的确认是有价值的。

另外，白细胞在低渗尿或碱性尿中会迅速溶解。在室温下两到三小时后，有约 50%的细胞逐渐溶解。这就要求在采集尿液标本后及时进行尿沉渣检查。

脓尿　一般情况下，正常尿中白细胞的数量少于 5 个/高倍视野，女性尿中白细胞数量升高的情况并不常见。尿中白细胞增多(主要是中性粒细胞)形成脓尿，表明尿道感染或炎症存在。当尿液中伴有白细胞管型或白细胞-上皮细胞混合管型时，尿中增加的白细胞被认为是肾源性的。

细菌性或非细菌性感染可发生于肾实质(肾盂肾炎)，也可发生于膀胱炎、前列腺炎、尿道炎、阴茎头炎。女性急性尿道综合征(排尿困难-脓尿综合征)常表现为每微升的清洁尿液标本中可见 8 个以上的中性粒细胞；但细菌菌落计数将低于预期。沙眼衣原体、葡萄球菌、大肠埃希菌群是导致急性尿道综合征的病原体。尿中性粒细胞计数大于 30 个/高倍镜提示急性感染，若细菌培养结果重复为阴性则提示肺结核、肾炎。肉眼脓尿提示肾脏或泌尿道脓肿破裂。值得注意的是，尿中发现白细胞对尿路感染的指示作用并没有革兰氏染色查找细菌或中段尿细菌培养可靠。

白细胞增多可能见于多种泌尿系统疾病，包括肾小球肾炎、系统性红斑狼疮(systemic lupus erythematosus，SLE)和间质性肾炎。发生结石时，上行性感染或局部黏膜炎症反应会致使血流停滞，从而导致尿白细胞数量增加。膀胱肿瘤以及各种急性或慢性局部炎性疾病都可能导致尿中白细胞增多。发热和高强度运动后尿白细胞在可一过性升高。

嗜酸性粒细胞　嗜酸性粒细胞在尿液中不常见，因此嗜酸性粒细胞在白细胞中的比例大于 1%时具有重要的临床意义(图 28-7)。正确评估尿液中是否存在嗜酸性粒细胞必须要对尿液进行浓缩染色。离心涂片后常用瑞士染色、Diff-Quik 染色或巴氏染色，而汉斯分泌物染色(亚甲基蓝和伊红 Y 混合放入甲醇中，Libe Labs，Florissant，MO)已被证明是鉴别尿嗜酸性细胞的一种优质染色剂。因对青霉素类药物过敏导致的肾小管间质性肾炎患者体内可见双分叶嗜酸性粒细胞，但目前有些研究对对这一发现的诊断意义仍有质疑(Muriithi et al，2013)。过敏性间质性肾炎患者的尿液中还可见大量红细胞和一些肾小管上皮细胞。嗜酸性粒细胞尿也可见于其他急性泌尿生殖道疾病，尿路感染和肾移植排斥中少见。

淋巴细胞和单核细胞　正常尿液中可见小淋巴细胞和组织细胞，染色涂片后极易鉴定。当单个核细胞(组织细胞、淋巴细胞或浆细胞)在白细胞中的比例占 30%或以上时，则提示慢性炎症。肾移植排斥反应时尿中可见大量小淋巴细胞。若镜检到浆细胞和异形淋巴细胞时应注意，有必要进行进一步的检查。

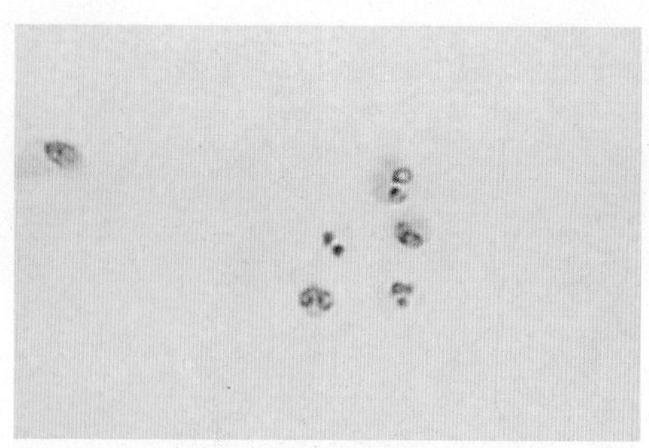

图 28-7　嗜酸性粒细胞(×500)

上皮细胞

鳞状上皮细胞　鳞状上皮细胞是正常尿液中最常见的上皮细胞，临床意义不大。远端 1/3 的尿道内衬有鳞状上皮细胞，在尿液中，这些细胞大而扁平，胞质丰富，核小而圆，居中(图 28-8)。边缘常卷曲。当结晶紫番红染色时，核呈淡紫色，胞质呈粉红色至紫罗兰色。女性患者尿液中的鳞状细胞可能源于阴道或外阴。

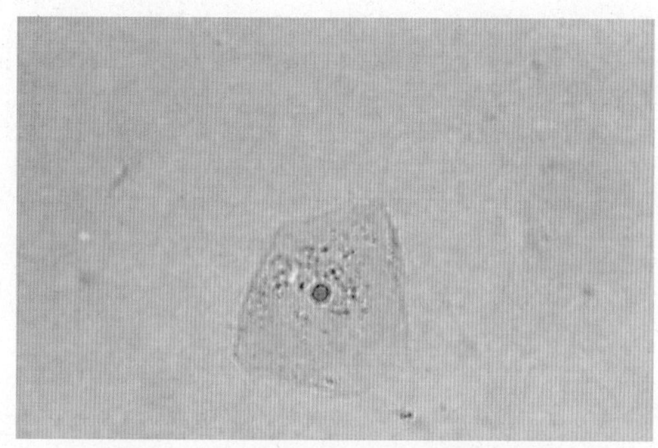

图 28-8　鳞状上皮细胞。吡啶染色(×200)

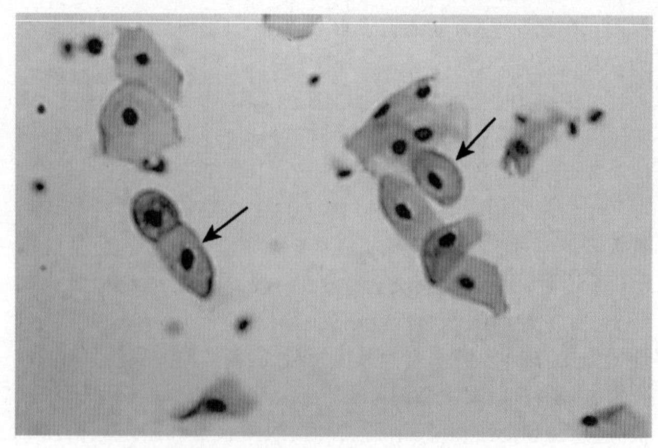

图 28-9　移行上皮细胞。巴氏染色(×430)

移行(尿路)上皮细胞 移行上皮细胞位于肾盂至泌尿管的下1/3。这些细胞比鳞状细胞小,直径在40~200μm之间,呈圆形或梨形,核圆形且位于中央,偶见双核。染色后,移行上皮细胞的核呈深蓝色,胞质丰富呈淡蓝色(图28-9)。另一个有助于正确辨别移行上皮细胞的典型特征是内-外细胞质边缘。

正常尿中可见少量移行上皮细胞,为正常细胞脱落所致;与鳞状细胞相似,病例意义不大。但没有使用仪器(如导管插入)时存在大量或团状移行上皮细胞例外。这种情况必须进行巴氏染色及细胞学检查,以评估移行细胞癌的可能性(fogazzi et al,2015)。

肾小管上皮细胞 肾小管上皮细胞是尿液中最重要的上皮细胞,肾小管上皮细胞增多提示肾小管损伤(图28-10,图28-11)。正常尿液中可见少量肾小管上皮细胞,是老化细胞的正常脱落所致。新生儿正常尿液中可见大量肾小管上皮细胞。

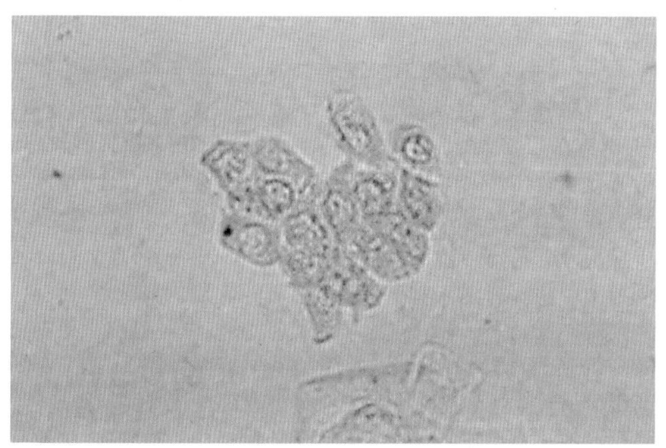

图28-10 肾小管上皮细胞(×200)

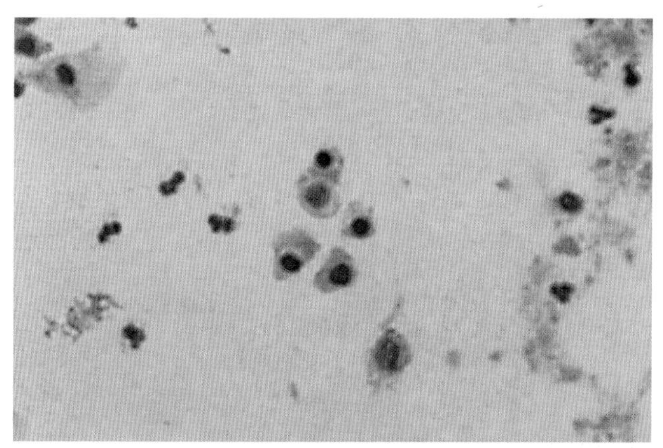

图28-11 肾小管上皮细胞和中性粒细胞。巴氏染色(×430)

巴氏染色是鉴别尿液中肾小管上皮细胞和其他单个核细胞的有效方法(Barkan & Wojcik,2014)。来源于近端小管和远曲小管的肾小管上皮细胞单个出现且较大(14~60μm),这种细胞呈椭圆形,胞质内含粗糙颗粒,呈典型嗜酸性。细胞核可能多种多样,核小,染色质致密,核仁稀少。在急性肾小管坏死和某些药物或重金属中毒的情况下,近端和远曲肾小管的上皮细胞数量增加。

集合管的上皮细胞约为12~20μm,呈典型立方形或多角形,核大且偏位,因此极易鉴别。胞质呈嗜酸性,可呈移行上皮细胞常见的内-外胞质边缘。在肾移植排斥反应、急性肾小管坏死(多尿期)和其他缺血性肾脏损伤中可见集合管上皮细胞增多。恶性肾硬化、急性肾小球肾炎伴有肾小管损伤时集合管上皮细胞也可增多。各种药物和化学品的摄入可导致小管细胞脱落增多。水杨酸钠中毒后尿中易见集合管细胞。

肾集合管起源的肾上皮碎片已有描述。三个或更多集合管起源的肾细胞构成肾上皮碎片,提示肾小管损伤并伴有基底膜严重破坏。肾上皮碎片提示缺血性坏死,通常伴有不同程度的肾小管损伤和病理性管型。在碎片中未发现近端和远端曲小管细胞。正确识别肾上皮细胞碎片不仅有助于诊断严重的肾小管损伤,且有助于避免低分化移行细胞癌的假阳性诊断。

肾小管上皮细胞内脂肪颗粒。 椭圆形脂肪小体是吸收了肾小球漏出的、含胆固醇和甘油三酯的脂蛋白的肾小管细胞(图28-12)。椭圆形脂肪小体是脂肪尿的组成成分之一。脂肪也可以游离脂肪滴、组织细胞摄入的形式存在于尿液中。任何或所有这些脂质形式的存在同时伴有明显蛋白尿是肾病综合征的典型特征。

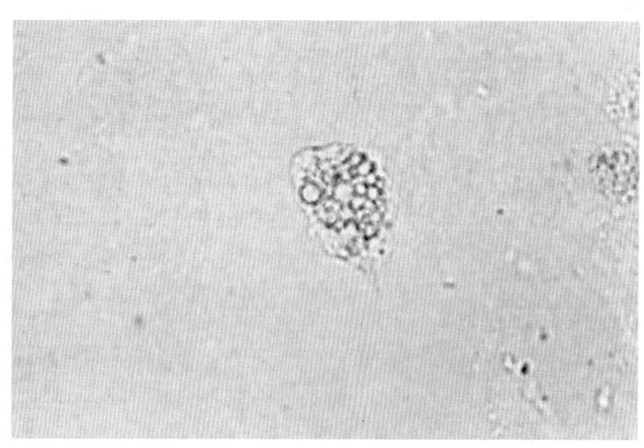

图28-12 椭圆形的脂肪小体(×160)

在报告脂肪尿之前需要对脂类进行阳性鉴定。当游离或结合的液滴含有大量胆固醇时,在偏振光下将呈马耳他十字形(图28-13和图28-14)。当含有大量甘油三酯时,需采用脂肪染色(油红O或苏丹红Ⅲ)进行阳性鉴定。

肾小管上皮细胞内色素 血红蛋白尿或肌红蛋白尿时,血

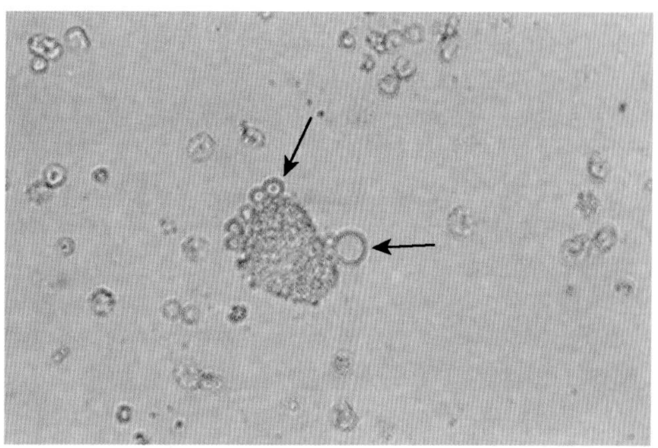

图28-13 附着脂肪滴椭圆形脂肪小体。明视野(×160)

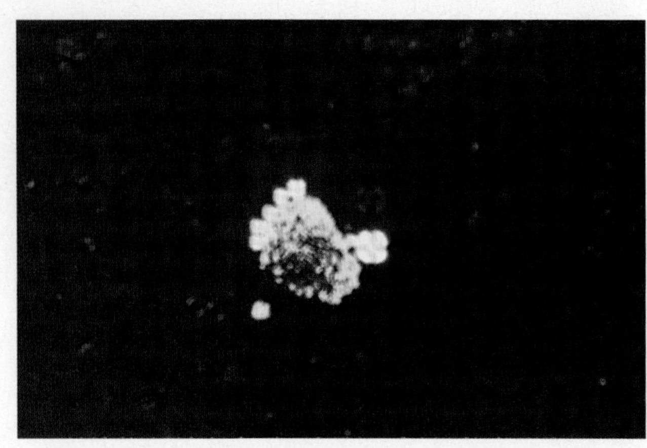

图 28-14 附着脂肪滴椭圆形脂肪体。偏振光下(×160)

红素被吸收进入细胞并转化为含铁血黄素。这些有含铁血黄素的细胞脱落并出现在尿沉渣中。含铁血黄素颗粒的普鲁士蓝反应显色为黄棕色。这些细胞也可成为管型的一部分(图 28-1、图 28-2)。

在罕见的黑色素尿病例中,黑色素颗粒被吸收进入肾小管细胞。尿沉渣中可见脱落的黑色素细胞。在黑色素瘤向膀胱转移的病例中也可发现色素沉着的肿瘤细胞。

胆红素会给尿沉渣中的所有成分着色,包括肾小管上皮细胞及管型。注意尿胆素不会让细胞和管型着色。

管型

管型是尿中的有形成分,肾脏是其唯一的来源。Tamm-Horsfall 蛋白是 Henle 髓袢升支(也可能是远端小管)分泌的糖蛋白,约占正常个体尿蛋白总量的 1/3(Rampoldi et al,2011;El-Achkar & Wu,2012)。一般认为,Tamm-horsfall 蛋白是构成管型的基质。此蛋白质形成了网状纤维结构,可以捕获小管滤液中任何一种物质,包括细胞、细胞碎片或颗粒状物质。

管型在外观、尺寸、形状和稳定性方面都有很大的变化。也许这种变异性是造成某些实验室管型鉴定准确性低的一个因素(Yoo et al,1995;Rasoulpour et al,1996)。管型的宽度取决于形成它的小管的大小。宽管型见于扩张的小管或淤滞的集合管。小管型见于肿胀的间质组织挤压的小管或者崩解的小管。管型可粗短,也可长而卷曲。尿淤滞利尿后可出现后种管型。管型通常有平行的两侧和钝的两端,但是随着老化,它们可能会开始崩解变得薄和不规则。纤维可能分离,表现磨损的外观。可以看到尾部和尖细的末端,这些分解的形式称为类圆柱体。

正常人尿液中很少有管型。肾脏疾病时,可出现大量管型,并有多种形式。大量的管型通常表明肾脏疾病累及的肾单位广泛。健康人剧烈运动后,尿中也可出现大量的管型并伴有蛋白尿。

管型随着尿液 pH 值降低或离子浓度增加以及被细胞或细胞碎片淤滞梗阻的肾单位的增加而增多。大量血浆蛋白进入小管时管型也会增加。过量的蛋白质通常是白蛋白,但也可是球蛋白如本周蛋白、血红蛋白及肌红蛋白。血浆蛋白可与 Tamm-Horsfall 蛋白反应或结合形成不透明管型和颗粒管型。

可根据基质、内容物、色素和存在的细胞将管型分类,如框 28-2 显示。以下是对其详细讨论,包括临床意义:

框 28-2 管型的分类

包含物

颗粒-蛋白,细胞碎片

脂肪球-甘油三酯,胆固醇酯

含铁血黄素颗粒

晶体-不常见

黑色素颗粒-稀少

色素

血红蛋白、肌红蛋白、胆红素、药物

细胞

红细胞和血红细胞残余物

白细胞-中性粒细胞、淋巴细胞、单核细胞和组织细胞

肾小管上皮细胞

混合细胞-红细胞、中性粒细胞和肾小管细胞

细菌

管型基质

透明管型 这是最常见的管型,主要是由 Tamm-Horsfall 蛋白构成;正常人每低倍视野(lpf)下可看到 0~2 个透明管型。透明管型经体外活体染色后用光学显微镜观察是半透明的,并且很容易用相差显微镜观察到(图 28-4A 和 B)。其数量增多可见于肾脏疾病,剧烈运动、热休克、脱水、发热、充血性心力衰竭和使用利尿剂。

蜡样管型 随着慢性肾脏疾病进展,一些管型在外观上开始变得致密表现为蜡样。这类管型不同于透明管型,其折射率高很容易被观察到。除了感染性肾小球肾炎和肾淀粉样变性,蜡样管型在肾小球疾病中不常见(Spinelli et al,2013)。在光学显微镜下,蜡样管型外观均匀光滑,有明显的边缘,有钝的末端,有裂隙或卷边,表现出脆性(图 28-15)。

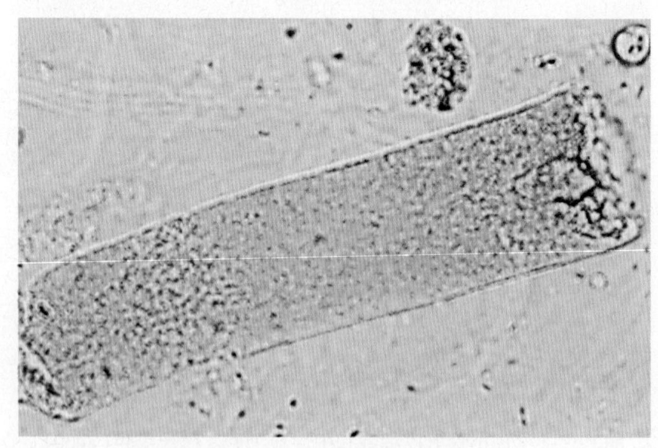

图 28-15 蜡样管型(×200)

蜡样管型通常与肾小管炎症和变性有关。最多见慢性肾衰竭患者中,也可见于急性和慢性肾同种异体移植排斥反应。一些研究人员认为早期的蜡样管型是颗粒管型中颗粒溶解的最后阶段(图 28-16)。由于颗粒溶解需要时间,所以出现蜡样管型意味着局部肾单位梗阻和少尿。当出现大量蜡样管型时,称为**肾衰竭管型**,意味着晚期肾小管萎缩和(或)扩张,反映终末期肾病和尿流的极度停滞。

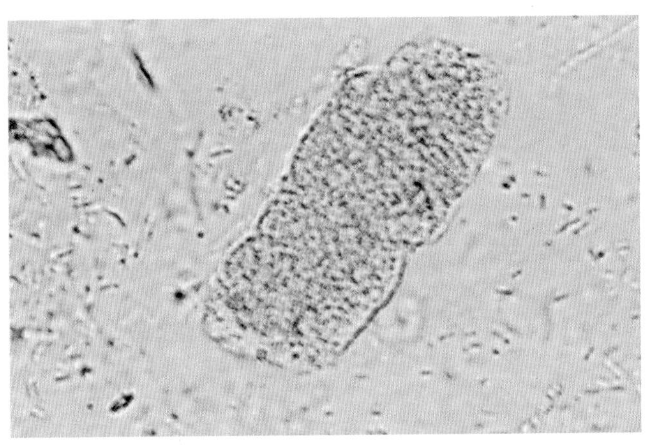

图 28-16 正常颗粒管型逐渐蜡样化(×200)

细胞管型

红细胞管型 尿中出现这类管型具有重要意义,因为它是肾脏出血的标志。肾小球损伤可使红细胞溢到肾小管内,若伴有蛋白尿,如果条件合适,远端肾单位可形成红细胞管型。尿中的管型在低倍镜下呈黄色。确定红细胞管型的必备条件是管型中至少有一部分红细胞的轮廓是清晰的(图 28-17)。伴有一到两个可见红细胞的基质物质可从缺乏到充满易碎的透明基质。相差显微镜或体外活体染色能更好地显示这类管型,此时在粉红色基质中红细胞是无色或是淡紫色的。长时间的淤滞,红细胞管型可退化为红棕色的粗颗粒状的血红蛋白管型(血液管型)。

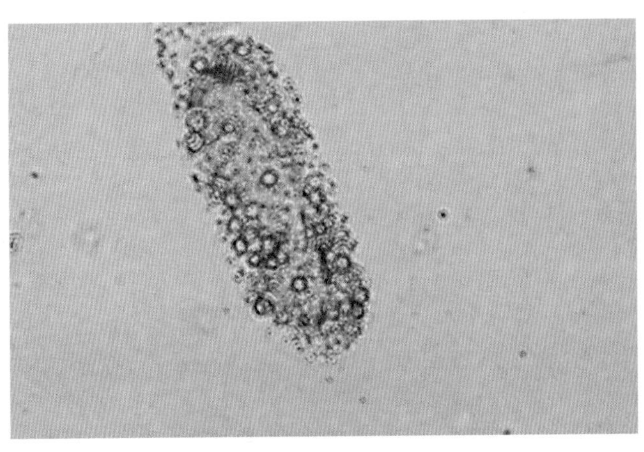

图 28-17 红细胞管型(×200)

病理性疾病包括许多急性肾小球肾炎、IgA 肾病、狼疮肾炎、亚急性细菌性心内膜炎、肾梗死。极少数情况下,肾小管间质性疾病红细胞可经肾小管渗出,形成红细胞管型,严重的肾盂肾炎可出现此种情况。此外,SLE 患者肾脏疾病复发时尿中出现红细胞和白细胞管型(Hebert et al,1995)。

白细胞管型 白细胞管型是具有颗粒和折射能力的管型;通常在细胞开始发生崩解前,多叶核明显(图 28-18)。相差显微镜可以很好地观察分叶核。体外活体染色也能增强视觉效果。

白细胞通常从间隙组织中进入管腔内,白细胞管型(图 28-19)大多反映了伴有中性粒细胞渗出和间质炎症的肾小管间质性疾病。最常见的疾病类型是肾盂肾炎。由于补体的趋化作用,白细胞管型也可出现在肾小球疾病中。也可见于间质性肾炎、狼疮性肾炎及肾病综合征。

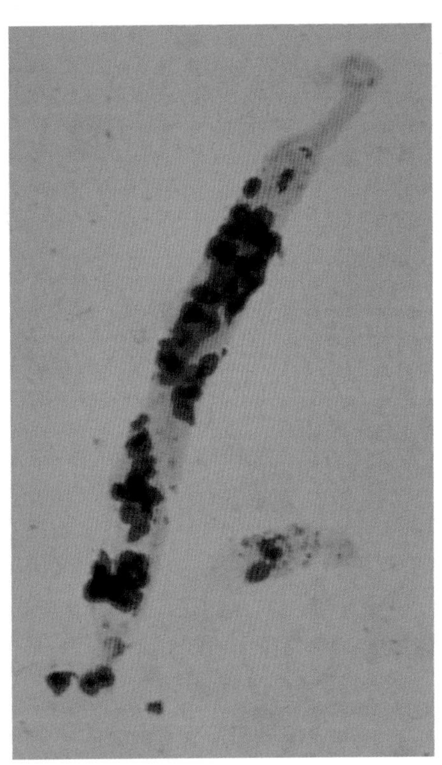

图 28-18 白细胞管型。IRIS 尿分析染色(×200)

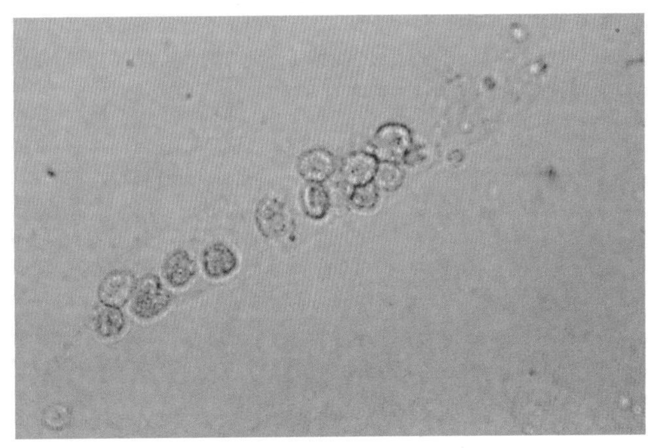

图 28-19 细胞管型(×200)

肾上皮细胞管型 肾上皮细胞管型可能会很难与白细胞管型区分,特别是未染色时在光学显微镜下观察。体外活体染色、相差显微镜、巴氏染色(图 28-19 和图 28-20)有助于区分这两种管型。肾上皮细胞最主要的特征是它的圆形核。

急性肾小管坏死、病毒性疾病(如巨细胞病毒病)或接触多种药物时,尿中可出现肾上皮细胞管型。重金属中毒、乙二醇和水杨酸盐中毒可导致肾小管细胞和管型出现在尿中。这些细胞和管型是肾移植术后三天检测急性同种异体排斥反应可靠的指标。

混合细胞管型 不常见,一个管型中可能出现两种不同类型的细胞,即**混合管型**,比如白细胞/肾细胞管型、红细胞/白细胞管型、嗜酸性红细胞/肾细胞管型(图 28-21)。当

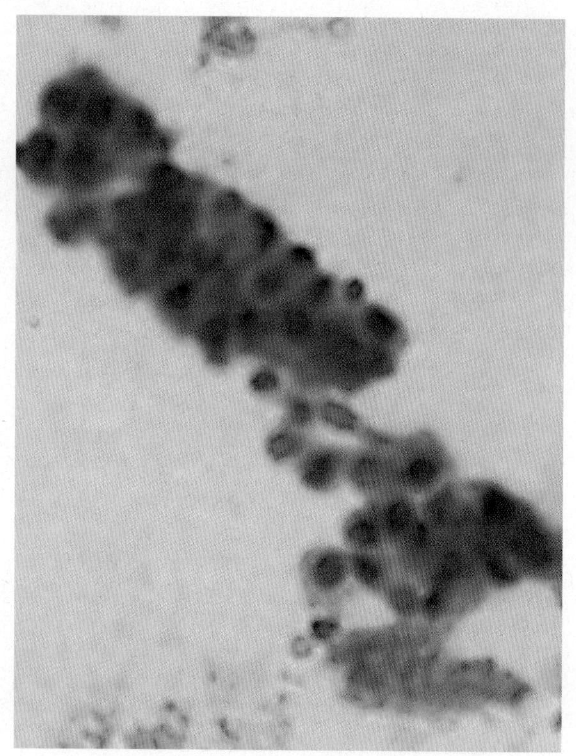

图 28-20　肾小管上皮细胞管型巴氏染色(×430)

细胞类型无法确定时，这样的管型被称为**细胞管型**(图 28-22)。对细胞类型的推断可能来自于在周围沉积物中散在的占主导地位的细胞。

内含物管型

颗粒管型　颗粒管型非常常见，在病理和非病理状态均可出现(图 28-23)。颗粒有大有小，可能来源于从受损的肾小球进入肾小管的血浆蛋白的聚集，还有一些是白细胞、红细胞或受损的肾小管细胞的残片。盐沉淀和溶酶体也可能是颗粒的组分。蛋白质聚集物包括纤维蛋白原、免疫复合物和球蛋白。在久滞状态下，管型中的大颗粒会变小，这在分辨颗粒管型的类型方面，似乎没有任何优势。

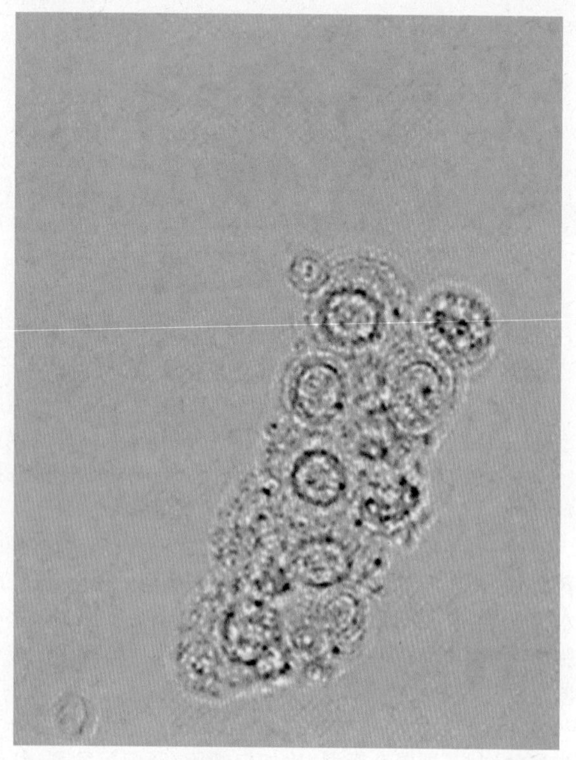

图 28-21　混合管型(白细胞和肾小管上皮细胞)(×200)

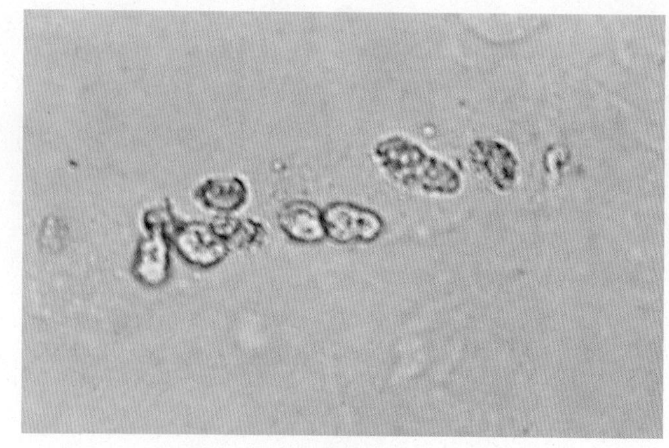

图 28-22　细胞管型(×200)

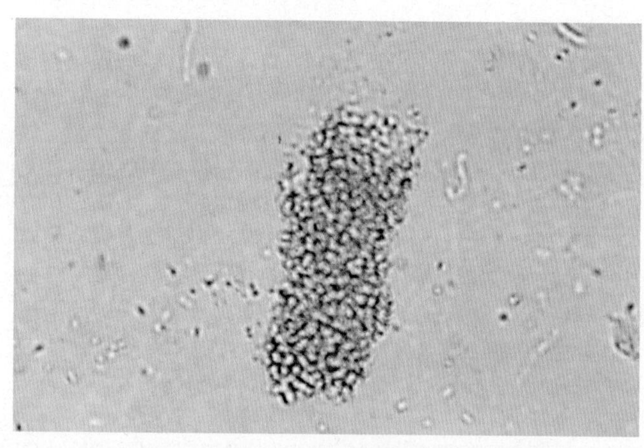

图 28-23　颗粒管型(×200)

颗粒管型可能出现在肾小球和肾小管疾病患者中，但也是肾小管间质疾病和肾同种异体移植排斥的特征性表现，同时可能伴有肾盂肾炎、病毒感染和慢性铅中毒。在肾乳头坏死时，会有粗颗粒性管型伴随血尿。一些细颗粒管型可能代表甲状旁腺功能亢进中的磷酸钙沉淀。颗粒管型也可能会在极端压力或剧烈运动后的一段时间内出现。

脂肪管型　脂肪物质被嵌入到来自肾小管载脂细胞的管型基质中。脂肪管型通常会出现在严重蛋白尿患者中，并且是肾病综合征和非增生性肾小球疾病的特征性管型(Fogazzi et al,2005))(图 28-24、图 28-25)。

结晶管型　含有尿酸盐、草酸钙和磺酰胺类(磺胺甲噁唑)的管型也会偶尔出现。在结晶管型中可以见到矩形分布的，也可能呈极化分布。这些管型提示结晶是肾小管和集合管中的沉积物。血尿，可能与肾小管损伤有关，通常也会伴随结晶管型。这些管型要与在室内或者冰箱温度下形成的结晶团块仔细分辨。

色素管型

血红蛋白管型　血红蛋白管型通常是黄色或者红色的，有

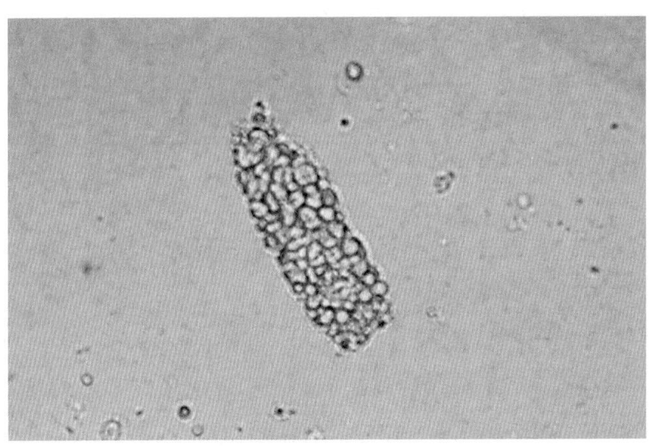

图 28-24 脂肪管型。亮视野,非极化(×160)

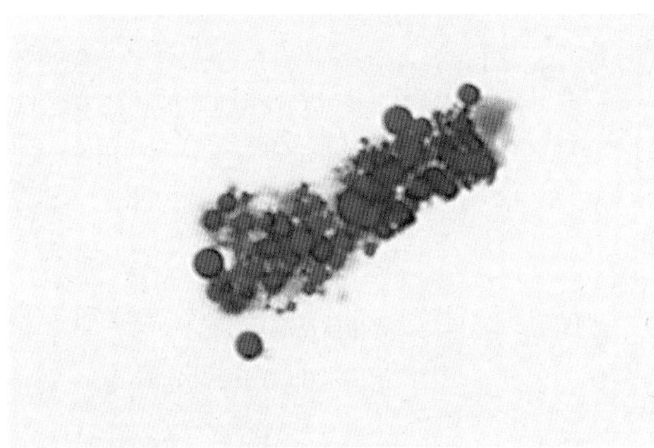

图 28-25 脂肪管型。油红 O 染色阳性(×200)

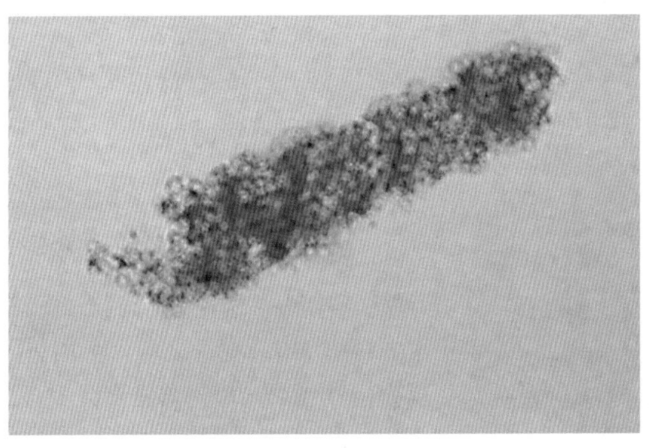

图 28-26 血红蛋白管型(×200)

时颜色也是白色的(图 28-26)。多数情况下,血红蛋白管型,也就是我们说的红细胞管型,在红细胞管型和肾小球疾病中能看到。在肾小管出血时少见,血红蛋白尿时更少见。

含铁血黄素管型 管型中的含铁血黄素颗粒来自于肾小管脂细胞的色素。

肌红蛋白管型 这类管型是红褐色的,并且会发生在肌红蛋白尿伴随急性肌肉损伤后。这种管型可能与急性肾衰竭相关。

胆红素和其他药物管型 胆红素在黄疸患者尿中可见。这使管型的颜色变成深黄褐色。有一些药物,例如苯氮吡啶,在酸性尿液中呈亮黄色或橙色,管型的颜色也和细胞一样。

宽大管型 宽大管型被定义为直径是正常管型两至六倍的管型,它的出现表明管状扩张和(或)远端集合管阻滞。所有类型的管型都可能变成宽大管型,通常这种管型会出现在慢性肾衰竭的患者中。它的出现预示着预后不良。

其他管型和管型样结构 细菌可能会进入管型结构中,体外活体染色后显示出紫黑色带有淡粉色的基质。黏液丝通常会与管型混淆,但黏液丝会更大更长,呈现出带状,边缘不清晰,有点状或者分叉状的末端,这与管型不同,管型的边缘明确,末端较钝。

重叠的沉积物

是指同时在尿液标本中出现肾小球肾炎和肾病综合征的特征性表现。重叠的沉积物可能会包括红细胞,红细胞管型,细胞管型,宽大蜡样管型,脂质液滴,椭圆形脂肪小体和脂肪管型。这些沉积物可见于胶原血管疾病(特别是狼疮肾炎)和亚急性细菌性心内膜炎。

结晶

当多种因素,包括 pH 值、温度和浓度的变化影响到尿液盐的溶解度时,它们就会沉淀而形成结晶(Verdesca et al,2011)。沉淀可以在尿液中以结晶或无定形物质的形式出现。大多数结晶的形成是出现在冷冻的标本或者在室温下放置几个小时的标本中。溶质浓度增加通常是结晶形成的原因。

尽管尿液中的大多数结晶的临床意义都很有限,但是我们还是要正确区分它们,所以不要错过相对少量的,与各种病理条件相关联的结晶。尿液 pH 值对结晶的识别很有价值,因为是 pH 值决定了哪种化学物质会沉淀。许多常见结晶有其特有的形态;然而,变化确实存在,有时会导致病理和非病理结晶结构的混淆。为了将异常的结晶从复杂的结晶结构中区分出来,我们有必要对结晶做一些总结(表 28-10)。

正常酸性尿液中发现的结晶

非结晶形尿酸盐(钙,镁,钠,钾尿酸盐) 无定形的尿酸盐在弱酸性的浓缩尿液中会有沉淀。当其大量存在时,肉眼可见尿液沉积物可能会呈粉红色或红棕色,这种现象被称为**砖红色沉淀**。从表面上来看,这种非晶质物质表现为黄棕色小颗粒,能形成团块并黏在纤维和黏液上。非晶尿酸盐在乙酸酸化下会转化为尿酸结晶,加热(60℃)或者碱化后会分解。

尿酸盐结晶(钠、钾和铵) 这些重尿酸盐和尿酸盐在弱酸性尿中形成小的棕色球体(图 28-27)或无色针形体。球体可能是成对的,也可能是三联体。类似于无定形结晶,这些结晶在乙酸酸化下也会慢慢转化为尿酸。

尿酸结晶 尿酸结晶发生在低 pH 值(5~5.5)的情况下,有多种形状,包括菱形,四边形,三菱形,带有尖末端的椭圆形(柠檬形的),楔形,花结形,以及不规则形(图 28-28 和图 28-29)。大多数都是彩色的,通常是黄色或红棕色。很少的情况下是无色的,六角形的,像胱氨酸一样(图 28-30)。与胱氨酸不同,它们表现出双折射偏振光(图 28-31)。

表 28-10 非晶态和结晶性尿沉积物的特征

物质	描述	尿液的 pH 值			溶解性特征和注释
		酸性	中性	碱性	
氨苄西林	不常见-高剂量;无色;长棱镜形,形成簇	+	-	-	
胆红素	红棕色;无定形针,菱形或立方体;可能有色,尿酸结晶	+	-	-	易溶于碱,酸,丙酮和氯仿
胆固醇	稀少;无色;带角落槽的板;伴随椭圆形脂肪体	+	+	-	极易溶于氯仿,乙醚和热乙醇
碳酸钙	无色;成对的小颗粒,四边形;球形;针形很少	-	+	+	溶于乙酸并有冒泡现象
草酸钙	二水合物常见;无色;折射性小,八面体,一水合物不常见;哑铃和卵形,矩形	+	+	-	易溶于稀 HCl
胱氨酸	无色;六面体,经常叠加;迅速被细菌破坏;可能与尿酸混淆,但胱氨酸可溶于稀盐酸	+	-	-	易溶于碱(特别是氨)和稀 HCl;不溶于沸水,乙酸,乙醇,乙醚;应用氰化物硝普钠反应
血红素	小,双凸"磨石"颗粒,在团块或细胞中,常见于血红素尿	+	-	-	
血铁素	金棕色,细胞内的颗粒管型	+	+	-	与普鲁士蓝反应呈蓝色
马尿酸	稀有;无色,针状,菱形,四面体;区别于磷酸盐	+	+	+	易溶于热水和碱;不溶于乙酸
靛蓝	稀少;蓝色;无定形或小晶体;可染色其他晶体	+	+	+	极易溶于氯仿;溶于乙醚;不溶于丙酮
磷酸盐					
无定形磷酸盐(镁,钙)	无色;细粒沉淀	-	+	+	热稳定;可溶于乙酸,稀 HCl
磷酸氢钙	不常见;无色,星形或长细菱形或针形;玫瑰花形	sl	+	sl	微溶于稀乙酸,溶于稀 HCl
三磷酸盐(铵,镁)	常见形式:无色;三至六边形,"棺材板"状,不常见:扁平,蕨叶形,片状	-	+	+	溶于稀乙酸
放射摄影培养基(葡甲胺泛影酸)	注入静脉内的;无色;薄的菱形,有些具有缺口,类似于胆固醇板;细长的水晶,无色;长而尖的晶体	+	-	-	溶于 10%NaOH:不溶于乙醚和氯仿;尿液中的比重高:用于涉色调极化
磺胺类药物					
乙酰磺胺嘧啶	带有偏心结合的小麦叶形	+	-	-	
乙酰磺胺甲噁唑	棕色;致密球体或不规则分裂球体	+	-	-	
磺胺嘧啶	棕色;致密球体	+	-	-	溶于丙酮
酪氨酸	稀有;无色或黄色,出现黑色聚焦;丝带或玫瑰花纹状,丝状,针状	+	-	-	易溶于碱,稀无机酸,加热易溶;不溶于乙醇,乙醚

表 28-10 非晶态和结晶性尿沉积物的特征(续)

物质	描述	尿液的 pH 值			溶解性特征和注释
		酸性	中性	碱性	
尿酸盐					
无定形(钙,镁,钠,钾)	常见;无色至黄褐色;无定形,颗粒沉淀	+	+	-	易溶于碱;可溶于60℃或更低;用浓 HCl 或乙酸改变为尿酸晶体
尿酸钠	无色;针形或无定形沉淀物	+	-	-	
尿酸盐(尿素钠,钾,铵)	棕色;小,球形集群类似	sl	+	-	溶于60℃;用冰乙酸改变为尿酸
尿素铵	常见于"老"尿;深黄色或棕色;球体或"刺苹果"(带角的球体)	-	+	+	用乙酸溶于60℃;可溶性强碱;加浓盐酸或乙酸改变为尿酸
尿酸	菱形,四边形,玫瑰花,"磨石"柠檬形状;无色六边形罕见	+	-	-	易溶于碱;不溶于醇和酸;干扰色存在的情况下极化
黄嘌呤	罕见;无色;小,菱形板	+	+	-	可溶于碱,加热易溶,不溶于乙酸

Sl:轻微的

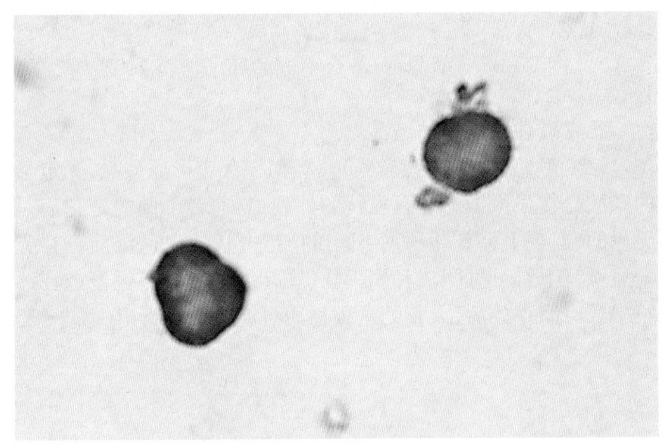

图 28-27 酸尿酸盐(×160)

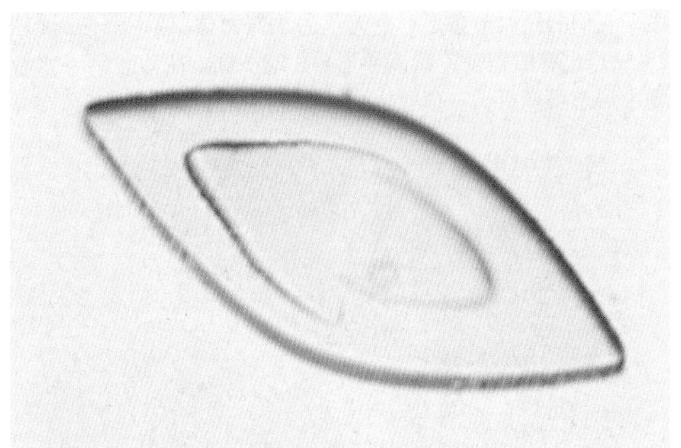

图 28-29 大的尿酸结晶,板层状(×160)

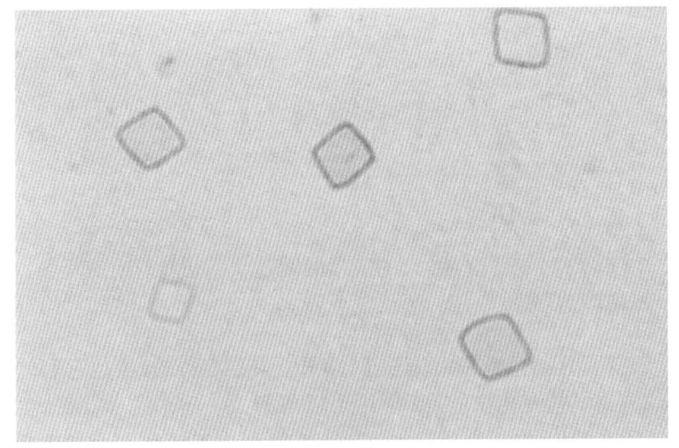

图 28-28 尿酸结晶(×160)

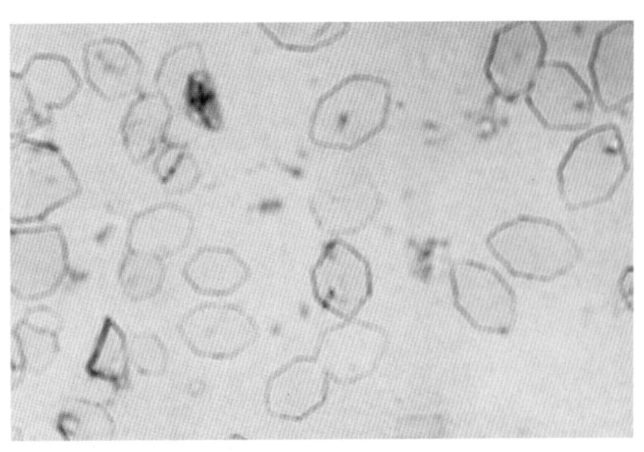

图 28-30 六边形尿酸结晶,亮视野(×50)

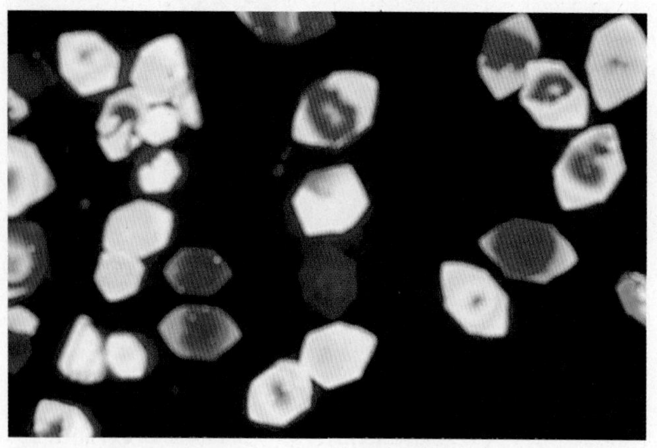

图 28-31 六边形尿酸结晶,偏振光下(×50)

大量的尿酸结晶和尿酸盐预示着核蛋白的增加,特别是在白血病或者淋巴瘤患者化疗期间。在 Lesch-Nyhan 综合征中可以看到尿酸结晶的增加,这也为判断输尿管中嵌入的结石的性质提供间接证据,特别是在放射物与升高的血清尿酸水平相关的情况下。这些也可能是尿酸盐导致的痛风肾病的预兆。

草酸钙 双水化合物可能出现在 pH 值为 6 或中性的尿液中。它们的经典形态是一个无色的小八面体,像一个信封(图 28-32),也有的是哑铃状或卵形(图 28-33)。在草酸钙一水合物中形态可能更长。草酸盐结晶不能溶解在酸性尿中。

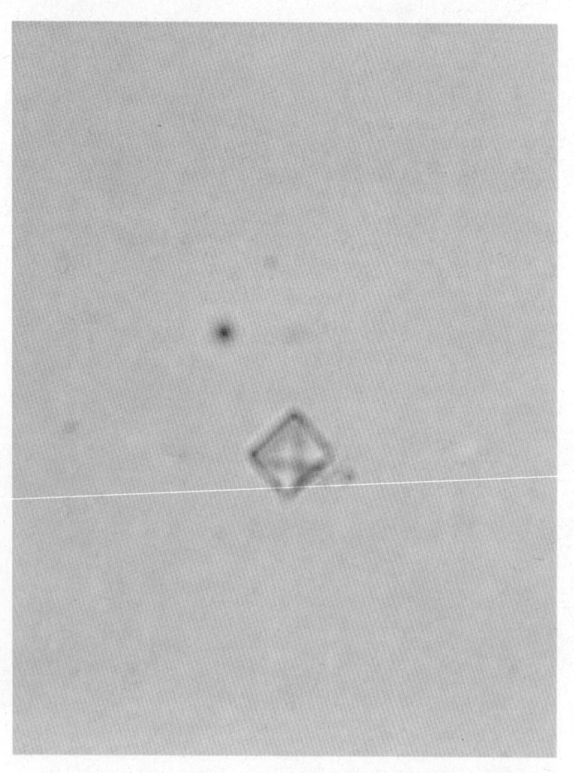

图 28-32 草酸钙结晶(×200)

大量的草酸结晶可能是严重的慢性肾脏疾病、乙二醇或甲氧氟烷中毒的预兆。草酸尿突出反映了在小肠疾病和小肠切除术后对食物中草酸吸收的增加,尤其是对于克罗恩病。草酸尿也可能存在于服用大量的维生素 C 后的基因易感人群中。

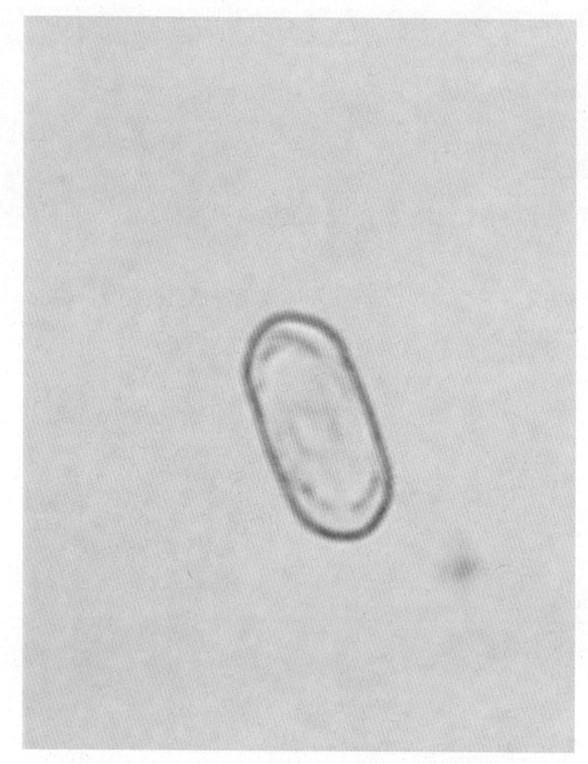

图 28-33 草酸钙,与众不同的卵圆形(×200)

正常碱性尿液中的结晶

无定形的磷酸盐(钙和镁) 类似于无定形尿酸盐,无定形的磷酸盐在显微镜下有颗粒状的外观;与前者不同的是它们是无色的,宏观上会产生一种细小的、花边状的白色沉淀。在光学显微镜下常可见团块和聚集物(图 28-34)。在室温下或在冰箱中长时间存放后,大量的这种物质可能会沉淀析出。

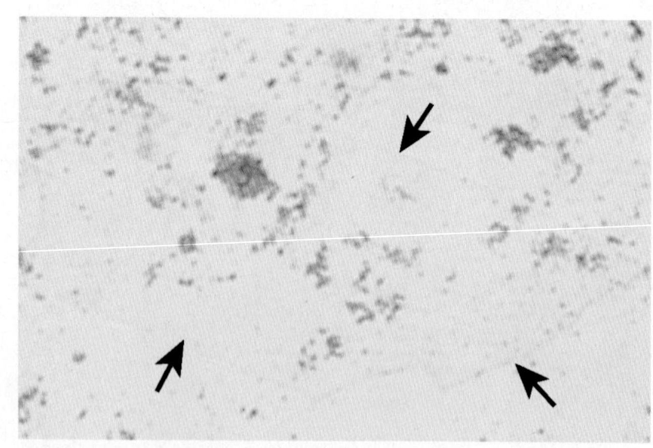

图 28-34 磷酸钙(大的清晰的圆盘状),近似于无定形磷酸盐(×64)

钙和镁的单氢磷酸盐是碱性尿中最难溶解的,虽然它们的磷酸二氢盐在相似的 pH 值中可以溶解。一般来说,磷酸盐会溶解在酸中比如稀盐酸和硝酸中,在乙酸中其溶解度会发生变化。它们不会溶解在稀释的氢氧化钠溶液或乙醇中。

磷酸盐结晶 三联磷酸盐(磷酸铵镁)结晶是最容易识别的尿结晶之一,尽管它们的大小一般都有变化。它们是无色的、四到六面，边缘倾斜的棱柱，被称为**“棺材盖”**（图 28-35）。它们可能形成无色的薄片或碎片（图 28-36）。磷酸镁是无色的长菱形，有的边缘或者角落有缺口，这些都不常见。另一方面，中性的或弱酸性尿中可以见到磷酸氢二钙结晶，并且这种结晶是长的带有尖端的棱镜片。它们也可能会形成集落或者花环。总的来说，磷酸盐结晶几乎没有任何临床意义。在被感染的 pH 值呈碱性的尿液中经常可见磷酸盐结晶。

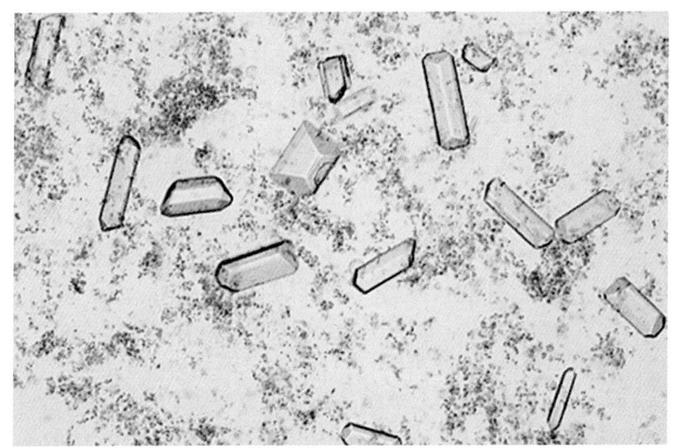

图 28-35 三联磷酸盐（×50）

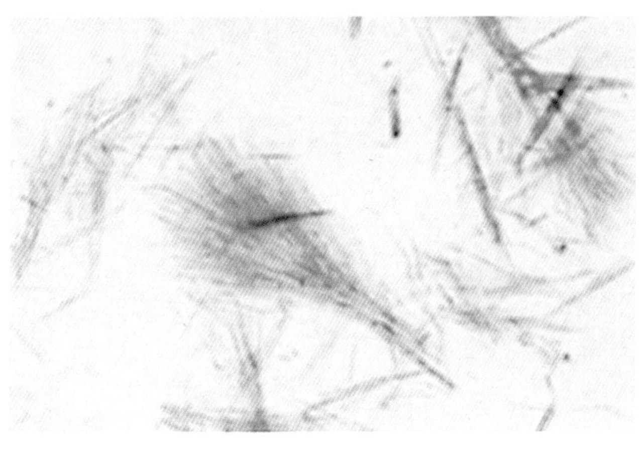

图 28-36 磷酸钙（成束的细针状）（×160）

碳酸钙 这种不常见的结晶小而无色，呈哑铃或球形。它们会成对、成四聚体或聚集成团存在。它们在乙酸中会产生二氧化碳，这一点可以与其他结晶或无定形物质相区别。

重尿酸铵盐 与典型的尿酸盐结晶类似，重尿酸铵盐结晶是黄棕色的，呈球形，带有放射状的或同轴的条纹和不规则的突起或者棘刺（图 28-37），被称为**刺苹果**；它们也会在中性或偶尔在弱酸性尿中被见到。它们在加热到 60℃ 并且加入乙酸时会溶解，在大约 20 分钟之后又重新凝聚成典型的尿酸结晶。

异常尿液中的结晶

胱氨酸 胱氨酸结晶是无色的，有折光性的呈六角形（图 28-38），见于酸性尿中。当 pH 值小于 2 或大于 8 时可溶于水，易与六边形的尿酸结晶混淆（图 28-30）。而尿酸结晶可以极化（图 28-31），虽然厚的分层形式可能极化但薄的胱氨酸结晶不可极化。此外，胱氨酸和尿酸都可以溶解在氨溶液中，但胱氨酸也会溶解在稀释的盐酸中而尿酸不溶解。

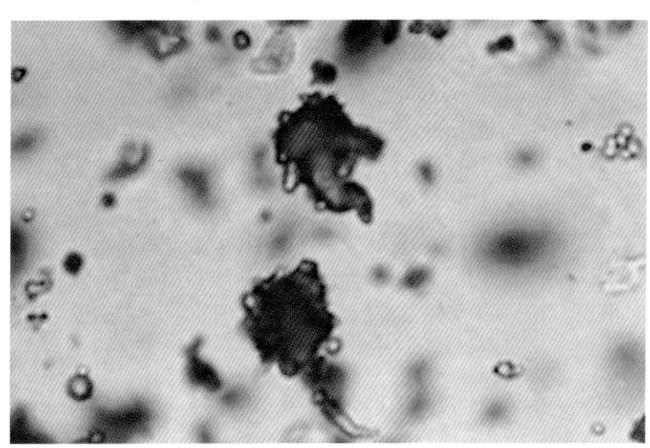

图 28-37 重尿酸铵盐（×160）

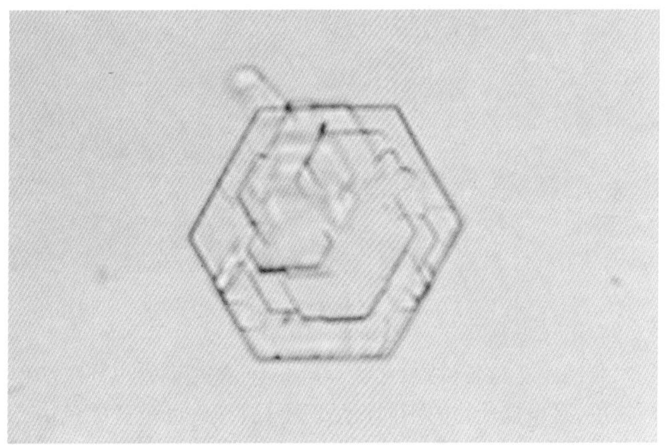

图 28-38 胱氨酸结晶（六边形）（×200）

胱氨酸结晶是尿液沉淀物中已被鉴定最重要的结晶之一。它存在于伴有胱氨酸尿的患者中，并且可能与胱氨酸结石有关（Saravakos et al，2014；Thomas et al，2014）。胱氨酸结晶的确证试验包括硝基氢氰酸盐反应（详见本章后面的胱氨酸尿部分）。

酪氨酸 在酸性尿液中，酪氨酸会形成细针状或排列成束或成团块状，特别是在经过冷冻后。酪氨酸结晶可能是无色或黄色的，在显微镜聚焦的情况下呈现出黑色（图 28-39）。

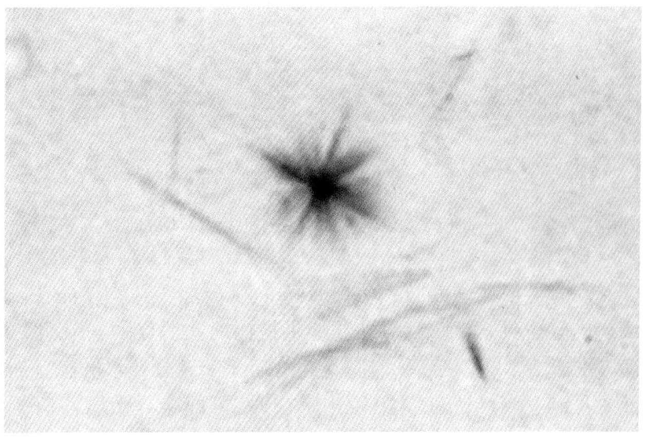

图 28-39 酪氨酸结晶（×160）

结晶可溶于碱(氨和氢氧化钾)或稀盐酸,不溶于乙醇或乙醚。

此结晶较罕见,溶解性低于亮氨酸结晶,因此常在尿液中沉淀(详见本章酪氨酸尿症部分)。酪氨酸和亮氨酸结晶可见于严重肝脏疾病患者的尿液中(详见本章“尿液在遗传代谢性疾病筛查中的应用”部分)。

亮氨酸 此类结晶也较少见,呈黄色油滴状且有中心辐射状条纹(图 28-40),可溶于酸和碱。亮氨酸和酪氨酸结晶可同时出现,当尿液中加入乙醇后,两种结晶可同时沉淀析出。

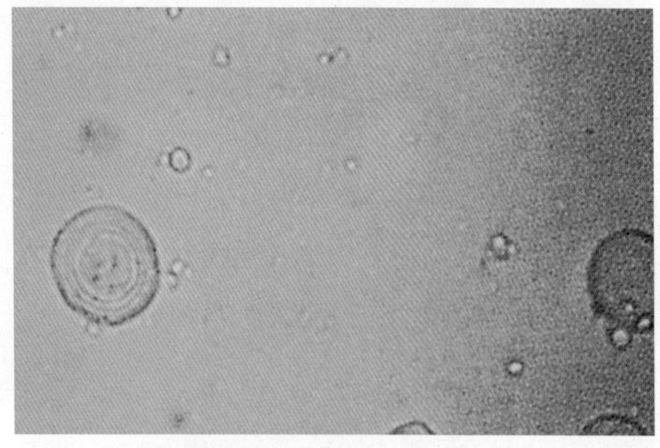

图 28-40 亮氨酸结晶(×160)

磺酰胺类药物(磺胺嘧啶)结晶 此类结晶常出现于酸性尿液中,且根据药物的不同而呈现不同形态,可呈黄棕色中心捆扎麦秆束状、不对称条纹束状(图 28-41)、花环状、箭头状、花瓣状、针状和放射性条纹球状,也可呈无色。确证实验为重氮反应,高效液相色谱法和比色法也可用于其鉴别(Simo-Alfonso et al,1995;Mount et al,1996)。

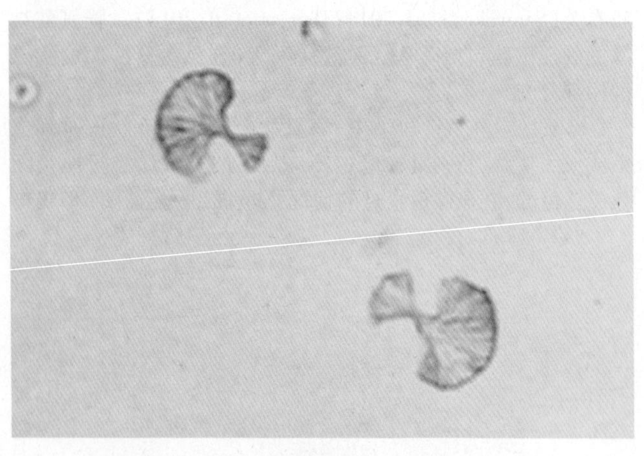

图 28-41 磺胺嘧啶结晶(×160)

随着可溶性磺酰胺类药物的应用,磺酰胺类药物结晶在尿液中已较少见,尤其在 37℃ 环境下检测时更为罕见。在此之前,此类结晶可在接受磺酰胺类药治疗却未充分补水的患者尿液中见到。当结晶在肾单位中形成时,可能会导致肾小管损伤。目前,应用磺胺甲噁唑时,可能会出现这种情况。

氨苄西林(大剂量) 大剂量的氨苄西林可在尿液中形成结晶,在酸性 pH 值的尿液中呈无色细长结构(图 28-42),冷藏后呈粗糙束状。

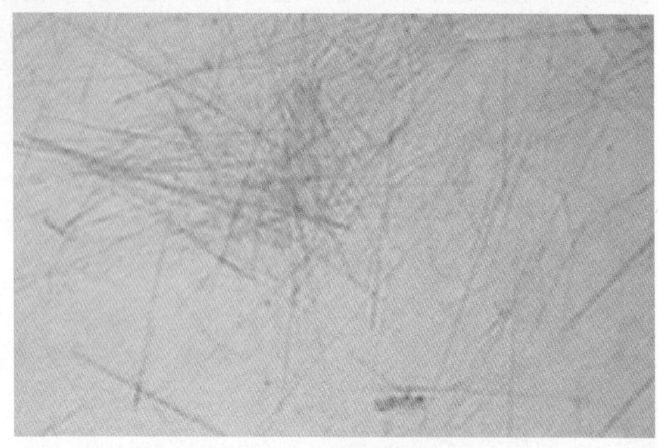

图 28-42 氨苄西林结晶(×160)

造影剂结晶(泛影葡胺) 使用泛影酸盐进行放射超声检查后,尿液中会形成相关结晶。此结晶会存在于静脉造影检查后患者的酸性尿液中,特别是水分摄入不足时,形态呈无色有缺口的平行四边形或细长的长方形,易偏振,产生干涉色(图 28-43 和图 28-44)。在逆行性膀胱造影术后也可观察到此结晶,呈无色针状,冷藏后呈簇状。含有造影剂结晶的尿液,尿比重也较高(>1.040)。

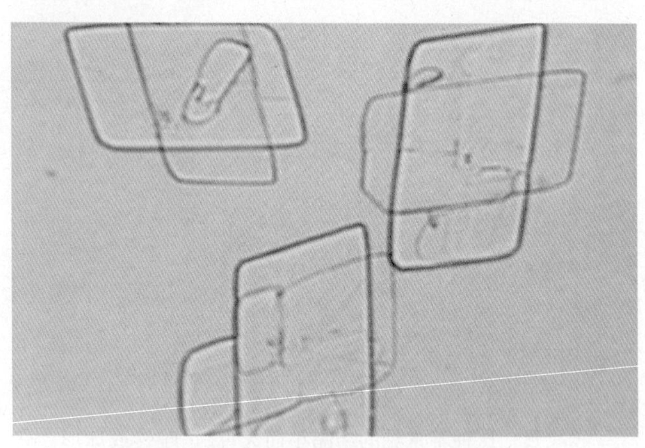

图 28-43 泛影葡胺结晶亮视野(×160)

其他药物 当尿液中出现异常结晶时,请检查该患者的用药情况。据报道,许多药物高剂量或过量的使用,例如:运用巯嘌呤治疗、摄入过量的普里米酮或大量输血导致二羟腺嘌呤过量,都会造成结晶尿。

异常细胞和其他有形成分

肿瘤细胞 自肾盂、输尿管、膀胱壁和尿道脱落的恶性肿瘤细胞的最佳检测方法为细胞学技术。不论是否造成严重肾损伤,均可在尿液中检测到骨髓瘤细胞。读者可通过标准尿液细胞学参考文献(Ali et al,2009;Brimo et al,2009;Koss & Hoda,2012),全面了解疾病种类与细胞形态之间的关系。

病毒包含体 由病毒引起的尿路感染患者的尿沉渣中,可

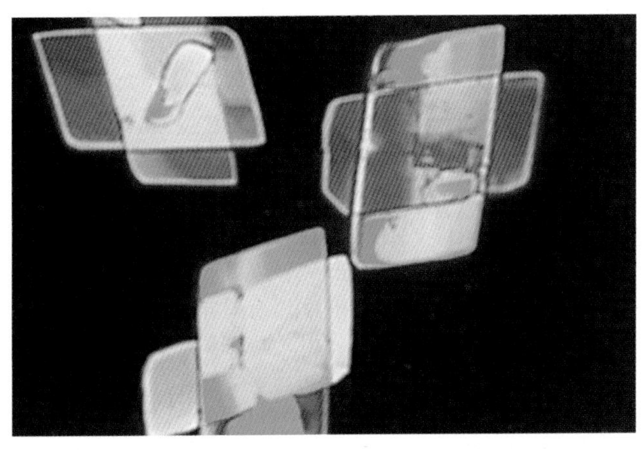

图 28-44 泛影葡胺,偏光(×160)

出现内含病毒包含体的上皮细胞。例如,疱疹感染患者尿液中,可见到含有嗜酸性核内包含体的合胞体巨细胞;巨细胞感染的儿童或免疫力低下者,受感染细胞会胀大并且胞质内可同时出现嗜碱性核内包含体和(或)细胞质体多瘤病毒(例如BK病毒)感染的细胞,含有密集的嗜碱性均匀的核内包含体,常完全充满细胞核。细胞学技术在检测上述病毒感染方面十分灵敏。

血小板 尿液中可出现血小板。在溶血尿毒症综合征患者尿液中,通过相差显微镜观察,且经电子显微镜确证,血小板含量可达30 000/μl。

细菌 观察尿液中的细菌是否具有意义,取决于尿液收集的方法和收集后是否立即进行检测。若未经离心的尿液通过革兰氏染色后直接观察到细菌,说明尿液中含有10×10^4个/ml(即显著性细菌尿)以上的微生物,表明该细菌的存在具有意义。通常情况下,尿液中观察到杆状菌,是由于肠道微生物造成了尿路感染(图28-45),此时尿沉渣中也可看到白细胞。

由于尿道菌群包含不致病的抗酸细菌,因此尿沉渣中观察到抗酸杆菌时,需要培养或聚合酶链反应检测,才能确定是否为结核杆菌。

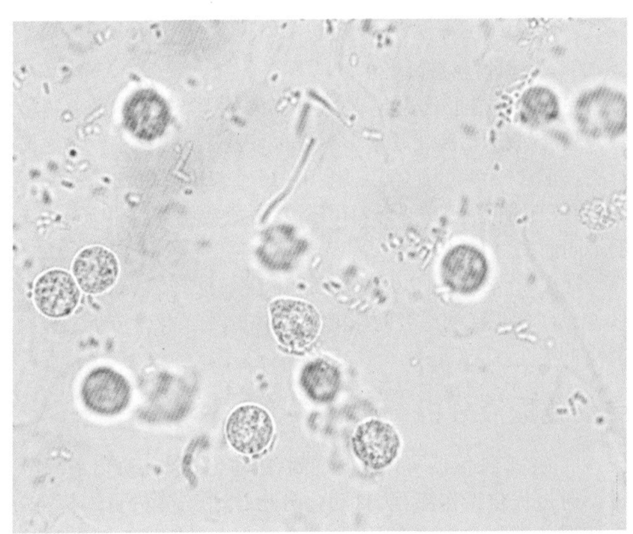

图 28-45 细菌和白细胞(×600)

真菌 酵母菌(常为念珠菌)是尿路感染(例如糖尿病时)的致病菌,但尿液中的酵母菌一般来自于皮肤、女性生殖道或空气的污染。在镜下,酵母菌易与红细胞混淆,前者可通过出芽与后者进行区分(图28-46)。偶尔可见念珠菌的假菌丝(图28-47)。

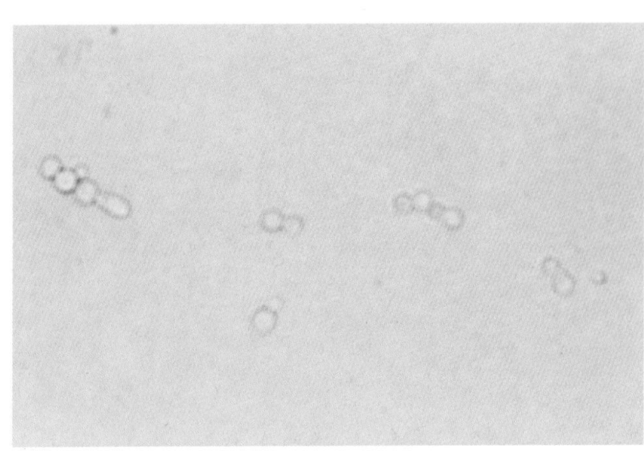

图 28-46 念珠菌,出芽酵母菌(×200)

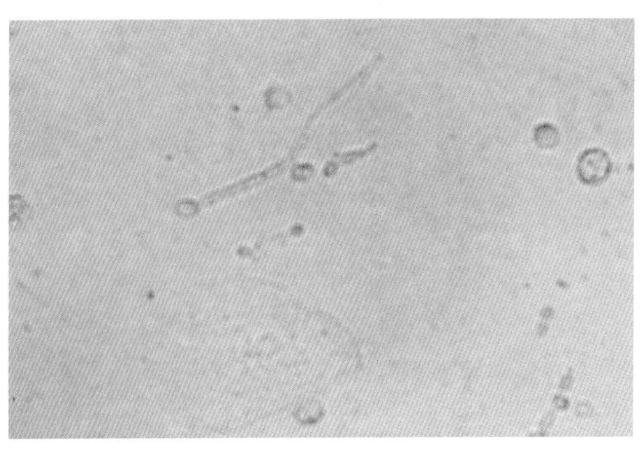

图 28-47 念珠菌,假菌丝(×160)

寄生虫 尿沉渣中的寄生虫及虫卵多因标本被排泄物或阴道分泌物污染所致,一旦发现,需要取新鲜洁净的尿液标本重测。虽然尿液中毛滴虫多来自阴道分泌物,但也可能由于尿道和膀胱的感染。当怀疑感染时,需要迅速在湿润的尿沉渣中寻找毛滴虫,其具有运动性可帮助鉴别。埃及血吸虫感染者体内,特异性虫卵和红细胞会由膀胱壁黏膜进入尿液。变形虫在尿液中较罕见,它们可通过淋巴管到达膀胱,但多数情况下是由于粪便污染尿道所致。致病性溶组织内阿米巴出现于尿液中时,经常伴随红白细胞的增多。

污染物和人造物

尿液被粪便污染时,可见部分消化的肌肉纤维和植物细胞(图28-48);偶尔可见精子;

可见季节性花粉颗粒(图28-49);还可见多种来源的纤维状物,如棉布、毛发、敷药棒的木质纤维和纸尿裤的人造纤维等,其折光性较强,可与管型区分。

手套上的淀粉颗粒是尿液及其他体液中最常见的污染物,

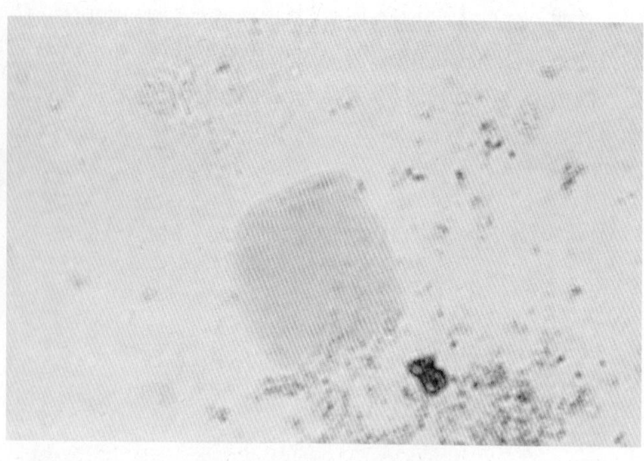

图 28-48 肌纤维(×200)

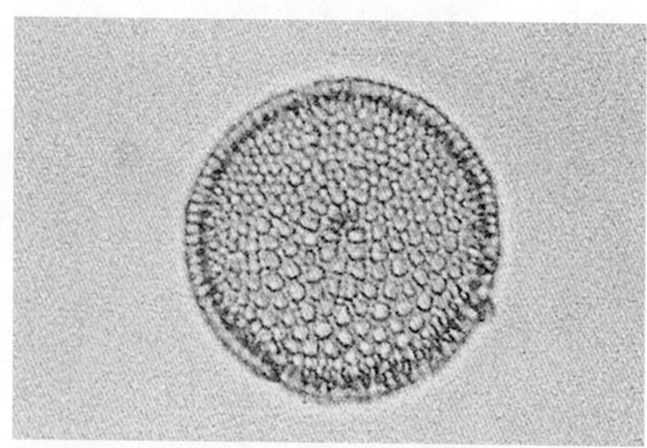

图 28-49 花粉颗粒(×160)

镜下呈明亮不规则型,带有微弱的条纹和中心凹陷(图 28-50)。由于淀粉颗粒通过偏振滤光片观察会呈现典型的马耳他十字型,并且体积大(个别大于红细胞),因此并不会和胆固醇颗粒混淆。尿管润滑油的油滴可能会与细胞相混淆,尤其是红细胞。阴道乳膏的脂质也会在尿液中形成液滴,呈大体积的无定形聚合物。

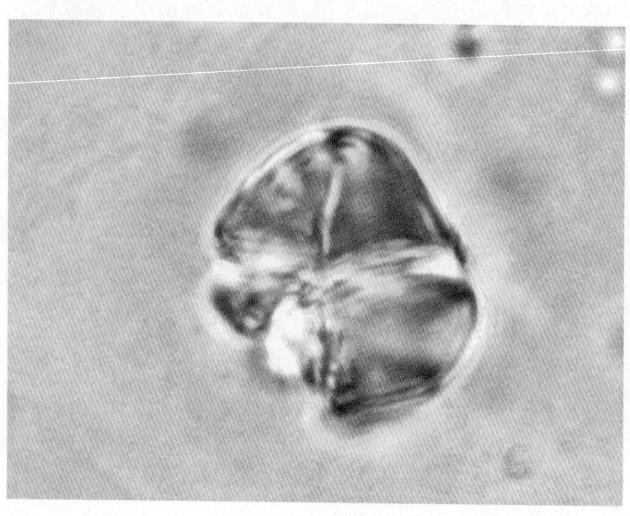

图 28-50 淀粉颗粒(×160)

尿液分析方法

基本(常规)尿液分析步骤

1. 取 10~15ml 充分混合的尿液至一次性定量离心管,完成理学检查及干化学试纸条检测后,离心力 450g 离心 5 分钟。

2. 小心移出并保留上清,最终保留用于重悬沉淀的残留液体,不同的实验室保留的标准体积略有差异,但各自应保持固定不变。采用一次性移液管、专用试管或移液枪吸取沉淀。

3. 轻轻重悬沉淀,如有需要可滴入染色液。使用适当的移液管吸取液体,冲入计数板,静置 30~60 秒。

4. 用低倍镜视野和高倍镜视野观察,采用普通显微镜或相差显微镜以低折射率观察沉淀物,在观察视野中物体时随时调整焦距。系统观察计数板的全部视野,并且仔细检查边缘以寻找管型。

5. 在低倍镜下至少观察十个视野的管型数量,取平均值后,报告范围区间(例如 0~2、2~5、5~10)。然后再换高倍镜视野仔细观察,鉴别管型类型。如果不使用相差显微镜检查(图 28-4A 和 B),可能会遗漏管型。

6. 高倍镜视野下鉴别并计数红细胞、白细胞和肾上皮细胞,至少观察 10 个高倍镜视野,取平均值,报告高倍镜视野下细胞数的范围区间。

7. 下列情况下需报告:

a. 大量完整或破碎的鳞状上皮细胞或移行细胞。

b. 细菌、酵母菌和其他微生物。菌尿症需低倍镜视野下细菌数至少大于 2+才报告。

c. 结晶(低倍镜视野下计数)。异常结晶需经化学法验证且与患者病史相对应。

d. 大量黏液丝。

8. 作者建议,以下情况需结合细胞病理学或特殊化学法检测(结晶):

a. 每高倍镜视野下肾上皮细胞数大于 2。

b. 病理性管型。

c. 不规则的单个核细胞,尤其是泌尿道上皮细胞。

d. 组织碎片。

e. 病理性结晶。

完整的检查报告需包含物理性状、化学分析和显微镜检查,并且与临床诊断相联系。不符的问题需要在报告发布之前解决。正常参考范围:红细胞:0~10 个/HPF,白细胞:0~10 个/HPF,透明管型:0~2 个/HPF。参考值会随着标准检测系统的不同而发生变化。

常规尿液分析可以帮助诊断和监测泌尿系统疾病。表 28-11 总结了常见疾病患者的尿液在理学、试纸条化学分析及显微镜检查特性。

自动化尿液分析

目前,多种仪器可用于尿液半自动化、全自动化常规分析。通过优化工作流程,自动化分析比手工分析更加标准。多数设备可与实验室数据系统实现交互,有助于报告和检索结果。

表 28-11 各种不同类型泌尿系统疾病及其相应的尿液分析异常

疾病	尿常规	尿镜检	疾病	尿常规	尿镜检
急性肾小球肾炎	血尿 "云雾状"浑浊 蛋白尿	红细胞和血液管型 上皮细胞管型 透明和颗粒管型 蜡样管型 中性粒细胞 红细胞	急性肾小管坏死	血尿 偶见蛋白尿	肾小管上皮细胞变形或坏死 中性粒细胞和红细胞 颗粒和上皮细胞管型 蜡样管型 宽大管型 上皮组织碎片
慢性肾小球肾炎	血尿 蛋白尿	颗粒和蜡样管型 少量的血液管型 红细胞 白细胞 上皮细胞管型 脂滴	膀胱炎	血尿	大量白细胞 红细胞 单个或成碎片的移行上皮细胞 组织细胞和巨细胞 细菌 无管型
急性肾盂肾炎	浑浊 异味 偶见蛋白尿	大量中性粒细胞（聚集） 少量淋巴细胞和组织细胞 白细胞管型 上皮细胞管型 肾小管上皮细胞管型 红细胞 颗粒和蜡样管型 细菌	尿道综合征 急性肾移植排斥反应	微浊 血尿 偶见蛋白尿	大量白细胞，细菌 红细胞 无管型 肾小管上皮细胞 淋巴细胞和浆细胞 中性粒细胞 肾小管上皮细胞管型 肾小管上皮细胞碎片 颗粒、血细胞、蜡样管型
慢性肾盂肾炎	偶见蛋白尿	白细胞 宽蜡样管型 颗粒和上皮管型 偶见白细胞管型 细菌 红细胞	泌尿道肿瘤	血尿	非典型单核细胞增大、细胞核不规则、核仁明显单个或组织碎片 中性粒细胞 红细胞 移行上皮细胞
肾病综合征	蛋白尿 脂滴	脂肪和蜡样管型 细胞和颗粒管型 椭圆形的脂肪小体和（或）肾小管上皮细胞空泡化后单独或聚集成群	病毒感染	血尿 偶见蛋白尿	增大的单个核细胞和（或）多核细胞有明显的核和（或）胞质内包含体 中性粒细胞 淋巴细胞和浆细胞 红细胞

许多仪器可实现尿液常规的理学、化学分析和显微镜自动化分析。例如，各个厂商的全自动尿液干化学分析仪，均可自动吸样或将样本浸入试纸条，然后进行试剂模块的光度测量。

IRIS 尿液分析工作站，即现在的 IRICELL 全自动尿液分析系统（van den Broek et al，2008），通过联合若干子系统，包括干化学分析系统和影像分析技术，实现了尿液分析的全自动化。其采用重力计测定尿比重，分光光度计的标准反射率测定尿液化学成分，自动化智能镜检帮助镜检分析。该系统不需要离心，最大限度的减少手工操作；配备全触屏，无需键盘输入。在分析中，尿液标本通过设备进样口加样在试纸条上，试纸条随后进入比色槽，各试剂模块受到仪器光源照射并产生不同的反射光，仪器自动计时、读数并通过内部电脑处理数据。部分样本传送到简谐振子重力计进行比重测定；其余标本染色后进入层流室进行有形成分分析，通过显微摄像系统和闪光灯，捕捉定格图像。沉淀物中发现的细胞、管型、结晶、酵母菌和细菌的图像按照从大到小的顺序排列，呈现在触屏上，以供操作者鉴定。由于层流室体积已知，通过计算有形成分图像个数，即可得到其在尿液中精确的含量，精确度远高于离心镜检的方法。大部分情况下，运用此系统可免去镜下分析（Hughes & Roebuck，2003）。电脑整合后的报告可直接打印或传输至实验室信息系统（图 28-51）。其他体液也可通过此系统分析。

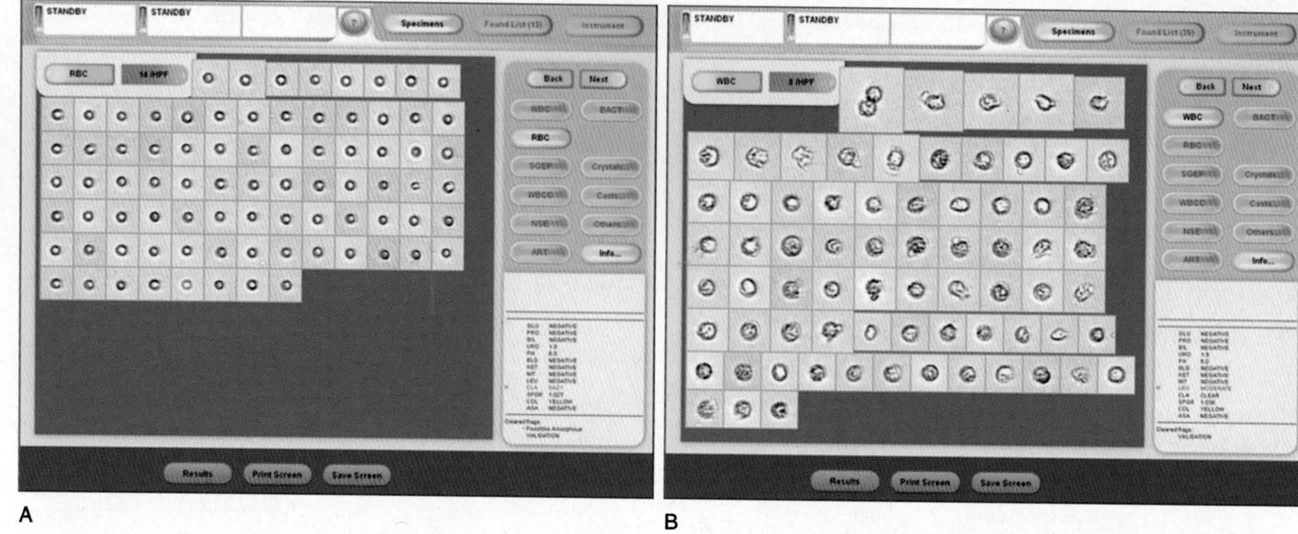

图 28-51 IRIS IRICELL 2000IQ200ELITE 镜检模块操作界面。A. 尿沉渣中鉴定出的红细胞图像。B. 尿沉渣中鉴定出的白细胞图像

IRIS 显微分析系统基于细胞图像分析，而流式细胞术是另一种分析尿液细胞和管型的方法。此分析方法的原理是：将尿液中有形成分的 DNA 和细胞膜特异性染色，然后使其单个通过激光照射区，并且检测光散射强度、荧光强度和电阻抗（图 28-51）。UF-100 尿液分析仪通过流式细胞术分析尿液，可定量分析红细胞、白细胞、上皮细胞、管型和细菌（图 28-52），也可以检测到尿液中的酵母菌、结晶、异型性红细胞和病理性管型（图 28-53）（图 28-51）（Ben-Ezra et al，1998；Ottiger & Huber，2003）。此技术与传统显微镜分析方法相比，减少了标本的用量（Fenili & Pirovano，1998）。该方法的正常参考范围红细胞：0～20 个/μl，白细胞：0～25 个/μl，细菌：0～2000 个/μl。此自动化系统与未离心标本镜检结果相似，不倾向用于离心尿沉渣的检查。第二代仪器-UF-1000i 可以减少由于手工操作而导致的干扰因素，而更好的识别出细菌；第三代仪器-UX-2000 将尿化学分析和尿沉渣分析合为集成系统，加强了细菌检测以及其他方面（Manoni et al，2010；Jiang et al，2011；Kadkhoda et al，2011；Khejonnit et al，2015）。Sysmex 公司的设备同时具有体液分析模式（Fleming et al，2014）。其他全自动尿液分析系统包括：中国长春迪瑞公司生产的 FUS 系列尿液沉渣分析仪、H 系列尿液化学分析仪；匈牙利布达佩斯 77 电子公司生产的 LabUMat2 尿液化学分析仪、UriSed2 尿沉渣分析仪（Akin et al，2009；Martinez et al，2013；Yuksel et al，2013）。

虽然这些自动化尿沉渣分析仪在标准化工作流程中用途广泛，并且可以在常规临床检验工作中省去手工操作，但对于肾脏病高发的人群（如肾脏病门诊）（Gai et al，2003）却并不适用。另外，可供参考的关于自动化尿沉渣分析仪校准和质控的指南很少（Khejonnit et al，2015）。

自动化尿沉渣分析仪可以提供定量检测信息，因此具有监测异常病情的潜力，例如对于尿路感染的患者，可准确

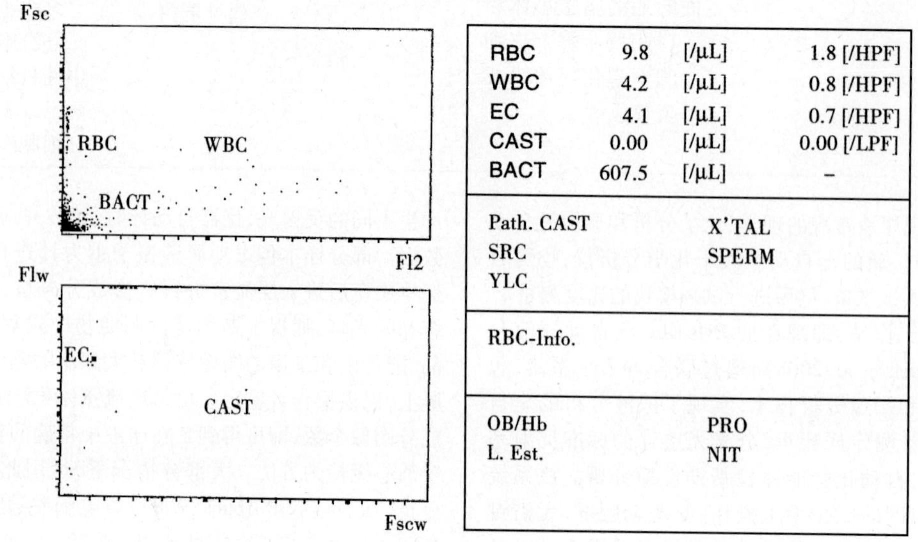

图 28-52 UF-100 尿液分析仪显示正常的尿液。注意红细胞、白细胞、细菌、管型的缺乏

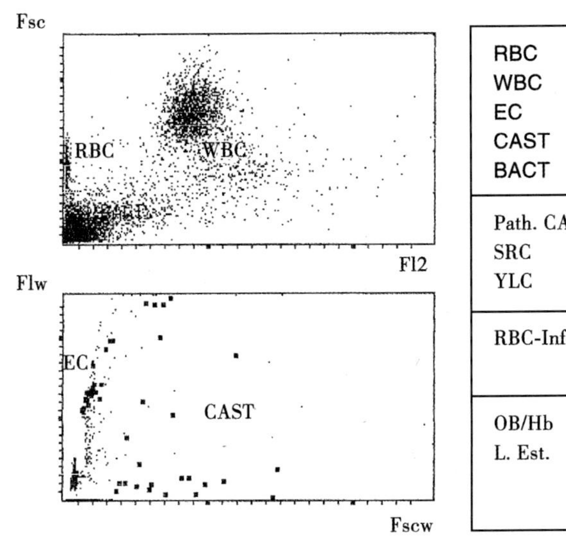

图 28-53 UF-100 尿液分析仪显示异常尿液，与图 28-52 比较。注意大量的红细胞，白细胞，细菌和管型。ECs，鳞状上皮细胞；NIT，亚硝酸盐；PRO，蛋白质；SRC，小圆细胞；X'TAL，结晶；YLC，酵母样细胞

计数一系列样本中的细菌和细胞，从而监测治疗效果。这种精确计量信息的临床价值还有待研究。此计数方法的应用，需要临床内科医生更加全面的理解新方法与现有半定量方法的区别。

特殊检查和检测技术

尿路结石

肾结石是一种较常见的疾病，在美国，大约每 11 个人中就有 1 个人患病。该病呈现异质性。新陈代谢或者环境紊乱均会逐渐发展为结石。虽然大多数研究都集中在无机成分，但很多结石成分被发现与脂质和蛋白质的有机基质相关，这表明细胞膜参与晶体的成核和生长。许多物质作为该过程的启动子或抑制剂。

肾结石在西方工业化国家很常见，而膀胱结石并不常见。结石下落到输尿管时会产生肾绞痛，其特征是侧腹部发生严重的疼痛，辐射到腹股沟处。血尿通常伴随着石块发生。如果石块阻塞骨盆中的肾脏或输尿管，可能导致肾积水，而感染则是常见的并发症。结石复发是较常见，但是通过适当的检查结石和复发之间相关的危险因素，可能会很大程度的减少结石的形成。

草酸钙或草酸盐和磷酸钙的混合物经常在石头中发现（≈80%）。混合磷酸钙，磷酸镁铵和尿酸是次常见的成分（每个 3%～10%），再其次是胱氨酸结石（1%～2%）。在化学分析中经常检测到的碳酸盐可能是由于二氧化碳吸附到磷酸钙晶体上形成。男性比女性更容易受到钙结石的影响，儿童不容易受到钙盐的影响。

草酸钙在酸性或中性 pH 值下沉淀，磷酸钙-羟基磷灰石 $Ca_{10}(PO)_6(OH)_2$ 在正常尿液 pH 6.0～6.5 时形成结石。不易溶性的尿酸将在低 pH 值（5.3）下结晶并形成结石。磷酸铵镁（鸟粪石）在碱性环境下形成结石。这些倾向于在肾脏皮质中形成，但显然不附着于肾乳头，钙结石也是如此。然而，当变形杆菌感染导致尿碱化时，它们可能会发生在预先存在的核上（Flannigan et al，2014）。磷酸铵镁结石可能变大，形成肾盂结石，并表现为石松样。当钙或尿酸晶体（或石头）引起阻塞时可能会形成混合结石，随即发生感染和铵盐沉积。

高钙尿和钙结石

钙平衡是由甲状旁腺激素（parathyroid hormone，PTH）和 1，25-二羟胆钙化醇（$1,25(OH)_2D$）共同维持的。两者均影响破骨细胞的骨吸收。PTH 可使磷重吸收减少和肾小管细胞钙再吸收增加，还能使 $1,25(OH)_2D$ 的合成增加，作用于小肠黏膜，使钙和磷的吸收增加。血清中，钙离子水平降低刺激 PTH 分泌增加，磷水平降低刺激 $1,25(OH)_2D$ 合成。

大约 40%的钙结石患者会出现高钙尿症，定义为每日尿钙排泄量超过 0.1mmol/kg（Houillier & Boulanger，1998）。尿中钙的增加可能是由于肠道钙吸收的增加，肾小管重吸收钙减少，骨吸收或骨中钙的流失，或这些因素的组合引起的。在少数高钙尿症的情况下，可以鉴定潜在的疾病过程。然而，在大多数情况下，它是原发性或特发性高钙尿症（IH）。尽管高钙尿症的确切机制在这种疾病中仍然是未知的，但它很可能是以前列出的各种因素的组合。已经提出了三个假设来解释特发性高钙尿症的病理生理学。这些包括细胞膜脂肪酸含量可能存在的缺陷，维生素 D 或 25 羟维生素 D1α 羟化酶的钙受体表达增加，或一种单核细胞的疾病（（Bataille et al，1998）。最新研究表明，肾小管磷酸和钙重吸收蛋白调节基因的多态性，防止钙盐沉淀机制，近端小管重吸收水过程，均与钙结石形成相关（Arcidiacono et al，2014）。

尿液中钙的过量流失和结石形成可能继发于其他各种情况。例如，高钙尿症可能是由于肠道中钙的吸收增加引起的。这可能发生于肾脏的磷过量损失和低血清磷水平，或血清磷正常时的高血清 $1,25(OH)_2D$ 水平。骨骼的吸收增加可能发生在骨骼的固定时期，一些快速进展的骨病，甲状腺毒症和库欣

病，导致高钙尿症。由于骨溶解性肿瘤以及某些肾脏疾病如远端肾小管性酸中毒和髓质海绵肾，钙会从骨丢失。结节病，维生素 D 过量和呋塞米也会引起肾高钙尿症。

约 5%~10%的钙结石与原发性甲状旁腺功能亢进有关。原发性甲状旁腺功能亢进会导致高钙血症和骨骼矿物流失增加，这两者是引起高钙尿症的重要原因。患者常常出现结石症状，并且可能在肾组织，角膜和其他器官中发现磷酸钙沉积物。

膳食高钙尿症中很少出现尿钙结石；它与大量摄入钙（约 3~4g/d）同时高蛋白饮食相关。大约 800mg/d 是推荐的成人钙摄入量。

如前所述，草酸钙结石是最常见的一种结石。它们由尿液中过量的草酸盐和尿酸形成，尿酸为结石形成提供病灶。新形成的草酸钙聚集体的直径约为 20~25μm，比输尿管的出口小得多。黏附到上皮表面使石头继续生长而难以被排出。酸度低的尿液更容易形成磷酸钙结石，在肾小管酸中毒、感染以及消耗碱较多的人中会出现这种情况。这些结石也常见于原发性甲状旁腺功能亢进症，尽管尿液处于正常 pH 值范围。在中暑和脱水的患者中，由于水分的缺失可能导致尿溶质水平升高，从而导致结晶和结石形成。

高草酸尿症

大多数钙结石（70%~80%）含有草酸。尿液中的草酸主要来源于饮料（茶、可可、咖啡、可乐）、蔬菜（豆类、大黄、菠菜）、坚果、浆果和柑橘类水果。草酸也来自维生素 C。

胃肠系统在草酸动态平衡中起着重要作用。当钙和镁摄入量减少时，草酸吸收增加。小肠疾病如克罗恩病、回肠切除和肠分流术会导致草酸吸收过多，随之尿中排泄也会增加。脂肪酸吸收后与钙形成脂肪酸钙，会导致脂肪泻和钙流失，肠道内残留胆汁盐导致的吸收不良也会促进结肠中的草酸盐吸收。另外，囊性纤维化患者肠道缺乏产甲酸草酸杆菌导致草酸盐的吸收增加，从而增加了高草酸尿症的风险（Sidhu et al，1998）。

高草酸尿症的其他原因包括吡哆醇（维生素 B_6）缺乏和原发性高草酸尿症。原发性高草酸尿症是一种罕见的常染色体隐性遗传病，患者体内缺乏 α-酮戊二酸醛连接酶（Cochat & Rumsby，2013）。患者幼年期会出现系统性草酸过多症和肾衰竭。肾移植和大剂量吡哆醇（维生素 B_6）或烟酰胺疗法已经用于尝试治疗这些患者。

高尿酸血症

尿酸排泄过多可能是由于嘌呤（肝脏、干豆、某些鱼类、肉类）摄入量过多或各种疾病所致。内源性尿酸的产生会在这些疾病中增加，如痛风、糖原贮积病、Lesch-Nyhan 综合征、白血病以及伴有细胞坏死的肿瘤。化疗和照射可导致肿瘤细胞（核苷酸/嘌呤形式的尿酸）的分解增加，尿酸排泄增加，这会导致肾小管和输尿管梗阻，引起急性肾衰竭。

约 20%的痛风患者有结石，其中大部分为纯尿酸结石或尿酸和钙的混合物。发热，缺水和异常酸性尿促进结石的形成。即使在不存在结石的情况下，肾髓质中的尿酸钠沉积也会导致痛风性肾病，大量结石会导致肾脏末端管道阻塞。排尿酸药物在前 3~4 天的治疗会造成大量尿酸排出。

通常，大约 1/3 的尿酸被结肠中的细菌降解。细菌缺乏或肠道分流会导致肠道吸收尿酸增加。回肠造口术患者从肠道中丢失大量碱性液体，所以排泄浓缩的酸性尿液，很可能产生尿酸结石。

成人平均尿酸排泄量为 500~600mg/24 小时。溶质浓度和 pH 值对尿酸和尿酸盐的溶解度很重要（Shekarriz & Stoller，2002）。尿酸（弱酸）在 pH 5.5 时形成游离的，不溶性的，未解离的尿酸和尿酸盐（其在一些钠和钾中可溶解）。尿中游离尿酸的量随 pH 值升高而降低，pH 值为 7 时，尿酸比尿酸盐更易溶解。盐浓度高时，尿酸盐溶解减少。如果尿量少，尿酸在酸性 pH 值下的溶解度会增加。

在尿沉渣中经常会看到大量的尿酸结晶，而尿酸结石并不常见。尿酸结晶可以形成，但不形成结石不会阻塞肾单位（肾小体和肾小管）。另一方面，尿酸和尿酸钠结晶是钙结石的核心。pH 值为 6 的正常人尿中尿酸饱和，但不形成结石。需要进一步增加酸度或脱水才产生结石。

胱氨酸结石

遗传性氨基酸运输障碍的患者形成胱氨酸结石（见本章后面的“胱氨酸尿症”部分）。随后，胱氨酸、鸟氨酸、赖氨酸和精氨酸在尿中大量排出。其中只有胱氨酸形成结晶和石头。尿液 pH 值小于 7.4，胱氨酸不会溶解，并且在正常的尿液 pH 值范围内形成结石。这种疾病的杂合子基因型个体尿液中胱氨酸增加，但不会形成结石；纯合子基因型个体则形成结石。24 小时尿胱氨酸定量测定可以检测潜在的结石前体；当随机样本中发现胱氨酸结晶时，应进行此项测定。

罕见结石

磺胺结石已被报道，并且在长时间摄取硅胶的患者中已经发现了二氧化硅结石。相对不溶的利尿剂氨苯蝶啶（Dyazide，Dyrenium）可能有助于结石形成。它可以形成 1~2mm 芥末色的石头，当溶解在丁醇中并暴露于紫外线时，产生明亮的蓝色荧光。在遗传性酶缺乏症和高尿酸血症的儿童中已经报道了罕见的腺嘌呤结石。黄嘌呤结石极少见，可能与缺乏黄嘌呤氧化酶的遗传疾病有关。

结石分析的实验室检测

尿液检查

1. 常规尿液分析，胱氨酸定性检测和尿培养。当患者有结石时，血尿会持续出现，即使是无症状的。蛋白尿通常不是结石性疾病的特征，但出现肾小管损伤时，低分子量血浆蛋白如 $β_2$-微球蛋白和一些白蛋白的排泄会增多。尿液中一般不会有红细胞管型，更不会出现其他管型。当存在感染时，白细胞增多，试纸条反应中的亚硝酸盐和白细胞酯酶可能升高。非恶性移行细胞集群可能在结石性疾病患者的尿液中被发现，有助于诊断可疑结石。

2. 24 小时尿标本：钠、钙、磷、尿酸、草酸盐和肌酐清除率。测定 24 小时尿液的饱和度已被证明能够准确地反映结石成分（Asplin et al，1998）。一些学者认为随机尿样本足够进行结石代谢评估，但由于日间变化，应进行三个样本的检测以避免单次结果的不准确（Strohmaier et al，1997）。

3. 新鲜尿液样本 pH 值测定对于确定沉淀结晶的类型很重要，例如，低 pH 值（5~5.5）时，形成尿酸，碱性尿中形成三联磷酸盐。

血清生化

检测包括钙、磷、尿酸和电解质。

结石分析

结石按照不同大小称为沙子、碎石、石头。根据结石的物理特性很难将它们区别开来，但有几点是值得注意的。尿酸和尿酸盐结石的颜色介于黄色和棕红色之间，中等硬度。磷酸盐结石通常是苍白色、易破碎。草酸钙结石非常硬，常为深色，典型的草酸钙结石表面粗糙。胱氨酸结石是棕黄色，略有油腻感。

结石有几种分析方法，如结晶光学、射线衍射和红外光谱学。电子束分析和质谱法也可用于结石分析。Farrington 等在 1980 年提出了肾结石分析的简化方法。用现有的临床化学方法可以对八种常用测量物质中的五种进行定量描述，这五种物质是：钙、磷、镁、铵和尿酸。对胱氨酸、草酸和碳酸进行定性检测，结合定量检测结果解释结石的特性。大多数实验室参考专业实验室的结果进行分析，专业实验室使用化学分析和特殊检测两种方法来确定结石的成分。

结石的理学检查方法

1. 洗去结石上的血液、黏液、保存液等。把结石放在烧杯里，盖上几层厚的纱布，用橡皮筋固定在一起，然后用流动的冷水冲洗。甩干水分，小心地去除纱布，在烘箱中烘干烧杯和结石。用塑料瓶中的水冲洗小石头（非流水）。
2. 记录结石的大小。
3. 简要描述结石外表面的颜色和纹理。结石可以记录拍照。
4. 切割，锯或打破结石来检查内部。注意是否有异物可作为内核促进结石形成。若存在，描述内部的颜色、纹理和分层。
5. 用研钵及研杵将小石块磨成细粉。
6. 当一块石头较大时，可能的话最好对不同的成分的分层分别进行分析。

由于大多数小结石由草酸钙组成，最好的分析方法是将研磨后所有细粉放置一个试管中（如果结石量少，可直接放入试管并用刮刀碾碎）。用于化学鉴定罕见结石的试剂详见本书较前版本（Henry，1996）。用已知的阳性对照物测试这些试剂是很重要的。

放射学检查

除了纯尿酸结石和罕见的黄嘌呤结石，有时可发现无症状结石。大多数结石都不透明；胱氨酸结石因含硫呈现不透明。

遗传性代谢病的尿筛查

多年来，尿液被用来进行代谢性疾病的筛查，特别是由遗传易感性引起的疾病。在许多这些疾病中，异常代谢物或异常升高的正常代谢产物随尿排出。此类疾病不常见，症状非特异性。然而如果对这些疾病进行早期诊断可以有效治疗，所以应该使用高选择性和敏感性的技术对血液和尿液进行检查。目前已经确定了许多先天性代谢性疾病，这一节将描述一些常见的疾病。

氨基酸尿

尿中有一个或多个氨基酸可能是由于主要的代谢通路受阻（溢出型）或肾小管功能缺乏（肾型）所致。举例来说，苯丙酮尿症是溢出型氨基酸尿，代谢通路中酶的底物和其他代谢产物积累，导致这些物质在体液中的含量、尿中的排泄量增加。与溢出型氨基酸尿不同，肾型氨基酸尿患者血液中的氨基酸水平不高，这类疾病的成因是肾小管重吸收功能缺陷。肾型氨基酸尿症一个典型病例就是胱氨酸尿症。

苯丙酮尿症

苯丙酮尿症是一种常染色体隐性遗传疾病，是因为患者体内缺乏苯丙氨酸羟化酶所致。男女均受累，发病率约 1/11 000。尤其是美国（Guldberg et al，1996）存在广泛的等位基因异质性。精神发育迟滞是主要的临床表现，限制苯丙氨酸饮食有效。

因为苯丙酮尿症患者不能将苯丙氨酸转变成为酪氨酸，苯丙氨酸和其他正常代谢产物异常累积。血浆苯丙氨酸和苯丙酮酸水平升高；尿中苯丙酮酸（最高）、苯乙酸、苯丙氨酸升高。由于色氨酸代谢改变，尿中的吲哚乙酸和其他吲哚类产物、糖苷（吲哚的一种）均增加。5-羟吲哚乙酸排泄减少，同时血清 5-羟色胺水平也较低。由于苯乙酸的堆积，这些患者的尿液和汗水有特征性的霉臭味（或鼠气味）。

方法 phenistix 试纸条含有硫酸铁铵、硫酸镁和环己氨磺酸。浸入尿液 30 秒内，将试纸条检测区域的颜色与提供的颜色图进行比较。阳性测试结果显示为灰色到灰绿色。试验检测敏感度为 5~10mg/dl。水杨酸和吩噻嗪衍生物的代谢物呈现粉红色到紫色。离子交换-高效液相色谱法适用于异常标本的定量验证试验（Reilly et al，1998）。

尿黑酸症

正常情况下，苯丙氨酸和酪氨酸代谢为尿黑酸（苯乙酸），然后被氧化为乙酰乙酸。尿黑酸症患者缺乏尿黑酸氧化酶，尿黑酸从尿中大量排出。站立位或碱性条件下，尿液呈棕黑色。患者软骨和结缔组织有深蓝色至黑色的色素沉着；一般情况下，疾病隐匿，往往发展为关节炎才被诊断。

方法 筛选方法包括氯化铁和硝酸银检测。在 2ml 含有尿黑酸尿中加入两滴 10%三氯化铁溶液后，溶液瞬间变为深蓝色。硝酸银试验中，在 0.5ml 尿液中加入 3%硝酸银 4ml，混合，然后加入几滴 10%氨水。尿黑酸会造成溶液颜色加深。确证方法包括纸色谱法或薄层色谱法以及毛细管电泳。这些方法可用于区分尿黑酸和阿司匹林代谢物——龙胆酸。

酪氨酸尿

当来自饮食或苯丙氨酸的酪氨酸代谢异常时，会导致酪氨酸血症以及酪氨酸尿的发生。酪氨酸尿是一种与肝脏疾病相关的广义氨基酸紊乱疾病，是酪氨酸代谢有关的遗传性疾病的代表之一。酪氨酸结晶为细腻、柔滑的单晶体或聚集成束状。结晶为褐色至黑色，在酸性 pH 值下形成沉淀，可溶于碱。正常人尿中可出现少量酪氨酸。

低体重儿和早产儿可出现暂时性的高酪氨酸血症，这是良性的。典型情况是这些婴儿无症状，无肝或肾疾病，酪氨酸水平的升高有时可伴有苯丙氨酸水平的升高。尿液中排出大量酪氨酸、4-羟基苯乳酸和4-羟基苯丙酮酸。导致酶缺陷的本质原因还未研究清楚。这些患者体内的酪氨酸水平几周或几个月可恢复正常。

Ⅰ型遗传性酪氨酸血症（酪氨酸代谢病）是一种常染色体隐性遗传病，患者体内延胡索酰乙酰乙酸水解酶和马来酰乙酰乙酸水解酶缺陷。琥珀酸丙酮和琥珀酰丙酮积累，抑制肾功能和各种肝酶、胆色素原合成酶的功能。患者可能会出现肝功能衰竭、肾功能障碍、佝偻病和急性间歇性卟啉症样症状。肝癌是晚期并发症。可能会出现普遍的氨尿、磷酸尿、糖尿和尿酸尿。低酪氨酸/苯丙氨酸饮食是主要的治疗方法。

Ⅱ型酪氨酸血症（Richner-Hanhart 综合征）是一种酪氨酸转氨酶缺乏的常染色体隐性遗传病。患者有酪氨酸血症、酪氨酸尿，尿中酚酸增多。其他氨基酸代谢以及肾功能、肝功能都是正常的。患者常有角膜、手掌脚掌的磨损，有时出现智力发育障碍。治疗关键在于低酪氨酸饮食。

方法 亚硝基萘酚试验是非特异性的酪氨酸筛选方法，确证实验是色谱法和定量测定血清酪氨酸。酪氨酸和酪胺与亚硝基萘酚形成可溶性的红色物质。

枫糖尿病

枫糖尿病（maple syrup urine disease，MSUD）是一组支链氨基酸异常代谢疾病，包括高缬氨酸血症、造成“汗脚”的气味的异戊酸血症和其他罕见疾病。几种临床表现不同的 MSUD，对应不同的生化紊乱。典型的 MSUD 为常染色体隐性遗传，有严重的新生儿呕吐、惊厥、昏迷、呼吸不规则等症状，并常伴低血糖。未经治疗的患者迅速昏迷和死亡。患者血液中的亮氨酸、异亮氨酸、缬氨酸及其相应的酮酸升高，并从尿中排出。脱羧酶和其他酶缺陷使酮酸转化为脂肪酸代谢受阻。除此之外，MSUD 还包括间歇型，中间型，维生素 B_1 有效型和二氢硫辛酰胺酰基脱氢酶（E3）缺乏型（Holmes et al，1997）。

MSUD 患者尿液的气味类似枫糖浆、焦糖或咖喱，但其来源不确定。出生后一周在尿中可检测到尿酮酸。

方法 二硝基苯肼的筛选试验可检测出尿中的 α-酮酸。羰基化合物和二硝基苯肼反应生成不溶性化合物。阳性结果可见于 MSUD、苯丙酮尿症（苯基丙酮酸）、组氨酸血症（咪唑丙酮酸）和蛋氨酸吸收不良（阿斯豪综合征）。由其他遗传疾病和原因导致的酮尿也可使试验阳性。因此应进行酮酸的初步筛选试验。

过程

1. 试剂和质控品（酮戊二酸，100ml 尿液 25mg）室温下保存。

2. 1ml 尿中加入 10 滴试剂（100ml 2N 盐酸中含 100mg 2,4-二硝基苯肼）。

3. 10 分钟内有黄色或浅白色沉淀，反应阳性。实验组沉淀物应与对照相同或更多。

尿液的气相或薄层色谱分析以及磁共振共振光谱等可作为确诊方法（Holmes et al，1997）。

胱氨酸尿症

胱氨酸尿症是一种常见的氨基酸代谢性疾病，男女均可发病，发病率约 1/10 000（纯合子，杂合子发病率更高）。在对婴幼儿的大规模筛查中，纯合子的检出率和苯丙酮尿症相同。肾小管上皮细胞和肠上皮细胞的胱氨酸转运缺陷是常染色体隐性遗传。具体缺陷未知。该病过程中虽然分泌大量的二元酸鸟氨酸、赖氨酸和精氨酸，但是只有胱氨酸结晶析出、形成结石。

胱氨酸贮积症是一种罕见的隐性遗传疾病，是由编码跨膜蛋白 cystonosin 的 *CTNS* 基因突变引起的，其功能是运输溶酶体中的胱氨酸。缺乏 cystonosin 导致胱氨酸结晶在肾脏、眼睛、骨髓、脾等的溶酶体内（Ivanova et al，2014）沉积。严重时患者出现畏光、肾衰竭、佝偻病和生长障碍的症状。随着肾小管受累，范可尼综合征可发展为广义的氨基酸尿、糖尿。胱氨酸贮积症有良性和中间型。与胱氨酸尿症不同，胱氨酸贮积症中胱氨酸的损失与其他氨基酸在尿液中的损失是同时发生的。

有时在肾小管疾病患者尿中可发现胱氨酸。在威尔逊病、劳氏病以及哈特纳普病（Hartnup disease）中，胱氨酸和其他氨基酸通过尿液排泄。

方法 检查晨尿中无色、六角形的胱氨酸结晶。尽管尿中可能存在大量的胱氨酸，但它在浓缩尿中不一定结晶。

氰化物硝普钠试验是 Brand 对硝普钠反应的改进，可对尿胱氨酸进行定性检测。胱氨酸被氰化钠还原为半胱氨酸，游离巯基与硝普钠反应生成紫红色产物。半胱氨酸、胱氨酸、同型半胱氨酸、酮（暗红色）反应均阳性。定性试验将正常、杂合子和纯合子的排泄能力区分开来。检测下限为 35～60μmol 胱氨酸/每摩尔肌酐，这对应于杂合子的范围。纯合子结石患者通常排泄超过 300mg/g 的肌酐，也可通过该试验检测到。

过程

1. 在试管中加入 3～5ml 尿液和 2.0ml 的氰化钠溶液（5g/dl 水）；静置 10 分钟。计时很重要。对照组以同样的方式处理。将 5mg 的胱氨酸溶解在 10ml 的 0.1M 盐酸中，用正常的尿液稀释到 100ml 作为阳性对照。

2. 逐滴加入新鲜的、亚硝酸钠溶液（5g/dl）（约 5 滴），混匀。

3. 立即读出阴性或阳性结果。阳性结果为稳定的紫红色，会随着时间而加深。“微量”结果也可能需要报告。浓缩的正常样本可以呈现弱阳性的“微量”结果。

通过薄层或定量离子交换色谱法或高压电泳法，进一步鉴定和量化胱氨酸。

高胱氨酸尿症

经典的高胱氨酸尿症是由于胱硫醚 β-合成酶缺陷引起的，它能催化高胱氨酸和丝氨酸生成胱硫醚（Mudd，2011）。高半胱氨酸被迅速氧化为高胱氨酸，高胱氨酸和甲硫氨酸在体内累积，随尿液排出。患有这种疾病的儿童可能有癫痫发作、血栓形成、智力发育迟缓、四肢细长、脊柱侧后凸畸形的症状。结缔组织的症状被认为是中间型高半胱氨酸的积累，从而妨碍胶原交联所致。

因为高半胱氨酸不稳定,因此检测的尿液必须新鲜。前面所描述的氰化物硝普钠试验是阳性的。定量化学分析显示高胱氨酸尿症患者的高半胱氨酸、甲硫氨酸和半胱氨酸-高半胱氨酸二硫化物水平升高。监测尿液中这些物质的水平可以评价甲硫氨酸限制饮食的治疗效果。

其他的尿液检测方法

已开发出一种用于测定尿碱性胎儿蛋白(basic fetoprotein,BFP)的乳胶蛋白免疫测定方法。在输尿管结石、感染、前列腺癌和膀胱癌中,BFP 的含量可能会升高。BFP 是炎症或肿瘤的非特异性标志物(Itoh et al,1998)。

Trinder 法检测尿液,是由急诊科的医生进行的一种灵敏的水杨酸盐筛查方法。

Rendl 等(1998)描述了一种半定量的快呋塞米碘检测方法,适合于发展中国家的碘缺乏症流行病学调查。

最后,一种用于检测尿吡啶交联的单克隆抗体分析有助于鉴别骨质疏松症、甲状腺功能亢进症、甲状旁腺功能亢进和骨佩吉特病(Gomez et al,1996)。

尿液的细胞病理检查通常是用来检测恶性肿瘤的。酶联免疫吸附试验和氟矿-原位杂交试验可用于检测膀胱癌。这些检测将在第 75 章更详细地讨论。

(王成彬 译 崔巍 校)

推荐阅读

Aggarwal KP, Narula S, Kakkar M, et al: Nephrolithiasis: molecular mechanism of renal stone formation and the critical role played by modulators, Biomed Res Int 2013:292953, 2013.

阐述肾结石的形成,强调抑制剂/促进剂在草酸钙结晶中的作用。

Arcidiacono T, Mingione A, Macrina L, et al: Idiopathic Calcium Nephrolithiasis: A review of pathogenic mechanisms in the light of genetic studies, Am J Nephrol 40:499-506, 2014.

回顾遗传多态性对肾结石的潜在影响,包括编码调节肾小管磷酸盐和钙重吸收的蛋白质的基因,防止钙盐沉淀,以及编码近端小管的水通道蛋白。

Besur S, Hou W, Schmeltzer P, et al: Clinically important features of porphyrin and heme metabolism and the porphyrias, Metabolites 4:977-1006, 2014.

对卟啉症的遗传、临床和实验室特征进行全面的检查。

Ben-Ezra J, Bork L, McPherson RA: Evaluation of the Sysmex UF-100 automated urinalysis analyzer, Clin Chem 44:92-95, 1998.

本研究中,作者比较了 Sysmex UF-100 全自动尿分析仪和人工镜检,两者在检测尿中细胞成分和管型中显示出良好的相关性。

Davis R, Jones JS, Barocas DA, et al: Diagnosis, evaluation and follow-up of asymptomatic microhematuria(AMH) in adults: AUA guideline, J Urol 188:2473-2481, 2012.

作者提出了一种系统的方法来评估和监测无症状镜下血尿患者。

Dinda AK, Saxena S, Guleria S, et al: Diagnosis of glomerular haematuria: role of dysmorphic red cell, G1 cell, and bright-field microscopy, Scand J Clin Lab Invest 57:203-208, 1997.

本研究显示尿液中异形红细胞对诊断肾小球疾病有极好的敏感性(82%)和特异性(100%)。

Echeverry G, Hortin GL, Rai AJ: Introduction to urinalysis: historical perspectives and clinical application, Methods Mol Biol 641:1-12, 2010.

从历史角度回顾了尿分析的过程和临床意义。

Gerber LM, Johnson K, Alderman MH: Assessment of a new dipstick test in the screening for microalbuminuria in patients with hypertension, Am J Hypertens 11:1321-1327, 1998.

作者研究了尿液标尺法在检测微量白蛋白尿中的适用性。该测试的特异性为 90%,阴性预测值为 93%~97%。随机和 24 小时尿液之间的比较显示出良好的相关性。

Hemmelgarn BR, Manns BJ, Lloyd A, et al: Relation between kidney function, proteinuria, and adverse outcomes, J Am Med Assoc 303:423-429, 2010.

本文显示了蛋白尿与死亡率,心肌梗死和进展为肾衰竭的不良后果之间的强烈关联,而不依赖于常用的估计肾小球滤过率。

Fogazzi GB, Pallotti F, Garigali G: Atypical/malignant urothelial cells in routine urinary sediment: Worth knowing and reporting, Clin Chim Acta 439:107-111, 2015.

作者论证了常规尿沉渣检查鉴别膀胱癌的可行性,并复审了肿瘤细胞的鉴定标准。

Foxman B: Urinary tract infection syndrome: occurrence, recurrence, bacteriology, risk factor, and disease burden, Infect Dis Clin North Am 28:1-13, 2014.

儿童镜下血尿的回顾研究,强调了基因检测在鉴定 Alport 综合征等疾病时的重要性。

Gale DP: How benign is hematuria? Using genetics to predict prognosis, Pediatr Nephrol 28:1183-1193, 2013.

根据新发现的影响肾小球滤过屏障成分结构和功能的改变,对蛋白尿的病理生理学研究进行了综述。

Garg P, Rabelink T: Glomerular proteinuria: a complex interplay between unique players, Adv Chronic Kidney Dis 18:233-242, 2011.

这篇综述全面的描述了肾小球损伤所致蛋白尿的病理生理学过程,强调肾小球滤过屏障在细胞水平上的作用。

Jefferson JA, Shankland SJ, Pichler RH: Proteinuria in diabetic kidney disease: a mechanistic viewpoint, Kidney Int 74:22-36, 2008.

这篇综述涵盖了尿蛋白测定的现有指南,强调了白蛋白对总蛋白测定的优点,以评估慢性肾脏疾病中肾小球蛋白质的丢失,但同时考虑到肾小管蛋白尿中其他蛋白质的丢失。

Lamb EJ, MacKenzie F, Stevens PE: How should proteinuria be detected and measured? Ann Clin Biochem 46:205-217, 2009.

白蛋白-肌酐比值与蛋白肌酐比率用来诊断微量白蛋白尿优势的比较。

Lamb EJ, McTaggart MP, Stevens PE: Why albumin to creatinine ratio should replace protein to creatinine ratio: it is not just about nephrologists, Ann Clin Biochem 50:301-305, 2013.

免疫抑制人群和其他特殊疾患者群诊断和治疗尿路感染中的独特问题的综述。

Nicolle LE: Urinary tract infections in special populations: diabetes, renal transplant, HIV infection, and spinal cord injury, Infect Dis Clin North Am 28:91-104, 2014.

26 项队列研究的荟萃分析显示蛋白尿与冠状动脉疾病的风险密切相关,提示蛋白尿应该用于心血管疾病的风险评估。

Perkovic V, Verdon C, Ninomiya T, et al: The relationship between proteinuria and coronary risk: a systematic review and meta-analysis, PLoS Med 5:e207, 2008.

这是一篇从临床角度出发针对血尿的综述性文章。它提出了针对血尿患者的实验室和临床检查方法。

Rockall AG, Newman-Sanders AP, al-Kutoubi MA, et al: Haematuria, Postgrad Med J 73:129-136, 1997.

这项研究介绍了尿石症患者的临床和实验室尿液检查。对于此类患者,随机尿和24小时尿液标本所提供的检查信息没有明显差别。

Strohmaier WL, Hoelz KJ, Bichler KH: Spot urine samples for the metabolic evaluation of urolithiasis patients, Eur Urol 32:294-300, 1997.

这项研究介绍了尿石症患者的临床和实验室尿液检查。对于此类患者,随机尿和24小时尿液标本所提供的检查信息没有明显差别。

Yoo YM, Tatsumi N, Kirihigashi K, et al: Inaccuracy and inefficiency of urinary sediment analysis, Osaka City Med J 41:41-48, 1995.

这项研究中,作者研究了实验室尿液人工镜检的特点。即使对于经验不足的技术人员,细胞计数仍然显示出良好的重复性,而管型则不然。尿液中大多数管型均为非病理性透明管型。

参考文献

Aggarwal KP, Narula S, Kakkar M, et al: Nephrolithiasis: molecular mechanism of renal stone formation and the critical role played by modulators, *Biomed Res Int* 2013:292953, 2013.

Akin OK, Serdar MA, Cizmeci Z, et al: Comparison of LabUMat-with-UriSed and iQ200 fully automatic urine sediment analysers with manual urine analysis, *Biotechnol Appl Biochem* 53:139–144, 2009.

Ali SZ, Rosenthal DL, Ali TZ, et al: *Atlas of urinary cytopathology with histopathologic correlations*, ed 1, New York, 2009, Demos Medical Publishing.

Anderson NG, Anderson NL, Tollaksen SL: Proteins of human urine. I. Concentration and analysis by two-dimensional electrophoresis, *Clin Chem* 25:1119–1210, 1979.

Andrews NC: Disorders of iron metabolism, *N Engl J Med* 341:1986–1995, 1999.

Andrews NC: Molecular control of iron metabolism, *Best Pract Res Clin Haematol* 18:159–169, 2005.

Angelini C: Spectrum of metabolic myopathies, *Biochim Biophys Acta* 1852:615–621, 2015.

Arao S, Matsuura S, Nonomura M, et al: Measurement of urinary lactoferrin as a marker of urinary tract infection, *J Clin Microbiol* 37:553–557, 1999.

Arcidiacono T, Mingione A, Macrina L, et al: Idiopathic calcium nephrolithiasis: a review of pathogenic mechanisms in the light of genetic studies, *Am J Nephrol* 40:499–506, 2014.

Armstrong LE, Soto JA, Hacker FT Jr, et al: Urinary indices during dehydration, exercise, and rehydration, *Int J Sport Nutr* 8:345–355, 1998.

Asplin J, Parks J, Lingeman J, et al: Supersaturation and stone composition in a network of dispersed treatment sites, *J Urol* 159:1821–1825, 1998.

Aycock RD, Kass DA: Abnormal urine color, *South Med J* 105:43–47, 2012.

Bagga HS, Chi T, Miller J, et al: New insights into the pathogenesis of renal calculi, *Urol Clin North Am* 40:1–12, 2013.

Baines RJ, Brunskill NJ: Tubular toxicity of proteinuria, *Nat Rev Nephrol* 7:177–180, 2011.

Bakris GL: Microalbuminuria: prognostic implications, *Curr Opin Nephrol Hypertens* 5:219–223, 1996.

Balwani M, Desnick RJ: The porphyrias: advances in diagnosis and treatment, *Hematology Am Soc Hematol Educ Program* 2012:19–27, 2012.

Barkan GA, Wojcik EM: Genitourinary cytopathology (kidney and urinary tract), *Cancer Treat Res* 160:149–183, 2014.

Bataille P, Fardellone P, Ghazali A, et al: Pathophysiology and treatment of idiopathic hypercalciuria, *Curr Opin Rheumatol* 10:373–388, 1998.

Baumann JM, Affolter B: From crystalluria to kidney stones, some physicochemical aspects of calcium nephrolithiasis, *World J Nephrol* 3:256–267, 2014.

Belmonte MM, Sarkozy E, Harpur E: Urine sugar determination by the two drop Clinitest method, *Diabetes* 16:557, 1967.

Ben-Ezra J, Bork L, McPherson RA: Evaluation of the Sysmex UF-100 automated urinalysis analyzer, *Clin Chem* 44:92–95, 1998.

Benoit G, Machuca E, Antignac C: Hereditary nephrotic syndrome: a systematic approach for genetic testing and a review of associated podocyte gene mutations, *Pediatr Nephrol* 25:1621–1632, 2010.

Besur S, Hou W, Schmeltzer P, et al: Clinically important features of porphyrin and heme metabolism and the porphyrias, *Metabolites* 4:977–1006, 2014.

Blondheim SH, Margoliash E, Shafrir E: A simple test for myohemoglobinuria (myoglobinuria), *J Am Med Assoc* 167:453–454, 1958.

Bowden FJ: Reappraising the value of urine leukocyte esterase testing in the age of nucleic acid amplification, *Sex Transm Dis* 25:322–326, 1998.

Brimo F, Vollmer RT, Case B, et al: Accuracy of urine cytology and the significance of an atypical category, *Am J Clin Pathol* 132:785–793, 2009.

Bruno C, Minetti C, Shanske S, et al: Combined defects of muscle phosphofructokinase and AMP deaminase in a child with myoglobinuria, *Neurology* 50:296–298, 1998.

Brunzel NA: Physical examination of urine. In Brunzel NA, editor: *Fundamentals of urine and body fluid analysis*, ed 3, Philadelphia, 2012, Saunders, pp 91–108.

Bullimore SP, Keyworth C: Finding diabetes—a method of screening in general practice, *Br J Gen Pract* 47:371–374, 1997.

Caridi G, Trivelli A, Sanna-Cherchi S, et al: Familial forms of nephrotic syndrome, *Pediatr Nephrol* 25:241–252, 2010.

Certikova-Chabova V, Tesar V: Recent insights into the pathogenesis of nephrotic syndrome, *Minerva Med* 104:333–347, 2013.

Cervellin G, Comelli I, Lippi G: Rhabdomyolysis: historical background, clinical, diagnostic and therapeutic features, *Clin Chem Lab Med* 48:749–756, 2010.

Chiang SC, Li SF: Separation of porphyrins by capillary electrophoresis in fused-silica and ethylene vinyl acetate copolymer capillaries with visible absorbance detection, *Biomed Chromatogr* 11:366–370, 1997.

Cochat P, Rumsby G: Primary hyperoxaluria, *N Engl J Med* 369:649–658, 2013.

Cockcroft DW, Gault MH: Prediction of creatinine clearance from serum creatinine, *Nephron* 16:31–41, 1976.

Cook JD, Strauss KA, Caplan YH, et al: Urine pH: the effects of time and temperature after collection, *J Anal Toxicol* 31:486–496, 2007.

Coolen JC, Verhaeghe J: Physiology and clinical value of glycosuria after a glucose challenge during pregnancy, *Eur J Obstet Gynecol Reprod Biol* 150:132–136, 2010.

Cortvriend J, Van Nuffel J, Van den Bosch H, et al: Non-parasitic chyluria: a case report and review of the literature, *Acta Urol Belg* 66:11–15, 1998.

Cotten SW, McCudden CR: What is your guess? The case of the blue-green urine, *Clin Chem* 57:646–647, 2011.

Dallosso HM, Bodicoat DH, Campbell M, et al: Self-monitoring of blood glucose versus self-monitoring of urine glucose in adults with newly diagnosed Type 2 diabetes receiving structured education: a cluster randomized controlled trial, *Diabet Med* 32:414–422, 2015.

Davidsohn I, Henry JB, editors: *Todd-Sanford clinical diagnosis by laboratory methods*, ed 15, Philadelphia, 1974, Saunders.

Davis R, Jones JS, Barocas DA, et al: Diagnosis, evaluation and follow-up of asymptomatic microhematuria (AMH) in adults: AUA guideline, *J Urol* 188:2473–2481, 2012.

de Mendoza SG, Kashyap ML, Chen CY, et al: High density lipoproteinuria in nephrotic syndrome, *Metabolism* 25:1143–1149, 1976.

Deacon AC, Peters TJ: Identification of acute porphyria: evaluation of a commercial screening test for urinary porphobilinogen, *Ann Clin Biochem* 35(Pt 6):726–732, 1998.

Deutsch JC: Gas chromatographic/mass spectrometric measurement of ascorbic acid and analysis of ascorbic acid degradation in solution, *Methods Enzymol* 279:13–24, 1997.

Dinda AK, Saxena S, Guleria S, et al: Diagnosis of glomerular haematuria: role of dysmorphic red cell, G1 cell and bright-field microscopy, *Scand J Clin Lab Invest* 57:203–208, 1997.

Echeverry G, Hortin GL, Rai AJ: Introduction to urinalysis: historical perspectives and clinical application, *Methods Mol Biol* 641:1–12, 2010.

El-Achkar TM, Wu XR: Uromodulin in kidney injury: an instigator, bystander, or protector? *Am J Kidney Dis* 59:452–461, 2012.

Erkan E: Proteinuria and progression of glomerular diseases, *Pediatr Nephrol* 28:1049–1058, 2013.

Erlinger S, Arias IM, Dhumeaux D: Inherited disorders of bilirubin transport and conjugation: new insights into molecular mechanisms and consequences, *Gastroenterology* 146:1625–1638, 2014.

European Confederation of Laboratory Medicine: European urinalysis guidelines, *Scand J Clin Lab Invest Suppl* 231:1–86, 2000.

Farrington CJ, Liddy ML, Chalmers AH: A simplified sensitive method for the analysis of renal calculi, *Am J Clin Pathol* 73:96–99, 1980.

Favaro S, Bonfante L, D'Angelo A, et al: Is the red cell morphology really useful to detect the source of hematuria? *Am J Nephrol* 17:172–175, 1997.

Fenili D, Pirovano B: The automation of sediment urinalysis using a new urine flow cytometer (UF-100), *Clin Chem Lab Med* 36:909–917, 1998.

Flannigan R, Choy WH, Chew B, et al: Renal struvite stones—pathogenesis, microbiology, and management strategies, *Nat Rev Urol* 11:333–341, 2014.

Fleming C, Brouwer R, van Alphen A, et al: UF-1000i: validation of the body fluid mode for counting cells in body fluids, *Clin Chem Lab Med* 52:1781–1790, 2014.

Fogazzi GB, Edefonti A, Garigali G, et al: Urine erythrocyte morphology in patients with microscopic haematuria caused by a glomerulopathy, *Pediatr Nephrol* 23:1093–1100, 2008.

Fogazzi GB, Pallotti F, Garigali G: Atypical/malignant urothelial cells in routine urinary sediment: Worth knowing and reporting, *Clin Chim Acta* 439:107–111, 2015.

Fogazzi GB, Saglimbeni L, Banfi G, et al: Urinary sediment features in proliferative and non-proliferative glomerular diseases, *J Nephrol* 18:703–710, 2005.

Foxman B: Urinary tract infection syndromes: occurrence, recurrence, bacteriology, risk factors, and disease burden, *Infect Dis Clin North Am* 28:1–13, 2014.

Fracchia JA, Motta J, Miller LS, et al: Evaluation of asymptomatic microhematuria, *Urology* 46:484–489, 1995.

Free HM, editor: *Modern urine chemistry*, New York, 1996, Bayer Corporation.

Friderichsen B, Maunsbach M: Glycosuric tests should not be employed in population screenings for NIDDM, *J Public Health Med* 19:55–60, 1997.

Fukuzaki A, Kaneto H, Ikeda S, et al: Determining the origin of hematuria by immunocytochemical staining of erythrocytes in urine for Tamm-Horsfall protein, *J Urol* 155:248–251, 1996.

Gai M, Piccoli GB, Segoloni GP, et al: Microscopic urinalysis and automated flow cytometry in a nephrology laboratory, *Clin Chem* 49:1559–1560, 2003.

Gale DP: How benign is hematuria? Using genetics to predict prognosis, *Pediatr Nephrol* 28:1183–1193, 2013.

Garg P, Rabelink T: Glomerular proteinuria: a complex interplay between unique players, *Adv Chronic Kidney Dis* 18:233–242, 2011.

Gerber LM, Johnston K, Alderman MH: Assessment of a new dipstick test in screening for microalbuminuria in patients with hypertension, *Am J Hypertens* 11:1321–1327, 1998.

Ginsberg JM, Chang BS, Matarese RA, et al: Use of single voided urine samples to estimate quantitative proteinuria, *N Engl J Med* 309:1543–1546, 1983.

Gomez B Jr, Ardakani S, Evans BJ, et al: Monoclonal antibody assay for free urinary pyridinium cross-links, *Clin Chem* 42:1168–1175, 1996.

Graziani M, Merlini G, Petrini C, et al: Guidelines for the analysis of Bence Jones protein, *Clin Chem Lab Med* 41:338–346, 2003.

Gribble RK, Meier PR, Berg RL: The value of urine screening for glucose at each prenatal visit, *Obstet Gynecol* 86:405–410, 1995.

Guldberg P, Levy HL, Hanley WB, et al: Phenylalanine hydroxylase gene mutations in the United States:

report from the Maternal PKU Collaborative Study, *Am J Hum Genet* 59:84–94, 1996.

Haber MH: Pisse prophecy: a brief history of urinalysis, *Clin Lab Med* 8:415–430, 1988.

Hebert LA, Dillon JJ, Middendorf DF, et al: Relationship between appearance of urinary red blood cell/white blood cell casts and the onset of renal relapse in systemic lupus erythematosus, *Am J Kidney Dis* 26:432–438, 1995.

Hemmelgarn BR, Manns BJ, Lloyd A, et al: Relation between kidney function, proteinuria, and adverse outcomes, *JAMA* 303:423–429, 2010.

Henry JB, editor: *Clinical diagnosis and management by laboratory methods*, ed 16, Philadelphia, 1979, Saunders.

Henry JB, editor: *Clinical diagnosis and management by laboratory methods*, ed 17, Philadelphia, 1984, Saunders.

Henry JB, editor: *Clinical diagnosis and management by laboratory methods*, ed 19, Philadelphia, 1996, Saunders.

Holmes E, Foxall PJ, Spraul M, et al: 750 MHz 1H NMR spectroscopy characterisation of the complex metabolic pattern of urine from patients with inborn errors of metabolism: 2-hydroxyglutaric aciduria and maple syrup urine disease, *J Pharm Biomed Anal* 15:1647–1659, 1997.

Horikoshi S, Okuda M, Nishimura E, et al: Usefulness of HPLC assay for early detection of microalbuminuria in chronic kidney disease, *J Clin Lab Anal* 27:333–338, 2013.

Houillier P, Boulanger H: Hypercalciuria, *Rev Prat* 48:1213–1217, 1998.

Hughes C, Roebuck MJ: Evaluation of the IRIS 939 UDx flow microscope as a screening system for urinary tract infection, *J Clin Pathol* 56:844–849, 2003.

Imran S, Eva G, Christopher S, et al: Is specific gravity a good estimate of urine osmolality? *J Clin Lab Anal* 24:426–430, 2010.

Itoh Y, Sakabe K, Kwai T: Basic fetoprotein in normal and pathologic urine, *Ren Fail* 20:239–241, 1998.

Ivanova E, De Leo MG, De Matteis MA, et al: Cystinosis: clinical presentation, pathogenesis and treatment, *Pediatr Endocrinol Rev* 12(Suppl 1):176–184, 2014.

Jefferson JA, Shankland SJ, Pichler RH: Proteinuria in diabetic kidney disease: a mechanistic viewpoint, *Kidney Int* 74:22–36, 2008.

Jiang T, Chen P, Ouyang J, et al: Urine particles analysis: performance evaluation of Sysmex UF-1000i and comparison among urine flow cytometer, dipstick, and visual microscopic examination, *Scand J Clin Lab Invest* 71:30–37, 2011.

Johnson CD, Mole DR, Pestridge A: Postprandial alkaline tide: does it exist? *Digestion* 56:100–106, 1995.

Jones RM, Lamb JH, Lim CK: Urinary porphyrin profiles by laser desorption/ionization time-of-flight mass spectrometry without the use of classical matrices, *Rapid Commun Mass Spectrom* 9:921–923, 1995.

Joshi S, Andersen R, Jespersen B, et al: Genetics of steroid-resistant nephrotic syndrome: a review of mutation spectrum and suggested approach for genetic testing, *Acta Paediatr* 102:844–856, 2013.

Jou WW, Powers RD: Utility of dipstick urinalysis as a guide to management of adults with suspected infection or hematuria, *South Med J* 91:266–269, 1998.

Kadkhoda K, Manickam K, Degagne P, et al: UF-1000i flow cytometry is an effective screening method for urine specimens, *Diagn Microbiol Infect Dis* 69:130–136, 2011.

Kayalp D, Dogan K, Ceylan G, et al: Can routine automated urinalysis reduce culture requests? *Clin Biochem* 46:1285–1289, 2013.

Kazi SN, Benz RL: Work-up of Hematuria, *Prim Care* 41:737–748, 2014.

Kesson AM, Talbott JM, Gyory AZ: Microscopic examination of urine, *Lancet* 2:809–812, 1978.

Keverline JP: Recurrent rhabdomyolysis associated with influenza-like illness in a weight-lifter, *J Sports Med Phys Fitness* 38:177–179, 1998.

Khan SR, Atmani F, Glenton P, et al: Lipids and membranes in the organic matrix of urinary calcific crystals and stones, *Calcif Tissue Int* 59:357–365, 1996.

Khejonnit V, Pratumvinit B, Reesukumal K, et al: Optimal criteria for microscopic review of urinalysis following use of automated urine analyzer, *Clin Chim Acta* 439:1–4, 2015.

Killander J, Sjolin S, Zaar B: Rapid tests for ketonuria. A comparative study, *Scand J Clin Lab Invest* 14:311–314, 1962.

Koss LG, Hoda RS, editors: *Koss's cytology of the urinary tract with histopathologic correlations*, 2012 ed, Heidelberg, 2012, Springer.

Kraut JA, Madias NE: Lactic acidosis, *N Engl J Med* 371:2309–2319, 2014.

Kunin CM, DeGroot JE: Self-screening for significant bacteriuria. Evaluation of dip-strip combination nitrite/culture test, *JAMA* 231:1349–1353, 1975.

Kutter D: A chemical test strip to determine low concentrations of albumin and creatinine in urine, *Lab Med* 29:769–772, 1998.

Kwong T, Robinson C, Spencer D, et al: Accuracy of urine pH testing in a regional metabolic renal clinic: is the dipstick accurate enough? *Urolithiasis* 41:129–132, 2013.

Lamb EJ, MacKenzie F, Stevens PE: How should proteinuria be detected and measured? *Ann Clin Biochem* 46:205–217, 2009.

Lamb EJ, McTaggart MP, Stevens PE: Why albumin to creatinine ratio should replace protein to creatinine ratio: it is not just about nephrologists, *Ann Clin Biochem* 50:301–305, 2013.

Levey AS, Coresh J, Balk E, et al: National Kidney Foundation practice guidelines for chronic kidney disease: evaluation, classification, and stratification, *Ann Intern Med* 139:137–147, 2003.

Levitt DG, Levitt MD: Quantitative assessment of the multiple processes responsible for bilirubin homeostasis in health and disease, *Clin Exp Gastroenterol* 7:307–328, 2014.

Levy Y, George J, Ziporen L, et al: Massive proteinuria as a main manifestation of primary antiphospholipid syndrome, *Pathobiology* 66:49–52, 1998.

Livsey SA: Turbidimetric urine screening, *Br J Biomed Sci* 52:71–73, 1995.

Lizana J, Brito M, Davis MR: Assessment of five quantitative methods for determination of total proteins in urine, *Clin Biochem* 10:89–93, 1977.

Loun B, Astles R, Copeland KR, et al: Adaptation of a quantitative immunoassay for urine myoglobin. Predictor in detecting renal dysfunction, *Am J Clin Pathol* 105:479–486, 1996.

Luceri C, Caderni G, Lodovici M, et al: Urinary excretion of sucrose and fructose as a predictor of sucrose intake in dietary intervention studies, *Cancer Epidemiol Biomarkers Prev* 5:167–171, 1996.

Luo J, Lamb JH, Lim CK: Analysis of urinary and faecal porphyrin excretion patterns in human porphyrias by fast atom bombardment mass spectrometry, *J Pharm Biomed Anal* 15:1289–1294, 1997.

Luo JL, Deka J, Lim CK: Determination of 5-aminolaevulinic acid dehydratase activity in erythrocytes and porphobilinogen in urine by micellar electrokinetic capillary chromatography, *J Chromatogr A* 722:353–357, 1996.

Lyon ME, Ball CL, Lyon AW, et al: A preliminary evaluation of the interaction between urine specific gravity and leukocyte esterase results using Bayer Multistix and the Clinitek 500, *Clin Biochem* 36:579–581, 2003.

Machuca E, Benoit G, Antignac C: Genetics of nephrotic syndrome: connecting molecular genetics to podocyte physiology, *Hum Mol Genet* 18:R185–R194, 2009.

Manoni F, Tinello A, Fornasiero L, et al: Urine particle evaluation: a comparison between the UF-1000i and quantitative microscopy, *Clin Chem Lab Med* 48:1107–1111, 2010.

Margulis V, Sagalowsky AI: Assessment of hematuria, *Med Clin North Am* 95:153–159, 2011.

Martinez MH, Bottini PV, Levy CE, et al: UriSed as a screening tool for presumptive diagnosis of urinary tract infection, *Clin Chim Acta* 425:77–79, 2013.

McElderry LA, Tarbit IF, Cassells-Smith AJ: Six methods for urinary protein compared, *Clin Chem* 28:356–360, 1982.

McGregor DO, Lynn KL, Bailey RR, et al: Clinical audit of the use of renal biopsy in the management of isolated microscopic hematuria, *Clin Nephrol* 49:345–348, 1998.

Meng QH, Handy B, Wagar E: Confirmatory testing of urine ketones and bilirubin: still necessary? *Arch Pathol Lab Med* 137:1028–1029, 2013a.

Meng QH, Handy B, Wagar EA: It's not easy being blue-green, *Ann Lab Med* 33:457–458, 2013b.

Misra S, Oliver NS: Utility of ketone measurement in the prevention, diagnosis and management of diabetic ketoacidosis, *Diabet Med* 32:14–23, 2015.

Miyajima H, Orii KE, Shindo Y, et al: Mitochondrial trifunctional protein deficiency associated with recurrent myoglobinuria in adolescence, *Neurology* 49:833–837, 1997.

Mody L, Juthani-Mehta M: Urinary tract infections in older women: a clinical review, *JAMA* 311:844–854, 2014.

Mogensen CE: Microalbuminuria predicts clinical proteinuria and early mortality in maturity-onset diabetes, *N Engl J Med* 310:356–360, 1984.

Mori R, Yonemoto N, Fitzgerald A, et al: Diagnostic performance of urine dipstick testing in children with suspected UTI: a systematic review of relationship with age and comparison with microscopy, *Acta Paediatr* 99:581–584, 2010.

Mount DL, Green MD, Zucker JR, et al: Field detection of sulfonamides in urine: the development of a new and sensitive test, *Am J Trop Med Hyg* 55:250–253, 1996.

Mudd SH: Hypermethioninemias of genetic and non-genetic origin: A review, *Am J Med Genet C Semin Med Genet* 157C:3–32, 2011.

Muriithi AK, Nasr SH, Leung N: Utility of urine eosinophils in the diagnosis of acute interstitial nephritis, *Clin J Am Soc Nephrol* 8:1857–1862, 2013.

Nagahama D, Yoshiko K, Watanabe M, et al: A useful new classification of dysmorphic urinary erythrocytes, *Clin Exp Nephrol* 9:304–309, 2005.

Nakanishi N, Fukui M, Tanaka M, et al: Low urine pH is a predictor of chronic kidney disease, *Kidney Blood Press Res* 35:77–81, 2012.

Naumova NN, Schappert J, Kaplan LA: Reducing substances in urine: a paradigm for changes in a standard test, *Ann Clin Lab Sci* 36:447–448, 2006.

Nguyen GK: Urine cytology in renal glomerular disease and value of G1 cell in the diagnosis of glomerular bleeding, *Diagn Cytopathol* 29:67–73, 2003.

Nicolle LE: Urinary tract infections in special populations: diabetes, renal transplant, HIV infection, and spinal cord injury, *Infect Dis Clin North Am* 28:91–104, 2014.

O'Connor WJ, Murphy GM, Darby C, et al: Porphyrin abnormalities in acquired immunodeficiency syndrome, *Arch Dermatol* 132:1443–1447, 1996.

Olivieri B, Rai AJ: A primer on clinical applications and assays using urine: focus on analysis of plasma cell dyscrasias using automated electrophoresis and immunofixation, *Methods Mol Biol* 641:13–26, 2010.

Ooi SB, Kour NW, Mahadev A: Haematuria in the diagnosis of urinary calculi, *Ann Acad Med Singapore* 27:210–214, 1998.

Ottiger C, Huber AR: Quantitative urine particle analysis: integrative approach for the optimal combination of automation with UF-100 and microscopic review with KOVA cell chamber, *Clin Chem* 49:617–623, 2003.

Panholzer TJ, Beyer J, Lichtwald K: Coupled-column liquid chromatographic analysis of catecholamines, serotonin, and metabolites in human urine, *Clin Chem* 45:262–268, 1999.

Penders J, Fiers T, Delanghe JR: Quantitative evaluation of urinalysis test strips, *Clin Chem* 48:2236–2241, 2002.

Perkovic V, Verdon C, Ninomiya T, et al: The relationship between proteinuria and coronary risk: a systematic review and meta-analysis, *PLoS Med* 5:e207, 2008.

Rampoldi L, Scolari F, Amoroso A, et al: The rediscovery of uromodulin (Tamm-Horsfall protein): from tubulointerstitial nephropathy to chronic kidney disease, *Kidney Int* 80:338–347, 2011.

Rasoulpour M, Banco L, Laut JM, et al: Inability of community-based laboratories to identify pathological casts in urine samples, *Arch Pediatr Adolesc Med* 150:1201–1204, 1996.

Reilly AA, Bellisario R, Pass KA: Multivariate discrimination for phenylketonuria (PKU) and non-PKU hyperphenylalaninemia after analysis of newborns' dried blood-spot specimens for six amino acids by ion-exchange chromatography, *Clin Chem* 44:317–326, 1998.

Rendl J, Bier D, Groh T, et al: Rapid urinary iodide test, *J Clin Endocrinol Metab* 83:1007–1012, 1998.

Robinson RR, Glover SN, Phillippi PJ, et al: Fixed and reproducible orthostatic proteinuria. I. Light microscopic studies of the kidney, *Am J Pathol* 39:291–306, 1961.

Rockall AG, Newman-Sanders AP, al-Kutoubi MA, et al: Haematuria, *Postgrad Med J* 73:129–136, 1997.

Rose MR, Kissel JT, Bickley LS, et al: Sustained myoglobinuria: the presenting manifestation of dermatomyositis, *Neurology* 47:119–123, 1996.

Roshan B, Stanton RC: A story of microalbuminuria and diabetic nephropathy, *J Nephropathol* 2:234–240, 2013.

Ryan Caballes F, Sendi H, Bonkovsky HL: Hepatitis C, porphyria cutanea tarda and liver iron: an update, *Liver Int* 32:880–893, 2012.

Sacks DB, Arnold M, Bakris GL, et al: Guidelines and recommendations for laboratory analysis in the diagnosis and management of diabetes mellitus, *Clin Chem* 57:e1–e47, 2011.

Saravakos P, Kokkinou V, Giannatos E: Cystinuria: current diagnosis and management, *Urology* 83:693–699, 2014.

Sarnak MJ, Astor BC: Implications of proteinuria: CKD progression and cardiovascular outcomes, *Adv Chronic*

Kidney Dis 18:258–266, 2011.
Scales CD Jr, Smith AC, Hanley JM, et al: Prevalence of kidney stones in the United States, *Eur Urol* 62:160–165, 2012.
Schwartz S, Shorov V, Watson CJ: Studies of urobilinogen. IV. Quantitative determination of urobilinogen by means of Evelyn photoelectric colorimeter, *Am J Clin Pathol* 14:598–604, 1944.
Scriver CR, Beaudet AL, Sly WS, et al: *Metabolic basis of inherited diseases*, ed 6, New York, 1989, McGraw-Hill.
Sharp LJ, Haller RG: Metabolic and mitochondrial myopathies, *Neurol Clin* 32:777–799, ix, 2014.
Sharp VJ, Barnes KT, Erickson BA: Assessment of asymptomatic microscopic hematuria in adults, *Am Fam Physician* 88:747–754, 2013.
Shekarriz B, Stoller ML: Uric acid nephrolithiasis: current concepts and controversies, *J Urol* 168:1307–1314, 2002.
Shihabi ZK: Myoglobinuria detection by capillary electrophoresis, *J Chromatogr B Biomed Appl* 669:53–58, 1995.
Sidhu H, Hoppe B, Hesse A, et al: Absence of Oxalobacter formigenes in cystic fibrosis patients: a risk factor for hyperoxaluria, *Lancet* 352:1026–1029, 1998.
Simo-Alfonso EF, Ramis-Ramos G, Garcia-Alvarez-Coque MC, et al: Determination of sulphonamides in human urine by azo dye precolumn derivatization and micellar liquid chromatography, *J Chromatogr B Biomed Appl* 670:183–187, 1995.
Singh PP, Pendse AK, Ahmed A, et al: A study of recurrent stone formers with special reference to renal tubular acidosis, *Urol Res* 23:201–203, 1995.
Spinelli D, Consonni D, Garigali G, et al: Waxy casts in the urinary sediment of patients with different types of glomerular diseases: results of a prospective study, *Clin Chim Acta* 424:47–52, 2013.
St John A, Boyd JC, Lowes AJ, et al: The use of urinary dipstick tests to exclude urinary tract infection: a systematic review of the literature, *Am J Clin Pathol* 126:428–436, 2006.
Strasinger SK, Di Lorenzo MS: Physical examination of urine. In Strasinger SK, Di Lorenzo MS, editors: *Urinalysis and body fluids*, ed 6, Philadelphia, 2014, F.A. Davis, pp 59–70.
Strohmaier WL, Hoelz KJ, Bichler KH: Spot urine samples for the metabolic evaluation of urolithiasis patients, *Eur Urol* 32:294–300, 1997.
Takemura Y, Ishida H, Inoue Y, et al: Opportunistic discovery of occult disease by use of test panels in new, symptomatic primary care outpatients: yield and cost of case finding, *Clin Chem* 46:1091–1098, 2000.
Thomas K, Wong K, Withington J, et al: Cystinuria—a urologist's perspective, *Nat Rev Urol* 11:270–277, 2014.
Threatte GA: Laboratory evaluation of renal function in the elderly. In Michelis MF, Davis BB, Preuss HG, editors: *Geriatric nephrology*, New York, 1986, Field, Rich and Associates, Inc., pp 18–21.
Tramonti G, Kanwar YS: Review and discussion of tubular biomarkers in the diagnosis and management of diabetic nephropathy, *Endocrine* 43:494–503, 2013.
Tryggvason K, Patrakka J, Wartiovaara J: Hereditary proteinuria syndromes and mechanisms of proteinuria, *N Engl J Med* 354:1387–1401, 2006.
Tsai JJ, Yeun JY, Kumar VA, et al: Comparison and interpretation of urinalysis performed by a nephrologist versus a hospital-based clinical laboratory, *Am J Kidney Dis* 46:820–829, 2005.
Tworek JA, Wilkinson DS, Walsh MK: The rate of manual microscopic examination of urine sediment: a College of American Pathologists Q-Probes study of 11,243 urinalysis tests from 88 institutions, *Arch Pathol Lab Med* 132:1868–1873, 2008.
van den Broek D, Keularts IM, Wielders JP, et al: Benefits of the iQ200 automated urine microscopy analyser in routine urinalysis, *Clin Chem Lab Med* 46:1635–1640, 2008.
Verdesca S, Fogazzi GB, Garigali G, et al: Crystalluria: prevalence, different types of crystals and the role of infrared spectroscopy, *Clin Chem Lab Med* 49:515–520, 2011.
Verma V, Kant R, Sunnoqrot N, et al: Proteinuria in the elderly: evaluation and management, *Int Urol Nephrol* 44:1745–1751, 2012.
Viberti GC, Hill RD, Jarrett RJ, et al: Microalbuminuria as a predictor of clinical nephropathy in insulin-dependent diabetes mellitus, *Lancet* 1:1430–1432, 1982.
Viswanathan G, Upadhyay A: Assessment of proteinuria, *Adv Chronic Kidney Dis* 18:243–248, 2011.
Vogeser M, Stauch T: Evaluation of a commercially available rapid urinary porphobilinogen test, *Clin Chem Lab Med* 49:1491–1494, 2011.
Voinescu GC, Shoemaker M, Moore H, et al: The relationship between urine osmolality and specific gravity, *Am J Med Sci* 323:39–42, 2002.
Waldvogel-Abramowski S, Waeber G, Gassner C, et al: Physiology of iron metabolism, *Transfus Med Hemother* 41:213–221, 2014.
Ward JF, Kaplan GW, Mevorach R, et al: Refined microscopic urinalysis for red blood cell morphology in the evaluation of asymptomatic microscopic hematuria in a pediatric population, *J Urol* 160:1492–1495, 1998.
Weisz D, Seabrook JA, Lim RK: The presence of urinary nitrites is a significant predictor of pediatric urinary tract infection susceptibility to first- and third-generation cephalosporins, *J Emerg Med* 39:6–12, 2010.
Welch AA, Mulligan A, Bingham SA, et al: Urine pH is an indicator of dietary acid-base load, fruit and vegetables and meat intakes: results from the European Prospective Investigation into Cancer and Nutrition (EPIC)-Norfolk population study, *Br J Nutr* 99:1335–1343, 2008.
Whatley SD, Badminton MN: Role of genetic testing in the management of patients with inherited porphyria and their families, *Ann Clin Biochem* 50:204–216, 2013.
White SL, Yu R, Craig JC, et al: Diagnostic accuracy of urine dipsticks for detection of albuminuria in the general community, *Am J Kidney Dis* 58:19–28, 2011.
Wockenfus AM, Koch CD, Conlon PM, et al: Discordance between urine pH measured by dipstick and pH meter: implications for methotrexate administration protocols, *Clin Biochem* 46:152–154, 2013.
Wong WK, Wieringa GE, Stec Z, et al: A comparison of three procedures for the detection of Bence-Jones proteinuria, *Ann Clin Biochem* 34(Pt 4):371–374, 1997.
Wright OR, Safranek S: Urine dipstick for diagnosing urinary tract infection, *Am Fam Physician* 73:129–130, 2006.
Wu X: Urinalysis: a review of methods and procedures, *Crit Care Nurs Clin North Am* 22:121–128, 2010.
Yoo YM, Tatsumi N, Kirihigashi K, et al: Inaccuracy and inefficiency of urinary sediment analysis, *Osaka City Med J* 41:41–48, 1995.
Yuksel H, Kilic E, Ekinci A, et al: Comparison of fully automated urine sediment analyzers H800-FUS100 and LabUMat-UriSed with manual microscopy, *J Clin Lab Anal* 27:312–316, 2013.
Zaman Z, Borremans A, Verhaegen J, et al: Disappointing dipstick screening for urinary tract infection in hospital inpatients, *J Clin Pathol* 51:471–472, 1998.
Zaman Z, Proesmans W: Dysmorphic erythrocytes and G1 cells as markers of glomerular hematuria, *Pediatr Nephrol* 14:980–984, 2000.
Zelmanovitz T, Gross JL, Oliveira J, et al: Proteinuria is still useful for the screening and diagnosis of overt diabetic nephropathy, *Diabetes Care* 21:1076–1079, 1998.
Zimmerman JL, Shen MC: Rhabdomyolysis, *Chest* 144:1058–1065, 2013.
Zuijderhoudt FM, Dorresteijn-de Bok J: Comparison of the Bio-Rad Porphyrin Column Test with a simple spectrophotometric test for total urine porphyrin concentration, *Ann Clin Biochem* 35(Pt 3):418–421, 1998.
Zutt R, van der Kooi AJ, Linthorst GE, et al: Rhabdomyolysis: review of the literature, *Neuromuscul Disord* 24:651–659, 2014.

脑脊液、滑膜液、浆膜腔积液和其他标本

第29章

Donald S. Karcher, Richard A. McPherson

要点

1. 确定各种体腔(即关节、胸腔、腹腔)积液的病因对这些疾病的正确治疗至关重要。
2. 体液实验室检查对于许多疾病(如细菌、病毒和真菌感染;各种关节炎之间的区别;原发性[即间皮瘤]和转移性恶性肿瘤等)的诊断至关重要。
3. 可靠的检测解释依赖于适当的样本采集、临床/实验室沟通、合理的实验室分析方法和可靠的参考值。

脑脊液

成人每天产生约 500ml 脑脊液(cerebrospinal fluid, CSF)(0.3~0.4ml/min)。成人脑脊液总体积约 90~150ml,其中约 25ml 在脑室中,其余部分在蛛网膜下腔中。新生儿脑脊液体积约 10~60ml。因此,CSF 每 5~7 小时更新一次(Wood,1980)。大约 70%的 CSF 通过脉络丛超滤和分泌产生。其余部分由脑室室管膜内层和脑蛛网膜下腔产生。CSF 通过正中孔和外侧孔流出脑室系统,流经蛛网膜下腔内脑和脊髓表面。CSF 沿上矢状窦经蛛网膜绒毛重吸收。

CSF 的主要功能:①提供物理支持,1500g 脑在 CSF 中悬浮时重约 50g;②对急性静脉(呼吸和姿势)和动脉血压或冲击压力的突然变化具有保护作用;③提供排出废物功能,因为大脑没有淋巴系统;④是下丘脑释放因子运送到正中隆起细胞的通路;⑤维持中枢神经系统离子稳态。

血脑屏障(blood-brain barrier, BBB)的概念源于染料排除(台盼蓝)研究。它由两个形态不同的部分组成:通过细胞间紧密连接的独特毛细血管内皮和通过单层特定的脉络膜室管膜细胞覆盖有孔的毛细血管紧密连接形成的脉络丛。CSF 离子组分(例如 H^+、K^+、Ca^{2+}、Mg^{2+}、碳酸氢盐)由特定的运输系统严格调控,而葡萄糖、尿素和肌酐则自由扩散,但需要 2 小时或更长时间才能平衡。蛋白质被动扩散的速率取决于血浆-CSF 浓度梯度,与其分子量和流体动力学体积成反比(Fishman,1992)。因此,BBB 可在血浆组分发生急性波动期间维持中枢神经系统环境的相对稳态。

样本采集和初压

脑脊液可以通过腰椎、小脑延髓池或颈椎侧方穿刺或通过脑室插管或分流器进行采集。腰椎穿刺的细节见于(Herndon & Brumderback,1989;Ward & Gushurst,1992)。如果头部弯曲,婴儿可能发生呼吸损伤(Ward & Gushurst,1992)。

脑脊液取出前应采用压力计记录初压(opening pressure)。CSF 压力随着姿势变化、血压、静脉回流、Valsalva 操作以及脑血流量改变而变化。正常成年人在腿部和颈部处于正中位的侧卧位时初压为 90~180mmH_2O。如果患者端坐位会稍增高,随着呼吸可能会达 10mmH_2O。然而,肥胖患者的压力可能高达 250mmH_2O。婴儿和幼儿正常范围为 10~100mmH_2O,6~8

岁时达到成人范围(Fishman,1992)。初压高于 250mmH_2O 诊断为颅内高血压,可能由脑膜炎、颅内出血和肿瘤导致(Seehusen et al,2003)。如果放松状态下患者的初压大于 200mmH_2O,则抽取量不应超过 2.0ml。

特发性颅内高压在育龄肥胖妇女中最为常见。当初压升高时,必须缓慢采集 CSF,并密切监测压力。如果压力降至初压的 50%,则应停止 CSF 采集(Conly & Ronald,1983)。

压力升高见于情绪紧张、充血性心力衰竭、脑膜炎、上腔静脉综合征、静脉窦血栓形成、脑水肿、大量损伤、低渗透压或 CSF 吸收障碍的患者。初压升高可能是隐球菌性脑膜炎和脑假瘤中唯一的异常(Hayward et al,1987)。脊髓-蛛网膜下阻滞、脱水、循环性虚脱和脑脊液漏出可出现 CSF 压力降低。取出 1~2ml 后压力显著下降提示脑疝或穿刺部位上方有脊柱阻塞,不应进一步采集液体。

通常 CSF 采集不超过 20ml。在采集样本之前,临床医生应了解检测所需 CSF 量,以确保提交足够的样本。此外,临床医生应向实验室提供适当的临床病史。由于细胞学和化学参数在不同部位具有差异,因此应注意标本采集部位(如腰椎、小脑延髓池)。应考虑同时进行血清葡萄糖测定的必要性。由于血清 CSF 平衡的延迟,最好在腰椎穿刺前 2~4 小时采集血液。

CSF 样本通常分装于 3 个无菌管内:第 1 管用于化学和免疫学检查;第 2 管用于微生物学检查;第 3 管用于细胞计数和分类。如果怀疑有恶性肿瘤,可以将附加管插入 3 号位置用于细胞学检查。然而,在某些条件下,一些改变是至关重要的。例如,如果第 1 管发生创伤性穿刺出血,而蛋白质测定是分析的最重要方面(如疑似多发性硬化),则不应使用该管。实际上,第 3 管应用于 CSF 主要检测项目。唯一需要明确的是第 1 管不应用于微生物学检测,因为它可能被皮肤细菌污染。如果出现问题,CSF 分析前的实验室和临床之间的沟通是至关重要的。

应避免使用玻璃管,因为细胞对玻璃的黏附会影响细胞计数和分类。标本应立即送交实验室处理,以减少细胞降解(细胞降解在采集后 1 小时内开始)。禁止对培养标本进行冷藏,因为在培养基上不易生长的病原微生物(例如流感嗜血杆菌、脑膜炎奈瑟球菌)不能存活,并且对于可能需要使用流式细胞术检测白血病或淋巴瘤细胞的样本,冷藏可能会影响细胞表面某些抗原的表达和(或)检测。

适应证和推荐的检测

腰椎穿刺的适应证可分为四类:脑膜感染、蛛网膜下腔出血、原发性或转移性恶性肿瘤和脱髓鞘疾病(American College of Physicians,1986)。感染性脑膜炎,尤其是细菌性感染性脑膜炎的鉴定是 CSF 检查的最重要适应证(框 29-1)。推荐的实验室检查是针对这些疾病的鉴别(框 29-2)。其他疾病的 CSF 检查通常作用不大,但通常为临床诊断提供支持证据或有助于排除其他疾病(Irani,2009)。首先对标本进行常规检查,随后对储存标本进行更有针对性的检验(根据需要),这是提高检验效率的一种方式(Albright et al,1988)。

框 29-1　通过 CSF 实验室检查来检测的疾病

高灵敏性、高特异性*
细菌性、结核性和真菌性脑膜炎
高灵敏性、中度特异性
病毒性脑膜炎
蛛网膜下腔出血
多发性硬化
中枢神经系统梅毒
传染性多发性神经炎
脊柱旁脓肿
中度灵敏性、高特异性
脑膜恶性肿瘤
中度灵敏性、中度特异性
颅内出血
病毒性脑炎
硬膜下血肿

*灵敏性是当疾病存在时检测出疾病的能力;特异性是当疾病不存在时排除疾病的能力。

From American College of Physicians, Health and Public Policy Committee: The diagnostic spinal tap, Ann Intern Med 104: 880, 1986, with permission.

框 29-2　推荐的 CSF 实验室检测项目

常规
CSF 初压
总细胞计数(WBC 和 RBC)
细胞计数分类(染色涂片)
葡萄糖(CSF/血浆比)
总蛋白
在某些情况下有用特定条件
培养(细菌、真菌、病毒、结核分枝杆菌)
革兰氏染色、抗酸染色
真菌和细菌抗原
酶(LD、ADA、CK-BB)
乳酸盐
聚合酶链反应(TB、病毒)
细胞学
电泳(蛋白质、免疫固定)
蛋白质(C-反应性、14-3-3、τ、β-淀粉样蛋白、运铁蛋白)
VDRL 梅毒检测
纤维蛋白来源的 D 二聚体
结核硬脂酸

ADA,腺苷脱氨酶;CK-BB,肌酸激酶-BB;CSF,脑脊液;LD,乳酸脱氢酶;RBC,红细胞;TB,结核病;VDRL,性病研究实验室;WBC,白细胞。

Modified from Kjeldsberg CR, Knight JA: Body fluids: laboratory examination of amniotic, cerebrospinal, seminal, serous, and synovial fluids, ed 3, Chicago, 1993, © American Society for Clinical Pathology, with permission.

理学检查

正常 CSF 为透明无色,黏度与水相似。CSF 异常可出现浑浊、化脓性或有颜色的。白细胞(WBC)计数超过 200/μl 或红细胞(RBC)计数超过 400/μl,开始出现浑浊。当 RBC 计数大于 6000/μl 可表现为肉眼血性。微生物(细菌、真菌、阿米巴)、放射造影物质、抽吸硬膜外脂肪和蛋白质大于 150mg/dl(1.5g/L)也可能产生不同程度的混浊。有经验的检验人员可以根据 Tyndall 效应肉眼判断细胞计数小于 50 个/μl 的标本(Simon &

Abele,1978)。因为悬浮颗粒使光线散射,当直射光成 90°角射向试管时,检验人员将看到"闪光"或"雪样"外观。

凝块形成 可见于具有创伤性穿刺、脊髓完全梗阻(Froin 综合征)、化脓性或结核性脑炎的患者。蛛网膜下腔出血者少见。在冷藏 12~24 小时后可观察到细小的表面薄膜。凝块会夹带炎症细胞和(或)干扰自动化仪器计数而干扰细胞计数的准确性。

黏性 CSF 可见于转移性黏液性腺癌、荚膜多糖引起的隐球菌性脑膜炎或由针刺伤纤维环引起的液体髓核的患者中。

粉红色 CSF 通常表示存在出血。当 RBC 计数超过 6000/μl 时,表现为肉眼血性。它可能源于蛛网膜下腔出血、脑内出血或脑梗死,或创伤性脊髓穿刺。

黄变症

黄变症(xanthochromia)通常指 CSF 离心后上清液呈淡粉色至黄色,也可表现为其他颜色(表 29-1)。检测黄变症,应离心 CSF,将上清液与蒸馏水进行对比。黄变症由于 RBC 裂解和血红蛋白分解,CSF 呈粉红色、橙色或黄色。在蛛网膜下腔腔出血后 2~4 小时腰椎穿刺通常可检测到释放的氧合血红蛋白,呈淡粉色至橙色,有时可能需要 12 小时。峰强度发生在约 24~36 小时之间,4~8 天内逐渐消失。黄色黄变症来自胆红素。蛛网膜下腔出血约 12 小时后出现,峰值在 2~4 天,可持续 2~4 周。

表 29-1 黄变症和相关疾病/病症

CSF 上清颜色	相关疾病/病症
粉红	RBC 溶解裂解/血红蛋白分解产物
黄色	RBC 溶解裂解/血红蛋白分解产物
	高胆红素血症
	CSF 蛋白>150mg/dl(1.5g/L)
橙色	RBC 溶解裂解/血红蛋白分解产物
	维生素 A 过多症(类胡萝卜素)
黄绿色	高胆红素血症(胆绿素)
棕色	脑膜转移性黑色素瘤

CSF 明显黄变症也可能是由于:①氧合血红蛋白,穿刺针或收集管的洗涤剂污染引起的人为红细胞裂解,或检查前未及时冷藏超过 1 小时;②黄疸患者中的胆红素(胆汁脊液);③CSF 蛋白水平超过 150mg/dl,见于血性创伤性穿刺(>100 000RBC/μl)或病理状态,如脊髓完全梗阻、多发性神经炎和脑膜炎;④消毒剂污染;⑤膳食性高胡萝卜素血症(即高维生素 A)中的类胡萝卜素(橙色);⑥脑膜转移性黑色素瘤的黑色素(棕色);⑦利福平治疗(红橙色)。

尽管光谱吸光度扫描可提供黄变症的客观记录,但仔细的肉眼检查也具有相似的灵敏性(Britton et al,1983)。分光光度法也有助于区分具有不同的最大吸收峰的其他黄变色素的血红蛋白衍生物。

血性 CSF 的鉴别诊断

腰椎穿刺中发生创伤性穿刺的比例约为 20%。区分创伤性穿刺与病理性出血至关重要。虽然皱缩红细胞的存在没有意义,但以下观察有助于鉴别两种类型的出血:

1. 在创伤性穿刺中,血性液体通常从第 1 管到第 3 管逐渐变得清澈,但是在蛛网膜下腔出血时各管保持相对一致。

2. 黄变症显微镜检发现噬红细胞或巨噬细胞吞噬含铁血黄素表明是蛛网膜下腔出血而非创伤性穿刺。RBC 裂解在创伤性穿刺后 1~2 小时开始。因此,必须快速评估以避免假阳性结果。

3. 商品化的交联纤维蛋白衍生的 D-二聚体的胶乳凝集免疫测定对于纤维蛋白降解是特异性的,并且在创伤性穿刺中是阴性的(Lang et al,1990)。然而,在弥散性血管内凝血、纤维蛋白溶解或重复腰椎穿刺导致的创伤中可能出现假阳性结果。

显微镜检查

总细胞计数

虽然临床上仍沿用传统的手工计数方法——在手工计数板中加入未稀释的 CSF 进行计数,但由于 CSF 样本的细胞数通常较低,导致手工计数结果的精密度有限(Barnes et al,2004)。比如使用深度为 0.2mm 的 Fuchs-Rosenthal 计数板,计数 18 个大方格(每个 $1mm^2$),总体积为 3.6μl(18×0.2μl/方格),假设细胞浓度为 5 个细胞/μl,则总细胞共计数 18 个。变异系数 CV 为 24%,±2CV 为 48%。具有 9 个 $1mm^2$ 方格、深 0.1mm 的牛鲍血细胞计数板,在相同的细胞浓度下,其 CV 为 45%(2CV 为+90%)。随着流式细胞仪硬件和软件的发展,目前可以用其对 CSF 中的总 WBC 计数和 WBC 分类计数(Hoffman & Janssen,2002;Aune et al,2004)甚至细菌(Nanos & Delanghe,2008)进行自动检测。虽然临床上用于 CSF 计数的流式细胞仪日益增多,但目前 CSF 总 WBC 计数在临床决策中发挥作用不足,流式细胞仪在检测低水平 WBC 或其特定亚型上一直存在技术瓶颈,这些问题也会引发人们的持续关注(Hoffman & Janssen,2002;Andrews et al,2005;Glasser et al,2009;Kleine et al,2009)。考虑到周转时间和成本问题,对 CSF 样本进行自动 WBC 计数和分类计数可能是手工计数的合理替代方法(Zimmerman et al,2011;Li et al,2014),为避免病理细胞的漏检,可同时采用人工镜检进行审核(Strik et al,2005)。若对 CSF 样本进行自动细胞计数,实验室应严格遵循制造商、临床和实验室标准协会的指南(CLSI 指南 H56-A,2006)。

正常成人白细胞数为 0~5 个/μl。新生儿白细胞数略高,为 0~30 个/μl,其上限在青少年期逐渐降低至成年人水平。正常脑脊液中不应存在红细胞。如果大量出现(除外创伤性漏出),则可能由病理过程所致(例如创伤、恶性肿瘤、梗阻、出血)。虽然 RBC 计数的诊断价值有限,但在创伤性穿刺存在的情况下,可以利用其校正白细胞或蛋白质的误差,从而有效估计 CSF 中真正的 WBC 或总蛋白。为保证结果有效,所有检测(WBC、RBC、蛋白质)须在相同的试管中进行,计算过程也基于血液全部来自创伤性漏出的假设。校正的 WBC 计数如下:

$$WBC_{校正值}=WBC_{观察值}-WBC_{增加值}$$

$$WBC_{增加值}=WBC_{血液}\times RBC_{脑脊液}/RBC_{血液}$$

$WBC_{观察值}$ = CSF 白细胞计数

$WBC_{增加值}$ = 通过外伤性漏出进入 CSF 的白细胞

RBC_{CSF} = CSF 红细胞计数

$RBC_{血液}$ = 外周血红细胞计数

类似的公式可用来校正增加的总蛋白(TP):

$$TP_{增加值}=[TP_{血清}\times(1-HCT)]\times RBC_{CSF}/RBC_{血液}$$

在外周血 RBC 计数和血清蛋白正常的情况下,校正值相当于每 700 个 RBC 对应 1 个 WBC,每 10 000 个 RBC 对应 8mg/dl 蛋白质。只要外周血 WBC 计数不是特别高或特别低,校正红细胞后的 WBC 计数是相当准确的。

WBC 观察值/预期值的比值大于 10,诊断细菌性脑膜炎的灵敏度为 88%,特异性为 90%。当 WBC 预期值小于观察值时,发生细菌性脑膜炎的概率很低(Mayefsky & Roughmann,1987;Bonadio et al,1990)。

白细胞分类计数

表 29-2 所列为 WBC 分类计数的参考区间。在计数池中进行分类计数无法得到满意的结果,原因是细胞量少导致精密度低,以及划分为粒或单个核后难以进一步识别细胞类型。CSF 离心沉渣的直接涂片方法也受限于细胞畸变和碎片的影响。

表 29-2 CSF 离心分类计数的参考区间

细胞类型	成年人/%	新生儿/%
淋巴细胞	62±34	20±18
单核细胞	36±20	72±22
中性粒细胞	2±5	3±5
组织细胞	少见	5±4
室管膜细胞	少见	少见
嗜酸性粒细胞	少见	少见

细胞离心涂片法快速、简便,且空气干燥后可用于瑞氏染色,是所有体液细胞分类计数的推荐方法(Rabinovitch & Cornbleet,1994)。该法在细胞检出率和保存上优于简单离心。从 0.5ml 正常 CSF 样本中可浓缩得到 30~50 个细胞。虽然可以见到多种人为处理导致的畸形细胞,但向新鲜样本中加入白蛋白(2 滴 22%牛血清白蛋白)或离心前调整细胞浓度至约 300 个 WBC/L 时,可最大限度地降低人为影响(Kjeldsberg & Knight,1993)。即使在细胞数很低的情况下,CSF 经细胞离心后进行人工细胞分类计数仍然是最可靠的方法。尽管流式细胞仪可以安全地对 CSF 样本进行细胞分类计数(Hoffman & Janssen,2002;Aulesa et al,2003;Li et al,2014),但对于一些仪器推荐使用细胞离心涂片的人工镜检来确认其结果(Aune et al,2004;Strik et al,2005),对可能包含肿瘤细胞的标本必须进行人工镜检。应用 CSF 细胞离心法能否有效地检测到诸如白血病细胞等肿瘤细胞似乎高度依赖于仪器(Huppmann et al,2012)。

过滤和沉淀的方法对于日常工作来说太过繁杂,但是过滤法能够浓缩大量的 CSF 样本用于细胞检查或培养,同时可保留滤液用于其他检查。

在成年人中,正常 CSF 含有少量的淋巴细胞和单核细胞,其比例约为 70:30(图 29-1)。幼儿中单核细胞比例较高,正常情况下可高达 80%(Pappu et al,1982)。CSF 中的红细胞常见于轻度创伤性出血,尤其是在婴幼儿中。在正常 CSF 标本中也可见少量中性粒细胞(PMN),最可能由轻度出血(Hayward & Oye,1988)和细胞浓缩改进方法引起。目前对于 PMN 的正常上限还未达成共识,许多实验室在白细胞计数正常情况下可接受 PMN 升高至 7%。有报道称在无脑膜炎的高危新生儿中中性粒细胞可超过 60%(Rodriguez et al,1990)。在腰椎穿刺后的 2 小时内,PMN 的数量可因细胞裂解减少 68%(Steele et al,1986)。

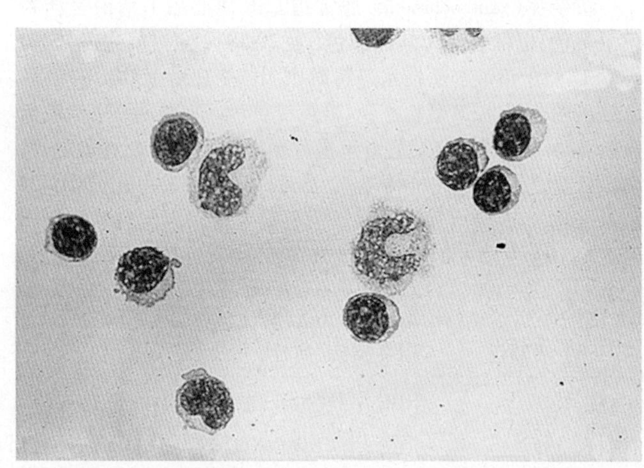

图 29-1 脑脊液细胞学(淋巴细胞与单核细胞分布比为 70 : 30)

创伤性穿刺可导致骨髓细胞、软骨细胞、鳞状细胞、神经节细胞和软组织成分的出现,极少数情况下还可见室管膜和脉络丛神经细胞(图 29-2)。此外,在脑室内出血的早产儿 CSF 中有时能发现一些可能是生发基质来源的原始细胞簇(图 29-3)。

CSF 中的中性粒细胞增多可见于多种情况(框 29-3)。在

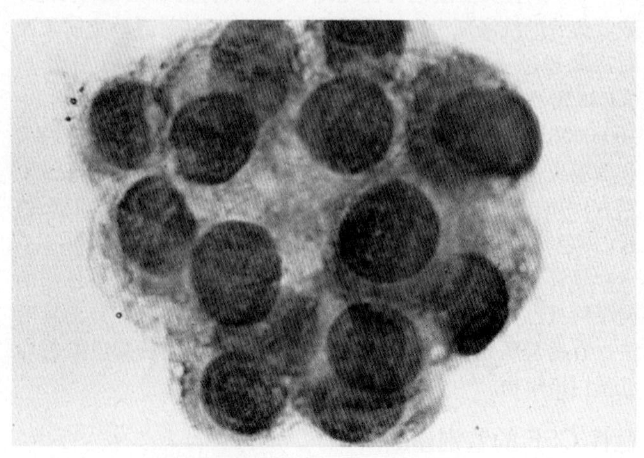

图 29-2 脑脊液中的脉络丛细胞

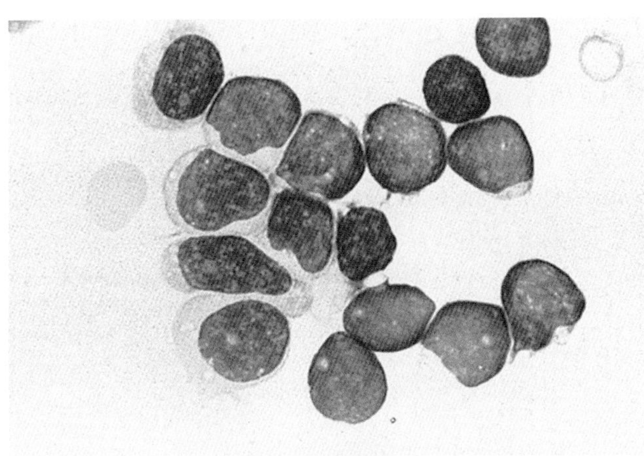

图 29-3 早产儿脑脊液中的原始细胞样细胞簇(From Kjeldsberg CR, Knight JA: Body fluids: laboratory examination of amniotic, cerebrospinal, seminal, serous and synovial fluids, ed 3, Chicago, 1993, © American Society for Clinical Pathology, with permission)

早期细菌性脑膜炎中,PMN 的比例通常超过 60%。然而,在约 1/4 的早期病毒性脑膜炎病例中,PMN 的比例也超过了 60%。病毒诱导的中性粒细胞增多通常会在 2~3 天内转变为淋巴细胞增多。PMN 总数超过 1180/μl(或白细胞总数超过 2000/μl)对细菌性脑膜炎的诊断预测值达 99%(Spanos et al, 1989)。持续性的中性粒细胞性脑膜炎(1 周以上)可能是非传染性的,或者是由诺卡菌、放线菌、曲霉、接合子等不常见的病原体引起(Peacock et al, 1984)。

框 29-3 CSF 中性粒细胞增多原因

脑膜炎
- 细菌性脑膜炎
- 早期病毒性脑膜脑炎
- 早期结核性脑膜炎
- 早期真菌性脑膜炎
- 阿米巴脑膜炎

其他感染
- 脑脓肿
- 硬膜下脓肿
- 艾滋病相关的 CMV 神经根病变

癫痫发作后

CNS 出血后
- 蛛网膜下腔
- 脑内

CNS 梗阻后

多次腰椎穿刺的反应

在蛛网膜下腔注射异物(例如甲氨蝶呤、造影剂)

转移性肿瘤侵犯 CSF

CSF 中淋巴细胞增多在多种疾病中已有报道(框 29-4)。淋巴细胞增多(>50%)可见于白细胞总数低于 1000/μl 的早期急性细菌性脑膜炎 L(Powers, 1985)。脑膜炎尤其是病毒性脑膜炎中可见到反应性淋巴浆细胞样变和免疫母细胞变异体。在新生儿 CSF 中可以见到原始细胞样的淋巴细胞与小、大淋巴细胞混杂在一起。

框 29-4 CSF 淋巴细胞增多原因

脑膜炎
- 病毒性脑膜炎
- 结核性脑膜炎
- 真菌性脑膜炎
- 梅毒性脑膜脑炎
- 钩端螺旋体脑膜炎
- 不常见病原菌
- 白细胞计数相对较低的早期细菌性脑膜炎
- 寄生虫感染(例如囊虫病、旋毛虫病、弓形虫病)
- 化脓病灶与脑膜毗邻的无菌性脑膜炎

退行性疾病
- 亚急性硬化性全脑炎
- 多发性硬化症
- 药物滥用脑病
- 吉兰-巴雷综合征
- 急性播散性脑脊髓炎

其他炎症性疾病
- Handl 综合征(头痛、神经功能缺损伴 CSF 淋巴细胞增多)
- 结节病
- 多发性神经炎
- CNS 周围炎

CSF 中通常不含有浆细胞,但在各种炎性和感染性疾病中浆细胞可伴随大、小淋巴细胞出现(框 29-5),并与恶性脑肿瘤相关(Fishman, 1992)。多发性骨髓瘤偶尔也会侵袭脑膜(Oda et al, 1991)。

框 29-5 引起 CSF 炎症和感染的原因

急性病毒感染
吉兰-巴雷综合征
多发性硬化症
CNS 寄生虫感染
结节病
亚急性硬化性全脑炎
梅毒性脑膜脑炎
结核性脑膜炎

正常脑脊液中很少见到嗜酸性粒细胞,但在多种中枢神经系统(central nervous system, CNS)疾病中可见到嗜酸性粒细胞增加(框 29-6)。例如,嗜酸性粒细胞在一般炎症反应中通常是轻度增加(1%~4%),但在脑室分流障碍的儿童中增加显著(图 29-4)。嗜酸性粒细胞性脑膜炎的建议诊断标准是嗜酸性粒细胞比例达 10%(Kuberski, 1981)。CNS 寄生虫感染是全球范围内嗜酸性粒细胞增多症最常见的原因,而球孢子虫病是美国流行地区 CSF 嗜酸性粒细胞增多症的主要原因(Ragland et al, 1993)。

CSF 单核细胞增多诊断缺乏特异性,通常是作为包括中性粒细胞、淋巴细胞和浆细胞的“混合细胞反应”的一部分。这种情况可见于结核和真菌性脑膜炎、慢性细菌性脑膜炎(即李斯特菌单核细胞增生及其他)、钩端螺旋体脑膜炎、脑脓肿破裂、弓形虫脑膜炎、阿米巴脑炎。无中性粒细胞的混合细胞反应是病毒性和梅毒性脑膜炎的特征。蛛网膜下腔出血或创伤性出血后的 12~48 小时可见到吞噬红细胞的巨噬细胞(噬红细胞)。48 小时后将出现吞噬含铁血黄素的巨噬细胞(噬铁细胞),并可持续数周(图 29-5)。几天后会形成棕黄色或红色的类胆红素结晶。

框 29-6 CSF 嗜酸性粒细胞增多症原因

常见于:
急性多发性神经炎
CNS 对异物的反应(药物、分流器)
真菌感染
特发性嗜酸性粒细胞性脑膜炎
特发性嗜酸性粒细胞增多症
寄生虫感染
少见于:
细菌性脑膜炎
白血病/淋巴瘤
骨髓增生性疾病
神经结节
原发性脑肿瘤
结核性脑膜炎
病毒性脑膜炎

Modified from Kjeldsberg CR, Knight JA: Body fluids: laboratory examination of amniotic, cerebrospinal, seminal, serous and synovial fluids, ed 3, Chicago, 1993, © American Society for Clinical Pathology, with permission

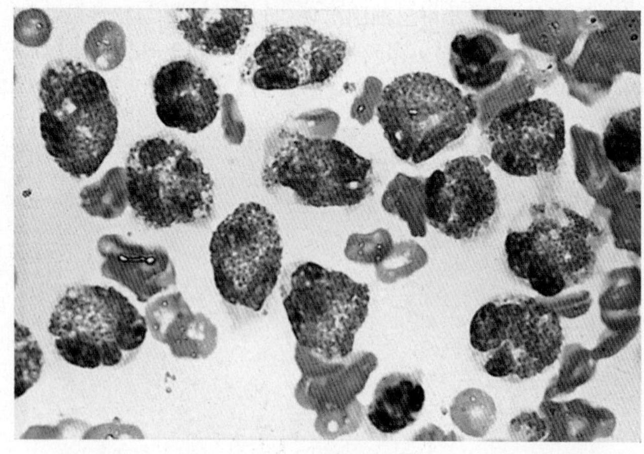

图 29-4 脑室分流障碍儿童脑脊液中的嗜酸性粒细胞

脑脊液肿瘤细胞形态学检测具有中度敏感性和高特异性(97%~98%)(Marton & Gean, 1986)。敏感性取决于肿瘤类型。白血病患者 CSF 检查灵敏度最高(约 70%),其次为转移性肿瘤(20%~60%)和原发性 CNS 恶性肿瘤(30%)。灵敏度可以通过对大量 CSF 进行过滤或者对怀疑肿瘤的患者进行连续穿刺来进一步优化。使用液体薄层法处理 CSF 样本也可增加肿瘤细胞检出的灵敏度,且细胞能够被完整地保存以进行潜在的免疫细胞化学分析(Sioutopoulou et al, 2008)。目前这种基于液体的方法被广泛应用于 CSF 和其他体液标本的细胞病理学检查。

急性淋巴细胞性白血病(图 29-6)比急性髓性白血病更易侵袭脑膜(图 29-7),但两者均比慢性白血病的 CNS 受累更为常见。细胞离心制备的样本中,具有明确淋巴母细胞特征的白细胞计数大于 5/μl 即为 CSF 受累的证据。在观察到淋巴母细胞但细胞计数低于 6/μl 的儿童中,CNS 疾病复发率很低,与未观察到这类细胞的患者没有差异(Odom et al, 1990; Gilchrist et al, 1994; Tubergen et al, 1994)。如前所述,CSF 中用细胞离心检测白血病细胞的方法高度依赖于仪器,在细胞量少的情况下可能会被某些仪器所遗漏(Huppmann et al, 2012)。

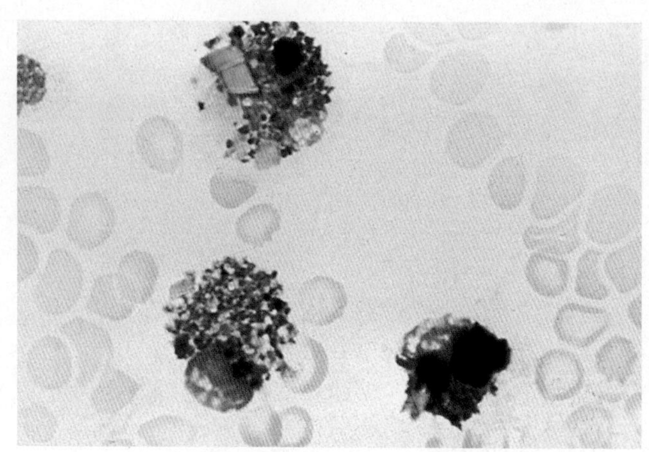

图 29-5 来自蛛网膜下腔出血患者脑脊液的吞噬含铁血黄素的巨噬细胞(噬铁细胞)。可见含铁血黄素晶体(金黄色)(From Kjeldsberg CR, Knight JA: Body fluids: laboratory examination of amniotic, cerebrospinal, seminal, serous and synovial fluids, ed 3, Chicago, 1993, © American Society for Clinical Pathology, with permission)

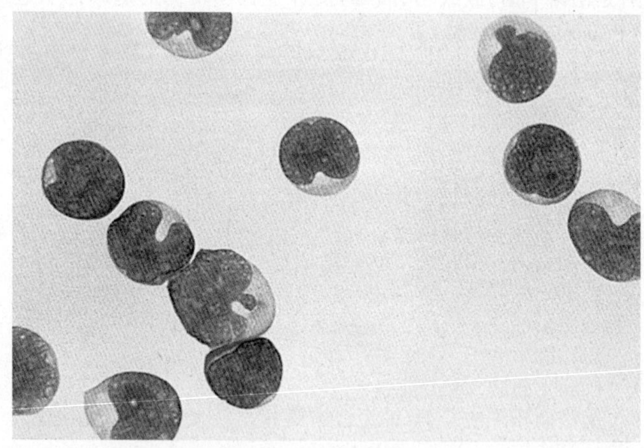

图 29-6 急性淋巴细胞白血病侵犯脑脊液。注意原始细胞的单一性

侵犯软脑膜的非霍奇金淋巴瘤通常是高度恶性肿瘤(淋巴母细胞性淋巴瘤、大细胞免疫母细胞淋巴瘤、伯基特淋巴瘤)(图 29-8),而低度恶性淋巴瘤和霍奇金淋巴瘤很少侵袭软脑膜(Bigner, 1992; Walts, 1992)。T 细胞在正常状态和炎症条件下占主导地位,而大多数淋巴瘤尤其是免疫功能低下的淋巴瘤患者中,淋巴细胞主要为 B 细胞谱系。淋巴母细胞性淋巴瘤是最常侵犯 CSF 的 T 细胞淋巴瘤,可以通过末端脱氧核苷酸转移酶染色进行检测。

多参数流式细胞术免疫表型研究、聚合酶链反应(polymerase chain reaction, PCR) DNA 分析,以及最近的 DNA 序列分析已经极大地提高了诊断 CSF 中白血病或淋巴瘤细胞的敏感性

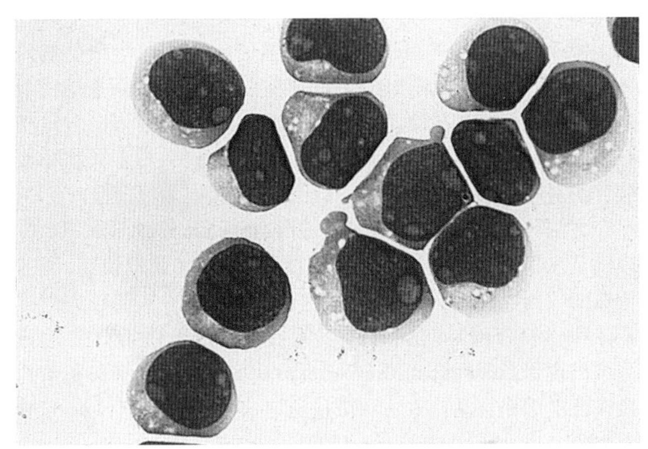

图 29-7 急性髓细胞白血病侵犯脑脊液

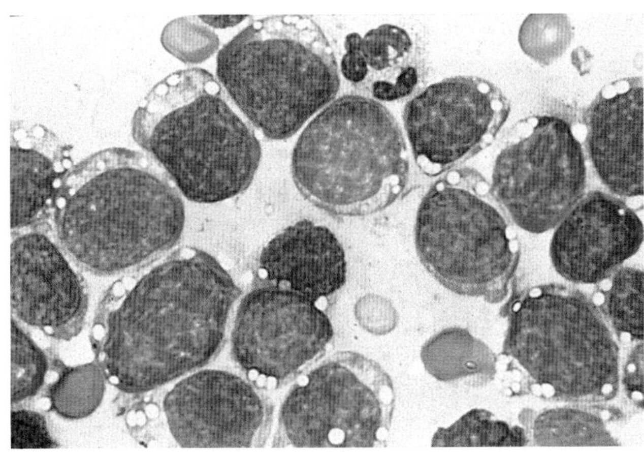

图 29-8 Burkitt 淋巴瘤侵犯脑脊液。肿瘤细胞以蓝色细胞质富含空泡和染色质略微聚集为特征(From Kjeldsberg CR, Knight JA: Body fluids: laboratory examination of amniotic, cerebrospinal, seminal, serous and synovial fluids, ed 3, Chicago, 1993, © American Society for Clinical Pathology, with permission)

和特异性(Rhodes et al, 1996; Finn et al, 1998; Scrideli & Queiroz, 2004; Bromberg et al, 2007; Quijano et al, 2009; Martinez-Laperche et al, 2013; Lacayo et al, 2013)。由于这些方法在检测CSF样本白血病或淋巴瘤细胞中的高敏感性,应尽可能地将这些先进技术作为这类患者全面评估的一部分。

阿米巴虫、真菌(尤其是新生隐球菌)和弓形虫体可存在于细胞离心后标本上,但在验证性染色前难以识别。

化学分析

成年人腰椎脑脊液参考区间见表 29-3。

蛋白

总蛋白

超过 80%的 CSF 蛋白含量来源于血浆,浓度低于血浆水平的 1%(表 29-4)。

表 29-3 成年人腰椎 CSF 参考区间

分析物	通用单位	SI 单位
蛋白	15~60mg/dl	0.15~0.60g/L
前白蛋白	2%~7%	
白蛋白	56%~76%	
α_1-球蛋白	2%~7%	
α_2-球蛋白	4%~12%	
β-球蛋白	8%~18%	
γ-球蛋白	3%~12%	
电解质		
渗透压	280~300mOsm/L	280~300mmol/L
钠	135~150mmol/L	135~150mmol/L
钾	2.6~3.0mmol/L	2.6~3.0mmol/L
氯	115~130mmol/L	115~130mmol/L
二氧化碳	10~12.5mmol/L	20~25mmol/L
钙	1.0~1.4mmol/L	1.0~1.4mmol/L
镁	1.2~1.5mmol/L	1.2~1.5mmol/L
乳酸	10~22mg/dl	1.1~2.4mmol/L
pH		
腰部脑脊液	7.28~7.32	
脑池液	7.32~7.34	
PCO_2		
腰部脑脊液	44~50mmHg	
脑池液	40~46mmHg	
PO_2	40~44mmHg	
其他组分		
氨	10~35μg/dl	6~20μmol/L
谷氨酰胺	5~20mg/dl	0.3~1.4mmol/L
肌酐	0.6~1.2mg/dl	45~92mmol/L
葡萄糖	50~80mg/dl	2.8~4.4mmol/L
铁	1~2μg/dl	0.2~0.4μmol/L
磷	1.2~2.0mg/dl	0.4~0.7mmol/L
总脂	1~2mg/dl	0.01~0.02g/L
尿素	6~16mg/dl	2.0~5.7mmol/L
尿酸	0.5~3.0mg/dl	30~180μmol/L
锌	2~6μg/dl	0.3~0.9μmol/L

表 29-4 血浆和 CSF 蛋白平均浓度

蛋白	CSF(mg/L)	血浆/CSF 比
前白蛋白	17.3	14
白蛋白	155.0	236
运铁蛋白	14.4	142
血浆铜蓝蛋白	1.0	366
IgG	12.3	802
IgA	1.3	1346
α_2-微球蛋白	2.0	1111
纤维蛋白原	0.6	4940
IgM	0.6	1167
β-脂蛋白	0.6	6213

Adapted from Felgenhauer K: Protein size and cerebrospinal fluid composition, Klin Wochenschr 52: 1158, 1974, with permission

前白蛋白(甲状腺转运蛋白),运铁蛋白和少量神经组织特异性蛋白是正常情况下 CSF 和血浆蛋白性质成分的主要差异。尽管有部分作者反对常规检测总蛋白(American College of Physicians,1986),但这是 CSF 中发现的最常见的异常表现。因此,虽然特异性不佳,但 CSF 蛋白含量增加仍可作为脑膜或 CNS 疾病监测的有用指标。

参考值　由于方法、仪器和参考标准类型的不同,CSF 总蛋白参考值在实验室之间差异很大。长期以来,CSF 蛋白水平介于 15~45mg/dl 之间被认为是"正常"参考范围(Silverman & Christenson,1994)。使用其他不同方法的参考范围通常稍高一些,约 15~60mg/dl(Lott & Warren,1989)。

尽管有报道显示不同性别以及年龄在 60 岁以上的老人之间有所差异,但差异并不显著。然而,婴儿的 CSF 蛋白水平明显高于大龄儿童和成人。足月新生儿和早产儿的平均水平分别为 90mg/dl 和 115mg/dl,参考上限分别定于 150mg/dl 和 170mg/dl(Sarff et al,1976)。CSF 蛋白浓度从出生到 6 个月迅速下降(均值从 108mg/dl 降至 40mg/dl),3~10 岁进入平台期(均值,32mg/dl),从 10 岁到 16 岁缓慢增加(均值,41mg/dl)(Biou et al,2000)。

CSF 蛋白水平升高可能由血脑屏障渗透性增加,蛛网膜绒毛吸收减少,穿刺点以上脊髓阻滞导致 CSF 流动受阻或鞘内免疫球蛋白(Ig)合成增加引起。与腰椎 CSF 蛋白水平升高(>65mg/dl)相关的常见疾病见框 29-7。

框 29-7　CSF 总蛋白升高相关情况

创伤性腰椎穿刺
血液-CSF 渗透压增高
- 蛛网膜炎(如甲氨蝶呤治疗后)
- 脑膜炎(细菌、病毒、真菌、结核)
- 出血(蛛网膜下腔,颅内)
- 内分泌/代谢紊乱
  - 乳碱综合征(milk-alkali syndrome)伴高血钙症
  - 糖尿病神经病变
  - 遗传性神经病与脊髓炎
  - 内分泌功能下降(甲状腺、甲状旁腺)
  - 其他疾病(尿毒症、脱水)

药物中毒
- 乙醇、吩噻嗪类、苯妥英钠

CSF 循环缺陷
- 机械阻塞(肿瘤、脓肿、椎间盘突出)
- 局部 CSF 渗出

免疫球蛋白(Ig)G 合成增加
- 多发性硬化症

神经梅毒
- 亚急性硬化性全脑炎

IgG 合成和血液-CSF 渗透性增加
- 吉兰-巴雷综合征(Guillain-Barré syndrome)
- 胶原血管疾病(如狼疮、动脉外膜炎)
- 慢性炎症性脱髓鞘性多发性神经病变

腰椎 CSF 总蛋白水平降低(<20mg/dl)通常见于一些 6 个月至 2 岁的幼儿和 CSF 流通量增加的患者。包括:①去除大量体积的 CSF;②由创伤或腰椎穿刺引起的 CSF 渗漏;③颅内压升高,可能由蛛网膜绒毛蛋白质吸收率升高引起;④甲状腺功能亢进(Fishman,1992)。

浓缩的正常 CSF 蛋白质电泳与血清相比有两个明显的差异:一条明显的甲状腺素转运蛋白(前白蛋白)带和两条运铁蛋白带。由于肝脏和脉络丛双重合成,甲状腺素转运蛋白含量相对较高。第二条运铁蛋白带,称为 β_2-运铁蛋白,由于大脑唾液酸苷酶对唾液酸残基的消化,其迁移速度相比血清较慢。

方法　比浊法,通常以三氯乙酸(trichloroacetic acid,TCA)或磺基水杨酸和硫酸钠为基础沉淀蛋白,因其简单快速,无需特殊的仪器而应用广泛。但是,它对温度敏感并需要较大的样本体积(约 0.5ml)。在甲氨蝶呤存在的情况下用 TCA 方法检测可出现蛋白假性升高(Kasper et al,1988)。苄索氯铵和苯扎氯铵已被用作自动化方法和微量测定法中的沉淀剂(Luxton et al,1989;Shephard & Whiting,1992)。

比色法包括 Lowry 法,染料结合法,使用考马斯亮蓝(Coomassie brilliant blue,CBB)或丽春红 S(Ponceau S)的方法,以及改良双缩脲法。CBB 方法快速,灵敏度高,适用于小体积样本。免疫化学方法测定特异性蛋白质,只需要 25~50μl 的 CSF,而且测定条件和试剂标准化后检测相对简单。自动化方法目前较为常用,且与传统的标准方法比具有较好的相关性(Lott & Warren,1989)。

白蛋白和 IgG 测定

通过免疫化学定量测定 CSF/血清白蛋白比率来评估血脑屏障的渗透性,两者单位均采用 g/dl。正常比值为 1∶230(Tourtellotte et al,1985),即 0.004,由于小数不方便使用,这促使了 CSF/血清白蛋白指数的应用,计算如下:

$$\text{CSF/血清白蛋白指数}=\frac{\text{CSF 白蛋白(mg/dL)}}{\text{血清白蛋白(g/dL)}} \qquad \text{(公式 29-1)}$$

指数低于 9 说明血脑屏障未受损伤,轻度受损指数介于 9~14 之间,中度受损指数介于 14~30 之间,大于 30 则提示严重受损(Silverman & Christenson,1994)。该指数在小于 6 个月的婴儿期略有上升,反映血脑屏障的不成熟,40 岁以后逐渐增加。该指数的计算不适用于创伤。

CSF/血清 IgG 比增加可反映鞘内 IgG 合成增加。

$$\text{CSF/血清 IgG 比}=\frac{\text{CSF IgG(mg/dL)}}{\text{血清 IgG(g/dL)}} \qquad \text{(公式 29-2)}$$

正常比值为 1/390 或 0.003(Tourtellotte et al,1985)。与白蛋白指数类似,CSF/血清 IgG 指数中 CSF IgG 单位采用 mg/dl 来计量。CSF/血清 IgG 指数参考区间为 3.0~8.7。

CSF/血清 IgG 指数升高可由鞘内 IgG 合成或血脑屏障破坏后血浆 IgG 混入所致。来源于血浆的 Ig 可通过 CSF/白蛋白指数来纠正,以获得 CSF IgG 指数。

$$\text{CSF IgG 指数}=\frac{\text{CSF IgG(mg/dL)/血清 IgG(g/dL)}}{\text{CSF 白蛋白(mg/dL)/血清白蛋白(g/dL)}} \qquad \text{(公式 29-3)}$$

或

$$\text{CSF IgG 指数}=\frac{\text{CSF IgG(mg/dL)×血清白蛋白(g/dL)}}{\text{CSF 白蛋白(mg/dL)×血清 IgG(g/dL)}} \qquad \text{(公式 29-4)}$$

IgG 指数参考区间的不断变化,反映了四个指标成分的变化。合理的参考上限为 0.8(Souverijn et al,1989)。然而,每个实验室应确定其自身的临界比。

IgG 合成率可通过经验公式来计算(Tourtellotte et al,1985):

IgG 合成率(mg/d)=[(CSF IgG-血清 IgG/369)
-(CSF 白蛋白-血清白蛋白/230)
×(血清 IgG/血清白蛋白)
×0.43×5dl/d]　　　　(公式 29-5)

所有蛋白质浓度以毫克/分升为单位。第一个括号表示测量的 CSF IgG 与正常血脑屏障扩散所得的 IgG 之间的差异;369 是正常的血清/CSF 比值。第二个括号表示测量的 CSF 白蛋白与正常血脑屏障扩散所得的白蛋白之间的差异;230 是正常血清/CSF 白蛋白比值。超出的 CSF 白蛋白通过 IgG/白蛋白比值和 IgG 与白蛋白的分子量比(0.43)相乘进行校正,以纠正增加的屏障渗透性所带来的 CSF IgG 的变化。数值 5 将浓度结果转化为每日产量,假设平均每日 CSF 产量为 500ml(即 5dl)。该公式未考虑 CSF 生成或 Ig 消耗的变化。它假设 IgG/白蛋白比例在不同程度的血脑屏障损伤中保持不变——这可能导致可变误差(Lefvert & Link,1985)。合成率的参考区间为-9.9~+3.3mg/d。大于 8.0mg/d 表示合成率增加(Silverman & Christenson,1994)。

CSF IgG 通常为总 CSF 蛋白的 3%~5%,但在多发性硬化症里(MS),浓度接近血浆浓度(15%~18%)(Hersey & Trotter,1980)。CSF IgG 指数和 IgG 合成率针对确诊的 MS 患者灵敏度可达 90%,但针对可能的 MS 灵敏度稍低,这也是最需要确保准确性的(Marton & Gean,1986)。另外对 MS 诊断的特异性处于中等水平,因为鞘内 IgG 合成也见于许多其他的炎症性神经系统疾病。

Ig 指数和合成率计算也可应用于 IgM、IgA、Ig 轻链以及感染性微生物特异性抗体。例如,IgM 合成和游离 κ 轻链增多被提出可作为 MS 的标志物(Rudick et al,1989;Lolli et al,1991)。

电泳技术　尽管 MS 的最终诊断需要依靠临床,但实验室对该疾病的检测有了显著的进步。CSF 总蛋白在小于 50% 的 MS 患者中增加,实际上,若 CSF 蛋白水平超过 100mg/dl,该患者很大可能未患 MS。然而,CSF 蛋白电泳发现 γ-球蛋白片段在 MS 患者中多增加。因此,在约 65% 的病例中,CSF 总蛋白/γ-球蛋白比值超过 0.12(Johnson & Nelson,1977)。通过电泳免疫扩散发现,在 75% 病例中 CSF IgG/白蛋白比值超过 0.25(Tourtellotte et al,1971)。尽管不同实验室参考区间上限差异较大,但 80%~85% 的 MS 患者 CSF IgG 指数超过了均值+3SD。

MS 患者浓缩的 CSF 经高分辨率琼脂糖凝胶电泳通常显示离散的 IgG 群,即寡克隆条带。2~3 个条带是诊断 MS 的必备条件,尽管这些离散的 IgG 群在正常情况下缺失,但单一条带不认为是阳性结果。应用此技术,确诊的 MS 患者中有 83%~94% 的患者发现寡克隆条带,在很有可能是 MS 的患者中,该比例为 40%~60%;在可能是 MS 的患者中为 20%~30%。然而,寡克隆条带在亚急性硬化性全脑炎,各种病毒性中枢神经系统感染、神经梅毒、神经性脑血管病、隐球菌性脑膜炎、吉兰-巴雷综合征、横纹性脊髓炎、脑膜癌、多形性胶质母细胞瘤、Burkitt 淋巴瘤、慢性复发性多神经病、白塞综合征、囊尾幼虫病和锥虫病等患者中也时常存在(Trotter & Rust,1989;Chalmers et al,1990;Fishman 1992;Hall & Snyder,1992)。随后的研究表明,琼脂糖凝胶电泳对于诊断 MS 的灵敏度低于以前报道(见下文)。

寡克隆轻链(κ 与 λ)存在于约 90% 的 MS 患者中,它们也偶尔在 CSF IgG 寡克隆条带阴性的患者中被检出(Gallo et al,1989;Sindie & Laterte,1991)。CSF 游离轻链的检测以及与血清的对比是鞘内免疫球蛋白合成的敏感指标(Fischer et al,2004)。

考马斯亮蓝(CBB)或者紫罗兰染色可以溶解 5μg 以内的 IgG 寡克隆条带(Silverman & Christenson,1994)。而银染比 CBB 要敏感 20~50 倍,且可用于未浓缩的 CSF。值得注意的是,需同时进行患者血清电泳以确定不存在多克隆丙种球蛋白病(如肝脏疾病,系统性红斑狼疮,类风湿关节炎,慢性肉芽肿疾病),因为在这些疾病中,免疫球蛋白可扩散入 CSF,产生假阳性结果。

免疫固定电泳(IFE)比琼脂糖电泳更敏感,无需进行 CSF 浓缩(Cawley et al,1976)。另一项研究报告使用这种技术的灵敏度可达 74%,而琼脂糖凝胶电泳灵敏度为 57%(Cavuoti et al,1998)。最近,应用半自动免疫过氧化物酶技术,在确诊的 MS 患者中敏感性为 83%,特异性为 79%(Richard et al,2002)。

等电聚焦和 IgG 免疫印迹(IgG-IEF)同时测定 CSF 和血浆寡克隆条带是最敏感和目前推荐的方法(Andersson et al,1994;Fortini et al,2003;Keren,2003)。一项研究显示 IgG-IEF 在确诊的 MS 中检出率可达 100%,但用琼脂糖电泳仅有 50% 为阳性(Lunding et al,2000)。其他研究显示 MS 患者中检出率为 91%,但琼脂糖电泳仅为 68%(Seres et al,1998)。类似地,半自动 IgG-IEF 技术在 MS 患者中检出率为 90%,琼脂糖电泳为 60%(Fortini et al,2003)。2005 年,一项国际共识标准确立了 IgG-IEF 作为定性检测寡克隆 IgG 带的方法以作为鞘内合成 IgG 的证据用以诊断 MS(Freedman et al,2005)。这种方法比定量方法更敏感和特异。

总之,与许多其他神经系统疾病一样,MS 的诊断最终是基于神经病史和体格检查。然而,先进的 CSF 检查结果,如升高的 IgG 指数,特别是寡克隆 IgG 条带的检测以及神经成像技术已被证明在 MS 的诊断中具有非常重要的价值。

其他 CSF 蛋白

二维电泳法已成功地从 CSF 中鉴定出约 300 种蛋白质,其中第一维是等电聚焦,第二维则是十二烷基硫酸钠聚丙烯酰胺凝胶电泳(SDS-PAGE)(Harrington et al,1986)。应用这种技术,在克-雅病(Creutzfeldt-Jakob disease,CJD)患者中鉴定出四种异常蛋白质。其中两种蛋白质(每个分子量约 40kDa)还可见于部分的单纯疱疹脑炎,帕金森病,吉兰-巴雷综合征和精神分裂症。但在其他类型的神经系统疾病中和 100 例正常的 CSF 对照样本中并不存在。不过它们和另外两种蛋白质(分子量约 26 和 29kDa)存在于所有 CJD 和约 10 例中的 5 例单纯疱疹脑炎患者中。后两种蛋白质在任何其他神经疾病或对照组中均未检出。

各种特异性 CSF 蛋白浓度的增加与几种 CNS 疾病相关(表 29-5)。

表 29-5 CSF 蛋白与中枢神经系统疾病

蛋白	主要疾病
α_2-巨球蛋白	硬膜下出血,细菌性脑膜炎
β-淀粉样蛋白和 τ 蛋白	阿尔茨海默病
β_2-微球蛋白	白血病/淋巴瘤,白塞综合征
C 反应蛋白	细菌性和病毒性脑膜炎
纤连蛋白	淋巴细胞白血病,AIDS,脑膜炎
高铁血红蛋白	轻度蛛网膜下腔出血/硬膜下出血
髓鞘碱性蛋白	多发性硬化,肿瘤,其他
14-3-3 蛋白	克-雅病
运铁蛋白	CSF 渗漏(耳痛,鼻漏)

髓磷脂碱性蛋白(myelin basic protein,mBP) 是神经髓鞘的成分之一,可在由各种神经系统疾病特别是 MS 引起的脱髓鞘期间被释放出来。因此,mBP 已被证实与 CSF 白细胞计数,鞘内 IgG 合成和 CSF/血清白蛋白浓度比值有关(Sellebjerg et al,1998)。这些结果支持 CSF 中的 mBP 可作为 MS 急性加重期的替代标志物。还有人发现在临床独立综合征患者中分析抗-mBP 抗体是一种快速且准确的预测早期转化至临床确诊 MS 的方法(Berger et al,2003)。但是,CSF 水平升高在吉兰-巴雷综合征,系统性红斑狼疮,亚急性硬化性全脑炎和各种脑肿瘤,以及 CNS 照射和化疗后均有报道(Mahoney et al, 1984; Brooks,1989)。CSF mBP 水平的测量也被提出可作为严重头部损伤患者的预后指标(Noseworthy et al,1985)。最近,由于和其他已建立的方法如蛋白电泳的寡克隆条带有相似的异常结果,因此 mBP 检测在 MS 患者中的临床应用受到了质疑(Greene et al,2012)

α_2 巨球蛋白 由于 α_2 巨球蛋白(A2M)体积较大,除了一小部分跨过血脑屏障的胞饮小泡外,正常情况下并不存在于 CSF 中。在某些多发性神经病变中这些小泡的增加可导致 CSF 中 A2M 水平的提升。水平显著升高从侧面反映了硬膜下出血或血脑屏障破裂,如细菌性脑膜炎。A2M 单独或联合白蛋白和 IgG 测定可帮助诊断神经系统疾病、CSF 蛋白升高以及细菌性和无菌性脑膜炎的快速区分(Meumli et al, 1993; Kanoh & Ohtani,1997)。

β_2 微球蛋白 这种蛋白质是所有有核细胞表面的人白细胞的Ⅰ类抗原分子的一部分。CSF 水平高于 1.8mg/L 与脑膜炎白血病和淋巴瘤相关,但特异度不高(Weller et al,1992),在有阳性细胞学证据的患者中阳性预测值最高为 78%(Jeffrey et al,1990)。β_2 微球蛋白(B2M)也被证明是神经白塞综合征的标志物(Kawai & Hirohata,2000)。病毒感染,包括人类免疫缺陷病毒(HIV)-1,其他炎性疾病和各种恶性肿瘤也与 β_2 微球蛋白水平升高相关。B2M 的检测仍然主要处于研究阶段。

C 反应蛋白 早前研究表明 CSF 中 C 反应蛋白(CRP)可用于区分病毒性(无菌性)脑膜炎和细菌性脑膜炎(Corral et al, 1981;Abramson et al,1985;Stearman & Southgate,1994)。其他研究认为 CSF CRP 是一个针对病毒性而不是细菌性脑膜炎更有用的筛查实验,尤其适用于儿童(Sormunen et al,1999)。一项始于 1980 年的关于 CRP 的荟萃分析显示 CSF 或血清 CRP 正常有很大可能性排除细菌性脑膜炎(阴性预测值可达 97%)(Gerdes et al,1998)。另一项研究发现不仅在细菌性脑膜炎患者中 CSF CRP 水平升高,其中革兰氏阴性的细菌性脑膜炎升高水平明显高于革兰氏阳性的细菌性脑膜炎(Rajs et al,2002)。此检测被证明在儿童脑膜炎的实验室诊断中比血 CRP 水平更特异(Malla et al,2013)。

纤连蛋白 这个大的糖蛋白(分子质量约 420kDa)普遍存在于所有组织和体液中。它的主要功能是参与细胞黏附和吞噬作用(Ruoslahti et al,1981)。因此,细胞黏附作用允许白细胞附着并通过血管内皮迁移到炎症部位。

在儿童急性淋巴细胞白血病中,升高的 CSF 纤连蛋白水平与预后不良相关,可能是由于白血病细胞浸润中枢神经系统(Rautonen et al, 1989)。在 Burkitt 淋巴瘤(Rajantie et al, 1989)、一些转移性实体瘤、星形细胞瘤和细菌性脑膜炎(Weller et al,1990;Torre et al,1991)中也报道了 CSF 纤连蛋白水平显著升高。在病毒性脑膜炎和 AIDS-痴呆综合征中该水平下降(Torre et al,1991;1993)。儿童患细菌性脑膜炎相比于病毒性脑膜炎或非脑膜炎,CSF 中纤连蛋白的选择性剪接结构域 A(EDA)的含量相对较低(Pupek et al,2013)。

β-淀粉样蛋白 42 和 τ 蛋白 阿尔茨海默病(AD)的诊断是基于痴呆和疑似 AD 的特异性临床表现(即病史,临床检查),同时排除其他原因的痴呆。病理上,该疾病的特征在于存在神经纤维缠结和淀粉样斑块。

研究表明,在疾病早期,当临床症状轻微,模糊,与年龄和缺血性痴呆引起的认知变化相重叠时,生物化学标志物的检测可增加诊断准确性。因此,CSF 中微管相关 τ 蛋白水平升高和在 42 个氨基酸终止的 β-淀粉样蛋白水平降低显示可显著增加 AD 诊断的准确性(Andreasen et al,2001;Riemenschneider et al, 2002;Sunderland et al,2003)。早期 AD 的阳性预测值大于 90%(Andreasen et al,2001)。其他人发现磷酸化 τ 蛋白与 β-淀粉样肽的比值优于单个指标(Maddalena et al,2003)。结果如下:区分 AD 患者与健康对照——敏感性 96%,特异性 97%;区分 AD 与非 AD 痴呆患者——敏感性 80%,特异性 73%;区分 AD 与其他神经系统疾病患者——敏感性 80%,特异性 89%。这些检测方法似乎都在 AD 的早期生化诊断中占有一席之地(Blennow & Zetterrberg,2009)。

蛋白质 14-3-3 传染性海绵状脑病构成了一组致命的神经退行性疾病。其中克-雅病(CJD)是人类主要的海绵状疾病。两种蛋白质,命名为 130 和 131,在 CJD 患者 CSF 中浓度较低。这些蛋白质与蛋白质 14-3-3 具有相同的氨基酸序列(Hsich et al,1996)。在痴呆患者中,CSF 中 14-3-3 蛋白免疫测定法阳性强烈支持 CJD 的诊断。在随后的可疑 CJD 患者的研究中,通过免疫测定法测定的 14-3-3 蛋白的敏感性为 97%,特异性为 87%(Lemstra et al,2000)。假阳性主要见于卒中和脑膜脑炎患者。

其他人使用改良的 Western 印迹技术,结果显示对于 CJD 患者,阳性预测值为 94.7%,阴性预测值为 92.4%(Zerr et al, 1998)。单纯疱疹脑炎、非典型性脑炎,转移性肺癌和缺氧性脑损伤患者中可出现假阳性结果。

CSF 中蛋白质 14-3-3 的升高,结合脑部来源的其他蛋白如 τ 蛋白的升高可用于对 CJD 的诊断(Sanchez-Juan et al,2006)。

运铁蛋白和 CSF 渗漏 CSF 漏通常由头部创伤后出现的

耳漏或鼻漏导致,可出现在创伤后几个月到几年。复发性脑膜炎是一种严重的并发症,因此准确识别渗漏的液体非常重要。在这方面,蛋白质和葡萄糖检测由于缺乏特异性而价值不大。运铁蛋白,一种铁结合糖蛋白,分子量约为77kDa,主要在肝脏中合成。但是,在CSF中有两种运铁蛋白的异构体,主要的异构体(β_1-运铁蛋白)存在于所有体液中。第二种异构体(β_2-运铁蛋白)只存在于中枢神经系统内,由中枢神经系统中神经氨酸苷酶催化β_1-运铁蛋白转化产生。免疫电泳很容易区分两种异构体。

通过免疫固定蛋白电泳检测CSF中的β_2-运铁蛋白是一种无创,快速,经济的检测方法,且灵敏度和特异性高,仅需要少至0.1ml的液体(Ryall et al,1992;Normansell et al,1994)。一些研究已经证实这种技术在诊断CSF耳漏和鼻漏中的价值,两种异构体在此疾病状况下均易检出(Irjala et al,1979;Rouah et al,1987;Zaret et al,1992)。其他研究强调了β_2转运蛋白在CSF和内耳淋巴管泄露中的重要性以及由于运铁蛋白等位基因变体的存在可能导致的误差(Skedros et al,1993a,1993b;Sloman & Kelly,1993)。在室温下,当CSF和(或)鼻黏液混合时,其中的β_2-运铁蛋白足够稳定,即使患者采集的鼻黏液样本放置1周后,阴性结果仍能可靠地排除CSF渗漏(Bleier et al,2011)。

高铁血红蛋白和胆红素 虽然大多数蛛网膜下腔出血和颅内出血都可以通过断层扫描(CT)来识别,但轻度蛛网膜下腔出血、小的硬膜下或脑血肿以及来自动脉瘤、肿瘤或小的脑梗的血液渗漏通常不能被CT检出。在这些情况下,CSF分光光度分析法可用于检测无色CSF中的高铁血红蛋白(<0.3μmol/L)(Trbojevic-Cepe et al,1992)。CSF胆红素的增加也被认为是支持蛛网膜下腔出血诊断的关键指标(UK National External Quality Assessment Scheme for Immunochemistry Working Group,2003)。推荐使用单次净胆红素吸光度界值>0.007吸光度单位作为决策值来解释和报告结果。

葡萄糖

CSF葡萄糖来源于血糖,空腹时其含量通常介于50~80mg/dl(2.8~4.4mmol/L),约为血浆含量的60%。严格评估大量儿童CSF和血清葡萄糖水平,结果证实正常情况下儿童时期CSF葡萄糖水平是血清的60%(Nigrovic et al,2012)。为使结果与血浆水平具有可比性,最好在测量前空腹4小时以获得准确的临床解释。由于CSF血糖平衡时间的滞后可引起血液水平浮动,正常CSF/血浆葡萄糖比值从0.3~0.9不等。

CSF葡萄糖低于40mg/dl(2.2mmol/L)或比值低于0.3被认为是异常的。CSF葡萄糖过少是细菌,结核菌和真菌性脑膜炎的特征性表现。但是,对于细菌性脑膜炎灵敏度可低至55%(Hayward et al,1987),所以处于正常范围内的测定值不能排除这些疾病。一些病毒性脑膜脑炎的葡萄糖水平也较低,但通常不会低于细菌性脑膜炎。脑膜炎伴恶性肿瘤、结节病、囊尾幼虫病、旋毛虫病、变形虫(纳氏虫属)、急性梅毒性脑膜炎、鞘内给予放射性碘化血清白蛋白、蛛网膜下腔出血、症状性低血糖症和类风湿性脑膜炎也可能出现低血糖(Fishman,1992)。

CSF葡萄糖降低是由于脑组织和白细胞中无氧糖酵解增加以及CSF转运受损引起。通常细菌量少不足以成为CSF葡萄糖消耗的主要贡献者。脑膜炎恢复期CSF血糖水平早于蛋白和细胞计数恢复正常,因此是评估治疗反应的有效参数。

CSF葡萄糖增高没有临床意义,反映了腰椎穿刺2小时内血糖水平的升高。创伤性穿刺也可能导致CSF葡萄糖的假性增高。

乳酸

CSF和血乳酸水平在很大程度上彼此独立。年龄较大的儿童和成人的参考区间为9.0~26mg/dl(1.0~2.9mmol/L)(Knight et al,1981)。新生儿的水平更高,第2天约为10~60mg/dl(1.1~6.7mmol/L),第3~10天约为10~40mg/dl(1.1~4.4mmol/L)(McGuinness et al,1983)。CSF乳酸水平升高反映了由于组织缺氧引起的CNS无氧代谢。

当常规参数结果模棱两可时,乳酸检测可用于区分病毒性脑膜炎与细菌性、部分治疗后的细菌性、支原体、真菌和结核性脑膜炎(Cunha,2012)。在病毒性脑膜炎患者中,乳酸水平通常低于25mg/dl(2.8mmol/L),且总是低于35mg/dl(3.9mmol/L),然而细菌性脑膜炎则大于35mg/dl(Bailey et al,1990;Cameron et al,1993)。将30~36mg/dl作为细菌性脑膜炎的分界值,敏感性和特异性分别是80%和90%。病毒性脑膜炎、部分治疗后的细菌性脑膜炎和结核性脑膜炎乳酸值通常处于中等水平且互相重叠,因此限制了乳酸在区分这些疾病中的应用。

在有严重脑损伤的患者中,持续增高的脑室CSF乳酸水平与预后不良相关(DeSalles et al,1986)。

F2-异前列素

F2-异前列素在阿尔茨海默病(Alzheimer disease,AD)患者脑损伤区域升高(Pratico et al,1998),同时也是与高龄和潜在的AD相关的脑损伤自由基的标志物(Montine et al,2011)。与年龄匹配的对照相比,CSF F2-异前列素在可疑AD患者中升高(Montine et al,1999)。因此,结合CSFτ和β-淀粉样蛋白,CSF F2-异前列素的测定似乎提高了AD的实验室诊断的准确度(Montine et al,2001),同时在某些AD患者中该指标也与认知下降的程度相关(Duits et al,2013)。

酶

大量来源于脑组织、血液或细胞组分的成分酶已在CSF中报道。虽然CSF酶检测不常用于CNS疾病的诊断,但在某些疾病中它们可能有用。

腺苷脱氨酶

腺苷脱氨酶(adenosine deaminase,ADase)通过催化腺苷不可逆的水解脱氨酸后产生肌苷。结核病时T淋巴细胞增多,而ADase在T淋巴细胞中含量特别丰富,其检测已被推荐用于诊断胸膜、腹膜和脑膜结核。结核菌感染疾病中的ADase水平高于病毒、细菌和恶性疾病(Blake & Berman,1982;Mann et al,1982,Choi et al,2002),检测CSF中的ADase是诊断结核病脑膜炎的敏感和特异的试验(Xu et al,2010)。ADase在HIV相关神经系统疾病中的作用有限(Corral et al,2004)。

肌酸激酶

脑组织富含肌酸激酶(creatine kinase,CK),因为它参与维持足够的腺苷三磷酸供应。CSF CK 增加在许多 CNS 疾病中已有报道，包括脑积水、脑梗死、各种原发性脑肿瘤和蛛网膜下腔出血等（Savory & Brody，1979）。在严重头部创伤的患者中，CSF CK 水平与脑震荡严重程度直接相关（Florez et al，1976）。

正常情况下 CK-MM 和 CK-MB 不存在于 CSF 中，当被血液污染（CK-MM）以及 CK-BB 和 CK-MM 之间平衡产生 CK-MB 时则可被检出。因为 CK-BB 同工酶占脑 CK 活性的 90%，线粒体 CK（CKmt）占 10%，对于 CNS 疾病，CK 同工酶测定比总 CK 更特异（Chandler et al，1984）。

CSF CK-BB 在缺血或缺氧约 6 小时后增加。呼吸或心搏骤停后的全脑缺血导致弥漫性脑损伤，约 48 小时内，可出现 CK-BB 高峰（Chandler et al，1986）。CSF CK-BB 活性小于 5U/L（正常水平上限）表示极轻微的神经损伤；5～20U/L 表示轻度至中度 CNS 损伤；21～50U/L 水平通常与死亡相关。基本上高于 50U/L 的所有患者均死亡。

CSF CK-BB 水平的增加也与蛛网膜下腔出血之后的预后相关（Coplin et al，1999）。CK-BB 水平大于 40U/L 时，不良的早期或晚期预后的概率增加到 100%。

乳酸脱氢酶

脑组织中乳酸脱氢酶（lactate dehydrogenase，LD）活性很高，主要是在电泳中移动较快的同工酶 LD_1 和 LD_2。成年人总 LD 活性合理的正常上限是 40U/L，新生儿为 70U/L（Donald & Malan，1986；Engelke et al，1986）。LD 可用于区分创伤性穿刺和颅内出血，因为创伤性穿刺红细胞完整，不能显著升高 LD 水平（Engelke et al，1986），其敏感性和特异性分别为 70% 和 85%。和乳酸一样，LD 在细菌性脑膜炎中活性明显高于无菌性脑膜炎（Donald & Malan，1986；Engelke et al，1986）。将界值定为 40U/L 时，灵敏度约为 86%，特异性约为 93%。

中枢神经系统白血病、淋巴瘤、转移性癌、细菌性脑膜炎和蛛网膜下腔出血患者总 CSF LD 水平也升高（Kjeldsberg，1993）。CSF LD 同工酶已被证明在各种转移性脑瘤的评估中增加了相当大的特异性（Fleisher et al，1981）。乳腺癌、肺癌和恶性黑色素瘤脑膜转移患者 LD_5/总 LD 比值增加（即超过 10%～15%）。LD 同工酶分析也可用于检测白血病和淋巴瘤累及 CNS 的病变（Lossos et al，2000）。在婴儿痉挛症（Nussinovitch et al，2003a）和发热惊厥（Nussinovitch et al，2003b）时同工酶分析显示独特的模式。与对照组相比，两种疾病的特征在于 LD_1 降低，LD_2 增加，LD_3，LD_4 和 LD_5 无变化。

CT 在评估缺血性脑损伤早期恢复潜力和神经系统预后方面的价值有限。然而，与对照组（平均 LD，11.2U/L）相比，卒中患者早期的平均水平为 40.9U/L，短暂性脑缺血发作（TIA）患者平均值为 11.8U/L（Lampl et al，1990）。缺氧脑损伤的患者，复苏后 72 小时的 LD 水平升高表明预后不良（Karkela et al，1992）。

溶菌酶

溶菌酶（muramidase）催化黏多糖的解聚。因为该酶在中性粒细胞和巨噬细胞溶酶体内含量丰富，所以其在正常 CSF 中的活性非常低。但是，在细菌性和结核性脑膜炎患者中该酶活性显著升高。因此，差异分析表明 97%的细菌性脑膜炎患者溶菌酶水平升高（Ribeiro et al，1992）。其他研究发现结核性脑膜炎患者的 CSF 溶菌酶水平明显高于细菌性脑膜炎、部分治疗的细菌性脑膜炎和对照组（Mishra et al，2003）。结核性脑膜炎的诊断敏感性和特异性分别为 93.7%和 84.1%。脑萎缩、各种 CNS 肿瘤、多发性硬化、颅内出血和癫痫患者中其水平也升高（Kjeldsberg，1993）。

氨、胺和氨基酸

CSF 氨水平从 30%～50%不等。其升高的水平通常与现有肝性脑病的程度成正比，但难以量化。此外，由于肝性脑病通常与血氨水平相关，因此测量 CSF 氨几乎没有临床价值。然而，脑谷氨酰胺由氨和谷氨酸合成，这一过程可除去 CSF 中的氨。因此，CSF 谷氨酰胺水平反映了脑氨的浓度。谷氨酰胺参考区间与方法学有关；参考区间上限约为 20mg/dl。高于 35mg/dl 通常与肝性脑病有关（Fishman，1992）。CSF 中谷氨酸水平升高还见于抑郁症（Levine et al，2000）和高碳酸血症、败血症引起继发性脑病（Mizock et al，1989）。

精神分裂症的主要病因学理论涉及多巴胺。这个理论是基于阻断多巴胺受体的神经地西泮药物在治疗这种疾病是有效的。因此，有报道称 CSF 中的高香草酸（homovanillic acid，HVA），一种生物胺的代谢物，与精神分裂症的严重程度有关（Maas et al，1997）。然而，HVA 浓度是随着精神分裂症功能而变化，与诊断无关。其他人报道了伴自杀行为的精神分裂症患者 CSF 中 5-羟基吲哚乙酸（一种羟色胺的代谢物）的水平降低（Cooper et al，1992）。此报告为自杀与 CNS 羟色胺代谢之间可能的关联提供了支持。

虽然游离 CSF 氨基酸在小于 30 天的婴儿中水平相对较高，其浓度在发热惊厥和细菌性脑膜炎患者中进一步增加。γ-氨基丁酸（GABA），一种主要的抑制性神经递质，在基底神经节神经元上显著降低，在阿尔茨海默病和亨廷顿病（Huntington disease）患者的 CSF 中含量极低或无法被检测到（Achar et al，1976；Dubowitz et al，1992）。偏头痛发作的所有患者均可检测到 CSF GABA，但在紧张性头痛或在没有头痛的对照组中检测不出（Welch et al，1975）。婴儿惊厥病，一种罕见的常染色体显性遗传病，其特征在于发作时或所谓的“婴儿僵人综合征（stiff baby syndrome）”，其 CSF 中 GABA 水平明显减少（Dubowitz et al，1992；Berthier et al，1994）。

电解质和酸碱平衡

没有检测钠、钾、氯化物、钙或镁的临床有用的适应证。检测 CSF pH 值、二氧化碳分压（pCO_2）和碳酸氢盐也不适用于患者护理（Fishman，1992）。

肿瘤标志物

许多研究表明，各种肿瘤标志物在原发性和转移性肿瘤患者的 CSF 中增加。

癌胚抗原

癌胚抗原（carcinoembryonic antigen，CEA）是一种癌胚蛋白，多种癌症均可产生。早期研究发现，在转移性脑肿瘤患者中 CEA 水平升高 44%（Suzuki & Tanaka，1980）。其他报道称，尽管 CSF CEA 在检测软脑膜转移性癌的敏感性只有 31%左右，其特异性可达 90%（Kleeet a，1986；Twijnstra et al，1986）。CSF CEA 含量在良性、原发恶性和转移性脑瘤的患者中分别约为 0.31ng/ml，0.92ng/ml 和 6.3ng/ml（Batabyal et al，2003）。CSF CEA 水平在检测软脑膜转移瘤中特别敏感（Kang et al，2010）。

其他癌胚蛋白包括人绒毛膜促性腺素（hCG），由绒毛膜癌和具有滋养层成分的恶性生殖细胞肿瘤产生，以及甲胎蛋白，一种由生殖细胞肿瘤的卵黄囊产生的糖蛋白。β-hCG 和甲胎蛋白在对 CNS 生殖细胞肿瘤患者的诊断和疗效监测上可能有用（Seregni et al，2002；Ferguson et al，2008）。

CSF 铁蛋白升高是 CNS 恶性肿瘤的敏感指标，但特异性非常低，因为它在炎症性神经系统疾病患者中也升高（Zandman-Goddard et al，1986）。这个指标在检测蛛网膜下腔出血晚期患者中具有更高的诊断效用（Petzold et al，2011）。

微生物检测

彻底及时检查 CSF 对于中枢神经系统感染的诊断是必不可少的。因为报告不准确或延迟可能导致明显的死亡率或发病率的显著升高。虽然初压、细胞总数和分类计数、总蛋白质和葡萄糖变化表明感染源的存在（表 29-6），但革兰氏染色，培养和其他相关研究对于确诊至关重要。

表 29-6　腰椎 CSF 在脑膜炎中的典型表现（未对齐）

检查项目	细菌	病毒	真菌	结核
初压	升高	通常正常	不定	不定
白细胞计数	≥1000/μl	<100/μl	不定	不定
细胞分类	大多数为中性粒细胞*	大多数为淋巴细胞†	大多数为淋巴细胞	大多数为淋巴细胞
蛋白	轻度到显著升高	正常到轻度升高	升高	升高
葡萄糖	通常≤40mg/dl	正常	降低	降低：可能<45mg/dl
CSF/血浆葡萄糖比值	正常到显著降低	通常正常	低	低
乳酸	轻度到显著升高	正常到轻度升高	轻到中度升高	轻到中度升高

* 淋巴细胞存在于约 10%的病例中

† 中性粒细胞在疾病早期占优势

Data from Body BA，Oneson RH，Herold DA：use of cerebrospinal fluid lactic acid concentration in the diagnosis of fungal meningitis，Ann Clin Lab Sci 17：429，1987；Tang lM：Serial lactate determinations in tuberculous meningitis，Scand J Infect Dis 20：81，1988；Arevalo CE，Barnes PF，Duda M，leedom JM：Cerebrospinal fluid cell counts and chemistries in bacterial meningitis，South Med J 82：1122，1989；Fishman RA：Cerebrospinal fluid in diseases of the nervous system，ed 2，Philadelphia，1992，Saunders；Wubbel l，McCracken GH Jr：Management of bacterial meningitis，Pediatr Rev 19：78，1998；Zunt JR，Marra CM：Cerebrospinal fluid testing for the diagnosis of central nervous system infection，Neurol Clin 17：675，1999

细菌性脑膜炎

细菌性脑膜炎最常见的病原菌是 B 型链球菌（新生儿）、脑膜炎奈瑟菌（3 个月及以上）（图 29-9）、肺炎链球菌（3 个月及以上）、大肠埃希菌和其他革兰氏阴性杆菌（新生儿至 1 个月），以及流感嗜血杆菌（3 个月至 18 岁）和单核细胞增多性李斯特菌（新生儿、老年人、酗酒和免疫抑制者）（Graves，1989；Wenger et al，1990）。流感嗜血杆菌曾是儿童患细菌性脑炎最常见的原因之一，由于流感嗜血杆菌 b 型疫苗的广泛使用现已显著减少。CSF 分流，头部创伤和神经外科手术使患者有 CNS 感染葡萄球菌，革兰氏阴性杆菌和丙酸杆菌属的风险。

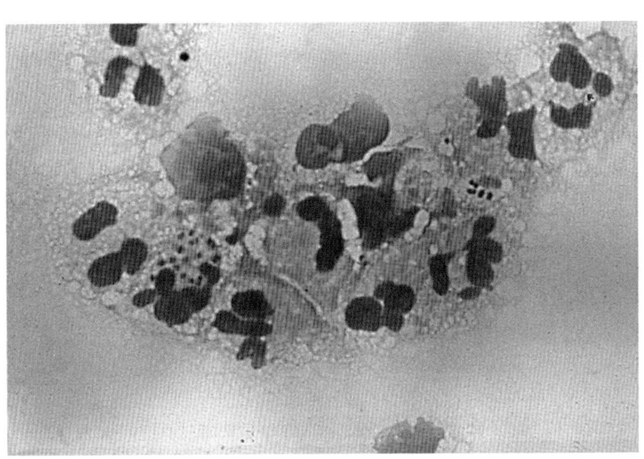

图 29-9　脑脊液革兰氏染色显示革兰氏阴性脑膜炎奈瑟菌双球菌特征

革兰氏染色仍然是诊断 CNS 感染的准确、快速的方法。所有标本应在革兰氏染色和培养前离心浓缩。根据感染的微生物类型及其在 CSF 中的浓度，革兰氏染色灵敏度在 60%~90%之间，检测较高浓度的细菌时（约 10^5 个菌落形成单位/ml）灵敏度最高。例如，革兰氏染色检测单核细胞增多性李斯特菌和革兰氏阴性杆菌的灵敏度为 50%以下（Greenlee，1990）。对于有许多中性粒细胞但革兰氏染色未观察到微生物的患者，更敏感的吖啶橙色染色可能有帮助。细胞培养具有 80%~90%的敏感度，但对于部分治疗后的病例敏感度低于 30%（Greenlee，1990）。

虽然基于培养的诊断方法仍然是主流，BinaxNOW 肺炎链球菌抗原检测，一种免疫色谱层析膜法检测所有肺炎球菌血清型共有的多糖细胞壁抗原 C 的存在，已被证明是快速检测 CSF 诊断肺炎球菌脑膜炎的有价值的方法。在 CSF 中测定乳胶凝集细菌抗原检测流感嗜血杆菌、脑膜炎奈瑟菌、肺炎链球菌和 β-溶血性 B 组链球菌被用作是革兰氏染色和培养的辅助诊断。然而，灵敏度与革兰氏染色大致相同，阴性结果不能排除细菌性脑膜炎的诊断。也许乳胶凝集抗原试验的最佳应用是在革兰氏染色阴性的部分治疗的社区获得性脑膜炎(Perkins et al,1995;Wilson,1997)。

CSF 中聚合酶链反应(polymerase chain reaction,PCR)和 16S 核糖体 RNA 测序已被证明在细菌性脑膜炎的诊断中非常有用(Schuurman et al,2004)。与细菌培养比,此试验灵敏度为 86%,特异性 97%,阳性预测值为 80%,阴性预测值为 98%。核酸扩增试验对已经接受抗菌疗法的患者和检测更严重的病原体如脑膜炎奈瑟菌等方面也可能有帮助(Porritt et al,2000;Seward & Towner,2000;Baethgen et al,2003)。

螺旋体脑膜炎

近年来,神经梅毒的发病率有所增加,主要在于 HIV 感染者。在一份报告中,44%的神经梅毒患者有 AIDS(Flood et al,1998)。遗憾的是,并未有人对其他没有患 AIDS 的 HIV 感染者进行研究。尽管 DNA 分子检测现在可能是另一种可行的方法,但梅毒患者 CNS 感染的诊断主要依赖于 CSF 参数和血清学检测。CSF 蛋白和细胞计数异常在梅毒性脑膜炎中很常见,但是非特异。用 CSF 血清学检测诊断神经梅毒是困难的。对 CSF 进行的非螺旋体标准试验是性病研究实验室(VDRL)。如果 CSF 有少量红细胞污染,则 VDRL 特异性很高,但其敏感度仅为 50%~60%(Davis & Schmitt,1989)。螺旋体测试,如螺旋体抗体吸收(FTA-ABS),对诊断梅毒有敏感性和特异性。然而,他们在 CSF 中的使用仍有争议。CSF FTA-ABS 高度敏感,但可能出现假阳性结果。在没有 CSF 异常或临床怀疑的情况下不宜作为筛查方法。因此,对其提出了以下概括(Davis & Schmitt,1989):①非反应性血清 FTA-ABS 测试排除神经梅毒;②反应性血清 FTA-ABS 试验和非反应性 CSFFTA-ABS 试验基本上排除神经梅毒;③反应性 CSF VDRL 测试可能诊断为神经梅毒;④反应性 CSFFTA-ABS 测试可能表明活动性神经梅毒、无症状性神经梅毒、治疗后神经梅毒或假阳性反应。其他研究已经证明了基于 PCR 试验的应用是敏感和特异的诊断神经梅毒的手段(Leslie et al,2007)。

莱姆脑膜炎的诊断是实验室的另一个挑战。诊断的主要依据是使用以酶联免疫吸附试验(ELISA)为基础的筛查试验对血清标本进行血清学分析,之后再用蛋白质印迹试验(Western blot)进行确认。基于 PCR 的分析可以用于 CSF 标本的检测;然而,这种方法的灵敏度可能很低,特别是在慢性神经营养不良的患者中(Steere,2010)。

目前,钩端螺旋体和其他细菌感染的快速诊断用基因组方法可能实现,包括下一代 DNA 测序分析。在最近的一项研究中,用其他常规方法无法诊断的神经性纤维蛋白病的患者,使用 CSF 的下一代测序分析已成功诊断(Wilson et al,2014)。这种方法学为一系列感染疾病提供了快速诊断的希望,也为快速跟踪感染暴发提供了可能(Sherry et al,2013)。

病毒性脑膜炎

大多数脑膜炎病例由肠道病毒(埃可病毒、柯萨奇病毒、脊髓灰质炎病毒)和虫媒病毒引起;这些媒介导致的从春季到秋季出现的季节性高峰已被注意到。例如,已发现埃可病毒 9(E9)和 30(E30)是无菌性脑膜炎病例增加的主要病因(Morbidity and Mortality WeeklyReport,2003)。大多数患者出现 CSF 细胞增多,尽管中性粒细胞可能在感染早期观察到,但随后淋巴细胞会占优势。

在分子诊断测试之前,病毒性脑膜炎是一种排除性诊断,因为病毒培养敏感性很低。因此,在早期研究中,病毒培养病因诊断的特异性从埃可病毒的 72%到单纯疱疹病毒(HSV)的 5%不等(Marton & Gean,1986)。

逆转录聚合酶链反应(reverse transcriptase polymerase chain reaction,RT-PCR)比细胞培养更敏感(Dumler & Valsamakis,1999;Hausfater et al,2004)。可以说,它已经演变为诊断继发于肠道病毒、单纯疱疹病毒、巨细胞病毒、水痘带状疱疹和 JC 病毒脑膜炎的"金标准"。RT-PCR 的使用可能会通过缩短住院时间、消除不必要的诊断和治疗干预来节省成本(Ramers et al,2000)。对于与虫媒病毒相关的脑膜炎患者,急性和恢复期中的血清学检测仍然是诊断的基石,CSF 检测可作为辅助。西尼罗河病毒脑膜炎的假定诊断可以通过用 ELISA 检测 CSF 中的 IgM。

西尼罗河病毒和其他虫媒病毒的 CSF 标本也可用 PCR 进行检测,但是由于这些疾病的病毒血症时间窗口期短,检测灵敏度低,因此不推荐用于常规检测(Vaughn et al,2010)。

单纯疱疹病毒(herpes simplex virus,HSV)DNA PCR 扩增已经彻底改变了 CSF 中 HSV 感染的检测并取代了脑活检成为 HSV 脑膜脑炎早期诊断的主要方法(Tunkel,2008)。在非常早期感染中可能发生假阴性,需要对 CSF 标本进行二次分析(Tyler,2004)

人类免疫缺陷病毒

HIV 阳性伴或不伴神经系统疾病患者可能会出现各种 CSF 异常,包括淋巴细胞性细胞增多症、IgG 指数升高和寡克隆条带(Chalmers et al,1990;Hall & Snyder,1992)。识别机会性感染是最重要的 CSF 检查指征。在很少或无 CSF 参数异常的情况下仍可能存在严重的真菌感染。

真菌性脑膜炎

新生隐球菌是 CSF 中最常见的真菌病原体。隐球菌荚膜层墨汁或黑色素染色灵敏度为 25%,多次腰椎穿增加至 53%,在未经治疗的 HIV 感染患者可达 90%以上(Marton & Gean,1986)。用乳胶凝集法检测血清或 CSF 隐球菌抗原具有更高的灵敏度,约 60%~95%。由于前带效应或低浓度多糖抗原可出现假阴性。疾病早期、脑内出血感染,无荚膜新型隐球菌变种感染以及免疫复合物(链霉蛋白酶处理校正后)也可能产生假阴性。相反,类风湿因子阳性或毛孢子菌感染的患者血清或 CSF 可能出现假阳性。如果临床高度怀疑双态性真菌或丝状真菌,大量 CSF(约 15~20ml)培养有利于真菌的发现。

结核性脑膜炎

蛋白质和淋巴细胞升高是异常 CSF 的特征。用 CSF 抗酸染色诊断结核性脑膜炎的敏感度变化很大,从 10%~12%(Greenlee,1990)到高于 50%(Thwaites et al,2004)不等。推荐将多次腰椎穿刺获得的大量 CSF 进行浓缩,以提高抗酸染色和细菌培养的敏感度(Marton & Gean,1986)。

用PCR核酸扩增技术检测结核分枝杆菌特异性DNA序列在结核性脑膜炎的快速和准确诊断中有极大应用前景（Lin et al,1995;Desai & Pal,2002），但使用单一引物的PCR方法灵敏度较低（Pai et al,2003）。使用与结核菌基因相关的多个引物进行多重PCR分析可能在结核性脑膜炎的快速诊断中是一种更加灵敏的方法（Kusum et al,2011）。

DOT ELISA技术已经在CSF结核分枝杆菌抗原和抗体检测中被标准化。通过这种技术，86%疑为结核性脑膜炎的病例存在阳性反应（Kashyap et al,2003），而只有5%其他疾病的患者（多为化脓性脑膜炎）反应为阳性。

其他一些检查在结核菌脑膜炎的检出中也有价值。ADase水平在结核性脑膜炎中显著高于其他类型的脑膜炎和CNS疾病（Pettersson et al,1991;Choi et al,2002;Solari et al,2013），虽然指示结核性感染程度的能力在不同检测方法下有差异。

原发性阿米巴脑膜脑炎

这种罕见的疾病是由福氏纳格里阿米巴、棘阿米巴和巴纳姆阿米巴引起的。纳格里阿米巴和巴纳姆阿米巴更容易引起急性炎症反应，造成中性粒细胞增多、葡萄糖降低、蛋白质浓度升高以及红细胞出现，革兰氏染色为阴性。棘阿米巴更常产生肉芽肿性脑膜炎。运动性的纳格里阿米巴可以通过光学显微镜或相差显微镜直接观察湿片看到，从而快速诊断。在瑞氏或吉姆萨染色的细胞涂片上可看到完整和退化的阿米巴生物体，但必须与巨噬细胞区分开来（dos Santos,1970;Benson et al,1985）。丫啶橙染色可用于区分阿米巴原虫（砖红色）与白细胞（亮绿色）。用针对纳格里阿米巴的抗体对CSF标本进行免疫化学染色对阿米巴生物体的显微镜检提升很大（Visvesvara,2010）。用多重PCR的方法检测CSF中多种阿米巴生物体更为灵敏（Qvarnstrom et al,2006）。

滑膜液

滑膜（synovium）是指除了关节面之外的组织内层滑膜腱鞘、黏液囊和活动关节。它由一至三个细胞层构成，形成覆盖脂肪、纤维或骨膜关节组织的不连续表面。

滑膜液（synovial fluid,SF）是血浆超滤液与滑膜细胞产生的透明质酸混合而成。小的离子和分子（例如Na^+、K^+、葡萄糖、尿素）容易进入关节腔内，因此与血浆的浓度相似；大分子不存在或以微量存在。滑膜液分子的再吸收是通过淋巴系统，与大小无关。SF作为润滑剂和黏合剂，为无血管关节软骨提供营养。

SF检查对于区分感染性和非感染性关节炎至关重要。如表29-7所示，SF的理学和显微镜检查结果传统上分为不同的“反应类型”。这些分组在很大程度上是描述性的，它们之间存在明显的相当大的重叠。除了革兰氏染色、培养和结晶检查外，SF参数可能是非特异性的，必须与临床情况相结合。

表29-7 不同疾病的滑膜液检查诊断鉴别

检查表现	正常	类别			
		组Ⅰ 非炎性	组Ⅱ 炎性	组Ⅲ 感染	组Ⅳ 出血
清晰度	透明	透明	透明/不透明	不透明	不透明
颜色	透明至浅黄色	黄变	黄变至白色/血样	白色	红棕色或黄变
WBC/ml	0~150	<3000	3000~75 000	50 000~200 000	50~10 000
PMN/%	<25	<30	>50	>90	<50
RBC	无	无	无	有	有
葡萄糖（血液/SF差异）/(mg/dl)	0~10 (0~0.56mmol/L)	0~10 (0~0.56mmol/L)	0~40 (0~2.2mmol/L)	20~100 (1.11~5.5mmol/L)	0~20 (0~1.11mmol/L)

PMN，多形核细胞，中性粒细胞；SF，滑膜液

Modified from Kjeldsberg CR,Knight JA:Body fluids:laboratory examination of amniotic,cerebrospinal,seminal,serous and synovial fluids,ed 3,Chicago,1993,© American Society for Clinical Pathology,with permission

非炎性积液（组Ⅰ）通常白细胞计数小于3000/μl，中性粒细胞占少数。骨关节炎、创伤性关节炎、神经性骨关节病、色素沉着结节性滑膜炎和风湿热早期通常呈现少量炎症反应。类风湿关节炎早期、细菌感染早期和病毒性关节炎也可呈现非炎性积液。

炎症性积液（组Ⅱ）的白细胞计数在3000~75 000/μl之间，超过50%为中性粒细胞。类风湿关节炎、系统性红斑狼疮（SLE）、雷特综合征、风湿热、急性晶体诱发性关节炎、与炎性肠病相关的关节炎、银屑病关节炎和脂肪滴性滑膜炎是该反应组的实例。

脓性（感染性）积液（组Ⅲ）白细胞计数通常大于50 000/μl，其中中性粒细胞占90%或更多。该组主要包括细菌性、真菌性和结核性关节感染。

出血性积液（Ⅳ组）在以下疾病中可见：创伤性关节炎、色素沉着结节性滑膜炎、滑膜血管瘤、神经性骨关节病、关节假体和血液病（血友病、血小板减少症、抗凝治疗、镰状细胞病或镰状细胞特征性表现、骨髓增生综合征）。

样本采集

关节液抽吸（关节穿刺术）应限于未确诊积液或已知积液伴重大临床改变的患者。应由有经验的操作者使用良好的无菌技术进行。必须小心避免抽吸菌血症患者的无菌关节液，或通过皮肤或关节周围软组织感染进入无菌关节。诸如膝关节等大关节通常含有不超过4.0ml的SF，所以小的样本量是常见

的，除非存在积液。

滑膜液必须用无菌、一次性针头和塑料注射器采集，以避免被双折射颗粒污染。在常规关节穿刺术中，注射器可以用25U/ml肝素钠肝素化SF。应避免使用草酸盐、肝素锂和乙二胺四乙酸（ethylenediaminetetraacetic acid，EDTA）粉末抗凝剂，因为它们在显微镜检查过程中会形成可能引起误导的晶体假象。在抽吸之前，关节应转动或以其他方式操作，以确保其内容物的混合。

理想情况下，样本应分为三部分：3～10ml，放入无菌肝素管或注射器进行微生物研究；2～5ml，在抗凝管（肝素钠或液体EDTA）中用于显微镜检查；和约5ml放入普通管（无抗凝剂）用于化学分析（因为纤维蛋白原不存在，正常SF不凝）。肝素浓度大于125U/ml对一些病原菌具有抑制作用（Rosett & Hodges，1980）。因此，用于培养的样本，如果用含有143U/管肝素的绿帽肝素管送检的话，样本量至少1～2ml（Becton Dickinson，Rutherford，N. J.），或者使用去除针头和多余的空气后复帽的注射器送检。

干抽在针头内可能仍然有液体残留，残留量或满足重要检测的需求。这样的样本应该将带有针头注射器尖端插入无菌软木塞中送检。与实验室的良好沟通对于这类样本的适当处理至关重要。

推荐检测

SF的实验室检查在关节疾病的鉴别诊断中尤为重要，特别是在晶体性和感染性关节炎中。当怀疑上述任何一种情况时，SF的关节穿刺术和系统检查是必不可少的，并且通过正确的检查，通常能够确诊。在其他关节疾病中，可能无法做出具体的诊断。然而，如果只是为了排除感染性关节炎，关节液检查仍然是重要的，这是感染性关节炎的关键诊断技术，因为感染性关节炎如果不接受正确治疗，关节可能会在2～3天内受到不可逆转的损伤。当感染源是金黄色葡萄球菌（*Staphylocomlus aureus*）时尤其如此。因此，常规检查应针对这两类疾病进行诊断（框29-8）。虽然其他检测对于常规使用不具有实用价值，但在某些情况下可能会提供重要的诊断信息。

框29-8　推荐的滑膜液检测

常规检测
理学检查（颜色，透明度）
白细胞计数和白细胞分类计数
革兰氏染色和细菌培养（需氧和厌氧）
用偏光显微镜和补偿器进行晶体检查
在某些情况下有用的检测
真菌和抗酸染色和培养
细菌和分枝杆菌DNA的PCR
血清-滑膜液葡萄糖差异
乳酸盐和其他有机酸
补体
酶
尿酸

Modified from Kjeldsberg CR，Knight JA：Body fluids：laboratory examination of amniotic，cerebrospinal，seminal，serous and synovial fluids，ed 3，Chicago，1993，© American Society for Clinical Pathology，with permission

这些检测的良好操作是非常重要的，因为它们可以提供非常具体的诊断信息。在SF样本量较少的小实验室中，其检测质量可能会表现一般（Hasselbacher，1987；Rabinovitch & Cornbleet，1994）。

理学检查

总体积应在床旁记录，特别是样本要分开送到不同的实验室部门时。

颜色应在透明的玻璃管中在白色背景下进行评估。正常SF是无色的，但由于与轻微创伤相关的少数RBC渗出，常常是淡黄色的。非炎性和炎症性疾病显示草黄色至黄色（黄变）。脓性滑膜液可以是黄色，棕色或绿色，这取决于侵入微生物产生的色素以及宿主的反应，包括WBC和RBC的存在。

创伤性穿刺在关节穿刺术或注射器抽吸期间产生不均匀的血液分布。虽然浅黄色的黄变难以与正常区分，但离心后红棕色是病理性关节出血的良好证据。

清晰度与SF内颗粒的数量和类型有关。正常SF是透明的，很容易透过试管读取细节。半透明液体遮挡了细节，但黑色和白色区域可以区分，而不透明的液体完全遮蔽了背景。

白细胞是清晰度变化的最常见原因。然而，非常大量的晶体可能产生不含白细胞的不透明、乳状、乳白色液体。闪烁的、油性外观样本表明胆固醇晶体丰富，外观与脓液大致相似。

浊度增加的其他不常见原因有纤维蛋白浓度、自由漂浮的米粒体（退化性增生性滑膜细胞碎片或滑膜微梗死），关节假体患者的金属和塑料颗粒，或骨关节炎中的软骨碎片。胡椒粉外观来自色素沉着的软骨碎片，可能是代谢紊乱（如褐黄病）的结果。

显微镜检查

细胞总数

总白细胞计数应立即进行，以避免变性细胞损失，后者早在关节穿刺术后1小时即已经开始。细胞计数通常在标准血细胞计数器中进行。湿片计数下，每高倍视野（hpf）0～2个白细胞（平均至少10个视野）预计细胞计数少于1300个WBC（Clayburne et al，1992）。白细胞计数超过50 000/μl需要稀释，这应该用生理盐水而不是乙酸进行，以避免黏蛋白凝块形成和细胞聚集。可以使用自动细胞计数仪，但存在堵塞机器孔或由于非WBC颗粒（例如晶体，脂肪球）干扰导致细胞计数假性升高的风险，尤其是在多通道和基于流式细胞术的机器中。用透明质酸酶预处理高黏度SF样本可以改善这些仪器的自动细胞计数（Aulesa et al，2003）。使用数字图像技术的SF样本中的自动细胞计数避免了堵塞和假象计数问题，是当前细胞计数的可靠方法（Walker et al，2009；Scott，2014）。

白细胞计数大于10 000/μl，通常大于50 000/μl，是晶体性关节炎（例如痛风、假性痛风）、慢性炎性关节炎（例如类风湿关节炎、系统性红斑狼疮、强直性脊柱炎）和化脓性关节炎的特征（Kjeldsberg，1993）。骨关节炎、分离性骨软骨炎、创伤和滑膜瘤的WBC计数通常低于10 000/μl。

应当常规进行红细胞计数，除非是明显的创伤性穿刺。如果大量的红细胞干扰白细胞计数，它们可通过用0.3%生理盐水或生理盐水加入 1%皂苷来裂解。

SF 白细胞的参考值上限为 150～200/μl（Kjeldsberg，1993）。升高的细胞计数用于辅助诊断不同的疾病类别，但由于组间重叠较多，对特定疾病缺乏特异性。

白细胞分类计数

细胞离心涂片器能够较好地保存细胞形态，优于离心后 SF 的涂片。黏性样本可能需要用透明质酸酶处理以制备薄涂片。液基薄层制备仪器也可以有效地制备用于显微镜检查的 SF 高质量涂片（Policarpio-Nicolas & Valente，2013）。使用流式细胞仪对 SF 样本进行自动白细胞分类计数是可靠的（Aulesa et al，2003），甚至具有更好的表现，包括使用基于数字图像的仪器检测晶体（Walker et al，2009；Scott，2014）。

中性粒细胞通常约占 SF 白细胞的 20%。尿酸痛风、假性痛风和类风湿关节炎（RA）中的中性粒细胞通常超过 50%；它们在急性细菌性关节炎中通常超过 75%。当 75% 用作 cutoff 值时，诊断炎症过程的灵敏性约为 75%，特异性为 92%（Shmerling et al，1990）。这些细胞经常表现出退行性变化，并且可能包含细菌、晶体、脂滴、液泡或被认为由免疫复合物组成的深蓝色至黑色的粒状包含体（类风湿细胞，RA 细胞）。RA 患者类风湿细胞的存在可能表明预后较差（Davis et al，1988）。

红斑狼疮（lupus erythematosus，LE）细胞，有时存在于狼疮性关节炎患者中，最常见的是中性粒细胞吞噬退化细胞的细胞核（图 29-10）。然而，LE 细胞不是 SLE 特有的，因为它们也在 RA 患者的 SF 中被检出（Hunder & Pierre，1970）。

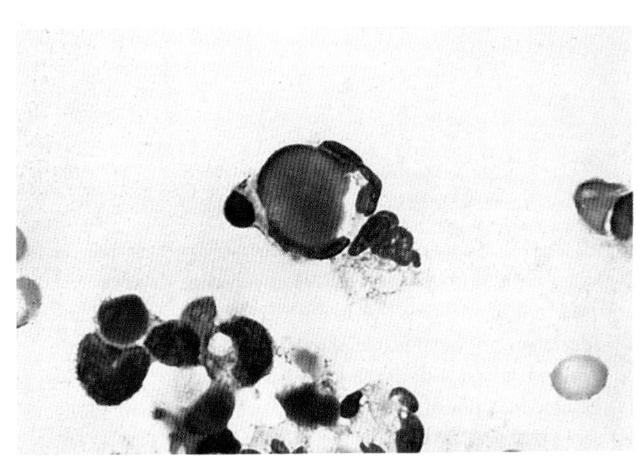

图 29-10　系统性红斑狼疮患者滑膜液中的红斑狼疮细胞

淋巴细胞通常约占 SF 细胞的 15%，常见于 RA 早期和其他自身免疫疾病以及慢性感染中。偶见反应性淋巴细胞，包括免疫母细胞。

单核细胞和巨噬细胞是正常 SF 中最常见的细胞，约占细胞计数的 65%。单核细胞增多在病毒性关节炎或血清病中可能是自限性的，或者在 SLE 或未分化的结缔组织疾病中更为慢性。Reiter 细胞最初被认为是 Reiter 综合征的特异性细胞，是吞噬了退行性中性粒细胞的巨噬细胞（图 29-11）。

嗜酸性粒细胞增多，定义为超过白细胞计数的 2%，报道见于莱姆病、类风湿关节炎、风湿热、转移性癌、寄生虫感染、慢性荨麻疹和血管性水肿，以及关节造影术（对染料过敏）和辐射之后（Podell et al，1980；Kay et al，1988）。

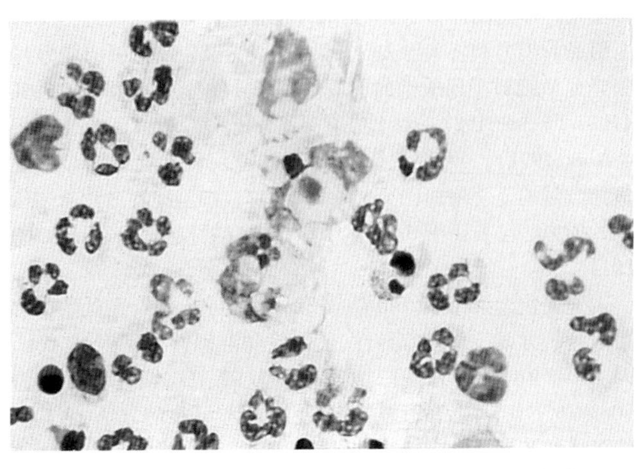

图 29-11　Reiter 综合征患者滑膜液中的 Reiter 细胞

滑膜细胞无病理学意义。外观类似间皮细胞，与单核细胞和巨噬细胞较难区分。

脂质体，与创伤、无菌坏死和 RA 有关。这些液滴经常在偏振光下形成马耳他十字，可与白细胞反应相关，并且可能导致自动 WBC 计数的假性升高（Wise et al，1987）。

晶体检查

SF 中的晶体导致急性炎症，并伴随 WBC 计数增加和中性粒细胞主导型浸润。晶体鉴定，特别是中性粒细胞或巨噬细胞内的晶体，是晶体性关节炎的病理特征（Judkins & Cornbleet，1997）。

痛风是指关节组织中晶体沉积的过程。痛风通常是指尿酸痛风，而晶体沉积的炎症反应被称为痛风性关节炎。痛风性关节炎的最常见的内源性晶体是尿酸钠（尿酸痛风），焦磷酸钙（焦磷酸痛风，软骨钙化或“假性痛风”），磷灰石和其他碱性磷酸钙（BCP；磷灰石痛风），草酸钙（草酸痛风）和脂质（脂质痛风）。

除了 BCP 外，上述晶体均可通过偏光显微镜检测。应使用具有一级红板补偿器的高质量偏光显微镜。起偏器滤光片直接放置在光源的上方。将检偏器（另一个偏振滤光片）放置在样本载玻片和显微镜目镜之间，与起偏器成 90°角，产生暗背景。补偿器放置在起偏器和检偏器之间，通常在两个偏振滤光片的平面之间成 45°角（一半）。

初步检查应采用湿法制片并使用偏光镜检测。相差显微镜增强了晶体检测能力。使用前必须清洁载玻片和盖玻片并仔细立即干燥以避免双折射灰尘颗粒物干扰。盖玻片边缘用指甲油或其他密封剂密封，其延缓但不防止水分蒸发。盖玻片边缘用于找到适当的对焦平面；然而，这个位置的晶体应该忽略，因为它们很可能是假像。大多数晶体以 10 倍物镜扫描，并用至少 40 倍的物镜进行评估，特别是在细胞区域上进行聚焦。然而完全检查还需要用 100 倍油镜，因为扫描时明显阴性的液体可能含有大量的小晶体（Gatter & Schumacher，1991）。通过旋转显微镜平台或补偿器将晶体的方向对准补偿器，便于识别和鉴定。注意晶体形态，消光角，强度和任何双折射的迹象（即折射光的能力和将入射光分成两束：快光束和慢光束的能力）。偏光显微镜对于尿酸钠的灵敏性和特异性分别为78%和79%（Hasselbacher，1987），对于焦磷酸钙分别为12%和67%（McGill & York，1991）。4℃冷藏24小时后的复检可能导致结晶阳性液体数量的显著增加（Yuan et al，2003）。细胞离心涂片器制备涂片的方法已被用于SF样本中晶体的有效检测（Theiler et al，2014）。

迪夫快速染色法（Diff-Quik Staining）可能是偏光显微镜的可靠替代方案。总体特异性、灵敏性和准确性分别为87.5%、94.4%和91.9%。总体阳性预测值为92.7%；阴性预测值为90.3%（Selvi et al，2001）。其他更复杂和可靠的方法，例如X线晶体学和傅立叶变换红外分光镜，可用于生物样本中晶体的鉴定和特征描述（Rosenthal & Mandel，2001）。

尿酸钠（monosodium urate，MSU）结晶呈针棒状，5~20μm长，但长度也可仅为1~2μm，少数情况下为圆球形结晶。它们具有强双折射性（图29-12）：当与补偿器平行时为黄色，垂直时为蓝色（负双折射或负延性）（图29-13）。应始终使用MSU晶体的对照玻片进行比较，或者可以使用倍他米松（一种显示为强负双折射棒的类固醇）来制备用于偏光显微镜的参考载玻片（Judkins & Cornbleet，1997）。

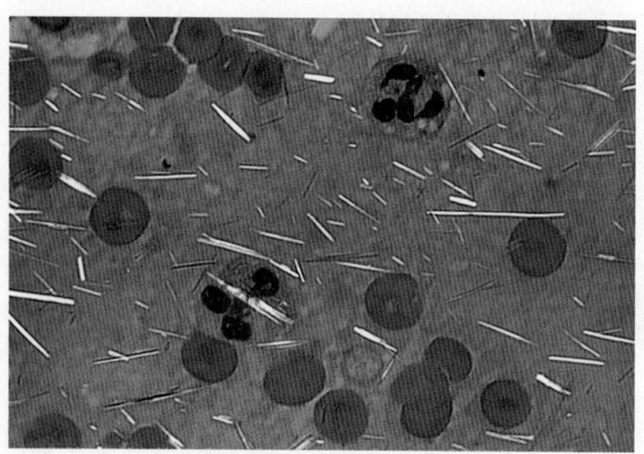

图29-12 尿酸痛风患者偏振光下的尿酸钠结晶

MSU晶体在尿酸痛风患者急性期检出率约90%，发作间期检出率约75%。胞内MSU晶体是急性尿酸痛风的特征，化脓性关节炎患者的炎症也会引起MSU晶体的产生（McCarty，1988）。

焦磷酸钙（calcium pyrophosphate dihydrate，CPPD）结晶在一组统称为CPPD晶体沉积病的疾病中发现。这些晶体呈长1~20μm的菱形、棒状或长方形。CPPD晶体具有正延性的弱双折射（当与补偿器轴对齐时为蓝色；图29-14）。许多结晶太小而不能使光线偏振，使得它们在没有相差显微镜的情况下难以检测。不完全消光出现在起偏器和检偏器呈20~30°角之间（斜消光）。

CPPD晶体与退行性关节炎相关，并且在与低镁血症、血红蛋白沉着症、甲状旁腺功能亢进和甲状腺功能减退相关的关节炎中发现（Jones et al，1992）。

羟基磷灰石钙和其他碱性磷酸钙（alkaline phosphatase，

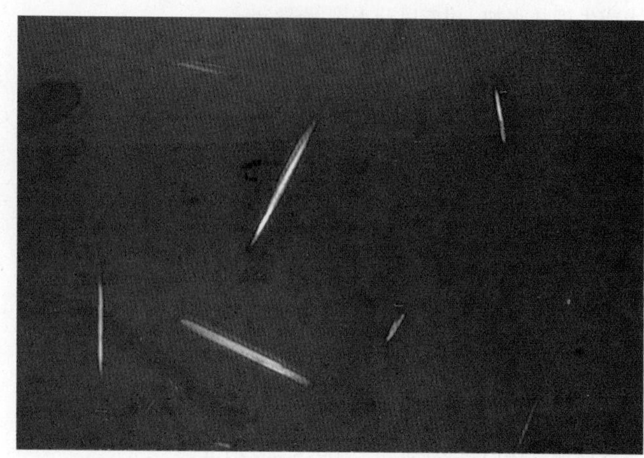

图29-13 Monosodium urate crystals in synovial fluid. Compensated polarized light. (From Kjeldsberg CR, Knight JA: Body fluids: laboratory examination of amniotic, cerebrospinal, seminal, serous and synovial fluids, ed 3, Chicago, 1993, © American Society for Clinical Pathology, with permission. 根据版权要求保留原文，本图为滑膜液中的尿酸钠结晶。补偿偏振光）

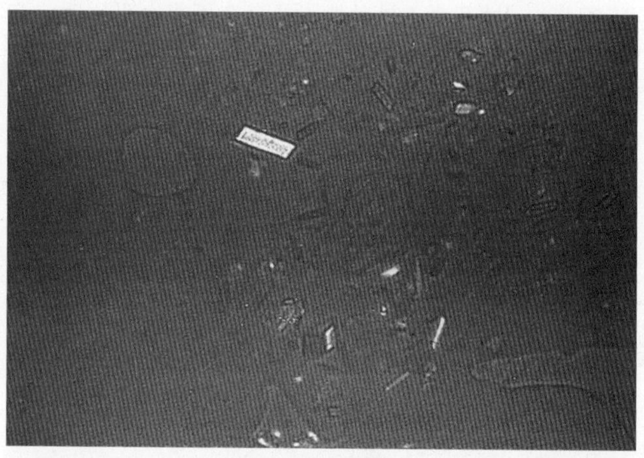

图29-14 Calcium pyrophosphate dihydrate crystals in synovial fluid from a patient with pseudogout. Compensated polarized light (From Kjeldsberg CR, Knight JA: Body fluids: laboratory examination of amniotic, cerebrospinal, seminal, serous and synovial fluids, ed 3, Chicago: © American Society for Clinical Pathology; 1993, with permission. 根据版权要求保留原文，本图为假性痛风患者滑膜液中的焦磷酸钙结晶。补偿偏振光)

BCP）结晶通常太小并且不具有双折射（各向同性）以至于光学显微镜观察不到，除非晶体聚集成1~50μm的球形微团才可在光学显微镜下观察到。茜素红S染料可用于这些和其他含钙结晶的染色（Lazcano et al，1993）。目前，BCP结晶的鉴定对于诊断、预后不重要，不指导临床治疗。

二水草酸钙结晶具有可变双折射和正延性，呈5~30μm的双八面体“信封”状。它们在慢性肾透析和原发性草酸盐沉着症（一种罕见的先天性代谢疾病）相关的关节病中可见。一水合物形式是双折射的，但形状缺乏特征。

脂质结晶是1~20μm的球体，在补偿的偏振光下具有马耳他十字形外观和正双折射性。它们被认为可引起急性关节炎(McCarty,1988)。

关节内注射的晶体皮质类固醇外观可能类似于MSU或CPPD结晶,并且在注射后可持续长达1个月。通常情况下,因为它们由较大的晶体研磨而成,因此具有钝锯齿状边缘,但缺乏清晰的晶体结构。曲安奈德六肽显示负双折射,但其他大多数为正双折射。

胆固醇结晶通常呈现为不规则双折射板,常带有缺角(图29-15)。在慢性积液(例如结核性关节炎、RA、SLE)中,可能存在类似于MSU或CPPD的针状或菱形晶体(Ettlinger & Hunder,1979)。通过X线衍射分析和超微结构研究已经鉴定了骨关节炎积液中非常小的(1~5μm)不规则杆状和针状胆固醇结晶(Fam et al,1981)。胆固醇结晶可溶于乙醇和乙醚,不被白细胞吞噬。如果检测到胆固醇结晶,则定量分析应显示SF胆固醇水平超过血浆水平。

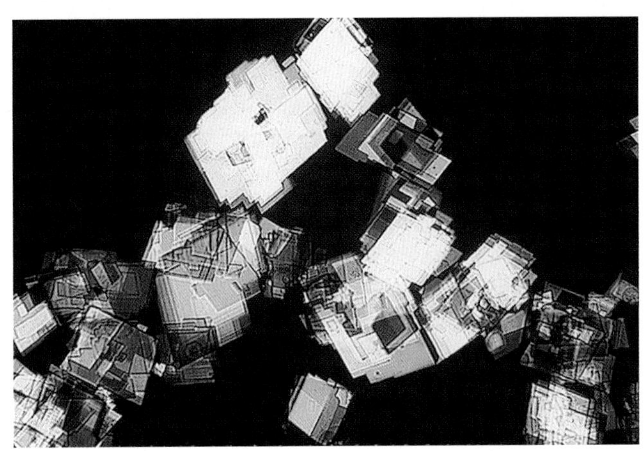

图29-15 滑膜液中的胆固醇结晶。偏振光

在关节手术期间引入的手套粉末(改性玉米淀粉),在偏振光下显示为直径5~30μm的圆形强双折光颗粒,中心具有凹口和马耳他十字。

SF中可能存在许多其他晶体或微粒,比如单克隆Ig晶体或冷球蛋白、Charcot-Leyden晶体、淀粉样蛋白片段、软骨片段、胶原纤维和纤维蛋白链、陈旧出血的胆红素结晶、某些抗凝剂的结晶、指甲油、假体碎片和灰尘颗粒(Gatter & Schumacher,1991)。

化学分析

SF的化学分析通常仅对常规检测提供支持信息。通过生理盐水稀释、超声或透明质酸酶处理可以降低高黏度对检测方法的影响。更重要的化学分析物的参考区间如表29-8所示。

黏蛋白凝块试验

向SF中加入乙酸将透明质酸盐沉淀成黏蛋白凝块,其可以分级为良好、一般或差。其中一般或差的黏蛋白凝块结果反映透明质酸被稀释和解聚——一些炎症性关节炎的非特异性表现。尽管具有历史意义,但黏液蛋白凝块检测在当今临床应用很少(Baker,1991)。

表29-8 滑膜液组分的参考区间

组分	滑膜液	血浆
总蛋白	1~3g/dl	6~8g/dl
白蛋白	55%~70%	50%~65%
α_1-球蛋白	6%~8%	3%~5%
α_2球蛋白	5%~7%	7%~13%
β-球蛋白	8%~10%	8%~14%
γ-球蛋白	10%~14%	12%~22%
透明质酸	0.3~0.4g/dl	
葡萄糖	70~110mg/dl	70~110mg/dl
尿酸	2~8mg/dl	2~8mg/dl
乳酸盐	9~29mg/dl	9~29mg/dl

Modified from Kjeldsberg CR, Knight JA: Body fluids: laboratory examination of amniotic, cerebrospinal, seminal, serous and synovial fluids, ed 3, Chicago, 1993, © American Society for Clinical Pathology, with permission

葡萄糖

SF葡萄糖值的正确解释需要与血清水平进行比较,理想情况下是禁食8小时从而使葡萄糖跨滑膜达到平衡。在正常和许多非炎症条件下,血清与滑膜液葡萄糖的差异小于10mg/dl。在化脓性关节炎中,这种差异范围在20~60mg/dl,但化脓性关节炎与其他炎性疾病有明显的重叠,从而限制了其临床应用。当使用阈值为75mg/dl时,低糖检测炎症性关节疾病的灵敏性仅为20%,特异性为84%(Shmerling et al,1990)。

SF葡萄糖会由于大量白细胞的体外糖酵解造成假性降低,除非样本在收集1小时内进行检测。含有氟化钠(糖酵解抑制剂)的试管可防止葡萄糖的损失。

蛋白

活体志愿者平均正常蛋白浓度为1.38g/dl(Weinburger & Simkin,1989)。可靠的参考区间为1.0~3.0g/dl。随着炎症的进展,更大的蛋白质(如纤维蛋白原)可进入滑膜腔。自发性凝块形成可在非抗凝管中检测(纤维蛋白凝块试验)。虽然SF蛋白水平的升高可能与炎症和感染疾病相关,但是SF蛋白的测量是高度非特异性的;对于炎性疾病,SF蛋白检测灵敏性约为52%,特异性为56%(Shmerling et al,1990)。

酶

SF中许多酶已得到深入研究,包括乳酸脱氢酶、天冬氨酸氨基转移酶、腺苷脱氨酶、酸性和碱性磷酸酶和溶菌酶等(Kjeldsberg,1993)。乳酸脱氢酶在RA、痛风、失败的关节成形术和感染性关节炎中升高。这种升高很可能反映了中性粒细胞浸润。酸性磷酸酶在RA中升高提示预后不良,但不具有特异性(Luukkainen et al,1989)。虽然SF的酶分析目前尚未有临床相关性,但各种水解酶的检测可能在关节预后(特别是RA)中具有显著的预测价值。

有机酸

与非化脓性单关节的关节炎相比,SF乳酸水平在化脓性关节炎患者中通常升高(Kjeldsberg,1993)。乳酸水平显著高于 30mg/dl(3.7mmol/L)一般与革兰氏阳性球菌和革兰氏阴性杆菌导致的化脓性关节炎相关。SF 中 D-乳酸盐水平的检测似乎可用于细菌性滑膜炎的快速诊断(Gratacos et al,1995)。然而,在其他研究中,正常或中间乳酸盐水平既不能确定也不能排除感染。此外,众所周知淋球菌关节炎具有正常的 SF 乳酸盐水平(Curtis et al,1983)。

当使用气液色谱法时,通常不存在于 SF 中的其他有机酸(如正戊酸,正己酸和琥珀酸)的检出可能非常有助于区分非化脓性关节炎和化脓性关节炎(Borenstein et al,1982)。

尿酸

滑膜液尿酸水平通常(虽然并不总是)在痛风和非炎性关节病中与血清水平一致。除了在某些情况下怀疑痛风但未鉴定出晶体以外,尿酸的测定在 SF 分析中临床价值很低(Reeves,1965)。在这些情况下,SF 尿酸水平升高支持痛风的诊断。

血脂

与血浆相反,正常的滑膜液含有极低浓度的脂质。滑膜液脂质异常包括:①少见的富含胆固醇的假乳糜性积液,通常与慢性 RA 相关;②脂滴,通常由创伤引起;③见于与 RA、SLE、丝虫病、胰腺炎和创伤相关的非常罕见的乳糜性积液(Wise et al,1987)。这些疾病通常可以根据肉眼检查和显微镜检查来区分;除了胆固醇晶体可能类似于 MSU 或 CPPD 的情况以外,脂质的定量检查在关节液分析中没有临床意义。在这些情况下,超过血浆水平的 SF 胆固醇水平支持胆固醇晶体的存在。

免疫学研究

类风湿因子(rheumatoid factor,RF)在 60%的 RA 患者的 SF 中可见,滑膜液中类风湿因子通常等于或稍低于血清中的滴度。在大约 70%的 SLE 患者和 20%的 RA 患者的 SF 中发现抗核抗体(antinuclear antibodies,ANA)。由于两者-特异性不足导致实用价值不大。SF 补体水平通常为血清水平的 10%左右,有炎症反应时其增加到血清活性的 40%~70%,与蛋白质渗出的增加成正比。SLE 和 RA 中的补体消耗导致补体水平低于血清的 30%。细菌性和晶体性关节炎也可见补体减少,因此补体检测对于常规诊断没有实际意义。

微生物检测

关节液体的及时送检以及将临床怀疑与实验室进行良好沟通对于快速鉴定感染物是极其重要的。

化脓性关节炎可能是急性或慢性的,革兰氏染色和培养应作为常规 SF 评估的一部分。革兰氏染色的灵敏性从约 75%的葡萄球菌感染及约 50%的大多数革兰氏阴性菌到低于 25%的淋球菌(Goldenberg & Reed,1985)。包括细胞离心法在内的浓缩方法可增加革兰氏染色的灵敏性。

未接受抗生素治疗的非淋球菌性关节感染患者,培养灵敏性在 75%~95%之间。淋病患者的灵敏性仅为 10%~50%(Shmerling,1994)。在部分接受治疗的患者中,使用含树脂的血液培养瓶培养 SF 可改善致病生物的分离和鉴定。

尽管使用具有特异引物的聚合酶链反应(PCR)来检测细菌 DNA 尚未作为常规应用,但也是有用的,特别是对于需要更为复杂营养、不可培养的病原体(如布氏疏螺旋体、衣原体、支原体)的检测有用(Nocton et al,1994;Li et al,1996;Jalava et al,2001)。病毒通常与急性感染性关节炎相关,根据推定的病毒,应进行血清学、病毒培养和通过核酸扩增检测病毒 DNA。

根据临床病史,感染性关节炎可能与特定暴露及其相关病原体有关。由于暴露于感染布氏疏螺旋体(Borreliaburgdorferi)的蜱,莱姆病患者中关节炎的发病率约 60%(Golightly,1993)。在未治疗病例中 PCR 检出布氏疏螺旋体 DNA 的阳性率是 96%(Nocton et al,1994;Exner & Lewinski,2003)。

在具有旅行史或户外职业的患者中,应通过氢氧化钾/卡尔科弗卢尔荧光增白剂(KOH/Calcofluor White Stain)和在选择性真菌培养基上培养检查 SF 或组织中的真菌病原体。例如,具有近期到亚利桑那州旅行史的患者可能会出现继发于粗球孢子菌(Comlidioidesimmitis)的单关节的关节炎。

患有慢性关节炎和具有结核分枝杆菌(*Mycobacterium tuberculosis*)感染或非结核性感染危险因素的患者应进行滑膜活检(Verelettas et al,2003;Titov et al,2004)。Ziehl-Neelsen 或 Kinyoun 染色对抗酸生物具有约 20%的灵敏性。结核分枝杆菌在约 80%的已证实病例中培养结果为阳性。因为结核分枝杆菌的常规培养方法非常耗时,因此 PCR 的应用是一种在 SF 中快速诊断结核分枝杆菌的有用技术(Fujimoto et al,2010)。

胸腔积液

胸膜腔是由脏层和壁层胸膜构成的潜在腔隙。通常情况下,胸膜腔内含有少量便于两层胸膜间相对运动的润滑膜液体。该液体源自壁层胸膜毛细血管的血浆滤液,其产生的速率依赖于毛细血管静水压、血浆渗透压和毛细血管通透性。胸腔积液通过淋巴管和脏层胸膜的小静脉实现再吸收。

当积液的生成和再吸收出现不平衡而导致腔内液体聚积称为渗出。胸膜腔、心包腔和腹膜腔中的这种液体被称为浆膜腔积液。

样本采集

对于患有大量症状性积液的患者,胸腔穿刺术可用于任何未诊断的胸腔积液或治疗目的。在实际工作中,胸腔积液样本的采集、处理和(或)分析方法的效果往往不甚满意,相对于其他体液而言,其不当操作的发生率也更为常见。实验室经常接收到用于储存胸腔积液的大体积注射器或真空瓶,而这些容器必须循环传送于实验室的不同部门。此外,由于抗凝或混匀不足,可能会导致大的血液或纤维蛋白凝块。

除了总细胞计数、细胞分类计数使用 EDTA 抗凝管外,其余样本应收集在肝素抗凝管中以避免凝血。用于有氧和厌氧菌培养的分装样本最好在病床旁接种于血培养基中。如果怀疑恶性肿瘤、真菌感染或分枝杆菌感染,所有剩余液体(≥100ml)都应送检,以最大限度地提高染色检查和培养的检出率。由于浆膜腔积液比脑脊液能更好地维持细胞的完整性,因此新鲜标本在冰箱中存储 48 小时后仍能得到满意的细胞学检查结果。对于 pH 值检测,样本应采集于肝素抗凝管中,隔绝空气并置于冰上送检。严重的脓性标本可能会堵塞分析仪器,因此不需进行 pH 值检测。

漏出液和渗出液

将胸腔积液划分为漏出液或渗出液能极大简化正确诊断的流程。此外，这一分类还决定着是否需要进一步的检查。

漏出液通常由全身条件所致的双侧毛细血管静水压增高、血浆胶体渗透压降低引起(框 29-9)。恶性积液通常很少为漏出液，除非同时合并一些其他临床病症，例如充血性心力衰竭(Ashchi et al,1998)。渗出液通常是单侧的，与一些增加血管通透性或干扰淋巴吸收的局部疾病相关(框 29-9)。

框 29-9　胸腔积液分类

漏出液：液体静压增高或血浆胶体渗透压降低
充血性心力衰竭
肝硬化
低蛋白血症(如肾病综合征)
渗出液：毛细血管通透性增加或淋巴管重吸收减少
感染
　细菌性肺炎
　肺结核、其他肉芽肿性疾病(如结节病、组织胞浆菌病)
　病毒和支原体肺炎
肿瘤
　支气管肿瘤
　转移性肿瘤
　淋巴瘤
　间皮瘤(积液中透明质酸盐含量增加)
累及胸膜的非传染性炎性疾病
　风湿性疾病(多数情况下积液中葡萄糖含量降低)
　系统性红斑狼疮(IE 红细胞偶尔存在)
肺梗死(可能与出血性积液相关)
胸膜外来源的液体
胰腺炎(积液中淀粉酶活性升高)
食管破裂(淀粉酶活性升高、pH 值降低)
尿胸(肌酐升高、pH 值降低)

推荐检查

浆膜腔积液(胸膜、心包、腹膜)的检测首先取决于漏出液和渗出液的区分。漏出液通常不需要进一步处理，但应至少保留 7~10 天以备后续检查。为区分两种积液，表 29-9 推荐了一些化学指标，尽管任何单一指标都无法做到 100%准确。

表 29-9　胸腔渗出液实验室标准

胸腔积液/血清蛋白比例	≥0.50
胸腔积液/血清 LD 比值	≥0.60
胸腔积液 LD	≥2/3 正常血清 LD 上限
胸腔积液胆固醇	>45mg/dl
胸腔积液/血清胆固醇比值	≥0.30
血清白蛋白梯度	≤1.2g/dl
胸腔积液/血清胆红素比值	≥0.60

传统教学强调，渗出液和漏出液可以通过总蛋白浓度高于(渗出液)或低于(漏出液)3.0g/dl 来加以区分。然而，仅使用总蛋白来区分渗出液和漏出物的错误率达 30%(Melsom,1979)。现在普遍认为，检验组合能增加灵敏度、提高准确性，并可作为业已建立的 Light 标准的基础(Light et al,1972)。渗出液常满足以下的一个或多个标准：①胸腔积液/血清蛋白比例大于 0.5；②胸腔积液/血清 LD 比大于 0.6；③胸腔积液乳酸脱氢酶水平高于正常血清上限的 2/3。应用这些标准可使灵敏度和特异度分别达到 98%和 80%。

目前已提出一些替代检查来划分渗出液和漏出液。总胆固醇、白蛋白梯度测定或乳酸脱氢酶和总胆固醇联合测定可用来区分 Light 标准判断不明确的积液。例如，推荐使用白蛋白梯度来确诊经 Light 标准(Light,1997)错误分类为渗出液的临床漏出液，即当血清白蛋白水平高于正常胸膜腔液水平 1.2g/dl 时，表明该积液为漏出液(Burgess et al,1995)。很多误诊患者接受了利尿剂治疗。其他检验项目组合能达到但不能超越 Light 标准的效力。在大多数情况下，应用 Light 标准可以通过单独测量蛋白和乳酸脱氢酶数值来对胸腔积液进行渗出液或漏出液的分类，而不需与血液样本进行比较(Murphy & Jenkinson,2008)。

一些检验项目由于无需同时进行血液检测而显得更加方便经济，例如胸腔积液乳酸脱氢酶和胆固醇的联合测定(Costa et al,1995)。胆红素测定不是鉴别积液的敏感指标(Heffner et al,1997)。

对渗出液的进一步分析旨在排除恶性肿瘤和感染。在这方面，细胞学检查和适当的细菌染色和培养是最有效的检查手段。此外，由于胸水渗出液中 DNA 水平显著升高，定量分析可能是评估浆膜腔积液病因的有效方法(Chan et al,2003)。框 29-10 总结了可用于评估胸腔积液的检验项目。检测项目的类型和检验结果的解读应始终与临床发现和鉴别诊断相联系。白细胞计数和分类、红细胞计数在浆膜腔积液评估中的应用有限。

框 29-10　胸腔积液：推荐的检查

常规检验
理学检查
胸腔积液/血清蛋白比值
胸腔积液/血清 LD 比值
涂片 Romanowsky 染色检查(恶性细胞、LE 细胞)
大多数患者中的实用检查
微生物染色和培养
细胞学检查
特定病例中的实用检查
胸腔积液胆固醇
胸腔积液/血清胆固醇比值
白蛋白梯度
pH 值
乳酸
酶(ADase、淀粉酶、LD)
干扰素-γ
C 反应蛋白
脂类分析
肿瘤标志物
免疫学研究
结核硬脂酸
胸膜活检

Modified from Kjeldsberg CR, Knight JA: Body fluids: laboratory examination of amniotic, cerebrospinal, seminal, serous and synovial fluids, ed 3, Chicago, 1993, © American Society for Clinical Pathology, with permission

理学检查

漏出液通常呈透明、淡黄或稻草色，无臭，不凝结，约15%的漏出液呈血性。血性胸腔积液（血细胞比容大于1%）提示创伤、恶性肿瘤或肺梗死（Jay，1986）。不均匀的血液分布、伴随持续性吸气的液体清除、微小血块形成常提示创伤性的漏出。胸水血细胞比容大于外周血血细胞比容的50%是支持胸腔积血的良好证据（Light，1995）。

肉眼观察渗出液的性状与漏出液类似，但多呈现出一定程度的浑浊，若未加肝素会发生凝固。厌氧菌感染时渗出液有腥臭味。浑浊、乳状和血性样本应离心后检测上清，离心后如上清液澄清，则浑浊很可能归因于细胞成分或碎片；如离心后浊度持续存在，则可能是真性或假性乳糜积液。

真性乳糜积液是由淋巴瘤、肿瘤或创伤性破坏引发梗阻而造成胸导管漏出所导致的，标本直立放置时最上层可形成奶油状的乳糜微粒。特发性先天性乳糜胸是新生儿最常见的胸腔积液病因。

假性或乳糜样的积液具有乳白、淡绿或“金漆”样的外观，是积液中细胞脂质分解长期积累而成，多由类风湿性胸膜炎、肺结核、黏液性水肿引起。区分真性乳糜与假性乳糜积液的特征总结见表29-10。

表29-10 真性和假性乳糜积液的特征

特征	真性乳糜	假性乳糜
产生	急性	慢性
外观	乳白色、黄色或血性	乳白色、淡绿色或金属色
显微镜检	淋巴细胞增多	混合细胞反应，胆固醇结晶
甘油三酯[*†]	≥110mg/dl（≥1.24mmol/L）	<50mg/dl（<0.56mol/L）
脂蛋白电泳	有乳糜微粒	无乳糜微粒

[*] 括号中的值为SI单位

[†] 甘油三酯水平介于50~110mg/dl为可疑，需电泳确认乳糜胸

Modified from Kjeldsberg CR，Knight JA：Body fluids：laboratory examination of amniotic，cerebrospinal，seminal，serous and synovial fluids，ed 3，Chicago，1993，© American Society for Clinical Pathology，with permission

显微镜检查

细胞计数

总细胞计数可使用手工血细胞计数器法，但自动细胞计数越来越多地应用于胸膜腔和其他浆膜腔积液标本中（Aulesa et al，2003；Conner et al，2003；Yang et al，2013）。白细胞计数在区分漏出液（<1000/μl）和渗出液（>1000/μl）时应用有限。虽然红细胞计数超过100 000/μl强烈提示恶性肿瘤、外伤或肺梗死，但不特异。

白细胞分类计数和细胞学

常用检查方法为涂片染色法，经细胞离心器甩片、空气干燥后进行Romanowski染色法最为适宜。事实上，血液学实验室检查对于恶性细胞，尤其是恶性血液肿瘤细胞的检测是非常有效的（Kendall et al，1997）。如果比较关注细胞损失的问题，也可以采用过滤或自动浓缩和Papanicolaou染色的方法。胸腔积液样本可进行自动白细胞分类计数，但结果与手工法有一定差异（Conner et al，2003）。液基薄层法通常用于胸膜腔和其他浆膜腔积液标本的细胞病理检查，该方法在恶性细胞检测中表现良好（Moriarity et al，2008）。

当同时检查细胞涂片和组织切片时，细胞学检测可以诊断70%以上的转移性肿瘤（Light，2002）。但细胞学检测在间皮瘤（10%）、鳞状细胞癌（20%）、淋巴瘤（25%~50%）或肉瘤（25%）中的灵敏度显著降低。除严重怀疑恶性肿瘤导致的渗出液以外不需制备细胞片（Jonasson et al，1990）。

间皮细胞常见于炎性胸腔积液中（图29-16），罕见于结核性胸膜炎、类风湿性胸膜炎以及接受胸膜固定术的患者胸腔积液中，因为后者发生的纤维蛋白沉积和纤维化会阻止间皮细胞的脱落。分化良好的肿瘤细胞（图29-17）或高度未分化的肿瘤细胞（图29-18）很容易识别。如需确认必须进行一系列免疫细胞化学染色，液基薄层技术增进了该法效果（Sioutopoulou et al，2008）。

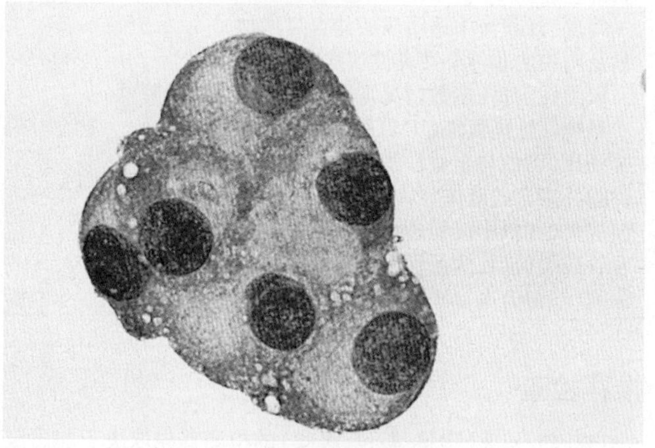

图29-16 胸腔积液中的间皮细胞

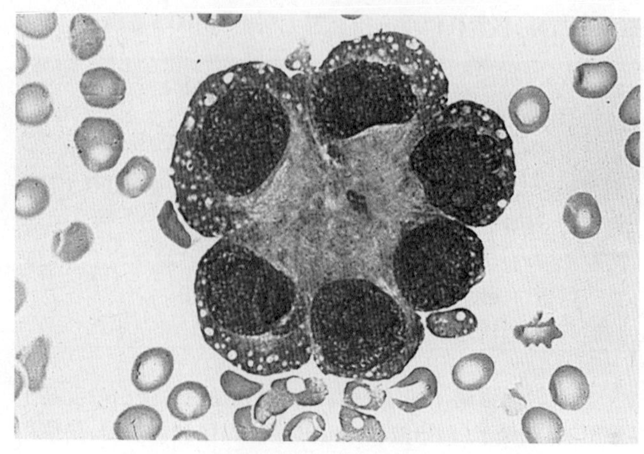

图29-17 胸腔积液中分化良好的乳腺癌细胞

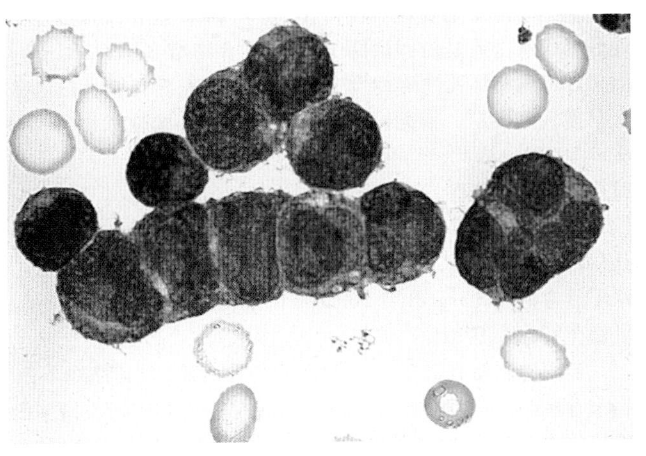

图 29-18 肺小细胞癌显示典型的细胞核型

胸膜炎患者胸腔积液中的细胞主要为中性粒细胞(图 29-11)。超过 10%的漏出液中也以中性粒细胞居多,但其临床意义有限。

框 29-11 中总结了淋巴细胞居多的病症。淋巴细胞以小淋巴细胞为主,也可见中等、大淋巴细胞和反应性的变异体。积液中的核仁和核裂解物比在外周血中明显,这种情况在细胞离心制备的标本中更常见。积液中可见浆细胞。与漏出液相关的淋巴细胞增多在临床上意义不大。

框 29-11 胸腔积液的细胞差异

中性粒细胞增多(>50%)	系统性红斑狼疮
细菌性肺炎(肺炎旁胸腔积液)	尿毒症
	渗出液(≈30%)
肺梗死	**嗜酸性粒细胞增多症(>10%)**
胰腺炎	气胸(空气进入胸腔)
膈下脓肿	外伤
早期结核病	肺梗死
漏出液(>10%)	充血性心力衰竭
淋巴细胞增多(>50%)	感染(尤其是寄生虫、真菌感染)
结核病	
病毒感染	超敏反应综合征
恶性肿瘤(淋巴瘤,其他肿瘤)	药物反应
	风湿病
真性乳糜胸	霍奇金病
类风湿性胸膜炎	特发性疾病

低分化非霍奇金淋巴瘤和慢性淋巴细胞白血病(chronic lymphocytic leukemia,CLL)可能难以与淋巴细胞增多的良性浆膜腔积液区分开来(图 29-19)。一般情况下,利用流式细胞术或免疫细胞化学进行免疫分型,再结合细胞形态学分析有助于正确诊断。T、B 细胞的相对比例本身不足以区分良性和恶性渗出液(Ibrahim et al,1989);然而,Ig 轻链和(或)其他特异性细胞标志物组合可实现淋巴增生性疾病的特异性诊断。分子 DNA 分析是形态学分析的又一有效辅助工具。原发性渗出性淋巴瘤是一种罕见的高分化 B 细胞非霍奇金淋巴瘤,常见于免疫功能低下患者的胸膜、腹膜和(或)心包积液标本中,其特征是细胞形态高度未分化或呈免疫母细胞样,不表达多数 B 细胞相关抗原(Karcher & Alkan,1997)。该病通常利用免疫表型和(或)分子技术证实人疱疹病毒-8(HHV-8)相关抗原和(或)DNA 的存在而确诊。

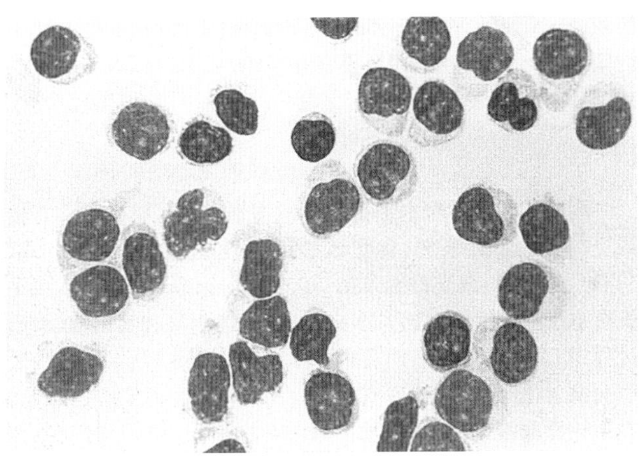

图 29-19 Pleural effusion in patient with non-Hodgkin's lymphoma, small lymphocytic type. The cells are small round forms, difficult to distinguish from benign lymphocytes(From Kjeldsberg CR, Knight JA: Body fluids: Laboratory examination of amniotic, cerebrospinal, seminal, serous and synovial fluids, ed 3, Chicago, 1993, © American Society for Clinical Pathology, with permission. 根据版权要求保留原文,本图为非霍奇金淋巴瘤-小淋巴细胞型患者的胸腔积液。细胞呈小圆形,与良性淋巴细胞难以区分)

嗜酸性粒细胞积液指的是积液中含有 10%以上的嗜酸性粒细胞,常与胸腔内空气或血液的存在相关(框 29-11)。虽然这类积液大多是渗出液,但约 35%的患者致病原因未知(Adelman et al,1984)。嗜酸性粒细胞增多在诊断渗出原因上不能提供太大帮助,但它似乎与更长的生存期独立相关(Rubins & Rubins,1996)。嗜酸性粒细胞中常伴有少量肥大细胞或嗜碱性粒细胞,也可见衍生的 Charcot-Leyden 晶体。

化学分析

蛋白

胸腔积液总蛋白或白蛋白检测只有与其他检验参数结合分析才能在区分渗出液与漏出液上发挥临床价值。除白蛋白比例增高外,蛋白电泳结果与血清类似,对鉴别诊断价值不大(Light,1995)。

葡萄糖

正常胸腔液、漏出液和大多数渗出液的葡萄糖水平与血清水平相近。但在类风湿性胸膜炎和严重化脓性肺炎渗出液中,葡萄糖水平可急剧、持续降低,表现为葡萄糖水平低于 60mg/dl(3.33mmol/L)或胸腔积液/血清葡萄糖比例低于 0.5(Sahn,1982)。恶性肿瘤、结核病、非化脓性细菌感染、狼疮性胸膜炎、食管破裂等疾病也可出现胸腔积液葡萄糖水平的降低。

乳酸

胸腔积液乳酸水平可作为传染性胸膜炎快速诊断的有效辅助指标,细菌和结核性胸膜感染的乳酸水平明显高于其他胸腔积液。乳酸水平大于 90mg/dl(10mmol/L)对感染性胸膜炎的阳性预测值达 94%,阴性预测值达 100%(Gastrin & Lovestad,1988)。

酶

胸腔积液淀粉酶水平高于血清水平(通常为 1.5~2.0 倍或更高)提示胰腺炎、食管破裂或恶性积液(Light & Ball,1973)。胸腔积液乳酸脱氢酶(lactate dehydrogenase,LD)水平升高与炎症程度成正比。除了用于区分渗出液和漏出液,渗出过程中 LD 水平降低表明炎症好转。与此相反,LD 水平增加表明病情恶化,需积极处理或治疗。ADase 富含于 T 淋巴细胞,在结核性胸膜炎中显著增加。ADase 水平在 50U/L 时对结核病诊断的灵敏度、特异性、阳性预测值、阴性预测值、诊断效能分别为 91%、81%、84%、89% 和 86%(Burgess et al,1996)。淋巴细胞/中性粒细胞比例≥0.75 时,以上五项指标分别为 88%、95%、95%、88%、92%。约 99.6% 的结核性胸膜炎患者 ADase 水平≥40U/L(Lee et al,2001),然而在非结核病性淋巴细胞增多的胸腔积液患者中,97.1% 的病例 ADase 水平低于 40U/L。

干扰素-γ

结核性胸膜炎患者胸腔积液中干扰素(IFN)-γ 水平明显升高,IFN-γ 水平≥3.7IU/L 的诊断敏感度为 99%,特异性为 98%(Villena et al,1996a)。在 HIV 阳性和 HIV 阴性患者中检测敏感度无差异。血液恶性肿瘤引起的积液中,只有约 20% 的积液 IFN-γ 水平略高于 3.7IU/L(Villena et al,2003a)。

pH 值

胸腔积液 pH 值在评估肺炎旁(肺炎相关)胸腔积液的预后上具有最高的诊断准确性(Heffner et al,1995)。pH 值大于 7.30 的肺炎旁胸腔渗出通常仅需进行药物治疗,而 pH 值小于 7.20 则提示复杂的肺炎胸腔积液(有隔腔或与脓肿相连),需手术引流。

渗出液 pH 值介于临界值(pH7.20~7.30)的患者,情况复杂,需密切关注,重复测量。然而同时伴有葡萄糖低于 60mg/dl(3.33mmol/L)则强烈提示即将形成脓肿。对胸膜固定术反应不佳的类风湿性胸膜炎和恶性积液也可同时伴有 pH 值低于 7.20 和葡萄糖低水平(Rodriquez-Panadero & Mejias,1989)。pH 值低于 6.0 是食管破裂的特征,尽管严重肺气肿 pH 值也可小于 6.0(Good et al,1980)。

尿胸是由肾周积聚的尿液通过淋巴引流的方式进入胸膜腔导致,其 pH 值低于 7.30。这类积液因蛋白含量较低,故为漏出液,有尿味。积液肌酐水平大于同时刻血清水平(Miller et al,1988)。

脂类

一些浆膜腔积液有乳糜样外观但却是假性乳糜,另一些虽然外观不符但却是真性乳糜渗出(Maldonado et al,2009)。假性乳糜积液主要是由卵磷脂-球蛋白复合物增多引起,部分归因于白细胞和坏死性碎片增多。真性乳糜积液在脂蛋白电泳上呈现乳糜微粒。脂类检测也有助于诊断乳糜性渗出(Staats et al,1980)。因此,当胸腔积液的甘油三酯水平高于 110mg/dl 时提示患者乳糜性渗出,介于 60~110mg/dl(0.68~1.24mmol/L)时不明确,尤其对于空腹和术后患者,需进行脂蛋白电泳确认(Maldonado et al,2009)。非乳糜和假性乳糜积液甘油三酯水平通常低于 50mg/dl(0.56mmol/L),并且在脂蛋白电泳时无乳糜微粒(表 29-10)。

胆固醇测量有助于区分漏出液与渗出液,尤其是对 Light 标准存疑时。总胆固醇水平高于 54mg/dl、胸腔积液/血清胆固醇比值大于 0.32 具有与 Light 标准类似的灵敏度和特异度(Suay et al,1995)。持续数年的胸腔积液中可见胆固醇水平升高和胆固醇结晶。

C 反应蛋白

胸腔积液 C 反应蛋白是临床上对于器官疾病、疾病活动指数、测定治疗反应的一项有效筛查指标(Castano & Amores,1992)。据报道,胸腔积液 CRP 水平>30mg/L 对胸腔感染的敏感度为 93.7%、特异性为 76.5%、阳性预测值为 98.4%(Turay et al,2000)。肺炎支原体感染的平均 CRP 值约为 90mg/L,而结核和恶性肿瘤的平均值分别为 26mg/L 和 23mg/L。胸腔积液 CRP 的检测有助于诊断和评估肺炎胸腔积液的严重程度(Porcel et al,2012)。

结核硬脂酸(10-甲基十八酸)

结核硬脂酸(tuberculostearic acid,TSA)最早是从结核分枝杆菌中分离出的。这种脂肪酸是结核分枝杆菌的结构组成成分,通常不存在于人体组织中。可通过气相色谱-质谱法联用对肺结核患者的痰液、支气管冲洗液和胸腔积液进行 TSA 检测(Muranishi et al,1990)。一项研究中,32 例活动性结核病患者中有 24 例(75%)胸腔积液 TSA 阳性,22 例患者中有 15 例患者支气管冲洗液 TSA 为阳性。在其他肺部疾病患者中,46 例胸腔积液中只有 4 例患者、69 例支气管冲洗液中只有 3 例患者 TSA 达到可检测水平。随后一项小型研究报道了胸腔积液中 TSA 的敏感度为 54%、特异性为 80%,阳性预测值为 75%、阴性预测值为 61%、诊断效能为 66%(Yorgancioglu et al,1996)。联合检测胸腔积液样本 TSA 和腺苷脱氨酶(ADase)可增加对结核性胸膜炎诊断的敏感性(Muranishi et al,1992)。

肿瘤标志物

尽管不推荐作为常规检查,但肿瘤标志物通常是细胞学阴性非炎性渗出液的有效辅助指标。很多肿瘤标志物,尤其是 CEA、CA15-3、CA549、CA72-4 和 CYFRA21-1 已在胸腔积液相关研究中多有报道。CEA 也许是腺癌诊断最具价值的单一指标,但报告的临界值差异较大。CEA 对恶性积液的敏感性因肿瘤来源不同而异,总体约为 50%。虽然复杂的肺炎胸腔积液会造成 CEA 水平的上升(Garcia-Pachon et al,1997),但临床上通常不需要进行鉴别。

肿瘤标志物的组合检测增加了对恶性肿瘤诊断的准确性。

CEA、CA15-3 和 CA72-4 的组合检测具有 90%的准确度,78%的灵敏度,95%的特异性,88%的阳性预测值和 91%的阴性预测值(Villena et al,1996b)。类似地,CA15-3 和 CEA 组合检测的准确度为 87%(Romero et al,1996);CA549、CEA 和 CA15-3 的组合检测具有 65%的灵敏度,99%的特异性和 85%的准确度(Villena et al,2003b)。细胞角蛋白 19 片段(CYFRA21-1)可与其他肿瘤标志物联合使用。不同的肿瘤标志物在恶性和炎症性胸腔积液中可均为阳性,从而导致这些检测指标的应用变得复杂(Topolcan et al,2007)。

其他一些肿瘤标志物还可用于诊断不明原因的积液。例如,在细胞学检查阴性的情况下,胸腔积液中前列腺特异性抗原(PSA)的显著增高有助于胸腔和心包积液转移性前列腺癌的正确诊断(Chin et al,1999)。

免疫学研究

约 5%的 RA 患者和 50%的 SLE 患者在患病过程中会生成胸腔积液。

RF 通常存在于血清阳性 RA 患者的胸腔积液中。虽然已确诊的 RA 患者胸腔积液 RF 滴度等于或高于 1∶320 是风湿性胸膜炎的有力证据(Halla et al,1980),但在 41%的细菌性肺炎患者、20%的恶性积液患者和 14%的结核病患者中,RF 滴度可高达 1∶1280,从而使得这项检测临床意义不大(Levine et al,1968)。

ANA 滴度曾一度被视为诊断狼疮性胸膜炎积液的有效指标(Good et al,1983),然而之后的研究表明,在血清检测基础上,再在胸腔积液标本中检测该指标意义不大(Porcel et al,2007)。

大多数风湿性或狼疮性胸膜炎患者的补体水平会下降(CH50<10U/ml 或 C4 水平低于 10×10^{-5}U/g 蛋白)(Hunder et al,1972;Halla et al,1980)。尽管它可能有助于诊断其他不明原因积液,但补体减少对这些疾病的特异性不高,并且对于常规诊断无太大价值。

微生物检测

与肺炎胸腔积液最相关的细菌是金黄色葡萄球菌、肺炎链球菌、A 群 β-溶血链球菌、肠球菌和一些革兰氏阴性杆菌。由于大部分病例中能分离出厌氧菌,因此应同时进行厌氧和需氧培养。革兰氏染色的灵敏度接近 50%(Ferrer et al,1999),而细胞离心等浓缩方法能增加其灵敏度。对于接受局部治疗的患者使用含树脂的血液培养瓶有助于某些细菌的分离。

对于怀疑感染结核分枝杆菌的患者,对结核性积液直接染色检出抗酸细菌的敏感度在 20%~30%,结核杆菌培养阳性率在 50%~70%(Baer & Smith,2001)。胸膜组织活检培养的敏感度最高(50%~75%),并可通过组织病理学方法证实肉芽肿或抗酸杆菌的存在而快速诊断结核病。结合胸膜活检、细菌培养和抗酸染色方法可将敏感性提高到约 95%(Jay,1986)。胸腔积液标本的实时 PCR 分析对结核分枝杆菌的诊断显示出良好的灵敏度和特异性,可为快速诊断提供一种有效、少侵入性的替代方法(Rosso et al,2011)。

无论 HIV 阳性与否,ADase 可为结核性胸腔积液快速提供化学证据(Burgess et al,1996;Riantawan et al,1999;Lee et al,2001)。虽然在肺结核中 ADase-2 同工酶是由活化的淋巴细胞产生,但是淋巴细胞增多的非结核性胸腔积液中 ADase-2 只发生轻微的升高。由于北美洲结核性胸膜炎发病率相对较低,ADase 阳性预测值也相应偏低,而在结核性胸膜炎发病率较高的亚洲和欧洲区域,文献报道的 ADase 阳性预测值则相对偏高。

结核性胸膜炎的胸腔积液中干扰素-γ 水平显著增加,干扰素-γ 水平与 HIV 感染不相关,且在约 20%的血液恶性肿瘤中仅轻度增加,因此干扰素-γ 检测可能会有助于一些病因的诊断(Villena et al,2003a)。

心包积液

心包腔中通常有 10~50ml 液体,与胸腔积液类似通过漏出产生。心包积液多由病毒性感染引起,其中最常见的病毒是肠病毒,也可能由细菌、结核、真菌感染引起,或与自身免疫疾病、肾衰竭、心肌梗死、纵隔损伤或各种药物的作用有关,也有可能是特发性的(框 29-12)。HIV 感染患者通常有无症状心包积液,随着疾病进展积液增多(Silva-Cardosa et al,1999),或者其可能与原发性渗出性淋巴瘤相关(Karcher & Alkan,1997)。大多数用于胸腔积液的实验室检查也适用于心包积液(表 29-10)。

框 29-12　心包积液成因	
特发性(通常是病毒性)	肾衰
感染	出血
细菌	创伤
结核	抗凝治疗
真菌	主动脉瘤破裂
病毒	自身免疫疾病
AIDS 相关(通常是病毒性)	甲状腺功能减退
肿瘤	风湿性关节炎
转移癌	系统性红斑狼疮
淋巴瘤	炎症性肠病
药物	韦格纳肉芽肿
肼屈嗪	急性心肌梗死
普鲁卡因胺	放疗
苯妥英	

心包切开术后综合征是心脏手术(或其他心脏损伤)常见但非特异的并发症,损伤后数天或数周内出现。其特点是发热、胸膜炎性胸痛及心包和胸膜的其他症状,少数出现肺部炎症。80%以上患者出现渗出性胸腔积液。其常为浆液血性或出血性,pH 值大于 7.4 且葡萄糖水平正常(Stelzner et al,1983)。没有特异性的检测能诊断这种综合征。因此,其诊断仍是一种排除诊断。虽然病因不明确,但病程、抗心肌抗体的存在以及对抗感染治疗有效说明这是一种免疫介导的过程。据报道,在一名该综合征患者的胸水中,相对于血清抗心肌抗体升高,补体和免疫复合物则降低(Kim & Sahn,1996)。

标本采集

不明原因的心包积液或伴有心脏压塞症状的大量积液需送至实验室进行检测。心包液可通过小切口开胸术后的心包切开术采集,也可通过心包穿刺术采集(无菌针穿刺)。

理学检查

正常的心包液为淡黄色且清亮。大量积液(>350ml)常由恶性肿瘤或尿毒症引起,也有可能是特发性。在HIV相关心脏压塞中,45%的病例是特发性的,而结核性和细菌性积液分别占20%(Chen et al,1999)。感染或恶性肿瘤通常会产生浑浊积液,而尿毒症则产生清亮且呈淡黄色的积液。上述以及其他疾病也会引起血性积液。

通过心包穿刺术采集的血样液体可能为血性积液或心脏中血液意外混入。心脏血液血细胞比容同外周血中相似,血气分析结果也同静脉血或动脉血相似。相比之下,血性积液中血细胞比容低于外周血,而来自心脏穿刺混入的血液通常不会如此。

牛奶样外观表明存在乳糜或假性乳糜积液。鉴别两种积液的方法在本章胸水部分已做讨论。

渗出液和漏出液

根据Light标准,胸膜渗出液符合以下一项或几项标准:胸水/血清蛋白比>0.5;胸水/血清乳酸脱氢酶(lactate dehydrogenase,LD)比>0.6;胸水LD>200U/L。Light标准也被证实是鉴别心包渗出液和漏出液最可靠的诊断工具(Burgess et al,2002a)。

心包积液的常规检测可能仅限于细胞计数、葡萄糖、总蛋白、LD、细菌培养和细胞学检查(Meyers et al,1997)。当临床上高度怀疑其他异常原因引起的心包积液时,需进行更特异的实验检查。

显微镜检查

血细胞比容和红细胞计数可用于说明血性积液的存在,但其仅有极小的鉴别诊断价值。白细胞计数超过10 000/μl提示可能为细菌性、结核性或恶性心包炎,但这些情况下也会出现低值,因此限制了其应用价值(Agner & Gallis,1979)。白细胞分类计数有助于确定某些心包积液的病因,特别是联合心包积液中其他检测指标结果(Reuter et al,2006)。当分类计数无效时,可通过涂片染色来检测不典型或恶性肿瘤细胞。

肿瘤细胞的细胞学检查通常不困难。恶性心包积液中最常见到肺癌和乳腺癌的转移癌细胞。细胞学检测的灵敏度为95%,特异度为100%(Meyers et al,1997)。

化学分析

用于诊断心包积液的化学参数没有其他体液研究得深入。尽管心包积液与胸水非常相似,但常规应用这些检测还需更多研究以充分了解其诊断的重要性。

蛋白质

总蛋白含量>3.0g/dl对于渗出液诊断的灵敏度为97%,但特异性只有22%,这极大地限制了其临床应用。因此,总蛋白在心包积液诊断中没有鉴别能力(Meyers et al,1997)。

葡萄糖

心包积液中葡萄糖含量<60mg/dl时,对于心包渗出液诊断准确性仅有36%(Meyers et al,1997)。葡萄糖含量<40mg/dl(<2.22mmol/L)常见于细菌性、结核性、风湿性或恶性胸腔积液。

pH值

在风湿性或化脓性心包炎中,心包积液pH值可显著下降(<7.10)。在恶性肿瘤、尿毒症、肺结核和特发性疾病中,心包积液pH值中度下降,范围为7.2~7.3。

脂质

甘油三酯、胆固醇检测和通过脂蛋白电泳检测的乳糜微粒有助于鉴别乳糜积液和假性乳糜积液(表29-10)。可在本章胸水部分查看脂质检测,以进一步了解乳糜积液的诊断。

酶

推荐心包积液LD含量>200U/L作为诊断心包渗出液的cutoff值(Burgess et al,2002a)。另外,当怀疑急性心肌损伤但不能通过常规组织学检查证实时,检查患者死后48小时内心包积液中的LD和肌酸激酶有助于确定诊断(Luna et al,1982;Stewart et al,1984)。在心肌损伤患者中,其心包积液肌酸激酶同工酶(creatine kinase-MB,CK-MB),肌红蛋白和肌钙蛋白Ⅰ的含量显著升高(Perez-Carceles et al,2004)。

对于疑似结核性心包炎但抗酸染色阴性的患者,腺苷脱氨酶(adenosine deaminase,ADase)检测是一项有效的辅助试验。结核性心包积液中ADase含量中位数显著高于其他病理性积液(Burgess et al,2002b)。当cutoff值设为30U/L时,灵敏度为94%,特异度为68%,阳性预测值为80%。当cutoff值设为40U/L时,灵敏度和特异度分别为93%和97%。联合使用心包积液ADase和其他检测有助于提高诊断效能(Reuter et al,2006)。

干扰素-γ

据报道,结核性浆膜腔积液包括结核性心包炎中干扰素(interferon,IFN)-γ含量升高(Burgess et al,2002b)。在这些积液中,IFN-γ含量>1000pg/L,显著高于其他病理性积液。当cutoff值设为200pg/L时,结核性心包炎的诊断灵敏度和特异度均为100%。同ADase一样,联合IFN-γ和其他检测有助于提高本实验的诊断实用性(Reuter et al,2006)。

聚合酶链反应

聚合酶链反应(polymerase chain reaction,PCR)是一种灵敏的检测技术,在结核性心包炎诊断中的特异性优于ADase(Lee et al,2002)。但是阴性结果并不能排除结核性心包炎,因为一些大量结核性积液患者的心包积液中并没有结核分枝杆菌。

免疫学研究

抗核抗体(antinuclear antibodies,ANA)检测结果阴性几乎可以高度排除狼疮性浆膜炎。但心包积液中高滴度的ANA则缺乏特异性,即使结果高达1:5120(Leventhal et al,1990;Wang et al,2000)。如不明原因ANA升高,应考虑恶性肿瘤。

微生物检测

革兰氏染色和培养对于细菌性心包炎的灵敏度与其他浆液性积液相似(如分别约为50%和80%)。主要的需氧菌为金黄色葡萄球菌、肺炎链球菌、链球菌以及革兰氏阴性杆菌。虽然厌氧菌引起的感染性心包炎可能很少见,但由于分离和鉴定的方法不一致,厌氧菌有时不能被检出(Brook,2002)。因此,当怀疑厌氧菌感染时,恰当的实验室检测技术尤为重要。主要的厌氧菌为脆弱拟杆菌、厌氧链球菌、梭菌属和双歧杆菌属。

从病毒性心肌炎中鉴定出特定病原微生物很困难,因为心包积液中很少分离出病毒(如柯萨奇病毒、流感病毒、腮腺炎病毒)。在患者急性期或恢复期的血浆中检测到抗病毒抗体有助于支持诊断(Bellinger & Vacek,1987)。病毒感染可能占大多数 HIV 相关性心包积液。

抗酸染色和培养诊断结核性心包炎的灵敏度均为 50%(Agner & Gallis,1979)。PCR 是一种灵敏的检测技术,比腺苷脱氨酶在结核性心包炎诊断中更特异(Lee et al,2002)。但是阴性结果并不排除结核性心包炎的诊断。

PCR 试验有助于心包腔多种细菌或其他感染的快速诊断(Tenenbaum et al,2005;Levy et al,2006)。

腹水

腹水是腹腔内病理积累的过量液体。这种间皮排列形成的空腔正常情况下可储存多达 50ml 的液体。同胸腔积液和心包积液一样,腹水是一种血浆超滤液,其产生与血管通透性、静水压以及胶体渗透压有关。

漏出液与渗出液

框 29-13 列出了引起腹水的常见原因。定义腹水为漏出液或渗出液的实验室标准并不像定义胸腔积液和心包积液那样明确。例如,感染或恶性肿瘤患者腹水中的蛋白浓度常在漏出液范围(<3.0g/dl),而许多肝硬化和心衰患者的腹水蛋白水平在渗出液范围(>3.0g/dl)(Runyon et al,1992)。

框 29-13　腹水形成原因

漏出液:静水压增高或血浆胶体渗透压降低
充血性心力衰竭
肝硬化
低蛋白血症(如肾病综合征)
渗出液:毛细血管通透性增高或淋巴吸收减少
感染
　原发性细菌性腹膜炎
　继发性细菌性腹膜炎(如阑尾炎、肠破裂)
　结核病
肿瘤
　肝癌
　淋巴瘤
　间皮瘤
　转移性癌
　卵巢癌
　前列腺癌
创伤
胰腺炎
胆汁性腹膜炎(如胆囊破裂)
乳糜积液
胸导管损伤或阻塞(如创伤、淋巴瘤、癌症、肺结核和其他肉芽肿[如结节病、组织胞浆菌病]、寄生虫感染)

血清-腹水白蛋白梯度,即血清白蛋白与腹水白蛋白之间的差值,被广泛认为是区分漏出液和渗出液最可靠的方法(Runyon et al,1992)。门脉高压引起的腹水,其差值至少为 1.1g/dl(>11g/L;漏出液),而其他原因引起的腹水,其差值则低于 1.1g/dl(渗出液)(Runyon et al,1992)。相比于腹水总蛋白、腹水/血清总蛋白比、腹水 LD 和腹水/血清 LD 比这四种标志物的诊断准确率只有 52%~80%,血清-腹水白蛋白梯度的诊断准确率可达到 98%(Akriviadis et al,1996)。

腹水/血清胆红素比值达到 0.6 或者更高也与渗出液显著相关(Elis et al,1998)。事实上,胆红素比值、血清-腹水白蛋白梯度以及 Light 标准的诊断准确率分别为 81.5%、84% 和 80.2%。另一些研究表明,当腹水 LD 大于 130U/L 且腹水/血浆总蛋白比值大于 0.4 时,即为渗出液。

尽管血清-腹水白蛋白梯度是区分漏出液和渗出液的最好方法,其他方法也是可行的。然而,目前仍然没有理想的生化标志物能完全鉴别漏出液和渗出液(Paramothayan & Barron,2002)。

样本采集

穿刺

诊断性穿刺主要用于新发腹水患者,或者临床症状发生改变的腹水患者,例如快速形成腹水或出现发热。完整检测至少需要 30ml 腹水。如果可能,应为细胞学检查提供 100ml 腹水。细胞计数样本应置于 EDTA-抗凝的静脉管中。培养标本应床旁接种至血培养瓶中(每瓶 10ml)。

诊断性腹腔灌洗

该操作不再被推荐为评估腹部创伤的常规检查。由于其过度敏感且非特异,加上诸如计算机断层扫描和超声等非侵袭性诊断技术的发展,使得其应用主要限于血流动力学不稳定患者严重腹部出血的快速筛查和空腔脏器损伤的评估。

一根导管通过一个小切口置入腹腔。如果吸出的总血量小于 15ml,可以进行诊断性腹腔灌洗(diagnostic peritoneal lavage,DPL),即注入 1L 生理盐水或 Ringer 溶液(儿童 20mg/kg)并通过重力引流来获取灌洗液。应至少回收 600ml 液体以避免假性低值(Sullivan et al,1997)。导管有时会被保留,因此如果结果是阴性或者不确定,可在 2~3 小时内重复 DPL。

创伤后 DPL 解释的公认标准在框 29-14 中列出。单独白细胞计数大于 500/μl 或更高(没有其他异常指标)的阳性预测值只有 23%(Soyka et al,1990)。

当同时出现不需要手术修复的实质器官出血时,使用传统的 DPL 标准检测空腔器官损伤不具有可靠性,会导致不必要的剖腹探查。为了区分这种情况出血,DPL 标准的修改建议如下任一情况:①当红细胞计数大于或等于 $10\times10^4/mm^3$,白细胞计数大于或等于红细胞计数除以 150(Otomo et al,1998);②细胞计数比大于 1.0(Fang et al,1998)。细胞计数比定义为灌洗液中白细胞与红细胞计数比除以外周血中白细胞与红细胞计数比。该标准对于空腔器官损伤诊断的特异性可达到 97%,特别是在损伤 3 小时内进行 DPL。

框 29-14 腹腔灌洗液评估标准
阳性结果
导管置入后引流肉眼血液>15ml
肉眼血性灌洗液
钝挫伤后 RBC>100 000/μl
穿刺伤后 RBC>50 000/μl
WBC>500/μl
淀粉酶>110U/L
不确定结果
导管置入后引流少量肉眼血液
钝挫伤后 RBC 50 000~100 000/μl
穿刺伤后 RBC 1000~50 000/μl
WBC 100~500/μl
阴性结果
钝挫伤后 RBC<50 000/μl
穿刺伤后 RBC<1000/μl
WBC<100/μl

Modified from Feied CF:Diagnostic peritoneal lavage, Postgrad Med 85:40,1989, with permission

DPL 的其他用途包括评估疑似急性腹膜炎和急性胰腺炎的患者。灌洗液中白细胞数大于 200/mm^3 时,与急性腹膜炎相关性达 99%(Larson et al,1992)。

腹膜透析

在门诊接受长期腹膜透析的肾病患者,其透析液需要送至实验室检测以判断是否感染。

腹腔冲洗

该操作在手术时进行,用以检测妇科肿瘤和胃癌在腹腔内的早期转移。样本一般只进行细胞学检查。

推荐检测

评估腹水最重要的检测列在框 29-15 中。根据样本类型和临床情况,检测的重要性有所不同。例如,在评估腹部外伤时,红细胞和白细胞计数比细胞学检查或血清-腹水白蛋白梯度更重要。理学检查可为临床和实验室的患者分类提供即时信息。

框 29-15 腹腔积液推荐检测项目
适用于大多数患者
理学检查
细胞学检查
微生物染色与培养
血清-腹水白蛋白浓度梯度
适用于特定患者
白细胞总数与分类计数
红细胞计数(灌洗液)
胆红素
肌酐/尿素氮
酶(ADase、ALP、淀粉酶、LD、端粒酶)
乳酸
胆固醇(恶性腹水)
纤连蛋白
肿瘤标志物(CEA、PSA、CA19-9、CA15-3、CA-125)
免疫细胞学检测/流式细胞术
结核硬脂酸

CEA,癌胚抗原;PSA,前列腺特异性抗原

Modified from Kjeldsberg CR, Knight JA:Body fluids:Laboratory examination of amniotic, cerebrospinal, seminal, serous and synovial fluids, ed 3, Chicago, 1993, © American Society for Clinical Pathology, with permission

理学检查

漏出液一般呈淡黄色且清亮,而渗出液由于白细胞或肿瘤细胞的存在,或者蛋白含量增高呈雾状或浑浊。DPL 标本中存在食物颗粒、外来物或黄绿色胆汁,提示胃肠道或胆道穿孔。急性胰腺炎和胆囊炎也可能导致腹水变绿。血性腹水需同穿刺创伤相鉴别,后者通常在连续穿刺后血细胞会消失。每升腹水中有 15ml 血液便会形成不透明的红色,使得透过灌洗管时报纸不能被看清。在大多数情况下,能透过灌洗管看清报纸提示 DPL 阴性结果。不透明标本需要细胞计数,因为对于 DPL 阳性标本来说,当红细胞低于 100 000 个/μl 时,通过看清报纸程度来判断便不准确(Bellows et al,1998)。血性腹水也见于恶性肿瘤和结核患者中。

离心后仍不变清亮的乳白色腹水说明乳糜积液或假性乳糜积液。乳糜性腹水不如乳糜性胸水常见。其是由于创伤、淋巴瘤、肿瘤、结核和其他肉芽肿性疾病(如结节病)、肝硬化、粘连或寄生虫感染造成的淋巴流动受损或堵塞引起的。真性乳糜液和假性乳糜液的鉴别将在稍后本章胸腔积液部分的理学检查中进行讨论。

显微镜检查

白细胞计数可用于区分单纯肝硬化腹水和自发性细菌性腹膜炎(spontaneous bacterial peritonitis, SBP)引起的腹水,SBP 腹水由肠道细菌进入腹腔造成。大约 90%的 SBP 患者腹水中白细胞计数>500/μl,其中超过 50%的细胞为中性粒细胞(图 29-20)(Runyon & Hoefs,1984;Stewart et al,1986)。

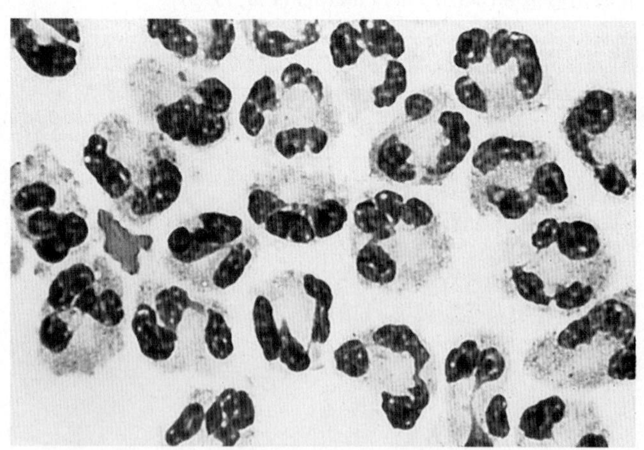

图 29-20 细菌性腹膜炎患者中的中性粒细胞

腹水中性粒细胞计数是诊断 SBP 的首选方法。推荐中性粒细胞 cutoff 值为 250/μl 和 500/μl,诊断准确度分别约为 90% 和 94%(Stassen et al,1986;Albillos et al,1990)。

细胞计数、总蛋白和白蛋白梯度值随着腹水形成和消退发生的体液变化而发生改变。例如,利尿可能导致白细胞数从 300/μl 增加到 1000/μl 或更多。

通过 DPL 获得的腹水,当白细胞计数达到 200/μl 或更多

时,与急性腹膜炎相关性达99%(Alverdy et al,1988;Larson et al,1992)。

嗜酸性粒细胞增多(>10%)通常与长期腹膜透析引起的慢性炎症相关。该情况在充血性心力衰竭、血管炎、淋巴瘤和包虫囊肿破裂中也有报道。

细胞学检查对于恶性腹水敏感度为40%~65%。腹膜癌约占恶性积液的2/3,细胞学对其诊断的敏感度超过95%(Runyon et al,1988)。在肿瘤检测方面,腹水液基薄层涂片和盆腔冲洗已被证明优于标准细胞涂片(Moriarity et al,2008)。免疫细胞化学染色在识别可疑病例中的不典型细胞时具有重要作用。

化学分析

蛋白质

在鉴别肝硬化与其他原因引起腹腔积液时,血清-腹水白蛋白梯度检测优于总蛋白含量检测(Runyon et al,1992)。通常在自发性细菌性腹膜炎(spontaneous bacterial peritonitis,SBP)腹水中,总蛋白降低(<3.0g/dl),而血清-腹水白蛋白梯度升高(>1.1g/dl),这使得检测总蛋白在该疾病中意义不大。与腹水形成和消退有关细胞外液改变,也会引起蛋白含量的变化。

葡萄糖

早期研究报告在30%~60%的结核性腹膜炎患者和大约50%腹腔肿瘤患者中,腹水葡萄糖含量小于等于50mg/dl(Polak & Torres da Costa,1973;Brown & An,1976)。另一项研究发现,在大多数结核性腹水中葡萄糖含量减少(Bansal et al,1998)。然而,葡萄糖检测的意义不大,因为其灵敏度和特异性太低缺乏实际意义。

酶

正常腹腔积液中淀粉酶活性与血浆中相似。与血浆相比,腹水淀粉酶含量上升3倍是胰腺相关腹水的有力证据,包括急性胰腺炎和胰腺假性囊肿(Runyon,1987a)。然而在腹水评估中并不推荐淀粉酶检测,因为胰腺疾病引起腹水的发生率较低。如果首次检测不能作出诊断,需要使用储存的标本回顾性检测淀粉酶。腹腔灌洗液中淀粉酶含量对于钝性或穿刺性腹部创伤可能是有价值的(McAnena et al,1991)。淀粉酶水平大于或等于20U/L对于诊断明显腹内损伤的灵敏度为87%,特异度为75%,阳性预测值为46%。在这些情况下,应考虑剖腹手术。胃十二指肠穿孔、急性肠系膜静脉血栓、肠绞痛或坏死也可能导致淀粉酶水平升高。虽然非胰腺的恶性肿瘤很少引起淀粉酶升高,但同工酶检测通常可鉴定出唾液淀粉酶亚型(Kosches et al,1989)。

对于不接受剖腹手术的患者,腹腔灌洗液碱性磷酸酶(alkaline phosphatase,ALP)水平高于10U/L有助于提示空腔脏器损伤(特异性99.8%,灵敏度94.7%)(Jaffin et al,1993)。腹水ALP检测也有助于鉴别原发性细菌性腹膜炎和肠道穿孔导致的继发性细菌性腹膜炎。继发性腹膜炎患者腹水平均ALP水平显著高于自发性细菌性腹膜炎(SBP)。腹水ALP>240U/L见于92%继发性腹膜炎患者,而SBP患者仅有12%(Wu et al,2001)。鉴别继发性腹膜炎和SBP的敏感性和特异性分别为92%和88%。

恶性腹水中LD活性常升高(Gerbes et al,1991)。腹水/血清LD比大于0.6时,对于诊断恶性腹水的灵敏度可达80%(Boyer et al,1978)。腹水LD和胆固醇联合检测能够鉴别腹膜转移癌相关腹水和肝硬化或肝癌相关腹水(Castaldo et al,1994;Halperin et al,1999)。虽然卵巢癌患者血清LD和腹水LD含量均高于卵巢良性肿瘤患者或者其他妇科恶性肿瘤患者,但腹水LD的诊断灵敏度和特异度(分别为87%和90%)均高于血清LD(分别是60%和77%)(Schneider et al,1997)。LD也被用于自发性细菌性腹膜炎(SBP)的早期诊断,当腹水/血清LD的cutoff值定为0.4时,其诊断准确率约为74%。

端粒酶是恶性腹水的特异性鉴别标志物(Tangkijvanich et al,1999)。81%的恶性腹水中可检测到端粒酶,灵敏度和特异度分别为76%和95.7%。

在疫区ADase常用来识别结核性腹膜炎患者(Burgess et al,2001)。Cutoff值设为30U/L时,受试者操作工作特征曲线显示诊断灵敏度和特异性分别是94%和92%。Cutoff值设为33U/L时,诊断结核性腹膜炎灵敏度,特异性,阳性预测值、阴性预测值和总体诊断准确率分别为100%、96.6%、95%、100%和98%。

纤连蛋白

Cutoff值设为85μg/ml(85mg/L)时,纤连蛋白鉴别恶性腹水和无菌腹水比总蛋白、LD、γ-谷氨酰转移酶、pH值、淀粉酶、甘油三酯、白细胞计数和细胞学检查更为可靠(诊断准确率为79%)(Colli et al,1986)。后续研究使用的cutoff值为94.6μg/ml,恶性腹水诊断的灵敏度、特异性、阳性预测值、阴性预测值以及诊断准确性分别为100%、95%、93.8%、100%和97.1%(Sood et al,1997)。进一步的研究也证实了纤连蛋白检测在恶性腹水诊断中的作用(Lee et al,2006)。

乳酸

腹水乳酸和pH值联合用于鉴别自发性细菌性腹膜炎(SBP)和单纯性腹水。cutoff值设置为40mg/dl(4.44mmol/L)时,灵敏度和特异性均约为90%,阳性预测值为62%(Stassen et al,1986)。虽然不像白细胞计数那样准确,但乳酸在肝脏腹水中的高特异性表明,其在SBP的诊断中具有一定的价值。恶性腹水和结核性腹水也与乳酸水平升高相关。

空腔脏器穿孔、肠坏疽、腹膜炎或腹腔内脓肿的患者,其腹水乳酸含量与血浆乳酸含量差值至少为13.5mg/dl(1.5mmol/L)。该数值能完全将上述患者同其他发生急性腹部问题的患者相鉴别(DeLaurier et al,1994)。然而,腹水乳酸检测在临床外科决策制订方面的作用仍不清楚。

肌酐和尿素

肌酐和尿素氮的测定有助于区分腹水和尿液。腹水中尿素氮和肌酐升高,结合血清尿素升高但肌酐正常(由于尿素的反向扩散),提示膀胱破裂。

胆红素

不同类型腹水中胆红素浓度均值(±SD)为0.7±0.8mg/dl,

腹水/血清胆红素比的均值为 0.38±0.44(Runyon,1987b)。腹水胆红素大于 6.0mg/dl,腹水/血清胆红素比超过 1.0,提示胆囊破裂导致的胆汁性腹膜炎。腹水/血清胆红素比大于 0.6 或更高被认为是渗出液的另一个标志物,但其准确性不如血清-腹水白蛋白梯度(Elis et al,1998)。

pH 值

腹水 pH 值,特别是联合白细胞计数一起有助于肝硬化腹水患者的自发性细菌性腹膜炎(SBP)的诊断(Attali et al,1986;Stassen et al,1986)。pH 值小于 7.32 或血液与腹水 pH 值差异超过 0.1,对于 SBP 的灵敏度和特异性均约为 90%,而 pH 值的差异更准确一些。但如果没有中性粒细胞计数,腹水 pH 值在诊断 SBP 方面似乎毫无用处(Runyon & Antillon,1991)。腹水 pH 值小于 7.15 的患者提示预后不良(Attali et al,1986)。恶性腹水、胰腺性腹水和结核性腹膜炎患者腹水的 pH 值也较低。

胆固醇

腹水胆固醇是一种鉴别恶性腹水(>45~48mg/dl)和肝硬化腹水较为有用的指标(Mortensen et al,1988;Castaldo et al,1994)。当 cutoff 值设置为 45~48mg/dl(1.2mmol/L)时,灵敏度和特异性的均值均为 90%。研究表明,当 cutoff 值设置为 48mg/dl 时,鉴别恶性腹水和非恶性腹水的灵敏度、特异性、阳性预测值、阴性预测值以及诊断准确率分别为 96.5%、96.6%、93.3%、98.3%和 96.6%(Garg et al,1993)。

白细胞介素-8

白细胞介素-8 是一种由多种细胞产生的细胞因子,是机体对诸如细菌脂多糖等刺激的应答产物。与无菌腹水相比,白细胞介素-8 在自发性细菌性腹膜炎(SBP)腹水中显著升高(Martinez-Bru et al,1999)。当 cutoff 值设置为 100ng/L 时,对于肝硬化患者诊断的灵敏度和特异性均为 100%。

结核硬脂酸(10-甲基硬脂酸)

正如在胸水部分所述,75%的肺结核患者可通过气相色谱-质谱法分析技术在胸水中检测到结核硬脂酸(tuberculostearic acid,TSA)(Muranishi et al,1990)。通过定量化学电离气相色谱-质谱法分析技术检测 TSA,是诊断结核性腹膜炎、结核性脑膜炎(脑脊液)和结核性肺炎(胸膜液)的重要技术(Brooks et al,1998)。

肿瘤标志物

由于灵敏度和特异性较低,因此一般认为腹水中肿瘤标志物检测价值不大。然而,在一些特定情况下,腹水肿瘤标志物检测是有效的,例如随访患者对治疗的反应和肿瘤复发的早期检测。在细胞学检测为阴性但高度怀疑恶性腹水的情况下,其检测也可具有重要作用。在一项研究中,细胞学检查阳性的患者仅占恶性病例的 40%(89 例患者中的 35 例),而肿瘤标志物呈阳性的患者则占 80%(Cascinu et al,1997)。另外,除了小细胞肺癌和肾癌缺少特异性肿瘤标记物,其他恶性肿瘤患者的腹水肿瘤标志物(例如癌胚抗原(carcinoembryonic antigen,CEA)、糖类抗原 19-9(carbohydrate antigen 19-9,CA19-9)、糖类抗原 15-3(carbohydrate antigen 15-3,CA15-3)和前列腺特异性抗原(prostate-specific antigen,PSA)等)的阳性率可达 97%。这些肿瘤标志物,包括甲胎蛋白,对于浆液性恶性肿瘤具有较高的特异性(超过 90%),但是灵敏度较低(19%~38%)(Sari et al,2001)。PSA 检测也可能成为诊断前列腺癌导致恶性腹水的有效标志物(Appalaneni et al,2004)。

当 cutoff 值设置为 3.0ng/ml 时,CEA 对于恶性腹水的诊断灵敏度为 40%~50%,特异性约为 90%(Mezger et al,1988)。在类似的研究中,cutoff 值设置为 5.0mg/ml 时,特异性约为 97%(Gulyas et al,2001)。腹腔灌洗液中 CEA 水平升高提示胃癌预后不良(Irinoda et al,1998)。

在许多非恶性疾病中,腹水 CA-125 可呈一定程度上升。CA-125 升高的患者中,最常见的诊断是心血管疾病和慢性肝病(Miralles et al,2003),所以普遍观点认为腹水 CA-125 作为恶性肿瘤标志物缺乏特异性。卵巢、输卵管或子宫内膜的上皮癌可能会导致腹水 CA-125 含量极度升高。其对于卵巢癌的灵敏度取决于肿瘤的分期(40%~95%)和病理分型(对于黏液腺癌灵敏度较低)((Molina et al,1998)。

细胞学检测结果不明确,但携带非整倍体核型的恶性肿瘤,通过流式细胞术或图像分析进行 DNA 倍体分析,可以提供有用的辅助诊断信息,尽管与细胞学检查相比,DNA 倍体分析能提供的额外信息较少(Bisht et al,2014)。当肿瘤细胞较少时,图像分析比流式细胞术更实用(Rijken et al,1991)。

微生物检测

原发性腹膜炎可发生于任何年龄,常见于患有肾病综合征的儿童以及患有肝硬化的成人。自发性细菌性腹膜炎(SBP)发生于腹水患者,他们没有明确导致腹水的继发性原因,如肠穿孔或腹腔脓肿。SBP 中的细菌通常是正常的肠道菌群,92%为单一细菌感染。需氧革兰氏阴性杆菌(如大肠埃希菌、肺炎克雷伯菌等)占所有病例的 2/3 以上(Gilbert & Kamath,1995)。其次是肺炎链球菌,肠球菌,以及罕见的厌氧菌。对于 SBP,革兰氏染色的灵敏度为 25%,而常规培养的阳性率仅有 50%(Castellote et al,1990)。通过床旁血培养瓶接种和浓缩大量腹水可以提高灵敏度,但仍有高达 35%的感染者出现腹水培养阴性(Marshall,1988)。使用含树脂的血液培养瓶可以提高部分治疗患者腹水中某些细菌的分离。

腹水中性粒细胞计数是诊断 SBP 的首选方法(见本章较前的显微镜检查部分)。如前所述,在诊断疑难病例时,一些检测可能有助于鉴别 SBP 与继发性细菌性腹膜炎或结核性腹膜炎。许多 SBP 病例中腹水细菌数量较少,因此通常需要更敏感方法来检测细菌。PCR 已成功应用于腹水培养阴性的细菌 DNA 检测中(Such et al,2002;Soriano et al,2011)。最近,腹水悬浮白细胞原位杂交技术已用于检测 SBP 中的细菌(Enomoto et al,2014)。

抗酸染色检测结核杆菌灵敏度不超过 20%~30%,腹水培养的灵敏度也只有 50%~70%(Reimer,1985)。应用 PCR 可以检测到结核分枝杆菌 DNA,但阴性结果并不能排除诊断(Schwake et al,2003)。对于严重怀疑结核性腹膜炎的患者,建议使用腹腔镜进行活检。

其他类型标本

唾液

唾液通常通过无创的方式采集，所以易于被患者接受。唾液是血浆的滤液，因此其中含有一些小分子，这些小分子物质与血浆中该物质的游离（未结合）活性部分处于平衡状态。这种特性对检测游离氢化可的松特别有用，而游离氢化可的松是一种重要的生理参数，能反映氢化可的松的分泌率，对诊断很重要。唾液氢化可的松检测已经被用于评估危重病患者（Arafah et al，2007）以及库欣综合征和肾上腺功能不全患者（Raff，2009）的肾上腺功能，深夜（或午夜）唾液腺氢化可的松检测也成为库欣综合征有效的筛选试验（Raff et al，1998）。但遗憾的是，由于唾液中其他几种固醇类激素（例如雌二醇、孕酮、睾酮、脱氢表雄酮、醛固酮）含量波动较大，其并不能可靠地反映血浆中这些物质的含量（Wood，2009）。

唾液中含有一些明显来自血浆的抗体分子。因此当唾液采集更为方便或更容易被患者所接受时，可采用唾液作为标本来检测病原微生物的抗体。通过唾液检测人类免疫缺陷病毒的抗体已在性传播疾病门诊中广泛应用，虽然假阳性结果降低了这种即时检测的可信度（Cummiskey et al，2008）。

基因检测需要的患者DNA可以从血液标本中的白细胞获得，也可以更方便的从唾液中的口腔细胞或咽拭子中获得。

通过唾液还可进行药物检测，为非法药物的摄入提供证据。虽然诸如安非他明、可卡因和阿片类物质等毒品在唾液中的浓度与血浆中相似，但这些药物在口腔中的局部吸收会增加其服用后在唾液中的浓度（Drummer，2006）。

胎粪

体液分析能够提供解剖位置（远端或者不易接触）或者化学成分在体内代谢和正常清除顺序的独特信息。其临床应用的一个实例便是新生儿胎粪检查，用以检测母亲在怀孕期间是否摄入过毒品，如可卡因和安非他明。毒品通过胎盘从母体循环进入胎儿体内，胎儿能够通过胆汁分泌药物或其代谢产物到胎粪中，直至胎儿出生（Concheiro et al，2013）。胎粪的药物检测窗口期长于尿液或血液数周，包括怀孕的第二和第三个月。该检测比母亲自述更为可靠，因为她们担心受到报复或失去监护权。检测结果可用于母婴的药物治疗，也可用于医疗法律目的。最近发现，检测胎粪中乙基葡糖苷酸是一项反映母亲饮酒状况的客观指标（Himes et al，2015）。

头发和指甲

血液中药物检测有时效性，一般为摄取后数分钟至数小时。如果更长时间后才能检测违禁药物则需要通过身体其他来源的标本进行。唾液中的药物浓度同血液中的时程相同。尿液中的药物可在摄入几分钟后检出，持续数天。汗液中药物浓度也可以在数分钟内升高，但可以持续数周。真正的可以进行长期检测的标本是头发和指甲，服药后药物可在数天甚至数年内检出。尽管许多公司进行头发或指甲标本的药物检测，但还未正式被官方机构采纳，主要是因为不确定从头发或指甲标本上检测到的物质是随着药物摄取并整合入组织后出现在头发中，还是没有摄入只是意外接触仅仅覆盖在样本表面（Curtis & Greenberg，2008）。

呼气试验

呼出气一氧化氮和呼出气冷凝物

以往已通过支气管镜、灌洗液、活检和诱导痰对肺部炎性疾病如哮喘，慢性阻塞性肺疾病肺疾病和慢性咳嗽等进行了大量评估。目前可用无创技术来监测这些疾病，如检测呼出气中的化学成分。呼出气一氧化氮（nitric oxide，NO）是一种炎症介质，其在组织中不稳定，但气相状态更稳定。NO可通过专业设备在单次呼气中检测，以每十亿为单位来表示含量。该方法目前仍处于研究状态，但理论上讲对于监测肺部炎症有很大的潜力，因为相比有创操作，无创操作能够更频繁地进行（Dweik et al，2011）。

监测肺部疾病的第二种方法是呼出气冷凝物（exhaled breath condensate，EBC）中检测非挥发性炎症标志物。EBC从呼出气中采集，并通过冷却装置冷凝。这种呼吸液体标本很少，但其中含有丰富的物质，如细胞因子、白三烯、氧化剂、抗氧化剂等，因此可以通过无创的方法反映炎症活性（Horvath et al，2005）。甚至EBC的pH值也可用于评估肺部疾病；正常时，EBC为弱碱性（pH值均值为7.7±0.49），当下呼吸道病变时，EBC偏酸性（Vaughan et al，2003）。EBC分析目前还处于研究阶段。

碳-13-尿素呼气检测

碳-13-尿素呼气检测有助于幽门螺杆菌感染的辅助诊断。在该试验中，首先嘱患者喝下^{13}C标记尿素溶液。幽门螺杆菌含有脲酶，其能分解尿素，将^{13}C标记的二氧化碳释放到患者的呼气中。将呼气样本置入气球或其他收集装置中，并通过质谱法检测（Patel et al，2014）（见第4章和第23章）。检测到$^{13}CO_2$提示幽门螺旋杆菌感染。另一种方法是使用^{14}C代替^{13}C，但^{14}C检测是基于其低水平的放射性。^{13}C优点是没有放射性，缺点是大多数实验室不能检测。碳-13-尿素呼气检测对儿科患者有特殊用途（Frenck et al，2006）。

随着采集方法的增加，分析其他类型体液的可能性也会增加，特别是联合侵袭性放射学方法。这些新型标本所带来的问题包括样本量少、存在可能会影响检测的未知蛋白或其他化学成分以及缺乏区分正常健康结果与异常疾病结果的参考范围。

组织抽吸液

乳头抽吸液可通过按摩或自动收集装置等无创方式获得。采集到适合细胞学检查的样本可用于乳腺癌的早期检测。这种新的采集方法也可有效应用到其他癌症的检测，诸如蛋白质组学，或用于发现新的生物标志物（Alexander et al，2004）。

用于细胞学检查的细针穿刺术常被广泛应用于评估头部和颈部肿块。生理盐水冲洗甲状腺细针抽吸液，检测其中甲状旁腺激素（parathyroid hormone，PTH）可对甲状旁腺组织进行快速鉴定（Conrad et al，2006）。该方法对甲状旁腺的诊断准确率达到99%，因为甲状旁腺细针抽吸液中PTH的检测值比甲状腺、脂肪或淋巴高出好几个数量级。这种类型样本不常见，因此不太可能出现在操作手册的说明书中。但这种做法已经得到了内分泌外科医生的认可，并把它当作标准操作。

肿瘤标志物的另一个诊断应用是用于手术中胰腺囊肿的抽吸液，这种液体也可通过超声引导下细针穿刺来收集。胰腺囊肿抽吸液中CA19-9升高提示恶性肿瘤，而低含量则更倾向良性病变(Khalid & Brugge，2007)。胰腺囊肿抽吸液中CA19-9检测可作为细胞学检测或其他检测诊断恶性肿瘤的辅助方法。CA19-9检测的优点是免疫试验速度快，其在手术过程中便可完成。CEA检测也用于该目的(Rockacy & Khalid，2013)。

非常规标本检测收费

医疗需求促进非常规类型样本的检测，因为其能够提供其他样本不能获得的独特信息，但报告结果和后续收费时可能会导致混乱。大多数实验室计算机系统已经严格定义标本类型，如血液、血清、尿液和脑脊液。在处理计算机系统未单独编码或不能识别的非常规样本时，应注意不要把其当做血清或其他常见体液标本输入结果。为了满足医疗需要和报销，应该通过一些免责声明来标明标本类型，以免与血清或其他常规体液混淆。

体液化学检测

血浆、血清、脑脊液和尿液是用于化学分析的常见体液标本。厂商通常可提供上述体液标本中一种或多种的检测说明，但缺乏其他类型标本的检测，如胸水、腹水、滑膜液以及其他异常体液，如引流液或灌洗液。上述体液通常不存在于健康个体内，而在多种病理过程后形成，如血流动力学失衡、感染、炎症、恶性肿瘤或其他器官功能障碍。这些体液中成分多种多样，对实验室检测产生的影响不可预知。蛋白质浓度变化引起的基质效应可以改变反应混合物中的液体表面张力、黏度和溶解性。由于试验中吸样量以及试剂混合速度和混合完整性的误差，所有上述变化都有可能导致检测结果的出现差异。使用血清检测的试验来检测病理性体液中但并不存在于血清中的物质(如滑膜液中的透明质酸)也有可能改变检测结果。当需要分析该类标本时，应意识到这种基质效应导致的潜在测量误差。

病理体液化学检测的第二个问题是在解释性报告中用于比较的参考区间是多少。由于健康个体无病理性积液，因此不能从健康人群中采集以建立参考区间。

存在潜在干扰和缺少体液分析的参考区间不符合临床实验室改进法案的试验认证要求。事实上，与血清检测这种被美国食品药品监督局认证的试验方法相比，体液检测缺少厂商说明可能会给实验室的试验认证带来更大的困难。如果缺乏验证，体液中化学成分检测可以被认为是未通过临床试验的商业试验。

意识到实验室面临的这些困难，临床和实验室标准化协会(Clinical and Laboratory Standards Institute，CLSI)制订了文件C49A，即临床化学的体液分析，以在该情况下提供指导(CLSI，2007)。CLSI的具体建议如下：

1. 验证厂商性能声明，评估将商业实验推广到体液检测的可能性，特别注意准确度、精密度、分析测量范围、参考区间(除了检测患者体液，通常同时进行血浆检测作为比对)以及体液中的干扰物质。

2. 当需要获得医学相关信息时，可以适当地改进现有方法以用于体液分析。必须意识到影响检测准确性的基质效应。另外，分析体液标本时缺少参考区间，需要通过与血清样本比对来解释结果。

3. 使用常规试验对体液标本进行检测的先决条件是另一种检测标本类型(血清、血浆或尿液)的检测系统：

a. 具有可接受的检测特性

b. 具有确定偏差的参考方法

c. 具有质控品和对照品

d. 可随时进行外部能力测试

4. 体液标本的采集、处理和储存应按照血清和血浆检测指南进行操作。应特别注意采集体液标本时混入的抗凝剂(如肝素、EDTA或枸橼酸盐)带来干扰的可能性。

5. 应考虑体液的特殊性质，如高黏度，如果其有可能改变最终反应混合物中分析浓度(如吸样量不准确、混合不充分等)。

6. 可通过检测原液以及1∶2和1∶4的稀释液评估体液中是否存在干扰物质。如果检测浓度相似表明没有干扰物。低浓度物质在检测干扰物时，可在常规标本(血清)中可加入高浓度该物质，再检测回收率。

7. 报告的结果应包括检测值、检测标本类型以及准确性会受到样本类型影响的说明。另外，结果的解释需要结合临床。实验室人员需要及时联系申请该检测的临床医生，并说明实验室检测的局限性。

有效应用于临床的关键一点是体液检测不需要高度的准确性，但需要在临床可接受的真值范围内。该份CLSI文件提供了许多不同的化学分析物的详尽应用，其能提供关于体液来源的特殊医学信息(例如：腹水中的肌酐反映尿道损伤；腹水中淀粉酶反映胰腺炎；胸水中甘油三酯是反映淋巴损伤形成乳糜积液的一项指标)。

(崔巍 译 王成彬 校)

推荐阅读

Clinical and Laboratory Standards Institute(CLSI)：Analysis of body fluids in clinical chemistry：approved guideline，Wayne，Pa.，2007，Clinical and Laboratory Standards Institute. CLSI Document C49-A.

该文件提供体液化学分析公认操作指南。广泛的方法学验证不可行，但有可能提供有价值的甚至是独特的诊断信息。

Clinical and Laboratory Standards Institute(CLSI)：Body fluid analysis for cellular composition：approved guideline，Wayne，Pa.，2006，Clinical and Laboratory Standards Institute. CLSI Document H56-A.

该文件提供体液细胞成分检测指南。

Blennow K，Zetterrberg H：Cerebrospinal fluid biomarkers for Alzheimer's disease，J Alzheimers Dis 18：413，2009.

该文介绍生化标志物在老年痴呆症诊断中的应用。

Conrad DN，Olson JE，Hartwig HM，et al：A prospective evaluation of novel methods to intraoperatively distinguish parathyroid tissue utilizing a parathyroid hormone assay, J Surg Res 133:38, 2006.

该文提供了一种有用的方法来进行细针组织抽吸，用于检测甲状旁腺激素，以助于快速评估组织质量。

Curtis J, Greenberg M: Screening for drugs of abuse: hair as an alternative matrix: a review for the medical toxicologist, Clin Toxicol 46:22, 2008.

该综述提供了关于头发药物检测的生理学和毒理学的准确背景信息，并描述了许多其在法律上和实际上的应用。

Freedman MS, Thompson EJ, Deisenhammer F, et al: Recommended standard of cerebrospinal fluid analysis in the diagnosis of multiple sclerosis: a consensus statement, Arch Neurol 62:865, 2005.

该文是由多发性硬化症联合会委托的共识声明，确立了对多发性硬化症疑似病例脑脊液评估的"最低标准"。

Hussong JW, Kjeldsberg CR: Kjeldsberg's body fluid analysis, Chicago, 2014, American Society for Clinical Pathology.

该书是这本体液分析经典参考书的最新版本。

Irani DN, editor: Cerebrospinal fluid in clinical practice, Philadelphia, 2009, Saunders.

该书描述了不同神经系统疾病下脑脊液的表现。

Light RW: Pleural effusions, N Engl J Med 346:1971, 2002.

该文提供了胸腔积液临床评估的详细步骤以及该过程中使用的实验室检查。

Raff H: Utility of salivary cortisol measurements in Cushing's syndrome and adrenal insufficiency, J Clin Endocrinol Metab 94:3647, 2009.

该文对唾液中氢化可的松测量相关临床应用进行了全面和实用的综述。

Wilson MR, Naccache SN, Samayoa E, et al: Actionable diagnosis of neuroleptospirosis by next generation sequencing, N Eng J Med 370:2408, 2014.

该文介绍了将下一代 DNA 测序技术作为一种新颖有效地的实验方法用于检测脑脊液中的感染因子。

Zimmermann M, Ruprecht K, Kainzinger F, et al: Automated vs. manual cerebrospinal fluid cell counts: a work and cost analysis comparing the Sysmex XE-5000 and the Fuchs-Rosenthal manual counting chamber, Int J Lab Hematol 33:629, 2011.

该文讨论脑脊液标本自动细胞计数的优缺点。

参考文献

Abramson JS, Hampton KD, Babu S, et al: The use of C-reactive protein from cerebrospinal fluid for differentiating meningitis from other central nervous system diseases, *J Infect Dis* 151:854, 1985.

Achar VS, Welch KM, Chabi E, et al: Cerebrospinal fluid gamma-aminobutyric acid in neurologic disease, *Neurology* 26:777, 1976.

Adelman M, Albelda S, Gottlieb J, et al: Diagnostic utility of pleural fluid eosinophilia, *Am J Med* 77:915, 1984.

Agner RC, Gallis HA: Pericarditis: differential diagnosis considerations, *Arch Intern Med* 139:407, 1979.

Akriviadis EA, Kapnias D, Hadjigavriel M, et al: Serum/ascites albumin gradient: its value as a rational approach to the differential diagnosis of ascites, *Scand J Gastroenterol* 31:814, 1996.

Albillos A, Cuervas-Mons V, Millan L, et al: Ascitic fluid polymorphonuclear cell count and serum to ascites albumin gradient in the diagnosis of bacterial peritonitis, *Gastroenterology* 98:134, 1990.

Albright RE, Christenson RH, Habig RL, et al: Cerebrospinal fluid (CSF) TRAP: a method to improve CSF laboratory efficiency, *Am J Clin Pathol* 90:707, 1988.

Alexander H, Stegner AL, Wagner-Mann C, et al: Proteomic analysis to identify breast cancer biomarkers in nipple aspirate fluid, *Clin Cancer Res* 10:7500–7510, 2004.

Alverdy JC, Saunders J, Chamberlin WH, et al: Diagnostic peritoneal lavage in intra-abdominal sepsis, *Am Surg* 54:456, 1988.

American College of Physicians: The diagnostic spinal tap, *Ann Intern Med* 104:880, 1986.

Andrews J, Setran E, McDonnel L, et al: An evaluation of the Cell-Dyn 3200 for counting cells in cerebrospinal and other body fluids, *Lab Hematol* 11:98, 2005.

Andersson M, Alvarez-Cermeno J, Bernardi G, et al: Cerebrospinal fluid in the diagnosis of multiple sclerosis: a consensus report, *J Neurol Neurosurg Psychiatry* 57:897, 1994.

Andreasen N, Minthon L, Davidsson P, et al: Evaluation of CSF-tau and CSF-Abeta42 as diagnostic markers for Alzheimer disease in clinical practice, *Arch Neurol* 58:373, 2001.

Appalaneni V, Yellinedi S, Baumann MA: Diagnosis of malignant ascites in prostate cancer by measurement of prostate specific antigen, *Am J Med Sci* 327:262, 2004.

Arafah BM, Nishiyama FJ, Tlaygeh H, et al: Measurement of salivary cortisol concentration in the assessment of adrenal function in critically ill subjects: a surrogate marker of the circulating free cortisol, *J Clin Endocrinol Metab* 92:2965, 2007.

Arevalo CE, Barnes PF, Duda M, et al: Cerebrospinal fluid cell counts and chemistries in bacterial meningitis, *South Med J* 82:1122, 1989.

Ashchi M, Golish J, Eng P, et al: Transudative malignant pleural effusions: prevalence and mechanisms, *South Med J* 91:23, 1998.

Attali P, Turner K, Pelleteir G, et al: pH of ascitic fluid: diagnostic and prognostic value in cirrhotic and noncirrhotic patients, *Gastroenterology* 90:1255, 1986.

Aulesa C, Mainar I, Prieto M, et al: Use of the Advia 120 hematology analyzer in the differential cytologic analysis of biological fluids (cerebrospinal, peritoneal, pleural, pericardial, synovial, and others), *Lab Hematol* 9:214, 2003.

Aune M, Becker J, Brugnara C, et al: Automated flow cytometric analysis of blood cells in cerebrospinal fluid, *Am J Clin Pathol* 121:690, 2004.

Baer KE, Smith GP: Serous body cavity fluid examination, *Lab Med* 32:85, 2001.

Baethgen LF, Moraes C, Weidlich L, et al: Direct-test PCR for detection of meningococcal DNA and its serogroup characterization: standardization and adaptation for use in a public health laboratory, *J Med Microbiol* 52:793, 2003.

Bailey EM, Domenico P, Cunha BA: Bacterial or viral meningitis? Measuring lactate in CSF can help you know quickly, *Postgrad Med* 88:217, 1990.

Baker DG: Chemistry, serology and immunology. In Gatter RA, Schumacher HR, editors: *A practical handbook of joint fluid analysis*, 2nd ed, Philadelphia, 1991, Lea & Febiger, p 70.

Bansal S, Kaur K, Bansal AK: Diagnosing ascitic etiology on a biochemical basis, *Hepatogastroenterology* 45:1673, 1998.

Barnes P, Eby C, Shimer G: An evaluation of the utility of performing body fluid counts on the Coulter LH 750, *Lab Hematol* 10:127, 2004.

Batabyal SK, Ghosh B, Sengupta S, et al: Cerebrospinal fluid and serum carcinoembryonic antigen in brain tumors, *Neoplasma* 50:377, 2003.

Bellinger RL, Vacek JL: A review of pericarditis. 2. Specific pericardial disorders, *Postgrad Med* 82:105, 1987.

Bellows CF, Salomone JP, Nakamura SK, et al: What's black and white and red (read) all over? The bedside interpretation of diagnostic peritoneal lavage fluid, *Am Surg* 64:112, 1998.

Benson RL, Ansbacher L, Hutchison RE, et al: Cerebrospinal fluid centrifuge analysis in primary amebic meningoencephalitis due to *Naegleria fowleri*, *Arch Pathol Lab Med* 109:668, 1985.

Berger T, Rubner P, Schautzer F, et al: Antimyelin antibodies as a predictor of clinically definite multiple sclerosis after a first demyelinating event, *N Engl J Med* 349:139, 2003.

Berthier M, Bonneau D, Desbordes JM, et al: Possible involvement of a gamma-hydroxybutyric acid receptor in startle disease, *Acta Paediatr* 83:678, 1994.

Bigner SH: Cerebrospinal fluid (CSF) cytology: current status and diagnostic applications, *J Neuropathol Exp Neurol* 51:235, 1992.

Biou D, Benoist J-F, Huong CN-TX, et al: Cerebrospinal fluid protein concentrations in children: age-related values in patients without disorders of the central nervous system, *Clin Chem* 46:399, 2000.

Bisht B, Handa U, Mohan H, et al: Complimentary value of DNA flow cytometry and image morphometry in detection of malignant cells in effusion fluids, *Malaysian J Pathol* 36:83, 2014.

Blake J, Berman P: The use of adenosine deaminase in the diagnosis of tuberculosis, *S Afr Med J* 62:19, 1982.

Bleier BS, Debnath I, O'Connell BP, et al: Preliminary study on the stability of beta-2 tranferrin in extracorporeal cerebrospinal fluid, *Otolaryngology* 144:101, 2011.

Blennow K, Zetterrberg H: Cerebrospinal fluid biomarkers for Alzheimer's disease, *J Alzheimers Dis* 18:413, 2009.

Body BA, Oneson RH, Herold DA: Use of cerebrospinal fluid lactic acid concentration in the diagnosis of fungal meningitis, *Ann Clin Lab Sci* 17:429, 1987.

Bonadio WA, Smith DS, Goddard S, et al: Distinguishing cerebrospinal fluid abnormalities in children with bacterial meningitis and traumatic lumbar puncture, *J Infect Dis* 162:251, 1990.

Borenstein DG, Gibbs CA, Jacobs RP: Gas-liquid chromatographic analysis of synovial fluid, *Arthritis Rheum* 25:947, 1982.

Boyer TD, Kahn AM, Telfer BR: Diagnostic value of ascitic fluid lactic dehydrogenase, protein, and WBC levels, *Arch Intern Med* 138:1103, 1978.

Britton C, Hultman E, Murray V, et al: The diagnostic accuracy of CSF analyses in stroke, *Acta Med Scand* 214:3, 1983.

Bromberg J, Breems D, Kraan J, et al: CSF flow cytometry greatly improves diagnostic accuracy in CNS hematologic malignancies, *Neurology* 68:1674, 2007.

Brook I: Pericarditis due to anaerobic bacteria, *Cardiology* 97:55, 2002.

Brooks BR: Nonimmunoglobulin proteins in human cerebrospinal fluid. In Herndon RM, Brumback RA, editors: *Cerebrospinal fluid*, Boston, 1989, Kluwer Academic Publishers, p 167.

Brooks JB, Syriopoulou V, Butler WR, et al: Development of a quantitative chemical ionization gas chromatography–mass spectrometry method to detect tuberculostearic acid in body fluids, *J Chromatogr B Biomed Sci Appl* 712:1, 1998.

Brown KD, An ND: Tuberculous peritonitis, *Am J Gastroenterol* 66:277, 1976.

Burgess LJ, Maritz FJ, LeRoux I, et al: Combined use of pleural adenosine deaminase with lymphocyte/neutrophil ratio: increased specificity for the diagnosis of tuberculous pleuritis, *Chest* 109:414, 1996.

Burgess LJ, Maritz FJ, Taljaard JJ: Comparative analysis of the biochemical parameters used to distinguish between pleural transudates and exudates, *Chest* 107:1604, 1995.

Burgess LJ, Reuter H, Carstens ME, et al: The use of adenosine deaminase and interferon-gamma as diagnostic tools for tuberculous pericarditis, *Chest* 122:900, 2002a.

Burgess LJ, Reuter H, Taljaard JJ, et al: Role of biochemical tests in the diagnosis of large pericardial effusions, *Chest* 121:495, 2002b.

Burgess LJ, Swanepoel CG, Taljaard JJ: The use of adenosine deaminase as a diagnostic tool for peritoneal tuberculosis, *Tuberculosis* 8:243, 2001.

Cameron PD, Boyce JM, Ansari BM: Cerebrospinal fluid lactate in meningitis and meningococcaemia, *J Infect* 26:245, 1993.

Cascinu S, Del Ferro E, Barbanti I, et al: Tumor markers

in the diagnosis of malignant serous effusions, *Am J Clin Oncol* 20:247, 1997.

Castaldo G, Oriani G, Cimino L, et al: Total discrimination of peritoneal malignant ascites from cirrhosis and heptocarcinoma-associated ascites by assays of ascitic cholesterol and lactate dehydrogenase, *Clin Chem* 40:478, 1994.

Castano VJL, Amores AC: Use of pleural fluid C-reactive protein in laboratory diagnosis of pleural effusions, *Eur J Med* 1:201, 1992.

Castellote J, Xiol X, Verdaguer R, et al: Comparison of two ascitic fluid culture methods in cirrhotic patients with spontaneous bacterial peritonitis, *Am J Gastroenterol* 85:1605, 1990.

Cavuoti D, Baskin L, Jialal I: Detection of oligoclonal bands in cerebrospinal fluid by immunofixation electrophoresis, *Am J Clin Pathol* 109:585, 1998.

Cawley LP, Minard BJ, Tourtellotte WW, et al: Immunofixation electrophoresis techniques applied to identification of proteins in serum and cerebrospinal fluid, *Clin Chem* 22:1262, 1976.

Chalmers AC, Aprill BS, Shephard H: Cerebrospinal fluid and human immuno-deficiency virus: findings in healthy, asymptomatic, seropositive men, *Arch Intern Med* 150:1538, 1990.

Chan MHM, Chow KM, Chan ATC, et al: Quantitative analysis of pleural fluid cell-free DNA as a tool for the classification of pleural effusions, *Clin Chem* 49:740, 2003.

Chandler WL, Clayson KJ, Longstreth WT Jr, et al: Creatine kinase isoenzymes in human cerebrospinal fluid and brain, *Clin Chem* 30:1801, 1984.

Chandler WL, Clayson KJ, Longstreth WT Jr, et al: Mitochondrial and BB isoenzymes of creatine kinase in cerebrospinal fluid from patients with hypoxic-ischemic brain damage, *Am J Clin Pathol* 86:533, 1986.

Chen Y, Brennessel D, Walters J, et al: Human immunodeficiency virus-associated pericardial effusions: report of 40 cases and review of the literature, *Am Heart J* 137:516, 1999.

Chin NW, Sinay LJ, Taylor J, et al: Metastatic prostate cancer presenting as pleural and pericardial effusions, *Fed Pract* 16:19, 1999.

Choi SH, Kim YS, Bae IG, et al: The possible role of cerebrospinal fluid adenosine deaminase activity in the diagnosis of tuberculous meningitis in adults, *Clin Neurol Neurosurg* 104:10, 2002.

Clayburne G, Baker DG, Schumacher HR: Estimated synovial fluid leukocyte numbers on wet drop preparations as a potential substitute for actual leukocyte counts, *J Rheumatol* 19:60, 1992.

Colli A, Buccino G, Cocciolo M, et al: Diagnostic accuracy of fibronectin in the differential diagnosis of ascites, *Cancer* 58:2489, 1986.

Concheiro M, González-Colmenero E, Lendoiro E, et al: Alternative matrices for cocaine, heroin, and methadone in utero drug exposure detection, *Ther Drug Monit* 35:502–509, 2013.

Conly JM, Ronald AR: Cerebrospinal fluid as a diagnostic body fluid, *Am J Med* 75:102, 1983.

Conner B, Lee Y, Branca P, et al: Variations in pleural fluid WBC count and differential counts with different sample containers and different methods, *Chest* 123:1181, 2003.

Cooper SJ, Kelly CB, King DJ: 5-Hydroxyindoleacetic acid in cerebrospinal fluid and prediction of suicidal behaviour in schizophrenia, *Lancet* 340:940, 1992.

Coplin WM, Longstreth WT Jr, Lam AM, et al: Cerebrospinal fluid creatine kinase-BB isoenzyme activity and outcome after subarachnoid hemorrhage, *Arch Neurol* 56:1348, 1999.

Corral CJ, Pepple JM, Moxon ER, et al: C-reactive protein in spinal fluid of children with meningitis, *J Pediatr* 99:365, 1981.

Corral I, Quereda C, Navas E, et al: Adenosine deaminase activity in cerebrospinal fluid of HIV-infected patients: limited value for diagnosis of tuberculous meningitis, *Eur J Clin Microbiol Infect Dis* 23:471, 2004.

Costa M, Quiroga T, Cruz E: Measurement of pleural fluid cholesterol and lactate dehydrogenase: a simple and accurate set of indicators for separating exudates from transudates, *Chest* 108:1260, 1995.

Cummiskey J, Mavinkurve M, Patneth-Pollak R, et al: False-positive oral fluid rapid HIV tests—New York City, 2005-2008, *MMWR Morb Mortal Wkly Rep* 57:1–5, 2008.

Cunha BA: Cerebrospinal fluid (CSF) lactic acid levels: A rapid and reliable way to differentiate viral from bacterial meningitis or concurrent viral/bacterial meningitis, *J Clin Microbiol* 50:211, 2012.

Curtis GDW, Newman RJ, Slack MPE: Synovial fluid lactate and the diagnosis of septic arthritis, *J Infect* 6:239, 1983.

Davis MJ, Denton J, Freemont AJ, et al: Comparison of serial synovial fluid cytology in rheumatoid arthritis: delineation of subgroups with prognostic implications, *Ann Rheum Dis* 47:559, 1988.

Davis LE, Schmitt JW: Clinical significance of cerebrospinal fluid tests for neurosyphilis, *Ann Neurol* 25:50, 1989.

DeLaurier GA, Ivey RK, Johnson RH: Peritoneal fluid lactate and diagnostic dilemmas in acute abdominal disease, *Am J Surg* 167:302, 1994.

Desai MM, Pal RB: Polymerase chain reaction for the rapid diagnosis of tuberculous meningitis, *Indian J Med Sci* 56:546, 2002.

DeSalles AAF, Kontos HA, Becker DP, et al: Prognostic significance of ventricular CSF lactic acidosis in severe head injury, *J Neurosurg* 65:615, 1986.

Donald PR, Malan C: Cerebrospinal fluid lactate and lactate dehydrogenase activity in the rapid diagnosis of bacterial meningitis, *S Afr Med J* 69:39, 1986.

dos Santos JGN: Fetal primary amebic meningoencephalitis: a retrospective study in Richmond, Virginia, *Am J Clin Pathol* 54:737, 1970.

Drummer OH: Drug testing in oral fluid, *Clin Biochem Rev* 27:147, 2006.

Dubowitz LM, Bouza H, Hird MF, et al: Low cerebrospinal fluid concentration of free gamma-aminobutyric acid in startle disease, *Lancet* 340:80, 1992.

Duits FH, Kester MI, Scheffer PG, et al: Increase in cerebrospinal fluid F2-isoprostanes is related in cognitive decline in APOE ε4 carriers, *J Alzheimers Dis* 36:563, 2013.

Dumler JS, Valsamakis A: Molecular diagnosis for existing and emerging infections: complementary tools for a new era of clinical microbiology, *Am J Clin Pathol* 112:533, 1999.

Dweik RA, Boggs PB, Erzurum SC, et al: An official ATC clinical practice guideline: interpretation of exhaled nitric oxide levels (FENO) for clinical applications, *Am J Respir Crit Care Med* 184:602–615, 2011.

Dwivedi M, Misra SP, Misra V, et al: Value of adenosine deaminase estimation in the diagnosis of tuberculous ascites, *Am J Gastroenterol* 85:1123, 1990.

Elis A, Meisel S, Tishler T, et al: Ascitic fluid serum bilirubin concentration ratio for the classification of transudates or exudates, *Am J Gastroenterol* 93:401, 1998.

Engelke S, Bridgers S, Saldanha RL, et al: Cerebrospinal fluid lactate dehydrogenase in neonatal intracranial hemorrhage, *Am J Med Sci* 291:391, 1986.

Enomoto H, Inoue S, Matsuhisa A: Diagnosis of spontaneous bacterial peritonitis and an *in situ* hybridization approach to detect an "unidentified" pathogen, *Int J Hepatol* 2014; ID 634617, 7 pages. http://dx.doi.org/10.1155/2014/634617. Accessed January 26, 2015.

Ettlinger RE, Hunder GC: Synovial effusions containing cholesterol crystals, *Mayo Clin Proc* 54:366, 1979.

Exner MM, Lewinski MA: Isolation and detection of *Borrelia burgdorferi* DNA from cerebral spinal fluid, synovial fluid, blood, urine, and ticks using the Roche MagNA Pure system and real-time PCR, *Diagn Microbiol Infect Dis* 46:235, 2003.

Fam AG, Pritzker KP, Cheng PT, et al: Cholesterol crystals in osteoarthritic joint effusions, *J Rheumatol* 8:273, 1981.

Fang J-F, Chen R-J, Lin B-C: Cell count ratio: new criterion of diagnostic peritoneal lavage for detection of hollow organ perforation, *J Trauma* 45:540, 1998.

Ferguson AM, Ford B, Gronowski A: Method validation for cerebrospinal fluid human chorionic gonadotropin measurement with the Advia Centaur, *Clin Chem* 54:1408, 2008.

Ferrer A, Osset J, Alegre J, et al: Prospective clinical and microbiological study of pleural effusions, *Eur J Clin Microbiol Infect Dis* 18:237, 1999.

Finn WG, Peterson LC, James C, et al: Enhanced detection of malignant lymphoma in cerebrospinal fluid by multiparameter flow cytometry, *Am J Clin Pathol* 110:341, 1998.

Fischer C, Arneth B, Koehler J, et al: Kappa free light chains in cerebrospinal fluid as markers of intrathecal immunoglobulin synthesis, *Clin Chem* 50:1809, 2004.

Fishman RA: *Cerebrospinal fluid in diseases of the nervous system*, ed 2, Philadelphia, 1992, Saunders.

Fleisher M, Wasserstrom WRT, Schold SC, et al: Lactic dehydrogenase isoenzymes in the cerebrospinal fluid of patients with systemic cancer, *Cancer* 47:2654, 1981.

Flood J, Weinstock HS, Guroy M, et al: Neurosyphilis during the AIDS epidemic, San Francisco, 1985-1992, *J Infect Dis* 177:931, 1998.

Florez G, Cabeza A, Gonzalez JM, et al: Changes in serum and cerebrospinal fluid enzyme activity after head injury, *Acta Neurochir* 35:3, 1976.

Fortini AS, Sanders EL, Weinshenker BG, et al: Cerebrospinal fluid oligoclonal bands in the diagnosis of multiple sclerosis, *Am J Clin Pathol* 120:672, 2003.

Frenck RW, Fathy HM, Sherif M, et al: Sensitivity and specificity of various tests for the diagnosis of *Helicobacter pylori* in Egyptian children, *Pediatrics* 118:195–202, 2006.

Fujimoto N, Gemba K, Yao A, et al: Tuberculosis diagnosis by PCR analysis of synovial fluid, *J Infect Chemother* 16:53, 2010.

Gallo P, Tavolato B, Bergenbrant S, et al: Immunoglobulin light chain patterns in the cerebrospinal fluid: a study with special reference to the occurrence of free light chains in cerebrospinal fluid with and without oligoclonal immunoglobulin G, *J Neurol Sci* 94:241, 1989.

Garcia-Pachon E, Padilla-Navas I, Dosda ME, et al: Elevated level of carcinoembryonic antigen in nonmalignant pleural effusions, *Chest* 111:643, 1997.

Garg R, Sood A, Arora S, et al: Ascitic fluid cholesterol in differential diagnosis of ascites, *J Assoc Physicians India* 41:644, 1993.

Gastrin B, Lovestad A: Diagnostic significance of pleural fluid lactate concentration in pleural and pulmonary disease, *Scand J Infect Dis* 20:85, 1988.

Gatter RA, Schumacher HR: *A practical handbook of joint fluid analysis*, ed 2, Philadelphia, 1991, Lea & Febiger.

Gerbes AL, Jungst D, Xie Y, et al: Ascitic fluid analysis for the differentiation of malignancy-related and nonmalignant ascites, *Cancer* 68:1808, 1991.

Gerdes LU, Jorgensen PE, Nexo E, et al: C-reactive protein and bacterial meningitis: a meta-analysis, *Scand J Clin Lab Invest* 58:383, 1998.

Gilbert JA, Kamath PS: Spontaneous bacterial peritonitis: an update, *Mayo Clin Proc* 70:365, 1995.

Gilchrist GS, Tubergen DG, Sather HN, et al: Low numbers of CSF blasts at diagnosis do not predict for the development of CNS leukemia in children with intermediate-risk acute lymphoblastic leukemia. A Children's Cancer Group report, *J Clin Oncol* 12:2594, 1994.

Glasser L, Murphy C, Machan J: The clinical reliability of automated cerebrospinal fluid cell counts on the Beckman-Coulter LH750 and IRIS iQ200, *Am J Clin Pathol* 131:58, 2009.

Goldenberg DL, Reed JI: Bacterial arthritis, *N Engl J Med* 312:764, 1985.

Golightly MG: Laboratory considerations in the diagnosis and management of lyme borreliosis, *Am J Clin Pathol* 99:168, 1993.

Good JT, King TE, Antony VB, et al: Lupus pleuritis, *Chest* 84:714, 1983.

Good JT, Taryle DA, Maulitz RM, et al: The diagnostic value of pleural fluid pH, *Chest* 78:55, 1980.

Gratacos J, Vila J, Moya F, et al: D-lactic acid in synovial fluid: A rapid diagnostic test for bacterial synovitis, *J Rheumatol* 22:1504, 1995.

Graves M: Cerebrospinal fluid infections. In Herndon RM, Brumback RA, editors: *The cerebrospinal fluid*, Boston, 1989, Kluwer Academic Publishers, p 143.

Greene DN, Schmidt R, Wilson AR, et al: Cerebrospinal fluid myelin basic protein is frequently ordered but has little value, *Am J Clin Pathol* 138:262, 2012.

Greenlee JE: Approach to diagnosis of meningitis: cerebrospinal fluid examination, *Infect Dis Clin North Am* 4:583, 1990.

Gulyas M, Kaposi AD, Elek G, et al: Value of carcinoembryonic antigen (CEA) and cholesterol assays of ascitic fluid in cases of inconclusive cytology, *J Clin Pathol* 54:831, 2001.

Hall CD, Snyder CR, Robertson KR, et al: Cerebrospinal fluid analysis in human immunodeficiency virus infection, *Ann Clin Lab Sci* 22:139, 1992.

Halla JT, Schrohenloher RE, Volankis JE: Immune complexes and other laboratory features of pleural effusions, *Ann Intern Med* 92:748, 1980.

Halperin R, Hadas E, Bukovsky I, et al: Peritoneal fluid analysis in the differentiation of ovarian cancer and benign ovarian tumor, *Eur J Gynecol Oncol* 20:40, 1999.

Harrington MG, Merrill CR, Asher DM, et al: Abnormal proteins in the cerebrospinal fluid of patients with Creutzfeldt-Jacob disease, *N Engl J Med* 315:279, 1986.

Hasselbacher P: Variation in synovial fluid analysis by hospital laboratories, *Arthritis Rheum* 30:637, 1987.

Hausfater P, Fillet AM, Rozenberg F, et al: Prevalence of viral infection markers by polymerase chain reac-

tion amplification and interferon-alpha measurements among patients undergoing lumbar puncture in an emergency department, *J Med Virol* 73:137, 2004.
Hayward RA, Oye RK: Are polymorphonuclear leukocytes an abnormal finding in cerebrospinal fluid? Results from 225 normal cerebrospinal fluid specimens, *Arch Intern Med* 148:1623, 1988.
Hayward RA, Shapiro MF, Oye RK: Laboratory testing on cerebrospinal fluid: a reappraisal, *Lancet* 1:8523, 1987.
Heffner JE, Brown LK, Barbieri CA: Diagnostic value of tests that discriminate between exudative and transudative pleural effusions. Primary Study Investigators, *Chest* 111:970, 1997.
Heffner JE, Brown LK, Barbieri C, et al: Pleural fluid chemical analysis in parapneumonic effusions: a meta-analysis, *Am J Respir Crit Care Med* 151:1700, 1995.
Herndon RM, Brumback RA, editors: *The cerebrospinal fluid*, Boston, 1989, Kluwer Academic Publishers.
Hersey LA, Trotter JL: The use and abuse of the cerebrospinal fluid IgG profile in the adult: a practical evaluation, *Ann Neurol* 8:126, 1980.
Himes SK, Dukes KA, Tripp T, et al: Clinical sensitivity and specificity of meconium fatty acid ethyl ester, ethyl glucuronide, and ethyl sulfate for detecting maternal drinking during pregnancy, *Clin Chem* 61:523–532, 2015.
Hoffman J, Janssen W: Automated counting of cells in cerebrospinal fluid using the Cell Dyn-4000 haematology analyser, *Clin Chem Lab Med* 40:1168, 2002.
Horvath I, Hunt J, Barnes PJ, et al: Exhaled breath condensate: methodological recommendations and unresolved questions, *Eur Respir J* 26:523–548, 2005.
Hsich G, Kenney K, Gibbs CJ, et al: The 14-3-3 protein in cerebrospinal fluid as a marker for transmissible spongiform encephalopathies, *N Engl J Med* 335:924, 1996.
Hunder GG, McDuffie FC, Hepper NGG: Pleural fluid complement activity in systemic lupus erythematosus and rheumatoid arthritis, *Ann Intern Med* 76:357, 1972.
Hunder GG, Pierre RV: In vivo LE cell formation in synovial fluid, *Arthritis Rheum* 13:448, 1970.
Huppmann AR, Rheingold SR, Bailey LC, et al: Detection of leukemic lymphoblasts in CSF is instrument-dependent, *Am J Clin Pathol* 137:795, 2012.
Ibrahim RE, Teich D, Smith ER, et al: Flow cytometric surface light chain analysis of lymphocyte-rich effusions, *Cancer* 63:2024, 1989.
Irinoda T, Terashima M, Takagane A, et al: Carcinoembryonic antigen level in peritoneal washing is prognostic factor in patients with gastric cancer, *Oncol Rep* 5:661, 1998.
Irjala K, Suorpaa J, Laurent B: Identification of CSF leakage by immunofixation, *Arch Otolaryngol* 105:447, 1979.
Jaffin JH, Ochsner MG, Cole FJ, et al: Alkaline phosphatase levels in diagnostic peritoneal lavage as a predictor of hollow visceral injury, *J Trauma* 34:829, 1993.
Jalava J, Skurnik M, Toivanen A, et al: Bacterial PCR in the diagnosis of joint infection, *Ann Rheum Dis* 60:287, 2001.
Jay SJ: Pleural effusions. 2: Definitive evaluation of the exudate, *Postgrad Med* 80:181, 1986.
Jeffrey GM, Frampton CM, Legge HM, et al: Cerebrospinal fluid β2-microglobulin levels in meningeal involvement by malignancy, *Pathology* 22:20, 1990.
Johnson KP, Nelson BJ: Multiple sclerosis: diagnostic usefulness of cerebrospinal fluid, *Ann Neurol* 2:425, 1977.
Jonasson JG, Ducatman BS, Wang HH: The cell block for body cavity fluids: do the results justify the cost?, *Mod Pathol* 3:667, 1990.
Jones AC, Chuck AJ, Arie EA, et al: Diseases associated with calcium pyrophosphate deposition disease, *Semin Arthritis Rheum* 22:188, 1992.
Judkins SW, Cornbleet PJ: Synovial fluid crystal analysis, *Lab Med* 28:774, 1997.
Kanoh Y, Ohtani H: Levels of interleukin-6, CRP and alpha 2 macroglobulin in cerebrospinal fluid (CSF) and serum as indicators of blood-CSF barrier damage, *Biochem Mol Biol Int* 43:269, 1997.
Kang SJ, Kwang SK, Yoon SH, et al: Diagnostic value of cerebrospinal fluid level of carcinoembryonic antigen in patients with leptomeningeal carcinomatous metastasis, *J Clin Neurol* 6:33, 2010.
Karcher D, Alkan S: Human herpesvirus-8-associated body cavity-based lymphoma in human immunodeficiency virus-infected patients: a unique B-cell neoplasm, *Hum Pathol* 28:801, 1997.
Karkela J, Pasanen M, Kaukinen S, et al: Evaluation of hypoxic brain injury with spinal fluid enzymes, lactate, and pyruvate, *Crit Care Med* 20:378, 1992.
Kashyap RS, Kainthla RP, Biswas SK, et al: Rapid diagnosis of tuberculous meningitis using simple DOT ELISA method, *Med Sci Monit* 9:123, 2003.
Kasper LM, Moorehead WR, Oel TO, et al: An alternative method assaying cerebrospinal fluid protein in the presence of methotrexate, *Clin Chem* 34:2091, 1988.
Kawai M, Hirohata S: Cerebrospinal fluid beta(2)-microglobulin in neuro-Behçet's syndrome, *J Neurol Sci* 179:132, 2000.
Kay J, Eichenfield AH, Athreya BH, et al: Synovial fluid eosinophilia in Lyme disease, *Arthritis Rheum* 31:1384, 1988.
Kendall B, Dunn C, Solanki P: A comparison of the effectiveness of malignancy detection in body fluid examination by the cytopathology and hematology laboratories, *Arch Pathol Lab Med* 121:976, 1997.
Keren DF: Optimizing detection of oligoclonal bands in cerebrospinal fluid by use of isoelectric focusing with IgG immunoblotting, *Am J Clin Pathol* 120:649, 2003.
Khalid A, Brugge W: ACG practice guidelines for the diagnosis and management of neoplastic pancreatic cysts, *Am J Gastroenterol* 102:2339–2349, 2007.
Kim S, Sahn SA: Postcardiac injury syndrome: an immunologic pleural fluid analysis, *Chest* 109:570, 1996.
Kindig JR, Goodman MR: Clinical utility of pericardial fluid pH determination, *Am J Med* 75:1077, 1983.
Kjeldsberg CR, Knight JA: *Body fluids: laboratory examination of amniotic, cerebrospinal, seminal, serous, and synovial fluids*, ed 3, Chicago, 1993, American Society for Clinical Pathology.
Klee GG, Tallman RD, Goellner JR, et al: Elevation of carcinoembryonic antigen in cerebrospinal fluid among patients with meningeal carcinomatosis, *Mayo Clin Proc* 61:9, 1986.
Kleine T, Nebe C, Lower C, et al: Modifications of haematology analyzers to improve cell counting and leukocyte differentiating in cerebrospinal fluid controls of the Joint German Society for Clinical Chemisty and Laboratory Medicine, *Cytometry A* 75A:688, 2009.
Knight JA, Dudek SM, Haymond RE: Early (chemical) diagnosis of bacterial meningitis—cerebrospinal fluid glucose, lactate, and lactate dehydrogenase compared, *Clin Chem* 27:1431, 1981.
Koh KK, Kim EJ, Cho CH, et al: Adenosine deaminase and carcinoembryonic antigen in pericardial effusion diagnosis, especially in suspected tuberculous pericarditis, *Circulation* 89:2728, 1994.
Kosches DS, Sosnowik D, Lendvai S, et al: Unusual anodic migrating isoamylase differentiates selected malignant from nonmalignant ascites, *J Clin Gastroenterol* 11:43, 1989.
Kramer MR, Saldana MJ, Cepero RJ, et al: High amylase levels in neoplasm-related pleural effusion, *Ann Intern Med* 110:567, 1989.
Kuberski T: Eosinophils in cerebrospinal fluid: criteria for eosinophilic meningitis, *Hawaii Med J* 40:97, 1981.
Kusum S, Aman S, Pallab R, et al: Multiplex PCR for rapid diagnosis of tuberculous meningitis, *J Neurol* 258:1781, 2011.
Lacayo NJ, Weng L, Gawad C, et al: Use of rearranged immune receptor sequencing to measure minimal residual disease (MRD) in bone marrow, cerebrospinal fluid and testes in relapsed childhood acute lymphoblastic leukemia, *Blood* 122:4984, 2013.
Lampl Y, Paniri Y, Eshel Y, et al: Cerebrospinal fluid lactate dehydrogenase levels in early stroke and transient ischemic attacks, *Stroke* 21:854, 1990.
Lang DT, Berberian LB, Lee S, et al: Rapid differentiation of subarachnoid hemorrhage from traumatic lumbar puncture using the D-dimer assay, *Am J Clin Pathol* 91:403, 1990.
Larson FA, Haller CC, Delcore R, et al: Diagnostic peritoneal lavage in acute peritonitis, *Am J Surg* 164:449, 1992.
Lazcano O, Li CY, Pierre RV, et al: Clinical utility of the Alizarin Red S stain on permanent preparations to detect calcium-containing compounds in synovial fluid, *Am J Clin Pathol* 99:90, 1993.
Lee C-M, Changchien C-S, Shyu W-C, et al: Serum-ascites albumin concentration gradient and ascites fibronectin in the diagnosis of malignant ascites, *Cancer* 70:2057, 2006.
Lee HH, Carlson RW, Bull DM: Early diagnosis of spontaneous bacterial peritonitis: values of ascitic fluid variables, *Infection* 15:232, 1987.
Lee J-H, Lee CW, Lee S-G, et al: Comparison of polymerase chain reaction with adenosine deaminase activity in pericardial fluid for the diagnosis of tuberculous pericarditis, *Am J Med* 113:519, 2002.
Lee YCG, Rogers JT, Rodriguez RM, et al: Adenosine deaminase levels in nontuberculous lymphocytic pleural effusions, *Chest* 120:356, 2001.
Lefvert AK, Link H: IgG production within the central nervous system: a critical review of proposed formulae, *Ann Neurol* 17:13, 1985.
Lemstra AW, van Meegen MT, Vreyling JP, et al: 14-3-3 testing in diagnosing Creutzfeldt-Jakob disease: a prospective study in 112 patients, *Neurology* 55:514, 2000.
Leslie DE, Assato F, Karapanagiotidis T, et al: Development of a real-time PCR assay to detect *Treponema pallidum* in clinical specimens and assessment of assay comparison with serological testing, *J Clin Microbiol* 45:93, 2007.
Leventhal LJ, DeMarco DM, Zurier RB: Antinuclear antibody in pericardial fluid from a patient with primary cardiac lymphoma, *Arch Intern Med* 150:1113, 1990.
Levine J, Panchalingam K, Rapoport A, et al: Increased cerebrospinal fluid glutamine levels in depressed patients, *Biol Psychiatry* 47:586, 2000.
Levine H, Szanto M, Grieble HG, et al: Rheumatoid factor in nonrheumatoid pleural effusions, *Ann Intern Med* 69:487, 1968.
Levy PY, Fournier PE, Charrel R, et al: Molecular analysis of pericardial fluid: A 7-year experience, *Eur Heart J* 27:1942, 2006.
Li F, Bulbul R, Schumacher HRJ, et al: Molecular detection of bacterial DNA in venereal-associated arthritis, *Arthritis Rheum* 39:950, 1996.
Li A, Gronlund E, Brattsand G: Automated white blood cell counts in cerebrospinal fluid using the body fluid mode on the platform Sysmex XE-5000, *Scan J Clin Lab Invest* 74:673, 2014.
Light RW: *Pleural diseases*, ed 3, Baltimore, 1995, Williams & Wilkins.
Light RW: Diagnostic principles in pleural disease, *Eur Respir J* 10:476, 1997.
Light RW, Ball WC Jr: Glucose and amylase in pleural effusions, *JAMA* 225:257, 1973.
Light RW, MacGregor MI, Luchsinger PC, et al: Pleural effusions: the diagnostic separation of transudates and exudates, *Ann Intern Med* 77:507, 1972.
Lin JJ, Harn HJ, Hsu YD, et al: Rapid diagnosis of tuberculous meningitis by polymerase chain reaction assay of cerebrospinal fluid, *J Neurol* 242:147, 1995.
Lolli F, Siracusa G, Amato MP, et al: Intrathecal synthesis of free immunoglobulin light chains and IgM in initial multiple sclerosis, *Acta Neurol Scand* 83:239, 1991.
Lossos IS, Breuer R, Intrator O, et al: Cerebrospinal fluid lactate dehydrogenase isoenzyme analysis for the diagnosis of central nervous system involvement in hemato-oncologic patients, *Cancer* 88:1599, 2000.
Lott JA, Warren P: Estimation of reference intervals for total protein in cerebrospinal fluid, *Clin Chem* 35:1766, 1989.
Luna A, Villanueva E, Castellano M, et al: The determination of CK, LDH and its isoenzymes in pericardial fluid and its application to the post-mortem diagnosis of myocardial infarction, *Forensic Sci Int* 19:85, 1982.
Lunding J, Midgard R, Vedeler CA: Oligoclonal bands in cerebrospinal fluid: a comparative study of isoelectric focusing, agarose gel electrophoresis and IgG index, *Acta Neurol Scand* 102:322, 2000.
Luukkainen R, Kaarela K, Huhtala H, et al: Prognostic significance of synovial fluid analysis in rheumatoid arthritis, *Ann Med* 21:269, 1989.
Luxton RW, Patel P, Keir G, et al: A micro-method for measuring total protein in cerebrospinal fluid by using benzethonium chloride in microliter plate wells, *Clin Chem* 35:1731, 1989.
Maas JW, Bowden CL, Miller AL, et al: Schizophrenia, pyschosis, and cerebrospinal fluid homovanillic acid concentrations, *Schizophr Bull* 23:147, 1997.
Maldonado F, Hawkins FJ, Daniels CE, et al: Pleural fluid characteristics of chylothorax, *Mayo Clin Proc* 84:129, 2009.
Malla KK, Malla T, Rao KS, et al: Is cerebrospinal fluid C-reactive protein a better tool than blood C-reactive protein in laboratory diagnosis of meningitis in children?, *Sultan Qaboos Univ Med J* 13:93, 2013.
McAnena OJ, Marx JA, Moore EE: Peritoneal lavage enzyme determinations following blunt and penetrating abdominal trauma, *J Trauma* 31:1161, 1991.
McCarty DJ: Crystal identification in human synovial fluids, *Rheum Disease Clin North Am* 14:253, 1988.
McGill NW, York H: Reproducibility of synovial fluid examination for crystals, *Aust N Z J Med* 34:710, 1991.
McGuinness GA, Weisz SC, Bell WE: CSF lactate levels in neonates, *Am J Dis Child* 137:48, 1983.
Maddalena A, Papassotiropoulos A, Muller-Tillmanns B, et al: Biochemical diagnosis of Alzheimer disease

by measuring the cerebrospinal fluid ratio of phosphorylated tau protein to β-amyloid peptide 42, *Arch Neurol* 60:1202, 2003.

Mahoney DH Jr, Fernbach DJ, Glaze DG, et al: Elevated myelin basic protein levels in cerebrospinal fluid of children with acute lymphoblastic leukemia, *J Clin Oncol* 2:58, 1984.

Mann AD, Macfarlane CM, Verburg CJ, et al: The bromide partition test and CSF adenosine deaminase activity in the diagnosis of tuberculous meningitis in children, *S Afr Med J* 62:432, 1982.

Marshall JB: Finding the cause of ascites: the importance of accurate fluid analysis, *Postgrad Med* 83:189, 1988.

Martinez-Bru C, Gomez C, Cortes M, et al: Ascitic fluid interleukin-8 to distinguish spontaneous bacterial peritonitis and sterile ascites in cirrhotic patients, *Clin Chem* 45:2027, 1999.

Martinez-Laperche C, Gomez-Garcia AM, Lassaletta A, et al: Detection of occult cerebrospinal fluid involvement during maintenance therapy identifies a group of children with acute lymphoblastic leukemia at high risk for relapse, *Am J Hematol* 88:359, 2013.

Marton KI, Gean AD: The spinal tap: a new look at an old test, *Ann Intern Med* 104:840, 1986.

Mayefsky JH, Roughmann KJ: Determination of leukocytosis in traumatic spinal tap specimens, *Am J Med* 82:1175, 1987.

Melsom RD: Diagnostic reliability of pleural fluid protein estimation, *J Royal Soc Med* 72:823, 1979.

Meucci G, Rossi G, Bertini R, et al: Laser nephelometric evaluation of albumin, IgG and alpha2-macroglobulin: applications to the study of alterations of the blood-brain barrier, *J Neurol Sci* 118:73, 1993.

Meyers DG, Meyers RE, Prendergast TW: The usefulness of diagnostic tests on pericardial fluid, *Chest* 111:1213, 1997.

Mezger J, Permanetter W, Gerbes AL, et al: Tumour associated antigens in diagnosis of serous effusions, *J Clin Pathol* 41:633, 1988.

Miller KS, Wooten S, Sahn SA: Urinothorax: a cause of low pH transudative pleural effusions, *Am J Med* 85:448, 1988.

Miralles C, Orea M, Espana P, et al: Cancer antigen 125 associated with multiple benign and malignant pathologies, *Ann Surg Oncol* 10:150, 2003.

Mishra OP, Batra P, Ali Z, et al: Cerebrospinal fluid lysozyme level for the diagnosis of tuberculous meningitis in children, *J Trop Pediatr* 49:13, 2003.

Mizock BA, Rackow EC, Burke GS: Elevated cerebrospinal fluid glutamine in septic encephalopathy, *J Clin Gastroenterol* 11:362, 1989.

Molina R, Filella X, Jo J, et al: CA 125 in biological fluids, *Int J Biol Markers* 13:224, 1998.

Morbidity and Mortality Weekly Report: Outbreaks of aseptic meningitis associated with echoviruses 9 and 30 and preliminary surveillance reports on enterovirus activity—United States, 2003, *JAMA* 290:1444, 2003.

Montine TJ, Beal MF, Cudkowicz ME, et al: Increased cerebrospinal fluid F2-isoprostane concentration in probable Alzheimer's disease, *Neurology* 52:562, 1999.

Montine TJ, Kaye JA, Montine KS, et al: Cerebrospinal fluid Abeta42, tau, and F2-isoprostane concentrations in patients with Alzheimer disease, other dementias, and in age-matched controls, *Arch Pathol Lab Med* 125:510, 2001.

Montine TJ, Peskind ER, Quinn JF, et al: Increased cerebrospinal fluid F2-isoprostanes are associated with aging and latent Alzheimer's disease as identified by biomarkers, *Neuromolecular Med* 13:37, 2011.

Moriarity A, Schwartz M, Ducatman B, et al: A liquid concept—Do classic preparations of body cavity fluid perform differently than ThinPrep cases?, *Arch Pathol Lab Med* 132:1716, 2008.

Mortensen PB, Kristensen SD, Bloch A, et al: Diagnostic value of ascitic fluid cholesterol levels in the prediction of malignancy, *Scand J Gastroenterol* 23:1085, 1988.

Muranishi H, Nakashima M, Hirano H, et al: Simultaneous measurements of adenosine deaminase activity and tuberculostearic acid in pleural effusions for the diagnosis of tuberculous pleuritis, *Internal Med* 31:752, 1992.

Muranishi H, Nakashima M, Isobe R, et al: Measurement of tuberculostearic acid in sputa, pleural effusions, and bronchial washings: a clinical evaluation for diagnosis of pulmonary tuberculosis, *Diagn Microbiol Infect Dis* 13:235, 1990.

Murphy MJ, Jenkinson F: Categorisation of pleural fluids in routine clinical practice: analysis of pleural fluid protein and lactate dehydrogenase alone compared with modified Light's criteria, *J Clin Pathol* 61:684, 2008.

Nanos N, Delanghe J: Evaluation of Sysmex UF-1000i for use in cerebrospinal fluid analysis, *Clin Chimica Acta* 392:30, 2008.

Nigrovic LE, Shah SS, Neuman MI: Relationship between cerebrospinal fluid glucose and serum glucose, *N Eng J Med* 366:576, 2012.

Nocton JJ, Dressler F, Rutledge RJ, et al: Detection of *Borrelia burgdorferi* DNA by polymerase chain reaction in synovial fluid from patients with lyme arthritis, *N Engl J Med* 330:229, 1994.

Normansell DE, Stacy EK, Booker CF, et al: Detection of beta-2-transferrin in otorrhea and rhinorrhea in a routine clinical laboratory setting, *Clin Diagn Lab Immunol* 1:68, 1994.

Noseworthy TW, Anderson BJ, Noseworthy AF, et al: Cerebrospinal fluid myelin basic protein as a prognostic marker in patients with head injury, *Crit Care Med* 13:743, 1985.

Nussinovitch M, Avitzur Y, Finkelstein Y, et al: Lactic dehydrogenase isoenzyme in cerebrospinal fluid of children with febrile convulsions, *Acta Paediatr* 92:186, 2003a.

Nussinovitch M, Harel D, Eidlitz-Markus T, et al: Lactic dehydrogenase isoenzyme in cerebrospinal fluid of children with infantile spasms, *Eur Neurol* 49:231, 2003b.

Oda K, Egawa H, Okuhara T, et al: Meningeal involvement in Bence Jones multiple myeloma, *Cancer* 67:1900, 1991.

Odom LF, Wilson H, Cullen J, et al: Significance of blasts in low-cell count cerebrospinal fluid specimens from children with acute lymphoblastic leukemia, *Cancer* 66:1748, 1990.

Otomo Y, Henmi H, Mashiko K, et al: New diagnostic peritoneal lavage criteria for diagnosis of intestinal injury, *J Trauma* 44:991, 1998.

Pai M, Flores L, Pai N, et al: Diagnostic accuracy of nucleic acid amplification tests for tuberculous meningitis: A systematic review and meta-analysis, *Lancet Inf Dis* 3:633, 2003.

Pappu ID, Purolit DM, Levkoff AH: CSF cytology in the neonate, *Am J Dis Child* 136:297, 1982.

Paramothayan NS, Barron J: New criteria for the differentiation between transudates and exudates, *J Clin Pathol* 55:69, 2002.

Patel SK, Pratap CB, Jain AK, et al: Diagnosis of *Helicobacter pylori:* what should be the gold standard?, *World J Gastroenterol* 28:12847–12859, 2014.

Peacock JEJ, McGinnis MR, Cohen MS: Persistent neutrophilic meningitis: report of four cases and review of the literature, *Medicine* 63:379, 1984.

Perez-Carceles MD, Noguera J, Jimenez JL, et al: Diagnostic efficacy of biochemical markers in diagnosis postmortem of ischaemic heart disease, *Forensic Sci Int* 142:1, 2004.

Perkins MD, Mirrett S, Reller LB: Rapid bacterial antigen detection is not clinically useful, *J Clin Microbiol* 33:1486, 1995.

Pettersson T, Klockars M, Weber TH, et al: Diagnostic value of cerebrospinal fluid adenosine deaminase determination, *Scand J Infect Dis* 23:97, 1991.

Petzold A, Worthington V, Appleby I, et al: Cerebrospinal fluid ferritin level: A sensitive diagnostic test in late-presenting subarachnoid hemorrhage, *J Stroke Cerebrovasc Dis* 20:489, 2011.

Podell TE, Ault M, Sullam P, et al: Synovial fluid eosinophilia, *Arthritis Rheum* 23:1060, 1980.

Polak M, Torres da Costa AC: Diagnostic value of the estimation of glucose in ascitic fluid, *Digestion* 8:347, 1973.

Policarpio-Nicolas ML, Valente PT: Monosodium urate (gout) crystals: An uncommon finding in ThinPrep synovial fluid cytology, *Diagn Cytopathol* 41:93, 2013.

Porcel JM, Bielsa S, Esquerda A, et al: Pleural fluid C-reactive protein contributes to the diagnosis and assessment of severity of parapneumonic effusions, *Eur J Internal Med* 23:447, 2012.

Porcel JM, Ordi-Ros J, Esquerda A, et al: Antinuclear antibody testing in pleural fluid for the diagnosis of lupus pleuritis, *Lupus* 16:25, 2007.

Porritt RJ, Mercer JL, Munro R: Detection and serogroup determination of *Neisseria meningitidis* in CSF by polymerase chain reaction (PCR), *Pathology* 32:42, 2000.

Powers W: Cerebrospinal fluid lymphocytosis in acute bacterial meningitis, *Am J Med* 79:216, 1985.

Pratico D, Lee VM, Trojanowski JQ, et al: Increased F2-isoprostanes in Alzheimer's disease: evidence for enhanced lipid peroxidation in vivo, *FASEB J* 12:1777, 1998.

Pupek M, Jasonek J, Katnik-Prastowska I: EDA-containing fibronectin levels in the cerebrospinal fluid of children with meningitis, *Ann Clin Lab Sci* 43:257, 2013.

Quijano S, Lopez A, Sancho J, et al: Identification of leptomeningeal disease in aggressive B-cell non-Hodgkin's lymphoma: improved sensitivity of flow cytometry, *J Clin Oncol* 27:1462, 2009.

Qvarnstrom Y, Visvesvara GS, Sriram R, et al: Multiplex real-time PCR for simultaneous detection of *Acanthamoeba* spp., *Balamuthia mandrillaris,* and *Naegleria fowleri, J Clin Microbiol* 44:3589, 2006.

Rabinovitch A, Cornbleet PJ: Body fluid microscopy in US laboratories: data from two College of American Pathologists surveys, with practice recommendations, *Arch Pathol Lab Med* 118:13, 1994.

Raff H, Raff JL, Findling JW: Late-night salivary cortisol as a screening test for Cushing's syndrome, *J Clin Endocrinol Metab* 83:2681, 1998.

Ragland SA, Arsura E, Ismail Y, et al: Eosinophilic pleocytosis in coccidioidal meningitis: frequency and significance, *Am J Med* 95:254, 1993.

Rajantie J, Koskiniemi M, Siimes MA, et al: CSF fibronectin concentration in Burkitt's lymphoma: an early marker for CNS involvement, *Eur J Haematol* 42:313, 1989.

Rajs G, Finzi-Yeheskel Z, Rajs A, et al: C-reactive protein concentrations in cerebral spinal fluid in gram-positive and gram-negative bacterial meningitis, *Clin Chem* 48:591, 2002.

Ramers C, Billman G, Hartin M, et al: Impact of a diagnostic cerebrospinal fluid enterovirus polymerase chain reaction test on patient management, *JAMA* 283:2680, 2000.

Rautonen J, Koskiniemi M, Siimes MA, et al: Elevated cerebrospinal fluid fibronectin concentration indicates poor prognosis in children with acute lymphoblastic leukemia, *Int J Cancer* 43:32, 1989.

Reeves B: Significance of joint fluid uric acid levels in gout, *Ann Rheum Dis* 24:569, 1965.

Reimer LG: Approach to the analysis of body fluids for the detection of infection, *Clin Lab Med* 5:209, 1985.

Reuter H, Burgess L, Van Vurren W, et al: Diagnosing tuberculous pericarditis, *QJM* 99:827, 2006.

Rhodes CH, Glantz MJ, Glantz L, et al: A comparison of polymerase chain reaction of cerebrospinal fluid and conventional cytology in the diagnosis of lymphomatous meningitis, *Cancer* 77:543, 1996.

Riantawan P, Chaowalit P, Wongsangiem M, et al: Diagnostic value of pleural fluid adenosine deaminase in tuberculous pleuritis with reference to HIV coinfection and a Bayesian analysis, *Chest* 116:97, 1999.

Ribeiro MA, Kimura RT, Irulegui I, et al: Cerebrospinal fluid levels of lysozyme, IgM and C-reactive protein in the identification of bacterial meningitis, *J Trop Med Hyg* 95:87, 1992.

Richard S, Miossec V, Moreau J-F, et al: Detection of oligoclonal immunoglobulins in cerebrospinal fluid by an immunofixation-peroxidase method, *Clin Chem* 48:167, 2002.

Riemenschneider M, Lautenschlager N, Wagenpfeil S, et al: Cerebrospinal fluid tau and beta-amyloid 42 proteins identify Alzheimer disease in subjects with mild cognitive impairment, *Arch Neurol* 59:1729, 2002.

Rijken A, Dekker A, Taylor S, et al: Diagnostic value of DNA analysis in effusions by flow cytometry and image analysis: a prospective study on 102 patients as compared with cytologic examination, *Am J Clin Pathol* 95:6, 1991.

Rockacy M, Khalid A: Update on pancreatic cyst fluid analysis, *Ann Gastroenterol* 26:122–127, 2013.

Rodriguez AF, Kaplan SL, Mason EO Jr: Cerebrospinal fluid values in the very low birth weight infant, *J Pediatr* 116:971, 1990.

Rodriquez-Panadero F, Mejias JL: Low glucose and pH levels in malignant pleural effusions, *Am Rev Respir Dis* 139:663, 1989.

Romero S, Fernandez C, Arriero JM, et al: CEA, CA 15-3 and CYFRA 21-1 in serum and pleural fluid of patients with pleural effusions, *Eur Respir J* 9:17, 1996.

Rosenthal AK, Mandel N: Identification of crystals in synovial fluids and joint tissues, *Curr Rheumatol Rep* 3:11, 2001.

Rosett W, Hodges GR: Antimicrobial activity of heparin, *J Clin Microbiol* 11:30, 1980.

Rosso F, Michelon C, Sperhacke R, et al: Evaluation of real-time PCR of patient pleural effusion for diagnosis of tuberculosis, *BMC Research Notes* 4:279, 2011.

Rouah E, Rogers BB, Buffone GJ: Transferrin analysis by immunofixation as an aid in the diagnosis of cerebrospinal fluid otorrhea, *Arch Pathol Lab Med* 111:756, 1987.

Rubins JB, Rubins HB: Etiology and prognostic signifi-

cance of eosinophilic effusions: a prospective study, *Chest* 110:1271, 1996.
Rudick RA, French CA, Breton D, et al: Relative diagnostic value of cerebrospinal fluid kappa chains in MS: comparison with other immunoglobulin tests, *Neurology* 39:964, 1989.
Runyon BA: Amylase levels in ascitic fluid, *J Clin Gastroenterol* 9:172, 1987a.
Runyon BA: Ascitic fluid bilirubin concentration as a key to choleperitoneum, *J Clin Gastroenterol* 9:543, 1987b.
Runyon BA, Antillon MR: Ascitic fluid pH and lactate: insensitive and nonspecific tests in detecting ascitic fluid infection, *Hepatology* 13:929, 1991.
Runyon BA, Hoefs JC: Ascitic fluid analysis in the differentiation of spontaneous bacterial peritonitis from gastrointestinal tract perforation into ascitic fluid, *Hepatology* 4:447, 1984.
Runyon BA, Hoefs JC, Morgan TR: Ascitic fluid analysis in malignancy-related ascites, *Hepatology* 8:1104, 1988.
Runyon BA, Montano AA, Akriviadis EA, et al: The serum-ascites albumin gradient is superior to the exudate-transudate concept in the differential diagnosis of ascites, *Ann Intern Med* 117:215–220, 1992.
Ruoslahti E, Engvall E, Hayman EG: Fibronectin: current concepts of its structure and function, *Coll Res* 1:95, 1981.
Ryall RG, Peacock MK, Simpson DA: Usefulness of beta 2-transferrin assay in the detection of cerebrospinal fluid leaks following head injury, *J Neurosurg* 77:737, 1992.
Sahn SA: The differential diagnosis of pleural effusions, *West J Med* 137:99, 1982.
Sanchez-Juan P, Green A, Ladogana A, et al: CSF tests in the differential diagnosis of Creutzfeldt-Jacob disease, *Neurology* 67:637, 2006.
Sarff LD, Platt LH, McCracken GH Jr: Cerebrospinal fluid evaluation in neonates: comparison of high risk infants with and without meningitis, *J Pediatrics* 88:473, 1976.
Sari R, Yildirim B, Sevinc A, et al: The importance of serum and ascites fluid alpha-fetoprotein, carcinoembryonic antigen, CA 19-9, and CA 15-3 levels in differential diagnosis of ascites etiology, *Hepatogastroenterology* 48:1616, 2001.
Savory J, Brody JP: Measurement and diagnostic value of cerebrospinal fluid enzymes, *Ann Clin Lab Sci* 9:68, 1979.
Schneider D, Halperin R, Langer R, et al: Peritoneal fluid lactate dehydrogenase in ovarian cancer, *Gynecol Oncol* 66:399, 1997.
Schuurman T, de Boer RF, Kooistra-Smid AMD, et al: Prospective study of use of PCR amplification and sequencing of 16S ribosomal DNA from cerebrospinal fluid for diagnosis of bacterial meningitis in a clinical setting, *J Clin Microbiol* 42:734, 2004.
Schwake L, von Herbay A, Junghanss T, et al: Peritoneal tuberculosis with negative polymerase chain reaction results: report of two cases, *Scand J Gastroenterol* 38:221, 2003.
Scott G: An automated approach to body fluid analysis, *Medical Laboratory Observer* 2014. http://www.mlo-online.com/articles/201406. Accessed January 25, 2015.
Scrideli C, Queiroz R: Molecular diagnosis of leukemic cerebrospinal fluid cells in children with newly diagnosed acute lymphoblastic leukemia, *Haematologica* 89:1013, 2004.
Seehusen DA, Reeves MM, Fomin DA: Cerebrospinal fluid analysis, *Am Family Physician* 68:1103, 2003.
Sellebjerg F, Christiansen M, Nielsen PM, et al: Cerebrospinal fluid measures of disease activity in patients with multiple sclerosis, *Mult Scler* 4:475, 1998.
Selvi E, Manganelli S, Catenaccio M, et al: Diff-Quik staining method for detection and identification of monosodium urate and calcium pyrophosphate crystals in synovial fluids, *Ann Rheum Dis* 60:194, 2001.
Seregni E, Massimino M, Nerini Molteni S, et al: Serum and cerebrospinal fluid human chorionic gonadotropin (hCG) and alpha-fetoprotein (AFP) in intracranial germ cell tumors, *Int J Biol Markers* 17:112, 2002.
Seres E, Bencsik K, Rajda C, et al: Diagnostic studies of cerebrospinal fluid in patients with multiple sclerosis [in Hungarian], *Orv Hetil* 139:1905, 1998.
Seward RJ, Towner KJ: Evaluation of a PCR-immunoassay technique for detection of *Neisseria meningitidis* in cerebrospinal fluid and peripheral blood, *J Med Microbiol* 49:451, 2000.
Shephard MD, Whiting MJ: Nephelometric determination of total protein in cerebrospinal fluid and urine using benzalkonium chloride as precipitation reagent, *Ann Clin Biochem* 29:411, 1992.
Sherry NL, Porter JL, Seemann T, et al: Outbreak investigation using high-throughput genome sequencing within a diagnostic microbiology laboratory, *J Clin Microbiol* 51:1396, 2013.
Shmerling RH: Synovial fluid analysis: a critical reappraisal, *Rheum Dis Clin North Am* 20:503, 1994.
Shmerling RH, Delbanco TL, Tosteson ANA, et al: Synovial fluid tests. What should be ordered?, *JAMA* 264:1009, 1990.
Silva-Cardosa J, Moura B, Martins L, et al: Pericardial involvement in human immunodeficiency virus infection, *Chest* 115:418, 1999.
Silverman LM, Christenson RH: Amino acids and proteins. In Burtis CA, Ashwood ER, editors: *Tietz textbook of clinical chemistry*, ed 2, Philadelphia, 1994, Saunders, p 625.
Simon RP, Abele JS: Spinal-fluid pleocytosis estimated by the Tyndall effect, *Ann Intern Med* 89:75, 1978.
Sindie CJ, Laterte EC: Oligoclonal free kappa and lambda bands in the cerebrospinal fluid, *J Neuroimmunol* 33:63, 1991.
Sioutopoulou D, Kampas L, Gerasimidou K, et al: Diagnosis of metastatic tumors in cerebrospinal fluid samples using thin-layer cytology, *Acta Cytol* 52:304, 2008.
Skedros DG, Cass SP, Hirsh BE, et al: Beta-2-transferrin assay in clinical management of cerebral spinal fluid and perilymphatic fluid leaks, *J Otolaryngol* 22:341, 1993a.
Skedros DG, Cass SP, Hirsh BE, et al: Sources of error in the use of beta-2 transferrin analysis for diagnosing perilymphatic and cerebral spinal fluid leaks, *Otolaryngol Head Neck Surg* 109:861, 1993b.
Sloman AJ, Kelly RH: Transferrin allelic variants may cause false positives in the detection of cerebrospinal fluid fistulae, *Clin Chem* 39:1444, 1993.
Solari L, Soto A, Agapito J, et al: The validity of cerebrospinal fluid parameters for the diagnosis of tuberculous meningitis, *Int J Infectious Dis* 17:e1111, 2013.
Sood A, Moudgil A, Sood N, et al: Role of fibronectin in diagnosis of malignant ascites, *J Assoc Physicians India* 45:283, 1997.
Soriano G, Esparcia O, Montemayor M, et al: Bacteral DNA in the diagnosis of spontaneous bacterial peritonitis, *Aliment Pharmacol Ther* 33:275, 2011.
Sormunen P, Kallio MJ, Kilpi T, et al: C-reactive protein is useful in distinguishing Gram stain-negative bacterial meningitis from viral meningitis in children, *J Pediatr* 134:725, 1999.
Souverijn JHM, Smit WG, Peet R, et al: Intrathecal Ig synthesis: its detection by isoelectric focusing and IgG index, *J Neurol Sci* 93:211, 1989.
Soyka JM, Martin M, Sloan EP, et al: Diagnostic peritoneal lavage: Is an isolated WBC count >500/mm^3 predictive of intra-abdominal injury requiring celiotomy in blunt trauma patients?, *J Trauma* 30:874, 1990.
Spanos A, Harrell FEJ, Durack DT: Differential diagnosis of acute meningitis: an analysis of the predictive value of initial observations, *JAMA* 262:2700, 1989.
Staats BA, Ellefson RD, Budahn LL, et al: The lipoprotein profile of chylous and non-chylous pleural effusions, *Mayo Clin Proc* 55:700, 1980.
Stassen WN, McCullough AJ, Bacon BR, et al: Immediate diagnostic criteria for bacterial infection of ascitic fluid, *Gastroenterology* 90:1247, 1986.
Stearman M, Southgate HJ: The use of cytokine and C-reactive protein measurements in cerebrospinal fluid during acute infective meningitis, *Ann Clin Biochem* 31:255, 1994.
Steele RW, Marmer DJ, O'Brien MD, et al: Leukocyte survival in cerebrospinal fluid, *J Clin Microbiol* 23:965, 1986.
Steere AC: Borrelia burgdorferi. In Mandell GL, Bennett JE, Dolin R, editors: *Principles and practice of infectious diseases*, ed 7, Philadelphia, 2010, Churchill-Livingstone, p 3077.
Stelzner TJ, King TEJ, Antony VB, et al: The pleuropulmonary manifestations of the postcardiac injury syndrome, *Chest* 84:383, 1983.
Stewart RJ, Gupta RK, Purdie GI, et al: Fine catheter aspiration cytology of peritoneal cavity improves decision-making about difficult cases of acute abdominal pain, *Lancet* 2:1414, 1986.
Stewart RV, Zumwalt RE, Hirsch CS, et al: Postmortem diagnosis of myocardial disease by enzyme analysis of pericardial fluid, *Am J Clin Pathol* 82:411, 1984.
Strik H, Luthe H, Nagel I, et al: Automated cerebrospinal fluid cytology: Limitations and reasonable applications, *Analyt Quant Cytol Histol* 27:1, 2005.
Suay VG, Moragon EM, Viedma EC, et al: Pleural cholesterol in differentiating transudates and exudates, *Respiration* 62:57, 1995.
Such J, Frances R, Munoz C, et al: Detection and identification of bacterial DNA in patients with cirrhosis and culture-negative nonneutrocytic ascites, *Hepatology* 36:135, 2002.
Sullivan KR, Nelson MJ, Tandberg D: Incremental analysis of diagnostic peritoneal lavage fluid in adult abdominal trauma, *Am J Emerg Med* 15:277, 1997.
Sunderland T, Linker G, Mirza N, et al: Decreased beta-amyloid1-42 and increased tau levels in cerebrospinal fluid of patients with Alzheimer disease, *JAMA* 289:2094, 2003.
Suzuki Y, Tanaka R: Carcinoembryonic antigen in patients with intracranial tumors, *J Neurosurg* 53:355, 1980.
Tang LM: Serial lactate determinations in tuberculous meningitis, *Scand J Infect Dis* 20:81, 1988.
Tangkijvanich P, Tresukolos D, Sanpatamukul P, et al: Telomerase assay for differentiating between malignancy-related and nonmalignant ascites, *Clin Cancer Res* 5:2470, 1999.
Tenenbaum T, Heusch A, Henrich B, et al: Acute hemorrhagic pericarditis in a child with pneumonia due to *Chlamydophila pneumoniae*, *J Clin Microbiol* 43:520, 2005.
Theiler G, Quehenberger F, Rainer F, et al: The detection of calcium pyrophosphate crystals in the synovial fluid of patients with rheumatoid arthritis using the cytospin technique: Prevalence and clinical correlation, *Rheumatol Int* 34:137, 2014.
Thwaites GE, Chau TT, Farrar JJ: Improving the bacteriological diagnosis of tuberculous meningitis, *J Clin Microbiol* 42:378, 2004.
Titov AG, Vyshnevskaya EB, Mazurenko SI, et al: Use of polymerase chain reaction to diagnose tuberculous arthritis from joint tissues and synovial fluid, *Arch Pathol Lab Med* 128:205, 2004.
Topolcan O, Holubec L, Polivkova V, et al: Tumor markers in pleural effusions, *Anticancer Res* 27:1921, 2007.
Torre D, Zeroli C, Ferrario G, et al: Cerebrospinal fluid concentration of fibronectin in HIV-1 infection and central nervous system disorders, *J Clin Pathol* 46:1039, 1993.
Torre D, Zeroli C, Issi M, et al: Cerebrospinal fluid concentration of fibronectin in meningitis, *J Clin Pathol* 44:783, 1991.
Tourtellotte WW, Staugaitis SM, Walsh MJ, et al: The basis of intra-blood–brain barrier IgG synthesis, *Ann Neurol* 17:21, 1985.
Tourtellotte WW, Tavolato B, Parker JA, et al: Cerebrospinal fluid electroimmunodiffusion, *Arch Neurol* 25:345, 1971.
Trbojevic-Cepe M, Vogrinc Z, Brinar V: Diagnostic significance of methemoglobin determination in colorless cerebrospinal fluid, *Clin Chem* 38:1401, 1992.
Trotter JL, Rust RS: Human cerebrospinal fluid immunology. In Herndon RM, Brumback RA, editors: *The cerebrospinal fluid*, Boston, 1989, Kluwer Academic Publishers, p 179.
Tubergen DG, Cullen JW, Boyett JM, et al: Blasts in CSF with a normal cell count do not justify alteration of therapy for acute lymphoblastic leukemia in remission. A Children's Cancer Group study, *J Clin Oncol* 12:273, 1994.
Tunkel AR: The management of encephalitis: clinical practice guidelines by the Infectious Diseases Society of America, *Clin Infect Dis* 47:303, 2008.
Turay UY, Yildirim Z, Turkoz Y, et al: Use of pleural fluid C-reactive protein in diagnosis of pleural effusions, *Respir Med* 94:432, 2000.
Twijnstra A, Nooyen WJ, van Zanten AP, et al: Cerebrospinal fluid carcinoembryonic antigen in patients with metastatic and nonmetastatic neurological diseases, *Arch Neurol* 43:269, 1986.
Tyler KL: Herpes simplex virus infections of the central nervous system: encephalitis and meningitis, including Mollaret's, *Herpes* 11(Suppl 2):57A, 2004.
UK National External Quality Assessment Scheme for Immunochemistry Working Group: National guidelines for the analysis of cerebrospinal fluid for bilirubin in suspected subarachnoid hemorrhage, *Ann Clin Biochem* 40:481, 2003.
Vaughn DW, Barrett A, Solomon T: Flaviviruses. In Mandell GL, Bennett JE, Dolin R, editors: *Principles and practice of infectious diseases*, ed 7, Philadelphia, 2010, Churchill-Livingstone, p 2148.
Vaughan J, Ngamtrakulpanit L, Pajewski TN, et al: Exhaled breath condensate pH is a robust and reproducible assay of airway acidity, *Eur Respir J* 22:889–894, 2003.
Verettas D, Kazakos C, Tilkeridis C, et al: Polymerase chain reaction for the detection of *Mycobacterium*

tuberculosis in synovial fluid, tissue samples, bone marrow aspirate and peripheral blood, *Acta Orthop Belg* 69:396, 2003.

Villena V, Lopez-Encuentra A, Echave-Sustaeta J, et al: Diagnostic value of CA 72-4, carcinoembryonic antigen, CA 15-3, and CA 19-9 assay of pleural fluid: a study of 207 patients, *Cancer* 78:736, 1996a.

Villena V, Lopez-Encuentra A, Echave-Sustaeta J, et al: Interferon-gamma in 388 immunocompromised and immunocompetent patients for diagnosing pleural tuberculosis, *Eur Respir J* 9:2635, 1996b.

Villena V, Lopez-Encuentra A, Echave-Sustaeta J, et al: Diagnostic value of CA 549 in pleural fluid: comparison with CEA, CA 15-3 and CA 72-4, *Lung Cancer* 40:289, 2003a.

Villena V, Lopez-Encuentra A, Pozo F, et al: Interferon gamma levels in pleural fluid for the diagnosis of tuberculosis, *Am J Med* 115:365, 2003b.

Visvesvara GS: Amebic meningoencephalitides and keratitis: Challenges in diagnosis and treatment, *Curr Opin Infect Dis* 23:590, 2010.

Walker TJ, Nelson LD, Dunphy BW, et al: Comparative evaluation of the IRIS iQ200 body fluid module with manual hemacytometer count, *Am J Clin Pathol* 131:333, 2009.

Walts AE: Cerebrospinal fluid cytology: selected issues, *Diagn Cytopathol* 8:394, 1992.

Wang DY, Yang PC, Yu WL, et al: Serial antinuclear antibodies titre in pleural and pericardial fluid, *Eur Respir J* 15:1106, 2000.

Ward E, Gushurst CA: Uses and techniques of pediatric lumbar puncture, *Am J Dis Child* 146:1160, 1992.

Weinburger A, Simkin PA: Plasma proteins in synovial fluids of normal human joints, *Semin Arthritis Rheum* 19:66, 1989.

Welch KM, Chabi E, Bartosh K, et al: Cerebrospinal fluid gamma aminobutyric acid level in migraine, *Br Med J* 30:516, 1975.

Weller M, Sommer N, Stevens A, et al: Increased intrathecal synthesis of fibronectin in bacterial and carcinomatous meningitis, *Acta Neurol Scand* 82:138, 1990.

Weller M, Stevens A, Sommer N, et al: Humoral CSF parameters in the differential diagnosis of hematologic CNS neoplasia, *Acta Neurol Scand* 86:129, 1992.

Wenger JD, Hightower AW, Broome CV, et al: Bacterial meningitis in the United States: report of a multistate surveillance study, 1986, *J Infect Dis* 162:1316, 1990.

Wilson ML: Clinically relevant, cost-effective clinical microbiology: strategies to decrease unnecessary testing, *Am J Pathol* 107:154, 1997.

Wilson MR, Naccache SN, Samayoa E, et al: Actionable diagnosis of neuroleptospirosis by next-generation sequencing, *N Eng J Med* 370:2408, 2014.

Wise CM, White RE, Agudelo CA: Synovial fluid lipid abnormalities in various disease states: review and classification, *Semin Arthritis Rheum* 16:222, 1987.

Wood JH: *Neurobiology of CSF*, New York, 1980, Plenum Press.

Wood P: Salivary steroid assays—research or routine?, *Ann Clin Biochem* 46:183, 2009.

Wu SS, Lin OS, Chen YY, et al: Ascitic fluid carcinoembryonic antigen and alkaline phosphatase levels for the differentiation of primary from secondary bacterial peritonitis with intestinal perforation, *J Hepatol* 34:215, 2001.

Wubbel L, McCracken GH Jr: Management of bacterial meningitis, *Pediatr Rev* 19:78, 1998.

Xu HB, Jiang RH, Li L, et al: Diagnostic value of adenosine deaminase in cerebrospinal fluid for tuberculous meningitis: A meta-analysis, *Int J Tuberc Lung Dis* 14:1382, 2010.

Yang D, Zhou Y, Chen B: Performance evaluation and result comparison of the automated hematology analyzers Abbott CD 3700, Sysmex XE 2100 and the Coulter LH 750 for cell counts in serous fluids, *Clin Chim Acta* 419:113, 2013.

Yorgancioglu A, Akin M, Dereli S, et al: The diagnostic value of tuberculostearic acid in tuberculous pleural effusions, *Monaldi Arch Chest Dis* 51:108, 1996.

Yuan S, Bien C, Wener MH, et al: Repeat examination of synovial fluid for crystals: Is it useful?, *Clin Chem* 49:1562, 2003.

Zandman-Goddard G, Matzner Y, Konijn AM, et al: Cerebrospinal fluid ferritin in malignant CNS involvement, *Cancer* 58:1146, 1986.

Zaret DL, Morrison N, Gullbranson R, et al: Immunofixation to quantify beta-2-transferrin in cerebrospinal fluid from skull injury, *Clin Chem* 38:1909, 1992.

Zerr I, Bodemer M, Gefeller O, et al: Detection of 14-3-3 protein in the cerebrospinal fluid supports the diagnosis of Creutzfeldt-Jakob disease, *Ann Neurol* 43:32, 1998.

Zunt JR, Marra CM: Cerebrospinal fluid testing for the diagnosis of central nervous system infection, *Neurol Clin* 17:675, 1999.

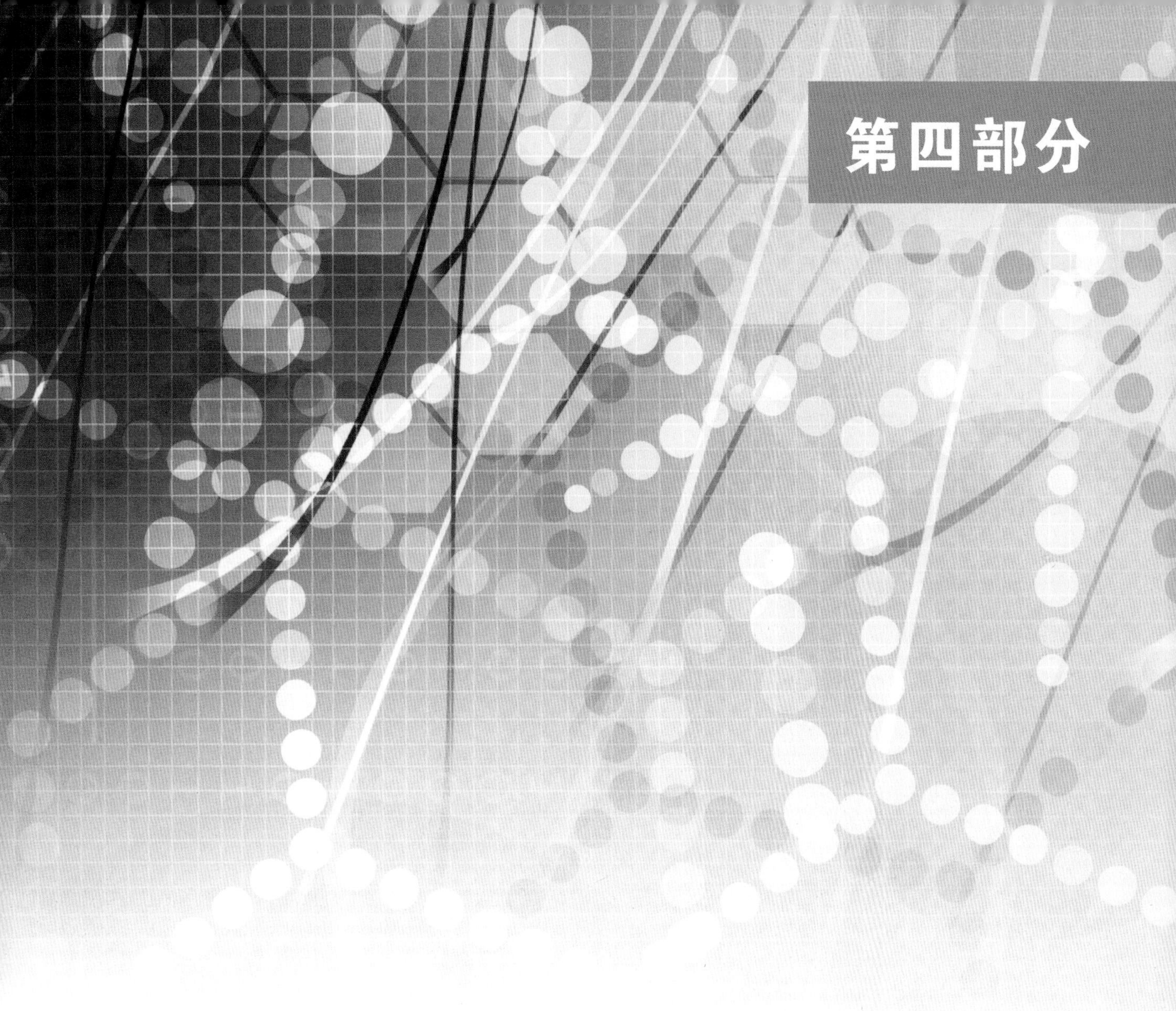

第四部分

血液学、凝血和输血学

EDITED BY | Robert E. Hutchison
Richard A. McPherson
Martin H. Bluth

第30章 血液和骨髓基本检查

Neerja Vajpayee, Susan S. Graham, Sylva Bem

要点

1. 无论手工方法还是自动血液分析仪，红细胞、白细胞和血小板数量的评估对血液疾病的诊断和治疗都非常重要。
2. 手工方法几乎被自动血液分析仪取代，分析仪的类型很多，足以满足血液学实验室的需求。
3. 自动化血液分析仪将自动化与复杂的数据算法结合起来，使血液学检测的效率显著提高，新仪器的发展远远超出过去的筛选工具。
4. 外周血检测结合骨髓涂片/活检是血液学诊断的基础。骨髓检查对造血状态提供定性和半定量评估，可用于诊断多种遗传性以及获得性的良性和恶性疾病。

血液学包括以下血细胞和凝血研究：血液细胞浓度、结构和功能分析；骨髓前体细胞；与血细胞结构和功能密切相关的血浆或血清化学成分分析；参与血液凝固的血小板和蛋白质功能。随着分子生物学技术在血液学检验中的应用逐渐增多，可以检测出某些导致相应蛋白质和细胞结构及功能改变的基因突变，这些突变可能导致血液系统疾病。

血液学原理和程序

血红蛋白

血红蛋白(hemoglobin, Hb)是红细胞(RBC)的主要成分，是一种结合蛋白，可作为氧(O_2)和二氧化碳(CO_2)的运输工具。当完全饱和时，每克血红蛋白可结合1.34ml氧。成人的红细胞含有约600g血红蛋白，能够携带800ml氧。一分子的血红蛋白由两对多肽链("珠蛋白")和四个血红素组成，每个血红素含有一个铁原子。每个血红素正好位于一个多肽链的口袋或折叠中。在分子表面附近，血红素与一个氧分子或二氧化碳分子可逆结合。Hb的主要功能是把氧从肺输送至组织，因为肺氧分压高，而组织氧分压低。在肺毛细血管，氧分压为100mmHg，95%~98%的血红蛋白与氧结合。在组织中，氧分压可能低至20mmHg，氧容易与血红蛋白解离，在这种情况下，与Hb结合的氧小于30%。

还原血红蛋白中的铁离子与氧分离。当每个血红素与一分子氧结合，称为氧合血红蛋白(oxyhemoglobin, HbO_2)。Hb和HbO_2的铁为二价铁，当铁被氧化成三价铁时，称为高铁血红蛋白(methemoglobin, hemiglobin, MetHb)，失去携带O_2或CO_2的能力。

贫血是指单位容积循环血液中血红蛋白浓度、红细胞数量或血细胞比容(hematocrit, Hct)低于正常参考范围下限的一种症状。贫血十分常见，常常是其他疾病的并发症。基于观察皮肤和可见黏膜的颜色，临床诊断贫血和高血红蛋白血症非常不可靠。正确评估血红蛋白非常重要，是临床患者的常规检查项目之一。

血红蛋白衍生物

高铁血红蛋白

高铁血红蛋白(methemoglobin, hemiglobin, MetHb)是血红蛋白衍生物，其中的二价铁离子被氧化成三价铁，因而不能与O_2可逆结合，但是珠蛋白多肽链无改变。正常人有高达1.5%的高铁血红蛋白。如果MetHb浓度足够高，会引起血液呈巧克力色、发绀和功能性"贫血"，即高铁血红蛋白血症。MetHb浓度为1.5g/dl(10% Hb)，明显发绀，相当于5g/dlHb、1.5g/dl MetHb和0.5g/dl硫化血红蛋白(sulfhemoglobin, SHb)引起的发绀。然而，发绀程度不一定与MetHb浓度相关。正常情况，会有少量的MetHb形成，可被红细胞内的酶还原。最重要的酶是NADH-依赖的高铁血红蛋白还原酶系统(NADH-细胞色素b5还原酶)。其他具有储备作用的还有维生素C、还原型谷胱甘肽和还原型烟酰胺腺嘌呤二核苷酸磷酸(NADPH-高铁血红蛋白还原酶，后者需要天然辅因子或自动氧化的染料如亚甲蓝来确保其活性)。

高铁血红蛋白血症，即MetHb产生过多或NADH-细胞色素b5还原酶活性降低(Jaffé & Hultquist, 1989)引起的红细胞内 MetHb 量过高，可能是遗传性或获得性。遗传性高铁血红蛋白血症分两类。第一类，高铁血红蛋白血症是由于红细胞还原 MetHb 为 Hb 的能力降低，最常见的原因是 NADH-细胞色素 b5 还原酶缺乏症，属常染色体隐性遗传。纯合子高铁血红蛋白的浓度达 10%～50%，常有发绀，偶尔表现为代偿性红细胞增多症。高铁血红蛋白浓度为 10%～25%时可无明显症状；35%～50%出现轻度症状，如劳力性呼吸困难和头痛；而浓度超过 70%有可能致命。用维生素 C 或亚甲蓝（亚甲蓝）治疗遗传性高铁血红蛋白血症可降低高铁血红蛋白浓度，亚甲蓝可激活 NADPH-高铁血红蛋白还原酶系统。杂合子携带者 NADH-细胞色素 b5 还原酶活性处于中间水平，血液中高铁血红蛋白水平正常。如果接触氧化性化学物质或药物，正常剂量也可能因高铁血红蛋白血症出现发绀。

第二类遗传性高铁血红蛋白血症，红细胞内的还原酶系统完整，血红蛋白分子结构不正常。α-或 β-珠蛋白链的氨基酸组成发生遗传性改变，形成氧化型血红蛋白，包括各种变异的血红蛋白 M（Hb M），还原高铁血红蛋白为正常血红蛋白的能力降低，主要表现为高铁血红蛋白血症引起的无症状发绀。在七种 Hb M 变异型中，有六种是近端或远端珠蛋白链的血红素囊部位的组氨酸被酪氨酸取代。Nagai 和 Mawatari（1995）用光谱显示，相当比例的 Hb M Saskatoon 和 Hb M Boston 突变体在循环中保持还原形式，为染色体显性遗传（lukens，2004），亚甲蓝的治疗对这些患者没有效果。

大部分高铁血红蛋白血症为继发性或获得性，主要是由于暴露于药物和化学物质，导致 MetHb 形成增加。能直接氧化 Hb 为 MetHb 的化学物质或药物包括亚硝酸盐、硝酸盐、氯酸盐和醌。其他物质有芳香氨基和硝基化合物，包括止痛剂（乙酰苯胺）、非那西丁、磺胺和苯胺染料，因它们在体外不会引起 MetHb 形成，所以可能是通过代谢产物而发挥间接作用。大剂量服用硫酸亚铁可产生高铁血红蛋白血症。药物或化学物质不会导致正常个体出现明显高铁血红蛋白血症的剂量也可使 NADH-细胞色素 b5 还原酶活性轻微减少的患者（一般情况下，不会有发绀）出现明显的高铁血红蛋白血症。新生儿和 NADH-细胞色素 b5 还原酶缺乏症杂合子（Bunn & Forget，1986）中的 MetHb 由红细胞酶系统还原为 Hb。某些还原剂，如维生素 C 或巯基化合物（谷胱甘肽、半胱氨酸）也可使其缓慢还原，亚甲蓝对遗传性 NADH-细胞色素 b5 还原酶缺乏症及获得性或中毒性高铁血红蛋白血症有一定作用。它的快速作用不是基于它的还原能力，而是加速 NADPH-高铁血红蛋白还原酶途径。MetHb 能可逆地与各种化学物质结合（如氰化物、硫化物、过氧化物、氟化物、叠氮化物）。氰化物中毒的治疗是使用亚硝酸盐使 MetHb 增多，因与氰化物亲和性高，结合对细胞呼吸酶剧毒的游离氰化物，形成高铁蛋白氰化物，毒性减弱。

MetHb 定量分析采用分光光度法。若 MetHb 升高，首先要排除是药物还是有毒物质引起。NADH-细胞色素-b5 还原酶缺乏引起的先天性高铁血红蛋白血症可通过酶分析确定。异常血红蛋白（HbM）也可能会导致高铁血红蛋白症，通常在出生时或在出生后的最初几个月被发现。

硫化血红蛋白

硫化血红蛋白（sulfhemoglobin，SHb）是一种氧化溶血形成的氧化物与部分变性形式的血红蛋白混合物（Jandl，1996）。血红蛋白氧化后，不同来源的硫进入 Hb 血红素环，形成绿色血红蛋白，进一步氧化导致血红蛋白变性和沉淀，形成变性珠蛋白小体（Heinz 小体，Heinz bodies）（图 30-1）。SHb 不能运输氧气，但可以与一氧化碳（CO）结合形成碳氧血红蛋白。与高铁血红蛋白不同，硫化血红蛋白不能被还原成血红蛋白，存在细胞中直至降解。硫化血红蛋白血症患者的血是薰衣草样的紫红色。有报道，在下列情况可出现 SHb：磺胺类药物或芳香胺类药物（非那西丁、乙酰苯胺）治疗的患者、严重便秘患者、产气荚膜杆菌所致菌血症者，以及肠源性发绀患者。在上述情况，体内 SHb 浓度通常小于 1%，很少超过总血红蛋白的 10%，可导致发绀，通常无症状。至于为什么有些患者出现高铁血红蛋白血症，有些出现硫血红蛋白血症，而其他出现 Heinz 小体和溶血，目前了解得不是很清楚。SHb 由分光光度法测定。

$$\mathrm{Hb} \underset{\text{组织}}{\overset{\text{肺}}{\rightleftharpoons}} \mathrm{HbO_2} \underset{\text{NADH-细胞色素5b还原酶}}{\overset{\text{氧化}}{\rightleftharpoons}} \mathrm{Hi} \longrightarrow \mathrm{SHb} \longrightarrow \text{变性血红蛋白(Heinz小体)}$$

图 30-1　Hb 氧化成 Hi 简单概念（由 Jandle，1996 提出）。氧在肺和组织中可逆的结合和释放。在一定程度上，红细胞内亚铁氧化和 Hb 的形成是可逆的。持续的氧化将导致不可逆的构象改变和硫化血红蛋白的形成，进一步氧化造成血红蛋白变性，并沉淀在红细胞内即 Heinz 小体。HbO_2，氧合血红蛋白；NADH，还原型烟酰胺腺嘌呤二核苷酸；SHb，硫化血红蛋白

碳氧血红蛋白

由血红素降解成胆红素产生的内源性 CO，通常占血液中碳氧血红蛋白（carboxyhemoglobin，HbCO）0.5%，溶血性贫血时该比例会增加。Hb 与 CO 结合亲和力比 O_2 大 210 倍。CO 能与 Hb 结合，即使空气中 CO 浓度非常低（如低至 0.02%），也能形成 HbCO，由于 HbCO 不能结合和携带氧，会导致典型的中毒症状。此外，HbCO 浓度增加使 Hb-O_2 解离曲线明显左移，从而加重缺氧。若一名 CO 中毒患者接受纯 O_2，HbCO 能迅速转变成 HbO_2。HbCO 对光敏感，呈鲜艳的樱桃红颜色。

对急性 CO 中毒了解比较清楚，但对长期接触少量 CO 导致的慢性中毒尚无充分认识。CO 的主要来源是汽油发动机、照明气体、燃气热水器、有缺陷的炉具和吸烟。CO 是现代文明所致的危害之一，在大城市繁忙街道的空气中甚至可检测到这种气体，其浓度足够使一些长时间暴露在这种气体的人员（如交通警察）引起轻微症状。吸烟导致慢性 CO 暴露，会使 HbCO 浓度缓慢升高和 Hb-O_2 解离曲线左移。吸烟者往往比不吸烟者血细胞比容更高，红细胞增多症的比例也更高。健康成人暴露于含有少量 CO 的空气，短时间内不会出现明显的症状（如头痛、头晕、肌肉无力和恶心），除非血液中 CO 浓度达到饱和度的 20%～30%；然而对于儿童，低浓度 CO 即可发生严重的症状。碳氧血红蛋白定量检测可采用差示分光光度法或气相色谱法。

血红蛋白浓度测定（血红蛋白测定的技术手册）

氰化高铁血红蛋白（hemiglobincyanide，HiCN）测定法操作简便易行，稳定，是标准检测方法。

氰化高铁血红蛋白测定法

原理　用高铁氰化钾和氰化钾的溶液稀释血液，高铁氰化钾氧化血红蛋白成高铁血红蛋白(Hi)，Hi 与氰化钾中的氰离子(CN^-)反应生成氰化高铁血红蛋白，在波长 540nm 处有最大吸收峰(图 30-2；表 30-1)。分光光度计测定溶液在 540nm 吸光度，与标准 HiCN 溶液的吸光度进行比较。

试剂　稀释剂是改良 Drabkin 试剂，

0.20g　高铁氰化钾($K_3Fe(CN)_6$)

0.05g　氰化钾(KCN)

0.14g　磷酸二氢钾(无水)(KH_2PO_4)的非离子型洗涤剂，

0.5ml Sterox S. E.，或

1.0ml Triton X-100(Rohm and Haas)

加蒸馏水至 1000ml

表 30-1　不同状态血红蛋白的最高吸收峰

名称	符号	吸收峰 1		吸收峰 2		吸收峰 3	
		λ	ε	λ	ε	λ	ε
血红蛋白	Hb	431	(140)	555	(13.04)		
氧合血红蛋白	HbO_2	415	(131)	542	(14.37)	577	(15.37)
碳氧血红蛋白	HbCO	420	(192)	539	(14.36)	568.5	(14.31)
高铁血红蛋白	Hi	406	(162)	500	(9.04)	630	(3.70)
氰化高铁血红蛋白	HiCN	421	(122.5)	540	(10.99)		

数据来自于 Assendelft OW(1970)

括号内为最大纳米波长(λ)对应的消光系数(ε)

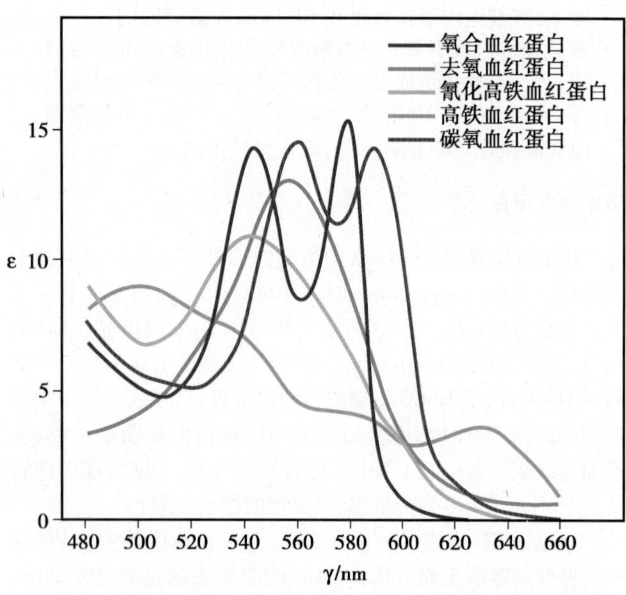

图 30-2　氧合血红蛋白(HbO_2)、去氧血红蛋白(Hb)、高铁血红蛋白(Hi)和氰化高铁血红蛋白(HiCN)的吸收光谱(From Morris MW, Skrodzki Z, Nelson dA: Zeta sedimentation ratio [ZSR], a replacement for the erythrocyte sedimentation rate [ESR], Am J Clin Pathol 64:254-256, 1975. © 1975 American Society for Clinical Pathology)

溶液呈澄清的淡黄色，pH 值在 7～7.4，用水作为空白对照，540nm 吸光度为 0。Drabkin 试剂中，用碳酸氢钠($NaHCO_3$)代替磷酸二氢钾(KH_2PO_4)可使血红蛋白形成高铁血红蛋白的时间从 10 分钟缩短到 3 分钟。洗涤剂可增强红细胞溶解和降低蛋白沉淀所致浊度。在制备 Drabkin 溶液时，必须小心处理 KCN，氰化物溶液或者氰化盐有剧毒。稀释剂本身只包含 50mg/L KCN，是低于 70kg 人的致死剂量。然而，由于氰化氢(HCN)是由酸化释放的，必须避免稀释液接触酸。建议在水槽中用流水处理试剂和样品，稀释液在棕色瓶中室温保存，并定期新鲜配制。

方法　20μl 的血液加入到 5ml 稀释剂(1∶251)，混匀，室温下放置至少 3 分钟(Dacie & Lewis，1991)。用稀释液作空白对照，光电比色计测定 540nm 处(或者用适当的滤光片)的吸光度。打开一小瓶 HiCN 标准品，用同样的方式、同样的仪器室温测定吸光度。测试样品必须在稀释几小时后进行分析。标准品不使用时必须避光保存，实验结束后废弃。

计算公式：

Hb(g/dl)＝[A^{540} 测试样品/A^{540} 标准品]×[标准品浓度(mg/dl)/100mg/g]×251

通过测定吸光度检测血红蛋白很方便，将吸光度与 Hb 浓度(g/dl)绘制成标准曲线或表格。新鲜配制的 HiCN 标准品的吸光度测定以空白试剂作对照(调零)。新鲜配制的 HiCN 标准品及其倍比稀释液(1∶2，1∶3，1∶4)用空白试剂调零后读取吸光度，Hb 浓度(g/dl)通过上述液体计算出来。吸光度读数作为纵坐标、Hb 浓度为横坐标绘制线性图，这些点的连线应该是通过原点的直线。氰化高铁血红蛋白测定法的优点在于大多数不同形式的血红蛋白(Hb、HbO_2、Hi 和 HbCO，但不是 SHb)都可测定。测试样品可以直接与 HiCN 标准比较，因为稀释样品的稳定性好，操作者可以在方便的时候测定吸光度。不仅 Hb 可增加吸光度，浊度也可以，如血浆蛋白异常、高脂血症、大量的白细胞(计数>30×10^9/L)或脂肪滴，任何一个因素都可能导致光散射增强和吸收度增加。

血红蛋白测定误差

误差可能来源于标本、检测方法、设备或操作者。

标本固有误差　静脉穿刺不当可以引起血液浓缩，影响血红蛋白浓度和细胞计数，手指采血或毛细管采样不当也可以产生上述两个来源的误差。

方法固有误差　采用 HiCN 标准品为仪器校准和消除测试

本身的误差。HiCN 在 540nm 区域有一宽的吸收带,便于使用过滤式光度计和窄带分光光度计。除了 SHb,所其他类型的血红蛋白都转换为 HiCN。

仪器固有误差 仪器准确度不一致。好的移液器准确度应大于 99%,校准移液器将减少误差;不匹配的比色皿可产生显著误差,应选流动比色皿;波长设置、滤波器和仪表读数都需要检查。分光光度计必须在初次使用前校准,并经常校正控制误差在 2%以内。自动化设备的广泛使用,消除了血红蛋白测定与手工技术相关的误差。

分光光度法鉴定血红蛋白

各种 Hb 有特征吸收光谱,容易用分光光度计测定,吸收峰见表 30-1。高铁血红蛋白(MetHb)的吸收峰随 pH 值的变化而变化。在右边两列给出的最大稀释峰可用于辨别这些类型的血红蛋白。405 和 435nm 之间的吸光度很大,可以用来测定低浓度的血红蛋白。

血细胞比容

血细胞比容(hematocrit,Hct)是指红细胞体积占全血体积的比例。它可以表示为百分比(常规表示法)或十进制小数(SI 单位),隐含的单位是体积与体积比。肝素和乙二胺四乙酸(EDTA)是理想的抗凝剂。静脉血采血管中采集的标本测定之前,需充分混匀。如果采血管是直放着,至少需要来回倒转 60 次,或放在旋转器旋转 2 分钟,如果不这样做将会严重影响精密度(Fairbanks et. al,1971)。标本混匀所需的倒置次数取决于容器的尺寸,75mm 含 5ml 血液的采血管,需倒转 10~14 次,气泡占试管至少 20%,至少需要八次倒转(National Committee for Clinical Laboratory Standards(NCCLS),1993)。静脉血细胞比容(Hct)与皮肤穿刺所获得的 Hct 一致性比较好,两者均大于全身 Hct。Hct 可以用常量或微量离心法直接测定,或间接通过平均红细胞体积(MCV)乘以红细胞数,这些数值可以通过自动化血液分析仪检测。常温保存的血液,6~24 小时之间因红细胞肿胀会提高 Hct 和 MCV。细胞计数和红细胞平均指数可在 4℃稳定 24 小时(Brittin et al,1969)。

总体检查

Hct 通过离心进行测定,对离心后样品的检查可以提供有价值的信息。应注意红细胞层、棕黄色层和血浆层的相对高度。棕黄色层是红细胞和血浆之间的灰红色层,它包括血小板和白细胞。血浆颜色为橙色或绿色表明胆红素升高,粉红色或红色表明血红蛋白血症,血液标本采集技术欠佳是溶血最常见的因素。标本未在脂肪餐后 1 或 2 小时采集而出现云雾状,可能是肾病或某些异常高球蛋白血症,如冷球蛋白血症。

微量法血细胞比容检测

仪器

毛细血细胞比容测定管长 7cm,均匀内径 1mm。直接从皮肤穿刺采血,需使用肝素毛细管。

操作步骤

微量血细胞比容管通过毛细管虹吸作用从针刺伤口或静脉血吸取标本。毛细管应至少吸取 5cm 长的血液。空端用密封胶密封,填充管放置在微量血细胞比容离心机的放射槽中,其密封端向外,管底部放置在橡胶垫圈上以防止破裂。除非 Hct 超过 50%,10 000~12 000g 离心 5 分钟就可,增加 5 分钟离心可确保红细胞间残存的血浆量最少。毛细管没有刻度,血柱(包括血浆)和红细胞层柱的长度,必须单独测量,用毫米尺和放大镜或用商用测量装置测定,必须遵循制造商的说明。

结果解释

成人参考区间:男性:0.41~0.51;女性:0.36~0.45。低于个人的正常值或低于同年龄和性别的参考区间表明贫血,而高于这个范围则为红细胞增多症。血细胞比容反映红细胞的浓度而不是总的红细胞量。血细胞比容在妊娠因血液稀释而降低,但循环红细胞总数不减少。休克由于失血红细胞总数大大降低,但伴有血液浓缩,血细胞比容可正常或更高。血细胞比容判断失去血液或输血后的贫血很不可靠。

误差来源

离心 适当的离心速度和离心时间对确保 Hct 准确必不可少。红细胞必须被压实,增加离心不会进一步减少压实红细胞体积。在离心过程中,少量的白细胞、血小板和血浆残留在红细胞之间。前者产生的误差常常微不足道的,残留血浆在高 Hct 比低 Hct 多。正常血中,残留血浆占红细胞层的 1%~3%(当 Hct 0.47,约 0.014)。在大细胞性贫血、球形红细胞增多症、低色素性贫血中轻微增高(Dacie & Lewis,1991)。镰状细胞贫血患者的 Hct,会有更多残留血浆,这些变化取决于细胞的镰状变程度和细胞的僵硬度。微量法血细胞比容测定为自动化血液分析仪校准的参考方法,推荐对残存血浆进行校正(International Committee for Standardization in Hematology(ICSH),1980)。

标本 姿势、肌肉活动、延长止血带压迫静脉可引起 Hct 和细胞浓度改变。过量 EDTA(即固定量的 EDTA 而血液量不足)可导致 Hct 测定误差。由于 EDTA 引起细胞收缩,Hct 假性降低,但 Hb 和细胞计数不受影响,至于哪种 EDTA 用于抗凝没有统一(O'Broin et. al,1997)。与 EDTA-K_2 盐相比,EDTA-K_3 盐引起红细胞皱缩约 2%,降低血细胞比容更明显(Koepke et. al,1989)。同时,因为 EDTA-K_3 是液体,使检测的 Hb、红细胞和白细胞计数下降 1%~2%。虽然 ICSH 和临床实验室标准化机构推荐的使用 EDTA-K_2(粉末),但实际上 EDTA-K_3 使用更多,可能是由于它容易混匀和标本凝血情况较少(Geller,1996)。

其他误差 技术误差包括检测前血液没有充分混匀、细胞和血浆层读数不准,棕黄色层当作红细胞柱(层)。良好的技术,以 2±CV(变异系数)表示的 Hct 精密度为±1%。因读数误差,Hct 低的变异系数较大。

红细胞平均指数

温氏法介绍计算红细胞大小、内容物和血红蛋白浓度的方法,红细胞平均指数有助于了解贫血的形态特征。红细胞平均指数可以通过红细胞计数、血红蛋白浓度和血细胞比容计算出来。

平均红细胞体积

平均红细胞体积(mean cell volume,MCV)可通过血细胞比容和红细胞数计算:

MCV=Hct×1000/红细胞(百万/μl)

以 fl 或 μm^3 表示。如果 Hct=0.45,红细胞数=5×10^{12}/L,表明 1L 血液中包含 5×10^{12} 个红细胞,占总体积的 0.45。

MCV=0.45L/5×10^{12}=90×10^{-15}L。

1fl=10^{-15}L=1μm^3

平均红细胞血红蛋白量

平均红细胞血红蛋白量(mean cell hemoglobin,MCH)由血红蛋白浓度和红细胞计数计算。

MCH=Hb(g/L)/RBC(10^6/μl)

以 pg 表示。如果 Hb=15g/dl,红细胞计数是 5×10^{12}/L,表明 1L 血液中有 5×10^{12} 个红细胞,包含了 150gHb。

MCH=150/(5×10^{12})=30×10^{12}(/pg)。

1pg=10^{-12}g

平均红细胞血红蛋白浓度

平均红细胞血红蛋白浓度(mean cell hemoglobin concentration,MCHC),在给定体积的血细胞比容中 Hb 的平均浓度。它由血红蛋白浓度和血细胞比容计算。

MCHC=Hb(g/dl)/Hct(g/dl)(SI 单位是 g/L)

如果 Hb=15g/dl,Hct=0.45,

MCHC=15g/dl/0.45=33.3g/dl。

电阻抗仪检测的红细胞平均指数有些不同,MCV 来自红细胞计数时脉冲电压平均高度,血红蛋白由 HiCN 吸光度检测。其他三个值计算如下:

Hct=MCV×RBC;MCH=Hb/RBC;MCHC=Hb/Hct×100

红细胞平均指数的参考区间将取决于它们是否由离心法 Hct 或红细胞计数确定。如果两种方法中残留血浆都是正常的,正常人的值将相似。然而,由于在低色素性贫血和镰状细胞贫血残留血浆增加,微量法 Hct 计算的 MCHC 将明显低于来自电阻抗法 MCHC。

正常成人 95% 的参考区间如下:MCV=80~96fl;MCH=27~33pg;MCHC=33~36g/dl(Ryan,2001)。在健康人,这些指数变化不大,不超过 1 个单位。偏离正常人的参考值或者在参考区间以外是有意义的,特别是对区别贫血的形态学类型。

小细胞低色素贫血中,红细胞平均指数都低:MCV 可低至 50fl,MCH 15pg,MCHC 22g/dl,但很少会更低。

大细胞性贫血中,红细胞平均指数都增高,MCV 值可能高达 150fl,MCH 50pg,但 MCHC 正常或降低(Dacie & Lewis,1991)。MCHC 通常只在球形红细胞增多症的增加,一般很少超过 38g/dl。

手工法血细胞计数

除了一些血小板计数和低白细胞计数,血细胞计数板不再用作常规血细胞计数。然而,技术人员有必要熟练地使用这种方法,并了解其局限性。任何血细胞计数程序包括三个步骤:稀释血液,采集检测量的稀释悬浮液,计数采集样品中的细胞。红细胞、白细胞和血小板的计数均以浓度表示,即每单位血容量的细胞数。体积单位表示为立方毫米(mm^3),根据血细胞计数板计数池的线性尺寸计算得来。

$1mm^3$=1.000 03μl

虽然文献使用传统单位与 Système International d'Unites(SI)没有一致性,ICSH 推荐体积单位为升(SI 单位),如在下面例子的右边:

红细胞

$5.00\times10^6/mm^3$=5.00×10^6/μl(传统单位)=5.00×10^{12}/L(SI 单位)

白细胞

$7.00\times10^3/mm^3$=7.00×10^3/μl(传统单位)=7.00×10^9/L(SI 单位)

血小板

$300\times10^3/mm^3$=300×10^3/μl(传统单位)=300×10^9/L(SI 单位)

红细胞计数:手工法

手工稀释法需要微量毛细吸管和一定量的装在塑料瓶中的稀释液。微量吸管吸取血液后,加入到稀释液中,并通过挤压软塑料瓶将样品洗涤。该方法对微量样品尤其方便。Unopettes 有计数红细胞、白细胞、血小板、嗜酸性粒细胞和网织红细胞的稀释液。

半自动方法

可准确而方便的吸取和用稀释液洗涤样品,1∶250 或 1∶500 稀释时,变异系数小于 1%。

网织红细胞计数:手工法

原理

网织红细胞是不成熟的无核红细胞,含有核糖核酸(RNA),在脱核后继续合成血红蛋白。当血液与新亚甲基蓝或亮甲酚蓝溶液孵育时,RNA 与染料结合形成染料-核糖核蛋白复合体沉淀。显微镜下,这种复合物呈深蓝色网状物(网状或丝状链)或至少有两个深蓝色颗粒,使网织红细胞可识别和计数(ICSH,1998)。推荐的参考方法是基于已发表的网织红细胞/红细胞比值计算网织红细胞数(ICSH,1998),扩大了 1994 ICSH 红细胞计数的参考方法。

试剂　百分之一新亚甲基蓝用枸橼酸盐(1 份 30g/L 枸橼酸钠加入 4 份 9g/L 氯化钠)稀释。

对照　虽然有商业对照品,但 Ebrahim 和 Ryan(1996)描述了一种方法,大约需要 2 小时,可达到稳定几个月的多水平对照。当存在 RNA 时,红细胞低渗透析后进行短时间的高渗透析,使红细胞膜孔重新封闭,可使 20% 的红细胞为含有不同数量包裹 RNA 的"合成网织红细胞"。

操作步骤

每种试剂三滴与三滴(或等体积)血液在检测管中混合,室温孵育 15 分钟,再次混匀,在载玻片上制作舌形血涂片,空气中干燥。

油镜观察,网织红细胞呈浅蓝色,含有深蓝色的网状或颗粒状物质。红细胞染成浅蓝色或蓝绿色。网织红细胞百分比至少计数 1000 个红细胞。使用 Miller 窥盘可快速估计大量红细胞,在观察视野中加上两个正方形格子(其中一个格子面积是另一个格子九倍)(Brecher & Schneiderman,1950)。网织红细胞计数在大格子,而红细胞计数在小格子。显微镜下连续观察,至少计数 300 个红细胞。下面公式是评估至少 2700 个红细胞中的网织红细胞数:

网织红细胞数(百分比)=[大格子中的网织红细胞数/(小格子中的红细胞数×9)]×100

网织红细胞绝对值等于网织红细胞的百分比乘以红细胞数。

参考区间

网织红细胞计数:成人,0.5%~1.5%,或(24~84)$\times10^9$/L;新生儿,2.5%~6.5%,出生后两周达到成人水平。

结果解释

因为网织红细胞是未成熟的红细胞,从骨髓到血液一天后,RNA 消失,因此网织红细胞计数可以用来评估红细胞的生成。网织红细胞数绝对值和网织红细胞生成指数比百分比更有价值(见第 31 章)。

变异来源

由于实际计数的网织红细胞数很少,手工网织红细胞计数的抽样误差相当大,95%可信区间可以表述如下:

$$R\pm2\sqrt{[R(100-R)/N]}$$

R:网织红细胞计数(百分比),N:检测的红细胞数。根据公式,如果计数 1000 个红细胞,网织红细胞为 1%,95%可信区间则为 0.4%~1.6%;网织红细胞 5%,95%可信区间为 3.6%~6.4%;网织红细胞 10%,95%可信区间为 8.1%~11.9%。

红细胞的生理性变化

红细胞数在出生后最初几周变化最大(图 30-3)。出生时,如果脐带搏动停止才结扎脐带,多达 100~125ml 的胎盘血可能会进入新生儿体内。研究表明,脐带结扎推迟比脐带结扎早些的新生儿,出生后 1 小时平均毛细血管红细胞数高 0.4×10^{12}/L,24 小时后高 0.8×10^{12}/L。毛细血管血(用皮肤穿刺法)比静脉血(脐带来源)RBC 和 Hb 更高。红细胞的差别可能有约 0.5×10^{12}/L,而 Hb 差别约 3g/dl,毛细血管循环的减慢和由此导致的液体损失可能是其原因。检测静脉血比毛细血管血获得的结果一致性更好。

足月婴儿,有核红细胞数平均约 0.5×10^9/L。24 小时后,外周血中幼红细胞数下降到约 200/μl,48 小时到 25/μl,72 小时不到 5/μl,第 7 天,外周血中有核红细胞罕见(Barone,1999)。

出生后 48 小时,正常网织红细胞数为 3%~7%,这期间有轻微上升。第二天至第七天,很快下降到 1%~3%。出生第一天,毛细血管 Hb 浓度平均为 19.0g/dl,95%参考区间为 14.6~23.4g/dl。脐带血中,Hb 平均为 16.8g/dl,95%参考区间为 13.5~20.0g/dl。出生 24 小时后,静脉血血红蛋白浓度比脐带血略高。第一周末,水平与脐带血大致相同,第二周后开始下降。在最初的 2 周,毛细血管中 Hb 正常值的下限是 14.5g/dl,静脉血是 13.0g/dl。出生第一天,毛细血管血细胞比容平均为 0.61,95%正常值为 0.46~0.76,脐带血血细胞比容平均为 0.53,出生后前几周的变化与血红蛋白浓度平行。出生时,Hb 和 Hct 最高,出生后第一天至几周急剧下降,2 个月达最低值。

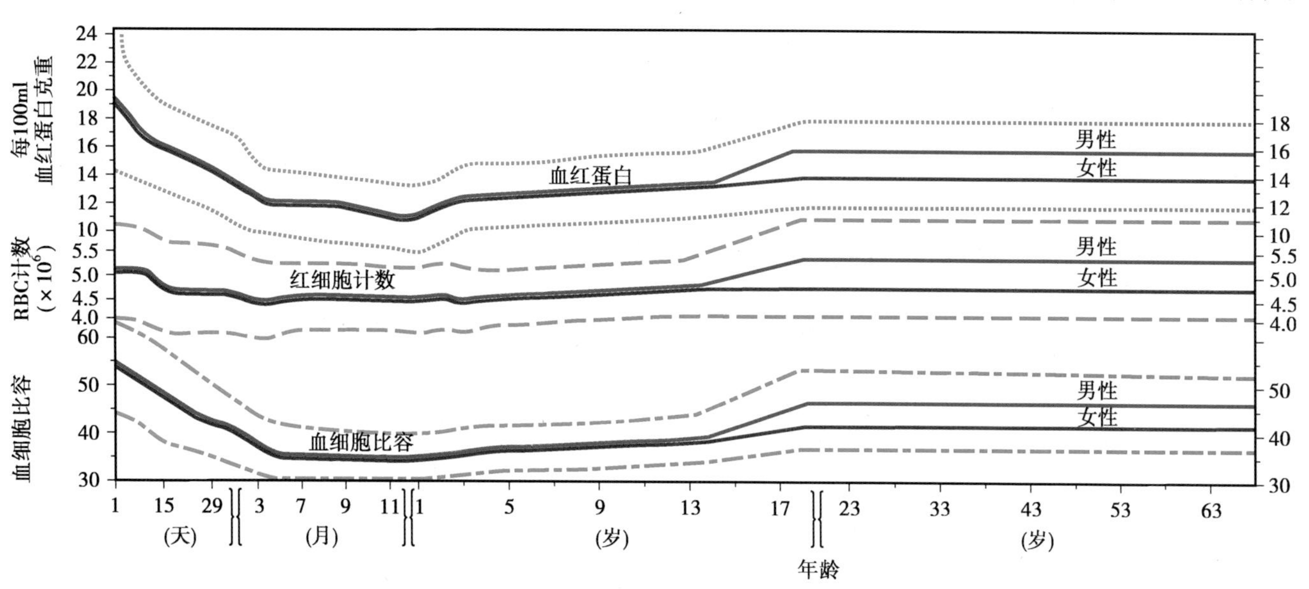

图 30-3 从出生到老的血红蛋白(Hb)、血细胞比容(Hct)和红细胞计数。平均值为加粗实线。Hb 的参考区间用点虚线表示,红细胞计数用长虚线表示,Hct 用点虚线和长虚线表示。纵坐标上的刻度是相似的,所以在检查时,血红蛋白、红细胞计数和血细胞比容的相对变化很明显的。然而,年龄的标尺是逐步增加的(Wintrobe,1974)

2个月时,95%参考区间下限和平均值,血红蛋白分别为9.4和11.2g/dl、Hct分别为0.28和0.35。4个月时,血红蛋白的最低值为11.2g/dl,Hct为0.32。这些值逐渐上升,直到5岁,此后,男孩比女孩上升更快(Shannon & Pearson,2002)。出生时,MCV为104~118fl,成人参考区间为80~96fl,因为RBC没有血红蛋白和血细胞比容下降那么多。因此,出生后最初几个月,MCV急剧下降,然后逐渐减慢,1年左右达到最低值。在一项缺铁性贫血和珠蛋白生成障碍性贫血除外的研究中,MCV的95%参考区间下限在1~15岁逐渐上升,男孩从70~76fl,女孩从70~78fl(Shannon & Graef,1996)。年轻成人的红细胞参考区间见表30-2,男性和女性相似。男性血红蛋白比女性高1~2g/dl,Hct和RBC男性也比女性高(图30-3),认为这种现象主要与雄激素促进红细胞生成素产生,进而作用于骨髓有关。有些研究表明,老年男性血红蛋白趋于下降,而老年女性下降较少,甚至略有上升。性别造成的老年人Hb差异小于1g/dl(Dacie & Lewis,1991)。

表30-2 正常年轻成人常见血细胞值

	男性	女性
白细胞计数/($\times10^9$/L)	7.8(4.4~11.3)	
红细胞计数/($\times10^{12}$/L)	5.21(4.52~5.90)	4.60(4.10~5.10)
血红蛋白/(g/dl)	15.7(14.0~17.5)	3.8(12.3~15.3)
血细胞比容/%	46(41.5~50.4)	40.2(35.9~44.6)
平均红细胞体积/fl	88.0(80.0~96.1)	
平均红细胞血红蛋白量/pg	30.4(27.5~33.2)	
平均红细胞血红蛋白浓度/(g/dl)	34.4(33.4~35.5)	
红细胞体积分布宽度(CV)/%	13.1(11.6~14.6)	
血小板计数/($\times10^9$/L)	311(172~450)	

表中数值为均值和参考区间(正常范围)。由于分布曲线呈非正态分布,参考区间取非参数双侧95%可信区间。数据结果来自426名正常成年男性和212名正常成年女性。本研究采用库尔特模型S-Plus Ⅳ分析。*CV*,单元值

参考文献:Morris MW,Skrodzki Z,Nelson DA:Zeta sedimentation ratio (ZSR),a replace-ment for the erythrocyte sedimentation rate(ESR),*Am JClin Pathol* 164:254-256,1975

姿势和肌肉活动改变上述指标的浓度。从卧位到站立,Hb、Hct、RBC增加几个百分点,剧烈肌肉活动引起进一步增加,主要可能是由于血浆中水分丢失。存在与运动无相关的日间差异,Hb在早晨最高,然后下降,到晚上最低,平均日间差为8%~9%(Dacie & Lewis,1991)。生活在海拔较高人群的Hb,Hct和RBC比生活在海平面高,Hb的差别大约是1g/dl/2km海拔高度和2g/dl/3km。红细胞生成增加是缺氧刺激红细胞生成素生成增加的继发效应,吸烟者也会有轻微的红细胞增多。

白细胞计数:手工法

标本采集

应使用EDTA(乙二胺四乙酸)作为抗凝剂,不宜使用肝素作为抗凝剂。

血细胞计数板法

虽然这种方法只是偶尔用于白细胞计数,技术人员也应掌握这种方法。

1. 用于校准血液分析仪法的准确性。
2. 当仪器计数患者白细胞或血小板减少时,检查血液分析仪法的准确性。
3. 适用于血小板计数受到干扰的血液标本(例如:非常小的红细胞干扰)。
4. 作为备用方法。

也是常用的一种脑脊液(cerebrospinal fluid,CSF)细胞计数的方法。

计数池 血细胞计数板由厚玻璃制成,刻成一定计数池,盖上盖玻片可精确控制计数池的深度和面积。计数池和盖玻片使用后应立即用温水清洗,用不掉毛的布擦拭干净,并在空气中自行晾干。玻璃表面不得用纱布或亚麻布擦拭,因为这些材料可能会刮擦到计数池。

稀释液 稀释液可溶解红细胞,使红细胞不干扰白细胞计数。所使用的液体必须冷藏并经常过滤去除酵母菌和真菌。

操作步骤

1. 以1:20的比例将血液加入到稀释液中,并将试管旋转约5分钟。充池,使盖玻片下计数池内刚好充满足够的细胞悬液。
2. 静置数分钟,在低倍镜下观察计数池内的细胞是否分布均匀。
3. 开始计数,为了在低倍镜(×10)下清晰地观察到白细胞,打开显微镜的部分聚光器,将光线调暗。白细胞计数计算四个角落的大方格内的白细胞数($1mm^2$)(图30-4A、B、C、D),两侧计数池一共有八个可计数的大方格。
4. 每个大方格的容积为$0.1mm^3$,血液标本稀释比例为1:20。

计算公式如下所示:

$$白细胞数(/mm^3)=(ml/lsc)\times d\times10$$

ml是计数的白细胞总数,d是稀释倍数,10是一个大方格体积$0.1mm^3$转换成$1mm^3$体积的转换系数,lsc是所计数大方格数。

对于白细胞减少症患者,细胞总数低于2500,血液稀释比例可升高为1:10。若为白细胞增多症患者,稀释比例可减小到1:100,甚至1:200。

误差来源 误差可能由标本的因素、操作者的技术问题以及不精密的仪器造成。细胞在计数池内分布不同造成的固有误差称为"计数域"误差,可以通过计数更多细胞数来减小此误差。

血细胞计数板计数白细胞,白细胞数正常和增多时变异系数约为6.5%,白细胞减少时变异系数约为15%。而使用血液分析仪可使变异系数降低至1%~3%。

标本引起的误差 静脉血部分凝固可改变细胞的分布和(或)减少细胞数量,在稀释前未能立即将血液充分混匀也可引起误差,这主要取决于血液下沉程度。

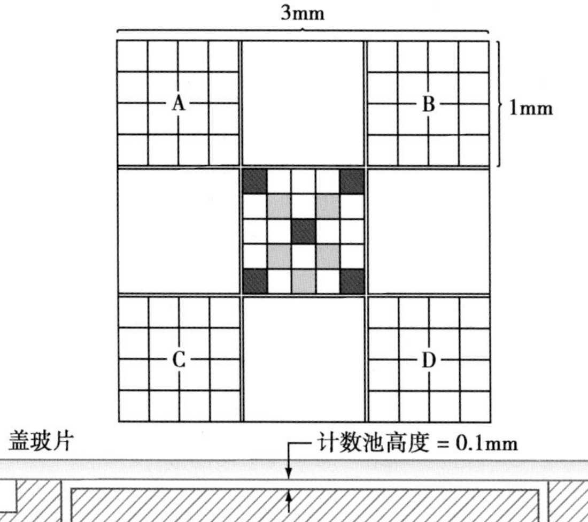

图30-4 上面的图是改良牛鲍血细胞计数板的计数池模式图,刻在每一侧计数池的表面。四角的4个大方格A、B、C和D,用于白细胞计数。中间的五个蓝色方格用于红细胞或血小板计数,中间的绿色加蓝色方格共10中方格用于血小板计数。实际上,为了便于计数,中间每个中方格又分为16个小方格。下面的图是盖了盖玻片的计数池侧面图

操作者引起的误差 操作不规范引起的误差,如血液稀释、充池以及细胞计数等过程都会引起误差。

仪器设备引起的误差 可通过使用美国标准局认证(U.S. Bureau of Standards)的吸管和血细胞计数板来减少误差。

计数域误差 即使标本充分混匀,悬浮细胞在计数池内的分布也不一样(即沉积在方形计数池内的细胞),这是最小的误差来源。另一个误差来源于计数池,包括计数池尺寸不同,以及同一计数池每次充池不相同。还有一种误差来源于吸管,不同的吸管大小不同,即使是同一个吸管吸取的量也不相同。白细胞计数,如果使用两个计数池和一根吸管对200个细胞计数,变异系数为9.1%,相应的95%的可信区间为±18.2%(为变异系数的两倍)。若用四个计数池和两根吸管计数两次,95%的可信区间为±12.8%。由于白细胞的生理变化,这个大百分比误差没有实际意义。

有核红细胞 增加放大倍数并不能区别有核红细胞(nucleated red blood cells,NRBC)与白细胞。若有核红细胞数量很多,应涂片染色检查,并按照下列公式进行校正:

白细胞数=(校正前白细胞总数×100)/(100+ No. of NRBC)

No. of NRBC,白细胞分类计数中100个白细胞中有核红细胞的数目。

例如

血涂片显示每100个白细胞中有25个有核红细胞。有核细胞总数是10 000。

白细胞总数=10 000×100/125=8000/μl(8.0×10^9/L)

参考区间 计数白细胞总数时,对六类正常白细胞(中性粒细胞和中性杆状核粒细胞、淋巴细胞、单核细胞、嗜酸性粒细胞和嗜碱性粒细胞)不分类。成年人的参考区间为$(4.5\sim11.0)\times10^9$/L。

白细胞的生理性变化

白细胞数在出生及之后24小时范围内变化。中性粒细胞是主要的细胞,为$(6\sim28)\times10^9$/L,其中15%为杆状核粒细胞(Altman & Dittmer,1974),有少量单核细胞。在出生第一周内,中性粒细胞下降到约5×10^9/L,此后保持稳定。出生时,淋巴细胞约5.5×10^9/L,之后一周基本保持不变。在出生第一周后直到7岁,淋巴细胞是主要的细胞,7岁以后中性粒细胞为主。淋巴细胞在出生6个月、1年、2年、6年、12年时,95%参考区间的上限分别是13.5×10^9/L、10.5×10^9/L、9.5×10^9/L、7.0×10^9/L和6.0×10^9/L。在同一年龄段,中性粒细胞数95%参考区间上限分别是8.5×10^9/L、8.5×10^9/L、8.5×10^9/L、8.0×10^9/L和8.0×10^9/L,都略高于成人(表30-3)。

中性粒细胞数日间变化以下午最高,早上休息时最低。运动可使白细胞增多,其中中性粒细胞数上升,主要由于边缘池的白细胞进入循环池中,淋巴细胞进入血液增多也会增加白细胞总数。黑种人的中性粒细胞数平均值和参考区间下限低于白种人,因此评估中性粒细胞减少症时,必须考虑到这种差异。与不吸烟者相比,吸烟者的平均白细胞数要高,重度吸烟者白细胞数可高30%,重度吸烟可影响中性粒细胞、淋巴细胞和单核细胞。

月经周期时白细胞量也会有轻微的变化,月经期间中性粒细胞、单核细胞和嗜酸性粒细胞数有所升高,在排卵期嗜碱性粒细胞数则会下降。

血小板计数

血小板呈薄圆盘状、直径2~4μm,体积为5~7fl(枸橼酸盐抗凝血中)。血小板在止血、维持血管完整性和血液凝固等过程中起重要作用。

在EDTA抗凝血中,血小板平均体积(mean platelet volume,MPV)在1小时内随时间增加,在之后的1~3小时内体积保持相对稳定,这就能解释与枸橼酸盐抗凝血相比较,EDTA抗凝血中血小板平均体积明显增加(Rowan & Fraser,1982)。为了得到可重复结果,血小板体积必须在取得新鲜血液标本1~3小时内通过多通道仪器来测量。个体而言,血小板体积频数分布呈对数正态分布。然而,在正常个体内血小板平均体积与血小板数呈非线性反比关系(图30-5),因此,血小板平均体积的参考值随血小板计数变化而变化(Bessman et al,1981)。甲状腺功能亢进(Ford et al,1988)及骨髓增殖性疾病(Small & Bettigole,1981),血小板平均体积增加。因血小板体积很小,且喜欢黏附玻璃及异物,所以必须与碎片区分,血小板之间也易黏附,使血小板计数更加困难。通常血涂片检查可发现血小板的数量急剧下降,因此,为了防止因血液凝固及血小板黏附受损血管边缘而引起的血小板数量减少,在取得毛细血管血液后,必须快速平稳地制成血涂片。EDTA抗凝的静脉血,认为血涂片染色检查是一更好的检测方法,因为血小板分布均匀且不会聚集,通常用相差显微镜进行观察,这种方法一度被认为是"黄

表 30-3 不同年龄段，正常白细胞计数、白细胞分类计数以及血红蛋白浓度

年龄	白细胞								血红蛋白/(g/dl)
	白细胞总数	中性粒细胞总数	中性杆状核粒细胞	中性分叶核粒细胞	嗜酸性粒细胞	嗜碱性粒细胞	淋巴细胞	单核细胞	
12个月	11.4 (6.0~17.5)	3.5 (1.5~8.5) *31*	0.35 *3.1*	3.2 (1.0~8.5) *28*	0.3 (0.05~0.70) *2.6*	0.05 (0~0.2) *0.4*	7.0 (4.0~10.5) *61*	0.55 (0.05~1.1) *4.8*	12.6 (11.1~14.1)
4岁	9.1 (5.5~15.5)	3.8 (1.5~8.5) *42*	0.27 (0~1.0) *3.0*	3.5 (1.5~7.5) *39*	0.25 (0.02~0.65) *2.8*	0.05 (0~0.2) *0.6*	4.5 (2.0~8.0) *50*	0.45 (0~0.8) *5.0*	12.7 (11.2~14.3)
6岁	8.5 (5.0~14.5)	4.3 (1.5~8.0) *51*	0.25 (0~1.0) *3.0*	4.0 (1.5~7.0) *48*	0.23 (0~0.65) *2.7*	0.05 (0~0.2) *0.6*	3.5 (1.50~7.0) *42*	0.40 (0~0.8) *4.7*	13.0 (11.4~14.5)
10岁	8.1 (4.5~13.5)	4.4 (1.8~8.0) *54*	0.24 (0~1.0) *3.0*	4.2 (1.8~7.0) *51*	0.20 (0~0.60) *2.4*	0.04 (0~0.2) *0.5*	3.1 (1.5~6.5) *38*	0.35 (0~0.8) *4.3*	13.4 (11.8~15.0)
21岁	7.4 (4.5~11.0)	4.4 (1.8~7.7) *59*	0.22 (0~1.0) *3.0*	4.2 (1.8~7.0) *56*	0.20 (0~0.45) *2.7*	0.04 (0~0.2) *0.5*	2.5 (1.0~4.8) *34*	0.30 (0~0.8) *4.0*	15.5 (13.5~17.5) 13.8 (12.0~15.6)

数值表示为均值(95%参考区间)。白细胞及其分类计数单位为细胞数×10^9/μl；斜体数字为均值百分比

From：Altman PL，dittmer dS，editors：Blood and other body fluids，Washington，dC，1961，Federation of American Societies for Experimental Biology(for leukocyte and differential count)；dalman PR：developmental changes in red blood cell production and function. In：Rudolph AM，Hoffman JIE，editors：Pediatrics，ed 18，Norwalk，Conn.，1987，Appleton & Lange，pp1011-1012(for hemoglobin concentrations)

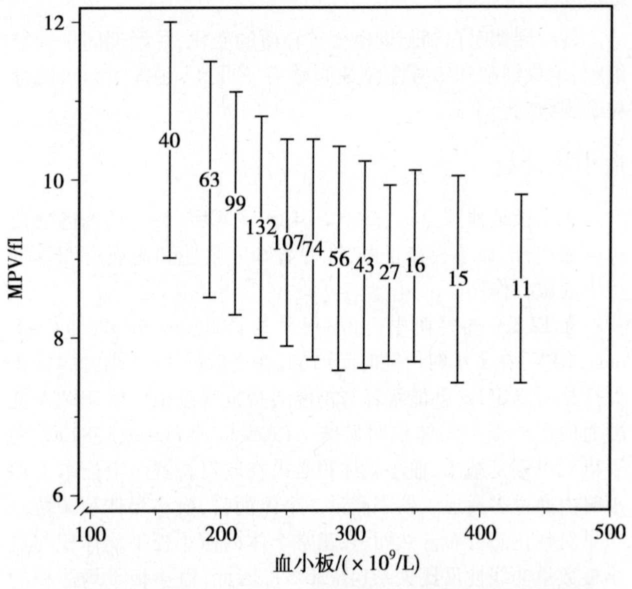

图 30-5 683 个正常人的血小板计数相关的血小板平均体积(MPV)。每组数据表示为平均数±2 标准差，血小板数分别为(128~179)×10^9/L、(180~199)×10^9/L、(200~219)×10^9/L、(220~239)×10^9/L、(240~259)×10^9/L、(260~279)×10^9/L、(280~309)×10^9/L、(310~319)×10^9/L、(320~339)×10^9/L、(340~359)×10^9/L、(360~403)×10^9/L、(404~462)×10^9/L。中间的数值是分组受试者的人数

金标准"。现在，在很大程度上它已被红细胞与血小板比率所取代，而只作为参考方法。该方法利用单克隆抗体特异性结合血小板糖蛋白Ⅱb/Ⅱa 复合物(CD41 和 CD61)上，然后通过流式细胞仪计数。这种方法有助于区分血小板和其他干扰物质，如小红细胞、白细胞片碎片、微生物及碎片等(表 30-4)(ICSH，2001)。

血细胞计数板法-相差显微镜

标本 以 EDTA 为抗凝剂收集静脉血。通过皮肤采血法收集血液会使结果变异很大，若所收集到的血液是自由流动的并只使用前几滴，计数结果比较理想。

稀释液 蒸馏水中加入 1%草酸铵并混匀，储存液保存在冰箱。使用前将所需要的稀释液过滤，未使用的稀释液在当天结束时应丢弃。

操作步骤

1. 将血液混匀，按 1∶100 的比例加入至稀释液中，并在混匀器上旋转混匀 10~15 分钟。

2. 以常规方法在血细胞计数板充池，每一个计数池都使用单独的毛细吸管。

3. 计数池上方用培养皿盖住并静置 15 分钟，使血小板充分下沉，同时在培养皿下方放入一片湿棉花或者滤纸避免蒸发。

4. 可观察到血小板呈圆形或椭圆形，可有一个或多个树状突起。根据其内部的紫红色颗粒并有一定的折光性，可将血小板与碎片区别。通常可看到草酸铵所溶解的影形红细胞背景。

5. 在两侧计数池的 5 个中方格，即 10 个中方格内(图 30-4 蓝色方格-译者著)进行血小板计数。如果血小板总数小于 100，则计数更多的方格使血小板总数达到 100。必要时，可计数血细胞计数板每侧的 10 个中方格数(图 30-4 中的蓝色加上绿色区域-译者著)，或者每侧中央大方格的 25 个中方格。如

TABLE 30-4 Potential Causes of Erroneous Results with Automated Cell Counters
表 30-4 导致自动细胞计数错误的潜在原因

Parameter 参数	Causes of Spurious Increase 假性增高原因	Causes of Spurious Decrease 假性降低原因
WBC 白细胞	Cryoglobulin, cryofibrinogen 冷球蛋白、冷纤维蛋白原 Heparin 肝素 Monoclonal proteins 单克隆蛋白 Nucleated red cells 有核红细胞 Platelet clumping 血小板聚集 Unlysed red cells 未裂解红细胞	Clotting 血液凝固 Smudge cells 涂抹细胞 Uremia plus immunosuppressants 尿毒症+免疫抑制剂
RBC 红细胞	Cryoglobulin, cryofibrinogen 冷球蛋白、冷纤维蛋白原 Giant platelets 巨血小板 High WBC(>50 000/ml) 高浓度白细胞(>50 000/ml) Microcytic red cells 小细胞低色素红细胞	Autoagglutination 自身凝集 Clotting 血液凝固 Hemolysis(in vitro) 溶血(体外)
Hb 血红蛋白	Carboxyhemoglobin(>10%) 一氧化碳血红蛋白(>10%) Cryoglobulin, cryofibrinogen 冷球蛋白、冷纤维蛋白原 Hemolysis(in vitro) 溶血(体外) Heparin 肝素 High WBC(>50 000/μl) 高浓度白细胞(>50 000/μl) Hyperbilirubinemia 高胆红素血症 Lipemia 脂血 Monoclonal proteins 单克隆蛋白	Clotting 血液凝固 Sulfhemoglobin 硫化血红蛋白
Hct(automated) 血细胞比容(自动法)	Cryoglobulin, cryofibrinogen 冷球蛋白、冷纤维蛋白原 Giant platelets 巨血小板 High WBC(>50 000/μl) 高浓度白细胞(>50 000/μl) Hyperglycemia(>600mg/dl) 高血糖症(>600mg/dl)	Autoagglutination 自身凝集 Clotting 血液凝固 Hemolysis(in vitro) 溶血(体外) Microcytic red cells 小细胞低色素红细胞
Hct(microhematocrit) 血细胞比容(微量血细胞比容法)	Hyponatremia 低钠血症 Plasma trapping 等离子体捕获 Hypernatremia 高钠血症	Excess EDTA EDTA 过量 Hemolysis(in vitro) 溶血(体外)

TABLE 30-4 Potential Causes of Erroneous Results with Automated Cell Counters(Continued)
表 30-4 导致自动细胞计数错误的潜在原因(续)

Parameter 参数	Causes of Spurious Increase 假性增高原因	Causes of Spurious Decrease 假性降低原因
MCV 平均红细胞体积	Autoagglutination 自身凝集 High WBC(>50 000/μl) 高浓度白细胞(>50 000/μl) Hyperglycemia 高血糖症 Reduced red cell deformability 红细胞变形性降低 Microcytic red cells 小细胞低色素红细胞 Swollen red cells 肿胀红细胞	Cryoglobulin 冷球蛋白 Cryofibrinogen 冷纤维蛋白原 Giant platelets 巨血小板 Hemolysis(in vitro) 溶血(体外)
MCH 平均红细胞血红蛋白量	High WBC(>50 000/μl) 高浓度白细胞(>50 000/μl) Spuriously high Hb 血红蛋白假性增高 Spuriously low RBC 红细胞假性降低	Spuriously low Hb 血红蛋白假性降低 Spuriously high RBC 红细胞假性增高
MCHC 平均红细胞血红蛋白浓度	Autoagglutination 自身凝集 Clotting 血液凝固 Hemolysis(in vitro) 溶血(体外) Hemolysis(in vivo) 溶血(体内) Spuriously high Hb 血红蛋白假性增高 Spuriously high Hct 血细胞比容假性增高	High WBC(>50 000/μl) 高浓度白细胞(>50 000/μl) Spuriously low Hb 血红蛋白假性降低 Spuriously low Hct 血细胞比容假性降低
Platelets 血小板	Cryoglobulin, cryofibrinogen 冷球蛋白、冷纤维蛋白原 Hemolysis(in vitro and in vivo) 溶血(体外和体内) Microcytic red cells 小细胞低色素红细胞 Red cell inclusions 错误计入红细胞 White cell fragments 白细胞碎片	Clotting 血液凝固 Giant platelets 巨血小板 Heparin 肝素 Platelet clumping 血小板聚集 Platelet satellitosis 血小板卫星现象

EDTA,乙二胺四乙酸

表 30-4 根据版权要求保留原文

From Cornbleet J: Spurious results from automated hematology cell analyzers, Lab Med 14:509, 1983. EDTA, Ethylenediaminetetraacetic acid; Hb, hemoglobin; Hct, hematocrit; MCH, mean cell hemoglobin; MCHC, mean cell hemoglobin concentration; MCV, mean corpuscular volume; RBC, red blood cell; WBC, white blood cell

果血小板总数在 50 个小方格中低于 50,应该重复计数,并将血液稀释比例升高到 1∶20 或 1∶10。

计算 25 个小方格中的每一个体积为 1/250μl(面积 1/25mm^2×深度 1/10mm):血小板数/μl=(计数的血小板数/计数的方格数)×稀释倍数×250。

通过调整计数的方格数,至少计数 100 个血小板,使低血小板与高血小板数的计数域误差(计数池内血小板数量不同引起的统计学误差)保持在相同的范围内。当计数至少 100 个血小板时,由计数域、吸管和计数池误差造成的变异系数约为 11%,计数 40 个血小板时为 15%。

血小板计数往往是血细胞计数中重复性最差的，技术人员必须保持谨慎的态度以确保其准确性，包括准备抽取新鲜样品、确认可疑或异常的结果。当血小板计数有问题时，如仪器报警，必须进行 EDTA 抗凝血制备的血涂片复查，以核查仪器计数结果，并检测血小板或其他血液成分异常给出的错误值。此外，由于手工法计数的血小板数量偏低，以及严重血小板减少症时计数非常不精确（CV>15%），因此将手工法检测血小板最低值设为 7×10^9/L（Hanseler et al，1996）。

误差来源 收集标本过程中如没有异常，EDTA 抗凝血采集后在 20℃ 可放 5 小时，在 4℃ 可放 24 小时。计数池内血小板聚集表明分布不均匀，且降低计数可靠性，因此必须收集新鲜血液标本。血小板聚集的原因可能是血液在接触抗凝剂之前血小板开始聚集和凝固、静脉穿刺不顺畅、抗凝剂没有及时接触血液或者皮肤穿刺采样过慢。毛细血管血液中血小板数具有相似的平均值，但误差约为静脉血的两倍，可能由于血小板数在穿刺处的连续滴血中发生了变化。

血小板计数假性升高 白血病中，白细胞碎片增多时，可导致血小板计数假性升高。这些情况下，必须采用相差血细胞计数板法，根据血涂片中细胞碎片与血小板的比例进行校正。

血小板计数假性降低 血小板黏附于中性粒细胞（血小板卫星现象）、凝集素（Lombarts & deKieviet，1988）导致的血小板聚集、自发性聚集或由于血液收集不当引起的初期凝血都可能引起血小板计数假性降低，这些现象中的前两个依赖 EDTA（Dacie & Lewis，1991）。所报道的体外 EDTA 诱导的血小板聚集和假性血小板减少症的发生率为 0.1%（Bartels et al，1997）至 2%（Lippi et al，1990）。血小板直方图或定量检测 cutoff 值的改变常用来筛选假性血小板减少症（Bartels et al，1997）。

网织血小板

网织血小板是新近释放到外周血液、具有残留 RNA 的血小板。网织血小板计数可评估血小板生成（Rapi et al，1998），类似于网织红细胞计数可评估红细胞生成。Matic 和 colleagues（1998）描述了一种优化的流式细胞术检测方法，即用噻唑橙孵育全血，结合 RNA 后其荧光强度增加 3000 倍。藻红蛋白标记的血小板表面糖蛋白 GPIb 抗体孵育，能将血小板与其他细胞或碎片区分开。重组人红细胞生成素不仅可以通过改善贫血，而且可以通过增加年轻血小板即网织血小板（Tassies et al，1998）来改善尿毒症患者的血小板功能。频繁采集的血小板单采术供体的网织血小板中位数明显低于新供体，表明重复血小板捐赠可能导致血小板生成的相对减少（Stohlawetz et al，1998）。因检测条件不同，网织血小板的正常值变化范围很大，为 3%～20%（Matic et al，1998）。

有报道，特发性血小板减少性紫癜（Koike et al，1998；Saxton et al，1998）和甲状腺功能亢进（Stiegler et al，1998）者网织血小板增加。妊娠 30 周以内的新生儿，网织血小板数约为足月婴儿的两倍（Peterec et al，1996）。急性髓系白血病（AML）患者化疗后大约 20 天，网织血小板有所增加（Stohlawetz et al，1999）。发育不良和肝硬化患者，网织血小板降低（Koike，et al，1998；Saxton，et al，1998）。Sysmex 9（Lincolnshire，Ill）开发了一种自动化检测方法，该方法使用核酸特异性染料定量检测网织血小板。未成熟血小板比率（IPF）对诊断因血小板破坏增加引起的血小板减少症非常有用（Briggs，et al，2004）。

血小板计数参考区间为（150～450）$\times10^9$/L，成年人 MPV 的参考区间为 6.5～12fl。

血小板生理变化

出生时的平均血小板数略低于大龄儿童和成人，为（84～478）$\times10^9$/L（Barone，1999），一周后参考区间与成人相同。女性血小板（以及 WBC 和中性粒细胞）数比男性高，但月经期血小板数量有所下降。非洲人（和非洲-加勒比海人）的血小板、白细胞和中性粒细胞（Bain，1996）数量比白种人低。报道的血小板数量（95%参考区间）：白种人男性为 218×10^9/L（（143～332）$\times10^9$/L）、非洲人男性为 183×10^9/L（（115～290）$\times10^9$/L）、白种人女性为 246×10^9/L（（169～358）$\times10^9$/L）和非洲人女性为 207×10^9/L（（125～342）$\times10^9$/L）。Tsang 和 colleagues（1998）列举了澳大利亚悉尼西部和 49 岁以上男性平均血小板数量为 247×10^9/L（（128～365）$\times10^9$/L）、女性为 275×10^9/L（（147～403）$\times10^9$/L）。

仪器技术

由于自动血液分析仪成本相对较低、工作时间和得出结果的时间短以及准确度提高，半自动血液分析仪近来很少用于临床实践。相比于血细胞计数板/手工血细胞计数方法，性能卓越、可消除技术人员视觉疲劳、提高准确度是自动血液分析仪的决定性优势。自动血液分析仪将在以下部分进行讨论。

血液分析仪

现代化实验室用于细胞计数的多通道仪器采用的是电阻抗、光散射、射频电导率和（或）细胞化学的原理（Ward，2000）。这些技术的原理在以下部分讨论。将血液分析仪与实验室自动化相结合，可以减少分析前和分析后变量，确定阳性标本，便于处理、分析、储存和检索。

电阻抗法

细胞穿过计数小孔时，电阻发生变化，即电压脉冲。如图 30-6 所示，市场上销售的 Coulter 系列分析仪都是用的这个原理（如 LH 系列，GEN-S，HmX，A-T；Beckman Coulter Inc.，Brea，Calif），Sysmex（如 XE 和 XT 系列；Sysmex America Inc.，MundeleinIll），Abbott（例如 Cell-Dyn，3700，Ruby，Sapphire；Abbott Diagnostics，Santa Clara，Calif），ABX（如 Micros 60，Pentra 系列；ABX Diagnostics Inc.，Irvine，Calif）等。用等渗缓冲液准确稀释血液成细胞悬浮液（CS），这种溶液有利于保持细胞形状。分析仪玻璃柱（GC）内有一电极（E2），可以放入导电液体，柱的侧壁上有直径为 100μm 小孔（A），玻璃柱外有另一个电极（E1）。玻璃柱连接一个装了汞（M）的 U 型玻璃管，且有两个电极连接点（EC1 和 EC2）。将充满导电溶液的玻璃柱浸入计数的细胞悬液中（CS），并关闭阀门（V），电流流过 E1 和 E2 之间的孔。当汞向上移动至管上端，细胞悬液通过小孔进入玻璃柱。通过孔的每个细胞取代了等体积的导电流体，因细胞电阻远大于导电溶液，使电阻突然增大并产生电压脉冲，脉冲大小与细胞的体积成正比，这就是库尔特原理。

在最简单的系统中，当汞接触 EC1 时计数开始，接触 EC2

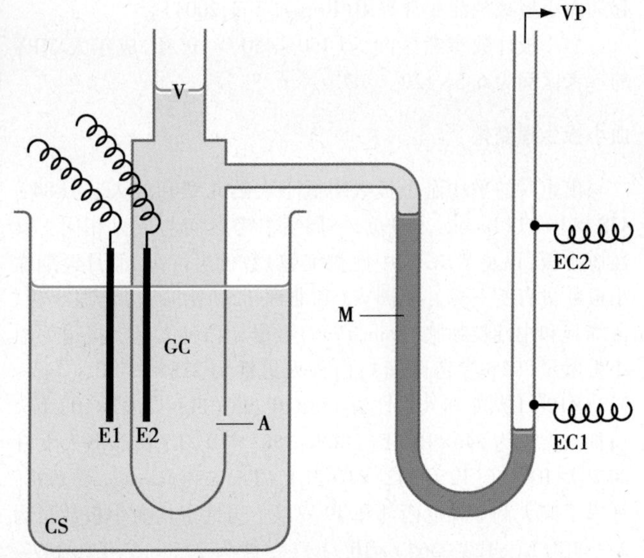

图 30-6　电阻抗法细胞计数原理图，其中电阻的变化被计为电压脉冲。A，计数小孔；CS，细胞悬液；E1 和 E2，铂电极 1 和 2；EC1 和 EC2，电极连接点 1 和 2；GC，玻璃圆瓶；M，汞柱；V，阀门；VP，真空泵（Adapted from Ackerman P：Electronic instrumentation in the clinical laboratory，Boston，1972，Little，Brown，p 140.）

时停止。在这段时间，计数的细胞悬液体积完全等同于两个电极连接点 EC1 和 EC2 之间的玻璃管体积。如果两个或两个以上细胞同时进入计数小孔，它们将被计数为一个脉冲，产生一个重合错误，可由分析仪自动更正。阈值设置或脉冲鉴别仪可排除低于分析仪设置高度的脉冲。同时，设置第二个阈值以排除高于阈值的脉冲。因此，只计数在两个设置之间的细胞。通过系统性的递增改变阈值，可以确定相对细胞体积的频率分布。当存在两个或更多变化的细胞群时，细胞大小分布可被自动绘制，这在红细胞、白细胞或血小板的研究中有一定价值，也是血液细胞直方图的基础。现在，多通道血液分析仪常规都会有直方图。

射频电导法

高频电磁探针可渗透细胞膜的脂质层，提供关于细胞内部成分的信息（化学成分、核特征和颗粒成分），使用高频电磁探针可检测电导率。电导性特别有助于区分大小类似的细胞，如小淋巴细胞和嗜碱性粒细胞（Burns et al，1992；Bentley，et al，1993）。这一原理应用于 Coulter 系列仪器（如 LH 系列，GENfi-S，HmX，A-T；Beckman Coulter Inc.，Brea，Calif）和 Sysmex（XE-2100，XT 2000i，HST-N；Sysmex America Inc.，Mundelein，Ill）。

光散射法

在光学分析仪（图 30-7）中，光敏检测器检测光散射。在一定程度上，现在大多数多通道分析仪都采用光学检测技术，检测到的脉冲大小与颗粒大小（WBC、RBC 或血小板）成正比。虽然光学检测技术与电阻抗原理的精密度相当，但结合使用这两种方法可比较细胞内部结构。激光产生单色光的前向角散射光决定了细胞表面特征、形态和颗粒。多个角度测量光散射可提高对细胞类型的区分。例如，在 Abbott Cell Dyn 中，对每个白细胞同时进行四个角度的光散射测量。主要受影响的是零度前向角散射光，其决定细胞大小。十度散射光是细胞结构复杂性的指标，特别有助于区分嗜碱性粒细胞和将细胞群分类。九十度散射光分离细胞颗粒和分叶。消偏振 90°散射光用于区分嗜酸性粒细胞，因其颗粒大。异常细胞在大小与复杂性散点图中具有独特的位置，并有助于确定可疑 WBC（Cornbleet，et al，1992），如原始细胞、变异淋巴细胞、杆状核和未成熟粒细胞。在雅培自动血液系统中使用荧光脱氧核糖核酸（DNA）染料计数有核 RBC，并鉴定异型淋巴细胞和死 WBC。自适应门控技术能更好地分离重叠的细胞，当这些特征不能清楚地区分时，会产生可疑标志，通常在异常 WBC 群或干扰物质的情况下会出现。

细胞化学染色技术

西门子自动化血液学（Siemens Healthcare Diagnostics，Deerfield，Ill）方法独特性是利用细胞化学反应检测白细胞中过氧化物酶活性。平均过氧化物酶指数（MPXI）用来检测每个样品的中性粒细胞染色强度，中性粒细胞、嗜酸性粒细胞和单核细胞中观察到的相应阳性结果可与光散射数据结合，从而进行白细胞分类（Simson，1986）；ABX 用细胞化学试剂固定白细胞，使其保持自然状态，随后用氯唑黑 E 染胞内成分和细胞膜（临床案例研究：Interpretation Guide for ABX 5-Part Diff Hematology Analyzers，ABX Horiba Diagnostics，Montpelier，France）。

报告/标记

每种血液分析仪系统，结合其各自检测产生的数据，将白细胞分成 5 群或 6 群，以及规定了红细胞形态和血小板参数

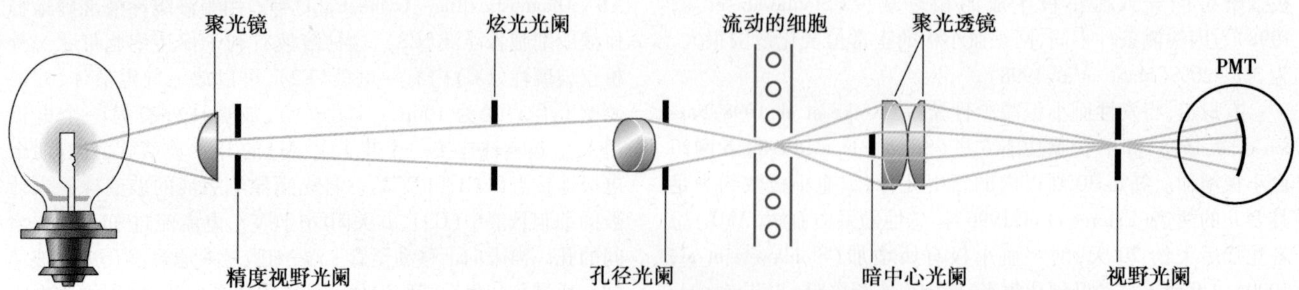

图 30-7　电光计数仪原理图，光照射在流动的细胞上，细胞产生的散射光由光电倍增管接收（PMT），转变为电信号（From Mansberg HP：Optical techniques of particle counting. In Advances in automated analysis，vol 1，Technicon International Congress，New York，1970，Mediad，with permission. Reprinted courtesy of Technicon Instrument Corporation，Tarrytown，N. Y.）

(图 30-8)。各血液分析仪所选择的检测系统详见表 30-5。基于仪器或用户定义标准下,仪器产生的不被认可的数据会被标记,用于警惕技术人员:报告的样品需要进一步检测。目前,数据管理系统可通过用户自定义重复测试标准,这些复杂程序中也包括自动涂片制作和染色。当定义这些标准时应当格外注意,因为每一条附加标准都会使自动化过程提供的优势减少。最好的配置是根据患者群体开发的。此外,后续开发应该适度调整,最大限度地减少获得正确结果所需的延长时间。

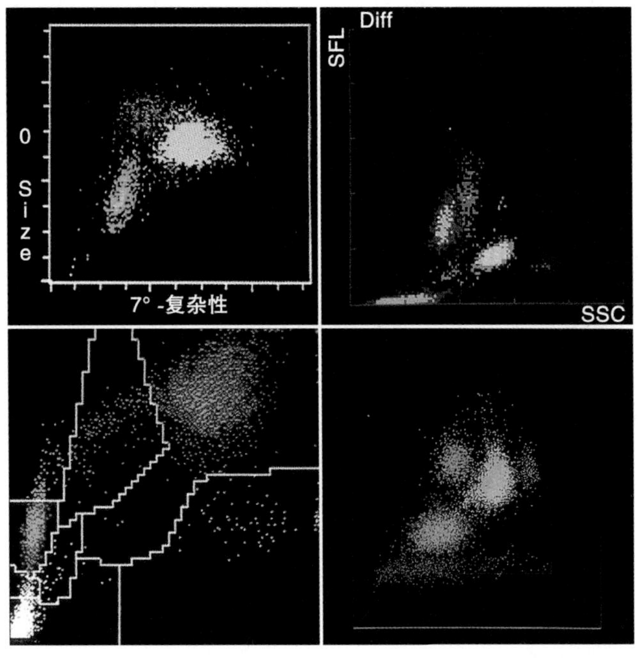

图 30-8 白细胞散点图/直方图。左上角是雅培 CELL-dYN 4000 操作系统检测白细胞散点图、光散射 vs 体积;右上角是新型全自动血液分析仪 Sysmex XT-2000i 检测白细胞散点图、侧面散射光 vs 侧面荧光;左下角是西门子 Avadia 120 检测白细胞过氧化物酶的直方图;右下角是 Coulter LH750 检测白细胞散点图、光散射 vs 体积

表 30-5 临床检验中各种多通路仪器使用原则

仪器	方法			
	电阻抗	传导率	光散射	细胞化学染色
Abbott	×	×	×	
ABX	×		×	×
Siemensx			×	×
Coulter	×	×	×	
Sysmex	×	×	×	

错误来源

表 30-4 列出了自动化血液分析仪产生各种错误结果的原因。

白细胞分类计数自动化

由于白细胞分类计数的非特异性、精密度差、出错率高,计数过程耗费大量劳动力且成本昂贵,此外其作为筛查实验的临床意义有限,因此一些研究者提出,可在成人住院患者的筛查实验中,谨慎取消白细胞分类计数(Connelly et al,1982)。自动化分类计数能够消除一些缺陷,理想情况,白细胞分类计数自动化系统应当包括以下几项要求:

1. 所分析细胞的分布应该与血液中细胞分布一致;
2. 应当准确地识别、检测和标记血液系统疾病常见的所有白细胞;
3. 能够在短时间内计数大量细胞,从而减少计数误差;
4. 仪器应该符合成本效益(Bentley & Lewis,1977)。

在本章前面的仪器技术部分已经讨论了电阻抗法、流式细胞术的白细胞分类计数原理。

自动化系统的优势在于可以快速分析大量细胞,以及显著减少计数误差。

自动化系统的缺点,包括细胞的分类不完全符合我们所熟悉的 Romanowsky 染色涂片分类,而"未经分类"的细胞也很难解释。当出现异常结果时,必须涂片染色检查。出于对仪器报警的重视,每个实验室都应当制订一个血涂片染色和人工显微镜检测的标准。Camden(1993)为实验室选择新的血液分析仪时的相关问题提供指导。国际血液标准化委员会(1984b)也发表了一份自动血液细胞计数的评估方案。

数字图像处理

标准化制作和染色的血涂片放置在电动显微镜载物台上。当白细胞出现在视野内时,由电脑控制的扫描幻灯片停止扫描。数码相机以数字形式记录光学特点(细胞核和细胞质大小、密度、形状、颜色等),与储存库中不同类型细胞特点进行比较。如果该细胞特点符合正常细胞类型,仪器即将它鉴定为正常细胞;否则,将该细胞归为其他类或未知。仪器自动保存"未知细胞"的坐标,并在细胞计数结束后再重新定位,以便技术员能够对它们重新进行分类(Lapen,1982;Parthenis & Metaxaki-Kossionides C,1992;Mukherjee,et al,2004)。

网织红细胞自动计数

许多白细胞分类的检测原理也适用于网织红细胞计数,在实践操作中提高其精密度和准确性(Metzger & Charache,1987)。半自动化或全自动化的整个过程取决于分析仪的具体模式。所有方法都依赖于添加染色剂或染料来检测红细胞的 RNA 含量。这些染色剂包括新亚甲蓝、恶嗪、金胺 O、聚甲炔和噻唑橙。检测方法包括电阻抗法、光散射法、吸光度和荧光强度。网织红细胞根据 RNA 含量区分,越不成熟的细胞中含有越多的网状成分。可用未成熟网织红细胞分数(immature reticulocyte fraction,IRF)定量描述幼小网织红细胞的最大染色强度。该参数用于红细胞生成反应的早期检测,以及在化疗或移植中骨髓恢复反应的检测。在检测骨髓对红细胞生成素治疗的反应中发挥重要作用。它可以联合网织红细胞绝对值来区分贫血类型(Davis & Biegelow,1994;Davis,1996;d' Onofrio,et al,1996)。网织红细胞血红蛋白含量(CHr)是一个确定低色素红细胞的敏感指标。西门子(Tarrytown,NY)和希森美康(Lincolnshire,Ill.)公司已报道:网织红细胞血红蛋白含量和网织红细胞血红蛋白电泳可作为敏感参数鉴定低色素红细胞。此外,它可用于评估癌症患者中的缺铁症状(Peerschke,et al,2014)。

血涂片检查

显微镜检查涂抹在载玻片或者盖玻片中的血液,对辨别血液中细胞有形成分有用。制作薄的血涂片会对细胞造成机械损伤,在干燥过程中玻片上的细胞变扁平,而固定和染色过程会使细胞暴露于甲醇和水,人为操作会对此造成干扰,但可通过改进技术减少干扰。

涂片准备及检测

在显微镜下检查新鲜血液可以避免固定或染色等人为操作,可通过将血液滴在盖破片用等渗氯化钠溶液稀释后密封来完成。缓冲液戊二醛可以保存细胞,便于以后的复查工作。凡士林或凡士林油可密封盖玻片边缘。湿片可用于检测镰状和球形红细胞,它可确保在固定膜上看到的红细胞异常不是由于人为操作造成的。

血涂片制备和染色

血涂片检查是血液学评价的重要组成部分,所获信息的可靠性很大程度上取决于血涂片的精心制作和良好染色。如有可能,血涂片应该立刻制备。三种制作涂片的方法:薄血膜推片法、盖玻片法和旋转法。

薄血膜推片法

将一滴直径 2~3mm 的血液,置一张干净、无灰尘载玻片一端 1cm 处。用右手的拇指和示指捏住第二个玻片(推片)的一端,以 30~45°角靠近第一个玻片并接触血滴,使血液在两个玻片间扩散,以均匀的速度向前推动"推片",直到所有血液都扩散成适度薄膜。推片应保持洁净、干燥,且比第一块玻片稍窄,以便更好地用显微镜检查血膜边缘。

通过晃动血涂片或使用电风扇使涂片尽快干燥。血膜厚度可以通过改变推片角度、推片速度或血滴大小来调整。当推片速度一定,加大推片角度会使血膜变厚。当推片角度一定,加快推片速度同样会使血膜变厚。血膜不应覆盖整块玻片。一张好的血涂片应该包括厚的部分和薄的部分,以及中间过渡部分。血涂片应该光滑、平整、无脊、无波纹、无洞。推片边缘必须很光滑,否则,血膜参差不齐的尾部将含有许多粒细胞。最佳厚度的血涂片,可见红细胞从厚区到薄区逐步均匀分布。血涂片干燥速度越快,在血涂片中单个细胞分散程度就越好。缓慢干燥(例如在潮湿的天气)可导致细胞假性收缩。血涂片可以用磨砂末端标记或者直接在血膜片较厚的一端进行标记。

盖玻片法

建议使用规格为 1 或者 1.5mm 厚度、22mm^3 的盖玻片。将盖玻片接触到小血滴顶部,血液侧横穿到另外一个盖玻片上,使其呈现八角星状。如果血滴不太大,盖玻片相当清洁,血液就会在两个表面之间均匀迅速地散开。当它停止扩散时,快速地拉动盖玻片,在与表面平行的平面上使其牢固分开,血液在盖玻片上更能够均匀分布。盖玻片应该放在干净的纸上,在空气中干燥,或者将它们背对背插入纸板盒制成的狭缝。同样,来自静脉血的涂片也可以按照以上说明进行操作。

旋转法

旋转法是通过特殊离心方式制备血涂片,同时具有薄血膜推片法操作简单的优势和盖玻片法均匀分散细胞的优点(Rogers,1973)。旋转法制作细胞单层分布且随机分离的血涂片。白细胞很容易在涂片任何位置被鉴别出来。在舌形涂片上:①单核细胞不成比例的出现在血涂片尾部;②中性粒细胞仅在血涂片尾部可见;③这两种细胞都发生在血涂片的边缘(Rogers,1973),故舌形血涂片没有什么实际意义,但可能有历史意义。大多数全自动血液分析仪制造商提供血涂片染色剂和详细信息。

血涂片染色

用于血涂片染色的苯胺染料一般有两个类别:碱性染料(如亚甲蓝)和酸性染料(如伊红)。细胞核和某些结构可结合碱性染料,称为嗜碱性;细胞某些成分仅结合酸性染料称为嗜酸性;可结合两种染料的特性称为嗜中性。

亚甲蓝和伊红染色由 Romanowsky 方法改进而来,该方法已被广泛使用。它们可分别染色细胞中正常和异常结构。噻嗪的基本成分包括亚甲基蓝(氯化四甲基硫堇),通过氧化去甲基化产生类似物:天青 B(三甲基硫氨酸);天青 A(不对称二甲硫氨酸);对称二甲硫氨酸;天青 C(单甲硫氨酸)(Lillie,1977)。酸性成分伊红来自氧杂蒽骨架。大多数 Romanowsky 染色剂在甲醇中溶解并与固定液结合。最常用的染色方法是 Giemsa 和 Wright 染色。

Wright 染色

该方法使用伊红的甲醇溶液和噻嗪的复合混合物,包括亚甲蓝(浓度通常为 50%~75%)、天青 B(10%~25%)和其他衍生物(Lubrano,et al,1977)。生物染色委员会认证的 Wright 染色有商业提供的溶液或粉末。缓冲溶液(pH 6.4)含有磷酸二氢钾 6.63g,磷酸氢二钠 2.56g,用蒸馏水稀释至 1L。碱性更大的缓冲溶液(pH 6.7)可以用 5.13g 钾盐和 4.12g 钠盐配制。

操作步骤

1. 为防止血涂片的背景染成蓝色,血涂片应该在制备后几个小时内进行染色或固定。

2. 可将血涂片浸泡在试剂缸中固定和染色,或将染色液水平覆盖血涂片或盖玻片。使用后一种方法时,大量的染色剂覆盖血涂片可以避免蒸发,但会导致染料沉渣沉淀。

3. 无水甲醇固定 1~2 分钟。

4. 将血涂片浸泡于未稀释的染色剂 2 分钟,在保留染色液的情况下,小心地加入等量的缓冲液,并轻轻混匀吹打。

5. 水与血涂片水平的方向冲掉染色液,洗涤超过 30 秒可减少蓝色染色,血涂片背面用纱布清洁。

6. 可将血涂片倾斜干燥。

7. 将盖玻片血膜向下放在载玻片,用加拿大树脂或其他包埋剂封存。

肉眼观察,Wright 染色的血涂片呈粉红色,均匀分布。红细胞呈粉红色,而不是柠檬黄或红色。涂片上应该尽量减少染料沉淀,颜色均匀。血细胞不应受人为因素干扰,如产生空泡。

白细胞核呈紫红色，染色质和副染色质明显区分，细胞质中性颗粒呈淡紫红色，嗜酸性颗粒呈橘红色，且每个细胞都可明显辨别。嗜碱性粒细胞含有深紫色颗粒。血小板有淡紫红色颗粒。细菌（如果存在）是蓝色的。淋巴细胞的细胞质一般为浅蓝色，单核细胞呈浅灰蓝色。疟疾寄生虫具有天蓝色细胞质和紫红色核染色质。如果血涂片包埋在质量差的香脂中或暴露在光线中，涂片颜色容易褪去。

染色问题

染色偏蓝 血膜厚、染色时间过长、洗涤不足、染色剂或稀释液碱性过高会导致嗜碱性增强。这种血涂片中的红细胞呈蓝色或绿色，核染色质呈深蓝色至黑色，中性粒细胞颗粒染色深、大而突出，嗜酸性粒细胞则呈蓝色或灰色。缩短染色时间、减少染色剂或增加稀释液可纠正这些问题。如果这些方法无效，可能是缓冲液碱性太大的缘故，需制备 pH 值较低的缓冲液。

染色偏红 染色不足、洗涤时间过长、干燥前盖上盖玻片、染色剂或者缓冲液的过酸均可能导致嗜酸性增加。这种血涂片中的红细胞呈红色或橘色，核染色质呈淡蓝色，嗜酸性粒细胞的颗粒呈红色。酸性增强的原因可能是染色剂或缓冲液暴露在酸性环境中，使 pH 值过低，或者甲醇氧化产生甲酸。

其他染色问题 染色不全的红细胞、细胞核及嗜酸性粒细胞颗粒，可能是由于过度洗涤造成的，延长染色或减少洗涤时间可解决该问题。

血涂片上的沉淀 可能是由于载玻片不干净，染色期间过度干燥，染色后未充分洗涤载玻片，特别是初次洗涤时未保持载玻片水平，染色剂过滤不足，或者载玻片被灰尘污染。

其他染色

除了 Wright 染色，Romanowsky 染色还包括 Giemsa、Leishman、Jenner、May-Grünwald、MacNeal 染色以及各种组合。基于特定目的，推荐使用某些特定染色，例如 Giemas 染色非常适用于疟疾寄生虫和原生动物的染色。

参考方法

研究证明两种染料（如天青 B 和曙红 Y）结合，能为血液和骨髓细胞染色提供理想的 Romanowsky 染色剂（ICSH，1984a）。

自动涂片染色机

目前许多实验室常规使用自动涂片染色机进行血液学和微生物学涂片染色。自动涂片染色机是一种便携式仪器，可通过微处理器灵活控制染色，可在几分钟内均匀染色几张涂片。自动涂片染色机通常有几个用户自定义的程序可供选择。即使自动涂片染色机也会遇见染色问题，必须进行针对性的处理。

外周血涂片检查

病理学专家检查外周血涂片，确定或比较他们的评估结果与技术人员的结果，或者与临床专家在多目显微镜下审查结果。这是血液病理学专家的日常任务，但一般病理学家较少检查外周血涂片，而骨髓检测则少之又少。以下是病理学专家评估的总结：

红细胞

正常人红细胞呈圆形，大小一致，均匀分布，直径为 6~8μm（图 30-9）。单个红细胞可小至 5.5μm，或大于 9.5μm。红细胞中心比外周稍白。疾病状态下，红细胞的血红蛋白含量、大小、形状、染色性质和结构会发生改变。

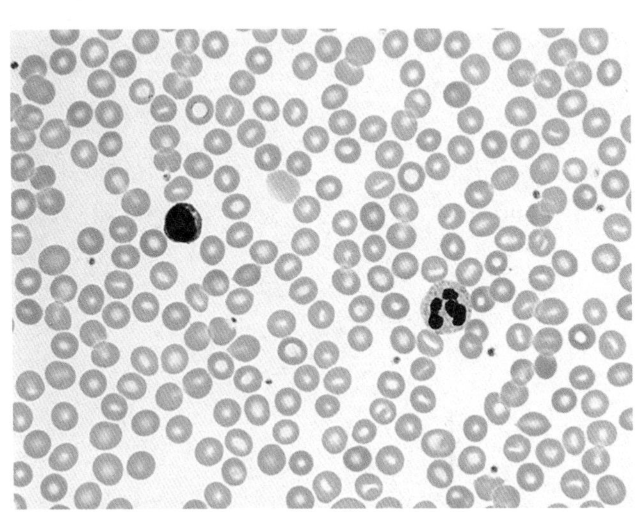

图 30-9 正常外周血涂片。红细胞呈圆形，大小一致，分布均匀，直径 6~8μm，中间淡染区不超过 1/3。平均红细胞体积与小淋巴细胞核相同（×500）

颜色

血红蛋白含量

染色深浅为红细胞中血红蛋白量提供初步的评估，通常用“正常色素”、“低色素”和“高色素”等术语来描述红细胞特征。正常色素是指正常的染色强度（图 30-9）。当血红蛋白含量减少时，中央淡染区面积变大，称为低色素，平均血红蛋白含量和平均血红蛋白浓度会减少（图 30-10）。巨幼细胞性贫血时，因

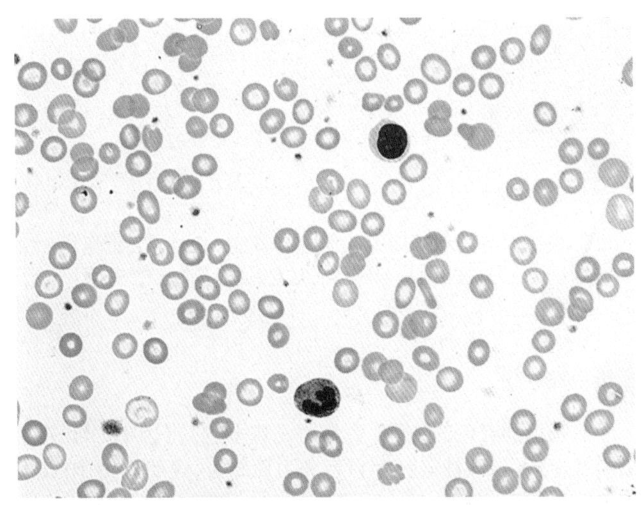

图 30-10 缺铁性贫血中的小细胞低色素性红细胞。红细胞在低色素时，每个细胞的血红蛋白含量降低，中间淡染区面积变大（超过 1/3）（×500）

红细胞较大、较厚,红细胞染色深且中央淡染区较小(图 30-11),平均血红蛋白含量增加,而平均血红蛋白浓度正常。在遗传性球形红细胞增多症(图 30-12),红细胞也是高色素,虽然平均血红蛋白含量正常,但平均血红蛋白浓度随着表面积/体积比的降低而增加。在同一张血涂片中同时出现低色素细胞和正常色素细胞,称为色素不均或者二形性贫血(图 30-13)。这是铁粒幼细胞性贫血的特征,同样见于缺铁性贫血治疗后几周,或输入正常细胞后的低色素贫血。

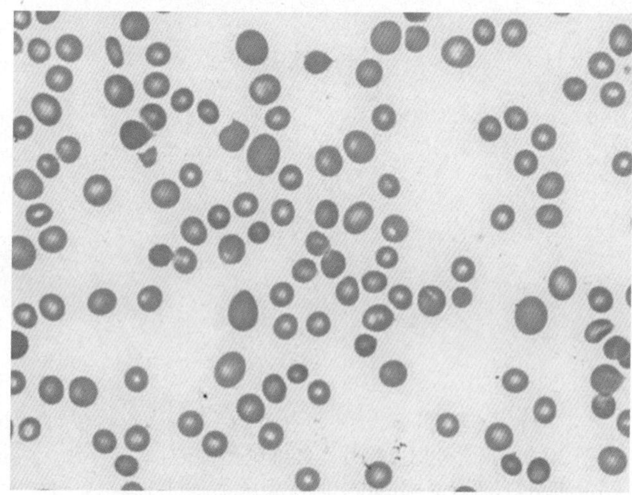

图 30-11 大红细胞。红细胞更大和更厚,染色更深,缺乏中央淡染区(×500)

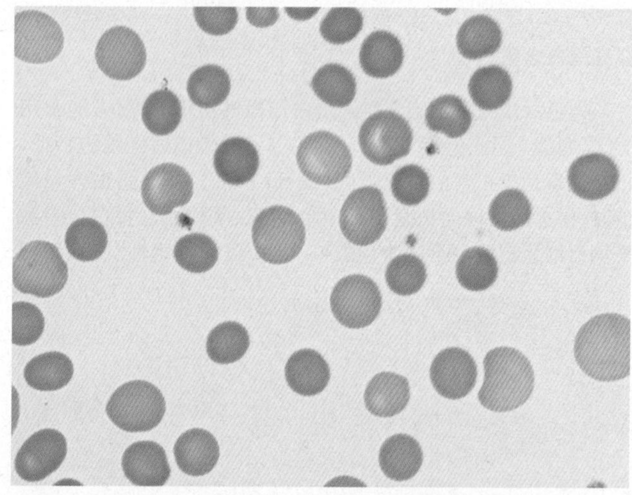

图 30-12 遗传性球形红细胞增多症。球形红细胞形状几乎是完美的圆形,小于正常红细胞,缺乏中央淡染区(颜色变深)(×1000)

多染色性

蓝灰色到红色的细胞(多染性或嗜多色)是因 Hb 与酸性染料及 RNA 与碱性染料存在亲和力而结合,表明红细胞内残留 RNA,为新红细胞,仅在血液中出现 1~2 天。这些细胞比成熟红细胞大,可能缺乏中央淡染区(图 30-14)。有残余 RNA 的年轻细胞用 Wright 染色呈嗜多色性,用亮甲酚蓝活体染色则为网织红细胞。因此,嗜多色性增加意味着网织红细胞增多,这一现象在溶血和急性失血时非常明显。

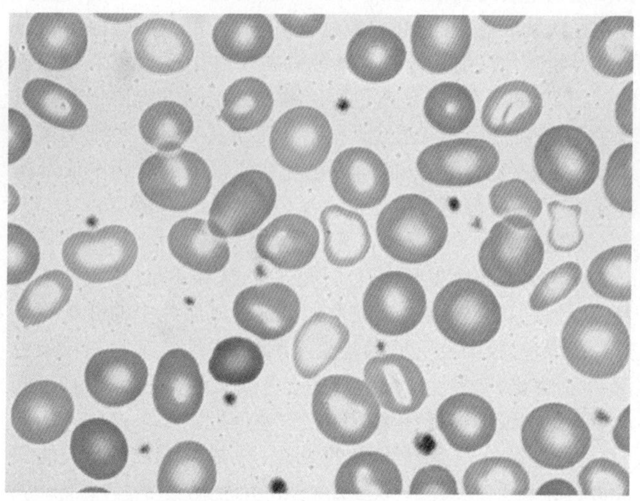

图 30-13 二形性贫血。红细胞大小不均和色素不均是由于同时存在小细胞低色素性红细胞、正常红细胞的和少量大红细胞(×1000)

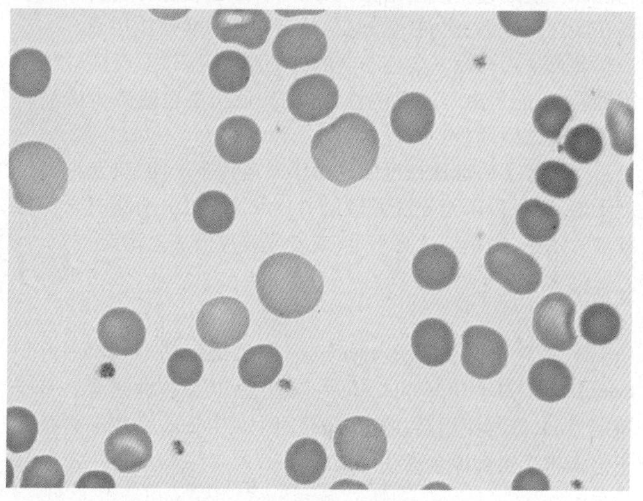

图 30-14 多染性(嗜多色性)。嗜多色性红细胞是早期红细胞,这些细胞比成熟红细胞大,可能缺乏中央淡染区,在 Wright 染色中呈轻微的嗜碱性,用亮甲酚蓝活体染色是网织红细胞(×1000)

大小

红细胞异常小则为小红细胞(图 30-10),异常大则为大红细胞(图为 30~11),若大小不一,则为红细胞大小不均(图 30-13)。红细胞大小不一是大多数贫血的特征;根据程度不同,大红细胞或小红细胞都可能存在。在分析贫血的原因时,描述小红细胞和大红细胞,用体积比用直径更有意义。在多通道分析仪上可直接检测平均红细胞体积。我们直接从血涂片上感知直径,并以此推断出体积和血红蛋白含量。因此,图 30-10 中红细胞是小红细胞,低色素,比正常的细胞更薄,直径和体积下降不成比例。球形红细胞增多症患者的平均红细胞体积(图 30-12)在正常范围内,球形红细胞直径小,因比正常细胞厚,体积并没有下降。

形状

形状变异称为红细胞异形,形状异常的细胞称为异形红细胞。卵圆形、梨形、泪滴形、马鞍形、盔形和不规则形状的细胞均可见于同一贫血患者,如巨幼细胞贫血(图 30-15)。

椭圆形红细胞在遗传性椭圆形红细胞增多症中最常见(图 30-16),其中大部分红细胞呈椭圆形,偶尔与溶血相关。椭圆形红细胞在正常人血中可见,但小于 10%,而在缺铁性贫血(图 30-10)、髓样化生的骨髓纤维化、巨幼细胞性贫血和镰状细胞贫血中多见。

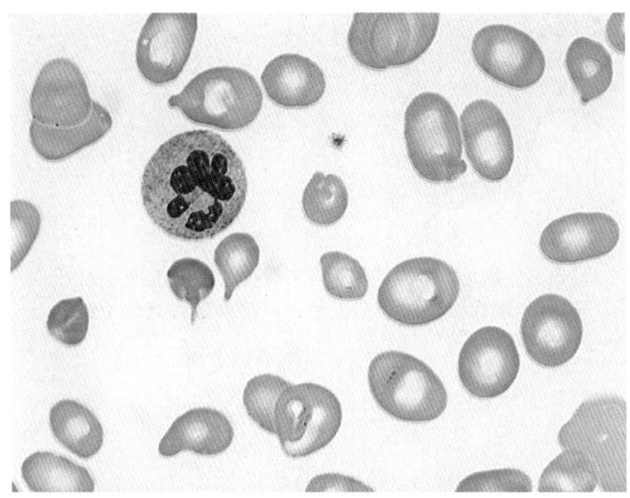

图 30-15　红细胞异形。红细胞形状变异。不正常的形态包括卵圆形、梨形和其他不规则形状(×1000)

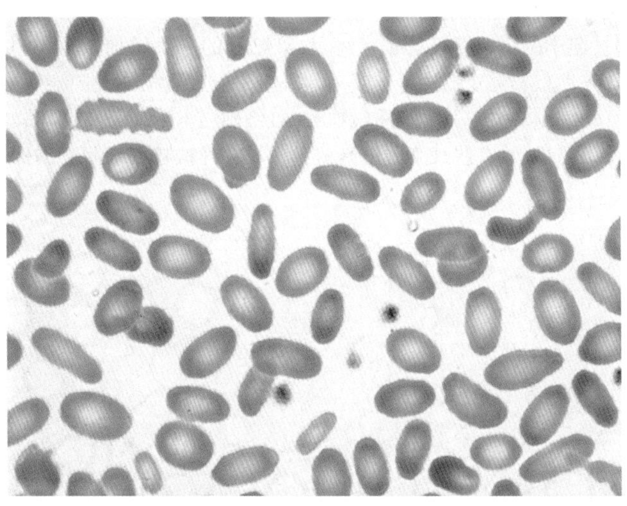

图 30-16　遗传性椭圆形红细胞增多症,大部分红细胞呈椭圆形。椭圆形红细胞在正常人血可见,但小于10%。在缺铁性贫血、骨髓纤维化、巨幼红细胞性贫血和镰状细胞贫血更常见(×1000)

球形红细胞与正常的双凹圆盘形不一样,它们的直径比正常小,缺乏中央淡染区,常常有一个较小的、往往是偏心的淡染区(因为细胞厚,在涂片上有些倾斜,而不是完全平坦)。在遗传性球形红细胞增多症(HS)中较多见(图 30-12)。一些自身免疫性溶血性贫血的病例(AHA)以及物理或化学损伤细胞中可见(图 30-17),常常因成熟红细胞膜受损,使细胞表面积与体积之比减小。HS 和 AHA 红细胞受损多发生在网状内皮系统,在其他情况下(如烧伤患者)则可能发生在血管内。

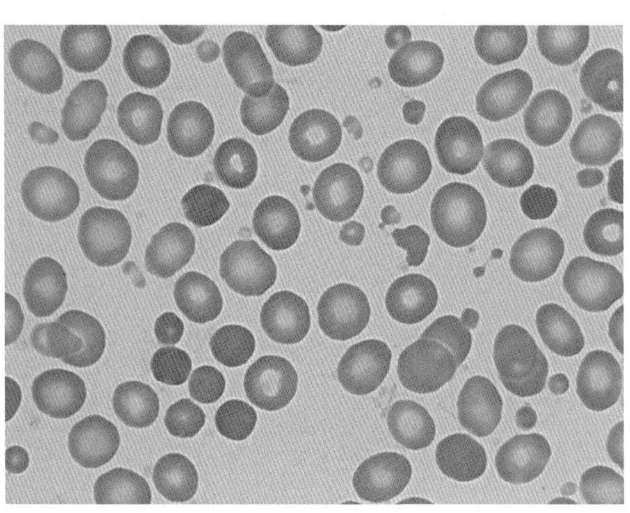

图 30-17　热损伤。红细胞膜受损(超过 Hb),导致球形红细胞形成(×1000)

靶形红细胞比正常红细胞薄(薄红细胞),染色后显示 Hb 的边缘深染和中央含血红蛋白的区域深染。见于下述情况:阻塞性黄疸(图 30-18),细胞膜表面积增大;脾切除后,缺乏对老化细胞清除;各种低色素性贫血,尤其是珠蛋白生成障碍性贫血;血红蛋白 C 病。

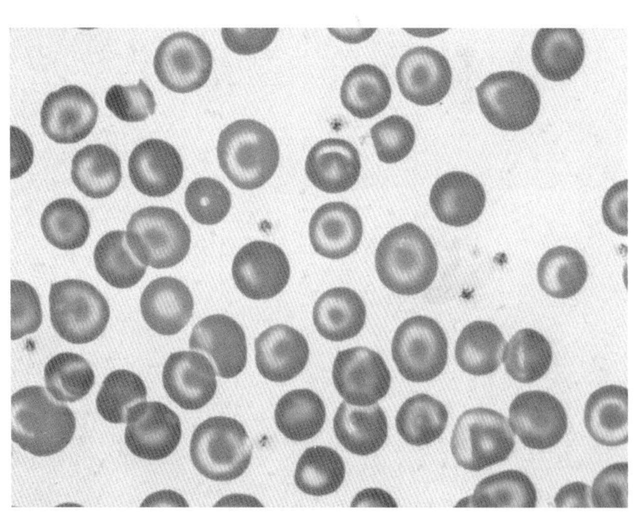

图 30-18　靶形红细胞。红细胞膜薄,Hb 的边缘深染,中央含血红蛋白的区域深染(×1000)

裂片红细胞(细胞碎片)的存在表明溶血,见于巨幼细胞贫血、严重烧伤(图 30-17)或微血管病性溶血性贫血(图 30-19),后者可能与小血管疾病有关,小血管和血管内纤维可导致血管内红细胞破坏,特点是盔形细胞、三角形细胞。

棘红细胞是不规则的有针状突起的红细胞,尾端的突起呈圆形(图 30-20),见于遗传性或获得性 β 脂蛋白缺乏症、某些肝脏疾病。刺红细胞或锯齿状红细胞(图 30-21)是一般的收缩细胞,在手工制备血涂片中可见,也可能是高渗透压或圆盘状细

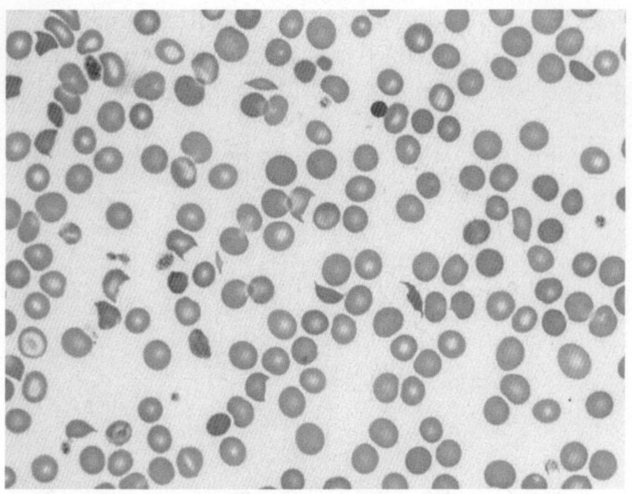

图 30-19 裂片红细胞。裂片红细胞表明存在溶血,裂片红细胞见于微血管病性溶血性贫血、巨幼细胞贫血、严重烧伤和弥散性血管内凝血(×500)

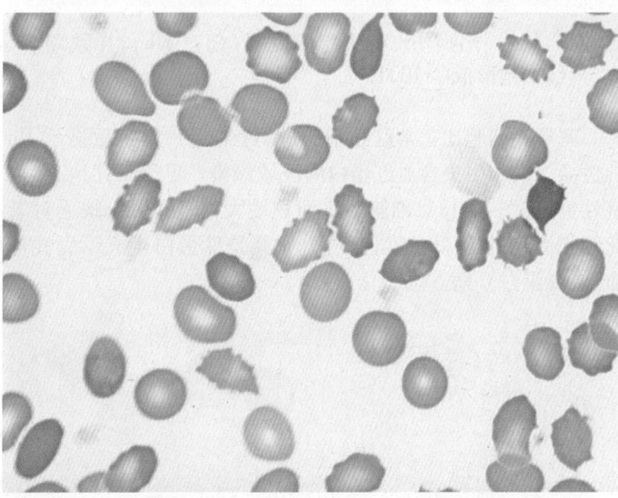

图 30-20 棘红细胞。不规则、有针状突起(棘)红细胞,尾端突起和圆形,常见于 β 脂蛋白缺乏症和某些肝脏疾病(×1000)

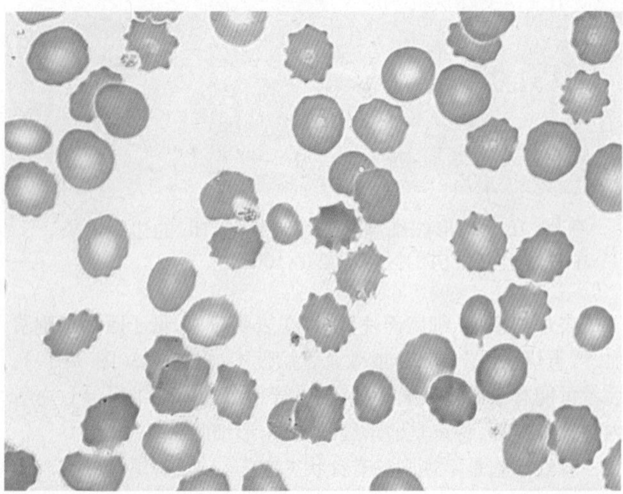

图 30-21 刺红细胞或锯齿状红细胞,有尖端突起的规则收缩红细胞,人工制备血涂片中可见,或与渗透压过高或多种原因引起的腺苷三磷酸(ATP)减少有关(×1000)

胞-棘红细胞转化,可能与多种原因引起的红细胞腺苷三磷酸(ATP)减少有关。人为造成的皱缩或锯齿状红细胞有小坑或气泡(图 30-22),与瑞氏染色(Wright staining)时存在少量水有关。

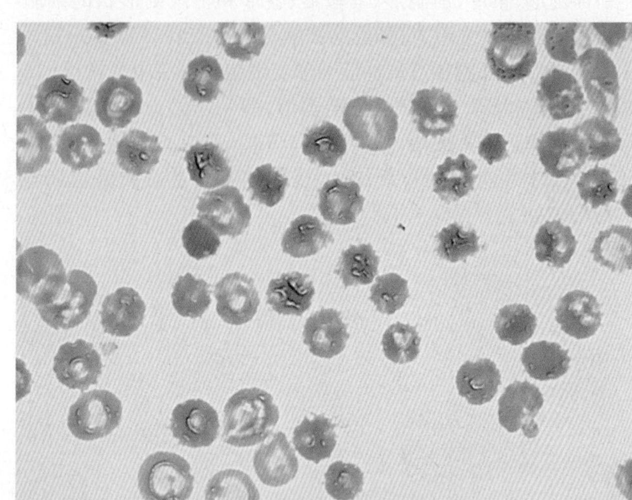

图 30-22 人为造成的皱缩红细胞,红细胞上有小坑或气泡,与瑞氏染色时存在少量水或涂片没有充分干燥有关(×500)

结构

嗜碱性点彩(嗜碱性点彩红细胞增多)

特点是红细胞内存在不规则的嗜碱性颗粒,大小不一(图 30-23)。瑞氏染色呈深蓝色。含有嗜碱性点彩的红细胞在其他方面染色正常或表现为嗜多色性。当嗜多色性红细胞增加时,细小的嗜碱性点彩常常可见,红细胞的产生增加。粗大的嗜碱性点彩见于铅中毒或其他血红蛋白合成受损相关的疾病、巨幼细胞贫血或其他严重贫血,与红细胞内 RNA 不稳定有关。铁染色显示,有些红细胞内有蓝色铁粒称为铁粒红细胞。瑞氏

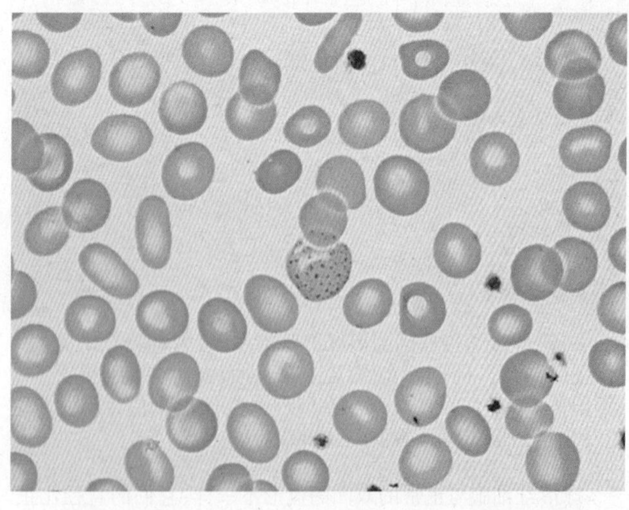

图 30-23 嗜碱性点彩。红细胞内存在不规则的嗜碱性颗粒,大小不一,通常在红细胞产生增多时可见。粗大的嗜碱性点彩可见于铅中毒或其他血红蛋白合成受损的贫血,如巨幼细胞性贫血(×1000)

染色，有时可见帕彭海默小体(Pappenheimer 小体)。

帕彭海默小体数量很少，在外周血罕见，除非脾切除。

豪-焦小体

豪-焦小体为光滑、圆形的核染色质残留物。单个豪-焦小体可见于巨幼细胞性贫血(图 30-24)、溶血性贫血、脾切除后。在一个细胞内存在多个豪-焦小体常见于巨幼细胞性贫血或异常红细胞生成时。

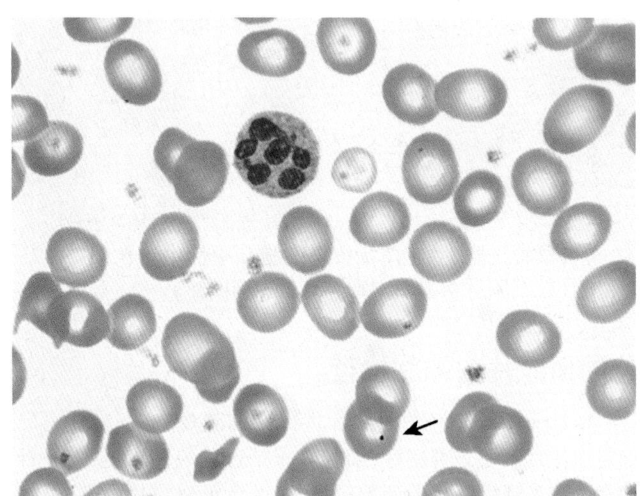

图 30-24 豪-焦小体。光滑、圆形的核染色质残留物。见于脾切除后、溶血性贫血、巨幼细胞性贫血(也可见多分叶的中性粒细胞)(×1000)

卡波环

卡波环呈“8”字形或环形，偶尔呈双圆或多个同心圆。在恶性贫血、铅中毒和红细胞生成失调等可见到。瑞氏染色呈红色或者淡紫红色，没有内部结构，可能是微管有丝分裂纺锤体的残余物(Bessis,1977)，常表明有异常红细胞生成。

疟点彩

疟点彩可出现在含有间日疟原虫的红细胞。这些细小的“薛夫纳点颗粒”瑞氏染色染成紫红色，有时数量太多，几乎遮盖寄生虫。这些红细胞通常比正常红细胞大。

缗钱状形成

红细胞一个压在另一个上，堆积起来像一堆硬币。在血涂片上，缗钱状形成见图 30-25。血浆纤维蛋白原或球蛋白(如单克隆球蛋白血症)升高会导致缗钱状形成和红细胞沉降率增快。红细胞凝集或聚集成团，在干燥的涂片中往往表现出比缗钱状更不规则圆形团块(图 30-26)，常由冷凝集素造成。

有核红细胞

与低等脊椎动物的红细胞和哺乳动物的其他细胞相比，哺乳动物红细胞无细胞核。有核红细胞(幼红细胞，图 30-27，图 30-48)为血液中无核成熟红细胞前体。在人类，幼红细胞只存在于骨髓(见第 31 章)。从早期到最晚期的有核红细胞依次为

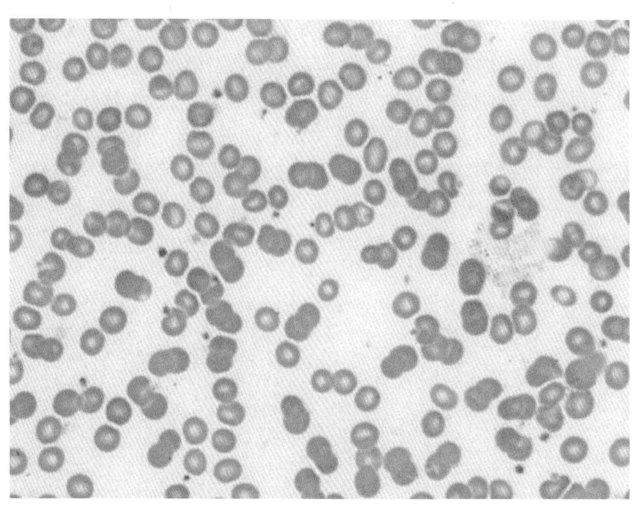

图 30-25 缗钱状形成。红细胞呈一个压在另一个上排列，堆积起来像一堆硬币。通常因血浆纤维蛋白原或球蛋白升高所致(×500)

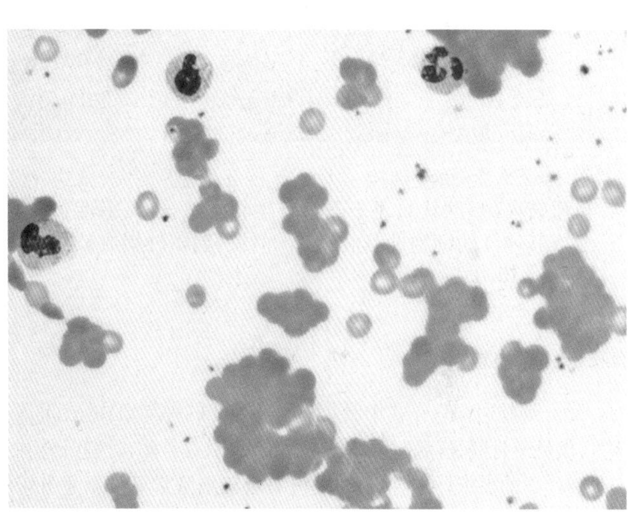

图 30-26 红细胞凝集。红细胞聚集比线性缗钱状更不规则，由冷凝集素造成(×500)

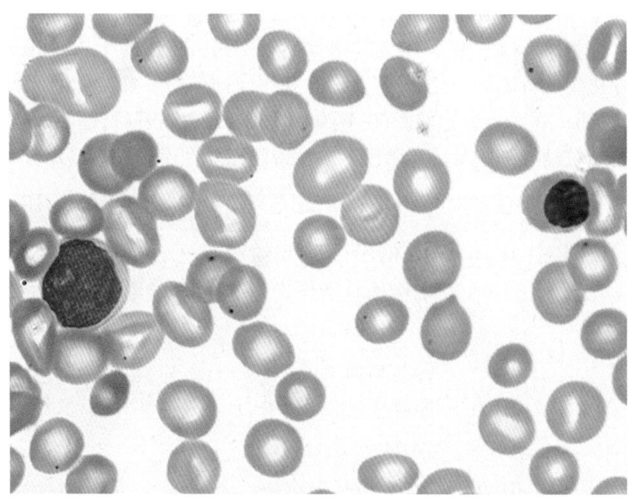

图 30-27 有核红细胞/幼红细胞。成熟红细胞前体，幼红细胞只存在骨髓中。血液中出现幼红细胞与红细胞产生增加或骨髓滤过失调有关(×1000)

原始红细胞、早幼红细胞、中幼红细胞和晚幼红细胞。疾病状态下外周血出现的有核红细胞一般是中幼红细胞。有些胞质嗜碱性强的有核红细胞常通过深染的核染色质与副染色质明显分离这一特征辨别。这些细胞易被误认为淋巴细胞,可通过仔细观察细胞核识别。巨幼红细胞(图 30-28)体积大,细胞核大、核染色质疏松(呈网状)。正常骨髓不可见,是恶性贫血或其他巨幼细胞性贫血患者骨髓和血液中(偶见)幼红细胞的特征性变化。

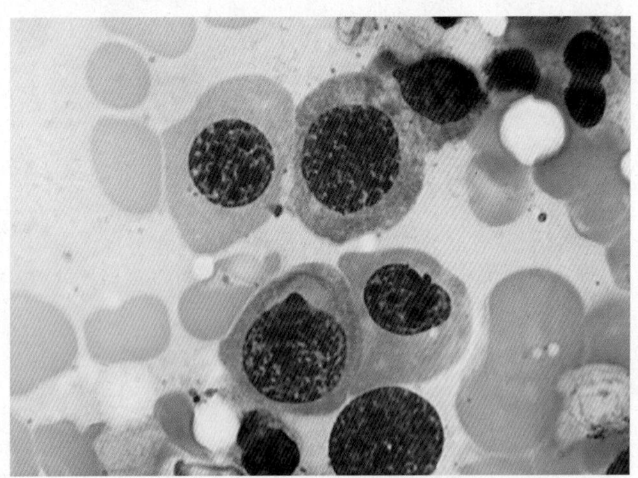

图 30-28　巨幼红细胞。大的有核红细胞:核大、核染色质疏松(呈网状),见于骨髓增生异常综合征、恶性贫血或其他巨幼细胞性贫血患者的骨髓,偶尔外周血液也可见(×1000)

有核红细胞的意义

幼红细胞通常只存在于胎儿和早期婴儿的外周血中。在健康成人,仅见于骨髓,疾病时可见外周血中,表示对骨髓、骨髓外造血或骨髓代偿的需求。外周血出现大量有核红细胞常见于新生儿溶血病(胎儿有核红细胞增多症)和珠蛋白生成障碍性贫血。

幼粒幼红细胞反应(类白血病反应)

血液中存在幼红细胞和不成熟的中性粒系细胞称为幼粒幼红细胞反应(图 30-29)。通常表明骨髓空间占位性的干扰,如髓样化生的骨髓纤维化、骨髓转移性肿瘤、白血病、多发性骨髓瘤、Gaucher 病等。尽管如此,在 Weick 等的研究中(1974),超过 1/3 的幼粒幼红细胞反应患者没有恶性或潜在恶性疾病(表 30-6)。

表 30-6　幼粒幼红细胞反应相关疾病

0.63	0.26	实体肿瘤和淋巴瘤
	0.24	骨髓增殖性疾病,包括慢性髓细胞性白血病(CML)
	0.13	急性白血病
0.37	0.03	良性血液疾病
	0.08	溶血
	0.26	其他,包括失血

检测 50 277 份血涂片,近 6 个月的 215(占比 0.004)份样本计算

数据来自于 Weick JK, Hagedorn AB, Linman JW: Leukoerythroblastosis: diagnostic and prognostic significance, *Mayo Clin Proc* 49:110, 1974。

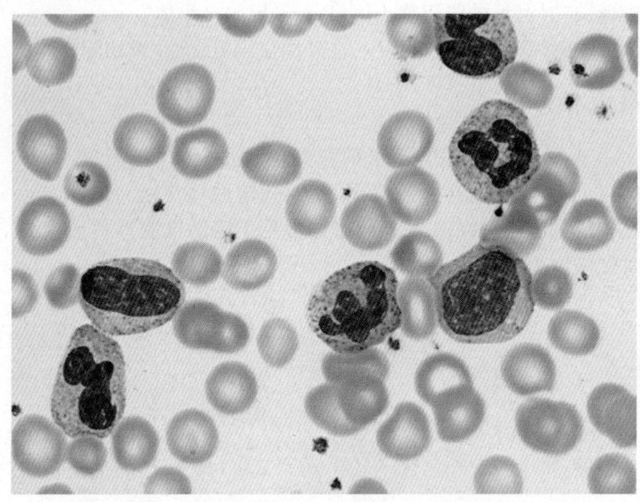

图 30-29　类白血病反应。中性粒细胞"核左移",中性分叶核粒细胞、中性杆状核粒细胞和中性中幼粒细胞。中性粒细胞有粗大的中毒颗粒(×1000)

外周血涂片白细胞检查

Romanowsky 染色的血涂片进行白细胞观察之前,首先应确定血涂片制备是否良好,细胞分布是否均匀,细胞染色是否满意。首先观察涂片的计数区域,以及舌形血涂片中部、边缘和尾部,因单核细胞、中性粒细胞和大的异常细胞常分布在这些区域。使用盖玻片制备血涂片,可减少细胞不均匀分布。10 倍视野看到的可疑细胞,应提高放大倍数进一步确定。正常外周血中不会有有核红细胞、巨噬细胞、幼稚粒细胞、幼稚淋巴细胞、巨核细胞和其他异常细胞;如果外周血出现这些细胞,应该作好记录。

低倍镜观察血涂片时,建议先估计血涂片中白细胞数目。尽管是粗略的估计,有时也能检测出计数时的错误。通过白细胞分类计数确定不同类型白细胞的百分比。白细胞减少症患者,可能需要通过离心 EDTA 抗凝血浓缩白细胞,从细胞压积表层取样制备涂片,其中棕黄色层主要是白细胞和血小板。在体尾交界处红细胞彼此分开、背景干净的部位,以城垛样方式计数,观察视野从一侧向另一侧移动,横跨血涂片。对看到的每一个白细胞进行分类,直到计数 100、200、500 或 1000 个白细胞。计数的细胞越多,精密度就越高。临床实践中,常常计数 100 个细胞。细胞计数的记录以适当形式保存,不能分类的白细胞应归在为分类不明组。有些情况,尤其是白血病,存在许多不能确认的白细胞。在白细胞分类计数过程中,应检测红细胞和血小板的形态,估计血小板的数量。各种白细胞的绝对浓度就是其百分比乘以白细胞总数,绝对浓度的增加是绝对的增加,百分比的增加只是相对的增加。如果给了绝对浓度而不是百分比,那么参考区间更有意义(表 30-3)。

血液中的正常白细胞

中性粒细胞(中性多形核白细胞;中性分叶核粒细胞)

中性粒细胞平均直径 12μm,比单核细胞和嗜酸性粒细胞小,比嗜碱性粒细胞稍大,细胞核染色深,不规则,核形状与字

母 E、Z、S 相似，通常核分叶、叶与叶之间以核丝相连。

中性分叶核粒细胞(图 30-30，图 30-49)至少有两叶，由核丝相连。中性杆状核粒细胞的核丝比分叶核之间的核丝更厚，或核的厚度呈均匀一致的 U 形。中性杆状和分叶核粒细胞核染色质呈粗块，副染色质明显。当核重叠不能确定是否有核丝时，应该归类为分叶核(Mathy & Koepke，1974)。正常中性分叶核粒细胞一般为 2~5 叶，以 3 叶为主。细胞质本身是无色，有细小颗粒(0.2~0.3μm)，用瑞氏染色为黄褐色或粉红色，大约 2/3 为特殊颗粒，1/3 为嗜苯胺蓝颗粒。光学显微镜下，成熟粒细胞中这两种类型的颗粒往往难以区别(图 30-31)。中性分叶核粒细胞平均占白细胞的 56%，白种人成人参考区间为(1.8~7)×10^9/L，黑种人成人参考区间下限约为 1.1×10^9/L。中性杆状核粒细胞平均占白细胞的 3%，白种人参考区间的上限为 0.7×10^9/L，黑种人略低(表 30-3)。

10%~30%的中性分叶核粒细胞通常有两叶，40%~50%为三叶，10%~20%为四叶，五叶不超过 5%。当血液中出中性杆状核粒细胞增加和中性粒细胞减少，同时伴有分叶核粒细胞分叶减少，称为核“左移”(图 30-29 和图 30-31)。中性粒细胞增多症是细胞数量的绝对值增加，中性粒细胞减少症是细胞数量减少。

嗜酸性粒细胞

嗜酸性粒细胞胞体直径平均 13μm，细胞结构与多形核中性粒细胞相似，最大差别在于细胞质中不是中性颗粒，而是较大的圆形或椭圆形的嗜酸性颗粒(图 30-32)，根据橘红色颗粒大小和颜色很容易识别这些细胞。细胞质无色，细胞核没有中性粒细胞核染色深，通常有两个相连的核叶，很少超过三个。成人嗜酸性粒细胞平均占白细胞的 3%，根据分类计数计算其参考值的上限是 0.6×10^9/L。如果排除过敏者，上限可能是 0.35×10^9/L 或 350/μl，参考区间的低值大概是 40/μl。嗜酸性粒细胞减少只能通过直接血细胞计数板计数大量细胞(Dacie & Lewis，1991)，或用流式细胞术-自动血液分析仪分析。

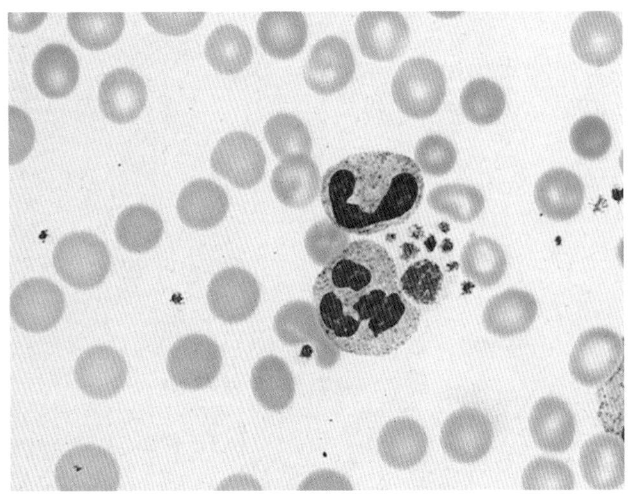

图 30-30　中性分叶核和杆状核。中性分叶核和杆状核的形态描述，成熟中性粒细胞核分叶与马蹄形杆状核，可见一巨血小板(×1000)

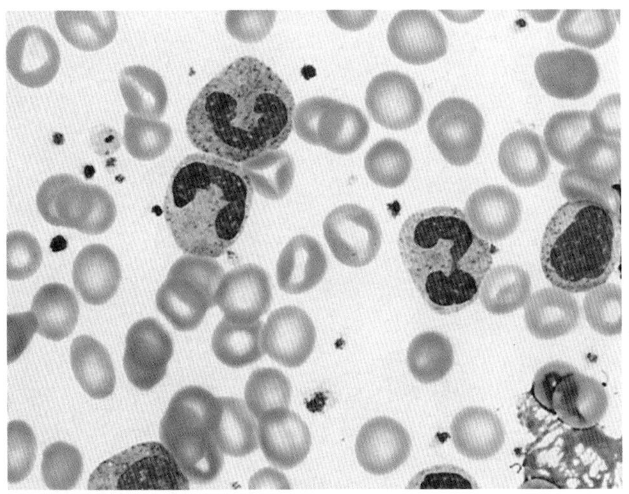

图 30-31　中性颗粒。中幼粒细胞和成熟中性粒细胞中胞质颗粒(×1000)

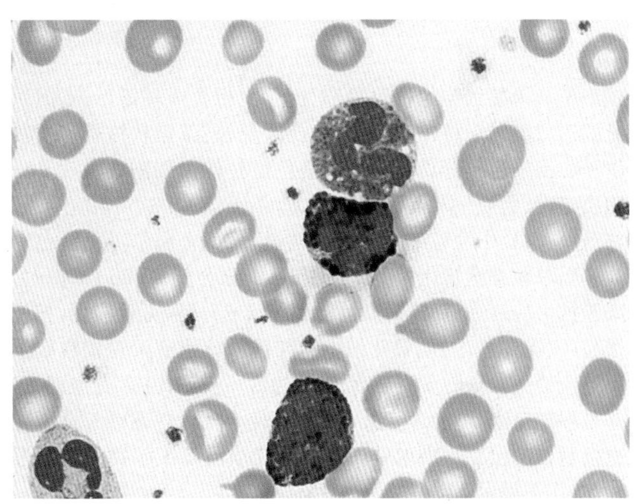

图 30-32　嗜碱性粒细胞(下面细胞)和嗜酸性粒细胞(上面细胞)。嗜酸性颗粒比较粗大，不覆盖核上；嗜碱性粒细胞颗粒大，嗜碱性强，常常使核染色质模糊(×1000)

嗜碱性粒细胞

嗜碱性粒细胞通常类似中性粒细胞，但是核分叶更少(通常只是凹进或部分呈分叶状)，颗粒较大，与碱性染料有很强的亲和力(图 30-32，图 30-33)。一些嗜碱性粒细胞，大部分的颗粒可能丢失，因为它们可溶于水，在细胞质中留下空泡，颗粒是紫色的。一张染色良好的涂片，颗粒呈深紫色，核有些苍白，常常被颗粒遮盖，使胞核形状难以区分。不均匀染色嗜碱性粒细胞颗粒可能是环状，与荚膜组织胞浆菌和或原生动物相似。

正常的血液中，嗜碱性粒细胞是数量最少的白细胞，平均为 0.5%，根据分类计数，成人 95% 参考区间是(0~0.2)×10^9/L。

单核细胞

单核细胞是正常血液中最大的细胞(图 30-34)，直径通常是红细胞直径的 2~3 倍(约 14~20μm)，有时会见到更大的单

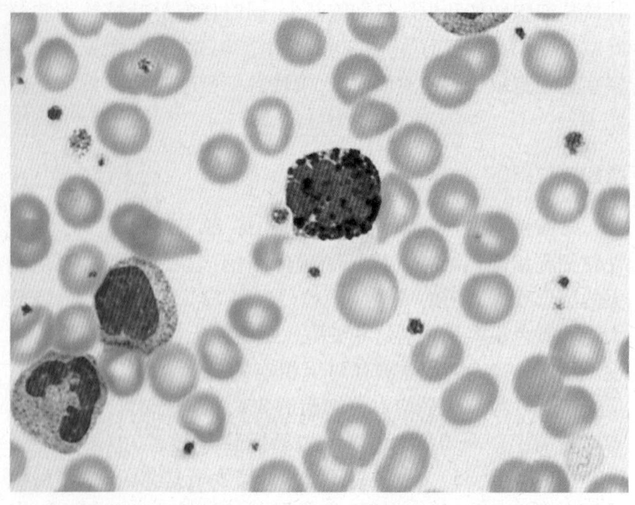

图 30-33 嗜碱性粒细胞(中央)、中性中幼粒细胞和中性杆状核粒细胞(左边)。嗜碱性粒细胞颗粒比中性粒细胞和其前体细胞中的小的嗜苯胺蓝颗粒更粗大(×1000)

核细胞。单核细胞的核可呈部分分叶、折叠或马蹄形,有时可见圆形或椭圆形核,核染色质常比较疏松、条索状核染色质被清晰的副染色质分离。细胞核染色比其他白细胞染色浅。细胞质丰富,胞质呈灰蓝色、磨砂玻璃状,常含有细小的红色或紫红色颗粒,比中性粒细胞的颗粒明显且更小,偶尔可见蓝色颗粒。当单核细胞转化为巨噬细胞时,细胞会变大(20~40μm),细胞核可能变为椭圆形,染色质呈网状或分散,可见核仁,核周透亮区(高尔基区)明显。细小的红色颗粒或嗜天青颗粒数量不等或消失。细胞质更丰富,细胞边缘不规则,并含有空泡,这些是吞噬空泡,可能含有摄入的红细胞、碎片、色素或细菌。在直接制作的血涂片出现单核细胞吞噬或巨噬细胞吞噬是病理性的,往往提示活动性感染的存在。

单核细胞占白细胞 4%,成人参考区间大约为(0~0.8)×10^9/L,根据分类计数的方法而定(表 30-3)。

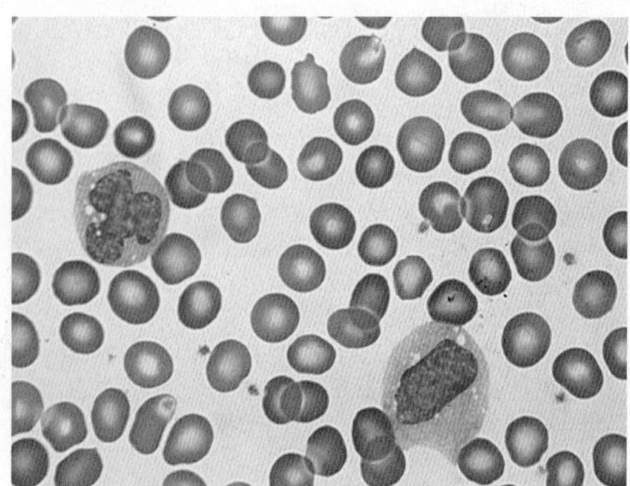

图 30-34 单核细胞。正常血液中,单核细胞是最大的细胞,核染色质细致,胞质量中等,浅灰色,可见细小颗粒和空泡(×500)

淋巴细胞

淋巴细胞是没有特异性胞质颗粒的单个核细胞。小淋巴细胞约红细胞大小或者稍大(6~10μm)(图 30-9)。典型的淋巴细胞有一清晰的细胞核,含有大块核染色质。瑞氏染色核染色质呈深紫色,副染色质呈染色较浅的条纹。在细胞核周围,染色质聚集。染色质和副染色质之间有逐步过渡或颜色模糊。细胞核通常是圆的,有时一侧凹陷。细胞质淡蓝色,有一明显的核周透明区。大淋巴细胞(图 30-35,图 30-36),直径 12~15μm,细胞核染色没有小淋巴细胞致密,胞质较丰富,尤其在儿童的血液中常见,并且可能很难与单核细胞区分。由于邻近细胞的压力,可见畸形、细胞质边缘锯齿状的淋巴细胞。约 1/3 大淋巴细胞胞质中,可见少量圆形、紫红色颗粒,它们比中性粒细胞的颗粒大。小和大淋巴细胞大小是连续的,或者会有一个从小到大的过渡形式,反之亦然。将小淋巴细胞和大淋巴细胞分开分类意义不大。必须注意到大量非典型淋巴细胞的存在,

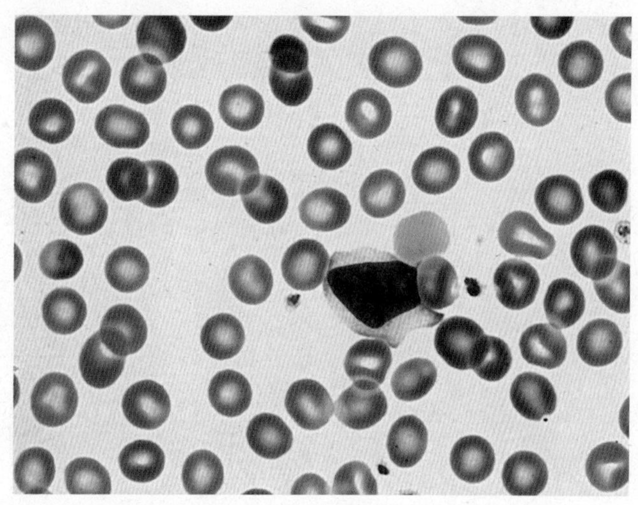

图 30-35 淋巴细胞。图中所示为良性反应的淋巴细胞,有中等量灰白色胞质,被周围的红细胞包围,核染色质和副染色质明显分离(×1000)

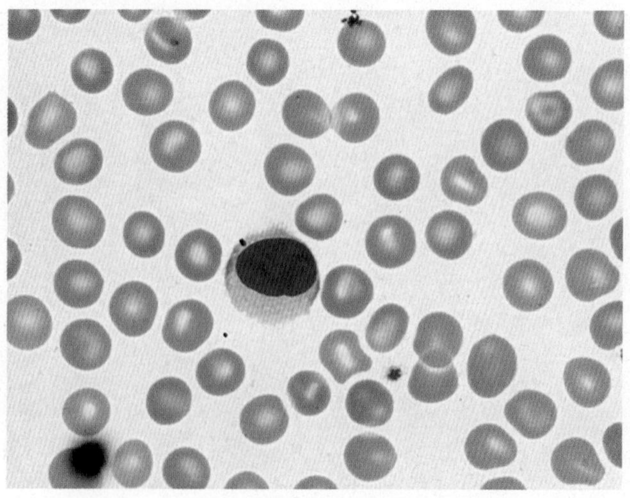

图 30-36 反应性淋巴细胞,具有中等量灰蓝色胞质(×1000)

这些表明淋巴细胞的转化，是对抗原刺激的反应。浆细胞有丰富的蓝色细胞质，常有少许条纹或空泡，细胞核偏位，核旁有一个明显淡染区（图 30-37）。浆细胞的细胞核染色质聚集呈块状，副染色质明显，通常排列成放射状或车轮状。浆细胞不出现在正常的血液中。

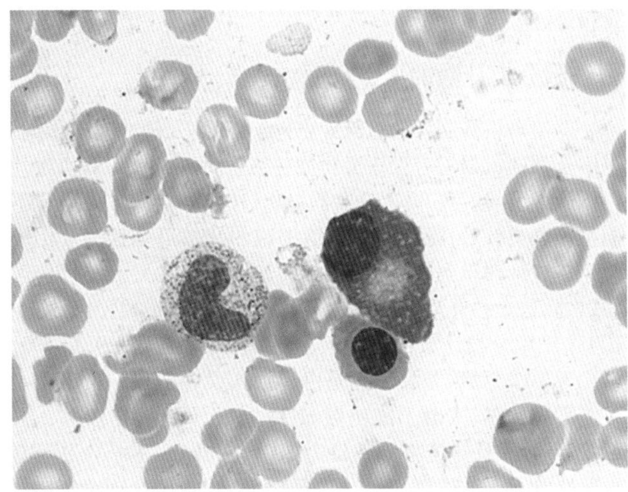

图 30-37　浆细胞。胞核圆形，偏位，核染色质呈块状；胞质量中等，嗜碱性；核旁有明显淡染区（×1000）

淋巴细胞平均占白细胞 34%，成人（1.5～4）×10^9/L。淋巴细胞和浆细胞（淋巴细胞母细胞化），在身体的免疫防御中发挥作用。

人为因素

破碎细胞

受损或破碎的白细胞（图 30-38，图 30-39）占正常血液中有核细胞的一小部分。有些破碎细胞的核完好、没有细胞质，有些核已经溶解（图 30-40，图 30-41）。有时呈粗网条索状称为篮细胞，通常是制备涂片时，被破坏的淋巴细胞，在慢性淋巴细胞性白血病和急性白血病中较多。

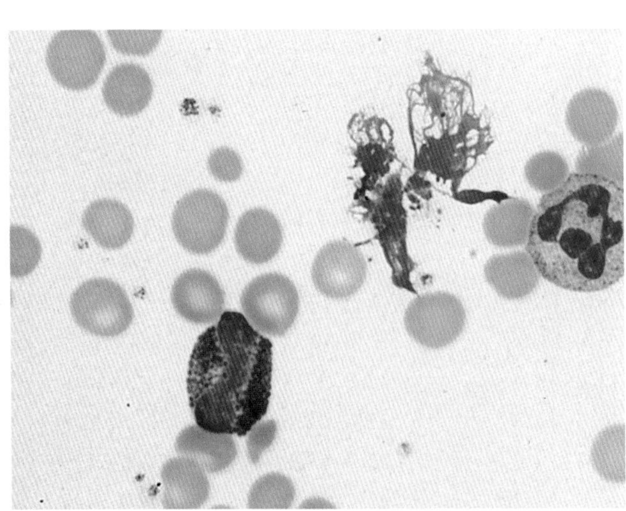

图 30-38　破碎细胞。髓系的一个破碎细胞，细胞膜破碎，胞质内容物不完整（×1000）

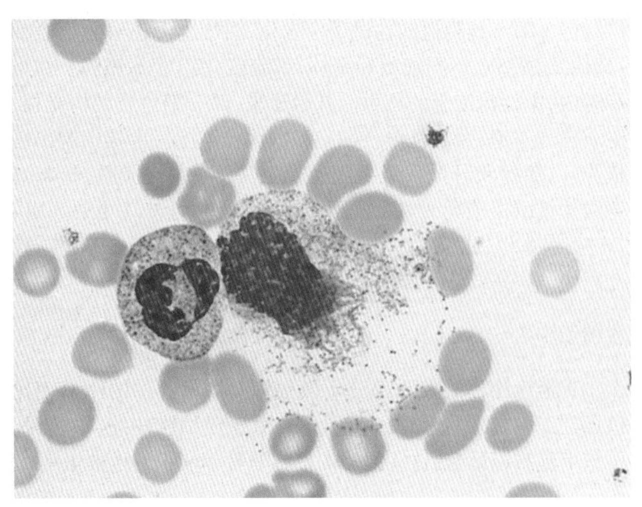

图 30-39　破裂细胞。破裂/不完整白细胞（×1000）

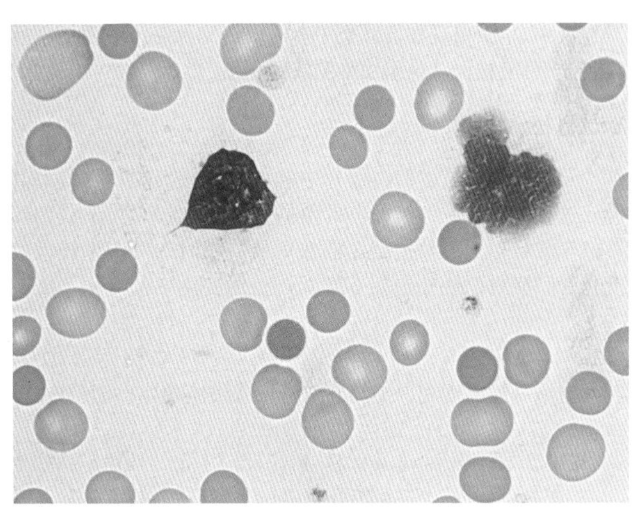

图 30-40　涂抹细胞。受损/破碎白细胞的核残留物（×1000）

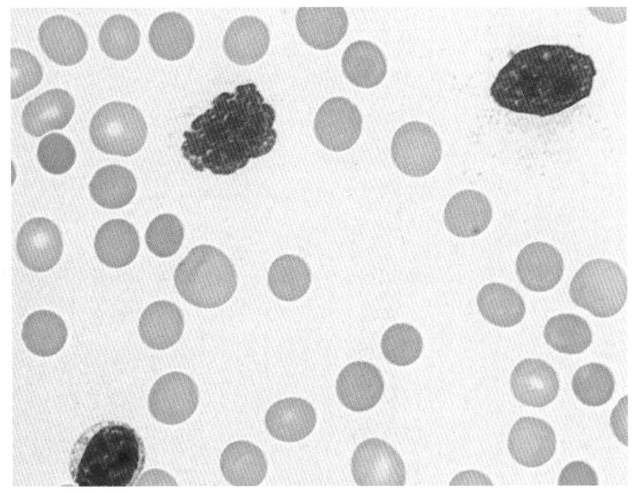

图 30-41　篮细胞（×1000）

退行性变化

因EDTA抗凝血液在试管中老化，白细胞形态可发生改变(Sacker，1975)，不同细胞和个体，细胞变化程度不相同。在半小时内，中性粒细胞的核可能开始膨胀，部分染色质结构受损，胞质出现空泡，尤其是单核细胞和中性粒细胞。单核细胞出现核分叶，辐射状分段。最后细胞质丢失和核模糊(图30-40)。草酸盐抗凝血液比EDTA抗凝血液发生退行性变化更快。EDTA浓度越大，如真空血液收集管血液没有充满时，细胞退行性变越快。

收缩细胞

舌形血涂片的较厚部分干燥很慢。血涂片中的明显变化包括红细胞呈缗状和白细胞收缩。由于白细胞收缩，染色深，单核细胞难以区分，这些区域的细胞通常不能很好地被识别。

内皮细胞

来自血管内壁的内皮细胞。一般出现在手指采血的第一滴血液中，很少出现在静脉血中。内皮细胞具有未成熟的网状染色质，可能被误认为组织细胞或肿瘤细胞。

核放射状分叶

草酸盐抗凝可以使血涂片中的白细胞核出现不正常的分叶。这种分叶与粒细胞的分叶不同，从单个点辐射，形成四叶草或车轮状形。草酸抗凝血液在1或2小时内可产生较大的变化，而其他抗凝剂(包括EDTA)产生的变化不大。

空泡

空泡一般出现在白细胞的细胞核或细胞质中，尤其在EDTA抗凝血液的单核细胞和中性粒细胞中。空泡的形成可能与细胞核肿胀、细胞质颗粒丢失有关。

伪吞噬

小淋巴细胞、红细胞附着在粒细胞或单核细胞表面，看起来像被吞噬一样。因它们正好在较大细胞表面，细胞的真实位置很难分辨。

白细胞分类计数的误差来源

即使是很好制备的血涂片，分类计数也受随机误差影响。了解这种随机误差有助于分析同一患者每天或者每张血涂片白细胞数差异。表30-7给出了100~10 000个白细胞进行不同批次分类计数，得到不同比例细胞的95%可信区间。比较两个单独计数得到的百分比，如果其中一个在另一个可信区间以外，这个差异是有意义的，因为不是随机造成。因此，在100个细胞分类计数的基础上，如果单核细胞第一天是5%，第二天10%，则误差只可能是由于抽样误差造成。虽然误差可能真实存在，但由于细胞数量太少，仍不能确定。另一方面，如果分类计数的细胞数目为500个，则5%和10%之间有显著性差异。虽然有5%错误的可能性，但可以合理地确定差异是存在的，而不是偶然。这是对分类计数所涉及误差的最小估计，因为它不包括技术误差(如收集血液标本的不稳定性，没有充分混匀，载玻片的类型和质量所造成的分布不均匀，染色差)或细胞分类错误，这取决于观察者的判断和经验。因此，分类计数需要精准的技术，以及一致的细胞分类。解释结果的医生必须了解可能的误差来源，特别是由于细胞分布而引起的误差。表30-3给出了正常人血液中各种白细胞的分布情况，包括绝对值，它们比单独的百分比有着更重要的意义。

表30-7 各种白细胞分类计数结果的95%可信区间

a	n=100	n=200	n=500	n=1000	n=10 000
0	0.0~3.6	0.0~1.8	0.0~0.7	0.0~0.4	0.0~0.1
1	0.0~5.4	0.1~3.6	0.3~2.3	0.5~1.8	0.8~1.3
2	0.0~7.0	0.6~5.0	1.0~3.6	1.2~3.1	1.7~2.3
3	0.6~8.5	1.1~6.4	1.7~4.9	2.0~4.3	2.6~3.4
4	1.1~9.9	1.7~7.7	2.5~6.1	2.9~5.4	3.6~4.5
5	1.6~11.3	2.4~9.0	3.3~7.3	3.7~6.5	4.5~5.5
6	2.2~12.6	3.1~10.2	4.1~8.5	4.6~7.7	5.5~6.5
7	2.9~13.9	3.9~11.5	4.9~9.6	5.5~8.8	6.5~7.6
8	3.5~15.2	4.6~12.7	5.8~10.7	6.4~9.9	7.4~8.6
9	4.2~16.4	5.4~13.9	6.6~11.9	7.3~10.9	8.4~9.6
10	4.9~17.6	6.2~15.0	7.5~13.0	8.2~12.0	9.4~10.7
15	8.6~23.5	10.4~20.7	12.0~18.4	12.8~17.4	14.3~15.8
20	12.7~29.2	14.7~26.2	16.6~23.8	17.6~22.6	19.2~20.8
25	16.9~34.7	19.2~31.6	21.3~29.0	22.3~27.8	24.1~25.9
30	21.2~40.0	23.7~36.9	26.0~34.2	27.2~32.9	29.1~31.0
35	25.7~45.2	28.4~42.0	30.8~39.4	32.0~38.0	34.0~36.0
40	30.3~50.3	33.2~47.1	35.7~44.4	36.9~43.1	39.0~41.0

表 30-7 各种白细胞分类计数结果的 95%可信区间(续)

a	n=100	n=200	n=500	n=1000	n=10 000
45	35.0~55.3	38.0~52.2	40.6~49.5	41.9~48.1	44.0~46.0
50	39.8~60.2	42.9~57.1	45.5~54.5	46.9~53.1	49.0~51.0
55	44.7~65.0	47.8~62.0	50.5~59.4	51.9~58.1	54.0~56.0
60	49.7~69.7	52.9~66.8	55.6~64.3	56.9~63.1	59.0~61.0
65	54.8~74.3	58.0~71.6	60.6~69.2	62.0~68.0	64.0~66.0
70	60.0~78.8	63.1~76.3	65.8~74.0	67.1~72.8	69.0~70.9
75	65.3~83.1	68.4~80.8	71.0~78.7	72.2~77.7	74.1~75.9
80	70.8~87.3	73.8~85.3	76.2~83.4	77.4~82.4	79.2~80.8
85	76.5~91.4	79.3~89.6	81.6~88.0	82.6~87.2	84.2~85.7
90	82.4~95.1	85.0~93.8	87.0~92.5	88.0~91.8	89.3~90.6
91	83.6~95.8	86.1~94.6	88.1~93.4	89.1~92.7	90.4~91.6
92	84.8~96.5	87.3~95.4	89.3~94.2	90.1~93.6	91.4~92.6
93	86.1~97.1	88.5~96.1	90.4~95.1	91.2~94.5	92.4~93.5
94	87.4~97.8	89.8~96.9	91.5~95.9	92.3~95.4	93.5~94.5
95	88.7~98.4	91.0~97.6	92.7~96.7	93.5~96.3	94.5~95.5
96	90.1~98.9	92.3~98.3	93.9~97.5	94.6~97.1	95.5~96.4
97	91.5~99.4	93.6~98.9	95.1~98.3	95.7~98.0	96.6~97.4
98	93.0~99.9	95.0~99.4	96.4~99.0	96.9~98.8	97.7~98.3
99	94.6~99.9	96.4~99.9	97.7~99.7	98.2~99.5	98.7~99.2
100	96.4~100.0	98.2~100.0	99.3~100.0	99.6~100.0	99.9~100.0

n,计数的细胞总数;a,各类型细胞百分数;当 n=100、200、500、1000 时界限确切;当 n=10 000 时如 Geigy 表所示,根据 Freeman 和 Tukey 近似估计

参考文献 Rümke CL:The imprecision of the ratio of two percentages observed in differential white blood cell counts:a warning,*Blood Cells* 11:137-140,1985.

外周血涂片中的血小板

用 EDTA 抗凝血制备和 Romanowsky 染色的血涂片中,血小板呈圆形或椭圆形,直径 2~4μm,彼此分开(图 30-42)。血小板计数可从涂片中估算出来,如果血小板计数正常,一般每 10~30 个红细胞就会有一个血小板,相当于在 1000 倍放大倍数下,每一个油镜视野下红细胞形态最佳的区域约有 7~20 个血小板(图 30-43)。血小板含有充满细胞质的细小、紫红色颗粒。活化血小板颗粒集中在胞质中心"颗粒区",周围环绕着苍白的细胞质"透明区",这些现象可能由微管收缩引起。少数血

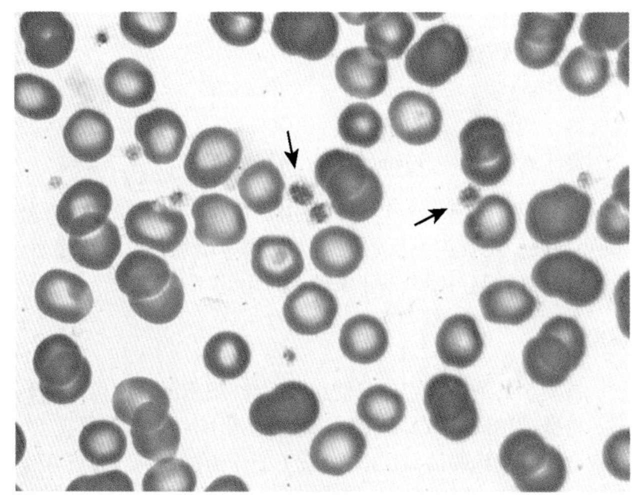

图 30-42 血小板。血小板呈圆形、椭圆形,直径 2~4μm,且彼此分开(×1000)

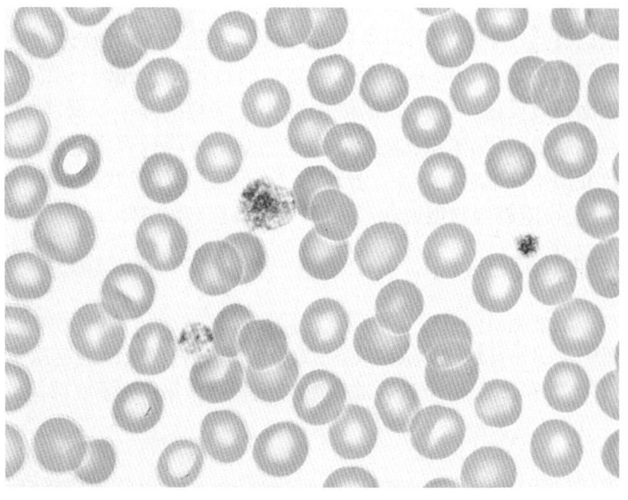

图 30-43 血小板/巨型血小板。颗粒明显的血小板,偶见大(巨型)血小板(×1000)

小板颗粒浓度较低，即少颗粒血小板。正常人的 EDTA 抗凝血，如果在抽血后 10 分钟或 60 分钟制备血涂片，直径大于 3μm 的血小板和少颗粒血小板比例小于 5%。若抽血后立即或在 3 小时后制备血涂片，大血小板、少颗粒血小板或活化血小板的比例会增加(Zeigler，et al，1978)。因此，评价血小板大小时必须对血涂片制备时间进行标准化。免疫性血小板减少性紫癜患者，大血小板/巨血小板的数量会显著增加(图 30-30)。在罕见的 Bernard-Soulier 综合征患者、骨髓结核或骨髓增生异常综合征患者中，血小板数量也会增加，后者可见少颗粒血小板或血小板有明显的颗粒区和透明区。皮肤穿刺取血制成的血涂片中，血小板呈现出具有尖锐突起的不规则形状，并且倾向于聚集在一起。

红细胞沉降率

红细胞沉降率(erythrocyte sedimentation rate，ESR)是反应炎症但非特异性的方法。最近，超敏 C 反应蛋白和其他炎症标志物已被用于检测或监测疾病，尤其是心血管疾病和代谢综合征(Pearson，et al，2003；Rifai，2005)。当混匀的静脉血置于垂直放置的试管中时，红细胞将向试管底部沉降。在给定的时间内红细胞下降的距离称为红细胞沉降率，其影响因素如下所述：

血浆因素

纤维蛋白原水平及 α_2-、β-、γ-球蛋白的少量增加都会加速红细胞沉降率。相对于其他蛋白质而言，这些不对称蛋白质分子可以显著降低能使红细胞彼此分离的负电荷(即 zeat 电位)。zeat 电位降低可促使红细胞粘连形成缗钱状，与单个红细胞相比较，这种聚集的红细胞沉降更迅速，去除纤维蛋白原可降低红细胞沉降率。目前还没有绝对的证据表明红细胞沉降率与血浆蛋白的相关性。白蛋白和卵磷脂可延缓沉降，而胆固醇可加速红细胞沉降。

红细胞因素

贫血会使红细胞沉降率增高，因为红细胞/血浆的比率变化有利于红细胞缗钱状的形成，且与血浆蛋白浓度的变化无关。无论哪种测量方法，当血细胞比容(Hct)在 0.30~0.40 范围内时，红细胞沉降率对于血浆蛋白含量的变化最为敏感(Bull，1975)。沉降率与聚集红细胞的重量成正比，与红细胞表面积成反比。与大红细胞相比，小红细胞沉降率偏低，因大红细胞表面积/体积比更小。缗钱状细胞可降低表面积/体积比并加快红细胞沉降率。异常形态红细胞如镰刀状或球形红细胞，可阻碍细胞缗钱状形成，从而降低红细胞沉降率。

红细胞沉降过程

红细胞沉降可以观察到三个阶段：①在最初的 10 分钟内，沉降不明显且细胞形成缗钱状；②约 40 分钟内细胞以恒定速率沉降；③在最后 10 分钟内，细胞缓慢沉积并聚集在管子底部。

方法

魏氏法

魏氏法使用广泛，且方法非常简单。国际血液学标准委员会(International Committee for Standardization in Haematology，ICSH)(1993)推荐魏氏法作为未稀释血液红细胞沉降率测定的标准方法。国际血液学标准委员会表明患者的血细胞比容不得超过 35%，因为在小直径管中得到重复性结果的可能性很小。稀释与未稀释血液红细胞沉降率的转换公式如下：

稀释血液红细胞沉降率=(未稀释血液红细胞沉降率×0.86)-12

设备　魏氏血沉管长 30cm，管内径 2.55mm，刻度范围 0~200mm，可吸取 1ml 的血液。实验中需使用魏氏血沉架，根据血沉管的位置调整架子。

试剂　0.105M(范围 0.10~0.136M)的枸橼酸钠溶液作抗凝溶液(在含 1L 蒸馏水的无菌玻璃瓶中加入 31g $Na_3C_6H_5O_7 \cdot H_2O$ 即为枸橼酸钠溶液)，溶液过滤后不添加防腐剂，冷藏保存。

操作步骤

1. 2ml 未经处理的血液加 0.5ml 的枸橼酸钠溶液并颠倒混匀。

2. 魏氏血沉管中的血液标本填充到 0 刻度即可，室温条件下将血沉管垂直放置于血沉架上，且避免振动或阳光直射。

3. 60 分钟后，0 刻度与沉降红细胞柱顶部的距离为红细胞沉降率。如果血浆和红细胞之间的分界线不明显，在红细胞层以上的透明血浆层则为该分界线。

改良后的魏氏法

改良后的魏氏法与改良前相比，所产生的结果相同的，但使用乙二胺四乙酸(EDTA)取代之前的枸橼酸钠作为抗凝剂。改良后的魏氏法更为便捷，因魏氏血沉管内的血液不仅可以用于测量红细胞沉降率也可用于其他血液学检查。将 2ml EDTA 抗凝的血液混匀，并加入 0.5ml 的 3.8%枸橼酸钠溶液或 0.5ml 的 0.85%氯化钠溶液作为稀释液，不加入稀释液所取得的结果非常不准确(ICSH，1977)。随着年龄的增加，红细胞沉降率也会逐渐上升。魏氏法所测的红细胞沉降率的上限似乎太低(正常男性为 10mm/h，女性为 20mm/h)。根据 Bottiger，Svedberg(1967)以及 Zauber 和 Zauber(1987)的研究，魏氏法参考值的上限应该如下：

	男性	女性
低于 50 岁	15mm/h	20mm/h
高于 50 岁	20mm/h	30mm/h
高于 85 岁	30mm/h	42mm/h

Smith 和 Samadian(1994)表明随年龄升高的红细胞沉降率，可能在一定程度上反映老年人患病率增加。对老年患者，应该考虑红细胞沉降率的正常值。

误差来源

抗凝剂的浓度高于建议使用浓度，红细胞沉降率可能会升高。枸橼酸钠或 EDTA 在使用浓度并不影响红细胞沉降速度。肝素会改变细胞膜的 zeta 电势，故不能作为抗凝剂。当肝素作为体内使用的药物时，也可增加红细胞沉降率(Penchas，1978)。魏氏血沉管填充血液时，产生气泡会影响红细胞沉降率，溶血也有可能改变沉降率，因此血沉管的清洁很重要。倾斜血沉管可加快红细胞沉降率。红细胞在较低的那一侧聚集，而血浆则在高的那一侧上升，红细胞下降受到的阻力减少。垂直水平面上倾斜的任何角度即使是3°，也可能使红细胞沉降率增加30%。塑料血沉管的参考值比玻璃血沉管略高（1~2mm/h）（Schneiderka，et al，1997）。

检测ESR的温度应在20~25℃，过高或过低的温度有时会改变ESR值。如果是冷藏过的血液，应待其恢复至室温后，并倒转混匀至少8次再进行试验。检测应在取得血液标本后2小时内尽快进行（如果使用EDTA作为抗凝剂且血液在4℃保存，则可在12小时内完成试验），否则，一些ESR加快的标本会假性降低（Morris，et al，1975）。垂直放置，红细胞趋于球形，不易形成缗钱状。

在魏氏法（Westergren method）中，无有效的方法纠正贫血的ESR值，但是可以使用温氏法（Wintrobe method）检测。

ESR检测的替代方法和技术

VES-MATIC 20是一种全自动化、可同时测量20个血液样品ESR的台式分析仪（Plebani，et al，1998；Caswell & Stuart，1991）。其工作流程为：充分混匀血液标本，静置一段时间。由于样品管倾斜18°加速了沉淀过程，VES-MATIC 20仅需要25分钟就可获得温氏法第一个小时内测得的结果；45分钟就能获得温氏法第二小时所得的结果。VES-MATIC 20采用光电传感器自动读取红细胞沉降值，所得结果被分析处理后可在显示器上读取或者打印。

Micro-ESR法在儿科中具有更大的实用价值。Barrett和Hill（1980）阐述的Micro-ESR法中用230mm长、孔径大小约为1mm的一次性塑料管吸取0.2ml血液。Micro-ESR法和温氏法所测毛细血管ESR值与静脉血液ESR值无显著差异。Kumar和Singhi（1994）所述的Micro-ESR法则是用全血完全充满75mm肝素化微血细胞比容毛细管。

ESR STAT PLUS是另一种基于离心的ESR检测仪器。其工作流程为：将样品放置在离心机中，红外激光跟踪红细胞-血浆界面并进行多次测量，从而确定沉降曲线的线性部分，并由软件计算出ESR结果。这种方法比温氏法所需标本量更少，且检测速度更快。该方法缺点与温氏法类似，尤其是在0~20mm/h范围内。容易出现人为误差，因为它要求至少15次间断混匀，随后5分钟内血液要吸入毛细管（Shelat，2008）。

应用

ESR是至今仍在使用的较为传统的实验室检测方法之一。尽管其实用性随着新的一些更为特异的疾病评价方法的出现（如C反应蛋白（CRP））（Zlonis，1993）而降低。近来发现了ESR的一些新的临床应用（Saadeh，1998），如ESR在下列疾病有一定的临床意义：镰状细胞疾病（在无痛症状时，ESR偏低；如果中度增加，1周左右出现危象），骨髓炎（ESR升高，对接下来的治疗有帮助），卒中（ESR≥28mm/h预后较差），前列腺癌（ESR≥37mm/h疾病进展和死亡发生率较高），冠状动脉疾病（白种人男性ESR>22mm/h时，有较高的冠状动脉疾病发病风险）（Saadeh，1998）。ESR从怀孕期间第10到第12周适度增加，产后1个月恢复正常。单克隆免疫球蛋白血症如多发性骨髓瘤或巨球蛋白血症、炎症引起的严重多克隆高球蛋白血症以及高纤维蛋白原血症中，ESR显著上升。

ESR在活动性炎症如风湿性关节炎、慢性感染、胶原病和肿瘤患者中中度升高，但在这些疾病中ESR几乎没有诊断价值，可用于监测疾病。虽然血清蛋白在很多疾病的诊断中已取代ESR，但ESR的检测比血清蛋白检测更简单。由于肿瘤、结缔组织病和感染患者的ESR通常是正常的，所以ESR正常也不能排除存在这些疾病的可能性。癌症患者中，当ESR超过100mm/h时，常表明癌症转移（Sox & Liang，1986）。ESR在筛查无明显症状患者的疾病无实用价值，病史和体格检查常可发现ESR升高的原因（Sox & Liang，1986）。ESR在诊断和监测风湿性多发性肌痛和颞动脉炎有一定作用，常常超过90mm/h（Zlonis，1993）。急诊科医生通常用ESR来评估颞动脉炎、脓毒性关节炎、盆腔炎和阑尾炎（Olshaker & Jerrard，1997）。Freeman（1997）提倡对巨细胞动脉炎患者即刻进行快速ESR检测，因为即使是延迟几小时的类固醇治疗都可能导致不可逆的视觉丧失。Harrow等（1999）认为，在30分钟内5mm或更小的ESR可以正确地判断出大多数ESR正常的患者，而不会误诊为ESR升高。

在霍奇金病中，没有出现全身症状（发热、体重减轻、盗汗）时，ESR可能是非常有用的预后指标。在一项研究中（Vaughan Hudson，et al，1987），1/3无明显症状的霍奇金病患者ESR均小于10mm/h，且无论年龄、发病程度或组织病理学，其存活率较高；ESR超过60mm/h的无明显症状患者的存活率跟有全身症状的患者一样低。

据Iversen等（1996）报道，70%的肾细胞癌患者ESR升高，且在诊断前已显著上升6年。他们认为，不同时间的ESR基线水平图表明在诊断前1年ESR已显示出明显升高，故ESR增高应该进一步检查，如通过肾脏超声检查可以在癌症发生转移之前就进行根治性肾切除术。

骨髓检查

骨髓检查对造血状态进行定性和半定量评估，有助于一些遗传性和获得性良性或恶性疾病的诊断。骨髓穿刺和活检可作为不卧床患者的门诊常用检查，风险比较小（Ryan，2006）。骨髓穿刺与普通静脉穿刺相似，对人体损伤远小于腰椎穿刺。最近新开发出一种进行骨髓活检的电池供能装置，使骨髓活检的速度更快，质量更好（Reed，et al，2011）。就其他任何特殊检查而言，骨髓检查的临床适应证很明确，医生应当充分考虑其结果对患者的利与弊。无一例外，首先应对外周血进行检查，在外周血中没有发现而骨髓中发现血液病的情况十分罕见。据估计，成人骨髓重量约为1300~1500g。骨髓可以在几天内甚至在几个小时内完成转换。一般来说，这种快速变化涉及整个器官，有证据表明活检或抽吸代表性小标本通常可以代表整个骨髓变化情况，这一结论与从几个部位同时取出标本进行研究的结果一致。基于这些事实依据，选择骨髓穿刺进行的各个后续研究无显著差异。因此，可以根据骨髓穿刺的难易、风险大小、获得较好骨髓标本的容易程度以及患者的适应程度来确定不同患者的骨髓抽取部位。特定区域内细胞分布不同，可能出现明显的增生活跃或增生减低区域，尤其是在皮质层下方。在一个部位没有抽取用来定性或者定量的适当标本，可能需在另一部位抽取。此外,需重复抽取或者活检则要在不同部位进行。髂后上棘是首选部位,大的骨髓间隙可以同时进行穿刺和活检。骨髓穿刺和活检技术在这篇文章中有很好的描述(Hyun,et al,1988)。操作者技术和标本处理水平在提高骨髓检测质量上起着至关重要的作用(Odejide,et al,2013)。

骨髓检查适应证

骨髓活检和穿刺应在有明确临床症状时进行(Bain,2001a,2001b)。虽然目前尚未建立被广泛认可的骨髓标本诊断标准,但也有一些具体的疾病指南(Merizanu,et al,2014;National Comprehensive Cancer Network(NCCN),2014))。骨髓穿刺和活检通常一起进行。除了提高组织的诊断信息外,每个标本还提供了其独特的信息(Kaur,et al,2014)。活检提供骨髓组织结构信息,而骨髓涂片则提供细胞内更细微结构信息。

小细胞性贫血,储存铁和铁粒幼细胞的评估可作为贫血种类的分类标准,即缺铁性贫血、慢性病贫血和铁粒幼细胞性贫血。

巨幼细胞性贫血患者,骨髓检查可确定是否存在巨幼红细胞。某些情况,血液的变化很小,然而骨髓有很多巨幼细胞。在网织红细胞数正常的正常细胞性贫血症(或大细胞性贫血),骨髓检查通常可对异常红细胞生成(如纯红细胞再生障碍性贫血、骨髓增生异常)进行定性或定量的评价。

在中性粒细胞减少症、血小板减少症或全血细胞减少症中,骨髓检查有助于评估每个细胞系是否存在幼稚细胞和是否正常,借此评估可能引起生成减少、成熟障碍或破坏增加的机制。在血细胞减少症中,骨髓检查有时还可以发现白血病或另一种血液肿瘤的存在。

免疫球蛋白异常患者,如果存在异常浆细胞或淋巴细胞的浸润,则可以确诊浆细胞骨髓瘤或巨球蛋白血症。骨髓检查对急性白血病的诊断和分类至关重要,同时它也有助于其他肿瘤的诊断和分期,包括淋巴瘤(Cheson,et al,2014)和转移性肿瘤,并评估血液系统疾病的治疗反应。如果骨髓不能被吸出("干抽"),就必须做活检。外周血液检测提示骨髓纤维化伴骨髓化生,或疑有肉芽肿性疾病或转移性肿瘤存在,应进行骨髓活检。

骨髓穿刺和活检的准备

骨髓涂片

抽取骨髓后应及时制备骨髓涂片,即使是短时间的耽搁都会造成影响。骨髓涂片可以采用普通血细胞涂片的方式制备,通过肉眼可以看到灰色的骨髓颗粒,这是制备骨髓涂片最好的材料,并作为染色涂片、显微镜检查的标志。

骨髓涂片的制备

将一滴骨髓滴在距玻片一端较近的地方,涂片长3~5cm左右,宽不超过2cm,推片时将颗粒往后面拖,不能挤压颗粒,每个颗粒后都在涂片留下一系列的细胞。

骨髓印片

骨髓颗粒也可用于制备骨髓印片。用毛细吸管、木制涂抹器的一端或牙签取一个或多个可见的颗粒,立即转移到载玻片上,通过轻柔的拖动使颗粒黏附在玻片上,快速干燥玻片,然后染色。

粉碎准备

一小滴抽吸物中的骨髓颗粒放置在距载玻片较近的一端上,另一张载玻片轻放在第一张载玻片上,稍微施加压力以粉碎颗粒,以平行于它们表面的方向将玻片分离。所有的骨髓涂片都应快速干燥。随着抽吸的物质被铺开,涂片中不规则孔的脂肪表层表明抽取了骨髓、而不仅仅是血液。

特殊研究

评估大多数血液系统疾病时,应收集几份骨髓抽吸标本用于辅助检测,包括流式细胞术分析、核型和FISH(荧光原位杂交)和分子生物学检验。流式细胞术最好用肝素或EDTA抗凝的骨髓标本,其在室温下可以稳定至少24小时。细胞遗传学或细胞培养分析,应将抗凝的骨髓标本加入到组织培养基中,并尽快分析,以维持最佳的细胞活力。细胞遗传学分析通常不会受过夜孵育的影响,DNA相对稳定,可以从石蜡包埋的组织切片中提取和分析。然而,加工过程中活检标本的脱钙会导致一定程度的DNA变性,使得分子检测达不到最佳效果。此外,由mRNA逆转录互补DNA(cDNA)的逆转录聚合酶链反应(RT-PCR),通常用于与白血病和淋巴瘤相关的染色体易位的分子诊断。mRNA在完整细胞中的半衰期往往不同,在细胞裂解物中能被普遍存在的RNA酶迅速降解(约数秒至数分钟)。为了最大限度的保留mRNA,细胞悬浮液(常常是血沉棕黄层或单核细胞)应在采样后尽快在含合适RNA酶抑制剂的缓冲液中裂解。肝素可以干扰一些基于PCR的测定,因此分子检测最好用EDTA抗凝的骨髓标本(Ryan & Cohen,2000)。

组织切片

将针吸的活检组织和凝固的骨髓颗粒在Zenker乙酸溶液(5%冰乙酸;95%Zenker)中固定6~18小时,或在B-5固定剂中固定1~2小时(Hyun et al,1988),固定时间过长会使组织变脆。虽然这些固定剂,特别是B-5,可以维持最好的组织结构,但它们含有有毒的氯化汞,因此逐渐被锌-福尔马林和其他试剂所取代。一般用石蜡包埋处理组织,切片约4μm,再用苏木精和伊红(HE)染色,此外也常用吉姆萨和高碘酸-希夫(PAS)染色。将组织经塑料包埋,可以将组织切的更薄,同时更好地保存蛋白质结构,进行酶组织化学和免疫细胞化学检测,可鉴定细胞谱系。

骨髓组织切片可以很好的估计细胞和骨髓结构,但对于细胞内细微结构的观察仍不够理想。另一个缺点是,不能总是获得足以用于组织切片的骨髓组织,特别是在诊断取决于骨髓证据(如骨髓纤维化,转移性癌症)的情况时。

骨髓染色准备

Romanowsky 染色

骨髓涂片以类似于血涂片染色的方式用Romanowsky染色剂(例如Wright-Giemsa)进行染色。对于细胞结构更复杂的骨髓,染色时间可能更长。除了通常的Romanowsky和HE染色之外,还可以对外周血涂片、骨髓涂片、骨髓印片和骨髓活检切片进行几种特殊染色。细胞化学染色(如髓过氧化物酶染色、苏丹黑B染色,氯乙酸AS-D萘酚酯酶染色、非特异性酯酶染色、酸性磷酸酶染色、白细胞碱性磷酸酶染色、高碘酸-希夫染色、甲苯胺蓝和铁染色)，细胞化学染色的具体选择，取决于疾病以及涂片和(或)切片的初步形态学检查结果(Perkins，2004)。

Perls 铁染色

操作步骤

将含有骨髓小粒的骨髓涂片在甲醛溶液蒸气中固定10分钟，然后在新鲜制备的含有0.5%亚铁氰化钾和0.75%盐酸的溶液中浸泡10分钟，冲洗，干燥并用核固红复染。

结果解释

当含铁血黄素或铁蛋白存在时，产生普鲁士蓝色反应，Hb中的铁不被染色。检验结果分为阴性或1+至5+。巨噬细胞中的储存铁只能在涂片上的骨髓小粒中进行判断。成年人，2+是正常的，3+稍微增加，4+中度增加，5+显著增加(图30-44)。骨髓中的储存铁位于巨噬细胞中，通常可看到少量的蓝色颗粒，而缺铁时，蓝色颗粒不存在或非常罕见。在大多数其他类型的贫血(缺铁引起以外)、感染、血红蛋白沉着、含铁血黄素沉着症、肝硬化、尿毒症和癌症，以及重复输血后，储存铁都会增加。铁粒幼红细胞(图30-45)是含有一个或多个蓝色铁颗粒的幼红细胞。通常，20%~60%的晚幼红细胞是铁粒幼红细胞，而在其他幼红细胞中无法检测到蓝色颗粒。缺铁性贫血(其中储存铁减少)及与感染、类风湿关节炎和肿瘤性疾病(慢性疾病的贫血/炎症性贫血中，储存铁正常或增加)相关的普通贫血中，铁粒幼红细胞的百分比降低。红细胞生成由于其他原因(铁粒幼细胞性贫血，骨髓增生异常综合征)而减少，铁粒幼细胞数量增加，与运铁蛋白的饱和度成正比。普鲁士蓝反应也可以在Romanowsky染色剂染色的涂片上进行，以鉴定铁粒幼红细胞或铁是否存在于其他感兴趣的细胞中。铁染色用于评估是否存在异常铁粒幼红细胞和环状铁粒幼红细胞(图30-46)，在某些血液系统疾病可见到这些细胞。

骨髓切片

大多数情况，骨髓切片使用常规HE染色，Romanowsky染色则常用于固定样品。而铁染色最好在含有特定骨髓组织的骨髓涂片上进行，在骨髓切片中的敏感度较低，因为在加工过程中有一些铁损失，通常用于切片中较薄组织的检查。

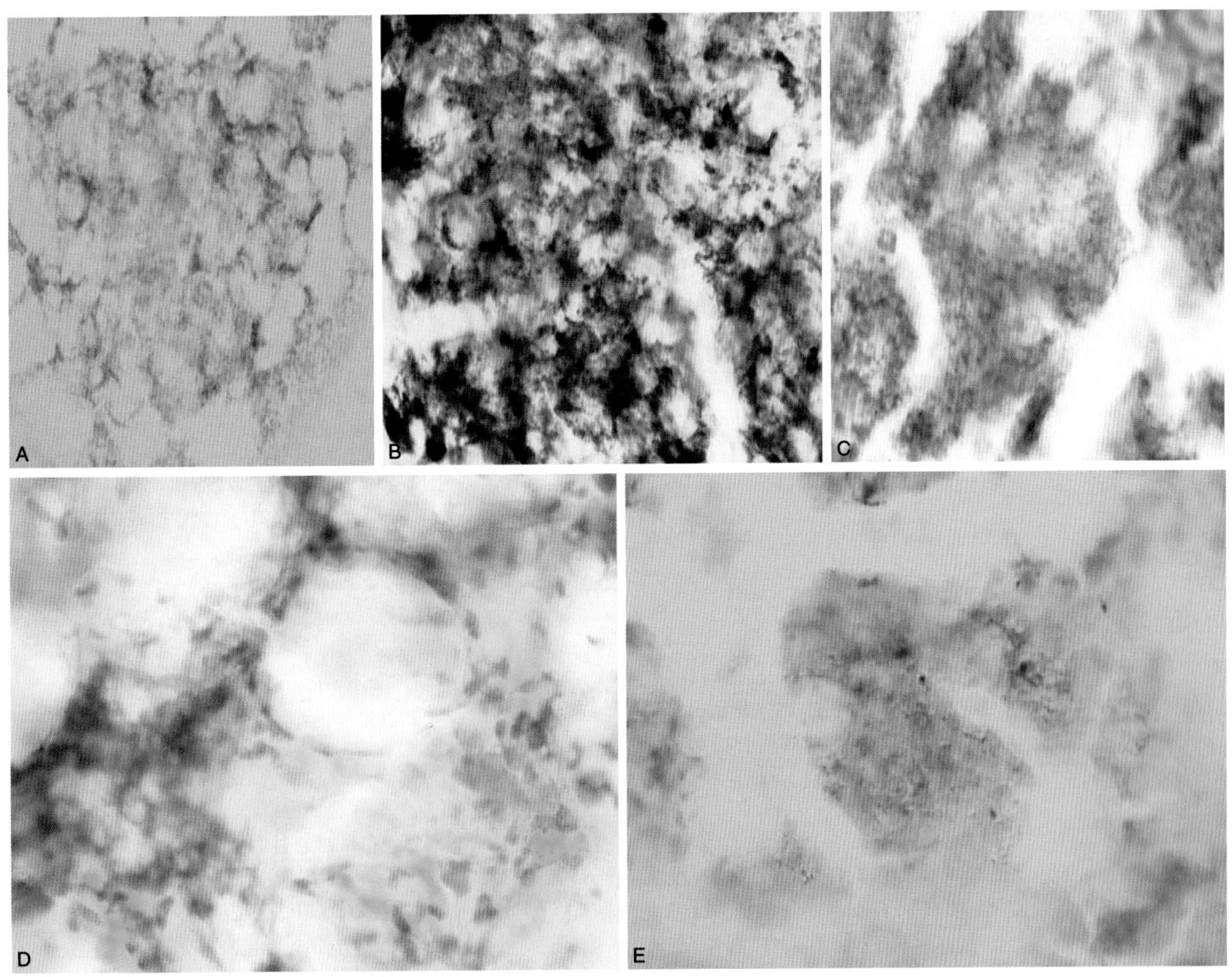

图30-44 巨噬细胞中骨髓储存铁。A. 储存铁1+(×1000)。B. 储存铁2+(×1000)。C. 储存铁3+(×1000)。D. 储存铁4+(×1000)。E. 储存铁5+(×1000)

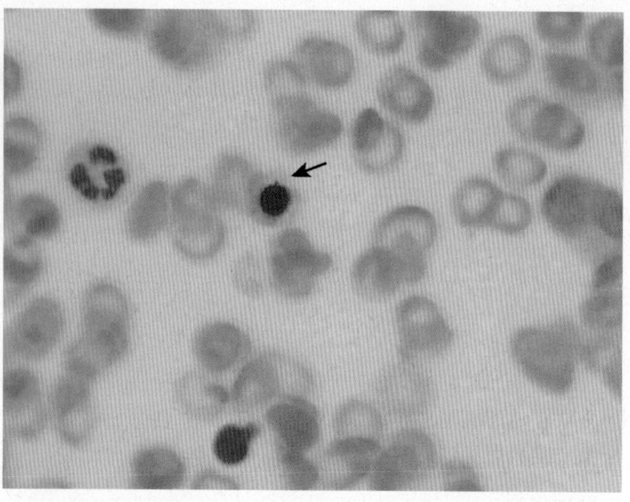

图 30-45 正常铁粒幼红细胞。可见幼红细胞胞质中单个铁颗粒，在高倍镜下确认，光线调亮，并上下调焦(×1000)

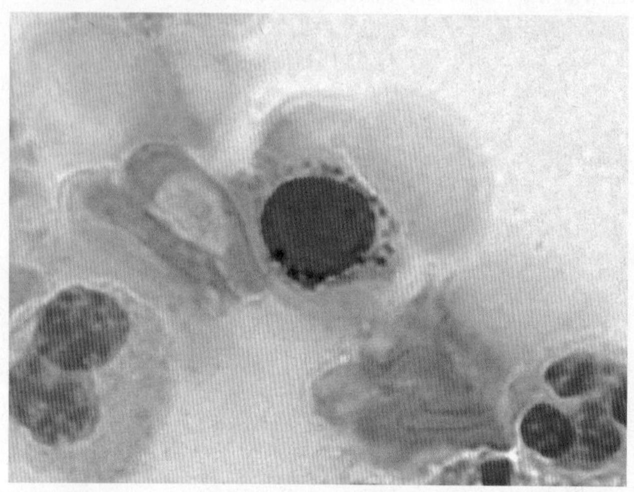

图 30-46 环形铁粒幼红细胞。铁颗粒围绕核周超过核直径 1/3(普鲁士蓝染色，×1000)

骨髓检查

目前迫切需要建立常规程序，以便从骨髓检查中获得最多信息。

外周血

完整的血细胞计数，包括血小板计数和网织红细胞计数，应在骨髓检查当天进行，结果一并纳入报告中。检查骨髓的病理学家或血液学家也应如前所述仔细检查血涂片，并将观察结果纳入骨髓报告。

骨髓细胞数

骨髓细胞数表示为造血细胞体积与骨髓空间总体积(细胞加上脂肪和其他基质成分)的比例。细胞数随着年龄和骨髓位置而变化，例如，50 岁，椎骨的平均细胞数为 75%，胸骨 60%，髂嵴 50%，肋骨 30%。Hartsock 等(1965)对不同年龄髂骨的正常骨髓细胞数进行了确定，如图 30-47 所示。如果患者细胞百分比比同龄高，表明骨髓细胞过多或增生；如果减少，骨髓细胞过少或增生减低。通过比较骨髓小粒中脂肪和有核细胞所占据的面积以及骨髓有核细胞的密度，估计骨髓细胞数。骨髓活检或抽吸骨髓组织对骨髓细胞数可进行最好的判断(图 30-48)，也可以通过骨髓涂片估计。通过比较每一个骨髓标本的骨髓涂片和骨髓切片发现，当没有骨髓切片时，从骨髓涂片中也能很好估计骨髓细胞数，该技术非常有用。

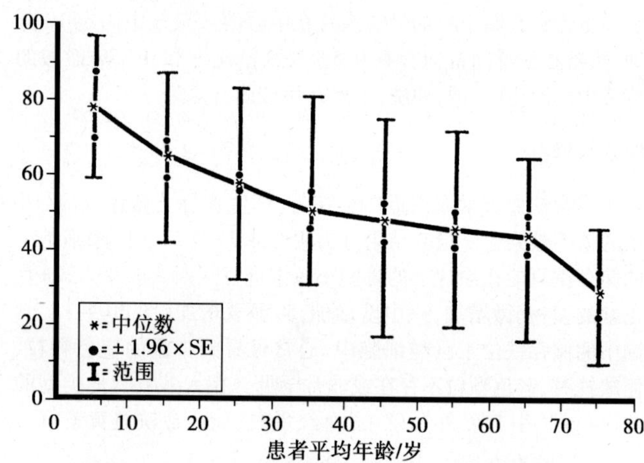

图 30-47 正常人骨髓细胞数。纵坐标为细胞数百分比；横坐标为年龄，按十进制分组(From Hartsock RJ, Smith EB, Petty CS: Am JClin Pathol 43:326, 1965, with permission)

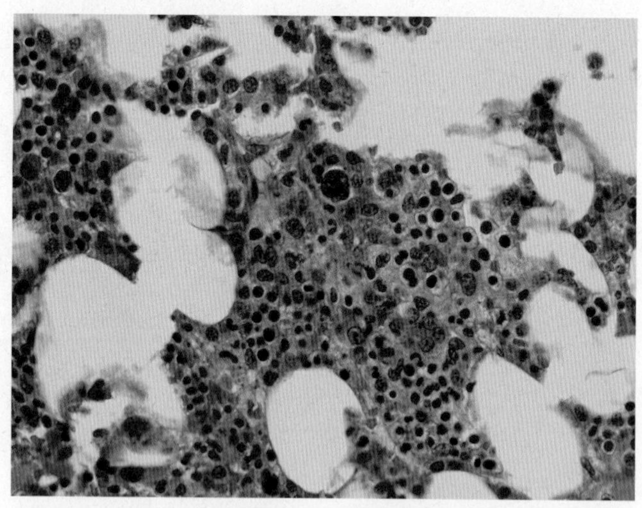

图 30-48 骨髓活检(×500)。正常成人的骨髓细胞数，50%和 60%之间。图中有巨核细胞，髓系细胞和红细胞系统前体细胞(幼红细胞的细胞核深染，聚集成群)

细胞分布

各种细胞类型的分布可以通过两种方式确定。首先，在低倍镜下观察，再换高倍镜观察几个视野，估计细胞的数量和分布情况。其次，分类计数 300~500 个细胞，并计算每种类型细胞的百分比。通常将两种方法结合起来，第二种方法中，严格的分类计数非常重要，否则难以实现计数的准确性。分类计数还提供客观记录，从中可以检测未来的变化。

首先在低倍镜(100 倍或 200 倍放大倍数)下观察骨髓涂

片，观察细胞分布是否正常、巨核细胞数量以及是否存在异常细胞。然后选择骨髓涂片上血细胞未稀释、细胞分开、分布均匀的区域进行分类计数。这些区域通常位于骨髓涂片上骨髓小粒后面，或者在骨髓压片上骨髓小粒附近。分类计数以400倍或1000倍数进行。表30-8给出了不同年龄段的骨髓分类计数的参考区间。

表30-8 骨髓有核细胞分类计数百分比/%

细胞类型	ROSSE等(1977)			MAUER(1969)	JANDL(1987)
	新生儿(均数±标准差)	1个月(均数±标准差)	18个月(均数±标准差)	儿童(均数±参考范围)	成人(均数±参考范围)
幼稚红细胞,总数	4.48±7.24	8.04±5.00	8.21±3.71	23.1	21.5(14.2~30.4)
原始红细胞	0.02±0.06	0.10±0.14	0.08±0.13	0.5(0.0~1.5)	0.6(0.2~1.4)
早幼红细胞	0.24±0.25	0.34±0.33	0.50±0.34	1.7(0.2~4.8)	2.0(0.7~3.7)
中幼红细胞	13.06±6.78	6.90±4.45	6.97±3.56	18.2(4.8~34.0)	12.4(12.2~24.2)
晚幼红细胞	0.69±0.73	0.54±1.88	0.44±0.49	2.7(0.0~7.8)	6.5(2.0~22.7)
中性粒细胞,总数	60.37±8.66	32.35±7.68	36.06±7.40	57.1	56.0(45.1~66.5)
原始粒细胞	0.31±0.3	10.62±0.50	0.06±0.08	1.2(0.0~3.2)	1.0(0.5~1.8)
早幼粒细胞	0.79±0.9	10.76±0.6	50.64±0.59	1.4(0.0~4.0)	3.4(2.6~4.6)
中幼粒细胞	3.95±2.93	2.50±1.48	2.49±1.39	18.3(8.5~29.7)	11.9(8.1~16.9)
晚幼粒细胞	19.37±4.8	411.30±3.59	12.42±4.15	23.3(14.0~34.2)	18.0(9.8~25.3)
中性杆状核粒细胞	28.89±7.56	14.10±4.63	14.20±5.23		11.0(8.5~20.8)
中性分叶核粒细胞	7.37±4.64	3.64±2.97	6.31±3.91	12.9(4.5~29.0)	10.7(8.0~16.0)
嗜酸性粒细胞	2.70±1.27	2.61±1.40	2.70±2.16	3.6(1.0~9.0)	3.2(1.2~6.2)
嗜碱性粒细胞	0.12±0.20	0.07±0.16	0.10±0.12	0.06(0.0~0.8)	<0.1(0.0~0.2)
淋巴细胞,总数	15.6	49.0	45.5	16.0(4.8~35.8)	15.8(10.8~22.7)
过渡型淋巴细胞	1.1.8±1.13	1.95±0.94	1.99±1.00		
小淋巴细胞	14.42±5.54	47.05±9.24	43.55±8.56		
浆细胞	0.00±0.02	0.02±0.06	0.06±0.08	0.4(0.2~0.6)	1.8(0.2~2.2)
单核细胞	0.88±0.85	1.01±0.89	2.12±1.59		1.8(0.2~2.8)
巨核细胞	0.06±0.15	0.05±0.09	0.07±0.12		<1.0(0.0~0.2)
网织红细胞					0.3(0.0~0.5)
粒红比(M/E)	4.2	4.0	4.4	2.9(1.2~5.2)	2.5(1.2~5.0)

数据来源于 Rosse C, Kraemer MJ, Dillon TL, et al: Bone marrow cell populations of normal infants: the predominance of lymphocytes, *J Lab Clin Med* 89: 1225-1240, 1977; Mauer AM: *Pediatric hematology*, New York, 1969, McGraw-Hill; Jandl JH: *Blood: textbook of hematology*, Boston, 1987, Little, Brown.

骨髓细胞分布的变化在出生后第一个月最为明显，以出生时粒细胞为主变为淋巴细胞为主。淋巴细胞为主也体现了婴儿期骨髓细胞特征(淋巴细胞为主)。通常存在一小部分"未成熟"或过渡性淋巴细胞(细胞核染色质细致、核质比高、细胞小至中等)，可能还包括干细胞和祖细胞。这些细胞可能包括被称为"原始细胞"的细胞，在缺铁性贫血、免疫性血小板减少性紫癜和其他疾病可能会增加，特别是在婴儿期。幼红细胞在出生后开始下降，2个月时达高峰，然后稳定下降，在4个月内达到较低水平，大部分在婴儿期内保持这个水平。粒红比值(M/E)是粒细胞总数与幼红细胞总数的比值。新生儿和婴幼儿的粒红比值比年龄较大的儿童或成年人更高一些(表30-8)。成人的粒红比值范围比较大，从1.2∶1~5∶1不等。分类计数和粒红比值都是相对值，必须结合细胞特点及其他证据如某一系列正常细胞进行分析。粒红比值增加，例如6∶1，可能是感染、慢性髓细胞白血病或红细胞系统增生减低；粒红比值减少(例如<1.2∶1)可能表示白细胞减少或幼红细胞增生，这取决于骨髓细胞数。在骨髓切片中估计巨核细胞的数量，比骨髓涂片更可靠。正常骨髓涂片中，在细胞分布好的区域，低倍镜(×100)应可见平均1~3个巨核细胞。

成熟性

分类计数细胞时，应该评估细胞是否成熟(图30-49，图30-50)，即细胞核和细胞质发育是否平衡。例如，当Hb合成受损时，幼红细胞中的细胞质成熟障碍，细胞核在巨幼细胞性贫血中发育成熟障碍。某些药物、白血病和造血功能障碍会导致细胞发育异常或成熟障碍。

罕见细胞或异常细胞的存在

观察骨髓涂片时，需要寻找罕见或异常细胞。

组织肥大细胞(图30-51)正常情况少见。再生障碍性或难治性贫血以及淋巴增生性疾病中，数量增加。

成骨细胞(图30-52)是合成胶原基质的细胞。破骨细胞是

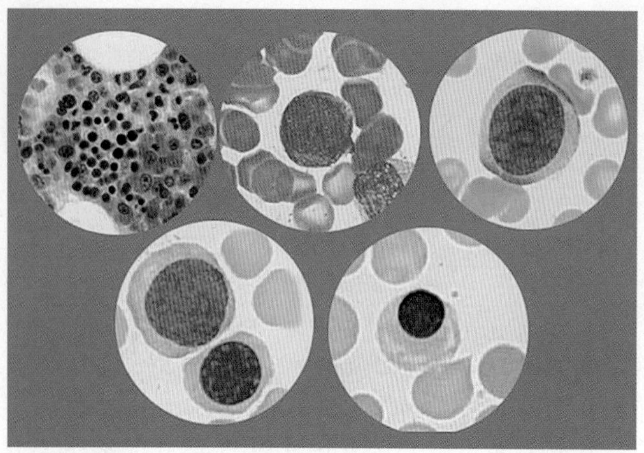

图 30-49　正常红细胞系统成熟过程。各阶段幼红细胞(×1000)

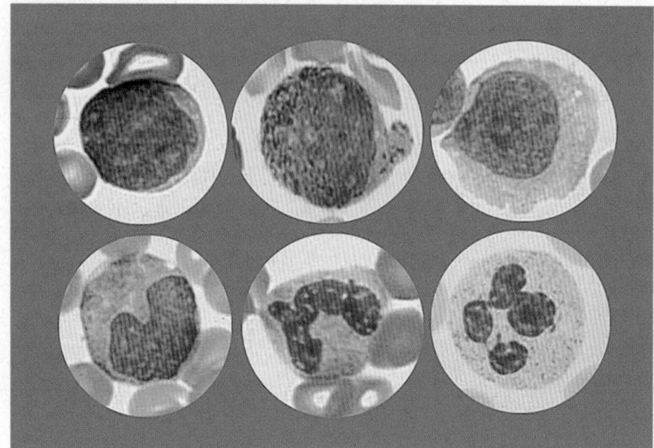

图 30-50　正常粒细胞系统(中性粒细胞)成熟过程。各阶段粒细胞从原始粒到成熟的中性粒细胞(×1000)

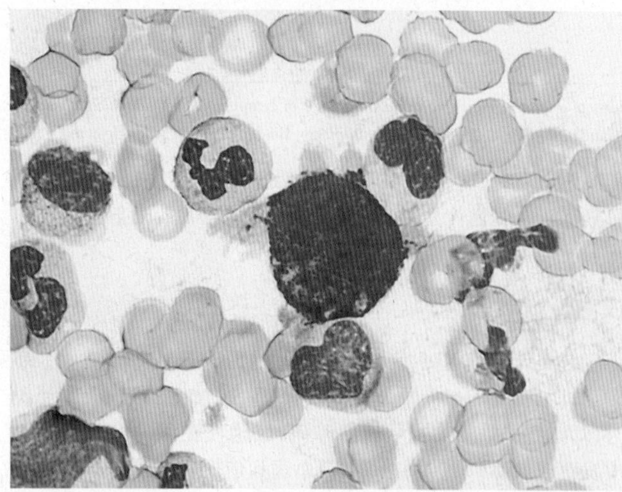

图 30-51　组织肥大细胞。肥大细胞胞质充满大量致密的紫黑色颗粒,可完全覆盖圆形核(×1000)

骨吸收的细胞,认为是来源于组织细胞融合。这两种类型的细胞在婴儿和儿童的骨髓抽取液中少量存在,成人骨髓中罕见,除非是发生骨破坏或修复异常,如甲状旁腺功能亢进、佩吉特病、转移性肿瘤,或最近的活检在同一部位。

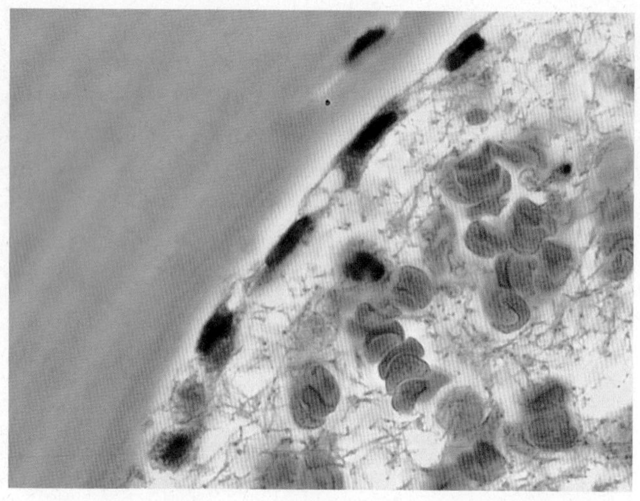

图 30-52　成骨细胞。在儿童患者较常见,靠近骨小梁。涂片中,核偏位,像浆细胞,但胞质更清澈居中,不像浆细胞有高尔基区(×1000)

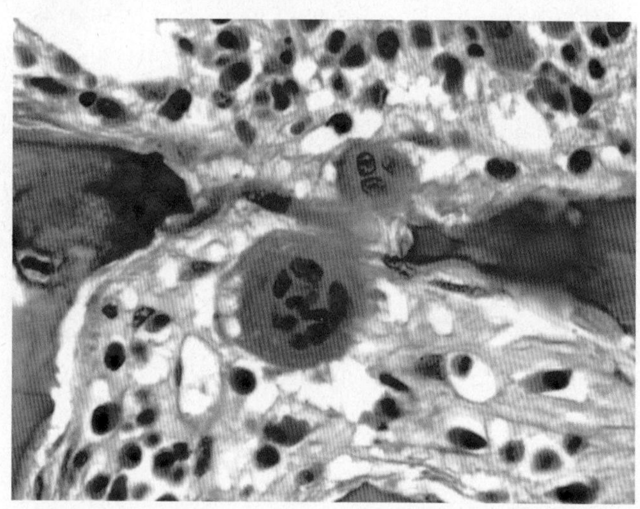

图 30-53　破骨细胞。破骨细胞重吸收骨及参与骨重构(×1000)

成骨细胞,胞体较大,单个核、常偏位、呈粗网状,核仁明显。细胞质中度嗜碱性,远核区域有一大而苍白的高尔基区,不像浆细胞靠近细胞核。成骨细胞常成簇存在,易与未成熟的浆细胞或骨髓瘤细胞混淆。

破骨细胞(图 30-53)为大的多核细胞,直径 100μm,可能会被误认为是巨核细胞。他们有多个核,彼此独立,不像巨核细胞彼此相连。细胞核染色质呈网状,常有清晰核仁。胞质嗜碱性,通常有紫红色颗粒,类似于巨核细胞颗粒。常有粗大紫红色碎片。转移性肿瘤细胞灶(图 30-54)可在骨转移瘤患者骨髓的一个或多个涂片中找到,可能只在骨髓活检或只在涂片找到,或者两者都可以找到,骨髓活检中找不到肿瘤细胞灶常常不多见。一些转移性肿瘤细胞与原始粒细胞或者其他原始细胞相似,区别它们的要点是它们几乎总是出现在成簇或成群的细胞中,而造血细胞不是这样的。

活检标本的评价

组织切片能够比骨髓涂片更好估计骨髓细胞构成和巨核

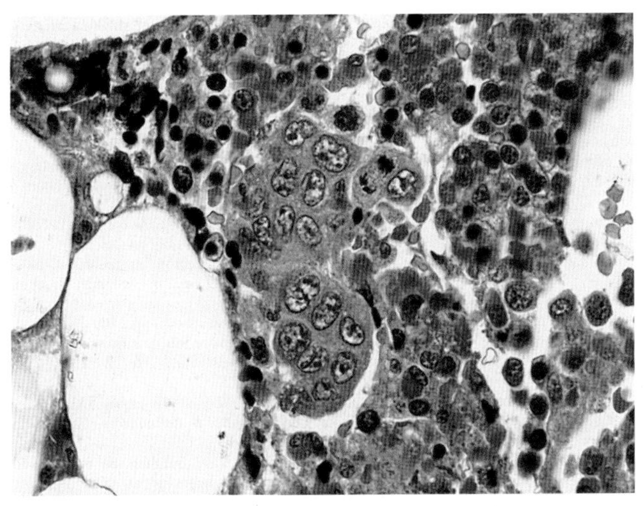

图 30-54 转移性肿瘤。骨髓活检中转移性胃腺癌灶（×1000）

细胞（图 30-48）。正常情况下，不成熟粒细胞系统前体细胞分布在骨小梁，红细胞系统前体细胞在离散岛的间隙，巨核细胞分散在组织间隙。制作良好的组织切片中，可以准确的判断细胞分布和异常细胞。除了更可靠地检测淋巴瘤或转移性肿瘤的存在外，组织学特征常常可以诊断肿瘤类型。骨髓涂片不能检测出其他局灶性病变，如肉芽肿、脓肿和血管病变。在某些情况下，如骨髓纤维化、毛细胞白血病，骨髓不能抽吸，活检是诊断所必需的。应检查骨小梁，伴有骨小梁增厚的骨硬化症可伴有骨髓纤维化，可能是先天性。骨质疏松症，骨小梁变薄。骨软化症的特点是有一可识别的骨缝。纤维性骨炎出现在甲状旁腺功能亢进症，其特点是破骨细胞骨吸收增强、骨内膜纤维化和骨再生区有成骨细胞激活。有“马赛克”图案不规则增宽的骨小梁是骨 Paget 疾病的典型表现。

结果解释

骨髓报告单，应包括细胞构成、巨核细胞数量、粒/红比值、描述细胞特征或成熟度、储存铁、铁粒幼细胞比例，以及其他任何异常情况（图 30-46）；还包括外周血细胞数量和形态异常的描述；对观察结果的解释，如有可能，给出诊断意见。对观察结果的解释或给出诊断意见时，应结合骨髓和外周血检查结果、临床表现及其他实验室数据。对血液和骨髓细胞改变进行讨论，并参考随后章节中所讨论的疾病。

（罗秀菊 译 许文荣 校）

推荐阅读

Cornbleet J: Spurious results from automated hematology cell analyzers, Lab Med 14:509, 1983.

对于自动血液分析仪可疑结果非常有用的参考，以表格形式清晰地探讨了各参数可疑结果的原因。

International Committee for Standardization in Haematology (ICSH): Protocol for evaluation of automated blood cell counters, Clin Lab Haematol 6:69-84, 1984b.

该操作方法评估自动血液分析仪，以了解仪器的性能、优点和局限性。

Perkins SL: Examination of the blood and bone marrow. In Wintrobe's clinical hematology, ed 11, Philadelphia, 2004, Lippincott, pp3-21.

全面综合分析血液和骨髓检查，包括详细讨论各种相关研究，以建立诊断血液疾病的系统。

Ryan DH: Examination of the blood. In Williams hematology, ed 7, New York, 2006, McGraw Hill, pp11-20.

广泛回顾骨髓检查，包括讨论骨髓穿刺技术。

Ryan DH, Felger RE: Examination of the marrow. In Williams hematology, ed 7, New York, 2006, McGraw Hill, pp21-31.

骨髓检查的全面综述。

Ward P: The CBC at the turn of the millennium: an overview, Clin Chem 46:1215-1220, 2000.

这篇综述文章很好地总结了目前自动化血液分析仪使用方法，还提供有关选择 CBC 和不同参数的优点和局限性的评论。

参考文献

Ackerman P: *Electronic instrumentation in the clinical laboratory*, Boston, 1972, Little, Brown, p 140.

Altman PL, Dittmer DS, editors: *Blood and other body fluids*, Washington, DC, 1961, Federation of American Societies for Experimental Biology.

Altman PL, Dittmer DS: *Biology data book*, vol III, ed 2, Bethesda, Md., 1974, Federation of American Societies for Experimental Biology, p 1856.

Bain BJ: Ethnic and sex differences in the total and differential white count and platelet count, *J Clin Pathol* 49:664–666, 1996.

Bain BJ: Bone marrow aspiration, *J Clin Pathol* 54:657–663, 2001a.

Bain BJ: Bone marrow trephine biopsy, *J Clin Pathol* 54:737–742, 2001b.

Barone MA: Lab values. In McMillan JA, Deangelis CD, Feigin RD, et al, editors: *Oski's pediatrics, principles and practice*, ed 3, Philadelphia, 1999, Lippincott, p 2224.

Barrett BA, Hill PI: A micromethod for the erythrocyte sedimentation rate suitable for use on venous or capillary blood, *J Clin Pathol* 33:1118, 1980.

Bartels PC, Schoorl M, Lombarts AJ: Screening for EDTA-dependent deviations in platelet counts and abnormalities in platelet distribution histograms in pseudothrombocytopenia, *Scand J Clin Lab Invest* 57:629–636, 1997.

Bentley SA, Johnson A, Bishop CA: A parallel evaluation of four automated hematology analyzers, *Am J Clin Pathol* 100:626–632, 1993.

Bentley SA, Lewis SM: Automated differential leukocyte counting: the present state of the art, *Br J Haematol* 35:481–485, 1977.

Bessis M: *Blood smears reinterpreted*, translated by Brecher G., New York, 1977, Springer-Verlag, p 60.

Bessman JD, Williams LJ, Gilmer PR Jr: Mean platelet volume: the inverse relation of platelet size and count in normal subjects, and an artifact of other particles, *Am J Clin Pathol* 76:289–293, 1981.

Böttiger LE, Svedberg CA: Normal erythrocyte sedimentation rate and age, *Br Med J* 2:85–87, 1967.

Brecher G, Schneiderman M: A time-saving device for the counting of reticulocytes, *Am J Clin Pathol* 20: 1079–1093, 1950.

Briggs C, Kunka S, Hart D, et al: Assessment of an immature platelet fraction(IPF) in peripheral thrombocytopenia, *Br J Haematol* 126(1):93, 2004.

Brittin GM, Brecher G, Johnson CA, et al: Stability of blood in commonly used anticoagulants: use of refrigerated blood for quality control of the Coulter Counter Model S, *Am J Clin Pathol* 52:690–694, 1969.

Bull BS: Is a standard ESR possible?, *Lab Med* 6:31, 1975.

Bunn HF, Forget BG: *Hemoglobin: molecular, genetic and clinical aspects*, Philadelphia, 1986, Saunders, p 623.

Burns ER, Lampasso J, Kowatch N, et al: Performance characteristics of state-of-the-art hematology analyzers, *Clin Lab Sci* 5:181–185, 1992.

Camden TL: How to select the ideal hematology analyzer, *MLO Med Lab Obs* 25:29–33, 1993.

Caswell M, Stuart J: Assessment of Diesse Ves-matic automated system for measuring erythrocyte sedimentation rate, *J Clin Pathol* 44:946–949, 1991.

Cheson BD, Fisher RI, Barrington SF, et al: Recommendations for initial evaluation, staging and response assessment of Hodgkin and non Hodgkin lymphoma: The Lugano classification, *J Clin Oncol* 32(27):3059–3068, 2014.

Connelly DP, McClain MP, Crowson TW, et al: The use of the differential leukocyte count for inpatient case finding, *Hum Pathol* 13:294–300, 1982.

Cornbleet PJ, Myrick D, Judkins S, et al: Evaluation of the Cell-Dyn 3000 differential, *Am J Clin Pathol* 98:603–614, 1992.

Dacie JV, Lewis SM: *Practical haematology*, ed 7, Edinburgh, 1991, Churchill Livingstone, p 33.

Dalman PR: Developmental changes in red blood cell production and function. In Rudolph AM, Hoffman JIE, editors: *Pediatrics*, ed 18, Norwalk, Conn., 1987, Appleton & Lange, pp 1011–1012.

Davis BH: Immature reticulocyte fraction (IRF): by any name, a useful clinical parameter of erythropoietic activity, *Lab Hematol* 2:2–8, 1996.

Davis BH, Biegelow NC: Automated reticulocyte analysis: clinical practice and associated new parameters, *Hematol Oncol Clin North Am* 8:617–630, 1994.

d'Onofrio G, Tichelli A, Foures C, et al: Indicators of haematopoietic recovery after bone marrow transplantation: the role of reticulocyte measurements, *Clin Lab Haematol* 18:45–53, 1996.

Ebrahim A, Ryan WL: Encapsulation of ribonucleic acid in human red cells for use as a reticulocyte quality control material for flow cytometric analysis, *Cytometry* 25:156–163, 1996.

Fairbanks VF, Fahey JL, Beutler E: *Clinical disorders of iron metabolism*, ed 2, New York, 1971, Grune & Stratton, p 178.

Ford HC, Toomath RJ, Carter JM, et al: Mean platelet volume is increased in hyperthyroidism, *Am J Hematol* 27:190–193, 1988.

Freeman AG: Is the erythrocyte sedimentation rate outdated?, *J R Soc Med* 90:179–180, 1997.

Geller A: *Vacutainer systems*, Franklin Lakes, NJ, 1996, Becton Dickinson.

Hanseler E, Fehr J, Keller H: Estimation of the lower limits of manual and automated platelet counting, *Am J Clin Pathol* 105:782–787, 1996.

Harrow C, Singer AJ, Thode HC: Facilitating the use of the erythrocyte sedimentation rate in the emergency department, *Acad Emerg Med* 6:658–660, 1999.

Hartsock RJ, Smith EB, Petty CS: Normal variations with aging of the amount of hematopoietic tissue in bone marrow from the anterior iliac crest, *Am J Clin Pathol* 43:326–331, 1965.

Hyun BH, Gulati GL, Ashton JK: Bone marrow examination: techniques and interpretation, *Hematol Oncol Clin North Am* 2:513–523, 1988.

International Committee for Standardization in Haematology (ICSH): Recommendation for measurement of erythrocyte sedimentation rate of human blood, *Am J Clin Pathol* 68:505, 1977.

International Committee for Standardization in Haematology (ICSH): Expert Panel on Blood Cell Sizing: recommendation for reference method for determination of packed cell volume of blood, *J Clin Pathol* 33:1–7, 1980.

International Committee for Standardization in Haematology (ICSH): ICSH reference method for staining of blood and bone marrow films by azure B and eosin Y (Romanowsky stain), *Br J Haematol* 57:707–710, 1984a.

International Committee for Standardization in Haematology: Reference method for the enumeration of erythrocytes and leucocytes, *Clin Lab Haematol* 20:77–79, 1994.

International Council for Standardization in Haematology (Expert Panel on Blood Rheology): ICSH recommendations for measurement of erythrocyte sedimentation rate, *J Clin Pathol* 46:198–203, 1993.

International Council for Standardization in Hematology, Expert Panel on Cytometry: Proposed reference method for reticulocyte counting based on the determination of the reticulocyte to red cell ratio, *Clin Lab Haematol* 20:77–79, 1998.

International Council for Standardization in Hematology Expert Panel on Cytometry and International Society of Laboratory Hematology Task Force on Platelet Counting: Platelet counting by the RBC/platelet ratio method: A reference method, *Am J Clin Pathol* 115:460–464, 2001.

Iversen OH, Roger M, Solberg HE, et al: Rising erythrocyte sedimentation rate during several years before diagnosis can be a predictive factor in 70% of renal cell carcinoma patients: the benefit of knowing subject-based reference values, *J Int Med* 240:133–141, 1996.

Jaffé ER, Hultquist DE, et al: Cytochrome b5 reductase deficiency and enzymopenic hereditary methemoglobinemia. In Scriver CR, Beaudet AL, Sly WS, et al, editors: *The metabolic basis of inherited disease*, ed 6, New York, 1989, McGraw-Hill.

Jandl JH: *Blood: textbook of hematology*, ed 1, Boston, 1987, Little, Brown.

Jandl JH: *Blood: textbook of hematology*, ed 2, Boston, 1996, Little, Brown, p 505.

Kaur M, Singh Rana AP, Kapoor S, et al: Diagnostic value of bone marrow aspiration and biopsy in routine hematology practice, *J Clin Diagn Res* 8:FC13–FC16, 2014.

Koepke JA, van Assendelft OW, Bull BS: Standardisation of EDTA anticoagulation for blood counting procedures, *Lab Medica* 5:15–17, 1989.

Koike Y, Yoneyama A, Shirai J: Evaluation of thrombopoiesis in thrombocytopenic disorders by simultaneous measurement of reticulated platelets of whole blood and serum thrombopoietin concentrations, *Thromb Haemost* 79:1106–1110, 1998.

Kumar V, Singhi S: Predictors of serious bacterial infection in infants up to 8 weeks of age, *Indian J Pediatr* 32:171–180, 1994.

Lapen D: A standardized differential stain for hematology, *Cytometry* 2:309–315, 1982.

Lillie RD, editor: *HJ Conn's biological stains*, ed 9, Baltimore, 1977, Williams & Wilkins, p 416.

Lippi U, Schinella M, Nicoli M: EDTA-induced platelet aggregation can be avoided by a new anticoagulant also suitable for complete blood count, *Haematology* 75:38–41, 1990.

Lombarts AJ, deKieviet W: Recognition and prevention of pseudothrombocytopenia and concomitant pseudoleukocytosis, *Am J Clin Pathol* 89:634–639, 1988.

Lubrano GJ, Dean WW, Heinsohn HG, et al: The analysis of some commercial dyes and Romanowsky stains by high-performance liquid chromatography, *Stain Technol* 52:13–23, 1977.

Lukens JN: Hemoglobins associated with cyanosis: methemoglobinemia and low affinity hemoglobins. In *Wintrobe's clinical hematology*, ed 11, Philadelphia, 2004, Lippincott, p 1487.

Mathy KA, Koepke JA: The clinical usefulness of segmented vs. stab neutrophil criteria for differential leukocyte counts, *Am J Clin Pathol* 61:947–958, 1974.

Matic GB, Chapman ES, Zaiss M: Whole blood analysis of reticulated platelets: improvements of detection and assay stability, *Cytometry* 34:229–234, 1998.

Mauer AM: *Pediatric hematology*, New York, 1969, McGraw-Hill.

Merizanu M, Cheney R, Groman A, et al: Bone marrow core biopsy adequacy and variability in the Unites States and Canada: a multicenter retrospective study, *Blood* 124:1376, 2014.

Metzger DK, Charache S: Flow cytometric reticulocyte counting with thioflavin T in a clinical hematology laboratory, *Arch Pathol Lab Med* 111:540–544, 1987.

Morris MW, Skrodzki Z, Nelson DA: Zeta sedimentation ratio (ZSR), a replacement for the erythrocyte sedimentation rate (ESR), *Am J Clin Pathol* 164:254–256, 1975.

Mukherjee DP, Ray N, Acton ST: Level set analysis for leukocyte detection and tracking, *IEEE Trans Image Process* 13:562–572, 2004.

Nagai M, Mawatari K: Studies of the oxidation states of hemoglobin M Boston and hemoglobin M Saskatoon in blood by EPR spectroscopy, *Biochem Biophys Res Commun* 210:483–490, 1995.

National Comprehensive Cancer Network (NCCN) Clinical Practice Guidelines in Oncology. Non Hodgkin Lymphoma vs 2014 at nccn.org on November 23, 2014.

National Committee for Clinical Laboratory Standards (NCCLS): *Methods for the erythrocyte sedimentation rate test*, ed 3, Candidate standard for approval. Villanova, Pa, 1993, NCCLS. NCCLS Document H2-A3.

O'Broin S, Kelleher B, O'Connor G: Uniformity of anticoagulation for full blood counting, *Clin Lab Haematol* 19:159–160, 1997.

Odejide OO, Cronin AM, DeAngelo DJ, et al: Improving the quality of bone marrow assessment: Impact of operator techniques and use of a specimen preparation checklist, *Cancer* 119:3472–3478, 2013.

Olshaker JS, Jerrard DA: The erythrocyte sedimentation rate: clinical laboratory in emergency medicine, *J Emerg Med* 15:869–874, 1997.

Parthenis K, Metaxaki-Kossionides C: Blood analysis using black and white digital images, *J Biomed Eng* 14:287–292, 1992.

Pearson TA, Mensah GA, Alexander RW, et al: Markers of inflammation and cardiovascular disease: application to clinical and public health practice. A statement for health care professionals from The Centers for Disease Control and Prevention and the American Heart Association, *Circulation* 107:499–511, 2003.

Peerschke EIB, Pessin MS, Maslak P: Using the hemoglobin content of reticulocytes (RET-He) to evaluate anemia in patients with cancer, *Am J Clin Pathol* 142:506–512, 2014.

Penchas S: Heparin and the ESR, *Arch Intern Med* 138:1865–1866, 1978.

Peterec SM, Brennan SA, Rinder HM: Reticulated platelet values in normal and thrombocytopenic neonates, *J Pediatr* 129:269–274, 1996.

Plebani M, DeToni S, Sanzari MC, et al: The TEST 1 automated system: a new method for measuring erythrocyte sedimentation rate, *Am J Clin Pathol* 110:334–340, 1998.

Rapi S, Ermini A, Bartolini L: Reticulocytes and reticulated platelets: simultaneous measurement in whole blood by flow cytometry, *Clin Chem Lab* 36:211–214, 1998.

Reed LJ, Raghupati R, Strakhan M, et al: The powdered bone marrow biopsy technique is superior to the standard manual technique for hematologists-in-training; a prospective, randomized comparison, *Blood (ASH Annual Meeting Abstract)* 118:Abstract 3133, 2011.

Rifai N: High-sensitivity C-reactive protein: a useful marker for cardiovascular disease risk prediction and the metabolic syndrome, *Clin Chem* 51:504–505, 2005.

Rogers CH: Blood sample preparation for automated differential systems, *Am J Med Technol* 39:435–442, 1973.

Rosse C, Kraemer MJ, Dillon TL, et al: Bone marrow cell populations of normal infants: the predominance of lymphocytes, *J Lab Clin Med* 89:1225–1240, 1977.

Rowan RM, Fraser C: Platelet size distribution analysis. In van Assendelft OW, England JM, editors: *Advances in hematological methods: the blood count*, Boca Raton, Fla., 1982, CRC Press, p 125.

Rümke CL: The imprecision of the ratio of two percentages observed in differential white blood cell counts: a warning, *Blood Cells* 11:137–140, 1985.

Ryan DE: *Examination of the blood*, ed 6, New York, 2001, McGraw Hill.

Ryan DH, Cohen HJ: Bone marrow aspiration and morphology. In Hoffman R, Benz EJ, Shattil SJ, et al, editors: *Hematology: basic principles and practice*, ed 3, New York, 2000, Churchill Livingstone, pp 2460–2479.

Saadeh C: The erythrocyte sedimentation rate: old and new clinical applications, *South Med J* 91:220–225, 1998.

Sacker LS: Specimen collection. In Lewis SM, Coster JF, editors: *Quality control in haematology*, New York, 1975, Academic Press, p 211.

Saxton BR, Blanchette VW, Butchart S: Reticulated platelet counts in the diagnosis of acute immune thrombocytopenic purpura, *J Pediatr Hematol Oncol* 20:44–48, 1998.

Schneiderka P, Dohnal L, Shachova J: Erythrocyte sedimentation rate in glass and plastic pipettes, *Sb Lek* 98:301–315, 1997.

Shannon K, Pearson HA: Blood and blood forming tissues. In Rudolph CD, Rudolph AM, Hostetter MK, et al, editors: *Rudolph's pediatrics*, ed 21, New York, 2002, McGraw Hill, p 1521.

Shannon M, Graef JW: Lead intoxication in children with pervasive developmental disorders, *J Toxicol Clin Toxicol* 34:177–181, 1996.

Shelat SG: Differences in erythrocyte sedimentation rates using the Westergren method and a centrifugation method, *Am J Clin Pathol* 130:127–130, 2008.

Simson E, editor: *Proceedings of the Technicon H-1 Hematology Symposium*, Tarrytown, N.Y., 1986, Technicon Instruments.

Small BM, Bettigole RE: Diagnosis of myeloproliferative disease by analysis of platelet volume distribution, *Am J Clin Pathol* 76:685–691, 1981.

Smith EM, Samadian S: Use of the erythrocyte sedimentation rate in the elderly, *Br J Hosp Med* 51:394–397, 1994.

Sox HC Jr, Liang MH: The erythrocyte sedimentation rate: guidelines for rational use, *Ann Intern Med* 101:515–523, 1986.

Stiegler G, Stohlawetz P, Brugger S: Elevated numbers of reticulated platelets in hyperthyroidism: direct evidence for an increase of thrombopoiesis, *Br J Haematol* 101:656–658, 1998.

Stohlawetz P, Stiegler G, Jilma B: Measurement of the levels of reticulated platelets after plateletpheresis to monitor activity of thrombopoiesis, *Transfusion* 38:454–458, 1998.

Stohlawetz P, Stiegler P, Knobl P: The rise of reticulated platelets after intensive chemotherapy for AML reduces the need for platelet transfusions, *Ann Hematol* 78:271–273, 1999.

Tassies D, Reverter JC, Cases A: Effect of recombinant human erythropoietin treatment on circulating reticulated platelets in uremic patients: associations with early improvement in platelet function, *Am J Hematol* 59:105–109, 1998.

Tsang CW, Lazarus R, Smith W: Hematological indices in an older population sample: derivation of healthy reference values, *Clin Chem* 44:96–101, 1998.

van Assendelft OW: *Spectrophotometry of haemoglobin derivatives.*, Assen, The Netherlands, 1970, Royal Van Gorcum Ltd.

Vaughan Hudson B, Maclennan KA, Bennett MH, et al: Systemic disturbance in Hodgkin's disease and its relation to histopathology and prognosis, *Clin Radiol* 38:257, 1987.

Weick JK, Hagedorn AB, Linman JW: Leukoerythroblastosis: diagnostic and prognostic significance, *Mayo Clin Proc* 49:110–113, 1974.

Wintrobe MM: *Clinical hematology*, ed 7, Philadelphia, 1974, Lea & Febiger.

Zauber NP, Zauber AG: Hematologic data of healthy very old people, *JAMA* 257:2181–2184, 1987.

Zeigler Z, Murphy S, Gardner FH: Microscopic platelet size and morphology in various hematologic disorders, *Blood* 51:479–486, 1978.

Zlonis M: The mystique of the erythrocyte sedimentation rate: a reappraisal of one of the oldest laboratory tests still in use, *Clin Lab Med* 13:787–800, 1993.

造血

第31章

Sharad C. Mathur, Robert E. Hutchison, Golam Mohi

要点

1. 造血组织起源于骨髓造血干细胞,造血干细胞可以分化为粒细胞、单核细胞、淋巴细胞、巨核细胞和红细胞。

2. 造血细胞的分化和成熟受可溶性因子(包括生长因子和细胞因子)的影响,通过与骨髓基质相互作用实现,部分通过黏附分子来介导。

3. 红细胞的主要功能是将氧气从肺传递到组织。这是由血红蛋白的性质和量决定的,受红细胞生成素产生肾组织内氧分压的调节。

4. 造血祖细胞在生长因子作用下产生的中性粒细胞和单核细胞是主要的吞噬细胞。它们和其他粒细胞(嗜酸性粒细胞、嗜碱性粒细胞和肥大细胞)受可溶性因子的影响,清除微生物和调节免疫。

5. 巨核细胞在血小板生成素刺激下产生血小板,从而影响初期止血。

6. 淋巴细胞来源于骨髓干细胞,在胸腺、外周淋巴组织以及骨髓中发育和增殖。它们由 B 细胞、T 细胞、自然杀伤(NK)细胞以及相关亚型细胞群体组成,与其他细胞作用,分泌可溶性因子,主要包括细胞因子和免疫球蛋白,影响体液免疫和细胞免疫。

干细胞

干细胞能够自我更新和分化成多系细胞。胚胎干细胞是全能干细胞,能形成机体内所有组织。组织干细胞作为多能干细胞能产生特定组织的成熟细胞。身体的各种组织都是由组织干细胞产生。在大多数组织中,干细胞数量极少,通过表面标志物已经分离鉴定出了多种组织干细胞,其中造血干细胞(hematopoietic stem cells,HSC)是研究最为清楚的干细胞。

造血干细胞和祖细胞

造血干细胞(HSC)能自我更新和分化为定向造血祖细胞。HSC 分化成多能祖细胞(multipotent progenitors,MPP),其不具有自我更新能力,但可以产生定向祖细胞,包括淋巴样祖细胞(common lymphoid progenitors,CLP)和髓样祖细胞(common myeloid progenitors,CMP)(Kondo et al,1997;Akashi et al,2000)。CLP 分化为 T 淋巴细胞、B 淋巴细胞和自然杀伤(NK)细胞。CMP 产生粒/单系祖细胞(granulocyte/macrophage progenitors,GMP)和巨核/红系祖细胞(megakaryocyte/erythrocyte progenitors,MEP)。GMP 分化为成熟粒细胞、单核细胞和巨噬细胞,而 MEP 分化为血小板和红细胞(Reya et al,2001)。因此,HSC 产生造血系统所有成熟的血细胞(图 31-1)。

人类 HSC 免疫表型为 Lin^- $CD34^+$ $CD38^-$ $CD90^+$ $CD45RA^-$ $CD49^{f+}$(Doulatov et al,2012)。它们缺乏谱系定向标记如 CD2、CD3、CD4、CD7、CD8、CD10、CD11b、CD14、CD19、CD20、CD56、

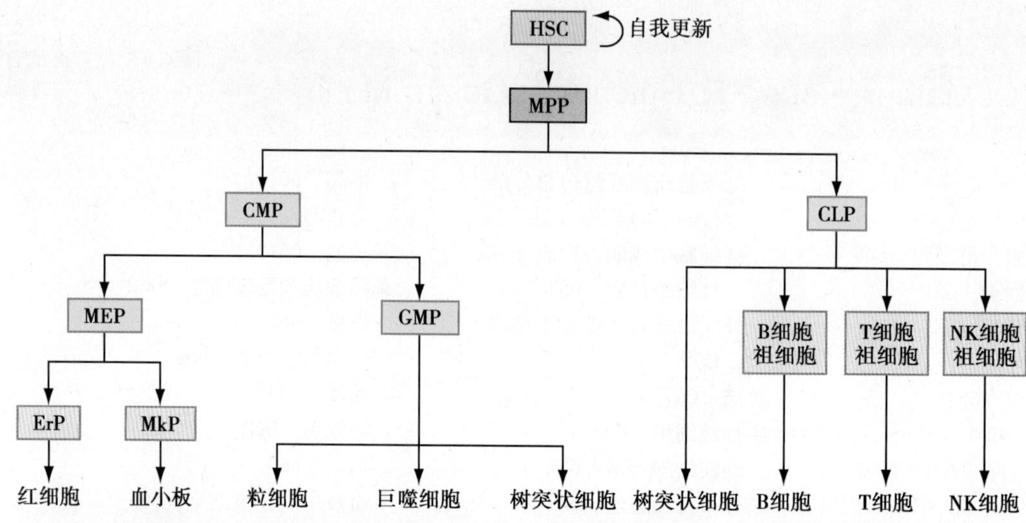

图 31-1 造血发育图。CLP，淋巴样祖细胞；CMP，髓样祖细胞；ErP，红系前体；GMP，粒/单系祖细胞；HSC，造血干细胞；MEP，巨核/红系祖细胞；MkP，巨核细胞前体；MPP，多能祖细胞

CD71 和血型糖蛋白 A（GPA）。随着 HSC 分化为 MPP，CD90（Thy1）和 CD49f 的表达下调（Doulatov et al，2012）。MPP 为 $Lin^-CD34^+CD38^-CD90^-CD45RA^-CD49f^-$。CMP（$Lin^-CD34^+CD38^+CD123^{+/low}CD45RA^-$）、GMP（$Lin^-CD34^+CD38^+CD123^+CD45RA^+$）和 MEP（$Lin^-CD34^+CD38^+CD123^-CD45RA^-$），主要根据 IL-3 受体 α 链（CD123）和 CD45RA 的表达进行区别（Mainz et al，2002；Ryder et al，2006）。CLP 被鉴定为 $Lin^-CD34^+CD38^+CD10^+$ 或 $Lin^-CD34^+CD38^+CD127^+$（Bryden et al，2006；Pang et al，2011）。当定向祖细胞分化成系祖细胞/前体时，它们表达系特异性抗原，如髓系前体表达 CD33、CD11b 和 CD14，红系前体表达 CD71 和 GPA，巨核系前体表达 CD41 和 CD61，B 淋巴系前体表达 CD10 和 CD19，T 淋巴系前体表达 CD3 和 CD7（框 31-1）。

框 31-1 谱系特异性标志物

髓系—CD33，CD11b，CD14
红系—CD71，GPA
巨核细胞系—CD41，CD61
B 淋巴细胞系—CD10，CD19
T 淋巴细胞系—CD3，CD7

在成人中，HSC 主要存在于骨髓，在外周血中也少量存在，并且随着生长因子和（或）一些化学治疗剂的应用而增加，可以使用从外周血和骨髓中获取 HSC 用于干细胞移植。在一些病理状况下，如血液系统恶性肿瘤，可观察到髓外造血，并可在其他组织包括脾脏和肝脏中发现 HSC。大多数 HSC 处于静止状态（细胞周期的 G0 期），以防止 HSC 的快速耗尽。因为 G0 期是细胞周期中代谢相对不活跃的时期，HSC 对代谢产物和活性氧（ROS）诱导的 DNA 损伤少于代谢活性更高的分化细胞（Rossi et al，2005；Bryder et al，2006）。FoxO 家族转录因子保护 HSC 免受氧化损伤，通过增加清除 *ROS* 基因及促进静止基因的表达延长其寿命（Tothova et al，2007）。ATM 是一种 DNA 修复所需的丝氨酸/苏氨酸激酶，它通过调节 ROS 水平在维持 HSC 静止过程中起重要作用（Ito et al，2006）。此外，血小板生成素/MPL 信号通过调节 HSC 与骨髓成骨细胞微环境作用有助于维持 HSC 静止（Yoshihara et al，2007）。HSC 还表达高水平的多药耐药（multidrug-resistant，MDR）基因（Rossi et al，2005；Bryder et al，2006），其产物可能有保护 HSC 免受应激或遗传毒性因子影响的作用。

干细胞最重要的特性是自我更新。自我更新是干细胞分裂产生更多的子干细胞的过程。HSC 的自我更新对造血干细胞的功能和维持成人骨髓中 HSC 的长期稳定储备是至关重要的。Notch、Sonic hedgehog（Shh）、Wnt/β-catenin 和 Janus kinase 2（JAK2）等信号通路调节 HSC 的自我更新（Varnum-Finney et al，2000；Bhardwaj et al，2001；Reya et al，2003；Akada et al，2014）。Bmi1 是通过表观遗传学沉默调节靶基因转录的多梳抑制复合物的一个组成部分，也被认为是 HSC 自我更新的关键（Park et al，2003）。最近研究表明干细胞微环境在 HSC 的维持和自我更新中起到重要作用（Morrison & Scadden，2014）。HSC 主要位于骨髓血窦，其中内皮细胞和间质干细胞通过产生干细胞因子（stem cell factor，SCF）（Ding et al，2012）、趋化因子 CXCL12（Greenbaum et al，2013；Ding & Morrison，2013）以及其他可能的因子来促进 HSC 维持。交感神经（Katayama et al，2006）、无髓鞘施万细胞（Yamazaki et al，2011）、巨噬细胞（Winkler et al，2010）和破骨细胞（Mansour et al，2012）可能也有助于 HSC 微环境稳定并促进 HSC 在骨髓中维持。HSC 附着于微环境，当它们分裂时，一个子细胞保持附着于微环境，而另一个子细胞从微环境移开进入分化途径（Clarke & Fuller，2006）。白血病和其他恶性肿瘤相关的致癌突变通常利用正常干细胞的自我更新机制，这些突变通常起源于正常的 HSC，并将其转化为自我更新能力强的白血病干细胞（leukemic stem cells，LSC）。

通过将 HSC 移植到免疫缺陷型 NSG（NOD/SCID/γ 链缺陷型）小鼠中和检测造血祖细胞来评估人类 HSC 的自我更新和分化潜能。从人骨髓或外周血中分离的 HSC 移植到亚致死剂量照射的 NSG 小鼠中，可长期植入而无移植物抗宿主病（GVHD）。移植后再生的人体细胞被称为重症联合免疫缺陷小鼠再生细胞(severe-combined immunodeficiency mouse-repopulating cells,SRC),使用流式细胞仪对其进行检测。造血祖细胞集落检测用于确定 HSC/祖细胞的分化能力。表达 CD34 和 CD33 的未分化髓系祖细胞集落称为粒细胞、红细胞、巨噬细胞、巨核细胞集落形成单位(colony-forming unit-granulocyte, erythrocyte, macrophage, megakaryocyte, CFU-GEMM)。在不同细胞因子的作用下,CFU-GEMM 细胞可以分化成粒细胞集落形成单位(colony-forming unit-granulocyte, CFU-G),巨噬细胞集落形成单位(colony-forming unit-macrophage, CFU-M),红细胞爆式集落形成单位(burst-forming unit-erythrocyte, BFU-E),红细胞集落形成单位(colony-forming unit-erythrocyte, CFU-E)和巨核细胞集落形成单位(colony-forming unit-megakaryocyte, CFU-Mk)。此外,有证据表明,HSC 也可以转分化为非造血细胞(Zubair et al, 2002)。

造血生长因子

控制造血的可溶性或膜结合因子包括造血生长因子和细胞因子。它们调节造血前体细胞的增殖、存活和分化,促进成熟血细胞的功能。造血生长因子/细胞因子在它们产生的部位附近或血液循环中起作用。它们由不同类型的造血或非造血细胞产生,通常影响多系造血(Metcalf, 2008),通常与其他生长因子协同作用于正常细胞以及肿瘤细胞。每种细胞因子都有特定的受体,它们与细胞因子相互作用后将信号从细胞表面传递到细胞核。

造血生长因子/细胞因子相关的基因已被鉴定、克隆和测序。纯化的重组细胞因子已用于实验研究和临床应用,主要用来刺激造血细胞的产生。促红细胞生成素(erythropoietin, EPO)对于红细胞的产生至关重要,而血小板生成素(thrombopoietin, TPO)则是生成巨核细胞所必需的(Metcalf, 2008)。涉及造血的其他重要生长因子/细胞因子包括干细胞因子(SCF)、FLT-3 配体、粒细胞-巨噬细胞集落刺激因子(granulocyte-macrophage colony stimulating factor, GM-CSF),粒细胞集落刺激因子(granulocyte colony stimulating factor, G-CSF)、巨噬细胞集落刺激因子(macrophage colony stimulating factor, M-CSF)、白细胞介素(IL-3、IL-4、IL-5、IL-6、IL-7、IL-11、IL-13 和 IL-15)和干扰素(IFN-α 和 IFN-γ)。

趋化因子在调节造血细胞的转运和归巢中起重要作用,CXCL12(也称为 SDF-1)在骨髓基质细胞和微血管内皮细胞中表达。造血干细胞表达 CXCR4,它是 CXCL12 的受体。CXCL12-CXCR4 趋化因子信号通路参与了 HSC 的维护和移植(Sugiyama et al, 2006)。G-CSF 动员造血干细胞可能是由于 CXCL12 和 CXCR4 之间的相互作用的破坏(Papayannopoulou & Saddens, 2008)。有些趋化因子及其受体在 T、B 细胞发育、炎症以及免疫监视中发挥作用。

造血组织

胚胎和胎儿期造血

从胚胎期的第一个月开始,原始的造血开始于卵黄囊间质的胚外中胚层,又称血岛,主要包含在血管内形成的巨幼样有核原始红细胞。哺乳动物的永久造血发生在胚胎的主动脉-性腺-中肾(aorta-gonadmesonephros, AGM)区域,造血细胞从这里迁移到胎盘、肝脏和脾脏。在第六周,造血从肝脏开始,成为早期和中期胚胎的主要造血器官。成熟幼红细胞为无核红细胞,在肝脏血管外形成,粒细胞和巨核细胞存在较少。在胎儿发育中期,脾脏和淋巴结在造血中起较小的作用,但肝脏持续占主导地位。在胎儿发育后期,随之肝脏的造血作用逐渐消退,骨髓作为血细胞生成的部位变得越来越重要。

出生后造血

出生后不久,肝脏的造血停止,骨髓是红细胞、粒细胞和血小板产生的唯一场所。造血干细胞和定向祖细胞维持在骨髓中,B 淋巴细胞继续在骨髓和次级淋巴器官中产生,而 T 淋巴细胞在胸腺和次级淋巴器官中产生(见下文,淋巴细胞)。

出生时,骨髓腔以活跃的造血(红)骨髓为主。在婴儿期,随着身体的发育和骨髓腔的增加,只有部分骨髓造血,剩余的被脂肪细胞占据。在童年后期,只有扁平骨(颅骨、椎骨、胸廓、肩部和骨盆)和上下肢长骨的近心端部分是血细胞形成的部位,剩余的骨髓是脂肪或黄骨髓,如果存在持续的强烈刺激,黄骨髓可以被造血细胞代替,重新恢复其造血功能。

骨髓循环是封闭的,也就是说,从中央纵向动脉(即长骨)产生的小动脉直接与广泛的静脉窦连接,并且最终汇入中央纵静脉。血窦壁的扁平内皮部分被外膜网状细胞覆盖,外膜网状细胞是形成嗜银的网状纤维的成纤维细胞的一种形式。这些网状细胞和纤维形成造血细胞所在的骨髓基质的支撑网。网状细胞几乎无吞噬功能,它们可能吸收水分而膨胀,可能成为脂肪细胞,也可能诱导造血干细胞成为定向祖细胞。血细胞在骨髓基质中增殖和成熟后,穿过窦壁内皮细胞进入血液,这需要血管外膜细胞的移位。间质干细胞和窦壁内皮细胞产生多种参与造血的细胞因子和趋化因子。

红细胞生成

红细胞是转运血红蛋白的载体,血红蛋白产生于红细胞的前体幼红细胞。血红蛋白的作用是运输氧和二氧化碳,并通过代谢使血红蛋白处于功能状态。

幼红细胞生成

最早可辨认的红系前体是原始红细胞(图 31-2)。直径约为 20μm,是红细胞前体中体积最大的。核染色质细而均匀,染色稍深于原始粒细胞,核膜突出。存在一个或多个核仁。细胞质不均匀,嗜碱性,无颗粒。原始红细胞经过一次有丝分裂形成两个早幼红细胞。

早幼红细胞(图 31-3)稍小,染色质略粗糙,深染,部分结块,形似辐条状。副染色质(核的非染色质部分)明显,染成粉红色。核仁通常不可见。核/质(N/C)比适中,细胞质大约占细胞的 1/4。由于 RNA 丰富,细胞质呈强嗜碱性,电镜下细胞质呈现大量的多聚核糖体。由于存在伪足,早幼红细胞的细胞边界经常呈不规则。

在早幼红细胞有丝分裂后,持续的血红蛋白产生,使子细胞的细胞质嗜多色性,即红染的血红蛋白与蓝色的 RNA 混合呈现

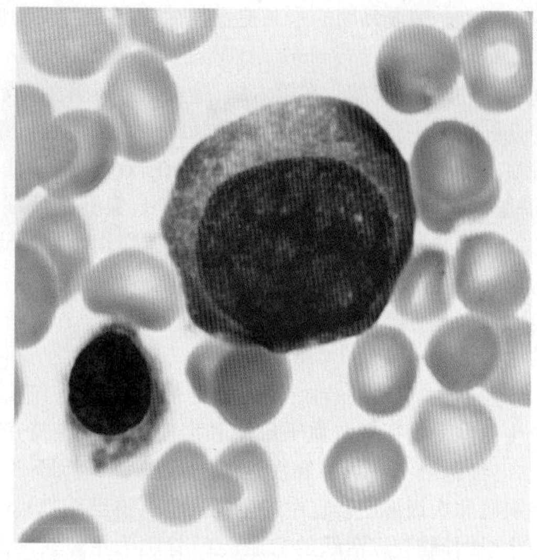

图 31-2 原始红细胞，核大而圆，染色质细，胞质嗜碱性（瑞氏-吉姆萨染色，×1000）

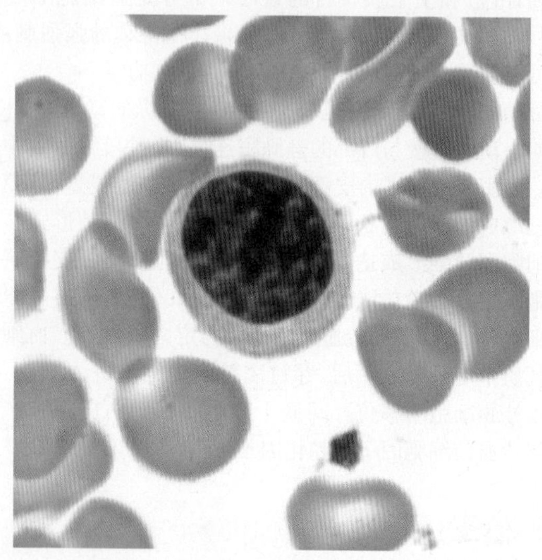

图 31-3 早幼红细胞染色质固缩，胞质强嗜碱性（瑞氏-吉姆萨染色，×1000）

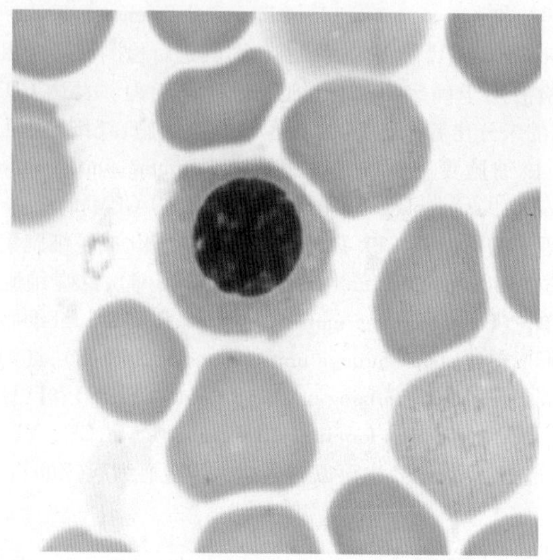

图 31-4 中幼红细胞细胞质因血红蛋白增加而呈淡蓝色（瑞氏-吉姆萨染色，×1000）

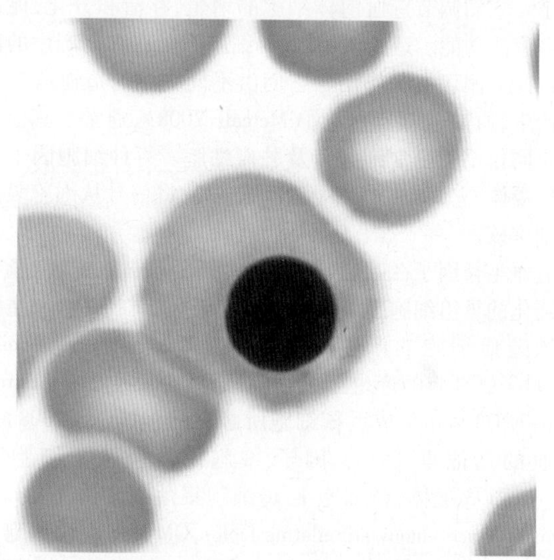

图 31-5 晚幼红细胞细胞核固缩，细胞质呈粉灰色（瑞氏-吉姆萨染色，×1000）

出深浅不一的灰色。这种细胞是中幼红细胞（图 31-4），比早幼红细胞略小。核约占细胞一半，深染，染色质中度凝聚，明显不同于粉染的副染色质。中幼红细胞经历一次或两次有丝分裂。

在最后一次有丝分裂后，细胞核变得小而致密（固缩），到达晚幼红细胞阶段（图 31-5），不再进行有丝分裂。晚幼红细胞比中幼红细胞小，N/C 比较低。细胞质中含有更丰富的血红蛋白和更少的多聚核糖体，仍略微呈现多染性。

最后，伴随着细胞质收缩和波动，细胞核和少部分细胞质从晚幼红细胞中排出，形成网织红细胞（图 31-6）。Romanowsky 型染色发现网织红细胞因残留一定量的核糖核酸 RNA 呈多染色性。

在骨髓中，发育的红细胞通常与幼红细胞岛内巨噬细胞（图 31-7）进行接触。当骨髓被抽取出来涂抹在载玻片时，幼红细胞岛通常会被破坏，但有时可以看到巨噬细胞的碎片附着在幼红细胞上，尤其在普鲁士蓝染色的骨髓片上。

在幼红细胞系的增殖和成熟过程中，铁会从血浆中的运铁蛋白转运到细胞内。原始红细胞和早幼红细胞的 RNA 含量最高，到了中幼红细胞 RNA 含量开始减少，血红蛋白含量开始增加。RNA 的合成在幼红细胞系成熟的各个阶段逐渐减少，直到晚幼红细胞。当细胞核消失（网织红细胞）时，RNA 的合成将停止，而已经合成的 RNA 会继续存在几天的时间，网织红细胞中的蛋白质和血红素合成依然会继续，直到细胞失去所有的 RNA 和线粒体。

在为期 3 天的成熟过程中，每个原始红细胞会经历 3~4 次的有丝分裂，能分化成 16 个左右网织红细胞。网织红细胞比成熟红细胞体积大，在骨髓中继续存在 1~2 天，然后才会被释放到血液中。

在骨髓中，网织红细胞的数量与有核红细胞数量大致相同，比血液循环中的网织红细胞数量稍多一些。如果出现缺氧严重的情况，骨髓中的网织红细胞会被释放到血液中，其数量大约是循环网织红细胞的两倍。

正常情况下，网织红细胞仍然在骨髓中缓慢合成血红蛋

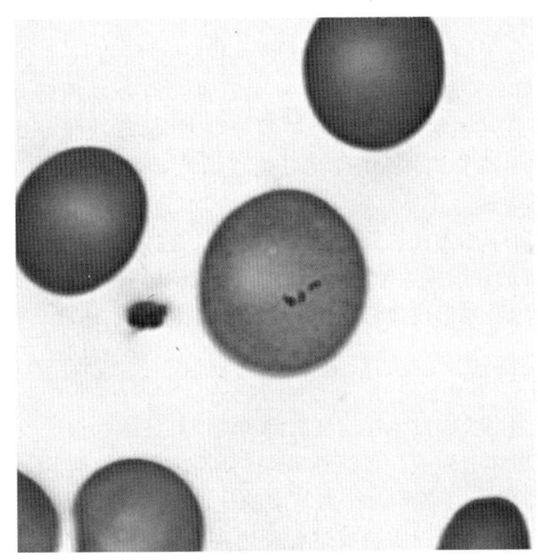

图 31-6 网织红细胞(多染性红细胞)细胞质因残留的 RNA 呈现粉灰色(瑞氏-吉姆萨染色,×1000)。RNA,核糖核酸

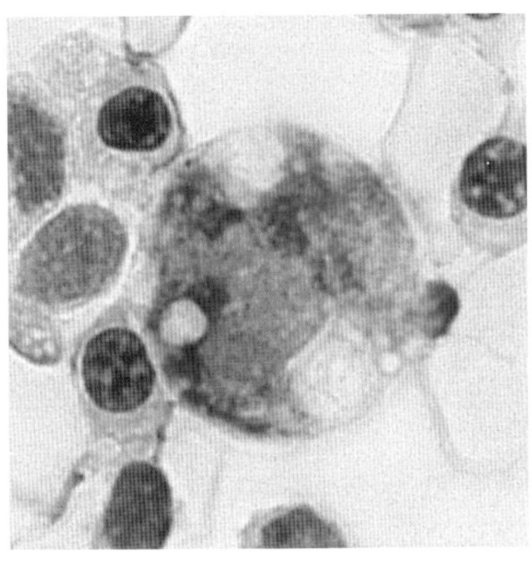

图 31-7 骨髓中的铁粒幼红细胞(骨髓红系造血岛的一部分)(普鲁士蓝染色,×1000)

白,在骨髓中存在 2~3 天,然后被释放到血液中维持 1 天左右。剩余的核糖体、线粒体和其他细胞器被排出,形成成熟红细胞,成熟红细胞在循环系统中存活大约 120 天。在这段时间内,红细胞逐渐衰老,某些酶活性减弱,最终在单核吞噬细胞系统(网状内皮系统)的吞噬细胞中被破坏。

巨幼红细胞生成

当维生素 B_{12} 或叶酸缺乏时会出现红细胞前体细胞生成异常,称为巨幼细胞性成熟,异常的红细胞称为巨幼红细胞。由于细胞合成 DNA 的能力受损,有丝分裂间期和有丝分裂期都会延长,导致细胞增大,细胞核的成熟滞后于细胞质的成熟(核-质分离)。核染色质的形态更加精致,更加"开放",具有明显的副染色质。经常发现核分裂或者分裂的核以及染色质小体。巨幼红细胞与幼红细胞的发育相似:原巨幼红细胞——早巨幼红细胞——中巨幼红细胞-晚巨幼红细胞。

红细胞生成调控

血液中的红细胞数量可以通过改变生成率来调节。红细胞破坏在健康人中并没有明显的变化。当氧运输到组织受损时,如贫血,心脏或肺部疾病以及高海拔地区低氧分压时,红细胞生成增加。当过度输血或暴露于高氧分压时,红细胞生成减少。

血红蛋白氧亲和力受磷酸盐如红细胞内 2,3-二磷酸甘油酸(2,3-DPG)的浓度调节。2,3-DPG 与还原型血红蛋白 β 链结合,能减少其对氧的亲和力(图 31-8)。在组织缺氧区域,氧气从结合型血红蛋白进入组织,红细胞中还原型血红蛋白的量增加,结合更多的 2,3-DPG,进一步降低氧亲和力,更多的氧气能够输送到组织中。如果缺氧的情况持续,游离 2,3-DPG 的消耗会导致糖酵解增加,产生更多的 2,3-DPG,持续降低血红蛋白的氧亲和力。

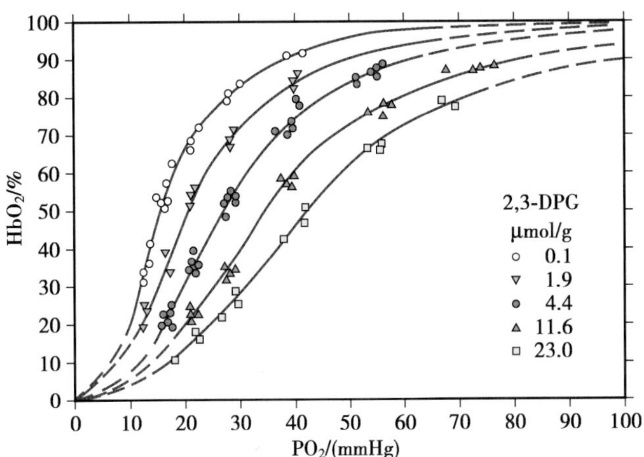

图 31-8 不同浓度 2,3-DPG 浓度下血红蛋白氧解离曲线。曲线为 S 形,随着 2,3-DPG 浓度的增加,曲线向右移动,血红蛋白对氧的亲和力降低,对组织输送氧增加。DPG,二磷酸甘油酸(引自 Duhm J:Oxygen affinity of hemoglobin and red cell acid base status, p 583, Copyright 1972, with permission from Elsevier)

组织缺氧能够通过产生缺氧诱导因子-1(HIF-1)诱导 EPO 的形成。HIF-1 是由 α 和 β 亚基组成的异二聚体,其中 α-亚基受缺氧调节。在正常氧分压条件下,HIF-1α 发生蛋白降解,但在缺氧条件下却能稳定存在。EPO 能促使骨髓中产生更多的红细胞,EPO 通过促进红系祖细胞(CFU-E 和 BFU-E)来缩短幼红细胞生成时间和促使网织红细胞提早释放到血液中,加速原始红细胞的增殖和分化。在正常骨髓细胞类型比率中,幼红细胞数量增加称为"幼红细胞增生"。细胞中 *von Hippel-Lindau* 基因 598C→T 位点的突变(von Hippel-Lindau 蛋白参与 HIF-1α 的降解)诱导 HIF-1α 表达增加,导致 EPO 水平升高和一种常染色体隐性遗传的红细胞增多,称为 Chuvash 红细胞增多症(Gordeuk et al, 2004)。

应用体外免疫学方法测定血清或血浆的 EPO 水平,乙二胺四乙酸(EDTA)抗凝剂能提高测定灵敏度(Lindstedt & Lundberg, 1998)。在继发性红细胞增多症和再生障碍性贫血患者中 EPO 水平升高。在输血后的健康人和原发性红细胞增多的患

者（真性红细胞增多）中 EPO 水平低于正常范围。然而，在原发性和继发性红细胞增多症中 EPO 水平也可能正常（Spivak，2002）。抗 EPO 抗体已经在纯红细胞再生障碍性贫血和系统性红斑狼疮中发现（Casadevall et al，1996；Schett et al，2001），它可能干扰 EPO 的免疫检测并导致贫血。

血红蛋白的合成

血红素的合成

除了成熟红细胞外，机体的大多数细胞能够合成血红素，其中最为丰富的是红细胞前体细胞。琥珀酰辅酶 A 与甘氨酸结合形成不稳定的中间体 α-氨基-β-酮己二酸，并容易脱羧形成 δ-氨基乙酰丙酸（δ-ALA）（图 31-9）。此反应发生在线粒体中并需要磷酸吡哆醛（维生素 B_6）参与。

δ-ALA 通常在尿中少量排泄，但在某些血红素合成异常情况下（如铅中毒等），尿中的排泄量会增加。经过 ALA 脱氢酶催化两分子的 δ-ALA 浓缩形成吡咯胆色素原。胆色素原通常也会在尿液中少量排出，在急性间歇性卟啉症患者的尿液中胆色素原的量会明显升高，易与 Ehelich 试剂发生显色反应而被检测到。

四分子的胆色素原反应形成尿卟啉原Ⅲ或Ⅰ（图 31-10）。Ⅲ型异构体能通过共卟啉原Ⅲ和原卟啉原转化成原卟啉。在某些疾病，该途径被部分阻断时，形成尿卟啉原和卟啉原Ⅰ型异构体，并且其氧化代谢产物-尿卟啉和粪卟啉Ⅰ的量增加。

原卟啉通常在成熟红细胞中发现。在铅中毒和铁缺乏症中，游离的红细胞原卟啉（FEP）水平升高。线粒体铁螯合酶将铁插入原卟啉形成血红素。

球蛋白合成

球蛋白合成发生在幼红细胞和网织红细胞的细胞质，多肽链在核糖体上生成。可溶性 RNA（sRNA）根据信使 RNA（mRNA）中的密码子确定每个氨基酸的位置，多肽链的逐步合成始于氨基末端。蛋白质合成过程发生在由 mRNA 与核糖体聚集在一起形成的多核糖体上。因为网织红细胞在失去细胞核后至少 2 天内还能合成血红蛋白，所以，血红蛋白的 mRNA 似乎相当稳定。从核糖体释放的多肽链能够自发地折叠成它们的三维构型。

从三羧酸循环开始

COO^-—CH_2—CH_2—$C(=O)$—S—CoA + $CH_2(NH_3^+)$—COO^- —(−)CoA-SH→ COO^-—CH_2—CH_2—$C(=O)$—$CH(NH_3^+)$—COO^- —(−)CO_2, (+)H^+→ COO^-—CH_2—CH_2—$C(=O)$—CH_2—NH_3^+

琥珀酰辅酶A+甘氨酸 → α-氨基-β-酮己二酸 → δ-氨基乙酰丙酸

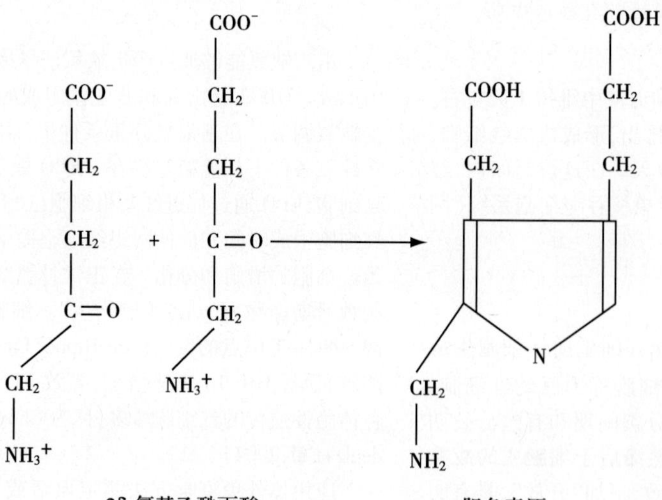

图 31-9 琥珀酰辅酶 A 与甘氨酸生成胆色素原（引自 Leavell BS：Fundamentals of clinical hematology，ed4，Philadelphia，1976，Saunders）

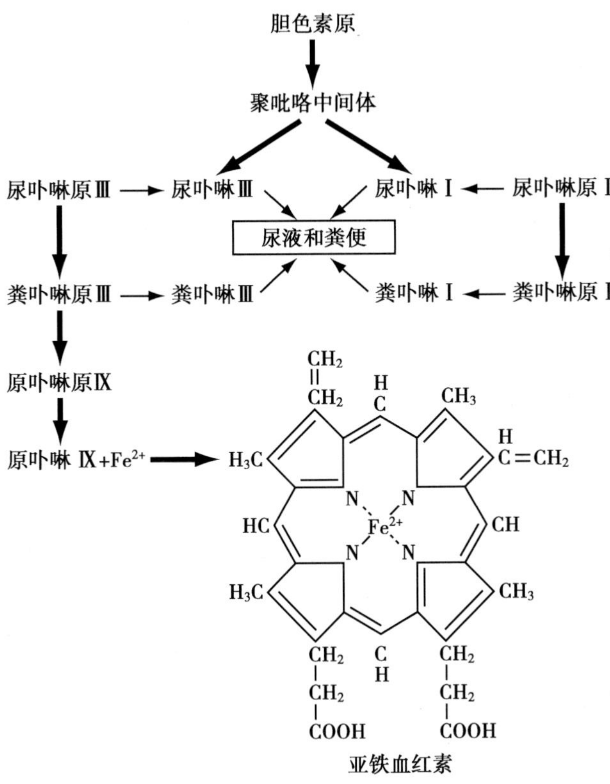

图 31-10 胆色素原生成胆红素(引自 Leavell BS:Fundamentals of clinical hematology,ed4,Philadelphia,1976,Saunders)

血红蛋白合成主要通过血红素的作用来控制。血红素的增加可抑制 ALA 合成酶的活性,抑制血红素合成。血红素在链起始位点与核糖体及 mRNA 相互作用促进球蛋白合成。

血红蛋白的结构与功能

每一个血红蛋白分子中的血红素均位于折叠多肽链的疏水腔中(Burn & Forget,1986)。正常成人 HbA 由四个血红素及四条珠蛋白链(2 条 α 链和 2 条 β 链)构成一个球状结构(图 31-11)。血红素中含有二价铁,二价铁原子有 6 个配位键,其中 4 个与血红素吡咯环上的氮相连,1 个与珠蛋白链上组氨酸的咪唑氮相连(87α 或 92β),另一个可逆地与氧气结合。当氧分压升高时,四个血红素配位循序结合一分子氧。在此过程中,血红蛋白的整体构象发生改变,从而支持连续载氧。

血红蛋白与氧气的结合呈 S 形,反映了随着肺部氧分压的增强,血红蛋白与氧气结合的亲和力增加(图 31-8)。而在组织中,由代谢引起的氧合血红蛋白向血红蛋白转变,pH 值降低、温度升高及越来越多的 2,3-DPG 与血红蛋白结合,使得结合曲线向右偏移,说明了血红蛋白与氧气的分离。

二氧化碳既能在血液中又能在红细胞中进行转运,少部分红细胞中溶解的二氧化碳与血红蛋白氨基结合为氨基甲酰血红蛋白,绝大部分以碳酸氢盐的形式存在。在组织毛细血管床红细胞中,碳酸酐酶催化一氧化碳为碳酸氢盐,而在肺部毛细血管床红细胞中则催化逆向反应(即从碳酸氢盐中释放一氧化碳的反应)。

诸如卟啉病,亚铁血红素合成异常等将在第 32 章中进行讨论(图 31-12)。

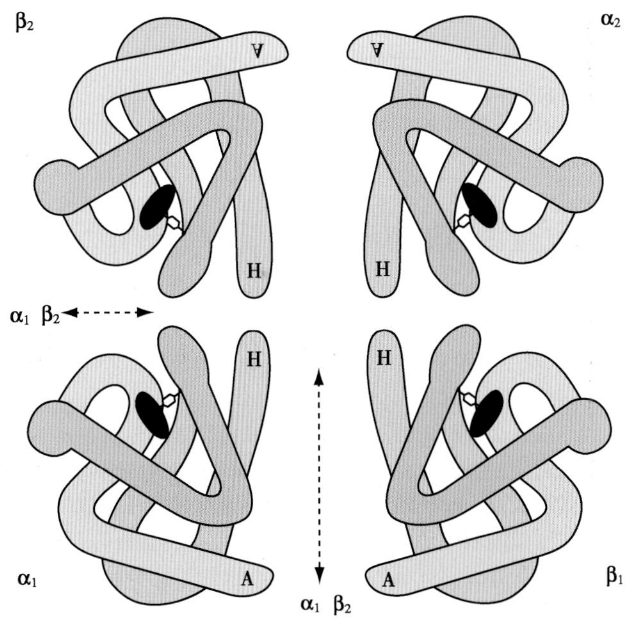

图 31-11 血红蛋白结构(四聚体,分子量为 64 500Da)。血红蛋白由四个亚基组成,图中黑色盘状部分即为血红素,与组氨酸的咪唑环相连,位于由多肽链折叠形成的“口袋”结构的分子表面。字母 A 和 H 的标注为每条多肽链的 α 螺旋区,A 为氨基末端,H 为羧基末端。在图中,四条多肽链是分开展示,但事实上这四个亚单位结合在一起,组成一个较大的 $\alpha_1\beta_1$ 结构,为相对稳定的接触区域,以及一个较小的 $\alpha_1\beta_2$ 结构是功能接触区域,在氧合和脱氧的过程中通过改变结构来发挥作用(引自 White JM, Dacie JV: The unstable hemoglobins-molecular and clinical features, Prog Hematol 7:69,1971)

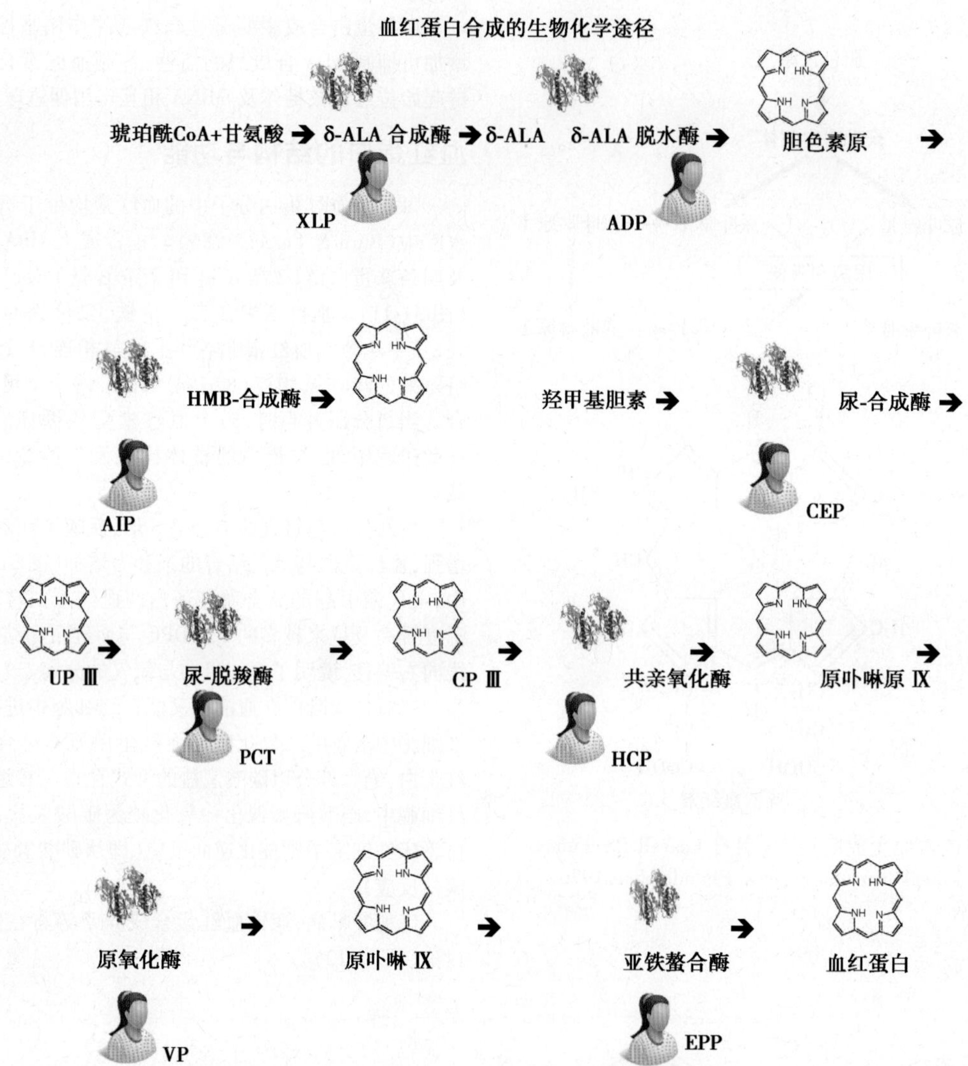

图 31-12 血红蛋白的合成及卟啉病的发病机制。ADP，氨基乙酰丙酸脱水酶；AIP，急性间歇性卟啉症；δ-ALA，δ-氨基乙酰丙酸；CEP，先天性红细胞生成性卟啉症；CP Ⅲ，粪卟啉原Ⅲ；EPP，红细胞生成性原卟啉病；HCP，遗传性粪卟啉病；HMB，羟甲基胆素；PCT，迟发性皮肤卟啉症；UP Ⅲ，尿卟啉原Ⅲ；VP，多样性卟啉病；XLP，X 连锁原卟啉病

红细胞破坏

红细胞的寿命为 120 天，红细胞不停地进行能量代谢，衰老的红细胞则被清除。某些糖酵解酶活性也随着红细胞的衰老而活性下降。衰老的红细胞与年轻红细胞相比，表面积缩小，平均红细胞血红蛋白浓度增高。此外，衰老红细胞膜表面唾液酸含量减少，导致去唾液酸胎球蛋白暴露，此衰老细胞抗原被机体的自身抗体所识别。在与自身抗体结合后，衰老红细胞被血液循环中单核吞噬细胞系统清除，清除部位主要位于脾脏。每秒钟大约有 300 万个红细胞被清除。

在某些病理状态下，单核吞噬细胞系统会快速地清除一些年轻敏感或状态异常的红细胞，其后会发生较为明显的噬红细胞现象。自身免疫性溶血性贫血中，红细胞一经与自身抗体或补体结合，单核吞噬细胞系统就会对其进行清除。在其他的病理情况下，红细胞的结构缺陷改变了其在微循环中单核吞噬细胞系统中的正常通行而遭到清除。

血红蛋白的降解

在红细胞清除后，血红蛋白在单核吞噬细胞系统中的巨噬细胞内降解为铁原子、原卟啉和珠蛋白。铁原子被储存以备再利用，珠蛋白被分解后进入机体的氨基酸池。原卟啉则完全分解转化为胆红素排出体外。

在巨噬细胞中，原卟啉环被亚铁血红素氧化酶在 α-亚甲基桥处去除，生成 1mol CO 和 1mol 胆绿素。在血液中 CO 与血红蛋白结合以 HbCO 的形式存在，最终通过呼气排出体外。胆绿素在巨噬细胞中还原为胆红素，通过血浆白蛋白转运至肝脏。胆红素在肝脏形成葡萄糖醛酸胆红素随胆汁分泌。在小肠部位，在肠道细菌的分解作用下发生还原反应，胆红素生成尿胆素原，尿胆素原和粪胆素原统称为胆素原。

呼出的 CO、HbCO 或排泄物中的尿胆素原均可以评估血红蛋白的分解，当红细胞的生成减少且循环血红蛋白含量较低时，如再生障碍性贫血，尿胆素原的排泄也随之减少。当红细胞的破坏增加，如溶血性贫血，以上三者均明显增加。

在健康人体内,约80%~90%排出体外的粪尿胆原中的胆色素来自于衰老红细胞,它们在100~120天内分解。另外10%~20%胆色素则是在红细胞生命周期伊始就排泄出来。早期的胆色素来源于肝脏中形成的非血红蛋白血红素及骨髓中新生的血红蛋白分解,后者中大部分能代表在脱核过程中丢失的正色正常红细胞胞质中的血红蛋白。

有些血液疾病如地中海贫血、巨幼红细胞贫血、骨髓异常增生、红细胞性卟啉症等在早期胆色素会显著上调。髓内血红蛋白破坏而无法生成循环中的红细胞称为无效性红细胞生成。

红细胞动力学

在血液中,红细胞进入和清除之间的平衡使血红蛋白的含量保持相对的稳定。贫血的发生往往是红细胞的清除过多而得不到足够的补偿,红细胞进入血液循环减少或以上两种情况并存。

当贫血进一步发展,组织缺氧导致血浆中促红细胞生成素表达增加,循环中的幼稚红细胞不断增加。在极端条件下,健康人骨髓可承受6~8次红细胞的输出,而这种能力需与受体患者骨髓移植反应的结果共同考虑与评价。

有效红细胞生成(红细胞的产生及运输至血液循环)、无效红细胞生成及红细胞破坏的评价方法对于贫血原因及机制的解释十分必要。

红细胞及血红蛋白总量检测

机体红细胞总量的检测比较困难,检测增殖正常的骨髓标本检测红系细胞占有核细胞的百分比可用于评价红系细胞的总量(见第30章,"骨髓检查"部分)。当骨髓增殖能力增强时,额外的造血细胞首先取代红骨髓中的脂肪组织,继而扩展至长骨中的黄骨髓。该样本代表了整个骨髓通常是有效的。

血浆铁转换率根据血清铁的水平和注射到血浆中放射性铁元素的清除率来评估。25%~30%的铁并非用于红细胞生成而主要被肝脏吸收,70%~75%的铁用于红细胞生成,这部分铁可以用于评价红系细胞总量。

红细胞或血红蛋白总分解检测

胆色素是血红素的分解产物,而粪尿胆素原是胆色素的分解产物,其含量可用于评价血红素的分解量,包括完整的血红蛋白及未能进入循环系统在骨髓中即被分解的红细胞。口服抗生素及梗阻性黄疸可能会导致胆红素向尿胆原的转化减少,从而影响检测结果。

50%的游离尿胆原可通过经门静脉循环重吸收至肝脏,只有部分尿胆原通过尿液排出。肝脏疾病或血红素代谢异常如肝细胞损伤、肝硬化、心脏病所致肝静脉淤血、溶血性贫血、红细胞发育不完全等都会导致尿液中尿胆原升高。

红细胞生成能力检测:网织红细胞计数

网织红细胞进入外周血24小时后其胞内RNA即消失,因此对网织红细胞进行计数可以反映骨髓每日有效红细胞的生成量。网织红细胞的绝对值由其所占红细胞的百分比乘以红细胞总数所得。为有效反映红细胞生成能力,不能仅看网织红细胞的百分比,还要结合实际数值。健康人外周血网织红细胞数量约为$50×10^9$/L,约占红细胞总数的1%,每日网织红细胞生成量为$50×10^9$/L。

在促红细胞生成素的作用下,大量网织红细胞释放入外周血,导致红细胞成熟时间延长,外周血中大体积、多彩及有核红细胞增多,因此,在这种情况下计算红细胞的日生成量需要校正系数:这与血细胞比容成反比,如下(Hillman & Finch,1996):

血细胞比容/%	网织红细胞成熟时间/天
45	1.0
35	1.5
25	2.0
15	2.5

如某患者血细胞比容为0.25,红细胞计数为$2.89×10^{12}$/L,网织红细胞计数为7%,那网织红细胞绝对值为$202×10^9$/L,因此该患者的网织红细胞($202×10^9$/L)/($50×10^9$/L)或4倍于健康人。该结果需要进行成熟时间的较正:4×1/2=2,因此,每日进入外周血的网织红细胞数是正常的2倍,红细胞生成量也是正常值的2倍。

根据血细胞比容,纠正贫血的计算如下:

患者网织红细胞百分比(7%)/健康人网织红细胞百分比(1%)×患者血细胞比容(0.25)/健康人血细胞比容(0.45)=4

纠正左移:纠正网织红细胞系数(4)×1/成熟时间(2)=2

这些系数对于贫血时评估红细胞生成水平具有重要意义。

健康个体在铁供应正常情况下,如血细胞比容降至0.35,1周内红细胞生成量会增加2倍,如降至0.25则会增加3倍。只有在肠道外供铁(如溶血)时红细胞的生成量会增至6~8倍。

如1~2周内骨髓动员不足以纠正贫血,那么外周血中将出现破损的红细胞。

红细胞铁利用是指检测外源注射放射性铁出现在红细胞血红蛋白中的量。在红细胞无异常破坏的情况下,根据外源注射放射性铁元素2周后的血浆清除情况和外周血红细胞中的含量计算,也反映有效红细胞生成量。

外周血有效红细胞生存率检测

抽取血液标本,用铬-51(^{51}Cr)对红细胞进行标记,^{51}Cr会与血红蛋白β链结合,一般在红细胞血红蛋白系统中降解时才会释放。血标本中多余^{51}Cr去除后回输至受试者体内,并在2小时或24小时(即0时刻或100%放射性)检测红细胞的放射性,每隔1~3天检测一次直至超过50%的放射性消失。一般用^{51}Cr的半衰期来描述红细胞的有效生存期,正常范围在28~38天之间,如红细胞的生成速度和清除速度相同,则该指标也可用于衡量红细胞的生成率。

总结

红细胞生成数反映红细胞或血红蛋白的总量,有效红细胞生成率反映了进入循环系统的红细胞或血红蛋白的总量,非有效红细胞生成率反映未能进入循环系统的红细胞或血红蛋白的量,红细胞生成的相关概念对于贫血尤其是难分类贫血研究具有重要意义。

中性粒细胞

中性粒细胞和单核细胞的原始细胞分别为粒系祖细胞(CFU-G)和单核系祖细胞(CFU-GM),在集落刺激因子的作用下,CFU-

G 分化成原始粒细胞,CFU-GM 分化为原始单核细胞(图 31-1)。

幼粒细胞形态

原始粒细胞(图 31-13)直径大约在 15μm 左右,核/质比高,细胞核呈椭圆形,染色质均匀,核膜清晰,有 2~5 个核仁,胞质透明,呈蓝色,无颗粒。早幼粒细胞中会出现嗜苯胺蓝颗粒,直径约 0.5μm,是早幼粒细胞形成的标志(图 31-14),早幼粒细胞体积大于原始粒细胞,染色质开始出现凝集,核仁不清晰,胞质嗜碱性并出现嗜苯胺蓝颗粒。中性中幼粒细胞的标志是粉红色的特殊颗粒,开始出现在高尔基体附近,随着数量增多,会出现在胞质各处(图 31-15)。随着有丝分裂的进行,嗜苯胺蓝颗粒会逐渐减少,因此,早期的中性中幼粒细胞中染色体凝集明显,嗜苯胺蓝颗粒较多,出现少量特殊颗粒,晚期的中性中幼粒细胞染色体凝集更加明显,嗜苯胺蓝颗粒减少,胞质布满特殊颗粒。中性中幼粒细胞是细胞能够分裂的最后阶段,下一阶段进入中性晚幼粒细胞,其细胞核内凹成肾形(图 31-16),此后,细胞质的变化不再明显,而细胞核中染色质更加凝集,长条形更明显(图 31-17),即为中性杆状核粒细胞。随着染色质的进一步收缩,细胞核分成两叶并有细丝状物连接,即为中性分叶核粒细胞(图 31-18)。

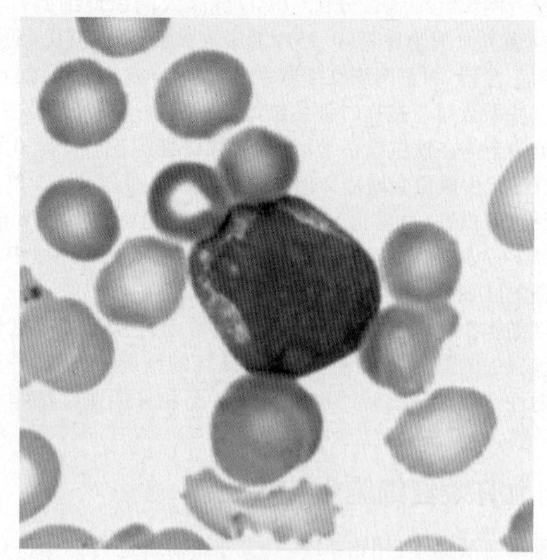

图 31-13 原始粒细胞,高核/质比,染色质细,可见核仁和嗜碱性细胞质(瑞氏-吉姆萨染色,×1000)

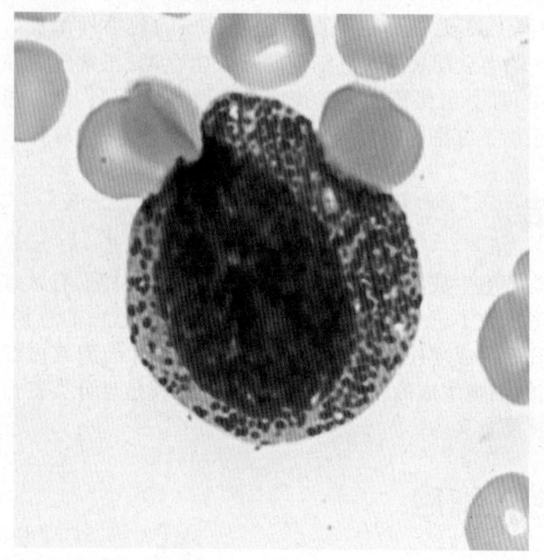

图 31-14 早幼粒细胞,胞质中有嗜天青颗粒,核染色质细致(瑞氏-吉姆萨染色,×1000)

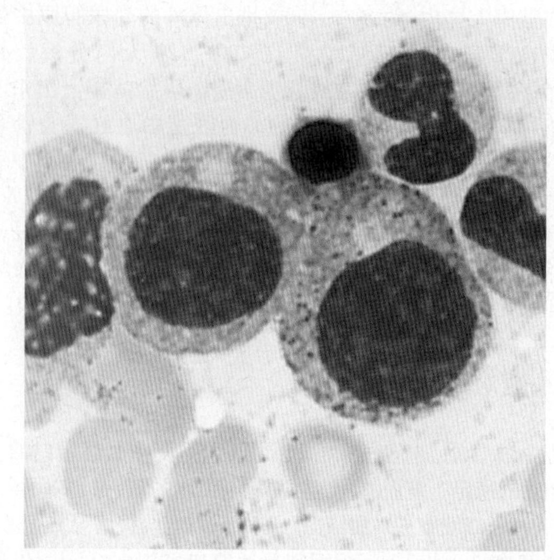

图 31-15 中幼粒细胞,胞质中有中性颗粒,核染色质凝聚。嗜天青颗粒随着中幼粒细胞(右中)的成熟而消失。图中可见中性杆状粒细胞和晚幼红细胞(瑞氏-吉姆萨染色,×1000)

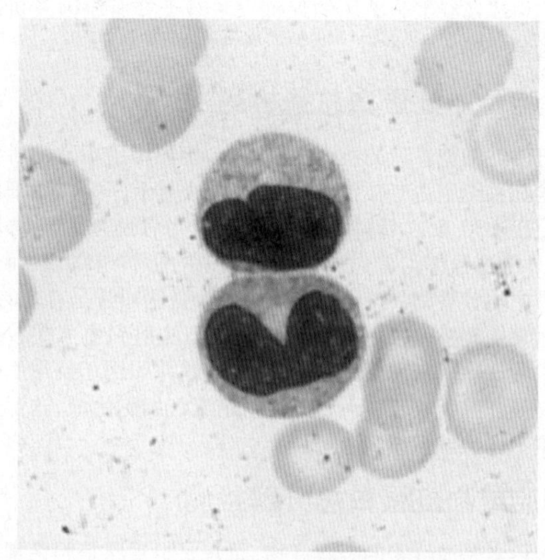

图 31-16 晚幼粒细胞,核凹陷,染色质进一步聚集(瑞氏-吉姆萨染色,×1000)

在粒系细胞的分化成熟过程中,细胞膜表面会表达一系列可用于免疫分型的标记物。原始粒细胞表面表达髓系干细胞的标志物 CD34 和 HLA-DR 以及粒系特异性标志物 CD13、CD33、CD15 和 CD117,成熟中性粒细胞表达 CD13、CD15、CD16 及 CD11b,但不表达 HLA-DR 和 CD33。

成熟的中性粒细胞胞质中特异颗粒的含量是嗜苯胺蓝颗粒的两倍(框 31-2)。在早幼粒细胞期形成的嗜苯胺蓝颗粒包含溶酶体酶类(酸性水解酶、磷酸酶、β-葡萄糖苷酸酶),髓过氧化物酶,弹性蛋白酶,芳基硫酸酯酶,阳离子抗菌蛋白等等。而在中幼粒细胞期形成的特异颗粒中含有溶菌酶,乳铁蛋白,胶原酶,纤溶酶原激活物,氨基肽,维生素 B_{12} 锚定蛋白等等。三

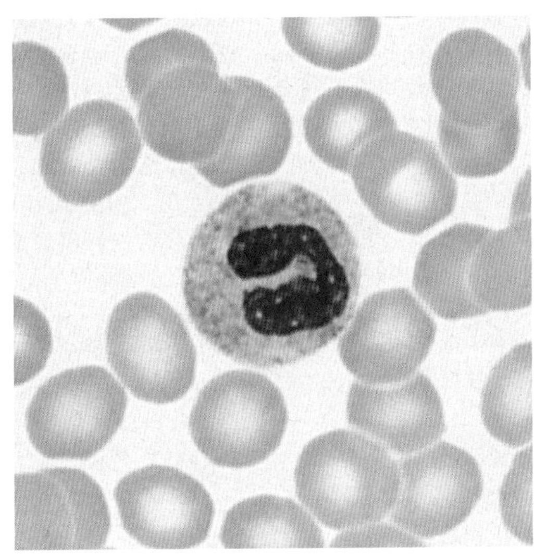

图 31-17 中性杆状核粒细胞，有成熟的细胞核，染色质更加聚集，但没有分叶（瑞氏-吉姆萨染色，×1000）

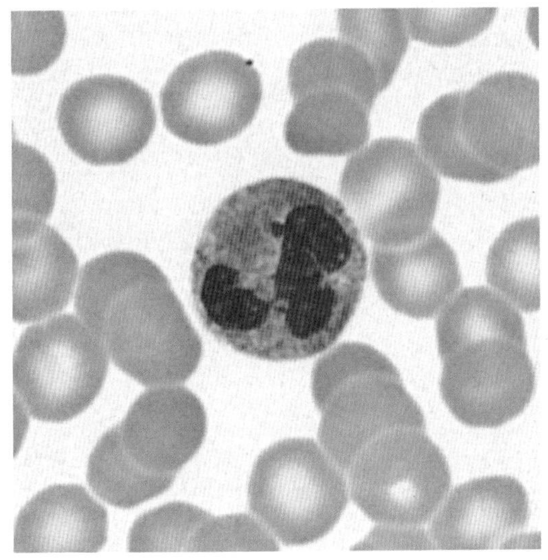

图 31-18 中性分叶核粒细胞，多个分叶核由染色质细丝相连（瑞氏-吉姆萨染色，×1000）

框 31-2 中性粒细胞的成分和功能

嗜天青颗粒(形成于早幼细胞期)	乳铁蛋白
溶酶体酶：酸性水解酶，酸性磷酸酶	胶原酶
	纤溶酶原激活剂
β 葡萄糖醛酸酶	氨肽酶
髓过氧化物酶	胞质颗粒
弹性蛋白酶	明胶酶
芳基硫酸酯酶	细胞质细胞器
阳离子抗菌蛋白	碱性磷酸酶
特异性颗粒（形成于中幼细胞阶段）	中性粒细胞功能
	吞噬
溶菌酶	杀菌活性

级颗粒和特殊颗粒大小差不多，含有明胶酶。碱性磷酸酶存在于另一密度大于特殊颗粒的细胞器中，这些颗粒都出现于髓细胞发育晚期。

分布与动力学

对于血管中的每个中性粒细胞，骨髓中存在约 16 种幼稚前体细胞。经过 5 次有丝分裂过程分化成中幼粒细胞（其中 3 次有丝分裂发生在中幼粒细胞阶段），粒细胞增殖与成熟整个过程需要 14 天的时间。之后的 6~7 天进入储存池。当中性粒细胞进入血液后，它们快速向粒细胞池和边缘池中移动。在中性粒细胞到达的一天内，中性粒细胞会随机移出血管并进入组织。向组织的迁移取决于中性粒细胞和内皮细胞中选择素家族的黏附分子及其相应的配体表达。如果中性粒细胞没有在炎症反应中消耗，中性粒细胞在几天内分别到支气管、胃肠道和泌尿道中或是在单核吞噬细胞系统降解。

功能

中性粒细胞能够按照曲线方式运动，但在趋化因子存在下，能够直线运动一段距离。中性粒细胞表达炎症因子受体如 CXCR1 和 CXCR2 参与炎症迁移。中性粒细胞细胞膜表面也表达 IgG 蛋白 FC 段的补体和 C3 受体，结合和吞噬与中性粒细胞附着的颗粒。吞噬发生在含有摄入颗粒的吞噬液泡形成过程中，伴随代谢活动和能量产生。特异性颗粒及嗜天青颗粒内容物转入吞噬液泡中，这一过程称为脱粒。杀菌活性发生在液泡内，通过 H_2O_2，超氧负离子（O_2^-）和髓过氧化物酶，产生游离卤素的卤离子或通过其他酶活性调控整个过程。其他物质可以作为趋化因子，C5a 片段是一种趋化因子，也是导致平滑肌收缩的过敏毒素。细菌释放的物质和花生四烯酸代谢产物也可能作为中性粒细胞的趋化因子。因此，中性粒细胞在预防感染性疾病中发挥重要作用。如果它们没被激活并释放到细胞外，中性粒细胞会引起组织坏死、组织损伤和炎症。

嗜酸性粒细胞

嗜酸性粒细胞在骨髓中产生。体外培养研究表明，在骨髓中存在与 CFU-GM、CFU-G 和 CFU-M 不同的嗜酸性粒细胞祖细胞（eosinophilic committed progenitor cell，CFU-Eo）。由 T 淋巴细胞产生的三种生长因子（GM-CSF、IL-3、IL-5）影响嗜酸性粒细胞发育，IL-5 促进其终末成熟、功能活化和预防嗜酸性粒细胞凋亡。

嗜酸粒幼稚细胞形态

最早可识别的嗜酸性粒细胞幼稚细胞可能是中幼粒。形态学上与中性粒细胞、单核细胞或嗜碱性粒细胞无明显差别（图 31-1 和图 31-13）。在早期嗜酸性中幼粒细胞中，颗粒粗大，嗜碱性染色，随着细胞的成熟，颗粒呈橄榄绿色，最后呈红橙色（图 31-19 和图 31-20）。核成熟与中性粒细胞的成熟相似。嗜酸性粒细胞比中性粒细胞略大，核分叶较少。成熟的嗜酸性粒细胞表达 CD16 和 CD32。

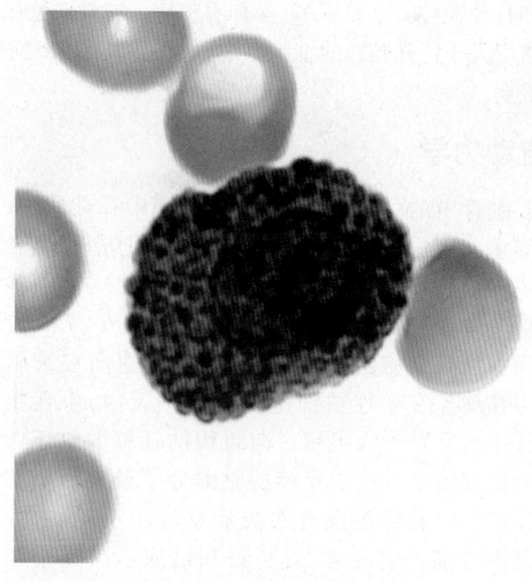

图 31-19 嗜酸性中幼粒细胞，椭圆形核，细胞质中具有嗜酸性颗粒（瑞氏-吉姆萨染色，×1000）

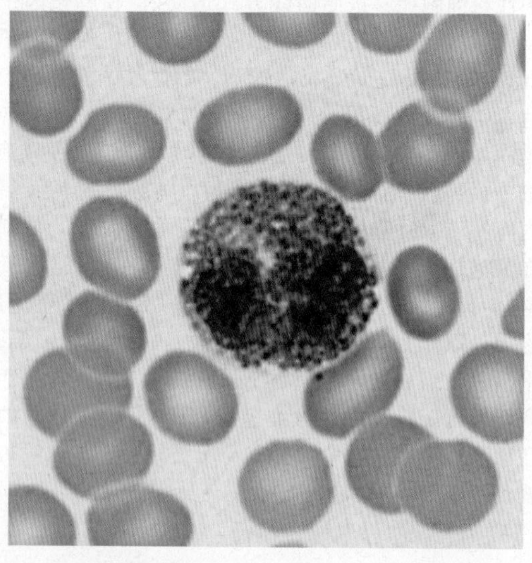

图 31-20 嗜酸性分叶核粒细胞，双叶核，细胞质中具有较大的嗜酸性颗粒（瑞氏-吉姆萨染色，×1000）

嗜酸性粒细胞的电子显微照片显示，在较不密集的基质中具有致密晶体核心的特征性颗粒。出现在中幼粒中的未成熟颗粒不具有晶体结构，但随着成熟进展而发育。成熟颗粒有两种类型：较大的颗粒（最大直径为 0.5～1.5μm），具有致密晶体，较小的颗粒（直径为 0.1～0.5μm），无晶体。在中幼粒阶段之后，较小的颗粒出现。

嗜酸性粒细胞特异性颗粒（框 31-3）的晶体核心含有主要碱性蛋白（major basic protein，MBP），MBP 对寄生虫和细胞有毒性，可中和肝素，诱导嗜碱性粒细胞释放组胺。基质中的颗粒组分包括酸性水解酶、过氧化物酶、磷脂酶和组织蛋白酶。特异性颗粒还含有嗜酸性粒细胞阳离子蛋白（eosinophil cationic protein，ECP）、嗜酸性粒细胞衍生的神经毒素（eosinophil-derived neurotoxin，EDN）和嗜酸性粒细胞过氧化物酶（eosinophil peroxidase，EPX）。ECP 可缩短凝血时间并改变纤维蛋白溶解。ECP 也可以有效地抑制淋巴细胞增殖，是一种高效的神经毒素。EDN 也是一种强力的神经毒素（Gleich & Adolphson，1986）。较小的颗粒包含芳香基硫酸酯酶，两种颗粒均含有过氧化物酶和酸性磷酸酶。嗜酸性粒细胞过氧化物酶在类型上不同于中性粒细胞和单核细胞合成的过氧化物酶。此外，嗜酸性粒细胞含有碱性磷酸酶和溶菌酶。嗜酸性粒细胞可分泌 IL-1、IL-3、IL-6、IL-8、TNF-α 和 GM-CSF。其中，TNF-α 可能会诱发霍奇金病纤维化（Roberts et al，1999）。

框 31-3 嗜酸性粒细胞的成分与功能

嗜酸性特异性颗粒

大颗粒

- 主要碱性蛋白
- 酸性水解酶
- 过氧化物酶
- 磷脂酶
- 组织蛋白酶
- 嗜酸性粒细胞阳离子蛋白
- 嗜酸性粒细胞来源的神经毒素

较小的颗粒

- 芳香基硫酸酯酶
- 过氧化物酶
- 酸性磷酸酶

嗜酸性粒细胞的功能

- 驱虫活性——主要碱性蛋白、嗜酸性粒细胞阳离子蛋白、过氧化物酶
- 吞噬作用
- 超敏反应
- 抑制炎症反应

分布与动力学

嗜酸性粒细胞的动力学与中性粒细胞相似，在经历不同的分化阶段后会先在骨髓中储存几天，之后进入血液，在血液中的半衰期约 18 小时，在组织中它们至少可以存活 6 天。组织中的嗜酸性粒细胞要明显多于血液，前者的数量至少是后者的 100 多倍。在组织中，嗜酸性粒细胞主要分布于皮肤、肺和胃肠道。

功能

嗜酸性粒细胞具有吞噬和调控炎症反应的功能（框 31-3）。肾上腺皮质类固醇激素分泌增加会促使嗜酸性粒细胞离开血液。嗜酸性粒细胞对一些抗原刺激呈现增殖反应，这个过程由 T 淋巴细胞、单核细胞和肥大细胞介导。嗜酸性粒细胞通过产生高效的氧化剂以及释放阳离子蛋白来杀灭寄生虫。嗜酸性粒细胞参与一些炎症反应尤其是过敏反应，例如哮喘和某些特殊类型的心肌疾病（Gleich & Adolphson，1986）。嗜酸性粒细胞不仅可以吞噬外源性颗粒和抗原抗体复合物，还可以抑制超敏和炎症反应。有证据表明，在组织肥大细胞和嗜碱性粒细胞发生脱颗粒时，嗜酸性粒细胞会参与调节反应。嗜酸性粒细胞表

达趋化因子受体 CCR3。在嗜酸性粒细胞趋化因子中,嗜酸性粒细胞趋化因子-A(eosinophil chemotactic factor of anaphylaxis, ECF-A)主要在嗜碱性粒细胞和肥大细胞中表达。此外,嗜酸性粒细胞可灭活肥大细胞和嗜碱性粒细胞分泌的一些细胞因子如组胺、迟发型过敏反应物质、血小板活化因子(platelet-activating factor,PAF)等。

当嗜酸性粒细胞参与炎症反应时,常有 Charcot-Leyden 晶体的形成。这些六角双锥体晶体由磷脂酶组成,常位于嗜酸性粒细胞胞质中。

嗜碱性粒细胞和肥大细胞

嗜碱性粒细胞和肥大细胞来源于造血祖细胞,可能与其他粒细胞和单核细胞拥有一个共同的祖细胞。

形态

嗜碱性粒细胞由原始粒细胞样细胞发育而来。第一个可识别阶段是嗜碱性中幼粒细胞,胞质可见特异性嗜碱性颗粒。这些颗粒(直径约 0.2~1μm)较早幼粒细胞内嗜天青颗粒大,形态相对不规则。随着细胞发育成熟,细胞酸性黏多糖(肝素)合成增加,异染颗粒增加(紫红色)。随着细胞成熟,胞质 RNA 减少,胞核部分碎裂,此阶段与中性粒细胞类似,不易辨别。在成熟嗜碱性粒细胞中,胞核固缩而染色质污浊,胞质缺乏嗜碱性颗粒(RNA 残留)(图 31-21)。成熟嗜碱性粒细胞表达 CD32。

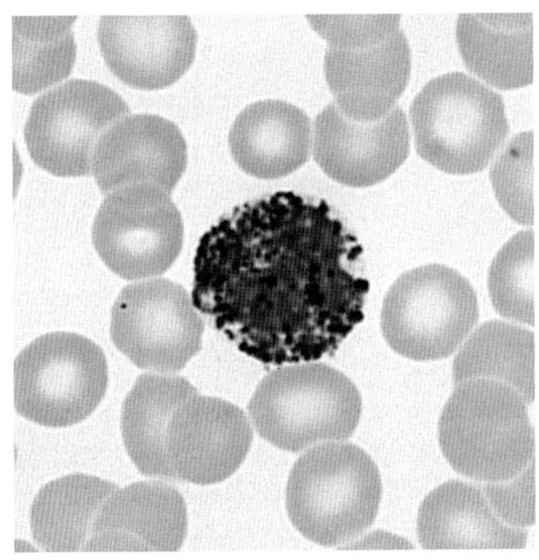

图 31-21 成熟的嗜碱性粒细胞胞质内含粗大、染成深紫红色的嗜碱性颗粒,部分胞核模糊(瑞氏-吉姆萨染色,×1000)

相反,组织肥大细胞是间质起源的结缔组织细胞,胞质含异染颗粒。广泛分布于全身,包括骨髓、胸腺和脾脏,通常不会出现在血液中。在罗氏染色(Romanowsky stain)片中(图 31-22),通常比嗜碱性粒细胞要大,核质比较小,圆形或椭圆形网状核,常被丰富的紫红颗粒掩盖。此外,组织肥大细胞内颗粒较嗜碱性粒细胞小,更圆更规则,且更难溶解。胞质内颗粒通常是纺锤形而非圆形。

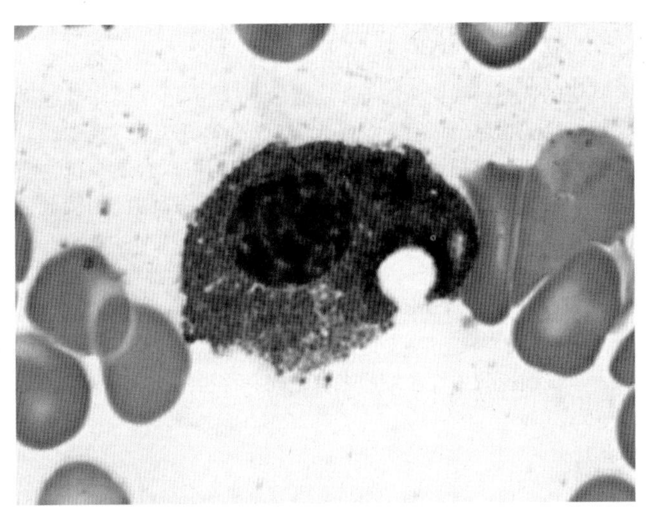

图 31-22 骨髓肥大细胞胞质中可见较多的形态均一的紫色颗粒,部分胞核模糊(瑞氏-吉姆萨染色,×1000)

分布与动力学

嗜碱性粒细胞与嗜酸性粒细胞寿命相似,其在骨髓中约需 7 天发育成熟。嗜碱性粒细胞随血液循环,正常组织中少见,肥大细胞与之不同,可以在结缔组织存活 9~18 个月。GM-CSF、IL-3、IL-5 影响嗜碱性粒细胞的生成。然而,IL-3 是嗜碱性粒细胞的主要生长因子,而 *c-kit* 配体增加肥大细胞的数量和激活状态(Lyman,1998)。

功能

嗜碱性粒细胞对肾上腺皮质激素的反应在循环数量方面与嗜酸性粒细胞相似。嗜碱细胞颗粒含有组胺、肝素和过氧化物酶(框 31-4)。嗜碱性粒细胞可合成和储存组胺、ECF-A。在受到刺激时,嗜碱性粒细胞合成、释放迟发型超敏反应物质(slow-reacting substance of anaphylaxis,SRS-A)和 PAF,但并不存储它们。细胞化学试验证明,嗜碱性粒细胞缺乏水解酶、碱性磷酸酶和酸性磷酸酶,颗粒外有丰富的糖原。尽管超微结构不同,肥大细胞亦有相似的细胞化学特性,只是嗜碱性粒细胞缺乏蛋白水解酶和 5-羟色胺。在组织中,两种细胞以相似的方式发挥功能。

框 31-4 碱性粒细胞的成分与功能

嗜碱性粒细胞特异性颗粒
- 组胺
- 肝素
- 过氧化物酶
- 嗜酸性粒细胞趋化因子-A

其他细胞组分
- 迟发型超敏反应物质
- 血小板活化因子

嗜碱性粒细胞功能
- 速发型过敏反应
- 部分迟发型过敏反应

嗜碱性粒细胞(肥大细胞)可能参与速发型超敏反应,如过敏性哮喘。IgE 易与嗜碱性粒细胞和肥大细胞胞膜结合。当一个特定的抗原与膜结合的 IgE 反应后,颗粒脱落伴随介导速发型超敏反应物质(如组胺、SRS-A、PAF、肝素、ECF-A)释放。后者导致嗜酸性粒细胞的聚集,嗜碱性粒细胞可以合成拮抗物质参与延迟型超敏反应或皮肤嗜碱性粒细胞超敏反应(如接触性皮炎),此两种过敏反应的脱颗粒过程不同。

单核细胞和巨噬细胞

单核细胞和中性粒细胞来源于同一种祖细胞,CFU-GM(图 31-1)。

形态

在正常骨髓中,很难从形态上区分原始单核细胞和原始粒细胞。最早可辨别的细胞是幼稚单核细胞,直径 15~20μm,大于原始粒细胞。其核/质比适中,胞核呈椭圆形或锯齿状、形态均一,染色质呈丝网状,有 2~5 个核仁。胞质嗜碱性,如毛玻璃样,可见一定数量的嗜天青颗粒(图 31-23)。单核细胞,存在于血液和骨髓,体积略小;中度至低度的核/质比,胞核锯齿状或轻度的分叶,轻微的核固缩,核染色质纤细。核仁模糊或被掩盖。胞质不透明,浅蓝灰色,包含大量的嗜天青颗粒(图 31-24)。

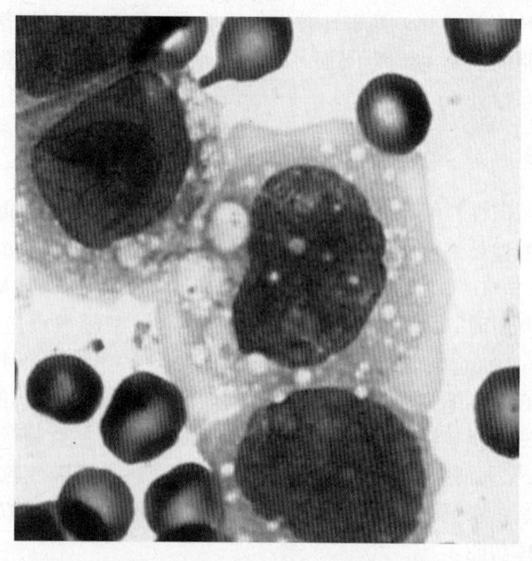

图 31-23 幼稚单核细胞核染色质细致,胞核折叠易见,胞质嗜碱性,可见空泡(瑞氏-吉姆萨染色,×1000)

巨噬细胞是单核细胞系统的组成部分,源于循环血液单核细胞。巨噬细胞体积比单核细胞大,直径在 15~80μm,细胞膜不规则,常有气泡和伪足,核/质比较大,胞核呈椭圆形或锯齿状。虽然巨噬细胞在身体的所有组织都有分布,但最常见于肠道、肝、骨髓、脾脏。

幼稚单核细胞、单核细胞和巨噬细胞内的颗粒(框 31-5)包含酸性水解酶、芳香基硫酸酯酶、非特异性酯酶和过氧化物酶。随着细胞的成熟,过氧化物酶活性降低,酸性磷酸酶、芳香基硫酸酯酶和非特异性酯酶活性增加,在粗面内质网、高尔基体区、包被囊泡和消化液泡内发挥其活性,这表明在巨噬细胞内,包被囊泡是另一类的初级溶酶体,可将水解酶从高尔基体移动到消化液泡。

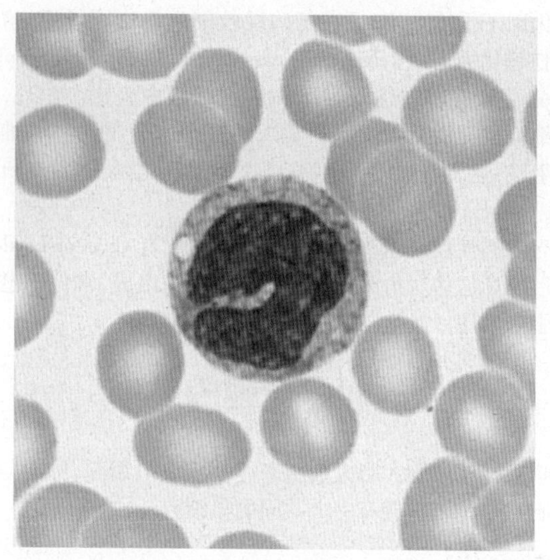

图 31-24 成熟单核细胞可见核固缩,呈锯齿状,染色质疏松,胞质嗜碱性,嗜天青颗粒易见(瑞氏-吉姆萨染色,×1000)

框 31-5 单核细胞/巨噬细胞成分及功能

颗粒等成分
- 酸性水解酶
- 芳基硫酸酯酶
- 非特异性酯酶
- 过氧化物酶
- 酸性磷酸酶

单核细胞/巨噬细胞功能
- 吞噬-细菌,细胞碎片,衰老细胞
- 抗原加工
- 细胞介导的免疫-抗体依赖性细胞毒性

合成生物活性分子

除了这些酶,单核细胞和巨噬细胞还拥有许多表面受体和表面抗原。单核细胞和巨噬细胞表达Ⅰ类抗原(HLA-A、B、C)和Ⅱ类基因复合物(HLA-DR、DP、DQ)。CD4 T 细胞抗原(分子)在辅助 T 细胞、单核细胞和巨噬细胞上均有表达。因为 CD4 分子作为人类免疫缺陷病毒 1 型(HIV-1)的受体,所以该病毒可感染单核细胞、巨噬细胞以及辅助 T 细胞。单核细胞和巨噬细胞表达 CD11(CD11a,b,c)抗原,可用于标记表面黏附糖蛋白。单核细胞和巨噬细胞也表达 CD14、CD64 和 CD68 抗原。在恶性血液疾病中,这些表面分子可用来辨别单个核细胞的种系来源。

分布与动力学

在 M-CSF 的作用下,幼稚单核细胞在 50~60 小时内经过 2~3 次有丝分裂,随后释放到血液中。在病理条件下,循环时间缩短,更多未成熟的细胞提前释放入血液。血液单核细胞在循环单核细胞池和边缘单核细胞池中的比例为 1:3.5。单核细胞离开血液的半衰期为 8.4 小时,半衰期缩短见于脾肿大或急性感染,半衰期延长见于单核细胞增多症。在单核细胞离开血液后,可作为组织巨噬细胞存在数月甚至更长的时间。

功能

骨髓中形成的单核细胞通过血液运输至组织中,转变成组织细胞或巨噬细胞发挥作用直至死亡。血液单核细胞和组织巨噬细胞组成单核吞噬细胞系统(网状内皮系统)。

单核吞噬细胞系统在对微生物,包括分枝杆菌、真菌、细菌、原生动物和病毒的防御中起重要作用(框 31-5)。单核吞噬细胞对趋化因子(补体成分以及来自活化 T 淋巴细胞的淋巴因子和 γ-干扰素)作出反应;也可被激活的淋巴细胞分泌的迁移抑制因子固定。单核吞噬细胞有吞噬功能,单核吞噬细胞膜受体识别 IgG 或补体包被的颗粒,增强其杀死被吞噬的微生物的能力。

单核吞噬细胞是体液和细胞免疫的组成部分,与淋巴细胞接触处理抗原、提呈抗原(或抗原信息)。对各种淋巴因子和单核因子起反应,在细胞介导的免疫应答中可以作为效应(细胞毒性)细胞。单核细胞和巨噬细胞在抗体依赖性细胞毒性中起作用。它们有能力通过促进细胞抑制和细胞溶解来杀死各种恶性细胞(Weinberg,2004)。部分巨噬细胞破坏恶性细胞的能力可归因于过氧化氢(H_2O_2)、氧化亚氮(NO)和活性氧中间体。

巨噬细胞通过吞噬和消化去除和处理衰老细胞和碎片,例如红细胞、白细胞和巨核细胞核;吸入的颗粒物质被肺中的肺泡巨噬细胞去除。

巨噬细胞可以被特异性因子(嗜碱性抗体)或非特异性因子(对吞噬有反应的物质)活化。巨噬细胞活化后导致细胞增大,代谢增加,吞噬作用、杀菌活性、细胞毒性、溶细胞蛋白分泌(包括 TNF-α)等功能增强。

巨噬细胞合成和分泌大量生物活性分子包括酶、补体成分、结合蛋白、凝血因子、细胞因子和生长因子、趋化因子、血管生成因子和生物活性脂质。因此,该系统具有多种功能,包括宿主防御、造血控制和维持体内环境的稳态(Johnston,1988)。

巨核细胞

血小板起源于多倍体巨核细胞。多倍体巨核细胞是造血细胞中最大的细胞,占总骨髓有核细胞的 1%以下。巨核细胞来自多潜能造血干细胞形成的定向祖细胞 CFU-Meg(图 31-1)。巨核细胞增殖主要受血小板生成素调节。其他的生长因子,包括 kit 配体、IL-3、IL-6 和 IL-11,也可以在血小板生成素作用下支持巨核细胞发育(Kaushansky,1995)。血清血小板生成素水平通常与血小板计数成反比;然而,在肝脏疾病和炎症状态下,可能通过肝细胞或骨髓基质细胞反应升高(Kaushansky,2003)。

形态

定向祖细胞在形态上与淋巴细胞相似。巨核细胞发育的特征是核内有丝分裂以及没有细胞质分裂的核分裂。这种分裂导致染色体倍数可以从 2N 变化到 64N,大多数是 8N 和 16N,核分叶与染色体倍数无关。巨核细胞核染色质深染,早期分散,后期紧致密集。核仁在巨核细胞发育的所有阶段都很小。

最早可识别的原始巨核细胞具有重叠的分叶核和少量的嗜碱性细胞质。随着细胞成熟,核分叶增加并扩散,红色-粉红色颗粒出现在细胞中央。在成熟的巨核细胞中,细胞核更致密,嗜碱性消失,颗粒聚集成小的聚集体(图 31-25)。

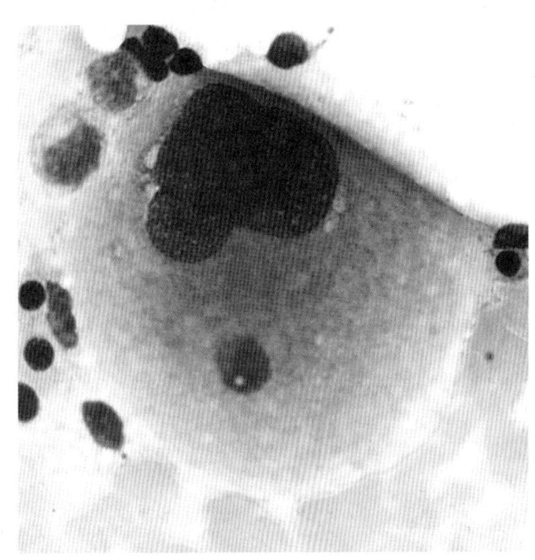

图 31-25 巨核细胞,细胞核大,核分叶,胞质富含颗粒(瑞氏-吉姆萨染色,×1000)

血小板的形成是一个复杂的过程。巨核细胞胞膜内嵌(分界膜)为血小板前体的形成提供膜性区域(Italiano & Shivdasani,2003)。血小板前体由巨核细胞逐渐分支和变薄的伪足形成。微管在将颗粒和细胞器成分引入血小板和血小板的形成过程中起着重要作用。血小板前体末期形成血小板并通过微管释放(Hartwig & Italiano,2003)。

血液中的巨核细胞

正常血涂片中偶见巨核细胞或其碎片。血液中的巨核细胞碎片可能与淋巴细胞一样小,可通过染色质被深染(具有比淋巴细胞核更清晰的染色质-天然色素分离)和附着的巨核细胞细胞质的碎片而识别。巨核细胞增多见于骨髓增生和骨髓增殖性肿瘤,或骨髓损伤和应激反应。

小巨核细胞(图 31-26)显示异常巨核细胞生成:具有透明质酸带或伪足的无颗粒细胞质,以及与细胞质有相似特征的大非典型血小板。除了骨髓增殖性肿瘤或骨髓增生异常综合征外,异常的小巨核细胞基本不出现。

分布与动力学

骨髓巨核细胞的成熟时间约为 5 天。血小板在数小时内释放到骨髓窦内(Hartwig & Italiano,2003),巨核细胞核被巨噬细胞吞噬。新出现的血小板更大,表现出更强的代谢活性,更能有效的止血。循环血小板的浓度维持在一个较为稳定的水平,平均值为 275×10^9/L。在任何时候,血小板总数中有 2/3 处于循环状态,剩余 1/3 存在于脾内。无脾者,所有血小板都处于循环状态。脾肿大患者,80%~90%的血小板可能被隔离在脾脏中,造成循环血小板浓度降低(血小板减少)。

血小板在循环系统中存活 8~11 天。一些血小板用于维持血管完整性和堵塞小血管损伤(随机损失);其他血小板在衰老

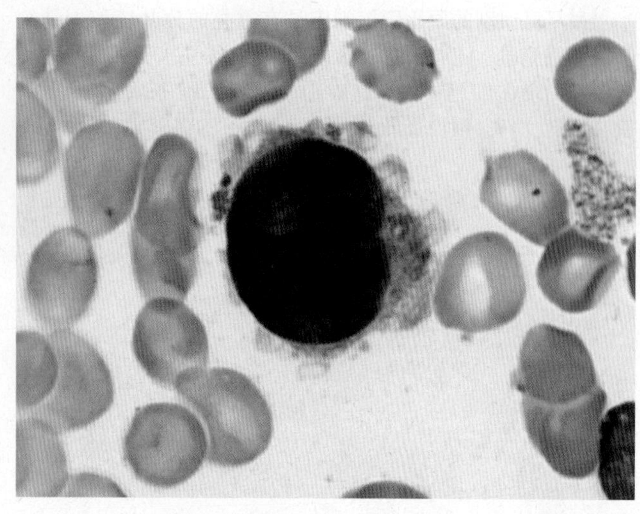

图 31-26 具有双叶核和小颗粒细胞质的小巨核细胞；可见巨型血小板。这些细胞通常与骨髓增殖性肿瘤或骨髓增生异常综合征相关(瑞氏-吉姆萨染色,×1000)

时被单核吞噬细胞系统除去。

功能

血小板通常具有两方面的功能:①维持血管完整性;②形成血栓以阻止受伤血管失血,并且在该过程中促进血浆因子的凝结。

淋巴细胞

主要淋巴组织

在胚胎期,淋巴细胞前体起源于骨髓,并且经历非抗原依赖的系定向。T 细胞的成熟和选择主要发生在胸腺,而 B 细胞则在骨髓和外周淋巴器官中。T 细胞群体在胸腺衰退后基本上可以自行再生。B 细胞只能进行有限的自我更新。它们依赖于骨髓干细胞的募集,以补充不能自我更新的程序性 B 细胞和浆细胞。

B 细胞发育:骨髓

鸟类中存在一种独特的器官(法氏囊),作为 B 细胞发育的主要部位,称为法氏囊细胞即 B 细胞(表 31-1)。在人类,在造血干细胞定植于骨髓后,B 细胞便开始在骨髓中发育。在成年期间,B 细胞的产生发生在骨髓中。

B 细胞分化可分为两个阶段。B 细胞分化的初始阶段涉及 Ig 重链和轻链基因重排,从而产生独立抗原多样性。第二阶段由抗原触发,T 细胞相互作用,巨噬细胞和各种生长因子调节(图 31-27),这个阶段主要发生在次级淋巴器官(LeBien & Tedder,2008)。

祖细胞产生人和哺乳动物中第一个可识别的 B 细胞。人类中的这种细胞是以受体 CD19 和末端脱氧核苷酸转移酶(TdT)为特征的 pro-B(祖细胞)细胞,但不含细胞质或表面结合的 Ig(Hagman & Gross-chedl,1994)。前 B 细胞的分化需要由重组酶(RAG1 和 RAG2)和 TdT 诱导的 *Ig* 基因重排,并由前

表 31-1 淋巴细胞发育中关键的细胞表面标志物

细胞名称	CD 标记
祖 B 细胞	CD19、TdT、CD79a、HLA-DR
前 B 细胞	CD19、TdT、CD10、CD20、细胞质 μ
幼稚 B 细胞	CD19、CD20、Bcl-2、表面 IgM
生发中心 B 细胞	CD19、CD20、CD10、Bcl-6
成熟 B 细胞(外周血)	CD19、CD20、CD21、CD22、CD24、CD38
浆细胞	CD38、CD138、胞质 Ig

B 细胞抗原受体(前 BCR),以及其他信号转导因子和转录因子引发功能性 BCR(Ichii et al,2014)。B 细胞祖细胞的增殖和存活依赖于从 IL-7 受体(IL-7R)到 JAK1 和 JAK3 的骨髓基质来源的 IL-7 信号转导,以及 STAT5 和 STAT3 的激活。这也涉及 PI3k-Akt 途径的信号转导、FOXO1、细胞周期蛋白 D2 和 D3(Clark et al,2014)。前 B 细胞的特征在于没有表面结合的免疫球蛋白($sIg^- c\mu^+$)胞质内重链。它含有 HLA-DR 抗原,CD19,CD79a 和其他表面标记。

在成为 B 细胞前,淋巴干细胞经历 DJ 和 *VDJ* 基因片段重排以形成 μ 重链的功能性 *V* 基因(图 31-28)。重链基因重排之后是轻链的 *VJ* 基因片段的重排。首先发生染色体 2 上 κ 轻链基因的重排。如果两个位点的 κ 重排都是非产生性的,则染色体 22 上的 λ 轻链基因将会发生重排。只有一个产生性的 VH 和 *VL* 基因出现,从而保证每个 B 细胞的抗体结构都是特异的(Bertoli & Burrows,1988)。前 B 细胞产生完整的 Ig 分子并表达表面 IgM。同种型转换(如从 IgM/IgD 变为 IgG1)和重链恒定基因缺失发生在前 B 细胞和更多分化的 B 细胞中。这个转换通过形成 DNA loop,其中所有介入的重链恒定基因实现(图 31-29)。IgD 可通过选择性 RNA 剪切与 IgM 共表达。

IgM-IgD 共同表达的成熟 B 细胞首先在慢性淋巴细胞性白血病中被发现,其中两种抗原受体具有相同的独特型特异性(Fu et al,1974)。后来在人胚胎脾中发现类似的细胞,并表达 CD5(Antin,1986)。这些通常被称为原始幼稚 B 细胞,缺乏表达一种 TNF 受体家族成员——CD27(Klein et al,1998)。尽管大多数缺乏 CD5,幼稚 B 细胞(IgD+/CD27-)在血液中很常见。在 T 细胞和巨噬细胞存在下,抗原激活后,幼稚 B 细胞被招募到生发中心,经历体细胞超变异。抗原特异性成熟 B 细胞的成熟和扩增由 Bcl-6(Basso et al,2010)以一种复杂的形式编排。生发中心 B 细胞表达 Bcl-6 和 CD10,在大小和核轮廓方面呈多态性。

最终,高亲和力 B 细胞被选出并分化成浆细胞或记忆 B 细胞。记忆 B 细胞表达 CD27 和 IgM 或其他重链(很少只表达 IgD),部分 IgM-IgD-CD27 共表达(Klein et al,1998)。记忆 B 细胞还表达 CD45RA(CD45 的同种型)和 CD45RB 的特异性表位(MEM55),而初始 B 细胞表达 CD45RO(Muraro et al,2000;Koethe et al,2011)。

浆细胞的特征在于细胞质中含有丰富的 Ig,且表达 CD38、CD138、IgM,IgG 或 IgA。

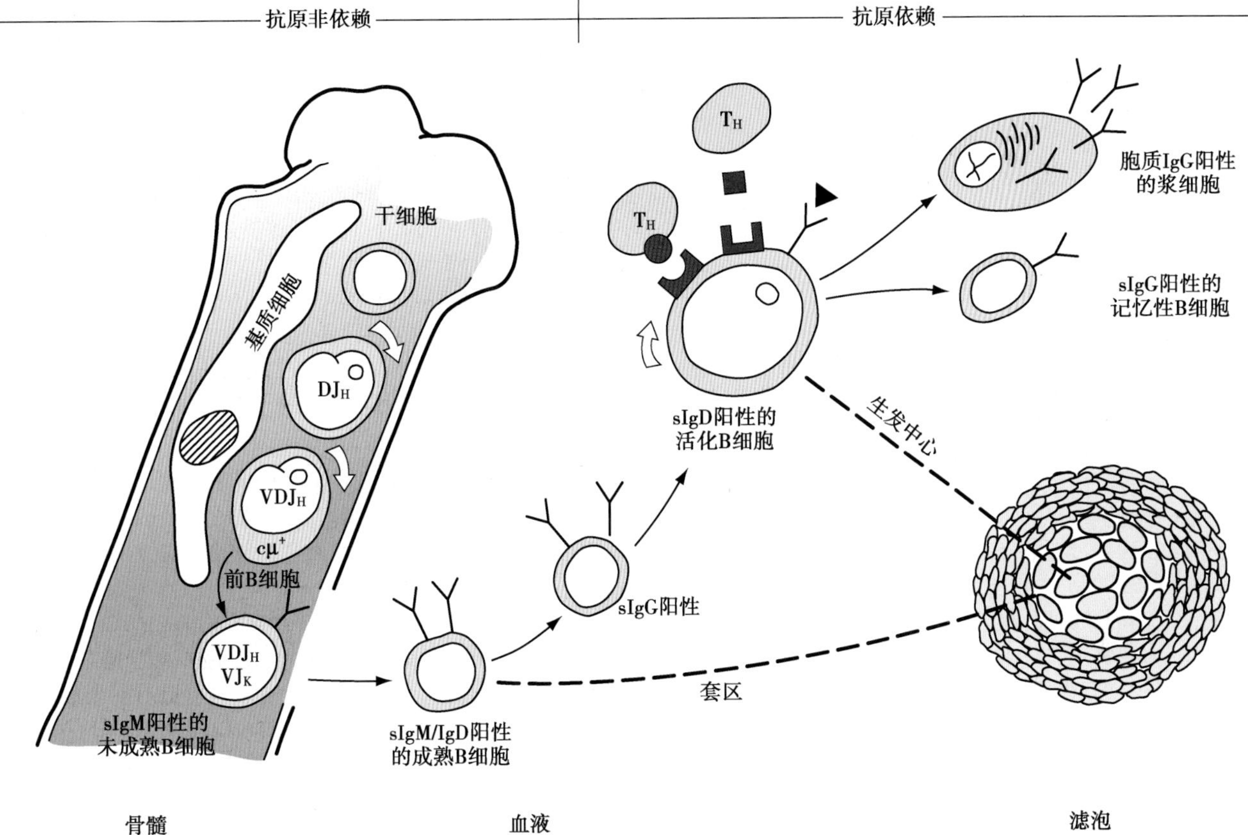

图 31-27 前 B 细胞分化为 B 细胞不依赖于抗原刺激，但 B 细胞的增殖和终末分化则由抗原所驱动。在基质细胞的辅助下，造血干细胞可产生前 B 细胞。这些增殖的细胞（空心箭头表示细胞周期）发生 *DJ* 和 *VDJ* 基因片段的重排，随后在胞质中表达出 μ 链（$c\mu^+$）。静息状态下的具有 *VJk* 基因重排的小前 B 细胞（未显示）组装完整的 IgMk 分子，并成为未成熟 B 细胞脱离骨髓。当表达出膜 IgD（sIgD）则标志着细胞完全具有大多数外周血细胞和套区 B 细胞的成熟和静息期的特征。sIgD 在与抗原相遇之前或之后可转变为替代型（如 IgG）。抗原刺激使静息状态的 B 细胞增大（在细胞周期的 G1 期），并将处理的抗原和 DR 递呈给抗原特异性 T 细胞受体-CD3 复合物。辅助性 T 细胞（TH）分泌生长因子结合到新表达的受体上，进一步增强生发中心的细胞增殖（S 和 M 期）。活化的 B 细胞可被诱导分化成浆细胞，浆细胞分泌大量来源于胞质的 IgG。另外，活化的 B 细胞也可以成为记忆性 B 细胞，通过特异性改良，记忆性 B 细胞能在再次接触抗原时传递记忆性的免疫应答反应。IgG，免疫球蛋白 G（引自 Bertoli LF，Burrows PD：Normal B-lineage cells：their differentiation and identification，Clin Lab Med 8：15，1988）

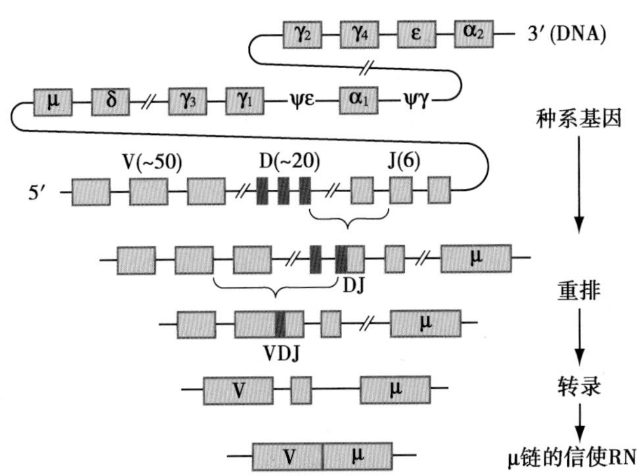

图 31-28 功能性 *Ig* 基因的生成需要 DNA 重排。在生殖细胞和非淋巴细胞的体细胞中，*V*、*D*、*J* 基因片段广泛分布于 14 号染色体。B 细胞系的细胞率先进行 *D* 和 *J* 的基因重排，*D* 片段和 *J* 片段并排连接并删除其间隔的 DNA 序列。接着是 *V* 和 *DJ* 片段的重排，生成了一个完整的 *VDJ* 外显子。初级 RNA 转录产物经过加工后产生一个与 V 相邻的 V（VDJ）mRNA。DNA，脱氧核糖核苷酸（引自 Bertoli LF，Burrows PD：Normal B-lineage cells：their differentiation and identification，Clin Lab Med 8：15，1988）

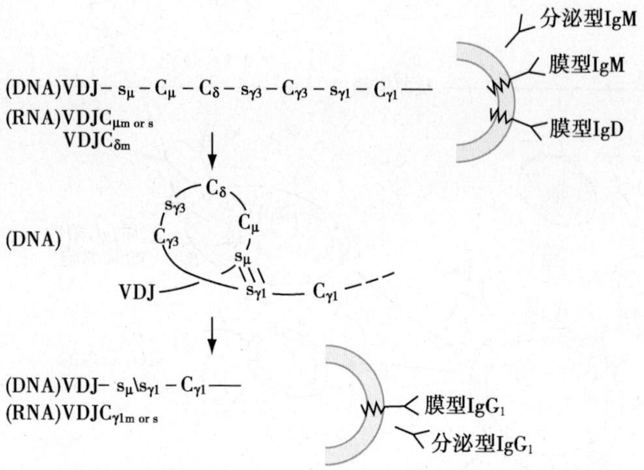

图 31-29 表达非 IgM 抗体亚型的可选方案。IgD 可以和 IgM 共表达，通过对 VDJ-Cμ-Cδ 的初级 RNA 转录产物进行可变加工，产生膜型 μ(m)、分泌型 μ(s)和 δm RNA。IgG、IgA 或 IgE 抗体亚型的产生涉及 DNA 重排。例如，从 IgM 向 IgG 转变过程中，同源转换区的染色体重组会导致 C_{μ}、C_{δ} 和 $C_{\gamma 3}$ 的删失，因此，$C_{\gamma 1}$ 现在是 VDJ 外显子 3' 端第一个 *C* 基因。因而，相同的可变区可和不同的恒定区共表达。Ig 免疫球蛋白；RNA 核糖核酸(引自 Bertoli LF, Burrows PD: Normal B-lineage cells: their differentiation and identification, Clin Lab Med 8:15, 1988)

T 细胞发育：胸腺

胸腺的微环境对于 T 细胞的分化至关重要(表 31-2)。人的胸腺由两部分组成：皮质和髓质。皮质区又分为 2 部分：浅皮质区和深皮质区，主要为小淋巴细胞和少量散在的上皮细胞。纤维性隔膜从包膜区延伸至髓质区。髓质区大部分为上皮细胞，小部分为淋巴细胞。在髓质区出现胸腺小体，是部分透明的上皮细胞岛。

来源于骨髓和胚胎肝的祖 T 细胞迁移至胸腺，经过 T 细胞受体(TCR)基因重排并加工为成熟的功能性 T 细胞后，进入循环血和外周或次级淋巴组织。

TCR 基因的重组方式和 *Ig* 基因类似。具有 V、D、J、C 区并在 T 细胞成熟早期进行基因重排。除了异二聚体糖蛋白(α/β 或 γ/δ)，TCR/CD3 复合物也含有 CD3 亚型如 epsilon、zeta 和 eta(Blumberg et al, 1990)。TCR 可识别与自身 MHC 分子相连的外源性肽。在 T 细胞发育的早期，γ 和 β 链同时进行基因重排，TCR 的形成则依赖于 α 链表达和 TCR 前体的发育(Haks et al, 1998; Kang et al, 2001)。含有 β 链的 TCR 前体在胸腺细胞发育的节点成功传代后，TCR 的 α 链发生基因重排并形成 α/β T 细胞。在这一过程中，发育的 T 细胞首先共表达 CD4 和 CD8(双阳性细胞)，随后下调其中一个。在胸腺髓质中，前 T 细胞转变为成熟 T 细胞时失去生成 TdT 的能力，之后参与外周血和外周淋巴组织的循环。最初，祖 T 细胞从骨髓或胚肝中迁移至胸腺皮质，再从浅皮质区迁移至深皮质区，之后进入胸腺髓质(表 31-2)。

Reinherz、Sclossman 等最先使用了抗胸腺细胞功能性肽的单克隆抗体，并阐述了现在熟知的 T 细胞分化成熟的不同模式(Reinherz et al, 1980)。T 淋巴母细胞发育为成熟的普通(皮质)淋巴细胞，之后发育为髓质胸腺细胞，并最终发育为成熟 CD4 或 CD8 亚型的外周 T 细胞。

高表达 CD34 的细胞是 CD4、CD8 双阴性细胞，当 CD34 表达减少时，CD4 和 CD8 同时出现之后单独表达，而 CD1 和 CD10 也逐渐开始表达，膜表面 CD3 开始出现(Terstappen et al, 1992)。

大部分胸腺 T 细胞(外周 T 细胞)表达 α/β TCR，小部分则不表达 α/β TCR 而表达 γ/δ 链。NK 细胞只表达胞质 CD3 的 ε 链。成熟 T 细胞至少有 3 种类型。CD4(辅助性)T 细胞具有 α/β TCR 链并表达 CD2、CD3、CD4、CD5 和 CD7 细胞标志。CD8(抑制性或细胞毒性)T 细胞具有 α/β TCR 链并表达 CD2、CD3、CD5、CD7 和 CD8 细胞标志。具有 γ/δ TCR 链的成熟 T 细胞表达 CD2、CD3 和 CD7，缺乏 CD4 和 CD8，功能与细胞毒性细胞类似。

CD4 T 细胞可以发育为具有不同功能的 4 种亚群(Zhu & Paul, 2008)。Th1 细胞可产生干扰素(IFN)γ、TNF-β 和 IL-2 并介导抗胞内病原体的免疫反应。Th2 细胞可产生 IL-4 和 IL-5 并在抵御胞外寄生虫感染中发挥重要作用。Th17 细胞可产生 IL-17、IL-21、IL-22 并介导抗胞外细菌和真菌反应。诱导性调节性 T 细胞(iTreg)可产生 TGF-β、IL-10 和 IL-35 并参与维持自身耐受和调节免疫反应。抗原依赖性 T 细胞的发育是由胸腺上皮细胞和胸腺成纤维细胞交互作用，以及细胞因子、生长因子和胸腺激素所调控的。IL-1、IL-2、IL-3、IL-4、IL-7 和 SCF 对于胸腺淋巴细胞的生长和分化至关重要。由胸腺上皮细胞分泌的胸腺激素可诱导 T 细胞的功能。

表 31-2 T 细胞成熟

阶段	成熟过程	细胞表面标记
T 祖细胞	从骨髓迁移至胸腺皮质	CD2、CD44
前体 α/β T 细胞	从胸腺皮质迁移至髓质，清除自身识别性 T 细胞，α/β *TCR* 基因重排(为 T 细胞发育为辅助性或抑制性亚群)	TdT、CD1、CD2、CD3、CD4、CD5、CD7、CD8
前体 γ/δ T 细胞	从胸腺皮质迁移至髓质，清除自身识别性 T 细胞，γ/δ *TCR* 基因重排(为 T 细胞发育为细胞毒性亚群)	TdT、CD1、CD2、CD3、CD7
成熟 T 细胞	失去产生 TdT 能力，在外周血中作为辅助性、抑制性或细胞毒性 T 细胞亚群	辅助性 T 细胞：CD2、CD3、CD4、CD5、CD7 抑制性 T 细胞：CD2、CD3、CD5、CD7、CD8 细胞毒性 T 细胞：CD2、CD3、CD7

在外周淋巴系统的T区,T细胞通过TCR结合巨噬细胞或树突状细胞表面MHC Ⅰ和MHC Ⅱ分子有关的抗原肽发挥抗原依赖性途径。这将导致巨噬细胞活化释放IL-1,并进一步导致T细胞表面IL-2受体的形成,以及活化的T细胞合成并释放IL-2。在这一活化的过程中,许多其他的细胞因子(包括IL-4、IL-6、IL-10、TNF和干扰素)得以释放,相应的细胞因子受体的表达上调。这一过程导致辅助性T细胞、抑制性T细胞、细胞毒性T细胞和其他的免疫调节性细胞的活化和成熟。活化过程不仅增加抗原特异性T细胞的数量,还改变了T细胞表面免疫表型和相应黏附分子的表达。例如,LFA-1(由CD11a和CD18形成的异二聚体)和VLA-4(由CD29和CD49d、CD44和CD2形成的异二聚体)表达上调,L选择素(CD62L)表达下调。黏附分子表达的改变有助于T细胞在人体的正常循环。

自然杀伤细胞:骨髓

免疫表型和功能试验数据显示NK细胞和T细胞的发育具有密切联系。在人胚胎NK细胞中发现有CD3表达。因此,很有可能NK细胞和T细胞具有相同的前体细胞。尽管NK细胞能在胸腺中发育,但胸腺微环境对NK细胞的分化并不是必要的。NK细胞能在次级淋巴组织和骨髓中发育(Caligiuri,2008)。胎儿NK细胞具有CD3γ、δ、ε和CD28;成年人NK细胞表达CD2、CD3ξ、CD16和CD56。SCF、IL-7和IL-2对于NK细胞的发育至关重要(Spits et al,1995)。NK细胞在IL-2作用下增殖,并且他们的活性可通过IFN-γ作用而增强。NK细胞能靶向那些因病毒感染而不能向细胞毒性T细胞发出信号的细胞(通常由于MHC Ⅰ分子表达减弱)。因为NK细胞含有IgG Fc段,他们能参与抗体依赖的细胞裂解。

次级淋巴组织

在胎儿发育后期和出生后的阶段,淋巴细胞在次级淋巴组织中产生:脾、淋巴结和肠。次级淋巴器官中的淋巴细胞来源于经初级免疫器官作用的干细胞。因此,次级免疫器官由B细胞和T细胞混合组成。次级淋巴器官中的淋巴细胞增殖只依赖于抗原刺激。B细胞和T细胞趋向于分布在淋巴组织的不同解剖学部位,并在这些部位发生增殖。

淋巴细胞的生理功能

T细胞及其子代细胞在细胞介导的免疫反应中发挥重要作用,包括迟发型超敏反应、移植排斥、移植物抗宿主反应、抵抗胞内微生物感染(如结核杆菌和布鲁菌)以及抗肿瘤。B细胞及其子代细胞在体液免疫、产生抗体、作为一种淋巴细胞以及在转变为浆细胞后发挥作用。

大部分的循环淋巴细胞是T细胞,具有数月或数年的寿命。B细胞则占少数(占淋巴细胞的10%~20%),可能仅有数天的短暂寿命(除了记忆性B细胞),并且可以根据膜表面出现的大量Ig来区分。

淋巴细胞在血液中循环并回到适当的淋巴器官。在胎儿发育期,淋巴细胞从胎肝迁移到骨髓或胸腺。随后,原始T细胞从骨髓迁移到胸腺,未成熟的B细胞迁移到次级淋巴组织。经过胸腺加工后,原始T细胞迁移到外周淋巴组织中的特定区域。淋巴细胞的循环由多种细胞表面黏附分子和趋化因子调节,包括整合素、选择蛋白和白细胞选择素。淋巴细胞的循环和归巢是一个非常复杂的多步骤现象(Springer,1994;Paraskevas,2014)。在淋巴组织的毛细血管中,淋巴细胞从血液通过内皮进入淋巴组织,它们可以停留于淋巴组织或通过胸导管淋巴返回血液。小淋巴细胞(图31-30)具有少量细胞质,在电镜中几乎没有细胞器和相对较少的RNA。在抗原刺激后,小淋巴细胞(B细胞或T细胞,取决于抗原的性质)激活,其RNA合成增加并进行细胞转化。在罗氏染色血涂片上,这些细胞较大(15~25μm),深蓝色细胞质,细胞核较大,染色质细致呈网状,核仁明显。该细胞被称为网状淋巴细胞(非白血病淋巴细胞;无免疫原性)。如果这些细胞来自B细胞,则它们能产生抗体(B细胞、浆细胞);如果来自T细胞,则这些新的淋巴细胞能在细胞免疫应答中起作用。后者由活化的T细胞介导产生几种可溶性因子,包括诱导T细胞增殖的IL-2;多潜能集落刺

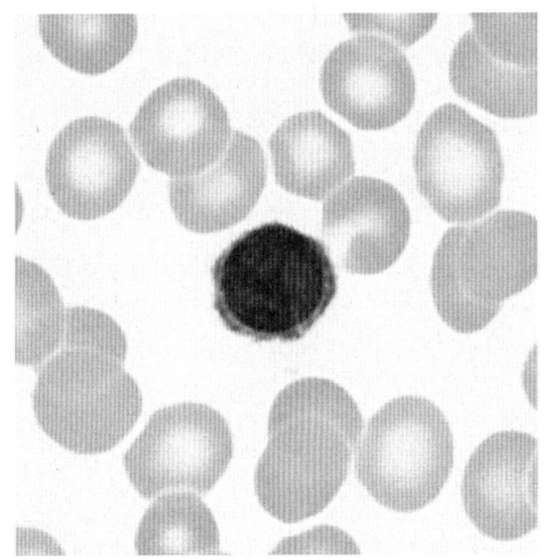

图31-30 小淋巴细胞具有高核/质比,致密染色质和少量嗜碱性胞质(瑞氏-吉姆萨染色,×1000)

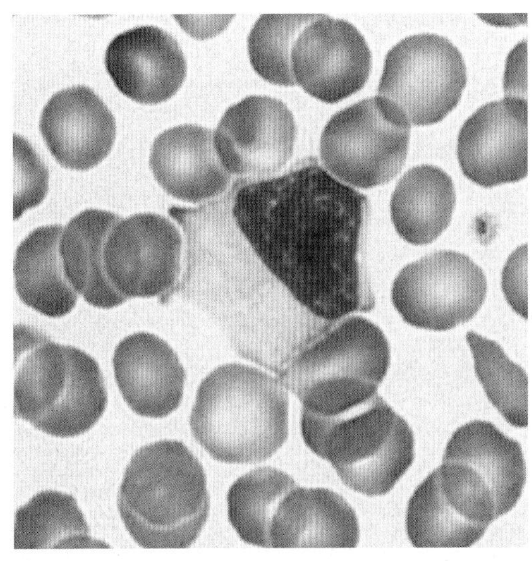

图31-31 异型淋巴细胞,细胞核较大,染色质细致,强的嗜碱性胞质扇形围绕于相邻红细胞周围(瑞氏-吉姆萨染色,×1000)

激因子 IL-3;促进 B 细胞增殖的 IL-4;促进嗜酸性粒细胞和 B 细胞增殖的 IL-5;促进 B 细胞分化的 IL-6;对细胞有直接毒性的淋巴毒素;以及促进巨噬细胞的黏附和定位的迁移性抑制因子。异型淋巴细胞(图 31-31)见于某些病毒感染如感染性单核细胞增多症。这些细胞具有较大的细胞核,染色质细腻,细胞质丰富,常伴随着红细胞分裂。大颗粒淋巴细胞(图 31-32)其胞质中含有嗜苯胺蓝颗粒;这些细胞通常是典型的细胞毒性 T 细胞或自然杀伤细胞。

浆细胞有丰富的蓝色细胞质,常有光纹或空泡、圆形偏位核和邻近细胞核清晰的高尔基区。浆细胞的细胞核中有大量聚集的染色质,副染色质通常排列成放射状或盘状图案(图 31-33)。

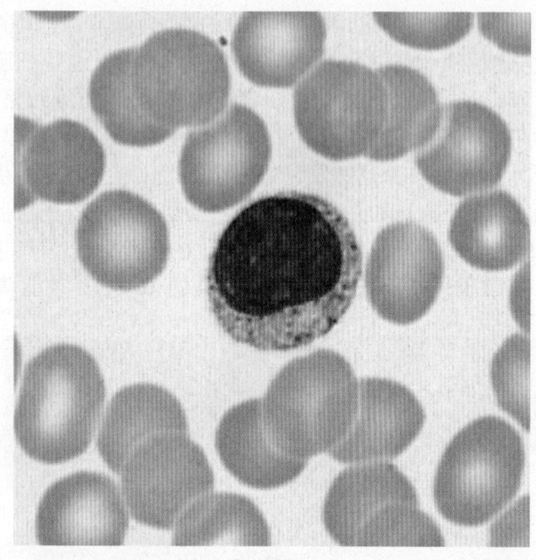

图 31-32 大颗粒淋巴细胞,胞质中有嗜苯胺蓝颗粒(瑞氏-吉姆萨染色,×1000)

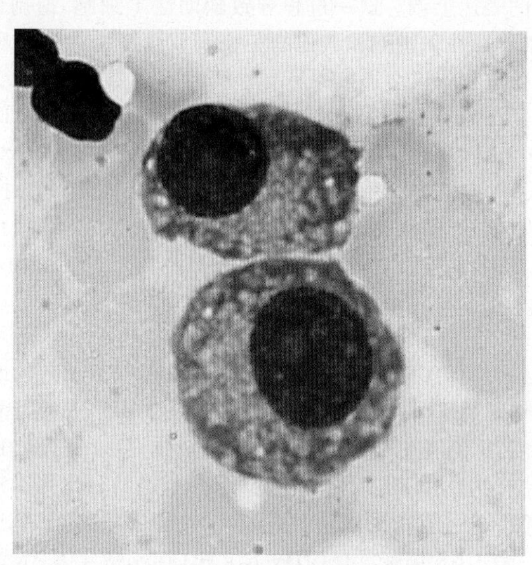

图 31-33 浆细胞具有丰富的嗜碱性胞质,核偏位,核周有清晰的高尔基区(瑞氏-吉姆萨染色,×1000)

(许文荣 译 罗秋菊 校)

推荐阅读

Abboud CN, Lichtman MA: Structure of the marrow and the hematopoietic microenvironment. In Lichtman MA, Beutler E, Kipps TJ, et al, editors: Williams hematology, ed 7, New York, 2006, McGraw-Hill, pp35-72.

本文将造血过程置于骨髓微环境的基本背景下。

Doulatov S, Notta F, Laurenti E, et al: Hematopoiesis: a human perspective, Cell Stem Cell 10:120-136, 2012.

本文很好地回顾了人类造血过程研究的最新进展,且对鼠的实验方法具有一定贡献。

Hillman RS, Finch CA: Red cell manual, ed 7, Philadelphia, 1996, FA Davis.

本文是阐述红细胞形态学的最新的经典之作,阐明了红细胞的疾病和病理生理学、诊断以及贫血的治疗。

Kaushansky K: Thrombopoietin: a tool for understanding thrombopoiesis, J Thromb Haemost 1: 1587, 2003.

本文对血小板产生的原发性激素调节的效应及其机制进行了综述。

Paraskevas F: Lymphocytes and Lymphatic Organs. In Greer JP, Arber DA, Glader B, et al, editors: Wintrobe's clinical hematology, ed 13, Baltimore, 2014, Williams & Wilkins, pp227-250.

本文非常精彩地讨论了骨髓移植后淋巴细胞的增殖情况。

Quigley JG, Means RT, Glader B: The erythrocyte— The birth, life, and death of red blood cells: Erythropoiesis, the mature red blood cell, and cell destruction. In Greer JP, Arber D, Glader B, et al, editors: Wintrobe's clinical hematology, ed 13, Philadelphia, 2014, Lippincott, pp83-124.

红细胞生成过程中红细胞的变化、克隆形成和发育、血红素和球蛋白以及相关调控等基本要素。

Sieff CA, Zon LI: Anatomy and physiology of hematopoiesis. In Nathan and Oski's hematology of infancy and childhood, ed 7, Philadelphia, 2009, Saunders, pp195-273.

本文是一篇关于造血过程的完整且具有可读性的文章,包括自骨髓祖细胞、分子信号、生长因子和受体、细胞分化,到临床疾病以及考虑治疗方法。

参考文献

Akada H, Akada S, Hutchison RE, et al: Critical role of Jak2 in the maintenance and function of adult hematopoietic stem cells, *Stem Cells* 32:1878–1889, 2014.

Akashi K, Traver D, Miyamoto T, et al: A clonogenic common myeloid progenitor that gives rise to all myeloid lineages, *Nature* 404:193–197, 2000.

Antin JH, Emerson SG, Martin P, et al: Leu-1+ (CD5+) B cells. A major lymphoid subpopulation in human fetal spleen: phenotypic and functional studies, *J Immunol* 136:505–510, 1986.

Basso K, Saito M, Sumazin P, et al: Integrated biochemical and computational approach identifies BCL6 direct target genes controlling multiple pathways in normal germinal center B cells, *Blood* 115:975–984, 2010.

Bertoli LF, Burrows PD: Normal B-lineage cells: their differentiation and identification, *Clin Lab Med* 8:15–30, 1988.

Bhardwaj G, Murdoch B, Wu D, et al: Sonic hedgehog induces the proliferation of primitive human hematopoietic cells via BMP regulation, *Nat Immunol* 2:172–180, 2001.

Blumberg RS, Ley S, Sancho J, et al: Structure of the T cell antigen receptor: evidence for two CD3 epsilon subunits in the T cell receptor-CD3 complex, *Proc Natl Acad Sci U S A* 87:7220–7224, 1990.

Bryder D, Rossi DJ, Weissman IL: Hematopoietic stem cells: the paradigmatic tissue-specific stem cell, *Am J Pathol* 169:338–346, 2006.

Bunn HF, Forget BG: *Hemoglobin: molecular, genetic and clinical aspects*, Philadelphia, 1986, Saunders, p 13.

Caligiuri MA: Human natural killer cells, *Blood* 112:461–469, 2008.

Casadevall N, Dupuy E, Molho-Sabatier P, et al: Autoantibodies against erythropoietin in a patient with pure red-cell aplasia, *N Engl J Med* 334:630–633,

1996.
Clarke MF, Fuller M: Stem cells and cancer: two faces of eve, *Cell* 124:1111–1115, 2006.
Clark MR, Mandal M, Ochiai K, et al: Orchestrating B cell lymphopoiesis through interplay of IL-7 receptor and pre-B receptor signaling, *Nat Rev Immunol* 14:69–80, 2014.
Ding L, Morrison SJ: Haematopoietic stem cells and early lymphoid progenitors occupy distinct bone marrow niches, *Nature* 495:231–235, 2013.
Ding L, Saunders TL, Enikolopov G, et al: Endothelial and perivascular cells maintain haematopoietic stem cells, *Nature* 481:457–462, 2012.
Doulatov S, Notta F, Laurenti E, et al: Hematopoiesis: a human perspective, *Cell Stem Cell* 10:120–136, 2012.
Fu SM, Winchester RJ, Feizi T, et al: Idiotypic specificity of surface immunoglobulin and the maturation of leukemic bone-marrow-derived lymphocytes, *Proc Natl Acad Sci U S A* 71:4487–4490, 1974.
Gleich GJ, Adolphson CR: The eosinophilic leukocyte: structure and function, *Adv Immunol* 39:177–253, 1986.
Gordeuk VR, Sergueeva AI, Miasnikova GY, et al: Congenital disorder of oxygen sensing: association of the homozygous Chuvash polycythemia VHL mutation with thrombosis and vascular abnormalities but not tumors, *Blood* 103:3924–3932, 2004.
Greenbaum A, Hsu YM, Day RB, et al: CXCL12 in early mesenchymal progenitors is required for haematopoietic stem-cell maintenance, *Nature* 495:227–230, 2013.
Hagman J, Grosschedl R: Regulation of gene expression at early stages of B-cell differentiation, *Curr Opin Immunol* 6:222–230, 1994.
Haks MC, Krimpenfort P, Borst J, et al: The CD3gamma chain is essential for development of both the TCRalphabeta and TCRgammadelta lineages, *EMBO J* 17:1871–1882, 1998.
Hartwig J, Italiano J: The birth of the platelet, *J Thromb Haemost* 1:1580–1586, 2003.
Ichii M, Oritani K, Kanakura Y: Early B lymphocyte development: Similarities and differences in human and mouse, *World J Stem Cells* 6:421–431, 2014.
Italiano JE, Shivdasani A: Megakaryocytes and beyond: the birth of platelets, *J Thromb Haemost* 1:1174–1182, 2003.
Ito K, Hirao A, Arai F, et al: Reactive oxygen species act through p38 MAPK to limit the lifespan of hematopoietic stem cells, *Nat Med* 12:446–451, 2006.
Johnston RB Jr: Current concepts: immunology. Monocytes and macrophages, *N Engl J Med* 318:747–752, 1988.
Kang J, Volkmann A, Raulet DH: Evidence that gammadelta versus alphabeta T cell fate determination is initiated independently of T cell receptor signaling, *J Exp Med* 193:689–698, 2001.
Katayama Y, Battista M, Kao WM, et al: Signals from the sympathetic nervous system regulate hematopoietic stem cell egress from bone marrow, *Cell* 124:407–421, 2006.
Kaushansky K: Thrombopoietin: the primary regulator of platelet production, *Blood* 86:419–431, 1995.
Klein U, Rajewsky K, Kuppers R: Human immunoglobulin (IgM+IgD+ peripheral blood B cells expressing the CD27 cell surface antigen carry somatically mutated variable region genes: CD27 as a general marker for somatically mutated (memory) B cells, *J Exp Med* 188:1679–1689, 1998.
Koethe S, Zander L, Koster S, et al: Pivotal advance: CD45RB glycosylation is specifically regulated during human peripheral B cell differentiation, *J Leukoc Biol* 90:5–19, 2011.
Kondo M, Weissman IL, Akashi K: Identification of clonogenic common lymphoid progenitors in mouse bone marrow, *Cell* 91:661–672, 1997.
LeBien TW, Tedder TF: B lymphocytes: how they develop and function, *Blood* 112:1570–1580, 2008.
Lindstedt G, Lundberg PA: Are current methods of measurement of erythropoietin (EPO) in human plasma or serum adequate for the diagnosis of polycythaemia vera and the assessment of EPO deficiency?, *Scand J Clin Lab Invest* 58:441–458, 1998.
Lyman SD, Jacobsen SE: c-Kit ligand and Flt3 ligand: stem/progenitor cell factors with overlapping yet distinctive activities, *Blood* 91:1101–1134, 1998.
Mansour A, Abou-Ezzi G, Sitnicka E, et al: Osteoclasts promote the formation of hematopoietic stem cell niches in the bone marrow, *J Exp Med* 209:537–549, 2012.
Manz MG, Miyamoto T, Akashi K, et al: Prospective isolation of human clonogenic common myeloid progenitors, *Proc Natl Acad Sci U S A* 99(18):11872–11877, 2002.
Metcalf D: Hematopoietic cytokines, *Blood* 111:485–491, 2008.
Morrison SJ, Scadden DT: The bone marrow niche for haematopoietic stem cells, *Nature* 505:327–334, 2014.
Moser B, Wolf M, Walz A, et al: Chemokines: multiple levels of leukocyte migration control, *Trends Immunol* 25:75–84, 2004.
Muraro PA, Pette M, Bielekova B, et al: Human autoreactive CD3+ T cells from naïve CD45RA+ and memory CD45RO+ subsets differ with respect to epitope specificity and functional antigen avidity, *J Immunol* 164:5474–5481, 2000.
Pang WW, Price EA, Sahoo D, et al: Human bone marrow hematopoietic stem cells are increased in frequency and myeloid-biased with age, *Proc Natl Acad Sci U S A* 108:20012–20017, 2011.
Papayannopoulou T, Scadden DT: Stem-cell ecology and stem cells in motion, *Blood* 111:3923–3930, 2008.
Park IK, Qian D, Kiel M, et al: Bmi-1 is required for maintenance of adult self-renewing haematopoietic stem cells, *Nature* 423:302–305, 2003.
Reinherz EL, Kung PC, Godstein G, et al: Discrete stages of human intrathymic differentiation: analysis of norma thymocytes and leukemic lymphoblasts of T-cell lineage, *Proc Natl Acad Sci U S A* 77:1588–1592, 1980.
Reya T, Duncan AW, Ailles L, et al: A role for Wnt signalling in self-renewal of haematopoietic stem cells, *Nature* 423:409–414, 2003.
Reya T, Morrison SJ, Clarke MF, et al: Stem cells, cancer, and cancer stem cells, *Nature* 414:105–111, 2001.
Roberts PJ, Linch DC, Webb DKH: Phagocytes. In Hoffbrand AV, Lewis SM, Tuddenham EGD, editors: *Postgraduate haematology*, ed 4, Oxford, 1999, Butterworth Heinemann, p 235.
Rossi DJ, Bryder D, Zahn JM, et al: Cell intrinsic alterations underlie hematopoietic stem cell aging, *Proc Natl Acad Sci U S A* 102:9194–9199, 2005.
Schett G, Firbas U, Füreder W, et al: Decreased serum erythropoietin and its relation to anti-erythropoietin antibodies in anaemia of systemic lupus erythematosus, *Rheumatology* 40:424–431, 2001.
Spits H, Lanier L, Phillips JH: Development of human T and natural killer cells, *Blood* 85:2654–2670, 1995.
Spivak JL: Polycythemia vera: myths, mechanisms, and management, *Blood* 100:4272–4290, 2002.
Springer TA: Traffic signals for lymphocyte recirculation and leukocyte emigration: the multistep paradigm, *Cell* 76:301–314, 1994.
Sugiyama T, Kohara H, Noda M, et al: Maintenance of the hematopoietic stem cell pool by CXCL12-CXCR4 chemokine signaling in bone marrow stromal cell niches, *Immunity* 25:977–988, 2006.
Terstappen LW, Huang S, Picker LJ: Flow cytometric assessment of human T-cell differentiation in thymus and bone marrow, *Blood* 79:666–677, 1992.
Tothova Z, Kollipara R, Huntly BJ, et al: FoxOs are critical mediators of hematopoietic stem cell resistance to physiologic oxidative stress, *Cell* 128:325–339, 2007.
Varnum-Finney B, Xu L, Brashem-Stein C, et al: Pluripotent, cytokine-dependent, hematopoietic stem cells are immortalized by constitutive Notch1 signaling, *Nat Med* 6:1278–1281, 2000.
Weinberg JB: Mononuclear phagocytes. In Foerster J, Lukens J, Rogers GM, et al, editors: *Wintrobe's clinical hematology*, ed 11, Baltimore, 2004, Williams & Wilkins, pp 349–386.
Winkler IG, Sims NA, Pettit AR, et al: Bone marrow macrophages maintain hematopoietic stem cell (HSC) niches and their depletion mobilizes HSCs, *Blood* 116:4815–4828, 2010.
Yamazaki S, Ema H, Karlsson G, et al: Nonmyelinating Schwann cells maintain hematopoietic stem cell hibernation in the bone marrow niche, *Cell* 147:1146–1158, 2011.
Yoshihara H, Arai F, Hosokawa K, et al: Thrombopoietin/MPL signaling regulates hematopoietic stem cell quiescence and interaction with the osteoblastic niche, *Cell Stem Cell* 1:685–697, 2007.
Zhu J, Paul WE: CD4 T cells: fates, functions, and faults, *Blood* 112:1557–1569, 2008.
Zubair AC, Silberstein L, Ritz J: Adult hematopoietic stem cell plasticity, *Transfusion* 42:1096–1101, 2002.

第32章 红细胞疾病

M. Tarek Elghetany, Katherine I. Schexneider, Katalin Banki

要点

1. 贫血可以是骨髓生成减少或红细胞寿命缩短所致。
2. 非骨髓性疾病,如内分泌性、肾性和炎症性疾病均会影响骨髓造血功能而发生贫血。
3. 干细胞疾病,如遗传性、获得性再生障碍性贫血和阵发性睡眠性血红蛋白尿症,通常影响到一系以上血细胞。
4. 溶血性贫血可由外在和内在因素引起。前者常为获得性,如化学毒物或抗体;后者常为遗传性,如红细胞膜或酶的异常或血红蛋白病。
5. 红细胞增多症由实验室参数定义,可以是总的红细胞量(red cell mass,RCM)增多引起的绝对增多或血浆容量减少引起的相对增多。
6. 卟啉病是遗传性或获得性亚铁血红素生物合成通路障碍性疾病,临床症状是由中间亚铁血红素合成产物的积累导致的。

表 32-1 海平面居住人群确认贫血的参考值下限

年龄/岁	血红蛋白/(g/L)
男性和女性	
1~2	11.0
3~5	11.2
6~11	11.8
女性	
12~15	11.9
16~69	12.0
>70	11.8
男性	
12~15	12.6
16~19	13.6
20~49	13.7
50~69	13.3
>70	12.4

引自 Looker AC, Dallman PR, Carroll MD, et al: Prevalence of iron deficiency in the United States, *JAMA* 277:973-976, 1997

贫血

一般临床表现

贫血是指低于同性别、同年龄、同地区和同海拔高度血红蛋白(Hb)浓度或者血细胞比容(Hct)参考区间95%的下限者(表32-1)。这意味着有2.5%的正常人被归入贫血。相反,某个体的血红蛋白在同性别同年龄的参考范围内,但明显低于他或她自己平时的血红蛋白值时,也应该认为是贫血。

当红细胞量(RCM)减少时,贫血是绝对的;当血浆容量增多时,贫血是相对的。绝对贫血的原因可分为两种主要病理生理类型:红系细胞生成障碍;红细胞破坏增加(或超过骨髓对这些损伤细胞的代偿能力)。一些作者将急性失血后的贫血归因为后一个类别(Hillman & Finch, 1996; Prchal, 2010)。贫血的出现可能是一种潜在疾病的症状,应该找出原因,纠正病因可能对个人的健康非常重要。相对性贫血可见于孕妇、巨球蛋白血症患者和飞行后的宇航员。最近研究表明,长期处于失重状态和在高原环境适应一段时间后返回海平面,由于促红细胞生成素(EPO)减少而导致选择性年轻红细胞(也称为新生红细胞[neocytes])破坏丢失,其过程也称为选择性新生红细胞溶血(neocytolysis)(Risso et al, 2014)

贫血按红细胞形态学可分为大细胞性、正细胞性和小细胞性贫血,这对疾病的鉴别诊断十分有用(见下文),便于理解病理生理学和形态学分类之间的关系。如有些贫血(失血性贫血)有不止一种的致病机制,并经历不止一个的形态学阶段。

贫血的临床症状和体征是由于运送至组织的氧减少所致，这与降低的血红蛋白浓度和血容量有关，并与发生病理变化的速度相关。相关因素包括心排出量的代偿性调整、呼吸速率及血红蛋白的氧亲和力。对于贫血发展缓慢且没有其他严重疾病的患者，血红蛋白浓度低至60g/L时，只要患者休息，不会产生任何不适或异常体征。

一般来说，贫血患者主诉易疲劳和劳力性呼吸困难，常有乏力、眩晕、心悸和头痛。更常见的体征为皮肤苍白、脉率加快、低血压、低热，可见体位性水肿以及收缩期杂音等。在特殊类型贫血中还可见其他的临床特征。

生成障碍——缺铁性贫血

铁代谢

铁是血红蛋白、肌红蛋白（肌细胞中）和某些酶（大多数体细胞中）的一个主要成分。身体中主要的贮铁"库"，见图32-1。体内总铁的2/3以上存在于红系细胞（幼红细胞和红细胞）中；每毫升红细胞含有约1mg的铁。贮存铁以铁蛋白和含铁血黄素两种形式存在于网状内皮系统的巨噬细胞中。铁蛋白是三价铁盐和脱铁铁蛋白的水溶性复合物。脱铁铁蛋白的分子量约450 000Da，有24个亚基，由H（重链）型和L（轻链）型2种亚基以不同比例构成。脱铁铁蛋白在三价铁羟基氧化物（FeOOH）为主的晶体状核外围形成壳结构。H和L亚基的基因分别位于11号染色体和19号染色体上。这个H单体具有亚铁氧化酶活性，使之更有效地吸收和释放铁。含铁血黄素不溶于水，大多是由部分或完全降解的蛋白壳和三价铁羟基氧化物核晶体的聚集体组成。蛋白降解通常发生在溶酶体中。含铁血黄素的铁比铁蛋白更难释放。用于血红蛋白合成的大部分铁是从巨噬细胞中降解的Hb中释放出来，并由血浆运铁蛋白（一种分子量为80 000Da的β-球蛋白，基因位于3号染色体）运送至幼红细胞。每个分子脱铁运铁蛋白结合两个三价铁离子。随后，运铁蛋白与红系前体细胞、网织红细胞和需铁的大多数细胞膜上的运铁蛋白受体-1（TfR-1）（CD71）结合。结合后的复合物迅速被内化，铁被释放，脱铁运铁蛋白返回到循环并结合更多的铁。除了广泛表达的TfR-1外，仅在肝细胞和红细胞前体细胞表达的另一种相关分子，称为运铁蛋白受体-2（TfR-2）。最近的证据表明，TfR-2可能协助肝细胞上的HFE蛋白调控铁的吸收。*TfR-2*基因突变与3型血色病相关（Silvestri et al，2014）。

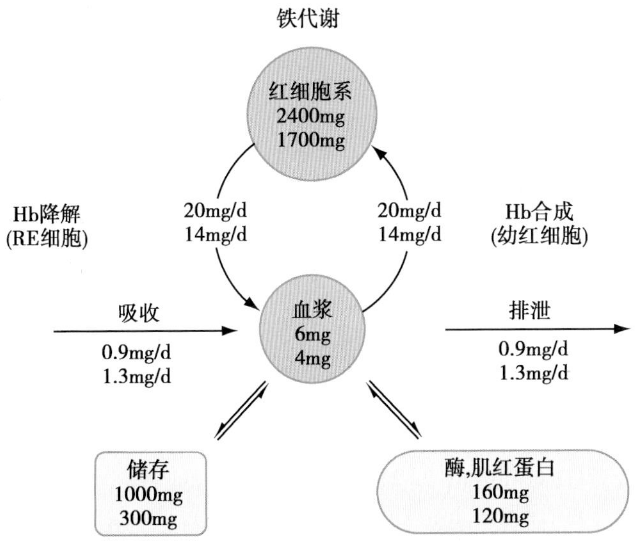

图32-1 机体铁代谢。图中每个位置的上方数据为平均80kg重男子的代谢数据，下方数据为65kg重女性的代谢数据。这个代谢的核心是血浆铁与运铁蛋白的大量结合，一天中重复循环数次为血红素合成提供铁。每天，约有1%的循环红细胞被破坏，而相同数量的新生红细胞被输送至血液。这部分红系细胞全部的铁从血红蛋白（Hb）降解部位（网状内皮（RE）系统的巨噬细胞）进入血浆，并运送（与运铁蛋白结合）至骨髓中的幼红细胞。贮存铁主要存在于RE系统的巨噬细胞中。吸收的铁进入血浆池，与运铁蛋白结合。铁排泄主要通过细胞脱落排出体外（数据引自Hillman RS，Finch CA：Red cell manual，ed 4，Philadelphia，1974，FA Davis）

机体很少有铁丢失。这种少量铁丢失主要是由于胃肠道细胞的脱落，以及从皮肤和尿液中丢失。由于经血，妇女平均丢失的铁比男性多。女性每天丢失的铁大约为1mg，经期女性丢失的铁平均约为2mg/d。铁平衡主要通过控制铁吸收来维持。在美国，男性膳食铁摄入量平均15mg/d，吸收率7%；女性11mg/d，吸收率13%。吸收率在机体缺铁时增加，但在肉类的饮食中只吸收约20%的铁，素食饮食中更少（Hillman & Finch，1996）。铁吸收主要在小肠，尤其是十二指肠和空肠上部，血红素铁比无机铁的吸收效率高。维生素C和枸橼酸盐促进铁吸收，肌醇六磷酸盐（植酸盐，phytates）和鞣酸（tannins）则抑制吸收。胃酸可以降低十二指肠的pH值而提高血红素三价铁的溶解度，利于吸收。铁进入上消化道黏膜细胞似乎涉及不止一种途径，包括亚铁血红素吸收的独立机制。最近的证据还表明亚铁血红素载体蛋白1（HCP-1）与涉及叶酸转运的独特的质子耦合叶酸转运体（proton-coupled folate transporter，PCFT）的机制相同（Beutler，2010；Visentin et al，2014）。PCFT在叶酸和血红素铁吸收中的双重作用正在研究。

非血红素铁通过二价金属离子转运蛋白（divalent metal transporter，DMT）的通道穿过黏膜而被转运，并受铁调节蛋白-1（IRP-1）和铁调节蛋白-2（IRP-2）的调节。这些调节蛋白，特别是IRP-2，影响一些在铁代谢中使细胞内铁净增加的蛋白质的翻译。这些蛋白质的信使RNA有铁反应元件（iron-responsive elements，IRE），可以增加或减少翻译。例如，缺铁会增加DMT-1和TFR-1的翻译（Zhang et al，2014）。DMT-1调控铁从肠道表面到细胞内的转运。这个过程是由十二指肠类细胞色素b的亚铁还原酶辅助的，后者将三价铁还原为亚铁形式。DMT-1也转运其他金属，如铅、钴、镍。铁从肠上皮细胞、巨噬细胞和肝细胞运出到血浆涉及另一个运输系统，其中包括膜铁转运蛋白-1（ferroportin-1）和膜铁转运辅助蛋白（hephaestin）（Fleming，2008）。膜铁转运蛋白-1位于顶端肠上皮细胞基底外侧膜，作用类似于转运蛋白，把铁以亚铁的形式转运到血浆。膜铁转运蛋白-1也表达于巨噬细胞。膜铁转运辅助蛋白具有亚铁氧化酶活性，将铁转化为三价铁形式易与循环中的脱铁运铁蛋白结合，协助铁的转运。血浆铜蓝蛋白也具有亚铁氧化酶活性，参与细胞中铁的释放。由于铜蓝蛋白和膜铁转运辅助蛋白均是含铜的亚铁氧化酶，若缺铜时影响铁的释放，可以产生缺铁性贫血（iron deficiency anemia，IDA）。另一个25-氨基酸抗菌肽，也称铁调素(hepcidin),已被证明通过激素效应对于铁稳态起着重要作用。铁调素由肝脏产生,经肾脏滤过,随尿液排出。铁调素负调控铁由细胞(如肠上皮细胞和巨噬细胞)释放到血浆。铁调素结合铁转运蛋白-1,引导内化和其在溶酶体的降解;从而限制铁从细胞内释放入血浆(Fleming,2008)。铁调素由位于染色体 19q13.1 上的 *HAMP*(铁调素/肝抗菌肽)基因编码合成,至少有四种机制参与铁调素分泌的调节:炎症时,通过肝细胞铁传感系统、红细胞生成活性、组织缺氧而影响全身铁的利用。骨髓红细胞生成活性增加与铁调素减少和铁吸收增加有关。最近发现的红富铁激素(erythroferrone,ERFE),是由促红细胞生成素(EPO)应答下的有核红细胞分泌,能抑制铁调素的释放(Kautz et al,2014)。目前的证据表明,人血色病蛋白(human hemochromatosis protein,HFE)、TfR-2 和铁调素调节蛋白即血幼素(hemojuvelin,HJV)相互作用形成肝细胞"铁传感复合物"。当运铁蛋白高度饱和时,HFE 离开 TfR-1,并与 TfR-2 和 HJV 相互作用,激活 *HAMP* 转录通路。蛋白裂解酶-2(matriptase-2,MT-2)是一个跨膜丝氨酸蛋白酶,主要表达于肝细胞,能裂解和灭活 HJV,产生较低水平的铁调素(De Falco et al,2013)。血浆中,总铁平均含量为 110μg/dl(19.7μmol/L)。其中绝大多数与运铁蛋白结合,每分升中运铁蛋白能结合铁 330μg(或 59.1μmol/L),因此大约 1/3 饱和。血浆中极少量铁以铁蛋白形式存在。男性血浆(或血清)铁蛋白平均约为 100μg/L,女性约为 50μg/L。

缺铁性贫血

当长时间铁的损耗超过铁的摄入,人体贮存铁耗尽时,使用于正常血红蛋白合成的铁供应不足,发展到一定程度时,铁缺乏症就表现为小细胞低色素性贫血。

铁缺乏通常是由于铁的需求增加(如婴儿和儿童的快速生长期和孕妇),或者血液中的过多丢失(如反复出血、月经过多或多次怀孕),减少了机体贮存铁的结果。

缺铁可能是最常见的贫血原因,至少影响着 1/3 的世界人口(Powers & Buchanan,2014)。缺铁对 6~24 个月大的儿童特别敏感。这是由于膳食中铁不足以满足婴儿快速生长的需要。在最初的 4~6 个月后,出生时具备的贮存铁已消耗殆尽,需要依赖于膳食铁的补充。如果以缺铁的牛奶和碳水化合物作为饮食很可能导致缺铁性贫血(iron deficiency anemia,IDA),此为婴儿期"牛奶贫血症"的一个组成部分。"牛奶贫血症"常与婴幼儿过早食用牛奶,对牛奶蛋白不耐受而引起肠出血有关。据美国的一项研究,1~2 岁幼儿中,有 3%的人患有 IDA,在 2%~5%的青春期女孩和育龄妇女中,铁缺乏(无贫血)占较高比例(>9%)(looker et al,1997)。IDA 也影响 2%~5%的孕妇(Powers & Buchanan,2014)。铁吸收障碍和最终的 IDA 可在全胃切除甚至胃大部切除术后出现。用于治疗消化性溃疡和胃酸反流的 H_2 受体阻断剂、质子泵阻滞剂可导致铁吸收不良。除了口炎性腹泻综合征(sprue syndrome),铁吸收不良的病因是极为罕见的。因为铁缺乏能增加铁和铅的吸收,所以铅中毒可伴发于缺铁。

如果一个成年男性完全没有铁的摄入或吸收(这几乎不可能),体内贮存的 1000mg 铁可以持续消耗 3~4 年,之后才会开始缺铁。因此,几乎所有成年男性 IDA 都是慢性失血引起的。出血性病灶,如良恶性肿瘤,长期摄入某些药物和蠕虫感染,是男性和绝经后女性缺铁的常见原因。

IDA 发生的顺序通常如下(Hillman & Finch,1996):丢失的铁超过吸收的铁,出现负铁平衡,铁被动员起来,贮存铁减少,血浆铁蛋白减少,铁吸收增加,血浆铁结合力(运铁蛋白)增加。这一阶段称为铁消耗期。贮存铁耗尽后,血浆铁浓度下降,运铁蛋白饱和度<15%,骨髓中铁粒幼细胞比例减少。由于血红素合成中铁缺乏,导致红细胞原卟啉增加。这是第二阶段缺铁性红细胞生成期,贫血可能还没有出现。第三阶段是 IDA 期,除了前述的异常外,出现贫血。贫血开始为正细胞正色素性,逐渐演变为小细胞性,最终进展为小细胞低色素性。

临床特征

临床所见可能是由于失血的本身原因引起,也可是贫血的一般表现(见前述)或缺铁所致。下列症状可能由组织铁缺乏所致:感觉异常(如麻木和刺痛感),下肢不宁综合征(restless leg syndrome)(也有译为不安腿综合征、不宁腿综合征、多动腿综合征、腿多动综合征),舌上皮萎缩伴烧热感或疼痛,口角裂开或溃疡(口角炎),慢性胃炎(胃分泌减少但又少有症状),异食癖(渴望吃不寻常的物质,如泥土、冰),凹形或匙状指甲(反甲),吞咽困难(因食管和下咽交界处的部分狭窄或形成网状组织结构所致)。最后两个症状相对少见。同时有舌炎、口疮、吞咽困难和铁缺乏者称为 Plummer-Vinson 综合征。缺铁可发生脾肿大,但不常见。在幼儿中,据报道学习成绩差和运动发育延迟与 IDA 有关(Powers & Buchanan,2014)。

实验室特点

血液　在 IDA 早期,红细胞常为正细胞正色素性(Hillman & Finch,1996)。其后阶段,红细胞为小细胞、大小不均和异形(包括椭圆和拉长的细胞),伴不同程度的低色素性。缺铁红细胞膜异常生硬,有助于异形红细胞形成,特别是变长的低色素性椭圆形红细胞(铅笔样细胞)。红细胞大小不均可由自动血细胞计数仪识别,如红细胞体积分布宽度(red cell distribution width,RDW)增加。但这些所见不是 IDA 特有的。红细胞计数增高常被发现于 4 岁以下的儿童。除了后述的铁剂治疗,网织红细胞绝对值通常减少。网织红细胞血红蛋白含量(Ret-He,CHr)也降低。平均红细胞体积(mean cell volume,MCV)减低,Hb 和 Hct 相对地要比红细胞计数更低。由于红细胞比正常的要薄(图 30-10 和图 32-2),渗透脆性可以降低。

白细胞计数正常或略低。粒细胞减少,可见少量核分叶过多中性粒细胞。严重铁缺乏者可见幼红细胞巨幼变,可能与核糖核苷酸还原酶活性的减低有关,还包含重要的非血红素铁原子(Beck,1991)。然而,观察到核分叶过多中性粒细胞需要怀疑轻度叶酸缺乏,尤其是在铁剂治疗之后(Dallman et al,1993)。失血或摄入不足引起的铁缺乏,血小板可以增加,但在严重贫血时趋于下降。

骨髓　红细胞系统增生出现较早,但在严重缺铁后期,限制效应将红细胞生成制约在基线水平。有核红细胞比正常小,胞质血红蛋白含量不足,形状不规则,边缘不整(图 32-3)。如果存在巨大的中性杆状核粒细胞或晚幼粒细胞,很少由缺铁本身引起,常预示相关的维生素 B_{12} 或叶酸缺乏。骨髓涂片常规

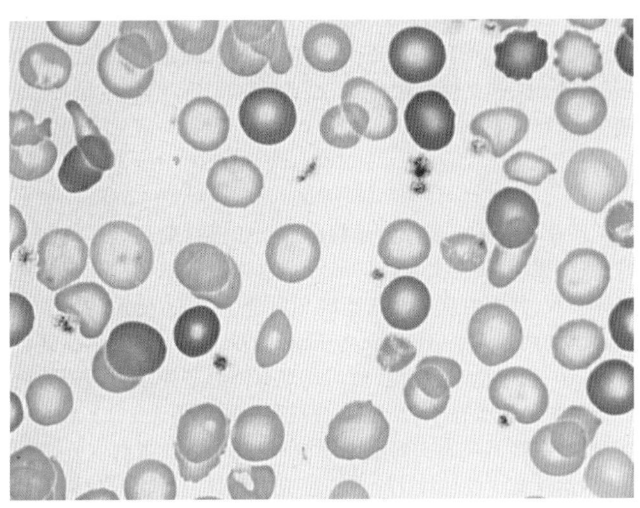

图 32-2 缺铁性贫血,输血后形态。细胞苍白、中心淡染区扩大,大小不一,易形成椭圆形红细胞,与输入的正色素性红细胞不同

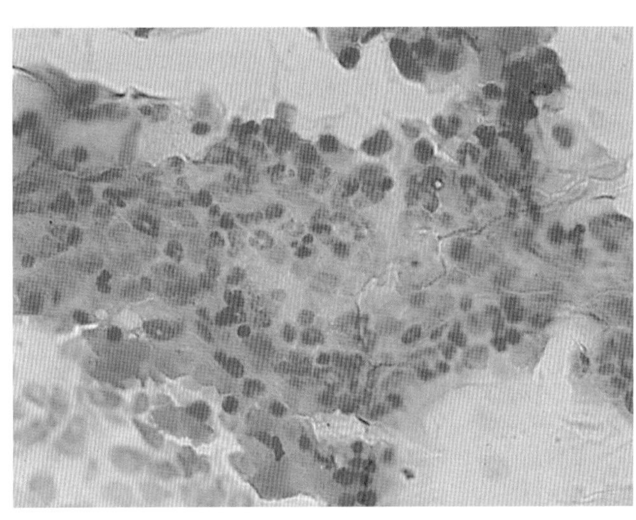

图 32-4 骨髓片,普鲁士蓝反应。贮存铁缺乏:未见明显的蓝绿色铁。在 0~5+的参考评级范围内,正常女性铁染色为 1+~3+,正常男性为 2+~3+

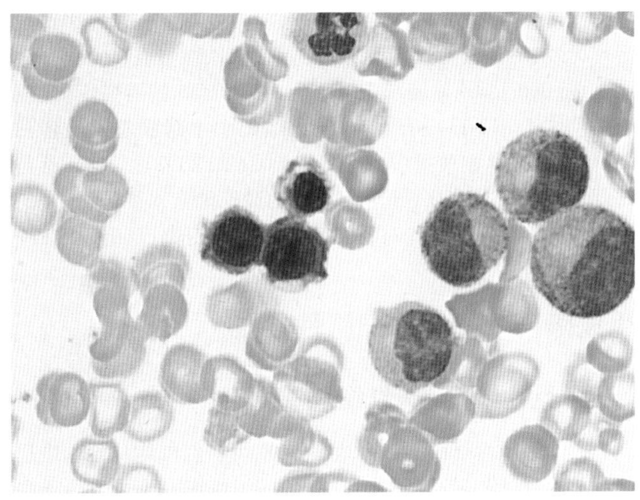

图 32-3 骨髓片,缺铁性贫血。3 个幼红细胞胞质边缘不规则和不规则的净空区,提示血红蛋白合成不足(即胞质成熟不良)

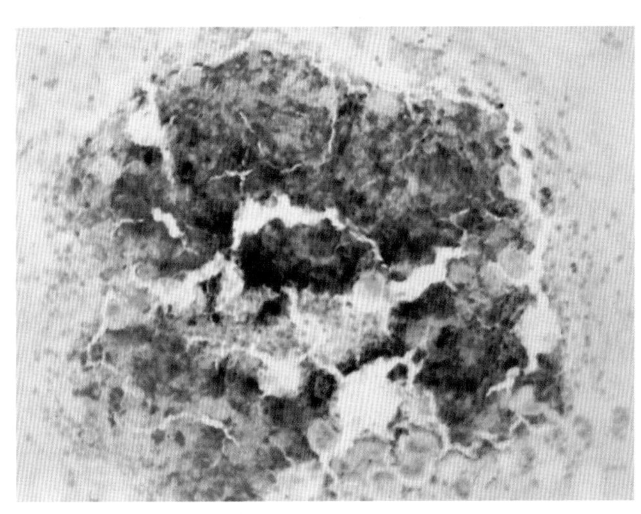

图 32-5 骨髓片,普鲁士蓝反应。在 0~5+的参考评级范围内,贮存铁为 5+,示细胞外铁显著增加

铁染色(图 32-4 和图 32-5)为贮存铁阴性,除非最近以某种形式补铁治疗。铁粒幼细胞比例降低(<20%),这一比例通常与运铁蛋白饱和度(或)总铁结合力(TIBC)的百分比一样,是衡量铁运送至有核红细胞的指标。

血清铁(SI) 成人参考区间为 9~29μmol/L(我国参考值为:男性 11~30μmol/L,女性 9~27μmol/L,儿童 9~22μmol/L。译者注)。在缺铁、感染和慢性病贫血时减低。

血清总铁结合力(TIBC) 成人参考区间为 45~72μmol/L(我国参考值为:男性 50~77μmol/L,女性 54~77μmol/L)。IDA 的血清总铁结合力增加。在慢性病贫血中正常或减低。如果慢性感染与慢性失血并存,即使患者铁缺乏,TIBC 可以不增加。

TIBC 饱和度 血清铁与 TIBC 的比值为 TIBC 饱和度(又称为血清运铁蛋白饱和度(transferrin saturation,TS)简称铁饱和度。译者注)。通常为 20%~55%(我国参考值为:33%~55%。译者注),<15%提示缺铁性红细胞生成。

血清铁的昼夜变化显著,高低差常高达 30%。早晨最高,晚上最低。因此,用以诊断铁缺乏最好是晨间空腹血标本。TIBC 在一个正常的个体中保持相对稳定,但在妊娠和口服避孕药时 TIBC 增加。

血清铁在出生后的前 90 天通常最高;然后在第二个月降至稍为低于参考区间水平,之后随年龄逐渐增加,约在 15 岁时达到成人范围(Ritchie et al,2002b;Soldin et al,2004)。另一方面,TIBC 随着年龄逐渐上升,到 15 岁时达到成人水平(Soldin et al,2004)。同样,儿童的饱和度低于成人,在 15~18 岁之间才达到成人水平(Ritchie et al,2002b)。

血清铁蛋白(SF) 成人参考值为 12~300μg/L(我国参考值为:男性 15~200μg/L,女性 12~150μg/L。译者注),男性高于女性。血清铁蛋白与组织铁蛋白保持平衡,能良好反映正常人和大多数疾病中的贮存铁水平。1μg/L 血清铁蛋白相当于 8~10mg 贮存铁。一些肝细胞疾病、恶性肿瘤和炎症性疾病中,

血清铁蛋白可以高于贮存铁水平，因为血清铁蛋白是急性时相反应蛋白可以不成比例地增高。在这些疾病中出现的IDA，其血清铁蛋白浓度可表现为正常范围。故在炎症状态下，血清铁蛋白水平低于50~60μg/L患者，可能对补铁疗法有反应。另一方面，甲状腺功能减退症和维生素C缺乏的患者血清铁蛋白水平可以降低，且不受贮存铁影响(Brittenham,2009)。

在6个月~15岁之间的婴儿和儿童，血清铁蛋白的参考区间略低于初生婴儿或成年人(Soldin et al,2004)。在男性中，血清铁蛋白在18~30岁之间逐渐上升，而在女性中则无这一趋向。然而，绝经后妇女的铁蛋白水平比绝经前妇女高得多，其值与男性相当(Van den Bosch et al,2001)，且不呈现昼夜变化。

红细胞卟啉 血红素是铁与原卟啉Ⅸ络合形成的。不管缺铁还是慢性病贫血所致的缺铁性红细胞生成中，原卟啉都增加。铅中毒和一部分铁粒幼细胞贫血也会增加，但在珠蛋白生成障碍性贫血中正常。锌通常与原卟啉结合，形成锌原卟啉(ZPP)。目前有一个比较简单的微量测量全血ZPP的方法，可用于鉴别小红细胞是由于IDA还是β轻型珠蛋白生成障碍性贫血引起的(Labbé & Dewanji,2004)。红细胞卟啉正常参考区间为0.18~1.76μmol/L(10~99μg/dl)(译者注：我国正常参考值男性为0.56~1.00μmol/L，女性为0.68~1.32μmol/L)；在缺铁中，红细胞卟啉在贫血发生之前升高，可能是反映缺铁的一个最早指标(Labbé & Dewanji,2004)。

血清运铁蛋白受体 血清运铁蛋白受体(transferrin receptor,TfR)在循环中以可溶性形式存在。血清TfR(STfR)是在红细胞成熟过程中，由带TfR的红细胞膜脱落而产生的。STfR随红细胞生成速率而变化。再生障碍性贫血(AA)STfR水平低于正常，自身免疫性溶血性贫血水平较高。IDA血清TfR水平升高，可能是由于膜TfR合成增加以及铁需求增加的继发反应。STfR与血清铁蛋白不同，常不受炎症的影响(Clark 2009)。

血清运铁蛋白受体与血清铁蛋白的比值 血清运铁蛋白受体与血清铁蛋白比值(STfR/F)已被建议作为评估体内总贮存铁的新方法。STfR/F比值对慢性病贫血(ACD)的鉴别价值有限，但可能更好地用于识别IDA合并ACD(Clark,2009)。

网织红细胞血红蛋白含量 一些全自动血液分析仪能够测定网织红细胞内血红蛋白含量(Ret-He,CHr;pg/细胞)。通过检测该指标，可对红细胞生成前3~4天的状态进行评估(Clark,2009)。

铁调素水平 测定血浆铁调素是研究铁代谢异常及铁缺乏症的有效工具，尚在进行大量的研究。

鉴别诊断

缺铁性贫血通常需要与其他原因造成的伴有或不伴有贫血的小红细胞症进行鉴别。包括珠蛋白生成障碍性贫血、慢性病贫血(anemia of chronic disease,ACD)和铁粒幼细胞贫血。骨髓贮存铁和血清铁蛋白在铁缺乏时降低，而在其他贫血中为正常或升高。珠蛋白生成障碍性贫血的特征是贫血很轻微，锌原卟啉正常，血清铁正常，且在其家庭成员中同样可见。β-珠蛋白生成障碍性贫血的特性是血红蛋白A_2(HbA_2)增加、胎儿血红蛋白(HbF)有时增多；而缺铁时，HbA_2通常减少。在ACD(慢性感染，炎症状态如类风湿关节炎或肿瘤性疾病)中，尽管血清铁含量低(如同铁缺乏)，但TIBC减低或正常。在铁粒幼细胞贫血中，包括慢性铅中毒，血清铁和TIBC饱和度增加，骨髓中出现环铁粒幼细胞。

疾病管理

治疗IDA的首要原则是找出并纠正潜在的病因。口服亚铁，餐间服用，共三次、约200mg/d。这样每天有40~60mg铁被人体吸收，其中由衰老红细胞破坏后产生的铁，使铁的生成比正常增加两到三倍(Hillman & Finch,1996)。网织红细胞计数在5~10天内达到最大值，然后逐渐下降并趋于正常。监测血红蛋白是最佳状态，第五天后，血红蛋白会以每天1~2g/L的速度增加，在接下来的3周至少增加20g/L。血红蛋白恢复正常后，铁治疗至少要持续2个月以补充贮存铁。对治疗效果不佳的患者，需要检查持续存在的原发疾病，特别是慢性胃炎和幽门螺杆菌胃炎(Clark,2009)。

铁剂难治性缺铁性贫血

这是一个最近描述的隐性遗传性小细胞性贫血，口服铁剂治疗无效。初步研究表明，铁剂难治性缺铁性贫血(iron-refractory iron deficiency anemia,IRIDA)由*TMPRSS6*基因突变(定位于染色体22q12-13)所致。该基因编码一个跨膜丝氨酸蛋白酶，称为膜型丝氨酸蛋白酶2(matriptase-2,MT-2)。MT-2参与铁调素的下调。IRIDA患者有异常的高铁调素水平，阻止铁的吸收和释放。患者可能对肠外铁剂有缓慢或部分反应(De Falco et al,2013)。

生成障碍——巨幼细胞性贫血

骨髓非巨幼细胞性大红细胞

大红细胞性贫血不是巨幼细胞性，可由红细胞从骨髓中提前释放所致，即“转移(加快释放)的网织红细胞”，可发生于急性失血、溶血、骨髓浸润，以及与高EPO水平相关的骨髓衰竭，如再生障碍性贫血、难治性贫血和Diamond-Blackfan贫血。非巨幼细胞性大红细胞也见于甲状腺功能减退，乙醇摄入过度和肝脏疾病(Hillman & Finch,1996)。

巨幼细胞性贫血

血液

巨幼细胞性大红细胞性贫血与非巨幼细胞性大红细胞贫血不同之处，在于前者有大的卵圆形红细胞和巨大的核分叶过多中性粒细胞(图30-11，图30-15和图32-6)。通常全血细胞减少。该贫血为大红细胞性，MCV升高，特点是存在卵圆形大红细胞，常极度大小不均与异形，包括红细胞碎片等。小红细胞和泪滴形红细胞常见。外周血可见嗜碱性点彩、多个豪-焦小体(Howell-Jolly body)，伴核碎裂的有核红细胞，以及巨幼变有核红细胞。白细胞减少。粒细胞核分叶过多，可能由核成熟异常引起。5叶核的中性粒细胞超过5%为核分叶过多(Herbert,1985)，也有6叶或更多的核分叶。血小板常见减少，罕见严重减少可致出血。值得注意的是即使不出现贫血，血液中也

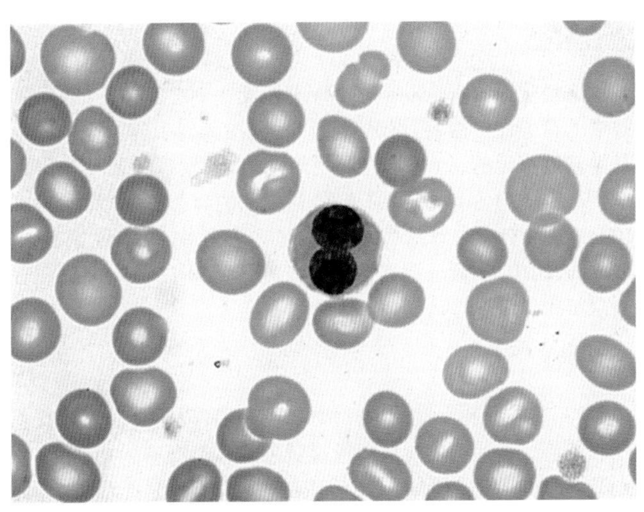

图 32-6 巨幼细胞性贫血血涂片。大红细胞和巨幼红细胞，后者形态异常，呈双核和明显疏松的染色质

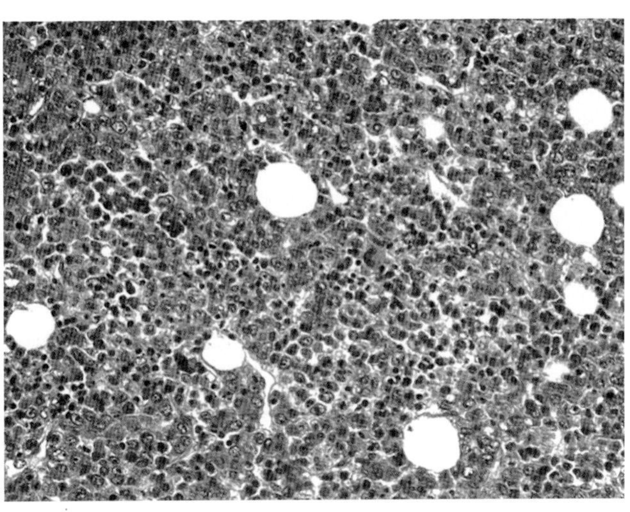

图 32-7 巨幼细胞性贫血骨髓细胞增生极度活跃。有核细胞量大于 95%（骨髓切片）

可见明显的形态学改变，并可出现神经系统症状。

骨髓 巨幼细胞性贫血的特点是机体中所有迅速增殖的细胞体积增大，包括骨髓细胞。主要异常是合成脱氧核糖核酸（DNA）的能力减弱。在维生素 B_{12} 或叶酸缺乏时，细胞内 5，10-亚甲基四氢叶酸明显减少，后者使脱氧尿嘧啶核苷一磷酸转换为脱氧胸腺嘧啶核苷一磷酸。这种反应由胸苷酸合成酶介导，对保持 DNA 合成的正常率十分重要（Green，2010）。因此，维生素 B_{12} 或叶酸缺乏，对细胞的影响有二：一是有丝分裂间期的静息期延长；二是停滞于有丝分裂早期。有丝分裂细胞增加。由于核糖核苷酸（RNA）合成比 DNA 合成容易，细胞质继续成熟和生长，引起细胞体积增大。细致的染色质和显著的副染色质展示出比一般幼红细胞更明显"疏松"的染色质结构（图 30-28 和图 32-6）。这样，细胞核易发生碎裂，可见多个豪-焦小体。与正常人造血相比，巨幼细胞性贫血常见更多类似于原始红细胞和早幼红细胞的细胞（即原始巨红细胞和嗜碱性巨早幼红细胞）；有时称为成熟障碍或核质发育失衡，在巨大的多色性巨中幼红细胞中尤其明显。相似的一般特征也见于其他系列细胞。粒系细胞中，细胞胞体较大，细胞核成熟推迟，胞质量增多，常见特异性颗粒明显增多。由于染色质收缩不佳而疏松，细胞核着色偏浅。常见异常扭曲的核形。巨大的晚幼粒细胞是异常粒细胞中最明显的特征。巨核细胞也增大并出现核分叶过多或核碎裂。

骨髓明显增生（图 32-7）。脂肪组织被替换，长骨出现红髓造血。红系前体细胞（巨幼红细胞）增加，粒红比降低。如果巨幼变过程不完全，或者患者接受了不恰当的治疗，可以影响检查结果。在评估巨幼细胞性贫血最近的治疗时，观察粒细胞的形态学变化最有用，因为它们的异常形态持续时间最长。骨髓细胞核酸合成障碍所致的巨幼红细胞增多和缺氧状态，也会导致红系细胞数量增多。如果患者输了浓缩红细胞，幼红细胞数减少，但仍然存在细胞形态学异常。

红细胞动力学 巨幼细胞性贫血，红系造血组织增加，血浆铁更新迅速，尿和粪中尿胆原增加。这些结果表明总的红细胞生成增加，可比正常情况下高达三倍。循环红细胞血红蛋白铁的显现率减低和网织红细胞减少表明有无效红细胞生成。骨髓中有缺陷的幼红细胞破坏增加，循环红细胞生存时间缩短，表明存在溶血。间接胆红素增加，血清铁增加，内源性一氧化碳（CO）生成增加，血清乳酸脱氢酶水平通常大幅度增高。血清溶菌酶可能升高，也提示无效粒细胞生成。

巨幼细胞性贫血几乎都是由于维生素 B_{12} 或叶酸缺乏引起。不论哪种缺乏，上述所见的结果都是相似的。

维生素 B_{12}（钴胺素）代谢

维生素 B_{12}（钴胺素）分子量 1355Da，分子中含两个主要部分：①一个平面基团（咕啉核），围绕一个钴原子的环形结构；②一个核苷酸基团，由碱基，5，6-二甲基苯并咪唑和 1-氨基、2-丙醇酯化的磷酸化核糖组成。一个氰化物基团与三价钴连接在一起。不同形式维生素 B_{12} 中的氰化物被羟基、腺苷或甲基替换后，一般称之为钴胺素（维生素 B_{12}）。

维生素 B_{12} 是专门由微生物合成的维生素，几乎在所有的动物组织中都能发现，主要以腺苷钴胺素的形式贮存于肝。人体中，每克肝约含 1μg 维生素 B_{12}。维生素 B_{12} 最初与存在于唾液或食物中的 R 结合蛋白（一种钴胺素结合蛋白，与内因子比较具有较快的电泳迁移率，R 即 rapid 的缩写）结合，经消化后维生素 B_{12} 释放，然后被酸性 pH 值胃液中的其他 R 结合蛋白结合。R 蛋白属于血浆咕啉结合蛋白（haptocorrins，HC）同一家族的同工蛋白（Green，2010）。进入十二指肠后，钴胺素受胰酶作用后释放，最终与胃内因子（IF）结合。内因子分子量 44kDa，为胃壁细胞产生的糖蛋白。胃内因子基因定位于 11 号染色体上。钴胺素与内因子结合复合物非常耐消化，最后黏附于回肠上皮细胞的特定受体部位，也就是钴胺素被吸收的部位。钴胺素-内因子受体由两个蛋白组成：一个分子量为 460kDa，称之为 cubilin（CUBN）的蛋白；另一个是分子量为 45～50kDa，称为 amnionless（AMN）蛋白。CUBN 缺乏跨膜区与胞质结构域，其内化依赖于其他跨膜蛋白（特别是 AMN 蛋白）。这两种蛋白质都存在于肾小管，编码两个蛋白的基因任何一个突变都可以导致巨幼细胞性贫血和蛋白尿，也称为 Imerslund-GRäsbeck 综合征（Kozyraki & Cases，2013）。回肠部位的受体数量逐渐增加，直到接近回肠末端时达到最大值。钴胺素-内因子复合物被吸收进入细胞，释放钴胺素，内因子则被破坏，受体再循环进入细胞表面（kozyraki & Cases，2013）。

钴胺素以甲基钴胺素形式在血浆中运输，然后与称之为运钴胺素（transcobalamin，TC）的一组蛋白质结合，过去称之为运钴胺素Ⅱ（transcobalamin Ⅱ）和咕啉结合蛋白（haptocorrins，HC）（又名TCⅠ、TCⅢ、R结合蛋白和嗜钴素）。90%新吸收钴胺素与TC结合，作为主要的运输蛋白，迅速向肝脏、造血细胞和其他分裂细胞输送维生素。一些钴胺素与HC结合，这一步骤可防止钴胺素从血浆中损失。钴胺素主要贮存于肝脏。血浆维生素 B_{12} 的参考值取决于检测方法，通常是150~670pmol/L（200~900ng/L）。运钴胺素的1/3结合位点通常被占用：70%~90%血浆维生素 B_{12} 与HC结合，在血浆中非常缓慢地被清除。其余的与TC结合，但通常饱和度只有5%，多数新吸收的与TC结合的钴胺素，在最初几个小时内即从血浆中消失，但仍有一小部分数周后仍结合在一起。

运钴胺素先天性缺陷对临床有重要影响。缺乏运钴胺素的婴儿可导致严重的巨幼细胞性贫血，但其血清钴胺素水平是正常的。缺乏HC不伴有贫血或巨幼细胞增多症，但其血清钴胺素水平是降低的（Whitehead，2006）。

HC存在于牛奶、血浆、唾液、胃液和其他体液中，可能来源于粒细胞、涎腺、肝脏和其他组织。HC可以帮助非生理性钴胺素类似物的清除。骨髓增殖性肿瘤患者HC增高，主要归因于总维生素 B_{12} 结合蛋白增高（HC所占的比例增高）。TC也能被多种细胞合成，包括肾细胞、肠上皮细胞和肝细胞，并作为急性时相反应物，其水平在炎症和感染情况下增加（Carmel，1999，Green，2010）。维生素 B_{12}（cyanocobalamin，氰钴维生素）和维生素 B_{12a}（hydroxocobalamin，羟基钴胺素）必须通过还原和烷基化转换为腺苷和甲基形式，才能被细胞利用。腺苷钴胺素作为甲基丙二酰辅酶A变位酶的辅酶，将甲基丙二酰辅酶A转化为琥珀酰辅酶A。甲基钴胺素参与了由 N^5-甲基四氢叶酸到同型半胱氨酸（homocysteine，也译为高半胱氨酸）的甲基化转换。

维生素 B_{12} 的日常需求量为2~5μg/d，如果摄入切断（如全胃切除术），体内贮存的2~5mg维生素 B_{12} 可供持续消耗数年（Beck，1991）。

维生素 B_{12} 缺乏

在普通人群中维生素 B_{12} 缺乏的真实患病率还不清楚，但随着年龄增长，患病率增高。65岁以上人群，大约15%可以检出维生素 B_{12} 缺乏。25%~50%患者可能是由于胃酸过少，这在老年人中已有报道（Green，2010）。质子泵抑制剂被广泛用于抑制胃酸分泌是一个重要的影响因素（Oh & Brown，2003）。钴胺素缺乏通常是由几种机制相互作用所致，包括摄入不足和吸收减少。

摄入不足

在美国，营养缺乏导致巨幼细胞性贫血极为罕见，仅见于完全放弃动物性食品（包括牛奶和鸡蛋）的人。严格的素食主义者可发展为这种形式的钴胺素缺乏症。

内因子生成缺陷

内因子生成缺陷是钴胺素缺乏的最常见原因。

恶性贫血

恶性贫血（pernicious anemia，PA）是一种"条件性"缺乏钴胺素的营养性贫血，系胃黏膜内因子分泌障碍引起。这种异常是由基因决定的，但通常直到晚年才出现；发病年龄<40岁的病例不到10%。>40岁的人群中，PA的年发病率大约为每100 000人有25个新发病例。30%患者中有阳性家族史（Green，2010）。最近调查表明，PA在黑人和白种人中一样普遍（Carmel，1999）。

临床特征

PA在男性和女性中同样常见。通常表现为贫血伴皮肤苍白和黄疸。黄疸常使皮肤呈柠檬黄色。可能会有舌痛，舌表面光滑、苍白（萎缩性舌炎），或舌质红色伴刺痛（急性舌炎）。胃肠道症状可能很突出，包括阵发性腹痛、便秘和腹泻。中枢神经系统（CNS）白质弥漫性和不规则性退行性改变，典型者累及脊髓的后、侧索（亚急性联合变性），有时发生在其他位点。四肢远端发生对称性手足发麻、麻痹和刺痛，丧失体位感（平衡困难和步态不稳）和震动感（可能是最常见的信号），提示外周神经病变和脊髓后索损伤。侧索受累出现无力、强直和深腱反射增强。有时大脑可能受到影响，患者表现出易怒、情绪不稳定或性格改变。神经精神疾病可能与维生素 B_{12} 缺乏相关，甚至在没有血液学表现的情况下发生（Lindenbaum al，1988）。最近的研究表明，维生素 B_{12} 对于维持中枢神经系统细胞因子和生长因子恒定水平具有重要作用。据报道维生素 B_{12} 缺乏引起脑脊液中髓鞘毒性细胞因子水平增高，如肿瘤坏死因子-α；同时减低髓鞘营养（myelinotrophic）细胞因子，如白细胞介素（IL）-6（Scalabrino，2009）。

胃部特征

多数成人PA均有不同程度的萎缩性胃炎。少数患者胃萎缩累及胃壁所有黏膜。人IF和胃酸（HCl）由胃壁细胞分泌；成人PA的IF分泌缺乏，且几乎均表现为组胺难治性胃液缺乏和胃酸缺乏。

免疫异常

恶性贫血患者血清中存在自身抗体（Green，2010）。抗胃壁细胞抗体与胃壁细胞反应，约见于90%以上患者。这些抗胃壁细胞抗体也见于慢性胃炎（如与缺铁相关的）、甲状腺炎和黏液性水肿的一部分患者，以及4%~5%相应年龄的健康人群中。将这些抗体长期注射到大鼠中，会出现胃酸、IF和胃蛋白酶分泌减少，并发生胃萎缩。这些抗体的主要抗原是产酸的 H^+K^+ATP酶，一种存在于胃壁细胞膜上的分子量为92kDa的蛋白质，为质子泵抑制剂的作用靶点。最近的一项研究表明，幽门螺杆菌抗体在PA患者，尤其是年轻患者中很常见。感染可能是引起自身免疫反应的第一步（Hershko et al，2007）。

另一种自身抗体是直接针对内因子。抗内因子抗体存在于75%PA患者的血清、唾液和胃液中。大约有两种抗内因子抗体："阻断"抗体，阻断钴胺素与内因子结合；"结合"抗体，它与钴胺素-内因子复合物，阻止复合物与回肠部受体结合。尽管这些抗体在体内可引起某些功能损害，目前尚不清楚抗体是否是引起疾病的原因或影响因素。除了 PA 患者，抗内因子抗体还见于少数甲状腺功能亢进患者（Graves 病），以及人胰岛素依赖型糖尿病患者。因此，抗内因子抗体被认为对 PA 具有高度特异性和确证性，但缺乏抗内因子抗体也不能排除 PA 诊断（Green，2010）。

家族成员研究显示 PA 患者的亲属中发病率高，且许多亲属有胃酸缺乏和部分钴胺素吸收缺陷。PA 患者亲属的胃壁细胞抗体和甲状腺抗体发生率高于正常人。

成人 PA 可能是一种由遗传基因决定的自身免疫性胃炎，但抗体与胃病变的关系仍不清楚。

儿童恶性贫血

已知有两种形式的 PA 发生在儿童身上。先天性 PA 通常出现在出生后的第二年早期。内因子分泌可能不足，或分泌的内因子存在功能缺陷，但胃酸分泌和胃黏膜形态正常。不存在抗胃壁细胞或内因子抗体。这些病例通常由定位于染色体 11q12 的胃内因子（*GIF*）基因突变引起的。幼儿 PA 通常发生在较大的儿童，表现与成人类似，出现胃萎缩、胃酸缺乏和血清中存在抗内因子或胃壁细胞抗体（Whitehead，2006）。

胃切除术

手术切除胃（全部或部分）将根除了内因子的来源。3～6 年后，机体贮存的维生素 B_{12} 耗尽，若没有补充维生素 B_{12} 治疗，将导致巨幼细胞性贫血。胃切除后，贫血也常由缺铁引起。

维生素 B_{12} 吸收缺陷

吸收不良综合征 乳糜泻、热带口炎性腹泻、小肠切除，或小肠炎性疾病，与维生素 B_{12}、其他维生素等多种吸收缺陷有关。在吸收不良的疾病中，叶酸缺乏（主要在小肠上端吸收）比维生素 B_{12} 缺乏（主要在小肠下端吸收）更常见。可能原因是机体贮存的叶酸消耗比维生素 B_{12} 更快。

Imerslund-GRäsbeck 综合征是一种常染色体隐性遗传病，在正常内因子存在情况下发生维生素 B_{12} 肠道吸收缺陷。许多患者，还伴有肾小管蛋白尿。文献报告的大多数病例来自北欧，据早期文献所述，该综合征是由于 cubilin/amnionless 受体缺陷所致（kozyraki & Cases，2013）。

维生素 B_{12} 利用缺乏 在某些国家，感染鱼阔节裂头绦虫很常见，偶尔也会发生钴铵素缺乏。肠道蠕虫可以成功地与宿主竞争摄入的维生素 B_{12}，这在芬兰最常见，而美国罕见。

在肠道盲袢部，细菌也可能优先利用机体摄入的钴铵素，从而对宿主构成危害。

如前所述，遗传性 TC 缺陷导致幼儿巨幼细胞贫血伴早期神经系统症状。

维生素 B_{12} 或叶酸缺乏可以间接影响心血管功能。两者缺乏都与高同型半胱氨酸血症有关，后者是动脉粥样硬化和血管血栓形成的独立因素（Oh & Brown，2003）。

维生素 B_{12} 缺乏的诊断

发生巨幼细胞性贫血可以提示维生素 B_{12} 或叶酸缺乏。有神经系统症状者支持维生素 B_{12} 缺乏。通过以下四种方法可以确立诊断。

治疗性试验 低维生素 B_{12} 与叶酸饮食的患者，给予注射生理剂量的维生素 B_{12}（10μg/d）。最佳的血液学反应，网织红细胞在第 3 或第 4 天开始升高，至第 7 天达到一个峰值；第 2 天后，有核红细胞巨幼变消失；12～14 天后，白细胞形态变为正常。1 周内，白细胞和血小板计数恢复正常，血红蛋白浓度开始升高。

血清维生素 B_{12} 测定 这是检测维生素 B_{12} 缺乏的常用方法。最初采用微生物检测血清维生素 B_{12} 是利用微生物（如小眼虫）生长需要维生素 B_{12} 的原理。微生物检测法精确、可靠，但它至少需要培养 48 个小时，并受抗生素抑制作用的影响。放射性核素稀释法检测快速，应用广泛，检查结果与小眼虫法具有较好的可比性。前提是结合蛋白对具有生物活性的维生素 B_{12} 具有特异性，且标准化的内因子制备需要符合要求。此外，采用这种方法约 10%的维生素 B_{12} 缺乏患者可能会产生假性正常（zittoun & zittoun，1999）。

血清维生素 B_{12} 正常参考区间为 148～664pmol/L（200～900ng/L），对于维生素 B_{12} 缺乏性巨幼细胞性贫血，血清维生素 B_{12} 常<74pmol/L（100ng/L）。叶酸缺乏或维生素 B_{12} 轻度缺乏者，以及孕妇的血清维生素 B_{12} 水平为 74～148pmol/L（100～200ng/L）。人类免疫缺陷病毒（HIV）感染或多发性骨髓瘤（浆细胞骨髓瘤），以及那些接受大剂量维生素 C 治疗的患者，往往也有较低的血清维生素 B_{12} 水平，而无临床表现（Ward，2002；Green，2010）。还有一些维生素 B_{12} 缺乏患者，因肠道细菌过度生长而产生的维生素 B_{12} 类似物，假性地表现为正常的维生素 B_{12} 水平，此现象见于自身免疫性疾病、骨髓增殖性肿瘤和活动性肝病（Ward，2002；Green，2010）。检测 TC 结合的钴胺素（全运钴胺素，holotranscobalamin）可以提供额外的信息，在血清总钴胺素之前低于正常范围，可能代表钴铵素的负平衡状态（Zittoun，1999），但其临床价值有限（Ward，2002）。

甲基丙二酸和同型半胱氨酸测定 由于钴胺素辅酶对甲基丙二酸异构化为丁二酸盐（琥珀酸盐）十分关键，维生素 B_{12} 缺乏时尿液排泄甲基丙二酸的量增加。如果为罕见的先天性代谢异常，则不出现甲基丙二酸尿症。因此，这是一个检测维生素 B_{12} 缺乏的敏感试验，但它通常不是诊断所必需的。此外，血浆甲基丙二酸和同型半胱氨酸水平增加，经过几周治疗，这些成分的血浆浓度恢复正常。在血清叶酸缺乏而维生素 B_{12} 不缺乏的情况下，血浆甲基丙二酸水平正常（Green，2010）。慢性肾衰竭患者由于受其排泄功能的影响，需要谨慎地分析这些代谢物的血浆水平（zittoun & zittoun，1999）。

脱氧尿苷抑制试验 这是衡量骨髓细胞在体外利用脱氧尿苷合成 DNA 的能力。通常，骨髓细胞 DNA 胸腺嘧啶核苷主要来自脱氧尿苷开始的合成，合成需要完整的维生素 B_{12} 和叶酸酶。因此，不到 10%的氚标记胸苷（^{3}H-Tdr）渗入 DNA。在维生素 B_{12} 或叶酸缺乏所致的巨幼细胞性骨髓中，脱氧尿苷不能有效地转化胸腺嘧啶核苷，更多的^{3}H-Tdr 被渗入到 DNA 中。该试验极敏感，在贫血或大红细胞出现之前结果就异常，指示维生素 B_{12} 或叶酸缺乏（zittoun & zittoun，1999）。淋巴细胞微脱氧尿苷抑制试验（Herbert，1985）只需要 1ml 血液，这一诊断方法适用于婴儿和儿童患者。

维生素 B_{12} 缺乏原因检查

临床病史分析有助于判断巨幼细胞性贫血是维生素 B_{12} 缺乏还是叶酸缺乏引起的。恶性贫血相关的临床特征包括：

1/3 患者有家族史；常伴有内分泌疾病（甲状腺疾病、糖尿病、甲状腺功能减退和 Addison 病）和免疫系统疾病（免疫性血小板减少性紫癜、自身免疫性溶血性贫血、获得性低丙种球蛋白血症）。维生素 B_{12} 缺乏很可能发生于严格的素食者，以及感觉异常、神经病变或有胃切除术病史的患者。

对于维生素 B_{12} 缺乏患者，判断内因子是否缺乏十分重要，可以通过检测患者口服放射性维生素 B_{12} 的吸收能力进行评价。常用方法是 Schilling 试验，用于测定 24 小时尿液样本中的放射活性。口服 0.5～2μg 放射性维生素 B_{12} 两小时后，肠外给予未标记的维生素 B_{12}"冲洗"剂量。正常人摄入 1μg 剂量维生素 B_{12} 后，24 小时内经尿液排出超过 7%，而缺乏内因子的患者排泄减少。如果排泄量低，须用同样方法重复试验，但内因子和标记的维生素 B_{12} 一并口服用药。如果复检 24 小时排泄量是正常的，那第一次的低值是由于 IF 缺乏引起。如果复检结果仍然异常，可能为肠道疾病所致的维生素 B_{12} 吸收不良，需要查找基础疾病。怀疑细菌过度生长者，用抗生素治疗后 7～10 天重复该试验。胰腺提取物可能增加研究胰腺功能障碍的可能性（Green，2010）。Schilling 试验结果的可靠性取决于良好的肾功能与准确的尿液收集。甚至接受了维生素 B_{12} 治疗且症状缓解的 PA 患者，Schilling 试验结果仍为异常。一部分患者可以吸收溶于水中的维生素 B_{12}（在原先 Schilling 试验中给予），而不能吸收食物中与蛋白质结合的维生素 B_{12}。一种使用蛋黄或鸡血清的改良 Schilling 试验，可以检测与蛋白结合的维生素 B_{12}（zittoun & zittoun，1999）。

其他确诊 PA 的试验，还有直接法测定胃液中的 IF。巨幼细胞性贫血、血清维生素 B_{12} 水平减低和血清抗 IF 抗体阳性，是确诊 PA 的必需条件，此时不需要做 Schilling 试验（Lindenbaum，1983）。

叶酸代谢

叶酸又称蝶酰谷氨酸，包含三个部分：蝶啶、对氨基苯甲酸和 L-谷氨酸（Beck，1991）。在自然界中，叶酸主要以不溶性多聚谷氨酸存在，通过肽键与多个谷氨酸相互连接在一起。叶酸存在于各种各样的食物中，如鸡蛋、牛奶、绿叶蔬菜、酵母、肝脏和水果，一部分由肠道细菌生成。叶酸非常不耐热，在缺乏还原剂的水中烹调时间过长（>15 分钟），会被大量破坏。

多聚谷氨酸盐被叶酸水解酶水解为单个谷氨酸盐。叶酸水解酶存在于近侧空肠刷状缘，pH6.5 时具有最大的外肽酶活性（Visentin et al，2014）。叶酸通过各种载体转运出肠膜，包括叶酸还原载体和质子耦合叶酸转运载体（PCFT）。PCFT 被证明是最重要的叶酸转运载体（Visentin et al，2014），也存在于结肠黏膜，浓度较低。另一种运输系统携带叶酸穿过细胞的基底外侧膜。在血浆中，1/3 叶酸处于游离状态，2/3 非特异性并松散地与血清蛋白结合。小部分叶酸与叶酸结合蛋白特异结合，其生理意义尚不清楚（Green，2010）。叶酸快速从血浆转运到细胞和组织中进行利用。在血清、红细胞及肝脏中，叶酸主要以 5-甲基四氢叶酸（5-methyl-FH_4）的形式存在。肝脏是叶酸的主要贮存器官。细胞内叶酸主要以多聚谷氨酸盐的形式存在。肝肠循环对叶酸的利用意义显著，胆汁中叶酸浓度是正常血清中的 2～10 倍。此外，经肾小球过滤的叶酸多被重吸收，进行肾循环（Visentin et al，2014）。人体每天最低需要量为约 50μg 蝶酰单谷氨酸或 400μg 总叶酸；血清叶酸的经典参考区间为 11～48nmol/L（5～21μg/L），红细胞叶酸参考区间为 340～1360nmol/L（150～600μg/L）。

叶酸与维生素 B_{12} 的关系

维生素 B_{12} 缺乏性贫血，部分患者即使不补充维生素 B_{12}，仅补充叶酸也能纠正贫血，但反过来不能成立。因此，一些维生素 B_{12} 缺乏相关的巨幼细胞性贫血，实际上是由于叶酸代谢异常引起的（Green，2010）。目前最广为接受的两者相互关系的理论为甲基四氢叶酸"陷阱（代谢受阻）"假说。这个理论是基于对四氢叶酸（FH_4）甲基形式的观察，发现甲基 FH_4 不与多聚谷氨酸聚合成复合物就会从细胞中泄漏。甲基 FH_4 又是连接酶较弱的底物，而维生素 B_{12} 是甲基 FH_4 转化为 FH_4 反应中必不可少的辅酶。因此，当维生素 B_{12} 缺乏时，FH_4 便逐渐积累，随之从细胞中渗漏出来（Green，2010）。

叶酸缺乏（Green，2010）

叶酸摄入不足

实验室检查结果的演变　Herbert 描绘了叶酸缺乏引起巨幼细胞性贫血的变化过程。食用缺乏叶酸的食物 3 周后，血清叶酸水平减低；5 周后，骨髓中出现核分叶过多中性粒细胞；7 周后，外周血中出现核分叶过多中性粒细胞，骨髓中有丝分裂像增多并出现异常形态，可见嗜碱性巨中幼红细胞；10 周后，骨髓中出现巨大的晚幼粒细胞以及多染性巨中幼红细胞；13 周后，尿中高排泄亚胺甲基谷氨酸（formiminoglutamic acid，FIGLU）；17 周后，红细胞叶酸水平减低；18 周后，骨髓出现较多大卵圆形红细胞和巨大晚幼粒细胞；19 周后，骨髓细胞明显巨幼变；20 周后，出现贫血（Herbert，1985）。

此时，肠上皮细胞形态尚未发生变化。因此，如果人体没有膳食摄入叶酸，3～6 个月内会出现贫血。叶酸缺乏引起的巨幼细胞性贫血，其外周血和骨髓细胞形态学特征与维生素 B_{12} 缺乏引起的巨幼细胞性贫血相似，但不一定有白细胞减少和血小板减少。叶酸缺乏的原因相对复杂。

营养性叶酸缺乏　叶酸缺乏引起的巨幼细胞性贫血通常与饮食摄入不足有关。如果平时每日饮食没有达到机体所需的最低量，成人机体叶酸贮存只够 3 个月的需要。膳食引起的叶酸缺乏在热带地区和印度尤为常见，通常见于机体需要量增加的孕妇、快速生长的婴幼儿、感染或溶血性贫血患者。在美国，膳食营养不足的老年人可能会发展为叶酸缺乏性巨幼细胞性贫血。

婴儿期叶酸缺乏在美国并不常见。人奶或新鲜牛奶含有足够的叶酸，但加热过的牛奶、奶粉以及羊奶中叶酸不足。如果婴儿的牛奶缺乏叶酸，或饮食中的维生素 C 水平较低，或者存在感染或腹泻，可以发生巨幼细胞性贫血。

孕妇巨幼红细胞性贫血并不少见，因为胎儿对叶酸也有需求。孕妇血浆叶酸水平逐渐减低，宝宝出生时的叶酸平均水平是母亲的五倍。巨幼细胞性贫血在经产妇中更常见，可能与容易伴发的感染有关，通常是叶酸缺乏而非维生素 B_{12} 缺乏所致。孕妇除了补充铁之外，还需补充叶酸。最近的研究表明，补充叶酸的孕妇可降低婴儿发生神经管畸形（特别是无脑畸形和脊柱裂缺陷）的风险。

肝脏疾病 与乙醇中毒有关的肝病,可能与叶酸缺乏性巨幼细胞性贫血相关。因为肝脏是叶酸贮存、代谢的主要场所,过量的乙醇摄入引起肝功能减退。所以在膳食中有充足的叶酸摄入下,肝病发生的贫血为大红细胞性和正幼红细胞性,而不是巨幼细胞性。

叶酸吸收不良

叶酸吸收不良与先前讨论过的盲袢综合征(细菌优先利用叶酸)相关。

口炎性腹泻,或成人乳糜泻,是成人或儿童叶酸吸收不良的一个重要原因,通常与面筋类饮食(小麦蛋白)相关。吸收不良等症状可能是由于叶酸缺乏引起巨幼细胞性贫血所致(Beck,1991)。空肠活检显示绒毛萎缩。吸收不良所致叶酸缺乏,可采用无麸质饮食纠正。叶酸治疗(胃肠外给药)可纠正叶酸缺乏,但不能纠正吸收不良。

热带口炎性腹泻是一个知之甚少的吸收不良疾病,常见于加勒比海地区、印度和东南亚地区。到这些地区的旅行者可以得病,即使回国后可持续多年难以治愈(Green,2010)。吸收不良的证据包括叶酸缺乏所致的巨幼细胞贫血。补充叶酸治疗疗效显著,同时建议添加抗菌药物治疗。

巨幼细胞性贫血或血清叶酸、红细胞叶酸减低而无贫血的患者,通常还与长期服用抗惊厥药有关,如苯妥英钠、苯巴比妥与扑痫酮。这一类药物可以导致蝶酰多聚谷氨酸盐吸收不良。口服避孕药可使蝶酰多聚谷氨酸盐解离受损,导致一小部分女性叶酸吸收不良(Beck,1991)。

遗传性叶酸吸收不良是一种罕见的常染色体隐性遗传病,通过影响编码 PCFT 分子的基因突变引起(Visentin et al,2014)。

叶酸需要量增加

孕妇和婴儿的叶酸需求增加。肿瘤和造血明显活跃的溶血性贫血,因细胞周期加快,也可能导致巨幼细胞性红细胞生成。这主要是由于叶酸边际性(末端,marginal)供给需求增加。

叶酸利用不充分

叶酸利用率低相对罕见。叶酸拮抗剂如甲氨蝶呤,为某些恶性肿瘤的治疗药物,会阻断叶酸代谢。因此,除了抑制肿瘤生长外,也可诱发巨幼细胞性造血。

前面提到的酗酒者营养问题,过量乙醇摄入可以阻断叶酸代谢而直接抑制骨髓造血。此外,乙醇干扰叶酸吸收和肝肠循环,常导致叶酸从尿液中丢失增加。动物研究表明乙醇可减低 PCFT 的表达(Visentin et al,2014)。血浆同型半胱氨酸水平在酗酒者中通常增高。

叶酸缺乏的诊断

外周血与骨髓检查为巨幼细胞性贫血时,应怀疑叶酸或维生素 B_{12} 缺乏,需要检测血清叶酸或维生素 B_{12}。某些患者有明显的破碎红细胞,与微血管溶血性贫血相似。叶酸重度缺乏的孕妇,类似溶血、肝酶升高和血小板减少综合征(HELLP 综合征)。

血清和红细胞叶酸 采用微生物(干酪乳杆菌)检测叶酸活性是一个诊断叶酸缺乏的可靠方法(Beck,1991)。采用不同的叶酸结合剂进行检测的放射性核素和化学发光方法,操作快速简便而被广泛采用。与血清叶酸(以 5-甲基四氢叶酸形式存在)不同,红细胞叶酸是多种形式、不同长度的多聚谷氨酸盐链混合物,从而对非微生物检测法构成挑战。

叶酸缺乏性巨幼细胞性贫血,血清叶酸水平是减低的(<3μg/L);但维生素 B_{12} 缺乏性巨幼细胞性贫血,血清叶酸水平通常正常或增加。血清叶酸水平减低早于红细胞叶酸或组织叶酸的减少,反映了叶酸的负平衡状态。但是,血清叶酸水平减低并不表示组织叶酸缺乏。血清叶酸对叶酸摄入量非常敏感,即使存在潜在的叶酸缺乏,也能经恰当的饮食纠正(Green,2010)。在维生素 B_{12} 缺乏性巨幼细胞性贫血中,10%的病例血清叶酸减少,20%病例血清叶酸增加,其余病例血清叶酸正常(Tietz,1990)。

红细胞叶酸是反映机体叶酸贮存水平的较好指标,在叶酸缺乏性巨幼细胞性贫血中减低。然而,在维生素 B_{12} 缺乏性病例中,约 2/3 病例红细胞叶酸减低,所以在确认低红细胞叶酸水平作为严重叶酸缺乏的证据之前,需要加以区分。因此,上述三种测量方法对区分叶酸和维生素 B_{12} 缺乏十分有用(表 32-2)。

表 32-2 维生素 B_{12} 和叶酸水平检测的临床意义

临床情况	血清维生素 B_{12}/(pg/ml)	血清叶酸/(ng/ml)	红细胞叶酸/(ng/ml)
正常*	正常(200~900)	正常(5~16),不确定(3~5)或低(<3)	正常(>150)
维生素 B_{12} 缺乏	低(<100)	正常(5~16)或高(>16)	低(<150)
叶酸缺乏	正常	低	低
两者均缺乏	低	低	低

* 包括短暂的负叶酸平衡。引自 Herbert V:Megaloblastic anemia,*Lab Invest* 52:3-19,1985

对于叶酸缺乏引起的巨幼细胞性贫血,补充生理剂量的叶酸(胃肠外给药,50~200μg/d)将会引起网织红细胞的良好反应,但在维生素 B_{12} 缺乏时则不起反应。另一方面,通常治疗剂量的叶酸(5~15mg/d)或大剂量的维生素 B_{12}(500~1000μg)可以使其他物质缺乏导致的巨幼细胞性贫血发生部分反应。采用叶酸治疗维生素 B_{12} 缺乏十分危险,网织红细胞计数虽可升高,但会加重神经损害。

尿亚胺甲基谷氨酸

在组氨酸的分解代谢中,尿亚胺甲基谷氨酸(formiminoglutamic acid,FIGLU)转化为谷氨酸需要叶酸辅酶。如果存在叶酸缺乏,口服组氨酸会引起尿液中 FIGLU 浓度增高。这个测试对使用抗叶酸药物引起的巨幼细胞性贫血十分有用。这些患者的血清叶酸水平正常,但组织辅酶水平明显减低(Beck,

1991）。

脱氧尿苷抑制试验 见前述。

血浆同型半胱氨酸测定 类似于维生素 B_{12} 缺乏，75%的叶酸缺乏患者血浆总同型半胱氨酸增加，而甲基丙二酸水平正常（Green，2010）。

急性巨幼细胞性贫血

急性巨幼细胞性贫血可在几天内发生。最常见的原因是与一氧化二氮（N_2O，氧化亚氮）麻醉有关。N_2O 能迅速破坏维生素 B_{12}，使之快速进展为巨幼细胞性贫血。发生于重症监护病房患者的急性叶酸缺乏，是由多种因素综合作用引起（摄入减少、全肠外营养、透析、手术、败血症与药物）。这些患者，即使没有出现核分叶过多中性粒细胞，也可发生快速的进行性血小板减少。血清叶酸可以正常（Green，2010）。

巨幼细胞贫血的治疗

尽管可能需要同时采用维生素 B_{12} 与叶酸治疗严重贫血，但仍有必要明确是哪个缺乏，针对性地治疗。

网织红细胞最明显的反应发生在治疗后第5~7天。在治疗后第4~6小时（如肠外给药），骨髓早期巨幼变幼红细胞和形似的原始红细胞数量减少；2~4天内，骨髓已转为以正常形态的幼红细胞为主。异常粒细胞恢复缓慢，核分叶过多中性粒细胞从血液中消失，在第12~14天以后。

PA 的治疗，第一周每日注射给予 1000μg 维生素 B_{12}，第二周每周2次，然后每周1次连续4周。此后每月一次，终身用药（Green，2010）。通过替代系统，口服高浓度维生素 B_{12}（如 1000μg/d），最大吸收约1%。一些报告建议使用口服维生素 B_{12} 替代注射治疗（Oh & Brown，2003，Green，2010）。

对于叶酸缺乏，口服疗法一般使用剂量为1~2mg/d。给药前必须排除维生素 B_{12} 缺乏或予以纠正，避免发生维生素 B_{12} 缺乏相关的神经病变。据报道，孕期补充膳食叶酸可降低婴儿神经管缺陷的发生率。

核蛋白合成的其他缺陷

核蛋白合成的其他缺陷也能导致巨幼细胞性贫血，但给予维生素 B_{12} 或叶酸治疗无反应。

先天性缺陷

乳清酸尿症是一种非常罕见的常染色体隐性遗传病，主要是缺乏嘧啶合成所需的某些酶。检查结果包括尿排泄乳清酸过量，正常生长发育停滞和巨幼细胞性贫血，钴胺素和叶酸对贫血治疗无效，但尿苷治疗有效。

涉及叶酸代谢的酶先天性缺乏，包括甲基四氢叶酸还原酶和谷氨酸亚胺甲基转移酶缺乏。钴胺素转换为甲基或腺苷形式的酶异常，将导致甲基丙二酸尿症、高胱氨酸尿症，或两者同时出现（Whitehead，2006）。

合成抑制物

嘌呤合成抑制剂（巯嘌呤、硫鸟嘌呤与硫唑嘌呤），嘧啶合成抑制剂（氟尿嘧啶），或脱氧核糖核苷酸合成抑制剂（阿糖胞苷、羟基脲），这些化疗药物治疗后，可以伴发巨幼细胞增多。

难治性贫血

一些大细胞性贫血由骨髓增生异常综合征引起（见第33章），与骨髓或血液中的某些病态造血特征有关，给予维生素 B_{12} 或叶酸治疗无效。

生成障碍——其他贫血

慢性病贫血

慢性病贫血（anemia of chronic disease，ACD）（Means，2003；Nemeth & Ganz，2014）是一种典型的贫血综合征，见于慢性感染、炎症或肿瘤性疾病。其特征为网织红细胞减少伴血清铁减低，但贮存铁充足。尽管炎症性贫血已成为一个更常见的术语，但它也被称为慢性病贫血、炎症或细胞因子反应性贫血。实验室证实大约50%的住院患者有 ACD。中老年人群发生率较高。ACD 也见于急性创伤和危重病患者。

轻至中度贫血，血红蛋白水平很少低于 80g/L。红细胞通常是正细胞正色素性，但 20%~50%患者为小细胞低色素性贫血。红细胞轻度大小不均和异形。网织红细胞通常不升高。白细胞和血小板变化不明显，除非伴发其他疾病。

骨髓有核细胞增生活跃、轻度减低或明显活跃。细胞分布无明显变化。幼红细胞胞质边缘可呈锯齿状突起的低色素性改变。细胞着色外观示 Hb 合成不足或延迟（如同 IDA）。铁粒幼细胞减少，但贮存铁正常或增加。

血清铁浓度显著减低，TIBC 减低或正常（与 IDA 的 TIBC 升高形成鲜明对照），且饱和度百分比下降。红细胞原卟啉与血清铁蛋白升高。

ACD 最重要的发病机制是存在的高水平细胞因子可能导致了红细胞寿命缩短、铁代谢改变、直接抑制造血以及促红细胞生成素（EPO）分泌减少。肿瘤坏死因子-α（TNF-α）在炎症和免疫反应中起重要作用。TNF-α 水平在癌症、类风湿关节炎、感染和获得性免疫缺陷综合征中升高。据报道，TNF-α 在体外可以抑制人红细胞集落形成，包括红细胞爆式集落形成单位（BFU-E）和红系集落形成单位（CFU-E）。相似地，IL-1 和 γ-干扰素（IFN-γ）对红细胞生成也有抑制作用。神经酰胺是一种由细胞因子诱导的细胞膜鞘磷脂酶水解产物，在 IFN-γ 抑制效应中发挥信使作用（Means，2003）。

EPO 水平虽然高于正常，但与贫血不成比例，提示 ACD 中 EPO 相对不足。细胞因子对 EPO 合成（如肾细胞和肝细胞）有抑制作用。EPO 相对不足导致新生红细胞破坏（即对新生红细胞选择性溶血）。因此，ACD 常伴轻度溶血（Risso et al，2014）。此外，通过炎症细胞因子活化的巨噬细胞，可能在红细胞寿命缩短中发挥作用（Nemeth & Ganz，2014）。

最近表明，ACD 中铁调素水平通过 IL-6 诱导而升高，并被认为是一种急性时相反应物。如前所述，铁调素干扰细胞内铁的释放。新证据也认为，在 EPO 的某一水平上，铁调素可以抑制红细胞集落形成，进而影响骨髓造血（Nemeth & Ganz，2014）。

贫血通常对铁剂治疗无效，而用 EPO 治疗可以改善。

肾衰竭性贫血

慢性肾衰竭（chronic renal failure，CRF）常表现为正细胞正

色素性贫血。贫血的严重程度与血尿素氮(BUN)升高水平呈正相关,但非严格线性相关。当肌酐清除率低于20ml/min时,Hct通常在0.30以下(Caro & Outschoorn,2010)。

慢性肾衰竭性贫血常与多种因素相关。尿素氮超过35.7mmol/L(100mg/dl)的大多数患者因肾受损导致EPO生成减少是最重要的因素。在某种程度上,骨髓对EPO响应的能力受损和无效红细胞生成都是存在的。

CRF患者已被证实血浆中存在红细胞生成抑制物。这些抑制因子的性质未明,但甲状旁腺激素和精胺作为红细胞生成抑制物而受到关注。最近的研究表明,CRF患者存在高水平的炎性细胞因子,如IL-1、IL-4、IL-6和TNF-α。在前述的ACD中,这些细胞因子具有骨髓抑制作用,可能促进贫血的发展(stenvinkel,2003)。铁调素在这一类型贫血中的作用还在研究中。

溶血是许多CRF患者的一个明显特征。在尿毒症血浆中出现不利于红细胞代谢的细胞外因素,导致红细胞畸形(锯齿状红细胞、棘形红细胞)的出现。众多的不规则皱缩与破碎红细胞见于溶血性尿毒症综合征和恶性高血压,为红细胞穿过受损的小血管时引起的机械性损伤。红细胞膜上的腺苷三磷酸酶和转酮醇酶发生改变,使红细胞对氧化剂药物或化学物质更敏感。

此外,出血是慢性肾病的常见问题,一些患者是因为血小板减少,大多数患者为血小板功能缺陷。同时也应警惕因失血而缺铁引起的贫血。对伴叶酸缺乏的患者进行透析时,存在的一个问题是叶酸容易进入透析液。还有透析水中的铝可干扰红系细胞与铁的结合,从而形成小细胞性贫血(Caro & Outschoorn,2010)。

肝病贫血

肝病贫血是多因素的。相关的病症包括IDA、充血性脾肿大、慢性失血性贫血、叶酸缺乏性巨幼细胞性贫血(由乙醇肝硬化性营养不良引起)、Coombs阳性红细胞相关的获得性溶血性贫血、脂质紊乱或药物相互作用所致的贫血(Gallagher & Jarolim,2009)。最常见的是铁缺乏(约占50%),其次为脾功能亢进(约占25%)(Ozatli et al,2000)。

α-干扰素(IFN-α)和利巴韦林(RBV,病毒唑)是丙型肝炎病毒感染常见的治疗药物。RBV可能通过下调EPO受体而抑制红细胞生成,也可引起剂量依赖性溶血性贫血。IFN-α可以诱导的贫血,是通过抑制造血祖细胞增殖和诱导红系祖细胞凋亡的机制(Dieterich & Spivak,2003)。

还有另一类型的贫血与肝病明显相关,特点为红细胞寿命缩短和生成相对不足。与门脉高压程度有关的血容量增加似乎使贫血更明显。红细胞为正细胞或大细胞(薄的大红细胞)。靶形红细胞常见,特别见于梗阻性黄疸,这与膜表面胆固醇和卵磷脂增加有关。T磷脂/胆固醇比值正常。网织红细胞可以轻微增加,血小板计数正常或减少(取决于促血小板生成素的水平)。骨髓有核细胞增生接近明显活跃,红细胞生成是大幼红细胞性,而不是巨幼红细胞性。与巨幼细胞性贫血不同,白细胞的形态改变不明显。这类贫血对维生素B_{12}或叶酸治疗无效。贫血机制不明。

少数重症肝硬化患者伴有"刺红细胞"的溶血性贫血。红细胞胞质刺状突起类似棘红细胞。同靶形红细胞相似,刺红细胞继发于血浆中脂质异常,红细胞膜胆固醇增加而膜磷脂含量正常。膜胆固醇增加似乎与外膜小叶相关,使之更加僵硬。经过脾脏时细胞膜变形,导致膜特征性突起(Gallagher & Jarolim,2009)。

内分泌病性贫血

单纯甲状腺功能减退症贫血,多为轻度至中度,Hb浓度很少低于80~90g/L。为不伴网织红细胞增多,和红细胞寿命正常的正细胞正色素性贫血。组织O_2需求减少与EPO分泌不足,导致骨髓红细胞生成减少。由于甲状腺功能减退症中血浆容积减少,贫血的严重程度与红细胞量(red cell mass,RCM)可能不成比例。

甲状腺功能减退症可伴发IDA,发生小细胞性贫血。最常见于女性(由于月经过多),男性主要见于伴胃酸缺乏和铁吸收减少的患者。

常见大红细胞增多。尽管甲状腺功能减退患者发生恶性贫血的可能性增加,但大红细胞增多的确切病因至今不明。约10%~25%甲状腺功能亢进症患者有贫血,主要是由于血浆容量增加引起(Gregg & Prchal,2010)。

肾上腺皮质激素缺乏患者,有轻度正细胞性正色素性贫血。原因尚不清楚,但可激素替代治疗后纠正。

男性睾酮分泌不足,导致红细胞生成减少10~20g Hb/L(其值与女性的结果相似)。这似乎是由于雄激素具有刺激EPO的分泌,增强EPO在骨髓中的作用,并对骨髓中的某类细胞有直接影响,如间质细胞、巨噬细胞和髓系前体细胞。

脑垂体功能不足也可引起中重度正细胞性贫血,这与骨髓增生不良有关。这个机制复杂,可能与多发性内分泌腺功能丧失及生长激素作用丧失有关。

少数甲状旁腺功能亢进患者为正细胞性正色素性贫血。此前研究表明,甲状旁腺激素可抑制正常红细胞生成,但最近研究不支持这个理论。贫血的原因不明,可能与骨髓纤维化有关(Gregg & Prchal,2010)。

骨髓浸润性贫血(骨髓病性贫血)

这类贫血与骨髓被异常细胞或组织成分替代(或浸润)有关,如转移癌、浆细胞骨髓瘤、白血病、淋巴瘤、脂质沉积疾病,以及某些其他原因。

表现为不同程度的正细胞性正色素性(偶尔为大细胞性)贫血。网织红细胞往往增多,幼红细胞可见,通常与贫血的严重程度不成比例。白细胞计数正常或减少(偶尔升高),可见幼粒细胞(甚至原始粒细胞)。血小板正常或减少,畸形血小板可见。

骨髓检查通常可以发现贫血的原因,可能为造血组织被其他病理组织占有或机械性排挤,但证据仍不确切,且可能不是常见的原因。红系造血组织的形态学和动力学研究常为正常或增加。前面所述的慢性病贫血(ACD)机制可能起重要作用,但幼稚细胞进入外周血的机制不明。

除了骨髓病性贫血外,溶血性贫血可出现幼红细胞和不成熟中性粒细胞,以及其他原因,诸如严重感染和充血性心力衰竭引起的严重贫血,但幼红细胞数量常不多。

幼粒幼红细胞增多反应与骨髓病性贫血有关，凭血片常不能与原发性骨髓纤维化鉴别。原发性骨髓纤维化是骨髓增殖性肿瘤的一种，特别是其纤维化期，肝脾肿大几乎都存在，血片中红细胞异常更为显著（如泪滴形红细胞）、白细胞增多、原始粒细胞和不成熟粒细胞（包括嗜碱性和嗜酸性系列）、嗜碱性粒细胞增多、更不典型的血小板、更多数量的巨核细胞碎片和小巨核细胞。原发性骨髓纤维化的这些所见比其他原因所致的幼粒幼红细胞反应更有特征性。骨髓活检对于最后确诊十分必要。

再生障碍性贫血

再生障碍性贫血（aplastic anemia，AA）通常全血细胞减少，是造血组织严重减少使血细胞生成减低所致，无骨髓浸润或网硬蛋白增加（Marsh et al，2009）。AA 的诊断通常需要符合以下三条血液参数中的两条：Hb<100g/L，（中性）粒细胞<1.5×10^9/L，血小板<50×10^9/L。骨髓增生减低，可出现局灶性的增生活跃、甚至明显活跃。对于重型 AA 的诊断，患者全血细胞减少，需满足以下三条中的两条：中性粒细胞<0.5×10^9/L，血小板<20×10^9/L，或网织红细胞<20×10^9/L 或 Hct 纠正网织红细胞指数<1%，且骨髓造血容积<30%（Young，2002；Marsh et al，2009）。粒细胞<0.2×10^9/L 时称为极重型 AA（Young，2002）。相反，其他的 AA 病例归类为中度或非重型 AA。AA 通常分为遗传性 AA（见下文）或获得性 AA。欧洲和北美的回顾性研究表明，获得性 AA 年发病率为 2/1 000 000 人，是东亚地区的 2~3 倍（Marsh et al，2009）。

临床特征

AA 临床过程可呈急性和暴发性，全血细胞减少明显，疾病进展迅速甚至死亡。也可有一个起病隐匿的慢性过程。症状和体征取决于血细胞减少的程度：血小板减少引起的出血，中性粒细胞减少引起的感染，贫血的症状和体征。通常，脾和淋巴结不肿大。出血是获得性 AA 最常见的表现（容易发生瘀斑、牙龈出血和偶有鼻出血），见于约 40%的患者（Young & Maciejewski，2009）；感染占比不到 5%。

病因

获得性 AA 病因多样。自 1980 年起，约有 70%病例在没有特定的病因下起病，被认为是特发性的。药物和化学药品相关的 AA 约占 11%~20%，传染性肝炎相关的 AA 约占 2%~9%（Young & Maciejewski，2009）。

发病机制

造血衰竭可以发生于骨髓前体细胞分化的不同水平，无论是多能干细胞还是定向造血干（祖）细胞。骨髓 $CD34^+$ 细胞（包括最常见的干细胞和定向祖细胞）在 AA 患者中明显降低。理论上认为获得性 AA 源自缺陷的骨髓微环境，但这种缺陷似乎不是大多数患者的病因（Young，2002）。

获得性 AA 的发生机制主要有两种理论：直接损伤和免疫介导的骨髓细胞破坏。造血干（祖）细胞的直接损伤通常由一个已知的原因引起，如细胞毒性药物、辐射、病毒或未知制剂，在某种程度上改变了细胞的增殖或分化能力。细胞毒淋巴细胞活化、细胞因子产生和特定细胞的清除，导致了免疫介导的干细胞和祖细胞的破坏。最近的研究支持 AA 免疫介导的发病机制，并认为化学药品与病毒抗原可能启动了破坏免疫的过程（Young & Maciejewski，2009）。实际上，获得性 AA 现在被视为一种免疫介导的疾病。

预后

常见并发症有感染、出血和多次输血后的铁负荷等问题。预后取决于骨髓受损的严重程度，而最初的血细胞计数和在最初几个月中对治疗反应的程度是影响患者预后的重要因素（Young & Maciejewski，2009）。通常患者年龄影响治疗方案的选择。一些存活者常为部分恢复。据报道采用免疫抑制治疗和骨髓移植的现代治疗方案，长期存活率高于 60%。但是，存活者有进展为骨髓增生异常综合征、阵发性睡眠性血红蛋白尿症、急性白血病和实体瘤的较高风险（Young，2002；Marsh et al，2009）。

疾病管理

年龄小于 40 岁的获得性重型 AA，如果有 HLA 匹配的兄弟姐妹，可进行骨髓移植治疗。与老年人相比，儿童和年轻人具有更高的存活率（Young & Maciejewski，2009）。采用马抗淋巴细胞球蛋白（antilymphocyte globulin，ATG）和环孢素 A 进行免疫抑制治疗，可使 60%~80%患者达到血液学缓解。一些研究表明使用兔 ATG 的缓解率稍低（Scheinberg & Young，2012）。雄激素似乎对骨髓残余部分的造血有刺激作用。维持疗法须谨慎使用。应使用适当的抗生素抗感染。在使用血液制品时，应考虑致敏的风险。应优先使用单个供者血小板或来自 HLA 匹配供体的血小板（Alter & Young，1998）。

特发性获得性再生障碍性贫血

对于全血细胞减少和骨髓增生减低的患者，应寻找已知的或可能对骨髓损伤的病因，如辐射、药物或化学品等，从而消除进一步的损害风险。但在约 70%的 AA 病例中，没有发现与有毒物质可疑的关联，这些病例被认为特发的，其症状、体征与中毒性或高敏性 AA 相同，但起病通常更隐匿。

血液

红细胞大小通常正常或增大，有不同程度大小不一和异形，特别是椭圆形大红细胞。大红细胞可以是一个突出的特点，特别是在高 EPO 水平反应中的患者。即使没有输血，RDW 也可以增加（Elghetany et al，1997）。常不见嗜多染性红细胞、点彩红细胞和有核红细胞。白细胞减少，粒细胞显著减少和淋巴细胞相对增多。在严重的白细胞减少症中，淋巴细胞绝对值常减低。中性粒细胞颗粒可能比正常大，染成深红色（不同于感染中的"中毒"颗粒），中性粒细胞碱性磷酸酶可能升高。但无感染时，不见中性粒细胞核左移（Elghetany et al，1997）。血小板多为减少，单核细胞可能也减少。血清铁常增高，血清维生素 B_{12} 和叶酸水平通常正常。偶见患者低丙种球蛋白血症，但大部分患者血清免疫球蛋白水平正常。

骨髓 在大多数情况下，骨髓涂片由红细胞、淋巴细胞、浆细胞、肥大细胞及脂肪颗粒组成。骨髓切片中脂肪组织较多，骨髓纤维化不明显,可见淋巴细胞和浆细胞岛(图32-8)。虽然存在以红系细胞增生活跃或明显活跃为主(热点现象)的局部区域,但整体有核细胞量减少。在高增殖的热点区域,红系前体细胞常表现为核发育延迟。血管可能明显,偶见扩张的血窦。贮存铁增加。

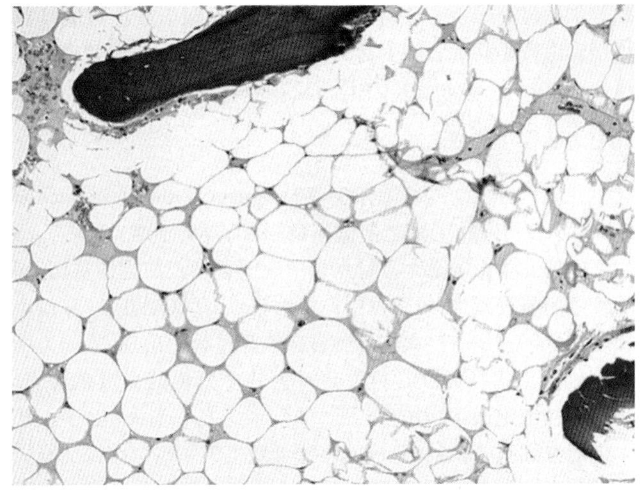

图32-8 再生障碍性贫血骨髓切片骨髓增生重度减低。有核细胞数量小于5%

红细胞动力学 血清铁浓度升高是红系增生不良的一个有价值的早期指标,并反映血浆铁周转减低。此外,幼红细胞铁利用降低。因此,AA有效红细胞和总红细胞生成减少。

化学或物理因素相关性获得性再生障碍性贫血

中毒性再生障碍性贫血 当暴露剂量足够时,一些物理和化学因素会对人和动物造成骨髓损害。如电离辐射、芥末化合物、苯、抗肿瘤药物(白消安和氨基甲酸乙酯)和抗代谢药物。苯虽然与AA密切相关,但现在因加强监控和防护,问题比过去明显减少。

电离辐射 其影响取决于细胞的放射敏感性和细胞再生能力以及细胞在血液中的存活率。红细胞是最敏感的细胞,粒细胞中度敏感,巨核细胞的敏感性在这三类细胞中最低。基质细胞(间质细胞)相对不敏感。

急性辐射后,网织红细胞计数下降,但红细胞计数因寿命较长下降缓慢。开始数小时内,中性粒细胞因从边缘池以及可能的骨髓贮存池转移到循环池而增多。由于淋巴细胞对辐射敏感,被直接杀死,第一天后淋巴细胞发生下降,造成早期白细胞减少。约5天后,粒细胞开始下降,随后血小板减少。在恢复阶段,血小板通常是最后恢复到正常状态的。处于静息状态的骨髓干细胞对一次照射有显著的抵抗力。但长期暴露于低剂量的辐射(包括局部放射治疗强直性脊柱炎),因影响干细胞复制库而增加了迟发性AA的风险(Young & Maciejewski,2009)。

高敏性再生障碍性贫血 很多药物在一次或反复使用后会对某些人造成骨髓损害。其作用并非剂量相关,如同前述的中毒性再生障碍性贫血。药物包括抗菌药物(撒尔佛散、氯霉素、磺胺类、金霉素、链霉素)、抗惊厥药(美芬妥英、三甲双酮)、镇痛药(保泰松)、抗甲状腺药物(卡比马唑)、抗组胺药(曲吡那敏)、H2组胺受体拮抗剂(西咪替丁)、杀虫剂(二氯苯基三氯乙烷[DDT]),以及其他化学品。后者一些是已知的,如金化合物、阿的平(quinacrine)、氯丙嗪、染发剂、铋、汞;另一些是未知物质。氯霉素使用减少后,非甾体抗炎药与AA的相关性变得密切。

氯霉素 是这一类型中重要的药,始用于1949年,在其使用高峰期时,被认为是AA最常见的原因。骨髓对氯霉素的反应有两种类型,它们可能互不相关(Alter & Young,1998)。

大约一半患者接受氯霉素治疗后,可见血清铁增高、网织红细胞减少、贫血、中性粒细胞和血小板减少。骨髓中有核红细胞可以减少,原始红细胞和粒细胞前体细胞空泡变性。这些变化呈剂量相关性、时间依赖性和可逆性。

在接受氯霉素治疗中,只有很少部分患者发展为不可逆AA,后果可能是致命的。全血细胞减少发生在接受氯霉素最后一个剂量治疗后的3周至5个月。没有确切证据表明可逆的红细胞生成损害与发展为AA之间的联系。AA的发生可能与个体易感性有关。因此,使用该药时必须谨慎,而用全血细胞计数监测并不是一种有效的预防措施。

其他疾病相关性获得性再生障碍性贫血

感染 病毒感染常伴有一定的骨髓抑制,典型的为中性粒细胞减少,较少见的为血小板减少。骨髓再生障碍已被描述为病毒性肝炎的一种罕见后遗症,在肝炎治愈数月后发作。估计儿童肝炎患者中发病率为<0.07%,非甲非乙型肝炎中为2%。几乎所有病例A、B、C与G型肝炎血清阴性。这些患者通常为男性,年龄小于20岁;预后通常不良,建议疾病早期进行骨髓移植(Young,2002)。微小病毒感染与慢性溶血病的暂时性(一过性)红系再生障碍性危象相关(Young,2002)。人类免疫缺陷病毒(HIV)和EB病毒也可能引起造血抑制。病毒诱导的骨髓衰竭机制可能与直接的细胞毒性有关,但更可能是由于感染后自身耐受破坏引起(Young,2002)。

阵发性睡眠性血红蛋白尿症 阵发性睡眠性血红蛋白尿症(paroxysmal nocturnal hemoglobinuria,PNH)是罕见的克隆性疾病(见下文),可紧随其后发生AA。PNH常有不同程度的骨髓造血减低。或者是一些AA患者有PNH红细胞缺陷或者可能是在疾病过程中出现的。最近使用敏感技术(如流式细胞术)进行检测,发现多达40%~50%AA患者,细胞表面有支持PNH诊断的标记物,且其中有约1/3存在溶性血性疾病。PNH细胞的克隆扩增可能有一个免疫背景因素(Young,2002)。

妊娠 获得性AA的患者发生妊娠可能使全血细胞减少更严重。偶有怀孕期间发生的AA,在分娩后缓解。其中一些病例,在再次怀孕期间再生障碍可复发。婴儿可有贫血、血小板减少或白细胞减少。孕期发生的AA,母亲和婴儿的存活率相对较高,分别为83%和75%,出血是这些患者最常见的死亡原因(Young & Maciejewski,2009)。

胸腺瘤 虽然胸腺瘤常与纯红细胞再生障碍相关,骨髓其他造血细胞也可能受其影响。全血细胞减少常伴有骨髓增生减低,在胸腺瘤患者中罕见。AA可能是胸腺瘤患者治疗后晚期发生的并发症(Ritchie et al,2002a)。

免疫性疾病 大约10%的嗜酸性筋膜炎患者发生AA,通常预后较差。AA可能与系统性红斑狼疮(SLE)和类风湿关节炎药物治疗相关(Young & Maciejewski,2009)。AA 也可发生于多发性硬化症、先天性免疫缺陷综合征以及免疫性甲状腺疾病。

遗传性再生障碍性贫血

遗传性 AA 是指具有慢性骨髓衰竭的遗传易感性个体,可能还伴有其他先天性异常。许多作者喜欢使用“遗传性骨髓衰竭综合征”这一术语。儿童 AA 中,30%~35%是遗传性的。在一项 134 例儿童 AA 的研究中,40 例患者诊断为遗传性 AA。26 例为范可尼贫血(FA),10 例有 AA 家族史但没有 FA 的典型症状,4 例患者表现为巨核细胞缺乏相关的血小板减少,随后发展为再生障碍(Alter & Young,1998)。

范可尼贫血 范可尼贫血(Fanconi anemia,FA)是一种常染色体隐性遗传疾病,美国和欧洲的遗传基因携带率为 1/300(Alter,2002)。X 连锁病例罕见。一个家庭往往累及多个成员。婴儿期后全血细胞减少逐渐明显,通常在八岁左右最为明显。贫血通常为正色素性,也可以为大细胞性;HbF 水平增加,并可能有 i 抗原存在;骨髓通常增生减低;一般都有发育异常,包括色素沉着、身材矮小、性器官发育不良、四肢畸形(如桡骨发育不完全、拇指异常)、小头畸形和其他器官畸形(如心脏、肾脏)等。染色体缺陷包括随机断裂和特征性重排,见于外周血淋巴细胞以及骨髓细胞。当培养的细胞接触烷化剂和 DNA 交联剂(如丝裂霉素 C 和双环氧丁烷)时,染色体断裂变得更加明显。某些嵌合体的病例诊断较疑难,检测皮肤成纤维细胞可能比血细胞更有助于诊断。FA 研究的突破性进展为,观察 FA 与正常细胞的杂交细胞可使染色体的异常脆性得以修正,这一过程称为互补作用(complementation)。到目前为止,至少 16 个互补群被鉴别出来。最常见的是一个互补组 A(FANCA),发生在约 70%的 FA 患者。几个 FA 蛋白形成复合物也参与 DNA 修复(Alter,2002)。FA 患者中位生存期预测为 19 年。FA 患者发展为白血病和非血液肿瘤的风险增高,特别是在头颈部、肝脏、食管下端、外阴部和肛门的肿瘤。肿瘤的整体发病率 15%(Alter & Young,1998)。FA 患者伴发癌症的中位年龄为 16 岁(Freedman,2009)。

其他遗传性再生障碍性贫血 一些巨核细胞缺乏性血小板减少的 FA 儿童患者,常有出血。随着疾病进展,出现全血细胞减少和骨髓增生减低。染色体断裂试验通常正常。为常染色体隐性遗传,分子缺陷与定位于 1p35 的促血小板生成素受体基因(c-mpl)突变有关(Alter,2002)。

全血细胞减少和低增生性贫血可在其他家族性疾病中发生。一些先天性角化不良(DC)(皮肤网状色素沉着过度、指甲营养不良和黏膜白斑病)和 Shwachman-Diamond 综合征(SDS)(胰腺外分泌功能不足和中性粒细胞减少)患者可进展为 AA(Alter,2002)。最近的研究表明 DC 起源于端粒维持系统的异常;SDS 由双等位基因 *SBDS* 突变引起,该基因与负责核糖体亚单位组装的分子相互作用,结果导致核糖体生物合成异常(Shimamura & Alter,2010)。

纯红细胞再生障碍

短暂的红细胞生成障碍(短暂性再障危象)

再障危象可发生于溶血性贫血(常由感染诱发)。骨髓再生障碍和溶血同时发生,贫血进展迅速,可危及生命。在正常儿童或成人发生轻微或严重感染后,红细胞生成偶尔会暂时停滞,骨髓中无幼红细胞或出现少量未成熟的红系前体细胞。慢性溶血性贫血的再障危象通常是由微小病毒 B19 感染引起。该病毒通过感染发育成熟的 CFU-E 抑制红细胞生成。本病形态学特征为骨髓涂片中见散在的巨大原始红细胞,而其后阶段幼红细胞显著减少。核内(病毒)包含体经瑞氏染色可能难以识别。由微小病毒感染引起的再障危象是暂时的,骨髓中红系造血在发病后 1~2 周恢复(Erslev,2001a)。

儿童短暂性幼红细胞减少症

儿童短暂性幼红细胞减少症(transient erythroblastopenia of childhood,TEC)发生在之前健康的孩子,年龄通常<8 岁,1~3 岁之间的儿童影响最大。特点是中度至重度正细胞性贫血,网织红细胞显著减少,短暂性中性粒细胞减少(20%患者)和血小板增加(60%患者)。大红细胞常在恢复过程中出现,是因为网织红细胞增多所致。常可发现过去 3 个月内的病毒感染史。骨髓有核细胞通常为增生活跃,幼红细胞几乎消失(除了一些早期幼红细胞)。粒细胞成熟停滞可发生于一些中性粒细胞减少的患者。患者 1~2 个月内未经治疗可自行恢复。TEC 可同时在兄弟姐妹间发病,具有季节性。TEC 可伴随短暂的神经系统表现,如偏瘫和癫痫发作(Freedman,2009)。大多数病例,发病机制涉及体液性红系生成受抑;细胞介导的免疫抑制约占 25%的病例。尚未证明微小病毒感染与 TEC 有关(Alter,2002;Freedman,2009)。

先天性红细胞再生障碍(Diamond-Blackfan 贫血;先天性再生不良性贫血)

Diamond-Blackfan 贫血(Diamond-Blackfan anemia,DBA)是一种罕见的、先天性红细胞再生障碍,通常在出生后的第 1 年疾病就很明显,中位年龄为 3 个月,第 1 年的发病率超过 98%(Shimamura & Alter,2010)。贫血严重,通常为大细胞性,网织红细胞低,白细胞正常或稍减少,血小板正常或增加。骨髓通常表现为各阶段有核红细胞比值减低,粒细胞和巨核细胞系正常。少数病例,可检出少量原始红细胞为主的早期幼红细胞。HbF 升高(5%~25%),偏离患者相应年龄的正常参考值,并常存在 i 抗原。红细胞腺苷脱氨酶(adenosine deaminase,ADase)通常增加。这些所见与 TEC 不符,TEC 的红细胞为正细胞性、HbF 正常、无 i 抗原和红细胞酶处于较低水平(衰老细胞的特征)(Alter & Young,1998)。

DBA 具有可变外显率的常染色体显性遗传模式。这种缺陷出现在红系定向祖细胞中。CFU-E 和 BFU-E 在骨髓中减少,BFU-E 在血液中减少甚至缺如。这些祖细胞还表现出程序性细胞死亡(凋亡)加速。在添加了正常 T 细胞和正常 EPO 的体外培养系统中,这些祖细胞不起反应,表明存在质的缺陷。DBA 是由于核糖体蛋白小(S)或大(L)亚基的缺陷引起。最常见的是 *RPS19* 基因突变,见于 25%患者(Shimamura & Alter,2010)。约 75%患者至少对皮质类固醇有部分反应,尽管许多患者需要长期使用类固醇治疗,总体长期生存率约为 65%(Alter & Young,1998)。

获得性纯红细胞再生障碍

在中年人中，很少发生选择性红细胞生成障碍。本病为网织红细胞减少和骨髓有核红细胞缺乏，但大多数患者可见特征性的原始红细胞。白细胞和血小板生成正常。大约一半病例与胸腺瘤有关。然而，只有5%~10%的胸腺瘤患者有贫血。1/4患者在切除胸腺瘤后贫血缓解。慢性获得性红细胞再生障碍也有其他相关的致病条件，如药物、胶原血管性疾病、病毒感染（如HIV）、颗粒淋巴细胞增殖性疾病或其他免疫异常疾病。这类贫血大多数伴有免疫性血细胞减少，其靶细胞是骨髓红系干细胞或幼红细胞。在一些患者中，与这些细胞发生反应的抗体已被识别，糖皮质激素和免疫抑制药物也用于治疗，但只有不到一半的患者达到完全缓解（Erslev，2001a）。

铁粒幼细胞贫血

铁粒幼细胞贫血（sideroblastic anemia）的特点是铁在线粒体积累，铁染色显示铁粒环绕幼红细胞核分布。遗传性铁粒幼细胞贫血的红细胞通常是小细胞性，而获得性铁粒幼细胞贫血的红细胞常为大细胞性（Bottomley & Fleming，2014）。因有正细胞性正色素性红细胞混合，以至于显示“双相性”外观（图30-13）。血清铁浓度增加，TIBC降低，铁结合蛋白饱和度升高。骨髓贮存铁显著增加（图32-5），红系明显增生伴细胞质血红蛋白化不完全，铁粒幼细胞数量增加。此外，每个细胞的含铁颗粒增多，且铁粒环绕细胞核（大多数作者认为需要五个或更多的铁颗粒，绕核至少1/3周）形成“环铁粒幼细胞”（Swerdlow et al，2008）（图30-46和图33-19）。后者通过电镜可观察到线粒体铁负荷。这些所见与血红素合成缺陷有关，并可能由几种酶缺陷引起的。有核红细胞偶尔出现类巨幼变，但不见维生素B_{12}或叶酸缺乏时的粒细胞典型形态改变，除非合并叶酸缺乏。

遗传性铁粒幼细胞贫血

遗传性铁粒幼细胞贫血（hereditary sideroblastic anemia）包括几种遗传模式（X连锁、常染色体显性遗传、常染色体隐性遗传）。它们可能是由于血红素合成缺陷、铁硫簇生物合成异常或线粒体蛋白异常引起的。X连锁的形式最为常见，约占40%，常表现低水平的δ-氨基乙酰丙酸合成酶（δ-aminolevulinic acid synthase，ALAS）。该病罕见，但一些家族的研究已经透彻，发生于男性，至青春期开始发病。环铁粒幼细胞常见为不分裂的晚幼红细胞，与获得性铁粒幼细胞贫血不同（Bottomley，1982）。*ALAS-2*同工酶基因（红系细胞*ALAS*）定位于X染色体上，该基因点突变（*Xp11.21*）似乎在大多数X连锁的遗传性铁粒幼细胞贫血中存在（Bottomley & Fleming，2014）。该*ALAS-2*基因突变可导致磷酸吡哆醛酶的亲和力降低，结构不稳定，形成异常的催化位点，或增加了线粒体蛋白酶的敏感性。*ALAS-2*突变影响了酶和磷酸吡哆醛之间的协调作用，补充维生素B_6（吡哆醇）可改善贫血的程度（Alcindor & Bridges，2002）。遗传性铁粒幼细胞贫血可能是由于线粒体缺陷引起（即线粒体细胞病（mitochondrial cytopathy）），其中大多是由线粒体基因组中的缺失引起，可能占到了整个线粒体基因组的30%（Bottomley & Fleming，2014）。这些罕见的疾病通常都有全身表现，如皮尔森综合征（Pearson syndrome）（胰腺功能不全，骨髓细胞空泡变性，形成环铁粒幼细胞，以及不同程度的骨髓衰竭）。

获得性铁粒幼细胞贫血

难治性贫血伴环铁粒幼细胞 难治性贫血伴环铁粒幼细胞（refractory anemia with ring sideroblasts，RARS）属于骨髓增生异常综合征（myelodysplastic syndrome，MDS）的一个类型（Swerdlow et al，2008；参见第33章。译者注：2016年WHO将其重命名为MDS伴环铁粒幼细胞（MDS-RS），并分为2个亚型，分别为MDS-RS伴单系病态造血（MDS-RS-SLD）、MDS-RS伴多系病态造血（MDS-RS-MLD））。为低色素小红细胞与大红细胞并存的双相性贫血，且MCV通常增高（图30-13）。在骨髓中至少有15%的幼红细胞（早期至晚期）为环铁粒幼细胞，可观察到有核红细胞的病态造血。当病态造血特征累及粒细胞和巨核细胞时，诊断为难治性血细胞减少伴多系病态造血（RCMD）（译者注：2016年WHO将其重命名为MDS-RS-MLD）。越来越多的证据表明，该病可能由于线粒体DNA突变引起（Swerdlow et al，2008）。

继发性（药物或毒物诱导的）铁粒幼细胞贫血

这种形式的铁粒幼细胞贫血是继发于一些妨碍血红素合成的药物；当去除这些药物后血液学将得到改善，因此明确这些药物非常重要。

抗结核药物 一些长期使用抗结核药物（异烟肼、环丝氨酸和吡嗪酰胺）治疗的患者，会出现铁粒幼细胞异常。

铅中毒 是继发性铁粒幼细胞贫血的重要一员。接触铅暴露的环境通常不容易察觉，需要进行检测。铅通过阻断ALAS、δ-氨基乙酰丙酸脱氢酶（δ-aminolevulinic acid dehydratase，ALAD）和血红素合成酶，而干扰血红素合成。可能只是部分不同程度的阻断；δ-ALA和粪卟啉在尿中增多。氯霉素也会导致环铁粒幼细胞形成，可能是抑制了线粒体蛋白质的合成。铜缺乏或锌过量（超负荷）会发生铁粒幼细胞贫血，骨髓细胞空泡变性和中性粒细胞减少。大量摄入的锌干扰了铜的吸收，并产生铜缺乏的临床表现。使用大剂量的铜螯合剂，如青霉胺，可发生铁粒幼细胞贫血。

乙醇诱发的贫血 可能是最常见的可逆性铁粒幼细胞贫血。叶酸缺乏、低钾血症与低镁血症是伴随表现。乙醇可能通过降低血浆磷酸吡哆醛水平、降低ALAD与亚铁螯合酶的活性，以及可能抑制线粒体蛋白的合成，从而导致环铁粒幼细胞形成（Bottomley & Fleming，2014）。乙醇戒断后，异常的铁粒幼细胞通常在几天之内消失。

原发性维生素B_6缺乏症 常伴有营养不良，偶尔与铁粒幼细胞贫血相关。临床上，主要表现为其他症状，如周围神经病变和皮炎。目前尚未报道人的铁粒幼细胞贫血以维生素B_6缺乏为唯一表现，但动物则有（Alcindor & Bridges，2002）。

难治性贫血

难治性贫血（refractory anemia）是一种克隆性骨髓疾病，通常发生于50岁以上成人，为正细胞性或大细胞性贫血，网织红细胞减少，常全血细胞减少。骨髓增生明显活跃，有不同程度红系细胞病态造血。维生素B_{12}、叶酸或铁治疗通常无效。这个病程通常不能缓解，小部分患者出现骨髓其他系列细胞病态造血和原始细胞增多，进展为急性白血病。因此，难治性贫血被认为是一个骨髓增生异常综合征的一种（见第 33 章）［译者注：2016 年 WHO 取消了“难治性贫血”的名称，而将其归入 MDS 伴单系病态造血（MDS-SLD）］。

先天性异常红细胞生成性贫血

先天性异常红细胞生成性贫血（congenital dyserythropoietic anemia，CDA）为家族遗传性难治性贫血，以无效红细胞生成和骨髓红系多核为特点。

根据骨髓与血清学结果，至少分为三种类型（iolascon et al，2012）。CDA-I 是常染色体隐性遗传病，约 5%的骨髓幼红细胞呈巨幼变，伴部分双核及核间桥连接，为大细胞性贫血。新生儿时期即可发生贫血，有时有黄疸。电子显微镜（EM）研究表明，异染色质的密度比正常人更高，形成清晰的团块状并伴有半透明的小空泡，被描述为海绵状“瑞士乳酪”，且细胞质可以穿过增大的核膜孔。大多数病例，有一个异常 *CDAN1* 基因位于 15 号染色体的长臂上，编码一种普遍存在的 codanin-1 蛋白（Lolascon et al，2012）。CDA-Ⅱ为常染色体隐性遗传，比其他类型更常见。10%～40%的幼红细胞为双核或多核，伴有多极有丝分裂和核碎裂。贫血为正细胞性。它曾被称为遗传性幼红细胞多核症（hereditary erythroblastic multinuclearity，HEM）伴酸化血清试验阳性（positive acidified serum test，PAS）。CDA-Ⅱ患者红细胞存在正常人或 PNH 患者没有的红细胞抗原，大约 1/3 的正常血清含有相应的免疫球蛋白（Ig）M 抗体。此外，患者红细胞与抗-i、抗-I 抗体反应强烈。电子显微镜下显示平行于细胞膜的内质网过量，导致晚幼红细胞和一些成熟红细胞呈现双层膜。CDA-Ⅱ被认为与异常膜糖基化相关。*CDA-Ⅱ* 基因已经被鉴定为是 *SEC23B*（*CDAN2*）基因，定位于 20q11.2（Iolascon et al，2012）。CDA-Ⅲ有巨大的有核红细胞，10%～40%的有核红细胞有明显的多核（巨大有核红细胞），伴有大细胞性贫血。一个 *CDA-Ⅲ*（*KIF3*）基因定位于 15 号染色体上的 *CDAN1* 基因附近。与 *CDA-Ⅰ* 和 *CDA-Ⅱ* 的常染色体隐性遗传方式不同，*CDA-Ⅲ* 为常染色体显性遗传，少数家庭还有其他变异型描述。

失血性贫血

急性失血性贫血

血液可以经循环流出或进入组织间隙或体腔而丢失。如果大量血液在足够短的时间内丢失，会发生急性失血性贫血（acute posthemorrhagic anemia）。正常的健康个人能够代偿高达 20%的循环血容量快速流失，而不表现出明显的临床症状（Hillman & Finch，1996）。一次过多出血后，主要表现为血液容量减少（低血容量）。大约 1 天以后，通过调节体液成分进入循环而使血液的容积回到先前的水平，贫血变得更加明显。

最早的血液学变化是血小板短暂下降，但在 1 小时内可能回升甚至到更高的水平。随之是中性粒细胞中度增多伴核左移；2～5 小时内白细胞可以升至（10～35）×10^9/L。Hb 和 Hct 不会立即下降，而是随着组织液进入血液循环补偿失血量而缓慢下降。在出血的 2 或 3 天内，Hb 和 Hct 的下降量并不能完全反映红细胞丢失的程度。

贫血开始为正细胞性正色素性，MCV 正常、平均血红蛋白浓度（mean cell hemoglobin concentration，MCHC）正常，红细胞只有轻度的大小不均和异形。分泌增多的 EPO 刺激骨髓红系增殖，网织红细胞在 3～5 天内进入循环，在第 10 天左右达到最高值。在这期间，血液中可能出现短暂的大红细胞（MCV 增加），嗜多色性红细胞增加，甚至出现有核红细胞。大约失血后 2～4 天，白细胞计数恢复正常，约 2 周后形态学改变消失。红细胞回升较慢。

慢性失血性贫血

如果血液在较长时间内少量丢失，临床和血液学检查缺乏急性失血性贫血的特征。红细胞再生的速度较慢。

网织红细胞可正常或略有增加。明显贫血不常见，只有到贮存铁耗尽后才发生严重贫血。贫血开始为正细胞性正色素性，逐渐地新生成红细胞为小细胞性，然后为低色素性。白细胞正常或略有下降，后者是由于中性粒细胞减少所致。血小板通常增多，只有在严重缺铁的情况下，血小板才有可能减低。

必须找出出血的原因，因为隐匿的恶性肿瘤，尤其是胃肠道肿瘤，可能导致慢性失血性贫血。

溶血——概述

主要由于红细胞破坏增加导致的贫血即溶血性贫血（hemolytic anemia）。红细胞寿命缩短是溶血存在的依据，但测量红细胞寿命缩短在实践中通常是不必要的。

溶血性贫血可能是由于红细胞本身缺陷引起，即内因性溶血性贫血（intrinsic hemolytic anemia）。这类贫血常是遗传性的，常分为膜缺陷性、代谢缺陷性和血红蛋白缺陷性。溶血也可是由于红细胞外的原因引起，称为外因性溶血性贫血（extrinsic hemolytic anemia），这类贫血几乎总是获得性的。血管内溶血和血管外溶血是依据红细胞破坏的部位（血液循环内外）进行划分的。

红细胞寿命检查

红细胞寿命缩短意味着溶血。如果溶血过程是中度或重度的，红细胞更新增加足以证明溶血的存在。如果溶血轻微，可能需要红细胞寿命检查。

放射性铬（^{51}Cr）检测方便，被广泛用于红细胞寿命研究。在体外血液样本中加入铬酸盐标记物，并结合到血红蛋白的 β 链上。将铬酸盐标记的红细胞静脉注射，在 10～14 天内，每隔 1～2 天测量血液样本中的^{51}Cr 消失率。残留活性是观察血管内标记的红细胞寿命的指标。因为^{51}Cr 发出 γ 射线，外部扫描可以检测红细胞破坏的部位。

红细胞寿命通常以血液中残留一半的放射性的时间来表示（$T_{1/2}$ ^{51}Cr；图 32-9）。铬每天从红细胞流出的速度通常为 1%。因此，正常人^{51}Cr 标记红细胞的半衰期是 25～32 天，而不是 60 天。失血量、Hct 的变化以及近期输血，使生存数据的解释更加复杂。因此，稳定性对于结果可信度是很重要的。

自身免疫性溶血性贫血，红细胞生存的斜率在半对数坐标纸上形成一条直线（图 32-9）。在其他溶血性贫血，可能存在两群细胞。这种情况下，生存曲线可能由最初的陡峭斜率和随后平坦的部分组成（图 32-10）。这种曲线见于遗传性酶缺乏性溶

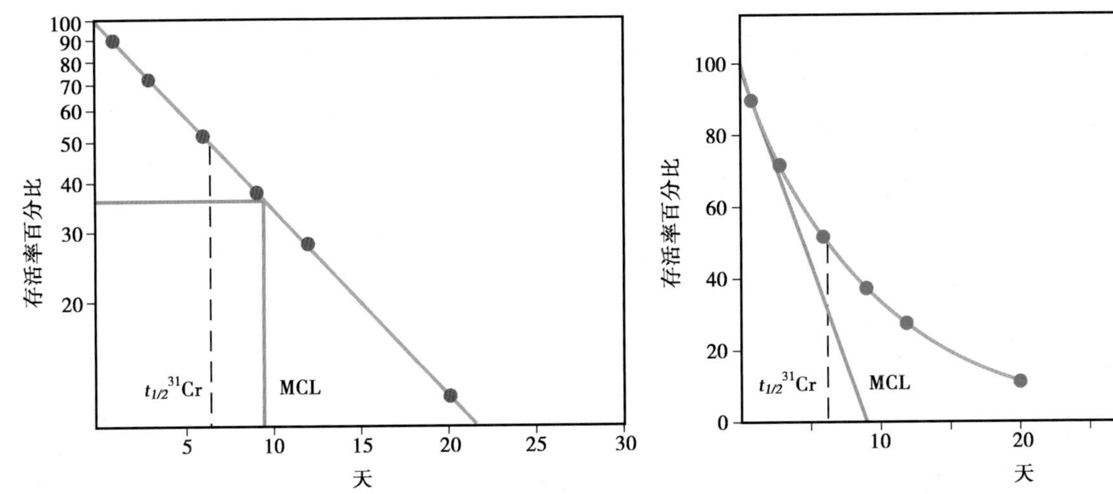

图 32-9　自身免疫性溶血性贫血患者^{51}Cr 红细胞生存曲线。结果绘制在半对数坐标纸上。细胞平均寿命(MCL)为 9~10 天,记录期间有 37%的细胞仍在循环中。50%生存时间($t_{1/2}$^{31}Cr)为 6~7 天(引自 Dacie JV,Lewis SM:*Practical haematology*, ed 7,Edinburgh,1991,Churchill Livingstone,p 386)

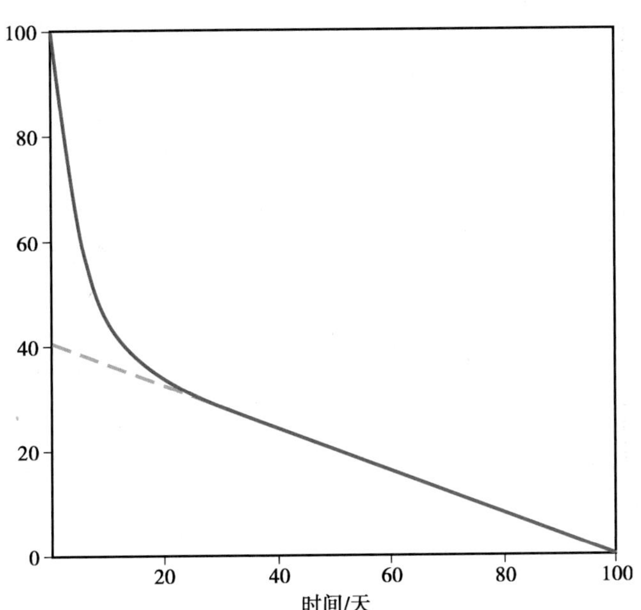

图 32-10　溶血性贫血患者放射性铬(^{51}Cr)红细胞生存曲线示两群红细胞。纵坐标显示存活率。通过将曲线平直延伸到时间 0(天),可以估计有 40%的细胞平均寿命为 100 天。60%细胞平均寿命为 5 天(引自 Bentley SA:Red cell survival studies reinterpreted, *Clin Haematol* 6:601-623,1977)

血性贫血、镰状细胞贫血和 PNH(Dacie & Lewis,1991)。

CO 生成可以测量试验前或试验期间血红素的分解代谢。这是研究红细胞破坏短期波动的唯一有效的方法(Franco, 2009)

流式细胞仪也被用于红细胞寿命检测。大多数技术都是用生物素对红细胞进行体外标记。细胞消失率是用荧光染料结合的抗生物素蛋白或链霉亲和素进行检测。使用多色流式细胞术,还能同时监测其他参数,如网织红细胞和血红蛋白 F 含量(Franco,2009)。

血红蛋白破坏

实验室检查结果取决于红细胞破坏的部位、数量和破坏率。如果破坏发生在血管内,且破坏的血液量很大,游离血红蛋白和高铁白蛋白(methemalbumin,正铁白蛋白)将出现于血浆中,形成血红蛋白血症(hemoglobinemia)和正铁白蛋白血症(methemalbuminemia)。尿中可能有游离血红蛋白,也可出现含铁血黄素。

游离血红蛋白容易离解为 αβ 二聚体($\alpha_2\beta_2 \rightarrow 2\alpha\beta$),然后与结合珠蛋白(一种 α_2 球蛋白)结合。Hb-结合珠蛋白复合物迅速从循环中被清除,并由肝实质细胞代谢。这个过程可以防止 Hb 出现在尿中。然而,当血浆血红蛋白水平超过 8~31μmol/L(50~200mg/dl),达到结合珠蛋白结合 Hb 的最大能力时,血红蛋白的游离 αβ 二聚体容易通过肾小球。然后部分血红蛋白被近端肾小管细胞吸收,血红蛋白铁被转化为含铁血黄素。当这些肾小管细胞脱落进入尿后,产生含铁血黄素尿。如果肾小管腔中血红蛋白含量增多,超过肾小管细胞吸收的能力,则形成血红蛋白尿。在这个过程中,Hb 可以氧化为高铁血红蛋白。不与结合珠蛋白结合的血浆 Hb 或由肾脏清除的 Hb 被氧化为高铁血红蛋白。被氧化的血红素基团(高铁血红素)则与血色素结合蛋白(一种 β 球蛋白)结合,这一复合物迅速被肝实质细胞清除。如果血色素结合蛋白耗尽,血红素基团(高铁血红素)再与白蛋白结合,形成正铁白蛋白(methemalbumin)。一旦血色素结合蛋白(hemopexin)再次变得可用,它将使白蛋白中的氯化血红素(hemin)基团从肝脏清除(Hillman & Finch,1996)。

溶血(尤其是血管内溶血)时,乳酸脱氢酶(LDH)从红细胞中释放出来,血清 LDH 浓度增加,且被清除的速度比 Hb 更缓慢。如果正常血清 LDH 的参考上限值为 207IU/L,则溶血性贫血的 LDH 可高达 800IU/L。巨幼细胞性贫血有明显的无效红细胞生成,LDH 升高至几千个单位。其他形式的细胞损伤时血清 LDH 也可增高。溶血性贫血中,LDH 同工酶比率反转,LDH1 含量超过 LDH2。

正常血浆 Hb 水平为 0.5～5mg/dl(0.08～0.78μmol/L)。当其水平上升到 10mg/dl 时,血浆颜色由黄色转为橙色,含量进一步增加时呈粉红色。溶血性贫血血浆 Hb 水平常高达 25～30mg/dl。血浆 Hb 较高水平常提示血管内溶血和溶血性输血反应,也见于阵发性冷性和睡眠性血红蛋白尿症。

如果主要为血管外溶血,则无血红蛋白血症、无血红蛋白尿及含铁血黄素尿症。溶血可通过检测血红素分解代谢产物中的某一种成分来评判(见第 31 章):①CO 呼出增多,或血液中碳氧血红蛋白水平增高。②血清间接胆红素增加,因为它与白蛋白结合,不出现于尿中。③尿中尿胆原增加,更多的时候,是粪尿胆原增加。

24 小时尿标本尿胆原的正常区间为 0.5～4mg(0.8～6.75μmol),粪标本正常范围是 40～280mg(0.068～0.470mmol)。大量溶血后,尿中胆红素浓度可升高至 5～200mg,粪便中为 300～400mg。检查粪标本要比尿液更可靠,因为尿胆原正常时,粪胆原可增加;甚至血清胆红素未增高(因正常肝脏可清除大量来自血液的间接胆红素和重吸收的尿胆原)时,粪胆原亦可增加。

溶血性贫血的另一个特征是红细胞生成增加(见第 31 章)。由于血红蛋白合成中可得到最大量的可用铁,如无叶酸缺乏等复杂因素情况下,严重慢性溶血性贫血,红细胞生成达到最大值(约正常的 8 倍)。若红细胞破坏的速度超过了骨髓红细胞产生的速度,则发生溶血性贫血。若发生轻微溶血而骨髓能够代偿生成足量的红细胞时,则不出现贫血,这就是代偿性溶血。

慢性溶血性贫血中,贫血可以突然加重。这可由两种基本机制之一发生:偶尔是由红细胞再生不良和网织红细胞减少为特征的骨髓衰竭(短暂性红细胞生成障碍或停滞,见前面讨论),可能扰乱了红细胞生成和破坏之间的平衡。在多数情况下,再生障碍危象可能是由于微小病毒感染(Erslev,2001c)造成的。另一方面,红细胞破坏率增加可能与感染或其他脾肿大的疾病有关,与再生障碍无关,即血危象(hemolytic crisis)。

血涂片

贫血为正细胞性或大细胞性贫血。大红细胞是由于存在比正常红细胞大的网织红细胞。嗜多色性红细胞常很明显,可见嗜碱性红细胞和幼红细胞。这些都表明骨髓网织红细胞"加快转移"进入血液。其他红细胞异常可提示溶血本质方面的线索,如球形红细胞增多提示遗传性球形红细胞增多症(HS)或自身免疫性溶血(图 30-12);裂红细胞增多意味着微血管病性溶血性贫血(图 30-19);镰状细胞、靶形细胞或晶体形成提示血红蛋白病。当溶血性贫血急性发生时,年轻形式的粒细胞和血小板与红细胞一起从骨髓中释放增加,结果外周血白细胞增多、中性粒细胞核"左移",正常和巨大的血小板均增多。

骨髓

红系细胞增生,有时显著增生。随着红系前体细胞的快速增殖,也可出现某种程度上的病态细胞。贮存铁常增加,铁粒幼细胞正常或增多,反映出供血红蛋白合成的铁充足。

溶血-红细胞膜异常疾病

红细胞膜是由脂质双分子层组成,通过两个主要的蛋白质复合物(锚蛋白复合物和 4.1R 复合物)锚定在血影蛋白/肌动蛋白膜骨架上。许多其他跨膜蛋白具有不同的功能,包括运输、黏附和信号转导等(Da Costa et al,2013)。

遗传性球形红细胞增多症

遗传性球形红细胞增多症(hereditary spherocytosis,HS)主要发生在那些北欧血统的人群中,发病率为 1/5000。HS 在全世界都有报道,特别是日本和非洲,但其患病率不详。报道的患病率可能被低估,因病情较轻者可无临床症状(Da Costa et al,2013)。HS 的特点是球形红细胞增多(本质是红细胞膜缺陷)、脾肿大和家族性发生(大多为常染色体显性遗传)。然而,在约 15%～30%的患者中,父母都不是 HS 患者,溶血严重程度不一,脾切除后可纠正溶血,但球形红细胞增多仍然存在。

慢性血管外溶血实验室检查:血红素分解代谢增强,红系细胞增生和网织红细胞增多。直接抗球蛋白试验阴性。红细胞的特征是渗透脆性增加。血涂片,球形红细胞直径较小,染色明显比正常红细胞深,缺乏中央淡染区,即使存在也可能是偏位的(图 30-12)。MCV 低于正常,MCHC 常增加,反映出红细胞表面积减少。在溶血代偿性病例中,网织红细胞增多可能是一个灵敏的指标。

渗透脆性试验

红细胞悬浮在含一系列低渗氯化钠溶液的试管中,浓度从 0.9%～0%不等,室温孵育 30 分钟,离心。测定每种浓度溶液上清液的溶血率并绘制点状图。细胞呈球形时,因表面积/体积的比值变小,在低渗溶液中膨胀能力有限,细胞溶解所需的 Nacl 溶液浓度要高于正常双凹红细胞,这就是渗透脆性增加。相反,细胞血红蛋白过少并且在低渗溶液中具有更好的扩张能力,细胞溶解所需的 Nacl 溶液浓度比正常细胞溶解所需的浓度低,即渗透脆性减低(图 32-11)。

HS 患者新鲜血液细胞渗透脆性常增加,但轻度 HS 渗透脆性可能正常。试验前在 37℃温育 24 小时,则检测的细胞渗透

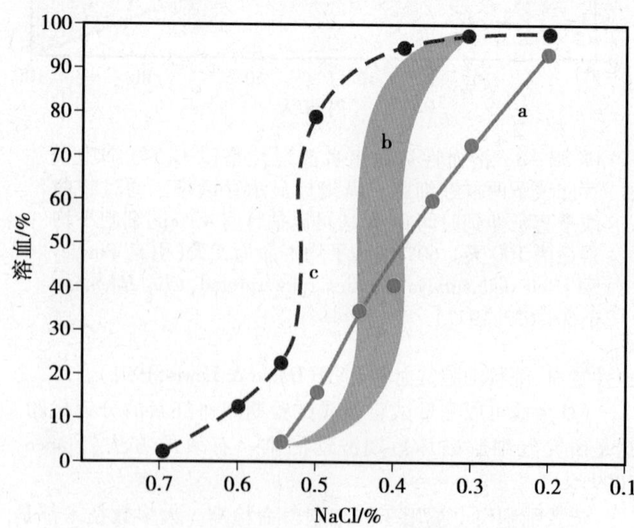

图 32-11 红细胞渗透脆性。a 为珠蛋白生成障碍性贫血,一小部分细胞脆性增加(左下),大部分细胞脆性减低(右上)。b 为正常曲线位于阴影区域。c 为遗传性球形红细胞增多症,显示渗透脆性增加

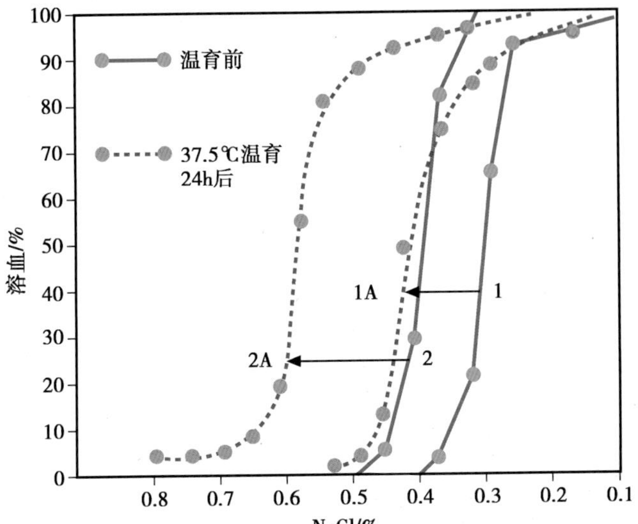

图 32-12 温育对红细胞渗透脆性的影响。正常血"温育前"到"温育后"渗透脆性的变化曲线(1→1A),遗传性球形红细胞增多症(HS)患者"温育前后"渗透脆性变化(2→2A)。HS 血液在温育后渗透脆性,比正常血液或获得球形红细胞增多症(如自身免疫性溶血性贫血)温育后,明显增加

脆性绝大多数是增加的(图 32-12)。

新鲜血样本渗透脆性增加是 HS 的特征,但不具有特异性;获得性球形红细胞性贫血也会增加,如免疫性溶血性贫血。与正常对照细胞相比,HS 细胞中位渗透脆性值差异显著(温育前后),是 HS 的一个重要的诊断特征。脆性细胞的明显拖尾通常认为是受脾脏的影响,常在切脾后消失。表面积/体积比率增加的细胞是渗透抵抗的,见于缺铁性贫血、珠蛋白生成障碍性贫血、肝脏疾病和网织红细胞增多症。

自身溶血试验

将无菌的去纤维蛋白血在 37℃温育 48 小时(Dacie & Lewis,1991),红细胞经历了一系列复杂的变化,膜丢失而形成更多的球形红细胞。在正常血液中,未加葡萄糖的 48 个小时自身溶血量是 0.2%~2%;加入葡萄糖后则减低至 0%~0.9%。

HS 自身溶血率几乎都增加;加入葡萄糖后,溶血率有不同程度的纠正。该试验现已较少使用,灵敏度可能也比不上温育渗透脆性试验(Dacie & Lewis,1991)。

其他检查

其他检查中,最常见的是使用伊红-5′马来酰亚胺(EMA)染料与流式细胞术结合进行评估。该试验的敏感性和特异性超过 90%(Da Costa et al,2013)。

HS 红细胞以不稳定的脂质双分子层为特征,易于从膜中释放脂类,结果形成细胞表面积减少和变形性低的球形红细胞,经过脾脏时被选择性地扣留和破坏(这个机制,因涉及脂质双分子层和红细胞骨架之间的关联,有时被称为垂直缺陷(vertical defect))。球形红细胞钠渗透异常,而能量代谢无缺陷。事实上能量代谢不仅没有缺陷而且还增强,增强的原因是为了代偿渗漏阳离子的膜缺陷,因退行性改变和膜丢失受脾代谢和物理应力而加速。

HS 中的遗传缺陷是异质性的,但是影响红细胞膜的骨架蛋白。锚蛋白-1(ankyrin-1)缺陷在欧洲和美国最常见,占 40%~65%,导致血影蛋白(spectrin)和锚蛋白的低表达,与轻度至中度的疾病相关。带 3(*SLC4A1* 基因)缺陷占患者的 20%~35%,并且也导致轻度至中度疾病。少数患者(<5%)为 α 血影蛋白(*SPTA1* 基因)突变,但通常导致严重的 HS(Da Costa et al,2013)。

遗传性椭圆形红细胞增多症

遗传性椭圆形红细胞增多症(HE)是一种常染色体显性遗传性疾病,可能包括多种遗传变异。在美国,患病率约为 0.3‰~0.5‰;在非洲和地中海地区更为常见。所有 HE 病例都与细胞膜骨架减弱和连接骨架的蛋白质存在缺陷有关,这种蛋白质缺陷有时被称为水平缺陷(horizontal defect)(Da Costa et al,2013)。根据红细胞形态学,HE 可分为三组:①普通型 HE(包括遗传性热变性异形红细胞增多症(hereditary pyropoikilocytosis,HPP)),椭圆形红细胞可呈棒状;②球形细胞性 HE;③东南亚卵形红细胞增多症。最常见的异常似乎是血影蛋白的缺陷,导致血影蛋白二聚体转化为血影蛋白四聚体和血影蛋白寡聚体的功能受损。其他异常包括血影蛋白-肌动蛋白 4.1R 连接复合体的缺陷。HPP 与两种异常有关:血影蛋白的突变影响了血影蛋白异源二聚体的自缔合;以及血影蛋白的部分缺陷导致血影蛋白/带 3 的比值减低。

普通型 HE

普通型 HE 是 HE 的最常见形式,约占 90%。大多数普通型 HE 无贫血,少数患者(约 10%~20%)有轻度溶血。血涂片非低色素性椭圆形红细胞增多,约占 15%(图 30-16),而正常个体的椭圆形红细胞<5%(Gallagher & Jarolim,2009)。在密封、湿润的制备环境中,红细胞畸形增加。

普通型 HE 中的一个亚型,多见于黑人家庭,新生儿因溶血出现短暂的中度异形红细胞、红细胞碎片和红细胞芽状突起,伴溶血性贫血;在出生后第一年,溶血减轻并出现典型 HE。新生儿期的溶血加重是因为 HbF 与 2,3-二磷酸甘油酸(2,3-DPG)的结合力低。高水平的 2,3-DPG 影响了血影蛋白-带 4.1 蛋白-肌动蛋白的相互作用并使之产生不稳定性(Gallagher & Jarolim,2009)。

遗传性热变性异形红细胞增多症

遗传性热变性异形红细胞增多症(hereditary pyropoikilocytosis,HPP)是一种严重的先天性溶血性贫血,特点是小红细胞增多,红细胞小而异形和破碎。常染色体隐性遗传由纯合子或复合杂合突变引起。HPP 是 HE 的一种常见亚型,主要见于黑种人。与正常红细胞(加热到 49℃红细胞出现芽状突起和破碎)不同,HPP 患者红细胞在 45~46℃时即碎裂成片。在欧洲白种人群中,父母一方可以携带一种无临床症状的多态性 α^{LELY},可检测到 42%的杂合状态和 9%纯合状态(Da Costa et al,2013)。

球形细胞性 HE

这一亚组占病例总数的 10%。有轻度至中度的溶血性贫

血和脾肿大，伴有椭圆形和球形红细胞增多，渗透脆性和自身溶血试验异常。常无异形红细胞和碎片红细胞。这一亚型的分子机制尚不清楚。

东南亚卵形红细胞增多症

这一类型在远东某些地区，特别是马来西亚，发生率高（20%～30%），可能在新生儿中更明显。常无溶血或轻微溶血（Da Costa et al,2013）。红细胞轻度椭圆形或不明显，有一些为口形卵圆形，许多细胞有一个或两个横向脊或一个纵向裂。这些形态与抵抗疟疾的能力增强有关。本病的潜在缺陷与带 3 基因缺失 27 个碱基有关（Gallagher & Jarolim,2009）。

遗传性口形红细胞增多症

遗传性口形红细胞增多症（hereditary stomatocytosis）是一种罕见的常染色体显性遗传疾病，通常分为相对常见的脱水口形红细胞增多症（dehydrated stomatocytosis,DHst）和罕见的水结合过多口形红细胞增多症（overhydrated stomatocytosis,OHst）。症状轻重不一，可以无症状也可以为重度溶血性贫血。DHst 红细胞脱水是由于阳离子流失（主要是 K^+ 和水）所致，MCV 正常或稍增加，MCHC 增加，血涂片见口形红细胞。红细胞寿命无明显变化。最近研究表明，DHst 是由编码 PIEZO1 蛋白的 *FAM38A* 基因突变引起，它涉及阳离子通道的激活。罕见的 DHst（应为 OHst，译者注），为大量的阳离子泄漏造成 MCV 增高（通常高于 110fl）和 MCHC 减低。这一表型因溶血性贫血和网织红细胞增多，比较严重。最近研究表明，这是由 Rh 相关糖蛋白的突变引起的。它是带 3 复合体的一个成员，参与铵或气体的运输（Da Costa et al,2013）。Rh 缺乏综合征（Rh deficiency syndrome）患者，或完全缺乏 Rh_{null} 或 Rh_{mod} 显著降低，常有口形红细胞增多伴发溶血性贫血。

阵发性睡眠性血红蛋白尿症

阵发性睡眠性血红蛋白尿症（paroxysmal nocturnal hemoglobinuria,PNH）是以红细胞、粒细胞和血小板异常生成为特征的获得性克隆性造血干细胞疾病（Brodsky,2009）。红细胞缺陷易引发补体介导的血管内溶血，根据体外补体敏感性将红细胞分为三种类型：Ⅰ型为正常敏感性；Ⅱ型中度敏感性（正常的 3～5 倍）；Ⅲ型为极度敏感性（正常的 15～25 倍）。PNH 有几种补体防御蛋白减少或缺失：衰变加速因子（DAF,CD55）、膜反应性溶解抑制物（MIRL,CD59）和 C8 结合蛋白（一种同源性限制因子）。DAF 是一种对抗补体转化酶复合物的糖蛋白，MIRL 是控制膜攻击复合物（C5b-9）的蛋白。其他缺乏的蛋白有 CD58（白细胞功能抗原 3）、CD14（内毒素结合蛋白受体）、CD24 和 CD16a（FCγ 受体）。膜相关酶（如乙酰胆碱酯酶和白细胞碱性磷酸酶）可能同样缺乏。最近研究表明，缺乏的蛋白和酶通过一个共同的糖脂锚（称之为 GPI）连接到细胞膜上。GPI 缺乏将导致连接蛋白继发性缺乏。因此，PNH 可重新定义为造血系统的一群细胞上 GPI 锚定蛋白的部分或完全缺乏。

PNH 是罕见疾病，估计每年发病率为百万分之四（Brodsky,2009）。特点是慢性血管内溶血伴或不伴明显的血红蛋白尿，但含铁血黄素尿几乎都是不断地出现。典型的夜间或睡眠相关血红蛋白尿见于少数患者。溶血发作可由感染、手术、全血输入、注射显影剂（contrast dyes）或甚至剧烈运动而诱发。睡眠时 pH 值轻微减低与夜间血红蛋白尿症之间的关系还没有得到证实（Brodsky,2009）。

血液检查，常为正细胞性贫血和网织红细胞增多，贫血程度常低于预期。由于尿中铁的丢失，小细胞性低色素性贫血也不少见。在病程中，3/5 患者发生中性粒细胞减少，2/3 血小板减少。因此，全血细胞减少常见。直接抗球蛋白试验常为阴性。

骨髓有核细胞可以为增生明显活跃伴幼红细胞增生，但也可以为增生减低。一些患者在疾病进展过程中发生骨髓衰竭，也有以 AA 表现为首发，同时或稍后表现为 PNH 征象。如前所述，约 40% 的患者在确诊 AA 时有 PNH 克隆的依据（Young,2002）。

血栓并发症常见，约见于 40% 的患者，是死亡的主要原因。血栓常发生在肝、脑和腹部静脉。血小板上 CD59 缺失导致磷脂酰丝氨酸（一个凝血酶原酶复合物的结合位点）外翻，从而增加血栓形成倾向。PNH 可以部分缓解或（急性）加重。半数以上患者，异常细胞比例和临床严重程度均随时间而降低。高达 20% 患者有染色体异常。约 3%～5% 患者向急性白血病进展。

实验室诊断

过去诊断 PNH 的手工方法，如蔗糖溶血试验和 Ham 试验，大多数已被流式细胞术所替代。

针对红细胞表面缺陷蛋白的单克隆抗体（如 CD55、CD58、CD59）进行免疫荧光染色，以流式细胞仪进行检测已逐渐成为 PNH 诊断的标准方法。粒细胞为流式细胞术提供了极好的诊断靶点，一种荧光素标记的嗜气单胞菌溶素原变异体（fluorescein-labeled proaerolysin variant,FLAER），与 GPI 锚蛋白选择性结合的方法，也被越来越多地用于 PNH 的诊断。使用高敏流式细胞仪检测 PNH 微小克隆的指南已经出版，并被许多实验室采用（Sutherland et al,2012）。

引起 PNH 表型的基因已在 X 染色体上被识别，为磷脂酰肌醇聚糖 A（*PIG-A*）。超过 120 个的 *PIG-A* 基因体细胞突变已被描述。近几年来，抗末端补体蛋白 C5 的人源化单克隆抗体（eculizumab;AlexionCheshire,Conn）也被批准用于治疗溶血性 PNH。这种药物能明显减少 PNH 患者的溶血、输血需求和血栓形成，提高了患者的生活质量（Sutherland et al,2012）。

溶血-血红蛋白病

血红蛋白遗传性疾病主要有两类：①结构变异，存在结构缺陷；②珠蛋白生成障碍性贫血，存在珠蛋白链合成缺陷。但两个类型之间有重叠，如少数结构变异的病例，也有珠蛋白链合成减少的珠蛋白生成障碍性贫血表型；遗传性胎儿血红蛋白持续存在症（hereditary persistence of fetal hemoglobin,HPFH）与珠蛋白生成障碍性贫血有关，尽管珠蛋白生成障碍性贫血表型不清楚。大多数珠蛋白生成障碍性贫血涉及 α 或 β 珠蛋白链。δ 和 γ 珠蛋白生成障碍性贫血虽然存在，但它们在临床上不太重要。

正常血红蛋白

血红素在所有类型的血红蛋白（Hb）中都是相同的。分子中的珠蛋白部分是由两个二聚体组成的四聚体；每个二聚体包含一个α样和一个β样珠蛋白。胚胎期后，只有一个α样珠蛋白，与三种不同β样珠蛋白生成三种不同Hb。胚胎期Hb也有三种，但只在妊娠期的头3个月表达（图32-13）。

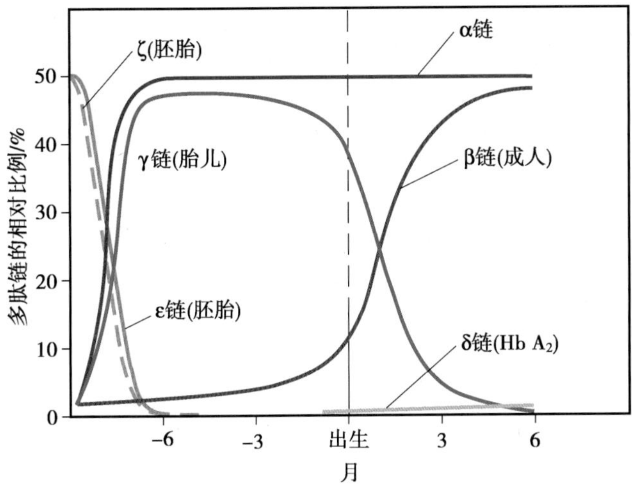

图32-13 胎儿和新生儿血红蛋白多肽链的相对比例（引自Bentley SA：Red cell survival studies reinterpreted, *Clin Haematol* 16：601-623，1977）

HbA（$\alpha_2\beta_2$）

血红蛋白A（HbA）是正常成人的主要Hb，约占总数的97%，由两条相同的α链和两条相同的β链组成。每条α链有141个氨基酸，每条β链有146个氨基酸。每条链与一个血红素基团相连。HbA分子呈椭球形，四个血红素基团位于分子表面，具有与O_2可逆结合的功能。

HbF（$\alpha_2\gamma_2$）

血红蛋白F（HbF）是胎儿和新生儿的主要的血红蛋白。由于HbF对2，3-DPG亲和力较低，胎儿血较成人血的氧亲和力增加。HbF的两个α链与HbA的两个α链相同，但HbF两个γ链（含146个氨基酸残基）与HbA的两个β链不同。正常个体，HbF有两种不同的γ链，区别在于第136位的氨基酸不同，丙氨酸（$^A\gamma$）或甘氨酸（$^G\gamma$）。有一种常见的$^A\gamma$基因多态性，在第75位上苏氨酸替换了异亮氨酸。这种HbF变异体称为HbF Sardinia，无功能异常。约占总HbF的10%是带负电荷的变异体，称之为HbF1，是由于遗传信息翻译后的γ链氨基末端乙酰化所致。

在胎儿期，HbF占主导地位，γ链生成较多。β链生成始于妊娠第二十周前。因此HbA在20～35周时占总Hb的10%，出生时占15%～40%。出生前后，HbF的产量下降；出生6个月后，HbF通常<8%，12个月后90%左右的婴儿<5%。在12个月到24个月之间，HbF常<3%，但约有20%婴儿HbF维持在3%～10%之间。2岁以后，HbF常<2%，大多数成年人只残留少量HbF（<0.8%）。在胎儿期，所有红细胞生成并含有HbF，而在成人这样的红细胞只占3%～5%，称之为F细胞（Weatherall & Clegg，2001）。成人HbF生成受多个基因位点调节，包括Xmn1-HBG2位置的β珠蛋白基因位点、位于6q23区带的*HMIP*基因位点和位于第2号染色体上的*bcl11A*基因位点（Thein & Menzel，2009）。这些位点上的多态性变异造成3%～5%健康成人HbF增加（可达5%），并造成大多数瑞士型或异型细胞性遗传性胎儿血红蛋白持续增高。

正常妊娠，某些红系生成异常，尤其是慢性骨髓衰竭综合征，可以重新激活HbF合成，导致F细胞增加。在一些获得性造血紊乱中，HbF也可升高。这些疾病包括巨幼细胞性贫血、骨髓纤维化、AA、PNH、难治性贫血、白血病和实体肿瘤（多达5%～10%）。在孕中期，HbF可略有增加；若为葡萄胎，HbF则明显增加至6%水平。HbF高水平（30%～50%）见于幼年型粒-单核细胞白血病（JMML）、范可尼贫血和红白血病（译者注：2016年WHO已取消红白血病的病名，而将其归于MDS或其他类型白血病）。HbF升高还见于少数的血红蛋白病、β或δβ-珠蛋白生成障碍性贫血以及HPFH。在镰状细胞贫血中，γ珠蛋白转换为β珠蛋白延迟，HbF下降延迟，直到青春期也可能达不到稳定的HbF水平（Huisman，1980）。相似地，HbF下降延迟也在珠蛋白生成障碍性贫血特征中出现（Schroter & Nafz，1981）。

HbA_2（$\alpha_2\delta_2$）

血红蛋白A_2（HbA_2）占正常成人Hb的1.5%～3.5%。它的两条α链与HbA相同；两条δ链区别于β链在于146种氨基酸中的10种氨基酸不同。由于启动子效率低，δ珠蛋白基因转录水平低，HbA_2始终是一个次要的Hb。δ链合成始于胎儿晚期。出生后的最初几年，HbA_2水平逐渐升高，直到成人水平。

HbA_2增加，绝大多数见于β-珠蛋白生成障碍性贫血。HbA_2很少达到6%，绝不超过12%。HbA_2偶尔在甲状腺功能亢进症和巨幼细胞性贫血中增加。据报道HbA_2在镰状细胞特性（sickle cell trait，HbAS）（Whitten & Rucknagel，1981）和镰状细胞贫血（sickle cell anemia）中增加，但只是轻度增加（<4%）。HbA_2减低见于铁缺乏和α-珠蛋白生成障碍性贫血。如果β-珠蛋白生成障碍性贫血特性患者伴严重铁缺乏，则HbA_2的增加可受到影响，结果可能模棱两可不确定。在这种情况下，应纠正缺铁后复检。否则，HbA_2水平可能不利于低龄婴儿β-珠蛋白生成障碍性贫血特性的诊断。

胚胎血红蛋白 胚胎Hb出现于3个月以下的胎龄。Zeta（ζ）链是胚胎α链的类似链，与ε链的结合形成Hb Gower-1（$\zeta\varepsilon_2$）或与γ链形成Hb Portland（$\zeta_2\gamma_2$）。ε链是胚胎γ、β和δ链的对应物，与α链结合形成Hb Gower-2（$\alpha_2\varepsilon_2$）。

珠蛋白基因簇 珠蛋白合成由两个独立的基因簇控制。ζ基因和两个α基因（α样珠蛋白）以及一些无功能的假基因一起位于16号染色体上。ε基因，两个γδ基因和β链（β样珠蛋白）基因以及一个假基因，位于11号染色体上（图32-14）。注意在一条单倍体染色体上有2个功能性α基因，而与其相平衡的β基因仅有1个。这些不同的珠蛋白基因是从共同的祖先通过基因复制演化而来。这些基因簇内部的调控序列具有相当多的多态性，可以解释血红蛋白病和珠蛋白生成障碍性贫血综合征中的正常变异和广泛的表型差异。

糖化血红蛋白 术语“糖基化”意味着糖与蛋白质的结合。约5%的HbA经过翻译后糖基化，导致糖与丝氨酸、天冬酰胺和羟赖氨酸残基连接。糖基化血红蛋白在红细胞的120天寿

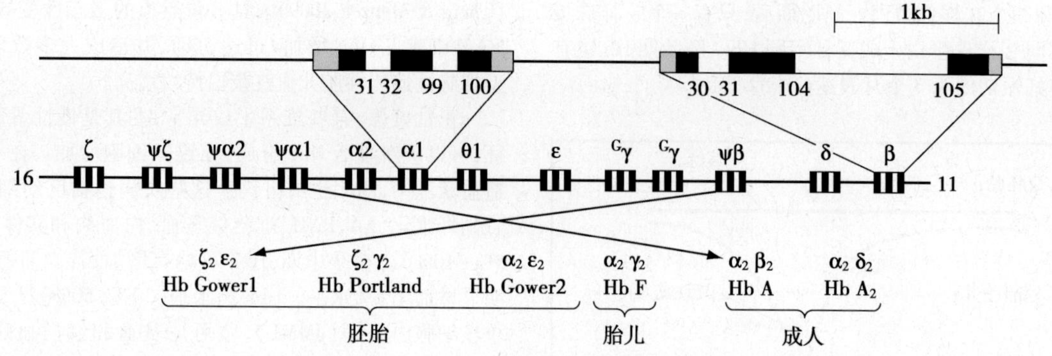

图 32-14 分别位于 16 和 11 号染色体上的 α 和 β-珠蛋白基因簇。在放大的 α 和 β-珠蛋白基因中，内含子为黑色阴影，5′和 3′非编码区为青色阴影，外显子为无阴影区（引自 Weatherall DJ, Clegg JB: *The thalassemia syndrome*, ed 4, Oxford, 2001, Blackwell Scientific Publications）

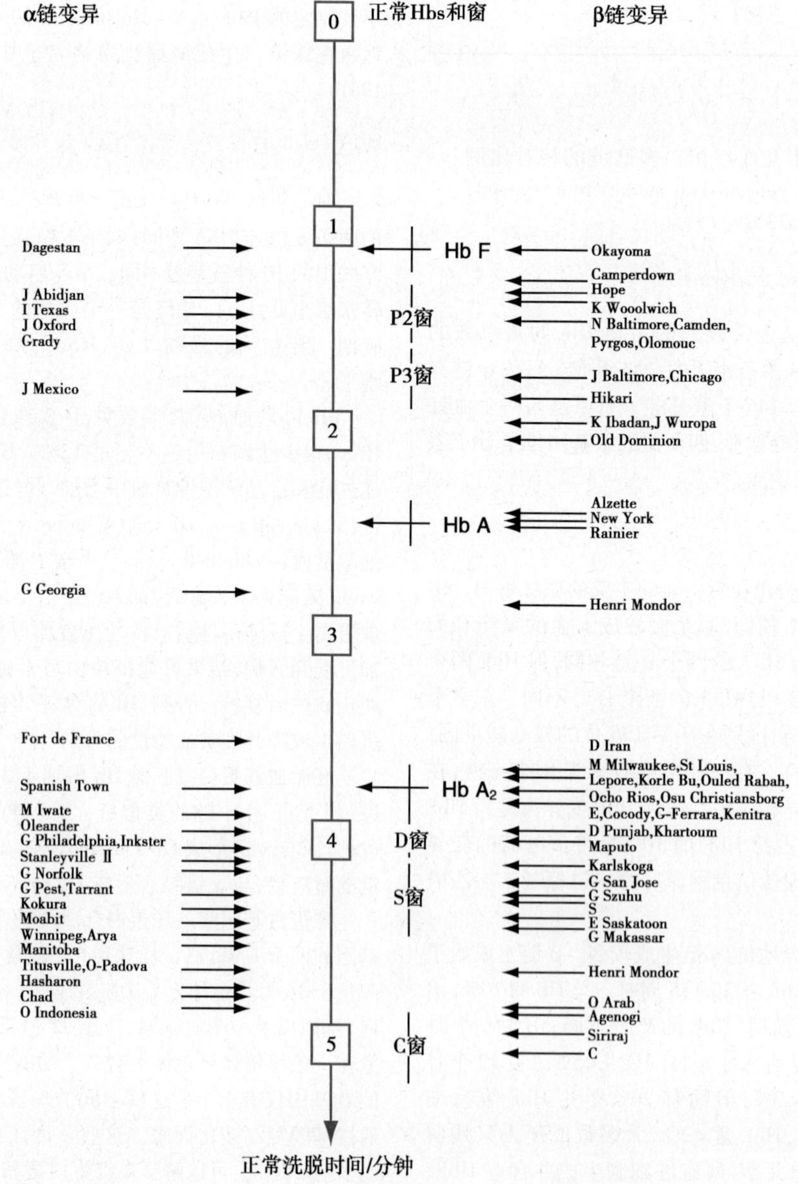

图 32-15 74 种血红蛋白洗脱时间。洗脱时间标准化为 HbA_2 的参考值 3.8 分钟。通过 Bio-Rad Variant 阳离子交换高效液相色谱法（HPLC）系统分离，用配套 β-珠蛋白生成障碍性贫血 Short Program 试剂（引自 Riou J, Godart C, Hurtrel D, et al: Cation-exchange HPLC evaluated for presumptive identification of hemoglobin variants, *Clin Chem* 43: 34-39, 1997）

命内呈线性增加。糖基化Hb分为HbAIa,HbAIb和HbAIc。HbAIc含有通过酮氨键非酶性连接到每个β链氨基末端氨基的葡萄糖分子,其水平与血糖水平相关,用于糖尿病诊断,并作为过去2~3个月内糖代谢控制的一个指标。当红细胞更新快速时,HbAIc可能假性减少,如溶血性贫血。

血红蛋白病和珠蛋白生成障碍性贫血的实验室检查

现行方法包括自动全血细胞计数(complete blood counts, CBC),铁蛋白或游离红细胞原卟啉(排除缺铁),高效液相色谱法(HPLC)或毛细管电泳(检测HbA_2、HbF及血红蛋白变异体),碱性和酸性电泳(发现变异体后以及附加检查)(Clarke & Higgins,2000)。

阳离子交换HPLC和毛细管电泳 在过去20年中,众多自动化仪器用于Hb变异体的初筛、分离和测定HbA、HbA_2和HbF的百分比。阳离子交换HPLC系统已经普遍使用,如Bio-Rad实验系统(Philadelphia,Pa.)分离Bio-Rad变异体。该系统的分辨率与等电聚焦类似,并且可以得到保留时间的数据资料(图32-15和图32-16)(Bain et al,2010)。通过HPLC检测到的变异体可由另一种技术(如电泳)证实。毛细管电泳的性能与HPLC类似,是一种快速发展的自动化检测系统(Keren et al, 2008)。

血红蛋白电泳和等电聚焦 碱性溶液中的Hb分子具有净负电荷,在电泳系统中向阳极移动。常规血红蛋白电泳方法是碱性pH值乙酸纤维素电泳(Briere et al,1965)。该方法快速、重复性好,可以从HbA中分离出血红蛋白变异体HbS、HbD、HbG、HbC和HbE(图32-17和图32-18),且容易完成主要条带的定量。在pH8.6时,电泳迁移率大于HbA的称为"快速Hb";随着迁移率的增强,可以分离的Hb包括HbK、HbJ、HbBart、HbN、HbI和HbH。Hb中的HbA_2、HbC、HbE和HbO Arab在慢速的尾部,相互不能区分开,HbS、HbD、HbG和Hb Lepore也一样。酸性pH值的枸橼酸盐琼脂电泳(Milner & Gooden,1975)可分离乙酸纤维素中不能区分的Hb:从HbD和HbG中分离出HbS,从HbE和HbO中分离出HbC(图32-19)。等电聚焦分离Hb基于其在pH值梯度上高分辨率的等电点(图32-20)。

酸洗脱法检测F细胞 原先Kleihauer与Betke创立的方法经Shepard等(1962)的改良,有助于红细胞HbF分布的观察。在经空气干燥的血片上,血红蛋白(除HbF外)均可用枸橼酸-磷酸盐缓冲液(pH3.3)从红细胞上洗脱。只有HbF存留红细胞中,且在染色后可确定其分布。在正常成人,1%~5%的红细胞含残留的血红蛋白,呈粉红色(F细胞)。在大多数类型的HPFH,HbF在红细胞中均匀分布(全细胞型分布);其他情况下,如珠蛋白生成障碍性贫血或血红蛋白病,以及瑞士型HPFH,HbF分布是异质性的,或红细胞中不均匀分布(异型细胞分布)。

流式细胞仪检测F细胞 这是比酸洗脱法更精确的试验。经抗HbF抗体染色,大多数成人红细胞阴性,F细胞显示中等荧光,新生儿胎儿细胞显示明亮荧光。

HbA_2定量 HbA_2定量有挑战性,原因有两个:①HbA_2的水平低,且波动范围较窄,在疾病中只有轻微增加,需要较高的精确度;②Hb变异体电荷或保留时间相似,会干扰其量的测定。目前正在采用几种不同精确度和精密度的实验方法。阳离子交换HPLC(Head et al,2004)和毛细管电泳被认为是足够精确。乙酸纤维素电泳条带的密度测定是不可靠的。在HPLC检测中,当存在HbS时,HbA_2水平会假性升高,这是因为HbS化合物具有类似的保留时间(Suh et al,1996)。由于HbE和HbA_2一起洗脱,它们的水平不能估计。HbA_2的测定主要用于β-珠蛋白生成障碍性贫血特性的诊断,此时HbA_2可升至7%。用HPLC方法,HbA_2正常值不会与β-珠蛋白生成障碍性贫血特性的患者重叠(Huisman,1986)。HbA_2参考区间为占总Hb的1.5%~3.5%。

镰变试验——偏重亚硫酸盐镰化试验 血液中添加偏重亚硫酸钠(一种还原物质),增强了红细胞Hb脱氧作用和HbS镰变(图32-21)。该试验不能区分镰状细胞贫血与镰状细胞特性或其他HbS综合征,因为这些病的红细胞都呈镰状试验阳性。不过,红细胞中HbS含量较高时,红细胞镰状形成更快更明显。试验阳性也可见于其他罕见的镰化血红蛋白(HbS Travis,HbC Harlem)、HbI和高浓度的Hb Bart。HbI为α链的变异体,具有正常的功能特性。当HbS浓度<10%(如刚出生的婴儿)或脱氧不足(如试剂变质)时,可出现镰变试验假阴性。

镰状溶解试验 镰状溶解试验为非定量试验。红细胞被皂苷裂解,Hb被连二亚硫酸钠(亚硫酸氢钠)还原。还原的HbS不溶于浓缩的无机缓冲溶液(2.3M磷酸盐缓冲液)中,而脱氧HbS产生的聚合物会阻隔光线形成浑浊(阳性)。该试验有助于筛选大量人群中是否存在HbS或其他镰状Hb。当红细胞有许多Heins小体(如脾切除术后的不稳定血红蛋白病)和血浆蛋白沉淀所致的血液蛋白病时,可出现假阳性反应(混浊溶液);严重贫血而HbS过低时,则可出现假阴性反应(清晰溶液)。

DNA分析方法 间隙(GAP)-PCR用于检测α-珠蛋白生成障碍性贫血或其他少见珠蛋白生成障碍性贫血综合征中α链的较大缺失(Old,2001)。在GAP-PCR中,引物与缺失区结合。PCR产物仅从受影响的等位基因中获得,因为引物在正常基因中相距很远。用于扩增正常等位基因的额外引物是用来评估杂合性/纯合性。可以用多重PCR引物在一次反应中检测六个最常见的缺失(Chong et al,2000)。Southern印迹法仍然可用于评估所有的等位基因,并用于确认PCR结果。基于PCR技术还可用于筛选β-珠蛋白生成障碍性贫血和Hb变异体的常见点突变。对于突变扩增阻滞系统(amplification refractory mutation system,ARMS),只有当引物与基因组DNA序列完全匹配时,扩增才会发生。ARMS引物用于检测所有常见的β-珠蛋白生成障碍性贫血突变。测序是用于证实单核苷酸突变和小的缺失。

血红蛋白变异体结构

截至2005年,已经确定了893个Hb变异体(Globin Gene Server,2015)。其中90%是由单氨基酸替代引起;剩下的10%是由于终止错误、移码突变、插入、缺失,以及融合或混合链所致的多肽链异常或长或短。

这些异常,大多数是α链或β链。γ链和δ链异常也有,但因数量少,变异体很少被发现,且临床意义有限。在调查中

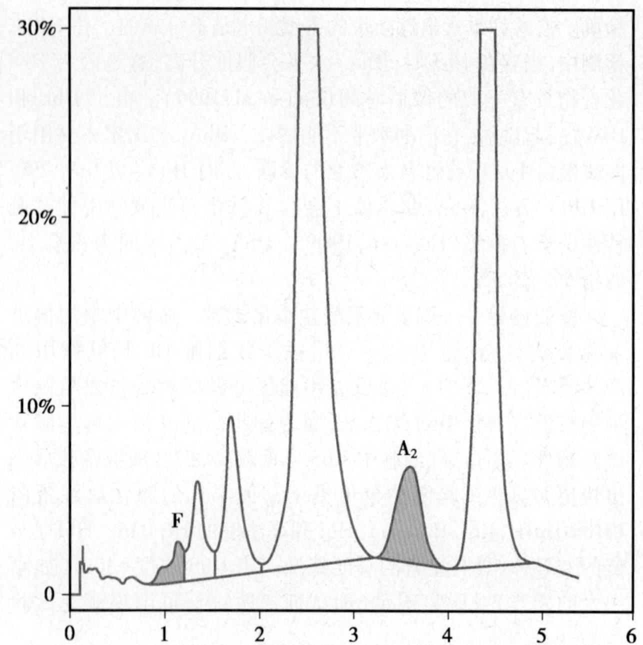

图 32-16 离子交换高效液相色谱法(HPLC)分离血红蛋白:镰状细胞特征。检出 HbF、HbA、HbA_2 和 S 窗口的异常血红蛋白。因存在 HbS,HbA_2 不能被量化(Bio-Rad Variant Classic Hb Testing System,Bio-Rad Laboratories,Philadelphia)

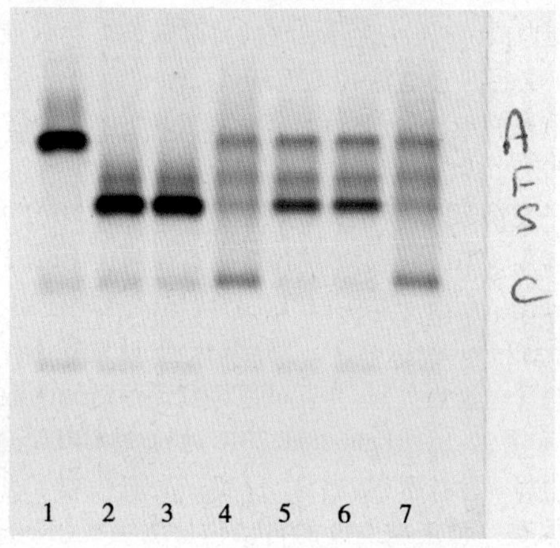

图 32-17 在碱性 pH 值条件件下电泳分离血红蛋白。1 为正常成人;2 和 3 为 17 岁的镰状细胞贫血患者;5 和 6 为最近输血后镰状细胞贫血患者;4 和 7 为标准 HbA/HbF/HbS/HbC(Hydragel 7Hemoglobin/Hydrasys System,Sebia Electrophoresis,Norcross,Ga)

图 32-18 102 种血红蛋白变异体在碱性(乙酸纤维素)和酸性(枸橼酸盐琼脂)pH 值缓冲液中的电泳迁移率(引自 Winston Moo Penn 和 Danny Jue)

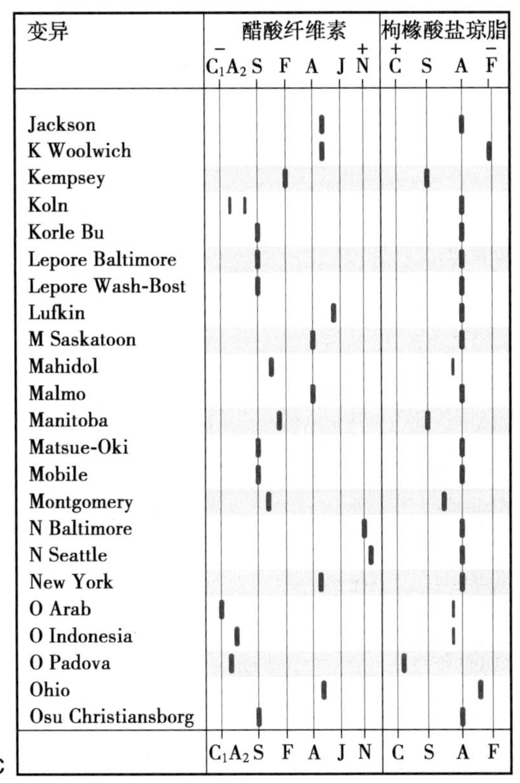

变异 | 醋酸纤维素 C_1A_2 S F A J N | 枸橼酸盐琼脂 C S A F

P Galveston
P Nilotic
Presbyterian
Providence
Pyrgos
Queens
Q India
Raleigh
Rampa
Richmond
Rio Grande
Riyadh
Russ
S
S Travis
St Claude
Sawara
Spanish Town
Tacoma
Tampa
Tarrant
Vanderbilt
Waco
Wayne
Winnipeg
Yakima
Zurich

D

图 32-18(续)

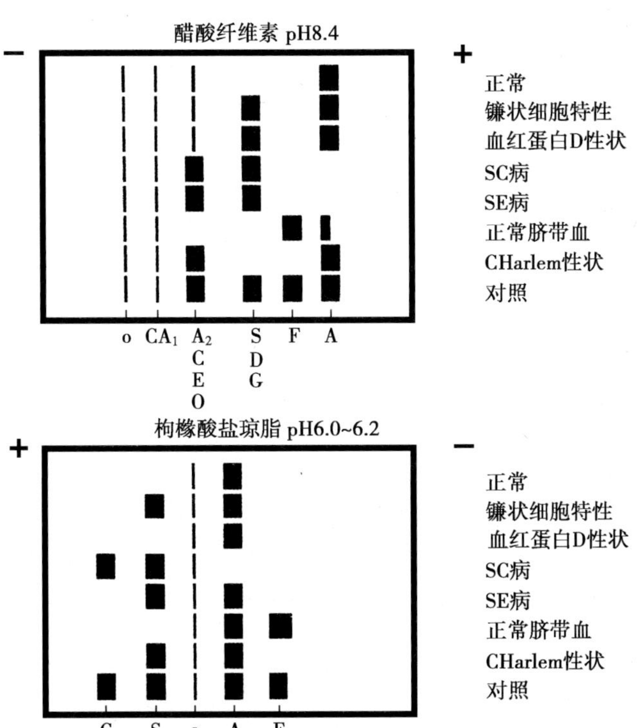

图 32-19 血红蛋白(Hb)电泳。各种 Hb 样品在乙酸纤维素(pH8.4)和枸橼酸盐琼脂(pH6)电泳相对迁移率比较。质控是一种混合样品。血红蛋白的量不一定与条带大小成正比(引自 Schmidt RM, Brosious EF: *Basic laboratory methods of hemoglobinopathy detection*, ed 6, Atlanta, 1976, U. S. Department of Health, Education and Welfare, Centers for Disease Control and Prevention. HEW Publ. No. CDC 77-8266)

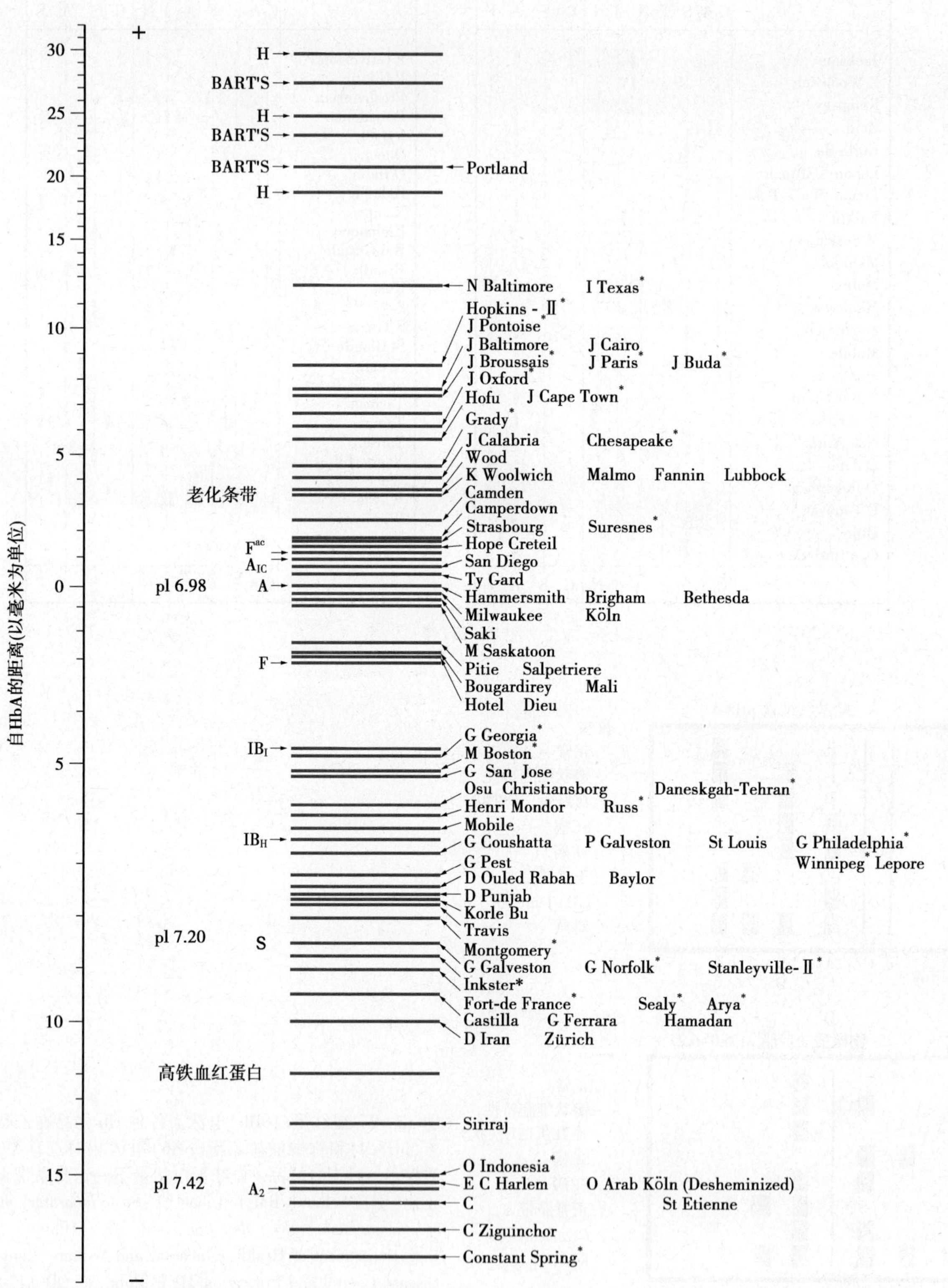

图 32-20 通过等电聚焦比较 57 种血红蛋白变异体。星号表示 α 链变异体(引自 Basset P, Braconnier F, Rosa J: An update on electrophoretic and chromatographic methods in the diagnosis of hemoglobinopathies, *J Chromatogr Biomed Appl* 227:267-304, 1982)

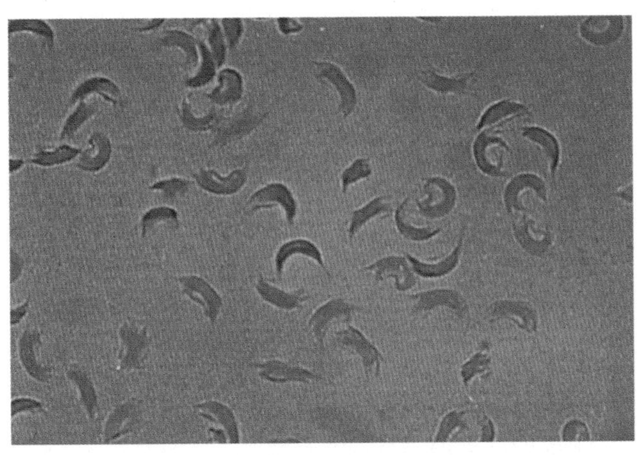

图 32-21 镰状细胞贫血中的镰状细胞(偏重亚硫酸钠镰变试验)。甚至在镰状细胞特性中,经镰变试验最终所有细胞均呈镰刀状

发现了大量不致病的 Hb 变异体。

新发现的 Hb 命名按字母表的字母顺序,然后是地理名——通常用相似的电泳迁移率区分不同的 Hb。如已知的 HbD、HbG 和 HbJ 的变异体。有的变异体有多个名称,这是基于各自不同的发现。HbM 表示一个形成高铁血红蛋白的变异体。表 32-3 列出了一些已知 Hb 变异体的氨基酸替代,并按功能特征进行分类。

HbS、HbC、HbE 和 HbD 是迄今为止最重要的变异体(表 32-4),加上珠蛋白生成障碍性贫血,它们在恶性疟疾流行地区达到了多态性的频率,虽被认为是对这一寄生虫的部分保护反应,但具体机制仍未完全了解。

异常血红蛋白综合征

在纯合子 β 链结构变异中,两个 β 链都存在异常的等位基因,所以没有正常 β 链(不存在 HbA)产生。由于 α、γ 和 δ 基因正常,HbF 和 HbA_2 结构正常,但它们的量可以增加。

表 32-3 血红蛋白变异体功能分类

1. 纯合子:Hb 多态性(最常见变异体)

HbS	$\alpha_2\beta_2^{6Val}$	严重溶血性贫血:镰状细胞贫血
HbC	$\alpha_2\beta_2^{6Lys}$	轻微溶血性贫血
HbD	Punjab $\alpha_2\beta_2^{121Gln}$	无贫血
HbE	$\alpha_2\beta_2^{26Lys}$	轻微小细胞性贫血

2. 杂合子:在杂合子状态下 Hb 变异体导致功能异常或溶血性贫血

(1) 高铁血红蛋白血症和发绀相关的血红蛋白

HbM Boston $\alpha_2^{58Tyr}\beta_2$
HbM Iwate $\alpha_2^{87Tyr}\beta_2$
HbM Saskatoon $\alpha_2\beta_2^{63Tyr}$
HbM Milwaukee $\alpha_2\beta_2^{67Glu}$
HbM Hyde Park $\alpha_2\beta_2^{92Tyr}$
HbFM Osaka $\alpha_2\gamma_2^{63Tyr}$
HbFM Fort Ripley $\alpha_2\gamma_2^{92Tyr}$

(2) 改变氧亲和力相关的血红蛋白

①氧亲和力增加和红细胞增多症

Hb Chesapeake $\alpha_2^{92Leu}\beta_2$
Hb JCapetown $\alpha_2^{92Gln}\beta_2$
Hb Malmo $\alpha_2\beta_2^{97Gln}$
Hb Yakima $\alpha_2\beta_2^{99His}$
Hb Kempsey $\alpha_2\beta_2^{99Asn}$
Hb Ypsi(Ypsilanti) $\alpha_2\beta_2^{99Tyr}$
Hb Hiroshima $\alpha_2\beta_2^{146Asp}$
Hb Rainier $\alpha_2\beta_2^{145Cys}$
Hb Bethesda $\alpha_2\beta_2^{145His}$

②氧亲和力降低——可有轻度贫血或发绀

Hb Kansas $\alpha_2\beta_2^{102Thr}$
Hb Titusville $\alpha_2^{94Asn}\beta_2$
Hb Providence $\alpha_2\beta_2^{82Asn}$
Hb Agenogi $\alpha_2\beta_2^{90Lys}$
Hb Beth Israel $\alpha_2\beta_2^{102Ser}$
Hb Yoshizuka $\alpha_2\beta_2^{108Asp}$

(3) 不稳定血红蛋白

1) 脾切除后 Hb 沉积成 Heinz 小体:"先天性 Heinz 小体贫血"

①严重溶血:脾切除术后无改善

Hb Bibba $\alpha_2^{136Pro}\beta_2$
Hb Hammersmith $\alpha_2\beta_2^{42Ser}$
Hb Bristol $\alpha_2\beta_2^{67Asp}$
Hb Olmsted $\alpha_2\beta_2^{141Arg}$

②严重溶血:脾切除术后改善

Hb Torino $\alpha_2^{43Val}\beta_2$
Hb Ann Arbor $\alpha_2^{80Arg}\beta_2$
Hb Genova $\alpha_2\beta_2^{28Pro}$
HbShepherd Bush $\alpha_2\beta_2^{74Asp}$
Hb Koln $\alpha_2\beta_2^{98Met}$
HbWein $\alpha_2\beta_2^{130Asp}$

③轻度溶血:间歇性发作或加重

Hb L-Ferrara $\alpha_2^{47Gly}\beta_2$
Hb Hasharon $\alpha_2^{47His}\beta_2$
Hb Leiden $\alpha_2\beta_2^{6or\ 7}$(Glu deleted)
HbFreiburg $\alpha_2\beta_2^{23}$(Val deleted)
HbSeattle $\alpha_2\beta_2^{70Asp}$
Hb Louisville $\alpha_2\beta_2^{42Leu}$
Hb Zürich $\alpha_2\beta_2^{63Arg}$
Hb Gun Hill $\alpha_2\beta_2^{91\sim97}$(5a. a. deleted)

④无疾病

Hb Etobicoke $\alpha_2^{84Arg}\beta_2$
Hb Dakar $\alpha_2^{112Gln}\beta_2$
HbSogn $\alpha_2\beta_2^{14Arg}$
Hb Tacoma $\alpha_2\beta_2^{30Ser}$

2) 正常肽链四聚体:见于珠蛋白生成障碍性贫血

Hb Bart γ_4
HbH β_4
$Hb\alpha_4$

数据引自 Winslow RM, Anderson WF: The hemoglobinopathies. In Stanbury JB, Wyngaarden JB, Fredrickson DS, et al, editors: *The metabolic basis of inherited disease*, ed 5, New York, 1983, McGraw-Hill, pp2281-2317

表 32-4 非洲裔美国人常见血红蛋白病

血红蛋白病	%
血红蛋白特性	
静止型 α-珠蛋白生成障碍性贫血(αα/-α)	24
HbAS	8.6
α-珠蛋白生成障碍性贫血特性(-α/-α)	5.7
HbAC	2.4
β-珠蛋白生成障碍性贫血	1.5
HPFH	0.1
HbD 和 HbG	0.026
其他	0.3
镰变综合征	
HbSS	0.16
HbSC	0.13
HbS/珠蛋白生成障碍性贫血	0.06
HbS/HPFH	0.004
其他异常 Hb 病	
HbCC	0.02
HbC/β-珠蛋白生成障碍性贫血	0.02
纯合子 β-珠蛋白生成障碍性贫血	0.005

HPFH,遗传性胎儿血红蛋白持续存在症

数据引自 Motulsky AG: Frequency of sickling disorders in US Blacks, *N Engl J Med* 288: 31-33, 1973; Schneider RG, Hightower B, Hosty TS, et al: Abnormal hemoglobins in aquarter million people, *Blood* 48: 629-637, 1976; and Pierce HI, Sumiko KK, Sofroniadou K, et al: Frequencies of thalassemia in American Blacks, *Blood* 49: 981-986, 1977

在杂合子 β 链结构变异体中,除了 HbA、HbF 和 HbA_2 外,还存在异常 Hb。其水平取决于合成速率和稳定性,还取决于与 α 链形成二聚体的状况。形成二聚体的过程是由静电力(带正电的 α 珠蛋白和带负电的 β 珠蛋白)驱动的。由于大多数 β 珠蛋白变异体获得正电荷,它们与带正电荷的 α 链结合较慢,因此,异常血红蛋白的百分比通常比 HbA 低。当与 α-珠蛋白生成障碍性贫血共存时,β 链竞争数量不足的 α 珠蛋白时,这些影响作用被增大,且结构变异进一步减少。类似情况也影响 HbA_2 水平。HbA_2 的 δ 链亚单位(亚基)带正电荷,不利于二聚体形成。带电荷的 β 链变异体对 α 链也缺乏亲和力,从而导致 α 链过剩,后者与 δ 珠蛋白装配以至于 HbA_2 轻度增加。这在 HbS 和 HbC 特性中有描述,但是增多的数量太少,以至于它的存在总是受到质疑。

β 链结构变异体和 $β^+$-珠蛋白生成障碍性贫血的复合杂合子是众所周知的,其异常血红蛋白的数量超过了 HbA 的数量,而杂合 β 结构血红蛋白病与此相反。

在杂合 α 链结构变异体中,α 链的异常会影响所有三种 Hb 类型。因此,共发现 6 种不同的血红蛋白,3 种正常血红蛋白与 3 种异常血红蛋白。

两条 β 链异常的复合杂合子产生两条不同的异常 β 链,因此有两种异常 Hb 而没有 HbA,例如 HbSC 病。β、δ 链异常的复合杂合子与 α、β 链异常的复合杂合子虽为罕见,但提供了重要的信息。后者电泳结果有 4 种主要的 Hb 类型。

镰变综合征

镰状细胞特性

镰状细胞特性(sickle cell trait, HbAS)为 HbS 的杂合状态,在美国,为最常见的血红蛋白病。见于约 8% 的非洲裔美国人(Schneider et al, 1976)和多达 45% 的西非某些地区人群中。这种基因遍布撒哈拉以南非洲地区,在地中海、中东和印度的检出率较低。HbS 特性是一种无临床症状或血液学异常的良性疾病。与镰状细胞特性相关的额外风险最小,只有在非常罕见的情况下才会出现。极端的低氧压环境可能诱发镰状细胞增多,少数人在未加压的飞机上高空飞行时,可发生持续性脾梗死。血尿发生率轻度增高,尿浓缩能力受损,以及妇女菌尿等也有报道。镰状细胞特性能保护儿童免受恶性疟疾致命伤害,这是 HbS 主要分布在非洲中部的原因。

除了可有少数靶形红细胞外,染色后血涂片检查正常。血细胞计数正常。镰变试验阳性,几乎所有红细胞最终都是镰形的。溶解度试验为阳性。

分离血红蛋白,通常 60% 为 HbA 与 40% 为 HbS, HbF 正常,HbA_2 正常或轻度增多(可达 4%)。

在 α-珠蛋白生成障碍性贫血中,HbS 比例减低;当 1 个 α 基因缺失时,HbS<35%,当 2 个基因缺失时,HbS<29%(Head et al, 2004)。后者的细胞学特征为小细胞性低色素性。因为 27% 非洲裔美国人携带 $α^+$-珠蛋白生成障碍性贫血基因,所以联合缺失很常见。铁和叶酸缺乏也会降低 HbS 的水平。临床上,镰状细胞特性合并 α-珠蛋白生成障碍性贫血特性是良性的,因珠蛋白生成障碍性贫血特性,可有轻度小细胞性贫血。

镰状细胞贫血(HbSS)

纯合子 HbS 病是一种严重的慢性溶血性贫血,最初发病于幼儿,通常在 30 岁之前死亡。随着现代医学的发展,许多患者活得更长,但美国患者的死亡中位年龄仍然只有四十多岁。HbS 主要分布在黑人中,在美国,平均每 600 个黑人中就有 1 个患有镰状细胞贫血(Steinberg, 1999)。

在 HbS($β_6$ 谷氨酸→缬氨酸),β 链第六位氨基酸——谷氨酸被缬氨酸替代。当充分氧合时,HbS 是可溶性的;当氧离开时,HbS 聚合成类晶体(液态晶体),使细胞僵硬和变形为所谓的镰状。$β_6$ 缬氨酸侧链与 $β_{85}$ 苯丙氨酸疏水袋和另一 HbS 分子的 $β_{88}$ 亮氨酸相互强力作用,可能是聚合体形成的基础。在纯合子 HbS 病,镰变发生在外周微循环 O_2 供不足时。红细胞僵硬是引起溶血的原因,也是大多数并发症的原因。在反复可逆的镰状细胞形成与恢复过程中,膜结构重组导致这些镰状细胞的不可逆性。此外,细胞脱水明显降低细胞变形能力。镰状细胞含有高水平的钙,刺激钾和水的损失(Gardos 效应),加重细胞脱水(Weatherall & Clegg, 1999)。溶血成分主要在细胞外,由细胞膜上的带 3 蛋白聚集引起,伴 IgG 结合增加并被巨噬细胞识别。镰状细胞表面的整合素($α_4β_1$)与内皮细胞表达的黏附分子和纤连蛋白结合,并为炎性细胞因子、血管性血友病因子和血小板活化所增强。这些因素的相互作用导致血管阻塞危象。

并发症 幼儿双侧手背或足背肿痛的发生是由于镰状细

胞在毛细血管淤滞所致，称为手足综合征或镰状细胞指（趾）炎。它大约持续2周，伴有骨膜炎（X线证实），但不见于4岁后患者。

其脾脏有三种极其重要的并发症：①滞留危象（sequestration crisis）是指血液突然汇集于脾脏，致使脾脏迅速增大，引起低血容量性休克。发生在幼儿患者，脾肿大并常伴感染。②功能性无脾（functional asplenia）包括某些条件下抗体反应不充分，以及网状内皮系统清除血液中细菌和颗粒物质的能力受损。可能是由于网状内皮系统阻塞或封闭所致，可以解释部分患儿感染风险增加的原因。沙门菌和肺炎球菌感染在镰状细胞贫血患儿中普遍存在。③血管阻塞性发作导致渐进性脾梗死、纤维化和萎缩，即所谓的脾自截（autosplenectomy）。虽然脾肿大出现于儿童时期，但在成人常为一小部分纤维化残留。

从幼儿时期起，患者不能产生浓缩尿，这显然是肾脏髓质缺氧损伤的结果。常见因肾乳头坏死所致的血尿。5%～20%的成年患者发生肾衰竭（Steinberg，1999）。

血管阻塞性危象（vaso-omllusive crises） 表现为腹部、骨或关节疼痛，伴有发热，可能是大量镰状细胞堵塞小血管所致。骨坏死发生于10%～50%的患者，可能是沙门菌骨髓炎的终结点。急性胸部综合征（acute chest syndrome）表现为急性胸痛，通常与胸膜有新的浸润相关。大约40%的患者至少经历一次急性胸部综合征。早期研究怀疑感染是急性胸部综合征的诱因，现在认为脂肪栓塞在这个综合征中起主要作用。血管阻塞性危象涉及多个器官，经常出现各种并发症（Steinberg，1999）。

再生障碍危象（aplastic crisis） 偶发于任何型的慢性溶血性贫血。红细胞寿命正常的人，红细胞生成的短暂障碍将不会导致慢性溶血性贫血患者的Hb浓度严重降低。再生障碍危象可由感染（特别是微小病毒B19）、接受有毒药物治疗或叶酸缺乏所致，有时找不到病因。因溶血进一步加重而导致的溶血危象（hemolytic crises）罕见。

诊断 贫血为正细胞性正色素性；嗜多色性红细胞增多，可见有核红细胞。在染色血涂片中总可观察到镰状细胞（图32-22）。靶形红细胞增多。少儿与成人患者因无脾，可见Howell-Jolly小体和Pappenheimer小体。用微量法血细胞比容评估贫血程度常不可靠，因为红细胞间仍有较多血浆。中性粒细胞和血小板常增多。骨髓红系细胞增生明显活跃。

如果患者最近没有输血，检测不出HbA；血红蛋白中超过80%为HbS，1%～20%为HbF，2%～4.5%为HbA_2（Wrightstone & Huisman，1974）。HbF在红细胞中分布不均衡。由于HbS，HbD和HbG等几种血红蛋白在碱性pH值电泳液中的电泳迁移率相同，所以证明HbS只有镰变试验阳性。

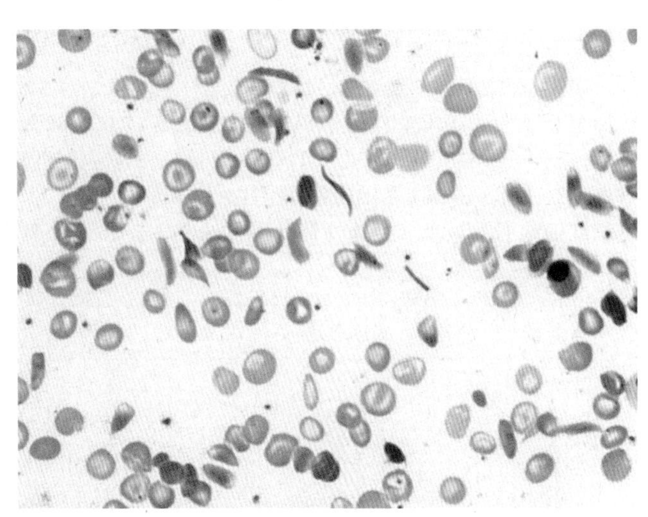

图32-22 镰状细胞贫血血涂片。红细胞间距较大提示严重贫血。存在很多明显的镰状细胞和靶形红细胞。有核红细胞附近可见椭圆形红细胞，这些细胞中央区浓集，不是通常的中心淡染区，提示早期镰状细胞（×500）

HbSC病

在非洲裔美国人中，HbSC病的发病率几乎与HbSS病相同。HbSC病为轻度溶血性贫血。与镰状细胞贫血不同，HbSC病患者危象频次低、疼痛少。通常始于儿童期发病，也可能直到晚年后才被发现。预期寿命略有缩短。与镰状细胞贫血的虚弱体质不同，HbSC病患者体质多为正常或健壮。脾肿大可能只在体检中被发现。可见疲劳、用力时呼吸困难、频繁的上呼吸道感染、轻度黄疸及关节痛。持续的髋关节和腰部疼痛，可能伴有股骨头无菌性坏死。肾髓质梗死所致血尿和脾梗死也有报道。妊娠时，危象更为频繁，血栓形成倾向增加可导致严重的血栓栓塞和分娩后猝死。HbSC病的视网膜病变发病率高于HbSS。

中度至轻微贫血，为正细胞性正色素性。可见程度不一的红细胞大小不均和异形性，靶形红细胞增多可高达85%，并可见饱满而有突起的镰状细胞。镰变试验阳性。HbS占50%，HbC略少。HbF常在2%以下。HbSC病合并α-珠蛋白生成障碍性贫血的患者，Hb的构成比例相同（Steinberg et al，1983）。

HbS/β-珠蛋白生成障碍性贫血

在非洲裔美国人中，HbS/β-珠蛋白生成障碍性贫血是继HbSS和HbSC病之后的第三种最常见的疾病，也是地中海地区中最常见的一种疾病。在黑种人中，病情通常较轻（常是HbS-β^+-珠蛋白生成障碍性贫血），但可以引起严重的镰变综合征，临床表现与意大利、土耳其、希腊血统人群的镰状细胞贫血相似。

在HbS/β^0-珠蛋白生成障碍性贫血，HbA缺乏；HbS为75%～90%，HbF为5%～20%，HbA_2为4%～6%。除了脾脏外，这种疾病的临床与血液学表现与镰状细胞贫血相似，脾脏肿大在童年和成人持续存在。主要不同在于HbS/β^0-珠蛋白生成障碍性贫血的MCV和MCH均低，HbA_2可明显增加。家族调查对疾病鉴别常是必要的（Wrightstone & Huisman，1974）。血涂片见小红细胞明显增多，伴不同程度的低色素性，可见许多靶形红细胞。由于红细胞血红蛋白减少，HbS聚合物形成更为缓慢，故血涂片中镰状细胞较少。

在HbS/β^+-珠蛋白生成障碍性贫血中，HbA为15%～30%，HbS>50%，HbF为1%～20%，HbA_2为4%～6%。虽然临床表现可能与镰状细胞特性（HbAS）相似，但在HbS/β^+-珠蛋白生成障碍性贫血中，HbS的量总是大于HbA，而镰状细胞特性中的HbA的量总是超过HbS。

HbSS/α-珠蛋白生成障碍性贫血

镰状细胞贫血患者中30%~40%伴有杂合子型和2%~3%为纯合子型的α^+-珠蛋白生成障碍性贫血(Higgs et al,1982)。MCV(杂合子约83fl,纯合子约72fl)和MCH降低。与镰状细胞贫血相比,HbSS/α-珠蛋白生成障碍性贫血的Hb水平较高,而网织红细胞明显减低。血涂片镰状细胞少见,与HbS/β^0-珠蛋白生成障碍性贫血类似。虽然贫血不太严重,也无血管阻塞性危象,但一些研究认为其发病率和死亡率均增加。如前所述,δ链成功地与带正电的S链竞争数量有限的α链,HbA_2水平提高。这类贫血,血液学上很难与HbS/β^0-珠蛋白生成障碍性贫血区分(表32-5)。小细胞增多和HbA_2增高也见于镰状细胞贫血,进行家族调查或分子检测有助于这些疾病的鉴别。

表32-5 镰状细胞/珠蛋白生成障碍性贫血综合征的鉴别诊断

基因型	临床表现	Hb	MCV	HbF	HbA_2	HbA
SS	重度	7~8	85~95	2~20	2~4	
S/β^0thal	中重度	8~10	65~75	5~20	4~6	
SS/αthal	中重度	8~10	70~85	2~20	3~5	
S/HPFH	无症状到轻度	13~14	75~85	20~30	1~3	
S/β^+thal	轻、中度	11~12	70~80	1~13	3~6	10~30

Hb,血红蛋白;HbA,占正常成人血红蛋白的97%;HbA_2,占正常成人血红蛋白的3%;HbF,胎儿血红蛋白;HPFH,遗传性胎儿血红蛋白持续存在症;MCV,平均红细胞体积;thal,珠蛋白生成障碍性贫血。数据引自Bunn HF,Forget BG:*Hemoglobin:molecular,genetic and clinical aspects*,Philadelphia,1986,Saunders;and Steinberg MH,Forget BG,Higgs DR,et al:*Disorders of hemoglobins*,ed 1,Cambridge,2001,Cambridge University Press

HbSD病(HbS/D-Los Angeles) HbSD病与镰状细胞贫血相似,但症状较轻,可能更类似HbSC病。在非裔美国人中偶见这种疾病。在常规(碱性)电泳中,因为HbS和HbD不能分离,所以不能与镰状细胞贫血作出鉴别。当pH值为6.2进行琼脂凝胶电泳时,可以将HbS和HbD分离。

HbS/O Arab病 是HbS和HbO Arab的复合杂合子(β_{121}谷氨酸→赖氨酸),有严重的镰状异常。HbO Arab在黑种人和阿拉伯人中被发现。

其他伴HbS复合杂合子病 HbE和其他一些较少见的β变异体,也可与HbS引起镰变综合征。α链变异体与镰状细胞特性共存时则不发生镰变综合征。

其他常见β链变异体

HbC特性(β_6谷氨酸→赖氨酸) HbC流行于西非,约见于2%~3%的黑种人。其杂合状态(HbAC)无症状,无贫血,MCV正常或轻微降低,红细胞寿命正常,MCHC可能略有升高。血涂片可见靶形红细胞。HbC约占Hb的40%。当小红细胞显著增多时,通常是由并存的α-珠蛋白生成障碍性贫血引起的。此时HbC降到38%、32%和24%,相应地患者分别存在3个、2个和1个α基因(Huisman,1977)。

HbC病 纯合子HbC病有脾肿大和轻度溶血性贫血。通常无临床症状,偶有黄疸和腹部不适。预期寿命正常。在美国,约0.02%的黑种人患HbC病(Schneider et al,1976)。网织红细胞增多程度低于贫血程度。导致贫血的一个很大原因是HbC的低O_2亲和力(Bunn & Forget,1986),且很难治疗。MCV通常降低,MCHC正常或增高。血涂片可见较多靶形红细胞,并可见小球形红细胞及轻度增多的嗜多色性红细胞。渗透脆性是双相的,既可以增高也可以减低,现在这一试验不用于诊断。血涂片染色后,红细胞中可以出现六边形的或棒状晶体,特别在脾切除术后或缓慢干燥的涂片上(图32-23)。与HbS相反,HbC晶体在低氧分压(PO_2)时易于溶解,不会造成血管阻塞性疾病。红细胞脱水导致MCHC增加,这是因为HbC与红细胞膜相互作用而导致了阳离子和水的丢失,结果导致细胞比正常红细胞僵硬和变形性降低,增加了它们被脾捕获和破坏的可能性。HbF升高,在2%~4%之间,用高效液相色谱法(HPLC)测定HbA_2可略有增加;血红蛋白的剩余部分是HbC。

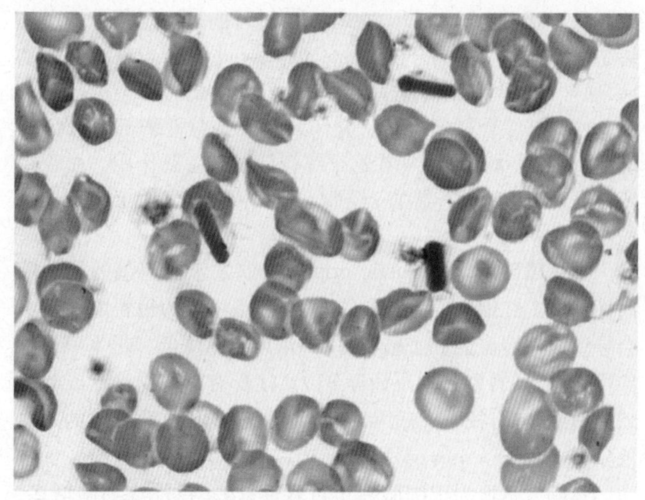

图32-23 HbC病,脾切除后。在脾切除之前,唯一的形态学异常是靶形红细胞。脾切除后,可见豪-焦小体和血红蛋白晶体(图片中部)。需要注意的是,在这特定的细胞中几乎所有的血红蛋白都呈暗条状,细胞膜仍可见。一些晶体呈明显的六角(边)形(×1000)

HbC/β^+-珠蛋白生成障碍性贫血 此病主要见于黑种人。除了妊娠期发生贫血外,患者几乎不受影响。红细胞变化符合典型的β-珠蛋白生成障碍性贫血的特征,红细胞大小不均,存在20%~50%的靶形红细胞。通常HbC为65%~80%,HbA为16%~30%,HbF为2%~5%。

HbC/β^0-珠蛋白生成障碍性贫血 地中海血统的人通常伴有β^0或β^+基因型的中度及重度溶血性贫血。这种并存的复合病在非洲人中极为罕见。HbC/β^0-珠蛋白生成障碍性贫血很难与 HbC 病作出鉴别,因为这两病都不存在 HbA,并且在 HbA_2 和 HbF 水平上有重叠。HbA_2 大约升高到正常的两倍;HbF 升高,在 3%~10%之间。

HbE($β_{26}$ 谷氨酸→赖氨酸) 这可能是全世界最普遍的 Hb 变异体,是继 HbS 和 HbC 之后,在美国占第三位的常见 Hb 变异体。这一变异体主要分布在东南亚,尤其是具有泰国和缅甸血统的人,但在黑种人和高加索人中也有发现。HbE 与 β-珠蛋白生成障碍性贫血的表型相关,同样与珠蛋白链的结构异常有关。这个突变导致氨基酸的替代,激活一个隐蔽的剪接位点,后者可与正常 RNA 剪接供体位点发生竞争,从而使正常 RNA 合成减少。实验可以证明 HbE 是不稳定的。HbE 在热变性试验和异丙醇中发生异常沉淀,但这在体内是没有意义的;红细胞寿命正常(Fairbanks et al,1980)。

HbE 特性(HbAE) HbAE 无临床症状,临界性小细胞增多(MCV=84±5),无贫血。HbA 占总 Hb 的 65%~70%,HbE 占 30%,HbF 正常。当共存一个 α-珠蛋白生成障碍性贫血基因(通过 DNA 分析证明),不会改变上述的参数变化。如果共存 2 个或 3 个 α-珠蛋白生成障碍性贫血基因时,HbE 的比例分别下降到 21%与 14%。HbE 的比例在铁缺乏症中明显降低。

HbE 病 临床上无症状,与珠蛋白生成障碍性贫血特征相似,小红细胞增多(平均 MCV=70fl),红细胞数增多,MCHC 正常,轻微贫血。因此,HbE 表现为十分轻微的珠蛋白生成障碍性贫血。网织红细胞计数正常,但血涂片上可见 20%~80%靶形红细胞。HbE 占总 Hb 的 90%以上,HbF 占 1%~10%,无 HbA。

HbE/β-珠蛋白生成障碍性贫血 与 HbE 病形成鲜明对比,这是一种严重的疾病,是最重要的珠蛋白生成障碍性贫血综合征之一,近一半的病例为严重型 β-珠蛋白生成障碍性贫血病例(Weatherall,2010)。此病在东南亚最常见,临床变异显著,症状多为严重,但通常是对中间型或重型珠蛋白生成障碍性贫血的描述。珠蛋白生成障碍性贫血的等位基因大部分是 $β^0$ 或重度 $β^+$。过剩的 α 珠蛋白导致无效红细胞生成,红细胞参数、红细胞形态和临床表现与纯合子 β-珠蛋白生成障碍性贫血相似。HbE、HbF 和 HbA_2 都存在。HbF 变化显著,介于 5%~85%,平均是 42%,HbE 平均是 58%(Steinberg et al,2009)。

HbD Los Angeles(Punjab)($β_{121}$ 谷氨酸→谷氨酰胺) 这是非裔美国人中最常见的 HbD 变异体(<0.02%)。在印度 Punjab 地区,杂合性达 3%。纯合子的红细胞参数正常,无溶血证据,HbD 占 95%,HbF 和 HbA_2 正常(Bunn & Forget,1986)。双杂合子 HbD Punjab/$β^0$-珠蛋白生成障碍性贫血有轻度溶血性贫血,类似珠蛋白生成障碍性贫血的红细胞参数,HbF 和 HbA_2 增加。

HbD Punjab 的意义在于伴有 HbS 的复合杂合子可发生中重度的镰变综合征(见前述 HbSD)。另外,低发生率的 HbD(HbD Iran,HbD Ibadan)和 HbG 不引起细胞镰变,这是一个遗传上的主要区别。HbD 和 HbG 在碱性电泳上随 HbS 迁移,但在酸性条件下可从 HbS 中分离出来,而与 HbA 一起迁移,故将它们分离困难。仔细分析等电聚焦和高效液相色谱法有助于大多数病例的诊断。

常见 α 链变异体

HbG Philadelphia($α_{68}$ 天冬氨酸→赖氨酸) 这是黑种人最常见的 α 链变异体(Schneider et al,1976)。几乎总是与 α 基因缺失($-α^G$)有关。一个杂合子($-α^G/αα$)有 30% HbG,红细胞参数正常,但在另一条染色体上 α 基因缺失的双杂合体($-α^G/-α$),也有 45%的 HbG 和珠蛋白生成障碍性贫血特性的表型。与其他 α 链变异体一样,一种 δ 和 $α^G$ 结合的次要血红蛋白,存在于 HbA_2 附近,有助于从 β 链变异体 HbG 和 HbD 区分出 HbG Philadelphia。

血红蛋白功能与稳定性异常

多个氨基酸替换发生在血红素腔袋,替换的结果可使亚铁氧化为三价铁,产生高铁血红蛋白(HbM)或改变血红素与氧的亲和力,通常也会改变分子的稳定性。其他氨基酸替换影响 αβ 接触位点,也可以改变分子的稳定性以及与 O_2 分子亲和力(Bunn,1994)。

这些功能上有意义的血红蛋白病是杂合的;异常血红蛋白的浓度常<50%。一般情况下,伴 α 链异常 Hb(占全部 Hb 变异的 10%~25%)比 β 链异常 Hb 比例(占 35%~50%)要低。

高氧亲和力相关血红蛋白和红细胞增多症

至今已知 86 种高氧亲和力异常血红蛋白,与家族性红细胞增多症有关(Globin Gene Server,2015)。这一异常血红蛋白的一部分见列表 32-3,氧解离曲线向左移动。p_{50}(为 50%饱和状态的氧分压)降低。在生理条件下,全血正常 p_{50} 为 26mm Hg。在这种疾病中,范围波动在 5~23mm Hg。由于 Hb 与氧亲和力高,Hb 不易与氧分离导致组织缺氧,刺激 EPO 生成增加和红细胞增多。这些疾病为常染色体显性遗传,只有杂合子曾被描述过。血红蛋白浓度在 150~238g/L 之间。需要测量 O_2 亲和力以明确诊断(Bunn & Forget,1986)。由于氨基酸替代在分子内部,所以异常血红蛋白通过电泳或 HPLC 很难与 HbA 区分。

低氧亲和力相关血红蛋白

与氧亲和力降低的 Hb 变异体很少(表 32-3;Bunn & Forget,1986)。变异体的氧解离曲线右移(p_{50} 增加),患者有轻微"贫血",可能因 Hb 可以向组织释放更多的氧气,似乎不需要那么多 Hb。一小部分氧亲和力明显降低的变异体与发绀有关。这种状态,O_2 在肺部的吸收受损,以致脱氧 Hb 水平超过 50g/L,引起发绀。皮肤和黏膜呈青灰色,无贫血。许多不稳定血红蛋白氧亲和力也降低,但它们发生的溶血则是临床上的主要特征。

HbM:假性发绀

有 9 种异常血红蛋白与临床高铁血红蛋白血症和发绀有关,且对亚甲蓝无反应(Globin Gene Server,2015;Bunn,1994)。由高铁血红蛋白引起类似发绀的颜色——褐色。一般特征是在血红素基团内或附近都有一个氨基酸被替代,导致高铁血红蛋白异常稳定,阻止还原为亚铁血红素及其与 O_2 的可逆结合。正常成人中,高铁血红蛋白不超过 Hb 的 3%。

出生时发绀见于 HbM 病伴 α 链异常,或见于胎儿 HbM(HbFM Osaka)。后者,因 6 个月后 γ 链被 β 链取代,发绀消失。同样,HbM 变异体伴 β 链异常中,发绀直到出生后近 6 个月才消失(Bunn,1994)。患者通常无其他症状。当然,这一发绀与红细胞酶异常、毒性药物或发绀型先天性心脏病无关。

迄今,所有报道的 HbM 病均为杂合子,可能因为纯合子 HbM 是致命的。HbM 的某些类型与 HbA 在碱性电泳中不能分离。如果溶血产物先被转化为高铁血红蛋白,在 pH7.1 电泳时,HbM 的迁移率则与正常高铁血红蛋白迁移率不同,可能是鉴别的一个要点(Bunn,1994)。

不稳定血红蛋白

发现的不稳定血红蛋白在 100 种以上,被描述的大部分 β 链变异体不能维持 Hb 稳定的四聚体结构,Hb 在红细胞内变性沉淀形成 Heinz 小体(Bunn,1998)。一些不稳定血红蛋白列于表 32-3 上。罕见的不稳定血红蛋白,如 HbF Poole 是 γ 链变异体。发生沉淀的血红蛋白附着在细胞膜上,使细胞不易变形。Heinz 小体被脾脏清除,导致细胞进一步损伤,寿命缩短。氧亲和力通常异常,增加或减少。一些不稳定血红蛋白是"先天性 Heinz 小体溶血性贫血"的原因。

所有患者均为杂合子。临床变化很大,从出生后第一年的严重溶血性贫血(如 Hb Hammersmith、Hb Bristol),到轻微的慢性溶血性贫血(如 Hb Louisville、Hb Hasharon),后者可为某些药物所加重(如 Hb Zurich)。也有少数不稳定血红蛋白无临床表现(如 Hb Tacoma、Hb Sogn)。

如同其他溶血性贫血,黄疸、脾大常见。在一部分(仅见于轻度变异体的溶血危象)患者中,排泄有特征的深暗色尿。一些患者有发绀,是由于高铁血红蛋白尿和硫化血红蛋白血症,或较低的氧合亲和力所致。

贫血为正细胞性正色素性至低色素性。低色素性红细胞为脾及其他网状内皮组织器官的巨噬细胞清除了衰老红细胞中沉积的血红蛋白所致。嗜碱性点彩明显,可能与核糖体过度聚集有关,被认为是一个常见的特征。偶见"咬痕细胞"。处于稳态期和 Hb 浓度相对较高的患者,常见高氧亲和力的 Hb 变异体,以及特别高的网织红细胞计数(如 Hb Köln、Hb Gun Hill)。另一方面,如果 Hb 为低 O_2 亲和力和 Hb 浓度相当低的患者,可以无相应的临床症状,网织红细胞计数也可以特别低(如 Hb Hammersmith)。Heinz 小体在脾切除前的循环红细胞中很少,可在亮甲酚蓝或新亚甲基蓝温育染色的红细胞中出现,但脾切除后,Heinz 小体容易在大多数的红细胞中出现,且可见明显的不规则收缩红细胞和嗜碱性点彩红细胞。

脾切除患者,Heinz 小体可干扰血红蛋白测定,以及用电子方法进行的血小板和白细胞计数。在溶血产物吸光度测定前,应离心除去 Heinz 小体。血小板和白细胞计数应采用人工计数法。约 1/4 患者血红蛋白电泳正常。因为红细胞中异常血红蛋白的损失,β 链变异体中的 HbA_2 水平可升高;这种表型可与中间型珠蛋白生成障碍性贫血类似。HbF 水平可以升高至 10%~15%。检查的主要项目还包括热不稳定性和异丙醇沉淀试验。

热不稳定性试验 在 50℃温育时,绝大多数不稳定血红蛋白比正常血红蛋白更快发生沉淀(Dacie & Lewis,1991)。在 Tris 缓冲液中的溶血产物,如果有不稳定血红蛋白,则在 1 小时内易见沉淀物,而对照样本为透明或微浑浊。若为轻度沉淀则意义不明,应重复试验,并进行异丙醇沉淀试验。在不稳定血红蛋白病中,占总 Hb 的 10%~40%发生沉淀。

异丙醇沉淀试验 相对非极性溶剂削弱了血红蛋白的内部联系,并降低其稳定性(Carrell & Kay,1972)。在非极性溶剂异丙醇中,不稳定血红蛋白在 20 分钟内出现沉淀,而正常的溶血产物在 30~40 分钟内仍保持清澈。高浓度 HbF 会干扰试验,出现假阳性。

珠蛋白生成障碍性贫血

珠蛋白生成障碍性贫血(thalassemias)的珠蛋白链结构通常正常,珠蛋白链形成速率降低。β-珠蛋白生成障碍性贫血是指 β 链生成减少;α-珠蛋白生成障碍性贫血,δβ,δ 和 γδβ-珠蛋白生成障碍性贫血是指相应的多肽链合成减少所致。结果是红细胞的血红蛋白四聚体整体缺陷,MCV 和 MCH 降低,但是未受影响的珠蛋白链积聚并由此而发生溶血,且主要见于 β-珠蛋白生成障碍性贫血的严重无效造血。

珠蛋白生成障碍性贫血主要见于地中海、非洲和亚洲血统的人群中,与 Hb 变异体或 6-磷酸葡萄糖脱氢酶(G6PD)缺乏症相似,珠蛋白生成障碍性贫血基因是为了抵抗疟疾而产生。在希腊和意大利南部,β-珠蛋白生成障碍性贫血的患病率约为 10%,α-珠蛋白生成障碍性贫血的患病率为 5%。25%~30%的黑种人和 20%的泰国人携带 α-珠蛋白生成障碍性贫血基因。因为 Hb 结构变异体和珠蛋白生成障碍性贫血会在相同的人群中出现,相互作用可以产生多种多样的疾病。

采用几种分类法。临床分类:重型珠蛋白生成障碍性贫血为症状严重和输血依赖;中间型珠蛋白生成障碍性贫血严重症状少,一般不依赖输血;轻型珠蛋白生成障碍性贫血(携带状态或特性)无临床症状,但有血液学异常。遗传学分类是基于基因突变、杂合子/纯合状态、珠蛋白合成缺失或降低等。最后,特定基因突变所致的明确的综合征,可用于分类。

分子缺陷

在 β-珠蛋白生成障碍性贫血中,分子缺陷具有相当大的异质性。有 197 种不同的突变被确定为 β-珠蛋白生成障碍性贫血的病因。大多数都与单碱基替换有关,造成启动子活性的缺陷,RNA 加工/剪接,或翻译,使 mRNA 下降或不稳定。大的缺失少见。在罕见的结构变异体中,高度不稳定 β 链的生成,导致了 β-珠蛋白生成障碍性贫血(Bunn,1998)。尽管存在多样性,世界人口中,20 种常见突变占了 β-珠蛋白生成障碍性贫血等位基因的 80%(Weatherall & Clegg,1999)。在 $β^0$-珠蛋白生成障碍性贫血中,受影响的染色体上 β 链合成缺失。信使 RNA(mRNA)缺失,或即使存在也无功能。在 $β^+$-珠蛋白生成障碍性贫血中,β 珠蛋白链存在但数量减少,因为分子缺陷导致其生成不稳定或 mRNA 量减少了。

在 $δβ^0$-珠蛋白生成障碍性贫血中,δβ 或 $^Aγδβ$ 基因复合体存在大片段缺失。因此,受影响的染色体不支持 Hb A 或 HbA_2 的合成,但 γ 基因上调,HbF 生成增加。Lepore Hb 存在 δβ 融合珠蛋白,是细胞分裂期间 δ 和 β 珠蛋白基因之间不平等交换的结果。

α-珠蛋白生成障碍性贫血,一般是由于不同长度的基因缺失所致。两个 α 珠蛋白基因存在于每条 16 号染色体上,被两个高度同源的重复单元围住,每个包含三个同源片段(Z,X 与 Y)。Z 片段间的不等交换产生含一个 α 基因($-α^{3.7}$)和另一个含三个

α 基因(ααα)的染色体。类似地,X 盒间的非互易交换引起另一常见缺失($-\alpha^{4.2}$)(图 32-24)。这一重组有很高的概率,每种人种中都发现有缺失或伴额外的 α 基因的染色体。然而在疟疾肆虐的环境下,只有珠蛋白生成障碍性贫血等位基因在某些人群中频繁出现。这些缺陷中只影响一个基因者,称为 α^+-珠蛋白生成障碍性贫血。杂合子基因型可写作(-α/αα)。非缺失型缺陷不常见($\alpha^T\alpha$/αα)。α^0-珠蛋白生成障碍性贫血是在染色体上缺失 2 个 α 珠蛋白基因的结果(图 32-25),导致无 α 链合成(--/αα)。

Hb Constant Spring(HbCS)因一个 α 珠蛋白基因的终止密码子异常,产生一个含有 31 个额外氨基酸延长的 α 链。由于 mRNA 稳定性明显降低,可出现 α-珠蛋白生成障碍性贫血的临床表型。

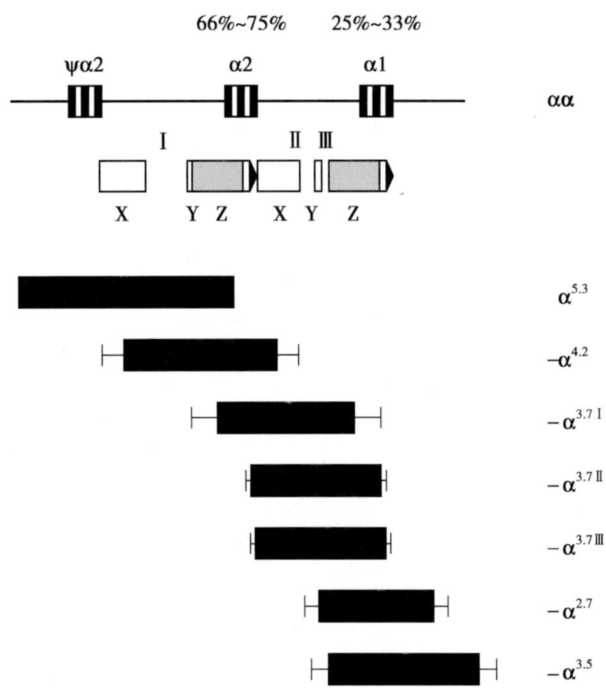

图 32-24 引起 α^+-珠蛋白生成障碍性贫血的基因缺失。同源盒(X、Y 和 Z)被非同源片段(Ⅰ、Ⅱ和Ⅲ)中断。黑条示每个缺失的范围,细条示断裂点区域。每个病例,只有一个 α 基因缺失

β-珠蛋白生成障碍性贫血

β-珠蛋白生成障碍性贫血的临床表现和血红蛋白结果见表 32-6 和表 32-7。该疾病的表型异质性及分子缺陷水平差异明显。重型珠蛋白生成障碍性贫血、中间型珠蛋白生成障碍性贫血和轻型珠蛋白生成障碍性贫血是依据临床严重程度进行分类,并非遗传学上的名称。

纯合子 β-珠蛋白生成障碍性贫血(重型珠蛋白生成障碍性贫血,库勒贫血)

当 β 链没有生成(β^0)或 β 链产生显著减少时(β^+),α 链

表 32-6 β-珠蛋白生成障碍性贫血及其相关的生物化学和分子缺陷

	典型 DNA 缺陷	β 链	δ 链	γ 链	HbF 分布	α:非 α 珠蛋白不平衡
β^+thal	突变	↓	+	+	异型	+++
β^0thal	突变	0	+	+	异型	++++
δβthal	缺失	0	0	+++	异型	++
HPFH	缺失	0 或↓	0	++++	全细胞型	+

HbF,胎儿血红蛋白;HPFH,遗传性胎儿血红蛋白持续存在症;thal,珠蛋白生成障碍性贫血

数据引自 Forget BG:Molecular studies of genetic disorders affecting the expression of the human β-globin gene:a model system for the analysis of inborn errors of metabolism,*Recent Prog Horm Res* 38:257-277,198

表 32-7 β-珠蛋白生成障碍性贫血综合征的主要分类

综合征	基因型	临床特征	血红蛋白模式(含量)
纯合子型			
β^+-珠蛋白生成障碍性贫血	β^+/β^+	重型或中间型珠蛋白生成障碍性贫血	HbA↓↓,HbF↑↑,HbA_2 不定
β^0-珠蛋白生成障碍性贫血	β^0/β^0	重型珠蛋白生成障碍性贫血	HbF>95%,剩余为 HbA_2
$\delta\beta^0$-珠蛋白生成障碍性贫血	$\delta\beta^0/\delta\beta^0$	中间型珠蛋白生成障碍性贫血	HbF 100%
Hb Lepore	Lepore/Lepore	重型珠蛋白生成障碍性贫血	HbF 85%,Hb Lepore 15%
杂合子型			
β^+-珠蛋白生成障碍性贫血	β^+/β	轻型珠蛋白生成障碍性贫血	HbA↓*,HbA_2↑,HbF±↑
β^0-珠蛋白生成障碍性贫血	β^0/β	轻型珠蛋白生成障碍性贫血	HbA↓*,HbA_2↑,HbF±↑
$\delta\beta^0$-珠蛋白生成障碍性贫血	$\delta\beta^0/\delta\beta$	轻型珠蛋白生成障碍性贫血	HbA↓*,HbF 5%~20%,HbA_2±↓
Hb Lepore	Lepore/β	轻型珠蛋白生成障碍性贫血	HbA↓*,HbF↑,HbA_2↓,Hb Lepore 10%

引自 Orkin SH,Nathan DG:The thalassemias,*N Engl J Med* 295:710-714,1976。*"↓"为译者加注

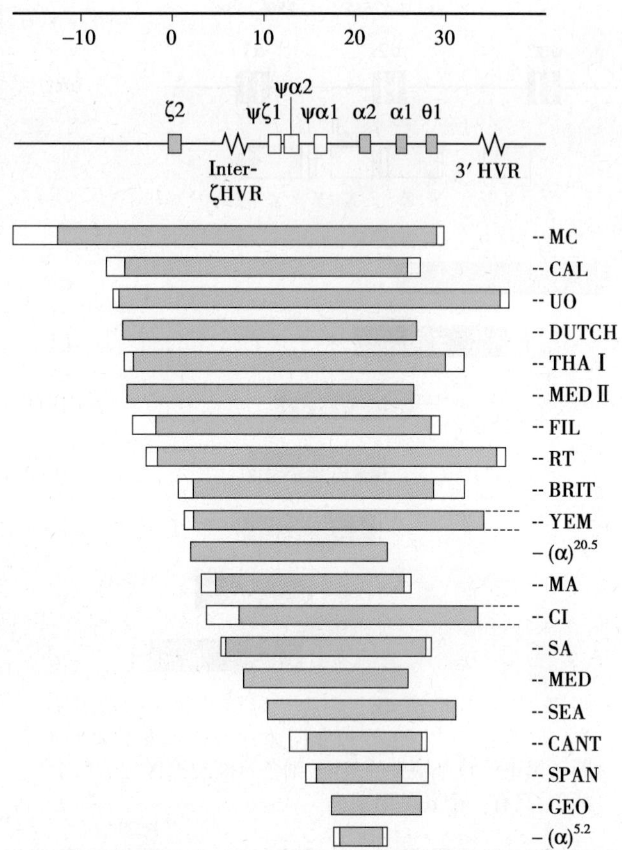

图 32-25 引起 α^0-珠蛋白生成障碍性贫血的 α 基因复合体大片段缺失。无 α 链合成是染色体控制的。MED（地中海）和 SEA（东南亚）缺失最常见

过剩。α 链聚集体不稳定，沉淀在幼红细胞或红细胞中并损伤细胞。过多的 α 链及其降解产物如血红素、高铁血红素和铁，作为活性氧反应组分生成的来源，导致部分带 4.1 蛋白氧化和红细胞与红系前体细胞的血影蛋白/带 3 蛋白比值减低。沉淀物和细胞去除后，导致红细胞无效生成和重度溶血性贫血。此外，膜中带 3 蛋白聚集后，自体 IgG 和补体进行免疫调理，最后被巨噬细胞清除（Weatherall & Clegg，1999）。

临床特征包括黄疸和脾肿大，尤其是幼儿患者；额骨、颧骨和下巴突出明显，表现为蒙古人外貌。这些改变于 X 线可见长骨扁平骨皮质变薄，颅骨增厚伴骨质疏松症（毛发末端外观），反映骨髓极度增生。发育迟缓，青春期推迟。大多数患者需要定期输血并引发因铁负荷而产生的临床问题。铁经常过载，死亡的主要原因是第三十年末心肌与肺中铁的沉积导致心脏衰竭。

与大多数溶血性疾病不同，本病贫血为小细胞性低色素性。红细胞明显异形和怪异，靶形红细胞和卵圆形红细胞增多，红细胞大小不均和色素分布不均，卡波环，豪焦小体、铁粒红细胞、很多有核红细胞以及核碎裂同时存在（图 32-26）。异形红细胞在脾完整的患者中更为明显，而有核红细胞在脾切除患者中增多更明显。有核红细胞为低色素性胞质，尤其在脾切除后患者，浓染的 Hb 聚集在一起（可能为沉淀的 α 链）。以甲基紫与血共温育染色，红细胞和有核红细胞都可见着色的沉淀物。由于骨髓中红系前体细胞破坏，贫血患者网织红细胞计数

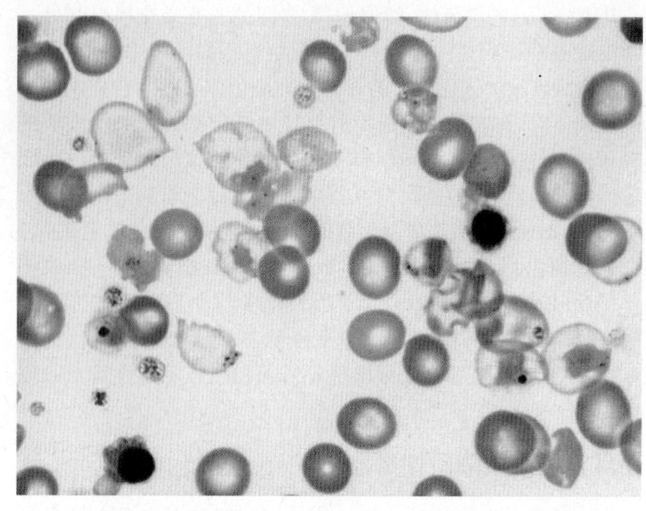

图 32-26 纯合子 β-珠蛋白生成障碍性贫血。少数细胞几乎没有多少血红蛋白（Hb），且微量 Hb 常沿着细胞膜分布。可见奇异的靶形红细胞、豪焦小体和血红蛋白合成不足的有核红细胞

的升高程度比预期的要低。红细胞渗透性抵抗、血清铁和间接胆红素增加。

骨髓中，红系细胞明显增生，许多中晚幼红细胞中可见包含体，如血中所见。可见类戈谢细胞。贮存铁和铁粒幼细胞增多。

β^0-珠蛋白生成障碍性贫血，无 HbA，而 HbF 高达 98%，HbA_2 约为 2%。β^+-珠蛋白生成障碍性贫血，HbF 占 60%～95%，存在 HbA。虽然 HbA_2 可能增加或不增加，但 HbA_2 与 HbA 的比值总是增高。β^+-珠蛋白生成障碍性贫血的黑种人患者临床症状不严重（中间型珠蛋白生成障碍性贫血），通常不需要输血，HbF 占 20%～40%，HbA_2 占 2%～5%，其余为 HbA（表 32-7）。

杂合性 β-珠蛋白生成障碍性贫血（β-珠蛋白生成障碍性贫血特性，轻型珠蛋白生成障碍性贫血，库勒特性）

这是由于 β 珠蛋白链合成中缺乏 β^0-珠蛋白生成障碍性贫血基因，或 β^+-珠蛋白生成障碍性贫血基因减少所致。通常没有症状或异常体征。仅有的临床表现可能是孕期难治性贫血（Weatherall & Clegg，2001）。

大多数 β-珠蛋白生成障碍性贫血杂合子有轻度贫血，但 Hct 和 Hb 偶尔正常。非洲血统来源的患者 Hb 水平高于地中海地区来源的患者水平，这反映出患者较温和的基因表型。典型表现，RBC 计数升高（$(5\sim7)\times10^{12}/L$），MCH 降低（通常<22pg）和 MCV 较低（55～70fl）。MCHC 有时减低但往往正常。网织红细胞计数是正常值的两倍。在染色的涂片上，红细胞为中等程度的小红细胞，低色素性和异形细胞增多；靶形红细胞和嗜碱性点彩红细胞常见（图 32-27）。骨髓红系细胞轻度增生，细胞质边缘不整齐呈锯齿状（认为是缺少血红蛋白化的一个形态标记）。

HbA_2 升高在 3.5%～7% 范围内，约半数患者 HbF 轻度升高（1%～3%）。少数情况，HbF>4%，可能存在一个 *HPFH* 基因。相对罕见的缺失形式常有更高水平的 HbF（高达 9%），以及少数包括启动子区缺失的家庭人员中，HbF 异常增高（高达

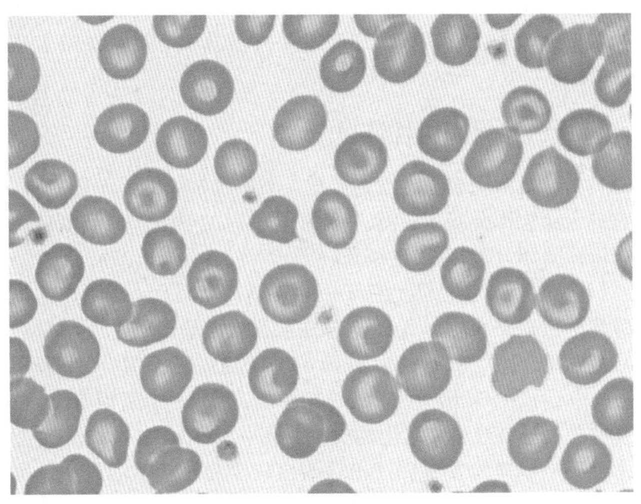

图 32-27 β-珠蛋白生成障碍性贫血特性。低色素性小红细胞伴较多靶形红细胞，轻度贫血

14%)(Weatherall & Clegg,2001)。在婴儿患者中，HbF 的下降水平要慢于正常人，直到青春期后才达到成人的稳态水平。当 HbF 水平用于预测预后时，需要特别注意 β-珠蛋白生成障碍性贫血和 HbS 的双重杂合性。

β-珠蛋白生成障碍性贫血特性伴正常 HbA_2

在少数病例中，HbA_2 和 HbF 都是正常的。这些病例很难从 α-珠蛋白生成障碍性贫血特性中区分出来，只有进行分子学检测才有可能确定。这些大部分病例，不管反式还是顺式，是由于 δ-珠蛋白生成障碍性贫血(基因)的共同遗传到 β-珠蛋白生成障碍性贫血基因的结果(Weatherall,1994)。在血红蛋白模式正常的其他患者中，只有很小的血液学变化("沉默"的 β-珠蛋白生成障碍性贫血基因)被察觉，或者仅在家庭成员中出现一个较严重的 β-珠蛋白生成障碍性贫血综合征时，才会揭示出轻微 β-珠蛋白生成障碍性贫血突变的存在。

铁的研究与正常人稍有不同(Weatherall & Clegg,2001)，尽管儿童及孕妇缺铁往往使珠蛋白生成障碍性贫血特性复杂化。缺铁严重时，HbA_2 水平可能会降至正常范围，从而使少数 β-珠蛋白生成障碍性贫血的诊断变得不明确，但这种情况比较少见。常见的是 HbA_2 水平虽下降，但仍高于正常范围(Weatherall & Clegg,2001)。当铁缺乏时，建议补充铁剂后重复检测 HbA_2。

铁缺乏与 β 或 α-珠蛋白生成障碍性贫血特性的鉴别是困难的。MCV 降低而红细胞增加是珠蛋白生成障碍性贫血特性的特点。MCV 与 RBC 的比值<13，一般是珠蛋白生成障碍性贫血特性，比值>13 更符合铁缺乏，但这和其他的公式都不足以作为确诊依据。

$\delta\beta^0$-珠蛋白生成障碍性贫血

$\delta\beta^0$-珠蛋白生成障碍性贫血，有时称为 F 珠蛋白生成障碍性贫血，正如其名，不仅有珠蛋白生成障碍性贫血的红细胞参数，而且有 HbF 水平明显升高。患者无 β 和 δ 链生成，几乎(并非完全)是由增加的 γ 链代偿的。杂合子状态类似于轻度 β-珠蛋白生成障碍性贫血特性，但 HbA_2 不增加或略有减少(平均水平为 2.4%)，HbF 明显增加(5.4%~20%)。纯合子状态，Hb 全为 HbF。

临床上，$(\delta\beta)^0$ 珠蛋白生成障碍性贫血表现为轻型 β-珠蛋白生成障碍性贫血。在杂合状态下，Hb 正常或轻度降低，MCH 在 21~26pg 之间，MCV 在 65~79fl 之间，无临床症状。纯合子有轻度的中间型 β-珠蛋白生成障碍性贫血表现，Hb 介于 100~130g/L 之间，红细胞参数呈轻度珠蛋白生成障碍性贫血表现，肝脾轻微肿大。本病在地中海地区人群中最常见。这种温和的表型是由于 γ 链生成增多的结果，一定程度上补偿了 β 链的缺乏。

分子缺陷为累及 β、δ，也常累及 Aγ 基因的长的缺失。有 21 个不同的缺失已被描述(Globin Gene Server,2015)，但血液学所见的本质是相同的。当 Aγ 基因也缺失时，准确的命名应该是$(A\gamma\delta\beta)^0$ 珠蛋白生成障碍性贫血；纯合子表型临床表现较为严重。

$\delta\beta^+$-珠蛋白生成障碍性贫血：Hb Lepore

Hb Lepore，有一个异常 δβ 融合链生成，是染色体互换和 δβ 基因遗传物质融合的结果。受影响的染色体没有正常的 δ 或 β 链合成。由于 HbF 生成仅略微增加，复合 δβ 链合成速度非常慢，于是产生了一种严重的珠蛋白生成障碍性贫血表型。血液学异常与 β^0-珠蛋白生成障碍性贫血相似。在碱性电泳中，Hb Lepore 比 HbS 迁移稍快。通常杂合子的 Hb Lepore 约占 Hb 的 10%；HbA_2 平均水平为 2%，HbF 为 2%~3%(Efremov et al,1978)。纯合子的 Hb Lepore 占 10%~15%，其余的是 HbF。Hb Lepores 曾有不同型的描述，主要是融合位点不同，临床表现相似。这是一个比$(\delta\beta)^0$ 型更严重的珠蛋白生成障碍性贫血基因缺陷，在纯合子中为输血依赖型重型珠蛋白生成障碍性贫血。

在一个类似的机制中，反 Lepore 血红蛋白具有 βδ 融合基因。这些血红蛋白已被描述，包括 P-Nilotic。

遗传性胎儿血红蛋白持续存在症

遗传性胎儿血红蛋白持续存在症(hereditary persistence of fetal hemoglobin,HPFH)是一种婴儿期过后，仍持续性胎儿血红蛋白生成的疾病，无明显血液学异常。主要有两种类型：全细胞型(pancellular)和异质(瑞士)型(heterocellular)。

全细胞型 HPFH 与 β、δβ-珠蛋白生成障碍性贫血密切相关，形成一个连续谱。一端为极少的 γ 链生成，不代偿 β-珠蛋白生成障碍性贫血中缺乏的 β 链；另一端为 HbF 生成增加，几乎完全代偿了 HPFH 的不足(Weatherall & Clegg,2001)。因此，至少在杂合子中，没有明显的珠蛋白生成障碍性贫血的证据(少数病例可能有临界值的小红细胞增多)，这可作为诊断的一个标准。在临床实践中，患者 HbF 显著升高和 HbA_2 降低，若红细胞参数都正常，应怀疑 HPFH；如果有珠蛋白生成障碍性贫血的红细胞参数，则应考虑 $\delta\beta^0$-珠蛋白生成障碍性贫血。若有一条轻微的 α 链/非 α 链不平衡，HPFH 有可能被认为是一种非常轻度的珠蛋白生成障碍性贫血。HbF 均匀分布于红细胞中(全细胞型)，与 β 或 δβ-珠蛋白生成障碍性贫血(HbF 在红细胞内分布是异质性的)不同。全细胞型 HPFH 相对罕见，在非裔美国人中约占 0.1%，其他种族更少。

缺失性全细胞型 HPFH

在 6 种缺失性形式中，δβ 基因复合体是缺失的。黑种人和加纳人型最常见，印度、意大利和东南亚型也有报道。纯合子有轻度小细胞性低色素性红细胞，但无贫血。HbF 为 100%；无 HbA 或 HbA_2 存在。Hct 甚至可升高——是 HbF 高氧亲和力的结果。在杂合子中，无血液学异常。HbF 占 15%~30%，HbA_2 低至 1%~2.1%。

Hb Kenya

Hb Kenya 是一种类似于 Hb Lepore 的血红蛋白，与 HPFH 表型相关，包含了一个 $^{A}\gamma\beta$ 融合基因。杂合子中，Hb Kenya 大约占 10%，HbF 为 7%，HbA_2 减少。

非缺失性全细胞型 HPFH

一个 γ 基因的启动子区突变导致 HbF 合成增加。顺式 δ 和 β 基因的输出降低。HbF 水平在不同类型中介于 3%~31%之间，HbA_2 始终低值，而红细胞参数接近正常。有两个细节需要记住：首先，β 链合成减少，但受累染色体上相关基因不缺失，这一型 HPFH 和其他染色体上 HbS 的复合杂合子含有 HbA（≈30%）。除了 HbA_2 降低外，血红蛋白的组成与 HbS/β^{+}-珠蛋白生成障碍性贫血中所见的类似。其次，发现伴有 α-珠蛋白生成障碍性贫血基因的人并不罕见，这在非洲裔美国人中普遍存在。

异型细胞或瑞士型 HPFH

异型细胞或瑞士型 HPFH 含少量 HbF，波动范围为 2%~5%之间。HbF 分布不均匀（异型细胞）：含有 HbF 的红细胞和完全缺乏 HbF 的红细胞同时存在。在健康的瑞士新兵中首次描述本型，不过其他人群也相当常见。这是由调节成人 HbF 生成的三个主要位点以及其他次要位点的多态性变异引起（Thein & Menzel，2009）。正常人、β-珠蛋白生成障碍性贫血或 HbS 的携带者，HbF 轻度增加。当遗传有 HbSS 或纯合子 β-珠蛋白生成障碍性贫血基因时，HbF 水平可异常升高，但临床表现较轻。

α-珠蛋白生成障碍性贫血

α-珠蛋白生成障碍性贫血是人类中最常见的单基因疾病。它的分布大部分限于亚洲、非洲和地中海的热带和亚热带地区（Higgs et al，1989），发生率高。

每条 16 号染色体上有 2 个 α 珠蛋白基因。α-珠蛋白生成障碍性贫血是根据这 2 个串连的 α 珠蛋白基因的总产出量进行分类的。α^{0}-珠蛋白生成障碍性贫血，两个基因都失活（--/）；而 α^{+}-珠蛋白生成障碍性贫血，只有一个基因有缺陷，是缺失（-α/）或更少发生的突变（$\alpha^{T}\alpha$/）的结果。非缺失型通常导致从串连的 α 基因产出珠蛋白较少和较严重的表型。很少的情况下，染色体有缺失和一个单独的突变（α^{T}-/）。过去，α^{0} 和 α^{+} 被称为 1 型和 2 型 α-珠蛋白生成障碍性贫血。这是相当令人困惑的，因为 1 个受影响的基因轻度缺陷称为 2 型 α-珠蛋白生成障碍性贫血，而伴 2 个缺陷基因的更严重基因型，称之为 1 型 α-珠蛋白生成障碍性贫血。另外，这些术语也被用来描述临床表型。

与 β-珠蛋白生成障碍性贫血中极不稳定的 α 链不同，过量的 β 和 γ 链能形成稳定的四聚体，HbH（β_4），和 Bart（γ_4）。这些异常 Hb 沉淀于衰老红细胞，通过与细胞膜相互作用，引起溶血，主要是导致溶血性贫血；而 β-珠蛋白生成障碍性贫血以红细胞无效生成为主。

α-珠蛋白生成障碍性贫血综合征

由这些基因的组合导致 4 种 α-珠蛋白生成障碍性贫血综合征（Bunn & Forget，1986），大致相当于较正常情况（αα/αα）缺失 4，3，2 或 1 个基因（表 32-8）。在下面的讨论中，为了简单起见，非缺失型多在一起介绍。

表 32-8 α-珠蛋白生成障碍性贫血综合征

综合征	缺陷基因数	基因型	临床特征	新生儿	一周岁后
胎儿水肿	4	--/--	胚胎或新生儿死亡伴严重贫血	Hb Bart>80% HbH，Hb Portland	
HbH 病	3	--/-α （--/$\alpha\alpha^{CS}$）	慢性溶血性贫血	Hb Bart 20%~40% （HbCS）	HbH 5%~30% （HbCS 2%~3%）
轻型珠蛋白生成障碍性贫血	2	--/αα -α/-α $\alpha^{T}\alpha$/-α	无症状，轻度贫血，珠蛋白生成障碍性贫血参数	Hb Bart 5%~10%	无
静止型珠蛋白生成障碍性贫血	1	-α/αα （αα/$\alpha\alpha^{CS}$）	无临床或血液学异常	Hb Bart±1%~2% （HbCS）	无 （HbCS 1%）

引自 Wintrobe MM，Lee GR，Boggs DR，et al：*Clinical hematology*，ed 8，Philadelphia，1981，Lea & Febiger.

Hb Bart 胎儿水肿（--/--） α 链完全缺失不能存活。胎儿死产，伴有重度水肿、显著贫血和明显肝脾肿大。血液中红细胞明显大小不均，异形红细胞、小红细胞和有核红细胞增多。无 ABO 或 Rh 血型不相容。由于 α 链缺失，无 HbA 或 HbF。存在大量 Hb Bart（γ_4）、不同数量的 Hb Portland 和微量的 HbH（β_4）。这些 Hb 在碱性电泳中迁移速度都快于 HbA。Hb Bart 无递氧功能，因此引起严重的宫内缺氧。

Hb H 病（-α/--） 4 个 α 基因中的 3 个缺失。慢性溶血性贫血的少数病例具有中间型珠蛋白生成障碍性贫血的临床表现，虽然严重程度不一，但大部分患者进展尚可。HbH 病在东南亚地区很常见，也见于地中海和中东地区，但在黑种人中罕见。脾肿大，有时肝肿大。Hb 平均较相应年龄和性别的正常值要低30g/L,很少需要输血。贫血在怀孕期间可能变得更加严重,但Hb很少<70g/L,MCV(60~70fl)和MCH(17~21pg)都降低(Higgs et al,1989),红细胞增多($(6\sim6.2)\times10^{12}/L$)。血涂片可见低色素性红细胞、嗜碱性点彩红细胞、靶形红细胞和大小不一异形红细胞(图32-28)。网织红细胞在4%~5%之间。

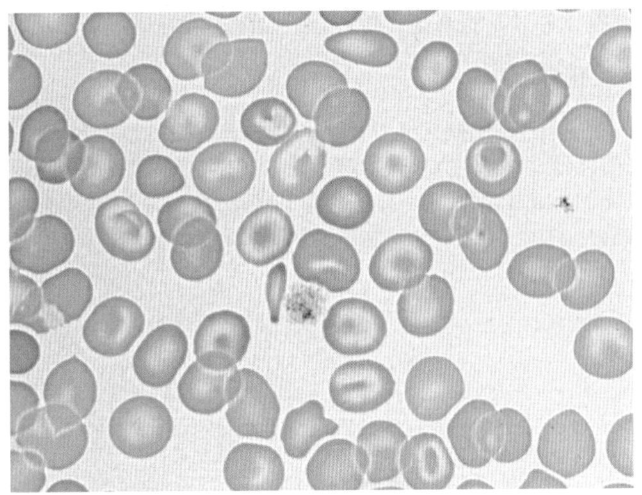

图32-28 血红蛋白H病。轻度贫血和靶形红细胞

Hb电泳示快速迁移的HbH(β_4)带,占Hb的1%~40%(平均9%);一半病例有迁移稍快的Hb Bart带。如标本在体外操作不慎或存储过久,HbH可以沉淀并在溶血产物中丢失。在陈旧性溶血产物中,HbH表现为一系列的电泳带。Hb Bart在出生时占2%~40%,此后逐渐下降,平均为4.8%,但成人水平是不定的。在其他α-珠蛋白生成障碍性贫血综合征中,在出生时出现更多的Hb Bart,其量比成人HbH更多。HbA_2减少。

HbH制备:将血液以氧化染料(如亮甲酚蓝)进行活体染色,诱导红细胞中包含体(HbH沉淀物)产生。当血液与1%亮甲酚蓝染色液温育后,不稳定的HbH(β_4)逐渐沉淀为多个小的淡蓝色包含体,均匀分布于红细胞膜上(图32-29)(Jones et al,1981)。HbH包含体需要与以下成分区分:①网织红细胞的网状结构与颗粒(被染成深蓝色);②初步形成的Heinz小体,较大、深蓝色、常附着于膜上。HbH病,在室温下孵育20分钟后,HbH包涵物至少在一半的红细胞中出现,而α-珠蛋白生成障碍性贫血时其红细胞中罕见。在HbH病中,大而单个的Heinz小体可在脾切除术后出现。

α-珠蛋白生成障碍性贫血特性:杂合α^0-珠蛋白生成障碍性贫血(--/αα)或纯合α^+-珠蛋白生成障碍性贫血(-α/-α)。缺失2个α基因的临床特点类似β-珠蛋白生成障碍性贫血特性,贫血程度很轻,有珠蛋白生成障碍性贫血的红细胞参数特征,MCV 65~75fl(Higgs et al,1989)。α链/β链合成的比值下降(≈0.6)。诊断最好在出生时作出,可在脐带血发现5%~10%Hb Bart,正常情况只有微量Hb Bart(<0.5%)。在成人,Hb Bart检测不出,除了HbA_2可能略有减少,Hb的其他成分完全正常。HbH包含体可在α^0-珠蛋白生成障碍性贫血中检出,在纯合子或杂合子α^+-珠蛋白生成障碍性贫血中很少见(Wasi et al,1974),若仔细寻找或标本富集了含HbH的红细胞后,可见低百分比的包含体(Jones et al,1981)。否则,通过标准技术检

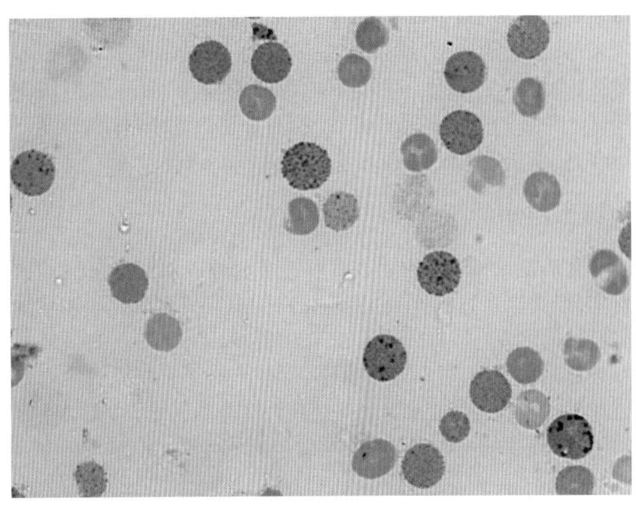

图32-29 血红蛋白H制备。血液与亮甲酚蓝(煌焦油蓝)温育后制成血涂片,一些红细胞含有多个小的淡蓝色包涵体

测不出Hb不平衡的证据,诊断时需要排除缺铁、慢性病贫血和β-珠蛋白生成障碍性贫血特性。与β-珠蛋白生成障碍性贫血相反,HbF正常,HbA_2正常或下降。这种情况绝对是良性的,并且大多数患者是通过常规筛查诊断。血液学结果在这两个不同的基因型中一致,但这两种基因型出现在不同的人群中:(--/αα),在东南亚和地中海地区常见,黑种人中极为罕见,而(-α/-α)有非洲血统的人中最常见。

静止型α-珠蛋白生成障碍性贫血(杂合子α^+-珠蛋白生成障碍性贫血)(αα/-α) 这种情况为4个α珠蛋白基因中的1个缺失,为基因携带者。血液学检查结果正常,除了MCV可能稍有减低(均值81fl,波动于75~85fl)和MCH可能轻微减低外,红细胞参数完全正常。在新生儿期,α^+-珠蛋白生成障碍性贫血杂合子可以通过脐带血增高的Hb Bart水平(1%~2%)进行诊断。Hb Bart在出生6个月后消失,只能通过分子检测或珠蛋白链合成研究进行诊断。由于只有40%伴杂合α^+-珠蛋白生成障碍性贫血基因型的新生儿可在脐带血中检测出Hb Bart(Higgs et al,1982),故对没有检出Hb Bart的新生儿,不排除静止型α-珠蛋白生成障碍性贫血的基因携带者,且新生儿筛查不适用于排除这种疾病。

从大量的研究中,比较不同基因型的血液学表现,表明正常人、静止型α-珠蛋白生成障碍性贫血与α-珠蛋白生成障碍性贫血特性,三者有连贯性。由于1个或2个基因缺失之间没有明确的划分界限,一些作者将两者合为一组,即轻微的α-珠蛋白生成障碍性贫血表型。如果不进行分子学检测,不能明确识别α-珠蛋白生成障碍性贫血基因型及其组合。

Hb Constant Spring($\alpha^{CS}\alpha$/) Hb Constant Spring(HbCS)是1个α-基因中的终止密码子异常,多出31个额外的氨基酸使α链变长。这是迄今为止最常见的延长α链变异体。由于mRNA稳定性明显下降,可见α-珠蛋白生成障碍性贫血的临床表型。类似于其他非缺失的α^+-珠蛋白生成障碍性贫血基因,有更严重的表型。其纯合子状态表现为无临床症状,轻微的溶血性贫血,Hb水平在90~110g/L之间。红细胞参数与一般珠蛋白生成障碍性贫血不同:MCV正常(88fl),RBC减低($3.9\times10^{12}/L$)。Hb中,HbCS占5%~8%,HbA_2正常,微量Hb Bart,

以及剩余的 HbA(Weatherall,1994)。杂合子状态为无血液学异常的沉默(静止型)携带者表型,含约 1% 的 HbCS。HbCS 经过蛋白水解,在碱性 pH 值中电泳迁移速度稍慢或稍快于 HbA_2,出现 1~4 条微弱的条带,很容易消失。HbCS 在东南亚很普遍,见于约 50% 的 HbH 病($\alpha^{CS}\alpha/--$)。

血红蛋白病的筛查和产前诊断

在高发严重珠蛋白生成障碍性贫血或镰状细胞贫血的人群中,妇女应在妊娠早期进行珠蛋白生成障碍性贫血和镰状细胞特性的筛查(Weatherall,1985,2010;Alter,1988)。如果父母双方都是携带者,可以通过遗传咨询、产前诊断并提供治疗性流产手术以预防严重患儿出生。在许多高发区域,已成功实施学生筛查或婚前咨询。初步测试包括 MCV(<80fl)、MCH(<27pg)和高效液相色谱法评估 HbA_2(>3.5%)(括号中为临界值),以检测常见的 Hb 变异体。

溶血——代谢障碍性疾病

红细胞酶活性缺乏可导致红细胞过早地破坏和溶血性贫血;这些疾病通常是遗传性的。然而,通过干扰或氧化应激红细胞代谢,有时也会导致正常红细胞溶血。

红细胞代谢

成熟红细胞缺乏线粒体,因此,缺乏氧化磷酸化和 Krebs 循环活性。能量主要通过糖酵解生成,其中 90% 是通过 Embden-Meyerhof 途径,葡萄糖转化为乳酸时,净生成 2mol 腺苷三磷酸(ATP)(图 32-30)。细胞中的一些活动需要消耗 ATP,如

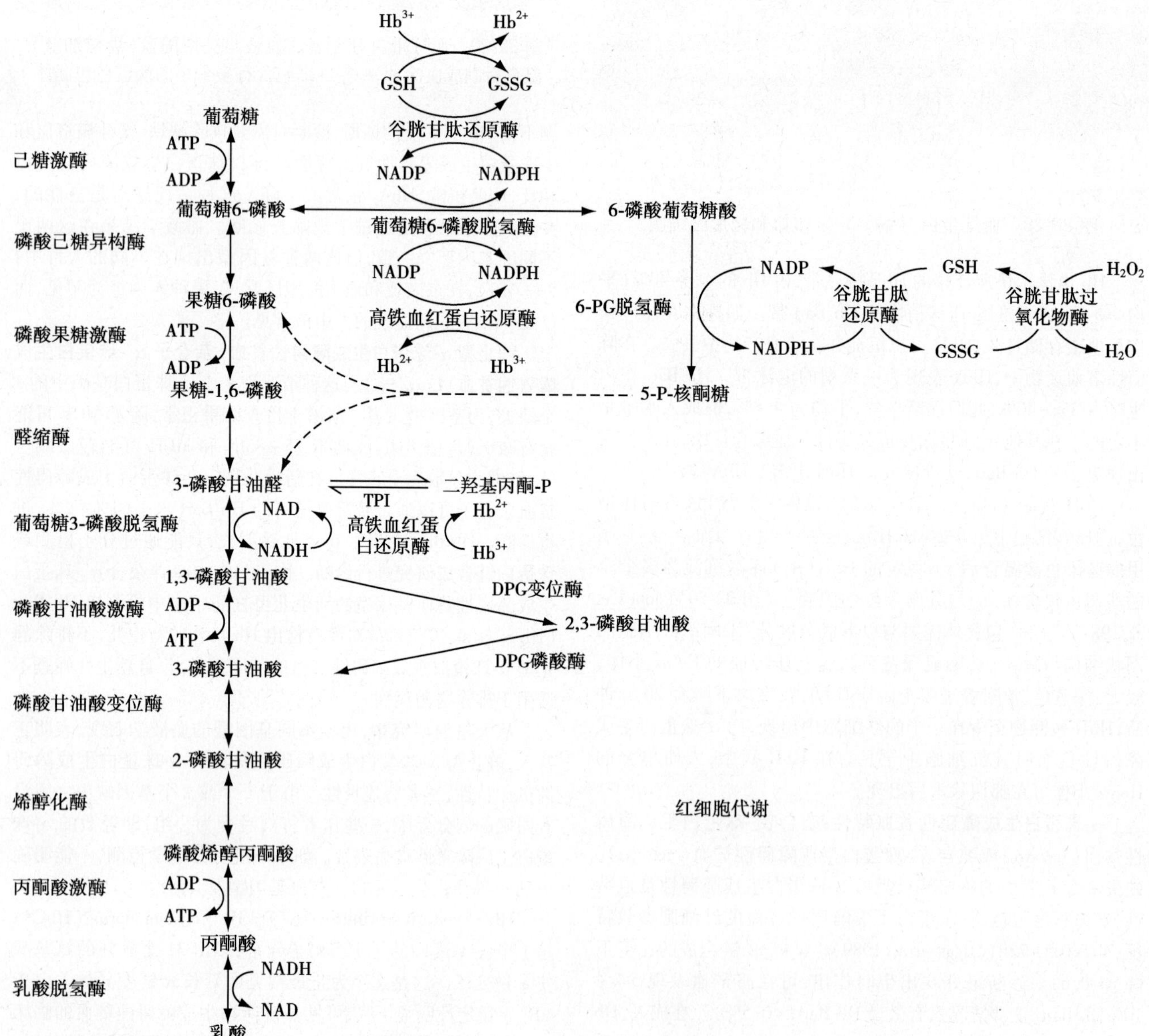

图 32-30 红细胞代谢(见正文)。正常情况下产生的大多数高铁血红蛋白(Hb^{3+})被烟酰胺腺嘌呤二核苷酸(NAD)连接的高铁血红蛋白还原酶(NAD-Met Hb 还原酶)还原为血红蛋白(Hb^{2+})。烟酰胺腺嘌呤二核苷磷酸(NADP)连接的高铁血红蛋白还原酶需要亚甲蓝激活,并且这一作用在药物诱导的高铁血红蛋白血症中比正常细胞机制更有效。GSH 为还原型谷胱甘肽,GSSG 为氧化型谷胱甘肽

细胞活性阳离子的跨膜转运，维持细胞膜的变形能力，并保持细胞的双凹形状。红细胞葡萄糖的摄取不依赖于胰岛素。约90%葡萄糖是通过糖酵解途径消耗，而10%用于磷酸戊糖途径（磷酸己糖[HMP]旁路）。糖酵解途径中生成的NADH，一种还原物，源自氧化型烟酰胺腺嘌呤二核苷酸（NAD）的还原。它在保护血红蛋白免受氧化应激中起主要作用。大多数在正常细胞中产生的高铁血红蛋白（约占每天总Hb的3%），因NAD连接的高铁血红蛋白（Met-Hb）还原酶的作用而减少。在糖酵解的前两个步骤中，通过G6PD酶和6-磷酸葡萄糖酸，HMP旁路产生还原型烟酰胺腺嘌呤二核苷酸磷酸（NADPH）。NADPH的产生与谷胱甘肽还原有关，通过这一机制，保护重要的酶和血红蛋白免受氧化。少量的氧化血红蛋白（甲基血红蛋白）被谷胱甘肽（GSH）还原。当细胞暴露于氧化性药物时，HMP旁路活动增加，可能是NADP增加的结果。如果在这一途径中的一种酶缺乏活性，则GSH不能生成，它将仍以氧化形式的GSSG存在，于是血红蛋白易遭受氧化。红细胞的氧化是通过O_2的高能衍生物介导，统称为活性氧（Van solinge & van Wijk，2010）。被氧化的珠蛋白链变性，以Heinz小体的形式沉积。后者附着于细胞膜上，引起细胞僵硬，易遭受破坏而溶血。在正常情况下，该途径中酶的中度缺乏（如G6PD）不引发贫血，但细胞受到氧化应激（如药物、感染）时则诱发急性溶血。

糖酵解途径受损的结果是ATP生成减少和慢性溶血性贫血，这里的红细胞破坏机制还不太清除。Heinz小体没有形成，细胞变形能力的丧失和阳离子泵受损在溶血中起重要作用。然而，许多患者中ATP缺乏很难证明，且在一些更严重的ATP缺乏相关疾病中，不能证明与溶血的明显关系（Van solinge & VanWijk，2010）。

Rapoport-Luebering旁路使1，3-二磷酸甘油酸（1，3-DPG）转换为2，3-二磷酸甘油酸（2，3-DPG），而非直接转换为3-磷酸甘油酸（3-PG）（图32-30）。如果这个旁路启动，将绕过原本生成的2mol ATP（每摩尔葡萄糖）的途径，结果使糖酵解过程中没有净能量生成。然而，2，3-DPG与血红蛋白的β链结合，降低了血红蛋白与O_2的亲和力。当固定氧分压时，增加2，3-DPG将使更多的O_2脱离血红蛋白而进入组织；氧解离曲线右移。这一旁路活动的增加明显是因缺氧刺激引起的。

6-磷酸葡萄糖脱氢酶缺乏症

大约10%在朝鲜战争期间服用抗疟药物伯氨喹的美国黑人男性，发生自限性急性溶血性贫血（Beutler，1994）。抗疟药物与溶血之间的关系早在19世纪20年代就被察觉（Beutler & Luzzatto，1999）。该病只有衰老红细胞遭到破坏，最终明确病因为红细胞中6-磷酸葡萄糖脱氢酶（G6PD）的缺乏。网织红细胞酶活性是衰老红细胞的五倍（Van solinge & van Wijk，2010）。从那时起人们已经发现G6PD缺乏症遍布全世界。在白人中，库尔德犹太人的发病率最高，在中东、地中海国家和亚洲也常见。G6PD缺乏症是人类最常见的酶缺陷，全球有超过4亿人存在此酶缺乏（Cappellini & Fiorelli，2008）。

G6PD存在于所有细胞中，但其浓度在不同组织中变化很大。在健康红细胞中，酶只发挥了最大潜能的1%～2%，大量剩余的潜能储存起来（Cappellini & Fiorelli，2008）。因为G6PD是由X染色体上的基因决定的，G6PD完全缺乏见于男性半合子，部分缺乏可能见于一个正常的和一个缺陷的两种红细胞群的杂合子女性。G6PD缺乏限制了NADPH生成，使细胞中血红蛋白易于氧化变性。通常G6PD含量在年轻细胞中最高，随着细胞衰老而减少。因此，患有G6PD缺乏症的人，衰老的细胞被优先破坏。

当这些缺陷人群并发疾病或接触氧化性药物时，发生溶血的敏感性显著增加（框32-1）。

框32-1　明确导致葡萄糖-6-磷酸脱氢酶缺乏症患者溶血性贫血的药品和化学品

乙酰苯胺	伯喹
亚甲蓝	磺胺醋酰胺
纳利地西酸（NegGram）	磺胺苯磺胺
萘	磺胺甲噁唑
尼利达唑（安必乐）	磺胺吡啶
呋喃妥因（呋喃丹）	噻唑砜
帕马奎因	甲苯胺蓝
五喹	三硝基甲苯（TNT）
苯肼	

From Beutler E：Hemolytic anemia in disorders of red cell metabolism，New York，1978，Plenum Medical Book Company

G6PD缺乏症的遗传异质性很明显，大约400种生化变异体已被定义。遗传异质性表现为稳定性、电泳迁移率和酶催化性能方面的变化以及酶缺乏的程度，体内受到影响的细胞类型，可以诱导溶血的药物类型以及引起慢性溶血或新生儿黄疸的易感性等。在所有人群最常见的（"正常"）G6PD同工酶被指定为B型。在黑种人中，一个电泳更快速的变异体A，普遍存在（见于20%黑人男性）并且活性几乎相同。11%的黑人男性有A型G6PD，这种酶的活性只有正常酶活性的5%～15%，这些个体在摄取氧化性药物后或感染时易发生溶血。白种人中最常见的变异体是地中海型G6PD，见于地中海一些地区；受影响的男性的酶活性水平低，通常<1%。这些人通常不患贫血，但可以因感染和药物（比诱发黑人变异体溶血的药物更宽广）诱发而发生更严重的非自限性溶血性贫血。在G6PD缺乏症患者亚群中，可在进食蚕豆后数小时内发生严重溶血（"蚕豆病"）。虽然，世界上G6PD缺乏症的绝大多数人无贫血，但一小部分地中海型G6PD和一些罕见变异体的人，存在慢性非球形红细胞溶血性贫血。G6PD缺乏症是新生儿黄疸的常见病因，发生在约1/3的男性新生儿（Cappellini & Fiorelli，2008）。黄疸通常在出生后1～4日较为明显，早产儿比足月婴儿更为严重。

发生明显溶血的实验室所见与一般溶血性贫血基本相同。血涂片见异形红细胞，一些为球形红细胞、咬细胞和不规则固缩红细胞，后者染色浓厚，细胞膜的一部分可见血红蛋白紧缩。这可能是Heinz小体被脾脏清除后的细胞。细胞经甲基紫活体染色后，在急性溶血发作的早期可见Heinz小体。G6PD缺乏症的筛选试验有染料还原试验、维生素C氰化物试验或荧光斑点试验。采用定量分析方法可以确诊。

Heinz小体

当一个珠蛋白链变性而形成沉淀，称为Heinz小体（Dacie

& Lewis,1991)。这一沉淀物不为 Romanowsky 染色所显现。用甲基紫或结晶紫活体染色后,Heinz 小体为深紫色,直径约 1~4μm,常附着于红细胞膜上。如新亚甲基蓝染色后也可出现如网织红细胞样(更)淡蓝色的包涵物(图 32-31)。

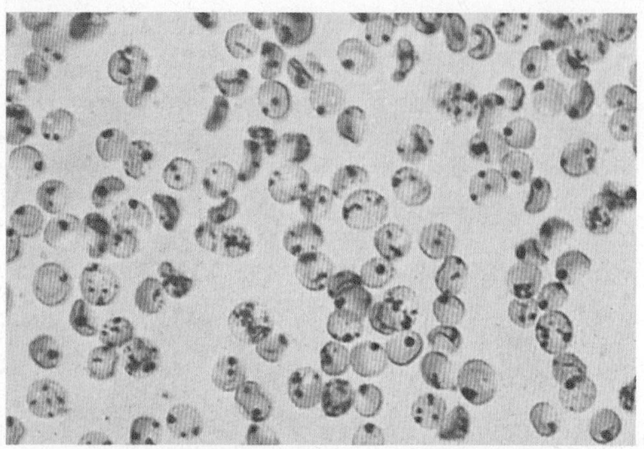

图 32-31 Heinz 小体。氧化性药物温育的正常红细胞与甲基紫悬浮液(活体)染色后,制成血涂片自然干燥,经 Wright 染色。染成紫色的 Heinz 小体是血红蛋白变性的沉积物,易附着于细胞膜上

在新鲜采集的血液中检出 Heinz 小体,表明:①已经摄入一定量的氧化性药物或化学物质(如苯肼、氯酸盐、萘,氨苯砜),足以超出红细胞和血红蛋白变性的正常保护机制;②已摄入药物(如伯氨喹)的个体伴有 G6PD 缺乏症(或另一种缺陷导致还原型谷胱甘肽缺乏),以致不能保护 Hb 免遭氧化变性;或者③个体有不稳定血红蛋白。

维生素 C 氰化物试验

当血液与氰化钠溶液和维生素 C 钠溶液温育时,过氧化氢由维生素 C 和氧合血红蛋白耦合氧化生成(Dacie & Lewis,1991)。氰化物抑制过氧化氢酶,过氧化氢氧化血红蛋白,棕黄色高铁血红蛋白就易于识别。在这个实验中,G6PD 缺乏细胞比正常细胞更为迅速地发生反应。

维生素 C 氰化物试验为非特异性,谷胱甘肽合成或保护途径异常也可出现阳性结果。

荧光斑点试验

将全血加入 6-磷酸葡萄糖(G6P)、NADP、皂甙和缓冲液的混合物中,取一滴混合物放置在滤纸上,用紫外光观察荧光。如果存在 G6PD,NADP 转换为 NADPH。由于磷酸葡萄糖脱氢酶存在于大多数的溶血产物中,NADP 被还原为 NADPH(图 32-30),并发出荧光(如果为酶缺乏,NADP 不会发出荧光)。实验正常质控样品为明亮荧光,而缺乏荧光提示 G6PD 缺乏。实验中还可通过少量形成的 NADPH 再氧化,以提高氧化型谷胱甘肽(GSSG)检测轻度 G6PD 缺乏症的能力。这是推荐的 G6PD 缺乏症的筛查试验(Beutler et al,1979)。

G6PD 定量测定 G6PD 缺乏的定量检测,大多数实验检测 NADP 还原为 NADPH 的还原率,当溶血产物与 G6P 共温育后,在 340nm 处进行光谱法检测(Beutler,1984)。需要注意的是,在杂合子 G6PD 或伴急性溶血的黑人 G6PD 缺乏患者,因网织红细胞和年轻红细胞的 G6PD 水平增加,可以掩盖此方法检测的真实性。遇此情况,用维生素 C 氰化物筛选试验常为阳性。

丙酮酸激酶(PK)缺乏症

最常见的红细胞酶缺乏症涉及糖酵解途径,丙酮酸激酶(pyruvate kinase,PK)缺乏导致轻度到中重度的非球形细胞慢性溶血性贫血和脾肿大。在白种人中,PK 缺乏症的患病率估计为 1∶20 000(Zanella et al,2005)。贫血可在婴儿期出现,病情较轻时可直到成年后才发生。超过半数的病例发生新生儿黄疸,并可能需要换血治疗。患者因有高水平的 2,3-DPG(糖酵解过程被阻抑的结果)而比较耐受贫血。血涂片红细胞形态可能无明显异常,但脾切除术后血涂片可见显著的棘形红细胞、不规则固缩细胞和钝锯齿形红细胞。网织红细胞计数增高,在脾切除术后进一步升高。

PK 同工酶是由两个独立的基因产生的:一个在 15 号染色体上,编码 M(肌)亚型,另一个在 1 号染色体上,编码 L(肝)和 R(红细胞)亚型。功能酶为四聚体更增加了 PK 亚型的复杂性。常染色体隐性遗传方式可能只存在于同族家庭。PK 突变众多,但在表型正常的杂合子并有正常 PK 活性一半者未能检测到突变。大多数 PK 缺乏的溶血性贫血,可能是两个突变基因的双杂合子(Valentine,1979)。获得性 PK 缺乏偶发于骨髓增生异常综合征和白血病(Valentine,1979;Miwa,1981)。

自身溶血试验结果不一。有些患者只有轻微的自身溶血,为葡萄糖部分纠正(Ⅰ型);另一些患者自身溶血明显增加,不为加入葡萄糖所纠正(Ⅱ型)。无 Heinz 小体。通过特异的筛查试验或酶测定进行诊断。

虽然网织红细胞计数在脾未切除的患者中常为增高,但与贫血程度不成正比,因为年轻的 PK 缺陷型红细胞在脾脏被选择性地扣留(Zanella et al,2005)。脾切除术是针对需要输血的患者。脾切除后,血红蛋白浓度通常升高 10~20g/L,网织红细胞大幅增加,虽然溶血持续存在(Miwa,1981)。

荧光斑点试验 丙酮酸激酶在催化磷酸烯醇丙酮酸(PEP)生成丙酮酸的反应中,使腺苷二磷酸(ADP)磷酸化为腺苷三磷酸(ATP)(Beutler,1984)。丙酮酸还原,NADH 转变为 NAD 并伴有乳酸生成(图 32-30)。于是,在紫外线照射下的 NADH 荧光消失,用以证明 PK 存在。

检测样本,必须去除白细胞。因白细胞的 PK 量是红细胞的 300 倍左右,而 PK 缺乏症是红细胞的缺乏而非白细胞的缺乏。

PK 定量分析 这个试验原理与筛选试验相同,在 340nm 检测吸光度的下降率,但结果阴性或 PK 试验正常(使用标准的高 PEP 底物浓度),也不能排除 PK 缺乏性溶血性贫血。因在高 PEP 浓度下,突变的 PK 酶可能有正常的活性,而在低 PEP 浓度下活性降低。因此。必要采用高低两种 PEP 浓度进行检测分析(Beutler,1984)。

其他的糖酵解酶缺乏症

糖酵解途径的其他酶缺陷是罕见的(Beutler,1994;van Solinge & van Wijk,2010)。严重缺乏时会发生溶血性贫血,但

有两个例外:①乳酸脱氢酶缺乏无临床表现;②2,3-DPG 的变位酶和磷酸酶活性不足共存时,因 2,3-DPG 不足使 Hb 的 O_2 解离曲线左移,组织相对缺氧,导致红细胞增多。

磷酸己糖旁路的其他酶缺乏也是罕见的。有两种参与谷胱甘肽合成的酶(γ-谷氨酰半胱氨酸合成酶与谷胱甘肽合成酶)的缺乏涉及溶血发生。G6PD 缺乏症患者,在服用氧化性药物或感染时溶血增加。

目前仍没有证据表明慢性溶血性贫血与 6-磷酸葡萄糖酸、过氧化氢酶、烯醇化酶、谷胱甘肽还原酶(GR)不足,或谷胱甘肽过氧化物酶(GP_X)缺乏有关(Beutler,1994;van Solinge & van Wijk,2010)。GR 含有黄素腺嘌呤二核苷酸,常是由于饮食维生素 B_2 缺乏所致的部分缺乏。约 30%的犹太人为低 GP_X 活性基因的纯合子,GP_X 为正常人的一半;此外,GP_X 活性依赖于饮食中的硒摄入。但这两种情况与血液病都无关。

嘧啶-5′-核苷酸酶缺乏症

当 RNA 在网织红细胞中降解,嘧啶核苷酸必须通过嘧啶-5′-核苷酸酶(PN)脱磷酸化,以透过红细胞膜(Paglia & Valentine,1981)。常染色体隐性遗传 PN 缺乏症的结果是嘧啶积累,RNA 降解受损导致血涂片中出现明显的嗜碱性点彩红细胞。一旦 G6PD 与 PK 缺乏被排除,这种酶缺乏也许是一个比较常见的引起非球形红细胞遗传性溶血性贫血的原因(Rees et al,2003)。

此病特征是轻度至中度慢性溶血、黄疸和脾肿大,网织红细胞增多(约 10%)和明显的嗜碱性点彩(约见于 5%的红细胞)。脾切除对病情改善无明显作用,但 PN 缺乏患者需要输血依赖的病例未见报道(Rees et al,2003)。筛选试验为比较红细胞去蛋白提取物在 280 和 260nm 的紫外吸光度值。正常人在 260nm 处出现主要吸收峰值,而 PN 缺乏症患者的峰值在 280nm 处出现。这是嘧啶尿苷二磷酸和二磷酸胞苷的最大值。确诊需要另一个方法证实核苷酸酶活性降低(Beutler,1984)。

获得性 PN 缺乏见于铅中毒、β-珠蛋白生成障碍性贫血特性、急性白血病、慢性髓系白血病、慢性淋巴细胞白血病和淋巴瘤。铅中毒是造成这组获得性 PN 缺乏和嗜碱性点彩红细胞(增多)的主要原因(Rees et al,2003)。

溶血-获得性,外因性

化学物质

引起正常细胞溶血的化学物质

化学物质的作用取决于剂量和其他因素,其中的许多因素都不甚清楚。从简单的物质,如水,到一些高度复杂的复合物。在一些经尿道的切除术期间,蒸馏水用作冲洗液时,可进入静脉引起急性溶血性贫血。另外,在淡水(湖水)中溺水可发生红细胞溶血,特别在肺部,而在盐水中溺水可造成红细胞的水化作用(Schrier & Price,2009)。

除了贫血,一些化学物质(甲苯、三硝基甲苯、硝基苯、乙酰苯胺、非那西丁)诱发的高铁血红蛋白血症,可表现发绀。一些化学物质(甲苯、三硝基甲苯)可导致 AA。普洛民(promin),一种砜衍生物,可形成硫化血红蛋白而使血液变成巧克力色。如前所述,利巴韦林,一种治疗丙型肝炎病毒感染的药物,可使约 1/3 患者产生剂量依赖性溶血性贫血。

铅中毒可引起进行性贫血,可见嗜碱性点彩红细胞、网织红细胞增多、晚幼红细胞、卡波环、豪焦小体和白细胞增多。铅不仅损伤红细胞引起溶血,还导致血红素合成途径缺陷。慢性铅中毒时,骨髓中嗜碱性点彩比外周血更多,并出现环铁粒幼细胞和粪卟啉尿,这些为特征性所见。这些变化产生有缺陷的红细胞,这些红细胞被脾脏清除。

使异常细胞溶血的化学物质

一些具有氧化活性的药物和化学品,可使 G6PD 缺乏或其他原因的谷胱甘肽缺乏患者发生溶血性贫血。此外,不稳定血红蛋白(如 Hb Zürich)具有药物性溶血性贫血的倾向。早产儿虽有高水平的 G6PD,但因谷胱甘肽的不稳定和低水平,当给予大剂量合成的水溶性维生素 K 类似物时,也可发生溶血性贫血。

需要记住的是,如果暴露于足够多的这些氧化剂物质时,在正常人身上也可会发生急性溶血性贫血。

急性溶血发作时,用甲基紫染色法可显示较多 Heinz 小体。含 Heinz 小体红细胞通过脾脏时被清除,Heinz 小体也可在脾脏中被清除。因此,如果脾脏有效地去除了 Heinz 小体,或者急性溶血过程已经减弱,血液中就可能找不到 Heinz 小体了。

G6PD 缺乏症是药物相关性溶血性贫血最常见的潜在原因,检测方法见前面介绍。

物理因素

烧伤所致溶血

大面积烧伤发生的溶血性贫血,可能原因是对红细胞的直接损伤。重度烧伤患者可出现明显的血红蛋白尿。血涂片见红细胞形态显著异常,包括膜出芽状碎片状红细胞和小球形红细胞增多。最严重的异常往往在大面积烧伤后即刻出现,且在网织红细胞反应之前会进一步发展。严重损伤的细胞从循环中被迅速清除。

创伤性溶血

溶血性贫血的特征是红细胞形态显著异常,其中包括红细胞碎片(裂红细胞)和不规则收缩红细胞(三角形细胞、盔形细胞),被归因于红细胞的物理性创伤性损伤。国际血液学标准化委员会(ICSH)推荐裂红细胞分为四类(新月形/三角形细胞、角形红细胞、盔形细胞和小球形红细胞),并建议>1%为裂红细胞增多的界值(Zini et al,2012)。溶血过程的基础可能是红细胞与松散的纤维蛋白网(血管内凝血)或病理性血管病变的接触中受损。红细胞碎片是伴或不伴血管内溶血的结果。这组疾病恰当的名称为"红细胞碎片综合征(red cell fragmentation syndrome)",一般分为两种:大血管病性(macroangiopathic)与微血管病性(microangiopathic)。

大血管病性溶血性贫血(心瓣膜病和瓣膜修补) 是伴有低血清结合珠蛋白、含铁血黄素尿、网织红细胞增多和红细胞异常(如裂细胞、不规则收缩细胞)的慢性血管内溶血,可发生于人工心脏瓣膜病置换术后或以补片进行的房室间隔缺损修补术后(Erslev,2001b)。这是由于在渗漏的心瓣膜湍流环境中,或无内皮细胞覆盖的粗糙表面,引起红细胞的机械性损伤。瓣膜修复或补片覆盖内皮细胞,可改善溶血过程。其他研究表明,一些心脏瓣膜病患者溶血可通过手术改变。

外在机械创伤已在行军性血红蛋白尿症中报道。除了长距离行军的士兵外,还见于慢跑者和其他长时间训练的运动员,特别是在坚硬地面上训练后。这种情况下发生的贫血、网织红细胞增多不常见。慢性血管内溶血可能导致铁缺乏,是由于尿中血红蛋白丢失的结果。

血栓性微血管病(微血管病性溶血性贫血) 血栓性微血管病(thrombotic microangiopathies,TMAs)是微血管闭塞性疾病,以全身性或肾内血小板聚集、血小板减少和红细胞机械损伤为特点。红细胞碎片(如裂细胞、不规则收缩细胞)可能在血液流经微循环中的湍流区域(部分因血小板聚集所致)时产生(Moake,2002)。TMAs 可以是特发性的,也可为药物(如丝裂霉素 C)沉积、移植物、恶性肿瘤、妊娠、胶原血管疾病或 HIV 感染所引起(rosove,2014)。

TMAs 的分类多年来一直存在争议。在临床实践中,术语“血栓性血小板减少性紫癜”(TTP)常用于神经系统症状显著的成人病例,而“溶血性尿毒症综合征(hemolytic uremic syndrome,HUS)”被用于描述伴血栓性微血管病和肾脏损伤为主的儿童患者(moake,2002)。然而,重叠的症状经常出现,彼此也不容易区别。一些专家建议将 TTP、HUS 并为一个整体,为发病机制相似而累及的器官不同。最近的研究表明 HUS 和 TTP 两者之间的致病机制不同。

溶血性尿毒症综合征

溶血性尿毒症综合征(hemolytic uremic syndrome,HUS)分为腹泻相关型(D+)或典型型,和非腹泻型(D-)或非典型型。D+HUS 的病例 95% 为儿童,成人不常见(Zheng & Sadler,2008)。D+HUS 最常见于 2 岁以下的婴幼儿,也可见于各年龄段。它是由某种大肠埃希菌血清型产生的细胞毒素引起的(因对非洲绿猴肾细胞具有毒性而命名)。最常见的是大肠埃希菌 O157:H7,产生志贺毒素 1 和 2,是牛肠道共生的一种微生物。大肠埃希菌 O104:H4 是与欧洲流行性感染有关(Rosove,2014)。在北美,感染大肠埃希菌 O157 的年发病率为 8/100 000。散发病例中,由血性腹泻进展为 HUS 的百分比为 3%~7%,而暴发病例中可占 20%~30%(Zheng & Sadler,2008)。HUS 通常发生在腹泻后 4~6 天。引起血性腹泻的志贺毒素,进入血液循环附着于血小板或单核细胞表面而游走(Moake,2002)。最近的研究表明,这些毒素附着于肾小球毛细血管内皮细胞和其他肾上皮细胞上。志贺毒素与局部分泌的细胞因子一起,导致异常大的血管性血友病因子(vWF)多聚体的释放,后者促进血小板在肾血管内聚集(Moake,2002)。内皮细胞损伤是儿童患者 D+HUS 的标志,而内皮细胞肿胀可严重阻塞毛细血管腔。D+HUS 血栓主要由纤维蛋白和少量血小板与 vWF 组成(Zheng & Sadler,2008)。越来越多的证据表明,志贺毒素也激活肾脏循环中的补体成分,从而引起细胞损伤和血栓形成(Rosove,2014)。伴裂细胞的溶血性贫血、不同程度的血小板减少和尿毒症是本病最主要的特征。在过去,几乎一半病例死亡,肾脏病理所见包括急性肾小球肾炎和血栓性与坏死性血管病变(片状和双侧肾皮质坏死)。采用先进的支持疗法,包括输血和透析,一些研究报告认为死亡率已降至 5%~15%。尽管如此,据报道或轻或重的肾损伤见于约 50%的患者。5%~10%的 HUS 患者为 D-HUS,先前无产志贺毒素微生物所致的腹泻,其中一些患者有家族史(Zheng & Sadler,2008)。初次发病常见于儿童,包括新生儿,成人少见(rosove,2014)。感染和怀孕可触发溶血危象。约有 50%的 D-HUS 患者存在某种补体调节蛋白的突变:因子 H、因子 I 和膜辅因子蛋白(MCP)或 B 因子。有突变的患者死亡率更高(moake,2002)。约 5%的 D-HUS 患者有抗 H 因子抗体,提高了使用血浆置换或免疫抑制剂治疗的可能性(Zheng & Sadler,2008)

血栓性血小板减少性紫癜

血栓性血小板减少性紫癜(thrombotic thrombocytopenic purpura,TTP)可发生于任何年龄,但在 20~30 岁发病率最高;女性发病率高于男性。年发病率为 3.7/100 000,大多为获得性。与较少见的家族性 TTP(年发病率为 0.05~0.4/100 000)相比,获得性 TTP 年发病率为 0.2~1/100 000(rosove,2014)。大多数病例中可见的临床三联征为溶血性贫血、血小板减少和神经系统症状。此外,发热和肾病也常见。这是经典的五联征。病理学上,透明血栓和内皮细胞增生引起的微血管闭塞遍及全身。1997 年之前,发病机制不明。不同理论包括氧化应激性内皮损伤,抗内皮细胞抗体,抗-CD36(位于微血管的糖蛋白Ⅳ)抗体,血小板聚集因子,大分子 vWF 多聚体释放入血等。1996 年,一种裂解 vWF 亚单位的蛋白酶在正常血浆中被识别。在 1997 年及接下来的几年中,几份报告显示 TTP 患者缺乏裂解 vWF 的蛋白酶,这是由于酶水平较低(家族遗传性)或存在 IgG 酶抑制剂(非家族性)。这些观察结果被其他研究证实,表明 HUS 存在裂解 vWF 的正常蛋白酶(moake,2004)。该酶被进一步确定为迄今已发现的 19 个不同的 ADAMTS(1 个解聚素和含 8 个凝血酶敏感蛋白-1 样结构域基质金属蛋白酶)型酶家族中的第 13 个。因此,裂解 vWF 的蛋白酶现在被称为 ADAMTS13(Moake,2004)。当裂解 vWF 的蛋白酶缺乏时,内皮细胞分泌的超大 vWF 多聚体不能被正常加工,使这一高黏着性多聚体在微循环剪切应力下诱导血小板聚集,导致 TTP 的临床表现。这个疾病是急性的,在 1980 年前超过半数的病例是致命性的。随着血浆置换和血浆输注的血浆置换疗法(加上血小板抑制剂)的应用,缓解率提高,长期生存率已经接近 90%(Moake,2004)。现在,TTP 主要分为三大类:家族性、特发性和继发性。家族性 TTP(Upshaw-Schulman 综合征)主要是 *ADAMTS13* 基因突变引起,酶的活性非常低。迄今已超过 50 种突变被描述。约 50%的家族性 TTP 初次发作于儿童时期,并可因轻度感染促使病情恶化(Zheng & Sadler,2008)。特发性 TTP 主要是抗 ADAMTS13 抗体引起。继发性 TTP 常继发于恶性肿瘤、器官移植、化疗、感染和某些药物(如环孢素 A、奎宁、噻氯匹定和氯吡格雷)等,这种情况下的 TTP 机制不明,可能为直接的内皮细胞毒性和药物相关性自身免疫机制(Zheng & Sadler,2008)。

器官移植后发生 TMAs 是一种普遍认可的疾病,为肾、肺、异基因造血干细胞移植的并发症。此时,药物(如西罗莫司和环孢素)、感染和移植物抗宿主病是 TTP 发生的重要因素(rosove,2014)。

先兆子痫/子痫

先兆子痫(preeclampsia)和子痫(eclampsia)是发生于妊娠期间的微血管病变,具有 HUS 或 TTP 的一些特点。约 4%~39%重度先兆子痫患者发展为 HELLP 综合征(溶血、肝酶升高和血小板减低)。该综合征通常在妊娠晚期明显起来,也有一些患者在产后阶段发生。大多数患者在分娩后几天内恢复。一小部分患者,有严重的持续性多器官疾病,需要血浆置换(McMinn & George,2001)。据报道 10%~20%患者,ADAMTS13 减低(Rosove,2014)。

传染性病原体

疟原虫破坏红细胞导致贫血,这是由于寄生虫感染的红细胞渗透性和机械脆性增加的结果。此外,寄生虫感染也抑制骨髓造血活性。暴发性血红蛋白尿(黑尿热)是恶性疟的并发症。

奥罗亚热(Oroya fever),是发生于秘鲁的致命性疾病,特点是溶血性贫血和白细胞增多。杆状巴尔通体(*Bartonella bacilliformis*)是其病原体。

巴贝虫病(babesiosis)是经蜱叮咬啮齿动物或牲畜传播的原生动物感染疾病,常伴溶血;血涂片经 Romanowsky 染色,在红细胞中可观察到寄生虫。

溶血性贫血伴冷凝集素可使支原体肺炎与传染性单核细胞增多症加重。这是由于抗体对红细胞的影响。

某些细菌感染时频发不同程度的溶血性贫血。一个有名的例子是流产或胆道手术后感染产气荚膜杆菌败血症,可伴发一个极其严重的并危及生命的溶血危象。

免疫性溶血性贫血

免疫性溶血性贫血(immune hemolytic anemia)是由于红细胞表面免疫球蛋白沉积和(或)补体的结合,引起红细胞寿命缩短的疾病。免疫性溶血性贫血可以分为自身抗体、同种抗体或药物相关抗体几个类别(表 32-9)。

自身免疫性溶血性贫血

自身免疫性溶血性贫血(autoimmune hemolytic anemia,AIHA)是由于免疫应答发生改变,产生抗宿主自身红细胞的抗体,随之发生溶血。AIHA 发病率估计为 10~30/1 000 000(Gehrs & Friedberg,2002)。根据血清学和临床特点进行分类(框 32-2,表 32-10)。一些 AIHA 由在 37℃时有最大结合亲和力的抗体介导(温抗体型);其他 AIHA 由在 4℃时有最大结合亲和力的抗体介导(冷抗体型)。此外,AIHA 可以根据有无伴随的其他疾病进行分析。一组报道 1834 例患者的研究中,约 40% AIHA 与基础疾病相关,剩余的为特发性 AIHA(Sokol & Booker,1992)。淋巴增殖性疾病约占温抗体型和冷抗体型 AIHA 病例的一半(Gehrs & Friedberg,2002)。

表 32-9 自身免疫性溶血性贫血

临床疾病	温抗体型 AIHA	冷抗体型 AIHA		温冷混合型 AIHA
		CHAD	PCH	
特发性	282(23)	194(16)	5(<1)	47(4)
药物诱导疾病	184(15)	0	0	2(<1)
肿瘤	165(14)	81(7)	0(0)	26(2)
非霍奇金淋巴瘤	27	25	0	8
慢性淋巴细胞白血病	65	4	0	8
霍奇金淋巴瘤	11	7	0	5
癌症	37	30	0	4
混合型	25	15	0	1
感染	9(<1)	76(6)	14(1)	2(<1)
支原体肺炎	0	21	0	0
病毒性肺炎	2	19	0	0
传染性单核细胞增多症	0	11	1	0
混合型	7	25	13	2
结缔组织病	30(2)	15(1)	0(0)	20(2)
系统性红斑狼疮	7	4	0	16
类风湿关节炎	21	6	0	4
其他	2	5	0	0
混合型	45(4)	20(2)	0	6(<1)
总计	715(58)	386(32)	19(2)	103(8)

*括号中为百分数

CHAD,冷凝集素病;PCH,阵发性冷性血红蛋白尿

数据引自 Sokol RJ,Hewitt S:Autoimmune hemolysis:A critical review,Crit Rev Oncol Hematol 4:125-154,1985

框 32-2 免疫性溶血性贫血分类

- 自身免疫性溶血性贫血
  - 温抗体相关
  - 冷抗体相关
  - 温冷抗体混合性相关
  - 同种免疫性溶血性贫血
  - 输血相关性溶血性贫血
  - 新生儿溶血病
  - Rh 血型不相容
  - ABO 血型不合
  - 药物诱导性溶血性贫血
  - 药物吸附
  - 自身抗体诱导
  - 新抗原形成

病因与病理生理学 AIHA 患者自身抗体产生的原因不明,但也提出了几种机制。自身免疫性抗体,特别是冷反应抗体,有时在感染后产生。这种情况典型地见于肺炎支原体感染患者的抗-I 和传染性单核细胞增多症抗-i 抗体。抗-I 与抗-i 的特异性冷凝集素在抗原结合位点的结构是惊人的相似。这些

表 32-10 引起免疫溶血性贫血的药物及其机制

半抗原或药物吸附机制	
青霉素类	头孢菌素类抗生素
四环素类抗生素	甲苯磺丁脲
三元复合机制	
睇波芬	奎尼丁
奎宁	头孢菌素类抗生素
利福平	己烯雌酚
氯磺丙脲	两性霉素 B
可能的自身抗体机制	
α-甲基多巴	左旋多巴
普鲁卡因胺	头孢菌素类抗生素
甲芬那酸	氟达拉滨

修改自 Packman CH:Hemolytic anemia resulting from immune injury. In Kaushansky K, Lichtman MA, Beutler E, et al. editors: *Williams hematology*, ed 8. New York, 2010, McGraw-Hill, p 780

抗体也被确认是 B 细胞 *VH4~34* 基因片段的产物。据推测，感染时利用这一基因片段可以使 B 细胞产生抗体。这些抗体也具有抗 I/i 抗原的冷凝集素活性(Rosse,2004)。

抗体数量和抗体对红细胞自身抗原的亲和力以及与补体的结合力明显不一。红细胞的(补体)调理作用可以使红细胞在循环中破坏(血管内溶血)，或由组织巨噬细胞识别加速清除(血管外溶血)。发挥这一作用的巨噬细胞主要位于脾脏，少部分位于肝脏(Gehrs & Friedberg,2002)。

一些淋巴增殖性疾病或自身免疫性疾病患者发生的 AIHA，可能与 B 细胞、T 细胞、巨噬细胞，或这些细胞之间的相互作用的某些异常有关。或许 T 细胞抑制功能的丧失，导致 B 细胞无限制地产生红细胞抗体。例如支持这一假说的为甲基多巴诱发的溶血。甲基多巴作为一种引起抗红细胞抗体的药物，抑制了抑制性 T 淋巴细胞的活化(Gehrs & Friedberg, 2002)。

温抗体相关性 AIHA，红细胞表面被覆 IgG，伴或不伴有补体结合。这些红细胞的清除主要发生在脾脏。在补体缺少的情况下，与红细胞结合的 IgG，其 Fc 片段与存在于脾索脾巨噬细胞膜 Fc 受体作用，导致致敏红细胞被滞留和吞噬或通过脾脏时被脾巨噬细胞撕碎。

冷抗体相关性 AIHA，红细胞通常被覆 IgM，并常与补体结合。阵发性冷性血红蛋白尿(paroxysmal cold hemoglobinuria, PCH)，起作用的是与补体结合的 IgG。如果整个补体序列被激活，即可能发生血管内溶血。这一现象见于冷凝集素病和阵发性冷性血红蛋白尿。如果补体激活不能继续完成，而停止于中间阶段，就可能不发生红细胞血管内溶血。然而，血管外溶血仍可以持续。此时，与 C3b 结合的致敏红细胞，通过 C3b 与肝脏 Kupffer 细胞上的 C3b 受体相互作用，红细胞可被整体吞噬，或细胞的一部分被清除而形成碎片红细胞和球形红细胞。

大约 7% 的 AIHA 患者完全符合温抗体型和冷抗体型 AIHA 的诊断标准(Sokol & Booker,1992)。这些患者都有 IgG 抗体和 C3d 致敏红细胞。血清中含有 IgM 型自身冷凝集(最佳反应温度 4℃，但在高达 37℃ 仍可反应)和 IgG 温抗体型自身抗体。

温抗体相关性 AIHA 温抗体型 AIHA，女性稍高于男性，大多数见于 40 岁或以上的个体；发病高峰出现在 70 岁左右。这个年龄段分布可能与该年龄段高发的淋巴组织增殖性疾病有关(Packman,2010)。特发性温抗体型 AIHA 约占 AIHA 的 50%。慢性淋巴细胞白血病和淋巴瘤占了继发性温抗体型 AIHA 的一半，剩下的大多数继发于自身免疫性疾病，如 SLE (Packman,2010)。特发性 AIHA，在溶血发作之前可有轻度的上呼吸道感染。随着病情的发展，可出现乏力、头晕和发热。黄疸也常见。孕妇发生自身抗体的风险是正常对照人群的五倍(Gehrs & Friedberg,2002)。

实验室检查结果包括中度至重度贫血，中性粒细胞可增加，少数病例血小板减少。如果病情严重，可同时发生免疫性血小板减少性紫癜(埃文斯综合征(Evans syndrome))。血涂片常见球形红细胞增多、红细胞碎片、嗜多色性红细胞和少量幼红细胞。约 50% 患者网织红细胞百分比增高，常与 MCV 增加相关。尽管骨髓有核红细胞增生活跃或明显活跃，但仍有高达 1/3 的患者出现短暂的网织红细胞减少(Packman,2010)，但不应排除 AIHA。骨髓红系增生明显活跃，有时轻度巨幼变。网织红细胞减少可能与网织红细胞的免疫破坏或骨髓抑制(由骨髓浸润、感染、营养缺乏或化学品引起)有关(Packman,2010)。

血清结合珠蛋白通常减少，未结合胆红素和 LDH 常增加。渗透脆性与自身溶血试验正常或增加。

直接和间接抗球蛋白试验阳性表明存在红细胞抗体。自身抗体的特异性通常针对 Rh 血型系统、膜蛋白带 3、带 4.1 及糖蛋白 A 的抗原。针对 U、LW、Kell、jk^a 和 Fy^a 的抗原活性也可出现。温抗体最有可能是 IgG 的亚类 IgG1，IgG3 亚类较少。当红细胞仅有 IgG2 或 IgG4 时，不会发生溶血反应(Packman, 2010)。抗体偶尔是 IgA 或罕见的 IgM。在略多于一半的患者中，于红细胞膜上可检测到补体。虽然很多温抗体结合补体，但血管内补体介导的溶血和血红蛋白尿不常见。这可能是因为血浆和红细胞表面的补体调节蛋白，具有中止与补体反应中末期补体成分结合的能力(Packman,2010)。

在某些情况下，致敏红细胞含免疫球蛋白太少，用商品化的试剂盒(可检测每个红细胞 250~500 个 IgG 分子)检测不出阳性反应。此时，可采用抗人球蛋白消耗试验或更自动化的增强凝集技术检测自身抗体(Packman,2010)。

与温抗体型 AIHA 相关的临床特点是周期性的缓解和复发。继发性 AIHA，疾病进程和预后与基础疾病有关。对于特发性 AIHA，溶血性疾病的并发症可能很严重，可导致患者死亡。肺栓塞、感染和心血管衰竭是死亡的原因，而深静脉血栓形成、脾梗死也是溶血的常见并发症(Packman,2010)。

冷抗体相关 AIHA 冷抗体相关性 AIHA 由 IgM 介导，少数由 IgG 介导。IgM 型自身抗体与一种被称为冷凝集素综合征的疾病有关，而 IgG 型自身抗体见于阵发性冷性血红蛋白尿。

冷凝集素病

冷凝集素病通常发生在 50 岁以上患者，女性常多于男性。在某些情况下，冷凝集素病与淋巴增生性疾病或感染有关(特别是肺炎支原体或传染性单核细胞增多症)。无基础或潜在疾病的冷凝集素病被列为特发性。实际上几乎所有健康的人血清中都有低滴度的冷凝集素，视为良性或无害，且为多克隆。感染后冷凝集素通常也是多克隆的。相比之下，单克隆冷凝集素一般为病理性，可能来自B细胞淋巴瘤(Gehrs & Friedberg, 2002)。冷凝集素病约占AIHA的20%。

症状和体征变化很大。有些患者可能会主诉手足发绀或雷诺现象，一些人暴露在冷的环境下将诱发溶血，包括血红蛋白尿。暴露于寒冷环境下的那些身体部位，皮下血管温度一般可降至30℃或更低，但在临床上抗体反应的温度范围比凝集效价更重要(Petz,2008)。

实验室检查，常有贫血，血涂片可见不同程度的球形红细胞和嗜多色性红细胞。可能有明显的红细胞凝集，应与红细胞缗钱状形成加以区别(图30-25和图30-26)。白细胞可轻微增多。红细胞凝集可干扰自动化血细胞计数，特别是MCHC(结果偏高)。

冷抗体常为具有抗I或抗i(不常见)的特异性IgM，很少有针对其他抗原的特异性抗体。慢性特发性冷凝集素病，抗体倾向单克隆IgM，κ具有抗I特异性(Gehrs & Friedberg, 2002)。自身抗体也能结合补体。当冷抗体滴度很高时，抗体活性的温度范围可高达37℃。直接抗球蛋白试验阳性，仅见于试剂含有抗补体活性时。因此，使用广谱的非-γ试剂常见阳性的抗球蛋白反应，但用γ试剂不引起凝集。在冷环境下，抗体结合到红细胞膜上，补体可能激活至C3b阶段，进入全身循环后C3b仍吸附于红细胞。在肝循环，巨噬细胞含有C3b特异性受体，但红细胞常逃避肝脏中的破坏。大多数患者都有慢性轻中度贫血，由于耐受性好，预后明显比温抗体型AIHA为佳(Petz, 2008)。一些作者认为慢性冷凝集素病是Waldenström巨球蛋白血症的变异(IgM的M成分有冷凝集素活性)。

阵发性冷性血红蛋白尿

阵发性冷性血红蛋白尿是一种非常罕见的疾病。发生在任何年龄阶段，但年幼儿童患者报道更多(Petz,2008)。女性多于男性。患者暴露于寒冷环境后，出现急性溶血症状。已报道的相关症状为：寒颤、发热、背部和腿部疼痛、血红蛋白尿。急性型发生于急性上呼吸道疾病或免疫接种1~2周后，而慢性型与先天性梅毒有关。暴露于寒冷环境而发生的血红蛋白尿在急性型中罕见。

实验室特征包括贫血，网织红细胞计数升高，间接胆红素浓度增加和血红蛋白尿。贫血通常严重且进展迅速。

血清含有一种双相活性的冷溶血素。这种抗体最早由Donath和Landsteiner(1904)描述，是一种IgG，在寒冷环境下(4℃)结合补体(C1~C4)。当温度上升到25~37℃时，抗体分离，但补体蛋白的其余成分被激活，导致红细胞溶解。双相溶血是进行冷热溶血试验的基础，用以诊断阵发性冷性血红蛋白尿。直接抗球蛋白试验抗C3型为阳性，抗IgG型一般为阴性，除非在较冷的温度下进行试验。特异性抗体是直接针对P抗原。总的来说，疾病预后良好。

温冷抗体相关性AIHA

温冷抗体相关性AIHA由IgG温抗体、补体，以及IgM冷凝集素介导。女性患者多于男性。似乎冷温抗体相关性AIHA与SLE之间存在相关性，据报道15%~42%患者为SLE(Shulman et al,1985;Sokol & Hewitt,1985)。在一项研究中(Shulman et al,1985)，12名患者中6人(50%)为特发性AIHA，其中4人(33%)合并有血小板减少(Evans综合征)。所有的12例患者均有严重溶血，经糖皮质激素治疗效果显著。

新生儿同种免疫溶血病

新生儿同种免疫溶血病(alloimmune hemolytic disease of the newborn, HDN)通常发生在母体抗胎儿红细胞抗体通过胎盘之后。HDN最常见的病因为母亲和胎儿之间的红细胞Rh和ABO抗原不相容。在罕见的情况下，一些其他的红细胞抗原也可导致这种疾病。

在Rh血型不相容引起的HDN中，先前的致敏反应对于疾病的发生十分必要。这种致敏反应通常发生在妊娠期间，当Rh(D)阳性的胎儿红细胞穿过胎盘进入Rh阴性的母亲体循环时产生。大多数妇女分娩后在血液循环中含有少于1ml的胎儿血；大约1%的孕妇分娩时，有超过30ml胎儿血液漏入母亲的血液循环(Ramasethu & Luban,2010)。母体的致敏红细胞也可由先前输入血型不相容的血液引起。在任何一种情况下，母体都可以产生针对胎儿红细胞的IgG抗体。如果红细胞致敏的母体，随后再次妊娠，胎儿红细胞进入母体循环重新激发抗体反应，结果为抗Rh(D)抗体透过胎盘进入胎儿，导致胎儿红细胞寿命缩短。

在ABO血型系统中，IgG类的抗A或抗B抗体可在母体内自发产生，不需要先前输血或妊娠致敏。因此，如果存在ABO血型不相容，第一胎出生的孩子就可能患HDN。虽然ABO血型不合发生于15%的O型母亲中，但ABO溶血病估计只发生在3%的新生儿中(Ramasethu & Luban,2010)。

Rh血型不相容引起HDN的临床表现差异很大。有些新生儿仅有轻度黄疸，其他的由最初的肤色明显苍白，然后发展为黄疸。可有明显的肝脾肿大。并发症有出血、明显的酸碱电解质异常和核黄疸。在极严重的情况下，可出现胎儿水肿。

早期血液检查，有核红细胞常增加，甚至出现原始红细胞样细胞。虽然这个发现赋予了疾病的名称，即"胎儿有核红细胞增多症"，但有核红细胞增多并不总是存在的，特别是在出生后未立即进行检测时。

在这种疾病中，通常足月婴儿有核红细胞高达$2\times10^9/L$，早产儿高达$5\times10^9/L$。而正常情况下，足月婴儿有核红细胞平均为$0.5\times10^9/L$，早产儿有核红细胞平均为$(1\sim1.5)\times10^9/L$。早期用脐带血检验比外周(毛细血管)血更可靠，因为红细胞计数和血红蛋白在出生后和脐带结扎前可能有明显差异。

一般来说，有不同程度的大细胞性贫血，网织红细胞增加。贫血偶尔可在第二天或第三天突然发生。白细胞计数常升高，出现幼稚粒细胞。骨髓幼红细胞增生明显活跃。

影响严重的婴幼儿，血小板减少，凝血酶原复合物的促凝活性被消耗，或可发生弥散性血管内凝血。

用胎儿红细胞进行直接抗球蛋白试验，可以证明IgG抗体存在。当母亲血清与胎儿红细胞洗脱液分别与O型红细胞孵育时，通常可以证明抗Rh(D)特异性抗体的存在。对于可被Rh(D)致敏的Rh阴性孕妇，妊娠期间定期测量抗Rh(D)抗体滴度，可作为是否进行羊膜穿刺术的一个指征。

与ABO血型不相容相关的HDN，没有Rh不相容相关的

HDN 那么严重。偶有 O 型母亲，A 型或 B 型新生儿出现不明原因的高胆红素血症时，应作出提示性诊断。

实验室检查，常示轻度贫血和中度的网织红细胞增多。与 Rh 同种免疫性疾病不同，ABO 同种免疫性疾病患者的球形红细胞增多比较显著，但可以无贫血。采用抗球蛋白试剂，检测胎儿细胞常为弱阳性反应。新生儿血清和细胞洗脱液中应含有抗 A 或抗 B 抗体。此外，母亲血清应含有高滴度的 IgG 亚类抗 A 或抗 B 抗体。

药物诱导的免疫性溶血性贫血

免疫性溶血性贫血可发生于用药后。在 20 世纪 70 年代，大多数病例与甲基多巴或静脉注射大剂量青霉素治疗相关。最近，这一情况发生了改变，随着第二和第三代头孢菌素的使用，头孢菌素类已成为最常见的诱发原因，约占药物诱导的免疫性溶血性贫血的 80% 以上（Garratty & Arndt，2007），有四种机制介导免疫性溶血（Packman，2010）。

三元复合物的形成（新抗原形成）　许多药物即使小剂量给药，仍可较弱地结合到红细胞膜上（表 32-11）。抗体将结合的药物和红细胞膜成分作为抗原识别，并与之结合，形成三元复合物。药物介导的抗体通常是 IgM 抗体，并易于与补体结合，导致细胞溶解。此外，红细胞由于被覆有 C3b 而被滞留于肝脏和脾脏并遭到破坏。

表 32-11　小细胞性低色素性贫血实验室特征

	血清铁	血清 TIBC	饱和度/%	骨髓		血清铁蛋白	ZPP	HbA2	HbF
				铁粒幼细胞/%	贮存铁				
铁缺乏	↓	↑	↓	↓	↓	↓	↑	N~↓	N
β-珠蛋白生成障碍性贫血特性	N(↑)	N	N	N	N~↑	N~↑	N	↑	N~↑
慢性病贫血	↓	N~↓	↓	↓	N~↑	N~↑	↑	N	N
铁粒幼细胞贫血	↑	↓	↑	↑	↑	↑	↑(↓)	N	N~↑

N，正常；TIBC，总铁结合力；ZPP，锌原卟啉；↓，减少；↑，增多

患者表现为急性血管内溶血、血红蛋白血症和血红蛋白尿。如果试剂含抗补体活性，直接抗球蛋白试验阳性。用 γ 试剂的直接抗球蛋白试验则为阴性，这是由于 γ 试剂几乎没有抗 IgM 或补体特异性。

将患者血清、靶红细胞和相关药物共温育后，观察红细胞的凝集、溶解或敏化，可以对本病进行诊断。

红细胞膜对药物的吸附　青霉素和头孢菌素，特别是在高剂量下，能与包括红细胞膜在内的蛋白质牢固结合。这些药物诱导了抗体反应，但抗体并非特异地针对红细胞膜。产生的 IgM 和 IgG 两种抗体，只有 IgG 抗体与免疫溶血有关，且不涉及补体。被覆有 IgG 抗体的红细胞，通过脾脏由巨噬细胞 Fc 受体识别而被清除。

直接抗球蛋白试验强阳性。从患者红细胞洗脱的抗体只能与经青霉素或头孢菌素处理的红细胞起反应。

药物诱导的自身抗体　在约 15% 的使用甲基多巴降压药的患者中，直接抗球蛋白反应阳性。抗体属于 IgG 类，一些研究显示抗体对 Rh 抗原有特异性（Packman，2010）。自身抗体产生的实际机制尚不清楚。据推测是甲基多巴引起 T 细胞的活化和 γ-IFN 分泌增加，从而上调抗原递呈细胞上的 MHC Ⅰ类和Ⅱ类分子，诱导 B 细胞产生抗体。药物也可与无血红蛋白产生的原始红细胞结合，形成一种新抗原，随之产生自身抗体（Packman，2010）。

抗球蛋白反应阳性通常出现在 3~6 个月的滞后期之后，并呈剂量依赖性。每天服用 2g 或更多的甲基多巴，36% 的患者抗球蛋白反应呈阳性。每日仅服用 1g 甲基多巴，只有 11% 的患者呈阳性反应。不到 1% 的患者发生免疫性溶血性贫血，并没有剂量依赖性。甲基多巴也可降低单核吞噬细胞的吞噬活性，这可能解释尽管常存在自身抗体，但罕见发生溶血性贫血的原因（Sokol & Booker，1992）。有报道左旋多巴、普鲁卡因胺、氟达拉滨和甲芬那酸等其他药物，有同甲基多巴类似的机制，导致 AHA 的发生。

免疫球蛋白对红细胞膜的非免疫性吸附　头孢菌素和顺铂等药物通过对红细胞膜的改变，导致血浆蛋白非特异性的吸附在红细胞表面，以致 IgG 和 IgM 可能松散地与红细胞膜相结合，这种现象可以导致直接抗球蛋白反应阳性。现在认为这种机制可以引起溶血性贫血（Garratty & Arndt，2007）。

贫血的实验室检查

贫血的诊断和研究需要实验室检测方法的正确使用和解释。有效应用的前提是仔细的病史分析与体格检查，由此提出最初的检测方法，并为确定贫血的性质提供重要的导向。贫血急性发作、快速进展，可能与溶血有关，而缓慢渐进性发生的贫血可能是由于骨髓生成缺陷造成的。

患者是否贫血，可以通过 Hb、Hct 或红细胞计数的测定做出评判：低于相应年龄、性别和海拔高度的参考范围；或低于患者先前的水平，尽管检查的数值在参考区间内。接着是明确贫血的根本原因或致病机制。

通常，全血细胞计数（WBC、RBC、Hb、Hct、MCV、MCH、MCHC 和血小板）以及瑞氏染色的血涂片检查，都是血液常规检查的项目。但可能存在这样的情况：轻微的大红细胞性贫血，这些检查可能都是正常的，RBC 计数落在正常范围的低值，轻度的大红细胞（通过检查血涂片可被察觉）也没有使 MCV 超过正常范围的上值。

一旦发现贫血，血液的基本检查项目包括以下内容：①Hb、Hct、RBC 计数和红细胞指数；②血涂片检查；③白细胞计数；④血小板计数；⑤网织红细胞计数。

使用目前的多通道仪器，红细胞值及其指数都相当精确。

但红细胞指数是平均值，并不能检测出数量相当的不同群体细胞间的差异。例如，叶酸和铁的同时缺乏可能导致大红细胞与低色素性小红细胞两个细胞群，但红细胞指数可以正常。因此，仔细的血涂片检查必不可少。红细胞体积分布宽度(RDW)也非常有助于这一异常类型的区分(见第30章)。

红细胞大小由MCV和血涂片镜检确定，并由此作出贫血的形态学类型。血涂片上的某些所见还可以提示可能的发病机制。嗜多色性大红细胞数量增加，伴或不伴有核红细胞出现，可以提示红细胞生成增加。这通常是未经治疗的患者因出血或溶血引起。此时，病史(出血)或体格检查(黄疸、脾大)将对贫血类型的确定有帮助。

提示溶血的形态学所见有异形红细胞、镰状细胞、不规则收缩红细胞(包括红细胞碎片或裂细胞)和球形红细胞。在HS中，有时因红细胞大小不一很轻微，难以察觉球形红细胞。这种情况下红细胞形态学检查所见将有所帮助，包括平均红细胞直径(MCD)减低，6.0~6.5μm(正常7.0~7.4μm)，红细胞具有小而偏心的淡染区或无淡染区，或因血红蛋白浓集而轻度浓染变深的红细胞。

靶形红细胞可见于血红蛋白病，特别是HbC病、HbD病、HbE病和珠蛋白生成障碍性贫血。靶形红细胞也可以在任何的低色素性贫血中出现，但数量通常较少。不伴小细胞增多的靶形红细胞也见于肝脏疾病，以及无脾或脾功能丧失的患者。

嗜多色性红细胞中可见细小的嗜碱性点彩(由RNA沉积所致)，与红细胞生成明显增加有关，为出血或溶血的反应。粗大的嗜碱性点彩提示血红蛋白合成异常所致，常见于巨幼细胞性贫血、珠蛋白生成障碍性贫血、难治性贫血和一些红细胞酶缺陷、不稳定血红蛋白和铅中毒。值得注意的是，伴点彩红细胞增多的低色素性或小红细胞，更多的考虑为珠蛋白生成障碍性贫血或铅中毒，而非缺铁性贫血。如前所述，一些铁缺乏症可能与铅中毒有关(见本章前面的铁代谢部分)。

椭圆形大红细胞(尤其是卵圆形大红细胞)和核分叶过多中性粒细胞一起出现时，提示很有可能存在巨幼细胞性贫血。

最后，血涂片检查可以评估白细胞和血小板异常的性质和数量。通过这种方式最早怀疑或发现的血液病有很多，包括代偿性溶血性贫血、早期巨幼细胞性贫血、红细胞异常(如遗传性椭圆形红细胞增多症)，或者白细胞异常(如Pelger-Hüet核畸形)。

在上述的基本检查之后，根据贫血的形态学类型(红细胞指数和血涂片所见)，选择进一步的贫血检验。

大细胞性贫血(MCV增加)

大细胞性贫血是正色素性的，由血涂片红细胞形态和MCHC确定。第一步需要查明贫血是否为巨幼细胞性，血涂片中的线索已经提及，应进行骨髓穿刺检查以确认是否有巨幼变细胞。

骨髓细胞巨幼变

如果骨髓红系细胞和白细胞中同时出现特征性的巨幼变细胞，这个贫血很可能是由于叶酸或维生素B_{12}缺乏所致的。见前述有关维生素B_{12}和叶酸缺乏的诊断。一旦缺乏类型明确，必须查明原因。

骨髓细胞非巨幼变

如果骨髓为非巨幼变细胞，应调查引起大红细胞增多的原因。包括肝脏疾病、溶血性贫血、甲状腺功能减退症、过量饮酒、再生障碍性贫血和骨髓增生异常综合征。与这些疾病相关的贫血，虽然可以为大红细胞性，但更常见的是正细胞性，并因此被认为是正细胞性贫血。

小细胞性低色素性贫血(MCV和MCH减低)

如果计数是在一个多通道仪器中进行，轻度至中度的低色素性红细胞，其MCHC很可能在正常范围内。因此，MCV在小细胞性低色素性贫血检测中起主要作用。小细胞性低色素性贫血反映了红细胞血红蛋白合成数量的不足。小细胞性贫血的主要原因有以下几种：①缺铁性贫血：铁需求增加或血液丢失过多引起，铁的摄入量处于不平衡状态。②慢性病贫血(ACD)：与感染、肿瘤或胶原病相关。这类贫血可能是正细胞性和正色素性，但疾病持续存在时常为低色素性和小细胞性。③珠蛋白生成障碍性贫血是一种遗传性珠蛋白合成速率的减损。④铁粒幼细胞性贫血：属于骨髓红系细胞增生的一组难治性贫血，由于Hb合成不足而形成一群低色素性小红细胞。血涂片中红细胞呈双相性，且大红细胞可占多数，致使MCV正常或偏高，特别是获得性铁粒幼细胞性贫血。

由于铁缺乏是最常见的贫血原因，所以第一步需要确定体内是否缺铁。当失血原因不明时，应进行血清铁蛋白、血清铁、总铁结合力(TIBC)或骨髓铁检查。通常检查常可以区分两种最常见的贫血类型：缺铁性贫血和其他疾病(如常见的慢性感染或癌症)相关的单纯慢性贫血。这两类贫血血清铁浓度减低，但缺铁性贫血TIBC升高，而单纯ACD的TIBC正常或下降。骨髓贮存铁，缺铁性贫血耗尽，而慢性病贫血正常或升高。缺铁性贫血在成年男性患者中几乎总是意味着慢性失血的存在，必须找出病源并予以纠正。如果没有铁丢失的明显原因，应考虑PNH，尤其是伴有中性粒细胞或血小板减少的患者。

伴嗜碱性点彩和血清铁正常(或增加)的低色素性贫血(或低色素性红细胞)，最有可能是珠蛋白生成障碍性贫血。应进行血红蛋白电泳，分析HbA_2和HbF的水平，且常有必要进行家族调查。

铁粒幼细胞性贫血包括难治性贫血伴环铁粒幼细胞(RARS)(是骨髓增生异常综合征的一部分)(见第33章)。铁粒幼细胞性贫血也见于某些药物(如异烟肼)治疗后或慢性铅中毒，粗大的嗜碱性点彩常见于这组贫血中。

正细胞性正色素性贫血(MCV正常)

这一大组贫血的原因很多。一个有用的方法是评估特定患者的红细胞动力学(见第31章)。通常检测网织红细胞生成指数(RPI)和骨髓检查。RPI是检测有效红细胞生成的最简便方法。

最佳骨髓反应：网织红细胞生成指数高于正常2倍

如果网织红细胞的数量(网织红细胞计数绝对值，或RPI)已超过正常两倍，可以认为骨髓已达到最佳反应。贫血的原因可能是急性失血或溶血。如果出血证据不足，必须寻求存在溶血的依据。

骨髓红系细胞增生，血清胆红素、尿胆原或粪胆原这些指标，可以提示红细胞生成活性增加还是红细胞破坏增加。在一些情况下，需要红细胞寿命测定以证实溶血。低血清结合珠蛋白和高 LDH 表明存在溶血，但 LDH 正常也不能排除溶血。上述的这些检查都不能明确是否为血管内或血管外溶血，不过血浆血红蛋白增高、血红蛋白尿和含铁血黄素尿症提示血管内溶血。

一旦确定明显的溶血存在，就需要查明溶血机制的类型。

直接抗人球蛋白(Coombs)试验 如果用广谱试剂的直接抗球蛋白反应阳性，则需要进一步检查以确定红细胞上的 IgG、IgM 抗体或补体。如果红细胞上存在免疫球蛋白，检测抗体特异性，冷凝集素、Donath-Landsteiner 抗体，以及血清蛋白电泳可能有助于了解疾病过程。

如果直接抗球蛋白反应阴性，下一步检查需要根据临床所见和已检查的结果。

如果怀疑 HS，需要在 37℃ 温育 24 小时，检测温育前后红细胞渗透脆性。进行家族史调查也十分必要。

如果怀疑非球形红细胞性遗传性溶血性贫血，应筛查 G6PD 与 PK 缺乏，Hb 电泳也有帮助。如果这些检查结果都是阴性的，应进行热不稳定试验、异丙醇溶解性试验和自身溶血试验。

如果怀疑珠蛋白生成障碍性贫血，应进行 HbA_2 和 HbF 测定，检测 HbH 包含体也是需要的。珠蛋白生成障碍性贫血通常是小细胞性低色素性贫血；重型、中间型 β-珠蛋白生成障碍性贫血以及 HbH 病 RPI 可能增加。

如果怀疑是药物诱导的溶血，应进行 Heinz 小体检查，筛查 G6PD 缺乏，如有可能，进行药物依赖的自身抗体试验。

如果溶血性贫血的性质不明确，应用流式细胞仪进行 PNH 检测。

骨髓反应不足：网织红细胞生成指数低于正常 2 倍

贫血的机制可能是无效红细胞生成。具有最大限度的无效红细胞生成的疾病最常见于巨幼细胞性贫血、珠蛋白生成障碍性贫血和骨髓增生异常综合征。但骨髓增生异常综合征的大多数患者骨髓明显增生，骨髓细胞输送至血液的功能受损，红细胞前体细胞形态变化可与巨幼细胞性贫血重叠，但不会出现巨幼细胞性贫血中的粒细胞和巨核细胞形态学变化。

网织红细胞计数减低可能是骨髓造血不足造成的。如慢性肾脏疾病可导致 EPO 生成减少；某些内分泌疾病，如垂体功能减退症或甲状腺功能减退症，由于组织对氧的需求减少，可能导致将血红蛋白的生成调节在较低的水平。

许多正色素性贫血与多种慢性疾病相关，骨髓不能代偿红细胞寿命轻度缩短的需求。这些与感染、癌症或类风湿关节炎相关的 ACD，有铁代谢异常，具体可参考前述的小细胞性低色素贫血部分。

骨髓对 EPO 不起反应，可能是由于药物或化学毒物对骨髓造成的损伤，或不明原因所致，或骨髓被肿瘤细胞或纤维组织浸润所致。

那些骨髓不能有效生成红细胞的低网织红细胞计数者，可通过骨髓检查予以明确。其他检查在于确定潜在的疾病过程，然后可以根据骨髓象评估红细胞动力学和临床表现。

红细胞增多症

红细胞增多症的经典定义为 Hct 值高于正常范围。在临床上，红细胞增多症为 Hb 和红细胞计数增加，反映了红细胞总量(容积)的增高(Maran & Prchal，2004)。最近，世界卫生组织(WHO)在恶性血液系统肿瘤分类中，定义的红细胞增多症为男性 Hb＞185g/L，女性 Hb＞165g/L(译者注：2016 年 WHO 已将此值修订为男性 Hb>165g/L，女性 Hb>160g/L)，Hct 大于具体方法参考范围的第 99% 的百分位点，或虽然较低，但有不明原因的 Hb 较基线水平增加至少 20g/L(Swerdlow et al，2008)。

绝对红细胞增多症(absolute polycythemia) 是指人体内红细胞总量的增加；在相对红细胞增多症中，红细胞总量正常，Hct 升高由于血浆容量减少所致。红细胞增多症分类见框 32-3。有些分类是基于对 EPO 的反应(Cazzola，2004)，有的是基于潜在的机制(即原发性或继发性，先天性或后天获得性)(Gordeuk et a，2005)。

框 32-3 红细胞增多症病理生理学分类

1. **相对红细胞增多症**
   (1) 血浆容量减低：脱水，休克
   (2) 假性红细胞增多症(应激性红细胞增多症，Gaisböck 综合征)
2. **绝对红细胞增多症**
   (1) EPO 适当增加所致继发性红细胞增多症
   ①氧气(O_2)输送减少：缺氧，高原，肺疾病，发绀性心脏病，一氧化碳中毒，高铁血红蛋白血症，HbM
   ②O_2 释放减少：高氧亲和力血红蛋白病，二磷酸甘油酸不足
   (2) EPO 不适当(异常)增加所致继发性红细胞增多症
   ①肿瘤：肾母细胞瘤，肾癌，小脑血管瘤，肝癌
   ②局部组织缺氧：多囊肾，肾动脉狭窄
   ③肾移植后
   ④急性肝炎
3. **遗传性红细胞增多症**
   ①原发性家族性先天性红细胞增多症(*EPO* 受体基因突变)
   ②楚瓦什和克罗地亚红细胞增多症(*VHL* 基因突变)
4. **原发性骨髓疾病**
   真性红细胞增多症

修改自 Cazzola M：Serum erythropoietin concentration as adiagnostic tool for polycythemia vera，Haematologica 89：1159-1160，2004

相对红细胞增多症

相对红细胞增多症(relative polycythemia)是血浆容量减少引致的 Hct 或红细胞数增加，总的红细胞数量不增加。见于急性脱水(如严重腹泻、烧伤)和利尿剂治疗患者。

在假性红细胞增多症(spurious polycythemia)(表观性红细胞增多症，Gaisböck 综合征)中，红细胞数量往往是高于正常

值，而血浆容量低于正常值。这些患者已被视为一种正常生理状态的极限。几乎所有患者为男性，高发于吸烟人群，倾向于肥胖和有高血压病。睡眠呼吸暂停与利尿剂可能是诱因。血清EPO水平正常(Cazzola,2004)。

绝对红细胞增多症

与缺氧相称的促红细胞生成素增加

细胞对缺氧的反应受一个α-β异二聚体转录因子家族调控。这一因子被称为缺氧诱导因子(hypoxia-inducible factor,HIF)，调节促红细胞生成素(erythropoietin,EPO)的转录。有三种HIF亚型，即HIF1α、HIF2α和HIF3α。HIF2α是调节EPO表达的主要亚型。在常氧条件下，通过O_2、含酶的脯氨酰羟化酶结构域和von Hippel-Lindau肿瘤抑制蛋白(VHL)的协同效应，HIF1α被迅速破坏。在缺氧条件下，降解HIF-1α则减慢，导致其靶基因(包括EPO)转录增加。EPO与其受体结合导致受体相关的Janus激酶2(Janus kinase 2,JAK 2)自磷酸化。JAK 2具有酪氨酸激酶活性刺激造血(Patnaik & Tefferi,2009)。

动脉血氧不饱和

无论什么原因使进入血液的氧气不足，都将导致动脉血氧不饱和度增高、输送至组织的氧受损，于是，EPO生成增加、骨髓红系细胞增生，结果为红细胞生成增多，红细胞总量增加。作为缺氧的反应，红细胞2,3-DPG和p_{50}增加。与真性红细胞增多症不同，通常没有白细胞增多或血小板增多，且中性粒细胞碱性磷酸酶正常。动脉血氧未饱和，可能是导致高海拔人群、慢性肺疾病和O_2进入血液受阻患者、由右至左分流的发绀型心脏病以及与吸烟有关的碳氧血红蛋白血症患者红细胞增多的原因。CO中毒引起的缺氧与两种机制相关：直接减低氧饱和度和妨碍Hb的O_2释放(landaw,1990)。

高氧亲和力血红蛋白病

组织缺氧的另一个原因是存在高氧亲和力的结构异常的血红蛋白(prchal,2003)(见本章前面提到的与高氧亲和力相关的血红蛋白部分)。如同其他功能性血红蛋白病，疾病见于杂合子状态，已确定100多种与氧亲和力增加相关的血红蛋白突变(prchal,2003)。在相同的氧分压下，异常血红蛋白释放入组织的O_2比正常血红蛋白少，氧解离曲线左移，p_{50}下降。红细胞2,3-DPG不增加。由于动脉血氧不饱和，EPO生成增加和红细胞增多。必须强调的是，常规血红蛋白电泳通常不能检测出这些Hb变异体，这是因为氨基酸的替代发生在αβ的某个接触位点，或靠近血红素腔袋。因此，低p_{50}为高氧亲和力血红蛋白病的一个推定性证据。一些伴红细胞增多症的高氧亲和力血红蛋白不稳定，热不稳定试验呈阳性反应。

其他改变O_2亲和力的原因包括HbM和红细胞2,3-二磷酸甘油酸变位酶缺乏，后者参与了2,3-DPG的生成(Gordeuk et al,2005)。

不适当的促红细胞生成素增加

肿瘤

良性或恶性肿瘤，与红细胞增多症相关，因肿瘤可表达高水平EPO mRNA。其中，肾肿瘤占大多数，主要有小脑血管瘤、肾细胞癌、肾母细胞瘤、某些肝癌、子宫肌瘤、嗜铬细胞瘤、甲状旁腺腺瘤和脑膜瘤。几乎所有的病例在肿瘤切除后，红细胞增多症消失(Patnaik & Tefferi,2009)。

肾脏疾病

其他肿瘤或生长物(如肾囊肿、肾积水、卵巢癌和某些肝癌)，似乎由于肿块紧贴肾脏，肾内压力增加或局部缺氧引起肾脏生成EPO增加。肾动脉狭窄也与红细胞增多症有关。肾移植后红细胞增多症见于10%~20%的肾移植受者。接受肾移植而未摘除原先肾脏患者发生率较高。对于这种情况，给予血管紧张素转换酶抑制剂(主要是血管紧张素Ⅱ，有调节红细胞生成的作用)有效(prchal,2003)。

家族性红细胞增多症

最常见的家族性红细胞增多症是由于存在一种高氧亲和力的血红蛋白，为常染色体显性遗传特性。先天性红细胞增多症可能是由于低氧感应机制的缺陷。von Hippel-Lindau综合征是一种常染色体显性遗传性疾病，与*VHL*基因突变相关。突变的结果是导致HIF-1α和EPO水平增加(prchal,2003;Gordeuk et al,2005)。楚瓦什人红细胞增多症是一种常染色体隐性遗传的先天性红细胞增多症，为俄罗斯联邦楚瓦什人群中发生的地方病。据报道本病的血栓形成和出血并发症是高死亡率的原因。最近，在克罗地亚人群中，也有*VHL*基因突变的描述。

先天性红细胞增多症可继发于低氧感应机制正常而EPO受体缺陷的患者。原发性家族性和先天性红细胞增多症(primary familial and congenital polycythemia,PFCP)是一种常染色体显性遗传疾病，出生时即存在。PFCP与低血清EPO水平和体外红系祖细胞对EPO高度敏感有关。已有描述，在PFCP的促红细胞生成素受体(*EPOR*)基因中，有16个胚系突变导致形成截短的受体(Patnaik & Tefferi,2009)。如前所述，2,3-二磷酸甘油酸变位酶活性缺乏导致红细胞2,3-DPG明显减少相关的红细胞增多症，似乎为常染色体隐性遗传。

真性红细胞增多症

真性红细胞增多症(polycythemia vera,PV)是一种骨髓增殖性肿瘤，以全骨髓增殖为特点，即巨核细胞、粒细胞以及红细胞系统的过度增殖。外周血表现为红细胞、白细胞和血小板不同程度增多。*JAK2*基因突变现在被描述为一个持续不变的所见特征。详见骨髓增殖性肿瘤一章。

红细胞和血浆容量检测

绝对红细胞增多症的诊断依赖于红细胞和血浆容量检测的可靠方法。红细胞和血浆容量用放射性核素示踪剂和稀释法进行测定。最常用的示踪剂是^{51}Cr，以铬酸钠形式与红细胞结合，测量红细胞容积。^{125}I或^{131}I与白蛋白结合，可以用来测量血浆容量。

测量红细胞和血浆容量的详细方法，见国际血液学标准化委员会的报告(1980)。

红细胞容量

采集患者血液，以^{51}Cr标记红细胞，铬酸盐标记的红细胞以生理盐水洗涤，取一部分生理盐水稀释后的标记红细胞静脉注入患者体内。经一段时间平衡后，通常是 10～20 分钟，从患者另一手臂抽取血液样本。在下列情况下，如脾大、心衰或休克，平衡时间可能延长，应在标记红细胞注入 60 分钟后，抽取另一份血液样本。

每个样品的放射性是由闪烁计数器记录。红细胞容量（erythrocyte volume，EV）用以下公式计算：

$$EV(ml)=I(cpm)/C(cpm/ml)$$

I 是总注入的放射活性（计数/分钟），C 是混合完成后红细胞中的放射性（计数/分钟/毫升红细胞）。

血浆容量

采集患者约 20ml 血液，离心、去除血浆，加入放射性碘标记白蛋白。混匀后，将标记的血浆静脉注入患者。注入后 10、20、30 分钟，分别抽取 5ml 血液，并在闪烁式计数器中计数放射活性。在零时间（P_0）的放射活性通过在半对数图纸上绘制三点，采用外推法到零时间进行确定。标准品由稀释的放射性碘标记的白蛋白制备，稀释剂为含少量洗涤剂的生理盐水。

血浆容量（plasma volume，Vp）用以下公式计算：

$$Vp(ml)=S(cpm/ml)\times D\times V(ml)/P_0(cpm/ml)$$

S = 标准计数率（计数/分钟/毫升）

D = 稀释的标准溶液的稀释倍数

V = 注入的放射性碘标记的白蛋白溶液体积

P_0 = 血浆样品校正至零时间的计数率（计数/分钟/毫升）

解释

正常男性的红细胞容量为 20～36ml/kg，女性为 19～31ml/kg。男性的血浆容量为 25～43ml/kg；女性为 28～45ml/kg。在新生儿和早产儿，红细胞容量和血浆容量高于成人。

红细胞增多症男性患者的红细胞容量超过 36ml/kg，女性患者超过 32ml/kg。在不同情况下红细胞容量和血浆容量的变化，见表 32-12。

表 32-12　红细胞容量和血浆容量变化关系的临床观察

红细胞容量	血浆容量	病因	影响结果
正常	高	妊娠 肝硬化 肾炎 充血性心力衰竭	假性贫血
正常	低	压力 外周循环衰竭 脱水 水肿 长时间卧床休息	假性红细胞增多症
低	正常	贫血	准确反映贫血程度
低	高	贫血	贫血程度轻于血细胞计数的评判
低	低	出血 严重贫血（当 Hct<0.2）	贫血程度重于血细胞计数的评判
高	正常至低	红细胞增多症	准确反映红细胞增多或红细胞增多轻于表现程度
高	高	红细胞增多症（当 Hct>0.5）	红细胞增多重于表现程度
正常或高	高	显著脾肿大	假性贫血

引自 Dacie JV，Lewis SM：*Practical haematology*，ed 5，Edinburgh，1975，Churchill Livingstone

卟啉病

生理学

血红素生物合成是发生在所有含线粒体的代谢活跃细胞中的一个重要途径，在骨髓和肝脏中最为突出。红骨髓是血红素形成的主要组织，生成每日血红素需求量的 85%。血红素与珠蛋白的复合物在循环红细胞中约存在 120 天，而在肝脏中生成的用于细胞色素与酶的血红素则周转快许多，以小时计。图 32-32 简要介绍了血红素生物合成的途径，以及沿该通路与特定酶缺陷相关的疾病状态。

卟啉是由四个吡咯环通过亚甲基桥连接而形成的化合物，因 8 个外围替代物不同而不同。卟啉环中心排列的四个氮原子使卟啉与各种金属离子螯合（如铁），或病理状态下的锌螯合。在卟胆原（porphobilinogen，PBG）和原卟啉之间生物合成的中间体并非卟啉类化合物，而是还原的前体形式：卟啉原。卟啉病是一组遗传性和获得性血红素生物合成疾病，由于缺乏生物合成途径中的特定酶，最终导致所缺乏酶前面反应步骤的前体物质过量生成和排泄增加。从毛细血管渗漏出来的卟啉进入皮肤，是引起光过敏的原因。前体物质与脑脊髓交感神经系统的表现有关。δ-氨基乙酰丙酸（δ-aminolevulinic acid）似乎是主要病因（SASSA，2006）。

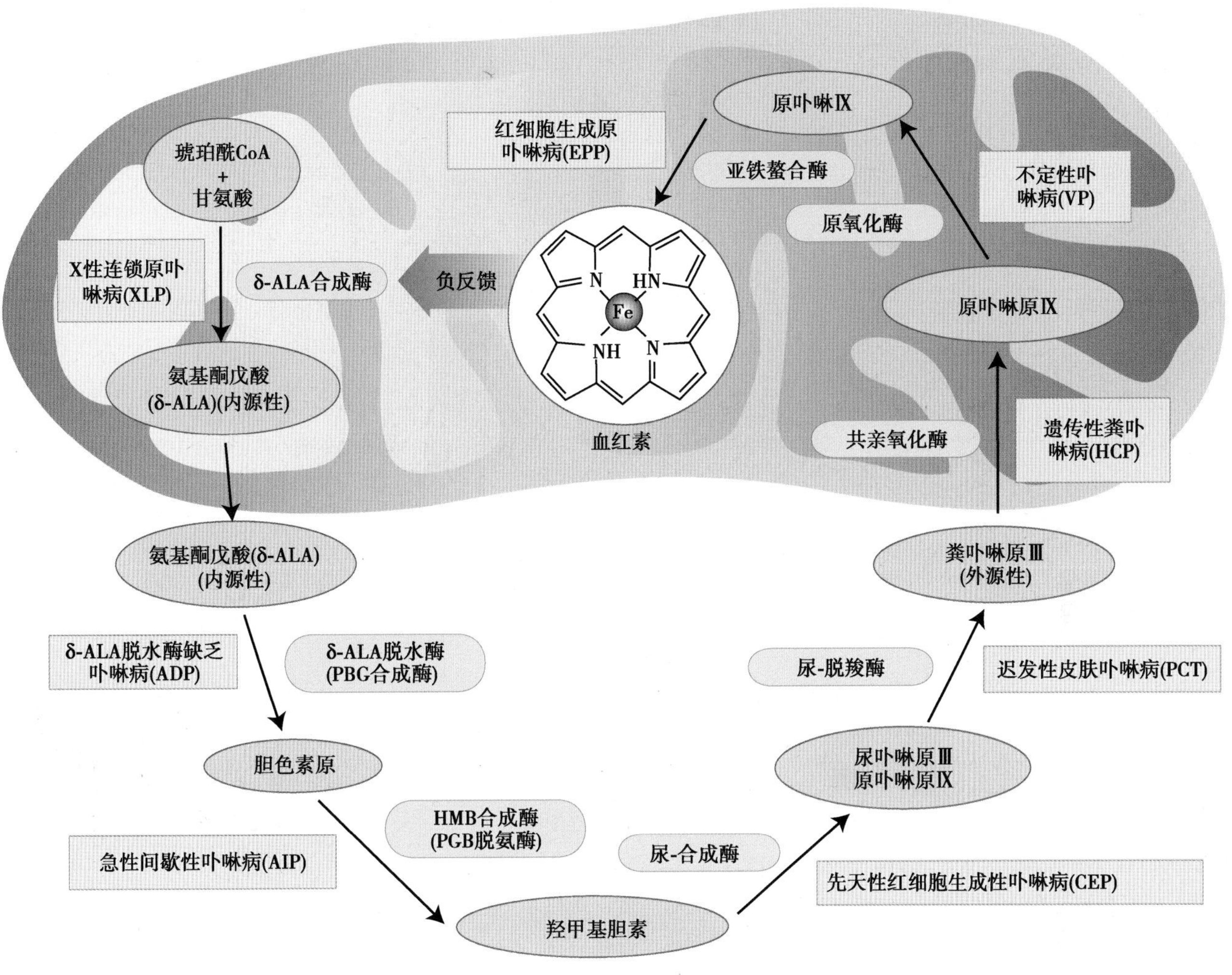

图 32-32 卟啉病血红素生成的生物化学途径

卟啉病的评估方法

咨询病理学家可用三步法来评估这组变化多端的少见疾病。首先,回顾提供者所描述的临床表现。据此进行卟啉病分类是一个有益的起点,临床医生需要根据患者的体征和临床症状,制订必要的实验室辅助检查顺序(表 32-13 和表 32-14)。其次,建议进行生化检测,见表 32-13 和下面所述。现在可首先进行一种尿卟胆原的快速诊断试验。最后,根据生化结果,安排基因测试。识别造成卟啉病的基因和许多突变已经取得了很大的进展。患者可能很想知道这个信息,便于与家人讨论疾病诊断。有助于服务机构和患者的网站包括美国国立卫生研究院罕见疾病临床研究网卟啉病联盟(http://rarediseasesnetwork.epi.usf.edu/porphyrias/index.htm)、美国卟啉病基金会(www.porphyriafoundation.com)和急性卟啉病药物数据库(www.drugs-poria.com)。

临床卟啉病及其生物化学基础

孤立的脑脊髓交感神经系统症状

急性间歇性卟啉病

急性间歇性卟啉病(acute intermittent porphyria,AIP)是最常见的急性卟啉病,也可能是最常见的遗传性卟啉病(Chemmanur & Bonovsky,2004)。为常染色体显性遗传,具有不完全的外显率,使家族性研究更具挑战性,目前已经识别的突变超过 375 种(Balwani & Desnick,2012)。PBG 脱氨酶缺乏症已在所有被检测的组织证实,在发作期和静止期时达到约 50%的水平。在急性发作时尿中 δ-ALA 和 PBG 水平升高(PBG 产生的数量比 δ-ALA 多),诊断可能最为容易,而且可随时测定红细胞 PBG 酶。在静止期,患者的尿代谢物水平通常在参考值范围内或接近参考范围。典型的特性是:AIP 患者尿液暴露于空气和光线时因 PBG 被氧化成卟啉而变成暗红色。急性发作患者可能有低钠血症(20%病例)或低镁血症(anyaegbu et al,2012)。常见症状有腹痛(74%)、恶心呕吐(73%)、精神错乱、心动过速和乏力(63%)(Bonkovsky et al,2014)。症状通常始于青春期,反映了类固醇激素对疾病的影响,但也可始于儿童(anyaegbu et al,2012)。疾病的预防管理很重要,避免使用特定的药物(如许多人过敏的巴比妥类和磺胺类药物)、激素的变化和禁食,特别是低碳水化合物饮食可能会触发本病。最近一项研究发现,AIP 患者的营养不良风险比对照组明显增加(Garcia-Diz et al,2012)。需要手术的 AIP 患者,术后时期,必须仔细管理,避免发生低血糖(Benassi et al,2012)。

表 32-13 主要卟啉病的重要特征

卟啉病	临床特征	代谢产物过剩	快速测试	酶缺陷	基因突变
急性间歇性卟啉病	腹疼，精神症状	PBG(U) δ-ALA(U) 站立性黑尿	√	HMB 合成酶	HMBS(>375 突变)
先天性红细胞生成卟啉病	光过敏，红色尿、红牙、溶血	UP(U) CP(U) UP(E) 红色、荧光尿		UP Ⅰ 合成酶，UPG Ⅲ 合成辅酶	UROS(>35 突变)
遗传性粪卟啉病	光过敏	CP Ⅲ(F,U) PBG(U) δ-ALA(U) 红色、荧光色素尿	√	粪卟啉原氧化酶	CPOX(>60 突变)
不定性卟啉病	光过敏	PBG(U) δ-ALA(U) UP(U,F) CP(U,F) 红色、荧光色素尿	√	卟啉原氧化酶	PPOX(>165 突变)
迟发型皮肤性卟啉病	光过敏	UP Ⅰ(U) UP Ⅲ(U) 酸性引起粉色荧光		尿卟啉原脱羧酶	UROD(>105 突变)

δ-ALA，氨基酮戊酸；CP，粪卟啉；E，红细胞；F，粪便；PBG，卟胆原；U，尿；UP，尿卟啉；UPG，尿卟啉原

表 32-14 卟啉病的检测结果

卟啉病	尿液	红细胞	排泄物
急性间歇性卟啉病	PBG↑，δ-ALA↑	PBGD 活性↓	无意义
ALAD 脱氢酶缺乏性卟啉病	卟啉↑(δ-ALA 单独增加)，需要排除尿中有机酸和重金属	D-ALAD 活性↓	无意义
不定性卟啉病	卟啉(PBG)↑	无意义	粪卟啉Ⅲ/Ⅰ比值(<10)↑
遗传性粪卟啉病	卟啉(PBG)↑	无意义	粪卟啉Ⅲ/Ⅰ比值(>10)↑
迟发型皮肤性卟啉病	卟啉↑	Ⅱ型 UROD↓，Ⅰ型，Ⅲ型 UROD WNL	无意义
先天性红细胞生成性卟啉病	卟啉↑	UPGⅢ合成辅酶↓	无意义
红细胞生成性原卟啉病	无意义	游离原卟啉↑	无意义

δ-ALA，氨基酮戊酸；PBG，卟胆原；PBGD，卟胆原脱氨酶；UPG，尿卟啉原；UROD，尿卟啉原脱羧酶；WNL，在正常范围内

δ-氨基乙酰丙酸脱氢酶缺乏性卟啉病

δ-氨基乙酰丙酸脱氢酶缺乏性卟啉病（aminolevulinic acid dehydratase deficiency porphyria，AADDP）是最少见的卟啉病，仅有 10 例报道（Balwani & Desnick，2012）。临床上很难与 AIP 鉴别。检测受累患者尿液单独存在 δ-ALA 过量和红细胞中 δ-氨基酮戊酸（氨基乙酰丙酸）脱水酶减低，可以作出鉴别诊断。需要注意的是，但本型卟啉病必须与酪氨酸血症和重金属中毒作出鉴别。

脑脊髓交感神经系统症状和光敏性损害

不定性卟啉病

类似 AIP 和 HCP，不定性卟啉病（variegate porphyria，VP）为常染色体显性遗传（低外显率）疾病。它有时被称为南非卟啉病（South African porphyria），因它流行于这个地区的白种人中。这病被称为“不定性”是因为患者的临床表现不一，有些患者只有皮肤表现，有些患者只有脑脊髓交感神经系统症状，而有些患者这两个特点都有。临床医生不需要按表逐条进行诊断，特别是南非白人血统的患者。患者有 50%的原卟啉原氧化酶活性。因此，患者排泄粪原卟啉和粪卟啉，以及尿 δ-ALA、PBG 和尿粪卟啉。肝 ALA 合成酶Ⅰ经诱发因素诱导，如巴比妥类药物、口服避孕药或低碳水化合物饮食，导致急性发作时的 δ-ALA 和 PBG 增加（Chemmanur & Bonovsky，2004）。皮肤暴露于阳光下引起损伤，继而皮肤出现糜烂与大泡，该症状在年轻 VP 患者比迟发性皮肤卟啉病更常见。通过传统的代谢产物测定、家族史调查和 DNA 分析进行诊断。避免触发因素仍然是患者护理的主要方面。

遗传性粪卟啉病(HCP)

遗传性粪卟啉病(hereditary coproporphyria,HCP)为常染色体显性遗传(不完全外显率),比AIP少见,是由于缺乏粪卟啉原氧化酶所致。临床上,HCP的脑脊髓交感神经系统症状如同轻型AIP,皮肤症状约见于1/3患者(Chemmanur & Bonovsky,2004)。在疾病发作及其间期,粪便排泄粪卟啉原Ⅲ。急性危重期尿中见δ-ALA和PBG。δ-ALA排泄量通常超过PBG,同时结合皮肤表现(如果存在),有助于鉴别HCP和AIP。预防管理的核心是防晒。

光敏性损害和溶血性贫血

迟发性皮肤卟啉病

迟发性皮肤卟啉病(porphyria cutanea tarda,PCT)是美国最常见的卟啉病。1型为散发型,2型为常染色体显性遗传。患者缺乏尿卟啉原脱羧酶(UROD),研究人员推测存在一种UROD抑制剂,可能是继发于铁和尿卟啉原的代谢产物。*UROD*基因中有超过105种突变(Balwani & Desnick,2012)。值得注意的是,血色病患者患获得性PCT的风险增加(Chemmanur & Bonovsky,2004)。患者仅表现为皮肤症状,为暴露于阳光下的部位受到轻微损伤,而不是单纯的光过敏。诊断性实验室检查结果包括尿卟啉增加、尿粪卟啉轻度增加。应避免恶化因素,如乙醇、肝ALA合成酶Ⅰ诱导物和雌激素。额外的管理策略包括放血以降低肝脏铁负荷,用氯喹与卟啉形成复合物以利于经尿排泄,以及使用防晒霜(Chemmanur & Bonovsky,2004)。

先天性红细胞生成性卟啉病

先天性红细胞生成性卟啉病(congenital erythropoietic porphyria,CEP)明显不同于前述的几种卟啉病,包括遗传方式(它是一种隐性遗传疾病)与严重程度。患者在出生后不久出现红色尿、溶血性贫血和严重的皮肤光敏性损害。红牙明显,如果患者还没有明确诊断,这可能是一个有益的线索。缺乏尿卟啉原Ⅲ合成酶,已发现35种以上突变体;并且ALA合成酶活性增加。粪卟啉Ⅰ与尿卟啉Ⅰ出现于尿中。CEP预后明显比其他卟啉病差,许多患者在疾病早期死亡。

孤立性光敏性卟啉病

红细胞生成性原卟啉病和X连锁卟啉病

红细胞生成性原卟啉病(erythropoietic protoporphyria,EPP)是由于亚铁螯合酶的部分缺乏。亚铁螯合酶是血红素生物合成途径中的最后一个酶。本病为常染色体隐性遗传,是由*FECH*基因中超过135个突变中的某一个突变所致(Balwani & Desnick,2012)。临床症状始于童年,早于其他卟啉病(多见于青春期),表现为疼痛,暴露于阳光下很短的时间(几分钟)后出现皮肤瘙痒红斑。没有神经精神症状。但最近描述了一个在室外痛苦地尖叫被送诊精神科的患儿案例(Wahlin et al,2006),该文对疼痛性皮肤病损引起的情感后遗症得出了有用的观点:许多疾病可引起情感抑郁,但必须与其他卟啉病可出现的神经精神症状仔细区分。EPP的独特之处,具有正常尿液外观,必须进行RBC特定酶检测明确诊断。X连锁卟啉病(X-linked porphyria,XLP)是新近描述的疾病,由*ALAS2*基因的功能获得性(gain-of-function)突变所致,临床上很难与EPP区分(Balwani & Desnick,2012)。

分析技术

诊所或医院的实验室诊断可从Trace PBG试剂盒(Trace America/Trace Diagnostics, Wheeling, Ill.)检测尿液卟胆原开始。表32-13列出了卟啉病代谢物的水平变化。经初步检测,分析尿液、红细胞和粪便中的各种卟啉类化合物(特别是卟啉病中增加的产物),以及血红素生物合成途径中的特定酶。病理学家应该选择一个非常熟悉卟啉病的标准实验室,而且遵循一个合理的流程。这样,如果疾病存在就可以得到恰当的分类。不需要主治医生或普通病理医师选择一个或两个特定的试验进行卟啉病的分类。试验流程应当是最合理的,并以定量评估卟啉开始:尿液中的PBG和δ-ALA水平,以及红细胞中的卟啉类化合物和PBGD(卟胆原脱氨酶)水平。高效液相色谱法(high performance liquid chromatography,HPLC)和荧光测定是主要的检测分析技术。HPLC可以分离单个卟啉,与粪便总卟啉的检测相结合,能可靠地区分AIP和HCP(Deacon & Elder,2001)。VP可通过测量粪和尿液中的代谢产物或荧光发射峰(624~627nm)进行诊断,后者在卟啉病中是独特的(Poh Fitzpatrick,1980)。合适样本是尿液(推荐留取24小时尿,根据参考实验室添加适当的防腐剂)和血液。如果考虑VP或HCP,应提供粪便样本。对于临床症状和尿、红细胞、粪便检验结果符合诊断的患者,也应进行特定基因突变检测。谨记卟啉病的遗传特点是不完全外显率,家族史可能提示或不提示诊断,没有家族病史并不能排除卟啉病,一旦检出某个特定基因突变,就应对有血缘关系的家属进行检测。

(卢兴国 龚旭波 译 陈万新 校)

推荐阅读

Balwani M, Desnick RJ: The porphyrias: advances in diagnosis and treatment, Blood 120:4496-4504, 2012.

卟啉病诊断、分类和治疗的综述。

Bunn HF, Forget BG: Hemoglobin: molecular, genetic and clinical aspects, Philadelphia, 1986, Saunders.

这本经典书籍对主要的血红蛋白病进行了详细描述,并以简洁的方式阐明了鉴别诊断的基本线索。

Cappellini MD, Fiorelli G: Glucose-6-phosphate dehydrogenase deficiency, Lancet 371: 64-74, 2008.

葡萄糖-6-磷酸脱氢酶缺乏症的简明扼要的综述。

Garratty G, Arndt PA: An update on drug-induced immune hemolytic anemia, Immunohematology 23: 105-119, 2007.

头孢菌素致溶血性贫血发病机制的详细综述。

Hoyer JD, Kroft SH, editors: Color atlas of hemoglobin disorders. A compendium based on proficiency testing, 2003, College of American Pathologists.

一种诊断重要血红蛋白疾病的实用方法。

Kozyraki R, Cases O: Vitamin B_{12} absorption: mammalian physiology and acquired and inherited disorders, Biochimie 95:1002-1007, 2013.

这是一篇很好的综述，它总结了维生素 B_{12} 生理吸收及其疾病方面的最新研究进展。

Moake JL: Thrombotic microangiopathies, N Engl J Med 347: 589-600, 2002.

这是一篇很好的综述，它总结了血栓微血管病变的病理生理机制、临床表现和治疗。所附的图片设计巧妙且简单。

Steinberg MH, Forget BG, Higgs DR, et al, editors: Disorders of hemoglobin, ed 2, New York, 2009, Cambridge University Press.

这是一本关于血红蛋白疾病的综合参考书；血红蛋白变异型的详细说明。

Weatherall DJ, Clegg JB: The thalassaemia syndrome, ed 4, Oxford, 2001, Blackwell Scientific Publications.

地中海贫血及其与变异型血红蛋白相互作用的全面研究。

参考文献

Alcindor T, Bridges KR: Sideroblastic anaemias, *Br J Haematol* 116:733–743, 2002.

Alter BP: Prenatal diagnosis: general introduction, methodology, and review, *Hemoglobin* 12:763–772, 1988.

Alter BP: Bone marrow failure syndromes in children, *Pediatr Clin North Am* 49:973–988, 2002.

Alter BP, Young NS: The bone marrow failure syndromes. In Nathan DG, Orkin SH, editors: *Oski's hematology of infancy and childhood*, ed 5, Philadelphia, 1998, Saunders, p 237.

Anyaegbu E, Goodman M, et al: Acute intermittent porphyria: a diagnostic challenge, *J Child Neurol* 917–921, 2012.

Bain BJ, Wild BJ, Stephens AD, et al: *Variant haemoglobins: a guide to identification*, ed 1, 2010, Wiley-Blackwell.

Basset P, Braconnier F, Rosa J: An update on electrophoretic and chromatographic methods in the diagnosis of hemoglobinopathies, *J Chromatogr Biomed Appl* 227:267–304, 1982.

Beck WS, editor: *Hematology*, ed 5, Cambridge, Mass, 1991, The MIT Press.

Benassi F, Righi E, Cimato P, et al: Cardiac surgery in patients with acute intermittent porphyria, *J Card Surg* 27:331–334, 2012.

Bentley SA: Red cell survival studies reinterpreted, *Clin Haematol* 6:601–623, 1977.

Beutler E: *Red cell metabolism: a manual of biochemical methods*, ed 3, Orlando, Fla, 1984, Grune & Stratton.

Beutler E: The molecular biology of enzymes and erythrocyte metabolisms. In Stamatoyannopoulos G, Nienhuis AW, Majerus PW, et al, editors: *The molecular basis of blood diseases*, ed 2, Philadelphia, 1994, Saunders, p 331.

Beutler E: Disorders of iron metabolism. In Kaushansky K, Lichtman MA, Beutler E, et al, editors: *Williams Hematology*, ed 8, New York, 2010, McGraw-Hill, p 565.

Beutler E, Luzzatto L: Hemolytic anemia, *Semin Hematol* 36:38–47, 1999.

Beutler E, Blume KG, Kaplan JC, et al: International committee for standardization in haematology: recommended screening test for glucose-6-phosphate dehydrogenase (G-6-PD) deficiency, *Br J Haematol* 43:465–467, 1979.

Bonkovsky HL, Maddukuri VC, et al: Acute porphyrias in the USA: features of 108 subjects from Porphyria Consortium, *Am J Med* 127:1233–1241, 2014.

Bottomley SS: Sideroblastic anaemia, *Clin Haematol* 11:389–409, 1982.

Bottomley SS, Fleming MD: Sideroblastic anemia: diagnosis and management, *Hematol Oncol Clin N Am* 28: 653–670, 2014.

Briere RO, Golias T, Batsakis JG: Rapid qualitative and quantitative hemoglobin fractionation: cellulose acetate electrophoresis, *Am J Clin Pathol* 44:695–701, 1965.

Brittenham GM: Disorders of iron metabolism. In Hoffman R, Benz EJ, Shattil SJ, et al, editors: *Hematology: basic principles and practice*, ed 5, Philadelphia, 2009, Churchill Livingstone Elsevier, p 453.

Brodsky RA: Paroxysmal nocturnal hemoglobinuria. In Hoffman R, Benz EJ, Shattil SJ, et al, editors: *Hematology: basic principles and practice*, ed 5, Philadelphia, 2009, Churchill Livingstone, p 385.

Bunn HF: Sickle hemoglobin and other hemoglobin mutants. In Stamatoyannopoulos G, Nienhuis AW, Majerus PW, et al, editors: *The molecular basis of blood diseases*, ed 2, Philadelphia, 1994, Saunders, p 207.

Bunn HF: Human hemoglobins: normal and abnormal. In Nathan DG, Orkin SH, editors: *Oski's hematology of infancy and childhood*, ed 5, Philadelphia, 1998, Saunders, p 729.

Carmel R: Ethnic and racial factors in cobalamin metabolism and its disorders, *Semin Hematol* 36:88–100, 1999.

Caro J, Outschoorn UM: Anemia of chronic renal disease. In Kaushansky K, Lichtman MA, Beutler E, et al, editors: *Williams hematology*, ed 8, New York, 2010, McGraw-Hill, p 495.

Carrell RW, Kay R: A simple method for the detection of unstable haemoglobins, *Br J Haematol* 23:615–619, 1972.

Cazzola M: Serum erythropoietin concentration as a diagnostic tool for polycythemia vera, *Haematologica* 89:1159–1160, 2004.

Chemmanur AT, Bonovsky HL: Hepatic porphyries: diagnosis and management, *Clin Liver Dis* 4:807–838, 2004.

Chong SS, Boehm CD, Higgs DR, et al: Single-tube multiplex-PCR screen for common deletional determinants of α-thalassemia, *Blood* 95:360–362, 2000.

Clark SF: Iron deficiency anemia: diagnosis and management, *Curr Opin Gastroenterol* 25:122–128, 2009.

Clarke GM, Higgins TN: Laboratory investigation of hemoglobinopathies and thalassemias: review and update, *Clin Chem* 46:1284–1290, 2000.

Dacie JV, Lewis SM: *Practical haematology*, ed 7, Edinburgh, 1991, Churchill Livingstone.

Da Costa L, Galimand J, Fenneteau O, et al: Hereditary spherocytosis, elliptocytosis, and other red cell membrane disorders, *Blood Rev* 27:167–178, 2013.

Dallman PR, Yip R, Oski FA: Iron deficiency and related nutritional anemias. In Nathan DG, Oski FA, editors: *Hematology of infancy and childhood*, ed 4, Philadelphia, 1993, Saunders, p 413.

Deacon AC, Elder GH: Best Practice No. 165: front line tests for the investigation of suspected porphyria, *J Clin Pathol* 54:500–507, 2001.

De Falco L, Sanchez M, Silvestri L, et al: Iron refractory iron deficiency anemia, *Haematologica* 98:845–853, 2013.

Dieterich DT, Spivak JL: Hematologic disorders associated with hepatitis C virus infection and their management, *Clin Infect Dis* 37:533–541, 2003.

Donath J, Landsteiner K: Uber paroxysmale Haemoglobinurie, *Munch Med Wschr* 51:1590, 1904.

Efremov GD, Mladenovski B, Petkov G, et al: Lepore hemoglobinopathy in Yugoslavia, *New Istanbul Contrib Clin Sci* 12:211–232, 1978.

Elghetany MT, Hudnall SD, Gardner FH: Peripheral blood picture in primary hypocellular refractory anemia and idiopathic acquired aplastic anemia: an additional tool for differential diagnosis, *Haematologica* 82:21–24, 1997.

Erslev AJ: Pure red cell aplasia. In Beutler E, Lichtman MA, Coller BS, et al, editors: *Williams hematology*, ed 6, New York, 2001a, McGraw-Hill, p 391.

Erslev AJ: Traumatic cardiac hemolytic anemia. In Beutler E, Lichtman MA, Coller BS, et al, editors: *Williams hematology*, ed 6, New York, 2001b, McGraw-Hill, p 619.

Erslev AJ: Pure red cell aplasia. In Beutler E, Lichtman MA, Coller BS, et al, editors: *Williams hematology*, ed 6, New York, 2001c, McGraw-Hill, p 391.

Fairbanks VF, Oliveros R, Brandabur JH, et al: Homozygous hemoglobin E mimics beta-thalassemia minor without anemia or hemolysis: hematologic, functional, and biosynthetic studies of first North American cases, *Am J Hematol* 8:109–121, 1980.

Fleming MD: The regulation of hepcidin and its effect on systemic and cellular iron metabolism, *Hematology* 151:2008. Annual Meeting of the American Society of Hematology, San Francisco, December 2008.

Franco RS: The measurement and importance of red cell survival, *Am J Hematol* 84:109–114, 2009.

Freedman MH: Inherited forms of bone marrow failure. In Hoffman R, Benz EJ, Shattil SJ, et al, editors: *Hematology: basic principles and practice*, ed 5, Philadelphia, 2009, Churchill Livingstone, p 319.

Gallagher PG, Jarolim P: Red cell membrane disorders. In Hoffman R, Benz EJ, Shattil SJ, et al, editors: *Hematology: basic principles and practice*, ed 5, Philadelphia, 2009, Churchill Livingstone, p 623.

Garcia-Diz L, Murcia AM, Gris JL, et al: Assessing nutritional status of acute intermittent porphyria patients, *Eur J of Clin Invest* 42:943–952, 2012.

Gehrs BC, Friedberg RC: Autoimmune hemolytic anemia, *Am J Hematol* 69:258, 2002.

Globin Gene Server: Database of hemoglobin variants and thalassemia mutations. Available at: http://globin.cse.psu.edu/. Accessed September 9, 2015.

Gordeuk VR, Stockton DW, Prchal JT: Congenital polycythemias/erythrocytoses, *Haematologica* 90:109–116, 2005.

Green R: Folate, cobalamin, and megaloblastic anemia. In Kaushansky K, Lichtman MA, Beutler E, et al, editors: *Williams hematology*, ed 8, New York, 2010, McGraw-Hill, p 533.

Gregg XT, Prchal JT: Anemia of endocrine disorders. In Kaushansky K, Lichtman MA, Beutler E, et al, editors: *Williams hematology*, ed 8, New York, 2010, McGraw-Hill, p 509.

Head CE, Conroy M, Jarvis M, et al: Some observations on the measurement of haemoglobin A2 and S percentages by high performance liquid chromatography in the presence and absence of alpha thalassaemia, *J Clin Pathol* 57:276–280, 2004.

Herbert V: Megaloblastic anemias, *Lab Invest* 52:3–19, 1985.

Hershko C, Patz J, Ronson A: The anemia of achylia gastrica revisited, *Blood Cells Mol Dis* 39:178–183, 2007.

Higgs DR, Aldridge BE, Lamb J, et al: The interaction of alpha-thalassemia and homozygous sickle-cell disease, *N Engl J Med* 306:1441–1446, 1982.

Higgs DR, Vickers MA, Wilkie AO, et al: A review of the molecular genetics of the human alpha-globin gene cluster, *Blood* 73:1081–1104, 1989.

Hillman RS, Finch CA: *Red cell manual*, ed 7, Philadelphia, 1996, FA Davis.

Huisman TH: Trimodality in the percentages of beta chain variants in heterozygotes: the effect of the number of active HB alpha structural loci, *Hemoglobin* 1:349–382, 1977.

Huisman TH: The human fetal hemoglobins, *Tex Rep Biol Med* 40:29–42, 1980.

Huisman THJ: *The hemoglobinopathies: methods in hematology*, vol 15, Edinburgh, 1986, Churchill Livingstone.

International Committee for Standardization in Haematology: Recommended methods for measurement of red-cell and plasma volume, *J Nucl Med* 21:793, 1980.

Iolascon A, Esposito MR, Russo R: Clinical aspects and pathogenesis of congenital dyserythropoietic anemias: from morphology to molecular approach, *Haematologica* 97:1786–1794, 2012.

Jones JA, Broszeit HK, LeCrone CN, et al: An improved method for detection of red cell hemoglobin H inclusions, *Am J Med Technol* 47:94–96, 1981.

Kautz L, Jung G, Valore EV, et al: Identification of erythroferrone as an erythroid regulator of iron metabolism, *Nat Genet* 46:678–684, 2014.

Keren DF, Hedstrom D, Gulbranson R, et al: Comparison of Sebia Capillarys capillary electrophoresis with the Primus high-pressure liquid chromatography in the evaluation of hemoglobinopathies, *Am J Clin Pathol* 130:824–831, 2008.

Labbé RF, Dewanji A: Iron assessment tests: transferrin receptor vis-a-vis zinc protoporphyrin, *Clin Biochem* 37:165–174, 2004.

Landaw SA: Polycythemia vera and other polycythemic states, *Clin Lab Med* 10:857–871, 1990.

Lindenbaum J: Status of laboratory testing in the diagnosis of megaloblastic anemia, *Blood* 61:624–627, 1983.

Lindenbaum J, Healton EB, Savage DG, et al: Neuropsychiatric disorders caused by cobalamin deficiency in the absence of anemia or macrocytosis, *N Engl J*

Med 318:1720–1728, 1988.
Looker AC, Dallman PR, Carroll MD, et al: Prevalence of iron deficiency in the United States, *JAMA* 277:973–976, 1997.
Maran J, Prchal J: Polycythemia and oxygen sensing, *Pathol Biol (Paris)* 52:280–284, 2004.
Marsh JCW, Ball SE, Canenagh J, et al: Guidelines for the diagnosis and management of aplastic anemia, *Br J Haematol* 147:43–70, 2009.
McMinn JR, George JN: Evaluation of women with clinically suspected thrombotic thrombocytopenic purpura-hemolytic uremic syndrome during pregnancy, *J Clin Apheresis* 16:202–209, 2001.
Means RT Jr: Recent developments in the anemia of chronic disease, *Curr Hematol Rep* 2:116–121, 2003.
Milner PF, Gooden HM: Rapid citrate-agar electrophoresis in routine screening for hemoglobinopathies using a simple hemolysate, *Am J Clin Pathol* 64:58–64, 1975.
Miwa S: Pyruvate kinase deficiency and other enzymopathies of the Embden-Meyerhof pathway, *Clin Haematol* 10:57–80, 1981.
Moake JL: Idiopathic thrombotic thrombocytopenic purpura, *Hematology* 408:2004. Annual Meeting of the American Society of Hematology, San Diego, December 2004.
Motulsky AG: Frequency of sickling disorders in US Blacks, *N Engl J Med* 288:31–33, 1973.
Nemeth E, Ganz T: Anemia of inflammation, *Hematol Oncol Clin N Am* 28:671–681, 2014.
Oh R, Brown DL: Vitamin B12 deficiency, *Am Fam Physician* 67:979–986, 2003.
Old JM: DNA-based diagnosis of hemoglobin disorders. In Steinberg MH, Forget BG, Higgs DR, et al, editors: *Disorders of hemoglobin*, Cambridge, 2001, Cambridge University Press, p 941.
Ozatli D, Koksal AS, Haznedaroglu IC, et al: Erythrocytes: anemias in chronic liver diseases, *Hematology* 5:69–76, 2000.
Packman CH: Hemolytic anemia resulting from immune injury. In Kaushansky K, Lichtman MA, Beutler E, et al, editors: *Williams hematology*, ed 8, New York, 2010, McGraw-Hill, p 777.
Paglia DE, Valentine WN: Haemolytic anaemia associated with disorders of the purine and pyrimidine salvage pathways, *Clin Haematol* 10:81–98, 1981.
Patnaik MM, Tefferi A: The complete evaluation of erythrocytosis: congenital and acquired, *Leukemia* 23: 834–844, 2009.
Petz LD: Cold antibody autoimmune hemolytic anemias, *Blood Rev* 22:1–15, 2008.
Pierce HI, Sumiko KK, Sofroniadou K, et al: Frequencies of thalassemia in American Blacks, *Blood* 49:981–986, 1977.
Poh-Fitzpatrick MB: A plasma porphyrin fluorescence marker for variegate porphyria, *Arch Dermatol* 116:543–547, 1980.
Powers JM, Buchanan GR: Diagnosis and management of iron deficiency anemia, *Hematol Oncol Clin N Am* 28:729–745, 2014.
Prchal JT: Clinical manifestations and classification of erythrocytic disorders. In Kaushansky K, Lichtman MA, Beutler E, et al, editors: *Williams hematology*, ed 8, New York, 2010, McGraw-Hill, p 445.
Prchal JT: Classification and molecular biology of polycythemias (erythrocytoses) and thrombocytosis, *Hematol Oncol Clin North Am* 17:1151–1158, 2003.
Ramasethu J, Luban NLC: Alloimmune hemolytic anemia of the fetus and newborn. In Kaushansky K, Lichtman MA, et al, editors: *Williams hematology*, ed 8, New York, 2010, McGraw-Hill, p 799.
Rees DC, Duley JA, Marinaki AM: Pyrimidine 5′ nucleotidase deficiency, *Br J Haematol* 120:375–383, 2003.
Riou J, Godart C, Hurtrel D, et al: Cation-exchange HPLC evaluated for presumptive identification of hemoglobin variants, *Clin Chem* 43:34–39, 1997.
Risso A, Ciana A, Achilli C, et al: Neocytolysis: none, one or many? A reappraisal and future perspectives, *Front Physiol* 5:54, 2014.
Ritchie DS, Underhill C, Grigg AP: Aplastic anemia as a late complication of thymoma in remission, *Eur J Haematol* 68:389–391, 2002a.
Ritchie RF, Palomaki GE, Neveux LM, et al: Reference distributions for serum iron and transferrin saturation: a practical, simple, and clinically relevant approach in a large cohort, *J Clin Lab Anal* 16:237–245, 2002b.
Rosove MH: Thrombotic microangiopathies, *Semin Arthritis Rheum* 43:797–805, 2014.
Rosse WF: Cold-induced immune hemolytic anemia, *Hematology* 58:2004. Annual Meeting of the American Society of Hematology, San Diego, December 2004.
Sassa S: Modern diagnosis and management of the porphyrias, *Br J Haematol* 135:281–292, 2006.
Scalabrino G: The multi-faceted basis of vitamin B12 (cobalamin) neurotrophism in adult central nervous system: lessons learned from its deficiency, *Prog Neurobiol* 88:203–220, 2009.
Scheinberg P, Young NS: How I treat acquired aplastic anemia, *Blood* 120:1185–1196, 2012.
Schneider RG, Hightower B, Hosty TS, et al: Abnormal hemoglobins in a quarter million people, *Blood* 48: 629–637, 1976.
Schrier SL, Price EA: Extrinsic nonimmune hemolytic anemias. In Hoffman R, Benz EJ, Shattil SJ, et al, editors: *Hematology: basic principles and practice*, ed 5, Philadelphia, 2009, Churchill Livingstone, p 659.
Schroter W, Nafz C: Diagnostic significance of hemoglobin F and A2 levels in homo- and heterozygous beta-thalassemia during infancy, *Helv Paediatr Acta* 36:519–525, 1981.
Shepard MK, Weatherall DJ, Conley CL: Semi-quantitative estimation of the distribution of fetal hemoglobin in red cell populations, *Bull Johns Hopkins Hosp* 110:293–310, 1962.
Shimamura A, Alter BP: Pathophysiology and management of inherited bone marrow failure syndromes, *Blood Rev* 24:101–122, 2010.
Shulman IA, Branch DR, Nelson JM, et al: Autoimmune hemolytic anemia with both cold and warm autoantibodies, *JAMA* 253:1746–1748, 1985.
Silvestri L, Nai A, Pagani A, et al: The extrahepatic role of TFR2 in iron homeostasis, *Front Pharmacol* 5:93, 2014.
Sokol RJ, Booker DJ, Stamps R: The pathology of autoimmune haemolytic anaemia, *J Clin Pathol* 45:1047–1052, 1992.
Sokol RJ, Hewitt S: Autoimmune hemolysis: a critical review, *Crit Rev Oncol Hematol* 4:125–154, 1985.
Soldin OP, Bierbower LH, Choi JJ, et al: Serum iron, ferritin, transferrin, total iron binding capacity, hs-CRP, LDL cholesterol and magnesium in children; new reference intervals using the Dade dimension clinical chemistry system, *Clin Chim Acta* 342:211–217, 2004.
Steinberg MH: Management of sickle cell disease, *N Engl J Med* 340:1021–1030, 1999.
Steinberg MH, Coleman MB, Adams JG, et al: The effects of alpha-thalassaemia in HbSC disease, *Br J Haematol* 55:487–492, 1983.
Steinberg MH, Forget BG, Higgs DR, et al: *Disorders of hemoglobins*, Cambridge, 2001, Cambridge University Press.
Stenvinkel P: Anaemia and inflammation: what are the implications for the nephrologist?, *Nephrol Dial Transplant* 18:17–22, 2003.
Suh DD, Krauss JS, Bures K: Influence of hemoglobin S adducts on hemoglobin A2 quantification by HPLC, *Clin Chem* 42:1113–1114, 1996.
Sutherland DR, Keeney M, Illingworth A: Practical guidelines for the high-sensitivity detection and monitoring of paroxysmal nocturnal hemoglobinuria clones by flow cytometry, *Cytometry Part B* 82B:195–208, 2012.
Swerdlow SH, Campo E, Harris NL, editors: *WHO classification of tumours of haematopoietic and lymphoid tissues*, Lyon, 2008, IARC Press.
Tietz NW, editor: *Clinical guide to laboratory tests*, ed 2, Philadelphia, 1990, Saunders.
Thein SL, Menzel S: Discovering the genetics underlying foetal haemoglobin production in adults, *Br J Haematol* 145:455–467, 2009.
Valentine WN: The Stratton lecture: hemolytic anemia and inborn errors of metabolism, *Blood* 54:549–559, 1979.
Van den Bosch G, Van den Bossche J, Wagner C, et al: Determination of iron metabolism—related reference values in a healthy adult population, *Clin Chem* 47: 1465–1467, 2001.
Van Solinge WW, van Wijk R: Disorders of red cells resulting from enzyme abnormalities. In Kaushansky K, Lichtman MA, Beutler E, et al, editors: *Williams hematology*, ed 8, New York, 2010, McGraw-Hill, p 647.
Visentin M, Diop-Bove N, Zhao R, et al: The intestinal absorption of folates, *Annu Rev Physiol* 76:251–274, 2014.
Wahlin S, Floderus Y, Ros A-M, et al: The difficult clinical diagnosis of erythropoietic protoporphyria, *Physiol Res* 55(Suppl 2):S155–S157, 2006.
Ward PC: Modern approaches to the investigation of vitamin B12 deficiency, *Clin Lab Med* 22:435–445, 2002.
Wasi P, Na-Nakorn S, Pootrakul S-N: The alpha-thalassemias, *Clin Haematol* 3:383, 1974.
Weatherall DJ: Prenatal diagnosis of inherited blood diseases, *Clin Haematol* 14:747–774, 1985.
Weatherall DJ: The thalassemias. In Stamatoyannapoulos G, Niehuis AW, Majerus PW, et al, editors: *The molecular basis of blood disease*, ed 2, Philadelphia, 1994, Saunders, p 157.
Weatherall DJ: The inherited diseases of hemoglobin are an emerging global health burden, *Blood* 115:43316, 2010.
Weatherall DJ, Clegg JB: Genetic disorders of hemoglobin, *Semin Hematol* 36:24–37, 1999.
Whitehead VM: Acquired and inherited disorders of cobalamin and folate in children, *Br J Haematol* 134: 125–136, 2006.
Whitten WJ, Rucknagel DL: The proportion of hb A2 is higher in sickle cell trait than in normal homozygotes, *Hemoglobin* 5:371–378, 1981.
Wintrobe MM, Lee GR, Boggs DR, et al: *Clinical hematology*, ed 8, Philadelphia, 1981, Lea & Febiger.
Wrightstone RN, Huisman TH: On the levels of hemoglobins F and A2 in sickle-cell anemia and some related disorders, *Am J Clin Pathol* 61:375–381, 1974.
Young NS: Acquired aplastic anemia, *Ann Intern Med* 136:534–546, 2002.
Young NS, Maciejewski JP: Aplastic anemia. In Hoffman R, Benz EJ, Shattil SJ, et al, editors: *Hematology: basic principles and practice*, ed 5, Philadelphia, 2009, Churchill Livingstone, p 359.
Zanella A, Fermo E, Bianchi P, et al: Red cell pyruvate kinase deficiency: molecular and clinical aspects, *Br J Haematol* 130:11–25, 2005.
Zhang D-L, Ghosh MC, Rouault TA: The physiological functions of iron regulatory proteins in iron homeostasis—an update, *Front Pharamcol* 5:124, 2014.
Zheng XL, Sadler JE: Pathogenesis of thrombotic microangiopathy, *Ann Rev Pathol Mech Dis* 3:249–277, 2008.
Zini G, D'Onofrio G, Briggs C, et al: ICSH recommendations for identification, diagnostic value, and quantification of schistocytes, *Int J Lab Hematol* 34: 107–116, 2012.
Zittoun J, Zittoun R: Modern clinical testing strategies in cobalamin and folate deficiency, *Semin Hematol* 36:35–46, 1999.

第33章 白细胞疾病

Robert E. Hutchison, Katherine I. Schexneider

要点

1. 白细胞受到复杂的稳态机制调控，它们可以对感染和炎症产生直接反应。
2. 白细胞增多通常反映一个潜在的异常；白细胞减少，尤其是中性粒细胞减少，增加患者感染风险。
3. 世界卫生组织分类是依据细胞系来源、分子细胞遗传学异常、免疫表型和临床特征，确定造血系统肿瘤的分型。
4. 急性白血病是起源于前体髓系或淋巴系细胞的急速进展性肿瘤。对其生物学的理解与治疗的改善相关。
5. 慢性骨髓增殖性疾病和骨髓增生异常综合征是髓系细胞分化的异质性疾病。它们通常最初较为惰性，但最终会进展。
6. 非霍奇金淋巴瘤最常见的起源是成熟B细胞。它们具有病理学和临床异质性。T细胞淋巴瘤不常见，也具有异质性，通常难以治愈。
7. 霍奇金淋巴瘤是B细胞缺陷的肿瘤。病理学上，大部分病例伴有炎症背景。

白细胞

白细胞存在于骨髓、外周血和组织中。它们保护身体免受感染和其他外来入侵。白细胞包括中性粒细胞、淋巴细胞（B和T/NK细胞）、单核细胞、嗜酸性粒细胞和嗜碱性粒细胞。白细胞的正常发育详见第31章。白细胞功能和稳态是跨若干学科的高度复杂的生物学领域。

非肿瘤性疾病

白细胞实验室检查是全自动全血细胞计数的一部分，几乎每一个患者都会进行此项检查。测定白细胞总数，以及中性粒细胞、淋巴细胞、单核细胞、嗜酸性粒细胞和嗜碱性粒细胞的相对和绝对计数，并根据患者的年龄和性别，与正常值进行比较。绝对计数（如白细胞计数与相应细胞系的百分比的乘积，如淋巴细胞或中性粒细胞）在确定异常中最具价值。自动计数的异常结果会被“标记”，随后熟练的实验室技术人员将进行审核。

这些异常包括白细胞增多，即白细胞总数增多；白细胞减少，即白细胞总数减少，均是相对于不同年龄段和性别的正常值而言。分类计数，通常首先在自动化仪器上进行，对不同形态的白细胞和不同成熟状态的中性粒细胞进行相对和绝对计数。每个细胞系的绝对计数增多分别称为中性粒细胞增多、淋巴细胞增多、单核细胞增多、嗜酸性粒细胞增多和嗜碱性粒细胞增多。绝对计数减少分别称为中性粒细胞减少、淋巴细胞减少、单核细胞减少、嗜酸性粒细胞减少和嗜碱性粒细胞减少。需注意和确定杆状核中性粒细胞增多和（或）存在不成熟的中性粒细胞（晚幼粒细胞以及更早），通常采用手工分类计数确定或修正。

同时计数有核红细胞，并从自动或手工方法白细胞计数中减去。肿瘤疾病（如白血病或转移性肿瘤的骨髓浸润）和非肿瘤疾病（如感染、药物影响或营养缺乏）均可能出现异常。任何细胞类型的增多可能都具有重要的临床意义，但中性粒细胞减少的临床意义更为重要。淋巴细胞减少在免疫缺陷综合征中具有重要意义。单独的单核细胞减少、嗜酸性粒细胞减少或嗜碱性粒细胞减少通常意义不大。偶尔出现中性粒细胞功能异常。

粒细胞与单核细胞疾病

中性粒细胞增多

中性粒细胞增多是指外周血中性粒细胞绝对计数高于该年龄段的正常参考值的上限。成人的正常值参考区间（每个实验室单独建立）大约为（1.8～7.0）$\times 10^9$/L，青少年为（1.0～8.5）$\times 10^9$/L。中性粒细胞增多是后天获得性疾病，框33-1列出了中性粒细胞增多的主要原因。

框 33-1 中性粒细胞增多的主要原因

- 急性炎症——胶原血管疾病、血管炎
- 急性感染——细菌性、某些病毒性、真菌性、寄生虫性
- 药物、毒素、代谢性——糖皮质激素、生长因子、尿毒症、酮症酸中毒
- 组织坏死——烧伤、创伤、心肌梗死、红细胞溶血
- 生理性——应激、运动、吸烟、妊娠
- 肿瘤——癌、肉瘤、骨髓增殖性疾病

机制

影响中性粒细胞计数的主要因素包括：①中性粒细胞从骨髓流入外周血的速率；②外周血粒细胞边缘池（marginal granulocyte pool，MGCP）（细胞黏附至血管壁）和粒细胞循环池（circulating granulocyte pool，CGP）（非黏附细胞）中性粒细胞的比例——健康人 MGCP 和 CGP 大致相等，保持平衡；③中性粒细胞从外周血流出的速率。

导致生理性白细胞增多的因素或情况与潜在的组织病理学无相关性。剧烈运动、缺氧、应激或注射肾上腺素将导致 MGCP 中的白细胞减少，CGP 中的白细胞相应增多，即"假性中性粒细胞增多"（如血液粒细胞总池（total blood granulocyte pool，TBGP）无变化）。CGP 与 MGCP 之间的单纯的细胞再分布，也称为去边集，即白细胞从血管腔壁上的受体释放和脱离。更为严重的应激和内毒素或皮质激素也会导致从骨髓成熟/贮备池流入外周血的细胞增多。

病理性白细胞增多是指疾病导致的白细胞计数增加，通常是对组织损伤的反应。中性粒细胞增多最为常见。

中性粒细胞除了偶尔因身体分泌物而消耗，循环中的中性粒细胞通过变形运动离开血液，被吸引至炎症组织的中心，可能是对大量趋化因子和梯度的一种反应。中性粒细胞是从 MGCP 离开血液，穿过毛细血管内皮细胞间隙，到达组织。

急性感染时，中性粒细胞边集增加，从血液流向组织，若无中性粒细胞从骨髓贮备池流入外周血，将导致外周血中性粒细胞减少。若过多的中性粒细胞从骨髓贮备池流入外周血，将导致外周血中性粒细胞增多。通常，当较多的中性粒细胞从血液流入炎症部位时，骨髓生成和贮备池中性粒细胞增加，以维持 CGP 增多（中性粒细胞增多）和 MGCP 增多。在这些情况下，骨髓粒细胞增生，粒红比值（M/E）增加，细胞增多，完全成熟。外周血出现幼稚的粒细胞增多，通常称为核左移。具有核左移和中毒性改变（见下文）的白细胞增多可能类似白血病的表现，通常称为"类白血病反应"（图 33-1）。

若中性粒细胞的需求非常大，如严重感染时，可能出现骨髓贮备池耗竭以及 CGP 减少（中性粒细胞减少）和 MGCP 减少，因为细胞的供应不能满足需求。在这些情况下，骨髓中幼粒细胞阶段之前的粒细胞增多，晚幼粒细胞、杆状核细胞和中性分叶核粒细胞减少。

影响因素

宿主因素改变中性粒细胞的反应程度，儿童的反应比成人更为强烈。中性粒细胞增多的程度可能受到铁、叶酸或维生素 B_{12} 缺乏的影响，也可能受到其他原因导致的骨髓衰竭的影响。

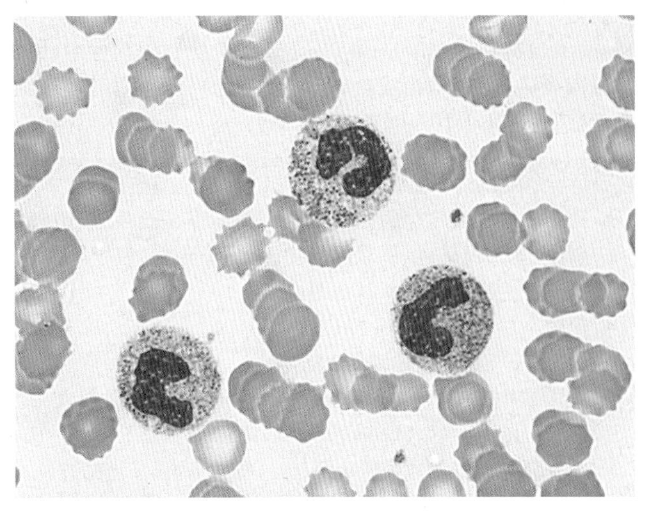

图 33-1 中性粒细胞胞质中可见中毒性颗粒，伴有两个杆状核粒细胞。同时可见嗜碱性包含体（Döhle 小体）（×1000）

化脓性细菌感染尤其能诱导中性粒细胞增多。毒力越强，中性粒细胞计数越高，但当出现暴发性致死性感染时，可能出现中毒性中性粒细胞减少伴核左移，老年人更为常见。

抗菌药物可以改变对感染的反应，而激素治疗通过去边集作用导致中性粒细胞增多，这往往会损害宿主对感染的反应。

偶尔可在原发性或转移性非造血系统肿瘤患者中发现中性粒细胞显著增多，这些肿瘤包括胃肠道和肝脏肿瘤、霍奇金淋巴瘤（Hodgkin lymphoma，HL）以及肾细胞癌（Granger & Kontoyiannis，2009；Hernandez，2002）。

中性粒细胞减少

中性粒细胞减少症是指中性粒细胞绝对值（absolute neutrophil count，ANC）成年白种人低于（1.5～2）$\times10^9$/L，成年黑种人低于（1.2～1.3）$\times10^9$/L（我国标准为：成人低于 2×10^9/L，儿童 10～12 岁低于 1.8×10^9/L、<10 岁低于 1.5×10^9/L——译者注）。ANC 是白细胞计数与白细胞分类计数中成熟及未成熟中性粒细胞百分比的乘积。粒细胞缺乏症是指严重的中性粒细胞减少，低于 0.5×10^9/L，通常与嗜酸性粒细胞和嗜碱性粒细胞耗竭相关。重型慢性中性粒细胞减少症（severe chronic neutropenia，SCN）是一种先天性或获得性罕见疾病，患者 ANC<0.5×10^9/L 数月或数年（Welte & Zeidler，2009）。若中性粒细胞计数低于 1×10^9/L，感染的风险增加，若中性粒细胞计数低于 0.5×10^9/L，感染的风险更大。

中性粒细胞减少的发生机制包括：①生成减少或无效造血（增殖或成熟缺陷）；②血液丢失增加（生存缺陷）；③CGP 和 MGCP 之间的分布改变；④以上机制的组合。中性粒细胞减少可能与遗传、自身免疫、毒性或药物相关。药物诱导性中性粒细胞减少有多种发病机制，鉴别诊断白细胞减少时需重点考虑药物诱导性中性粒细胞减少。框 33-2 列出了部分与中性粒细胞减少相关的原因。

与中性粒细胞减少相关的体质紊乱常出现于婴儿早期，它们具有复杂的分子起源（Hauck & Klein，2013）。可由骨髓再生

不良或增殖缺陷导致，包括范可尼贫血（Fanconi anemia，FA）、Kostmann 综合征、Shwachman-Diamond 综合征和周期性中性粒细胞减少症。也可以由成熟缺陷导致，包括先天性骨髓粒细胞缺乏症和 Chédiak-Higashi 综合征。

框 33-2 中性粒细胞减少的主要原因*

- 药物——肿瘤化疗药物、氯霉素、磺胺/其他抗生素、吩噻嗪类、苯二氮类、抗甲状腺药物、抗惊厥药物、奎宁、奎尼丁、吲哚美辛、普鲁卡因胺、噻嗪类
- 辐射
- 毒素——乙醇、芳香族化合物
- 先天缺陷——Fanconi 贫血、Kostmann 综合征、周期性中性粒细胞减少症、Chédiak-Higashi 综合征
- 免疫介导——胶原血管疾病、类风湿关节炎、艾滋病
- 血液系统——巨幼细胞性贫血、骨髓增生异常、骨髓衰竭、骨髓移植
- 感染——任何严重感染
- 其他——饥饿、脾功能亢进

*列出扼要的部分

FA 是一种遗传性骨髓衰竭综合征，常见于儿童，成人少见。临床表现多样，但以再生障碍性贫血和先天性身体畸形为典型表现。FA 患者的再生障碍性贫血似乎与获得性再生障碍性贫血无区别。FA 患者也易罹患造血系统和某些实体器官恶性肿瘤。根据细胞遗传学分析做出诊断，需寻找暴露于环氧丁烷或丝裂霉素 C 后的染色体断裂。潜在的分子病理机制复杂，涉及多个不同的 DNA 修复和信号通路（Auerbach，2009；Kupfer，2013）。

Kostmann 综合征（或称 Kostmann 粒细胞缺乏症）是一种少见的严重的先天性中性粒细胞减少症（ANC 通常小于 $0.2\times10^9/L$），常见于幼儿早期，通常为常染色体隐性遗传。骨髓象常见早期粒细胞（早幼粒细胞/中幼粒细胞阻滞），很少见成熟阶段的细胞；中性粒细胞寿命正常。隐性遗传病例中可见抗凋亡基因 *HAX-1* 突变，大多数常染色体显性遗传的病例中可见编码中性粒细胞弹性蛋白酶的 *ELA2* 基因突变。

周期性中性粒细胞减少症通常表现为反复发作的感染性症状（疲劳、口腔溃疡、颈部淋巴结肿大、发热），这些是由于周期性的中性粒细胞生成所导致的周期性发作的严重中性粒细胞减少引起的。这种疾病通常出现在儿童时期，但也可能在成年时出现，通常不会危及生命。通常，中性粒细胞和单核细胞水平出现波动（在接近正常水平和非常低的水平之间）的周期大约为 21 天。许多患者中发现了类似于 Kostmann 综合征的 *ELA2* 基因突变（Dale，2011）。

慢性家族性中性粒细胞减少症或良性家族性中性粒细胞减少症是指在一些少数民族的中性粒细胞计数低于“正常”。这是一个偶然的发现，临床表现稳定，不易感染，因此认为这是一种遗传变异。

先天性中性粒细胞减少症最常见的原因是妊娠高血压综合征（pregnancy-induced hypertension，PIH）（最常见）和致死性细菌感染。感染的典型表现，包括粒细胞核左移、中毒颗粒和 Döhle 小体，致死性细菌感染可见这些典型表现，而 PIH 无这些表现。两者的持续时间通常均不会超过一周，若婴儿出现持续性中性粒细胞减少症，应寻找其他原因（Christensen & Calhoun，2004）。

先天性或原发性免疫缺陷疾病患者可以出现一定程度的中性粒细胞减少。X 连锁无丙种球蛋白血症（X-linked agammaglobulinemia，XLA）男性患者通常出现中性粒细胞减少，婴幼儿慢性中性粒细胞减少症鉴别诊断时应考虑 XLA。似乎与一个异常的非受体酪氨酸激酶有关，这个异常的非受体酪氨酸激酶与信号转导和造血细胞分化相关。这是由 X 染色体长臂（q22）上的 *BTK*（*B*ruton 或 *B* 淋巴细胞酪氨酸激酶）基因的各种突变导致的。其他与中性粒细胞减少密切相关的先天性综合征包括选择性免疫球蛋白（immunoglobulin，Ig）A 缺乏、常见的变异性免疫缺陷和高 IgM 综合征（Dotta & Badolato，2014）。

某些自身免疫性疾病也可与慢性中性粒细胞减少有关。类风湿关节炎（rheumatoid arthritis，RA）和系统性红斑狼疮（systemic lupus erythematosus，SLE）均有这种相关性（Starkebaum，2002）。RA 伴慢性中性粒细胞减少症称为 Felty 综合征（Felty syndrome，FS），患者可以出现 RA 的症状（如皮下结节、挛缩、红斑、发热、压痛、大小关节的系统侵犯以及肌肉骨骼疼痛），也可以出现慢性中性粒细胞减少的症状（反复细菌和真菌感染的症状）。这些病例中的一部分与大颗粒淋巴细胞（large granular lymphocyte，LGL）白血病有关，LGL 白血病与 FS 难以区别（Liu & Loughran，2011）。SLE 可出现多系统受累，症状多样。中性粒细胞增殖和中性粒细胞减少的生存期的改变，至少部分归因于免疫介导性破坏，SLE 和 FS 均可出现，SLE 可能出现中性粒细胞凋亡增加。

自身免疫性骨髓纤维化可以导致罕见的孤立性中性粒细胞减少症（Chalayer et al，2014）。采用糖皮质激素治疗后，患者预后良好。

药物是导致急性中性粒细胞减少症（“粒细胞缺乏症”）的最常见原因，通常骨髓象显示粒细胞缺乏。然而，可能存在祖细胞增生，通常称为早幼粒细胞增生或成熟停滞。大多数类别的药物均相关，最常见的是氯氮平、复方磺胺甲噁唑和甲巯咪唑。个别案例的发病机制尚不清楚（Tesfa et al，2009）。死亡率约为 5%，治疗方案包括停止用药、使用抗生素以及考虑使用 G-CSF（Pick & Nystrom，2014）。

伴随化疗药物、氯丙嗪和其他药物出现粒细胞生成受抑或骨髓中毒性表现。这些影响往往是剂量依赖性和可逆性。癌症化疗的重要的限制性副作用是严重的中性粒细胞减少症，具有感染风险；以及严重的血小板减少，具有出血风险；贫血可以通过输血更容易控制。

辐射可以损伤骨髓祖细胞以及骨髓基质。辐射类型、剂量和时间都是影响骨髓损伤程度的决定因素，如骨髓发育不全或再生不良。淋巴细胞对辐射最敏感，可以直接被杀死。淋巴细胞计数与暴露剂量和严重程度相关，并已被用于评估剂量（Dainiak，2002）。此外，正在有丝分裂的造血祖细胞对辐射非常敏感，易损伤和死亡。

孤立性中性粒细胞减少症（isolated neutropenia）或粒细胞缺乏症在成人非常少见。在骨髓抑制过程中，如转移性癌、播散性结核或 Gaucher 病，均会浸润骨髓，不仅影响粒细胞生成，也影响正常红细胞和巨核细胞。然而，由于粒细胞的寿命短，中性粒细胞是血液中最早被识别出受影响的细胞。

造红细胞组织损伤数周后才可能表现出来，因为红细胞的寿命通常较长。血小板的寿命较短；另一方面，巨核细胞不易受到损伤。

巨幼细胞性贫血和抗叶酸作用的药物导致无效的中性粒细胞生成增多，从而出现中性粒细胞减少；通常伴有贫血和血小板减少。骨髓通常是增生的；因营养不足、药物抑制 DNA 合成或先天代谢异常导致的巨幼细胞性贫血中，可见骨髓造血祖细胞的核/质发育失衡（红细胞巨幼变或巨幼红细胞增多）。无效的中性粒细胞生成也可见于骨髓增生异常综合征（MDS）。

饥饿时，细胞结构趋于缩小，出现的骨髓形态学变化称为浆液性脂肪萎缩或骨髓胶样变性（gelatinous transformation）。这种变化表现为骨髓基质中造血细胞减少，由小的或皱缩的脂肪细胞代替，细胞间由均质的嗜酸性物质填充。骨髓细胞减少通常出现在疾病晚期。

短暂的中性粒细胞减少可能出现在某些感染的早期，随后一旦骨髓生成的粒细胞满足了需求，就出现白细胞增多。某些细菌感染，特别是布鲁菌和沙门菌感染，与中性粒细胞减少有关，也可能对骨髓产生了一定的抑制作用。麻疹和风疹患者在皮疹出现后数天，会出现中性粒细胞减少。肝炎、传染性单核细胞增多症和流感也可能引起急性中性粒细胞减少症。此时淋巴细胞增多，并一直持续到中性粒细胞减少缓解之后。

脾功能亢进症的中性粒细胞减少是由于脾脏选择性去除中性粒细胞。这与骨髓中性粒细胞增生相关，可通过脾切除纠正。多种原因引起的脾肿大可能会导致中性粒细胞的寿命缩短和中性粒细胞减少；包括充血性脾肿大、Felty 综合征、Gaucher 病和淋巴瘤。一些 Felty 综合征（类风湿关节炎伴中性粒细胞减少和脾肿大）患者可能出现中性粒细胞特异性抗体。Ramirez 等（2004）发现肝硬化腹水患者的凋亡增强，似乎与 caspase-3 活性升高有关。患者易出现中性粒细胞减少和感染；过去认为这主要与脾功能亢进有关，导致中性粒细胞清除率增加。然而，这些最新的研究结果表明，至少在某种程度上，可能存在其他机制。

某些患者由于中性粒细胞边集增多，可能会出现假性中性粒细胞减少，其粒细胞总数未减少。不是 MGCP 和 CGP 之间的平均分配，而是 MGCP 中的中性粒细胞比例增高。小剂量内毒素将导致中性粒细胞从 CGP 转移至 MGCP，造成显著的中性粒细胞减少，随后白细胞增多。

中性粒细胞的形态学改变

除了数量的变化外，中性粒细胞也会发生形态学改变，这些也可能是遗传的或后天获得的。其中一些，如中毒颗粒或胞质空泡，是获得性的，外来刺激停止后消失。其他遗传性的改变可以持续终生，伴或不伴功能障碍（框 33-3）。Brunning（1970）和 Kroft（2002）都总结了这些情况。

值得注意的是，可能存在白细胞功能紊乱，但通常形态学检查未发现结构异常。

中毒颗粒

中毒颗粒是中性晚幼粒细胞、杆状核粒细胞或分叶核粒细胞阶段胞质内出现的深蓝色或紫黑色颗粒。过氧化物酶阳性，数量众多或数量较少；相较于正常的中性粒细胞，其过氧化物酶活性较低。感染或其他中毒状况可见明显的中毒颗粒，但非感染反应状态也可见中毒颗粒（图 33-1 和图 33-2）。

框 33-3 中性粒细胞的形态学改变

中毒颗粒——严重感染、其他中毒状态以及反应性状态时胞质内可见的深染的嗜天青颗粒

胞质空泡——见于感染，提示吞噬现象

Döhle 小体——感染和其他中毒状态时胞质内可见的淡蓝色、椭圆形核糖体残余物

May-Hegglin 异常——罕见的常染色体显性遗传，类似于 Döhle 小体，细胞质内淡蓝色核糖体包含体

Alder-Reilly 异常——显著的嗜天青颗粒，与感染无关

Pelger-Huët 异常——夹鼻眼镜状的双叶核或圆形核

Chédiak-Higashi 综合征——常染色体隐性遗传性疾病，颗粒巨大，可能是巨大的融合的溶酶体，白细胞功能异常

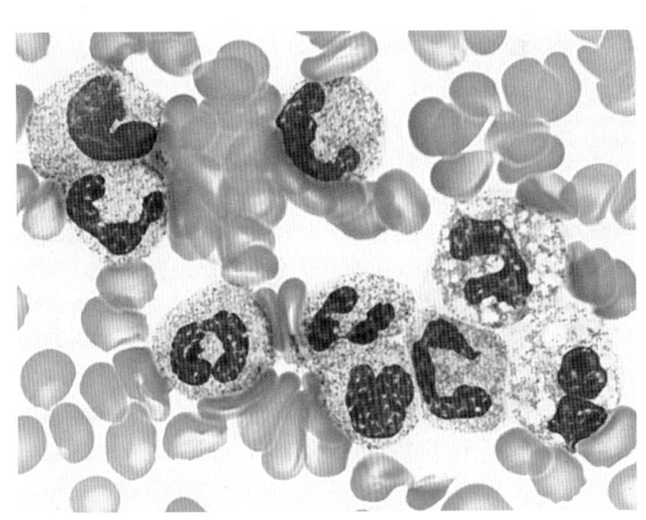

图 33-2 类白血病反应的中毒性中性粒细胞，伴核左移和中毒性空泡形成（×1000）

Döhle 包涵体

中性粒细胞外周胞质内的小的椭圆形包含体，瑞氏染色呈淡蓝色（图 33-1）。它们是游离核糖体或粗面内质网的残余物，从发育早期阶段一直都持续存在。

May-Hegglin 异常

May-Hegglin 异常是指中性粒细胞内出现类似 Döhle 小体的淡蓝色包含体、伴巨血小板，某些患者血小板减少（图 33-3）。这些包含体较感染时的 Döhle 小体更大更明显。中性粒细胞以及嗜酸性粒细胞、嗜碱性粒细胞和单核细胞均可发现这些包含体。由于 RNA，这些包含体呈蓝色。粒细胞功能正常。May-Hegglin 异常是一种罕见的常染色体显性遗传，涉及位于染色体 22q12-13 的非肌肉肌球蛋白重链 *9* 基因（myosin heavy chain 9gene，MYH9）。这些突变似乎改变了肌球蛋白的组装和稳定性，可能与白细胞和血小板结构和功能的病理生理学改变有关。MYH9 突变与不同表型的疾病谱相关，包括 May-Hegglin

异常,以及 Sebastian、Fechtner 和 Epstein 血小板综合征(Pemli et al,2014;Saposnik et al,2014)。

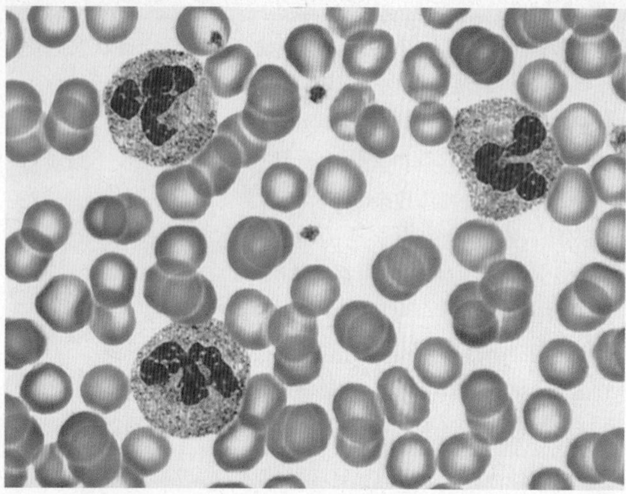

图 33-3 May-Hegglin 异常,类似 Döhle 小体的包含体(×1000)

Alder-Reilly 异常

1939 年 Alder 描述了一种致密的、明显的、较大的嗜天青颗粒,见于所有的白细胞(图 33-4)(Alder,1939)。中性粒细胞中,这种颗粒可能类似于中毒颗粒,但它与感染无关,也不是暂时存在的。1941 年,Reilly 描述了类似的颗粒,见于部分患者但不限于脂肪软骨营养不良症、Hurler 综合征,或更为普遍的遗传性黏多糖沉积症(Reilly,1941)。其他研究发现,中性粒细胞的大颗粒可作为遗传性黏多糖沉积症的特征出现,或在其他健康人群中独立存在(Brunning,1970)。

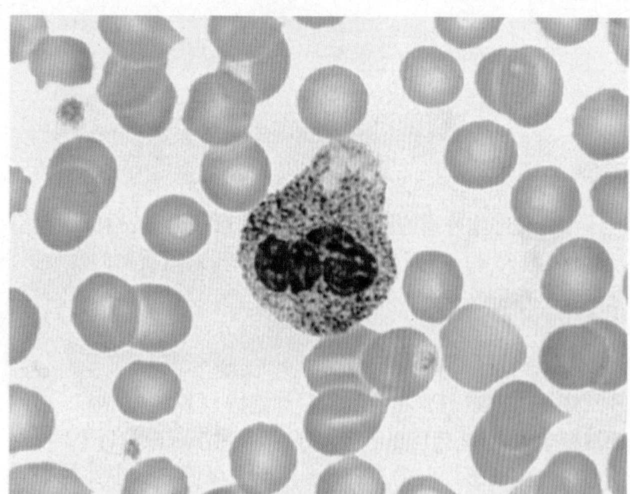

图 33-4 Alder-Reilly 异常,见于健康个人或黏多糖沉积症患者,其颗粒具有异染性(×1000)

遗传性黏多糖沉积症中,比 Alder-Reilly 异常更为常见的是淋巴细胞中的异染包含体,这些淋巴细胞(的颗粒)周围环绕着光晕(图 33-5)。骨髓中的巨噬细胞经常含有类似的颗粒。这是一种遗传性疾病,其特征为降解黏多糖所需的各种溶酶体酶不足或紊乱,导致多器官黏多糖的异常沉积和贮存。最为明显的是骨骼异常。

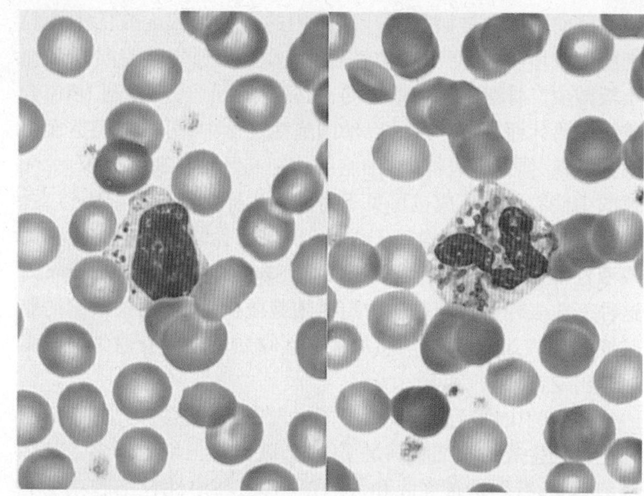

图 33-5 遗传性黏多糖沉积症常常可见周围带有光晕的异常的淋巴细胞颗粒。同一张血涂片上的中性粒细胞也具有相似的变化(×1000)

Pelger-Huët 异常

这是一种常染色体显性遗传性疾病,涉及的粒细胞的细胞核不能正常分叶。大多数核为 2 叶和圆形,具有特征性的是眼镜或夹鼻眼镜形状(图 33-6)。染色质异常粗糙,不是正常的初期的杆状。当患者分类计数中出现大量的类杆状核中性粒细胞,无感染或其他原因时,仔细分析该患者及其家庭成员的血涂片,偶尔会发现 Pelger-Huë 异常。这些细胞功能正常,潜在的异常是 Lamin B 受体基因突变(Colella & Hollensead,2012)。

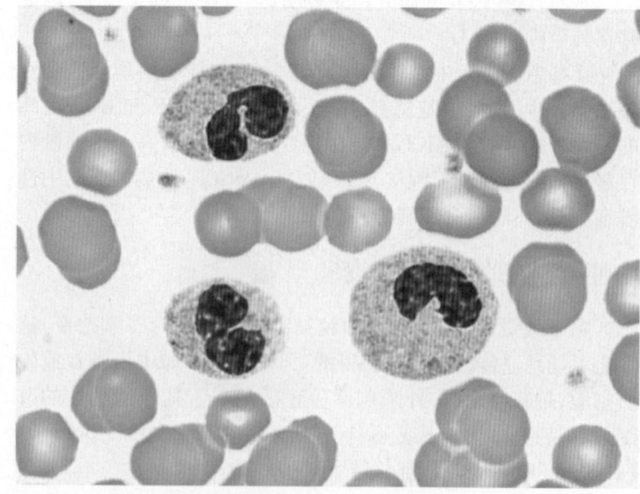

图 33-6 遗传性 Pelger-Huët 异常(×1000)

粒细胞白血病、骨髓增生异常综合征和某些骨髓增殖性疾病,以及某些感染、接触某些药物后,可能出现类似的获得性的粒细胞核分叶异常,称为假性 Pelger-Huë 异常。除了杆状核和只有 2 叶的中性粒细胞,常见成熟细胞的细胞核圆形,未分叶,染色质粗糙。与先天性 Pelger-Huët 异常相反,可见环形和其他异常形状的细胞核，细胞质中颗粒通常较少。

Chédiak-Higashi 综合征

Chédiak-Higashi 综合征是一种罕见的常染色体隐性遗传疾病，其特征是眼、皮肤局部白化病、畏光、免疫缺陷、白细胞和其他含颗粒的细胞中可见异常的大颗粒、神经功能损伤和频发的化脓性感染(Introne et al,1999)。快速进展期会出现淋巴瘤样淋巴结肿大、肝脾肿大和全血细胞减少；淋巴细胞广泛浸润，幼年死亡。粒细胞、单核细胞和淋巴细胞都含有巨大的颗粒(图 33-7)，这似乎是异常的溶酶体。这种疾病的发病机制与颗粒成熟异常有关，导致所有细胞的颗粒和囊泡(如溶酶体、黑色素小体和血小板致密颗粒)扩张与显著融合。白细胞功能异常。

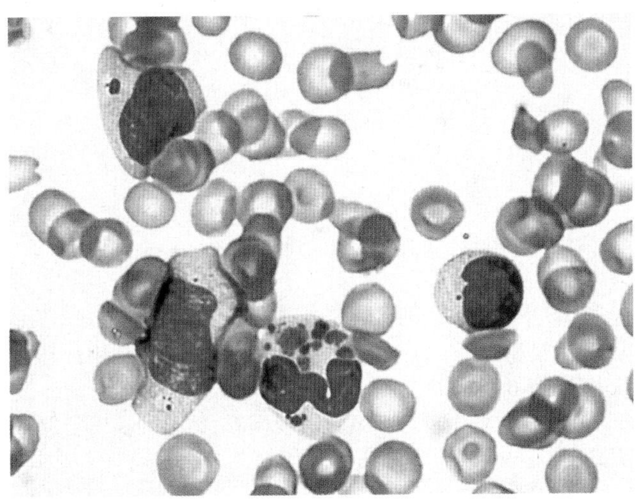

图 33-7 Chédiak-Higashi 综合征，含有大颗粒的中性粒细胞和淋巴细胞(×1000)

先天性骨髓粒细胞缺乏症 是指外周血中性粒细胞减少伴有骨髓中性粒细胞的存留。WHIM(疣、低丙种球蛋白血症、感染和先天性骨髓粒细胞缺乏症)综合征是一种罕见的常染色体显性遗传病，涉及染色体 2q21，与白细胞移行有关。这种疾病似乎与趋化因子受体基因 CXCR4 的突变有关，改变了白细胞对其功能配体 CXCL12 的反应。血液学变化包括严重的外周血中性粒细胞减少症，以及常见的淋巴细胞减少，骨髓粒细胞增生(释放缺陷)(Dotta et al,2011;Gulino et al,2004)。

中性粒细胞的功能异常

影响中性粒细胞和其他白细胞的遗传性和获得性疾病，可能导致其功能异常，而更易感染。体液因子(抗体、补体成分)缺乏可能导致趋化性缺陷或调理作用缺陷。如前所述，某些遗传性疾病，如 May-Hegglin、Alder Reilly 和 Pelger-Huët 异常，已改变了细胞形态，但粒细胞功能似乎正常。其他遗传性疾病，如 Chédiak-Higashi 综合征和特殊颗粒缺陷(specific granule deficiency,SGD)，表现出形态学与功能异常。遗传性疾病，如慢性肉芽肿病(chronic granulomatous disease,CGD)、髓过氧化物酶缺陷(myeloperoxidase deficiency,MYD)和白细胞黏附缺陷症(leukocyte adhesion deficiency,LAD)表现出功能异常，瑞氏-吉姆萨染色涂片上细胞形态基本正常(Dinauer,2014)。

慢性肉芽肿病(CGD)(Holland,2013)是一种罕见的原发性免疫缺陷，影响中性粒细胞、嗜酸性粒细胞、巨噬细胞和单核细胞；这是由于这些吞噬细胞无法杀死细胞内微生物所致。患者表现为反复性细菌和真菌感染(皮肤、肝脏、口腔、淋巴结)。这些导致慢性肉芽肿性病变(这个疾病的标志)，可能反过来，影响重要器官系统，最终导致死亡。早年出现症状，已知有常染色体隐性遗传(≈66%)和 X 联锁(≈33%)两种遗传模式。这种疾病来自于烟酰胺腺嘌呤二核苷酸磷酸(nicotinamide adenine dinucleotide phosphate,NADPH)(辅酶Ⅱ)氧化酶任何膜结合或胞质成分的遗传缺陷。

原发性髓过氧化物酶缺陷(MYD)是一种先天性疾病，并不少见，可以通过全自动血细胞分析仪分类计数时进行 MPO 活性测定发现。继发性 MYD，可以是暂时性的，相关疾病治疗后消失，可能继发于髓系肿瘤、药物、严重的传染性疾病、糖尿病和妊娠。原发性 MYD 可为全身性或局部性，不表现出 CGD 的严重程度，但能增加感染的频率和严重程度(Nauseef,2014)。

人嗜酸性粒细胞过氧化物酶的结构与 MPO 相关，但不相同，由不同的基因编码。人嗜酸性粒细胞过氧化物酶缺乏极为罕见，与 MYD 无相关性，可能是常染色体隐性遗传，似乎无临床症状。嗜酸性粒细胞过氧化物酶的主要功能是神经信号(Akasheh et al,2014)。

特殊颗粒缺陷(SGD)是一种非常罕见的疾病，表现为多发性细菌感染、中性粒细胞非典型双叶核，以及瑞氏染色外周血涂片上中性粒细胞胞质内缺乏次级颗粒/特殊颗粒。SGD 也影响嗜酸性粒细胞。除了颗粒缺陷和杀菌活性受损，中性粒细胞在趋化性、受体上调和裂解方面也存在缺陷(Gombart et al,2001)。

白细胞黏附缺陷症

适当的中性粒细胞功能依赖于循环白细胞上的整合素，即表面非黏附分子介导的细胞-细胞间的黏附，经适当的刺激，整合素将变成黏合剂，或者其与特异性配体结合的特性增强(van de Vijver et al,2013)。白细胞黏附缺陷症(LAD)中出现白细胞黏附与迁移缺陷，临床表现为反复感染和白细胞增多。经常出现脐带分离延迟。有多个类型(LAD-I,Ⅱ,Ⅲ)。流式细胞术可以诊断 LAD 的某些类型，中性粒细胞缺乏 CD18 或 CD15a 的表达。造血干细胞移植是唯一的治疗方法。

嗜酸性粒细胞增多症

若外周血嗜酸性粒细胞超过 $0.35\times10^9/L$ 达到 $0.5\times10^9/L$，则为嗜酸性粒细胞增多症。反应性嗜酸性粒细胞增多症通常与过敏反应和寄生虫感染有关。传统认为嗜酸性粒细胞的主要功能是释放颗粒物或活性氧，破坏靶器官或侵犯细胞。也具有免疫调节和促炎信号的作用，因此，嗜酸性粒细胞既是效应细胞，也是调节细胞。有作者已对嗜酸性粒细胞增多症的原因进行了总结(Furuta et al,2014;Helbig,2014;Montgomery et al,2013)。

嗜酸性粒细胞的生成受 IL-5 的影响，迁移受嗜酸性粒细胞趋化因子的影响，两者的相互作用导致嗜酸性粒细胞增多症。嗜酸性粒细胞增多症的原因和疾病见框 33-4。

框 33-4 嗜酸性粒细胞增多症的主要原因

- 过敏性——荨麻疹、花粉过敏、哮喘
- 炎症——嗜酸性粒细胞筋膜炎、Churg-Strauss 综合征
- 寄生虫——旋毛虫病、丝虫病、血吸虫病
- 非寄生虫性感染——深部真菌、猩红热、婴儿衣原体肺炎
- 呼吸系统疾病——肺嗜酸性粒细胞增多症(Löffler、热带肺嗜酸性粒细胞增多症)、Churg-Strauss 综合征
- 肿瘤——伴 *PDGFRA/B* 或 *FGFR1* 易位的骨髓增殖性肿瘤、慢性髓细胞性白血病、肥大细胞增多症、霍奇金淋巴瘤、T 细胞淋巴瘤、淋巴细胞嗜酸性粒细胞增多症
- 特发性嗜酸性粒细胞增多症——影响心脏、肝脏、脾脏、中枢神经系统、其他器官
- 其他——某些药物、血液和内脏恶性肿瘤、胃肠道炎性疾病、结节病、Wiskott-Aldrich 综合征

PDGFRA/B,血小板衍生的生长因子 α/β(platelet-derived growth factor alpha/beta)

嗜酸性粒细胞增多症常见于各种造血系统肿瘤,包括克隆性骨髓增殖性疾病(本章稍后描述)。嗜酸性粒细胞增多症也广泛见于非造血系统原发性(或转移性)肿瘤,通常与疾病晚期相关。副肿瘤性嗜酸性粒细胞增多症见于霍奇金淋巴瘤和外周 T 细胞淋巴瘤。在一些其他的淋巴瘤和其他细胞系的白血病中,嗜酸性粒细胞增多症是克隆性的,是肿瘤过程的一部分,如 B 淋巴细胞白血病(B lymphoblastic leukemia,B-ALL)伴 t(5;14)(*IL3-IgH*),而淋巴细胞变异性高嗜酸性粒细胞增多症(hypereosinophilic syndrome,HES),可能继发于异常的淋巴细胞增生。

中度至严重的外周血嗜酸性粒细胞增多最常见的原因是寄生虫感染,包括线虫、吸虫和绦虫。与寄生虫占据一个脏器的管腔(如绦虫)相比,若寄生虫侵犯组织(如旋毛虫病),嗜酸性粒细胞增多更为明显。某些寄生虫,如猪带绦虫(猪囊虫病)活着时几乎不产生任何炎症反应,但其生物体死亡退变后将触发炎症反应。其他寄生虫,如旋毛虫(旋毛虫病)幼虫侵犯肌肉,形成包囊,导致外周血嗜酸性粒细胞增多。弓蛔虫病(犬弓蛔虫,*T. catis*)或内脏幼虫移行症数月均可见白细胞增多和嗜酸性粒细胞增多。狗(巴西钩虫)或猫(犬钩虫)钩虫的幼虫引起的皮肤幼虫移行症也会导致嗜酸性粒细胞增多。

各年龄段均可发生 Löffler 综合征(单纯性嗜酸性粒细胞性肺炎),其特征是反复性、暂时性肺分泌物增多,伴发烧和支气管炎的临床症状,其痰中常含有嗜酸性粒细胞。多种原因可导致 Löffler 综合征,包括某些药物、吸入性抗原或寄生虫感染(见前文)。后者发生在传播或迁移期,此时寄生虫从血液进入肺泡。Löffler 综合征也可能是特发性的。热带肺嗜酸性粒细胞增多症是一种阵发性咳嗽和支气管痉挛的综合征,伴嗜酸性粒细胞显著增多,通常与印度、非洲、东南亚和南太平洋的班氏丝虫有关。

许多药物也与血液或肺嗜酸性粒细胞增多症和肺浸润相关。密切相关的药物包括:毛果芸香碱、毒扁豆碱、洋地黄、对氨基水杨酸、磺胺类、氯丙嗪、苯妥英、某些降糖药物、某些抗癌药物以及其他药物。

特发性高嗜酸性粒细胞增多症(HES)(图 33-8)是一种异质性综合征,由许多不同程度的不同疾病组成,需排除伴 *PDGFRA*、*PDGFRB* 和 *FGFR1* 异常的骨髓增殖性肿瘤以及伴嗜酸性粒细胞增多症的 CMML。

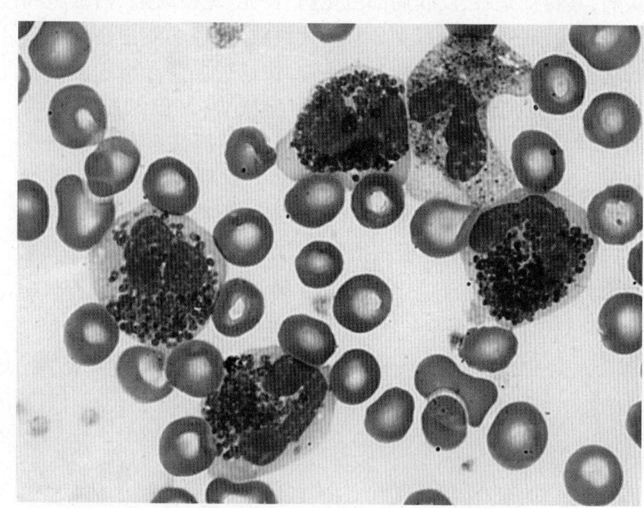

图 33-8 不明原因的嗜酸性粒细胞显著增多,提示嗜酸性粒细胞增多症,外周血涂片(×1000)

HES 中最常受损的器官是心脏,出现附壁血栓形成、心肌炎、心内膜和心肌纤维化、缩窄性心包炎以及纤维增生性心内膜炎(Brito-Babapulle,2003)。肝脾肿大常见。其他可能涉及的器官系统包括中枢神经系统和视网膜、肺、皮肤、胃肠道以及肾脏。

嗜碱性粒细胞增多症

嗜碱性粒细胞增多症是指嗜碱性粒细胞绝对计数高于 $0.2\times10^9/L$。嗜碱性粒细胞增多症的原因见框 33-5。嗜碱性粒细胞增多症最常见于超敏和过敏反应、慢性髓细胞性白血病(图 33-9)、原发性骨髓纤维化和真性红细胞增多症。辐射后可能出现暂时的嗜碱性粒细胞相对增多。甲状腺功能减退症和慢性溶血性贫血以及脾切除后可能出现嗜碱性粒细胞增多症。总的来说,反应性嗜碱性粒细胞增多症比较罕见,正进行蠕虫感染治疗的患者有时出现反应性嗜碱性粒细胞增多症(Voehringer,2013)。

框 33-5 嗜碱性粒细胞增多症的主要原因

- 骨髓增殖性肿瘤
- 过敏性——食物、药物、外源蛋白
- 感染性——天花、水痘
- 慢性溶血性贫血——尤其是脾切除后
- 炎症——胶原血管病、溃疡性结肠炎

单核细胞增多

单核细胞增多是单核细胞计数高于参考值的上限,尤其是大于 $1.0\times10^9/L$。最常见的原因是中性粒细胞减少和慢性感染恢复。单核细胞增多的原因及相关疾病见框 33-6。

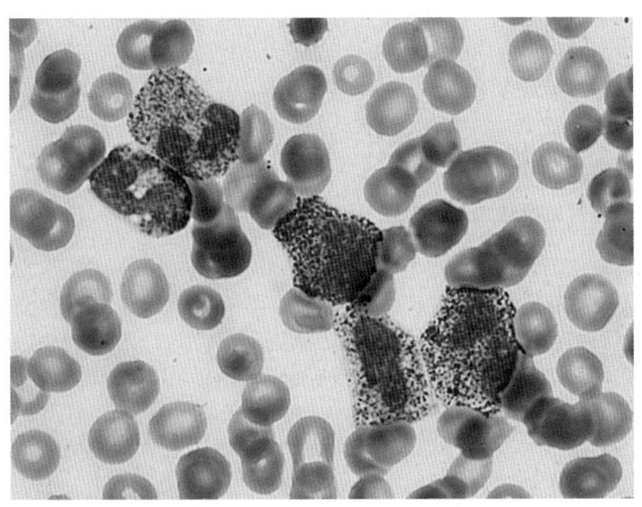

图 33-9 费城染色体阳性患者嗜碱性粒细胞显著增多和一个嗜酸性粒细胞(×1000)(Robin Abaya,MD 惠赠)

框 33-6 单核细胞增多的主要原因

- 传染性——结核、亚急性细菌性心内膜炎、梅毒、原虫、立克次体
- 中性粒细胞减少恢复
- 血液系统——白血病、骨髓增殖性肿瘤、淋巴瘤、多发性骨髓瘤
- 炎症——胶原血管病、慢性溃疡性结肠炎、口炎性腹泻、肌炎、多动脉炎、颞动脉炎
- 其他——实体肿瘤、免疫性血小板减少性紫癜、肉瘤样病

急性感染和粒细胞缺乏的恢复期出现单核细胞增多,这是一个良好的征兆。亚急性细菌性心内膜炎可能出现单核细胞增多。在这种情况下,单核细胞可能会吞噬红细胞、白细胞和其他血细胞。真菌、立克次体、原虫和病毒感染可能出现单核细胞增多。

然而,传染性疾病引起的单核细胞增多较少见。在一个观察 160 例绝对单核细胞增多病例的经典研究中(Maldonado & Hanlon,1965),超过一半(85 例)的病例与血液系统肿瘤相关。包括急性单核细胞性和粒细胞白血病、淋巴瘤(HL 最常见)、多发性骨髓瘤和骨髓增殖性肿瘤。

单核细胞减少

单核细胞减少是指循环单核细胞低于参考值的下限 $0.2\times10^9/L$。泼尼松治疗期间,首次给药后的最初几个小时,单核细胞下降,12 小时后恢复至原来的水平以上。单核细胞减少可见于毛细胞白血病(hairy cell leukemia,HCL)、先天性复合性免疫缺陷、其他罕见的免疫缺陷和 B 淋巴细胞性白血病,先天性复合性免疫缺陷涉及单核细胞减少和 GATA2 突变导致的分枝杆菌易感性(MonoMac 综合征)(Dotta & Badolato,2014;Hsu et al,2011;Kraut,2003;Park & Rogers,2013)。仅出现单核细胞减少是非常罕见的。

淋巴细胞和浆细胞疾病

在淋巴细胞和浆细胞疾病中,病理学家考虑为肿瘤性疾病者,详见本章的后半部分,接下来将描述其良性疾病。

正常人的淋巴细胞

正常人群中,幼儿的淋巴细胞和 T 细胞的绝对计数最高。5 岁前外周血中淋巴细胞百分比通常高达约 50%。10 岁前,淋巴细胞绝对计数和 T 细胞绝对计数下降,但仍高于成人水平。到青春期时,淋巴细胞绝对计数和 T 细胞绝对计数趋于成人水平。在人生的各个年龄段,B 淋巴细胞绝对计数均保持稳定(Davey & Huntington,1977;Perkins,2004)。青少年和成人,其淋巴细胞约占所有白细胞的 20%~40%,或$(1.5\sim4)\times10^9/L$。

正常的 CD4/CD8 比值为 1.0~3.4,反应条件下可升高至 12.0。与成人相比,新生儿的 T 细胞总数和 CD8+T 细胞的数量可能相似或减少,而 CD4+T 细胞可能相似或增多。

淋巴细胞增多

淋巴细胞增多是指外周血淋巴细胞数量增加;成人的参考区间约为$(1.5\sim4.0)\times10^9/L$,儿童的参考区间约为$(1.5\sim8.8)\times10^9/L$。淋巴细胞相对增多(淋巴细胞百分比增加)见于各种情况,最常见于伴有中性粒细胞减少的疾病。淋巴细胞增多在急性细菌性感染中罕见,但通常与病毒感染有关(EB 病毒[Epstein-Barr virus,EBV]、肝炎病毒)(框 33-7)。

框 33-7 淋巴细胞增多的主要原因

- 传染性——各种病毒、百日咳、结核、弓形虫病、立克次体
- 慢性炎症——溃疡性结肠炎、Crohn 病
- 免疫介导——药物过敏、血管炎、移植排斥、Graves 病、Sjögren 综合征
- 血液系统——急性淋巴细胞性白血病、慢性淋巴细胞性白血病、淋巴瘤
- 应激——急性、短暂

病毒感染相关的淋巴细胞增多

病毒感染的儿童常出现淋巴细胞显著增多。淋巴细胞性类白血病反应以前被称为急性传染性淋巴细胞增多症(acute infectious lymphocytosis,AIL),通常持续 3~5 周,大多数患者无其他血液学变化。淋巴结肿大罕见或仅有轻微肿大。肝脾肿大少见。淋巴结活检可能显示反应性滤泡增生,但无特征性变化。某些病例出现了脑脊液白细胞增多,淋巴细胞约占 40%。

儿童也可能出现慢性传染性淋巴细胞增多症。白细胞计数为$(10\sim25)\times10^9/L$,正常形态的淋巴细胞占 60%~80%。

百日咳

尽管通过常规免疫降低了百日咳的发病率,但是未免疫的儿童仍会发生百日咳,婴儿最为常见,死亡率也最高。百日咳近年来在美国死灰复燃,其部分原因是疫苗因素(Clark,2014)。儿童期接种过疫苗,但免疫力下降的成人也会出现百日咳。病原体是百日咳杆菌,具有高度传染性,并使得整个呼吸道出现炎症反应。潜伏期约为 6~20 天。最初为感冒症状,随后进展

为阵发性咳嗽、咳浓痰。因为深吸气,发作通常以"嗬嗬(whooping)"声结束,因此为该疾病命名。经常性气管和支气管疼痛。该疾病通常持续 6~12 周。

患者经常出现淋巴细胞显著增多,高于 30×10^9/L。均为小淋巴细胞、成熟 T 细胞,其 CD4/CD8 比值正常(Hudnall & Molina,2000)。发病后最初的 3 周内,淋巴细胞计数最高,第 4 周及随后数周内下降(Lagergren,1963)。淋巴细胞增多,至少部分是由于促淋巴细胞增生因子(lymphocytosis-promoting factor,LPF)或来源于器官的百日咳毒素的释放。这一因子可能导致淋巴细胞暂时从淋巴器官迁出增多,随后抑制淋巴细胞从外周血流回淋巴器官的再循环。因此,淋巴细胞增多是因为淋巴细胞进入外周循环的再分布,淋巴细胞生成未增加。

慢性淋巴细胞增多/持续性多克隆 B 淋巴细胞增多症

持续性反应性淋巴细胞增多症是一种成人罕见的疾病,淋巴细胞显著增多应高度怀疑肿瘤性疾病,如慢性淋巴细胞白血病。伴随中性粒细胞减少或经典 Felty 综合征,提示大颗粒淋巴细胞白血病(LGLL)。通常组织活检和(或)外周血免疫分型将提示特定的疾病或诊断。然而,可能偶尔出现其他病毒导致的单核细胞增多或淋巴细胞增多。

有报道发现成人出现持续性多克隆淋巴细胞增多症,这是一种罕见的疾病,主要见于女性吸烟者和脾切除术后的患者(Himmelmann et al,2001;Lairmore et al,2012)。这是外周血中良性多克隆 B 淋巴细胞增殖,可见双核的不典型淋巴细胞,但应考虑早期淋巴瘤的可能性(Troussard et al,2008)。

逆转录病毒相关疾病

1980 年发现了人类 T 淋巴细胞病毒Ⅰ型(human T cell lymphotropic virus type Ⅰ,HTLV-Ⅰ),这是一种与成人 T 淋巴细胞白血病/淋巴瘤(adult T cell leukemia/lymphoma,ATL)相关的逆转录病毒(Poiesz et al,1980)。它流行于日本、加勒比海盆地和美国东南部。HTLV-Ⅱ是第二种人类逆转录病毒,首先在一名毛细胞白血病(HCL)患者中发现(Kalyanaraman et al,1982)。第三种人类逆转录病毒为人类免疫缺陷病毒(human immunodeficiency virus,HIV)1 型,1983 年被确认为获得性免疫缺陷综合征(艾滋病)的病原体(Barre-Sinoussi et al,1983;Kalyanaraman et al,1982)。随后,确定了另一个不同类型的 HIV——现称为 HIV-2(Alizon et al,1984)。最近,已发现其他的逆转录病毒,HTLV-Ⅲ/Ⅳ和猴泡沫状逆转录病毒也会感染人类(Gessain et al,2013)。

HIV-1 通过细胞表面趋化因子受体(前者为 CCR5 和后者为 CXCR4)感染单核/巨噬细胞和 T 淋巴细胞(两者都是维持免疫系统正常功能的必需细胞);感染最终导致 CD4+淋巴细胞逐渐消失,干扰正常的免疫功能,导致免疫缺陷和疾病。疾病不仅包括许多不同类型的感染,也包括淋巴瘤在内的肿瘤性疾病的增加。HIV-1 在淋巴瘤的发展中发挥间接作用(通过免疫失调,而不是直接诱导)。HIV-2 较少见,毒力较弱(Nyamweya et al,2013)。

HTLV-Ⅰ和Ⅱ也可以感染和转化 T 细胞:HTLV-Ⅰ主要感染 CD4+细胞,HTLV-Ⅱ主要感染 CD8+细胞。全球有 1500 万~2000 万人感染 HTLV-Ⅰ,流行地区为日本、加勒比海和非洲。通常通过母乳或接触血液传播。急性感染出现的临床症状很少,包括发热、局部淋巴结肿大和偶尔的皮疹。淋巴细胞增多通常不超过 20×10^9/L。大多数(90%~95%)携带 HTLV-Ⅰ抗体的患者均无症状。经过长达数年的潜伏期后,3%~5%患者出现 ATL 或热带痉挛性瘫痪(Lairmore et al,2012)。

传染性单核细胞增多症和 EBV 病毒感染

传染性单核细胞增多症(infectious mononucleosis,IM)通常是一种自限性传染性疾病,其特征是咽喉肿痛、全身乏力、异型淋巴细胞增多伴大转化型淋巴细胞(图 33-10)、淋巴结肿大(颈后最常见)和脾肿大(Vouloumanou et al,2012)。在免疫功能低下的患者中,EB 病毒(Epstein-Barr virus,EBV)与良性 B 淋巴细胞增生、恶性淋巴瘤和移植后淋巴细胞增殖性疾病相关。

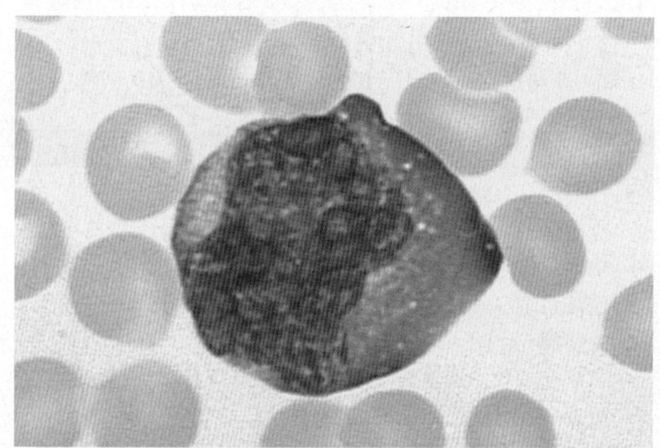

图 33-10 传染性单核细胞增多症,外周血中可见一个大的活化的淋巴细胞(异型淋巴细胞)(×1000)

病因和病理生理 IM 是一种继发于 EBV 感染的疾病。健康人在儿童早期初次感染时,往往忽视了这种疾病。然而,当健康的青少年或成人发生感染时,结果就会出现 IM 综合征。在大多数情况下,病毒通过口咽上皮和淋巴组织进入人体,并似乎感染了这两种组织。病毒附着于 B 淋巴细胞上的 C3d 补体受体(CD21),并进入细胞。EBV 刺激这些 B 淋巴细胞合成 DNA,诱导形成几种新的抗原,包括病毒衣壳抗原(viralcapsid antigen,VCA)、膜抗原(membrane antigen,MA)、早期抗原(early antigen,EA)——弥散型((EA-D)和限制型(EA-R)、EBV 核抗原(Epstein-Barr nuclearantigen,EBNA),以及淋巴细胞检出的膜抗原(lymphocyte-detected membrane antigen,LYDMA)(Harrington et al,1988)。因此,这种疾病早期阶段的特点是 B 淋巴细胞感染,增殖,形成新的抗原,循环,刺激免疫反应,合成免疫球蛋白(Sixbey et al,1984)。VCA、EA 和 EBNA 是免疫功能正常患者血清学诊断最重要的病毒蛋白。临床和实验室特点见框 33-8。

通常,体液免疫应答的特点是潜伏期和早期病毒衣壳抗体 IgG 和 IgM 滴度升高。发病后第 2 周和第 3 周内,衣壳抗体 IgM 的滴度开始下降,随后数月内下降至不能检测出的水平。恢复期衣壳抗体 IgG 降低,但可终身检出。发病后约 2~3 周出现 EBV 早期抗原抗体,随后 2 个月降低。恢复后期 EBNA 抗体滴度升高,可终身检出。

框 33-8 免疫功能正常患者传染性单核细胞增多症(IM)的特征总结

Epstein Barr 病毒(人疱疹病毒-4)

病理生理

- 病毒通过口咽上皮和淋巴细胞进入体内
- 病毒附着于B淋巴细胞上的CD21
- 病毒抗原——产生病毒衣壳抗原(VCA)、早期抗原(EA)、EBV核抗原(EBNA),诱导产生抗体

体液免疫应答

- 潜伏期和前期出现抗VCA IgM升高,数周至数月后降低
- 潜伏期抗VCA IgG升高,恢复期降低,终身可检测出
- 发病后2~3周EA抗体升高,随后降低
- 恢复期EBNA抗体升高,终身可检测出

细胞免疫应答

- 发病后第2周T淋巴细胞激活
- CD8+细胞毒性T淋巴细胞杀死感染的B淋巴细胞
- 自然杀伤细胞杀伤感染的B淋巴细胞
- 某些静息记忆B淋巴细胞仍有潜伏感染的可能

临床特点

- 潜伏期2~5周
- 起病隐匿
- 发热、咽喉肿痛、淋巴结肿大
- 青少年的症状往往比儿童明显

实验室检查特点

- 白细胞增多,淋巴细胞绝对增多,可见异型淋巴细胞
- 暂时性单核细胞增多
- 在疾病早期,中性粒细胞相对计数和绝对计数减少
- 半数病例出现轻度血小板减少
- 1%~3%病例出现溶血性贫血,通常可见特异性抗-I
- 85%~100%病例出现转氨酶升高,但临床黄疸少见
- 基于马红细胞(RBC)凝集反应,斑点测试简便、快速、特异
- 嗜异性抗体(heterophil antibody,HA)试验是基于牛RBC基质和豚鼠肾对IM特异性HA的吸收不同

IM细胞免疫应答的特征是,通常在发病后第2周T淋巴细胞增殖和活化,以应答EBV诱导的B淋巴细胞感染和活化。由于这些活化的T淋巴细胞主要来源于细胞毒性/抑制性T淋巴细胞亚群,因此会对EBV感染的B淋巴细胞产生明显的抑制和破坏作用。事实上,发病后第2周,IM患者的外周血可见大量CD8阳性的异型淋巴细胞。这些细胞毒性/抑制性T淋巴细胞杀死感染的B淋巴细胞,清除EBV诱导产生的多克隆抗体。除了细胞毒性T淋巴细胞,自然杀伤(naturalkiller,NK)细胞的活化对IM患者EBV感染的B淋巴细胞增殖有显著的抑制作用。

大多数(超过90%)免疫功能正常的成人都有感染过EBV的血清学证据。EBV不仅有能力感染细胞(许多细胞被完整的免疫系统破坏),而且能对静息记忆B淋巴细胞产生潜伏感染,在某些情况下,会造成淋巴细胞向恶性淋巴瘤的转化。然而,大多数潜伏感染的个体终身均无临床症状。

静息记忆B淋巴细胞可以是EBV的储藏库,因为病毒抗原不在淋巴细胞表面表达。IM中,不同的细胞具有EBV表达模式(程序)谱(Klein et al,2007)。在Ⅲ型潜伏增长程序中,细胞表达一套完整的EBV编码的蛋白,包括6个核蛋白(EBNA1~6)和3个潜伏膜蛋白(LMP1、-2和-3)。

LMP1具有较强的免疫原性,只出现于急性感染,除了免疫缺陷宿主。Ⅰ型潜伏仅涉及1个核蛋白的表达,EBNA-1,见于某些静息记忆B淋巴细胞。Ⅱa型潜伏涉及EBNA-1、LMP-1和LMP-2的表达。Ⅱb型潜伏表达所有的EBNA(EBNA1~6),不表达LMP-1。

移植后淋巴细胞增殖性疾病(posttransplant lymphoproliferative disorders,PTLD)中的肿瘤细胞相当于Ⅲ型潜伏,BL细胞相当于Ⅰ型潜伏,EBV阳性HL和EBV阳性鼻咽癌(nasopharyngeal carcinoma,NPC)中的细胞相当于Ⅱa型潜伏,表达LMP-1。EBV编码的RNA(EBER-1和EBER-2)几乎在所有的EBV潜伏感染者高表达,并可采用原位杂交方法检测,该方法灵敏度高,是目前EBV检测的标准方法(Gulley & Tang,2008)。

临床特征 IM见于3个月到70岁的患者,青少年和年轻人最为常见。出现症状前通常有2~5周的潜伏期。患者通常表现为非特异性的症状,包括发热、咽喉痛伴溃疡性咽炎和淋巴结肿大。

并发症 1%~3%的病例出现抗-Ⅰ抗体相关的溶血性贫血。约一半的病例出现轻度血小板减少。也可出现脾破裂。极少数出现中性粒细胞减少、全血细胞减少、慢性活动性EBV感染(chronic active EBV infection,CAEBV)和噬血细胞综合征(hemophagocytic syndrome,HPS)。

85%~100% IM患者出现肝功能异常,提示存在肝炎。临床黄疸罕见,但偶尔出现的黄疸和急性咽炎是IM的唯一的临床表现。并发症少见,偶尔累及神经系统、心脏、肾脏和肺。

约1/3的IM患者的咽部存在β-溶血性链球菌。因此,应严格注意IM与链球菌性咽炎的临床、血液学和血清学标准的鉴别诊断。

血液学特征 白细胞增多,范围为$(12\sim25)\times10^9/L$。极少数白细胞计数高达$80\times10^9/L$。因淋巴细胞增多(60%~90%)导致的白细胞增多,含有各种异型淋巴细胞。通常3周内白细胞总数恢复正常。异型淋巴细胞的细胞核增大,细胞质丰富而嗜碱性。

淋巴细胞包括"单核细胞样"淋巴细胞,相当于淋巴结中的免疫母细胞(图33-10)。其他异型淋巴细胞,包括浆细胞样淋巴细胞和核小但胞质丰富的异型淋巴细胞。

通常单核细胞数量短暂性增多。IM的术语"单核细胞增多症"是指淋巴细胞增加,而不是单核细胞("单个核"细胞包括淋巴细胞和单核细胞)。

IM的细胞学变化无特异性。多种疾病可见类似的细胞,包括巨细胞病毒单核细胞增多症、弓形虫病和传染性肝炎,通常与病毒性肺炎、水痘、流行性腮腺炎和儿童病毒疹的相似性稍差一点。

大多数病例发病第1周内可见中性粒细胞相对和绝对减少。这个期间,可能出现核左移,杆状核细胞和晚幼粒细胞增多。可见中毒颗粒和Döhle小体。嗜酸性粒细胞计数正常。

IM患者的骨髓象通常显示细胞构成增加。淋巴细胞、巨噬细胞、浆细胞、巨核细胞和红细胞的数量增加。中性粒细胞

系统比值减低。大约一半的病例可见单个核细胞聚集形成松散的肉芽肿。

免疫功能正常患者的血清学结果 IM 的斑点测试是基于马红细胞比绵羊红细胞检测 IM 更为敏感的原理。IM 的阳性结果为马红细胞凝集可被豚鼠肾组织血清吸收,而不被牛红细胞基质吸收。斑点测试检测 IM 嗜异性抗体具有简便、快速、特异性和灵敏性高的优点。可以出现假阳性,但很少见。目前仍然在使用斑点测试,尽管有其他相似的免疫检测和基于胶乳的方法可以检测嗜异性抗体,但是年幼的儿童会出现假阴性,他们体内产生的嗜异性抗体(IgM)数量有限。对于嗜异性抗体阴性的 IM,可通过检测 EBV 抗体来明确诊断。

如前所述,宿主针对各种 EBV 抗原发生应答,产生多种抗体(见框 33-8)。发病后 2 周内产生病毒衣壳抗原的抗体。采用免疫荧光或其他方法可以检测这种抗体,用于确定是否感染过 EBV。检测 EBV 抗体的方法通常仅用于嗜异性抗体阴性的 IM。

除了嗜异性抗体和 EBV 抗体,IM 患者经常产生针对多种抗原的抗体。已知有抗人红细胞、白细胞和血小板的抗体。IM 患者出现冷凝集素的频率增加。已有报道类风湿因子和抗核因子阳性。

对于免疫功能低下的患者,血清学试验的价值有限,直接检测方法更为可靠。采用聚合酶链反应(polymerase chain reaction,PCR)检测 EBV 病毒载量似乎是适用于此类患者的最好的方法之一(Hess,2004)。

鉴别诊断 结合 IM 的临床、血液学和血清学特征,可对超过 90%的病例作出准确诊断。嗜异性凝集试验阴性时,必须考虑多种可能性。患者可能仍然是 EBV 抗体阳性、嗜异性抗体阴性的 IM。然而,巨细胞病毒感染是导致嗜异性抗体阴性的传染性单核细胞增多综合征最常见的原因,其他可能性包括弓形虫病、传染性肝炎、人疱疹病毒 6 型、人类免疫缺陷病毒 1 型和 2 型,以及服用药物(对氨基水杨酸、苯妥英和氨苯砜)。

病程 经典的 IM 是一种良性自限性疾病,不到 5%的患者出现并发症。通常 3~4 周消退。死亡率极小,但在 X 连锁淋巴细胞增生性疾病(X-linked lymphoproliferative disease,XLLP)可能导致死亡。EBV 感染可以导致 XLLP 三个严重并发症中的任何一个:暴发性 IM、危及生命的淋巴细胞增生性疾病和 B 细胞淋巴瘤,以及异常丙种球蛋白血症。虽然典型的 XLLP 与 EBV 感染有关,但 EBV 血清学阴性的患者也可以出现 XLLP。除了 XLLP,先天性和获得性免疫缺陷的人群也可以出现 EBV 相关的淋巴细胞增殖性疾病。

巨细胞病毒感染

某些人感染了巨细胞病毒,会出现与传染性单核细胞增多症类似的综合征(Boeckh,2011)。这种疾病出现在大量输血后(输血后单核细胞增多症)或为自发性的(巨细胞病毒单核细胞增多症)。

白细胞增多以淋巴细胞绝对增多为其特征。通常 20%或更多的白细胞是异型淋巴细胞。骨髓象显示正常淋巴细胞和异型淋巴细胞的数量均增加。肝功能异常是最常见的实验室检查异常。在一小部分患者中,冷凝集素、类风湿因子或抗核抗体的滴度可能升高。嗜异性抗体、EBV 抗体或弓形虫抗体未升高。通常可以通过从尿液、唾液、血液或组织活检分离出巨细胞病毒,或血清学检测来明确诊断。

弓形虫病

刚地弓形虫是一种原生动物寄生虫,可以在年轻人和老年人体内导致一种类似传染性单核细胞增多症的疾病(弓形虫病)。对于先天性感染的胎儿和新生儿、妊娠期感染的女性、免疫功能低下的患者和脉络膜视网膜炎患者而言,诊断非常关键。

只有一小部分(≈10%)免疫功能正常的人群出现症状。这些患者通常表现为淋巴结肿大,常见于颈部。某些患者也可能出现发热、头痛、咽喉肿痛、肝脾肿大和脉络膜视网膜炎,外周血异型淋巴细胞增多。对于免疫功能低下患者,通常累及中枢神经系统和眼睛,也可能累及肺和心脏。

淋巴结组织病理学通常具有特异性,散在的上皮样组织细胞,通常生发中心/套区边界模糊,可见淋巴窦单核细胞样 B 淋巴细胞增生(图 33-11)。形态学改变与弓形虫抗体滴度升高密切相关(Dorfman & Remington,1973)。骨髓活检未见特异性病理改变。

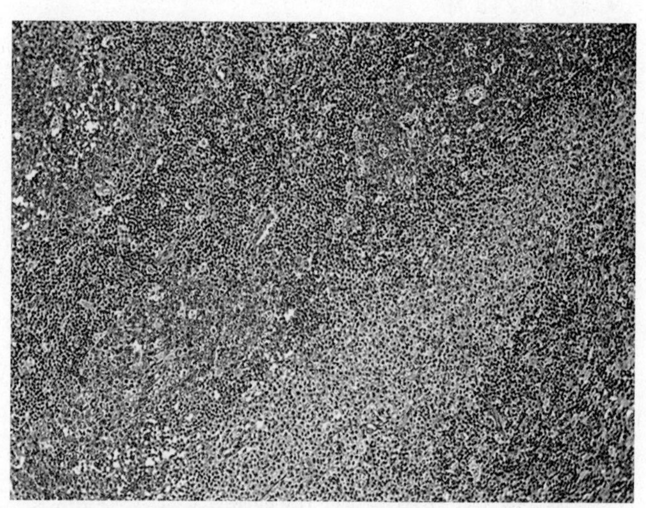

图 33-11 弓形虫淋巴结炎显示滤泡增生及单核细胞样 B 淋巴细胞增生(*右下方中心*),以及散在的单个的和聚集的组织细胞,常见于生发中心/套区边界(×200)

对于免疫功能正常患者,弓形虫抗体升高即可确诊。对于免疫功能低下患者,血清学试验并不敏感,确诊必须从血液、体液或组织中直接检测出病原体(Remington et al,2004;Torres et al,2013)。

自身免疫性淋巴细胞增生综合征

自身免疫性淋巴细胞增生综合征(autoimmune lymphoproliferative syndrome,ALPS)是一种罕见的由一个遗传基因缺陷导致的疾病,表现为儿童期发病,淋巴结肿大、脾肿大和自身免疫性血细胞减少,编码 FAS 或 CD95 的其中一个基因突变或偶尔的 *caspase* 基因突变。FAS 是细胞凋亡的一个关键成分。该疾病具有可变的遗传外显率,其特征是慢性淋巴组织增生,伴 CD4/CD8 双阴 T 淋巴细胞,以及上述症状(Shah et al,2014)。

其他非肿瘤原因导致的淋巴结肿大

其他导致良性或反应性淋巴结肿大的原因包括自身免疫性疾病和感染、Castleman 病、Rosai-Dorfman 病（窦组织细胞增生伴巨大淋巴结病）、Kikuchi 组织细胞性坏死性淋巴结炎、川崎病等。

淋巴细胞减少

淋巴细胞减少是指成人淋巴细胞绝对计数低于 1.8×10^9/L，儿童低于 2.0×10^9/L。通常情况下，约 80%循环外周血淋巴细胞为 CD3+T 淋巴细胞，其中大部分（≈65%）为 CD4+辅助性 T 淋巴细胞。一些遗传性免疫缺陷疾病表现为淋巴细胞减少，伴体液或细胞免疫介导的各种其他免疫缺陷。这些疾病中淋巴细胞生成受损导致了淋巴细胞减少。肾上腺皮质激素水平升高、服用化疗药物或辐射均会导致淋巴细胞减少。多种原因导致的肠淋巴管引流障碍，使得淋巴细胞不能回流至肠道，这可能是淋巴细胞减少的一种机制。NHL 和 HL 进展期以及癌症终末期，通常可见淋巴细胞减少。淋巴细胞减少的原因和疾病见框 33-9。

框 33-9 淋巴细胞减少的主要原因

- 破坏性——辐射、化疗、皮质类固醇
- 抑制性——饥饿、再生障碍性贫血、晚期癌症、胶原血管病、肾衰竭
- 传染性——病毒性肝炎、流感、伤寒、结核
- AIDS 相关——HIV 细胞病变作用、营养失衡、药物作用
- 先天性免疫缺陷——Wiskott-Aldrich 综合征
- 淋巴循环异常——小肠淋巴管扩张症、梗阻、胸导管引流/破裂，充血性心力衰竭

AIDS，获得性免疫缺陷综合征；HIV，人类免疫缺陷病毒

获得性免疫缺陷综合征

获得性免疫缺陷综合征（acquired immunodeficiency syndrome，AIDS）是一种进展性、致死性传染性疾病，具有特征性临床表现、血液学和血清学异常，现在大多数接受高效抗逆转录病毒（highly active antiretroviral，HAAR）治疗的患者都得到了控制。

病因 AIDS 是一种继发于 HIV-1 和 HIV-2 感染的疾病，HIV-1 和 HIV-2 是 RNA 逆转录病毒，攻击 CD4+T 淋巴细胞和其他细胞，包括巨噬细胞、单核细胞、巨核细胞和中枢神经系统小胶质细胞。病毒与 CD4 受体和趋化因子共同受体相互作用，进入细胞，从而确定了靶细胞（Starr-Spires & Collman，2002）。HIV 能够直接杀死受感染的细胞，也能间接杀死邻近的细胞，破坏细胞的机制包括细胞凋亡依赖性和细胞凋亡非依赖性（Garg et al，2012）。

HIV 感染通过接触含有病毒的分泌物、排泄物、血液和组织传播。由于 AIDS 病毒对 CD4+淋巴细胞有亲细胞作用，机体血液和淋巴组织中辅助性 T 淋巴细胞数量明显减少，出现抑制性/细胞毒性 T 淋巴细胞失衡。因此，出现显著的细胞免疫抑制，其特征为各种机会性感染。最初，不会攻击 B 淋巴细胞，免疫球蛋白水平正常或升高。然而，随着疾病的进展，患者发生恶性肿瘤的频率增加。AIDS 相关的癌症包括 Kaposi 肉瘤、非霍奇金淋巴瘤和宫颈癌（所有 AIDS 定义的癌症），以及霍奇金淋巴瘤和生殖器癌（Bellan et al，2003；Mbulaiteye et al，2003）。尽管这些恶性肿瘤的病因无疑是多因素的，但最近的研究表明，HIV 可能具有致癌性（Borges et al，2014）。此外，单核细胞和 NK 细胞功能异常。

血液学特征 AIDS 患者最常见的血液学异常是慢性病贫血和淋巴细胞减少（80%～85%病例），尤其是辅助性/诱导性（CD4）T 淋巴细胞亚群减少。约 30%病例出现血小板减少，40%中性粒细胞减少，常伴核左移；前者往往是免疫介导的（Hoxie，1995）。

外周血涂片通常可见浆细胞样异型淋巴细胞。单核细胞通常较大，核染色质细，可见胞质空泡。AIDS 也可出现免疫介导性贫血、血小板减少和中性粒细胞减少。

骨髓象显示通常为有核细胞增生活跃至明显活跃（Castella et al，1985）。幼稚的髓系细胞、含铁血黄素细胞和浆细胞的数量常常增多。骨髓祖细胞出现缺陷，如粒细胞单核细胞集落形成单位（colony-forming unit-granulocyte，monocyte，CFU-GM）；粒细胞、红细胞、单核细胞、巨核细胞、多能干细胞集落形成单位（colony-forming unit-granulocyte，erythrocyte，monocyte，megakaryocyte，pluripotential stem cell，CFU-GEMM）；巨核细胞集落形成单位（colony-forming unit-megakaryocyte，CFU-MK）；和红细胞爆式集落形成单位（burst-forming unit-erythrocyte，BFU-E）。许多用于治疗 AIDS 及其感染性并发症的药物也引起骨髓抑制。很多患者的骨髓抑制是多因素的，包括直接 HIV 细胞病变效应的相互作用、免疫系统和细胞凋亡失调、可能的并发感染和（或）营养失衡，以及药物作用。骨髓活检在临床上最有价值的信息通常是鉴别骨髓感染或恶性肿瘤。接受和坚持 HAAR 治疗的患者，其病程可以转变为相对缓慢的慢性病程，但对于弱势人群和未接受治疗的患者而言，这仍是一种可怕的疾病。

浆细胞增多

浆细胞一般不存在于外周血液循环中。各种慢性感染、变应性状态、肿瘤和血清 γ 球蛋白浓度升高的其他疾病均可见浆细胞增多。病毒性疾病患者外周血中可见浆细胞，包括风疹、麻疹、水痘和流行性腮腺炎。皮疹、传染性单核细胞增多症、梅毒、亚急性细菌性心内膜炎、结节病和胶原病中浆细胞中度增加。细菌性败血症可能出现类似浆细胞性白血病的外周血浆细胞增多，但很少见。浆细胞增多通常伴有淋巴细胞、单核细胞和嗜酸性粒细胞增多。浆细胞增多的原因和疾病见框 33-10。

框 33-10 浆细胞增多的主要原因

- 病毒性——传染性单核细胞增多症、麻疹、风疹、HIV
- 细菌性——结核、梅毒、链球菌、金黄色葡萄球菌
- 寄生虫——疟疾、旋毛虫病
- 炎症——系统性红斑狼疮、类风湿关节炎、炎症性肠病、乙醇性肝病
- 肿瘤——浆细胞性白血病、多发性骨髓瘤
- 免疫刺激——免疫复合体病（血清病）、药物过敏、输血
- 创伤

HIV，人类免疫缺陷病毒

成人骨髓中平均浆细胞为 1%~2%。超过 4%有意义;儿童较低。除了多发性骨髓瘤,其他疾病如转移性癌、慢性肉芽肿性感染、与超敏反应相关的疾病和服用细胞毒性药物,浆细胞可能高达 20%。再生障碍性贫血中浆细胞有所增加,但这很可能只是相对增加。另一方面,无丙种球蛋白血症(agammaglobulinemia)中浆细胞减少或缺乏。

类白血病反应

类白血病反应是指外周血白细胞反应过度。包括白细胞增多达 50×10^9/L,或更高伴核左移;白细胞计数较低,甚至低于正常,伴相当数量的幼稚粒细胞;淋巴细胞或单核细胞也可出现类似的量或质的变化。根据主要的细胞不同,类白血病反应可能是中性粒细胞性、嗜酸性粒细胞性、淋巴细胞性或单核细胞性。

先天性中性粒细胞增多 这是一种罕见的家族性的慢性先天性中性粒细胞增多,与 *CSF3R*(T617N)突变、GCSF 受体激活和对 GCSF 反应增加有关(Plo et al,2009)。

中性粒细胞类白血病反应 许多情况可出现中性粒细胞过度增多,包括溶血、出血、累及骨骼的恶性肿瘤、霍奇金淋巴瘤、骨髓纤维化、感染(尤其是结核)、重度烧伤、子痫和接触某些毒素。

血液检查通常比骨髓检查更有用。类白血病反应缺少特征性的分类计数;慢性髓细胞性白血病(CML)可见这样的分类计数,包括中幼粒细胞"峰"、嗜酸性粒细胞增多症和嗜碱性粒细胞增多症(图 33-12)。

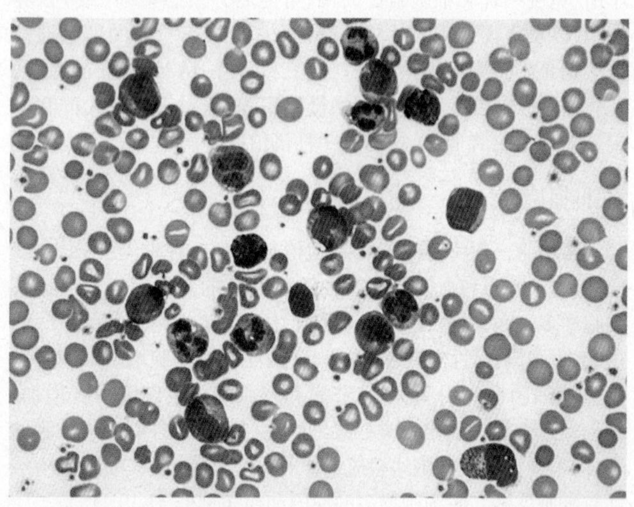

图 33-12 慢性髓细胞性白血病,可见增多的中性分叶核粒细胞、中幼粒细胞和嗜碱性粒细胞,偶尔见原始细胞(×500)

嗜酸性粒细胞类白血病反应 反应性嗜酸性粒细胞增多症的外周血中很少出现未成熟细胞(如嗜酸性中幼粒细胞),通常白细胞计数可超过 50×10^9/L(图 33-8)。嗜酸性粒细胞类白血病反应通常发生在儿童,常见于寄生虫感染。本章之后将讨论嗜酸性粒细胞增多症。

骨髓病性贫血 患者可有或无贫血,外周血常可见幼红细胞伴有中性粒细胞性类白血病反应;这就是幼粒幼红细胞增多性反应(leukoerythroblastotic reaction)(也有称幼红幼粒细胞血症,译者注)。骨髓转移性癌常有中度贫血,外周血可见幼红细胞。幼粒幼红细胞增多性反应也可能与骨髓感染和(或)纤维化有关,良性疾病如胃肠道出血和溶血性贫血也可能出现骨髓病性贫血。

淋巴细胞性类白血病反应 传染性淋巴细胞增多症和百日咳可能出现正常形态的淋巴细胞计数显著升高(见前文)。当异型淋巴细胞显著增加或有幼稚淋巴细胞时(可能见于传染性单核细胞增多症等情况),与白血病鉴别较困难。

骨髓检查可能有助于鉴别诊断,因为大多数类白血病反应的骨髓中淋巴细胞轻微增多,与白血病不同。外周血或骨髓流式细胞术检查可提示良性增生的淋巴细胞为非克隆性,伴正常组合的细胞表面标志。

主要涉及白细胞的肿瘤性疾病

造血系统肿瘤概述

造血系统肿瘤包括发生于骨髓或淋巴器官的起源于造血干细胞的多种疾病,现已证实是由于基因异常导致的克隆性增生。由于造血干细胞具有多样性和调控复杂性,涉及这些组织的肿瘤是多种多样的,其肿瘤的主体细胞、分化程度、增殖和凋亡速度、临床特征以及对治疗的反应均不同。随着对这些疾病的了解,造血系统肿瘤的诊断与分类也发生了变化。在 19 世纪因为不能鉴别染色,不能在显微镜下仔细观察,故"白血病"是指白色或浅色的血液,其中白细胞相较于红细胞有所增加。黄化病(chlorosis)和绿色瘤(chloroma)是指呈明显淡绿色的粒系细胞。Virchow 首次使用淋巴瘤,是指淋巴结(lymph glands)的肿瘤。

随着 Romanowsky 染色(如 Wright-Giemsa)的发展和之后的苏木精-伊红染色(HE),以及显微镜的改进,可以根据形态学、临床特征和异常增生的部位对造血系统肿瘤进行分类。主要累及血液和骨髓的造血系统肿瘤是白血病,主要累及软组织的造血系统肿瘤是淋巴瘤或肉瘤。"急性"是疾病临床进展迅速,"慢性"则是临床进展缓慢。随着 20 世纪 50 年代和 60 年代细胞化学染色发展,可以区别髓系细胞亚型和某些淋巴细胞(如 HCL),因此形态学分型主要依据主体细胞的类型。

大约从 1970 年开始,知识和新技术的爆炸为认识这些肿瘤提供了许多新的工具。其中发现了 B 淋巴细胞、T 淋巴细胞和其他免疫细胞、单克隆抗体和白细胞分化抗原;细胞核型分析;免疫球蛋白和 T 淋巴细胞基因重排;PCR;核酸阵列;以及最近蛋白质组学分析。不仅如此,现在还可以根据遗传学的异常水平以及细胞内通路的异常,描述许多造血系统肿瘤。可以针对特异性的异常进行靶向治疗。早期的病例包括:①慢性髓细胞性白血病,伴 t(9;22)(q34;q11)*BCR/ABL* 易位,导致酪氨酸激酶异常,靶向药物为格列卫(伊马替尼)(Druker et al,2001)。②急性早幼粒细胞白血病,伴 t(15;17)(q22;q12)*PML/RARA*,维 A 酸受体异常,维 A 酸受体可与全反式维 A 酸反应(Huang et al,1988)。

白血病分类曾混乱了数十年,随着技术和对疾病了解的进展,世界卫生组织(World Health Organization,WHO)现已对白血病分型进行了统一描述（Swerdlow et al,2008）。该分类认可每种肿瘤突出的生物学异常，利用不同的诊断技术组合，对各种肿瘤采用不同的方法，以达到诊断的目的，应用了形态学、免疫表型、细胞遗传学和分子遗传学，有些病例还应用了细胞化学分析。许多肿瘤可表现为白血病或软组织肿瘤（淋巴瘤），这些名词仍具有描述性作用。WHO 分型对急性髓系白血病也采用了两层方法，由于世界许多地区尚未应用分子和细胞遗传学检测，故在那些地区也不总是适用的。对于此类病例（急性髓系白血病（acutemyeloid leukemia，AML）未分类），早期 FAB 分型是以形态学为基础的。同时分子诊断进展迅速。

慢性骨髓增殖性肿瘤

WHO 定义的慢性骨髓增殖性肿瘤（chronic myeloproliferative neoplasms，MPN）包括慢性髓系白血病伴 *BCR-ABL1* 阳性（CML）、慢性中性粒细胞白血病（chronic neutrophilic leukemia，CNL）、真性红细胞增多症（polycythemia vera，PV）、原发性骨髓纤维化（primary myelofibrosis，PMF）、原发性血小板增多症（essential thrombocythemia，ET）、MPN 伴嗜酸性粒细胞增多症和 *PDGFRA* 或 *PDGFRB* 或 *FGFR1* 异常、慢性嗜酸粒细胞白血病、肥大细胞增多症以及慢性骨髓增殖性肿瘤，未分类（Swerdlow et al，2008）。多能造血干细胞克隆性增殖，分化为粒系、红系和巨核系细胞。每种类型的疾病都呈慢性病程，其终末期可能为急性白血病、骨髓纤维化或凝血功能障碍。其中 CML 具有特征性的 9;22 易位；PV 存在 *JAK2V617F* 突变，该突变在 ET 和 PMF 各占约 50%，其余的大部分携带钙网蛋白或其他突变；肥大细胞增多症的特征是 *KIT* 突变（2016 年 WHO 将肥大细胞增多症从骨髓增殖性肿瘤中分离出去，而独立为髓系肿瘤的另一大类。译者注）。表 33-1 总结了主要的骨髓增殖性肿瘤（MPN）和骨髓增生异常/骨髓增殖性肿瘤（MDS/MPN）的关键特征。

表 33-1　主要的 MPN 和 MDS/MPN 的关键特征

疾病	人口学特征	实验室检查特征，形态学	细胞遗传学	预后
CML	中年人	存在 *BCR-ABL*	t(9;22)(q34;q11) *BCR-ABL1*	依赖于对 TKI 的反应
CNL	老年人	* 中性粒细胞增多>25×10^9/L	*CSF3R* 突变	缓慢
PV	中年人，男性>女性	** 主要标准：男性 Hb>165g/L 或女性 Hb>160g/L；骨髓活检显示有核细胞增生明显活跃伴全髓增殖；*JAK2V617F*（或外显子 12）。次要标准：EPO↓。符合 3 条主要标准或主要标准前 2 条加上次要标准	*JAK2V617F*（或外显子 12）t(9;22)阴性	10~20 年
PMF	>50 岁	*** 主要标准：巨核细胞增殖/异型性，伴骨髓纤维化；排除 CML、PV、ET、MDS；存在 *JAK2V617F*、*CALR* 或 *MPL* 突变或其他克隆性标记。次要标准：幼红幼粒细胞血症，LD↑、贫血、脾肿大，白细胞增多≥11×10^9/L。3 个主要标准和至少 1 个次要标准	*JAK2V617F* 钙网蛋白；*TET2*、ASXL1、EZH2、CBL、IDH1/IDH2、TP53 和 SRSF2 突变；+8，+9，del(20q)，del(13q)，del(1p)，t(9;22)阴性	取决于疾病分期：纤维化前期≈10 年；纤维化期≈5 年
ET	50 岁（男性=女性），30 多岁出现第二个高峰（女性>男性）	*** 主要标准：血小板计数≥450×10^9/L；骨髓成熟巨核细胞增殖；排除 PV、PMF、CML、MDS；存在 *JAK2V617F*、*CALR* 或 *MPL* 突变。次要标准：存在克隆性标记物或无反应性血小板增多的证据。诊断需满足全部 4 项主要标准或前 3 项主要标准加次要标准	50% *JAK2V617F*；40%钙网蛋白；5%~10%病例 del(13q22)，+8，+9；t(9;22)阴性	稳定多年（大多数病例）
CMML	平均年龄 65~75 岁；男性>女性	单核细胞增多>1×10^9/L，血细胞减少，骨髓病态造血，原始细胞<20%	20%~40%病例+8，-7，12p；t(9;22)阴性	15%~30%病例 20~40 个月进展为 AML

表 33-1 主要的 MPN 和 MDS/MPN 的关键特征(续)

疾病	人口学特征	实验室检查特征,形态学	细胞遗传学	预后
JMML	小于 3 岁,男性>女性	单核细胞增多>1×10⁹/L,原始细胞<20%,再加上以下标准的任两项:↑HbF,幼稚粒细胞,WBC>10×10⁹/L,克隆异常,GM-CSF 超敏	单体 7,t(9;22)阴性	预后差;BMT 治疗可能有效
髓系/淋巴系肿瘤,伴嗜酸性粒细胞↑和 *PDGFR/FGFR1*	男性,25~55 岁	外周血嗜酸性粒细胞增多,骨髓嗜酸性粒细胞伴肥大细胞	*FIP1L1-PDGFRA*,*PDGFRB*,*FGFR*	对 TKI 的反应不同
肥大细胞增多症	所有年龄	单个核,常居中;嗜碱性颗粒可变(固定后的组织往往看不见颗粒);梭形细胞密集聚集	*KIT* D816V	皮肤型,惰性;系统型,可变;白血病型;侵袭型
CEL 未分类,特发性 HES	成人男性常见;任何年龄或性别	外周血嗜酸性粒细胞≥1.5×10⁹/L,原始细胞<20%	+8,i(17q) 8p11 不同模式	缓慢,80%病例达到 5 年生存

译者注:* 本书原文为中性粒细胞增多>2000/μl,但其正文及 2016 年 WHO 中均为>25×10⁹/L。** 为 2016 年 WHO 标准,本书原文为:主要标准:男性 Hb>18.5g/dl 或女性 Hb>16.5g/dl;*JAK2V617F*(或外显子 12)。次要标准:骨髓增生明显活跃伴全髓增殖;EPO↓;体外内源性红系集落形成。符合 2 条主要标准加上 1 条次要标准,或第 1 条主要标准加上 2 个次要标准。*** 根据 2016 年 WHO 标准略有修改

AML,急性髓系白血病;BMT,骨髓移植;CEL,慢性嗜酸粒细胞白血病;CML,慢性髓细胞性白血病;CMML,慢性粒-单核细胞白血病;EPO,促红细胞生成素;ET,原发性血小板增多症;GM-CSF,粒细胞单核细胞集落刺激因子;Hb,血红蛋白;HES,嗜酸性粒细胞增多症;JMML,幼年型粒-单核细胞白血病;LD,乳酸脱氢酶;MDS,骨髓增生异常综合征;PMF,原发性骨髓纤维化;PV,真性红细胞增多症;TKI,酪氨酸激酶抑制剂

慢性髓细胞性白血病

临床特征

慢性髓细胞性白血病(chronic myeloid leukemia,CML)好发于青年和中年人。50 岁后发病率随年龄增加。起病隐匿,常规血液检查时意外发现该病。患者可出现贫血、体重减轻的症状,或有身体不适感。脾脏进行性增大,患者开始体重下降,伴有发热和盗汗,这与粒细胞增殖更新导致的新陈代谢加快有关。患者可能因为脾肿大不适而就医。脾梗死可能导致左上腹疼痛。疾病晚期可能出现过度出血或淤斑。尽管经常出现淋巴结肿大,但不显著。

实验室检查特征

外周血 白细胞计数大于 5×10^9/L,可超过 30×10^9/L。分类计数具有特征性。可见完整的各个阶段的粒系细胞,从少数原始粒细胞到成熟中性粒细胞,具有中幼粒细胞和中性粒细胞"峰"(图 33-12)。原始粒细胞<10%,中性中幼粒细胞相对百分比随着白细胞总数的增加而增加。嗜碱性粒细胞始终增多,几乎总可见嗜酸性粒细胞增多,伴嗜酸性中幼粒细胞。多数患者的单核细胞也绝对增加。

多数患者在诊断时有正细胞性贫血。一半的患者会出现血小板增多,而少于 15%的患者出现血小板减少。

骨髓 骨髓增生明显活跃,主要是各阶段的粒细胞增生。通常嗜酸性粒细胞和嗜碱性粒细胞的幼稚阶段细胞增加。幼红细胞相对减少。通常骨髓不易抽出,因为细胞密度增加或(尤其是疾病晚期)网状纤维增多,骨髓活检可见网状纤维。某些患者可见充满蓝色颗粒的巨噬细胞(类海蓝组织细胞)或类 Gaucher 细胞。

应记住,即使骨髓象典型,但缺乏遗传学的结果,也不能诊断 CML。另一方面,在大多数情况下,可以通过外周血涂片作出诊断。

中性粒细胞碱性磷酸酶 90%以上的 CML 患者中性粒细胞碱性磷酸酶(neutrophil alkaline phosphatase,NAP)明显降低或缺乏。真性红细胞增多症 NAP 明显升高;特发性骨髓纤维化 NAP 升高、正常或降低;类白血病反应 NAP 正常或升高。相较于基因检测,NAP 历来应用广泛。

细胞遗传学异常 超过 95%的典型 CML 患者,外周血或骨髓细胞培养显示细胞遗传学异常 t(9;22)(q34;q11);涉及 9 号染色体长臂上的 *ABL1* 基因和 22 号染色体长臂上的 *BCR* 基因。染色体易位形成的这个异常的小的染色体称为费城(Ph')染色体(Nowell,1960;Nowell & Hungerford,1961,2007)。*BCR-ABL1* 基因融合导致一个新的 RNA 转录,随后产生的蛋白生长因子,相较于 *ABL1* 编码的正常的 p145 蛋白,具有更高的酪氨酸激酶活性。变异易位涉及额外的基因,隐蔽的易位需要进行分子检测。大多数易位涉及位于主要基因断裂区(major breakpoint region)的 *BCR* 断裂点,导致生成 p210 融合蛋白;少数的断裂点位于 μ 区,生成 p230 蛋白。次要基因断裂区(minor breakpoint region,m-BCR)的易位,导致生成 p190 蛋白,通常与急性淋巴细胞白血病(acute lymphoblastic leukemia,ALL)相关,但 CML 少见的 m-BCR 易位与单核细胞增多有关,典型的 CML 可见少量的 p190(Vardiman et al,2008)。

其他发现 通常血清维生素 B_{12} 和运钴胺素蛋白水平显著升高,因为运钴胺素蛋白I升高,反映了血液粒细胞总池的大小。血清溶菌酶也升高。

病程

一种人工合成的酪氨酸激酶抑制剂(tyrosine kinase inhibitor,TKI)(甲磺酸伊马替尼;格列卫)特异性靶向针对BCR-ABL蛋白,使得多数患者得到长期缓解。治疗失败是由于继发突变所致,通常新一代的TKI会有效(Jabbour & Kantarjian,2014;Soverini et al,2014)。过去,治疗(白消安或羟基脲)只能控制疾病慢性期。

TKI治疗前和治疗失败的患者,疾病从可变期(variable period)(或慢性期)进入进展期或加速期。加速期表现为下面一个或多个特征:外周血或骨髓原始细胞增多至10%~19%;外周血嗜碱性粒细胞>20%;与治疗无关的持续性血小板减少<10×10^9/L(应为<100×10^9/L,译者注);治疗无效的持续性血小板增多>100×10^9/L(应为>1000×10^9/L,译者注);治疗无效的白细胞增多和脾肿大;或细胞遗传学克隆演变。粒细胞病态造血、病态造血的小巨核细胞增多和网状纤维增生也具有提示性。

译者注:2016年WHO提出了暂定的针对酪氨酸激酶抑制剂(TKI)反应的加速期标准:

1. 首次使用TKI治疗后,出现血液学耐药现象(或未达到血液学完全缓解),或
2. 2个序贯TKI治疗后,血液学、细胞遗传学或分子学任一检查显示耐药,或
3. TKI治疗期间出现 *BCR-ABL1* 基因2个以上的突变。

急变期本质上进展为急性白血病,外周血或骨髓原始细胞≥20%,骨髓或髓外部位原始细胞大量聚集。70%病例中的原始细胞为髓系,可以包括任何类型的髓系细胞(中性粒细胞、嗜酸性粒细胞,嗜碱性粒细胞、单核细胞、红系细胞或巨核细胞),但很少发现Auer小体。然而,近1/3的病例表现为ALL,通常是前体B系细胞,偶见前体T系细胞;通常共表达髓系抗原,双表型髓系/淋巴系病例少见。偶尔患者发病即为急变期。

慢性中性粒细胞白血病

慢性中性粒细胞白血病(chronic neutrophilic leukemia,CNL)是一种罕见的骨髓增殖性疾病,其特征是持续性不明原因的成熟中性粒细胞增多>25×10^9/L,类似于反应性中性粒细胞增多(Elliott et al,2001;Bain et al,2008)。通常见于老年人,表现为脾大,有时肝大,常有皮肤黏膜出血、瘙痒或痛风。可能出现核左移和中毒颗粒。骨髓象显示增生明显活跃,粒细胞增生,粒/红比值高达20:1,主要是成熟中性粒细胞至中幼粒细胞增多。红系细胞和巨核细胞可增加,但无病态造血。通常(90%)细胞遗传学正常,某些病例出现的异常包括+8、+9、del(20q)和del(11q)。出现变异性Ph'阳性染色体和中性粒细胞增多的病例应考虑CML。

CSF3R(T618I和T615A)突变与CNL相关(Elliott & Tefferi,2014;Gotlib et al,2013;Maxson et al,2013)。隐匿性恶性肿瘤或其他炎症引起的反应过程可能会导致中性粒细胞明显增多,类似CNL。

真性红细胞增多症

真性红细胞增多症(polycythemia vera,PV)是一种主要影响红系的干细胞克隆性增殖疾病,其特征是红系过度增殖,骨髓中可见粒细胞和巨核细胞增生(全骨髓增生)。其遗传学特征是Janus 2激酶(Janus 2 kinase)突变(*JAK2* V617F),或另一个功能类似的突变,如 *JAK2* 外显子12突变(Levine & Gilliland,2008)。几乎所有的PV患者均会出现 *JAK2* 突变,而约50%的血小板增多症和原发性骨髓纤维化患者也会出现此突变。循环血红细胞量(red cell mass,RCM)绝对增加、白细胞增多和血小板增多。血清和尿中的促红细胞生成素减少。在体外无促红细胞生成素的条件下,红细胞能自主生长,具有内源性红系集落形成(endogenous erythroid colonies,EEC)的作用。病程最初为增殖期,终末为耗竭期,伴有铁缺乏和相关的贫血、骨髓纤维化、脾肿大和髓外造血。

临床特征

该病男性稍多于女性,通常于中年之后发病。患者表现为皮肤和黏膜红紫(发绀),2/3的患者出现脾肿大,约一半的患者发生血栓或出血现象,血栓形成最为常见。心肌梗死、脑血栓、脾或肺梗死和血栓性静脉炎是最常见的血栓性事件;通常来源于消化性溃疡的上消化道出血是最常见的出血问题。常见皮肤瘙痒,尤其是洗浴后。

实验室检查特征

外周血 红细胞计数超过6×10^{12}/L,至12×10^{12}/L;血红蛋白(Hb)>185g/L(男性)或>165g/L(女性)(2016年WHO已将其调整为:男性Hb>165g/L或女性Hb>160g/L。译者注)。平均红细胞体积(mean cell volume,MCV)、平均红细胞血红蛋白量(mean cell hemoglobin,MCH)和平均红细胞血红蛋白浓度(mean cell hemoglobin concentration,MCHC)正常或降低。若出现慢性失血,则红细胞变为低色素性和小细胞性。可见大红细胞、嗜多色性红细胞和幼红细胞,但不是该病的主要特征。红细胞生成增加。增殖期(period of erythrocytosis,多血期),红细胞的(生存)破坏是正常的;疾病后期,随着脾肿大的进展,红细胞的寿命缩短。总血容量增加,主要是因为红细胞量增多,血浆容量也可能轻微增加。血黏度高,可能难以制备高质量的血涂片。红细胞沉降率(erythrocyte sedimentation rate,ESR)降低。

约2/3的患者血小板计数增加,通常超过1000×10^9/L。80%未经治疗的患者出现血小板功能异常,对腺苷二磷酸(adenosine diphosphate,ADP)和肾上腺素诱导的聚集反应降低。未出现继发性止血异常。

中性粒细胞中度增多,通常达到(10~30)×10^9/L。近一半的病例可见幼稚粒细胞,通常嗜碱性粒细胞绝对增加。80%患者NAP明显升高。

动脉血氧饱和度正常。许多PV患者因核酸代谢增强而出现高尿酸血症,有些患者出现继发痛风或肾尿酸结石。

骨髓 骨髓增生活跃至明显活跃,全骨髓增生,主要是幼红细胞增生。巨核细胞增多,大小不等的巨核细胞常聚集在扩张的血窦周围(图33-13)。常见网状纤维增多,95%病例贮存铁减少或消失。

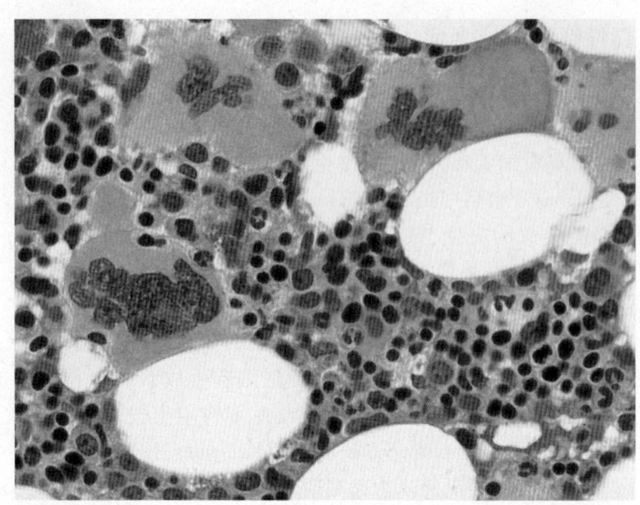

图 33-13 真性红细胞增多症的骨髓活检显示全骨髓增生伴幼红细胞增生(×500)

诊断

WHO 诊断 PV 的标准(Swerdlow et al,2008)如下：

主要标准：

1. 血红蛋白升高>185g/L(男)或>165g/L(女),或红细胞容量增加的其他证据。

2. 存在 *JAK2* V617F 突变或类似突变如 *JAK2* 外显子 12 突变。

次要标准：

1. 全骨髓增生,红系和巨核细胞增殖

2. 血清促红细胞生成素水平低

3. 体外内源性集落形成

诊断必须满足 2 个主要标准,加上 1 个次要标准。或满足第 1 个主要标准加上 2 个次要标准。

除了 *JAK2* V617F 或外显子 12 突变,还有其他新发现的基因异常,包括 *TET2* 突变、STAT5B 表达和多种信号异常(Levine,2009;Rampal et al,2014;Rice et al,2011;Tefferi et al,2009)。

译者注:2016 年 WHO 修订的 PV 诊断标准如下：

1. 主要标准：

(1) 男性 Hb>165g/L,女性 Hb>160g/L;或者血细胞比容男性>49%,女性>48%;或者红细胞容量(RCM)增加(>平均正常预测值 25%以上)。

(2) 骨髓活检显示有核细胞增生明显活跃(与患者年龄不相称),三系(全髓)明显增殖,包括红系、粒系和巨核细胞。巨核细胞的特点是细胞成熟和大小不一的多形性。

(3) 存在 JAK2V617F 突变或 JAK2 外显子 12 突变。

2. 次要标准:血清 EPO 水平低于正常参考值范围。

诊断要求符合所有 3 条主要标准,或者符合主要标准的前 2 条和次要标准。

PV 是一种慢性疾病,控制良好的患者通常可存活 10~20 年。曾采用静脉放血、苯丁酸氮芥(瘤可宁)、放射性磷(^{32}P)和羟基脲来控制疾病。

约 20%~40%患者,衰竭期或多血后期(spent or postpolycythemic phase)出现渐进性贫血、脾脏进行性肿大以及白细胞计数进一步增加,可见更为幼稚的粒细胞,循环血中有核红细胞增多。许多椭圆形红细胞,泪滴形红细胞更为多见。因骨髓纤维化,骨髓抽吸更加困难,因髓外造血,脾脏进一步肿大。这一阶段的疾病表现与骨髓纤维化伴髓样化生难以区别。PV 的另一个晚期并发症是急性白血病或骨髓增生异常综合征(myelodysplastic syndrome,MDS),与^{32}P 和烷化剂相关,但与羟基脲无关(Bjorkholm et al,2011)。

原发性骨髓纤维化

原发性骨髓纤维化(primary myelofibrosis,PMF)是一种慢性、渐进性、克隆性全骨髓增殖性肿瘤,其特征为巨核细胞增生,常伴粒系细胞增生,伴不同程度的反应性骨髓纤维化和髓外造血(Swerdlow et al,2008)。通常表现为骨髓病性贫血伴红系细胞显著的病态造血,外周血可见幼红细胞、幼稚粒细胞和异型血小板。慢性特发性骨髓纤维化(chronic idiopathic myelofibrosis,CIM)是一种罕见疾病,其发病率是 CML 的 1/3。常见于 50 岁以上人群,起病隐匿,表现为体重减轻、贫血以及因脾肿大导致的腹部不适。常有肝脏肿大,患者可能出现轻度黄疸。一半的患者 X 线片显示斑片状骨质硬化,也可见骨质疏松。

20%~30%的病例为纤维化早期,其特征是轻度正细胞性贫血,伴异型红细胞(包括泪滴状红细胞和有核红细胞),血小板增多以及轻度白细胞增多(部分为未成熟阶段细胞)。骨髓增生明显活跃,可见异常巨核细胞,常聚集在血窦和骨小梁周围。骨髓组织病理学主要显示为不典型的未成熟的胞体增大的巨核细胞(带有云雾状胞质、核不成熟),也可见小巨核细胞(Michiels et al,1999;Michiels et al,2014)。最初纤维化不明显。常出现窦内造血(图 33-14)。

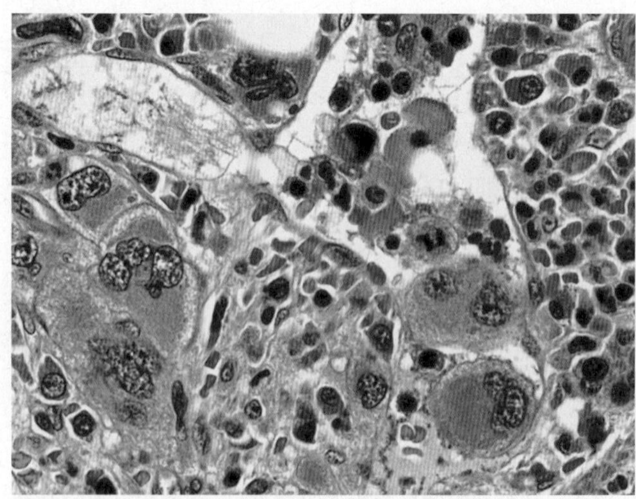

图 33-14 慢性特发性(原发性)骨髓纤维化的骨髓活检显示细胞间距增大,提示骨髓纤维化和窦内造血(×500)

纤维化期的特征表现包括中度正细胞性正色素性贫血(通常伴一些低色素性细胞和嗜碱性点彩红细胞)、红细胞大小中度不均和明显的异型红细胞,主要是泪滴状红细胞和椭圆形红细胞。幼红细胞增多,常超出贫血程度,伴轻度网织红细胞增多。贫血的机制可能很复杂，与骨髓衰竭、无效红细胞生成和溶血有关。因髓外造血可出现典型的脾肿大。

白细胞计数中度增加；可见不成熟的中性粒细胞，偶见原始粒细胞。嗜碱性粒细胞往往增多。血小板数量正常或减少（增加罕见），通常具有清晰明显的不典型"区"。仔细观察涂片，通常可找到小巨核细胞（其细胞核和细胞质与淋巴细胞的大小相似）或小的原始巨核细胞；极少数情况下此类巨核细胞明显易见。

体外血细胞培养显示类似于 CML 的集落（CFU-GM）增多。血清 GM-CSF 高，血尿酸常增加，维生素 B_{12} 正常或升高。

通常难以抽吸骨髓，因此骨髓活检是必要的。骨髓纤维化伴有不典型巨核细胞、幼红细胞和幼粒细胞的残余细胞岛。纤维化由疏松结缔组织形成，缺乏胶原，但有丰富的网状纤维。在内生性斑块中可见类骨质和（或）新骨形成，骨小梁可能不规则增厚（骨髓硬化症）。在同一个骨髓标本中可能细胞增生和纤维化混杂存在，或因取材部位不同而有差异。可见核型异常的巨核细胞（伴随其他造血细胞）聚集或成片分布于血窦内。脾脏和肝脏中可见髓外造血。

生物学

虽然巨核细胞增生具有肿瘤性，但是间质增生是反应性的，原因是巨核细胞/血小板源性生长因子不恰当释放，包括血小板衍生生长因子（platelet-derived growth factor，PDGF）、转化生长因子（transforming growth factor，TGF）-β、碱性成纤维细胞生长因子（basic fibroblast growth factor，bFGF）和钙调蛋白（Reilly，1998）。

大约 50% 患者显示 *JAK2* V617F 突变。40% 患者显示 *CALR*（钙网蛋白）突变（Tefferi et al，2014）。小部分患者，约 5%，为 *MPL W515K/L* 基因突变。检测这些突变对于判断预后非常重要。*TET2* 可能是诱发突变，修饰突变包括 *ASXL1*、*EZH2*、*CBL*、*IDH1/IDH2*、*TP53* 和 *SRSF2*。染色体研究表明无 *BCR/ABL*，但各种不同的细胞遗传学改变有：+8、+9、del（20q）、del（13q）（q12-22）、部分三体 1q、del（5q）和 der（6）t（1；6）（q21-23；p21.3）。其他细胞遗传学异常可能与细胞毒性治疗和（或）疾病进展有关。

病程

自然病程是纤维化增加，伴进行性贫血和脾脏肿大。溶血常常是贫血的一个加重因素，感染可能是一个严重的问题。10%～20%病例出现门静脉高压，可能导致食管静脉曲张破裂出血。因为髓样化生和门静脉血流量增加，门静脉血栓形成或肝内梗阻，可能会导致高血压。

中位生存期约为 5 年，显著低于 PV；然而，某些患者的生存期较长，其终末期往往进展为急性白血病。主要是对症支持治疗，但 JAK 激酶抑制剂可能改变病程。

有时因为其他原因，患者出现血细胞减少和骨髓纤维化，其中一些可能对特定治疗反应良好。包括转移性肿瘤、原发性造血系统肿瘤（如 HCL 或浆细胞病）、辐射损伤和罕见的自身免疫性骨髓纤维化。维生素 D 缺乏（佝偻病）的营养不良的孩子有时显示骨髓纤维化。溶剂接触可能是一个原因，最常见的是苯，已公认暴露于一定阈值的苯可诱发 AML。目前的环境暴露似乎明显低于与血液系统恶性肿瘤相关的水平（Duarte-Davidson et al，2001）。原发性甲状旁腺功能亢进症或慢性肾衰竭继发性甲状旁腺功能亢进症可发生小梁周围骨髓纤维化。

诊断

译者注：2016 年 WHO 修订的原发性骨髓纤维化（PMF）的诊断标准如下：

原发性骨髓纤维化早期（prePMF）诊断标准

1. 主要标准：

（1）存在巨核细胞增殖和异型，网状纤维化≤1 度，伴有年龄调整后的骨髓细胞量增多，粒细胞增殖，红系造血通常减低。

（2）不符合 BCR-ABL1 阳性 CML、PV、ET、MDS 或其他髓系肿瘤的 WHO 诊断标准。

（3）存在 JAK2V617F、CALR 或 MPL 突变；或者无这些突变时，存在其他克隆性标记或没有轻度的反应性骨髓网状纤维化。

2. 次要标准：连续 2 次检查证实，至少存在以下几项中的 1 项：

（1）非并发症导致的贫血。

（2）白细胞增多≥11×10^9/L。

（3）可扪及的脾肿大。

（4）乳酸脱氢酶（LD）高于正常参考区间上限。

诊断需要满足所有 3 个主要标准和至少 1 个次要标准。

原发性骨髓纤维化（PMF），纤维化明显期诊断标准

1. 主要标准：

（1）存在巨核细胞增殖和异型，伴网状纤维化和（或）胶原纤维化 2 级或 3 级。

（2）不符合 BCR-ABL1 阳性 CML、ET、PV、MDS 或其他髓系肿瘤的 WHO 诊断标准。

（3）存在 JAK2、CALR 或 MPL 突变；或者无这些突变时，存在其他克隆性标记或无反应性骨髓纤维化。

2. 次要标准：连续 2 次检查证实，至少存在以下几项中的 1 项：

（1）非并发症导致的贫血。

（2）白细胞增多≥11×10^9/L。

（3）可扪及的脾脏肿大。

（4）乳酸脱氢酶（LD）高于正常参考区间上限。

（5）幼红幼粒细胞血症。

诊断 PMF，纤维化期需要满足所有 3 个主要标准和至少 1 个次要标准。

检测到最常见的伴随突变（例如 ASXL1，EZH2，TET2，IDH1/IDH2，SRSF2，SF3B1）有助于确定疾病是否为克隆性。

骨髓纤维化分级标准

MF-0：网硬蛋白呈线性分散，未交叉，与正常骨髓一致。

MF-1：网硬蛋白呈松散网状，有许多交叉，尤其在血管周围区域更加明显。

MF-2：网硬蛋白增多密集，呈弥漫性，广泛交叉，偶见胶原纤维束和（或）局灶性骨硬化。

MF-3：广泛交叉的弥漫而密集增多的网硬蛋白，以及由胶原构成的粗糙厚纤维束，通常伴有骨硬化。

纤维密度应在造血区域进行评估；MF-2 或 MF-3 者，建议加做三色染色。

原发性血小板增多症

原发性血小板增多症（essential thrombocythemia，ET）是一种克隆性骨髓增殖性肿瘤，主要影响巨核细胞系统，表现为持续性血小板增多。40%～50%患者存在 *JAK2* V617F 突变，25%为 *CALR* 突变（译者注：3%～5%为 MPL 突变）。常见于 50 多岁的人群，男女发病率无明显差异，女性 30 岁时发病率最高（Tefferi et al，2014）。

临床特征

一半患者通常出现无症状性血小板增多，但多达一半的患者出现出血或血栓形成。后者为动脉或静脉血栓形成，或血管闭塞导致短暂性脑缺血发作（transient ischemic attacks，TIA）或手指缺血。特征性复发性自发性黏膜出血最常见于胃肠道或上呼吸道。偶尔出现出血或伴有血栓形成。50%的病例出现轻度脾肿大。

实验室检查特征

外周血 最突出的特点是血小板显著增加（$\geqslant 450\times10^9$/L；通常$>1000\times10^9$/L），常可见异型的巨大的血小板，并常见巨核细胞碎片。有时可见中性粒细胞增多。许多患者因慢性失血出现小细胞性低色素性贫血。原发性血小板增多症患者的血小板功能明显缺陷。最典型的表现是对肾上腺素的聚集反应减低。

骨髓 骨髓象显示巨核细胞增多，胞体增大，细胞质成熟，细胞核多分叶，在增生活跃或略微明显活跃的骨髓中倾向于成簇聚集（Michiels et al，1999）（图 33-15）。巨核细胞的细胞核不描述为非典型性，但常常是特征性的，类似于其他骨髓增殖性肿瘤（MPN）中所见。红系细胞增生可能继发于失血。骨髓活检的特征可能与 PV 相似，但红细胞减少较少。可能存在脾髓外造血。

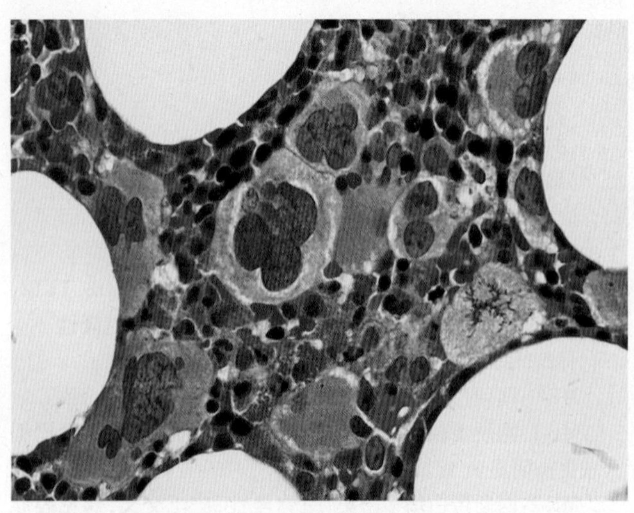

图 33-15 原发性血小板增多症的骨髓活检显示巨核细胞增多和簇集（×500）。本例中细胞核异常，类似于原发性骨髓纤维化

诊断

WHO 诊断原发性血小板增多症的标准（Swerdlow et al，2008）如下：

1. 持续性血小板计数$\geqslant 450\times10^9$/L。
2. 骨髓活检显示，以巨核细胞增殖为主，其细胞核成熟、增大；无粒细胞增多或核左移或红细胞生成增多。
3. 排除真性红细胞增多症、PMF、BCR-ABL1 阳性 CML、MDS 或其他髓系肿瘤。
4. 存在 *JAK2* V617F 突变，或若无此突变，无反应性血小板增多的证据。存在 *CALR* 突变与 *JAK2* V617F 突变同样重要（Tefferi et al，2014）。

译者注：2016 年 WHO 修订的原发性血小板增多症（ET）诊断标准如下：

主要标准：

（1）血小板计数$\geqslant 450\times10^9$/L。

（2）骨髓活检显示以巨核系细胞增殖为主，主要特征是成熟型巨核细胞伴有核分叶过多（高核叶）和体积增大；中性粒细胞和有核红细胞无明显增加或核左移；少见网状纤维轻度增加（1 级）。

（3）不符合 BCR-ABL1 阳性 CML、PV、PMF、MDS 和其他髓系肿瘤的 WHO 诊断标准。

（4）存在 JAK2 或 CALR、MPL 突变。

次要标准：存在克隆性标记物或无反应性血小板增多的证据。

诊断时需要满足全部 4 项主要标准或前 3 项主要标准加次要标准。

遗传学

40%～50%患者存在 *JAK2* V617F 突变。大多数其他患者存在钙网蛋白（*CALR*）突变，此突变与 *JAK2* 突变相互排斥，存在此突变的患者转化为 PV 的风险降低或无（Cazzola & Kralovics，2014）。必须排除 *BCR/ABL* 易位的 CML。某些患者具有+8、9q 异常或 del（20q）。PMF 中可检测的突变在 ET 中也低频率表达（Cazzola & Kralovics，2014；Martinez-Aviles et al，2012），尽管这增加了早期 PMF 误诊为 ET 的可能性。

大多数患者病情稳定多年，但一小部分可能转化为其他类型骨髓增殖性肿瘤，或极少数发展为急性白血病。目前的推荐治疗方案是基于临床危险分层，指导降低血小板数、抑制血小板生成和抗凝（Tefferi & Barbui，2013）。

慢性骨髓增殖性肿瘤，未分类

慢性骨髓增殖性肿瘤，未分类（chronic myeloproliferative neoplasms，unclassifiable，MPN-U）是指具有 MPN 疾病特征但不满足于具体的亚型分类标准或具有疾病亚型之间的特征（Swerdlow et al，2008）。包括慢性特发性骨髓纤维化（CIM）纤维化前期（译者注：现称为原发性骨髓纤维化早期，prePMF）、PV 多血期早期（prepolycythemic）和 PV 衰竭期（postpolycythemic，多血后期）（之前未诊断），以及具有 MPN 特征但伴有部分病态造血或原始细胞增多；和尽管具有 MPN 的特征，但被并发的炎症或肿瘤所掩盖。无 BCR/ABL 和其他特殊的细胞遗传学异常。这个类型与骨髓增生异常/骨髓增殖性肿瘤，未分类有重叠。通常随访发现出现特征性变化，得以明确诊断（Swerdlow et al，2008）。

慢性嗜酸性粒细胞白血病，非特指型，和特发性高嗜酸性粒细胞增多症

慢性嗜酸性粒细胞白血病（chronic eosinophilic leukemia，CEL）是指嗜酸性粒细胞慢性、克隆性增殖，伴外周血嗜酸性粒细胞增多以及组织浸润造成的器官损害。外周血嗜酸性粒细胞≥1.5×10^9/L，以成熟的嗜酸性粒细胞为主，外周血或骨髓原始细胞<20%。一个有关嗜酸性粒细胞疾病的工作会议建议在以下这些疾病中使用“高嗜酸性粒细胞”（hypereosinophilia，HE）综合征的术语，包括家族性病例（HEFA）、意义未明（undetermined significance）的病例（HEUS）、克隆性肿瘤病例（HEN），以及反应性嗜酸性粒细胞增多症（HER）（Valent et al，2012）。HE 的淋巴细胞变异型与表达异常抗原的克隆性 T 淋巴细胞相关（Gotlib，2014）。其他肿瘤，包括 T 细胞淋巴瘤和霍奇金淋巴瘤，常常因为生成细胞因子（IL2、IL3、IL5、GM-CSF），导致继发性嗜酸性粒细胞增多症。当与定义的 CMD 关联时，认为嗜酸性粒细胞增多症是该疾病的一个组成部分，而不是称为 CEL。骨髓增殖性疾病伴嗜酸性粒细胞增多症和 *PDGFRA*、*PDGFRB* 或 *FGFR1* 基因异常被分为独立的类型，详见下文。

某些 CEL 病例具有克隆性细胞遗传学异常：+8、i（17q）或 8p11 易位，包括 t（8；13）（p11；q12）、t（8；9）（p11；q32-34）和 t（6；8）（q27；p11）。8p11 易位也可能发生于 AML、前体 B-ALL 或前体 T-ALL。可能发生的其他异常，包括 *JAK2* V617F 突变和 10 三体综合征。CEL 和高嗜酸性粒细胞增多症（HES）的临床进展通常为惰性的，5 年生存率约为 80%。

肥大细胞增多症

肥大细胞增多症（mastocytosis）是一种肥大细胞克隆性增殖性肿瘤，累及皮肤、骨髓、淋巴结和（或）脾脏（Akin & Valent，2014；Swerdlow et al，2008）。各种不同恶性程度的肿瘤，根据其疾病的分布和临床表现进行分型。由于血管活性胺的分泌，包括组胺和 5-羟色胺，以及肿块效应，其临床症状是复杂的。

肥大细胞增多症与原癌基因 *KIT* 的突变有关，该基因编码干细胞因子（stem cell factor，SCF）的酪氨酸激酶受体，最常见的是伴 CD117 表达的 *KIT* D816V。在形态学上，受累器官中肥大细胞增多，常伴有纤维化。正常的肥大细胞为单个核细胞，细胞核居中、染色质聚集，含有致密的嗜碱性颗粒。然而，他们往往难以识别，因为肥大细胞颗粒在固定组织中不能很好地保存，其细胞形态可能类似于浅染的透明细胞、组织细胞、成纤维细胞或其他细胞。采用姬姆萨或甲苯胺蓝染色和免疫组织化学，可以识别组织中的肥大细胞。肥大细胞类胰蛋白酶是最特异的标志物，但也表达 CD117，以及 CD45、CD33、CD68、CD2 和 CD25。肥大细胞不表达髓过氧化物酶，但通常表达氯乙酸酯酶。疾病的诊断试验应包括在骨髓、血液或全身系统性疾病的其他皮肤外器官中通过免疫学（免疫组化和（或）流式细胞术）测定 CD117、CD2、CD25 和类胰蛋白酶，以及检测 *KIT* D816V 突变。

皮肤受累常见的是荨麻疹伴黑色素沉着，称为色素性荨麻疹（urticaria pigmentosa，UP）或斑丘疹性皮肤肥大细胞增生症（maculopapular cutaneous mastocytosis，MPCM）。儿童和成人常见。儿童的病变通常为较大的丘疹，小于 3 岁的儿童可伴有大疱，通常具有自限性，或自发消退。组织学显示，梭形肥大细胞聚集于真皮乳头，并延伸至真皮网状（Swerdlow et al，2008）。弥漫性皮肤病变称为弥漫性皮肤肥大细胞增生症（diffuse cutaneous mastocytosis），局部病变称为皮肤肥大细胞瘤（mastocytoma of skin）。

系统性肥大细胞增多症至少累及一个皮肤外器官，伴或不伴皮肤病变。表现为皮肤症状和全身症状，包括荨麻疹、瘙痒和皮肤划痕症、组胺释放的全身症状、骨痛、关节痛和骨折、脾肿大、肝大或淋巴结肿大。

骨髓受累有时难以识别，小梁旁与血管周围聚集增多的淋巴细胞、嗜酸性粒细胞、中性粒细胞、肥大细胞和成纤维细胞。多数病例的骨髓活检显示，肥大细胞呈多灶性、边界清楚的紧密聚集分布。细胞可能呈梭形，在 HE 染色上缺乏明显的颗粒，或由肥大细胞、淋巴细胞、嗜酸性粒细胞、组织细胞和成纤维细胞混合浸润，外围边缘或核心为淋巴细胞。可能出现颗粒增多的肥大细胞的紧密浸润（compact infiltrates），称为类胰蛋白酶阳性圆形细胞浸润（tryptase-positive round cell infiltrates，TROCI）。后者也可见于嗜碱粒细胞白血病或急性髓系白血病。肥大细胞增多常见于血液系统肿瘤，如 HCL、淋巴浆细胞淋巴瘤和髓系肿瘤，骨髓涂片上骨髓小粒旁最为明显。反应性肥大细胞通常不出现紧密聚集（compact aggregates）。

此外，系统性肥大细胞增多症（systemic mastocytosis，SM）通常与其他血液系统肿瘤同时发生，或具有紧密的关联，包括急性白血病、骨髓增生异常和（或）骨髓增殖性肿瘤，和其他血液系统肿瘤。有时仅在急性期治疗后才检测发现为 SM（图 33-16 和图 33-17）。这些情况都被称为系统性肥大细胞增生症伴克隆性非肥大细胞系疾病（systemic mastocytosis with associated clonal non-mast cell lineage disease，SM-AHNMD）。其中的非肥

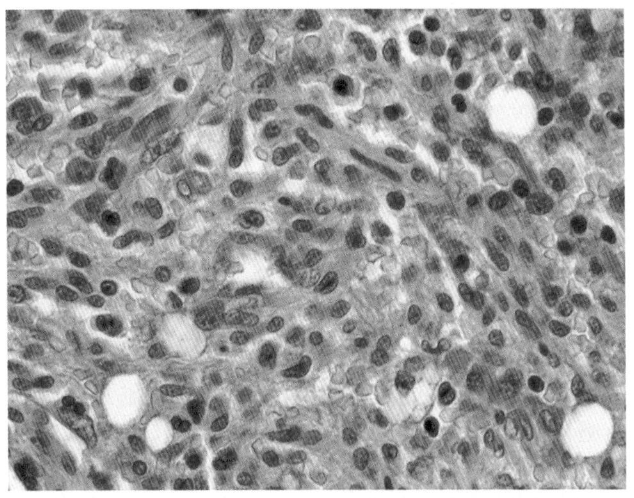

图 33-16　肥大细胞增多症骨髓活检，为急性髓系白血病治疗后的表现（×500）

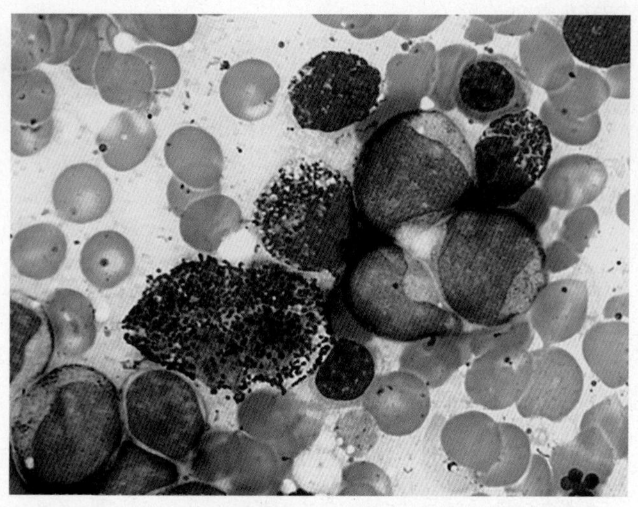

图 33-17 急性白血病伴早期肥大细胞病治疗前(图 33-16 所示病例的早期标本)(×1000)

大细胞疾病的分类标准与不伴 SM 的同一类疾病相一致。

肥大细胞性白血病(mast cell leukemia)的定义为骨髓涂片中不典型肥大细胞超过 20%。外周循环血中肥大细胞通常超过 10%(Swerdlow et al,2008)。慢性期和前期,骨髓中肥大细胞占 5%~29%。骨髓瘤性白血病(myelomastic leukemia,MML)是一种与肥大细胞相关的疾病,于骨髓瘤的晚期无 SM 的情况下发生肥大细胞分化(Valent et al,2014)。

肥大细胞肉瘤(mast cell sarcoma)是指局部的、高度不典型的肥大细胞构成的浸润性髓外肿瘤,见于喉、肠道、脑膜、骨骼和皮肤。发生于肺部的皮肤外肥大细胞瘤(extracutaneous mastocytoma)罕见,其肥大细胞具有发育成熟的颗粒。

侵犯皮肤的疾病通常呈惰性,预后差别很大,儿童通常会消退。无皮肤受累的系统性疾病比皮肤受累者更具侵袭性,肥大细胞白血病和肥大细胞肉瘤具有高度侵袭性。

髓系和淋巴系肿瘤伴嗜酸性粒细胞增多和 *PDGFRA*、*PDGFRB* 或 *FGFR1* 异常

髓系和淋巴系肿瘤伴嗜酸性粒细胞增多和 *PDGFRA*、*PDGFRB* 或 *FGFR1* 异常,这类疾病在 2008 版 WHO 分型中单列为一类独立的疾病(译者注:2016 年 WHO 在此类疾病中增加了一个暂时分型:髓系/淋系肿瘤伴 PCM1-JAK2),该类疾病因遗传基因的异常而导致酪氨酸激酶异常,可采用酪氨酸激酶抑制剂成功治疗,其中前两种疾病对伊马替尼和(或)类似的酪氨酸激酶抑制剂(tyrosine kinase inhibitor,TKI)敏感(Gotlib,2014;Swerdlow et al,2008)。

MPN 伴 *PDGFRA* 重排常常与 FIP1L1-PDGFRA 融合蛋白有关,该融合蛋白来自于 4q12 的隐匿缺失。这种疾病通常表现为慢性嗜酸粒细胞白血病,外周血嗜酸性粒细胞计数>1.5×10^9/L,多系统受累和器官损伤。骨髓嗜酸性粒细胞增多,常伴有肥大细胞增多(认为是该疾病的组成部分)。常见于 25~55 岁的男性,也见于其他人。此现象可发生于 AML 和 T 淋巴母细胞性淋巴瘤/白血病(T-lymphoblastic lymphoma/leukemia,T-LBL/T-ALL)。诊断和适当的治疗取决于 *CHIC2* 基因缺失的确认,可采用逆转录聚合酶链反应(reverse transcriptase polymerase chain reaction,RT-PCR)或细胞遗传学 FISH,或含有 *FIP1L1* 和 *PDGFRA* 的分离探针检测。其他遗传变异已描述,通常对伊马替尼敏感(Swerdlow et al,2008)。

位于 5q31-33 的 *PDGFRB* 重排,通常是由于 t(5;12)(q31-33;p12),伴有 *ETV6-PDGFRB* 的产生,类似于 CMML 伴嗜酸性粒细胞增多。涉及 *PDGFRB* 变异易位可能与其他的形态学有关,包括 CEL、MPN 和其他。多见于中年,但发病年龄范围较大,男/女性别比为 2∶1。这类疾病必须诊断为 MPN 伴 PDGFRB(而不是依据形态学诊断为 MPN、NOS 或 CMML),因为该病对 TKI 治疗敏感(Cheah et al,2014)。通过细胞遗传学和(或)RT-PCR 检测 t(5;12),明确诊断。t(5;12)通常继发性 21 三体。

涉及染色体 8p11 区域 *FGFR1* 的血液系统肿瘤具有异质性,可能表现为 CEL、AML、T-或少见的 B-淋巴母细胞性淋巴瘤/白血病,或混合表型急性白血病(mixed phenotype acute leukemia,MPAL)。90%病例都存在嗜酸性粒细胞增多。尽管产生异常的酪氨酸激酶,但对伊马替尼不敏感。最常见的遗传学异常是染色体易位,可采用核型分析进行诊断。该疾病之前称为 *8p11* 干细胞综合征或类似名称。目前预后较差(Gotlib,2014;Swerdlow et al,2008)。

骨髓增生异常和骨髓增生异常/骨髓增殖性肿瘤

骨髓增殖性肿瘤(MPN)通常是指造血细胞增殖速度超过细胞凋亡的一类疾病,外周血中细胞成分增加,而血细胞生成过程中细胞形态基本正常。骨髓增生异常综合征(MDS)是一类以细胞凋亡为主、无效造血,出现血细胞减少的疾病。骨髓增生异常/骨髓增殖性肿瘤(MDS/MPN)的特点是同时具有 MDS 和 MPN 的特征,血细胞有不同程度的增多,也有血细胞减少和形态学上的病态造血。包括慢性粒-单核细胞白血病(chronic myelomonocytic leukemia,CMML)、不典型慢性髓细胞性白血病(atypical chronic myeloid leukemia,aCML)(*BCR-ABL1* 阴性)、幼年型慢性粒-单核细胞白血病(juvenile chronic myelomonocytic leukemia,JCMML 或 JMML)和骨髓增生异常/骨髓增殖性肿瘤,未分类(MDS/MPN-U)。

MDS 好发于 50 岁以上的人群,通常表现为难治性贫血(经过补血药:铁、叶酸、维生素 B_{12} 治疗),伴或不伴中性粒细胞减少和血小板减少。通常肝、脾或淋巴结不肿大。骨髓增生明显活跃,三系造血细胞中一系或一系以上病态造血,原始细胞常增多。这组疾病也被称为骨髓造血异常综合征(dysmyelopoietic syndrome)或白血病前期(preleukemias),大部分病例最终发展为急性白血病(Bennett et al,1976;Bennett et al,1982;Swerdlow et al,2008)。已改进的预测急性白血病生存及转化风险的评分系统,是基于原始细胞的百分比、细胞遗传学和血细胞减少的程度。一般情况,原始细胞计数>5%风险增加,>10%风险进一步增加;复杂染色体异常或 7 号染色体异常为高风险;del(5q)、孤立 del(2q)、-Y 和正常的细胞遗传学为低风险;其他的细胞遗传学异常为中等风险;多于一系的血细胞减少风险增加。

遗传学和表观遗传学

分子遗传学分析表明,MDS 的发生是由于致癌基因的驱动

突变，随着突变的累积，疾病进一步进展。多数患者有2~3个驱动突变，涉及RNA剪接基因(*SF3B1*, *SRSF2*, *U2AF1*, *ZRSR2*)、DNA甲基化(*TET2*, *DNMT3A*, *IDH1/2*)、染色质修饰(*ASXL1*, *EZH2*)、转录调控(*RUNX1*)、DNA修复(*TP53*)、信号转导(*CBL*, *NRAS*, *KRAS*)和(或)粘连蛋白(STAG2)(Cazzola et al, 2013; Papaemmanuil et al, 2013; Lin et al, 2014)。"剪接体"和DNA甲基化异常导致表观遗传中断。

病态造血细胞的类型

红细胞病态造血(dyserythropoiesis) 类似于巨幼红细胞变化，包括核碎裂(或核破裂)、多核、核出芽或核间桥、嗜碱性点彩和环铁粒幼细胞。这些特征也可见于药物、化疗、重金属、乙醇和其他毒素引起的中毒(图33-18和图33-19)。红系细胞数量可能减少或增多。血涂片中的红细胞异常包括可见椭圆形大红细胞、红细胞色素不均、嗜碱性点彩红细胞、泪滴状红细胞和网织红细胞减少。

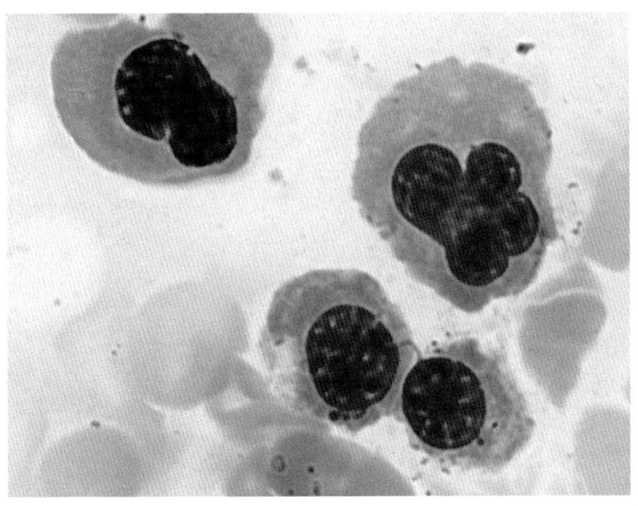

图33-18 药物导致的红系细胞病态造血，与两个相对正常的红细胞相比，右上方细胞呈不规则核分叶(×1000)

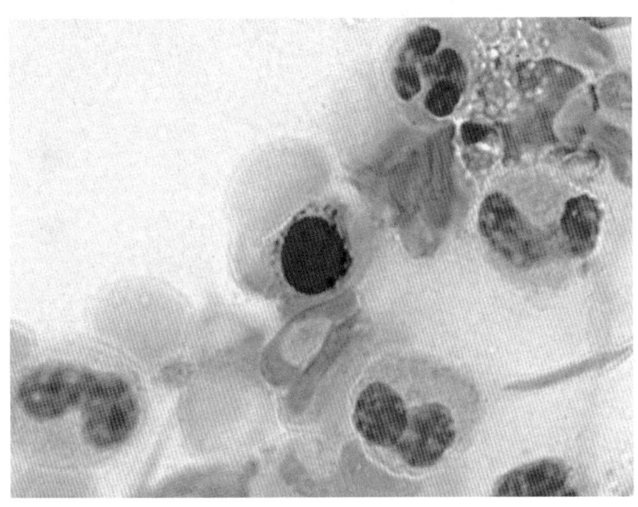

图33-19 视野中心为环铁粒幼细胞(×1000)

粒细胞病态造血 包括核/浆发育失衡、颗粒减少、核分叶过少伴染色质凝聚增加，偶见异常粗大的嗜天青颗粒，异常突出的核仁或其他异常。通常中性粒细胞幼稚细胞形态和单核细胞相似。中性粒细胞染色质成熟但颗粒减少，核双分叶或核不分叶，类似于Pelger-Huët异常，称为假Pelger-Huët细胞(图33-20和图33-21)。

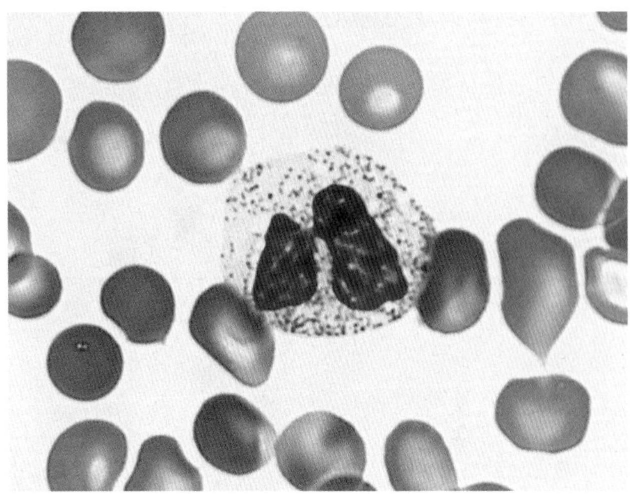

图33-20 中性粒细胞假Pelger-Huët畸形(×1000)

巨核细胞病态造血 包括大单圆核巨核细胞、小巨核细胞和双圆核或多圆核巨核细胞(图33-22)。巨核细胞数量可能减少。血涂片常见巨大的颗粒减少的血小板，小巨核细胞罕见。

骨髓增生异常/骨髓增殖性肿瘤

慢性粒-单核细胞白血病(CMML) 该病是一种克隆性造血干细胞疾病，其主要特征是持续性单核细胞增多($>1\times10^9$/L，超过3个月)，已排除其他原因(Swerdlow et al, 2008)。通常，外周血细胞减少(贫血、血小板减少和(或)中性粒细胞减少)，但也会出现中性粒细胞形态异常。无费城染色体或*BCR/ABL*，一系或多系细胞病态造血，以及骨髓中原始细胞加上幼稚单核细胞小于20%(图33-23)。骨髓单核细胞增多，通常幼稚单核细胞也增多，可以通过非特异性酯酶(α-萘基乙酸或α-萘基丁酸酯酶)染色或抗溶菌酶或CD68强标记来区别幼稚单核细胞与异常的中幼粒细胞。可能出现嗜酸性粒细胞增多或嗜碱性粒细胞增多，常见浆细胞样单核细胞。当嗜酸性粒细胞超过1.5×10^9/L，WHO建议归为CMML伴嗜酸性粒细胞增多(CMML with eosinophilia, CMML-Eo)亚型。

CMML以及急性髓系白血病伴单核细胞分化中的幼稚单核细胞相当于原始细胞，计算原始细胞百分比时应包括幼稚单核细胞。幼稚单核细胞是单核细胞的前体细胞，具有可识别的单核细胞形态，但染色质不成熟而偏细致，核扭曲或呈脑回状(图33-24)。通常，外周血原始细胞<5%，骨髓<10%，这种情况称为*CMML-1*。亚型CMML-2是指外周血原始细胞占5%~19%，骨髓10%~19%，或出现Auer小体。这表明疾病进展，可能即将转化为急性白血病(译者注：2016年WHO将CMML分为3型。CMML-0：外周血中原始细胞<2%，骨髓中原始细胞<

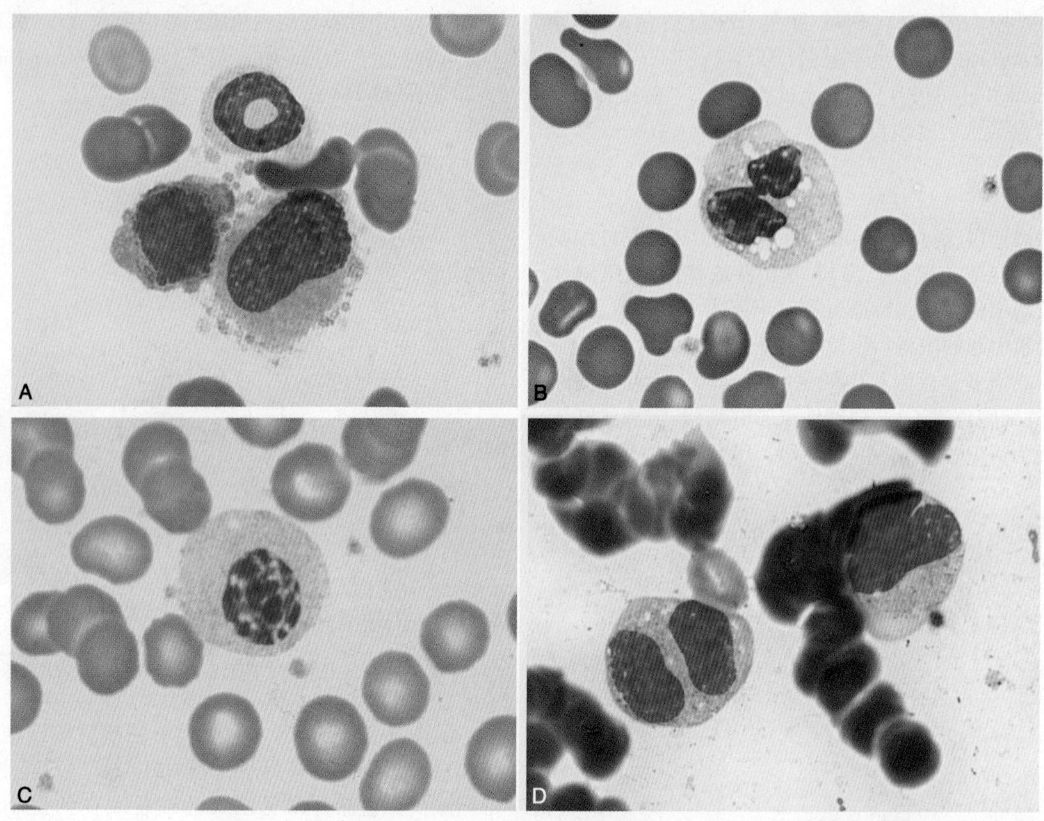

图 33-21 中性粒细胞病态造血的其他形式。A. 骨髓中的环形核中性粒细胞伴病态造血的红细胞和巨核细胞(×1000)。B. 中性粒细胞 Pelger-Huët 畸形,类似单核细胞(×1000)。C. 核不分叶 Pelger-Huët 细胞(×1000)。D. 含较粗大颗粒的幼稚中性粒细胞,核不规则分叶(×1000)

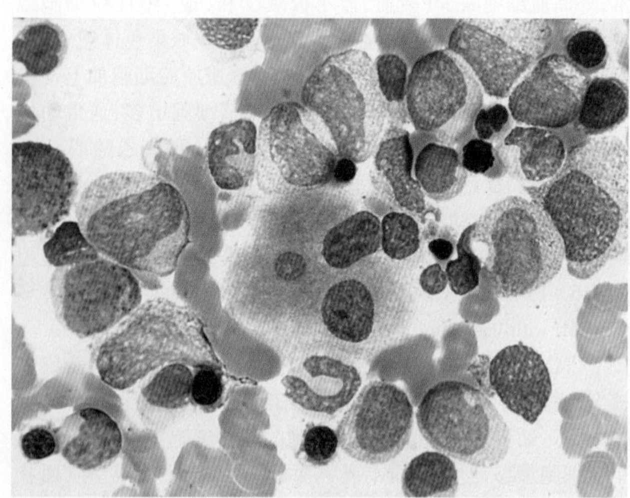

图 33-22 病态造血的巨核细胞,具有不相连的核叶(多圆核)。MDS 中也常见单圆核巨核细胞(×500)

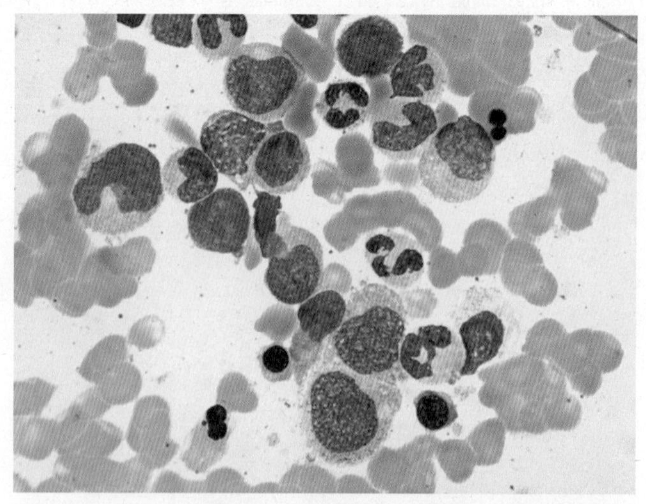

图 33-23 此例慢性粒-单核细胞白血病显示中度三系病态造血及单核细胞增多(×500)

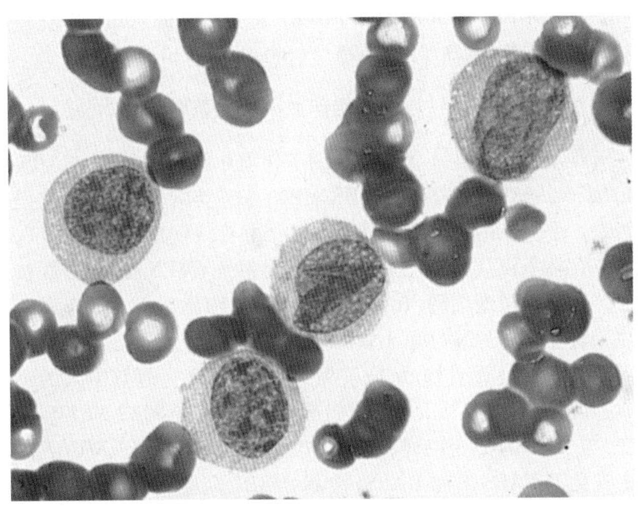

图 33-24 幼稚单核细胞(图中心)相较于原始单核细胞,染色质不成熟而偏细致,核扭曲(×500)

5%。CMML-1:外周血中原始细胞占 2%~4%,或骨髓中原始细胞占 5%~9%。CMML-2:外周血中原始细胞占 5%~19%,或骨髓中原始细胞占 10%~19%,或出现 Auer 小体)。

免疫表型为 CD13/CD33+,不同程度表达 CD14/CD68/CD64/CD4。可见浆细胞样单核细胞,可能表达 CD14、CD43、CD56、CD68 和 CD4,伴 CD2/CD5+/-表达。20%~40%病例出现的细胞遗传学异常包括+8、-7/del 和 12p 异常。*TET2* 和 *SRSF2* 并发突变与 CMML 有关联(Cazzola et al,2013;Itzykson et al,2013a,2013b)。

CMML 最常见于老年人(中位年龄 65~75 岁),男性居多。常见症状与血细胞减少(乏力、感染、出血)或高代谢状态(发热、消瘦、盗汗)相关。可能出现肝脾肿大,特别是白细胞升高的患者。淋巴结肿大可能与髓系肉瘤和进展为急性白血病相关。中位生存期为 20~30 个月,15%~30%病例进展为 AML。

不典型慢性髓细胞性白血病(aCML),BCR-ABL1 阴性 本病具有骨髓增生异常和骨髓增殖的特征,主要是中性粒细胞和病态造血的幼稚细胞增多,以及其他细胞系病态造血(Swerdlow et al,2008)。无费城染色体或 *BCR/ABL* 基因。以前认为这类疾病为 CML 或 CMML,但费城染色体和 BCR/ABL 阴性,尽管常见单核细胞增多,但不如中性粒细胞增多突出。临床特征可能包括贫血、血小板减少或脾肿大。骨髓增生明显活跃,各细胞系的特征表现不一。其中一个变异,异常染色质凝集综合征(syndrome of abnormal chromatin clumping),表现为染色质过度凝聚以及其他病态造血的特征。

高达 80%病例的细胞遗传学显示+8、+13、del(20q)、i(17q)或 del(12p)。25%病例出现 *SETBP1* 突变(Piazza et al,2013)。无 *BCR-ABL1* 融合基因,排除 *PDGFRA* 或 *PDGFRB* 重排。本病常见于老年人,尽管报道年龄分布广泛,可见于青少年。预后一般较差,中位生存期为 20 个月,25%~40%病例进展为急性白血病。

aCML 诊断标准如下(Swerdlow et al,2008):

- 白细胞增多(WBC ≥ 13×10^9/L[译者注:译者按 2008 版 WHO 标准修改,本书原著误为 WBC ≤ 13×10^9/L]),因中性粒细胞和伴明显病态造血的幼稚阶段粒细胞增多
- 明显粒细胞生成异常
- 无费城染色体或 *BCR/ABL-1* 融合基因
- 无 *PDGFRA* 或 *PDGFRB* 重排
- 幼稚中性粒细胞(早幼粒细胞、中幼粒细胞、晚幼粒细胞)占白细胞比例≥10%
- 轻微的嗜碱性粒细胞绝对增多;嗜碱性粒细胞占白细胞比例通常<2%
- 无或轻微的单核细胞绝对增多;单核细胞占白细胞比例<10%
- 骨髓增生明显活跃,伴粒细胞增殖和粒细胞病态造血,伴或不伴红细胞系和巨核细胞系病态造血
- 外周血或骨髓原始细胞<20%

译者注:2016 年 WHO 修订的不典型慢性髓细胞性白血病(aCML)诊断标准如下:

1. 外周血白细胞增多,以成熟中性粒细胞及其前体细胞(早幼、中幼、晚幼粒细胞比例≥10%)为主。
2. 粒细胞生成异常,包括染色质凝集异常。
3. 无或轻微嗜碱性粒细胞绝对值增多,嗜碱性粒细胞比例通常<2%。
4. 无或轻微单核细胞绝对值增多,单核细胞比例<10%。
5. 骨髓有核细胞增生明显活跃,粒系细胞增殖并伴有病态造血,伴有或不伴有红系及巨核系细胞病态造血。
6. 外周血和骨髓中原始细胞比例<20%。
7. 无 PDGFRA, PDGFRB, 或 *FGFR1* 基因重排,或 PCM1-JAK2。
8. 不符合 BCR-ABL1 阳性 CML、原发性骨髓纤维化、真性红细胞增多症或原发性血小板增多症的 WHO 诊断标准。

幼年型粒-单核细胞白血病(JMML) 该病是一种以粒系和单核系为主的克隆性疾病,常见粒系和单核系以及其他细胞系病态造血,发生于儿童或青少年(Swerdlow et al,2008)。无 *BCR/ABL-1* 融合基因,*RAS/MAPK* 信号通路突变是其特征。14 岁以下儿童中每百万有 1.3 例,小于 3 岁的儿童最常见,男女性别比为 2∶1。儿童 JMML 常见伴发 1 型神经纤维瘤病。

25%患者表现为单体 7,35%存在 *PTPN11*(编码 SHP2)突变,20%为 *NRAS*、*KRAS2* 和 *NF1* 突变。一些婴儿伴 Noonan 综合征和 *PTPN11* 突变,可能自愈或加速进展。正常核型患者的血红蛋白 F 通常显著升高。常见的免疫现象包括高丙种球蛋白血症和自身抗体。

外周血白细胞增多,血小板减少,常有贫血。白细胞相对增多,常高达(25~30)×10^9/L,主要为成熟中性粒细胞,也可见单核细胞增多。外周血常见有核红细胞(nucleated red blood cells,NRBC)。骨髓增生,粒系细胞增生明显,红系增生程度不一,巨核系常减少。常见皮肤白血病浸润。

预后较差,常因白血病浸润引起的器官衰竭导致死亡,尽管一些患者受益于骨髓移植治疗。

JMML 的 WHO 诊断标准如下(Swerdlow et al,2008):

- 外周血单核细胞增多>1×10^9/L
- 无费城染色体或 *BCR/ABL-1*
- 外周血和骨髓原始细胞和幼稚单核细胞<20%

加上以下任意两项:

- 血红蛋白 F 随着年龄而升高
- 外周血中可见不成熟的粒细胞

- 白细胞>10×10^9/L
- 克隆性染色体异常(可能是单体7)
- 体外髓系祖细胞对 GM-CSF 高度敏感

译者注:2016 年 WHO 修订的 JMML 诊断标准如下:

1. 临床和血液学特征(需满足以下 4 项)

(1) 外周血单核细胞计数≥1×10^9/L

(2) 外周血和骨髓原始细胞比例<20%

(3) 脾肿大

(4) Ph 染色体(BCR-ABL1 重排)阴性

2. 遗传学特征(满足 1 项即可)

(1) PTPN11,或 KRAS,或 NRAS 体细胞突变

(2) 临床诊断为 NF1 或 *NF1* 基因突变

(3) 胚系 *CBL* 基因突变和 *CBL* 基因杂合性缺失

3. 对于不符合上述(2)遗传学特征的患者,在满足(1)临床和血液学特征外,必须满足以下标准:-7 或其他染色体异常或至少符合以下 2 项:

(1) 血红蛋白 F 随年龄增长

(2) 外周血涂片发现髓系或红系前体细胞

(3) 集落分析发现髓系祖细胞对 GM-CSF 过度敏感

(4) STAT5 高度磷酸化

骨髓增生异常/骨髓增殖性疾病,未分类

WHO 的这个亚型(即 MDS/MPN-U)是指具有 MDS 的特征,也具有 MPN 的特征,包括血小板增多≥450×10^9/L 伴巨核细胞增生或白细胞>13×10^9/L,伴或不伴脾肿大,先前无 MPN 或 MDS,以及无其他特异性染色体异常的髓系疾病(无 *BCR/ABL* 或 *PDGFRA*、*PDGFRB* 和 *FGFR1* 重排;无 del[5q]、t[3;3][q21;q26]或 inv[3][q21;q26])(Swerdlow et al,2008)。

难治性贫血伴环状铁粒幼细胞伴血小板显著增多

难治性贫血伴环状铁粒幼细胞伴血小板显著增多(RARS-T)属于 2008WHO 分型中 MDS/MPN,未分类的范畴,因为它是否是一个真正的独立的疾病或是一个并存疾病的重叠综合征,一直存在争议。其特征是骨髓增殖性肿瘤(MPN)和难治性贫血伴环状铁粒幼细胞(RARS)(环铁粒幼细胞比例≥15%译者注),伴类似于原发性血小板增多症的特征,外周血血小板增多≥450×10^9/L(译者修改,原著为≥450×10^6/L),骨髓中大的不典型巨核细胞增多。大多数患者(60%)存在 *JAK2* V617F 突变,与 MPN 的突变一样;偶见 *MPL W515K/L* 突变。*SF3B1* 突变常见于 RARS-T 和 RARS,推测 *SF3B1* 突变是驱动突变,而 *JAK2* V617F 或 *MLP* 突变是继发突变,导致血小板增多(Malcovati & Cazzola,2013)(译者注:2016 年 WHO 将此类疾病正式命名为骨髓增生异常/骨髓增殖性肿瘤伴环铁粒幼细胞和血小板增多[MDS/MPN-RS-T],SF3B1 突变与 JAK2V617F 或 CALR 或 MPL 突变同时存在,强力支持 MDS/MPN-RS-T 的诊断)。

骨髓增生异常综合征

骨髓增生异常综合征(myelodysplastic syndromes,MDS)是克隆性造血系统肿瘤,以因无效造血和细胞凋亡增加导致的血细胞减少为特征,因此常用血细胞减少来描述。至少一系,通常是一系以上细胞形态学的病态造血,并有不同的细胞遗传学异常(而不是通常那些与骨髓增殖性肿瘤相关的异常),多数有进展为急性白血病的倾向 (表 33-2)(译者注:2016 年 WHO 对

表 33-2 骨髓增生异常综合征的主要特征

疾病	人口学特征	实验室检查特征,形态学	细胞遗传学	预后组别
难治性血细胞减少伴单系病态造血,包括难治性贫血(RA)、难治性血小板减少(RT)或难治性中性粒细胞减少(RN)	中位年龄:65~70 岁	外周血 1 系或 2 系血细胞减少,原始细胞<1%;骨髓 1 系病态造血>10%,原始细胞<5%	Del(20q)、+8、染色体 5 或 7 异常	低
难治性贫血伴环状铁粒幼细胞(RARS)	中位年龄:60~73 岁	与 RA 类似,骨髓环状铁粒幼细胞>15%	罕见单个染色体异常	低
难治性血细胞减少伴多系病态造血(RCMD)	中位年龄:70 岁	外周血 2 系或以上血细胞减少,原始细胞<1%,单核细胞<1×10^9/L;骨髓≥2 系细胞病态造血≥10%,原始细胞<5%	+8、-5、-7、del(7q)、del(20q)、复杂核型高达 50%	中
难治性贫血伴原始细胞增多(RAEB)	50 岁以上	RAEB-1:外周血原始细胞<5%,单核细胞<1×10^9/L;骨髓增生明显活跃,病态造血,原始细胞 5%~9%无 Auer 小体;RAEB-2:外周血原始细胞 5%~9%,或骨髓原始细胞 10%~19%,或有 Auer 小体	+8、-5、del(5q)、-7、del(7q)、del(20q)	RAEB-1:中 RAEB-2:高
5q-综合征	中老年女性	外周血血小板增多,原始细胞<5%;骨髓分叶减少的巨核细胞增多,原始细胞<5%	5q-是唯一的异常	低

MDS 各亚型的名称进行了重新命名，将难治性血细胞减少伴单系病态造血（RCUD）更名为 MDS 伴单系病态造血（MDS-SLD）、难治性血细胞减少伴多系病态造血（RCMD）更名为 MDS 伴多系病态造血（MDS-MLD）、难治性贫血伴环状铁粒幼细胞（RARS）更名为 MDS 伴环状铁粒幼细胞伴单系病态造血（MDS-RS-SLD）、难治性血细胞减少伴多系病态造血伴环状铁粒幼细胞（RCMD-RS）更名为 MDS 伴环状铁粒幼细胞伴多系病态造血（MDS-RS-MLD）、难治性贫血伴原始细胞增多（RAEB）更名为 MDS 伴原始细胞增多（MDS-EB），并对某些亚型的诊断标准进行了调整。详见下文）。

难治性血细胞减少伴单系病态造血

难治性血细胞减少伴单系病态造血（refractory cytopenia with unilineage dysplasia，RCUD）表现为骨髓一系髓系细胞病态造血>10%，外周血该系血细胞数减少，并且其他系病态造血<10%。[译者注：2008 版 WHO 分型中，RCUD 包括难治性贫血（refractory anemia，RA）、难治性中性粒细胞减少（refractory neutropenia，RN）和难治性血小板减少（refractory thrombocytopenia，RT）。2016 年 WHO 将 RA、RN、RT 这些亚型合并统一命名为 MDS 伴单系病态造血（MDS-SLD）。]

难治性贫血

难治性贫血（refractory anemia）是主要涉及红系无效造血的克隆性疾病，但无原始细胞增多。贫血（Hb<100g/L），伴网织红细胞减少和异常红细胞。外周血异常粒细胞罕见，原始细胞<1%。骨髓增生活跃至明显活跃，红系细胞增生和（或）红系病态造血，原始细胞<5%。生存率相对较好（>5 年），进展为急性白血病（acute leukemia，AL）的比例低（6%）。

难治性中性粒细胞减少

中性粒细胞绝对计数<1.8×10^9/L。病态造血通常包括核分叶过少和颗粒过少。排除中毒性/继发性中性粒细胞减少。

难治性血小板减少

血小板<100×10^9/L。涂片和切片上计数至少 30 个巨核细胞，有超过 10%的巨核细胞出现病态造血的特征：核分叶过少、双核或多核，和（或）小巨核细胞。

难治性贫血伴环状铁粒幼细胞

难治性贫血伴环状铁粒幼细胞（refractory anemia with ring sideroblasts，RARS）除了 RA 的特征外，还有环状铁粒幼细胞，占骨髓幼红细胞 15%以上。环状铁粒幼细胞是指有核红细胞经铁染色可见 10 个或以上的铁颗粒（铁环绕的线粒体）紧密形成环状，至少环绕细胞核的 1/3（图 33-19）（译者注：2008WHO 定义的环状铁粒幼细胞为幼红细胞胞质中有 5 个及以上的铁颗粒，环绕细胞核周 1/3 以上）。相关的异常包括胞质成熟异常和红细胞色素不均。生存率类似于 RA，进展为 AL 的比例较低（≤2%）。超过 62%病例可见 *SF3B1* 突变，通常还伴有其他基因的突变，包括 *DNMT3* 和 *RUNX1*（Lin et al，2014）。

难治性血细胞减少伴多系病态造血

难治性血细胞减少伴多系病态造血（refractory cytopenia with multilineage dysplasia，RCMD）是一种克隆性疾病，2 系或 3 系血细胞减少，骨髓≥2 系细胞病态造血>10%。原始细胞不增多，外周血<1%，骨髓<5%。可能存在环状铁粒幼细胞；当环状铁粒幼细胞大量存在（>15%）时，应归为 RCMD 伴环状铁粒幼细胞（RCMD with ring sideroblasts，RCMD-RS）。

常见于老年人（中位发病年龄约为 70 岁）。与 RA 和 RARS 很少出现细胞遗传学异常（<10%）相反，RCMD 和 RCMD-RS 的细胞遗传学异常高达 50%。包括 8 三体、单体 7、del（7q）、单体 5、del（5q）、del（20q）和复杂核型。生存期约为 33 个月，AL 的转化率为 11%。

难治性贫血伴原始细胞增多

难治性贫血伴原始细胞增多（refractory anemia with excess blasts，RAEB）分为 RAEB-1 和 RAEB-2。RAEB-1 表现为外周血 2 系或 3 系血细胞减少，外周血原始细胞<5%；骨髓增生明显活跃，红系和粒系细胞可呈不同程度的增生。所有的 3 系细胞均可有病态造血，骨髓原始细胞占 5%～9%；无 Auer 小体。切片上常见骨髓小梁间区 5～8 个原始细胞和早幼粒细胞聚集成簇，称为幼稚前体细胞异常定位（abnormal localization of immature precursors，ALIP）。少数病例（10%～15%）为骨髓增生减低。这可能难以解释，因为患者往往年纪较大，细胞开始减少，因为骨髓应力（marrow stress）而导致常常出现具有某些病态造血的再生不良性贫血。当骨髓增生减低时，作出 MDS 的诊断应谨慎。

并发骨髓纤维化的 RAEB 病例称为 RAEB 伴纤维化（RAEB with fibrosis，RAEB-F）。巨核细胞增多伴病态造血，网状纤维化显著，易造成干抽。

RAEB-2 的表现类似于 RAEB-1，但具有以下任一表现：①外周血原始细胞>5%；②骨髓原始细胞占 10%～19%；③存在 Auer 小体。细胞遗传学异常包括+8、-5、del（5q）、-7、del（7q）和 del（20q）。RAEB-1 或 RAEB-2 的生存期通常小于 2 年，25% RAEB-1 和 33%RAEB-2 患者出现进行性骨髓衰竭和血细胞减少或进展为 AL。

骨髓增生异常综合征伴单纯 5q-

这类疾病的特征是贫血和（或）血小板增多，伴巨核细胞增多和染色体区域孤立性 5q 缺失。某些病例也有 *JAK2* V617F 突变。骨髓和外周血原始细胞<5%；常见淋巴样聚集。巨核细胞通常偏小而核低分叶（大单圆核）。可出现重度的大细胞性贫血，骨髓增生活跃至明显活跃，可能出现红系增生减低。预后相对较好。

骨髓增生异常综合征，未分类

骨髓增生异常综合征，未分类（myelodysplastic syndrome，unclassified，MDS-U）是指存在骨髓增生异常的血液学特征，但无其他 MDS 类型的特异性表现，不能归于上述其他型的疾病。患者通常出现中性粒细胞减少或血小板减少，伴骨髓增生明显活跃和粒系或巨核系细胞病态造血。骨髓原始细胞<5%，外周血原始细胞不增多。

儿童骨髓增生异常综合征；儿童难治性血细胞减少

WHO 分型认为，尽管儿童 MDS 罕见，但确实表现出不同于成人的特征。儿童难治性血细胞减少(refractory cytopenia of childhood,RCC)是指 MDS 伴持续性血细胞减少,骨髓原始细胞<5%,外周血原始细胞<2%,以及病态造血。骨髓通常为增生减低。常见全血细胞减少,伴大小不均的大细胞性贫血。最常见的细胞遗传学异常是单体 7,与疾病进展相关。携带 8 三体的病例有一个较长稳定期。这种疾病从形态学上难以与一些疾病区别,包括感染、维生素缺乏(维生素 B_{12}、叶酸、维生素 E)、代谢性或自身免疫性疾病、阵发性睡眠性血红蛋白尿症(paroxysmal nocturnal hemoglobinuria,PNH)或获得性再生障碍性贫血。

急性髓系白血病

急性髓系白血病(acute myeloid leukemia,AML)是几个月大的婴儿最常见的急性白血病,在儿童期和青少年期约占 AL 的 1/3。中年和晚年,成为最常见的 AL,中位发病年龄为 60 岁,60 岁以上的人群每年的发病率为 10/100 000。病毒、辐射、细胞毒性化疗、苯和吸烟与发病率增加有关,但大多数病例尚不清楚是否与这些因素有关。

起病常类似于急性感染,出现粒细胞缺乏的症状,伴黏膜溃疡(尤其是口腔和咽喉)和发热。淋巴结和肝脾肿大不明显。可出现明显的虚弱和乏力。未经治疗,进展迅速(框 33-11)。

框 33-11 急性髓系白血病的临床与实验室检查特征

- 各个年龄段均可发病,随着年龄的增长而增加(>60 岁)
- 可能有类似于急性感染的症状
- 诊断须外周血或骨髓原始细胞达到 20%
- 关键的髓系抗原:髓过氧化物酶、CD13、CD33、CD117 和 CD14/CD64
- 某些亚型具有特征性的重现性细胞遗传学异常
- 根据形态学、细胞遗传学、流式细胞分析和细胞化学进行分型

AML 分型目前采用多层分型的方法,区别亚型相关的重现性获得性细胞遗传学异常、治疗史(之前的细胞毒治疗)、与 MDS 或其相关异常的关系,以及不适用于以上情况的形态学分型。这种方法要求,或者至少鼓励从形态学、细胞遗传学和免疫表型去判断每个病例。随着分子细胞遗传学和 FISH 的进展,以及这些方法和其他方法的广泛应用,可能大多数病例最终会根据遗传学异常进行分型。见表 33-3 和表 33-4。(译者注:2016 年 WHO 将以往红系细胞显著增生为特征的急性红白血病(acute erythroid leukaemia,AEL)中的红系/粒系型(erythroid/myeloid),即 FAB 分型的 AML-M6a 撤销,而归入相应的 MDS-EB、AML 伴骨髓增生异常相关改变、AML 伴重现性遗传学异常、AML-NOS 的各亚型。但保留了纯红系白血病(pure erythroid leukaemia,PEL)。)

表 33-3 主要急性髓系白血病的关键特征

分型	细胞形态学	细胞表面标记	细胞遗传学	预后
AML 伴 t(8;21)	原始细胞≥20%,成熟粒细胞≥10%,Auer 小体,病态造血,颗粒异常	CD13、CD33、CD117、CD19、CD34	t(8;21)(q22;q22) AML1/ETO	较好
AML 伴 inv(16)	原始细胞伴单核细胞和中性粒细胞分化,嗜酸性粒细胞/未成熟嗜酸性粒细胞增多	CD13、CD33、CD14、CD4、CD64	inv(16)(p13;q22)或 t(16;16)(p13;q22)	较好
APL 伴 t(15;17)	嗜天青颗粒增多的早幼粒细胞,Auer 小体	CD13、CD33 CD2、±CD117	t(15;17)(q22;q12) PML/RARα;所有涉及 17q12 的变异	若对 ATRA 反应,较好
AML 伴 t(9;11)	主要为原始单核细胞和幼稚单核细胞	CD33、CD65、CD4、HLA-DR	t(9;11)(p22;q23) MLLT3-MLL	中等
治疗相关的 AML	多系病态造血,RS,嗜碱性粒细胞增多症	CD13、CD33、CD34、±CD56、CD57	拓扑异构酶Ⅱ抑制剂相关的 AML 可见 11q23 异常	较差
AML 伴 t(6;9)	可见任意形态,但粒单核细胞型最常见	CD13、CD33、CD38、HLA-DR、CD117	DEK-NUP214;t(6;9)(p23;q35)	较差
AML 伴 inv(3)或 t(3;3)	除 APL 外,可见任意形态	CD13、CD33、HLA-DR、CD34、CD38	Inv(3)(q21;q26.2)或 t(3;3)(q21;q26.2) RPN1-EVI1	较差
AML 伴 t(1;22)	原始巨核细胞,伴小巨核细胞和大巨核细胞	CD41、CD61、±CD13、CD33	t(1;22)(p13;q13) RBM15-MKL1	较差
AML 伴 *FLT3* 突变/复制	任意	任意	t(6;9)(p23;q34),t(15;17)(q22;q12)或正常	较差
AML 伴 *NPM1* 突变	粒单核细胞和单核细胞特征	CD13、CD33,CD34 阴性	*NPM1* 突变,胞质表达	若无 *FLT3*,较好
AML 伴 *CEBPA* 突变	不确定,通常类似于低分化 AML(FAB 分型中的 M1、M2)	CD13、CD33、CD65、CD11b、CD15	*CEBPA* 突变	较好

AML,急性髓系白血病;APL,急性早幼粒细胞白血病;ATRA,全反式维 A 酸;PML,早幼粒细胞白血病;RARα,维 A 酸受体基因 α

表 33-4 急性髓系白血病非特殊类型的关键特征

分型	细胞形态学	细胞表面标记
所有类型	骨髓和(或)外周血原始细胞≥20%	髓系分化,任何细胞系
AML 微分化型	原始细胞,SBB、MPO 或 ANAE 染色阳性<3%	CD13、CD33、CD117
AML 未成熟型	骨髓原始粒细胞占非红系细胞≥90%,MPO 阳性≥3%	CD13、CD33、CD117
AML 伴成熟型	同 AML 伴 t(8;21)	CD13、CD33、CD117
急性粒-单核细胞白血病	单核细胞和粒细胞各占 20%~80%	可变 CD13、CD33、CD14、CD4、CD11b、CD11c、CD64、CD36、CD68
急性原始单核细胞/单核细胞白血病	非红系细胞中原始单核细胞≥80%(M5a)或单核细胞部分分化(M5b)	CD13、CD33、CD117、CD14、CD4、CD11b、CD11c、CD64、CD68、CD36
红白血病	幼稚红细胞≥50%,非红系细胞中原始粒细胞≥20%;罕见纯红白血病不伴原始粒细胞	红系为血型糖蛋白 A;原始粒细胞为 CD13、CD33、CD117
急性巨核细胞白血病	原始细胞胞质空泡,常簇集;外周血可见巨核细胞碎片;MPO 阴性	CD41、CD61、CD36,常见 CD13、CD33

AML,急性髓系白血病;ANAE,α-乙酸萘酯酶;MPO,髓过氧化物酶;SBB,苏丹黑 B

1976 年,法、美、英协作组(FAB)发布了急性白血病的分型方案(Bennett et al,1976),该方案的基础是外周血和骨髓涂片 Romanowsky 染色的细胞形态学和某些补充性的细胞化学反应或血清溶菌酶水平。这些标准已由目前的 WHO 分型(Swerdlow et al,2008)取代,但保留了基本的形态学原则,并将 FAB 标准作为 AML 非特殊类型分型的基础。

AML 的诊断须满足骨髓或外周血原始细胞达到 20%。通常原始粒细胞核居中,核染色质细致,无浓集,常见明显的核仁(通常 3~5 个),但胞质多少不等,可能含有颗粒。可采用髓系相关抗原的单克隆抗体(MPO、CD13、CD33、CD117)鉴别原始粒细胞。虽然目前临床更常采用流式细胞术检测,但较成熟的原始粒细胞也可以采用粒细胞相关酶的细胞化学染色进行鉴别,包括髓过氧化物酶(MPO)、苏丹黑 B(Sudan black B,SBB)和氯乙酸酯酶(chloroacetate esterase,CAE)。原始单核细胞通常胞体较大,胞质丰富,核染色质疏松,核仁明显。原始单核细胞的特点是对 α-乙酸萘酯酶(α-naphthyl acetate esterase,ANAE)呈强阳性,并且单核细胞内的 α-乙酸萘酯酶可被氟化钠抑制,α-萘丁酸酯酶(α-naphthyl butyrate esterase,ANBE)阳性,原始单核细胞的特异抗体包括抗溶菌酶、CD68、CD64 和 CD36。对于有单核细胞分化的病例,幼稚单核细胞被认为是原始细胞的等同细胞(图 33-24)。幼稚单核细胞是可识别的未成熟单核细胞,核染色质部分浓集,但核有细微的扭曲。急性早幼粒细胞白血病中的异常早幼粒细胞也被认为是原始细胞的等同细胞。采用血小板相关抗原的抗体或血小板过氧化物酶电镜观察可鉴别原始巨核细胞。

疑似 AML 的初步评估是基于外周血白细胞分类计数和骨髓穿刺涂片 500 个细胞的分类计数。骨髓或外周血原始细胞超过 20%时,诊断为急性白血病。否则,需计算幼红细胞的百分比。当骨髓幼红细胞≥50%,并且原始粒细胞占非红系细胞(NEC)(即不包括幼红细胞、淋巴细胞或浆细胞)≥20%时,诊断为 AML-红白血病。骨髓原始粒细胞小于有核细胞的 20%,或小于非红系细胞的 20%(当幼红细胞超过 50%),考虑为 MDS(译者注:2016 年 WHO 认为在初诊确定 AML 及 MDS 时,原始细胞的百分比基于所有骨髓有核细胞,不计算 NEC。前述的幼红细胞≥50%的急性红白血病,即 FAB 分型的 AML-M6a,被撤销)。一旦诊断为 AML,进一步形态学亚型分类时,原始细胞的比例仅考虑非红系细胞(NEC)分类计数值。

发现 Auer 小体有助于 AML 的诊断,Auer 小体为嗜酸性棒状细胞质内含物,来源于髓过氧化物酶阳性的初级颗粒。Phi 小体为嗜酸性念珠状颗粒,来源于过氧化氢酶阳性的微过氧化物酶体,大量存在于 AML,也见于 MDS。然而,它们的诊断价值不如 Auer 小体。Romanowsky 染色中,Auer 小体为原始粒细胞或早幼粒细胞中线性或梭形的紫红色内含物(图 33-25)。少见于更成熟的中性粒细胞(AML 伴 t[8;21])。Auer 小体来源于嗜天青颗粒,SBB、MPO、CAE 和酸性磷酸酶染色阳性。其他 AML 亚型也可见 Auer 小体,它们与粒细胞分化明显相关。

WHO 分型中 AML 的主要亚型包括:①AML 伴重现性细胞遗传学异常;②AML 伴多系病态造血;③治疗相关的 AML;④非特殊类型 AML(根据形态和免疫表型分型)。许多生物因素具有不同的不良预后的风险,但明确作用的很少(Liersch et al,2014)。

急性白血病伴重现性细胞遗传学异常(Swerdlow et al,2008)

AML 伴平衡易位/倒位

AML 伴 t(8;21)(q22;q22),RUNX1-RUNX1T1 细胞形态通常符合急性髓系白血病伴中性粒细胞成熟分化,占 AML 的 5%~12%,常见于年轻患者。骨髓(或外周血)原始细胞占

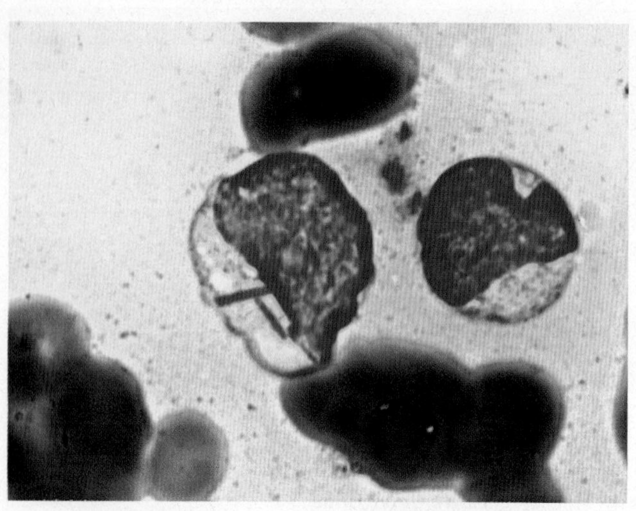

图 33-25 原始细胞中的 Auer 小体，明显而纤细

20%以上，幼稚中性粒细胞占骨髓有核细胞（不包括有核红细胞、淋巴细胞和浆细胞）10%以上。形态学改变具有特征性但可变：大的原始细胞的嗜碱性胞质丰富；幼稚中性粒细胞的外周细胞质嗜碱性；常见 Auer 小体，常为长形、尖形和锥形，有时见于中幼粒细胞和成熟的分叶核中性粒细胞；颗粒异常，包括巨大的 Chédiak-Higashi 样颗粒或粗大的次级颗粒或均匀蜡质样次级颗粒；以及核发育异常伴分隔较远的双叶核（图 33-26）。单核细胞增多不明显，骨髓单核细胞小于 20%。常见嗜酸性粒细胞增多，嗜碱性粒细胞或肥大细胞可能增多。特征性免疫表型是强表达 CD34，伴髓系标记 MPO 和 CD13，但 CD33 相对弱表达，有时表达 CD56。一个或多个 B 淋巴细胞标记——CD19、PAX5 和胞质 CD79a——常共表达。

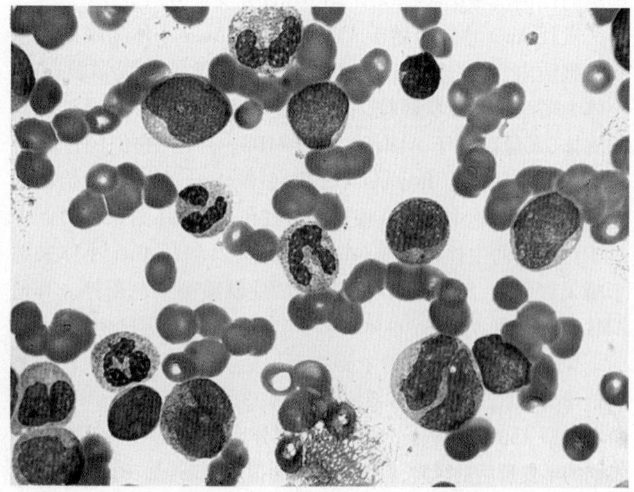

图 33-26 此例急性髓系白血病伴 t(8;21) 显示，成熟粒细胞颗粒异常，以及双分叶核幼稚粒细胞（×500）

存在 t(8;21) 即可诊断 AML，即使原始细胞小于 20%。这种疾病被称为核结合因子白血病（core binding factor leukemia），因为 RUNX1 也称为 *AML1* 或核结合因子 α（core binding factor α，CBFA），编码造血所需的一个转录因子。相较于 AML 不伴重现性细胞遗传学异常或伴 MDS 相关异常，AML 伴 t(8;21) 的预后较好。也可以出现其他额外的遗传学异常，包括 *KIT* 突变和 *ASXL1/2* 突变，*KIT* 突变预后不良（Micol et al，2014；Wichmann et al，2015）。

AML 伴 inv(16)(p13q22) 或 t(16;16)(p13.1;q22)，CBFβ/MYH11 这些对应于急性粒-单核细胞白血病伴异常嗜酸性粒细胞。发病率和预后类似于 AML 伴 t(8;21)。这类疾病骨髓和（或）外周血原始细胞>20%，伴单核细胞系和中性粒细胞系分化（每系均≥20%）。嗜酸性粒细胞特征性增加（图 33-27），包括含大的嗜碱性颗粒的嗜酸性粒细胞（如嗜酸性早幼粒细胞），胞质氯乙酸酯酶（CAE）染色通常为弱阳性。这种类型相关的染色体异常是 inv(16)(p13q22) 或其变异型 t(16;16)(p13.1;q22)，为 16q 上的 *CBFB* 基因与 16p 上的 *MYH11* 基因融合，以及产生的可变的嵌合 mRNA（因断裂点不同）和 BCGB-MYH11 融合蛋白。相较于其他 AML，这种附加的核结合因子白血病通常具有相对较好的预后。除了核型分析，RT-PCR 或 FISH 也有助于及时诊断。常见继发性遗传异常，包括 22 三体、8 三体、*KIT*、*FLT3*、*WT1* 和 *RAS* 突变（Krauth et al，2015；Paschka et al，2013）。

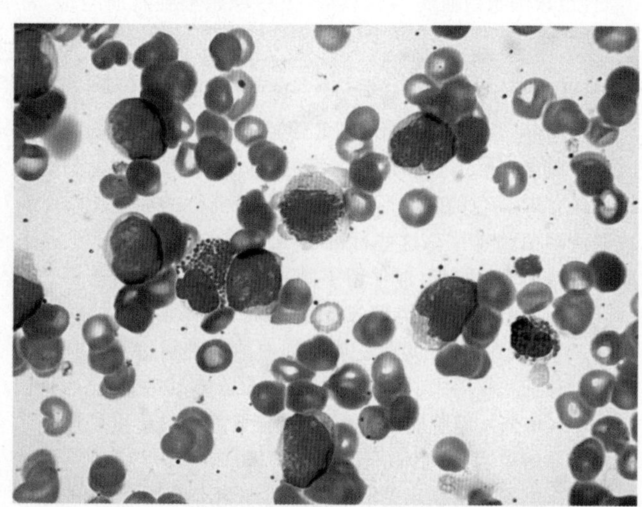

图 33-27 急性髓系白血病伴 inv16 显示，粒单核细胞分化伴嗜酸性粒细胞增多（该视野中可见两个嗜酸性粒细胞）

免疫表型通常表达粒系（CD13、CD15、CD33、CD65、MPO）和单核系（CD4、CD14、CD64、CD36、CD11b、CD11c 和溶菌酶）标记，有时共表达 CD2。

急性早幼粒细胞白血病伴 t(15;17)(q22;q12)，PML/RARA 和变异 颗粒增多的早幼粒细胞白血病（promyelocytic leukemia，PML）（FAB 分型为 M3）[译者注：2016 年 WHO 将急性早幼粒细胞白血病（APL）伴 t(15;17)(q22;q12)，PML/RARA）更名为 APL 伴 PML-RARA]中，骨髓以等同于原始粒细胞的早幼粒细胞增多为主（McKenna et al，1982）（图 33-28），其胞质中嗜天青颗粒丰富，强染色；大多数病例可见 Auer 小体，常常是一个细胞里有较多（10 个或更多）Auer 小体（图 33-28）。很可能是由于白血病细胞颗粒的促凝物质的激活作用，易出现弥散性血管内凝血（disseminated intravascular coagulation，DIC）等出血性并发症。

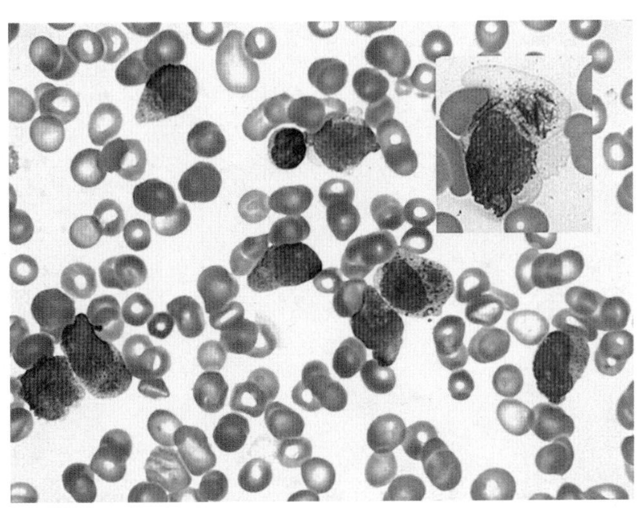

图 33-28 急性早幼粒细胞白血病伴 t(15;17)显示主要为异常早幼粒细胞(×500)。插图(右上),异常早幼粒细胞内可见成束的 Auer 小体,即为柴捆细胞,因其类似于成捆的木柴或柴把(×1000)

特征性染色体异常 t(15;17)(q22;q21)是 17 号染色体上的维 A 酸受体基因 α(retinoid acid receptor gene-α,*RARA*)与 15 号染色体上的 *PML* 基因融合。*RARA-PML* 融合基因转录为嵌合 mRNA。全反式维 A 酸(all-*trans* retinoic acid,ATRA)对此类白血病通常有效,结合化疗,预后相对较好。实验室可采用细胞遗传学、RT-PCR 或 FISH 技术检测分子遗传学异常。达到缓解通常是一个缓慢的"成熟"过程,而不是如同其他类型急性白血病的治疗,为治疗诱导的骨髓抑制后的缓解。

变异易位包括 t(11;17)(q23;q21)、t(5;17)(q32;q12)和 t(11;17)(q13;q21)。其中某些变异,如 t(11;17)(q23;q21),对 ATRA 无反应。常见 *FLT3* 突变,与生存率降低有关,约 6%病例出现 *WT1* 突变(Krauth et al,2015)。

少颗粒或微颗粒的 APL 变异型(M3V),光镜下胞质内颗粒稀疏,电镜下颗粒很多,但颗粒较小(Bennett et al,1980)。大多数白血病细胞的细胞核为双叶或肾形,常与不典型的单核细胞白血病混淆;细胞化学染色的阳性反应不如多颗粒性 APL 明显;Auer 小体,单个或多个;以及典型的多颗粒早幼粒细胞的数量不定,在典型与微颗粒型细胞之间存在波动。这种类型的 APL 白细胞数可能更高(高白)。

急性早幼粒细胞白血病中,大多数白血病细胞 MPO、SBB 和 CAE 染色阳性,25%病例 ANAE 染色阳性。免疫表型通常是强表达 CD33;异质性表达 CD13、CD64 和 CD117;以及 HLA-DR、CD34、CD11a、CD11b、CD15、CD18 和 CD64 弱表达至缺失。

AML 伴 t(9;11)(p22;q23);MLLT3-MLL 本病(译者注:2016 年 WHO 将其名称修改为 AML 伴 t(9;11)(p21.3;q23.3);MLLT3-KMT2A)相较于其他重现性细胞遗传学异常,11q23 异常见于各类型的白血病。11q23 涉及 *MLL* 基因,该异常不是 AML 特异性的,也见于 ALL 和混合系列白血病,偶见于淋巴瘤。AML 中涉及该区域最常见的易位是 t(9;11)(p22;q23),其他的包括 t(6;11)(q27;q23)、t(10;11)(p12;q23)、t(11;17)(q23;q21)和 t(11;19)(q23;p13)。大多数 t(9;11)病例呈现单核细胞分化(单核细胞或粒单核细胞)(图 33-29)。总的来说,相较于其他采用标准化疗方案的 AML,AML 伴 11q23 异常的预后较差,但 AML 伴 t(9;11)(p22;q23)的病例可能具有中等预后(Chen et al,2013)。

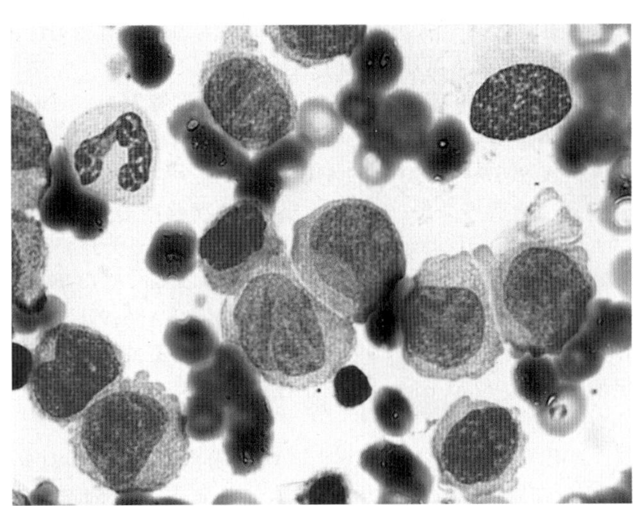

图 33-29 急性髓系白血病伴单核细胞分化和 11q23 异常(×1000)

AML 伴 t(6;9)(p23;q34);DEK-NUP214 本病具有可变的形态以及粒细胞和(或)单核细胞分化,通常伴有多系病态造血,骨髓和外周血嗜碱性粒细胞增多(>2%)。免疫表型包括通常表达 MPO、CD13、CD33、CD38 和 HLA-DR,CD117、CD34、CD64 和 TdT 阳性不定,无淋巴系相关抗原。DEK-NUP214 融合蛋白是一个异常的转录因子和核转运因子。大多数病例存在 *FLT3-ITD* 突变。一般预后较差(Gupta et al,2010;Tarlock et al,2014)。

AML 伴 inv(3)(q21;q26.2)或 t(3;3)(q21;q26.2);RPN1-EVI1 本病(译者注:2016 年 WHO 将其名称修改为 AML 伴 inv(3)(q21.3;q26.2)或 t(3;3)(q21.3;q26.2);GATA2,MECOM)表现为多系病态造血,不典型的巨核细胞(单叶核或双叶核)增多,血小板计数正常或升高。常见假 Pelger-Huët 细胞,可能为粒细胞和(或)单核细胞分化所致。通常骨髓嗜酸性粒细胞、嗜碱性粒细胞和(或)肥大细胞增多。EVI1 是一种转录因子,可能由 RPN1 激活,诱导细胞增殖和转化,阻止细胞分化。单体 7 是一种常见的继发性异常,t(3;3)变异显示 N-RAS 突变增加。这是一种侵袭性疾病,生存期短,而单体 7 预示预后更差(Lugthart et al.,2010)。

AML(巨核细胞性)伴 t(1;22)(p13;q13);RBM15-MKL1 这是一种婴儿和儿童急性白血病,女孩更常见,表现为急性巨核细胞白血病和肝脾肿大。本病与 Down 综合征无关。原始细胞通常中等大小,或较大,染色质呈细网状,1~3 个核仁,细胞质嗜碱性,可见空泡或伪足。细胞化学/免疫表型显示 MPO 和 SBB 缺失,表达血小板标记 CD41 和 CD61(最好采用胞内标记技术)、CD36,以及不确定表达 CD13、CD33 和 CD34。常见小巨核细胞,活检切片显示网状纤维化。患者对化疗反应良好。

AML 伴基因突变

虽然许多 AML 病例与重现性易位或倒位相关,但仍有许多病例为正常核型。这些病例中,大多数(若不是全部)存在基因突变,不能通过 Giemsa 分带形态学检测出来;核型异常的病例也可见基因突变。很多突变都具有预后判断价值。随着对这些突变的持续研究,一定会出现新的特异性的 AML 类型。一些常见的 AML 相关突变,其生物学表现与临床具有相关性,其中两个已被列入 WHO 分型中的暂时分型。

AML 伴 FLT3 突变 fms 相关的酪氨酸激酶 3(fms-related tyrosine kinase 3,*FLT3*)编码一种与造血细胞增殖和分化相关的酪氨酸激酶受体,约 1/3 的 AML 病例可见 *FLT3* 突变。已知 *FLT3* 突变有两种类型:一种是长度变化,涉及内部串联重复(internal tandem duplications,ITD),另一种突变在密码子 835 或 836 影响酪氨酸激酶结构域(tyrosine kinase domain,*FLT3*-TK)。各型 AML 均可见 *FLT3* 突变,主要见于 AML 伴 t(6;9),t(15;17)和正常核型。*FLT3*-ITD 突变与预后较差相关,特别是正常核型的病例。*FLT3* 靶向抑制剂正在进行临床试验(Wander et al,2014)。

AML 伴 *NPM1* 突变 2008 年 WHO 分型中被列为暂时分型,现已知编码核穿梭蛋白核磷蛋白(nuclear shuttle protein nucleophosmin)的 NPM1,是 AML 中的主要驱动突变。50%的核型正常的病例可见该突变。尤其是在核型正常,无 *FLT3* 突变的病例,NPM1 突变与预后良好相关。可以通过切片免疫组化的方法检测出 *NPM1* 突变,受影响的细胞显示 NPM 蛋白胞质定位异常,或采用 PCR 方法检测。大多数病例有单核细胞或粒单核细胞分化,但也可见多系病态造血、红系分化以及其他表现(Falini et al,2011)。

AML 伴 *CEBPA* 突变 *CEBPA* 编码 CCAAT 增强子结合蛋白 α,是另外一种造血增殖和分化诱导的转录因子。双等位基因 CEBPA 突变与 AML 的预后良好相关(译者注:2016 年 WHO 将 AML 伴 CEBPA 突变更名为 AML 伴 CEBPA 双等位基因突变)。见于不足 20%的病例。形态学最常见的类型是 AML 伴分化或 AML 不伴分化,尽管也会出现单核细胞分化。免疫表型包括通常表达 CD34、CD7 以及髓系标记 HLA-DR、CD11b、CD13、CD15、CD33 和 CD65。

***KIT* 突变** 也见于 AML,以及胃肠道间质瘤和肥大细胞疾病。在核结合因子白血病中,*KIT* 突变具有不良(但程度不同)的预后效应(Foran,2010)。

急性髓系白血病伴骨髓增生异常相关改变(Swerdlow et al,2008)

这类白血病表现出骨髓增生异常的形态特征,或有 MDS 或 MDS/MPN 的病史,或有 MDS 相关的细胞遗传学异常。不包括因其他恶性肿瘤接受过细胞毒性化疗或放疗的患者。这类疾病的特征是外周血和(或)骨髓原始细胞≥20%,至少 2 系细胞病态造血≥50%。病态造血的特征类似于 MDS 各类型(图 33-30)。

这类疾病的细胞遗传学异常包括-5/del(5q)、i(17q)/t(17p)、-13/del(13q)、del(11q)、del(12p)/t(12p)、del(9q)、idic(X)(q13)、t(11;16)(q23;p13.3.)、t(3;21)(q26.2;q22.1)、t(1;3(p36.3;q21.1)、t(2;11)(p21;q23)、t(5;12)(q33;p12)、t(5;7)(q33;q11.2)、t(5;17)(q33;p13)、t(5;10)(q33;q21)和 t(3;5)(q25;q34)。原始细胞免疫表型通常包括髓系细胞的表型和表达 CD34,CD56 和(或)CD7。预后一般较差。

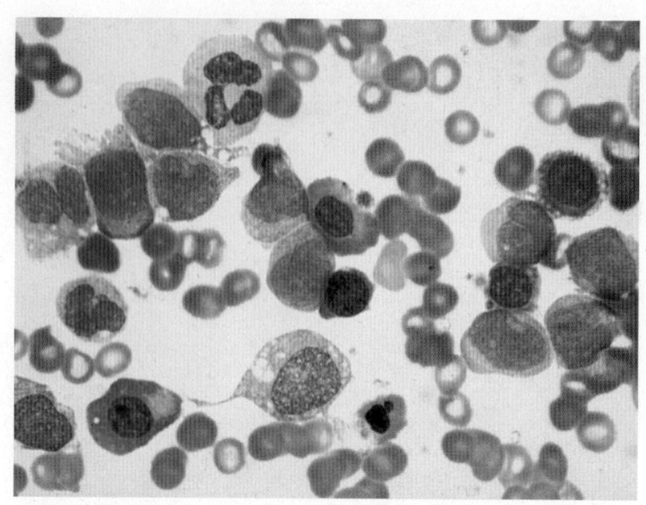

图 33-30 急性髓系白血病伴 MDS 相关改变显示粒系和红系细胞病态造血(×1000)

治疗相关性髓系肿瘤

治疗相关性髓系肿瘤(therapy-related myeloid neoplasms)与先前使用放疗或细胞毒性药物(烷化剂或拓扑异构酶抑制剂)进行化疗有关。包括 AML、MDS 和 MDS/MPN。大多数患者之前因恶性肿瘤接受过治疗,但某些患者是因非肿瘤疾病接受过治疗。

最常见的是与致突变作用相关的治疗,包括烷化剂(苯丁酸氮芥、环磷酰胺、塞替派和白消安)或放疗。这些影响通常发生在相关治疗后 5~10 年,最常见的为 MDS。细胞遗传学特征类似于 MDS 和 AML 伴多系病态造血。常见 5 号染色体或 7 号染色体的部分缺失,对治疗的反应及预后差。

继发于拓扑异构酶Ⅱ抑制剂(包括鬼臼毒素类依托泊苷和替尼泊苷,以及阿霉素)化疗的病例,通常有一个 1~5 年的较短的潜伏期,最常见的是涉及 11q23(*MLL*)或 21q22(*RUNX1*)的 AML 伴染色体平衡易位。通常表现为 AML 伴成熟型、单核细胞或粒单核细胞的形态。

急性髓系白血病非特殊类型

这类疾病不符合之前类别的分型标准,或细胞遗传学分析不成功或不能进行细胞遗传学分析。本类型类似于法-美-英协作组标准(Bennett et al,1976;Bennett et al,1985;Swerdlow et al,2008)。

AML 伴正常核型的基因变异

WHO 分型中,具有中等风险的 AML 伴正常核型,或 AML-NOS 占 AML 病例的比例高达 50%。虽然基因组研究倾向于支持先前发现的 AML 伴遗传亚型与临床的相关性,并且已经发现了更多的突变,可能会缩小这一组的病例,并为新疗法提供靶点(Abdel-Wahab & Levine,2013;Cagnetta et al,2014;Cancer Genome Atlas Research Network,2013)。包括重现性突变 *TET2*、*DNMT3A*、*IDH1/2* 和 *ASXL1*,与表观遗传调控有关,包括 *WT1*。

基因组和表观遗传分析或将应用于临床实践。

急性髓系白血病，微分化型

急性髓系白血病微分化型(acute myeloblastic leukemia, minimally differentiated)中，原始细胞SBB、MPO或ANAE阳性率<3%(Bennett et al，1991)。然而，采用流式细胞术或免疫细胞化学检测髓系和淋巴系标记时，至少20%原始细胞表达髓系相关抗原(CD13、CD33、CD117和(或)MPO)。常表达干细胞抗原CD34、CD38、HLA-DR和TdT，不表达淋巴系特异性标记cCD3、cCD20和cCD79a。有时表达一些与淋巴系相关的原始标记包括CD2、CD7和CD19，通常不具有系谱特异性(图33-31)。

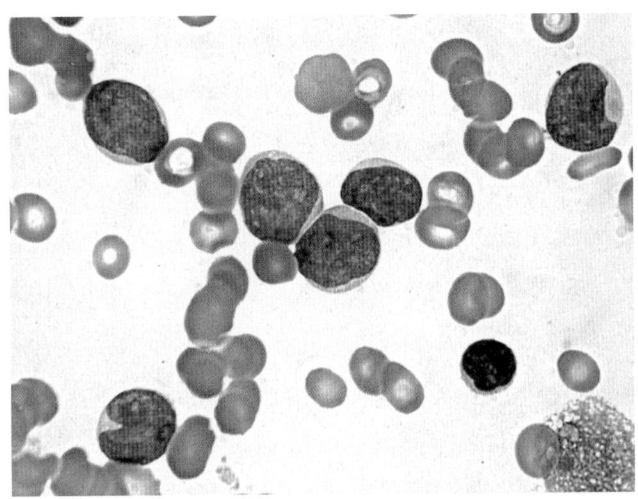

图 33-31 急性髓系白血病微分化型形态类似于急性淋巴细胞白血病，确诊需进行免疫表型检查(×500)

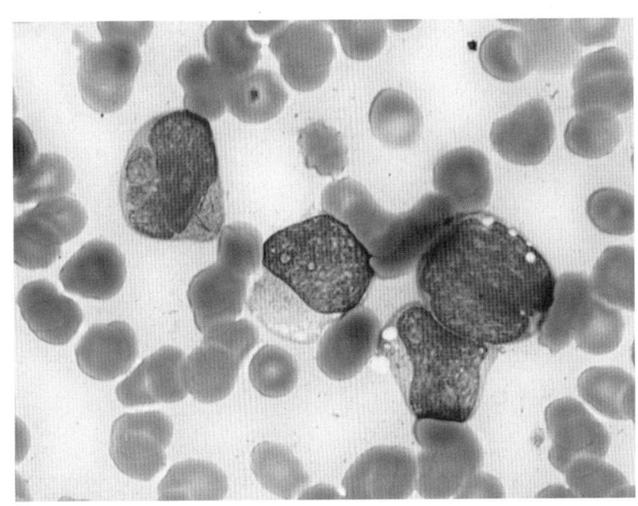

图 33-32 急性髓系白血病未成熟型显示原始细胞，成熟中性粒细胞小于10%。图片左上部的细胞内可见Auer小体

急性髓系白血病未成熟型

急性髓系白血病未成熟型(acute myeloblastic leukemia without maturation，FAB分型M1)中，骨髓原始粒细胞占非红系细胞的90%以上(Bennett et al，1985a，1985b)，至少3%原始细胞MPO或SBB阳性。也可见CAE染色阳性，但敏感性较低。通常检测CD13、CD33、CD117和(或)MPO抗原，其他标记的特异性较低。通常不表达CD3、CD20和CD79a(图33-32)。

急性髓系白血病伴成熟型

急性髓系白血病伴成熟型(acute myeloblastic leukemia with maturation，FAB分型M2)中，骨髓原始粒细胞占骨髓所有有核细胞的20%~89%，早幼以下阶段粒细胞占非红系细胞的10%以上，单核细胞及幼稚单核细胞小于20%(图33-33)。大多数原始细胞MPO、SBB和CAE染色阳性。

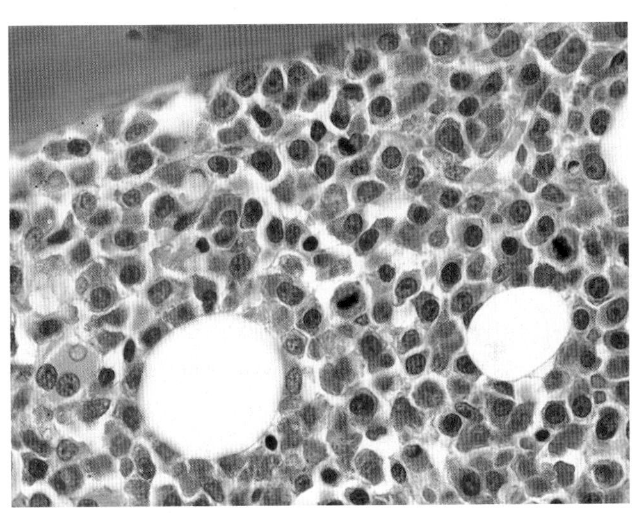

图 33-33 急性髓系白血病伴成熟型活检切片显示成熟粒细胞(×200)

伴t(8;21)(q22;q22)的病例归类为AML伴重现性细胞遗传学异常t(8;21)。

急性粒-单核细胞白血病

急性粒-单核细胞白血病(acute myelomonocytic leukemia，AMML，FAB分型M4)中，原始细胞占骨髓细胞总数20%以上。原始单核细胞、幼稚单核细胞和单核细胞(译者注：应为原始和幼稚单核细胞)的总数占非红系细胞的20%~80%。粒系细胞(原始粒细胞、早幼粒细胞、中幼粒细胞和其他更成熟阶段的细胞)(译者注：应为原始粒细胞)也占非红系细胞的20%~80%(图33-34)。通常外周血单核细胞增多(≥5×10^9/L)。

急性粒-单核细胞白血病中，白血病细胞MPO、SBB、CAE和高碘酸-Schiff(periodic acid-Schiff，PAS)染色结果呈不同程度的阳性。大多数病例中，白血病细胞表现为ANAE和ANBE染色弥漫性强阳性反应。某些病例的非特异性酯酶染色无反应，需根据Romanowsky染色和(或)免疫表型作出诊断。

免疫标记表现不一，但通常表达髓系抗原CD13和(或)CD33，不同程度表达单核细胞标记CD14、CD4、CD11b、CD11c、CD64、CD36、CD68和溶菌酶。可能存在纯原始粒细胞，包括表达CD34和CD117，以及第二群不同成熟程度的单核细胞。伴重现性细胞遗传学异常的病例单独分类。

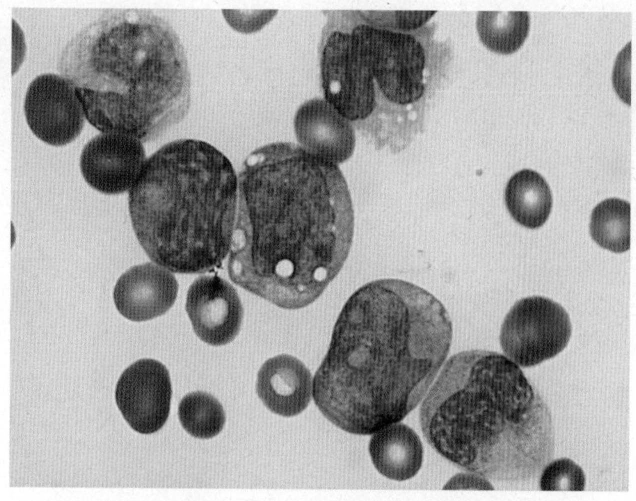

图 33-34 急性粒-单核细胞白血病显示原始细胞，以及双向分化为粒细胞和单核细胞(×1000)

急性原始单核细胞和急性单核细胞白血病

急性原始单核细胞和急性单核细胞白血病，骨髓非红系细胞的80%以上为原始单核细胞、幼稚单核细胞或单核细胞(图33-35)。可分为两个亚型。原始单核细胞白血病(acute monoblastic leukemia，AMBL，FAB 分型 M5a)的特征是大的原始细胞占骨髓单核细胞的 80%以上。急性单核细胞白血病(acute monocytic leukemia，AMOL，FAB 分型 M5b)的原始单核细胞较少(<80%骨髓单核细胞)，幼稚单核细胞和单核细胞较多(Bennett et al，1985b)。两者，ANAE 和 ANBE 染色白血病细胞均显示弥散性强阳性反应(80%或更多白血病细胞)。偶尔有病例对非特异性酯酶无反应，需根据 Romanowsky 染色和(或)免疫表型作出诊断。溶菌酶抗体和 CD68 特别适用于玻片法。白血病细胞常表达髓系和单核系标记，和急性粒-单核细胞白血病一样。易位 t(8;16)(p11;p13)与 AML-M5(或 M4)伴噬红细胞作用相关。

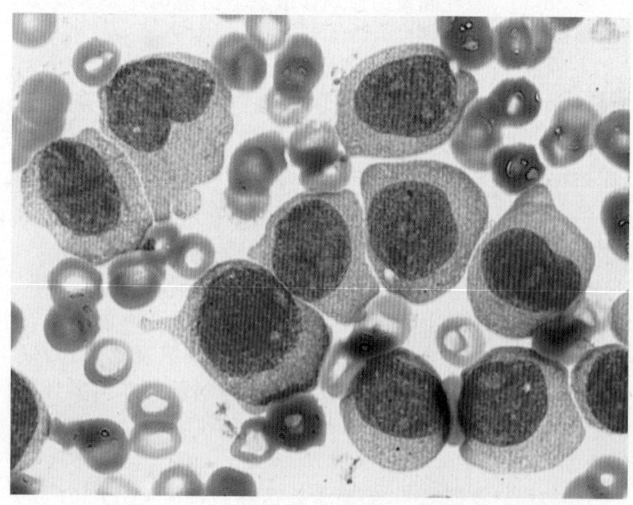

图 33-35 急性原始单核细胞白血病显示主要为原始单核细胞，少量幼稚单核细胞和成熟单核细胞(×1000)。幼稚单核细胞作为原始细胞计算，细胞核细致扭曲(×1000)

红白血病

诊断红白血病是根据幼稚红细胞占骨髓有核细胞的 50%以上，原始粒细胞占非红系细胞的 20%或以上。大多数称为红白血病(红系/粒系型)的病例中，可见混合不同比例的病态造血的幼红细胞和原始粒细胞。有时可见异常的单核细胞和巨核细胞(图 33-36)。免疫表型通常包括髓系相关抗原 CD13、CD33、CD117(KIT)和 MPO，伴或不伴 CD34 和 HLA-DR 的表达(Zuo et al，2010)(译者注：2016 年 WHO 撤销了以往的红系细胞增生为主的红系/粒系型急性红白血病，即 FAB 分型的 AML-M6a 亚型，而将其归入相应的 MDS-EB、AML-MRC、AML 伴重现性遗传学异常、AML-NOS 的各亚型)。

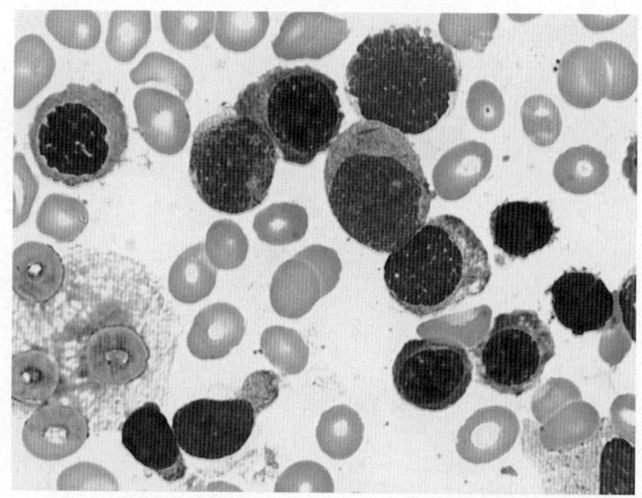

图 33-36 急性红白血病，红系/粒系型，显示以幼红细胞增生为主，伴原始粒细胞占非红系细胞的 20%以上。上方中心的原始细胞中可见 Auer 小体(×1000)

纯红细胞白血病(pure erythroid leukemia，PEL)较罕见，以原始红细胞为主，几乎无粒细胞参与肿瘤的过程，以前称为巨红细胞性骨髓增殖(erythremic myelosis)。幼红细胞的形态异常往往非常明显，具有不典型巨幼红细胞特征，核的形状奇异，多核，巨大；细胞质可能出现伪足和(或)空泡，尤其表现在原始红细胞和早幼红细胞。常表达 CD71(dim)、血红蛋白 A、血型糖蛋白 A、膜收缩蛋白、ABH 血型抗原和 HLA-DR，不表达 MPO 在内的髓系相关标记。常见复杂核型，包括单体 5 或 del(5q)、单体 7 或 del(7q)、三体 8、11q 异常、17p 异常、del(20q)和(或)+13。

某些病例的幼红细胞可能表现为细胞质 PAS 强阳性(图33-37)。这种阳性颗粒见于原始红细胞及早期幼稚红细胞内，晚期的幼红细胞无阳性颗粒，呈弥散性或阴性。正常人和大多数疾病(包括营养性巨幼红细胞贫血)的幼红细胞 PAS 阴性。然而，缺铁性贫血、珠蛋白生成障碍性贫血和 MDS-RS 有时阳性。红白血病中有时可见环状铁粒幼细胞；原始粒细胞通常 SBB、MPO 和 CAE 染色阳性。也可见非特异性酯酶阳性的单核系细胞。肿瘤性幼稚红细胞有时为 ANAE 和 ANBE 阳性。

急性巨核细胞白血病

急性巨核细胞白血病(acute megakaryoblastic leukemia，

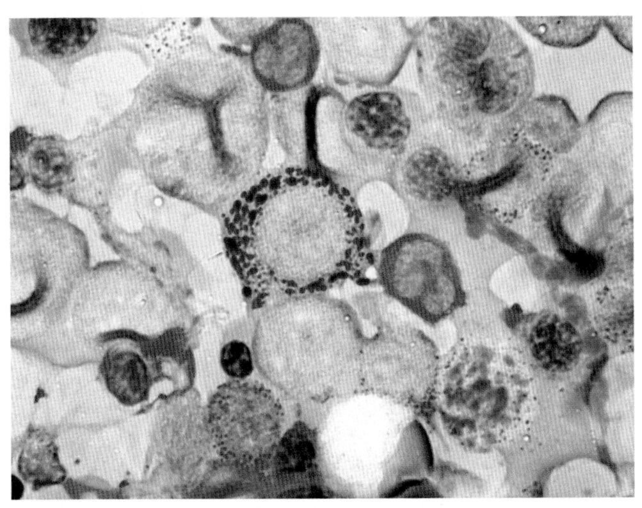

图 33-37 红白血病中的幼红细胞常见粗大的高碘酸-Schiff 阳性颗粒(×1000)

AMKL)的诊断,和其他类型的急性髓系白血病一样,要求骨髓原始巨核细胞≥20%。原始巨核细胞的形态表现为高度多形性;有些类似于原始淋巴细胞,有些细胞较大,有伪足或细长的胞质突起;细胞质常为淡蓝色,可有或无颗粒(图 33-38);核仁常为 1~3 个。可能存在小巨核细胞,但不能计为原始细胞。

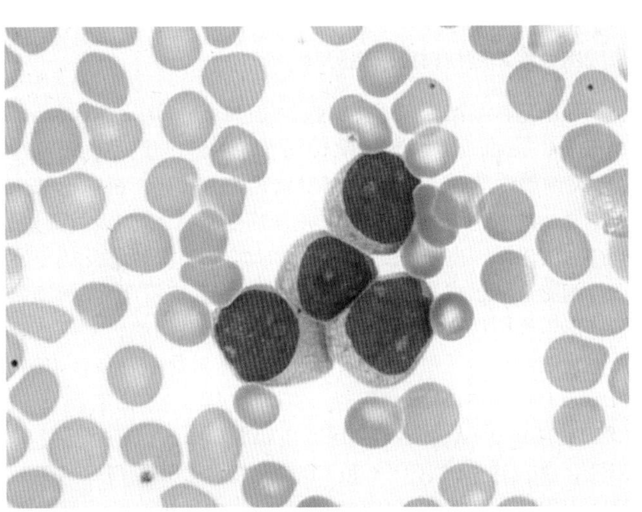

图 33-38 急性巨核细胞白血病中的原始细胞常聚集成簇(×1000)

细胞化学不能区分原始细胞。SBB、MPO、CAE 或 ANBE 染色阴性。然而,ANAE 染色通常为细胞质局部区域阳性(图 33-39)。PAS 染色表现为弥漫性和周边颗粒状(通常是大块)阳性。

免疫表型最常用的巨核系标记(Bennett et al,1985a)是针对血小板糖蛋白Ⅰb(CD41)或Ⅱb/Ⅲa(CD61)的单克隆抗体。原始巨核细胞通常也表达髓系抗原 CD13 和 CD33,以及特征性抗原 CD36。因血小板黏附至原始细胞导致的血小板标记为阳性,流式细胞检测时必须仔细鉴别本病与 AML 微分化型;可采用细胞免疫化学进行检测。

外周血常见全血细胞减少,伴白细胞显著减少和贫血。

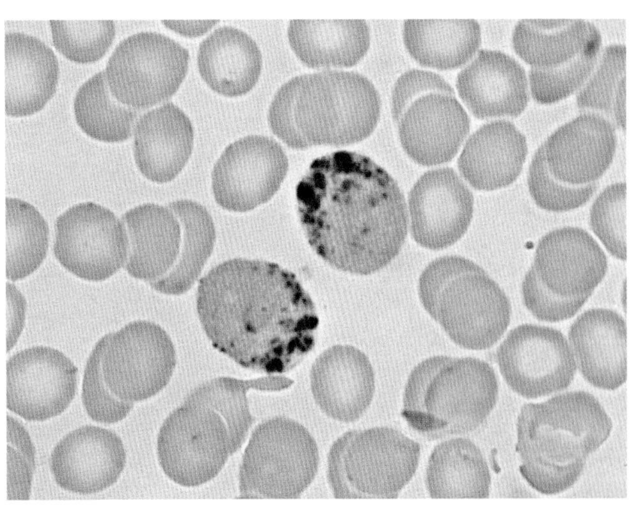

图 33-39 原始巨核细胞中的α-乙酸萘酯酶(ANAE)阳性颗粒

外周血中有时可见巨核细胞碎片。骨髓纤维化表现不一,有时明显。

成簇的原始细胞可能类似转移性肿瘤如神经母细胞瘤或小细胞癌的表现。伴 t(1;22)(p13;q13)的婴儿通常出现类似于神经母细胞瘤骨髓浸润的表现。

患有 Down 综合征(21 三体)的幼童(小于 4 岁),巨核细胞白血病的发病率增加,在发病前,30% Down 综合征患者表现为一过性骨髓增生性疾病/一过性骨髓增生异常(transient myeloproliferative disorder/transient abnormal myelopoiesis, TMD/TAM),70%为骨髓增生异常前期(见下文)。

急性嗜碱粒细胞白血病

急性嗜碱粒细胞白血病是一种罕见的 AML,原始细胞向嗜碱性粒细胞系分化。外周血通常显示贫血和血小板减少,伴白细胞增多。原始细胞浸润骨髓,其形态类似于原始淋巴细胞或原始粒细胞。原始细胞常为 SSB 和 MPO 染色阴性。成熟嗜碱性粒细胞或原始细胞甲苯胺蓝染色阳性可能增多。以往诊断依赖于超微结构方法对含有嗜碱性颗粒的原始细胞进行鉴别,文献包括各种 *AML* 基因型的独立报道。鉴别诊断包括髓系白血病。

急性全髓增殖伴骨髓纤维化

急性全髓增殖伴骨髓纤维化(acute panmyelosis with myelofibrosis)是一种罕见的急性白血病,具有全骨髓增殖及骨髓纤维化。常见全血细胞减少,红细胞轻度异常,通常可见髓系细胞病态造血,以及不典型的血小板。

常出现骨髓干抽;活检显示在不同程度的纤维化背景中,可见成簇的原始细胞、晚期的幼红细胞和病态造血的巨核细胞(图 33-40)。与急性巨核细胞白血病的区别是本疾病涉及所有 3 个髓系细胞,而不是仅涉及巨核细胞系。

髓系肉瘤

髓系肉瘤(myeloid sarcoma)曾被称为髓细胞肉瘤、粒细胞肉瘤、髓外髓细胞瘤和绿色瘤。它是指一种原始粒细胞或原始

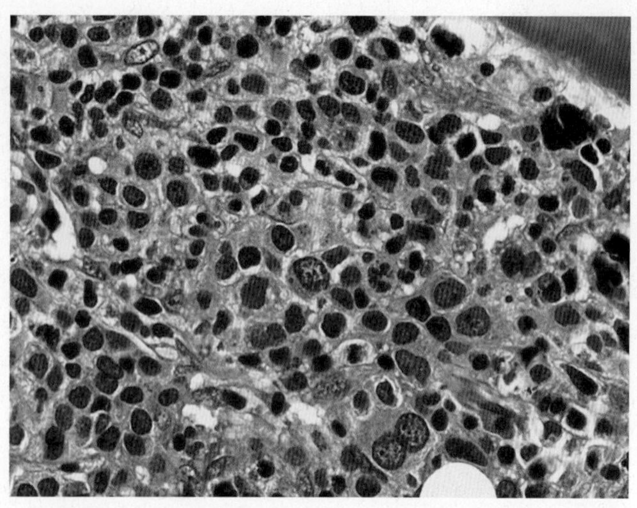

图 33-40 急性全髓增殖伴骨髓纤维化显示涉及所有三个细胞系，伴纤维化(×200)

单核细胞髓外部位浸润形成的局部肿瘤，伴或不伴成熟分化(图 33-41)。髓系肉瘤可见于任何年龄的急性髓系白血病或其他已知的骨髓增生性疾病的患者。其诊断相当于 AML，若无前驱疾病，通常会累及骨髓。这些肿瘤常发生于皮肤、淋巴结、鼻咽和上呼吸道组织、乳腺、卵巢、骨、周围神经和硬膜外，和眼及眼眶，以及各种软组织。

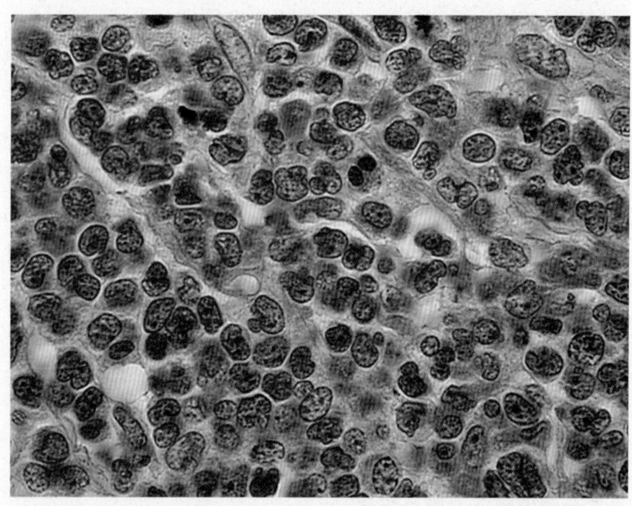

图 33-41 本例是发生于皮肤的髓系肉瘤，类似于淋巴瘤，但原始细胞或单核样细胞较大。常出现嗜酸性粒细胞或其幼稚细胞(×500)

诊断依赖于对实质性原始细胞的识别，常误认为实体肿瘤，包括非霍奇金淋巴瘤、无色素性黑色素瘤或未分化癌(Hutchison et al, 1990)。肿瘤切片的组织印片以及 Romanowsky 染色、细胞化学染色和免疫表型有助于作出诊断。抗 MPO 和 CD68 特别适用于石蜡切片中的粒系或单核系细胞的鉴别。

Down 综合征相关性髓系增殖

患有 Down 综合征的儿童和成人，白血病发病率较高。包括 ALL 和 AML，大多数的诊断类似于综合征之外出现的白血病。此外，这组患者中有两种特定的相关疾病。

一过性骨髓细胞生成异常

一过性(短暂性)骨髓细胞生成异常(transient abnormal myelopoiesis，TAM)(译者注：也有译为一过性骨髓增生异常或一过性骨髓增殖异常)见于 10% 患有 Down 综合征的新生儿，其中少数表型正常，但有 21 三体嵌合体。表现为急性巨核细胞白血病，常伴有血小板减少和白细胞增多，外周血原始细胞百分比常高于骨髓原始细胞，以及肝脾肿大。其特征是 *GATA1* 突变。原始细胞可表达 CD34、CD33、血型糖蛋白 A 和(或) CD7。特殊的是这种疾病绝大多数可以自愈。然而，20%～30% 随后发展为非自愈性 AML(见下文)。

Down 综合征相关性髓系白血病

Down 综合征相关性 AML 最常见于 3～5 岁儿童，其发病率是其他人的 50 倍。通常累及巨核细胞系，早期可有类似于 RCC 的白血病前期或 TAM 的表现。原始细胞为巨核系/髓系，表达 CD41 和 CD61，以及 CD34、CD117、CD13、CD33、CD7、CD4、CD42、CD36 和(或)CD71。遗传学显示 21 三体和 *GATA1* 突变，常伴有额外的 8 号染色体和或 21 号染色体、单体 7 或 5，和(或)5q-(Roy et al, 2009)。Down 综合征的老年患者其 AML 发病率较低，但老年患者通常无 *GATA1* 突变。

母细胞性浆细胞样树突细胞肿瘤

母细胞性浆细胞样树突细胞肿瘤(blastic plasmacytoid dendritic cell neoplasm)曾归于 WHO 分型中的淋巴瘤，称为母细胞性 NK 细胞淋巴瘤或 CD4+CD56+造血细胞肿瘤。目前已知来源于原始的浆细胞样树突细胞，皮肤病变常见，常累及外周血、骨髓和淋巴结。皮肤病变可能是结节或斑块。肿瘤类似于淋巴母细胞性淋巴瘤，单一形态的原始细胞真皮浸润，原始细胞的核形不规则，染色质细致，细胞质无颗粒。细胞化学染色显示原始细胞无髓系阳性反应，免疫组化结果显示特征性 CD4、CD56、CD43 和 CD45RA 阳性。浆细胞样树突状细胞标记 CD123、TCL1、CLA、MxA 和 BDCA-2/CD303 阳性。有报道 CD99 阳性。常表达 CD7、CD68 和 CD33，不表达 CD3、CD5、CD13、CD34、CD117、CD20 和 CD79a。组织切片中细胞毒性 T 淋巴细胞标记也为阴性。免疫球蛋白和 T 淋巴细胞受体基因通常是胚系的。这种疾病具有侵袭性，通常在初次治疗后复发，但偶尔对冲击性治疗(aggressive therapy)反应良好。

急性未定系列白血病(Swerdlow et al, 2008)

某些急性白血病的特征是淋巴系和髓系之间不确定，或具有一系以上的特征(Swerdlow et al, 2008; Bene & Porwit, 2012)。对这一类难以归类的白血病一直存在争议。许多白血病似乎有特定的细胞系，一系或多系免疫标记异常，或谱系不确定。如此一个单个的标记通常无意义。ALL 伴髓系标记反应类似于其他类型的 ALL，AML 中的淋巴系标记非常重要，有助于亚型鉴别，如 AML 伴 t(8;21)中的 CD19。

根据 WHO 分型，急性未定系列白血病主要分为两大类：急性未分化型白血病(acute undifferentiated leukemia，AUL)和混合表型急性白血病(mixed phenotype acute leukemia, MPAL)。MPAL 又分为几个亚型。双系列急性白血病曾用于罕见疾病，具有一个以上细胞系列的不同的原始细胞群。双表型白血病是指那些具有一群白血病细胞而表达多个细胞系标记的白血病(框 33-12)。MPAL 亚型见以下部分。

框 33-12　混合表型急性白血病的系列要求

髓系

髓过氧化物酶或单核细胞分化标记物(NSE、溶菌酶、CD14、CD64、CD11c)

T 系

胞质或表面 CD3

B 系

强表达 CD19+至少 1 项:强表达 CD79a、胞质 CD22 或 CD10

或

弱表达 CD19+至少 2 项:强表达 CD79a、胞质 CD22 或 CD10

引自 Swerdlow S, Campo E, Harris N, editors: *WHO classification of tumours of haematopoietic and lymphoid tissues*, ed 4, Lyon, France, 2008, IARC.

NSE,非特异性酯酶

急性未分化型白血病

急性未分化型白血病(acute undifferentiated leukemia, AUL)是一类罕见的急性白血病,采用形态学、细胞化学、超微结构、免疫学或 DNA 分析不能区别其原始细胞的类别。常表达 CD34、CD38 和 HLA-DR,也可以表达 CD7 和 TDT。

混合表型急性白血病伴 t(9;22)(q34.1;q11.2);BCR-ABL1

这是一类 MPAL 伴 t(9;22)易位,与 *BCR-ABL1* 相关的罕见疾病。成人较儿童常见。须排除前期为 CML 的病例。

混合表型急性白血病伴 t(v;11q23.3);MLL 重排

这类疾病儿童较成人常见。常见两种形态的原始细胞,包括原始单核细胞和原始淋巴细胞。预后一般较差。

混合表型急性白血病,B/髓系,NOS

表达髓过氧化物酶或单核细胞分化标记和 CD19,伴 CD79a、cCD22 和(或)CD10;无 t(9;11)和 11q23 易位。

混合表型急性白血病,T/髓系,NOS

表达髓过氧化物酶或单核细胞分化标记和胞质或表面 CD3;无 t(9;11)和 11q23 易位。

混合表型急性白血病,NOS——其他罕见类型

此类包括 T 系和 B 系疾病,以及三系分化的病例。

NK 淋巴细胞白血病/淋巴母细胞淋巴瘤

此类考虑双系 NK 和 T 系淋巴细胞白血病/淋巴母细胞淋巴瘤的可能性,但仍然是系列未定。

前体淋巴细胞肿瘤

以往,淋巴细胞白血病和淋巴瘤是分开分类的。白血病是造血系统的恶性肿瘤,主要累及骨髓和血液,并且广泛采用 FAB 协作组的分型方案。淋巴瘤是主要累及淋巴器官或其他软组织的疾病,随着免疫学、肿瘤学和遗传学的进步而迅速发展,出现多种分类方案。自从修订后的欧洲-美国淋巴瘤(REAL)分类方案发表以来,按疾病的生物学特征对淋巴细胞白血病和淋巴瘤进行分类,而不是根据解剖分布,这个方案达成了广泛的国际共识(Berard & Hutchison, 1997; Harris et al, 1994, 2000)。WHO 分类涉及骨髓、血液和淋巴组织肿瘤,并将重点放在细胞遗传学和分子生物学的发现上(Swerdlow et al, 2008)。

B 急性淋巴细胞白血病/淋巴母细胞淋巴瘤

临床特征

这一类 B 淋巴细胞恶性肿瘤最常表现为白血病,是经典的急性淋巴细胞白血病(ALL)。ALL 的另一主要类型是 T 淋巴细胞型,它不太常见,通常表现为淋巴瘤或同时发生白血病和淋巴瘤。急性淋巴细胞白血病是儿童和青少年最常见的恶性肿瘤。在美国,每年报告 3000~4000 个新增病例,其中 2/3 为儿童。随着联合化疗、中枢神经系统治疗、高危类别强化治疗的改进,对微小残留病(MRD)的识别,以及对分子学和遗传学风险类别的认识加深,儿童 ALL 的治愈率达到 80%以上(Pui et al, 2011; Pui & Evans, 2013; Zhou et al, 2012)。好的预后因素包括年龄 5~10 岁、超二倍体(最佳为 54~62 伴 4、10 和(或)17 三体)和 t(12;21)。不良的预后因素包括年龄小于 1 岁、t(9;22)、t(4;11)、治疗后的 MRD,以及不同治疗方法的因素。适当的治疗减少了一些不良的危险因素,针对分子遗传特征靶向治疗,例如对 ABL1 抑制剂敏感的基因型。

在成人中,只有 30%~40%的人被治愈,部分原因是存在较高频率的不良遗传学异常。成人 ALL 的发病率在中老年时增加,类似于遗传学高危的 AML。患有这种疾病的人经常出现乏力、发热和出血的症状。通常有广泛性淋巴结肿大和肝脾肿大。由于白血病细胞浸润身体的许多组织,可能会出现其他症状。腿部疼痛可能与骨膜浸润有关,头痛、恶心和呕吐与脑膜白血病有关。突然发作的神志不清可能预示蛛网膜下腔出血。

偶尔出现皮肤、骨骼和(或)淋巴结外的骨髓浸润(骨髓中的原始细胞<25%)。这些病例被称为淋巴瘤。最常发生于年轻人(<18 岁),并与前体 B-ALL 呈现重叠的特点,伴 TdT 和 B 系标记。组织切片形态学表现为弥漫性浸润的小细胞(细胞核小于组织细胞的核),染色质呈弥漫性,核仁不明显,细胞质少,有丝分裂率高,瘤细胞间混杂的组织细胞经常呈现"星空"现象(提示高凋亡率)。

前体 B-ALL 的典型临床表现,通常是正常细胞性贫血,外周血常见有核红细胞;血小板中度至显著减少;白细胞计数通常正常或降低,也可轻微升高,少数病例显著增高(>100×10^9/L),主要是淋巴细胞增多。

骨髓

当患者出现症状时,骨髓造血细胞及脂肪组织通常被弥漫浸润的原始淋巴细胞所取代,原始细胞通常>50%。主要为胞体小、核/质比(N/C)高、核仁不明显的原始细胞增生(FAB 分

类为 ALL-L1),是最常见的儿童 ALL(图 33-42)。有些细胞的染色质呈均匀弥漫分布,但存在不同程度的聚集,儿童 ALL 的某些原始细胞可能很难和正常淋巴细胞相区分。大的原始细胞细胞质更丰富,核仁突出,细胞核通常不规则(FAB 分类为 ALL-L2),在成人 ALL 中占主导地位。

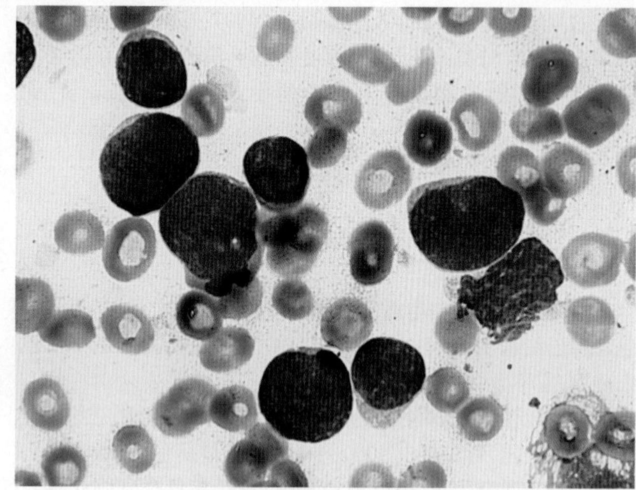

图 33-42　B 急性淋巴细胞白血病/淋巴母细胞淋巴瘤的原始细胞胞体为小至中等大小,核仁不明显(×1000)

原始细胞苏丹黑 B(SBB)、过氧化物酶和萘酚 ASD-CAE 染色阴性。虽然有些原始细胞可见嗜天青颗粒,但是 SBB 和过氧化物酶染色阴性。有些 ALL 病例的原始细胞可能会出现 SBB 阳性反应,但过氧化物酶染色阴性。

原始细胞特征性表达 TdT、细胞质 CD22 和 CD79a、CD19、HLA-DR。多数表达 CD10(普通 ALL 抗原),CD34+/-。细胞质免疫球蛋白重链 μ(cyt-μ)阳性提示略有成熟,但表面免疫球蛋白阴性。可表达髓系相关抗原 CD13、CD33 和 CD15。

细胞遗传学

细胞遗传学的研究结果在 ALL 的诊断和预后中具有越来越重要的意义(Mrozek et al,2004)。目前 WHO 分类对 ALL 的分类主要基于重现性细胞遗传学异常(Swerdlow et al,2008)。

B-急性淋巴细胞白血病/淋巴母细胞淋巴瘤伴 t(9;22)(q34;q11.2);BCR-ABL1

Ph′染色体 t(9;22)产生融合基因 BCR-ABL 的发生率大约占成人 ALL 的 30%(染色体核型的检出率为 20%),占儿童 ALL 的 6%。在成人 ALL 中,t(9;22)是最常见的易位,且与预后不良相关。发现了两种类型:一种与 CML 相同,涉及 bcr 区域的 *BCR* 基因合成的 p210kD 融合蛋白,见于一半的 Ph′阳性的成人 ALL 病例中;另一个是在 bcr 上游的断点,产生一个较小的嵌合体和 p190kD 蛋白,多数为儿童 Ph′阳性的病例。Ph′阳性 ALL 是最常见的前体 B 淋巴细胞肿瘤,但也可以表现为伴髓系分化的双表型。

B-急性淋巴细胞白血病/淋巴母细胞淋巴瘤伴 t(v;11q23);MLL 重排

在染色体 11q23 区域的 *MLL* 基因异常大约见于 5%~7% 的 ALL 病例,也见于急性髓系白血病(AML),并且常常与 FLT3 过度表达相关。ALL 伴 t(4;11)(q21;q23)与预后不良、高白细胞计数和未成熟 B 系表型伴 CD10 或 CD24 缺失,但表达 CD15 相关。它涉及 MLL 其他伙伴基因 AF4。最常见于婴幼儿,许多病例为双表型 ALL。t(11;19)(q23;p13.3)易位是 ALL 中的另一个最常见的 MLL 异常,但也发生在 AML(单核细胞系)。总而言之,11q23(MLL)异常,除了在 AML 中可能出现的 t(9;11)外,预后较差。

B-急性淋巴细胞白血病/淋巴母细胞淋巴瘤伴 t(12;21)(p12;q22);TEL-AML1(ETV6-RUNX1)

此型约占 B-ALL 的 25%,高表达 CD10 和 HLA-DR,CD9 和 CD20 阴性,预后良好。位于 12p12 的 *TEL* 基因与 21q22 上的 *AML1* 基因融合。AML1(RUNX1)是一种参与造血分化和增殖的转录因子。这种异常很难通过染色体核型分析检测发现,但可通过 RT-PCR 方法对嵌合 mRNA 进行检测或采用 FISH 法进行检测。

B-急性淋巴细胞白血病/淋巴母细胞淋巴瘤伴 t(1;19)(q23;p13.3);E2A-PBX1(TCF3-PBX1)

另一种易位 t(1;19)(q23;p13)和变异型与 pre-B-ALL(伴细胞质 Igμ 链)相关。它涉及位于 19p13 的编码转录因子 *E2A* 基因和 1q23 的 PBX。此易位的存在导致治疗反应的降低。

B-急性淋巴细胞白血病/淋巴母细胞淋巴瘤伴 t(5;14)(q31;q32);IL3-IGH

此型为 B-ALL 中伴嗜酸性粒细胞增多症的罕见的变异型。重排的结果是 IL3 和白细胞介素效应的表达。免疫表型是 CD19+、CD10+。

B-急性淋巴细胞白血病/淋巴母细胞淋巴瘤伴超二倍体

B-ALL 伴复杂三体和 50~66 条染色体(正常=46)称为超二倍体。通常发生于儿童,提示预后良好。4、10 和 17 三体是儿童白血病的低危标志。原始细胞通常表达 CD19、CD10 和 CD34,但 CD45 常常为阴性。

B-急性淋巴细胞白血病/淋巴母细胞淋巴瘤伴亚二倍体

亚二倍体 B-ALL 的染色体数目少于正常的 46 条,预后不良,尤其是染色体数少于 45 条,少于 44 条预后甚至更差。

B-急性淋巴细胞白血病/淋巴母细胞淋巴瘤,非特指型

B-ALL 中,还有其他被公认的遗传因素。在 B-ALL 中,*IKZF1* 的缺失与复发的高风险相关。约 30%的病例可见 *PAX5* 缺失或突变。CDKN2A/B 缺失或突变发生于 21%~36% 儿童 B-ALL 和 50%的成人病例。JAK-STAT 信号异常包括各种 *JAK* 突变(不包括 JAK2V617F),以及细胞因子受体 CRLF2 的表达增加,*PAX5* 和 *RAS* 基因突变也很常见(Zhou et al,2012)。

T-急性淋巴细胞白血病/淋巴母细胞淋巴瘤

前体 T 淋巴细胞白血病(T-ALL),占 ALL 病例的 10%~

20%，其发病年龄比前体 B-ALL 患儿稍大，以男性少年为主。T-ALL 患者往往都有高白细胞计数和纵隔受累。原始细胞形态异质性，类似于 B-ALL，免疫表型分析是诊断所必需的。免疫表型显示原始细胞与胸腺 T 细胞具有明显不同的成熟度（Reinherz et al，1980）。大多数病例表达 TdT、CD7 和胞质 CD3，可表达 CD1a、CD2 和 CD5。一些早期胸腺表型病例缺乏 CD4 或 CD8 表达，但大多数（中皮质胸腺表型，特别是呈淋巴瘤表现）的病例共表达 CD4 和 CD8。在晚期皮质胸腺表型，可能单独表达 CD4 或 CD8，此时，TdT 和（或）CD1a 特别有助于诊断。髓细胞标记物如 CD13、CD33 和（或）CD117 可阳性，CD79a 可偶尔阳性。早期 T-ALL 是一个独特的预后较差的类别，占 T-ALL 的 15%，不表达 CD1a 和 CD8，弱表达或不表达 CD5，并且异常表达髓系细胞和造血干细胞标记 CD13、CD33、CD34、CD117。基因突变谱类似于 AML（Zhang et al，2012）。

淋巴瘤通常表现出比白血病更成熟的胸腺表型（Crist et al，1988）。这些淋巴瘤较常发生于青少年和年轻人（占儿童 NHL 的 1/3），也可见于老年人。通常发生于纵隔和（或）外周淋巴结，常见胸腔积液，通常出现呼吸道损害或上腔静脉综合征，需要急救并限制了诊断进程。

形态学 T-LBL 通常表现为原始细胞弥漫性组织浸润，其细胞核小于组织细胞或反应性血管内皮细胞的核（图 33-43），虽然有些细胞的核大小与 Burkitt 淋巴瘤（BL）相似。染色质通常为细致均匀至轻微聚集，但很少像 Burkitt 淋巴瘤那样。有丝分裂率很高，通常有类似 Burkitt 淋巴瘤的“满天星”现象。肿瘤细胞有时在淋巴结中呈现选择性 T 区受累和（或）在软组织中形成白血病样浸润灶。

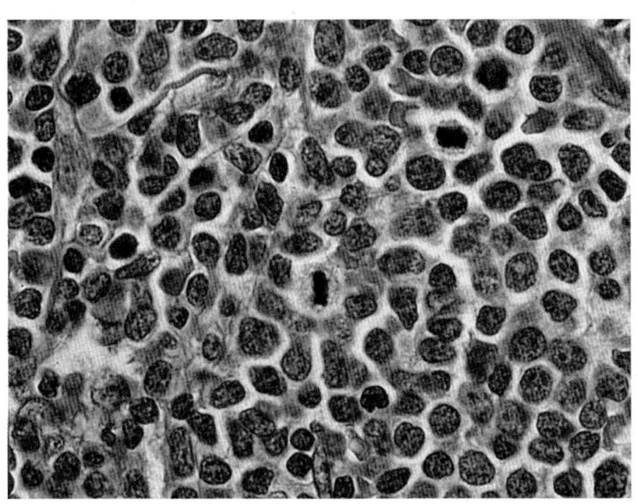

图 33-43 T-急性淋巴细胞白血病/淋巴母细胞淋巴瘤（×500）

年轻患者中，鉴别诊断主要包括 T-LBL、Burkitt 淋巴瘤（BL）和少数的大 B 细胞淋巴瘤（LBCL）。纵隔部位的 T-LBL 多于 BL，而 LBCL 少见。在成人中，鉴别诊断包括原始细胞样和急变型套细胞淋巴瘤、可发生于任何年龄组的粒细胞肉瘤。肿瘤细胞表达 TdT 和系列特异性 T 细胞标记，而无 B 细胞或髓系细胞标记是通常的鉴别要点。

遗传学 T 细胞受体基因常被重新排列，并且 Ig 重链基因也可能被重组（Racke，2011）。T-ALL 患者经常显示位于 14q11.2 的 α 和 δ 位点、位于 7q35 的 β 位点或位于 7p14-15 的 γ 位点 T 细胞受体基因易位，通常为编码转录因子的基因。伙伴基因包括：MYC（8q24.1）、TAL1（1p32）、RBTN1（11p15）、RBTN2（11p13）、HOX11（10q24）、HOX11L2（5q35）和 LCK（1p34.3～35）。25%的病例出现调控基因 TAL1 缺失，del（9p）涉及的 CDKN2 缺失也很常见（Mrozek et al，2004）。早期 T-ALL 表现为调节细胞因子受体和 RAS 信号（NRAS、KRAS、FLT3、IL7R、JAK3、JAK1、SH2B3 和 BRAF）的基因激活，干扰造血分化发育的（GATA3、ETV6、RUNX1、IKZF1 和 EP300）基因灭活，组蛋白修饰基因（EZH2、EED、SUZ12、SETD2 和 EP300）和（或）重现性基因突变 DNM2、ECT2L 和 RELN（Zhang et al，2012）。

成熟 B 细胞肿瘤

成熟 B 细胞肿瘤是数量及种类最多的造血系统肿瘤。在美国不同地理区域总发病率为 15/10 万。在组织学类型上也存在地理上的差异。在西方发达国家，以滤泡型淋巴瘤和弥漫性大 B 细胞淋巴瘤为主，占 NHL 的 50%；多发性骨髓瘤也很常见。成熟 B 细胞恶性肿瘤累及组成体液免疫系统的细胞，其特征是无数的 B 淋巴细胞克隆，在遗传学上具有不同的免疫球蛋白基因重排，不同的成熟状态以及调控通路的相互作用。临床表现涉及调节的克隆逃逸、增殖与凋亡的平衡和治疗的调控。其主要类别的特点见表 33-5（Swerdlow et al，2008）。

单克隆 B 淋巴细胞增多症

诊断慢性淋巴细胞白血病（chronic lymphocytic leukemia，CLL）要求具有 CLL 免疫表型（见下文）的单克隆淋巴细胞≥5×10^9/L，持续至少 3 个月，或低于此计数值，但存在细胞减少和（或）与疾病有关的症状（译者注：2016WHO 提出当外周血 B 淋巴细胞<5×10^9/L 时，即使存在血细胞减少或疾病相关症状也不诊断 CLL）。否则，诊断为单克隆 B 淋巴细胞增多症（monoclonal B cell lymphocytosis，MBCL），类似于意义未明的单克隆免疫球蛋白病（MGUS）（Swerdlow et al，2008）的概念。

慢性淋巴细胞白血病/小淋巴细胞淋巴瘤

慢性淋巴细胞白血病/小淋巴细胞淋巴瘤（chronic lymphocytic leukemia/small lymphocytic lymphoma，CLL/SLL）是一个累及骨髓、血液和淋巴结的小 B 淋巴细胞克隆性增殖。通常（至少初发时）具有惰性特征；但治愈困难（Muller-Hermelink et al，2008）。主要累及骨髓和血液的病例传统上称为 CLL，而淋巴瘤则称为小淋巴细胞淋巴瘤（SLL），但这些被认为是同一疾病的不同临床表现。大多数病例表现为 CLL，在美国和欧洲占 90%。大多数病例的发病年龄在 60 岁以上，40 岁以下的年轻人罕见。男女比例大于 2∶1。起病隐匿，通常由于其他原因做体检时偶然发现此病。多数患者的年龄>50 岁。

肿瘤表现为成熟小淋巴细胞弥漫性浸润，染色质聚集，细胞质少量至中等量（图 33-44）。特征是混合幼淋巴细胞和增殖中心（包含增加的幼淋巴细胞和细胞质增多的淋巴细胞），有丝分裂率非常低。

表 33-5 成熟 B 细胞肿瘤主要类别的特点

淋巴瘤类型	临床及实验室特征	形态学	细胞表面标记		细胞遗传学
			阳性	阴性	
慢性淋巴细胞白血病/小淋巴细胞淋巴瘤(CLL/SLL)	M>F,年龄常>60 岁;起病隐匿,乏力,淋巴结肿大;WBC>5×10^9/L,贫血,血小板减少,偶尔合并 AIHA	核染色质聚集的小淋巴细胞	CD19,CD20,CD5,CD22,CD23,CD79a,dim sIg	CD10,bcl-6,FMC-7	+12,del(13q14.3),del(11q22-23),del(17q)(TP53)
B 幼淋巴细胞白血病(B-PLL)	M>F,平均年龄 65 岁;巨脾,淋巴结轻微肿大,WBC>100×10^9/L	幼淋巴细胞≥55%	CD19,CD20,FMC-7,强 sIg	CD5,CD23,通常阴性	Occ del(17p),del(13q14)
毛细胞白血病(HCL)	M>F,中位年龄 50 岁;起病隐匿,脾肿大,白细胞减少,单核细胞减少	细胞中等大小,核圆形至椭圆形,染色质呈网状结构,细胞质边界呈毛刺状	CD20,CD22,CD79a,CD103,CD25,CD11c	CD5,CD10,CD23	BRAF(V600e)突变
淋巴浆细胞淋巴瘤(LPL)	M>F,平均年龄 63 岁;累及骨髓、淋巴结和脾脏,IgM 型免疫球蛋白血症	浆细胞样淋巴细胞和浆细胞伴有 PAS 阳性的包含体(Dutcher 小体)	CD19,CD20,CD22,CD25,CD38,CD79a,强 sIgM,cIgM	CD5,CD10,CD23,CD103,bcl-6	MYD88 突变 del(6q),+3,+4,+18,无特殊
重链疾病(α-HCD,原发型免疫增生性小肠病)	最常见于地中海一带的年轻人;伴有吸收不良和腹泻	肠黏膜内淋巴浆细胞浸润,为黏膜相关淋巴组织变异	NA	NA	
边缘区淋巴瘤:脾、淋巴结、黏膜相关淋巴组织	F>M,中位数年龄 61 岁;呈惰性的经过,累及胃、其他部位黏膜、脾或淋巴结	淋巴细胞染色质聚集,细胞质中等量;在 MALT 类型,伴有淋巴上皮病变	CD20,CD79a,sIgM,bcl-2	CD5,CD10,CD23,bcl-6	+3,t(11;18)(q21;q21)MALT 型,7q 异常
滤泡性淋巴瘤(FL)	F>M,平均年龄 59 岁;淋巴结肿大,骨髓和脾脏常常受累	伴有中心细胞和不同数量的中心母细胞的滤泡样结构	CD19,CD20,CD22,CD23,CD79a,CD10,bcl-2,bcl-6,sIgM	CD5,CD43	t(14;18)(q32;q21)
套细胞淋巴瘤(MCL)	M>F,中位数年龄 60 岁;淋巴结肿大、脾肿大、骨髓受累;通常难治	生发中心萎缩,突出的套区内,具有不规则核形的小淋巴细胞增生;有母细胞样/多形性变异型	CD5,CD43,FMC-7,bcl-2,cyclin D1,sIgM	CD10,CD23,bcl-6	t(11;14)(q13;q32)
弥漫大 B 细胞淋巴瘤(DLBCL)	M>F,可发生于所有年龄,有一定的侵袭性,但对化疗和抗 CD20 药物有反应	大 B 细胞弥漫性浸润,形态上有不同的变异型	CD19,CD20,CD22,CD79a,sIg,bcl-2±,bcl-6±,CD30±,MUM1(post-GC 型)	CD5(usually)	t(14;18)占 20%,3q27(bcl-6)异常占 30%,有 C-MYC 易位的"双重打击"

表 33-5 成熟 B 细胞肿瘤主要类别的特点(续)

淋巴瘤类型	临床及实验室特征	形态学	细胞表面标记		细胞遗传学
			阳性	阴性	
纵隔大 B 细胞淋巴瘤	F>M,年轻至中年成人;气道压迫,上腔静脉综合征	具有清晰、多分叶核或 RS 样细胞的硬化性病变	CD19,CD20,CD22,CD79a,CD30	CD5,CD10	常有 9p24、2p15 和其他异常基因的扩增
原发性渗出性淋巴瘤	罕见,好发于 HHV-8 相关的免疫抑制的年轻男性同性恋者;胸腔积液	免疫母细胞或间变细胞	CD45,CD30,CD38,CD138	CD19,CD20,CD79a,sIg,bcl-6	
浆母细胞淋巴瘤(PBL)	罕见,好发于 EBV 相关联的免疫抑制患者	浆细胞样	CD45,CD38,CD138,CD79a	CD45,CD20,PAX-5 阴性或弱阳性	
移植后 EBV 相关的老年人慢性炎症样淋巴瘤样肉芽肿	好发于免疫抑制者、老年人和其他人	不确定	CD20,EBV-EBER		
Burkitt 淋巴瘤(BL)	1. 地方性 BL:非洲儿童,下颌肿块,M>F 2. 散发性 BL:儿童及青年人,世界各地,M>F 3. 免疫缺陷相关性 BL:艾滋病患者	细胞形态单一,核圆形至椭圆形,多个核仁,高有丝分裂率	CD19,CD20,CD10,bcl-6,sIg	TdT,bcl-2	t(8;14)(q24;q32),t(2;8)(p12;q24),t(8:22)(q24;q11)
介于 BL/DLBCL 之间的淋巴瘤	儿童 w/迅速增长的肿块,成人	介于 BL 和 DLBCL 之间	CD19,CD20,CD10, bcl-6,sIg		t(8;14)(q24;q32),8q24/MYC,不确定,其他

AIHA,自身免疫性溶血性贫血;BL,Burkitt 淋巴瘤;BM,骨髓;cIg,细胞质免疫球蛋白;CLL,慢性淋巴细胞白血病;EBER,EBV 编码 RNA;DLBCL,弥漫大 B 细胞淋巴瘤;EBV,EB 病毒;F,女性;GC,生发中心;HHV,人类疱疹病毒;HIV,人类免疫缺陷病毒;Ig,免疫球蛋白;M,男性;MALT,黏膜相关淋巴组织;MYC,c-原癌基因;NA,无可适用;PAS,糖原染色;PLL,幼淋巴细胞白血病;RS,Reed-Sternberg;sIg,表面免疫球蛋白;SLL,小淋巴细胞淋巴瘤;TdT,末端脱氧核苷酸转移酶;WBC,白细胞

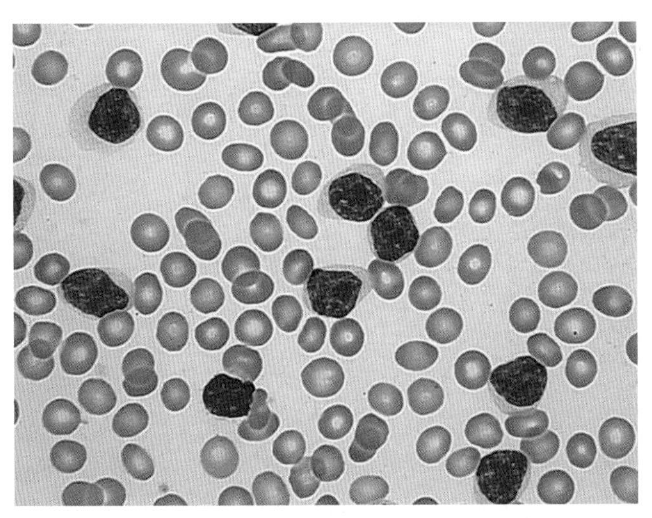

图 33-44 慢性淋巴细胞白血病(×1000)

CLL/SLL 显示为单克隆 B 细胞的特征性免疫表型(CD19/CD20/CD79a),弱表达表面 Ig(单轻链 IgM,或 IgM 和 IgD),共表达通常为 T 细胞标记的 CD5,表达 CD23 和 CD200(Alapat et al,2012;Sandes et al,2013)。CD10、BCL-6 和 cyclin D1 阴性。这些特点有利于 CLL/SLL 与套细胞淋巴瘤、滤泡性淋巴瘤、边缘区淋巴瘤的鉴别诊断。

存在 Ig 重链和(单)轻链基因重排,50%~60% 的病例 *IGH* 基因经历发生在生发中心的 V 区超突变(GC 或记忆细胞样)。未突变(初始的)IGHV 与预后不良和酪氨酸激酶 ZAP 70 的表达相关联,但在 T 淋巴细胞中表达正常。ZAP-70 可通过流式细胞仪检测,但蛋白质在体外降解,检测技术不成熟。DNA 甲基化谱也可以用于 CLL 与初始 B 淋巴细胞样,中间过渡型和记忆 B 淋巴细胞样组群的鉴别,具有预后意义(Queiros et al,2015)。一个重要的概念,有 IGHV 突变的 CLL 经历了生发中心(GC)的环境,而未发生 IGHV 突变(初始 B 淋巴细胞)的 CLL 近期无新的打击,基因表达谱(GEP)研究显示存在类似的

两个谱系(GaIDAno et al,2012)。有人认为无 IGHV 突变的 CLL 可能与其他不利因素如 NOTCH1 突变有关。SF3B1 和 BRC3 突变也是预后较差的指标。异常甲基化可能解除了对 BCL2、TCL1 和 ZAP-70 的限制(Rodriguez-Vicente et al,2013)。

细胞遗传学研究显示 del 13q14.3 占 50%,伴肿瘤抑癌基因 DLEU2/MIR15A/MIR16A 的中断,12 三体综合征占 20%以内,导致共济失调毛细血管扩张症突变(ATM)基因的 del (11q22-23)占 20%以内,*p53* 基因位点的 del(17p13)占 10%以内,del(6q21)占 5%以内。其中第一个突变提示预后良好,后三者则提示预后不良。细胞遗传学异常随突变状态而变化。这些异常通常不能通过染色体核型分析检测发现,因为 CLL 细胞在培养中的增殖是极低微的,但可以通过 FISH 探针检测到。其他预后不良的表现包括表达 CD38、12 个月内淋巴细胞计数翻倍,以及 β_2-微球蛋白升高。

在典型的 CLL 中,90%以上的细胞是小淋巴细胞,形态单一,外观通常和正常淋巴细胞相似。核染色质较粗糙而聚集,被副染色质分隔为比正常淋巴细胞更细的裂块状,或在某些病例,核染色质比正常淋巴细胞略细致一些。许多淋巴细胞的核仁均很明显。细胞轻度大小不等,细胞质少量至中等量。幼淋巴细胞或不典型淋巴细胞(转化的淋巴细胞)占淋巴细胞的比例<10%。

在确诊时,通常无贫血和血小板减少。由于骨髓细胞被白血病细胞所取代,导致造血功能受损而产生贫血。此外,部分 CLL 患者的红细胞寿命也可能缩短,当有明显的脾肿大时尤其如此。约 10%的患者发生自身免疫性溶血性贫血。通常血小板轻微减少,随着疾病的进展,有时可严重减少,因而出现明显的出血表现。血小板减少的原因通常是增生受抑,但也可能是继发免疫相关疾病或脾功能亢进。骨髓中的肿瘤性淋巴细胞呈灶状、结节状或间质浸润是相对较好的预后指标;而其弥漫性浸润通常提示预后较差和(或)疾病进展。幼淋巴细胞比例增多(10%~55%;混合的 CLL/PLL)可能表明具有一定的侵袭性。细胞形态不典型,伴有不规则核形者与 12 三体综合征相关(Swerdlow et al,2008)。

B 幼淋巴细胞白血病

幼淋巴细胞白血病(prolymphocytic leukemia,PLL)最初被描述为 CLL 的变异型(Galton et al,1974)。男/女为 6.5∶1,平均年龄为 65 岁。PLL 的特点是淋巴细胞增多非常显著(通常>100×10^9/L),巨脾,肝脏中度肿大,淋巴结肿大不明显。恶性淋巴细胞核仁呈泡状,大,核染色质聚集,细胞质中等量(图 33-45)。外周血白血病细胞中幼淋巴细胞>55%。PLL 的免疫表型不同于 SLL/CLL,而强表达表面 Ig(单克隆 IgM 伴或不伴 IgD),表达 FMC-7,通常不表达 CD23,2/3 的病例不表达 CD5。常有 p53 异常,并且存在 11q23 和 13q14 缺失。常见 *MYC* 基因扩增或易位伴失调(Flatley et al,2014;Put et al,2012)。一般情况下,幼淋巴细胞白血病对治疗的反应通常比 CLL 差,预后较差。

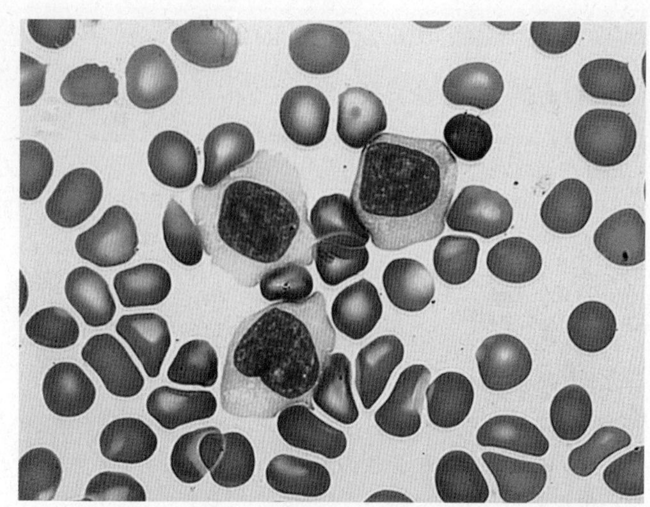

图 33-45 B 幼淋巴细胞白血病典型病例显示高白细胞计数,大淋巴细胞增生,其细胞质中等量至丰富,核仁突出,部分细胞核形不规则(×1000)

脾边缘区淋巴瘤

脾边缘区淋巴瘤(splenic marginal zone lymphoma,SMZL)的许多临床、实验室和形态学特征类似于 HCL 和 SLL/CLL(Swerdlow et al,2008)。该病更常见于男性患者。发病年龄通常在 70 岁左右,伴脾肿大。

在脾脏中,肿瘤浸润从白髓向红髓扩展。有些患者(≈1/3)表现为小单克隆丙种球蛋白病,通常为 IgM。骨髓可能呈局灶性浸润或大片状浸润。肿瘤起源于脾边缘区,外侧区域可见反应过程,细胞质较为丰富的浅染淋巴细胞在白髓周围形成靶状结构。在某些病例,存在反应性滤泡生发中心,而扩大的边缘区围绕白髓,并累及红髓。边缘区增生的表现类似于这些病变。另一些病例主要表现为红髓受累(图 33-46 和图 33-47)。无红细胞湖(血湖)存在,一般不累及淋巴结。抗酒石酸酸性磷酸酶(TRAP)染色通常是阴性的,虽然有阳性反应的记录。

免疫表型为成熟 B 淋巴细胞伴表面 IgM/IgD(类似于 SLL/CLL),CD20、CD79 阳性,和其他泛 B 淋巴细胞标记阳性。CD5、CD10、CD23、cyclin D1、CD103、annexin A1、CD43 特征性阴性。

免疫球蛋白基因重排,一半的病例显示体细胞突变,NOTCH2 突变最常见(Baliakas et al,2014;Parry et al,2013)。

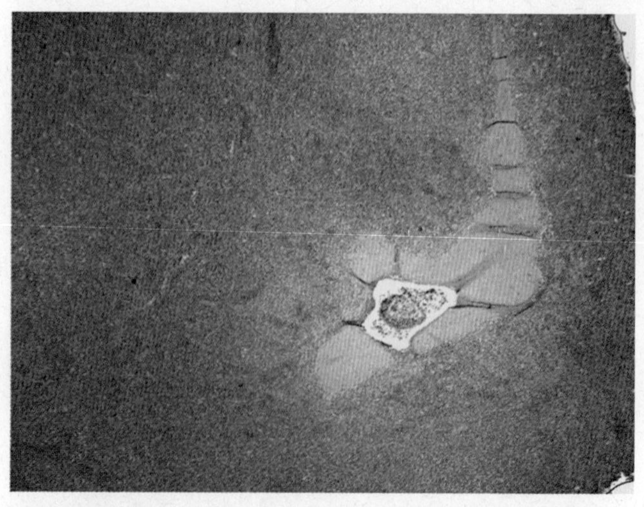

图 33-46 脾边缘区淋巴瘤示白髓轻度扩张和红髓灶状浸润(×100)

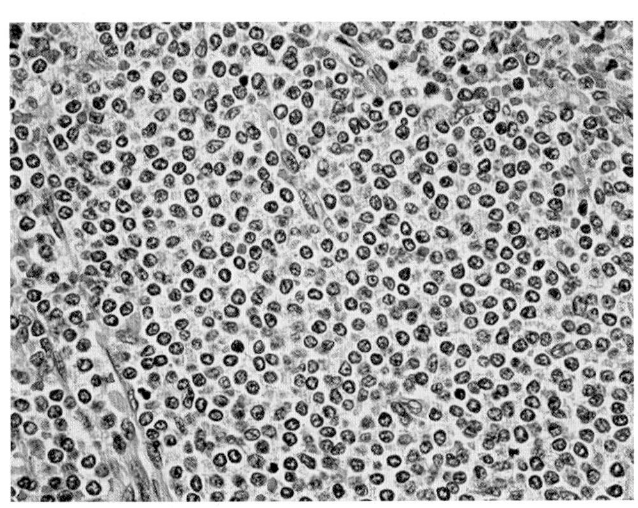

图 33-47 脾边缘区淋巴瘤高倍镜下示单核细胞样的脾边缘区细胞累及脾脏红髓(×200)

40%的病例有 7q21-32 易位/缺失,在某些 Bcl-2 突变中 3 三体的比例尚不确定。

SMZL 是惰性的,但对治疗反应弱。采用化疗联合 CD20 抗体的新的治疗方案给患者带来了希望(Arcaini et al,2004)。

毛细胞白血病

Bouroncle(1958 年)最先描述这种疾病,其临床表现多样。毛细胞白血病(hairy cell leukemia,HCL)的男性发病率高于女性。患者的平均年龄为 50 岁。起病隐匿,其异常细胞具有在网状内皮器官和血液中增殖的特征。脾脏肿大是主要的体征(Foucar et al,2008)。通常全血细胞减少或两系血细胞减少,伴有数量不等的毛细胞。单核细胞减少是其特征,外周血中通常罕见毛细胞,虽然它们可能导致白细胞增多。大多数病例骨髓抽吸困难,常常"干抽"。骨髓活检显示骨髓呈不同的增生程度,通常有的区域细胞增生减低,有的区域细胞增生明显活跃,伴网状纤维增多。骨髓细胞增生减低的 HCL 病例会误诊为再生障碍性贫血。在形态上,毛细胞为中等大小(直径 10~20μm),细胞核呈圆形或椭圆形,部分细胞核有凹痕或呈哑铃状或豆状。核染色质通常呈均匀网状结构,核仁小而不明显。某些细胞的核染色质更聚集,类似于淋巴细胞。细胞质中等量,浅灰蓝色,有许多毛发样突起,边缘呈毛刺状,用电子显微镜观察最明显(图 33-48)。

在骨髓切片中,细胞核小而居中、细胞质丰富,网状纤维增生,毛细胞呈现特征性的"油煎蛋"样,当浸润不广泛时,可能类似幼红细胞岛(图 33-49)。通常相较于幼红细胞,其细胞核染色质更细致、核形更不规则。在小的或保存不佳的活检标本中,HCL 可能被误认为大 B 细胞淋巴瘤。

脾切除标本通常具有诊断性,脾脏红髓有与骨髓类似的毛细胞浸润。另外,细胞趋向于沿着脾窦,破坏内皮并形成红色细胞"湖"(血湖),其周围缺乏可见的内皮。淋巴结可能显示副皮质区浸润,肝脏可能显示肝窦浸润。

细胞化学显示毛细胞含有酸性磷酸酶,抗酒石酸酸性磷酸酶染色不被抑制,这不同于其他血细胞的酸性磷酸酶同工酶(Yam et al,1971)。

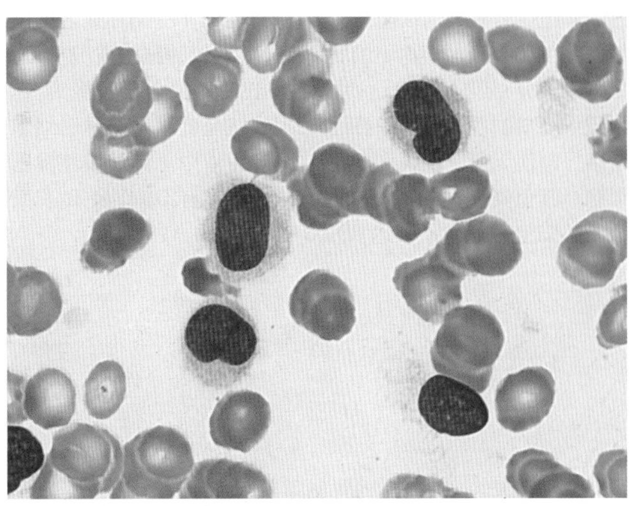

图 33-48 毛细胞白血病示淋巴细胞样的毛细胞,其细胞质呈泡沫状、有毛刺状突起,细胞核呈椭圆形或有凹陷,核染色质呈网状结构(×1000)

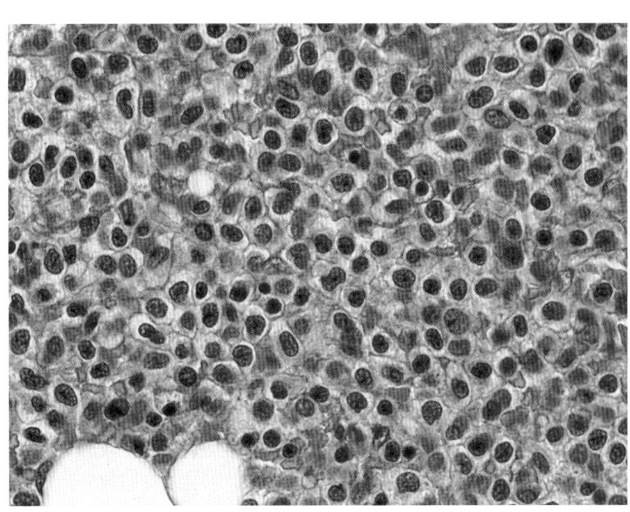

图 33-49 毛细胞白血病的骨髓活检示毛细胞核较小,细胞质丰富,边界清楚(×500)

毛细胞的免疫表型为表达成熟 B 淋巴细胞标记(CD19、CD20、CD22、CD79a、DBA. 44、FMC-7 和表面的膜免疫球蛋白[SMIg])以及毛细胞相关的标记 CD103、CD25、CD11c、annexin A1(ANXA1)和(dim)cyclin D1(Falini et al,2004),不表达 CD5、CD10 和 CD23。免疫球蛋白重链和轻链基因重排,伴有 V 区的体细胞基因突变。HCL 存在 BRAF V600E 突变(Tiamli et al,2011;Waterfall et al,2014)。

临床病程通常为慢性,但可能为急性或亚急性。中位生存期为 5~6 年。传统的脾切除术给许多患者带来了明显的益处。采用 α 干扰素治疗带来了第一个化疗缓解,但现在使用的 2-脱氧柯福霉素和 2-氯脱氧腺苷能够带来更加持久的缓解。

脾 B 细胞淋巴瘤/白血病,不能分型

脾脏弥漫红髓小 B 细胞淋巴瘤

这是一种累及脾脏红髓、骨髓和血液的弥漫性小 B 细胞淋

巴瘤。至少有些病例以前被称为"脾淋巴瘤伴有循环绒毛淋巴细胞",因为外周循环血中的肿瘤细胞具有短的细胞质绒毛,通常呈极性分布(图 33-50)。肿瘤性淋巴细胞染色质较聚集,细胞质中度嗜碱性。患者脾脏巨大,但往往是低水平的淋巴细胞增多。即使无骨髓受累,也可能在循环血液中见到肿瘤性淋巴细胞。其免疫表型为成熟 B 细胞标记,伴有 DBA.44 和表面 IgG 的表达,但通常不表达 CD103 和 Annexin A1。

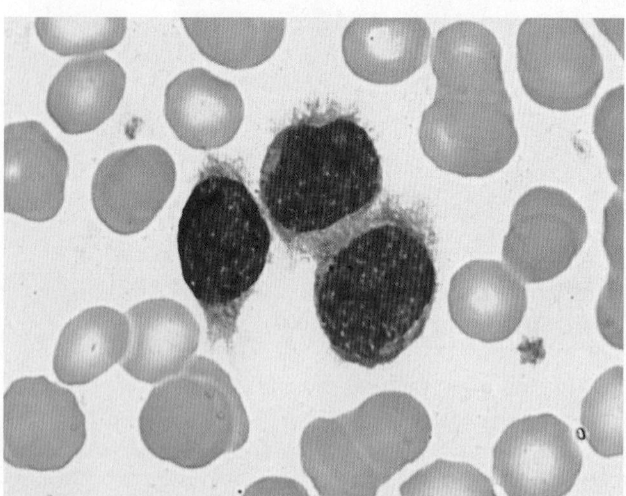

图 33-50 绒毛状淋巴细胞(×1000)

毛细胞白血病变异型

大多数情况下,毛细胞白血病变异型(hairy cell leukemia variant,HCL-v)被描述为类似于 HCL 的淋巴细胞增殖性疾病,具有高 WBC 和突出的核仁(Sainati et al,1990),但生物学上与 HCL 无密切相关。这些病例的形态学和临床特征介于 HCL 和 PLL 之间(图 33-51)。对化疗反应较差,但临床病程较慢,经脾切除可获得缓解。TRAP 和 CD103 表达不确定,CD25 和 Annexin A1 通常阴性。有一种非常罕见的变异型 HCL,其大部分患者为日本人,被称为日本变种。这种疾病表现为比典型的 HCL 稍显突出的核仁,但小于幼淋巴细胞变异型,CD103 和 TRAP 表达也不确定,CD25 阴性,通常缺乏表面 Ig。其 *Ig* 基因克隆性重排,必须与有类似形态学表现的多克隆 B 淋巴细胞增多相区别。许多 HCL-v 的病例有 MAP2K1 突变(Waterfall et al,2014)。

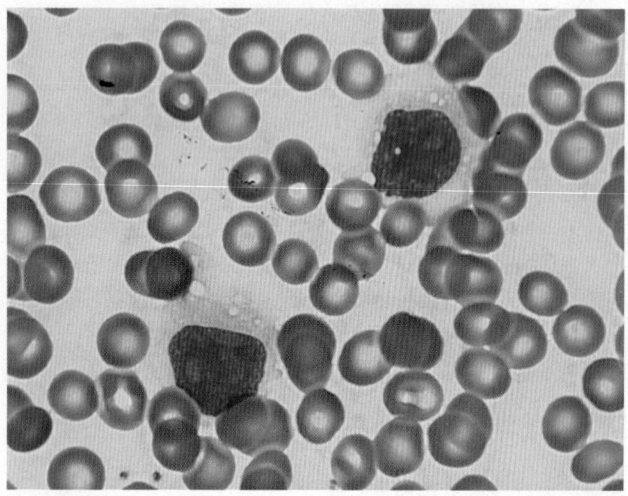

图 33-51 毛细胞白血病变异型(HCL-v)示白血病细胞形态学介于典型 HCL 和 PLL 之间

淋巴浆细胞淋巴瘤

淋巴浆细胞淋巴瘤(lymphoplasmacytic lymphoma,LPL)的名称源自 Kiel 分类(Stansfield et al,1988),称为小淋巴细胞肿瘤伴浆细胞样分化和浆细胞,分泌单克隆 IgM,不表达 CD5。通常累及骨髓、淋巴结和脾脏(图 33-52)。

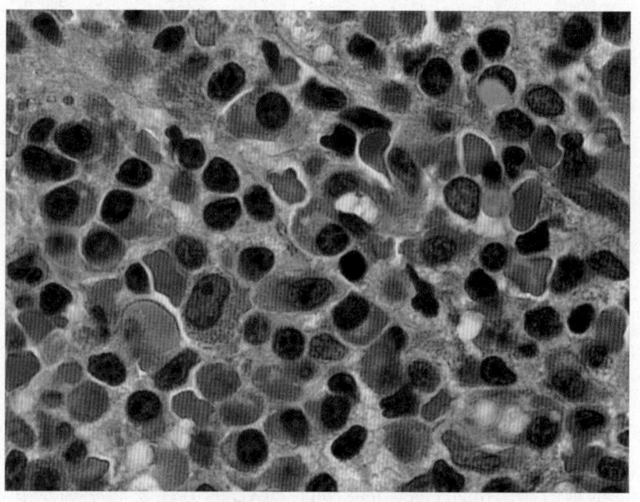

图 33-52 淋巴浆细胞淋巴瘤累及骨髓,伴 Waldenström 巨球蛋白血症。示淋巴细胞、浆细胞、浆细胞样淋巴细胞,以及罕见的 Dutcher 小体(右上)(×1000)

淋巴结表现为淋巴细胞、浆细胞样淋巴细胞和浆细胞的弥漫浸润。不存在增殖中心,未见单核细胞样 B 细胞。这种浸润可能为保留窦的副皮质区。细胞质中常见 PAS 阳性包含体,高尔基体为中心的包含体经常内陷至淋巴细胞的细胞核内,形成核内包含体(Dutcher 小体)。组织肥大细胞通常增多。

骨髓通常表现为相似的细胞呈结节性和(或)弥漫性间质浸润。可能累及外周血,但 WBC 比 CLL 低。

免疫表型为成熟 B 细胞的标记,表达 CD19、CD20、CD22 和 CD79a,高表达表面和细胞质 IgM(少数为 IgG 或 IgA),但无 IgD,伴有一个单克隆的 κ 或 λ 轻链。不同于 CLL 的是不表达 CD5 和高表达免疫球蛋白。CD10 和 CD23 也是阴性;CD38 阳性,CD43 是不确定的。

存在 Ig 重链和轻链基因克隆性重排,并有可变区的体细胞突变,提示其起源于经抗原刺激选择后的成熟 B 淋巴细胞阶段,不同于 CLL(Swerdlow et al,2008)。

MYD88 L265P 突变已成为一个定义 LPL 的遗传学特征,并且也发生 *CXCR1* 突变(Hamadeh et al,2015;Patkar et al,2015;Treon et al,2014;Varettoni et al,2013)。LPL 常见 Del 6q21 和 4 三体,3 三体和 18 三体以及其他异常偶见报道。

Waldenström 巨球蛋白血症(WM)是指 LPCL 伴有骨髓浸润和单克隆副球蛋白 IgM。其发病高峰位于 60~70 岁之间。高黏滞血症的症状包括视力障碍、神经系统症状、肾功能受损和充血性心力衰竭。出血现象可能是因为干扰了血小板和凝血因子的生成。冷球蛋白血症的发生率高于多发性骨髓瘤，经常导致雷诺现象。

通常为正细胞性正色素性贫血，常伴有血小板减少或全血细胞减少。通常出现相对或轻微的淋巴细胞绝对增多。血涂片上成熟红细胞呈明显的缗钱状排列，红细胞沉降率通常非常快，若有巨冷球蛋白的存在，尽管它可能是低的，其试验也应在较低的温度下进行。贫血有时是 Coombs' 试验阳性的溶血性贫血。有些诊断为 WM 的病例可能是边缘区淋巴瘤，但随着 *MYD88* 突变的检测应用，可能会消除这类误诊的可能性。

重链病

少数患者产生和分泌重链片段，但无关联的轻链（Bianchi et al，2014）。其中一些蛋白质显示有结构突变。相关淋巴细胞增殖性疾病的分类有些含糊不清。与 γ 重链病相关的淋巴细胞增殖性疾病常类似 LPL 或浆细胞瘤；μ 重链病可能类似 CLL，而 α 重链病与 MALTL 相关。

γ 重链病

γ 重链病（heavy chain disease，HCD）是一种淋巴细胞增殖性疾病，其特征是产生不完整的 γ 链但无轻链结合位点。表现为淋巴结肿大、肝脾肿大、发热和感染倾向。通常出现贫血，常伴白细胞减少和血小板减少。血液中通常存在异型淋巴细胞或浆细胞，少数病例终末期表现为浆细胞白血病。通常骨髓象异常，伴有浆细胞、淋巴细胞和嗜酸性粒细胞增加。在大多数患者的 βγ 区，有一个稍微宽阔的血清蛋白电泳条带，并伴有低丙种球蛋白血症。通过显示 γ 链的蛋白质与抗血清在免疫电泳上的反应确诊，而不是轻链。尿液中也有不同含量的蛋白质，尽管可能需要浓缩技术的证明。

α 重链病

α 重链病（α-HCD）似乎比 γ-HCD 更常见，并发生于较年轻的年龄组。大多数患者具有相同的临床特征，表现为吸收不良和腹泻伴有肠黏膜内大量的淋巴浆细胞浸润，有些进展为大 B 细胞淋巴瘤。α-HCD 也被称为地中海腹部淋巴瘤和免疫增殖性小肠疾病（IPSID）。少数患者累及呼吸道。不累及骨髓和其他淋巴器官。通常，常规蛋白电泳为阴性，但通过免疫电泳可以检测出血清或尿中的少量 α 链。这种异常蛋白不包含轻链。此病最常见于地中海地区，并且可能与较差的生活条件相关。与 MALTL 相似，许多病例可能始发于感染引起的抗原介导的炎性增殖。

μ 重链病

少数伴有骨髓泡沫状浆细胞的慢性淋巴细胞白血病的患者为 μ 重链病。常规血清电泳显示仅有低丙种球蛋白血症。采用免疫电泳方法在血清中检测出 μ 重链；而尿液检测为阴性。然而，大多数患者的尿液中含有大量的 κ 轻链（Franklin，1975）。

浆细胞肿瘤

浆细胞的克隆性肿瘤是长期以来难以治愈和让人恐惧的常见肿瘤。现在已知的情况是，浆细胞肿瘤由一连串疾病组成，从惰性到高度侵袭性和难治型。疾病治疗的最佳措施是临床表现本身，使用新药物的治疗正在迅速发展，可以提高疗效和改善预后。现在的主要分类包括意义未明的单克隆丙种球蛋白病、冒烟型或者无症状骨髓瘤、有症状骨髓瘤（框 33-13）。

框 33-13 意义未明的单克隆丙种球蛋白病、无症状和冒烟型骨髓瘤、浆细胞骨髓瘤诊断标准

意义未明的单克隆丙种球蛋白病
血清 M-成分<30g/L
骨髓浆细胞增多<10%
无溶骨性损害
无骨髓瘤相关症状（无 CRAB）
无症状（冒烟型）骨髓瘤
血清 M-成分>30g/L
骨髓浆细胞增多>10%
无器官或组织损伤（无 CRAB）
浆细胞性骨髓瘤
血清或尿中有 M-成分（无需达到特别的标准）
骨髓出现克隆性浆细胞
有器官或组织损伤（CRAB）

CRAB，高钙血征、肾衰竭、贫血、骨损害

意义未明的单克隆丙种球蛋白病

意义未明的单克隆丙种球蛋白病（monoclonal gammopathy of undetermined significance，MGUS）长期以来定义为血清中出现单克隆免疫球蛋白但未发现骨髓瘤细胞。大多数病例（75%）为 IgG，IgM（15%）和 IgA（10%）的比例较小。这是一个癌前病变，每年约 1%的患者进展为骨髓瘤。诊断条件包括：单克隆 Ig（M-成分）IgG<30g/L，骨髓中克隆性浆细胞<10%，缺乏溶骨性损害，无骨髓瘤相关器官或组织损伤（CRAB：高血钙症、肾衰竭、贫血或骨损害），无其他 B 淋巴细胞增殖性疾病的证据。细胞遗传学和免疫表型异常与骨髓瘤相似，但不能作为疾病进展的先兆（landgren，2013）。

浆细胞骨髓瘤

浆细胞骨髓瘤（plasma cell myeloma）（又称为多发性骨髓瘤（multiple myeloma，MM），译者注）是浆细胞的肿瘤性增生，主要发生在骨髓。尽管浆细胞在淋巴结和脾脏中也有增殖，但这些器官很少增大。有症状性骨髓瘤，2008 版 WHO 分类定义为在血清或尿液中有 M 蛋白、骨髓有克隆性浆细胞或浆细胞瘤，以及存在 CRAB 表现的疾病。

多发性骨髓瘤在 40 岁以下的年轻人中罕见。确诊时的平均年龄为 62 岁，无性别差异。骨痛是最常见的症状，常见病理性骨折。肿瘤侵犯部位可能有明显的神经症状，可能是由于肿瘤突破骨皮质侵犯脊神经或脊髓所致。骨组织破坏导致钙动员，引起血清钙增加和转移性钙化。骨髓瘤细胞在骨髓中生长可以形成多发性肿瘤，在 X 线片显示为多发性的穿凿样的骨质疏松性损害；偶尔，呈弥漫性生长，呈现类似弥漫性骨质疏松。常见感染倾向，因为抗体的生成受损。

通常有正细胞性正色素性贫血,外周血可见幼红细胞。白细胞计数轻微减低、正常或略微增高。可有髓系细胞核左移,偶见原始粒细胞。血小板计数通常正常,但也可减低。血涂片最突出的特征是成熟红细胞呈明显的缗钱状排列。

骨髓中浆细胞或骨髓瘤细胞比值从小于1%至超过90%,其数量取决于骨髓抽吸部位的累及程度。骨髓瘤及其变异型的诊断基于病理学和临床发现,包括血清单克隆免疫球蛋白和溶骨性损害的放射学证据。破骨细胞活性增强、高钙血症和神经系统症状与溶骨性损害有关。这可能与NFκB(RANK)受体激活因子配体的活性有关。

从细胞学角度,骨髓瘤细胞可能难以与正常的浆细胞相区别,但它们通常显示染色质异常,核染色质聚集较少,核仁巨大,缺乏核周淡染区,细胞质呈较浅的蓝色或不同程度的间变(图33-53)。描述了幼稚浆细胞、原始浆细胞和间变的形态特征。

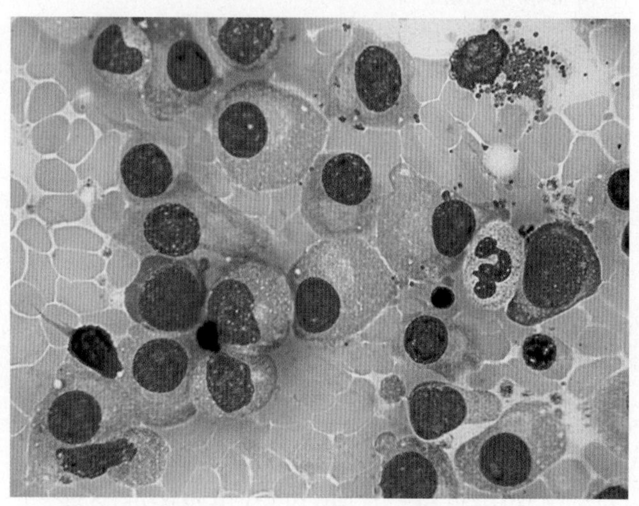

图 33-53 多发性骨髓瘤骨髓涂片显示具有核仁的大浆细胞(×1000)

免疫表型是多变的,最典型的表达CD38和CD138,不表达CD19(通常存在于正常浆细胞上)和不表达CD20,但是异常表达CD56和常常表达CD117。骨髓切片的免疫组织化学标记或mRNA原位杂交检测κ和λ,通常用于鉴别单克隆浆细胞。Cyclin D1表达与t(11;14)相关联。

细胞遗传学分析将骨髓瘤主要分为两个组:具有复杂三体的超二倍体涉及奇数染色体与良好的预后相关;亚二倍体与预后不良相关。核型和FISH研究显示常见del 13q14(50%的病例)、与MSET和FGFR3过度表达相关的t(4;14)、与MAF过表达相关的t(14;16)、t(14;20)或TP53缺失(del 17p13)以及非整倍体,预后差。相反,t(11;14)或t(6;14)预后良好。常见8、13、14号和X染色体的缺失。生物学特征可用于预后分组和鉴定治疗靶点(Landgren & Morgan,2014;Vincent Rajkumar,2014;Zhou et al,2009)。

血清球蛋白通常显著增多,这是造成红细胞缗钱状排列和ESR升高的原因。血清蛋白电泳通常显示一个M斑点,表现为γ或β均质的条带;低丙种球蛋白血症(肿瘤性浆细胞仅产生轻链)少见。免疫电泳显示,超过50%的病例单克隆球蛋白为IgG,IgA约为20%,IgD小于1%,IgE非常少。大约5%的骨髓瘤蛋白是冷球蛋白,即从冷却的血清中沉淀出来的蛋白质,加热后能再溶解。一些肿瘤分泌游离的单克隆轻链(本周蛋白),除了完整的免疫球蛋白分子,大约25%的病例仅产生轻链。低丙种球蛋白血症属于后一组疾病,由于轻链被肾小球滤过,导致血清中的量极微或几乎没有,此外非恶性浆细胞产生的免疫球蛋白明显减少。若发生肾损害,尿液中也会出现白蛋白和全部的免疫球蛋白分子。轻链的分泌有时会导致肾单位的阻塞和破坏,即所谓的骨髓瘤肾。肾衰竭常见,在某些多发性骨髓瘤的病例为首发特征。约10%~15%的多发性骨髓瘤病例表现为淀粉样变性,这可能是导致肾衰竭的原因之一。

确诊为多发性骨髓瘤后的中位生存期约为3~4年,但新药的出现可能改变预后。

临床变异

无症状(冒烟型)骨髓瘤 冒烟型骨髓瘤显示骨髓瘤M蛋白(>30g/L)和(或)骨髓中克隆性浆细胞超过10%,并且无相关器官/组织损害(CRAB)。包括伴孤立浆细胞瘤和仅通过磁共振成像(MRI)检测到骨损害的患者。这些无症状骨髓瘤患者与MGUS的差异主要在于进展率较高:第一个5年每年10%,后5年每年3%,之后每年1%(Landgren,2013)。

非分泌性骨髓瘤 这些患者与其他骨髓瘤患者临床表现相似,只是肿瘤细胞不产生(15%)或分泌(85%)免疫球蛋白。肾衰竭、高钙血症和低Ig的发生率较低。

浆细胞白血病 通常在多发性骨髓瘤的外周血中可见少量浆细胞。极少骨髓瘤病例的外周血中见到大量浆细胞(外周血白细胞分类>20%或>2×10^9/L),称为浆细胞白血病(图33-54)。浆细胞白血病患者易出现组织浸润,疾病进展和较低的生存率(Fernandez de Larrea et al,2013)。免疫表型与常见的骨髓瘤不同,通常不表达CD56。

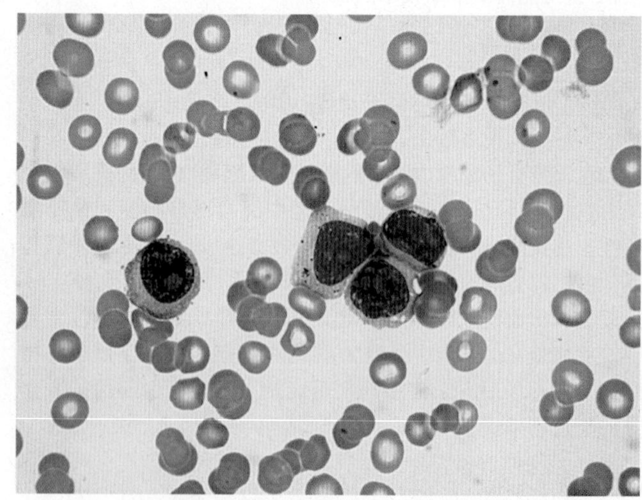

图 33-54 浆细胞白血病,细胞形态类似免疫母细胞(×1000)

骨孤立性浆细胞瘤 这些患者无骨髓瘤的临床特征,但是可能有不抑制正常免疫球蛋白的单克隆免疫球蛋白。肿瘤对放疗敏感,但有2/3的病例最终进展为骨髓瘤。

骨外浆细胞瘤 髓外孤立性浆细胞瘤发生在胃肠道、膀胱、中枢神经系统、乳腺、甲状腺、睾丸、腮腺、淋巴结或皮肤,对放疗敏感。有1/4患者复发,但仅有约15%进展到骨髓瘤。

单克隆免疫球蛋白沉积病

原发性淀粉样变

原发性淀粉样变(primary amyloidosis)是不同类型的浆细胞肿瘤的罕见表现,在结缔组织中免疫球蛋白异常聚合形成β褶片结构。各种不同的淀粉样蛋白类型,包括遗传性、与慢性炎症相关的继发性、与阿尔茨海默病相关的类型及其他类型。所有淀粉样蛋白的生物化学组成均为A蛋白成分和P成分。在浆细胞恶病质中,A蛋白成分是由免疫球蛋白轻(L)链衍生而来,称为AL淀粉样蛋白。对腹部脂肪、骨髓、直肠或其他组织中增厚的血管进行染色检测该蛋白,呈均匀的粉红色。刚果红染色在偏光下呈现特征性的苹果绿双折射。也可以通过硫磺素T、抗淀粉样蛋白P抗体和抗免疫球蛋白轻链抗体检测。可能累及心脏出现继发充血性心力衰竭,累及肝脏导致肝大,累及肾脏发生肾病综合征或肾衰竭,累及神经系统导致感觉/运动丧失以及其他器官病变。可出现典型的骨髓瘤(20%),但最常见于符合MGUS的其他疾病的患者。

单克隆轻链和重链沉积病

非淀粉样免疫球蛋白沉积可能导致器官功能障碍,罕见,称为轻链沉积病(LCDD)或重链沉积病(HCDD)(Swerdlow et al,2008)。

骨硬化性骨髓瘤

这是一种多发性神经疾病、器官肿大、内分泌疾病、单克隆丙种球蛋白病和皮肤变化(POEMS)与骨硬化性多发性骨髓瘤相关的综合征,骨髓显示纤维化和硬化,淋巴结类似于浆细胞Castleman病的变化。浆细胞通常表达λ轻链,重链为IgG或IgA。

黏膜相关淋巴组织结外边缘区B细胞淋巴瘤

黏膜相关淋巴组织结外边缘区B细胞淋巴瘤(extranodal marginal zone B cell lymphoma of mucosa-associated lymphoid tissue,MALTL)是黏膜组织的惰性淋巴瘤,涉及胃肠道、支气管、涎腺、甲状腺、皮肤等区域。多数胃MALTL的病例与幽门螺杆菌感染相关抗原驱动的克隆B淋巴细胞增殖以及胃溃疡相关;早期病例可能对抗菌治疗有反应。其他患者有自身免疫性疾病如干燥综合征或桥本甲状腺炎。尽管大细胞和其他侵袭性淋巴瘤可能在同一组织中出现,但MALTL这一术语特指的淋巴瘤主要由小细胞组成。α重链疾病或IPSID被认为是该疾病的特殊亚型(见前文)。

胃或其他黏膜上皮组织内小淋巴细胞成簇浸润,称为淋巴上皮病变(图33-55)。黏膜下层包括小淋巴细胞、中心细胞样细胞、单核样淋巴细胞和浆细胞弥漫性浸润。通常存在对整个过程有明显反应的生发中心。浆细胞通常聚集在病变的外周,一般为单克隆。

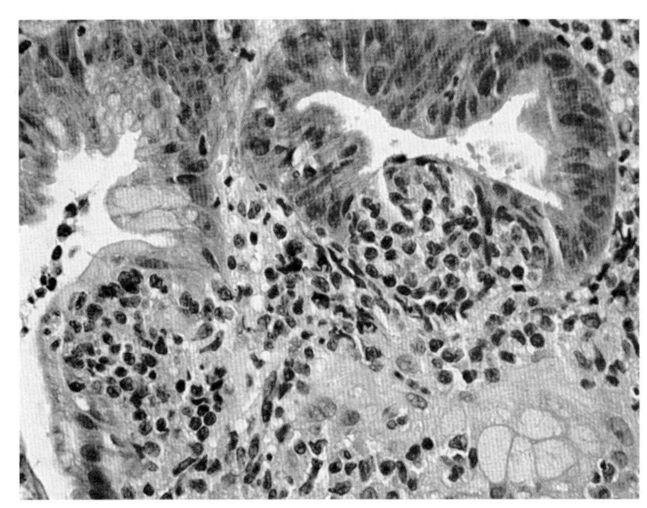

图33-55 黏膜相关淋巴组织淋巴瘤,在胃上皮组织内淋巴细胞巢状增殖(×500)

免疫表型为表达B淋巴细胞标记(CD19、CD20、CD22、CD79a)伴表面Ig。CD5、CD10、bcl-6阴性,CD23通常阴性。Bcl-2通常阳性,CD43(+/-)。滤泡树突状细胞相关标记CD21和CD35通常阳性,提示扩大的滤泡网状组织和植入的生发中心。*Ig*基因出现伴体细胞突变的克隆性改变。常见3三体和18三体。t(11;18)产生API2-MALT1融合,见于对幽门螺杆菌治疗无反应的胃MALT肿瘤。t(1;14)和t(14;18)分别解除了对BCL10和MALT1的抑制。每种易位均解除了对NfKappaB的抑制(Isaacson,2005)。这些肿瘤属于典型的惰性,通常对放射治疗具有良好反应。

淋巴结边缘区淋巴瘤

淋巴结边缘区淋巴瘤(nodal marginal zone lymphoma)源自后生发中心边缘区的B淋巴细胞,表现为反应性滤泡周围增生的小淋巴细胞,且在滤泡间区扩张。其特征可能与MALTL或脾边缘区淋巴瘤的淋巴结浸润相似(图33-56)。常见生发中心植入,可有浆细胞分化和偶尔的嗜酸性粒细胞增多。可能存在大细胞增加,并且有转化为弥漫大B细胞淋巴瘤的可能性,但对预后无明显影响。

免疫表型与MALTL或SMZL类似,表达表面Ig(IgM/IgD、IgM,较不常见IgA或IgG)、B淋巴细胞标志物(CD19、CD20、

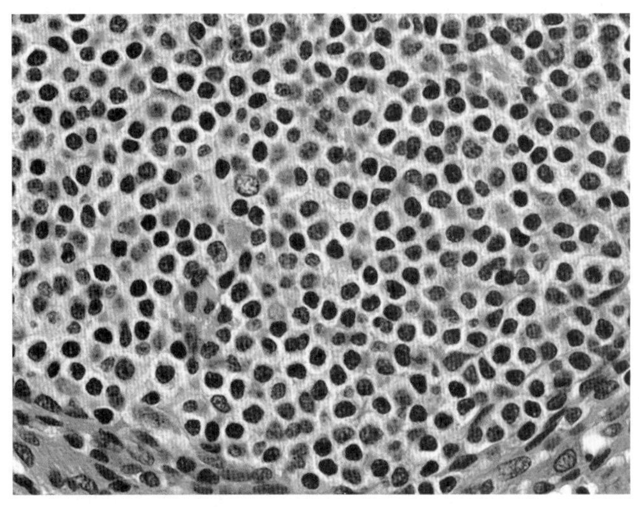

图33-56 淋巴结边缘区淋巴瘤,示单核细胞样B细胞增多的淋巴小结(×200)

CD22、CD79a)，表达 CD23，CD43(+/-)，不表达 CD5 或 CD10。大多病例表达 Bcl-2，约 50%病例过表达生存素，表明抗细胞凋亡途径活化。淋巴结 MZL 在分子学和免疫组织化学水平上具有异质性(Camacho et al，2003)。Ig 重链和(单型)轻链基因重排。可能发生 3、7 和 18 三体，5 年生存率大于 50%。

小儿淋巴结边缘区淋巴瘤

一种淋巴结边缘区淋巴瘤的临床亚型，发生在小儿年龄组，常见于男孩，表现为头颈部局部淋巴结肿大。肿瘤包含逐渐转化的生发中心，类似于淋巴结反应性增生，但显示克隆性免疫球蛋白基因重排。儿童保守治疗疗效好。

滤泡性淋巴瘤

滤泡性淋巴瘤(follicular lymphoma，FL)是一组起源于生发中心 B 淋巴细胞的淋巴瘤。亚组之间的形态学差异来源于肿瘤滤泡中心母细胞的数量(Harris et al，2011)。

总体形态学(图 33-57)显示突出的淋巴小结滤泡，伴有细胞类型的多样性和淋巴小结其他结构的增生不足。肿瘤通常呈现出密集而均一的滤泡结构，缺乏明显的套区，仅有少量副皮质区，并且缺乏正常的生发中心的可染性巨噬细胞和极性。大多数情况下，以不规则的小细胞(小裂细胞或中心细胞)为主，伴有数量不等的大细胞(大裂和无裂细胞或中心母细胞)。也可能呈弥漫性浸润。当滤泡区域>75%时，称为滤泡型；滤泡和弥漫型是指滤泡区域占 25%~75%；局灶滤泡型是指滤泡结构少于 25%的病例；而弥漫型表示无滤泡结构存在(表 33-6)。骨髓累及很常见，通常首先累及骨小梁区域，呈灶性浸润。

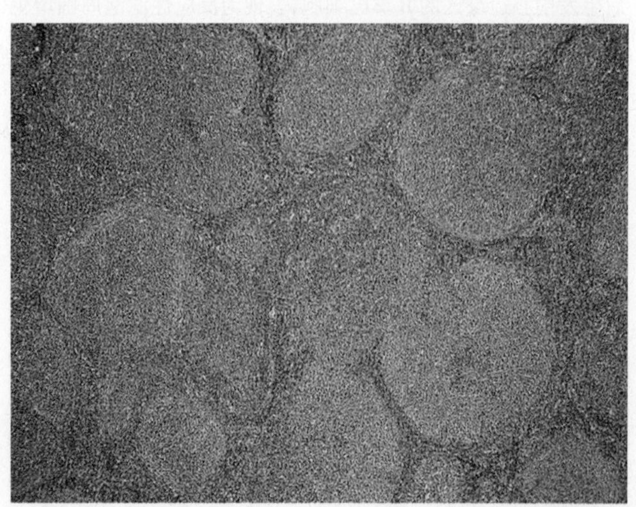

图 33-57 滤泡性淋巴瘤，低倍镜视野，显示突出的淋巴结生发中心(×200)

细胞学分级是基于肿瘤内滤泡中每个高倍视野(hpf)的中心母细胞(CB)的平均数(图 33-58 和图 33-59)。现在建议将 1 级和 2 级合并为 1~2 级。hpf 是指 40 倍物镜和 18mm 视野的 10 倍目镜。血液学分析常用 50 倍物镜和 22mm 的 10 倍目镜，提供了几乎相当的视野。

高达 10%的病例发生边缘区或单核细胞样 B 淋巴细胞分化。通常出现在滤泡周围和滤泡间区，类似于混合淋巴瘤。滤泡性淋巴瘤显示成熟 B 淋巴细胞的免疫表型，高表达单克隆表面 Ig，表达 CD19、CD20、CD22、CD23、CD79a 和 CD10。通常表达 Bcl-2(细胞质)和 bcl-6(核)，有助于鉴别滤泡性淋巴瘤与反应性增生(bcl-2 阴性/bcl-6 阳性)和其他非生发中心细胞的淋巴瘤(GCC)(bcl-6 阴性)。CD5 和 CD43 特征性缺失。

表 33-6 滤泡性淋巴瘤：分级和变异型

分级	定义
1 级	0~5 个中心母细胞/hpf
2 级	6~15 个中心母细胞/hpf
3 级	>15 个中心母细胞/hpf
3a	存在中心细胞
3b	中心母细胞实性成片
生长特征分型	**滤泡比例***
滤泡型	>75%
滤泡和弥漫型	25%~75%
局灶滤泡型	<25%
滤泡性淋巴瘤：变异型	
弥漫大 B 细胞淋巴瘤伴滤泡性淋巴瘤	存在弥漫性区域伴>15 个中心母细胞/hpf

hpf，高倍视野(18mm 的 10 倍目镜和 40 倍物镜)(10 个视野的滤泡内中心母细胞的平均数)

* 报告大约的比例(%)

参见：Swerdlow S，Campo E，Harris N，editors：*WHO classification of tumours of haematopoietic and lymphoid tissues*，ed 4，Lyon，France，2008，IARC

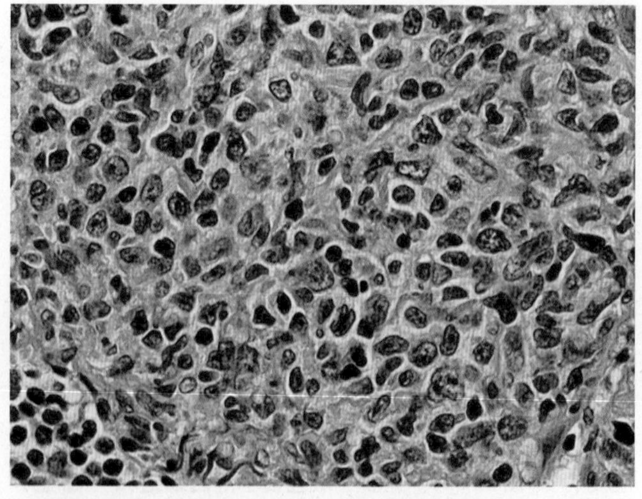

图 33-58 滤泡性淋巴瘤，2 级，显示中心细胞伴 5~15 个中心母细胞/hpf。1 级，显示中心母细胞<5 个/hpf

IgH 克隆重排伴轻链 *Ig* 基因，t(14;18)(q32;q21)伴 IgH 和 BCL-2 并置。Bcl-2 蛋白不适当表达，继发凋亡抑制被认为是滤泡性淋巴瘤的主要致病机制。可见涉及 TP53 的 9p 或 17p13(两者均与大细胞转化有关)的缺失，位于 3q27 的 BCL6

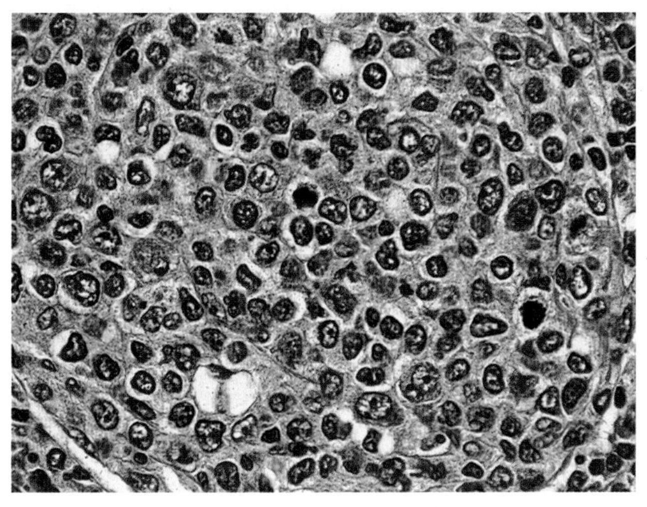

图 33-59 滤泡性淋巴瘤，3a 级，显示中心细胞伴>15 个中心母细胞/hpf(×500)

的重排或突变，以及 X、1、2、4、5、7、12、13 和 18 号染色体的异常。基因组研究显示染色质调节基因 KREB2、EZH2、KMT2D(MLL2)的驱动突变，EBF1、MYD88 和 TNFAIP3 转化时发生的突变(Okosun et al,2014)。

FL 的预后不确定，1 级和 2 级一般呈现惰性病程，但无法治愈。3 级更具侵袭性，但可能更容易治疗。滤泡性淋巴瘤国际预后指数(FLIPI)是根据年龄、分级、血红蛋白、累及的淋巴结数量和 LDH 确定需要治疗的侵袭性患者。WHO 作者认为弥漫性大 B 细胞淋巴瘤(DLBCL)具有不同的实体，即使发生于滤泡性淋巴瘤(Swerdlow et al,2008)。在这些情况下，当 DLBCL 占肿瘤样本的 25%时，推荐采用双诊断，如"滤泡性淋巴瘤，3/3 级(75%)，伴弥漫性大 B 细胞淋巴瘤(25%)"。滤泡性淋巴瘤也可能发生白血病，有时被称为淋巴肉瘤细胞白血病。流式细胞术有助于区分 FL、CLL 和套细胞白血病或边缘区淋巴瘤。

弥漫性滤泡淋巴瘤本质上是 1 级或 2 级滤泡性淋巴瘤的弥漫性转化。确诊需要免疫表型和(或)细胞遗传学检查来排除套细胞或边缘区淋巴瘤，并包括以前类别的弥漫性小裂细胞、弥漫中心细胞、弥漫性混合小裂细胞，以及弥漫大细胞和中心细胞/中心母细胞型。

发生在儿童年龄组的滤泡性淋巴瘤(儿童滤泡性淋巴瘤)是一个独特的类型，通常缺乏 t(14;18)或 bcl-2 表达，并表现为惰性，大多数病例 3 级。原发性肠道滤泡性淋巴瘤可能发生于十二指肠息肉的基础上，通常是惰性的，如同许多其他结外滤泡性淋巴瘤一样。滤泡内原位滤泡性淋巴瘤的滤泡细胞 bcl-2 为阳性。

原发皮肤滤泡中心淋巴瘤

原发皮肤滤泡中心淋巴瘤(primary cutaneous follicle center lymphoma)为最常见的原发皮肤 B 细胞淋巴瘤，特征为真皮内出现包含 bcl-6/CD20/CD79a 阳性的中心细胞和混合中心母细胞，其结构组成包括单独的滤泡病变至弥漫性病变不等，伴有 CD21/CD35 阳性滤泡树突细胞的背景。Bcl-2 通常是阴性的，CD10 与更独特的滤泡结构相关。皮肤中的 bcl-2 阳性的滤泡性淋巴瘤，提示由其他部位疾病进展而来。原发皮肤滤泡中心淋巴瘤预后优良，对放射线治疗敏感。

套细胞淋巴瘤

自从 REAL 分类发表以来，套细胞淋巴瘤(mantle cell lymphoma,MCL)被认为是一种危险类型的淋巴瘤，对治疗不敏感，呈侵袭性的临床经过，生存率低。难治的部分原因可能是由于 Bcl-2 的强表达，也见于正常的套细胞、滤泡性淋巴瘤和某些其他类型白血病、淋巴瘤和实体瘤。Bcl-2 抑制凋亡途径。

肿瘤通常表现为弥漫性或有时为套区生长方式(Swerdlow et al,2008)。在套区生长方式中，在淋巴小结的中心常见萎缩的生发中心，可被看做是弥漫性浸润病变中偶见的小的裸滤泡。细胞核小至中等大小，染色质呈聚集成块至中等细致，有丝分裂率中度增加。核膜通常稍微不规则，偶尔有小圆形和裂核出现。常见散在分布的组织细胞，细胞质轻度嗜酸性。母细胞或"母细胞样"变异型的细胞核稍大，染色质母细胞样，有丝分裂率更高，类似淋巴母细胞淋巴瘤(图 33-60)。

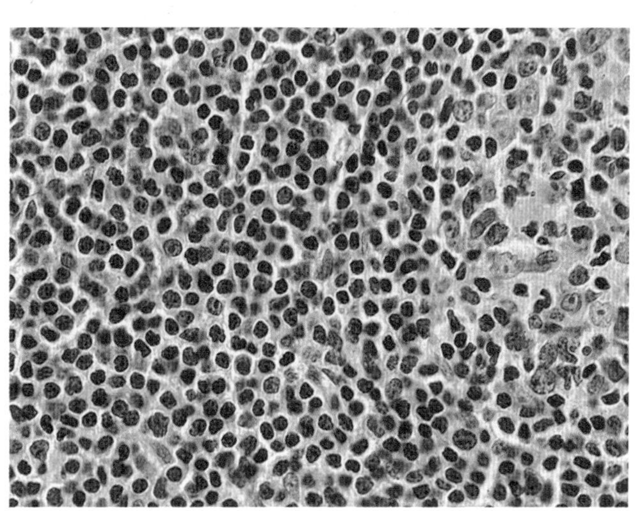

图 33-60 套细胞淋巴瘤，显示残留的生发中心周围扩大的套区

肿瘤细胞是单克隆(单型表面 IgM 和 IgD)B 淋巴细胞(CD19、CD20、CD22)，伴特异性共表达 CD5(和 CD43)，不表达 CD23 或 CD200。表达 Bcl-2 和 cyclin-D1，不表达 bcl-6 和 CD10。少数病例不表达 CD5 或 cyclin-D1。SOX11 对于 cyclin-D1 阴性的病例是一个有用的标记，SOX11 阴性的 MCL 可能比通常的 MCL 更为惰性。

免疫球蛋白重链和(单型)轻链基因重排。大多数病例出现 t(11;14)(q13;q32)，涉及 Ig 重链基因和 bcl-1 伴 PRAD-1 过表达，编码 cyclin-D1。通常采用 FISH 检测 t(11;14)易位。进展期、母细胞样或多形性变异型常见复杂核型、p16 缺失或 p53 缺失。其次 8q24 异常，有时见于"双重打击"淋巴瘤，与母细胞性/母细胞样的形态学和白血病表现有关(Setoodeh et al,2013; Vose,2013)。无 BCL-2 重排。

弥漫大 B 细胞淋巴瘤，非特指型

弥漫大 B 细胞淋巴瘤(diffuse large B cell lymphoma,DLBCL)包括各种形态，但都具有弥漫性生长方式、大细胞和成熟

B 淋巴细胞表型(Swerdlow et al,2008)。它发生在淋巴结和结外部位,见于所有年龄段。在免疫抑制患者中(常与 EBV 感染相关)频繁发生,是中枢神经系统最常见的淋巴瘤。其各种形态学表现与外周 T 细胞淋巴瘤难以区别,需要进行表型分析才能确诊。

弥漫大 B 细胞淋巴瘤表现为形态多样的大 B 细胞(细胞核大于组织细胞或内皮细胞的核)弥漫性浸润。可以是中心母细胞和(或)具有少胞质以及多个核仁的中心细胞(中心母细胞样形态学变异型)(图 33-61)。某些病例表现为浆细胞样免疫母细胞的形态,细胞核大而呈偏心位,核仁突出,一个或多个,细胞质丰富,呈嗜双染性(免疫母细胞变异型)。其他病例呈多形性的细胞形态,表现为大细胞、小细胞和 Reed-Sternberg 样巨细胞(间变型)(图 33-62)。有的病例偶尔会表现为胞质透明的大细胞。

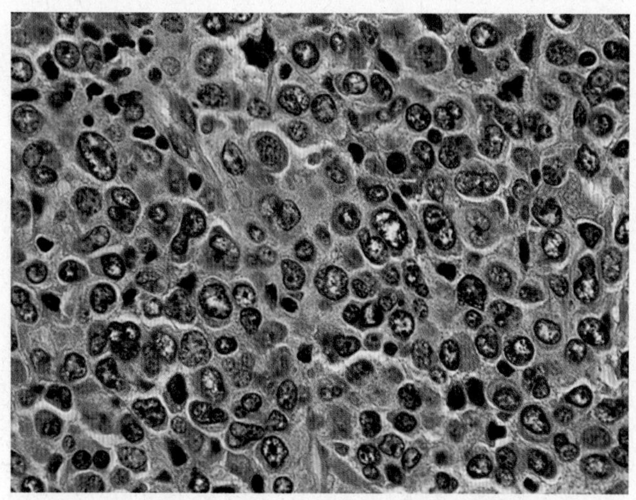

图 33-61　弥漫大 B 细胞淋巴瘤,中心母细胞和中心细胞混合(×500)

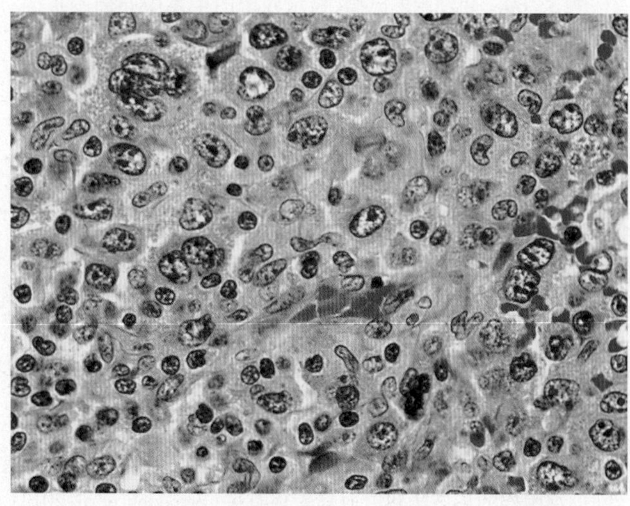

图 33-62　弥漫大 B 细胞淋巴瘤,多形性和 Reed-Sternberg 样细胞(×1000)

肿瘤细胞表达表面 Ig(有时为细胞质 Ig)和 B 淋巴细胞标记(CD19、CD20、CD22、CD79a)。偶尔有数量不等的细胞呈 CD30 阳性。免疫组织化学(IHC)检测 CD20 的表达对于石蜡切片的诊断非常有帮助。CD10 和(或)BCL6 提示生发中心分化,IRF4/MUM1 提示后生发中心分化。

在弥漫大 B 细胞淋巴瘤中,Ig 重链和(单型)轻链基因重排。常见 Bcl-2 和(或)bcl-6 异常和蛋白表达(Skinnider et al,1999;Capello et al,2000)。

基因阵列研究将弥漫大 B 细胞淋巴瘤分成至少四个主要表达组:生发中心 B 细胞(GCB)、活化 B 细胞(ABC)样、3 型和纵隔大 B 细胞(MLBC)淋巴瘤。在前三组中,GCB 比 ABC 或 3 型表现出更好的治疗反应。BCL2 和 BCL6 位于 GCC 样肿瘤的基因簇中,可能是该类别的替代物。GC 病例常出现 t(14;18)易位、PTEN 缺失、miR-17~92 簇扩增和(或)TP53 突变。20%以上的病例出现 EZH2、MLL2 和 CREBBP 突变,12%出现 MEF2 突变(Jardin,2014)。ABC 型常出现 t(3;14)易位、3 三体、*INK4A-ARF* 基因座缺失和 BCL2 扩增,并且大约 30%的 GCB 合并 MLL2 突变。DLBCL 的基因组学研究也显示 DNA 甲基转移酶(DNMT 1~3)、组蛋白脱乙酰基酶和甲基转移酶以及转录阻遏物 EZH2 常出现异常,这些酶可作为氮胞苷、组蛋白脱乙酰基酶抑制剂(HDAC)和其他靶向药物作用的靶点(Cerchietti & Leonard,2013)。

免疫表型分型大致符合基因表达分型。表达 CD10(>30%的细胞)或 CD10-,BCL-6+和 IRF4/MUM1 的病例被认为是生发中心型。其他所有的均为非生发中心型。WHO 分类还描述了各种其他特定类型的弥漫大 B 细胞淋巴瘤,具体如下(Swerdlow et al,2008)。

富含 T 细胞/组织细胞的大 B 细胞淋巴瘤

富含 T 细胞/组织细胞的大 B 细胞淋巴瘤(T Cell/Histiocyte-Rich Large B Cell Lymphoma,TCHRLBCL)的特征是分散在小 T 淋巴细胞和组织细胞之间的大 B 淋巴细胞的弥漫性浸润(图 33-63)。大 B 淋巴细胞占细胞总数的 10%以下,而 T 淋巴细胞占绝大多数(Tousseyn & De Wolf-Peeters,2011)。肿瘤细胞可以表现为中心母细胞或免疫母细胞,或类似于 LPHL 的淋

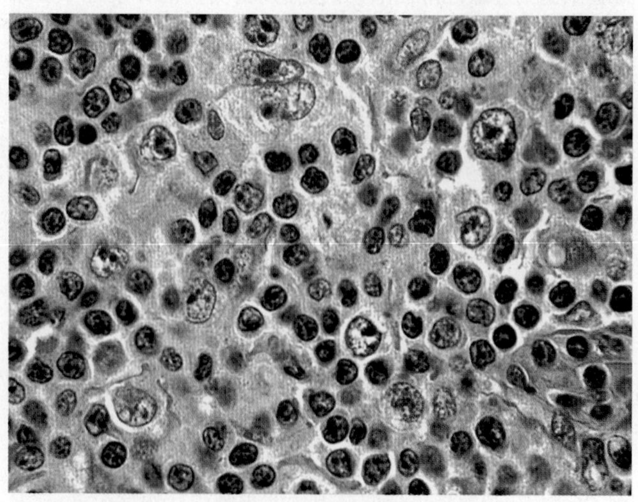

图 33-63　富含 T 细胞/组织细胞的大 B 细胞淋巴瘤,类似淋巴细胞为主型霍奇金淋巴瘤,但弥漫性分布的小细胞大多数为 T 淋巴细胞(×500)

巴细胞和组织细胞(L&H),包括 Reed-Sternberg 样细胞(图 33-62)。通常难以将其与结节性淋巴细胞为主型的 HL(NLPHL)区分开来,但是鉴别是重要的,因为这通常是具有侵袭性肿瘤的晚期阶段的表现,而淋巴细胞为主型的 HL(LPHL)通常是局限性和惰性的,需要很少的治疗。免疫表型与 LPHL 相似,表达 CD20,CD79a 和上皮膜抗原(EMA)阳性。也表达 J-链、Oct-2 和 BOB-1。表面/细胞质 Ig,若是单克隆性的则有意义,但是现在也认为 LPHL 是克隆性 B 淋巴细胞疾病。有助于鉴别的是弥漫性浸润、T 淋巴细胞背景、缺乏如结节性 LPHL 所见的在结节性 B 淋巴细胞背景中围绕肿瘤细胞的 CD3/CD57 玫瑰花结、缺乏残留的 IgD 阳性套细胞,以及缺乏 CD21/CD23/CD35 染色阳性的滤泡树突状细胞网。进入进展阶段(晚期)也提示 TCHR-LBCL,但极少数的 NLPHL 病例可能会表现为侵袭性疾病。

原发中枢神经系统的 DLBCL

原发中枢神经系统的 DLBCL 通常见于中年人,表现为类似脑膜肿瘤的各种神经系统症状。在 MRI 上呈均匀局灶性坏死,活检中常见肿瘤细胞在血管周围特征性聚集。表达泛-B 淋巴细胞标记,大多数 BCL-6 阳性和 IRF4/MUM1 强阳性,BCL-2(+/-),典型的为 EBV 阴性。通常对化疗敏感。超过 35%的病例存在 MYD88 突变(Jardin,2014)。

原发皮肤的 DLBCL,腿型

原发皮肤的 DLBCL,腿型(primary cutaneous DLBCL, leg type)属于侵袭性的 B 细胞淋巴瘤,常见于老年人,女性比男性更常见,虽然可发生于任何部位的皮肤,但通常发生在小腿。肿瘤由成片单一的大 B 细胞组成,表达泛-B 细胞标记,具有单型 Ig,BCL2 强阳性,IRF4/MUM1 和 FOX-P1 阳性。BCL-6 通常为阳性,CD10 阴性。NGS 研究显示 *CD79b*、*MYD88* 和 *CARD11* 基因突变(Jardin,2014)。

老年型 EBV 阳性的 DLBCL

老年型 EBV 阳性的 DLBCL(译者注:2016 WHO 将其更名为 EBV 阳性的 DLBCL,非特指型)患者的发病年龄大于 50 岁,并且与 EBV 相关。组织形态学从多数大细胞到细胞大小更加多形性的分布,通常表现为地图样坏死,通过染色检测 EBV LMP-1 抗体和 ISH 检测 EBV 编码的核糖核酸可证明 EBV 感染。CD10 和 BCL6 阴性,IRF4/MUM1 通常阳性,常见 CD30 表达。NFkappaB 通常被激活(Ok et al,2013)。这些侵袭性肿瘤与免疫抑制患者的 DLBCL 相似,推测是与年龄相关的免疫抑制的结果。相应地,存在着一系列年龄相关的与 EBV 相关的淋巴细胞增殖,从反应性增生至明显淋巴瘤(Dojcinov et al,2011)。

慢性炎症相关性的 DLBCL

慢性炎症相关性的 DLBCL(DLBCL associated with inflammation)是另一种 EBV 相关的肿瘤,发生于长期慢性炎症的情况下,原型是脓胸相关淋巴瘤(PAL)。特征类似于老年型 EBV 阳性的 DLBCL。

淋巴瘤样肉芽肿

淋巴瘤样肉芽肿(lymphomatoid granulomatosis)是涉及肺和(或)其他部位(包括脑、肾、肝、皮肤、上呼吸道和胃肠道)的血管中心性淋巴细胞增殖性疾病(Katzenstein et al,1979)。这是一类具有显著的活化 T 细胞成分的 EBV 介导的 B 细胞肿瘤,有时处于免疫抑制环境中(Katzenstein & Peiper,1990;Wilson et al,1996)。具有类似于鼻型 NK/T 细胞淋巴瘤的组织学特征(Pittaluga et al,2008)。

临床表现通常是咳嗽、呼吸困难和胸痛伴有全身症状,包括发热、不适,体重减轻、胃肠道症状、肌痛和神经症状。双侧中下肺结节最常见,通常在脑、肾、皮肤和皮下组织有小结节。

组织学提示多形性淋巴细胞、浆细胞、免疫母细胞和组织细胞的血管中心和血管破坏性浸润,伴有不显著的中性粒细胞和嗜酸性粒细胞,以及发育不良的肉芽肿。通常可见血管纤维素样坏死(图 33-64),即组织梗死。

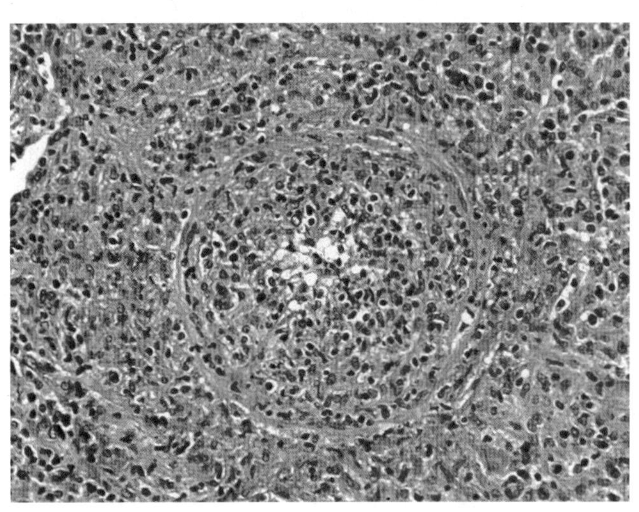

图 33-64 淋巴瘤样肉芽肿,示肺多形性血管破坏性浸润(×200)(由 Anna-Luise Katzenstein 博士提供)

免疫表型显示为 B 淋巴细胞,CD79a 可变,通常表达 CD20,伴 EBV LMP-1 和 EBER 表达,CD30 可变,不表达 CD15。大部分背景细胞是 CD4 阳性的活化 T 淋巴细胞。高级病变(含更多 B 淋巴细胞)显示 IgH 受体基因的克隆性重排。T 淋巴细胞受体基因无克隆性重排。

分级与克隆性 EBV 阳性淋巴细胞的数量有关。Ⅰ级病变为多形性的淋巴细胞浸润,偶见大细胞。Ⅱ级病变为混合的炎症背景中混有多形性大细胞。Ⅲ级基本上视为弥漫性大 B 细胞淋巴瘤。

淋巴瘤样肉芽肿的预后不定,有些患者临床过程反复,有时自发缓解,经常发展为肺功能衰竭,中位生存期为 2 年。根据疾病分级确定适当的治疗。Ⅲ级病变的治疗采用全身化疗,Ⅰ级和Ⅱ级病变可采用 α-干扰素治疗。

原发纵隔(胸腺)大 B 细胞淋巴瘤

原发纵隔(胸腺)大 B 细胞淋巴瘤(primary mediastinal[thymic] large B cell lymphoma,PMBL)通常见于年轻人及中年人,女性多见。组织学呈多种表现,但常见为弥漫性或分隔性硬化,可能存在透明细胞、多叶核细胞或 Reed-Sternberg 样细胞(图 33-65)。临床症状往往与肿瘤发生的部位有关,伴有气道压迫或上腔静脉综合征，常见局部浸润和治疗后局部复发。肿瘤细胞表达 CD45、CD19 和 CD20，但不表达 CD5 或 CD10（Swerdlow et al，2008）。某些病例表达 CD30，但是不伴有经典型 HL 的表型。*Ig* 基因克隆性重排；IgV 和 *Bcl-6* 基因超突变与 GCC 衍生细胞一致，但其来源类似于正常胸腺 B 细胞（Csernus et al，2004）。基因芯片分析显示纵隔大 B 细胞淋巴瘤与结节性硬化性经典型 HL 类似（Savage et al，2003），常见 PTPN1 突变（Jardin，2014）。

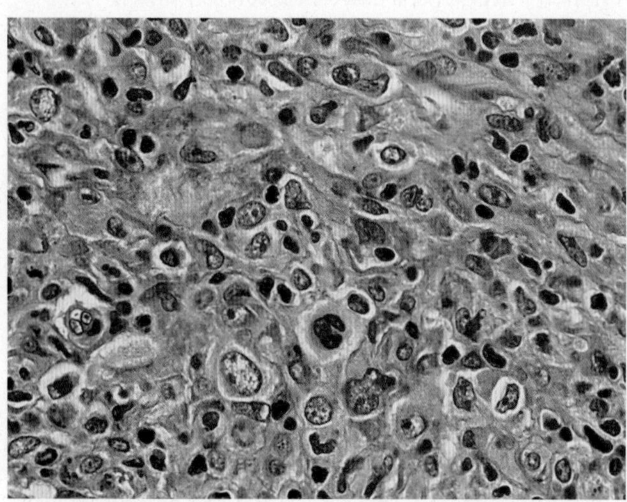

图 33-65 （原发性）纵隔大 B 细胞淋巴瘤伴硬化（×500）

血管内大 B 细胞淋巴瘤

血管内大 B 细胞淋巴瘤（intravascular large B cell lymphoma，IVLBCL）是一种罕见的肿瘤，主要局限于小血管的血管内腔（Swerdlow et al，2008）。具有高度侵袭性，常常在广泛播散后才得以确诊，并且常尸检时才确诊。通常表现为出血、血栓形成和（或）全身组织坏死，肿瘤仅存在于小血管中，肉眼难以察觉。肿瘤细胞表达 B 细胞标记（CD19、CD20、CD22、CD79a），有些病例表达 CD5。T 细胞型的病例罕见。确诊血管内大 B 细胞淋巴瘤较困难，但通过血液（骨髓）的形态学和流式细胞检查可能获得诊断依据（Patel et al，2014）。

ALK 阳性大 B 细胞淋巴瘤

ALK 阳性大 B 细胞淋巴瘤（ALK-positive large B cell lymphoma，ALK+LBCL）是一种具有浆母细胞分化或间变的形态，伴有全长 ALK 蛋白表达的弥漫性大 B 细胞淋巴瘤。大多数病例显示有 t（2；17）（p23；q23）伴网格蛋白基因受累（CLTL-ALK）；其他罕见异常包括 t(2；5)（p23；q23），如同于典型的间变性大细胞淋巴瘤（ALCL）。肿瘤细胞来源于 B 淋巴细胞的衍生，表达 CD79a 但不表达 CD20，通常不表达 CD30（Chikatsu et al，2003；De Paepe et al，2003；Gascoyne et al，2003）。分子生物学研究提示 STAT3 活化伴浆母细胞分化程序 BLIMP1、XBP1 和 C-Myc 表达，但不表达 PAX-5，无 Myc 易位（Valera et al，2013）。

浆母细胞淋巴瘤

浆母细胞淋巴瘤（plasmablastic lymphoma，PBL）表现为免疫母细胞的形态伴浆细胞抗原 CD38 和 CD138 的表达，通常（但不总是）与 EBV 相关。肿瘤细胞 CD20、CD45 和 PAX5 呈弱表达或阴性，但 CD79a 和 IRF4/MUM1 阳性，存在细胞质 IgG。具有一定的侵袭性，文献报道主要发生在 HIV 感染患者的口腔，但也可发生于其他患者和其他部位。HIV 感染患者、有免疫力的患者和移植后患者具有不同的发病率或具有不同的 EBV、CD45 阳性和 C-myc 异常的概率（Morscio et al，2014）。

HHV8 病毒相关多中心 Castleman 病的大 B 细胞淋巴瘤

HHV8 病毒相关多中心 Castleman 病的大 B 细胞淋巴瘤（large B cell lymphoma arising in HHV8-associated multicentric castleman disease）（译者注：2016 WHO 将其更名为暂时分型：HHV8 阳性 DLBCL，非特指型）为发生于多中心 Castleman 病，并且通常为 HIV 感染的患者，类似于产生 IgM 的浆母细胞淋巴瘤。肿瘤细胞 CD20 和 CD38 表达不确定，CD79a 和 CD138 阴性，EBER 阴性。通过 IHC 可检测到 HHV-8。这是一种侵袭性的疾病。

原发渗出性淋巴瘤

原发渗出性淋巴瘤（primary effusion lymphoma）是另一种罕见的肿瘤，表现为无瘤块的浆液性渗出。细胞学通常呈现为免疫母细胞性或间变性的特征。常见于免疫缺陷患者，与 Kaposi 肉瘤病毒/人类疱疹病毒-8（HHV-8）相关。肿瘤细胞表达 B 淋巴细胞标记并具有 Ig 重排，也有报道为 T 细胞的变异型。通常可以通过原位杂交技术（ISH）检测到 EBV（Swerdlow et al，2008）。

Burkitt 淋巴瘤

Burkitt 淋巴瘤（Burkitt lymphoma，BL）是由 Denis Burkitt 在 1958 年首次发现于非洲儿童下颚部的肿瘤（Burkitt，1958；Ferry，2006）。约占儿童 NHL 的 1/3，但也见于成年人。按照流行病学特点，BL 可分为几种亚型。地方性 BL，为 BL 的原型，主要见于非洲和其他赤道地区的儿童，并与 EBV 感染相关。散发性 BL，见于世界各地的儿童和成人，通常与 EBV 感染无关。感染 HIV 的患者或其他免疫抑制的患者也通常患 EBV 相关的 BL，但是在分子水平上与地方性 BL 不同。BL 是一种生长非常迅速的高增殖性肿瘤。

肿瘤呈弥漫性浸润，肿瘤细胞胞体中等大小、相对均匀一致，细胞边界清楚如推挤状，核呈圆形至椭圆形，副染色质相对清晰，有 3~5 个中等突出的核仁（图 33-66）。细胞质中等量、嗜碱性，相邻细胞之间有呈方形或铺路石样排列的倾向。印片可见充满脂质的细胞质空泡（图 33-67）。具有高增殖率（易见有丝分裂）和高凋亡率，伴有突出的“星空”巨噬细胞现象。在大多数病例，组织学形态是特征性的，但也有与 DLBCL 和偶尔的淋巴母细胞淋巴瘤有一些重叠的现象。

Burkitt 白血病/淋巴瘤细胞的染色质中度聚集，细胞质呈嗜碱性，可见空泡（图 33-66），表达膜免疫球蛋白、单一轻链。典型的表现为，不表达 TdT，表达 B 淋巴细胞抗原 CD19、CD22、CD20、CD79a，通常表达 CD10，表达单克隆的表面 Ig。罕见的病例不表达表面膜免疫球蛋白或表达 TdT，这些都需要经过细

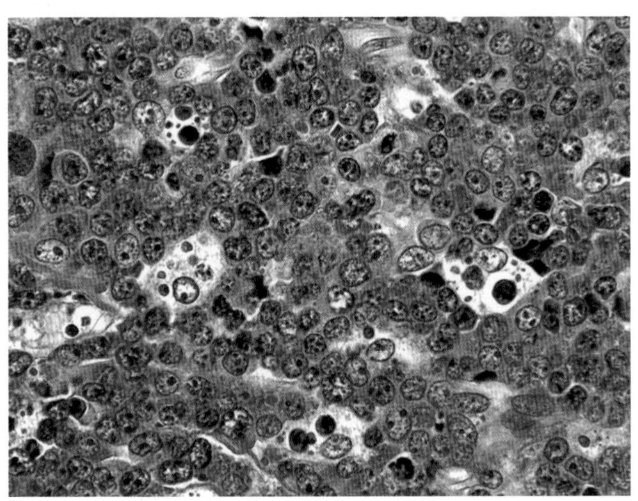

图 33-66　Burkitt 淋巴瘤(×500)

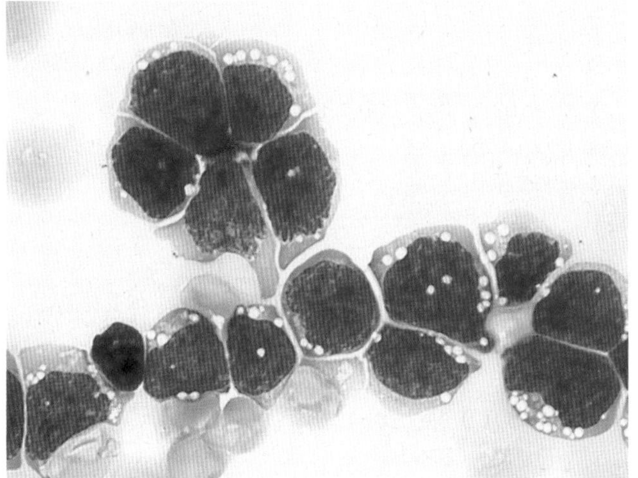

图 33-67　Burkitt 淋巴瘤细胞学(×1000)

胞遗传学确认。Burkitt 白血病/淋巴瘤的增殖率非常高,进展迅速。若不治疗,病情发展迅速甚至致命,但儿科患者新近的治疗结果显示长期存活率大于 90%(Patte et al,2001)。成人患者的治疗效果也得到了改善(Rizzieri et al,2014)。

Burkitt 白血病/淋巴瘤呈现特征性的细胞遗传学异常,包括位于染色体区域 8q24 上的 *c-myc* 基因易位至免疫球蛋白基因(重链-14q32 或 kappa-2q11 或 lambda-22q11),形成 t(8;14)、t(2;8)或 t(8;22)。大多数病例为 t(8;14)(q24;q32)。*C-myc* 基因促进增殖和凋亡,可能导致携带免疫球蛋白的 B 淋巴细胞的增殖失控。基因组研究显示 TCF3 激活还可导致 PTPN6(SHP1)的下游效应,PI3K 信号的 tonic B 细胞受体(BCR)刺激和 CCND3 转录(Schmitz et al,2014)。然而,BL 对化疗敏感。

B 细胞淋巴瘤,不能分型,介于 DLBCL 与 BL 之间

B 细胞淋巴瘤,不能分型,介于 DLBCL 与 BL 之间(B cell lymphoma, unclassifiable, with features intermediate between DLBCL and Burkitt lymphoma)(译者注:2016 WHO 将其拆分为 2 个类型并重新命名为高级别 B 细胞淋巴瘤伴 MYC 和 BCL2 和(或)BCL6 重排、高级别 B 细胞淋巴瘤非特指型),具有 Burkitt 淋巴瘤和弥漫大 B 细胞淋巴瘤之间的组织学和临床特征。组织学类似于 BL,但比典型 BL 的细胞更加多形性,伴有大细胞(高达 25%)和中等大小的细胞,细胞核很大,不规则,核仁更加突出(图 33-68)。细胞质通常不如 BL 清晰。

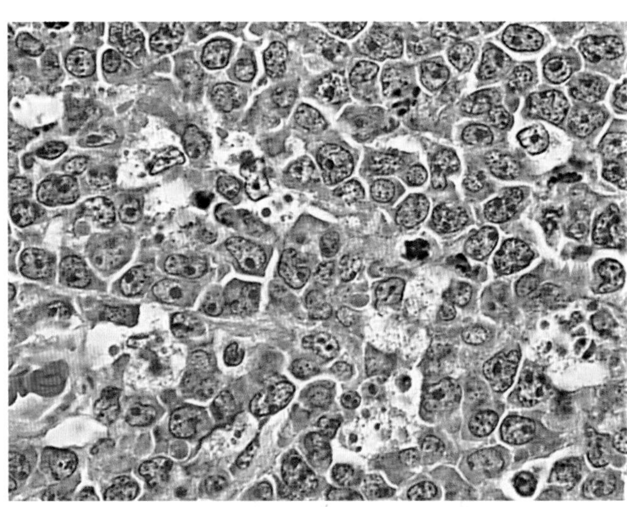

图 33-68　非典型 Burkitt 或 Burkitt 样淋巴瘤伴中度多形性,核仁突出且数量增多(×500)

该类别包括许多所谓的"双重打击"淋巴瘤,其中同时出现 Bcl-2 和 C-myc 易位,提示不良预后(Li et al,2013;Smith et al,2010)。出现 BCL2 易位和 C-MYC 过表达但不易位的肿瘤也具有侵袭性,但是定义不明确。在儿童中,这种病例通常被视为 Burkitt 淋巴瘤进行治疗,并且比成人 DLBCL 患者的治疗更激进。

B 细胞淋巴瘤,不能分型,介于 DLBCL 与经典型 HL 之间

B 细胞淋巴瘤,不能分型,介于 DLBCL 与经典型 HL 之间(B cell lymphoma, unclassifiable, with features intermediate between DLBCL and classical Hodgkin lymphoma),本质上是属于灰区的肿瘤,由于具有重叠的特征而不利于确诊。通常侵犯纵隔,要与原发性纵隔 B 细胞淋巴瘤(PMBL)和经典性 HL 鉴别诊断。基因表达研究显示具有重叠的特征,支持形态学上的重叠现象。

成熟 T 细胞及 NK 细胞肿瘤

T 细胞和 NK 细胞淋巴瘤和白血病是一组异质性肿瘤,比 B 细胞淋巴瘤罕见。尽管他们只占到全部淋巴瘤的 12%,WHO 认为这两类的肿瘤数量大致相等。大多数出现特征性的编码 *CD3* 基因克隆性重排。然而,真正的 NK 细胞肿瘤,不会出现 TCR 重排。表 33-7 总结了 T/NK 细胞肿瘤的特征。尽管部分病例是惰性的,但大多数为高度恶性(Gaulard & de Leval, 2014)。

大多数胸腺(外周)T 淋巴细胞表达 αβ-T 细胞受体(TCR);少数表达 γδ。NK 细胞只表达 ε-链与胞质 CD3。实验室对 T 细胞克隆的研究通常集中在 γδ-T 细胞受体重排,所有或大多数 T 细胞均表达此受体。这是因为在 T 细胞发育早期,

表 33-7 主要成熟 T 和 NK 细胞肿瘤的主要特征

淋巴瘤	流行病学、临床和实验室检查	形态学	细胞表面标记(典型)		涉及的基因重排
			阳性	阴性	
T-幼淋巴细胞白血病	男>女；中位发病 65 岁；淋巴细胞>100×10^9/L，贫血、血小板减少、HSM、皮肤实体瘤	幼淋巴细胞	CD7；CD4(60%)，CD4/8(25%)，CD8(15%)		TCR-γδ TCR-αβ inv(14)(q11;q32)
LGL 白血病	中位发病 63 岁；中性粒细胞减少引起感染，贫血，淋巴细胞轻度增多>2×10^9/L	细胞中等大小，染色质浓集，胞质丰富苍白，嗜天青颗粒	CD3，CD8，CD57，TCR-γδ；变异型可有 CD4+、CD4/8+或 CD4/8-	CD4	TCR-γδ TCR-αβ
侵袭性 NK 细胞白血病	亚洲青少年；全身症状，HSM，WBC 计数可变	多变，可类似于大颗粒淋巴细胞或原始细胞	cCD3ε，CD2，CD56	sCD3，57	TCR-γδ TCR-αβ 克隆性 EBV，del(6)(q21;q25)
成人 T 细胞白血病/淋巴瘤	与 HTLV-Ⅰ相关，好发于日本、加勒比海、中东；皮肤急性变异，淋巴结受累，高钙血症	原始细胞中等大小，核卷曲(花环细胞)；胞质呈嗜碱性，无颗粒	CD2，CD3，CD4，CD5，CD25 CD30 通常阳性	CD 7，8	TCR-γδ TCR-αβ
结外 NK/T 淋巴瘤，鼻型	最常见于亚洲、墨西哥和中南美洲的美国原住民	以血管为中心，破坏性，累及上消化道	CD2，CD56，细胞毒性颗粒、细胞 CD3ε	细胞表面 CD3	Germline 受体基因
肠病相关的 T 细胞淋巴瘤	各年龄段和地区；乳糜泻(同时出现)、空肠、回肠	炎性背景中的大细胞；偶尔为中等大小的细胞(Ⅱ型)	CD3，CD7，CD103；CD3，CD8，CD56(Ⅱ型)	CD4，CD5	TCR-γδ TCR-αβ
肝脾 T 细胞淋巴瘤	罕见，多见于青春期、青年人及慢性免疫抑制剂治疗者；肝、脾、骨髓常受累	中等大小的细胞浸润脾红髓、肝窦及骨髓	CD3，CD8±，CD56±	CD4，CD5，通常 CD4/CD8 双阴性	TCR-γδ
皮下脂膜炎样 T 细胞淋巴瘤	罕见，女>男；皮下脂膜炎伴肿瘤细胞	累及脂肪小叶、间隔，不同形态的细胞围绕在脂肪细胞和组织细胞的边缘	CD3，βF1，CD8，细胞毒性颗粒	CD4，CD56	TCR-γδ TCR-αβ
PTCL，NOS	外周淋巴结，播散性疾病，有时累及皮肤	细胞大小不同，从多形性至单形性	CD3、CD4 可变，其他泛 T 细胞标记	CD7，CD5，其他标记缺失	TCR-γδ TCR-αβ
血管免疫母细胞性 T 细胞淋巴瘤	中、老年发病；全身性疾病，系统性症状，高丙种球蛋白血症	副皮质区部分淋巴结破坏，小静脉增多，透明细胞簇，EBV+B 细胞	CD3，CD2，CD5，CD4(反应性 CD8)，CD10，CXCL13	CD8	TCR-γδ TCR-αβ +3，+5，+X
蕈样肉芽肿/Sézary 综合征(SS)	男>女，中年至老年；皮炎进展至溃疡性病变；SS 可累及外周血	脑形核淋巴细胞真皮带状浸润；微脓肿	CD2，CD3，CD4	CD7，CD8	TCR-γδ TCR-αβ

表 33-7 主要成熟 T 和 NK 细胞肿瘤的主要特征(续)

淋巴瘤	流行病学、临床和实验室检查	形态学	细胞表面标记(典型)		涉及的基因重排
			阳性	阴性	
原发皮肤 CD30 阳性淋巴细胞增殖性疾病	男>女,成年至老年;局限于皮肤	多形性淋巴细胞,部分未分化	CD4,CD30	通常 CD2,CD3,CD5,ALK	TCR-γδ TCR-αβ
间变大细胞淋巴瘤	男>女,青少年;周围、腹部淋巴结肿大,淋巴结外和骨髓受累,通常有 B 症状	多形性大细胞,花环样核,多个核仁,细胞质丰富	CD30(胞质和高尔基体)CD2,CD4,CD5	CD3,CD7,EBV	TCR-γδ TCR-αβ t(2;5)(p23;q35) 2p23

EBV,Epstein-Barr 病毒;HSM,肝脾肿大;HTLV,人 T 淋巴细胞病毒 1 型;LGL,大颗粒淋巴细胞;NK,自然杀伤;NOS,非特殊类型;PTCL,外周 T 细胞淋巴瘤;TCR,T 细胞受体;WBC,白细胞

γ-和 β-链基因同时重排,TCR 定向依赖于替代 α 链的表达和前 TCR 的分化(Kang et al,1998;Kreslavsky et al,2010)。采用流式细胞术检测 TCR Vβ 家族抗体快速、有用(Tembhare et al,2011)。

成熟的 αβT 细胞表达 CD2、CD3、CD5、CD7、CD4 或 CD8。不表达 TdT 和 CD1。通常正常的静息淋巴组织 CD4+/CD8+比值为 2:1。胸腺中 CD4/CD8 双阳性的细胞分化为 CD4+CD8-或 CD4-CD8+的细胞,对此了解还不充分(Yasutomo et al,2000)。成熟的 CD4 细胞主要在胸腺中增殖(Foa et al,1980)。急性炎症时,CD4/CD8 比值下降,在炎症恢复期和慢性炎症中常常升高。所以他们作为克隆性标记的意义不大。外周 T 细胞肿瘤往往失去正常的泛-T 细胞抗原如 CD7,而表达 CD4 或 CD8(Knowles,1989)。一定要注意异常 αβT 细胞与正常 NK 细胞的区分。

γδT 细胞通常是 CD4 和 CD8 双阴性,CD5 阴性,CD2 阳性,CD7 阳性。因为它们通常只占正常 T 淋巴细胞的 1%~2%。这些细胞的增多值得注意。NK 细胞表达泛-T 细胞抗原 CD2 和 CD7 高度可变,CD5 往往阴性,通常表达 CD16(在单核细胞和粒细胞上也表达的低亲和力 Fc 受体),CD56 和 CD57 可以阳性。细胞质中可检测到 CD3 及多克隆抗体,但 NK 肿瘤细胞表面也可检测到。细胞毒性颗粒成分 TIA-1、粒酶 B、穿孔素通常在 NK 细胞和细胞毒性 T 细胞阳性表达。

T-幼淋巴细胞白血病

T-幼淋巴细胞白血病(T-prolymphocytic leukemia,T-PLL)是一种罕见的疾病,中位发病年龄 69 岁,男性多见。患者出现明显的淋巴细胞增多(>100×10^9/L)、贫血和血小板减少。在大多数情况下,肿瘤细胞是一种幼淋巴细胞,核仁呈明显凿除状,核仁周围染色质明显不同,胞质中等丰富。然而,约 20%患者的淋巴细胞缺乏特色,核仁不明显。常见肝脾肿大、淋巴结肿大和皮肤受累。

免疫表型最常见的是 CD4+T 细胞(60%),CD4/CD8 双阳性占 25%,CD8+占 15%。CD7 强阳性、表面 CD3 弱阳性。

克隆性 αβ-TCR(或 γδ)重排。总的来说,80%为 inv(14)(q11;q32),10%为 t(14;14)(q11;q32),涉及 TCR αβ 基因座和癌基因 TCL1 及 TCL1b。70%病例出现 8 号染色体异常 t(8;8)(p11-12;q12)或 8q 三体;其他异常包括 t(X;14)(q28;q11)和 11q23 缺失。

T-幼淋巴细胞白血病是一种进展迅速的恶性肿瘤。生存期通常少于 1 年。最近取得了新的治疗进展,包括阿仑单抗(阿来组单抗)(Dearden,2012)。

大颗粒淋巴细胞白血病

大颗粒淋巴细胞白血病(large granular lymphocyte leukemia,LGLL)是一种克隆性 CD3(+)细胞毒性 T 淋巴细胞,有时为 CD3(-)NK 细胞增殖性疾病(Zhang & Loughran,2012)。中位发病年龄 63 岁,60%~70%的患者因中性粒细胞减少反复出现感染。贫血和类风湿关节炎常见。通常淋巴细胞轻微增多(20×10^9/L),也可正常。通常大颗粒淋巴细胞(LGL)细胞至少 2×10^9/L,慢性中性粒细胞减少常见,可见脾肿大、贫血及血小板减少。至少 LGL 细胞相对增多,表现为中等大小,胞质丰富呈淡蓝色,染色质浓集,胞质中嗜天青颗粒大小及数量不等(图 33-69)。骨髓表现为大颗粒细胞中度浸润间质。红系及粒系通常正常,也可增生减低。典型的脾脏为红髓浸润。常见的变异是 CD3、CD8、CD57/αβ-TCR 阳性,CD4 阴性。骨髓移植所致的良性 LGL 淋巴细胞增多不常见。

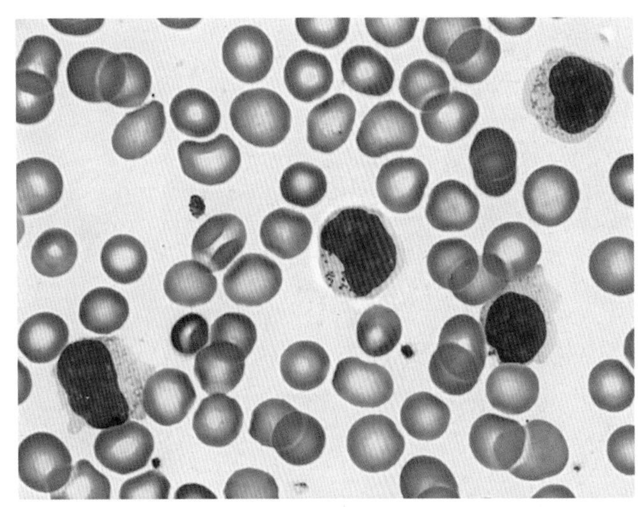

图 33-69 大颗粒淋巴细胞白血病(×1000)

采用 PCR 检测发现 γ*TCR* 基因克隆性重排，TCRβ 通常也发生重排。尽管一个单克隆带并不能确诊，PCR 却能检测出一种自身免疫起源的寡克隆种群中的显性克隆。很难确诊明显惰性病程伴低 WBC 计数的病例。治疗基于低剂量的甲氨蝶呤或环磷酰胺。

慢性 NK 细胞增殖性疾病

NK 细胞表型的慢性大颗粒淋巴细胞增殖性疾病很少见。通常是无症状的惰性过程，偶然发现，或者可能与中性粒细胞减少和(或)贫血有关。此类疾病与 LGL 白血病相似但 CD3 阴性，表达 CD16，CD56 弱表达，表达细胞毒性颗粒标记 TIA-1 和粒酶 B 和 M，而 CD2、CD7 和 CD57 表达不定。CD5 和 CD8 常阳性。KIR 及 NK 细胞受体(NKR)通常限制性表达，可能与外源性抗原如病毒感染相关，但临床实验室通常不检测(Zambello et al，2014)。T 细胞受体非克隆性重排，无特征性细胞遗传学异常。与 EB 病毒不相关。

侵袭性 NK 细胞白血病

这是一种罕见的与 EBV 相关的侵袭性 NK 细胞白血病(aggressive NK cell leukemia)，通常好发于亚洲青少年。通常有全身症状。白细胞计数可高可低，肝脾肿大常见；有时会出现淋巴结肿大、肝脾肿大、凝血功能障碍、噬血细胞综合征和(或)多器官功能衰竭(Swerdlow et al，2008)。

白血病细胞的形态不一，有的类似 LGL 白血病，有的呈大淋巴样细胞，染色质浓集，胞质嗜碱性，有的表现为原始或转化细胞。

免疫表型是表面 CD3 阴性和胞质 CD3ε/CD2/CD56 阳性，表达细胞毒性分子(TIA-1、粒酶 B 和(或)穿孔素)。CD16 可变，CD57 阴性。

TCR 基因不发生重排。可以通过克隆的游离 EBV(串联重复序列的 Southern 杂交分析)来检测克隆性或发现克隆性细胞遗传学异常，如 del(6)(q21;q25)。

也可出现惰性 NK 细胞增殖，其特点是成年起病，缺乏全身症状，EBV 阴性，CD57+表型(CD2+、CD16+、CD56+，伴表面 CD3-)(图 33-70)。

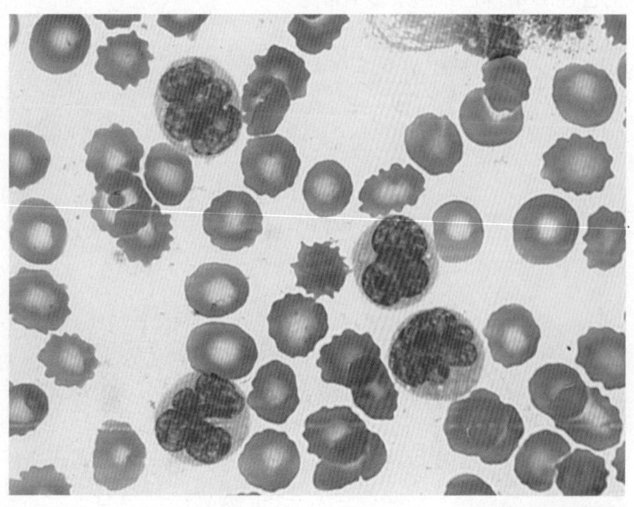

图 33-70　成人 NK 细胞白血病，细胞核呈花瓣状，酷似成人 T 细胞白血病

儿童 EBV 阳性 T 淋巴细胞增殖性疾病

这种罕见的淋巴瘤常见于亚洲或中南美洲原住民，与 EBV 相关(Swerdlow et al，2008)。这些似乎是具有独特临床病理和地理相关性疾病，但可能与其他更常见的慢性 EB 病毒相关疾病重叠(Hong et al，2013；Rodriguez-Pinilla，2011；Wang et al，2014)。

儿童系统性 EBV 阳性 T 淋巴细胞增殖性疾病是一种侵袭性、暴发性疾病，继发于急性或慢性 EBV 感染，其特征是小 T 淋巴细胞浸润，偶尔可见多形性，累及肝脾、骨髓时可出现肝脾肿大及噬血细胞综合征。细胞是成熟 T 细胞，表达 CD2、CD3 和 TIA-1，CD4(慢性 EBV 感染)或 CD8(急性 EBV 感染)可变，不表达 CD56 阴性。

牛痘水疱样淋巴瘤是一种暴露皮肤的 EBV 阳性的 T 细胞淋巴瘤。主要是 CD56+细胞毒性 T 或 NK 细胞浸润，累及真皮。病程多变，往往最初是惰性的，但在播散后更具侵袭性。

成人 T 细胞白血病/淋巴瘤

成人 T 细胞白血病/淋巴瘤(adult T cell leukemia/lymphoma，ATL)是一个高度异质的、与 HTLV-Ⅰ病毒感染相关的表现为侵袭性临床过程的 T 细胞白血病/淋巴瘤(Ishitsuka & Tamura，2014；Poiesz et al，1980；Qayyum & Choi，2014；Tobinai et al，2012；Yoshie & Matsushima，2015)。日本西南部最为流行，加勒比盆地、美国东南部和非洲中部也很普遍。HTLV-Ⅰ可垂直传播(母亲传给孩子)，或通过性接触、静脉吸毒或输血传播。只有少数的 HTLV-Ⅰ感染者(2.5%)发展为 ATL，潜伏期通常为数年。急性感染后出现类似感冒的症状。

急性型的典型表现为白血病、皮肤受累、全身淋巴结肿大、溶骨性病变和高钙血症。血涂片显示贫血和血小板减少，伴大肿瘤细胞(花细胞)，其特征为卷曲或三叶核，核染色质浓集，血液与骨髓均可见。核仁小或消失，胞质嗜碱性，无颗粒。存在混合原始样细胞。骨髓受累往往导致破骨细胞的活性增加。皮损类似蕈样肉芽肿，包括出现 Pautrier 微脓肿，但往往有更多的多形性细胞。

急性型或淋巴瘤型的淋巴结显示高度异质的形态，通常具有与间变性大细胞淋巴瘤相似的特征和多样性。组织学可能类似于常见的 ALCL、小细胞变异型、HL 或典型的大细胞淋巴瘤(图 33-71)。

慢性型通常类似蕈样肉芽肿，冒烟型表现为低白血病累及，循环血肿瘤细胞<5%。HTLV-Ⅰ克隆整合恒定出现，基本上可以予以诊断(Yamaguchi & Watanabe，2002)，但应该指出的是，HTLV-Ⅰ感染是慢性的，这些患者可能患有其他血液疾病。

ATL 免疫表型为 CD2、CD3、CD5、CD25 阳性，通常 CD4+和 CD7 阴性。CD30 通常阳性，但 ALK 阴性。细胞毒标志物阴性。*TCR* 基因克隆性重排。偶尔冒烟型疾病患者表现为霍奇金样 EBV 感染的 B 细胞淋巴组织增殖性疾病，CD30 和 CD15 阳性，可能与慢性免疫抑制有关。值得注意的是，HTLV-Ⅰ和 EBV 可能是 CD30 强诱导剂。新的治疗包括趋化因子受体 CCR4 靶向治疗，通常高表达于具有调节性 T 细胞特点的细胞。

结外 NK/T 细胞淋巴瘤，鼻型

这些淋巴瘤被称为致命性中线肉芽肿、多形性网状细胞增

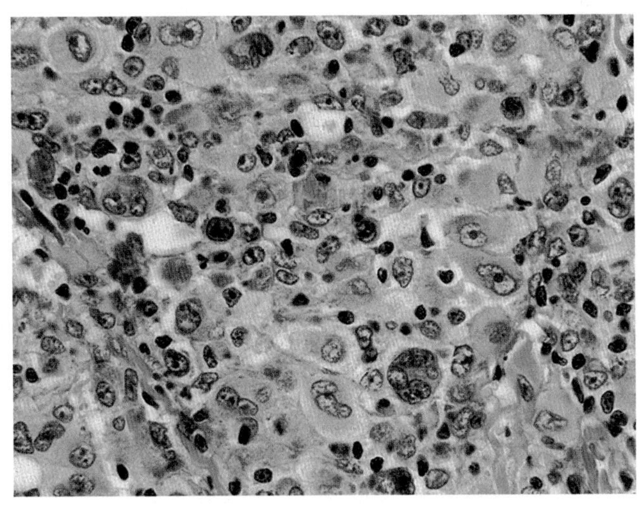

图 33-71 成人 T 细胞白血病/淋巴瘤伴间变特征(×500)

生症以及血管中心性 T 细胞淋巴瘤。他们通常是 NK 细胞来源的结外淋巴瘤,与 EBV 相关,最常见于亚洲和拉丁美洲。通常累及鼻咽、上腭、皮肤、胃肠道、睾丸或其他部位。有时与噬血细胞综合征相关(Swerdlow et al,2008)。

组织学显示不同的淋巴细胞弥漫性浸润,细胞形态通常呈多形性,从小细胞到大细胞,免疫母细胞和(或)间变细胞。典型的可见黏膜溃疡,一些地区显示血管中心性和侵袭性表现(图 33-72),伴血管纤维素样坏死和相关梗死样坏死。

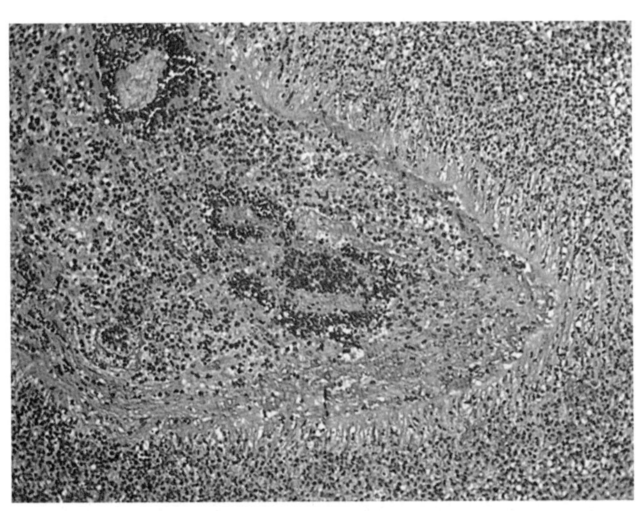

图 33-72 鼻/鼻型 NK/T 细胞淋巴瘤,示血管壁侵犯和破坏(×200)

免疫表型通常为 CD2/CD56 阳性,cCD3-ε 和细胞毒性分子阳性。也表达 CD43、CD45Ro、HLA-DR、CD25、CD95 和 Fas 配体,但 CD4、CD8、CD5、CD16 和 CD57 阴性。

TCRαβ、γδ 和 *IgH* 基因具有种系特征,但存在克隆性游离 EBV。EBER FISH 检测阳性。偶见 Del(6)(q21;q25)。预后不定。

肠病相关 T 细胞淋巴瘤

肠病相关 T 细胞淋巴瘤(enteropathy-associated T cell lymphoma)是一种上皮内克隆性 T 细胞恶性疾病。常常有乳糜泻,但患者往往同时存在吸收不良和淋巴瘤(Swerdlow et al,2008)。通常发生在空肠或回肠,也有报告发生在胃肠道以外的其他部位。

形态学特点为肿瘤细胞大小不等,细胞质常淡染或呈嗜酸性,细胞核偏位。某些病例的细胞学类似于间变大细胞淋巴瘤多核或马蹄形核(图 33-73)。其他病例出现正常小淋巴细胞。组织细胞和嗜酸性粒细胞往往增多。

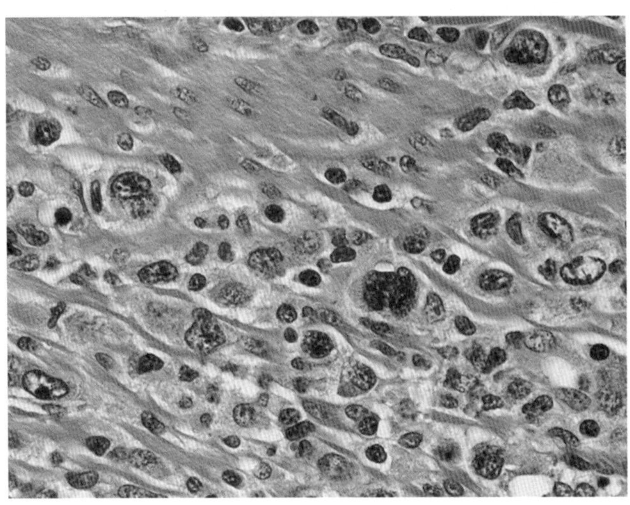

图 33-73 肠病相关 T 细胞淋巴瘤浸润小肠肌层(×500)

免疫表型为 CD3、CD7、CD103 阳性,CD8 可变,CD4 阴性,通常 CD4/CD8 双阴性。小细胞变异型为 CD8/CD56 阳性。表达细胞毒性分子。*TCR* 基因克隆性重排,典型的腹泻患者通常表达 HLA DQA1*0501 和 DQB1*0201。常为一种侵袭性疾病。

肝脾 T 细胞淋巴瘤

肝脾 T 细胞淋巴瘤(hepatosplenic T cell lymphoma)是一种罕见的肿瘤,通常为 γδT 细胞浸润脾、肝窦和骨髓。最常见于青少年和年轻的成年男性。患者表现为脾大、肝脏明显肿大、血小板显著减少,有时出现白细胞增多和贫血(Swerdlow et al,2008,2014)。

组织学检查显示小到中等大小的淋巴细胞弥漫性浸润脾红髓,核染色质轻微疏松,胞质中等量。肝窦内有相似的细胞。诊断最好基于骨髓窦内特征性浸润,但仍有完整的结构和造血功能(图 33-74)。HE 染色的形态学不典型时,切片免疫分型很有裨益。

免疫表型为 CD3 和 TIA-1 阳性,CD4 和 CD8 双阴性,CD5、颗粒酶 B 和穿孔素阴性(Belhadj et al,2003)。TCRδ1 抗体阳性和 TCRαβ 阴性,虽然某些病例为 αβ 型。

TCRγ PCR 检测阳性,TCRβ 偶尔阳性。大多数病例呈 EBV 阴性,但也可见 EBV 阳性病例(Taguchi et al,2004)。常见等臂染色体 7q,偶尔伴有 8 三体。该病具有侵袭性,早期对治疗有反应,但通常复发和进展。

皮下脂膜炎样 T 细胞淋巴瘤

皮下脂膜炎样 T 细胞淋巴瘤(subcutaneous panniculitis-like

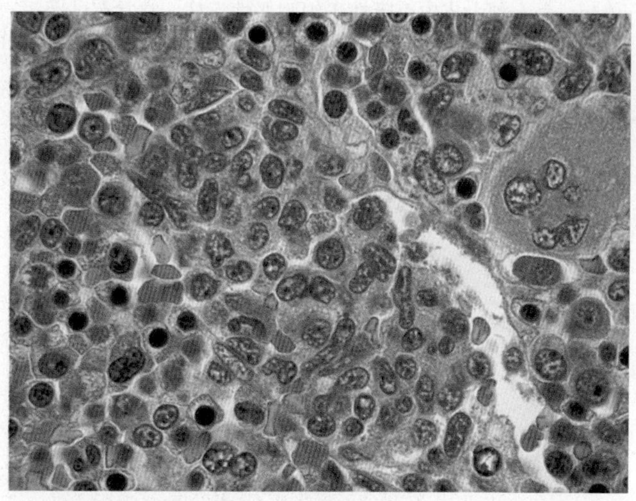

图 33-74 肝脾 T 细胞淋巴瘤示骨髓窦内浸润(×500)

T cell lymphoma,SPLTCL)是一种细胞毒性 T 细胞肿瘤,通常表现为躯干或四肢皮下脂肪的多发结节,类似良性脂膜炎。不累及表皮和真皮,但常浸润皮下脂肪。尽管通常出现大细胞,但淋巴浸润是多态性的,有时并不明显(图 33-75)。脂肪细胞周围有淋巴细胞,血管受累通常有局域性坏死和组织细胞浸润。良性脂膜炎时急性炎症细胞通常不典型,未见多核巨细胞。

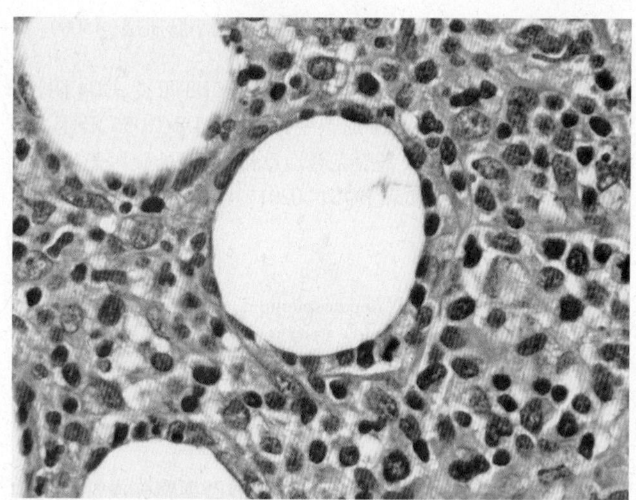

图 33-75 皮下脂膜炎样 T 细胞淋巴瘤(×500)

免疫表型通常是成熟 CD8+T 淋巴细胞,表达颗粒酶 B、穿孔素和 TIA-1,基因型为克隆性 αβT 细胞型(Go & Wester, 2004)。25%病例为 γδT 细胞,CD4/CD8 双阴性,CD56 阳性(Swerdlow et al,2008)。

此疾病通常具有侵袭性,约 37%病例出现噬血细胞综合征。中位生存期约为 27 个月,采用蒽环类药物为基础的治疗可获得长期缓解(Go & Wester,2004;Swerdlow et al,2014)。

蕈样肉芽肿和 Sézary 综合征

蕈样肉芽肿(mycosis fungoides,MF)的男性发病率为女性的两倍。通常见于中老年人。以湿疹、银屑病或非特异剥脱性皮炎起病。病变往往形成斑块,肿瘤常发生溃疡。有些患者会出现全身性红皮症。

皮肤活检显示真皮带状淋巴细胞浸润,经常混有组织细胞,有时可见嗜酸性粒细胞(LeBoit,2011)。细胞核不规则的 T 细胞(图 33-76)浸润表皮,单一形态的细胞往往形成集群,称为 Pautrier 脓肿(图 33-77)。通常伴有角化不全和棘层肥厚,伴有轻微的或不伴有棘细胞层水肿,以及上皮脚延长。至少一部分肿瘤细胞的核呈典型的脑形结构。皮肤浸润程度并不总是与病情严重程度直接相关。与皮肤病学医生或其他治疗医生沟通非常重要,临床上可疑患者即使是微妙的改变也应引起重视。国际共识会议最近审查了诊断特征和缺陷(Song et al, 2013)。

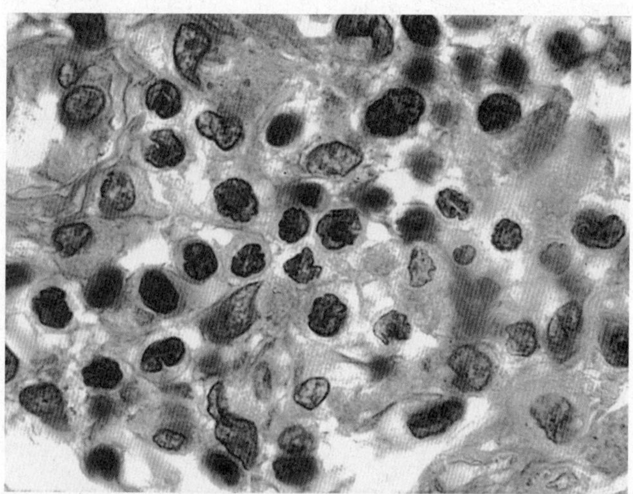

图 33-76 蕈样肉芽肿示具有扭曲核形的肿瘤性淋巴细胞(×1000)

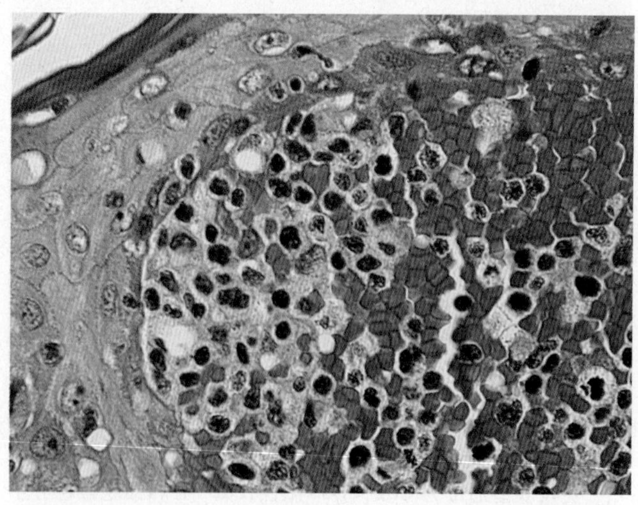

图 33-77 皮肤 T 细胞淋巴瘤示一个大的 Pautrier 微脓肿(×20)

免疫表型通常是成熟 T 淋巴细胞表达 CD8,不表达 CD7,但这通常不是决定性的。*TCR* 基因克隆性重排,可疑的病例可对甲醛溶液固定组织活检进行 PCR 分析。

疾病晚期,肿瘤细胞浸润淋巴结、肝、脾和其他器官。早期淋巴结受累(Ⅰ型)表现为皮肤病变,可见散在的非典型脑形淋巴细胞。Ⅱ型表现为部分淋巴结结构破坏，Ⅲ型表现为弥漫性浸润。

外周血可见罕见的非典型单个核脑形细胞（Sézary 细胞）（图 33-78）。伴有这种细胞的淋巴细胞增多症（尤其是红斑患者）被称为 Sézary 综合征（Sézary syndrome，SS）。

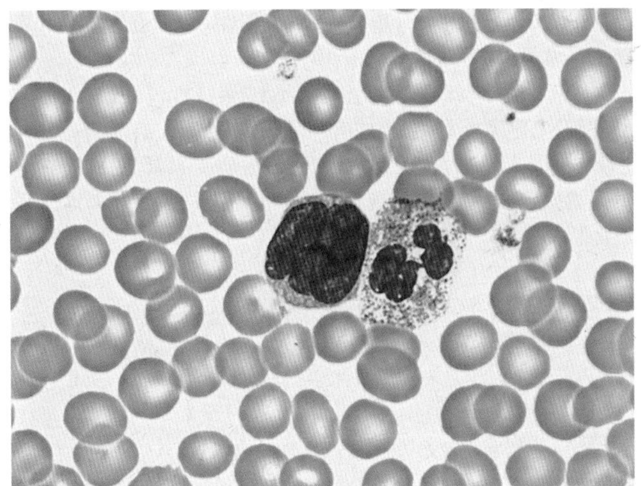

图 33-78 外周血中的 Sézary 细胞，伴一个中性粒细胞（×1000）

疾病可能呈现一个长期的慢性过程。然而，随着淋巴结浸润，这种疾病变得更具侵袭性，通常在 2 年之内死于感染。

早期治疗是局部治疗。进展期可用 PUVA、维 A 酸、α-干扰素，近来可使用阿来组单抗或伏立诺他。

原发性皮肤 CD30 阳性 T 细胞淋巴增殖性疾病

WHO 分类中的这一类疾病包括原发性皮肤 ALK 阴性、淋巴瘤样丘疹病和交界性病变（Querfeld et al，2010；Quintanilla-Martinez et al，2013；Swerdlow et al，2008）。这些疾病的特征包括多形性淋巴样细胞浸润真皮，包括不同比例的 CD30 阳性的间变性细胞或 R-S 样细胞，表现为一个典型的反复发作的临床过程。

皮肤间变性大细胞淋巴瘤类似系统性间变性大细胞淋巴瘤（图 33-79），除了它呈惰性，不具有可检测的 ALK 表达或基因易位。淋巴瘤样丘疹病被认为是急性苔藓痘疹样糠疹（PLEVA）的变体，淋巴细胞浸润呈倒置的花瓶样，含有不同数量的 CD30 阳性的大细胞。在许多情况下，它与霍奇金淋巴瘤相关。

这两种疾病均表现为 CD4 阳性的成熟 T 淋巴细胞表型，泛-T 淋巴细胞抗原可变缺失，细胞毒性分子阳性表达，CD30 强表达。ALK 阴性，*TCR* 基因克隆性重排。FISH 可检测到 *IRF4* 易位，与皮肤 ALCL 强烈密切相关，与黏膜 ALCL 密切相关（Wada et al，2011）。

原发性皮肤 γδ-T 细胞淋巴瘤

原发性皮肤 γδ-T 细胞淋巴瘤（primary cutaneous γδ T cell lymphoma）是一种罕见的成人淋巴瘤，在皮肤呈现异构模式（真皮、表皮和（或）皮下），内含 γδ T 淋巴细胞。表达 CD3、CD2、CD56，通常 CD4 和 CD8 双阴性或 CD8 阳性，缺乏 CD5 和 βF1。表达 TCR-γ 受体，TCR-γ 克隆性重排。组织学上，他们可能类似皮下脂膜炎样 T 淋巴细胞淋巴瘤（SPLTCL）或蕈样肉芽肿（MF）。

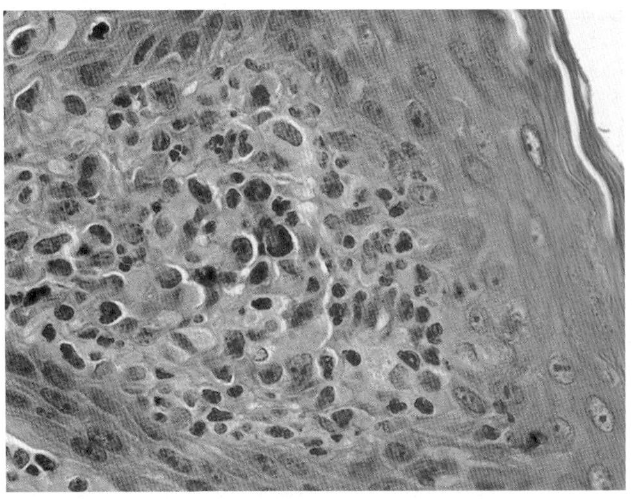

图 33-79 皮肤间变性大细胞淋巴瘤（×1000）

原发性皮肤 CD8 阳性侵袭性嗜表皮细胞毒性 T 淋巴细胞淋巴瘤是另一种罕见的细胞毒性 T 淋巴细胞皮肤 T 细胞淋巴瘤。中小型或中大型细胞，常为多形性或原始细胞样。表达 CD3、βF1、CD8、颗粒酶 B 和 TIA-1，CD2 和 CD7 不定，CD4 和 CD5 阴性。其向表皮性通常类似 MF。此类疾病具有侵袭性。

原发性皮肤 CD4 阳性的中小细胞性 T 细胞淋巴瘤的特征是多形性 CD4 阳性 T 淋巴细胞，无临床斑块（见于 MF）。无向表皮性，难以与反应性增生或早期 MF 相鉴别。呈惰性病程（Lan et al，2014）。

血管免疫母细胞性 T 细胞淋巴瘤

血管免疫母细胞性 T 细胞淋巴瘤（angioimmunoblastic T cell lymphoma）被称为血管免疫母细胞性淋巴结病伴异常蛋白血症（AILD）和异常的免疫反应。这是一类克隆性 T 细胞淋巴瘤，表现为全身症状和多克隆丙种球蛋白血症。一度曾认为其初始是反应性的而后进展为淋巴瘤，但现在认为起初就是肿瘤性的。

组织学检查显示淋巴结副皮质增生伴淋巴结结构破坏、浆细胞增加，突出的高内皮毛细血管后微静脉 PAS 阳性的玻璃样变和“燃尽性”残余滤泡（图 33-80）。常见小细胞核、细胞质中等丰富透明的淋巴细胞簇，并随着疾病进展而显著增加。肿瘤起源于滤泡辅助性 T 细胞（THC）。免疫表型为 CD4 占优势的成熟 T 淋巴细胞，但反应性 CD8 细胞丰富；CD10、CXCL13 和 PD-1 共表达；浆细胞和 B 免疫母细胞是多克隆性的；CD21、CD23 强阳性见于血管附近的树突状细胞（Miyoshi et al，2012）。偶尔表达 CD20，继发性克隆性 B 细胞增殖通常与 EBV 相关（Jaffe et al，2013）。

通常 *TCR* 基因重排，少数情况也可见 *IgH* 基因重排，其中至少一部分与 EBV 和（或）免疫抑制相关。3 三体或 5 三体或一个额外的 X 染色体均有报道。疾病具有侵袭性，常见感染性并发症（Swerdlow et al，2008）。

外周 T 细胞/NK 细胞淋巴瘤，非特指型

外周 T 细胞/NK 细胞淋巴瘤（peripheral T/NK cell lympho-

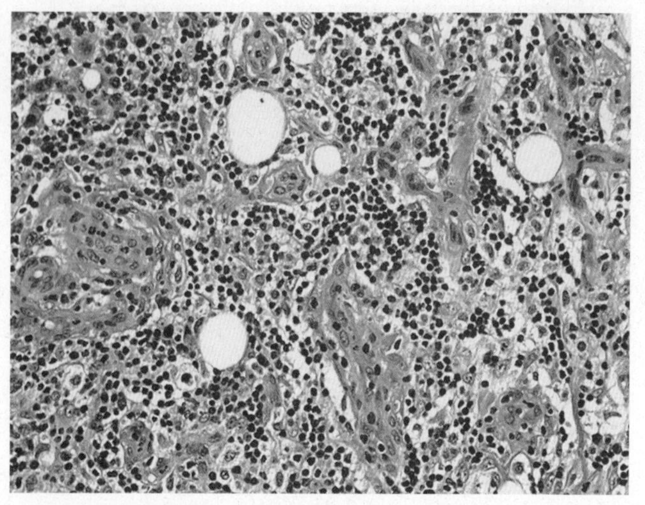

图 33-80 血管免疫母细胞性淋巴瘤示分支状血管和淋巴样细胞浸润脂肪组织。在这个病例的其他区域可见浆细胞和免疫母细胞。常见透明细胞(×200)

ma,PTCL),非特指型的特征多种多样,可能由成片的大细胞组成(图 33-81),混合小细胞、大细胞和透明细胞的淋巴结副皮质扩大,以小细胞为主,多形性显著的病例类似于 ALCL 或 HL。T 抗原表达模式异常有助于诊断。通常某些组合表达泛-T 细胞抗原(CD3、CD2、CD5、CD7),但其中一个或多个往往异常性的不表达。CD4+病例比 CD8+更常见,但双阳性和双阴性均可发生(Swerdlow et al,2008)。石蜡切片中若 CD3、CD45Ro、CD43 阳性,有助于诊断,但后两者也见于髓系肿瘤和某些 B 细胞淋巴瘤。很少表达 CD68。

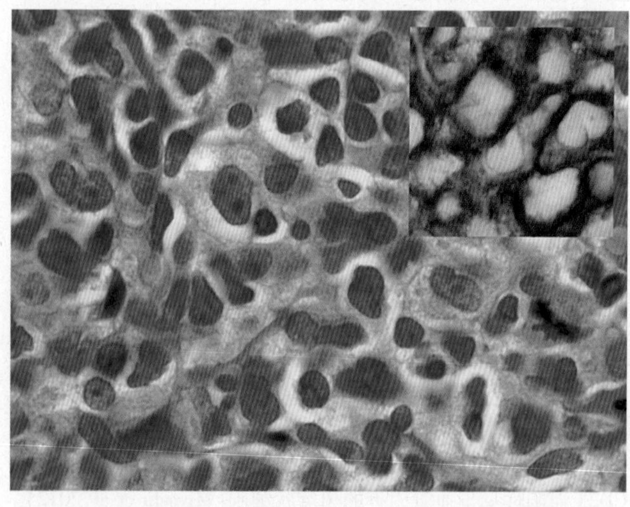

图 33-81 外周 T 细胞/NK 细胞淋巴瘤,非特指型;插图示 CD3 阳性(×1000)

PTCL 非特指型 T 区变异表现为副皮质区扩大伴保留 GCC。细胞形态学可见小细胞或中等大小细胞,淋巴细胞、浆细胞、内皮细胞增生,有时可见群集的透明细胞和(或)类似 HL 细胞的细胞。

淋巴上皮样变异,曾称为 Lennert 淋巴瘤,表现为群集的上皮样组织细胞。

这些肿瘤通常具有侵袭性,常与其有时温和或反应性的表象不符。*TCR* 基因克隆性重排是可靠诊断的前提。

间变性大细胞淋巴瘤

间变性大细胞淋巴瘤(anaplastic large cell lymphoma,ALCL)是近期第一个被认为与霍奇金相关抗体 Ki-1(抗 CD30)反应的 NHL(Stein et al,1985)。ALK 阳性 ALCL 在青少年和青年人最常见,约占儿童淋巴瘤 10%~15%。

ALCL 通常表现为大细胞弥漫性或聚集性浸润,有时为多形性细胞,胞质丰富,细胞核有凹陷或呈马蹄形,有时为花环样多叶核(图 33-82)。淋巴结窦和浅表皮质受累常见,肿瘤细胞聚集类似癌,某些病例呈现多态性的霍奇金样改变。未见真 R-S 细胞。

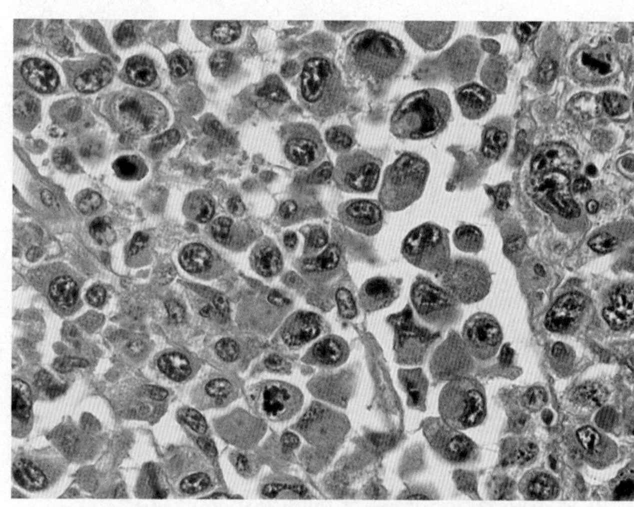

图 33-82 青少年间变性大细胞淋巴瘤(×500)

组织学变异包括单一形态、小细胞和淋巴样组织细胞样类型,但这些细胞也表达 ALK 及其他类似的免疫表型。

ALK 阳性 ALCL 通常与 2p23 染色体异常相关,涉及区域如 t(2;5)(p23;q35),导致一个酪氨酸激酶间变性淋巴瘤激酶(ALK)基因与核仁穿梭蛋白核磷蛋白(NPM)融合,编码 NPM-ALK 融合蛋白,表达于细胞核和细胞质(Morris et al,1994)。也可见 ALK 的变异易位,通常免疫组化检测发现 ALK 只在细胞核或细胞质中表达。

基本上所有的病例均表达 CD30。免疫组化显示略超过一半的病例为外周 T 细胞表型,不同程度的表达 CD3、CD5、CD4、CD43、CD45Ro。似乎最常表达 CD3。也可不同程度的表达 CD45、CD25 及 EMA。CD15 及 CD68 偶尔阳性。T 细胞表面标记阴性病例通常显示 TCR 重排。

CD56、TIA-1 和髓系标记 CD13 和 CD33 往往阳性(Bovio & Allan,2008)。信号转导和转录激活子 3(STAT3)过度表达,伴有抗凋亡通路的激活,BCL-2、BCL-XL 及生存素的表达增加。JUNB 扩增或超表达与 CD30 相关(Amin & Lai,2007;Atsaves et al,2014;Eyre et al,2014)。

大多数为 t(2;5)(p23;q35),变异型包括:t(1;2)(q25;p23),涉及编码肌球蛋白的 TPM3;inv(2)(p23;q35)涉及 ATIC,以及 t(2;3)(p23;q35)涉及 TFG(TRAK 融合基因)。这

些ALK均存在于胞质而非胞核。其他伙伴基因包括TPM4、CLTC、MSN、ALO17以及MYH9。CLTC-ALK伴t(2;17)(p23;q23)是弥漫大B细胞淋巴瘤(CD20阴性,CD79a+)伴有*IgH*基因重排,罕见,但也有*TCR*重排。ALK染色表现为胞质颗粒。

间变性大细胞淋巴瘤,ALK-

与ALK阳性ALCL淋巴瘤具有相似的组织学和免疫表型,主要见于成年人,但临床表现不同。缺乏ALK易位,但30%病例出现DUSP22易位,可能与预后较好相关,8%病例涉及TP63易位提示预后差(Parrilla Castellar et al,2014)。各种继发性ALCL(包括其他淋巴瘤进展期、移植后肿瘤、EBV和HTLV-Ⅰ相关淋巴瘤)也表达CD30。

霍奇金淋巴瘤

霍奇金淋巴瘤(Hodgkin lymphoma,HL),也称为霍奇金病(Hodgkin disease,HD),其定义自Rye会议(Lukes & Butler,1966)以来只有很小的改变。霍奇金淋巴瘤的标志是出现霍奇金Reed-Sternberg细胞(HRS或RS细胞),其特点为大的双核、多核或单核,每个核内有一个非常大的核仁(图33-83)。在含有不同数量的淋巴细胞、组织细胞、嗜酸性粒细胞及浆细胞的免疫增生性背景中常见这些肿瘤细胞。也常见退化的"木乃伊化"肿瘤细胞。

经典型霍奇金淋巴瘤

混合细胞型、结节硬化型、淋巴细胞消减型及富于淋巴细胞型四种亚型具有相似的生物学特点,并且都含有霍奇金Reed-Sternberg细胞(HRS)。他们被称为"经典型"霍奇金淋巴瘤(King et al,2014;Swerdlow et al,2008;Venkataraman et al,2014)。

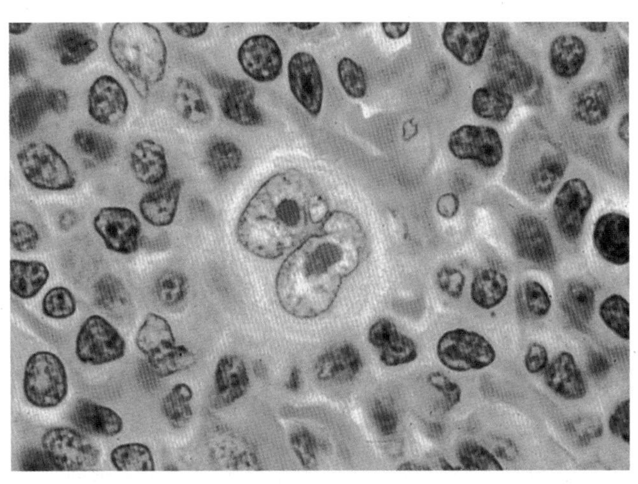

图33-83 一例混合细胞型霍奇金淋巴瘤中的Reed-Sternberg细胞(×1000)

经典型霍奇金淋巴瘤(classical Hodgkin lymphoma)中最常见的HRS细胞表型是表达CD30、CD15和肌成束蛋白,常缺失CD45和T淋巴细胞标志。少数情况下表达B细胞相关标志CD20和(或)CD79(<30%),通常呈局灶性和弱表达。偶有较强的CD20表达。B细胞转录因子Oct2、BOB.1以及免疫球蛋白J链缺失。轻链免疫球蛋白抗体可表达广泛的胞质标记。经典型HL的标准Ig和*TCR*基因重排阴性,但扩增单细胞*IgH*基因序列表明,大多数HL病例均来源于单克隆B淋巴细胞。EB病毒与大部分HL相关。

HL可见于儿童早期及老年人。好发于15~35岁及50岁之后。男性多见,尤其是儿童患者。女性多为30岁以前,以结节性硬型为主(表33-8)。

表33-8 霍奇金淋巴瘤的主要特点

淋巴瘤	人口、临床表现	形态学	细胞表面标记	预后
结节性淋巴细胞为主型(NLPHL)	男性>女性,30~50岁,外周淋巴结受累	多形性单个核细胞(爆米花或L&H细胞);松散分布于小B细胞结节中	LP细胞表达CD45、CD20、bcl-6、J链、Oct-2、BOB.1,不表达EBV	Ⅰ期、Ⅱ期预后好
结节硬化型	男性=女性,<30岁,有纵隔肿瘤,偶尔累及脾脏或肺;40%有B症状;大多数诊断时为Ⅱ期	交织的纤维蛋白,淋巴组织中有HRS细胞及陷窝细胞;多核变异型	1%~40%表达CD15、CD30、CD45-EBV	系统性治疗预后好
混合细胞型	男性>女性,中位年龄38岁;外周淋巴结受累常见,累及脾脏、骨髓;B症状常见;诊断时常为Ⅲ期或Ⅳ期	经典的HRS细胞混有淋巴细胞、浆细胞、嗜酸性粒细胞和组织细胞	75%表达CD15、CD30、CD45-EBV	系统性治疗预后好
淋巴细胞消减型	男性>女性;中位年龄30~37岁;B症状,多为进展期;伴HIV感染	经典的HRS细胞,背景中淋巴细胞减少;多形性肉瘤样HRS细胞	HIV阳性者表达CD15、CD30、CD45-EBV	与进展期相关
富于淋巴细胞型	男性>女性,老年;外周淋巴结肿大;B症状罕见;诊断时多数为Ⅰ期或Ⅱ期	大量小淋巴细胞中散在经典的HRS细胞;结节性生长	CD15、CD30;Oct2及BOB.1少见;J链缺失;40%~75%表达EBV	好,类似NLPHL

结节硬化型 HL

结节硬化型(nodular sclerosis,NS)HL 的特点是厚的胶原蛋白分离淋巴组织以及腔隙型 HRS 细胞,表现为细胞质苍白,核仁数量不等(图 33-84 和图 33-85)。经典的 HRS 细胞数量不定。早期病变中纤维化可能不明显,但通常存在肿瘤细胞聚集。

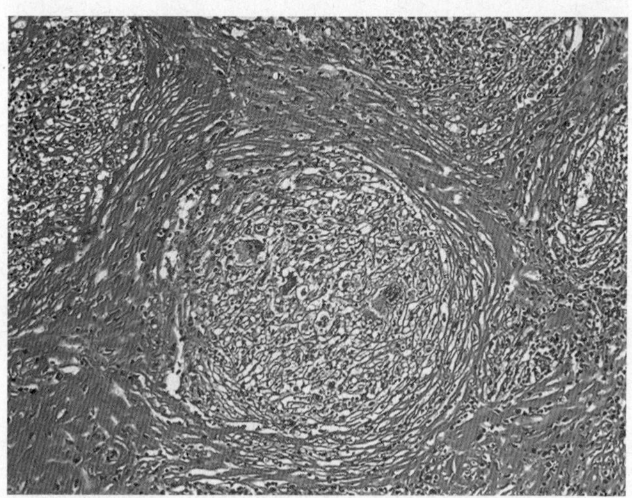

图 33-84 一例结节硬化型霍奇金淋巴瘤密集的纤维化(×200)

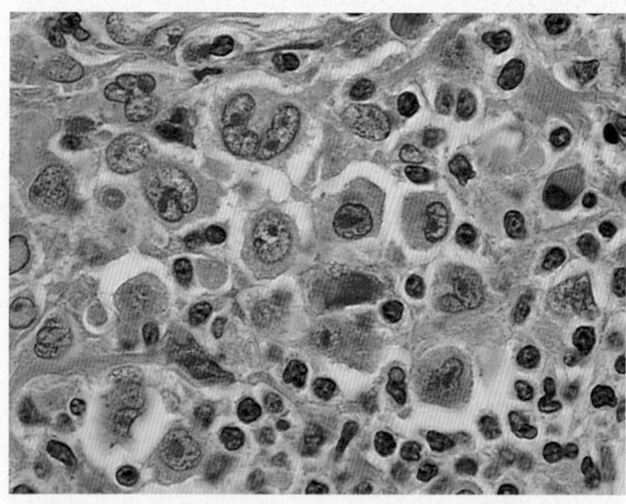

图 33-85 结节硬化型霍奇金淋巴瘤结节中的一群 Reed-Sternberg 细胞(×500)

结节硬化型 HL 是根据肿瘤细胞数量来分级。当 25%或更多的结节出现肿瘤细胞,为 2 级。这通常与坏死有关,称为合胞体变。结节硬化型 HL 变异常见,年轻的女性可表现为纵隔肿块。

混合细胞型 HL

混合细胞型 HL 表现为淋巴细胞、浆细胞、嗜酸性粒细胞、组织细胞、有时有许多 R-S 细胞弥漫性多形性浸润(图 33-86)。可见坏死和无序性纤维化。年轻人中这种亚型较结节硬化型少见,它是 EBV 感染最常见的亚型。

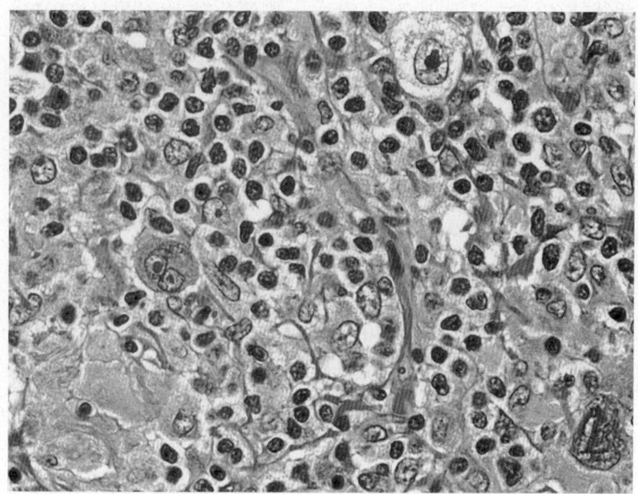

图 33-86 混合细胞型霍奇金淋巴瘤散在分布的 Reed-Sternberg 细胞(×500)

淋巴细胞消减型 HL

淋巴细胞消减型 HL 少见,好发于老年人,可能与弥漫性纤维化相关。以肿瘤细胞为主,淋巴细胞较其他经典型 HL 少见(图 33-87)。可表现为急性发热性疾病,伴全血细胞减少及淋巴细胞减少。骨髓受累常见,但不见其他亚型中出现的淋巴细胞增多及血小板增多。

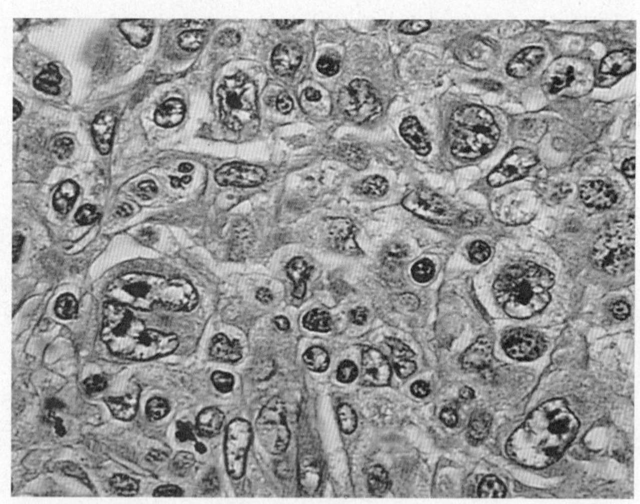

图 33-87 淋巴细胞消减型霍奇金淋巴瘤,以肿瘤细胞为主伴有少量的淋巴细胞(×500)

50%霍奇金淋巴瘤可见正细胞性贫血。白细胞及血小板计数不定,有时可见嗜酸性粒细胞。血液、骨髓检查和许多的组织学特征表现为对疾病的宿主反应。HL 的免疫学研究表明,当出现广泛疾病时,细胞介导的免疫是有缺陷的。

临床分期将Ⅰ期疾病定义为一个解剖区域或横膈同侧的两个相邻区域淋巴结受累。Ⅱ期疾病指横膈同侧两个以上相邻区域或两个非相邻区域淋巴结受累。Ⅲ期指横膈上下均受累但局限于淋巴组织。Ⅳ期指除外淋巴组织,还有骨髓或其他器官受累。未接受治疗的 HL 患者中骨髓受累的发病率约为

10%。每一个临床分期又可分为无全身症状 A 组和有全身症状 B 组。对 HL 进行多种疗法的积极管理提高了其存活率，尤其是对于年轻患者。

结节性淋巴细胞为主型 HL

结节性淋巴细胞为主型 HL 的组织学包括小 B 细胞、相关的滤泡树突细胞及聚集或分散的大的 L&H 细胞结节性浸润导致淋巴结结构消失，Lukes 和 Butler 曾称之为淋巴细胞性和组织细胞性 HL。结节状结构可模糊。虽然大多数情况下 L&H 细胞形态一致，但在个别情况下可有变化。通常表现为细胞核大，有空泡，核仁中等大小，核卷曲类似爆米花（“爆米花细胞”）。胞质量中等，明显至轻微嗜酸性。大多数情况下，肿瘤细胞细胞核呈圆形至椭圆形，核仁呈明显的嗜酸性或嗜碱性，但较典型 HRS 细胞的核仁小（图 33-88）。随着经验的积累，这些细胞逐渐能被鉴别，HRS 细胞不常见。然而它们的表型不同于经典的 HRS 细胞，L&H 细胞通常松散的集中在结节中心，但也可散在分布于其他区域。

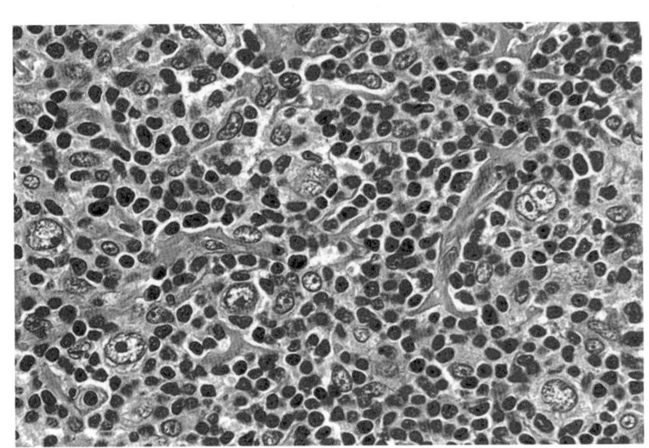

图 33-88 淋巴细胞为主型霍奇金淋巴瘤，伴圆形核而不是“爆米花”核的 L&H 细胞（×500）

L&H 细胞为成熟 B 淋巴细胞的免疫表型，表达 CD20、CD22、CD45、CD79a、BCL-6、BOB. 1、Oct-2、CD75 和 J-链（Swerdlow et al，2008）。CD30 缺失或弱表达，常表达 EMA。结节主要由 B 淋巴细胞组成，但常混合大量的 CD3 或 CD3/CD57 阳性 T 淋巴细胞，这些细胞可形成花环围绕 L&H 细胞。不常见却有诊断意义。CD21、CD35 或 CD23 抗体阳性提示结节含有滤泡树突网。尽管 PCR 已证明 B 细胞的单克隆性，但胞质 Ig 并非克隆性。

灵敏的检测方法证实 IgH 是克隆性重排，但临床实验室常规方法却无法检测到。L&H 细胞是生发中心或生发中心后的衍生细胞，在大约一半的研究病例中，具有 *Ig* 基因的体细胞突变（Braeuninger et al，1997）。

组织学变异包括 B 细胞结节外伴弥漫性 T 细胞富集和 L&H 细胞增加，提示疾病复发或进展风险（Hartmann et al，2013）。男性及低白蛋白血症也会增加风险（Fanale，2013）。也有报道与 EBV 感染相关，非典型表达 CD30，弱 PAX5 和类似经典 HL 的多形性细胞（Huppmann et al，2014）。

认为淋巴结生发中心逐步转变（PTGC）为 NLPHL 的前驱病变，但并未得到证实。PTGC 大多数情况下不会进展为淋巴瘤。

富于淋巴细胞型 HL

富于淋巴细胞型的经典霍奇金淋巴瘤（nodular lymphocyte-rich classical Hodgkin lymphoma，NLRCHL）是一类形态和临床表现类似 NLPHL，但表达经典型霍奇金淋巴瘤（CHL）免疫表型的霍奇金淋巴瘤。典型情况下，生发中心保存完好，套区内可见 HRS 细胞。在疾病早期，通常为外周淋巴结受累。HRS 细胞表达 CD30，缺乏 NLPHL 的 HRS 细胞免疫球蛋白 J 链（Anagnos-topoulos et al，2000）。最近的研究表明，B 细胞因子 bcl-6、Oct-2 和 BOB. 1 的表达在 NLRCHL 和 NLPHL 之间有重叠，他们在 NLPHL 持续表达，而在 NLRCHL 中是可变的。CD15 和 MUM-1 在 NLRCHL 频繁表达，而 pax-5 在大多数情况可见于两种类型（Nam-Cha et al，2009）。大量临床研究表明，NLRCHL 患者较其他 CHL 患者的年龄更大，并且类似 NLPHL 对治疗反应好，预后较好。

免疫缺陷相关淋巴细胞增殖性疾病

免疫功能障碍患者发生淋巴瘤和不受控制的多克隆淋巴细胞增殖的概率增高（Swerdlow et al，2008）。这些功能紊乱状态主要分为三大类：原发性（先天性）免疫缺陷状态、HIV 感染和医源性免疫抑制，特别是移植后免疫抑制，也包括因其他原因延长的免疫抑制治疗。

其中大部分为 B 淋巴细胞增殖性疾病，与 EBV 或其他病毒的感染或再激活相关，包括大 B 细胞淋巴瘤和变异型、BL 和多形性 B 细胞增殖。霍奇金淋巴瘤和外周 T 细胞淋巴瘤罕见。EBV 相关的淋巴细胞增殖性疾病概述，见框 33-14。

框 33-14 EBV 相关的疾病

单核细胞增多症型疾病
霍奇金淋巴瘤：MC>LR>NS；LD（见于 HIV 感染患者）
免疫缺陷相关淋巴细胞增殖性疾病
移植后淋巴细胞增殖性疾病
某些 DLBCL 病例（慢性炎症相关或老年型）
淋巴瘤样肉芽肿
原发渗出性淋巴瘤
儿童 EBV+淋巴细胞增殖性疾病
Burkitt 淋巴瘤（地方性和 HIV 相关性）
鼻 NK-T 细胞淋巴瘤
血管免疫母细胞性淋巴瘤
浆母细胞淋巴瘤

DLBCL，弥漫性大 B 细胞淋巴瘤；EBV，EB 病毒；HIV，人类免疫缺陷病毒；LD，淋巴细胞消减型；LR，富于淋巴细胞性经典型；MC，混合细胞型；NS，结节性硬化型

原发性免疫缺陷病（primary immune deficiencies，PIDs）罕见，包括 Wiskott-Aldrich 综合征（WAS）、共济失调毛细血管扩张症（ataxia-telangiectasia，AT）、常见变异型免疫缺陷病（common variable immunodeficiency disease，CVID）、重度联合免疫缺陷病（severe combined immunodeficiency，SCID）、X 连锁淋巴细胞增生性疾病（X-linked lymphoproliferative disease，XLP）、Nijmegan 断裂综合征(Nijmegan breakage syndrome,NBS)、高 IgM 综合征,以及自身免疫性淋巴细胞增殖性疾病(ALPS)(Chadburn,2013)。现在已经确认数百种不同基因的 PIDs,成人和儿童均可发生,并且随着基因组技术的应用,病变基因的种类很可能会继续扩大(Chou et al,2012;O'Gorman,2008;Verma et al,2013)。常因自身免疫现象而出现血细胞减少(Seidel,2014)。

ALPS 涉及阻止细胞凋亡的 *FAS* 基因的遗传突变。涉及的突变不同,效应也不同,可能比以前认为的更为常见,并且某些病例为成人发病。临床上表现为淋巴结肿大和存在 CD4/CD8 双阴性 T 淋巴细胞。高 IgM 综合征由 CD40 配体的突变引起,抑制 T/B 淋巴细胞相互作用和 B 淋巴细胞成熟。AT 和 NBS 是 DNA 修复异常。WAS 是一种血小板减少、皮疹和复发性感染的综合征,具有致命性,但是可以采用异基因骨髓移植治愈。

XLP 和 SCID 常因 EBV 传染性单核细胞增多症而死亡。大 B 细胞淋巴瘤是大多数原发性免疫缺陷病最常见的肿瘤,并且 WAS 的淋巴瘤样肉芽肿病发生率增加。

HIV 感染相关淋巴瘤

HIV 感染相关淋巴瘤(HIV-associated lymphomas)包括 Burkitt 淋巴瘤、弥漫性大 B 细胞淋巴瘤(CG、ABC 或原发 CNS 类型)、浆母细胞淋巴瘤(通常发生在口腔)和原发渗出性淋巴瘤(PEL)。其他类型,包括经典 HL"罕见",但 HIV 患者的发生率高于普通人群(Little & Dunleavy,2013)。自从采用联合抗逆转录病毒治疗(cART)以来,发达国家 HIV 感染相关淋巴瘤的发病率大幅下降,并与 CD4 计数呈负相关。当 CD4 细胞低于 200/μl 时,淋巴瘤特别容易发生。40%的 HIV 感染相关淋巴瘤也与 EBV 相关。HIV 感染相关的原发渗出性淋巴瘤与 KHSV/HHV-8 感染和多中心 Castleman 病有关(Gloghini et al,2013)。

移植后淋巴细胞增殖性疾病

移植后淋巴细胞增殖性疾病(posttransplant lymphoproliferative disorders,PTLD)是因器官移植相关的治疗性免疫抑制导致的独特的淋巴细胞增殖性疾病(Swerdlow,et al,2008)。大部分(但不是全部)与 EBV 相关(Parker et al,2010)。在许多情况下,当减少免疫抑制治疗时肿瘤消退(regress),但这是不可预测的。

浆细胞增生(plasmacytic hyperplasia,PH)由较多浆细胞和散在的免疫母细胞组成。传染性单核细胞增多症样的 PTLD 显示淋巴结的副皮质区扩张伴免疫母细胞增加。两者均是早期或低度病变,进展缓慢。

多形性 PTLD 显示淋巴背景中的免疫母细胞和浆细胞增多。单形性 PTLD 实质上是弥漫性淋巴瘤,通常是大 B 细胞。霍奇金样 PTLD 可能是一种具有霍奇金样特征的大 B 细胞淋巴瘤,在以前的工作分类方案中称为多形性免疫母细胞(polymorphic immunoblastic)(图 33-89)。单形性 T 细胞淋巴瘤也很少见。

由于其他原因,如使用甲氨蝶呤治疗类风湿关节炎,也可能出现类似于 PTLD 的一系列疾病伴有慢性免疫抑制(见之前关于老年型大 B 细胞淋巴瘤和 EBV 相关的慢性炎症的描述)。

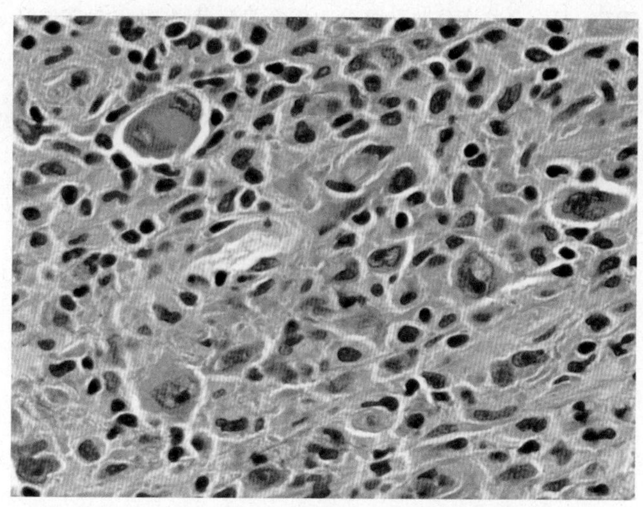

图 33-89 发生于多形性移植后淋巴细胞增殖性疾病(PTLD)的胃肠道大 B 细胞淋巴瘤(间变型)(×500)

组织细胞和树突细胞肿瘤

组织细胞和树突细胞肿瘤是一类罕见疾病,主要侵犯淋巴结和软组织,偶尔会侵犯骨髓。组织细胞肉瘤(histiocytic sarcoma)也称为真性组织细胞性淋巴瘤,是源于单核巨噬细胞系统的非循环细胞的恶性肿瘤(Swerdlow et al,2008)。鉴别诊断包括单核细胞白血病和大 B 细胞淋巴瘤或外周 T 细胞淋巴瘤。肿瘤细胞显示恶性肿瘤的细胞核特征,类似于大细胞淋巴瘤或单核细胞系的组织细胞肉瘤(图 33-90)。免疫标记包括 CD68、溶菌酶、α_1-抗胰蛋白酶和抗糜蛋白酶;其他标记有其他单核细胞巨噬细胞标记(如 CD64、CD14)。一些病例可能会出现噬血细胞现象。

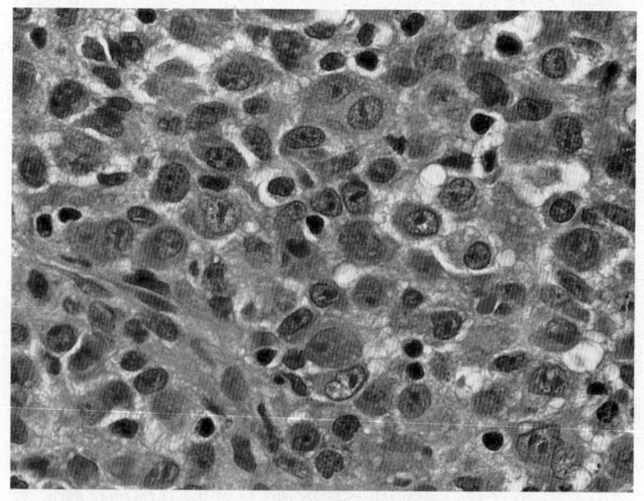

图 33-90 儿童组织细胞肉瘤。肿瘤细胞表达单核细胞标记和溶菌酶,不表达淋巴细胞标记,无淋巴系统的基因重排(×500)

噬血细胞综合征或噬血细胞性淋巴组织细胞增生症

噬血细胞综合征(hemophagocytic syndrome,HPS)或噬血细胞性淋巴组织细胞增生症(hemophagocytic lymphohistiocytosis,

HLH)，表现为肝脾肿大、发热和其他全身症状，血细胞减少以及包括骨髓(和有时为淋巴结)在内的器官巨噬细胞浸润。噬血细胞现象可能包括吞噬红细胞(图 33-91)，也可能仅限于吞噬血小板和白细胞。在骨髓标本中通常很难识别或根本看不见。诊断标准包括外周血中至少两系血细胞减少、低纤维蛋白原血症、铁蛋白显著升高和高甘油三酯血症(Faitelson & Grunebaum，2014；Rosado & Kim，2013)。获得性 HLH 通常与病毒感染有关，与肿瘤或原发性免疫缺陷有关。家族性噬血细胞综合征(familial hemophagocytic syndrome)与穿孔素和其他基因突变有关。获得性 HLH 的病因往往是隐匿的，但这种疾病往往呈一个进行性过程，约有 60% 患者在 2 个月内死亡，但有些患者对通常包括依托泊苷(etoposide)的治疗有反应。

朗格汉斯细胞组织细胞增生症

朗格汉斯细胞组织细胞增生症(Langerhans cell histiocytosis，LCH)是朗格汉斯细胞的肿瘤性增殖，朗格汉斯细胞是通常主要存在于皮肤中的树突细胞(Jaffe R，1999；Swerdlow et al，2008)。其临床表现呈多样性，包括单病灶的疾病(unifocal disease)，通常见于青少年或年轻人的骨骼，偶尔见于淋巴结、皮肤或肺部，称为嗜酸性肉芽肿(eosinophilic granuloma)。

多病灶单系统疾病(multifocal unisystem disease)通常涉及儿童骨骼，常常浸润至邻近的软组织，也称为 Hand-Schüller-Christian 病。颅骨受累可能导致尿崩症、牙齿脱落或眼球突出。成年人可能会出现多处肺部病变。

多发性(多病灶)多系统疾病(multifocal multisystem disease)称为 Letterer-Siwe 病，发生于婴儿。它是一种侵袭性疾病，伴有发热、皮疹、肝脾肿大、淋巴结肿大、骨累及和全血细胞减少。

组织学上，所有形式的 LCH 均由朗格汉斯细胞的浸润组成。它们是形态类似于良性组织细胞的树突细胞，但其核呈咖啡豆状，并具有线性的中央沟槽(图 33-92)。通常存在数量不等的嗜酸性粒细胞和淋巴细胞。浸润导致骨结节形成，累及皮肤真皮，可累及淋巴结窦及脾红髓。有时可见多核巨细胞，由于其存在特征性的核，而不同于多核组织细胞(如幼年型黄色肉芽肿)。

免疫表型显示表达 CD1a 和 S-100 蛋白，可能弱表达 CD45 和 CD68，不表达 T 和 B 淋巴细胞特异性抗体和滤泡树

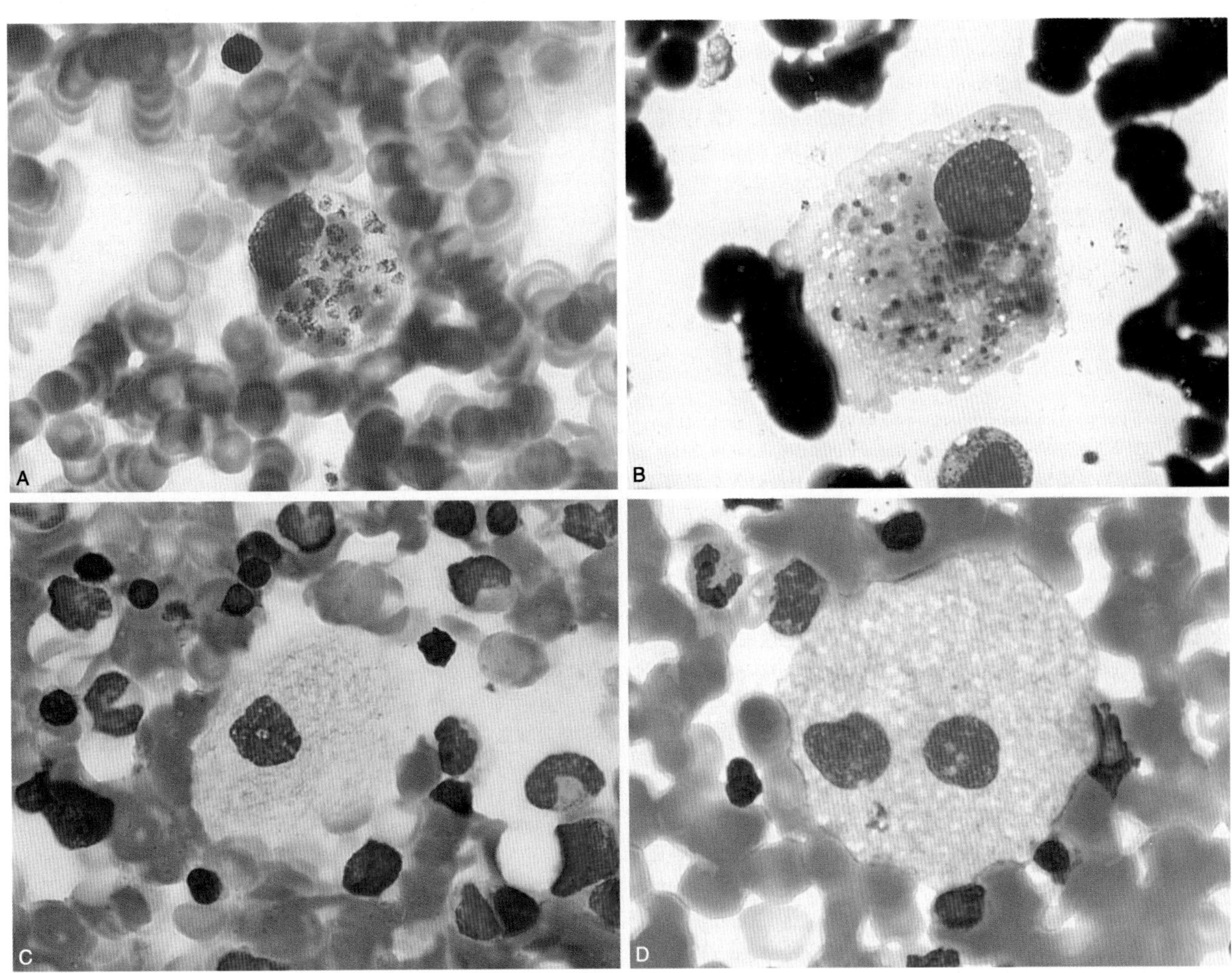

图 33-91 A. 感染相关的噬血细胞综合征患者的组织细胞(巨噬细胞)增生，示巨噬细胞吞噬血小板以及红细胞(即噬血细胞)(×1000)。对照 B. 人类免疫缺陷病毒(HIV)感染患者出现吞噬细胞碎片的组织细胞(巨噬细胞)(×1000)。C. 戈谢病中的异常巨噬细胞(戈谢细胞)(×1000)。D. 尼曼-皮克病中的异常巨噬细胞(尼曼-皮克细胞)(×1000)

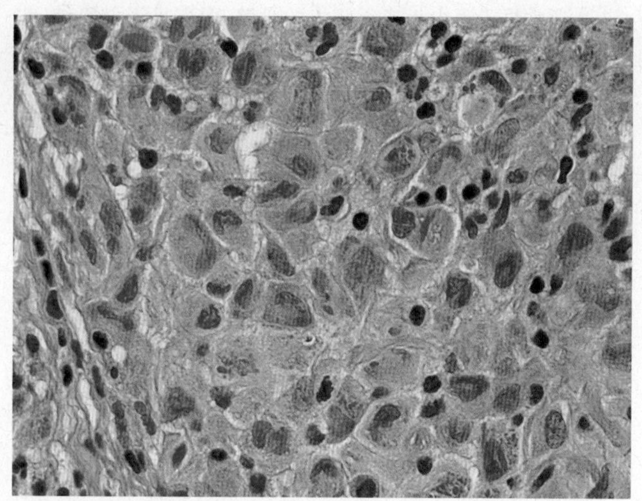

图 33-92　朗格汉斯细胞组织细胞增生症，示典型的核折叠和沟槽(×500)

突标记 CD21 和 CD35。在某些病例电子显微镜可见特征性 Birbeck 颗粒(这是朗格汉斯细胞的特征性结构，形如网球拍)，有助于诊断。

预后在很大程度上取决于器官受累的程度，局部疾病表现为无事件生存率(event-free survival)高，广泛的疾病对化疗表现出不同的反应。成年人的肺部疾病可能在戒烟后自发缓解。

LCH 的一种细胞学上的恶性形式称为朗格汉斯细胞肉瘤(Zwerdling et al,2014)。患者通常表现为多发性疾病，具有高有丝分裂率和侵袭行为。

指状树突细胞肉瘤/肿瘤

指状树突细胞肉瘤/肿瘤(interdigitating dendritic cell sarcoma/tumor,IDCS)是一种罕见的淋巴结副皮质区的指状树突细胞肿瘤(Swerdlow et al,2008)。具有肉瘤的肉眼和显微外观，呈棕褐色，呈坚实的分叶状，有时伴有出血或坏死，肿瘤增生可形成微小的束状、螺旋状和(或)片状。淋巴细胞散在分布，可能出现肥大的上皮样细胞。可见不同程度的异型性。

免疫表型对诊断至关重要。肿瘤细胞为 S-100 阳性，CD45 和单核细胞标志物 CD68 和溶菌酶呈不同程度的弱阳性。CD1a、CD21 和 CD35 阴性。其他髓系、B 和 T 淋巴细胞标记、EMA 和 CD30 也是阴性。背景淋巴细胞是反应性 T 淋巴细胞。预后表现不一。

滤泡树突细胞肉瘤/肿瘤

滤泡树突细胞肉瘤/肿瘤(follicular dendritic cell sarcoma/tumor,FDCS)是来源于滤泡树突细胞的另一种罕见的树突细胞肿瘤，其免疫表型不同于 IDCS。通常累及颈部、腋窝、纵隔、肠系膜及腹膜后淋巴结。显微镜下，肿瘤细胞形成束状、席纹状和(或)完整的漩涡状结构。

免疫表型显示 CD21、CD23 和 CD35 阳性，具有不同程度的 S-100 和 CD68 阳性，CD1a 阴性，偶有 CD45 和 CD20 阳性。其他髓系、T 和 B 淋巴细胞标志物、细胞角蛋白和 HMB-45 阴性。CD117 阴性。

这些肿瘤呈惰性，通常采用简单切除效果良好。

树突细胞肉瘤，非特殊型

树突细胞肉瘤，非特殊型(dendritic cell sarcoma, not otherwise specified,DCS-NOS)是指不属于前述的特定类别的树突状细胞肉瘤。也称为未确定的细胞肉瘤(indeterminate cell sarcoma)，表达 CD1a 和 S-100，不含 Birbeck 颗粒。

(陈万新　译　王晓蓓　校)

推荐阅读

Chadburn A: Immunodeficiency-associated lymphoid proliferations (ALPS,HIV,and KSHV/HHV8),Semin Diagn Pathol 30:113-129,2013.

这篇文章对免疫缺陷相关淋巴增生进行了一个最新和全面的回顾。

Hernandez AM:Peripheral blood manifestations of lymphoma and solid tumors,Clin Lab Med 22:215-253,2002.

这篇文章描述了不同类型的淋巴细胞白血病和淋巴瘤患者外周血涂片结果的相关性，包括疾病期间循环血液中各种淋巴瘤细胞的形态。

Jaffe ES, Harris NL, Vardiman JW, et al: Hematopathology, Philadelphia,2011,Saunders.

这篇文章对血液病理学进行了一个全面、权威和最新的回顾，包括 2008 年 WHO 分型。

Kroft SH:Infectious diseases manifested in the peripheral blood, Clin Lab Med 22:253-277,2002.

回顾感染期间外周血非特异性造血系统的变化，以及少数几种疾病的发现，外周血涂片检查在这些疾病的发现中起着主要的诊断作用。

Paraskevas F: Lymphocytes and lymphatic organs. In Greer JP, Arber DA,Glader B,et al,editors: Wintrobe's clinical hematology, ed 13, Baltimore,2014,Williams & Wilkins,pp227-250.

这篇文章为骨髓后淋巴发生提供了极好的基础讨论。

Pui CH,Carroll WL,Meshinchi S,et al:Biology,risk stratification,and therapy of pediatric acute leukemias:An update,J Clin Oncol 29:551-565, 2011.

这篇综述总结了与儿童急性白血病生物学理解和风险分层相关的治疗进展。这些进展广义上也适用于成人白血病。

Swerdlow SH,Campo E,Harris NL,et al,editors: WHO classification of tumours of haematopoietic and lymphoid tissues,ed 4,Lyon,France,2008, IARC.

这篇文章对造血系统肿瘤进行了一个全面和统一的分类。它是由 WHO 通过主要的血液病理学组织委托，由合作团体和癌症中心提供临床信息，旨在为全世界提供标准的诊断标准。

Tefferi A, Thiele J, Vannucchi A, et al: An overview on CALR and CSF3R mutations and a proposal for revision of WHO diagnostic criteria for myeloproliferative neoplasms,Leukemia 28:1407-1413,2014.

这篇文章描述了最近发现的骨髓增生性(MPN)肿瘤的突变，这些突变有助于解释多年来令人困惑的几种疾病的起源，并为 MPN 的诊断/分类奠定了坚实的基础。

参考文献

Abdel-Wahab O, Levine RL: Mutations in epigenetic modifiers in the pathogenesis and therapy of acute myeloid leukemia, *Blood* 121:3563–3572, 2013.

Akasheh N, Walsh MT, Costello RW: Eosinophil peroxidase induces expression of cholinergic genes via cell surface neural interactions, *Mol Immunol* 62:37–45, 2014.

Akin C, Valent P: Diagnostic criteria and classification of mastocytosis in 2014, *Immunol Allergy Clin North Am* 34:207–218, 2014.

Alapat D, Coviello-Malle J, Owens R, et al: Diagnostic usefulness and prognostic impact of CD200 expression in lymphoid malignancies and plasma cell myeloma, *Am J Clin Pathol* 137:93–100, 2012.

Alder A: Uber konstitutionell bedingte Granulationsveranderungen den Leukocyten, *Archives Klinische Medizinn* 138:372–378, 1939.

Alizon M, Sonigo P, Barre-Sinoussi F, et al: Molecular cloning of lymphadenopathy-associated virus, *Nature* 312:757–760, 1984.

Amin HM, Lai R: Pathobiology of ALK+ anaplastic large-cell lymphoma, *Blood* 110:2259–2267, 2007.

Anagnostopoulos I, Hansmann ML, Franssila K, et al: European Task Force on Lymphoma project on lymphocyte predominance Hodgkin disease: histologic and immunohistologic analysis of submitted cases reveals 2 types of Hodgkin disease with a nodular growth pattern and abundant lymphocytes, *Blood* 96: 1889–1899, 2000.

Arcaini L, Orlandi E, Scotti M, et al: Combination of rituximab, cyclophosphamide, and vincristine induces complete hematologic remission of splenic marginal zone lymphoma, *Clin Lymphoma* 4:250–252, 2004.

Atsaves V, Lekakis L, Drakos E, et al: The oncogenic JUNB/CD30 axis contributes to cell cycle deregulation in ALK+ anaplastic large cell lymphoma, *Br J Haematol* 167:514–523, 2014.

Auerbach AD: Fanconi anemia and its diagnosis, *Mutat Res* 668:4–10, 2009.

Bain BJ, Brunning RD, Vardiman J, et al: Chronic neutrophilic leukemia. In Swerdlow SH, Campo E, Harris NL, et al, editors: *WHO classification of tumours of haematopoietic and lymphoid tissues*, Lyon, France, 2008, IARC Press, pp 38–39.

Baliakas P, Strefford JC, Bikos V, et al: Splenic marginal-zone lymphoma: ontogeny and genetics, *Leuk Lymphoma* 56:301–310, 2014.

Barre-Sinoussi F, Chermann JC, Rey F, et al: Isolation of a T-lymphotropic retrovirus from a patient at risk for acquired immune deficiency syndrome (AIDS), *Science* 220:868–871, 1983.

Belhadj K, Reyes F, Farcet JP, et al: Hepatosplenic gammadelta T-cell lymphoma is a rare clinicopathologic entity with poor outcome: report on a series of 21 patients, *Blood* 102:4261–4269, 2003.

Bellan C, De Falco G, Lazzi S, et al: Pathologic aspects of AIDS malignancies, *Oncogene* 22:6639–6645, 2003.

Bene MC, Porwit A: Acute leukemias of ambiguous lineage, *Semin Diagn Pathol* 29:12–18, 2012.

Bennett JM, Catovsky D, Daniel MT, et al: Proposals for the classification of the acute leukaemias. French-American-British (FAB) co-operative group, *Br J Haematol* 33:451–458, 1976.

Bennett JM, Catovsky D, Daniel MT, et al: A variant form of hypergranular promyelocytic leukaemia (M3), *Br J Haematol* 44(1):169–170, 1980.

Bennett JM, Catovsky D, Daniel MT, et al: Proposals for the classification of the myelodysplastic syndromes, *Br J Haematol* 51:189–199, 1982.

Bennett JM, Catovsky D, Daniel MT, et al: Criteria for the diagnosis of acute leukemia of megakaryocyte lineage (M7). A report of the French-American-British Cooperative Group, *Ann Intern Med* 103:460–462, 1985a.

Bennett JM, Catovsky D, Daniel MT, et al: Proposed revised criteria for the classification of acute myeloid leukemia: a report of the French-American-British Cooperative Group, *Ann Intern Med* 103:620–625, 1985b.

Bennett JM, Catovsky D, Daniel MT, et al: Proposals for the recognition of minimally differentiated acute myeloid leukaemia (AML-MO), *Br J Haematol* 78: 325–329, 1991.

Berard CW, Hutchison RE: The problem of classifying lymphomas: an orderly prescription for progress, *Ann Oncol* 8(Suppl 2):3–9, 1997.

Bianchi G, Anderson KC, Harris NL, et al: The heavy chain diseases: clinical and pathologic features, *Oncology (Williston Park)* 28:45–53, 2014.

Bjorkholm M, Derolf AR, Hultcrantz M, et al: Treatment-related risk factors for transformation to acute myeloid leukemia and myelodysplastic syndromes in myeloproliferative neoplasms, *J Clin Oncol* 29:2410–2415, 2011.

Boeckh M: Complications, diagnosis, management, and prevention of CMV infections: current and future, *Hematology Am Soc Hematol Educ Program* 2011:305–309, 2011.

Borges AH, Dubrow R, Silverberg MJ: Factors contributing to risk for cancer among HIV-infected individuals, and evidence that earlier combination antiretroviral therapy will alter this risk, *Curr Opin HIV AIDS* 9:34–40, 2014.

Bovio IM, Allan RW: The expression of myeloid antigens CD13 and/or CD33 is a marker of ALK+ anaplastic large cell lymphomas, *Am J Clin Pathol* 130: 628–634, 2008.

Braeuninger A, Kuppers R, Strickler JG, et al: Hodgkin and Reed-Sternberg cells in lymphocyte predominant Hodgkin disease represent clonal populations of germinal center-derived tumor B cells, *Proc Natl Acad Sci U S A* 94:9337–9342, 1997.

Brito-Babapulle F: The eosinophilias, including the idiopathic hypereosinophilic syndrome, *Br J Haematol* 121:203–223, 2003.

Brunning R: Morphologic alterations in nucleated blood and marrow cells in genetic disorders, *Hum Pathol* 1:99, 1970.

Burkitt D: A sarcoma involving the jaws in African children, *Br J Surg* 46:218–223, 1958.

Cagnetta A, Adamia S, Acharya C, et al: Role of genotype-based approach in the clinical management of adult acute myeloid leukemia with normal cytogenetics, *Leuk Res* 38:649–659, 2014.

Camacho FI, Algara P, Mollejo M, et al: Nodal marginal zone lymphoma: a heterogeneous tumor. A comprehensive analysis of a series of 27 cases, *Am J Surg Pathol* 27:762–771, 2003.

Cancer Genome Atlas Research Network: Genomic and epigenomic landscapes of adult de novo acute myeloid leukemia, *N Engl J Med* 368:2059–2074, 2013.

Capello D, Vitolo U, Pasqualucci L, et al: Distribution and pattern of BCL-6 mutations throughout the spectrum of B-cell neoplasia, *Blood* 95:651–659, 2000.

Castella A, Croxson TS, Mildvan D, et al: The bone marrow in AIDS: a histologic, hematologic, and microbiologic study, *Am J Clin Pathol* 84:425–432, 1985.

Cazzola M, Della Porta MG, Malcovati L: The genetic basis of myelodysplasia and its clinical relevance, *Blood* 122:4021–4034, 2013.

Cazzola M, Kralovics R: From Janus kinase 2 to calreticulin: the clinically relevant genomic landscape of myeloproliferative neoplasms, *Blood* 123:3714–3719, 2014.

Cerchietti L, Leonard JP: Targeting the epigenome and other new strategies in diffuse large B-cell lymphoma: beyond R-CHOP, *Hematology Am Soc Hematol Educ Program* 2013:591–595, 2013.

Chalayer E, French M, Cathebras P: Bone marrow fibrosis as a feature of systemic lupus erythematosus: a case report and literature review, *Springerplus* 3:349-1801-3-349. eCollection 2014, 2014.

Cheah CY, Burbury K, Apperley JF, et al: Patients with myeloid malignancies bearing PDGFRB fusion genes achieve durable long-term remissions with imatinib, *Blood* 123:3574–3577, 2014.

Chen Y, Kantarjian H, Pierce S, et al: Prognostic significance of 11q23 aberrations in adult acute myeloid leukemia and the role of allogeneic stem cell transplantation, *Leukemia* 27:836–842, 2013.

Chikatsu N, Kojima H, Suzukawa K, et al: ALK+, CD30-, CD20- large B-cell lymphoma containing anaplastic lymphoma kinase (ALK) fused to clathrin heavy chain gene (CLTC), *Mod Pathol* 16:828–832, 2003.

Chou J, Ohsumi TK, Geha RS: Use of whole exome and genome sequencing in the identification of genetic causes of primary immunodeficiencies, *Curr Opin Allergy Clin Immunol* 12:623–628, 2012.

Christensen RD, Calhoun DA: Congenital neutropenia, *Clin Perinatol* 31:29–38, 2004.

Clark TA: Changing pertussis epidemiology: everything old is new again, *J Infect Dis* 209:978–981, 2014.

Colella R, Hollensead SC: Understanding and recognizing the Pelger-Huet anomaly, *Am J Clin Pathol* 137:358–366, 2012.

Crist WM, Shuster JJ, Falletta J, et al: Clinical features and outcome in childhood T-cell leukemia-lymphoma according to stage of thymocyte differentiation: a Pediatric Oncology Group study, *Blood* 72:1891–1897, 1988.

Csernus B, Timar B, Fulop Z, et al: Mutational analysis of IgVH and BCL-6 genes suggests thymic B-cells origin of mediastinal (thymic) B-cell lymphoma, *Leuk Lymphoma* 45:2105–2110, 2004.

Dainiak N: Hematologic consequences of exposure to ionizing radiation, *Exp Hematol* 30:513–528, 2002.

Dale DC: Cyclic and chronic neutropenia: an update on diagnosis and treatment, *Clin Adv Hematol Oncol* 9:868–869, 2011.

Davey FR, Huntington S: Age-related variation in lymphocyte subpopulations, *Gerontology* 23:381–389, 1977.

Dearden C: B- and T-cell prolymphocytic leukemia: antibody approaches, *Hematology Am Soc Hematol Educ Program* 2012:645–651, 2012.

De Paepe P, Baens M, van Krieken H, et al: ALK activation by the CLTC-ALK fusion is a recurrent event in large B-cell lymphoma, *Blood* 102:2638–2641, 2003.

Dinauer MC: Disorders of neutrophil function: an overview, *Methods Mol Biol* 1124:501–515, 2014.

Dojcinov SD, Venkataraman G, Pittaluga S, et al: Age-related EBV-associated lymphoproliferative disorders in the Western population: a spectrum of reactive lymphoid hyperplasia and lymphoma, *Blood* 117:4726–4735, 2011.

Dorfman RF, Remington JS: Value of lymph-node biopsy in the diagnosis of acute acquired toxoplasmosis, *N Engl J Med* 289:878–881, 1973.

Dotta L, Badolato R: Primary immunodeficiencies appearing as combined lymphopenia, neutropenia, and monocytopenia, *Immunol Lett* 161:222–225, 2014.

Dotta L, Tassone L, Badolato R: Clinical and genetic features of Warts, Hypogammaglobulinemia, Infections and Myelokathexis (WHIM) syndrome, *Curr Mol Med* 11:317–325, 2011.

Druker BJ, Talpaz M, Resta DJ, et al: Efficacy and safety of a specific inhibitor of the BCR-ABL tyrosine kinase in chronic myeloid leukemia, *N Engl J Med* 344:1031–1037, 2001.

Duarte-Davidson R, Courage C, Rushton L, et al: Benzene in the environment: an assessment of the potential risks to the health of the population, *Occup Environ Med* 58:2–13, 2001.

Elliott MA, Dewald GW, Tefferi A, et al: Chronic neutrophilic leukemia (CNL): a clinical, pathologic and cytogenetic study, *Leukemia* 15:35–40, 2001.

Elliott MA, Tefferi A: Chronic neutrophilic leukemia 2014: Update on diagnosis, molecular genetics, and management, *Am J Hematol* 89:651–658, 2014.

Eyre TA, Khan D, Hall GW, et al: Anaplastic lymphoma kinase-positive anaplastic large cell lymphoma: current and future perspectives in adult and paediatric disease, *Eur J Haematol* 93:455–468, 2014.

Faitelson Y, Grunebaum E: Hemophagocytic lymphohistiocytosis and primary immune deficiency disorders, *Clin Immunol* 155:118–125, 2014.

Falini B, Martelli MP, Bolli N, et al: Acute myeloid leukemia with mutated nucleophosmin (NPM1): is it a distinct entity? *Blood* 117:1109–1120, 2011.

Falini B, Tiacci E, Liso A, et al: Simple diagnostic assay for hairy cell leukaemia by immunocytochemical detection of annexin A1 (ANXA1), *Lancet* 363:1869–1870, 2004.

Fanale M: A novel prognostic scoring system for NLPHL, *Blood* 122:4154–4155, 2013.

Fernandez de Larrea C, Kyle RA, Durie BG, et al: Plasma cell leukemia: consensus statement on diagnostic requirements, response criteria and treatment recommendations by the International Myeloma Working Group, *Leukemia* 27:780–791, 2013.

Ferry JA: Burkitt's lymphoma: clinicopathologic features and differential diagnosis, *Oncologist* 11:375–383, 2006.

Flatley E, Chen AI, Zhao X, et al: Aberrations of MYC are a common event in B-cell prolymphocytic leukemia, *Am J Clin Pathol* 142:347–354, 2014.

Foa R, Lauria F, Catovsky D: Evidence that T colony formation is a property of T mu (helper) lymphocytes, *Clin Exp Immunol* 42:152–155, 1980.

Foran JM: New prognostic markers in acute myeloid leukemia: perspective from the clinic, *Hematology Am Soc Hematol Educ Program* 2010:47–55, 2010.

Franklin EC: gamma- and mu-Heavy chain diseases and related disorders, *J Clin Pathol Suppl (Assoc Clin Pathol)* 6:65–71, 1975.

Foucar K, Falini B, Catovsky D, et al: Hairy cell leukaemia. In Swerdlow S, Campo E, Harris N, et al, editors: *WHO classification of tumours of haematopoietic and lymphoid tissues*, ed 4, Lyon, France, 2008, IARC Press, pp 188–190.

Furuta GT, Atkins FD, Lee NA, et al: Changing roles of eosinophils in health and disease, *Ann Allergy Asthma Immunol* 113:3–8, 2014.

Gaidano G, Foa R, Dalla-Favera R: Molecular pathogenesis of chronic lymphocytic leukemia, *J Clin Invest* 122:3432–3438, 2012.

Galton DA, Goldman JM, Wiltshaw E, et al: Prolymphocytic leukaemia, *Br J Haematol* 27:7–23, 1974.

Garg H, Mohl J, Joshi A: HIV-1 induced bystander apoptosis, *Viruses* 4:3020–3043, 2012.

Gascoyne RD, Lamant L, Martin-Subero JI, et al: ALK-positive diffuse large B-cell lymphoma is associated with Clathrin-ALK rearrangements: report of 6 cases, *Blood* 102:2568–2573, 2003.

Gaulard P, de Leval L: Pathology of peripheral T-cell lymphomas: where do we stand? *Semin Hematol* 51:5–16, 2014.

Gessain A, Rua R, Betsem E, et al: HTLV-3/4 and simian foamy retroviruses in humans: discovery, epidemiology, cross-species transmission and molecular virology, *Virology* 435:187–199, 2013.

Gloghini A, Dolcetti R, Carbone A: Lymphomas occurring specifically in HIV-infected patients: from pathogenesis to pathology, *Semin Cancer Biol* 23:457–467, 2013.

Go RS, Wester SM: Immunophenotypic and molecular features, clinical outcomes, treatments, and prognostic factors associated with subcutaneous panniculitis-like T-cell lymphoma: a systematic analysis of 156 patients reported in the literature, *Cancer* 101:1404–1413, 2004.

Gombart AF, Shiohara M, Kwok SH, et al: Neutrophil-specific granule deficiency: homozygous recessive inheritance of a frameshift mutation in the gene encoding transcription factor CCAAT/enhancer binding protein—epsilon, *Blood* 97:2561–2567, 2001.

Gotlib J: World Health Organization-defined eosinophilic disorders: 2014 update on diagnosis, risk stratification, and management, *Am J Hematol* 89:325–337, 2014r.

Gotlib J, Maxson JE, George TI, et al: The new genetics of chronic neutrophilic leukemia and atypical CML: implications for diagnosis and treatment, *Blood* 122: 1707–1711, 2013.

Granger JM, Kontoyiannis DP: Etiology and outcome of extreme leukocytosis in 758 nonhematologic cancer patients: a retrospective, single-institution study, *Cancer* 115:3919–3923, 2009.

Gulino AV, Moratto D, Sozzani S, et al: Altered leukocyte response to CXCL12 in patients with warts hypogammaglobulinemia, infections, myelokathexis (WHIM) syndrome, *Blood* 104:444–452, 2004.

Gulley ML, Tang W: Laboratory assays for Epstein-Barr virus-related disease, *J Mol Diagn* 10:279–292, 2008.

Gupta M, Ashok Kumar J, Sitaram U, et al: The t(6;9) (p22;q34) in myeloid neoplasms: a retrospective study of 16 cases, *Cancer Genet Cytogenet* 203:297–302, 2010.

Hamadeh F, MacNamara SP, Aguilera NS, et al: MYD88 L265P mutation analysis helps define nodal lymphoplasmacytic lymphoma, *Mod Pathol* 28(4):564–574, 2015.

Harrington DS, Weisenburger DD, Purtilo DT: Epstein-Barr virus-associated lymphoproliferative lesions, *Clin Lab Med* 8:97–118, 1988.

Harris NL, Jaffe ES, Diebold J, et al: Lymphoma classification—from controversy to consensus: the R.E.A.L. and WHO Classification of lymphoid neoplasms, *Ann Oncol* 11(Suppl 1):3–10, 2000.

Harris NL, Jaffe ES, Stein H, et al: A revised European-American classification of lymphoid neoplasms: a proposal from the International Lymphoma Study Group, *Blood* 84:1361–1392, 1994.

Harris NL, de Leval L, Ferry JA: Follicular lymphoma. In Jaffe ES, Harris NL, Vardiman JW, et al, editors: *Hematopathology*, Philadelphia, 2011, WB Saunders, pp 267–290.

Hartmann S, Eichenauer DA, Plutschow A, et al: The prognostic impact of variant histology in nodular lymphocyte-predominant Hodgkin lymphoma: a report from the German Hodgkin Study Group (GHSG), *Blood* 122:4246–4252, quiz 4292, 2013.

Hauck F, Klein C: Pathogenic mechanisms and clinical implications of congenital neutropenia syndromes, *Curr Opin Allergy Clin Immunol* 13:596–606, 2013.

Helbig G: Advances in the diagnosis and treatment of eosinophilia, *Curr Opin Hematol* 21:3–7, 2014.

Hess RD: Routine Epstein-Barr virus diagnostics from the laboratory perspective: still challenging after 35 years, *J Clin Microbiol* 42:3381–3387, 2004.

Himmelmann A, Gautschi O, Nawrath M, et al: Persistent polyclonal B-cell lymphocytosis is an expansion of functional IgD(+)CD27(+) memory B cells, *Br J Haematol* 114:400–405, 2001.

Holland SM: Chronic granulomatous disease, *Hematol Oncol Clin North Am* 27:89–99, viii, 2013.

Hong M, Ko YH, Yoo KH, et al: EBV-Positive T/NK-Cell lymphoproliferative disease of childhood, *Korean J Pathol* 47:137–147, 2013.

Hoxie JA: Hematologic manifestations of AIDS. In Hoffman R, Benz EJ, Shattil SJ, editors: *Hematology: basic principles and practice*, New York, 1995, Churchill Livingstone.

Hsu AP, Sampaio EP, Khan J, et al: Mutations in GATA2 are associated with the autosomal dominant and sporadic monocytopenia and mycobacterial infection (MonoMAC) syndrome, *Blood* 118:2653–2655, 2011.

Huang ME, Ye YC, Chen SR, et al: Use of all-trans retinoic acid in the treatment of acute promyelocytic leukemia, *Blood* 72:567–572, 1988.

Hudnall SD, Molina CP: Marked increase in L-selectin-negative T cells in neonatal pertussis. The lymphocytosis explained? *Am J Clin Pathol* 114:35–40, 2000.

Huppmann AR, Nicolae A, Slack GW, et al: EBV may be expressed in the LP cells of nodular lymphocyte-predominant Hodgkin lymphoma (NLPHL) in both children and adults, *Am J Surg Pathol* 38:316–324, 2014.

Hutchison RE, Kurec AS, Davey FR: Granulocytic sarcoma, *Clin Lab Med* 10:889–901, 1990.

Introne W, Boissy RE, Gahl WA: Clinical, molecular, and cell biological aspects of Chediak-Higashi syndrome, *Mol Genet Metab* 68:283–303, 1999.

Isaacson PG: Update on MALT lymphomas, *Best Pract Res Clin Haematol* 18:57–68, 2005.

Ishitsuka K, Tamura K: Human T-cell leukaemia virus type I and adult T-cell leukaemia-lymphoma, *Lancet Oncol* 15:e517–e526, 2014.

Itzykson R, Kosmider O, Renneville A, et al: Prognostic score including gene mutations in chronic myelomonocytic leukemia, *J Clin Oncol* 31:2428–2436, 2013a.

Itzykson R, Kosmider O, Renneville A, et al: Clonal architecture of chronic myelomonocytic leukemias, *Blood* 121:2186–2198, 2013b.

Jabbour E, Kantarjian H: Chronic myeloid leukemia: 2014 update on diagnosis, monitoring, and management, *Am J Hematol* 89:547–556, 2014.

Jaffe R: The histiocytoses, *Clin Lab Med* 19:135–155, 1999.

Jaffe ES, Nicolae A, Pittaluga S: Peripheral T-cell and NK-cell lymphomas in the WHO classification: pearls and pitfalls, *Mod Pathol* 26(Suppl 1):S71–S87, 2013.

Jardin F: Next generation sequencing and the management of diffuse large B-cell lymphoma: from whole exome analysis to targeted therapy, *Discov Med* 18:51–65, 2014.

Kalyanaraman VS, Sarngadharan MG, Robert-Guroff M, et al: A new subtype of human T-cell leukemia virus (HTLV-II) associated with a T-cell variant of hairy cell leukemia, *Science* 218:571–573, 1982.

Kang J, Coles M, Cado D, et al: The developmental fate of T cells is critically influenced by TCRgammadelta expression, *Immunity* 8:427–438, 1998.

Katzenstein AL, Carrington CB, Liebow AA: Lymphomatoid granulomatosis: a clinicopathologic study of 152 cases, *Cancer* 43:360–373, 1979.

Katzenstein AL, Peiper SC: Detection of Epstein-Barr virus genomes in lymphomatoid granulomatosis: analysis of 29 cases by the polymerase chain reaction technique, *Mod Pathol* 3:435–441, 1990.

King RL, Howard MT, Bagg A: Hodgkin lymphoma: pathology, pathogenesis, and a plethora of potential prognostic predictors, *Adv Anat Pathol* 21:12–25, 2014.

Klein E, Kis LL, Klein G: Epstein-Barr virus infection in humans: from harmless to life endangering virus-lymphocyte interactions, *Oncogene* 26:1297–1305, 2007.

Knowles DM: Immunophenotypic and antigen receptor gene rearrangement analysis in T cell neoplasia, *Am J Pathol* 134:761–785, 1989.

Kraut EH: Clinical manifestations and infectious complications of hairy-cell leukaemia, *Best Pract Res Clin Haematol* 16:33–40, 2003.

Krauth MT, Alpermann T, Bacher U, et al: WT1 mutations are secondary events in AML, show varying frequencies and impact on prognosis between genetic subgroups, *Leukemia* 29:660–667, 2015.

Kreslavsky T, Gleimer M, Garbe AI, et al: alphabeta versus gammadelta fate choice: counting the T-cell lineages at the branch point, *Immunol Rev* 238:169–181, 2010.

Kupfer GM: Fanconi anemia: a signal transduction and DNA repair pathway, *Yale J Biol Med* 86:491–497, 2013.

Lagergren J: The white blood cell count and the erythrocyte sedimentation rate in pertussis, *Acta Paediatr* 52:405–409, 1963.

Lairmore MD, Haines R, Anupam R: Mechanisms of human T-lymphotropic virus type 1 transmission and disease, *Curr Opin Virol* 2:474–481, 2012.

Lan TT, Brown NA, Hristov AC: Controversies and considerations in the diagnosis of primary cutaneous CD4(+) small/medium T-Cell lymphoma, *Arch Pathol Lab Med* 138:1307–1318, 2014.

Landgren O: Monoclonal gammopathy of undetermined significance and smoldering multiple myeloma: biological insights and early treatment strategies, *Hematology Am Soc Hematol Educ Program* 2013:478–487, 2013.

Landgren O, Morgan GJ: Biologic frontiers in multiple myeloma: from biomarker identification to clinical practice, *Clin Cancer Res* 20:804–813, 2014.

LeBoit PE: Mycosis fungoides and Sezary syndrome. In Jaffe ES, Harris NL, Vardiman JW, et al, editors: *Hematopathology*, Philadelphia, 2011, Saunders, pp 588–603.

Levine RL: Mechanisms of mutations in myeloproliferative neoplasms, *Best Pract Res Clin Haematol* 22:489–494, 2009.

Levine RL, Gilliland DG: Myeloproliferative disorders, *Blood* 112:2190–2198, 2008.

Li S, Lin P, Young KH, et al: MYC/BCL2 double-hit high-grade B-cell lymphoma, *Adv Anat Pathol* 20:315–326, 2013.

Liersch R, Muller-Tidow C, Berdel WE, et al: Prognostic factors for acute myeloid leukaemia in adults—biological significance and clinical use, *Br J Haematol* 165:17–38, 2014.

Lin CC, Hou HA, Chou WC, et al: SF3B1 mutations in patients with myelodysplastic syndromes: the mutation is stable during disease evolution, *Am J Hematol* 89:E109–E115, 2014.

Little RF, Dunleavy K: Update on the treatment of HIV-associated hematologic malignancies, *Hematology Am Soc Hematol Educ Program* 2013:382–388, 2013.

Liu X, Loughran TP Jr: The spectrum of large granular lymphocyte leukemia and Felty's syndrome, *Curr Opin Hematol* 18:254–259, 2011.

Lugthart S, Groschel S, Beverloo HB, et al: Clinical, molecular, and prognostic significance of WHO type inv(3)(q21q26.2)/t(3;3)(q21;q26.2) and various other 3q abnormalities in acute myeloid leukemia, *J Clin Oncol* 28:3890–3898, 2010.

Lukes RJ, Butler JJ: The pathology and nomenclature of Hodgkin's disease, *Cancer Res* 26:1063–1083, 1966.

Malcovati L, Cazzola M: Refractory anemia with ring sideroblasts, *Best Pract Res Clin Haematol* 26:377–385, 2013.

Maldonado JE, Hanlon DG: Monocytosis: a current appraisal, *Mayo Clin Proc* 40:248–259, 1965.

Martinez-Aviles L, Besses C, Alvarez-Larran A, et al: TET2, ASXL1, IDH1, IDH2, and c-CBL genes in JAK2- and MPL-negative myeloproliferative neoplasms, *Ann Hematol* 91:533–541, 2012.

Maxson JE, Gotlib J, Pollyea DA, et al: Oncogenic CSF3R mutations in chronic neutrophilic leukemia and atypical CML, *N Engl J Med* 368:1781–1790, 2013.

Mbulaiteye SM, Parkin DM, Rabkin CS: Epidemiology of AIDS-related malignancies: an international perspective, *Hematol Oncol Clin North Am* 17:673–696, 2003.

McKenna RW, Parkin J, Bloomfield CD, et al: Acute promyelocytic leukaemia: a study of 39 cases with identification of a hyperbasophilic microgranular variant, *Br J Haematol* 50:201–214, 1982.

Michiels JJ, Berneman Z, Schroyens W, et al: Changing concepts of diagnostic criteria of myeloproliferative disorders and the molecular etiology and classification of myeloproliferative neoplasms: From Dameshek 1950 to Vainchenker 2005 and beyond, *Acta Haematol* 133:36–51, 2014.

Michiels JJ, Kutti J, Stark P, et al: Diagnosis, pathogenesis and treatment of the myeloproliferative disorders essential thrombocythemia, polycythemia vera and essential megakaryocytic granulocytic metaplasia and myelofibrosis, *Neth J Med* 54:46–62, 1999.

Micol JB, Duployez N, Boissel N, et al: Frequent ASXL2 mutations in acute myeloid leukemia patients with t(8;21)/RUNX1-RUNX1T1 chromosomal translocations, *Blood* 124:1445–1449, 2014.

Miyoshi H, Sato K, Niino D, et al: Clinicopathologic analysis of peripheral T-cell lymphoma, follicular variant, and comparison with angioimmunoblastic T-cell lymphoma: Bcl-6 expression might affect progression between these disorders, *Am J Clin Pathol* 137:879–889, 2012.

Montgomery ND, Dunphy CH, Mooberry M, et al: Diagnostic complexities of eosinophilia, *Arch Pathol Lab Med* 137:259–269, 2013.

Morris SW, Kirstein MN, Valentine MB, et al: Fusion of a kinase gene, ALK, to a nucleolar protein gene, NPM, in non-Hodgkin's lymphoma, *Science* 263:1281–1284, 1994.

Morscio J, Dierickx D, Nijs J, et al: Clinicopathologic comparison of plasmablastic lymphoma in HIV-positive, immunocompetent, and posttransplant patients: single-center series of 25 cases and meta-analysis of 277 reported cases, *Am J Surg Pathol* 38:875–886, 2014.

Mrozek K, Heerema NA, Bloomfield CD: Cytogenetics in acute leukemia, *Blood Rev* 18:115–136, 2004.

Muller-Hermelink H, Montserrat E, Catovsky D, et al: Chronic lymphocytic leukaemia/small lymphocytic lymphoma. In Swerdlow S, Campo E, Harris N, et al, editors: *WHO classification of tumours of haematopoietic and lymphoid tissues*, ed 4, Lyon, France, 2008, IARC Press, pp 180–182.

Nam-Cha SH, Montes-Moreno S, Salcedo MT, et al: Lymphocyte-rich classical Hodgkin's lymphoma: distinctive tumor and microenvironment markers, *Mod Pathol* 22:1006–1015, 2009.

Nauseef WM: Diagnostic assays for myeloperoxidase and myeloperoxidase deficiency, *Methods Mol Biol* 1124:537–546, 2014.

Nowell PC: A minute chromosome in human chronic granulocytic leukemia, *Science* 132:1497, 1960.

Nowell PC: Discovery of the Philadelphia chromosome: a personal perspective, *J Clin Invest* 117:2033–2035, 2007.

Nowell PC, Hungerford DA: Chromosome studies in human leukemia. II. Chronic granulocytic leukemia, *J Natl Cancer Inst* 27:1013–1035, 1961.

Nyamweya S, Hegedus A, Jaye A, et al: Comparing HIV-1 and HIV-2 infection: Lessons for viral immunopathogenesis, *Rev Med Virol* 23:221–240, 2013.

O'Gorman MR: Recent developments related to the laboratory diagnosis of primary immunodeficiency diseases, *Curr Opin Pediatr* 20:688–697, 2008.

Ok CY, Papathomas TG, Medeiros LJ, et al: EBV-positive diffuse large B-cell lymphoma of the elderly, *Blood* 122:328–340, 2013.

Okosun J, Bodor C, Wang J, et al: Integrated genomic analysis identifies recurrent mutations and evolution patterns driving the initiation and progression of follicular lymphoma, *Nat Genet* 46:176–181, 2014.

Papaemmanuil E, Gerstung M, Malcovati L, et al: Clinical and biological implications of driver mutations in myelodysplastic syndromes, *Blood* 122:3616–3627, quiz 3699, 2013.

Park S, Ko YH: Epstein-Barr virus-associated T/natural killer-cell lymphoproliferative disorders, *J Dermatol* 41:29–39, 2014.

Park SI, Rogers BB: Monocytopenia as a diagnostic clue to pediatric B-lymphoblastic leukemia with rare circulating blasts, *Pediatr Dev Pathol* 2013. E-pub ahead of print.

Parker A, Bowles K, Bradley JA, et al: Diagnosis of post-transplant lymphoproliferative disorder in solid organ transplant recipients—BCSH and BTS Guidelines, *Br J Haematol* 149:675–692, 2010.

Parrilla Castellar ER, Jaffe ES, Said JW, et al: ALK-negative anaplastic large cell lymphoma is a genetically heterogeneous disease with widely disparate clinical outcomes, *Blood* 124:1473–1480, 2014.

Parry M, Rose-Zerilli MJ, Gibson J, et al: Whole exome sequencing identifies novel recurrently mutated genes in patients with splenic marginal zone lymphoma, *PLoS ONE* 8:e83244, 2013.

Paschka P, Du J, Schlenk RF, et al: Secondary genetic lesions in acute myeloid leukemia with inv(16) or t(16;16): a study of the German-Austrian AML Study Group (AMLSG), *Blood* 121:170–177, 2013.

Patel SS, Aasen GA, Dolan MM, et al: Early diagnosis of intravascular large B-cell lymphoma: clues from routine blood smear morphologic findings, *Lab Med* 45:248–252, 2014.

Patkar N, Subramanian PG, Deshpande P, et al: MYD88 mutant lymphoplasmacytic lymphoma/Waldenström macroglobulinemia has distinct clinical and pathological features as compared to its mutation negative counterpart, *Leuk Lymphoma* 56:420–425, 2015.

Patte C, Auperin A, Michon J, et al: The Societe Francaise d'Oncologie Pediatrique LMB89 protocol: highly effective multiagent chemotherapy tailored to the tumor burden and initial response in 561 unselected children with B-cell lymphomas and L3 leukemia, *Blood* 97:3370–3379, 2001.

Pecci A, Klersy C, Gresele P, et al: MYH9-related disease: a novel prognostic model to predict the clinical evolution of the disease based on genotype-phenotype correlations, *Hum Mutat* 35:236–247, 2014.

Perkins SL: Appendix A: normal blood and bone marrow values in humans. Table A: leukocyte count and differential count reference values in children. In Greer JP, Foerster J, Lukens JN, et al, editors: *Wintrobe's clinical hematology*, ed 11, Philadelphia, 2004, Lippincott Williams & Wilkins, p 2702.

Piazza R, Valletta S, Winkelmann N, et al: Recurrent SETBP1 mutations in atypical chronic myeloid leukemia, *Nat Genet* 45:18–24, 2013.

Pick AM, Nystrom KK: Nonchemotherapy drug-induced neutropenia and agranulocytosis: could medications be the culprit? *J Pharm Pract* 27:447–452, 2014.

Pittaluga S, Wilson WH, Jaffe ES: Lymphomatoid granulomatosis. In Swerdlow S, Campo E, Harris N, et al, editors: *WHO classification of tumours of haematopoietic and lymphoid tissues*, ed 4, Lyon, France, 2008, IARC Press, pp 247–249.

Plo I, Zhang Y, Le Couedic JP, et al: An activating mutation in the CSF3R gene induces a hereditary chronic neutrophilia, *J Exp Med* 206:1701–1707, 2009.

Poiesz BJ, Ruscetti FW, Gazdar AF, et al: Detection and isolation of type C retrovirus particles from fresh and cultured lymphocytes of a patient with cutaneous T-cell lymphoma, *Proc Natl Acad Sci U S A* 77:7415–7419, 1980.

Pui CH, Evans WE: A 50-year journey to cure childhood acute lymphoblastic leukemia, *Semin Hematol* 50:185–196, 2013.

Put N, Van Roosbroeck K, Konings P, et al: Chronic lymphocytic leukemia and prolymphocytic leukemia with MYC translocations: a subgroup with an aggressive disease course, *Ann Hematol* 91:863–873, 2012.

Qayyum S, Choi JK: Adult T-cell leukemia/lymphoma, *Arch Pathol Lab Med* 138:282–286, 2014.

Queiros AC, Villamor N, Clot G, et al: A B-cell epigenetic signature defines three biologic subgroups of chronic lymphocytic leukemia with clinical impact, *Leukemia* 29:598–605, 2015.

Querfeld C, Khan I, Mahon B, et al: Primary cutaneous and systemic anaplastic large cell lymphoma: clinicopathologic aspects and therapeutic options, *Oncology (Williston Park)* 24:574–587, 2010.

Quintanilla-Martinez L, Jansen PM, Kinney MC, et al: Non-mycosis fungoides cutaneous T-cell lymphomas: report of the 2011 Society for Hematopathology/European Association for Haematopathology workshop, *Am J Clin Pathol* 139:491–514, 2013.

Ramirez MJ, Titos E, Claria J, et al: Increased apoptosis dependent on caspase-3 activity in polymorphonuclear leukocytes from patients with cirrhosis and ascites, *J Hepatol* 41:44–48, 2004.

Rampal R, Al-Shahrour F, Abdel-Wahab O, et al: Integrated genomic analysis illustrates the central role of JAK-STAT pathway activation in myeloproliferative neoplasm pathogenesis, *Blood* 123:e123–e133, 2014.

Reilly JT: Pathogenesis and management of idiopathic myelofibrosis, *Baillières Clin Haematol* 11:751–767, 1998.

Reilly WA: The granules in the leukocytes in gargoylism, *Am J Dis Child* 62:489–491, 1941.

Reinherz EL, Kung PC, Goldstein G, et al: Discrete stages of human intrathymic differentiation: analysis of normal thymocytes and leukemic lymphoblasts of T-cell lineage, *Proc Natl Acad Sci U S A* 77:1588–1592, 1980.

Remington JS, Thulliez P, Montoya JG: Recent developments for diagnosis of toxoplasmosis, *J Clin Microbiol* 42:941–945, 2004.

Rice KL, Lin X, Wolniak K, et al: Analysis of genomic aberrations and gene expression profiling identifies novel lesions and pathways in myeloproliferative neoplasms, *Blood Cancer J* 1:e40, 2011.

Rizzieri DA, Johnson JL, Byrd JC, et al: Improved efficacy using rituximab and brief duration, high intensity chemotherapy with filgrastim support for Burkitt or aggressive lymphomas: cancer and Leukemia Group B study 10002, *Br J Haematol* 165:102–111, 2014.

Rodriguez-Vicente AE, Diaz MG, Hernandez-Rivas JM: Chronic lymphocytic leukemia: a clinical and molecular heterogenous disease, *Cancer Genet* 206:49–62, 2013.

Rosado FG, Kim AS: Hemophagocytic lymphohistiocytosis: an update on diagnosis and pathogenesis, *Am J Clin Pathol* 139:713–727, 2013.

Roy A, Roberts I, Norton A, et al: Acute megakaryoblastic leukaemia (AMKL) and transient myeloproliferative disorder (TMD) in Down syndrome: a multi-step model of myeloid leukaemogenesis, *Br J Haematol* 147:3–12, 2009.

Sainati L, Matutes E, Mulligan S, et al: A variant form of hairy cell leukemia resistant to alpha-interferon: clinical and phenotypic characteristics of 17 patients, *Blood* 76:157–162, 1990.

Sandes AF, de Lourdes Chauffaille M, Oliveira CR, et al: CD200 has an important role in the differential diagnosis of mature B-cell neoplasms by multiparameter flow cytometry, *Cytometry B Clin Cytom* 2013. doi: 10.1002/cytob.21128.

Saposnik B, Binard S, Fenneteau O, et al: Mutation spectrum and genotype-phenotype correlations in a large French cohort of MYH9-related disorders, *Mol Genet Genomic Med* 2:297–312, 2014.

Savage KJ, Monti S, Kutok JL, et al: The molecular signature of mediastinal large B-cell lymphoma differs from that of other diffuse large B-cell lymphomas and shares features with classical Hodgkin lymphoma, *Blood* 102:3871–3879, 2003.

Schmitz R, Ceribelli M, Pittaluga S, et al: Oncogenic mechanisms in Burkitt lymphoma, *Cold Spring Harb Perspect Med* 4:pii: a014282, 2014.

Seidel MG: Autoimmune and other cytopenias in primary immunodeficiencies: pathomechanisms, novel differential diagnoses, and treatment, *Blood* 124:2337–2344, 2014.

Setoodeh R, Schwartz S, Papenhausen P, et al: Double-hit mantle cell lymphoma with MYC gene rearrangement or amplification: a report of four cases and review of the literature, *Int J Clin Exp Pathol* 6:155–167, 2013.

Shah S, Wu E, Rao VK, et al: Autoimmune lymphoproliferative syndrome: an update and review of the literature, *Curr Allergy Asthma Rep* 14:462–014-0462-4, 2014.

Shimabukuro-Vornhagen A, Haverkamp H, Engert A, et al: Lymphocyte-rich classical Hodgkin's lymphoma: clinical presentation and treatment outcome in 100 patients treated within German Hodgkin's Study Group trials, *J Clin Oncol* 23:5739–5745, 2005.

Sixbey JW, Nedrud JG, Raab-Traub N, et al: Epstein-Barr virus replication in oropharyngeal epithelial cells, *N Engl J Med* 310:1225–1230, 1984.

Skinnider BF, Horsman DE, Dupuis B, et al: Bcl-6 and bcl-2 protein expression in diffuse large B-cell lymphoma and follicular lymphoma: correlation with 3q27 and 18q21 chromosomal abnormalities, *Hum Pathol* 30:803–808, 1999.

Smith SM, Anastasi J, Cohen KS, et al: The impact of MYC expression in lymphoma biology: beyond Burkitt lymphoma, *Blood Cells Mol Dis* 45:317–323, 2010.

Song SX, Willemze R, Swerdlow SH, et al: Mycosis fungoides: report of the 2011 Society for Hematopathology/European Association for Haematopathology workshop, *Am J Clin Pathol* 139:466–490, 2013.

Soverini S, Branford S, Nicolini FE, et al: Implications of BCR-ABL1 kinase domain-mediated resistance in chronic myeloid leukemia, *Leuk Res* 38:10–20, 2014.

Stansfeld AG, Diebold J, Noel H, et al: Updated Kiel classification for lymphomas, *Lancet* 1:292–293, 1988.

Starkebaum G: Chronic neutropenia associated with autoimmune disease, *Semin Hematol* 39:121–127, 2002.

第四部分 血液学、凝血和输血学

Starr-Spires LD, Collman RG: HIV-1 entry and entry inhibitors as therapeutic agents, *Clin Lab Med* 22:681–701, 2002.

Stein H, Mason DY, Gerdes J, et al: The expression of the Hodgkin's disease associated antigen Ki-1 in reactive and neoplastic lymphoid tissue: evidence that Reed-Sternberg cells and histiocytic malignancies are derived from activated lymphoid cells, *Blood* 66:848–858, 1985.

Swerdlow S, Campo E, Harris N, editors: *WHO classification of tumours of haematopoietic and lymphoid tissues*, ed 4, Lyon, France, 2008, IARC.

Swerdlow SH, Jaffe ES, Brousset P, et al: Cytotoxic T-cell and NK-cell lymphomas: current questions and controversies, *Am J Surg Pathol* 38:e60–e71, 2014.

Taguchi A, Miyazaki M, Sakuragi S, et al: Gamma/delta T cell lymphoma, *Intern Med* 43:120–125, 2004.

Tarlock K, Alonzo TA, Moraleda PP, et al: Acute myeloid leukaemia (AML) with t(6;9)(p23;q34) is associated with poor outcome in childhood AML regardless of FLT3-ITD status: a report from the Children's Oncology Group, *Br J Haematol* 166:254–259, 2014.

Tefferi A, Barbui T: Personalized management of essential thrombocythemia—application of recent evidence to clinical practice, *Leukemia* 27:1617–1620, 2013.

Tefferi A, Pardanani A, Lim KH, et al: TET2 mutations and their clinical correlates in polycythemia vera, essential thrombocythemia and myelofibrosis, *Leukemia* 23:905–911, 2009.

Tembhare P, Yuan CM, Xi L, et al: Flow cytometric immunophenotypic assessment of T-cell clonality by Vbeta repertoire analysis: detection of T-cell clonality at diagnosis and monitoring of minimal residual disease following therapy, *Am J Clin Pathol* 135:890–900, 2011.

Tesfa D, Keisu M, Palmblad J: Idiosyncratic drug-induced agranulocytosis: possible mechanisms and management, *Am J Hematol* 84:428–434, 2009.

Tiacci E, Trifonov V, Schiavoni G, et al: BRAF mutations in hairy-cell leukemia, *N Engl J Med* 364:2305–2315, 2011.

Tobinai K, Takahashi T, Akinaga S: Targeting chemokine receptor CCR4 in adult T-cell leukemia-lymphoma and other T-cell lymphomas, *Curr Hematol Malig Rep* 7:235–240, 2012.

Torres E, Rivera R, Cardona N, et al: Evaluation of IgG anti-toxoplasma avidity and polymerase chain reaction in the postnatal diagnosis of congenital toxoplasmosis, *Pediatr Infect Dis J* 32:693–695, 2013.

Tousseyn T, De Wolf-Peeters C: T cell/histiocyte-rich large B-cell lymphoma: an update on its biology and classification, *Virchows Arch* 459:557–563, 2011.

Treon SP, Cao Y, Xu L, et al: Somatic mutations in MYD88 and CXCR4 are determinants of clinical presentation and overall survival in Waldenström macroglobulinemia, *Blood* 123:2791–2796, 2014.

Troussard X, Cornet E, Lesesve JF, et al: Polyclonal B-cell lymphocytosis with binucleated lymphocytes (PPBL), *Onco Targets Ther* 1:59–66, 2008.

Valent P, Klion AD, Horny HP, et al: Contemporary consensus proposal on criteria and classification of eosinophilic disorders and related syndromes, *J Allergy Clin Immunol* 130:607–612.e9, 2012.

Valent P, Sotlar K, Sperr WR, et al: Refined diagnostic criteria and classification of mast cell leukemia (MCL) and myelomastocytic leukemia (MML): a consensus proposal, *Ann Oncol* 25:1691–1700, 2014.

Valera A, Colomo L, Martinez A, et al: ALK-positive large B-cell lymphomas express a terminal B-cell differentiation program and activated STAT3 but lack MYC rearrangements, *Mod Pathol* 26:1329–1337, 2013.

van de Vijver E, van den Berg TK, Kuijpers TW: Leukocyte adhesion deficiencies, *Hematol Oncol Clin North Am* 27:101–116, viii, 2013.

Vardiman JW, Melo JV, Baccarani M, et al: Chronic myelogenous leukemia, BCR-ABL1 positive. In Swerdlow SH, Campo E, Harris NL, et al, editors: *WHO classification of tumours of haematopoietic and lymphoid tissues*, ed 4, Lyon, France, 2008, IARC Press, pp 32–37.

Varettoni M, Arcaini L, Zibellini S, et al: Prevalence and clinical significance of the MYD88 (L265P) somatic mutation in Waldenström's macroglobulinemia and related lymphoid neoplasms, *Blood* 121:2522–2528, 2013.

Venkataraman G, Mirza MK, Eichenauer DA, et al: Current status of prognostication in classical Hodgkin lymphoma, *Br J Haematol* 165:287–299, 2014.

Verma N, Thaventhiran A, Gathmann B, et al: Therapeutic management of primary immunodeficiency in older patients, *Drugs Aging* 30:503–512, 2013.

Vincent Rajkumar S: Multiple myeloma: 2014 Update on diagnosis, risk-stratification, and management, *Am J Hematol* 89:999–1009, 2014.

Voehringer D: Regulation of type 2 immunity by basophils, *Adv Exp Med Biol* 785:37–41, 2013.

Vose JM: Mantle cell lymphoma: 2013 Update on diagnosis, risk-stratification, and clinical management, *Am J Hematol* 88:1082–1088, 2013.

Vouloumanou EK, Rafailidis PI, Falagas ME: Current diagnosis and management of infectious mononucleosis, *Curr Opin Hematol* 19:14–20, 2012.

Wada DA, Law ME, Hsi ED, et al: Specificity of IRF4 translocations for primary cutaneous anaplastic large cell lymphoma: a multicenter study of 204 skin biopsies, *Mod Pathol* 24:596–605, 2011.

Wander SA, Levis MJ, Fathi AT: The evolving role of FLT3 inhibitors in acute myeloid leukemia: quizartinib and beyond, *Ther Adv Hematol* 5:65–77, 2014.

Wang RC, Chang ST, Hsieh YC, et al: Spectrum of Epstein-Barr virus–associated T-cell lymphoproliferative disorder in adolescents and young adults in Taiwan, *Int J Clin Exp Pathol* 7:2430–2437, 2014.

Waterfall JJ, Arons E, Walker RL, et al: High prevalence of MAP2K1 mutations in variant and IGHV4-34-expressing hairy-cell leukemias, *Nat Genet* 46:8–10, 2014.

Welte K, Zeidler C: Severe congenital neutropenia, *Hematol Oncol Clin North Am* 23:307–320, 2009.

Wichmann C, Quagliano-Lo Coco I, Yildiz O, et al: Activating c-KIT mutations confer oncogenic cooperativity and rescue RUNX1/ETO-induced DNA damage and apoptosis in human primary CD34+ hematopoietic progenitors, *Leukemia* 29:279–289, 2015.

Wilson WH, Kingma DW, Raffeld M, et al: Association of lymphomatoid granulomatosis with Epstein-Barr viral infection of B lymphocytes and response to interferon-alpha 2b, *Blood* 87:4531–4537, 1996.

Yam LT, Li CY, Lam KW: Tartrate-resistant acid phosphatase isoenzyme in the reticulum cells of leukemic reticuloendotheliosis, *N Engl J Med* 284:357–360, 1971.

Yamaguchi K, Watanabe T: Human T lymphotropic virus type-I and adult T-cell leukemia in Japan, *Int J Hematol* 76:240–245, 2002.

Yasutomo K, Doyle C, Miele L, et al: The duration of antigen receptor signalling determines CD4+ versus CD8+ T-cell lineage fate, *Nature* 404:506–510, 2000.

Yoshie O, Matsushima K: CCR4 and its ligands: from bench to bedside, *Int Immunol* 27:11–20, 2015.

Zambello R, Teramo A, Barila G, et al: Activating KIRs in chronic lymphoproliferative disorder of NK Cells: protection from viruses and disease induction? *Front Immunol* 5:72, 2014.

Zhang J, Ding L, Holmfeldt L, et al: The genetic basis of early T-cell precursor acute lymphoblastic leukaemia, *Nature* 481:157–163, 2012.

Zhang D, Loughran TP Jr: Large granular lymphocytic leukemia: molecular pathogenesis, clinical manifestations, and treatment, *Hematology Am Soc Hematol Educ Program* 2012:652–659, 2012.

Zhou Y, Barlogie B, Shaughnessy JD Jr: The molecular characterization and clinical management of multiple myeloma in the post-genome era, *Leukemia* 23:1941–1956, 2009.

Zhou Y, You MJ, Young KH, et al: Advances in the molecular pathobiology of B-lymphoblastic leukemia, *Hum Pathol* 43:1347–1362, 2012.

Zuo Z, Polski JM, Kasyan A, et al: Acute erythroid leukemia, *Arch Pathol Lab Med* 134:1261–1270, 2010.

Zwerdling T, Won E, Shane L, et al: Langerhans cell sarcoma: case report and review of world literature, *J Pediatr Hematol Oncol* 36:419–425, 2014.

流式细胞术检测造血系统肿瘤

第34章

Brent L. Wood, Sindhu Cherian, Michael J. Borowitz

要点

1. 流式细胞术是一种功能强大、快速、经济有效的技术，用于鉴定和监测造血系统肿瘤。
2. 成功应用流式细胞术需要十分注意仪器和试剂性能的细节。
3. 正常造血细胞的特征是随着成熟而出现抗原表达的重复性增加和减少。
4. 造血系统肿瘤的抗原表达异于正常模式，可用于造血系统肿瘤的诊断与分类。
5. 流式细胞术可以检测治疗后的残留疾病，从而监测治疗效果。

造血系统肿瘤的诊断、分型和治疗后监测得益于在过去二十年内广泛应用的免疫表型研究。造血系统肿瘤进一步分型的基本原则是其相对应的正常造血细胞系和分化阶段（例如世界卫生组织[WHO]分类）（Swerdlow et al，2008）。这个信息主要由免疫表型提供，并在一定程度上将免疫表型数据纳入许多造血系统肿瘤的定义中，若无免疫表型的结果，甚至无法确切做出某些诊断。

流式细胞术是一种快速而方便获取免疫表型数据的技术。该技术的独特特征是在单个细胞的基础上执行多参数分析的能力，与其他免疫表型方法如免疫组织化学相比具有明显优势。用于临床实验室的白血病细胞免疫表型分析的流式细胞术使用指南已经出版（临床实验室标准化协会，2007），在1995年（美国与加拿大共识，1997）和2006年（Davis et al，2007；Wood，2007）召开了由美国国立卫生研究院召集的关于白血病和淋巴瘤的流式细胞术检测分析共识会议，尝试临床实践标准化。尽管如此，临床应用这项技术评估白血病和淋巴瘤时存在着相当大的异质性，而缺乏标准化对于持续提供高质量结果的能力来说是一个重大的挑战。

目前流式细胞术应用于造血系统肿瘤的医学指征可以分为四个基本领域：

1. 造血系统肿瘤的诊断和分类。准确识别细胞异常亚群与确定细胞系，以及确定成熟阶段的能力提高了诊断造血系统肿瘤的可重复性，特别是慢性淋巴增生性疾病和急性白血病。流式细胞术因此得到了广泛应用。

2. 检测可用作治疗靶点的抗原。多种免疫学制剂现在可用于治疗，这些治疗专门针对造血系统肿瘤表达的靶抗原（如CD20、CD52、CD33）。确认肿瘤靶抗原的表达是使用这些昂贵治疗方法的必要先决条件。

3. 治疗后残留肿瘤细胞的检测。流式细胞术能常规识别和定量检测异常造血细胞，灵敏度为0.01%，因而越来越多地用作各种造血系统肿瘤的治疗反应和即将复发的替代检测措施（Campana，2003；Borowitz et al，2008；Bumlisano et al，2012；Paiva et al，2015）。

4. 评估与预后相关的生物参数。这也许是最有争议的指征，对许多疾病来说只是理论性的。但是，肿瘤细胞所表达的特定分子或在诊断时应用流式细胞术比较肿瘤细胞和背景细胞，在某些情况下与临床转归相关。一个例子是慢性淋巴细胞性白血病（CLL）表达CD38或Zap-70，两者中的任何一个表达增加均与长期生存差有关（Damle et al，1999；Crespo et al，2003）。另一个例子是应用流式细胞术检测骨髓瘤患者的残留正常浆细胞，其结果与临床转归改善相关（Paiva et al，2009）。如下所述，在某些情况下，通过遗传特征可以解释流式细胞术显示出的预后意义，因此需要进一步的研究来确定这种潜在指征的作用。

技术问题

对于获取高质量流式细胞数据至关重要的一些技术方案将在后面讨论。如有意进一步讨论适用于流式细胞术中各种分析前、分析后变量的验证，请参见"ICSH和ICCS实践指南"中"基于细胞的荧光测定的验证"（Barnett et al，2013；Davis et al，2013；Tanqri et al，2013；Wood et al，2013）。

仪器

流式细胞术的基本原理是将颗粒（细胞）的单分散悬浮液注入流体（鞘液）的中心，然后以恒定速度穿过小石英毛细管（Shapiro，2003）。鞘液能将颗粒保持在液流的中心，使其可被一个或多个聚焦光源照射，通常为激光。位于毛细管周围的各种角度的检测器收集细胞颗粒产生的散射光，获得每一个通过毛细管的细胞颗粒的横截面积、大小(低角度或前向角散射)或复杂度/颗粒密度(高角度或侧向角散射)等信息。此外,若采用荧光分子或荧光染料标记细胞颗粒,可能被入射光激发,产生荧光信号,使用附加的检测器和滤光片收集荧光信号(图 34-1)。最终的结果是对每个单个颗粒进行多参数分析,并根据使用的荧光分子的数量和仪器设计的复杂性来确定参数的数量。现代临床仪器能够同时检测多达 10 色的荧光(Wood,2006)。

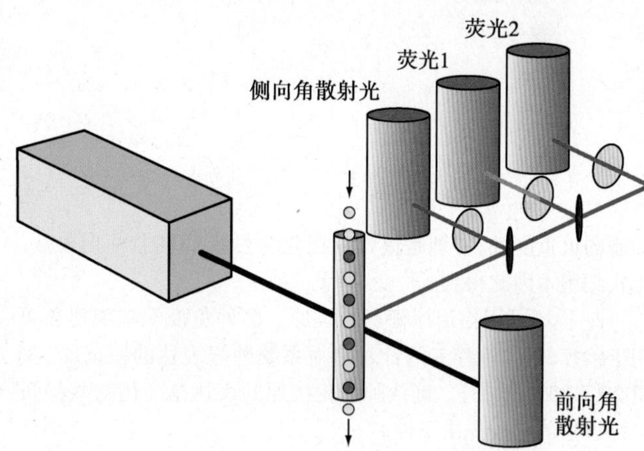

图 34-1 流式细胞仪示意图。流动的细胞颗粒(中心)被激光(左)照射,通过适当放置的检测器收集其低角度(前向角散射)或垂直角度(侧向角散射)散射光。此外,细胞颗粒标记所用的荧光分子可以被激光激发,其发射光通过一系列反光镜和滤光器到达适当的检测器(荧光 1 和荧光 2)

仪器性能的优化和标准化对于任何流式细胞研究的成功均至关重要,在分析造血系统肿瘤中尤为重要,因为必须检测到的信号强度范围很广。首选的方法是确定一组仪器条件,能实现最佳仪器性能,并对仪器进行日常质控,以稳定地实现该级别的性能。坚持稳定一致的仪器性能水平大大简化了质量控制,并能解释可重复的数据。仪器质量控制的基础是每日使用具有稳定的中等强度荧光的微球评估荧光强度及变异系数,使用非荧光微球评估仪器噪声。

操作者可以控制流式细胞仪上相对较少的仪器变量,主要是检测阈值、检测器增益、样品流速,以及某些多激光仪器的激光延迟时间。检测阈值或鉴别器与单个参数相关,是系统识别细胞颗粒通过毛细管并启动信号处理所需达到的最低下限。通常,前向角散射光用于鉴定具有大于某一阈值大小的细胞颗粒(如等于或大于淋巴细胞的细胞)。每个检测器(通常是光电倍增管)的增益或电压尤其重要,因为这会直接影响对目标信号与背景仪器噪声(信噪比)的分离能力。调节每个检测器的电压,优化信噪比,确保每个检测器均能检测出最弱的信号。采用此方法通常会将阴性细胞群定位至对数标度的最低一格,并完全占据。最后,具有多个激光的仪器(空间分离的激光器),其毛细管流在不同点均有相交,这类仪器必须采用参数,确保同步处理信号,从而解释不同时间单个细胞颗粒在通过毛细管时接收到的每个激光。调节激光延迟时间,最大化每个激光器的信号强度。应该注意的是,激光延迟时间高度依赖细胞颗粒通过毛细管的时间,因此需要稳定的流体系统保持恒定——这是某些仪器的历史问题。

操作者可以控制通过系统引入或吸入样品的速度,但受到两个因素的限制:仪器电子设备处理产生信号的速度和样品浓度。若细胞颗粒通过仪器的速度快于电子处理过程,则部分细胞颗粒的数据将丢失,另一些细胞颗粒将显示为异常和非期望的伪值,通常显示为大范围内的信号强度的不同丢失。选择适用于所使用仪器的上样速度和样品浓度至关重要。和样品浓度相关的另一个现象称为吻合,在激光中同时存在多个细胞颗粒,故将多个细胞颗粒的复合特性记录为一个事件。吻合可能代表罕见事件检测的一个重大问题,可在分析过程中采用双向鉴定方法减轻此问题,此方法已超出本章范围(Wood,2006)。

试剂

除光散射检测外,通常还能采用荧光鉴别细胞特征,这些荧光染料能与细胞结构如 DNA 直接作用或间接与抗体结合作用。每个荧光染料具有独特的激发和发射光谱,在一定程度上决定了试剂的性能特征,并决定了可以同时使用的荧光染料(图 34-2)。为了增加来自单个激发光源可同时使用的荧光染料的数量,已经设计出串联荧光染料(如 PE-Cy5),依赖于初级荧光染料的激发并将其能量转移至次级荧光染料(Cy5),提供较长波长的主要荧光染料发射。串联荧光染料是高级多色流式细胞术所必需的,但它们具有更复杂的发射光谱,在某些情况下也出现荧光染料的稳定性降低。发射强度是另一个重要的荧光染料特性,与所用光源的激发相对效率和荧光染料本身的量子效率有关(图 34-3)。发射强度的差异与检测灵敏度的差异直接相关,是稍后讨论的试剂组合设计中的一个关键考虑因素。

分析白血病和淋巴瘤需要同时使用多个荧光染料(即多色流式细胞术)。尽管以前的共识指南(美国-加拿大共识,1997)推荐最少三个(荧光染料),但是在大多数临床流式细胞实验室中,更常见的是同时使用更多的荧光染料。现在常见同时使用四个或更多个荧光染料,某些情况会使用 6~10 个。在异常细胞群较小、背景异质和(或)异常细胞群不具有统一的免疫表型特征的情况下,增加同时荧光染料的数量效果最好。另外,使用更多的荧光染料可以从有限的样品中提取更多的信息。因为大多数荧光染料具有重叠的发射光谱,所以在单个检测器中测定由特定荧光染料引起的荧光需要减去由样品中其他任一荧光染料贡献的部分信号,称为补偿。需要减去的每个信号的适当量(即补偿系数)可以采用 n×n 矩阵表示,其中 n 是荧光染料的数量。因此,随着使用的荧光染料数量的增加,必须测算的补偿系数的数量也随之以几何数增加,需要使用软件快速正确地进行该过程。为了确定补偿系数,评估每个荧光染料单独标记的一系列样品,阳性细胞群的荧光强度应是预期评估的最强信号。由于不同批次和制造商之间的串联荧光染料的光谱特性可能存在较大的差异,因此通常需要对不同批次和共轭物的试剂进行单独的补偿调节。使用仪器或离线计算机上的软件来分析结果数据并计算补偿系数。

尽管现在使用软件正确确定和应用补偿的过程很简单,但使用多个荧光染料可能会导致显著的假象,反映低水平检测的灵敏度受损(Roederer,2001)。存在强的重叠荧光染料发射时,

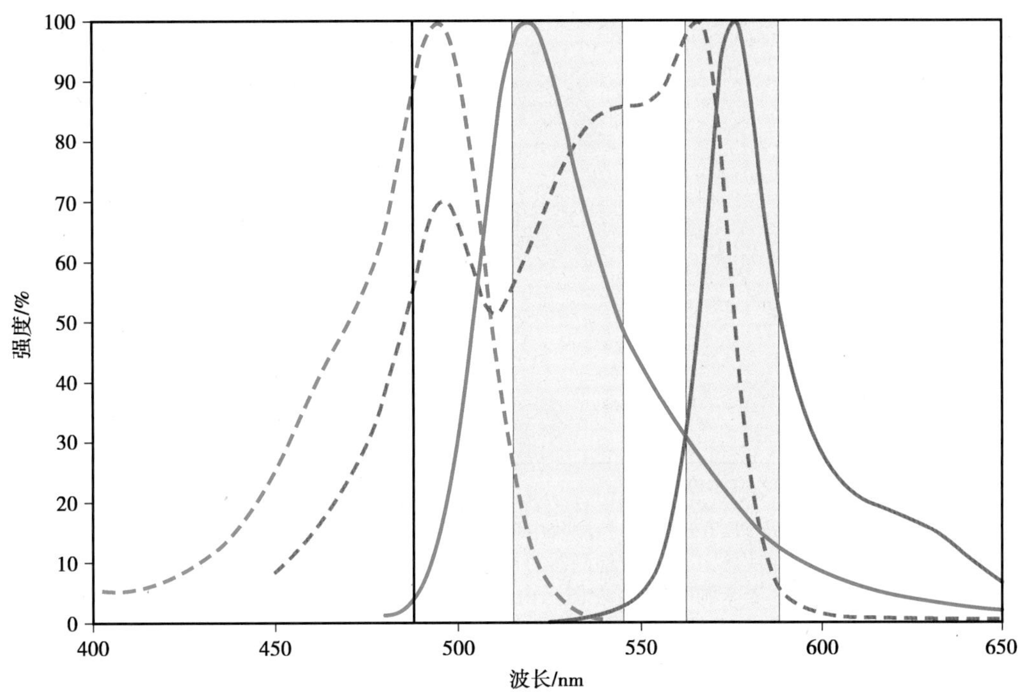

图 34-2 荧光发射光谱。每个荧光分子具有特征性吸收(虚线)和发射光谱(实线),其波长最大值可从光谱上分离;分离度称为 Stokes 位移。尽管少量的荧光素发射与藻红蛋白的波长相同,但可以使用合适的光学滤光片(阴影区域)将荧光素(绿色)的荧光发射与藻红蛋白(橙色)的荧光发射分离。黑色垂直线表示常用于激发每一种荧光染料的 488nm 激光

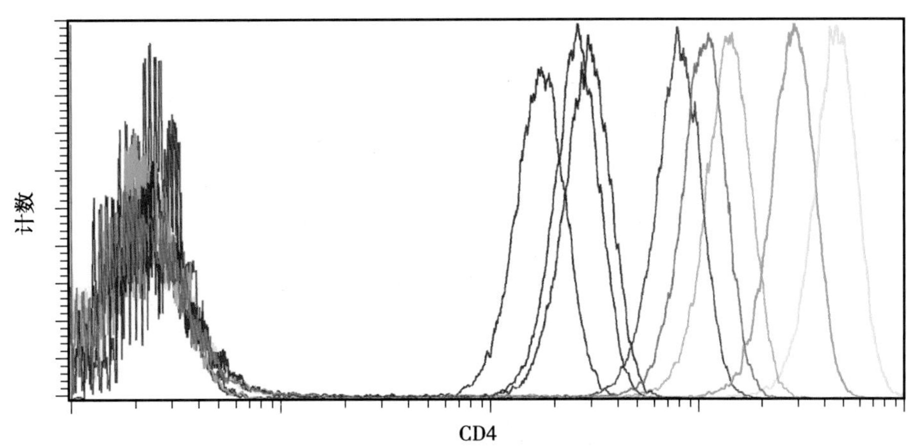

图 34-3 荧光染料发射强度比较。荧光染料的特点是发射光相对强度的差异,必须对其加以考虑,以达到恰当的灵敏度。淋巴细胞 CD4 表达的相对荧光强度如图所示使用荧光素(FITC)(蓝色)、藻红蛋白(PE)(绿色)、PE-得克萨斯红(橙色)、PE-Cy5(黄色)、PerCP-Cy5.5(红色)、PE-Cy7(浅蓝色)、别藻蓝蛋白(APC)(品红色)和 APC-Cy7(紫色)。观察到的实际强度取决于所使用抗体的克隆性、抗体复合物中荧光染料与蛋白质的比例、样品制备方法、仪器性能特征和仪器设置方法

检测低水平信号是一个特别的问题。了解补偿相关效应的影响是解释多色流式细胞术的一个重要挑战。重叠荧光染料发射的影响对组合方案设计和数据解释具有直接影响(图 34-4)。当补偿设置不适用于所使用的试剂时,可能产生假象,导致低水平阳性的错误解释和亚群的无法识别(图 34-5)。使用软件补偿为数据采集提供了一种非破坏性的方法,并允许在采集之后调整补偿设置,从而提供一种纠正意外的补偿误差的途径。

抗体是白血病和淋巴瘤免疫表型评估的组成部分。重要的是通过评估不同浓度的抗体(如效价)标记的一系列样品,确定使用的每种抗体的正确量(Stewart & Mayers,2000)。确定效价的目的是确保信噪比最大化,即阳性细胞群信号尽可能明亮,同时背景非特异性结合水平最低。细胞表面标记的高特异性抗体应该能够达到饱和,即在较高抗体浓度下,阳性细胞群具有一致的高强度,而阴性细胞群的背景强度无显著增加。不能满足这些调节表明抗体的质量差。细胞内标记通常不能实现饱和,是因为非特异性抗体与细胞内组分结合较高,通常与

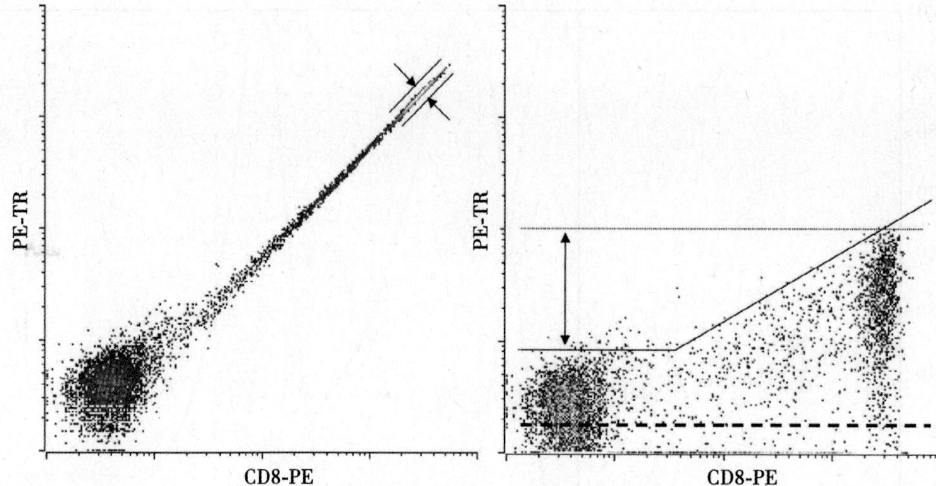

图 34-4　补偿。PE 及 PE-Texas Red 检测器中均出现了 CD8-PE 标记淋巴细胞的荧光发射，这是由于 PE 发射的光谱均位于这两个检测器的检测区域内。应注意的是实验中并未使用 PE-Texas Red 标记抗体。若未调节补偿（左图），由于本方法固有的测量误差，大量表达 CD8 的细胞均出现 PE 和 PE-Texas Red 明亮信号，并具有一定的细胞群宽度（箭头）。若正确补偿（右图），阳性和阴性细胞群中心具有相同的低水平 PE-Texas Red 发射（虚线），许多细胞均位于横轴上。然而，相对于阴性细胞群，PE 阳性细胞群表现出更广泛的 PE-Texas Red 背景荧光（实线及箭头）。若采用 PE-Texas Red 标记抗体，CD8 阳性细胞群可能被误认为双阳性，但这个明显的"阳性"是测量误差和对数数据显示的结果。实际结果是明亮的 PE 荧光干扰了检测低水平 PE-Texas Red 的灵敏度

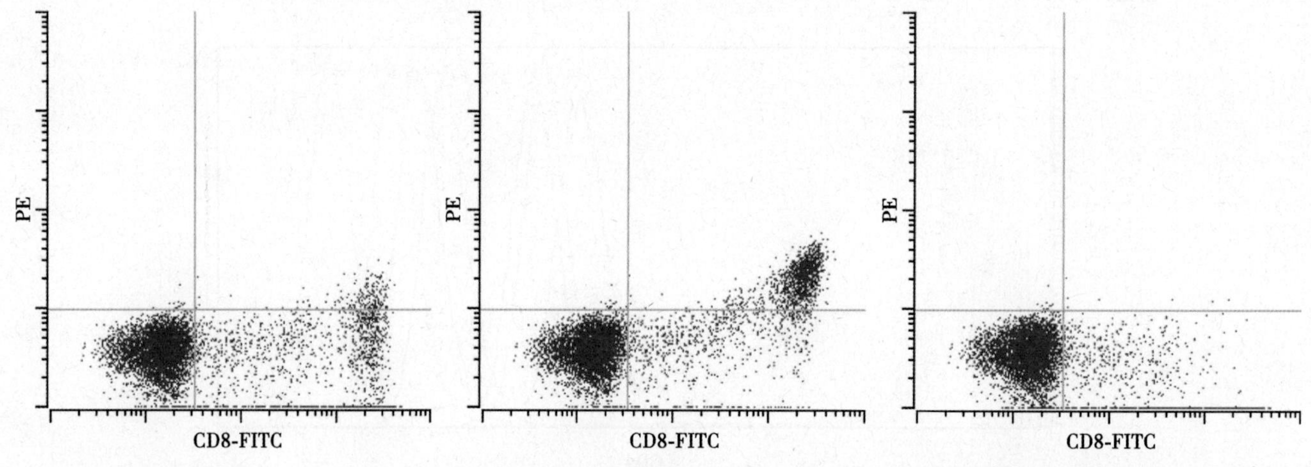

图 34-5　补偿不当。若从 PE 信号中减去 8%的 FITC 信号，CD8-FITC 标记的淋巴细胞的荧光发射表现为极少的 PE 荧光（即适当补偿，左图）。若补偿程度降至 7.2%（中图），CD8 阳性细胞群表达低水平 PE 并可能被误解为免疫表型异常，这取决于所包括的 PE 抗体。注意，阳性细胞群缺乏对称性及尖端提示补偿不准确。若补偿增加至 8.8%，阳性细胞群会压至横轴上，无显示

抗体浓度呈线性关系，采用效价优化信噪比对于试剂性能至关重要。

组合方案设计

用合适的荧光染料组合试剂是确保合适的信号强度和检测灵敏度的关键因素。以下四个步骤可以帮助构建合适的试剂组合：

1. 确定每种潜在的试剂组合的目的。每种试剂组合应具有明确的目标，否则不应进一步推行。

2. 选择一组细胞靶点。所选择的靶点组或抗原组应该能够成功地展示试剂组合的目的，并且应该相对不依赖于荧光染料或市售的标记物。试剂组合应该是解决问题所需的最小组合。抗体通常以各种方式组合，用于识别异常造血细胞群，但这些通常属于表 34-1 中列出的一类。

3. 为每个靶点分配荧光染料。基本原则是强表达的抗原应与暗色荧光染料组合，弱表达的抗原应与明亮的荧光染料组合。该原则保证了合理的信号强度，避免了由于荧光过亮引起的补偿问题。第二个原则是选择荧光染料组合应避免补偿问题。这些问题一般包括：①以较大波长检测时，从一个荧光染料溢出至相邻的荧光染料（图 34-4 所示）；②交叉激光激发，最

常见的是由串联标记物中花青染料的红色激光直接激发(如PE-Cy5发射APC);③串联荧光染料具有母体荧光染料的不同发射(如APC-Cy7发射APC)。关于这些问题更深入的讨论,读者可以参考Wood,2006。

表34-1 造血系统肿瘤的试剂组合设计

原则	实例
至少一种用于细胞群鉴定的试剂	CD45用于一般细胞类型 特定细胞系的谱系相关抗原(如B细胞的CD19)
相同谱系和成熟阶段的多种抗原以鉴定表达水平异常	同时使用CD2、CD3、CD4、CD5、CD7或CD8来评估成熟T细胞
相同谱系但成熟阶段不同的多种抗原,以鉴定正常成熟和不同步表达	同时使用CD13和CD16证明中性粒细胞成熟
分离不同细胞系	同时使用CD11b和CD15区分单核细胞和中性粒细胞的成熟
证明克隆性	κ和λ与B细胞系试剂(如CD19)组合使用
确定明显异常抗原表达	用T细胞或NK细胞相关抗原如CD7或CD56与CD34的组合来证明髓系原始细胞非系列特异性抗原表达

NK,自然杀伤细胞

4. 测试试剂组合。必须对试剂组合进行经验性验证,以确保信号强度符合预期,即保证检出重要低水平信号的灵敏度,并且试剂之间不会出现意外的相互作用。应采用同一样品,比较所需的试剂和缺少一种组分的一系列试剂(荧光减一种对照),以及只包含单一试剂的第二个系列试剂(单染色对照)。一种或多种试剂强度的意外变化表明试剂组合存在潜在的问题。

样品处理和样本制备

任何可以制备为单个细胞悬浮液的样品都适用于流式细胞术免疫表型分析,举例来说,包括外周血、骨髓和淋巴结。血液和骨髓可以选用乙二胺四乙酸(EDTA)、肝素或枸橼酸葡萄糖抗凝,通常首选肝素,因为可以提高样品的保存稳定性。组织样品最好在组织培养基中运输并储存,如RPMI 1640,使用手术刀和镊子、针头和注射器或丝网筛(Braylan & Benson,1989)等机械打散法获得单个细胞悬浮液,随后使用细金属丝网过滤去除聚集体。所有类型的样品在制备前通常室温保存,但若制备必须延迟时,冷藏可以防止降解。

为了有效分析外周血或骨髓中的白细胞,必须去除红细胞。之前曾采用密度梯度离心法(如聚蔗糖-泛影葡胺),但会导致一些细胞亚群的丢失,骨髓标本分离效果较差。使用氯化铵或各种商业试剂溶解红细胞已成为临床实验室样品制备的标准技术(Carter et al,1992)。目前推荐的方法是向血液或骨髓分装标本中加入抗体,随后溶解红细胞并用缓冲盐溶液如磷酸盐缓冲液洗涤,去除细胞碎片、溶血试剂和未结合的抗体。溶血试剂或其后的洗涤液中加入少量甲醛(0.25%~0.5%),可稳定样品和抗体结合。当需要分析B细胞上的轻链表达时,必须在加入抗体之前反复洗涤,去除血浆免疫球蛋白(Ig)。尽管固定和冷藏保存将延缓降解,但一旦制备好,样品应尽可能快地上机,以避免样品和荧光染料的降解。

数据采集

在流式细胞仪上评估了所制备的样品后,重要的是采集足够的细胞数以便检测感兴趣的细胞群。对于占细胞总量比例很大的细胞群来说,只需要采集相对较少的细胞数,但少见的细胞群需要采集较多的细胞数。在造血系统肿瘤检测中,由于几乎不知道样本细胞群的表达频率,最方便的做法是采集固定的总细胞数,以保证达到期望的最低灵敏度。例如,若期望灵敏度为0.1%,检测细胞群特征需要50个细胞,那么需要采集50 000个白细胞。采集的细胞数不够会影响检测低频细胞群的能力——评估治疗后的残留病变以及目标细胞群比例很小时,需重点考虑这点。

在评估很少的异常细胞群时,仪器的携带污染也需要重点考虑。多数上市仪器制造商注明的携带污染率约为1%——若需要检测不常见的细胞群时,此携带污染率就相对较高。为减少携带污染,在检测每个样本后用水清洗,直至背景恢复为可接受的低水平。否则,可能会出现零星的意外免疫表型的细胞群,这些细胞可能会被误认为肿瘤细胞。

结果解释的注意事项

免疫表型检测造血系统肿瘤的原理是肿瘤细胞表达的抗原与正常细胞的表达抗原完全不同。正常细胞的抗原表达受到严格控制,随着细胞的成熟,会出现和消失某些抗原,具有细胞系特异性。肿瘤细胞常表现为下列抗原表达的非随机改变:

1. 出现该细胞或细胞系正常情况下不表达的抗原。
2. 细胞或细胞系一般正常表达的抗原,表达水平(强度)异常增高或降低,包括正常抗原的完全消失。
3. 非同步抗原表达(如细胞或细胞系表达的正常抗原,但在细胞成熟过程中出现的时间不正常)。
4. 细胞群异常同质性表达一种或多种抗原,正常情况抗原表达应呈异质性。

目前的共识是,对造血系统肿瘤免疫表型的鉴别需要全面掌握造血细胞的正常抗原表达模式。

抗原表达的正常模式

所有的造血细胞均起源于造血干细胞,造血干细胞是一群静止的细胞群,具有长期的再生潜能,在骨髓中比例非常小。识别人造血干细胞需要检测足够数量的细胞,并表达下列抗原:强表达CD34和CD133,中等表达CD45,弱表达或不表达CD38,CD90强弱不等,弱表达CD123、CD177、HLA-DR、CD13和CD33。定向祖细胞成熟则伴随CD34及CD35表达轻度下降,CD133和CD90消失,CD38及HLA-DR表达增加。细胞在骨髓中进一步向不同细胞系分化成熟,直至成熟的、有功能的初始细胞释放至外周血。唯一例外是T细胞,T细胞最早的原始细胞迁移至胸腺,在胸腺成熟为功能细胞。已有多个学者对B细胞、T细胞、中性粒细胞、单核细胞和红细胞系成熟过程中抗原表达的改变模式进行了研究(Loken et al,1987,1988;Inghirami et al, 1990; Terstappen et al, 1990a; Terstappen et al, 1990b;Terstappen & Loken,1990;Terstappen et al,1992b;Harada et al,1993;Hoffkes et al,1996;Ginaldi et al,1996b;Almasri et al,1998;Lucio et al,1999;McClanahan et al,1999;Wood,2004),图34-6至图34-10是对每个细胞系的总结。

早期幼稚细胞
中期幼稚细胞
晚期幼稚细胞
幼稚/套细胞
滤泡中心
边缘带
浆细胞
CD45
TdT
CD34
CD10
CD38
CD19
CD20
CD22
HLA-DR
IgD
IgM
Kappa
Lambda

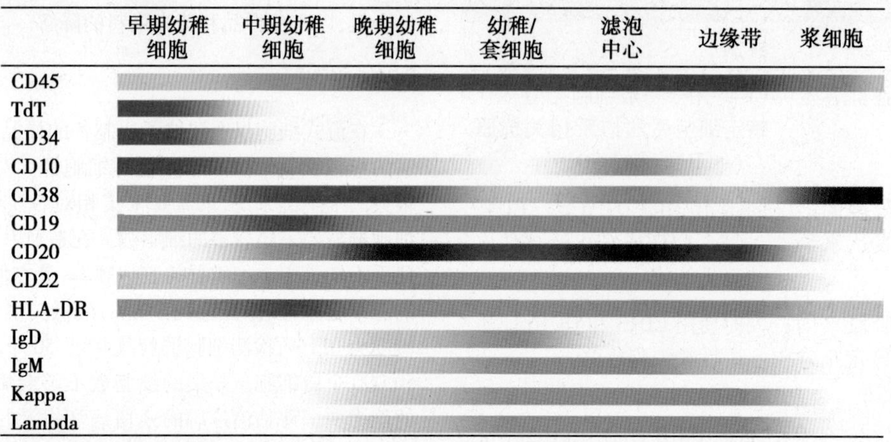

图34-6 B细胞分化。采用临床实验室常用的抗原来描述B细胞成熟过程中抗原表达强度。正常成熟B细胞表达κ或λ轻链,但不会同时表达两种轻链。颜色越深代表抗原表达水平越高

前胸腺细胞
幼稚胸腺细胞
共同胸腺细胞
成熟胸腺细胞
成熟T细胞
CD45
CD34
TdT
CD7
CD2
CD5
cCD3
CD4
CD8
CD3
TCR

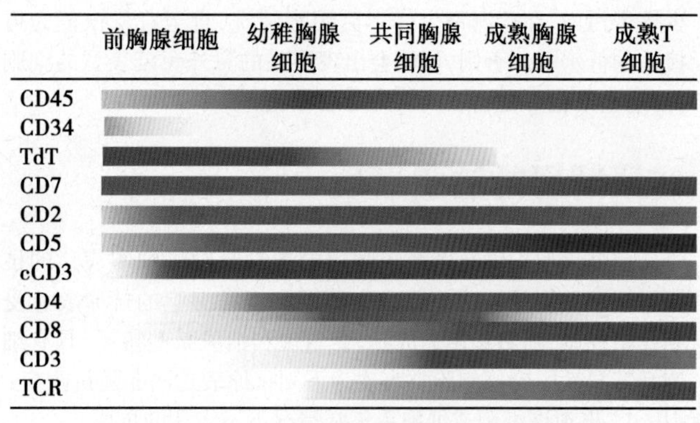

图34-7 T细胞分化。采用临床实验室常用的抗原来描述T细胞成熟过程中抗原表达强度。T细胞主要在胸腺成熟,大多数成熟期T细胞不存在于胸腺以外的器官。在共同胸腺细胞期,不成熟T细胞表达CD4和CD8,而在此后的阶段只表达其中之一。颜色越深代表抗原表达水平越高

原始粒细胞
早幼粒细胞
中幼粒细胞
晚幼粒细胞
杆状核粒细胞
中性粒细胞
CD45
CD34
CD117
CD13
CD33
CD66b
CD64
CD15
CD65
CD11b
CD11c
CD66a
CD24
CD16
CD35
CD87
CD14
CD10

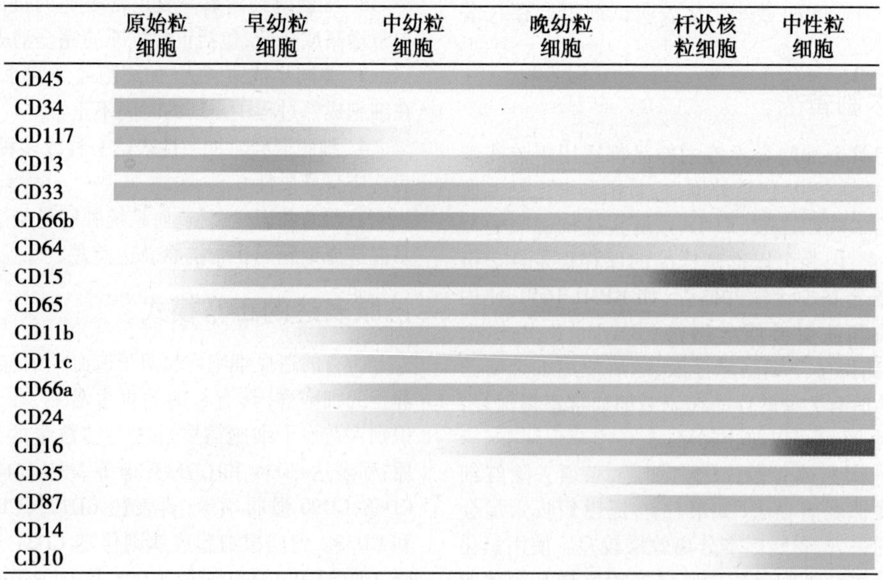

图34-8 中性粒细胞分化。图中显示临床实验室常用的抗原在中性粒细胞成熟过程中的抗原表达强度。颜色越深代表抗原表达水平越高

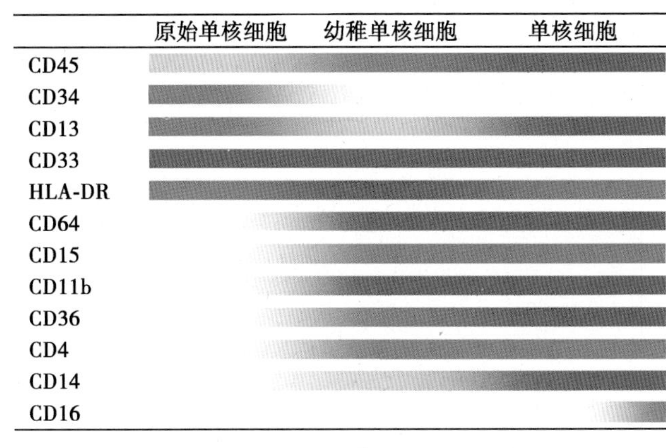

图 34-9 单核细胞分化。图中显示临床实验室常用的抗原在单核细胞成熟过程中的抗原表达强度。颜色越深代表抗原表达水平越高

原始细胞 原始红细胞 早幼红细胞 中幼红/晚幼红细胞 网织红细胞 成熟红细胞

CD45
CD34
HLA-DR
CD38
CD117
CD71
CD36
CD235a

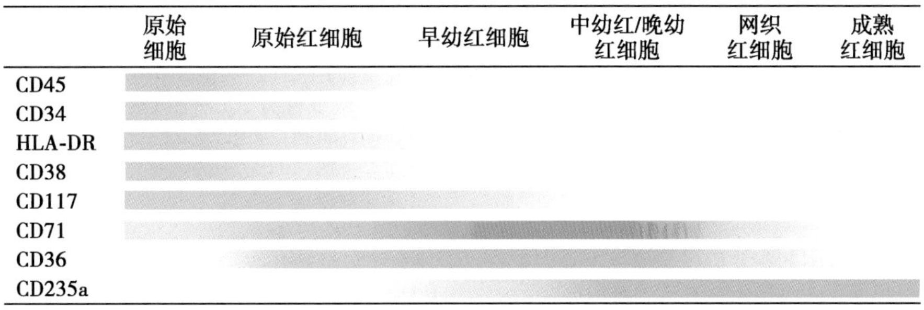

图 34-10 红细胞系分化。图中显示临床实验室常用的抗原在红细胞系成熟过程中的抗原表达强度。颜色越深色代表抗原表达水平越高

造血系统肿瘤抗原表达的异常模式

多数造血系统肿瘤具有异常的免疫表型，即使病变细胞较少，也非常容易识别其特征。有时，免疫表型非常具有特征性，只需免疫表型数据就能进行疾病分类。然而，每一类疾病均有较大的差异，正确诊断依赖于识别整体免疫表型模式，而不是单个抗原表达，或死板地应用免疫表型谱。下面的讨论将着重于造血系统肿瘤诊断和分类的一般免疫分型原则，本章并不对每种疾病亚型的抗原异常进行全面讨论（Craig & Foon，2008；Cherian and Wood，2011）。

急性白血病

诊断与分类

流式细胞术在识别各种原始细胞群和确定细胞系中发挥着重要作用，既能够诊断急性白血病，也有助于急性白血病的分类。

通过流式细胞术可识别原始细胞群，方法是联合应用CD45表达及侧向角散射特点，以及不成熟标志物的表达，包括CD34、CD117、CD133、CD99和末端脱氧核糖核酸转移酶（terminal deoxynucleotidyl transferase，TdT）。白细胞表达CD45，表达强度具有细胞系和分化阶段的特点，当与正交光散射（侧向角散射）联合应用时，可以对白细胞群进行基本分类（Borowitz et al，1993；Stelzer et al，1993）（图34-11）。CD45和侧向角散射设门非常有助于识别原始细胞，原始细胞表达CD45和低侧向角散射。CD45和侧向角散射分析已成为临床实验室的标准做法。然而，CD45和侧向角散射的设门不应单独用于识别原始细胞，因为并不是所有原始细胞都落在CD45和侧向角散射设定的原始细胞门中。例如，急性早幼粒细胞白血病的异常早幼粒细胞和急性单核细胞白血病的幼稚单核细胞常常被排除在标准的CD45和侧向角散射确定的原始细胞门之外。有时非原始细胞也可能出现在CD45和侧向角散射设定的原始细胞门中，这使得分析更加复杂。尤其是嗜碱性粒细胞、浆细胞样树突细胞和少颗粒中性粒细胞在髓系细胞肿瘤中数量增多，这些细胞会出现在CD45和侧向角散射设定的原始细胞门中。

根据当前（2008）WHO标准，多数急性白血病外周血和/骨髓中原始细胞≥20%（Swerdlow et al，2008）。尽管流式细胞术在识别原始细胞群的特征方面非常优异，但是采用流式细胞术确定原始细胞比例用于诊断急性白血病时必须注意两个问题。第一，通过分析骨髓标本得来的原始细胞百分率通常并不准确，因为外周血稀释（假性减少）以及溶血剂处理样本时对红系有核祖细胞的破坏作用（假性增加）；第二，免疫分型法识别的原始细胞不一定和形态学检出的原始细胞完全一致。白血病细胞群和正常细胞群类似，也包含成熟的连续性，特异性抗原改变和能够区分原始细胞和分化成熟细胞的形态学改变并不是很一致。无论如何，若认识到这些局限性，流式细胞术一般可以正确提示急性白血病的诊断。

除了有助于诊断急性白血病，若骨髓中有大量类似急性白血病的细胞，流式细胞术也有助于排除急性白血病。常见的例子是许多反应性增生情况下大量出现B前体细胞（原始血细胞）。尽管原始血细胞形态类似原始淋巴细胞，多参数流式细胞术可区别正常的不成熟前体细胞（原始血细胞）和急性白血病细胞（Lucio et al，1999；Weir et al，1999；McKenna et al，2001）。此外，一些非淋巴造血系统肿瘤如小细胞癌或儿童小圆细胞肿瘤的细胞涂片类似白血病细胞，但用流式细胞术很容易鉴别，因为其CD45阴性，缺乏B细胞、T细胞或髓系细胞的特异性标志，常伴较高的侧向角散射，高于少胞质细胞的预期

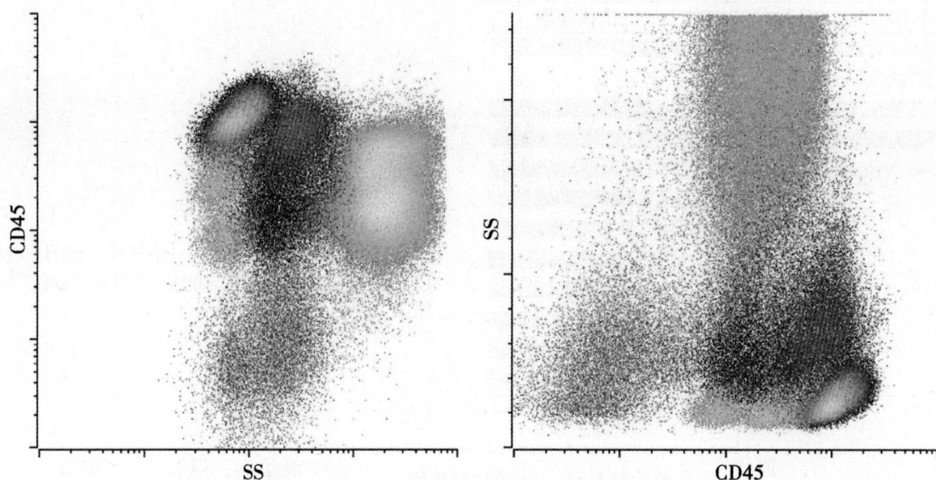

图 34-11 CD45 和侧向角散射。越来越多的临床实验室应用 CD45 和侧向角散射对白细胞群进行最初的识别。侧向角散射数据常以对数方式(左图)或线性方式(右图)表达。染色的主要白细胞群包括淋巴细胞(蓝色)、B 细胞(浅蓝色)、单核细胞(紫色)、成熟中性粒细胞(绿色)、原始细胞(红色)、嗜碱性粒细胞(深紫色)和成熟红细胞(橙色)

值(Chang et al,2003)。

流式细胞术在急性白血病中的主要应用是分类。分类主要是确定细胞系以及分化程度。确定细胞系有特别重要的治疗意义,主要区分髓系或淋巴系白血病。很多文章已经描述了急性髓系白血病(Terstappen et al,1992a;Reading et al,1993;Bradstock et al, 1994; Macedo, 1995a, 1995b; Khalidi et al, 1999; Weir & Borowitz,2001;Orfao et al,2004)和急性淋巴细胞白血病(Farahat et al,1995;Khalidi et al,1998;Weir et al,1999)的免疫表型特性及其与正常细胞群的相似性。总而言之,细胞系是由抗原表达的整体模式而不是某一单个抗原的表达决定的。部分原因是由于免疫分型中许多常用的抗原缺乏细胞系特异性。通常,一个抗原的表达水平和该细胞系的常见水平越接近,越可能准确地反映细胞分化水平。例如,B 细胞抗原 CD19 的弱表达具有相对较差的细胞系特异性,因为急性髓系白血病也可能表达,但前 B 细胞型急性淋巴细胞白血病的典型表现是 CD19 表达较强而且更均一,和正常 B 细胞的表达水平相似。细胞质抗原包括多数目前已知的最具细胞系限制特性的抗原,可用于在细胞表面免疫分型不清楚时确定细胞系。表 34-2 列出了常用于确定细胞系的抗原。偶尔,白血病细胞可能表现出多个细胞系的分化特征作为这些类型的急性白血病的干细胞特征(Hanson et al,1993;Bene et al,1995;Matutes et al,1997;Swerdlow et al,2008),常见的是髓系和 B 细胞,或髓系和 T 细胞。若单个原始细胞群表现出这种分化,通常命名为双表型急性白血病;若出现 2 个异常的原始细胞群,每群均有各自细胞系的明确特征,称为双系急性白血病。按照 2008 年 WHO 标准,双表型急性白血病和双系急性白血病均为混合表型急性白血病(mixed type acute leukemia,MPAL)。图 34-12 至图 34-15 为急性白血病免疫表型举例。图 34-16 展示流式细胞术评估急性白血病的诊断流程。

预后因素

尽管已有文献讨论过特殊细胞表面标志在急性淋巴细胞白血病和急性髓系白血病中的预后意义(Schabath et al,2003;Webber et al,2008),但这些说法多数未经过时间的验证,目前对治疗并无意义。现在认为急性白血病重现性细胞遗传学或分子异常是具有治疗意义的重要的预后因素,这些已经整合进 WHO 急性白血病分类中(Swerdlow et al,2008)。多数情况下,细胞遗传学异常与特征性免疫表型相关,这有助于准确分类(Porwit-MacDonald et al,1996;Orfao et al,1999;Hrusak & Porwit-MacDonald,2002)。除极少数情况外,一旦获得细胞遗传学异常,免疫表型就不具有预后意义。例如,和正常核型 AML 相比,伴 t(8;21)的 AML 预后较好。此 AML 亚型常同时表达 B 细胞标记如 CD19,有些还表达 CD56。伴 t(8;21)的 AML 如表达 CD56(Baer et al,1997),则预后较差;然而,近期发现,这个不良预后因素可能继发于 cKIT 活化突变与 t(8;21)AML 的 CD56 表达的相关性(De et al,2007)。表 34-3 总结了与细胞遗传学或分子异常相关的表型特点。

表 34-2 用于划分急性白血病细胞系的抗原

	AML	ALL-B 细胞	ALL-T 细胞
明确	胞质 MPO	无	胞质 CD3 表面 CD3 T 细胞受体
强烈相关	CD117	胞质 CD79a 胞质 CD22 CD19 CD10-强	CD7-强
中度相关	CD13 CD33	TdT-中到强	CD5 CD2

ALL,急性淋巴细胞白血病;AML,急性髓系白血病;MOP,髓过氧化物酶

采用 WHO 2008 年标准(Swerdlow et al,2008),若考虑为混合表型急性白血病(MPAL),细胞系界定如下:

1. 髓系:MPO 或有单核分化证据
2. T 细胞:胞质 CD3 达到成熟 T 细胞水平
3. B 细胞:CD19 强阳性和另一个 B 细胞标记,或 CD19 弱阳性和另外 2 个 B 细胞标记(可包括 CD22、CD79a、CD10)

注意:除 MPAL 之外,确定细胞系不需要满足这些标准

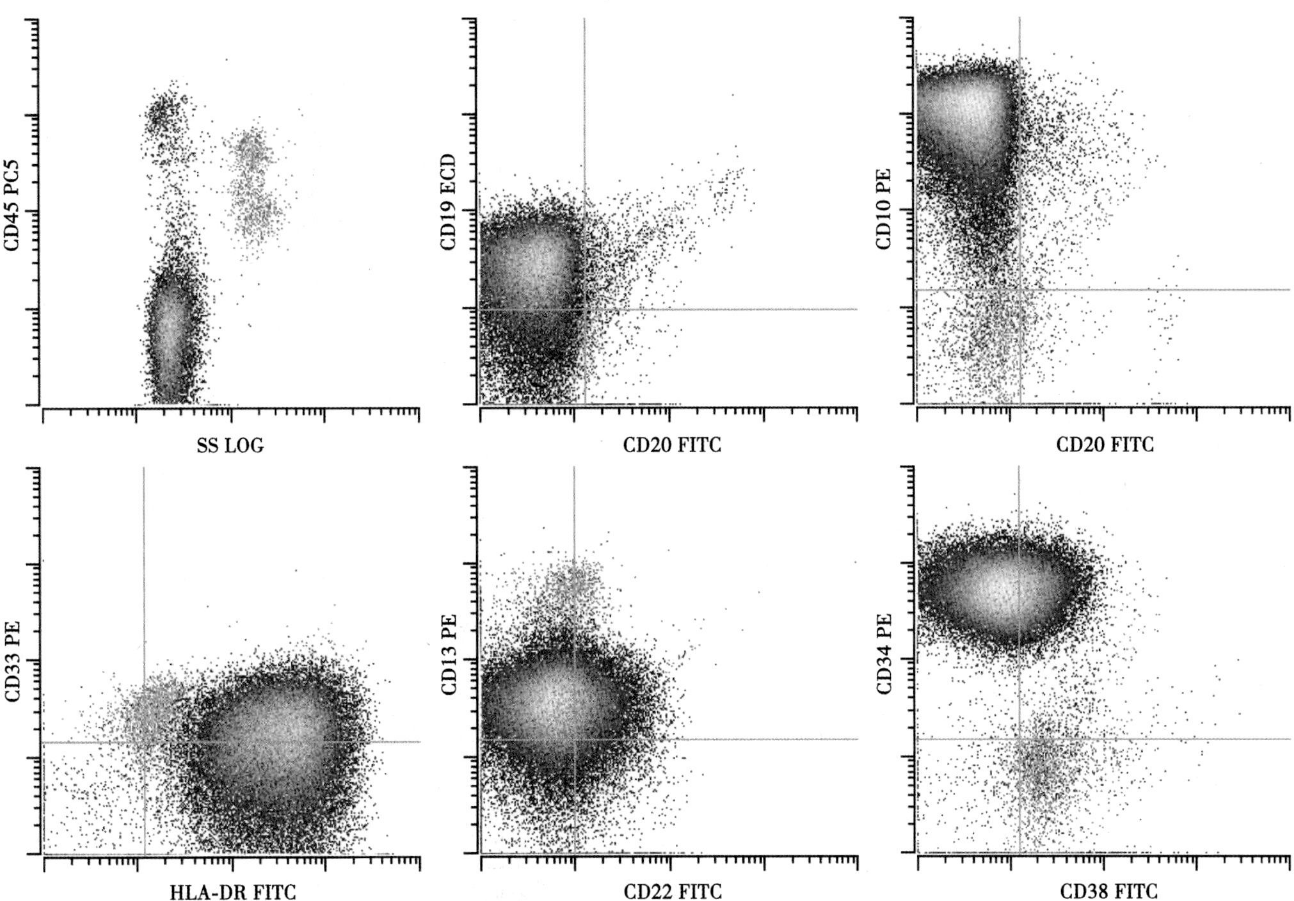

图 34-12　前体 B 淋巴细胞白血病/淋巴瘤（急性淋巴细胞白血病）。肿瘤细胞群（红色）和正常不成熟 B 细胞相比，异常表达 B 细胞相关抗原 CD19（弱）、CD22（非常弱）和 CD10（强），同时异常表达 CD45（缺乏）、CD34（强）和 CD38（弱）。此外，此类疾病常见髓系相关抗原 CD13 和 CD33 的低水平表达，但并不代表髓系分化。这些细胞的侧向角散射低，是典型的原始淋巴细胞的表现

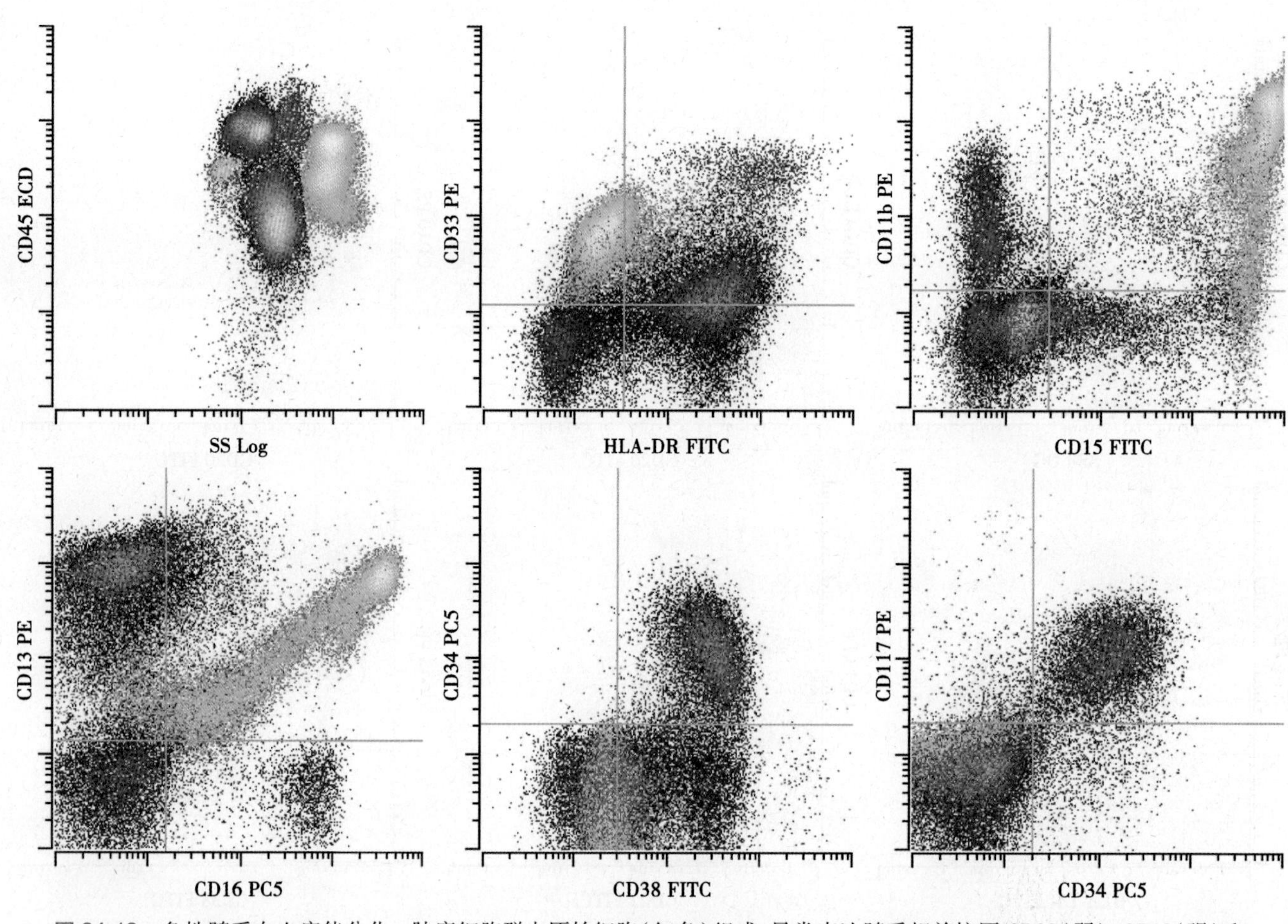

图 34-13 急性髓系白血病伴分化。肿瘤细胞群由原始细胞(红色)组成,异常表达髓系相关抗原 CD33(弱)、CD13(强)和 CD15(部分弱),与未成熟抗原 CD34 和 CD117 相关。原始细胞不表达较成熟的中性粒细胞抗原 CD11b 和 CD16,是典型的相对不成熟的形式,多见于急性髓系白血病。图片背景中成熟粒细胞(绿色)、单核细胞(紫色)、前体 B 细胞(黄色)和淋巴细胞(蓝色)是正常的,不是白血病细胞群体的部分。以上图片均显示活细胞

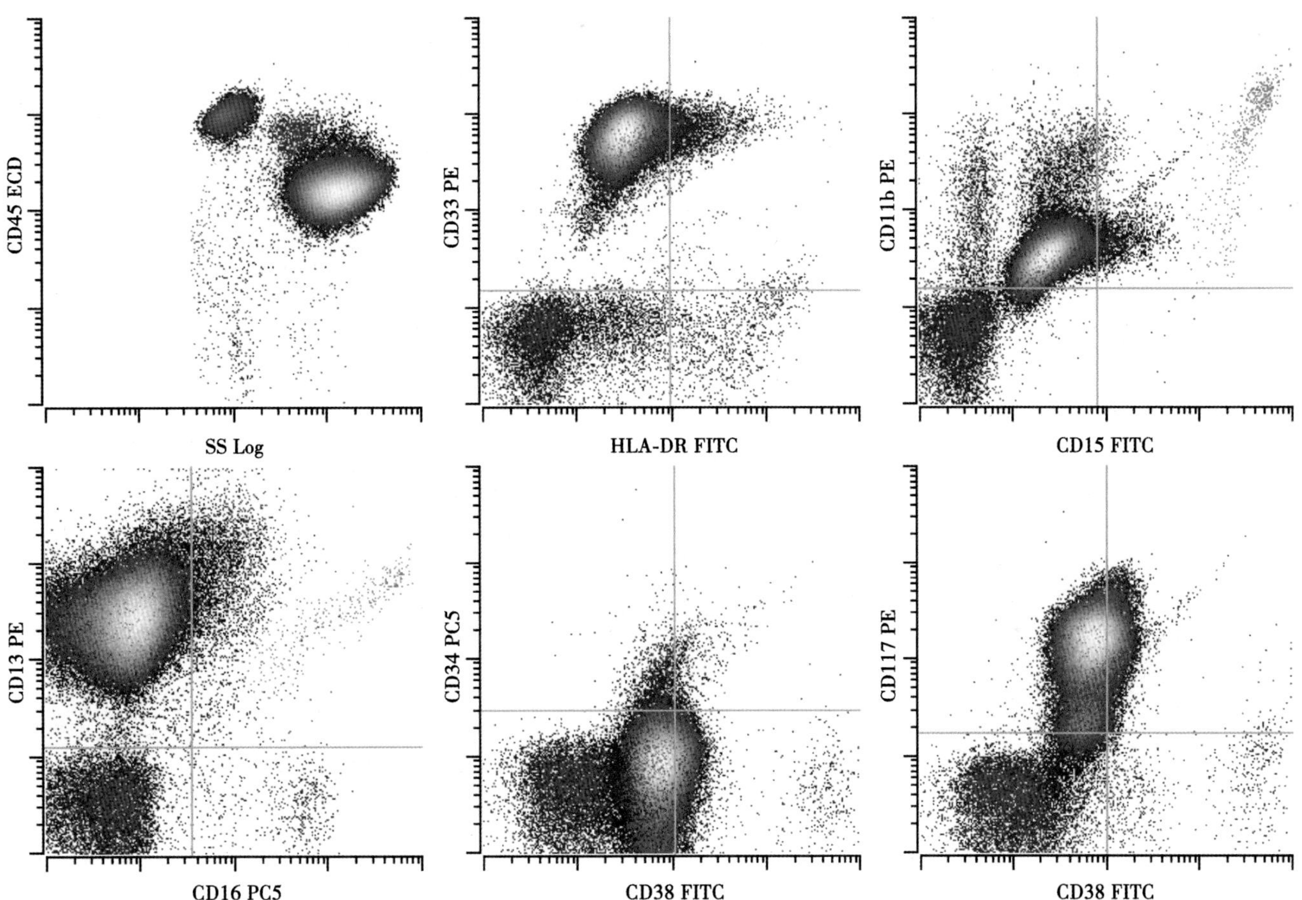

图34-14 急性早幼粒细胞白血病。肿瘤细胞群由早幼粒细胞(红色)组成,异常表达髓系相关抗原CD33(强)和CD13(中),伴强侧向角散射,提示细胞质颗粒多。此群细胞不表达CD34及HLA-DR,这些抗原通常表达于真正的髓系原始细胞,但仍表达CD117,部分正常早幼粒细胞也表达CD117。然而,与正常早幼粒细胞不同,异常细胞的CD15表达不明显,这是此类肿瘤的特征和常见异常

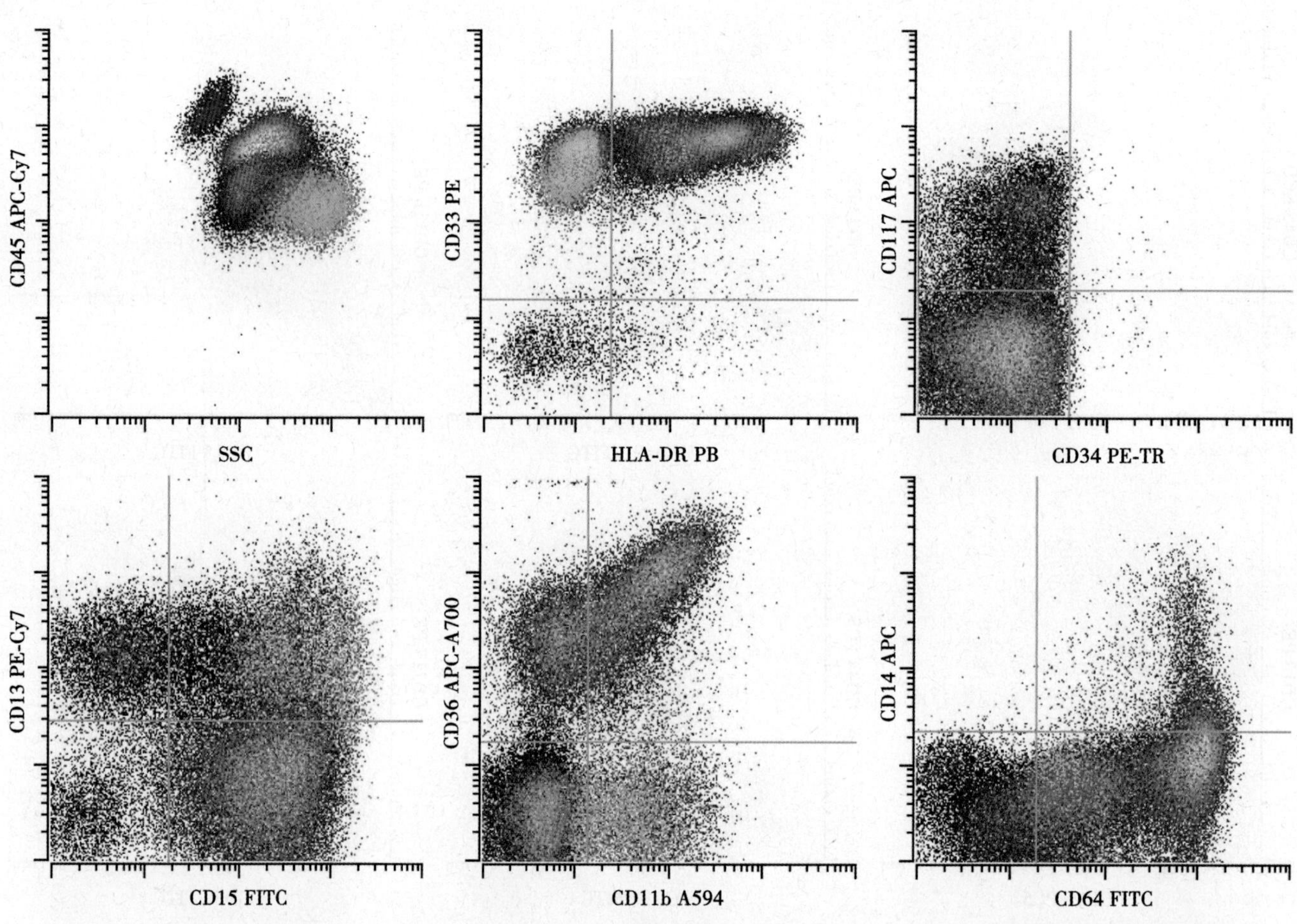

图 34-15 急性粒单细胞白血病。肿瘤细胞群由相对较少的原始细胞(红色)以及较多的具有单核细胞分化特征的细胞(紫色)组成。原始细胞异常表达 CD33(强)、CD13(中等)、HLA-DR(中等)和 CD117(中等),不表达 CD34。单核细胞分化表达早期单核细胞抗原 CD64(强)、CD36(中到强)以及其他较成熟单核细胞抗原 CD15(中)和 CD11b(弱到中),不表达成熟单核细胞抗原 CD14(缺失)或者 CD45 表达明显增加,两者见于成熟单核细胞。这一发现说明分化至幼稚单核细胞阶段,形态学计数中常将此群细胞计为幼稚细胞。此外,还出现较低程度的中性粒细胞分化(绿色)

诊断步骤: 急性白血病

第一步: 证明原始细胞/原始细胞等同物增加

1. 识别CD45和SSC门中的原始细胞增多
   注意: 不是所有的原始细胞等同物都位于CD45和SSC确定的原始细胞门中: 早幼粒细胞、原始单核细胞和幼稚单核细胞可能落在"原始细胞门"之外

2. 确认这群细胞代表原始细胞/原始细胞等同物,可采用不成熟细胞的特异性标记: 如CD34、TdT、CD117

第二步: 确定原始细胞细胞系,可选择合适的抗原如下:

髓系: CD13,CD15,CD33,CD117,MPO
单核细胞: CD14,CD33(亮),CD64
B细胞: CD19,CD20,CD10,CD22,CD79a
T细胞: CD2,CD3*,CD4,CD5,CD7,CD8,CD56
其他: CD38,HLA-DR,CD123

注1: 确定细胞系不是通过一种特异性抗原表达,而是通过抗原组合来确定

注2: 抗原表达越接近对应正常细胞的表达水平,其细胞系特异性越大

注3: 常见非细胞系标记的异常表达**

基本方案能确定细胞系

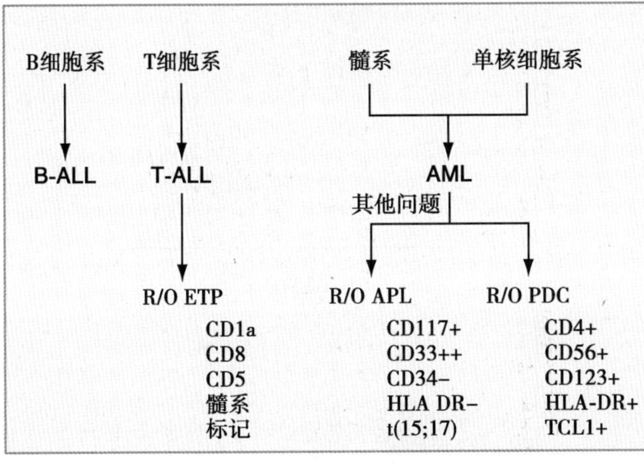

基本方案不能确定细胞系

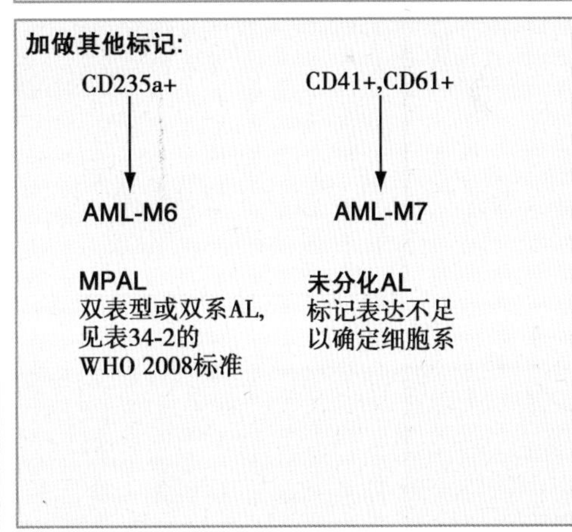

图 34-16 辅助急性白血病诊断及分类的诊断步骤。SSC:侧向角散射;AL:急性白血病;AML:急性髓系白血病;ALL:急性淋巴细胞白血病;APL;急性早幼粒细胞白血病;ETP TALL:早期胸腺前体 T 淋巴细胞白血病;PDC:浆细胞样树突细胞肿瘤;R/O:排除。* 细胞表面和胞质。** ALL 可能同时异常表达髓系标记(常见 CD13 和 CD33,偶尔 CD15),而 AML 则可能同时异常表达 CD5、CD7、CD19 和 CD56。这些非细胞系抗原的出现可能提示遗传改变。例如,AML 伴 t(8;21)常表达 CD19,有时表达 CD56,而 B-ALL 伴 MLL 重排可能表达 CD15

表 34-3 急性白血病免疫表型和细胞遗传学异常的关系

	免疫表型
急性髓系白血病	
t(15;17)	HLA-DR 阴性, CD15 弱至缺乏*,CD33 强,CD34 弱至缺乏
t(8;21)	CD34 强,CD56 阳性,CD19 弱
急性淋巴细胞白血病	
t(2;21)(FISH)	CD10 阳性, CD20 弱至阴性, CD9 弱至阴性
MLL 重排(如 t[4;11])	CD10 阴性,CD15 阳性

MLL:混合细胞白血病

*这是区别于正常早幼粒细胞的特征,正常早幼粒细胞 CD15 表达相对增强

治疗靶点

对于 AML,CD33 是最常用的治疗靶点,可采用流式细胞术检出,是抗 CD33(gemtuzumab ozogamicin)的靶点。多数 AML 表达 CD33,其表达水平和抗 CD33 单抗的疗效相关(Walter et al,2007)。尚不清楚监测 CD33 表达的变化是否有意义。

急性淋巴细胞白血病(ALL)的试验性治疗采用过单克隆靶向抗体或表达靶点嵌合抗原受体的 T 细胞,包括 CD19、CD20 和 CD22。流式细胞术可用于确定 ALL 不同靶向治疗的适宜性。重要的是要认识到这种治疗对细胞群鉴别的潜在影响。例如,接受抗-CD19 治疗的患者,CD19 不再适用于鉴别 B 细胞。

急性白血病的残留病变监测

许多有助于急性白血病分类的抗体,其本身并不是确定细胞系所必需的。然而,经过恰当的选择,一个稍大的抗体组合非常有助于鉴别白血病细胞群和背景正常成分的特异性差别,从而增强流式细胞术检测少量异常细胞群的能力。因此,诊断急性白血病时流式细胞术免疫分型的作用不止是确定细胞系,还延伸至描述该白血病的特征性白血病相关免疫分型,有助于评价其后的样本(Campana,2003)。重要提示:ALL 和 AML 常出现诊断时样本和病情持续或复发时样本之间的免疫表型变化(Borowitz et al,2005;Galpa et al,2008;Roshal et al,2010)(Baer et al,2001;Voskova et al,2004)。因此,必须监测一个以上的抗原模式,并且不应期望从诊断到治疗后复发时会出现相同的免疫表型。急性白血病微小残留病变的检出与 AML(San Miguel et al, 2001;Feller et al,2004;Maurillo et al,2008;Loken et al,2012)和 ALL(Coustan-Smith et al,2000;Dworzak et al,2002;Borowitz et al, 2008)的复发风险及总生存率相关,并越来越多的用于指导治疗决策。图 34-17 显示的是一个 ALL 微小残留病变的检测实例。

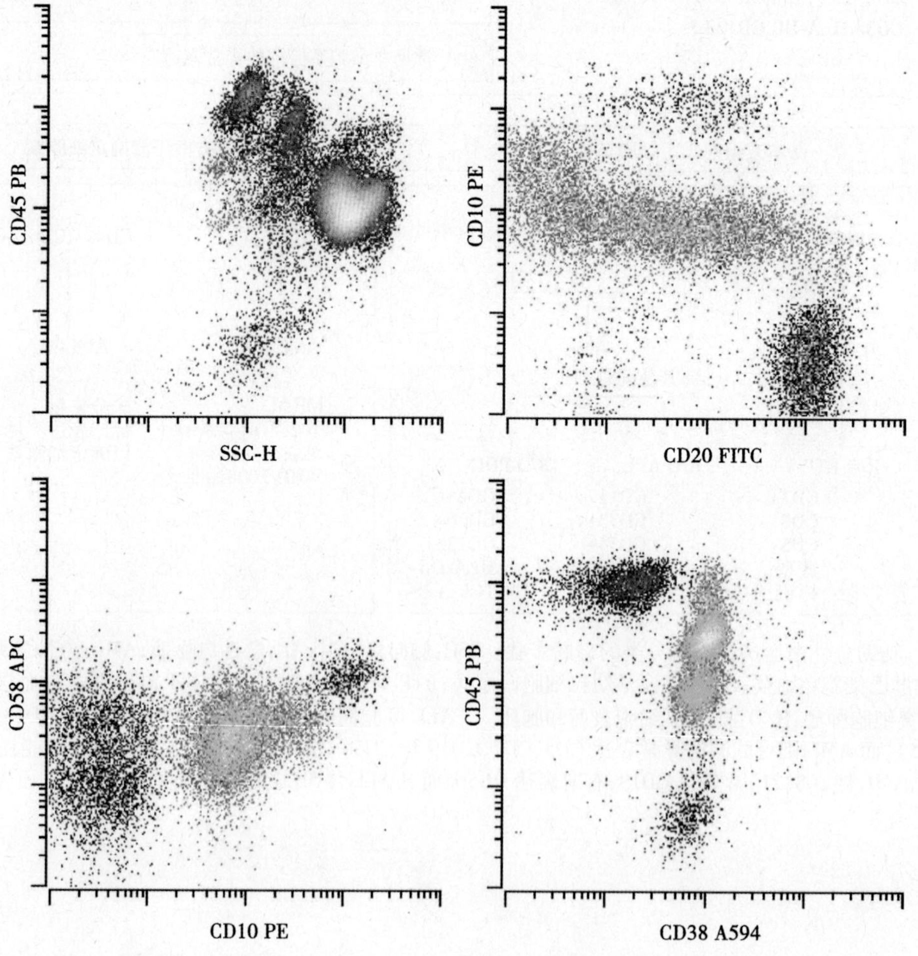

图 34-17 微小残留病变检测。检出异常的不成熟 B 细胞群(红色),CD10 和 CD58 的表达异常增加,CD45 异常减少,CD20 和 CD38 正常。这种复合免疫表型与正常未成熟 B 细胞(青色)或成熟 B 细胞(深蓝色)不同,使其检出水平为白细胞的 0.1%

淋巴瘤

诊断和分类

和白血病一样,流式细胞术可用于淋巴瘤的诊断和分类。淋巴瘤的免疫分型诊断依赖于识别一大群异常的成熟淋巴细胞。流式细胞术识别此类细胞群最常用的方法是检测增殖B细胞的限制性轻链。和所有肿瘤细胞一样,肿瘤性淋巴细胞来自于单个前体细胞的克隆性增殖。然而,和其他细胞不同,每个正常的淋巴细胞表面都会表达多态分子系列中的一个作为其独特的标志。B细胞的标志性分子是Ig。每个Ig分子包含κ或λ轻链的一种,针对轻链的试剂可用作B细胞的克隆性标记(Braylan et al,1993;Geary et al,1993;Fukushima et al,1996)。

T细胞增殖中,T细胞受体的遗传位点更为复杂,但可采用一系列针对T细胞受体β-链家族的试剂来证明T细胞的克隆性(Lima et al,2001;Morice et al,2004)。采用针对杀伤细胞抑制性受体(killer-inhibitory receptors,KIR)的试剂甚至可以证明自然杀伤细胞的克隆性(Morice et al,2003)。这些方法背后的假设是克隆性等于恶性。尽管克隆性是肿瘤的必要结果,但克隆性扩增也是抗原刺激后正常免疫反应的必要组成部分,因此,证明克隆性本身不足以诊断淋巴瘤。

从越来越多的研究发现中认识到正常个体也可能出现淋巴细胞的小克隆扩增群,最常见于B细胞中(Rawstron et al,2002;Chen et al,2004;Kussick et al,2004)。目前尚不清楚这些克隆细胞群是否代表疾病的早期亚临床阶段,或是一个肿瘤前体细胞群,无肿瘤形成所需的基因异常,或是一种偶然发现并无临床意义;然而,携带这样的小克隆扩增细胞群的部分个体,随着时间的推移确实表现出了明显的淋巴瘤特征(Rawstron et al,2008;Shanafelt & Hanson,2009;Xochelli et al,2014)。单克隆B淋巴细胞增多症(monoclonal B cell lymphocytosis,MBCL)一词正是用于描述外周血中的这种小细胞群,并明确了临床和数值标准,以便与真正的肿瘤相区分(Shanafelt et al,2009)。因此,在确诊淋巴瘤之前,有必要先根据淋巴瘤流式细胞术的检查结果进行形态学和临床特征的判断。

除了使用轻链限制性或限制性T细胞受体β链之外,淋巴瘤和白血病一样,其抗原表达的改变不同于正常的成熟过程。在许多情况下,这些改变也提供了肿瘤的诊断依据。此外,不同类型的淋巴瘤具有特定的改变,从而可以进行分类与诊断。例如,CLL或套细胞淋巴瘤中T细胞相关抗原CD5的表达增加(Matutes et al,1994b;Tworek et al,1998),而表达生发中心细胞标志物CD10是滤泡淋巴瘤的特点(Mantei & Wood,2009;Ray et al,2005)。Ig表达强度的改变也是B细胞淋巴瘤的常见异常表现,可用于区分正常和肿瘤性B细胞。对于B细胞淋巴瘤,Ig可以增加、减少甚至不存在(Liet et al,2002)。类似地,T细胞淋巴瘤通常表现出一种或多种T细胞抗原的表达改变(Picker et al,1987;Ginaldi et al,1996a)。然而,解释表型异常T细胞的小细胞群时必须特别注意,尤其是在不常见的部位,因为很多反应性增生中可出现正常血液或淋巴结中不常见的淋巴细胞扩增群(McClanahan et al,1999)。

诊断淋巴瘤更强大的方法是采用多色流式细胞术联合检测克隆性与抗原强度的变化。例如,采用四色分析检测CD19和CD10,以及κ和λ轻链,两者联合用于鉴定滤泡中心B细胞,两者中的任何一个均可确定轻链限制性的存在,尤其是在滤泡中心B细胞群内,联合检测可以极大地提高分析的特异性和敏感性。图34-18至图34-23提供了淋巴瘤免疫分型模式的实例。图34-24提供了一种诊断步骤,用于小至中等大小细胞的B细胞淋巴瘤的分型。此类分析的一个重要局限性是,可能难以识别含有相对罕见的大的异常细胞的肿瘤(如霍奇金淋巴瘤),除非使用适当的抗体组合并获取足够多的细胞(Fromm et al,2009)。在这方面,该方法基本上类似于微小残留病变检测。经典霍奇金淋巴瘤流式细胞术检测实例见图34-25。

淋巴瘤的分类依赖于识别一些抗原表达的特异性模式,这些抗原表达与某些正常成熟阶段相似,但又有足够差别以鉴别异常细胞。在B细胞淋巴瘤中,仅凭免疫表型就能准确诊断的疾病有两个:慢性淋巴细胞白血病/小淋巴细胞淋巴瘤(CLL/SLL)和毛细胞白血病。CLL/SLL的特征是异常B细胞共表达CD5,克隆轻链表达强度降低,各种成熟B细胞抗原表达降低,包括CD20、CD22和CD79b,出现活化抗原CD23与膜糖蛋白CD200,但未显著表达FMC7,以及活化表位CD20(Serke et al,2001)(图34-18)。这是CLL/SLL特异性的一系列的免疫表型(Matutes et al,1994b;Tworek et al,1998;Palumbo et al,2009;Alapat et al,2012),若血液中异常细胞≥5000/μl即能确诊。持续表达CD5的另一种B细胞肿瘤是套细胞淋巴瘤,这是一种更具侵袭性的淋巴瘤,必须和CLL/SLL区别开来。与CLL/SLL不同,套细胞淋巴瘤表达成熟B细胞抗原如CD20和CD79b更强,克隆性Ig的表达相对正常或增高,表达FMC7但CD23或CD200表达不明显(图34-19)。虽然很容易区别套细胞淋巴瘤和CLL/SLL,但因为其他一些低度淋巴增生性疾病偶尔会表达CD5并与套细胞表型类似,套细胞淋巴瘤的确诊需要采用荧光原位杂交(FISH)证明t(11;14)或免疫组织化学染色证明细胞周期蛋白D1的过表达。这些罕见的CD5阳性B细胞肿瘤不能通过其免疫表型来区分,通常需要结合临床病史、形态学和细胞遗传学异常来进行正确的分型。

毛细胞白血病的特征是各种B细胞抗原的表达增强,包括CD19、CD20和CD22;克隆性表面轻链限制;细胞黏附分子CD11c和CD103的表达明显增强;表达白细胞介素2受体CD25的α链以及表达IL-3受体CD123的α链(图34-20)(Robbins et al,1994;Matutes et al,1994a;Venkataraman et al,2011)。此外,细胞表现出不同程度的侧向角散射增强,因为其拥有丰富的细胞质,使得细胞具有和单核细胞类似的光散射特征。这一现象和此类疾病常见的单核细胞减少症,是造成假阴性结果的常见原因,尤其是当只采用光散射参数或采用CD45和侧向角散射、通过设置相对较小的门来识别淋巴细胞群时。

有助于B细胞淋巴瘤分型的另一种免疫表型是CD10的表达,CD10在未成熟B细胞上表达,正常成熟B细胞通过滤泡中心时也表达CD10。在B细胞淋巴瘤中,大多数滤泡性淋巴瘤表达CD10(Almasri et al,1998)(图34-21),这是大B细胞淋巴瘤中很重要的一类亚型,Burkitt淋巴瘤也会表达,均提示来源于滤泡中心。在滤泡性淋巴瘤中,CD10的表达常伴CD19和CD38的强度降低(Ray et al,2005;Yang et al,2005;Mantei & Wood,2009),这和反应性生发中心B细胞较强的正常表达不同。CD10阳性B细胞群的Bcl-2过表达有助于诊断肿瘤(Cook

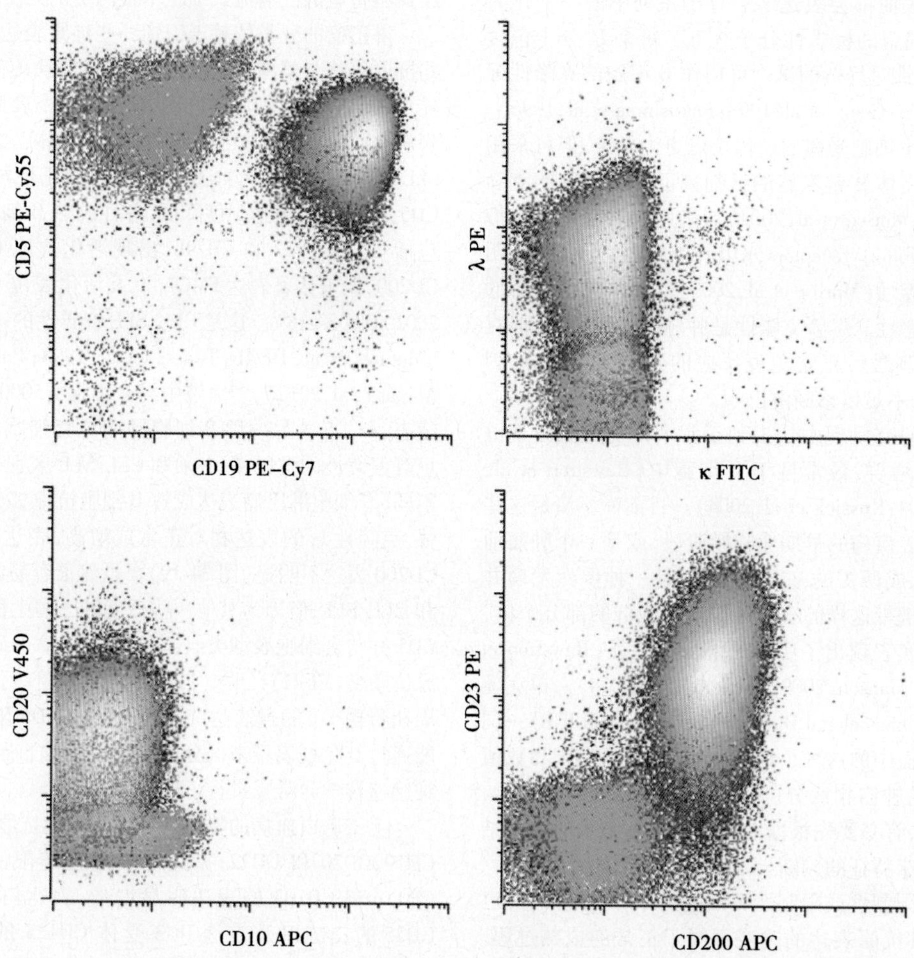

图 34-18 慢性淋巴细胞白血病/小淋巴细胞淋巴瘤(CLL/SLL)。肿瘤 B 细胞群(金色)异常表达 B 细胞抗原 CD19(中度)和 CD20(低)以及表面 λ 轻链(低),共表达 CD2、CD23(中度)和 CD200。CD5 表达伴低水平轻链限制、低水平 CD20 和 CD23 是 CLL/SLL 的特征。典型的 CLL/SLL 表达 CD200,不表达 FMC7(数据未显示)。CLL/SLL 的免疫表型应和套细胞淋巴瘤进行比较(图 34-19)。所有图显示的均为淋巴细胞;背景反应性 T 细胞显示为绿色

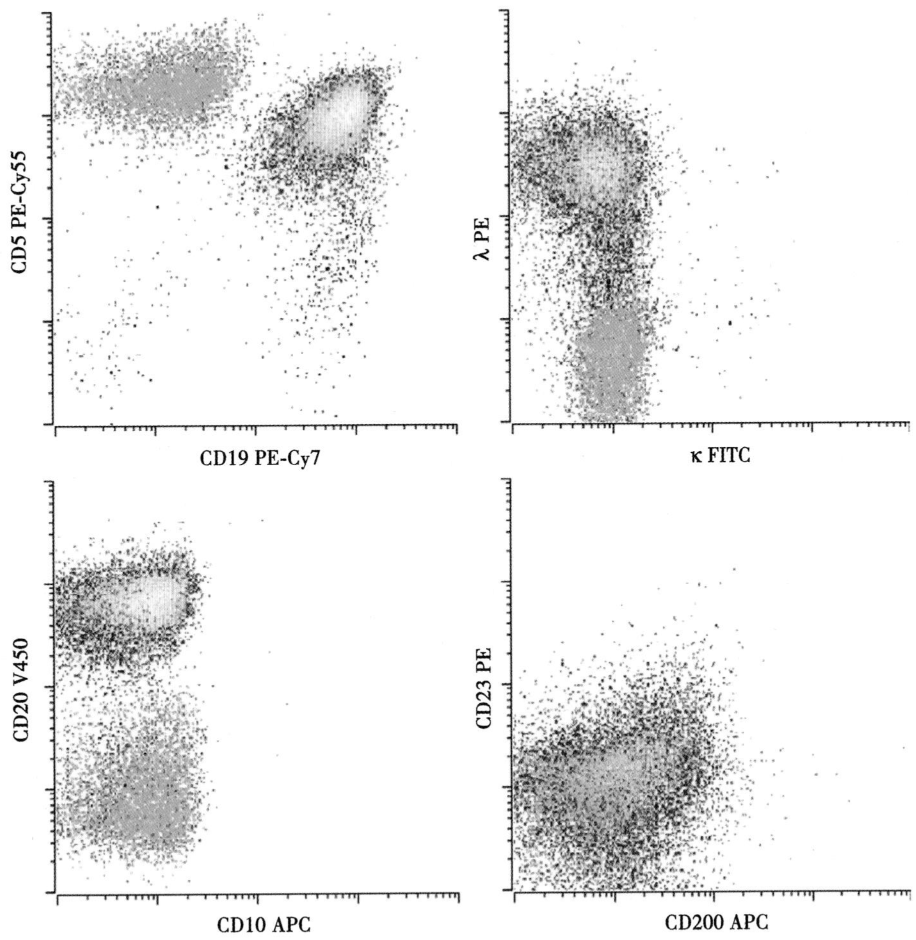

图 34-19 套细胞淋巴瘤。肿瘤 B 细胞群(金色)表达 B 细胞抗原 CD19(中)和 CD20(中)伴 κ 轻链限制(强)。肿瘤 B 细胞表达 CD5(中),而 CD23 和 CD200 的表达非常弱或缺失。套细胞淋巴瘤中等表达 FMC7(数据未显示)。尽管 CLL/SLL 和套细胞淋巴瘤均表达 CD5,但结合 CD20 和轻链的表达强度以及 CD23、CD200 和 FMC7 的表达水平,在大多数情况下可以区分这些 B 细胞肿瘤(与图 34-18 对比)。确诊套细胞淋巴瘤需要采用 FISH 证明 t(11;14)或免疫组化证实细胞周期蛋白 D1 过表达。所有图显示的均为淋巴样细胞;背景反应性 T 细胞显示为绿色

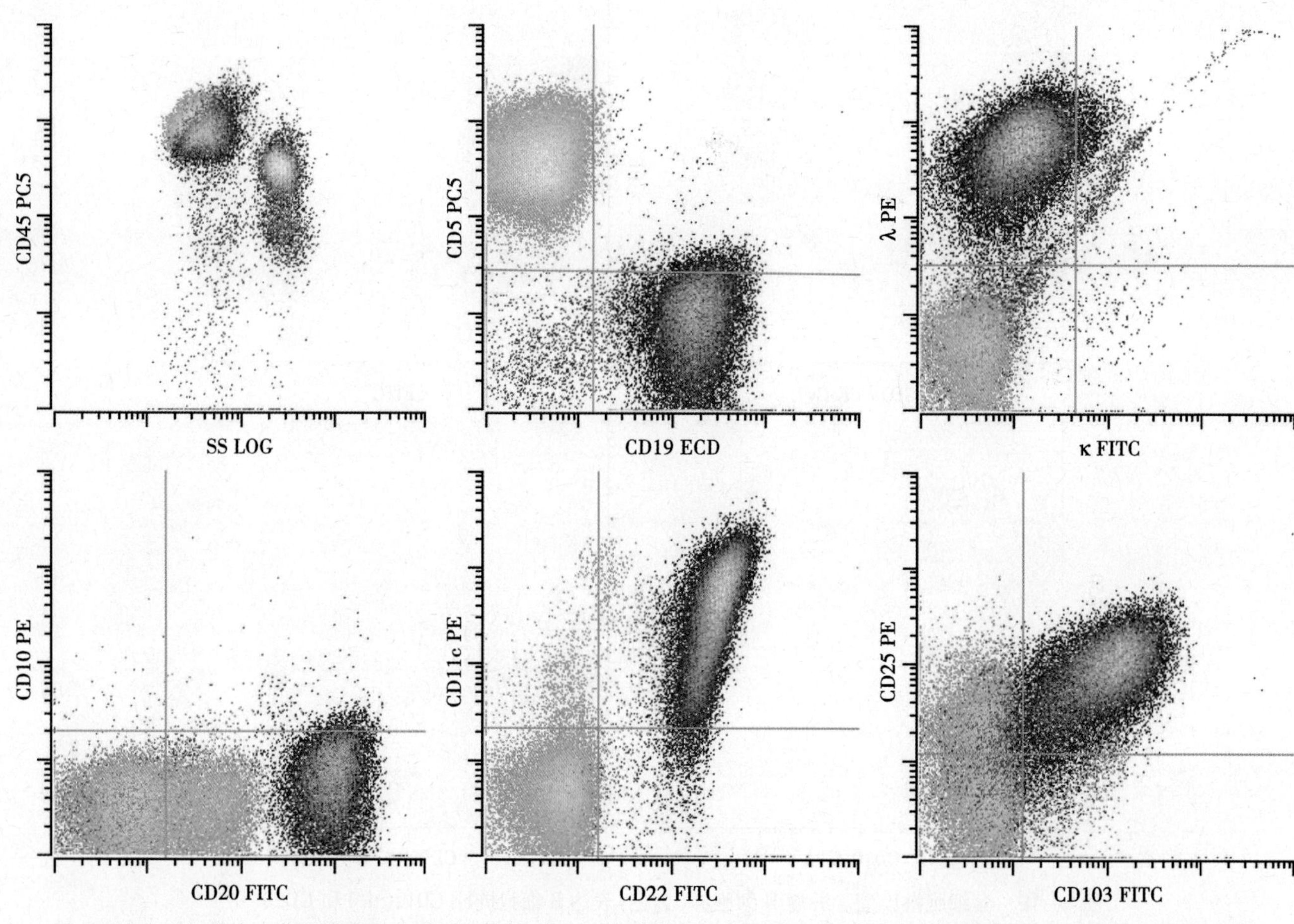

图 34-20 毛细胞白血病。肿瘤 B 细胞群（红色）表达 B 细胞抗原 CD19（中）、CD20（强）、CD22（强）及表面 λ 轻链限制性（中），伴黏附分子 CD11c（强度不定）、CD103（中）和 CD25（中）异常表达。这种免疫表型能诊断毛细胞白血病。注意 CD45 与侧向角散射散点图中无单核细胞，这是毛细胞白血病的特征性表现

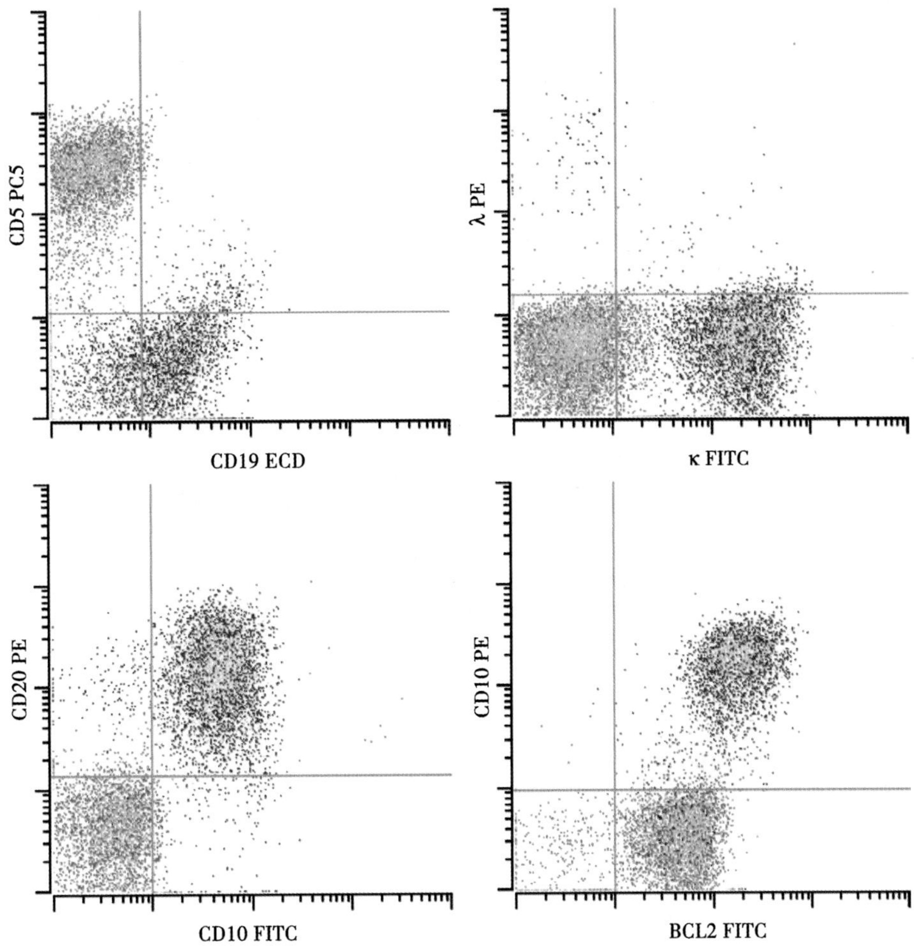

图 34-21 滤泡性淋巴瘤。肿瘤B细胞群(金色)异常表达B细胞抗原CD19(弱)、CD20(中)和表面κ轻链限制性(中),共表达滤泡中心相关抗原CD10(中)。此外,由于滤泡性淋巴瘤具有t(14;18)的特征(即Bcl-2在肿瘤群体上的表达水平高于正常背景T细胞),肿瘤细胞过表达细胞质Bcl-2(绿色)。Bcl-2过表达本身并不能确诊滤泡性淋巴瘤,但与CD10共同表达更具有特异性,正常CD10阳性滤泡B细胞Bcl-2应为阴性。所有图显示的均为淋巴样细胞

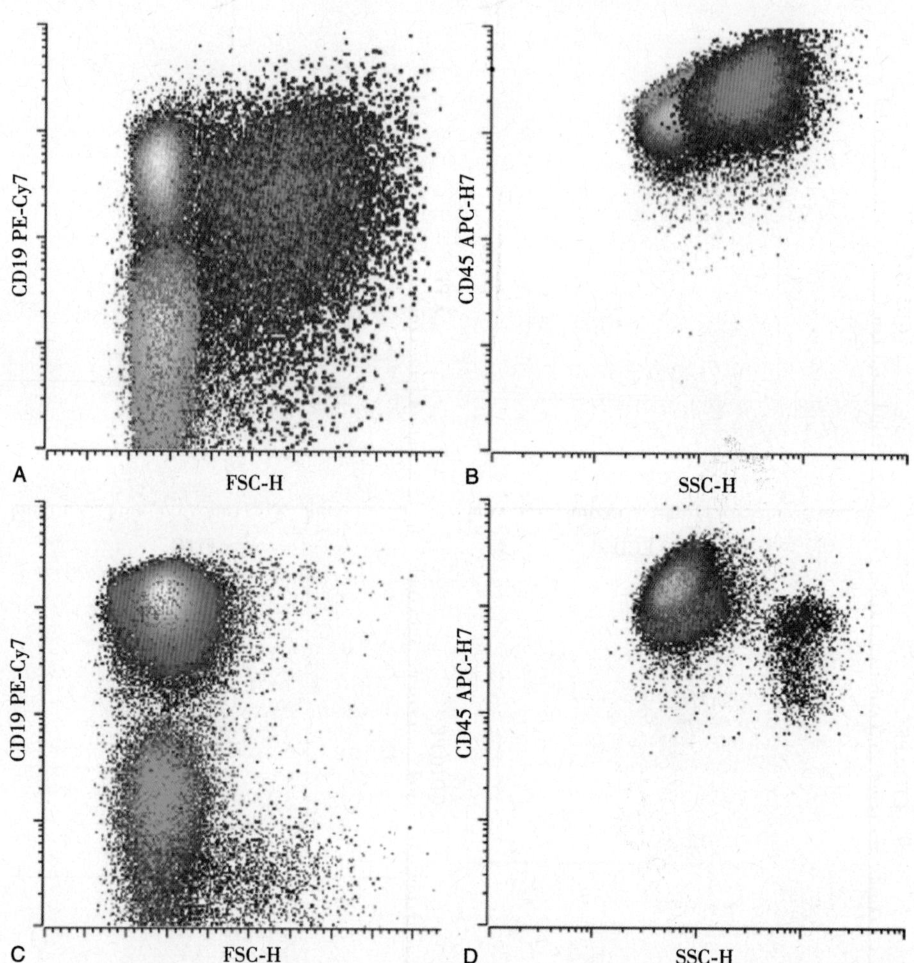

图 34-22　弥漫性大 B 细胞淋巴瘤。所有图显示的均为活细胞。(A,B)上面的散点图显示的是弥漫性大 B 细胞淋巴瘤的实例。肿瘤细胞为橙色,高亮,正常 T 细胞为绿色,正常 B 细胞为灰色(C,D)。下面的散点图是用于比较的慢性淋巴细胞白血病(CLL)的实例(肿瘤细胞为红色,正常背景 T 细胞为绿色)。与背景 T 细胞、背景 B 细胞和 CLL 细胞相比,弥漫性大 B 细胞淋巴瘤异常细胞的正向角和侧向角散射增加。注意,在以 CD45 与侧向角散射为坐标的散点图上,异常大 B 细胞群(图 B)的位置与单核细胞的位置重叠,而不是与正常淋巴细胞重叠。严格根据侧向角散射与 CD45 或前向角散射进行淋巴细胞设门可能会排除大部分异常细胞群

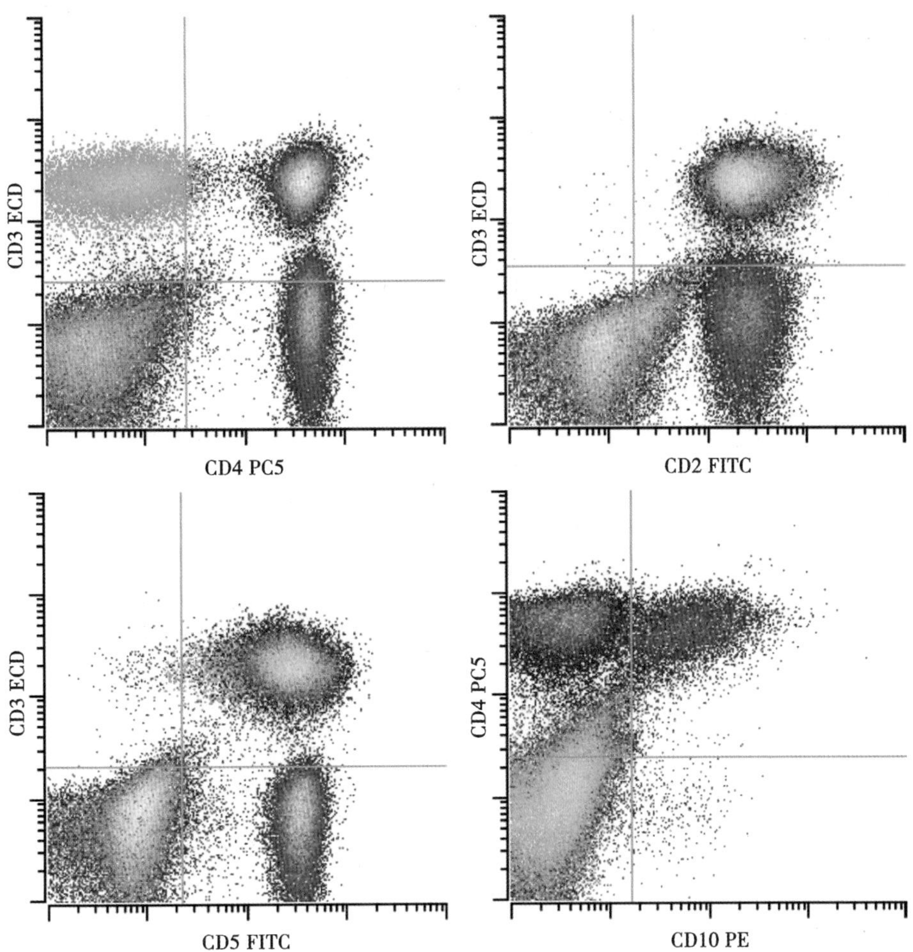

图 34-23 血管免疫母细胞性 T 细胞淋巴瘤。肿瘤 T 细胞群(蓝色)表达 T 细胞相关抗原 CD2(中)和 CD5(中),伴辅助性 T 细胞抗原 CD4,不表达表面 CD3。此外,肿瘤细胞共表达 CD10。复合免疫表型是血管免疫母细胞性 T 细胞淋巴瘤的特征。所有图显示的均为淋巴细胞。正常 CD4 和 CD8 阳性 T 细胞分别为红色和绿色

诊断步骤：小到中等大小的B细胞肿瘤

步骤1：确认B细胞系(CD19、CD20和(或)CD79a)
和
评估克隆性(κ轻链、λ轻链、smIg阴性*)

步骤2：评估CD5和CD10的表达

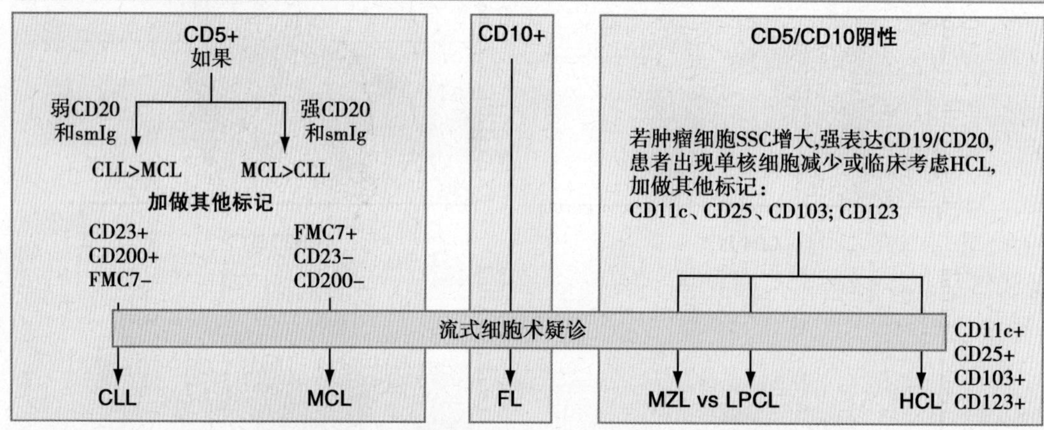

步骤3：使用其他资料确认疑似诊断

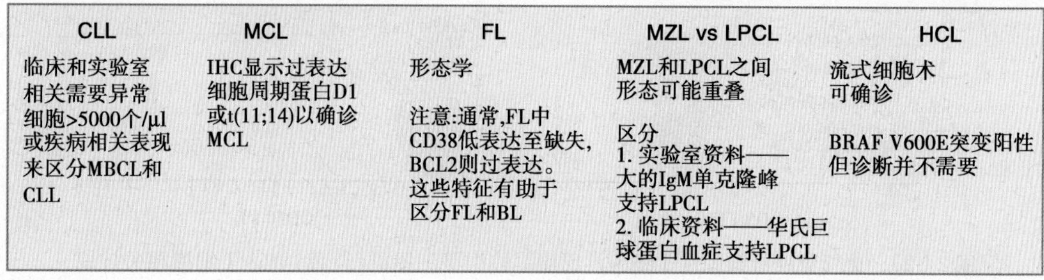

图 34-24 该诊断步骤概述了由小到中等大小细胞组成的 B 细胞淋巴瘤的分类步骤。smIg，表面免疫球蛋白；CLL，慢性淋巴细胞白血病；MCL，套细胞淋巴瘤；FL，滤泡性淋巴瘤；MZL，边缘带淋巴瘤；LPCL 淋巴浆细胞淋巴瘤；HCL，毛细胞白血病；MBCL，单克隆 B 细胞淋巴细胞增多症；BL，Burkitt 淋巴瘤

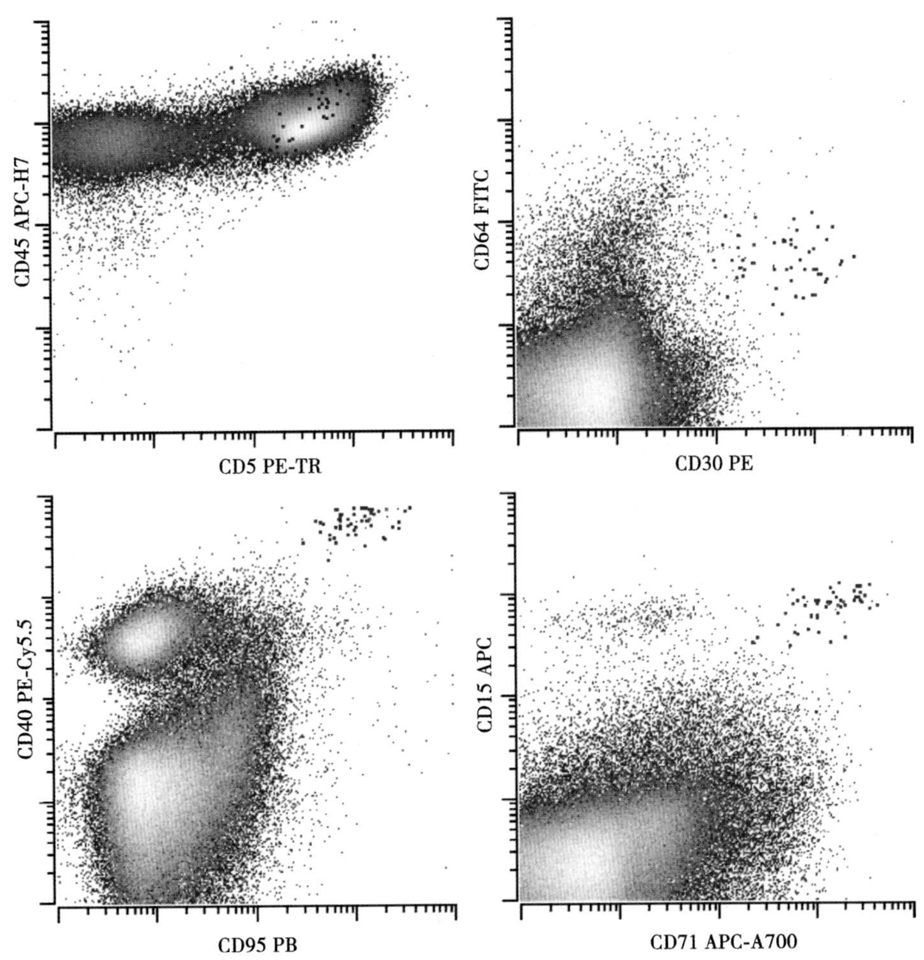

图 34-25 经典霍奇金淋巴瘤。与正常淋巴细胞和巨噬细胞不同的细胞群（红色），表达 CD15、CD30，高表达 CD40、CD71 和 CD95。这是经典霍奇金淋巴瘤典型的免疫表型。注意这些细胞通常自发荧光增强，表现为 FITC 标记的试剂（本例为 CD64）呈弱阳性。还需要注意，霍奇金细胞通常被 T 细胞环绕，导致 CD5 和 CD45 强阳性（左上图）

et al，2003），特别是在缺乏表面轻链表达的情况下，提示可能存在 t(14;18)，这是滤泡性淋巴瘤的特征。虽然单独的 CD10 阳性不能确定分型，但其阳性大大减少了必须考虑的疾病，这些疾病通常需要形态学来明确分型。

免疫分型在 T 细胞淋巴瘤分类中的作用不太清楚，尽管已经注意到一些关联，还需要大量的研究来验证。大多数 T 细胞淋巴瘤由抗原表达异常的 T 细胞组成。T 细胞淋巴瘤可以表达 CD4 或 CD8，偶尔也可能 CD4 和 CD8 双阳性或双阴性。

在 T 细胞淋巴瘤中，最常见 CD4 表达。在血管免疫母细胞性 T 细胞淋巴瘤中，异常 T 细胞 CD4 阳性，表面 CD3 表达常常缺失或减少（Serke et al，2000），伴 CD10 异常表达（Attygalle et al，2002）（图 34-23）。在蕈样真菌病/Sézary 综合征中，异常 T 细胞通常也是 CD4 阳性的，并且可以显示各种免疫表型异常，通常包括 CD3 和 CD4 强度的改变以及 CD7（Bogen et al，1996；Lima et al，2003）和 CD26（Kelemen et al，2008）的表达降低或缺失。然而，CD7 的表达在非肿瘤性的 CD4 阳性 T 细胞上可有不同程度的降低。CD7 的表达降低与正常记忆免疫表型相关，并且可以在各种反应性病症如炎性皮肤病中观察到具有该免疫表型的扩增亚群（Murphy et al，2002）。因此，证明 CD7 缺失本身并不能对淋巴瘤进行分类或确诊，需要其他的抗原异常的相关信息。和蕈样真菌病相比，CD26 缺失在 Sézary 综合征中更为常见；但与 CD7 相似，这并不具有肿瘤特异性（Kelemen et al，2008）。成人 T 细胞白血病/淋巴瘤特征性表达 CD4，也会出现 CD7 和 CD26 表达缺失。该疾病常出现 CD3 的表达降低，并且 CD25 总是阳性（Shao et al，2010）。不能仅凭单独的免疫表型确诊，疑似病例的确诊通常需要采用血清学检查证明 HTLV-Ⅰ感染。T 幼淋巴细胞白血病最常见的是 CD4 阳性，某些情况下也可以共表达 CD8 或表达 CD8 而不表达 CD4，也可见 pan-T 细胞抗原的不同缺失，但这种免疫表型不具有特异性，疑似病例可以通过 TCL1 重排的遗传检测确诊（Chen & Cherian，2013）。间变大细胞淋巴瘤也可能 CD4 阳性，但有时 CD4 阴性，偶尔表达 CD8。具有大细胞前向角散射特点的细胞群表达 CD30（强）及异常表达 T 细胞抗原的模式有助于识别间变大细胞淋巴瘤（Juco et al，2003；Muzzafar et al，2009）。

CD8 表达在 T 细胞肿瘤中较少见。大颗粒性淋巴细胞增生性疾病（大颗粒淋巴细胞性白血病）的特征通常是具有 CD8 阳性 T 细胞的克隆扩增，这些细胞 CD5 或 CD7 的表达可能降低，表达 NK 细胞相关抗原如 CD57 或 CD16（Richards et al，

1995）。然而，类似的克隆扩增可出现于多种反应性增生，需要知晓临床情况以了解大颗粒淋巴细胞群增生的临床意义。

预后因素

如前所述，流式细胞术可用于评估CLL具有预后意义的标志物，包括CD38（Damle et al，1999）和ZAP-70（Crespo et al，2003）。虽然这些测定法广泛可用，但已有报道表明其存在解释和标准化的问题。CD38在CLL细胞上的分布通常是连续的，而不是离散的，用于区分阳性和阴性的标准是随意的。在ZAP-70评估时这个问题更为明显，其表达通常非常弱，已有人提出了有关确定阳性最佳方法的问题。尽管如此，大多数病例中这些标记物的表达要么是明显的阳性，要么是明显的阴性，许多文章使用不同的技术已经证明了它们的预后意义（Rassenti et al，2008）。最好将具有临界阳性的病例认定为不确定表达。迄今为止，其他类型的淋巴瘤中尚无和CLL/SLL类似的预后指标。

治疗目标

最广泛使用的治疗性抗体是抗CD20（利妥昔单抗）。绝大多数B细胞淋巴瘤表达CD20，然而，确定CD20表达对于确定该疗法的适用性至关重要。治疗后，B细胞可能持续存在，但出现CD20表达的缺失。在这种情况下，使用一种以上的B细胞标记（例如CD19和CD20的组合）评估样品有助于证明存在缺失CD20的残留B细胞。抗CD52（alemtuzumab）偶尔用于治疗难治性淋巴瘤病例。由于该疗法可能出现严重的免疫抑制，因此确定CD52表达非常重要，尽管绝大多数淋巴瘤确实会表达CD52。

微小残留病变检测

低水平病变的检测对于淋巴瘤准确分期非常重要（Douglas et al，1999）。在骨髓形态学阴性或不明确的情况下，可能检出一小群轻链限制性B细胞，这特别适用于骨髓研究（Duggan et al，2000；Palacio et al，2001；Sanchez et al，2002；Stamlhini et al，2003），虽然这种方法的成本效益比受到质疑（Hanson et al，1999）。类似地，外周血可以用于评估淋巴瘤，以帮助确定干细胞采集的时间或适宜性，并且可以检测所采集的干细胞产物中残留淋巴瘤的存在，以减少骨髓移植患者再输入肿瘤细胞的数量。此外，与急性白血病一样，微小残留病变检测也已用于CLL患者，并证实了治疗后残留病变和无事件生存及总生存相关（Rawstron et al，2001；Moreton et al，2005）。在这些情况下，证明轻链限制性B细胞克隆的方法不如依赖检测表型异常细胞小群的方法敏感，后者原理与急性白血病检测原理类似。

浆细胞肿瘤

运用流式细胞术通常不难鉴别浆细胞肿瘤（Ruiz-Arguelles，1994；Ocqueteau，1998；Paiva et al，2010；Tembhare et al，2014），诊断时及治疗后的免疫表型（Paiva et al，2009）与患者结局相关（Paiva et al，2008）。浆细胞群强表达CD38和（或）CD138，伴常见的异常CD45、CD19表达降低，CD38轻度降低，异常共表达CD56或CD117，合并表达细胞质限制性轻链。前面列出的异常可见于浆细胞肿瘤，从意义不明的单克隆丙种球蛋白症（MGUS）到冒烟型骨髓瘤到多发性骨髓瘤，不能准确区分这些疾病，尽管一些研究表明在免疫表型方面表现出微妙差异（Tembhare et al，2014）。浆细胞肿瘤患者正常和异常浆细胞的鉴别似乎具有一定的预测价值。MGUS和冒烟型骨髓瘤若异常浆细胞较高，则疾病更容易进展（Perez-Persona et al，2010），而多发性骨髓瘤若背景浆细胞持续存在，则提示预后较好（Paiva et al，2009）。图34-26显示浆细胞肿瘤免疫表型异常的一个实例。重要的是要认识到，流式细胞分析通常会低估样本中浆细胞的百分比，有时可能是由于浆细胞聚集、细胞凋亡以及外周血稀释造成。使用更灵敏的方法，将来可能提高流式细胞术在浆细胞肿瘤预后和残留病变检测中的作用（Rawstron et al，2013；Paiva et al，2014）。

骨髓增生异常综合征和骨髓增殖性疾病

用于鉴别其他造血系统肿瘤的原理同样可用于鉴别慢性髓系干细胞肿瘤，例如骨髓增生异常综合征和骨髓增殖性肿瘤（Elghetany，1998；Stetler-Stevenson et al，2001；Wells et al，2003，Kussick & Wood，2003a，2003b；Wood，2007；Matarraz et al，2008）。髓系原始细胞、成熟中性粒细胞和成熟单核细胞可出现抗原异常表达。常见的异常包括：①髓系原始细胞CD34、CD117和HLA-DR表达强度变化，及异常表达CD7或CD56等（Wells et al，2003；Kussick & Wood，2003b；Matarraz et al）；②成熟中性粒细胞异常表达CD13和CD16，侧向角散射减小；③成熟单核细胞异常表达CD56（Wells et al，2003；Kussick & Wood，2003b）。也存在红细胞系成熟异常（Della Porta et al，2006）。尽管流式细胞术在多数具有细胞遗传学异常的慢性髓系干细胞肿瘤中都发现了异常，但目前尚不能稳定地鉴定主要影响红细胞系的低度骨髓增生不良，这需要新的方法。图34-27显示了一个骨髓增生异常的异常免疫表型的实例。

在骨髓增殖性肿瘤中，慢性髓细胞性白血病和骨髓纤维化（原发性或继发性）最有可能显示免疫表型异常。相反，无并发症的原发性血小板增多症和真性红细胞增多症不太可能通过流式细胞术发现异常，并且单纯的血小板增多症或红细胞增多症均不是流式细胞术检查的指征（Davis et al，2007）。虽然流式细胞术在骨髓增殖性肿瘤中的研究较少，但是这一类疾病原始细胞的异常表现类似于前文所描述的骨髓增生异常综合征，并且可能伴嗜碱性粒细胞增多（Kussick & Wood，2003a）。

阵发性睡眠性血红蛋白尿症

鉴定造血系统肿瘤的原理同样可以用于诊断某些非肿瘤性造血系统疾病。阵发性睡眠性血红蛋白尿症（PNH）是一种获得性克隆干细胞疾病，其特征是造血干细胞的所有子代细胞缺失多种细胞表面蛋白，包括红细胞、中性粒细胞、单核细胞、淋巴细胞和血小板。合成葡萄糖磷脂酰肌醇（GPI）的关键酶发生了突变导致这些蛋白的缺失，该酶将这些蛋白连接至细胞膜上。采用流式细胞术很容易检测出GPI连接蛋白的缺失（Richards et al，2000，Sutherland et al，2014），外周血流式细胞检测是该疾病的主要诊断方法。对于临床检测，建议至少评估两种不同的细胞系（Borowitz et al，2010；Fletcher et al，2014）。就白细胞（即中性粒细胞和单核细胞）而言，推荐至少评估两种

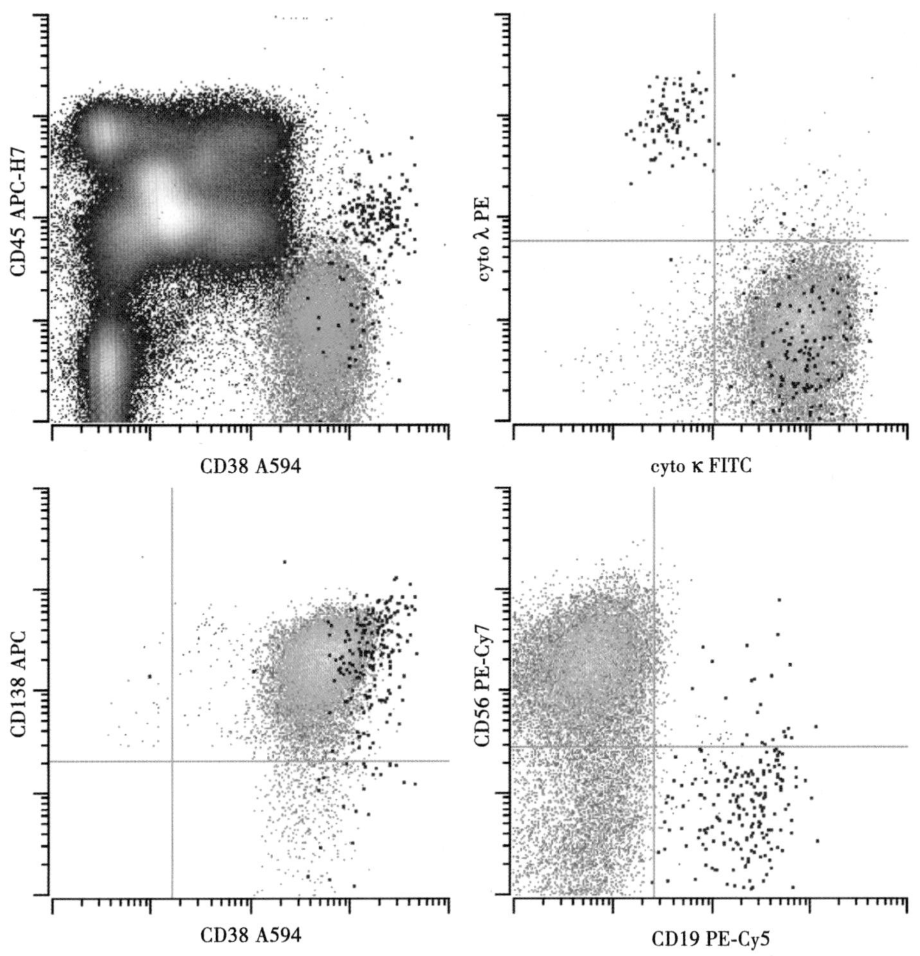

图 34-26 浆细胞肿瘤。肿瘤浆细胞群(绿色)高表达 CD38 和 CD138,但与为数不多的正常多克隆浆细胞(以蓝色和红色强调)相比,它们的表达均略微降低。异常浆细胞异常表达 CD45(弱至缺失)和 CD19(缺失),表达细胞质 κ 轻链限制,并异常表达 CD56。多种浆细胞肿瘤均可出现这种免疫表型特征,包括多发性骨髓瘤、浆细胞瘤和意义未明的单克隆丙种球蛋白血症(MGUS)。确定分型还需要结合临床和实验室资料

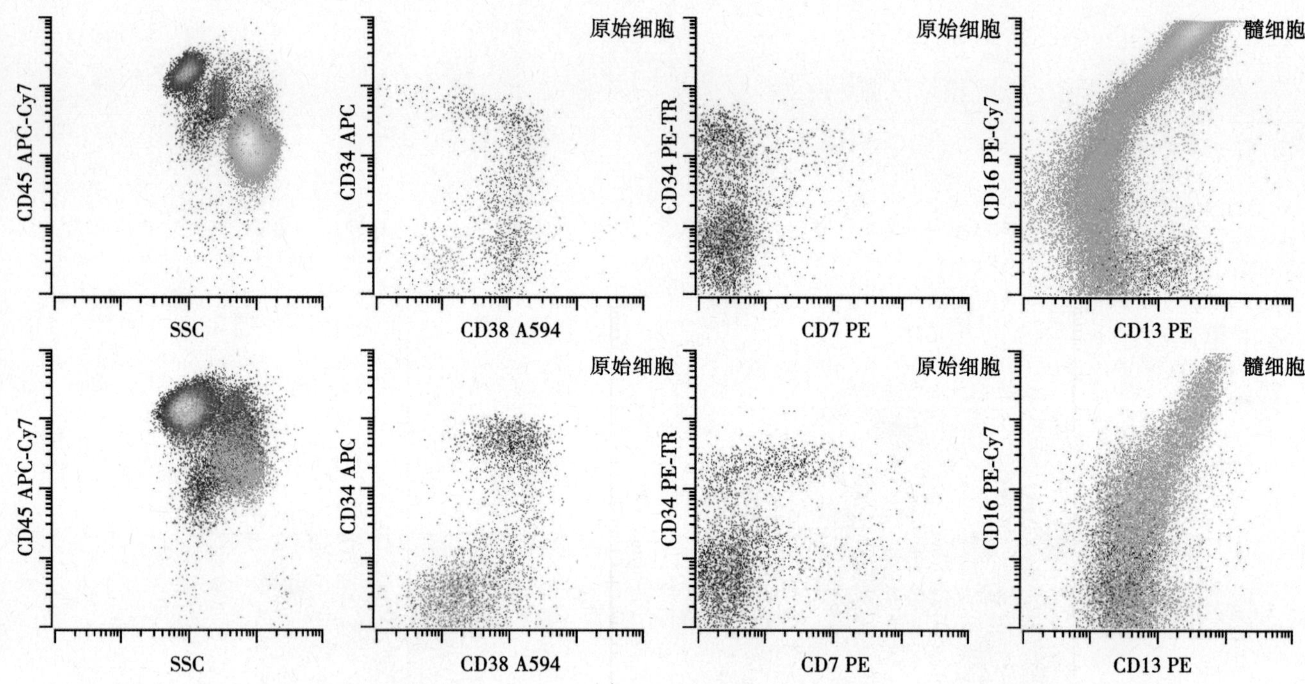

图 34-27 骨髓增生异常。比较低度骨髓增生异常(下排)患者的骨髓与正常骨髓(上排)。髓系原始细胞以红色显示,成熟髓细胞为绿色,单核细胞为紫色,淋巴细胞为蓝色。骨髓增生异常常见的异常包括中性粒细胞颗粒减少,显示为侧向角散射减小(左),原始细胞 CD45 表达减少(左),髓系原始细胞均匀表达不同水平的标记(CD38,左中),髓系原始细胞表达淋巴细胞相关抗原(CD2、CD5、CD7 和 CD56)(右中),以及粒单细胞成熟异常如成熟粒细胞异常表达 CD13 和 CD16(右)。比较中性粒细胞(绿色)和单核细胞(紫色)的相对位置,能显著发现侧向角散射减小。这些异常的联合存在,而不是单一的异常,提示髓系干细胞疾病,如骨髓增生异常

GPI 连接蛋白,其中一种应该是细菌溶菌酶(FLAER)的荧光衍生物(Brodsky et al,2000;Borowitz et al,2010)。最近的推荐是使用四色组合 FLAER、CD24、CD15 和 CD45 对中性粒细胞进行高灵敏度检测,单核细胞使用 FLAER、CD14、CD64 和 CD45,以及红细胞使用双色 CD235a/CD59(Fletcher et al,2014)。在这些组合中,FLAER 结合 GPI 锚,粗体字列出的抗原与 GPI 连接,而其余试剂用于鉴别细胞群。CD157 是另一种 GPI 连接蛋白,可用于单管高灵敏度测定,可以同时评估 GPI 缺失的单核细胞和中性粒细胞(Sutherland et al,2014)。通常不评估血小板和淋巴细胞。PNH 的一个实例如图 34-28 所示。

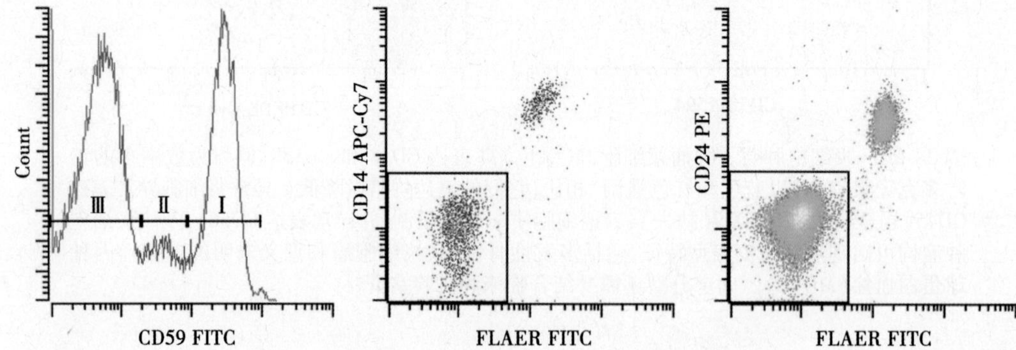

图 34-28 阵发性睡眠性血红蛋白尿症。通过光散射性质鉴别的红细胞(左图)显示不同程度的 CD59 表达,分别为正常(Ⅰ型,36%),部分缺失型(Ⅱ型,9%)和完全缺失型(Ⅲ型,54%)。使用单个 6 色管鉴别 GPI 缺失的单核细胞和粒细胞群:FLAER、CD24、CD14、, CD15、CD33 和 CD45。通过 CD45、CD15(弱)、CD33(强)和侧向角散射(中)的组合鉴别单核细胞(中图),显示正常(CD14 和荧光溶菌酶[FLAER]阳性)和 GPI 缺失型(门内,81%)的组合。通过 CD45、CD15(强)、CD33(弱)和侧向角散射(强)的组合鉴别粒细胞(右图),显示正常(CD24 和 FLAER 阳性)和 GPI 缺失型(门内,85%)的组合。注意,与 GPI 缺失的红细胞相比,GPI 缺失的单核细胞和粒细胞的百分比较高,这是 PNH 的常见现象

总结

流式细胞术是鉴别和监测造血系统肿瘤的一种强大、快速且成本效益好的技术。成功运用流式细胞术需要认真关注仪器和试剂性能，并且具备造血细胞抗原表达正常模式的丰富知识。

（秦莉 译 胡丽华 校）

推荐阅读

Cherian S, Wood BL: Flow cytometry in evaluation of hematopoietic neoplasms: A case-based approach, Northfield, Ill, 2012, CAP Press.

临床肿瘤流式细胞术图谱。

Clinical and Laboratory Standards Institute (CLSI): Clinical flow cytometric analysis of neoplastic hematolymphoid cells: approved guideline, ed 2, Wayne, Pa, 2007, Clinical and Laboratory Standards Institute. CLSI Document H43-A2.

这是一份有用的参考文献，针对的是白血病和淋巴瘤流式细胞分析临床性能的相关技术问题。

Craig FE, Foon KA: Flow cytometric immunophenotyping for hematopoietic neoplasms, Blood 111:3941-3967, 2008.

临床流式细胞术的综述。

Shapiro HM: Practical flow cytometry, ed 4, New York, 2003, Wiley Liss.

本文详细阐述了流式细胞术相关的技术问题。

Swerdlow SH, Campo E, Harris NL, et al, editors: World Health Organization classification of tumours of haematopoietic and lymphoid tissues, Lyon, France, 2008, IARC Press.

本文对已取得国际共识的人类造血系统疾病最现代和最全面分类的第一次修订作了明确和详尽的说明。

Stewart CC, Mayers GL: Kinetics of antibody binding to cells. In Stewart C, Nicholson JKA, editors: Immunophenotyping, ed 1, New York, 2000, WileyLiss, pp1-22.

整卷是一个有关各种情况下使用免疫表型的优秀又现代的通用参考。

U. S. -Canadian consensus recommendations on the immunophenotypic analysis of hematologic neoplasia by cytometry. Bethesda, Md., November 16-17, 1995, Cytometry 30:213-274, 1997.

本文全面综述了临床流式细胞术诊断白血病和淋巴瘤的操作性能的共识指南。

参考文献

Alapat D, Coviello-Malle J, Owens R, et al: Diagnostic usefulness and prognostic impact of CD200 expression in lymphoid malignancies and plasma cell myeloma, *Am J Clin Pathol* 137:93–100, 2012.

Almasri NM, Iturraspe JA, Braylan RC: CD10 expression in follicular lymphoma and large cell lymphoma is different from that of reactive lymph node follicles, *Arch Pathol Lab Med* 122:539–544, 1998.

Attygalle A, Al-Jehani R, Diss TC, et al: Neoplastic T cells in angioimmunoblastic T-cell lymphoma express CD10, *Blood* 99:627–633, 2002.

Baer MR, Stewart CC, Dodge RK, et al: High frequency of immunophenotype changes in acute myeloid leukemia at relapse: implications for residual disease detection (Cancer and Leukemia Group B Study 8361), *Blood* 97:3574–3580, 2001.

Baer MR, Stewart CC, Lawrence D, et al: Expression of the neural cell adhesion molecule CD56 is associated with short remission duration and survival in acute myeloid leukemia with t(8;21)(q22;q22), *Blood* 90:1643–1648, 1997.

Barnett D, Louzao R, Gambell P, et al: Validation of cell-based fluorescence assays: practice guidelines from the ICSH and ICCS—part IV—postanalytic considerations, *Cytometry B Clin Cytom* 84:309–314, 2013.

Bene MC, Castoldi G, Knapp W, et al: Proposals for the immunological classification of acute leukemias. European Group for the Immunological Characterization of Leukemias (EGIL), *Leukemia* 9:1783–1786, 1995.

Bogen SA, Pelley D, Charif M, et al: Immunophenotypic identification of Sezary cells in peripheral blood, *Am J Clin Pathol* 106:739–748, 1996.

Borowitz MJ, Craig FE, Digiuseppe JA, et al: Guidelines for the diagnosis and monitoring of paroxysmal nocturnal hemoglobinuria and related disorders by flow cytometry, *Cytometry B Clin Cytom* 78(4):211–230, 2010.

Borowitz MJ, Devidas M, Hunger SP, et al: Clinical significance of minimal residual disease in childhood acute lymphoblastic leukemia and its relation to other prognostic factors: a Children's Oncology Group study, *Blood* 111:5477–5485, 2008.

Borowitz MJ, Guenther KL, Shults KE, et al: Immunophenotyping of acute leukemia by flow cytometric analysis: use of CD45 and right-angle light scatter to gate on leukemic blasts in three-color analysis, *Am J Clin Pathol* 100:534–540, 1993.

Borowitz MJ, Pullen DJ, Winick N, et al: Comparison of diagnostic and relapse flow cytometry immunophenotypes in childhood acute lymphoblastic leukemia: implications for residual disease detection: a report from the Children's Oncology Group, *Cytometry B Clin Cytom* 68:18–24, 2005.

Bradstock K, Matthews J, Benson E, et al: Prognostic value of immunophenotyping in acute myeloid leukemia. Australian Leukaemia Study Group, *Blood* 84:1220–1225, 1994.

Braylan RC, Benson NA: Flow cytometric analysis of lymphomas, *Arch Pathol Lab Med* 113:627–633, 1989.

Braylan RC, Benson NA, Iturraspe J: Analysis of lymphomas by flow cytometry: current and emerging strategies, *Ann N Y Acad Sci* 677:364–378, 1993.

Brodsky RA, Mukhina GL, Li S, et al: Improved detection and characterization of paroxysmal nocturnal hemoglobinuria using fluorescent aerolysin, *Am J Clin Pathol* 114:459–466, 2000.

Buccisano F, Maurillo L, Del Principe MI, et al: Prognostic and therapeutic implications of minimal residual disease detection in acute myeloid leukemia, *Blood* 119(2):332–341, 2012.

Campana D: Determination of minimal residual disease in leukemia patients, *Brit J Haematol* 121:823–838, 2003.

Carter PH, Resto-Ruiz S, Washington GC, et al: Flow cytometric analysis of whole blood lysis, three anticoagulants, and five cell preparations, *Cytometry* 13:68–74, 1992.

Chang A, Benda PM, Wood BL, et al: Lineage-specific identification of nonhematopoietic neoplasms by flow cytometry, *Am J Clin Pathol* 119:643–655, 2003.

Chen W, Asplund SL, McKenna RW, et al: Characterization of incidentally identified minute clonal B-lymphocyte populations in peripheral blood and bone marrow, *Am J Clin Pathol* 122:588–595, 2004.

Chen X, Cherian S: Immunophenotypic characterization of T-cell prolymphocytic leukemia, *Am J Clin Pathol* 140:727–735, 2013.

Cook JR, Craig FE, Swerdlow SH: bcl-2 expression by multicolor flow cytometric analysis assists in the diagnosis of follicular lymphoma in lymph node and bone marrow, *Am J Clin Pathol* 119:145–151, 2003.

Coustan-Smith E, Sancho J, Hancock ML, et al: Clinical importance of minimal residual disease in childhood acute lymphoblastic leukemia, *Blood* 96:2691–2696, 2000.

Crespo M, Bosch F, Villamor N, et al: ZAP-70 expression as a surrogate for immunoglobulin-variable-region mutations in chronic lymphocytic leukemia, *N Engl J Med* 348:1764–1775, 2003.

Damle RN, Wasil T, Fais F, et al: Ig V gene mutation status and CD38 expression as novel prognostic indicators in chronic lymphocytic leukemia, *Blood* 94:1840–1847, 1999.

Davis BH, Dasgupta A, Kussick S, et al: Validation of cell-based fluorescence assays: practice guidelines from the ICSH and ICCS—part II—preanalytical issues, *Cytometry B Clin Cytom* 84:286–290, 2013.

Davis BH, Holden JT, Bene MC, et al: 2006 Bethesda international consensus recommendations on the immunophenotypic analysis of hematolymphoid neoplasia by flow cytometry: medical indications, *Cytometry* 72B:S5–S13, 2007.

Della Porta MG, Malcovati L, Invernizzi R, et al: Flow cytometry evaluation of erythroid dysplasia in patients with myelodysplastic syndrome, *Leukemia* 20:549–555, 2006.

Douglas VK, Gordon LI, Goolsby CL, et al: Lymphoid aggregates in bone marrow mimic residual lymphoma after rituximab therapy for non-Hodgkin lymphoma, *Am J Clin Pathol* 112:844–853, 1999.

Duggan PR, Easton D, Luider J, et al: Bone marrow staging of patients with non-Hodgkin lymphoma by flow cytometry: correlation with morphology, *Cancer* 88:894–899, 2000.

Dworzak MN, Froschl G, Printz D, et al: Prognostic significance and modalities of flow cytometric minimal residual disease detection in childhood acute lymphoblastic leukemia, *Blood* 99:1952–1958, 2002.

Elghetany MT: Surface marker abnormalities in myelodysplastic syndromes, *Haematologica* 83:1104–1115, 1998.

Farahat N, Lens D, Zomas A, et al: Quantitative flow cytometry can distinguish between normal and leukaemic B-cell precursors, *Br J Haematol* 91:640–646, 1995.

Feller N, van der Pol MA, van Stijn A, et al: MRD parameters using immunophenotypic detection methods are highly reliable in predicting survival in acute myeloid leukaemia, *Leukemia* 18:1380–1390, 2004.

Fletcher M, Sutherland R, Whitby L, et al: Standardizing leucocyte PNH clone detection: An international study, *Cytometry B Clin Cytom* 86B:311–318, 2014.

Fromm JR, Thomas A, Wood BL: Flow cytometry can diagnose classical Hodgkin lymphoma with high sensitivity and specificity, *Am J Clin Pathol* 131:322–332, 2009.

Fukushima PI, Nguyen PK, O'Grady P, et al: Flow cytometric analysis of kappa and lambda light chain expression in evaluation of specimens for B-cell neoplasia, *Cytometry* 26:243–252, 1996.

Galpa G, Basso G, Aliprandi S, et al: Prednisone induces

immunophenotypic modulation of CD10 and CD34 in nonapoptotic B-cell acute lymphoblastic leukemia cells, *Cytometry B Clin Cytom* 74:150–155, 2008.

Geary WA, Frierson HF, Innes DJ, et al: Quantitative criteria for clonality in the diagnosis of B-cell non-Hodgkin's lymphoma by flow cytometry, *Mod Pathol* 6:155–161, 1993.

Ginaldi L, Farahat N, Matutes E, et al: Differential expression of T cell antigens in normal peripheral blood lymphocytes: a quantitative analysis by flow cytometry, *J Clin Pathol* 49:539–544, 1996a.

Ginaldi L, Matutes E, Farahat N, et al: Differential expression of CD3 and CD7 in T-cell malignancies: a quantitative study by flow cytometry, *Br J Haematol* 93:921–927, 1996b.

Hanson CA, Abaza M, Sheldon S, et al: Biphenotypic leukaemia: immunophenotypic and cytogenetic analysis, *Br J Haematol* 84:49–60, 1993.

Hanson CA, Kurtin PJ, Katzmann JA, et al: Immunophenotypic analysis of peripheral blood and bone marrow in the staging of B-cell malignant lymphoma, *Blood* 94:3889–3896, 1999.

Harada H, Kawano MM, Huang N, et al: Phenotypic difference of normal plasma cells from mature myeloma cells, *Blood* 81:2658–2663, 1993.

Hoffkes HG, Schmidtke G, Uppenkamp M, et al: Multiparametric immunophenotyping of B cells in peripheral blood of healthy adults by flow cytometry, *Clin Diagn Lab Immunol* 3:30–36, 1996.

Hrusak O, Porwit-MacDonald A: Antigen expression patterns reflecting genotype of acute leukemias, *Leukemia* 16:1233–1258, 2002.

Inghirami G, Zhu BY, Chess L, et al: Flow cytometric and immunohistochemical characterization of the gamma/delta T-lymphocyte population in normal human lymphoid tissue and peripheral blood, *Am J Pathol* 136:357–367, 1990.

Juco J, Holden JT, Mann KP, et al: Immunophenotypic analysis of anaplastic large cell lymphoma by flow cytometry, *Am J Clin Pathol* 19:205–212, 2003.

Kelemen K, Guitart J, Kuzel TM, et al: The usefulness of CD26 in flow cytometric analysis of peripheral blood in Sezary syndrome, *Am J Clin Pathol* 129:146–156, 2008.

Khalidi HS, Chang KL, Medeiros LJ, et al: Acute lymphoblastic leukemia: survey of immunophenotype, French-American-British classification, frequency of myeloid antigen expression, and karyotypic abnormalities in 210 pediatric and adult cases, *Am J Clin Pathol* 111:467–476, 1999.

Khalidi HS, Medeiros LJ, Chang KL, et al: The immunophenotype of adult acute myeloid leukemia: high frequency of lymphoid antigen expression and comparison of immunophenotype, French-American-British classification, and karyotypic abnormalities, *Am J Clin Pathol* 109:211–220, 1998.

Kussick SJ, Kalnoski M, Braziel RM, et al: Prominent clonal B-cell populations identified by flow cytometry in histologically reactive lymphoid proliferations, *Am J Clin Pathol* 121:464–472, 2004.

Kussick SJ, Wood BL: Four-color flow cytometry identifies virtually all cytogenetically abnormal bone marrow samples in the workup of non-CML myeloproliferative disorders, *Am J Clin Pathol* 120:854–865, 2003a.

Kussick SJ, Wood BL: 4 color flow cytometry to identify abnormal myeloid populations, *Arch Pathol Lab Med* 127:1140–1147, 2003b.

Li S, Eshleman JR, Borowitz MJ: Lack of surface immunoglobulin light chain expression by flow cytometric immunophenotyping can help diagnose peripheral B-cell lymphoma, *Am J Clin Pathol* 118:229–234, 2002.

Lima M, Almeida J, dos Anjos Teixeira M, et al: Utility of flow cytometry immunophenotyping and DNA ploidy studies for diagnosis and characterization of blood involvement in CD4+ Sezary's syndrome, *Haematologica* 88:874–887, 2003.

Lima M, Almeida J, Santos AH, et al: Immunophenotypic analysis of the TCR-Vbeta repertoire in 98 persistent expansions of CD3(+)/TCR-alphabeta(+) large granular lymphocytes: utility in assessing clonality and insights into the pathogenesis of the disease, *Am J Pathol* 159:1861–1868, 2001.

Loken MR, Alonzo TA, Pardo L, et al: Residual disease detected by multidimensional flow cytometry signifies high relapse risk in patients with de novo acute myeloid leukemia: a report from Children's Oncology Group, *Blood* 120:1581–1588, 2012.

Loken MR, Shah VO, Dattilio KL, et al: Flow cytometric analysis of human bone marrow. II. Normal B lymphocyte development, *Blood* 70:1316–1324, 1987.

Loken MR, Shah VO, Hollander Z, et al: Flow cytometric analysis of normal B lymphoid development, *Pathol Immunopathol Res* 7:357–370, 1988.

Lucio P, Parreira A, van den Beemd MW, et al: Flow cytometric analysis of normal B cell differentiation: a frame of reference for the detection of minimal residual disease in precursor-B-ALL, *Leukemia* 13:419–427, 1999.

Macedo A, Orfao A, Gonzalez M, et al: Immunological detection of blast cell subpopulations in acute myeloblastic leukemia at diagnosis: implications for minimal residual disease studies, *Leukemia* 9:993–998, 1995a.

Macedo A, Orfao A, Vidriales MB, et al: Characterization of aberrant phenotypes in acute myeloblastic leukemia, *Ann Hematol* 70:189–194, 1995.

Mantei K, Wood BL: Flow cytometric evaluation of CD38 expression assists in distinguishing follicular hyperplasia from follicular lymphoma, *Cytometry* 76B:315–320, 2009.

Matarraz S, Lopez A, Barrena S, et al: The immunophenotype of different immature, myeloid, and B cell lineage-committed CD34+ hematopoietic cells allows discrimination between normal/reactive and myelodysplastic syndrome precursors, *Leukemia* 22:1175–1183, 2008.

Matutes E, Morilla R, Farahat N, et al: Definition of acute biphenotypic leukemia, *Haematologica* 82:64–66, 1997.

Matutes E, Morilla R, Owusu-Ankomah K, et al: The immunophenotype of hairy cell leukemia (HCL): proposal for a scoring system to distinguish HCL from B-cell disorders with hairy or villous lymphocytes, *Leuk Lymphoma* 14(Suppl 1):57–61, 1994a.

Matutes E, Owusu-Ankomah K, Morilla R, et al: Immunological profile of B-cell disorders and proposal of a scoring system for the diagnosis of CLL, *Leukemia* 8:1640–1645, 1994b.

Maurillo L, Buccisano F, Del Principe MI, et al: Toward optimization of postremission therapy for residual disease-positive patient with acute myeloid leukemia, *J Clin Oncol* 26:4944–4951, 2008.

McClanahan J, Fukushima PI, Stetler-Stevenson M: Increased peripheral blood gamma delta T-cells in patients with lymphoid neoplasia: a diagnostic dilemma in flow cytometry, *Cytometry* 38:280–285, 1999.

McKenna RW, Washington LT, Aquino DB, et al: Immunophenotypic analysis of hematogones (B-lymphocyte precursors) in 662 consecutive bone marrow specimens by 4-color flow cytometry, *Blood* 98:2498–2507, 2001.

Moreton P, Kennedy B, Lucas G, et al: Eradication of minimal residual disease in B-cell chronic lymphocytic leukemia after alemtuzumab therapy is associated with prolonged survival, *J Clin Oncol* 23:1–9, 2005.

Morice WG, Kimlinger T, Katzmann JA, et al: Flow cytometric assessment of TCR-Vbeta expression in the evaluation of peripheral blood involvement by T-cell lymphoproliferative disorders: a comparison with conventional T-cell immunophenotyping and molecular genetic techniques, *Am J Clin Pathol* 121: 373–383, 2004.

Morice WG, Kurtin PJ, Leibson PJ, et al: Demonstration of aberrant T-cell and natural killer-cell antigen expression in all cases of granular lymphocytic leukaemia, *Br J Haematol* 120:1026–1036, 2003.

Murphy M, Fullen D, Carlson JA: Low CD7 expression in benign and malignant cutaneous lymphocytic infiltrates: experience with an antibody reactive with paraffin-embedded tissue, *Am J Dermatopathol* 24:6–16, 2002.

Muzzafar T, Wei EX, Lin P, et al: Flow cytometric immunophenotyping of anaplastic large cell lymphoma, *Arch Pathol Lab Med* 133:49–56, 2009.

Ocqueteau M, Orfao A, Almeida J, et al: Immunophenotypic characterization of plasma cells from monoclonal gammopathy of undetermined significance patients: implications for the differential diagnosis between MGUS and multiple myeloma, *Am J Pathol* 152:1655–1665, 1998.

Orfao A, Chillon MC, Bortoluci AM, et al: The flow cytometric pattern of CD34, CD15, and CD13 expression in acute myeloblastic leukemia is highly characteristic of the presence of PML-RAR alpha gene rearrangements, *Haematologica* 84:405–412, 1999.

Orfao A, Ortuno F, de Santiago M, et al: Immunophenotyping of acute leukemias and myelodysplastic syndromes, *Cytometry* 58A:62–71, 2004.

Paiva B, Almeida J, Perez-Andres M, et al: Utility of flow cytometry immunophenotyping in multiple myeloma and other clonal plasma cell–related disorders, *Cytometry B Clin Cytom* 78:239–252, 2010.

Paiva B, Chandia M, Puig N, et al: The prognostic value of multiparameter flow cytometry minimal residual disease assessment in relapse multiple myeloma, *Haematologica* 100:e53–e55, 2015.

Paiva B, Vidriales MB, Cervero J, et al: Multiparameter flow cytometric remission is the most relevant prognostic factor for multiple myeloma patients undergoing autologous stem cell transplantation, *Blood* 112:4017–4023, 2008.

Paiva B, Vidriales MB, Mateo G, et al: The persistence of immunophenotypically normal residual bone marrow plasma cells at diagnosis identifies a good prognostic subgroup of symptomatic multiple myeloma patients, *Blood* 114:4369–4372, 2009.

Palacio C, Acebedo G, Navarrete M, et al: Flow cytometry in the bone marrow evaluation of follicular and diffuse large B-cell lymphomas, *Haematologica* 86:934–940, 2001.

Palumbo GA, Parrinello N, Fargione G, et al: CD200 expression may help in differential diagnosis between mantle cell lymphoma and B-cell chronic lymphocytic leukemia, *Leuk Res* 33:1212–1216, 2009.

Perez-Persona E, Mateo G, Garcia-Sanz R, et al: Risk of progression in smouldering myeloma and monoclonal gammopathies of unknown significance: comparative analysis of the evolution of the monoclonal component and multiparameter flow cytometry of bone marrow plasma cells, *Br J Haematol* 148:110–114, 2010.

Picker LJ, Weiss LM, Medeiros LJ, et al: Immunophenotypic criteria for the diagnosis of non-Hodgkin's lymphoma, *Am J Pathol* 128:181–201, 1987.

Porwit-MacDonald A, Janossy G, Ivory K, et al: Leukemia-associated changes identified by quantitative flow cytometry. IV. CD34 overexpression in acute myelogenous leukemia M2 with t(8;21), *Blood* 87:1162–1169, 1996.

Rassenti LZ, Jain S, Keating MJ, et al: Relative value of Zap-70, CD38 and immunoglobulin mutation status in predicting aggressive disease in chronic lymphocytic leukemia, *Blood* 112:1923–1930, 2008.

Rawstron AC, Bennett FL, O'Connor SJ, et al: Monoclonal B-cell lymphocytosis and chronic lymphocytic leukemia, *N Engl J Med* 359:575–583, 2008.

Rawstron AC, Child JA, de Tute RM, et al: Minimal residual disease assessed by multiparameter flow cytometry in multiple myeloma: impact on outcome in the Medical Research Council Myeloma IX Study, *J Clin Pathol* 31:2540–2547, 2013.

Rawstron AC, Green MJ, Kuzmicki A, et al: Monoclonal B lymphocytes with the characteristics of "indolent" chronic lymphocytic leukemia are present in 3.5% of adults with normal blood counts, *Blood* 100:635–639, 2002.

Rawstron AC, Kennedy B, Evans PA, et al: Quantitation of minimal disease levels in chronic lymphocytic leukemia using a sensitive flow cytometric assay improves the prediction of outcome and can be used to optimize therapy, *Blood* 98:29–35, 2001.

Ray S, Craig FE, Swerdlow SH: Abnormal patterns of antigenic expression in follicular lymphoma: a flow cytometric study, *Am J Clin Pathol* 124:576–583, 2005.

Reading CL, Estey EH, Huh YO, et al: Expression of unusual immunophenotype combinations in acute myelogenous leukemia, *Blood* 81:3083–3090, 1993.

Richards SJ, Rawstron AC, Hillmen P: Application of flow cytometry to the diagnosis of paroxysmal nocturnal hemoglobinuria, *Cytometry* 42:223–233, 2000.

Richards SJ, Short M, Scott CS: Clonal CD3+CD8+ large granular lymphocyte (LGL)/NK-associated (NKa) expansions: primary malignancies or secondary reactive phenomena?, *Leuk Lymphoma* 17:303–311, 1995.

Robbins BA, Ellison DJ, Spinosa JC, et al: Diagnostic application of two-color flow cytometry in 161 cases of hairy cell leukemia, *Blood* 82:1277–1287, 1994.

Roederer M: Spectral compensation for flow cytometry: visualization artifacts, limitations, and caveats, *Cytometry* 45:194–205, 2001.

Roshal M, Fromm JR, Winter S, et al: Immaturity associated antigens are lost during induction for T cell lymphoblastic leukemia: implications for minimal residual disease detection, *Cytometry B Clin Cytom* 78:139–146, 2010.

Ruiz-Arguelles GJ, San Miguel JF: Cell surface markers in multiple myeloma, *Mayo Clin Proc* 69:684–690, 1994.

Sanchez ML, Almeida J, Vidriales MB, et al: Incidence of phenotypic aberrations in a series of 467 patients with B chronic lymphoproliferative disorders: basis for the design of specific four-color stainings to be used for minimal residual disease investigation, *Leu-*

kemia 16:1460–1469, 2002.

San Miguel JF, Vidriales MB, Lopez-Berges C, et al: Early immunophenotypical evaluation of minimal residual disease in acute myeloid leukemia identifies different patient risk groups and may contribute to postinduction treatment stratification, *Blood* 98:1746–1751, 2001.

Schabath R, Ratei R, Ludwig WD: The prognostic significance of antigen expression in leukaemia, *Best Pract Res Clin Haematol* 16:613–628, 2003.

Serke S, Schwaner I, Yordanova M, et al: Monoclonal antibody FMC7 detects a conformational epitope on the CD20 molecule: evidence from phenotyping after rituxan therapy and transfectant cell analyses, *Cytometry* 46:98–104, 2001.

Serke S, van Lessen A, Hummel M, et al: Circulating CD4+ T lymphocytes with intracellular but no surface CD3 antigen in five of seven patients consecutively diagnosed with angioimmunoblastic T-cell lymphoma, *Cytometry* 42:180–187, 2000.

Shanafelt T, Hanson CA: Monoclonal B-cell lymphocytosis: definitions and natural history, *Leuk Lymphoma* 50:493–497, 2009.

Shanafelt TD, Kay NE, Jenkins G, et al: B-cell count and survival: differentiating chronic lymphocytic leukemia from monoclonal B-cell lymphocytosis based on clinical outcome, *Blood* 113:4188–4196, 2009.

Shao H, Yuan CM, Xi L, et al: Minimal residual disease detection by flow cytometry in adult T-cell leukemia/lymphoma, *Am J Clin Pathol* 133:592–601, 2010.

Stacchini A, Demurtas A, Godio L, et al: Flow cytometry in the bone marrow staging of mature B-cell neoplasms, *Cytometry B Clin Cytom* 54:10–18, 2003.

Stelzer GT, Shults KE, Loken MR: CD45 gating for routine flow cytometric analysis of human bone marrow specimens, *Ann N Y Acad Sci* 677:265–280, 1993.

Stetler-Stevenson M, Arthur DC, Jabbour N, et al: Diagnostic utility of flow cytometric immunophenotyping in myelodysplastic syndrome, *Blood* 98:979–987, 2001.

Sutherland DR, Action E, Keeney M, et al: Use of CD157 in FLAER-based assays for high sensitivity PNH granulocyte and PNH monocyte detection, *Cytometry B Clin Cytom* 86:44–55, 2014.

Tanqri S, Vall H, Kaplan D, et al: Validation of cell-based fluorescence assays: practice guidelines from the ICSH and ICCS—part III—analytical issues, *Cytometry B Clin Cytom* 84:291–308, 2013.

Tembhare PR, Yuan CY, Venzon D, et al: Flow cytometric differentiation of abnormal and normal plasma cells in the bone marrow in patients with multiple myeloma and its precursor diseases, *Leuk Res* 38:371–376, 2014.

Terstappen LW, Hollander Z, Meiners H, et al: Quantitative comparison of myeloid antigens on five lineages of mature peripheral blood cells, *J Leukoc Biol* 48:138–148, 1990a.

Terstappen LW, Huang S, Picker LJ: Flow cytometric assessment of human T-cell differentiation in thymus and bone marrow, *Blood* 79:666–677, 1992a.

Terstappen LW, Johnsen S, Segers-Nolten IM, et al: Identification and characterization of plasma cells in normal human bone marrow by high-resolution flow cytometry, *Blood* 76:1739–1747, 1990b.

Terstappen LW, Loken MR: Myeloid cell differentiation in normal bone marrow and acute myeloid leukemia assessed by multi-dimensional flow cytometry, *Anal Cell Pathol* 2:229–240, 1990.

Terstappen LW, Safford M, Konemann S, et al: Flow cytometric characterization of acute myeloid leukemia. Part II. Phenotypic heterogeneity at diagnosis, *Leukemia* 6:70–80, 1992b.

Tworek JA, Singleton TP, Schnitzer B, et al: Flow cytometric and immunohistochemical analysis of small lymphocytic lymphoma, mantle cell lymphoma, and plasmacytoid small lymphocytic lymphoma, *Am J Clin Pathol* 110:582–589, 1998.

Venkataraman G, Aguhar C, Kreitman RJ, et al: Characteristic CD103 and CD123 expression pattern defines hairy cell leukemia: usefulness of CD123 and CD103 in the diagnosis of mature B-cell lymphoproliferative disorders, *Am J Clin Pathol* 136:625–630, 2011.

Voskova D, Schoch C, Schnittger S, et al: Stability of leukemia-associated aberrant immunophenotypes in patients with acute myeloid leukemia between diagnosis and relapse: comparison with cytomorphologic, cytogenetic, and molecular genetic findings, *Cytometry B Clin Cytom* 62:25–38, 2004.

Walter RB, Gooley TA, van der Velden VH, et al: CD33 expression and P-glycoprotein-mediated drug efflux inversely correlate and predict clinical outcome in patients with acute myeloid leukemia treated with gemtuzumab ozogamicin monotherapy, *Blood* 109:4168–4170, 2007.

Webber BA, Cushing MM, Li S: Prognostic significance of flow cytometric immunophenotyping in acute myeloid leukemia, *Int J Clin Exper Pathol* 1:124–133, 2008.

Weir EG, Borowitz MJ: Flow cytometry in the diagnosis of acute leukemia, *Semin Hematol* 38:124–138, 2001.

Weir EG, Cowan K, LeBeau P, et al: A limited antibody panel can distinguish B-precursor acute lymphoblastic leukemia from normal B precursors with four color flow cytometry: implications for residual disease detection, *Leukemia* 13:558–567, 1999.

Wells DA, Benesch M, Loken MR, et al: Myeloid and monocytic dyspoiesis as determined flow cytometric scoring in myelodysplastic syndrome correlates with the IPSS and with outcome after hematopoietic stem cell transplantation, *Blood* 102:394–403, 2003.

Wood BL: Multicolor immunophenotyping: human immune system hematopoiesis, *Methods Cell Biol* 75:559–576, 2004.

Wood BL: 9 and 10 color flow cytometry in the clinical laboratory, *Arch Pathol Lab Med* 130:680–690, 2006.

Wood BL: Myeloid neoplasms: myelodysplasia, myeloproliferative disorders, and acute myeloid leukemia, *Clin Lab Med* 27:551–575, 2007.

Wood BL, Arroz M, Barnett D, et al: 2006 Bethesda international consensus recommendations on the immunophenotypic analysis of hematolymphoid neoplasia by flow cytometry: optimal reagents and reporting for the flow cytometric diagnosis of hematopoietic neoplasia, *Cytometry* 72B:S14–S22, 2007.

Wood B, Jevremovic D, Bene MC, et al: Validation of cell-based fluorescence assays: practice guidelines from the ICSH and ICCS—part V—assay performance criteria, *Cytometry B Clin Cytom* 84:315–323, 2013.

Yang W, Agrawal N, Patel J, et al: Diminished expression of CD19 in B-cell lymphomas, *Cytometry B Clin Cytom* 63:28–35, 2005.

Xochelli A, Kalpadakis C, Gardiner A, et al: Clonal B-cell lymphocytosis exhibiting immunophenotypic features consistent with a marginal-zone origin: is this a distinct entity?, *Blood* 123:1199–1206, 2014.

第35章 免疫血液学

Laura Cooling, Theresa Downs

要点

1. 血型抗原有多种生理功能，作为膜结构，它们维持红细胞骨架完整，参与膜转运、细胞信号转导，免疫补体调节，并作为疾病的受体/调节分子。
2. ABO 组织-血型抗原在人体内广泛分布，是选择和输注血液时最重要的血型，也是实体器官移植和骨髓移植中主要的考虑因素之一。
3. 通过输血或妊娠，受者的免疫系统接触到外源红细胞抗原，会引发免疫反应，可产生抗体，激活补体，导致溶血（如输血反应、胎儿与新生儿溶血病）。
4. 输血前检查和产前检查是为了预防输血反应、胎儿与新生儿溶血病，必须包括关键的血清学评估，包括 ABO 和 Rh 抗原定型、抗体筛查/鉴定、交叉配血。
5. 在直接或间接实验中使用的抗人球蛋白试剂，是几乎所有红细胞抗体检测和鉴定技术所必需的。
6. 有复杂血清学问题的患者，比如抗高频抗原抗体和自身抗体，可能需要用一些特殊的免疫血液学手段（酶、吸收、放散），来确定输注用的相合血液。

免疫血液学基本概念

免疫血液学指对血液细胞成分中，和膜结构相关的抗原的血清学、遗传学、生化和分子研究，包括血液成分和组分的免疫学特性及反应性。免疫血液学领域的重要发现推动了输血医学，包括血液、及其成分和衍生物的输注进展（见第 36 章）。在两者的紧密联系中，免疫血液学家实施并解释大量血清学和分子检测实验，帮助诊断、预防和管理与输血、妊娠、器官移植相关的免疫过程。经过多年的积累，免疫血液学领域的研究，对理解人类遗传和免疫做出了重大贡献，在膜生理和功能、流行病学、人类学和法医学中都有广泛应用。

血型抗原

血型不仅指遗传学上编码的红细胞抗原，还包括在其他血液组分上表达的免疫多样性，包括白细胞、血小板和血浆。除个别例外，大多数血型基因都位于常染色体上，其遗传方式遵循孟德尔遗传定律。大多数血型等位基因是共显性的，即遗传学上某个位点的杂合子会表达两个基因的产物。

血细胞上许多膜相关结构可被定义为抗原，因为它们具有和互补抗体或细胞受体反应的能力。这些抗原大多也是免疫原，在反应宿主内，它们可以激发抗体介导的免疫反应。每个抗原可以有多个不同的表位或特定的抗原决定簇。表位是抗原上分散的具有免疫活性的区域，它们的分子构象可以和特定的淋巴细胞膜受体或分泌型互补抗体相互作用。约十多个血型系统有临床意义，在输血中经常遇到。总体而言，在人群中，这些抗原的多态性表位常随人种或民族呈现差异化分布。缺乏特定抗原的患者如果遇到相应抗原，可能产生抗体，这些抗体可以在血库的常规检测中被发现。

免疫原性

抗原激发免疫反应的能力称为免疫原性。抗原的免疫原性不仅由其自身固有性质决定，也取决于宿主遗传的免疫反应能力。决定免疫原性的抗原性质，包括与宿主的差异性、分子大小和构象（这些可能随温度、pH 值和离子环境而改变）、抗原的复杂性（可通过测算有效表位或抗原决定簇的数量而知）。

血型抗原激发免疫反应的能力差异很大。A、B 和 RhD 抗原最具免疫原性，因此所有输血都必须保证献血者和受者之间的这些抗原是匹配的。如果只输注 1 单位 D 阳性血，约 50%～75%的 D 阴性个体能产生抗-D。按对应抗体出现的频率排序，K 的免疫原性仅次于 D 抗原，接下来是 Fy^a 和常见的 Rh 抗原。根据同样的标准，其他常见血型抗原，如 Fy^b、Jk^a、Jk^b 和 s 的免疫原性要低得多。一些临床上重要的红细胞抗原的免疫原性见表 35-1。

表 35-1 临床重要血型抗原的相对免疫原性*

抗原	相对效力	抗原	相对效力
D	0.70	K	0.10
C	0.041	E	0.0338
k	0.030	e	0.0112
Fy^a	0.0046	C	0.0022
Jk^a	0.0014	S	0.0008
Jk^b	0.0006	s	0.0006

* 这些数据代表特定抗原阴性的个体，输注 1 单位抗原阳性血液后，能产生针对该抗原抗体的百分比。据 Kornstad 和 Heisto（1958）估算，K 抗原的相对效力是 0.1，其他血型的相对效力如表所示，由 Klein 和 Anstee（2006）估算

化学特性

抗原的化学组成、复杂性和分子大小决定了其主要物理学和生物学特性，包括免疫原性。一般说来，除了特殊物种，如人和老鼠，单纯的多糖没有免疫原性（Virella & Bierer，2001）。纯脂类和核酸也不具免疫原性，但是有抗原性，因为它们可以作为半抗原。半抗原已归入明确定义的化学分组内，它们因为太小而无法独立具有免疫原性，但是和载体蛋白连接后，可诱导抗体产生。

尽管单纯的蛋白可以有免疫原性，大多数强免疫原通常是复杂的大分子糖蛋白和脂蛋白。因此，红细胞抗原是糖蛋白、脂蛋白和糖脂并不奇怪。对多肽链聚合物的分析实验证明芳香族氨基酸如酪氨酸、苯丙氨酸，对总的免疫原性有重大贡献（Virella & Bierer，2001）。在糖蛋白中，免疫原性也受到多糖侧链分支程度的影响。抗原的免疫原性和总化合物的分子结构相关，抗原和特定抗体结合的区域（即表位）通常局限于暴露在外、具有一定活动性的分子表面的一个或几个简单结构（末端糖，氨基酸）。这些结构通常被称为免疫决定簇，因为它们决定了抗原-抗体相互作用的特异性和最佳结合能。

抗原密度

无论是复杂分子还是细胞，外来物质表面抗原位点数有助于增强免疫反应的强度。对血型抗原的研究已证明抗原密度有助于增强抗体结合效率和补体激活程度，从而决定了红细胞溶血可能性。

多年来，为测定红细胞膜上特定血型抗原的拷贝数，采用了各种技术。历史上，放射免疫分析法、酶联免疫吸附试验、铁蛋白标记抗免疫球蛋白电子显微镜检测和流式细胞术，都已用于间接计算红细胞膜上抗原位点数。表 35-2 列出了常见红细胞抗原的估算密度。

血型同种抗体和自身抗体

尽管偶尔也会遇上 IgA 型抗体，大多数有临床意义的血型抗体是 IgG 或 IgM 型。血型抗体通常分为：①同种抗体，和患者自身红细胞上没有的外来抗原反应，或②自身抗体，和患者自身红细胞上的抗原反应。红细胞自身抗体在本章后面讨论。

一些针对红细胞抗原的同种抗体被称为天然抗体——即抗原刺激物是未知的。天然抗体可以在缺乏相应抗原的个体血清中常规存在，例如 ABO 血型系统。其他天然抗体只在少部分个体中产生。

多数血型同种抗体是外来红细胞抗原免疫刺激的产物，这些外来红细胞抗原通过血制品输注或妊娠产生暴露。一旦产生红细胞同种抗体，输血时需要选择特定的抗原阴性成分。鉴定同种抗体和选择配合的血液成分仍是输血医学服务最重要的功能。

表 35-2 放射免疫法测定天然红细胞上抗原在膜上的位点数*

抗原	表型	抗原位点数	抗原	表型	抗原位点数
A	A_1 成人	$(810 \sim 1170) \times 10^3$	D	DCce	$(9.9 \sim 14.6) \times 10^3$
	新生儿	$(250 \sim 370) \times 10^3$		Dce	$(12 \sim 20) \times 10^3$
	A_2 成人	$(240 \sim 290) \times 10^3$		DcEe	$(14 \sim 16.6) \times 10^3$
	新生儿	140×10^3		DCe	$(14.5 \sim 19.3) \times 10^3$
	A_1B 成人	$(460 \sim 850) \times 10^3$		DcE	$(15.5 \sim 33.3) \times 10^3$
	新生儿	220×10^3		DCcEe	$(21 \sim 23) \times 10^3$
	A_2B 成人	140×10^3		D--	$(110 \sim 202) \times 10^3$
B	B 成人	750×10^3		WeakD(D^u)	$(0.8 \sim 3) \times 10^3$
	A_1B 成人	430×10^3	c	c+C-	$(70 \sim 85) \times 10^3$
I	I+	500×10^3		c+C+	$(37 \sim 53) \times 10^3$
K	K+k-	6.1×10^3	e	e+E-	$(18.2 \sim 24.4) \times 10^3$
	K+k+	3.5×10^3		e+E+	$(13.4 \sim 14.5) \times 10^3$
			E	e-E+	$(0.45 \sim 25.6) \times 10^3$

* 数据来自 Klein and Anstee(2006)

补体系统和血库

补体在溶血的病理生理学机制中发挥重要作用,它们通过参与同种抗体致敏和破坏输入的红细胞,或破坏有自身抗体结合的自身红细胞。补体在免疫血液学检测中也很重要。

补体在红细胞破坏中的作用

抗体结合到红细胞抗原上,是补体在体内红细胞膜上激活最常见的原因。补体也可以通过载体蛋白-半抗原抗体复合物在红细胞上激活,比如青霉素包被的红细胞和抗青霉素抗体。有时某些药物的非特异性机制,或者红细胞是另一个免疫反应的无辜旁观者,也会导致补体成分结合到红细胞膜上。

红细胞-抗体复合物通常通过经典途径激活补体。然而,破坏的模式和红细胞溶血的程度主要依赖于参与 Ig 的类型以及个体网状内皮(reticuloendothelial,RE)系统的活性。

血管内溶血

血管内红细胞溶血通常由针对 ABO 抗原的抗体引起。很少情况下,其他 IgM 血型抗体和一些补体结合的 IgG 抗体(如抗-Kidd 抗体)可以诱发血管内溶血。大量补体被迅速激活,导致补体完全被活化,产生级联反应,组装出终产物攻膜复合物(C5b6789),这时就发生血管内溶血。攻膜复合物聚合在红细胞膜上打孔,胞外液体流入胞内,细胞发生渗透性溶解,膨胀爆裂。

血管外溶血

IgG 抗体通过 RE 系统导致大多数血管外溶血,RE 系统负责清除补体包被的红细胞。IgG 抗体结合红细胞,激活补体后,补体调节蛋白通常会在 C3/C4 阶段终止活化过程。包被红细胞的 C3b 在因子 I 和因子 H 的作用下,降解为 iC3b,失去酶活性。在因子 I 和 CR1(一种辅因子,也是 C3b/C4b 受体)作用下,iC3b 进一步降解为 C3c 和 C3dg(Freedman & Semple,1994)(图 35-1)。衰变加速因子(decay amlelerating factor,DAF)可抑制 C3 转化酶(C4b2b)形成,并促进 C3 转化酶的降解。在红细胞上,CR1 和 DAF 上分别携带有 Knops 和 Cromer 血型抗原。

开始时,C3b/iC3b 包被的红细胞被单核细胞和巨噬细胞迅速隔离在肝脏中,这些细胞上有 C3b 受体(表 35-3)。尽管吞噬细胞也有 C4b 受体,C4b 在红细胞免疫性溶血中的作用并未得到证实(Freedman & Semple,1994)。在肝脏中被隔离的一部分红细胞被固定,并被吞噬清除,其半衰期约 2 分钟(Klein & Anstee,2006)。然而,在 15~20 分钟内,破坏减缓,许多细胞通过补体调节蛋白——因子 I(如前所述),逃离血管外破坏。C3dg-因子 I 切割 iC3b 产生的片段,仍结合在红细胞上,但是没有酶活力和调理活性。最终,被隔离的 C3dg 包被红细胞被释放回循环系统,并正常存活(图 35-1)。在循环系统中,C3dg 被裂解,只剩下 C3d 结合在红细胞膜上。

表 35-3 人类细胞上的补体受体

受体	配体	分布
CR1(CD35)	C3b,C4b	红细胞、中性粒细胞、单核细胞、巨噬细胞、B 淋巴细胞、滤泡树突状细胞
CR2(CD21)	C3d,C3dg,iC3b	B 细胞
CR3(CD11b/CD18)*	iC3b	单核细胞、巨噬细胞、中性粒细胞、自然杀伤细胞
CR4(CD11c/CD18)*	iC3b	

* 整合素受体家族成员

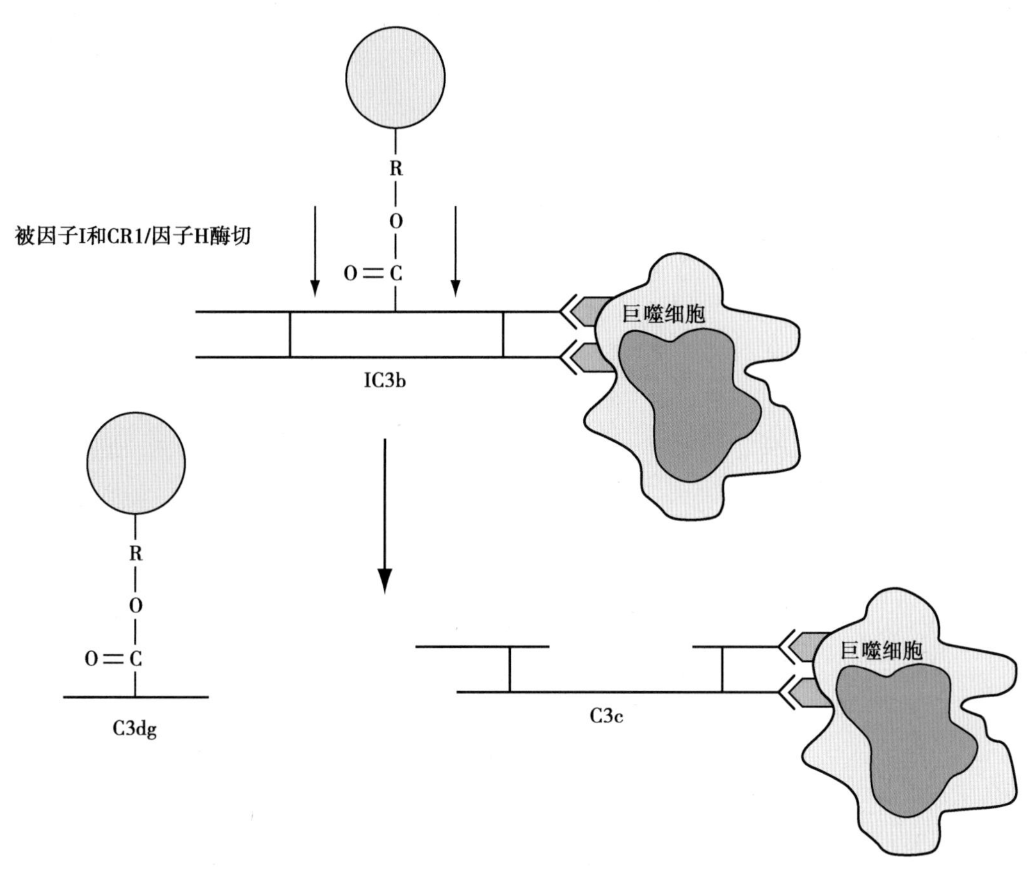

图 35-1 C3b 包被红细胞从网状内皮系统释放过程中,因子 I 的作用

如果补体没有激活,IgG 包被红细胞通过 Fcγ 受体被吞噬细胞清除。尽管吞噬不依赖补体,Mollison(1989)证明被 IgG 和补体同时包被的红细胞倾向于在肝脏内被加速清除,而仅包被 IgG 的红细胞则倾向于在脾脏中被慢速破坏,表现出线性清除模式,其最小半寿期为 20 分钟。理论上,因为自然杀伤细胞带有 Fcγ 受体,被 IgG 抗体包被的红细胞也可以成为抗体依赖的细胞毒作用的靶细胞(Klein & Anstee,2006)。

红细胞抗原和抗体

文献报道的红细胞抗原已经超过 700 种,并被国际输血协会(International Society of Blood Transfusion,ISBT)归入 35 个血型系统(表 35-4)。许多报道的红细胞抗原是高频或公共抗原,在大多数(>90%~99%)献血者中都有表达,而其他一些则非常稀有(私有抗原)。下面一节中,我们会回顾一些在输血中常遇见的红细胞抗原和抗体。表 35-5 总结了一些常见的红细胞同种抗体,给出它们的 Ig 类型,血清学检测介质,临床意义和找到配合血液的概率。

ABO 和 H 血型系统(ISBT NO. 001 和 018)

ABO 血型系统最早发现于 1900 年,是血液选择和输注中最重要的血型。作为组织血型抗原,ABO 表位在许多组织和体液中都有发现,包括红细胞、血小板和内皮细胞(Issitt & Anstee,1998)。因为 ABO 抗原分布如此广泛,它们成为实体器官与骨髓移植中最重要的考虑因素之一(Rowley et al,2011)。

表 35-4 血型系统基因和基因产物术语

传统命名		ISBT 命名		ISGN 命名		基因产物名称
名称	符号	符号	编号	基因	染色体	
ABO	ABO	ABO	001	*ABO*	9q34. 1	α1,3N-乙酰-半乳糖胺基转移酶(A 抗原) α1,3-半乳糖基转移酶(B 抗原)
MNS	MNS	MNS	002	*GYPA* *GYPB* *GYPE*	4q28. 2	血型糖蛋白 A(CD235A) 血型糖蛋白 B(CD235B) 血型糖蛋白 E(CD235E)

表 35-4 血型系统基因和基因产物术语(续)

传统命名		ISBT 命名		ISGN 命名		基因产物名称
名称	符号	符号	编号	基因	染色体	
P1Pk	P1	P1	003	*A4GALT1*	22q13	P1 抗原
Rh	Rh	RHD RHCE	004	*RHD* *RHCE*	1p36. 1	RhD 蛋白(CD240) RhCE 蛋白
Lutheran	Lu	Lu	005	*LU*	19q13. 3	Lutheran 糖蛋白,B-CAM
Kell	K	KEL	006	*KEL*	7q34	Kell 糖蛋白
Lewis	Le	LE	007	*FUT3*	19p13. 3	α-3/4-岩藻糖基转移酶
Duffy	Fy	Fy	008	*DARC*	1q23	Duffy-相关受体细胞因子糖蛋白
Kidd	Jk	JK	009	*SLC14A1*	18q12	尿素通道蛋白(HuT11)
Diego	Di	DI	010	*SLC4A1*	17q21. 3	阴离子通道蛋白 1(AE1,Band3)
Yt	Yt	yT	011	*ACHE*	7q22	乙酰胆碱酯酶
Xg	Xg	XG	012	*XG*	Xp22. 3	Xg 糖蛋白(CD99)
Scianna	Sc	SC	013	*ERMAP*	1p34	人红细胞膜相关蛋白
Dombrock	Do	DO	014	*ART4*	12p13. 2	ADP-核糖基转移酶(CD297)
Colton	Co	CO	015	*AQPI*	7p14	水通道-1(CHIP)
Landsteiner-Wiener	LW	LW	016	*LW*	19p13. 3	ICAM(CD242)
Chido/Rodgers	Ch/Rg	CH/RG	017	*C4A*,*C4B*	6p21. 3	C4A,C4B 补体糖蛋白
Hh	Hh	H	018	*FUT1*	19q13. 3	α1,2-岩藻糖基转移酶
Kx	Kx	XK	019	*XK*	Xp21. 1	Kx 糖蛋白
Gerbich	Ge	GE	020	*GYPC*	2q14	血型糖蛋白 C 和血型糖蛋白 D(CD236)
Cromer	Cromer	CROM	021	*DAF*	1q32	衰变加速因子(CD55)
Knops	Kn	KN	022	*CR1*	1q32	补体受体 1(CD35)
Indian	In	IN	023	*CD44*	11p13	CD44
Ok	Ok	OK	024	*CD147*	19p13. 3	CD147 基础免疫球蛋白
Raph	Raph	RAPH	025	*CD151*	11p15. 5	四跨膜蛋白(CD151)
JohnMiltonHagen	JMH	JMH	026	*SEMA7A*	15q24. 3	导向蛋白(CD108)
I	I	I	027	*GCNT2*	6p24. 2	β1,6*N*-乙酰氨基葡萄糖胺基转移酶
Globoside	P(Gb4)	GLOB	028	*B3GALNT1*	3q26	β1,3*N*-乙酸氨基半乳糖胺基转移酶
GIL	Gill	GIL	029	*AQP3*	9p13	水甘油通道蛋白
RHAG	RHAg	RHAG	030	*RhAG*	6p21-qter	Rh 相关糖蛋白(CD241)
Forssman	Fors	FORS	031	*GBGT1*	9q34. 13	α1,3*N*-乙酸氨基半乳糖胺基转移酶
Jr	Jr	JR	032	*ABCG2*	4q22	ATP-结合盒转运蛋白家族 G
Lan	Lan	LAN	033	*ABCB6*	2q36	ATP-结合盒转运蛋白家族 B
Vel	Vel	VEL	034	*SMIM1*	1p36. 32	小整合蛋白 1
CD59	CD59	CD59	035	*CD59*	11p13	膜反应性溶解抑制物

引自 Daniels(2002),Daniels et al(2004),Reid & Lomas-Francis(2012),和国际输血协会

ADP,腺苷二磷酸;CHIP,通道形成整合蛋白;ICAM,细胞间黏附分子;ISBT,国际输血协会;ISGN,国际基因命名系统

表 35-5 红细胞同种抗体的血清学特征和临床意义

抗体	常见 Ig 类型	最常见的反应介质			临床意义		配合型献血者的百分比	
		Sal	Alb	AGT	HTR	HDFN	高加索人	黑人
D	IgG	很少	X	X	是	是	15	8
C	IgG		X	X	是	是	30	68
E	IgG	很少	X	X	是	是	70	98
c	IgG		X	X	是	是	20	1
e	IgG		X	X	是	是	2	2
Cw	IgG/IgM	部分	X	X	是	是	98	100
K	IgG	罕见		X	是	是	91	97
k	IgGX				是	是	0. 2	0. 1
Kp^a	IgG	罕见		X	是	是	98	99. 9
Kp^b	IgG		X		是	是	<0. 1	0. 1
Js^a	IgG		X		是	是	>99. 9	81
Js^b	IgG		X		是	是	<0. 1	1
Fy^a	IgG		X		是	是	34	90
Fy^b	IgG		X		是	是	17	77
Jk^a	IgG		X		是	是	23	9
Jk^b	IgG		X		是	是	28	5
M*	IgM	X			很少	是	22	30
N	IgM	X			罕见	罕见	28	26
S	IgG/IgM		部分	X	是	是	45	69
s	IgG			X	是	是	11	3
U	IgG			X	是	是	0	1
$Lu^{a\dagger}$	IgM	X			?	是	92	96
$Lu^{b\dagger}$	IgG		X		是	温和	<0. 1	<0. 1
$P1^{\ddagger}$	IgM	X	部分		罕见	否	21	6
P	IgM	X	部分	部分	可能	是	<0. 1	0. 1
$PP_1P^{k\dagger}$	IgG/IgM	X	部分	部分	可能	是	<0. 1	0. 1
$Le^{a\ddagger}$	IgM	X	部分		是	否	78	77
$Le^{b\ddagger}$	IgM	X			是	否	28	45
I	IgM	X	很少		罕见	否	<0. 1	<0. 1
i	IgM	X	很少		?	否	<0. 1	<0. 1

AGT,抗人球蛋白实验;Alb,白蛋白;HDFN,胎儿与新生儿溶血病;HTR,溶血性输血反应;Sal,生理盐水

* 多数抗-M 同时带有少量有临床意义的 IgG 成分

† 凝集呈混合视野

‡ 偶尔发生体外溶血

ABO 血型系统有两个抗原（A 和 B 抗原）、四种表型（A、B、AB 和 O 型）。A 和 B 是常染色体共显性抗原（ISBT No. 001），分别在 A，B 和 AB 型红细胞上有表达。相比之下，O 型是常染色体隐性表型，代表功能性 *ABO* 基因的缺失。O 型个体表达 H 抗原（ISBT No. 018），是 A 和 B 抗原的生物合成前体（图 35-2）。在多数人群中，O 型是最常见的 ABO 表型，尤其是在美洲印第安人中。在红细胞上表达 ABO 抗原时，通常伴随针对缺失的对立抗原的天然抗体。表 35-6 显示了四种主要的 ABO 表型的血清学反应和频率。

缺失和弱表型

ABO 系统也包括一些减弱、异常或完全缺乏 ABO 抗原表达的表型。血库中最常见的 ABO 亚型是 A_1 和 A_2。A_1 红细胞和 A_2（及其他弱 A 亚型）的区别在于能和 Dolichos biflorus（双花扁豆）凝集素凝集。对 A_1，A_2 和其他弱 A 亚型的比较，发现其 A 抗原表达存在数量和性质上的差异（Issitt & Anstee，1998；Swensson et al，2005）。A_2 是白人中最常见的弱亚型，在所有 A 型献血者中占近 20%。ABO 系统含其他弱 A 和弱 B 表型，包括一些能在常规检测中造成 ABO 正反定型不一致的情况（Fung，2014）。

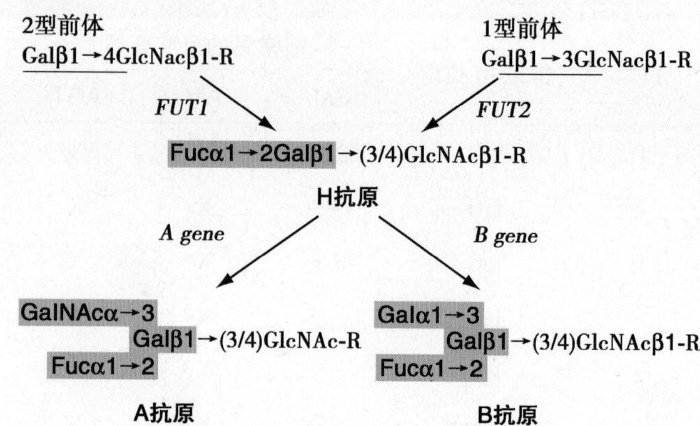

图 35-2　1 型和 2 型 H、AB 抗原的合成。1 型和 2 型前体（下划线）被 FUT1 和 FUT2 岩藻糖基转移酶加岩藻糖后，生成 H 抗原。H 抗原作为 A 和 B 糖基转移酶的底物。标志 H，A 和 B 血型抗原的末端糖类表位用琥珀色高亮显示。Fuc，岩藻糖；Gal，galactose 半乳糖；GalNAc，N-乙酰半乳糖胺；R，其他寡糖

表 35-6　常规 ABO 分型结果和表型频率

细胞和已知抗血清反应		血清和已知表型红细胞反应			判读	美国人群中的分布频率/%			
Anti-A	Anti-B	A	B	O		高加索人	黑人	印第安人	亚洲人
−	−	+	+	−	O	45	49	79	40
+	−	−	+	−	A	40	27	16	28
−	+	+	−	−	B	11	20	4	27
+	+	−	−	−	AB	4	4	<1	5
−	−	+	+	+	孟买	稀有	稀有	稀有	稀有

数据来自 Mourant et al（1976）

异常 ABO 表达可以遗传（*cis*-AB，B[A]）或获得（获得性 B）。*cis*-AB 型中，A 和 B 抗原由同一个酶合成，而且由同一条常染色体显性等位基因决定。同样的，B（A）型是 *B* 基因编码的酶合成 A 抗原产生的，这是一种常染色体显性表型，其特点是在 B 型红细胞上有微量 A 抗原表达。另一种情况是获得性 B 表型，是在体内对 A1 型红细胞的获得性酶修饰。获得性 B 表型通常在细菌感染或是癌症过程中出现，是对 A 抗原酶解去乙酰基，在红细胞上形成类 B 抗原。cis-AB、B（A）和获得性 B 通常是因为 ABO 正反定型不一致被发现（Issitt & Anstee，1998；Fung，2014）。

孟买和类孟买型是两种稀有的缺失表型，特点是红细胞上缺失所有 ABH 抗原。经典的孟买型（O_h）中，无论红细胞上还是分泌液中，都没有 A、B、H 抗原。在类孟买红细胞上，也没有或极少有 ABH 抗原，有时在分泌液和体液中，会正常表达 ABH 抗原。

生化

ABO 抗原是糖类抗原，因此存在翻译后的糖蛋白和糖脂修饰。在红细胞糖蛋白和多聚乳糖胺神经酰胺上，ABO 抗原通常表达在 2 型寡糖链上，特点是重复的乳糖胺（Galβ1-4GlcNAcβ1-3）n 基序（图 35-2）。在鞘糖脂上，ABO 抗原可以在多种（1、2、3、4 型）寡糖前体上表达。在红细胞糖蛋白和多数鞘糖脂上表达的（2、3、4 型）ABH 抗原是红细胞来源的。相比之下，1 型 ABO 抗原是由胃肠黏膜合成，分泌入血浆，再被动吸附到红细胞膜上。1 型 ABO 抗原的合成和 Lewis 血型系统相关。

ABH 抗原合成的第一步是 H 或 O 抗原的合成，它们是 A 和 B 抗原直接的生物合成前体。H 抗原是在末端半乳糖上，通过 α1-2 连接，添加一个岩藻糖（fucose，Fuc）。这个反应有两种不同的酶催化，取决于和岩藻糖连接的是 1 型还是 2 型寡糖受体。1 型岩藻糖基转移酶（fucosyltransferase type 1，FUT1）是 H 或 *FUT1* 基因的产物，催化 2 型 H 抗原的合成。相反，2 型岩藻糖基转移酶（fucosyltransferase type 2，FUT2）是分泌基因的产物，它催化岩藻糖连接到 1 型前体物质上，形成 1 型 H 或 Le^d 抗原（Lowe，1994）。*FUT1* 的失活突变是导致孟买和类孟买表型的原因（Kelly et al，1994）。孟买和类孟买非分泌者在 *FUT2* 上都有失活突变（Reid & Lomas-Francis，2012）。

一旦形成 H 抗原，它可以作为 *A* 基因和 *B* 基因糖基转移酶的底物。A 抗原由 *A* 基因（*ABO*A*）糖基转移酶合成，该酶可在 H 抗原末端的半乳糖上，通过 α1-3 连接，添加一个 N-乙酰半乳糖胺（N-acetylgalactosamine，GalNAc）。类似的，*B* 基因

(*ABO** *B*)糖基转移酶在同样的末端半乳糖上添加一分子 α1-3 半乳糖(galactose,Gal),形成 B 抗原。生化结构上,A 抗原和 B 抗原非常类似,仅存在一个 N-乙酰基的差异。如此微小的化学修饰差异能有如此大的免疫差别,令人惊奇。循环血中的脱乙酰基酶去除 A 抗原上的 N-乙酰基,就产生了获得性 B 表型(Issitt & Anstee,1998)。

分子生物学

FUT1(*H* 基因)和 *FUT2*(*Se* 基因)均位于染色体 19q13.3,是基因复制的表现(Lowe,1994)。FUT1 有 365 个氨基酸,是Ⅱ型跨膜糖蛋白,有一个大的 240 个氨基酸组成的羧端催化结构域,通过一个短的跨膜区和胞内结构域,附着在高尔基腔内。*FUT1*mRNA 在多数组织中广泛表达,唾液腺和腮腺除外(Yamamoto et al,2003)。这也是通过检测唾液确定 ABH 分泌型的依据。ISBT 目前已确认 40 种以上 FUT1 突变等位基因,包括 19 种缺失型等位基因和 23 种弱等位基因(Reid & Lomas-Francis,2012)。

ABO 基因位于染色体 9q34 上,编码 A 和 B 糖基转移酶(Yamamoto,1995)。该基因很大,跨越 19.5kb,包括 7 个外显子,其中外显子 6 和 7 编码了大部分酶活性区(66%)。*ABO* 基因的产物是 41kD、354 氨基酸的Ⅱ型跨膜糖蛋白。A 和 B 糖基转移酶的比较显示,两者有近 98%的一致性,只在 176、235、266 和 268 四个位置的关键氨基酸上存在差异(表 35-7)。235、266 和 268 位氨基酸是决定 A、B 酶活性的关键因素:176 位多态性没有生物活性。因为 A 和 B 糖基转移酶均识别 2 型受体,235、266 和 268 位氨基酸的任何差异都决定了该酶是识别 UDP-GalNAc 还是 UDP-Gal 作为糖分子来源。晶体学数据表明 *ABO** *A* 基因产物的氨基酸更小,可以容纳较大的 UDP-GalNAc。迄今为止,已发现超过 200 种 ABO 等位基因。

表 35-7 区分 A,B 及杂交糖基转移酶的关键氨基酸*

ABO 等位基因	A/B 糖基转移酶的氨基酸位置					基因型†
	176	234	235	266	268	
ABO* A.01	Arg	Pro	Gly	Leu	Gly	AAAA
ABO* B.01	**Gly**	Pro	**Ser**	**Met**	**Ala**	BBBB
ABO* cisAB.01	Arg	Pro	Gly	Leu	**Ala**	AAAB
ABO* cisAB.04	**Gly**	Pro	Gly	**Met**	Gly	AABA
ABO* cisAB.02	**Gly**	Pro	**Ser**	Leu	**Ala**	BBAB
ABO* BA.03	**Gly**	Pro	Gly	**Met**	**Ala**	BABB
ABO* BA.02	**Gly**	**Ala**	**Ser**	**Met**	**Ala**	BBBB
ABO* O.02	Arg	Pro	Gly	Leu	**Arg**‡	AAAX

* 修改自 Reid & Lomas-Francis(2004)和 Daniels(2002). 与 *ABO** *A*.01(A1 型)参考序列不同的氨基酸用粗体表示

†基因型指 176,235,266 和 268 位的氨基酸。A(AAAA)和 B 等位基因在这四个位置存在差异。235,266 和 268 位氨基酸显著影响底物特异性。杂交糖基转移酶在这几个位置同时拥有 A、B 型参考序列的氨基酸

‡*ABO** *O*.02 等位基因(曾用名 O^2,*O03*),和一种 O 表型相关,其 268 位有一个导致失活的错义突变

ABO 基因的克隆和测序也揭示了 O 型和弱 ABO 亚型的分子机制。O 型是一种常染色体隐性遗传表型,是无效 *ABO* 等位基因(*ABO** *O*)的纯合子。目前有许多 ABO* O 等位基因被报道;然而,大多数 *ABO* 等位基因可以被归为 O^1 或 O^2。O^1 型(*ABO** *O1*)等位基因有一个碱基缺失和移码突变(G251D,fs88stop),95%ABO* O 等位基因属于此突变。O^2 型(*ABO** *O2*;*O03*)等位基因带有一个 G802>A,导致翻译蛋白出现 Gly268Arg 突变(表 35-7)。O^2 和相关等位基因(Aw08)会导致 ABO 正反定型不一致,因为该血型个体缺失抗-A 和(或)抗-B(Wagner et al,2005)。抗-A 或抗-B 的缺失可能是弱残余酶活性导致(Seltsam et al,2005),然而,这点并未被证实(Yazer et al,2008)。

弱 ABO 亚型是 *ABO* 基因位点突变的结果。大多数突变位于外显子 7,该外显子编码了蛋白分子的催化区。已报道的突变中虽然有无义、移码和翻译启动因子突变,但大多数是单核苷酸多态性(single-nucleotide polymorphisms,SNP)(Yamamoto,1995;Seltsam et al,2006;Reid & Lomas-Francis,2012)。A2 是最常见的弱 A 亚型,其机制是单碱基缺失(1060 位核苷酸)和移码,造成终止密码丢失,合成一条长 A 型糖基转移酶,其酶活性降低。cis-AB 和 B(A)表型是杂交等位基因的产物,其特点是同时含有 A_1 和 *B* 基因序列。cis-AB 和 B(A)个体可以同时合成 A 和 B 抗原(表 35-7)(Yamamoto,1995;Reid & Lomas-Francis,2012)。

ABO 抗体

针对 ABO 抗原的抗体是输血医学最重要的抗体。执业病理医师应该注意到常规抗体筛选不检测 ABO 抗体。所有抗体筛选用的试剂细胞都是 O 型。通过反定型实验检测患者抗-A 或抗-B(见下文)。有效的 ABO 定型需要正反定型一致。

一般而言,ABO 抗体是天然产生的。刺激 ABO 抗体产生的免疫刺激物可能是天然存在的类 ABH 物质,尤其是在细菌多糖上(Cooling,2015)。一个有意思的发现是,过去二十年中,随着相对无菌的巴氏杀菌处理的商业包装食品的消费增多,ABO 效价逐渐降低(Mazda et al,2007)。随着含有活菌的益生菌营养补充剂的使用增加,这一趋势可能逆转。后者可以刺激 ABO 抗体生成,数月内 ABO 效价可以显著提升(Daniel-Johnson et al,2009)。

不到 3~6 个月的新生儿,其血清中 ABO 抗体是减弱或缺失的。5~10 岁才能达到成人 ABO 抗体的水平,随着年龄增长,抗体水平只有轻微下降(Auf der Maur et al,1993)。抗-A,B 只在 O 型个体中发现,识别 A 和 B 抗原共同的表位。在抗-A 和抗-B 单克隆抗体定型试剂开发以前,抗-A,B 有助于鉴定弱亚型和 B 亚型。抗-A,B 现在仍用于献血者和脐血样本的定型(见 ABO 定型一节)。

ABO 抗体通常在室温检测,盐水凝集最佳反应温度为 4℃(表 35-5)。尽管也有 IgA 和 IgG 型的 ABO 抗体,大多数天然 ABO 抗体是 IgM 型(Rieben et al,1991)。IgG 型 ABO 抗体在 37℃反应,也可由输血或妊娠免疫刺激产生。这些抗体通常效价更高,不易被可溶性血型物质中和。ABO 抗体可结合补体,导致体内和体外溶血。

临床上,ABO 抗体可导致溶血性输血反应、胎儿与新生儿

溶血病(hemolytic disease of the fetus and newborn,HDFN)。ABO 抗体也可在实体器官移植中引发急性排斥反应。因此,实体器官移植必须和受体血清 ABO 相合。罕见的例外有 6~8 个月以下儿童的心脏移植,这些儿童尚未产生 ABO 抗体(West & Platt,2010);例外的情况还有 A2 器官移植,其在上皮和血管内皮只有微弱的 ABO 表达(Hurst et al,2010)。在 ABO 不合骨髓移植中,ABO 抗体可导致溶血、红系和巨核细胞植入延迟(Rowley et al,2011;Cooling & Gorlin,2012)。更多关于 ABO 不合骨髓和器官移植的内容,见"抗体效价"一节。

非常见的 ABO 抗体

抗-A_1 抗-A_1 是在一些 A_2,A_2B 或其他弱 A 亚型血清中发现的天然抗体。抗-A_1 凝集 A_1 红细胞,但不凝集 A_2 和其他弱 A 型红细胞。虽然不常见,但抗-A_1 可引起输血反应、实体器官排斥。

抗-H 抗-H 通常是在非分泌型 A_1 和 A_1B 型血清中天然存在的良性抗体。抗-H 和 O 型红细胞反应最强,接下来依次是 A_2,B,A_2B,A_1 和 A_1B(表 35-41)。因为所有红细胞上都或多或少带有 H 抗原,在大多数个体内抗-H 是一种自身抗体。相比之下,在孟买型(O_h)和类孟买型个体中同种抗-H 是有临床意义的同种抗体,这些个体需要输注稀有的 O_h 红细胞(译者注:类孟买型不需要输 Oh 红细胞)。

生物功能

ABH 抗原的生物功能仍是未知。多项研究将特定的 ABO 血型和许多疾病较高的发病率联系在一起,这些疾病包括自身免疫性疾病、肿瘤和传染性疾病。A 和 B 抗原表达可以稳定唾液酸糖蛋白的成簇和空间结构(Cohen et al,2009)。A 和 B 抗原表达降低可出现在恶性肿瘤中,常与肿瘤转移性增加有关。A、B 和 AB 型个体发生血栓性疾病的风险高出 2 倍,包括静脉血栓形成和肺动脉栓塞(Franchini & Mannumli,2014)。这和血管性血友病因子、低密度脂蛋白、胆固醇、P-选择素和 E-选择素在不同 ABO 个体血液循环中的差异有关。恶性疟原虫(Plasmodium falciparum)可以结合 A 和 B 抗原,形成玫瑰花结,这可能是脑型疟的风险因素(Cooling,2015)。O 型是许多胃肠道病原体的受体,包括诺洛病毒、轮状病毒、幽门螺杆菌、空肠弯曲菌和霍乱弧菌(Cooling,2015)。O 型可因抗-A 和抗-B 而免于某些感染,包括一些包膜病毒(HIV,SARS-CoV),血吸虫、大肠埃希菌和其他革兰氏阴性微生物(Cooling,2015)。

MNS 血型系统(ISBT NO. 002)

MNS 血型发现于 1927 年,是继发现 ABO 系统后的第二个血型系统。尽管 MNS 血型系统只有 4 个临床常见抗原(M/N 和 S/s),但该系统现在的抗原数已超过 46 个(Reid,2009)。如表 35-8 所示,在黑人和高加索人中,M 和 N 抗原分布非常平均,约 25%献血者是 M 或 N 抗原纯合子。相比之下,S 抗原在高加索人中的频率(57%)是黑人(30%)的近两倍。在少数(<1%)黑人中,可观察到 S-s-或缺失表型。和 Rh 抗原一样,MNS 血型抗原只在红细胞上表达。每个红细胞上,约有 100 万 M/N 和 170 000~250 000S/s 表位。

表 35-8 MNS 系统表型

血型糖蛋白 A 抗原			血型糖蛋白 B 抗原				表型	表型频率/%	
M	N	En(a)	"N"	S	s	U		高加索人	黑人
+	0	+					M+N-	28	26
+	+	+					M+N+	50	44
0	+	+					M-N+	22	30
			+	+	0	+	S+s-U+	11	3
			+	+	+	+	S+s+U+	44	28
			+	0	+	+	S-s+U+	45	69
缺失表型									
0	0	0	+	+/0	+/0	+	En(a-)	稀有	稀有
0	0	0	0	0	0	0	M^kM^k	稀有	稀有
			0	0	0	0	S-s-U-	稀有	<1
			0	0	0	wk+	S-s-U^{var}(23%Henshaw+)	稀有	<1

缺失型表型

MNS 系统有 3 种主要的缺失型:U-,M^k 和 En(a-)。U-是最常见的,且只在黑人中发现。S-s-U-个体的血型糖蛋白 B,可完全缺失或发生重组,导致 S/s 和 U 抗原表达改变。重组血型糖蛋白 B,如 Henshaw 表型,可和一些人源性抗-U 发生微弱反应,被称为 U 变异型(S-s-U^{var})。En(a-)表型是血型糖蛋白 A 和 *B* 基因发生重组的结果,这种重组会形成 Lepore 型 A-B 杂交子(外显子 A1-B2-B5),缺失大部分血型糖蛋白 A(glycophorin A,GYPA)。M^kM^k 表型缺失所有 MNS 抗原,包括 En(a),这是血型糖蛋白 A 和 B(GYPA 和 GYPB)重组或缺失导致的结果。GYPA 丢失的同时,会丢失 Wr^b,Wr^b 是位于带 3 上的抗原。人们认为 Wr^b 表达需要带 3 上谷氨酸(Glu658)和血型糖蛋白 A 上 ENEP 抗原的静电相互作用(Poole et al,1999)。

生化

M/N 抗原位于 GYPA(CD235A)上,GYPA 是一种主要的红细胞膜糖蛋白。GYPA 在膜上以二聚体存在,通常和带 3 关联,带 3 是红细胞阴离子通道(Burton & Bruce,2011)。裂解去除 19 个氨基酸的前导序列后,成熟的 GYPA 分子量为 31kD,有 131 个氨基酸,属 1 型糖蛋白,由一个 72 氨基酸的大胞外域,一个跨膜域和一个短胞内尾区组成(图 35-3)。GYPA 分子高度糖基化,有 15 个 O-连接和 1 个 N-连接的糖侧链。O-聚糖主要由和丝氨酸或苏氨酸连接的二唾液酸四糖组成。由于 GYPA 上有大量唾液酸化 O-聚糖,糖类和唾液酸分别占总分子量的近 60% 和 50%。GYPA 是红细胞上主要的唾液黏蛋白,为维持红细胞整体负电荷或 ζ 电位做出主要贡献(Huang & Blumenfeld,1995)。M 和 N 抗原位于 GYPA 的氨基末端。

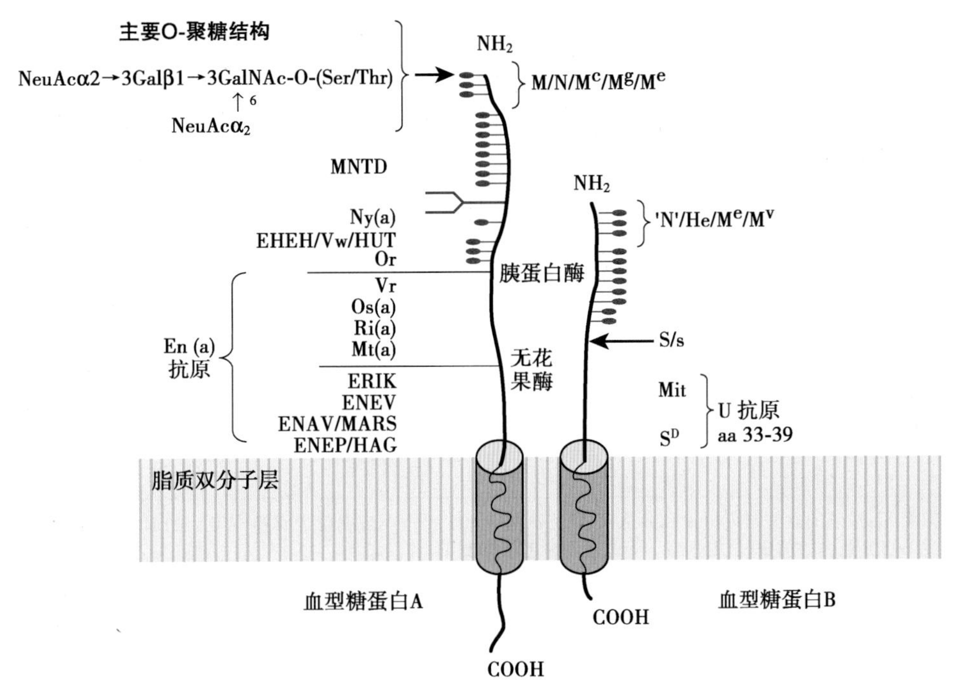

图 35-3 血型糖蛋白 A(GYPA)和 B(GYPB)。GYPA 和 GYPB 有 11~15 个 *O*-聚糖(●—),主要由胞外区氨基末端一半区域分布的二唾液酸四糖组成(78%)。GYPA 还带有一个 *N*-寡糖,用分支结构表示。两个蛋白分子的单穿膜结构域用琥珀色实心圆柱表示。等位基因对应抗原 M 和 N 位于 GYPA 的氨基终末端,仅在 1 和 5 位两个氨基酸上有差别。GYPB 氨基末端也有 N 抗原,用"N"抗原表示。S/s 抗原位于 GYPB 的第 29 位氨基酸上。高频和低频抗原的位置均在图上显示。En(a)和 U 抗原包括靠近脂质双分子层的大片蛋白,在缺失型和重组血型糖蛋白中丢失

S/s 和 U 抗原在 GYPB(CD235B)上,是和 GYPA 相关的红细胞糖蛋白(图 35-3)。和 GYPA 类似,GYPB 也历经了翻译后加工,产生一个 20kD、72 个氨基酸的糖蛋白,有一个大的胞外 N 端结构域,该结构域上有 11 个 O-聚糖。尽管 GYPB 和 GYPA 在氨基末端同源性非常高,GYPB 分子更小,少一个 N-聚糖和一个胞内尾区。在膜上,GYPB 和 Diego 紧密关联,Diego 位于 AE1-锚蛋白和连接复合体上,常和 GYPA 形成异源二聚体(Burton & Bruce,2011)。S/s 表位(Met48Thr)位于成熟蛋白的第 29 位氨基酸上(Reid & Lomas-Francis,2012)。

分子生物学

GYPA(*GYPA*)和 GYPB(*GYPB*)的基因位于染色体 4q28-q31 上,是 *330kb* 基因簇的一部分,该基因簇编码 *GYPA*、*GYPB* 和血型糖蛋白 E(*GYPE*)(5′-A-B-E-3′)。研究表明 *GYPB* 和 *GYPE* 来自 GYPA,是基因复制和非同源重组产生的。和许多红系特异性基因类似,启动子区含有 Sp1 和红系转录调控结合因子 GATA-1 共有序列(Rahuel et al,1994)。*GYPA* mRNA 稳定性(>24 小时)比 GYPB mRNA(<17 小时)高,这可以解释为什么红细胞上 GYPA 数量比 GYPB 多四到五倍(Rahuel et al,1994)。

目前为止,已报道 18 种 GYPA 变异型等位基因,可产生若干高频和低频抗原。MNS 抗原的生化性质早已清楚。M 和 N 抗原位于 GYPA 氨基末端(1~5 位氨基酸),其蛋白和糖类共同作为免疫表位的一部分。M/N 抗原的差别是第 20 和 25 位氨基酸(成熟蛋白第 1 和 5 位)的差异(表 35-9)。一些低频的 M 和 N 抗原变异型是不同的氨基酸替换(M^g,M^c)的结果,和(或)O-聚糖表达改变的产物(M_1,Tm,Can)。除了在 GYPA 上有表达,在 GYPB 氨基终末端上也有 N 抗原表达,后者用"N"抗原表示,以区分 GYPA 上的 N 抗原(Issitt & Anstee,1998)。

表 35-9 MNS 血型等位基因

ISBT No.	抗原	血型糖蛋白	等位基因	氨基酸变化*
MNS1	M	GYPA	*GYPA*01*	Ser[20]-Ser-Thr-Thr-Gly[24]*
MNS2	N	GYPA	*GYPA*02*	Leu[20]-Ser-Thr-Thr-Glu[24]*
MNS8	Mc	GYPA	*GYPA*08*	Ser[20]-Ser-Thr-Thr-Glu[24]
MNS11	Mg	GYPA	*GYPA*11*	Ser[20]-Ser-Thr-Asn[23]-Gly
MNS30	"N"	GYPB	*GYPB*01*	Leu[20]-Ser-Thr-Thr-Glu[24]
MNS6	He	GYPB	*GYPB*06*	Trp[20]-Ser-Thr-Ser2[3]-Gly[24]
MNS3	S	GYPB	*GYPB*03*	Met48*
MNS4	s	GYPB	*GYPB*04*	Thr48*
缺失表型				
MNS:-1,-2	M-N- En(a-)	无 GYPA	*GYPA*01N*	Δ*GYPA* Exons 2-7 Δ*GYPB* Exon 1
MNS:-3,-4,-5	S-s-U-	无 GYPB	*GYPB*01N*	Δ*GYPB* Exons 2-5
MNS:-1,-2,-3,-4,-5	M-N-	无 GYPA	*GYP*01N*	Δ*GYPA* Exons 2-7
MkMk	S-s-U-	无 GYPB		Δ*GYPB* Exons 1-5

*前 19 个氨基酸切除后，成熟的血型糖蛋白 A 和 B 从第 20 位氨基酸开始。M/N 抗原位于成熟 GYPA 蛋白的前 5 个氨基酸上(aa1-aa5)。类似的，S/s 多态性位于成熟 GYPB 蛋白的第 29 位氨基酸。等位基因命名依据 ISBT

已确认 11 个 *GYPB* 等位基因决定了 S/s、Mv+、Mit+、S^D+、U^{var} 表型。不同于 M/N 抗原的复杂性，S/s 抗原是 GYPB 上的单氨基酸多态性(成熟蛋白上 Met29Thr)。U 抗原是一个高频抗原(位于成熟 GYPB 的第 33~39 位氨基酸)。在 S、s 和 U 抗原丢失时可观察到 M^k 和一些重组 *GYPB* 等位基因(如 Henshaw)。据估算，90%Henshaw+红细胞是 U-或 U^{var}，所有 S-s-U-患者中 23%与此相关。

已知有超过 20 种缺失型和重组型 *GYPA* 和 *GYPB* 等位基因。重组和基因倒置可形成一些稀有 MNS 抗原，这些曾经是 Miltenberger 系统的一部分。这些变异型包括单交叉错位导致的 A-B Lepore 型(如 Hil)和 B-A 反 Lepore 型(如 Dantu)，双交叉事件(一个血型糖蛋白片段插入另一个血型糖蛋白中)形成的 B-A-B 和 A-B-A 杂交子(Reid,2009;Reid & Lomas-Francis,2012)。缺失型突变包括 En(a-)，一种由 Lepore A-B 杂交子产生的 GYPA 缺失表型。M^k 等位基因的特点是 GYPA 和 GYPB 大量丢失，这是由于 *GYPA* 和 *GYPE* 间的重组导致的。突变的 GYP 分子常伴随高频 MNS 抗原的丢失，并对酶处理产生独特的抗性或敏感性(Reid,2009)。一些变异 GYP 会伴随 AE1/Band3(Diego)表达增强(Hsu et al,2009)。

MNS 抗体

抗-M 和抗-N

针对 M 和 N 抗原的抗体为 IgM 型天然抗体，通常在室温检测到盐水凝集(表 35-5)。抗-M 和抗-N 有剂量效应，和杂合子(M/N)细胞反应比纯合子(M/M 或 N/N)弱。因为 M 和 N 抗原在 GYPA 上，蛋白水解酶或神经氨酸酶处理红细胞后，抗-M 和抗-N 反应性会被破坏。通过白蛋白稀释或在含葡萄糖的溶液中孵育红细胞，将血清酸化至 pH 6.5 后，一些抗-M 和抗-N 反应性会提高。

临床上，抗-M 是血库中常见抗体。相比下，尽管 25%的患者是 N 抗原阴性(M 纯合子)，但抗-N 非常罕见，抗-N 如此罕见是因为在 GYPB 上有"N"抗原。抗-N 通常是自身抗体，和 N、"N"抗原都反应。过去曾报道由于使用甲醛进行膜消毒，血液透析患者体内产生自身抗-N(抗-Nf)。甲醛会和 N、"N"抗原末端亮氨酸反应，产生新抗原(Issitt & Anstee,1998)。通常，抗-M 和抗-N 是无临床意义的抗体，很少引起溶血性输血反应或 HDFN。相比之下，缺失 GYPB 的患者(M+N-S-s-表型)会产生强溶血性同种抗-N。这些患者输注 N+红细胞后，会发生严重的溶血性输血反应和 HDFN。

抗-S、s 和 U

与抗-M 和抗-N 不同，针对 S、s 和 U 抗原的抗体是具有临床意义的(表 35-5)。这些抗体都是 IgG 型，在 37℃反应，通过免疫刺激产生。一些抗-S 和抗-s 有剂量效应。用蛋白酶处理红细胞后会降低一些抗-S 和抗-s 的反应性，神经氨酸酶处理无此效果。抗-U 反应性不受蛋白水解影响。抗-S、s 和 U 可导致溶血性输血反应和 HDFN。

生物学功能

尽管红细胞上有大量 GYPA 和 GYPB，它们的生物学功能却仍属未知：缺失这两个蛋白不会有已知的血液学或病理学后果。GYPA 和 GYPB 上有丰富的 O-聚糖和唾液酸,因此,它们对于维持红细胞 ζ 电位有重要作用,可减少同型和异型红细胞黏附。GYPA 还可帮助带 3(AE1/Diego)转运和表达,带 3 是气体交换的重要蛋白。在 MiltenbergerⅢ(GYP B-A-B 杂交子)红细胞上,带 3 表达增加,抗渗透性增强(Hsu et al,2009)。GYPA 和 GYPB 在恶性疟原虫感染过程也发挥作用。恶性疟原虫通过血型糖蛋白上大量分布的唾液酸黏附至红细胞上。血型糖蛋白缺失型,如 En(a-)和 U-在体外更能抵抗恶性疟原虫感染。神经氨酸酶处理红细胞也能获得类似效果(Cooling,2015)。GYPA 还是另一种红细胞内寄生虫——巴贝虫的受体(Cooling,2015)。

P1PK,GLOB 和 FORS 血型系统(ISBT NO. 003,028 和 031)

历史上,P 血型系统包括三个抗原:P1、P^k 和 P。随着对三个抗原合成过程中必需的糖基转移酶的克隆,"P 血型"现在被划分为三个独立的血型系统,包括六个抗原。依据这些抗原合成过程中,最后一个必需的糖基转移酶,对其进行命名划分归类。P1PK 系统(ISBT 003)包括 P^k、P_1 和 NOR 抗原,它们都带有 α1,4-半乳糖(α1,4-Gal)末端。GLOB 系统(ISBT 028)包括 P 和 PX2 抗原,都带有 β1,3-N-乙酰半乳糖胺(β1,3-GalNAc)末端。FORS 系统(ISBT 031)只有一个 Forssman 抗原,该抗原只存在于稀有的 Apae 红细胞上。LKE 或 Luke 抗原仍被归类于 GLOB 集合 209。其相关抗原包括 globo-ABH(4 型 ABH)和半乳糖基红细胞糖苷脂(Gb5)。Globo-A 是 A_1 红细胞的特性,可解释 A_1 和 A_2 红细胞之间的抗原差异。

和 Lewis 系统类似(见下文),P 血型抗原是鞘糖脂结构,有抗原活性的碳水化合物部分共价连接到神经酰胺脂质尾上。大多数献血者红细胞(>99.9%)都带有高频抗原 P^k 和 P。红细胞上 P 抗原特别丰富,占红细胞总脂类的近 6%(Van Deenen et al,1974)。非红系细胞上也有 P^k 和 P 表达,包括淋巴细胞、血小板、血浆、肾、肺、心、内皮、胎盘、尿路上皮、成纤维细胞和滑膜。而 P_1 抗原只在红细胞上表达。近 79% 的高加索人和 94% 的黑人献血者红细胞上表达 P_1(表 35-10)。P_1 抗原强度存在个体差异,体外保存过程中可丢失。

表 35-10 P 血型系统

RBC 表型	RBC 抗原	可能的抗体	分子基础		频率/%	
			A4GalT1	*B3GALNT1*	高加索人	黑人
P_1	P^k,P,P_1	无	正常	正常	79	94
P_2	P^k,P	抗-P_1	交替起始密码,内含子 1SNP*	正常	21	6
缺失表型						
P_1^k	↑P^k,P_1	抗-P	正常	Null 等位基因†	稀有	稀有
P_2^k	↑P^k	抗-P,抗-P_1	交替起始密码,内含子 1SNP*	Null 等位基因†	稀有	稀有
p	无	抗-P^kPP_1(Tj^a)	Null 等位基因‡	正常	稀有	稀有
弱表型						
P^k 变异型	↑P^k,↓P	抗-P	未知	未知	稀有	稀有
弱 P	↓P^k,↓P	无	未知	未知	稀有	稀有

*最近的研究表明,P1 转录自另一种 *A4GALT1* 转录本和(或)由内含子 1 多态性调控(Thuresson et al,2011;Lai et al,2014)
†和 P^k 表型相关的 *B3GALNT1* 开放阅读框已发现多个失活突变
‡和 p 表型相关的 *A4GALT1* 开放阅读框已发现多个失活突变(Steffensen et al,2000)

缺失/弱表型

已报道多个 P 血型表型(表 35-10)。超过 99% 的献血者为 P_1 和 P_2 表型。这两个表型均有 P^k 和 P 抗原,只在 P_1 抗原表达上存在差异。已发现三种常染色体隐性缺失表型和其他弱变异型(Kundu et al,1978;1980;Issitt & Anstee,1998)。已阐明缺失表型的分子基础(Steffensen et al,2000;Reid & Lomas-Francis,2012)。在一些献血者中发现 P^k 变异型和 Luke(LKE)阴性表型存在关联(Cooling & Kelly,2001;Cooling et al,2003a)。p 和 P^k 个体缺失 P 抗原,所以能抗细小病毒 B19(Brown et al,1994)。

生化

P^k、P 和 P_1 抗原的合成是对乳糖基神经酰胺,一种神经酰胺二己糖(ceramide dihexose,CDH),逐步添加糖分子的过程(图 35-4)。第一步合成 P^k 抗原,该抗原是所有 globo 型鞘糖脂的前体物质。Gb_3 合成酶(α4GalT1)将半乳糖通过 α1-4 连接到 CDH 上,形成 P^k 抗原。P^k 可作为 Gb_4 合成酶(β3GalNAcT1)的底物。包括红细胞在内的一些细胞上,P 抗原进一步延长,形成 globo-家族抗原,如 Luke(LKE)、Forssman、NOR 和 4 型 ABH 抗原(globo-ABH)(Fung,2014)。

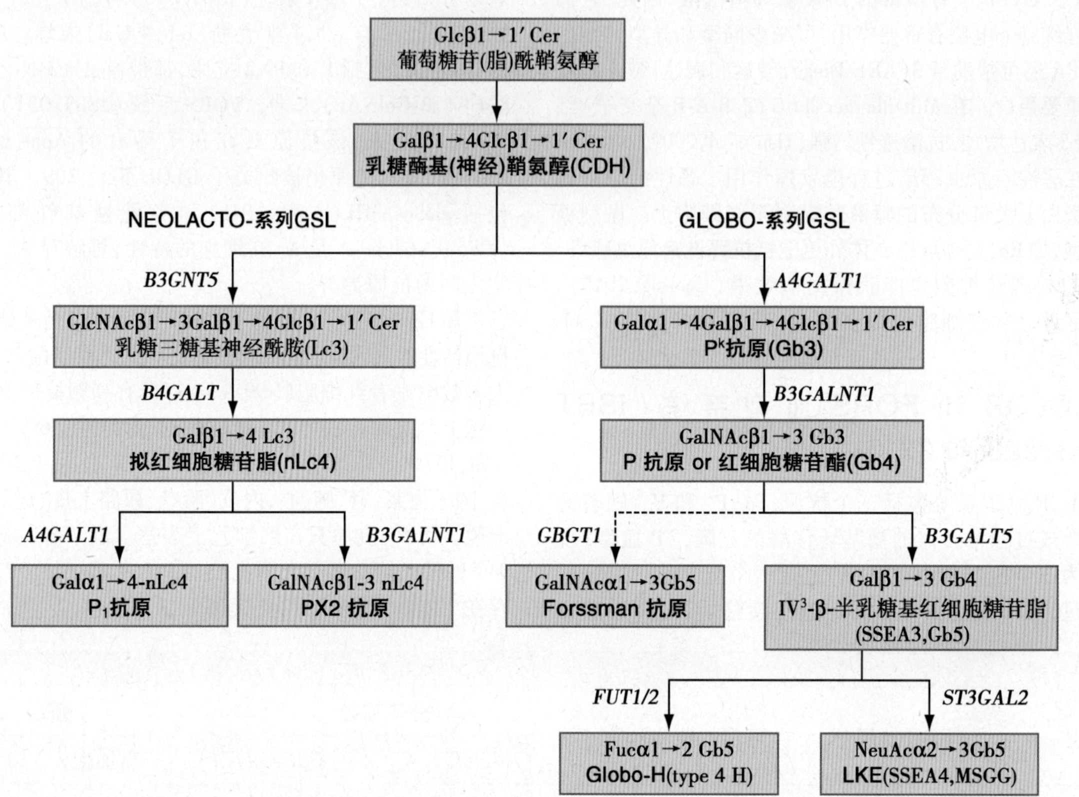

图 35-4 P 血型抗原的合成。Cer,神经酰胺;Gal,半乳糖;GalNAc,N-乙酰半乳糖胺;Glc,葡萄糖;GlcNAc,N-乙酰葡萄糖胺;SSEA,阶段特异性胚胎抗原;NeuAc,乙酰神经氨酸

和 P^k、P 抗原不同,P_1 抗原不是 globo-鞘糖脂,而是 neolacto 家族成员(2 型鞘糖脂)之一。P_1 个体中,末端 α1,4 半乳糖被添加到拟红细胞糖苷脂上,形成 P1 抗原。尽管在 N-聚糖上有多种 2 型前体物质(聚乳糖胺),P1 抗原在红细胞糖蛋白上不表达(Yang et al,1994)。PX2 是在 β3GalNAcT1 作用下生成的 neolacto-GSL 相关的。PX2 在稀有的 p 细胞上表达,可和同种抗-P 反应。

分子生物学

决定 P^k、P_1 和 P 的基因已被克隆。如上所述,P^k、P_1 和 NOR 抗原由一种 α1,4 半乳糖基转移酶——α4GalT1 合成(Steffensen et al,2000;Iwamura et al,2003)。*α4GalT1* 基因位于染色体 22q13,有 3 个外显子,其中只有 1 个(外显子 3)编码酶蛋白。α4GalT1 酶有 353 个氨基酸,是Ⅱ型糖蛋白,带两个 N-糖基化位点和五个半胱氨酸残基。和许多金属依赖性半乳糖基转移酶类似,该酶有一个 DXD 基序或一个 UDP-Gal 结合位点。点突变(C631>G)会导致成熟酶中出现 Q211E 突变,产生 NOR 表型(Kaczmarek et al,2014)。p 表型是缺失型 *A4GALT1* 等位基因产生的,该等位基因会导致全部 globo-GSL 合成缺失。目前为止,已报道超过 30 种由错义或移码突变导致的缺失型等位基因(Reid & Lomas-Francis,2012;Kaczmarek et al,2014)。

形成 P_1 和 P_2 表型的分子基础尚在研究中。据以前报道,P_2 是 *A4GALT1* 启动子发生突变,导致转录下降(Iwamura et al,2003);然而,后续研究又质疑了上述发现(Tilley et al,2006)。后来的研究发现一个小 *A4GALT1*mRNA,它来自另一个外显子和转录起始位点。该小转录本包含了另一条 28 氨基酸的肽段,带有一个 SNP 位点,该位点和 *A4GALT1* 转录下降及 P_2 表型有关(Thuresson et al,2011)。该研究结果现在又被第三个研究团队质疑。Lai 等(2014)发现在内含子 1 中的 11 个 SNP 位点,其中 8 个和 P_1/P_2 表型相关。有 1 个 SNP(G3084>T;rs4741348)和 P_2 及 *A4GALT1* 转录下降有关。他们推测内含子 1 中带有可调控 P^k 和 P_1 合成的转录因子结合位点。

红细胞糖苷脂或 P 抗原,β1,3N-乙酰氨基半乳糖胺基转移酶,是 *B3GALNT1* 的产物(原文中称为 β3GalT3;Okajima et al,2000)。基因位于染色体 3q25,有 6 个外显子,只有外显子 6 编码酶蛋白。β3GalNAcT1 作为 β1,3 半乳糖基转移酶家族的一员,有 7 个大多数 β1,3 半乳糖基转移酶都共有的保守结构域,及一个 DXD 基序。在多数组织中该基因广泛表达。已报道 7 例和 P^k 表型相关的缺失型等位基因(Reid et al,2014)。在小鼠中,缺失 *β3GALNT1* 是致命的(Vollrath et al,2001)。

Forssman 抗原是 *GBGT1* 的产物,这是一个和 *ABO* 基因相关的 α1,3 氨基半乳糖胺基转移酶(Yamamoto et al,2012)。Forssman 抗原在许多动物身上均有表达,但人类和旧世界猿类通常缺失该抗原。人类的 *GBGT1* 位于 9q24,为假基因。组织中可以找到 *GBGT1*mRNA,但由于翻译的酶蛋白中存在两个失活突变(Gly230Ser,Gln296Arg),Forssman 抗原不表达。罕见的弱 Apae 表型表达 Forssman 抗原。Apae 个体带有 Arg296Gln 突变，可恢复部分酶活性（Yamamoto et al，2012）。Forssman 抗原可以和人多克隆抗-A 反应，因为它末端带有 α_1，3-GalNAc 表位。

P 血型抗体

抗-P_1

临床上最常见的抗体是抗-P_1，1/4～2/3P_2 型献血者中能检测到抗-P1（Issitt & Anstee，1998）。抗-P1 是天然抗体，IgM 型，常在室温发生弱凝集。极少报道抗-P_1 在 37℃反应，或引起体外溶血。因为 P1 表达强度存在个体差异，抗-P_1 未必和所有 P_1 阳性细胞反应。抗-P_1 可以结合补体，使用多特异性抗人球蛋白（polyspecific antihuman globulin，AHG），可用间接抗球蛋白实验（indirect antiglobulin test，IAT）检测。预热血清，或加入来自包虫囊液、蚯蚓和禽蛋的可溶性 P1 物质，可消除抗体反应性。包虫囊肿或片吸虫（肝吸虫）病患者、鸟类爱好者中，抗-P_1 效价通常会升高（Issitt & Anstee，1998；Cooling，2015）。一些抗-P_1 带有 I 血型特异性（抗-IP_1）。

通常来说，抗-P_1 没有临床意义，极少需要输注抗原阴性血。极少数抗-P_1 能够引起体外溶血。因为存在急性和迟发性溶血性输血反应的风险，这些患者应该接受 P_1-阴性（P_2），交叉配血相容的血液。抗-P_1 不会导致 HDFN。

同种抗-PP_1P^k

抗-PP_1P^k（过去被称为抗-Tj^a）是 p 型个体血清中的可分离的抗-P、抗-P_1 和抗-P^k 混合物。这些抗体是天然抗体，可以是 IgM 型，或 IgM 加 IgG（IgG3）混合型。因为抗-PP_1P^k 是强效溶血素，患者只能输注 p 红细胞。女性中，同种抗-PP_1Pk 和同种抗-P 和 HDFN、自然流产相关。发生同种免疫的 p 型和 p^k 型孕妇，通过早期多次血浆置换可成功治疗（Kaczmarek et al，2014）。

同种抗-P

抗-P 是 P^k（和 p）型个体血清中存在的 IgM 型天然同种抗体。它是强效溶血素，输注 P-阳性（P_1 和 P_2）红细胞，可引起体内溶血。一些同种抗-P 可和 p 红细胞上的 PX2 反应，产生溶血。同种抗-P 可引起 HDFN，并和自然流产有关。

自身抗-P（Donath-Landsteiner）

阵发性冷性血红蛋白尿（paroxysmal cold hemoglobinuria，PCH）患者中存在自身抗-P，PCH 是一种儿童在病毒感染后可能引发的综合征。PCH 中的自身抗-P 是 IgG 型双相反应溶血素，能在低温时和红细胞结合，体温时发生血管内溶血。该特性可通过体外 Donath-Landsteiner 实验检测。完整说明见后面免疫血液学方法一章。

生物学功能

和许多抗原不同，P 血型抗原的生理学功能尚不清楚。作为 GSL，P 血型抗原常在细胞膜外侧组成糖脂富集微区（glycolipid-enriched microdomain，GEM）或脂筏。GEM 可作为糖蛋白、细胞黏附和细胞信号传递的糖突触和组织平台（Cooling，2015）。globo-GSL 在胚胎发生、细胞分化和肿瘤转化时，存在差异表达（Jacewicz et al，1995；Cooling et al，2003b）。在小鼠中，P 和其他延伸的 globo-GSL 是胚胎发育所必需的（Vollrath et al，2001）。P^k 抗原是生发中心 B 细胞凋亡、伯基特淋巴瘤、淋巴细胞性白血病的标志（Mangeney et al，1991）。LKE 是胚胎和间充质干细胞的标志（Gang et al，2007），并参与细胞黏附、信号转导和肾细胞癌、乳腺癌的转移（Satoh et al，1996；Steelant et al，2002）。

一些 P 血型抗原是病原微生物的受体。P 血型抗原是细小病毒 B19 的受体，该病毒是单链 DNA 病毒，可造成包括再生障碍危象在内的多种临床后遗症（Brown et al，1994；Cooling，2015）。P^k 可结合人类免疫缺陷病毒（human immunodeficiency virus，HIV），可能会对 HIV 感染产生抵抗力（Lund et al，2009）。尿路上皮的 P、P^k 和 LKE 血型抗原是 P-菌毛的细胞受体，P-菌毛是尿路病原体大肠埃希菌（*Escherichia coli*）菌株表达的细菌黏附和定植因子。最近，P 抗原被发现可和 LPS 受体 TLR4-MD2 复合物结合，作为 LPS 拮抗剂，抑制炎症（Kondo et al，2013）。

P_1 和 P^k 抗原是志贺毒素的受体，该毒素由志贺痢疾杆菌（*Shigella dysenteriae*）和肠出血性大肠埃希菌（enterohemorrhagic *E. coli*，EHEC）菌株产生（Cooling，2015）。除了胃肠炎，EHEC 感染还是社区获得性溶血性尿毒症综合征最常见的原因，这可能反映了肾小球血管内皮和血小板上 P^k 抗原和毒素的结合（Mayer et al，2012）。P^k 抗原还能作为猪链球菌（*Streptocomlus suis*）的受体（Cooling，2015）。

RH 和 RHAG 血型系统（ISBT 004 和 030）

Landsteiner 和 Wiener（1940）利用恒河猴红细胞免疫豚鼠和兔子的动物实验研究，发表了 Rh 系统第一个也是最具有临床重要性的抗原。研究中获得的抗血清可凝集 85% 的人源红细胞，因此该抗原被称为 Rh（恒河猴）因子。随后的报道称，抗-Rh 与 Levine 和 Stetson（1939）之前研究的可导致 HDFN 的抗体具有相同的特异性。值得注意的是，后来证实 Landsteiner 和 Wiener 制备的抗-Rh 识别的是另一种血型抗原，该抗原根据其发现者被命名为 LW。

目前，Rh 系统可能是人类最复杂的红细胞抗原系统，包含了超过 50 种抗原，具有多种表型变异体和复杂的血清学关系。因此，下文是对 Rh 系统基本信息的综述，并重点介绍了当前的最新成果。读者如需详细回顾 Rh 系统的历史，可参阅 Issitt 和 Anstee（1998），以及 Daniels（2002）的相关文献。

Rh 遗传机制和分类体系

Wiener 利用 5 种常见的抗血清-抗-D、抗-C、抗-E、抗-c 和抗-e，鉴定了 5 个不同的因子或抗原（表 35-11），根据群体和家系研究，这些抗原似乎是以 2 个复合物，每个复合物包括至多3种因子的方式遗传的。该三因子复合物有8种可能的组合，由于始终没有发现抗-d，"d"表示的是D缺失。Wiener提出的是单基因遗传体系，由8种常见的等位基因编码2个Rh凝集原，可表达至多3种不同的抗原决定簇。表35-12和表35-13列出了Wiener命名法中8种不同的基因和等位基因的频率。

表35-11　Rh血型系统抗原Wiener、Fisher-Race和Rosenfield命名法对照表

Wiener	Fisher-Race	Rosenfield
Rho	D	RH1
rh′	C	RH2
rh″	E	RH3
hr′	c	RH4
hr″	e	RH5

表35-12　Wiener和Fisher-Race命名法中的Rh单倍型及人群频率*

Wiener	Fisher-Race†	美国人群中的频率			
		高加索人	黑人	印第安人	亚洲人
R0	Dce	0.04	0.44	0.02	0.03
R_1	DCe	0.42	0.17	0.44	0.70
R_2	DcE	0.14	0.11	0.34	0.21
R_Z	DCE	0.00	0.00	0.06	0.01
R	ce	0.37	0.26	0.11	0.03
r′	Ce	0.02	0.02	0.02	0.02
r″	cE	0.01	0.00	0.01	0.00
r^y	CE	0.00	0.00	0.00	0.00

* 由Mourant et al(1976)计算得到

† 历史上，在Fisher-Race命名法中用"d"表示RhD阴性。此处，Fisher-Race的RhD阴性表型指红细胞上仅有RHCE抗原

表35-13　常见Rh表型的频率*

与抗体的反应性†					表型		基因型		频率，N/%‡			
D	C	c	E	e	Rh	DCE	Rh	DCE	高加索人	黑人	印第安人	亚洲人
+	+	+	+	+	Rh_1Rh_2	DCcEe	R^1R^2	DCe/DcE	0.1176(89)	0.0374(100)	0.2992(89)	0.294(97)
							R^1r''	DCe/cE	0.0084(6)		0.0088(3)	
							$r'R^2$	Ce/DcE	0.0056(5)		0.0135(4)	0.0084(2.8)
							rR^z	ce/DCE			0.0132(4)	0.0006(0.2)
+	+	+	−	+	Rh_1rh	DCce	R^1R^0	DCe/Dce	0.0168(5)	0.1495(63)	0.0176(15)	0.042(50)
							R^1r	DCe/ce	0.3108(95)	0.0884(37)	0.0968(85)	0.042(50)
+	−	+	+	+	Rh_2rh	DcEe	R^2R^0	DcE/Dce	0.0112(10)	0.0968(63)	0.0136(15)	0.0126(50)
							R^2r	DcE/ce	0.1035(90)	0.0572(37)	0.0748(85)	0.0126(50)
+	+	−	−	+	Rh_1Rh_1	DCe	R^1R^1	DCe/DCe	0.176(91)	0.029(81)	0.194(92)	0.490(93)
							R^1r'	DCe/Ce	0.017(9)	0.007(19)	0.017(8)	0.028(7)
+	+	−	+	+	Rh_1Rhz	DCEe	R^1R^z	DCe/DCE		0.053(100)		
+	−	+	+	−	Rh_2Rh_2	DcE	R^2R^2	DcE/DcE	0.02(88)	0.012(100)	0.116(94)	0.044(100)
							R^2r''	DcE/cE	0.003(12)		0.007(6)	
+	+	+	+	−	Rh_2Rhz	DCcE	R^2R^z	DcE/DCE			0.041(100)	
+	−	+	−	+	Rh_0Rh_0	Dce	R^0R^0	Dce/Dce	0.0016(5)	0.1936(46)	0.0004(8)	0.0009(33)
							R^0r	Dce/ce	0.0296(95)	0.2286(54)	0.0044(92)	0.0018(67)
−	−	+	−	+	rhrh	ce	rr	ce/ce	0.1369(100)	0.0676(100)	0.0121(100)	0.0009(100)
−	+	+	−	+	rh′rh	Cce	rr′	ce/Ce	0.0055(100)	0.0014(100)	0.0044(100)	0.0012(100)
−	−	+	+	+	rh″rh	cEe	rr″	ce/cE	0.0028(100)		0.0022(100)	

* 由单倍型频率估算(p,q采用自表35-12)，p2为纯合子，2pq为杂合子

† +，阳性；−，阴性

‡ %，某指定表型中的基因型百分率

随后,Fisher 和 Race 基于 C/c 和 E/e 抗原具有对立或等位的遗传特性(Race,1948),提出了不同的遗传机制和命名体系。他们提出的理论体系是,每条染色体上有 3 个紧密连锁的位点或亚位点,以基因模块(单倍型)的方式遗传。他们还引入了 DCE 命名法来命名这些等位基因,包括用"d"来定义 *D* 基因座的缺失(表 35-11)。1962 年,Rosenfeld 提出了一种数字命名法来命名这些抗原,这是因为随着 Rh 抗原数的增加,仍用字母命名就变得不切实际了(表 35-14)。并且,这一命名法无需推测抗原的遗传方式。

表 35-14 RH 和 RHAG 抗原的分子基础

ISBT	命名	频率/%	RH 蛋白(D 或 CE)	分子基础(蛋白或基因外显子)	备注
RH(ISBT 004)					
RH1	D	85~92	D	RHD,胞外环 3、4、6	
RH2	C	68%高加索人	CE	Ser103+Cys16	对偶 RH4
		27%黑人			
RH3	E	22~29	CE	Pro226	对偶 RH5
RH4	c	80	CE	Pro103	对偶 RH2
RH5	e	80	CE	Ala226	对偶 RH3
				依赖 Arg229 的表达	
RH6	f	65	CE	Pro103+Ala226	复合抗原
				依赖 Arg229 的表达	
RH7	Ce	27~28	CE	Ser103+Ala226	复合抗原
RH8	C^w	42737	CE	Gln41>Arg	对偶 RH51
RH9	C^x	<0.01	CE	Ala36>Thr	对偶 RH51
RH10	V	30%黑人	CE	Leu235>Val,+Gly336	常伴随 RH20 出现
RH11	E^w	<0.01	CE	Met167>Lys	E 变异型 I
RH12	G	84~92	D,CE	Ser103	抗-C+D
RH17	Hr_0	100	CE	RHCE 胞外环 3、4、6	
RH18	Hr	100	CE	Met238	
RH19	hr^S	98	CE	Ala226,Met238	
RH20	VS	40%黑人	CE	Leu226>Val	常伴随 RH10 出现
RH21	C^G	68	CE	Ser103	
RH22	CE	1	CE	Ser103+Pro226	复合抗原
RH23	D^W	<0.01	部分 D	Gln233,RHD 胞外环 3、6	
RH26	c-like	80	CE	Gly96+Pro103	
RH27	cE	22~28	CE	Pro103+Pro226	复合抗原
RH28	hr^H	<0.01	?	未知	
RH29	Total Rh	100	CE+D	RHD+RHCE	Rh_{null} 可产生对应的抗体
RH30	Go^a	2%黑人	部分 D	On DIV^a 上	
RH31	hr^B	98	CE	未知	R2R2 表型中缺失
RH32	RN	<1%黑人	部分 D	外显子 D4-CE5	对偶 RH46
RH33	Har	<0.01	部分 D	外显子 CE4-D5	R_0^{Har}
RH34	Hr^B	100	D+CE	Cys336	

表 35-14 RH 和 RHAG 抗原的分子基础(续)

ISBT	命名	频率/%	RH 蛋白(D 或 CE)	分子基础(蛋白或基因外显子)	备注
RH35	1114(CeMA)	<0.01	CE	不详;CeMA 即 JAL+	C、e 弱表达
RH36	Be[a]	<0.1	CE	Pro221>Arg	c、e、f 弱表达
RH37	Evans	<0.01	D-CE 杂交	外显子 D6-CE7	
RH39	C-like	100	?	未知	位于 C-和 C+的红细胞上
RH40	Tar	<0.01	D	Leu100>Pro	
RH41	Ce-like	70	CE	外显子 2,Ala226	
RH42	Ce[S]	2%黑人	Partial D	Leu245>Val	和 dCce[S] 有关
RH43	Crawford	0.7%D-黑人	CE	Gln223>Glu,VS+	ce[S] 变异型;VS+、V+
RH44	Nou	100	?	未知	
RH45	Riv	<0.01	部分 D	位于 DIV[a] 上	
RH46	Sec	100	CE	CE 外显子 4	对偶 RH32
RH47	Dav	100	CE	外显子 7	
RH48	JAL	<0.01	CE	Arg114>Trp or Glu	对偶 RH57
RH49	STEM	0.4%印第安人	CE	W16C,M238V,L278V	
RH50	FPTT	<0.01	部分 D	外显子 CE4-D5	
RH51	MAR	>99	CE	Ala36,Gln41	对偶 RH8,9
RH52	BARC	<0.01	部分 D	外显子 CE6-D7	
RH53	JAHK	<0.01	CE	外显子 D2(Ser103),无 Cys16	
RH54	DAK	<0.01	部分 D	未知	
RH55	LOCR	<0.01	CE	Gly95>Ser	c、e、f 弱表达;Rh26±
RH56	CeNR	<0.01	CE-D 杂交	复合表位	D--;RH32+
RH57	CEST	>99	CE	Arg114	对偶 RH48(Jal)
RH58	CELO	<0.01	CE	Trp16,Gln233,Leu245	对偶 RH43
RH59	CEAG	<0.01	CE	Ala85	RH31(-),部分 e
RHAG(ISBT 030)					
RHAG1	Duclos	>99	RhAg	Gln106>Glu	
RHAG2	Ol[a]	<0.01	RhAg	Ser227>Leu	Rh 弱表达
RHAG3	DSLK	>99	RhAg	Lys164>Gln	
RHAG4	RHAG4	<0.01	RhAg	Val270Ile	

引自 Wagner and Flegel(2004)、Reid(2012)和 Westhoff et al(2004)
ISBT,国际输血协会

生化特性

目前已经在破译 Rh 血型系统的生化功能和分子生物学方面取得了巨大的进展。现在已经清楚,Rh 复合物由 3 个整合膜蛋白组成:RhD、RhCE 和 Rh 相关糖蛋白(RhAg)。RhD 和 RhCE 是高度同源的蛋白,差别仅有约 30 个氨基酸。两者都是含有 12 个跨膜结构域和 6 个胞外环,氨基末端和羧基末端位于胞内,分子量为 30-kD 的含 416 个氨基酸的多穿膜蛋白(图 35-5)。这两种蛋白都有 2~3 个分子的棕榈酸(C16 脂肪酸),共价结合至跨膜的半胱氨酸残基。Rh 蛋白的棕榈酰化有助于维持红细胞膜的磷脂不对称性(Avent,1999)。

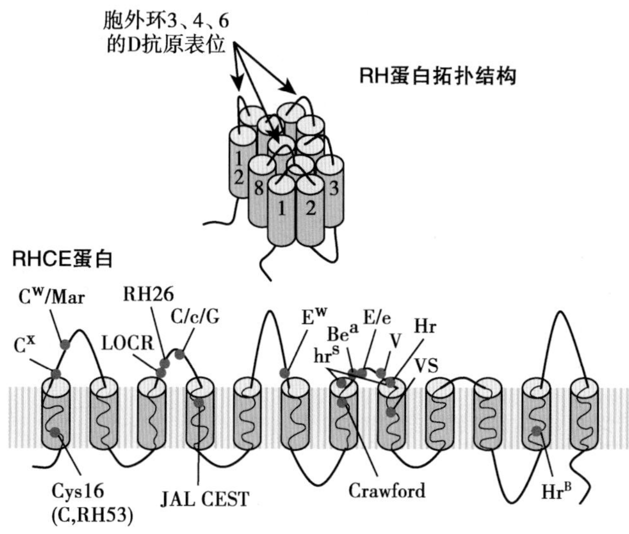

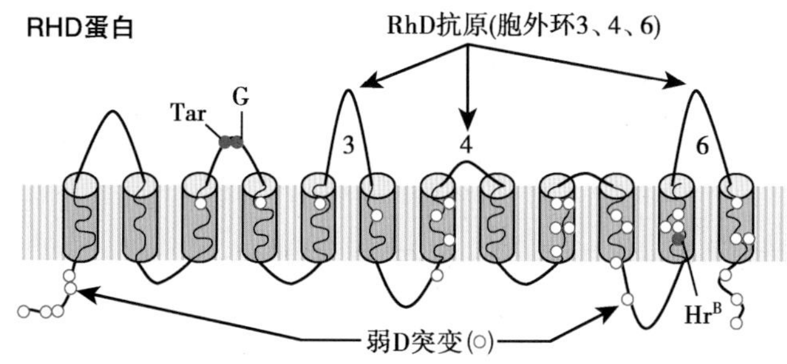

图 35-5　RH 蛋白 RHD 和 RHCE 蛋白都是具有 12 个跨膜结构域的多次跨膜蛋白，由实心的琥珀色圆柱体表示。由单个氨基酸多态性决定的 Rh 抗原的位置用红色圆圈表示。RhD 表位是包括第 3、第 4 和第 6 胞外环结构的复杂抗原。由 RHD 错义突变导致的弱 D 表达用空心圆表示（o）

RhAg 是 45～70kD 的多穿膜糖蛋白，在进化上与 RhD 和 RhCcEe 糖蛋白（译者注：此处原文有误，RhD 和 RhCE 均为非糖基化的蛋白）相关。RhAg 糖蛋白有 409 个氨基酸，具有 12 个跨膜结构域，在第一个胞外环上有一个大的单 N-连接糖基侧链。总的来说，每个红细胞上各 Rh 和 RhAg 蛋白的分子数量约为 170 000。RhD、RhCE 和 RhAg 都是红系特异的蛋白（Avent，1999）。

RhD、RhCE 和 RhAg 蛋白以三聚体的形式存在于红细胞膜中，该三聚体由 3 个分子的 Rh（RhD 和 RhCE）和 RhAg 组成（Eyers et al，1994）。RhAg 对 Rh 蛋白的表达和正确组装具有不可忽视的重要作用。在 RhAg 蛋白失活的情况下，RhD 和 RhCE 蛋白都不表达（Rh_{null} 和 Rh_{mod} 表型）。除 RhAg 之外，Rh 蛋白还可能与 CD47（Lutheran）、ICAM4（LW）、DARC（Duffy）、Band 3（Diego）和 GYPB 在拓扑结构上相关。可能至少有两种非 Rh 抗原的表达，Fy5 和 U，分别需要 Rh 和 DARC 糖蛋白（Fy5）以及 GYPB（U）之间的非共价相互作用（Ridgwell et al，1994）。Rh 也与带 3 锚定蛋白的代谢中间产物相关。

分子生物学

RhD 和 RhCE 蛋白的编码基因 *RHD*、*RHCE* 位于 1 号染色体短臂 3 区 4 带至 3 区 6 带 1 亚带（1p34-36.1）之间，跨越 65kb，并有近 92% 的序列是一致的。两个基因之间仅有 30kb 的间隔，以 3' 端相对的方向排列（图 35-6）。*RHD* 基因两侧还有两段同源的序列，称之为 rhesus 盒子。*RHAG* 基因（*RHAG*）位于 6 号染色体短臂 1 区 1 带 1 亚带（6p11.1），与 *RHD* 和 *RHCE* 的基因有 36% 的同源性。这三个基因都有 10 个外显子，并且在启动子区至少有一个 GATA-1 保守序列（Cherif-Zahar et al，1994；Iwamoto et al，1998）。*RHAG* 和 *RH* 基因据认为是由 2.5 亿～3.5 亿年前的基因复制产生的。而 800 万～1100 万年前的第二次基因复制产生了 ce 和 D 等位基因（cDe 或 R_0 单倍型）。其他的 RHCe 等位基因则是点突变、基因重组以及 *RHD* 和 *RHCE* 间基因交换的产物（Avent，1999）。

D 抗原

RHD 和 *RHCE* 基因的克隆开启了研究复杂的 Rh 抗原和表型免疫学的大门。在所有的 Rh 抗原中免疫原性最强的是位于 RHD 蛋白上的 D 抗原。现有的证据表明，D 抗原非常复杂，是由特异性的氨基酸和 RHD 蛋白本身的三级结构共同决定的。已经至少有 9 个"D-特异性"的氨基酸（Met169、Met170、Ile172、Phe223、Ala226、Glu233、Asp350、Ala353 和 Gly354）被确定为功能性的 D 表位。这 9 个氨基酸位于 RHD 蛋白的第 3、第 4 和第 6 个胞外环中，产生了 6 个不同的 D-表位簇或印迹（图 35-5）。免疫系统是如何识别这些簇的仍有待大量的研究（Avent，1999）。

弱 D 抗原

大约 1% 的 D 阳性个体是弱 D（曾称为 D^u），其特征在于用抗-D 进行常规血清学检测时，红细胞凝集减弱或不凝集。在弱 D 个体中，由于 RhD 蛋白数量的减少，通常需要用 AHG 增强法检测 D 抗原。在这些个体中，RhD 分子的数量减少了 40～100 倍，每个红细胞上的分子数为 66～5200（Reid & Lomas-Francis，2012）。

弱 D 表型可伴随多种部分 D 表型出现，可能由 Ce 对 *RHD* 的反式抑制产生，并可在 Rh_{mod} 表型中检测到，以及由两个弱表达的 *RHD* 等位基因常染色体隐性遗传产生。在一般的人群中，后者是产生弱 D 表型的主要原因。至今已经发现了 17 种弱 D 表型和 40 多种弱表达的 RhD 等位基因。这些等位基因几乎都是跨膜区或胞内区的错义突变，导致氨基酸置换（图 35-5）。这些突变根据其位置，推测可能干扰了 RhD 蛋白的组装或有效的插入。由于这些突变都是膜内或胞内的，进一步推测他们可能不会显著改变在胞外环上的 D 表位的表达（Wagner et al，1999）。这可能是为什么大多数弱 D 个体输注了 D 阳性血不产生同种抗-D 的原因（见下文）。

部分 D 抗原

部分 D 抗原即 RHD 蛋白伴随 D 表位的缺失。尽管带有部分 D 抗原的个体分型结果是 D 阳性的，也能产生同种抗-D 抗体，可以和同种异体红细胞反应，但不与自身红细胞反应。这些个体产生的同种抗-D 识别他们自身红细胞上缺失的 D 特异性表位（图 35-6）。部分 D 可源自错义突变或者 *RHD* 和 *RHCE* 基因间的重组（Avent，1999）。基因重组导致的部分 D 表型常常会产生新的低频抗原（表 35-14）。

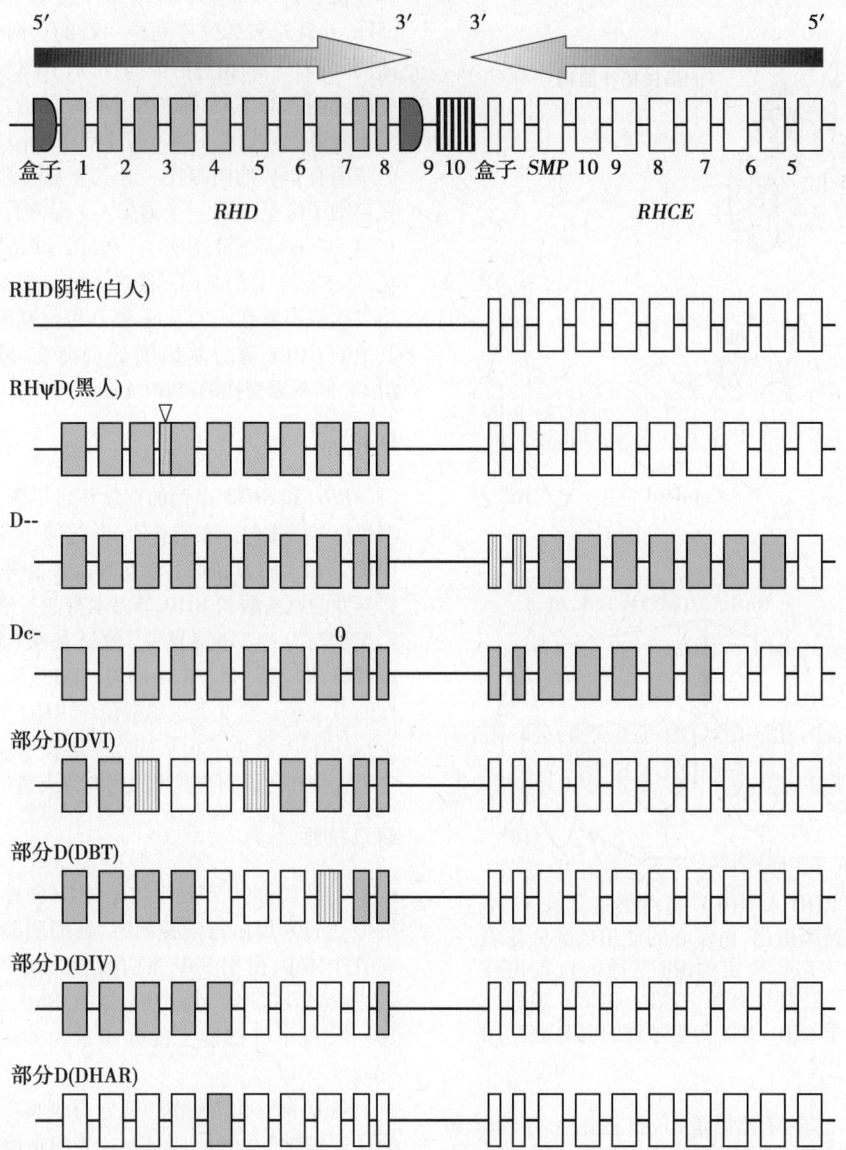

图 35-6 *Rh* 基因簇 *RHD* 和 *RHCE* 基因以 3′端面对面的方式相邻排列。*RHD* 基因两侧为 Rh 盒子。*SMP* 是一个无关的基因。RHD 阴性表型可由 *RHD* 基因的缺失，或在黑人中由 37 个碱基(bp)插入导致的移码(假基因)引起。由 *RHD* 和 *RHCE* 基因重组导致的部分 D 和 CE 不完全表型也在图中举例说明

Rh 阴性表型

在白种人的献血者中大约 15%为 Rh 阴性(D-)，且几乎总伴随着 ce/ce 或 rr 表型。大多数高加索人中的 D-是由 *RHD* 基因完全缺失造成的(图 35-6)。在黑人中，D-可由基因缺失或 *RHD* 假基因引起。近 60%的 D 阴性黑人带有一个突变的 RHD 等位基因(RHψD)，该等位基因包含一段 37 个碱基的重复序列，导致移码和终止密码子提前(Avent，1999)。在一些 D 阴性的日本和高加索献血者中也报道了含有无义突变和碱基缺失的 *RHD* 基因(Daniels，2002；Reid & Lomas-Francis，2012)。

C/c、E/e 和 Rh 复合抗原

和 D 抗原表位的复杂性形成对比的是，C/c 和 E/e 抗原都是 RhCE 蛋白上单个氨基酸的多态性(图 35-5)。另外 3 个氨基酸的多态性(Cys16Trp、Ile60Leu 和 Ser68Asn)可能有助于维持 C 和 c 抗原的稳定。Arg229 似乎是 e 和 f 表达的关键氨基酸(Chen et al，2004)。由于 C/c 和 E/e 的表位在同一个蛋白上，可产生针对 C/c 和 E/e 抗原共同表达的同种抗体。已经发现了 4 种 Rh“复合”特异性的同种抗体：抗-ce(f 或 RH6)、抗-Ce(RH7)、抗-cE(RH27)和抗-CE(RH22)。这些抗体只和携带有位于同一个 RhCE 蛋白上成对顺式抗原的红细胞反应(表 35-14)。RHCE 蛋白也携带有其他几种高频和低频抗原。

G 抗原

G 抗原(RH12)是一个高频抗原，几乎所有的 D 阳性和 C 阳性的红细胞都有 G 抗原。G 是由 Ser103 决定的，是 RHD 和

RHCE 蛋白上的一个 C 型抗原(图 35-5)。所以抗-G 同种抗体同时具有抗-C 和抗-D 的特异性(抗-C+D)也不足为奇,抗-G 常伴随抗-C 出现(抗-G+抗-C)(Shirey et al,1997)。

C/c 和 E/e 的弱表型及缺失表型

C/c 以及 E/e 和 D 类似,也有弱表达或缺失的表型。*RHCE* 等位基因点突变、缺失和重组可导致 CcEe 表达减弱。特别是非洲人群,有着显著的 *RHCE* 等位基因的分子多样性。最近有一项研究报道称,近 25% 的镰状细胞患者携带部分 C [(C)ceS]表型(Noizat-Pirenne et al,2009)。尽管这些患者的血清型分型为 C+c+,很少有人会产生同种抗-c(Ong et al,2009;Pham et al,2009)。同样广为人知的是,点突变和基因重组也会导致减弱的 e 表达和产生同种抗体(anti-e,hrS)(Reid & Lomas-Francis,2012;Vege et al,2009)。

RHCE 和 *RHD* 基因重组产生 RHCE-D-CE 杂交基因,继而导致 D··、D--(↑D+,C-c-E-c-)、DC-和 Dc-等缺失表型(图 35-6)。其结果是,Ee 和(或)Cc 表位整体缺失,而一些重组子还会表达新的 Rh 低频抗原(表 35-14)。此外,由于一些重组子(例如 D··、D--)的某些 D 表位在 RHD 蛋白和突变的 RHCE-D-CE 蛋白上都有表达而呈现双剂量,因而在血清学检测中 D 抗原的表达增加。读者可参考 Reid 和 Lomas-Francis (2004)详细的总结。

RHAG 同种抗原

RHAG 是一个独立的血型系统,有 3 种抗原:Ola、Duclos 和 DSLK(Tilley et al,2010;Reid & Lomas-Francis,2012)(译者注:目前已发现 4 种抗原)。这 3 种抗原都是由 RhAg 蛋白单个氨基酸的多态性导致的。Duclos 和 DSLK 抗原表达都伴有 U 表达减弱,提示 RhAg 和 GYPB 之间可能存在相互作用。

Rh_{null} 表型

Rh_{null} 红细胞由于缺乏 RhD 和 RhCE 蛋白,导致所有的 Rh 抗原都缺失。此外,Rh_{null} 红细胞还缺失了高频抗原 Fy5 和 LW,而 S/s 和 U 抗原的表达可能会显著下降。这些非 Rh 抗原的缺失反映了红细胞膜上 Rh 蛋白和 Duffy、LW 和 GYPB 蛋白之间复杂的拓扑学关系。

Rh_{null} 极为罕见(小于 600 万分之一),这种表型的细胞在红细胞形态(球形红细胞、口形红细胞)、水含量、细胞体积、阳离子流、二氧化碳(CO_2)渗透性和磷脂不对称性等方面存在异常(Issitt & Anstee,1998;Endeward et al,2006)。Rh_{null} 细胞的渗透脆性增加,循环半衰期缩短,常伴有轻度的溶血性贫血(Rh 缺失综合征)。由于 Rh_{null} 个体可被多种 Rh 抗原致敏,包括高频抗原,输血会相当困难。一些经同种免疫的 Rh_{null} 个体可产生抗-RH29,这种抗体和除 Rh_{null} 之外的所有红细胞都反应。

Rh_{null} 表型有两种不同的遗传背景:调节型和无效型。无效型 Rh_{null} 是由 D 阴性个体中 *RHCE* 基因发生无义突变导致的。由于没有 RhD 和 RhCE 蛋白,无效型 Rh_{null} 的红细胞上 RhAg 蛋白的表达下降(但仍有表达)(Daniels,2002)。调节型 Rh_{null} 是由 *RHAG* 突变引起的(Reid & Lomas-Francis,2012)。

Rh_{mod} 表型

在 Rh_{mod} 表型中也发现了 *RHAG* 突变。Rh_{mod} 红细胞的 Rh 和 RhAg 表达显著下降,仅可通过吸收放散实验检测到。和 Rh_{null} 个体相似的是,实验证据表明,Rh_{mod} 携带者也可能具有 Rh 缺失综合征,伴随轻度的溶血性贫血。已经研究了 3 例 Rh_{mod} 样本,每个样本的 *RHAG* 基因都有一个独特的单错义突变(Reid & Lomas-Francis,2012)。

Rh 抗体

在血库中常常会遇到针对 Rh 抗原的抗体(表 35-5)。Rh 抗原中 D 的免疫原性最强,随后分别是 c、E、C 和 e(Harmening,2012)。针对 Rh 抗原的抗体通常是由输血或妊娠的免疫刺激引起的。也有一些例外,比如抗-Cw 和抗-E,可天然产生。大多数针对 Rh 抗原的抗体是 IgG 亚型(IgG_1 和 IgG_3),IgM 和 IgA 型较为罕见。抗-Rh 抗体在 37℃反应,通常在 AHG 相中被检出。酶处理红细胞可增强抗-Rh 抗体的反应性。凝胶法对检测 Rh 抗体非常敏感(Weisbach et al,2006)。

临床上,Rh 抗体与溶血性输血反应有关。然而,由于 Rh 抗体不结合补体,所以不相容的红细胞几乎总是通过血管外破坏的方式被清除。Rh 阴性患者应输注 Rh 阴性的红细胞,以预防被 D 抗原致敏。对年轻女性和育龄期的妇女来说尤为如此。在给经同种免疫的患者输血时,需选择相关 Rh 抗原阴性的红细胞制品,并在 AHG 相检测时和受者的血清交叉配血相合。对已经产生抗-E 同种抗体的 R_1R_1(DCe/DCe)患者来说可能是一个例外。由于这些患者在随后的输血中可能产生抗-c,增加引起迟发型溶血性输血反应的风险,许多输血工作者主张只将 R_1R_1 的血液制品输注给 R_1R_1 的患者(Shirey et al,1994)。

针对 Rh 抗原的抗体也是引起 HDFN 的主要诱因。所有 Rh 阴性的妇女应在妊娠中期、侵入性手术(即羊膜穿刺术)后和分娩后立即进行预防性的 Rh 免疫球蛋白(IgG 抗-D)接种,以防止同种免疫的发生。对部分 D 表型的女性也推荐进行 Rh 免疫球蛋白预防,因为这些女性可能也面临 D 同种免疫的风险(Ansart-Pirenne et al,2004)。Rh 免疫球蛋白也可提供给输注了 RhD+浓缩血小板或意外输注了 RhD+红细胞的患者。后一种情况曾有报道,对误输了 RhD 阳性血的患者,在用误输量两倍的 RhD 阴性红细胞换血后,又用了 Rh 免疫球蛋白进行治疗(Nester et al,2004)。推荐每输注 30ml 全血或 15ml 压积红细胞即使用 1 瓶 Rh 免疫球蛋白(Fung,2014)。应在暴露后 72 小时内给予 Rh 免疫球蛋白,预防发生同种免疫。如果 Rh 阴性的女性已经对 D 抗原产生免疫(即产生抗-D),则不使用 Rh 免疫球蛋白。

对产生了抗-G 同种抗体的 Rh 阴性妇女,也推荐使用 Rh 免疫球蛋白。如前所述,抗-G 对 RhD 和 RhCE 蛋白上都存在的 Ser103 或 C 型抗原都识别,因此表现为抗-C+抗-D。一般而言,与抗-D 抗体引起的 HDFN 相比,由抗-G 或抗-C 联合抗-G 引起的继发性 HDFN 较轻微。然而,对产生抗-G 抗体的 Rh 阴性妇女来说,仍可能被 RhD 蛋白的 D-特异性表位致敏,因此许多输血工作者主张对这些女性给予 Rh 免疫球蛋白(Shirey et al,1997)。将抗-G与真正的抗-C和抗-D混合抗体区分开是非常费时费力的,需要按一定顺序进行吸收和放散(Yesus & Akhter,1985)。当抗-C的效价比抗-D高4倍以上时,提示可能有抗-G(Shirey et al,1997)。但是常规输血没有必要将抗-G与抗-C和抗-D混合抗体区分开。除了极罕见的例外情况,D和C抗原阴性的红细胞,G抗原也是阴性的。

生物学功能

尚不清楚Rh蛋白特定的生理功能;然而确信的是Rh蛋白是膜转运子的组成部分。Rh蛋白与铵转运蛋白Mep/Amt家族有同源性。此外,在无脊椎动物,比如*Caenorhabditis elegans*线虫和*Geodia cydonium*海绵中已经发现了类Rh的同源蛋白Geodia cydonium(Avent,1999)。有证据表明,RhAG能够促进NH_4的运输(译者注:此处应为NH_4^+)。

LUTHERAN 血型系统(ISBT 005)

Lutheran(Lu)血型系统包含19种抗原,其中包括4对对偶抗原和11个高频抗原。Lutheran是红细胞膜的次要成分,平均每个细胞上仅有2000~5000个分子,并且在献血者之间存在抗原强度的差异(Issitt & Anstee,1998)。即使在同一个个体中,Lutheran的表达也有着显著的异质性,仅40%~50%的红细胞Lutheran抗原流式检测结果为阳性(El Nemer et al,1998)。红细胞上的Lutheran在晚幼红细胞阶段开始表达,同时结合至红细胞的层粘连蛋白(Daniels,2009)。Lutheran抗原广泛表达于人体组织中。除红细胞外,Lutheran糖蛋白还在结肠、小肠、卵巢、睾丸、前列腺、胸腺、脾脏、胰腺、肾、骨骼肌、肝脏、肺、胎盘、大脑、心脏和骨髓中表达(Rahuel et al,1996)。

无效/弱表型

有3种不同的遗传模式可导致Lu(a-b-)表型:常染色体隐性、常染色体显性(*In*[*Lu*])和X连锁隐性(表35-15)。常染色体隐性是真正的无效表型,其特征为红细胞上所有的Lutheran抗原完全缺失。因此,这些个体能产生针对Lutheran糖蛋白的同种抗体(抗-Lu3),并和所有的Lu阳性红细胞反应。Lu_{null}表型是极为罕见的,并且与红细胞上其他抗原的表达改变无关。

表35-15 Lutheran系统的表型

和抗体的反应性			表型	美国人群中的频率/%		备注
Lu^a	Lu^b	Lu-3		高加索人	黑人	
+	0	+	Lu(a+b-)	0.1	0.1	
+	+	+	Lu(a+b+)	7	5	
0	+	+	Lu(a-b+)	93	95	
无效表型(Lu_{null})						
0	0	0	Lu(a-b-)	极罕见	极罕见	常染色体隐性 CD44、i/I和CD75表达正常 产生抗-Lu3
0/W*	0/w*	w*	Lu(a-b-)	极罕见	极罕见	In(Lu),常染色体显性 ↓CD44,I/i;↑CD75 *EKLF*突变
0/W*	0/w*	w*	Lu(a-b-)	极罕见	极罕见	X连锁隐性,GATA1mutation CD44、i和P1表达正常

*弱的Lu抗原仅可通过吸收放散技术检测到

常染色体显性和X连锁隐性形式的Lu(a-b-)表型具有非常微弱的Lutheran表达,通常只能通过吸收放散实验检测到。*In*(*Lu*)是一种常染色体显性的Lu_{mod}表型,频率为0.02%~0.12%(Daniels,2009)。除Lutheran抗原外,*In*(*Lu*)红细胞还表现为P1、i、Indian/CD44和Knops/CD35抗原表达减弱,以及CDw75表达增强(Daniels,2009)。X连锁的Lu_{mod}表型Lutheran表达减弱,i和CDw75表达增强,而P1、i和CD44表达正常。由于*In*(*Lu*)和X连锁隐性的Lu_{mod}表型在红细胞和其他组织上仍有一些Lutheran抗原的表达,这两种表型都不会产生抗-Lu3。*In*(*Lu*)表型的红细胞在体外保存时会表现出轻微的异常,包括异形红细胞增多和溶血增加(Ballas et al,1992)。

生化特性

Lutheran抗原位于两种1型糖蛋白异构体上:Lu糖蛋白(85kD)和上皮性癌细胞抗原(B-CAM,78kD)(Daniels,2009)。85kD的糖蛋白是红细胞和正常组织中主要的同种型。78kD和85kD的糖蛋白都属于免疫球蛋白Ig超家族,具有相同的大的胞外结构域(518个氨基酸),有5个Ig区和5个潜在的N-糖基化位点(图35-7)。3个Ig结构域是C2(恒定区2)型,另外2个是V(可变区)型。C2型和V型结构域之间的柔性铰链区有一个层粘连蛋白结合位点。

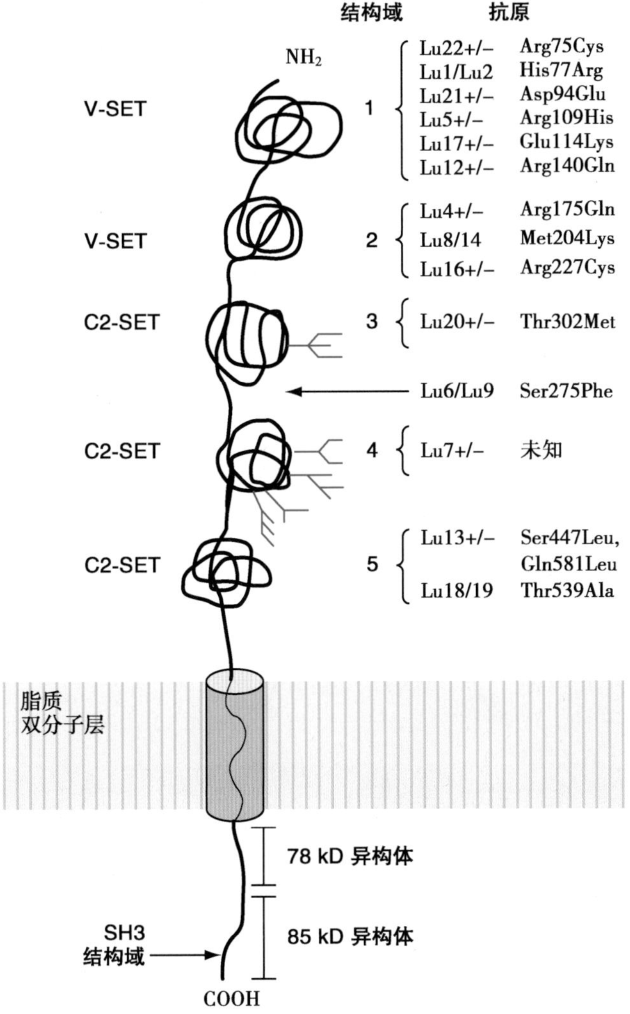

图 35-7 Lutheran 糖蛋白 Lutheran 抗原位于 5 个免疫球蛋白结构域之一（V，C2 样）。跨膜结构域由实心的琥珀色圆柱体表示。胞内结构域的长度有 19 个氨基酸（78-kD 异构体）和 59 个氨基酸（85-kD 异构体）的差异。后者还具有一个 Src 蛋白（SH3 结构域）的保守结合基序

78kD 和 85kD 的异构体之间的区别在于胞内羧基末端尾的长度相差 7kD。85kD 异构体的胞内区除了更长之外，还具有一段 SH3 基序，这是一个潜在的 Src 蛋白结合位点。胞内结构域还与血影蛋白，即一种细胞骨架蛋白相互作用（Kroviarski et al，2004）。由于 Lutheran 是高度折叠的蛋白，通过二硫键稳定作用，因此可被巯基还原剂和多种蛋白酶破坏。

分子生物学

Lutheran 基因（*LU*）位于 19 号染色体长臂 1 区 3 带 2 亚带至 1 区 3 带 3 亚带之间（19q13.2～13.3）。该基因共 12.5kb，含有 15 个外显子：13 号外显子的可变剪切产生较小的 78kD 异构体（Rahuel et al，1996；El Nemer et al，1997）。尽管 *LU* 基因的 5'区或启动子区没有 TATA 盒或 CAAT 盒，但有一些保守序列可结合数个顺式调控元件，其中包括常见的 Sp1、AP2、EGR-1、EKLF、Ets 和一种红系转录结合蛋白 GATA-1（El Nemer et al，1997；Singleton et al，2008）。

目前已经了解了大多数 Lutheran 抗原的分子基础（图 35-7）。Lub 是保守的等位基因（*LU* 02*）。大多数 Lu 抗原是由 SNP 引起的，包括 Lu^a（His77）和 Lu^b（Arg77）（Daniels，2009）。由常染色体隐性导致的真实 Lu_{null} 表型是由于遗传了两个由无义突变和缺失引起的无效 *LU* 等位基因（Daniels，2009；Reid & Lomas-Francis，2012）。2008 年，终于确定了常染色体显性 *In*（*Lu*）表型的分子基础。大多数 *In*（*Lu*）个体的 *EKLF* 基因存在杂合突变，这是一种在红系分化晚期有活性的红系转录因子（Singleton et al，2008）。因此 *In*（*Lu*）表型是由转录活性下降和 LU 糖蛋白表达减弱引起的。EKLF 活性下降可能还导致其他血型抗原的表达减弱。X 连锁隐性（XS2）的分子基础也已经确定，是由位于 X 染色体上的转录因子 GATA1 的突变引起的。

Lutheran 抗体

Lutheran 抗体一般没有临床意义，极少引起 HDFN 和溶血性输血反应。抗-Lu^a 是血库中最常见的 Lutheran 同种抗体，往往是室温凝集的 IgM 型抗体。由于并非所有的红细胞都表达可检测到的 Lu 抗原（El Nemer et al，1998），抗-Lu^a 会表现出混合视野的凝集外观。针对 Lu^b 和其他 Lutheran 抗原的抗体最常见的是 IgG 亚型，在 IAT 中反应最佳。将红细胞用糜蛋白酶、胰蛋白酶、2-氨基乙基异硫脲（AET）和二硫苏糖醇（DTT）预处理，可抑制其与抗-Lu^a、抗-Lu^b 和其他 Lutheran 抗体的反应。

生物学功能

在生物学上，Lutheran 是层粘连蛋白的高亲和力受体，层粘连蛋白是参与细胞分化、黏附、迁移和增殖的基底膜蛋白。LU 糖蛋白在卵巢癌和其他肿瘤中高表达，推测其促进了肿瘤细胞的黏附和转移（Rahuel et al，1996）。在镰状细胞患者中，网织红细胞和镰状细胞上的 Lutheran 表达上调可能促进了血管阻塞性危象的病理生理。间接的证据是，镰状细胞贫血患者具有伴随着微血管内皮细胞脱落和血管基底膜暴露的慢性血管损伤（Solovey et al，1997）。在这些患者中，血栓性内皮下膜的层粘连蛋白暴露增加，加上网织红细胞和镰状细胞上的层粘连蛋白受体表达增加，可能促进红细胞黏附和循环停滞（El Nemer et al，1998；Parsons et al，2001）。同样地，LU 糖蛋白可能也有助于红细胞增多症中的血栓形成。*JAK2* 突变会增加 LU 糖蛋白的磷酸化和红细胞黏附（Daniels，2009）。对正常的红细胞生成来说，LU 可能在成熟红细胞迁移出骨髓的过程中发挥作用（Daniels，2009）。

KELL 和 KX 血型系统（ISBT 006 和 019）

Kell（KEL）血型系统最初是在 1945 年确立的，目前包含 34 种高频和低频抗原（表 35-16 和表 35-17）。有 11 种 Kell 抗原分属 5 组对偶抗原，其余主要是高频抗原（在人群中的频率>99%）。很多 Kell 系统的低频抗原（K、Js^a、Ul^a、Kp^a、Kp^c）有着显著的种族差异。在红细胞、红系和巨核系祖细胞、骨骼肌和睾丸中都发现了 Kell 抗原。每个红细胞大约表达 2000～6000 个拷贝的 Kell 蛋白（Reid & LomasFrancis，2012）。

表 35-16 Kell 和 XK 血型抗原*

抗原(高频)		献血者中的百分比	氨基酸突变(高频→低频)	献血者中的百分比	抗原(低频)	
ISBT	命名				命名	ISBT
KEL2	k	99.8	Thr193>Met	9	K	KEL1
			Thr193>Ser	罕见		
			Ala423>Val	未知		弱 KEL2
KEL4	Kp^b	99.9	Arg281>Trp	2	Kp^a	KEL3
			Arg281>Gln	<0.1	Kp^c	KEL21
KEL7	Js^b	>99.9	Leu597>Pro	高加索人<1%	Js^a	KEL6
				黑人 19.5%		
KEL5	Ku	>99.9	存在个体差异	0.8	K_0	K_{null}
			存在个体差异	罕见	K_{mod}	
KEL20	Km	>99.9	未知			
XK1	Kx	>99.9	XK 蛋白突变	罕见	Mcleod	

ISBT,国际输血协会

*参考 Daniels(2002)、Daniels et al(2004,2007)和 Reid & Lomas-Francis(2012)

表 35-17 Kell 血型系统的表型频率

和抗体的反应									表型	美国人群中的频率/%	
K	k	Kp^a	Kp^b	Js^a	Js^b	Ku	Km	Kx		高加索人	黑人
+	0					++	++	w	K+k−	0.2	罕见
+	+					++	++	w	K+k+	8.8	2
0	+					++	++	w	K−k+	91	98
		+	0			++	++	w	Kp(a+b−)	罕见	0
		+	+			++	++	w	Kp(a+b+)	2.3	罕见
		0	+			++	++	w	Kp(a−b+)	97.7	100
				+	0	++	++	w	Js(a+b−)	0	1
				+	+	++	++	w	Js(a+b+)	罕见	19
				0	+	++	++	w	Js(a−b+)	100	80
无效表型											
0	0	0	0	0	0	0	0	++	K_0	极罕见	
0/w	0/w	0/w	0/w	0/w	0/w	w	W	++	K_{mod}	罕见	
0/w	0/w	0/w	0/w	0/w	0/w	0/w	0	0	McLeod	罕见	

++,强反应;w,弱反应

无效表型和弱表型

K_0K_0 是一种常染色体隐性的无效表型,所有的 Kell 抗原都不存在(表 35-22)。因此,这些个体可产生针对 Kell 糖蛋白的同种抗体(抗-Ku)。和 McLeod 红细胞(见下文)不同的是,位于 XK 蛋白上的 Kx 抗原在 K_0K_0 红细胞中表达增强。而和 Rhnull 红细胞不同的是,K_0K_0 红细胞的 CO_2 渗透性没有下降(Endeward et al,2006)。在实验室用巯基还原剂处理 Kell 阳性的红细胞,就能制备出 K_0K_0 红细胞。

McLeod 红细胞是一种 X 连锁的隐性表型,其特征在于红细胞上缺失 XK 蛋白(Kx 抗原,XK1;ISBT 019),棘形红细胞和神经肌肉失调。McLeod 红细胞上的 Kell 抗原表达显著下降或者缺失。由于 McLeod 个体缺乏 XK 和 Kell 蛋白,会产生针对这两种蛋白的同种抗体。因此,McLeod 个体和 Kell 阳性以及 K_0K_0 的红细胞都不相容。在另外两种常染色体隐性表型,K_{mod} 和 Gerbich 阴性的红细胞中,也观察到 Kell 的表达下降。如同 K_0K_0 表型,一些 $Kell_{mod}$ 的个体也有 Kx(KEL15)表达上调,并在输注了红细胞之后产生抗-KEL5(抗-Ku)。曾报道在败血症患者和由抗-Kell 自身抗体引起的自免溶贫患者中有 Kell 抗原的一过性抑制和遮蔽现象(Judd et al,1981;Issitt & Anstee,1998;Bosco et al,2009)。顺式的 KEL3 等位基因(例如 KKp^a,$KEL^*1,3$;kKp^a,$KEL^*2,3$)也会抑制 Kell 抗原的表达(可多达80%)(Poole et al,2006;Kormoczi et al,2009)。

生化特性

Kell 抗原(ISBT 006)位于一个大小为 93kD,含 732 个氨基酸的糖蛋白(CD238)上,包含一个短的含 47 个氨基酸的氨基末端胞内区,一个单穿膜区,和一个大的含 665 个氨基酸的胞外区,胞外区含有羧基末端和 4~5 个 *N*-连接糖链(图 35-8)。在 KEL1 表型中,Thr183>Met 突变造成一个糖基化位点失活,导致只有 4 个 *N*-连接糖链(Lee,1997)。

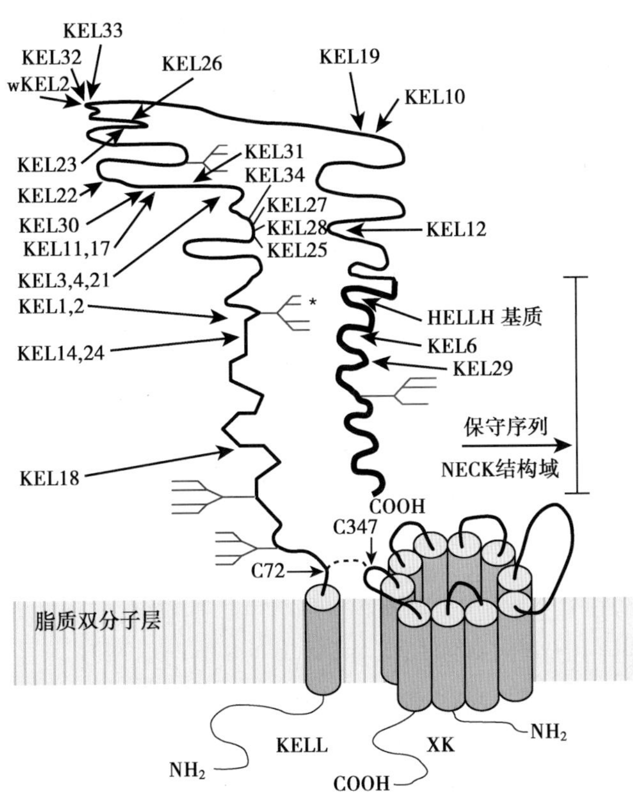

图 35-8 KELL 和 XK 糖蛋白示意图。KELL 通过其 Cys72 残基,和 XK 蛋白的 Cys347 残基经二硫键(----)共价结合。不同的 Kell 抗原的位置由实线表示。在 KELL 羧基末端突出显示的区域代表的是和其他 NECK 家族蛋白(NEP-24.11,ECE-1,PEX)具有最大同源性的结构域。锌结合基序(HELLH)是锌依赖性金属蛋白酶共有的保守序列。KELL 和 XK 蛋白的跨膜结构域由实心琥珀色圆柱体表示。*N*-糖基化位点由支链结构表示。星号标记的 *N*-糖基化位点在 KEL1 阳性表型个体中不存在

总体而言,Kell 糖蛋白由于胞外结构域中 15 个半胱氨酸残基形成了多个二硫键,因此具有复杂的三级折叠结构(Lee,1997)。由于其高度折叠的特性,Kell 糖蛋白对蛋白水解消化具有一定的抗性,但对巯基还原剂极为敏感,如 DTT、AET、2-巯基乙醇(2-ME)和 ZZAP(DTT 和半胱氨酸激活的木瓜蛋白酶的组合)。

在红细胞膜中,Kell 糖蛋白与 XK 蛋白(ISBT 019)共价连接,XK 蛋白是一个含有 444 个氨基酸,10 个跨膜结构域的多跨膜非糖基化蛋白。XK 蛋白由 X 染色体 p21 区域的某个基因编码,推测其为膜转运蛋白。在红细胞上,XK 蛋白通过第 5 个胞外环上的 C347 残基与 Kell 蛋白的 C72 残基由二硫键共价连接。在没有 XK 蛋白(McLeod 表型)的情况下,红细胞上的 Kell 表达下降,提示 XK 蛋白可能有助于转运 Kell。然而,在 COS 细胞中的转染研究显示,在缺乏 XK 蛋白的情况下,Kell 蛋白仍能正常转运和折叠(Russo et al,1998)。XK 蛋白的表达也不依赖于 Kell。XK 蛋白还在几种非红系的组织中表达,包括肝脏、骨骼肌、心脏、脑和胰腺(Ho et al,1994)。

分子生物学

1991 年克隆了 *Kell* 基因(*KEL*),含 19 个外显子,跨越 21.5kb,位于 7 号染色体长臂 3 区 4 带(7q34),邻近囊性纤维化基因。其启动子区和 1 号外显子包含了数个红系转录调控结合因子 GATA-1 的保守结合序列。Kell 是含锌中性肽链内切酶中 M13 脑啡肽酶家族的成员,与常见的急性淋巴细胞白血病抗原(CALLA,CD10)、内皮素转化酶-1(ECE-1)、中性肽链内切酶 24.11(NEP-24.11)和 PEX 都有同源性。同源性最高的区域位于羧基末端一半的位置(第 550 位至第 652 位氨基酸),有时称为 NECK 结构域(N-24.11,EC-1,K 家族)。这个相对保守的区域与 NEP-24.11 和 ECE-1 的羧基末端催化结构域以及五聚体锌结合基序(HELLH)具有 34%~36%的同源性(Lee,1997),HELLH 是锌依赖性金属蛋白酶的共同特征。

随着 *Kell* 基因的克隆,已经了解了几种 Kell 抗原的分子和生化基础。如表 35-16 所示,所有已鉴定并测序的 Kell 同种抗原都是 Kell 蛋白单氨基酸的多态性,通常位于蛋白分子的氨基端(Lee,1997)。保守的等位基因 *KEL*02* 编码了 20 个高频抗原,包括 k、Kp^b 和 Js^b(Reid & Lomas-Francis,2012)。

也有人研究了一些缺乏 Kell 抗原或者 Kell 表达受抑制的个体。K_0K_0 表型是由纯合的 *KEL* 无效等位基因引起的。已经鉴定了 30 种 K^0 等位基因(*KEL*02N*),包括剪切位点突变和终止密码子提前(Reid & Lomas-Francis,2012)。K_{mod} 是由发生于 K1 或 k 的错义突变导致的。ISBT 认可的 K_{mod} 等位基因有 12 种。在位于 X 染色体短臂 2 区 1 带(Xp21)的 XK 蛋白中已经鉴定出几种突变,可导致 McLeod 表型(Russo et al,2002)。目前已经报道了 29 种突变的 *XK* 等位基因,包括缺失突变(15),剪接位点突变(5)和无义突变(6)。Kell 抗原在 Gerbich 阴性表型中表达下降的分子机制还不清楚。推测可能是因为 Kell 和血型糖蛋白 C(Gerbich)在红细胞膜上的位置邻近。

Kell 抗体

针对 Kell 血型系统抗原的同种抗体具有一定的临床意义(表 35-5)。它们可能与急性和迟发型溶血性输血反应有关。

抗-Kell抗体也与HDFN有关。由母源性抗-Kell抗体引起的继发HDFN通常以网织红细胞减少为特征，几乎没有胆红素血症。目前已知母源性抗-Kell（抗-KEL1或抗-K1）直接抑制红系祖细胞，导致胎儿发生严重的网织红细胞减少性贫血（Vaughan et al,1998），有高达30%的患儿表现出胎儿水肿的症状（Van den Akker et al,2008）。大约1%的妊娠会产生抗-K1，引起的HDFN会影响40%的K1阳性婴儿（Finning et al,2007）。目前有数个机构产前常规筛查Kell抗体，改善了围产儿预后（Kamphuis et al,2008）。还有报道描述了由抑制骨髓巨核细胞引起的新生儿血小板减少症（Wagner et al,2000）。一般来说，血小板减少症是轻度的，只有2%的婴儿血小板计数小于100×10^{9}/L（Van den Akker et al,2008）。与RHD类似，也可用母亲的血浆进行Kell胎儿基因分型（Finning et al,2007）。

最常见的针对Kell血型系统的抗体是抗-K1，其免疫原性仅次于Rh D。针对Kell抗原的抗体为IgG亚型，由经输血或妊娠的免疫刺激引起。尽管有天然抗-Kell同种抗体的案例（Judd et al,1981），只有极少的报道称严重的细菌感染后产生天然抗-K1抗体，这可能是由于针对细菌脑啡肽酶同源物而致的交叉抗体（Cooling,2015）。由于Kell抗原对巯基还原剂敏感，因此可通过用AET、DTT、2-ME或ZZAP预处理红细胞来消除抗-Kell抗体的活性。

生物学功能

Kell可裂解内皮素-3，一种在内皮细胞迁移、新生血管形成、轴突生长和神经嵴发育中发挥作用的血管活性肽。在Kell$_{null}$小鼠模型中，Kell缺失的影响较轻微，包括血压降低、Ca^{2+}依赖性K^{+}通道的内皮素-3激活迟钝、微血管形成减少和运动功能的轻度改变（Zhu et al,2009）。由于ECE-1作为一种内皮素转化酶也剪切内皮素-3，在内皮素-3的体内平衡中，Kell可能起到的生理学作用较为次要。抗-Kell抑制胎儿红细胞生成也提示了Kell在红细胞分化和成熟过程中可能也有一定的作用（Vaughan et al,1998）；然而，在Kell$_{null}$小鼠中，平均红细胞体积、平均血红蛋白、血红蛋白（Hg）和网织红细胞计数只有微小的差异（Zhu et al,2009）。

和Kell形成对照的是，XK蛋白缺失和数个临床及实验室结果异常有着强相关性。McLeod红细胞的生存期变短，对水的渗透性下降，形态也异常（棘红细胞）。以血液系统和神经肌肉的异常为特征的McLeod综合征通常表现为反射消失、肌张力障碍和晚期的舞蹈症，并可见迟发性的肌肉营养不良和心肌病。据认为，McLeod患者在血液系统和神经肌肉方面都有缺陷，是由位于红细胞、脑部、心脏和骨骼肌上的XK蛋白的缺失引起的（Ho et al,1994）。有趣的是，另一种神经退行性疾病亨廷顿病的基因就位于X染色体上的*XK*基因附近（Issitt & Anstee,1998）。事实上，现代历史学家就猜测，亨利八世在其生命晚期生理和心理上的衰退，以及他的妻子的高流产率可能就是K1+McLeod表型引起的（Whitley & Kramer,2010）。

McLeod表型还和慢性肉芽肿疾病（CGD）有关，这是一种功能性的中性粒细胞缺陷，可导致反复发作并危及生命的严重细菌感染。2/3的CGD患者由X染色体上的细胞色素*b*基因（*CYBB*）的缺失或突变引起。由于*CYBB*和*XK*基因在X染色体上相邻，大约7%的X连锁CGD患者也表达McLeod表型（Curnutte & Bemiller,1995）。

LEWIS血型系统（ISBT 007）

Lewis是一个独特的血型系统，因为该系统的抗原并不是红系起源的。该系统由最基本的两个抗原组成：Lewis^{a}（Le^{a}，LE1）和Lewis^{b}（Le^{b}，LE2）。另外四种抗原（Le^{ab}，Le^{bH}，ALe^{b}，BLe^{b}）由ABO影响着lewis的合成与抗原性。红细胞上的Lewis抗原位于糖鞘脂上，有一个具有Lewis活性的糖基头部，与神经酰胺（*N*-酰基鞘氨醇）的脂质尾部相连接。Lewis抗原是在胃肠道中合成后，通过分泌可溶性的抗原物质至血浆，再被动吸附到红细胞上去的（Hauser,1995）。表达Lewis抗原的组织和体液包括血浆、唾液、红细胞、血小板、淋巴细胞、内皮细胞、尿路上皮和肠黏膜。有些组织中，Lewis抗原也在糖鞘脂、糖蛋白和黏蛋白上表达（Cooling,2015）。

在成人中有三种Lewis表型：Le(a+b−)、Le(a−b+)和Le(a−b−)。Le(a+b+)是十分罕见的，通常发现于非常年幼的孩子或带有波利尼亚人、日本人、中国台湾人血统个体的红细胞上（Issitt & Anstee,1998）。如表35-18所示，Le(a−b−)表型在黑人中的频率比在高加索人中高5倍。在婴儿中Le(a−b−)表型也多见，这是因为发育过程中*Lewis*和*Secretor*基因的延时表达所致。大多数儿童到5岁时，红细胞上Lewis抗原的表达可达到成人水平。红细胞上Lewis抗原的表达量同时也受到ABO血型的影响。O型人的Le(a−b+)红细胞上似乎比A$_{1}$型和B型人的红细胞有更多的Le^{b}。这是因为A$_{1}$型和B型人可将Le^{b}分别转化为ALe^{b}和BLe^{b}，下文中将继续讨论这个话题（Issitt & Anstee,1998）。

表35-18 Lewis血型系统

表型	美国成人中的频率/%		可能的基因型		唾液与血浆中的ABH和LEWIS物质		
	高加索人	黑人	*Le*基因	*Se*基因	O型	A型	B型
Le(a+b−)	22	23	*Le/Le*或*Le/le*	*se/se*	Le^{a}	Le^{a}	Le^{a}
Le(a−b+)	72	55	*Le/Le*或*Le/le*	*Se/Se*或*Se/se*	1型H	1型H,A	1型H,B
					Le^{a},Le^{b}	Le^{a},Le^{b},ALe^{b}	Le^{a},Le^{b},BLe^{b}
Le(a−b−)	6	22	*le/le*	*Se/se*	1型H	1型H,A	1型H,B
			le/le	*se/se*	1型链前体(Le^{c})	1型链前体(Le^{c})	1型链前体(Le^{c})

生化特性

虽然 Le^a 和 Le^b 抗原的生物合成途径是相关的，但两者并不是等位基因的产物。它们是由两种截然不同的糖基转移酶，经复杂的相互作用产生的：Ⅱ型岩藻糖基转移酶（FUT2）和Ⅲ型岩藻糖基转移酶（FUT3）。FUT3 是 *Lewis* 基因（*Le/FUT3*）的产物，即 α1-3/4 岩藻糖基转移酶。FUT2 是 *Secretor* 基因（*Se*）的产物，即 α1-2 岩藻糖基转移酶，与 *H* 基因，FUT1 相关。*Le*、*Se* 和 *ABO* 基因是如何相互作用继而产生红细胞和血浆中不同的表型组合的，如表 35-18 和图 35-9 所示。

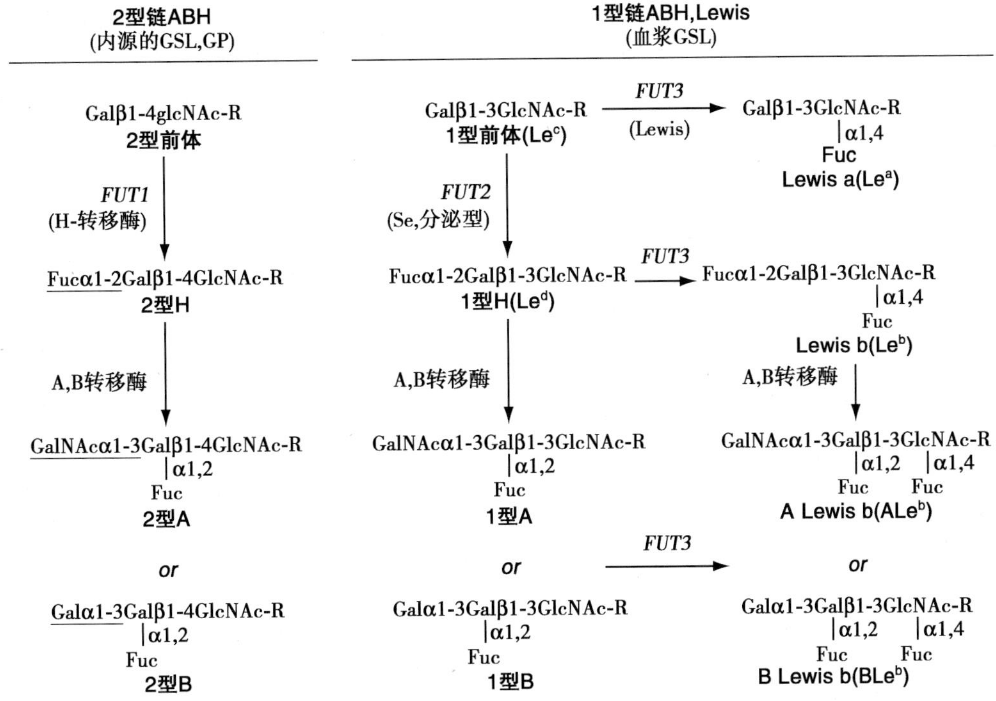

图 35-9 Lewis 和 1 型链 ABH 抗原的合成。Fuc，岩藻糖；Gal，半乳糖；GalNAc，N-乙酰半乳糖胺；Glc，葡萄糖；GlcNAc，N-乙酰葡萄糖胺；Le，Lewis；R，神经酰胺

Lewis 及其相关抗原的前体分子是 1 型链前体，曾经也称为 Le^c 抗原。在 Le（a+b-）个体中，FUT3 或 Lewis 在 Le^c 上加上一个 α_1-4 连接的岩藻糖形成 Le^a 抗原。因为这些人缺乏 *Se/FUT2* 基因（*se/se*），没有 1 型 H（Le^d）产生。因此，血浆、唾液和红细胞上只出现 Le^a 抗原。红细胞的 Le（a-b+）表型是因为同时遗传了 *Le* 和 *Se* 基因。FUT3 仍然将一小部分的 1 型链前体转化为 Le^a 抗原。但是大多数的 Le^c 物质通过 FUT2 转化成了 1 型 H 链 Le^d（图 35-9）。随后由 FUT3 加上第二个岩藻糖形成 Le^b 抗原（Lowe，1994）。在 A 型和 B 型个体中，1 型 H 链由 A/B 糖基转移酶进一步修饰形成 1 型链的 A 和 B 抗原。和 1 型链 H 与 Le^c 抗原类似，这些分子可为 FUT3 提供底物进而形成 ALe^b 和 BLe^b（图 35-9）。在 A_1 个体中，ALe^b 是血浆中主要的 Le^b 抗原（Lindstrom et al，1992）。

缺乏 *Le/FUT3* 基因的个体会形成 Le（a-b-）红细胞表型。一个个体如果同时缺乏 *Le* 和 *Se* 等位基因（*le/le*，*se/se*），则无法合成 Le^a 抗原或 1 型链 H 抗原。这样分泌液和血浆中只有 1 型链前体或 Le^c 抗原。与之相对是的，一个个体至少需遗传 1 个 Se 等位基因，才能表达具有 ABH 活性的 1 型糖脂链。

分子生物学

FUT3 或 *Lewis* 基因位于第 19 号染色体短臂 1 区 3 带 3 亚带（19p13.3），邻近位点还有另外两个 α1-3 岩藻糖基转移酶基因：*FUT5* 和 *FUT6*。这三个 α1-3 岩藻糖基转移酶是高度同源的，和基因复制吻合（Weston et al，1992）。该基因编码一个由 361 个氨基组成的Ⅱ型糖蛋白，并同时具有 α1→4（Le^a）和 α1→3（LeX）岩藻糖基转移酶的活性。*FUT3* 在结肠、胃、小肠、肺和肾脏中都是高表达的，而在唾液腺、膀胱、子宫和肝脏中表达较弱。在大多数组织中 *FUT6* 和 *FUT3* 是共同表达的（Cameron et al，1995）。

Le（a-b-）或无效表型是由 *FUT3* 基因的失活突变引起的。已有超过 37 种 *FUT3* 无效等位基因被报道，大多数（89%）含有至少两个突变（Blood Group Antigen Gene Database，2015）。许多等位基因有明显的地域和种族分布特点。在高加索人中，最为常见的 Le（a-b-）等位基因是 Trp68Arg 和 Thr105Met 突变（$le^{202,314}$）。与之相对，在亚洲人中常见的 *FUT3* 无效等位基因是 le^{59}、$le^{59,508}$ 和 $le^{59,1067}$（Cooling，2015）。弱 Lewis 表型（Le^w），是由跨膜结构域中的单一错义突变（T59>G）产生的，常被定型成 Le（a-b-），而在其唾液中具有 Lewis 血型物质。后者表现为高尔基体减少和糖脂物质活性下降，引起在红细胞、唾液和胃肠道组织中 Lewis 表达上的差异（Mollicone et al，1994；Nishara et al，1999）。红细胞的 Le^w 和 Le（a-b-）表型可由基因剂量效应导致：通常在 *Le/le* 杂合子的个体唾液和组织中，FUT3 活性下降 50%（Cooling，2015）。

FUT2（*Se*）基因位于第 19 号染色体长臂 1 区 3 带 3 亚带（19q13.3），是一个 100-kb 的基因簇的一部分，该基因簇还包括了 *H* 基因（*FUT1*）和 *Sec1*，后者是一个无活性的 *FUT2*-样的

假基因(Kelly et al,1995)。已报道了多种无效等位基因,这些等位基因的分布带有地域和种族特性。大多数无效等位基因是无义突变导致的(Reid & Lomas-Francis,2012)。也有 *FUT1*、*FUT2* 和 *Sec1* 之间的基因重组(Koda et al,1996;Soejima et al,2008)。弱 *FUT2* 等位基因在亚洲人中较为常见(Reid & Lomas-Francis,2012;Cooling,2015)。最常见的部分分泌型表型和 Ile129>Phe 突变相关,并形成 Le(a+b+)表型(Yu et al,1995)。

Lewis 抗体

与 ABO 血型一样,针对 Le^a 和 Le^b 的抗体是天然产生的 IgM 型抗体(表 35-5),但和 ABO 抗体不同的是,抗-Lewis 抗体很少具有临床意义。大多数样本在室温的凝集反应中被检出;但有一些样本在 IAT 中具反应性。虽然不常见,但有些抗-Lewis 抗体可引发体外溶血。由于 Le^a 和 Le^b 是糖鞘脂,用酶预先处理红细胞,可增强抗体的反应。抗体的反应可被商业化的可溶性 Lewis 血型物质和含有相应 Lewis 抗原的血浆或唾液所中和。在 Le(a+b-)或 Le(a-b-)表型的个体中可发现抗-Le^b,然而只有 Le(a-b-)的个体中才有抗-Le^a。在 Le(a-b+)表型的个体中没有发现抗-Le^a 是因为这些个体能合成少量的 Le^a。有意思的是,有些 Le(a-b+)的女性在怀孕时表型会暂时性的转变为 Le(b-),并伴随抗-Le^b 的产生。有些抗-Le^b 具有 ABH 特性(抗-LebH,抗-ALe^b,抗-BLe^b),和相应的 ABO 血型 Le^b 阳性的红细胞反应更强。

Lewis 抗体和 HDFN 无关,极少引起溶血性输血反应。据推测,黑人中 Le(a-b-)个体的肾移植排斥可能和 Lewis 抗体有关(Spitalnik et al,1984)。在输血时,带有抗-Lewis 抗体的患者只在室温有反应,可以安全输注交叉配血配合的红细胞。然而,有极少数会引起体外溶血的抗-Le^a 或抗-Le^b,在输血时需给予抗原阴性以及交叉配血相容的红细胞。如果没有抗原阴性的红细胞,可在输血前输注含可溶性 Lewis 抗原的血浆,可能有助于中和或抑制循环体系中的抗体(Klein & Anstee,2006)。

生物学功能

Lewis 血型抗原在疾病中有着重要的作用。Le(a-b-)个体患动脉粥样硬化疾病和冠状动脉死亡的风险增加两倍,并且和携带有 *Le*^{59} 等位基因的 Le(a-b-)个体的相关性最强(Ellison et al,1999;Djousse et al,2007)。在很多胃肠道癌和尿路上皮细胞癌的患者中会发现 sialyl-Le^a 的异常表达,可能有助于肿瘤的转移。Sialyl-Le^a 是内皮黏附分子 E 选择素的配体,可能介导了肿瘤细胞与内皮的相互作用(Takada et al,1993)。Sialyl-Le^a 同时也是肿瘤标志物 CA 19-9 的表位,CA 19-9 是监控胃肠癌和其他恶性肿瘤的非常有用的血清学标志物。

分泌型是一些传染性疾病的宿主易感因子。造成胃炎和胃溃疡的幽门螺旋杆菌,通过 BabA 识别 Fucα1-2Gal 末端的表位,来结合 H、Le^b 和 Le^y 抗原(Boren et al,1993;Cooling,2015)。这可能解释了为什么在 O 型分泌型个体中胃溃疡和胃癌发病率上升(Yamaoka,2008)。Lewis 无效表型和(或)非分泌型也和念珠菌阴道炎和尿路反复感染的高发病率有关(Cooling,2015)。Le^b 和 1 型 H 抗原同时也是大多数诺如病毒和轮状病毒的受体。有几个流行病学的研究显示非分泌型个体具有天生的抵抗感染的能力(Cooling,2015)。与之相对的是,近期发现非分泌型是早产儿罹患坏死性肠炎和败血症的风险因素(Morrow et al,2011)。

DUFFY 血型系统(ISBT NO. 008)

DUFFY 血型系统发现于 1951 年,包含五种抗原:Fy^a、Fy^b、Fy3、Fy5、及 Fy6。Fy^a 和 Fy^b 是常染色体共显性抗原,而 Fy3、Fy5 及 Fy6 是高频抗原,在除 Duffy null 表型之外的红细胞上均有表达。Fy4 抗原,最早发现于 Fy(a-b-)红细胞,目前被认为是一种独特的无关抗原,不再归于 FY 系统。Fy^a 和 Fy^b 抗原在高加索人种中频率较高,而 Duffy null 或 Fy(a-b-)型在黑人中占主导地位(表 35-19)。Fy^x 通常通过极弱的 Fy^b 表达来鉴定。除了红细胞之外,Duffy 抗原也表达在小脑浦肯野细胞及毛细血管后微静脉内皮细胞上。Duffy 抗原也被报道表达在肾小球、直小血管、甲状腺,及肺毛细血管的内皮细胞,肺泡 I 型鳞状细胞,和肾集合小管上皮细胞上(Chaudhuri et al,1997;Chaudhuri et al,1997)。每个红细胞上大约表达 12 000~14 000 个 DARC 糖蛋白(DARC)拷贝(Reid & Lomas-Francis,2012)。

表 35-19　Duffy 血型系统的表型频率

与抗体反应			红细胞表型	高加索人		黑人	
抗-Fy^a	抗-Fy^b	抗-Fy3		频率*	基因型†	频率*	基因型†
+	-	+	Fy(a+b-)	17	*FY*A/FY*A*	9	*FY*A/FY*A* *FY*A/FY*B^{ES}*
+	+	+	Fy(a+b+)	49	*FY*A/FY*B*	1	*FY*A/FY*B*
-	+	+	Fy(a-b+)	34	*FY*B/FY*B*	22	*FY*B/FY*B* *FY*A/FY*B^{ES}*
-	-	-	Fy(a-b-)	非常罕见	*FY* amorph*	68	*FY*B^{ES}/FY*B^{ES}*
+/-	w	w	Fy(a+b^w) Fy(a-b^w)	<0.1%	*FY*A/FY*X* *FY*X/FY*X*	非常罕见	*FY*A/FY*X* *FY*X/FY*B^{ES}*

++,强反应;w,弱反应

*频率(%)美国人群

†FY*A,Fya 等位基因;FY*B,Fyb 等位基因;FY*BES,FY*B 等位基因,携带 1 个 GATA-1 启动子突变;FY*X,FY*B 基因,携带 1 个 Fyb 弱表达的错义突变;*FY* amorph*,沉默的 *FY* 基因,携带破坏性突变(移码突变、无义突变)。见所附文本。

生物化学

Duffy 抗原位于 DARC 或趋化因子 Duffy 抗原受体上(图 35-10)。DARC 是一个由 338 氨基酸组成的完整膜蛋白,包含一个 62 氨基酸的胞外氨基末端,七个穿膜结构域,及一个胞内富含丝氨酸和苏氨酸残基的羧基末端。氨基末端结构域有 3 个 N-多聚糖(Czerwinski et al,2007),同时通过一个二硫键连接第 3 胞外环,形成一个七个螺旋结构。第 2 个二硫键位于第 1 和第 2 个细胞外环间。DARC 是 CCR5 的同源二聚体或异质寡聚体,CCR5 是 β 趋化因子受体,在 HIV 内源化作用中发挥作用(Chakera et al,2008)。

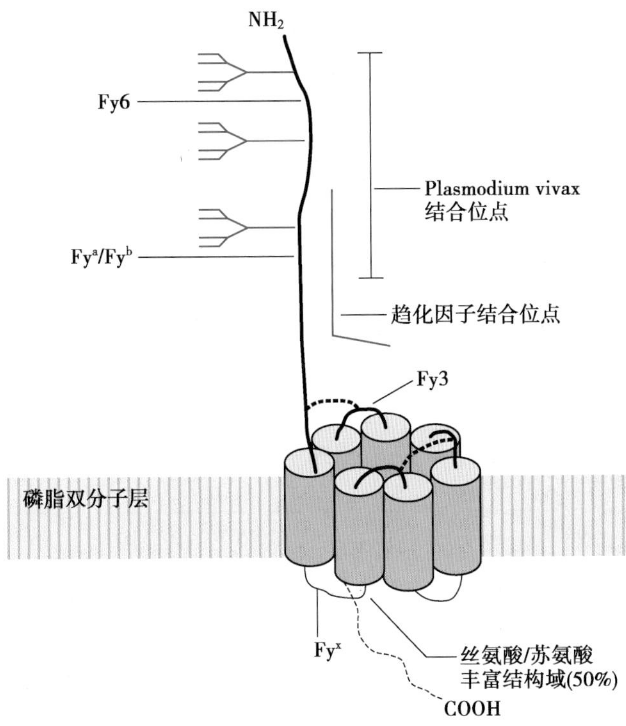

图 35-10 Duffy 糖蛋白或 Duffy 抗原趋化因子受体(DARC)。DARC 包含 1 个 62 个氨基酸的胞外氨基末端结构域和 7 个穿膜结构域,用琥珀色圆筒状物表示。在氨基末端结构域和第 3 细胞外环间存在 1 个二硫键。三个 N 糖基化位点用支链结构表示。Fy3、Fy6、和 Fy^a/Fy^b 抗原在图上做了标志。Plasmodium vivax 结合位点位于第 8 和第 44 号氨基酸,包括了 Fy6 和 Fya/Fyb 抗原。趋化因子结合位点位于氨基末端结构域和第 3 细胞外环裂解处。Fy^x 表型通过 Fy^b 弱表达确定,导致该表型的突变存在于第 1 细胞质环

Fy^a、Fy^b 和 Fy6 抗原位于 DRAC 的氨基末端结构域,是蛋白水解裂解敏感的。带负电荷的氨基末端结构域是间日疟原虫(*P. vivax*)PvDBP 配体的结合位点。通过位点专一诱变技术,确认 Fy6 的表位由第 19 至第 26 位氨基酸残基控制,是 P. vivax 结合的关键位点(Tournamille et al,2005)。高频抗原 Fy3 被认为位于第 3 细胞外环(Hadley & Peiper,1997;Wasniowska et al,2004)。

分子生物学

Duffy 基因(*FY*)位于染色体 1q22-23 上,基因长 1014bp,包含两个外显子,上游小外显子编码前七种氨基酸,第二个外显子编码剩余的分子(Hadley & Peiper,1997)。启动子区域具有多顺式调控元件保守序列,包括 AP-1、Sp1,及 GATA-1。GATA-1 是红系转录活化因子结合蛋白,调控 DARC 在红系细胞上的转录(Iwamoto et al,1996)。系统进化研究显示 *FY*B* 是人类及非人类灵长类动物 *FY* 基因的始祖基因(Li et al,1997)。遗传学研究确定了 4 个 Duffy 等位基因——*FY*A*、*FY*B*、*FY*BES* 及 *FY*X*,分别控制 Fy^a、Fy^b、Fy_{null} 和 Fy^x 表型(表 35-19)。共显性等位基因 *FY*A* 和 *FY*B*,是由一个氨基酸差异控制的(Gly42Asp)。Fy^x 表型(*FY*X*),通过极弱的 Fy^b 表达(正常值的 10%)来鉴定,该表型在第一细胞质环有一个 R89C 的替换,导致蛋白不稳定(Yazdanbakhsh et al,2000;Reid & Lomas-Francis,2012)。更为罕见的是一例具有 R89C 的 *FY*A* 等位基因,导致 Fy^a 弱表达(Cooling,2015)。

三种不同机制可引发 Fy_{null} 或 Fy(a-b-)血清学表型。高加索人种中,*FY* 基因被破坏(*FY★amorph*),导致 DARC 在所有组织上完全缺失(Reid et al,2014)。这些个体可产生针对所有 Duffy 抗原(包括高频抗原 Fy3、Fy5)的同种抗体。与之对应,黑人 Fy(a-b-)个体是 $FY^{\star}B^{ES}$ 基因纯合子造成的。$FY^{\star}B^{ES}$ 基因在 *FY* 基因启动子区域存在-33T>C 的点突变,破坏了 GATA-1 的保守结合位点。该种突变结果导致红细胞上选择性的缺失 FY 转录产物;而在内皮和上皮细胞上,利用其他启动子增强子原件,FY 转录产物依然表达。由于 Fy^b 表达在非红系细胞上,因此,黑人 Fy(a-b-)个体不产生抗-Fy^b 抗体,仅产生抗-Fy3。最后,愈来愈多地发现在一些个体,尤其是献血者中原先被血清学技术定为 Fy(a-b-),其实是 Fy(a-b^{+w})表型,基因型为 $FY^{*}B^{ES}/FY^{*}X$。

Duffy 抗体

针对 Fy^a,Fy^b,及其他 Duffy 抗原的抗体,具有重要临床意义。它们与 HDFN,急性和迟发性溶血性输血反应相关。这些抗体通常为 IgG 型,在 37℃ 反应,只能通过 IAT 方法检测。Fy^a,Fy^b,及 Fy6 抗原位于 DARC 的长氨基末端结构域,针对这 3 种抗原的抗体,可以通过预先酶处理的红细胞,抑制这 3 种抗原与相应抗体的结合能力。Duffy 抗原的抗体有剂量效应。

抗-Fy^a 是临床上最常见的同种抗体,可在所有种族的 Fy(a-)个体中产生及检测到。抗-Fy^b 相对不常见,主要发现于黑人之外的人种中。高频抗原 Fy3 和 Fy5 的抗体较为罕见,主要出现于白种人 Fy_{null} 个体中。抗-Fy3 表现类似一种抗-Fy^{a+b},和所有 Duffy 阳性红细胞反应。偶尔,Fy(a-b-)的镰刀型贫血病患者,尽管在其非红系组织上存在 Fy^b,也可产生强抗-Fy3(Castilho et al,2009)。抗-Fy5 的表现也类似于一种抗-Fy^{a+b},但需要 Rh 抗原存在促使发挥活性。抗-Fy6 未在临床上发现,但是一种抗-Duffy 单克隆抗体的表位,可以封闭 P. vivax 的结合(Tournamille et al,2005)

生物学功能

DARC 是趋化因子结合蛋白,可结合 C-X-C 到 C-C 家族的几种炎症趋化因子(Gardner et al,2004),包括白介素 8、RANTES(受活化调解,正常 T 细胞-表达及分泌),及单核细胞趋化蛋白 1(图 35-10)。由于 DARC 缺少 1 个 DRY 基序,DARC 结

合趋化因子后，不传递胞内信号。DARC 可和 β-趋化因子及 HIV 受体 CCR5 形成异二聚体，抑制 CCR5 信号转导（Chakera et al，2008）。DARC 通过活化的内皮细胞建立一个趋化因子梯度及运送趋化因子，促进白细胞聚集到炎症位点（Horne & Woolley，2009）。在小鼠模型中，DARC 的功能是在炎症侵入时，维持趋化因子动态平衡，募集中性粒细胞。有趣的是缺乏 DARC 的小鼠，对急性肺损伤有保护作用（Zarbock et al，2010）。

人类中，没有特定的临床疾病是和 Fy_{null} 表型相关的；然而，Fy_{null} 表型和中性粒细胞计数低、易感染、肾脏疾病，以及肾脏移植手术后，肾脏存活率降低相关。研究发现，非洲后裔中，带有 $FY^{*}B^{ES}$ 等位基因的个体，中性粒细胞计数低（Reich et al，2009），导致更多的关注 Fy_{null} 表型的影响及化疗和其他骨髓受侵后恢复能力的影响。DARC 和 Fy 表型在肾脏移植中的作用是混合的，一些研究显示排斥反应和慢性病变上升（Lerut et al，2007；Horne et al，2009）。在镰刀型贫血的患者中，Fynull 表型与慢性器官损伤和蛋白尿增加增加相关（Afenyi-Annan et al，2008）。相对之下，中性粒细胞计数低被认为可有利于抵御脑型疟疾（Cooling，2015）。

DARC 也是 P. vivax 的受体，P. vivax 通过 Fy6 表位上的 PvDBP 蛋白结合 DARC。Fy_{null} 个体可抵抗大多数 P. vivax 菌株，为居住在疟疾流行区人群的选择性进化（Howes et al，2011）上的优势。Fy^{a} 可能也能抵御 P. vivax，这也可能是亚洲地区 Fya 高频的原因。Fy^{a} 是低效受体，与 Fy^{b} 相比，可以结合 40%～50%的 PvDBP。在亚马逊地区，Fy（a+b-）表型感染 P. vivax 的风险会降低 250%左右（King et al，2011）。最后，基因型为 FY*BES/FY*BES 的 Fy_{null} 表型，可能在易感 HIV 中发挥作用；然而，关于该结论还存在相互矛盾的报告（Cooling，2015）。

KIDD 血型系统（ISBT NO. 009）

Kidd（JK）血型系统与迟发性溶血性输血反应及血管内溶血（回忆一下：大多数非 ABO 抗体引起的溶血发生在血管外）密切相关。它主要由两个等位基因控制的抗原组成：Jk^{a} 和 Jk^{b}。遗传上是常染色体共表达导致三种主要表型（表 35-20）。第四种表型称为 JK_{null} 或 JK（a-b-），在波利尼西亚人群（≤1%）和芬兰人群中频率稍高，在其他人群中非常罕见。弱化或改变的 Jk 表达是由新的 *JK* 等位基因造成的（Whorley et al，2009）。除红细胞之外，Kidd 抗原也表达在肾髓质直小血管降支内皮细胞上。有证据显示，Kidd 抗原在心脏、骨骼肌、结肠、小肠、胸腺、脑、胰腺、脾脏、前列腺、膀胱，及肝脏上有低水平结构性表达（Olives et al，1996）。每个人类红细胞上表达超过 14 000 个 Kidd 表位（Lucien et al，2002）。

表 35-20 Kidd 血型系统表型

与抗体反应			表型	美国人群频率/%		评价
抗-Jk^{a}	抗-Jk^{b}	抗-Jk3		高加索人种	黑人	
+	0	+	Jk（a+b-）	28	57	常染色体共显性
+	+	+	Jk（a+b+）	49	34	对 2M 尿素敏感
0	+	+	Jk（a-b+）	23	9	
Null 表型（Jk_{null}）						
0	0	0	Jk（a-b-）	非常罕见	非常罕见	常染色体隐性 抵抗 2M 尿素
0/w*	0/w*	0/w*	Jk（a-b-）	-	-	*In*（*Jk*），常染色体显性 非常罕见，仅发现于日本人 部分抵抗 2M 尿素

*弱 Jk 抗原仅可通过吸收放散实验检测

Null 表型

Jk_{null} 是常染色体隐性的，由 Jk_{null} 或 amorph 等位基因纯合型造成（表 35-20）。*In*（*Jk*）是第二种 Jk（a-b-）表型，有极弱的 Kidd 表达。与 *In*（*Lu*）类似，*In*（*Jk*）表型是较远距离，无关基因座上的抑制基因引起的常染色体显性遗传。Jk_{null} 红细胞可抵抗 2M 尿素所引起的溶血，2M 尿素是一些自动化血液分析中所用的溶解剂。In（Jk）红细胞对尿素的抵抗能力中等（Issitt & Anstee，1998）。与 Jk_{null} 红细胞相比，透气性没有变化（Endeward et al，2006）。

生物化学

Jk_{null} 红细胞对尿素的抵抗作用机制，通过对人类红细胞尿素转运器（UT-B）的分离克隆而变得清晰。该转运器是 43-至 45-kD 的多通道糖蛋白，该通道与兔及人体内对血管升压素敏感的尿素转运蛋白有 60%的同源性（兔：UT-2；人：HUT-2，UT-A）（Lucien et al，1998）。该蛋白由 391 个氨基酸组成，有 10 个穿膜结构域和一个胞质氨基和羧基末端（图 35-11）。第 3 细胞外环上（Asn222）有 1 个 N 多聚糖，并表达 ABO 抗原（Lucien et al，2002）。Jk^{a}/Jk^{b} 抗原位于第 4 细胞外环的第 280 位氨基酸。第 3 细胞外环可能在尿素转运中发挥关键作用。

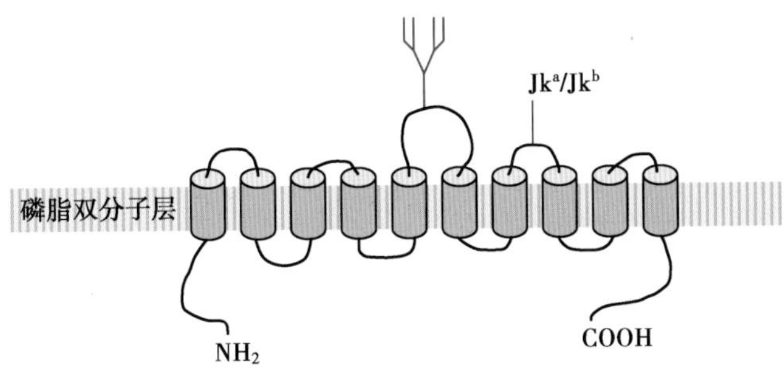

图 35-11 Kidd/尿素转运糖蛋白。控制 Jk^a/Jk^b 多态性的 280 位氨基酸在图中标出。N-多聚糖位点在第 3 细胞外环,用分支结构表示。10 个穿膜结构域用琥珀色柱状图表示

分子生物学

Kidd 糖蛋白是由一条位于染色体 18q12-21 上的 30-kb 长的基因(*JK*,SLC14A1,UT-B)编码的。这也是人类 HUT2/UT-A 尿素转运通道(同源性 61%)的基因位点,提示这两种基因是由基因复制产生的。*JK* 基因由 11 个外显子组成,但只有第 4 至第 11 外显子编码成熟蛋白(Lucien et al,1998)。与许多血型基因相似,Kidd 启动子区域也含有 1 个 GATA-1 保守序列,及其他顺式调控元件(AP-2,AP-3,NF-ATp,Sp1,Ets-1)。G823A 的单碱基替换是 Jk^a/Jk^b 多态性的分子基础,导致蛋白层面为 Asp280(Jk^a)或 Asn280(Jk^b)(Lucien et al,2002)。包含错义突变在内的 7 个等位基因造成了弱 Jk^a(*JK* 01W*)和弱 Jk^b(*JK* 02W*)表达,同时,14 个 null 等位基因(*JK* 0N*)也被 ISBT 收录。*In(Jk)* 表型的生态学机制目前还未阐明。

Kidd 抗体

临床上,抗-Jk 或 Kidd 抗体是引发溶血性输血反应的常见原因,据统计,大约 25%迟发性溶血性输血反应及 75%真正溶血后续事件由 Kidd 抗体造成(Ness et al,1990)。它们通常是 IgG1 或 IgG3 型,可激活补体(表 35-5)。酶处理红细胞或补体存在可增强抗体活性。聚凝胺不可增强抗-Jk。抗-JK3 可以和除了 JK_{null} 之外的所有红细胞反应,发现于 JK_{null} 个体(表 35-20)。有报道抗-JK3 可与部分 Jk($a+^w$)表型反应(Whorley et al,2009)。Jk($a+^w$)和 Jk($b+^w$)使用商品化试剂检测有时会得出不一致的结果(Whorley et al,2009)。

在血库中,抗-Jk 抗体较难检测或鉴定。抗-Jk 抗体通常是低效价、低亲和力,在体外显示剂量效应。此外,抗-Jk 抗体经常是一过性的,在免疫刺激后会很快消失。因此,曾经被 Kidd 抗原致敏的患者,其以后的血样可能出现抗-Jk 抗体阴性的结果。随后输注交叉配血相容的 JK 阳性红细胞,致敏的患者会产生快速回忆性抗体,在体内快速而广泛溶血,红细胞由于血管外和血管内溶血而被破坏。虽然不常见,但抗-Jk 可引起温和的 HDFN。

生物学功能

JK/UT-B 的生物学功能是促进尿素转运。肾脏中,尿素通过直小血管内皮细胞上的 JK/UT-B 转运,这被认为有助于在尿液浓缩时,维持肾髓质内渗透压梯度的稳定。红细胞上的 JK/UT-B,有助于红细胞通过肾脏时,保持其渗透压稳定。虽然,JK_{null} 个体的尿浓缩能力轻微下降,但 JK/UT-B 的缺失不与临床疾病相关。可能存在其他机制补偿或替代了 JK/UT-B 在组织上的功能(Lucien et al,1998)。因为 Jk 抗原在肾脏上大量表达,该抗原在肾脏移植患者中,可能是同种异型抗原。四例报告显示,在移植或输血引起抗原暴露的几年后,新的 Jk 同种抗体产生并引起移植物被排斥(Rourk & Squires,2012)。

DIEGO 血型系统(ISBT NO. 010)

Diego 血型系统(DI)有 22 个抗原,其中有 5 组等位基因对应抗原:Di^a/Di^b(DI1/DI2),Wr^a/Wr^b(DI3/DI4),Hg(a+)/Mo(a+)(DI12/DI11),Wu/DISK(DI19/DI22),及 Sw(a)/SW1(DI14/DI22)。绝大多数抗原(20/22)是罕见的低频抗原,少于 1%的献血者具有这些抗原。除了 Di^a,其他抗原的频率基本不存在人种差异性。Di^a 在除了蒙古血统、亚洲人、南美印第安土著之外,在其他人群中罕见。在部分南美印第安人群中,Di^a 频率可达到 50%(Reid & Lomas-Francis,2012)。除红细胞之外,Diego 抗原也表达在人类肾脏集合管上(Tanner,1993)。每个红细胞上大约有 100 万个 Diego 糖蛋白(AE1)拷贝。

生物化学

Diego 血型系统位于带 3,也被称为 AE1。AE1 是 100kD,991 氨基酸的糖蛋白,含有 2 个功能不同的结构域:1 个大的 40kD 氨基末端细胞质结构域和 1 个穿膜结构域,包括占分子一半的羧基末端(图 35-12)。红细胞上,AE1 是 1 个寡聚体,通常通过分子内的二硫键,以 1 个二聚体或四聚体的形式存在。氨基末端与碳酸酐酶相关,而氨基末端胞内结构域结合了几个关键细胞骨架蛋白(带 4.1、带 4.2,及锚定蛋白)和糖酵解酶:戊二醛-3 磷酸脱氢酶、醛缩酶,及磷酸果糖激酶。AE1 氨基末端结合血红蛋白或变性的血红蛋白,被认为在海因茨体的形成中发挥了作用。AE1 是锚定复合体和结合复合体的关键原件,这两个复合体分别维持了膜的纵向和横向稳定性(Burton & Bruce,2011)。

AE1 的剩余部分是膜相关的,有 12~14 个穿膜结构域,作为占分子一半的羧基末端。氨基末端结构域涉及膜稳定性,羧基末端结构域的功能是转运阴离子,促进 Cl^- 和 HCO_3^- 离子穿过细胞膜(Tanner,1993)。AE1 与几个膜蛋白紧密相连,这些蛋白对红细胞的功能非常重要,通常被称为带 3 蜕变中间物质(metabolon)或带 3 巨复合体(Burton & Bruce,2011)。其他与 AE1 相关的蛋白包括 Rh 复合体、血型糖蛋白、水通道蛋白、葡萄糖转运蛋白、CD47 及碳酸酐酶。胞外结构域是目前所知的 Diego 抗原所在位置。具有单 N 糖基化位点,表现为一个巨大而又高度分支的多聚乳糖胺聚糖,同时具有 ABO 和 I 血型活性(Cooling,2010)。具推测,红细胞上大约一半的 ABO 表位与 AE1 相关。

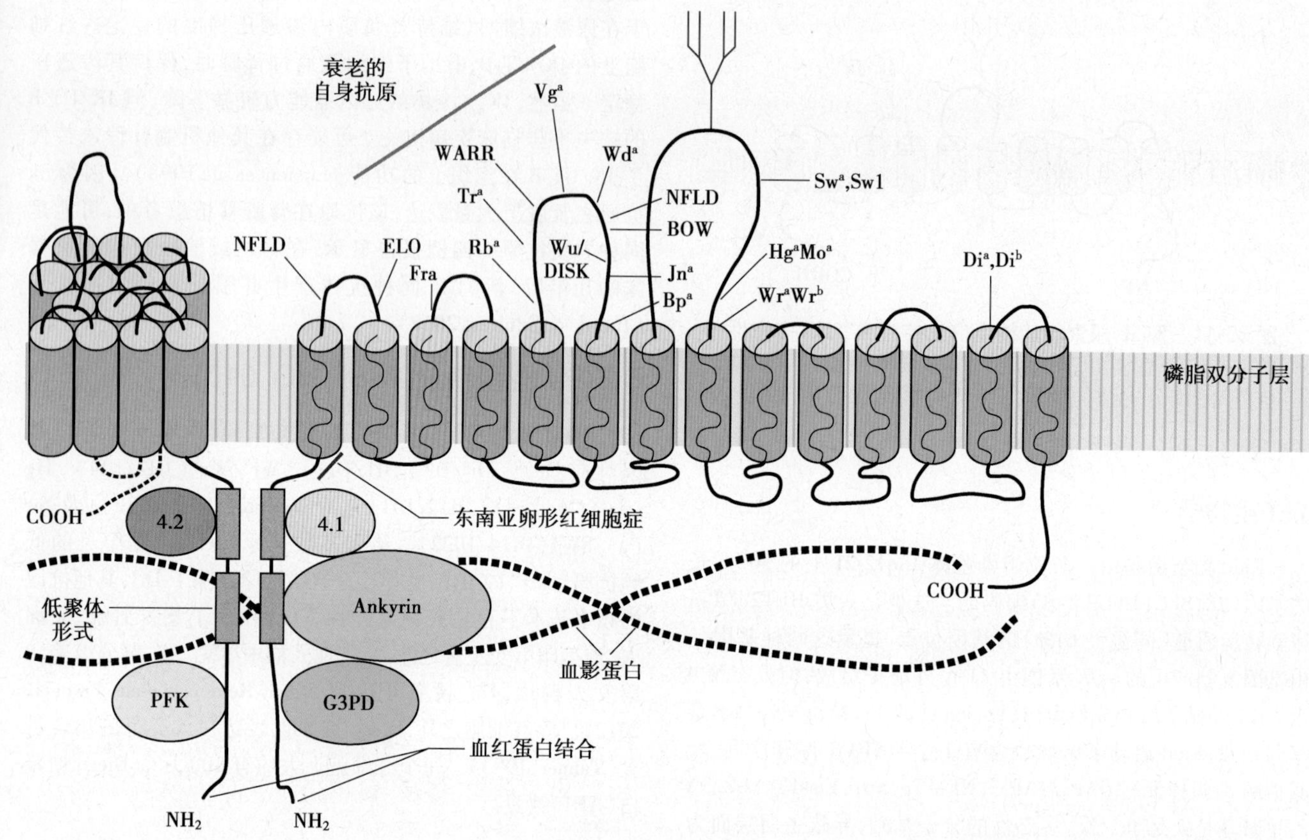

图 35-12 阴离子交换蛋白 AE1(带 3)结构图。AE1 是由 14 个穿膜结构域组成的多通道血型糖蛋白,图中,用琥珀色柱状图表示穿膜结构域。Diego 血型抗原位于胞外环,用实线表示。AE1 老化自身抗原位于第 3 细胞外环,在 Rb^a 和 Vg^a 抗原之间。大 N 多聚糖用一个分支结构表示,位于第 4 细胞外环。大细胞质结构域具有结合细胞骨架蛋白 4.2、4.1、锚定蛋白,及糖酵解酶磷酸果糖激酶(PFK)和戊二醛-3 磷酸脱氢酶(G3PD)的位点。红细胞膜上,AE1 通过氨基端胞质结构域的链间二硫键(实心矩形),以低聚体形式存在(二聚体、四聚体)。在氨基末端胞质结构域的边界和第 1 穿膜结构域间的一个 8 氨基酸缺失,可导致东南亚卵形红细胞症(SAO)

分子生物学

AE1 基因(*SLC4A1*)位于染色体 17q21-q22 上,有 20 个外显子,长 17kb。Di(b+)的参考等位基因是(DI*02)。目前确定的每个 Diego 抗原都是蛋白上的单氨基酸多态性造成的(表 35-26 和图 35-12)。Diego 血型系统还有 2 组等位基因对应低频抗原:Mo^a/Hg^a 和 Jn^a/KREP。每组中,在相同的氨基酸残基上出现了 2 种不同的氨基酸替换导致了不同的同种抗原。类似的情况也出现在 Kell 血型系统(Kp^a、Kp^b,和 Kp^c)。

最有意思的 Diego 抗原是 Wrb。如前所述,AE1 被认为在红细胞膜上和 GYPA 相关。缺乏 GYPA(En(a-)表型)的红细胞同时是 Wr(a-b-),提示 Wrb 位于 GYPA。目前有证据显示,Wr^b 是由 GYPA 和 Wr^b 抗原(Glu658)间的一个静电相互作用形成的(Poole et al,1999)。GYPA 上的哪个氨基酸是 Wr^b 形成的关键,目前仍存争议,不过,有部分 Wr^b 表位涉及 GYPA 上的氨基酸是明确的(图 34-3)。

Diego 抗体

针对 Diego 血型抗原的抗体,可以通过免疫刺激产生,或者自然发生。针对 Di^a、Di^b、Wr^b,和 ELO 的抗体通常是免疫刺激产生的。这些抗体是 IgG 型的,需通过 AHG 技术检出。抗-Di^a、Di^b、Wr^b 可能与红细胞存活率下降,溶血性输血反应,及 HDFN 相关。抗-Wr^b 还与自身免疫性溶血性贫血相关(Issitt & Anstee,1998)。

与此相反,大多数其他 Diego 抗原的抗体通常是自然产生的,可在室温下用盐水凝集。抗-Wr^a 最常见,在献血者中的频率是 1%。针对 Wd^a 和 WARR 的抗体也相当普遍,据报道,抗-WARR 在献血者中的比例在 13%~18%之间(Issitt & Anstee,1998)。

生物学功能

AE1 在气体转运及酸碱平衡中发挥关键作用。为了促进二氧化碳的清除,红细胞通过碳酸酐酶将二氧化碳水合形成碳酸氢根离子(HCO_3^-),碳酸氢根离子可快速溶于血浆。当细胞内的 HCO_3^- 水平上升,红细胞在血浆内将 HCO_3^- 离子交换为 Cl^-离子(Cl^-转移,或 Hamburger 转移)。这个过程是当红细胞通过毛细血管和小微静脉时,由 AE1 调控的。红细胞膜上的 AE1 拷贝数很多,在 0.4~0.5 秒中,可完成 90%的阴离子交换。在 Miltenberger Ⅲ型红细胞中,碳酸氢根离子的溶解性和渗透阻力上升,这是由于这种红细胞高表达 AE1 所造成的(Hsu et al,2009)。肾脏中,AE1 表达在集合管 A 型闰细胞的基底外侧膜上,这些细胞的功能是泌酸,及碳酸氢盐重吸收(Tanner,1993)。鉴于 AE1 的重要生理作用,Diego null 表型被认为是胚胎致死的就不奇怪了。

AE1 在红细胞骨架中也发挥作用,影响膜稳定性和红细胞循环(图 35-12)。AE1 突变与红细胞异常有关。东南亚卵形红细胞症(SAO)是由一个 27bp 的碱基删除(SLC4A1Δ27),引起氨基酸-细胞质结构域突变,在太平洋沿岸的疟疾高发区常见。具有这种表型的个体是突变的杂合子,对严重疟疾的抵抗力明显增强(Cooling,2015)。该突变影响 AE1 的低聚反应、膜扩散性和刚性,提示 SAO 红色细胞可能更易在脾脏中被清除。AE1 是衰老的自身抗体的靶点(Kay,1994)。此外,红细胞损伤常伴有 AE1 聚集,AE1 聚集可促进由疟疾、冷藏,或其他伤害所造成的损伤红细胞的清除(Karon et al,2009;Cooling,2015)。

最后,AE1 最近被认为是巴尔通体(Bartonella)的受体。巴尔通体可引起奥罗亚热、战壕热、杆菌性血管瘤病及猫抓病(Cooling,2015)。与疟疾不同,巴尔通体不影响红细胞的存活及功能,导致长期和慢性菌血症。尽管巴尔通体和 Di^a 在南美的一些区域均为高频率发生,但没有明确证据显示两者间存在相关性。

CARTWRIGHT 血型系统(ISBT NO. 011)

Cartwright(Yt)血型系统发现于 1956 年,包含两个常染色体共显性抗原:Yt^a 和 Yt^b。Yt^a 是高频抗原,在 99.8%的高加索献血者中表达。Yt^b 的频率根据人种的不同而不同,日本人中为 0%,中东人群中为 24%~26%(Issitt & Anstee,1998)。PNH Ⅲ型红细胞上无 Yt 抗原,这种红细胞缺乏所有的 glycophosphoinositol(GPI)-锚定糖蛋白。除红细胞之外,Cartwright 抗原也表达在神经突触和神经肌肉接头(Masson et al,1994)。每个红细胞上大约表达 7000~10 000 个 Yt 血型糖蛋白分子。

生物化学

Cartwright 抗原位于乙酰胆碱酯酶(AChE),这是一种负责降解神经递质乙酰胆碱的 β-羧酸酯酶。AChE 具有几种不同的分子形式,包括与胶原共价结合的几个催化亚基组成的大异源聚合体。红细胞上,AChE 是棕榈酰化的 GPI 锚定糖蛋白(图 35-13)(Li et al,1991)。人类红细胞上的 AChE 是独一无二的,通过棕榈酰化或共价连接棕榈油脂肪酸肌醇环,使该分子可以抵抗磷脂酶 C。红细胞膜上,AChE 一般以 160-kD 二聚体形式出现,同时具有 N-和 O-连接的多聚糖。

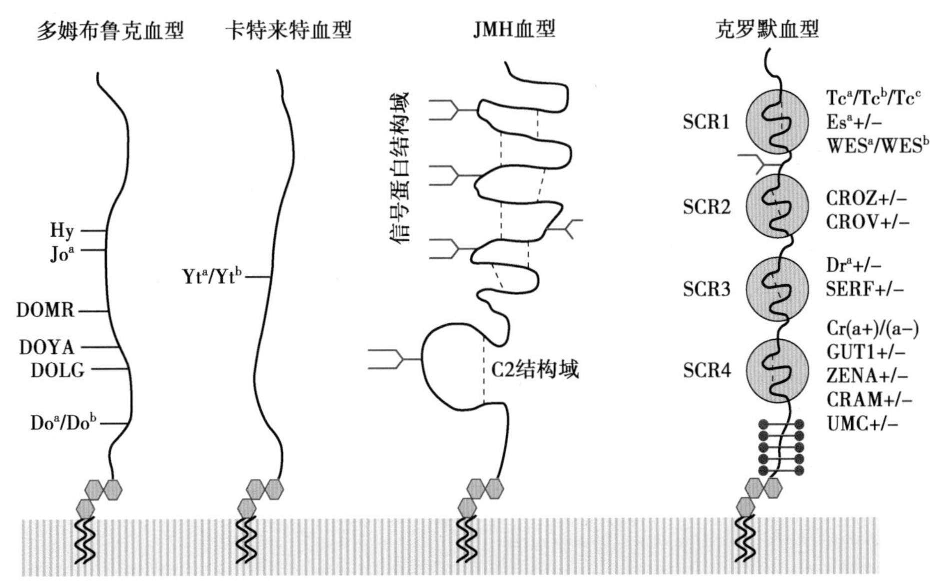

图 35-13 GPI 锚定糖蛋白上的血型抗原

分子生物学

AChE 基因位于染色体 7q22 上,具有 4 个外显子,长度在 4.5kb 至 4.7kb 之间。外显子 3 上的选择性剪接,决定了红细胞上 AChE 的 GPI 锚定形式(Li et al,1991)。Yt^a 和 Yt^b 抗原是由 322 位氨基酸残基上的单氨基酸多态性造成的,His322 是 Yt^a,Yt^b 是 Asn322(Bartels et al,1993)。Yt^a/Yt^b 多态性不在酶的催化位点,因此对酶活性无影响(Masson et al,1994)。

Cartwright 抗体

通常,抗-Yt^a 和抗-Yt^b 在临床上是无害的,虽然有报道称会缩短红细胞存活时间,甚至引起迟发型溶血性输血反应。两种抗体均与 HDFN 无关(Issitt & Anstee,1998)。抗-Yt^a 和抗-Yt^b 是 IgG 型,由免疫刺激产生,通常通过 IAT 检测。尽管 Yt^a 在人群中高频,抗-Yt^a 依然比抗-Yt^b 常见,提示 Yt^a 是更具免疫原性的抗原。抗-Yt^a 也更容易引起单核细胞单层实验阳性结果,使红细胞生存期缩短(Arndt & Garratty,2004)。

生物学功能

AChE 是神经和肌肉突触后膜快速降解乙酰胆碱所必需的关键酶。红细胞中 AChE 的作用,目前未明。

XG 血型系统(ISBT NO. 012)

Xg 血型系统只有 1 个抗原:Xg^a。因此,该血型系统仅存在两种表型：Xg^a 阳性和 Xg^a 阴性。因为 Xg^a 抗原的编码基因位于 X 染色体，因此，女性具有较高的 Xg^a 阳性表型。高加索人种中，大约 89% 的女性及 66% 的男性为 Xg^a 阳性。在其他人种中也具有类似结果（Johnson，2011）。Xg 是红细胞特异性的。每个红细胞上大约有 9000 个 Xg^a 分子（Reid & Lomas-Francis，2012）。

生物化学及分子生物学

Xg^a 抗原位于由 180 个氨基酸组成的 XG 蛋白的糖蛋白上，其大小为 24～29kD。作为 1 型糖蛋白，XG 蛋白由 1 个大的 117 个氨基酸的氨基末端细胞外结构域、1 个单跨模结构域和一个短的羧基末端胞内尾组成。针对 11 个潜在的 O-糖基化位点，似乎只有三个是糖基化的。该蛋白的编码基因（*XG*）位于 X 染色体的拟常染色体边界/X 特异性边界（pAB1X），长 2.4kb。

在红细胞膜上，XG 蛋白与 1 个 32kD 的唾液酸糖蛋白：MIC2 或 CD99，相关，可能组成 1 个异源二聚体。可证明 XG 和 MIC2 蛋白存在相邻关系，包括抗-Xg^a 抗体可抑制 MIC2，及抗-Xg^a 抗体可免疫共沉淀 MIC2。女性中，Xg(a-) 总是伴随着 CD99 低表达。相反，CD99 在 Xg(a-) 男性中高表达（Johnson，2011）。

Xg^a 抗体

抗-Xg^a 抗体不会引起溶血性输血反应或 HDFN（Johnson，2011）。抗-Xg^a 抗体可由免疫刺激产生或自然产生。大多数抗-Xg^a 抗体是 IgG 型的，部分可激活补体。由于男性和女性的 Xg^a 阳性表型存在差异，绝大多数（85%）抗-Xg^a 抗体发现于男性。

SCIANNA 血型系统（ISBT NO. 013）

Scianna（Sc）血性系统有 7 个抗原。Sc1 和 Sc2 是一对对立抗原，绝大多数个体被定型为 Sc:1,-2。Sc2 和 Sc4/Rd 是低频抗原，而 Sc3、Sc5、Sc6 和 Sc7 是高频抗原（表 35-21）（Brunker et al，2011）。Sc3 是高频抗原，表达在除了 Sc_{null}（Sc:-1,-2,-3）外的所有红细胞上。Sc-1,2 在太平洋岛屿人群中较为常见，而 Sc4 在斯拉夫人及 Ashkenazi 犹太人中较为常见。Scianna 是红细胞及红细胞生成组织特异性的。

表 35-21　Scianna 血型抗原

抗原（高频）	献血者中百分比	氨基酸变化（高频→低频）	献血者中百分比	抗原（低频）
Sc1	99	Gly57>Arg	0.7	Sc2
Sc3	100	307delGA Arg332 秒 top	罕见	SC_{null}
		Pro>Ala	罕见	(Rd)Sc4
Sc5(STAR)	100	Glu>Lys		
Sc6(SCER)	100	Arg81>Gln		
Sc7(SCAN)	100	Gly35>Ser		

引自 Reid and Lomas-Francis（2012）

生物化学

Scianna 抗原位于红细胞膜相关蛋白（ERMAP）上，后者是 1 个长度为 60kD 至 68kD、由 446 氨基酸组成的糖蛋白。与 Lutheran、Ok，和 LW 蛋白类似，ERMAP 是 Ig 超家族的一员。该分子是 1 型单跨膜蛋白，有 1 个单 IgV 结构域和 1 个大胞内结构域，可能参与信号转导。后者同时具有 SH3 和 B30.2 结构域，及蛋白激酶 C、酪氨酸激酶和酪蛋白激酶Ⅱ的多重磷酸化序列。该分子具有 11 个半胱氨酸残基，对巯基还原剂敏感。

分子生物学

ERMAP 基因位于染色体 1p34 上，由 11 个外显子组成，长 19kb。绝大多数 Sc 抗原是由 SNP 引起的氨基酸多态性造成的（表 35-21）。2 个 Sc_{null} 等位基因被报道：*SC01N.01*，该等位基因缺失 1 个碱基，导致移码突变；*SC01N.01*，该等位基因具有 1 个无义突变（R332Stop）。另一个氨基酸多态性（His26>Tyr）在前导序列中被发现，不过，它在成熟红细胞蛋白中不表达（Brunker & Flegel，2011）。大约 25% 的高加索人种是 His26>Tyr 多态性阳性。

Scianna 抗体

抗-Scianna 抗体非常罕见，通常是无害的。它们基本属于 IgG 型，有一些可以结合补体。绝大多数抗体是免疫刺激产生的，不过，已知可自然产生抗-Sc2 抗体的。这些抗原可以抵抗酶处理，但经 DTT 和 AET 处理后，会弱化。这些抗体不是引起输血反应的原因，但由于难以找到交叉配血相互匹配的血，会导致输血延误。抗-Sc4 和抗-Sc2 与 HDFN 相关。Sc1 和 Sc3 的自身抗体与温抗体型自身免疫性溶血性贫血相关（Brunker & Flegel，2011）。抗-Scianna 抗体可被可溶性重组 ERMAP 蛋白中和（Seltsam et al，2009）。

生物学功能

ERMAP 的生物学作用目前还不清楚，虽然它的结构提示它可能在红细胞吸附和信号转导中发挥作用。IgV 结构域具有 C1q 识别序列，可能介导骨髓巨噬细胞和有核红细胞在红细胞岛之间的黏附。ERMAP 和 B7 家族蛋白（CD80，CD86）及神经自身抗原有同源性，因此推测，ERMAP 可能参与免疫识别和自身免疫性贫血（Brunker & Flegel，2011）。

DOMBROCK 血型系统（ISBT NO. 014）

Dombrock 血型系统有 7 个抗原。Do^a（DO1）和 Do^b（DO2）是常染色体共显性抗原，在白人献血者中的频率分别是 67% 和 82%（表 35-22）。Gy^a、Hy、Jo^a、DOYA，和 DOMR 是高频抗原，在几乎所有献血者中都能发现。除红细胞外，在胎儿肝脏和脾脏中存在 Dombrock mRNA（Gubin et al，2000）。

Null/弱表型

Do_{null} 或 Gy(a-) 表型是非常罕见的常染色体隐性遗传表型（表 35-22）。在Ⅲ型阵发性睡眠性血红蛋白尿症（PNH-Ⅲ）患者中，可观测到获得型 Do_{null} 表型。PNH Ⅲ是一种造血干细胞疾病，特征是慢性溶血，这是由于缺乏包括 Cromer、Dombrock 和 Cartwright 抗原在内的 GPI-锚定糖蛋白所造成的。

表 35-22 Dombrock 血型系统表型

与抗体反应							表型	ISBT	氨基酸变化	美国人群中频率(%)	
抗-Do^a	抗-Do^b	抗-Gy^a	抗-Jo^a	抗-Hy	抗-Do6	抗-Do7				高加索人种	黑人
+	0	+	+	+	+	+	Do(a+b-)	DO1	Asn265	18	11
+	+	+	+	+	+	+	Do(a+b+)			49	44
0	+	+	+	+	+	+	Do(a-b+)	DO2	Asp265	33	45
Null/弱表型											
0	0	0	0	0	0	0	Cy(a-)或 Do$_{null}$†	DO3	第2外显子缺失*	罕见	罕见
0	w	w	0/w	0	w	+	Hy(-)	DO4	Gly108>Val	罕见	罕见
w	0/w	+	0	w	w	0/w	Jo(a-)	DO5	Thr117>Ile	罕见	罕见
0	0	w	w	w	0	?	DOYA(-)	DO6	Tyr183>Asp	罕见	罕见
0	+	0	w	w	?	0	DOMR(-)	DO7	Ala144>Glu	罕见	罕见
+	0	+	+	+	?	?	DOLG(-)	DO8	Leu225Gln	罕见	罕见
+	0	+	+	+	+	?	DOLC(-)	DO9	Thr189Met	罕见	罕见

ISBT,国际输血协会

* 第2外显子缺失与剪接位点,移码突变,无义突变相关(Reid & Lomas-Francis,2004)

† 与 PNH Ⅲ红细胞相关,该红细胞缺乏所有 GPI 锚定糖蛋白,包括 Dombrock,Cartwright,Cromer,JMH,和 CD59 抗原

缺失1种高频 Dombrock 抗原,常会伴随其他 Dombrock 抗原的弱表达(表 35-22)。这是由于 Dombrock 等位基因的异质性造成的,异质性导致携带不同的 Dombrock 抗原组合(Reid,2005;Baleotti et al,2006)。Hy(-)和 DOMR(-)个体通常表达弱化的 Do^b 和 Gy^a,同时,Jo^a 弱表达或缺失,而 Jo(a-)常与 Do^a、Hy 和 Gy 弱表达相关(Reid,2005;Costa et al,2009)。有1例 DOYA(-)被定为 Co(a-b-),具有 Gy、Hy 和 Jo^a 弱表达(Reid & Lomas-Francis,2012)。

生物化学

Dombrock 抗原位于腺苷二磷酸(ADP)核糖基转移酶(CD297),此酶催化 ADP 核糖从烟酰胺腺嘌呤二核苷酸(NAD)转移到蛋白受体。Dombrock 的克隆分子是长度 47kD 至 58kD,由314个氨基酸的糖蛋白,通过 GPI 糖脂的尾巴锚定到红细胞膜(GPI 锚定,见图 35-13)。该分子有5个潜在的糖基化位点,2个豆蔻酰化位点,及5个半胱氨酸残基(Gubin et al,2000;Daniels,2002)。因此,Dombrock 可以被二硫化物还原剂和裂解 GPI 锚定蛋白的磷脂酰肌醇磷脂酶 C 破坏(Gubin et al,2000)。

分子生物学

Dombrock 基因(*ART4*)位于染色体 12p13.2~12.1 上,跨度 14kb。基因有3个外显子,第2外显子编码了转录蛋白的 70% 以上,包含所有7个 Dombrock 抗原。Do^a、Do^b、Jo^a、Hy、DOYA 和 DOMR 都是单个氨基酸多态性造成的(表 35-22)。Do$_{null}$ 或 Gy(a-)表型是第2外显子被革除造成的(Reid,2005)。

Dombrock 抗体

Dombrock 抗体可具有临床意义,虽然许多抗-Dombrock 抗体是无害的。它们通常是以同种抗体的混合形式被发现的且难以鉴定。抗-Dombrock 抗体可缩短红细胞寿命,引发急性或迟发型溶血性输血反应。Dombrock 抗体在常规检测中可能被漏检,可引起输血反应及红细胞加速清除,涉及的血制品经常会被检测为匹配,即使采用完整的 IAT 交叉配血。此外,输血后直接抗球蛋白试验和放散液都可能是阴性的,抗体效价随也不随时间变化而明显上升(Reid,2005;Baumgarten et al,2006)。抗-Dombrock 抗体不会引起 HDFN。

抗 Dombrock 抗原的抗体通常是 IgG 型的,由输血或妊娠等免疫刺激引发。抗体活性可通过使用木瓜蛋白酶、无花果蛋白酶处理的红细胞而得到增强。相反,抗体活性可通过巯基还原剂(DTT,AET)、胰蛋白酶、糜蛋白酶和链霉蛋白酶处理红细胞而减弱或消失。抗-Dombrock 抗体可随体外保存而使输血前检测的情况变得更为恶化和复杂(Baumgarten et al,2006)。此外,随着时间推移,体内的 Dombrock 抗体效价也会降低,直到低于检测水平下线(Reid,2005)。

生物学功能

虽然 Dombrock 是 ADP 核糖基转移酶,但是未报道红细胞膜上有相关酶活性(Reid,2005)。未发现有临床疾病和 Do$_{null}$ 表型相关。据推测,Dombrock 可能在清除循环 NAD+,及/或者翻译后的蛋白质修饰中发挥作用(Reid,2005)。Dombrock 也通过 Do^b 抗原上的 RGD 基序,参与调控整合素介导的细胞黏附;Do^a 表型无 RGD 基序。

COLTON 血型系统(ISBT NO.015)

Colton 血型系统最初发现于 1967 年,有两个常染色体共显

性抗原:Co^a 和 Co^b,及第三个的单高频抗原(“TOR”)(Arnaud et al,2008)。Co^a 是高频抗原,表达在 99.7%的献血者上。少于 11%的献血者表达 Co^b,仅有 0.3%的个体是 Co(a-b+)。虽然非常罕见,曾报道过 1 例 Co(a-b-)或 null 表型。Colton 抗原表达在红细胞、近端肾小管、髓袢降支细段,肾直小血管内皮细胞、脉络丛、睫状体、微血管、胆囊,胎盘,和一些上皮细胞。每个红细胞上表达 120 000~160 000 个 Colton 糖蛋白分子。

生物化学

Colton 血型抗原位于水通道蛋白质 1(AQP-1)上,也称为通道形成整合蛋白,是水选择性膜通道(图 35-14)。AQP-1 是 1 个 269 氨基酸的多次跨膜整合膜蛋白,具有 6 个跨膜结构域。晶体图研究表明,第 1 细胞内环和第 3 细胞外环折叠回质膜,两个 Asp-Pro-Ala(NPA)序列重叠,形成 1 个水通道。1 个单 N 糖基化位点(Asn42),能表达 ABH 抗原,被发现位于第 1 细胞外环接近 Co^a/Co^b 和 TOR 表位(45 位和 47 位氨基酸残基)的位置。TOR 表位在体内糖基化程度不同,导致 AQP-1 糖基形式的大小范围从 40kD 到 60kD(Agre et al,1994)。在红细胞膜上,AQP-1 以同源四聚体形式存在,AQP-1 的单体方阵,这可能有助于维持单体的结构稳定和功能完整(Knepper,1994)。AQP-1 与锚定蛋白中间物复合体共同定位(Burton & Bruce,2011)。

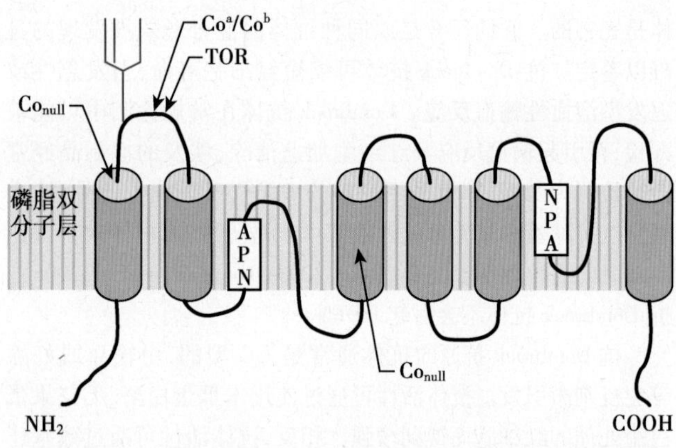

图 35-14 水通道 1(AQP-1,通道形成整合蛋白[CHIP])结构。AQP-1 是多通道蛋白,含有 6 个跨模结构域,用琥珀色柱状图表示。第 1 胞质和第 3 胞外环折叠回磷脂双分子层,两个 Asp-Pro-Ala(NPA)基序重叠,形成 1 个水通道。N 糖基化位点在第 1 细胞外环上用分支结构表示。由 45 位氨基酸引起的 Co^a/Co^b 多态性,用实线表示。TOR 是临近 Co^a/Co^b 多态性位点,由 47 位氨基酸决定的一种罕见抗原。2 个位点的突变会导致 Colton null 表型,在图中也做了标志(Co_{null})

分子生物学

AQP-1 的基因位于染色体 7p14 上,长 17kb。基因有 4 个外显子,启动子区域同时有 TATA 和 Sp1 一致性序列(Moon et al,1993)。Co^a 和 Co^b 抗原是 A314T 多态性造成的,导致 Ala45(Co^a;CO*01)或 Val45(Co^b;CO*02)(Smith et al,1994)。第 3 种多态性(Gln47>Arg),正好为 Co^a/Co^b 多态性位点的末梢,最近在一名同种免疫的土耳其患者(TOR)中发现了,该患者产生了明显的抗-Co3(Arnaud et al,2008)。有 6 种 *Co_{null}* 等位基因及 1 个 *Co-3* 弱等位基因(Co_{mod};Pro38>Leu)被发现。1 种获得型 Co_{null} 表型被发现,为非常罕见的,具有 7 号染色体单体和先天性纯红细胞再生障碍性贫血的患者(Agre et al,1994)。

Colton 抗体

抗-Colton 抗体可能具有临床意义:它们可能与红细胞寿命缩短、溶血性输血反应和 HDFN 相关(表 35-5)。Co^a 和 Co^b 的抗体通常是 IgG 型的,由输血或妊娠的免疫刺激引发。一部分抗-Co^a 和抗-Co^b 抗体被报道可结合补体。抗-Colton 抗体可通过 AHG 技术检测,与蛋白酶处理红细胞反应,凝集可加强。罕见的 Co_{null} 和 TOR 阴性个体可产生抗-Co3(抗 Co^{a+b}),这是可同时和 Co(a+b-)和 Co(a-b+)红细胞反应的同种抗体(Reid & Lomas-Francis,2012;Arnaud et al,2008)。

生物学功能

AQP-1 是红细胞上主要的水通道分子,促进尿液在肾脏中的浓缩(Verkman,2009)。同时,Co_{null} 红细胞的 CO_2 渗透性也是下降的(Endeward et al,2006)。尽管它在水调节中很重要,但 Co_{null} 个体很少或没有临床不良反应。Co_{null} 红细胞虽然寿命轻度缩短,但在外观和数量上形态正常(Mathai et al,1996)。Co_{null} 个体无明显的临床免疫血液学后遗症,可能是其存在第 2 种水通道蛋白,AQP-3。AQP-3(GIL 血型),是甘油或尿素的转运蛋白,对水的渗透能力中等,它似乎负责了残留的 Co_{null} 红细胞的水渗透性(Roudier et al,1998;Verkman,2009)。

LW 血型系统(ISBT NO. 016)

该血型系统是以其发现者:Landsteiner 和 Wiener 的姓名缩写来命名的。LW 血型系统在 Rh 血型系统的发现历史中有重要作用。Landsteiner 和 Wiener 最初用恒河猴红细胞免疫兔子,得到了针对 LW 抗原的抗体。这种“抗-Rh”抗体最初被认为可识别 RhD 抗原;然而,随后的研究发现由 Landsteiner 和 Wiener 免疫得到的抗体识别 1 种非-Rh(LW)抗原。

LW 血型系统有两个等位基因对应抗原:LW^a 和 LW^b。Lw^a 是高频抗原(99%的白人献血者表达)。LW 抗原的表达依赖于 RhD 蛋白的表达,其在 RhD 阳性红细胞上高表达,在 RhD 阴性红细胞上弱表达。LW 抗原在 Rh_{null} 红细胞上不表达。LW(a-b-)或 null 表型非常罕见,这种表型的个体是 LW 沉默等位基因的纯合子。LW 抗原表达在红细胞和胎盘上。每个红细胞上大约有 3600~5000 个 LW 糖蛋白分子(Reid & Lomas-Francis,2012)。

生物化学

LW 抗原位于 4 型细胞间黏附分子(ICAM-4,CD242),是 40kD 至 47kD 的 1 型糖蛋白。蛋白质经过加工之后,切割了 30 个氨基酸前导序列,形成一个成熟的 241 个氨基酸蛋白。ICAM 是 Ig 超家族的一员,有两个细胞外 C2 样结构域:1 个单穿膜结构域和 1 个短胞内尾。具有 4 个 N 糖基化位点,伴有 O 糖基化的证据,这可能影响黏附(Toivanen et al,2008)。虽然有几种氨基酸对 ICAM4/整合素结合很关键,第 1 个 C2 或 Ig 结构域是最关键的(Toivanen et al,2008)。该分子有 3 个二硫键,对还原剂敏感,如DTT(Reid & Lomas-Francis,2012)。

分子生物学

*ICAM4*基因位于染色体19p13上。LW^a和LW^b抗原由1个SNP(A308G)决定,生成Gln100(LW^a)或Arg100(LW^b)。对2名LW_{null}个体的研究发现,在基因编码区有10bp的缺失(Hermand et al,1995)。

LW抗体

抗-LW抗体在临床上是无害的,罕有导致溶血性输血反应或HDFN的报道。它们通常是IgG型,用IAT检测。抗体活性可被EDTA及用诸如DTT、AET等巯基还原剂预先处理的红细胞下调。除了抗-LW^a和抗-LW^b,LW_{null}个体可产生抗-LW^{ab},该抗体和LW(a+b-)及LW(a-b+)红细胞均发生反应。

生物学功能

LW糖蛋白是$β_2$-整合蛋白Mac1(CD11b/CD18),LFA-1(CD11a/CD18),及血小板GPⅡb/Ⅲa的潜在反受体。据推测,LW糖蛋白可能在红系早期发育中参与黏附作用。缺乏Icam-4的小鼠,虽然外周红细胞的数量正常,但其骨髓中有核红细胞岛数量减少(Toivanen et al,2008)。LW的表达在镰状细胞贫血患者升高,说明其可能参与了微血管阻塞(Reid & Lomas-Francis,2012)。LW糖蛋白也可能通过结合脾巨噬细胞上的CD11/CD18整合素,参与红细胞的老化(Toivanen et al,2008)。

CHIDO/RODGERS血型系统(ISBT NO.017)

Chido/Rodgers(Ch/Rg)血型系统有10个抗原,包括两对对立抗原,及3个构象抗原。后者需要两个空间上不同的Ch/Rg抗原,一起产生一个第三种的构象抗原(表35-23)。绝大多数Ch/Rg抗原是高频抗原(>90%)。与Lewis血型抗原类似,Ch/Rg抗原是血浆来源的,并被动地吸附在红细胞膜上。Ch/Rg抗原在脐带血和一些GYPA缺陷的红细胞上弱表达(Issitt & Anstee,1998)。

表35-23 Chido/Rodgers血型抗原

Chido(Ch)抗原		名称	频率*	氨基酸	频率*	名称	Rodgers(Rg)抗原	
CH/RG3†	CH/RG1	Ch1	96%	Arg1191>Leu	98%	Rg1	CH/RG11	CH/RG12†
		Ch3	93%	Ala1188>Val	95%	Rg2	CH/RG13	
	CH/RG6	Ch6	96%	构象表位	95%	Rg3		
				Ser1157>Asn				
CH/RG7†		WH	罕见	构象表位(Ch6+Rg1)				
				His1106>Asp				
				Ile1105>Leu				
CH/RG2†	CH/RG4	Ch4	96%	Ser1102>Lys				
		Ch2	91%	Leu1101>Pro				
	CH/RG5	Ch5	94%	构象表位(Ch4+Ch5)				
				Gly1054>Asp				

* 通过Giles(1987)和Issitt和Anstee(1998)的数据计算

† 构象表位Ⅰ由两个Ch/Rg抗原共存决定

生物化学/分子生物学

Ch/Rg的抗原决定簇位于C4补体分子的C4d片段。C4是两个高度同源基因C4A和C4B的产物(同源性99%)。这两个基因位于染色体6p21.3上,临近*HLA*基因座。目前,已经发现了包含null等位基因在内的,超过50种C4等位基因,使该血型系统的遗传背景非常复杂。每个基因大约长22kb,有41个外显子。第26外显子的4个氨基酸是区分C4A和C4B的关键点。绝大多数Ch/Rg抗原是由第25和第28外显子的碱基突变所引起的氨基酸多态性造成的(Giles et al,1988)。通常,Chido抗原位于C4B,Rodgers抗原位于C4A,也有Rodgers抗原表达在C4B的报道(反之亦然)(Giles,1987;Giles et al,1988)。蛋白电泳中,C4A迁移速度比C4b快。

Chido/Rodgers抗体

Ch/Rg抗原的抗体不会引起溶血性输血反应或HDFN。罕见的报道描述了输注血浆和血小板后的过敏反应(Westhoff et al,1992)。抗-Ch/Rg抗体是IgG型,通常可用AHG检测。红细胞在低离子溶液中孵育,可增强抗体活性。血浆或蛋白酶预处理红细胞会抑制抗体活性(Reid & Lomas-Francis,2012)。

生物学功能

C4缺陷与自身免疫性疾病、细菌性脑膜炎易感性相关。特异性C4同种异型与一些自身免疫性疾病相关,包括类风湿关节炎与Graves病。

GERBICH 血型系统(ISBT NO. 020)

Gerbich(Ge)血型系统含 11 个抗原:6 个高频抗原(>99%,表 35-24)和 5 个低频抗原。Gerbich 糖蛋白(GPC/D;图 35-15)表达在胎儿和成年人的红细胞、血小板及肾脏和胎肝上。每个红细胞上表达大约 180 000~250 000 个 Gerbich 分子(Reid & Lomas-Francis,2012)。

表 35-24 Gerbich 血型抗原

高频		频率	GP*	氨基酸变化(高频→低频)	频率	低频	
ISBT	名称					名称	ISBT
GE2	Ge2	>99%	GYPD	aa1-19			
GE3	Ge3	>99%	GYPC	aa43-50			
			GYPD	aa22-29			
GE4	Ge4	>99%	GYPC	N-端			
	Wb(-)	>99%	GYPC	Ser8>Asn,N 多糖缺失	罕见	Webb	GE5
			GYPC+D	外显子 3 重复	2%黑人 1.5%芬兰人	Ls^a	GE6
	An(a-)	>99%	GYPD	Ser2>Ala	0.01%	An^a	GE7
	Dh(a-)	>99%	GYPC	Leu14>Ala	<0.01%	Dh^a	GE8
			GYPC+D	Thr32Asn (GYPC),Thr11Asn(GYPD)	非常罕见	GEIS	GE9
GE10	GEPL	>99%	GYPC+D	Pro45Leu (GYPC),Pro24Leu(GYPD)	罕见	GEPL(-)	
GE11	GEAT	>99%	GYPC	Asp19Val	罕见	GEAT(-)	
GE12	GETI	>99%	GYPC+D	Thr27Ile (GYPC),Thr6Ile(GYPD)	罕见	GETI(-)	
Gerbich Null 表型†							
			GYPC	外显子 2 缺失	罕见	Yus	(Ge-2,3,4)
			GYPC	外显子 3 缺失	10%~50% 美拉尼西亚人	Gerbich	(Ge-2,-3,4)
			GYPC	外显子 3+4 缺失	罕见	Leach	(Ge-2,-3,-4)

ISBT,国际输血协会

* 糖蛋白 C(GYPC)或糖蛋白 D(GYPD)

† Yus 和 Gerbich 表型是 GPC 等位基因突变造成的。在 Yus、Gerbich,或 Leach 表型中未发现 GPD

Null/弱表型

三个常染色体隐性遗传表型与缺失高频 Gerbich 抗原相关:Yus(Ge-2,3,4),Gerbich(Ge-2,-3,4),和 Leach(Ge-2,-3,-4)。Gerbich 表型(GYPCΔex3)在 New Guinea 常见,这是一个疟疾为地方病的区域。所有 3 种 Null 表型与卵形红细胞症相关。遗传性椭圆形红细胞增多症患者 Gerbich 抗原表达下降,这是由肌动蛋白和其他细胞骨架蛋白上的突变造成的(An & Mohandas,2008)。

生物化学

Gerbich 抗原表达在 2 个生物合成相关的 1 型糖蛋白上:糖蛋白 C(GYPC;见图 35-15)和糖蛋白 D(GYPD)。GYPC 是长度为 40kD、由 128 氨基酸组成的糖蛋白,有 1 个 N 连接和 12 个 O 连接的多糖。GYPD 是 1 个 107 氨基酸的变异体,在氨基末端缺少 21 个氨基酸(Reid & Lomas-Francis,2012)。GYPC 和 GYPD 是红细胞连接复合体的成员,负责维持膜的横向稳定性(Burton & Bruce,2011;An & Mohandas,2008)。胞内结构域和 AE1 和几个细胞骨架蛋白相互作用,这些蛋白包括血影蛋白、蛋白 4.1 和 p55。连接性复合体蛋白的缺陷会导致遗传性椭圆形红细胞增多症。

分子生物学

GYPC 和 GYPD 都是由 *GYPC* 基因编码的,该基因位于染色体 2p14-121 上。基因跨度 13.5kb,含 4 个外显子。外显子 1 至外显子 3 编码胞外结构域;外显子 4 编码跨膜结构域和胞内尾。启动子区域有经典的 CCAC 和 TATA 序列,及 Sp1、GATA-1 和 NF-E6 的转录因子结合位点。GYPD 是下游遗漏翻译的产物,具有一个替代性的 AUG 残基(Met22,译者:为起始密码子)。

如表 35-24 所示,高频抗原 Ge2 和 Ge4 分别是 GYPD 和 GYPC 的 NH2 末端。Ge3 由外显子 3 编码,两个分子均表达。除了 Ls^a,Ge 的低频抗原都是单氨基酸多态性产生的。Leach 表型是第 3,第 4 外显子缺失造成的。其结果是 GYPC 和 GYPD 均不表达(图 35-15)。Yus 和 Gerbich 表型(GYPCΔex3)是缺失突变,导致异常 GYPC 合成及 GYPD 完全缺失。Yus 和 Gerbich 可表达存在于 GYPC(Ge3,Ge4)上的高频抗原,但不表达于 GYPD(Ge2)上。Gerbich 阴性红细胞也显示变异的糖基化,表达不成熟的,高甘露糖 N 多糖和下降的唾液酸化的 O 多糖(Mayer et al,2006)。GYPC合成的上游起始密码子的形成是相对新的,并仅限于人类(Wilder et al,2009)。

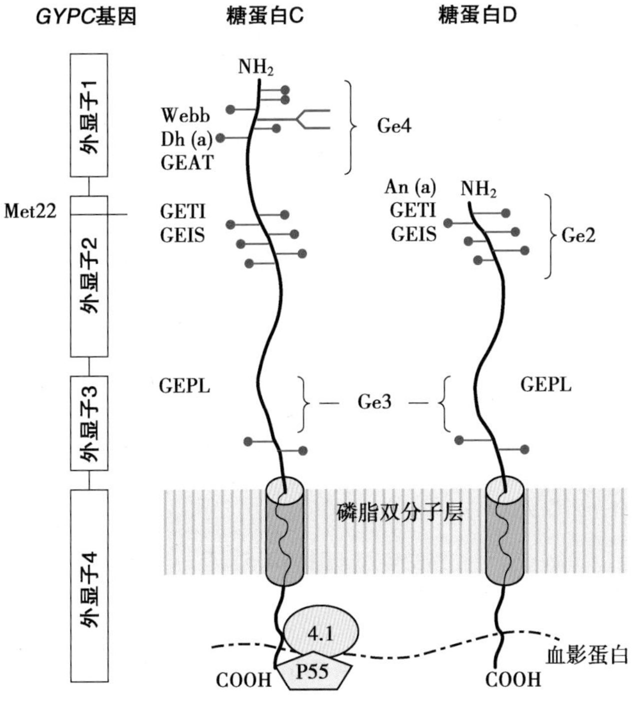

图35-15 Gerbich抗原位于糖蛋白C(GYPC)和糖蛋白D(GYPD)上。图中表示了O链(●—)和N链多糖。也显示了2种蛋白间的*GYPC*基因的相互关系。GYPD是由替代性的第2外显子Met22起始翻译的结果。不同外显子的缺失造成了3种Gerbich null表型。GYPC和GYPD在细胞骨架上和血影蛋白、蛋白4.1及p55相互作用

Gerbich抗体

抗-Gerbich抗体,通常具有临床意义,不过也有一些不具临床意义。据报道抗-Gerbich抗体会缩短红细胞存活周期,输注Gerbich不相容红细胞会引起迟发型溶血。还有1例引发严重HDFN的报道。Gerbich自身抗体与严重的自身免疫性溶血性贫血相关(Reid & Lomas-Francis,2004)。

抗-Gerbich抗体可能是IgM或IgG型。大多数是免疫刺激产生的,也存在自然产生的抗-Ge。它们可在室温检测到,AHG技术可增强反应。Gerbich抗原可抵抗糜蛋白酶,但对其他蛋白酶(胰蛋白酶、链霉蛋白酶)敏感。

生物学功能

GYPC和GYPD,与AE1链接,协助细胞膜锚定到细胞骨架。GYPC也是P. falciparum EBA140/BAEBL蛋白的受体,这是一种唾液酸依赖的侵袭性蛋白,识别GYPC上的N多糖。Gerbich阴性红细胞(GYPCΔex3)在体外显示了对恶性疟原虫(P. falciparum)感染的抵抗性上升。据推测,高频率的Gerbich阴性是为了抵御严重疟疾而进化选择造成的,当然这一推测还未得到论证(Cooling,2015)。因为它们富含唾液酸,GYPC和GYPD也可结合流感病毒。

CROMER血型系统(ISBT NO. 021)

Cromer血型系统(Cr/CROM)含16个抗原,包括5个对立抗原,10个高频抗原,及23个可能的表型(表35-25;图35-13)。Cromer抗原位于DAF(CD55),DAF广泛表达在组织及分泌物中。DAF在所有造血干细胞、血管内皮,胃肠道和泌尿生殖上皮细胞,脑和体液中均有表达(Storry & Reid,2002)。Cromer表达在脐带血红细胞和胎盘滋养细胞上。

表35-25 Cromer血型抗原

高频抗原			氨基酸变化(高频→低频)	低频抗原		
ISBT	名称	频率		频率	名称	ISBT
CROM1	Cr^a	>99%	Ala227>Pro	罕见		
CROM2	Tc^a	>99%	Arg52>Leu	6%黑人 0%高加索人种	Tc^b	CROM3
			Arg52>Pro	罕见	Tc^c	CROM4
CROM5	Dr^a	>99%	Ser199>Leu	罕见	Dr(a-)	
CROM6	Es^a	>99%	Ile80>Asn	罕见		
CROM7	IFC	>99%	异构	罕见	Inab	
CROM9	Wes^b	>99%	Leu82>Arg	2%黑人 <0.5%高加索人种	Wes^{a*}	CROM8
CROM10	UMC	>99%	Thr250>Met	罕见		
CROM11	GUT1	>99%	Arg240>His	15%Muapuche Indians	GUT1(-)	
CROM12	SERF	>99%	Pro216>Leu	1%泰国人	SERF(-)	
CROM13	ZENA	>99%	His242>Gln			
CROM14	CROV	>99%	Glu156>Lys			
CROM15	CRAM	>99%	Gln247>Arg			
CROM16	CROZ	>99%	Arg130>His	罕见	CROZ(-)	

ISBT,国际输血协会

*由于它们位置邻近,Wes^a会弱化Es^a表达

Null/弱表型

Inab或Cromer null表型是罕见的常染色体隐性遗传表型，特征为所有Cromer抗原均完全缺失，但CD59和其他GPI锚定糖蛋白正常表达。许多具有Inab表型的个体有慢性胃肠道疾病，特别是慢性蛋白丢失性胃肠病。在PNH Ⅲ型红细胞上，CD55/Cromer也缺失，PNH Ⅲ型红细胞缺失所有GPI锚定糖蛋白。在Dr(a-)表型中观察到Cromer弱表达(正常表型的40%)。

生物化学

CD55/DAF是高度糖基化的，319个氨基酸的，70kD的GPI锚定糖蛋白(图35-13)。胞外结构域含四个短共同重复序列(SCR)结构域，可结合补体(C3b/C4b)，随后是一个70个氨基酸的，富含O链多糖(50%丝氨酸/苏氨酸)的刚性茎杆区域，可保护分子抵御蛋白酶水解。每个SCR结构域含有4个高度保守的半胱氨酸残基，导致每个SCR有两个链内二硫键。因此，DAF对巯基还原剂敏感。含有1个单N糖基化位点的分子临近SCR1(Medof et al,1987)。SCR2和SCR3是C3转化酶复合物C3bBb或C4b2a的结合位点(Lublin,2005)。所有4个SCR结构域都是Cromer抗原的位点。

分子生物学

*DAF*基因位于染色体1q32上，跨度40kb，含11个外显子。Cr^a是参考等位基因(CROM*01)。大多数Cromer抗原是单氨基酸多态性造成的(表35-25；图35-13)(Hue-Roye et al,2007；Reid & Lomas-Francis,2012)。Inab表型由无义突变和移码突变引起。Dr(a-)表型是SNP(596C>T)的结果，这使Ser199>Leu多态性和剪切位点改变同时发生。在Dr(a-)个体中可观察到两种mRNA，分别编码1个由改变的剪切位点引起的截短的突变蛋白(主要转录本)，和1个带有Leu165多态性的全长DAF(次要转录本)。Dr(a-)红细胞的DAF及所有Cromer抗原均弱表达(Storry & Reid,2002)。

Cromer抗体

抗-Cromer抗体的临床意义不定。在部分个体中，抗-Cromer抗体与红细胞生存期缩短及溶血性输血反应相关。Cromer抗体不会引起HDFN，这是由于滋养层上皮的DAF会吸附抗体(Storry & Reid,2002；Lublin,2005)。在部分案例中，抗-Cromer抗体在孕中期和晚期一过性消失，在分娩后又会重新出现(Hue-Roye et al,2007)。

抗-Cromer抗体通常是IgG型，由免疫刺激产生。它们可通过IAT检测，会显示弱、多样化结果(属于高效价的、低亲和力[HTLA]抗体)。抗-Cromer抗体可被血浆、尿素及浓缩血小板抑制。抗体活性对使用糜蛋白酶和链霉蛋白酶预处理红细胞高度敏感，对其他蛋白酶处理无此效果。使用AET和DTT处理，Cromer抗原弱化，但不是被彻底破坏。

生物学功能

CD55/DAF通过促进两个C3转化酶衰变避免补体作用而保护细胞。在诱导的小鼠自身免疫性疾病模型中，*CD55*基因敲除的小鼠可呈现疾病严重程度明显上升(Lublin,2005)。CD55也是大肠埃希菌(intestinal E. coli strains)的受体，该菌带有Afa/Dr黏附素，可识别SCR3。CD55是幽门螺杆菌(H. pylori)的可选配体，在慢性感染中上调。CD55也是几种病毒的受体，包括汉坦病毒、柯萨奇病毒、肠道病毒ENV70及多个埃可病毒株(Cooling,2015)。

KNOPS血型系统(ISBT NO. 022)

Knops血型系统有9个等位基因对应抗原，包括6个对立抗原(表35-32)。几种Knops抗原(Kn^b、Mc^b、Sl^a、KCAM)存在种族差异性。Knops抗原存在于成熟及脐带血红细胞、中性粒细胞、B淋巴细胞、树突状细胞(Reid & Lomas-Francis,2012)。Knops在红细胞上的表达强度存在个体差异(200~1200分子/红细胞)，大约1%的献血者显示了最弱的Knops表达(50~150分子/红细胞，Helgeson表型)。Knops/CR1在感染和自身免疫疾病时表达减少，这是由于高水平的免疫复合物循环造成的(Moulds,2010)。

生物化学

Knops位于补体受体1(CR1,CD35)，是一个220kD的糖蛋白(Moulds,2010)。胞外结构域含有30个SCR，分为4个长同源区域(LHRA-D)，每个含有7个SCR。每个LHRA-C含有1个补体结合结构域，可结合C4b、C3b、C5a及疟疾(Cooling,2015)。Knops抗原位于LHRD的SCR25和SCR26。LHRD也是甘露糖结合凝集素的受体。该分子上还表达6~8个N糖基化位点。

分子生物学

*CR1*基因位于染色体1q32上。存在4个CR1异构体(CR*1至CR*4)，CR1*1最常见(Moulds,2010)。CR1强度和拷贝数的可变性受遗传决定的，可因疟疾选择性压力而出现的。目前，所有Knops抗原都是由氨基酸多态性决定的(表35-26；Covas et al,2007；Moulds,2010)。SL3是构象抗原，需要Sl1和Sl4同时表达。

Knops抗体

Knops抗体一般不具有临床意义。Knops不相容红细胞输注后，可正常存活。Knops抗体是IgG型的，由免疫刺激产生，通常只能使用AHG技术检测。历史上被归为HTLA抗体，Knops抗体非常难于检测，这是因为它们低亲和力、Knops表达的生物学多样性、抗原降解，通常会存在其他同种抗体的特异性。Knops抗原可抵抗蛋白酶，但会被巯基还原剂(AET,DTT)弱化。

生物学功能

作为补体调节蛋白，CR1可以结合C3b/C4b免疫复合体，通过1因子，促使它们降解成iC3b和iC4b。CR1也能结合C5a，可加速C3和C5转化酶的衰变。CR1也可加强了对C3b/C4b包被的微粒的吞噬作用。这可以促进利什曼原虫(Leishmania)和肺炎链球菌(*S. pneumoniae*)的细菌黏附及/或细胞内清除(Li et al,2010；Cooling,2015)。据推测，CR1可能通过LHRD和甘露糖结合凝集素，在结核分枝杆菌(Mycobacterium)感染中发挥作用(Cooling,2015)。

表 35-26 Knops 血型抗原

高频		频率	氨基酸变化(高频→低频)	频率	低频	
ISBT	名称				名称	ISBT
KN1	Kn^a	99%	Val1561>Met	4%高加索人种	Kn^b	KN2
KN3	Mc^a	99%	Lys1590>Glu	45%黑人	Mc^b	KN6
KN4	Sl1(Sla)	98%高加索人种 52%黑人	Arg1601>Gly	仅见黑人	Sl2(Vil)	KN7
	Sl4*	100%黑人 96%高加索人种	Ser1610>Thr	4%高加索人种	Sl5*	
KN8	Sl3†		Arg1601+Ser1610			
KN9	KCAM	80%~98%高加索人种	Ile1615>Val	70%~80%西非人,非裔巴西人	KCAM(-)	
KN5	Yk^a	92%高加索人种 98%黑人	未明			

ISBT,国际输血协会

* Sl4 和 Sl5 在此时仅为理论抗原,未正式加入 Knops 家族

† Sl3 是构象抗原,需要 Sl1(Arg1601)和"Sl4"(Ser1610)同时存在

CR1 是恶性疟原虫(P. falciparum)侵入蛋白 PfRH4 的受体。PfRH4 识别 LHRA 上的 C3b/C4b 的结合位点(Tham et al, 2010)。几项基因组研究证实 CR1 低表达可保护机体抵抗疟疾(Cooling,2015)。CR1 也可结合一些 PfEMP 变异体。PfEMP 是表达在被感染红细胞上的疟疾蛋白,可使红细胞形成玫瑰花结。一些早期研究报道了疟疾风险和和选择的 Knops 抗原(Kn^b、McC^b、Sl2)间的相关性,不过在最新的基因组研究中,这些现象没有再观察到。此外,带有特异性重组 McC 和 Sl 抗原的 CR1 结构的体外实验显示,它们和 PfEMP 的结合能力无差异性(Tetteh-Quarcoo et al,2012)。

INDIAN 血型系统(ISBT NO. 023)

Indian(IN)血型系统有 2 个常染色体共显性抗原:In^a(IN1)和 In^b(IN2)。In^b 是高频等位基因(99%的高加索人种表达),而 In^a 除了在印度人(4%)和阿拉伯人(11%~12%)中有一定表达,在其他人种中相对罕见。此外,还存在 3 种高频抗原:IN3、IN4,和 AnWj。罕见的 IN3-和 IN4-仅分别发现于摩洛哥人和巴基斯坦人(Poole et al,2007)。Indian 抗原由 CD44 糖蛋白携带,广泛表达于所有造血干细胞、上皮细胞和神经组织。每个红细胞上大约表达 6000~10 000 个 CD44 分子((Byrne & Byrne,2004;Reid & Lomas-Francis,2012)。

Null/弱表型

包括 AnWj 在内的 Indian 抗原,在 In(Lu)红细胞上表达下降。Indian 抗原在妊娠期的脐带血红细胞上的表达会暂时下降,同时抗-AnWj 的自身抗体会导致自身免疫性溶血性贫血(Daniels,2002)。

生物化学

Indian 抗原表达在 CD44 上,这是一种在许多细胞膜上都广泛存在的糖蛋白。CD44 在不同组织间存在异源性,这是由于 mRNA 加工处理及糖基化时,不同组织的特异性差异所造成的。红细胞上,CD44 是 1 个 80kD 至 85kD 的,341 个氨基酸组成的 1 型糖蛋白,带有高度糖基化胞外结构域,该结构域含 6 个半胱氨酸残基,6 个 N 多糖,3 个硫酸软骨素聚糖,及几个 O 链多糖。球状头部结构域是透明质酸结合位点。羧基末端胞内结构域和细胞骨架(带 4.1、锚定蛋白、埃兹蛋白、膜突蛋白、根蛋白)相互作用,在细胞内传递信号分子(Src、Lck、Fyn、蛋白激酶 C)(Ponta et al,2003)。

分子生物学

CD44 基因位于染色体 11p13 上。基因跨度 50kb,含 20 个外显子,可产生一系列剪切形式的变异体。红细胞上,CD44 由第 1 至第 5、第 16、第 17、第 18 和第 20 外显子编码。In^a(IN1,P46)和 In^b(IN2,R46)是由一个单氨基酸多态性造成的。高频抗原 IN3(H85Q)和 IN4(T163R)的缺失是由错义突变造成的(Poole et al,2007)。AnWj 抗原的背景还不清楚,不过该抗原位于分子的 O 链茎干上,邻近磷脂双分子层。

Indian 抗体

同时针对 Indian 和 AnWj 的抗体有临床意义,会缩短红细胞的生存周期,引起输血反应。它们与 HDFN 无关。抗-AnWj 的自身抗体已报道可引起自身免疫性溶血。抗-Indian 抗体通常是 IgG 型,免疫刺激产生。它们可在盐水中凝集,被 AHG 技术加强。除 AnWj 外,Indian 抗原会被蛋白酶和 AET 破坏。抗-Indian 抗体可被血浆抑制,因为血浆中含有可溶性 CD44。

生物学功能

CD44 是白细胞上的主要黏附分子。CD44 结合一系列胞外基质蛋白,包括胶原、纤维连接蛋白、层粘连蛋白和透明质

酸。骨髓中,CD44 可能参与将红系祖细胞黏附至间质成纤维细胞的工作。白细胞上,CD44 促进白细胞(WBC)-内皮细胞黏附,协助将白细胞定位至炎症位点。CD44 参与肿瘤转移、创伤重塑和胚胎分化。CD44 是侵袭性化脓性链球菌(*S. pyogenes*)的受体,该过程通过透明质酸结合结构域完成,导致细胞骨架破坏和组织穿透(Cooling,2015)。类似的,CD44 在志贺菌(*Shigella*)和李斯特菌(*Listeria*)侵入时发挥关键作用。AnWj 抗原被认为是 b 型流感嗜血杆菌(*H. influenzae*)的受体。

OK 血型系统(ISBT NO. 024)

OK 系统位于 CD147 或 Basigin 糖蛋白上,包括 3 个高频抗原:Ok^a、OKGV 以及 OKVM。CD147 在上皮细胞、血液细胞、视网膜细胞和神经细胞上广泛表达(Muramatsu,2012)。每个红细胞上大约有 3000 个 CD147 分子。CD147 在红细胞上分布最多,但会随着红细胞的老化而减少。

生物化学与分子生物学

Ok^a 位于 CD147 上,分子量 35-kD,是由 251 个氨基酸组成的 N 糖基化蛋白质。免疫球蛋白超家族成员 CD147 具有 IgC2 和 IgV 结构域。在膜上,CD147 以同源二聚体形式存在,通常与其他蛋白质形成复合物,包括 CD44(Indian),β_1-整合素,小凹蛋白和单羧酸转运蛋白等(Muramatsu,2012)。

CD147 的基因位于染色体 19p13.2 短臂末端,在灵长类动物中表现出高度的保守性。Ok(a-)表型来源于 E92K 多态性(Daniels,2002)。单氨基酸多态性还决定 OKVM-(Val60Met)和 OKGV-阴性表型(Gly59Val)(Reid & Lomas-Francis,2012)。目前已知还有另外四种氨基酸多态性,但尚未造成同种抗体的形成(Wanaguru et al,2013)。

CD147 抗体

抗 Ok^a 是很少见的,仅在日本有过相关报道。抗 Ok^a 是由免疫刺激产生的 IgG 类抗体,与输入 Ok^a 不相容的红细胞后,红细胞存活期缩短相关。不会引起 HDFN。Ok^a 抗原对酶,唾液酸酶和巯基还原剂耐受。纽约血液中心最近开发了针对 Ok^a 的三种单克隆抗体(Tian & Halverson,2009)。

生物学功能

在白细胞上,CD147 是一种白细胞激活相关蛋白,可以通过刺激细胞外基质重塑所需的酶参与细胞黏附,肿瘤发生和伤口愈合(Muramatsu,2012)。CD147 还在红细胞运输和脾脏回收中起作用;其随老化而致的丢失与脾脏中衰老红细胞的清除相关(Coste et al,2001;Khandelwal & Saxena,2006)。更重要的是,CD147 是 PfRH5 的受体。PfRH5 是恶性疟原虫 *P. falciparum* 感染必需的黏附蛋白,可能是恶性疟原虫感染人类的靶位点(Wanaguru et al,2013)。CD147 同时也是亲环素 A 和 B 的受体。亲环素被整合入几种病毒蛋白后,可能促进 HIV、SARS 冠状病毒和麻疹的感染(Cooling,2015)。

RAPH 血型系统(ISBT NO. 025)

RAPH 血型系统包含唯一的抗原,称为 RAPH 或 MER2,位于 CD151 或称为四跨膜蛋白(TM4)上。CD151 广泛表达于上皮细胞、成纤维细胞、内皮细胞、肌肉、肾小球、肾小管、CD34 细胞、早期红系前体、巨核细胞和血小板上。CD151 在幼红细胞上高表达,但随着细胞的成熟而逐渐丢失。因此,MER2 在成年供者中的表达是可变的,92% 呈现阳性而 8% 呈现阴性。MER2 阴性的供者其他细胞上,如血小板或淋巴细胞上则呈现 CD151 高表达。

缺失型

印度后裔的一个家系中,发现 3 例由于常染色体隐性表型导致的 MER2 阴性(Crew et al,2004)。三个人都患有包括末期肾病和神经性耳聋在内的肾病综合征。其中两个人患有有严重的胫前大疱性表皮松解症,双侧泪管狭窄和指甲营养不良。肾活检显示肾小管和肾小球基底膜各自分离破裂。同样,皮肤活组织检查显示表皮分离与局灶性水肿。

生物化学

CD151 或四跨膜蛋白是一种由 253 个氨基酸组成,分子量为 25~32KD 的跨膜蛋白,结构中包含有 4 个跨膜结构域四个半胱氨酸残基,两个胞外环和一个 N-糖基化位点。第二个大的胞外环包括一个与整合素结合的 QRD 基序(aa94)并且是与同种抗体形成相关的多态性位点(Crew et al,2008)。在细胞膜上,四跨膜蛋白与整合素(α3β1、α6β1、α7β1)相关,影响细胞黏附,肿瘤转移和信号转导。

分子生物学

CD151(TSPAN24)位于 11 号染色体短臂 11p15 上,基因由 8 个外显子组成:外显子 2~8 编码翻译的蛋白质。患有肾病的 MER2 缺失型与单核苷酸插入(exon 5,G383)及移码突变相关,导致形成了一个 140 个氨基酸的无功能蛋白(Crew et al,2004)。此外,在 3 个产生了 MER2 同种抗体的个体中已鉴别出两个 SNP 位点(R171C,R178H)(Crew et al,2004;2008)。

MER2 抗体

目前,已经在印度,土耳其和巴基斯坦后裔的患者中发现了 6 例抗 MER2(Crew et al,2004;2008)。这些抗体都是 IgG 类的,由输血和怀孕引起。3 例能结合补体。抗体活性对二硫键还原试剂以及除了木瓜酶以外的大部分蛋白酶敏感(Crew et al,2004)。目前还没有抗 MER2 引起的 HDFN 报道。在一些患者中,MER2 抗体会引起溶血性输血反应。单核细胞-单层吞噬实验(MMA)对于确定抗 MER2 抗体的临床意义是有帮助的(Crew et al,2008)。

生物学功能

三个移码突变的患者都患有肾脏疾病和神经性耳聋,说明了 CD151 对于肾脏和内耳中的基底膜组装是必需的。在层粘连蛋白黏附过程中起重要作用的四跨膜蛋白(CD151)和 β_1 整合素的聚集,也支持了 CD151 在基底膜功能和组装中的作用(Crew et al,2004)。Raph 是 HPV 和 HCV 的受体,可以促进脑膜炎奈瑟球菌的黏附(Cooling,2015)。

JMH 血型系统(ISBT NO. 026)

JMH(John Milton Hagen)血型系统包括 6 个高频抗原,在

不同个体中会产生强度变化。除了红细胞以外，JMH 还可见于淋巴细胞、活化的巨噬细胞、胸腺、脑组织、呼吸道上皮、胎盘、睾丸和脾脏上（Reid & Lomas-Francis，2012）。

变异型和缺失型

弱 JMH、JMH 变异型以及 JMH 阴性都已经有了相关描述（Seltsam et al，2007）。此外，可能在年老时会出现获得性弱 JMH 或 JMH 阴性的现象，并伴随着 JMH 自身抗体的产生。已经分别有五个报道，描述了常染色体单错义突变导致的 JMH 阴性。至少有一例报道描述了常染色体显性遗传的 JMH 阴性表型。

生物化学

JMH 位于 CD108（SEMA7A）上，是一种信号蛋白家族糖蛋白（图 35-13）。蛋白由 666 个氨基酸构成，包括一个大的由 500 个氨基酸构成的 SEMA 结构域，一个 C2-型 Ig 结构域，5 个糖基化位点以及 6 个豆蔻酰化位点。该分子中包含有一个促进轴突生长所必需的 RGD 序列（Seltsam et al，2007）。通过 GPI 尾部（GPI 连接）锚定在细胞膜中，但是不存在于 PNH Ⅲ红细胞上。该分子含有 19 个半胱氨酸残基，对巯基还原剂敏感。

分子生物学

SEMA7A 基因位于染色体 15q24. 1 上，由 42～362bp 大小的 14 个外显子组成（Seltsam et al，2007）。JMH 的变异型是 propellar 3（R203W，R203H）和 propellar 7 结构域（R460H，R461C）中两个突变热点的错义突变导致的结果。所有四个突变都有可能导致基于分子模型的构象变化。在四名美洲原住民中已经确定了另一个错义突变（R347L；St-Louis et al，2009）。

在弱 JMH 和 JMH 阴性样本中未检出突变。有意思的是，可以从 JMH 阴性个体的网织红细胞中鉴定出 *SEMA7A* 的 mRNA，表明红细胞上 JMH 的缺失是转录后发生的。红细胞上 JMH 的缺失不是由于 PNH 或 GPH 生物合成中的相关缺陷造成的，CD55 和 CD59 在 JMH 阴性红细胞上表达正常（Seltsam et al，2007）。

JMH 抗体

尽管已报道了一些患者中存在 RBC 寿命的缩短，但 JMH 抗体不会引起溶血性输血反应或 HDFN。红细胞寿命的缩短可能反映了 JMH 变异型个体中真正同种抗体的存在。抗体是 IgG 类的，可以自发产生。JMH 抗原对蛋白酶和 DTT 敏感。最近开发出了将重组的 SEMA7A 固定在用于凝胶的聚苯乙烯珠上，以检测 JMH 抗体的测定方法（Seltsam et al，2008）。

生物学功能

信号素蛋白涉及细胞信号转导。在造血细胞中，SEMA7A 可以通过对 T 细胞、单核细胞和自然杀伤细胞（NK）的作用来调节细胞免疫。SEMA7A 会抑制 NK 细胞增殖并且可以作为 T 细胞活化的负调节因子（Figueiredo et al，2009）。相反，SEMA7A 刺激趋化性，炎症细胞因子的分泌和单核细胞中树突状细胞的成熟（Ji & Ivashkiv，2009）。SEMA 7 最近被鉴定为恶性疟原虫 P. falciparum 裂殖子表达的侵袭蛋白 MTRAP 的可能受体（Bartholdson et al，2012）。

I 血型系统（ISBT NO. 027）

I 血型系统包括两种生物合成相关抗原：I 和 i。通过对 22000 个个体的大规模筛选，发现成年献血者只有 5 例 I-，所以，这个血型系统被命名为“I”，代表“有个性”（Cooling，2010）。I 抗原的前体，i 抗原在脐血细胞上强烈表达，这是由于负责 I 抗原生物合成的酶发育延迟。到 3 个月大时，伴随着 I 型抗原的增加，i 抗原已明显减少，18～24 个月龄就会表现为 I+i-表型（Marsh，1961）。I 抗原的增加同时伴随着 A 和 B 抗原的增加（Cooling，2010）。I 和 i 抗原普遍表达于红细胞和其他组织的糖脂和糖蛋白上。

缺失型

i_{adult} 表型是很稀有的，为常染色体隐性遗传性表型，在供者中的频率不足 1/10 000。在亚洲，i_{adult} 可能与先天性白内障相关（Inaba et al，2003；Yu et al，2003）。i 抗原的升高可见于脐红细胞和网织红细胞以及巨细胞性贫血、白血病和慢性溶血状态等，可作为应激红细胞生成的标志（Cooling，2010）。i 抗原的升高也可见于 HEMPAS（血清酸化测试阳性的遗传性多核红细胞），这是一种先天性红细胞生成障碍性贫血，伴有慢性溶血、双核红细胞以及红细胞糖基化改变等（Denecke & Marquardt，2009）。HEMPAS 的分子基础最近被认定为由于一种 COP Ⅱ蛋白——SEC23B 的突变而导致高尔基体转运功能的变化（Schwarz et al，2009）。

生物化学

i 和 I 抗原的 2 型寡糖链的末端为 Galβ1→4GlcNAc 或乳糖胺表位，仅在复杂性和多价性方面有所不同。如图 35-16 所示，i 抗原是含有至少两个连续乳糖胺表位的线性寡糖。I 抗原是通过 β1-6N-乙酰氨基葡萄糖转移酶的作用从 i 抗原衍生出来的，这也是合成支链大分子多价复合多聚乳糖胺的第一步（图 35-16）。i 和 I 都可以被其他糖基转移酶进一步修饰，产生 ABH、LeX 和其他相关抗原（Cooling，2010）。

i 抗原　Galβ1→4GlcNAcβ1→3Galβ1→4GlcNAcβ1→3Galβ1-R

↓ *GCNT2 (IGnT,I 基因)*

Galβ1→4GlcNAcβ1→3Galβ1→4GlcNAcβ1→3Galβ1-R

I+　↑6

GlcNAcβ1

↓ *β4GalT1*

Galβ1→4GlcNAcβ1→3Galβ1→4GlcNAcβ1→3Galβ1-R

I+　↑6

Galβ1→4GlcNAcβ1

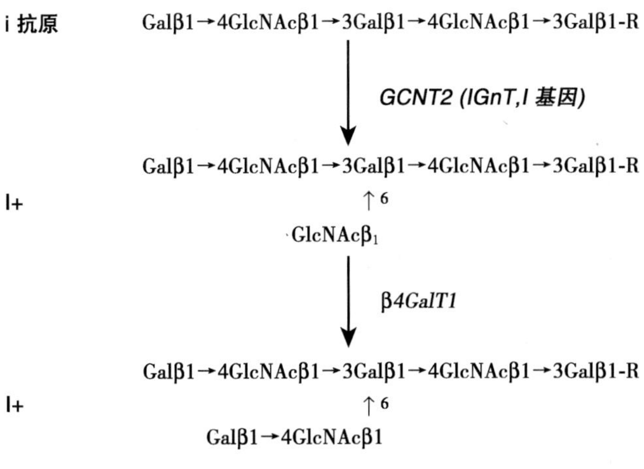

图 35-16　I 和 i 抗原的结构。I 抗原由两个连续的乳糖胺基亚基组成。I 抗原的合成需要 GCNT2（1，6-N-乙酰葡糖胺基转移酶）发挥作用。Gal：半乳糖；GlcNAc：N-乙酰半乳糖胺；R：其他寡糖

分子生物学

I抗原是一个 β1-6 氨基葡萄糖转移酶，由 *GCNT2* 或称为 *IGnT* 的基因编码。基因位于6号染色体 6p24 上，一段富含 Alu 的区域，跨度约 100kb。包括5个外显子，其中外显子1有3种组织特异性（图 35-17）。因此，根据使用不同的外显子1，可以形成三种不同可能的 GCNT2 拼接形式（Inaba et al,2003）。*GCNT2*A* 是普遍表达的，而 *GCNT2*B* 主要表达在人类晶状体上皮，胎儿大脑和小脑（Yu et al,2003）。由外显子 E1C、E2 和 E3 组成的 *GCNT2*C* 是成熟红细胞和网织红细胞的主要转录物。在造血干细胞中，红细胞分化伴随着 *GCNT2*C* 的转录上调（Twu et al,2007）。GCNT2*C 的启动子含有 Sp1、Oct-2 和 C/EBPα 等转录因子的结合位点。C/EBPα 的磷酸化和结合对转录的激活至关重要（Twu et al,2007）。

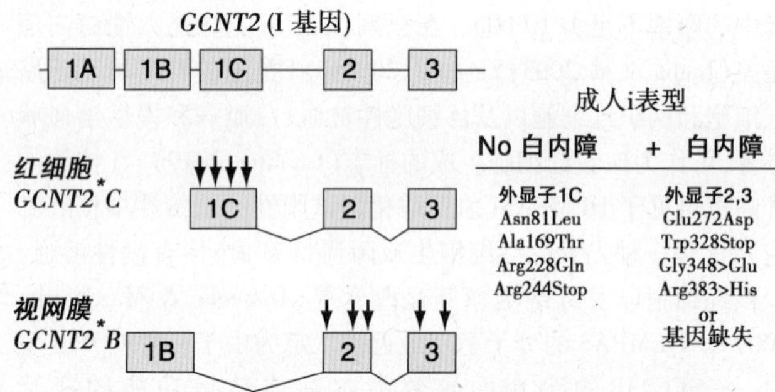

图 35-17 *I* 基因显示出三种不同的外显子1。在人类红细胞（RBC）和晶状体中，根据使用的何种外显子1，可以转录出不同的 *GCNT2*mRNA。*GCNT2* 基因突变可导致 i_{adult} 表型和白内障。在欧洲人中，突变通常仅在外显子 1C 中出现，影响 RBC 中的 I 抗原合成。在亚洲，i_{adult} 表型涉及外显子2和3中的基因缺失或突变。因此，在所有组织中都能观察到 GCNT2 活性的丢失

翻译的 GCNT2 蛋白由 402 个氨基酸构成，带有5个 N-糖基化位点和9个保守的半胱氨酸残基。与大多数半乳糖基和葡萄糖氨基转移酶不同，GCNT2 不含有 DXD 基序。基于 C2GnT 的晶体学数据，该酶可能高度折叠，与 β1,6 葡糖胺基转移酶密切相关（Pak et al,2006;Cooling,2010）。编码 77%转移酶的外显子1中的序列差异导致 GCNT2*C 同型异构体酶活性增强（Yu et al,2003）。寡糖分析和酶研究表明，酶活性的最小受体是由两种乳糖胺基序组成的四糖（Cooling,2010）。

i_{adult} 表型和先天性白内障与 *GCNT2* 的突变有关。在没有发生白内障的 i_{adult} 个体中，外显子 E1C 中发现错义突变，导致 RBC 中 GCNT2*C 活性的孤立丢失（Inaba et al,2003;Cooling,2010）。相反，伴白内障的 i_{adult} 表型是外显子 E2 或 E3 突变或 *IGnT* 基因主要部分的缺失引起。因此，后果就是 GCNT2 活性在包括 RBC 和晶状体在内的所有组织中丢失（Yu et al,2003;Cooling,2010）。晶状体中 GCNT2*B 活性的丢失被认为是人类白内障形成的基础；然而，两者之间直接的因果关系尚未建立。在 GCNT2 敲除小鼠模型中没有观察到白内障发病率的增加（Chen et al,2005）。

I 和 i 的抗体

抗I和抗i是 IgM 同种型抗体，室温条件下反应（表 35-5）。I的自身抗体是相对常见的，并且通常是低效价的冷凝集素。有些抗-I具有 IH 特异性，与O型和 A_2 型 RBC 反应更强（表 35-41）。虽然一般是无害的，但在冷自身免疫性溶血性贫血（CAIHA）中可观察到高效价的抗I引起继发性溶血。CAIHA 可能发生在恶性肿瘤和散发的感染（例如肺炎支原体 *Mycoplasmapneumoniae*）中。这些抗体表现出宽热幅，通常在 30~34℃的温度下凝集 RBC。相比之下，同种抗-I是相对较罕见的，只在 i_{adult} 个体中发现天然存在。抗i也不常见，但在已报道的 CAIHA、感染性单核细胞增多症、绒毛膜癌以及酒精性肝硬化等疾病中被发现。

生物学功能

尽管胎母间 ABO 主侧不相容经常发生，但由于 ABO 不相容导致严重 HDFN 比较罕见（0.04%）。有假设认为I抗原合成中的发育延迟可能起到保护作用，可使胎儿红细胞上表达的 ABH 抗原数量减少而避免 ABO-HDFN（Cooling,2010）。这一观点得到了支持，因为生命的前两年I和 ABH 是同时增加。另外的证据来自于对于带3蛋白的N的多聚糖扩展研究，带3蛋白含量相当于红细胞上 ABH 抗原的 50%。由于糖链的延伸和分支，成人红细胞带3蛋白上的 ABH 表达可增加四倍（Cooling,2010）。

Ii 是癌胚抗原，在恶性肿瘤中呈现差异性表达。*GCNT2* 在转移性乳腺癌中过表达，最近被鉴定为乳腺癌中可能的疾病调节子（Gaudet et al,2013）。i抗原是人类间充质干细胞的标记物，可能是半乳糖凝集素-3（Galectin-3）的配体（Hirvonen et al,2012）。Galectin-3 是识别多聚乳糖胺的可溶性凝集素蛋白（Salomonsson et al,2010）。有假设认为其在间充质细胞的免疫性抑制，慢性炎症和中性粒细胞的活化中起作用。

GIL 血型系统（ISBT NO. 029）

GIL 血型系统包含一个高频抗原：GIL（供者比率 100%）。GIL 蛋白在 RBC、肾脏、小肠、胃、结肠、脾脏、眼睛和呼吸道中高度表达（Reid & Lomas-Francis,2012）。

生物化学

GIL 由一种水通道主要内在蛋白家族成员——水甘油通道蛋白（AQP-3）携带。与 Colton（AQP1）类似，AQP3 是一个 46-kD 大小，由 292 个氨基酸组成的多次跨膜蛋白，含有6个跨膜结构域和一个单独的 N-糖基化位点。分子以二聚体，三聚体和四聚体存在于细胞膜中（Daniels,2002）。

分子生物学

AQP3 基因在9号染色体 9p13 区域，大小约 6kb，包含6个外显子。有1例 GIL 阴性的例子，是由于剪接位点及移码突变导致形成了一个由 218 个氨基酸构成的截断了的蛋白。一般来说，AQP3 是高度保守的，最近在对欧洲和非洲个体的研究中没有发现所翻译蛋白质中的错义突变。在启动子区域鉴定出两个 SNP（A-14G，C-46A）；然而，这两个多态性对 AQP3 的 mRNA 都没有影响（Bahamontes-Rosa et al,2008）。

GIL 抗体

抗 GIL 与溶血性输血反应有关。尽管 DAT 阳性，但是还

没有由抗 GIL 引起 HDFN 的临床报道。抗 GIL 通常为 IgG 型，37℃发生反应，采用 AHG 方法可增强反应。抗原对蛋白酶、唾液酸酶和 DTT 不敏感。

生物学功能

AQP3/Gil 是能够运输尿素和甘油的膜通道。在红细胞上，AQP3 可能在疟疾感染中起到一定作用。在恶性疟原虫 *P. falciparum* 感染期间，AQP3 呈现内化，作为寄生虫空泡的一部分（Bietz et al，2009）。因为 AQP3 可以保护羟自由基和渗透压对细胞的伤害，红细胞外膜的内化和 AQP3 的损失可加速红细胞损伤（Bahamontes-Rosa et al，2008）。

AQP 在未成熟的树突状细胞上表达，并且涉及通过微胞饮作用吸收可溶性抗原。AQP3 在表皮和皮肤 T 细胞中高度表达，在皮肤分化、水合作用以及炎症反应中起一定作用（Boury-Jamot et al，2009）。

JR 血型系统（ISBT NO. 032）

Jr 是存在于 ABCG2（ATP 结合盒式蛋白，G 亚类，成员 2）上的高表达 RBC 抗原（Zelinski et al，2012）。目前认为，Jr 包含有一个单高频抗原 Jr(a)。Jr/ABCG2 在包括脐血 RBC 和成熟 RBC、干细胞、胎盘、脑内皮、肺、肾近端小管、肝、乳腺和肠上皮等组织中广泛表达（Castilho & Reid，2013）。ABCG2 是一种涉及叶酸、卟啉、尿酸运输、多重耐药和去除有毒代谢物的膜转运蛋白。

生物化学

ABCG2 是一种由 655 个氨基酸组成的大小为 72kDa 的糖蛋白。与 Diego/AE1 类似，ABCG2 具有两个功能结构域：由六个跨膜结构域组成的膜转运结构域和长的细胞内氨基末端信号结构域，细胞内结构域含有三个核苷酸结合基序。与其他 RBC 转运蛋白（AE1、Colton、GIL）类似，ABCG2 在 RBC 膜上可能以二聚体和四聚体的形式存在。ABCG2 在第三个胞外环上有个单独的 N-多糖结合位点。

分子生物学

ABCG2 基因位于 4 号染色体 4q22 区域，形成超过 16 个外显子。该基因是具有高度多态性的，已经报道的 SNP 位点超过 1300 个（Castilho & Reid，2013）。Jr(a-) 表型是由于 *ABCG2* 无效等位基因造成的常染色体阴性遗传表型。已经有将近 20 个 Jr(a-) 和 Jr(a^w) 的等位基因被描述，包括无义突变（8 例）、移码突变（6 例）以及缺失突变（1 例）。Jr($a+^w$) 表型是-null 与 Jr(a) 弱等位基因（Jr(a+w/-)）杂合遗传的结果。在被描述的三个 Jr(a) 弱等位基因中，在第三个细胞外环中都含有氨基酸多态性（Castilho & Reid，2013）。

Jr 抗体

Jr(a-) 表型很罕见，在日本出现的频率较高（0.03%～0.12%）（Castilho & Reid，2013）。抗 Jr^a 通常是 IgG 类的，由输血或怀孕免疫刺激产生。通过酶处理可以提高抗体反应性。抗 Jr^a 会造成红细胞寿命缩短以及迟发型溶血性输血反应。据推测 Anti-Jr^a 通过抑制红细胞的生成而造成轻度至重度的 HDFN（Castilho & Reid，2013）。

LAN 血型系统（ISBT NO. 033）

Lan 是一种在 ABCB6（ATP 结合盒式蛋白、B 家族、成员 6）上表达的高频抗原（Helias et al，2012）。该系统只有一种单一抗原：LAN。ABCB6 在红细胞、胎肝、心脏和骨骼肌上表达，包括早期红细胞前体。在细胞膜上以及包括溶酶体和高尔基体在内的细胞器中都发现有 ABCB6。ABCB6 缺陷与家族性假性高血钾症和眼组织缺损有关（Reid et al，2014）。

生物化学与分子生物学

ABCG6，与 ABCG2/Jr 类似，是一种大分子（由 842 个氨基酸组成）多次跨膜的糖蛋白，在膜上以同源二聚体的形式存在。基因位于 4 号染色体 4q22 区域，由超过 19 个外显子组成。已报道有 15 个无效等位基因，包括移码（9 例）、无义（5 例）、缺失（1 例）及剪接位点突变（Reid et al，2014）。另外还有 4 个等位基因与 Lan 弱表达相关。

Lan 抗体

抗 Lan 一般为 IgG 类，由免疫刺激产生。抗 Lan 与酶处理红细胞反应可增强。抗 Lan 会引起溶血性输血反应以及 HDFN。

VEL 血型系统（ISBT NO. 034）

Vel 血型系统包含一个高频抗原（Vel）。Vel 位于 SMIM1 或小整合膜蛋白 1 上。SMIM1 在幼红细胞及成熟红细胞上高表达，但不在其他造血干细胞上表达，提示它可能是红系特异性蛋白。在斑马鱼中，*smim1* 的表达与红细胞生成相关，*smim* 基因表达下调的斑马鱼红细胞生成减少（Cvejic et al，2013）。同样，*SMIM1*mRNA 与人类 RBC 的平均血红蛋白含量之间存在相关性。有人提出假设，SMIM1 在 RBC 的形成和血红蛋白化中起作用（Cvejic et al，2013）。

生物化学与分子生物学

SMIM1 是一个由 78 个氨基酸构成的大小为 18kDa 的小分子糖蛋白，包含 1 个 N-多糖结合位点，数个 O-多糖结合位点，3 个半胱氨酸残基以及一个 GXXXG 跨膜基序（Ballif et al，2013；Storry et al，2013）。现有证据表明，SIMI1 是一个 Ⅰ 类跨膜蛋白，带有 50 个氨基酸构成的胞外结构域（Storry et al，2013）。SMIM1 在膜上可能以同源二聚体形式存在（Ballif et al，2013）。

SMIM1 基因位于 1 号染色体 1p36 区域，与 *RHD* 基因位置邻近（Ballif et al，2013；Storry et al，2013）。该基因含有四个外显子，并且在启动子区域有几个 GATA1 位点（Cvejic et al，2013）。大多数 Vel(-) 个体在跨膜区有个 17-nt 的缺失（Ballif et al，2013；Cvejic et al，2013；Storry et al，2013）。弱 Vel 个体往往是含 *SMIM1-null* 的杂合子。同样有证据表明改变过的等位基因能调节 *SMIM1* 的表达。全基因组关联研究发现位于内含子 2（rs1175550）中的一个 SNP 位点与 *SMIM1*mRNA 水平降低相关（Cvejic et al，2013）。一些杂合的弱 Vel 个体（SMIM1-/+）还带有 Met51Arg 错义突变，但这个多态性是否影响膜表达或改变免疫表位仍然是未知的（Cvejic et al，2013）。

Vel 抗体

供者中 Vel 阴性产生的频率约为 0.0002%~0.0006%(Ballif et al,2013)。Vel 抗体是非常重要的,能够引起急性和迟发型的 HTR,以及 HDFN。抗 Vel 一度被认为是一种高效价、低亲和力的抗体,在常规检测中有可能检不出。稀有的 Vel 阴性血对输血支持疗法很重要。

CD59 血型系统(ISBT NO. 035)

CD59(膜反应性裂解抑制剂,膜攻击复合物抑制因子)是红细胞、白细胞、胎盘、精液及其他组织上高表达的抗原(Kimberely et al,2007)。它的重要作用是保护机体细胞免于补体介导的细胞杀伤作用,该保护机制是通过抑制 C5b-C9 膜攻击复合物的末端。CD59 也涉及 T 细胞活化,LPS 结合,细胞凋亡和繁殖。

生物化学与分子生物学

与 CD55(DAF,Cromer 血型系统)类似,CD59 是 GPI 连接的糖蛋白,在 PNH-红细胞上缺失。CD59 是一种带有一个 N-多糖结合位点,数个 O-多糖结合位点以及数个巯基键的球状糖蛋白,对 DTT 敏感(Anliker et al,2014)。CD59 的基因位于 11 号染色体 11p13 区域,大小约 20kb,包括一个富含 GC 的启动子和 4 个外显子。外显子 2~4 负责编码翻译蛋白。

CD59 抗体

由于 CD59-null 等位基因造成孤立的 CD59 缺失是很少见的。最近有一例由于 CD59 遗传性缺陷导致的抗 CD59 同种抗体产生的病例报告(Anliker et al,2014)。抗体是 IgG 类的,酶处理反应增强,可被可溶性 CD59 抑制。据推测该抗体具有临床意义。

免疫血液学检测及流程

基本原理-血细胞凝集试验

特异性的血细胞凝集试验是输血实验室最重要的体外免疫反应,因为它是几乎所有用于 RBC 抗原和抗体检测体系的最终步骤。血细胞凝集过程实际上分为两个阶段进行。第一阶段,通常被称为 *RBC* 致敏,是单纯的配体和表位的结合的可逆反应,遵循质量作用规律,并与平衡常数相关。抗原和抗体由非共价结合在一起。第二阶段,结合了抗体的多个 RBC 形成稳定的网格状结构,即相邻细胞之间形成的抗原-抗体桥接。这种网格状结构是所有肉眼可见的凝集反应的基础。

在血细胞凝集的第二阶段,网格状结构的形成自然地受到悬液中的 RBC 相互排斥的影响。这是由于 RBC 膜上唾液酸产生的净负电荷造成的。如果将红细胞悬浮在如生理盐水的离子介质中,阳离子则排列在每个细胞周围以形成离子云。最靠近细胞膜的阳离子牢固结合并与 RBC 一起移动,而外部的阳离子则自由移动。这种内外阳离子层之间的表面电荷差异称为剪切表面,由此产生了 ζ 电位(图 35-18)。ζ 电位使得 RBC 在悬液中相互之间保持 25nm 的距离(Harmening,2012)。保持红细胞分离可能重要的另一个因素是水合作用。该理论的支持者认为构成外细胞膜的双层脂质分子的亲水极性头部可吸引水分子,水产生表面张力,从而有助于保持细胞分离。

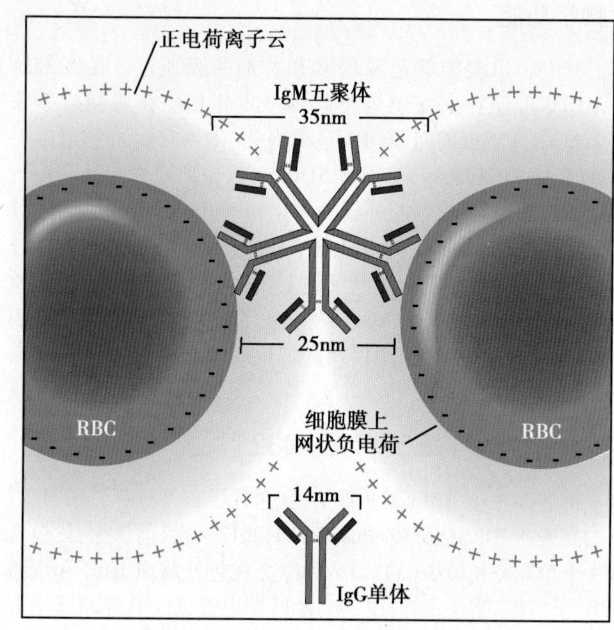

图 35-18 ζ 电位在离子介质中保持红细胞相互分开,其反过来也会影响免疫球蛋白(Ig)G 和 IgM 的凝集能力

ζ 电位可自然保持 RBC 分离,而抑制该情况的是缗钱状凝集形成或“假凝集”的现象。多发性骨髓瘤、Waldenström 巨球蛋白血症和高黏血综合征的患者具有高浓度的异常血清蛋白,可改变红细胞膜上的净电荷。因此,细胞聚集在一起,会产生类似血细胞凝集的现象。诸如葡聚糖和羟乙基淀粉之类的等血浆扩容剂以及一些静脉注射的 X 线造影剂也可引起缗钱状凝集形成。缗钱状凝集可以通过直接显微镜镜检,与真实凝集进行区分:①可见经典的“串钱状”凝集形式;②洗涤及在盐水中重悬后可散开。在被华氏胶(Whartonjelly)污染的脐带血样品中也会看到非特异性凝集。脐带血中的透明质酸和白蛋白是造成这个问题的原因。

特异性血细胞凝集试验的影响因素

RBC 致敏程度和第二阶段网格形成的容易与否,首先受所涉及的抗原和抗体固有特性的影响。在大多数免疫血液学检测过程中,IgM 抗体由于其直径较大(35nm)和多价性,使得它们可跨越悬液中两个相邻 RBC 之间的距离,从而促进第二阶段的凝集(图 35-18)。由于其天生凝集特性,IgM 抗体通常被称为直接凝集素。另一方面,大多数 IgG 抗体较小(14nm),在没有后续增强试剂的辅助下不能诱导可见的凝集。因此,IgG 抗体通常称为间接凝集素。

特定抗原在 RBC 膜上的分布密度和可及性对于第二阶段的网格形成也是至关重要的。通过比较 ABO 和 Rh 抗原可以说明这点。每个 RBC 上存在大约 100 万个 ABO 抗原,位于外膜糖蛋白大的 N-多糖链上。由于分布密度和可及性较高,ABO 抗体可以容易地结合暴露的 ABO 抗原并凝集

RBC。相比之下,每个RBC只有10 000~30 000个Rh抗原是容易捕获的,并且作为多跨膜整合膜蛋白被认为是位于膜内的。因此,Rh抗原不易被Rh抗血清凝集。抗原密度影响凝集的另一个例子是,针对特定血型,基因纯合的RBC通常会比杂合细胞产生更强的反应。这是因为纯合子表达的抗原数量会翻倍。在免疫血液学检测中,这种现象经常被称为剂量效应。

其次是固有抗原和抗体的特征,通过控制反应环境的各种物理和/或化学参数,可影响血细胞凝集反应的第一和第二阶段。如何进行这些操纵的概述见表35-27。

表35-27 影响凝血反应的因素

反应参数	影响	操作方法
温度	影响平衡常数和(或)反应速率,具体取决于所涉及的抗体类别	将温度降低至24℃甚至4℃可增强IgM抗体的反应 预热或保持37℃的反应温度,为检测IgG抗体提供了最佳温度,同时防止大多数IgM抗体反应
孵育时间	不同的Ag/Ab反应在不同的时间段内达到平衡	在给定的测试系统中增加孵育时间可以增强弱反应性抗体的检测
pH值	pH值在6.5~7.5的范围内,Ag和Ab的化学基团携带相反电荷,为大多数血型抗体提供了最佳的离子吸引力	调整pH值可改变所选抗体的平衡常数,可能在偏酸的环境中优先反应(如抗M、抗-PR)
离子强度	在等渗盐水介质中,Na^+和Cl^-分别围绕红细胞的Ag和血型Ab,可用于中和Ag/Ab吸引力	LISS的添加降低了Ab和Ag相反电荷的屏蔽效应,从而提高了反应速率和红细胞致敏的平衡常数
抗体浓度	通过影响附着于每个红细胞的抗体分子的数量,可以影响第一阶段和第二阶段凝集	增加血清与细胞的比例可以增加反应速率和(或)影响IgG抗体致敏红细胞的平衡常数 可能有助于诱导IgM抗体的第二阶段凝集 加入占据大空间的PEG分子可以有效增加与相关反应体积内Ag和Ab的相对浓度,大大提高了反应速率;仅用于检测IgG抗体的AHG试验
ζ电位	导致红细胞在溶液中彼此排斥;如果可以减少ζ电位或通过物理手段将红细胞聚集在一起,则可以促进致敏红细胞的第二阶段凝集	离心-使细胞靠近有利于网格形成 酶-消化唾液酸以降低ζ电位并改善某些血型抗原的可获得性 白蛋白-降低ζ电位和(或)水合作用,使红细胞彼此更近 聚凝胺/鱼精蛋白-提供过量的阳离子,中和红细胞之间的排斥力,产生非特异性凝集和抗体介导的网格形成;最终加入的枸橼酸钠可以分散非特异性凝集,从而保留Ag/Ab的特异性凝集

Ab,抗体;Ag,抗原;AHG,抗人球蛋白;LISS,地离子强度盐水;PEG,聚乙烯醇

血细胞凝集反应的分级

血库实验室进行血细胞凝集检测可根据凝集强度进行分级。目前,有三种方法可用于肉眼评估观察血细胞凝集反应的分级:试管法、柱凝集(凝胶技术)法以及固相和(或)微量板法。试管法,将试剂和患者样品加入到试管中并离心,在试管底部会产生细胞扣。在肉眼观察凝集同时,细胞扣被轻轻驱动脱落。柱凝集或凝胶法是利用由生产商制造的葡聚糖丙烯酰胺凝胶微管进行检测。如果发生血细胞凝集,凝块会在微管的顶部被凝胶捕获,而未凝集的细胞则会通过凝胶层并在微管的底部形成细胞扣。微量板法就是用微孔板替代试管进行血清学检测。固相化技术是以微孔板作为容器,将试剂或试剂细胞(单层细胞或细胞基质)包被于孔中,然后加入患者样本。经过孵育和清洗,加入指示细胞。如果发生凝集,则细胞会弥散分布在孔内,如果没有反应发生,则细胞会聚集在孔底。

自动化测试系统使用柱凝集、固相化和微板技术来处理进行ABO、Rh、交叉配血、DAT等检测。根据仪器的不同,某些或全部检测过程由系统的计算机控制。软件中参数的设置可决定反应,否则需要人机接口来对反应进行核查。

试管法反应

溶血被认为是最强烈的阳性反应,其发生反映了有一种较强的可与补体结合的抗体存在。受血者血清和试剂RBC经37℃孵育并离心后,首先要检查溶血,然后再进行细胞扣重悬。判读凝集时,需要使用腕力轻轻摇动试管,直到所有细胞脱落。轻轻地抓住试管上部,试管为垂直方向,用手腕的力量轻轻地摇动,就可以很容易地使细胞扣脱落,仔细观察凝集块。当细胞扣重悬起来之后,轻轻地将试管稍倾斜以观察凝块。使用凹面镜适当的增加照明,可以帮助更好地进行判读。将试管放置在7.6cm(3in)凹面镜上方6.4cm(2.5in)处,通过对镜子的观察,就能明显的分辨出凝块与游离细胞。

表 35-28 列出了使用分级和（或）评分评估凝集强度的两种方案。图 35-19 则展示了不同凝集度的外观。虽然凝集的分级法能大致了解特定抗体效力或强度，但是半定量的方法中评分法则更有用，尤其当与效价测定使用合并使用，并比较两种不同血清的相对抗体强度时。

表 35-28 凝集的分级与评分

分级	状态	评分
H	溶血-血清中存在游离的血红蛋白	10
4+	一个密实的大凝块	10
3+	数个较大凝块	8
2+	许多中等或小的凝块，背景清晰	5
1+	许多小凝块，背景混浊	3
+or w	少许小凝块伴随大量未凝集细胞	2
±[m] or+[m]	只有通过镜检才能发现凝集	1
0	阴性-没有凝集，所有细胞处于游离状态	0
mf	混合视野凝集-阴性背景夹杂着凝块	NA
R	缗钱状凝集-串钱状非特异性凝集，加入盐水后凝集消失	NA

与试管法不同，微柱凝胶法与固相化在离心之后，产生了红细胞的交联和吸附，不需要将细胞扣摇晃脱落，直接对卡或孔结果进行判读（图 35-22 和图 35-23 凝胶卡和固相化的反应）

抗人球蛋白实验

许多 IgG 抗体不能直接产生可检测的血细胞凝集，即使使用离心、强化的介质和技术，如使用了如聚乙二醇，低离子强度盐水（LISS）、白蛋白或酶等。为了看到这些抗体的反应，必须使用含有特异性针对人 Ig 或补体成分抗体的 AHG 试剂。AHG 血清中的抗体可以使已经用抗体或补体致敏的 RBC 之间产生桥接，以产生血细胞凝集第二阶段的特征性网格（图 35-20）。这就是 AHG 试验的基础。

AHG 试验也称为 Coombs 试验，以纪念首先开发使用此技术用于实验室检测的研究者之一（Coombs et al，1945），虽然 Moreschi 在更早（1908 年）时就描述过其原理（Harmening，2012）。当试验用于检测在体内与 RBC 结合的抗体或补体时，称为直接抗球蛋白试验（DAT）。当试验用于检测经过体外适当的孵育后抗体和 RBC 的反应时，称为间接抗球蛋白试验（IAT）。红细胞抗体筛选是 IAT 的一种。

抗人球蛋白试剂及操作

有许多种 AHG 血清制剂可用血库检测，取决于应用情况（直接或间接）以及检查者是希望检出 IgG 致敏的 RBC 还是补体致敏或是两者都要检出。

多特异性试剂

多克隆的，多特异性 AHG 试剂大多是通过使用纯化的 IgG 或补体来免疫动物（通常是兔子），产生高效价、高亲和力 IgG 抗体。对于给定批次的试剂，收集动物血清、混合、吸附以除去嗜异性凝集素，然后效价测定，以确定在常规使用中为获得最佳反应性所需的稀释度。传统的多特异性（也称为广谱）AHG 含有针对人 IgG 亚类和 C3 补体裂解物 C3b 和 C3d 的多克隆 IgG 抗体。也可能存在一些抗 C4b 和抗 C4d 活性。然而，大多数生产商都会从其多特异性 AHG 试剂中吸收掉抗 C4 的活性，因为没有临床意义的冷凝集素体外补体激活产生更多的 C4d（Klein & Anstee，2006），而非 C3d 结合型。排除了抗 C4 的活性，可以减少使用多特异性试剂时 DAT 和 IAT 的假阳性。因为针对 IgG 的免疫还会在多克隆反应中导致抗轻链抗体的产生，请谨记，除非生产商明确指出抗 IgG 成分是重链特异性的，否则，多克隆抗球蛋白血清可以与 IgA 或 IgM 轻链产生交叉反应。

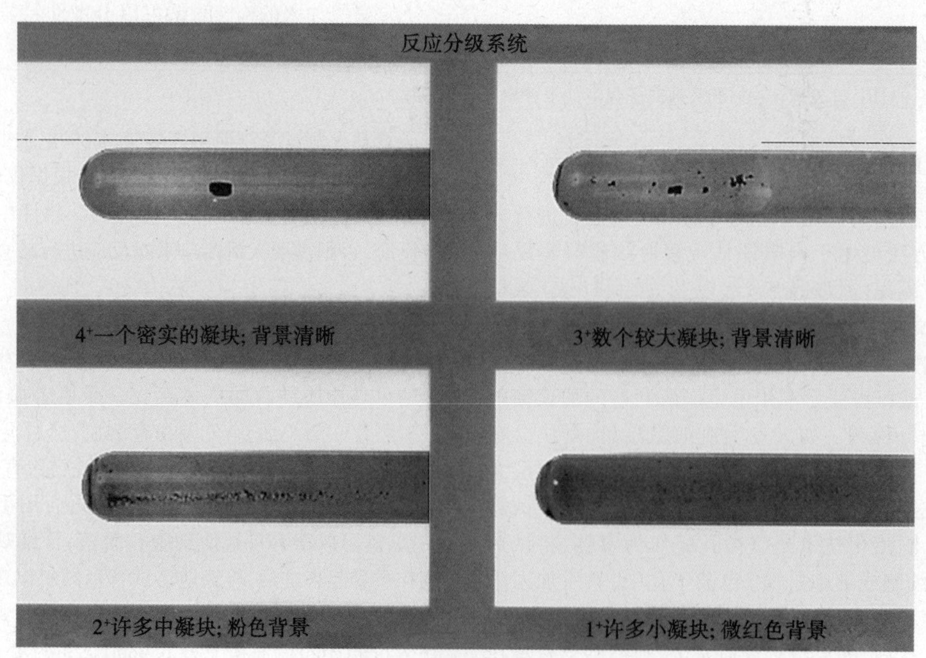

图 35-19 凝集反应的分级

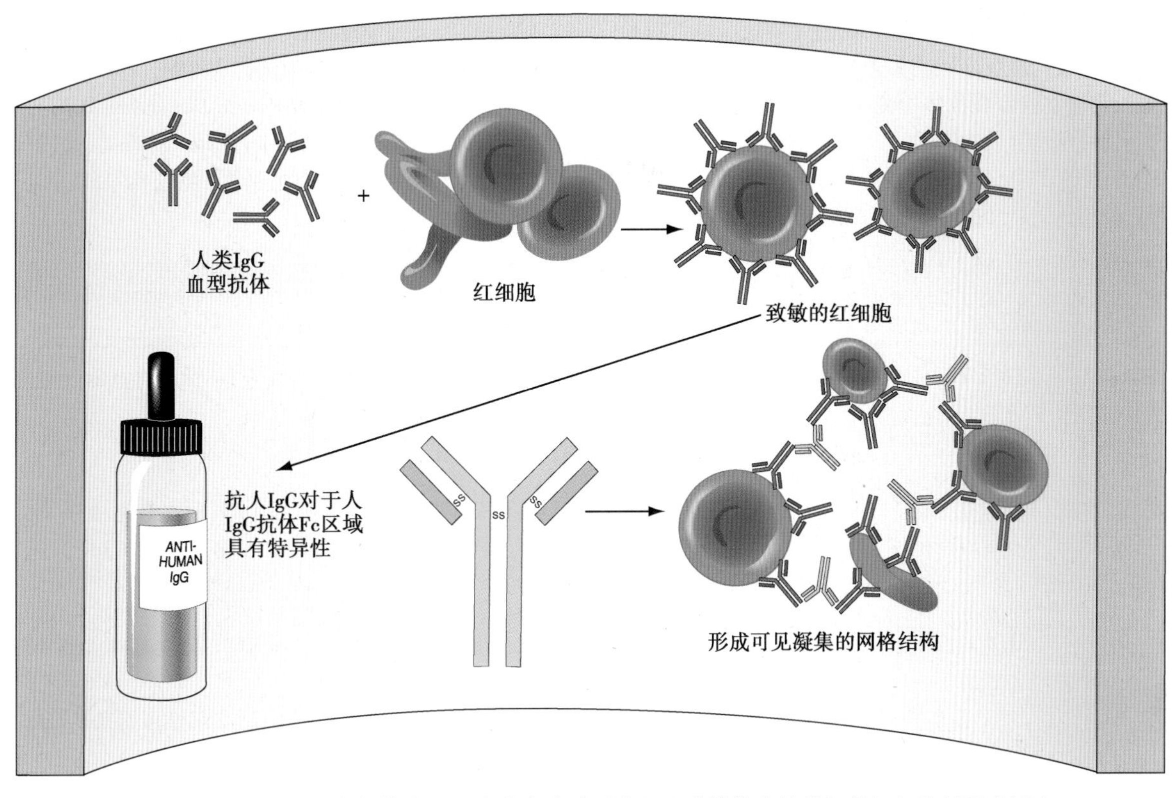

图 35-20 抗人球蛋白抗体在经过人类免疫球蛋白(Ig)或补体致敏的相邻红细胞间形成桥连

目前,最常用的多特异性 AHG 试剂是由兔源多克隆抗 IgG 与鼠源单克隆抗 C3b 和 C3d 抗体组成的混合试剂,也有鼠源单克隆抗体针对 IgG、C3b 与 C3d 的多特异性 AHG 试剂供应。无论抗体是多克隆还是单克隆的,多克隆抗血清中针对 IgG 和补体的抗体活性,在不同的生产商之间以及同一生产商生产的不同批次中将有所不同。然而,所有 AHG 血清必须含有符合或超过 FDA 参考标准的抗 IgG 和抗 C3d 活性水平(21CFR660.52;联邦法规,2001a,2001b)。

单特异性试剂

市售 FDA 批准的单特异性试剂包括抗 IgG、抗 C3b+C3d 和抗 C3d。单特异性抗 IgG 或抗补体可以是多克隆来源的也可以是单克隆来源的。对于单克隆抗 IgG,生产商必须将多种 IgG 表位混合来制备单克隆抗体,或选择可以针对所有 IgG 共有表位的特异性克隆,以确保所有人 IgG 亚类与其试剂反应。使用多克隆单特异性抗 IgG 时,应该记住,除了生产商将注明重链特异性之外,还可能含有抗轻链活性。由单特异性抗补体混合而来的鼠单克隆抗体生产过程中,允许生产商加入大量纯的已知效力的抗 C3b 和抗 C3d,其不太可能像多克隆试剂一样,由于其他抗补体活性而产生假阳性结果(Harmening,2012)。

选择使用哪种抗人球蛋白试剂

DAT 是重要血清学诊断技术,用于检测体内 RBC 膜上结合抗体的。实验室检测的指征包括脐血细胞检测判定 HDFN,调查 HTR 以及 AIHA 的研究。具体的检测原因将决定使用哪种类型的试剂。样品的首次 DAT 检测通常使用含有抗 IgG 和抗补体活性的多特异性 AHG 试剂。这一点对于帮助诊断 CAIHA 和某些药物诱导的溶血性贫血尤其重要,因为补体可能是免疫介导的溶血的唯一证据。参与补体激活的循环血中红细胞,其表面的大部分 C3d 是 C3b 被补体调节蛋白降解的结果(图 35-1)。因此,在 DAT 试验中使用的多特异性 AHG 血清必须含有抗 C3d 反应性,通常还含有一些抗 C3b 反应性。使用多特异性 AHG 进行 DAT 试验时,一个值得注意的例外是脐带血。因为只有 IgG 可以穿过胎盘,所以此时进行 DAT 试验可以仅仅使用抗 IgG 试剂(见产前和产后检测部分)。

所有检测试剂(多特异性,IgG,C3)都呈现 DAT 阳性,表明可能是自发凝集或自身凝集。包被有大量 IgG 的红细胞在没有使用 AHG 的情况下,在离心后可产生凝集。在洗涤过程中未去除的 IgM 冷自身凝集素也可引起自身凝集。在出具阳性结论前,所有阳性的 DAT 实验应用阴性对照如盐水或 6% 白蛋白进行测试。

IAT 用于检测抗体与 RBC 的体外结合,而不管抗体是否具有结合补体的能力。实验室检测指征包括抗体检测(交叉配血和抗体筛选)、抗体鉴定、抗体效价测定和 RBC 定型。含有抗补体反应性的多特异性 AHG 能否改善 IAT 的血清抗体检测目前还不清楚。有少数报告描述了抗体被检测到的原因只在于其体外结合补体的能力,因此只使用单特异性抗 IgG 试剂可造成此类抗体被漏检(Fung,2014;Harmening,2012)。此外,在

IAT试验中，多特异性AHG比单特异性抗IgG的反应更强（Wright & Issitt，1979）。多特异性AHG的主要缺点是可以检测出临床上无意义的冷反应性凝集素或同种抗体造成的补体活化。因此，许多实验室在抗体检测、抗体鉴定以及交叉配血过程中选择使用单特异性抗体。

表35-29比较了DAT和IAT技术的不同应用面。抗球蛋白试验可以使用试管、毛细管、微量板或凝胶等技术（见后面相容性检测部分）。这些检测过程可以半自动化或完全自动化，特别是在进行大批量检测的机构中，例如采血中心。除了特别注明外，本章所述的流程均为试管法检测。*The AABB Technical Manual*（Fung，2014），*Judd Methodsin Immunohematology*（Judd et al，2008），以及 *Immunohematology Methods*（Mallory，1993）等参考书对于大多数通用流程都是非常不错的参考，其中还包括很多特殊技术。

表35-29 直接和间接抗球蛋白技术的应用

	应用	目的	检出内容
直接抗球蛋白试验（DAT）	调查HTR	检测供者循环红细胞被受血者抗体致敏。DAT阳性是输血后溶血反应的免疫血液学首要证据	DAT阳性由于IgG和（或）C3依赖相应的抗体
	HDFN的诊断	检测母体抗体是否已经穿过胎盘，致敏胎儿红细胞	几乎所有的DAT阳性都是由于IgG引起的；偶见ABO抗体，C3d引起的阳性DAT
	AIHA的诊断	检测自身抗体是否致敏患者自身红细胞	温自身抗体：DAT阳性基本上是由于IgG引起 冷自身抗体：DAT阳性可能只是C3d导致
	药物诱导溶血的调查	检测抗药物/红细胞的抗体和（或）随后是否激活补体系统	根据所涉及的不同机制，DAT阳性可能由IgG或C3d单独导致，也可能是共同导致（见随后自身免疫溶血性贫血部分）
	抗体检测（或抗体筛选）	检测受血者是否有具有临床意义的IgG同种抗体	受血者IgG抗体结合在试剂筛选细胞上*
	抗体鉴定	使用试剂筛选细胞或供者细胞对特定的抗体进行鉴定	受血者IgG抗体结合在由10~12个供者细胞组成的试剂谱细胞上*
	交叉配血	为了检测由于抗体筛选缺乏相应抗原或剂量效应而漏检的抗体	受血者IgG抗体结合在供者细胞上*
	红细胞定型	对患者或供者进行红细胞抗原定型，这些抗原只有使用AGT通过抗血清IgG的反应性才能检出。一个常见的例子就是弱D的检测	试剂IgG抗体与相应抗原阳性的红细胞的特异性结合

AGT，抗人球蛋白实验；AIHA，自身免疫溶血性贫血；HDFN，新生儿及胎儿溶血症；HTR，溶血性输血反应；Ig，免疫球蛋白
* 如果体外检测有补体结合，可能需要使用多特异性抗球蛋白试剂进行检测

抗人球蛋白试验的质控

为了使抗球蛋白血清标准化，并确定真正的阴性抗球蛋白反应，正常情况下要用到两种质控RBC：IgG包被的细胞以及C3b和（或）C3d包被的细胞。Rh抗体常用来制备IgG致敏的RBC。C3b致敏的RBC制备，需要将全血在低离子强度盐水（LISS）中孵育，或加入人源的抗Le[a]或抗I。C3d包被RBC的制备，是将C3b包被的RBC与新鲜血清或胰蛋白酶共同孵育，以将C3b转变为C3d。IgG或补体包被的对照细胞，用抗IgG或抗C3b+C3d检测时，反应强度需要达到1+到2+（图35-19）。

用于抗球蛋白试验的质控细胞称为检查细胞或coombs对照细胞。在真阴性的试验中，反应体系中应该保留有游离的活性抗球蛋白试剂。将IgG和（或）C3致敏的对照细胞加入所有阴性试验中并离心。检查细胞的凝集来确认AHG试剂的存在和反应性，从而验证阴性检测结果。如果在每个管中对照细胞均未产生凝集，则必须重复进行检测，因为在这种情况下，检测是无效的，产生的可能是假阴性结果。阴性测试可能由于各种原因而出现，如表35-30所示。

表 35-30 直接和间接抗球蛋白试验试管法基本流程

		抗球蛋白试验无效的原因	
	流程	假阳性	假阴性
直接抗球蛋白试验(DAT)	1. 使用普通盐水制备 3%~5%的悬液用于检测 2. 试管中加入一滴红细胞悬液,用盐水洗 3~4 次 3. 最后一次洗涤后扣干试管 4. 加入两滴多特异性 AHG(抗 IgG+抗补体) 5. 离心并观测凝集* 6. 所有阴性试管中加入检查细胞(见抗人球蛋白试验的质控部分) 注意:用于 DAT 的血样采集时需要使用 EDTA 抗凝,以避免无临床意义的冷凝集素体外结合补体	• 离心过久或离心力过大 • 强的冷凝集素直接凝集 • 与酶处理细胞孵育时间过长 • PEG 或多聚阳离子增强试剂使用不当 • 细胞扣重悬不充分 • 缗钱状凝集‡ • 玻璃试管不干净 • 小的纤维蛋白凝块可能会"困住"红细胞形成类似凝集的凝块 • DAT 阳性的细胞会在任何间接抗球蛋白试验中产生假阳性结果	• AHG 试剂失效† • 没有加入 AHG 试剂† • 洗涤方法不正确或不适当† • 未及时洗涤(弱结合抗体的洗脱) • 血清/细胞比例太低 • 未加入检测血清或增强剂 • 离心时间不足或离心力过小 • 重悬细胞扣时用力过猛
间接抗球试验(IAT)	1. 每个试管中加入 2~3 滴患者血清或相应体积的商业化抗血清 2. 加入 1 滴 3%~5%的红细胞悬液(如供者细胞,试剂筛选细胞)进行检测 3. 如果有说明,按照说明添加相应体积的增强介质(如 LISS,PEG) 4. 按照检测所需时间在 37℃ 下孵育(15~60 分钟)。 5. 如果在流程中明确指出,按照指示离心并检查溶血和细胞凝集情况 6. 无论是否进行步骤 5 操作,都要继续用生理盐水洗涤试管 3~4 次。 7. 最后一次洗涤后,将试管控干。 8. 向所有试管中加入 2 滴抗球蛋白血清(多特异性或单特异性抗 IgG) 9. 离心并判读凝集 10. 将检查细胞添加到所有阴性试管中		

AHG,抗人球蛋白;EDTA,乙二胺四乙酸;Ig,免疫球蛋白;LISS,低离子强度盐水;PEG,聚乙二醇

* 操作流程可能包括可选显微镜检查以确定肉眼所见的阴性检测结果

† 将使用 Coombs 质控细胞进行检测

‡ 缗钱状凝集在间接抗球蛋白试验 37℃ 孵育后判读会造成假阳性结果

抗人球蛋白试验的灵敏度

尽管抗球蛋白试验非常敏感,但阴性结果并不能排除仍有 RBC 抗体的存在。据估计抗球蛋白抗体被检测出,需要每个细胞结合至少 200~500 个 IgG 或 C3 分子(Issitt & Anstee,1998)。结合的 IgG 和 C3 量太少可能会产生阴性反应。此外,AHG 血清对 IgG 的某些亚类可能具有更大的反应性。因此,某些 AHG 血清可能会因特定亚类的 IgG 包被 RBC 而产生阴性结果。

相容性试验

相容性试验曾一度与血清学交叉配血作为同义词而混用。然而,其具有更广泛的含义,相容性检测是由许多流程组成的整个质量控制过程,这些流程旨在为受血者尽可能提供最安全的血液制品。这些流程包括适当的记录保存,准确的献血者和受血者识别,以及输血前受血者标本的实际血清学检测。在某些条件下,可以进行电子配血,以替代血清学交叉配血。以下各节和表 35-31 概述了 AABB 血库和输血服务机构标准中要求的相容性试验的步骤(Levitt,2014),以下称为 AABB 标准。

表 35-31 输血前相容性试验的必要步骤*

医生(或其他授权医护工作者)的医嘱或请求	进行定型和筛查检测所需而签署(书面或电子)的医嘱或申请单 • 定型和筛选 • 红细胞交叉配血 • 特殊要求,如辐照、巨细胞病毒(CMV)阴性、抗原匹配等 • 如果后续有书面申请单,可接受口头医嘱或申请
采血者/受血者身份识别	采血者必须确认受血者及其血液样本 • 输血请求和患者血液样本的标签必须包含至少两个独立的患者识别信息(例如姓名,住院号码,出生日期) • 要有确定样本采集日期和采血者的机制(书面或电子) • 输血服务机构应确保在用血申请单和样品标签上的识别信息是一致的
受血者检测	对受血者的血液标本进行 ABO 和 Rh 定型,要求用红细胞、血清或血浆进行检测;查看以前的记录,以便与当前定型结果做比较 • 具有临床意义的抗体 • 较严重的输血不良事件 • 特殊输血要求 • 以前的 ABO 和 Rh 定型结果 • 定型困难 检测受血者的血清或血浆是否含有具有临床意义的抗体 • 检测必须经过 37℃孵育,再进行抗人球蛋白实验,使用未混合的试剂红细胞
供者检测	必须确认供者血液制品 ABO 和 Rh 血型 • 所有血液制品都需要进行 ABO 血型的确认检测(不需要进行血清检测) • 仅标记为 Rh 阴性的血液制品才需要确认 Rh 血型(不需要进行弱 D 检测)
交叉配血	选择 ABO 和 Rh 相容的红细胞成分进行输血 进行红细胞成分的血清学或电子配血 • 如果实时抗体筛选结果为阳性或已知患者含有具有临床意义的抗体史,则需要进行完全抗球蛋白交叉配血
标记	所有红细胞产品或其他血液成分都要进行受血者信息识别标记 • 标签至少包含两个患者的独立识别信息,供者血液制品编号和已完成的相容性检测结果

* 具体解释参考自 Fung(2014)。见 AABB 标准的具体措辞(Levitt,2014)

样本要求

受血者样本识别

在抽血进行定型或筛选之前,需要医生的医嘱。这个要求可以是口头的(随后需有书面要求)、纸面上的或是电子格式的。患者血样和供者血液制品的正确识别是血库最基本的要求。受血者血液样本必须在床边采血的时候由采血员贴上标签作好标记,其信息必须直接采自患者腕带信息。如果患者的腕带因为某些原因没有佩带,则在采血前应获得护理人员对患者身份的确认并签名。受血者的血液标本标签应清晰可见,应该至少包括患者的全名,住院号码和标本采集日期,血库人员接收标本时标签应牢固地贴在样品管上。在任何情况下,未标记或不正确标记的血液标本要拒收。在检测期间,所有试管或其他类型的样品分装管或容器,必须直接依照受体样品上的标签而确认。

每次输血前,血液样本都应该附有适当的医嘱单或申请单,至少包含患者的全名和住院号码。采血者的签名或者姓名首字母应该写在申请单上,因为检测申请是该样本采集的永久记录。随着电子医嘱的使用越来越多,基于计算机的系统可以记录医师的医嘱单并找到进行静脉采血的人。然而,采血者仍然应该在标本上签字,以便于和电子记录进行验证和匹配。收到样本后,要将管上的标签与申请单信息进行比较,确认有无差异。如果对样品的正确识别有任何疑问,则必须重新获取另一份样品。

样品的种类

尽管血清是作为传统上相容性试验的首选样本,但是由于一些新兴技术的应用(如凝胶法),使得血浆使用越来越多。如果要使用血清,血液样本应收集在无血清分离胶的硅化透明管中。其他的检测方法,如柱凝集、微量板和自动化检测系统,根据生产商的说明书,可能需要特定类型的样品。

常规抗球蛋白技术中血浆的问题是首要问题。血浆中的小纤维蛋白块可能相连,从而捕获 RBC 形成类似凝集的现象。如果在洗涤前未去除纤维蛋白,纤维蛋白交联可造成血清残留,则会中和 AHG 试剂。最后,如果血浆中纤维蛋白原水平特别高,可以导致缗钱状凝集的形成。

外观

除非没有其他选择,大多数血库实验室制订了不接收明显溶血的受血者血液样本的政策。使用已经溶血的血清可能会掩盖在抗体筛选检测中可检出的抗体诱导的溶血。因为脂血很少会导致凝集试验结果判读的困难,脂血症的标本不属于拒收输血前的样本。自动化仪器可能对样品的外观有其他要求。例如,大量的溶血或脂血可能使用自动化凝胶技术的仪器出现假阳性判读。

样本的有效期

根据 AABB 标准,用于测试和红细胞输注的输血前样本有效期为 72 小时。72 小时后,必须重新抽取新的样本。经过输血的患者或怀孕的个体每 72 小时要求采集新的输血前样本,以确保所测试的样本确实代表患者当前的免疫状态。

在择期手术患者中，一些机构延长术前样本的有效期至1个月，前提是：①抗体筛选阴性；②无重要临床意义抗体史；③未怀孕；④前3个月内未进行输血。不符合这些标准的患者必须在择期手术前72小时内抽取新的样本（Banderanko，2014）。

样本的保存

AABB标准要求在检测完成后，所有输血前样本需要在1～6℃下储存至少7天，以及来自每个与受血者交叉配血的供者血液制品的至少一个小样。这样做的目的是确保如果患者出现迟发型溶血反应或其他的输血不良影响，可以随后进行供血者或患者的重复或附加检测。

文件记录和保存

一般注意事项

所有血库必须有手工或计算机化记录系统，包含在血库中进行的所有检测和活动的结果或后果。记录必须在合理的时间范围内完成并可以进行检索。患者记录资料的转移或传播，均必须符合相关机构制订的保密政策要求，且符合联邦和州法律法规要求。根据联邦和州以及认证机构的相关要求，记录必须保存不同的时间段。

整个相容性检测过程的记录必须包括患者身份确定、申请单的录入、特殊输血需求、检测时间、患者检测结果及检测者签名、血液成分信息。计算机化系统是确定这些信息的理想选择，可以快速，轻松地检索指定患者的数据，包括ABO和Rh血型记录、抗体问题，输血史以及特殊类型血液制品的要求。从全球的角度来看，患者群数据的计算机化检索，也大大提高了机构内血液制品利用率的监测，包括医生的输血申请和输血实践。

患者所有的检测结果和注释，应当记录在合适的手工记录工作手册上，或者在观察结果后立即录入计算机。使用手工记录，所有表格都应使用墨水笔，而不是铅笔填写。如果必须在手工册上更改结果，原始结果不能被抹去，应该用一条横线划去，新的结果应经技术人员签署日期及姓名缩写。血库工作所有人员使用的姓名缩写表应持续更新，并作为血库永久记录的一部分。计算机中记录结果的更改也必须作为计算机化结果记录的一部分进行完整记录，并且应该可以追溯原始数据和更正数据（Fung，2014）。

核对以前的记录

当接收到新的样品时，必须检查手工或计算机化的记录，了解该患者以前的检测结果。如果有以前的结果，当前样品ABO和Rh的检测结果应与以前的检查结果相对比，以辅助确认当前样品的采集是正确的。以前鉴定出的任何不规则抗体的信息也是非常重要的，因为抗体的效价可能下降到抗体筛选实验无法检测的水平。如果患者以前检测出具有临床意义的抗体，即使目前的抗体筛选试验为阴性，患者也必须接受相应抗原阴性的RBC输注。在交叉配血之前，还应核查以前重大的输血不良事件和特殊要求。

ABO定型

用于ABO定型的抗血清和试剂RBC目前已经标准化且商业化，因此容易获得。大多数血库实验室使用的抗血清来源于杂交瘤细胞系产生的单克隆抗体。ABO定型由两部分组成，通常称为红细胞定型（正定型）和血清定型（反定型）。正定型是使用商业化抗A和抗B对3%～5%的RBC悬液进行检测，以确定细胞膜上的抗原。反定型则是使用患者或供者的血清与已知的A1型和B型试剂细胞反应，以检测血清中的天然抗体（表35-6）。ABO定型在室温下进行，使用即刻离心法即可形成肉眼可见的凝集反应。所有商业试剂的使用须遵循生产商的指示。

供者的ABO定型

采血机构需要对所有供者进行ABO正反定型。负有相容性检测责任的输血服务机构或其他实验室必须对接收到的所有RBC或全血制品进行ABO血型确认。每个供者血液制品上附有血辫子，可用于ABO正定型。标记为O型的血液制品，仅单独使用抗A，B就能用于血型的确认实验，因为只有O血型的RBC与抗A，B不会产生凝集。

受血者的ABO定型

每个输血前患者的血样也必须进行ABO检测。所有患者样本的第一次ABO检测均需要进行细胞和血清的定型，RBC和血清的检测结果在血液制品发放前和输血前都应相互一致（表35-6）。

尽管除了用于检测Ax或Bx弱亚型之外，抗A、B通常不会有其他作用，但一些血库通常在RBC定型程序中使用抗A、B、抗A，B被用作重复检测时的方便试剂，以确定O型患者的首次分型。抗A，B可用于新生儿和婴儿样品的确认分型，特别是婴儿已经输注入O型RBC时。由于婴儿红细胞上的ABO抗原数量很少，细胞可能对正定型显示出较弱的反应（见ABO和I血型部分）。

ABO定型不符合

ABO血型检测结果的解读一般比较直观。如果出现RBC与血清定型结果不一致的情况，需要重复进行检测以排除记录或技术差错。如果结果仍然不一致，那么在确定ABO定型之前，需要解决由于患者血清或细胞出现的问题而导致出现ABO定型不符的情况。表35-32列出了ABO定型不符的一些原因。列举出了一些参考资料，并对这些问题和解决方案进行了完整的描述（Harmening，2012；Fung，2014）。

如果在紧急输血的情况下，出现了不能及时解决的ABO定型不符，则给患者输注O型红细胞、AB型血浆或者将两者混合输注。然而，重要的是确保从患者获得足够的输血前血样，以便可以继续进行后续的处理。在某些情况下，可能需要将输血前样本送至参比实验室进行进一步检测。

表 35-32　一些引起 ABO 定型不符的原因

	红细胞检测时的问题	血清检测时的问题
意外阳性反应	与结肠癌、胃癌以及肠梗阻相关的获得性 B 抗原 脐血细胞被华氏胶污染 冷自身凝集素造成的自身凝集 大量温自身抗体包被在细胞上 多凝集 吖啶黄抗体(针对抗 B 使用的染料) 遗传嵌合体* 骨髓移植* 输入了除 ABO 血型之外的其他(抗原系统不符)红细胞* B(A)亚型 胎儿红细胞进入母亲血液循环*	形成缗钱状凝集的蛋白质(如血浆扩容剂、单克隆 γ 球蛋白) 室温反应的同种抗体(如抗 M、N、P1) IgM 类室温同种抗体(如抗-c) 冷自身凝集素(如抗 I、IH) 被动获得的 ABO 抗体(如不相容性血浆输注) 次要组织不相容的骨髓或实体器官移植造成的旁路淋巴细胞来源的抗体 A 亚型血清中含有抗 A1 *Cis*-AB 血清中含有弱的抗 B
意外阴性反应	A 或 B 亚型 由于白血病或其他疾病引起的抗原抑制 高水平的可溶性血型物质 大量输注 ABO 血型以外的相容性红细胞 骨髓移植	患者年龄(年老的,新生儿) 低丙种球蛋白血症或丙种球蛋白缺乏症 骨髓移植免疫抑制 ABO 亚型 长期肠外营养

* 使用抗血清来确定混合视野反应

Rh 定型

很多种抗血清可用于 RhD 抗原的检测。目前,试管法最常用的抗 D 型分型试剂是单克隆混合物,来自几个不同克隆。某些试剂是 IgM 和 IgG 抗-D 的混合物,既可以用于立即离心观察结果,也可用于间接抗球蛋白实验对弱 D 进行检测。生产商也可能提供对照试剂,以便与抗 D 试剂一起使用。用于柱凝集试验的抗-D 是 IgM 单克隆抗体。了解不同的抗 D 试剂,以便相关机构、患者群体和实验室选择使用合适的试剂是至关重要的。生产商应对其试剂特性、用途和禁忌证应具体说明。

混合 1 滴盐水悬浮的 3%~5% RBC 和 1 滴商业化抗-D 试剂,在室温下立即离心,直接进行 D 抗原的定型。如果需要进行弱 D 检测,则通过 IAT 以 IgG 抗 D 对 RBC 进行检测。对于弱 D 检测,要始终包括具有一个稀释的阴性对照品的平行测试。

供者 Rh 定型

根据 AABB 标准的要求,血液采集机构采集到的所有全血成分均需通过直接凝集方法检测 D 抗原。所有直接凝集检测结果为 Rh 阴性的供者血液均需要通过 IAT 进行弱 D 检测。如果常规 D 检测或弱 D 检测为阳性,则该血液制品标记为 Rh 阳性。输血服务机构必须通过直接的抗-D 凝集方法,对血液制品附带血辫子进行检测,对所有标记为 Rh 阴性的 RBC 单位进行阴性确认。AABB 标准没有强制输血服务机构对弱 D 的供者血液制品进行重复测试。

受者 Rh 定型

每个受血者在输血前的样本必须通过直接定型来检测 D 抗原。受血者不必进行弱 D 的间接检测,不能直接凝集的患者被定型为 Rh 阴性。一些血库对产前标本进行弱 D 检测;然而,最近的数据显示,许多定型为弱 D 的个体具有部分 D 表型,并且具有 RhD 同种异体免疫的风险。红细胞上 Rh 相关的 C、c、E、e 抗原定型不要求常规进行检测,但可以用于抗体评估、亲子鉴定和具有长期输血需求的患者,从而确定最可能的 *Rh* 基因型。

抗体检测

所有用于输血前配血试验的标本,必须筛选受体血清中是否存在具有临床意义的抗体(抗体筛查)。由于具有临床意义的抗体通常是在体温环境下反应,所以大多数实验室完全省略了室温孵育。AABB 标准要求所用的方法应包括在生理或体温(37℃)下孵育的环节,然后继续进行 IAT 实验。如果抗体筛查使用了 IAT 以外的方法,这个方法必须被证明和验证其具有和 IAT 同等的敏感性,可以检测具有临床意义的抗体(Fung, 2014)。目前,使用不同技术的多种抗体筛选方案可供使用。

试剂红细胞

用于检测和鉴定患者血清中抗体的试剂红细胞或筛选细胞通常从商业制造商获得。AABB 标准要求受血者的抗体检测使用的试剂细胞,不应该是多人份混合的。通常,抗体筛选细胞由已知表型的不同供血者的 2~3 组 O 试剂细胞组成。每套细胞的制备应代表所有最常见的血型抗体的对应抗原,必须包括 C、c、D、E、e、Fy^a、Fy^b、Jk^a、Jk^b、K、k、Le^a、Le^b、P1、M、N、S 和 S 抗原。抗筛图表应列出每批次筛选红细胞中每个细胞的血型抗原组成(图 35-21)。条件允许时,尽可能使用所选择的抗原为纯合的细胞,可增加检测出弱抗体或者剂量依赖性抗体的概率。三种筛选细胞的组合可确保某些抗原具有更多的纯合性(如 Jk^a、Jk^b、Fy^a、Fy^b、S 和 s),这些抗原针对的抗体可能表现出剂量效应,但额外增加筛选细胞种类可增加输血前检测的开支。数项研究(Cordle et al,1990;Judd,2002)已经表明,使用三种红细胞样品进行抗体检测,很少可以检测出双细胞筛选过程未测到的具有明显临床意义抗体。

筛选细胞总表

		Rh								Kell				Duffy		Kidd		Sex linked	Lewis		MNSs				P	Lutheran	
管号	供者	D	C	E	c	e	f	C^w	V	K	k	Kp^a	Js^a	Fy^a	Fy^b	Jk^a	Jk^b	Xg^a	Le^a	Le^b	S	s	M	N	P1	Lu^a	Lu^b
Ⅰ	R1R1	+	+	0	0	+	0	0	0	+	+	0	0	0	+	+	0	+	0	+	+	+	+	0	+	0	+
Ⅱ	R2R2	+	0	+	+	0	0	0	0	0	+	0	0	+	0	0	+	+	+	0	0	+	0	+	+	0	+

图 35-21 每批试剂筛选红细胞附带的"抗原格局"

抗体检测流程

试管法检测

在传统试管法中,将 1 体积 3%~5%的筛选试剂细胞和 2 体积患者血清(给予血清与细胞的平均体积/体积比约为 50∶1)与增强介质一起在 37℃下孵育,孵育时间根据制造商建议设定,离心并观查有无溶血或凝集。然后用盐水洗涤筛选细胞 3~4 次,并加入 AHG 试剂以最终检测是否含有 IgG 同种抗体。

由于不同的血型抗体通过 IAT 技术通常显示特征性反应格局(表 35-5),在常规方案的不同测试相或步骤中紧密观察,可能会为评估阳性病例提供有用的信息:

- 37℃孵育后,细胞在白蛋白或 LISS 中的直接凝集通常表明存在 Rh 抗体。
- IgM 抗体具有较宽温度反应范围,如抗-I、抗-P1 和 Lewis 抗体,可能会在白蛋白或 LISS 中显示出反应。然而,这些反应在转为 IAT 检测后通常会变弱。
- 除少数情况外,37℃后试剂细胞的试管内溶血提示存在 Lewis、Kidd、Ii、P、PP1Pk 或 Vel 抗体。
- 绝大多数 IgG 抗体,Rh 除外,在洗涤并接着进行 IAT 检测之前都无法被检测出。
- 在不同反应相内与不同筛选细胞发生反应或反应强度不等,通常表明存在不止一种的抗体。

凝集柱技术

凝集柱是许多输血机构采用检测同种抗体的替代方法。该技术原理是不同凝集程度的 RBC 通过含有葡聚糖丙烯酰胺凝胶的微柱时,因为体积大的物体不能通过而致迁移差异性定量实验。也有凝胶卡可用于 ABO/Rh 血型系统定型。

检测时,将精确定量体积的筛选试剂 RBC 悬液(使用 LISS 配制的 0.8%悬浮液)和血浆加样至柱基质上方的反应腔中,于 37℃温育。孵育后,将塑料卡在严格控制的条件下离心。IgG 包被的 RBC 在与基质中的 AHG 试剂接触时被捕获而致凝集。反应强度和尺寸大小决定了凝集物的迁移,最大(4+)凝集物滞留上部,而较小凝集物可在胶柱内再进一步往下迁移(图 35-22)。未凝集的红细胞可轻易通过柱子,在底部形成小团块。因为血浆或血清残留在基质上方的反应腔中,所以没必要进行反复洗涤或添加对照细胞来检查 AHG 试剂的活性。反应终点时的血细胞凝集反应非常稳定,可保存卡片以便进行可疑反应的监督检查。这些卡可以进行影印或数字拍照,并下载作为永久实验室数据。双细胞群在凝胶实验中可形成非常明显的两个不同细胞群的凝集迁移:管底部的未凝集的细胞和柱上部的凝集细胞。

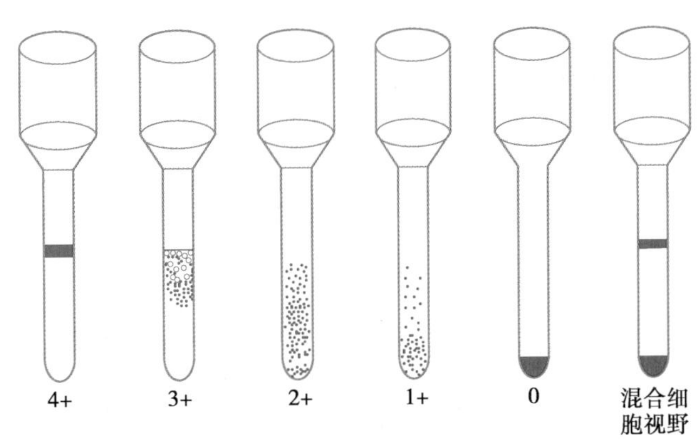

图 35-22 凝胶或凝集柱技术反应格局外观和评分

柱凝集或凝胶技术与标准 LISS 试管检测在抗体检测上具有类似的敏感性,对抗-Rh 抗体的检测特别敏感(Weisbach et al,2006)。凝胶测试比传统试管法有更多优点。它比常规试管法更加标准化,具有可靠,稳定的凝集反应终点,尤其对于较小的机构中受多岗位培训的人而言,更具有吸引力。它对临床上无明显意义的冷抗体的敏感性略低一些,从而消除了不必要的抗体筛测工作。因取消重复的洗涤步骤和肉眼和(或)显微镜观察,进一步节约了时间。因为该检测方法允许高通量检测,电子判读结果和验证以及实验结果的数字化记录,检测最终可以实行自动化。

固相化吸附实验

另一种用于同种抗体检测试管法的替代方案是间接固相吸附试验系统。在该应用中,试剂红细胞被结合于微孔板的孔底。加入血清和增强试剂并在 37℃下孵育,使同种抗体与固相结合。洗涤去除未结合的血清球蛋白,加入用抗人 IgG 包被的指示 RBC,离心微孔板。如果试剂细胞和血清中同种抗体发生反应,则包被抗球蛋白的指示细胞将结合到孔底表面,并覆盖孔底表面,而孔底的细胞扣可离散则表示反应阴性(图 35-23)。

可以人工或使用自动读取装置读取各孔。与柱凝集一样，该方法中阳性反应非常稳定，因此微孔板可以密封并在 2~8℃ 储存，可保存长达 2 天后再行读板。

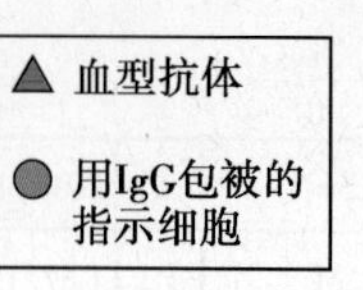
血型抗体
用IgG包被的指示细胞

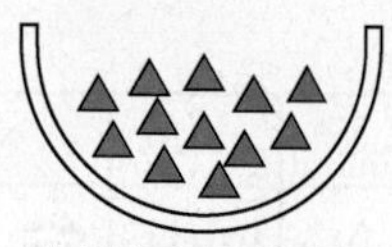
包被红细胞基质的孔加入受检血清

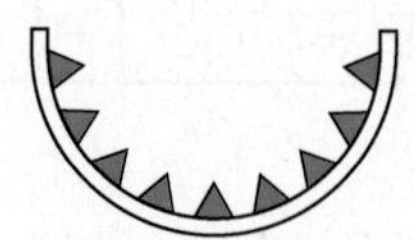

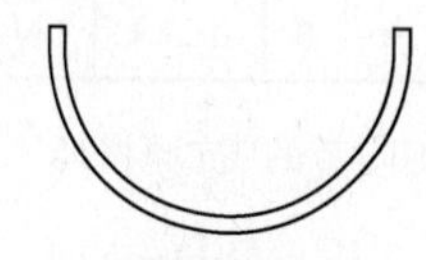

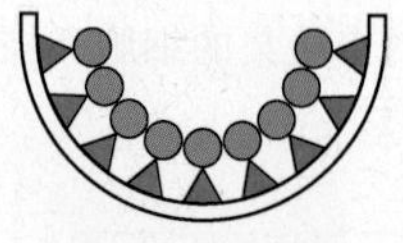

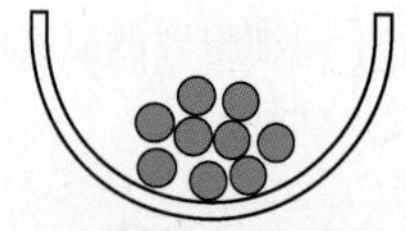

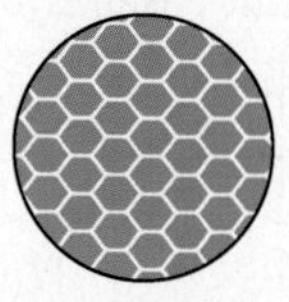

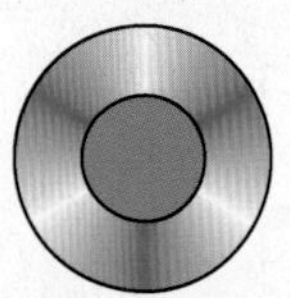

图 35-23　固相化吸附技术原理及阳性、阴性反应示意图

直接固相化检测系统可用于红细胞的 ABO 和 Rh 分型等应用。对于这些检测，可用适当的抗体包被微板孔。加入检测细胞并孵育，然后将微孔板离心。阳性反应时，红细胞吸附于抗体包被孔的整个孔底表面；阴性反应则呈现为孔底部出现一个紧密堆积的细胞扣。利用固相技术，已经有全自动和半自动检测的仪器面世。

抗体鉴定

拟接受血液输注的受者血清中检测到红细胞同种抗体时，即提示为抗体筛选阳性，则必须对抗体进行鉴定，以便需要时可以提供无针对抗原的血液用于输注。抗体的鉴定，可通过 IAT 技术，用初次检测基础上扩大的已知表型的试剂 RBC 谱和受血者血清进行。检测过程中应始终包含自身对照，以帮助区分是否为自身抗体、同种抗体或两者都存在。免疫血液学家随后可通过比较阳性、阴性血清反应格局所针对的表型，对照每批产品附录的抗原表型工作表，寻找匹配血液。

抗体鉴定结果的解读

表 35-33 是抗体反应格局的简单实例。血清 Y 与 D 抗原阳性的 1~3 号细胞反应，但不与 D 抗原阴性的 4~6 号细胞反应。阳性和阴性血清反应格局符合其 D 抗原表型；因此，可推断血清 Y 含有抗 D。类似地，血清 Z 的反应格局式与 E 抗原的表型格局相符合；可推断血清 Z 含有抗 E。在出具类似的结论性鉴定结果前，必须确保检测中使用了足量的不同抗原组合的试剂细胞，可以明确鉴定出受检血清中具有一种抗体或混合抗体。

表 35-33　简单的格局案例

细胞谱中的细胞	已知的抗原组成					待测血清	
	D	C	c	E	e	Y	Z
No. 1	+	+	+	0	0	+	0
No. 2	+	+	0	+	+	+	+
No. 3	+	0	+	0	+	+	0
No. 4	0	0	+	0	+	0	0
No. 5	0	0	+	0	+	0	0
No. 6	0	+	0	+	+	0	+

传统习惯使用 Fisher 精确法来统计计算在 95% 的置信区间内，单个抗体被正确识别的概率（即，由不同抗体因随机机会得到相同结果的概率在 1/20）。该方法比较了阳性结果与阴性结果的反应细胞数，并与受检的表达或缺乏某抗原的细胞数及受检的细胞总数进行比较（Race & Sanger，1975）。

表 35-34 列出了通过 Fisher 精确法计算的概率值，这些概率值是通过测试总数中阳性、阴性细胞进行不同比例组合而得到。从表中可以看出，使用至少 6 个细胞才可以实现 0.05 的 p 值，即 3 个细胞是抗原抗体反应阳性的；3 个细胞是抗原抗体反应阴性的。大多数制造商提供 10 或 11 种细胞的试剂细胞谱，至少含表 35-34 中所示的一种阳性细胞和阴性细胞的组合，这些谱细胞提供绝大多数可以用于检测不规则抗体的抗原。因此，大多数简单的抗体鉴定实验在 p 值显著小于 0.05 时是有效的，除非该血清中存在抗低频或高频抗原的抗体，或含有多个抗体。在这些情况下，必须使用额外的来自其他细胞谱的细胞进行检测，以便在 95% 置信区间实现内抗体鉴定。

表 35-34　基于 Fisher 精确方法的概率值

被测细胞总数	与抗体反应的抗原阳性细胞	与抗体不反应的抗原阴性细胞	p 值
5	3	2	0.100
6	4	2	0.067
6	3	3	0.050
7	5	2	0.048
7	4	3	0.029
8	6	2	0.036
8	5	3	0.018
8	4	4	0.014
9	7	2	0.028
9	6	3	0.012
10	8	2	0.022
10	7	3	0.008
10	6	4	0.005
10	5	5	0.004

图 35-24 展示了使用常规试管抗球蛋白法测试患者血清的结果，并列出了 37℃孵育阶段后及最终加入 AHG 后的凝集格局。在对结果的快速审视中，免疫血液学家可以立即发现，在检测的两个反应相，离心后都存在不同的细胞凝集，表明可能存在多种抗体。

以下是评估抗体鉴定结果的策略梗概：

姓名 ×××

医院编号 0001234.56

		Rh								MNSs				P	Lewis		Lutheran		Kell*				Duffy		Kidd			试管号			
Rh表型		D	C	E	c	e	f	C^w	V	M	N	S	s	P_1	Le^a	Le^b	Lu^a	Lu^b	K	k	Kp^a	Js^a	Fy^a	Fy^b	Jk^a	Jk^b	Xg^a		37C	AHG	CC
1	rr	0	0	0	+	+	+	0	0	+	0	+	0	+	+	0	0	+	0	+	0	0	+	+	+	0	+	1	0	1	
2	rr	0	0	0	+	+	+	0	0	+	+	0	+	+	0	+	0	+	+	+	0	0	0	+	0	+	+	2	0	3	
3	r′r	0	0	0	+	+	+	0	0	+	0	+	+	+	0	+	0	+	0	+	0	0	0	+	0	+	0	3	0	0	2
4	r″r	0	0	+	+	+	+	0	0	+	+	+	+	0	0	+	+	+	0	+	0	0	0	+	0	+	0	4	1	2	
5	rr	0	0	0	+	+	+	0	0	0	+	+	+	+	0	+	0	+	0	+	0	0	0	+	0	+	+	5	0	0	2
6	R_0r	+	0	0	+	+	+	0	+	+	+	0	+	+	0	0	0	+	0	+	0	0	0	0	+	0	0	6	0	0	2
7	R_1R_1	+	+	0	0	+	+	0	0	+	0	+	+	0	+	0	0	+	0	+	0	0	0	+	+	+	0	7	0	0	2
8	R_1R_1	+	+	0	0	+	+	0	0	+	+	+	+	+	0	+	0	+	0	+	0	0	+	0	0	+	+	8	0	3	
9	$R_1R_1^w$	+	+	0	0	+	+	+	0	+	+	0	+	+	0	+	0	+	0	+	0	0	+	+	+	+	+	9	0	1	
10	R_2R_2	+	0	+	+	0	+	0	0	+	+	0	+	+	+	0	0	+	0	+	0	+	0	0	+	+	+	10	1	2	
11	rr	0	0	0	+	+	+	0	0	0	+	0	+	+	0	+	+	+	0	+	+	0	+	+	+	0	0	11	0	1	
																												自身对照	0	0	2

图 35-24 一张列举了抗体鉴定结果的一个案例的典型抗原表型工作表。AHG，抗人球蛋白；CC，Coombs 对照细胞。
* 除非另有说明，可理解为所有细胞针对高频抗原 Kpb 和 Jsb 都是阳性反应

1. 自身对照是阴性的，表明血清具有的反应性最可能是由于同种抗体造成的。然而，如果自身对照是阳性的，需要进一步行 DAT 检测以证实或排除患者红细胞在体内已经被致敏，这是很重要的。在 DAT 检测中，需要仔细观察混合视野。在近期输血患者中，来自于供者红细胞的少量细胞群所吸附的同种抗体，在 DAT 检测表现为经典的混合视野，这通常是引发受血者免疫反应的先兆，并可能导致迟发性溶血反应。在大量输血患者中，只有很少的细胞是 DAT 阳性。

2. 评估抗体鉴定结果时，许多免疫血液学家首先会排除在血清中，不能与已知细胞所携的抗原反应的对应抗体。虽然不是必需的，然而最好使用纯合型抗原来排除那些与之不反应的抗体的存在，以避免弱抗体因剂量效应而被漏检。使用纯合谱细胞根据经验法则来排除抗体，3、5、6 和 7 号细胞不与血清反应，可排除抗-D、抗-C、抗-c、抗-e、抗-M、抗-N、抗-S、抗-P1、抗-Lu^b、抗-k、抗-Fy^b、抗-Jk^a 和抗-Jk^b。抗原 f、V、Le^a、Le^b 和 Xg^a，由于其遗传的机制而不可能被表达为纯合表征，但是由于上述四种细胞中至少一种细胞具有阳性抗原，因而，受检血清与其不反应，可以考虑排除相应的抗体。

3. 在检测的不同反应相可检测到并显示不同凝集强度的反应，提示血清中可能存在至少两种抗体

- 4 和 10 号细胞在 37℃直接凝集，而后在 AHG 中表现出更强的凝集，这说明是非常典型的 Rh 系统抗体。由于细胞谱中仅有两种细胞具有 E 抗原，因此针对 E 抗原的反应无法被排除，故抗-E 可能是导致凝集现象的抗体之一。
- 2 和 8 号细胞仅在 AHG 中表现出非常强的凝集。核查谱细胞携带的抗原中无法被排除的抗原，可发现细胞表型为 K 的细胞与血清符合凝集反应，因此，抗-K 可能是涉及的第二抗体。
- 剩余的 1、9 和 11 号细胞与被测血清的反应不能用抗-E 或抗-K 来解释，但可以用抗-Fy^a 来解释，因为这三种细胞都是 Fy^a 抗原阳性的，且 Fy^a 没有被排除。

4. 根据另一种细胞，其 Fy^a，K 和 E 抗原阴性、S 阳性纯合的细胞，可排除抗-S。

5. 低频抗原如 Cw、Lu^a、Kp^a 和 Js^a 的针对抗体可以通过与可使用适当的细胞反应来排除。当不能排除针对抗低频抗原的抗体时，可使用抗球蛋白交叉配血，来检测供体细胞与患者血清之间的任何潜在的不相容性，以及理论上可能存在的一种或多种抗体。

6. 有些情况下可以通过对患者细胞的特定抗原定型来排除更多抗体。在患者血清含有多种抗体，并且血库可用试剂细胞资源有限时，这是特别有用的。例如，如果在抗体混合物中必须排除的抗体之一是抗-Jk^b，则可用特异抗血清将患者细胞进行 Jk^b 抗原分型。如果患者表达 Jk^b 抗原，则可以最终排除 Jk^b 的同种抗体的存在。

7. 如表 35-24 所列格局中，细胞中至少有三种细胞是抗原 Fy^a，K 和 E 为阴性，表现为不与相应血清发生反应。然而，为了最终确定三种抗体都置于 95%置信区间内，必须有三种无关联细胞仅具有 Fy^a 抗原，3 种细胞仅具有 K 抗原，3 种仅具有 E 抗原细胞与血清发生阳性反应。此时，抗 Fy^a 可以完全确定；然而，必须用额外的另两个 K 抗原阳性细胞和另一个 E 抗原阳性的细胞与血清进行反应检测，以最终确定抗 K 和抗 E 的存在。

8. 如果特定患者首次进行抗体鉴定，则通常的做法是将患者的红细胞进行抗原分型，涉及的抗原系统主要是对应患者已产生的抗体，可作为抗体鉴定的确认依据。患者红细胞上应缺乏同种抗体所对应的抗原。

交叉配血

多年以来，在全血或红细胞输注之前，需要进行血清学交叉配血。该方法需要37℃孵育，然后进行IAT。1984年，AABB标准取消了这一要求，只要：①患者目前的抗体筛选是完全阴性的；②过去的病史中没有临床有意义的抗体。对于符合这些标准的患者，可以使用简略步骤检测ABO不相容性。包括即刻离心交叉匹配血或电子交叉配血。

即刻离心交叉配血

用于检测ABO不相容性的血清学检测，通常从所选择的供者血辫子中获取并制备成3%～5%供者RBC盐水悬液，采用即刻离心方案。一般情况下细胞洗涤一次，以除去可能干扰测试的任何抗凝血剂或血浆蛋白质。将一滴供者细胞悬浮液与受者血清混合，即刻离心，检查溶血和(或)凝集。该过程被称为简便或即刻离心交叉配血。

尽管报道指出当受者ABO抗体滴度低或供者细胞属于弱ABO亚型时，该技术可能无法检测ABO不相容性(Berry-Dortch et al，1985；Shulman et al，1987)，在临床上使用即刻离心交叉配血方法已经被证明是抗球蛋白交叉配血的安全又经济的替代方法(Judd et al，1988；Cordle et al，1990；Shulman，1990)。O型/A型的主侧不相容的前带效应可能导致罕见的假阴性结果(Judd et al，1988)，尤其当离心发生延迟时(Judd et al，1988)。前带/延迟允许RBC膜上固定C1补体，导致其空间阻碍血细胞凝集。使用EDTA-盐水制备供者细胞悬液可通过螯合钙来消除这个问题，而钙是C1补体复合物形成所必需的。除了假阴性之外，由于冷抗体和纤维蛋白，直接交叉配血可能导致缗钱状的假阳性结果，所有这些都可能导致血液输注的延迟。在一个涉及130万即刻离心交叉配血案例的多中心研究中，观察到使用即刻离心交叉配血技术而致的急性溶血反应的风险为0.0004%(Shulman，1990)。

电子交叉配血

1944，年，Butch等首先报告提出了一项标准操作流程，使用计算机电子交叉配血(EXM)代替即刻离心血清学交叉配血。类似于即刻离心交叉配血，电子交叉配血仅可用于目前没有检测到具有临床意义的抗体或无任何同种抗体史的患者。EXM通过实验室计算机系统分析、指定献血员和受血者之间的ABO匹配性，可以减少人为错误(Judd，1991)。此外，它消除了需要耗时的假阳性血清学反应调查。

只要满足特定的测试标准，并且已经进行了血库信息系统的广泛验证，且满足当前AABB标准和1997年FDA内审文件中所陈列的FDA要求(Judd，2002)。EXM计算机验证所需的关键要素包括硬件的更新，仪器互动界面，历史记录核查，反应结果解释算法，ABO分型指定/发放的预防及警告功能以及人员能力评估(Judd，1998)。由于该程序的安全性只取决于输入和存储在系统中的电子信息，故应该尽可能最大限度地使用条形码来识别供者和患者。Judd(1998)在密歇根大学进行电子交叉配血取得丰富经验后，建议在采样时和输血之前，强制采用条形码技术识别患者，根据患者识别腕带上的条形码进行床边确认，打印输血前样品标签。框35-1总结了AABB标准要求。

框35-1　电子交叉配血的执行要求

- 计算机系统已经在现场验证，以确保只有ABO相容的全血或红细胞成分被选择进行输血
- 受血者的ABO至少应该有两个确定组，其中一个来自当前样本，第二个来自以下方法之一：
  - 测试第二个当前样本
  - 与以前的记录比较
  - 重新测试相同的样品
- 系统包含以下数据项：
  - 捐献人的身份证号码
  - 成分名称
  - 成分的ABO/Rh定型
  - 已经确认ABO血型的血液单位
  - 受血者的两个唯一标志符
  - 受血者的ABO/Rh定型
  - 受血者目前的抗体筛选结果[†]
  - 相容性解释
- 一种在血液成分发放之前用于验证数据已被正确输入的方法
- 该软件应包括：血袋标签上的供者ABO和Rh血型与血型确认实验不一致，或与受者存在ABO不相容时，该软件的逻辑可发出警告、通知用户

[*]第二十九版(Levitt，2014)对血库和输血机构的要求作了解释

[†]只有当受血者的当前抗体检测试验为阴性且没有已知的具有临床意义的血型抗体史时，才能使用电子交叉配血

抗球蛋白交叉配血

如果输血前抗体筛查检测到具有临床意义的抗体，或者对患者记录的核查表明先前已经检测到这样的抗体，则必须进行抗球蛋白交叉配血。在抗球蛋白交叉配血中，通过实验室常规使用的抗球蛋白法，对受者血清和供者红细胞之间的相容性进行检测。用于输血的红细胞应选择使用商业化抗血清鉴定后目标抗原表型缺乏(抗原阴性)的红细胞。当商业化抗血清缺乏时，医学主任可批准进行供者基因分型。

一些血库实验室仍然选择对所有输血进行完整的抗球蛋白交叉配血，无论病史和输血前检测结果如何。对于抗体筛选阴性的患者，完整的交叉配血几乎不能检测到筛选细胞(例如Kpa，Wra)不表达的低频抗原所对应同种抗体。此外，抗体检测实验理论上可能会由于以下原因导致失败：抗体剂量效应，存储期间试剂细胞抗原衰减或技术性错误。如果不考虑以上问题，简单交叉配血遗漏掉具有临床意义的抗体的实际发生率非常低：小于0.05%(Mintz et al，1982；Cordle et al，1990)。

紧急交叉配血

在紧急情况下，在完成相容性实验之前甚至在得到患者血液标本用于检测之前，血液可能必须被发放用于输血。如果不知道患者的ABO和Rh血型，则可发放O型RBC。选择紧急血液成分的Rh血型时，做法各不相同。一些机构仅对50岁以下的女性使用Rh阴性的血液成分，而其他机构可能首先输注Rh阴性的血液成分，并在输注4(或更多)个单位后转用Rh阳性

的血液成分。如果有可用于检测的血液标本,并且有时间进行ABO和Rh分型,则可能会发放相应类型的血液。所有血液制品必须明显标记,以表明它们是未经交叉配血的,并且患者的血清尚未经过不规则抗体筛选。在这些情况下,患者的医生必须在血液发放表格上签名,说明临床情况需要,发放未经交叉配血的血液。在这种情况下,抗体筛查应尽快完成,并且根据实验室流程进行交叉配血。一旦抗筛阳性或交叉配血不匹配,应立即通知医生任何被检测到的抗体或不相容性。

当急救输血的RBC的数量在相对较短的时间内(<24小时)等于或超过患者的血液容积时,即为大量输血。在这种情况下,许多血库启动了大量输血策略,即使已知患者具有RBC同种抗体,仍进行即刻离心或电子交叉配血。在这些情况下,输注大量供者血液和补液,导致血清抗体通常被稀释,在体外不易检测。对于大量输血的患者大多在稳定后的24小时内恢复使用常规交叉配血。抗原阳性血液制品的输注可能导致抗体滴度的增加,并导致具有同种抗体的患者发生迟发性溶血性输血反应。在这种情况下,与患者的医生保持联络是非常必要的,以便监测患者有无溶血。

术前交叉配血方案

大部分输血机构采用的操作规范对于不需要输血的择期手术,只进行血型分型和单纯筛检。对于需要输血的择期手术的用血申请单,其设定值是根据特定机构里已有的操作规范,体现的实际用血需求水平。血型分型和单纯筛检的操作流程,结合术前用血需求单使用指南(手术最大血液用量表[MSBOS]);(Friedman et al,1976;Henry et al,1977;Banderanko,2014),可实现更有效的血液库存管理,降低交叉配血/输血(C/T)比率。随着新的外科手术流程被采用,技术被改进,MSBOS应该使用LIS和EMR的电子数据进行定期审查和修订(Frank et al,2013)。

如果患者的抗体筛选为阴性,且没有已知的具有临床意义的抗体史,术前血型分型和单纯筛检流程,不需要进一步的血清学工作。如果患者在手术期间意外需要输血,则选择ABO和Rh血型相容的血液制品,并进行即刻离心交叉配血或EXM。如果没有检测到ABO不相容,则可以以最短的周转时间将血液安全地发放到手术室。如果术前抗体筛查是阳性的,或者先前的记录表明已知具有临床意义的抗体存在,标准操作程序应明确血库应持有的相应抗原阴性的血制品最小库存量,以便该患者在手术期间使用。这些血液制品必须在输血之前与患者的血清使用完整的抗球蛋白交叉配血的方法进行交叉配血。

产前、产后及新生儿检测

所有妇女应尽快筛查红细胞同种抗体和HDFN的潜在可能性。初始测试通常是血型和抗体筛查。如果检测到临床有意义的抗体,则应在妊娠期定期监控抗体效价和其他临床诊断检测。请注意的是接受Rh免疫球蛋白预防的RhD阴性妇女,在测试中可能具有弱的抗-D。另外,Rh免疫球蛋白可以穿过胎盘,导致胎儿和脐带样品中产生抗体筛选阳性。

出生时,如果存在以下情况,应对所有脐带样品都进行ABO、RhD和DAT的定型:由于脐带血样品经常被母体血液污染,所以没有进行抗体筛查和血型定型。由于只有IgG抗体可以通过胎盘,所以只能用抗-IgG进行DAT检测。应该比较母亲和婴儿的血型,以评估ABO HDFN的潜在可能性。如果母亲携带有临床意义抗体,则该脐带血应进行DAT,且对相关抗原进行表型鉴定。应使用母体或脐带样品进行抗体鉴定,尽管常常由于血清/血浆在脐带样品中不足,而使用母体血液。如果脐带DAT为阳性,而且母亲没有具临床意义的抗体,实验室应决定是否进行常规抗体放散。如果需要,脐带样品可用于抗体鉴定和抗体放散。

在RhD阴性的妇女中,产前和产后均应该采取特别的预防措施和检测,以防止RhD同种免疫(参见Rh System)。在产前,父亲可能需要进行RhD定型以确定是否具有HDFN的风险。或者,可以对胎儿进行基因分型以确定RhD状态(Finning et al,2007)。除非胎儿或父亲被确认为RhD阴性,否则母亲必须在28周和侵入性操作后接受预防性Rh免疫球蛋白免疫。一旦分娩,用脐带血进行胎儿RhD分型,以确定是否需要额外的Rh免疫预防。如果婴儿是RhD阴性或母亲已致敏,则不给予Rh免疫球蛋白。然而,如果婴儿是RhD阳性且母亲没有致敏,母亲应该再接受Rh免疫球蛋白免疫。为了确定产后Rh免疫球蛋白的用量,应对母亲进行母体胎儿出血筛查。

对RhD阴性母亲进行胎儿出血筛查试验中最常见的是玫瑰花结试验,可以在母亲外周血液循环中检测到约10ml的胎儿细胞(Bayliss et al,1991)。实验中,母体血液与抗-D一起孵育,抗-D将结合母亲外周血液循环中的RhD阳性胎儿红细胞,而不是母体RhD阴性红细胞。孵育和洗涤后,加入指示剂红细胞,将样品离心,然后在显微镜下观察。如果存在胎儿红细胞,则指示红细胞将结合胎儿红细胞上的抗D,形成玫瑰花结。如果没有胎儿红细胞存在,则混合物将是光滑的,无玫瑰花结。

如果胎儿出血筛查是阳性的,则需要进行额外的定量实验来评估出血程度。Kleihauer-Betke检测和流式细胞术是用于计算母体循环血中胎儿红细胞数量的两种方法。Kleihauer-Betke检测是基于胎儿Hg对酸的抗性,胎儿红细胞在外周血涂片上的成年红细胞血影中呈现明亮的粉红色。人工计数确定胎儿红细胞的百分比,然后乘以50,确定母体内存在的胎儿血液的体积(ml)(Fung,2014)。流式细胞术方法劳动强度较低,可通过免疫荧光计算RhD阳性胎儿细胞的百分比(Radel et al,2008)。一旦确定出血量,母亲应该接受足够的Rh免疫球蛋白来中和所有外周循环中的胎儿红细胞。确定胎儿出血的大小和所需的Rh制剂数量的计算方法可在"AABB技术手册"中找到(Fung,2014)。通常,一瓶Rh免疫球蛋白可抑制15ml RhD阳性红细胞的免疫。

特殊抗体鉴定方法

重复输血者可能会形成多种不规则血型抗体。自身抗体和针对高频抗原的同种抗体可与检测中的所有细胞反应,包括所有用于抗体鉴定的RBC,使得检测其他存在的同种抗体非常困难。当遇到诸如此类的复杂问题时,需要特殊技术来解决问题,并找到相容的输注血液制品。抗体鉴定中经常使用的特殊技术包括:①尝试选择性消除同一血清中那些会干扰其他特异性抗体反应性的抗体;②尝试增强或更清楚地显示抗体特征反应，这些抗体可能会逃避明确的抗体鉴定反应。这些技术中的一些将陈列在本章后面部分以及表 35-35 和表 35-36 中。读者也可参阅 AABB 技术手册(Fung,2014)，应用血型血清学(Issitt & Anstee,1998)，Judd's 免疫血液学方法(Judd et al,2008)和免疫血液学方法(Mallory,1993)这些书籍可作为大多数常见实验步骤及特殊技术的良好参考书。

表 35-35 抗体鉴定中的特殊技术：血清处理步骤*

	程序	应用/作用
红细胞凝集抑制	将血清与特定的可溶性抗原源物质混合，抑制抗体反应性，同时设置稀释血清对照；再用已知的抗原阳性细胞再次检测	通过中和下列抗体来确认特异性：抗-P1，抗-Le^a 和 Le^b，抗-Sd^a，抗-ABH，抗-I，抗-Ch/Rg。也可鉴定混合物中的其他抗体
血清吸收	用自体细胞，选择的同种异体细胞或兔红细胞基质(REST)，在抗体的最适反应温度下吸收血清抗体	通过与吸收细胞反应，从血清中物理去除广泛反应的自身抗体或同种抗体，以便检测潜在的 IgG 抗体-在 WAIHA 的情况下特别有用。可与放散实验相结合，鉴定复杂病例中的多种抗体
巯基试剂	用巯基乙醇(2-ME)或二硫苏糖醇(DTT)等巯基试剂预处理血清	破坏凝集的 IgM 抗体的五聚体结构，有效地避免冷反应自身抗体和同种抗体的干扰，以检测潜在的 IgG 同种抗体
效价测定	制备对比稀释的血清梯度，用抗原阳性指示细胞检测	辅助鉴定 HTLA 抗体(效价为 1∶64 或更高) 用于测量怀孕期间 IgG 抗体增加、ABO 不相容的器官移植 偶尔用于含较高效价的自身温抗体的患者的同种抗体鉴定
预热	在检测之前，将所有检测组分(试管，细胞，血清，盐水)保持在 37℃；使用单特异性抗 IgG AHG 试剂	绕过冷自体或同种凝集素的反应性，这些凝集素的反应性可能受滴度和温度变化幅度影响-防止抗体筛查和鉴定检测系统中测试细胞的直接凝集和(或)体外补体活化
盐水替代	当患者或试剂血清中悬浮的红细胞疑似发生缗钱状聚集时，去除血清并用等体积的盐水代替	有助于 ABO 血清分型获得有效结果或在 37℃ 孵育和离心后检查筛选细胞，评估是否存在凝集 通过除去有害蛋白质并加入高离子强度介质将缗钱状凝集引起的假凝集离散

AHG，抗人球蛋白；HTLA，高滴度，低亲和力；Ig，抗球蛋白；WAIHA，温自身免疫性溶血性贫血

* 参见表 35-30 中抗体浓度，pH 值，孵育时间等的效应作用

表 35-36 特殊抗体鉴定技术：红细胞制备程序

酶处理	两步法(首选)： • 在 37℃下用酶溶液孵育试剂红细胞 • 彻底洗涤细胞以完全去除酶，并用待测血清重新检测细胞	• 通过破坏相应的抗原结构消除一些抗体反应性——MNS，Duffy，Ch/Rg；可能更容易从含有多种抗体的血清中挑选出不同特异性的抗体 • 通过其他抗体——Rh，Kidd，许多 IgM 血型抗体来增强反应敏感度，凝集强度，和(或)溶血；可以更容易地鉴定弱反应性抗体
AET/DTT	用 AET 或 DTT 预处理红细胞；洗去试剂并用待测血清重新检测细胞	有效地产生 Kell"null"细胞，用于鉴定 Kell 系统中高频抗原的抗体混合物中的同种抗体
放散	通过诸如甘氨酸，有机溶剂等技术从红细胞中去除和回收抗体	将包被于红细胞上的抗体富集，以便用于进一步鉴定检测，用于 HDFN、HTR、自身免疫性溶血性贫血病例中阳性 DAT 调查
磷酸氯喹	• 洗涤红细胞在室温下与氯喹以 1∶4的比例孵育 • 通过多次盐水洗涤去除试剂	将 IgG 从 DAT 阳性的患者红细胞分离，以便可以使用间接抗球蛋白技术的血型试剂进行分型。应使用抗 IgG 作为 AHG 试剂，因为补体蛋白复合体不能被氯喹解离

表 35-36 特殊抗体鉴定技术:红细胞制备程序(续)		
ZZAP	为了吸收,洗涤红细胞样品分装后,与 ZZAP 在37℃温育。然后用大量盐水洗涤细胞以除去ZZAP。DTT 和酶的组合可破坏 IgG 自身抗体的包被	• 从患者细胞中除去抗体以提供游离抗原位点,用于从血清中吸收自身抗体 • ZZAP 也可用于破坏 Kell、Cartwright、Gerbich 和 Dombrock 血型系统抗原
分离 IgM 介导的自凝集	用巯基试剂孵育细胞悬液或用 37℃ 盐水多次洗涤细胞	冷凝集素的分离有助于 ABO 红细胞分型,也可能有助于评估 DAT 结果
凝集素分型	通常从植物种子得到试剂,用于测试红细胞膜上特异性血型抗原的存在或缺乏,用于代替抗体试剂	有助于对特异性抗原如 A1、H 和 N 进行分型,及区分不同的多凝集红细胞
细胞分离技术	• 将洗涤好的来自患者的细胞在毛细管中离心,收集毛细管顶端 5mm 含有的最轻细胞 • 根据献血者、受者的已知抗原表型差异,实施差异凝集实验	可用于以下情况: • 对有近期输血史的个体进行自体细胞的表型分析 • 评估 DHTR 与患者的自身免疫性溶血性贫血是否有关 • 评估输入的细胞是否存活

AET,2-氨基乙基异硫脲溴化物;AHG,抗人球蛋白;DAT,直接抗人球试验;DHTR,延迟溶血输血反应;DTT,二硫苏糖醇;HDFN,胎儿和新生儿溶血性疾病;HTR,溶血输血反应;Ig,免疫球蛋白;ZZAP,DTT 和半胱氨酸激活的木瓜蛋白酶的组合

消除抗体反应性的血清处理步骤

红细胞凝集抑制

红细胞凝集抑制是利用与目标血型抗体相对应的抗原去中和目标抗体,这些抗原是存在于人唾液,血清或其他体液以及自然界物质中的可溶性抗原(表 35-37)。近些年,使用现代分子技术合成了用于抗体中和的试剂(Seltsam et al,2009)。如果在添加可溶性抗原后,抗原阳性试剂细胞不再和可疑抗体凝集,则可以确认该疑似抗体。当遇到含多种特异性抗体的血清标本时,红细胞凝集抑制可能特别有用。红细胞凝集抑制的原理也用于确定 ABO 亚型中较弱个体的分泌状态。必须谨慎判读结果,因为弱反应可能被抑制物质稀释。应同时使用含有惰性物质(通常为盐水)的对照管,以证实阴性反应是抑制结果而不是样品稀释的结果。

表 35-37 红细胞凝集抑制的可溶性抗原的来源

可溶性物质	来源
ABH	分泌的唾液
Le^a,Le^b	分泌的唾液
P1	包虫囊肿液或鸽子蛋
Sd^a	人类或豚鼠尿液
Ch,Rg	来自 Ch/Rg(+)个体的血浆
I	人类乳汁

抗体吸收

吸收是用于从血清中物理清除抗体的试验流程。吸收过程可以使用洗涤和(或)酶处理的自体 RBC,表型匹配的同种细胞,血型抗原阳性组合细胞或红细胞基质层(红细胞的无色海绵状框架,现称血影)。吸收过程中的孵育温度和时间取决于 Ig 类型和被吸收的抗体的反应温度。通常,使用较低的抗体/细胞比例将提高吸收效率。

使用同种异体细胞吸收有助于分离复杂混合物中的多种同种抗体(差异吸收)或消除抗高频抗原的同型异体抗体的反应性。在具有自身抗体的患者中,自体 RBC,表型匹配细胞和兔红细胞基质层(红细胞内无色海绵状框架)(REST)常各自用于选择性去除温反应性和冷反应性自身抗体。必须去除自身抗体以鉴定患者可能含有的任何潜在同种抗体(见后面的自身免疫性溶血性贫血调查部分;图 35-25)。

在进行吸收之前验证输血信息至关重要,因为近期输血的个体会含有多种红细胞群。在这些患者中,循环血中的供者细胞可吸收对应的同种抗体。如果患者的表型已知,则可以用表型匹配的同种异体红细胞进行检测。如果表型未知,可分别用 R1R1,R2R2 和 rr 三种细胞吸收并检测,并对结果进行比较。

硫醇试剂

巯基化合物如 2-ME 或 DTT 可切断二硫键,经常用于切断 IgM 内部亚基间的二硫键、切断 IgM 抗体亚基与 J 链之间的连接(Klein & Anstee,2006),破坏 IgM 分子的五聚体结构,使得 IgM 型抗体失去凝集能力。这些试剂可用于研究在含广泛凝集的 IgM 自身冷抗体的血清中是否存在具临床意义的 IgG 型同种抗体。它们还可用于解离冷抗体引起的自身凝集,避免干扰 ABO/Rh 分型和 DAT 检测。在产前研究中,巯基试剂经常用于评估含有抗体的血清,例如通常同时具有 IgM 和 IgG 组分的抗-M 抗体。通过破坏凝集的抗-M,血清可以用于检测 IgG 抗-M,该抗体能够穿过胎盘引起轻度 HDFN。

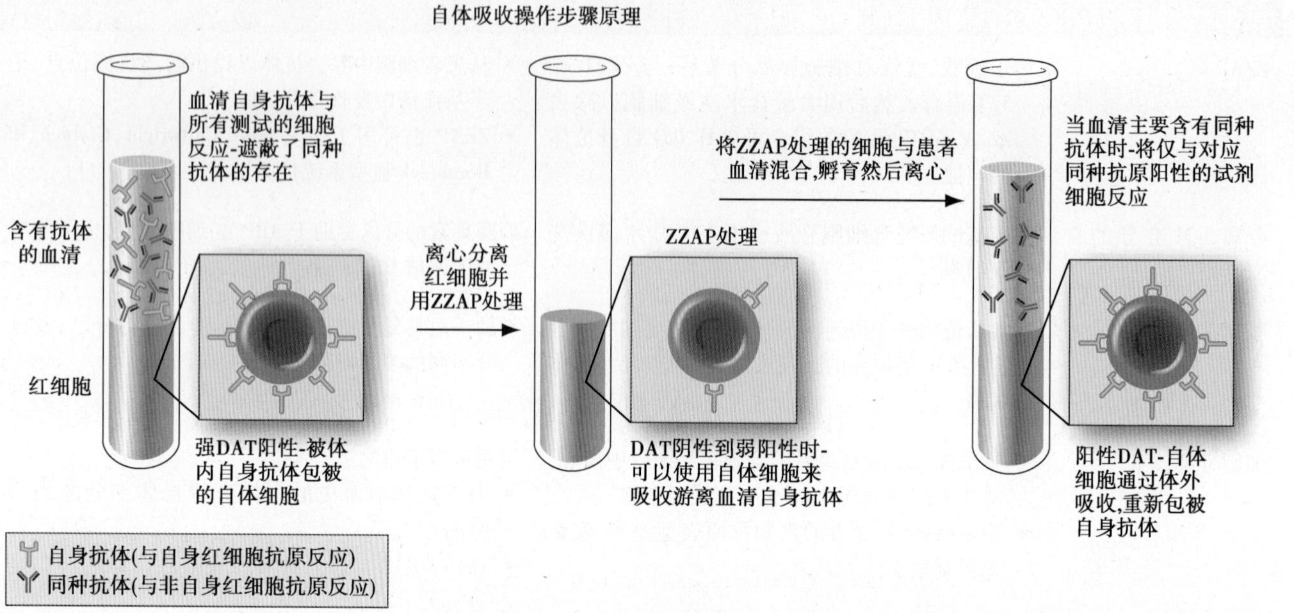

自体吸收操作步骤原理

图 35-25 用于评估自身免疫性溶血性贫血的患者中是否存在同种抗体的自体吸收操作步骤

血清抗体效价测定

血清抗体效价测定是一种半定量测定的方法,可对给定血清/血浆中存在的抗体进行定量。制备血清的连续对比稀释,然后用具有相应抗原的红细胞进行测试。观察每种稀释度的肉眼凝集,抗体的效价用产生肉眼凝集的最高血清稀释倍数的倒数表示。效价测定用于产科患者,ABO 不相配的实体器官和骨髓移植,偶尔用于抗体鉴定研究。

在产前研究中,怀孕期间母体血清中 IgG 型同种抗体-能够引起 HDFN 的(Judd,2005)应定期测定效价。不断增加的效价通常表明胎儿细胞具有相应的抗原,刺激母亲产生更多的抗体,从而为医生进行孕期管理提供宝贵信息。由于产前效价报告的一致性在临床上非常重要,一些实验室要求由两名技术人员协同进行初始效价测定并获得一致性。如果存在差异,第三名技术人员应进行测定。初始样品应冷冻保存以便于未来的研究。当提交下一个效价测定请求时,初始样品应与新样品平行测试。

效价测定也在罕见的 ABO 不相容的实体器官移植案例中进行,此类案例随着免疫抑制治疗的改善而得以普及。ABO 不相容的心脏移植可以在小于 6~8 个月的儿童中进行,这是因为婴幼儿早期存在低效价 ABO 抗体(West & Platt,2010)。曾经因超急性排斥风险而不可想象的 ABO 不相容活体供肾移植,也已经在成人患者中进行。为了防止超急性排斥反应,预期受者在移植前后进行较大剂量的免疫抑制措施和治疗性血浆单采,可降低 ABO 效价直到低于关键临界阈值(Fehr & Stussi,2012)。与产科患者类似,这些患者需要一系列 ABO 效价测定来监测治疗效果,筛查体液排斥反应。最后,在 ABO 不相容的同种异体骨髓移植手术中可能也需要进行 ABO 效价测定。与外周血干细胞相反,骨髓含有大量的红细胞,这可使受者面临严重急性 HTR 的风险。ABO 效价测定在移植前进行,以评估溶血的风险和是否需要进行移植前治疗性血浆单采(Rowley et al,2011;Cooling & Gorlin,2012)。

抗体效价测定也可用于推断所谓的"HTLA"抗体的鉴定。这些抗体通常针对 Ch/Rg,JMH 和 Knops 抗原。HTLA 抗体特征性地在不同血清稀释度下产生相同的弱(+/或+/-m)反应,通常在等于或大于 1∶64 的稀释度也有反应性。相比之下,其他弱同种抗体在稀释度大于 1∶2时很少有反应。如果怀疑为 HTLA 抗体时,则进行抗体效价测定,该弱反应性抗体在高稀释度下仍然具有反应性,就可分类为 HTLA 类。

值得注意的是采用的血清学技术方法和选择的细胞都可以影响效价测定。例如,如果初次抗体效价测定是用纯合抗原表达的细胞进行,则所有后续效价测定也应用纯合细胞。同样,一些实验室使用无添加剂(盐水)的试管法,而其他实验室可能使用 LISS,试管或凝胶法,所有这些方法在平行测定时,都可以产生明显不同的终点效价。每个实验室应该制订政策,以针对如何选择细胞、如何进行效价测定,涉及的技术应经过实验室主任批准并已验证。效价测定结果及其代表的意义应及时通知医师。任何操作步骤或方法上的改变也需与医生进行沟通,因为这可能会影响效价测定,并直接影响患者的治疗护理。

用于抗体鉴定的红细胞特殊处理步骤

免疫血液学家可以通过各种方式修饰试剂或患者的 RBC,以消除或增强相应抗体的反应性。这些旨在去除体内结合的抗体的处理步骤可用于处理患者细胞,从而可以回收和鉴定抗体(放散液)和可以提供用于进一步测试的 RBC。

红细胞抗原的破坏

多种试剂可用于处理 RBC,包括各种蛋白水解酶(如木瓜蛋白酶,无花果酶,胰蛋白酶),神经氨酸酶(去除唾液酸),ZZAP,AET 和 DTT。在含有多种同种抗体的血清中,用酶对 RBC 进行选择性预处理可以破坏特异性抗原,消除血清中特异性同种抗体的反应性。酶也被认为可以除去水合水,降低 ζ 电位,使 RBC 彼此更接近(增加 RBC 的相互作用)。因此,它们可以使潜在重要弱抗体的反应性增强,有利鉴定。表 35-38 列出了可通过酶处理 RBC 来增强或消除其反应性的抗体。注意:AET 和 DTT 可用于制备 Kell 血型系统的所有抗原(Kx 除外)阴性的 RBC;这些试剂也可能破坏与 HTLA 抗体反应的某些抗原。

表 35-38 酶处理对试剂细胞抗原暴露/抗体反应性的影响*

作用	抗原
破坏	Fy^a,Fy^b
	M,N
	HTLA-Ch/Rg,JMH
	Pr
	Xg^a
可变	Lu^a,Lu^b
	S,s
	Yt^a,Yt^b
增强	ABH
	I/I
	Jk^a,Jk^b
	Le^a,Le^b
	P1
	Rh
	U
	Di^a,Di^b
通常不影响	Kell

数据来源 Issitt and Anstee(1998),Judd et al(2008),and Fung(2014).

HTLA,高效价,低亲和力;JMH,约翰·米尔顿·哈根

*使用无瓜果酶或木瓜蛋白酶

抗体放散

放散是用于解离与 RBC 结合的抗体(正如阳性 DAT 所示)的过程。放散液通常用于浓缩和溶解结合在 RBC 的抗体,用于随后的鉴定研究。对已知血型和(或)药物特异性的抗体的放散可以诊断急性和延迟性溶血性输血反应、HDFN、自身免疫性溶血性贫血和药物诱导的免疫性溶血性贫血。

放散可以通过各种改变或逆转抗原抗体结合的作用力的方法来实现。这些方法包括加热、反复冻融红细胞破坏其抗原结构、使用有机溶剂及改变 pH 值以解离 RBC-抗体复合物。反复冻融和热放散可以很好地去除冷抗体,有机溶剂和改变 pH 值用来去除温 IgG 抗体。由于有机溶剂具有致癌作用,许多实验室都使用市售的酸放散试剂盒。

所有放散方法都需要多次洗涤以除去含有未结合抗体的血清。为了确保完全清除血清抗体,最后一次洗涤的生理盐水必须使用适当的细胞进行检测,以检测残留的未结合抗体。在进行放散之前,最后一次洗涤生理盐水确保不存在反应性抗体。最好在制备放散液的同一天进行检测,如果检测有延迟,可在-20℃或更低温度下储存。表 35-39 列出了一些常见的放散方法及其应用。关于放散操作步骤更全面的列表和具体描述,请参阅 Mallory(Marrike,1993)和 Judd 等(2008)。

表 35-39 抗体放散技术

方法	原理*	应用
加热	加热改变抗原-抗体反应的平衡常数,并释放抗体	• 在 ABO HDFN 情况下回收 ABO 抗体 • 温和的热放散(在45℃)可用于去除导致假阳性直接血细胞凝集试验的细胞上抗体
冻融	通过溶血作用改变抗原与抗体之间的互补配合,破坏红细胞膜	在 ABO HDFN 情况下回收 ABO 抗体
酸(如洋甘菊酸,甘氨酸/EDTA)	在酸性 pH 值条件下,抗原和抗体均带负电荷并且相互排斥	• 很好的回收大多数 IgG 血型抗体(对 Kidd 系统血型抗体可能不太敏感) • 甘氨酸/EDTA 也用于解离抗体,不影响红细胞的完整性,可用于表型分析
有机溶剂(如氯仿,二甲苯,乙醚)	破坏红细胞膜的脂质双层,改变互补配对和(或)逆转抗原和抗体之间选择性吸引力	大多数 IgG 血型抗体回收率高

EDTA,乙二胺四乙酸;HDFN,胎儿和新生儿溶血性疾病;Ig,免疫球蛋白

*来源 Issitt and Anstee(1998)

从红细胞上去除抗体以便抗原分型

许多用于 RBC 抗原分型的抗血清需要使用 IAT 技术。因此,DAT 阳性的 RBC 不能用于抗原分型,因为这些细胞已经被 IgG 抗体包被,将产生假阳性结果。大多数从红细胞表面去除血型抗体的放散方法会破坏红细胞或抗原。但使用磷酸氯喹处理抗体包被的 RBC 将解离抗体,同时保持抗原相对完整(Edwards et al,1982)。

也可以在精细控制的条件下使用甘氨酸/EDTA,将 IgG 从红细胞中分离出来,但是剂量过大的处理会导致 RBC 膜的不可逆损伤。氯喹或甘氨酸处理后,红细胞可以通过与抗血清 AHG 反应进行抗原定型。值得注意的是,甘氨酸/EDTA 处理会破坏 Kell 蛋白。所以甘氨酸/EDTA 细胞不能用于 Kell 系统抗原定型。

分析用氯喹处理红细胞进行抗原分型的结果时应注意。报道证实,Rh 抗原以及其他可能的血型抗原会被削弱,导致假阴性反应。盐水反应性抗血清,包括单克隆分型试剂,不应与氯喹处理的细胞一起使用(Gamma Biologicals Inc.,2001)。当用氯喹或甘氨酸/EDTA 处理红细胞时,为谨慎起见,应使用已知阳性抗原的细胞作为平行对照。在 IAT 中只应使用单特异性的抗-IgG,因为补体成分不会被氯喹从 DAT 阳性 RBC 上解离。

使用凝集素进行血型定型

凝集素分型试剂含有蛋白，可识别 RBC 膜上特定碳水化合物，导致红细胞直接凝集。凝集素试剂通常来自植物种子，但这些受体蛋白质也可见于一些无脊椎动物和较低级的脊椎动物。由于凝集素试剂的效力可能会因制剂的不同而变化，所以每个批次的试剂在使用前应进行标准化。虽然已经发现了许多凝集素，但是仅有少数可用于血库（Bird，1988）。表 35-40 罗列了部分可选凝集素试剂的来源及其应用范围。制备纯化的凝集素的步骤可参考 *Judd's Methods in Immunohematology*（Judd et al，2008）。

表 35-40　用于免疫血液学检测的凝集素

凝集素	活性抑制剂	血清学特异性	应用
Ulex europaeus 荆豆	α-L-岩藻糖	抗-H	分泌状态检测，弱 A 亚类分类，可能的孟买表型调查
Vicia graminea 禾本科蚕豆	O-连接 N 血型四糖（半乳糖[β_1，3]N-乙酰基-半乳糖胺）	抗-N	红细胞抗原定型
Griffonia simplicifolia I*	α-D-半乳糖	抗-B，Tn	• 红细胞抗原定型 • 获得性 B/多凝集的研究
Dolichos biflorus 双花扁豆	末端 α-N-乙酰基-D-半乳糖胺	抗-A，Tn，Cad	A 亚型分类，多凝集研究
Griffonia simplicifolia Ⅱ*	α-或 β-N-乙酰基-D-葡糖胺	抗-Tk	Tk 多凝集的确认
Helix pomatia	α-N-乙酰基-D-半乳糖胺	抗-A，Tn，Cad	与 VA 多凝集反应中呈现独特的混合视野
Arachis hypogaea 花生	β-D-半乳糖	抗-T，Tk，Th，Tx	多凝集的研究
Glycine soja（max）大豆	α-N-乙酰基-D-半乳糖胺	抗-T，Tn	
Leonurus cardiaca	α-N-乙酰基-D-半乳糖胺	抗-Cad 以适当的稀释比	
Salvia sclerea 南欧丹参	α-N-乙酰基-D-半乳糖胺	抗-Tn 特异性	
Salvia horminum 鼠尾草	α-N-乙酰基-D-半乳糖胺	抗-Tn，Cad（可分离）	
Vicia cretia	半乳糖（β_1，3）N-乙酰基-半乳糖胺	抗-T，Th	

* 原名 Bandeiraeasimplicifolia Iand Ⅱ

自体红细胞与输入红细胞的分离

在输血患者中，可能需要将自体与输注入的血细胞进行分离。以下情况必需使用自体 RBC 进行抗原分型：①输血患者中具有多种同种抗体；②具有自身温抗体和可能的同种抗体；③具有抗高频抗原的抗体。在进行 DAT 或进一步对其放散时，分离自体和（或）输血细胞，可帮助确定有近期输血史的患者是否因新的同种抗体而导致其由温自身免疫性溶血性贫血（WAIHA）发展为迟发性输血反应（DHTR）。一些少见案例中，需要用分离的自身红细胞进行 DAT 检测，从而从涉及高发抗原的 DHTR 中区分 WAIHA。这种方法的最终用途是当怀疑 DHTR 时，可以用此方法大体估计一下输入的红细胞的存活比例。

从输注 RBC 中分离自体 RBC 的两种基本技术是利用差异凝集和密度离心分离。在第一种技术中，基于受体和供体之间已知的抗原差异，抗体仅凝集一个细胞群。未凝集的细胞从凝集物中物理去除，而后与更多的抗血清依次反应，直至不再形成凝集物。在第二种技术中，RBC 洗涤后分装在多个密封的毛细管中离心。由于输注的细胞比新形成的自体细胞（网织红细胞）更老、更小和更致密，将被离心到管的底部。离心后，切除每个管顶部 5mm，从这些小段收集细胞。这些部分包含较大和较轻的自体细胞。该方法只有当患者产生正常或较多的网织红细胞时才有效。当测试分离的红细胞时，非分离细胞应作为对照平行检测。分离的红细胞应清楚地显示阳性和阴性，非分离细胞应显示混合视野凝集。

低渗透压裂解红细胞是第三种可用于从镰状细胞贫血患者中收集自体红细胞的方法。该方法基于含有 Hg S 红细胞对低渗盐水的耐受性。患者血样用 0.3% 低渗盐水反复洗涤，以溶解正常供者红细胞，直到不再出现大量溶血。然后将细胞洗涤并重新悬浮在 0.9% 盐水中用于抗原分型。因为镰刀细胞患者需要经常输血，所以这种技术可用于供血机构为镰状细胞患者提供抗原匹配的红细胞。

分子定型

由于大多数常见血型抗原是由 SNP 导致的，所以很多商业的或实验室自行开发的检测试剂盒可用于为供血者和患者进行血型定型。基因分型对于重复输血的患者来说非常有意义，由于这些患者外周循环中有来自供者的红细胞而使得常规血清学定型无法正常进行。一些输血服务机构常规地为需要长期输血且需抗原阴性血制品的血红蛋白病患者（例如镰状细胞贫血，β-地中海贫血）进行基因分型。基因分型也可用于具有多种同种抗体或自身抗体的患者，其由于缺乏商业试剂（如

Dombrock）可能难以排除高发抗原的抗体。同样地，血清学表型定型通常不能在具有阳性 DAT 的患者中进行，因为许多试剂需要添加用于分型的抗 IgG。基因分型常用于产前检测，发现 HDFN 风险的胎儿。胎儿基因分型通常可以用母体血液样品进行，比需要胎儿血液采样的血清学检测有着显著的安全优势（Finning et al，2007）。最后，供者的大规模基因分型有可能增加发现抗原阴性血制品的可能性，从而更好满足有临床意义的同种抗体的患者的用血需求（Montpetit et al，2006）。

目前已开发了多种用于红细胞和血小板基因分型的方法，包括限制性片段长度多态性，等位基因特异性 PCR，实时 PCR，直接测序和微阵列技术（参见第 65～67 章）。高通量筛选方法，如微阵列，适用于半自动过程，并可用于高、低频的抗原扩大分型范围。需强调的是，基因分型并不总是反映红细胞表型，因为大多数基因分型方法关注于已知的常见多态性。所用引物可能无法检测到由未知多态性造成的蛋白质或基因表达的改变。一个众所周知的例子是黑人中的 Fy（a-b-）表型，其基因型为 FY*BES，但由于启动子突变而在红细胞上缺乏 Fy 抗原的表达。同样，许多 RhD 和 RhCE 不完全表现型可导致表型与基因型之间的差异（见 Rh 部分）。

自身免疫性溶血性贫血调查

通常，自身抗体是由个体自身的免疫系统产生的，针对自身或存在于该个体中的抗原。尽管这些抗体抗自身抗原，但通常也特异地与其他正常个体中的相同抗原反应。如果所产生的自身抗体是针对血细胞组分的，其导致的病理结果可能是溶血性贫血、血小板减少症或白细胞减少症。在许多情况下，这些自身抗体没有引发明显的临床症状。

DAT 是完整诊断自身免疫性溶血性贫血（AIHA）的一部分，因为它可以证实患者体内自身红细胞上存在附着的抗体。DAT 可以帮助区分 AIHA 和先天性贫血，后者可由 RBC 细胞骨架、酶或 Hg 异常造成。DAT 阳性可能是由于 IgG 和（或）补体成分，具体原因取决于所涉及的自身抗体的类别或亚类。然而，DAT 阳性本身并不意味着该个体具有 AIHA。约 8%的住院患者 DAT 阳性，但无任何溶血迹象（Petz，1993）。在 AIHA 的疑似患者中，血清中的游离自身抗体也可造成抗体筛选阳性。

基于体外 IAT 反应的温度，自身抗体分为冷自身抗体（通常为 IgM）和温自身抗体（通常为 IgG）。在某些情况下，患者可能具有混合型 AIHA，即兼具冷自身抗体和温自身抗体。这些贫血类别的致病性抗体将在此描述；有关 AIHA 的病因和病理生理学的更多信息，请参见第 32 章。

温自身免疫性溶血性贫血

具有温反应性自身抗体的病例约占 AIHA 病例的 70%～80%，其总发病率约为 1/80 000～1/50 000（Issitt & Anstee，1998）。WAIHA 可能被分为原发性/自发性/（未知来源）的，或继发性的。继发性 WAIHA 经常可见于自身免疫性疾病（最常见的是系统性红斑狼疮）、淋巴系增生性疾病，后者一般伴随病毒感染。随着诊断措施的改进，分类为自发性 WAIHA 的百分比下降到约 30%（Issitt & Anstee，1998）。具有温自身抗体、DTA 阳性的患者不会全部立即表现出贫血症状，有些可能经过一个慢性代偿期后才会出现贫血的临床指征。

血清学特征

WAIHA 中的自身抗体通常是多克隆的 IgG 类，体外反应性在 37℃条件下最佳。绝大多数温自身抗体存在于患者的血清中和（或）来自患者 RBC 的放散液，这些只能通过 IAT 技术证明。大约 80%的病例中，DAT 结果呈阳性。对几项大型研究中的 DAT 结果分析表明，40%～50%仅由 IgG 引起，45%～60%是由 IgG 和补体引起的，0～15%仅为补体造成的结果（Issitt & Anstee，1998）。在 DAT 为阴性的情况下，可使用更敏感的技术，例如放射性同位素或酶标记的 DAT 技术，可以检测低水平的 IgG，或者红细胞上的更少见 IgM 和 IgA（Englefriet et al，1992）。

WAIHA 中的 Ig 亚类研究表明，致病性抗体主要是 IgG1 和（或）IgG3。尽管这些亚类具有激活补体的能力，但是患者自体细胞的免疫破坏主要发生在通过脾脏和肝脏介导的血管外途径。RBC 被 IgG3 包被的患者更有可能出现明显的贫血症状，这显然是因为 IgG3 与巨噬细胞上的 Fc 受体结合的能力较大（Englefriet et al，1992）。最近的一项研究表明，多个 IgG 亚类而非单个亚类，在溶血的严重程度具有协同作用（Fabijanska-Mitek et al，1997）。

一般来说，温自身抗体显示出广谱特异性，与所有正常 RBC 反应。许多具有广谱反应性的抗体可以显示 Rh 特异性，表现为对 Rhnull 红细胞的弱或无反应性。有时，自身抗体将显示 Rh 伪特异性，如抗 e（最常见），抗 c 和抗 E。对重组细胞系的研究表明，在大多数情况下，不管 Rh 表型如何，这些抗体与 RhCE，RhD 和 Band 3 蛋白质广泛地反应（Iwamoto et al，2001）。著名的例外情况是具有不完全 RhCE 蛋白的非洲裔美国人，其血清学分型为 c-和或 e-阳性，在免疫刺激后可产生真正的同种抗 c 和或同种抗 e。已经报道自身抗体可具有明显特异性，同时针对 Kell，Kidd，MNS，ABO，Vel 和 LW 抗原。相对较少的案例为有 WAIHA 病史的个体显示单个简单的特异性抗体。

DAT 之后的血清学检测

WAIHA 患者应尽可能避免输血。如果必需输血时，重要的是了解自身抗体的特征，并且排除 RBC 同种抗体的存在（Eder，2005）。典型的筛查策略应始终包括对血清的吸收，然后对吸收的血清进行抗体检测和鉴定。接下来的检测可以在放散的抗体中进行，尽管它很少提供更多有用的信息，除非血清不具有反应性。

自体吸收 因为血清中广泛强反应性的自身抗体可以掩盖同种抗体的存在，因此应对这些患者进行吸收实验。对最近（3 个月内）没有输血的患者可以使用自体细胞进行自体吸收。对于具有强阳性 DAT 的患者，在吸收之前，应用 ZZAP（Branch & Petz，1982）处理自体细胞。ZZAP 含有 DTT，破坏包被于 RBC 上的自身 IgG 抗体中的二硫键。这使得 Ig 结构不稳定，从而使得自身抗体容易被 ZZAP 的第二种组分，即半胱氨酸激活的木瓜蛋白酶消化。通过从细胞上剥离结合的自身抗体，ZZAP 处理可增加自体 RBC 的吸收能力（图 35-25）。如果血清含有高浓度的自身抗体，则可能需要多次连续的自体吸收来去除所有自身抗体活性。如果用量足够，自体吸收后的血清可进行交叉配血，特别是抗体检测实验提示存在隐藏的同种抗体。

如果患者最近有红细胞输注史，且患者的红细胞表型是已知的，则可以使用与患者相同表型的同种异体细胞进行吸收。或者，如果患者的 RBC 表型是未知的，则可以将患者血清分成三组，分别使用 R1、R2 和 rr 三种不同表型的红细胞进行单独的差异吸收。其中一个红细胞样本中应缺乏 Jk^a，另一个缺乏 Jk^b(Fung,2014)。使用 ZZAP 处理吸收细胞将有效地破坏 Fy^a、Fy^b、所有 Kell 系统抗原以及 M、N、S 和 s 抗原，从而使得吸收细胞可以从血清中去除自身抗体但保留潜在的同种抗体。不同分组的血清再用已知表型的细胞进行检测，从而发现和鉴定同种抗体特异性。

放散 在大多数 WAIHA 病例中，患者细胞的放散液将呈现与血清相似抗体的广泛反应性。在罕见的情况下，血清只有弱反应性或阴性，放散液可以浓缩温自身抗体，更有利于鉴别和评估其反应谱。如果放散液与正常试剂 RBC 无反应，则应检测是否存在药物诱导的自身抗体(见下文)。

冷自身免疫性溶血性贫血

在合适的条件下可以从许多正常个体的血清中检测到冷自身抗体。然而，这些抗体大多数是良性冷凝集素，其最佳反应性为 4℃，37℃时很少或没有反应性。冷凝集素通常会干扰 ABO/Rh 分型、抗体检测及使用多特异性 AHG 的交叉配血。虽然通常因不具有临床意义而被忽略，但冷凝集素可通过提升反应温度(热振幅反应性)来增加效价从而致病，通常与某些疾病状态相关。评估 CAIHA 可能性诊断中，DAT、效价测定和扩大反应温度是最重要的血清学检测。表 35-41 列出了各种冷凝集性自身抗体(包括病理和良性)的一些血清学区别性特征。

表 35-41 冷红细胞自动凝集素的鉴别特征

抗体特异性	临床意义	IAT 抗体筛查*	Ig 分类	在室温下与筛选红细胞的相对反应强度†				
				O 成人	O 脐带血	A1 成人	A2 成人	自体
I	肺炎支原体相关的急性 CAD，4℃时抗体效价在 1000	Pos	IgM	3+	w+	3+	3+	3+
i	与单核细胞增多症相关的急性 CAD	Pos	IgM	w+	3+	w+	w+	比 O 型脐带血凝集强度弱
Pr	偶发性 CAD‡	Pos	已报道含 IgM，IgA，IgG 的抗体	3+	3+	3+	3+	3+
P	与儿童某些病毒感染有关的 PCH	Neg	IgG§	常规凝集试验阴性；自体抗-P 是双相溶血素(Donath-Landsteiner 抗体)				
H	良性，除了孟买表型中的同种抗体外	Weak to neg	IgM	3+	3+	1+	2+	0 to w+
IH	良性	Weak to neg	IgM	3+	1+	1+	2+	0 to w+

CAD，冷凝集素病；Ig，免疫球蛋白；Neg，阴性；PCH，阵发性冷血红蛋白尿；Pos，阳性

* 抗原表型：O adult(I+i-H+s)；O cord(I-i+H+s)；A1(I+i-H+w)；A2(I+i-H+)

† 试剂细胞凝集强度在 37℃条件下，可能表现出比直接抗人球试验(IAT)弱得多

‡ 可以通过酶处理或增加 pH 值与抗-I 进行区分；抗-Pr 反应性可通过这两种技术降低

§ 自体抗-P 通常是已知表现 IAT 的唯一 IgG 类病理性冷自身抗体

冷凝集素病

冷凝集素病(CAD)约占 AIHA 总发病率的 20%(Issitt & Anstee,1998)。与 WAIHA 一样，CAD 可能是自发性的或感染或恶性肿瘤引发继发性的。抗-I 是自发性 CAD 和肺炎支原体感染中最常见的自身抗体。与正常血清中发现的抗-I 冷凝集素(通常在 4℃下测试时通常小于 1∶64)相比，CAD 中的抗-I 通常具有非常高的效价，范围为 1∶10 000~1∶1 000 000(Cooling,2010)。该抗体还具有热振幅反应性，可在 30~34℃的温度下体外与 RBC 反应，特别是白蛋白溶液重悬 RBC(Issitt & Anstee,1998)。DAT 通常为阳性，多特异性并与抗-C3 试剂反应阳性。

相对低温(32℃及更低)的四肢末梢外周血管中的抗体和患者的 RBC 结合将导致体内溶血。当细胞再循环到体内中心部位并温热至 37℃时，补体被激活，细胞被破坏。细胞溶血可发生在血管内，但更常见的是通过网状内皮系统中巨噬细胞介导的血管外(C3b)途径发生。溶血可能是慢性或持续的，这取决于抗体的热振幅反应范围，并且可能由暴露于寒冷的温度而触发。

因为抗-I 与几乎所有成人的 RBC 广泛地反应，该抗体在相容性实验中可能会造成很大的干扰。与温自身抗体一样，首要关注的是发现和鉴定可能隐藏的 IgG 同种抗体。在血清检测中规避自体抗-I 的技术包括预热，冷自身吸收，用 REST 吸收，或使用巯基试剂如 DTT 或 2-ME 处理血清(见特异性抗体

鉴定技术部分)。

Anti-i 和 anti-Pr 是另外两个与 CAD 相关特异性抗体。抗-i 可在感染性单核细胞增多症和某些淋巴组织增生性疾病的患者中观察到。高达 10%~20%的感染性单核细胞增多症患者会有较高效价的冷凝集素;然而,很少有人会出现临床溶血症(Eder,2005;Cooling,2010)。抗 i 通常是 IgM,与脐带血细胞的反应比成体细胞更强烈。区分抗-I 和抗-i,需要在 4℃、24℃和 37℃下使用 O 型和脐带血细胞对患者血清进行效价测定(Fung,2014)。

抗-Pr 表现出与抗-Ⅰ类似地反应特异性,但可以通过与脐带血和成人 RBC 的同等强反应将两者区分(表 35-42)。此外,抗-Pr 对胰蛋白酶和无花果酶敏感,与酶处理的红细胞无反应,这与抗-I 和抗-i 与酶处理红细胞反应凝集增强的现象不同。目前认为抗-Pr 可识别血型糖蛋白 A、B 上的 O 链接四聚糖。严重 CAD 患者的抗-Pr 通常为单特异性,可以是 IgG,IgM 或 IgA。

表 35-42　与由于药物诱导的自身抗体引起的阳性 DAT 和(或)溶血相关的药物

已报道的作用机制	药物
药物非依赖性自身抗体诱导	克拉屈滨,氟达拉滨,左旋多巴,甲芬那酸,甲基多巴,普鲁卡因胺
药物依赖性(与药物包被细胞的反应性)	氨基比林,阿莫西林,卡罗醇,头孢匹灵,头孢唑啉,头孢氨苄,红霉素,胰岛素,纳夫西林,青霉素,四环素,甲苯磺丁脲
药物依赖性(与未包被细胞的反应性)	对乙酰氨基酚,两性霉素 B,安佐唑啉,布噻嗪,头孢曲松,氯丙酰胺,己烯雌酚,依托度酸,9-羟甲基-紫杉酚,萘普生,非那西丁,丙磺舒,丙苯苯醌,奎宁,五味子钠,西布芬,磺胺甲噁唑,柳氮磺吡啶,甲氧苄啶
非免疫源蛋白吸收	克拉维酸钾,二甘醇醛,舒巴坦钠,苏拉明,他唑巴坦钠
混合机制	氨苄西林,卡比咪唑,卡铂,头孢克肟,头孢噻肟,头孢替坦,头孢西丁,头孢他啶,头孢唑肟,头孢噻吩,氯化烃,氯丙嗪,顺铂,氰丁醇,双氯芬酸,二吡咯,非诺洛芬,荧光素,氢氯噻嗪,异烟肼,甲氟喹,甲氨蝶呤,异丙嗪,奥沙利铂,哌拉西林,奎尼丁,雷尼替丁,利福平,链霉素,舒林酸,洛芬,替考拉宁,替尼泊苷,替卡西林,托美丁,三氯酚,唑咪酯

DAT,直接抗人球试验

数据源自 Fung(2014)

阵发性冷血红蛋白尿

PCH 是自身免疫性溶血综合征,在腮腺炎,水痘,麻疹和其他病毒感染后的儿童中常见。历史上,PCH 也见于梅毒患者。其可以表现为突然发生的严重溶血,首次就诊 Hg 已经为 7g/dl 或更低。除了血管内溶血的实验室检查结果,PCH 患者外周血涂片还可能有噬红细胞。后者是非常不寻常的,应立即启动针对是否患有 PCH 的调查(Eder,2005)。

自体抗-P,也称为 Donath-Landsteiner(DL)抗体,是 PCH 中最常见的致病性抗体。它是 IgG,呈现为双相自身溶血,在寒冷的温度下与 RBC 结合,在体温下引起血管内溶血(表 35-41)。该特征可以通过 DL 的诊断操作证实,以帮助确认 PCH。在该检测中,将含有患者血清和 O 型细胞的三组试管分别孵育,一管 4℃温育后置于 37℃孵育,一管仅在 37℃孵育,最后一管仅在 4℃下孵育,如果第一管显示溶血,但其他两管不出现溶血,这表明 PCH 的特征性双相溶血的存在。由于补体在保存期间相对不稳定、易失活,所以 DL 检测要求使用新鲜血液样品,确保合适补体的充足供应。血样抽取后立即在 37℃储存,直到形成凝块。另一个要点是不要将血液放入含抗凝剂如 EDTA 的抽血管内,因为钙离子的螯合会阻止补体活化继而阻断体外溶血过程。

由于 PCH 中的自身抗体很少在 4℃以上发生体外反应,常规的抗体检测试验通常是阴性,交叉匹配是相容的。单独加入 C3 就可导致 DL 抗体致敏的患者 RBC 产生阳性 DAT。此外,DAT 仅在溶血发作期间或紧随其后的时间内才为阳性的(Eder,2005)。因为抗体在洗涤过程中容易从 RBC 中解离出来,所以抗-IgG 抗体 DAT 通常为阴性。然而,如果用冷盐水洗涤细胞并用冷的抗-IgG 试剂进行测试,则可以检测到 IgG(Fung,2014)。

因为抗体具有双相性,许多临床医生建议保持患者温暖,并利用血液加热器进行输血。虽然 PCH 是由于自体抗-P 引发,但是没有必要给患者输入稀有的 P 阴性红细胞。同种异体红细胞输注后,大多数患者产生的输血反应程度尚可接受(Eder,2005)。

混合型 AIHA　“混合”AIHA 发生在少于 10%的患者中,其特征为存在温和冷自身抗体(Eder,2005)。DAT 通常是 C3 和 IgG 阳性,患者的血清将在 IAT 的所有反应阶段(室温和 37℃)下反应。冷抗体通常是抗-I 或抗-i,温抗体通常是 37℃反应的 IgG 自身抗体。为了吸收混合 AIHA 中的自身抗体,将样品依次在 37℃下吸收温反应性自身抗体,然后在冰浴中孵育 30 分钟吸收冷反应性抗体。临床上,混合 AIHA 通常与 WAIHA 相似,虽然有些患者可能兼有 WAIHA 和 CAD 的症状。

直接抗人球实验阳性和药物介导溶血性贫血

目前,可能有 130 多种药物涉及药物介导的溶血性贫血,发病率 0.5/200 万~1/200 万人(Salama,2009)。更多的治疗药物可以与阳性 DAT 相关(表 35-42)。在接受高剂量静脉注射丙种球蛋白治疗的患者中可能产生阳性 DAT,这已被充分证实,是由于被动获得了大量特异的血型抗体,以及在丙种球蛋白制备过程中与红细胞非特异性结合的 IgG 二聚体聚合导致的(Knezevic-Maramica & Kruskall,2003)。有若干关于免疫过程中药物介导抗体发生的假说被提出,但多数未被验证。更多的是,由于某些药物参与了不止一种发生机制,这使得其发生机制更加复杂化。后者例如头孢菌素类药物,目前占药物诱导溶血的 93%(Garratty,2004)。

历史上,根据其血清学特征,将药物介导溶血性贫血分为四类。非药物依赖性抗体:检测时不需要在反应体系中加入药物,即使这个药物是诱发溶血性贫血的原因。药物依赖性抗体则在血清学反应中需要药物的存在。根据抗体的反应是需要事先包被过药物的红细胞,还是仅需血清中含有药物,可将药物依赖型抗体进一步划分为以上两种亚类。抗体反应性是针对包被药物的红细胞的,其识别的是药物本身。另外一种,在血浆、细胞及游离药物共孵育后观察到的反应性则被认为是由药物及抗药物抗体形成的免疫复合物导致的。最后,非免疫性蛋白质吸附型则被认为是红细胞膜的变化使免疫球蛋白和其他血浆蛋白被非特异性地吸附到红细胞膜上。

一种统一模式已被提出,可适用于许多以前涉及的不同药物的机制(Garratty,2004)。该种假说提出,免疫过程是由药物或其代谢物,和红细胞原发的相互作用启动的,即使药物在体内只是松散地结合于红细胞。这提供了产生药物依赖性抗体所必需的复合决定簇(或新抗原),正如药物吸附及免疫复合机制,或者药物依赖性自身抗体识别红细胞膜的微小变化。

红细胞自身抗体产生引发的刺激

药物介导免疫溶血性贫血(DIIHA)

极少数情况下,患者接受药物治疗后产生抗体。已有文献中描述了至少 120 种与 DIIHA 相关的药物。有 IgG 和或 C3 时,DAT 为阳性。抗体分为四种类型:非药物依赖性、药物依赖型(两种亚型)和非免疫性蛋白质吸附型。

非药物依赖性抗体

非药物依赖性自身抗体不需要反应体系内存在或添加药物即可检测。最著名的例子是甲基多巴(Aldomet),该药物仍应用于产科中高血压的治疗。接受甲基多巴治疗超过 3~6 个月的高血压患者,约 20%将最终出现 DAT 阳性,但只有 0.8%会发生溶血性贫血(Petz,1993)。停止甲基多巴治疗后,DAT 逐渐转阴,尽管这一过程可能需要数月至长达 2 年以上。血清学中,从 RBC 放散或在血清中游离的自身抗体,与 WAIHA 患者中发现的自身抗体无法区分。这些抗体通常是 IgG 类,具有 κ 和 λ 轻链,并且许多表现 Rh 特异性。非药物依赖性抗体可单独作为温自身抗体(甲基多巴,普鲁卡因胺和氟达拉滨)或在药物依赖性抗体复合体中被发现(头孢替坦)。大约 10%的帕金森患者接受左旋多巴治疗后,一种紧密相关的药物,可产生红细胞自身抗体,但是很少导致明显的溶血(Petz,1993)。

药物依赖性抗体(两种)

与药物包被细胞的反应性

静脉注射大剂量青霉素(>10×10^6IU/d)的患者中约 3%发生阳性 DAT,尽管其中只有少数患有溶血性贫血(Salama,2009)。苄基青霉素的分解产物对 RBC 膜表现出高结合亲和力,进而形成苄基苯二甲酰半抗原性基决定簇。某些患者可以形成高效价抗体,针对青霉素代谢物,或者更少见地针对红细胞膜组分。这导致抗体-药物-RBC 复合物产生 DAT 阳性,为抗 IgG 反应性,有时也可能为抗 C3。停用青霉素后,DAT 在数天至数周内转为阴性。用这些患者 RBC 制备的放散液和血清,通常在体外实验中仅与青霉素包被的 RBC 反应。

青霉素抗体可以由 IgM 或 IgG 两类抗体构成。如果使用敏感方法进行检测,则 IgM 抗体多见。免疫溶血性贫血相关的抗体通常是同型 IgG 抗体(Salama,2009)。溶血通常由 RE 系统的细胞介导的血管外破坏而致,虽然很少有补体介导的血管内溶血的报道。某些获得性溶血性贫血已被报道与头孢菌素类抗生素相关,其机制与青霉素类似(Garratty,2004;Salama,2009)。

未包被细胞的反应性

大量药物可能通过所谓的免疫复合物机制引起溶血性贫血(表 35-42)。在一元论的概念中,这些药物与 RBC 膜松散结合,随后产生抗体,可与药物和膜组分反应。细胞-药物-抗体复合物进而刺激活化补体发生级联反应。通过此种机制起作用的药物常导致的伴有血红蛋白血症和血红蛋白尿的急性血管内溶血,很可能是致命的(Petz,1993)。在这些案例中,DAT 通常只表现为抗 C3d 阳性。所涉及的抗体可以是 IgM 或 IgG(Fung,2014)。它们只能在血清/放散液、测试细胞和游离药物都同时存在的检测系统中被检出。尽管这种导致抗体产生的机制可能与所谓的药物吸附相似,但这类药物归入此类,主要是由于 DAT(C3d+)结果和特征性严重的血管内溶血。

血清蛋白的非免疫吸附

据报道,长时间服用高剂量头孢噻吩(6~14g/d)的患者约有 3%~81%发展为 DAT 阳性(Garratty,2004)。很少发生溶血症,但还是与此现象有关(Fung,2014)。随后报道了暴露于头孢噻吩的红细胞在体外能够非特异地吸附血浆和血清蛋白(白蛋白、IgG,补体)。在某些头孢菌素的案例中,可发现 CD55 和 CD58 的减少(Garratty,2004)。这些蛋白质可以通过多特异性 AHG 血清进行 DAT 检测。据推测是由于红细胞膜性质被头孢噻吩和其他药物诱导发生变化而引发的吸附。

(朱自严 张嘉敏 杨启修 译 秦莉 校)

推荐阅读

Daniels G:Human blood groups,2nd ed,Oxford,2002,Blackwell Science.

汇总了每一种血型系统,包括血清学、生物化学和主要血型抗原系统的分子基础。

Friedman BA,Oberman HA,Chadwick AR,et al:The maximum surgical blood order schedule and surgical blood use in the United States,Transfusion 16:380-387,1976.

介绍了过去设定用血规则所采用的 MSBOS 的设计、使用和实施的标准。

Fung M, editor: Technical manual, 18th ed, Bethesda, Md., 2014, American Association of Blood Banks.

介绍了成分血的收集、处理、检验和分配的技术和政策。

Issitt PD, Anstee DJ: Applied blood group serology, 4th ed, Durham, N. C., 1998, Montgomery Scientific Publications.

全面介绍了血型抗原和抗体的历史、血清学、相关疾病及可能的生物学作用。

Levitt J: Standards for blood banks and transfusion services (Committee Chair), 29th ed, Bethesda, Md., 2014, American Association of Blood Banks.

介绍了成分血的收集、检测、处理、分配、输注和跟踪的管理标准。

Reid RE, Lomas-Francis C: The blood group antigen facts book, 3rd ed, San Diego, 2012, Academic Press.

列举出检测每一种血型抗体和抗原所需血清学和分子试验。

参考文献

Afenyi-Annan A, Kail M, Combs MR, et al: Lack of Duffy antigen expression is associated with organ damage in patients with sickle cell disease, *Transfusion* 48:917–924, 2008.

Agre P, Smith BL, Baumgarten R, et al: Human red cell aquaporin CHIP: Expression during normal fetal development and in a novel form of congenital dyserythropoietic anemia, *J Clin Invest* 94:1050–1058, 1994.

An X, Mohandas N: Disorders of red cell membrane, *Br J Haematol* 141:367–375, 2008.

Anliker M, von Zabern I, Hochsmann B, et al: A new blood group antigen is defined by anti-CD59, detected in a CD59-deficient patient, *Transfusion* 54:1817–1822, 2014.

Ansart-Pirenne H, Asso-Bonnet M, Le Pennec P-Y, et al: RhD variants in Caucasians: Consequences for checking clinically relevant alleles, *Transfusion* 44:1282–1286, 2004.

Arnaud L, Helias V, Menanteau C, et al: A functional allele of aquaporin-1 mimics a Colton-null phenotype [Abstract], *Transfusion* 48S:13A, 2008.

Arndt PA, Garratty G: A retrospective analysis of the value of monocyte monolayer assay results for predicting the clinical significance of blood group alloantibodies, *Transfusion* 44:1273–1281, 2004.

Auf der Maur C, Hodel M, Nydegger UE, et al: Age dependency of ABO histo-blood group antibodies: Reexamination of an old dogma, *Transfusion* 33:915–918, 1993.

Avent ND: The rhesus blood group system: Insights from recent advances in molecular biology, *Transfus Med Rev* 13:245–266, 1999.

Bahamontes-Rosa N, Tena-Tomas C, Wolkow J, et al: Genetic conservation of the GIL blood group determining aquaporin 3 gene in African and Caucasian populations, *Transfusion* 48:1164–1168, 2008.

Baleotti W, Rios M, Reid ME, et al: Dombrock gene analysis in Brazilian people reveals novel alleles, *Vox Sang* 91:81–87, 2006.

Ballas SK, Marcolina MJ, Crawford MN: In vitro storage and in vivo survival studies of red cells from persons with the In(Lu) gene, *Transfusion* 32:607–611, 1992.

Ballif BA, Helias V, Peyrard T, et al: Disruption of SMIM1 causes the Vel- blood type, *EMBO Mol Med* 5:751–761, 2013.

Banderanko N, editor: *Blood transfusion therapy: A physician's handbook*, 11th ed, Bethseda, Md, 2014, American Association of Blood Banks.

Bartels CF, Zelinski T, Lockridge O: Mutation at codon 322 in the human acetylcholinesterase (ACHE) gene accounts for YT blood group polymorphism, *Am J Hum Genet* 52:928–936, 1993.

Bartholdson JS, Bustamante LY, Crosnier C, et al: Semaphorin-7A is an erythrocyte receptor for P. falciparum merozoite-specific TRAP homolog, MTRAP, *PLoS Pathog* 8:e1003031, 1-13, 2012. doi: 10.1371/journal.ppat.1003031.

Baumgarten R, van Gelder W, van Wintershoven J, et al: Recurrent acute hemolytic transfusion reactions by antibodies against Do^a antigens, not detected by cross-matching, *Transfusion* 46:244–249, 2006.

Bayliss KM, Kueck BD, Johnson ST, et al: Detecting fetomaternal hemorrhage: A comparison of five methods, *Transfusion* 31:303–307, 1991.

Berry-Dortch S, Woodside CH, Boral LI: Limitations of the immediate spin crossmatch when used for detecting ABO incompatibility, *Transfusion* 25:176–178, 1985.

Bietz S, Montilla I, Kulzer S, et al: Recruitment of human aquaporin 3 to internal membranes in the *Plasmodium falciparum* infected erythrocyte, *Mol Biochem Parasitol* 167:48–53, 2009.

Bird GWG: Lectins: A hundred years, *Immunohematology* 4:45–48, 1988.

Blood Group Antigen Gene Mutation Database: 2015. http://www.ncbi.nlm.nih.gov/projects/gv/mhc/xslcgi.cgi:cmd=bgmut.

Boren T, Falk P, Roth KA, et al: Attachment of *Helicobacter pylori* to human gastric epithelium mediated by blood group antigens, *Science* 262:1892–1895, 1993.

Bosco A, Xenocostas A, Kinney J, et al: An autoanti-Kpb immunoglobulin M that simulates antigen suppression, *Transfusion* 49:750–756, 2009.

Boury-Jamot M, Daraspe J, Bonte F, et al: Skin aquaporins: Function in hydration, wound healing, and skin epidermis homeostasis. In Beitz E, editor: *Handbook of experimental pharmacology 2009*, Berlin, Heidelberg, Germany, 2009, Springer-Verlag.

Branch DR, Petz LD: A new reagent (ZZAP) having multiple applications in immunohematology, *Am J Clin Pathol* 78:161–167, 1982.

Brown KE, Hibbs FR, Gallinella G, et al: Resistance to parvovirus B19 infection due to a lack of virus receptor (erythrocyte P antigen), *N Engl J Med* 330:1192–1196, 1994.

Brunker PAR, Flegel WA: Scianna: The lucky 13th blood group system, *Immunohematology* 27:41–57, 2011.

Burton MN, Bruce LJ: Modelling the structure of the red cell membrane, *Biochem Cell Biol* 89:200–215, 2011.

Butch SH, Judd WJ, Steiner EA, et al: Electronic verification of donor-recipient compatibility: The computer crossmatch, *Transfusion* 34:105–109, 1994.

Byrne KM, Byrne PC: Review: Other blood group systems—Diego, Yt, Xg, Scianna, Dombrock, Colton, Landsteiner-Wiener, and Indian, *Immunohematology* 20:50–58, 2004.

Cameron HS, Szczepaniak D, Weston BW: Expression of human chromosome 19p α (1,3) fucosyltransferase genes in normal tissues, *J Biol Chem* 270:20112–20122, 1995.

Castilho L, Credidio CD, Ribeiro K, et al: Anti-Fy3 in sickle cell disease patients genotyped as FY^*B^{-33}/FY^*B^{-33} [Abstract], *Transfusion* 49S:35A, 2009.

Castilho L, Reid ME: A review of the JR blood group system, *Immunohematology* 29:63–68, 2013.

Chakera A, Seeber RM, John AE, et al: The Duffy antigen/receptor for chemokines exists in an oligomeric form in living cells and functionally antagonizes CCR5 signaling through hetero-oligomerization, *Mol Pharmacol* 73:1362–1370, 2008.

Chaudhuri A, Nielsen S, Elkjaer ML, et al: Detection of Duffy antigens in the plasma membranes and caveolae of vascular endothelial and epithelial cells of nonerythroid organs, *Blood* 89:701–712, 1997.

Chen GY, Muramatsu H, Kondo M, et al: Abnormalities caused by carbohydrate alterations in I β1,6-*N*-acetylglucosaminyltransferase-deficient mice, *Mol Cell Biol* 225:7828–7838, 2005.

Chen XY, Peng J, Novaretti M, et al: Deletion of arginine codon 229 in the *Rhce* gene alters e and f but not c expression, *Transfusion* 44:391–398, 2004.

Cherif-Zahar B, Le Van Kim C, Rouillac C, et al: Organization of the gene *(RHCE)* encoding the blood group RhCcEe antigens and characterization of the promoter region, *Genomics* 19:68–74, 1994.

Code of Federal Regulations: *Title 21—Food and drugs, Part 606, Subpart H—Laboratory controls*, Washington, DC, 2001a, U.S. Government Printing Office.

Code of Federal Regulations: *Title 21—Food and drugs, Part 660, Subpart F—Anti-human globulin*, Washington, DC, 2001b, U.S. Government Printing Office.

Cohen M, Hurtado-Ziola N, Varki A: ABO blood group glycans modulate sialic acid recognition on erythrocytes, *Blood* 114:3668–3676, 2009.

Cooling L: Polylactosamines, there's more than meets the "Ii": A review of the Ii system, *Immunohematology* 26:133–155, 2010.

Cooling L: Blood groups in infection and host susceptibility, *Clin Microbiol Rev* 28:1–70, 2015.

Cooling L, Gorlin JB: Transfusion reactions associated with hematopoietic progenitor cell reinfusion. In Popovsky MA, editor: *Transfusion reactions*, 4th ed, Bethesda, Md., 2012, AABB Press, pp 289–326.

Cooling L, Hwang D, Gu Y: Globoside synthase can regulate P^k and LKE expression on human RBC: Evidence for the Pk-variant phenotype among some LKE-weak and LKE-negative donors [Abstract], *Transfusion* 43:SP194, 2003a.

Cooling LL, Kelly K: Inverse expression of P^k and Luke blood group antigens on human RBCs, *Transfusion* 41:898–907, 2001.

Cooling LLW, Zhang D-S, Naides SJ, et al: Glycosphingolipid expression in acute nonlymphocytic leukemia: Common expression of shiga toxin and parvovirus B19 receptors on early myeloblasts, *Blood* 101:711–721, 2003b.

Coombs RRA, Mourant AE, Race RR: A new test for the detection of weak and incomplete Rh agglutinins, *Br J Exp Pathol* 26:255–266, 1945.

Cordle DG, Strauss RG, Snyder EL, et al: Safety and cost containment data that advocate abbreviated pretransfusion testing, *Am J Clin Pathol* 94:428–431, 1990.

Costa FP, Ferreira EC, Hue-Roye K, et al: A new antibody in the Dombrock blood group system, anti-DOMR, masquerades as anti-Hy [Abstract], *Transfusion* 49S:48A, 2009.

Coste I, Gauchat J-F, Wilson A, et al: Unavailability of CD147 leads to selective erythrocyte trapping in the spleen, *Blood* 97:3984–3988, 2001.

Covas DT, de Oliveira FS, Rodrigues ES, et al: Knops blood group haplotypes among distinct Brazilian populations, *Transfusion* 47:147–153, 2007.

Crew VK, Burton N, Kagan A, et al: CD151, the first member of the tetraspanin (TM4) superfamily detected on erythrocytes, is essential for the correct assembly of human basement membranes in kidney and skin, *Blood* 104:2217–2223, 2004.

Crew VK, Poole J, Long S, et al: Two MER2-negative individuals with the same novel *CD151* mutation and evidence for clinical significance of anti-MER2, *Transfusion* 48:1912–1916, 2008.

Curnutte J, Bemiller L: Chronic granulomatous disease with McLeod phenotype: An uncommon occurrence [Abstract], *Transfusion* 35:S239, 1995.

Cvejic A, Haer-Wigman L, Stephens JC, et al: *SMIM1* underlies the Vel blood group and influences red blood cell traits, *Nat Genet* 45:542–545, 2013.

Czerwinski M, Kern J, Grodecka M, et al: Mutational analysis of the *N*-glycosylation sites of Duffy antigen/receptor for chemokines, *Biochem Biophys Res Commun* 356:816–821, 2007.

Daniel-Johnson J, Leitman S, Klein H, et al: Probiotic-associated high-titer anti-B in a group A platelet donor as a cause of severe hemolytic transfusion reactions, *Transfusion* 49:1845–1849, 2009.

Daniels G: Lutheran, *Immunohematology* 25:152–159, 2009.

Daniels G, Flegel WA, Fletcher A, et al: International Society of Blood Transfusion Committee on Terminology for Red Cell Surface Antigens: Cape Town report, *Vox Sang* 92:250–253, 2007.

Daniels G, Fletcher A, Garratty G, et al: Blood group terminology 2004: From the International Society of Blood Transfusion Committee on Terminology for Red Cell Surface Antigens, *Vox Sang* 87:304–316, 2004.

Denecke J, Marquardt T: Congenital dyserythropoietic anemia type II (CDAII/HEMPAS): Where are we now? *Biochim Biophys Acta* 1792:915–920, 2009.

Djousse L, Karamohamed S, Herbert AG, et al: Fucosyltransferase 3 polymorphism and atherothrombotic disease in the Framingham offspring study, *Am Heart J* 153:636–639, 2007.

Eder AF: Transfusion therapy in autoimmune hemolytic anemia. In Mintz PD, editor: *Transfusion therapy: Clinical principles and practice*, 2nd ed, Bethesda, Md, 2005, AABB Press, pp 27–56.

Edwards JM, Moulds JJ, Judd WJ: Chloroquine dissociation of antigen-antibody complexes: A new technique for typing red blood cells with a positive direct antiglobulin test, *Transfusion* 22:59–61, 1982.

El Nemer W, Gane P, Colin Y, et al: The Lutheran blood group glycoproteins, the erythroid receptors for laminin, are adhesion molecules, *J Biol Chem* 273:16686–16693, 1998.

El Nemer W, Rahuel C, Colin Y, et al: Organization of the human *LU* gene and molecular basis of the Lu^a/Lu^b blood group polymorphism, *Blood* 89:4608–4616, 1997.

Ellison RC, Zhang Y, Myers RH, et al: Lewis blood group phenotype as an independent risk factor for coronary heart disease (The NHLBI Family Heart Study), *Am J Cardiol* 83:345–348, 1999.

Endeward V, Cartron J-P, Ripoche P, et al: Red cell membrane CO_2 permeability in normal human blood and in blood deficient in various blood groups, and effect of DIDS, *Transfus Clin Biol* 13:123–127, 2006.

Englefriet CP, Overbeeke MAM, von dem Borne AEG: Autoimmune hemolytic anemia, *Semin Hematol* 29:3–12, 1992.

Eyers SAC, Ridgwell K, Mawby WJ, et al: Topology and organization of human Rh (rhesus) blood group related polypeptides, *J Biol Chem* 269:6417–6423, 1994.

Fabijanska-Mitek J, Lopienska H, Zupanska B: Gel test application for IgG subclass detection in auto-immune haemolytic anaemia, *Vox Sang* 72:233–237, 1997.

Fehr T, Stussi G: ABO-incompatible kidney transplantation, *Curr Opin Organ Transplant* 17:376–385, 2012.

Figueiredo C, Zenk J, Blasczyk R, et al: Blood group protein semaphorin 7A: A new modulator of NK cell function, *Transfusion* 49S:47A, 2009.

Finning K, Martin P, Summers J, et al: Fetal genotyping for the K (Kell) and Rh C, c, and E blood groups on cell-free fetal DNA in maternal plasma, *Transfusion* 47:2126–2133, 2007.

Franchini M, Mannucci PM: ABO blood group and thrombotic vascular disease, *Thromb Haemost* 112: 1103–1109, 2014.

Frank SM, Rothschild JA, Masear CG, et al: Optimizing preoperative blood ordering with data acquired from an anesthesia information management system, *Anesthesiology* 118:1286–1297, 2013.

Freedman J, Semple JW: Complement in transfusion medicine. In Garraty G, editor: *Immunobiology of transfusion medicine*, New York, 1994, Marcel Dekker, pp 403–434.

Gamma Biologicals, Inc: *Gamma-Quin chloroquine diphosphate solution for removal of red-cell-bound immunoglobulin—Directions for use*, Houston, 2001, Gamma Biologicals, Inc.

Gang EJ, Bosnakovski D, Figueiredo CA, et al: SSEA-4 identifies mesenchymal stem cells from bone marrow, *Blood* 109:1743–1751, 2007.

Gardner L, Patterson AM, Ashton BA, et al: The human Duffy antigen binds selected inflammatory but not homeostatic chemokines, *Biochem Biophys Res Commun* 321:306–312, 2004.

Garratty G: Review: Drug-induced immune hemolytic anemia—The last decade, *Immunohematology* 20:138–146, 2004.

Gaudet MM, Kuchenbaecker KB, Vijai J, et al: Identification of a BRAC2-specific locus at 6p24 related to breast cancer risk, *PLoS Genet* 9:e1003172, 1–14, 2013. doi: 10.1371/journal.pgen.1003173.

Giles CM: Three Chido determinants detected on the B5Rg+ allotype of human C4: Their expression in Ch-typed donors and families, *Hum Immunol* 18:111–112, 1987.

Giles CM, Uring-Lambert B, Goetz J, et al: Antigenic determinants expressed by human C4 allotypes: A study of 325 families provides evidence for the structural antigenic model, *Immunogenetics* 27:442–448, 1988.

Gubin AN, Njoroge JM, Wojda U, et al: Identification of the Dombrock blood group glycoprotein as a polymorphic member of the ADP-ribosyltransferase gene family, *Blood* 96:2621–2627, 2000.

Hadley TJ, Peiper SC: From malaria to chemokine receptor: The emerging physiologic role of the Duffy blood group antigen, *Blood* 89:3077–3091, 1997.

Harmening DM, editor: *Modern blood banking and transfusion practices*, 6th ed, Philadelphia, 2012, FA Davis.

Hauser R: Le^a and Le^b tissue glycosphingolipids, *Transfusion* 35:577–581, 1995.

Helias V, Saison C, Ballif BA, et al: ABCB6 is dispensable for erythropoiesis and specifies the new blood group system Langereis, *Nat Genet* 44:170–173, 2012.

Henry JB, Mintz PD, Webb W: Optimal blood ordering for elective surgery, *JAMA* 237:451, 1977.

Hermand P, Gane P, Mattei MG, et al: Molecular basis and expression of the LW^a/LW^b blood group polymorphism, *Blood* 86:1590–1594, 1995.

Hirvonen T, Suila H, Kotovouri A, et al: The I blood group antigen as a marker for umbilical cord blood-derived mesenchymal stem cells, *Stem Cells Dev* 21:455–464, 2012.

Ho M, Chelly J, Carter N, et al: Isolation of the gene for McLeod syndrome that encodes a novel membrane transport protein, *Cell* 77:869–880, 1994.

Horne K, Woolley IJ: Shedding light on DARC: The role of the Duffy antigen/receptor for chemokines in inflammation, infection and malignancy, *Inflamm Res* 58:431–435, 2009.

Howes RE, Patil AP, Piel FB, et al: The global distribution of the Duffy blood group, *Nat Commun* 2:226, 2011. http://dx.doi.org/10.1038/ncomms1265.

Hsu K, Chi N, Gucek M, et al: Miltenberger blood group antigen type III (Mi.III) enhances the expression of band 3, *Blood* 114:1919–1928, 2009.

Huang CH, Blumenfeld O: MNSs blood groups and major glycophorins. In Carton JP, Rouger P, editors: *Blood cell biochemistry*, vol 6, New York, 1995, Plenum Press, pp 153–188.

Hue-Roye K, Lomas-Francis C, Balygorod L, et al: Three new high-prevalence antigens in the Cromer blood group system, *Transfusion* 47:1621–1629, 2007.

Hurst FP, Sajjad I, Elster EA, et al: Transplantation of A2 kidneys into B and O recipients leads to reduction in waiting time: USRDS experience, *Transplantation* 89:1396–1402, 2010.

Inaba N, Hiruma T, Togayachi A, et al: A novel I-branching β1,6-*N*-acetylglucosaminyltransferase involved in human blood group I antigen expression, *Blood* 101:2870–2876, 2003.

Iwamura K, Furukawa K, Uchikawa M, et al: The blood group P_1 synthase gene is identical to the Gb3/CD77 synthase gene, *J Biol Chem* 278:44429–44438, 2003.

Iwamoto S, Kamesaki T, Oyamada T, et al: Reactivity of autoantibodies of autoimmune hemolytic anemia with recombinant rhesus blood group antigens and anion transporter band 3, *Am J Hematol* 68:106–114, 2001.

Iwamoto S, Li J, Sugimoto N, et al: Characterization of the Duffy gene promoter: Evidence for tissue-specific abolishment of expression in Fy(a-b-) of black individuals, *Biochem Biophys Res Commun* 222:852–859, 1996.

Iwamoto S, Omi T, Yamasaki M, et al: Identification of 5′ flanking sequence of *RH50* gene and the core region for erythroid-specific expression, *Biochem Biophys Res Commun* 243:233–240, 1998.

Jacewicz MS, Acheson DWK, Mobassaleh M, et al: Maturational regulation of globotriaosylceramide, the shiga-like toxin 1 receptor, in cultured human gut epithelial cells, *J Clin Invest* 96:1328–1335, 1995.

Ji JD, Ivashkiv LB: Roles of semaphorins in the immune and hematopoietic system, *Rheumatol Int* 29:727–734, 2009.

Johnson NC: XG: The forgotten blood group system, *Immunohematology* 27:68–71, 2011.

Judd WJ: Are there better ways than the crossmatch to demonstrate ABO incompatibility? *Transfusion* 31:192–194, 1991.

Judd WJ: Requirements for the electronic crossmatch, *Vox Sang* 74:409–417, 1998.

Judd WJ: Red blood cell immunology and compatibility testing. In Simon TL, Dzik WH, Snyder EL, editors: *Rossi's principles of transfusion medicine*, 3rd ed, Philadelphia, 2002, Lippincott Williams & Wilkins, pp 69–88.

Judd WJ: *Guidelines for prenatal and perinatal immunohematology*, Bethseda, Md., 2005, AABB Press.

Judd WJ, Johnson S, Storry S: *Judd's Methods in immunohematology*, 3rd ed, Durham, N.C., 2008, Montgomery Scientific Publications.

Judd WJ, Steiner EA, O'Donnell DB, et al: Discrepancies in reverse ABO typing due to prozone: How safe is the immediate-spin crossmatch? *Transfusion* 28:334–338, 1988.

Judd WJ, Walter WJ, Steiner EA: Clinical and laboratory findings on two patients with naturally occurring anti-Kell agglutinins, *Transfusion* 21:184–188, 1981.

Kaczmarek R, Buczkowska A, Mikolajewicz H, et al: P1PK, GLOB, FORS blood group systems and GLOB collection: Biochemical and clinical aspects. Do we understand it all yet? *Transfus Med Rev* 28:126–136, 2014.

Kamphuis MM, Lindenburg I, van Kamp I, et al: Implementation of routine screening for Kell antibodies: Does it improve perinatal survival? *Transfusion* 48:953–957, 2008.

Karon BS, Hoyer JD, Stubbs JR, et al: Changes in band 3 oligomeric state precede cell membrane phospholipid loss during blood bank storage of red blood cells, *Transfusion* 49:1435–1442, 2009.

Kay MMB: Cellular and molecular biology of senescent antigen. In Garratty G, editor: *Immunobiology of transfusion medicine*, New York, 1994, Marcel Dekker, pp 173–198.

Kelly RJ, Ernst LK, Larsen RD, et al: Molecular basis for H blood group deficiency in Bombay (O_h) and para-Bombay individuals, *Proc Natl Acad Sci U S A* 91:5843–5847, 1994.

Kelly RJ, Rouquier S, Giorgi D, et al: Sequence and expression of a candidate for the human secretor blood group α (1,2) fucosyltransferase gene *(FUT2)*, *J Biol Chem* 270:4640–4649, 1995.

Khandelwal S, Saxena RK: Assessment of survival of aging erythrocyte in circulation and attendant changes in size and CD147 expression by a novel two step biotinylation method, *Exp Gerontol* 41:855–861, 2006.

Kimberely FC, Sivasankar B, Morgan BP: Alternative roles for CD59, *Mol Immunol* 44:73–81, 2007.

King LC, Adams JH, Xianli J, et al: Fy^a/Fy^b antigen polymorphism in human erythrocyte Duffy antigen affects susceptibility to Plasmodium vivax malaria, *Proc Natl Acad Sci U S A* 108:20113–20118, 2011.

Klein HG, Anstee DJ: *Mollison's blood transfusion in clinical medicine*, 11th ed, Oxford, 2006, Blackwell Scientific Publications.

Knepper MA: The aquaporin family of molecular water channels, *Proc Natl Acad Sci U S A* 91:6255–6258, 1994.

Knezevic-Maramica I, Kruskall MS: Intravenous immune globulins: An update for clinicians, *Transfusion* 43:1460–1480, 2003.

Koda Y, Soejima M, Liu Y, et al: Molecular basis for secretor type α(1,2)-fucosyltransferase gene deficiency in a Japanese population: A fusion gene generated by unequal crossover responsible for the enzyme deficiency, *Am J Hum Genet* 59:343–350, 1996.

Kondo Y, Ideda K, Tokuda N, et al: TLR4-MD-2 complex is negatively regulated by an endogenous ligand, globotetraosylceramide, *Proc Natl Acad Sci U S A* 110:4714–4719, 2013.

Kormoczi GF, Scharberg EA, Gassner C: A novel KEL*1,3 allele with weak Kell antigen expression confirming the cis-modifier effect of KEL3, *Transfusion* 49:733–739, 2009.

Kornstad L, Heisto H: The frequency of formation of Kell antibodies in recipients of Kell-positive blood. In: Proceedings of the 6th Congress of the European Society of Haematology, Copenhagen, Denmark, August 1958, pp 754–758.

Kroviarski Y, El Nemer W, Gane P, et al: Direct interaction between the Lu/B-CAM adhesion glycoproteins and erythroid spectrin, *Br J Haematol* 126:255–264, 2004.

Kundu SK, Evans A, Rizvi J, et al: A new P^k phenotype in the P blood group system, *J Immunol* 7:431–439, 1980.

Kundu SK, Steane SM, Bloom JEC, et al: Abnormal glycolipid composition of erythrocytes with a weak P antigen, *Vox Sang* 35:160–167, 1978.

Lai YJ, Wu WY, Yang CM, et al: A systematic study of single-nucleotide polymorphisms in the *A4GALT1* gene suggests a molecular basis for the P_1/P_2 blood groups, *Transfusion* 54:3222–3231, 2014.

Landsteiner K, Wiener AS: An agglutinable factor in human blood recognized by immune sera for rhesus blood, *Proc Soc Exp Biol Med* 43:223–224, 1940.

Lapierre Y, Rigal D, Adam J, et al: The gel test: A new way to detect red cell antigen-antibody reactions, *Transfusion* 30:109–113, 1990.

Lee S: Molecular basis of Kell blood group, *Vox Sang* 73:1–11, 1997.

Lerut E, Van Damme B, Noizat-Pirenne F, et al: Duffy and Kidd blood group antigens: Minor histocompatibility antigens involved in renal allograft rejection? *Transfusion* 47:28–40, 2007.

Levine P, Stetson RE: An unusual case of intragroup agglutination, *JAMA* 113:126, 1939.

Li Y, Camp S, Rachinsky TL, et al: The gene structure of mammalian acetylcholinesterase, *J Biol Chem* 266:23083–23090, 1991.

Li J, Iwamoto S, Sugimoto N, et al: Dinucleotide repeat in the 3′ flanking region provides a clue to the molecular evolution of the Duffy gene, *Hum Genet* 99:573–577, 1997.

Li J, Wang JP, Ghiran I, et al: Complement receptor 1 expression on mouse erythrocytes mediates clearance of Streptococcus pneumonia by immune adherence, *Infect Immun* 78:3129–3135, 2010.

Lindstrom K, Breimer ME, Jovall P-A, et al: Non-acid glycosphingolipid expression in plasma of an A_1 Le (a-b+) secretor human individual: Identification of an ALe^b heptaglycosylceramide as major blood group component, *J Biochem* 111:337–345, 1992.

Lowe JB: Carbohydrate-associated blood group antigens: The ABO, H/Se, and Lewis loci. In Garratty G, editor: *Immunobiology of transfusion medicine*, New York, 1994, Marcel Dekker, pp 3–36.

Lublin DM: Review: Cromer and DAF: Role in health and disease, *Immunohematology* 21:39–47, 2005.

Lucien N, Sidoux-Walter F, Olives B, et al: Characterization of the gene encoding the human Kidd blood group/urea transporter protein, *J Biol Chem* 273:12973–12980, 1998.

Lucien N, Sidoux-Walter F, Roudier N, et al: Antigenic and functional properties of the human red blood cell urea transporter hUT-B1, *J Biol Chem* 277:34101–34108, 2002.

Lund N, Olsson ML, Ramkumar S, et al: The human P(k) histo-blood group antigen provides protection against HIV-1 infection, *Blood* 133:4980–4991, 2009.

Mallory D, editor: *Immunohematology methods*, 1st ed, Rockville, Md., 1993, The American National Red Cross.

Mangeney M, Richard Y, Coulaud D, et al: CD77: An antigen of germinal center B cells entering apoptosis, *Eur J Immunol* 21:1131–1140, 1991.

Marsh WL: Anti-i: A cold antibody defining the Ii relationship in human red cells, *Br J Haematol* 7:200–209, 1961.

Masson P, Froment MT, Sorenson RC, et al: Mutation His322Asn in human acetylcholinesterase does not alter electrophoretic and catalytic properties of the erythrocyte enzyme, *Blood* 83:3003–3005, 1994.

Mathai JC, Mori S, Smith BL, et al: Functional analysis of aquaporin-1 deficient red cells, *J Biol Chem* 271:1309–1313, 1996.

Mayer DCG, Jiang L, Achur RN, et al: The glycophorin C N-linked glycan is a critical component of the ligan for the *Plasmodium falciparum* erythrocyte receptor BAEBL, *PNAS* 103:2358–2362, 2006.

Mayer CL, Leibowitz CS, Kurosawa S, et al: Shiga toxins and the pathophysiology of hemolytic uremic syndrome in humans and animals, *Toxins (Basel)* 14:1261–1287, 2012.

Mazda T, Yabe R, NaThalang O, et al: Differences in ABO antibody among blood donors: A comparison between past and present Japanese, Laotian, and Thai populations, *Immunohematology* 23:38–41, 2007.

Medof ME, Lublin DM, Holers VN, et al: Cloning and characterization of cDNAs encoding the complete sequence of decay-accelerating factor of human complement, *Proc Natl Acad Sci U S A* 84:2007–2011, 1987.

Mintz PD, Haines AL, Sullivan MF: Incompatible crossmatch following nonreactive antibody detection test: Frequency and cause, *Transfusion* 22:107–110, 1982.

Mollicone R, Reguigne I, Kelly RJ, et al: Molecular basis for Lewis α(1,3/4)-fucosyltransferase gene deficiency *(FUT3)* found in Lewis-negative Indonesian pedigrees, *J Biol Chem* 269:20987–20994, 1994.

Mollison PL: Further observations on the patterns of clearance of incompatible red cells, *Transfusion* 39:347–354, 1989.

Montpetit A, Phillips MS, Mongrain I, et al: High-throughput molecular profiling of blood donors for minor red blood cell and platelet antigens, *Transfusion* 46:841–848, 2006.

Moon C, Preston GM, Griffin CA, et al: The human aquaporin-CHIP gene, *J Biol Chem* 268:15772–15778, 1993.

Morrow AL, Meinzen-Derr J, Huang P, et al: Fucosyltransferase 2 non-secretor and low secretor status predicts severe outcomes in premature infants, *J Pediatr* 158:745–751, 2011.

Moulds JM: The Knops blood group system: a review, *Immunohematology* 26:2–7, 2010.

Mourant AE, Kopec AC, Domaniewska-Sobczak K: *The distribution of the human blood groups and other biochemical polymorphisms*, 2nd ed, Oxford, 1976, Oxford University Press.

Muramatsu T: Basigin: A multifunctional membrane protein with an emerging role in infections by malaria parasites, *Expert Opin Ther Targets* 16:999–1011, 2012.

Ness PM, Shirey RS, Thomas SK, et al: The differentiation of delayed serologic and delayed hemolytic transfusion reactions: Incidence, long-term serologic findings, and clinical significance, *Transfusion* 30:688–693, 1990.

Nester TA, Rumsey DM, Howell CC, et al: Prevention of immunization to D+ red blood cells with red blood cell exchange and intravenous RH immune globulin, *Transfusion* 44:1720–1723, 2004.

Nishara S, Hiraga T, Ikehara Y, et al: Molecular behavior of mutant enzymes in vivo, *Glycobiology* 9:373–382, 1999.

Noizat-Pirenne F, Meunier-Costes N, Costes B, et al: Partial RhC antigen in sickle cell disease patients: Clinical relevance and prevention [Abstract], *Transfusion* 49S:17A, 2009.

Okajima T, Nakamura Y, Uchikawa M, et al: Expression cloning of human globoside synthase cDNAs, *J Biol Chem* 275:40498–40503, 2000.

Olives B, Martial S, Mattei M-G, et al: Molecular characterization of a new urea transporter in the human kidney, *FEBS Lett* 386:156–160, 1996.

Ong J, Walker PS, Schmulbach E, et al: Alloanti-c in a c-positive, JAL-positive patient, *Vox Sang* 96:240–243, 2009.

Pak JE, Arnoux P, Zhou S, et al: X-ray crystal structure of leukocyte type core 2 β1,6-*N*-acetylglucosaminyltransferase: Evidence for a convergence of metal ion-independent glycosyltransferase mechanism, *J Biol Chem* 281:26693–26701, 2006.

Parsons SF, Lee G, Spring FA, et al: Lutheran blood group and its newly characterized mouse homologue specifically bind α5 chain-containing human laminin with high affinity, *Blood* 97:312–320, 2001.

Petz LD: Drug-induced autoimmune hemolytic anemia, *Transfus Med Rev* 8:242–254, 1993.

Pham B-N, Peyrard T, Juszczak G, et al: Alloanti-c (RH4) revealing that the $(C)ce^S$ haplotype encodes a partial c antigen, *Transfusion* 49:1329–1334, 2009.

Ponta H, Sherman L, Herrlich PA: CD44: From adhesion molecules to signaling regulators, *Nat Rev Mol Cell Biol* 4:33–45, 2003.

Poole J, Banks J, Bruce LJ, et al: Glycophorin A mutation Ala65→Pro gives rise to a novel pair of MNS alleles ENEP (MNS39) and HAG (MNS41) and altered Wr^b expression: Direct evidence for GPA/band 3 interaction necessary for normal Wrb expression, *Transfus Med* 9:167–174, 1999.

Poole J, Tilley L, Warke N, et al: Two missense mutations in the *CD44* gene encode two new antigens of the Indian blood group system, *Transfusion* 47:1306–1311, 2007.

Poole J, Warke N, Hustinx H, et al: A *KEL* gene encoding serine at position 193 of the Kell glycoprotein results in expression of KEL1 antigen, *Transfusion* 46:1879–1885, 2006.

Race RR: The Rh genotypes and Fisher's theory, *Blood* 3:27–42, 1948.

Race RR, Sanger R: *Blood groups in man*, 6th ed, Oxford, 1975, Blackwell Scientific Publications.

Radel DJ, Penz CS, Dietz AB, et al: A combined flow cytometry-based method for fetomaternal hemorrhage and maternal D, *Transfusion* 48:1886–1891, 2008.

Rahuel C, Elouet J-F, Cartron J-P: Post-transcriptional regulation of the cell surface expression of glycophorins A, B, and E, *J Biol Chem* 269:32752–32758, 1994.

Rahuel C, Le Van Kim C, Mattei MG, et al: A unique gene encodes spliceoforms of the B-cell adhesion molecule cell surface glycoprotein of epithelial cancer and of the Lutheran blood group glycoprotein, *Blood* 88:1865–1872, 1996.

Reich D, Nalls MA, Kao WHL, et al: Reduced neutrophil count in people of African descent is due to a regulatory variant in the Duffy antigen receptor for chemokines gene, *PLoS Genet* 5:e1000360, 2009.

Reid ME: The complexities of the Dombrock blood group system revealed, *Transfusion* 45:92S–99S, 2005.

Reid ME: MNS blood group system: A review, *Immunohematology* 25:95–101, 2009.

Reid ME, Hue-Roye K, Huang A, et al: Alleles of the LAN blood group system: Molecular and serologic investigations, *Transfusion* 54:398–404, 2014.

Ridgwell K, Eyers SAC, Mawby W, et al: Studies on the glycoprotein associated with Rh (rhesus) blood group antigen expression in the human red blood cell membrane, *J Biol Chem* 269:6410–6416, 1994.

Rieben R, Buchs JP, Fluckiger E, et al: Antibodies to histo-blood group substances A and B: Agglutination titers, Ig class, and IgG subclasses in healthy persons of different age categories, *Transfusion* 31:607–615, 1991.

Roudier N, Verbavatz J-M, Maurel C, et al: Evidence for the presence of aquaporin-3 in human red blood cells, *J Biol Chem* 273:8407–8412, 1998.

Rourk A, Squires JE: Implications of the Kidd blood group system in renal transplantation, *Immunohematology* 28:91–94, 2012.

Rowley SD, Donato ML, Bhattacharyya P: Red blood cell-incompatible allogeneic hematopoietic progenitor cell transplantation, *Bone Marrow Transplant* 46:1167–1185, 2011.

Russo D, Redman C, Lee S: Association of XK and Kell blood group proteins, *J Biol Chem* 273:13950–13956, 1998.

Russo DCW, Lee S, Reid ME, et al: Point mutations causing the McLeod phenotype, *Transfusion* 42:287–293, 2002.

Salama A: Drug-induced immune hemolytic anemia, *Expert Opin Drug Saf* 8:73–79, 2009.

Salomonsson E, Carlsson MC, Osla V, et al: Mutational tuning of galectin-3 specificity and biological function, *J Biol Chem* 285:35079–35091, 2010.

Satoh M, Handa K, Saito S, et al: Disialosyl galactosylgloboside as an adhesion molecule expressed on renal cell carcinoma and its relationship to metastatic potential, *Cancer Res* 56:1932–1938, 1996.

Schwarz K, Iolascon A, Verissimo F, et al: Mutations affecting the secretory COPII coat component SEC23B cause congenital dyserythropoietic anemia type II, *Nat Genet* 41:936–940, 2009.

Seltsam A, Agaylan A, Grueger D, et al: Rapid detection of JMH antibodies with recombinant Sema7A (CD108) protein and the particle gel immunoassay, *Transfusion* 48:1151–1155, 2008.

Seltsam A, Das Gupta C, Bade-Doeding C, et al: A weak blood group A phenotype caused by a translation-initiator mutation in the ABO gene, *Transfusion* 46:434–440, 2006.

Seltsam A, Das Gupta C, Wagner FF, et al: Nondeletional *ABO*O* alleles express weak blood group A phenotypes, *Transfusion* 45:359–365, 2005.

Seltsam A, Grueger D, Blasczyk R, et al: Easy identification of antibodies to high-prevalence Scianna antigens and detection of admixed alloantibodies using soluble recombinant Scianna proteins, *Transfusion* 49:2090–2096, 2009.

Seltsam A, Strigens S, Levene C, et al: The molecular diversity of Sema7A, the semaphorin that carries JMH blood group antigens, *Transfusion* 47:133–146, 2007.

Shirey RS, Edwards RE, Ness PM: The risk of alloimmunization to c (Rh4) in R_1R_1 patients who present with anti-E, *Transfusion* 34:756–758, 1994.

Shirey RS, Mirabella DC, Lumadue JA, et al: Differentiation of anti-D, -C, and -G: Clinical relevance in alloimmunized pregnancies, *Transfusion* 37:493–496, 1997.

Shulman IA: The risk of an overt hemolytic transfusion reaction following the use of an immediate spin crossmatch, *Arch Pathol Lab Med* 114:412–414, 1990.

Shulman IA, Nelson JM, Lam HT, et al: Additional limitations of the immediate spin crossmatch to detect ABO incompatibility [Letter], *Am J Clin Pathol* 87:677, 1987.

Singleton BK, Burton NM, Green C, et al: Mutations in *EKLF/KLF1* form the molecular basis of the rare blood group In(Lu) phenotype, *Blood* 112:2081–2088, 2008.

Smith BL, Preston GM, Spring FA, et al: Human red cell aquaporin CHIP: molecular characterization of ABH and Colton blood group antigens, *J Clin Invest* 94:1043–1049, 1994.

Soejima M, Fujihara J, Takeshita H, et al: *Sec1-Fut2-Sec1* hybrid allele generated by interlocus gene conversion, *Transfusion* 48:488–492, 2008.

Solovey A, Lin Y, Browne P, et al: Circulating activated endothelial cells in sickle cell anemia, *N Engl J Med* 337:1584–1590, 1997.

Spitalnik S, Pfaff W, Cowles J, et al: Correlation of humoral immunity to Lewis blood group antigens with renal transplant rejection, *Transplantation* 37:265–268, 1984.

Steelant WF, Kawakami Y, Ito A, et al: Monosialosyl-Gb5 organized with cSrc and FAK in GEM of human breast carcinoma MCF-7 cells defines their invasive properties, *FEBS Lett* 531:83–98, 2002.

Steffensen R, Carlier K, Wiels J, et al: Cloning and expression of the histo-blood group P^k UDP-galactose: Galβ1-4Glcβ1-1Cer α1,4 galactosyltransferase, *J Biol Chem* 275:16723–16729, 2000.

St-Louis M, Laurent J, Perreault J, et al: A new Sema7A variant in four Native Americans with anti-JMH, *Transfusion* 49S:118A, 2009.

Storry JR, Joud M, Kronborg Chrisophersen M, et al: Homozygosity for a null allele of *SMIM1* defines the Vel-negative blood group phenotype, *Nat Genet* 45:537–541, 2013.

Storry JR, Reid ME: The Cromer blood group system: A review, *Immunohematology* 18:95–103, 2002.

Swensson L, Rydberg L, Hellberg A, et al: Novel glycolipid variations revealed by monoclonal antibody immunochemical analysis of weak ABO subgroups of A, *Vox Sang* 89:27–38, 2005.

Takada A, Ohmori K, Yoneda T, et al: Contribution of carbohydrate antigens sialyl Lewis A and sialyl Lewis X to adhesion of human cancer cells to vascular endothelium, *Cancer Res* 53:354–361, 1993.

Tanner MJA: Molecular and cellular biology of the erythrocyte anion exchanger (AE1), *Semin Hematol* 30:34–57, 1993.

Tetteh-Quarcoo PB, Schmidt CQ, Tham W-H, et al: Lack of evidence from studies of soluble protein fragments that Dnops blood group polymorphisms in complement receptor type 1 are driven by malaria, *PLoS ONE* 7:e34820, 2012. http://dx.doi.org/10.1037/journal.pone.0034820.

Tham W-H, Wilson DW, Lopaticki S, et al: Complement receptor 1 is a host erythrocyte receptor for *Plasmodium falciparum* PfRH4 invasion ligand, *Proc Natl Acad Sci U S A* 107:17327–17332, 2010.

Thuresson B, Westman JS, Olsson ML: Identification of a novel *A4GALT1* exon reveals the genetic basis of the P1/P2 histo-blood groups, *Blood* 117:678–687, 2011.

Tian MH, Halverson GR: Characterization of three novel monoclonal anti-Ok[a], *Immunohematology* 25: 174–178, 2009.

Tilley L, Green C, Daniels G: Sequence variation in the 5′ untranslated region of the human *A4GALT1* gene is associated with, but does not define, the P1 blood group-group polymorphism, *Vox Sang* 90:198–203, 2006.

Tilley L, Green C, Poole J, et al: A new blood group system, RHAG: Three antigens resulting from amino acid substitutions in the Rh-associated glycoprotein, *Vox Sang* 98:151–159, 2010.

Toivanen A, Ihanus E, Mattila M, et al: Importance of molecular studies on major blood groups intercellular adhesion molecule-4, a blood group antigen involved in multiple cellular interactions, *Biochim Biophys Acta* 1780:456–466, 2008.

Tournamille C, Filipe A, Badaut C, et al: Fine mapping of the Duffy antigen binding site for the *Plasmodium vivax* Duffy-binding protein, *Mol Biochem Parasitol* 144:100–103, 2005.

Twu Y-C, Chen C-P, Hsieh C-Y, et al: I branching formation in erythroid differentiation is regulated by transcription factor C/EBPα, *Blood* 110:4526–4534, 2007.

Van Deenen LLM, de Grier J: Lipids of the red cell membrane. In Surgenor DM, editor: *The red cell membrane*, 2nd ed, New York, 1974, Academic Press, pp 147–156.

Van den Akker ES, Klumper FJ, Brand A, et al: Kell alloimmunization in pregnancy: Associated with fetal thrombocytopenia? *Vox Sang* 95:66–69, 2008.

Vaughan JI, Manning M, Warwick RM, et al: Inhibition of erythroid progenitor cells by anti-Kell antibodies in fetal alloimmune anemia, *N Engl J Med* 338:798–803, 1998.

Vege S, Nickle PA, Shirey R, et al: A novel 245G>C (Al85Gly) change associated with partial Rhe and alloanti-e [Abstract], *Transfusion* 49S:15A, 2009.

Verkman AS: Knock-out models reveal new aquaporin functions. In Beits E, editor: *Aquaporins, handbook of experimental pharmacology*, Berlin, 2009, Springer-Verlag, pp 359–381.

Virella G, Bierer BE: The induction of an immune response: Antigens, lymphocytes, and accessory cells. In Virella G, editor: *Medical immunology*, 5th ed, New York, 2001, Marcel Dekker, pp 51–76.

Vollrath B, Fitzgerald KJ, Leder P: A murine homologue of the Drosophila brainiac gene shows homology to glycosyltransferases and is required for preimplantation development of the mouse, *Mol Cell Biol* 21:5688–5697, 2001.

Wagner T, Bernascher G, Geissler K: Inhibition of megakaryocytopoiesis by Kell-related antibodies [Letter], *N Engl J Med* 343:72, 2000.

Wagner FF, Blasczyk R, Seltsam A: Nondeletional ABO*O alleles frequently cause blood donor typing problems, *Transfusion* 45:1331–1334, 2005.

Wagner FF, Flegel WA: Review: The molecular basis of the Rh blood group phenotypes, *Immunohematology* 20:23–36, 2004.

Wagner FF, Gassner C, Muller TH, et al: Molecular basis of weak D phenotypes, *Blood* 93:385–393, 1999.

Wanaguru M, Liu W, Hahn BH, et al: RH5-Basigin interaction plays a major role in the host tropism of *Plasmodium falciparum*, *Proc Natl Acad Sci U S A* 110:20735–20740, 2013.

Wasniowska K, Lisowska E, Halverson GR, et al: The Fy[a], Fy6, and Fy3 epitopes of the Duffy blood group system recognized by new monoclonal antibodies: Identification of a linear Fy3 epitope, *Br J Haematol* 124:118–122, 2004.

Weisbach V, Kohnhauser T, Zimmermann R, et al: Comparison of the performance of microtube column systems and solid-phase systems and the tube low-ionic-strength solution additive indirect antiglobulin test in the detection of red cell alloantibodies, *Transfus Med* 16:276–284, 2006.

West LJ, Platt JL: And justice for all: Consideration of ABO compatibility in allocation of hearts for infant transplantation, *Circulation* 121:1884–1886, 2010.

Westhoff CM, Sipherd BD, Wylie DE, et al: Severe anaphylactic reactions following transfusions of platelets to a patient with anti-Ch, *Transfusion* 32:576–579, 1992.

Westhoff CM, Storry JR, Walker P, et al: A new hybrid *RHCE* gene (CeNR) is responsible for expression of a novel antigen, *Transfusion* 44:1047–1051, 2004.

Weston BW, Nair RP, Larsen RD, et al: Isolation of a novel human α (1,3) fucosyltransferase gene and molecular comparison to the human Lewis blood group α (1,3/4) fucosyltransferase gene, *J Biol Chem* 267:4152–4160, 1992.

Whitley CB, Kramer K: A new explanation for the reproductive woes and midlife decline of Henry VIII, *The Historical Journal* 53:827–848, 2010.

Whorley T, Vege S, Kosanke J, et al: JK alleles associated with altered Kidd antigen expression [Abstract], *Transfusion* 49S:48A, 2009.

Wilder JA, Hewett EK, Ganser ME: Molecular evolution of GYPC: evidence for recent structural innovation and positive selection in humans, *Mol Biol Evol* 26:2679–2687, 2009.

Wright MS, Issitt PD: Anticomplement and the indirect antiglobulin test, *Transfusion* 19:688–694, 1979.

Yamamoto FI: Molecular genetics of the ABO histo-blood group system, *Vox Sang* 69:1–7, 1995.

Yamamoto M, Cid E, Yamamoto F: Molecular basis of the human Forssman glycolipid antigen negativity, *Sci Rep* 2:975, 2012. doi: 10.1038/srep00975.

Yamamoto M, Yamamoto F, Luong TT, et al: Expression profiling of 68 glycosyltransferase genes in 27 different human tissues by the systematic multiplex reverse transcription-polymerase chain reaction method revealed clustering of sexually related tissues in hierarchical clustering algorithm analysis, *Electrophoresis* 24:2295–2307, 2003.

Yamaoka Y: Roles of *Helicobacter pylori* BabA in gastroduodenal pathogenesis, *World J Gastroenterol* 14:4265–4272, 2008.

Yang Z, Bergstrom J, Karlsson K-A: Glycoproteins with Galα 1-4Gal are absent from human erythrocyte membranes, indicating that glycolipids are the sole carriers of P blood group activities, *J Biol Chem* 269:14620–14624, 1994.

Yazdanbakhsh K, Rios M, Storry JR, et al: Molecular mechanisms that lead to reduced expression of Duffy antigens, *Transfusion* 40:310–320, 2000.

Yazer MH, Hult AK, Hellberg A, et al: Investigation into A antigen expression on O^2 heterozygous group O-labeled red blood cell units, *Transfusion* 48:1650–1657, 2008.

Yesus YW, Akhter JE: Hemolytic disease of the newborn due to anti-C and anti-G masquerading as anti-D, *Am J Clin Pathol* 84:769–772, 1985.

Yu L-C, Twu Y-C, Cou M-L, et al: The molecular genetics of the human I locus and molecular background explain the partial association of the adult I phenotype with congenital cataracts, *Blood* 101:2081–2092, 2003.

Yu L-C, Yang Y-H, Broadberry RE, et al: Correlation of a missense mutation in the human secretor α 1,2-fucosyltransferase gene with the Lewis (a+b+) phenotype: A potential molecular basis for the weak secretor allele (Se^w), *Biochem J* 312:329–332, 1995.

Zarbock A, Bishop J, Muller H, et al: Chemokine homeostasis vs. chemokine presentation during acute lung injury: The other side of the Duffy antigen receptor for chemokines, *Am J Physiol Lung Cell Mol Physiol* 298:L462–L471, 2010.

Zelinski T, Coghlan G, Liu X-Q, et al: *ABCG2* null alleles define the Jr(a-) blood group phenotype, *Nat Genet* 44:131–132, 2012.

Zhu X, Rivera A, Golub MS, et al: Changes in red cell ion transport, reduced intratumoral neovascularization, and some mild motor function abnormalities accompany targeted disruption of the mouse Kell gene (Kel), *Am J Hematol* 94:492–498, 2009.

第36章 输血医学

Matthew Elkins, Robertson Davenport, Paul D. Mintz

要点

1. 美国食品药品管理局(FDA)制订了献血者健康检查合格标准,以减少献血者和受血者的风险。
2. 血液成分(红细胞、浓缩血小板、新鲜冰冻血浆和冷沉淀)的制备和储存应尽量减少其功能的损失。
3. 输注少白细胞的成分血可减少人类白细胞抗原同种免疫、巨细胞病毒传播和发热反应。辐照处理成分血则可预防输血相关移植物抗宿主病。
4. 准确识别输血前待检血样和受血者的身份是预防急性溶血性输血反应的关键。
5. 限制性红细胞输注(目标 Hb 70~90g/L)有助于改善一些患者人群的预后。
6. 血小板输注通常用于有微血管出血、血小板计数$<10\times10^9$/L 或拟行侵入性操作前血小板计数$<50\times10^9$/L 的患者。
7. 血小板输注无效的原因包括免疫因素(HLA 抗体、HPA 抗体)、非免疫因素(出血、脾肿大、弥散性血管内凝血、药物)或血小板制剂的因素(ABO 血型不相容、血小板储存时间)。
8. 血浆输注通常用于凝血因子缺乏、弥散性血管内凝血、稀释性凝血功能障碍、紧急逆转华法林以及血栓性血小板减少性紫癜(TTP)。
9. 输血可能引起的严重不良反应包括溶血反应、过敏反应、输血相关急性肺损伤、细菌污染和输血相关移植物抗宿主病。
10. 当前输血传播人类免疫缺陷病毒或肝炎的风险非常低,但其他可经输血传播的疾病(巨细胞病毒、细小病毒 B19)风险在某些人群中可能很高。

背景

输血医学是一门多学科融合的专业,涵盖献血、血液成分制备、血细胞血清学和输血治疗的各个方面。"血库"很大程度上已被"输血医学"所取代,以强调患者治疗和临床预后的重要性。

实践中,输血医学分为血液中心和输血服务机构两部分。血液中心负责招募献血者、采集血液、制备和调配血液成分。输血服务机构则完成输血前的相容性试验,为患者发放安全的血液成分,并提供相关的医疗咨询等服务。大多数医院的输血科不可自行采血,而是依靠当地的血液中心。

血液中心和输血服务机构(统称为血液机构)均由 FDA 监管。所有的血液机构必须在 FDA 注册,制备血液成分的血液中心必须获得许可才能发放血液到医院。献血者的合格标准、输血前的检测、血液成分的制备、献血者的传染病检测以及输血不良事件的评估和报告都是由 FDA 制定的。血液机构接受 FDA 突击检查。输血医学除遵守联邦法规外,还要符合专业组织如 AABB(前身为美国血库协会)以及美国病理学家协会和联合委员会提出的输血服务认证标准,并自愿接受同行检查。

血液采集

在美国,约60%的成年人符合献血资格,但实际上每年只有约4.5%的人参与献血。每年可采集约1600万单位的全血和红细胞(美国卫生和公众服务部,2011),所有的献血者都是自愿和无偿的。献血者主要是受过大学教育的男性,年龄在30~50岁之间,已婚并拥有高于平均水平的收入,此外,妇女和少数群体的献血者人数也在增加。近年来虽然血液成分的用量有所下降,但是由于对献血者的要求变得更为严格,使献血量有所减少,因此,血液成分的紧缺状态仍然存在。努力招募更多合格的献血者是保证充足血液供应的关键。

献血者的标准是为了保护献血者和受血者而建立的。目前美国(2015)献血者合格标准列于表36-1。对献血者要求年龄不得小于16岁,体重不得低于50kg(110Ib),生命体征正常,同时规定了最低血红蛋白(Hb)浓度和捐献的时间间隔。保护受血者的标准包括了解献血者传染病感染史或危险因子(肝炎、人类免疫缺陷病毒、疟疾等),有无菌血症风险以及用药史和恶性肿瘤病史。要求血液中心必须保留延期献血者的登记信息,且每位献血者在献血之前必须与该信息库进行核对。最后,所献血液成分必须检测FDA所规定的传染病标志。现在美国(2014)的献血者检测要求见框36-1。

框36-1 目前美国献血者传染病检测

- 乙型肝炎病毒表面抗原(EIA)
- 乙型肝炎病毒核心抗体(EIA)
- 丙型肝炎病毒抗体(EIA)
- HIV-1抗体和HIV-2抗体(EIA)*
- HTLV-Ⅰ抗体和HTLV-Ⅱ抗体(EIA)
- 克氏锥虫抗体(EIA)
- 梅毒血清学检测
- HCV RNA(核酸检测)
- HIV RNA(核酸检测)
- 西尼罗病毒DNA(核酸检测)
- HBV DNA(核酸检测)

EIA,酶免疫测定;HIV,人类免疫缺陷病毒;HTLV,人类T淋巴细胞病毒

*联合检测HIV p24抗原、HIV-1抗体和HIV-2抗体

血液采集过程中要尽量减少细菌污染的风险。静脉穿刺部位的皮肤须消毒处理。将全血采集到含有抗凝剂和多联袋的无菌袋中,以便在密闭系统中制备成分血。采血时保证血流顺畅,防止凝块形成。抽出的血液含检测所需血样,总体积应小于10.5ml/kg。通常,全血献血量为450ml或500ml。

血液成分也可通过单采采集。单采的优点是可从一次捐献中获得更多量的成分血。单采技术最常用于血小板采集(通常称为单采血小板),单采血浆通常与单采血小板同时采集。单采血液允许从合适的献血者采集两个单位的红细胞。白细胞单采最常用于造血祖细胞的采集,用于自体或同种异体移植。粒细胞或单个核细胞可以通过单采技术获得,用于特殊用途。

表36-1 美国对献血者的要求

类别	标准
年龄	至少16岁或最低年龄由州法律确定
全血采集量	最多10.5ml/kg
献血间隔	献全血间隔8周 单采两单位红细胞间隔16周 不经常单采可间隔4周 单采血浆、血小板或白细胞后至少间隔2天
血压	收缩压在90mmHg和180mmHg之间 舒张压在50mmHg和100mmHg之间
脉搏	规律,每分钟50~100次之间
体温	口腔温度≤37.5℃
血红蛋白/血细胞比容	女性:Hb≥12.5g/dl,Hct≥38% 男性:Hb≥13.0g/dl,Hct≥39%
药物治疗	非那雄胺,异维A酸:末次给药后1个月 度他雄胺:末次用药后6个月 阿维A酸:末次给药后3年 依曲替酯:无限期推迟 英国制造的牛胰岛素:无限期推迟 献血前36小时内服用过不可逆抑制血小板功能的药物(阿司匹林)不可作为血小板供者
一般病史	无主要器官疾病、癌症和异常出血倾向 有CJD、硬脑膜或人垂体生长激素治疗者的家族史:无限期推迟
妊娠	在过去6周内怀孕:推迟献血
接受输血或组织移植	从输血/移植起延后12个月
疫苗接种和免疫接种	接种类毒素、合成或灭活的病毒、细菌或其他疫苗:不推迟 接种活的、减毒的鼻内流感疫苗:不推迟 接种减毒活病毒或细菌疫苗:接种疫苗后延期2~4周 天花疫苗:参考当前的FDA指导 其他疫苗包括未经许可的疫苗:从接种疫苗开始延期12个月
传染病——无限期推迟	11岁后感染病毒性肝炎 乙型肝炎病毒表面抗原或HBV NAT检测阳性 不止一次抗-HBc检测阳性 有感染HCV、HTLV、HIV或克氏锥虫的临床或实验室证据(按目前FDA规定) 曾有传播肝炎、HIV或HTLV感染有关的献血史 有巴贝虫病或南美洲锥虫病史 药物滥用者 静脉成瘾者 根据目前的FDA指南,有vCJD风险

表 36-1 献血者的要求(续)

类别	标准
传染病-延期12个月	被血液污染伤口 纹身者或针刺伤 与乙型肝炎病毒表面抗原阳性个体性接触 与病毒性肝炎患者性接触 与 HIV 感染者或有感染 HIV 风险行为的个体有性接触 在惩教机构连续监禁 72 小时以上 梅毒或淋病病史
西尼罗病毒	根据目前的 FDA 指导推迟捐献
疟疾	已确诊者无症状后推迟 3 年 在 CDC 定义的疟疾流行病区旅行或定居,根据 FDA 指导推迟捐献

CDC,疾病预防和控制中心;CJD,克-雅病;FDA,美国食品药品管理局;HBV,乙型肝炎病毒;HCV,丙型肝炎病毒;HIV,人类免疫缺陷病毒;HTLV,人类 T 淋巴细胞病毒;NAT,核酸检测;vCJD,变异克-雅病

自体输血是在择期手术前采集患者血液,在术中或术后回输以弥补所失血量的输血技术。自体输血可防止异体输血相关的血源性病原体的传播并满足一些特殊人群患者的需要。但是,自体输血并非完全没有风险,特别是细菌污染。实际上自体输血是否减少异体输血需要或改善患者预后是有争议的。还没有前瞻性随机对照试验证明自体输血能减少输异体血的风险或改善预后。对于体内有针对极常见红细胞抗原的不规则抗体的患者,如果相容性异体血无法获得时,可以选择自体输血。准备做自体输血的患者不能有可能因此操作加重的潜在疾病,不能有明显的贫血,但 Hb 为 11g/dl 是允许的。菌血症也是自体输血的禁忌证,因为自体输血最严重的不良后果是细菌污染。有心脏病特别是主动脉瓣狭窄的患者,可能无法耐受采血。妊娠本身并不是自体输血的禁忌证,但在一些高危情况如前置胎盘除外。采集自体血的时间间隔比献异体血更短。通常情况下,术前几周可采集两或三单位。从采自体血到手术患者最好要有足够的时间恢复所丢失的大部分红细胞。因此,可能需要补铁;促红细胞生成素已被用来作为自体输血患者的辅助用药。

有些患者希望选择定向或指定的献血者,这能给他们带来安全感,但是没有证据表明定向献血能降低输血传播疾病的风险。同样的,定向献血者必须满足异体血捐献者的所有要求且所献的血液必须与计划的受血者相容。在某些情况下,定向献血反而是禁忌。来自母亲的任何含血浆的成分血输给其子女都是有风险的,因为母亲在怀孕时常会产生针对胎儿抗原的 HLA 抗体,子女输入母亲含有 HLA 抗体的血液可引起输血相关急性肺损伤(见下文)。接受造血干细胞移植的患者应避免近亲输血,因为 HLA 和其他组织相容性抗原免疫的风险可能危及移植物的存活。只有在一些特殊情况下,如稀有血型的患者输血以及需要长期输血如再生障碍性贫血的患者要尽量减少异体抗原的暴露,此时定向献血才是必要的。在新生儿同种免疫性血小板减少症的情况下,采集母亲血小板可能是提供抗原阴性的相容性血小板最好的方式。过去认为肾移植应进行供体特异性输血,但目前有了免疫抑制剂,不必采用供体特异性输血来延长移植肾的存活时间。

献血可能发生不良反应。轻微的献血不良反应主要是晕厥,在全血捐献中的发生率为 2.5%(Eder et al,2009)。稍严重的献血不良反应包括意识丧失、神经或动脉损伤、过敏反应和枸橼酸盐反应,在全血和机采血小板捐献中的发生率分别为 0.07%和 0.05%。献血后 3 周随访高达 36%的献血者报告了一些不良反应,以手臂挫伤或疼痛等轻微反应为主(Newman et al,2003)。严重的献血不良反应,如血管迷走神经反应的发生率约 5%,恶心和呕吐约 1%。重复献血者比初次献血者的反应少。少数献血者发生献血后晕厥,大多数晕厥在献血后不久发生,也有迟发的,可能发生于献血后正在工作或开车时,这可能非常严重。曾有献血后癫痫发作的报道,尽管这两者之间可能并没有因果关系(Krumholz et al,1995)。一些高度紧张的献血者因为换气过度,导致呼吸性碱中毒和手足搐搦,这种情况可以给献血者一个纸袋用于呼吸。

献血场所工作人员应作好处理献血不良反应的准备。发生晕厥时让献血者呈卧位,冷敷额头,通常可以缓解,很少需要进行静脉输液。应该有医生提供现场咨询,必要时急救支持。在采血前给献血者喝水或咖啡,可将血管迷走神经反应的发生降低(Sauer & France,1999,Newman et al,2007)。

血液成分的制备

全血通常用于制备各类成分血,可以满足不同患者对红细胞、血浆蛋白或血小板的需求。成分血制备的目的是保持所需成分的活力和功能,并防止污染和有害改变。

红细胞

全血离心后移出血浆即制备成红细胞,保存于 CPDA-1 血液保养液,后者含有葡萄糖和腺嘌呤,以维持红细胞三磷酸腺苷的水平,在 1~6℃存储可达 35 天。在红细胞制备过程中可能也会额外添加葡萄糖和其他添加剂。这些添加剂可延长红细胞贮存期(42 天)和降低血细胞比容(HCT)。在贮存过程中,红细胞也会发生类似于体内生理性老化的衰老改变,以致一部分输入体内的红细胞将被脾脏迅速清除。红细胞的最长储存时间是根据输血后 24 小时体内仍有 75%的红细胞存活而定义的。在红细胞存储过程中由于缺乏为钾泵提供能量的 ATP,使细胞内钾外流。红细胞上清液中钾浓度可高达 76mmol/L 警戒值。然而,与日常生理需求相比,一单位过期的红细胞钾总量较小,除特殊情况(见下文)外,输血极少引起高钾血症。一旦大量的钾进入输入的红细胞内,可能造成继发性低钾血症。输血后,细胞内 ATP 水平恢复,ATP 依赖的钾泵恢复活性。红细胞在储存过程中胞内 2,3-二磷酸甘油酸(2,3-DPG)下降,导致血红蛋白-氧离曲线左移。因此,输血后不久,红细胞有相对高的氧亲和力,24 小时内 2,3-DPG 水平恢复正常。临床上,血液储存对氧离曲线偏移的影响可以忽略不计。

血浆

血浆从全血中分离后冷冻保存。血浆融化后冷藏时处于液体状态,其中不稳定的凝血因子,特别是因子Ⅷ和因子Ⅴ容易失活。新鲜冷冻血浆(FFP)是将全血中的红细胞分离,并在

采集后 8 小时内置于-18℃制备而成。冰冻血浆(FP24)的制备类似 FFP,但是在采集后 24 小时内完成冷冻。FP24 的凝血因子含量基本上与 FFP 相同(Scott et al,2009)。冰冻血浆可以在-18℃以下储存 1 年。FFP 和 FP24 在 37℃下融化后必须在 24 小时内输注。在 24 小时内未使用的融化的血浆将被重新标记为"融化血浆"。融化血浆可以在冷藏温度下保存 5 天,维持适当水平的因子Ⅴ和Ⅷ(Downes et al,2001;Scott et al,2009)。

冷沉淀凝血因子

冷沉淀凝血因子(冷沉淀)是 FFP 在冷藏温度下融化后剩余的不溶解的部分。它含有原始血浆中大约 50% 的 FⅧ和 20%~40% 的纤维蛋白原。冷沉淀还含有血管性血友病因子(vWF)和 FⅩⅢ。FDA 要求,每单位冷沉淀含有至少 80IU FⅧ(21CFR640.56),大多数血液中心制备的冷沉淀一般都高于该水平。每单位冷沉淀中含有约 250mg 纤维蛋白原,但不需要检测。在开发安全纯化的凝血因子浓缩物之前,冷沉淀是治疗血友病 A 的主要方法。目前,冷沉淀主要用于补充纤维蛋白原。

浓缩血小板

通过离心富含血小板的血浆后去除血浆,可从全血制备浓缩血小板(platelet concentrates,PC)。每单位 PC 至少含有 5.5×10^{10} 个血小板。它们在室温(20~24℃)下储存,因为在冷藏温度(1~6℃)下储存的血小板其输注后存活率大大降低。目前,FDA 规定 PC 在连续小幅度水平振荡以促进气体交换的条件下可保存 5 天。储存期末时,PC 的 pH 值≥6.0。PC 通常含有少量肉眼可见的红细胞,并可导致红细胞抗原的同种免疫,此外还含有 30ml~50ml 的血浆。成年患者一个治疗剂量血小板通常需要 5 或更多单位的 PC。

通过开放系统采集的浓缩血小板必须在 4 小时内输注。在制备 PC 时若采用无菌系统将多个浓缩血小板并入同一个血袋中去除白细胞(通常称为混合血小板)。因为在这个过程中没有受到污染,所以混合血小板可以储存长达 5 天。

通过单采制备的机采血小板与从全血制备的浓缩血小板储存和处理方式相同。每人份单采血小板应含有至少 3.0×10^{11} 个血小板。可以从一些献血者单采两人份或更多人份的机采血小板。一人份单采血小板通常可为成年患者提供一个治疗剂量。

白细胞成分血

粒细胞可以通过单采制备,可以在室温下储存 24 小时。然而,即使是短暂的体外储存也可使粒细胞循环和迁移到炎症区域的能力降低(McCullough et al,1983),因此,粒细胞最好在采集后尽快输注。通常需要给予献血者粒细胞集落刺激因子(G-CSF)来制备成年患者所需的一个治疗剂量的粒细胞(Heuft et al,2002)。粒细胞中含有一定量的红细胞,因此要求与受血者 ABO 血型相容。

单采单个核细胞可以用于自体或同种异体造血祖细胞(hematopoietic progenitor cell,HPC)移植。在化疗或使用趋化因子受体阻断剂普乐沙福治疗的恢复期,循环 HPC 的数量可以通过生长因子(粒细胞集落刺激因子(granulocyte colony stimulating factor,G-CSF)或粒细胞-巨噬细胞集落刺激因子(granulocyte-macrophage colony stimulating factorGM-CSF))刺激而增加(Cashen,2009;Nakasone et al,2009)。当淋巴瘤或其他恶性肿瘤患者骨髓造血功能从化疗中恢复时,通常可采集 HPC 用于自体移植,因为此时循环干细胞数量相对较多。HPC 可以在加入冷冻保护剂如 DMSO 之后长时间储存。在 37℃融化后,HPC 应尽早输入。单个核细胞也可用作淋巴细胞来源,用于诱导移植物抗肿瘤效应,称为供者淋巴细胞输注(Gilleece & Dazzi,2003),或用于未来制造细胞治疗产品。

少白细胞的成分血

存在于成分血特别是红细胞和浓缩血小板中的白细胞,可能引起输血不良反应,包括发热性非溶血性输血反应以及对白细胞抗原特别是 HLA 的免疫反应引起的血小板输注无效、白细胞相关病毒的传播和输血相关移植物抗宿主病。为了减少这些不良反应,许多血液中心和输血科已经开始使用少白细胞的成分血。必须注意的是,白细胞减少并未证明可以预防输血相关移植物抗宿主病。少白细胞的红细胞制剂要求残余白细胞总数少于 5×10^6/单位,全血来源的 PC 则少于 8.3×10^5/单位(Levitt,2014)。

少白细胞成分血的制备可在成分血制备时(储存前去白细胞)或输血时(储存后去白细胞)过滤。两种方法都能有效去除白细胞。但是,储存前去除白细胞可防止白细胞衍生物特别是细胞因子的积聚,这些细胞因子可能引起不良反应(Heddle et al,1999)。另外,在成分血制备时过滤能得到更好的质量控制。某些单采设备可以使单采血小板中白细胞低于 1×10^6 个。这样制得的少白细胞成分血和经过滤所得的少白细胞成分血之间,白细胞亚群的分布存在细微差异(Pennington et al,2001),但是这些差异在临床上没有显著意义。

来自献血者的有镰状变红细胞特征的血液可能不能通过过滤去除白细胞。其过滤失败的原因可能与在低氧分压和高渗透压的环境中 HbS 的聚合有关(Beard et al,2004)。去除白细胞不是预防移植物抗宿主病的有效手段(Hayashi et al,1993)。显然,粒细胞和造血祖细胞不能制备成少白细胞制剂。

特殊成分血

去冷沉淀的血浆(全冷沉淀血浆)是冷沉淀生产中剩余的上清液。它相对缺乏高分子量形式的 vWF,但含有正常水平的 vWF 剪切金属蛋白酶 ADAMTS13(Blackall et al,2001)。因此,去冷沉淀血浆能替代 FFP 用于治疗血栓性血小板减少性紫癜(TTP),但目前尚无证据表明应用去冷沉淀血浆进行血浆置换能使 TTP 患者获得更好的预后。

加入冷冻保护剂如甘油后,红细胞可以冷冻状态储存。冰冻红细胞可以储存在低温冰箱或液氮中长达 10 年。使用前将冰冻红细胞在 37℃迅速融化。冷冻保护剂必须通过逐渐加入洗涤溶液降低渗透压来去除。冰冻红细胞去甘油措施不当可导致溶血。应用标准方法对镰状红细胞进行冰冻保存和去甘油,可形成果冻状物质,可通过改变冰冻过程解决这一问题(Meryman & Hornblower,1976)。去甘油化后,如果用开放式方法处理,红细胞可以在 1~6℃下储存 1 天,如果通过封闭式方法处理,则可保存长达 14 天。冰冻红细胞的主要用途是保存稀有红细胞。

洗涤可以去除 RBC 和 PC 中的血浆蛋白和电解质,可通过手工或自动化方法完成。洗涤过程中可能损失很多细胞；此外，血小板经洗涤后可能出现聚集、活化和活性降低（Pineda et al，1989）。若在开放系统中洗涤，洗涤红细胞在冷藏温度下可以储存 24 小时，洗涤血小板必须在洗涤开始后 4 小时内输用。洗涤主要是防止受血者对血浆成分的严重过敏反应，并非是去除白细胞的有效手段。

将含有活性淋巴细胞的成分血（RBC，PC，粒细胞和非冰冻血浆）暴露于 γ 射线或 X 射线照射，可预防输血相关移植物抗宿主病（transfusion-associated graft-versus-host disease，TA-GVHD）。照射中心最小辐照剂量应为 25Gy，周边不得少于 15Gy。辐照可导致染色体损伤，从而阻止外来淋巴细胞在受血者体内增殖，但被照射的细胞仍保持免疫原性，因此，辐照不等同于白细胞去除，同时辐照也对红细胞膜造成损害而使钾渗漏到细胞外，降低其输注存活率（Moroff et al，1999）。辐照红细胞自照射之日起有效期不超过 28 天。血小板可能受辐射的损伤最小，因此其有效期不变，但血小板计数增加值可能减少（Sweeney et al，1994；Slichter et al，2005）。显然，造血祖细胞不能经辐照处理。辐照也不能预防输血传播病毒如巨细胞病毒感染或细菌污染发生。

病原体灭活

尽管人们在减少输血传播疾病风险方面有了很大进展，但输血风险依然存在。目前有些可通过输血传播的疾病（如巴贝虫病、登革热、基孔肯雅病），但还没有 FDA 批准的筛选试验。此外，新的传染病不断出现，威胁着血液安全。因此，人们正在积极开发应用各种策略灭活污染血液制品的微生物（病原体灭活）。血液制品衍生物如白蛋白、凝血因子浓缩物和免疫球蛋白通常经过灭菌处理，包括加热和有机溶剂——清洁剂，后者针对包括 HIV、乙型肝炎病毒（HBV）和丙型肝炎病毒（HCV）在内的病毒非常有效。有机溶剂——清洁剂处理过程中破坏了病毒如 HIV、HBV 和 HCV 的脂质包膜；但对于无脂质包膜的病毒则无效。此外，由于它可破坏细胞膜，因此不适用于含细胞的成分血。经有机溶剂——清洁剂处理的血浆仍含有所有凝血因子，能有效治疗血栓性血小板减少性紫癜（thrombotic thrombocytopenic purpura，TTP）（Horowitz et al，1992；Moake et al，1994），但其中 S 蛋白水平可能降低，并与血栓并发症的发生有关（Doyle et al，2003）。

2014 年 12 月 18 日，美国 FDA 批准了首个病原体灭活系统 IBS（Intercept Blood System）应用于单采血小板（Cerus Corporation，Concord，Calif.）。该系统可供血液采集和制备的机构使用，以减少输血传播疾病的风险。2014 年 12 月 16 日，FDA 也批准 IBS 用于血浆的制备。

另一种用于血小板和血浆的病原体灭活技术即 Mirasol PRT 系统，在美国不可用，但在其他地方已市场化（Terumo BCT，Lakewood，Colo）（McClaskey et al，2009）。

这两种方法对于大多数病毒、细菌和原虫是有效的，但对朊病毒无效，因为其不含核酸（Lin et al，2004；Ruane et al，2004）。

用于 IBS 的补骨脂素化合物嵌入 RNA 和 DNA 的碱基之间，当暴露于紫外线（UV）时，形成共价的交联体阻止病原体核酸复制。IBS 处理的浓缩血小板已在随机试验中被证明是安全有效的（McCullough et al，2004），该处理过程可导致血小板回收显著减少，不仅具有统计学意义，可能具有临床意义。在 Mirasol PRT 系统中使用的维生素 B_2 被 UV 光激活时可引起核酸链断裂。由于这些方法（IBS 和 Mirasol）需要接受 UV 照射，对 RBC 的适用受到限制。IBS 和 Mirasol 两种方法可能不需要照射血液成分来预防 TA-GVHD（Mintz，2011）。这些具有前景的技术在输血实践中的作用还有待研究。

血液成分的选择

输注的血液成分必须与受者血清学相容。ABO 相容性是最主要的考虑内容。输注的红细胞必须与受者抗体相容，输注的血浆必须与受者红细胞相容。因此，输注全血要求供受血者 ABO 血型相同。红细胞制剂虽然含有少量血浆，但以红细胞与受者血浆相容为主，故不一定要求 ABO 同型。同理，血浆和血小板制剂中可能含有少量红细胞，要求输注的血浆与受者红细胞相容为主。ABO 相容性输血血液成分选择总结在表 36-2 中。对于已产生同种免疫的受血者必须输注相应抗原阴性的红细胞。Rh 阴性受者最好输注 Rh 阴性红细胞，因为发生 Rh（D）免疫的风险大约为 30%（Frohn et al，2003），这对于育龄期妇女尤为重要，因为随后的妊娠有发生新生儿溶血病的风险。

表 36-2 ABO 相容性

献血者血型	受血者血型			
	O	A	B	AB
O	R	R	R	R
	P			
A		R		R
	P	P		
B			R	R
			P	
AB				R
	P	P	P	P

P，含血浆的成分血（血小板，新鲜冰冻血浆）是相容的；R，红细胞相容

ABO 血型不相容的造血干细胞移植比较特殊，因移植过程中受者 ABO 血型会发生改变。输注的红细胞应该与供者和受者的凝集素相容，而输注含血浆的成分血应与两者的红细胞相容。因此，血液成分的最佳选择取决于患者当前和预期转变的血型结果。

红细胞

输注 RBC 的主要考虑因素是血清学相容以防止发生溶血性输血反应。因为红细胞输注后的存活时间与其储存时间成反比，因此，在某些对输血次数有限制的情况下如宫内输血和新生儿输血，应选择新鲜（通常少于 10 天）的红细胞输注。对于大量输血的儿科患者（如换血或心脏手术），可能需要选择 HbS 阴性（非镰状）的红细胞。对于镰状细胞贫血的患者，最好也选择 HbS 阴性的红细胞，因为献血者来源的 HbS 红细胞可能导致输血治疗有效性的监测变得更加复杂。然而，没有证据表明输注来源于无症状镰状细胞病献血者的红细胞是有害的，在某些情况下，如稀有血型，即便有镰状细胞，那也可能是唯一

的选择。长期需要输血的患者，特别是镰状细胞贫血患者，存在同种异体免疫和溶血性输血反应的风险（Vichinsky et al，1990），这些患者最好预防性输注抗原匹配特别是 Rh 和 Kell 表型一致的红细胞（Ambruso et al，1987；Castellino et al，1999）。

新生儿溶血病（HDN）患儿的换血治疗是一种特殊的情况。在这种情况下，需要相应抗原阴性的红细胞和血浆（输血浆的目的是维持胶体渗透压和降低血清胆红素水平）。红细胞必须与母体抗体（包括 ABO 抗体）相容。通常用由红细胞和相容血浆组合的全血（预期 Hct 一般为 50%），如果满足条件的全血可获得时用全血。

血小板

由于 ABO 抗原在血小板上表达较弱，血小板输注对 ABO 相容性的要求较红细胞少。ABO 不相容的血小板输注可能导致输血后血小板存活率降低，但这通常不具有临床意义。若输注的单采血小板中含有高效价抗-A 或抗-B 可引起急性溶血反应（Larsson et al，2000）。因此，如果必须输注非 ABO 同型的血小板，最重要的考虑因素是血浆与受血者红细胞的相容性。一些中心将筛选出的含有高效价抗-A 或抗-B（例如即时反应<1∶200）的单采血小板不用于临床。

在两次或多次血小板输注后未达到预期的血小板计数增加值通常被认为是血小板输注无效。血小板输注无效可能是由于免疫原因（HLA 或血小板特异性抗体）、非免疫性临床原因（出血、脾肿大、弥散性血管内凝血、药物）、特殊原因（ABO 不相容、储存时间长的血小板）或有些血小板储存不当。在单次血小板输注后计数未达预期增加值不能断定为同种异体免疫所致。血小板输注无效通常是多因素共同作用的结果，并且随着患者的潜在病症和治疗而改变。HLA 抗体是引起免疫性血小板输注无效最常见的原因。HLA-Ⅰ类抗原在血小板上表达，HLA-Ⅰ类抗体在有孕产史或输注未去除白细胞的成分血的患者中较常见。已经证明去除血液制品中的白细胞能有效预防未接触 HLA 免疫的白血病患者发生同种异体免疫和血小板输注无效（Trial to Reduce Alloimmunization to Platelets Study Group，1997）。血小板特异性抗体是导致血小板输注无效的相对少见原因。对于免疫性血小板输注无效患者，血小板输注有以下几种有效的策略可供选择。输注交叉配型相合的血小板通常是血小板输注无效患者的首选方案（O'Connell & Schiffer，1990）。如果患者体内的 HLA 抗体特异性已明确，则可以选择相应抗原阴性的献血者（Petz et al，2000），也可选择与 HLA-Ⅰ类抗原匹配的献血者。然而，受献血者来源的限制，找到最佳匹配的血小板捐献者可能非常困难。即使有大量的献血者，许多“HLA 匹配”的血小板输血有至少一个抗原的不匹配（Dahlke & Weiss，1984）。

输血前检测

输血前检测中最关键的步骤是正确采集和确认受血者血液样本。急性溶血性输血反应最常见的原因是样本或患者身份识别错误（Sazama，1990；Linden et al，2000）。每个输血服务机构必须制订和实施患者身份识别和标本采集的政策和程序。输血前样本在采集前应核对患者身份（通常是腕带），应至少包含两个唯一标志信息，如患者姓名和住院号。样本采集日期和采血者的身份也必须记录在案。在患者身份未知的紧急情况下，必须分配唯一识别标签。即使患者随后被识别，该身份标签也必须在输血过程中始终保留在患者身上。必须制订政策和程序来管理身份保密或使用别名的患者的身份信息。

输血前检测的样本应在输血前 3 天内采集，除非已知患者在过去 3 个月内没有孕产史或输血史。对于择期手术当天入院的患者，面临特殊的挑战，其输血前样本可能在前次门诊就诊期间已采集。一种方案是要求这类患者佩戴能识别其身份的腕带，但许多患者发现这不可行，另一种替代方案是为该类患者的输血前样本指定一个唯一编号，并将该数字粘贴到患者手术当天必须提供的身份识别表中（Butch et al，1994）。已使用的输血前样本至少保存 7 天。通常输血服务机构设定输血前样本保存的时间。

常规输血前受血者检测由 ABO 和 Rh（D）鉴定以及意外抗体筛选组成。如果抗体筛选为阳性，应进行抗体鉴定试验，应将当前检测结果与历史记录（如果可获得）进行比较。一些有临床意义的红细胞抗体可能随着时间的推移而检测不出，但是由于回忆反应可能引起迟发性溶血反应。因此，患者一旦检出过有临床意义的红细胞抗体，则应该为其提供相应抗原阴性的红细胞输注。所有与以前记录不一致的检测结果必须在输血前得到解决。

一些患者的输血前检测会出现特殊的格局。新生儿的抗体通常较弱或缺失。6 个月内的婴儿可能检测不到 ABO 抗体，同时其表达的 Rh（D）抗原较弱，也可能影响输血前检测。近期接受 ABO 非同型输血的患者可能出现红细胞混合凝集现象。输注浓缩血小板或免疫球蛋白可以被动获得意外抗体。由于疾病或免疫抑制治疗，一些患者可能缺乏相应的抗体。同种异体 HPC 移植的受体可能具有更加复杂以及血型发生改变的情况，此时需要对检测结果进行备注。在血型不能确定的紧急情况下，选择 O 型红细胞和 AB 型血浆通常是安全的。如果抗体鉴定试验无法完成，必须对输血的紧急性和不相容性输血所带来的风险进行利弊权衡。如果条件允许，最好选择可疑抗体对应的抗原阴性的红细胞输注。

输血前检测的最后一步是交叉配血试验。交叉配血试验的目的是 ABO 相容性的最终检查，以及检测出未发现的抗体。主侧交叉配血是在受血者的血清或血浆和供者红细胞之间进行。由于如今使用成分血，受者红细胞与供者血清或血浆之间的次侧交叉配血通常没有那么重要。在没有意外抗体的情况下，可以直接通过凝集试验进行交叉配血以检测 ABO 的相容性；当存在意外抗体时，应该通过抗球蛋白技术进行交叉配血。对于具有临床意义的抗体，选择相应抗原阴性的红细胞进行交叉配血。保证 ABO 相容性的另一个可选方案是电子交叉配血。这适用于对受血者的 ABO 进行过至少两次鉴定，其中至少有一个为当前样本，并且两次均未检出意外抗体（Butch & Oberman，1997）。经验证的计算机系统可以确保所发放的血液成分与受者 ABO 相容。红细胞自身抗体是一个棘手的问题。在这种情况下，必须排除同种抗体，通常交叉配血结果是阳性。许多输血服务机构都有发放“最弱凝集反应”红细胞的策略，尽管这一策略也备受质疑（Petz，2003）。

紧急情况下，可能要在相容性试验完成之前紧急发血，其目的是提高携氧能力（红细胞）、补充凝血因子（血浆）。ABO

相容性是必须满足的首要条件(参见前面有关成分血选择的讨论)。其他血型抗原的抗体通常不会引起急性溶血反应,因此作为次要考虑因素。但当患者存在意外抗体的病史或者当抗体特异性已确定时,如果条件允许,优先选择相应抗原阴性的RBC。最后,应获得医院职能部门批准紧急发血的文件。

输血管理

输血服务部门负责制订和实施成分血管理的政策和程序。根据医嘱来准备、发放和输注血液成分。最好是在血液发放前建立静脉通路,穿刺部位和针头类型的选择取决于输注血液成分的量、输注时间和预期输血持续时间。通常使用18号针头或导管,也可用较小的导管;但是,通过小管腔的高压血流可能引起溶血(de la Roche & Gauthier,1993)。建立中央静脉通道对于大量输血或长期治疗是最理想的方法。

在输血前,血液成分和预期受血者身份的准确识别至关重要。该过程应核对至少两个唯一的受血者身份信息,例如姓名和住院号,以及核对患者身份标签(例如腕带)。另外,血袋上的标签应与相关文件(输血表格或附加标签)进行核对。血液标签上的ABO和Rh血型必须与相关文件一致,并应核对与患者血型是否相容。血液成分应在有效期内使用。许多机构要求两名有资质工作人员进行输血前信息核对,包括医生的医嘱和患者的输血知情同意书。最后,应对血液成分的外观、性状进行仔细检查,以了解有无污染、凝块形成或细菌生长的迹象,包括有无颗粒、颜色变化、气泡和细胞成分的聚集。

所有血液成分必须通过孔径170~260μm的过滤装置以滤除其中的凝块和颗粒,输血器应包含一个滴注室,附加在静脉注射液上,以控制流速。输血时,血液通常要先通过微聚体过滤器,滤除血液储存过程中聚集的纤维蛋白和细胞碎片,有助于保持血流通畅和降低受血者的代谢负担。应注意避免将血液成分与不相容的静脉溶液混合。生理盐水是所有输血的最佳溶液,应避免含钙溶液,后者可导致血凝块形成;而5%葡萄糖、高渗盐水或低渗盐水则可能引起溶血。药物不应添加到血液成分中。如果血液成分还没有进行滤除白细胞的处理,可在输注红细胞或血小板时使用白细胞过滤器,以减少患者发生发热性输血反应、HLA同种异体免疫或感染巨细胞病毒(cytomegalovirus,CMV)的风险。血液成分的过滤器如果选择不当可能发生堵塞或过滤器故障。

对于冷藏的血液成分(RBC)或血浆在输注前可能需要使用加温装置。冷的血液成分输注速度超过100ml/min,持续30分钟可能增加心脏骤停的风险(Boyan & Howland,1963)。加温装置应有可见的温度计和声音报警器以避免超出温度限制。血液成分不可通过加热自来水、微波炉或任何其他未经批准的加温装置来加热。

理想的输血速度取决于患者的血容量、心脏功能和血流动力学状态。除紧急复苏外,输血应缓慢开始(前15分钟约2ml/min)。患者输血的前15分钟应密切观察,因为严重的输血反应如溶血、过敏反应或败血症可能在输入少量血后立即表现出来。随后,可以适当增加输血速度。一般来说,红细胞最好在2小时内输完,血小板或血浆在30~60分钟内输完。任何输血应在启动后4小时内完成。有容量超负荷风险的患者需要缓慢输注。如果总输血时间超过4小时,应提供小包装的血液成分。当需要快速输血,例如在一些复苏或手术时,可使用FDA批准的压力输注装置,但必须注意避免机械溶血或空气栓塞的发生。在输血期间,应定期检查患者的生命体征,发生任何疑似输血不良反应,应及时停止输血并调查原因。

成分输血

所有输血的决定都是综合考虑临床症状和实验室检查结果作出的临床判断。输血没有绝对的适应证,也几乎没有绝对的禁忌证。

红细胞输注

红细胞提供携氧能力。红细胞输注可用于治疗急性或慢性贫血。患者对贫血的耐受能力取决于贫血程度、生理适应机制以及心脏或呼吸系统功能。对贫血的正常生理调节包括心排出量增加、血流再分配、增加氧气摄取、红细胞2,3-DPG水平增加,最终导致氧解离曲线右移。对于红细胞输注的一般准则见框36-2。有贫血症状,不管Hb浓度如何,在血容量正常的患者中都是一种RBC输注的适应证。贫血症状包括疲劳、心动过速、呼吸急促、运动性呼吸困难,体位性低血压和认知受损。贫血可能导致冠状动脉疾病患者发生心绞痛。一般来说,急性失血量大于15%的血容量可以作为红细胞输注的指征。对拒绝输血的患者术后并发症的研究表明术前Hb不低于6g/dl,没有冠状动脉疾病,手术失血量未使Hb下降2g/dl的患者,其死亡率和术前贫血程度几乎没有关系(Carson et al,1996),但术前Hb水平低至6g/dl以下死亡率升高(Spence et al,1990)。若手术失血量使Hb下降2~4g/dl,术前Hb水平低于10g/dl的患者,其围术期死亡率升高。若存在心血管疾病(心绞痛、心肌梗死、充血性心力衰竭或外周血管疾病)这种风险将会更大。一项研究中,尽管择期手术患者术前Hb水平低至6g/dl,术中失血量不超过500ml的患者没有发生一例死亡(Carson et al,1988)。

框36-2 红细胞输注指南

血液病患者有贫血症状
急性失血量>15%的预估血容量
术前Hb<9.0g/dl且预期失血量>500ml
Hb<7.0g/dl的危重患者
Hb<7.0g/dl非大失血性的上消化道出血
急性冠状动脉综合征患者Hb<8.0g/dl
Hb<10.0g/dl,尿毒症或血小板减少性出血
镰状细胞病
　急性隔离:Hb<5.0g/dl或较其基础水平降低20%
　急性胸痛综合征:目标Hb=10g/dl,HbS百分数<30%
　卒中预防:目标HbS百分数<30%
　全身麻醉:目标Hb=10.0g/dl,HbS百分数<60%

重症监护输血指征(TRICC)的研究是比较限制性和开放性输血策略的第一项随机前瞻性临床试验(Hebert et al,1999)。TRICC试验纳入838名Hb水平<9.0g/dl的危重患者。受试者被随机分组接受开放性或限制性输血方案。开放性输血阈值是10g/dl,目标为10~12g/dl。限制性输血阈值是7.0g/dl,目标值

是7.0~9.0g/dl。虽然两组30天死亡率无统计学差异，但限制性输血组有降低死亡率的趋势(18.7% vs 23.3%;$p=0.11$)。心脏事件主要为肺水肿和心肌梗死在开放性输血组中的发生比在限制性输血组中更频繁(21.0% vs 13.2%;$p<0.001$)。亚组分析显示:经APACHE Ⅱ评分疾病严重程度较低的患者(8.7% vs 16.1%;$p=0.03$)和年龄在55岁以下的患者(5.77% vs 13.07%;$p=0.02$),限制性输血组的死亡率较低。因此,似乎许多危重的成年患者可以耐受10g/dl以下的Hb水平。

TRICC试验的结果是否可以推广到急性冠脉综合征患者一直存在争议。一项大的回顾性队列研究分析65岁以上急性心肌梗死患者入院时Hb和30天死亡率之间的关系(Wu et al,2001),发现死亡率的增加和初始Hb较低显著相关;此外,在接受输血的患者中,若入院时Hct低于33%,校正后的30天死亡率降低,而入院时Hct>36%,经临床因素、药物和预测输血等因素校正后的死亡率反而较高。这些结果提示对于发生急性心肌梗死存活超过2天的老年患者,入院时Hct≤30%,输注红细胞可能降低短期死亡率。但回顾性研究设计固有的缺点,如存活者偏倚,限制了该结论的推广。Carson等(2013年)对110例有症状的急性冠脉综合征(ACS)患者应用开放性输血(Hb<10g/dl)或限制性输血治疗(Hb<8g/dl或有贫血症状)的试点研究,虽然两组患者数量不完全匹配,但是开放性输血组患者并没有获得较差的结果。这一结论是否可推广给ACS患者,还需要类似的更大规模的研究。关于输血对急性冠状动脉综合征患者30天死亡率的影响分析呈现出不同结果(Rao et al,2004)。这是三项大型试验的再分析,主要预后指标为30天死亡率。这项研究中10%的受试者输过血,他们与未输血的受试者相比,更可能发生合并症,包括更高的Killip分级。输血的受试者累积死亡率大于未输血的受试者($p<0.001$)。对于最低Hct为20%的受试者,在输血和未输血个体之间未观察到死亡率有统计学差异。

一项关于髋关节骨折修复的心脏病患者输血阈值的研究(FOCUS)发表了有心脏疾病的手术患者红细胞输注阈值的问题(Carson et al,2011)。这项随机临床试验的目的是确定积极的输血策略是否与有心血管疾病史或心血管疾病危险因素的患者行髋骨骨折修复手术后的功能恢复及术后不良后果风险的降低有关。受试者被随机分配到Hb 10g/dl红细胞输血阈值组或有贫血症状组。该研究人群由≥50岁进行髋关节修复手术且术后3天内Hb低于10g/dl的患者组成,这些患者有心血管疾病或心血管疾病危险因素的临床证据,主要预后指标是在随机分组后60天无需人力辅助步行3m(10ft)(或跨越房间)的能力,次要预后指标为住院发生急性冠脉综合征或30天内死亡。FOCUS试验注册了2600多名受试者,使其成为迄今为止在输血医学领域规模最大、最有力的临床试验。

一项随机临床试验比较了限制性输血策略(Hb阈值为7g/dl)与开放性输血策略(Hb阈值为9g/dl)在急性上消化道出血中的疗效和安全性(Villaneuva et al,2013),主要观察指标是42天的总生存率。试验招募了921名患者,他们都接受了内镜检查和适当的干预措施来控制出血。大约1/3患者患有肝硬化和门静脉高压。限制性输血组的6周生存率高于开放性输血组(95% vs 91%)。限制性输血组中10%的患者出现继发性出血,而开放性输血组为16%,两组中不良事件发生率分别为40%和48%。在肝硬化和Child-Pugh A级或B级疾病患者中,限制性输血组的生存率提高最为显著。

一项关于败血症休克输血策略的随机临床试验比较了限制性输血策略(Hb阈值7g/dl)与开放性输血策略(Hb阈值9g/dl)患者的预后(Holst et al,2014),主要预后指标为90天生存率。该试验招募了符合严重败血症休克标准的1005例患者,结果显示两组之间90天的存活率相当(限制性输血组为57%,而开放性输血组为55%),基本风险因素调整后分析和每个群体调整后分析的结果相似。两个干预组中严重不良事件,包括缺血事件和需要生命支持的患者数量也基本一致。

镰状细胞病(sickle cell disease,SCD)患者的输血面临特殊的挑战。其输血目的是增加严重贫血患者红细胞携氧能力,降低镰状红细胞的比例来改善微循环。SCD中的氧气输送代表了携氧能力和血液黏度之间的平衡。当输血后Hct约为30%时,通常可达到最佳的氧气输送(Schmalzer et al,1987)。没有统一的实验室参数可用于指导SCD输血。在急性发作期间,Hb低于5g/dl以及较基础水平急剧下降20%可作为红细胞输注的一般适应证。急性脾脏隔离可产生突发性血容量不足和心血管衰竭,需要及时输血。在这种情况下,因为释放了隔离在脾脏中的红细胞,输血后Hb可能较预期更高。仔细监测对于避免过度输血至关重要(Powell et al,1992)。急性胸痛综合征可能会危及生命,及时输血可防止其进展为呼吸衰竭(Mallouh & Asha,1988)。换血治疗的目标是使HbS百分数控制在30%以下,Hct达到30%。长期输血治疗可以降低SCD卒中的风险。对于SCD儿童,通过输血维持HbS水平低于30%可以降低脑卒中风险(Adams et al,1998)。慢性输血方案必须维持多长时间是一个悬而未决的问题。患者即使经过数年的治疗,一旦终止,卒中也可能随时发生(Adams et al,2004)。如果对这种慢性病的管理只是进行简单输血而不是换血,则发生铁超负荷。铁螯合剂用于减缓或防止铁积累和铁负荷的后遗症。在进行全身麻醉之前,输血目标是使Hb达到10g/dl,HbS百分数低于60%(Vichinsky et al,1995)。一般正常的孕妇没有必要预防性输注红细胞。然而,高危妊娠或有流产史的孕妇可能有输血指征(Seoud et al,1994)。

在自身免疫性溶血性贫血中,如果存在心脏或神经系统症状,则有输血指征。大多数患有自身免疫性溶血性贫血的患者如果排除同种抗体,则可耐受输注不相容的红细胞(Salama et al,1992)。输入的红细胞通常不会比患者自身的红细胞更快地清除。需要注意的是,不能因为自身免疫性溶血性贫血患者交叉配血不相容而拒绝必要的红细胞输注,不输血比输血往往更加危险。

输注红细胞对于尿毒症相关的出血可能是有益的,尽管给予去氨加压素更有效。慢性肾功能衰竭患者中Hct与出血时间呈反比关系。将出血性尿毒症患者的Hb提高至10g/dl可能有益(Fernandez et al,1985)。

通常将1U RBC输注给成年患者,预计可以将Hb提高1g/dl,Hct提高3%。然而,预期的Hct增加可能在2%~9%,取决于患者的血容量(Gorlin & Cable,2000)。

红细胞储存时间对患者预后的影响是一块有意思的研究领域,并已有相当多的调查研究,因为随着红细胞储存时间的延长,潜在的有害物质积聚、红细胞发生多种改变,可能干扰氧输送。迄今为止,关于RBC储存时间的影响依然存在争论。

2012 年，研究者们发表了一篇对 21 项红细胞储存时间长短与患者预后研究的 Meta 分析（Wang et al，2012）。其中三项研究是随机对照试验（randomized controlled trials，RCT），18 项是观察性研究（6 项前瞻性研究，12 项回顾性研究）。储存时间长的血液与死亡风险增加显著相关（优势比，1.16；95% 置信区间，1.07～1.24）。

相反，两项 RCT 的结果并没有显示使用储存时间较久的 RBC 有不利影响。

ARIPI（Age of RBCs in Premature Infants，ARIPI）研究是首个分析红细胞储存时间对早产儿临床预后影响的大型 RCT。加拿大 6 家重症监护病房的 377 名体重低于 1250g 且需要进行 RBC 输注的新生儿随机分成两组，一组接受储存时间≤7 天的少白细胞 RBC，另一组按照一般输血标准进行治疗（Fergusson et al，2012）。该研究在 2006 年 5 月至 2011 年 6 月期间进行。新鲜组 RBC 平均储存时间为 5.1 天，对照组的平均储存时间为 14.6 天。主要预后指标包括死亡、脑室内出血、坏死性小肠结肠炎、支气管肺发育不良和早产儿视网膜病变。结果两组的主要预后指标并没有差异（52.9% vs 52.7%），两组的发病率和死亡率相似。亚组分析显示接受新鲜或储存时间更长的红细胞的患者之间没有差异。从该研究中作者得出结论：与常规输血相比，输注新鲜的红细胞并没有改善极低出生体重早产儿的预后。

Steiner 等最近报道了 2010 年至 2014 年在美国 33 个中心 1098 例进行复杂或再次心脏手术患者的 RCT 结果（Steiner et al，2014）。年龄≥12 岁且体重>40kg 参与者，在术前随机分组，分别接受存储时间≤10 天或≥21 天的少白细胞红细胞输注，直到患者出院、死亡或术后第 28 天。主要终点是多器官功能障碍评分变化（ΔMODS），即多器官功能障碍评分 MODS 从术前至第 7 天（或死亡/出院，如果更早）最高的 MODS 的变化，这是经过基线校正后的 MODS。次要终点包括不良事件和第 28 天死亡率。RBC 储存时间与 7 天 ΔMODS、严重不良事件或 28 天死亡率无显著相关性。

目前有关红细胞储存时间是否影响患者预后还存有争议，需要更多的 RCT 证据支持。

血小板输注

血小板输注用于预防或治疗血小板减少症或血小板功能障碍引起的出血，如框 36-3 所示。AABB 最近发布了基于临床循证医学证据的血小板输注指南（Kaufman et al，2015）。AABB 指南强推荐：对于治疗所致的低增生性血小板减少症的成人住院患者血小板计数≤10 000/μl，预防性血小板输注以降低自发性出血风险。此外，AABB 指南还提出以下“弱建议”：

框 36-3　血小板输注指南

血小板生成减少的血小板减少症

病情稳定的患者：血小板计数<10 000/μl

出血风险低的侵入性操作：血小板计数<20 000/μl

出血，出血风险高的侵入性操作或手术：血小板计数<50 000/μl

视网膜或中枢神经系统（CNS）的出血或手术：血小板计数<100 000/μl

血小板功能障碍所致的微血管出血

1. 拟行择期中心静脉置管患者血小板计数低于 20 000/μl，预防性输注血小板；

2. 拟行择期诊断性腰椎穿刺的患者血小板计数低于 50 000/μl，预防性输注血小板；

3. 拟行择期非神经外科手术患者血小板计数小于 50 000/μl，预防性输注血小板；

4. CABG 患者发生由血小板减少症或疑似血小板功能障碍所致的围术期出血，输注血小板。

对于出血患者或拟行出血风险高的侵入性手术患者，包括一些内镜和外科手术患者，血小板输注治疗的目标是维持血小板计数在 50 000/μl 以上（Kumar et al，2015）。该血小板计数水平通常可确保止血，但可能需要比正常情况更长的时间去实现止血。因此，对于关键部位如视网膜或中枢神经系统出血的患者，血小板输注目标值应设定为 100 000/μl，因为该血小板计数水平通常可确保止血无异常延迟。对于与血小板功能障碍有关的出血或与凝血病相关的血小板减少性出血，没有绝对的血小板输血阈值，必须以患者的临床状况为指导。体外循环可能导致暂时获得性血小板功能障碍，表现出微血管出血，在这种情况下血小板计数不是有用的指标。AABB 指南反对常规为接受 CABG 手术的患者实施预防性血小板输注（Kaufman et al，2015）。

预防性输注血小板剂量（prophylactic platelet dose，PLADO）试验研究干细胞移植或化疗所致低增生性血小板减少症患者最佳的预防性血小板输注剂量（Slichter et al，2010），将受试者随机分为三组：低剂量组 $1.1×10^{11}$ 个血小板/m^2（中等剂量的一半），中等剂量组 $2.2×10^{11}/m^2$，高剂量组 $4.4×10^{11}/m^2$（中等剂量的两倍）。主要指标是每个剂量组中达到世界卫生组织（WHO）分级 2 级或以上出血患者的百分比。三组患者的 2 级及 2 级以上出血和其他不良事件发生率相似。低剂量组输注的血小板中位数明显低于其他组，但血小板输注次数较高。无论何种剂量血小板输注治疗，出血事件在血小板计数≤5000/μl 更常见。该试验表明低剂量预防性血小板输注在低增生性血小板减少症患者中是安全的，但可能不会降低血小板输注的总量。

免疫性血小板减少性紫癜是血小板输注的相对禁忌证，在这种情况下血小板输注后在体内存活时间非常短，因此仅用于严重出血时。由于血管内发生血小板破坏，血小板的输注要相当谨慎。对于肝素诱导性血小板减少症或血栓性血小板减少性紫癜的患者，输注血小板可能是有害无利的，尽管这种风险在最近的试验中尚未得到证实（Swisher et al，2009；Zhou et al，2015）。

输注一个治疗量的单采血小板或相当量的全血制备的混合血小板浓缩物通常可以将成人的血小板计数提高 20 000～40 000/μl。事实上，每输入 $1×10^{11}$ 个血小板/m^2 体表面积，输注后 1h 估计患者血小板计数升高 8000～10 000/μl（Strauss，1995）。然而，许多因素可影响血小板计数增加值，如消耗增多或出血、脾肿大、血小板抗体和药物都可能导致血小板输注无效。可导致血小板计数增加不足的药物包括抗生素、肝素、抗血小板药（氯吡格雷、替罗非班）、奎尼丁和抗胸腺细胞球蛋白等许多其他药物。在评估血小板输注有效性时，要考虑血小板的剂量和患者体型以计算校正血小板计数增加值（CCI；框 36-4）。

框 36-4　校正血小板计数增加值(CCI)

$$CCI=\frac{(输血后血小板计数-输血前血小板计数)\times 体表面积(m^2)}{输入的血小板总数(10^{11})}$$

例如：

输血前血小板计数=8000/μl

输血后血小板计数=36 000/μl

体表面积=1.5m^2

输入的血小板总数=3.0×10^{11}

$$CCI=\frac{24\ 000\times 1.5}{3}=12\ 000$$

输血后 1 小时 CCI>7500 或 24 小时 CCI>4500 通常表示血小板输注有效。输血后 1 小时 CCI 有助于区分免疫性和非免疫性因素导致的血小板输注无效。通常，免疫性因素可导致 1 小时 CCI 不佳；非免疫性因素所致的血小板输注无效，1 小时 CCI 满意，但血小板生存时间缩短，使 24 小时血小板计数可能回到基线水平。必须意识到 CCI 并不表示患者已经达到足够的血小板计数，而仅代表相对于输入的血小板数量，血小板计数增加值是否符合预期。

血浆输注

血浆输注指南总结在框 36-5 中。血浆可用于任何血浆蛋白缺乏症，但纯化的蛋白浓缩物，如因子Ⅷ、白蛋白或免疫球蛋白等，因其纯度高、可标准化、传播传染病风险极低而作为首选治疗特定因子缺陷。血浆最常用于单一凝血因子缺乏而无相应凝血因子浓缩物可用时或者补充多种凝血因子。多种凝血因子缺乏常见于肝脏疾病、大量出血、多器官功能衰竭和华法林治疗，在这些疾病中导致出血的凝血因子缺乏的程度仍存在争议。标准凝血试验如凝血酶原时间(prothrombin time，PT)和活化部分凝血活酶时间(activated partial thromboplastin time，APTT)通常用于评估是否需要输注血浆，但是它们对出血风险的预测性不佳。对于非出血患者，当 PT 或 APTT 小于 1.7 倍参考范围的中位数(这通常等于国际标准化比值[INR]小于 1.7)时，出血风险没有变化，这时输注血浆没有益处。为了达到最大止血效果，血浆应在侵入性操作前立即输注。对于出血患者，可能需要每 3~4 小时重复输注血浆以维持足够的凝血因子水平。通常，每千克体重需要 10~20ml 的血浆以达到止血效果。血浆也可用于快速逆转华法林，尽管含四种凝血因子的凝血酶原复合物(PCC)的逆转效果更好(Kinard & Sarode，2014)。血浆是 ADAMTS 13 的来源，后者是 vWF 蛋白酶，在血栓性血小板减少性紫癜患者中通常缺乏或被抑制。

框 36-5　血浆输注指南

凝血因子缺乏患者出血或手术前，且无可用的凝血因子浓缩物

稀释性凝血功能障碍

肝病出血

弥散性血管内凝血(DIC)

逆转华法林

血栓性血小板减少性紫癜(TTP)

急性创伤复苏

冷沉淀输注

框 36-6 总结了冷沉淀输注的一般准则。冷沉淀可用于补充因子Ⅷ或 vWF，但应首选高纯度或重组因子浓缩物。冷沉淀是纤维蛋白原和因子ⅩⅢ的重要来源。对于大多数同时有其他凝血因子缺乏的低纤维蛋白原血症患者，FFP 的治疗效果更好。一些创伤患者可能需要应用冷沉淀或纤维蛋白原浓缩物以额外补充纤维蛋白原(Rourke et al，2012)。目前正在进行两项对纤维蛋白原在创伤中的临床应用研究(英国的 CRYOSTAT 和澳大利亚的 FiTIC)。一些证据表明，冷沉淀治疗尿毒症出血有效的机制可能是通过提供高分子量形式的 vWF 发挥作用(Triulzi & Blumberg，1990)，虽然去氨加压素(DDAVP)是其首选治疗，但它在短期内重复使用可能导致无效，此时可以输注冷沉淀。虽然市面上已有病毒灭活浓缩制剂可用，但将冷沉淀与钙和凝血酶混合后，也可用于制备用于外科手术的局部用纤维蛋白胶。虽然实际含量是有变化的，但每单位冷沉淀要求含有≥80U 的因子Ⅷ和≥250mg 纤维蛋白原。

框 36-6　冷沉淀输注指南

因子Ⅷ缺乏症患者出血或手术前且无可用的Ⅷ因子浓缩物

血管性血友病患者出血或手术前且无可用的凝血因子浓缩物

低纤维蛋白原血症纤维蛋白原<100mg/dl 的患者出血或手术前

因子ⅩⅢ缺乏和出血或手术前

尿毒症出血(首选 DDAVP)

局部用纤维蛋白胶(首选商业产品)

DDAVP，去氨加压素

大量输血

大量输血通常定义为 24 小时内输入相当于自身血容量的血液或以 150ml/min 的速度持续失血。大量失血多见于创伤，但也可发生在胃肠道出血(特别是慢性肝病)、主动脉瘤破裂、急诊产科以及一些外科手术如肝移植。目前没有单一的大量输血方案适用于所有患者，但建立机构内部的政策还是有用的。应特别注意患者身份和样本的识别，避免输血错误。

大量出血的输血管理首要的是预防或治疗低血容量休克，维持足够的携氧能力，维持渗透压，纠正和预防凝血功能障碍，避免输血不良反应。患者的初步评估应包括相关病史(特别是肝、肾、心血管和血液病)、输血史以及输血前检测问题、微血管出血检查、全血细胞计数(complete blood counts，CBC)和凝血方面的指标(PT、APTT、纤维蛋白原、血栓弹力图)。应注意的是，在血容量不足时，CBC 将低估失血量，因此应尽快获得并处理输血前检测的样本。如果持续失血超过估计血容量的 15%(成人约 1000ml)，则应考虑输注红细胞。输注的红细胞应尽可能完全交叉匹配；然而，不应该为了要求血清学上完全相容的 RBC 而延误患者的抢救。可以先输注未进行交叉配血试验的 O 型 RBC。如果患者的 Rh 血型未知，则首选 Rh(D)阴性 RBC，特别是对于育龄期的女性。

由于血液稀释、凝血因子消耗和(或)其功能障碍，大量输血可能发生凝血功能障碍。在用 RBC 和晶体液/胶体液复苏期间检测到的凝血因子水平和血小板计数可能高于仅血液稀

释基础上的预期值(Counts et al,1979;Murray et al,1995),而且这些检测值在不同患者之间也具有相当大的变异性。消耗性凝血功能障碍见于 DIC、烧伤、脑损伤、高热和败血症。这些通常表现为 PT 和 APTT 延长、纤维蛋白原和血小板计数低于预期值,以及出现纤维蛋白降解产物或 D-二聚体。血小板或凝血因子功能障碍可发生于低体温、酸中毒、肝脏疾病或肾功能衰竭。

目前还没有建立大量输血时血浆或血小板的输注方案。然而,在一项回顾性研究中提示,一些输血方案与改善预后相关(Cotton et al,2009;Dente et al,2009;Riskin et al,2009)。这些方案要求以接近患者全血构成的固定比例来输注 RBC、血浆和血小板。对急性创伤复苏的几项回顾性研究中提示,更积极的血浆输注可降低死亡率和改善预后(Holcomb et al,2008;Cotton et al,2009;Zehtabchi & Nishijima,2009;Zink et al,2009;Mitra et al,2010)。然而,这些研究中的许多混杂因素使得因果推断存在问题。由于缺乏随机临床试验,尚不可能明确说输血方案推荐的方法优于个体化临床判断。

在依赖于实验室检测结果的输血方案中,血浆、血小板和冷沉淀的输注基于实验室检测结果,而 RBC 和晶体液的输注基于对血液丢失和血容量不足的预估。使用传统的实验室检测,如果 PT 或 APTT 大于参考范围的 1.5 倍,则通常输注血浆,而血小板计数小于 50 000/μl 时输注血小板。最好将血小板预留到术后大出血被控制时输注,因为在快速失血时它可能无法发挥作用。如果纤维蛋白原小于 100mg/dl,则可输注冷沉淀,但低纤维蛋白原血症通常伴有其他凝血因子缺乏,因此血浆通常是更好的选择。目前正在进行两项试验(英国的 CRYDSTAT 和澳大利亚的 FiTIC),以确定创伤中补充纤维蛋白原的临床应用。通过监测凝血参数以更好指导输血治疗。血栓弹力图是评估全血凝固功能的检测系统,也可指导大量输血中血浆、血小板、冷沉淀、氨甲环酸和凝血因子浓缩物等成分的输注(Whiting & DiNardo,2014)。

大量输血的并发症包括低体温、低钙血症和酸碱失衡。使用高流量加温装置可以避免低体温。当输血速度超过约 100ml/min 时,由于枸橼酸盐的积累,可使钙离子显著下降,这时需要补钙。肝病、低血压、低体温可能加重低钙血症。可以监控校正的 QT 间隔。总钙含量不能准确反映钙离子的含量。在快速输注 RBC 时,动脉 pH 值可轻度下降(Vretzakis et al,2000);由于枸橼酸盐的代谢,大量输血后常见代谢性碱中毒。

新生儿和幼儿输血

由于早产儿贫血、HDN 或医源性失血,新生儿需要输注 RBC。新生儿由于独特的生理特点和相对脆弱未发育成熟的脑血管系统,与大龄儿童或成年人的输血存在一些差异。新生儿输血指南见框 36-7。输注 15ml/kg RBC 通常使 Hb 增加 2~3g/dl,输注 10ml/kg 血小板通常使血小板计数增加 40 000~50 000/μl。新生儿大量输血,如换血或心脏手术,可能需要选择新鲜的红细胞(通常储存时间<10 天)。但是,输注剂量为 15ml/kg 时,大多数婴儿可以耐受储存时间较长的红细胞,无不良反应发生(Strauss et al,1996)。对于要持续输血的早产儿,使用同一个单位分装的红细胞可以显著减少供体抗原的暴露。早产儿和低出生体重患儿输血感染 CMV 和发生输血相关移植物抗宿主病的风险更大(见下文)。

框 36-7 新生儿输血指南

红细胞输注
Hct<20%伴有贫血症状
Hct<30%伴给氧浓度<35%或机械通气 MAP<6cmH_2O
Hct<35%伴给氧浓度>35%或机械通气 MAP>6cmH_2O
Hct<45%伴发绀型先天性心脏病或体外氧合
血浆输注
凝血因子缺乏患儿出血或手术前,且无可用的凝血因子浓缩物
弥散性血管内凝血(DIC)
血小板输注
血小板生成障碍的足月婴儿血小板计数<30 000/μl
病情稳定的早产儿血小板计数<50 000/μl
病情不稳定的早产儿血小板计数<100 000/μl

Adapted from Roseff SD,Lugan NLC,Manno CS:Guidelines for assessing appropriateness of pediatric transfusion,*Transfusion* 42:1398-1413,2002
Hct,血细胞比容;MAP,平均动脉压

新生儿总胆红素大于 25mg/dl 的高胆红素血症通常需要换血治疗。从出生至数小时的总胆红素可以预测核黄疸风险(Bhutani et al,1999)。通常使用两倍血容量进行置换,预期可以使总胆红素降低 25%,胎儿红细胞量减少约 70%。新生儿换血的血液用全血或红细胞与相容的血浆重新配制至 Hct 45%后使用。

输血不良反应

输血反应是各种不同输血不良反应的总称,通常在输血期间或输血后不久出现。输血反应的诊断和治疗必须以临床情况为依据,特别是在发生非典型输血反应的病例中。如果输血反应发生在输血过程中,应立即停止输血,并用生理盐水维持静脉通道。需要注意的是引起患者输血反应的血不一定是正在输入的血。应向血库或输血服务机构报告所有疑似的输血反应。

发热性非溶血性输血反应

发热性输血反应定义为体温上升 1℃或更高,可能伴有寒战或畏寒,症状通常发生于输血期间,可能会延迟至输血完成后 1 小时。若患者在开始输血时为低体温,然后温度上升到正常,且无伴随症状,不能算作是发热反应。有一些患者,很难区分是发热性输血反应还是疾病本身引起的发热。

溶血性输血反应或细菌污染对于发热性输血不良反应的鉴别非常重要。对于发热性输血反应,可使用退热药,如对乙酰氨基酚(325~500mg),但也不是必需的,因为非溶血性输血反应的发热具有自限性,通常在 2~3 小时内消退。通常在这种情况下使用苯海拉明(25~50mg),但它可能对发热性输血反应无效。

在明确诊断发热性非溶血性输血反应并且患者经过治疗后好转,是否可以重新启动输血仍有争议。支持重新启动输血的主要理由是减少接触供体的数量,特别是输注的混合血小板(Oberman,1994)。反对重新启动输血的理由包括患者可能持续发热,如果未明确排除溶血性输血反应或细菌污染,可能引发严重后果(Widmann,1994)。是否重启输血应根据患者的临床情况和输血反应的检查结果来决定。

退热药常用于预防发热反应,然而迄今未有研究表明提前使用对乙酰氨基酚和(或)苯海拉明可预防发热性输血反应,即使对有过发热性输血不良反应病史的患者(Tobian et al, 2007)。发热性输血反应源于血液储存期间致热原细胞因子的累积(Muylle et al,1993),它们主要由白细胞产生。输血过程中的过滤处理虽然可去除一些细胞因子和活化的补体成分,但并不能去除致热原细胞因子(Snyder et al,1996)。有证据显示在血液储存前滤除白细胞可以减少血小板和红细胞储存过程中产生的细胞因子,这比输血前再进行白细胞滤除能更有效地预防发热性输血反应(Federowicz et al,1995)。一些研究表明自从白细胞滤除技术广泛应用以来,发热性输血反应的发生率大大降低(Uhlmann et al, 2001; Dzik et al, 2002; Ibojie et al, 2002)。累积的细胞因子也可以通过去除血浆或洗涤成分血去除(Heddle et al,1994)。去除血浆对预防发热性输血反应的效果与在血液储存前去除白细胞相当(Heddle et al,2002)。滤除白细胞和去除血浆均不能防止所有的发热性输血反应。有研究发现输注储存少于 4 天的浓缩血小板可以减少发热性输血反应的发生(Kelley et al,2000)。

过敏反应

输血引起的轻度过敏反应很常见,而且各种类型的血液成分均有可能,包括自体血(Domen & Hoeltge,2003)。症状可有瘙痒、荨麻疹、红斑和皮肤潮红。约 10%的过敏反应有肺部征象和症状,但无皮肤受累。胃肠道受累可能表现为恶心,呕吐,腹痛、腹泻等。

如果发生过敏反应,应停止输血并维持静脉通路。如果上呼吸道受累,可能需要及时气管插管。如果有呼吸困难或血氧饱和度不足的证据,应给氧。对轻度过敏反应通常静脉内给抗组胺药如苯海拉明(50~100mg)有效;更严重的过敏反应可能需要用肾上腺素。轻度的皮肤反应在治疗后若无复发或症状没有加重,通常可以重新启动输血;严重的输血反应,特别是如果有气道受累,不建议重新启动输血。

除了罕见情况(如 IgA 和珠蛋白缺乏),引起患者过敏反应的抗原通常无法鉴定。过去在输血前口服或静脉给予抗组胺药,如苯海拉明 25~50mg,来预防轻度过敏反应,然而最近的研究并未显示该预防措施有效(Tobian et al,2007)。类固醇如氢化可的松(100mg)可能对反复发生过敏性输血反应的患者有所帮助,但其功效还未被证明。

对于反复发生过敏性输血反应或严重过敏性输血反应的患者,去除大部分血浆或通过对红细胞和血小板进行洗涤后输注可能有效。然而,仅仅因为皮肤过敏反应而常规输注洗涤成分血是没有根据的。

严重过敏反应

严重过敏反应除了轻度过敏反应的典型症状外,还表现出心血管失稳,包括低血压、心动过速、意识丧失、心律失常、休克和心脏骤停。呼吸系统受累的症状如呼吸困难或喘鸣可能比在典型过敏反应中更明显。

如果发生过敏反应,应停止输血并维持静脉通路,立即给予支持治疗,包括气管插管、给氧、静脉输液和将患者呈 Trendelenburg 体位放置并立即给予肾上腺素。对非反应性低血压或明显的支气管痉挛患者的支持治疗,可皮下注射肾上腺素 0.3~0.5mg(1:1000 溶液 0.3~0.5ml)。这个剂量可以每 20~30 分钟重复一次,最多 3 次或者静脉给予 0.5mg 肾上腺素(1:10 000 溶液 5ml),难治性低血压每 5~10 分钟重复给药。

当出现皮肤过敏反应时,如荨麻疹,可静脉给予抗组胺药,如苯海拉明 50~100mg。支气管痉挛时,给予氨茶碱(6mg/kg 负荷剂量)可能有效。类固醇在急性期可能无效,但症状如果持续存在,可给予氢化可的松(500mg)。

产生 IgE 抗-IgA 的 IgA 缺乏患者可能发生过敏反应(Vyas et al,1969)。对于严重过敏反应的患者,应对其 IgA 水平进行定量评估。近期输血可能导致血清 IgA 水平假性升高。但是,已确诊 IgA 缺乏之的患者,应该检测抗-IgA,通常由参比实验室完成。这类 IgA 缺乏之的患者,如有需要输血,IgA 缺乏的血浆可从登记的稀有献血者库获得,红细胞和血小板可通过洗涤去除大部分的 IgA,以防止发生严重过敏性输血反应。

珠蛋白缺乏的患者可由 IgG 或 IgE 抗珠蛋白引起类似的过敏性输血反应(Shimada et al,2002)。球蛋白缺乏症在北美人群中少见,但比发生严重过敏反应的日本人中 IgA 缺乏症常见。

急性溶血性输血反应

急性溶血性输血反应(Acute Hemolytic Transfusion Reactions, AHTR)是在输血 24 小时内发生,AHTR 最常见原因是输入了与受血者体内抗体不相容的 RBC。AHTR 也可因被动输入的抗体(来源于献血者血浆或 IVIG)与患者 RBC 表达的相应抗原反应所致。其具体征包括发热和寒战、恶心、呕吐、疼痛、呼吸困难、心动过速、低血压、出血和血红蛋白尿。发热是 AHTR 最敏感的初始体征。因此,一旦体温升高幅度≥1℃都应停止输血,并启动实验室调查。肾功能衰竭是一种随溶血反应进展而来的并发症。据报道 AHTR 期间的疼痛可以发生在侧腹、背部、腹部、胸部、头部和输液部位,有时受血者有主观痛苦感。意外出血可能是发生了 DIC。在手术中,低血压和严重出血可能是 AHTR 的唯一征兆。其他原因也可能导致类似症状,因此,临床医生必须特别注意这种情况下发生溶血反应的可能性。

AHTR 的实验室检查结果包括血红蛋白血症、血红蛋白尿、乳酸脱氢酶升高、高胆红素血症和珠蛋白降低。如果发生肾损伤,血尿素氮和肌酐会升高。如果循环中还存在不相容的红细胞,则直接抗球蛋白试验(direct antiglobulin test, DAT)阳性并呈现混合凝集。红细胞抗体鉴定结果取决于抗体的特异性和血清中抗体的含量,有可能漏检。由于书写错误导致 ABO 不相容性输血是 AHTR 最常见的原因。

一旦发生 AHTR,应立即停止输血并维持静脉通路,重新确认患者身份和所输注红细胞,给患者发放的其他红细胞也要进行检查核对。输血反应必须及时报告给血库。如果发现患者身份识别错误,那么另一个患者(如具有相似名字)也可能存在输注不相容血液的风险。

AHTR 的治疗必须以患者的临床反应为指导。症状较轻的患者密切观察。然而,对于严重的溶血反应,早期积极干预对于抢救至关重要。值得强调的是,AHTR 的严重程度与输入不相容血液的量直接相关。因此,早期识别、停止输血,及时阻止不相容血液的输入是治疗关键的第一步。早期须注意心血管的支持治疗,如果存在低血压,可以给予液体复苏和升压药物支持。应注意避免循环超负荷,特别是在心脏或肾脏功能受损的患者。

应注意预防肾功能衰竭。早期治疗低血压和 DIC 是减少肾损伤程度最重要的干预措施。在溶血反应的初始阶段使用静脉输液和利尿剂,甘露醇或呋塞米来维持尿量。推荐用生理盐水和5%葡萄糖(1∶1比例)以每天3000ml/m^2 的量来进行水化,并使用碳酸氢钠以碱化尿液使pH值高于7.0(Nussbaumer et al,1995)。也推荐使用20%甘露醇,初始给予总量为100ml/m^2 在30~60分钟内输注,随后改为30ml/m^2/h维持12h(Slavc et al,1992)。如果发生少尿,液体超负荷可能是禁忌证。

由于AHTR的严重性和进展与循环中不相容红细胞的量直接相关,严重溶血性输血反应时考虑应用相应抗原阴性的血液进行换血治疗。执行换血的决定必须以患者对初始治疗的临床反应为指导。如果患者对溶血过程耐受良好,则不推荐换血治疗,以免额外增加感染疾病的风险。然而,对于ABO不相容引起的溶血,换血可大大降低死亡风险。

在明确输血反应的病因以前,应避免进一步输入红细胞。最重要的是,应输入血清学相容的血液;如果可能,应选择O型RBC,对于已产生有临床意义抗体的受血者,应同时选择相应抗原阴性的红细胞。必须对已完成的血清学检查结果进行临床判断。尽管大多数AHTR发生在输注红细胞时,但也应注意避免输注不相容的血浆或血小板,加重溶血,特别是怀疑ABO不相容时。人在压力下容易出错,因此要谨慎做出血清学评价和最终的决定。

迟发性溶血性输血反应

迟发性溶血性输血反应(delayed hemolytic transfusion reactions,DHTR)至少在输血后24小时发生。从输血到诊断DHTR的时间是不定的。大多数患者在接受输血后的前2周内出现,但可能在6周以后才被确认。几乎所有的DHTR都是由于受血者对红细胞抗原的回忆性反应,由于输血前抗体浓度太低而漏检。DHTR通常是血管外溶血,但也可能发生血管内溶血。幸运的是,DHTR往往远不如AHTR严重,因此有可能被忽视,一些患者只出现不明原因的贫血,其他临床症状包括发热或寒战、黄疸、疼痛或呼吸困难,但很少发生肾功能衰竭。在镰状细胞贫血患者中,DHTR可能导致镰状细胞危象(Mintz & Williams,1986)。

DHTR中的实验室检查结果包括贫血、乳酸脱氢酶升高、高胆红素血症、珠蛋白降低、白细胞增多症、出现新的红细胞抗体以及DAT阳性。高胆红素血症的严重程度将取决于溶血的速度和量以及肝功能情况。通常,非结合胆红素水平在溶血时会显著升高。珠蛋白水平下降不一定表示血管内溶血,因为它也可发生在血管外溶血。

许多患者容易耐受DHTR,只有仔细观察才能发现。除非存在急性血管内溶血,一般不需要水化和利尿。若出现肾功能衰竭或镰状细胞危象等并发症,应予以治疗。如果输入了大量不相容的红细胞,应考虑换血。一般来说,在鉴定出致病抗体并获得相应抗原阴性的红细胞前应尽量避免输血。然而,与AHTR一样,不应由于缺乏血清学相容的血液而使患者因贫血导致更严重的后果。输血方案的选择基于血清学检测结果以及血库专家和患者医师之间良好的沟通。

因为血管外溶血与自身免疫性溶血性贫血相似,高剂量静脉注射免疫球蛋白(intravenous immunoglobulin,IVIG)可能有效,在治疗DHTR中也可以考虑IVIG。对于已发生同种免疫的患者,当无法获得相容性血液时,可在输血后24h内给予单剂量IVIG(400mg/kg),以防止DHTR(Kohan et al,1994)。接受该治疗的5例患者Hct持续增加,没有一例发生输血反应。

血液成分的细菌污染

由细菌污染的血液成分引起的输血反应在临床上的表现通常是很明显的。大多数情况下症状发生在输血期间或输血后不久;超过1天的迟发性反应在血小板中很少报道。发热、寒战、低血压、休克、恶心和呕吐是最常见的症状(Kuehnert et al,2001;Perez et al,2001),也可能发生呼吸困难、疼痛和腹泻。在输血期间或输血后不久发生的高热和低血压提示输注了受污染的血液。由细菌污染引起的临床并发症可导致休克、肾功能衰竭、DIC和死亡,其死亡率高,取决于被污染的成分、致病微生物的类别和数量以及患者的临床状况。与临床反应相关的患者因素包括血小板减少症和全血细胞减少症。致死危险因素包括革兰氏阴性杆菌的污染、老年患者、输入的成分量少以及储存时间短的浓缩血小板。后两个因素最有可能反映了血液成分中含有更多的病原体。所涉及的病原体取决于血液成分的类型和储存条件。已有报道在红细胞制品中发现不动杆菌属、埃希杆菌属、葡萄球菌属、耶尔森菌属和假单胞菌属;在血小板浓缩物中发现革兰氏阳性球菌如葡萄球菌和链球菌,革兰氏阴性杆菌如不动杆菌属,克雷伯菌属,沙门菌属,埃希杆菌属和沙雷菌属,革兰氏阳性杆菌如丙酸杆菌(Kuehnert et al,2001;Andreu et al,2002)。一些输血服务机构会对引起患者发热反应的血小板浓缩物进行细菌培养,如果培养阳性,将召回来自同一个献血者的红细胞。

通常,治疗在病原体确定之前就已经开始。如果发生反应,应停止输血,移除与输血相关的管道并与最近输血的所有血袋一起封存。根据需要开始循环和呼吸的支持护理。抗生素治疗最初应选择广谱抗生素如β-内酰胺和氨基糖苷直到涂片染色或培养物明确致病微生物。剩余的血液成分也应采样用于革兰氏染色和培养。在输血反应同时还应采集受血者血样进行血培养并与所输血液成分的培养结果进行比较。

按照AABB标准,血库和输血服务机构应有检测和防止血小板被细菌污染的方法。FDA批准的方法包括培养、测量氧消耗和快速定性免疫测定(AuBuchon et al,2002;Ortolano et al,2003)。目前,用于血小板污染检测的指标包括pH值或葡萄糖的测量和观察其中有无细菌"旋转",但其敏感性未达到当前AABB标准(Wagner & Robinette,1996)。一些研究发现,单采血小板发生败血症的概率低于从全血分离制备的浓缩血小板(Ness et al,2001)。由于存在皮肤菌群,在静脉穿刺时弃掉前20ml血液将使风险降低50%(Eder et al,2009)。大多数血液中心在血液制备时会对单采血小板和从全血制备的血小板进行细菌培养。这些血液成分有一小段待检观察时间(通常不少于12小时),直到培养结果阴性才会发放。这种方法虽然在操作上是可行的,但因为培养时细菌载量低而非最佳方案。输注细菌培养阴性的单采血小板发生败血症的残留风险约为1∶75 000(Eder et al,2007)。在接近血小板使用前采用FDA批准的方法对其进行细菌检测(Platelet PGD Test,Verax Biomedical Incorporated,Worcester,Mass. BacTx Rapid System,Immunenitics,Boston,Mass.)。虽然这些措施有望降低败血症发生的风险,但其并没有显著增加被污染的血小板的检出率(Dunbar et al,2013)。病原体减少技术能显著降低细菌污染的风险,但不能完全消除。如前所述,在美国IBS现已用于血小板(以及血浆)制剂。

输血相关急性肺损伤

输血相关急性肺损伤(transfusion-related acute lung injury,TRALI)通常发生在输血期间或输血后几小时内。其症状包括呼吸困难、低氧血症、心动过速、发热、低血压和发绀(Kleinman et al,2004)。中度 TRALI 通常表现为发热和低血压,解热和输液治疗可迅速起效。TRALI 的特点是缺乏异常呼吸音,胸部 X 线片通常显示肺水肿,通常肺水肿范围广泛,而不像心衰中仅仅沿着主要的脉管系统。所以,TRALI 没有心衰的症状。患有血液恶性肿瘤或心脏病的患者出现 TRALI 的风险更高(Silliman et al,2003),这可能与他们接受了大量的血小板输注有关。TRALI 报道的死亡率约为 20%,取决于肺损伤的严重程度和患者的临床状况。TRALI 严重程度各异;轻度的 TRALI 可能不容易被识别。

TRALI 鉴别诊断包括循环超负荷、细菌污染、过敏反应、急性呼吸窘迫综合征(ARDS)、肺栓塞和肺出血。通过发现非心源性肺水肿可明确诊断 TRALI。TRALI 时肺动脉楔压不升高,循环超负荷时 B 型脑钠肽(BNP)在输血后增加,但 TRALI 不增加(Zhou et al,2005;Tobian et al,2008)。TRALI 的特点是在输血后 48~96 小时内恢复(Popovsky et al,1992)。患者症状在这段时间后没有得到改善说明诊断有误。与 ARDS 不同,虽然胸部 X 线检查的异常情况可能持续超过 7 天,但肺部不会有明显的后遗症。白细胞或血小板计数减少可能是诊断由输入 HLA Ⅰ类抗体所致 TRALI 的有力证据(Cooling et al,2002)。

TRALI 的治疗是支持性的。如果正在输血,应该立即停止,将最近输血的血袋回收,并咨询输血科参与会诊评估 TRALI。TRALI 通常给氧治疗,病情严重的患者可能需要机械通气,而皮质类固醇几乎无效。如果没有液体超负荷的迹象就不必使用利尿剂。

TRALI 是由于输入的血浆中存在针对受血者白细胞上 HLA 或粒细胞抗原的抗体所致(Kopko et al,2002)。有过多次孕产史的女性所捐献的血浆可能给受血者带来更大的 TRALI 风险(Palfi et al,2001)。另外,受血者中性粒细胞激活血液中脂质炎症介质(来自手术,创伤或炎症)引起的毛细血管损伤和渗漏也是导致 TRALI 的原因之一(Silliman et al,2003)。

输血相关循环超负荷

输血相关循环超负荷是一种常见且可以预防的输血反应。它表现为输血期间或不久之后发生充血性心力衰竭。其体征和症状可包括呼吸困难、端坐呼吸、发绀、心动过速、血压升高、肺水肿、颈静脉怒张、下肢水肿和头痛。输血相关循环超负荷需要与 TRALI、过敏反应以及与输血无关的充血性心力衰竭,如瓣膜性心脏病相鉴别。显然,已有心脏病的患者有输血相关循环超负荷的风险。临床和影像学检查诊断循环超负荷可能很困难。B 型脑钠肽的升高有助于诊断(Zhou et al,2005;Tobian et al,2008)。

有循环超负荷高风险的患者是可以预防的。对这些患者应缓慢输血。通常输血应在 4 小时内完成,但特殊情况可延长输血时间。如果预期输血可能超过 6 小时,则可以选择其他策略,例如输注小包装的血,则有足够的时间利尿。为避免增加接触多个献血者抗原的风险,可将一个单位血液成分使用无菌技术分装,暂时储存在血库中以后再输。此外,也可以通过去除血浆使血液总体积压缩。利尿剂可以在输血之前或输血期间使用。

输血相关移植物抗宿主病

当输入的血液成分中的 T 淋巴细胞增殖,并且作为外来物不被受血者免疫系统识别,反而可以识别和排斥受血者时,则可能发生输血相关移植物抗宿主病(TA-GVHD)。具有明显细胞免疫缺陷的患者有发生 TA-GVHD 的风险(框 36-8)。这些患者包括先天性细胞免疫缺陷(DiGeorge 综合征,重度联合免疫缺陷病综合征)、免疫系统不成熟(宫内输血,非常低出生体重婴儿)、疾病相关免疫缺陷(霍奇金淋巴瘤)和治疗相关的细胞免疫缺陷(造血祖细胞移植,氟达拉滨治疗)。体液免疫缺陷,如常见变异型免疫缺陷病(common variable immunodeficiency disease, CVID),不是 GVHD 的危险因素。HIV 感染虽然可能显著引起 T 淋巴细胞功能异常,但不增加 TA-GVHD 的风险。通常用于实体器官移植的免疫抑制方案和实体瘤的经典化疗方案并不增加 TA-GVHD 的风险。然而,对于神经母细胞瘤和其他一些需要高强度化疗的肿瘤中已有 TA-GVHD 的报道。如果献血者是 HLA 纯合子,受体是杂合子,他们拥有一个相同的 HLA 单倍体,那么即便是正常免疫力患者也有发生 TA-GVHD 的风险。在这种情况下,受血者淋巴细胞不能将外来的淋巴细胞识别为异体,而输入的淋巴细胞将受血者细胞视为外来物进行攻击(图 36-1)。这种情况多发生于接受近亲属(一级或二级)所献血液,但也可能是随机发生,特别是在同种人群中(Aoun et al,2003)。

框 36-8 用于预防 TA-GVHD 的成分血辐照适应证

绝对适应证

先天性细胞免疫缺陷
造血祖细胞移植
霍奇金淋巴瘤
粒细胞输注
宫内输血(IUT)
已接受 IUT 的新生儿输血
近亲属间输血
嘌呤类似物化疗(氟达拉滨)

相对适应证

低出生体重的婴儿(<1200g)
霍奇金淋巴瘤以外的血液恶性肿瘤
拟输注 HLA 匹配的浓缩血小板
大剂量化疗、放疗和(或)免疫治疗

有争议的适应证

未接受 IUT 的足月婴儿的大量输血或换血
再生障碍性贫血
淋巴细胞绝对数减少(淋巴细胞绝对计数<500/ml)

不建议辐照

实体器官移植
人类免疫缺陷病毒感染
血友病
未接受 IUT 的足月婴儿的小量输血
老年患者
常规剂量免疫抑制治疗(嘌呤类似物除外)
免疫功能正常的外科手术患者
妊娠
红细胞膜异常,代谢或血红蛋白异常(例如珠蛋白生成障碍性贫血,SCD)

Adapted from Gorlin JB, Mintz PD: Transfusion-associated graft-vs-host disease. In Mintz PD, editor: Transfusion therapy: clinical principles and practice, ed 3, Bethesda, Md., 2011, AABB Press, p 650

HLA,人白细胞抗原;SCD,镰状细胞贫血;TA-GVHD,输血相关移植物抗宿主病

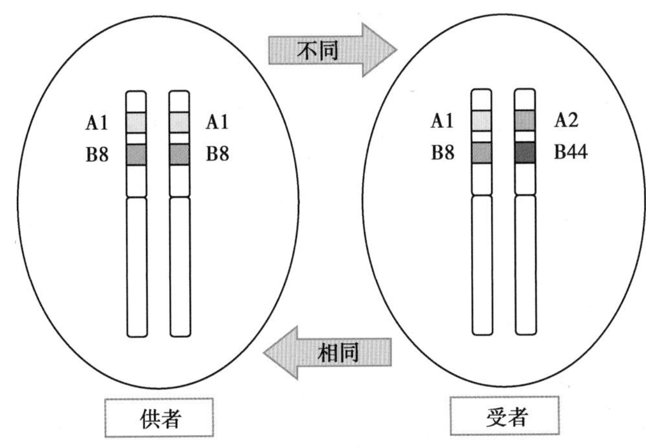

图36-1 免疫功能正常患者发生TA-GVHD的机制。供体HLA Ⅰ类基因座是纯合子。受体是杂合子，并与供体拥有一个共同单倍型。供体T细胞将受体识别为外源的，但受体的T细胞不将供体T细胞识别为外源的

TA-GVHD通常发生于输血后2~50天，其特征包括皮疹、腹泻、发热、肝功能障碍和全血细胞减少，死亡率大于90%，多死于感染。与同种异体HPC移植可能发生的GVHD相反，在TA-GVHD中，受血者的骨髓是靶器官。强有力的免疫抑制治疗几乎无效。因此，TA-GVHD预防措施至关重要。

导致TA-GVHD最低活性T淋巴细胞量尚无法确定，目前白细胞滤除并不能有效预防TA-GVHD（Hayashi et al，1993）。通过电离辐射（γ射线或X线）可引起染色体损伤并防止输入的白细胞增殖。目前的FDA指南建议血液辐照中心剂量为25Gy，血液其他任何点的最低剂量为15Gy（参见本章前面的特殊成分血部分）。基于核酸修饰的病原体减少技术有可能在预防TA-GVHD方面有效（Mintz，2011），但这仍有待确定。许多使用该技术的中心则不会应用辐照血小板来预防TA-GVHD。

输血相关性低血压

指输血期间发生的血压降低，排除其他输血不良反应如发热、寒战、呼吸困难、荨麻疹或潮红引起的低血压。输血相关低血压的诊断仍有争议，但可以定义为收缩压或舒张压从输血前基础水平下降至少10mmHg。如果输血前即时血压升高，但患者动脉压力下降不低于其平常血压，则不应视为输血相关低血压。输血相关低血压在输血期间发生，停止输血后迅速缓解。如果停止输血后，低血压持续存在超过30分钟，则应考虑其他诊断。输血相关低血压与输注血小板和红细胞有关，一些低血压反应与使用床旁白细胞过滤器有关（Fried et al，1996；Abe et al，1997）。

如果发生输血相关性低血压，应立即停止输血并维持静脉通路，将患者置于头低脚高位（Trendelenburg体位），并给予等渗液。仅当低血压严重且无法通过静脉给液时才使用压力支架。

输血相关性低血压的病因尚不确定，但可能由于激活凝血系统释放缓激肽所致。一些输血相关低血压与受血者使用血管紧张素转换酶（ACE）抑制剂和（或）白细胞过滤器有关。血管紧张素转换酶是在循环中分解缓激肽的主要酶。一些床旁白细胞过滤器，特别是带负电荷的床旁过滤器可引起激肽释放酶的激活和高分子量激肽原的裂解，导致缓激肽的释放（Davenport & Penezina，1997；Shiba et al，1997；Mair & Leparc，1998）。但并非所有过滤器都能激活酶，所以该结论并不通用。

非免疫性溶血反应

红细胞储存、运输或输血中操作不当都可能导致溶血。将红细胞与高渗液或低渗液混合可导致明显的溶血。有的患者输入溶血的红细胞可很好地耐受，然而，可能发生短暂的血流动力学改变而引起肺和肾的损伤，甚至有因输入溶血的红细胞导致死亡的报道（Sazama，1990）。镰状细胞病患者输自体血也可导致溶血和死亡（DeChristopher & Orlina，1990）。非免疫性溶血反应的临床症状通常为血红蛋白血症和血红蛋白尿，也可能表现为发热和高钾血症，后者特别见于肾功能衰竭的患者。在输注的红细胞中发现溶血并排除其他原因，如溶血性输血反应即可诊断。所有的红细胞长期保存都会有轻度溶血，但这不会引发临床症状。据报告，非免疫性溶血导致的肾功能衰竭和心律失常主要是由高钾血症引起的。当确认无红细胞抗体时，很少发生溶血性输血反应（Davey et al，1980），如果不仔细调查输血情况，很难将这种情况与非免疫性溶血鉴别。

如果发生非免疫性溶血，应停止输血并保持静脉通路。血袋、连同输血器和静脉注射液应封存做进一步调查，同时需要排除溶血性输血反应。检测血清钾水平和心电图以评估是否存在高钾血症，支持性治疗，补液并维持一定的尿量，除非有禁忌证如肾功能衰竭。

输血传播疾病

献血者筛查和检测技术的进步使过去二十年来输血传播疾病的风险显著减少。例如，在美国输血传播HIV的风险已经从20世纪80年代初期城市地区的1%左右降低为目前全美约186万分之一（Zou et al，2012）。通过流行病学方法准确衡量当前输血传播肝炎和HIV的风险几乎是不可能的。目前，对HIV、HBV和HCV的风险评估是基于数学模型，它考虑到了献血者窗口期标志物阴性，当前检测方法可能漏检，病毒携带者抗体持续阴性以及检测错误等因素（Dodd et al，2002）。当前（2012）风险评估总结在表36-3中。

表36-3 目前每单位红细胞传播疾病的风险

HIV	1∶1 860 000
HBV	1∶765 000~1∶1 006 000
HCV	1∶1 660 000
HTLV-Ⅰ/Ⅱ	1∶3 390 000
WNV	≈1∶7 000 000

数据来自Stramer SL，Notari EP，Krysztof DE，et al：Hepatitis Bvirus testing by minipool nucleic acid testing：does it improve blood safety?，*Transfusion* 53：2449-2458，2013；Busch MP，Glynn SA，Stramer SL，et al：A new strategy for estimating risks of transfusion-transmitted viral infections based on rates of detection of recently infected donors，*Transfusion* 45：254-264，2005；and Zou S，Stramer SL，Dodd RY：Donor testing and risk：current prevalence，incidence，and residual risk of transfusion-transmissible agents in US allogeneic donations，*Transfus Med Rev* 26：119-128，2012

HBV，乙型肝炎病毒；HCV，丙型肝炎病毒；HIV，人类免疫缺陷病毒；HTLV，人类T淋巴细胞病毒；WNV，西尼罗病毒（West Nile Virus）

肝炎

从历史记录上看，HCV感染占输血后肝炎（PTH）的大部分。大约10%的慢性HCV感染归因于输血（Alter et al，1999）。

在大多数 PTH 病例无症状。观察到转氨酶升高有三种模式：单相，多相和平稳期（Pastore et al，1985）。约 75%～85%的个体持续 HCV 感染，其中约 50%有慢性肝炎的证据。10%的由输血感染 HCV 所致 PTH 患者最终表现出临床肝病（Seeff et al，1992）。HBV 引起的急性 PTH 通常更严重，25%～30%的个体有黄疸，潜伏期为 40～60 天（Walsh et al，1970；Seeff et al，1975），少于 10%的感染个体发展为慢性肝炎。如果在 5 岁前经输血感染 HBV，急性 HBV 感染通常不严重，但发展为慢性肝炎的风险要大得多。丁型肝炎病毒（HDV）需要依赖 HBV 的共同感染进行复制。如果与 HBV 同时获得，HDV 可引起严重肝炎和肝功能衰竭。如果在慢性 HBV 感染期间获得（重复感染），HDV 显著增加严重慢性肝病的风险。输血传播 HDV 是很罕见的，对于 HBV 筛查有效的方法也对 HDV 同样有效。甲型肝炎病毒和戊型肝炎病毒的病毒血症期相对较短，不会发展为慢性携带状态，很少见通过输血传播，但有发生的报道（Shertz et al，1984；Matsubayashi et al，2004）。庚型肝炎病毒（GBV-C）在无症状献血者中的感染率约为 1%（Roth et al，1997）。虽然已明确输血可传播 GBV-C，但其感染与肝炎或慢性肝病之间无因果关系（Alter et al，1997）。

人类免疫缺陷病毒

输血感染 HIV 的临床表现与通过其他途径感染 HIV 的类似，约 60%的病例出现急性病毒综合征。未经治疗的无症状 HIV 感染者在发展为获得性免疫缺陷综合征（AIDS）之前可持续约 10 年，而年龄较大的个体病情进展往往更快（Blaxhult et al，1990）。经输血 HIV 的患者发展为 AIDS 的时间可能短于原献血者，但这进程可能受年龄以及其他因素影响（Busch et al，1994）。直到最近可通过酶联免疫测定（EIA）检出 O 亚型病毒分离株。目前，O 亚型 HIV 在美国的感染率较低，但在西非的部分地区流行，并已有输注来自这些地区的移民所献的血液感染 HIV 发生（Pau et al，1996）。因此，居住在这些地区的居民或来自这些地方的移民献血将被永久推迟。然而，FDA 已批准同时检测 p24 抗原和 HIV-1 和 HIV-2 抗体的联合免疫检测（可检测出 O 亚型 HIV）用于献血者筛查（Sickinger et al，2008）。已经开展这一检测的血液中心不再因为 O 亚型 HIV 对流行地区献血者有所限制。

人类 T 淋巴细胞病毒

人类 T 淋巴细胞病毒Ⅰ型（human T cell lymphotropic virus typeⅠ，HTLV-Ⅰ）与成人 T 细胞淋巴瘤/白血病和 HTLV 相关性骨髓病（HTLV-associated myelopathy，HAM）是有因果关系的（Hall et al，1996；Manns et al，1999）。大多数 HTLV 携带者无症状，潜伏多年后，在少数病例中发展为 ATL 或 HAM。在美国，HTLV-Ⅰ很少见，HTLV-Ⅱ在静脉注射吸毒者中普遍存在，并且也与 HAM 有关（Murphy et al，1997）。

巨细胞病毒

CMV 在普通人群中很常见，在免疫功能正常的个体仅引起轻微症状。实际上，它几乎潜伏在所有病例中（Larsson et al，1998）。大约 50%的献血者 CMV 血清学阳性，但 CMV 血清学阳性的输血传播风险约为 1%（Preiksaitis et al，1988）。在细胞免疫缺陷的患者中，CMV 可导致肺炎、肝炎、视网膜炎症和多系统器官衰竭。输注 CMV 血清学阴性的血液成分，可最大限度减小输血传播 CMV 风险，但已有很多研究表明这些输血患者中也有 CMV 感染，这是否由于未能检出潜在的 CMV 感染献血者或 CMV 还有其他传播途径尚不清楚。几项研究，包括一项前瞻性随机试验表明，输注少白细胞的成分血与 CMV 血清学阴性成分血在预防输血传播 CMV 方面一样有效（Bowden et al，1995）。由于白细胞滤除技术的广泛应用和输血传播 CMV 所致疾病的风险较低，大多数血液中心不对所有的血液进行 CMV 抗体筛查。

微小病毒 B-19

微小病毒 B-19 在普通人群中也很常见，在献血者中，病毒血症的发病率是可变的，具有偶发性的高峰，但平均约为 1：5000（Hitzler & Runkel，2002）。在大多数人中，微小病毒 B-19 导致轻度自限性发热性疾病。但是，它对骨髓中红细胞前体有营养作用，并可引起发育不良，特别是在加速造血的环境中。已有输血传播的微小病毒感染引起骨髓移植后的慢性贫血和地中海贫血的报道（Zanella et al，1995；Cohen et al，1997）。由于人群中血清阳性普遍存在，血液中心不会定期筛查微小病毒抗体。

西尼罗病毒

西尼罗病毒（West Nile virus，WNV）于 1999 年被传入美国，最初在纽约暴发，现已遍布全国各地。鸟是天然宿主，蚊子为传播媒介，人类是偶然宿主，感染发生在蚊子活跃期。大多数急性 WNV 感染是无症状的，约 1/5 的感染者有发热反应，约 1/150 的感染者有神经浸润性疾病（Petersen & Marfin，2002）。2002 年，疾病预防和控制中心报告了 23 例确认为输血传播 WNV 的病例（Pealer et al，2003）。2002 年，在 WNV 活动高峰地区，估计献血者中 WNV 病毒血症约为 1.5‰（Biggerstaff & Petersen，2002）。2003 年 7 月北美通过核酸检测（nucleic acid testing，NAT）实施献血者 WNV 筛查。之后发生的罕见输血传播 WNV，很可能是因为病毒拷贝量较低漏检所致（Macedo de Oliveira & Beecham，2004）。

疟疾

美国每年报告约 1300 例疟疾病例。输血传播疟疾很少发生（每年 1～2 例）。阳性献血者通常有到疟疾流行地区旅行史（Mungai et al，2001）。目前，通过对献血者进行有关到疟疾流行地区旅游和症状的问卷调查来筛查。血液中心目前还没有应用实验室检测对疟疾感染的献血者进行筛查。

巴贝虫病

巴贝虫在北美哺乳动物中流行，通过蜱虫叮咬传播。许多巴贝虫病例无症状或症状较轻，但是在脾切除或免疫抑制患者中可能较严重。巴贝虫可在冷藏的红细胞中存活。在美国，大约有 40 例输血传播的巴贝虫病被报道，但在流行地区输血传播巴贝虫的风险可能高达 1：1800U 红细胞（Cable et al，2001；Lux et al，2003）。目前基于核酸和血清学检测的试剂正在研发中，尚无可用的检测试剂。

克氏锥虫

克氏锥虫是 Chagas 病的病原体，在中美洲和南美洲的部分地区流行。在美国可能有超过 30 万名慢性克氏锥虫携带者，大部分为移民（2015 年疾病预防和控制中心）。在美国，已有输血传播Chagas病罕见病例报道(Nickerson et al,1989)。输血传播克氏锥虫的风险取决于其在献血人群中的分布,在全国范围内献血者克氏锥虫血清阳性率估计为1∶25 000,在洛杉矶高达1∶2000(Leiby et al,2002;2006—2007年疾病预防和控制中心)。自从FDA批准对献血者进行EIA检测筛查克氏锥虫以来,在美国已发现超过2000例确认阳性献血者(AABB,2015)。自美国对献血者实施克氏锥虫筛查后,至今尚未发布输血传播Chagas病的残留风险。

传染性海绵状脑病

传染性海绵状脑病(transmissible spongiform encephalopathies,TSE)由朊病毒引起,后者是一种蛋白质,它能够形成阻止酶降解的异常构型,并作为进一步异常朊病毒沉积的模板。变异型克-雅病(Variant Creutzfeldt-Jakob disease,vCJD)是一种人类TSE,它发生于牛海绵状脑病流行的区域,可能是由于食用了含有致病性朊病毒的牛肉。实验模型中vCJD可通过血液传播提示可能通过输血传播的风险。目前尚不清楚这种风险的严重程度。但是,已报道的4例朊病毒感染者均系输入了来自vCJD献血者的血液(Chohan et al,2010)。然而,值得注意的是,尽管持续监测,但迄今为止尚未发现散在或家族CJD的输血传播病例(Dorsey et al,2009)。目前,尚无适用于献血者筛查的血清学检测;因此血液中心根据献血前问卷调查了解其暴露风险(vCJD)和家族史(家族性CJD)来推迟有风险的献血者。

结论

自Carl Landsteiner在1900年发现ABO血型以来开创了20世纪初期输血治疗的广泛应用前景。输血治疗在手术、创伤和医疗护理方面取得了显著的进步。虽然输血传播疾病得到了明显的控制,但主要的非感染性风险如TRALI和由于书写错误引起的错误输血,其发生率多年来一直保持稳定。近年来,人们开始关注对输血服务质量的管理,希望能减少输血相关风险。尽管输血风险持续存在,但有输血指征而未及时输注可能造成更大的危害。

(陈凤花 译　胡丽华 校)

推荐阅读

Adams RJ,McKie VC,Hsu L,et al:Prevention of a frst stroke by transfusions in children withsickle cell anemia and abnormal results on transcranial Doppler ultrasonography,N Engl J Med 339:5-11,1998.

该项前瞻性随机试验显示长期输血维持HbS百分数<30%能够降低镰状细胞贫血患儿发生脑卒中的风险。

BowdenRA,Slichter SJ,Sayers M,et al:A comparison of fltered leukocyte-reduced and cytomegalovirus(CMV)seronegative blood products for the prevention of transfusion-associated CMV infection after marrow transplant,Blood 86:3598-3603,1995.

该项前瞻性随机试验证明输注少白细胞血液成分预防CMV感染的效果等同于输注CMV血清学反应阴性的血液成分。然而,CMV相关疾病在输注少白细胞血液成分的患者组中更常见,这存在争议。

Carson JL,Duff A,Poses RM,et al:Effect of anaemia and cardiovascular disease on surgical mortality and morbidity,Lancet 348:1055-1060,1996.

该项回顾性调查显示术前低Hb水平或手术严重失血增加心脏疾病患者的发病或死亡风险。

Dzik WH,Anderson JK,O'Neill EM,et al:A prospective,randomized clinical trial of universal WBC reduction,Transfusion 42:1114-1122,2002.

该项前瞻性试验显示输注少白细胞血液成分可降低发热性输血反应,但对住院期间死亡率、住院时间和住院费用没有影响的观点还存在争议。

Hebert PC,Wells G,Blajchman MA,et al:A multicenter,randomized,controlled clinical trial of transfusion requirements in critical care,N Engl J Med 340:409-417,1999.

这项前瞻性随机试验显示对于危重症患者限制性红细胞输血至少是一种有效的,并且可能优于开放性输血策略的输血方案,但可能不适用于急性心肌梗死和不稳定心绞痛的患者。

Heddle NM,Klama L,Singer J,et al:The role of the plasma from platelet concentrates in transfusion reactions,N Engl J Med 331:670-671,1994.

这项前瞻性随机试验显示输注血小板后发生的大多数发热性输血反应是源于血浆成分,主要是在储存期间释放的致热原细胞因子。

Kleinman S,Caulfield T,Chan P,et al:Towards an understanding of transfusion related acute lung injury:statement of a consensus panel,Transfusion 44:1774-1789,2004.

为减少输血相关急性肺损伤的发生,该共识小组对其目前的病因、发病率、预后和治疗策略进行了总结。

Linden JV,Wagner K,Voytovich AE,et al:Transfusion errors in New York State:an analysis of 10 years' experience,Transfusion 40:1207-1213,2000.

这篇呈给纽约州卫生部的输血错误分析报告显示:输血错误是非常严重的风险,大多数源于工作人员的行动失误,因此可以预防。而且其中大部分输血错误发生在血库以外。

McCullough J,Vesole DH,Benjamin RJ,et al:Therapeutic efficacy and safety of platelets treated with a photochemical process for pathogen inactivation:the SPRINT trial,Blood 104:1534-1541,2004.

这项前瞻性随机试验显示光化学病原体灭活处理的血小板基本等同于常规血小板,但输注后血小板计数增加值降低、与下次输注的时间间隔缩短。

Petz LD,Garratty G,Calhoun L,et al:Selecting donors of platelets for refractory patients on the basis of HLA antibody specificity,Transfusion 40:1446-1456,2000.

这项回顾性调查显示基于受血者HLA抗体选择血小板供者和在大量血小板供者库中进行HLA交叉匹配试验筛选一样有效。

Rebulla P,Finazzi G,Marangoni F,et al:The threshold for prophylactic platelet transfusions in adults with acute myeloid leukemia,N Engl J Med 337:1870-1875,1997.

这项前瞻性随机试验证明血小板计数<10 000/μl时预防性输注血小板是安全有效的。

Trial to Reduce Alloimmunization to Platelets Study Group:Leukocyte reduction and ultraviolet B irradiation of platelets to prevent alloimmunization and refractoriness to platelet transfusions,N Engl J Med 337:1861-1869,1997.

这项前瞻性随机试验证明过滤白细胞和紫外线B照射血小板在预防急性白血病患者化疗期间由同种抗体介导的血小板输注无效一样有效;单采血小板与随机献血者来源的混合血小板相比,并没有更明显的优势。

Vichinsky EP,Haberkern CM,Neumayr L,et al:A comparison of conservative and aggressive transfusion regimens in the perioperative management of sickle cell anemia,N Engl J Med 333:206-213,1995.

这项前瞻性随机试验显示:对于预防镰状细胞贫血患者围术期并发症的发生,保守性输血策略(提高Hb到10g/dl)与积极输血方案(将HbS水平控制在30%以下)一样有效,且大大减少输血量。

参考文献

AABB: Chagas Biovigilance Network, 2015. Available at: http://www.aabb.org/research/hemovigilance/Pages/chagas.aspx.

Abe H, Ikebuchi K, Shimbo M, et al: Hypotensive reactions with a white cell-reduction filter: activation of kallikrein-kinin cascade in a patient (abstract), *Transfusion* 37(Suppl):39S, 1997.

Adams RJ, Brambilla DJ, Granger S, et al: Stroke and conversion to high risk in children screened with transcranial Doppler ultrasound during the STOP study, *Blood* 103:3689–3694, 2004.

Alter MJ, Kruszon-Moran D, Nainan DV, et al: The prevalence of hepatitis C virus infection in the United States, 1988 through 1994, *N Engl J Med* 341:556–562, 1999.

Alter HJ, Nakatsuji Y, Melpolder J, et al: The incidence of transfusion-associated hepatitis G virus infection and its relation to liver disease, *N Engl J Med* 336:747–754, 1997.

Ambruso DR, Githens JH, Alcorn R, et al: Experience with donors matched for minor blood group antigens in patients with sickle cell anemia who are receiving chronic transfusion therapy, *Transfusion* 27:94–98, 1987.

Andreu G, Morel P, Forestier F, et al: Hemovigilance network in France: organization and analysis of immediate transfusion incident reports from 1994 to 1998, *Transfusion* 42:1356–1364, 2002.

Aoun E, Shamseddine A, Chehal A, et al: Transfusion-associated GVHD: 10 years' experience at the American University of Beirut-Medical Center, *Transfusion* 43:1672–1676, 2003.

AuBuchon JP, Cooper LK, Leach MF, et al: Experience with universal bacterial culturing to detect contamination of apheresis platelet units in a hospital transfusion service, *Transfusion* 42:855–861, 2002.

Beard MJ, Cardigan R, Seghatchian J, et al: Variables determining blockage of WBC-depleting filters by Hb sickle cell trait donations, *Transfusion* 44:422–430, 2004.

Bhutani VK, Johnson L, Sivieri EM: Predictive ability of a predischarge hour-specific serum bilirubin for subsequent significant hyperbilirubinemia in healthy term and near-term newborns, *Pediatrics* 103:6–14, 1999.

Biggerstaff BJ, Petersen LR: Estimated risk of West Nile virus transmission through blood transfusion during an epidemic in Queens, New York City, *Transfusion* 42:1019–1026, 2002.

Blackall DP, Uhl L, Spitalnik SL: Transfusion Practices Committee: Cryoprecipitate-reduced plasma: rationale for use and efficacy in the treatment of thrombotic thrombocytopenic purpura, *Transfusion* 41:840–844, 2001.

Blaxhult A, Granath F, Lidman K, et al: The influence of age on the latency period to AIDS in people infected by HIV through blood transfusion, *AIDS* 4:125–129, 1990.

Boyan CP, Howland WS: Cardiac arrest and temperature of bank blood, *JAMA* 183:58–60, 1963.

Busch MP, Glynn SA, Stramer SL, et al: A new strategy for estimating risks of transfusion-transmitted viral infections based on rates of detection of recently infected donors, *Transfusion* 45:254–264, 2005.

Busch MP, Operskalski EA, Mosley JW, et al: Epidemiologic background and long-term course of disease in human immunodeficiency virus type 1-infected blood donors identified before routine laboratory screening, *Transfusion* 34:858–864, 1994.

Butch SH, Oberman HA: The computer or electronic crossmatch, *Transfus Med Rev* 11:256–264, 1997.

Butch SH, Stoe M, Judd WJ: Solving the same-day admission identification problem, *Transfusion* 34(Suppl):93S, 1994.

Cable RG, Badon S, Trauem-Trend J, et al: Evidence for transmission of *Babesia microti* from Connecticut blood donors to recipients, *Transfusion* 41(Suppl):12S–13S, 2001.

Carson JL, Brooks MM, Abbott JD, et al: Liberal versus restrictive transfusion thresholds for patients with symptomatic coronary artery disease, *Am Heart J* 165:964–971, 2013.

Carson JL, Poses RM, Spence RK, et al: Severity of anaemia and operative mortality and morbidity, *Lancet* 1:727–729, 1988.

Carson JL, Terrin ML, Noveck H, et al: Liberal or restrictive transfusion in high-risk patients after hip surgery, *N Engl J Med* 365:2453–2462, 2011.

Cashen AF: Plerixafor hydrochloride: a novel agent for the mobilization of peripheral blood stem cells, *Drugs Today* 45:497–505, 2009.

Castellino SM, Combs MR, Zimmerman SA, et al: Erythrocyte autoantibodies in paediatric patients with sickle cell disease receiving transfusion therapy: frequency, characteristics and significance, *Br J Haematol* 104:189–194, 1999.

Centers for Disease Control and Prevention (CDC): Blood donor screening for Chagas disease—United States, 2006-2007, *MMWR* 56:141–143, 2007.

Centers for Disease Control and Prevention: Chagas disease, epidemiology & risk factors, 2015. Available at: http://www.cdc.gov/parasites/chagas/epi.html.

Chohan G, Llewelyn C, Mackenzie J, et al: Variant Creutzfeldt-Jakob disease in a transfusion recipient: coincidence or cause?, *Transfusion* 50:1003–1006, 2010.

Cohen BJ, Beard S, Knowles WA, et al: Chronic anemia due to parvovirus B19 infection in a bone marrow transplant patient after platelet transfusion, *Transfusion* 37:947–952, 1997.

Cooling L, Distenfeld A, Kopko PM, et al: Transfusion-related acute lung injury, *JAMA* 288:315–316, 2002.

Cotton BA, Au BK, Nunez TC, et al: Predefined massive transfusion protocols are associated with a reduction in organ failure and postinjury complications, *J Trauma* 66:41–48, 2009.

Counts R, Haisch C, Simon T, et al: Hemostasis in massively transfused trauma patients, *Ann Surg* 190:91–96, 1979.

Dahlke MB, Weiss KL: Platelet transfusion from donors mismatched for crossreactive HLA antigens, *Transfusion* 24:299–302, 1984.

Davenport RD, Penezina OP: Cleavage of high molecular weight kininogen induced by filtration of platelet concentrates, *Transfusion* 37(Suppl):104S, 1997.

Davey RJ, Gustafson M, Holland PV: Accelerated immune red cell destruction in the absence of serologically detectable alloantibodies, *Transfusion* 20:348–353, 1980.

DeChristopher PJ, Orlina AR: *Sudden death associated with autologous transfusion in a surgical patient with hemoglobin SC disease*. ISBT and AABB 1990 Joint Congress: book of abstracts, Bethesda, Md., 1990, American Association of Blood Banks, p 119.

de la Roche MR, Gauthier L: Rapid transfusion of packed red blood cells: effects of dilution, pressure, and catheter size, *Ann Emerg Med* 22:1551–1555, 1993.

Dente CJ, Shaz BH, Nicholas JM, et al: Improvements in early mortality and coagulopathy are sustained better in patients with blunt trauma after institution of a massive transfusion protocol in a civilian level I trauma center, *J Trauma* 66:1616–1624, 2009.

Dodd RY, Notari EP IV, Stramer SL: Current prevalence and incidence of infectious disease markers and estimated window-period risk in the American Red Cross blood donor population, *Transfusion* 42:975–979, 2002.

Domen RE, Hoeltge GA: Allergic transfusion reactions: an evaluation of 273 consecutive reactions, *Arch Pathol Lab Med* 127:316–320, 2003.

Dorsey K, Zou S, Schonberger LB, et al: Lack of evidence of transfusion transmission of Creutzfeldt-Jakob disease in a US surveillance study, *Transfusion* 49:977–984, 2009.

Downes KA, Wilson E, Yomtovian R, et al: Serial measurement of clotting factors in thawed plasma stored for 5 days, *Transfusion* 41:570, 2001.

Doyle S, O'Brien P, Murphy K, et al: Coagulation factor content of solvent/detergent plasma compared with fresh frozen plasma, *Blood Coagul Fibrinolysis* 14:283–287, 2003.

Dunbar NM, Kreuter JD, Marx-Wood CR, et al: Routine bacterial screening of apheresis platelets on Day 4 using a rapid test: a 4-year single-center experience, *Transfusion* 53(10):2307–2313, 2013.

Eder AF, Kennedy JM, Dy BA, et al: Bacterial screening of apheresis platelets and the residual risk of septic transfusion reactions: the American Red Cross experience (2004-2006), *Transfusion* 47:1134–1142, 2007.

Eder AF, Kennedy JM, Dy BA, et al: Limiting and detecting bacterial contamination of apheresis platelets: inlet-line diversion and increased culture volume improve component safety, *Transfusion* 49:1554–1563, 2009.

Federowicz I, Barrett B, Andersen J, et al: Characterization of reactions after transfusion of prestorage leukoreduced cellular blood components, *Blood* 86(Suppl):608a, 1995.

Fergusson DA, Hébert P, Hogan DL, et al: Effect of fresh red blood cell transfusions on clinical outcomes in premature, very low-birth-weight infants: the ARIPI randomized trial, *JAMA* 308:1443–1451, 2012.

Fernandez F, Goudable C, Sie P, et al: Low haematocrit and prolonged bleeding time in uraemic patients: effect of red cell transfusions, *Br J Haematol* 59:139–148, 1985.

Fried MR, Eastlund T, Christie B, et al: Hypotensive reactions to white cell-reduced plasma in a patient undergoing angiotensin-converting enzyme inhibitor therapy, *Transfusion* 36:900–903, 1996.

Frohn C, Dumbgen L, Brand JM, et al: Probability of anti-D development in D– patients receiving D+ RBCs, *Transfusion* 43:893–898, 2003.

Gilleece MH, Dazzi F: Donor lymphocyte infusions for patients who relapse after allogeneic stem cell transplantation for chronic myeloid leukaemia, *Leuk Lymphoma* 44:23–28, 2003.

Gorlin JB, Cable R: What is a unit?, *Transfusion* 40:263–265, 2000.

Hall WW, Ishak R, Zhu SW, et al: Human T lymphotropic virus type II (HTLV-II): epidemiology, molecular properties, and clinical features of infection, *J Acquir Immune Defic Syndr Hum Retrovirol* 13(Suppl 1):S204–S214, 1996.

Hayashi H, Nishiuchi T, Tamura H, et al: Transfusion-associated graft-versus-host disease caused by leukocyte-filtered stored blood, *Anesthesiology* 79:1419–1421, 1993.

Heddle NM, Blajchman MA, Meyer RM, et al: A randomized controlled trial comparing the frequency of acute reactions to plasma-removed platelets and prestorage WBC-reduced platelets, *Transfusion* 42:556–566, 2002.

Heddle NM, Klama L, Meyer R, et al: A randomized controlled trial comparing plasma removal with white cell reduction to prevent reactions to platelets, *Transfusion* 39:231–238, 1999.

Heuft HG, Goudeva L, Sel S, et al: Equivalent mobilization and collection of granulocytes for transfusion after administration of glycosylated G-CSF (3 μg/kg) plus dexamethasone versus glycosylated G-CSF (12 μg/kg) alone, *Transfusion* 42:928–934, 2002.

Hitzler WE, Runkel S: Prevalence of human parvovirus B19 in blood donors as determined by a haemagglutination assay and verified by the polymerase chain reaction, *Vox Sang* 82:18–23, 2002.

Holcomb JB, Wade CE, Michalek JE, et al: Increased plasma and platelet to red blood cell ratios improves outcome in 466 massively transfused civilian trauma patients, *Ann Surg* 243:447–458, 2008.

Holst LB, Haase N, Wetterslev J, et al: Lower versus higher hemoglobin threshold for transfusion in septic shock, *N Engl J Med* 371:1381–1391, 2014.

Horowitz B, Bonomo R, Prince AM, et al: Solvent/detergent-treated plasma: a virus-inactivated substitute for fresh frozen plasma, *Blood* 79:826–831, 1992.

Ibojie J, Greiss MA, Urbaniak SJ: Limited efficacy of universal leucodepletion in reducing the incidence of febrile nonhaemolytic reactions in red cell transfusions, *Transfus Med* 12:181–185, 2002.

Kaufman R, Djulbegovic B, Gernsheimer T, et al: Platelet transfusion: a clinical practice guideline, *Ann Intern Med* 162:205–213, 2015.

Kelley DL, Mangini J, Lopez-Plaza I, et al: The utility of ≤3-day-old whole-blood platelets in reducing the incidence of febrile nonhemolytic transfusion reactions, *Transfusion* 40:439–442, 2000.

Kinard TN, Sarode R: Four factor prothrombin complex concentrate (human): review of the pharmacology and clinical application for vitamin K antagonist reversal, *Expert Rev Cardiovasc Ther* 12:417–427, 2014.

Kohan AI, Niborski RC, Rey JA, et al: High-dose intravenous immunoglobulin in non-ABO transfusion incompatibility, *Vox Sang* 67:195–198, 1994.

Kopko PM, Marshall CS, MacKenzie MR, et al: Transfusion-related acute lung injury: report of a clinical look-back investigation, *JAMA* 287:1968–1971, 2002.

Krumholz A, Ness PM, Hauser WA, et al: Adverse reactions in blood donors with a history of seizures or epilepsy, *Transfusion* 35:470–474, 1995.

Kuehnert MJ, Roth VR, Haley NR, et al: Transfusion-transmitted bacterial infection in the United States, 1998 through 2000, *Transfusion* 41:1493–1499, 2001.
Kumar A, Mhaskar R, Grossman BJ, et al: Platelet transfusion: a systematic review of the clinical evidence, *Transfusion* 55:1116–1127; quiz 1115, 2015.
Larsson LG, Welsh VJ, Ladd DJ: Acute intravascular hemolysis secondary to out-of-group platelet transfusion, *Transfusion* 40:902–906, 2000.
Larsson S, Soderberg-Naucler C, Wang FZ, et al: Cytomegalovirus DNA can be detected in peripheral blood mononuclear cells from all seropositive and most seronegative healthy blood donors over time, *Transfusion* 38:271–278, 1998.
Leiby DA, Herron RM Jr, Read EJ, et al: *Trypanosoma cruzi* in Los Angeles and Miami blood donors: impact of evolving donor demographics on seroprevalence and implications for transfusion transmission, *Transfusion* 42:549–555, 2002.
Levitt J, editor: *Standards for blood banks and transfusion services*, ed 29, Bethesda, Md, 2014, AABB.
Lin L, Dikeman R, Molini B, et al: Photochemical treatment of platelet concentrates with amotosalen and long-wavelength ultraviolet light inactivates a broad spectrum of pathogenic bacteria, *Transfusion* 44:1496–1504, 2004.
Lux JZ, Weiss D, Linden JV, et al: Transfusion-associated babesiosis after heart transplant, *Emerg Infect Dis* 9:116–119, 2003.
Macedo de Oliveira A, Beecham BD: West Nile virus blood transfusion–related infection despite nucleic acid testing, *Transfusion* 44:1695–1699, 2004.
Mair B, Leparc GF: Hypotensive reactions associated with platelet transfusions and angiotensin-converting enzyme inhibitors, *Vox Sang* 74:17–30, 1998.
Mallouh AA, Asha M: Beneficial effect of blood transfusion in children with sickle cell chest syndrome, *Am J Dis Child* 142:178–182, 1988.
Manns A, Hisada M, La Grenade L: Human T-lymphotropic virus type I infection, *Lancet* 353: 1951–1958, 1999.
Matsubayashi K, Nagaoka Y, Sakata H, et al: Transfusion-transmitted hepatitis E caused by apparently indigenous hepatitis E virus strain in Hokkaido, Japan, *Transfusion* 44:934–940, 2004.
McClaskey J, Xu M, Snyder EL, et al: Clinical trials for pathogen reduction in transfusion medicine: a review, *Transfus Apheresis Sci* 41:217–225, 2009.
McCullough J, Weiblen BJ, Fine D: Effects of storage of granulocytes on their fate in vivo, *Transfusion* 23:20–24, 1983.
Meryman HT, Hornblower M: Freezing and deglycerolizing sickle-trait red blood cells, *Transfusion* 16:627–632, 1976.
Mintz PD: Cesium cessation? An advantage of pathogen reduction treatments, *Transfusion* 51:1369–1376, 2011.
Mintz PD, Williams ME: Cerebrovascular accident during a delayed hemolytic transfusion reaction in a patient with sickle cell anemia, *Ann Clin Lab Sci* 16:214–218, 1986.
Mitra B, Mori A, Cameron PA, et al: Fresh frozen plasma (FFP) use during massive blood transfusion in trauma resuscitation, *Injury* 41:35–39, 2010.
Moake J, Chintagumpala M, Turner N, et al: Solvent/detergent-treated plasma suppresses shear-induced platelet aggregation and prevents episodes of thrombotic thrombocytopenic purpura, *Blood* 84:490–497, 1994.
Moroff G, Holme S, AuBuchon JP, et al: Viability and in vitro properties of AS-1 red cells after gamma irradiation, *Transfusion* 39:128–134, 1999.
Mungai M, Tegtmeier G, Chamberland M, et al: Transfusion-transmitted malaria in the United States from 1963 through 1999, *N Engl J Med* 344:1973–1978, 2001.
Murphy EL, Fridey J, Smith JW, et al: HTLV-associated myelopathy in a cohort of HTLV-I and HTLV-II-infected blood donors, *Neurology* 48:315–320, 1997.
Murray DH, Pennell BJ, Weinstein SL, et al: Packed red cells in acute blood loss: dilutional coagulopathy as a cause of surgical bleeding, *Anesth Analg* 80:336–342, 1995.
Muylle L, Joos M, Wouters E, et al: Increased tumor necrosis factor α (TNF α), interleukin 1, and interleukin 6 (IL-6) levels in the plasma of stored platelet concentrates: relationship between TNF α and IL-6 levels and febrile transfusion reactions, *Transfusion* 33:195–199, 1993.
Nakasone H, Kanda Y, Ueda T, et al: Retrospective comparison of mobilization methods for autologous stem cell transplantation in multiple myeloma, *Am J Hematol* 84:809–814, 2009.
Ness P, Braine H, King K, et al: Single-donor platelets reduce the risk of septic platelet transfusion reactions, *Transfusion* 41:857–861, 2001.
Newman BH, Pichette S, Pichette D, et al: Adverse effects in blood donors after whole-blood donation: a study of 1000 blood donors interviewed 3 weeks after whole-blood donation, *Transfusion* 43:598–603, 2003.
Newman B, Tommolino E, Andreozzi C, et al: The effect of a 473-mL (16-oz) water drink on vasovagal donor reaction rates in high-school students, *Transfusion* 47:1524–1533, 2007.
Nickerson P, Orr P, Schroeder ML, et al: Transfusion-associated *Trypanosoma cruzi* infection in a non-endemic area, *Ann Intern Med* 111:851–853, 1989.
Nussbaumer W, Schwaighofer H, Gratwohl A, et al: Transfusion of donor-type red cells as a single preparative treatment for bone marrow transplants with major ABO incompatibility, *Transfusion* 35:592–595, 1995.
Oberman HA: Controversies in transfusion medicine: should a febrile transfusion response occasion the return of the blood component to the blood bank?, *Transfusion* 34:353–355, 1994.
O'Connell BA, Schiffer CA: Donor selection for alloimmunized patients by platelet crossmatching of random-donor platelet concentrates, *Transfusion* 30: 314–317, 1990.
Ortolano GA, Freundlich LF, Holme S, et al: Detection of bacteria in WBC-reduced PLT concentrates using percent oxygen as a marker for bacteria growth, *Transfusion* 43:1276–1285, 2003.
Palfi M, Berg S, Ernerudh J, et al: A randomized controlled trial of transfusion-related acute lung injury: is plasma from multiparous blood donors dangerous?, *Transfusion* 41:317–322, 2001.
Pastore G, Monno L, Santantonio T, et al: Monophasic and polyphasic pattern of alanine aminotransferase in acute non-A, non-B hepatitis: clinical and prognostic implications, *Hepatogastroenterology* 32:155–158, 1985.
Pau CP, Hu DJ, Spruill C, et al: Surveillance for human immunodeficiency virus type 1 group O infections in the United States, *Transfusion* 36:398–400, 1996.
Pealer LN, Marfin AA, Petersen LR, et al: Transmission of West Nile virus through blood transfusion in the United States in 2002, *N Engl J Med* 349:1236–1245, 2003.
Pennington J, Garner SF, Sutherland J, et al: Residual subset population analysis in WBC-reduced blood components using real-time PCR quantitation of specific mRNA, *Transfusion* 41:1591–1600, 2001.
Perez P, Salmi LR, Folléa G, et al: Determinants of transfusion-associated bacterial contamination: results of the French Bacthem case-control study, *Transfusion* 41:862–872, 2001.
Petersen LR, Marfin AA: West Nile virus: a primer for the clinician, *Ann Intern Med* 137:173–179, 2002.
Petz LD: "Least incompatible" units for transfusion in autoimmune hemolytic anemia: should we eliminate this meaningless term? A commentary for clinicians and transfusion medicine professionals, *Transfusion* 43:1503–1507, 2003.
Pineda AA, Zylstra VW, Clare DE, et al: Viability and functional integrity of washed platelets, *Transfusion* 29:524–527, 1989.
Popovsky MA, Chaplin HC Jr, Moore SB: Transfusion-related acute lung injury: a neglected, serious complication of hemotherapy, *Transfusion* 32:589–592, 1992.
Powell RW, Levine GL, Yang YM, et al: Acute splenic sequestration crisis in sickle cell disease: early detection and treatment, *J Pediatr Surg* 27:215–218, 1992.
Preiksaitis JK, Brown L, McKenzie M: The risk of cytomegalovirus infection in seronegative transfusion recipients not receiving exogenous immunosuppression, *J Infect Dis* 157:523–529, 1988.
Rao SV, Jollis JG, Harrington RA, et al: Relationship of blood transfusion and clinical outcomes in patients with acute coronary syndromes, *JAMA* 292:1555–1562, 2004.
Riskin DJ, Tsai TC, Riskin L, et al: Massive transfusion protocols: the role of aggressive resuscitation versus product ratio in mortality reduction, *J Am Coll Surg* 209:198–205, 2009.
Roth WK, Waschk D, Marx S, et al: Prevalence of hepatitis G virus and its strain variant, the GB agent, in blood donations and their transmission to recipients, *Transfusion* 37:651–656, 1997.
Rourke C, Curry N, Khan S, et al: Fibrinogen levels during trauma hemorrhage, response to replacement therapy, and association with patient outcomes, *J Thromb Haemost* 10:1342–1351, 2012.
Ruane PH, Edrich R, Gampp D, et al: Photochemical inactivation of selected viruses and bacteria in platelet concentrates using riboflavin and light, *Transfusion* 44:877–885, 2004.
Salama A, Berghofer H, Mueller-Eckhardt C: Red blood cell transfusion in warm-type autoimmune haemolytic anaemia, *Lancet* 340:1515–1517, 1992.
Sauer LA, France CR: Caffeine attenuates vasovagal reactions in female first-time blood donors, *Health Psychol* 18:403–409, 1999.
Sazama K: Reports of 355 transfusion-associated deaths: 1976 through 1985, *Transfusion* 30:583–590, 1990.
Schmalzer EA, Lee JO, Brown AK, et al: Viscosity of mixtures of sickle and normal red cells at varying hematocrit levels: implications for transfusion, *Transfusion* 27:228–233, 1987.
Scott E, Puca K, Heraly J, et al: Evaluation and comparison of coagulation factor activity in fresh-frozen plasma and 24-hour plasma at thaw and after 120 hours of 1 to 6 degrees C storage, *Transfusion* 49:1584–1591, 2009.
Seeff LB, Buskell-Bales Z, Wright EC, et al: Long-term mortality after transfusion-associated non-A, non-B hepatitis, *N Engl J Med* 327:1906–1911, 1992.
Seeff LB, Wright EC, Zimmerman HJ, et al: VA cooperative study of post-transfusion hepatitis, 1969-1974: incidence and characteristics of hepatitis and responsible risk factors, *Am J Med Sci* 270:355–362, 1975.
Seoud MA, Cantwell C, Nobles G, et al: Outcome of pregnancies complicated by sickle cell and sickle-C hemoglobinopathies, *Am J Perinatol* 11:187–191, 1994.
Sherertz RJ, Russell BA, Reuman PD: Transmission of hepatitis A by transfusion of blood products, *Arch Intern Med* 144:1579–1580, 1984.
Shiba M, Tadokoro K, Sawanobori M, et al: Activation of the contact system by filtration of platelet concentrates with a negatively charged white cell–removal filter and measurement of venous blood bradykinin level in patients who received filtered platelets, *Transfusion* 37:457–462, 1997.
Shimada E, Tadokoro K, Watanabe Y, et al: Anaphylactic transfusion reactions in haptoglobin-deficient patients with IgE and IgG haptoglobin antibodies, *Transfusion* 42:766–773, 2002.
Sickinger E, Jonas G, Yem AW, et al: Performance evaluation of the new fully automated human immunodeficiency virus antigen-antibody combination assay designed for blood screening, *Transfusion* 48: 584–593, 2008.
Silliman CC, Boshkov LK, Mehdizadehkashi Z, et al: Transfusion-related acute lung injury: epidemiology and a prospective analysis of etiologic factors, *Blood* 101:454–462, 2003.
Slavc I, Urban CH, Schwinger W, et al: ABO-incompatible bone marrow transplantation: prevention of hemolysis by alkaline hydration with mannitol diuresis in conjunction with red cell reduced buffy coat bone marrow, *Wien Klin Wochenschr* 104:93–96, 1992.
Slichter SJ, Davis K, Enright H, et al: Factors affecting posttransfusion platelet increments, platelet refractoriness, and platelet transfusion intervals in thrombocytopenic patients, *Blood* 105:4106–4114, 2005.
Slichter SJ, Kaufman RM, Assmann SF, et al: Dose of prophylactic platelets and prevention of hemorrhage, *N Engl J Med* 362:600–613, 2010.
Snyder EL, Mechanic S, Baril E, et al: Removal of soluble biologic response modifiers (complement and chemokines) by a bedside leukoreduction filter, *Transfusion* 36:707–713, 1996.
Spence RK, Carson JA, Poses R, et al: Elective surgery without transfusion: influence of preoperative hemoglobin level and blood loss on mortality, *Am J Surg* 159:320–324, 1990.
Stramer SL, Notari EP, Krysztof DE, et al: Hepatitis B virus testing by minipool nucleic acid testing: does it improve blood safety?, *Transfusion* 53:2449–2458, 2013.
Steiner MF, Triulzi DJ, Assmann SF, et al For the Transfusion Medicine/Hemostasis Network: Randomized trial results: red cell storage age is not associated with a significant difference in multiple-organ dysfunction score or mortality in transfused cardiac surgery patients, *Transfusion* 54(Suppl):15A (abstract P2-030A), 2014.
Strauss RG: Clinical perspectives of platelet transfusions: defining the optimal dose, *J Clin Apheresis* 10:124–127, 1995.
Strauss RG, Burmeister LF, Johnson K, et al: AS-1 red

cells for neonatal transfusions: a randomized trial assessing donor exposure and safety, *Transfusion* 36: 873–878, 1996.

Sweeney JD, Holme S, Moroff G: Storage of apheresis platelets after gamma radiation, *Transfusion* 34:779–783, 1994.

Swisher KK, Terrell DR, Vesely SK, et al: Clinical outcomes after platelet transfusions in patients with thrombotic thrombocytopenic purpura, *Transfusion* 49:873–887, 2009.

Tobian AA, King KE, Ness PM: Transfusion premedications: a growing practice not based on evidence, *Transfusion* 47:1089–1096, 2007.

Tobian AA, Sokoll LJ, Tisch DJ, et al: N-terminal probrain natriuretic peptide is a useful diagnostic marker for transfusion-associated circulatory overload, *Transfusion* 48:1143–1150, 2008.

Triulzi DJ, Blumberg N: Variability in response to cryoprecipitate treatment for hemostatic defects in uremia, *Yale J Biol Med* 63:1–7, 1990.

Uhlmann EJ, Isgriggs E, Wallhermfechtel M, et al: Prestorage universal WBC reduction of RBC units does not affect the incidence of transfusion reactions, *Transfusion* 41:997–1000, 2001.

U.S. Department of Health and Human Services: *The 2011 national blood collection and utilization survey report*, Washington, DC, 2011, DHHS.

Vichinsky EP, Earles A, Johnson RA, et al: Alloimmunization in sickle cell anemia and transfusion of racially unmatched blood, *N Engl J Med* 322:1617–1621, 1990.

Villanueva C, Colomo A, Bosch A, et al: Transfusion strategies for acute upper gastrointestinal bleeding, *N Engl J Med* 368:11–21, 2013.

Vretzakis F, Papaziogas B, Matsaridou E, et al: Continuous monitoring of arterial blood gasses and pH during intraoperative rapid blood administration using a Paratrend sensor, *Vox Sang* 78:158–163, 2000.

Vyas GN, Holmadahl L, Perkins HA, et al: Serologic specificity of human anti-IgA and its significance in transfusion, *Blood* 34:573–581, 1969.

Wagner SJ, Robinette D: Evaluation of swirling, pH, and glucose tests for the detection of bacterial contamination in platelet concentrates, *Transfusion* 36: 989–993, 1996.

Walsh JH, Purcell RH, Morrow AG, et al: Posttransfusion hepatitis after open-heart operations: incidence after the administration of blood from commercial and volunteer donor populations, *JAMA* 211:261–265, 1970.

Wang D, Sun J, Solomon SB, et al: Transfusion of older stored blood and risk of death: a meta-analysis, *Transfusion* 52:1184–1195, 2012.

Whiting D, DiNardo JA: TEG and ROTEM: technology and clinical applications, *Am J Hematol* 89:228–232, 2014.

Widmann FK: Controversies in transfusion medicine: should a febrile transfusion response occasion the return of the blood component to the blood bank?, *Transfusion* 34:356–358, 1994.

Wu WC, Rathore SS, Wang Y, et al: Blood transfusion in elderly patients with acute myocardial infarction, *N Engl J Med* 345:1230–1236, 2001.

Zanella A, Rossi F, Cesana C, et al: Transfusion-transmitted human parvovirus B19 infection in a thalassemic patient, *Transfusion* 35:769–772, 1995.

Zehtabchi S, Nishijima DK: Impact of transfusion of fresh-frozen plasma and packed red blood cells in a 1:1 ratio on survival of emergency department patients with severe trauma, *Acad Emerg Med* 16:371–378, 2009.

Zink KA, Sambasivan CN, Holcomb JB, et al: A high ratio of plasma and platelets to packed red blood cells in the first 6 hours of massive transfusion improves outcomes in a large multicenter study, *Am J Surg* 197:565–570, 2009.

Zhou L, Giacherio D, Cooling L, et al: Use of B-natriuretic peptide (BNP) as a diagnostic marker in the differential diagnosis of transfusion-associated circulatory overload (TACO), *Transfusion* 45:1056–1063, 2005.

Zhou A, Mehta RS, Smith RE: Outcomes of platelet transfusion in patients with thrombotic thrombocytopenic purpura: a retrospective case series study, *Ann Hematol* 94:467–472, 2015.

Zou S, Stramer SL, Dodd RY: Donor testing and risk: current prevalence, incidence, and residual risk of transfusion-transmissible agents in US allogeneic donations, *Transfus Med Rev* 26:119–128, 2012.

血液成分单采术

第37章

Emily Rupp Patterson, Jeffrey L. Winters

要点

1. 血液成分单采术是采集或去除外周循环血液中正常或异常血液成分的一种技术。
2. 细胞单采去除术是指去除外周循环血液中细胞成分(有形成分);血浆去除术是指去除外周循环血液中血浆、液体成分(无形成分)。
3. 血液成分分离是主要基于血液成分的大小和密度等物理性能,采用过滤或/和离心设备对血液进行处理的一种制备方法。
4. 捐献者单采术是尽可能地采集自愿捐献者的所需血液成分,而将剩余的其他血液成分再回输给捐献者。
5. 捐献者单采过程应严格管理。捐献者的健康要求、捐献频率和允许的捐献量根据所采集的成分种类、采集设备及捐献者采集频次决定。
6. 外周血干细胞采集因采集时间短、捐献者无需全身麻醉、恢复快、费用低、易接受,故优于骨髓干细胞采集。
7. 为了解决血液单采术缺乏临床随机对照试验这一问题,美国血液成分单采学会根据证据支持强度将需要进行血液单采的疾病进行分类。
8. 治疗性细胞去除术主要针对白细胞或血小板增多引起高黏血症或并发症风险增高的患者。
9. 1~1.5 个血浆容量的置换将去除血浆中 70% 的物质。如再增加置换量仅使剩余物质按固定比率去除,其治疗效率比 1.5 个血浆容量低。
10. 治疗性血浆置换是非选择性的,既可去除病理成分也可去除凝血因子和蛋白结合药物等有益成分。
11. 尽管血液单采术捐献者发生需要住院治疗的献血反应比率较捐献全血者高,但整体献血反应比率较捐献全血者低。
12. 血液单采术捐献者最常见的献血反应是血肿、疼痛、枸橼酸盐导致的低钙血症、血管迷走神经性献血反应及血管迷走神经性晕厥反应。
13. 接受治疗性血液成分单采术患者并发症的发生率约为 5%,如包括中央静脉置管的并发症,其发生率可达 17%。
14. 治疗性血液成分单采术常见的反应主要包括置换液引起的输血反应、枸橼酸盐导致的低钙血症、低血压、血管迷走神经反应、心动过速、呼吸窘迫、手足抽搐、癫痫和寒战。

概论

定义

"单采"一词来源于希腊语中的"aphaeresis",意思是"分离"、"强行带走"或"移除"。从 1914 年 Abel、Rowntree 和 Turner 首次报道将犬的全血分离成血细胞和血浆成分,到 2014 年血液成分单采术已应用 100 周年(Abel et al,1914)。血液成分单采术是指从捐献者或患者的外周循环血液中采集/去除血液成分的过程,分为细胞单采术和血浆单采术。细胞单采术是采集去除血液细胞成分,包括选择性去除红细胞(红细胞单采)、血小板(血小板单采)或白细胞(白细胞单采)。血浆单采术是采集/去除血液中的血浆成分。在治疗性红细胞单采术中患者红细胞被捐献者红细胞所取代,这个过程称为红细胞置换。在治疗性血小板单采术中患者血小板被捐献者血小板所取代,这个过程称为血小板置换。血浆置换过程中用置换液替代被去除的血浆,该过程称为治疗性血浆置换(therapeutic plasma exchange,TPE),如果去除的血浆量小于总量的15%,则不需要使用置换液,该过程称为治疗性血浆去除。虽然血浆去除和血浆置换过程相似,但其命名不同。

基本原理

单采过程可通过离心或过滤的方法进行。早期单采仪器分离全血成分均通过离心实现,通过离心使血液成分按比重(密度)分开,红细胞层密度最大,距离离心轴最远,血浆密度最小,距离离心轴最近,其他成分位于红细胞和血浆层之间(Burgstaler,2010)(图37-1)。在不同层的交界处可发生混入,造成相邻血液成分间混合。例如,红细胞混入粒细胞层内,反之亦然。离心式血液成分分离机分为间断流动离心式和连续流动离心式,其区别在于分离过程是间断流动离心还是连续流动离心,其决定了全血的混合程度(Burgstaler,2010)。除了离心,还可通过过滤进行血液成分分离。在该方法中,血液成分根据细胞大小分离而非密度。全血通过一个特定大小孔径的滤膜,只允许特定部分通过,其余成分则回输给捐献者或患者。膜滤式血液成分分离机可分为中空纤维或平板式两种,均利用孔径大小从血浆中分离细胞成分(Burgstaler,2010)。

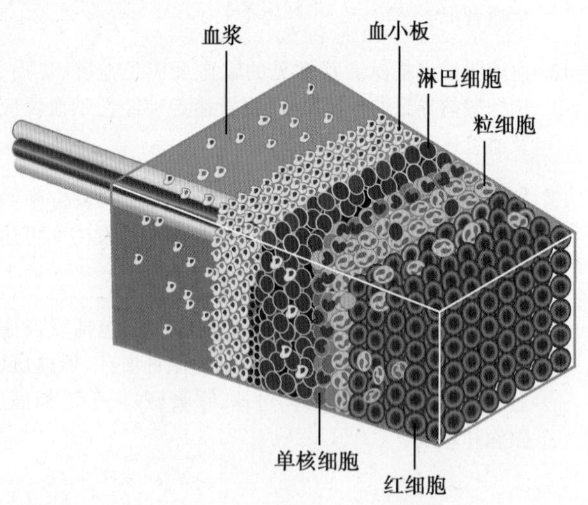

图37-1 离心杯分离血液成分。离心杯中血液成分按密度分布,密度最大的红细胞距离离心轴最远,密度最小的血浆最近(供图:Sergio Torloni, MD, Director of Transfusion Medicine, Mayo Clinic, Scottsdale Ariz)

也可将离心法与过滤法结合起来。在这类仪器中,血液进入一个含有中心旋转过滤器的固定分离管路,旋转时血液开始移动并分离成层,结果是密度大的成分远离过滤器,血浆毗邻过滤器,然后,血浆通过过滤器,位于分离管路外周的细胞成分被去除。这种离心和过滤相结合的方式,优点是细胞成分不会堵塞过滤器的孔隙。此类血液成分分离机表面积小于过滤式血液成分分离机,离心力小于离心式血液成分分离机(Burgstaler,2010)。

血液成分单采的另一个基本内容是如何确定本章中所述各种程序中合理的采集量。为避免低血压和相关并发症,应限制捐献者或患者的体外循环血量,包括仪器和管路中的血量。根据美国血库和输血服务的标准,捐献者最大采集量按10.5ml/kg计算(Standards Committee of the AABB,2014)。

然而在治疗性血液成分单采过程中体外循环量的计算,依据捐献者/患者的个体数据确定。采集前,输入捐献者/患者的身高、体重、性别和血细胞比容,然后通过仪器的计算程序完成,一些公式和规则也可用于确定体外循环量(Nadler et al,1962;gilcher,1996)。例如,公式37-1、公式37-2可以用来确定男性和女性的体外循环量,分别为(Nadler et al,1962):

男性:$BV=(0.3669\times H^3)+(0.03719\times W)+0.6041$ (公式37-1)

女性:$BV=(0.3561\times H^3)+(0.03308\times W)+0.1833$ (公式37-2)

(BV是血容量,单位:升;H是身高,单位:米;W是体重,单位:公斤)

由于机体的血容量随脂肪组织的比例而变化,上述计算可能高估了肥胖患者的血容量,而低估了肌肉发达患者的血容量,这些偏差根据患者身高立方的公式进行部分校正(Mollison et al,1998)。此外,血浆置换可根据血容量进一步计算出血浆容量,如公式37-3所示(Buffaloe & Heineken,1983):

$$Vp=BV-[1-(0.91)(0.96)VCH/100] \quad (公式37-3)$$

Vp是血浆容量,单位为升,*VCH*为人体静脉离心血比容。

最后,血浆置换根据血浆容量计算置换量,如公式37-4所示(Buffaloe & Heineken,1983):

$$EV=Vp\times PVE \quad (公式37-4)$$

EV是置换量,单位为升,PVE是理想血浆置换量。

患者/和捐献者所有血浆成分单采术过程中的另一个基本内容是静脉通路的建立,通常使用外周静脉通路,多为肘前窝静脉。由于使用中心静脉通路可能会出现严重的并发症,对于捐献者来说风险太大。如果捐献者的周围静脉通路不佳,应选择其他捐献者。当进行同种异体外周造血干细胞采集可能无法获得另一捐献者时,可考虑使用中心静脉通路。然而,对建立中心静脉通路的捐献者医务人员必须认真考虑捐献者和受者的风险效益,并对捐献者进行告知。

在治疗性血液成分单采过程中,由于前期的治疗可能对外周静脉有一定破坏(例如:化疗),以及某些疾病的长期治疗需要时可考虑使用中心静脉通路。加拿大多发性硬化症合作研究团队(Noseworthy et al,1989)发现,294例多发性硬化症患者需每周进行TPE,疗程为20周,其中有4.4%的患者因外周静脉通路情况较差而不能完成治疗,其中5.4%的患者在开始治疗时就由于外周静脉通路不良未进行治疗(Noseworthy et al,1989)。一项对46例神经系统疾病患者的类似研究报道,仅50%的患者使用外周静脉通路完成血液成分单采过程,需要应用中心静脉通路的包括吉兰-巴雷综合征(Guillain-Barré syndrome,GBS)患者或重症监护病房患者(Grishaber et al,1992)。与普遍观点不同,作者认为外周静脉通路与中心静脉通路治疗所需时间无差异(Grishaber et al,1992)。研究表明,外周静脉通路并发症发生率低,故多用于治疗性血液成分单采,当外周静脉通路不佳时考虑使用中心静脉通路。

治疗性血液成分单采中当外周静脉通路不佳时，医生必须确认使用中心静脉导管的类型。许多常规治疗使用的中心静脉导管并不适用于血液成分单采，因为导管壁太柔软、易塌陷，太长、且直径太小，这些特性均会导致仪器产生压力（流量）报警。根据泊松方程，理想的导管特性应为直径大、长度短，血液流体阻力最低：

$$R = 8nL/\pi r^4 \qquad \text{（公式 37-5）}$$

R 是流体阻力，n 是血液黏度，L 是血管长度，r 是半径

经验证明如果一个导管用于透析时，其流量大于在单采中的流量，则该导管可用于血液成分单采治疗。

最后，需要明确血液成分单采和透析之间的区别，透析时透析仪中高渗透性膜的功能类似肾脏过滤血液，滤除的有害毒素多为小分子废物。透析不会去除血浆蛋白或凝血因子，也不需要血液成分置换，因此可显著降低患者的体液量。相比之下，血液成分单采通过离心或过滤技术去除病理细胞或非细胞成分，只影响血管内容量。血液成分单采过程中去除血浆的同时，大分子量蛋白分子包括凝血因子也会被去除。在血浆置换过程中可给予白蛋白或血浆作为置换液，故血浆置换与透析相比，通常不改变捐献者/患者的体液量。

捐献者血液细胞成分单采术

捐献者血小板单采术

单采血小板的优点

单采血小板的使用已经从 1987 年的 25%（Wallace et al, 1993）增加至 2011 年的 91.1%（Whitaker et al, 2011）。其原因为从捐献全血中获得的血小板数量较低，此外，研究表明单采血小板的功能优于全血来源的血小板。框 37-1 报道了单采血小板产品的优点。

框 37-1 已报道的机采血小板的好处

减少捐献者多次暴露于输血性传染疾病的风险
减少捐献者 HLA 暴露（sintnicolaas et al, 1981）
减少血小板输注败血症反应风险（Ness et al, 2001）
滤除其中的白细胞可延迟对 HLA 的同种免疫（Trial to Reduce Alloimmunization to Platelets Study Group, 1997）
减少发热性输血反应（Heddle, 1995）
减少巨细胞病毒感染（Bowden et al, 1995）

HLA，人类白细胞抗原

单采血小板的另一个好处是简化库存管理，这是由于混合血小板需在一个开放的系统制备，保质期为 4 小时，而单采的血小板不需要混合，其保质期为 5 天。在预约血小板未被使用时，单采血小板可避免浪费。单采血小板的缺点是费用较高，某些情况下限制其应用。

血小板制剂的要求

美国血库和输血机构的标准为，单采血小板制剂检测中 90%的产品血小板最低数量为 3×10^{11}（Standards Committee of the AABB, 2014）；美国食品药品管理局（Food and Drug Administration, FDA）规定，在对 75%产品检测中，血小板最低数量为 3×10^{11}（Code of Federal Regulations, CFR, 2014）。按照上述要求，1 个治疗量的单采血小板制剂相当于 6 个全血（美国标准）捐献者的血小板混合量。

单采血小板捐献者的选择

单采血小板捐献者的要求与全血捐献者一致（Standards Committee of the AABB, 2014）。FDA 于 2007 年 12 月还发布《行业和 FDA 审查人员的标准：自动化采集血小板方法》（Division of Blood and Blood Products, Center for Biologics Evaluation and Research, 2007），FDA 的指南包括不采集在 2 日内摄入阿司匹林或吡罗昔康（Feldene）的捐献者的血小板。血库和输血机构标准（2014）还要求，对来源于服用不可逆抑制血小板功能药物的捐献者捐献的血小板，其应用需进行评估。最后，服用氯吡格雷（plavix）或噻氯匹定（ticlid）的捐献者在停药 14 天后才可捐献单采血小板（Division of Blood and Blood Products, Center for Biologics Evaluation and Research, 2007）。

血小板单采还额外要求捐献者最低血小板计数并限制捐献频率和捐献量。首先，捐献者应进行血小板计数，至少达到 150 000/μl。每周可捐献 2 次，但 2 次间须间隔 2 天。捐献者每年最多捐献 24 次。其次，如果捐献者捐献多份血小板制剂，例如 2 个或 3 个血小板制剂，再次捐献时需延迟 1 周。这些问题稍后将进一步讨论。

根据 FDA 的指南，捐献者采集前血小板计数最少达 150 000/μl 方可捐献血小板。此计数应用于当前和将来的捐献资格判定，并用于采集程序确定血小板采集量。计数可以在程序开始之前或在程序开始后立即完成。血小板计数无法在采集开始之前或之后立即获得（如在献血车上采集血小板）时，可根据捐献者所提供的以前平均值或默认计数用于仪器程序运行。在这种情况下，不能进行三联血小板采集，且采集的样本必须经过血小板计数。同时，FDA 还规定单采血小板的仪器上捐献者的血小板计数设定值不低于 100 000/μl（Division of Blood and Blood Products, Center for Biologics Evaluation and Research, 2007）。

捐献全血后或因仪器故障导致体外血液无法回输的捐献者，必须等 8 周后才能再次捐献单采血小板。如仪器中血液少于 100ml 或丢失的红细胞少于 200ml，捐献者在正常延迟期后即可捐献（Standards Committee of the AABB, 2014）。FDA 提供了关于红细胞丢失后的捐献者资格，见表 37-1。FDA 还对单采血小板过程中采集的血浆总量进行了限制，体重不足 79.5kg（175Ib）的捐献者捐献总量不超过 500ml；超过或等于 79.5kg（175Ib），可采集 600ml。血液成分分离机上血浆的采集量不受上述限制（Division of Blood and Blood Products, Center for Biologics Evaluation and Research, 2007）。

对单采血小板捐献者的选择除监管因素外还受其他多种因素的影响。单采血小板单采量的确定，在很大程度上由捐献者的血小板计数决定，血小板计数越高，采集量越高（Glowitz & Slichter, 1980; Goodnough et al, 1999）。一些采集中心从全血捐献者中筛选出高血小板计数者，对这部分捐献者按照单采血小板最大采集量进行采集。女性捐献者平均血小板计数高于男

表 37-1 捐献者再次进行单采的间隔要求

首次献血量	在 8 周内两次献血量之和	合格标准
<200ml	<200ml	无需延迟
<200ml	>200ml 但≤300ml	第二次献血后延迟 8 周
>200ml 但≤300ml	NA	首次献血后延迟 8 周
<200ml	>300ml	第二次丢失后延迟 16 周
≥300ml	NA	丢失后延迟 16 周

数据来自 Division of Blood and Blood Products, Center for Biologics Evaluationand Research, 2007.

性(Glowitz & Slichter, 1980; Goodnough et al, 1999),这一结果也得到一些数据的支持(Glowitz & Slichter, 1980)。由于女性血浆容量高可提高血小板的分离和采集,并有助于提高采集量。有妊娠史的女性捐献者被人类白细胞抗原(human leukocyte antigen, HLA)和中性粒细胞致敏的风险增加,这些抗原的抗体与输血相关急性肺损伤(transfusion-related acute lung injury, TRALI)的发生相关,故其捐献存在一定风险性。AABB 在 2006 年 11 月发布的 06~07 号联合通报强调了 TRALI 的风险,该通报要求采集中心"对有白细胞同种免疫或增加白细胞同种免疫风险的捐献者实施干预措施,使采集血小板中血浆容量最少"(Strong & Lipton, 2007)。因此,采集中心针对女性捐献者采取了一定的措施,对孕妇及有 HLA 抗体和抗中性粒细胞抗体的捐献者推迟捐献(Powers et al, 2008)。AABB 建议对所有既往妊娠的女性捐献者进行 HLA 抗体检测(Standards Committee of the AABB, 2014)。对 TRALI 进一步的讨论参考第 36 章。

产生同种免疫的患者在使用血小板制剂时应增加其他要求,这是由于此类患者既往有输血或妊娠史,已产生了针对血小板的抗体,多为 HLA-Ⅰ类抗体,以至发生免疫性血小板输注无效,可根据血小板输注后 10 分钟和 1 小时的血小板计数判定。所有血小板输注无效患者中,1/3 的患者为免疫性血小板输注无效(Doughty et al, 1994),需要寻找相合的血小板。目前有 3 种方法寻找相合的血小板。第一种方法是根据血小板捐献者已知的 HLA 抗体和 HLA-Ⅰ类抗原分型结果,寻找缺乏同种免疫抗体对应抗原的血小板(Schiffer, 1987; Hussein et al, 1996)。第二种方法,当患者 HLA-Ⅰ类抗体分型已知,HLA 抗体特异性未确定或广泛时,则选择与患者 HLA 分型尽可能相同的血小板(Duquesnoy, 1978)。最后一种方法,当患者和可能的捐献者 HLA-Ⅰ类分型未知,或供受者 HLA 配型不合时,可进行血小板交叉配型试验,该试验为应用捐献者血小板和患者血清进行的固相红细胞免疫吸附试验(Schiffer, 1987; Bock et al, 1989; Murphy & Waters, 1991; O'Connell et al, 1992)。

单采血小板捐献者注意事项

通常标准的血小板单采后,捐献者血小板计数下降 20%~29%(Szymanski et al, 1973; Heyns et al, 1985),且女性下降幅度更大(Rogers et al, 1995; Dettke et al, 1998)。然而,血小板计数的减少有时低于预期值,这是由脾脏血小板动员补充造成(Heyns et al, 1985)。血小板捐献后男性血小板计数需要 4 天恢复正常,女性由于血小板生成素增加缓慢,导致恢复时间延长(Dettke et al, 1998)。性别不同,其绝对血容量和绝对循环血小板量存在差异,可解释男女捐献者间血小板计数恢复的差异(Dettke et al, 1998)。在接受隔日采集的捐献者中,血小板计数和采集量在采集后 10 天恢复正常,之后采集时血小板计数和采集量保持稳定(Glowitz & Slichter, 1980)。反复采集后,出现了一种以血小板产量增加为特征的反弹状态(Szymanski et al, 1973)。

对 291 例低血小板计数捐献者(150 000~180 000/ml)的研究发现,在延长采集时间后可获得所需的血小板采集量,尽管采集后血小板计数低至 69 000/ml,也无明显不良反应出现(Rogers et al, 1995)。这些结果表明,即使重复单采血小板,血小板计数也能够迅速恢复到正常水平,且出血并发症并不常见。虽然研究已经表明血小板计数能够在血小板捐献后迅速恢复,但一些研究初步表明长期捐献血小板可能会导致血小板计数下降(Lazarus et al, 2001)。频繁捐献单采血小板可能发生血小板减少症引起人们的关注,并促使 FDA 制订了限制性捐赠的政策。但随后的研究未能证明长期捐献单采血小板,及捐献 2 个或 3 个单位的血小板制剂会导致血小板计数下降(Richa et al, 2008)。因此,在之前提到的 2007 年指导文件中,FDA 提出了较少的限制要求。

早期应用的单采血小板分离机,每个采集过程捐献者淋巴细胞损失最高可达$(5\sim10)\times10^9$(Strauss, 1994)。研究表明,治疗性淋巴细胞单采及慢性胸导管引流时,在几周内可丢失$(1\sim1.5)\times10^{11}$个淋巴细胞,引起细胞免疫异常(Strauss, 1994)。研究表明,捐献血小板后 8 个月,总淋巴细胞、T 淋巴细胞和免疫球蛋白 IgG 水平均有下降。因此 AABB 标准中限定每年最多捐献血小板 24 次(Standards Committee of the AABB, 2014),并告诫血小板捐献者捐献后有淋巴细胞损耗的可能(Division of Blood and Blood Products, Center for Biologics Evaluation and Research, 1988)。一些研究者建议,如果捐献者淋巴细胞计数小于1.2×10^9/L 应推迟捐献(Strauss, 1994)。近期研究表明,使用最新仪器采集血小板的捐献者与非捐献者、全血捐献者对比显示,在淋巴细胞计数、淋巴细胞亚群、IgG 水平均无差异(Lewis et al, 1999)。事实上,使用现代仪器进行 24 次单采血小板过程中,淋巴细胞的损失相当于一次捐献全血的损失(Strauss, 1994)。

捐献者白细胞单采术

粒细胞输注

中性粒细胞缺乏及对抗生素治疗无效的患者可输注粒细胞治疗,有关治疗效果的临床试验报道较少。Strauss 等报道了 7 例抗生素以及抗生素与粒细胞输注联合治疗的对照试验,并对该研究进行了回顾(1993)。该研究中粒细胞捐献者应用类固醇刺激,7 例中有 5 例粒细胞输注至少部分成功。随后对这些研究数据进行了定量 Meta 分析,影响粒细胞输注成功与否的重要因素是中性粒细胞输注的剂量与患者存活率(Vamvakas & Pineda, 1996)。作者指出,中性粒细胞输注应用于粒细胞低下且感染严重死亡率高的患者,最高粒细胞输注剂量为>4×

10^{10}(Vamvakas & Pineda,1996)。只有1篇关于应用G-CSF刺激捐献者的随机试验报道,这项研究表明实验组与对照组在存活方面无差异(Hubel et al,2002)。大多数研究证实成人粒细胞输注可治疗粒细胞减少性疾病及抗生素治疗无效的细菌感染,研究还观察了粒细胞输注对真菌感染患者的作用,结果好坏参半(van Burik,2003)。

输注粒细胞还可用于新生儿败血症的治疗。6项对照研究观察了粒细胞在新生儿败血症中的治疗效果,结果4项有效(Laurenti et al,1981;Christensen et al,1982;Baley et al,1987;Cairo et al,1987,1984;Wheeler et al,1987)。定量Meta分析证实粒细胞剂量是影响结论的主要原因,而使用白膜法分离粒细胞效果不佳,但应用粒细胞单采法分离粒细胞效果良好(Vamvakas & Pineda,1996)。值得一提的是,当时的试验均在G-CSF产生之前进行,尚无用G-CSF诱导采集粒细胞的相关报道。粒细胞输注对粒细胞减少患者有效,尤其是在大剂量应用时。建议应用于成年重度中性粒细胞减少患者,粒细胞减少1周以上,以及那些经抗生素治疗而感染仍未缓解的患者(Schiffer,1990)。此外,患者具备粒细胞生成恢复的可能性。新生儿粒细胞输注的适应证包括:中性粒细胞绝对值<3000/μl的细菌性脓毒血症;骨髓储存粒细胞减少,晚幼粒细胞和其他成熟粒细胞小于<7%(有核细胞)(Blanchette et al,1991;Strauss,1991)。

粒细胞制剂的要求

粒细胞输注成功的关键因素之一是制剂的剂量。美国血库和输血服务标准委员会要求75%的粒细胞成分计数大于1×10^{10}(Standards Committee of the AABB,2014),该数值仅为最低限。

粒细胞应在室温下(20~24℃)储存,无需震荡,保质期为24小时(Standards Committee of the AABB,2014)。然而,中性粒细胞在存储过程中会发生凋亡,输注的粒细胞向炎症部位趋化的能力随储存时间的增加而减少,因此采集后应尽快输注(Price & Dale,1979)。

粒细胞捐献者要求

同单采血小板捐献者一样,粒细胞捐献者必须满足全血捐献者的要求。此外,在采集过程中血小板会被去除,粒细胞捐献者血小板计数应大于150 000/μl。捐献者的另一个要求是和受血者ABO血型相同,这是因为粒细胞内存在一定量的红细胞,且粒细胞内红细胞含量大于2ml,因此美国美国血库和输血服务标准委员会要求输注的粒细胞交叉配型相合(Standards Committee of the AABB,2014)。

在粒细胞捐献者选择中,应考虑捐献者和受血者的巨细胞病毒(cytomegalovirus,CMV)感染情况。已有报道CMV阴性的患者在接受粒细胞输注后感染CMV(Winston et al,1980;Buckner et al,1983),因此CMV阴性的患者只能输注来自CMV阴性捐献者的粒细胞。最后,同种免疫的患者必须严格筛选HLA或交叉配型相合的粒细胞。研究表明,同种免疫的患者输注随机捐献者的粒细胞时,活化、存活以及向感染部位趋化的粒细胞较少甚至没有(Dutcher et al,1983;McCullough et al,1986)。

捐献者粒细胞动员

粒细胞剂量对粒细胞治疗有效性至关重要。最常用的提高粒细胞产量的方法是在采集前10~12小时给捐献者服用类固醇。与未动员相比,给予泼尼松(MacPherson et al,1976;Jendiroba et al,1998)或地塞米松(Higby et al,1977)可使粒细胞的产量增加高达两倍。在一项对153例无关粒细胞捐献者的研究中,捐献者在采集前4小时静脉注射泼尼松或采集前12小时口服地塞米松,两组分别采集到等量的循环粒细胞(kolovratova et al,2012),这表明医生和捐献者可自行决定是否用泼尼松或地塞米松进行粒细胞动员。类固醇可动员骨髓粒细胞释放,延迟粒细胞凋亡(LILEs et al,1995)。研究表明,类固醇动员后的粒细胞与未动员相比,在吞噬颗粒或真菌、杀灭细菌、趋化功能等方面无差异(Glasser et al,1977)。此外,研究还表明类固醇动员对输注的粒细胞在损伤部位聚集无影响(Price & Dale,1979)。

G-CSF应用后粒细胞采集量增加,使人们对粒细胞输注再次产生浓厚兴趣。给予5μg/kg G-CSF后隔日采集粒细胞,采集量高于未动员的4~5倍,也高于泼尼松动员(jendiroba et al,1998)。患者输注G-CSF动员后的粒细胞,中性粒细胞计数显著和持续增加(Adkins et al,1997b)。对于用G-CSF动员的捐献者,最佳采集粒细胞时机是接受G-CSF 12小时后(Price,1998)。

与类固醇相比,人们越来越关注G-CSF动员的粒细胞作用。研究表明,其具有正常的吞噬、趋化作用、化学发光、超氧阴离子产生(Caspar et al,1993)和损伤部位聚集的功能(Adkins et al,1997a)。已证实,G-CSF能够提高杀菌活性(lieschke & Burgess,1992),以及抑制存储中的中性粒细胞凋亡(Adachi et al,1994)。对于重复剂量的G-CSF是否会对粒细胞功能产生不利影响也引起了人们的关注,反复使用G-CSF可增强中性粒细胞吞噬作用和强氧化作用(Joos et al,2002)。

有研究评估了类固醇和G-CSF联合应用的作用(Dale et al,1998;Liles et al,1997),80mg地塞米松联合300/600μg G-CSF方案的粒细胞采集量高于某一单独药物动员的采集量,中性粒细胞计数在12小时内增加10倍,其中600μg G-CSF方案比300μg方案采集量更高(Liles et al,1997),这个联合方案并不影响粒细胞功能(Dale et al,1998)。随后的研究比较了450μg和600μg G-CSF与8mg地塞米松联合方案,发现捐献者12小时内中性粒细胞绝对值(absolute neutrophil count,ANC)及副作用(Liles et al,2000)无差异。尽管Liles及其团队在之前的研究中使用的G-CSF剂量为450μg,但目前临床上G-CSF包装为480μg,且尚无两者疗效比较的数据。

G-CSF联合地塞米松的动员方案还影响粒细胞动力学,且皮下注射较静脉滴注给药可获得更高的ANC(stroncek et al,2002)。

粒细胞采集程序

红细胞和粒细胞具有相似的密度和沉积速率,导致在离心过程中分离困难。使用沉降剂如羟乙基淀粉(hydroxyethyl starch,HES)可提高分离率,还可提高粒细胞采集量(Iacone et al,1981)。HES可以使红细胞形成缗钱状,在离心过程中红细胞的沉降率更高和血浆上浮力更大，提高分离效率(Lee et al,1995)。HES 分为高分子量和低分子量，均已被证明具有相同的安全性(Strauss et al,1986;Strauss et al,1987)，但低分子量 HES 具有快速排出体外避免体内蓄积的优点。尽管低分子量 HES 具有以上优点，但1项对照研究表明应用高分子量 HES 时中性粒细胞得率更高(Lee et al,1995)。由于 HES 具有等体积膨胀性，会增加肾功能受损、脓毒血症和高危出血等严重疾病的死亡率，需要进行透析治疗(FDA,2013)(见患者血液成分单采治疗常见并发症讨论部分)。因此，有肾脏疾病的粒细胞捐献者应谨慎采集。

粒细胞捐献者注意事项

目前单采粒细胞中除了含粒细胞，还有血小板和一定量红细胞。捐献者血细胞比容通常在粒细胞采集后下降 7%(Hester et al,1995)。这种下降不仅是由于红细胞的丢失，而且是由于单采过程中使用的 HES 膨胀引起的稀释效应。血小板计数每次采集后通常下降 22%，与单采血小板下降量一致(Hester et al,1995)。此外，由于上述稀释效应的存在，捐献者应用 G-CSF 时血小板计数下降(Bensinger et al,1993)。通常健康粒细胞捐献者使用 G-CSF10 天，血小板计数在第 8 天开始下降，第 10 和第 11 天出现显著差异。这种现象的机制目前尚未确定，原因可能是血小板分布改变、血小板生成减少或血容量增加(korbling,1998)。此外，使用 G-CSF 后血小板计数恢复时间延长，干细胞捐献者需要 7～10 天，而血小板捐献者仅需 4～6 天(Stroncek et al,1996b)。

G-CSF 和糖皮质激素可引起其他副作用，常见副作用见表 37-2。90%异基因外周血造血干细胞(hematopoietic progenitor cell,HPC-A)捐献者应用 G-CSF 动员后，会出现这些副作用(stroncek et al,1996)，通常较轻，可对症治疗，例如与 G-CSF 剂量相关的骨痛和头痛(Stroncek et al,1996a;Murata et al,1999)，可使用止痛药有效缓解。恶心和呕吐在女性中更常见，头痛在 35 岁以下的人群中更为普遍(Murata et al,1999)。G-CSF 动员后偶尔会出现严重并发症，包括脾破裂、过敏、急性虹膜炎、边缘性角膜炎、痛风性关节炎、自身免疫性甲状腺炎、类风湿关节炎发作、血栓形成、多形性红斑、急性肺损伤和毛细血管渗漏综合征(Korbling,1998;Volk et al,1999;Azevedo & 表 ak,2001;Arimura et al,2005;Tigue et al,2007;Veerappan et al,2007)。捐献者/患者都存在并发症和疾病恶化的可能，因此，不论是采集粒细胞还是外周血造血干细胞，都应对这些并发症和疾病评估后决定是否捐献(表 37-3)。

G-CSF 的短期影响轻微，长期影响不确定。备受关注是受血者发生脊髓发育不良或慢性髓细胞性白血病的可能性增加(Korbling,1998;Volk et al,1999)，这是因为先天性中性粒细胞减少症的患者在长期接受 G-CSF 治疗后有 10%～15%的患者转化为白血病(Bonilla et al,1994)。此外，研究证实正常捐献者在接受 G-CSF 诱导后出现少量四倍体髓系细胞(Kaplinsky et al,2003)，用药后 265 天内出现暂时性非等位基因复制和持久性非整倍体(Nagler et al,2004)，发生异常 DNA 松弛和 DNA 从头合成(Shapira et al,2003)以及基因表达的改变(Hernandez et al,2005;Amariglio et al,2007)。这些发现与血液系统恶性肿瘤的情况相似。

表 37-2 粒细胞动员用药的短期副作用

动员方式	副作用
糖皮质激素	头痛 潮红 失眠 兴奋 心悸 上腹泛酸 高血糖
G-CSF	骨痛 肌痛 关节痛 头痛 发热 寒战 肠胃不适 胸部疼痛 水肿 疲劳

数据来自 Volk EE,Domen RE,Smith ML:An examination of ethical issues raised in the pretreatment of normal volunteer granulocyte donors with granulocyte colony stimulating factor, *Arch Pathol Lab Med* 123:508-513, 1999.

G-CSF:细胞集落刺激因子

表 37-3 用于粒细胞动员药物的禁忌证

动员方式	禁忌证
糖皮质激素	高血压 糖尿病 消化性溃疡疾病
G-CSF	炎症性疾病 痛风 血栓形成的危险因素

Data from Korbling M:Effects of granulocyte colony stimulating factor in healthysubjects, *Curr Opin Hematol* 5:209-214,1998 and Technical Manual Committee, Roback JD, Combs MR, et al, editors: *Technical manual*, ed 16, Bethesda, Md, 2008, AABB.

G-CSF 粒细胞集落刺激因子

预计经 G-CSF 动员与未动员者相比，白血病发病率增长超过 10 倍达 0.05%以上，要证实该结论至少需要对 2000 名 G-CSF 动员的捐献者进行 10 年以上的研究(Pamphilion et al,2008)。两家机构公布的数据满足上述要求：欧洲骨髓移植登记处统计了 1990—2003 年之间未动员和动员的 HPC-A 捐献者的数据，28 134 名骨髓捐献者中 9 名(0.032%)患血液系统恶性肿瘤，16 432 名经动员的 HPC-A 捐献者中 5 名(0.030%)患血液系统恶性肿瘤(Grupp et al,2006)。国家骨髓库(The National Marrow Donor Program,NMDP)统计了 1997—2007 年之间 4015 例健康的非血缘异基因捐献者的数据，确定了 20 例恶性肿瘤，其发生率与美国年龄标化后的成人癌症发病率一致，然而无血液系统恶性肿瘤病例(Confer & Miller,2007)。尽管这些结果使人欣慰，但是接受 G-CSF 诱导的捐献者应在用药前给予知情同意，采用适当的审核制度，以确保在这个非 FDA 批准项目中合理使用 G-CSF。

长期类固醇使用会出现一系列并发症，如后囊下白内障(posterior subcapsular cataract，PSC)，短期类固醇动员粒细胞捐献者不会出现该并发症，然而事实也可能并非如此。1 个单中心双盲研究比较了 9 例单采血小板捐献者和 11 例粒细胞捐献者发生白内障是否与捐献者的年龄、性别以及捐献数目相关(Ghodsi & Strauss，2001)，两组间未使用类固醇的捐献者白内障发生率相同，但使用类固醇的粒细胞捐献者 PSC 发生率高(5/22vs 0/18；$p = 0.040$)(Ghodsi & Strauss，2001)。随后的多中心研究分析了 89 例粒细胞捐献者和 89 例对照者(Burch et al，2005)的情况，平均捐献量为 13 个单位(范围：5~39)，6 例粒细胞捐献者和 4 例对照者经眼科检查证实患 PSC，尽管只有粒细胞捐献者存在双侧 PSC，但无显著差异(Burch et al，2005)，这一研究结果表明白内障的形成不应成为粒细胞捐献者的顾虑。

捐献者红细胞单采术

单采红细胞优点

1 个或相当于 2 个单位的红细胞均可通过单采技术采集，双人份红细胞采集的优缺点见框 37-2。

框 37-2 双人份单采红细胞的优缺点

优点

与全血捐赠相比，供者发生副反应比例降低(Benjamin et al，2009)

对所需的血型可以更好的管理(Benjamin et al，2009)

红细胞的剂量标准化(Moog，2013)

成分的一致性和质量更好控制(Benjamin et al，2009)

减少供体暴露的风险(Moog，2013)

缺点

对捐献者最低体重、身高、血红蛋白和血细胞比容有严格要求(Benjamin et al，2009)

献血间隔较长(Benjamin et al，2009)

枸橼酸毒性和设备相关并发症(Benjamin et al，2009)

红细胞制剂要求

美国血库和输血服务标准委员会规定单采红细胞平均血红蛋白>60g 或体积达到 180ml。此外，至少有 95%的单采红细胞中血红蛋白>50g 或体积达到 150ml(Standards Committee of the AABB，2014)。单采少白细胞红细胞平均血红蛋白>51g 或体积 153ml，至少有 95%的单采少白细胞红细胞血红蛋白>42.5g 或血细胞比容达到 128ml(Standards Committee of the AABB，2014)。FDA 没有规定单份或双份单采红细胞的产品要求，但是强调了 95%单采红细胞制剂必须符合预期或目标 RBC 体积和设备操作手册中规定的其他目标参数(Division of Blood and Blood Products，Center for Biologics Evaluation and Research，2001)。FDA 还规定了这种验证和测试是如何进行的，首次连续检测 100 袋红细胞，而后每月至少 50 袋，包括单份和双份红细胞制剂。如果一个采集中心采集的红细胞少于 50 袋，所有红细胞必须进行检测(Division of Blood and Blood Products，Center for Biologics Evaluation and Research，2001)。

单采红细胞捐献者要求

异体单采红细胞捐献者必须符合 FDA 和 AABB 规定的全血捐献标准，还需满足设备操作手册的其他标准(Division of Blood and Blood Products，Center for Biologics Evaluation and Research，2001)。

FDA 和 AABB 没有规定双份单采红细胞捐献者的最低血红蛋白值及血细胞比容，只要求采集中心按照仪器参数进行采集(Division of Blood and Blood Products，Center for Biologics Evaluation and Research，2001；Standards Committee of the AABB，2014)。然而，FDA 要求对血红蛋白和血细胞比容进行定量检测(Division of Blood and Blood Products，Center for Biologics Evaluation and Research，2001)，因此硫酸铜方法不能用于双份单采红细胞捐献者的检测。

AABB 限制了红细胞采集的总体积，采集后捐献者血细胞比容不能低于 30%，血红蛋白不低于 10g/dl(Standards Committee of the AABB，2014)。FDA 没有特别限定，但要求按照仪器生产商建议的参数进行采集(Division of Blood and Blood Products，Center for Biologics Evaluation and Research，2001)。

采集红细胞的量决定了捐献间隔时间，捐献单份红细胞需间隔 8 周。也有例外，如捐献单采血小板中提到的，同时捐献血小板或血浆加血小板，要求采集的红细胞体积小于 100ml(Division of Blood and Blood Products，Center for Biologics Evaluation and Research，2001)。捐献两份红细胞需间隔 16 周，在此期间不允许单采或手工采集(Division of Blood and Blood Products，Center for Biologics Evaluation and Research，2001)。

如果一个捐献者采集时被中断，未达到采集量，FDA 规定依据初次采集量和继续采集量的总和确定间隔时间，见表 37-1(Division of Blood and Blood Products，Center for Biologics Evaluation and Research，2007)。

单采红细胞捐献者注意事项

人们最关心的是捐献双份单采红细胞后，其献血反应是否比采集全血更多。Benjamin 等比较了 26 个血液中心 4 348 686 名全血捐献者与 206 570 名双份红细胞捐献者的数据，发现轻度献血反应的风险与年龄相关，年龄大于 20 岁献血反应多，年龄小于 20 岁献血反应少(Benjamin et al，2009)。血肿和枸橼酸盐反应在双份红细胞单采中更常见，而血管迷走神经反应、意识丧失和动脉穿刺并发症则在全血采集中更为常见(Benjamin et al，2009)。单采双份红细胞时发生的枸橼酸盐反应在输注生理盐水或减慢血浆回输后 5~10 分钟内可恢复(Moog，2013)。在所有年龄段的捐献者中，与全血采集组比较，单采双份红细胞组严重并发症较少见(10.2/10 000 vs 14.3/10 000 次；比值比 0.71；置信区间，0.32~0.89)(Benjamin et al，2009)。这些结果表明单采双份红细胞对年轻捐献者的影响小，但他们捐献全血时更易发生献血反应。单采双份红细胞整体的副反应率较低，采集后需进行等体积的生理盐水输注。此外，单采双份红细胞时采集量应严格控制，全血采集时根据捐献者血细胞比容和血容量决定采集量(Moog，2013)。

另一个值得关注的是，单采双份红细胞捐献者比全血捐献者更易缺铁，尤其是对年轻的捐献者，原因是他们铁的储备量较低，且处于身体快速生长阶段需要更多铁（Benjamin et al，2009）。Radtke 等（2004）研究发现与对照组相比，单采双份红细胞捐献者每日补充铁量与更高、更稳定的铁蛋白和血红蛋白水平相关，红细胞捐献者血红蛋白和铁平衡的最佳优化筛选条件还需进一步调查。

多种成分单采

目前的仪器可以从同一捐献者中采集不同组合的血液成分，使捐献者各种血液成分得到充分利用。例如，由于 AB 型捐献者红细胞使用频率较低，经常放置失效，应从 AB 型捐献者最大限度单采血浆而不采集红细胞。因 O 型血浆充足，对于 O 型 RH 阴性或阳性的捐献者适宜单采双份红细胞而非血浆。单采各种成分组合见框 37-3。值得一提的是，单种成分捐献标准和频次的各项规定，也适用于多成分采集。例如，捐献者进行单采双份红细胞与血浆时必须满足两者相应要求。这将包括观察红细胞（表 37-1）和血浆总量的损耗（见下文关于血浆捐献的讨论）。

框 37-3　血液制剂多份组合采集

红细胞和血浆
单份红细胞和血小板
单份红细胞、血浆和血小板
双份红细胞
双份血小板或三份血小板
单份血小板和单份或双份血浆
双份血小板单份血浆
双份血浆或三份血浆

单采造血干细胞

单采造血干细胞优点

单采造血干细胞（HPC-A）从 20 世纪 80 年代发展起来，逐渐取代了骨髓造血干细胞采集。与骨髓造血干细胞采集相比，捐献者更容易接受单采造血干细胞，因为它是一个不需要全身麻醉可在门诊进行的操作，且更加经济、方便、安全，捐献者恢复迅速，无骨髓采集时的暂时性行动不便及痛苦（Winters，2009；Tanhehco et al，2013）。移植时采用外周血 HPC 比骨髓 HPC 造血及免疫功能恢复更快，且白细胞和血小板可提前一周植入成功（Winters，2009）。这意味着患者接受免疫抑制天数减少和异体血液成分输注量减少（Moog & Muller，1998；Bensinger et al，2001）。此外，当骨髓有恶性肿瘤或盆腔放疗不能采集骨髓 HPC 时，可采集外周血 HPC 进行自体移植（Tanhehco et al，2013）。

HPC-A 与骨髓造血干细胞采集相比有许多优势，但它也存在缺点，包括使用动员剂可能产生的副作用、采集时间长、移植时输注血液成分较多、常需建立中心静脉通路及其伴随的风险和并发症（Lee & Klein，1995）。此外，HPC-A 导致异体移植中慢性移植物抗宿主病（Graft versus-host disease，GVHD）发病率更高（duhrsen et al.，1988；Brown et al，1997）且 GVHD 常对采用标准的治疗无效（Flowers et al，2002）也还存在争议，这可能是因为单采外周血造血干细胞比骨髓造血干细胞含有更多的 T 细胞。然而，许多外周血 HPC 移植的患者干细胞植入更易存活，其益处大于 GVHD 的风险。

自体造血干细胞与异体造血干细胞采集

由于最初 HPC 的动员剂为化疗药物，因此仅限用于自体移植，在霍奇金淋巴瘤（Hodgkin lymphoma，HL）、非霍奇金淋巴瘤（non-Hodgkin lymphoma，NHL）和多发性骨髓瘤（multiple myeloma，MM）的患者中限制使用。随后 HPC 用于治疗白血病的移植（Lee & Klein，1995；Gillespie & Hillyer，1996；Moog & Muller，1998）。鉴于目前动员剂已不依赖化疗药物即可获得，HPC-A 也用于异基因造血干细胞的捐献。

造血干细胞剂量

HPC 移植成功的一个重要因素是 HPC 的输注剂量。然而，目前还没有准确的 HPC 计数方法。表 37-4 比较了估算 HPC 剂量的不同方法。

表 37-4　用于检测 HPC 方法的比较

	MNC	CFU-GM	CD34+细胞计数
最小植入剂量	$(6.0\sim6.5)\times10^8$ MNC/kg	$(0.5\sim2.0)\times10^5$ CFU-GM/kg	2.5×10^6 CD34+/kg
和 HPC 计数的相关性	降低	升高	升高
检测难度	简单	有难度	简单
检测时间	快速（数小时）	缓慢（两周）	快速（数小时）
实验室标准化	简单	有难度	有难度

CFU-GM，粒-巨噬细胞集落形成单位的群体；MNC，单个核细胞计数

数据来自 Kessinger（1989，1995）；Bender JG，To LB，Williams S，et al：Defining atherapeutic dose of peripheral blood stem cells，*J Hematother* 1：329-341，1992；Lee JH，Klein HG：Collection and use of circulating Hematopoietic progenitor cell，*Hematol Oncol Clin North Am* 9：1～22，1995a；Bensinger（1995）；and Korbling M，Huh YO，Durett A，et al：Allogeneic blood stem cell transplantation：peripheralization and yield of donor-derived primitive Hematopoietic progenitor cell（CD34+Thy-1dim）and lymphoid subsets，and possible predictors of engraftment and graft-versus-host disease，*Blood* 86：284～2848，1995

众所周知，HPC 是在血液单核细胞成分中发现的，因此单个核细胞（mononuclear cell，MNC）计数可作为判断停止 HPC 采集的一个指标。另一种测量 HPC 剂量的方法是评估软琼脂培养基上粒细胞-巨噬细胞集落形成单位（colonyforming unit granulocyte-macrophage，CFU-GM）。

最后一种广泛使用的检测 HPC 剂量的方法是产品中

CD34+细胞计数。因为 HPC 为 CD34+细胞的一个亚群，CD34+细胞计数优于 MNC 计数，是 HPC 剂量测定的一个更好指标，并与 CFU-GM 结果一致(Lee & Klein，1995)。

一些研究表明，只有植入一定量的造血干细胞(最小数目 CD34+细胞/kg)才能移植成功，但植入过多细胞将会增加 GVHD 发生的风险(Zaucha et al，2001；Heimfeld，2003)。Zaucha 等(2001)发现在异体移植中 CD34+细胞>8×10^6/kg，患者发生慢性 GVHD 风险更高。一些学者认为 CD34+细胞移植所需的剂量可能与采集过程中 HPC 采集的数目相关(Smolowicz et al，1999)，并且在多次采集 CD34+细胞时需要较大量的富集，这主要是因为研究发现在多次采集过程中 CD34+细胞亚群发生了改变(Smolowicz et al，1999)。

造血干细胞动员

早期虽成功从外周血中获得造血干细胞，但需要耗费大量人力与物力。外周血干细胞中仅占骨髓中 CD34+细胞的 10%(Lee & Klein，1995)，这意味着当在未使用动员剂采集 HPC 时，要达到足量的造血干细胞需多次采集，例如有研究报道需 12 次采集(Moog & Muller，1998)。外周造血干细胞可以从骨髓中动员，为获得治疗剂量 HPC 的单采过程将更为简化。化疗药物、细胞因子或两者结合，可用于骨髓造血干细胞动员(Lee & Klein，1995；Gillespie & Hillyer，1996；Moog & Muller，1998)。化疗药物和细胞因子的动员效果是相互独立的，相比单独使用，联合使用动员效果更佳、采集量更大。表 37-5 比较了三种动员剂的效果，图 37-2 总结了动员剂的作用机制，之后将进行详细讨论。最初作为动员剂应用的是化疗药物。在动员期间造血功能增强，外周血 HPC 细胞数量急剧增加(表 37-5)，这不但可以有效采集 HPC-A 而且降低患者的肿瘤负荷。化疗药物用作动员剂仅限于自体移植。细胞因子如 G-CSF、粒细胞-巨噬细胞集落刺激因子 granulocyte-macrophage colony stimulating factor GM-CSF)能够显著增加外周血中 HPC 量，且具有毒副作用时间短的优点(图 37-2)。

表 37-5 不同动员方式的比较

方案	HPC 浓度达峰值时间	相较稳定状态下 HPC 的增幅
化疗	化疗完成后第 14 天	5~15 倍
细胞因子(G-CSF 和 GM-CSF)	细胞因子治疗启动后 5 天	60 倍
化疗结合细胞因子	细胞因子治疗启动后 5 天	1000 倍

G-CSF，胞集落刺激因子；GM-CSF，粒细胞-巨噬细胞集落刺激因子；HPC，造血祖细胞

数据来自 Gillespie TW，Hillyer CD：Peripheral blood progenitor cells for marrowreconstitution：mobilization and collection strategies，*Transfusion* 36：611~624，1996.

因此，G-CSF 和 GM-CSF 可用于异体造血干细胞移植的动员，其作用机制是间接地使骨髓中的 HPC 通过黏附分子结合在基质细胞上。这些分子包括在 HPC 上的 VLA-4 和 CXCR4 以及在基质细胞上的 VCAM-1 和 SDF-1。G-CSF 增加骨髓中性粒细胞的数目，接下来中性粒细胞衍生的蛋白水解酶如弹性蛋白酶和 MMP-9 也会增加。这些酶分解 VCAM-1 和 SDF-1，导致 HPC 从基质细胞中释放，进入外周血液循环(Lapidot & Petit，2002)(图 37-2)。总之，CD34+细胞增加的幅度和 CD34+细胞

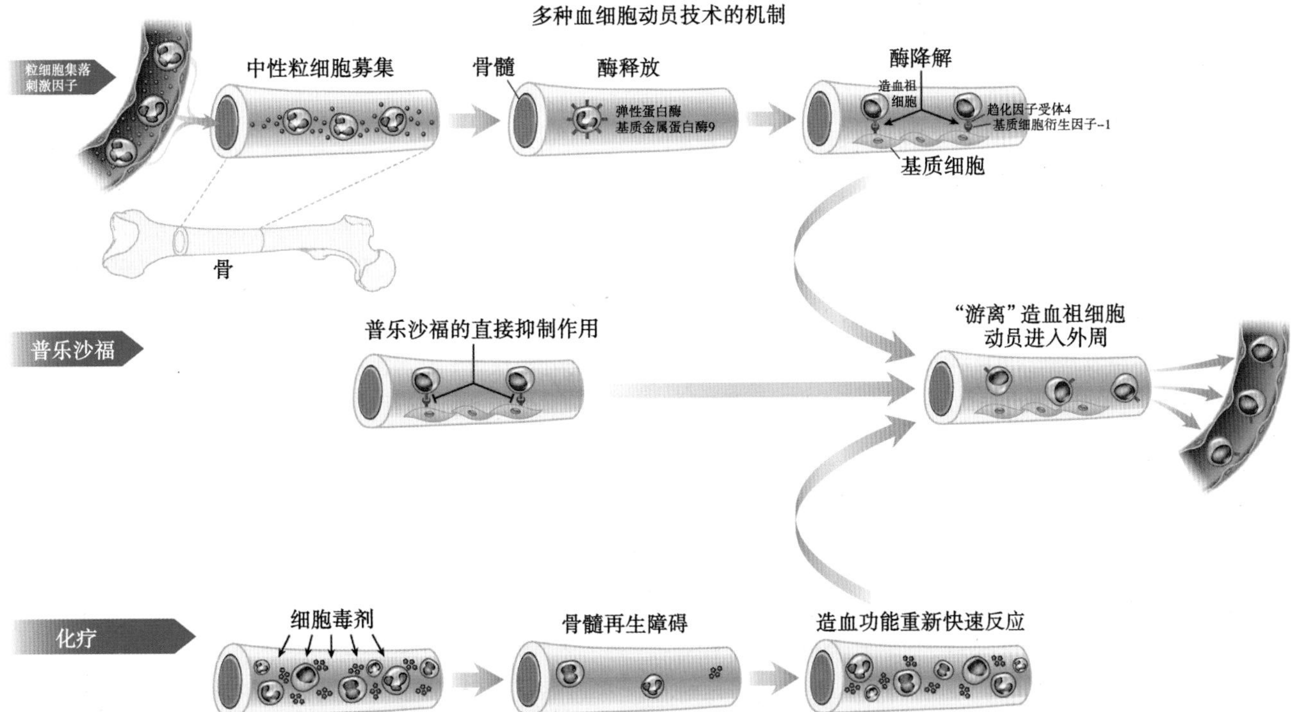

图 37-2 不同动员技术的作用机制。G-CSF、普乐沙福和化疗药物都有不同的作用机制，然而，它们共同的最终途径都是将造血祖细胞释放到外周血中(图片来自 Paul Honermann，科学插画家，梅奥诊所，罗切斯特，明尼苏达州)

计数达到高峰的时间与G-CSF和GM-CSF相同,但在患者造血功能恢复及捐献者副作用方面存在差异。患者用GM-CSF动员比用G-CSF动员HPC在血小板恢复所需的时间更长(13天比18天)(Gillespie & Hillyer,1996)。尽管接受GM-CSF与接受G-CSF动员的捐献者有同样的副作用,但前者更为严重(Bolwell et al,1994)。2009年12月,一种新药普乐沙福被FDA批准作为NHL和MM患者HPC-A采集的动员剂,它是CXCR4抑制剂,最初被用于抗人类免疫缺陷病毒(human immunodeficiency virus,HIV)药物的研究。普乐沙福阻断HPC和间质细胞之间的相互作用,使HPC从骨髓中释放(Tanhehco et al,2013)。目前,普乐沙福被批准用于曾经用动员剂失效的患者,作为G-CSF的补充。正在进行的有关研究表明普乐沙福可能作为正常捐献者或HL患者的动员剂,但目前未被批准。普乐沙福也未被批准作为急性白血病患者的动员剂,因其既动员HPC也动员白血病细胞。然而,新的研究表明普乐沙福在治疗急性白血病中有一定效果,它是通过破坏SDF-1和CXCR4的相互作用,导致白血病细胞的增殖与黏附信号缺失,继而丧失保护性生存信号,同时使白血病细胞进入外周血更易被化疗药物杀灭(Tanhehco et al,2013)。不同动员剂动员的造血干细胞组成成分不同,也会对移植效果产生影响。微阵列分析(基因分析)表明,使用普乐沙福后,B细胞、T细胞和肥大细胞的基因表达增加,而使用G-CSF则使中性粒细胞和单核吞噬细胞的基因表达增加(Tanhehco et al,2013)。此外,相对于单独使用普乐沙福或G-CSF,联合使用对基因具有上调作用。成熟淋巴细胞成分的不同会影响所采集的造血干细胞的组成,普乐沙福会诱导产生大量成熟淋巴细胞。两个回顾性研究显示,在采集的造血干细胞中的淋巴细胞绝对值(absolute lymphocyte count,ALC)与NHL和MM患者移植后15天的ALC呈正相关,且高水平的ALC与移植后总生存率和非进展生存期相关(Tanhehco et al,2013)。

此外,许多其他抗干细胞黏附分子的细胞因子和单克隆抗体也正在被评估其动员效果,这些包括干细胞因子、Gro-β和hrPTH(Pusic & DiPersio,2008)。在健康异基因捐献者中,最佳动员剂方案是将G-CSF以10~16μg/kg的剂量分成两次皮下注射(Kroger & Zander,2002)。每日两次给药已被证明是优于单剂量给药,可能是由于G-CSF的半衰期相对较短,为3~4小时(Kroger & Zander,2002)。在动员效果较差的捐献者中,应给予较高剂量的G-CSF;然而当G-CSF剂量大于10~16μg/kg时,会发生更多的不良反应而CD34+细胞的产量并无显著提高。在自体捐献者中,无论是基础疾病还是既往治疗,动员都是复杂的。因此,在自体HPC采集中需要G-CSF剂量大于16μg/kg,如果动员效果较差时,患者需要使用化疗药物联合生长因子进行再次动员,如高剂量的生长因子G-CSF和GM-CSF的连续刺激,或使用普乐沙福(Kessinger & Sharp,2003;Pusic & DiPersio,2008;Cashen,2009)。除了这些动员剂方案,HPC在采集过程中也会被动员。通过单采HPC中动力学的研究表明,HPC活化数量高于期望值。这意味着,在这一过程中,因HPC被去除,骨髓将释放额外的HPC(Smolowicz et al,1999)。遗憾的是,尽管试图优化动员剂方案,仍有患者从外周血采集的HPC剂量不足以用于移植。大约5%~10%的患者接受非普乐沙福动员剂动员失败。在以往动员失败的案例中,当普乐沙福与G-CSF联合使用时,动员的成功率大于60%(Tanhehco et al,2013)。对于HPC采集的不利因素在框37-4列出。一些学者发现,可根据骨髓中CD34+细胞数量预测患者的动员能力,进一步决定患者应该进行外周血或是骨髓采集(Passos-Coelho et al,1995a)。

虽然动员能增加外周血中干细胞的数目,但是它对捐献者和HPC产品也有一定的副作用。在粒细胞采集的捐献者注意事项一节中将会讨论提到,G-CSF会有短期副作用,但也可能存在未知的长期副作用。虽然这些副作用可能对自体移植的原发疾病产生的风险无重要影响,但是仍须向捐献者告知使用动员剂长期风险的不确定性。G-CSF诱导和粒细胞采集后会导致血小板恢复延迟,在HPC采集中也存在同样情况(Gillespie & Hillyer,1996;Stroncek et al,1996b)。

框37-4 影响移植动员的不利因素

预动员影响因子
- 年龄>60岁
- 疾病进展
- 严重的骨髓受累
- 疾病类型(NHL)
- 以前的放疗或化疗周期数
- 化疗类型(甲氨蝶呤、来那度胺)
- 经历过失败的动员

动员后影响因子
- 4天以后CD34+细胞计数低
- 第一次采集产量低
- 白细胞计数低
- 血小板低
- 中性粒细胞减少
- 需要输注血小板
- CD34+细胞计数低

数据来自Tanhehco YC,Vogl DT,Stadtmauer EA,et al:The evolving role of plerixafor in hematopoietic progenitor cell mobilization,Transfusion 53:2314~2326,2013

在自体捐献者中,由于近期化疗导致骨髓抑制,患者常常需输注血小板。动员同时也可使血栓形成的风险增加(Lee & Klein,1995)。除了HPC动员,一些研究人员认为肿瘤细胞也可经动员进入外周血(Brugger et al,1994;Gazitt et al,1996),但此观点并未得到所有研究人员的认同(Passos-Coelho et al,1995b)。Brugger等(1994)研究强调对肿瘤细胞未浸润到骨髓的患者在化疗后1~7天进行动员,对肿瘤细胞浸润到骨髓的患者在化疗后9~16天进行动员,其肿瘤细胞会在HPC采集的时间内发生动员。Gazitt等(1996)发现MM患者浆细胞的动员发生较晚,在第5~6天,而干细胞的动员发生在第1~3天。许多观点认为,肿瘤细胞与HPC动员的差异会导致在动员早期进行单次采集优于多次采集。应该意识到的是肿瘤细胞污染确实会发生,但其对复发的影响尚不确定。

造血干细胞采集步骤

开始采集HPC时要考虑的第一件事是何时开始,异基因移植捐献者在G-CSF动员5天后开始采集,这是因为健康捐献者对G-CSF动员具有可重复效应(Kroger & Zander,2002)。对于自体移植患者,根据以下指征判断开始采集的时间点,包括髓细胞增多、单个核细胞增加(Lee & Klein,1995)、24小时内白细胞总数增加两倍(Lee & Klein,1995)、血小板计数第一次增加(Gillespie & Hillyer,1996)、开始化疗后第14天(Gillespie & Hillyer,1996)和白细胞(WBC)计数达10 000/μl(Dreger et al,1993)。Dreger等(1993)证明在白细胞计数达到10 000/μl后的第1~2天,CFU-GM可达峰值。此时开始采集可避免CFU-GM峰值的后续损失。另一种普遍的方法是采用流式细胞仪检测CD34+细胞的升高并开始HPC的采集。应谨慎看待早期文献中描述的标准,因过去缺乏检测CD34+细胞的方法(Lee & Klein,1995)。国际血液疗法和移植工程协会(theInternational Society of Hematotherapy and Graft Engineering,ISHAGE)草案(Keeney et al,1998)已作为标准化方案被广泛采用,但并非所有的机构均采用,甚至在那些已采用的机构中仍然会有一些改动(Whitby et al,2012),个体机构需确定自己的标准。

采集开始前应校正影响产品质量的因素。首先,采集HPC设备决定了产品的质量,多种设备可使用,包括Amicus(Fresenius,Lake Zurich,Ill.)、COM. TEC(Fresenius,Lake Zurich,Ill.)、COBE Spectra(TerumoBCT,Lakewood,Colo.)和Spectra Optia(Terumo BCT,Lakewood,Colo.),其特征见表37-6。另一个需要考虑的变量是整个采集过程中的全血流量,较高的流速能够得到较大的采集量和更多的HPC。然而,当捐献者/患者白细胞数目过高(大于35 000/μl),较高的全血流量却会降低CD34+细胞采集效率,并且导致其产量较低(Burgstaler & Pineda,2004;Cooling et al,2010)。虽然采集过程中血流速度会影响采集效率,但增加血液处理量可提高HPC产量。标准HPC采集过程为每次处理约1.5~3个血容量(Lee & Klein,1995)。另外,大量白细胞单采(large-volume leukocytapheresis,LVL)需要处理超过5个血容量,或超过15L(Reik et al,1997)。LVL的缺点包括完成采集过程所需的时间更长且枸橼酸盐反应发生率增加(见本章最后讨论)(Moog & Muller,1998)。在标准白细胞分离过程中,中心静脉置管血栓形成是最常见的并发症(Goldberg et al,1995),但在LVL中枸橼酸盐反应较多,在捐献者中发生率为33%(Lin et al,1995),这是因为注入了大量的枸橼酸盐抗凝剂。研究人员试图在采集步骤前通过肝素抗凝(Reik et al,1997),或者在采集过程中经静脉补充钙剂(Bolan et al,2002;Buchta et al,2003)以减少不良反应发生。

表37-6 单个核细胞采集仪器的比较

比较内容	TerumoBCT COBE Spectra	TerumoBCT Spectra Optia	Fresenius COM. TEC	Fresenius Amicus
CD34+细胞	++	++	++	++
采集效率	+	+++	+++	+++
自动化程度	+++	++	++	++
手动操作	+	+++	+	+++
灵活性	++++	++++	+	++
设备可移动性	+++	+	+	+
用于治疗和供体审批	++++	+++	++	+
在美国的程序复杂度	++	++	++	+++
体外循环量	+++	+++	暂无数据	+++
血小板损失	+	+++	+++	+++

Data from Burgstaler EA:Current instrumentation for apheresis. In McLeod BC,Szczepiorkowski ZM,Weinstein R,et al,editors. Apheresis:Principles and practice,ed 3,Bethesda,Md,2010,AABB Press,pp95-130;Reinhardt P,Brauninger S,Bialleck H,et al:Automatic interface-controlled apheresis collection of stem/progenitor cells:results from an autologous donor validation trial of a novel stem cell apheresis device,Transfusion 51:1321-1330,2011;Brauninger S,Bialleck H,Thorausch K,et al:Mobilized allogeneic peripheral stem/progenitor cell apheresis with Spectra Optia v. 5. 0,a novel,automatic interface-controlled apheresis system:Results from the first feasibility trial,Vox Sang 101:237-246,2011;Brauninger S,Bialleck H,Thorausch K,et al:Allogeneic donor peripheral blood "stem cell" apheresis:Prospective comparison of two apheresis system,Transfusion 52:1137-1145,2012;Rox JM,Wenzel F,Kobbe G,et al:Influence of high inlet flow rates on efficacy of stem cell apheresis using the Spectra Optia Apheresis System,Vox Sang 101:337,2011;and Kim SR,Choung HK,Kim DW,et al:Evaluation of a new cell separator for collection of peripheral blood CD34+ progenitor cells in pediatric patients,Transfusion 51:306-312,2011

造血干细胞捐献者注意事项

与其他单采相比,HPC捐献者有一些特殊要求,包括动员剂的使用、处理大量血液以及供受者间HLA的匹配,这使不适合进行其他单采但HLA匹配的儿童可捐献HPC(Winters,2009)。在成人HPC捐献者中,最常见的副作用与动员剂有关,约80%捐献者出现骨痛,约50%捐献者出现头痛。一般来说,儿科患者HPC副作用的发生率低,同时动员带来的副作用更低。动员相关副作用在成年患者的发生率约为80%,而在儿科患者的发生率仅15%~17.5%(Winters,2009)。与G-CSF有关的常见和罕见副作用在粒细胞采集一节中均进行了讨论。

处理大量(20~30L)血液的HPC捐献,需要建立中心静脉通路,这会使相关并发症发生率增加3倍,包括气胸、血胸、血栓形成、出血、血管损伤和感染。庆幸的是,大多数成人异基因HPC捐献者(80%~95%)可以通过外周血途径进行采集(Winters,2009)。对于儿童捐献者来说,更需要中心静脉通路,且需求与年龄成反比。研究表明,13岁以上儿童80%采用外周静脉通路采集,而6岁以下仅1%(Winters,2009)。处理大量血液的

HPC 采集另一个副作用是枸橼酸盐抗凝剂输入更多,增加了低钙血症、低镁血症、低钾血症、代谢性碱中毒的风险。枸橼酸盐中毒详见本章捐献者/患者血液成分单采常见不良反应一节。

除了常见不良反应外,G-CSF 与多种血液学参数的变化有关,包括白细胞计数增加、淋巴细胞计数增加和血小板计数减少。血小板损失较多,下降范围从 15%~50%,这取决于单采设备(Burgstaler & Pineda,2004;Kobbe et al,1997)。此外,自体外周血干细胞移植患者常采用化疗药物作为动员剂,导致血小板减少,虽然出血并发症较少见(Goldberg et al,1995),但为避免出血相关并发症,患者在采集前后仍可能需要输注血小板。

捐献者血浆单采

血浆制剂

捐献者血浆单采可得到两种血浆制剂:新鲜冰冻血浆和原料血浆。原料血浆用于后续加工衍生出其他产品的血浆,包括白蛋白、免疫球蛋白、凝血因子浓缩物和实验室试剂。新鲜冰冻血浆(fresh frozen plasma,FFP)是全血的液体组分在采集后 6~8 小时内冷冻得到。单采 FFP 的优点是,一个捐献者可采集 600~700ml 血浆,可被分成多个小包装,包装量与全血分离的 FFP 等量。另外,采集的血浆可被冻存为"大包装冰冻血浆",需大量输注 FFP 患者使用时可减少抗原暴露,如 TPE 治疗血栓性血小板减少性紫癜。单采 FFP 另一个优点是,可增加常用或者罕见血浆的采集量,如 AB 型 FFP 或 IgA 缺乏型 FFP。

血浆捐献者要求

血浆捐献者根据捐献频率不同分为"低频"捐献者和"高频"捐献者。捐献次数少于每 4 周 1 次,被称为"低频"捐献者,并且必须满足全血捐献的标准。此外,AABB 标准要求服用华法林的捐献者停药 1 周后才可捐献(Standards Committee of the AABB,2014),因其会降低维生素 K 依赖性凝血因子活性。

如果捐献次数多于 4 周 1 次,被称为"高频"捐献者,并且必须满足美国联邦法规(Code of Federal Regulations,CFR)AABB 标准(Standards Committee of the AABB,2014)。这些要求在许多方面与全血捐献相似,但在疟疾和输血传播性疾病感染后延期捐献上存在差异(CFR,2014)。此外,CFR 要求"高频"血浆捐献者捐献前测定血清总蛋白,要求其含量>6.0g/dl。捐献者每 4 个月必须进行免疫血清蛋白电泳或定量免疫扩散检测,每年进行体检(CFR,2014)。"高频"捐献者 1 周最多捐献两次,至少间隔 2 天(CFR,2014)。"低频"、"高频、多组分或单采血小板捐献者,12 个月血浆捐献总量是有限的。体重在 110~175lb 的捐献者最多可捐献 12L,体重超过 175lb 可捐 14.4L(Division of Blood and Blood Products,Center for Biologics Evaluation and Research,1995)。

血浆捐献者注意事项

单采血浆的风险与其他血液成分单采一样。此外,尤其是"高频"捐献者,其免疫球蛋白的消耗或凝血因子去除速率快于恢复而备受关注,然而对长期捐献者(Wasi et al,1991)及"高频"捐献者(Ciszewski et al,1993)的研究并不支持此观点。

治疗性血液成分单采术的适应证

治疗性血液成分单采过程,包括血液成分单采和治疗性血浆置换,虽然没有明确的科学依据,但已经广泛用于治疗多种疾病,尽管治疗性单采书籍出版不断增加,但随机对照试验的百分比逐渐降低。此外,许多可控的随机对照试验因缺乏足够的证据而不能得出明确的结论(Winters & King,2013)。血液成分单采类似于 18 世纪早期的放血疗法,两者经常被比较,在某些情况下很难确定它适用于哪些疾病和代谢紊乱。为了明确其指征,美国单采技术协会(American Society for Apheresis,ASFA)定期更新单采技术应用建议和指南(Schwartz et al,2013)。将疾病分为 4 类,见表 37-7。此外 ASFA 根据支持证据明确每个指征的推荐强度等级,见表 37-8。ASFA 最新版的疾病分类见表 37-9。

表 37-7 ASFA 单采治疗指征分类

分类	说明
Ⅰ	一线治疗方案,无论是作为主要独立治疗方案还是与其他治疗方法联合使用
Ⅱ	二线治疗方案,无论是作为主要独立治疗方案还是与其他治疗方法联合使用
Ⅲ	并非最佳治疗方案,需制订个体化的方案
Ⅳ	已有证据证明无效或有害,但评审委员会(IRB)批准后可进行

ASFA,美国单采技术协会

Data from Schwartz J,Winters JL,PadmanabhanA,et al:Guidelines on the use of therapeutic apheresis in clinical practice:evidence-based approach from the Apheresis Applications Committee of the American Society for Apheresis. The Sixth Special Issue,J Clin Apheresis 28:145-284,2013

表 37-8 ASFA 推荐等级

推荐分级	说明
1A	高质量证据强烈推荐使用,大多数情况下适用于大多数患者
1B	中等质量证据强烈推荐使用,大多数情况下适用于大多数患者
1C	低或极低质量证据推荐使用,当存在高等证据时可能会改变
2A	高质量证据弱推荐使用,根据环境、患者或社会价值观不同而有所不同
2B	中等质量证据弱推荐使用,根据环境、患者或社会价值观不同而有所不同
2C	低或极低质量证据弱推荐使用,其他方法可能同样合理

数据来自 Schwartz J,Winters JL,Padmanabhan A,et al:Guidelines on the use of therapeutic apheresis in clinical practice:evidence-based approach from the Apheresis Applications Committee of the American Society for Apheresis. The Sixth Special Issue,J Clin Apheresis 28:145~284,2013.

表 37-9 血液成分单采术治疗的疾病

疾病	血液成分单采术	ASFA 分类	ASFA 推荐等级
ABO 血型不相容的干细胞移植			
定向造血干细胞-骨髓移植(HPC-M)	TPE	Ⅱ	1B
造血干细胞单采(HPC-A)	TPE	Ⅱ	2B
急性播散性脑脊髓炎(ADEM)	TPE	Ⅱ	2C
急性脱髓鞘性多发性神经炎(吉兰-巴雷综合征)	TPE	Ⅰ	1A
静脉注射丙种球蛋白后	TPE	Ⅲ	2C
急性肝衰竭	TPE	Ⅲ	2B
老年性黄斑变性(AMD);干燥黄斑变性	双重过滤血浆单采	Ⅰ	1B
淀粉样变性	TPE	Ⅳ	2C
肌萎缩性脊髓侧索硬化症(ALS)	TPE	Ⅳ	1C
抗中性粒细胞胞质抗体(ANCA)相关急进性肾小球肾炎(韦格纳肉芽肿病)			
独立透析	TPE	Ⅲ	2C
弥漫性肺泡出血	TPE	Ⅰ	1C
透析依赖	TPE	Ⅰ	1A
抗基底膜抗体疾病(肺出血-肾炎综合征)			
独立透析	TPE	Ⅰ	1B
弥漫性肺泡出血	TPE	Ⅰ	1C
透析依赖	TPE	Ⅲ	2B
再生障碍性贫血	TPE	Ⅲ	2C
自身免疫性溶血性贫血			
温抗体型自身免疫性溶血性贫血	TPE	Ⅲ	2C
冷凝集素疾病	TPE	Ⅱ	2C
巴贝西虫病			
严重的	RCE	Ⅰ	1C
高危患者	RCE	Ⅱ	2C
烧伤休克复苏	TPE	Ⅲ	2B
严重抗磷脂抗体综合征(CAPS)	TPE	Ⅱ	2C
慢性局灶性脑炎(拉斯穆森脑炎)	TPE	Ⅲ	2C
	免疫吸附(IA)	Ⅲ	2C
慢性脱髓鞘性多发性神经炎	TPE	Ⅰ	1B
凝血因子抑制剂			
同种抗体	TPE	Ⅳ	2C
	IA	Ⅲ	2B
自身抗体	TPE	Ⅲ	2C
	IA	Ⅲ	1C
冷球蛋白血症			
症状/严重	TPE	Ⅰ	2A
症状/严重	IA	Ⅱ	2B
皮肤 T 细胞淋巴瘤			
红皮性牛皮癣	ExCP	Ⅰ	1B
非红皮病型牛皮癣	ExCP	Ⅲ	2C
扩张型心肌病(纽约心脏协会功能分级Ⅱ-Ⅳ)	TPE	Ⅲ	2C
	IA	Ⅱ	1B
家族性高胆固醇血症			
纯合子	LDL-A	Ⅰ	1A
杂合子	LDL-A	Ⅱ	1A
低血容量的杂合子	TPE	Ⅱ	1C

表 37-9 血液成分单采术治疗的疾病(续)

疾病	血液成分单采术	ASFA 分类	ASFA 推荐等级
局灶性节段性肾小球硬化症,复发	TPE	Ⅰ	1B
移植物抗宿主病			
慢性皮肤	ExCP	Ⅱ	1B
急性皮肤	ExCP	Ⅱ	1C
急性或慢性非皮肤	ExCP	Ⅲ	2B
心脏移植排斥反应			
急性细胞排斥反应的预防(ACR)	ExCP	Ⅱ	2A
ACR 治疗/复发性排斥	ExCP	Ⅱ	1B
脱敏,供者特异性人类白细胞抗原(HLA)抗体	TPE	Ⅲ	2C
抗体介导性排斥反应的治疗(AMR)	TPE	Ⅲ	2C
溶血性尿毒症综合征(HUS)			
典型的溶血性尿毒症综合征(感染相关)			
大肠埃希菌	TPE	Ⅳ	1C
肺炎链球菌	TPE	Ⅲ	2C
非典型溶血性尿毒症综合征	TPE	Ⅱ	2C
补体因子基因突变	TPE	Ⅰ	2C
自身抗体因子 H;MCP 突变	TPE	Ⅳ	1C
过敏性紫癜(HSP)			
新月体型	TPE	Ⅲ	2C
严重肾外病变	TPE	Ⅲ	2C
白细胞增多			
白细胞淤滞	白细胞单采	Ⅰ	1B
预防治疗	白细胞单采	Ⅲ	2C
高甘油三酯血症胰腺炎	TPE	Ⅲ	2C
单克隆丙种球蛋白高黏血症			
有症状	TPE	Ⅰ	1B
预防利妥昔单抗	TPE	Ⅰ	1C
免疫性血小板减少性紫癜(ITP),难治性	TPE	Ⅳ	2C
	IA	Ⅲ	2C
免疫复合物型急进性肾小球肾炎	TPE	Ⅲ	2B
免疫球蛋白 A 肾病(IgA 肾病)			
新月体型	TPE	Ⅲ	2B
慢性进行性	TPE	Ⅲ	2C
包涵体肌炎	TPE	Ⅳ	2C
	白细胞单采	Ⅳ	2C
炎症性肠病			
溃疡性结肠炎	AC	Ⅱ/Ⅲ	1B/2B
克罗恩病	AC	Ⅲ	1B
克罗恩病	ExCP	Ⅲ	2C
Lamber-Eaton 综合征	TPE	Ⅱ	2C
肝移植,ABO 血型不相容			
脱敏,活体捐献者	TPE	Ⅰ	1C
脱敏,已故的捐献者	TPE	Ⅲ	2C
体液排斥反应	TPE	Ⅲ	2C
肺同种异体移植物排斥反应			
闭塞性细支气管炎综合征	ExCP	Ⅱ	1C
抗体介导的排斥反应	TPE	Ⅲ	2C
疟疾	RCE	Ⅱ	2B

表 37-9 血液成分单采术治疗的疾病(续)

疾病	血液成分单采术	ASFA 分类	ASFA 推荐等级
多发性硬化症			
急性中枢神经系统(CNS)脱髓鞘	TPE	Ⅱ	1C
慢性进行性	IA	Ⅲ	2C
	TPE	Ⅲ	2B
重症肌无力			
中度至重度	TPE	Ⅰ	1B
胸腺切除术前预防性治疗	TPE	Ⅰ	1C
骨髓瘤肾病	TPE	Ⅱ	2B
肾源性系统性纤维化	TPE	Ⅲ	2C
	ExCP	Ⅲ	2C
视神经脊髓炎			
急性期	TPE	Ⅱ	1B
稳定期	TPE	Ⅲ	2C
过量和中毒			
毒蕈中毒	TPE	Ⅱ	2C
(蛇或蜘蛛)咬伤	TPE	Ⅲ	2C
那他珠单抗相关进行性多灶性白质脑病(PML)	TPE	Ⅲ	2C
他克莫司过量	TPE	Ⅲ	2C
其他化合物过量	TPE	Ⅲ	2C
副肿瘤性神经系统综合征	TPE	Ⅲ	2C
	IA	Ⅲ	2C
副蛋白血症多发性神经病变			
免疫球蛋白 IgG/IgA	TPE	Ⅰ	1B
IgM	TPE	Ⅰ	1C
多发性骨髓瘤	TPE	Ⅲ	2C
IgG/IgA/IgM	IA	Ⅲ	2C
与链球菌感染相关的儿童自身免疫性神经精神障碍(PANDAS);Sydenham 舞蹈症	TPE	Ⅰ	1B
寻常天疱疮	TPE	Ⅲ	2B
	ExCP	Ⅲ	2C
	IA	Ⅲ	2C
植烷酸贮积症	TPE	Ⅱ	2C
	LDL-A	Ⅱ	2C
红细胞增多			
真性红细胞增多	红细胞单采	Ⅰ	1B
继发性红细胞增多	红细胞单采	Ⅱ	1C
POEMS 综合征	TPE	Ⅳ	1C
多发性肌炎/皮肌炎	TPE	Ⅳ	2A
	淋巴细胞单采	Ⅳ	2A
输血后紫癜(PTP)	TPE	Ⅲ	2C
银屑癣	TPE	Ⅳ	2C
	AC	Ⅲ	2C
播散性脓疱	淋巴细胞单采	Ⅲ	2C
	ExCP	Ⅲ	2B
单纯红细胞再生障碍性贫血	TPE	Ⅲ	2C
妊娠期红细胞异源性免疫	TPE	Ⅲ	2C
肾移植			
①ABO 血型相容			

表 37-9 血液成分单采术治疗的疾病(续)

疾病	血液成分单采术	ASFA 分类	ASFA 推荐等级
抗体介导的排斥反应	TPE	Ⅰ	1B
组织配型不合活体肾移植患者脱敏	TPE	Ⅰ	1B
等待死亡供者肾源的高 PRA 患者肾移植脱敏	TPE	Ⅲ	2C
②ABO 血型不相容			
脱敏,活体捐献者	TPE	Ⅰ	1B
体液排斥反应	TPE	Ⅱ	1B
A_2/A_2B 供给 B,已故的捐献者	TPE	Ⅳ	1B
类风湿关节炎	TPE	Ⅳ	1B
硬皮病(进行性系统性硬化症)	TPE	Ⅲ	2C
	ExCP	Ⅲ	2B
精神分裂症	TPE	Ⅳ	1A
脓毒症伴有器官衰竭	TPE	Ⅲ	2B
镰状细胞贫血			
①急性			
卒中	RCE	Ⅰ	1C
严重胸痛综合征	RCE	Ⅱ	1C
异常勃起	RCE	Ⅲ	2C
器官衰竭	RCE	Ⅲ	2C
脾/肝隔离	RCE	Ⅲ	2C
②非急性			
预防卒中	RCE	Ⅱ	1C
预防铁过载	RCE	Ⅱ	1C
血管闭塞疼痛危象	RCE	Ⅲ	2C
围术期管理	RCE	Ⅲ	2A
系统性红斑狼疮(SLE)			
严重的(如关节炎,弥漫性肺泡出血)	TPE	Ⅱ	2C
肾炎	TPE	Ⅳ	1B
血小板增多症			
有症状的	血小板单采	Ⅱ	2C
预防性或辅助治疗	血小板单采	Ⅲ	2C
血栓性微血管病,药物相关			
吉西他滨	TPE	Ⅳ	2C
环孢素/他克莫司	TPE	Ⅲ	2C
奎宁	TPE	Ⅳ	2C
噻氯匹定	TPE	Ⅰ	1B
氯吡格雷	TPE	Ⅲ	2B
血栓性微血管病,造血干细胞移植相关,难治性	TPE	Ⅲ	2C
血栓性血小板减少性紫癜(TTP)	TPE	Ⅰ	1A
甲状腺危象	TPE	Ⅲ	2C
威尔逊病伴有暴发性肝衰竭和溶血	TPE	Ⅰ	1C

TPE,血浆置换;RCE,红细胞置换;IA,免疫吸附;ExCP,体外光分离置换术;LDL-A,低密度脂蛋白单采术;AC,吸附性细胞单采;ASFA,美国单采技术协会

见表 37-7ASFA 分类和表 37-8 推荐等级

数据来自 Schwartz J,Winters JL,Padmanabhan A,et al:Guidelines on the use of therapeutic apheresis in clinical practice:Evidence-based approach from the Apheresis Applications Committee of the American Society for Apheresis. The Sixth Special Issue,J Clin Apheresis 28:145~284,2013

表37-9中列出的疾病已经超出了本章的范围。感兴趣的读者可以参考以下三本资料：AABB出版的单采技术教科书《原理与实践》(McLeod et al,2010)；AABB出版的治疗性单采术《医师手册》(Winters & King,2013)；ASFA出版的临床单采杂志专刊中题为《临床实践中治疗性单采术的应用指南》，源于ASFA单采应用协会循证策略(第6版)(Schwartz et al,2013)。

需要注意的是，血液成分单采术并非适用于表中提及的所有疾病。同样的，ASFA并没有把适用于血液成分单采术的所有疾病进行分类。在符合Ⅲ类适应证或者尚未被归入其范围，但要求采用血液成分单采治疗时，医生则需要根据疾病的病理生理过程、医学文献中提到的证据、患者实施血液成分单采术的风险包括经济状况等方面决定是否实施(Shaz et al,2014)。我们不应该试图使用血液成分单采术治疗一切疾病或去除一切怀疑的致病因素。感兴趣的读者可以参考《如何应用ASFA颁布的治疗性单采指南》，可指导我们在碰到此类情况时做出临床决策(Shaz et al,2014)。

治疗性血细胞去除术

治疗性血小板去除术

血小板增多症

血小板增多症是指血液中的血小板数量增加，最高可达1 000 000/μl，分为原发性血小板增多症(essential thrombocythemia,ET)和继发性血小板增多症两类(表37-10)，继发性多见。继发性血小板增多症，也称为反应性血小板增多(reactive thrombocytosis,RT)，占血小板增多症的85%以上，有些患者血小板计数非常高(Sulai & Tefferi,2012)。血小板增多症的正确分类很重要，除非患有恶性肿瘤或动脉粥样硬化，继发性血小板增多症极少出现血栓形成，而原发性血小板增多症中常出现血栓(Sulai & Tefferi,2012)。研究表明，血栓形成在RT中的发生率为4%，但在ET中则高达56%(Buss et al,1994)。

表37-10 血小板增多症相关疾病

原发性	原发性血小板增多症
	原因不明的髓样化生
	真性红细胞增多症
	慢性髓细胞性白血病
继发性(反应性)	脾切除术
	急性出血
	缺铁
	慢性炎性疾病
	顽固性恶性肿瘤
	骨髓抑制后反弹

Reprinted from Buss DH, Cashell AW, O' Connor ML, et al: Omlurrence, etiology, and clinical significance of extreme thrombocytosis: a study of 280cases, Am JMed 96:247-253, 1994, with permission from Excerpta Medica, Inc

血小板增多症中血栓形成和出血事件均可出现，血栓形成多见(Sulai & Tefferi,2012)，出血性并发症包括鼻出血、牙龈出血、轻微的胃肠道和泌尿生殖道出血。动脉血栓比静脉血栓更常见，包括微血管栓塞如红斑性肢痛症，大血管血栓形成如心肌梗死，腹部大血管栓塞和大脑静脉窦血栓患者预后更差。ET患者发生血栓和出血性并发症风险因素见框37-5。

框37-5 原发性血小板增多症并发症的相关因素

血栓形成
年龄增加
血栓形成史
长期持续血小板增多
出血
血小板计数>2 000 000/μl
服用非甾体抗炎药

数据来自Cortelazzo S, Viero P, Finazzi G, et al: Incidence and risk factor for thrombotic complications in ahistorical cohort of 100 patients with essential thrombocythemia, J Clin Oncol 8:556~562, 1990; Tefferi A, Hoagland HC: Issues in the diagnosis and management of essential thrombocythemia, Mayo Clin Proc 69:651~655, 1994

NSAID，非甾体类抗炎药物

为减少并发症的发生，研究主要针对如何降低患者的血小板，方法包括药物治疗和治疗性血小板单采术。根据患者血栓出血风险高低来决定患者的治疗方式及程度。低风险患者可常规监测或服用阿司匹林治疗，而高风险患者需用细胞减少性药物治疗，羟基脲是目前临床用于细胞减少治疗的一线药物，当发生小腿溃疡时禁止使用。二线药物包括阿那格雷和α-干扰素，与阿那格雷相比，羟基脲可大大减少血栓出血事件(36次vs 55次)(Sulai & Tefferi,2012)。阿那格雷剂量依赖性症状包括头痛、心悸、腹泻及水肿。虽这些症状通过4~8周的治疗可缓解，但对某些患者是难以接受的。α-干扰素对妊娠期妇女来说较为安全，可使80%~90%患者症状缓解(Sulai & Tefferi,2012)。在高危患者中，抗血小板治疗往往与细胞减少治疗联合使用。血小板单采术作为血小板增多症患者出现临床症状时的一种临时治疗手段，将稍后讨论。

治疗性血小板单采适应证

应用药物治疗降低血小板前可先行血液成分单采，以稳定血小板增多症患者病情。血栓形成的风险与血小板数量无关，即使血小板>1 000 000/μl(Schafer,1984,1996;Buss et al,1994;Tefferi & Hoagland,1994)。血小板单采术可用于围术期患者及孕妇预防出血(Isbister,1997)。血小板单采术用于孕妇的优点不确定，因血小板计数和妊娠结局并没有相关性(Schafer,1996)。必须强调血小板单采术治疗血小板增多症疗效是暂时的，仅持续数小时到数天，因此还应同时进行药物治疗。

采集捐献者血小板的仪器均可进行血小板单采。此操作通常处理1~1.5个血容量(Baron et al,1993)，或设定采集时长如3小时(Burgstaler & Pineda,1994)。有研究比较了机采系统采集血小板的能力，Burgstaler和Pineda(1994)发现应用COBE Spectra单采血小板时，经3小时处理，可使血小板计数降低43%。因未确定血栓形成时的血小板水平，故并未明确血小板降低的目标值，只是以改善或缓解患者症状为其最终目的。

根据ASFA指南，血小板单采术对于有症状的血小板增多症患者属于Ⅱ类适应证，2C推荐等级；而对于无症状患者，预防性血小板单采术属于Ⅲ类适应证，2C推荐等级(Schwartz et al,2013)。

治疗性白细胞单采术

白细胞增多症

白细胞增多症是指因疾病引起白细胞数量极度增高,原因包括恶性和良性疾病,前者增高程度更大。白细胞增多症可导致许多症状,包括中枢神经系统白细胞淤滞引起的神经功能缺陷;肺部白细胞淤滞引起的缺氧和胸痛(Isbister,1997)。一般来说,由于白细胞的变形性较红细胞差,白细胞增多症时微血管黏附性增加,血流状态发生改变(Isbister,1997)。微血管系统阻塞可导致白细胞淤滞继而引起缺血,然而这并不能反映整体情况,白细胞计数并不一定与临床症状相关。最近研究表明,白血病细胞和内皮细胞上表达的黏附分子相互作用可导致血管阻塞和内皮损伤(Liesveld,1997;Porcu et al,2000;Stucki et al,2001)。

除了高白细胞血症的血管阻塞症状外,另一个潜在的问题是由于白细胞数量的显著增加导致肿瘤溶解综合征(Isbister,1997),通常发生在化疗初期,由于肿瘤细胞内物质大量释放,导致肾脏损害和(或)弥散性血管内凝血。

高死亡率主要发生在白细胞高于 100 000/μl 且在患者治疗的第 1 周,其死亡率远高于白细胞计数小于 50 000/μl 的患者,死亡主要原因是中枢神经系统出血(Dutcher et al,1987)。同样,肺部白细胞淤滞也与早期死亡相关(Lester et al,1985)。研究表明,与中枢神经系统白细胞淤滞患者 15.4 个月的生存期相比,肺部白细胞淤滞患者的平均生存期仅为 0.2 个月(Lester et al,1985)。与血小板增多症相同,高白细胞血症主要是治疗其原发病,如白血病。

治疗性白细胞单采适应证

与治疗性血小板单采术相同,对于白细胞增多症患者白细胞去除的目的是降低白细胞数量,以缓解症状或预防肿瘤溶解综合征。同样,白细胞单采术适用于出现白细胞淤滞临床症状的患者,也可用于治疗白细胞增高的孕妇,延长孕期直至胎儿分娩,再行化疗。再次强调,血液成分单采术仅是辅助治疗而非主要治疗方式。

明确的治疗方法是化疗,因白细胞单采术仅能暂时降低白细胞数量,故化疗应与单采术同时开始或略晚于单采术。虽然在某些患者血液成分单采术可逆转或缓解白细胞淤滞症状,但并没有证据表明白细胞数的绝对值或百分比与总生存期相关(Porcu et al,1997)。少数观察性研究表明白细胞单采术可改善疾病确诊后 2~3 周的死亡率,但并未影响此类患者的长期或总生存率(Porcu et al,1997;Thiébaut et al,2000;Giles et al,2001;Tan et al,2005)。然而,最近一项 Meta 分析发现,无论是白细胞单采术还是低剂量化疗都不会影响患者的早期死亡率(Oberoi et al,2014)。因此白细胞单采术治疗白细胞增多症,疗效尚不明确。

白细胞单采术与以往描述的粒细胞收集方法相似,使用羟乙基淀粉(hydroxyethyl starch,HES)以增强离心时细胞成分的分离,有助于白细胞的去除,粒细胞成熟时去除效果更佳,如慢性髓细胞性白血病慢性期时。处理的总血容量通常为 8~10L 或 2 个血容量(McLeod et al,1993)。据报道采用该方案可去除大约 50%~85%的白细胞(Burgstaler & Pineda,1994)。与治疗性血小板单采相同,在去除白细胞数量上无明确指标,以改善或缓解患者症状为最终目的。根据 ASFA 指南(Schwartz et al,2013),高白细胞血症伴白细胞淤滞症属于白细胞单采术的Ⅰ类适应证,1B 推荐等级;无症状的高白细胞血症属于预防性白细胞单采术的Ⅲ类适应证,2C 推荐等级。

红细胞置换

红细胞置换(red cell exchange,RCE)或治疗性红细胞单采术是细胞单采术的一种,去除患者红细胞,并用同种异体的红细胞置换。这种方法偶用于治疗疟疾和其他红细胞内的寄生虫感染,如巴贝西虫病(Powell & Grima,2002),也常用于治疗镰状细胞贫血(sickle cell anemia,SCD)。

镰状细胞贫血(SCD)

SCD 是一种常染色体隐性遗传性疾病,目前美国非洲裔新生儿中发病率为 1/500~1/200(Wayne et al,1993)。SCD 常见于撒哈拉以南、非洲西部、阿拉伯国家、地中海盆地及印度等地的人群(Davies & Roberts-Harewood,1997)。SCD 是由于血红蛋白 β 球蛋白链上第 6 位的谷氨酸被缬氨酸替代,形成镰状血红蛋白(Davies & Roberts-Harewood,1997)。这一变化降低了血红蛋白在脱氧时的溶解度,导致晶体形成并改变红细胞的形状,使红细胞膜遭到破坏。反复发作会导致不可逆的细胞镰状改变,即使未发生镰状改变,SCD 红细胞也异常黏滞,这种黏滞和红细胞镰状改变均会导致小血管堵塞、内皮损伤和血栓形成(Wayne et al,1993;Davies & Roberts-Harewood,1997)。

SCD 以慢性溶血性贫血和急性镰状细胞危象为特征,这种危象因血管堵塞梗死所致,包括疼痛、再障、脾隔离症、溶血、脑血管意外、急性胸部综合征和异常勃起等。通过纠正脱水、缺氧和酸中毒等会加重细胞镰状变的病因进行治疗,如补液、碱化血液和辅助供氧等(Wayne et al,1993;Davies & Roberts-Harewood,1997)。疼痛危象主要通过给予镇痛药或输注红细胞进行治疗。

SCD 的红细胞输注可分为 3 类:急性输血、慢性输血和 RCE。急性输血是指输注红细胞以提高携氧能力,用于治疗贫血、脾隔离症危象、再障危象、失血、急性溶血和术前准备(Wayne et al,1993)。慢性输血是指定期输注红细胞,尽可能抑制自身异常红细胞生成,使镰状红细胞比率低于 30%,主要用于治疗脑血管病和减轻血管阻塞症状,亦可用于治疗 SCD 合并肺部疾病、心脏疾病、高危妊娠及术前准备等(Wayne et al,1993)。

RCE 常用于去除含有镰状血红蛋白的红细胞,并用正常红细胞置换。RCE 目的是使患者的血细胞比容维持在 30%左右,镰状红细胞比率低于 30%(Wayne et al,1993;Davies & Roberts-Harewood,1997)。因此,红细胞残留(fraction of red cells remaining,FCR)必须通过患者的当前血红蛋白 S(hemoglobin S,HbS)百分比和目标 HbS 百分比来计算。计算公式见公式 37-6。如果患者的血细胞比容通过 RCE 有所增加,则需要通过公式 37-7 计算矫正 FCR(COBE BCT,1997)。值得注意的是,由于此类患者的镰状细胞和内皮细胞的黏附性高于正常人,因此血细胞比容增加过高时会导致氧释放减少。

预期 FCR% =(预期 HbS/当前 HbS)×100 （公式 37-6)

矫正 FCR% = 预期 FCR%(当前 Hct/预期 Hct)×100 （公式 37-7)

将这些数值与其他数值一起输入血细胞分离机,以确定该操作所需要的红细胞置换量。与其他输血方案相比 RCE 的优点见框 37-6。

框 37-6 与单纯或慢性输血相比 RCE 的优点

镰状血红蛋白数量减少,不增加血细胞比容或黏度
使用红细胞较少
和慢性输血患者相比,铁过载轻

Reprinted from McLeod BC:Introduction to the third special issue:Clinical applications of therapeutic apheresis,J Clin Apheresis 15:1~5,2000, with permission of Wiley-Liss,Inc,a subsidiary of John Wiley & Sons,Inc.

急性胸痛综合征是一种以呼吸道症状、胸腹痛为特征的危象,胸片呈浸润阴影,胸部查体异常。其病因复杂,有潜在的感染,缺氧导致肺内小血管堵塞,引起肺动脉栓塞(Davies & Roberts-Harewood,1997)。急性胸痛综合征在 SCD 患者发病率为 20%~50%,死亡率为 2%~14%,成年人死亡率较高,反复发作可导致慢性肺部疾病(Wayne et al,1993)。治疗包括补液、吸氧和抗生素治疗。应用 RCE 去除镰状细胞以改善症状(Wayne et al,1993)。

异常勃起是带有疼痛的持续勃起,因海绵体内镰状细胞阻塞血管引起。与脱水和酸中毒相关,治疗采用吸氧、补液和药物镇痛(Wayne et al,1993)治疗。SCD 患者中有 40%成年男性和 6%青少年男性发生异常勃起,超过 6 小时的异常勃起称为暴发性异常勃起,应进行手术或 RCE 治疗。如不及时治疗,大部分患者将发生阳痿(Davies & Roberts-Harewood,1997)。尽管 RCE 是治疗异常勃起的有效方法,但存在一定风险。据报道,在一些接受 RCE 治疗的患者中出现 RFPEN 综合征的神经系统症状,RFPEN 综合征是指与镰状细胞病、异常勃起、红细胞置换和神经病学事件相关的综合征。其症状有头痛、癫痫,癫痫严重发作时需要呼吸机支持,该症状是由于血细胞比容突然增高导致脑血流量减少所致,阴茎消肿时释放血管活性物质也有一定的作用。积极治疗有助于神经系统恢复(Siegel et al,1993)。接受 RCE 治疗的异常勃起患者应观察有无 RFPEN 综合征的精神症状。

卒中是 SCD 常见的极其严重的并发症,20 岁左右患者发病率为 11%(Adams et al,1998)。STOP 试验和 STOP Ⅱ试验表明慢性红细胞输注可预防 SCD 儿童首次卒中的发生(Adams et al,1998;Adams & Brambilla,2005),STOP 试验中,将经颅多普勒筛查具有卒中高风险的 130 名儿童随机分为两组,一组为标准治疗组,一组为每 3~4 周接受慢性红细胞输注或 RCE。标准治疗组 11 例患者出现卒中,输血组仅有 1 例(Adams et al 1998)。结果表明红细胞输注可极大降低儿童首次卒中的风险,STOP 试验提前结束。

STOP Ⅱ试验对 SCD 患者应多长时间进行输血治疗进行了探讨。患有 SCD 的儿童有很高的卒中危险,将已经接受了 30 个月或更长时间的红细胞输注且多普勒结果正常的患者随机分为两组,一组为继续输血治疗,一组为停止输血治疗。经多普勒检查认为具有卒中高风险的 14 名患者及 2 名卒中患者提前停止输血,经多普勒检查无卒中风险或脑卒中患者仍然继续接受慢性输血治疗,因此 STOP Ⅱ试验也提前停止。从末次输血到经多普勒检查认为具有卒中高风险或卒中时,平均为 4.6 个月(Adams & Brambilla,2005)。治疗时应权衡 SCD 患者卒中风险与慢性输血风险的利弊,慢性输血风险包括铁超负荷、同种异体免疫、输血相关传染病等。所有进行慢性输血的 SCD 患者,通过输血管理可减少输血相关风险,如通过对 ABO、C、D、E 和 Kell 等抗原进行配型可减少同种免疫反应。SCD 患者出现如脑血管意外、视网膜动脉闭塞、肝功能衰竭及感染性休克时进行 RCE 治疗。RCE 常用于在单纯慢性输血治疗的初始阶段降低镰状血红蛋白的比率,防止在脑血管造影时由于镰状细胞而引起的造影剂显影不佳,以及为手术做准备(Wayne et al,1993)。值得注意的是,与传统输血方案相比,RCE 在将血红蛋白提升到 10g/dl 以预防手术并发症时并无优势(Vichinsky et al,1995)。

根据 ASFA 指南,SCD 患者发生卒中属于 RCE 治疗的Ⅰ类适应证,1C 推荐等级;SCD 患者发生急性胸痛综合征、预防卒中及铁过载属于 RCE 治疗的Ⅱ类适应证,1C 推荐等级。RCE 治疗 SCD 患者的一般适应证包括原发性或继发性卒中的预防(Ⅱ类适应证,1C 推荐等级)、器官衰竭(Ⅲ类适应证,2C 推荐等级)、血管闭塞性疼痛危象(Ⅲ类适应证,2C 推荐等级)及术前管理(Ⅲ类适应证,2A 推荐等级)(Schwartz et al,2013)。

RCE 除了治疗 SCD 外,还可用于恶性疟疾或巴贝西虫病的治疗。RCE 治疗恶性疟疾属于Ⅱ类适应证,2B 推荐等级;RCE 治疗严重的巴贝西虫病属于Ⅰ类适应证,1B 推荐等级;治疗高风险、无严重症状的巴贝西虫病属于Ⅱ类适应证,2C 推荐等级(Schwartz et al,2013)。

体外光分离置换术

体外光分离置换术(extracorporeal photopheresis)也称体外光化学疗法(extracorporeal photochemotherapy,ExCP)或光分离置换术,是一种白细胞去除疗法。此过程中,用血液成分单采术采集患者少量白细胞与补骨脂素共孵育,用紫外线 A(ultraviolet A,UVA)照射后再回输至患者体内(Zic et al,1999)。这会引起疾病相关的免疫调节,刺激或抑制免疫反应。目前 FDA 仅批准该疗法用于治疗皮肤 T 细胞淋巴瘤(cutaneous T cell lymphoma,CTCL)。2006 年,美国医疗保险和补助服务中心(Centers for Medicare and Medicaid Services,CMS)扩展了 ExCP 的应用范围,不仅用于 CTCL,还可用于慢性移植物抗宿主病和急性心脏移植排斥反应的治疗。2012 年,CMS 批准 ExCP 用于以慢性排斥反应为特征的肺移植术后闭塞性细支气管炎综合征的治疗。为了涵盖此类患者,CMS 要求将其纳入一个符合特定标准的研究计划中。

体外光分离置换术适应证

皮肤 T 细胞淋巴瘤 ExCP 首次治疗的疾病是 CTCL,该病具有长期(4~10 年)的癌前阶段,此阶段以湿疹性皮肤病变为特征。随后病变进一步发展,从皮肤受损到以皮肤肿块为特征的肿瘤阶段。最后 CTCL 会发展为 Sézary 综合征的白血病阶段,此时可在外周血中发现恶性克隆 CD4+T 细胞。其诊断分期决定了生存的中位数,10 年生存率在初始斑块期为 85%,而

肿瘤期则降至 20%(Zic et al,1999)。

1987 年 Edelson 报告了 37 名接受 ExCP 的 CTCL 患者中,64%治疗有效(Edelson et al,1987)。通过对文献报道的 400 多名患者的综合分析发现,接受 ExCP 治疗的 CTCL 患者总体有效率为 55.7%,其中 17.6%的患者完全有效。患者的有效率从 1B 期(斑块期)的 64%至ⅣB 期(内脏受累)的 27.3%不等(Zic,2003)。影响 ExCP 有效性的因素见框 37-7。皮肤损伤消失的平均时间为 11 个月;早期(6~8 个月)有效的患者则持续有效(Zic et al,1999)。确诊后接受 ExCP 治疗的患者生存期为 60 个月,较化疗患者的 31 个月更长(Christensen & Heald,1991)。

框 37-7 ExCP 治疗 CTCL 最佳疗效特征

红皮病型皮肤阶段
白细胞计数<15 000/mm^3
病程短
CD8+T 细胞比例正常
免疫活性强
无淋巴结肿大或内脏疾病
外周血中存在 Sézary 细胞

数据来自 Zic JA:The treatment of cutaneous T-cell lymphoma with photopheresis,Dermatol Ther 16:337~346,2003.

CTCL,皮肤 T 细胞淋巴瘤

在 CTCL 中,ExCP 的作用机制尚未完全阐明。一般认为 ExCP 诱导机体产生 CD8+T 淋巴细胞来应对患者体内大量病理性 T 淋巴细胞克隆(Zic,2003)。通常认为经 UVA 照射后,8-甲氧基补骨脂素(8-methoxypsoralen,8-MOP)与细胞中 DNA、蛋白质和脂质发生不可逆结合,诱导细胞 HLA Ⅰ类分子数量增加,靶细胞凋亡增加。有趣的是,凋亡主要发生在淋巴细胞包括恶性 T 细胞,但却不包括单核细胞。单核细胞在低于其生理温度、采集和光照时与管壁接触,可进行选择性的基因激活和转录,使其分化为未成熟的树突状细胞(dendritic cells,DC)。新的证据表明,血小板是单核细胞到成熟树突状细胞的动力(Edelson,2014)。首先血浆纤维蛋白原覆盖 ExCP 管路内侧,使静息血小板通过 αⅡ$b\beta_3$ 受体黏附到纤维蛋白原上,接着黏附的血小板被激活并表达选择素 P,作为受体与单核细胞 PSGL-1 配体结合。活化的单核细胞可结合其他的血小板配体,被诱导成熟为树突状细胞。这些树突状细胞吞噬凋亡的恶性 T 细胞后,其 HLA Ⅰ类分子上可表达肿瘤抗原。回输 UVA 照射的 ExCP 制品中的抗原提呈细胞可激活细胞毒性 T 细胞,产生针对异常克隆 T 细胞的免疫反应(Zic,2003),这与患者 Th2 细胞向 Th1 细胞转变产生的细胞因子有关(Zic,2003)。这个治疗的有效性不是 8-MOP 的细胞毒作用或 UVA 对异常 T 细胞或肿瘤细胞的照射作用的结果,因为仅采集了 10%~15%的淋巴细胞,且只有不到 5%的皮肤 T 细胞淋巴瘤细胞被处理(Christensen & Heald,1991)。

根据 ASFA 指南,ExCP 治疗红皮性牛皮癣型 CTCL 属于Ⅰ类适应证,1B 推荐等级(Schwartz et al,2013);ExCP 治疗非红皮性牛皮癣型 CTCL 属于Ⅲ类适应证,2C 推荐等级(Schwartz et al,2013)。

移植物抗宿主病与实体器官移植排斥 慢性移植物抗宿主病(Chronic graft-versus-host disease,cGVHD)发生在 27%~50%的亲属匹配供体移植,42%~72%的非亲缘骨髓或外周血造血干细胞移植(Foss et al,2002),cGVHD 相关因素见框 37-8。

框 37-8 慢性移植物抗宿主病发生的相关因素

供者年龄较大
受者年龄较大
人类白细胞抗原(HLA)配合程度低
非亲缘供者
急性移植物抗宿主病(GVHD)史
发生同种免疫的女性供者

数据来自 Foss FM,Gorgun G,Miller KB:Extracorporeal photopheresis in chronic graft-versus-host disease,Bone Marrow Transplant 29:719~725,2002.

许多研究报道 cGVHD 时使用 ExCP(Foss et al,2002),其他治疗无效的 cGVHD 患者使用 ExCP 治疗后皮肤、口腔及内脏(肝脏)损伤均有改善。疗效与 CD4/CD8 比值正常化、NK 细胞数量减少、早期少量类固醇使用有关,疗效平均可维持 12 个月。研究发现巨细胞病毒感染率或激活未增加(Foss et al,2002)。移植后 10 个月内进行治疗的患者可能更有效。

与 CTCL 相同,ExCP 在 cGVHD 中的作用机制不明确,值得注意的是,在 CTCL 中治疗与免疫活化相关,在 cGVHD 中治疗与免疫抑制有关。血小板诱导的单核细胞成熟为 DC(在 CTCL 中讨论过)可能是 ExCP 在 cGVHD 中起效的主要原因。Edelson 提出 DC 成熟度决定了 ExCP 是否对 T 细胞有上调或下调作用(Edelson,2014)。单核细胞与 8-MOP 作用,虽然 UVA 照射不均匀,但照射效果属于正态分布。经过 UVA 强照射的单核细胞成熟期缩短转变为免疫耐受的幼稚 DC,而经过弱照射的单核细胞则转变为长效免疫刺激活性 DC。ExCP 治疗 GVHD 和器官移植排斥反应比 CTCL 起效早,幼稚的免疫抑制 DC 在早期起主导作用而成熟的免疫刺激 DC 在晚期起主导作用。ExCP 治疗 cGVHD 患者时可减弱 DC 的抗原识别和抗原提呈作用,也减少 DC 数量。相反 CD8+T 细胞刺激减少,通过抑制 Th2 细胞因子的分泌使从 Th1 反应转换为 Th2 反应(Foss et al,2002)。其结果是减少 T 细胞引起的同种异体免疫反应。

与 cGVHD 相似,慢性器官排斥反应属于同种异体反应 T 细胞紊乱。ExCP 同样被用于治疗心脏、肺脏、肾脏和肝脏的移植排斥反应。文献报道,在心脏移植中,使用 ExCP 治疗可在组织学上逆转 89%的排斥反应,且无副作用。其他移植类型中也曾报道了相似的比率(Dall'Amico & Murer,2002)。

根据 ASFA 指南,ExCP 治疗慢性皮肤 GVHD 属于Ⅱ类适应证,1B 推荐等级;治疗急性皮肤 GVHD 属于Ⅱ类适应证,1C 推荐等级。心脏同种异体移植排斥反应的治疗取决于是由体液免疫引起(Ⅲ类适应证、2C 推荐等级)还是细胞免疫引起(Ⅱ类适应证,1B 推荐等级)。心脏同种异体移植物排斥反应的预防属于Ⅰ类适应证,1A 推荐等级。ExCP 治疗除了皮肤和心脏以外的其他器官的 GVHD,无论是急性还是慢性,都属于Ⅲ类适应证,2C 推荐等级(Schwartz et al,2013)。

其他疾病 使用 ExCP 治疗其他疾病见表 37-11。几乎大部分上述疾病都有一个共同点,即 T 细胞同种异体免疫反应或自身免疫反应。其中一些疾病已经被 ASFA 指定类别和推荐等级,读者可参考表 37-9。

表 37-11 已报道的 ExCP 治疗有效的疾病

疾病分类	具体的例子
恶性肿瘤	皮肤 T 细胞淋巴瘤(CTCL)
移植物抗宿主病(GVHD)	黏膜与皮肤的移植物抗宿主病 肝脏移植物抗宿主病
器官排斥	心脏 肾脏 肺脏
自身免疫性疾病	系统性红斑狼疮 类风湿关节炎 幼年性皮肌炎 寻常型天疱疮 获得性大疱性表皮松解症 克罗恩病 银屑病 硬皮病
传染性疾病	慢性莱姆关节炎 艾滋病相关综合征(ARC)
其他疾病	严重的过敏性皮肤炎 银屑病 肾源性系统性纤维化

数据来自 van Iperen HP, Beijersbergen van Henegouwen GM: Clinical and mechanistic aspects of photopheresis, J Photochem Photobiol B39:99~109,1997; Zic JA, Miller JL, Stricklin GP, et al: The North American experience with photopheresis, Ther Apher 3:50~62,1999; Mathur K, Morris S, Deighan C: Extracorporeal photopheresis improves nephrogenic fibrosing dermopathy/nephrogenic systemic fibrosis: Three case reports and review of literature, J Clin Apher 23:144~150,2008; and Schwartz J, Winters JL, Padmanabhan A, et al: Guidelines on the use of therapeutic apheresis in clinical practice: Evidence-based approach from the Apheresis Applications Committee of the American Society for Apheresis. The Sixth Special Issue, J Clin Apheresis 28:145~284,2013

体外光分离置换术

ExCP 治疗使用 UVAR XTS 或者 CELLEX 治疗系统(Therakos, Inc., Exton, Pa.),但 UVAR XTS 系统在 2016 年停止使用。UVAR XTS 是通过静脉穿刺采集 125~225ml 全血至 Latham 离心机分离杯,再进行成分分离,肝素或枸橼酸葡萄糖作为抗凝剂。将白膜层留在收集袋中,剩下的血液成分回输给患者。因为 Latham 为间歇式离心机,经 12ml 离心杯 6 个循环或 22ml 离心杯 3 个循环,从采集的全血中收集单个核细胞(mononuclear cells, MNC),制成 270ml 悬液,其中包括 80ml 血浆,90ml 生理盐水和 100ml MNC。采集完成后,将 8-MOP 添加到收集袋中,然后 MNC 悬液通过光敏化室。光敏化室是由两块透明的亚克力板中间夹着一个弯曲管路组成,亚克力板毗邻 UVA 光源,可照射管路中含有 8-MOP 的白膜层。MNC 悬液被照射 30 分钟后回输给患者。CELLEX 装置的操作与 UVAR XTS 基本相同,收集白膜层、加入 8-MOP、UVA 照射后回输给患者。CELLEX 与 UVAR XTS 的区别在于它是一种连续流动设计,可双针或单针采集,其蠕动泵与气动泵不同,也只有一个离心杯。这些改变使 CELLEX 体外循环量小于 UVAR XTS(CELLEX 216~266ml vs UVAR XTS 220~620ml),采集时间短(CELLEX 1.5 小时 vs UVAR XT 3 小时)。此外,CELLEX 操作更加灵活(Burgstaler, 2010)。这使以前不能接受治疗的患者,包括儿科患者,现在也可以接受 ExCP 治疗。典型的 ExCP 治疗 CTCL 方案是每 4 周连续治疗 2 天(Christensen & Heald, 1991),随着患者症状的改善,治疗间隔延长,直至不需 ExCP 治疗。对于其他适应证,治疗频次不同,读者可参考 ASFA 指南中的附录信息(Schwartz et al, 2013)。

该系统主要是将全血分离为血浆和白膜层后经 UVA 光照使得 8-MOP 光敏化。白细胞单采制剂中如存在大量的红细胞会吸收或反射 UVA,导致光敏化失败,因此单采白细胞中血细胞比容应<7%(Zic et al, 1999)。同样的,血浆容量也不能过多,过多的血浆会稀释白细胞,导致通过光照室的白细胞减少(Zic et al, 1999)。

ExCP 治疗的并发症是光敏感性增加同时可能引起白血病。接受 ExCP 治疗的患者对阳光也敏感(Knobler et al, 1993),治疗后 24 小时内患者应避免直接或间接接触阳光,使用防晒霜以及佩戴紫外线防护眼镜保护皮肤和眼睛等。ExCP 治疗后另一个可能的并发症是由于 8-MOP 的光敏化导致 DNA 损伤突变,理论上可将存在 DNA 损伤且仍具有分裂能力的细胞回输给患者,可能引发血液系统恶性肿瘤。虽然未找到证据来支持这一论点,但是理论上仍存在风险性(van Iperen et al, 1997)。

治疗性血浆置换

血浆置换作用机制

血浆置换(plasma exchange)对多种疾病治疗有效,其机制为通过去除血液中的病理成分(如巨球蛋白血症中的 IgM)再用献血者的血浆来置换患者血浆中的病理成分(如用新鲜冰冻血浆作为治疗血栓性血小板减少性紫癜的置换液,去除患者血浆中的 vWF 因子裂解蛋白酶)来达到治疗目的。然而,最近的研究表明,应用 TPE 治疗多种疾病的作用不仅仅是去除病理成分,还可改善患者免疫系统功能(Reeves & Winters, 2014)。表 37-12 中列出的 TPE 在不同疾病中的可能作用机制,包括许多涉及免疫功能改变的新机制。

下面就几种最近研究的 TPE 作用机制做一简单介绍。通过去除交叉配型或 ABO 血型不合器官移植受者体内的病理性抗体,TPE 联合免疫抑制极大地提高了不相容器官移植的成功率。TPE 用于治疗自身免疫性疾病如急性炎性脱髓鞘多神经病或系统性硬化病时,因产生抗体的细胞对免疫抑制剂敏感性增强,TPE 治疗后会出现反弹,这是由于 TPE 去除了大量免疫球蛋白,使产生抗体的细胞负反馈作用减弱(Reeves & Winters, 2014)。在免疫复合物介导的疾病如系统性红斑狼疮中,TPE 不仅可以直接去除免疫复合物,还可以通过增强单核细胞功能、改善网状内皮系统功能和上调红细胞上的补体清除受体表达,间接地促进免疫复合物的破坏和清除。尽管有研究表明接触分离管路后使细胞因子产生增加,但另一种观点认为 TPE 可去除细胞因子(Reeves & Winters, 2014)。在自身免疫性疾病患者中,免疫系统的改变可解释 TPE 的一些作用机制。这些改变包括B细胞减少、T细胞增多、抑制性T细胞功能增强以及Th2细胞向Th1细胞转变。虽然在某些疾病中,TPE的作用机制可能只是简单地去除病理性免疫球蛋白或置换病理性蛋白,但在大多数自身免疫性疾病中,该机制涉及复杂的免疫功能变化,机制尚不清楚。

表 37-12 TPE 治疗疾病的作用机制

机制	疾病
去除病理性抗体	多发性骨髓瘤、肺出血肾炎综合征、移植前脱敏等
置换血浆病理性成分	血栓性血小板减少性紫癜(在献血者新鲜冰冻血浆中含有ADAMTS13)
增加淋巴细胞和浆细胞对化疗的敏感性	急性炎性脱髓鞘多神经病(AIDP)、系统性硬化症、中枢神经系统脱髓鞘疾病
去除免疫复合物,增强单核细胞/巨噬细胞功能	系统性红斑狼疮(SLE)
去除促炎细胞因子和黏附分子	MG、抗中性粒细胞胞质抗体(ANCA+)血管炎、血栓性血小板减少性紫癜、治疗无效的败血症
改变淋巴细胞数量	AIDP、系统性硬化症、SLE
增加调节性T细胞和抑制性T细胞活性	AIDP、慢性炎症性脱髓鞘性多发性神经病(CIPD)、SLE
纠正Th1/Th2比率,发挥Th1优势	AIDP、SLE

数据来自 Reeves HM, Winters JL: The mechanisms of action of plasma exchange, Br JHaematol 164:342~351, 2014

去除效果

TPE治疗的目的是用置换液替代患者血浆,以去除其中的病理成分,这种去除是非特异性的,包含正常成分在内的所有成分都会被去除。去除的物质可通过公式37-8估算,见图37-3(Derksen et al,1984b):

$$Y = Y_0 e^{-x} \qquad (公式 37\text{-}8)$$

Y是物质的最终浓度

Y_0是物质的起始浓度

x是患者置换量的总次数

该公式假设血管内是密闭的,血管内外间不会发生物质交换。根据该公式,1个血浆容量置换后初始量物质的30%留在患者血浆中,2个血浆容量置换后仍残留10%。每次去除剩余物质的固定百分比约70%,随着置换量的增加去除物质的总量越来越少。如图37-3所示,经1.5~2个血浆容量置换后,去除额外血浆容量的边际效益下降,因此大多数TPE的操作程序将血浆置换量限制在1~1.5倍。

所有物质在置换过程中均存在血管内外间交换,因此在治疗结束时,被去除成分的量和浓度与预期不符。例如,76%的

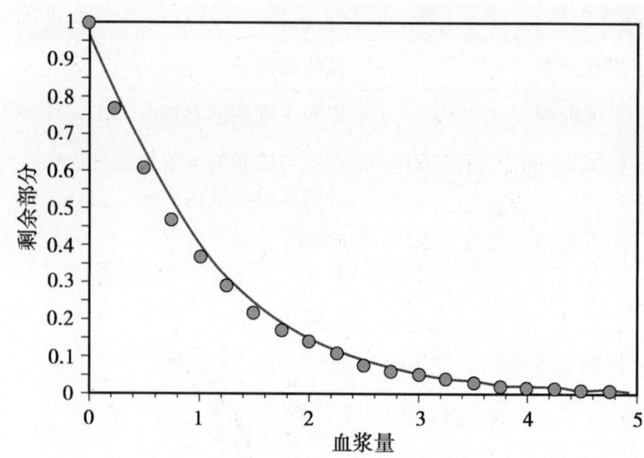

图 37-3 血浆置换去除的成分。去除的血管内病理性或正常成分,可通过指数方程来估算(见公式37-8)。剩余物质的固定百分比随着每次血容量的循环而被去除。因此,随着血液处理量的增加,去除的物质逐渐减少,从而导致疗效递减

IgM存在于血管内,而血管外的量可忽略不计(Derksen et al,1984b),因此该公式可准确预测TPE去除IgM的量。由于IgA可在血管内外移动、均匀分布,故不能精确预测。TPE治疗时血管内IgA浓度下降,血管外IgA随浓度梯度进入血管内,治疗完成时IgA血浆浓度并未降至预期值,这会使人们认为TPE不如预期那么有效(Derksen et al,1984b)。如果测量采集袋中的IgA,就会发现被去除的IgA总量大于预期值,这使人们认为该治疗比预期更为有效,因为TPE可同时去除血管内外的IgA(Derksen et al,1984b)。

在TPE中使用了4种去除模式,常用5%的白蛋白作为置换液。第一种模式用于去除纤维蛋白原和C3,浓度降低的比预期值更大,因为在该过程中去除并消耗了这些成分。第二种模式主要用于IgM、胆固醇和碱性磷酸酶的去除,浓度变化和预测值一致。因为这些物质局限在血管内,与血管外几乎无交换。第三种模式主要用于乳酸脱氢酶和肌酸激酶的去除,由于它们在血管内外间相互交换,因此去除浓度低于预测值。最后一种模式主要去除小的无机和有机分子,如钾、碳酸氢盐和葡萄糖,由于快速平衡的原因,经过去除后去除浓度仍远远高于预期值或根本没有发生变化(Orlin & Berkman,1980)。

TPE去除免疫球蛋白的模式取决于去除的免疫球蛋白是否正常。据报道,去除正常的IgG可通过公式37-8估算,因为它完全是血管内的物质(Chopek & McCullough,1980;Orlin & Berkman,1980)。然而有报道认为IgG可在血管内外移动保持平衡(Derksen et al,1984b)。对于异常蛋白类物质,当监测血浆浓度时会发现去除的免疫球蛋白量为预测值的一半(Chopek & McCullough,1980),导致这一差异的原因是由于异常蛋白引起的患者血浆容量增加(Chopek & McCullough,1980)。换句话说,患者的血浆容量大于公式计算量(公式37-3),因此如进行1.5个血浆容量置换的话,实际置换出的异常蛋白会少一些。TPE治疗后,被去除物质的浓度取决于血浆中的去除程度及该物质在血管内外分布以及移动的能力。血管外高浓度并可迅速扩散的异常物质可使其血管内浓度迅速增高。那些主要存在于血管内的物质,其浓度增加取决于该物质的合成速率。大

多数物质在48~72小时内恢复至正常水平。但纤维蛋白原、补体和免疫球蛋白在48小时内的恢复水平分别为初始值的65%、65%和44%。胆固醇恢复缓慢，通常在血液成分单采去除1周后恢复至治疗前的67%~72%（Orlin & Berkman，1980）。经TPE治疗去除的大多数物质，其合成的速率不会随着治疗而增加（Derksen et al，1984a）。但对于某些物质，尤其是免疫球蛋白，可能会出现反弹。反弹是指治疗后浓度反而高于初始浓度的现象（Derksen et al，1984a；Dau，1995），这可能是由于抑制性物质的去除或者负反馈作用的消除。因此建议在治疗中同时使用细胞毒性药物防止反弹（Dau，1995）。此外，TPE可以通过增加自身反应性免疫细胞的代谢活性，以增强细胞毒性药物的疗效，使其对药物更敏感（Dau，1995）。需要注意的是，如不采用其他治疗措施来抑制病理性物质的产生，TPE仅能暂时降低其水平，这意味着在大多数情况下，TPE应该被视为辅助疗法。

置换液

TPE治疗中1~1.5个血浆容量被去除，因此这些被去除的血液应由其他液体来置换。置换液有多种，各有优缺点。TPE置换液包括5%白蛋白、新鲜冰冻血浆、去冷沉淀冰冻血浆、生理盐水和HES。

5%白蛋白是使用最广泛的置换液，为高渗液体，对大多数患者会导致血管外液体向血管内流动，引起轻度稀释性贫血（Chopek & McCullough，1980）。5%白蛋白的优点是不传播病毒性疾病，缺点是价格昂贵，且供不应求。有报道置换时会出现由于前激肽释放酶激活导致的低血压反应（Alving et al，1978），以及因致热原导致的发热反应（Pool & McLeod，1995），但这两种反应都比较罕见。此外，置换液中的白蛋白与置换前血浆中的白蛋白功能不尽相同。虽然5%白蛋白是机体的生理浓度，但由于其与药物和代谢的结合位点被保护剂如辛酸钠占据，导致无法发挥其正常的生理功能。标准置换液的60%~70%的成分为5%白蛋白，其他为晶体液如生理盐水等（Koch-Weser & Sellers，1976）。

新鲜冰冻血浆是用于治疗血栓性血小板减少性紫癜的主要置换液，也可用于预防多次TPE导致的稀释性凝血功能障碍。新鲜冰冻血浆的优点是相对便宜和提供生理浓度的凝血因子，缺点是引起输血相关的病毒性传播疾病、输血不良反应、枸橼酸盐所致的低钙血症并要求ABO相合。事实上患者输入的枸橼酸盐不仅来自抗凝剂还来自新鲜冰冻血浆。当治疗血栓性血小板减少性紫癜时，置换液的60%~70%的成分为新鲜冰冻血浆，其余为生理盐水；预防凝血障碍时，大部分的置换液为5%白蛋白，治疗结束时给予若干单位的新鲜冰冻血浆。

去冷沉淀冰冻血浆也用于血栓性血小板减少性紫癜的治疗，特别是对以新鲜冰冻血浆为置换液疗效差的TPE。去冷沉淀冰冻血浆的优缺点与新鲜冰冻血浆相同，但其缺乏纤维蛋白原和因子Ⅷ，不能提供所有生理浓度的凝血因子。

大多数TPE过程中总液体的30%~40%为生理盐水，用于管路的预冲和抗凝剂稀释。由于生理盐水是晶体而非胶体溶液，大量使用时可致血管外水潴留引起低血压及水肿。其优点是价格低廉，无传播疾病的风险。

最后的选择是合成胶体液如HES，它是由来源于植物的大分子淀粉加入生理盐水制成的胶体溶液，存在于血管内。已有将HES作为TPE置换液使用的报道（Burgstaler & Pineda，1990；Rock et al，1997）。HES的优点是价格低廉，无传播感染性疾病的风险，缺点是过敏反应及肾功能损害（见本章末尾的讨论）。大分子量HES半衰期为25.5小时，多次TPE时会导致HES潴留引起循环超负荷及部分凝血活酶时间、总蛋白、白蛋白、血细胞比容和纤维蛋白原的改变（Rock et al，1997）。换成低分子量HES时，因其半衰期较短，这种损伤和改变就会较少见。当患者对白蛋白或新鲜冰冻血浆过敏时可使用HES作为置换液（Burgstaler & Pineda，1990），因宗教信仰拒绝使用异体血液成分进行TPE的患者也可选择HES作为置换液。

注意事项

TPE是一个相对安全的治疗，但是同任何治疗一样，当使用新鲜冰冻血浆作为置换液时其并发症显著增高（Basic-Jukic et al，2005；Shemin et al，2007）。需注意的是TPE会非特异性去除一些物质如治疗性药物和凝血因子。尽管TPE用于治疗各种疾病已有50年之久，但是人们关于其对治疗性药物效果的影响知之甚少。TPE对各种治疗药物的影响见框37-9。从实际观点来看，TPE可能去除部分药物，用药应有计划，情况允许时治疗期间应每日服药1次，建议治疗后用药。

框37-9 血浆置换对不同药物的影响

不需要增加剂量的药物，因其存在于组织中或与红细胞结合，被去除量甚微	去除量较多，需增加药物剂量
阿昔洛韦	巴利昔单抗
硫唑嘌呤	头孢他啶
卡马西平	头孢曲松钠
环磷酰胺	氯霉素
环孢素	顺铂
洋地黄毒苷	地尔硫䓬
地高辛	干扰素α
奥卡西平	静脉注射免疫球蛋白（IVIG）
苯巴比妥	帕利珠单抗
苯妥英钠	丙氧芬
泼尼松龙	普萘洛尔
泼尼松	利妥昔单抗
普萘洛尔	妥布霉素
奎宁	维拉帕米
他克莫司	长春新碱
丙戊酸钠	
万古霉素	

数据来自Kale-Pradhan PB，Woo MH：A review of the effects of plasmapheresis on drug clearance，Pharmacotherapy 17：684~695，1997；Kintzel PE，Eastlund T，Calis KA：Extracorporeal removal of antimicrobials during plasmapheresis，J Clin Apher 18：194-205，2003；Ibrahim RB，Liu C，Cronin SM，et al：Drug removal by plas-mapheresis：An evidence-based review，Pharmacotherapy 27：1529~1549，2007

TPE去除药物的两个最主要的决定因素是蛋白结合药物的百分比和分布容积。高蛋白结合药物主要局限于血管内（低分布容积），可被有效去除；而低蛋白结合药物分布于全身组织和脂肪(高分布容积),则不能有效去除。然而,还有研究指出,给药与开始 TPE 治疗的时间是影响药物去除的决定因素,超过了蛋白质结合百分比和分布容积的影响(Ibrahim & Balogun,2012)。药物半衰期决定药物在血管外完全分布的时间,进而决定了最后使用的药物剂量和开始 TPE 之间的时间。TPE 可间接的影响药效,例如 TPE 可消除循环抗胆碱酯酶抗体从而延长抗胆碱酯酶药物的作用(Ibrahim & Balogun,2012)。TPE 治疗后应避免立即使用此类药物。需要注意的是,血药浓度并非总是与临床疗效相关;因此,尽管 TPE 可降低药物浓度,但不一定改变药物的生物学效应(Ibrahim & Balogun,2012)。

目前关于 TPE 对药物去除作用的研究主要集中在评估血清药物浓度。然而,这种方法往往高估药物的去除作用,因为它未考虑到诸如药物浓度重新分布、治疗后反弹、内源性药物清除及潜在的器官功能障碍等因素。Ibrahim 和 Balogun 建议为更准确的估算药物去除量,应检查置换出血浆中的药物浓度,而不是体内药物浓度(Ibrahim & Balogun,2012)。与检测置换出血浆中药物浓度结论不同,大多数研究检测患者治疗前后血清药物浓度时发现,TPE 对药物的去除作用无效(Ibrahim & Balogun,2012)。

TPE 在药物清除时的副作用,在某些药物过量或药物中毒治疗时反而会产生理想疗效。例如,有报道使用 TPE 成功去除过量的高蛋白结合率药物氨氯地平(Ibrahim & Balogun,2012)。TPE 已被用于治疗胺碘酮诱发的甲状腺毒症,它是通过暂时去除总 T4/T3 和游离 T4/T3。TPE 还可以治疗严重的利妥昔单抗输液反应和预防肾衰患者的地高辛中毒(Ibrahim & Balogun,2012)。然而建议慎用 TPE 治疗药物过量,因相关报道和研究中的关键试验还有缺陷。

采用 5%白蛋白作为置换液,降低了凝血因子的水平和活性(Flaum et al,1979;Orlin & Berkman,1980),并出现凝血试验异常(Flaum et al,1979)。Flaum 等(1979)证明了 TPE 后因子Ⅴ、Ⅶ、Ⅷ、Ⅸ、Ⅹ水平以及 vWF 因子活性显著降低。除因子Ⅷ、Ⅸ和 vWF 因子活性在 4 小时内恢复正常外,其余因子在 24 小时内恢复正常(Flaum et al,1979)。Orlin 和 Berkman 发现纤维蛋白原水平下降至单采前的 25%,72 小时可恢复至单采前的 66%(Orlin & Berkman,1980)。这些研究指出凝血功能障碍的患者在 TPE 治疗后存在出血风险。例如在一项包含 1727 名患者 TPE 治疗的研究中,出血率为 1.2%(Shemin et al,2007);在另一项 4857 例 TPE 治疗的回顾性研究中,穿刺部位血肿发生率为 2.4%,出血发生率为 0.06%(Basic-Jukic et al,2005)。虽然严重出血不常见,但连续几天接受 TPE 治疗的患者仍存在出血风险。对于存在风险的患者,比如近期已接受或将接受手术或活检的患者,应使用新鲜冰冻血浆作为置换液的一部分行 TPE 治疗,且应该在 TPE 治疗结束时输注新鲜冰冻血浆。

TPE 除了增加出血的风险外,同时也增加了血栓形成的风险。因其去除是非特异性的,凝血抑制剂如抗凝血酶Ⅲ也被去除(Ibrahim & Balogun,2012),理论上可以导致血栓形成。在一项包含 4857 名 TPE 治疗患者的研究中,相关血栓风险为 1.7%(Basic-Jukic et al,2005)。

最后,在 TPE 治疗过程中血小板也会损失(Perdue et al,2001)。在一项对 71 名患者使用 COBE Spectra、Fresenius AS104(Fresenius HemoCare,Redmond,Wash.)及 Haemonetics LN 9000(Haemonetics,Braintree,Mass.)进行 TPE 治疗的研究中,患者血小板损失最高可达 71%(Perdue et al,2001)。影响血小板损失的因素包括使用的仪器和疾病种类:Fresenius AS104 的损失相对较多(Fresenius AS104 18.6%,Haemonetics LN 9000 2.6%,COBE Spectra 1.6%);由于异常蛋白导致高黏滞综合征患者血小板严重丢失,但无出血并发症(Perdue et al,2001)。与 COBE Spectra 比较,Fresenius AS104 导致血小板丢失增加的原因是两者的离心力和离心时间不同(Burgstaler & Pineda,2001)。

使用华法林的患者,在没有使用血浆作为置换液的情况下进行 TPE 治疗,要特别关注出血问题。虽然已知华法林和未使用血浆作为置换液的 TPE 治疗是影响凝血的独立因素,但评估其综合效应的数据有限。在 8 例使用 5%白蛋白作为置换液,共接受了 121 个血浆容量 TPE 患者的前瞻性研究中,治疗前后国际标准化比率(international normalized ratio,INR)均值有所增加(2.09 增至 4.12),纤维蛋白原有所降低(263 降至 105mg/dl),因子Ⅱ有所降低(29%降至 13%)(Zantek et al,2014)。根据治疗前的凝血值可预测治疗后的凝血值,但是对初始 INR 正常或轻度增高的患者,TPE 治疗后对其 INR 值影响不易判断,仅 1 例导管部位渗血的出血并发症报告。如前所述 TPE 对凝血参数的影响是暂时的,尽管患者使用华法林后接受无血浆置换液的 TPE 治疗存在出血风险,但是必须权衡出血风险和血浆输注风险。还需要更多的研究来明确患者在没有血浆作为置换液的情况下进行 TPE 治疗的最佳抗凝管理方案。

选择性去除血浆成分

正如前面所讨论的,TPE 的去除是非选择性的,每次 TPE 治疗可去除约 150g 的血浆蛋白(110g 白蛋白和 40g 球蛋白)(Randerson et al,1982;Lysaght & Samtleben,1985)和 1~2g 病理性物质。反复 TPE 会使凝血因子丢失引起出血,免疫球蛋白丢失引起免疫缺陷。使用其他置换液可出现另外的风险,包括疾病传播和过敏反应。由于上述缺陷,已研发了许多治疗方法来选择性地去除血浆中的病理成分,将"净化"的血浆回输给患者。这种方法的优点是避免了正常血浆成分的丢失,无需使用置换液。这种方法的缺点是由于使用了选择性去除柱,使其比 TPE 价格昂贵。虽然全球有许多仪器用于此类治疗,但目前只有两种仪器获美国 FDA 批准。

选择性去除治疗通常包括初始成分的分离,即将全血中细胞与血浆分开,接着血浆通过选择性去除柱,经化学、物理或免疫学方法去除病理成分。经过处理的血浆与细胞成分重新混合后再回输给患者。吸附柱上的病理性物质可被洗脱去除后再次利用,处理其他血浆。如果不能再利用,则丢弃。接下来举例讨论选择性去除。

选择性去除低密度脂蛋白

脂蛋白单采也称 LDL 单采,是用于治疗纯合子型家族性高胆固醇血症(familial hypercholesterolemia,FH)和对药物治疗无效的杂合子型家族性高胆固醇血症(Winters,2012)。此病主要由于肝脏中低密度脂蛋白(low-density lipoprotein,LDL)受体突变,不能清除血液中 LDL,导致动脉粥样硬化。TPE 曾用于治疗此类患者，为非选择性去除，在去除 LDL 的同时也去除了对心肌有保护作用的高密度脂蛋白（high-density lipoprotein，HDL）；相反，脂蛋白单采可选择性的去除 LDL，而保留对人体有益的 HDL。LDL 单采治疗标准各国存在差异，见框 37-10。多篇文献比较了经脂蛋白单采治疗患者和其未经治疗兄弟姐妹，经治患者可见胆固醇显著降低、黄色瘤改善、心电图异常消失、冠状动脉病变消退、运动耐力改善及寿命延长等（Winters，2012）。

框 37-10 低密度脂蛋白（LDL）单采治疗家族性 FH 标准

FDA 标准

- 功能性纯合子型 FH 伴有低密度脂蛋白胆固醇>500mg/dl
- 功能性杂合子型 FH 伴有低密度脂蛋白胆固醇≥300mg/dl
- 按美国心脏病协会Ⅱ级饮食方案，经 6 个月最大药物剂量治疗无效
- 功能性杂合子型 FH 伴有低密度脂蛋白胆固醇≥200mg/dl，有冠心病史，按美国心脏病协会Ⅱ级饮食方案，经 6 个月最大药物剂量治疗无效

德国医师协会和医疗保险基金

- 纯合子型 FH
- 患有严重高胆固醇血症的患者通过最大限度的饮食控制，服用最大药物量治疗>1 年后未能有效降低胆固醇

FH 的国际化管理

- 纯合子型 FH
- 患有症状性冠状动脉疾病杂合子 FH，尽管使用最大量药物治疗其低密度脂蛋白胆固醇>4. 2mmol/L 或下降<40%

英国心脏协会

- 纯合子 FH 患者，低密度脂蛋白胆固醇减少<50%，和（或）经药物治疗仍>9mmol/L
- 进行性冠状动脉疾病、严重高胆固醇血症和 LP（a）>60mg/dl，尽管经药物治疗其

数据来自 Thompson GR：HEART-UK LDL Apheresis Working Group. Recommenda-tions for the use of LDL apheresis，Atherosclerosis 198：247～255，2008

脂蛋白单采治疗后 LDL 一过性降低 60%～65%，随后 48 小时出现快速增加，之后 1～2 周持续缓慢升高。多次脂蛋白单采造成 LDL 反复急速下降，期间 LDL 平均值减少。脂蛋白单采的目标是治疗期间平均 LDL 胆固醇降低大于 60%或总胆固醇减少大于 50%（Winters，2012）。下面的公式 37-9 可以用来计算治疗期间平均 LDL 胆固醇：

$$C_{mean}=C_{min}+K(C_{max}-C_{min}) \quad \text{（公式 37-9）}$$

C_{mean} 是治疗期间平均胆固醇

C_{min} 是单采术后的即刻胆固醇水平

K 是回弹系数

C_{max} 是单采前的即刻胆固醇水平

选择性去除 LDL 的方法很多，包括双重滤过血浆单采、肝素诱导的体外低密度脂蛋白沉淀疗法（heparin-induced extracorporeal low-density lipoprotein precipitation，HELP）、硫酸葡聚糖酯吸附疗法、免疫吸附疗法、直接全血脂蛋白吸附疗法及葡萄糖酐硫酸盐全血疗法灌注等。目前只有硫酸葡聚糖酯吸附疗法和 HELP 疗法获 FDA 批准在美国使用。

硫酸葡聚糖酯吸附疗法（Liposorber，Kaneka，Osaka，Japan）是使用两个硫酸葡聚糖酯吸附柱连续的去除 LDL 胆固醇。先用中空纤维分离器从全血中分离血浆，通过硫酸葡聚糖酯吸附柱，带负电荷的硫酸葡聚糖酯与带正电荷的 LDL 胆固醇载脂蛋白 B 相互结合，从而使其去除。在治疗过程中，当一个吸附柱吸附饱和时，血浆转换至另一个吸附柱，饱和的吸附柱经 4. 1%氯化钠和乳酸钠林格液洗涤后可再次使用。经吸附柱处理的血浆与细胞成分混合后回输给患者。研究表明，使用本系统进行 1 个血浆容量的置换后，胆固醇减少 53%（Thompson et al，1995），纤维蛋白原丢失 36%，HDL 丢失 5%（Schulzeck et al，1992）。

FDA 批准在美国使用的第二种脂蛋白去除方法为 HELP（B Braun Medical Inc. ，Bethlehem，Pa. ）。该技术通过中空纤维分离器将血浆从全血中分离，加入含有肝素的 pH 4. 84 的乙酸钠缓冲液使 LDL 沉淀，将沉淀物过滤去除，再使用二乙氨乙基纤维素滤器吸附去除血浆中的肝素，而后通过碳酸氢盐透析/超滤除去乙酸盐和多余液体，处理后的血浆与细胞混合后再回输给患者（Winters，2012）。试验结果显示治疗后 LDL 降低大于 30%，HDL 和纤维蛋白原分别降低了 15%和 58%（Lane et al，1993）。比较 FDA 批准的两种脂蛋白去除方法，其 LDL、脂蛋白 a（lipoprotein a，Lp（a））、HDL 及其他血浆成分去除率相似；但 HDL、纤维蛋白原及其他有效血浆成分丢失率低于 TPE。这些方法反应率相近，但在成本和操作简便性上有所不同（Winters，2012）。

一些治疗方法如 HELP 和二次过滤，可去除血浆中的其他成分如纤维蛋白原。由于去除了除 LDL 以外的大分子，在某些疾病也可用来改变血流状态。这种形式的单采也被称为流变电泳。该方法已被用于治疗老年性黄斑变性（Klingel et al，2003）、突发性耳聋（suckfull et al. ，1999；suckfull，2002）、卒中（Jaeger et al，1999）及心肌缺血（Jaeger et al，1999）。根据 ASFA 指南，脂蛋白单采治疗纯合子型 FH 属于Ⅰ类适应证，1A 推荐等级；治疗杂合子型 FH 属于Ⅱ类适应证，1A 推荐等级。如果纯合子型 FH 患者的血容量太少，不能接受选择性去除治疗时属于Ⅱ类适应证，1C 推荐等级（Schwartz et al，2013）。

LDL 是研究最充分的冠状动脉疾病的风险因素，Lp（a）水平升高是心血管疾病的独立影响因素（Leebmann et al，2013）。Lp（a）是一种含有载脂蛋白 B 和载脂蛋白 a 的低密度脂蛋白颗粒。Lp（a）升高的患者冠状动脉疾病、脑血管疾病和外周动脉疾病的风险增加，亦与血管炎症和血栓形成有关。Lp（a）有两个基因突变位点，rs10455872 和 rs3798220，与冠状动脉疾病的 OR 值（相对危险度，又称比值比）分别为 1. 70 和 1. 92（Leebmann et al，2013）。一项 170 例 Lp（a）-高脂蛋白血症和渐进性心血管疾病相关性的前瞻性研究，评估了使用脂蛋白单采治疗前 2 年与长期脂蛋白单采治疗后 2 年内心血管事件的发生率，平均每年的主要冠状动脉不良事件（major adverse coronary events，MACE）的发病率从治疗前的 142 例降至治疗后的 31 例（Leebmann et al，2013）。

根据 ASFA 指南，脂蛋白单采治疗 Lp（a）高脂蛋白血症属于Ⅱ类适应证，1B 推荐等级。

治疗性血浆置换适应证

至少具有下列指征之一的可进行血浆置换：①去除其他常

规治疗不能除去的大分子物质;②去除长半衰期物质,以降低其在治疗期的血清浓度;③去除用其他方法难以去除的剧毒物质(Basic-Jukic et al,2005)。下面将简要介绍符合治疗性血浆置换适应证的几种疾病。

神经系统疾病

急性脱髓鞘性多发性神经炎、慢性脱髓鞘性多发性神经炎和重症肌无力是血浆置换常见的适应证。

急性炎性脱髓鞘性多发性神经病 吉兰-巴雷综合征(Guillain-Barré syndrome,GBS),又称急性脱髓鞘性多发性神经炎(acute inflammatory demyelinating polyradiculoneuropathy,AIDP),是由免疫因素引起的神经系统疾病,常出现麻痹症状(Guillain-Barré Syndrome Study Group,1985;Ropper,1992)。男性发病率高于女性,发病率随年龄增加而增高(Hughes,1993)。该疾病的发病特征是从腿部无力开始,随后逐渐影响至手臂、面部和口咽肌肉(Ropper,1992)。感觉障碍较轻,会出现手指脚趾感觉异常。发病三周后疾病进展停止,然后进入稳定期逐渐恢复(Ropper,1992)。

吉兰-巴雷综合征的病理学机制被认为是抗体介导的外周神经髓鞘损伤和炎症反应。一般认为吉兰-巴雷综合征是补体结合抗体作用于外周神经髓鞘引起(Koski et al,1985),抗体滴度与病程有关(Koski et al,1986),也与 TPE 治疗和复发有关(Vriesendorp et al,1991)。吉兰-巴雷综合征的治疗包括支持疗法如营养支持、通气支持,避免感染和肺栓塞(Ropper,1992)。静脉注射免疫球蛋白(Intravenous immune globulin,IVIG)治疗效果较好(Plasma Exchange/Sandoglobulin Guillain-Barré Syndrome Trial Group,1997),糖皮质激素效果差(Hughes et al,1978)并且会干扰血液成分单采(Mendell et al,1985)。研究发现血浆置换和 IVIG 治疗吉兰-巴雷综合征患者的安全性和治疗效果(呼吸机使用时间和自主行走恢复时间)相当(Winters et al,2011)。然而 5 次静脉注射免疫球蛋白的费用 10 329. 85 美元,远超 5 次血浆置换的费用 4638. 16 美元两倍还多。该作者认为,考虑到安全性、疗效和费用问题,吉兰-巴雷综合征患者治疗首选血浆置换(Winters et al,2011)。血浆置换可改善症状、恢复功能、缩短病程(Guillain-Barré Syndrome Study Group,1985)。然而,需要长时间使用呼吸机的患者不太可能通过血浆置换立即得到改善,但可通过治疗缩短依赖呼吸机的使用时间(Guillain-Barré Syndrome Study Group,1985)。血浆置换最好在发病后 14 天内进行,通常 8~13 天内进行 5~6 个疗程(Guillain-Barré Syndrome Study Group,1985;Plasma Exchange/Sandoglobulin Guillain-Barré Syndrome Trial Group,1997)。使用白蛋白作为置换液。治疗应持续至少 10~14 天,在活动期停止血浆置换可引起复发(Ropper et al,1988)。Roppe 的报道中有 10%的患者在治疗后 16~21 天复发(Ropper et al,1988)。科克伦神经肌肉疾病研究小组登记的对血浆置换和支持治疗进行不完全随机对照试验中(Raphael et al,2002),有 6 项涉及 649 名患者的实验符合评估标准。研究者认为血浆置换是"首选和唯一一个被证明优于支持治疗的治疗方法"(Raphael et al,2002)。此外,作者还发现,血浆置换在发病后 7 天内进行疗效最好,轻度吉兰-巴雷综合征最好进行 2 次置换,中度最好进行 4 次置换,效果好于 2 次,但重度吉兰-巴雷综合征进行 6 次置换的效果并不优于 4 次(Raphael et al,2002)。吉兰-巴雷综合征属于血浆置换Ⅰ类适应证,1A 推荐等级。根据 ASFA 指南,IVIG 治疗的吉兰-巴雷综合征患者,属于血浆置换Ⅲ类适应证,2C 推荐等级(Schwartz et al,2013)。

慢性炎性脱髓鞘性多发性神经病 慢性炎性脱髓鞘性多发性神经病(chronic inflammatory demyelinating polyneuropathy,CIDP),是一种神经系统疾病,可能是自身免疫性疾病,其特征是进行性或复发性运动和(或)感觉周围神经功能障碍,可累及多个肢体,病程发展超过 2 个月(Cornblath et al,1991),出现反射减退或消失症状,神经传导研究发现有脱髓鞘改变,神经活检显示脱髓鞘和髓鞘再生(Cornblath et al,1991)。应与其他原因如毒素引起的多发性神经病相鉴别。患者多为男性,发病高峰年龄在 50~60 岁(Dyck et al,1975),通常表现为明显的感觉迟钝、肌肉疼痛和刺痛,以及远端肌肉无力(Dyck et al,1975)。病理生理学认为是免疫介导的外周神经髓鞘损伤。证据包括经患者免疫球蛋白免疫的猴子(Heininger et al,1984)神经活检中有免疫蛋白沉积(Dalakas & Engel,1980),在其脑脊液(cerebrospinal fluid,CSF)中检测到抗患者的单克隆免疫球蛋白(IgG)抗体(Dalakas et al,1980b)。一些患者皮质激素治疗有效,但长期使用易出现并发症(Dyck et al,1975)。在一些有特定临床表现的患者中(van Doorn et al,1991),IVIG 证实有效(van Doorn et al,1990)。

在第一项双盲、对照交叉研究中发现,15 例患者每周 2 次 TPE,持续三周,其中 5 例患者情况明显改善,然而治疗停止 10~14 天后治疗效果逐渐消失(Dyck et al,1986)。第二项研究采用更为频繁的治疗方案(第一周 4 次置换,第二周 3 次置换,第三周 2 次置换,第四周 1 次置换),80%的患者有效,通常在治疗的第 3~6 天症状开始改善(Hahn et al,1996)。然而,66%的有效者在停止治疗后复发(Hahn et al,1996)。比较发现,血浆置换和 IVIG 两种治疗方法都显示出相似的快速疗效(Dyck et al,1994)。通常在开始的 2 周内进行 4~6 次血浆置换的初始强化治疗,以后每周进行 1~2 次置换或根据病情可耐受的更长时间进行置换。通常治疗 1 周内出现改善(Hahn et al,1996),但疗效只能持续 2 周(Dyck et al,1986)。通常使用 5%的白蛋白作为置换液。

根据 ASFA 指南,慢性脱髓鞘性多发性神经炎属于血浆置换Ⅰ类适应证,1B 推荐等级(Schwartz et al,2013)。

重症肌无力 重症肌无力(myasthenia gravis,MG)是一种自身免疫性疾病,特征为自发性肌无力。常表现为眼外肌无力,也可出现四肢和躯干肌肉无力。影响延髓时,可使膈肌无力,出现呼吸减弱,可导致严重的呼吸系统受损,这也是以往重症肌无力患者死亡的主要原因。90%的重症肌无力患者是由运动终板上乙酰胆碱受体(acetylcholine receptor,AChR)自身抗体引起。40%~70%无 AChR 抗体的患者有肌肉特异性激酶(muscle-specific kinase,MuSK)抗体(Vincent & Rothwell,2004)。这些自身抗体通过增加受体的反转、阻断乙酰胆碱的结合、结合补体使受体降解来阻止运动终板的正常功能(Lindstrom et al,1976;Maselli,1994)。这种疾病可能与其他自身免疫机制有关,并与胸腺异常有关,如胸腺瘤(Sanders & Scoppetta,1994)。

重症肌无力的治疗方法包括:通过使用乙酰胆碱酯酶抑制

剂如溴吡斯的明和新斯的明增加运动终板上乙酰胆碱数量，通过免疫抑制药物如糖皮质激素或硫唑嘌呤以及胸腺切除术降低抗体的产生（Sanders & Scoppetta，1994）。值得注意的是，肌肉特异性激酶阳性的重症肌无力患者对乙酰胆碱酯酶抑制剂反应较差，且与胸腺异常无关。此外，应用IVIG治疗MG，疗效同TPE（Gajdos et al，1997）。

TPE能够降低抗乙酰胆碱受体抗体水平，但在未检测到抗体的MG患者中仍有10%～15%使用TPE有效。对于有严重呼吸功能受损、吞咽和运动障碍（Sanders，1994）以及拟行胸腺切除术或外科手术（Iwasaki et al，1993）的MG患者，建议使用TPE强化疗程，每天1次，每次置换1～1.5个血浆容量，持续5～6天（Dau et al，1977）。对于轻度恶化的慢性疾病患者可采用2～3次TPE的短期治疗（Antozzi et al，1991），有的患者每月只需进行1～4次置换（Dau，1980）。应根据患者情况制订个体化的治疗方案，通常使用5%白蛋白作为置换液，同时应进行免疫抑制治疗，以防止抗体反弹（Dau et al，1977）。

根据ASFA指南，中度至重度重症肌无力属于TPE Ⅰ类适应证，1B推荐等级。胸腺切除术前预防性TPE治疗属于Ⅰ类适应证，1C推荐等级（Schwartz et al，2013）。

血液系统疾病

血栓性微血管病 血栓性微血管病（thrombotic microangiopathies，TMAs）是以非免疫性溶血、外周血中含有碎裂的细胞和血小板减少为特征的一组临床综合征。原发性TMAs主要包括两种类型：血栓性血小板减少性紫癜（thrombotic thrombocytopenic purpura，TTP）和溶血性尿毒症综合征（hemolytic uremic syndrome，HUS）。由于TTP和HUS在临床的治疗和预后不同，对两者的鉴别诊断显得尤为重要（Cataland & Wu，2014）。另外TMAs要区别是原发性还是继发性，治疗的主要目标是治疗原发病及潜在病因。

TTP是一种以血小板减少症、微血管病性溶血性贫血、神经功能障碍、发热和一定程度的肾功能异常为特征的疾病。实验室检查除血小板减少外，异常还包括外周血涂片见裂红细胞和有核红细胞及LD升高。TTP可分为先天性TTP（Upshaw-Shulman综合征）和获得性TTP。TTP患者的组织学显示微血管内存在血小板血栓，免疫组化显示血栓由血小板、vWF和少量纤维蛋白组成（Asada et al，1985）。此外，有研究显示，在早期TTP患者血浆中有异常巨大的vWF多聚体（UL vWF）（Moake & McPherson，1989），这些多聚体与血小板上糖蛋白Ib-IX亲和力增加，并在高剪切应力条件下诱导血小板聚集。通常，这些UL vWF附着于内皮，当释放到血液循环中可被裂解成小片段，裂解酶是称为血管性血友病因子裂解酶的金属蛋白酶（ADAMTS13）（Sarode et al，2014）。已证实原发性TTP是由于遗传缺陷造成患者ADAMTS13缺乏引起的，而继发性TTP是由于患者存在降低ADAMTS13酶活性的自身抗体造成（Sarode et al，2014）。51%～93%的继发性TTP患者存在自身抗体，ADAMTS13活性严重减低（<5%）（Sarode et al，2014）。噻氯匹啶和HIV诱导的TTP患者也证实因自身抗体引起ADAMTS13活性下降。

TTP的首选治疗是TPE。在使用TPE之前，TTP的死亡率为95%。随着TPE的广泛应用，死亡率降低到15%（Rock et al，1991）。TPE的治疗原理是去除结合的自身抗体及vWF多聚体（UL vWF），补充ADAMTS13。

TPE的替代治疗是输注血浆。然而在大多数情况下，疗效不如TPE（Rock et al，1991）。这是由于患者心血管系统负荷限制了输注的血浆容量。2003年，Coppo等进行了大量血浆输注与TPE治疗的对比研究。试验中，他们试图给实验对象输注与TPE治疗尽可能相同多的血浆。随机分为TPE组和大量血浆输注组，两组间疗效无显著性差异。然而，血浆输注组由于循环负荷过重出现并发症，19例患者中的8例不得不改用TPE（Coppo et al，2003）。血浆输注治疗TTP有两种指征：原发性TTP患者可定期输注血浆以防止病情加重；拟行TPE治疗的患者可在置换前进行血浆输注。TTP的其他治疗还包括使用糖皮质激素、环孢素、环磷酰胺、利妥昔单抗和脾切除术（Sarode et al，2014）。

TTP治疗一般为每天1次，每次置换1～1.5个血浆容量，使用血浆（FFP、普通血浆、去冷沉淀血浆）作为置换液，直至血小板计数连续两天大于150 000/μl、LD恢复正常及神经功能障碍症状消失（Schwartz et al，2013）。只要达到上述疗效，TPE可逐渐减少或停止。应当指出的是，还没有证据表明逐渐减少TPE治疗方案具有优势（Bandarenko & Brecher，1998）。无论TPE是否突然停止或逐渐减少，都应密切监测患者神经系统状态、血小板计数和LD。值得注意的是，是否有裂红细胞存在并不影响复发，也不是停止TPE治疗的标准（Egan et al，2004）。对于使用FFP或普通血浆进行TPE无效的患者，使用去冷沉淀血浆作为置换液可能有效，且已证实可使一些患者病情缓解（Rock et al，1996）。这可能是因为去冷沉淀血浆缺乏vWF造成的。由于这一发现，是否应常规使用去冷沉淀血浆作为TPE置换液治疗TTP备受关注。北美TTP研究小组开展了一个多中心前瞻性随机试验，比较FFP和去冷沉淀血浆作为置换液治疗继发性TTP的效果，结果表明两种置换液效果相当（Zeigler et al，2001）。加拿大的单采研究小组发现没有证据表明使用去冷沉淀血浆作为置换液治疗继发性TTP效果更好于使用FFP（Rock et al，2005）。此外，许多血液中心不能常规提供去冷沉淀血浆，因其作为冷沉淀生产的副产品常被丢弃。

通常认为TTP患者ADAMTS13活性严重下降或存在ADAMTS13的抑制抗体，而HUS是伴有肾功能损害、ADAMTS13活性下降不明显（常大于10%）的血栓性微血管病。HUS分为典型HUS和非典型HUS（aHUS），典型HUS与产志贺毒素病原体（Shiga toxin-producing organisms，STEC）相关，通常导致出血性腹泻。无腹泻HUS又称非典型性HUS（aHUS），是由补体调节异常引起，无论是原发性或继发性均可导致补体激活失控。TTP和HUS在临床表现和实验室检查上有很多相似之处：HUS和TTP患者均可出现胃肠道症状、急性肾衰竭和神经系统方面的症状，但急性肾衰竭在HUS中更普遍，而神经系统方面的症状多发生在TTP患者；HUS也可出现ADAMTS13降低，但减少的程度不如TTP患者；最后，只有一半的非典型性HUS患者C3和C4补体减少，TTP患者可出现补体激活。补体水平检测对非典型性HUS的诊断既不敏感也不特异（Cataland & Wu，2014）。

尽管TTP和HUS鉴别诊断困难，但均需早期进行TPE。如果治疗前ADAMTS13>10%，也排除其他病因引起的TMAs，提示诊断为 aHUS,应停止 TPE 并开始使用依库丽单抗治疗(Cataland & Wu,2014)。依库丽单抗是抗-C5 抗体,可阻止膜攻击复合物形成,减少 aHUS 患者因补体激活,最终造成器官损伤。aHUS 患者使用依库丽单抗的疗效有时效性,尽早应用可改善肾功能;然而,依库丽单抗的起效时间取决于补体介导的终末器官损害的范围和持续时间(Cataland & Wu,2014)。aHUS 患者使用 TPE 的原理基于去除循环血液中的自身抗体和异常补体调节蛋白,替换缺少的或有缺陷的补体调节蛋白。尚无 TPE 治疗 aHUS 的前瞻性研究,TPE 治疗 aHUS 的证据多为实践积累。TPE 治疗 aHUS 的推荐方案类似于 TTP,每日 1 次,每次置换 1~1.5 个血浆容量,治疗持续 5 天后逐渐减少(Schwartz et al,2013)。典型 HUS,即 STEC 相关 HUS 采用支持疗法。TPE 治疗典型 HUS 无效,但如存在 aHUS 和 TTP 的鉴别诊断问题,应立即使用 TPE。

根据 ASFA 指南,TTP 属于 TPE Ⅰ类适应证,1A 推荐等级(Schwartz et al,2013)。aHUS 根据分子缺陷的不同来划分:H 因子自身抗体缺乏属于Ⅰ类适应证,2C 推荐等级;补体因子基因突变属于Ⅱ类适应证,2C 推荐等级;膜辅因子的蛋白突变属于Ⅳ级适应证,1C 推荐等级。病原体为肺炎链球菌的感染相关 HUS 属于 TPE Ⅲ类适应证,1C 推荐等级;病原体为产志贺毒素大肠埃希菌的感染相关 HUS 属于 TPE Ⅳ类适应证,2C 推荐等级(Schwartz et al,2013)。

高黏滞综合征 高黏滞综合征是以精神状态改变、黏膜和胃肠道出血、视网膜出血、视神经乳头水肿及高血容量引起的充血性心力衰竭为特征的一组综合征(Foerster,1993b)。多发性骨髓瘤(multiple myeloma,MM)患者发生高黏滞综合征小于5%,但在华氏巨球蛋白血症患者中发生率高达 70%(Foerster,1993b),该病较少出现多种免疫球蛋白增加。由于这两种疾病产生的单克隆免疫球蛋白不同,引起浆细胞紊乱发生频率不同。MM 产生的免疫球蛋白主要是 IgG 或 IgA,而华氏巨球蛋白血症主要是 IgM。高黏滞综合征中大量增多的异常蛋白使血液黏滞度增高,导致供氧减少组织器官缺血(McGrath & Penny,1976)。通常血液黏滞度大于 4 厘泊(centipoise,Os)时可出现症状,当黏滞度大于 8Os 几乎所有的患者都会出现临床症状(血液黏滞度正常值为 1.5~1.8Os),但有的患者在非常高的蛋白浓度和黏滞度下也可无症状(Buskard et al,1977)。虽然已证实黏滞度与蛋白浓度呈指数相关(Bloch & Maki,1973),这意味着临界浓度附近微小的变化会导致黏滞度的大幅度增加或降低,同时黏滞度也与蛋白质性质有关。

高黏滞综合征的治疗由两部分组成。首先,长期的目标是通过化疗减少异常蛋白的生成;其次是降低蛋白质浓度和改善血液流动性。第二个目标可以通过使用 5%白蛋白或等量的白蛋白与生理盐水为置换液,置换 1~1.5 个血浆容量的 TPE 来实现。由 IgM 引起的高黏滞综合征通过 1~2 次 TPE 可去除多余的 IgM,恢复血液黏滞度,这是因为几乎所有的 IgM 都存在于血管内;而异常的 IgG 或 IgA 还存在于血管外,则可能需要进行多次 TPE 来降低异常蛋白的水平。TPE 治疗的目的是减轻症状,随后根据患者病情决定治疗的频次。一例其他方法治疗无效的华氏巨球蛋白血症患者,通过定期 TPE 来控制高黏滞综合征已长达 17 年(Salmon & Cassady,1997)。应当指出的是,由于 MM 存在血管外免疫球蛋白,患者在治疗过程中可能会出现血容量减少的情况,这是由于渗透压减低使血管内液体外渗造成的。有报道称华氏巨球蛋白血症患者使用利妥昔单抗后血清 IgM 增高(Treon et al,2004),因此,当患者 IgM 大于5000mg/dl 给予利妥昔单抗前,应预防性实施 TPE。

根据 ASFA 指南,高黏滞综合征属于 TPE Ⅰ类适应证,1B 推荐等级。利妥昔单抗治疗高血液黏滞度患者预防性使用属于 TPE Ⅰ类适应证,1C 推荐等级(Schwartz et al,2013)。

多发性骨髓瘤引起急性肾衰竭

3%~9%的 MM 患者会出现急性肾衰竭,常伴有预后不良(Bear et al,1980;Johnson & Kyle,1980;Solling & Solling,1988)。肾衰竭是由于肾小球滤过时免疫球蛋白轻链在肾小管沉积,使肾小管扩张、萎缩导致管型肾病(DeFronzo et al,1978;Bernstein & Humes,1982;Cohen et al,1984)。当游离的轻链被排出进入尿中,称为凝溶蛋白(Bence Jones 蛋白)。与高黏滞综合征不同的是,轻链的数量或性质与疾病无相关性。由于其他原因也可导致 MM 患者出现肾衰竭,故管型肾病的确诊需依据肾活检(Leung et al,2008)。通过原发病的治疗可减轻并发症进展。其他治疗包括碱化尿液,增加蛋白质的排出。

TPE 可通过减少血液中轻链数量来治疗 MM 引起的管型肾病。虽然也可以通过透析来治疗,但 TPE 被公认为是更有效的(Bear et al, 1980; Johnson & Kyle, 1980; Solling & Solling, 1988)。通常认为 MM 患者有肾衰竭提示预后差,但 2 个对照试验显示对管型肾病的透析患者联合使用化疗和 TPE 可使部分患者肾功能恢复(Zumlhelli et al,1984;Johnson et al,1990)。然而,一项大规模的多中心随机对照试验未能证明 TPE 在骨髓瘤肾病的有效性(Clark et al,2005)。这项试验因使用复合终点、没有通过活检确诊管型肾病,与其他试验相比依赖透析的比例较低受到争议(Leung,2006)。因此,TPE 在骨髓瘤肾病的疗效仍存在争议(Leung et al,2008)。TPE 治疗管型肾病,每天 1 次至每周 3 次,持续 1~4 周,直到肾功能改善。

根据 ASFA 指南,MM 管型肾病属于 TPE Ⅱ类适应证,2B 推荐等级(Schwartz et al,2013)。

肾脏疾病

抗基底膜抗体病 抗基底膜抗体病(anti-basement membrane antibody disease)(Good-pasture 综合征)是一组罕见的以肺出血、肾出血为特征的疾病。男性发病较女性多,常见于18~35 岁。该病为自身免疫性疾病,抗体针对肾小球和肺基底膜的Ⅳ型胶原蛋白。这些抗体通常是短暂存在的,其产生可能是由呼吸系统的损伤引起,患者前期常有感染或化学损伤病史。患者常出现肺部症状,如咳嗽、咯血和呼吸困难,实验室检查显示肾衰竭和肾脏炎症,死亡率可高达 50%。Good-pasture 综合征的治疗是抑制抗体的产生、消除炎症和去除抗体。以往主要使用免疫抑制剂如环磷酰胺和泼尼松来治疗(Wiseman,1993)。

TPE 可用于去除抗基底膜抗体,以 5%白蛋白为置换液,每次置换 1~1.5 个血浆容量,每日 1 次,持续 7~14 天,同时使用免疫抑制剂,可降低抗体水平、改善临床症状(Erickson et al,1979;Pusey et al,1983;Johnson et al,1985)。由于抗体存在时间较短,治疗通常不超过 6 个月(Pusey et al,1983)。值得注意的是，TPE应早期应用，因为一旦肾小球、肾小管出现瘢痕和萎缩，肾功能就不太可能恢复(Johnson et al,1978)。依赖透析的患者，当出现肌酐大于6.8mg/dl、少尿、肾活检显示100%肾小球新月体形成时，TPE治疗通常效果不佳(Levy et al,2001)。这种情况下，如有肺出血可采用TPE(Levy et al,2001)。肌酐小于5.7g/dl和肾活检肾小球新月体形成<50%的患者，1年内肾脏功能正常的比率分别为100%和95%(Levy et al,2001)。根据ASFA指南，抗基底膜抗体病不依赖透析的患者属于TPE Ⅰ类适应证，1B推荐等级。如果患者依赖透析，没有肺出血症状属于TPE Ⅲ类适应证，2B推荐等级。在不考虑肾功能的前提下，只要有肺出血的患者属于TPE Ⅰ类适应证，1C推荐等级(Schwartz et al,2013)。

冷球蛋白血症 冷球蛋白是一类在低温下能可逆性凝集的免疫球蛋白。已发现的冷球蛋白可分为三类。第1型冷球蛋白是单克隆蛋白，常见于MM、华氏巨球蛋白血症或其他恶性淋巴组织增生性疾病。免疫球蛋白主要是IgG或IgM(Foerster,1993a)。第2类冷球蛋白为多克隆免疫球蛋白与单克隆蛋白混合组成，通常为IgM和多克隆IgG。Ⅱ型冷球蛋白血症与慢性丙型肝炎病毒感染、自身免疫性疾病和产生IgM的恶性肿瘤有关(Foerster,1993a)。Ⅲ型冷球蛋白是由多克隆免疫球蛋白组成，通常为抗多克隆IgG的IgM，与自身免疫状态和感染有关(Foerster,1993a)。冷球蛋白多沉积在温度较低的皮肤或四肢等区域，造成血管阻塞，产生多种临床症状，包括手足发绀、雷诺现象、皮肤溃疡、皮肤紫癜及血管球性肾炎(Foerster,1993a)。

冷球蛋白的沉积取决于免疫球蛋白的浓度，高浓度时在相对较高的温度下，蛋白也能沉积(Hillyer & Berkman,1996)。因此，当部分患者在户外环境时，温度略有下降即出现临床症状。冷球蛋白血症的治疗主要是对症治疗(Berkman & Orlin,1980)。此外，TPE可以通过降低蛋白浓度，从而减少温度引起的蛋白沉积(Berkman & Orlin,1980;McLeod & Sassetti,1980)。使用5%白蛋白作为置换液，每次置换1~1.5个血浆容量。同样，治疗的强度、持续时间和频次取决于患者的临床症状。由于这些蛋白质在室温可以凝集，在进行血浆置换时必要的血液保温(包括采集和回输管路)可防止血液在分离机中凝集。一些冷球蛋白浓度高的患者，在较高的温度下也可发生蛋白凝集，故进行血浆置换时，为预防血液凝集室温应维持在37℃或更高(Hillyer & Berkman,1996)。

根据ASFA指南，症状严重的冷球蛋白血症属于TPE Ⅰ类适应证，2A推荐等级(Schwartz et al,2013)。

肾小球肾炎 肾小球肾炎常因抗原抗体复合物在肾小球的沉积，导致肾小球损伤。这些复合物及它们的组成成分都来自于血液循环。因此，从理论上讲，可通过TPE去除这些物质，阻止并逆转肾小球进一步的损伤。肾小球肾炎多数已使用TPE治疗。和大多数采用血液单采治疗的疾病一样，研究仅局限于个案研究和非随机对照的小样本试验。

现已发现肾小球肾炎中的局灶节段性肾小球硬化(focal segmental glomerulosclerosis,FSGS)、IgA肾病与紫癜性肾炎(Henoch-Schönlein purpura,HSP)应用TPE治疗有效。FSGS是由血浆中一种未知的因子引起的肾小球损害，在肾组织活检下可呈现局灶性节段性肾小球硬化，病变肾小球与正常肾小球混合存在。TPE可以去除这种有害的血浆因子，从而改善蛋白尿。据报道TPE治疗原发性FSGS效果不一致，但TPE联合免疫抑制剂可减少肾移植FSGS的复发。通常前3周每天3次TPE，随后几个月逐渐减少，同时应联合使用免疫抑制剂。临床上认为出现蛋白尿和肌酐减少提示TPE治疗有效，但不同患者起效时间不同(Schwartz et al,2013)。

IgA肾病是由异常免疫反应生成的免疫复合物(IgA-IgA和IgG-IgA)沉积在肾小球引起，出现肉眼血尿、高血压和不同程度的蛋白尿。使用TPE治疗IgA肾病的目的是去除蓄积的病理性IgA和相关的免疫复合物。TPE治疗IgA肾病的研究主要集中在急进性新月体类型，对于肾小球硬化及瘢痕形成较少的、细胞性新月体肾炎疗效较好。总的来说，TPE只是延迟而并非停止IgA肾病的进程，一旦TPE停止，所有患者最终都会发展至终末期肾病(Schwartz et al,2013)。

紫癜性肾炎是好发于儿童的小血管炎，患儿可出现上呼吸道感染，引起关节痛、腹痛、肾脏损伤和明显的紫癜。虽然该病有自限性，但IgA免疫复合物和IgG自身抗体会引起肾脏损伤、脑炎和严重的胃肠道或皮肤症状。TPE不用于HSP常规治疗，仅用于伴有严重并发症者，其机制是去除疾病相关的免疫复合物。伴严重胃肠道症状或脑炎者，每日1次TPE，1~6次直到症状缓解；而HSP诱导的急进性肾小球肾炎可能需要更长的疗程同时监测肌酐(Schwartz et al,2013)。

根据ASFA指南，移植肾复发性FSGS属于TPE Ⅰ类适应证，1B推荐等级；IgA肾病的新月体型和慢性进展型均属于TPE Ⅲ类适应证，分别为2B、2C推荐等级；紫癜性肾炎属于TPE Ⅲ类适应证，2C推荐等级(Schwartz et al,2013)。

肾移植的辅助治疗

肾移植是目前治疗慢性肾衰竭的最佳疗法，而TPE可通过降低ABO同种凝集素和(或)抗HLA抗体滴度发挥辅助作用。然而，在美国死亡供者捐献的肾脏远不能满足移植需求，截至2014年6月7日，等待死亡捐献者肾源的候选名单上有150 933人(Organ Procurement and Transplantation Network,2014)。等待来自死亡供者肾脏的时间超过4年(Organ Procurement and Transplantation Network,2014)。如果患者血型是O型或B型，平均等待时间更长。且2007年在等候名单上的50 000人中，有5000人的群体反应性抗体(panel reactive antibody,PRA)>80%(United Network for Organ Sharing,2008)。这些高度致敏的患者需要HLA配型完全相合的肾源，因而每年仅有不到300人接受移植。所以其等待时间无法预计(Stegall et al,2002)。

这些等待来自死亡供者ABO或HLA配型相合肾脏的患者，在等待中病情不断恶化，年死亡率5%~8%(Ojo et al,2001)。过去，尝试进行ABO不合或组织配型不合的肾移植患者，会发生超急性排斥反应。已存在的ABO同种凝集素和抗HLA抗体，再灌注时可与不相合移植器官血管内皮上的靶抗原结合。其结果是补体结合后发生内皮损伤、血栓形成，器官微血管阻塞，导致移植器官坏死。为防止超急性排斥反应，提高移植物植活率，有治疗方案建议使用TPE或免疫吸附联合免疫抑制治疗减少ABO同种凝集素和抗HLA抗体滴度。已有应用上述治疗方案进行不相容活体肾移植成功的案例报道。

Tanabe 等对 ABO 血型不合活体肾移植的患者，在移植前用 3~4 次免疫吸附和(或)1~2 次双重过滤 TPE，使 ABO 同种凝集素滴度小于 16。治疗过程中，增强免疫抑制治疗，并在移植时联合进行脾切除，67 例移植患者均未出现超急性排斥反应。ABO 血型不合移植受者与 ABO 相合移植受者的存活率相近。移植后 3 年移植物存活率明显减低(79%)，但移植后 4 年及以后的存活率相当(Tanabe et al,1998)。研究显示移植前进行 4 次 TPE 可使同种凝集素滴度小于 4，同时增强免疫抑制治疗联合脾切除术，有 26 例 ABO 血型不合肾移植成功，且无超急性排斥反应发生(Winters et al,2004)。同期对比，患者及移植物一年存活率略低于 ABO 相容移植(89% vs 96%和 94% vs 99%)(Gloor et al,2003b)。

移植时应用 TPE 可减少同种凝集素滴度(Aikawa et al,2001;Winters et al,2004)。然而，在移植后滴度会有所上升，比移植时的滴度高，但比原始状态的滴度低(Aikawa et al,2001;Winters et al,2004)。此外，移植物的 ABO 抗原水平保持不变(Aikawa et al,2001)。尽管抗体滴度有所增加，但排斥反应仅限于早期移植过程，并可通过 TPE 和强化免疫抑制阻止(Winters et al,2004)。研究表明，在 ABO 血型不合肾移植中发生了“适应”(Delikouras & Dorling,2003)，这可能是由于移植物通过基因表达的改变激活自我保护(Park et al,2003)。

根据 ASFA 指南，ABO 血型不合的肾移植发生体液排斥反应属于 TPE Ⅱ类适应证，1B 推荐等级。ABO 血型不合活体肾移植的脱敏治疗属于 TPE Ⅰ类适应证，1B 推荐等级；死亡供者来源肾移植的脱敏治疗属于 TPE Ⅳ类适应证，1B 推荐等级(Schwartz et al,2013)。

有报道，联合使用 TPE、IVIG、免疫抑制和脾切除治疗，可使配型不合的活体肾移植成功(Montgomery et al,2000;Schweitzer et al,2000;Gloor et al,2003a)。4~6 次 TPE 联合免疫抑制治疗和 IVIG 可使移植当天抗 HLA 抗体滴度减低(<16)至交叉配型相合，治疗后没有患者出现超急性排斥反应。43% 患者在移植时可出现急性体液排斥反应(Gloor et al,2003a)，但可通过 TPE 和使用类固醇进行控制。文献分别报道移植物一年存活率为 100%(Schweitzer et al,2000)和 79%(Gloor et al,2003a)。与 ABO 血型不合的肾移植不同，组织配型不合的肾脏在辅助治疗及移植后可表现出长期的、持续的供者特异性 HLA 抗体的丧失(Zachary et al,2003)。此外，研究显示与 ABO 血型不合移植相同，组织配型不合移植时基因表达改变引起移植物内皮细胞凋亡下调(Salama et al,2001)。

根据 ASFA 指南，组织配型不合活体肾移植患者脱敏治疗属于 TPE Ⅰ类适应证，1B 推荐等级；等待死亡供者肾源的高 PRA 患者肾移植的脱敏治疗属于 TPE Ⅲ类适应证，2C 推荐等级；组织配型不合肾移植发生抗体介导的排斥反应属于 TPE Ⅰ类适应证，1B 推荐等级(Schwartz et al,2013)。

捐献者/患者血液成分单采常见并发症

血液成分单采，无论是捐献还是治疗，都是安全的，并发症发生的风险极低。常见并发症主要有静脉穿刺引起的创伤性并发症，和全身性并发症包括枸橼酸盐引起的反应、过敏反应和负荷相关的反应。枸橼酸盐中毒较常见，需要医生关注，将在下文中详细介绍。据调查，美国红十字会系统捐献单采血小板的不良反应发生率为 577.5/10 000，献 2 个单位红细胞不良反应的发生率为 538.3/100 000，全血捐献者不良反应发生率为 348.9/10 000(Eder et al,2008)。献全血、血小板和 2 单位红细胞需要医疗处理的不良反应(即反应无法在献血场所处理)的发生率分别为 3.2、2.9 和 2.9/10 000。虽然发生的献血反应类型各不相同，但严重不良反应的发生率无显著性差异。全血捐献者中，46%需要医疗处理的不良反应是晕厥，而血液成分单采献血者，39%是穿刺引起的大血肿或神经损伤(Eder et al,2008)。早期的研究数据显示，约有 0.01%(2/19 736)的单采成分捐献者发生严重不良反应需要住院治疗，是全血捐献者发生率(1/198 119；0.0005%)的 20 倍以上(Popovsky et al,1995)。虽然血液成分单采捐献者不良反应发生率较全血捐献者低，发生严重不良反应的风险小，但发生的严重程度更重。

血液成分单采捐献者最常见的不良反应是由静脉穿刺引起(McLeod et al,1998;Eder et al,2008)。根据 McLeod 的研究，比较了单采捐献者与全血捐献者各不良反应的发生率，见表 37-13。就全血捐献者来说，首次捐献者不良反应的发生比多次捐献更频繁(McLeod et al,1998;Eder et al,2008)。

表 37-13　单采及全血捐献者不良反应发生率

不良反应	单采捐献	全血捐献
血肿或疼痛	1.15%	9%~16%
枸橼酸盐中毒	0.4%	N/A
轻度血管迷走神经反应	0.05%	2%~5%
血管迷走神经性晕厥	0.08%	0.1%~0.3%

数据来自 McLeod BC, Price TH, Owen H, et al: Frequency of immediate adverse effects associated with apheresis donation, Transfusion 38:938~943, 1998(apheresis); and Newman BH: Donor reactions and injuries from whole blood donation, Transfus Med Rev 11:64~75, 1997(whole blood).

N/A，无。

血小板捐献者的不良反应发生率高于血浆或粒细胞捐献者(分别为 12%、5.9%和 9.4%)，这可能是由于血小板捐献者多为首次捐献(McLeod et al,1998)。血小板捐献者的不良反应发生率明显高于 2 个单位红细胞捐献者(Eder et al,2008)。Despotis 等发现，枸橼酸盐中毒/低血压反应与捐献者的体重、性别和采集设备相关。对于静脉穿刺相关并发症，在女性可作为一个危险因素(Despotis et al,1999)。采集设备也可影响不良反应发生率。McLeod 发现 Fenwal CS-3000 血液成分分离机反应发生率低于其他设备，这可能是由于该仪器的枸橼酸盐输注率较低，且操作时不是单针采集。单针采集时，血液成分采集和回输在同一条静脉通路完成，体外循环量相对更大(McLeod et al,1998)。Despotis 等指出，使用 COBE Spectra 或 Fenwal CS-3000 时，捐献者体重和枸橼酸盐反应的相关性不同。使用 Fenwal CS-3000 时，低体重捐献者枸橼酸盐反应的发生率较高；而使用 COBE Spectra 时，高体重捐献者枸橼酸盐反应的发生率较高。该作者认为，这是由于设备的抗凝剂输入量不同造成(Despotis et al,1999)。最后，Eder 等还发现血小板和 2U 红细胞捐献者不良反应的发生与年龄和性别相关，年轻者和女性发生率更高(Eder et al,2008)。

据报道，治疗性血液成分单采过程中不良反应的发生率为4.75%(McLeod et al,1999)。常见不良反应及其发生率见表37-14。发生率因患者、置换液及治疗过程而异。例如，TPE使用白蛋白作为置换液时不良反应发生率为3.35%，使用血浆作为置换液为7.81%。白细胞去除的不良反应发生率为5.71%，HPC-A单采的发生率为1.66%，但18例患者进行治疗性血小板单采时无不良反应发生。神经系统疾病患者与其他疾病相比更易出现血管迷走神经反应(McLeod et al,1999)。

表37-14 治疗性血液成分单采中各种不良反应发生率

不良反应	发生率
输血反应	1.6%
枸橼酸盐中毒	1.2%
低血压	1.0%
血管迷走神经反应	0.5%
苍白和出汗	0.5%
心动过速	0.4%
呼吸窘迫	0.3%
手足抽搐和癫痫	0.2%
畏寒或寒战	0.2%

数据来自 McLeod BC, Sniecinski I, Ciavarella D, et al: Frequency of immediate adverse effects associated with therapeutic apheresis, Transfusion 39:282~288,1999

Shemin等(2007)近期报道了TPE的并发症发生率。174例患者共进行1727次TPE，其中614次(36%)出现不良反应，多数症状较轻，无死亡发生。在这些不良反应中，0.2%需要中止治疗，0.1%需要临床处置。最常见的不良反应分别为发热(7.7%)、荨麻疹(7.4%)和低钙血症(7.3%)。McLeod也进行了类似报道，但因置换液不同不良反应也不同。FFP作为置换液时常见的不良反应是荨麻疹和瘙痒；白蛋白和生理盐水作为置换液时低血压更为常见(Shemin et al,2007)。

应该指出的是，McLeod的研究没有提到静脉穿刺引起的并发症或不良反应，而Shemin等对此进行了研究，涵盖了TPE时高发生率的不良反应。例如，Couriel等(1994)指出，治疗性单采时不良反应的发生率为17%，主要是轻度不良反应，如枸橼酸盐中毒，但6.15%是严重不良反应，可危及患者生命或导致治疗过程中止。由中心静脉置管造成的不良反应，主要有气胸、血气胸、导管相关性菌血症和胸锁乳突肌血肿。当患者发生血气胸时需要进行胸腔引流(Couriel & Weinstein,1994)。Shemin等(2007)报道了需要临床处置的两个严重不良反应，其中一个是由动脉置管引起。Couriel和Weinstein报道仅1例患者在治疗性血液成分单采中发生死亡，McLeod和Shemin没有死亡病例报道，但在其他研究中也有死亡案例报道。血液单采治疗过程中死亡的主要原因是由心跳呼吸骤停造成；其他原因包括过敏反应、肺栓塞及中心静脉置管引起的血管穿孔。根据当时的文献综述报道，Huestis(1989)统计治疗性血液成分单采中的死亡率为0.03%，Mokrzycki和Kaplan(1994)统计的死亡率是0.05%。

研究显示，不同的血液成分单采过程可引发不同的不良反应，例如在粒细胞采集时，使用G-CSF可引发不良反应。下面将介绍不同血液成分单采过程中常见的不良反应及其风险。

电解质和酸碱平衡紊乱

枸橼酸盐常作为捐献者或治疗性血液成分单采患者的首选抗凝剂，能有效地防止凝血，与肝素相比其作用时间短、易于逆转。枸橼酸盐能螯合钙离子，生成可溶性复合物，从尿液中排出。结果，螯合的钙离子不能参与凝血级联有关的生物反应。在血液成分分离机中，血浆枸橼酸盐浓度可达15~24mmol/L，使钙离子浓度降低到凝血必需的浓度0.2~0.3mmol/L以下(Strauss,1996)。捐献者或患者机体不能代偿时，可引发低血钙。血液从血液成分分离机回输给捐献者或患者时，枸橼酸盐被细胞外液稀释。此外，肝脏、肾脏和肌肉可迅速代谢枸橼酸盐，释放出结合的钙(Strauss,1996)。钙离子减少时，机体甲状旁腺激素分泌增加，使骨骼中储存钙释放、肾脏钙吸收增加(Silberstein et al,1986)。最后，动员钙离子结合白蛋白，减缓钙离子的下降(Bolan et al,2003a)。

在TPE过程中，去除的血浆必须用相似体积的置换液代替。使用血浆作为置换液时，由于血浆中含有作为抗凝剂的枸橼酸盐，可进一步增加患者枸橼酸盐中毒的风险。如使用白蛋白作为置换液可降低枸橼酸盐毒性，然而情况并非总是如此。正常情况下，血清中约40%~55%的钙与白蛋白结合，游离部分是具有生理活性的离子钙。白蛋白制剂可消耗离子钙，因此在TPE回输时可结合患者体内的离子钙，这可能导致钙离子降低引起低钙血症。Goss和Weinstein(1999)通过对接受TPE治疗的神经系统疾病患者研究，与使用10%低分子量HES作为置换液的对照组相比，使用5%白蛋白作为置换液时，枸橼酸盐中毒的发生率更高，钙离子水平降低的更多。随后的一项研究表明，比起静脉注射葡萄糖酸钙或口服碳酸钙，在TPE治疗前口服葡萄糖酸钙能更有效地减低枸橼酸盐中毒的发生率(Weinstein,1996)。其原理是由于白蛋白上钙结合位点的饱和，从而维持患者体内的钙离子水平。

尽管有代偿机制，枸橼酸盐的输入仍可使捐献者/患者钙离子水平下降至出现临床症状的水平。这是由于钙离子浓度的减少，使神经膜兴奋性增加，引起自发去极化(Strauss,1996)，导致急性枸橼酸盐中毒症状，包括口周感觉异常、肢体末梢感觉异常、颤抖、头晕、抽搐、震颤等。此外，一些患者可出现恶心和呕吐。随着钙离子浓度进一步下降，可出现手足痉挛、手足抽搐、癫痫发作(Strauss,1996)。因此，在严重临床症状出现前，应对有早期症状的捐献者/患者给予干预措施。除了先前描述的症状外，还可出现心电图QT间期延长、心肌收缩压降低和致死性心律失常(Strauss,1996)。低血压也可见于枸橼酸盐中毒(Goodnough et al,1999)，这可能是由于心肌功能下降和血管平滑肌松弛所致(Bunker et al,1962)。

影响捐献者和单采治疗患者枸橼酸盐中毒发生率的因素，包括：过度换气引起的碱中毒(Strauss,1996)、抗凝剂的输注速度(Strauss,1996)、枸橼酸盐的输入量(Strauss,1996)和捐献者单采前的血清白蛋白水平(Bolan et al,2003a)。应指出的是，和连续流动式血液成分单采相比，间断流动式血液成分单采分离时，采集管路多次排空所需枸橼酸盐输注量更多，枸橼酸盐中毒的发生率常较高。故不同设备使用抗凝剂剂量的计算方法也可能会影响某些捐献者不良反应的发生率(Despotis et al,1999)。

急性枸橼酸盐中毒早期发现,治疗相对简单。治疗包括:减缓回输速度使枸橼酸盐浓度稀释到可代谢水平,增加捐献者/患者血液与枸橼酸盐的比例以降低枸橼酸盐输入量,给予口服抗酸钙剂及静脉注射钙剂(Strauss,1996)。Bolan 等(2003a,2003b)发现口服 2g 碳酸钙可显著减少严重反应(Bolan et al,2003b)。研究发现,从生理学上来说这个剂量也能最大限度的改善钙离子及总钙水平(Bolan et al,2003a)。然而这并不能减少不良反应的发生,也不会影响严重不良反应的发生(Bolan et al,2003b)。

静脉注射钙剂多为葡萄糖酸钙或氯化钙,捐献者单采时通常不需要,治疗性血液成分单采时使用。研究发现,HPC-A 单采时,连续输注葡萄糖酸钙或氯化钙可预防低钙血症(Bolan et al,2002;Buchta et al,2003),且氯化钙能保持较高的钙离子水平(Buchta et al,2003)。一项研究比较了 HPC 单采时静脉输注葡萄糖酸钙的两种方法,开始时进行预防性输注和在症状出现后输注;两种操作方法相比,均维持了较高的钙离子水平,钙离子水平变化无显著差异(Kishimoto et al,2002)。治疗时,通常将 10ml 葡萄糖酸钙在 10~15 分钟内静脉注射给患者(Hester et al,1983)。如操作开始前患者处于低钙状态,可预防性给予葡萄糖酸钙。

虽然枸橼酸盐中毒的急性反应影响因素已被充分证明,但长期影响仍需观察。Amrein 等(2010)将 102 名血浆/血小板多次捐献者与 102 名对照组进行比较,发现单采捐献者的骨密度评分显著低于对照组,平均相差 3.5%。他们推测,单采时使用枸橼酸盐可反复影响捐献者/患者钙平衡。此外,血浆蛋白特别是白蛋白的反复丢失,可能对骨盐平衡造成不良影响。更多的研究聚焦在枸橼酸盐对骨代谢的影响,需要根据利弊评估来明确单采捐献或治疗适当的时间间隔。镁,是另一个起重要生理作用的二价阳离子。与钙离子类似,镁也可以被枸橼酸盐结合。结果表明,单采血小板时输入的枸橼酸盐可降低 30% 的镁离子(Mercan et al,1997)。Mercan 等发现,输注枸橼酸盐时,镁的含量比钙下降更迅速,且恢复更慢。低镁血症可出现与低钙血症相似的症状和体征,包括肌肉痉挛、肌肉无力、血管张力降低、心脏收缩力受损。此外,低镁血症还会破坏钙、钾平衡,当镁离子显著性减少时还可抑制甲状旁腺素的释放(Mercan et al,1997)。因此,低镁水平的患者在血液成分单采前可表现出低镁血症引起的枸橼酸盐中毒症状,而并非低钙血症引起。不能快速代谢枸橼酸盐的患者,游离的活性阳离子较少,引发低钙血症和低镁血症的风险增高(Kamochi et al,2002),补充钙剂不能改善这些症状。为了避免低镁血症,一些采集中心在单采操作前检测血镁水平,必要时补充镁剂。有报道称可同补钙一样预防性的输注镁剂。Haddad 等(2005)对异基因 HPC-A 供者预防性给予镁剂。治疗过程中,镁剂的补充与正常镁离子水平、甲状旁腺素增多和血糖升高有关。然而,轻度感觉异常、寒冷、恶心等症状的发生与镁剂无关(Haddad et al,2005)。

如前所述,枸橼酸盐可快速代谢。这个过程会消耗氢离子,因此,输入枸橼酸盐可引起代谢性碱中毒。肾脏疾病患者因输入含枸橼酸盐的置换液,不能充分排出碳酸氢盐(Kelleher & Schulman,1987),发病风险最大(Kelleher & Schulman,1987;Dzik & Kirkley,1988)。一项研究发现,与用 FFP 作为置换液进行 TPE 治疗的患者相比,用白蛋白进行 TPE 的重症肌无力患者代谢性碱中毒的发生率更高(Marques & Huang,2001)。TTP 患者肌酐平均为 1.3mg/dl、血尿素氮(BUN)平均为 24.8mg/dl(Marques & Huang,2001)。这些患者出现代谢性碱中毒,虽然 HCO_3^->35mEq/L 没有达到能够终止 TPE 的临界水平,但钾<3.0mmol/L 时应终止 TPE(Mercan et al,1997)。碱中毒的出现可加重低钙血症(Edmondson et al,1975)和降低枸橼酸盐代谢(Dzik & Kirkley,1988)。代谢性碱中毒症状是非特异性的,通常表现为严重的低钙血症。碱中毒可在一定时间得到缓解或通过透析来纠正,还可通过调节血液、枸橼酸盐比例和(或)使用少枸橼酸盐置换液以减少枸橼酸盐输入量来预防(Pearl & Rosenthal,1985)。

代谢性碱中毒可引起细胞内氢离子外移(以纠正 pH 值),钾离子由细胞外液进入细胞内以维持细胞内外电位平衡。因此,除了 TTP 患者治疗时,在大剂量造血干细胞单采时钾离子也会明显下降。Schlenke 等(2000)对 96 例行大剂量白细胞去除的患者研究中发现,钾离子的水平平均下降 11.3±7%。尽管钾离子水平下降,但研究中没有一个患者出现低钾血症的症状。低钾血症的症状包括虚弱、肌张力减退、心律失常(Schlenke et al,2000)。低血钾症的治疗主要是口服或静脉补钾。预防不良反应发生的谨慎做法是通过操作前测定钾浓度,有明确指征时补钾。

过敏、类过敏反应、过敏反应

过敏、类过敏反应、过敏反应是由肥大细胞和嗜碱性粒细胞释放的血管活性物质引起。当靶抗原与 IgE 结合,可释放组胺、白三烯 D4、白三烯 C4、前列腺素 D2 和血小板活化因子等,引起平滑肌收缩、血管通透性增加和血管舒张,从而导致多种症状。抗原与 IgG 相互作用和其他机制产生的补体衍生因子 C3a、C5a 能激活肥大细胞和嗜碱性粒细胞(Vamvakas & Pineda,2001)。过敏反应可从轻度荨麻疹到过敏性休克,其症状与体征包括瘙痒、荨麻疹、红斑、面部发红、血管性水肿、上下气道阻塞、低血压、休克、恶心、呕吐及腹泻(Vamvakas & Pineda,2001)。

进行血液成分包括血小板、血浆、粒细胞单采的捐献者和患者均有发生过敏反应的报道。已发现血小板和血浆的捐献者对用于单采管路灭菌的环氧乙烷过敏(Leitman et al,1986;Muylle et al,1986)。这类过敏反应主要发生在多次单采捐献者。通常认为,在单采操作时塑料管路中的环氧乙烷能与血浆蛋白结合。这些蛋白作为载体分子、环氧乙烷作为半抗原,使 IgE 抗体产生针对环氧乙烷的免疫应答。在大多数过敏反应的捐献者体内可发现针对环氧乙烷的 IgE 抗体(Leitman et al,1986)。临床症状包括荨麻疹、面部发红和眶周水肿(Leitman et al,1986),及哮喘、潮红、口唇肿胀和低血压等过敏反应(Muylle et al,1986)。一项研究表明,血小板捐献者的过敏反应发生率为 1%,且 Fenwal CS-3000 比 Haemonetics V-50 的反应发生率高(Haemonetics,Braintree,Mass.)。推测是由于 CS-3000 操作开始时,先将含生理盐水和抗凝剂的预冲液输给患者,而 V-50 无此操作,这可能导致了环氧乙烷过敏症状(Leitman et al,1986)。因此,为避免捐献者接触环氧乙烷,单采管路制造商现多采用γ射线照射来灭菌。粒细胞捐献者中也有发生过敏反应的报道。除了环氧乙烷引起的反应,粒细胞捐献者还能接触到可增强红细胞沉降率的低分子量或高分子量 HES,虽然用于扩容(Ring & Messmer,1977)的 HES 缺乏免疫原性,不能诱导抗体产生,但在单采时使用也可引起过敏反应(Dutcher et al,1984)。单采时使用 HES 产生过敏反应的机制被认为是由于 HES 具有通过替代途径激活补体的能力,这将导致肥大细胞和嗜碱性粒细胞释放 C3a 和 C5a(Dutcher et al,1984)。HES 引起的过敏反应轻度为荨麻疹反应,严重时出现呼吸心搏骤停。一项研究显示,使用 HES 扩容患者的过敏反应发生率为0.085%,严重(过敏性)反应发生率为0.006%(Ring & Messmer,1977),高分子量 HES(hetastarch)(Ring & Messmer,1977)和低分子量 HES(pentastarch)(Kannan & Milligan,1999)都能引发过敏反应。由于上述原因,Dutcher 等(1984)建议排除有过敏史的人作为粒细胞捐献者。

治疗血液成分单采患者也可发生环氧乙烷或 HES 过敏反应。此外,TPE 操作常使用血浆制剂作为置换液,患者也有因输血产生过敏反应的风险。血浆制剂输注时最常见的过敏症状是荨麻疹。输注血浆时全身荨麻疹发生率为1%~3%。文献报道,过敏反应发生率为1/47 000~1/20 000(Vamvakas & Pineda,2001)。另一个引起过敏反应的常见原因是缺乏 IgA 且有抗 IgA 抗体的患者输注了含有 IgA 的血浆(Vamvakas & Pineda,2001)。

过敏、类过敏反应、过敏反应的治疗取决于反应的严重程度。捐献者出现过敏反应,应立即停止操作。轻度过敏反应如荨麻疹可口服抗组胺药(如苯海拉明)治疗。单采治疗时也可使用抗组胺药物,只有轻度的过敏反应经治疗后可重新进行操作。此外,患者也可先服用抗组胺药,再进行治疗操作。

过敏性休克可危及生命,无论是捐献者还是患者,一旦出现应立即停止,用生理盐水保持静脉通路。反应不太严重的可皮下注射肾上腺素0.3~0.5mg,20~30分钟重复1次,最多3次。此外,支气管痉挛时给予氨茶碱6mg/kg,维持剂量为每小时0.5~1mg/kg。用生理盐水或乳酸林格液给予扩容升压。呼吸困难者给予吸氧。严重过敏反应,肾上腺素0.5mg 静脉注射,5~10分钟可重复给药。低血压扩容无效时可使用多巴胺。必要时通过气管插管保持气道畅通(Vamvakas & Pineda,2001)。

显然,最好的措施是提前预防,避免反应的发生。有过敏史的捐献者应延缓捐献。轻度反应患者应在操作前服用抗组胺药。由 IgA 引起严重反应的患者应使用缺乏 IgA 的置换液,多选择白蛋白或生理盐水。对于需要血浆作为置换液的 TPE,如 TTP,应使用缺乏 IgA 的血浆制剂。

血管紧张素转化酶抑制剂

以往认为,患者单采时使用血管紧张素转化酶(angiotensin-converting enzyme,ACE)抑制剂可出现多种与过敏反应类似的症状,包括面部潮红、低血压、心动过缓及呼吸困难(Strauss,1996)。有报道患者使用硫酸葡聚糖柱去除血脂(Agishi,1994)及使用金黄色葡萄球菌蛋白 A 吸附柱进行 TPE 治疗时,也可出现上述反应(Owen & Brecher,1994)。这些反应是由于患者在单采时血浆与带负电荷的塑料管路接触激活激肽系统分泌血管缓激肽引起的。通常,激肽酶Ⅰ和Ⅱ能迅速灭活缓激肽,而 ACE 抑制剂可抑制这些酶的活性,使缓激肽聚集到一定程度从而引起上述症状(Strauss,1996)。使用白蛋白进行 TPE 时,白蛋白中活化激肽释放酶原因子可诱导缓激肽生成(Owen & Brecher,1994)。同时,ACE 抑制剂可阻止缓激肽的降解。单采前24~48小时停止使用 ACE 抑制剂可避免不良反应的发生(Owen & Brecher,1994)。一些新型的 ACE 抑制剂半衰期较长,单采时需要更长的停药时间或改用半衰期更短的 ACE 抑制剂。

低血压和血管迷走神经反应

捐献者和患者进行血液成分单采时可发生低血压。其发生有两种病理生理机制,第一个机制为低血容量,它是由体外循环量增加引起血容量下降造成。机体通过交感神经系统兴奋使血管张力增加、心率加快、心收缩力增强和心排出量增多进行代偿(Strauss,1996)。单采捐献者较少见低血压,这是因为美国血库和输血服务标准委员会限定了体外循环量标准为10.5ml/kg(Standards Committee of the AABB,2014),且捐献者必须是体重达标的健康者。患者因原发病存在,单采过程中更易出现低血容量。例如,神经系统疾病患者易发生低血压(McLeod et al,1999)。美国血库和输血服务标准委员会并没有限制治疗性血液成分单采时的体外循环量,故单采治疗时应谨慎参考捐献者限制标准(Strauss,1996)。

单采时引起低血压的第二机制是血管迷走神经反应。与低血容量机制相比,血管迷走神经反应过程中副交感神经异常兴奋使心率减慢、血管张力降低(Strauss,1996)。全血捐献者发生反应的因素包括年轻者、低体重、首次捐献和工作人员的疏忽(Newman,1997)。Tomita 等(2002)在同一采集中心比较了单采捐献者和全血捐献者血管迷走神经反应的发生率。他指出,与全血捐献者不同,单采捐献者反应的发生率随年龄的增加而增长。血管迷走神经反应随年龄增加而增多,且女性更常见,可能是由于老年人和妇女的循环血容量较低,导致捐献者单采时体外循环量占全身血容量的比例增大。另外,反应发生率随单采循环次数的增加而增加,且低钙血症与血管迷走神经反应发生有关(Tomita et al,2002)。

低血容量与血管迷走神经反应治疗相似,应暂时停止操作,静脉补液。如果是低血容量造成,会出现血压升高和脉搏减慢。如是血管迷走神经反应,则不太可能出现上述症状。血管迷走神经反应的治疗包括调整捐献者/患者至 Trendelenburg 体位(头低脚高位)、额头和颈部冷敷、安抚捐献者/患者(Strauss,1996)。

羟乙基淀粉引起凝血功能障碍

正如在 TPE 操作那一节所述,去除患者血浆,用等量白蛋白或其他不含凝血因子的液体置换,可导致凝血功能轻度、短暂异常。这些变化通常是短暂的,大多数凝血因子能在24~48小时内恢复到正常水平。使用 HES 作为置换液或沉降剂影响凝血因子水平。HES 可使部分凝血活酶时间(partial thromboplastin time,PTT)延长、纤维蛋白原水平降低。这是由输入的置换液产生的稀释效应。高分子量 HES 可降低凝血因子Ⅷ活性、减少因子Ⅷ和 vWF 抗原量、延长出血时间(Strauss et al,

1988)，最终导致vWF抗原水平下降，出现获得性血管性血友病样表现。HES引起凝血功能障碍的风险具有剂量依赖性。危重抢救扩容时，为避免并发症发生，HES最大剂量为20ml/(kg·24h)。在这种情况下，可达3600ml(Nearman & Herman, 1991)。多成分捐献者或单采治疗患者短期内连续进行血液成分单采是有风险的，这是因为HES，特别是大分子量HES半衰期长，在体内引起蓄积，会导致凝血功能障碍的潜在风险。

羟乙基淀粉引起肾脏功能障碍

HES可引起肾脏功能障碍或进一步恶化，特别是危重症患者。2012年的三项随机对照试验发现，ICU败血症患者的死亡率和肾损伤的风险增加(Perner et al, 2012; Guildet et al, 2012; Myburgh et al, 2012)。基于这些研究，2013年6月24日FDA对HES增加了一个警示告知(FDA, 2013)，败血症危重患者、ICU患者以及有肾脏功能不全的患者和捐献者应避免使用HES。此外，应用HES的患者或捐献者应监测肾功能90天以上。危重患者或肾脏功能不全的患者只有在权衡利大于弊时才可使用HES。这些建议如何应用于血液成分单采尚不明确，因为粒细胞单采或白细胞治疗性去除时HES的使用量小于上述三项试验中的使用量。

羟乙基淀粉的其他副作用

如前所述，HES半衰期长，这取决于α淀粉酶对HES的分解及其产物经肾脏排泄的能力(Yacobi et al, 1982)。应用HES最常见的副作用是皮肤瘙痒，因其在皮肤内沉积引起，已发现皮肤沉积可长达四年的病例报道(Sirtl et al, 1999; Stander et al, 2001)。

除皮肤沉积外，有个例报道使用HES作为置换液进行长期TPE(20个月)治疗的患者出现骨髓和器官衰竭。该患者骨髓内充满含HES的泡沫状巨噬细胞，这些细胞可浸润到十二指肠黏膜、肝脏、腹膜、硬脑膜及腹水中(Auwerda et al, 2002)。

空气栓塞

空气栓塞是血液成分单采中罕见的并发症，当空气通过血液成分分离机或静脉置管破口进入静脉系统时发生。空气进入右心室和肺动脉引起右心室输出受阻和肺动脉收缩障碍(Montacer-Kuhssari et al, 1994)。空气栓塞的症状包括呼吸困难、气促、发绀、心动过速、低血压。为防止空气栓塞的发生，现在所有的血液成分分离机都装有传感器，一旦检测到外循环管路中有空气将停止操作。发生空气栓塞时，治疗包括将捐献者/患者调整体位至左侧位、头低脚高位。这有利于气体浮向右心室尖部，使其远离肺动脉流出道，改善右心室流出。随着时间的推移，空气会消散。

总结

总之，血液成分单采治疗是一种安全、有效的技术，能采集各种所需的血液成分和治疗不同的疾病。血液成分单采技术与18世纪的放血疗法相比，只是选择性的去除捐献者/患者一部分血液成分，是安全的治疗操作。然而，血液成分单采并不是没有风险的，应只适用于有明确指征的疾病，并根据推荐等级选择合适的治疗方案。

(穆士杰 译 钱宝华 校)

推荐阅读

Ibrahim RB, Liu C, Cronin SM, et al: Drug removal by plasmapheresis: an evidence-based review, Pharmacotherapy 27:1529-1549, 2007.

大量文献综述了血浆置换对药物清除和代谢的影响，本文对治疗方法的改进和今后的研究提出了建议。

Ibrahim RB, Balogun RA: Medications in patients treated with therapeutic plasma exchange: prescription dosage, timing, and drug overdose, Semin Dial 25:176-189, 2012.

文献综述了通过血浆置换去除药物过量及达到的治疗浓度，根据药代动力学参数和程序参数来决定药物的去除程度。

McLeod BC, Weinstein R, Winters JL, et al, editors: Apheresis: principles and practice, ed 3, Bethesda, Md, 2010, AABB Press.

该教科书全面阐述了供者和治疗性血液成分单采，包括血液治疗单采的历史、目前使用的仪器，并对治疗机制和生理机制进行了深入讨论。

Raphael JC, Chevret S, Hughes RA, et al: Plasma exchange for Guillain-Barré syndrome, Cochrane Database Syst Rev(2): CD001798, 2002.

该综述全面评价了当时有关血浆置换在AIDP治疗中的有效性。

Schwartz J, Winters JL, Padmanabhan A, et al: Guidelines on the use of therapeutic apheresis in clinical practice: evidence-based approach from the Apheresis Applications Committee of the American Society for Apheresis. The Sixth Special Issue, J Clin Apheresis 28:145-284, 2013.

该综述为治疗性血液成分单采的应用，包括对50余种疾病治疗建议和技术要点描述长达一页的汇总，并提供了分类和推荐强度证据。

Shaz BH, Schwartz J, Winters JL: How we developed and use the ASFA guidelines for therapeutic apheresis procedures, Transfusion 54:17-25, 2014.

当决定进行治疗性血液成分单采时，应根据ASFA指南商讨临床治疗方案。

参考文献

AABB [Internet]: Association bulletin, #14-07, 2014. Available at: http://www.aabb.org/programs/publications/bulletins/Documents/ab14-07.pdf.

Abel JJ, Rowntree LC, Turner BB: Plasma removal with return of corpuscles, *J Pharmacol Exper Ther* 5:625–641, 1914.

Adachi S, Kubota M, Lin Y, et al: In vivo administration of granulocyte colony-stimulating factor promotes neutrophil survival in vitro, *Eur J Haematol* 53:129–134, 1994.

Adams RJ, Brambilla D: Discontinuing prophylactic transfusions used to prevent stroke in sickle cell disease, *N Engl J Med* 353:2769–2778, 2005.

Adams RJ, McKie VC, Hsu L, et al: Prevention of a first stroke by transfusions in children with sickle cell anemia and abnormal results on transcranial Doppler ultrasonography, *N Engl J Med* 339:5–11, 1998.

Adkins D, Goodgold H, Hendershott L, et al: Indium-labeled white blood cells apheresed from donors receiving G-CSF localize to sites of inflammation when infused into allogeneic bone marrow transplant recipients, *Bone Marrow Transplant* 19:809–812, 1997a.

Adkins D, Spitzer G, Johnston M, et al: Transfusions of granulocyte-colony-stimulating factor-mobilized granulocyte components to allogeneic transplant recipients: analysis of kinetics and factors determining posttransfusion neutrophil and platelet counts, *Transfusion* 37:737–748, 1997b.

Agishi T: Anion-blood contact reaction (ABC reaction) in patients treated by LDL apheresis with dextran sulfate-cellulose column while receiving ACE inhibitors, *JAMA* 271:195–196, 1994.

Aikawa A, Hadano T, Ohara T, et al: Donor specific antibody suppression in ABO incompatible kidney transplantation, *Transplant Proc* 33:395–397, 2001.

Alving BM, Hojima Y, Pisano JJ, et al: Hypotension associated with prekallikrein activator (Hageman-factor fragments) in plasma protein fraction, *N Engl J Med* 299:66–70, 1978.

Amariglio N, Jacob-Hirsch J, Shimoni A, et al: Changes in gene expression pattern following granulocyte colony-stimulating factor administration to normal stem cell sibling donors, *Acta Haematol* 117:68–73, 2007.

Amrein K, Katschnig C, Sipurzynski S, et al: Apheresis affects bone and mineral metabolism, *Bone* 46:789–795, 2010.

Antozzi C, Gemma M, Regi B, et al: A short plasma

exchange protocol is effective in severe myasthenia gravis, *J Neurol* 238:103–107, 1991.
Arimura K, Inoue H, Kukita T, et al: Acute lung injury in a healthy donor during mobilization of peripheral blood stem cells using granulocyte-colony stimulating factor alone, *Haematologica* 90:e27–e29, 2005.
Asada Y, Sumiyoshi A, Hayashi T, et al: Immunohistochemistry of vascular lesion in thrombotic thrombocytopenic purpura, with special reference to factor VIII related antigen, *Thromb Res* 38:469–479, 1985.
Auwerda JJ, Wilson JH, Sonneveld P: Foamy macrophage syndrome due to hydroxyethyl starch replacement: a severe side effect in plasmapheresis, *Ann Intern Med* 137:1013–1014, 2002.
Azevedo AM, Tabak DG: Life-threatening capillary leak syndrome after G-CSF mobilization and collection of peripheral blood progenitor cells for allogeneic transplantation, *Bone Marrow Transplant* 28:311–312, 2001.
Baley JE, Stork EK, Warkentin PI, et al: Buffy coat transfusions in neutropenic neonates with presumed sepsis: a prospective, randomized trial, *Pediatrics* 80:712–720, 1987.
Bandarenko N, Brecher ME: United States Thrombotic Thrombocytopenic Purpura Apheresis Study Group (US TTP ASG): multicenter survey and retrospective analysis of current efficacy of therapeutic plasma exchange, *J Clin Apheresis* 13:133–141, 1998.
Baron BW, Mick R, Baron JM: Combined plateletpheresis and cytotoxic chemotherapy for symptomatic thrombocytosis in myeloproliferative disorders, *Cancer* 72:1209–1218, 1993.
Basic-Jukic N, Kes P, Glavas-Boras S, et al: Complications of therapeutic plasma exchange: Experience with 4857 treatments, *Ther Apher Dial* 9:391–395, 2005.
Bear RA, Cole EH, Lang A, et al: Treatment of acute renal failure due to myeloma kidney, *Can Med Assoc J* 123:750–753, 1980.
Bender JG, To LB, Williams S, et al: Defining a therapeutic dose of peripheral blood stem cells, *J Hematother* 1:329–341, 1992.
Benjamin RJ, Dy BA, Kennedy JM, et al: The relative safety of automated two-unit red blood cell procedures and manual whole-blood collection in young donors, *Transfusion* 49:1874–1883, 2009.
Bensinger WI, Martin PJ, Storer B, et al: Transplantation of bone marrow as compared with peripheral-blood cells from HLA-identical relatives in patients with hematologic cancers, *N Engl J Med* 344:175–181, 2001.
Bensinger WI, Price TH, Dale DC, et al: The effects of daily recombinant human granulocyte colony-stimulating factor administration on normal granulocyte donors undergoing leukapheresis, *Blood* 81: 1883–1888, 1993.
Berkman EM, Orlin JB: Use of plasmapheresis and partial plasma exchange in the management of patients with cryoglobulinemia, *Transfusion* 20:171–178, 1980.
Bernstein SP, Humes HD: Reversible renal insufficiency in multiple myeloma, *Arch Intern Med* 142:2083–2086, 1982.
Blanchette VS, Hume HA, Levy GJ, et al: Guidelines for auditing pediatric blood transfusion practices, *Am J Dis Child* 145:787–796, 1991.
Bloch KJ, Maki DG: Hyperviscosity syndromes associated with immunoglobulin abnormalities, *Semin Hematol* 10:113–124, 1973.
Bock M, Heim MU, Schleich I, et al: Platelet crossmatching with Capture P: clinical relevance, *Infusionstherapie* 16:183–185, 1989.
Bolan CD, Cecco SA, Wesley RA, et al: Controlled study of citrate effects and response to i.v. calcium administration during allogeneic peripheral blood progenitor cell donation, *Transfusion* 42:935–946, 2002.
Bolan CD, Cecco SA, Yau YY, et al: Randomized placebo-controlled study of oral calcium carbonate supplementation in plateletpheresis: II. Metabolic effects, *Transfusion* 43:1414–1422, 2003a.
Bolan CD, Wesley RA, Yau YY, et al: Randomized placebo-controlled study of oral calcium carbonate administration in plateletpheresis: I. Associations with donor symptoms, *Transfusion* 43:1403–1413, 2003b.
Bolwell BJ, Goormastic M, Yanssens T, et al: Comparison of G-CSF with GM-CSF for mobilizing peripheral blood progenitor cells and for enhancing marrow recovery after autologous bone marrow transplant, *Bone Marrow Transplant* 14:913–918, 1994.
Bonilla MA, Dale D, Zeidler C, et al: Long-term safety of treatment with recombinant human granulocyte colony-stimulating factor (r-metHuG-CSF) in patients with severe congenital neutropenias, *Br J Haematol* 88:723–730, 1994.
Bowden RA, Slichter SJ, Sayers M, et al: A comparison of filtered leukocyte-reduced and cytomegalovirus (CMV) seronegative blood products for the prevention of transfusion-associated CMV infection after marrow transplant, *Blood* 86:3598–3603, 1995.
Brauninger S, Bialleck H, Thorausch K, et al: Mobilized allogeneic peripheral stem/progenitor cell apheresis with Spectra Optia v.5·0, a novel, automatic interface-controlled apheresis system: results from the first feasibility trial, *Vox Sang* 101:237–246, 2011.
Brauninger S, Bialleck H, Thorausch K, et al: Allogeneicdonor peripheral blood "stem cell" apheresis: prospective comparison of two apheresis systems, *Transfusion* 52:1137–1145, 2012.
Brown RA, Adkins D, DiPersio J, et al: Allogeneic peripheral blood stem cell transplantation is associated with an increased risk of chronic graft versus host disease, *Blood* 90:225a, 1997.
Brugger W, Bross KJ, Glatt M, et al: Mobilization of tumor cells and hematopoietic progenitor cells into peripheral blood of patients with solid tumors, *Blood* 83:636–640, 1994.
Buchta C, Macher M, Bieglmayer C, et al: Reduction of adverse citrate reactions during autologous large-volume PBPC apheresis by continuous infusion of calcium-gluconate, *Transfusion* 43:1615–1621, 2003.
Buckner CD, Clift RA, Thomas ED, et al: Early infectious complications in allogeneic marrow transplant recipients with acute leukemia: effects of prophylactic measures, *Infection* 11:243–250, 1983.
Buffaloe GW, Heineken FG: Plasma volume nomograms for use in therapeutic plasma exchange, *Transfusion* 23:355–357, 1983.
Bunker JP, Bendixen HH, Murphy AJ: Hemodynamic effects of intravenously administered sodium citrate, *N Engl J Med* 266:372–377, 1962.
Burch JW, Mair DC, Meny GM, et al: The risk of posterior subcapsular cataracts in granulocyte donors, *Transfusion* 45:1701–1708, 2005.
Burgstaler EA: Current instrumentation for apheresis. In McLeod BC, Szczepiorkowski ZM, Weinstein R, et al, editors: *Apheresis: principles and practice*, ed 3, Bethesda, Md, 2010, AABB Press, pp 95–130.
Burgstaler EA, Pineda AA: Hydroxyethylstarch as replacement in therapeutic plasma exchange, *Prog Clin Biol Res* 337:395–397, 1990.
Burgstaler EA, Pineda AA: Therapeutic cytapheresis: continuous flow versus intermittent flow apheresis systems, *J Clin Apheresis* 9:205–209, 1994.
Burgstaler EA, Pineda A: Therapeutic plasma exchange: a paired comparison of Fresenius AS104 vs. COBE Spectra, *J Clin Apheresis* 16:61–66, 2001.
Burgstaler EA, Pineda AA, Winters JL: Hematopoietic progenitor cell large volume leukapheresis (LVL) on the Fenwall Amicus blood separator, *J Clin Apheresis* 19:103–111, 2004.
Buskard NA, Galton DA, Goldman JM, et al: Plasma exchange in the long-term management of Waldenström's macroglobulinemia, *Can Med Assoc J* 117:135–137, 1977.
Buss DH, Cashell AW, O'Connor ML, et al: Occurrence, etiology, and clinical significance of extreme thrombocytosis: a study of 280 cases, *Am J Med* 96: 247–253, 1994.
Cairo MS, Rucker R, Bennetts GA, et al: Improved survival of newborns receiving leukocyte transfusions for sepsis, *Pediatrics* 74:887–892, 1984.
Cairo MS, Worcester C, Rucker R, et al: Role of circulating complement and polymorphonuclear leukocyte transfusion in treatment and outcome in critically ill neonates with sepsis, *J Pediatr* 110:935–941, 1987.
Cashen AF: Plerixafor hydrochloride: a novel agent for the mobilization of peripheral blood stem cells, *Drugs Today* 45:497–505, 2009.
Caspar CB, Seger RA, Burger J, et al: Effective stimulation of donors for granulocyte transfusions with recombinant methionyl granulocyte colony-stimulating factor, *Blood* 81:2866–2871, 1993.
Cataland SR, Wu HM: How I treat: the clinical differentiation and initial treatment of adult patients with atypical hemolytic uremic syndrome, *Blood* 123:2478–2484, 2014.
Chopek M, McCullough J: Protein and biochemical changes during plasma exchange. In Berkman EM, Umlas J, editors: *Therapeutic hemapheresis*, Washington, DC, 1980, AABB, pp 13–52.
Christensen I, Heald P: Photopheresis in the 1990s, *J Clin Apheresis* 6:216–220, 1991.
Christensen RD, Rothstein G, Anstall HB, et al: Granulocyte transfusions in neonates with bacterial infection, neutropenia, and depletion of mature marrow neutrophils, *Pediatrics* 70:1–6, 1982.
Ciszewski TS, Ralston S, Acteson D, et al: Protein levels and plasmapheresis intensity, *Transfus Med* 3:59–65, 1993.
Clark WF, Stewart AK, Rock GA, et al; the Canadian Apheresis Group: Plasma exchange when myeloma presents as acute renal failure: a randomized, controlled trial, *Ann Intern Med* 143:777–784, 2005.
COBE BCT: *COBE Spectra red blood cell exchange inservice student workbook*, Lakewood, Colo, 1997, COBE BCT.
Code of Federal Regulations: *21 CFR 640*, Washington, DC, April 1, 2014, Government Printing Office.
Cohen DJ, Sherman WH, Osserman EF, et al: Acute renal failure in patients with multiple myeloma, *Am J Med* 76:247–256, 1984.
Confer DL, Miller JP: Long-term safety of filgrastim (rhG-CSF) administration, *Br J Haematol* 137:77–78, 2007.
Cooling L, Hoffman S, Herrst M, et al: A prospective randomized trial of two popular mononuclear cell collection sets for autologous peripheral blood stem cell collection in multiple myeloma, *Transfusion* 50:100–119, 2010.
Coppo P, Bussel A, Charrier S, et al: High-dose plasma infusion versus plasma exchange as early treatment of thrombotic thrombocytopenic purpura/hemolytic-uremic syndrome, *Medicine (Baltimore)* 82:27–38, 2003.
Cornblath DR, Asbury AK, Albers JW, et al: Research criteria for diagnosis of chronic inflammatory demyelinating polyneuropathy (CIDP): report from an ad hoc subcommittee of the American Academy of Neurology AIDS Task Force, *Neurology* 41:617–618, 1991.
Cortelazzo S, Viero P, Finazzi G, et al: Incidence and risk factors for thrombotic complications in a historical cohort of 100 patients with essential thrombocythemia, *J Clin Oncol* 8:556–562, 1990.
Couriel D, Weinstein R: Complications of therapeutic plasma exchange: a recent assessment, *J Clin Apheresis* 9:1–5, 1994.
Dalakas MC, Engel WK: Immunoglobulin and complement deposits in nerves of patients with chronic relapsing polyneuropathy, *Arch Neurol* 37:637–640, 1980.
Dalakas MC, Houff SA, Engel WK, et al: CSF "monoclonal" bands in chronic relapsing polyneuropathy, *Neurology* 30:864–867, 1980b.
Dale DC, Liles WC, Llewellyn C, et al: Neutrophil transfusions: kinetics and functions of neutrophils mobilized with granulocyte-colony-stimulating factor and dexamethasone, *Transfusion* 38:713–721, 1998.
Dall'Amico R, Murer L: Extracorporeal photochemotherapy: a new therapeutic approach for allograft rejection, *Transfus Apheresis Sci* 26:197–204, 2002.
Dau PC: Plasmapheresis therapy in myasthenia gravis, *Muscle Nerve* 3:468–482, 1980.
Dau PC: Immunologic rebound, *J Clin Apheresis* 10:210–217, 1995.
Dau PC, Lindstrom JM, Cassel CK, et al: Plasmapheresis and immunosuppressive drug therapy in myasthenia gravis, *N Engl J Med* 297:1134–1140, 1977.
Davies SC, Roberts-Harewood M: Blood transfusion in sickle cell disease, *Blood Rev* 11:57–71, 1997.
DeFronzo RA, Cooke CR, Wright JR, et al: Renal function in patients with multiple myeloma, *Medicine (Baltimore)* 57:151–166, 1978.
Delikouras A, Dorling A: Transplant accommodation, *Am J Transplant* 3:917–918, 2003.
Derksen RH, Schuurman HJ, Gmelig Meyling FH, et al: Rebound and overshoot after plasma exchange in humans, *J Lab Clin Med* 104:35–43, 1984a.
Derksen RH, Schuurman HJ, Meyling FH, et al: The efficacy of plasma exchange in the removal of plasma components, *J Lab Clin Med* 104:346–354, 1984b.
Despotis GJ, Goodnough LT, Dynis M, et al: Adverse events in platelet apheresis donors: a multivariate analysis in a hospital-based program, *Vox Sang* 77:24–32, 1999.
Dettke M, Hlousek M, Kurz M, et al: Increase in endogenous thrombopoietin in healthy donors after automated plateletpheresis, *Transfusion* 38:449–453, 1998.
Doughty HA, Murphy MF, Metcalfe P, et al: Relative importance of immune and non-immune causes of platelet refractoriness, *Vox Sang* 66:200–205, 1994.
Dreger P, Marquardt P, Haferlach T, et al: Effective mobilisation of peripheral blood progenitor cells with "Dexa-BEAM" and G-CSF: timing of harvesting and composition of the leukapheresis product, *Br J Cancer* 68:950–957, 1993.
Duhrsen U, Villeval JL, Boyd J, et al: Effects of recombinant human granulocyte colony-stimulating factor on hematopoietic progenitor cells in cancer patients, *Blood* 72:2074–2081, 1988.

Duquesnoy RJ: Donor selection in platelet transfusion therapy of alloimmunized thrombocytopenic patients. In Greenwalt TJ, Jamieson GA, editors: *The blood platelet in transfusion therapy*, New York, 1978, Alan R. Liss, pp 229–243.

Dutcher JP, Aisner J, Hogge DE, et al: Donor reaction to hydroxyethyl starch during granulocytapheresis, *Transfusion* 24:66–67, 1984.

Dutcher JP, Schiffer CA, Johnston GS, et al: Alloimmunization prevents the migration of transfused indium-111-labeled granulocytes to sites of infection, *Blood* 62:354–360, 1983.

Dutcher JP, Schiffer CA, Wiernik PH: Hyperleukocytosis in adult acute nonlymphocytic leukemia: impact on remission rate and duration, and survival, *J Clin Oncol* 5:1364–1372, 1987.

Dyck PJ, Daube J, O'Brien P, et al: Plasma exchange in chronic inflammatory demyelinating polyradiculoneuropathy, *N Engl J Med* 314:461–465, 1986.

Dyck PJ, Lais AC, Ohta M, et al: Chronic inflammatory polyradiculoneuropathy, *Mayo Clin Proc* 50:621–637, 1975.

Dyck PJ, Litchy WJ, Kratz KM, et al: A plasma exchange versus immune globulin infusion trial in chronic inflammatory demyelinating polyradiculoneuropathy, *Ann Neurol* 36:838–845, 1994.

Dzik WH, Kirkley S: Citrate toxicity during massive blood transfusion, *Transfus Med Rev* 2:76–94, 1988.

Edelson RL: Mechanistic insights into extracorporeal photochemotherapy: Efficient induction of monocyte-to-dendritic cell maturation, *Transfus Apher Sci* 50:322–329, 2014.

Edelson R, Berger C, Gasparro F, et al: Treatment of cutaneous T-cell lymphoma by extracorporeal photochemotherapy. Preliminary results, *N Engl J Med* 316:297–303, 1987.

Eder AF, Dy BA, Kennedy JM, et al: The American Red Cross donor hemovigilance program: complications of blood donation reported in 2006, *Transfusion* 48:1809–1819, 2008.

Edmondson JW, Brashear RE, Li T: Tetany: quantitative interrelationships between calcium and alkalosis, *Am J Physiol* 228:1082–1086, 1975.

Egan JA, Hay SN, Brecher ME: Frequency and significance of schistocytes in TTPHUS patients at the discontinuation of plasma exchange therapy, *J Clin Apher* 19:165–167, 2004.

Erickson SB, Kurtz SB, Donadio JV Jr, et al: Use of combined plasmapheresis and immunosuppression in the treatment of Goodpasture's syndrome, *Mayo Clin Proc* 54:714–720, 1979.

Flaum MA, Cuneo RA, Appelbaum FR, et al: The hemostatic imbalance of plasma-exchange transfusion, *Blood* 54:694–702, 1979.

Flowers ME, Parker PM, Johnston LJ, et al: Comparison of chronic graft-versus-host disease after transplantation of peripheral blood stem cells versus bone marrow in allogeneic recipients: long-term follow-up of a randomized trial, *Blood* 100:415–419, 2002.

Foerster J: Cryoglobulins and cryoglobulinemia. In Lee GR, Bithell TC, Foerster J, editors: *Wintrobe's clinical hematology*, ed 9, Philadelphia, 1993a, Lea & Febiger, pp 2284–2293.

Foerster J: Plasma cell dyscrasias: general considerations. In Lee GR, Bithell TC, Foerster J, editors: *Wintrobe's clinical hematology*, ed 9, Philadelphia, 1993b, Lea & Febiger, pp 2202–2218.

Food and Drug Administration [Internet]: Place unknown, Publisher unknown, date unknown. Available at: http://www.fda.gov/BiologicsBloodVaccines/SafetyAvailability/ucm358271. updated 2013 Nov 26; cited 2014 Sept 6.

Food and Drug Administration (Division of Blood and Blood Products, Center for Biologics Evaluation and Research): *Guideline for the collection of platelets, pheresis prepared by automated methods*, Bethesda, Md, 1988, FDA.

Food and Drug Administration (Division of Blood and Blood Products, Center for Biologics Evaluation and Research): *Memorandum to registered blood and source plasma establishments. Revision of FDA memorandum of August 27, 1982. Requirements for infrequent plasmapheresis donors*, Bethesda, Md, 1995, FDA.

Food and Drug Administration (Division of Blood and Blood Products, Center for Biologics Evaluation and Research): *Recommendations for collecting red blood cells by automated apheresis methods*, Bethesda, Md, 2001, FDA.

Food and Drug Administration (Division of Blood and Blood Products, Center for Biologics Evaluation and Research): *Guidance for industry and FDA review staff: collection of platelets by automated methods*, Rockville, Md, 2007, FDA.

Foss FM, Gorgun G, Miller KB: Extracorporeal photopheresis in chronic graft-versus-host disease, *Bone Marrow Transplant* 29:719–725, 2002.

Gajdos P, Chevret S, Clair B, et al: Clinical trial of plasma exchange and high-dose intravenous immunoglobulin in myasthenia gravis. Myasthenia Gravis Clinical Study Group, *Ann Neurol* 41:789–796, 1997.

Gazitt Y, Tian E, Barlogie B, et al: Differential mobilization of myeloma cells and normal hematopoietic stem cells in multiple myeloma after treatment with cyclophosphamide and granulocyte-macrophage colony-stimulating factor, *Blood* 87:805–811, 1996.

Ghodsi Z, Strauss RG: Cataracts in neutrophil donors stimulated with adrenal corticosteroids, *Transfusion* 41:1464–1468, 2001.

Gilcher RO: Apheresis: principles and practice. In Rossi EC, Simon TL, Moss GS, et al, editors: *Principles of transfusion medicine*, ed 2, Baltimore, Md, 1996, Williams & Wilkins, pp 537–545.

Giles FJ, Shen Y, Kantarjian HM, et al: Leukapheresis reduces early mortality in patients with acute myeloid leukemia with high white cell counts but does not improve long-term survival, *Leuk Lymphoma* 42:67–73, 2001.

Gillespie TW, Hillyer CD: Peripheral blood progenitor cells for marrow reconstitution: mobilization and collection strategies, *Transfusion* 36:611–624, 1996.

Glasser L, Huestis DW, Jones JF: Functional capabilities of steroid-recruited neutrophils harvested for clinical transfusion, *N Engl J Med* 297:1033–1036, 1977.

Gloor JM, DeGoey SR, Pineda AA, et al: Overcoming a positive crossmatch in living-donor kidney transplantation, *Am J Transplant* 3:1017–1023, 2003a.

Gloor JM, Lager DJ, Moore SB, et al: ABO-incompatible kidney transplantation using both A2 and non-A2 living donors, *Transplantation* 75:971–977, 2003b.

Glowitz RJ, Slichter SJ: Frequent multiunit plateletpheresis from single donors: effects on donors' blood and the platelet yield, *Transfusion* 20:199–205, 1980.

Goldberg SL, Mangan KF, Klumpp TR, et al: Complications of peripheral blood stem cell harvesting: review of 554 PBSC leukaphereses, *J Hematother* 4:85–90, 1995.

Goodnough LT, Ali S, Despotis G, et al: Economic impact of donor platelet count and platelet yield in apheresis products: relevance for emerging issues in platelet transfusion therapy, *Vox Sang* 76:43–49, 1999.

Goss GA, Weinstein R: Pentastarch as partial replacement fluid for therapeutic plasma exchange: effect on plasma proteins, adverse events during treatment, and serum ionized calcium, *J Clin Apheresis* 14:114–121, 1999.

Grishaber JE, Cunningham MC, Rohret PA, et al: Analysis of venous access for therapeutic plasma exchange in patients with neurological disease, *J Clin Apheresis* 7:119–123, 1992.

Grupp SA, Frangoul H, Wall D, et al: Use of G-CSF in matched sibling donor pediatric allogeneic transplantation: a consensus statement from the Children's Oncology Group (COG) transplant discipline committee and Pediatric Blood and Marrow Transplant Consortium (PBMTC) executive committee, *Pediatr Blood Cancer* 46:414–421, 2006.

Guildet B, Martinet O, Boulain T, et al: Assessment of hemodynamic efficacy and safety of 6% hydroxyethyl starch 130/0.4 vs. 0.9% NaCl fluid replacement in patients with severe sepsis: The CRYSTMAS study, *Critical Care* 16:R94, 2012.

Guillain-Barré Syndrome Study Group: Plasmapheresis and acute Guillain-Barré syndrome, *Neurology* 35:1096–1104, 1985.

Haddad S, Leitman SF, Wesley RA, et al: Placebo-controlled study of intravenous magnesium supplementation during large-volume leukapheresis in healthy allogeneic donors, *Transfusion* 45:934–944, 2005.

Hahn AF, Bolton CF, Pillay N, et al: Plasma-exchange therapy in chronic inflammatory demyelinating polyneuropathy: a double-blind, sham-controlled, cross-over study, *Brain* 119:1055–1066, 1996.

Heddle NM: Febrile nonhemolytic transfusion reactions to platelets, *Curr Opin Hematol* 2:478–483, 1995.

Heimfeld S: Bone marrow transplantation: how important is CD34 cell dose in HLA-identical stem cell transplantation? *Leukemia* 17:856–858, 2003.

Heininger K, Liebert UG, Toyka KV, et al: Chronic inflammatory polyneuropathy: reduction of nerve conduction velocities in monkeys by systemic passive transfer of immunoglobulin G, *J Neurol Sci* 66:1–14, 1984.

Hernandez-Bernal F, Garcia-Garcia I, Gonzalez-Delgado CA, et al: Bioequivalence of the two recombinant granulocyte colony-stimulating factor formulations in healthy male volunteers, *Biopharm Drug Dispos* 26:151–159, 2005.

Hester JP, Dignani MC, Anaissie EJ, et al: Collection and transfusion of granulocyte concentrates from donors primed with granulocyte stimulating factor and response of myelosuppressed patients with established infection, *J Clin Apheresis* 10:188–193, 1995.

Hester JP, McCullough J, Mishler JM, et al: Dosage regimens for citrate anticoagulants, *J Clin Apheresis* 1:149–157, 1983.

Heyns AP, Badenhorst PN, Lotter MG, et al: Kinetics and mobilization from the spleen of Indium-111-labeled platelets during platelet apheresis, *Transfusion* 25:215–218, 1985.

Higby DJ, Henderson ES, Burnett D, et al: Filtration leukapheresis: effects of donor stimulation with dexamethasone, *Blood* 50:953–959, 1977.

Hillyer CD, Berkman EM: Plasma exchange in dysproteinemias. In Rossi EC, Simon TL, Moss GS, et al, editors: *Principles of transfusion medicine*, ed 2, Baltimore, Md, 1996, Williams & Wilkins, pp 569–575.

Hubel K, Carter RA, Liles WC, et al: Granulocyte transfusion therapy for infections in candidates and recipients of HPC transplantation: a comparative analysis of feasibility and outcome for community donors versus related donors, *Transfusion* 42:1414–1421, 2002.

Huestis DW: Risks and safety practices in hemapheresis procedures, *Arch Pathol Lab Med* 113:273–278, 1989.

Hughes RA: Plasma exchange in Guillain-Barré syndrome and related disorders, *Transfus Sci* 14:3–8, 1993.

Hughes RA, Newsom-Davis JM, Perkin GD, et al: Controlled trial prednisolone in acute polyneuropathy, *Lancet* 2:750–753, 1978.

Hussein MA, Lee EJ, Fletcher R, et al: The effect of lymphocytotoxic antibody reactivity on the results of single antigen mismatched platelet transfusions to alloimmunized patients, *Blood* 87:3959–3962, 1996.

Iacone A, Di Bartolomeo P, Di Girolamo G, et al: Hydroxyethyl starch and steroid improved collection of normal granulocytes with continuous flow centrifugation gravity leukapheresis, *Haematologica* 66:645–655, 1981.

Isbister JP: Cytapheresis: the first 25 years, *Ther Apher* 1:17–21, 1997.

Iwasaki Y, Kinoshita M, Ikeda K, et al: Neuropsychological function before and after plasma exchange in myasthenia gravis, *J Neurol Sci* 114:223–226, 1993.

Jaeger BR, Marx P, Pfefferkorn T, et al: Heparin-mediated extracorporeal LDL/fibrinogen precipitation—H.E.L.P.—in coronary and cerebral ischemia, *Acta Neurochir Suppl (Wien)* 73:81–84, 1999.

Jendiroba DB, Lichtiger B, Anaissie E, et al: Evaluation and comparison of three mobilization methods for the collection of granulocytes, *Transfusion* 38:722–728, 1998.

Johnson WJ, Kyle RA, Dahlberg PJ: Dialysis in the treatment of multiple myeloma, *Mayo Clin Proc* 55:65–72, 1980.

Johnson WJ, Kyle RA, Pineda AA, et al: Treatment of renal failure associated with multiple myeloma: plasmapheresis, hemodialysis, and chemotherapy, *Arch Intern Med* 150:863–869, 1990.

Johnson JP, Moore J Jr, Austin HA III, et al: Therapy of anti-glomerular basement membrane antibody disease: analysis of prognostic significance of clinical, pathologic and treatment factors, *Medicine (Baltimore)* 64:219–227, 1985.

Johnson JP, Whitman W, Briggs WA, et al: Plasmapheresis and immunosuppressive agents in antibasement membrane antibody-induced Goodpasture's syndrome, *Am J Med* 64:354–359, 1978.

Joos K, Herzog R, Einsele H, et al: Characterization and functional analysis of granulocyte concentrates collected from donors after repeated G-CSF stimulation, *Transfusion* 42:603–611, 2002.

Kale-Pradhan PB, Woo MH: A review of the effects of plasmapheresis on drug clearance, *Pharmacotherapy* 17:684–695, 1997.

Kamochi M, Aibara K, Nakata K, et al: Profound ionized hypomagnesemia induced by therapeutic plasma exchange in liver failure patients, *Transfusion* 42:1598–1602, 2002.

Kannan S, Milligan KR: Moderately severe anaphylactoid reaction to pentastarch (200/0.5) in a patient with acute severe asthma, *Intensive Care Med* 25:220–222, 1999.

Kaplinsky C, Trakhtenbrot L, Hardan I, et al: Tetraploid myeloid cells in donors of peripheral blood stem cells treated with rhG-CSF, *Bone Marrow Transplant* 32:31–34, 2003.

Kelleher SP, Schulman G: Severe metabolic alkalosis complicating regional citrate hemodialysis, *Am J Kidney Dis* 9:235–236, 1987.

Keeney M, Chin-Yee I, Weir K, et al: Single platform flow cytometric absolute CD34+ cell counts based on the ISHAGE guidelines. International Society of Hemotherapy and Graft Engineering, *Cytometry* 34:61–70, 1998.

Kessinger A, Armitage JO, Smith DM, et al: High-dose therapy and autologous peripheral blood stem cell transplantation for patients with lymphoma, *Blood* 74:1260–1265, 1989.

Kessinger A, Bishop MR, Anderson JR, et al: Comparison of subcutaneous and intravenous administration of recombinant human granulocyte-macrophage colony-stimulating factor for peripheral blood stem cell mobilization, *J Hematother* 4:81–84, 1995.

Kessinger A, Sharp JG: The whys and hows of hematopoietic progenitor and stem cell mobilization, *Bone Marrow Transplant* 31:319–329, 2003.

Kim SR, Choung HK, Kim DW, et al: Evaluation of a new cell separator for collection of peripheral blood CD34+ progenitor cells in pediatric patients, *Transfusion* 51:306–312, 2011.

Kintzel PE, Eastlund T, Calis KA: Extracorporeal removal of antimicrobials during plasmapheresis, *J Clin Apher* 18:194–205, 2003.

Kishimoto M, Ohto H, Shikama Y, et al: Treatment for the decline of ionized calcium levels during peripheral blood progenitor cell harvesting, *Transfusion* 42:1340–1347, 2002.

Klingel R, Fassbender C, Fassbender T, et al: Clinical studies to implement rheopheresis for age-related macular degeneration guided by evidence-based-medicine, *Transfus Apheresis Sci* 29:71–84, 2003.

Knobler RM, Trautinger F, Graninger W, et al: Parenteral administration of 8-methoxypsoralen in photopheresis, *J Am Acad Dermatol* 28:580–584, 1993.

Kobbe G, Soehngen D, Heyll A, et al: Large volume leukapheresis maximizes the progenitor cell yield for allogeneic peripheral blood progenitor donation, *J Hematother* 6:125–131, 1997.

Koch-Weser J, Sellers EM: Binding of drugs to serum albumin (first of two parts), *N Engl J Med* 294:311–316, 1976.

Kolovratova V, List J, Worel P, et al: Administration of Prednisolone intravenously or Dexamethason orally in random donors reveals equal results in granulocyte collection: a single centre experience, *Vox Sang* 103:75–78, 2012.

Korbling M: Effects of granulocyte colony-stimulating factor in healthy subjects, *Curr Opin Hematol* 5:209–214, 1998.

Korbling M, Huh YO, Durett A, et al: Allogeneic blood stem cell transplantation: peripheralization and yield of donor-derived primitive hematopoietic progenitor cells (CD34+ Thy-1dim) and lymphoid subsets, and possible predictors of engraftment and graft-versus-host disease, *Blood* 86:2842–2848, 1995.

Koski CL, Gratz E, Sutherland J, et al: Clinical correlation with anti-peripheral-nerve myelin antibodies in Guillain-Barré syndrome, *Ann Neurol* 19:573–577, 1986.

Koski CL, Humphrey R, Shin ML: Anti-peripheral myelin antibody in patients with demyelinating neuropathy: quantitative and kinetic determination of serum antibody by complement component 1 fixation, *Proc Natl Acad Sci U S A* 82:905–909, 1985.

Kroger N, Zander AR: Dose and schedule effect of G-GSF for stem cell mobilization in healthy donors for allogeneic transplantation, *Leuk Lymphoma* 43:1391–1394, 2002.

Lane DM, McConathy WJ, Laughlin LO, et al: Weekly treatment of diet/drug-resistant hypercholesterolemia with the heparin-induced extracorporeal low-density lipoprotein precipitation (HELP) system by selective plasma low-density lipoprotein removal, *Am J Cardiol* 71:816–822, 1993.

Lapidot T, Petit I: Current understanding of stem cell mobilization: the roles of chemokines, proteolytic enzymes, adhesion molecules, cytokines, and stromal cells, *Exp Hematol* 30:973–981, 2002.

Laurenti F, Ferro R, Isacchi G, et al: Polymorphonuclear leukocyte transfusion for the treatment of sepsis in the newborn infant, *J Pediatr* 98:118–123, 1981.

Lazarus EF, Browning J, Norman J, et al: Sustained decreases in platelet count associated with multiple, regular plateletpheresis donations, *Transfusion* 41:756–761, 2001.

Lee JH, Klein HG: Collection and use of circulating hematopoietic progenitor cells, *Hematol Oncol Clin North Am* 9:1–22, 1995.

Lee JH, Leitman SF, Klein HG: A controlled comparison of the efficacy of hetastarch and pentastarch in granulocyte collections by centrifugal leukapheresis, *Blood* 86:4662–4666, 1995.

Leebmann J, Roeseler E, Julius U, et al: Lipoprotein apheresis in patients with maximally tolerated lipid-lowering therapy, lipoprotein(a)-hyperlipoproteinemia, and progressive cardiovascular disease: prospective observational multicenter study, *Circulation* 128:2567–2576, 2013.

Leitman SF, Boltansky H, Alter HJ, et al: Allergic reactions in healthy plateletpheresis donors caused by sensitization to ethylene oxide gas, *N Engl J Med* 315:1192–1196, 1986.

Lester TJ, Johnson JW, Cuttner J: Pulmonary leukostasis as the single worst prognostic factor in patients with acute myelocytic leukemia and hyperleukocytosis, *Am J Med* 79:43–48, 1985.

Leung N: Plasma exchange in multiple myeloma, *Ann Intern Med* 144:455, 2006.

Leung N, Gertz MA, Zeldenrust SR, et al: Improvement of cast nephropathy with plasma exchange depends on the diagnosis and on reduction of serum free light chains, *Kid Int* 73:1282–1288, 2008.

Levy JB, Turner AN, Rees AJ, et al: Long-term outcome of anti-glomerular basement membrane antibody disease treated with plasma exchange and immunosuppression, *Ann Intern Med* 134:1033–1042, 2001.

Lewis SL, Kutvirt SG, Bonner PN, et al: Effect of long-term platelet donation on lymphocyte subsets and plasma protein concentrations, *Transfus Sci* 18:205–213, 1999.

Lieschke GJ, Burgess AW: Granulocyte colony-stimulating factor and granulocyte-macrophage colony-stimulating factor (2), *N Engl J Med* 327:99–106, 1992.

Liesveld JL: Expression and function of adhesion receptors in acute myelogenous leukemia: parallels with normal erythroid and myeloid progenitors, *Acta Haematol* 97:53–62, 1997.

Liles WC, Dale DC, Klebanoff SJ: Glucocorticoids inhibit apoptosis of human neutrophils, *Blood* 86:3181–3188, 1995.

Liles WC, Huang JE, Llewellyn C, et al: A comparative trial of granulocyte-colony-stimulating factor and dexamethasone, separately and in combination, for the mobilization of neutrophils in the peripheral blood of normal volunteers, *Transfusion* 37:182–187, 1997.

Liles WC, Rodger E, Dale DC: Combined administration of G-CSF and dexamethasone for the mobilization of granulocytes in normal donors: optimization of dosing, *Transfusion* 40:642–644, 2000.

Lin JS, Burgstaler EA, Pineda AA, et al: Effects of whole blood flow rates on mononuclear cell yields during peripheral blood stem cell collection using Fenwal CS 3000 Plus, *J Clin Apheresis* 10:7–11, 1995.

Lindstrom JM, Seybold ME, Lennon VA, et al: Antibody to acetylcholine receptor in myasthenia gravis: prevalence, clinical correlates, and diagnostic value, *Neurology* 26:1054–1059, 1976.

Lysaght MJ, Samtleben WS: Closed-loop plasmapheresis. In MacPherson JL, Kasprisin DO, editors: *Therapeutic hemapheresis*, Boca Raton, Fla, 1985, CRC Press, pp 149–168.

MacPherson JL, Nusbacher J, Bennett JM: The acquisition of granulocytes by leukapheresis: a comparison of continuous flow centrifugation and filtration leukapheresis in normal and corticosteroid-stimulated donors, *Transfusion* 16:221–228, 1976.

Marques MB, Huang ST: Patients with thrombotic thrombocytopenic purpura commonly develop metabolic alkalosis during therapeutic plasma exchange, *J Clin Apheresis* 16:120–124, 2001.

Maselli RA: Pathophysiology of myasthenia gravis and Lambert-Eaton syndrome, *Neurol Clin* 12:285–303, 1994.

Mathur K, Morris S, Deighan C: Extracorporeal photopheresis improves nephrogenic fibrosing dermopathy/nephrogenic systemic fibrosis: three case reports and review of literature, *J Clin Apher* 23:144–150, 2008.

McCullough J, Clay M, Hurd D, et al: Effect of leukocyte antibodies and HLA matching on the intravascular recovery, survival, and tissue localization of 111-indium granulocytes, *Blood* 67:522–528, 1986.

McGrath MA, Penny R: Paraproteinemia: blood hyperviscosity and clinical manifestations, *J Clin Invest* 58:1155–1162, 1976.

McLeod BC: Introduction to the third special issue: clinical applications of therapeutic apheresis, *J Clin Apheresis* 15:1–5, 2000.

McLeod BC, Price TH, Owen H, et al: Frequency of immediate adverse effects associated with apheresis donation, *Transfusion* 38:938–943, 1998.

McLeod BC, Sassetti RJ: Plasmapheresis with return of cryoglobulin-depleted autologous plasma (cryoglobulinpheresis) in cryoglobulinemia, *Blood* 55:866–870, 1980.

McLeod BC, Sniecinski I, Ciavarella D, et al: Frequency of immediate adverse effects associated with therapeutic apheresis, *Transfusion* 39:282–288, 1999.

McLeod BC, Strauss RG, Ciavarella D, et al: Management of hematological disorders and cancer, *J Clin Apheresis* 8:211–230, 1993.

Mendell JR, Kissel JT, Kennedy MS, et al: Plasma exchange and prednisone in Guillain-Barré syndrome: a controlled randomized trial, *Neurology* 35:1551–1555, 1985.

Mercan D, Bastin G, Lambermont M, et al: Importance of ionized magnesium measurement for monitoring of citrate-anticoagulated plateletpheresis, *Transfusion* 37:418–422, 1997.

Moake JL, McPherson PD: Abnormalities of von Willebrand factor multimers in thrombotic thrombocytopenic purpura and the hemolytic-uremic syndrome, *Am J Med* 87:9N–15N, 1989.

Mokrzycki MH, Kaplan AA: Therapeutic plasma exchange: complications and management, *Am J Kidney Dis* 23:817–827, 1994.

Mollison PL, Engelfriet CP, Contreras M: Appendix 5. In *Blood transfusion in clinical medicine*, ed 10, Malden, Mass, 1998, Blackwell Science, p 561.

Montacer-Kuhssari J, Voller H, Keller F: Pulmonary air embolism, *Intensive Care Med* 20:166–167, 1994.

Montgomery RA, Zachary AA, Racusen LC, et al: Plasmapheresis and intravenous immune globulin provides effective rescue therapy for refractory humoral rejection and allows kidneys to be successfully transplanted into cross-match-positive recipients, *Transplantation* 70:887–895, 2000.

Moog R: Collection of red blood cell units by apheresis, *Transfus Apher Sci* 48:141–143, 2013.

Moog R, Muller N: Technical aspects and performance in collecting peripheral blood progenitor cells, *Ann Hematol* 77:143–147, 1998.

Murata M, Harada M, Kato S, et al: Peripheral blood stem cell mobilization and apheresis: analysis of adverse events in 94 normal donors, *Bone Marrow Transplant* 24:1065–1071, 1999.

Murphy MF, Waters AH: Clinical aspects of platelet transfusions, *Blood Coagul Fibrinolysis* 2:389–396, 1991.

Muylle L, Baeten M, Avonts G, et al: Anaphylactoid reaction in platelet-pheresis donor with IgE antibodies to ethylene oxide, *Lancet* 2:1225, 1986.

Myburgh JA, Finfer S, Bellomo R, et al: CHEST Investigators. Australian and New Zealand Intensive Care Society Clinical Trials Group. Hydroxyethyl starch or saline for fluid resuscitation in intensive care, *N Engl J Med* 367:1901–1911, 2012.

Nadler SB, Hidalgo JU, Bloch T: Prediction of blood volume in normal human adults, *Surgery* 5:224, 1962.

Nagler A, Korenstein-Ilan A, Amiel A, et al: Granulocyte colony-stimulating factor generates epigenetic and genetic alterations in lymphocytes of normal volunteer donors of stem cells, *Exp Hematol* 32:122–130, 2004.

Nearman HS, Herman ML: Toxic effects of colloids in the intensive care unit, *Crit Care Clin* 7:713–723, 1991.

Ness P, Braine H, King K, et al: Single-donor platelets reduce the risk of septic platelet transfusion reactions, *Transfusion* 41:857–861, 2001.

Newman BH: Donor reactions and injuries from whole blood donation, *Transfus Med Rev* 11:64–75, 1997.

Noseworthy JH, Shumak KH, Vandervoort MK: Long-term use of antecubital veins for plasma exchange. The Canadian Cooperative Multiple Sclerosis Study Group, *Transfusion* 29:610–613, 1989.

Oberoi S, Lehrnbecher T, Phillips B, et al: Leukapheresis and low-dose chemotherapy do not reduce early mortality in acute myeloid leukemia hyperleukocytosis: A systemic review and meta-analysis, *Leuk Res* 38:460–468, 2014.

O'Connell BA, Lee EJ, Rothko K, et al: Selection of histocompatible apheresis platelet donors by cross-matching random donor platelet concentrates, *Blood* 79:527–531, 1992.

Ojo AO, Hanson JA, Meier-Kriesche H, et al: Survival in recipients of marginal cadaveric donor kidneys compared with other recipients and wait-listed transplant candidates, *J Am Soc Nephrol* 12:589–597, 2001.

Organ Procurement and Transplantation Network: Internet, U.S. Department of Health and Human Services, Health Resources and Services Administration, 2014. Available at: http://optn.transplant.hrsa.gov/.

Orlin JB, Berkman EM: Partial plasma exchange using albumin replacement: removal and recovery of normal plasma constituents, *Blood* 56:1055–1059, 1980.

Owen HG, Brecher ME: Atypical reactions associated with use of angiotensin-converting enzyme inhibitors and apheresis, *Transfusion* 34:891–894, 1994.

Pamphilion D, Nacheva E, Navarrete C, et al: The use of granulocyte-colony-stimulating factor in volunteer unrelated hematopoietic stem cell donors, *Transfusion* 48:1495–1501, 2008.

Park WD, Grande JP, Ninova D, et al: Accommodation in ABO-incompatible kidney allografts, a novel mechanism of self-protection against antibody-mediated injury, *Am J Transplant* 3:952–960, 2003.

Passos-Coelho JL, Braine HG, Davis JM, et al: Predictive factors for peripheral-blood progenitor-cell collections using a single large-volume leukapheresis after cyclophosphamide and granulocyte-macrophage colony-stimulating factor mobilization, *J Clin Oncol* 13:705–714, 1995a.

Passos-Coelho JL, Ross AA, Moss TJ, et al: Absence of breast cancer cells in a single-day peripheral blood progenitor cell collection after priming with cyclophosphamide and granulocyte-macrophage colony-stimulating factor, *Blood* 85:1138–1143, 1995b.

Pearl DG, Rosenthal MH: Metabolic alkalosis due to plasmapheresis, *Am J Med* 79:391–393, 1985.

Perdue JJ, Chandler LK, Vesely SK, et al: Unintentional platelet removal by plasmapheresis, *J Clin Apheresis* 16:55–60, 2001.

Perner A, Haase N, Guttormsen AB, et al: Hydroxyethyl starch 130/0.42 versus Ringer's acetate in severe sepsis, *N Engl Med* 367:124–134, 2012.

Plasma Exchange/Sandoglobulin Guillain-Barré Syndrome Trial Group: Randomised trial of plasma exchange, intravenous immunoglobulin, and combined treatments in Guillain-Barré syndrome, *Lancet* 349:225–230, 1997.

Pool M, McLeod BC: Pyrogen reactions to human serum albumin during plasma exchange, *J Clin Apheresis* 10:81–84, 1995.

Popovsky MA, Whitaker B, Arnold NL: Severe outcomes of allogeneic and autologous blood donation: frequency and characterization, *Transfusion* 35:734–737, 1995.

Porcu P, Cripe LD, Ng EW, et al: Hyperleukocytic leukemias and leukostasis: a review of pathophysiology, clinical presentation and management, *Leuk Lymphoma* 39:1–18, 2000.

Porcu P, Danielson CF, Orazi A, et al: Therapeutic leukapheresis in hyperleucocytic leukaemias: lack of correlation between degree of cytoreduction and early mortality rate, *Br J Haematol* 98:433–436, 1997.

Powell VI, Grima K: Exchange transfusion for malaria and babesia infection, *Transfus Med Rev* 16:239–250, 2002.

Powers A, Stowell CP, Dzik WH, et al: Testing only donors with a prior history of pregnancy or transfusion is a logical and cost-effective transfusion-related acute lung injury prevention strategy, *Transfusion* 48:2549–2558, 2008.

Price TH: Granulocyte colony-stimulating factor-mobilized granulocyte concentrate transfusions, *Curr Opin Hematol* 5:391–395, 1998.

Price TH, Dale DC: Blood kinetics and in vivo chemotaxis of transfused neutrophils: effect of collection method, donor corticosteroid treatment, and short-term storage, *Blood* 54:977–986, 1979.

Pusey CD, Lockwood CM, Peters DK: Plasma exchange and immunosuppressive drugs in the treatment of glomerulonephritis due to antibodies to the glomerular basement membrane, *Int J Artif Organs* 6(Suppl 1):15–18, 1983.

Pusic I, DiPersio JF: The use of growth factors in hematopoietic stem cell transplantation, *Curr Pharm Des* 14:1950–1961, 2008.

Radtke H, Mayer B, Rocker L, et al: Iron supplementation and 2-unit red blood cell apheresis: a randomized, double-blind, placebo-controlled study, *Transfus* 44: 1463–1467, 2004.

Randerson DH, Blumenstein M, Habersetzer R, et al: Mass transfer in membrane plasma exchange, *Artif Organs* 6:43–49, 1982.

Reeves HM, Winters JL: The mechanisms of action of plasma exchange, *Br J Haematol* 164:342–351, 2014.

Reik RA, Noto TA, Fernandez HF: Safety of large-volume leukapheresis for collection of peripheral blood progenitor cells, *J Clin Apheresis* 12:10–13, 1997.

Reinhardt P, Brauninger S, Bialleck H, et al: Automatic interface-controlled apheresis collection of stem/progenitor cells: results from an autologous donor validation trial of a novel stem cell apheresis device, *Transfusion* 51:1321–1330, 2011.

Richa E, Krueger O, Burgstaler EA, et al: The effect of double- and triple-apheresis platelet product donation on apheresis donor platelet and white blood cell counts, *Transfusion* 48:1325–1332, 2008.

Ring J, Messmer K: Incidence and severity of anaphylactoid reactions to colloid volume substitutes, *Lancet* 1:466–469, 1977.

Rock GA, Anderson D, Clark W, et al: Does cryosupernatant plasma improve outcome in thrombotic thrombocytopenic purpura? No answer yet, *Br J Haematol* 129:79–86, 2005.

Rock GA, Shumak KH, Buskard NA, et al: Comparison of plasma exchange with plasma infusion in the treatment of thrombotic thrombocytopenic purpura, *N Engl J Med* 325:393–397, 1991.

Rock G, Shumak KH, Sutton DM, et al: Cryosupernatant as replacement fluid for plasma exchange in thrombotic thrombocytopenic purpura. Members of the Canadian Apheresis Group, *Br J Haematol* 94:383–386, 1996.

Rock G, Sutton DM, Freedman J, et al: Pentastarch instead of albumin as replacement fluid for therapeutic plasma exchange. The Canadian Apheresis Group, *J Clin Apheresis* 12:165–169, 1997.

Rogers RL, Johnson H, Ludwig G, et al: Efficacy and safety of plateletpheresis by donors with low-normal platelet counts, *J Clin Apheresis* 10:194–197, 1995.

Ropper AH: The Guillain-Barré syndrome, *N Engl J Med* 326:1130–1136, 1992.

Ropper AE, Albert JW, Addison R: Limited relapse in Guillain-Barré syndrome after plasma exchange, *Arch Neurol* 45:314–315, 1988.

Rox JM, Wenzel F, Kobbe G, et al: Influence of high inlet flow rates on efficacy of stem cell apheresis using the Spectra Optia Apheresis System, *Vox Sang* 101:337, 2011.

Salama AD, Delikouras A, Pusey CD, et al: Transplant accommodation in highly sensitized patients: a potential role for Bcl-xL and alloantibody, *Am J Transplant* 1:260–269, 2001.

Salmon SE, Cassady RJ: Plasma cell neoplasms. In DeVita VT, Hellman S, Rosenberg SA, editors: *Cancer: principles and practice of oncology*, ed 2, New York, 1997, Lippincott-Raven, pp 2344–2386.

Sanders DB, Scoppetta C: The treatment of patients with myasthenia gravis, *Neurol Clin* 12:343–368, 1994.

Sarode R, Bandarenko N, Brecher ME, et al: Thrombotic thrombocytopenic purpura: 2012 American Society for Apheresis (ASFA) consensus conference on classification, diagnosis, management, and future research, *J Clin Apher* 29:148–167, 2014.

Schafer AI: Bleeding and thrombosis in the myeloproliferative disorders, *Blood* 64:1–12, 1984.

Schafer AI: Management of thrombocythemia, *Curr Opin Hematol* 3:341–346, 1996.

Schiffer CA: Management of patients refractory to platelet transfusion—an evaluation of methods of donor selection, *Prog Hematol* 15:91–113, 1987.

Schiffer CA: Granulocyte transfusions: an overlooked therapeutic modality, *Transfus Med Rev* 4:2–7, 1990.

Schlenke P, Frohn C, Steinhardt MM, et al: Clinically relevant hypokalemia, hypocalcemia, and loss of hemoglobin and platelets during stem cell apheresis, *J Clin Apheresis* 15:230–235, 2000.

Schulzeck P, Olbricht CJ, Koch KM: Long-term experience with extracorporeal low-density lipoprotein cholesterol removal by dextran sulfate cellulose adsorption, *Clin Investig* 70:99–104, 1992.

Schweitzer EJ, Wilson JS, Fernandez-Vina M, et al: A high panel-reactive antibody rescue protocol for cross-match-positive live donor kidney transplants, *Transplantation* 70:1531–1536, 2000.

Shapira MY, Kaspler P, Samuel S, et al: Granulocyte colony stimulating factor does not induce long-term DNA instability in healthy peripheral blood stem cell donors, *Am J Hematol* 73:33–36, 2003.

Shemin D, Briggs D, Greenan M: Complications of therapeutic plasma exchange: a prospective study of 1,727 procedures, *J Clin Apheresis* 22:270–276, 2007.

Siegel JF, Rich MA, Brock WA: Association of sickle cell disease, priapism, exchange transfusion and neurological events: ASPEN syndrome, *J Urol* 150:1480–1482, 1993.

Silberstein LE, Naryshkin S, Haddad JJ, et al: Calcium homeostasis during therapeutic plasma exchange, *Transfusion* 26:151–155, 1986.

Sintnicolaas K, Vriesendorp HM, Sizoo W, et al: Delayed alloimmunisation by random single donor platelet transfusions: a randomised study to compare single donor and multiple donor platelet transfusions in cancer patients with severe thrombocytopenia, *Lancet* 1:750–754, 1981.

Sirtl C, Laubenthal H, Zumtobel V, et al: Tissue deposits of hydroxyethyl starch (HES): dose-dependent and time-related, *Br J Anaesth* 82:510–515, 1999.

Smolowicz AG, Villman K, Berlin G, et al: Kinetics of peripheral blood stem cell harvests during a single apheresis, *Transfusion* 39:403–409, 1999.

Smolowicz AG, Villman K, Tidefelt U: Large-volume apheresis for the harvest of peripheral blood progenitor cells for autologous transplantation, *Transfusion* 37:188–192, 1997.

Solling K, Solling J: Clearances of Bence-Jones proteins during peritoneal dialysis or plasmapheresis in myelomatosis associated with renal failure, *Contrib Nephrol* 68:259–262, 1988.

Standards Committee of the AABB, Price TH, editors: *Standards for blood banks and transfusion services*, ed 29, Bethesda, Md, 2014, AABB.

Stander S, Szepfalusi Z, Bohle B, et al: Differential storage of hydroxyethyl starch (HES) in the skin: an immunoelectron-microscopical long-term study, *Cell Tissue Res* 304:261–269, 2001.

Stegall MD, Dean PG, McBride MA, et al: Survival of mandatorily shared cadaveric kidneys and their paybacks in the zero mismatch era, *Transplantation* 74:670–675, 2002.

Strauss RG: Transfusion therapy in neonates, *Am J Dis Child* 145:904–911, 1991.

Strauss RG: Therapeutic granulocyte transfusions in 1993, *Blood* 81:1675–1678, 1993.

Strauss RG: Effects on donors of repeated leukocyte losses during plateletpheresis, *J Clin Apheresis* 9:130–134, 1994.

Strauss RG: Mechanisms of adverse effects during hemapheresis, *J Clin Apheresis* 11:160–164, 1996.

Strauss RG, Hester JP, Vogler WR, et al: A multicenter trial to document the efficacy and safety of a rapidly excreted analog of hydroxyethyl starch for leukapheresis with a note on steroid stimulation of granulocyte donors, *Transfusion* 26:258–264, 1986.

Strauss RG, Stansfield C, Henriksen RA, et al: Pentastarch may cause fewer effects on coagulation than hetastarch, *Transfusion* 28:257–260, 1988.

Strauss RG, Villhauer PJ, Imig KM, et al: Selecting the optimal dose of low-molecular-weight hydroxyethyl starch (pentastarch) for granulocyte collection, *Transfusion* 27:350–352, 1987.

Stroncek DF, Clay ME, Petzoldt ML, et al: Treatment of normal individuals with granulocyte-colony-stimulating factor: donor experiences and the effects on peripheral blood CD34+ cell counts and on the collection of peripheral blood stem cells, *Transfusion* 36:601–610, 1996a.

Stroncek DF, Clay ME, Smith J, et al: Changes in blood counts after the administration of granulocyte-colony-stimulating factor and the collection of peripheral blood stem cells from healthy donors, *Transfusion* 36:596–600, 1996b.

Stroncek DF, Matthews CL, Follmann D, et al: Kinetics of G-CSF-induced granulocyte mobilization in healthy subjects: effects of route of administration and addition of dexamethasone, *Transfusion* 42:597–602, 2002.

Strong MD, Lipton KS: *Transfusion-related acute lung injury*, Bethesda, Md, 2007, AABB. Association Bulletin #06-07.

Stucki A, Rivier AS, Gikic M, et al: Endothelial cell activation by myeloblasts: molecular mechanisms of leukostasis and leukemic cell dissemination, *Blood* 97:2121–2129, 2001.

Suckfull M: Fibrinogen and LDL apheresis in treatment of sudden hearing loss: a randomised multicentre trial, *Lancet* 360:1811–1817, 2002.

Suckfull M, Thiery J, Schorn K, et al: Clinical utility of LDL-apheresis in the treatment of sudden hearing loss: a prospective, randomized study, *Acta Otolaryngol* 119:763–766, 1999.

Sulai NH, Tefferi A: Why does my patient have thrombocytosis? *Hematol Oncol Clin N Am* 26:285–301, 2012.

Szymanski IO, Patti K, Kliman A: Efficacy of the Latham blood processor to perform plateletpheresis, *Transfusion* 13:405–411, 1973.

Tan D, Hwang W, Goh YT: Therapeutic leukapheresis in hyperleukocytic leukaemias—the experience of a

tertiary institution in Singapore, *Ann Acad Med Singapore* 34:229–234, 2005.
Tanabe K, Takahashi K, Sonda K, et al: Long-term results of ABO-incompatible living kidney transplantation: a single-center experience, *Transplantation* 65:224–228, 1998.
Tanhehco YC, Vogl DT, Stadtmauer EA, et al: The evolving role of plerixafor in hematopoietic progenitor cell mobilization, *Transfusion* 53:2314–2326, 2013.
Technical Manual Committee, Roback JD, Combs MR, et al, editors: *Technical manual*, ed 16, Bethesda, Md, 2008, AABB.
Tefferi A, Hoagland HC: Issues in the diagnosis and management of essential thrombocythemia, *Mayo Clin Proc* 69:651–655, 1994.
Thiébaut A, Thomas X, Belhabri A, et al: Impact of pre-induction therapy leukapheresis on treatment outcome in adult acute myelogenous leukemia presenting with hyperleukocytosis, *Ann Hematol* 79:501–506, 2000.
Thompson GR: HEART-UK LDL Apheresis Working Group. Recommendations for the use of LDL apheresis, *Atherosclerosis* 198:247–255, 2008.
Thompson GR, Maher VM, Matthews S, et al: Familial Hypercholesterolaemia Regression Study: a randomised trial of low-density-lipoprotein apheresis, *Lancet* 345:811–816, 1995.
Tigue CC, McKoy JM, Evens AM, et al: Granulocyte-colony stimulating factor administration to healthy individuals and persons with chronic neutropenia or cancer: an overview of safety considerations from the Research on Adverse Drug Events and Reports project, *Bone Marrow Transplant* 40:185–192, 2007.
Tomita T, Takayanagi M, Kiwada K, et al: Vasovagal reactions in apheresis donors, *Transfusion* 42:1561–1566, 2002.
Treon SP, Branagan AR, Hunter Z, et al: Paradoxical increase in serum IgM and viscosity levels following rituximab in Waldenstrom's macroglobulonemia, *Ann Oncol* 15:1481–1483, 2004.
Trial to Reduce Alloimmunization to Platelets Study Group: Leukocyte reduction and ultraviolet B irradiation of platelets to prevent alloimmunization and refractoriness to platelet transfusions, *N Engl J Med* 337:1861–1869, 1997.
United Network for Organ Sharing, Department of Health and Human Services, Health Resources and Services Administration, Office of Special Programs, Division of Transplantation: *2008 annual report of the US Organ Procurement and Transplantation Network and the Scientific Registry for Transplant Recipients: transplant data 1998-2007*, Rockville Md, 2008, UNOS.
Vamvakas EC, Pineda AA: Meta-analysis of clinical studies of the efficacy of granulocyte transfusions in the treatment of bacterial sepsis, *J Clin Apheresis* 11:1–9, 1996.
Vamvakas EC, Pineda A: Allergic and anaphylactic reactions. In Popovsky MA, editor: *Transfusion reactions*, ed 2, Bethesda, Md, 2001, AABB Press, pp 83–127.
van Burik JA: Granulocyte transfusions as treatment or prophylaxis for fungal infections? *Curr Opin Investig Drugs* 4:921–925, 2003.
van Doorn PA, Brand A, Strengers PF, et al: High-dose intravenous immunoglobulin treatment in chronic inflammatory demyelinating polyneuropathy: a double-blind, placebo-controlled, crossover study, *Neurology* 40:209–212, 1990.
van Doorn PA, Vermeulen M, Brand A, et al: Intravenous immunoglobulin treatment in patients with chronic inflammatory demyelinating polyneuropathy: clinical and laboratory characteristics associated with improvement, *Arch Neurol* 48:217–220, 1991.
van Iperen HP, Beijersbergen van Henegouwen GM: Clinical and mechanistic aspects of photopheresis, *J Photochem Photobiol B* 39:99–109, 1997.
Veerappan R, Morrison M, Williams S, et al: Splenic rupture in a patient with plasma cell myeloma following G-CSF/GM-CSF administration for stem cell transplantation and review of the literature, *Bone Marrow Transplant* 40:361–364, 2007.
Vichinsky EP, Haberkern CM, Neumayr L, et al: A comparison of conservative and aggressive transfusion regimens in the perioperative management of sickle cell disease. The Preoperative Transfusion in Sickle Cell Disease Study Group, *N Engl J Med* 333:206–213, 1995.
Vincent A, Rothwell P: Myasthenia gravis, *Autoimmunity* 37:17–19, 2004.
Volk EE, Domen RE, Smith ML: An examination of ethical issues raised in the pretreatment of normal volunteer granulocyte donors with granulocyte colony-stimulating factor, *Arch Pathol Lab Med* 123: 508–513, 1999.
Vriesendorp FJ, Mayer RF, Koski CL: Kinetics of anti-peripheral nerve myelin antibody in patients with Guillain-Barré syndrome treated and not treated with plasmapheresis, *Arch Neurol* 48:858–861, 1991.
Wallace EL, Surgenor DM, Hao HS, et al: Collection and transfusion of blood and blood components in the United States, 1989, *Transfusion* 33:139–144, 1993.
Wasi S, Santowski T, Murray SA, et al: The Canadian Red Cross plasmapheresis donor safety program: changes in plasma proteins after long-term plasmapheresis, *Vox Sang* 60:82–87, 1991.
Wayne AS, Kevy SV, Nathan DG: Transfusion management of sickle cell disease, *Blood* 81:1109–1123, 1993.
Weinstein R: Prevention of citrate reactions during therapeutic plasma exchange by constant infusion of calcium gluconate with the return fluid, *J Clin Apheresis* 11:204–210, 1996.
Wheeler JG, Chauvenet AR, Johnson CA, et al: Buffy coat transfusions in neonates with sepsis and neutrophil storage pool depletion, *Pediatrics* 79:422–425, 1987.
Whitaker BI, Henry RA, Hinkins S: *The 2011 national blood collection and utilization survey report*, Washington, DC, 2011, Department of Health and Human Services [Internet]. Available at: http://www.hhs.gov/ash/bloodsafety/2011-nbcus.pdf. Cited 2014 Dec 15.
Whitby A, Whitby L, Fletcher M, et al: ISHAGE protocol: Are we doing it correctly? *Cytometry Part B* 82B:9–17, 2012.
Winston DJ, Ho WG, Young LS, et al: Prophylactic granulocyte transfusions during human bone marrow transplantation, *Am J Med* 68:893–897, 1980.
Winters JL: Chapter 7—Unique considerations for allogeneic peripheral blood hematopoietic progenitor cell (HPC) donors. In Eder A, Goldman M, editors: *Blood Donor Health and Safety*, Bethesda, Md, 2009, AABB Press, pp 123–145.
Winters JL: Low density lipoprotein (LDL) apheresis: principles and indications, *Semin Dial* 25:145–151, 2012.
Winters JL: Randomized controlled trials in therapeutic apheresis, *J Clin Apheresis* 28:48–55, 2013.
Winters JL, Brown D, Hazard E, et al: Cost-minimization analysis of the direct costs of TPE and IVIg in the treatment of Guillain-Barré syndrome, *BMC Health Serv Res* 11:1472–6963, 2011.
Winters JL, Gloor JM, Pineda AA, et al: Plasma exchange conditioning for ABO-incompatible renal transplantation, *J Clin Apheresis* 19:79–85, 2004.
Winters JL, King KE: *Therapeutic apheresis: a physician's handbook*, ed 4, Bethesda, Md, 2013, AABB.
Wiseman KC: New insights on Goodpasture's syndrome, *ANNA J* 20:17–26, 1993.
Yacobi A, Stoll RG, Sum CY, et al: Pharmacokinetics of hydroxyethyl starch in normal subjects, *J Clin Pharmacol* 22:206–212, 1982.
Zachary AA, Montgomery RA, Ratner LE, et al: Specific and durable elimination of antibody to donor HLA antigens in renal-transplant patients, *Transplantation* 76:1519–1525, 2003.
Zantek ND, Morgan S, Zantek PF, et al: Effect of therapeutic plasma exchange on coagulation parameters in patients on warfarin, *J Clin Apheresis* 29:75–82, 2014.
Zaucha JM, Gooley T, Bensinger WI, et al: CD34 cell dose in granulocyte colony-stimulating factor-mobilized peripheral blood mononuclear cell grafts affects engraftment kinetics and development of extensive chronic graft-versus-host disease after human leukocyte antigen-identical sibling transplantation, *Blood* 98:3221–3227, 2001.
Zeigler ZR, Shadduck RK, Gryn JF, et al: Cryoprecipitate poor plasma does not improve early response in primary adult thrombotic thrombocytopenic purpura (TTP), *J Clin Apheresis* 16:19–22, 2001.
Zic JA: The treatment of cutaneous T-cell lymphoma with photopheresis, *Dermatol Ther* 16:337–346, 2003.
Zic JA, Miller JL, Stricklin GP, et al: The North American experience with photopheresis, *Ther Apher* 3:50–62, 1999.
Zucchelli P, Pasquali S, Cagnoli L, et al: Plasma exchange therapy in acute renal failure due to light chain myeloma, *Trans Am Soc Artif Intern Organs* 30:36–39, 1984.

第38章 组织库和祖细胞库

Nicholas J. Greco, Matthew Elkins

要点

1. 绝大多数同种异体组织可用于移植。
2. 通过对同种异体移植组织的筛选、检测和处理来提高其安全性。
3. 有不同的方法来储存同种异体移植组织，包括低温保存。
4. 移植同种异体组织会有一些风险和并发症。
5. 大量的辅助生殖技术可用于不孕不育夫妇和个人。
6. 造血祖细胞可以有多个来源和采用不同的方式移植，这取决于受体的需求。
7. 平衡移植物抗宿主反应和移植物抗白血病疗效两者的关系很重要。

美国的组织库为需要的人们提供了数以百计的移植供体产物，它们不仅延长了患者的生命，而且在许多情况下能够显著地改善其生活质量。在美国每年有超过100万个同种异体骨组织（American Association of Tissue Banks，2010）和76 000个眼角膜被移植（Eye Bank Association of America，2014），该数量远远超过每年约30 000个实体器官移植的数量（Organ Procurement and Transplantation Network［OPTN］and Scientific Registry of Transplant Recipients［SRTR］，2013）。在过去的20年里，同种异体和自体组织以及各种类型的可用组织的临床应用呈指数增长。然而，除了被这些组织库服务的患者和医生之外，许多人没有意识到在今天的组织库覆盖下的健康医疗环境中有广阔的应用范围。在过去的25年中，美国的组织库已经从一个附属于医院的骨组织或精子储存库的系统变成一个经过管理和认证的机构，就像血库一样，提供各种各样的高质量、经过仔细筛选和检测的产品供医生使用（框38-1）。

框38-1 移值组织的种类

肌肉骨骼	精子
骨	卵细胞
软骨	胚胎
半月板	**造血性组织**
肌腱	骨髓
韧带	外周血祖细胞
筋膜	脐带血祖细胞
皮肤	**其他**
心血管	耳听小骨
心脏瓣膜	硬脑膜
隐静脉	甲状旁腺
角膜（眼）	胰岛细胞
生殖性组织	

许多组织库在皮肤、骨组织和心脏瓣膜的获取、处理和储存上提供了广泛的服务。其他一些组织库的服务专注于特殊领域，如生殖组织或造血祖细胞（Hematopoietic progenitor cell，HPC）。组织库可以招募捐赠者，通过采集和处理后的组织，用于烧伤患者的皮肤移植或者整形手术的骨组织修复；另外还可以采集，处理和存储HPC，用于救治骨髓移植患者。肌肉骨骼组织和心脏瓣膜的处理需要大量的设备、人员和质量保证，因此主要由少数几家大的组织库执行，其他组织库负责采集、存储以及发放。

组织来源

用来移植的组织有两种主要的来源：活体捐赠者和死亡捐赠者。活体捐赠者可能是捐给自己（自体造血祖细胞或精子），也可以定向捐赠给其他人（异体的造血祖细胞或精子捐赠），或者是为未知受体的无私捐赠（外科手术的弃骨、精子捐赠国家骨髓捐赠计划的同种异体HPC）。绝大多数用于移植的骨、皮肤和心脏瓣膜以及眼组织都来自死亡的捐赠者。与实体器官捐赠不同，实体器官是在维持循环的情况下获取的，而供体死亡后必须在几个小时内，冷藏情况下24小时内获取器官，这大大增加了可获取的组织的供体数量。由于角膜组织与循环系统的接触相对较少,因此一些不符合其他组织捐赠要求的供体仍然可以捐赠眼组织。

死亡供体组织的获取主要来自医院手术室或者停尸房,并经过医疗审查员的审核。组织是在无菌或干净的环境中采用无菌技术获取的。许多组织,如骨组织,为了后续的处理和再次冷冻或冷冻干燥,先予冷冻起来。像角膜这类特殊的组织在使用前只能储存很短的时间(48~72小时),要立即处理。活体捐赠者的组织是在手术室(手术中抢救的骨或骨髓)或者在血液中心和精子库提供的特殊的干净环境里获取。这些组织在无菌条件下被采集和立即处理,并在24小时内被使用或冷冻供以后使用。

组织库活动

组织库的主要活动概述见框38-2。美国组织库的运行能够被正式认可的一个主要推动力是对血液传播疾病的关注。与血库和输血服务(见第36章和第37章)一样,捐赠者的招募、筛选和检测是组织库的关键职能。自20世纪90年代初,通过对疾病传播案例的医疗记录审核和仔细的血清学检测,并保持详细的记录,是对组织库的安全运行以及公共健康的捐赠者提供的异体移植物的安全接收的关键保证。使用这些组织的医生向源组织库识别和报告不良反应(主要是感染)的问题依然存在。联合委员会(TJC)为组织库的行为制订了标准,其重点是移植设备必续保持整洁,有关组织的接收、保存和使用必须精确记录,可以追踪从供体到受体使用异体组织的全过程。TJC标准还要求机构建立一个医生上报不良反应给源组织库的机制。经认证的全方位服务型组织库,与血库一样,充分调查疑似的不良反应或并发症。"回顾性审查"应包括对来自同一供体的组织相关并发症的评估;如果捐赠者活着,还应评估捐赠者目前的健康状况;并隔离该供体其他用来移植的组织。美国组织库协会(American Association of Tissue Banks, AATB)制订了严格的标准和认证,囊括了各个地区的组织库。有一些州要求组织库获得许可证,由美国食品药品管理局(FDA)负责移植供体组织的筛选、处理和储存的管理(FDA, 2014)。

框38-2 组织库活动

捐赠者招募
组织的采集
组织的加工和储存
移植组织的供应
公共和专业教育
质量保证和记录存档
受体信息登记

捐赠者的筛选

为保证供体组织的质量,捐赠者应进行仔细筛选,防止组织受到细菌、病毒和(或)遗传疾病的污染(框38-3)。和普通捐献者不同,死亡的组织捐赠者的信息只能从其家人或密友以及医疗记录中获得。

框38-3 捐赠者综合检测

捐赠者筛选
病史与医疗记录的审查
传染病(包括国外旅行史)
恶性疾病
胶原与免疫复合性疾病
遗传病史
创伤
药物、有毒物质或生物危害的暴露史
活体捐赠者的体格检查
死亡供体尸检记录的审查
高危行为社会史的审查
供体血清学检测
人类免疫缺陷病毒抗体(通过核酸检测确认)
人类T细胞淋巴细胞病毒抗体
丙型肝炎病毒抗体(通过核酸检测确认)
乙型肝炎表面抗原
乙型肝炎核心抗原的抗体
梅毒血清学检测
西尼罗河病毒抗体
克氏锥虫的抗体(查加斯病)
组织产品的细菌学检测

20世纪90年代初期组织移植并发症的报道集中在人类免疫缺陷病毒(HIV)(Simonds et al,1992)和丙型肝炎(Conrad et al,1995)的传播。最近人们将焦点集中在对组织供体的检测,主要因为出现了其他疾病(克氏锥虫、西尼罗病毒和H1N1)传播携带者,和未被筛查过的病毒的感染如克雅病(Centers for Disease Control,2003)及其他血清学检测阴性的组织导致的疾病传播(Kainer et al,2004)。由于组织和器官捐赠者导致不常见病原体传播的案例可能还会继续出现,因此传染性疾病的筛查应强调持续的对组织和器官捐赠者的病史和家庭情况进行随访及实验室检测。通过正确的提问方式,经过专业培训和有经验的人可以从捐赠者的病史、可能存在的高危行为以及实验室检测数据等相关信息中确定其风险。

审查过程的其他部分主要是针对捐赠组织的质量。肌肉骨骼的捐赠者需要被仔细筛查任何有可能导致削弱结构性骨移植的创伤史。精子捐赠者不仅要审查遗传病史而且要确保精子的活性,这样才会有机会受精成功。为没有亲缘关系的同种异基因骨髓和外周血移植,使用脐带血需要筛查和检测母亲和脐带血。当从活体捐赠者获得组织时,除HPC以外的组织需要被冷冻和隔离180天后,再对捐赠者进行一次血清学检测。这可以防止使用处于感染艾滋病毒或丙型肝炎病毒"窗口"期的捐赠者的组织。通过减少供体暴露与实验室检测阳性结果(AABB)的时间,核酸检测丙型肝炎和HIV1/2提高了异体移植组织的安全性。由于担心死亡供体样本检测的敏感性,组织库必须使用经FDA批准的检测试剂盒来处理这些组织(FDA,2014)。

冷冻保存

像HPC、精子和皮肤以及一些肌肉骨骼组织冷藏有效期非常短,为了维持细胞的活性,需要冷冻保存。所有冷冻保存技术的目的是在冷冻和解冻过程中细胞不丧失活性的前提下减少细胞的代谢需求，来延长被冷冻材料的有效期，人们已从对动物精子的冷冻保存数十年的规范化实践中获得丰富经验和成熟技术。通常，人体组织使用平衡组织培养基的低温保护剂，如二甲基亚砜（dimethyl sulfoxide，DMSO）或甘油，以及一些蛋白质替代品，如自体血浆、白蛋白或其他胶体悬浮液来冷冻保存。实际的冷冻是由可控制冷冻速度的机械设备来操作的，通常以-1℃/min 的速度降至-80℃。DMSO 可以作为某些组织低温保护剂的一种选择，如皮肤、HPC 和其他有核细胞悬浮液或组织；甘油通常用于冷冻精子。低温保护剂的作用是防止在冷冻期间细胞内形成冰晶以及在解冻过程中平衡细胞内外的渗透压和离子浓度。细胞内冰晶的形成或细胞外渗透压的迅速增加会使解冻期间细胞脱水，从而使细胞损伤和失去活力。低温保护剂，如 DMSO，作用就是减缓这种变化发生时对细胞的影响（Gorin，1986）。在组织从液态变为冷冻状态（Gorin，1986）的过程中，大多数组织库使用的是液氮和冷冻速度可控的处理器，去有计划的补偿被释放的热量。这种热量也称为“熔解热”，可导致细胞或冷冻组织活性的降低。

冷冻保存的组织在机械冷冻机中以不同的温度保存，从-50℃到-86℃再到气态（-150℃）或液态（-196℃）的液氮阶段。冷冻保存的组织有效期通常为 5 年，然而这也只是粗略的界定，因为许多组织的实际存储时间尚不确定。例如，目前脐带血由于不同的处理和储存方法以及长期储存对其造成的影响无法确定，使其最终的保存期限仍不确定，因此，脐带血的保质期是根据脐带血库自身的生存能力和恢复数据来决定的。其他一些不需要存在有活性细胞的组织，如结构骨，可以通过各种其他的方法进行冷冻或冷冻干燥保存。一些冷冻干燥组织的有效期为 5 年，一些可无限期保存。

皮肤组织库

异体皮肤移植物最常用于大面积Ⅲ度烧伤患者的皮肤临时覆盖，直到自体皮肤可以恢复再生和植入成功。由于存在组织相容性抗原和抗原递呈细胞（antigen-presenting cells，APCs），所有同种异基因皮肤移植最终都会被排斥（Zhou et al，2013）。用于覆盖烧伤表面的移植物需要定期更换，直到患者可以实施自体移植。大多数死亡供体提供的异体移植物是分层厚皮移植片，它是一层薄薄的表皮质，不含真皮，因此不需要 ABO 血型匹配（Eastlund，1998）。虽然只是作为临时移植物，分层厚皮移植片却提供重要的覆盖屏障，它不仅可防止感染和体液、电解质损失，还可防止大面积烧伤造成的热量损失，使患者病情稳定，最终能行自体移植。

通常，皮肤组织是从体表面积小于 1.75 平方米且未被感染的、无瑕疵的、已死亡捐赠者那里获取，取自背部、腿部和上臂区域的皮片。皮肤组织在获取前要先消毒，直到使用或冷冻前都浸泡在含有抗生素的组织营养液中。

皮肤可在 2~8℃下储存几天（Kagan et al，2005）或冷冻保存几年。目前，由于需要对捐献者的病史和实验室记录进行深入的评估，皮肤移植物通常被冷冻以备后续使用，选择的低温保护剂是 10%~15%的甘油（美国组织库协会，2002）。移植物通常在冷冻溶液中放置一段时间（20~30 分钟），使溶液渗透进移植物中，然后将其冷冻在由纱布网支撑的布条中，使其冷冻平整（Eastlund，1998）。皮肤组织可以冷冻保存在冷冻速度可控或不可控的装置里，且在-50~-80℃很容易保存；但是，许多组织库更常采用较低的温度以便长期保存组织（Kearney，1998）。移植物在 37℃迅速解冻后立即使用或者用生理盐水冲洗以稀释低温保护剂。

人体皮肤移植的有限供应刺激了针对异种替代品的尝试，如猪皮和人造屏障。最近，人们尝试通过培养上皮细胞来扩大自体皮肤的有效供应（Wang et al，2007）。目前多种商业产品都是无细胞真皮基质移植物，由人或异种皮肤或人造蛋白质基质制成。该结构考虑到了成纤维细胞浸润、胶原沉积和新上皮化。由于移除了免疫活性细胞，所以该移植物比传统的人类皮肤同种异体移植物更容易被接受（不会被排斥）。其他产品是将这些结构与自体或同种异体成纤维细胞共同培养，成纤维细胞提供额外的营养因子从而提高了愈合率和瘢痕的形成，其结果与同种异体皮肤移植物相似（Shahrokhi et al，2014）。这些产品不仅被用作烧伤的皮肤移植，而且还可用于眼睛、整形、耳鼻喉和口腔手术（Shorr et al，2000）。来自同种异体组织的产品需要获得患者同意且能够追踪其他人体组织产品。

肌肉骨骼组织

骨组织库开始于几十年前，医生首次将外科丢弃的骨组织保存起来，最主要的股骨头来自于关节置换手术，将来可用于脊柱融合术和其他矫形手术。一般来说，这种骨组织保存很简单，储存在医院冰箱里即可。过去，这种没经过检测和处理的外科弃骨经常被使用，既没有去监测储存条件，也没有机制来追踪组织来源或受体的信息。很多情况下，甚至都没有征询原始捐赠者/患者的同意。目前，肌肉骨骼组织注册认证的组织库基本上已不采取这些做法，因此患者可以安心的选择将同种异体骨移植物作为外科手术的一部分（Tomford，1993）。除了自体骨移植物之外，活体供体骨捐赠仍然被作为某些骨组织的来源。现在活体捐献者必须经过筛查和检测，且必须提供知情同意书。此外，获得的骨组织要进一步处理，以降低传染病传播的风险，并且保留源供体和受者的详细记录用于追踪和后续用途。

手术弃骨和死亡供体骨的处理方式相似。通过高压脉冲洗涤去除多余的组织、血液和骨髓成分，并将组织浸泡在抗生素溶液中。在组织采集时、处理期间、冷冻之前要进行细菌培养。只有存在有活性细胞，如软骨、股骨头、胫骨、整根骨或肌腱的完整骨组织，再经过洗涤、浸泡，及在-60~-150℃的温度下冷冻。对于其他骨组织一般在脱钙和冻干的准备过程中不会失去活性，乙醇浸泡通常用来去除油脂含量，这些也降低了组织感染的可能性。大多数骨组织通过使用低剂量照射进一步灭菌。此外，冻干可能降低如松质骨和皮质骨这些产品的免疫原性和感染性。由于出现多个受体不良反应的报道（Jackson et al，1990），使用环氧乙烷对骨组织进行消毒杀菌的方法已基本被淘汰了。骨组织被切割和成形后，通过冷冻或冷冻干燥来保存。

同种异体骨主要是作为受体成骨细胞的机械支持和骨架，以取代失去的组织。同种异体移植骨诱导成骨的功能部分取决于某些生长因子糖蛋白的存在(Mohan & Baylink,1991),但它们不会对受体造成任何明显的同种异体移植反应。由于骨组织经过了去除血液、骨髓和其他多余组织的处理,大多数研究未能证明这些骨组织存在 ABO 抗原(Ezra-Cohn & Cook,1961)。由此骨组织抗原性低,不需要组织相容性或血型匹配。而大的骨关节移植,如整个骨-髌骨-肌腱移植,因为没有处理充分,其中可能含有残留的红细胞,目前已有 Rh 血型系统抗原免疫的报道(Hill et al,1974)。许多使用这些较大移植物的外科医生试图为 Rh 阴性的育龄妇女提供 Rh 相容的组织。

除了自体骨之外,同种异体移植骨被用于脊柱融合手术,替代失效的人工关节,作为良性骨囊肿的填充物,重建颌面缺损,修复牙周袋内牙槽骨,甚至替换因肿瘤切除的骨组织,例如骨肉瘤(Kagan et al,2005)。肌腱和软骨同种异体移植物主要用于膝关节修复手术。有些择期矫形患者会面临是使用髂骨上的自体组织还是使用来自组织库的异体组织的选择。两者各有优劣。自体移植融合接受更快,不会免疫遗传和传播疾病;然而,它们麻醉时间更久、血液丢失较多,同时导致供体部位的恢复时间过长。由于异体移植物的供应量很大,通常可以精确匹配。而且,异体移植不要求供体部位恢复,手术过程通常较短。虽然如今手术操作的进步大大降低了传播疾病的风险,但仍然存在。同种异体移植物的骨传导和骨诱导能力较差(Torroni,2009),从而导致较大的异体移植物的移植效果不满意。

近期的调查和临床试验已经关注到用患者自己的骨髓基质细胞和各种骨形成蛋白注入到人工合成的支架和网格中,形成一个几乎与自体移植物相同的移植物,而不需要提供供体部位(Torroni,2009)。骨形成蛋白允许骨髓基质细胞分化成骨祖细胞,最终形成新的骨组织。

心脏瓣膜

主动脉瓣置换可以使用人体心脏瓣膜或猪心脏瓣膜。使用人体瓣膜时不需要抗凝剂,血栓栓塞或感染的发生率也较低。人体瓣膜对于儿童、孕妇或有细菌性心内膜炎病史的患者是一个理想选择。然而,它们被使用的很少,原因是手术技术上的难题。主动脉瓣和肺动脉瓣通常来源于死亡的供体,因为一些原因如心搏骤停,他们的心脏不适合整个移植,但这不影响主动脉瓣或肺动脉瓣的完整性或功能。取瓣在手术室进行,从心肌边缘处仔细切除瓣膜,检查瓣膜完整性,在液氮中通过程序控制降温速度并使用 DMSO 冷冻保护剂进行冷冻(O'Brien et al,1988)。虽然已经在低温保存的心脏内皮上证实了存在血型抗原,但心脏主要收缩功能仅取于非活性的结缔组织。移植后,受体的细胞最终取代供体血管内皮细胞。一些研究已经证明,ABO 血型相容性(Weipert et al,1995)和人类白细胞抗原(HLA)兼容性(Yap et al,2006)对于异体瓣膜移植后长期功能来说都不是必需的。然而,同种异体瓣膜移植可诱导产生 HLA 抗体,特别是在儿童中,会给那些需要全心脏移植的患者寻找一个匹配的供体带来困难(Hooper et al,2005)。因为异体移植瓣膜的解冻通常由手术人员操作,为了防止瓣膜破裂,需要为他们提供详细的操作指导。

最近,一些心胸外科医生尝试使用同种异体隐静脉进行冠状动脉搭桥术和腹部器官手术时的血管重建,或用于自体移植物无法获得时的阻塞下肢动脉搭桥术。因为 ABO 血型匹配在这些组织移植后长期功能中的作用仍存有争议,通常使用 ABO 血型相容的组织(Laub et al,1992)。尽管异体瓣膜移植已经成功实施数年,但迄今大多数静脉瓣移植的研究结果仍不令人满意(Fahner et al,2006)。

角膜

尽管第一次角膜移植的记录发生在 1905 年,但美国从 1961 年才开始进行常规的角膜移植。目前,美国每年有超过 68 000 次的角膜移植(2012 年美国眼科协会),有 86 家被认证的眼组织库参与招募、筛选、采集和移植角膜组织,以及参与公共和专业教育。角膜疾病导致的失明可能是由感染、创伤、烧伤或先天性疾病引起的。角膜移植的长期(>10 年)存活率远高于 90%。

其他组织会因为供体的年龄、创伤或疾病无法获取,但角膜组织不受这些因素限制。上至 80 岁的捐献者的眼角膜组织都可以使用。一般来说,眼角膜需要在捐献者死亡 6 小时以内摘除其眼球,随后在无菌环境中移除角膜,并将其置于无菌的组织培养基中。角膜可保存在 4℃,并在 48~72 小时内移植,这也是为了给供体进行血清学筛查提供时间,确保移植物最大存活率。

角膜移植一直被认为是一种"免疫豁免场所"(Medawar,1948)。由于角膜几乎完全无血管,受体的 APCs 和效应淋巴细胞不会循环接触到供体角膜,因此不需要组织相容性和血型匹配。在一小部分的角膜移植中,会有血管生成,一些移植物就会发生排斥。尝试使用 HLA 匹配的角膜移植治疗这类患者,移植已获得明显成效(Volker-Dieben et al,1987)。通常,人工角膜的长期预后较差,目前用于人体角膜移植失败的患者。对于是选择人体角膜还是人工角膜进行移植的理想标准尚未确定(Akpek et al,2014)。

生殖组织

由于胎儿发育和生殖技术研究的不断深入,特别是体外受精(in vitro fertilization,IVF)技术,美国大约有 1%的新生儿是得益于辅助生殖技术(CDC,2012)。生殖组织库目前能够帮助更多希望生育的个人和夫妇。今天,美国大部分的生殖组织库都是营利性企业。尽管如此,由于许多因素的存在,包括市场需求、消费者信心的需要和政府监管等,在 21 世纪,精子库的运行要符合最高的医疗和道德标准,才会使医生和患者没有后顾之忧。美国生殖医学学会和美国组织库协会已经为匿名捐赠精子库建立了准则和标准。

生殖组织库服务于两种类型的捐赠者:有定向委托的捐赠者和匿名捐赠者。这些人包括因恶性疾病接受化疗、放疗或手术治疗将影响其生殖能力的男性和女性。定向委托精子捐献通常针对那些由于各种原因而担心未来生育能力的有伴侣的男性。有一些人在输精管结扎前预先存储精子,以满足他们也许希望再次当父亲的愿望,或精子数较低的人可以将精子储存起来,以便收集足够的配子用于亲密伴侣的受精。少部分的有职业暴露的男性(如核电站员工),这些暴露可能导致不育或潜在的遗传缺陷,他们可能选择储存精子。亲密伴侣的精子采集和保存方式与筛选过的匿名捐赠者的处理方式一样。来自已感染捐献者的精子,如仍然要用于亲密伴侣,必须与其他捐献者的精子隔离并单独存储。精子库的定向捐赠也可用于他人。

历史上,卵子库的尝试并没有像胚胎低温保存一样成功,因为未受精的卵子在解冻后试管受精时成功率非常低。最近,低温保存方法的改进,特别是玻璃化(一种过冷保存方法)而不是缓慢冷冻,已经提高了卵子的存活率、受精率和妊娠成功率(Boldt,2011)。人们也曾尝试低温保存卵巢组织用于移植,但在人类中移植的成功率非常低。随着人们对卵细胞和卵巢组织库的染色体异常情况的关注不断增加,该领域的继续研究可为女性的生育提供选择伴侣的机会(Porcu et al,2008)。

即便由于年龄,疾病或化疗使有伴侣的女性患者丧失了生育能力,她们仍然可以通过体外受精方式,将胚胎冷冻保存将来再进行植入。许多生殖组织库也为不孕者提供卵子的采集。这些卵子捐献者的筛选方式与匿名精子捐赠者一样。

精子库还为不育夫妇或个人提供匿名捐赠者的精子。精子库保存精子捐献者的资料,因此受捐人可以选择具有相似生理特征的捐赠者,例如头发和眼睛的颜色,种族等。匿名精子捐赠者经严格筛选,不仅确保了受体和后代的安全,而且为成功受精提供了最大的可能性。从匿名捐赠者采集的精子在使用前被隔离 180 天。在这 180 天期间,供体每月进行一次检测,不仅进行所有组织供体的标准血清学检测,而且进行感染相关检测,如巨细胞病毒,淋病奈瑟球菌和衣原体。精子捐献者需进行遗传性疾病检测,如泰-萨克斯病(Tay-Sachs 病),囊胞性纤维症,镰状红细胞性贫血和地中海贫血。通常,需对匿名精子捐献者进行整套遗传核型分析。采集后还需对精子数量、功能和活力进行检测,只有符合标准的精子才能被投入使用。

许多生殖组织库以及医院生殖中心提供体外受精和胚胎组织库。自 1983 年 IVF 治疗输卵管阻塞取得了首次成功以来(Steptoe & Edwards,1983),该领域已经取得了重大进展,包括培养基和胚胎冷冻保存技术的创新,建立用于移植的最佳胚胎的形态学的选择标准(Houghton et al,2002;Boldt et al,2003),提高了体外受精的成功率。除了用于患有输卵管疾病的女性之外,卵母细胞胞质内精子注射的成功(Palermo et al,1992)使体外受精成为许多不育夫妇的首选,无论使用伴侣的精子还是捐赠者的精子,其受精的成功率都较人工授精更高(Boyle et al,2004)。此外,体外受精为确定有遗传疾病如血友病和囊性纤维化的夫妇提供了胚胎植入前遗传学诊断的机会,可以减少疾病遗传给后代的风险。

将采集的精子与作为冷冻保护剂的甘油-蛋黄溶液混合在一起,蛋黄提供蛋白质,有助于在解冻过程中保护精子。将精子和保护剂的混合液等量分装到吸管或小瓶中,预冷至 5℃,再用可以控制降温速度的液氮进行冷冻,最后保存在-196℃的液氮中。冷冻保存的精子可用于人工授精或体外受精。委托定向捐赠的精子将永久保存,匿名捐赠的精子通常储存 5 年。人工授精不总是成功,建议这些为不同人工授精方式存储足够多的精子。

这些技术的出现提出了许多与未使用的胚胎如何处理、胚胎植入前筛查、多胎妊娠有关的伦理和科学问题,以及未知基因对体外受精所产下胎儿的健康带来的风险(Lucifero et al,2004)。因此,该领域需要包括公众、科学研究者和医学专业人士在内的多学科、多方面的参与(Cetin & Pardi,2003)。

造血干细胞库

造血干细胞移植始自 1959 年,以大剂量清髓性化疗和(或)放疗为基础,在基因完全相同的个体(同卵双胞胎)间进行骨髓移植,以期达到治愈造血系统恶性肿瘤的目的(Thomas et al,1959)。早期的研究已经证实,在小鼠脾脏或骨髓中存在集落形成单位(CFU)或细胞,能使遭受致死剂量辐射的同基因小鼠恢复造血功能(Lorenz et al,1951)。人类造血重建取决于是否移植足够数量的多能造血祖细胞(hematopoietic progenitor cell,HPC),HPC 约占正常骨髓细胞的 1%,能增殖、分化为各系血细胞(见第 31 章)。HLA 系统(人类的主要组织相容性系统)的分型,及组织配型实验室在等位基因水平上鉴定 HLA 类型的能力,使骨髓移植在 HLA 匹配的个体之间得以进行,一般供受者是基因不全相同的一级亲属。如今,造血干细胞库是一种高度专业的组织库,可收集、处理、储存、分配 HPC 产品。这些来自骨髓、外周血或脐带血的造血祖细胞,可用于治疗多种疾病,HPC 的进一步应用是该领域研究的热点部分(框 38-4)。2012 年美国约有 20 000 名患者接受了某种形式的造血移植治疗(Pasquini & Wang,2013)。各种 HPC 产品的术语如表 38-1 所示。自体和异基因造血干细胞移植的数据现由国际血液/骨髓移植研究中心(Center for International Blood and Marrow Transplant Research,CIBMTR)收集维护,美国骨髓捐献者组织和国际骨髓移植登记处合作完成。自 2006 年以来,卫生及公共服务部(Department of Health and Human Services,HHS)一直资助 CIBMTR 对造血干细胞移植临床数据及研究数据的收集和维护工作(www. CIBMTR. org)。

框 38-4 造血干细胞移植适应证

急性髓细胞性白血病
急性淋巴细胞性白血病
慢性髓细胞性白血病
多发性骨髓瘤
非霍奇金淋巴瘤
骨髓增生异常综合征
霍奇金淋巴瘤
神经母细胞瘤
尤因肉瘤
横纹肌肉瘤
再生障碍性贫血
镰状细胞贫血
重症联合免疫缺陷症

表 38-1 造血干细胞相关术语

HPC	造血祖细胞,以前称:造血干细胞
单采 HPC	单采造血祖细胞,以前称:外周血祖细胞或外周血造血干细胞
骨髓 HPC	骨髓来源的造血祖细胞
脐带血 HPC	脐带血来源的造血祖细胞

造血干细胞移植物的来源

用于移植的造血组织可有一种或多种来源(表 38-2)。自体移植所需来自自体捐赠的造血干细胞,需要在大剂量化疗和(或)放疗前采集并冻存。清髓性预处理后,患者的自体细胞复苏后回输。移植物中患者的自体造血祖细胞将会归巢然后再次植入到骨髓基质中,继而分化为成熟的各系血细胞。不适合做自体移植的患者,如急性白血病或循环中存在肿瘤细胞、先天性血液病或无法采集到自体 HPC 的患者,可选择 HLA 高度匹配的个体进行异基因移植(Storb,2003)。供体的选择基于与受体 HLA 的相合程度,因为供体和受体之间 HLA 的不相合程度决定了受体是否会产生移植排斥。此外,用于移植的造血组织中含有能够定向识别宿主 HLA 抗原的活性淋巴细胞,并产生移植物抗宿主(graft-versus-host,GVH)反应。移植物对宿主的免疫应答反应从轻度(1 级)到重度(3 级和 4 级)不等。GVH 反应特别是 3 级和 4 级反应,仍是同种异基因造血干细胞移植过程中最重要的致病和致死因素之一。因此,临床倾向于选择具有最佳 HLA 匹配的个体作为供者。供体可能是 HLA 匹配的兄弟姐妹或其他家庭成员,患者也可接受通过全球捐献者登记处(干细胞库)检索到的 HLA 相合的无关个体的移植物。美国最大的一家登记管理机构是全美骨髓捐献者组织,它招募愿意无偿捐赠骨髓或外周血祖细胞(PBPC)的健康志愿者。登记管理机构的捐献者可在靠近自己居住社区的医院或血液中心捐献骨髓或 PBPC,然后经快递将移植物运送至移植中心。供体和受体均保持匿名。由于需要几乎完全匹配的 HLA,登记管理机构需要有数百万志愿者,才可能有机会为特定的患者找到匹配供体。因为多能造血祖细胞不表达 ABO 血型抗原,所以它们可以植入到 ABO 不相同的受体的骨髓基质中,虽然供-受体不受 ABO 同型限制,但对于 ABO 不相同的供-受体,需从移植物中去除成熟的红细胞。

表 38-2 造血祖细胞的来源、采集方式及并发症的比较

	脐血(HPC,UCB)*	自体(HPC,血液成分单采+骨髓)*	异基因(HPC,血液成分单采+骨髓)*
供体类型	脐带血	患者	配型相合的亲缘或无关供体
产品	脐带血祖/干细胞	骨髓或外周血祖细胞	骨髓或外周血祖细胞
采集方式	分娩时的胎盘脐血	手术采集骨髓或血液成分单采	手术采集骨髓或血液成分单采
主要并发症	祖细胞数量不足	原发病复发	移植物抗宿主病

* HPC+血液成分单采=外周血造血祖细胞(peripheral blood hematopoietic progenitor cell,PBPC);HPC+骨髓=骨髓造血祖细胞(bone marrow hematopoietic progenitor cell,BMPC);HPC+脐带血(umbilical cord blood,UCB)=脐带血造血祖细胞(umbilical cord blood hematopoietic progenitor cell,UCB-PC)

尽管有这些资源,但是并不是所有的患者均能找到理想的 HLA 匹配的 HPC。目前正在研究的一个替代方法是单倍体移植(Handgretinger & Lang,2008)。使用单倍体供体会增加潜在的供者量,但也会增加植入失败和产生 GVH 反应的风险。最近的研究表明,进行选择性 T 细胞去除能够改善单倍体移植的预后(Ciurea et al,2012)。对于需要异基因移植的患者,获得 HPC 的另一个来源是脐带血。这些脐带血 HPC 不需要 HLA 完全相合,并且可以随时使用(因为脐带血库已预先收集好脐带血)。脐带血 HPC 可以私人储存以便供体家属使用或经国际登记管理机构分配。

骨髓

骨髓是在手术室的无菌条件下从捐献者的髂嵴采集的,可选择全身麻醉或腰麻。需采集的骨髓量取决于受体的体重。通常情况下应采集足够量的骨髓为受体提供每公斤体重至少 2×10^8 个有核细胞。对于 70kg 的成年人,需要采集的骨髓量约 700ml。其操作过程包括每次抽吸约 3~5ml 的骨髓至肝素化注射器中。从一个部位吸出太多的骨髓会导致骨髓被外周血稀释。通常会有两名操作者同时在捐献者的两侧髂嵴进行骨髓采集。吸出的骨髓通过大孔过滤器除去骨碎渣或凝块并加入抗凝剂。由于造血祖细胞属于有核细胞,因此通常会将采集的骨髓进一步处理,去除占比很大的红细胞和血浆后分离出白膜层来缩减体积。若供体和受体 ABO 血型不相同则可以进一步处理白膜层以除去所有红细胞,最好能去除 T 细胞。通常异基因供体的骨髓是在移植前即时采集,但也可以将其冻存备用。

虽然从髂嵴采集的骨髓是获取 HPC 的经典方式且一直沿用至今,但近 25 年间,已经开发了从患者和健康供体的外周血及胎盘或脐带血中收集这类细胞的技术。

外周血祖细胞

因为在自体移植中的潜在应用前景,促进了从外周血中收集 HPC 技术的发展,但同时肿瘤细胞对骨髓的污染问题比较大。由于外周血单采相对于骨髓采集更加方便,植入率更高,因此从外周血采集祖细胞也越来越多地用于同种异体移植。目前,异基因造血干细胞移植中约 50%的病例使用的是外周血 HPC,约 30%使用的脐带血 HPC,其余 20%使用骨髓 HPC。将外周血单采作为传统骨髓采集的替代方式,对国际骨髓捐赠组织的志愿者招募产生了正面的积极影响。用于外周血祖细胞采集的仪器和方法参见第 37 章。

相对于骨髓,外周血祖细胞最大的优点是中性粒细胞和血小板的植入时间短,平均需 8~12 天,而骨髓移植则需 2~4 周(Gianni et al,1989)。植入的加快主要是由于外周血单采的 HPC 数量增加。患者造血功能的快速恢复,降低了严重中性粒细胞减少/血小板减少症导致的并发症和死亡率,缩短了住院时间,减少了输血支持及并发症治疗等相关的费用。

30 年前,人们在化疗恢复期患者的外周血中发现了 HPC(Richman et al,1976)。随后,血液成分单采系统的开发,使临床可以安全收集足够数量的 HPC,为化疗后患者的移植提供了可能(Kessinger et al,1988)。目前大多数自体移植患者的大容量血液成分单采(14~20L/次)已经可以很顺利地进行,通过适

当次数的采集,获取足够数量的 HPC,以及时恢复造血功能。

形态上 HPC 与骨髓或外周血中的其他单个核细胞是无法区分的,而收集足够数量的 HPC 对确保受者成功的骨髓植入至关重要。传统的骨髓采集收集足够数量的有核细胞以确保祖细胞达到需要数量的最低值。通过集落形成测定法可检测骨髓移植物中的祖细胞活性(Iscove et al,1971)。该技术是将来自移植物的单个核细胞样本加入到含有多种造血生长因子和必需氨基酸的甲基纤维素培养基中培养 10~14 天。培养结束后,对特定 CFU 的数量和类型进行检查,包括早期红系造血祖细胞集落形成单位(BFU-E),粒细胞-巨噬细胞集落(CFU-GM)和混合集落:粒细胞、红细胞、单核细胞和巨核细胞集落(CFU-GEMM)。含有超过 50 个细胞的细胞团称为集落。采集量要求按受者每公斤体重需含有超过 1×10^5CFU 的 HPC。

随着越来越多的使用外周血分离获取祖细胞移植物,有必要建立一种在采集同一天确定所需祖细胞量的方法。运用流式细胞仪对表达 CD34 抗原的细胞进行定量已被广为接受,作为评估外周血祖细胞采集是否足量的方法。CD34 抗原仅表达于各系血细胞的原始细胞上(Civin et al,1989)。已经证实,以 CD34+细胞计数作为移植物疗效指标来衡量采集的外周血分离产物,可确保移植后形成持久的造血功能(Berenson et al, 1991)。同时,CD34 细胞测定的标准化和流式细胞分析的实用性已使许多移植中心采用 CD34+细胞作为标记检测采集的外周血祖细胞数量是否满足要求(Keeney et al,2004)。通常认为采集的外周血祖细胞应大于每公斤体重 3×10^6 个 CD34+细胞,则足以在 8~10 天内使中性粒细胞植入。

因为外周血中 HPC 的数量仅相当于骨髓中的 1/10~1/100,并且通常少于循环血中有核细胞的 0.01%,所以未经动员的患者或供体 HPC 的采集需要分多次进行,并且每次需动员处理来增加循环血中 HPC 的数量,以提高外周血单采的效率。Richman 等(1976)发现尽管化疗后循环血中 CD34+细胞数量有所减少,但通常在治疗后约 14~21 天随着中性粒细胞绝对计数开始恢复,循环血中 CD34+细胞的百分比增加了四五倍。使用化疗药物如环磷酰胺和依托泊苷后循环血中 CD34+细胞的增加幅度达到最大。如果在该窗口期中进行外周血分离采集,则可以以最少的单采次数获取大量的 HPC,即使此时总的白细胞计数仍可能少于 10 000/μl。因动员后循环血中 CD34+细胞数量增加仅维持较短时间(2~3 天),故而密切监测患者的白细胞计数和外周血 CD34+细胞计数以确定血液成分单采的时间至关重要。另外也有专家认为采集化疗后恢复期的自体 HPC 可降低肿瘤细胞污染外周血分离产物的可能性。使用造血生长因子如粒细胞-巨噬细胞集落刺激因子(GM-CSF)和粒细胞集落刺激因子(G-CSF)也可以显著增加外周血液循环中的 CD34+细胞的数量(Siena et al,1989)。以 5~10μg/kg 体重的剂量应用 4~5 天足以使供体外周血中 HPC 的数量增加 5~10 倍。已经证实,采集 CD34+细胞时单独使用 G-CSF 可比化疗预处理产生更有效的动员。大多数自体移植中心采用的策略是联合使用化疗预处理和生长因子(主要是 G-CSF)可使动员 PBPC 达到最佳,并以最少的外周血分离次数获取移植所需的 HPC 数量。经观察,在健康的捐献者中使用 G-CSF 动员 HPC,除有一些轻微的副反应如骨痛和头痛外,耐受性很好(Anderlini et al,1997)。2008 年,FDA 批准使用普乐沙福作为辅助动员药物(Hopman & DiPersio,2014)。这种药物阻断了 HPC 定位到骨髓龛所依赖的 CXCR4-SDF-1 作用通路,其结果是增加了 HPC 的动员。普乐沙福通常耐受性良好,最常见的副作用为胃肠道刺激。目前,越来越多的移植中心选择外周血而非骨髓来源的 HPC 用于异基因和自体造血干细胞移植。然而,外周血异基因移植受体相比于骨髓移植受体具有更高的 GVHD 风险(Cutler et al,2001),这促使研究者去研发更多的新技术去改良这些移植物(见 T 细胞去除部分)。

脐带血

事实上,发现脐带血中存在大量的 CFU 细胞或祖细胞已经有很多年了,但直到 1989 年,人们才首次尝试将胎盘脐带血回收的细胞用于造血干细胞移植(Gluckman et al,1989)。这些早期脐带血移植成功的尝试促成了美国和欧洲多家脐血库的建立,为无关供体异基因移植的患者提供另一种祖细胞来源。脐带血移植研究组织(cord blood transplantation study,COBLT),根据 1997—2004 年收集的数据,建立了供体筛选、HLA 配型、脐带血处理、储存和数据收集的标准化流程。这些数据清楚表明,脐带血移植在恶性和非恶性疾病的患儿均可获得很高的植入率,移植后高危恶性疾病患儿的两年无复发的生存率为 55%,而非恶性疾病患儿为 78%(Martin et al,2006;Kurtzberg, 2009)。此外,由于祖细胞是从脐血获取的,供体和受体之间对一定程度的 HLA 不匹配具有更大的耐受性,不会出现 3 级或 4 级的 GVH 反应;因此一些本来没有 HLA 匹配供体的患者又可以获得造血干细胞移植的机会(Barker et al,2005)。脐带血 HPC 相比于骨髓和外周血分离产物的另一个优点是脐带血可储存,可随时取用,缩短了移植准备时间。

脐带祖细胞可通过尚留在子宫内的胎盘或从分娩结束后的胎盘血管中穿刺采集。采集的 HPC 数量与采集的脐带血量成正比,而脐血量与婴儿/胎盘的大小和采集者的经验密切相关(Wagner et al,1992)。经验丰富的采集中心每次脐带血的采集量为 40~150ml,可获得约 4×10^8~11×10^8 个有核细胞。采集量不足(<40ml)的脐带血通常会被弃用。一般来说,脐带血采集后不会为了减少体积做进一步处理,而是直接用 DMSO 处理后液氮冻存。一些采集中心会将经过培训的专业人员派去产房采集,避免采集者因照料母亲和(或)婴儿而分心。专业人员可以实现最大量的脐带血采集,同时降低脐血受细菌污染的风险。

对母亲进行仔细的筛查和检测对于确保脐血产品的安全性及无遗传性疾病至关重要。此外,除完成 FDA 批准的对母亲样本进行血液传播性疾病核酸检测(nucleic acid testing, NAT),还须进行脐带样本的细菌学检测。

虽然脐血库可为改善组织相容性提供了令人激动的潜在可能性,从而使更多患者受益,但依然存在的关键问题是大多数脐带血所含有的造血祖细胞数量并不足以在成年人移植成功。这种较小剂量的 HPC 会导致植入延迟或失败,进而增加并发症发生率和死亡率。使用两个单位的脐血进行移植虽然拓展了其在成年人移植中的应用,但植入率仍不如骨髓或外周血祖细胞移植(De Lima,2002;Barker et al,2005;Haspel et al, 2008)。解决脐带血中 HPC 数量不足的一个方法是体外培养扩增 HPC 数量。与骨髓来源的间充质基质细胞共培养可同时增加未分离脐血中原始和成熟造血祖细胞的数量(Robinson et al,2006;De Lima,2012)。与单独使用未经处理的脐带血相比,联合使用培养扩增后的脐带血可显著提高植入率。使用培养扩增的脐血移植的受者体内中性粒细胞植入的中位时间为15天,而应用未经处理脐血移植的对照组为24天($p<0.001$);血小板植入的中位时间分别为42天、49天($p=0.03$)(De Lima,2012)。在体外使用PGE1、糖基化岩藻和其他试剂(例如StemEX)扩增两个单位的脐血中的一个在临床试验中已经获得成功。

造血干细胞移植受体的预处理方案

在过去几十年中,由于支持治疗的改善,严重感染的更好预防以及减低强度预处理方案的临床应用,移植相关死亡率有了明显的下降(Oudin,2014)。HPC移植通常用于已经使用了致死剂量化疗和(或)放疗(清髓性移植)的恶性疾病患者或恢复造血缺陷患者(再生障碍性贫血、镰状细胞贫血)的正常造血功能。但是,移植前使用大剂量化疗和(或)放疗(全身照射[TBI])进行清髓性预处理方案并不总是能够在HPC移植前彻底清除癌细胞。这些大剂量预处理方案也会使并发症发生率和死亡率增加,同时也有许多患者因为并发症而不能进行传统的HPC移植。结合这些因素,以及数据显示同种异基因HPC移植相比于自体HPC移植更具优势,非清髓性移植方案应运而生(Chakraverty et al,2002),现通常称为减低强度异基因HPC移植。

在异基因移植中使用减低强度预处理方案可使非复发死亡率显著降低至16%~23%(Henig & Zuckerman,2014;Mewawalla & Nathan,2014)。早期人们担心减低强度预处理方案可能需要强烈的免疫抑制,导致病毒和侵袭性真菌感染发生率增加,但实际上这种情况并未发生,感染发生率与清髓性方案类似(Satwani et al,2009)。而毒性的降低消除了早期关于在儿科非恶性肿瘤患儿移植中使用减低强度/毒性方案的诸多担忧(Abikoff & Cairo,2014)。

早期的小鼠研究表明,接受异基因移植物的受体比接受同基因移植物的受体生存更好(Barnes et al,1957)。随后临床研究证实,急性白血病患者移植后的“移植物抗白血病效应”似乎与患者慢性移植物抗宿主病的发生有关(Weiden et al,1981)。这种效应依赖于供体的T淋巴细胞,接受T细胞去除的HPC移植物的患者复发率增高则进一步证实了供体T淋巴细胞在其中的重要性(Marmont et al,1989)。早先临床上主要是给HPC移植后复发的患者输注供体T淋巴细胞(Kolb et al,1990),该技术随后被称为供者淋巴细胞输注(donor lymphocyte infusion,DLI)。因为这些患者没有接受进一步的化疗,所以随后就有人尝试在没有预处理的情况下输注外周血HPC移植物(Porter et al,1999)。有些预处理方案,特别是免疫抑制剂,对于供体细胞的植入是必需的。HPC移植时的减低强度预处理方案主要是想通过抑制免疫以便供体细胞顺利植入,而不追求肿瘤细胞的彻底清除。外周血HPC移植物与骨髓移植物相比含有更多的T淋巴细胞,有利于发挥移植物抗白血病效应。如果供体T细胞植入不足或疾病明显复发,也可以随后给予DLI。

在减低强度预处理的HPC移植过程中,利用供体T细胞识别宿主残留肿瘤细胞而使疾病得以控制,因此,若不能完全替换为供体型T细胞,则至少需要形成供体T淋巴细胞部分嵌合。非清髓性HPC移植后,由于存在T细胞植入的动力学,患者可能需要长达一年时间才达到疾病的完全缓解(Childs et al,1999)。因此,这种治疗方法对于未缓解的急性白血病患者或其他的早期可能复发的侵袭性恶性肿瘤患者并不适用。尽管在非清髓性HPC移植中并发症发生率和死亡率相对较低,但发生GVHD的风险与大剂量预处理方案时相似(Malladi et al,2009)。由于非亲缘HPC移植,特别是HLA不全相合者,GVHD和移植排斥发生率高,该类患者是否适合非清髓性HPC移植仍有待观察(Koreth et al,2009)。

减低毒性的预处理方案可使造血干细胞移植应用于老年患者并减少输血量、缩短住院时间(Weissinger et al,2001)。目前正在研究减低强度预处理在诸如多发性骨髓瘤等疾病中的应用(Cook et al,2009),这类患者常为老年人。这种既可减低毒性又能提高疗效的治疗方法有助于推动造血干细胞移植免疫研究的快速发展。

T细胞去除

现已有技术可以通过减少异基因造血干细胞移植物中T淋巴细胞数量来降低GVHD发生率和严重程度。该筛选技术可以针对HPC(阳性选择),也可针对T细胞(阴性选择)。特异性针对T细胞的筛选技术包括大豆凝集素凝集、E玫瑰花环形成以及两者的联合应用,逆流洗脱技术、单克隆抗体以及在移植后受者体内应用单克隆抗体清除供体T细胞(Reisner et al,1982;Noga et al,1990)。

T细胞去除的主要缺点是增加了原发病的复发率。有轻度GVHD的患者较没有GVHD的患者的肿瘤性疾病复发率低。存在供体T细胞群对“移植物抗白血病效应”显然是至关重要的,其可以通过供体T细胞识别宿主抗原产生清除残留宿主肿瘤细胞的免疫反应。

造血祖细胞移植物的低温保存

所有HPC移植物在使用前需冷冻保存,该过程会直接影响HPC移植物的效果和质量。PBSC产品通常冷冻保存在盐溶液混合物中,并补充有蛋白质(通常为白蛋白或自体血浆),以及冷冻保护剂如二甲基亚砜(DMSO),可添加或不添加1%葡聚糖-40。最常见的冻存方案是使用10%的DMSO作为冷冻保护剂,冷冻速率控制为1℃/min直到相变点后,以1℃/min的速度降低温度至-40℃,再以10℃/min降温到-50~-86℃,最后储存在气态或液态的液氮中(根据FDA要求需≤-150℃)。应用DMSO冻存的细胞比用甘油冻存的复苏后活性更好。然而,产品的毒性与祖细胞复苏后输注时含有的DMSO含量有关,有研究者已经在尝试使用低浓度的DMSO或添加羟乙基淀粉或其他添加剂来降低终产品的毒性以及对受者的影响。而解冻后洗涤以减少DMSO残留量可能会造成祖细胞的明显丢失,因此,改善DMSO使用方案主要在于减少预冷冻产品的体积,从而降低所需的DMSO量,或者研发新的添加剂保存液以降低DMSO浓度(Clarke et al,2009;Stylianou et al,2006)。

祖细胞的回输

不管祖细胞移植物是何种来源,HPC以和其他血液制剂相似的方式输给受体，具有特异性膜受体的多能祖细胞归巢至骨髓龛、植入和增生。大多数情况下经 DMSO 处理冷冻保存的产品解冻后需立即回输，通常不洗涤。有些移植中心对毒性反应风险高的患者（例如新生儿）在输注前洗涤 HPC。通过血液成分单采的 HPC 若未进一步处理可能会含有较多的红细胞，加 DMSO 冷冻保存并不能维持成熟红细胞膜的完整性，解冻后这些产物将含有大量的游离血红蛋白。受者对游离血红蛋白和 DMSO 的反应可能是轻度的如恶心、发冷或头痛等，也可能出现如低血压、呕吐、SIRS、肾衰竭、心搏骤停和神经缺血/毒性等严重反应（Stroncek et al，1991；Hoyt et al，2000）。这些不良反应如表 38-3 所示。受体输注冷冻保存的祖细胞前通常会使用抗组胺剂和（或）止吐剂进行预防。可以适当的水化和使用利尿剂以减少游离血红蛋白和大量输液带来的相关肾毒性。

表 38-3 输注冷冻造血祖细胞相关不良反应

常见	影响因素
寒战	回输移植物的量
恶心	回输移植物中冷冻保护剂的类型和量
呕吐	血型不相合红细胞的量（异基因移植物）
发热	细菌污染
头痛	
呼吸困难	
少见	
肾衰竭	
心搏骤停	
低血压	
败血症	

造血细胞的体外处理

尽管目前有包括 HPC 移植在内的很多治疗方式，但是大多数成人 B 细胞恶性肿瘤包括急性淋巴细胞白血病（acute lymphoblastic leukemia，ALL）、慢性淋巴细胞白血病（chronic lymphocytic leukemia，CLL）和非霍奇金淋巴瘤最终都是无法治愈的。另一种血液恶性肿瘤的治疗方法是免疫疗法，包括修饰患者自身的免疫细胞以识别、攻击肿瘤细胞。目前主要有两种方法很有前景：通过患者体内的树突状细胞在体内或体外致敏患者 T 细胞（类似于感染性疾病的疫苗接种）和通过体外修饰患者 T 细胞以定向杀灭肿瘤细胞。这些方法在部分晚期癌症患者中产生了显著的疗效。

树突状细胞在癌症免疫治疗中的应用

树突状细胞（DC）用于癌症免疫治疗，是通过增强患者自身免疫系统的功能和特异性来治疗肿瘤。DC 免疫疗法的目的是诱导效应细胞和记忆 CD8+T 细胞的抗原特异性细胞扩增，直接减少肿瘤量，并诱导免疫记忆以控制肿瘤复发。作为发挥最佳功能的疫苗，疫苗诱发的 CD8+T 细胞必须符合以下标准：它们应具有高亲和力，能够识别肿瘤细胞上的多肽-MHC Ⅰ类复合物，能够表达高水平的颗粒酶和穿孔素（杀伤癌细胞的细胞毒活性的必需蛋白质），能够进入肿瘤微环境，并能克服肿瘤细胞中的免疫调节机制。树突状细胞通过将捕获的抗原以肽-主要组织相容性复合物分子复合物的形式呈递给初始 T 细胞启动免疫反应，同时具有控制免疫耐受和免疫应答的能力，使其成为免疫系统的核心。DC 的这些关键属性使它们成为抗原提呈和疫苗接种的核心候选者，包括针对癌症的治疗性疫苗接种。有两种治疗用到了 DC：其一，疫苗接种法中抗原与佐剂一起诱导体内治疗性的 T 细胞反应；其二，分离自身抗原特异性的树突状细胞并离体扩增，再回输给患者。

通过体外将造血祖细胞或单核细胞与多种细胞因子联合培养可产生树突状细胞（Palucka & Banchereau，2012；Strioga et al，2013）。这样扩增获得的 DC 已经作为多种肿瘤的治疗性疫苗进行了试验。这些研究获得一致的结论：树突状细胞的疫苗是安全的，可以诱导血液循环中特异性识别肿瘤抗原的 CD4+T 细胞和 CD8+T 细胞的扩增。在众多的临床试验中可改善前列腺癌、黑色素瘤和多形性胶质母细胞瘤等的预后（Higano et al，2009；Kantoff et al，2010；Okada et al，2011；Schwartzentruber et al，2011）。Sipuleucel-T 是 FDA 批准的基于此模式用于治疗前列腺癌的商业化疫苗（Higano et al，2009；Kantoff et al，2010）。测定体外致敏 DC 的效能可以使用免疫监测技术，如 MHC-肽四聚体染色、细胞因子流式细胞术和酶联免疫印迹（Maecker et al，2005；Strioga et al，2013）。

过继细胞转移/嵌合抗原受体

T 细胞可通过基因修饰引入编码人造 T 细胞受体的基因（称为嵌合抗原受体（chimeric antigen receptors，CAR），特异性识别癌症相关抗原），从而靶向结合肿瘤相关抗原（Mansoor et al，2005）。CAR 是介导 T 细胞识别肿瘤细胞特异性蛋白（抗原）的一种蛋白分子。大多数 CAR 组成包括抗原结合结构域、细胞外间隔物/铰链区、跨膜结构域和胞内信号结构域，在与抗原结合后可使 T 细胞活化（Curran et al，2012）。有许多正在进行的临床试验使用 CAR 来治疗多种血液的和非血液的恶性肿瘤。CAR 机制的靶向性 T 细胞已成功用于治疗晚期黑色素瘤、结肠癌和 B 细胞淋巴瘤（Dudley et al，2005；Morgan et al，2006；Johnson et al，2009；Besser et al，2010；Kalos et al，2011）。

细胞治疗使用的树突状细胞和修饰后的淋巴细胞过继细胞，通常是由组织库或血库工作人员按照 cGTP/cGMP 条件和 FDA 批准的研究性新药（IND）指南（U. S. Department of Health and Human Services，2011）的要求，应用白细胞单采分离术联合或不联合免疫磁珠分离法分离细胞（例如树突状细胞或淋巴细胞），纯化、测试、储存和培养。随后立即进行输注，或冷冻保存备用。接种疫苗前，取一小份冷冻保存的 DC 根据 FDA 指南要求进一步处理（培养和/或扩增）后再用于患者治疗。关于 CAR 治疗，须遵循类似的有关细胞处理操作规范，联合使用常规医院组织库设施和 cGTP/cGMP 设施。这些细胞都是按照 IND 的要求使用，在有 FDA 核准的化工、生产、IND 控制部门的指导下，可确保处理、控制等操作不会对治疗细胞产生不利影响，为临床试验建立产品质量标准（活性、得率、纯度、成分、稳定性和效能）。

组织库是为了募集可用于移植的人体组织并确保其使用全过程的质量和疗效能满足临床需要而建立的组织。组织库的范围在不断扩大，其重要性也会更加凸显。

（钱宝华 译 穆士杰 校）

推荐阅读

Boyle KE, Vlahos N, Jarow JP: Assisted reproductive technology in the new millennium: part II, Urology 63: 217-224, 2004.

这是一篇关于当前不孕症治疗方法的精彩综述。

Cetin I, Pardi G: A multidisciplinary approach to the future of reproduction, Placenta 24: s3-s4, 2003.

这是一篇关于肿瘤患者生殖选择的优秀综述。

Chakraverty R, Peggs K, Chopra R, et al: Limiting transplantation-related mortality following unrelated donor stem cell transplantation by using a nonmyeloablative conditioning regimen, Blood 99: 1071-1078, 2002.

该篇论文概述了没有匹配亲缘供体的患者行造血干细胞移植时的风险、优势和新方法。

Gorin NC: Collection, manipulation and freezing of haemopoietic stem cell. In Gladstone AH, editor: Clinics in haematology, London, 1986, WB Saunders, pp19-48.

该篇论文全面论述了细胞冷冻生理学及其实践应用。

Kessinger A, Armitage JO, Landmark JD, et al: Autologous peripheral hematopoietic stem cell transplantation restores hematopoietic function following marrow ablative therapy, Blood 71: 723, 1988.

该篇论文由一个最早开展自体造血干细胞移植的小组撰写，描述了自体造血干细胞移植的早期工作以及后来的不断改进。

Kurtzberg J: Update on umbilical cord blood transplantation, CurrOpinPediatr 21: 22-29, 2009.

这是一篇由权威专家撰写的脐带血移植现状的优秀综述。

Storb R: Allogenic hematopoietic stem cell transplantation—yesterday, today, and tomorrow, Exp Hem 31: 1-10, 2003.

这是一篇由造血干细胞移植领域的带头人之一撰写的有关造血干细胞移植的有趣而非技术性的综述。

参考文献

Abikoff CM, Cairo MS: Reduced intensity conditioning and hematopoietic stem cell transplantation in pediatric nonmalignant disease: a new therapeutic paradigm, *J Pediatr* 164(5):952–953, 2014.

Akpek EK, Alkharashi M, Hwang FS, et al: Artificial corneas versus donor corneas for repeat corneal transplants, *Cochrane Database Syst Rev* 11:2014.

American Association of Tissue Banks: *2007 American Association of Tissue Banks (AATB) annual survey of accredited tissue banks in the United States*, McLean, Va, 2010, AATB.

Anderlini P, Korbling M, Dale D, et al: Allogeneic blood stem cell transplantation: Consideration for donors, *Blood* 90:903–908, 1997.

Barker JN, Weisdorf DJ, DeFor TE, et al: Transplantation of 2 partially HLA-matched umbilical cord blood units to enhance engraftment in adults with hematologic malignancy, *Blood* 105:1343–1347, 2005.

Barnes DWH, Corp MJ, Loutit JF: Treatment of murine leukemia with x-rays and homologous bone marrow II, *Br J Haematol* 3:241–252, 1957.

Berenson RJ, Bensinger WI, Hill RS, et al: Engraftment after infusion of CD34+ marrow cells in patients with breast cancer or neuroblastoma, *Blood* 77:1717–1722, 1991.

Besser MJ, Shapira-Frommer R, Treves AJ, et al: Clinical responses in a phase II study using adoptive transfer of short-term cultured tumor infiltration lymphocytes in metastatic melanoma patients, *Clin Cancer Res* 16(9):2646–2655, 2010.

Boldt J: Current results with slow freezing and vitrification of the human oocyte, *Reprod Biomed Online* 23(3):314–322, 2011.

Boldt J, Cline D, McLaughlin D: Human oocyte cryopreservation as an adjunct to IVF-embryo transfer cycles, *Hum Reprod* 18:1250–1255, 2003.

Centers for Disease Control and Prevention (CDC): Update: Creutzfeldt-Jakob disease associated with cadaveric dura mater grafts—Japan, 1979–2003, *MMWR* 52:1179, 2003.

Centers for Disease Control and Prevention (CDC) Assisted Reproductive Technology, 2012. ART Fertility Clinic Success Rates Report.

Childs R, Clave E, Contentin N, et al: Engraftment kinetics after nonmyeloablative allogenic peripheral blood stem cell transplantation: Full donor T-cell chimerism precedes alloimmune responses, *Blood* 94: 3234–3241, 1999.

Ciurea SO, Mulanovich V, Saliba RM, et al: Improved early outcomes using a T-cell replete graft compared with T-cell depleted haploidentical hematopoietic stem cell transplantation, *Biol Blood Marrow Transplant* 18(12):1835–1844, 2012.

Civin C, Trischman T, Fackler MJ, et al: Summary of CD34 cluster workshop section. In Knapp W, Dorken B, Gilks WR, et al, editors: *Leukocyte typing IV*, Oxford, 1989, Oxford University Press, pp 818–824.

Clarke DM, Yadock DJ, Nicoud IB, et al: Improved post-thaw recovery of peripheral blood stem/progenitor cells using a novel intracellular-like cryopreservation solution, *Cytotherapy* 11(4):472–479, 2009.

Conrad EU, Gretch D, Obermeyer KR, et al: The transmission of hepatitis C virus by tissue transplantation, *J Bone Joint Surg Am* 77:214–224, 1995.

Cook G, Bird JM, Marks DI: In pursuit of the alloimmune response in multiple myeloma: Where do we go from here?, *Bone Marrow Transplant* 43:91–99, 2009.

Curran KJ, Pegram HJ, Brentjens RJ: Chimeric antigen receptors for T-cell immunotherapy: Current understanding and future directions, *J Gene Med* 14(6):405–415, 2012.

Cutler C, Giri S, Jeyapalan S, et al: Acute and chronic graft-versus-host disease after allogeneic peripheral blood stem-cell and bone marrow transplantation: A meta-analysis, *J ClinOncol* 19:3685–3691, 2001.

De Lima M, St John LS, Wieder ED: Double-chimaerism after transplantation of two human leucocyte antigen mismatched, unrelated cord blood units, *Br J Haematol* 119(3):773–776, 2002.

De Lima M, McNiece I, Robinson SN, et al: Cord-blood engraftment with ex vivo mesenchymal-cell coculture, *N Engl J Med* 367(24):2305–2315, 2012.

Dudley ME, Wunderlich JR, Yang JC, et al: Adoptive cell transfer therapy following non-myeloablative but lymphodepleting chemotherapy for the treatment of patients with refractory metastatic melanoma, *J Clin Oncol* 23(10):2346–2357, 2005.

Eastlund T: The histo-blood group ABO system and tissue transplantation, *Transfusion* 38:975–988, 1998.

Eye Bank Association of America: *2014 Statistical report*, 2014, www.restoresight.org.

Ezra-Cohn HE, Cook SF: Blood typing compact human bone tissue, *Nature* 191:1267–1268, 1961.

Fahner PJ, Mirza MI, van Gulik TM, et al: Systematic review of preservation methods and clinical outcomes of infrainguinal vascular allografts, *J VascSurg* 44:518–524, 2006.

Gianni AM, Bregni M, Siena S, et al: Rapid and complete hematopoietic reconstitution following combined transplantation of autologous blood and bone marrow cells: A changing role for high-dose chemo-radiotherapy?, *HematolOncol* 7:139–148, 1989.

Gluckman E, Broxmeyer H, Auerbach A, et al: Hematopoietic reconstitution in a patient with Fanconi's anemia by means of umbilical-cord blood from an HLA-identical sibling, *N Engl J Med* 321:1174–1178, 1989.

Handgretinger R, Lang P: The history and future prospective of haplo-identical stem cell transplantation, *Cytotherapy* 10:443–451, 2008.

Haspel RL, Kao G, Yeap BY, et al: Preinfusion variables predict the predominant unit in the setting of reduced-intensity double cord blood transplantation, *Bone Marrow Transplant* 41:523–529, 2008.

Henig I, Zuckerman T: Hematopoietic stem cell transplantation-50 years of evolution and future perspectives, *Rambam Maimonides Med J* 5(4):e0028, 2014.

Higano CS, Schellhammer PF, Small EJ, et al: Integrated data from 2 randomized, double-blind, placebo-controlled, phase 3 trials of active cellular immunotherapy with Sipuleucel-T in advanced prostate cancer, *Cancer* 115:3670–3679, 2009.

Hill Z, Vacl J, Kalasova E, et al: Haemolytic disease of the newborn due to anti-D antibodies in a Du positive mother, *Vox Sang* 27:92–94, 1974.

Hooper DK, Hawkins JA, Fuller TC, et al: Panel-reactive antibodies late after allograft implantation in children, *Ann ThoracSurg* 79:641–644, 2005.

Hopman RK, DiPersio JF: Advances in stem cell mobilization, *Blood Rev* 28(1):31–40, 2014.

Houghton FD, Hawkhead JA, Humpherson PG, et al: Non-invasive amino acid turnover predicts human embryo developmental capacity, *Hum Reprod* 17:999–1005, 2002.

Hoyt R, Szer J, Grigg A: Neurological events associated with the infusion of cryopreserved bone marrow and/or peripheral blood progenitor cells, *Bone Marrow Transplant* 25:1285–1287, 2000.

Iscove NN, Senn JS, Till JE, et al: Colony formation by normal and leukemic human marrow cells in culture: Effect of conditioned medium from human leukocytes, *Blood* 37:1–5, 1971.

Jackson DW, Windler GE, Simon TM: Intraarticular reaction associated with the use of freeze-dried, ethylene oxide-sterilized bone-patella tendon-bone allografts in the reconstruction of the anterior cruciate ligament, *Am J Sports Med* 18:1–10, 1990.

Johnson LA, Morgan RA, Dudley ME, et al: Gene therapy with human and mouse T-cell receptors mediates cancer regression and targets normal tissues expressing cognate antigen, *Blood* 114(3):535–546, 2009.

Kagan RJ, Robb EC, Plessinger MS: Human skin banking, *Clin Lab Med* 25:587–605, 2005.

Kainer MA, Linden JV, Whaley DN, et al: Clostridium infections associated with musculoskeletal-tissue allografts, *N Engl J Med* 350:2564–2571, 2004.

Kalos M, Levine BL, Porter DL, et al: T cells with chimeric antigen receptors have potent antitumor effects and can establish memory in patients with advanced leukemia, *Science Translational Medicine* 3(95):95ra73, 2011.

Kantoff PW, Higano CS, Shore ND, et al: IMPACT study investigators. Sipuleucel-T immunotherapy for castration-resistant prostate cancer, *NEJM* 363:411–422, 2010.

Kearney JN: Quality issues in skin banking: A review, *Burns* 24:299–305, 1998.

Keeney M, Gratama JW, Sutherland DR: Critical role of flow cytometry in evaluating peripheral blood hematopoietic stem cell grafts, *Cytometry* 58A:72–75, 2004.

Kolb HJ, Mittermulller J, Clemm CH, et al: Donor leukocyte transfusions for treatment of recurrent chronic myelogenous leukemia in marrow transplant patients, *Blood* 76:2462–2465, 1990.

Koreth J, Stevenson KE, Kim HT, et al: Bortezomib, tacrolimus, and methotrexate for prophylaxis of graft-versus-host disease after reduced-intensity conditioning allogeneic stem cell transplantation from HLA-mismatched unrelated donors, *Blood* 114:3956–3959, 2009.

Laub GW, Muralidharan S, Clancy R: Cryopreserved allograft veins as alternative coronary artery bypass conduits: Early phase results, *Ann ThoracSurg* 54:826–831, 1992.

Lorenz E, Uphoff D, Reid TR, et al: Modification of irradiation injury in mice and guinea pigs by bone marrow injections, *Natl Cancer Inst* 12:197–201, 1951.

Lucifero D, Chaillet JR, Trasler JM: Potential significance of genomic imprinting defects for reproduction and assisted reproductive technology, *Hum Reprod* 10:3–18, 2004.

Maecker HT, Moon J, Bhatia S, et al: Impact of cryopreservation on tetramer, cytokine flow cytometry, and ELISPOT, *BMC Immunol* 6:17, 2005.

Malladi RK, Peniket AJ, Littlewood TJ, et al: Alemtuzumab markedly reduces chronic GVHD without affecting overall survival in reduced-intensity conditioning sibling allo-SCT for AML, *Bone Marrow Transplant* 43:709–715, 2009.

Mansoor W, Gilham DE, Thistlethwaite FC, et al: Engineering T-cells for cancer therapy, *Br J Cancer* 93:1085–1091, 2005.

Marmont AM, Gale RP, Butturini A, et al: T-cell depletion in allogenic bone marrow transplantation: Progress and problems, *Haematologica* 74:235–248, 1989.

Martin PL, Carter SL, Kernan NA, et al: Results of the cord blood transplantation study (COBLT): Outcomes of unrelated donor umbilical cord blood transplantation in pediatric patients with lysosomal and peroxisomal storage diseases, *Biol Blood Marrow Transplant* 12:184–194, 2006.

Medawar PB: Immunity to homologous grafted skin. III. The fate of skin homografts transplanted to the brain, to subcutaneous tissue and to the anterior chamber of the eye, *Br J ExpPathol* 29:58–62, 1948.

Mewawalla P, Nathan S: Role of allogeneic transplantation in patients with chronic lymphocytic leukemia in the era of novel therapies: a review, *Ther Adv Hematol* 5(5):139–152, 2014.

Mohan S, Baylink DJ: Bone growth factors, *ClinOrthop* 263:30–48, 1991.

Morgan RA, Dudley ME, Wunderlich JR, et al: Cancer regression in patients after transfer of genetically engineered lymphocytes, *Science* 314(5796):126–129, 2006.

Noga SJ, Wagner JE, Rowley SD, et al: Using elutriation to engineer bone marrow allografts, *ProgClinBiol Res* 333:345–359, 1990.

O'Brien MF, Stafford EG, Gardner MAH: Cryopreserved viable allograft aortic valves. In Yankoh AC, Hetzer R, Miller DC, et al, editors: *Cardiac valve allografts 1972–1987*, New York, 1988, Springer-Verlag, pp 311–318.

Okada H, Kalinski P, Ueda R, et al: Induction of CD8+ T-cell responses against novel glioma-associated antigen peptides and clinical activity by vaccinations with α-type 1 polarized dendritic cells and polyinosinic-polycytidylic acid stabilized by lysine and carboxymethylcellulose in patients with recurrent malignant glioma, *J Clin Oncol* 29(3):330–336, 2011.

Organ Procurement and Transplantation Network (OPTN) and Scientific Registry of Transplant Recipients (SRTR): *OPTN/SRTR 2012 annual data report*, Rockville, Md, 2013, Department of Health and Human Services, Health Resources and Services Administration, Healthcare Systems Bureau, Division of Transplantation.

Oudin C, Chevallier P, Furst S, et al: Reduced-toxicity conditioning prior to allogeneic stem cell transplantation improves outcome in patients with myeloid malignancies, *Haematologica* 99(11):1762–1768, 2014.

Palermo GD, Joris H, Devroey P: Pregnancies after intracytoplasmic injection of a single spermatozoan into an oocyte, *Lancet* 340:17–18, 1992.

Palucka K, Banchereau J: Cancer immunotherapy via dendritic cells, *Nat Rev Cancer* 12(4):265–771, 2012.

Pasquini MC, Wang Z Current use and outcome of hematopoietic stem cell transplantation: CIBMTR Summary Slides, 2013. Available at: http://www.cibmtr.org.

Porcu E, Bazzocchi A, Notarangelo L, et al: Human oocyte cryopreservation in infertility and oncology, *CurrOpinEndocrinol Diabetes Obes* 15:529–535, 2008.

Porter DL, Connors JM, Van Deerlin VM, et al: Graft-versus-tumor induction with donor leukocyte infusions as primary therapy for patients with malignancies, *J ClinOncol* 17:1234, 1999.

Reisner Y, Kapoor N, Hodes MZ, et al: Enrichment for CFU-C from murine and human bone marrow using soybean agglutinin, *Blood* 59:360–363, 1982.

Richman CM, Weiner RS, Yankee RA: Increase in circulating stem cells following chemotherapy in man, *Blood* 47:1031–1039, 1976.

Robinson SN, Ng J, Niu T, et al: Superior ex vivo cord blood expansion following co-culture with bone marrow-derived mesenchymal stem cells, *Bone Marrow Transplant* 37(4):359–366, 2006.

Satwani P, Baldinger L, Freedman J, et al: Incidence of viral and fungal infections following busulfan-based reduced-intensity versus myeloablative conditioning in pediatric allogeneic stem cell transplantation recipients, *Biol Blood Marrow Transplant* 15(12):1587–1595, 2009.

Schwartzentruber DJ, Lawson DH, Richards JM, et al: gp100 peptide vaccine and interleukin-2 in patients with advanced melanoma, *NEnglJMed* 2;364(22):2119–2127, 2011.

Shahrokhi S, Arno A, Jeschke MG: The use of dermal substitutes in burn surgery: Acute phase, *Wound Repair Regen* 22(1):14–22, 2014.

Shorr N, Perry J, Goldberg RA, et al: The safety and applications of acellular human dermal allograft in ophthalmic plastic and reconstructive surgery: A preliminary report, *Ophthalm Plast Reconstr Surg* 16:223–230, 2000.

Siena S, Bregni M, Brando B, et al: Circulation of CD34+ hematopoietic stem cells in the peripheral blood of high-dose cyclophosphamide-treated patients: Enhancement by intravenous recombinant human granulocyte-macrophage colony stimulating factor, *Blood* 74:1905–1914, 1989.

Simonds RJ, Holmberg SD, Hurwitz RL, et al: Transmission of human immunodeficiency virus type 1 from a seronegative organ and tissue donor, *N Engl J Med* 326:726–732, 1992.

Steptoe P, Edwards R: Pregnancy in an infertile patient after transfer of an embryo fertilized in vitro, *Brit Med J* 286:1351–1352, 1983.

Strioga MM, Felzmann T, Powell DJ Jr, et al: Therapeutic dendritic cell-based cancer vaccines: The state of the art, *Crit Rev Immunol* 33(6):489–547, 2013.

Stroncek DF, Fautsch SK, Lasky LC, et al: Adverse reactions in patients transfused with cryopreserved marrow, *Transfusion* 31:521–526, 1991.

Stylianou J, Vowels M, Hadfield K: Novel cryoprotectant significantly improves the post-thaw recovery and quality of HSC from CB, *Cytotherapy* 8(1):57–61, 2006.

Thomas ED, Lochte HL, Cannon JH, et al: Supralethal whole body irradiation and isologous marrow transplantation in man, *J Clin Invest* 38:1709–1716, 1959.

Tomford WW: *Musculoskeletal tissue banking*, New York, 1993, Raven Press.

Torroni A: Engineered bone grafts and bone flaps for maxillofacial defects: State of the art, *J Oral MaxillofacSurg* 67:1121–1127, 2009.

U.S. Department of Health and Human Services, Food and Drug Administration, Center for Biologics Evaluation and Research. Guidance for industry-current good tissue practice (CGTP) and additional requirements for manufacturers of human cells, tissues, and cellular and tissue-based products (HCT/Ps) 2011: http://www.fda.gov/BiologicsBloodVaccines/GuidanceComplianceRegulatoryInformation/Guidances/default.htm.

U.S. Food and Drug Administration. Current good tissue practice for human cell, tissue and cellular and tissue-based product establishments, inspection and enforcement, final rule. 21 Code of Federal Regulations, part 1271, last updated February 21, 2014.

Volker-Dieben HJ, D'Amaro J, Kok-van Alphen CC: Hierarchy of prognostic factors for corneal allograft survival, *Aust N Z J Ophthalmol* 15:11–18, 1987.

Wagner WE, Broxmeyer HE, Cooper S: Umbilical cord and placental blood hematopoietic stem cells: Collection, cryopreservation and storage, *J Hematother* 1:167–175, 1992.

Wang X, Tse-Chao H, Da-Wen S, et al: Cryopreservation of tissue-engineered dermal replacement in ME_2SO: Toxicity study and effects of concentration and cooling rates on cell viability, *Cryobiology* 55:60–65, 2007.

Weiden PL, Sullivan KM, Flourneoy N, et al: Antileukemic effects of chronic graft vs. host disease: Contribution to improved survival after allogenic marrow transplantation, *N Engl J Med* 304:1529–1533, 1981.

Weipert J, Meisner H, Mendler N: Allograft implantation in pediatric cardiac surgery: Surgical experience from 1982–1994, *Ann ThoracSurg* 60(Suppl):S101–S104, 1995.

Weissinger F, Sandmaier BM, Maloney DG, et al: Decreased transfusion requirements for patients receiving nonmyeloablative allogenic hematopoietic stem cell transplants from HLA-identical siblings, *Blood* 98:3584–3588, 2001.

Yap CH, Skillington PD, Matalanis G, et al: Anti-HLA antibodies after cryopreserved allograft valve implantation does not predict valve dysfunction at three-year follow-up, *J Heart Valve Dis* 15:540–544, 2006.

Zhou J, He W, Luo G, et al: Fundamental immunology of skin transplantation and key strategies for tolerance induction, *Arch Immunol Ther Exp* 61(5):397–405, 2013.

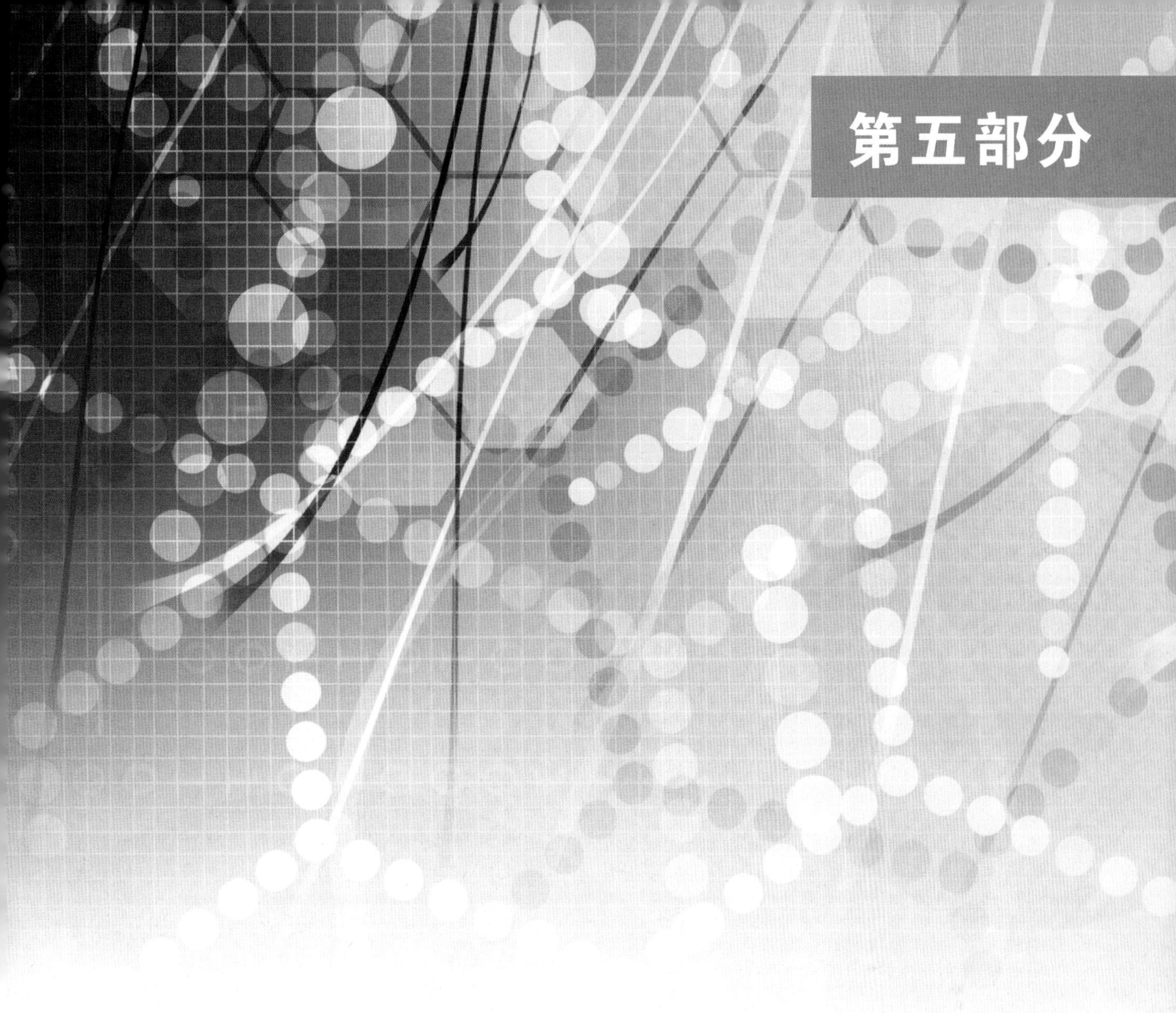

血栓与止血

EDITED BY | A. Koneti Rao
Matthew R. Pincus

第39章 凝血与纤溶

Mariasanta Napolitano, Alvin H. Schmaier, Craig M. Kessler

要点

1. 生理性止血包括血浆凝固、纤维蛋白溶解及抗凝蛋白系统。
2. 生理性止血由因子Ⅶa和组织因子引发,血栓形成也由因子Ⅶa和组织因子引发,所不同的是它能通过受损组织和血小板血栓上的因子Ⅻ活化而被放大。
3. 目前检测凝血异常(如活化的部分凝血活酶时间和凝血酶原时间)的检测方法不能充分评估生理性止血的全貌。
4. 目前的检测方法对特异性凝血蛋白缺陷具有很好的诊断作用。
5. 获得性凝血蛋白缺陷比特异性蛋白缺陷更能反映一般的机体功能紊乱。

凝血与纤溶概述

止血是血管损伤后触发凝血系统使血管损伤处闭合从而限制失血的生理过程,它是一个迅速、局部发生的并被机体良好调节的过程。正常凝血和病理性血栓形成过程中的凝血级联反应涉及很多相关的凝血因子。凝血系统启动后,凝血酶的生成启动纤维蛋白原降解,导致纤维蛋白凝块的形成。而纤溶系统的作用主要是溶解凝血酶触发形成的血凝块。抗凝系统的作用是对所有凝血和纤溶系统相关的酶进行调节,防止凝血过度或出血的发生。这三种蛋白系统,与血管壁内皮细胞一起在机体中处于微妙的平衡状态,以确保既有足够的凝血效应,又能限制血栓的形成。

近年来,人们对生理性凝血系统的认识发生了变化(图39-1)。几十年来,凝血系统被称为凝血级联反应,其理论基础是基于Ratnoff、Davies与MacFarland几乎同时发表的瀑布学说。该级联反应学说是以因子Ⅻ(Hageman因子)激活为起始,并以凝血酶水解纤维蛋白原形成纤维蛋白凝块为终止的一系列反应(MacFarland,1964;Ratnoff & Davies,1964)。然而,起初该假说缺乏相应的理论依据,因为众所周知凝血因子Ⅻ(因子Ⅻ)缺乏与出血并不相关(Ratnoff & Margolius,1955)。因此,这一通路的生理学基础受到了质疑,因为因子Ⅻ对止血过程并不重要。随后,在20世纪70年代中期,随着因子Ⅻ激活辅因子——激肽释放酶原与高分子量激肽原被发现,学者们发现这些蛋白的缺乏也与出血并不相关(Weuppers & Cochrane,1972;Colman et al,1975;Saito et al,1975)。同时有学者试图探索生理性止血的其他机制。Osterud和Rappaport(1977)发现因子Ⅶa能使因子Ⅸ活化生成因子Ⅸa。后来,Broze及其同事们发现了组织因子途径抑制物(tissue factor pathway inhibitor,TFPI)的动力学效应。在生理条件下,因子Ⅶa与组织因子复合物不能直接激活因子X,而是需要因子Ⅸ的共同作用(Broze,2003)。后两个研究表明因子Ⅶa-组织因子途径在生理性止血中具有重要作用。而剩下的另一个关键问题是与出血相关的因子Ⅺ是如何在生理条件下被激活。Gailiani and Broze(1991)发现凝血酶能在硫酸葡聚糖和高分子量激肽原的存在下激活因子Ⅺ,导致凝血系统发生放大反应。最近的研究证据表明如果因子Ⅺ不能有效被凝血酶激活且因子Ⅸ不能有效被因子Ⅺa激活,或利用抗体阻止因子Ⅺa激活因子Ⅸ,那么血浆中凝血酶的生成将会减少(Kravtsov et al,2009)。在相同的条件下,利用因子Ⅻa抗体并不影响凝血酶生成(Kravtsov et al,2009)。此外,在小鼠模型中,因子Ⅻ缺乏、低水平组织因子(tissue factor,TF)的小鼠表型与低水平组织因子(TF)、因子Ⅻ正常的小鼠表型一致。与此相反,低水平组织因子(TF)与因子Ⅺ缺乏能导致小鼠在宫内死亡(Spronk et al,2009)。因此,因子Ⅻ并非止血过程的必要成分,但因子Ⅺ是。目前,生理性止血可以被理

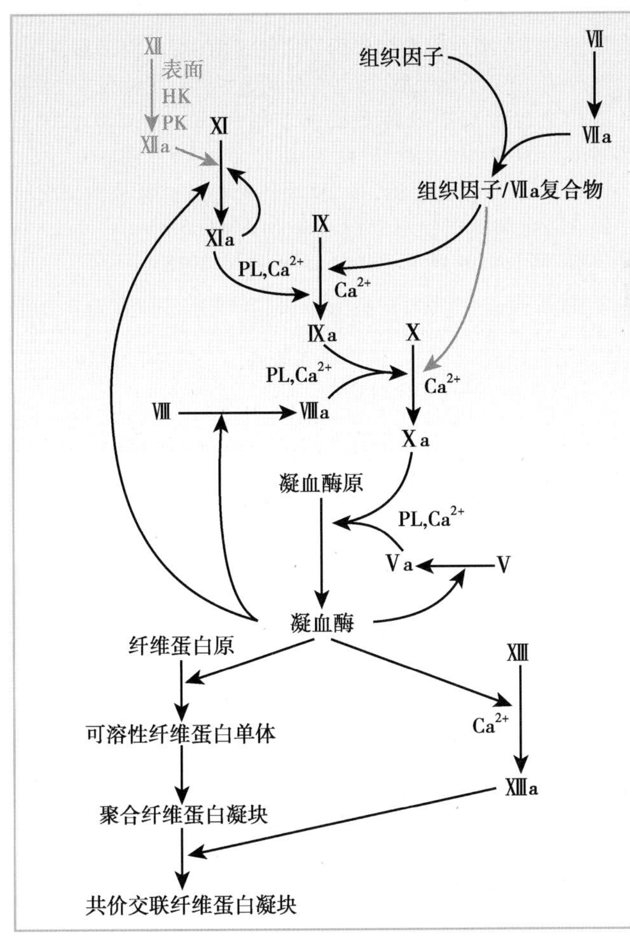

图 39-1　生理性凝血系统示意图。应注意的是因子Ⅻ、高分子量激肽原(HK)、激肽释放酶原(PK)等"接触"因子用灰色表示;虽然因子Ⅺ能在体外被因子Ⅻa激活(如在APTT试验中),但这一途径并不被认为是正常生理止血途径。同样的,在PT试验中,当使用超生理浓度的组织因子(TF)时,TF/因子Ⅶa能直接使Ⅹ激活至Ⅹa,这个反应也用灰色来表示。因为在体内生理条件下,它对血栓形成没有明显的作用。当有足够的TF/因子Ⅶa可以激活因子Ⅸ至因子Ⅸa时,体内正常凝血反应将被激活。随后,在因子Ⅷa的存在下,因子Ⅸa将因子Ⅹ激活成因子Ⅹa,并在因子Ⅴa的辅助下激活凝血酶。凝血酶不仅可以激活凝血酶原和血小板,还通过激活因子Ⅴ和因子Ⅷ发挥重要的正反馈作用。凝血酶形成生理链是由于凝血酶激活因子Ⅺ至因子Ⅺa,从而为因子Ⅸ的激活提供了一条额外的途径。磷脂(PL)蛋白复合物存在于体内血小板的表面上

解为是一个几种酶原激活变成丝氨酸蛋白酶的相互作用的系统。生理性止血的触发起始于因子Ⅶa与其辅酶——组织因子的结合起始。生理性止血的主要调节方式依赖于对组织因子的调节。凝血酶反过来激活因子Ⅺ,进而激活因子Ⅸ,从而产生级联放大效应。

了解止血的生理基础对了解机体凝血系统非常重要。然而,与凝血相关的临床实验室检测是基于原有的凝血级联假说。虽然这些试验并不代表生理止血反应,但它们仍然对诊断潜在的出血性疾病具有重要意义。因此,我们需要了解生理性凝血、纤溶和抗凝以及相关试验之间的区别。本章试图为读者阐明这一区别。本章的第一部分将对生理性凝血、纤溶系统以及凝血系统的调节进行讲述。在第二部分中,我们将对用于出血性疾病的检测方法进行阐述,并讨论这些检测方法在生理性止血的检测中的局限性。第三部分我们将对先天性出血性疾病进行阐述。最后,我们还会对临床实践中最常见的出血状态——获得性出血性疾病进行介绍。

生理性止血

通过一系列酶和级联蛋白对血栓的形成和溶解进行紧密调节而达到平衡的生理凝血系统主要由两个部分组成。第一个部分是细胞成分,主要包括血小板和内皮细胞,也包括中性粒细胞和单核细胞。第二部分是大量的血浆蛋白,包括参与血凝块的形成(凝血)、血凝块的溶解(纤溶)以及丝氨酸蛋白酶抑制剂抑制一系列凝血和纤溶系统相关的酶的活性(抗凝)。

内皮细胞与血小板

正常止血过程是相关蛋白(包括血凝块形成与溶解相关的蛋白)和细胞成分的相互作用。内皮细胞在生理状态下排列在血管壁上,起着抗凝作用。当血管的完整性被破坏时,凝血过程就被激发。血管内皮细胞含有能与抗凝血酶结合的氨基葡聚糖(Marcum et al,1984)。凝血酶处于低水平时,血管内皮细胞膜上的血栓调节蛋白能与蛋白C结合(Esmon & Owen,1981)。完整的内皮细胞能分泌一种外核苷酸酶——CD39,其具有降解腺苷二磷酸的作用(Pinsky et al,2002)。内皮细胞还能分泌前列环素和一氧化氮,从而防止血小板活化,减少动脉血栓形成的风险(Hong,1980;Palmer et al,1987;Shariat-Madar et al,2006)。内皮细胞还能结合纤溶酶原、组织纤溶酶原激活物和单链尿激酶,这些都有助于纤溶和抗凝状态的维持(Barnathan et al,1988;Cesarman et al,1994)。

几十年来,在凝血标准模型中,大多数学者都一致认为当血管壁受损时,胶原蛋白暴露,血小板因此会黏附在损伤部位(Van der Meijden et al,2009)。vWF因子有助于血小板与暴露的胶原蛋白、血小板受体GP Ib/IX/V结合从而使血小板黏附在血管壁上(He et al,2003)。该黏附能使血小板激活,启动血小板级联信号反应(Zaffran et al,2000)。激活的血小板释放其颗粒内容物,招募更多的血小板聚集到已黏附部位上,并提供表面利于多种凝血因子的激活。此外,在血流中,凝血因子Ⅻ能在暴露的胶原或激活血小板环境中自激活,使蛋白水解级联反应发生,产生凝血酶(Van der Meijden et al,2009)。总之,在生理条件下,这些能促进止血栓子的形成,而在病理状态下则可能导致血栓的形成。

一旦凝血酶原在血管内被激活成凝血酶,凝血酶便能刺激内皮细胞使TF水平上调,促进TF与因子Ⅶa形成复合物。因子Ⅶa-TF复合物能使因子Ⅸ激活转变为因子Ⅸa,而因子Ⅸa能使因子Ⅹ酶原激活形成具有酶活性的因子Ⅹa(图39-1)。在肝脏或者受损血管内皮中,因子Ⅴa能辅因子Ⅹa激活凝血酶原(因子Ⅱ)生成凝血酶(因子Ⅱa)。正常情况下,部分凝血酶原复合物的形成和最终生成凝血酶活性的限速因素是因子Ⅹa的浓度(Rand et al,1996)。凝血酶水解纤维蛋白酶原形成纤维蛋白。在体外实验中,只需要5~10pmol/L的TF便能充分诱导

血栓形成,导致该过程放大1000~2000倍使凝血酶的浓度扩增至10~20nmol/L,便足以引发血栓的形成(Mann,2003)。在一个静态的凝血模型中,加入5pmol/L的TF能产生血凝块的平均时间为5分钟,快于生理性凝血时间。凝血酶与其他激动剂如胶原蛋白、ADP、血小板活化因子、肾上腺素等是血小板的主要生理活化剂。未活化的血小板在血管中流通而无促凝作用。当血小板被激活时(见第40章),它们的膜便成为凝血酶形成的场所。根据细胞凝血模型(Hoffman & Monroe,2001),活化的血小板是负电荷磷脂(主要是磷脂酰丝氨酸)和凝血因子反应所需的促凝膜表面(Furie & Furie,2005)的最主要来源。凝血酶形成的这一途径与因子Ⅻ在暴露的血管胶原蛋白上的自我激活以及凝血酶的下游表达密切相关(Van der Meijden et al,2009)。凝血酶能促使血小板表面形成因子Ⅹa的反应加速300 000倍。血小板控制着凝血的三个重要阶段:凝血酶生成、纤维蛋白形成和血块收缩(Heemskerk et al,2013)。凝血和纤溶的重要生理反应可能在血管内细胞表面发生。

最近,止血的非标准模型提出血管壁组织因子TF是生理和病理凝血栓形成的始动因子(Day et al,2005)。在动脉损伤的正常小鼠模型中,凝血酶的产生主要是由于内皮细胞产生TF而不是血小板的活化。通过荧光标记因子Ⅹa和Ⅴa,我们可以观察到这些因子与内皮细胞结合而不是与损伤部位附近的血小板结合(Ivanciu et al,2014)。此外,在KLKB1$^{-/-}$小鼠模型中,造成血栓延迟的原因仅仅是由于血管壁TF的减少(Stavrou et al,2015)。这种新的非经典模型的凝血和血栓假说是否会成为未来的主导假说,仍有待验证。

凝血蛋白系统

凝血蛋白概述

构成凝血系统的蛋白质包括酶原和辅因子(图39-1)。凝血系统的酶原可分为磷脂结合和表面结合两类。磷脂结合酶原是生理凝血系统的重要组成部分。这些蛋白质是依赖维生素K的蛋白质。维生素K是位于蛋白质氨基末端区域的谷氨酸残基发生γ羧化反应所必需的(见第42章,图42-1)。羧化反应能使这些蛋白质与磷脂和细胞膜结合并被激活。没有这种羧化反应,这些蛋白就不能在凝血系统发挥正常功能。酶原包括因子Ⅹ、因子Ⅸ(Christmas因子)、因子Ⅶ和因子Ⅱ(凝血酶原)等。蛋白C是一种维生素K依赖的磷脂结合酶原,当被激活时,行使抑制剂功能(见下文及第41章)。蛋白S则是活化蛋白C的一种维生素K依赖性辅因子。

表面结合的酶原蛋白主要是血浆激肽释放酶/激肽系统(表39-1)。表面结合酶原包括因子Ⅻ(Hageman因子)、前激肽释放酶(Fletcher因子)与因子Ⅺ。这些蛋白质酶原也被称为接触性蛋白,当因子Ⅻ与带负电荷的表面,如玻璃管和多种生理活性物质接触时能自激活(Wiggins & Cochrane,1979;Miller et al,1980)。因子Ⅻ的自激活现象,能使我们在实验室中进行活化部分凝血活酶时间(activated partial thromboplastin time,APTT)试验,用来评估凝血系统的完整性。该试验是一项重要的诊断试验,仅在美国每年就要进行2亿多次用于凝血蛋白的评估。因此,对用于评估凝血蛋白的重要试验(如APTT、活化凝血时间)是基于因子Ⅻ自激活现象的认识是非常重要的。尽管血浆激肽释放酶、激肽系统的蛋白质对APTT至关重要,但其却没有在止血过程发挥作用。这些蛋白(凝血因子Ⅻ、前激肽释放酶、高分子量激肽原)在血压调节、纤溶、炎症发生、血管生成和血栓形成中发挥重要的作用(Schmaier,2002;2003;2004;Shariat-Madar et al,2006;Maas et al,2008;LaRusch et al,2010)。因子Ⅻ、激肽、缓激肽B2受体和前激肽释放酶缺乏的小鼠能防止动脉血栓形成(Renne et al,2005;Shariat-Madar et al,2006;Merkoulov et al,2008;Stavrou et al,2015)。

表39-1 血浆凝血系统相关蛋白

表面结合酶原	维生素K依赖性酶原	辅因子/底物
因子Ⅻ	因子Ⅶ	高分子激肽原
激肽释放酶原	因子Ⅸ	因子Ⅷ
因子Ⅺ	因子Ⅹ	因子Ⅴ
	因子Ⅱ	纤维蛋白原
	蛋白C	蛋白S

在体内生理情况下,当激肽释放酶原与内皮细胞接触时,能首先被内皮细胞酶脯氨酰羧肽酶(Km=9nmol/L)、其次被因子Ⅻ激活形成血浆激肽释放酶(Rojkjaer et al,1998;Shariat-Madar et al,2002)。最后,参与体外凝血试验的表面活化蛋白的作用已被重新评估。虽然因子Ⅻ、前激肽释放酶和高分子量激肽原的缺乏并不能引起出血,但研究表明它们在动脉和静脉血栓形成中发挥作用。最近,体内带负电荷物质的表面,如聚磷酸,胞外RNA和胶原蛋白等也被证明能激活接触因子凝血途径。具体地说,人体内多聚磷酸盐(polyphosphate,PolyP)由60~100个磷酸盐组成,它在血小板活化后由血小板致密颗粒所释放。PolyP具有止血、血栓形成以及促进炎症发生的作用。它已被确认是接触活化阶段的一种活化剂(Morrissey,2012)。它是一个能激活凝血酶及辅因子Ⅺ的有效成分,能加速因子Ⅴ的形成及解除组织因子途径抑制物(TFPI)的抑制作用。

因子Ⅻ参与体内血栓形成,可能的机制是在磷酸盐(可由活化血小板、血管壁或细菌释放)、胞外核糖核酸、聚集的蛋白质及血管内暴露的胶原等作用下自激活而发生反应(Smith et al,2006;Kannemeier et al,2007;Maas et al,2008;Van der Meijden et al,2009)。

凝血系统酶促反应的辅因子可被当做凝血蛋白的受体。例如,高分子量激肽原可作为激肽释放酶原的受体使其结合到内皮细胞(Schmaier et al,1988;Motta et al,1998)。因子Ⅷa和Ⅴa可分别作为因子Ⅸa和Ⅹa的受体(Miletich et al,1978;Ahmad et al,2000)。这三种蛋白质的辅因子能对它们所参与反应产生促进作用。例如:高分子量激肽原能加速激肽释放酶原的激活而因子Ⅻa能加速因子Ⅺ的激活。因子Ⅷa和Ⅴa分别通过因子Ⅸa和Ⅹa而加快因子Ⅹ和凝血酶原的激活。每个辅因子也作为一种或多种酶的底物对酶的形成和失活产生作用。高分子量激肽原相应底物有因子Ⅻa、血浆激肽释放酶和因子Ⅺa等。因子Ⅷ与Ⅴ是凝血酶的底物,而因子Ⅷa与Ⅴa则是活化蛋白C的底物。此外,纤维蛋白原是凝血酶的底物。

因子Ⅷ(抗血友病因子)是一种330kDa的蛋白。当它被激活成因子Ⅷa时,作为因子Ⅸa的辅因子参与因子X的激活。它的缺失与临床上公认的最严重的出血性疾病——血友病A密切相关。因子V是一种330kDa的蛋白,与因子Ⅷ具有同源性。当它被激活成因子Va时,可作为因子Xa的辅因子促进因子Ⅱ(凝血酶原)激活形成凝血酶。纤维蛋白原是一个330kDa蛋白,不仅是凝血酶(因子Ⅱa)的主要底物,也是促进血小板聚集的主要黏附分子。当它被凝血酶水解,就会形成纤维蛋白单体。这种单体端与端及两侧互相连接在一起,形成纤维蛋白凝块。凝块可由活化的凝血因子XⅢ稳定,凝血因子XⅢ是一种与纤维蛋白交联缔合相关的组织谷氨酰胺转氨酶(图39-2)。因子XⅢa能介导红细胞滞留在静脉血栓处,从而控制血凝块的大小(Aleman et al,2014)。TF(47kDa蛋白)是因子Ⅶa活化所必需的辅因子。它能在大部分的组织和细胞中存在。TF的上调能与因子Ⅶ形成复合物,从而促进止血起始反应的发生。最后,高分子量激肽原(HK,也被称作Fitzgerald因子或Williams因子)是一种120kDa的蛋白质,它能作为辅因子激活因子XⅡ、激肽释放酶原及因子XI。

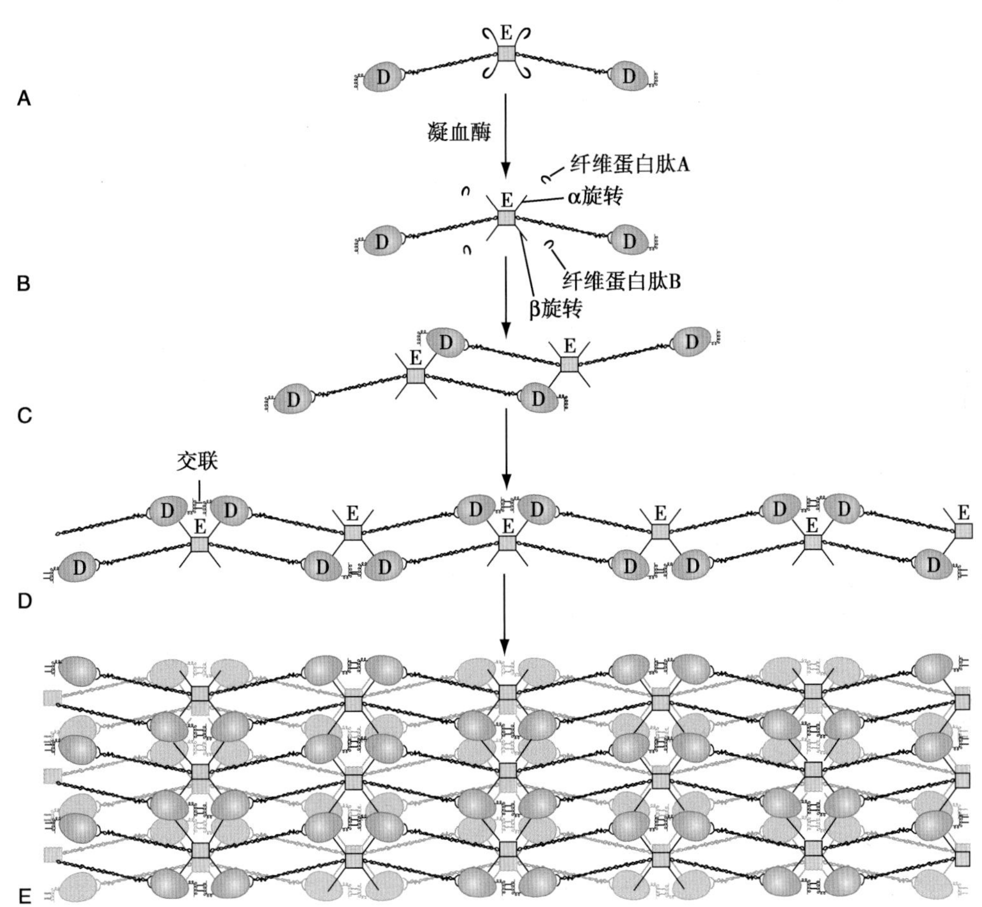

图39-2 纤维蛋白凝块的形成。A.纤维蛋白原的示意图。B.凝血酶水解纤维蛋白肽A、B为可溶性纤维蛋白单体,可溶性纤维蛋白单体侧对侧。C.端对端(为清楚起见未标出)结合的纤维蛋白聚合物。D.凝血酶活化的因子XⅢ(因子XⅢa)共价交联纤维蛋白聚合物形成越来越复杂的结构,最终形成不溶性凝块(E)。请注意,"E"对应的纤维蛋白原分子的中心区域,而"D"对应外围区域(Modified with permission from Doolittle RF:Fibrinogen and fibrin. Sci Am 245:126-135,1981)

生理蛋白组件

凝血反应中的某些关键蛋白质成分具有加速蛋白水解的作用。通过最初对患者的观察以及最近小鼠基因敲除研究发现凝血系统的蛋白对凝血或控制出血是必不可少的。凝血因子Ⅷ和Ⅸ的缺陷是妊娠或出生后出血性疾病的最主要病因。罕见的先天性因子Ⅶ、X、V和Ⅱ缺陷的患者通常并无严重的出血状态。但是,在基因敲除因子Ⅶ、X、V、Ⅱ的小鼠模型中,小鼠胚胎在妊娠或出生时会因大量出血而死亡(Cui et al,1996;Rosen et al,1997;Sun et al,1998;Dewerchin et al,2000)。这表明,缺乏凝血因子Ⅶ、X、V、Ⅱ的人类患者可能会由于另外一些因素而出现比小鼠模型更轻微的临床表型,虽然这些因素发生的概率可能少于1%。另外,其他的代偿机制也有可能在人类患者身上存在。这些蛋白质都参与组成了正常止血所需的两个的重要物质——X酶复合物和凝血酶原。

X酶复合物由因子Ⅸa和凝血酶活化的因子Ⅷa在磷脂表面或细胞膜进行有序组装获得,能促进因子X向因子Xa激活。当该复合物存在时,因子X向因子Xa激活的速率是自身因子X向因子Xa激活速率的1.4×10^{8}倍。凝血酶酶原复合物以类似的方式由因子Xa及凝血酶活化的因子Va在磷脂表面或细胞膜进行有序组装获得,能促进因子Ⅱ(凝血酶原)向因子Ⅱa(凝血酶)激活。当该复合物存在时,因子Ⅱ向因子Ⅱa激活的速率是自身因子Ⅱ向因子Ⅱa激活速率的1.7×10^{8}倍。由于这些凝血反应是生理凝血系统的重要调节点，因此它们也是目前许多正在使用或正在开发的静脉血栓抗凝剂的作用靶点。

纤维蛋白的形成及纤溶系统

纤维蛋白原分子的六肽链排列组成了一个具有中央E结构域和两端D结构域的结构。当凝血酶形成时，它能将E结构域中的纤维蛋白肽A从Aα链以及纤维蛋白肽B从Bβ链上切除下来(Doolittle,1981)。这种由凝血酶分解而产生的纤维蛋白原的剩余部分称为可溶性纤维蛋白单体。这种可溶性纤维蛋白单体会通过端与端及两侧间相互连接形成非共价蛋白聚合物(图39-2)。活化的凝血因子ⅩⅢ(一种谷氨酰胺转氨酶)能促进纤维蛋白单体亚基交联形成不溶性的交联纤维蛋白凝块。当不溶性的交联纤维蛋白形成时，两个相邻的纤维蛋白单体的D结构域之间会发生新的交联，在这个过程中形成了一个新的相互作用表位(图39-2)。

纤溶系统由丝氨酸蛋白酶组成，能通过降解纤维蛋白和溶解血栓抑制凝块形成。在纤维蛋白溶解的最后一步，循环纤溶酶原转变成具有活性的纤溶酶。纤溶酶原主要由内源性组织型纤溶酶原激活物(tissue plasminogen activator, tPA)激活(Draxler & Medcalf,2015)。其他两个纤溶酶原激活剂是单链尿激酶型纤溶酶原激活物(single-chain urokinase plasminogen activator, ScuPA)和双链尿激酶型纤溶酶原激活物(two-chain urokinase plasminogenactivator, TcuPA)。这些活化剂存在于内皮细胞以及中性粒细胞和单核细胞中。自然状态下的纤溶酶原激活剂tPA ScuPA和TcuPA能将无活性的纤溶酶原转变为有活性的纤溶酶(图39-3)。tPA组成性表达，而ScuPA在炎症时水平升高。纤溶酶原激活物抑制剂-1(Plasminogen activator inhibitor-1, PAI-1)是tPA和TcuPA的主要抑制剂。而丝氨酸蛋白酶抑制剂——α_2-抗纤溶酶，是最有效的、高选择性的纤溶抑制剂。然而，即使血浆α_2-抗纤溶酶的浓度很高(将近1mmol/L)，但也只有血浆纤溶酶原浓度的一半。纤溶系统也可由凝血酶可激活的纤溶抑制剂(thrombin activatable fibrinolysis inhibitor, TAFI)所调节(Vercauteren et al,2013)。TAFI是一种羧肽酶，能从纤维蛋白中清除赖氨酸残基，通过干扰纤溶酶原和tPA与纤维蛋白的结合从而间接控制纤溶酶的形成。

纤溶酶原和tPA与纤维蛋白的结合可以使纤溶酶的生成增加两个数量级。活性纤溶酶是一种强效蛋白酶，它能识别多种底物。纤溶酶能够降解可溶性纤维蛋白原，产生纤维蛋白原降解产物(图39-4A)。纤溶酶通过消除α-链将纤维蛋白原裂解为分子量相近的片段X(Marder & Budzynski,1974)。然后纤溶酶在D和E域之间不对称地将片段X剪切成片段Y。纤溶酶进一步降解Y片段，产生可溶性的D和E域，被称为可溶性纤维蛋白原降解产物，而水解纤维蛋白则形成纤维蛋白降解产物。纤维蛋白(原)降解产物的存在表明纤溶酶已经形成。纤溶酶也能降解不溶性的、交叉连接的纤维蛋白(图39-4B)。当此情况发生时，因为降解会使两个域之间产生新表位，从而促进D-D二聚体形成(图39-4B)(Marder et al,1976)。可溶性血浆D-二聚体的存在表明凝血酶已经形成、凝血过程已经发生、血块已和因子ⅩⅢa交联、最后纤溶酶形成并裂解了不溶性的交联纤维蛋白凝块。

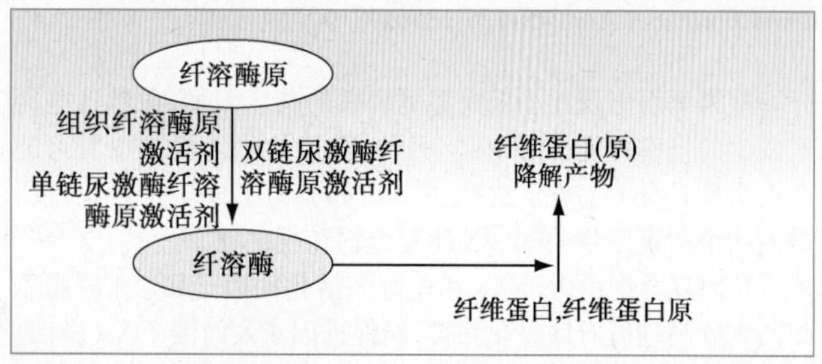

图39-3 纤维蛋白溶解。组织纤溶酶原激活剂(tPA)、单链尿激酶纤溶酶原激活剂(ScuPA)和双链尿激酶纤溶酶原激活剂(TcuPA)将纤溶酶原转化为纤溶酶；形成的纤溶酶降解纤维蛋白(原)形成纤维蛋白(原)降解产物

抗凝蛋白系统

凝血过程由天然抗凝系统和纤溶系统严格调节，以避免血栓形成及进展。机体存在三个主要的抗凝血系统，能通过调节凝血相关的酶来抑制血栓的形成。这些抗凝血系统是蛋白C/蛋白S系统、血浆丝氨酸蛋白酶抑制剂系统与TFPI(一种Kunitz型丝氨酸蛋白酶抑制剂)。抗凝血酶(抗凝血酶Ⅲ)是血浆丝氨酸蛋白酶抑制剂系统中主要的凝血酶抑制剂。这些系统对凝血系统的适当调节起着关键作用。此外，在小鼠的缺失模型中，蛋白C、蛋白S、抗凝血酶和TFPI的完全缺陷会使小鼠在妊娠、分娩中死亡(Huang et al,1997; Jalbert et al,1998; Hayashi et al,2006; Burstyn-Cohen et al,2009)。

蛋白C/蛋白S系统

蛋白C是一种62kDa的维生素k依赖蛋白，当被激活的时候，是一种发挥抑制剂作用的酶。当蛋白C与一种叫做血栓调节蛋白(TM)的内皮细胞蛋白结合时能被凝血酶激活。当蛋白C与内皮蛋白C受体(endothelial protein C receptor, EPCR)结合时，它的激活会增加。活化的蛋白C与EPCR所形成的复合物分离，使活化的蛋白C与蛋白S结合，进而使因子Ⅴa和Ⅷa失去活性(Esmon,2006)。血栓调节蛋白与蛋白C和凝血酶构成三分子复合物。而蛋白S是一种69kDa大小的维生素K依赖蛋白，不是一种酶。它是细胞膜上激活蛋白C的辅因子或受体。它通过活化蛋白C结合到细胞表面，以使因子Ⅴa和Ⅷa不能被激活。蛋白C能将其辅助因子蛋白S作为受体来定位其活性以发挥其抑制功能。血浆蛋白S有游离型和结合型(与补体C4d结合蛋白结合)两种，二者处于平衡中，只有游离型才能作为激活蛋白C的辅因子。活化蛋白C也能与内皮细胞上的三个受体结合：①内皮细胞蛋白C受体；②蛋白酶激活受体1(protease-activated receptor 1, PAR1)；③载脂蛋白E受体2(apolipoprotein E receptor 2, ApoER2)(Esmon,1999; Coughlin,2000; Yang et al,2009)。内皮细胞上PAR1的激活可能通过释放tPA从而促进蛋白C的抗凝作用。内皮细胞上的活化蛋白C通过激活1-磷酸鞘氨醇受体和ApoER2发挥炎性作用[1](Finigan et al,2005; Yang et al,2009)。因此，活化蛋白C能减少凝

[1] 译者注：阅读相应的参考文献后，原文提示蛋白C发挥的是降低炎性反应，而不是促炎作用。

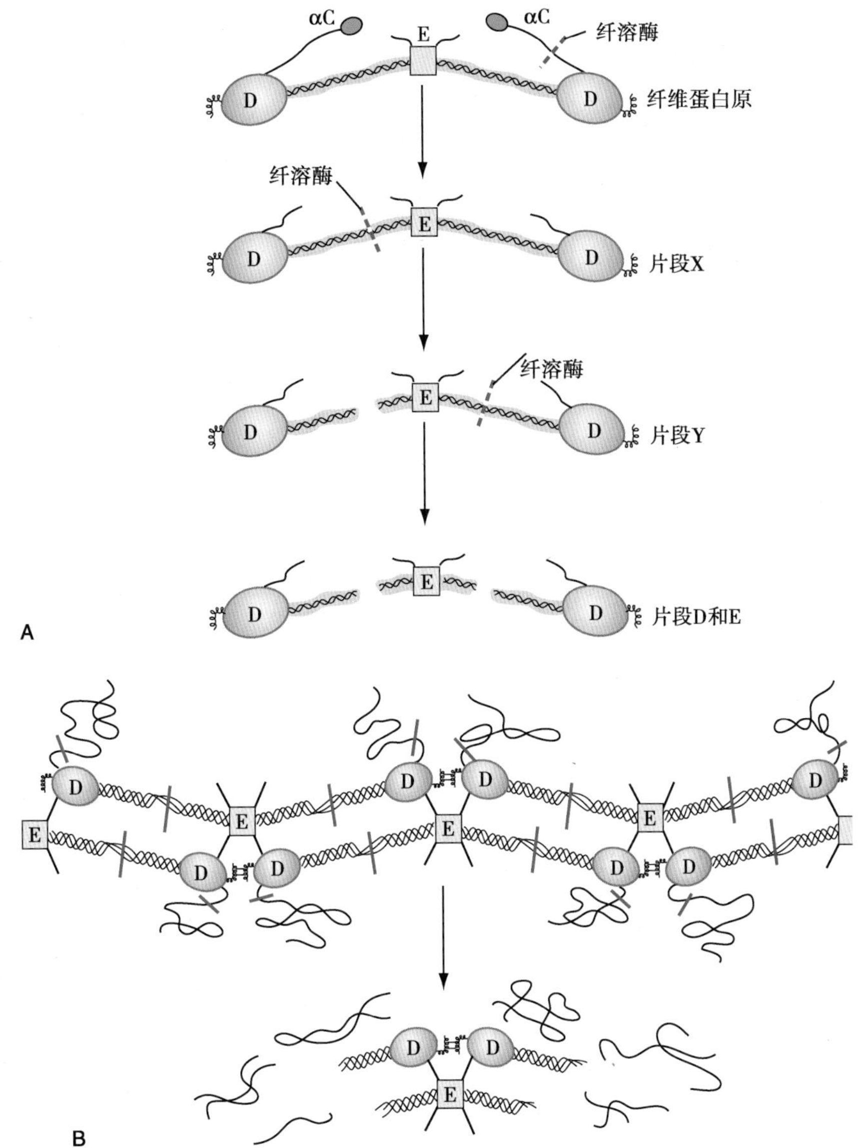

图39-4 A. 纤溶酶溶解可溶性纤维蛋白原或纤维蛋白。当纤溶酶裂解纤维蛋白原时，最初的α链（αC）的一小部分被清除形成片段X，然后片段X被不对称地分割成片段D和片段Y。片段Y被纤溶酶进一步裂解成片段D和片段E（Modified with permission from greenberg CS, Lai T-S: Fibrin formation and stabilization. In Loscalzo J, Schafer AI, editors: Thrombosis and hemorrhage, ed 3, Philadelphia, 2003, Lippincott, Williams & Wilkins, p 83, 图5-3, B）。B. 纤溶酶裂解不溶性的交联纤维蛋白。当不溶性的、交联的纤维蛋白被纤溶酶水解时，D-域之间的新抗原表位被保留，而被释放的片段由D-二聚体和E域组成（Modified with permission from Doolittle RF: Fibrinogen and fibrin. Sci Am 245:126-135, 1981）

血酶的形成、促进纤维蛋白溶解，启动炎症以减少血栓形成的风险。

抗凝血酶

抗凝血酶是一个58kDa大小的丝氨酸蛋白酶抑制蛋白，它可以对以下凝血因子产生抑制作用：Ⅱa、Ⅹa、Ⅶa、Ⅸa、Ⅺa、激肽释放酶和Ⅻa，其中最主要的是对因子Ⅱa和Ⅹa的抑制（图39-5）。抗凝血酶有两个功能位点：肝素结合位点（蛋白质的氨基端）和反应位点（329位精氨酸至394位丝氨酸）。抗凝血酶作为凝血酶抑制剂通过内源性和外源性肝素增强抑制作用。事实上，抗凝血酶的存在使肝素具有抗凝性。在肝素存在的情况下，抗凝血酶发生了构象变化，使其对因子Ⅱa的抑制作用增加了1000~4000倍（Perry，1994）。循环中的微量TF和血管损伤暴露的TF能通过抗凝血酶而导致因子Ⅶa的失活（Vatsyayan et al，2014）。

除了抗凝血酶外，其他丝氨酸蛋白酶抑制剂也参与了凝血和炎症系统中酶的调节。肝素辅因子Ⅱ是一种丝氨酸蛋白酶抑制剂，在硫酸皮肤素的存在下能特异性地抑制凝血酶的作用。Z蛋白抑制剂是一种丝氨酸蛋白酶抑制剂，能在其辅因子（一种维生素K依赖性蛋白）的存在下抑制因子Ⅹa发挥作用。C1抑制物（C1酯酶抑制剂）是血浆中因子Ⅻa、激肽释放酶与因子Ⅺa的最强的抑制因子。它的主要功能是调节血管内游离缓激肽的量、减少炎症事件的发生(Han et al,2002;Schmaier,2002;Maas et al,2008)。遗传性血管水肿是一种组织过度分泌缓激肽的疾病,而C1抑制剂的缺乏正是导致Ⅰ型和Ⅱ型遗传性血管水肿的主要原因。

组织因子途径抑制剂

除了丝氨酸蛋白酶抑制剂外,还有Kunitz型丝氨酸蛋白酶抑制剂——TFPI(Crawley & Lane,2008)。TFPI是因子Ⅶa-组织因子复合物的最有效的抑制剂。在生理条件下,TFPI通过与因子Ⅶa、TF和因子Ⅹa形成四分子复合物来发挥其抑制作用(图39-5)。值得注意的是,小鼠模型中*TFPI*基因敲除能导致小鼠胚胎致死(Jalbert et al,1998)。TFPI是由微血管内皮细胞产生,并与内皮细胞壁的氨基葡聚糖密切相关。只有约20%的

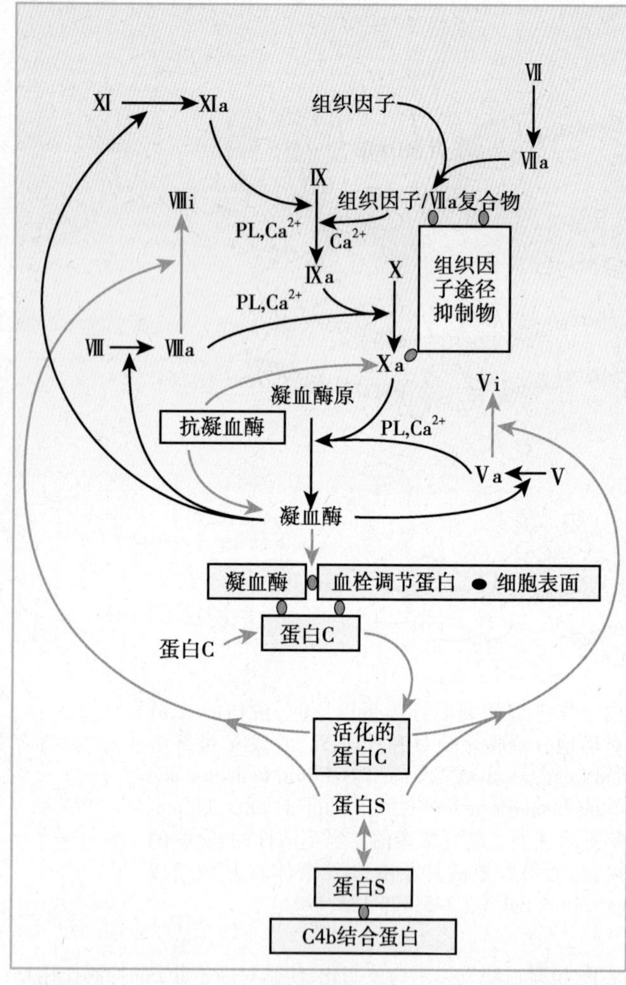

图39-5　凝血酶的天然抑制剂:抗凝血酶(AT)、蛋白质C通路的成分(血栓调节蛋白,蛋白C,蛋白S)、组织因子途径抑制剂(TFPI)三种主要抗凝系统。抗凝血酶能抑制因子Ⅹa和凝血酶的活性,防止血栓形成。值得注意的是抗凝血酶能抑制血液中的各种丝氨酸蛋白酶(因子Ⅻa、血浆激肽释放酶、因子Ⅸa、Ⅶa),尽管这没有在图中标注出来。蛋白C与内皮细胞膜血栓调节蛋白结合时,能从无活性的酶原转化为有活性的酶。蛋白S是激活蛋白C的一个辅因子,可以抑制Ⅴa和Ⅷa。C4b结合蛋白可以调节蛋白S的活性。TFPI利用组织因子/因子Ⅶa和Ⅹa形成复合物对酶进行抑制。Ⅷi,因子Ⅷ抑制剂;Ⅴi,因子Ⅴ抑制剂

血浆循环TFPI与脂蛋白相关(Caplice et al,2001)。另一个Kunitz型丝氨酸蛋白酶抑制剂家族是淀粉样蛋白β蛋白前体(amyloid β-protein precursor,AβPP)及其相关成分,存在于血小板和大脑中,对Ⅺa、Ⅸa、Ⅹa、Ⅶa/TF和纤维蛋白溶酶产生调节作用(VanNostrand et al,1990;Schmaier et al,1993;1995;Mahdi et al,1995;2000)。这种抑制剂不能抑制凝血酶,它的确切功能尚不完全清楚,被认为是一种脑抗凝剂(Del Zoppo,2009)。AβPP和淀粉样前体样蛋白2基因敲除的小鼠在妊娠期能存活,但在颈动脉血栓形成模型中有促进血栓形成的作用(Xu et al,2009)。

前列环素、一氧化氮和血小板反应蛋白-5

在生理条件下,内皮细胞(endothelial cells,EC)能产生控制凝血主要阶段的血管活性激素。内皮细胞表达产生的环氧合酶能促进花生四烯酸向前列环素(PGI2)转变(Mitchell et al,2008)。前列环素是一种血管扩张剂,它能抑制血小板聚集。前列环素的作用由细胞膜前列环素受体(cell membrane prostacyclin,IP)和细胞过氧化物酶体增殖物激活受体(intracellular peroxisome proliferator-activated receptors,PPAR)介导。内皮细胞还表达一氧化氮合酶(eNOS,NOS3),能促使L-精氨酸分解释放一氧化氮(nitric oxide,NO)。NO是一种强效的血管扩张剂,它也能抑制血小板黏附和聚集。NO能激活鸟苷酸环化酶和cGMP。活化的血小板在与胶原蛋白黏附的情况下似乎也能够产生NO(Cozzi et al,2015),从而直接控制血小板黏附及血管损伤处的血管收缩。$KLKB1^{-/-}$(前激肽释放酶缺乏)和$Bdkrb2^{-/-}$(缓激肽B2受体基因敲除)小鼠能促使前列环素(Stavrou et al,2015;Shariat-Madar et al,2006)和NO(Shariat-Madar et al,2006)升高,从而延缓血栓的发生。

血小板反应蛋白-5也称为软骨寡聚基质蛋白(cartilage oligomeric matrix protein,COMP),是一种能控制血管张力的胞外蛋白。COMP可由多种软骨和肌肉组织及活化的血小板释放。COMP在小鼠体内作为一种天然的抗凝剂抑制凝血酶发挥作用(Liang et al,2015)。它对凝血酶时间的延长呈剂量依赖性。

与止血系统激活相关的假说

在体外凝血反应中,除了体内凝血反应中的关键蛋白外,还有更多的蛋白参与。由因子Ⅻ作为凝血瀑布反应的起始因子的假说已被由TF和因子Ⅶa作为起始因子的假说所取代(Gailiani & Broze,1991)。虽然脑、肺和胎盘中富含TF,但它也普遍存在于身体各处。在机体损伤后其表达上调。TF的调节表达是凝血起始的主要机制。一些研究者认为循环游离的TF也存在。在完整的细胞中,TF并不能完全活化,而当细胞膜被修饰时,它就能激活凝血。这个过程被称为对"加密"的TF进行"解密"过程,其机制至今仍未被完全理解。TF"解密"可能与以下机制相关:磷脂酰丝氨酸的表达、TF的二聚化以及在TF中对一种特殊的二硫键的氧化等(Smith et al,2015)。在血管壁损伤仅限于血管内皮活化的条件下,循环TF存在于白细胞释放的微颗粒中,并参与凝血途径激活(Furie & Furie,2005)。激活的巨噬细胞已被证明能在其细胞膜和与生理凝血和血栓形成有关的微颗粒上表达TF(Rak,2014)。最后,如上所述,有理论认为内皮细胞TF是导致凝血和血栓形成的启动因子(Furie,2009;Ivanciu et al,2014)。

因子Ⅶa-TF复合物激活因子Ⅸ,从而导致因子X的激活。必须注意的是,在通常人体中含有的因子浓度下,Ⅶa/TF由于TFPI的存在不能激活足够量的因子X,如图39-1中的灰白色所示反应。一旦因子X被激活成因子Xa,则因子Xa反过来有助于凝血酶的激活。凝血酶然后将纤维蛋白原酶解成纤维蛋白。虽然依赖于TF的凝血反应会被TFPI迅速抑制,但如果形成凝血酶的刺激足够强,凝血酶会通过激活因子Ⅺ来维持凝血反应(Meijers et al,2000)。因子Ⅺ向因子Ⅺa的激活会导致因子Ⅸ的激活增加,最终使凝血酶的形成增加。TAFI(也称羧肽酶U)对血栓形成过程中凝血平衡会产生进一步调节作用。TAFI可以从纤维蛋白上清除c-末端赖氨酸残留物,从而减少纤溶酶原与凝块的结合,并减少了血栓溶解(Leurs et al,2005)。

临床实验室止血

对出血患者的临床治疗需要以准确的诊断为基础。几乎所有的患者发病的根本原因均为血浆蛋白的缺陷、血小板数量或功能的缺陷以及血小板与血管壁黏附作用的缺陷。

凝血蛋白缺陷可能由以下原因造成:蛋白质缺乏、对蛋白质活性部位的抑制作用、异常蛋白不能发挥正常生理功能或者是由于对蛋白质的清除增加而产生的蛋白缺乏。一般来说,凝血蛋白的抑制剂是免疫球蛋白,但也有报道表明高γ球蛋白血症、内源性肝素异常产生、纤维蛋白或冷球蛋白也能产生一定的抑制作用。功能异常的蛋白可能由其编码DNA的错义突变、缺失突变或易位而造成的。最后增强的凝血蛋白清除能力是源于抗原抗体复合物的形成、蛋白清除能力的增强的表象是蛋白缺陷,其余是蛋白被加快清除。

出血性疾病的典型性临床表现如表39-2所示。一般来说,血肿、自发性软组织和肌内出血是血浆蛋白缺陷疾病如血友病A、B(因子Ⅷ和Ⅸ缺陷)的特征。软组织瘀斑、紫癜是血管性血友病或血小板数量功能紊乱的特征。然而,有时区分出血的潜在机制是非常困难的。因此,临床实验室检查对于患者出血紊乱的明确诊断至关重要。

表39-2 凝血障碍的临床出血模式

特征	初期止血(血小板/血管)	二期止血(凝血因子)
发生	创伤后自发的、直接的	创伤后延迟发生
部位	皮肤、黏膜	深层组织
形式	淤点、瘀斑	血肿
黏膜	常见(鼻、口腔、胃肠道、泌尿生殖道)	不常见
其他部位	甚少	关节、肌肉、中枢神经系统、腹膜后间隙
举例	血小板减少、血小板缺陷、血管性血友病、维生素C缺乏症	因子缺陷、肝病、获得性凝血因子抑制剂

生理性止血与实验室检查

临床实践中可见生理性止血和临床实验室使用的识别凝血蛋白缺陷的分析方法间存在不一致现象。如图39-1所示,随着TF-因子Ⅶa复合物的形成,生理性凝血开始增强。目前,临床实验室没有很好的检测方法可以用来评估该早期事件。相反,临床实验室更倾向于检测凝血栓形成等晚期发生事件。最常用于检测凝血系统的两种检测方法是:①活化部分凝血活酶时间(activated partial thromboplastin time,APTT),由表面接触激活引起;②凝血酶原时间(prothrombin time,PT),由添加额外的组织因子引起。因子Ⅻ在人工合成的带有负电荷的粒子试剂中具有自活化作用,进而引发凝血系统的蛋白水解级联反应,触发了凝血系统的接触活化。如后面讨论所示,该试验检测到的蛋白质比凝血所必需的蛋白质更多。而在PT测试中,额外添加的TF破坏了正常的化学计量平衡,造成了非生理变化的条件,从而使其克服TFPI的抑制作用而有利于因子X向因子Xa激活。这两项试验对评估凝血系统的完整性和识别潜在出血患者都是非常重要的,它们可以在患者就近的地方(家庭、手术室)进行,也被称为"床旁"实验(Perry et al,2010)。

凝血功能紊乱筛查试验

在对一个出血性疾病患者实施临床实验室诊断时,几项筛查试验可被用来对该疾病进行分类和诊断。"初期止血"是指血管损伤部位的血小板反应,这一主题将在第40章中进行讨论。血小板计数可用于初期止血的筛查。这个部分主要讨论的是所谓的"二期止血"——即血浆的凝固。然而,最近动物模型研究提示需要对这种区分采取谨慎接受的态度,例如:某些体内动脉血栓形成的模型表明,血小板和纤维蛋白生成、积累实际上可能同时发生或在血管壁血栓形成初期之后(Falati et al,2002;Furie,2009;Ivanciu et al,2014)。然而,无论体内发生事件的真实顺序如何,当使用血浆样本进行凝血试验时,几乎可以对凝血性疾病的所有类别进行诊断。具有50年历史的凝血级联假说,在解释凝血筛选试验中凝块形成机制时仍有一定的价值。在这一假说中,凝血蛋白被分类为所谓的内源性凝血途径成员、外源性凝血途径成员或共同途径的成员(图39-6)。根据一系列筛选试验的结果,这种方法可对缺陷凝血因子进行鉴别诊断。图39-6中,显示了每个试验中涉及的特殊凝血因子。关于这些试验的方法学(图39-7)则在下文进行讨论。准确的凝血试验也需要血液样本正确的采集、运输,并根据既定的规范进行处理。

活化部分凝血活酶时间

为了测定APTT(图39-7A),将一种表面带负电荷的磷脂和抗凝的患者血浆进行混合孵育几分钟。推荐的抗凝剂是3.2%的枸橼酸钠,因为正常人的血液样本和用这种浓度抗凝剂收集的血液样本无明显差异(Adcock et al,1997;1998)。枸橼酸钠是一种可逆转的钙螯合物,可以阻止相关凝血蛋白的活化。采集全血时,全血与抗凝剂的比例为全血:抗凝剂=9:1。将患者血浆与试剂在规定时间内孵育后,加入过量的氯化钙,测定凝块形成所需的时间。APTT对所谓的内源性凝血和共同途径的凝血蛋白进行了评估(见下文)。这种分析通常被称为

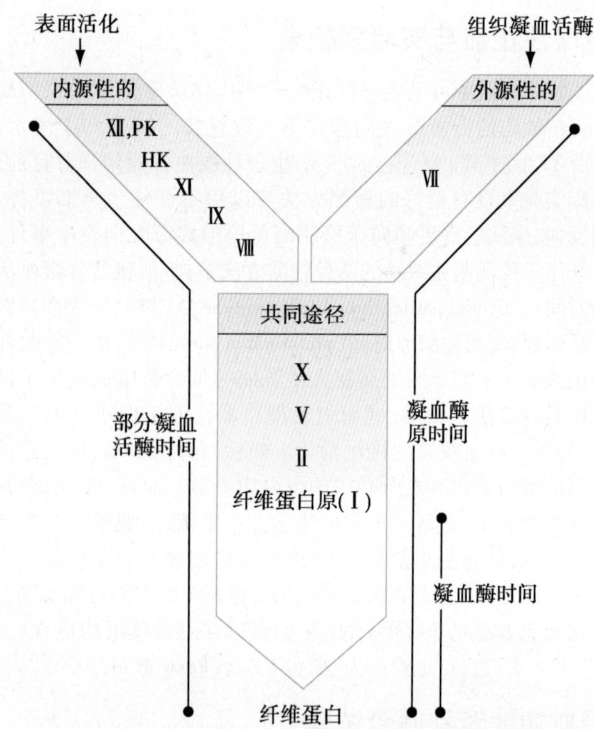

图 39-6 当前凝血系统相关的检测方法。内源性凝血途径由凝血因子Ⅻ、Ⅺ、Ⅸ、Ⅷ与激肽释放酶原(PK)和高分子量激肽原(HK)组成。外源性凝血途径包括组织因子(组织凝血活酶)和因子Ⅶ。凝血系统的共同途径由Ⅹ、Ⅴ、Ⅱ和纤维蛋白原(Ⅰ)组成

部分凝血活酶时间(partial thromboplastin time,PTT),但它实际上是一个"激活的"PTT,因为它的试剂中包含了一个带负电荷的表面,能加快反应的速度(Proctor & Rapaport,1961)。

凝血酶原时间

为了完成该常见的凝血试验(图 39-7B),组织凝血活酶(重组人或分离的动物组织因子)和患者血浆混合孵育几分钟之后,通过加入过量的 $CaCl_2$ 对枸橼酸化的血浆进行复钙并测定凝块形成所需的时间。PT 对所谓的外源性凝血途径和共同途径的凝血蛋白进行了评估(见下文)(Quick et al,1935)。组织凝血活酶的传统制备方法是对动物脑中的 TF 进行提取。目前,几种商用的 TF 试剂都是用重组的方法制备。一般来说,当使用重组 TF 时,异常的 PT 值的范围会增大。这表明基于重组 TF 的 PT 试剂更敏感。PT 可作为国际标准化比值(international normalized ratio,INR)的基础,用于监测华法林或其他维生素拮抗剂的抗凝作用。如第 42 章所述,INR 是从凝血酶原时间(prothrombin time,PT)和测定试剂的国际敏感指数(ISI)推算出来的。虽然 INR 最适用于口服抗凝药物的监测,但对于使用非华法林患者的止血评估,可以使用实际 PT 值,并参照当地实验室所建立的 PT 测试的参考范围。

凝血酶时间

为了测定凝血酶时间,需将纯化的外源性凝血酶添加到血浆中,以确定凝块形成的时间(图 39-7C)。它是直接测量纤维蛋白原功能的指标,可用来确定纤维蛋白原功能是否存在缺陷。如果血浆样本中存在异常的纤维蛋白原(异常纤维蛋白原血症)或凝血酶抑制剂(肝素、直接凝血酶抑制剂和肝素类化合物),凝血酶时间将延长。

临床凝血试验中常用的检测方法

临床凝血试验是基于凝块形成率的功能性检测试验。在这些试验中,一系列的蛋白水解反应的发生能导致凝血酶的形成及纤维蛋白原酶解(Mann,2003)。纤维蛋白原的酶解可导致凝块形成、可溶蛋白沉淀,因此可通过仪器测量观察到阻抗或浊度增加以及透光度减少等结果。血栓形成通路上任何因子的缺陷都会造成异常的最终结果。此外,由于最终的凝块形成需要一系列反应的发生,在测定某种因子时,任何一个特异性因子的缺陷都会得到异常的结果。例如,在进行因子Ⅺ试验时,高滴度的因子Ⅷ抑制剂也会产生异常的结果。同样,纤维蛋白原缺乏或异常的情况也会影响凝血试验的结果。

基于 APTT 的分析平台能测定内源凝血系统相关的所有凝血因子(Ⅻ、前激肽释放酶、高分子量激肽原、Ⅺ、Ⅸ和Ⅷ)。目前特异性因子缺乏的血浆已有商品化产品,使这些试验的实施变得更加容易。例如,检测因子Ⅷ的试验是将 APTT 试剂、因子Ⅷ缺乏的血浆和患者血浆(未知)混合后进行测试(Landell et al,1953)。共同孵育几分钟后,凝固时间由加入氯化钙开始计算。因子Ⅶ和共同途径的凝血因子(Ⅹ、Ⅴ、Ⅱ和纤维蛋白原)通常可通过 PT 进行检测。例如,检测因子Ⅹ时将含 TF(凝血活酶)的 PT 试剂、因子Ⅹ缺乏的血浆和测试患者的血浆一起混合进行测试。孵育几分钟后,加入氯化钙开始计算凝固时间。特定患者某个因子的含量可由患者样本测定值与标准曲线比较得到(标准曲线可由不同特异性浓度的因子、因子缺乏的血浆及适量的 PT 或 APTT 试剂经过测量制作而成)。

凝血性试验具有较好的灵敏度与特异性。对于每一种凝血蛋白来说,凝血实验比抗原测定要简单得多。这些试验能提供凝血蛋白功能的相关信息。另外的凝血试验如凝血酶时间(见前面)和爬虫酶时间(见下文)专门检查纤维蛋白原的完整性,以观察其是否能释放纤维蛋白肽,导致纤维蛋白凝块形成。当建立对临床有用的凝血酶时间时,将凝血酶浓度降低至 1~2NIH U/ml(约等于 8~16nmol/L 的人 α 凝血酶在 3000U/mg 时的活性)非常重要,正常检测到的时间大约是 20 秒。这种检测具有很好的重现性,具有对微小异常蛋白进行检测的灵敏性。基于凝血的检测方法能检测蛋白质的功能,抗原检测能检测蛋白质的存在,两种检测方法相结合,能对正常存在但功能减弱的蛋白质进行分析。功能失调的蛋白质抗原水平正常但其蛋白质功能降低。这种情况通常出现在纤维蛋白原检测中。确定纤维蛋白原是否异常的最有效的方法是对纤维蛋白原的凝固性和纤维蛋白原抗原进行检测。如果纤维蛋白原(凝固法)测得的含量低于纤维蛋白原抗原法含量的 90%,这提示纤维蛋白原的功能可能异常。

发色底物法可用来测量某些酶(纤溶酶、活化蛋白 C)和各种血浆蛋白酶抑制剂(PAI、抗凝血酶、C1 抑制剂、α_2-抗纤溶酶和 tPA)活性。通过中和因子Ⅹa 或凝血酶的活性的方法是检测抑制因子Ⅹa 或凝血酶活性的抗凝剂水平的有效手段(见第 42 章)。这种方法可以用来测定普通肝素、低分子量肝素、磺达肝癸钠、利伐沙班和阿哌沙班(最后的这两个分子不需要常规临床监测)的治疗水平。对于未来的注射或口服因子Ⅹa 及

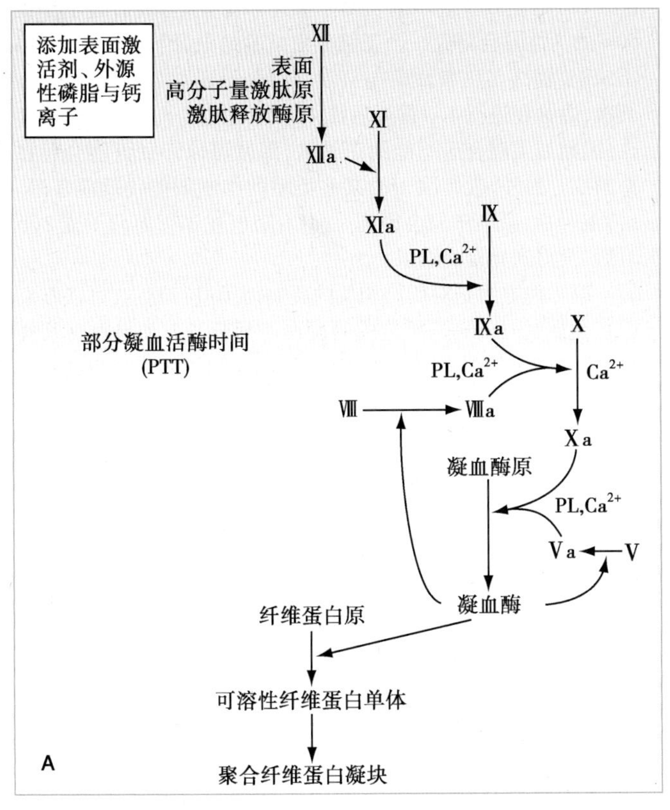

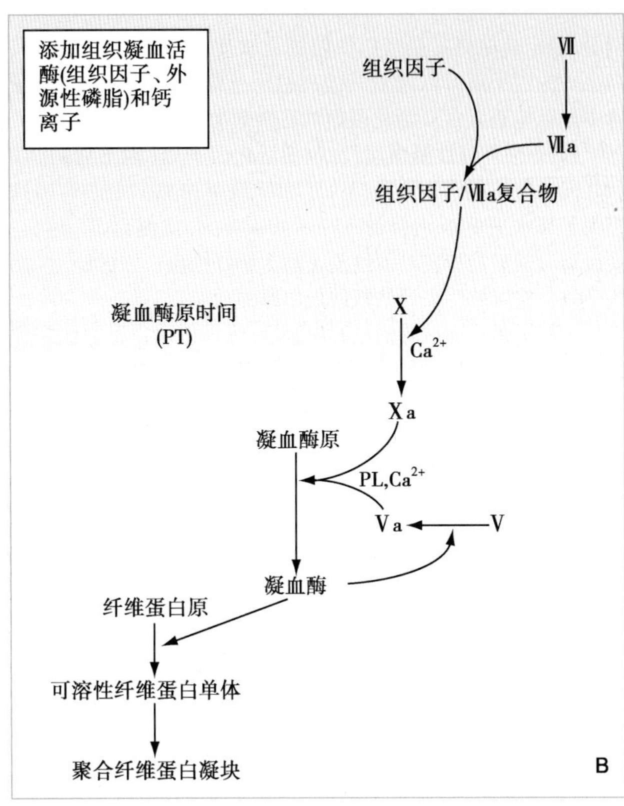

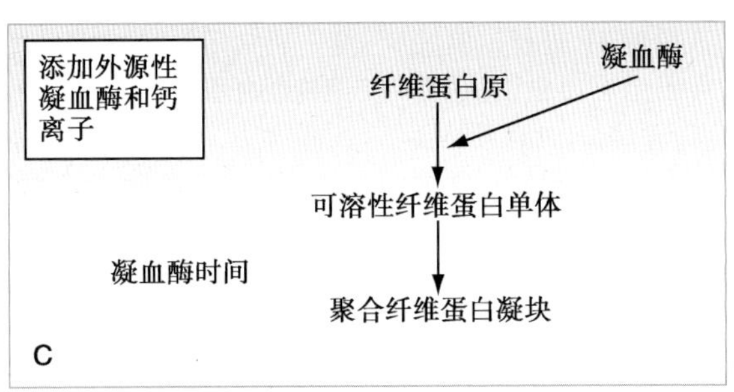

图 39-7 凝血筛选试验。A. 活化部分凝血活酶时间(APTT,在图上表示为 PTT)需要除了组织因子和因子Ⅶ之外的所有的凝血蛋白。B. 凝血酶原时间(prothrombin time,PT)需要组织因子和因子Ⅶ、X、V、Ⅱ和纤维蛋白原。C. 在凝血酶时间(或凝血酶凝固时间)中,将外源凝血酶添加到血浆中,以蛋白酶解纤维蛋白原。以上每一种测试均向柠檬酸盐化的无血小板患者血浆中添加所示试剂,检测终点均为纤维蛋白凝块形成的时间,且均不能反映因子ⅩⅢa 的活性

凝血酶抑制剂的检测方法,可以通过使用能中和酶活性的试剂来分析。最后,对狼疮抗凝物(见第 41 章)水平足以干扰 APTT 和 PT 结果的患者,可以使用因子 X a 的直接光学检测法评估华法林的抗凝水平。

凝血功能紊乱患者的应对方法

凝血蛋白缺陷的筛选试验可以用来对这些蛋白是否异常进行鉴别诊断(表 39-3;图 39-6)。在 APTT 中,因子Ⅻ能在人工加入的、带负电荷的表面物质上自激活,启动凝血级联反应。APTT(在图中标记为"PTT")反映了内源性凝血途径因子(因子Ⅻ、前激肽释放酶蛋白、高分子量激肽原、因子Ⅺ、因子Ⅸ和因子Ⅷ)和共同途径因子(因子 X、V、Ⅱ和纤维蛋白原)的相关情况(图 39-7A)。然而必须认识到这些因子水平只有降低到不同程度才能达到检测方法的灵敏度从而筛选出异常结果。例如,当蛋白质水平下降到正常水平的 35%~45%(0.35~0.45U/ml)时,大多数商品化 APTT 试剂都能检测到因子Ⅷ的减少。相比而言,因子Ⅻ和高分子量激肽原在正常水平的

表 39-3 凝血筛查试验异常的鉴别诊断
单独的活化部分凝血活酶时间(APTT)异常
与出血相关的:因子Ⅷ、Ⅸ和Ⅺ缺陷
与出血无关:因子Ⅻ、前激肽释放酶(PK)、高分子激肽原、狼疮抗凝物
单独的凝血酶原时间(prothrombin time,PT)异常
因子Ⅶ缺陷
活化部分凝血活酶时间(APTT)与凝血酶原时间(prothrombin time,PT)均异常
内科疾病:抗凝治疗、弥散性血管内凝血(DIC)、肝脏疾病、维生素 K 缺乏、大量输血
少数异常纤维蛋白原血症;因子 X、V、Ⅱ缺陷

10%～15%时可能也不会造成 APTT 延长。在评估新的抗凝试剂时，确定其检测凝血蛋白缺陷的灵敏度是很重要的。此外，高水平的因子Ⅷ可以掩盖其他凝血因子缺陷。高水平的因子Ⅷ也可以掩盖蛋白 C 活化凝血试验中低水平的蛋白 C。

PT 评估外源性凝血途径，包括活化因子Ⅶ（因子Ⅶa）、TF 和共同通路途径（因子Ⅹ、Ⅴ、Ⅱ和纤维蛋白原）（图 39-7B）。当因子Ⅶ水平低至正常的 35%～40%时，可检测到 PT 延长。凝血酶时间只能检测外源性凝血酶水解纤维蛋白原的能力（图 39-7C）。它可被用来评估纤维蛋白原的功能。

了解了每一项试验的检测内容后，可以使用以下方法来评估一个或多个指标异常患者的出血风险（表 39-3 及图 39-6）。例如，如果一个患者 APTT 延长，那么可以在了解其出血史后开始进行出血风险评估。如果一个男性患者 APTT 延长，且发生出血，那么其鉴别诊断可能是因子Ⅷ、因子Ⅸ或因子Ⅺ缺乏。这些疾病将在下个章节进行讨论。如果只有 APTT 延长，且没有出血史，最常见的原因是狼疮抗凝物质导致。APTT 延长但无出血史，可能与因子Ⅻ、前激肽释放酶，与高分子量激肽原相关。即使患者没有出血风险，了解后三种蛋白状况对于评估 APTT 延长是至关重要的，这些患者既不需要进行不必要的血浆置换治疗，也不需要在预定的手术过程中经历不必要的延误。

另外，如果患者 PT 延长并伴有出血，这通常表明该患者体内因子Ⅶ缺乏。值得注意的是，因子Ⅶ Padua（在 304 位的谷氨酰胺被精氨酸所替代）在非人源 TF 下不能被有效激活（Girolami et al，1979；Pollak et al，2006）。用非人源的 TF 进行试验并发现 PT 延长时，并不能表明该受试者真正患有出血性疾病。利用该类型的 TF 进行试验不仅可以出现 PT 延长，也有可能会出现 PT 的缩短。使用重组人 TF 进行重复试验可得到正常的结果。有时，一些常见的共同途径凝血蛋白（纤维蛋白原、因子Ⅱ、Ⅴ、Ⅹ）的缺陷可能首先会导致 PT 的延长，情况严重时，将导致 PT 和 APTT 的延长。这是因为当用一个敏感的 TF 进行分析时，共同通路凝血蛋白的微小异常首先在 PT 试验中被观察到。然而，通常共同途径凝血蛋白（纤维蛋白原、因子Ⅱ、Ⅴ、Ⅹ）的缺乏能导致 PT 和 APTT 延长。当得到患者 PT 和 APTT 延长的实验结果时，不仅要考虑到凝血蛋白是否缺乏，而且还要从患者的医学状态（如抗凝治疗、弥散性血管内凝血、肝病、维生素 K 缺乏症和大量输血）作出鉴别诊断。这些都将在后面的获得性出血疾病章节中进行讨论。

常规的凝血和血小板筛查试验并不能对少数罕见的出血疾病进行诊断。按照发病频率的顺序，这些疾病包括因子ⅩⅢ缺陷、α_2-抗纤溶酶缺陷、PAI-1 缺陷以及 α_1-抗胰蛋白酶缺陷（Aoki et al，1980；Owen et al，1983；Fay et al，1992；Anwar & Miloszewski，1999；Hua et al，2009）。因子ⅩⅢ缺陷将在下面进行讨论。先天和后天性的 α_2-抗纤溶酶缺陷与 PAI-1 缺陷（见下文）将会促使产生纤溶亢进，主要原因是 α_2-抗纤溶酶缺陷与 PAI-1 缺陷减少了对 TPA、尿激酶、纤溶酶的抑制。α_1-抗胰蛋白酶缺陷是一种罕见的出血性疾病，可能是由于抗胰蛋白酶的突变导致凝血酶被抑制，从而阻碍了凝血的形成。

当凝血分析中指标结果出现延长时，往往需要对真正的因子缺乏或存在凝血因子的抑制之间做鉴别诊断。特异性的诊断可基于两种方法。第一种方法是在实验中将待测血浆与正常血浆进行 1∶1比例混合，对检测到的异常结果进行重复验证。1∶1混合试验主要基于两个原理。首先，当凝血因子存在 50%的活性时会得到一个正常凝血试验结果，因此如果存在因子缺陷，那么与正常血浆 1∶1混合将会得到一个正常的结果。其次，通常在进行 1∶1稀释后抗体干扰凝血因子的作用仍然存在，因此如果混合后不能纠正结果，那就可以怀疑可能会存在抑制剂。另外，凝血因子的某些类型的抑制剂能使反应延迟。1∶1混合后，凝血试验会得到立即纠正，但在 37℃孵化 1 或 2 小时后，会得到异常的结果。

第二种方法是对所有相关的凝血因子进行测定，可以鉴别因某类凝血因子缺陷所造成的凝血时间延长。如果发现某类凝血因子在试验中降低，那就可以用相应因子的抑制剂试验进行进一步研究。特定抑制剂试验方法是将不同比例的患者血浆与正常血浆进行混合（如 1∶1，2∶1，4∶1，1∶2，1∶4），在 37℃孵育 2 小时后测定样品混合物中特定因子的水平。同时，患者血浆和正常血浆也在相同条件下进行试验。在试验时，将会得到正常血浆、患者血浆以及每一种血浆混合物中特异性因子的活性百分比。如果试验结果比同一比例血浆混合物（例如 1∶1，2∶1，1∶2）的计算期望值要低，那么可以推断患者血浆中存在抑制剂。例如，如果在一个未稀释的样本中观察到特定因子具有 100%的活性（1U/ml），那么在正常血浆与因子缺乏血浆 1∶1稀释混合血浆中，就会产生大约 50%的活性。如果 1∶1稀释混合血浆中该因子只有 32%的活性，那么表明患者血浆中可能有某种物质能转移至正常的血浆中从而抑制该因子的活性。这是一种常用的、非定量的用于评估凝血因子抑制剂的方法。在遗传凝血蛋白缺陷章节中，提到一种可以确定因子Ⅷ抑制剂的定量方法，该方法也适用于其他凝血因子的测定。

第二种可以确定某种特异性凝血因子缺陷的方法是通过对患者和正常血浆混合进行测试。PT 或 APTT 的混合研究表明单独的凝血因子在 50%活性时能得到正常的 PT 和 APTT 值。产生这个现象的原因是这些试验都有一个双曲线性灵敏度曲线（即任何一个因素的减少都不会导致这两种方法的线性延长）。只有活性低于 50%，PT 和 APTT 才会开始延长。如前文所述，凝血因子降低所造成的 PT 和 APTT 延长的敏感性差异，与不同厂商生产因子和试剂所带来的敏感性差异有所不同。因此，如果患者血浆与正常血浆 1∶1混合，在患者血浆中没有抑制因子的情况下，PT 或 APTT 应该是正常的。然而，如果混合实验结果没有纠正，那就可以考虑患者血浆中的某些物质可能会干扰到正常血浆中蛋白的功能。

对于独立实验室来说，如何筛选抑制剂的试验是比较主观的；筛选抑制物实验作为临床疾病诊断的第一步。遇到的首要问题是实验室间操作的差异性。几乎没有研究能提供关于实验室如何进行抑制剂筛选的报道。针对狼疮抗凝物的研究，目前已经开发出了一些具有独特性的混合研究方法（Brandt et al，1995a，1995b）。在进行混合研究时，几个关键问题需要注意：患者血浆与正常血浆的比例（1∶1～4∶1）、测定孵育时间 0～2h 及用于评价结果的方法（PT、APTT）等。一项研究对混合研究方法在评估因子缺陷和抗凝物方面的敏感性和特异性进行了调查（Chang et al，2002）。在这项研究中，1∶1或 4∶1（患者∶正常）的患者血浆和正常血浆混合物在检测前需要在 37℃孵育 1 小时。当使用混合比例为 1∶1的血浆进行 APTT 测试时，用一个能校正 70%～75%的特异公式（见参考公式）计算出的识别特异性因子缺陷或具有抗凝物的灵敏度/特异性分别为100%/33%或33%/100%。当使用校正率为50%,4:1(患者:正常)的混合比例血浆进行APTT试验,其识别特异性因子缺陷或具有抗凝物的灵敏度/特异性分别可达到88%/100%或100%/88%(Chang et al,2002)。类似地,使用混合比例为1:1的血浆进行PT测试,用一个能校正70%~75%的特异公式(见参考公式)计算出的特异性因子缺陷或具有抗凝物的灵敏度/特异性分别为95%/50%或50%/95%。当使用校正率大于40%、4:1(患者:正常)的混合比例血浆进行PT试验,其识别特异性因子缺陷或具有抗凝物的灵敏度/特异性分别可达到96%/100%或100%/100%(Chang et al,2002)。进一步的研究表明,混合物在37℃孵育1小时比直接测量具有更好的灵敏度和特异性。

多种因素会影响到试验的结果。例如当患者使用华法林时,因为在血浆中多种蛋白质的缺乏以及由于羧化抑制会导致的异常凝血分子的产生(这种抑制缺陷在凝血试验中起到抑制剂的作用)进而使结果不准确。一旦确定抑制剂存在,还需要进行特异性因子试验来确定直接具有抑制作用的特异性因子。一般都是从混合研究开始,以确定新的凝血因子缺陷。无论诊断结果表明特异性因子是否存在缺陷或存在抑制剂,所有可致缺陷的相关因子都需要进行评估。另一种方法是对所有相关因子进行分析,首先先确定缺陷是否存在,然后再确定是否存在抑制剂。后一种方法通常会减少患者的诊断时间。如果多种因子水平较低,应考虑是人为注射华法林、肝素、骨髓瘤蛋白、冷球蛋白或是低-异常纤维蛋白原血症等造成的。

整体凝血检测法

PT和APTT试验在出血风险的预测和急性出血的监测中的作用从来没有被评估过。另一方面,传统的如PT、APTT等凝血分析的可报告范围仅限于在"凝血酶暴发"时。这些试验都是评价凝血的起始阶段,而不是评价血栓形成和最大凝血酶生成这样的止血能力。所谓的"整体凝血检测"的发展在过去的几十年里引起了人们的关注,特别是在急性出血的管理上。整体凝血检测已被用于重症监护、心脏手术和肝移植过程中凝血病理的检测和治疗中。

Hartert(1948)第一个阐述了黏弹性试验,并命名为血栓弹力图。整体黏弹性分析的基本原理是记录血栓形成和溶解过程中血栓凝块的变化。在一个暴露在恒定扭力丝上的杯子中加入凝血活化剂和全血。逐渐形成的凝块逐渐干扰扭力丝,而在最大血凝块稳定形成时该干扰几乎已经固定。最常采用的黏弹性分析是TEG(Haemonetics,美国)和ROTEM(Pentapharm,瑞士)。ROTEM使用固定的杯子和旋转的针,而TEG使用旋转的杯子(Ganter & Hofer,2008)。这两种方法都可以实时地分析血栓形成、凝块稳定性和纤维蛋白溶解过程。血栓的弹性与多种因素有关,包括血块收缩过程中血小板的收缩能力、血小板水平(Tynngård et al,2006;Agren et al,2013)、血细胞比容、因子ⅩⅢ浓度、纤维蛋白原浓度(Winstedt et al,2013)以及在凝固过程中产生的凝血酶(Johansson et al,2009)。不同的激活剂可添加到全血或血小板丰富的血浆中,以专门评估凝血过程相关指标。

凝血酶生成

凝血酶生成(thrombin generation,TG)测定法测定的是凝血启动后形成凝血酶的总体趋势。它可以在富血小板血浆(platelet-rich plasma,PRP)和乏血小板血浆(platelet-poor plasma,PPP)中进行。TG由一个半自动的荧光仪进行测定,样品的荧光可与校准品进行比较分析。TG曲线根据以下变量获得数据:lag时间、最大凝血酶浓度(maximum thrombinconcentration,Cmax)、达到Cmax的时间(Tmax)以及内源性凝血酶潜力(endogenous thrombin potential,ETP)。TG受凝血因子(因子Ⅱ、因子Ⅴ、因子Ⅷ、因子Ⅸ、因子Ⅹ、纤维蛋白原、因子ⅩⅢ、因子Ⅶ)缺陷的影响(Matsumoto et al,2013)。

总体止血潜能

总体止血潜能(overall hemostasis potential,OHP)是一种以血浆为基础进行分光光度测定的整体分析。OHP描述了在乏血小板血浆中加入外源性凝血酶、组织型纤溶酶原激活物和钙的纤维聚集曲线。总体凝血潜能(OCP)和总体纤溶潜能(OFP)是OHP的辅助参数。目前已经对高凝和低凝以及抗凝治疗状态下OHP进行了评估(Antovic,2010)。整体止血分析的标准化问题仍然令人担忧,然而目前在临床紧急情况下较大变异的结果也能被接受。

遗传性凝血蛋白缺陷

如前所述,蛋白质或因子缺陷可分为定量缺陷或定性缺陷。在定量缺陷疾病中,常规凝血试验测量方法(功能活性方法)所测得的凝血因子水平与免疫学试验(抗原)所测得的结果类似。在定性缺陷疾病中,功能性试验所测得的结果降低,但抗原试验却表明其水平升高或正常,表明该蛋白功能异常或存在抑制剂对该蛋白质的功能产生影响。

因子Ⅷ缺乏(血友病A)或因子Ⅸ缺乏(血友病B)

血友病A(因子Ⅷ缺乏)是最常见的严重的先天性出血疾病,但可以正常的妊娠与分娩,约5000~10 000名男性个体就有一名患者。血友病B(因子Ⅸ缺乏)也是一种严重的先天性出血疾病,其在男性个体中总的发病率约为1/30 000~1/25 000。表达因子Ⅷ和Ⅸ的基因都位于X染色体上,其结果是血友病A和血友病B都是伴X染色体的隐性遗传,发病患者主要为男性。女性个体两条X染色体中有一条携带血友病突变基因则为女性携带者。当女性个体携带莱昂化(X染色体在遗传上失活)的X染色体,或患有Turner综合征,或其父母为致病男性个体与女性携带者时,则可进展为血友病A型患者。

血友病根据因子活性的基线水平可分为轻度、中度和重度(Blanchette et al,2014)。该因子水平可用正常水平的百分比或国际单位(IU)/ml来表示(表39-4)。因子水平的高低与出血症状的严重程度相关(Pavlova & Oldenburg,2013)。然而,患者间的出血模式存在较大差异。

严重的血友病A和血友病B,是与性别有关的、隐性遗传的凝血因子缺陷,通常在患者出生或者胎儿时便会表现出来,如出生时头颅血肿(无论是顺产还是剖宫产);或在常规肌内注射维生素K或新生儿足跟筛查时被发现。血友病的典型表现在犹太法典中就有记载,该记载强调了包皮环切术的出血风险。

表 39-4 血友病 A 与 B 的分类

	分类		
	重度	中度	轻度
患者百分比	50~70	10	30~40
因子Ⅷ或Ⅸ活性,%	<1	1~5	6~30
出血频率	2~4 次/月	4~6 次/年	不常见
出血原因	自发	轻微的创伤	重大外科手术

令人惊讶的是,血友病 A 或血友病 B 患者的脐部出血是罕见的。在幼年时期,出血主要表现为急性与复发性血肿、肌肉和软组织血肿,然后为与乳牙脱落相关的牙龈出血。在儿童成年期,随着活动强度和创伤比例的增加,其出血频率也会增加。然而,自发出血的频率也增加了——例如,那些与已知创伤无关的流血事件。这表明即使是负重,关节和支撑结构的正常扭转也能导致流血事件的发生。在血友病患者的整个生命过程中,铰链关节仍然是其出血并发症的主要部位,如脚踝、膝盖和肘关节,球窝关节偶尔也会出血。在同一个关节处重复出血通常会引起活动范围受限,导致肌肉萎缩、残疾、急性和慢性疼痛以及结构破坏等。铁被吸收到关节滑膜后,能促进炎症细胞因子和蛋白水解因子的释放,特别是 IL-1β 和 IL-6,进而诱导软骨细胞凋亡和软骨损伤(Van Vulpen et al,2015)。危及生命的出血一般发生在大脑及气管旁区,通常与创伤相关(表 39-2)。严重血友病需要频繁治疗或用替代因子产品进行预防性治疗。轻度血友病很少有自发性出血的症状,但其可表现为外伤或大手术后长时间出血,患者很少需要静脉置换治疗。

当存在出血症状或有血友病家族史时,该患者是否存在血友病值得深究。大约 1/3 的血友病是由基因自发突变引起的。对这种有出血病史的患者应进行实验室评估,包括 APTT、PT 和血小板计数等。诊断性试验为因子Ⅷ或因子Ⅸ活性检测。有阳性家族史时,血友病可以早至刚出生时即被诊断,因为因子Ⅷ和Ⅸ水平可以直接用脐带血进行测定。

值得一提的是,在凝血试验中,以因子Ⅷ或因子Ⅸ凝血因子活性的标准曲线为基础,至少要对两个系列稀释的枸橼酸钠抗凝血浆进行重复测量,以充分观察重型血友病患者因子Ⅷ与因子Ⅸ的缺乏状况。因为当值较低时,稀释曲线不呈线性。由于因子Ⅷ/因子Ⅸ活性标准曲线跨度介于 10%~150%之间,因此因子Ⅷ水平在 10%以上是比较容易评估的。一步分析法最常用于检测血浆中因子Ⅷ/因子Ⅸ的活性。但是,这些方法由于存在分析前变异因素(不顺畅的抽血能导致凝血因子预活化,从而造成评估因子Ⅷ/因子Ⅸ活性的结果错误)、APTT 试剂使用的类型不同、自动化仪器的类型不同、使用凝血因子浓缩物的类型不同而存在缺陷。例如:重组因子Ⅸ浓缩液与血浆衍生Ⅸ浓缩液在临床监测中检测误差可达 40%(EMA,2014)。通过采用因子Ⅷ/因子Ⅸ国际标准,并使用显色性法测定因子Ⅷ和因子Ⅸ,可以减少实验室内和实验室间的误差。

关于血友病护理,另外应需注意的有:

1. 世界上只有约 25%的血友病患者得到了充分的治疗,并且有机会得到足够的凝血因子补充,以防止关节损伤、出血造成的长期并发症和出血死亡。

2. 在发达国家,对重型血友病 A 和血友病 B 的护理标准包括在儿童第一次出血事件发生之前或刚发生之后,对其进行凝血因子替代疗法以预防出血事件的发生。

3. 即使是在个体没有经历任何临床出血的情况下,初级预防在防止关节恶化的方面并不完善。此外,还有一些罕见的患者,尽管有复发性出血事件,但没有关节恶化的发生(Manco-Johnson et al,2007)。

4. 目前所有因子Ⅷ或Ⅸ替代疗法所使用的凝血因子制剂都是安全的,没有出现传播 HIV、HCV、HBV 等病毒的任何报告。虽然血浆病毒衰减过程使这些产品不再传播像 SARS、西尼罗河病毒等脂质包裹的传染性病原体,但这些产品经过离心处理后仍有可能传播非脂质病毒,如细小病毒 B19。

5. 重型血友病患者的最常见原因是包括内含子 22 在内的因子Ⅷ基因的部分倒置,这占据了此类患者的 40%~45%(Naylor et al,1992;Lakich et al,1993)。这些倒置是由 *F8A* 基因内含子 22 与因子Ⅷ基因 5′(端)超过 400kb 的同源重组区域发生重组所造成的(Lakich et al,1993;Kaufman et al,2001)。与倒置相关的几种类型已被报道与描述(Kaufman et al,2001)。如果未检测到内含子 22 倒置,则可能是由于因子Ⅷ基因(约 186 000bp)太大,从而导致突变检测变得困难。相比而言,因子Ⅸ基因的大小只有因子Ⅷ基因的 1/5,因此对血友病 B 的突变检测相对简单一些。

对于因子Ⅷ轻度到中度缺陷而导致血友病 A 诊断不明(例如:有关于一名女性患者的因子Ⅷ水平降低且呈常染色体显性遗传的报道)的患者,可能需要进行更多的诊断测试。在 vWF 因子异常的患者中,可能出现继发性的因子Ⅷ缺乏。因为在血浆中因子Ⅷ通常与 vWF 结合(Weiss et al,1977)。此外,还有关于一个特殊的异常 vWF 因子的案例,vWF 因子的错义突变导致其与因子Ⅷ的结合和分泌减少。这种异常最初在一名来自诺曼底的法国病人身上发现,后来被命名为"诺曼底"型或 2N 型 von Willebrand 病。若一个患者表现为正常的血管性 vWF 因子功能(见第 40 章),而因子Ⅷ水平降低,且其遗传模式为常染色体隐性遗传而不与性别相关,则应考虑为该型(Schneppenheim et al,1996)。

在儿童时期,因子Ⅸ活性水平保持在成人水平的 75%左右,在青春期时,因子Ⅸ的表达水平达到成人水平(Andrew et al,1992)。人们认为这是类固醇激素作用的结果。有趣的是,一种罕见的因子Ⅸ缺陷类型-血友病 B Leyden,在青春期后也出现了相应的表型变化。这种患者的儿童时期常存在血友病 B 的表现,其因子Ⅸ的活性范围为正常水平的 1%~13%不等。青春期后,血浆因子Ⅸ的活性水平上升到正常水平的 70%,并出现出血并发症的缓解(Reitsma,2001)。血友病 B Leyden 的突变发生区域在基因启动子上,该区域为激素受体结合区域(Crossley et al,1992)。

关于携带者的评估

携带者的检测对症状预测和产前咨询具有重要意义。携带者预计大约含有 50%的正常活性因子,这一水平足够防止出血事件的发生。然而,一些血友病基因携带者可能会存在月经过多或者其他出血症状(Arun & Kessler,2001;Plug et al,2006)。

在血友病 A 中,如果突变位点已知,那么可对潜在的携带者进行已知突变的检测。否则,应对可疑携带者进行常见的内含子 22 倒位分析或全外显子测序分析。对可疑女性携带者、男性患者以及其他患病成员的基因分析有助于突变位点的确认。当所有家庭成员都进行分析时,能筛查到的携带者的概率是非常大的。与基因检测相比,通过对凝血因子活性水平的检测确定携带者是相对不准确的,因为携带者与正常人之间的凝血因子活性水平具有很大部分的重叠区域。女性个体的因子Ⅷ活性与血管性血友病因子抗原水平的比值可用于预测携带者状态。据报道,在 91%~99%的血友病患者携带者中,该比率都会异常下降(Fishman et al,1982;Graham et al,1986;Green et al,1986)。

对血友病患者的产前诊断可以在产科中心进行,在妊娠期 12 周时进行绒毛膜绒毛取样,或者在 16 周后进行羊膜穿刺术取样。如果该家族的遗传机制已经清楚,那么可以在细胞样本上进行突变分析或对内含子 22 倒位分析(Ljung,1999;Arun & Kessler,2001)。另外,可在妊娠期 20 周抽血进行凝血因子分析,即使患者患病风险高,但此类方法结果却不太准确。由于胎儿 DNA 在怀孕 10 天内就可在母体循环中检测到,因此运用孕妇血浆对血友病进行产前诊断也是很有前景的,这可以避免使用侵入性诊断技术。在血友病 B 中,对于因子Ⅸ活性的检测会造成 30%~40%的携带者被漏诊,因此运用遗传分析检测携带者状态是非常重要的(Graham,1979;Ljung,1999)。类似血友病 A,血友病 B 患者产生其携带者的概率为 1/3。

血友病的治疗

重组因子产品是目前发达国家治疗血友病 A 和 B 的标准手段。输入凝血因子的剂量是由体重和因子活性期望值所确定的。具有 100%活性凝血因子的血浆含有 1U/ml 的凝血因子。按照惯例,一个单位的凝血因子是指 1ml 正常人血浆中含有的因子的量。每个单位的重组因子Ⅷ/kg 在理想状态下能将因子Ⅷ的活性提高 2%,而每个单位的重组因子Ⅸ/kg 能将因子Ⅸ的活性提高 1%。如将一个 70kg 的人的因子Ⅷ血浆活性提高 100%,加入剂量的计算公式如下:

体重(kg)×0.5 国际单位/kg
×因子Ⅷ活性提高期望值(%)
= 所需剂量
70kg×0.5×100 = 3500 单位

血浆因子Ⅷ的半衰期为 12 小时。

将一个 70kg 的人的因子Ⅸ血浆活性提高 100%,加入剂量的计算公式如下(Shapiro et al,2005):

体重(kg)×1 国际单位/kg
×因子Ⅸ活性提高期望值(%)
= 所需剂量
70kg×1×100 = 7000 单位

大约有 1/3 因子Ⅸ缺陷的患者在注射重组因子Ⅸ后其恢复能力较低,需要增加 20%的剂量。血浆因子Ⅸ的半衰期为 24 小时。

目前,市场上存在越来越多的商品化因子Ⅷ和因子Ⅸ浓缩液试剂,成为血友病患者替代治疗的药物。这些新产品大部分延长了特异因子的半衰期,从而使替代治疗的频率降低。人们越来越倾向于根据个人生活方式的特殊需求来调整这些产品的剂量。因此,活动剧烈的血友病患者可能希望凝血因子活性保持 15%水平,以减少因运动或与工作相关出血事件。相比之下,凝血因子活性为 1%便能满足久坐不动的患者的生活需求。许多血友病患者被推荐使用以个人或人群药代动力学为基础的新产品,以确保这些昂贵的产品能以最有效和经济的方式使用。国家血友病基金会的医学委员会和科学顾问委员会将会实时提供关于这些新产品的特点(www.hemophilia.org/Researchers-Healthcare-Providers/Medical-and-Scientific-Advisory-Council-MASAC/MASAC-Recommendations/MASAC-Recommendations-Concerning-Products-Licensed-for-the-Treatment-of-Hemophilia-and-Other-Bleeding-Disorders)。

并发症的治疗

替代疗法的一个重要的并发症是会促进凝血因子的自身抗体(抑制物)的产生,这主要发生在严重的血友病患者身上。大约 25%的重型血友病 A 患者和 3%~5%的重度血友病 B 患者会出现抑制物。这在中度或轻度血友病患者中很少见,可能是因为在这些个体中注入的因子不被认为是外来抗原(Eckhardt et al,2013)。抑制物的减少或清除,取决于它们的滴度水平以及机体对于替代疗法的反应。筛查监测抑制物对于有效和迅速处理该并发症非常重要。

对抑制物的筛查可以定期进行,而且值得注意的是当替代因子疗法对控制出血无明显疗效时更应该进行抑制物的筛查。进行替换因子输注治疗后多次抽血有助于评估凝血因子抑制物是否存在。随着时间的推移,抑制物的存在通常会使因子活性水平加速下降。

因子Ⅷ、因子Ⅸ或其他因子的特异性抑制物的确定需要经过谨慎、仔细地评估。这种分析是非常重要的,因为抑制物滴度的高低对患者疗法的选择有很大影响。一般来说,在低滴度的因子Ⅷ抑制物(少于 5 个 Bethesda 单位[BU],见后分析)情况下仍可用凝血因子替换疗法。相比之下,更高滴度的抑制物(10BU 以上,见下文)下通常需要使用所谓的旁路制剂进行治疗,如重组因子Ⅶa、FEIBA(因子Ⅷ抑制物旁路制剂,是一种活化的凝血酶原复合物浓缩物)和猪重组因子Ⅷ(Hay et al,2006)。简单的混合试验,如前所述的 APTT 试验,可能会造成抑制物水平的低估。此外,如前所述,执行这种混合试验的方法上并没有统一的标准。为了诊断因子Ⅷ或因子Ⅸ抑制物的存在,应对其进行正规的"Bethesda"抑制物检测(Kasper et al,1975)。一般来说,这种对凝血因子抑制物的测定方法对于测定所有凝血蛋白抑制物都是可靠的。该方法对混合物中血浆的含量和孵育时间进行了标准化,并对抑制物的解释进行规范化,从而使解释广泛适用。在经典的 Bethesda 检测法中,一份患者血浆和一份正常血浆的混合物在 37℃中孵育 2 小时。对照物为正常血浆与缓冲液 1∶1的混合物。由 Bethesda 法改良而成的方法——Nijmegen 法,是将正常血浆与因子Ⅷ缺乏的血浆作为对照物共孵育 2 小时,可防止 2 小时孵育时间内 pH 值的较大变化(Verbruggen et al,1995)。孵育过后,对患者血浆混合物和对照血浆混合物进行因子Ⅷ活性测定,根据样本血浆与对照血浆的比率来确定患者剩余因子Ⅷ的活性百分比。Nijmegen 法得到的结果更可靠、更特异,尤其是抑制物的效价较低时，这是因为在进行系列稀释后它自身增加了缓冲的效果。在美国，其使用的频率较少（Peerschke et al，2009）。目前，已经设计出一种叫 BU 测定法的方法来定量测定凝血因子抑制物。以因子Ⅷ为例（图 39-8），能抑制对照血浆因子Ⅷ一半活性的患者血浆量为 1BU。因此，当患者血浆具有 50%因子Ⅷ活性时，可认为该患者每毫升血浆中含有 1BU 的抑制剂。如果在分析之前血浆被稀释了十倍，那么表明该抑制剂值为 10BU/ml。

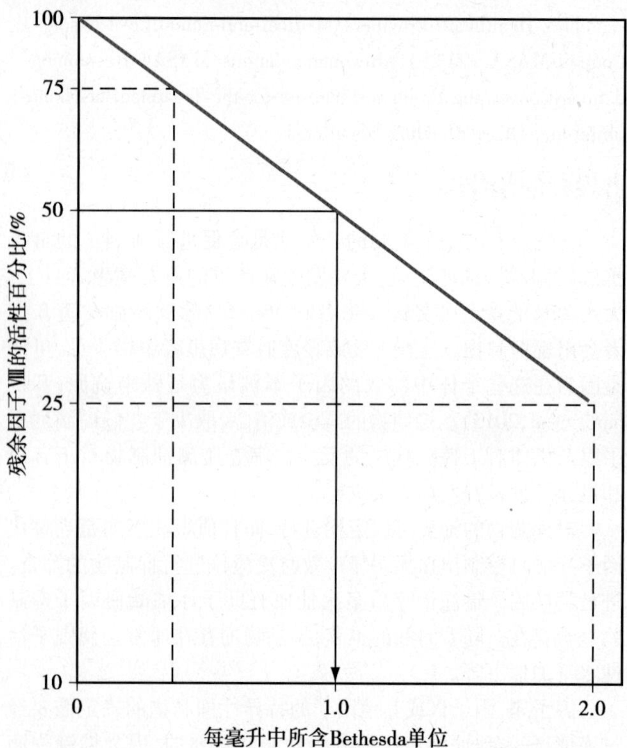

图 39-8 在 Bethesda 单位中因子Ⅷ抑制物滴度的表达。在因子Ⅷ抑制物的测定中，正常血浆中残余因子Ⅷ的活性百分比是在与患者血浆孵育后确定的。1Bethesda 单位抑制物的量为在 37℃孵育 2 小时后能破坏 0.5U 因子Ⅷ活性的抗体的量。如图所示，对数转换的剩余因子Ⅷ活性百分比与 BethesdaU/ml 呈线性比例关系。在该试验中，因子Ⅷ的活性水平应该在 25%～75%之间。活性在 25%以下的样本需进行下一步稀释，以便找到 50%因子Ⅷ的活性的点（Redrawn with permission from BockenstedtPL：Laboratory methods in hemostasis. In Loscalzo J，Schafer AI，editors：Thrombosisand hemorrhage，ed 3，Philadelphia，2003，Lippincott Williams & Wilkins，p 370，图 21-7）

该方法的灵敏度高，但重复性差。一种常见的现象是用不同稀释倍数的血浆可能会产生不同的抑制物滴定值。为了确定 BU 水平，应选择含有接近 50%因子活性的稀释度来计算因子Ⅷ抑制物的滴度。标准曲线上的值应只在因子Ⅷ活性为 25%～75%的范围内读取。如果低于 25%，就需要对样品进行更高倍数的稀释。若用最低稀释倍数的患者标本测得的因子活性超过 75%，则表明可能不存在抑制剂。事实上，对于实验室来说，确定这种试验的灵敏度下限是很重要的，该下限通常在小于 0.4 到小于 0.6BU 的范围内，如果报告结果小于该范围表明抑制物可能不存在。值得注意的是，Bethesda 试验中用剩余的因子Ⅷ活性与增加患者血浆量进行试验可以区分Ⅰ型抑制物（一种能够将因子Ⅷ活性降低到无法测量范围的抑制物）和Ⅱ型抑制物（一种即使在高抑制物滴度的情况下也能保留一定程度的因子Ⅷ活性的抑制物），这种区别可能反映出因子Ⅷ存在次要的抗原表位（Gawryl & Hoyer，1982；Luna-Zaizar et al，2009）。

其他凝血因子的遗传性缺陷

其他凝血因子的遗传性缺陷有呈常染色体显性遗传的（表 39-5）。除因子Ⅺ遗传性缺陷外，其他疾病非常罕见。然而，在近亲婚姻的地区，他们的患病率会增高（Mannumli et al，2004）。因子ⅩⅢ、Ⅹ、Ⅶ、Ⅴ和Ⅱ的缺陷均为罕见的遗传性凝血障碍（rare inherited coagulation disorders，RICD），其在一般人群中占遗传凝血因子缺陷的 2%～5%。RICD 最常见的是因子Ⅺ和因子Ⅶ的缺陷，其次是因子Ⅴ、因子Ⅹ、纤维蛋白原和因子ⅩⅢ的缺陷（Ruiz-Saez，2013）。

一般来说，大多数 RICD 患者仅有部分凝血因子缺陷，因为他们的出血障碍相对轻微。一旦因子水平低于 5%～10%，大多数凝血试验将无法检测到这些因子。然而，体内低水平的凝血因子将可以大大增加出血的风险。与此相反，基因敲除小鼠的研究结果表明每一种凝血蛋白的缺陷几乎 100%都能引起出生前或出生时的大出血而导致死亡。杂合子个体缺陷的凝血因子水平大约为正常水平的 50%（通常是 30%～60%）。这些疾病的症状是相当多变的。凝血因子的缺陷可根据症状、家族史或筛选试验进行评估，而确认诊断则需通过相关因子的实验室检测。一旦确认特异性凝血因子是缺陷的，那么临床上将要对该缺陷为先天性缺陷或者为后天性缺陷进行区分。

APTT 延长但 PT 正常的疾病

因子Ⅺ缺陷症

在德系犹太人中，因子Ⅺ的缺陷较常见，杂合子频率可达 8%（Asakai et al，1991；Emsley et al，2010）。这个数目就可达到美国因子Ⅺ缺陷患者的一半。大多数因子Ⅺ缺陷患者很少有自发性出血。该结论在最近的一项试验中得到进一步的支持，在膝关节置换手术中为了减少静脉血栓的发生率，采用了反义治疗将凝血因子Ⅺ的活性降低至正常水平的 25%，却没有任何自发出血的症状（Buller et al，2015）。出血通常发生在外伤或手术后，尤其是体内纤维蛋白溶解活动高的部位（口、鼻、泌尿生殖道）。妇女可出现月经过多和产后出血。杂合子可以出现出血现象，且不一定与因子Ⅺ水平相关（Leiba et al，1965；Bolton-Maggs et al，1988）。然而，出血倾向可能会被其他缺陷所改变，如血友病，von Willebrand 病和血小板功能缺陷（Brenner et al，1997）。对此，因子Ⅺ活性低于参考范围时可以确定诊断。用最广泛使用的 APTT 试剂进行试验，在因子Ⅺ活性低于 20%～25%的患者中将得到 APTT 延长的结果，而在因子Ⅺ活性为 25%～60%的患者中得到一个混合的结果。正常范围的下限可能在 60%～70%之间（Bolton-Maggs et al，1995）。因此，APTT 正常并不能排除存在轻度的因子Ⅺ缺乏。当因子Ⅷ水平较高时，即使其他因子水平减少，APTT 也可能正常（Lawrie et al，1998）。凝血酶生成试验在特殊的样本条件下进行测定，可对特异性凝血因子缺陷患者的出血表型进行识别（Pike et

表 39-5 凝血因子及其缺陷相关特征						
因子	分子量/kDa	基因位置	循环半衰期	发病率	遗传模式	出血程度
纤维蛋白原	330	4q31.3-q32.1	2~4 天	1∶10^6	隐性	轻-重
Ⅱ	72	11p11.2	3~4 天	非常少	隐性	轻-中
Ⅴ	330	1q24.2	36 小时	1∶10^6	隐性	中
Ⅴ与Ⅷ复合物	-	LMAN1∶18q21.32 MCFD2∶2p21	因子Ⅴ为 36 小时;因子Ⅷ为 10~14 小时	1∶2×10^6	隐性	轻-中
Ⅶ	50	13q34	3~6 小时	1∶500 000	隐性	轻-重
Ⅷ	330	Xq28	10~14 小时	1∶10 000	性连锁	轻-重
Ⅸ	56	Xq27	18~24 小时	1∶30 000	性连锁	轻-重
Ⅹ	58	13q34	40~60 小时	1∶500 000	隐性	轻-重
Ⅺ	160	4q35.2	40~70 小时	少	隐性	轻-中
Ⅻ	80	5q33-qter	50~70 天	少	隐性	无出血
PK	88	4q33-q35	未知	非常少	隐性	无出血
HK	120	3q27	9~10 小时	特别少	隐性	无出血
ⅩⅢ	320	A∶6p25.1 B∶1q31.3	11~14 天	<1∶10^6	隐性	中-重

al,2015)。在所有的因子Ⅺ缺陷患者中,术前管理对于预防出血并发症至关重要。严重缺陷患者(因子Ⅺ<10%~20%)应接受新鲜冰冻血浆治疗,以提高其因子Ⅺ水平。通常,每 24 小时替代治疗的负荷剂量为 20ml/kg,维持剂量为 5~10ml/kg 足以支持重型因子Ⅺ缺乏患者的外科手术过程(Kessler et al,1996)。因子水平在 20%~70%的患者可能会出血。

在法国,还有一种人源血浆因子Ⅺ是可用的,但它可能有助于血栓的形成(Bauduer et al,2015)。出血史和拟进行手术的情况将有助于指导凝血管理。尽管很罕见,已有报道表明因子Ⅺ缺乏患者中存在因子Ⅺ抑制物(Salomon et al,2003)。

因子Ⅻ、激肽释放酶原与高分子量激肽原

如前所述,因子Ⅻ、激肽释放酶原和高分子激肽原的缺乏与 APTT 延长相关但不与任何的出血风险相关。因子Ⅻ缺陷是最常见的,在所有的种族和民族中均有发生。它能大大增加 PTT 的值。激肽释放酶原缺乏症相对没有那么常见(Girolami et al,2014),但在美国各种族中均可看到。它能稍微延长 APTT 的值(在 37℃条件下静坐 1 小时可被纠正至正常)。高分子激肽原缺陷症是一种很罕见的疾病,它能大大增加 APTT 的值。这些蛋白质的缺陷与出血无关,如图 39-1 中,这部分在凝血级联反应中用灰色来区分。因为因子Ⅻ、激肽释放酶原与高分子量激肽原缺陷症无需替代治疗,因此认识这些缺陷对于防止不必要的治疗非常重要。因子Ⅻ、激肽释放酶原与高分子量激肽原的缺陷与降低血栓形成风险有关。在小鼠动脉血栓模型中,这些蛋白的缺陷与血栓形成时间的延迟有关(Renne et al,2005;Stavrou et al,2015;Merkoulov et al,2008)。当怀疑患者激肽释放酶/激肽系统的蛋白有缺陷时,应首先进行因子Ⅻ检测,因为它是最常见的。

APTT 与 PT 都延长的疾病

APTT 与 PT 都发生延长最主要是由于获得性凝血因子缺陷(将在后面章节描述)。造成 APTT 与 PT 都发生延长的遗传性疾病如下所示,虽然不常见,但值得了解。

异常纤维蛋白原

遗传性纤维蛋白原缺陷主要包括两类:Ⅰ型为无纤维蛋白原血症或低纤维蛋白原血症,该类型血浆纤维蛋白原水平低甚至没有(数量型纤维蛋白原缺陷);Ⅱ型为异常纤维蛋白原血症或低-异常纤维蛋白原血症,该类型血浆纤维蛋白原水平正常或降低,但其功能活性明显降低(纤维蛋白原缺陷)。在Ⅰ型疾病中,纤维蛋白原编码基因 FGA、FGB 和 FGG 并没有发生突变(de Moerloose et al,2013)。

当纤维蛋白原的血浆浓度低于 100mg/dl 时,可能会导致 PT 和 APTT 的延长。无纤维蛋白原血症是一种严重程度不一的出血性疾病(Fried & Kaufman,1980;Lak et al,1999)。脐部和黏膜出血是最常见的症状,而肌肉骨骼和中枢神经系统出血的概率也会增加。患者的伤口愈合也很差。低纤维蛋白原血症患者的血浆纤维蛋白原低于正常值,且他们的症状都较类似,都有轻度流血的症状。无纤维蛋白原血症和低纤维蛋白原血症都与复发性流产有关,也与产前和产后出血有关(Goodwin,1989;Kobayashi et al,2000)。矛盾的是,也有报道表明无纤维蛋白原血症患者中也存在血栓(Chafa et al,1995;Lak et al,1999;Dupuy et al,2001)。

异常纤维蛋白原血症是一种功能性的纤维蛋白原缺陷症,

它产生的纤维蛋白原不能发挥正常功能(Miesbach et al,2010)。大多数先天性异常纤维蛋白原血症患者为杂合子,编码了功能异常的蛋白,纯合子则罕见报道。异常纤维蛋白原血症最常与肝脏疾病关联。获得性异常纤维蛋白原血症的产生主要是由于肝脏疾病导致纤维蛋白原蛋白的翻译后修饰异常。这在乙型肝炎和丙型肝炎患者中很常见。异常纤维蛋白原血症患者通常无症状或表现为轻度出血,但在无出血史的情况下,也有血栓形成的报道(Hanss & Biot,2001)。在异常纤维蛋白原血症患者中,凝血酶时间和爬虫酶时间往往是延长的。当凝血酶酶解纤维蛋白原时,纤维蛋白肽 A 和纤维蛋白肽 B 从纤维蛋白原的 Aα 和 Bβ 链中释放出来。爬虫酶通过释放纤维蛋白肽 A 的方式促凝(Funk et al,1971)。纤维蛋白原中肽 A 的酶解足以诱导血凝块的形成。纤维蛋白肽 B 的释放增加了纤维蛋白单体的结合率,但不是真正的生理性止血(Martinelli & Scheraga,1980;Nawarawong et al,1991)。出血风险只与纤维蛋白肽 A 释放缺陷有关,而与纤维蛋白肽 B 释放缺陷无关。因此,纤维蛋白肽 B 释放缺陷的患者可有 PT 和 APTT 的延长,但没有任何出血风险。这是同时使用凝血酶时间和爬虫酶时间来评估异常纤维蛋白原血症的原因。测得的纤维蛋白原功能低于测得的纤维蛋白原抗原的水平。正常的纤维蛋白原是纤维蛋白原功能与纤维蛋白原水平的比值大于 95%。低于这个比率说明患有异常纤维蛋白原血症的概率增加。多年来,当需要进行替代治疗时,冷沉淀是纤维蛋白原的良好的来源。目前,许多病毒灭活的纤维蛋白原浓缩物都在欧洲和北美洲得到应用。

因子Ⅱ缺陷

凝血酶原缺乏症可能是最罕见的遗传性凝血因子缺乏症(1∶20 000)(Bolton-Maggs et al,2004)。真正的凝血酶原缺乏的小鼠在其出生后并不能存活(Sun et al,1998)。低凝血酶原血症(Ⅰ型)表现为凝血酶原的活性和抗原水平的减少。出血症状包括黏膜出血、血肿和关节腔出血。异常凝血酶原血症(Ⅱ型)则表现为凝血酶原活性降低但抗原水平正常。异常凝血酶原血症的临床症状不定,患者可无症状也可轻度出血(Bolton-Maggs et al,2004)。与检测试剂的灵敏度有关,凝血酶原缺乏可能造成 PT 和 APTT 延长。然而,如果筛查试验正常但有疑似临床症状或家族史,那么进行特异性因子Ⅱ的检测是必要的。用乏因子血浆进行 PT 试剂为基础的凝血酶原试验最方便。当前并没有纯化或重组凝血因子Ⅱ。虽然新鲜冷冻血浆可以作为凝血酶原的替代来源,但治疗时常选用凝血酶原复合物。由于该因子蛋白的半衰期较长(2~4 天),所以每 3~4 天进行一次替代疗法通常是足够的。

因子Ⅴ缺陷

杂合性因子Ⅴ缺陷通常是无症状的。纯合的因子Ⅴ缺陷症是非常罕见的(1∶1 000 000),患儿常表现为轻度到重度出血(Girolami et al,1998;Lak et al,1999)。重型因子Ⅴ缺陷的个体(因子Ⅴ:c<1%)仍可能存在一些功能性的因子Ⅴ,但在小鼠模型中,50%因子Ⅴ缺陷的小鼠会在心血管系统发育期间(第9~11 天)死亡,而另一半则死于出血(Cui et al,1996)。因子Ⅴ缺陷的患者的出血表型比预期要轻的生物学原因可能与血小板中残存有活性因子Ⅴ有关(Bouchard et al,2015)。最常见的症状是黏膜出血和侵入性手术后出血。因子Ⅴ缺乏与 PT 和 APTT 延长有关,但凝血酶时间正常。因子Ⅴ缺乏的患者也要进行因子Ⅷ的试验以确定是否存在Ⅴ、Ⅷ联合缺乏(Nichols et al,1998;Zhang & Ginsburg,2004)。唯一可用的替代产品是新鲜冰冻血浆。人类血小板中含有 20%的血浆因子Ⅴ,在急性出血时也可作为该凝血因子的一个来源(Tracy et al,1982)。替换疗法的目标应该是至少将因子Ⅴ水平提高到正常水平的10%~15%(Peyvandi & Mannumli,1999)。因子Ⅴ的半衰期很短(16~36 小时),所以要达到 20%的活性水平,可能需要每天注射。在治疗过程中,需要考虑继发性血容量升高,并积极进行应对。因子Ⅴ的获得性抑制物较常见于外科手术过程中为了辅助切口止血而局部使用牛凝血酶时。大多数病例并不严重,但可能是由于缺乏特定的替代疗法而使这些治疗存在挑战性。

因子Ⅹ缺陷

杂合因子Ⅹ缺陷是无症状的。纯合因子Ⅹ缺陷是一种在婴儿时期就会出现严重出血的疾病。出血表现与因子Ⅹ的活性水平密切相关。其症状包括脐带出血、黏膜出血、严重软组织血肿等(Peyvandi et al,1998a)。以 PT 为基础的一期法因子Ⅹ试验足够用于因子Ⅹ缺陷的诊断。在遗传性因子Ⅹ缺陷诊断中,排除维生素 K 缺乏或其他后天原因对诊断是非常重要的。例如,与原发性淀粉样变性最相关的因子缺陷中,因子Ⅹ缺陷最常见(不高于 10%的患者),其可能与因子Ⅹ能吸附到淀粉样纤维上有关(Uprichard & Perry,2002)。欧洲一些国家有因子Ⅹ浓缩物。出血也可用凝血酶原复合物、新鲜冰冻血浆和重组因子Ⅶa 进行治疗(Boggio & Green,2001)。因子Ⅹ的半衰期为 40~60 小时,因此可能需要每天持续注射治疗,以保持因子Ⅹ水平超过 20%。

因子Ⅴ与因子Ⅷ的联合缺陷

因子Ⅴ和因子Ⅷ联合缺陷是一种罕见的常染色体隐性遗传疾病,其发病机制在于单个基因的缺陷,而并非因子Ⅴ和因子Ⅷ基因的共同缺陷。患者因子Ⅴ和因子Ⅷ活性水平通常在5%~30%之间,其出血的表型为轻度至中度,与因子活性水平弱相关。在 2/3 的患者中,这是由于 LMAN1(也叫 ERGIC-53)不表达的结果(Nichols et al,1998)。LMAN1 在内质网和高尔基之间穿梭,被认为与促进蛋白质分泌密切相关(Zhang et al,2003)。而其他患者则为 MCFD2 的突变,从而使 MCFD2 与 LMAN1 的相互作用减少(Zhang et al,2003)。出血表现包括鼻出血、易挫伤、月经过多及产后、手术后、拔牙和外伤出血(Seligsohn et al,1982;Peyvandi et al,1998b)。试验结果通常表现为 PTT 的延长与 PT 的延长不成比例。替代疗法通常用于手术、创伤或妇科出血(Mumford et al,2014)。替代疗法包括使用因子Ⅷ浓缩液和新鲜冷冻血浆(因子Ⅴ的来源之一)等。

维生素 K 依赖性凝血因子的联合缺陷

维生素 K 依赖性凝血因子缺乏症能影响多种维生素 K 依赖性凝血因子(Ⅱ、Ⅶ、Ⅸ、Ⅹ)和抗凝因子(蛋白 S 和蛋白 C)的功能,其主要发生于维生素 K 缺乏和肝功能障碍,但也可由遗

传性 γ-谷氨酰基羧化酶（Ⅰ型）与维生素 K 环氧化物还原酶复合物（Ⅱ型）障碍所造成（Brenner et al,1998;Zhang & Ginsburg,2004）。严重感染者可出现新生儿致命出血、脐部残端出血或自发性颅内出血;在婴儿期或儿童早期可出现关节血肿、软组织血肿或胃肠道出血;成年患者易出现擦伤、黏膜出血及手术后出血。其诊断是由 APTT 和 PT 的延长与维生素 K 相关的凝血因子水平的降低而诊断。这些患者可能需要对维生素 K 进行补充,以使 APTT、PT 和因子水平正常化。这使得遗传性诊断异常困难,因为该病与其他维生素 K 缺乏的后天性疾病（新生儿出血、肝脏疾病和长期使用广谱抗生素）或人为使用华法林治疗产生的表现类似。对于补充维生素 K 没有充分应答的患者,新鲜冰冻血浆在急性出血或外科手术时使用。此外,凝血酶原复合物、重组活化因子Ⅶ治疗与补充维生素 K 的联合治疗可能是备选治疗方案。

APTT 正常但 PT 延长的疾病

因子Ⅶ缺陷

因子Ⅶ缺陷是罕见的遗传性凝血因子缺乏症中最常见的一种（Mariani & Bernardi,2009）。出血表现不定,可表现为鼻出血、黏膜出血以及月经过多等（Peyvandi et al,1997）。重型因子Ⅶ缺陷是一种常染色体隐性遗传疾病,常在出生后不久出现症状,可在 15%~60% 的病例中观察到严重的颅内出血（Ragni et al,1981）。当结果只出现 PT 延长时,患者可被当做可疑者进行诊断。而因子Ⅶ作为一种依赖于维生素 K 的凝血因子,在新生儿期时水平很低,在维生素 K 缺乏时也很低。因此,对轻度缺陷的婴儿在几个月、几年后,或在补充维生素 K 后进行重新评估是很有必要的。因子Ⅶ活性检测是基于 PT 试验以及用因子Ⅶ缺乏的血浆进行测定的。使用重组人凝血活酶的结果将更容易反映体内因子Ⅶ的水平。测试样品不应存放在 4℃,因为试管中因子Ⅻa 的形成以及 C1 抑制物的灭活会导致因子Ⅶ的冷激活（Kitchen et al,1992）。因子Ⅶ的冷活化会造成对因子Ⅶ水平过高的估计。治疗措施包括使用新鲜冰冻血浆、凝血酶原复合物浓缩物和重组因子Ⅶa 等。对于重大手术,则至少需要保持 20% 的因子Ⅶ水平（Bolton-Maggs et al,2004）。

APTT 和 PT 均正常的疾病

因子ⅩⅢ缺陷

因子ⅩⅢ能稳定和交联纤维蛋白（Hsieh & Nugent,2008）。因子ⅩⅢ缺陷能引起出血延迟,通常在手术或外伤后 24~36 小时出现出血,也会发生自发性出血,凝血试验如 PT、APTT 和 TT 都是正常的。用免疫学方法测定观察到因子ⅩⅢ活性减少可有助于诊断。血凝块在 5mol/L 尿素或氯乙酸中能溶解对诊断有帮助（Lorand et al,1980）,但这些检测方法并没有被标准化,其灵敏度低。更可靠的定量检测方法是基于其与甘氨酸乙酯交联能形成一个特定的肽（Fickenscher et al,1991）、将胺底物结合至纤维蛋白原（Kohler et al,1998）或将生物素标记的肽连接到微孔板上的检测（Hitomi et al,2009）。

对于有出血史的人,尤其是有延迟出血、脐带出血或流产等症状的患者,且其 PT 和 APTT 是正常的,则应检测其因子ⅩⅢ是否缺陷（Anwar & Miloszewski,1999）。约 30% 的重度因子ⅩⅢ缺陷患者在中年时因脑出血而死亡,除非他们接受了预防性治疗（Lorand et al,1980）。虽然对因子ⅩⅢ水平的测定以及治疗仍存在争议,获得性因子ⅩⅢ缺陷已在多种疾病中被报道,包括过敏性紫癜、异烟肼治疗肺结核、结肠炎、糜烂性胃炎和某些型别的白血病（Board et al,1993）患者中。因子ⅩⅢ的半衰期很长,所以用新鲜的冷冻血浆置换通常对大多数患者是足够的。因子ⅩⅢ重组浓缩液目前也已商品化（Dorey,2014）。

遗传性纤维蛋白溶解导致的出血性疾病

由于过度的纤维蛋白溶解而导致的遗传性出血是非常罕见的。α_2-抗纤维蛋白溶酶的缺陷能增强纤溶酶活性和纤维蛋白溶解（Fay et al,1992;Aoki et al,1980）。患者通常血小板和凝血系统功能正常,但会出现出血延迟现象。出血时间延长、类似血友病的现象也可以发生。对 α_2-抗纤维蛋白溶酶进行免疫或功能学试验是诊断该类疾病的方法。血浆输注和口服纤溶抑制剂可以控制出血事件并使外科手术得以实施。

获得性 α_2-抗纤维蛋白溶酶的缺陷已经在淀粉样变性、血管内凝血、急性早幼粒细胞白血病、严重的肝脏疾病（合成受损）、肾病综合征（肾排泄增加）、腹主动脉瘤以及使用溶栓药物后被报道（Okajima et al,1994）。血凝块溶解时间有助于 α_2-抗纤维蛋白溶酶缺陷的检测,但不能作为常规筛选试验。简单地说,就是将血浆凝固后,记录血凝块溶解的时间。在正常个体中,α_2-抗纤维蛋白溶酶在体外环境中能有效防止血凝块溶解,即使是血浆凝固 24 小时后。相反,在 α_2-抗纤维蛋白溶酶严重缺乏以及一些纤溶状态下,在几个小时就可以观察到血块溶解。在这种情况下,应进行后续的 α_2-抗纤维蛋白溶酶活性检测试验。另外,优球蛋白溶解时间 ELT 对纤溶系统的整体功能的评价有所帮助:血浆与稀酸混合以沉淀血浆中纤溶酶原激活物、纤溶酶原（优球蛋白）和纤维蛋白原含量相对丰富但抗纤维蛋白溶酶含量较低的成分。这个优球蛋白成分通过缓冲液再溶解以及复钙后凝固,测定血块溶解的时间。优球蛋白溶解时间通常在 2~5 小时,但当纤溶酶原激活物活性增加引起纤维蛋白溶解增强时,其会缩短。优球蛋白溶解时间（euglobin lysis time,ELT）的缩短表明存在高纤维蛋白溶解状态,它也可以被用来排除像 DIC 这样的获得性疾病。纤溶酶原激活剂、纤溶酶原和纤溶酶原激活抑制剂也许可以直接进行检测。

获得性凝血障碍

获得性出血的原因包括抗凝、弥散性血管内凝血（DIC）、肝脏疾病、维生素 K 依赖性凝血因子缺陷、大量输血以及凝血蛋白特异性抑制物等。抗凝将在第 42 章中进行详细讨论。一般来说,患者出现 PT 和 APTT 时间的延长表明患者存在抗凝、DIC、肝病、维生素 K 依赖性凝血因子缺陷和大量输血等的可能性增大。只有在这些临床状态被排除之后,才应关注能影响 PT 和 PTT 结果的特异性蛋白缺陷。

血栓性疾病与弥散性血管内凝血

血栓形成的风险因素将在第 41 章进行详细讨论。无论何种起源，纤维蛋白凝块形成、血栓交联、纤维蛋白溶解是整个过程的主要特征。

DIC 是一种临床病理状态，凝血和纤溶系统的激活会导致凝血酶和纤溶酶同时生成，造成凝血因子消耗和凝血系统抑制，从而出现 PT、APTT 延长和血小板减少等实验室特征。这是一个有可能会出现血栓和出血的过程。DIC 包括急性的、能危及生命的过程以及慢性的过程，这取决于所处的阶段和潜在的疾病等变量因素。确认 DIC 及其产生的潜在条件对其有效处理至关重要。

DIC 可以发生于脓毒症、恶性肿瘤、产科并发症或大面积组织损伤的患者中(Schmaier,1991)。在手术过程中，由于凝血活性物质的释放，DIC 也会出现。在主动脉或肺主动脉弓的循环阻断手术中，DIC 是一种常见的并发症，这与患者的体温降低和组织破坏有关。前置胎盘和胎盘早剥与急性出血性 DIC 密切相关，而保留死胎则与血栓性 DIC 相关。脓毒症引起的 DIC 也可在术后发生。脓毒症 DIC 最常见于革兰氏阴性菌感染，但也可于革兰氏阳性菌感染、免疫功能被抑制的败血症患者中发生。个体中凝血酶和纤溶酶的形成分别影响其在血栓与出血性状态之间的平衡。

DIC 是基于临床和实验室检查进行诊断，其依赖于正确的临床试验结果。除非确诊患有其他疾病，住院患者出现 APTT 和 PT 延长，纤维蛋白原和血小板减少时，应高度怀疑为 DIC 患者(Colman et al,1972)。通过外周血涂片检查，急性和慢性 DIC 都可观察到微血管病性溶血性贫血(microangiopathic hemolytic anemia,MAHA)相关的破碎红细胞。然而，即使不存在 MAHA 也不能排除对 DIC 的诊断。这种 DIC 的临床实验室表型很可能是由高纤维蛋白溶解状态引起的，是 DIC 最常见的表现。DIC 的血栓前状态通常表现为 PT 和 APTT 正常、血小板轻度减少以及纤维蛋白原正常或升高。DIC 的诊断是通过确认实验提示凝血酶和纤溶酶同时生成来证实的。目前，D-二聚体检测是证实性试验，如果 D-二聚体为阳性，表明凝血酶和纤溶酶已经形成。D-二聚体检测的是纤溶酶裂解的、不溶的、交联的纤维蛋白(最初来源于凝血酶裂解的纤维蛋白原产生的)(图 39-2 与图 39-4B)。D-二聚体水平可通过免疫比浊法或乳胶凝集法测定快速获得，这有利于临床决策(Reber & Moerloose,2009)。但 D-二聚体会在包括 DIC 在内的多种血栓疾病中升高(Koracevic,2009)。通过谨慎地设立一个"cutoff"值，D-二聚体检测阴性结果可以用来排除深静脉血栓或肺栓塞(Ceriani et al,2010)。在抗凝过程中，D-二聚体的含量可能会降低。过去，主要用纤维蛋白降解产物(fibrin degradation products,FDP)来识别 DIC(图 39-4A)。然而，根据在系统中被不同抗体所识别的特异性抗原表位不同，FDP 有可能代表纤溶酶溶解的纤维蛋白原、可溶性纤维蛋白或不溶性纤维蛋白。FDP 增加的结果并不能与 D-二聚体检测试验中纤溶酶溶解不溶性、交联的纤维蛋白的过程相对等。纤维蛋白单体是纤维蛋白原被裂解去除纤维肽 A 和纤维肽 B 后的一种大分子量蛋白。DIC 时其水平可能升高，但在重型 DIC 中，它可能不会存在。因此，它并不是一种用于识别 DIC 的可靠方法。如表 39-6，将四个常用的实验室结果量化后组合建立的一个评分系统，可能会在适当的临床环境中有助于 DIC 的判断(Levi et al,2009)。

表 39-6　ISTH DIC 诊断评分系统

风险评估：患者是否有潜在的疾病与弥散性血管内凝血相关？

- 如果有，则继续
- 如果没有，则不用这种算法

对整体凝血试验(PT、血小板、纤维蛋白原、D-二聚体)的评分结果：

- 血小板计数(>100k/μl=0，小于 100k/μl=1，小于 50k/μl=2)
- 血浆 D-二聚体升高(<0.4μg/ml=0，0.4~4.0μg/ml=2，>4μg/ml=3)
- PT 延长(<3 秒=0，>3 秒但<6 秒=1，>6 秒=2)
- 纤维蛋白原水平(>100mg/dl=0，<100mg/dl=1)

计算得分

- 如果≥5，与显性 DIC 一致：每天重复评分
- 如果<5，提示不一定不为 DIC：继续重复 1~2 天

特别注意在此评分系统的应用例子中，D-二聚体的正常上限是 0.4μg/ml。更加普遍的情况下，作为"纤维蛋白升高的标志物"的特异检测指标，不增高=0，中等增高=2，高度增高=3

肝脏疾病

大多数凝血因子都是在肝脏中合成的，所以如果患者有出血症状或凝血试验结果异常，则对肝病诊断有重要的作用。肝病可能导致凝血因子的合成减少和 TT 的延长。也会导致抗凝蛋白的生成减少。肝病患者同时具有血栓和出血并发症的危险，标准试验并不能总是完全反映整个凝血平衡(Tripodi & Mannumli,2011)。

患有严重肝病的患者的 PT 和 APTT 将会延长。凝血蛋白可表现为定量或定性异常。纤维蛋白原异常(异常纤维蛋白原血症)在肝病患者中非常常见。如前所述，如果纤维蛋白肽 A 或纤维蛋白肽 B 不能正常释放，那么凝血酶时间将异常；而爬虫酶时间只与纤维蛋白肽 A 释放异常相关。一般来说，纤维蛋白原的凝固性(由活性检测方法检测而得)与纤维蛋白原抗原(由放射免疫扩散或另一种免疫测定法测得)的异常比例可判断纤维蛋白原异常。异常纤维蛋白原的一个特征是可以发现与蛋白质质量有关的活性较低。同样，所有的维生素 K 依赖性蛋白(因子Ⅱ、Ⅶ、Ⅸ、Ⅹ和蛋白 C、S 和 Z)都在肝脏疾病中减少。这些蛋白可能在其氨基端部分的谷氨酸残基处有异常的γ-羧化反应，从而使因子活性降低但抗原水平相对较高(见下一节)。总的来说，肝脏疾病中最先减少的蛋白是 PK，而最后一个是纤维蛋白原。因子Ⅷ和Ⅴ在肝移植患者的无肝期时是缺乏的，但在炎症性肝病患者中因子Ⅷ升高。此外，抗凝血酶和其他丝氨酸蛋白酶抑制剂也在肝脏疾病中减少。随着蛋白 C 和 S 的降低，意味着严重肝病患者可能有更大的血栓形成风险。

维生素 K 缺乏

维生素 K 是一种脂溶性维生素，是由摄入的绿色蔬菜在肠道菌群的作用下合成吸收。在临床实践中，维生素 K 缺乏最常发生于肠外营养支持的患者。在经过 4~6 周的肠外营养和抗

生素治疗后，患者便会出现维生素K缺乏。维生素K缺乏也可以发生在小肠吸收不良、胆道梗阻的患者，而且有些食物摄入量减少的患者也会发生。例如，酗酒者往往有维生素K缺乏；华法林也能抑制维生素K利用过程中的酶途径（见第42章，图42-1）。维生素K在凝血因子Ⅱ、Ⅶ、Ⅸ、Ⅹ以及蛋白C、S、Z的谷氨酸残基γ-羧化反应中发挥重要的作用。而γ-羧化反应在促使蛋白结合至细胞和磷脂，以使它们在参与生理性凝血反应中发挥重要作用。因此，对于维生素K依赖因子Ⅱ、Ⅶ、Ⅸ和Ⅹ，患者凝血因子活性水平将会减少，但它们的抗原水平却经常会升高。例如，用华法林治疗的患者（INR在2~3之间）的相应因子活性大约为5%~15%，而它们的抗原水平却在25%~40%之间。

大量输血

大量输血被定义为在24小时内输注个体血容量的1.5倍以上。例如，一个70kg体重的人，其血容量为其体重的7%，即4.9kg（假设一个单位血容量为250~300mL，即为16~19个单位）。凝血因子稀释、DIC或血小板功能不全可能会导致凝血失调。稀释性凝血功能障碍主要是因为用红细胞和生理盐水进行替代治疗，导致患者缺乏凝血因子或血小板。凝血检查通常表现为PT和APTT延长、纤维蛋白原减少、血小板减少（Leslie & Toy，1991）。此外，在大量输血患者中，因为血制品中含有的枸橼酸盐，也可以观察到抗凝作用。

获得性凝血蛋白抑制物与狼疮抗凝物

获得性凝血蛋白的抑制物在某些情况下会产生，并且能增加出血的风险。这些患者的临床实验室表型主要取决于凝血蛋白抑制物所针对的凝血蛋白。最常见的能引起严重反应的获得性凝血蛋白抑制物是因子Ⅷ抑制物。这些患者有出血的表现及APTT延长。存在该抑制物的患者通常为老年患者、B细胞恶性肿瘤患者、结缔组织病患者如系统性红斑狼疮患者和产后患者。对这些患者的急性处理包括输注高剂量的活性因子Ⅷ、浓缩的维生素K依赖性凝血因子或rⅦa，但长期的治疗手段可能需要免疫抑制剂与环磷酰胺、泼尼松、利妥昔单抗治疗（Lian et al，1989；Aggarwal et al，2005）。其治疗方案受出血的严重程度和因子Ⅷ抑制物的滴度（可由Bethesda法测定）的影响。

获得性缺陷或抑制物的产生可在很多情况下发生。系统淀粉样变与血浆因子Ⅹ或Ⅸ的减少有关，因为它能将凝血因子吸附在淀粉样蛋白上（McPherson et al，1977；Furie et al，1981；Mumford et al，2000；Thompson et al，2010）。对于因子Ⅹ，PT和APTT可能受到影响；而对于因子Ⅸ，只有APTT会受到影响。多发性骨髓瘤或Waldenstrom巨球蛋白血症（IgM）产生的高丙种球蛋白血症可与pan抑制剂抑制凝血蛋白相关（Glaspy，1992）。异常纤维蛋白原血症在这些患者中也很常见。

抑制物的最后一种类型是狼疮抗凝物或抗磷脂抗体，其能影响凝血蛋白反应。简而言之，这些抑制物是能与磷脂抗原表位结合的抗体（Lafer et al，1981；Levine et al，2002）。狼疮抗凝物（LA）现象与抗磷脂抗体具有延长体外凝血试验能力有关，如APTT、稀释的蝰蛇毒时间（dilute Russell vipervenom time，dRVVT）、高岭土凝血时间（kaolin clotting time，KCT）以及较少见的凝血酶原时间等。与正常的乏血小板血浆1∶1稀释后，APTT延长不会逆转（Pengo et al，2009）。干扰程度取决于这些试验相关试剂的性质。矛盾的是，除非这些患者会形成另一种特异性的凝血因子抑制物，否则他们不会有出血的风险；相反，他们可能有血栓形成的危险，有时可能是一种恶性的血栓形成（Mueh et al，1980；Rand，2003）。抗磷脂抗体也可能会对其他抗凝机制产生干扰，如Annexin V会增加内皮细胞凝血酶原及前列环素的产生。关于狼疮抗凝物和抗磷脂综合征的详细讨论，可见第41章。

（郑磊 译　王学锋 校）

推荐阅读

Adcock DM，Kressin DC，Marlar RA：Effect of 3.2% vs 3.8% sodium citrate concentration on routine coagulation testing，Am J Clin Pathol 107：105-110，1997.

为合理使用3.2g%枸橼酸钠作为标本采集抗凝标准的相关文章。

Brandt JT，Triplett DA，Alving B，et al：Criteria for the diagnosis of lupus anticoagulant：An update，Thromb Haemost 74：1185-1190，1995a.

为诊断狼疮抗凝血的标准相关的重要文章。

Chang SH，Tillema V，Scherr D：A percent correction formula for evaluation of mixing studies，Am J Clin Pathol 117：62-73，2002.

与药物进行实验室混合研究相关的文章。

Colman RW，Robboy SJ，Minna JD：Disseminated intravascular coagulation（DIC）：An approach，Am J Med 52：679-689，1972.

弥散性血管内凝血的重要文章。

Gailiani D，Broze G：Factor XI activation in a revised model of blood coagulation，Science 253：909-912，1991.

介绍了当代凝血系统蛋白质的组成与相互作用的文章。

Levine JS，Branch W，Rauch J：The antiphospholipid syndrome，N Engl J Med 346：752-763，2002.

介绍了抗磷脂抗体综合征的诊断标准。

Marder VJ，Budzynski AZ，Barlow GH：Comparison of the physio-chemical properties of firagment D derivatives of fibrinogen and fragment D-D of cross-linked fibrin，Biochim Biophys Acta 427：1-14，1976.

描述D-二聚体的经典文章。

Proctor RR，Rapaport SI：The partial thromboplastin time with kaolin：A simple screening test for first stage plasma clotting factor deficiencies，Am J Clin Pathol 36：212-219，1961.

对APTT进行详细描述的文章。

Quick AJ，Stanley-Brown M，Bancroft FW：A study of the coagulation defect in hemophilia and in jaundice，Am J Med Sci 190：501-511，1935.

对PT进行详细描述的文章。

Shariat-Madar Z，Mahdi F，Schmaier AH：Identification and characterization of prolylcarboxypeptidase as an endothelial cell prekallikrein activator，J Biol Chem 277：17962-17969，2002.

对血浆激肽释放酶-激肽系统激活，所谓的接触激活进行描述的文章。

参考文献

Adcock DM, Kressin DC, Marlar RA: Minimum specimen volume requirements for routine coagulation testing: Dependence on citrate concentration, *Am J Clin Pathol* 109:595–599, 1998.

Aggarwal A, Grewal R, Green RJ, et al: Rituximab for autoimmune haemophilia: A proposed treatment algorithm, *Haemophilia* 11:13–19, 2005.

Agren A, Wikman AT, Holmstrom M, et al: Thromboelastography (TEG(R)) compared to conventional coagulation tests in surgical patients—A laboratory evaluation, *Scand J Clin Lab Invest* 73:214–220, 2013.

Ahmad SS, Scandura JM, Walsh PN: Structural and functional characterization of platelet receptor-mediated factor VIII binding, *J Biol Chem* 275:13071–13081, 2000.

Aleman MM, Byrnes JR, Wang JG, et al: Factor XIII activity mediates red blood cell retention in venous thrombi, *J Clin Invest* 124:3590–3600, 2014.

Andrew M, Vegh P, Johnston M, et al: Maturation of the hemostatic system during childhood, *Blood* 80:1998–2005, 1992.

Antovic A: The overall hemostasis potential: A laboratory tool for the investigation of global hemostasis, *Semin Thromb Hemost* 36:772–779, 2010.

Anwar R, Miloszewski KJ: Factor XIII deficiency, *Br J Haematol* 107:468–484, 1999.

Aoki N, Sakata Y, Matsuda M, et al: Fibrinolytic states in a patient with congenital deficiency of alpha 2-plasmin inhibitor, *Blood* 55:483–488, 1980.

Ardillon L, Lefrançois A, Graveleau J, et al: Management of bleeding in severe factor V deficiency with a factor V inhibitor, *Vox Sang* 107(1):97–99, 2014.

Arun B, Kessler CM: Clinical manifestations and therapy of the hemophilias. In Colman RW, Hirsh J, Marder VJ, et al, editors: *Hemostasis and thrombosis: Basic principles and clinical practice*, ed 4, Philadelphia, 2001, Lippincott-Raven.

Asakai R, Chung DW, Davie EW, et al: Factor XI deficiency in Ashkenazi Jews in Israel, *N Engl J Med* 325:153–158, 1991.

Barnathan ES, Kuo A, van der Keyl H, et al: Binding of tissue type plasminogen activator to human endothelial cells: Evidence for two distinct binding sites, *J Biol Chem* 263:7792–7799, 1988.

Bauduer F, de Raucourt E, Boyer-Neumann C, et al: French Postmarketing Study Group. Factor XI replacement for inherited factor XI deficiency in routine clinical practice: Results of the HEMOLEVEN prospective 3-year postmarketing study, *Haemophilia* 21(4):481–489, 2015.

Blanchette VS, Key NS, Ljung LR, et al: Definitions in hemophilia: Communication from the SSC of the ISTH, *J Thromb Haemost* 12(11):1935–1939, 2014.

Board PG, Losowsky MS, Miloszewski KJ, et al: Inherited and acquired deficiency, *Blood Rev* 7:229–242, 1993.

Bockenstedt PL: Laboratory methods in hemostasis. In Loscalzo J, Schafer AI, editors: *Thrombosis and hemorrhage*, ed 3, Philadelphia, 2003, Lippincott Williams & Wilkins.

Boggio L, Green D: Recombinant human factor VIIa in the management of amyloid-associated factor X deficiency, *Br J Haematol* 112:1074–1075, 2001.

Bolton-Maggs PH, Patterson DA, Wensley RT, et al: Definition of the bleeding tendency in factor XI–deficient kindreds—A clinical and laboratory study, *Thromb Haemost* 73:194–202, 1995.

Bolton-Maggs PH, Perry DJ, Chalmers EA, et al: The rare coagulation disorders—Review with guidelines for management from the United Kingdom Haemophilia Centre Doctors' Organisation, *Haemophilia* 10:593–628, 2004.

Bolton-Maggs PH, Young Wan-Yin B, McCraw AH, et al: Inheritance and bleeding in factor XI deficiency, *Br J Haematol* 69:521–528, 1988.

Bouchard BA, Chapin J, Brummel-Ziedins KE, et al: Platelets and platelet-derived factor Va confer hemostatic competence in complete factor V deficiency, *Blood* 125(23):3647–3650, 2015.

Brandt JT, Barna LK, Triplett DA: Laboratory identification of lupus anticoagulants: Results of the secondary international workshop for identification of lupus anticoagulants, *Thromb Haemost* 74:1597–1603, 1995b.

Brenner B, Laor A, Lupo H, et al: Bleeding predictors in factor-XI–deficient patients, *Blood Coagul Fibrinolysis* 8:511–515, 1997.

Brenner B, Sanchez-Vega B, Wu SM, et al: A missense mutation in gamma-glutamyl carboxylase gene causes combined deficiency of all vitamin K–dependent blood coagulation factors, *Blood* 92:4554–4559, 1998.

Broze GJ Jr: The rediscovery and isolation of TFPI, *J Thromb Haemost* 1:1671–1675, 2003.

Büller HR, Bethune C, Bhanot S, et al: Factor XI antisense oligonucleotide for prevention of venous thrombosis, *N Engl J Med* 372:232–240, 2015.

Burstyn-Cohen T, Heeb MJ, Lemke G: Lack of protein S in mice causes embryonic lethal coagulopathy and vascular dysgenesis, *J Clin Invest* 119:2942–2953, 2009.

Caplice NM, Panetta C, Peterson TE, et al: Lipoprotein (a) binds and inactivates tissue factor pathway inhibitor: A novel link between lipoproteins and thrombosis, *Blood* 98(10):2980–2987, 2001.

Ceriani E, Combescure C, Le Gal G, et al: Clinical prediction rules for pulmonary embolism: A systematic review and meta-analysis, *J Thromb Haemost* 8: 957–970, 2010.

Cesarman GM, Guevara CA, Hajjar KA: An endothelial cell receptor for plasminogen/tissue plasminogen activator (t-PA). II. Annexin II–mediated enhancement of t-PA–dependent plasminogen activation, *J Biol Chem* 269:21198–21203, 1994.

Chafa O, Chellali T, Sternberg C, et al: Severe hypofibrinogenemia associated with bilateral ischemic necrosis of toes and fingers, *Blood Coagul Fibrinolysis* 6:549–552, 1995.

Colman RW, Bagdasarian A, Talamos RC, et al: Williams trait: Human kininogen deficiency with diminished levels of plasminogen proactivator and prekallikrein associated with abnormalities of the Hageman factor–dependent pathways, *J Clin Invest* 56:1650–1662, 1975.

Coughlin SR: Thrombin signaling and protease-activated receptors, *Nature* 407:258–264, 2000.

Cozzi MR, Guglielmini G, Battiston M, et al: Visualization of nitric oxide production by individual platelets during adhesion in flowing blood, *Blood* 125(4):697–705, 2015.

Crawley JTB, Lane DA: The haemostatic role of tissue factor pathway inhibitor, *Arterioscler Thromb Vasc Biol* 28:233–242, 2008.

Crossley M, Ludwig M, Stowell KM, et al: Recovery from hemophilia B Leyden: An androgen-responsive element in the factor IX promoter, *Science* 257:377–379, 1992.

Cui J, O'Shea KS, Purkayastha A, et al: Fatal haemorrhage and incomplete block to embryogenesis in mice lacking coagulation factor V, *Nature* 384:66–68, 1996.

Day SM, Reeve JL, Pedersen B, et al: Macrovascular thrombosis is driven by tissue factor derived primarily from the blood vessel wall, *Blood* 106:192–198, 2005.

Del Zoppo GJ: Bleeding in the brain: Amyloid-β may keep clots away, *Nat Med* 15:1132–1133, 2009.

de Moerloose P, Casini A, Neerman-Arbez M: Congenital fibrinogen disorders: An update, *Semin Thromb Hemost* 39(6):585–595, 2013.

Dewerchin M, Liang Z, Moons L, et al: Blood coagulation factor X deficiency causes partial embryonic lethality and fatal neonatal bleeding in mice, *Thromb Haemost* 83:185–190, 2000.

Doolittle RF: Fibrinogen and fibrin, *Sci Am* 245:126–135, 1981.

Dorey E: First recombinant factor XIII approved, *Nat Biotechnol* 32(3):210, 2014.

Draxler DF, Medcalf RL: The fibrinolytic system—More than fibrinolysis?, *Transfus Med Rev* 29(2):102–109, 2015.

Dupuy E, Soria C, Molho P, et al: Embolized ischemic lesions of toes in an afibrinogenemic patient: Possible relevance to in vivo circulating thrombin, *Thromb Res* 102:211–219, 2001.

Eckhardt CL, van Velzen AS, Peters M, et al: Factor VIII gene (F8) mutation and risk of inhibitor development in nonsevere hemophilia A, *Blood* 122:1954–1962, 2013.

Emsley J, Mcewan PA, Gailani D: Structure and function of factor XI, *Blood* 115:2569–2577, 2010.

Esmon CT: The endothelial protein C receptor, *Curr Opin Hematol* 13:382, 2006.

Esmon CT: Endothelial protein C receptor, *Thromb Haemost* 82:251–258, 1999.

Esmon CT, Owen WG: Identification of an endothelial cell cofactor for thrombin—Catalytic activation of protein C, *Proc Natl Acad Sci U S A* 78:2249–2252, 1981.

European Medicines Agency (EMA): Workshop report: Characterisation of new clotting factor concentrates (FVIII, FIX) with respect to potency assays used for labelling and testing of post infusion samples. Human Medicines Development and Evaluation. 26 June 2014 EMA/135928/2014.

Falati S, Gross P, Merrill-Skoloff G: Real-time in vivo imaging of platelets, tissue factor and fibrin during arterial thrombus formation in the mouse, *Nat Med* 8:1175–1180, 2002.

Fay WP, Shapiro AD, Shih JL, et al: Brief report: Complete deficiency of plasminogen-activator inhibitor type 1 due to a frame-shift mutation, *N Engl J Med* 327:1729–1733, 1992.

Fickenscher K, Aab A, Stuber W: A photometric assay for blood coagulation factor XIII, *Thromb Haemost* 65:535–540, 1991.

Finigan JH, Dudek SM, Singleton PA, et al: Activated protein C mediates novel lung endothelial barrier enhancement: Role of sphingosine 1-phosphate receptor transactivation, *J Biol Chem* 280:17286–17293, 2005.

Fishman DJ, Jones PK, Menitove JE, et al: Detection of the carrier state for classic hemophilia using an enzyme-linked immunosorbent assay (ELISA), *Blood* 59:1163–1168, 1982.

Fried K, Kaufman S: Congenital afibrinogenemia in 10 offspring of uncle–niece marriages, *Clin Genet* 17:223–227, 1980.

Funk C, Gmür J, Herold R, et al: Reptilase-R—A new reagent in blood coagulation, *Br J Haematol* 21:43–52, 1971.

Furie B: Pathogenesis of thrombosis, *Hematology Am Soc Hematol Educ Program* 255–258, 2009.

Furie B, Furie BC: Thrombus formation in vivo, *J Clin Invest* 115:3355–3362, 2005.

Furie B, Voo L, McAdam KP, et al: Mechanism of factor X deficiency in systemic amyloidosis, *N Engl J Med* 304:827–830, 1981.

Ganter MT, Hofer CK: Coagulation monitoring: Current techniques and clinical use of viscoelastic point-of-care coagulation devices, *Anesth Analg* 106: 1366–1375, 2008.

Gawryl MS, Hoyer LW: Inactivation of factor VIII coagulant activity by two different types of human antibodies, *Blood* 60:1103–1109, 1982.

Girolami A, Cattarozzi G, Dal Bo Zanon R, et al: Padua$_2$: Another factor VII abnormality with defective ox brain thromboplastin activation and a complex hereditary pattern, *Blood* 54:46–53, 1979.

Girolami A, Simioni P, Scarano L, et al: Hemorrhagic and thrombotic disorders due to factor V deficiencies and abnormalities: An updated classification, *Blood Rev* 12:5–51, 1998.

Girolami A, Vidal J, Salagh M, et al: The old and the new in prekallikrein deficiency: Historical context and a family from Argentina with PK deficiency due to a new mutation (Arg541Gln) in exon 14 associated with a common polymorphysm (Asn124Ser) in exon 5, *Semin Thromb Hemost* 40(5):592–599, 2014.

Glaspy JA: Hemostatic abnormalities in multiple myeloma and related disorders, *Hematol Oncol Clin North Am* 6:1301–1314, 1992.

Goodwin TM: Congenital hypofibrinogenemia in pregnancy, *Obstet Gynecol Surv* 44:157–161, 1989.

Graham JB: Genotype assignment (carrier detection) in the haemophilias, *Clin Haematol* 8:115–145, 1979.

Graham JB, Rizza CR, Chediak J, et al: Carrier detection in hemophilia A: A cooperative international study. I. The carrier phenotype, *Blood* 67:1554–1559, 1986.

Green PP, Mannucci PM, Briet E, et al: Carrier detection in hemophilia A: A cooperative international study. II. The efficacy of a universal discriminant, *Blood* 67:1560–1567, 1986.

Greenberg CS, Lai T-S: Fibrin formation and stabilization. In Loscalzo J, Schafer AI, editors: *Thrombosis and hemorrhage*, ed 3, Philadelphia, 2003, Lippincott Williams & Wilkins.

Han ED, MacFarlane RC, Mulligan AN, et al: Increased vascular permeability in C1 inhibitor–deficient mice mediated by the bradykinin type 2 receptor, *J Clin Invest* 109:1057–1063, 2002.

Hanss M, Biot F: A database for human fibrinogen variants, *Ann N Y Acad Sci* 936:89–90, 2001.

Hartert H: Blutgerinnungsstudien mit der Thromboelastographie: Einem neuen Untersuchungsverfahren, *Klin Wochenschr* 26:577–583, 1948.

Hay CRM, Brown S, Collins PW, et al: The diagnosis and management of factor VIII and IX inhibitors: a guideline from the United Kingdom Haemophilia Center Doctors Organization, *Br J Haematol* 133:591–605, 2006.

Hayashi M, Matsushita T, Mackman N, et al: Fatal thrombosis of antithrombin-deficient mice is rescued differently in the heart and liver by intercrossing with low tissue factor mice, *J Thromb Haemost* 4:177–185, 2006.

He L, Pappan LK, Grenache DG, et al: The contributions of the alpha 2 beta 1 integrin to vascular thrombosis in vivo, *Blood* 102:3652–3657, 2003.

Heemskerk JW, Mattheij NJ, Cosemans JM: Platelet-based coagulation: Different populations, different functions, *J Thromb Haemost* 11(1):2–16, 2013.

Hitomi K, Kitamura M, Perez Alea M, et al: A specific colorimetric assay for measuring transglutaminase 1 and factor XIII activities, *Anal Biochem* 394:281–283, 2009.

Hoffman M, Monroe DM: A cell-based model of hemostasis, *Thromb Haemost* 85(6):958–965, 2001.

Hong SL: Effect of bradykinin and thrombin on prostacyclin synthesis in endothelial cells from calf and pig aorta and human umbilical cord vein, *Thromb Res* 18:787–795, 1980.

Hsieh L, Nugent D: Factor XIII deficiency, *Hemophilia* 14:1190–1200, 2008.

Hua B, Fan L, Liang Y, et al: Alpha-1-antitrypsin Pittsburgh in a family with bleeding tendency, *Haematologica* 94:881–884, 2009.

Huang Z-F, Higuchi D, Lasky N, et al: Tissue factor pathway inhibitor gene disruption produces intrauterine lethality in mice, *Blood* 90:944–951, 1997.

Ivanciu L, Krishnaswamy S, Camire RM: New insights into the spatiotemporal localization of prothrombinase in vivo, *Blood* 124:1705–1714, 2014.

Jalbert LR, Rosen ED, Moons L, et al: Inactivation of the gene for anticoagulant protein C causes lethal perinatal consumptive coagulopathy in mice, *J Clin Invest* 102:1481–1488, 1998.

Johansson PI, Stissing T, Bochsen L, et al: Thrombelastography and tromboelastometry in assessing coagulopathy in trauma, *Scand J Trauma Resusc Emerg Med* 17:45, 2009.

Kannemeier C, Shibamiya A, Nakazawa F, et al: Extracellular RNA constitutes a natural procoagulant cofactor in blood coagulation, *Proc Natl Acad Sci U S A* 104:6388–6393, 2007.

Kasper CK, Aledort L, Counts RB, et al: A more uniform measurement of factor VIII inhibitors, *Thromb Diath Haemorrh* 34:869–872, 1975.

Kaufman RJ, Antonarakis SE, Fay PJ, et al: Factor VIII and hemophilia A. In Colman RW, Hirsh J, Marder VJ, et al, editors: *Hemostasis and thrombosis*, ed 4, Philadelphia, 2001, Lippincott Williams & Wilkins, pp 135–156.

Kessler CM, Hoyer L, Feinstein DI: The hemophilias. In McArthur JR, Schechter GP, editors: *Hematology: The educational program of the American Society of Hematology*, Washington, DC, 1996, American Society of Hematology, pp 95–105.

Kitchen S, Malia RG, Preston FE: A comparison of methods for the measurement of activated factor VII, *Thromb Haemost* 68:301–305, 1992.

Kobayashi T, Kanayama N, Tokunaga N, et al: Prenatal and peripartum management of congenital afibrinogenaemia, *Br J Haematol* 109:364–366, 2000.

Kohler HP, Ariens RA, Whitaker P, et al: A common coding polymorphism in the FXIII α-subunit gene (FXIIIVal34Leu) affects cross-linking activity, *Thromb Haemost* 80:704, 1998.

Koracevic GP: Pragmatic classification of the causes of high D-dimer, *Am J Emerg Med* 27:1016.e5–1016.e7, 2009.

Kravtsov DV, Matafonov A, Tucker EI, et al: Factor XI contributes to thrombin generation in the absence of factor XII, *Blood* 114:452–458, 2009.

Lafer EM, Rauch J, Andrzejewski C Jr, et al: Polyspecific monoclonal lupus autoantibodies reactive with both polynucleotides and phospholipids, *J Exp Med* 153:897–909, 1981.

Lak M, Keihani M, Elahi F, et al: Bleeding and thrombosis in 55 patients with inherited afibrinogenaemia, *Br J Haematol* 107:204–206, 1999.

Lakich D, Kazazian H, Antonarakis SE, et al: Inversions disrupting the factor VIII gene are a common cause of severe hemophilia A, *Nat Genet* 5:236–241, 1993.

Landell RD, Wagner RH, Brinkhous KM: Effect of antihemophilic factor on one-stage clotting tests: A presumptive test for hemophilia and a simple one-stage antihemophilic factor assay procedure, *J Lab Clin Med* 41:637–647, 1953.

LaRusch GA, Mahdi F, Shariat-Madar Z, et al: Factor XII stimulates ERK1/2 and Akt through uPAR, integrins, and the EGFR to initiate angiogenesis, *Blood* 115:5111–5120, 2010.

Lawrie AS, Kitchen S, Purdy G, et al: Assessment of actin FS and actin FSL sensitivity to specific clotting factor deficiencies, *Clin Lab Haematol* 20:179–186, 1998.

Leiba H, Ramot B, Many A: Heredity and coagulation studies in ten families with factor XI (plasma thromboplastin antecedent) deficiency, *Br J Haematol* 11:654–665, 1965.

Leslie SD, Toy PT: Laboratory hemostatic abnormalities in massively transfused patients given red blood cells and crystalloid, *Am J Clin Pathol* 96:770–773, 1991.

Leurs J, Hendriks D: Carboxypeptidase U (TAFIa): A metallocarboxypeptidase with a distinct role in haemostasis and a possible risk factor for thrombotic disease, *Thromb Haemost* 94:471–487, 2005.

Levi M, Toh CH, Tachil J, et al: Guidelines for the diagnosis and management of disseminated intravascular coagulation, *Br J Haematol* 145:24–33, 2009.

Lian EC, Larcada AF, Chiu AY: Combination immunosuppressive therapy after factor VIII infusion for acquired factor VIII inhibitor, *Ann Intern Med* 110:774–778, 1989.

Liang Y, Fu Y, Qi R, et al: Cartilage oligomeric matrix protein is a natural inhibitor of thrombin, *Blood* 126:905–914, 2015.

Ljung RCR: Prenatal diagnosis of haemophilia, *Haemophilia* 5:84–87, 1999.

Lorand L, Losowsky MS, Miloszewski KJM: Human factor XIII: Fibrin-stabilizing factor. In Spaet TH, editor: *Progress in hemostasis and thrombosis*, New York, 1980, Grune and Stratton, pp 245–249.

Luna-Zaizar H, Esparza-Flores MA, Lopez-Guido B, et al: Kinetics of factor VIII: C inhibitors and treatment response in severe hemophilia patients, *Int J Lab Hematol* 31:673–682, 2009.

Maas C, Govers-Riemslag JW, Bouma B, et al: Misfolded proteins activate factor XII in humans, leading to kallikrein formation without initiating coagulation, *J Clin Invest* 118:3208–3218, 2008.

MacFarland D: An enzyme cascade in the blood clotting mechanism, and its functions as a biochemical amplifier, *Nature* 202:498–499, 1964.

Mahdi F, Rehemtulla A, Van Nostrand WE, et al: Protease nexin-2/amyloid β-protein precursor regulates factor VIIa and the factor VIIa–tissue factor complex, *Thromb Res* 99:267–276, 2000.

Mahdi F, Van Nostrand WE, Schmaier AH: Protease nexin-2/amyloid β-protein precursor inhibits factor Xa in the prothrombinase complex, *J Biol Chem* 270:23468–23474, 1995.

Manco-Johnson MJ, Abshire TC, Shapiro AD, et al: Prophylaxis versus episodic treatment to prevent joint disease in boys with severe hemophilia, *N Engl J Med* 357:535–544, 2007.

Mann KG: Thrombin formation, *Chest* 124:4S–10S, 2003.

Mannucci PM, Duga S, Peyvandi F: Recessively inherited coagulation disorders, *Blood* 104:1243–1252, 2004.

Marcum JA, McKenney JB, Rosenberg RD: Acceleration of thrombin-antithrombin complex formation in rat hindquarters via heparinlike molecules bound to endothelium, *J Clin Invest* 74:341–350, 1984.

Marder VJ, Budzynski AZ: Degradation products of fibrinogen and cross-linked fibrin-projected clinical applications, *Thromb Diath Haemorrh* 32:49–56, 1974.

Mariani G, Bernardi F: Factor VII deficiency, *Semin Thromb Hemost* 35:400–406, 2009.

Martinelli RA, Scheraga HA: Steady state kinetic study of the bovine thrombin-fibrinogen interaction, *Biochemistry* 19:2343–2350, 1980.

Matsumoto T, Nogami K, Shima M: Simultaneous measurement of thrombin and plasmin generation to assess the interplay between coagulation and fibrinolysis, *Thromb Haemost* 110:761–768, 2013.

McPherson RA, Onstad JW, Ugoretz RJ, et al: Coagulopathy in amyloidosis: Combined deficiency of factors IX and X, *Am J Hematol* 3:225–235, 1977.

Meijers JCM, Tekelenburg WL, Bouma BN, et al: High levels of coagulation factor XI as a risk factor for venous thrombosis, *N Engl J Med* 342:696–701, 2000.

Merkoulov S, Komar AA, Schmaier AH, et al: Deletion of the murine kininogen gene 1 (mKng1) causes loss of plasma kininogen and delays thrombosis, *Blood* 111:1274–1281, 2008.

Miesbach W, Scharrer I, Henschen A, et al: Inherited dysfibrinogenemia: Clinical phenotypes associated with five different fibrinogen structure defects, *Blood Coagul Fibrinolysis* 21:35–40, 2010.

Miletich JP, Majerus DW, Majerus PW: Patients with congenital factor V deficiency have decreased factor Xa binding sites on their platelets, *J Clin Invest* 62:824–831, 1978.

Miller G, Silberberg M, Kaplan AP: Autoactivability of human Hageman factor, *Biochem Biophys Res Commun* 92:803–810, 1980.

Mitchell JA, Ali F, Bailey L, et al: Role of nitric oxide and prostacyclin as vasoactive hormones released by the endothelium, *Exp Physiol* 93(1):141–147, 2008.

Morrissey JH: Polyphosphate: A link between platelets, coagulation and inflammation, *Int J Hematol* 95:346–352, 2012.

Motta G, Rojkjaer R, Hasan AK, et al: High molecular weight kininogen regulates prekallikrein assembly and activation on endothelial cells: A novel mechanism for contact activation, *Blood* 91:516–528, 1998.

Mueh JR, Herbst KD, Rapaport SI: Thrombosis in patients with the lupus anticoagulant, *Ann Intern Med* 92:156–159, 1980.

Mumford AD, Ackroyd S, Alikhan R, et al: Guideline for the diagnosis and management of the rare coagulation disorders: A United Kingdom Haemophilia Centre Doctors' Organization guideline on behalf of the British Committee for Standards in Haematology, *Br J Haematol* 167(3):304–326, 2014.

Mumford AD, O'Donnell J, Gillmore JD, et al: Bleeding symptoms and coagulation abnormalities in 337 patients with AL-amyloidosis, *Br J Haematol* 110:454–460, 2000.

Napolitano M, Mariani G, Lapecorella M: Hereditary combined deficiency of the vitamin K-dependent clotting factors, *Orphanet J Rare Dis* 5:21, 2010.

Nawarawong W, Wyshock E, Meloni FJ, et al: The rate of fibrinopeptide B release modulates the rate of clot formation: A study with an acquired inhibitor to fibrinopeptide B release, *Br J Haematol* 79:296–301, 1991.

Naylor JA, Green PM, Rizza CR, et al: Factor VIII gene explains all cases of haemophilia A, *Lancet* 340:1066–1067, 1992.

Nichols WC, Seligsohn U, Zivelin A, et al: Mutations in the ER-Golgi intermediate compartment protein ERGIC-53 cause combined deficiency of coagulation factors V and VIII, *Cell* 93:61–70, 1998.

Okajima K, Kohno I, Soe G, et al: Direct evidence for systemic fibrinogenolysis in patients with acquired alpha-2-plasmin inhibitor deficiency, *Am J Hematol* 45:16–24, 1994.

Osterud B, Rappaport SI: Activation of factor IX by the reaction product of tissue factor and factor VII, *Proc Natl Acad Sci U S A* 74:5260–5264, 1977.

Owen MC, Brennan SO, Lewis JH, et al: Mutation of antitrypsin to antithrombin: Alpha-1-antitrypsin Pittsburgh (358 Met to Arg), a fatal bleeding disorder, *N Engl J Med* 309:694–698, 1983.

Palmer RMJ, Ferrige AG, Moncada S: Nitric oxide release accounts for the biologic activity of endothelium-derived relaxing factor, *Nature* 327:524–526, 1987.

Pavlova A, Oldenburg J: Defining severity of hemophilia: More than factor levels, *Semin Thromb Hemost* 39(7):702–710, 2013.

Peerschke EI, Castellone DD, Ledford-Kraemer M, et al: Laboratory assessment of factor VIII inhibitor titer: The North American Specialized Coagulation Laboratory Association experience, *Am J Clin Pathol* 131:552–558, 2009.

Pengo V, Tripodi A, Reber G, et al: Update of the guidelines for lupus anticoagulant detection. Subcommittee on Lupus Anticoagulant/Antiphospholipid Antibody of the Scientific and Standardisation Committee of the International Society on Thrombosis and Haemostasis, *J Thromb Haemost* 7:1737, 2009.

Perry DJ: Antithrombin and its inherited deficiencies, *Blood Rev* 8(1):37–55, 1994.

Perry DJ, Fitzmaurice DA, Kitchen S, et al: Point-of-care testing in haemostasis, *Br J Haematol* 150:501–514, 2010.

Peyvandi F, Mannucci PM: Rare coagulation disorders, *Thromb Haemost* 82:1207–1214, 1999.

Peyvandi F, Mannucci PM, Asti D, et al: Clinical manifestations in 28 Italian and Iranian patients with severe factor VII deficiency, *Haemophilia* 3:242–246, 1997.

Peyvandi F, Mannucci PM, Lak M, et al: Congenital factor X deficiency: Spectrum of bleeding symptoms in 32 Iranian patients, *Br J Haematol* 102:626–628, 1998a.

Peyvandi F, Tuddenham EG, Akhtari AM, et al: Bleeding symptoms in 27 Iranian patients with the combined deficiency of factor V and factor VIII, *Br J Haematol* 100:773–776, 1998b.

Pike GN, Cumming AM, Hay CR, et al: Sample conditions determine the ability of thrombin generation parameters to identify bleeding phenotype in FXI deficiency, *Blood* 126(3):397–405, 2015.

Pinsky DJ, Broekman MJ, Peschon JJ, et al: Elucidation of the thromboregulatory role of CD39/ectoapyrase in the ischemic brain, *J Clin Invest* 109:1031–1040, 2002.

Plug I, Mauser-Bunschoten EP, Bröcker-Vriends AH, et al: Bleeding in carriers of hemophilia, *Blood* 108:52–56, 2006.

Pollak ES, Russell TT, Ptashkin B, et al: Asymptomatic factor VII deficiency in African Americans, *Am J Clin Pathol* 126:128–132, 2006.

Ragni MV, Lewis JH, Spero JA, et al: Factor VII deficiency, *Am J Hematol* 10:79–88, 1981.

Rak J: New checkpoint of the coagulant phenotype, *Blood* 124:3511–3513, 2014.

Rand JH: Antiphospholipid syndrome and lupus anticoagulants. In Loscalzo J, Schafer AI, editors: *Thrombosis and hemorrhage*, Philadelphia, 2003, Lippincott Williams & Wilkins.

Rand MD, Lock JB, van't Veer C, et al: Blood clotting in minimally altered whole blood, *Blood* 88:3432–3445, 1996.

Ratnoff OD, Davies E: Waterfall sequence for intrinsic blood coagulation, *Science* 145:1310–1312, 1964.

Ratnoff OD, Margolius A Jr: Hageman trait: An asymptomatic disorder of blood coagulation, *Trans Assoc Am Physicians* 68:149–153, 1955.

Reber G, de Moerloose P: Standardization of D-dimer testing. In Olson JD, Kitchen S, Preston FE, editors: *Quality in laboratory hemostasis and thrombosis*, 1st ed, West Sussex, UK, 2009, Blackwell Publishing Ltd, pp 99–109.

Reitsma PH: Genetic principles underlying disorders of procoagulation and anticoagulation proteins. In Colman RW, Hirsh J, Marder VJ, et al, editors: *Hemostasis and thrombosis: Basic principles and clinical practice*, ed 4, Philadelphia, 2001, Lippincott-Raven.

Renne T, Pozgajova M, Gruner S, et al: Defective thrombus formation in mice lacking coagulation factor XII, *J Exp Med* 202:271–281, 2005.

Rojkjaer R, Hasan AAK, Motta G, et al: Factor XII does not initiate prekallikrein activation on endothelial cells, *Thromb Haemost* 80:74–81, 1998.

Rosen ED, Chan JCY, Idusogie E, et al: Mice lacking factor VII develop normally but suffer fatal perinatal bleeding, *Nature* 390:290–294, 1997.

Ruiz-Saez A: Occurrence of thrombosis in rare bleeding disorders, *Semin Thromb Hemost* 39:684–692, 2013.

Saito H, Ratnoff OD, Waldmann R, et al: Fitzgerald trait: Deficiency of a hitherto unrecognized agent, Fitzgerald factor, participating in surface mediated reactions of clotting, fibrinolysis, generation of kinins, and the property of diluted plasma enhancing vascular permeability, *J Clin Invest* 55:1082–1089, 1975.

Salomon O, Zivelin A, Livnat T, et al: Prevalence, causes, and characterization of factor XI inhibitors in patients with inherited factor XI deficiency, *Blood* 101:4783–4788, 2003.

Schmaier AH: Disseminated intravascular coagulation—Pathogenesis and management, *J Intens Care Med* 6: 209–228, 1991.

Schmaier AH: The plasma kallikrein/kinin system counterbalances the renin angiotensin system, *J Clin Invest* 109:1007–1009, 2002.

Schmaier AH: The kallikrein/kinin and the renin angiotensin systems have a multi-layered interaction, *Am J Physiol Reg Integr Comp Physiol* 285:R1–R13, 2003.

Schmaier AH: The physiologic basis of assembly and activation of the plasma kallikrein/kinin system, *Thromb Haemost* 91:1–3, 2004.

Schmaier AH, Dahl LD, Hasan AAK, et al: Factor IXa inhibition by protease nexin-2/amyloid β-protein precursor on phospholipid vesicles and cell membranes, *Biochemistry* 34:1171–1178, 1995.

Schmaier AH, Dahl LD, Rozemuller AJM, et al: Protease nexin-2/amyloid β-protein precursor: A tight-binding inhibitor of coagulation factor IXa, *J Clin Invest* 92:2540–2545, 1993.

Schmaier AH, Kuo A, Lundberg D, et al: Expression of high molecular weight kininogen on human umbilical vein endothelial cells, *J Biol Chem* 263:16327–16333, 1988.

Schneppenheim R, Budde U, Krey S, et al: Results of a screening for von Willebrand disease type 2N in patients with suspected haemophilia A or von Willebrand disease type 1, *Thromb Haemost* 76:598–602, 1996.

Seligsohn U, Zivelin A, Zwang E: Combined factor V and factor VIII deficiency among non-Ashkenazi Jews, *N Engl J Med* 307:1191–1195, 1982.

Shapiro AD, Paola JD, Cohen A, et al: The safety and efficacy of recombinant human blood coagulation factor IX in previously untreated patients with severe or moderately severe hemophilia B, *Blood* 105:518–525, 2005.

Shariat-Madar Z, Mahdi F, Warnock M, et al: Bradykinin B2 receptor knockout mice are protected from thrombosis by increased nitric oxide and prostacyclin, *Blood* 108:192–199, 2006.

Smith SA, Mutch NJ, Baskar D, et al: Polyphosphate modulates blood coagulation and fibrinolysis, *Proc Natl Acad Sci U S A* 103:903–908, 2006.

Smith SA, Travers RJ, Morrissey JH: How it all starts: Initiation of the clotting cascade, *Crit Rev Biochem Mol Biol* 1–11, 2015.

Soucie JM, Miller CH, Kelly FM, et al, Haemophilia Inhibitor Research Study Investigators: A study of prospective surveillance for inhibitors among persons with haemophilia in the United States, *Haemophilia* 20:230–237, 2014.

Spronk MH, Wihlem S, Heemskerk JW, et al: Feedback activation of factor XI by thrombin is essential for haemostasis in vivo, *J Thromb Haemost* 7, 2009.

Stavrou EX, Fang C, Merkulova A, et al: Reduced thrombosis on *KLKB1*$^{-/-}$ mice is mediated by increased Mas receptor, prostacyclin, Sirt1 and KLF4 and decreased tissue factor, *Blood* 125:710–719, 2015.

Sun WY, Witte DP, Degen JL, et al: Prothrombin deficiency results in embryonic and neonatal lethality in mice, *Proc Natl Acad Sci U S A* 95:7597–7602, 1998.

Thompson CA, Kyle R, Gertz M, et al: Systemic AL amyloidosis with acquired factor X deficiency: A study of perioperative bleeding risk and treatment outcomes in 60 patients, *Am J Hematol* 85:171–173, 2010.

Tracy PB, Eide LL, Bowie EJ, et al: Radioimmunoassay of factor V in human plasma and platelets, *Blood* 60:59–63, 1982.

Tripodi A, Mannucci PM: The coagulopathy of chronic liver disease, *N Engl J Med* 365:147, 2011.

Tynngård N, Lindahl T, Ramström S, et al: Effects of different blood components on clot retraction analysed by measuring elasticity with a free oscillating rheometer, *Platelets* 17:545–554, 2006.

Uprichard J, Perry DJ: Factor X deficiency, *Blood Rev* 16:97–110, 2002.

Van der Meijden PEJ, Munnix ICA, Auger JM, et al: Dual role of collagen in factor XII–dependent thrombus formation, *Blood* 114:881–890, 2009.

Van Nostrand WE, Schmaier AH, Farrow JS, et al: Protease nexin-II (amyloid β-protein precursor): A platelet α-granule protein, *Science* 248:745–748, 1990.

Van Vulpen LF, Schutgens RE, Coeleveld K, et al: IL-1β, in contrast to TNFα, is pivotal in blood-induced cartilage damage and is a potential target for therapy, *Blood* 126:2239–2246, 2015.

Vatsyayan R, Kothari H, Mackman N, et al: Inactivation of factor VIIa by antithrombin in vitro, ex vivo and in vivo: Role of tissue factor and endothelial cell protein C receptor, *PLoS ONE* 9(8):e103505, 2014.

Verbruggen B, Novakova I, Wessels H, et al: The Nijmegen modification of the Bethesda assay for FVIII: C inhibitors—Improved specificity and reliability, *Thromb Haemost* 73:247–251, 1995.

Vercauteren E, Gils A, Declerck PJ: Thrombin activatable fibrinolysis inhibitor: A putative target to enhance fibrinolysis, *Semin Thromb Hemost* 39(4):365–372, 2013.

Weiss HJ, Sussman II, Hoyer LW: Stabilization of factor VIII in plasma by the von Willebrand factor: Studies on posttransfusion and dissociated factor VIII and in patients with von Willebrand's disease, *J Clin Invest* 60:390–404, 1977.

Weuppers KD, Cochrane CG: Plasma prekallikrein: Isolation, characterization, and mechanism of action, *J Exp Med* 135:1–20, 1972.

Wiggins RC, Cochrane CC: The autoactivability of human Hageman factor, *J Exp Med* 150:1122–1133, 1979.

Winstedt D, Tynngard N, Olanders K, et al: Free oscillation rheometry monitoring of haemodilution and hypothermia and correction with fibrinogen and factor XIII concentrates, *Scand J Trauma Resusc Emerg Med* 21:20, 2013.

Xu F, Previti M, Nieman M, et al: A βPP/APLP2 family of Kunitz serine protease inhibitors regulate cerebral thrombosis, *J Neurosci* 29:5666–5670, 2009.

Yang XV, Banerjee Y, Fernandez JA, et al: Activated protein C ligation of ApoER2 (LRP8) causes Dab1-dependent signaling in U937 cells, *Proc Natl Acad Sci U S A* 106:274–279, 2009.

Zaffran Y, Meyer SC, Negrescu E, et al: Signaling across the platelet adhesion receptor glycoprotein Ib-IX induces αIIbβ3 activation in both platelets and a transfected Chinese hamster ovary cell system, *J Biol Chem* 275:16779–16787, 2000.

Zhang B, Cunningham MA, Nichols WC, et al: Bleeding due to disruption of a cargo-specific ER-to-Golgi transport complex, *Nat Genet* 34:220–225, 2003.

Zhang B, Ginsburg D: Familial multiple coagulation factor deficiencies: New biologic insight from rare genetic bleeding disorders, *J Thromb Haemost* 2:1564–1572, 2004.

血小板疾病及血管性血友病

第40章

Jonathan L. Miller, A. Koneti Rao

要点

1. 血小板是一种高度复杂的细胞,参与了血栓与止血过程中的关键步骤,包括对内皮下的黏附、聚集、颗粒内容物的释放,以及为活化凝血因子提供膜表面。
2. 血小板数量或功能异常均在血栓与止血形成的平衡中发挥重要的作用。
3. 由于实验室检测及病理学检测的独特性,血小板的病理功能检测可以从患者获得的活细胞上实时进行。
4. VWF是由内皮细胞和巨核细胞合成的多聚体蛋白,在血小板黏附作用中起着核心作用。
5. 许多遗传性和获得性疾病、自身免疫过程和药物均可影响血小板数量和血小板功能。

正常血小板生物学

血小板结构

血小板非常复杂,为骨髓巨核细胞衍生来的无核细胞。在光学显微镜下观察外周血涂片可评估血小板数量、大小、分布和结构。虽然血小板结构的微小异常通常需要电子显微镜进行观察,但是颗粒的缺失或严重异常以及血小板结构异常可能是非常明显的。对采集的非抗凝手指血标本进行血涂片时,会出现一些血小板聚集现象。当观察到异常时,应考虑标本采集不正确或处理过程产生的假象,因此可能需要再次采样进行确认。

电子显微镜可以更精确地检测出血小板结构的异常(White,2004),因其可以更详细地检测特异性的血小板细胞器(Clauser & Cramer-Borde,2009)。

血小板的超微结构特征如图40-1所示。血小板的外表面-糖萼-富含糖蛋白。由微管蛋白组成的膜下微管,为血小板的正常盘状细胞结构提供支持。同时也可以看到收缩微丝,主要由肌动蛋白和肌球蛋白组成。血小板内广泛的开放性管状系统与细胞外环境直接相连。通常在靠近开放性管状系统看到的是致密管状系统。该系统源自光面内质网,显示为血小板过氧化物酶活性染色阳性(Breton-Gorius & Guichard,1972),符合其作为花生四烯酸代谢位点的作用。该致密管状系统还起着钙离子泵的作用,可维持静息血小板中的细胞质钙处于较低水平。

在血小板细胞质内存在各种内含物,包括线粒体,糖原和颗粒。同时还可见染色较浅的α颗粒,较少的致密(或"牛眼")颗粒,溶酶体和过氧化物酶体。三维电子显微镜研究揭示

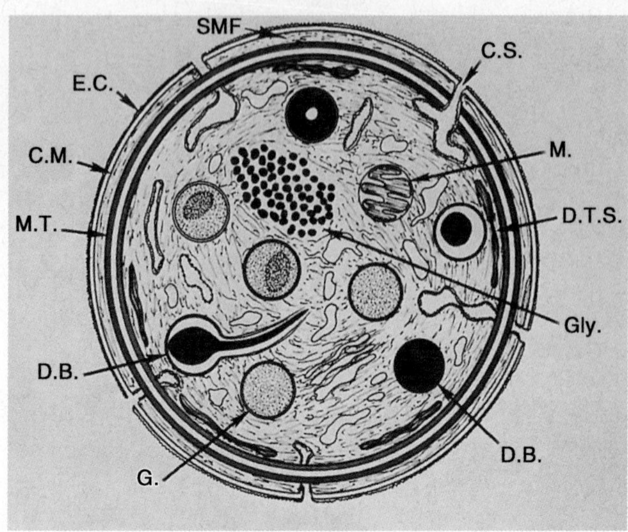

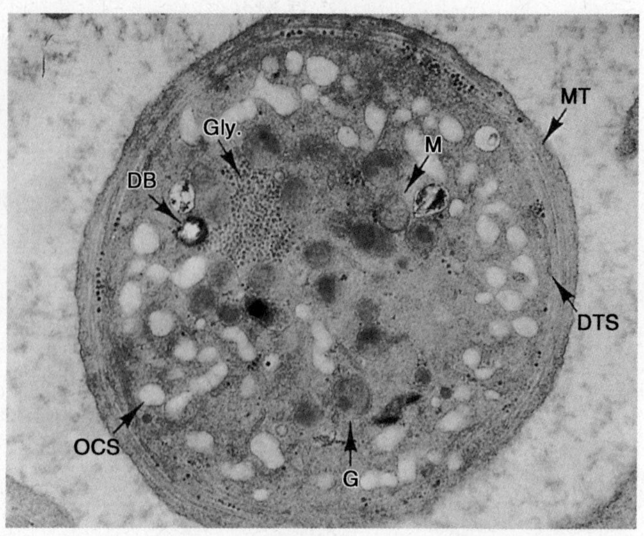

图 40-1　盘状血小板。赤道平面切割的薄截面中的超微结构特征。外围区域包括外部涂层(EC),三层单位膜(CM)和包含特殊细丝(SMF)的膜内区域,其形成血小板的壁及连接表面的管状系统的通道(也称为开放性管状系统,或 OCS)。血小板内部的基质是含有肌动蛋白微丝,结构细丝,微管周期带(MT)和糖原(Gly)的溶胶-凝胶区。嵌入溶胶-凝胶区的成形元素包括线粒体(M),颗粒(G)和致密体(DB)。它们共同组成细胞器区。膜系统包括 OCS 和致密管状系统(DTS),其作为血小板肌质网。电子显微镜照片显示在赤道平面上划分的血小板(×30 000),显示了图中所示的大部分结构(With permission from White JG,Bloom AL,Forbes CD,et al,editors:Hemostasis and thrombosis,New York,1994,Churchill Livingstone)

了形态上不同的 α-颗粒亚型,并证明了各种 α-颗粒中存在空间上可高度分离的不同储存蛋白(van Nispen tot Pannerden et al,2010)。α-颗粒内的蛋白质可来自细胞的内吞摄取及巨核细胞的自身合成,包括纤维蛋白原,血小板衍生生长因子(platelet-derived growth factor,PDGF),血管性血友病因子(vWF),因子Ⅴ结合蛋白多聚体,β-血小板球蛋白(βTG)和肝素中和血小板因子(platelet factor,PF)4。P-选择素作为 α 颗粒的膜组成部分,在 α 颗粒内容物被释放时可转移到血小板的质膜上。致密颗粒内含非代谢物质,包括腺苷二磷酸(ADP)和腺苷三磷酸(ATP),5-羟色胺(5-HT),钙和无机多磷酸(polyP)。

血小板膜糖蛋白和磷脂

历史上,对先天性血小板疾病患者的血小板表面糖蛋白进行深入研究是我们目前对各种血小板糖蛋白如何维持特异性血小板功能进行了解的关键。表 40-1 总结了血小板膜糖蛋白作为黏附受体的功能。GPⅡb-Ⅲa 受体复合物(也称为整合素蛋白 αⅡbβ_3)是血小板表面最为丰富的受体,每个血小板约有 80 000~100 000 个拷贝,其活化后为纤维蛋白原受体(Wagner et al,1996;Buitrago et al,2015)。其次是 VWF 受体 GPⅠbα,约 30 000 拷贝。GPⅠbα 与 GPⅠbβ 通过二硫键连接,并与 GPIX

表 40-1　黏膜血小板膜糖蛋白选择列表

	代替名称	结构家族	主要配体	主要功能
GPⅡb-Ⅲa	CD41-CD61,αⅡbβ_3	整合素	纤维蛋白原,血管性血友病因子	聚集(血小板-血小板相互作用)
GPⅠb-Ⅸ-Ⅴ	CD42a-d 复合物	富含亮氨酸的糖蛋白	血管性血友病因子,凝血酶,P 选择素,凝血接触因子	黏附(血小板-内皮下相互作用)
GPⅥ		免疫球蛋白受体超家族	胶原	信号后血小板-胶原相互作用
GPⅠa-Ⅱa	CD49b-CD29,$\alpha_2\beta_1$,	整合素	胶原	黏附(血小板-胶原相互作用)
P-selectin	CD62P,GMP 140,PADGEM	选择素	P-选择蛋白-糖蛋白配体-1(PSGL-1)	血小板白细胞相互作用
PECAM-1	CD31	免疫球蛋白受体超家族	PECAM-1/PECAM-1 亲和相互作用	血小板-内皮细胞相互作用
GPIV	CD36,GPⅢb	清道夫受体家族	血小板反应蛋白,胶原蛋白,氧化低密度脂蛋白	清道夫,黏附

和 GPV 进行非共价连接，这些糖蛋白进一步组合构成 GP Ⅰb-Ⅸ-Ⅴ复合物（Gardiner & Andrews，2014）。其他血小板表面糖蛋白的拷贝数较低。

血小板膜含有几种在血小板功能中起重要作用的磷脂，包括磷脂酰肌醇，磷脂酰胆碱，磷脂酰丝氨酸（PS）和磷脂酰乙醇胺。磷脂酰肌醇酯是血小板活化后产生的信号分子肌醇三磷酸和二酰基甘油的来源。带负电荷的 PS 在静息血小板的内膜中表达（Zwaal et al，2005）；当血小板激活时，PS 翻转于膜外，这是在几种血液凝固机制中至关重要的血小板促凝表面形成的必要步骤（Solum，1999）。因膜联蛋白 V 与血小板表面结合增加，故可以使用流式细胞仪来检测这种激活相关的 PS 暴露变化。

血小板在止血中的作用及血小板激活机制

在血管损伤后，血小板黏附于暴露的内皮下，整个过程涉及血浆中的血管性血友病因子（vWF）和血小板表面的特异性糖蛋白复合物 GP Ⅰb-Ⅸ-Ⅴ（图 40-2）的相互作用（黏附），血小板与 vWF 特异性结合通常在高剪切力条件下进行。血小板黏附之后将招募更多的血小板，并进行相互作用形成团块，称为聚集过程。这个过程涉及纤维蛋白原与特异性血小板表面受体-由 GP Ⅱb-Ⅲa 组成的复合物进行结合，GP Ⅱb-Ⅲa 是血小板和巨核细胞特异性的受体，也可以结合 vWF。静息血小板不结合纤维蛋白原。激活血小板可导致一系列细胞内信号转导反应，包括衔接蛋白 talin 和 kindlin 与 GP Ⅱb-Ⅲa 受体复合物的胞质内尾部区域进行结合（Smyth et al，2010；Kahner et al，2012）。这些结合事件使 GP Ⅱb-Ⅲa 复合物产生构象变化，并暴露其纤维蛋白原的结合位点，这是血小板聚集的先决条件。活化血小板中的致密颗粒释放颗粒内容物（分泌或释放反应），例如 ADP 和 5-羟色胺，可引起进一步的血小板募集。此外，血小板在凝血机制中起主要作用；一些关键的酶反应在血小板膜脂蛋白表面进行。在血小板激活的过程中，带负电荷的磷脂 PS 暴露于血小板表面，这对血小板加速特异性凝血反应（血小板凝结活性）的作用至关重要。

血小板的激活和信号传递（图 40-2）

几种生理激动剂可与血小板表面上的特异性受体相互作用并诱导血小板产生应答，包括血小板形状从盘状变为球形（形态变化），聚集，分泌及产生血栓素 A2（TxA2）（Shattil & Newman，2004；Smyth et al，2010）。这些激动剂包括 ADP、胶原、凝血酶、TxA2、肾上腺素和血小板活化因子，它们可诱导血小板的信号转导。血小板具有至少三种明确的嘌呤受体：P2Y1，P2Y12 和 P2X1，可介导血小板对 ADP 的反应。P2Y1 受体介导细胞质 Ca^{2+}的上升；P2Y12 受体介导腺苷酸环化酶的抑制以降低血小板中的 cAMP 水平，P2Y12 受体同时也是抗血小板药物靶向的受体，这些药物包括氯吡格雷、噻氯匹定、普拉格雷和替格瑞诺。P2X1 具有离子通道的特性，可能在血小板激活的初始阶段起放大效应（Hu & Hoylaerts，2010）。凝血酶通过蛋白酶激活受体（PAR）诱导血小板反应；人血小板具有 PAR1 和 PAR4 受体。GPⅥ是血小板中主要的胶原受体，是免疫球蛋白受体超家族的成员。通过激动剂如凝血酶，TxA2 和 ADP 连接血小板受体，可引发几种细胞内信号分子的产生和释放，包括通过磷脂酶 C 水解磷酸肌醇（PI）后的产物（二酰基甘油和 1，4，5-三磷酸肌醇（IP3））和花生四烯酸转化为的 TxA2。这些信号分子可诱导或调节各种血小板反应包括 Ca^{2+}动员，蛋白磷酸化，聚集，分泌和血栓素生成。血小板表面受体和关键的细胞内酶（例如磷脂酶 A2 和 C，腺苷酸环化酶）之间的相互作用由称为 G 蛋白的一组蛋白介导，而 G 蛋白通过与 GTP 结合进行调节。在大多数分泌细胞中，血小板活化导致细胞质离子钙浓度升高；IP3 作为信号分子调动细胞内的 Ca^{2+}。细胞质 Ca^{2+}水平升高可调控其他事件，例如磷脂酶 A2 的活化，TxA2 的生成，肌球蛋白轻链激酶对肌球蛋白轻链的磷酸化，从而参与血小板形态变化及分泌。DAG 激活蛋白激酶 C（PKC）家族的酶，可导致一些蛋白的磷酸化，包括 pleckstrin。PKC 激活被认为在血小板反应中起主要作用，包括血小板的分泌及 GP Ⅱb-Ⅲa 的激活。血小板具有几个 G 蛋白家族，起着将信号从血小板表面受体传递到细胞内效应分子的开关作用。例如，通过 ADP（P2Y1），TxA2 或凝血酶激活的 PLC 激活和钙动员由 Gαq 介导，而通过 P2Y12ADP 受体的信号转导和腺苷酸环化酶的抑制由 Gαi 介导。血小板激活的另一个公认反应是 TxA2 的合成。TxA2 合成中的起始及限速步骤是通过磷脂酶 A2 从磷脂（主要是磷脂酰胆碱）动员花生四烯酸（AA）。游离 AA 通过环氧酶转化为前列腺素（PG）G2 和 H2，并被血栓烷合成酶转化为 TxA2。纤维蛋白原与 GP Ⅱb-Ⅲa 复合物的结合导致酪氨酸激酶和相关事件的激活（"外向内信号"）（Shattil & Newman，2004）。有许多其他机制和事件在血小板激活过程中发生，包括小 GTP 酶，酪氨酸激酶和磷酸酶；这些超出了本章的范围。虽然前面提到的激动剂可激活血小板参与止血作用，但还有其他激动剂，例如由内皮细胞产生的依前列醇（PGI2）可抑制血小板反应。PGI2 通过激活腺苷酸环化酶来增加血小板 cAMP 水平。

血小板激活后，其形状由盘状变为球形，延伸伪足，并发生内部收缩，导致其 α 颗粒和致密颗粒集中并释放颗粒内容物。根据激活的强度，释放 α-颗粒，致密颗粒和溶酶体颗粒的内容物。

血管损伤后，血小板迅速黏附于暴露的内皮下。在较低剪切力的环境下，如静脉循环中，血小板可以通过 GPⅥ和 GP Ⅰa-Ⅱa（$\alpha_2\beta_1$）直接与暴露的胶原结合。在动脉循环中的较高剪切力的环境下，血小板的黏附首先是通过循环中的 vWF 结合到暴露的内皮下胶原蛋白上开始，然后结合在内皮表面的 vWF 通过 GP Ⅰb-Ⅸ-Ⅴ受体复合物与血小板结合（Auger et al，2005）。

血小板凝血活性

血小板在凝血中起重要作用。许多蛋白，包括凝血因子Ⅴ和纤维蛋白原从 α-颗粒中释放，而 ADP，ATP，5-羟色胺和止血多磷酸盐（Smith & Morrissey，2014）从致密颗粒中释放出来。重要的是，导致凝血因子Ⅹ和凝血酶原激活以及凝血酶生成的几个关键酶促反应均需要在血小板膜表面以最佳速率进行（Smyth et al，2010）。在血小板活化后，血小板膜磷脂的不对称性逐渐丧失，这是由 PS 和其他磷脂从膜内部至外部表面移动或"触发"引起的（Zwaal et al，2005）。这对血小板在凝血机制中的作用至关重要。

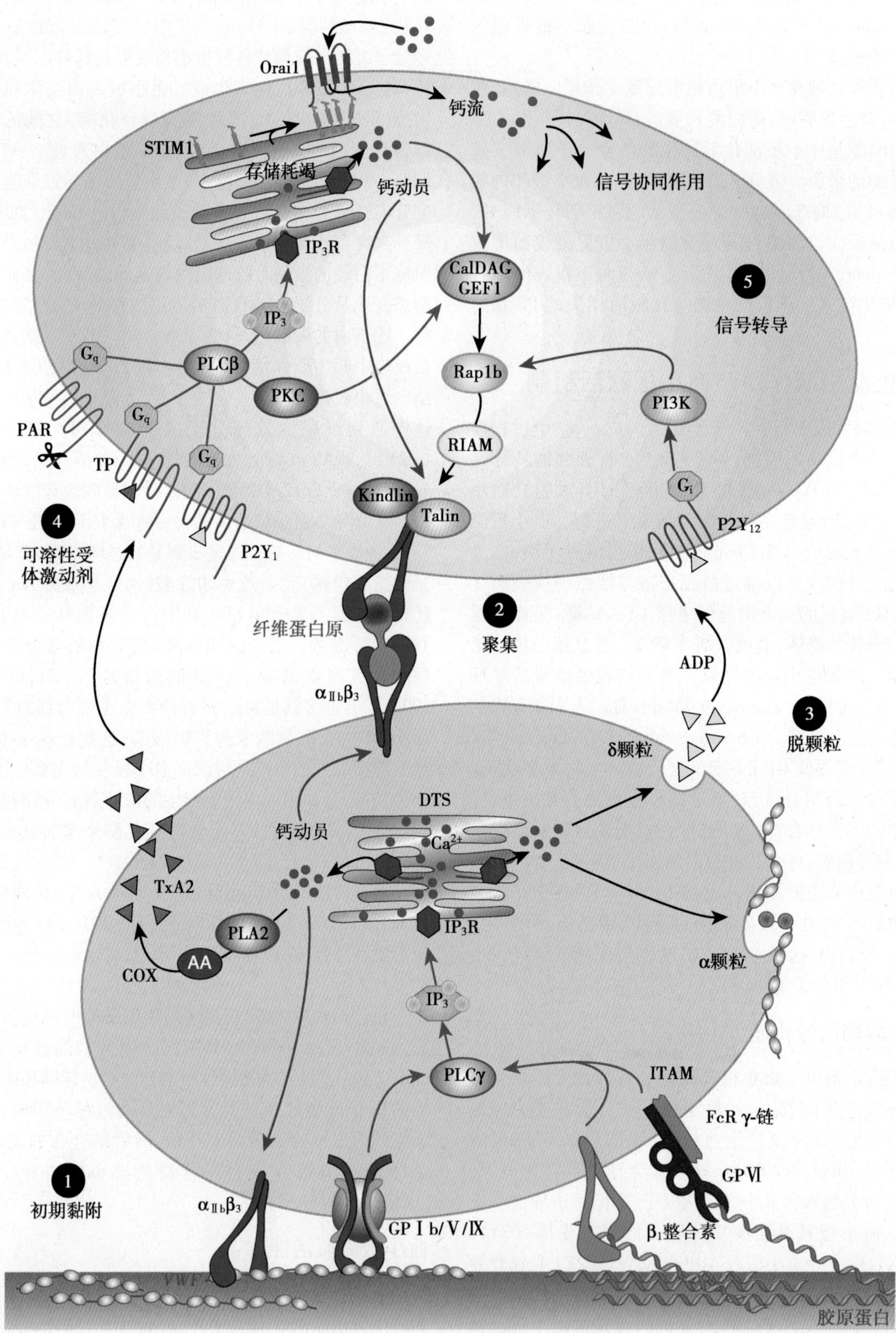

图 40-2 血小板蛋白和分子途径对止血有重要意义。止血形成阶段大致分为血小板黏附和初始信号事件，血小板聚集，分泌，可溶性激动剂受体激活和随后的信号转导。AA，花生四烯酸；ADP，腺苷二磷酸；Ca^{2+}，钙；CalDAG GEF1，钙和二酰基甘油调节的鸟嘌呤核苷酸交换因子；COX，环氧合酶；DTS，密集管状系统；GP，糖蛋白；IP_3，肌醇(1,4,5)-磷酸盐；IP_3R，IP_3 受体；ITAM，基于免疫受体酪氨酸的激活基序；PAR，蛋白酶活化受体；PI3K，PI3-激酶；PKC，蛋白激酶 C；PLA2，磷脂酶 A2；PLC，磷脂酶 C；RIAM，Rap1-GTP 相互作用衔接子分子；STIM1，基质相互作用分子 1；TP，血栓素受体；TxA2，血栓烷 A2(为了更深入讨论这些分子及其在血小板活化中的作用，请参见 Wei AH，Schoenwaelder SM，Andrews RK：New insight to the themostatic function of platelets，Brit JHaematol 47：415~430，2009，其中该图为经许可复制）

血小板功能障碍的实验室评估

初步实验室评估

血小板疾病的初步实验室评估包括血小板计数，是自动化仪器检测血常规计数的基本数据。正常血小板计数为(150～400)×10^9/L。许多仪器还提供平均血小板体积(MPV)和MPV直方图。在健康个体中，MPV与血小板计数成反比，因此MPV的解释最好参照血小板计数(Bessman et al，1981)。一些自动化仪器还评估血小板成熟度，通过检测“网织血小板”的RNA含量来反映，类似于红系中的网织红细胞测量(Hoffmann，2014；Dusse & Freitas，2015)。这样的检测可反映前一天或更多天前骨髓内血小板的生成情况。外周血涂片的检测可提供有关血小板计数和大小分布以及其他血细胞相关变化的有价值的信息。

由于在制备血涂片时，血小板可能会发生活化及铺展，因此血涂片中观察到的血小板的大小分布可能与MPV不符。当遇到严重的血小板减少症导致血小板计数低于仪器已建立的线性范围时，或当细胞碎片可能对血小板自动计数产生假性影响时，实验室人员可能需要使用血细胞计数器进行人工计数。然而，与在其线性范围内使用自动化仪器相比，手工计数相对较少数量的血小板会产生更高的变异系数，故除非由经验丰富的人员进行操作，否则计数结果可能并不可靠。

血小板功能研究

出血时间

目前并没有实验室检测可以如实地反映血栓形成过程中极度复杂的血小板止血作用(Gorog & Fuster，2013)。多年来，出血时间检测被用作评价初步止血功能的“全能性”测试。这项检测是在患者前臂的手腕表面上进行标准化切割，用滤纸吸去渗出的血液，至出血停止所用的时间即为出血时间。综合一系列各种条件下临床出血情况的报道(Rodgers & Levin，1990)得出的结论是，出血时间的结果对实际临床出血的预测价值较差。此外，在个体患者中，不能依赖于皮肤切割的标准模板的出血程度来预测身体其他部位(如手术部位)出血的风险。由于存在瘢痕形成的风险、技术专业性强以及耗时的局限性，其使用已大大减少。

PFA-100/200

对出血时间应用依赖性减少的同时，体外检测越来越受欢迎，尤其是血小板功能分析仪(PFA-100和PFA-200)(Favaloro & Bonar，2014)。在该仪器中，抗凝全血在高剪切力下从胶原、肾上腺素或ADP包被的膜中窄孔流出。生物物理剪切和化学刺激的组合最初促进血小板黏附到切割膜的外边缘，随后血小板-血小板聚集导致通道完全闭塞，这被记录为“闭合时间”。这取决于血浆vWF水平，血小板计数和功能以及血细胞比容。而通过阿司匹林对血小板环加氧酶的抑制作用或其他轻中度的血小板功能障碍，能延长胶原/肾上腺素膜的闭合时间，但仅在血小板或vWF功能损伤较严重时才延长胶原/ADP膜的闭合时间。尽管某些血小板疾病时该仪器能够检测出异常，但该仪器并没有足够的敏感性或特异性作为血小板疾病的筛选工具(Hayward et al，2006)。确定血小板或vWF的异常情况需要更具体的研究。

目前额外几种评估血小板功能的离体实验系统已被开发，其中剪切力起主要作用。值得关注的是基于产生剪切的锥板法的Impact-R仪器的开发(Varon et al，1998)。文献中已经报道了这种方法在出血性疾病诊断中(Revel-Vilk et al，2009)和监测抗血小板治疗(van Werkum et al，2010)的局限性。其他几种旨在检测遗传和获得性血小板和vWF相关的异常疾病的方法已得到开发，但是它们在临床实践中的作用仍有待确定(Harrison & Lordkipanidze，2013)。

血小板聚集及分泌功能研究

在体外，可利用血小板对激活剂的应答反应来评估血小板聚集和分泌功能。这些研究采用从枸橼酸钠抗凝的血液中收集的富血小板血浆(PRP)进行。枸橼酸钠降低血液中的Ca^{2+}以防止血液凝固，但未达到常规用于血细胞计数样品的EDTA降低血液中Ca^{2+}的程度。EDTA解离血小板表面上的GPⅡb-Ⅲa复合物。因此，不能使用EDTA抗凝血样进行血小板聚集研究。当枸橼酸钠抗凝的PRP在血小板聚集仪中被持续搅拌并且光束通过悬浮液，血小板聚集率可以通过其加入激动剂后的透光率的变化来监测。血小板形状从盘状变为球状，被视为透射率的初始降低，而随后的血小板团的形成允许更多的光通过悬浮液进入光电检测器，并记录为透光率的增加(Harrison et al，2011)。国际血栓和止血协会(ISTH)还出版了关于光透射聚集测定法标准化的详细指南(Cattaneo et al，2013)。在装备有用于检测分泌物的第二通道的仪器中，同时测量ATP从血小板致密颗粒物的释放(图40-3)。这是通过将萤火虫发光底物和酶，荧光素和荧光素酶添加到PRP中来实现的；释放的ATP在发光荧光素-荧光素酶反应中作为辅因子，并且用第二光电检测器记录发光。因此，可以独立和同时监测聚集和分泌(Miller，1984)。一些实验室也采用这种方法来评估ATP释放而不同时测量血小板聚集(Pai et al，2011)。在大多数情况下，ATP的释放可能被假定为反映不太容易测量的致密颗粒的其他成分(即ADP、5-羟色胺、钙)的释放。也可以直接测量血清素，ATP和ADP的释放情况(Holmsen & Dangelmaier，1989)。作为Lumiaggregometry研究的替代方法，可以通过用^{14}C-血清素标记血小板，然后检测血小板活化后的放射性变化，从而可同时检测血小板致密颗粒的分泌与血小板的聚集情况(Lan & Schmaier，2005)。

血小板表面含有多种激动剂的受体(图40-2)。可以在实验室中使用多种激动剂来确定血小板对这些中的一种或多种激动剂的激活反应是否受损。常用的激动剂包括胶原蛋白、肾上腺素、ADP、U46619(TxA2类似物)、花生四烯酸、瑞斯托霉素、PAR-1激动剂(SFLLRN)和钙离子载体A23187。除了瑞斯托霉素外，血小板对这些激动剂的激活反应依赖于血小板的活性代谢过程。相比之下，即使存在代谢抑制剂或甲醛溶液固定的血小板，瑞斯托霉素也会很大程度诱导血小板发生聚集；因此通常被称为凝集。

虽然在体内凝血酶是血小板的重要激活剂，但由于纤维蛋白形成的干扰，凝血酶难以与PRP发生作用。然而，部分胰蛋

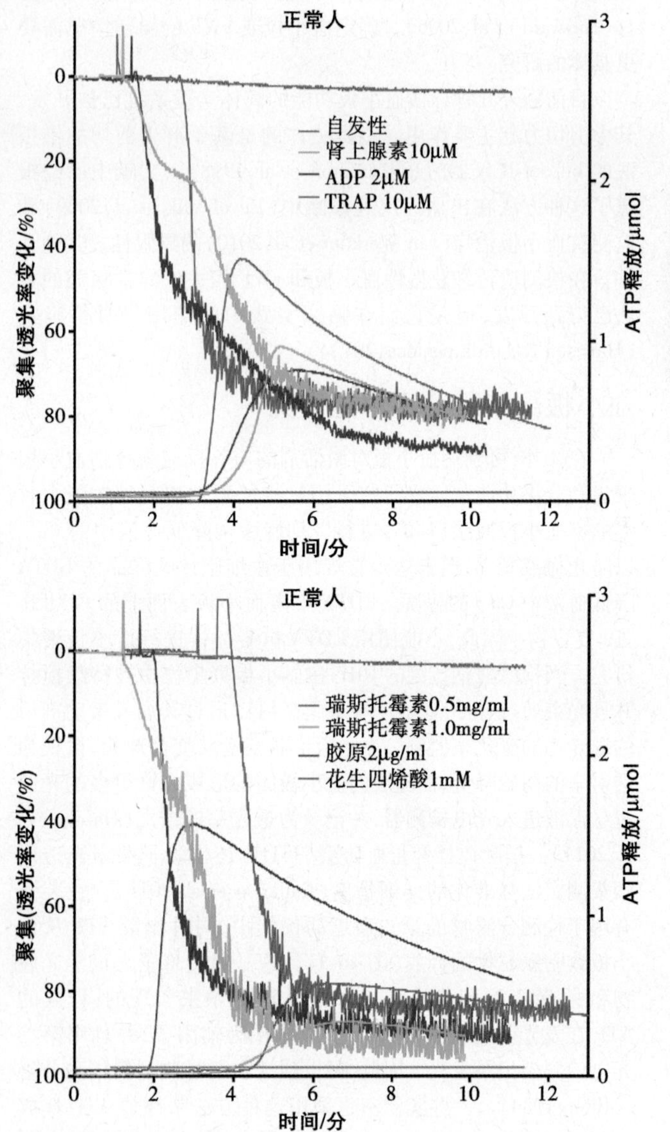

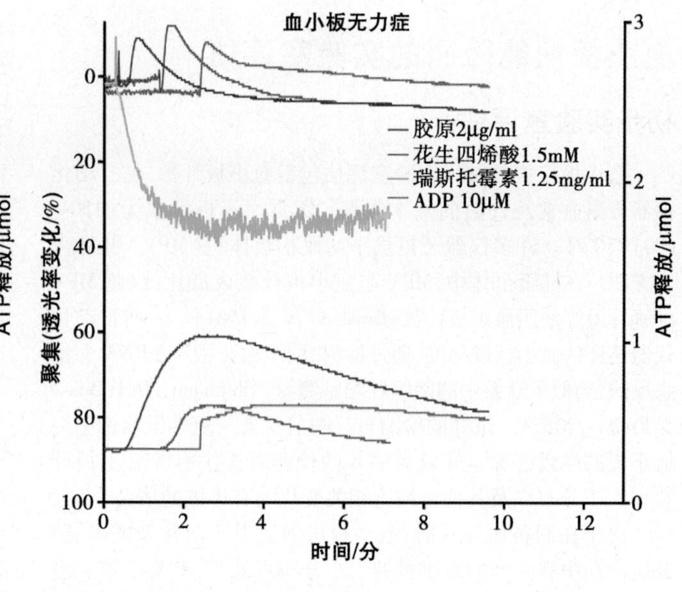

图 40-3 正常人(左半部分)和血小板无力症患者(右半部分)的血小板生物发光聚集曲线将诱导剂加入至搅动中的富血小板血浆中,血小板聚集导致透光率增加,曲线显示为向下偏转。通过监测发光,检测致密颗粒的释放,当 ATP 从血小板中释放出来后,与反应杯中的荧光素-荧光素酶试剂反应,曲线显示为向上偏转。在血小板无力症患者中,可以看到最初的血小板形态变化(聚集曲线向上偏转),但由于 GPⅡb-Ⅲa 的缺陷,后续几乎没有出现聚集。只有瑞斯托霉素能够诱导聚集,因为 vWF 与 GPⅠb-Ⅸ-Ⅴ的结合正常。血小板无力症患者对不同诱导剂的 ATP 释放反应呈多样性

白酶化的 γ-凝血酶保留了激活血小板的活性,可以被用于体外激活血小板,但其很大程度上缺乏凝血活性(Charo et al,1977)。凝血酶激活的血小板反应由凝血酶切割的 G 蛋白偶联的七跨膜受体介导。因此,由氨基酸序列 SFLLRN 组成的凝血酶受体激活肽(TRAP)来源于凝血酶受体的细胞外“系留配体”区域(Furman et al,1998),可用于血小板功能测试。强效激动剂如胶原,凝血酶和 TxA2 能够直接诱导血小板分泌和 TxA2 合成以及诱导血小板聚集。相比之下,较弱激动剂如 ADP 或肾上腺素激活血小板后的分泌和 TxA2 合成可认为是在达到血小板聚集阈值水平之后的血小板二相反应(Cattaneo,2009)。文献最近已经报道了聚集和分泌研究的潜在诊断率和局限性(Mezzano et al,2009;Dawood et al,2012)。

其他测量血小板功能的方法也已被开发。电阻抗测量与监测光透射相反,已被用于研究 PRP 及全血中的血小板聚集(Cardinal & Flower,1980)。在搅拌的样品中加入激动剂之后,两个电极之间的电导随着血小板聚集在电极表面上而下降。随着时间的推移,所得到的电阻抗曲线与透光率记录具有许多相似之处,尽管这两种方法之间存在特征差异(Ingerman-Wojenski & Silver,1984;Joseph et al,1987)。当阻抗聚集测定与全血样品的 ATP 分泌测量结合使用时(Ingerman-Wojenski & Silver,1984),只需要少量血样就可以进行血小板功能的相对快速评估(McGlasson & Fritsma,2009)。此外,全血中血小板聚集可通过光学法检测包被有纤维蛋白原的小珠的共聚集而被监测,该小球同时还包被有能吸收电磁光谱中红外线的染料。该方法可被用于评估血小板抑制剂治疗的效果(见后文)。

活化血小板的收缩能力也导致形成凝块的收缩(或“缩回”)。在试管中,可以对凝块收缩进行定量评估。在血小板减少症或血小板无力症中,血块收缩延迟或不完全。GPⅡb-Ⅲa(Coller et al,1983)以及许多额外的血小板蛋白(de Witt et al,2014)是有效的凝块收缩所必需的。

使用流式细胞术评估血小板功能

已经证实流式细胞术不仅可用于评估血小板表面特异性糖蛋白受体的表达,而且还可用于评估其对血小板活化的影响,包

括 GPⅡb-Ⅲa 经历构象变化和血小板分泌标志物的能力(例如 P-选择素)(图 40-4)。血小板活化导致 P-选择蛋白从 α-颗粒转移到血小板表面,其可通过流式细胞术进行评估。此外,流式细胞术已被用于评估血小板膜联蛋白 V 和致密颗粒的表达,及血小板释放微粒。由于进行流式细胞术所需的血液量少,所以这种技术在儿童和新生儿诊断评估中尤为重要(Israels,2009)。

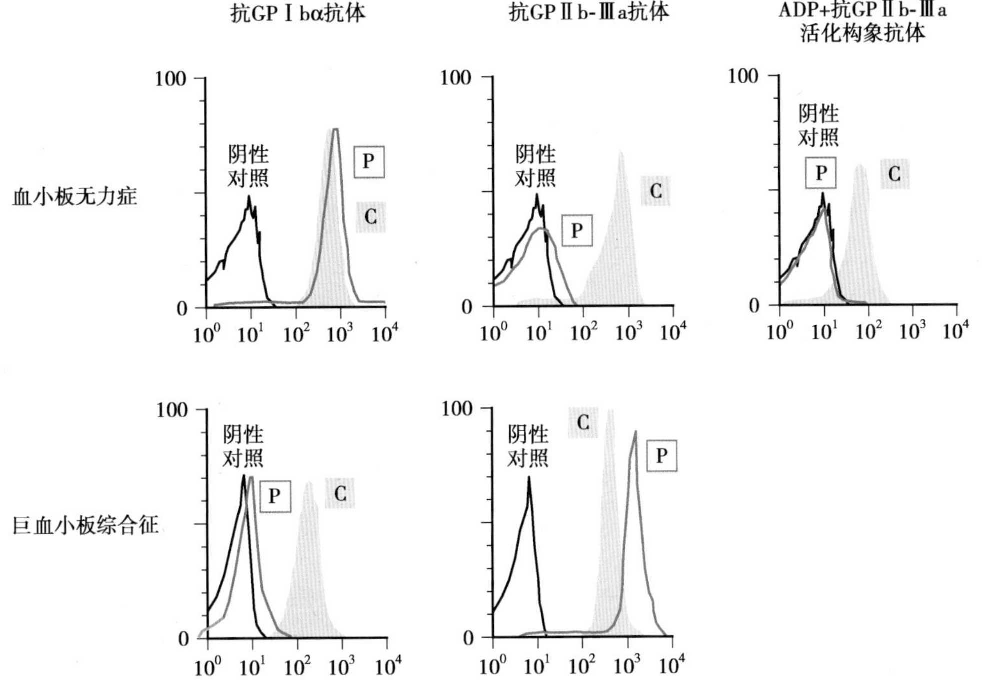

图 40-4 血小板膜糖蛋白疾病-血小板无力症和巨血小板综合征的流式细胞评估正常对照(C)或患者(P)来源的血小板与 GPⅠbα、GPⅡb-Ⅲa 单克隆抗体或是只识别血小板活化后的 GPⅡb-Ⅲa 活化状态构象的单克隆抗体(PAC-1)(如 ADP 的诱导反应)孵育。血小板无力症患者(上半部分)表现为 GPⅡb-Ⅲa 缺失,GPⅠbα 水平正常。在巨血小板综合征患者中,GPⅠbα 水平明显下降,而 GPⅡb-Ⅲa 表达水平正常(经许可修改,出自 Nurden AT,George JN:Inherited disorders of the platelet membrane:Glanzmann thrombasthenia,Bernard-Soulier syndrome,and other disorders. In Colman RW,editor:Hemostasis and thrombosis:basic principles and clinical practice,ed 4. Philadelphia,2001,Lippincott)

血小板数量异常性疾病

血小板减少症

血小板生成减少和破坏增多是导致血小板减少的两大主要原因(表 40-2)。此外,不同原因引起脾肿大导致的血小板脾滞留增加也是造成血小板减少的原因之一。

先天性血小板减少症

近年来,先天性血小板减少症发生率呈增长趋势,多种与该疾病相关的基因异常也有报道(Althaus & Greinacher,2009;Balduini et al,2013a,2013b;Kumar & Kahr,2013;Noris et al,2014)。这些患者可能表现为单一的血小板减少,也可以是联合其他特征性的临床表现。此外,在某些患者中还可能存在血小板功能异常。

从机制角度来说,遗传性血小板减少症与具有不同功能的基因发生突变相关,虽然有些基因在巨核细胞/血小板中的特异性功能尚不清楚。涉及的基因包括转录因子相关基因(*RUNX1*,*FLI1*,*GATA1*,*GFI1b*,*HOXA11*)、血小板生成素受体基因 *MpL*、细胞骨架蛋白和相关通路蛋白基因(*MYH9*,*TUBB1*,*ACTN1*,*FLNA*,*WASP*)、表面膜糖蛋白和相关通路蛋白基因(*GPIBA*,*GPIBB*,*GPIX*,*ITGA2B*,*ITGB3*)、颗粒转运相关蛋白基因(*NBEAL2*)、*RNA* 加工过程中涉及的外显子接合复合物基因(*RBM8A*)、cAMP 依赖性的蛋白激酶基因(*PRKACG*)(Balduini et al,2013a;Kumar & Kahr,2013;Manchev et al,2014;Monteferrario et al,2014;Noris et al,2014;Rao & Songdej,2015b)。还有 *ANKRD* 基因 5'非编码区突变可导致 RUNX1 和 FLI1 结合缺陷以及 *ANKRD26* 的表达受抑制(Bluteau et al,2014;Marquez et al,2014)。

对遗传性血小板减少症进行更加全面的了解具有重要的临床应用价值,而不是单纯局限于鉴别高度异质性且相对轻微的出血倾向。其原因有很多,第一,多数患者是在成年后被发现(Balduini et al,2013a),缺乏血小板减少的家族史,易被误诊为免疫性血小板减少,导致不必要的治疗(包括脾切除术)。第二,某些基因突变具有预后意义,例如 *RUNX1* 和 *ANKRD26* 基因突变和骨髓恶性肿瘤相关;*MYH9* 基因突变与肾功能恶化或听力损失相关。第三,有些基因突变还具有治疗价值,如艾曲波帕在具有 *MYH9* 基因突变患者中的应用(Balduini et al,2013a)。此外,曾报道在同一家系中,未被诊断的具有 *RUNX1* 基因突变的同胞捐赠者进行造血干细胞移植后,被移植者出现了白血病复发(Owen et al,2008)。最后,有些突变也与血小板功能异常相关,如 *RUNX1* 基因发生突变的患者(Rao,2013a,2013c;Songdej & Rao,2015)。

从实践角度来看,遗传性血小板减少症患者可通过遗传模式或血小板大小(表 40-3)、直径进行区分((Balduini et al,2013a,2013b;Kumar & Kahr,2013;Noris et al,2013,2014)。

表 40-2 血小板破坏机制

血小板减少症类型	举例
免疫介导	
网状内皮系统参与的自身抗体介导的血小板破坏	原发性免疫性血小板减少性紫癜、淋巴增生性疾病相关的继发性免疫性血小板减少性紫癜、胶原血管病、感染导致的传染性单核细胞增多症、人类免疫缺陷病毒综合征
网状内皮系统参与的同种抗体介导的血小板破坏	新生儿同种免疫血小板减少症、输血后紫癜、被动同种免疫血小板减少症、同种免疫性血小板输注无效
网状内皮系统参与的药物依赖性抗体介导的血小板破坏	药物诱导免疫性血小板减少性紫癜
药物依赖性 IgG 的 Fc 片段与血小板 FcγⅡa 受体结合导致的血小板活化	肝素诱导的血小板减少症
非免疫介导	
凝血酶或炎性细胞因子介导的血小板活化	弥散性血管内凝血、败血症/全身炎症反应综合征
巨噬细胞吞噬作用导致的血小板破坏(噬血细胞现象)	感染、某些恶性淋巴增殖性疾病
血小板与改变的 vWF 因子相互作用导致的血小板破坏	血栓性血小板减少性紫癜、溶血性尿毒症综合征、主动脉瓣狭窄
人工材料表面的血小板损失	体外循环手术、血管内导管的使用
与心血管疾病相关的血小板生存时间减少	先天性或获得性心脏病、心肌病、肺栓塞

经许可修改,出自 Warkentin TE, Kelton JG: Thrombocytopenia due to platelet destruction and hypersplenism. In Hoffman R, Benz EJ Jr, Shattil SJ, et al, editors: Hematology: basic principles and practice. Philadelphia, 2005, Elsevier Churchill Livingstone, pp2305-2325

表 40-3 按血小板大小进行遗传性血小板减少症分类

小血小板(MPV<7fl)	正常大小血小板(MPV 7~11fl)	大血小板(MPV>11fl)
Wiskott-Aldrich 综合征	先天性巨核细胞增生不良性血小板减少症	*MYH-9* 基因相关的疾病
X 性连锁遗传性血小板减少症	血小板减少伴桡骨缺失综合征	巨血小板综合征
	桡骨尺骨间骨性连接伴无巨核细胞性血小板减少	灰色血小板综合征
	RUNX1 基因突变(FPD/AML)	腭心面综合征
	ANKRD26 基因相关的血小板减少	*GATA-1* 基因突变
	CYCS 基因相关的血小板减少	2B 型血管性血友病
		血小板型血管性血友病
		Paris-Trousseau(Jacobsen)综合征
		TUBB-1 基因相关的巨血小板减少
		谷甾醇血症相关的血小板减少

经许可修改,出自 Kumar R, Kahr WHA: Congenital thrombocytopenia: Clinical manifestations, laboratory abnormalities, and molecular defects of aheterogeneous group of conditions. In Rao AK, editor: Hematology/oncology Clinics of North America: disorders of the platelets(vol 27), Philadelphia, 2013, Elsevier, pp465-494.

常染色体显性遗传性血小板减少症

一组多样的常染色体显性遗传疾病,简称为 *MYH9* 基因相关的巨血小板减少症,包括 May-Hegglin 异常、Fechtner 综合征、Epstein 综合征、塞巴斯坦综合征,具有血小板大小增加、白细胞中存在胞质内容物(杜勒小体)、血小板过早释放等特征。这些性状是由编码收缩细胞骨架蛋白非肌肉肌球蛋白重链ⅡA 的 *MYH9* 基因突变引起。所有的 MYH-9 综合征具有巨血小板减少症;其他的特征如肾炎、感觉神经性耳聋和白内障有助于区分它们(Althaus & Greinacher, 2009)。在易患急性髓系白血病(FPD/AML)的家族性血小板疾病患者中,常染色体显性遗传性血小板减少症主要是继发于 *RUNX1/CBFA2/AML1* 基因发生的突变(Song et al, 1999; Songdej & Rao, 2015)。在这些患者中,血小板大小正常,但是功能异常(Rao, 2013a, 2013c; Songdej & Rao, 2015)。血小板型 VWD 患者具有血小板减少、*GPIBA* 基因功能获得性突变、瑞斯托霉素诱导的血小板聚集反应增强等特征(Miller, 1996)。以常染色体显性方式遗传的其他先天性血小板减少症包括腭心面综合征和 DiGeorge 综合征,与常染色体 22q11 缺失有关,并与心脏异常、甲状腺和胸腺缺陷、认知障碍、面部畸形(仅出现于腭心面综合征)等相关;Paris-Trousseau(Jacobsen)综合征,具有精神运动障碍、面部和心脏异常等特征,是由包含转录因子 *FLI-1* 基因的 11 号染色体 11q23~24 部分缺失导致。后者会出现血小板大小增加、巨 α 颗粒等特征。地中海巨血小板减少症(Bolzano 变异),一种主要形式的巨血小板减少症,在南欧人群中发现,与 *GP Ⅰbα* 基因发生的突变相关,也被认为是巨血小板综合征的一种杂合状态(Savoia et al, 2001)。巨血小板综合征呈常染色体显性遗传,由 *GP Ⅰbα* 基因上的亮氨酸串联重复序列发生点突变导致,在美洲人群中有见报道(Miller et al, 1992)。另一种呈常染色体显性遗传的血小板减少症与编码细胞骨架蛋白的 β-1 微管蛋白 *TUBB11* 基因、α 辅肌动蛋白 *ACTN1* 基因、细胞色素 c *CYCS* 基因和 *ANKRYD26* 基因相关(Balduini et al, 2013a, 2013b; Kumar & Kahr, 2013; Noris et al, 2014)。此外,也有报道与 *GP Ⅱb* 及 *GP Ⅲa* 基因突变相关;这些突变导致了 GPⅡb-Ⅲa 整合素复合物的激活(Balduini et al, 2013a, 2013b)。

常染色体隐性遗传性血小板减少症

经典的巨血小板综合征中，巨血小板减少是由 GP Ⅰb-Ⅸ-Ⅴ复合物相关的双等位基因突变导致（见下文）。先天性巨核细胞增生不良性血小板减少症（congenital amegakaryocytic thrombocytopenia，CAMT），与血小板生成素受体 MPL 突变相关，呈常染色体隐性遗传，表现为严重的血小板减少及骨髓巨核细胞缺如。其他导致先天性血小板减少症的原因包括灰色血小板综合征（见下文），它与 *NBEAL2* 基因发生突变相关，该基因编码的是涉及囊泡运输的 BEACH 蛋白（Albers et al，2011；Gunay-Aygun et al，2011；Kahr et al，2011）。血小板减少伴桡骨缺失综合征（thrombocytopenia with absent radii，TAR），与骨骼异常相关，呈常染色体隐性遗传。

性连锁遗传性血小板减少症

Wiskott-Aldrich 综合征（WAS）和相关的 X 性连锁遗传性血小板减少症患者存在 *WAS* 基因突变，均具有小血小板特征，且血小板的减少可能不伴有其他与此症相关的免疫性特征。转录因子 GATA-1 的基因突变与血小板减少、贫血、红细胞形态改变相关。

免疫性血小板减少性紫癜

免疫性血小板减少性紫癜（immunologic thrombocytopenic purpura，ITP）是一组高度异质性、以自身免疫介导的血小板破坏为特征的疾病（Rodeghiero et al，2009；Provan et al，2010）。这类疾病也与血小板产物受损相关（Rodeghiero et al，2009）。原发性 ITP 是通过排除的方式进行诊断，当缺乏其他病因或原发性疾病时可诊断。继发性 ITP（表 40-4，上半部分）包括了除原发性 ITP 以外的其他各种类型的以自身免疫介导的血小板减少。临床病史通常有助于初步诊断，特别是用于区分继发性 ITP 的新诊断患者、持续性、慢性和严重程度，如表 40-4 所示。用于诊断 ITP 的血小板计数阈值为小于 100 000/μl（Rodeghiero et al，2009）。该阈值旨在避免过度诊断血小板计数在 100～150 000/μl 的健康人群，并且避免有妊娠期血小板减少症的孕妇。国际共识会议报告（Provan et al，2010）中就 ITP 的诊断及管理问题进行了探讨。他们认为对于 ITP 的诊断，没有单个实验方法可作为其金标准。各种各样的实验方法都被认为是"潜在效用"或"未经证实或不确定的效用"，如表 40-4 所示（下半部分）。

表 40-4 免疫性血小板减少性紫癜（immunologic thrombocytopenic purpura，ITP）

疾病定义	
原发性 ITP	**继发性 ITP：除原发性 ITP 之外的所有形式的免疫介导的血小板减少症**[*]
• 原发性 ITP 是一种自身免疫性疾病，表现为单一的血小板减少（外周血血小板计数<100×10⁹/L），不存在其他与血小板减少相关的病因或疾病 • 原发性 ITP 的诊断仍采用排除方式，目前并没有合理的临床实验室检测方法可用于该疾病的准确诊断 • 原发性 ITP 的主要临床问题为出血风险增加，虽然出血症状不一定出现	• 新诊断 ITP：确诊后 3 个月内的患者 • 持续性 ITP：确诊后 3～12 个月的患者，包括没有自发缓解的患者或停止治疗后不能维持完全缓解的患者 • 慢性 ITP：持续 12 个月以上的患者 • 重症 ITP：就诊时存在需要治疗的出血症状或者发生了新的出血，需要其他升血小板的药物治疗或者需要增加现有治疗的药物剂量

儿童和成人 ITP 的诊断建议		
基本评估	**用于管理 ITP 患者的潜在效用检测**	**未证明或不确定效用的检测**
病史 家族史 体格检查 全血细胞计数及网织红细胞计数 外周血涂片 免疫球蛋白定量测定[*] 骨髓检查（选定患者） 血型（Rh） 直接抗球蛋白试验 幽门螺杆菌[†] HIV[†] HCV[†]	糖蛋白特异性抗体 抗磷脂抗体（包括抗心磷脂抗体和狼疮抗凝物） 抗甲状腺抗体和甲状腺功能 妇女生育能力的妊娠试验 抗核抗体 细小病毒和 CMV 的病毒 PCR	TPO 网织血小板 PaIgG 血小板生存时间 出血时间 血清补体

上半部分：疾病的定义

经许可修改，出自 Rodeghiero F，Stasi R，Gernsheimer T：Standardization of terminology，definitions and outcome criteria in immune thrombocytopenic purpura of adults and children：report from an international working group，Blood 113：2386-2393，2009

[*] ITP 缩写后面需要跟括号，并在括号中列出相关疾病的名字（如药物导致的血小板减少，应该使用药物诱导性术语），例如，"继发性 ITP（狼疮相关性）"、"继发性 ITP（HIV 关联性）"、"继发性 ITP（药物诱导性）"

下半部分：儿童和成人 ITP 的诊断建议

经许可修改，出自 Provan D，Stasi R，Newland AC：International consensus report on the investigation and management of primary immune thrombocytopenia，Blood 115：168-186，2010

CMV，巨细胞病毒；HCV，丙型肝炎病毒；HIV，人类免疫缺陷病毒；PaIgG，血小板相关免疫球蛋白 IgG；PCR，聚合酶链反应；TPO，血小板生成素

[*] ITP 儿童应考虑进行免疫球蛋白的定量测定，并推荐作为持续性或慢性儿童 ITP 患者的重新评估的一部分

[†] 被主要国际共识小组成员推荐，对成人患者进行筛查，无地域性区分

值得一提的是，约60%的儿科ITP患者都曾有过感染性疾病史。由于存在分子抗原交叉，原本识别病原微生物的免疫应答性抗体与血小板抗原发生交叉反应，在儿童和成人中均可发生。抗原交叉导致的免疫性应答在包括HIV和HCV等多种病原感染中均有发生（Karpatkin & Nardi，1992；Karpatkin et al，1995；Cines et al，2009a；Stasi et al，2009；Zhang et al，2009）。近年来，幽门螺旋杆菌感染和ITP的相关性也引起了关注（Semple，2009；Stasi et al，2009）。其可能的发生机制为幽门螺旋杆菌诱导P选择素依赖的血小板聚集并导致磷脂酰丝氨酸表达增加（Yeh et al，2010）。

ITP除了存在血小板的加速破坏，还有血小板产物的缺陷（（McMillan，2007；Cines et al，2009a，2009b）。研究发现血小板生成素类似物能够有效地增加ITP患者的血小板数量，进一步证明存在血小板产物的受损（McMillan，2007）。

临床实验室在帮助诊断ITP的过程中作用并不明确。1996年，美国血液学协会（ASH）（George et al，1996）的专家小组得出结论，他们认为几乎没有证据支持ITP患者进行抗血小板抗体检测的必要性。15年后，ASH以证据为基础的ITP委员会再一次得出结论（Neunert et al，2011），"不论是儿童或成人，并没有充足的证据推荐或建议对疑似ITP患者通过常规抗血小板抗体、抗磷脂抗体、抗核抗体、血小板生成素水平或通过自动化分析仪获得的血小板参数进行诊断。"尽管如此，希望建立有用的体外检测方法的努力仍在继续，特别是识别以血小板膜糖蛋白为特异性靶标的抗体检测。目前被认为最接近参考方法的可能是"MAIPA"技术，即"单克隆抗体俘获血小板抗原技术（monoclonal antibody immobilization of platelet antigen，MAIPA）"（Kiefel et al，1987）。通过使用新鲜的供体血小板和患者血清或血小板洗涤液进行孵育的方式，MAIPA技术最大限度地保留了患者抗体主要识别的血小板膜糖蛋白原始构象。由于这项实验需要大量人工操作来完成，而且要求具备特征明确的供体血小板。因此，对大部分临床实验室而言，MAIPA及其相关技术的开展具有挑战性，即使是专业实验室在检测工作的共享样品时也很难得到一致的结果（Sachs et al，2012）。替代方法所面临的主要挑战是，发现一种可将患者来源抗体与血小板膜糖蛋白靶标之间的反应标准化的检测方法，如利用小鼠单克隆抗体俘获至微孔板或是结合至微珠表面。这种方法存在一些缺陷，如有些病理性血小板抗体可能根本无法识别这种以人工方式提供的膜糖蛋白抗原表位。另外，若患者血清中存在抗小鼠抗体，则会出现假阳性结果（Leach & Aubuchon，2003）。也有人利用流式细胞技术检测捕获至荧光微珠上的抗血小板膜蛋白抗体进行测定（Nguyen et al，2004；Porcelijn et al，2014），但是这种技术在ITP诊断中的价值仍不明确。

药物诱导的免疫性血小板减少

血小板减少可由多种药物引起。除了那些存在剂量依赖性的骨髓抑制性药物，如化疗药物，强有力证据表明免疫机制造成的血小板破坏是药物诱导的血小板减少的主要原因。药物诱导的免疫性血小板减少（drug-induced immune thrombocytopenia，DITP）可由经典的药物依赖抗体（如奎宁）、半抗原（如青霉素）、fiban依赖抗体（如替罗非班、依替巴肽）、单克隆抗体（阿昔单抗）、自身抗体（如金盐）、免疫复合物形成（如肝素、硫酸鱼精蛋白）等诱导发生（Aster et al，2004；Aster，2007a；Al-Nouri & George，2012；Arnold et al，2013；Chong et al，2013）。最常见的药物包括奎宁、奎尼丁、复方磺胺甲噁唑、万古霉素、哌拉西林/他唑巴坦（Von Drygalski et al，2007；Arnold et al，2013，2015）。与DITP相关的药物清单在多篇文献中已有报道（Aster & Bougie，2007；Al-Nouri & George，2012；Arnold et al，2013），更多信息详见 www. uptodate. com/contents/drug-inducedthrombocytopenia。

DITP的临床特征包括血小板计数小于20 000/μl，而且通常在用药5～10天后出现出血症状。有趣的是，使用GPⅡb-Ⅲa受体拮抗剂药物（"fibans"）如依替巴肽和替罗非班时，也可能出现严重的急性血小板减少，甚至是在首次用药后就可发生（Aster & Bougie，2007）。这种急性血小板减少的发生是由于患者血清中已存在可识别与药物结合形成的GPⅡb-Ⅲa复合物新表位的抗体。阿昔单抗是一种GPⅡa特异性的嵌合型人鼠Fab片段，导致DITP发生的抗体是以阿昔单抗分子的鼠源性结构要素为靶标（Aster et al，2004）。服用奎宁、磺胺类等药物的患者，其体内存在的导致DITP发生的药物依赖性抗体主要是针对血小板GPⅡb-Ⅲa或GPⅠb-Ⅸ上的表位。而对于金盐和普鲁卡因胺而言，其诱导形成的自身抗体对血小板膜糖蛋白具有高度特异性。肝素（见下文）和鱼精蛋白（Bakchoul et al，2013；Cuker & Cines，2013；Lee et al，2013）通过形成可结合和活化血小板的免疫复合物的方式导致血小板减少。

DITP的实验室检测是利用正常血小板作为抗体结合的靶标，而且需要在加入药物的前提下进行。近期由ISTH发布的关于这类检测的建议包括如下内容（Arnold et al，2015）：一旦怀疑存在DITP，应在急性血小板减少时期采血，避免使用EDTA抗凝的采血管。从O/HPA-1a阳性血型供体中获得的测试血小板可以通过流式细胞术或酶联免疫技术进行分析。药物溶解度的局限性需要特别注意，需要保证药物在所有洗涤步骤保持恒定的浓度。在以已知含有药物依赖性抗体血清作为阳性对照，和（或）服用相同药物后未发生DITP的患者血清作为阴性对照都不能获得的情况下，必须开发适当的替代质控。虽然阳性结果通常对DITP的诊断具有高度特异性，但是阴性结果却无法完全排除DITP，因为这类检测方法具有较低的灵敏度（Arnold et al，2015）。肝素诱导的血小板减少的实验室检测将在42章节中详细介绍。

血小板增多症

在大多数患者中，血小板增多症属于获得性疾病。对于极少数的先天性血小板增多症患者，疾病的发生是由于血小板生成素或其受体（MPL）基因发生功能获得性突变导致（Skoda，2009；Sulai & Tefferi，2012）。获得性血小板增多症可以是原发性，自发性的骨髓克隆性疾病如骨髓增殖性肿瘤（myeloproliferative neoplasms，MPN）和原发性血小板增多症，或是反应性和继发于感染、慢性炎症、恶性肿瘤、溶血、铁缺乏性贫血、脾切除术等（框40-1）（Skoda，2009；Harrison et al，2010；Sulai & Tefferi，2012；Griesshammer et al，1999；Schafer，2004）（见下文）。实验室检测中，应通过血涂片检查以确诊血小板数量增多。临床和实验室的发现有利于提供线索以确定血小板数量的增多是源于自发克隆性疾病还是反应性增多（表40-5）。这一区分十分重要,因为它会提示常见于 MPN 的血栓出血性并发症发生的潜在可能性,也会影响后续的治疗策略(减瘤术)。血小板计数的升高程度不能为此区分提供可靠的证据。MPN 患者可能会出现血小板和巨核细胞结构和功能的异常(见下文)。细胞遗传学异常如 JAK2V617F 和钙网蛋白等的出现,与原发性血小板增多症高度相关(Campbell & Green, 2006; Skoda, 2009; Klampfl et al, 2013; Nangalia et al, 2013)。最后,近期通过对血小板增多症患者血小板转录本谱的研究发现,特异性的生物标记基因可能能够预测血小板增多症的等级(Gnatenko et al, 2010;Nagalla & Bray,2010)。

框 40-1 可导致血小板计数增高的反应性条件

暂时性原因	结缔组织病
急性失血	颞动脉炎
血小板减少症的恢复期	炎症性肠病
急性感染或炎症	肺结核
运动性生理反应	慢性肺炎
持续性原因	药物反应
铁缺失	• 长春新碱
溶血性贫血	• 全反式维 A 酸
无脾(如脾脏切除术后)	• 细胞因子
肿瘤	• 生成因子
慢性炎症或感染性疾病	

经许可重印,出自 Schafer AI: Thrombocytosis, N Engl JMed 350: 1211-1219,2004.

表 40-5 可能区分克隆性和继发性(反应性)血小板增多症的临床发现

发现	克隆性血小板增多症*	继发性(反应性)血小板增多症
基础系统性疾病	否	通常有明显临床表型
指端或脑部缺血	特征性	否
大血管动脉或静脉血栓形成	风险增加	否
出血并发症	风险增加	否
脾肿大	是,大约 40% 患者存在该临床表现	否
外周血涂片	异质性,可能有巨血小板	正常血小板
血小板功能	可能异常	正常
骨髓巨核细胞:		
• 数量	增加	增加
• 形态特征	巨大,异常形态伴多倍体核,并伴大量血小板碎片	正常
细胞基因异常(JAK2, MPL, CALR, BCR-ABL1 存在突变)	存在	无

JAK2,Janus 激酶 2;MPL,血小板生成素受体基因;CALR,钙网蛋白;BCR-ABL1,染色体 9 和 22 之间易位形成的融合基因。经 Schafer AI 许可修改,出自 Thrombocytosis,N Engl JMed 50:1211~1219,2004

* 克隆性血小板增多症包括原发性血小板增多症和其他骨髓增生性疾病

MPN 患者可能会发生出血或血栓性事件。在一项荟萃分析中发现,血小板计数不能作为原发性血小板增多症患者血栓发生的危险因素(Finazzi & Barbui,2008)。除非出现其他相关的危险因素,如恶性肿瘤,否则在反应性血小板增多的情况下,血栓性事件不太可能发生(Griesshammer et al,1999;Ho et al, 2012)。但是,有一项研究认为(Ho et al,2012),进入过重症监护室患者,10% 在恢复阶段会出现反应性血小板增多,而且这与静脉血栓的增加相关。

遗传性血小板功能异常疾病

概述

框 40-2 根据血小板功能缺陷对遗传性血小板功能异常疾病进行了分类(图 40-5)。上述部分血小板功能缺陷虽较为罕见,但对揭示血小板生理功能却具有重要意义。值得注意的是,并非所有的血小板功能异常均由血小板本身缺陷所致,血浆蛋白缺陷(诸如血管性血友病和无纤维蛋白原血症)亦可导致血小板功能异常。此外,多数遗传性血小板聚集及释放功能异常的患者,其潜在的分子致病机制仍有待阐明。血小板血管壁作用缺陷(黏附疾病)表现为血小板与血管内皮的黏附功能异常,该组疾病主要包括血管性血友病(von Willebrand disease, VWD)和巨血小板综合征(Bernard-Soulier syndrome, BSS)。前者由血浆中 vWF 数量缺陷或功能异常所致,后者是由血小板中 GP Ⅰb-Ⅸ-Ⅴ复合物缺陷所致。以上两种疾病均可导致血小板-vWF 作用受限。纤维蛋白原与 GP Ⅱb-Ⅲa 复合物结合是血小板聚集的必要条件。血浆中纤维蛋白原的极度缺乏(先天性无纤维蛋白原血症)或血小板膜 GP Ⅱb-Ⅲa 复合物数量/质量异常(血小板无力症, Glanzmann thrombasthenia)均可导致血小板-血小板作用缺陷(聚集疾病)。血小板释放及信号转导异常,虽发病机制各异,但为了分类方便,将其归为一组疾病进行论述。共同特征是血小板释放反应异常,且血小板在多种激动剂(如 ADP、肾上腺素、胶原)的刺激时不能正常释放致密颗粒内容物。血小板聚集试验显示第二相聚集波减弱或消失。此组疾病致病机制多样,小部分患者致密颗粒缺失(贮存池缺陷),也有部分患者因信号转导缺陷可致血小板释放和聚集障碍。另有一组血小板功能异常疾病可表现为血小板-凝血系统蛋白作用障碍,以 Scott 综合征为代表,表现为磷脂酰丝氨酸的跨膜转运障碍(Weiss,1994,2009;Kodigepalli et al,2015)。此外,血小板细胞骨架或结构蛋白缺陷亦可导致血小板功能障碍,如 Wiskott-Aldrich 综合征。近来研究指出,血小板功能异常还与调控巨核细胞生成及血小板蛋白表达的转录因子基因突变(如 RUNX1、GATA1、FLI1、GFI1b)有关。除上述血小板功能异常疾病,部分患有系统性疾病的患者如唐氏综合征、May-Hegglin 异常也可表现异常血小板功能,但具体致病机制不明。

框 40-2 遗传性血小板功能异常疾病分类

1. 血小板血管壁作用缺陷（黏附疾病）
   a. 血管性血友病（血浆 vWF 数量缺陷或功能异常）
   b. 巨血小板综合征（GPⅠb 数量缺陷或功能异常）
2. 血小板-血小板作用缺陷（聚集疾病）
   a. 先天性无纤维蛋白原血症（血浆纤维蛋白原的缺无）
   b. 血小板无力症（GPⅡb-Ⅲa 复合物数量缺陷或功能异常）
3. 血小板释放反应异常及颗粒异常疾病
   a. 血小板贮存池缺陷（δ，α，αδ）
   b. Quebec 血小板综合征
4. 血小板释放及信号转导异常（初级释放缺陷）
   a. 血小板激动剂作用缺陷（受体缺陷）
      （ADP、血栓烷 A2、胶原、肾上腺素）
   b. G 蛋白及其活化缺陷
      Gαq/Gαs/Gαi 异常
      钙及二酰甘油调控的鸟嘌呤交换因子-1（CalDAG-GEF1）缺陷
   c. 磷脂酰肌醇代谢缺陷及蛋白磷酸化缺陷
      磷脂酶 C-β_2 缺乏
      蛋白激酶 C-θ 缺乏
   d. 花生四烯酸代谢异常及血栓烷 A_2 合成异常
      磷脂酶 A_2 缺陷
      环氧酶缺陷
      血栓素合成酶缺陷
5. 细胞骨架连接蛋白缺陷
   a. Wiskott-Aldrich 综合征
   b. Kindlin-3 缺陷——白细胞黏附缺陷症（LAD）
6. 血小板凝血缺陷性疾病（Scott 综合征）
7. 转录因子突变相关的血小板功能异常
   RUNX1（家族性血小板疾病伴急性髓系白血病倾向）
   GATA-1
   FLI-1
   GFI1b

经许可修改自：Rao AK. Inherited platelet function disorders: overview and disorders of granules, secretion, and signal transduction [J]. Hematol Oncol Clin North Am, 2013, 27: 585-611

血小板黏附疾病

巨血小板综合征

巨血小板综合征（Bernard-Soulier syndrome，BSS）呈常染色体隐性遗传，由血小板 GPⅠb-Ⅸ-Ⅴ复合物（该复合物由四条多肽链 GPⅠbα、GPⅠbβ、GPIX 和 GPV 聚合而成）缺陷所致（Lopez et al, 1998; Diz-Kucukkaya & Lopez, 2013; Rao & Coller, 2015a）。复合物 GPⅠb-Ⅸ-Ⅴ介导 vWF 与血小板的结合，因而在介导血小板与血管内皮、尤其是高切应力下的黏附中发挥主要作用。BSS 患者其 GPⅠb-Ⅸ-Ⅴ数量明显减少，或复合物功能异常。尽管 GPV 在血小板中数量减少，但对血小板表面表达 GPⅠb-IX 并无影响。患者出血时间明显延长，血小板计数中度减少，外周血涂片中可见巨血小板。常用的激动剂（包括 ADP、肾上腺素、凝血酶、胶原）诱导的血小板聚集试验正常，但对瑞斯托霉素诱导的血小板聚集反应降低或缺无。通过血小板聚集试验，BSS 可与血小板无力症相鉴别（两者血小板聚集结果相反）；在 vWD 与 BSS 的鉴别诊断中，两者对瑞斯托霉素诱导的血小板聚集均反应降低，但 BSS 患者其血浆 vWF 与因子Ⅷ水平均正常。

此外，BSS 患者外源输注 vWF（血浆冷沉淀中含 vWF）并不能纠正瑞斯托霉素诱导的血小板聚集反应。与 vWD 患者血浆中缺乏 vWF 不同，BSS 患者血小板膜表面缺乏 vWF 受体。凝血酶诱导的致密颗粒释放亦可见减少。

通过流式检测可发现 BSS 患者其血小板表面膜糖蛋白 Ib 明显减少（Nurden & Caen, 1975; Nurden, 2014a）。有典型 BSS 临床表现的患者基因筛查可发现在编码 *GPⅠbα*、GPⅠbβ 和 GPIX 蛋白的基因上多存在纯合/双杂合点突变或缺失，以 *GPⅠbα* 链上的突变最为常见。据报道，*GPⅠbα* 链富亮氨酸区的单一点突变也可导致 BSS（Miller et al, 1992; Ware et al, 1993）。

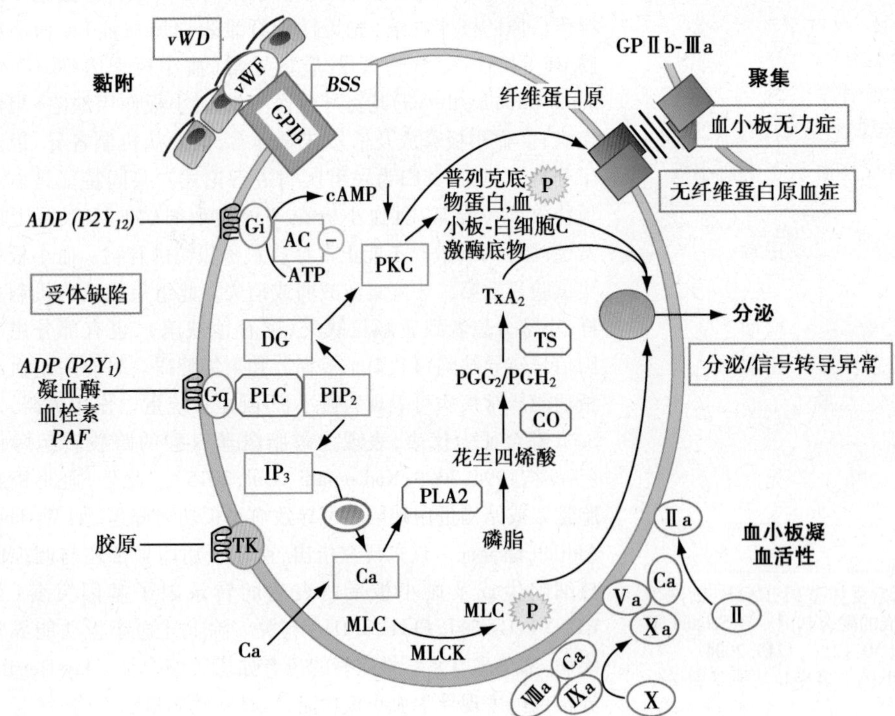

图 40-5 血小板活化反应及遗传性血小板功能障碍疾病的图解示意图。AC，腺苷酸环化酶；BSS，巨血小板综合征；CO，环氧合酶；G，GTP 结合蛋白；IP_3，肌醇 3；MLC，肌球蛋白轻链；MLCK，肌球蛋白轻链激酶；$P2Y_1$，$P2Y_{12}$，G 蛋白偶联腺苷二磷酸（ADP）受体；PGG_2/PGH_2，前列腺素 G_2/前列腺素 H_2；花生四烯酸通路中间体；PIP_2，磷脂酰肌醇二苯基磷酸酯；PKC，蛋白激酶 C；PLA2，磷脂酶 A2；PLC，磷脂酶 C；TS，血栓素合成酶；vWD，血管性血友病；vWF，血管性血友病因子。圈中的罗马数字代表凝血因子

血小板聚集疾病

血小板无力症

血小板无力症(glanzmann thrombasthenia,GT)是一组遗传性血小板功能缺陷性疾病,呈常染色体隐性遗传,其特点为血小板对多种生理激动剂的诱聚反应缺乏或明显降低;出血时间延长;皮肤黏膜出血较其他血小板功能性疾病更为严重(Nurden & George,2001;Diz-Kucukkaya & Lopez,2013;Nurden & Nurden,2014;Rao & Coller,2015a)。该病在近亲婚配家系中集中出现。主要病因为血小板膜表面GPⅡb-Ⅲa复合物数量/质量的异常。GPⅡb-Ⅲa复合物是由GPⅡb和GPⅢa两条多肽链构成的异源二聚体,编码蛋白的相应基因均位于17号染色体,而任意基因的突变均可导致血小板膜表面该复合物的表达量降低,进而导致纤维蛋白原无法与血小板结合并诱导聚集。已有文献阐明多种GPⅡb和GPⅢa的致病突变(Franchini et al,2010;Rao & Coller,2015a)。此外,反映血小板无力症患者GPⅡb-Ⅲa与血小板细胞骨架相互作用的血块收缩试验结果多为血块收缩不佳。对血小板无力症的探究有助于深入了解血小板的病理生理学,推动主流抗血小板药物的发展。

在血小板无力症患者无抗凝处理的血涂片中可见血小板数量及形态正常,但血小板散在分布,不易聚集成堆。实验室主要诊断依据为血小板对多种生理激动剂的诱聚反应明显降低或缺无(除瑞斯托霉素外,图40-3);一、二相聚集反应均不见,但仍保留血小板形态改变。弱激动剂(诸如ADP)刺激下致密颗粒释放可减少,但凝血酶诱导下可表现正常。杂合子的血小板表面GPⅡb-Ⅲa复合物减半,但血小板聚集反应正常。

血小板抗原Pl^{A1}的表达量与糖蛋白Ⅲa相关,因而无力症患者该抗原水平可特征性降低(Kunicki & Aster,1978;Von dem Borne et al,1981)。如图40-4所示,通过流式细胞术检测血小板表面GPⅡb-Ⅲa减少可对血小板无力症进行诊断(Giannini et al,2008;Miller,2009),利用分子技术可进一步探查*GPⅡb*或*GPⅢa*基因突变,明确病因(Nurden et al,2011;Buitrago et al,2015;Rao & Coller,2015a)。先天性无纤维蛋白原血症血小板聚集试验与血小板无力症表现相似,但无纤维蛋白原血症患者PT,APTT及凝血酶时间显著延长,而血小板无力症患者多为正常,可与此相鉴别。

血小板释放反应异常及颗粒异常疾病

血小板释放异常疾病通常表现为血小板颗粒内容物释放障碍及经ADP或肾上腺素诱导的血小板聚集试验二相聚集消失;对胶原、血栓烷类似物(U46619)、花生四烯酸及血小板活化因子的诱聚反应或可降低。理论上,血小板颗粒内容物减少(血小板贮存池缺陷)或血小板聚集释放障碍均可导致此类患者血小板功能异常。

血小板贮存池缺陷

血小板贮存池缺陷(storage pool deficiency,SPD)可分为致密颗粒缺乏(δ颗粒缺乏,δ-SPD)、α颗粒缺乏(α-SPD,又称灰色血小板综合征)和αδ颗粒联合缺乏(αδ-SPD)(Hayward,1997;Gunay-Aygun et al,2004;Rao,2013c;Rao & Coller,2015a)。

δ颗粒缺乏

δ颗粒缺乏患者表现为轻至中度出血,出血时间可有不同程度的延长。血小板聚集试验中,ADP和肾上腺素诱导的血小板二相聚集降低或缺无;胶原诱导的血小板聚集明显降低;花生四烯酸诱导的血小板聚集反应各异(Weiss & Lages,1981;Ingerman et al,1978)。肾上腺素诱导的二相聚集在部分患者中也可见(Weiss & Lages,1988)。此外,部分δ颗粒缺乏患者虽出血时间延长,但血小板聚集反应均为正常(Nieuwenhuis et al,1987;Israels et al,1990)。凝血酶诱导的酸性水解酶在血小板贮存池缺陷的患者中亦缺失,但加入外源ADP可获得纠正(Lages et al,1988)。

正常血小板中,每个血小板约含有3~8颗致密颗粒(每一颗直径约200~300nm)(Nieuwenhuis et al,1987;Israels et al,1990)。贮存池缺陷的患者在电镜下可观察到致密颗粒的减少(White et al,1971;Israels et al,1990);将血小板预染米帕林(喹吖因),借助其与ATP的高亲和力,运用荧光显微镜可对致密颗粒进行定位;选用铀酰离子还可特异性地对致密颗粒的核膜染色。此外,亦可选用流式细胞术检测致密颗粒的数量变化(Linden et al,2004)。运用生物化学手段检测到血小板及颗粒中的总ATP、ADP、钙离子、多磷酸盐、5-羟色胺及其他颗粒内容物均减少(Holmsen,1979)。约2/3的血小板ATP/ADP储存在致密颗粒中,仅小部分在代谢池中,且在致密颗粒中,ADP的数量较ATP多(Holmsen,1979)。因此,δ颗粒缺乏患者其血小板总ATP/ADP比值较正常人增加(>2.5)。将正常血小板与^{14}C-5-羟色胺共同孵育后,标记的5-羟色胺可进入致密颗粒,激活血小板触发释放反应。贮存池障碍患者其初始^{14}C-5-羟色胺的摄入正常,但4~6小时后残留减少。

δ颗粒缺乏还表现为血小板经胶原、肾上腺素激活后前列腺素、TxA2、丙二醛生成减少,花生四烯酸激活反应正常(Weiss & Lages,1988);膜磷脂释放花生四烯酸障碍(Rendu et al,1978);经ADP诱导后,胞质钙离子浓度上升,凝血酶诱导不引起钙离子变化(Lages & Weisss,1997);活化血小板无法维持细胞内高钙水平而致血小板促凝活性(凝血酶原酶活性)降低(Weiss & Lages,1997)。

δ颗粒缺乏还与其他遗传性疾病相关,如Hermansky-Pudlak综合征(眼皮肤白化病症状及网状内皮细胞增多)、Chédiak-Higashi综合征、Wiskott-Aldrich综合征、血小板减少伴桡骨缺如综合征及Griscelli综合征(Menasche et al,2000;Gunay-Aygun et al,2004;Huizing et al,2008)。动物实验表明,Hermansky-Pudlak综合征患者皮肤色素颗粒缺失外还伴有δ颗粒缺乏,提示两种颗粒或受同一种基因调控(Huizing et al,2001,2008;Novak et al,1984;Menasche et al,2000;Gunay-Aygun et al,2004)。

致密颗粒膜表面含溶酶体蛋白溶酶体相关膜蛋白(LAMP)2、CD63(LAMP3)、P-选择素及GPⅡb-Ⅲa(Nishibori et al,1993;Israels et al,1996)。Hermansky-Pudlak综合征患者血小板中缺乏CD63(Gerrard et al,1991),但对两例非白化δ颗粒缺乏患者的研究显示其血小板中的颗粒数量正常(McNicol et al,1994),提示Hermansky-Pudlak综合征患者携带的颗粒内容物或减少。

Hermansky-Pudlak综合征主要表现为眼皮肤白化病、血小板贮存池缺陷及脂褐质沉积症(Gunay-Aygun et al,2004;Huizing et al,2008)。通过对该类患者的研究有助于深入了解血小板贮存池缺陷。该病好发于波多黎各西北部,人群发病率为 1∶1800(基因频率为 1∶21)(Witkop et al,1990;Gahl et al,1998)。目前已知至少有 9 种致病基因,多数呈 1 型(Gunay-Aygun et al,2004;Huizing et al,2008;Cullinane et al,2011)。针对 Hermansky-Pudlak 综合征,至今已建立了 14 种小鼠疾病动物模型,针对疾病本身及小鼠模型的研究为我们了解囊泡形成及转运提供了有利的依据(Gunay-Aygun et al,2004;Huizing et al,2008)。Hermansky-Pudlak 综合征各亚型呈常染色体隐性遗传,杂合子无临床表型。不同亚型患者白化病症状各异,多数患者患有先天性眼球震颤、视力减退、肉芽肿性结肠炎及肺纤维化(Gahl et al,1998;Gunay-Aygun et al,2004)。部分 δ 颗粒缺乏的患者在 RUNX1 上发现基因突变,提示 δ 颗粒缺乏可与多种基因缺陷有关(Weiss et al,1979b;Michaud et al,2002;Connelly et al,2014)。

Chédiak-Higashi 综合征为常染色体隐性遗传,临床表现为眼皮肤白化病、免疫缺陷及神经功能障碍。患者不同细胞胞质中均可出现巨大内容物(Huizing et al,2001,2008),细胞毒性 T 细胞及自然杀伤细胞(NK)功能缺陷。该病的发生与溶酶体转运调节蛋白基因(lysosomal trafficking regulator,LYST)突变有关。致病基因位于 1 号染色体,该基因编码的蛋白(CHS1)归属 BEACH 蛋白家族,参与细胞内膜融合反应及囊泡运输(Huizing et al,2001,2008;Tchernev et al,2002)。

灰色血小板综合征

1971 年 Ramluglia(Ramluglia,1971)报道了 1 例自幼出血病例,外周血涂片示血小板呈灰色,胞质颗粒显著减少,故称"灰色血小板综合征"(gray platelet syndrome,GPS)。又称为 α 颗粒缺乏,疾病表现具有一定异质性(Nurden & Nurden,2007,2008)。患者自幼出血,血小板轻度减少,出血时间延长(Nurden & Nurden,2008)。电镜下可见巨核细胞及血小板中 α 颗粒显著减少;α 颗粒蛋白(PF4、β-血栓素、vWF、血小板反应蛋白、纤维连接蛋白、因子Ⅴ、高分子量激肽原及 PDGF)极度减少;血小板聚集反应多样化:多数患者 ADP/肾上腺素诱导的血小板聚集正常,部分患者凝血酶/胶原/ADP 诱导的血小板聚集反应降低;凝血酶诱导的钙动员可减少,钙转运可增多;血浆 PF4 水平在部分患者中升高;PDGF 升高可导致骨髓网硬蛋白增多。对三例患者外周血巨核细胞培养显示,患者 vWF 虽合成正常但并未进入 α 颗粒进行组装,而直接分泌至细胞外(Drouin et al,2001)。

α 颗粒缺乏的分子致病机制多样,包括巨核细胞分化时 α 颗粒成熟障碍、α 颗粒靶蛋白转运障碍或/和颗粒膜合成障碍(Nurden & Nurden,2007;Maynard et al,2010)。针对 1 例患者的蛋白组学研究显示,机体不能将内源性的巨核细胞蛋白摄入至 α 颗粒中(Maynard et al,2010)。部分患者血浆 PF4 水平升高(Nurden & Nurden,2007),提示 PF4 合成正常,而异常主要为颗粒生成障碍伴 PF4 外泄。部分 α 颗粒缺乏患者发现存在转录因子 RUNX1 突变(Michaud et al,2002;Weiss et al,1979b),而 PF4 是 RUNX1 的转录靶点(Aneja et al,2011),提示血小板 PF4 水平降低由 PF4 生成障碍导致。文献报道,X 连锁的血小板减少型灰色血小板综合征与 *GATA-1* 基因突变有关(Tubman,2007);三个课题组报道常染色体隐性遗传模式的灰色血小板综合征与 *NBEAL2* 基因突变有关(Albers et al,2011;Gunay-Aygun et al,2011;Kahr et al,2011)。*NBEAL2* 基因编码蛋白与囊泡转运有关。两个家系病例报道常染色体显性遗传型灰色血小板综合征与转录因子基因 GFI1B 突变有关(Stevenson et al,2013;Monteferrario et al,2014)。基因 VPS33B 与 VPS16B 编码蛋白参与囊泡转运。先天性多发性关节挛缩症、肾功能不全及胆汁淤积性肝病综合征(ARC)患者 α 颗粒缺乏与这两个基因突变有关(Urban & Christensen,2012)。因此,灰色血小板综合征的致病因素多样,其最常见的遗传方式呈常染色体隐性遗传,但亦可见常染色体显性遗传及性染色体关联遗传模式(Weiss,1979b;Michaud et al,2002;Nurden & Nurden,2007;Tubman et al,2007)。

Quebec 血小板综合征

Quebec 血小板综合征临床表现为迟发性黏膜出血,血小板尿激酶纤溶酶原激活物(uPA)升高造成 α 颗粒异常水解(Kahr et al,2001;Blavignac et al,2011),系常染色体显性遗传。患者血小板计数正常或减低,α 颗粒异常水解,因子Ⅴ结合多聚蛋白缺失,肾上腺素诱导的血小板聚集减低。水解的主要 α 颗粒蛋白包括血小板来源因子Ⅴ(非血浆来源因子Ⅴ)、纤维蛋白原、vWF、血小板反应蛋白、骨粘连蛋白、纤维连接蛋白及 P-选择素。患者巨核细胞 uPA 的表达增加是由 uPA 顺式调控缺陷所致(Diamandis et al,2008),使得血小板内纤溶酶生成增多以降解 α 颗粒蛋白。患者创伤后黏膜出血输注血小板无效,需补充抗纤溶制剂进行治疗(McKay et al,2004)。

血小板释放及信号转导异常

信号转导是一复杂的反应过程,包括激动剂与血小板受体的识别及反应启动、G-蛋白的激活及效应酶如磷脂酶 C、磷脂酶 A2 的激活等(图 40-5,见本章"血小板释放及信号转导异常")。各个环节出现问题均可导致不同的血小板功能障碍。

受体缺陷

血小板对诱导剂的反应障碍是由于血小板表面受体对特异激动剂配体的识别障碍所致。目前已报道的受体缺陷包括肾上腺素受体、胶原受体、ADP 受体、TxA2 受体及血小板活化因子受体(Bennett & Rao,2013;Rao,2013c;Rao & Coller,2015a)。已报道部分患者存有 TxA2 受体基因突变。Hirata 等(Hirata et al,1994)描述了一例显性遗传出血性疾病患者 TxA2 受体 Arg60Leu 突变,该受体 D304N 和 V2416 突变亦有文献报道(Mumford et al,2010;Flamm et al,2012)。部分患者存在 P2Y12ADP 受体缺陷(Cattaneo et al,1992,1997;Nurden et al,1995;Daly et al,2009),抑制腺苷酸环化酶。由于 ADP 与 TxA2 在血小板聚集反应中发挥协同作用,有上述受体缺陷的患者其多种诱导剂诱导的血小板聚集反应均减低。P2Y1 及 P2X ADP 受体缺陷亦有病例报道,但具体机制不详(Oury et al,1999;Oury et al,2000)。

血小板 GPⅠa 和 GPⅥ缺陷可导致胶原诱导的血小板反应降低。临床发现部分患者仅胶原诱导的血小板聚集异常(Khan,2004;Rao & Coller,2015a;Nieuwenhuis et al,1985,1986;

Kehrel et al,1988)。对两个呈常染色体显性遗传模式家系的18例患者研究显示,流式检测发现血小板表面GPⅠa的表达降低,蛋白免疫印迹GPⅠa轻度减少,但GPⅠa/GPⅡa未查见突变(Noris et al,2006)。GPⅥ突变所致缺陷患者出血风险增加(Khan,2004;Rao & Coller,2015a)。这类患者中,部分GPⅥ信号通路转导异常;另有部分患者体内存在抗GPⅥ抗体而导致GPⅥ缺陷(Boylan et al,2004)。

G蛋白及其活化缺陷

G蛋白种类繁多,通过联系表面受体及细胞内效应酶,在信号转导中发挥至关重要的作用。G蛋白激活异常可导致信号转导异常。目前已报道的G蛋白缺陷包括Gαq缺陷(Gabbeta et al,1997)及Gαi1缺陷(Patel et al,2003)。Gαq缺陷患者有轻微出血表型,多数激动剂诱导的血小板聚集及释放反应异常,GTP酶活性降低(反映G蛋白α亚单位功能)。此外,G*αs*基因(GNAS1)突变与Gαs功能亢进(导致cAMP水平升高)及血小板功能异常有关(Freson et al,2001b)。近来文献报道,RAS鸟苷酸释放蛋白-2(RASGRP2)基因突变与血小板功能异常有关,该基因编码钙及二酰甘油(DAG)调控的鸟嘌呤交换因子-1(CalDAG-GEF1)(Canault et al,2014)。

磷脂酶C活化、钙动员及蛋白磷酸化缺陷

当磷脂酶C活化、钙动员及蛋白磷酸化缺陷时,血小板信号转导通路亦可异常。此类患者有轻微出血表型,致密颗粒释放异常,血小板颗粒贮存正常,但可合成大量TxA2。实验室检查发现,患者弱激动剂(ADP、肾上腺素、PAF)诱导的血小板反应降低;强激动剂(花生四烯酸及高浓度胶原)刺激下的血小板反应正常。相较贮存池或TxA2合成障碍,该病发病率更高。患者存在血小板早期活化障碍,包括钙动员障碍、磷脂酰肌醇水解障碍、血小板-白细胞C激酶底物磷酸化障碍(Rao et al,2004;Coller et al,2010;Bennett & Rao,2013;Rao,2013c;Rao & Coller,2015a)。磷脂酶C-β_2缺乏(Lee et al,1996;Yang et al,1996)和蛋白激酶C-θ缺乏(Sun et al,2004)亦见报道。在接到上游信号转导指令后,GPⅡb-Ⅲa活化,血小板纤维蛋白原结合,进一步诱导血小板聚集。当上游信号转导异常时,GPⅡb-Ⅲa活化障碍(Gabbeta et al,1996)。

花生四烯酸代谢异常及血栓烷合成异常

血小板活化后,磷脂释放花生四烯酸,其继而转变成TxA2。TxA2在血小板聚集反应中发挥协同作用。磷脂酶A2缺陷可导致膜磷脂释放花生四烯酸异常(Adler et al,2008)、先天性环氧酶缺陷及血栓素合成酶缺陷(Bennett & Rao,2013;Rao,2013c;Rao & Coller,2015a),使得TxA2合成减少。

细胞骨架连接蛋白缺陷

Wiskott-Aldrich综合征

Wiskott-Aldrich综合征(Wiskott-Aldrich syndrome,WAS)是一种性联隐性遗传性疾病,临床表现为湿疹、严重T淋巴细胞免疫缺陷及血小板明显减少,血小板体积较正常偏小(Remold-O'Donnell et al,1996;Massaad et al,2013;Buchbinder et al,2014)。患者出血症状与血小板减少程度相关。编码WAS蛋白的基因缺陷可导致该病。WAS蛋白为多结构域蛋白,主要负责细胞表面信号至肌动蛋白细胞骨架的传递,并调控其组织再构。其还可能在GPⅡb-Ⅲa外向内信号转导通路中发挥一定作用(Shcherbina et al,2010)。患者血小板功能可异常,包括致密颗粒缺乏、血小板GPⅠb、GPⅡb-Ⅲa及GPⅠa缺乏;血小板聚集反应不特异,可升高可减低(Buchbinder et al,2014;Rao & Coller,2015a)。

Kindlin-3缺陷——白细胞黏附缺陷症

*FERMTS3*基因突变可导致编码蛋白Kindlin-3缺陷,实验室表现为血小板聚集反应明显降低,与血小板无力症及轻型白细胞黏附缺陷症(leukocyte adhesion deficiency,LAD)特点相似(Pasvolsky et al,2007;Moser et al,2008;Malinin et al,2009)。该病又称为Ⅲ型LAD,临床表现为出血,及不同程度的感染炎症倾向,不伴脓液形成,伤口久治难愈。Kindlin-3与整合素αⅡbβ_3的β_3亚单位的胞内段相连。患者血小板聚集试验与血小板无力症相似,一、二相聚集均消失(Pasvolsky et al,2007;Moser et al,2008;Malinin et al,2009)。

血小板凝血缺陷性疾病:Scott综合征

血小板通过提供凝血反应表面,参与关键酶促反应。血小板活化促使磷脂酰丝氨酸外翻,从而发挥血小板促凝活性(platelet procoagulant activities,PCA)。血小板聚集及释放功能正常,单纯血小板促凝活性异常称之为Scott综合征(Weiss,1994,2009)。血小板贮存池缺陷及无力症,其促凝活性异常可继发于血小板聚集障碍。Scott综合征患者有出血症状,但出血时间及血小板聚集试验均正常,PT及APTT亦正常。根据Weiss(Weiss,1994)报道的首例病例,患者血小板与因子Ⅹa及因子Ⅹa/因子Ⅸa/Ⅷa的结合位点减少,血小板活化后其表面表达的磷脂酰丝氨酸减少。患者凝血酶原时间减短,提示凝血酶原消耗障碍,凝血反应不充分(Weiss et al,1979a)。反映血小板对斑块形成作用的PF3活力亦降低。其他症状表现可参见Weiss综述报道(Weiss,2009)。已报道两例患者携有跨膜蛋白16F(*TMEM16F*)基因突变(Suzuki et al,2010;Castoldi et al,2011)。

转录因子突变相关的血小板功能异常

转录因子调控巨核细胞生成、血小板生成及相关蛋白的表达。已报道转录因子RUNX1、FLI1、GATA-1及GFI1B突变与遗传性血小板功能异常及血小板减少症有关(Rao,2013a;2013c;Songdej & Rao,2015)。因此,遗传性血小板聚集及释放障碍的患者,其潜在的分子致病机制或是编码转录因子的基因缺陷,且发病率可能远高于预想(Rao,2013a;Stockley et al,2013)。

RUNX1/CBFA2突变(家族性血小板疾病伴急性髓系白血病倾向)

已有病例报道*RUNX1*基因突变(AML1,CBFA2)与血小板功能异常、血小板减少及急性髓系白血病倾向有关(Song et al,1999;Sun et al,2004;Rao & Coller,2015a;Songdej & Rao,2015)

(急性髓系白血病,见第78章)。该病系常染色体显性遗传,血小板功能异常可表现为聚集及释放障碍、α/δ颗粒缺乏、GPⅡb-Ⅲa活化异常、血小板肌球蛋白轻链及血小板-白细胞C激酶底物磷酸化减少、血小板蛋白激酶C-θ和12-脂肪氧合酶选择性减少、血小板促血小板生成素受体(Mpl)减少(Song et al,1999;Sun et al,2004;Kaur et al,2010;Rao,2013c;Songdej & Rao,2015)。

GATA-1突变

GATA-1突变与X染色体-性联综合征有关。该综合征表现为异常红系造血、贫血、灰色血小板综合征征象、血小板减少症及巨血小板。患者GPⅠbβ功能异常,致使胶原/瑞斯托霉素诱导的血小板聚集降低;血小板GαS蛋白及mRNA水平降低(Drachman,2004;Freson et al,2001a;Drachman,2004;Hughan et al,2005;Tubman et al,2007)。

FLI1

FLI1作为ETS家族成员,参与调控多个巨核细胞基因表达,包括*ITGA2B*、*GP1BA*、*GP9*和*c-MPL*(Kumar & Kahr,2013)。11号染色体含FLI1位点(11q23.3~24)的远端缺失与Jacobsen综合征(呈常染色体显性遗传)合并Paris-Trousseau综合征(血小板疾病)有关(Favier et al,2003;Raslova et al,2004;Shivdasani,2004)。Jacobsen综合征临床表现包括智力缺陷、头面部畸形及多器官功能不全(Jacobsen et al,1973;Kumar & Kahr,2013)。Paris-Trousseau综合征表现为先天性巨血小板减少症伴循环血小板(1%~5%)中可见巨大α颗粒及骨髓异常巨核细胞生成。凝血酶诱导的α颗粒内容物释放亦异常。

GFI1B

两项研究显示,*GFI1B*突变与以常染色体显性遗传的血小板疾病有关。该疾病表现为异常巨核细胞生成、巨血小板减少症、α颗粒缺乏及不同程度的出血倾向。其中一项研究于1976年报道了这一疾病。患病家系成员在*GFI1B*基因7号外显子上存有单个碱基的插入(c880~881insC),导致移码突变(Ardlie et al,1976;Stevenson et al,2013;Monteferrario et al,2014)。实验室检查发现患者红细胞异形,血小板聚集功能障碍,血小板P-选择素、纤维蛋白原、糖蛋白Ibα及Ⅲa减少(Stevenson et al,2013)。另一项研究于1968年对*GFI1B*基因突变进行了首次报道。家系中患病成员携有GFI1B终止突变(c.859C>T),且随后被诊断为灰色血小板综合征(Kurstjens et al,1968;Monteferrario et al,2014)。实验室检查发现患者PF4、β血栓球蛋白减少,骨髓穿刺可见穿入现象及骨髓纤维化(Monteferrario et al,2014)。

不同遗传性血小板缺陷的相对频率

不同遗传性血小板缺陷的相对频率至今尚未完全明确。通常认为,在世界范围内的大部分地区,血小板无力症、巨血小板综合征(Bernard-Soulier syndrome,BSS)、贮存池缺陷(storage pool deficiency,SPD)等疾病都非常罕见。除了血管性血友病(von Willebrand disease,vWD)外,常见的遗传性血小板功能障碍主要是各种血小板分泌和信号转导缺陷。在这些疾病中,大部分的特异性分子发病机制仍然未知。根据我们的经验,约10%~15%的患者患有致密颗粒贮存池缺陷。约20%的患者存在血栓烷生成异常,但它可能由多种机制共同导致。许多血小板聚集和分泌功能异常的患者,虽然有足够的致密颗粒贮存量以及血栓烷A2(thromboxane A2,TxA2)的充分表达,但在血小板活化反应时仍表现为聚集和分泌功能的异常。有明确证据表明,这些患者中的一部分存在信号传递机制的缺陷(Dawood et al,2012;Rao,2013c;Rao & Coller,2015a)。特别重要的是,有一些患者同时存在多种结构的、生物化学的和功能性的异常,这已由造血细胞转录因子上的突变得到证实(Rao,2013a;Rao & Coller,2015a;Songdej & Rao,2015)。

疑似携带遗传性血小板缺陷的患者评估

对于存在临床表现史的患者建议评估其出血倾向,包括凝血系统、纤溶系统和血小板等内容。详尽的病史(包括家族史)和体格检查十分重要。血小板计数可以帮助我们判断出血倾向是否仅由于血小板减少症造成。PFA-100或出血时间的延长提示可能存在血小板缺陷。然而,在一些血小板功能缺陷的患者中,这两项指标可能表现为正常。在黏膜和皮肤出血的患者中,vWD可能比遗传性血小板缺陷更常见,因此对血浆凝血因子Ⅷ和vWF(von Willebrand factor)应同时进行检测(见下文)。

遗传性血小板功能障碍患者的出血表现存在高度异质性。通常患者来就诊或检查的原因是黏膜和皮肤出血表现、手术过程的大量出血以及PFA-100闭合时间或出血时间延长,但他们的血小板计数正常。在疑似血小板功能障碍的患者中,可采用的检测方法包括:血小板计数、出血时间、PFA-100等以及体外评估血小板聚集和分泌反应的实验。对血小板的研究通常采用抗凝血离心得到的富血小板血浆,并采用不同的激活剂进行反应监测。观察到的不同反应模式通常能为查找血小板缺陷的本质原因提供线索,但仍需一些研究性实验室中的特异方法来阐明准确的血小板发病机制。在血小板无力症的患者中,采用除瑞斯托霉素以外的各种激活剂激活血小板,其聚集反应的两个时相均会缺乏(图40-3)。对瑞斯托霉素激活反应受损或缺失,但采用其他激活剂表现为聚集正常时,提示vWD或BSS。在BSS中,血小板计数减低且血小板体积增大,但这些现象也会出现于部分的vWD患者中(如2B型)。血浆vWF和凝血因子Ⅷ的水平,以及vWF多聚体的模式在BSS患者中都正常,但在vWD患者中可见异常(见下文)。颗粒分泌受损和致密颗粒内容物减少的患者通常表现为ADP、肾上腺素和血小板活化因子(Platelet-activating factor,PAF)激活时血小板聚集二相反应减低或缺失,以及其他激活剂(胶原、U46619)激活时的聚集反应减弱,这与致密颗粒内容物释放的大量减低有关。

遗传性血小板功能缺陷症的治疗

血小板输注和去氨加压素(DDAVP)注射是遗传性血小板缺陷症患者的主要治疗方法。由于高度异质性的出血表现,血小板功能缺陷症需要采用个体化的治疗方案。血小板输注能够有效控制出血表现,但可能由于血液制品而带来潜在的危险,包括同种异体免疫反应。血小板无力症和巨血小板综合征的患者可能产生针对缺失血小板糖蛋白的抗体，并且影响随后的血小板输注的疗效。血小板输注的替代方法是DDAVP静脉注射，在大部分血小板功能缺陷患者中它能缩短出血时间(Rao et al,1995;Mannumli,1998)。其对出血时间的影响能够持续4~5小时。这种反应取决于血小板功能障碍的种类。大部分血小板无力症患者对DDAVP输注没有反应。而在血小板分泌、信号转导或贮存池缺陷的患者中，治疗反应也不同，有一些患者出血时间会缩短。DDAVP疗法能升高血浆vWF、凝血因子Ⅷ和组织型纤溶酶原激活物(tissue plasminogen activator,tPA)的水平，但DDAVP不能在体外纠正血小板缺陷患者的血小板聚集或分泌反应(Rao et al,1995)。重组凝血因子Ⅶa也是控制血小板无力症患者症状的一种重要药物，特别是那些有针对血小板糖蛋白抗体的患者和其他遗传性缺陷的患者(Poon & d' Oiron,2000;Almeida et al,2003)。其他的治疗方法通过增强遗传性血小板缺陷症患者的凝血功能，如抗纤溶制剂中的ε-氨基己酸或氨甲环酸，以及短疗程(3~4天)的泼尼松(20~50mg)(Mielke et al,1981)。同种异体的骨髓移植能够完全纠正血小板无力症的患者，但针对GPⅡb-Ⅲa复合物的抗体产生仍是一个潜在问题(Flood et al,2005;Fujimoto et al,2005)。

获得性血小板功能缺陷症

血小板功能的改变也发生于很多不同病因的获得性疾病中(Rao,2013a;Rao & Bennett,2013)。在大部分这些疾病中，导致血小板功能缺陷的特异性生物化学或病理生理学的原因尚未明确。其中一些疾病，例如骨髓增殖性肿瘤(myeloproliferative neoplasms,MPN)，本质原因是骨髓中产生了异常的血小板。在其他情况中，血小板的功能异常可能来源于一些外源因素，如药物、人工材料表面接触(心肺分流术)、肾衰竭导致血浆中免疫复合物堆积以及抗体等。在这些疾病中，患者多表现为黏膜和皮肤出血，严重程度有很大的异质性且难以预测。常规实验室检查结果中的出血时间异常、PFA-100闭合时间延长、体外血小板聚集实验异常，均能提示血小板功能异常。通常来说，这些筛查实验中的异常结果和临床出血表现之间的关联性很小。

骨髓增殖性肿瘤

骨髓增殖性肿瘤包括原发性血小板增多症(essential thrombocythemia,ET)、真性红细胞增多症(polycythemia vera,PV)、慢性特发性骨髓纤维化和慢性髓细胞性白血病，常表现为出血倾向、血栓栓塞性并发症以及血小板质量缺陷(Schafer,1984;Pearson,2002;Kessler,2004;Papadakis et al,2010)(见第33章)。血栓事件的发生频率高于出血事件。血小板的异常反映了它们来源于干细胞中的异常克隆，但有一些改变可能继发于体内血小板活化的增强。血黏度增加(如真性红细胞增多症)、血小板数量增加、内皮细胞和白细胞功能障碍也会导致出血事件发生。一般表现为黏膜和皮肤出血，在手术或创伤后出血更严重。血栓可发生在动脉、静脉、微血管和一些不常见的部位，例如腹壁血管或肝脏、门脉和肠系膜循环。确实，相当比例的巴德-吉亚利综合征或门静脉栓塞由MPN所导致。红斑性肢痛症，表现为肢体末端的红斑和烧痛感，和ET、PV有强烈关联性，主要由动脉血小板血栓所导致(van Genderen et al,1995;Michiels et al,2006)。动脉血栓的预测因素包括年龄大于60岁、血栓史、心血管危险因素、白细胞增多以及*JAK2*基因V617F突变。

许多研究检测了MPN患者的血小板功能和形态学改变(Schafer,1984;Landolf et al,1997;Rao,2013b;Rao & Bennett,2013)。在电子显微镜下，血小板改变表现为致密颗粒和α颗粒减少、开放管道系统和致密管道系统的改变以及线粒体减少(Maldonado et al,1974)。在小部分MPN患者中(约17%)出血时间会延长，但与出血风险没有关联性(Schafer,1984)。MPN患者的血小板聚集反应呈现高度异质性，在同一患者中也会随时间发生改变。虽然有些患者的血小板表现为对激活剂的反应增强，但血小板反应减低更为常见。在一项研究中(Schafer,1984)，患者血小板对ADP、胶原和肾上腺素的反应分别减低了39%、37%和57%。对肾上腺素的激活反应减低相较于其他激活剂更为常见；然而，对肾上腺素的反应性减低不是MPN的诊断性指标。MPN患者对肾上腺素的反应性受损，来自于血小板中α_2-肾上腺素受体的数量减少。肾上腺素诱导的TxA2生成减低、致密颗粒分泌减少以及Ca^{2+}动员的减低均有报道。血小板表面GPⅡb-Ⅲa复合物、GPⅠb-Ⅸ和GPⅠa-Ⅱa的减少以及信号转导依赖的GPⅡb-Ⅲa激活受损在MPN患者中也有报道。MPN患者中，血小板GPIV(CD36)和血小板对IgG Fc端的受体均增加，前者参与血小板-胶原、血小板-血小板反应蛋白相互作用。

血小板活化导致游离的花生四烯酸释放，并最终由生成TxA2的环氧合酶途径和12-脂肪氧化酶途径进行代谢。此前有报道MPN患者的脂肪氧化酶产物减少，这和TxA2生成的增强有关(Schafer,1982)。其他MPN患者的异常还有血小板信号调节机制的缺陷，包括钙离子动员和蛋白质磷酸化异常；减低的PGD2-诱导的腺苷酸环化酶激活以及50%减低的血小板PGD2受体，提示血小板抑制机制的受损；真性红细胞增多症和骨髓纤维化的患者，血小板生成素受体(thrombopoietin receptor,MpL)的表达减低，但ET和慢性髓细胞性白血病患者中无此现象(Rao,2013b;Rao & Bennett,2013)。血浆vWF和AVWS的异常也可能发生在MPN患者中，并导致止血功能障碍(见下文，“获得性血管性血友病”)(Budde & van Genderen,1997;Elliott & Tefferi,2005)。

目前对MPN发病机制研究的重大进步在于，在约95%的PV患者和约50%~60%的ET和MV患者中发现了JAK2或*MPL*基因上功能获得性的突变(Skoda,2009;Kiladjian,2012;Sulai & Tefferi,2012;Rao & Bennett,2013)。其中一些研究表明，*JAK2*基因V617F突变或*V617F*等位基因比率的增高都会增加ET患者的血栓风险(Skoda,2009;Kiladjian,2012;Rao & Bennett,2013)。

急性白血病和骨髓增生异常综合征

在这些疾病中，导致出血的主要原因是血小板减少症。然而，这些疾病可能与血小板功能异常相关(Rao,2013b;Rao & Bennett,2013)。与临床出血相关的获得性血小板缺陷在急性髓系白血病中更常见，但在急性淋巴细胞白血病、急性髓单核母细胞性白血病、毛细胞性白血病和骨髓增生异常综合征中也有报道。患者表现为对 ADP、肾上腺素和胶原的聚集反应减低，并伴随核苷酸分泌、TxA2 生成和血小板 PDGF 和 β-血小板球蛋白的减低。

获得性 vWD 和类似 Bernard-Soulier 综合征的血小板缺陷也报道于毛细胞样白血病和骨髓增生异常综合征。在急性白血病和骨髓增生异常综合征中，血小板可以表现为形态学异常，超微结构研究显示其微管减少，致密颗粒数量减少且大小异常及过多的生物膜系统。巨核细胞呈现发育异常。

异常蛋白血症

异常蛋白血症的患者可能表现为严重的临床出血，这似乎与血小板功能缺陷、特异性凝血功能异常、高血黏度和血管淀粉样沉积等多种机制相关（Rao, 2013b; Rao & Bennett, 2013）。这些患者的血小板缺陷来源于异常蛋白在血小板上的覆盖。

尿毒症

尿毒症患者的止血功能缺陷的主要机制为血小板功能缺陷和血小板-血管壁相互作用受损（Gangji et al，2006；Sohal et al，2006；Pavord & Myers，2011；Rao，2013b；Rao & Bennett，2013）。肾透析治疗能增加患者血液循环中的网织血小板，提示血小板更新率增加。尿毒症患者的出血时间会延长。在进行红细胞输注或红细胞生成素治疗以后延长的出血时间通常会减低（Livio et al，1982；Moia et al，1987），提示患者的贫血也能导致出血时间的延长。尿毒症患者常伴有多种血小板异常（Bomlardo et al，2004）。血小板黏附到内皮下层是止血反应的第一步，涉及 vWF、血小板和内皮下层的相互作用。已有报道表明，采用尿毒症患者的全血灌注去内皮细胞化的兔主动脉，其血小板的黏附功能受损（Castillo et al，1986）。许多研究表明尿毒症患者的血浆 vWF 抗原水平和活性（瑞斯托霉素辅因子）正常或增加，但在一些患者中，vWF 活性始终低于抗原水平。vWF 的多聚体结构是正常的。尿毒症患者每个血小板上 GPⅠb 和 GPⅡb-Ⅲa 位点的数量正常（Gralnick et al，1988）。尿毒症患者的血小板对多种激活剂的聚集反应受损，有时还伴有相互矛盾的结果。患者血浆中的 PF4 和 β-血小板球蛋白的水平增高，并且会因为血液透析进一步升高，这表示肾脏清除率减低以及膜透析器导致了血小板的活化。尿毒症患者的血小板中花生四烯酸代谢的产物（PGG2/PGH2，TxA2）减少。减少的 TxA2 可能由于环氧化酶的功能缺陷或磷酸酯酶 A2 活化导致磷脂释放花生四烯酸的缺陷。其他尿毒症患者的血小板缺陷包括血小板 cAMP 和腺苷酸环化酶（抑制血小板反应）的水平增加，以及激活剂诱导的 Ca^{2+} 动员、血块收缩和血小板促凝活性的减低。最后，慢性肾脏疾病的患者中，血小板中某些 miRNA 和 mRNA 的表达发生影响（Ple et al，2012）。

尿毒症患者止血功能缺陷的发病机制也与血浆中的透析性和非透析性分子的累积有关。其中的一种成分，胍基琥珀酸，会在尿毒症血浆中累积，抑制体内的血小板并刺激一氧化氮的生成，后者能通过增加 cGMP 水平抑制血小板黏附和血小板反应（Bomlardo et al，2004；Sohal et al，2006）。将人内皮细胞暴露于尿毒症血浆后，会导致一氧化氮生成增加。尿毒症患者血浆中观察到增强的前列环素样活性（Remuzzi et al，1978）。积极的透析治疗对于某些患者而言是整体治疗的重要组成部分，能够纠正出血倾向，但在其他患者中仅起部分作用（Gangji et al，2006；Galbusera et al，2009）。采用压积红细胞或重组红细胞生成素提高血细胞比容，能够缩短出血时间并纠正尿毒症患者的轻度出血。

获得性贮存池病

目前已报道很多患者的致密颗粒贮存池缺陷是获得性的（Rao，2013b；Rao & Bennett，2013）。通常来说，这种缺陷可能反映体内血小板活化导致致密颗粒内容物释放或骨髓产生了异常血小板。获得性 SPD 在携带抗血小板抗体的患者、系统性红斑狼疮、慢性特发性血小板减少性紫癜（ITP）、弥散性血管内凝血、溶血性尿毒症综合征、肾移植后排斥反应、多种先天性海绵状血管瘤、MPN、急性和慢性白血病、严重的血管疾病中也可观察到；在接受体外循环的患者以及用于输注的浓缩血小板中也可见到。

抗血小板抗体和血小板功能

抗体和血小板结合可能导致多种效应，包括血小板加速破坏、血小板活化、细胞裂解、血小板聚集、颗粒内容物分泌以及细胞膜内侧磷脂酰丝氨酸外翻。血小板-抗体相互作用可能会通过血小板活化以及抗体和特异性糖蛋白的结合共同影响血小板功能。ITP 患者的血小板生存时间减低，可能存在血小板功能受损和血小板计数低至一定数量导致的出血时间异常延长。抗体可以通过多种机制诱导血小板功能障碍。在许多患者中，抗体直接针对特异性的血小板表面膜糖蛋白 GPⅠb-Ⅸ-Ⅴ（Woods et al，1984b）、GPⅡb-Ⅲa（Woods et al，1984a）、GPⅠa-Ⅱa（Deckmyn et al，1994）、GPⅥ（Sugiyama et al，1987；Boylan et al，2004）和糖鞘脂（van Vliet et al，1987；Koerner et al，1989）。在一项报道中，抗 GPⅥ抗体诱导了 GPⅥ/FcRγ 复合物从血小板表面的清除（Boylan et al，2004）。实际上，这些抗体中的一部分能诱导获得性的 BSS 和血小板无力症。

抑制血小板功能的药物

许多药物会影响血小板的功能（框 40-3）（Rao & Bennett，2013）。其中一些药物对血小板的影响已进行了体外实验研究，但其与临床上药物所能达到的浓度的相关性还未建立。即使某些药物在体外会改变血小板反应，它们对止血功能的影响也并不明确。当临床上采用多种药物时，虽然每种药物对血小板功能仅有轻微影响，但目前对多种药物的同时监控也是未知的。阿司匹林和非甾体类抗炎药物的广泛应用也是临床实践中导致血小板抑制的重要原因。摄入阿司匹林会导致 APD、肾上腺素和低浓度胶原刺激下的血小板聚集和分泌功能减弱。阿司匹林不可逆地使血小板环氧化酶乙酰化和失活，导致内过氧化物（PGG2 和 PGH2）以及 TxA2 的合成受抑制。一般推荐在血小板聚集实验前的 5~7 天停止使用阿司匹林。许多其他的非甾体类抗炎药物也会通过抑制环氧合酶影响血小板功能，并延长出血时间。与阿司匹林相比，这些药物对环氧化酶的抑制是短暂且可逆的。

框 40-3 影响血小板功能的药物

环加氧酶抑制物
阿司匹林
非甾体类抗炎药物
- 吲哚美辛，保泰松，布洛芬，苯磺唑酮，舒林酸，甲氯芬那酸以及其他

ADP 受体拮抗剂
噻氯匹定，氯吡格雷，普拉格雷，替格瑞诺

糖蛋白Ⅱb-Ⅱa 受体拮抗剂
c7E3(阿昔单抗)，替罗非班，依替巴肽

增加血小板 cAMP 或 cGMP 的药物
腺苷酸环化酶激活剂
- 前列腺素 I2，D2，E1 及其类似物

磷酸二酯酶抑制剂
- 潘生丁
- 西洛他唑
- 阿那格雷
- 米力农
- 甲基黄嘌呤(咖啡因，茶碱，氨茶碱)

NO 和 NO 供体

抗生素
青霉素
头孢霉菌素
呋喃妥因
羟氯喹
咪康唑

心血管药物
β-肾上腺素阻断剂(普萘洛尔)
血管扩张剂(硝普盐，硝化甘油)
利尿剂(速尿)
钙通道阻断剂
奎尼定血管紧张素转化酶抑制剂

抗凝剂
肝素

溶栓药物
链激酶，组织型纤溶酶原激活剂，尿激酶

精神药物及麻醉药物
三环抗抑郁剂
- 丙咪嗪，阿米替林，去甲阿密替林

吩噻嗪
- 氯丙嗪，异丙嗪，三氟拉嗪

选择性血清素再吸收抑制剂
- 氟西汀，舍曲林，帕罗西汀以及其他

局部麻醉药
全身麻醉(氟烷)

化疗药物
光辉霉素
卡莫司汀
道诺霉素

其他制剂
右旋糖酐和羟乙基淀粉
降血脂药物(氯贝丁酯，降脂酰胺)
ε-氨基己酸
抗组胺药
乙醇
维生素 E
放射造影剂
食物(omega-3 脂肪酸，维生素 E，洋葱，大蒜，生姜，小茴香，姜黄粉，丁香，黑木耳，银杏，人参)

经 Rao AK 许可修改自：Acquired disorders of platelet function. In Colman RW, editor: Hemostasis and thrombosis: basic principles and clinical practice, Philadelphia, 2006, Lippincott.

噻氯匹定、氯吡格雷和普拉格雷都是口服噻吩吡啶类衍生物，能够通过抑制 ADP 和血小板 P2Y12 受体的结合抑制血小板功能。这三种药物都需要在体内代谢后形成活性物质发挥作用，而替格瑞诺是一种直接的 P2Y12 受体拮抗剂。它们都可以延长出血时间，并根据 ADP、胶原、肾上腺素和凝血酶等不同激活剂的不同浓度对血小板的聚集功能产生抑制作用。GPⅡb-Ⅲa 受体拮抗剂是一类抑制纤维蛋白原结合和血小板聚集的复合物。它们包括针对 GPⅡb-Ⅲa 受体的单抗(阿昔单抗)、包含 KGD 序列的合成多肽(依替巴肽)和一种肽模拟物(替罗非班)。它们是除了瑞斯托霉素以外的激活剂引起聚集反应(包括一相和二相聚集)的强效抑制剂；它们都能延长出血时间，并远比阿司匹林更为强效。免疫介导性血小板减少症是一种使用 GPⅡb-Ⅲa 拮抗剂潜在的并发症(Aster & Bougie, 2007)(见第 42 章)。

选择性血清素再吸收抑制剂(selective serotonin reuptake inhibitors, SSRI)能抑制血小板功能。它们包括氟西汀、舍曲林、帕罗西汀、氟伏沙明、西酞普兰和艾司西酞普兰。血小板会摄取血浆中的五羟色胺，纳入致密颗粒中，并在血小板活化时分泌出来。SSRI 抑制了五羟色胺的摄取以及血小板活化时的聚集和分泌反应。在流行病学研究中，采用 SSRI 的患者胃肠道出血和术后出血更为严重(Movig et al, 2003; McCloskey et al, 2008)。

β-内酰胺类抗生素，包括青霉素和头孢菌素，会抑制血小板聚集反应并可能在高剂量时导致出血倾向(Rao, 2013b; Rao & Bennett, 2013)。它们包括羧苄西林、青霉素、替卡西林、氨苄西林、萘夫西林、阿洛西林、氯唑西林、美洛西林、苯唑西林、哌拉西林和阿帕西林。对血小板的抑制作用似乎呈剂量依赖性，需要 2~3 天才会呈现出来并在停药后 3~10 天开始减弱。头孢菌素类药物可能会影响血小板功能。已有报道表明拉氧头孢会诱导血小板功能障碍，引起出血时间延长和临床出血表现；它也会抑制维生素依赖的凝血因子合成。其他的第三代头孢菌素似乎对正常血小板功能没有影响。一般来说，抗生素对血小板功能的临床价值是未知的。由于其他因素(血细胞减少症、DIC、感染、维生素 K 缺乏)的共同存在，抗生素在患者出血事件中的准确角色无法明确。对于上述指出的抗生素的停药或许不是必要的或最理想的选择。

很多其他的药物和包括食物在内的制剂(框 40-3)(Rao, 2013b; Rao & Bennett, 2013)，都会抑制血小板反应，但其临床意义不明(Rao, 2013b; Rao & Bennett, 2013)。考虑到例如银杏(Gingko biloba)之类的草药以及大蒜(Allium sativum)之类饮食添加剂的广泛使用，在某些不明原因出血的患者中，应当考虑到它们与药物的相互作用。

(陆晔玲　王学锋　译)

血管性血友病因子、血管性血友病和血栓性血小板减少性紫癜

血管性血友病因子的生物学功能

血管性血友病因子(von Willebrand factor, vWF)在初期止血和二期止血过程中均发挥着重要的作用。在二期止血过程

中,vWF 的主要功能是作为凝血因子Ⅷ(因子Ⅷ)的载体,保护其不被过快降解(见第 39 章)。在初期止血过程中,vWF 则主要通过介导血小板黏附于受损血管处暴露的胶原而发挥止血的功能。血浆中的 vWF 主要来源于内皮细胞。正常情况下内皮细胞可维持一定的基础分泌量,同时,还有相当一部分 vWF 储存在胞内的 Weibel-Palade 小体中。此外,巨核细胞也能合成 vWF,可储存在血小板的 α 颗粒中,在血小板活化时被释放。虽然血小板来源的 vWF 并不能明显增加血浆中的 vWF 含量,但也许可以显著提高受损血管周围的 vWF 水平。

VWF 基因位于 12 号染色体,全长 178kb,共由 52 个外显子组成。在 22 号染色体上,存在与部分 *VWF* 基因相同的、无功能的序列(VWF 假基因),在设计 *VWF* 基因扩增引物时应特别注意这一点。在切除 N 端前肽序列后,可生成由 2050 个氨基酸组成的、包括一系列功能结构域和亚结构域的成熟 vWF 蛋白(Springer,2014;Lenting et al,2015)。*VWF* 基因及 vWF 蛋白结构见图 40-6。vWF 单聚体经 N 端和 C 端的多个二硫键相连形成多聚体(Tsai,2003),多聚体的分子量可超过 20MDa。高分子量多聚体在释放入血浆后,可结合并激活金属蛋白酶 ADAMTS13,并被其裂解(Muia et al,2014)。vWF 多聚体亚单位 A2 区的 Tyr842-Met843 是 ADAMTS13 的作用位点。经过初期的裂解作用后,可能由于位阻效应,ADAMTS13 不再发挥裂解 vWF 多聚体的功能。无论是先天缺陷导致的 ADAMTS13 缺乏或是后天产生了 ADAMTS13 抗体,均可以导致血浆中出现超大分子量的 vWF 多聚体。超大分子量的 vWF 多聚体可引起血小板自发性聚集,并锚定于内皮细胞表面 P-选择素,形成大的绳索样结构,进一步导致红细胞破碎。外周血液循环中出现血小板减少和裂红细胞均是血栓性血小板减少性紫癜的特异性表现。

在受损血管处,vWF 一方面与暴露的内皮下胶原结合,另一方面与血小板表面的 GPⅠbα 相互作用,使血小板快速地黏附于受损血管表面。vWF 与 GPⅠbα 的结合可激活血小板"由外向内"的信号传导通路而活化血小板。血小板活化后,可进一步激活"由内向外"的信号传导通路,从而促进血小板膜表面的 GPⅡb-Ⅲa 与纤维蛋白原结合。vWF 的实验室检测包括抗原水平检测、功能水平检测以及结构分析等。之前 vWF 的抗原水平(vWF:Ag)通常采用凝胶电泳法检测,但目前所采用的 ELISA 法、免疫比浊法等更准确、快速。

血管性血友病因子的实验室检测

vWF 可与多种物质结合(图 40-6),它的功能试验主要包括其与血小板、胶原以及因子Ⅷ的结合能力检测。血小板膜表面 GPⅠb-Ⅸ-Ⅴ复合物中的 GPⅠb 是 vWF 的受体。该受体在 1978 年首次被 Brinkhous 和 Read 发现。即使在甲醛溶液固定的冻干血小板水溶液中,GPⅠb 仍可与 vWF 结合(Brinkhous &

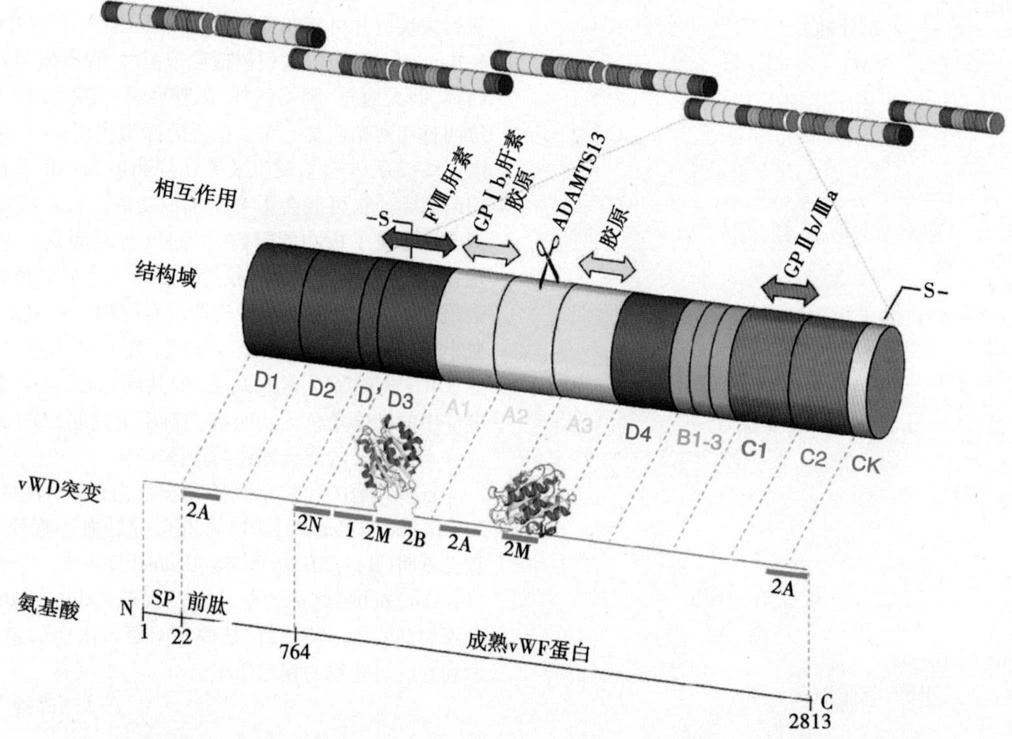

图 40-6 血管性血友病因子(vWF)蛋白结构示意图。vWF 蛋白由 22 个氨基酸组成的信号肽、741 个氨基酸组成的前肽以及 2050 个氨基酸组成的成熟亚单位构成。在去除信号肽后,前体 vWF 蛋白以"尾-尾"相连的形式通过二硫键在内质网中形成二聚体。随后,再通过氨基末端区域的二硫键以"头-头"相连的形式形成多聚体。前体 vWF 蛋白包括前肽和成熟亚单位(共 2791 个氨基酸),由 4 种类型的结构域组成。目前,我们已经得到了 A1 和 A3 区的晶体结构。与 vWF 止血功能密切相关的主要结合位点以及 ADAMTS13 的作用位点如图中所示。此外,图中还标注了 1 型和 2 型血管性血友病(von Willebrand disease,vWD)突变位点的集中区域(Reprinted with permission from De Meyer SF,Deckmyn H,Vanhoorelbeke K:von Willebrand factor to the rescue,Blood 113:5049-5057,2009.)

Read,1978)。瑞斯托霉素可促进 GP Ⅰbα 与 vWF 的结合。vWF 的瑞斯托霉素辅因子活性检测(vWF:RCo)是多年来 vWF 的主要功能试验之一。该试验将甲醛溶液固定的血小板、瑞斯托霉素和血浆一起孵育,在磁珠搅拌的条件下,通过检测血小板聚集率检测血浆中 vWF 的活性水平。vWF:RCo 既可采用标准的血小板聚集仪进行手动检测,也可以通过多种自动化的方法检测。只有高分子量 vWF 多聚体才具备结合血小板的能力。因此,即使血浆中的 vWF 抗原水平正常(若均为低分子量 vWF 多聚体),当血浆中缺乏高分子量 vWF 多聚体时,vWF:RCo 便明显下降。

采用冻干血小板检测 vWF:RCo 相较于实验室其他检测方法而言,其变异性较大(精确性较差)(Kitchen et al,2006)。因此,逐渐开发了其他方法检测 vWF 与血小板的相互作用。其中一种改良的方法是将重组的 GP Ⅰbα 蛋白替代新鲜血小板或冻干血小板,采用 ELISA 法检测 vWF 的瑞斯托霉素辅因子活性(Federici et al,2004;Hui et al,2007;Flood et al,2009)。此外,还可以采用功能获得性突变的 GP Ⅰbα 重组蛋白(类似于血小板型 vWD 患者的 GP Ⅰbα,详见后续描述)进行包板,试验中不再需要另外加入瑞斯托霉素。该检测方法特别利于突变仅影响 vWF 与瑞斯托霉素结合而其他指标均正常的 vWD 患者的诊断,若用传统的瑞斯托霉素辅因子活性试验,其很可能被诊断为 2M 型(详见后续描述)(Flood et al,2009)。但是,在某些情况下,这种基于 ELISA 法功能试验的检测结果可能会自相矛盾或与传统的瑞斯托霉素辅因子活性试验检测结果有出入,导致 vWD 患者分型的差异(Timm et al,2015)。

vWF 的功能试验还包括 vWF 与胶原的结合能力检测(vWF:CBA)。其原理是在固相载体上包被Ⅲ型胶原或Ⅰ型胶原和Ⅲ型胶原的复合物,再加入患者血浆共同孵育,结合的 vWF 的量通过标记的抗 vWF 抗体定量。vWF 与胶原的结合能力同样取决于高分子量 vWF 多聚体的含量。此外,vWF 还可与Ⅳ型胶原和Ⅵ型胶原结合。某些 vWF A1 区的突变可影响其与这类胶原的结合(Flood et al,2015)。vWF 与Ⅳ型胶原和Ⅵ型胶原结合试验还未在临床上普遍开展。

vWF 与因子Ⅷ的结合试验(vWF:因子ⅧB)已从以往繁琐的操作方法优化到目前可以在一天内完成的标准 ELISA 法,在某些国家已有商品化试剂盒出售(详见后续 2N 型 vWD 部分)(Veyradier et al,2011;Lillicrap,2013a)。

vWF 多聚体分析对于 vWD 患者分型有重要的指导作用。低分辨率多聚体电泳可以大致区分 vWF 多聚体分子量的分布情况(图 40-7)。高分辨率多聚体电泳可观察到高、中、低分子量 vWF 多聚体的细微差别。值得注意的是,血小板 α 颗粒内的 vWF 来源于巨核细胞,与内皮细胞内的 vWF 一样,并没有经过 ADAMTS13 的裂解。因此,内皮细胞内的 vWF 多聚体以及血小板来源 vWF 多聚体的分子量一般比血浆中的 vWF 多聚体更大。

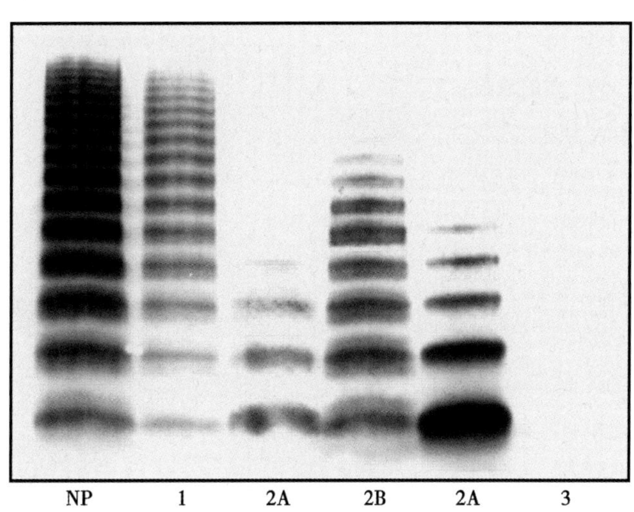

图 40-7 各亚型血管性血友病(vWD)患者的 vWF 多聚体电泳图。vWF 多聚体分析可通过十二烷基硫酸钠(SDS)-琼脂糖凝胶电泳以及免疫印迹法检测。图中显示的分别是正常混合血浆(NP)以及各亚型 vWD 患者的 vWF 多聚体电泳图。2A 型和 2B 型患者通常存在大分子量 vWF 多聚体的缺失。值得注意的是,不同患者大分子量 vWF 多聚体缺失的程度也不同,并且 vWF 多聚体分析并不能区别 2A 型和 2B 型 vWD 患者。瑞斯托霉素诱导的血小板聚集试验可用以鉴别 2A 型和 2B 型 vWD 患者(2A 型患者降低;2B 型患者升高)(Adapted with permission from Sadler JE:New concepts in von Willebrand disease, Annu Rev Med 56:173-191, 2005;and Sadler JE:von Willebrand disease. In Bloom AL, Forbes CD, Thomas DP, Tuddenham EGD, editors:Hemostasis and thrombosis, New York, 1994, Churchill Livingstone, pp843-857)

血管性血友病

血管性血友病(vWD)是指 vWF 量和(或)质的缺陷导致的遗传性出血性疾病(表 40-6)。总体来说,虽然大规模人群研究显示 vWD 患者的发病率较高(Federici et al,2014),但有明显出血症状的 vWD 患者的发病率约为 1∶10 000(Ng et al,2015)。

表 40-6 各亚型血管性血友病患者的实验室检测结果

	vWF:Ag	vWF:RCo	vWF:RCo/vWF:Ag	因子Ⅷ:C	vWF 多聚体分析	血小板计数	其他特殊检测
vWF 量的缺陷							
1 型	↓	↓	≥0.6	正常或↓	正常	正常	
1C 型	↓	↓	≥0.6	正常或↓	正常	正常	vWFpp/vWF:Ag 的比值增加

表 40-6 各亚型血管性血友病患者的实验室检测结果(续)

	vWF:Ag	vWF:RCo	vWF:RCo/vWF:Ag	因子Ⅷ:C	vWF 多聚体分析	血小板计数	其他特殊检测
低 vWF 水平	↓	↓	≥0.6	正常或↓	正常	正常	
3 型	↓↓↓	↓↓↓	≥0.6	↓↓↓	完全缺乏	正常	
vWF 质的缺陷							
2A 型	↓	↓↓	≤0.6	正常或↓	高分子量 vWF 多聚体缺失	正常	
2B 型	↓	↓↓	≤0.6	正常或↓	高分子量 vWF 多聚体缺失	↓↓	RIPA 增加
血小板型	↓	↓↓	≤0.6	正常	高分子量 vWF 多聚体缺失	↓↓	RIPA 增加
2M 型	↓	↓↓	≤0.6	正常或↓	正常	正常	
2N 型	正常或↓	正常或↓	≥0.6	↓↓	正常	正常	vWF:因子Ⅷ B 降低

Modified with permission from Ng C, Motto DG, Di Paola J: Diagnostic approach to von Willebrand disease, Blood 125: 2029-2037, 2015.

1 型 vWD:部分量的异常

1 型 vWD 患者血浆 vWF 的量部分减少,但功能仍正常。vWF 多聚体分析虽然显示量有减少,但其结构仍正常分布(图 40-7)。1 型 vWD 是最常见的亚型,约占总数的 75%(Lillicrap, 2013b)。约 2/3 的患者存在 *vWF* 基因突变,此外,1 型 vWD 还可能与 vWF 合成、分泌和清除过程相关蛋白的基因突变有关(Lillicrap, 2013b)。1 型 vWD 患者的 vWF 抗原水平和活性水平(包括 vWF:RCo、vWF:CBA 和 vWF:因子ⅧB 等)通常同等程度下降。对于正常人血浆,其 vWF 抗原水平和活性水平的比值通常≥0.6(Ng et al, 2015)。Flood 等建议将 vWF:CBA/vWF:Ag≥0.6 作为 cutoff 值,其联合 vWF 多聚体分析对诊断正常人和 1 型 vWD 患者的敏感性分别为 100% 和 99%,诊断 2A 型和 2B 型 vWD 患者的敏感性均为 100%(见下文)(Flood et al, 2013)。

血浆中的 vWF 水平与多种因素相关,这使得 1 型 vWD 的诊断难度大大增加(Sanders et al, 2015)。除了 *VWF* 基因外,编码细胞内转运蛋白的基因、*ABO* 基因(影响 vWF 蛋白的翻译后修饰)、与 vWF 酶解相关的基因以及其他影响 vWF 表达水平和功能的基因突变均可能影响 vWF 的数量和功能。ABO 血型对血浆 vWF 水平的影响较大,其中 O 型血的人群比其他血型人群的 vWF 水平约低 25%(Franchini et al, 2014)。在某些情况下,O 型血甚至可能影响到对正常或低 vWF 水平的判断。O 型血人群与非 O 型血人群血浆 vWF 清除速率的差异可能跟血型本身有关,而并非与 ABH 抗原对 vWF 分子的修饰相关(Groeneveld et al, 2015)。虽然目前已经确定血型与血浆 vWF 的清除速率相关,但其确切的机制仍不明确。最近一项分析患者临床出血表现、血浆 vWF 水平及 *vWF* 基因突变相关性的研究表明,我们应仅基于血浆基础 vWF 水平(而非基于综合了血型因素后的血浆 vWF 水平)选择相应的治疗措施(Gill et al, 2014)。

虽然临床上经常有患者表现为血浆低 vWF 水平和轻微出血倾向,在排除其他可能的因素之前(如血小板功能障碍等),我们不应该直接断定血浆轻度或中度 vWF 水平降低是患者出血倾向的主要原因(Sadler, 2003a)。血浆轻度 vWF 水平下降患者的诊断目前仍存在争议(Gudmundsdottir et al, 2007; Onundarson et al, 2008)。建议在获得更多具有诊断价值的家系信息或患者资料之前,对于 vWF 抗原水平在 30~50U/dl 之间的患者应归为"低 vWF 水平",而不是直接诊断为 1 型 vWD(Nichols et al, 2009; Sadler, 2009)(表 40-6)。

1 型 vWD 患者中还有一部分属于 1C 型,其中"C"代表血浆 vWF 的清除速率增快(Haberichter et al, 2006)。其实验室诊断主要依赖于血浆中成熟 vWF 蛋白和 vWF 前肽(vWFpp)水平的检测。未成熟的 vWF 蛋白在 763 位氨基酸残基后裂解,释放出由 2050 个氨基酸组成的成熟 vWF 蛋白及前肽(图 40-6)。1C 型 vWD 的诊断依据为 vWF:Ag 下降的同时,vWFpp/vWF:Ag 的比值增加(Haberichter et al, 2006, 2008)。

3 型 vWD:重度量的缺失

3 型 vWD 即 vWF 表达量完全或重度缺失。1 型 vWD 基本为常染色体显性遗传,而 3 型 vWD 为常染色体隐性遗传,患者的父母通常无明显出血表现。由于 vWF 是因子Ⅷ的保护性载体,3 型 vWD 患者出血的发生不仅仅是因为血小板黏附障碍,还部分归因于血浆中因子Ⅷ水平的降低(通常<10%)(James & Lillicrap, 2012)。

vWF 质的异常:2A 型、2B 型、2M 型和 2N 型 vWD

2 型 vWD 均属于 vWF 质的缺陷,它可以被分为以下 4 个亚型:

2A 型

2A 型 vWD 患者血浆 vWF 存在高分子量多聚体(图 40-7)

及其相应功能的缺失。其分子致病机制是由于 *vWF* 基因突变导致 vWF 蛋白多聚化异常或突变后的 vWF 多聚体更易被 ADAMTS13 或其他酶类裂解。由于 vWF 与血小板的相互作用异常，患者血浆 vWF 瑞斯托霉素辅因子活性(vWF:RCo)及瑞斯托霉素诱导的血小板聚集(RIPA)均降低。此外，vWF:RCo/vWF:Ag 及 vWF:CBA/vWF:Ag 的比值通常<0.6。

2B 型

2B 型 vWD 的分子致病机制是由于 *vWF* 基因点突变导致突变的 vWF 蛋白与血小板 GPⅠb 的结合力增加，进一步使血浆中高分子量 vWF 多聚体的清除加快(图 40-7)，同时可导致轻度至中度的血小板减少。这种功能获得性突变可通过低浓度瑞斯托霉素(0.3~0.5mg/ml)诱导的血小板聚集试验检测。与 2A 型 vWD 患者相同，2B 型 vWD 患者同样表现为 vWF:RCo/vWF:Ag 及 vWF:CBA/vWF:Ag 比值<0.6。

2M 型

2M 型 vWD 与 2A 型 vWD 相似，均表现为 vWF 功能的降低，但不同的是其 vWF 多聚体分子量分布仍正常。其分子发病机制是由于 *vWF* 基因错义突变导致突变的 vWF 蛋白与血小板膜 GPⅠb-Ⅸ-Ⅴ复合物的结合能力降低。2M 型 vWD 患者通常表现为 vWF:RCo/vWF:Ag 比值降低，vWF:CBA/vWF:Ag 比值正常。但是，近期有文献报道，部分 2M 型患者的表型检测可仅表现为 vWF:CBA 降低(Lillicrap,2013a,2013b)。

2N 型

2N 型(Normandy 型)vWD 的分子致病机制是由于 *vWF* 基因点突变导致其与因子Ⅷ的结合能力障碍。患者血浆 vWF 抗原和活性水平正常，通常伴血浆因子Ⅷ水平明显降低。由于 *vWF* 基因位于常染色体，当因子Ⅷ降低并以常染色体隐性遗传的模式存在时，我们应当考虑 2N 型 vWD。2N 型 vWD 的诊断依赖于 vWF 与因子Ⅷ的结合能力检测(ELISA 法)或基因检测(James & Lillicrap,2012)。一项在法国人群中对 vWF:因子ⅧB 商品化 ELISA 试剂盒的评估试验显示，该试验可完全区分 2N 型 vWD 患者(vWF:因子ⅧB<15%)、2N 型 vWD 杂合突变携带者(vWF:因子ⅧB 为 30%~65%)和血友病 A 患者、血友病 A 携带者及正常人(vWF:因子ⅧB 均正常)(Veyradier et al,2011)。进一步的研究结果表明，在因子Ⅷ:C 水平降低合并因子Ⅷ:C/vWF:Ag 比值小于 0.6 的患者中，可能约 10%属于 2N 型 vWD 患者(Veyradier et al,2011)。大部分导致 2N 型 vWD 的突变集中于 vWF 的因子Ⅷ结合区(D'/D3 区)(图 40-6)，并且基于基因检测结果逐渐得出了表型和基因型的关联。例如，突变 R816W 和 T791M 通常导致患者血浆因子Ⅷ水平<10%，并且对 DDAVP 的治疗反应较差；而 R854Q 突变患者的因子Ⅷ水平通常为 25%左右，并且对 DDAVP 的反应较好(Lillicrap,2013a)。

血小板型 vWD

血小板型 vWD 为常染色体显性遗传(Miller & Castella,1982;Weiss et al,1982)，其基因突变并不是发生在 *VWF* 基因上，而是血小板 GPⅠbα 的功能获得性突变。该突变使血小板与正常 vWF 的结合能力增加，使其清除速率加快。此外，在体内 vWF 与突变的 GPⅠbα 结合后还可能改变 vWF 多聚体的构象，使其更易被 ADAMTS13 裂解(Nishio et al,2004)。低浓度瑞斯托霉素诱导的血小板聚集并不能区分血小板型 vWD 和 2B 型 vWD，两者的鉴别诊断依赖于血小板 *GPⅠbα* 和 *VWF* 基因检测。目前已报道的与血小板型 vWD 相关的基因突变包括 *GPⅠbα* 基因构象敏感区域的点突变(Miller et al,1991;Russell & Roth,1993;Woods et al,2014)以及一个离该区域较远的 9 个氨基酸的缺失突变(Othman et al,2005)等。

获得性血管性血友病

获得性血管性血友病(acquired von Willebrand syndrome,AVWS)是指实验室检测结果与遗传性血管性血友病患者相似，但既往无个人出血史且家族史阴性的患者(Tiede et al,2011)。其发病原因可能与多种疾病相关。对于大多数患者而言，导致其血浆 vWF 获得性数量或功能缺陷的原因有以下三方面(Federici et al,2013)：①血流剪切力增加导致高分子量 vWF 多聚体的裂解加快，如主动脉狭窄或安装了人工心脏辅助装置；②体内产生了中和性或非中和性 vWF 抗体，使其被清除加快；③vWF 被循环中的细胞吸附，如淋巴组织增生性疾病或某些恶性肿瘤等。甲状腺功能减退(Levesque et al,1993)和丙戊酸治疗患者(Kreuz et al,1990)vWF 的合成能力可能下降。此外，血浆纤溶酶或其他蛋白酶对 vWF 的裂解增强也可导致血浆 vWF 水平的下降(Federici et al,2013)。

获得性血管性血友病患者的实验室检测结果与遗传性血管性血友病患者相似，尤其是像 2 型的 vWD 患者，表现为高分子量 vWF 多聚体的缺失。对于因病理性血流剪切力增加导致的 AVWS 患者，如主动脉狭窄(Sadler,2003b;Vincentelli et al,2003)、血管发育不良(Veyradier et al,2001)或安装了人工心脏辅助装置后，通常表现为血浆中高分子量 vWF 多聚体的缺失。AVWS 患者最常见的出血表现为胃肠道出血。事实上，在明确 AVWS 患者的致病机制之前，便注意到了主动脉狭窄与胃肠道出血的关联性(Heyde,1958)。主动脉狭窄患者在修复术后出血倾向得到明显好转，这一现象使得对 AVWS 的发病机制研究得到了突破性进展(Vincentelli et al,2003)。一项对 31 例安装了连续流式左心室辅助装置的晚期心力衰竭患者的研究结果显示，患者的 vWF:RCo 和 vWF:Ag 水平分别为 102%和 204%，但均表现为高分子量 vWF 多聚体的减少或缺失(Uriel et al,2010)。其中 6 例患者在接受了心脏移植手术后，血浆 vWF 多聚体结构恢复了正常。

骨髓增殖性疾病患者也会出现血浆 vWF 的异常，并且可导致出血倾向。患者表现为血浆 vWF 高分子量多聚体减少且与血小板数量成反比，并在细胞减灭术后好转(Budde & van Genderen,1997)。反应性血小板增多患者也会出现类似表现，其致病机制可能是因为血小板导致血浆 vWF 构象改变使后者被 ADAMTS13 的裂解加速(Elliott & Tefferi,2005)。

部分 AVWS 患者(尤其是没有明确心血管疾病的患者)很难找到确切的病因。与凝血因子抗体(如因子Ⅷ抗体)检测不同(见第 39 章)，基于 vWF 功能检测的混合试验通常无法检出中和性 vWF 自身抗体。目前，新的 vWF 抗体检测试验正在开发中(Franchi et al,2014)。

血栓性血小板减少性紫癜

血栓性微血管病(thrombotic microangiopathies,TMAs)是指一系列病因导致血管病理性异常的临床综合征(George & Nester,2014)。近几年,我们对于 vWF 在 TMAs 病理生理过程中所起作用的认识越来越深入。血栓性血小板减少性紫癜(thrombotic thrombocytopenic purpura,TTP)可以是先天性的(如 Upshaw-Schulman 综合征),也可以是获得性的,其病理生理过程在文献中有详细描述(Zheng,2015)。TTP 患者通常表现为神经系统异常或器官(如肾脏、心脏)受损等,但在先天性 TTP 患者中,较少见急性重症肾损伤(George & Nester,2014)。实验室检查可见血小板减少合并微血管病性溶血性贫血表现。血浆金属蛋白酶 ADAMTS13 可裂解由内皮细胞分泌的超大分子量 vWF 多聚体。在 1998 年,两个独立的研究团队(Furlan et al,1998;Tsai & Lian,1998)同时证实了 TTP 的发病机制是由于患者缺乏 ADAMTS13,进而导致血浆中持续存在超大分子量 vWF 多聚体(图 40-8)(PerezRodriguez et al,2014)。超大分子量 vWF 多聚体可结合内皮细胞和血小板,并进一步在微循环中促使病理性富血小板血栓网络的形成(Moake et al,1986;Tsai & Lian,1998;Padilla et al,2004;Chauhan et al,2007;Perez-Rodriguez et al,2014;Zheng,2015)。

志贺毒素相关性溶血性尿毒症综合征(hemolytic uremic syndrome,HUS)是另一种病因所导致的血栓性微血管病。与 TTP 患者不同,其血浆 ADAMTS13 水平正常(Furlan et al,1998;George & Nester,2014)。但是,在典型的大肠埃希菌或志贺毒素相关性 HUS 腹泻患者中,观察到了内皮细胞和血小板表面均结合了长的 vWF 链。其可能的原因是志贺毒素干扰了 ADAMTS13 与 vWF 多聚体的结合(Moake,2009)。TTP 和 HUS 患者的临床和实验室检测特征见表 40-7(Shenkman & Einav,2014)。

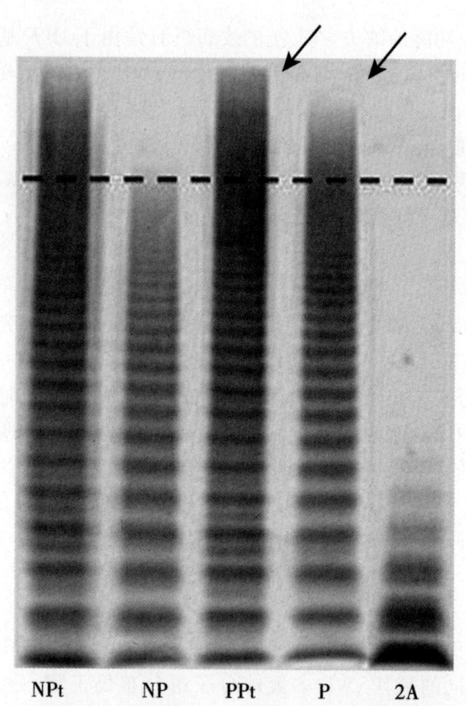

图 40-8 正常人和血栓性血小板减少性紫癜(TTP)患者血小板来源和血浆来源的超大分子量 vWF 多聚体。正常人血小板来源的(NPt)和内皮细胞来源的(数据未提供)vWF 多聚体分子量跨度很大。当 vWF 从储存的细胞(主要是内皮细胞)中分泌后,它将被 ADAMTS13 裂解。图中虚线显示的是正常人血浆(NP)中 vWF 多聚体分子量的上限。对于 TTP 患者,其体内存在 ADAMTS13 缺陷,患者血浆(P)、患者血小板(PPt)及内皮细胞内(数据未提供)来源的 vWF 均存在超大分子量多聚体(Modified with permission from Perez-Rodriguez A,Loures E,Rodriguez-Trillo A:Inherited ADAMTS13 deficiency(Upshaw-Schulman syndrome):a short review,Thromb Res 134:1171-1175,2014)

表 40-7 TTP 和 HUS 患者的病因、流行病学、致病机制以及 ADAMTS13 相关检测结果比较

	先天性 TTP	获得性 TTP	HUS
病因	*ADAMTS13* 基因突变	产生了 ADAMTS13 抗体,内皮细胞活化	大肠埃希菌或其他微生物感染
流行病学	5~10/100 万/年	≤1/100 万/年	1~5/100 万/年,好发于儿童
致病机制	vWF 多聚体裂解障碍,超大分子量 vWF 多聚体大量分泌,剪切力作用下血小板沉积增加,微循环血管堵塞		志贺样毒素中毒,内皮细胞受损,出血性结肠炎,肾损伤
ADAMTS13 抗原检测	低或无	低或可变	正常或中度下降
ADAMTS13 活性检测	≤5%~10%	≤5%~10%或可变	30%~100%
ADAMTS13 抗体检测	阴性	大部分患者阳性	阴性

ADAMTS13 相关检测对患者的预后及治疗均有一定指导作用,如是否采用美罗华进行抗 B 淋巴细胞免疫治疗等(Coppo et al,2010;Hovinga et al,2010;Zheng,2010)。无论是否存在抗 ADAMTS13 抗体,若患者血浆 ADAMTS13 活性水平低于 10%,并合并血小板减少及微血管病性溶血性贫血,则提示其很可能为 TTP 患者(Sayani & Abrams,2015)。但是,ADAMTS13 检测对于 TTP 诊断的特异性和敏感性均有限。对于 ADAMTS13 活性水平为 10%~40%的患者,除了 TTP,还应考虑结缔组织病(见后续描述)、尿毒症、炎症及怀孕等可能。此外,ADAMTS13 水平正常及未检出 ADAMTS13 中和性抗体并不能排除 TTP 的诊断(George et al,2004;Peyvandi et al,2004)。最近一项研究结果表明,若将 ADAMTS13 活性水平低于 20%设为 cutoff 值,其对诊断获得性 TTP 的阳性预测值和阴性预测值分别为 91%和 100%

(Barrows & Teruya,2014)。很多疾病均可表现为血浆 ADAMTS13 水平降低,如系统性结缔组织病(Mannumli et al,2003)、ITP 和弥散性血管内凝血(Moore et al,2001)等。

最初建立的 ADAMTS13 检测方法需要一系列繁琐的操作步骤,包括将患者血浆与无蛋白酶的 vWF 底物(经胍或尿素预变性)反应、裂解后的 vWF 凝胶电泳以及免疫印迹等,高分子量 vWF 多聚体的存在提示 ADAMTS13 缺陷。随后,逐渐研发了 ADAMTS13 检测的简化方案。最先的尝试是将 vWF 胶原结合试验替代 vWF 多聚体电泳分析(Gerritsen et al,1999)。后来,又采用合成的短肽(ADAMTS13 裂解 vWF 所需的识别序列)代替 vWF 使实验进一步简化(Kokame et al,2004;Whitelock et al,2004)。目前使用的在蛋白裂解后用发色底物法或荧光共振转移技术(FRET)检测 ADAMTS13 水平的方法有操作简便、检测周期短等优点。但是,ADAMTS13 水平检测结果的变异性仍然很大(Mackie et al,2013)。此外,相同的原理还可用以检测血浆中抗 ADAMTS13 抗体,最终结果用 Bethesda 活性表示(类似于因子Ⅷ抗体检测)(Muia et al,2013)(见第 39 章)。

(王学锋 译 郑磊 校)

推荐阅读

Arnold DM,Curtis BR,Bakchoul T:Recommendations for standardization of laboratory testing for druginduced immune thrombocytopenia:communication from the SSC of the ISTH,J Thromb Haemost 13:676-678,2015.

最近有关药物引起的免疫性血小板减少性紫癜的共识报告。

Aster RH,Bougie DW:Drug-induced thrombocytopenia,N Engl J Med 357:580-587,2007.

药物引起的血小板减少症相关机制的综述。

Cattaneo M,Cerletti C,Harrison P:Recommendations for the Standardization of Light Transmission Aggregometry:A Consensus of the Working Party from the Platelet Physiology Subcommittee of SSC/ISTH,J Thromb Haemost 2013. doi:10. 1111/jth. 12231.

血小板聚集检测相关的共识报告。

Coller BS,Shattil SJ:The GPIIb/IIIa(integrin alpha IIb beta 3)odyssey:a technology-driven saga of a receptor with twists,turns,and even a bend,Blood 112:3011-3025,2008.

血小板无力症的回顾性综述。

Federici AB,Budde U,Castaman G:Current diagnostic and therapeutic approaches to patients with acquired von Willebrand syndrome:a 2013 update,Semin Thromb Hemost 39:191-201,2013.

获得性血管性血友病的近期综述。

Furlan M,Robles R,Galbusera M:von Willebrand factor-cleaving protease in thrombotic thrombocytopenic purpura and thehemolytic uremic syndrome,N Engl J Med 339:1578-1584,1998.

对 ADAMTS13 认可的代表性论著。

George JN,Nester CM:Syndromes of thrombotic microangiopathy,N Engl J Med 371:654-666,2014.

血栓性微血管病的近期综述。

Kumar R,Kahr WHA:Congenital thrombocytopenia:Clinical manifestations,laboratory abnormalities,and molecular defects of a heterogeneous group of conditions. In Rao AK,editor:Hematology/oncology Clinics of North America:disorders of the platelets(vol 27),Philadelphia,2013,Elsevier,pp465-494.

先天性血小板减少症的近期综述。

Lenting PJ,Christophe OD,Denis CV:Von Willebrand factor biosynthesis,secretion and clearance:connecting the far ends,Blood 125:2019-2028,2015.

血管性血友病生物学相关的近期综述。

Neunert C,Lim W,Crowther M:The American Society of Hematology 2011 evidence-based practice guideline for immune thrombocytopenia,Blood 117:4190-4207,2011.

ITP 相关的近期共识报告。

Ng C,Motto DG,Di Paola J:Diagnostic approach to von Willebrand disease,Blood 125:2029-2037,2015.

血管性血友病的近期综述。

Nurden AT:Platelet membrane glycoproteins:a historical review,Semin Thromb Hemost 40:577-584,2014a.

近期关于血小板膜糖蛋白回顾性综述。

Provan D,Stasi R,Newland AC:International consensus report on the investigation and management of primary immune thrombocytopenia,Blood 115:168-186,2010.

免疫性血小板减少性紫癜相关的近期共识报告。

Rao AK,Bennett JS:Acquired disorders of platelet function. In Marder VJ,Aird WC,Bennett JS,editors:Hemostasis and thrombosis:basic principles and clinical practice,ed 6,Philadelphia,2013,Lippincott,pp820-828.

获得性血小板功能异常疾病的近期综述。

Rao AK,Coller BS:Hereditary qualitative platelet disorders. In Kaushansky K,Lichtman M,Kipps T,editors:Williams hematology,New York,2015,McGraw-Hill.

遗传性血小板功能异常疾病的近期综述。

Rodgers RPC,Levin J:A critical reappraisal of the bleeding time,Semin Thromb Hemost 16:1-20,1990.

证明了在各种临床条件下出血时间的预测价值不佳的代表性论著(及整个期刊)。

Tsai HM,Lian EC:Antibodies to von Willebrand factor-cleaving protease in acute thrombotic thrombocytopenic purpura,N Engl J Med 339:1585-1594,1998.

使 ADAMTS13 被认可的代表性论著。

Vincentelli A,Susen S,Le Tourneau T:Acquired von Willebrand syndrome in aortic stenosis,N Engl J Med 349:343-349,2003.

该论文具重要意义,阐明了通过手术修复主动脉瓣狭窄来减少血管切变力,从而纠正获得性血管性血友病综合征。

参考文献

Adler DH, Cogan JD, Phillips JA: Inherited human cPLA(2alpha)deficiency is associated with impaired eicosanoid biosynthesis, small intestinal ulceration, and platelet dysfunction, *J Clin Invest* 118:2121–2131, 2008.

Al-Nouri ZL, George JN: Drug-induced thrombocytopenia: an updated systematic review, 2012, *Drug Saf* 35:693–694, 2012.

Albers CA, Cvejic A, Favier R: Exome sequencing identifies NBEAL2 as the causative gene for gray platelet syndrome, *Nat Genet* 43:735–737, 2011.

Almeida AM, Khair K, Hann I: The use of recombinant factor VIIa in children with inherited platelet function disorders, *Br J Haematol* 121:477–481, 2003.

Althaus K, Greinacher A: MYH9-related platelet disorders, *Semin Thromb Hemost* 35:189–203, 2009.

Aneja K, Jalagadugula G, Mao G: Mechanism of platelet factor 4 (PF4) deficiency with RUNX1 haplodeficiency: RUNX1 is a transcriptional regulator of *PF4*, *J Thromb Haemost* 9:383–391, 2011.

Ardlie NG, Coupland WW, Schoefl GI: Hereditary thrombocytopathy: a familial bleeding disorder due to impaired platelet coagulant activity, *Aust N Z J Med* 6:37–45, 1976.

Arnold DM, Curtis BR, Bakchoul T: Recommendations for standardization of laboratory testing for drug-induced immune thrombocytopenia: communication from the SSC of the ISTH, *J Thromb Haemost* 13:676–678, 2015.

Arnold DM, Nazi I, Warkentin TE: Approach to the diagnosis and management of drug-induced immune thrombocytopenia, *Transfus Med Rev* 27:137–145, 2013.

Aster RH, Bougie DW: Drug-induced immune thrombocytopenia, *N Engl J Med* 357:580–587, 2007.

Aster RH, Curtis BR, Bougie DW: Thrombocytopenia resulting from sensitivity to GPIIb-IIIa inhibitors, *Semin Thromb Hemost* 30:569–577, 2004.

Auger JM, Kuijpers MJ, Senis YA: Adhesion of human and mouse platelets to collagen under shear: a unifying model, *FASEB J* 19:825–827, 2005.

Bakchoul T, Zollner H, Amiral J: Anti-protamine-heparin antibodies: incidence, clinical relevance, and pathogenesis, *Blood* 121:2821–2827, 2013.

Balduini CL, Pecci A, Noris P: Diagnosis and management of inherited thrombocytopenias, *Semin Thromb Hemost* 39:161–171, 2013a.

Balduini CL, Savoia A, Seri M: Inherited thrombocytopenias frequently diagnosed in adults, *J Thromb Haemost* 11:1006–1019, 2013b.

Barrows BD, Teruya J: Use of the ADAMTS13 activity assay improved the accuracy and efficiency of the diagnosis and treatment of suspected acquired thrombotic thrombocytopenic purpura, *Arch Pathol Lab Med* 138:546–549, 2014.

Bennett JS, Rao AK: Hereditary disorders of platelet function. In Marder VJ, Aird WC, Bennett JS, editors: *Hemostasis and thrombosis: basic principles and clinical practice*, ed 6, Philadelphia, 2013, Lippincott, pp 805–819.

Bessman JD, Williams LJ, Gilmer PR: Mean platelet volume, *Am J Clin Pathol* 76:289–293, 1981.

Blavignac J, Bunimov N, Rivard GE: Quebec platelet disorder: update on pathogenesis, diagnosis, and treatment, *Semin Thromb Hemost* 37:713–720, 2011.

Bluteau D, Balduini A, Balayn N: Thrombocytopenia-associated mutations in the ANKRD26 regulatory region induce MAPK hyperactivation, *J Clin Invest* 124:580–591, 2014.

Boccardo P, Remuzzi G, Galbusera M: Platelet dysfunction in renal failure, *Semin Thromb Hemost* 30:579–589, 2004.

Boylan B, Chen H, Rathore V: Anti-GPVI-associated ITP: an acquired platelet disorder caused by autoantibody-mediated clearance of the GPVI/FcRgamma-chain complex from the human platelet surface, *Blood* 104:1350–1355, 2004.

Breton-Gorius J, Guichard J: Ultrastructural localization of peroxidase activity in human platelets and megakaryocytes, *Am J Pathol* 66:277–293, 1972.

Brinkhous KM, Read MS: Preservation of platelet receptors for platelet aggregating factor/von Willebrand Factor by air drying, freezing, or lyophilization: New stable platelet preparations for von Willebrand Factor assays, *Thromb Res* 13:591–597, 1978.

Buchbinder D, Nugent DJ, Fillipovich AH: Wiskott-Aldrich syndrome: diagnosis, current management, and emerging treatments, *Appl Clin Genet* 7:55–66, 2014.

Budde U, van Genderen PJ: Acquired von Willebrand disease in patients with high platelet counts, *Semin Thromb Hemost* 23:425–431, 1997.

Buitrago L, Rendon A, Liang Y: αIIbβ3 variants defined by next-generation sequencing: Predicting variants likely to cause Glanzmann thrombasthenia, *Proc Natl Acad Sci U S A* 112:E1898–E1907, 2015.

Campbell PJ, Green AR: The myeloproliferative disorders, *N Engl J Med* 355:2452–2466, 2006.

Canault M, Ghalloussi D, Grosdidier C: Human CalDAG-GEFI gene (RASGRP2) mutation affects platelet function and causes severe bleeding, *J Exp Med* 211:1349–1362, 2014.

Cardinal DC, Flower RJ: The electronic aggregometer: A novel device for assessing platelet behavior in blood, *J Pharmacol Methods* 3:135–158, 1980.

Castillo R, Lozano T, Escolar G: Defective platelet adhesion on vessel subendothelium in uremic patients, *Blood* 68:337–342, 1986.

Castoldi E, Collins PW, Williamson PL: Compound heterozygosity for 2 novel TMEM16F mutations in a patient with Scott syndrome, *Blood* 117:4399–4400, 2011.

Cattaneo M: Light transmission aggregometry and ATP release for the diagnostic assessment of platelet function, *Semin Thromb Hemost* 35:158–167, 2009.

Cattaneo M, Cerletti C, Harrison P: Recommendations for the Standardization of Light Transmission Aggregometry: A Consensus of the Working Party from the Platelet Physiology Subcommittee of SSC/ISTH, *J Thromb Haemost* 2013. doi: 10.1111/jth.12231.

Cattaneo M, Lecchi A, Randi AM: Identification of a new congenital defect of platelet function characterized by severe impairment of platelet responses to adenosine diphosphate, *Blood* 80:2787–2796, 1992.

Cattaneo M, Lombardi R, Zighetti ML: Deficiency of (^{33})P-2MeS-ADP binding sites on platelets with secretion defect, normal granule stores and normal thromboxane A_2 production, *Thromb Haemost* 77:986–990, 1997.

Charo IF, Feinman RD, Detwiler TC: Interrelations of platelet aggregation and secretion, *J Clin Invest* 60:866–873, 1977.

Chauhan AK, Goerge T, Schneider SW: Formation of platelet strings and microthrombi in the presence of ADAMTS-13 inhibitor does not require P-selectin or beta(3) integrin, *J Thromb Haemost* 5:583–589, 2007.

Chong BH, Choi PY, Khachigian L: Drug-induced immune thrombocytopenia, *Hematol Oncol Clin North Am* 27:521–540, 2013.

Cines DB, Bussel JB, Liebman HA: The ITP syndrome: pathogenic and clinical diversity, *Blood* 113:6511–6521, 2009a.

Cines DB, Liebman H, Stasi R: Pathobiology of secondary immune thrombocytopenia, *Semin Hematol* 46:S2–S14, 2009b.

Clauser S, Cramer-Borde E: Role of platelet electron microscopy in the diagnosis of platelet disorders, *Semin Thromb Hemost* 35:213–223, 2009.

Coller BS, French DL, Rao AK: Hereditary qualitative platelet disorders. In Kaushansky K, Lichtman M, Beutler E, editors: *Williams hematology*, New York, 2010, McGraw-Hill, pp 1933–1970.

Coller BS, Peerschke EI, Scudder LE: A murine monoclonal antibody that completely blocks the binding of fibrinogen to platelets produces a thrombasthenic-like state in normal platelets and binds to glycoproteins IIb and/or IIIa, *J Clin Invest* 72:325–338, 1983.

Coller BS, Shattil SJ: The GPIIb/IIIa (integrin alpha IIb beta 3) odyssey: a technology-driven saga of a receptor with twists, turns, and even a bend, *Blood* 112:3011–3025, 2008.

Connelly JP, Kwon EM, Gao Y: Targeted correction of RUNX1 mutation in FPD patient-specific induced pluripotent stem cells rescues megakaryopoietic defects, *Blood* 124:1926–1930, 2014.

Coppo P, Schwarzinger M, Buffet M: Predictive features of severe acquired ADAMTS13 deficiency in idiopathic thrombotic microangiopathies: The French TMA Reference Center experience, *PLoS ONE* 5:e10208, 2010.

Cuker A, Cines DB: Protamine-induced thrombocytopenia? *Blood* 121:2818–2819, 2013.

Cullinane AR, Curry JA, Carmona-Rivera C: A BLOC-1 mutation screen reveals that PLDN is mutated in Hermansky-Pudlak syndrome type 9, *Am J Hum Genet* 88:778–787, 2011.

Daly ME, Dawood BB, Lester WA: Identification and characterization of a novel P2Y 12 variant in a patient diagnosed with type 1 von Willebrand disease in the European MCMDM-1VWD study, *Blood* 113:4110–4113, 2009.

Dawood BB, Lowe GC, Lordkipanidze M: Evaluation of participants with suspected heritable platelet function disorders including recommendation and validation of a streamlined agonist panel, *Blood* 120:5041–5049, 2012.

de Witt SM, Verdoold R, Cosemans JM, et al: Insights into platelet-based control of coagulation, *Thromb Res* 133(Suppl 2):S139–S148, 2014.

Deckmyn H, Zhang J, Van Houtte E: Production and nucleotide sequence of an inhibitory human IgM autoantibody directed against platelet glycoprotein Ia/IIa, *Blood* 84:1968–1974, 1994.

Diamandis M, Paterson AD, Rommens JM: Quebec platelet disorder is linked to the urokinase plasminogen activator gene (PLAU) and increases expression of the linked allele in megakaryocytes, *Blood* 113:1543–1546, 2008.

Diz-Kucukkaya R, Lopez JA: Inherited disorders of platelets: membrane glycoprotein disorders, *Hematol Oncol Clin North Am* 27:613–627, 2013.

Drachman JG: Inherited thrombocytopenia: when a low platelet count does not mean ITP, *Blood* 103:390–398, 2004.

Drouin A, Favier R, Masse JM: Newly recognized cellular abnormalities in the gray platelet syndrome, *Blood* 98:1382–1391, 2001.

Dusse LMS, Freitas LG: Clinical applicability of reticulated platelets, *Clin Chim Acta* 439:143–147, 2015.

Elliott MA, Tefferi A: Thrombosis and haemorrhage in polycythaemia vera and essential thrombocythaemia, *Br J Haematol* 128:275–290, 2005.

Favaloro EJ, Bonar R: External quality assessment/proficiency testing and internal quality control for the PFA-100 and PFA-200: an update, *Semin Thromb Hemost* 40:239–253, 2014.

Favier R, Jondeau K, Boutard P: Paris-Trousseau syndrome: clinical, hematological, molecular data of ten new cases, *Thromb Haemost* 90:893–897, 2003.

Federici AB, Bucciarelli P, Castaman G: The bleeding score predicts clinical outcomes and replacement therapy in adults with von Willebrand disease, *Blood* 123:4037–4044, 2014.

Federici AB, Budde U, Castaman G: Current diagnostic and therapeutic approaches to patients with acquired von Willebrand syndrome: a 2013 update, *Semin Thromb Hemost* 39:191–201, 2013.

Federici AB, Canciani MT, Forza I: A sensitive ristocetin co-factor activity assay with recombinant glycoprotein Ib alpha for the diagnosis of patients with low von Willebrand factor levels, *Haematologica* 89:77–85, 2004.

Finazzi G, Barbui T: Evidence and expertise in the management of polycythemia vera and essential thrombocythemia, *Leukemia* 22:1494–1502, 2008.

Flamm MH, Colace TV, Chatterjee MS: Multiscale prediction of patient-specific platelet function under flow, *Blood* 120:190–198, 2012.

Flood VH, Friedman KD, Gill JC: Limitations of the ristocetin cofactor assay in measurement of von Willebrand factor function, *J Thromb Haemost* 7:1832–1839, 2009.

Flood VH, Gill JC, Friedman KD: Collagen binding provides a sensitive screen for variant von Willebrand disease, *Clin Chem* 59:684–691, 2013.

Flood VH, Johnson FL, Boshkov LK: Sustained engraftment post bone marrow transplant despite anti-platelet antibodies in Glanzmann thrombasthenia, *Pediatr Blood Cancer* 45:971–975, 2005.

Flood VH, Schlauderaff AC, Haberichter SL: Crucial role for the VWF A1 domain in binding to type IV collagen, *Blood* 125:2297–2304, 2015.

Franchi F, Biguzzi E, Stufano F: A two-step approach (Enzyme-linked immunosorbent assay and confirmation assay) to detect antibodies against von Willebrand factor in patients with Acquired von Willebrand Syndrome, *Thromb Res* 134:1316–1322, 2014.

Franchini M, Crestani S, Frattini F: ABO blood group and von Willebrand factor: biological implications, *Clin Chem Lab Med* 52:1273–1276, 2014.

Franchini M, Favaloro EJ, Lippi G: Glanzmann thrombasthenia: An update, *Clin Chim Acta* 411:1–6, 2010.

Freson K, Devriendt K, Matthijs G: Platelet characteristics in patients with X-linked macrothrombocytopenia because of a novel GATA1 mutation, *Blood* 98:85–92, 2001a.

Freson K, Hoylaerts MF, Jaeken J: Genetic variation of the extra-large stimulatory G protein alpha-subunit leads to Gs hyperfunction in platelets and is a risk factor for bleeding, *Thromb Haemost* 86:733–738, 2001b.

Fujimoto TT, Kishimoto M, Ide K: Glanzmann thrombasthenia with acute myeloid leukemia successfully treated by bone marrow transplantation, *Int J Hematol* 81:77–80, 2005.

Furlan M, Robles R, Galbusera M: von Willebrand factor-cleaving protease in thrombotic thrombocytopenic purpura and the hemolytic-uremic syndrome, *N Engl J Med* 339:1578–1584, 1998.

Furman MI, Liu L, Benoit SE: The cleaved peptide of the thrombin receptor is a strong platelet agonist, *Proc Natl Acad Sci U S A* 95:3082–3087, 1998.

Gabbeta J, Yang X, Kowalska MA: Platelet signal transduction defect with G alpha subunit dysfunction and diminished G alpha(q) in a patient with abnormal platelet responses, *Proc Natl Acad Sci U S A* 94:8750–8755, 1997.

Gabbeta J, Yang X, Sun L: Abnormal inside-out signal transduction-dependent activation of glycoprotein IIb-IIIa in a patient with impaired pleckstrin phosphorylation, *Blood* 87:1368–1376, 1996.

Gahl WA, Brantly M, Kaiser-Kupfer MI: Genetic defects and clinical characteristics of patients with a form of oculocutaneous albinism (Hermansky-Pudlak syndrome), *N Engl J Med* 338:1258–1264, 1998.

Galbusera M, Remuzzi G, Boccardo P: Treatment of bleeding in dialysis patients, *Semin Dial* 22:279–286, 2009.

Gangji AS, Sohal AS, Treleaven D: Bleeding in patients with renal insufficiency: a practical guide to clinical management, *Thromb Res* 118:423–428, 2006.

Gardiner EE, Andrews RK: Structure and function of platelet receptors initiating blood clotting, *Adv Exp Med Biol* 844:263–275, 2014.

George JN, Nester CM: Syndromes of thrombotic microangiopathy, *N Engl J Med* 371:654–666, 2014.

George JN, Vesely SK, Terrell DR: The Oklahoma Thrombotic Thrombocytopenic Purpura-Hemolytic Uremic Syndrome (TTP-HUS) Registry: a community perspective of patients with clinically diagnosed TTP-HUS, *Semin Hematol* 41:60–67, 2004.

George JN, Woolf SH, Raskob GE: Idiopathic thrombocytopenic purpura: A practice guideline developed by explicit methods for the American Society of Hematology, *Blood* 88:3–40, 1996.

Gerrard JM, Lint D, Sims PJ: Identification of a platelet dense granule membrane protein that is deficient in a patient with the Hermansky-Pudlak syndrome, *Blood* 77:101–112, 1991.

Gerritsen HE, Turecek PL, Schwarz HP: Assay of von Willebrand factor (vWF)-cleaving protease based on decreased collagen binding affinity of degraded vWF: a tool for the diagnosis of thrombotic thrombocytopenic purpura (TTP), *Thromb Haemost* 82:1386–1389, 1999.

Giannini S, Mezzasoma AM, Guglielmini G: A new case of acquired Glanzmann's thrombasthenia: diagnostic value of flow cytometry, *Cytometry B Clin Cytom* 74:194–199, 2008.

Gill JC, Flood VH, Christopherson PA, et al: The management of bleeding risk in Von Willebrand disease: Should blood group O make a difference? *Blood* 124:2829, 2014.

Gnatenko DV, Zhu W, Xu X: Class prediction models of thrombocytosis using genetic biomarkers, *Blood* 115:7–14, 2010.

Gorog DA, Fuster V: Platelet function tests in clinical cardiology: unfulfilled expectations, *J Am Coll Cardiol* 61:2115–2129, 2013.

Gralnick HP, McKeown LP, Williams SB: Plasma and platelet von Willebrand's factor defects in uremia, *Amer J Med* 85:806–810, 1988.

Griesshammer M, Bangerter M, Sauer T: Aetiology and clinical significance of thrombocytosis: analysis of 732 patients with an elevated platelet count, *J Intern Med* 245:295–300, 1999.

Groeneveld DJ, van Bekkum T, Cheung KL: No evidence for a direct effect of von Willebrand factor's ABH blood group antigens on von Willebrand factor clearance, *J Thromb Haemost* 13:592–600, 2015.

Gudmundsdottir BR, Marder VJ, Onundarson PT: Risk of excessive bleeding associated with marginally low von Willebrand factor and mild platelet dysfunction, *J Thromb Haemost* 5:274–281, 2007.

Gunay-Aygun M, Falik-Zaccai TC, Vilboux T: NBEAL2 is mutated in gray platelet syndrome and is required for biogenesis of platelet alpha-granules, *Nat Genet* 43:732–734, 2011.

Gunay-Aygun M, Huizing M, Gahl WA: Molecular defects that affect platelet dense granules, *Semin Thromb Hemost* 30:537–547, 2004.

Haberichter SL, Balistreri M, Christopherson P: Assay of the von Willebrand factor (VWF) propeptide to identify patients with type 1 von Willebrand disease with decreased VWF survival, *Blood* 108:3344–3351, 2006.

Haberichter SL, Castaman G, Budde U: Identification of type 1 von Willebrand disease patients with reduced von Willebrand factor survival by assay of the VWF propeptide in the European study: Molecular and Clinical Markers for the Diagnosis and Management of Type 1 VWD (MCMDM-1VWD), *Blood* 111:4979–4985, 2008.

Harrison CN, Bareford D, Butt N: Guideline for investigation and management of adults and children presenting with a thrombocytosis, *Br J Haematol* 149:352–375, 2010.

Harrison P, Lordkipanidze M: Clinical tests of platelet function. In Michelson AD, editor: *Platelets*, ed 3, San Diego, 2013, Elsevier, pp 519–545.

Harrison P, Mackie I, Mumford A: Guidelines for the laboratory investigation of heritable disorders of platelet function, *Br J Haematol* 155:30–44, 2011.

Hayward CP, Harrison P, Cattaneo M: Platelet function analyzer (PFA)-100 closure time in the evaluation of platelet disorders and platelet function, *J Thromb Haemost* 4:312–319, 2006.

Hayward CPM: Inherited disorders of platelet α-granules, *Platelets* 8:197–209, 1997.

Heyde EC: Gastrointestinal bleeding in aortic stenosis, *N Engl J Med* 259:196, 1958.

Hirata T, Kakizuka A, Ushikubi F: Arg60 to Leu mutation of the human thromboxane A2 receptor in a dominantly inherited bleeding disorder, *J Clin Invest* 94:1662–1667, 1994.

Ho KM, Yip CB, Duff O: Reactive thrombocytosis and risk of subsequent venous thromboembolism: a cohort study, *J Thromb Haemost* 10:1768–1774, 2012.

Hoffmann JJ: Reticulated platelets: analytical aspects and clinical utility, *Clin Chem Lab Med* 52:1107–1117, 2014.

Holmsen H: Secretable storage pools in platelets, *Annu Rev Med* 30:119–134, 1979.

Holmsen H, Dangelmaier CA: Measurement of secretion of serotonin, *Methods Enzymol* 169:205–211, 1989.

Hovinga JAK, Vesely SK, Terrell DR: Survival and relapse in patients with thrombotic thrombocytopenic purpura, *Blood* 115:1500–1511, 2010.

Hu H, Hoylaerts MF: The P2X(1) ion channel in platelet function, *Platelets* 21:153–166, 2010.

Hughan SC, Senis Y, Best D: Selective impairment of platelet activation to collagen in the absence of GATA1, *Blood* 105:4369–4376, 2005.

Hui SKR, Biswas TK, Miller JL: Development of a functional ELISA for von Willebrand factor activity using the extracellular domain of human platelet glycoprotein Ib alpha secreted from Chinese hamster ovary cells, *Am J Clin Pathol* 128:60, 2007.

Huizing M, Anikster Y, Gahl WA: Hermansky-Pudlak syndrome and Chediak-Higashi syndrome: disorders of vesicle formation and trafficking, *Thromb Haemost* 86:233–245, 2001.

Huizing M, Helip-Wooley A, Westbroek W: Disorders of lysosome-related organelle biogenesis: clinical and molecular genetics, *Annu Rev Genomics Hum Genet* 9:359–386, 2008.

Ingerman CM, Smith JB, Shapiro S: Hereditary abnormality of platelet aggregation attributable to nucleotide storage pool deficiency, *Blood* 52:332–344, 1978.

Ingerman-Wojenski CM, Silver MJ: A quick method for screening platelet dysfunctions using the whole blood lumi-aggregometer, *Thromb Haemost* 51:154–156, 1984.

Israels S: Diagnostic evaluation of platelet function disorders in neonates and children, *Semin Thromb Hemost* 35:181–188, 2009.

Israels SJ, McMillan EM, Robertson C: The lysosomal granule membrane protein, LAMP-2, is also present in platelet dense granule membranes, *Thromb Haemost* 75:623–629, 1996.

Israels SJ, McNicol A, Robertson C: Platelet storage pool deficiency: Diagnosis in patients with prolonged bleeding times and normal platelet aggregation, *Br J Haematol* 75:118–121, 1990.

Jacobsen P, Hauge M, Henningsen K: An (11;21) translocation in four generations with chromosome 11 abnormalities in the offspring. A clinical, cytogenetical, and gene marker study, *Hum Hered* 23:568–585, 1973.

James PD, Lillicrap D: von Willebrand disease: clinical and laboratory lessons learned from the large von Willebrand disease studies, *Am J Hematol* 87(Suppl 1):S4–S11, 2012.

Joseph R, Welch KMA, D'Andrea G: Epinephrine does not induce platelet aggregation in citrated whole blood, *Thromb Res* 45:871–872, 1987.

Kahner BN, Kato H, Banno A: Kindlins, integrin activation and the regulation of talin recruitment to αIIbβ3, *PLoS ONE* 7:e34056, 2012.

Kahr WH, Hinckley J, Li L: Mutations in NBEAL2, encoding a BEACH protein, cause gray platelet syndrome, *Nat Genet* 43:738–740, 2011.

Kahr WH, Zheng S, Sheth PM: Platelets from patients with the Quebec platelet disorder contain and secrete abnormal amounts of urokinase-type plasminogen activator, *Blood* 98:257–265, 2001.

Karpatkin S, Nardi M: Autoimmune anti-HIV-1gp120 antibody with antiidiotype-like activity in sera and immune complexes of HIV-1-related immunologic thrombocytopenia, *J Clin Invest* 89:356–364, 1992.

Karpatkin S, Nardi MA, Hymes KB: Sequestration of anti-platelet GPIIIa antibody in rheumatoid factor immune complexes of human immunodeficiency virus 1 thrombocytopenic patients, *Proc Natl Acad Sci U S A* 92:2263–2267, 1995.

Kaur G, Jalagadugula G, Mao G: RUNX1/core binding factor A2 regulates platelet 12-Lipoxygenase gene (ALOX12): studies in human RUNX1 haplodeficiency, *Blood* 115:3128–3135, 2010.

Kehrel B, Balleisen L, Kokott R: Deficiency of intact thrombospondin and membrane glycoprotein Ia in platelets with defective collagen-induced aggregation and spontaneous loss of disorder, *Blood* 71:1074–1078, 1988.

Kessler CM: Propensity for hemorrhage and thrombosis in chronic myeloproliferative disorders, *Semin Hematol* 41:10–14, 2004.

Khan ML: Platelet-collagen responses: Molecular basis and therapeutic promise, *Semin Thromb Hemost* 30:419–425, 2004.

Kiefel V, Santoso S, Weisheit M: Monoclonal antibody-specific immunobilization of platelet antigens (MAIPA): A new tool for the identification of platelet-reactive antibodies, *Blood* 70:1722–1726, 1987.

Kiladjian JJ: The spectrum of JAK2-positive myeloproliferative neoplasms, *Hematology Am Soc Hematol Educ Program* 2012:561–566, 2012.

Kitchen S, Jennings I, Woods TAL: Laboratory tests for measurement of von Willebrand factor show poor agreement among different centers: Results from the United Kingdom National External Quality Assessment Scheme for Blood Coagulation, *Semin Thromb Hemost* 32:492–498, 2006.

Klampfl T, Gisslinger H, Harutyunyan AS: Somatic mutations of calreticulin in myeloproliferative neoplasms, *N Engl J Med* 369:2379–2390, 2013.

Kodigepalli KM, Bowers K, Sharp A: Roles and regulation of phospholipid scramblases, *FEBS Lett* 589:3–14, 2015.

Koerner TA, Weinfeld HM, Bullard LS: Antibodies against platelet glycosphingolipids: detection in serum by quantitative HPTLC-autoradiography and association with autoimmune and alloimmune processes, *Blood* 74:274–284, 1989.

Kokame K, Matsumoto M, Fujimura Y: VWF73, a region from D1596 to R1668 of von Willebrand factor, provides a minimal substrate for ADAMTS-13, *Blood* 103:607–612, 2004.

Kreuz W, Linde R, Funk M: Induction of von Willebrand disease type I by valproic acid, *Lancet* 335:1350–1351, 1990.

Kumar R, Kahr WHA: Congenital thrombocytopenia: Clinical manifestations, laboratory abnormalities, and molecular defects of a heterogeneous group of conditions. In Rao AK, editor: *Hematology/Oncology Clinics of North America: disorders of the platelets* (vol 27), Philadelphia, 2013, Elsevier, pp 465–494.

Kunicki TJ, Aster RH: Deletion of the platelet-specific alloantigen Pl^{A1} from platelets in Glanzmann's thrombasthenia, *J Clin Invest* 61:1225–1231, 1978.

Kurstjens R, Bolt C, Vossen M: Familial thrombopathic thrombocytopenia, *Br J Haematol* 15:305–317, 1968.

Lages B, Dangelmaier CA, Holmsen H: Specific correction of impaired acid hydrolase secretion in storage pool-deficient platelets by adenosine diphosphate, *J Clin Invest* 81:1865–1872, 1988.

Lages B, Weiss HJ: Enhanced increases in cytosolic Ca^{2+} in ADP-stimulated platelets from patients with delta-storage pool deficiency—a possible indicator of interactions between granule-bound ADP and the membrane ADP receptor, *Thromb Haemost* 77:376–382, 1997.

Lan Z, Schmaier AH: Platelet aggregation testing in platelet-rich plasma—Description of procedures with the aim to develop standards in the field, *Am J Clin Pathol* 123:172–183, 2005.

Landolfi R, Marchioli R, Patrono C: Mechanisms of bleeding and thrombosis in myeloproliferative disorders, *Thromb Haemost* 78:617–621, 1997.

Leach MF, Aubuchon JP: False reactivity in GTI Pak Plus ELISA kits due to the presence of anti-mouse antibody in patients' samples, *Immunohematology* 19:112–116, 2003.

Lee GM, Welsby IJ, Phillips-Bute B: High incidence of antibodies to protamine and protamine/heparin complexes in patients undergoing cardiopulmonary bypass, *Blood* 121:2828–2835, 2013.

Lee SB, Rao AK, Lee KH: Decreased expression of phospholipase C-beta 2 isozyme in human platelets with impaired function, *Blood* 88:1684–1691, 1996.

Lenting PJ, Christophe OD, Denis CV: Von Willebrand factor biosynthesis, secretion and clearance: connecting the far ends, *Blood* 125:2019–2028, 2015.

Levesque H, Borg JY, Cailleux N: Acquired von Willebrand's syndrome associated with decrease of plasminogen activator and its inhibitor during hypothyroidism, *Eur J Med* 2:287–288, 1993.

Lillicrap D: Translational medicine advances in von Willebrand disease, *J Thromb Haemost* 11(Suppl 1):75–83, 2013a.

Lillicrap D: von Willebrand disease: advances in pathogenetic understanding, diagnosis, and therapy, *Hematology Am Soc Hematol Educ Program* 2013:254–260,

2013b.

Linden MD, Frelinger AL III, Barnard MR: Application of flow cytometry to platelet disorders, *Semin Thromb Hemost* 30:501–511, 2004.

Livio M, Gotti E, Marchesi D: Uraemic bleeding: role of anemia and beneficial effect of red cell transfusions, *Lancet* II:1013–1015, 1982.

Lopez JA, Andrews RK, Afshar-Kharghan V: Bernard-Soulier syndrome, *Blood* 91:4397–4418, 1998.

Mackie I, Langley K, Chitolie A: Discrepancies between ADAMTS13 activity assays in patients with thrombotic microangiopathies, *Thromb Haemost* 109:488–496, 2013.

Maldonado JE, Pintado T, Pierre RV: Dysplastic platelets and circulating megakaryocytes in chronic myeloproliferative diseases. I. The platelets: ultrastructure and peroxidase reaction, *Blood* 43:797–809, 1974.

Malinin NL, Zhang L, Choi J: A point mutation in KINDLIN3 ablates activation of three integrin subfamilies in humans, *Nat Med* 15:313–318, 2009.

Manchev VT, Hilpert M, Berrou E: A new form of macrothrombocytopenia induced by a germ-line mutation in the PRKACG gene, *Blood* 124:2554–2563, 2014.

Mannucci PM: Hemostatic drugs, *N Engl J Med* 339:245–253, 1998.

Mannucci PM, Vanoli M, Forza I: Von Willebrand factor cleaving protease (ADAMTS-13) in 123 patients with connective tissue diseases (systemic lupus erythematosus and systemic sclerosis), *Haematologica* 88:914–918, 2003.

Marquez R, Hantel A, Lorenz R: A new family with a germline ANKRD26 mutation and predisposition to myeloid malignancies, *Leuk Lymphoma* 55:2945–2946, 2014.

Massaad MJ, Ramesh N, Geha RS: Wiskott-Aldrich syndrome: a comprehensive review, *Ann N Y Acad Sci* 1285:26–43, 2013.

Maynard DM, Heijnen HF, Gahl WA: The alpha granule proteome: novel proteins in normal and ghost granules in gray platelet syndrome, *J Thromb Haemost* 8:1786–1796, 2010.

McCloskey DJ, Postolache TT, Vittone BJ: Selective serotonin reuptake inhibitors: measurement of effect on platelet function, *Transl Res* 151:168–172, 2008.

McGlasson DL, Fritsma GA: Whole blood aggregometry for diagnostic platelet function testing, *Semin Thromb Hemost* 35:168–180, 2009.

McKay H, Derome F, Haq MA: Bleeding risks associated with inheritance of the Quebec platelet disorder, *Blood* 104:159–165, 2004.

McMillan R: The pathogenesis of chronic immune thrombocytopenic purpura, *Semin Hematol* 44:S3–S11, 2007.

McNicol A, Israels SJ, Robertson C: The empty sack syndrome: a platelet storage pool deficiency associated with empty dense granules, *Br J Haematol* 86:574–582, 1994.

Menasche G, Pastural E, Feldmann J: Mutations in RAB27A cause Griscelli syndrome associated with haemophagocytic syndrome, *Nat Genet* 25:173–176, 2000.

Mezzano D, Quiroga T, Pereira J: The level of laboratory testing required for diagnosis or exclusion of a platelet function disorder using platelet aggregation and secretion assays, *Semin Thromb Hemost* 35:242–254, 2009.

Michaud J, Wu F, Osato M: In vitro analyses of known and novel RUNX1/AML1 mutations in dominant familial platelet disorder with predisposition to acute myelogenous leukemia: implications for mechanisms of pathogenesis, *Blood* 99:1364–1372, 2002.

Michiels JJ, Berneman Z, Van Bockstaele D: Clinical and laboratory features, pathobiology of platelet-mediated thrombosis and bleeding complications, and the molecular etiology of essential thrombocythemia and polycythemia vera: therapeutic implications, *Semin Thromb Hemost* 32:174–207, 2006.

Mielke CH Jr, Levine PH, Zucker S: Preoperative prednisone therapy in platelet function disorders, *Thromb Res* 21:655–662, 1981.

Miller JL: Platelet function testing: An improved approach utilizing lumi-aggregation and an interactive computer system, *Am J ClinPathol* 81:471–476, 1984.

Miller JL: Platelet-type von Willebrand disease, *Thromb Haemost* 75:865–869, 1996.

Miller JL: Glycoprotein analysis for the diagnostic evaluation of platelet disorders, *Semin Thromb Hemost* 35:224–232, 2009.

Miller JL, Castella A: Platelet-type von Willebrand's disease: Characterization of a new bleeding disorder, *Blood* 60:790–794, 1982.

Miller JL, Cunningham D, Lyle VA: Mutation in the gene encoding platelet glycoprotein Iba in platelet-type von Willebrand disease, *Proc Natl Acad Sci U S A* 88:4761–4765, 1991.

Miller JL, Lyle VA, Cunningham D: Mutation of leucine-57 to phenylalanine in a platelet glycoprotein Ib alpha leucine tandem repeat occurring in patients with an autosomal dominant variant of Bernard-Soulier disease, *Blood* 79:439–446, 1992.

Moake J: Thrombotic thrombocytopenia purpura (TTP) and other thrombotic microangiopathies, *Best Pract Res Clin Haematol* 22:567–576, 2009.

Moake JL, Turner NA, Stathopoulos NA: Involvement of large plasma von Willebrand factor (vWF) multimers and unusually large vWF forms derived from endothelial cells in shear stress-induced platelet aggregation, *J Clin Invest* 78:1456–1461, 1986.

Moia M, Mannucci PM, Vizzotto L: Improvement in the haemostatic defect of uraemia after treatment with recombinant human erythropoietin, *Lancet* 8570:1227–1229, 1987.

Monteferrario D, Bolar NA, Marneth AE: A dominant-negative GFI1B mutation in the gray platelet syndrome, *N Engl J Med* 370:245–253, 2014.

Moore JC, Hayward CP, Warkentin TE: Decreased von Willebrand factor protease activity associated with thrombocytopenic disorders, *Blood* 98:1842–1846, 2001.

Moser M, Nieswandt B, Ussar S: Kindlin-3 is essential for integrin activation and platelet aggregation, *Nat Med* 14:325–330, 2008.

Movig KL, Janssen MW, de Waal Malefijt J: Relationship of serotonergic antidepressants and need for blood transfusion in orthopedic surgical patients, *Arch Intern Med* 163:2354–2358, 2003.

Muia J, Gao W, Haberichter SL: An optimized fluorogenic ADAMTS13 assay with increased sensitivity for the investigation of patients with thrombotic thrombocytopenic purpura, *J Thromb Haemost* 11:1511–1518, 2013.

Muia J, Zhu J, Gupta G: Allosteric activation of ADAMTS13 by von Willebrand factor, *Proc Natl Acad Sci U S A* 111:18584–18589, 2014.

Mumford AD, Dawood BB, Daly ME: A novel thromboxane A2 receptor D304N variant that abrogates ligand binding in a patient with a bleeding diathesis, *Blood* 115:363–369, 2010.

Nagalla S, Bray PF: Platelet RNA chips dip into thrombocytosis, *Blood* 115:2–3, 2010.

Nangalia J, Massie CE, Baxter EJ: Somatic CALR mutations in myeloproliferative neoplasms with nonmutated JAK2, *N Engl J Med* 369:2391–2405, 2013.

Neunert C, Lim W, Crowther M: The American Society of Hematology 2011 evidence-based practice guideline for immune thrombocytopenia, *Blood* 117:4190–4207, 2011.

Ng C, Motto DG, Di Paola J: Diagnostic approach to von Willebrand disease, *Blood* 125:2029–2037, 2015.

Nguyen XD, Dugrillon A, Beck C: A novel method for simultaneous analysis of specific platelet antibodies: SASPA, *Br J Haematol* 127:552–560, 2004.

Nichols WL, Rick ME, Ortel TL: Clinical and laboratory diagnosis of von Willebrand disease: A synopsis of the 2008 NHLBI/NIH guidelines, *Am J Hematol* 84:366–370, 2009.

Nieuwenhuis HK, Akkerman J-WN, Sixma JJ: Patients with a prolonged bleeding time and normal aggregation tests may have storage pool deficiency: Studies on one hundred six patients, *Blood* 70:620–623, 1987.

Nieuwenhuis HK, Akkerman JW, Houdijk WP: Human blood platelets showing no response to collagen fail to express surface glycoprotein Ia, *Nature* 318:470–472, 1985.

Nieuwenhuis HK, Sakariassen KS, Houdijk PM: Deficiency of platelet membrane glycoprotein Ia associated with a decreased platelet adhesion to subendothelium: A defect in platelet spreading, *Blood* 68:692–695, 1986.

Nishibori M, Cham B, McNicol A: The protein CD63 is in platelet dense granules, is deficient in a patient with Hermansky-Pudlak syndrome, and appears identical to granulophysin, *J Clin Invest* 91:1775–1782, 1993.

Nishio K, Anderson PJ, Zheng XL: Binding of platelet glycoprotein Ib alpha to von Willebrand factor domain A1 stimulates the cleavage of the adjacent domain A2 by ADAMTS13, *Proc Natl Acad Sci U S A* 101:10578–10583, 2004.

Noris P, Biino G, Pecci A: Platelet diameters in inherited thrombocytopenias: analysis of 376 patients with all known disorders, *Blood* 124:e4–e10, 2014.

Noris P, Guidetti GF, Conti V: Autosomal dominant thrombocytopenias with reduced expression of glycoprotein Ia, *Thromb Haemost* 95:483–489, 2006.

Noris P, Klersy C, Gresele P: Platelet size for distinguishing between inherited thrombocytopenias and immune thrombocytopenia: a multicentric, real life study, *Br J Haematol* 162:112–119, 2013.

Novak EK, Swank RT, Hui SW: Platelet storage pool deficiency in mouse pigment mutations associated with seven distinct genetic loci, *Blood* 63:536–544, 1984.

Nurden AT: Platelet membrane glycoproteins: a historical review, *Semin Thromb Hemost* 40:577–584, 2014a.

Nurden AT, Caen JP: Specific roles for platelet surface glycoproteins in platelet function, *Nature* 255:720–722, 1975.

Nurden AT, Fiore M, Nurden P: Glanzmann thrombasthenia: a review of ITGA2B and ITGB3 defects with emphasis on variants, phenotypic variability, and mouse models, *Blood* 118:5996–6005, 2011.

Nurden AT, George JN: Inherited abnormalities of the platelet membrane. In Colman RW, Hirsh J, Marder VJ, editors: *Hemostasis and thrombosis: Basic principles and practice*, Philadelphia, 2001, Lippincott, pp 921–943.

Nurden AT, Nurden P: The gray platelet syndrome: clinical spectrum of the disease, *Blood Rev* 21:21–36, 2007.

Nurden AT, Nurden P: Congenital platelet disorders and understanding of platelet function, *Br J Haematol* 165:165–178, 2014.

Nurden AT, Nurden P, Bermejo E: Phenotypic heterogeneity in the Gray platelet syndrome extends to the expression of TREM family member, TLT-1, *Thromb Haemost* 100:45–51, 2008.

Nurden P, Savi P, Heilmann E: An inherited bleeding disorder linked to a defective interaction between ADP and its receptor on platelets. Its influence on glycoprotein IIb-IIIa complex function, *J Clin Invest* 95:1612–1622, 1995.

Onundarson PT, Gudmundsdottir BR, Marder VJ: On the significance of marginally low von Willebrand factor, *Thromb Haemost* 100:1213–1214, 2008.

Othman M, Notley C, Lavender FL: Identification and functional characterization of a novel 27-bp deletion in the macroglycopeptide-coding region of the *GPIBA* gene resulting in platelet-type von Willebrand disease, *Blood* 105:4330–4336, 2005.

Oury C, Lenaerts T, Peerlinck K: Congenital deficiency of the phospholipase C coupled platelet P2Y1 receptor leads to a mild bleeding disorder, *Thromb Haemost* (Suppl):20–21, 1999.

Oury C, Toth-Zsamboki E, Van Geet C: A natural dominant negative P2X1 receptor due to deletion of a single amino acid residue, *J Biol Chem* 275:22611–22614, 2000.

Owen CJ, Toze CL, Koochin A: Five new pedigrees with inherited RUNX1 mutations causing familial platelet disorder with propensity to myeloid malignancy (FPD/AML), *Blood* 112:4639–4645, 2008.

Padilla A, Moake JL, Bernardo A: P-selectin anchors newly released ultralarge von Willebrand factor multimers to the endothelial cell surface, *Blood* 103:2150–2156, 2004.

Pai M, Wang G, Moffat KA: Diagnostic usefulness of a lumi-aggregometer adenosine triphosphate release assay for the assessment of platelet function disorders, *Am J Clin Pathol* 136:350–358, 2011.

Papadakis E, Hoffman R, Brenner B: Thrombohemorrhagic complications of myeloproliferative disorders, *Blood Rev* 24:227–232, 2010.

Pasvolsky R, Feigelson SW, Kilic SS: A LAD-III syndrome is associated with defective expression of the Rap-1 activator CalDAG-GEFI in lymphocytes, neutrophils, and platelets, *J Exp Med* 204:1571–1582, 2007.

Patel YM, Patel K, Rahman S: Evidence for a role for Galphai1 in mediating weak agonist-induced platelet aggregation in human platelets: reduced Galphai1 expression and defective Gi signaling in the platelets of a patient with a chronic bleeding disorder, *Blood* 101:4828–4835, 2003.

Pavord S, Myers B: Bleeding and thrombotic complications of kidney disease, *Blood Rev* 25:271–278, 2011.

Pearson TC: The risk of thrombosis in essential thrombocythemia and polycythemia vera, *Semin Oncol* 29:16–21, 2002.

Perez-Rodriguez A, Loures E, Rodriguez-Trillo A: Inherited ADAMTS13 deficiency (Upshaw-Schulman syndrome): a short review, *Thromb Res* 134:1171–1175, 2014.

Peyvandi F, Ferrari S, Lavoretano S: von Willebrand factor cleaving protease (ADAMTS-13) and ADAMTS-13 neutralizing autoantibodies in 100 patients with thrombotic thrombocytopenic purpura, *Br J Haematol* 127:433–439, 2004.

Ple H, Maltais M, Corduan A: Alteration of the platelet transcriptome in chronic kidney disease, *Thromb Haemost* 108:605–615, 2012.
Poon MC, d'Oiron R: Recombinant activated factor VII (NovoSeven) treatment of platelet-related bleeding disorders. International Registry on Recombinant Factor VIIa and Congenital Platelet Disorders Group, *Blood Coagul Fibrinolysis* 11(Suppl 1):55–68, 2000.
Porcelijn L, Huiskes E: Comijs-van Osselen I. A new bead-based human platelet antigen antibodies detection assay versus the monoclonal antibody immobilization of platelet antigens assay, *Transfusion* 54:1486–1492, 2014.
Provan D, Stasi R, Newland AC: International consensus report on the investigation and management of primary immune thrombocytopenia, *Blood* 115:168–186, 2010.
Raccuglia G: Gray platelet syndrome. A variety of qualitative platelet disorder, *Am J Med* 51:818–828, 1971.
Rao AK: Spotlight on FLI1, RUNX1, and platelet dysfunction, *Blood* 122:4004–4006, 2013a.
Rao AK: Acquired disorders of platelet function. In AD Michelson, editor: *Platelets*, Amsterdam, 2013b, Academic Press, pp 1049–1073.
Rao AK: Inherited platelet function disorders: overview and disorders of granules, secretion, and signal transduction, *Hematol Oncol Clin North Am* 27:585–611, 2013c.
Rao AK, Bennett JS: Acquired disorders of platelet function. In Marder VJ, Aird WC, Bennett JS, editors: *Hemostasis and thrombosis: basic principles and clinical practice*, ed 6, Philadelphia, 2013, Lippincott, pp 820–828.
Rao AK, Coller BS: Hereditary qualitative platelet disorders. In Kaushansky K, Lichtman M, Kipps T, editors: *Williams hematology*, New York, 2015a, McGraw-Hill.
Rao AK, Ghosh S, Sun L: Effect of mechanism of platelet dysfunction on response to DDAVP in patients with congenital platelet function defects. A double-blind placebo-controlled trial, *Thromb Haemost* 74:1071–1078, 1995.
Rao AK, Jalagadugula G, Sun L: Inherited defects in platelet signaling mechanisms, *Semin Thromb Hemost* 30:525–535, 2004.
Rao AK, Songdej N: Inherited thrombocytopenias: the beat goes on, *Blood* 125:748–750, 2015b.
Raslova H, Komura E, Le Couedic JP: FLI1 monoallelic expression combined with its hemizygous loss underlies Paris-Trousseau/Jacobsen thrombopenia, *J Clin Invest* 114:77–84, 2004.
Remold-O'Donnell E, Rosen FS, Kenney DM: Defects in Wiskott-Aldrich syndrome blood cells, *Blood* 87: 2621–2631, 1996.
Remuzzi GD, Marchesi M, Livio AE: Altered platelet and vascular prostaglandin-generation in patients with chronic renal failure and prolonged bleeding times, *Thromb Res* 13:1007–1115, 1978.
Rendu F, Breton-Gorius J, Trugnan G: Studies on a new variant of the Hermansky-Pudlak syndrome: qualitative, ultrastructural, and functional abnormalities of the platelet-dense bodies associated with a phospholipase A defect, *Amer J Hemat* 4:387–399, 1978.
Revel-Vilk S, Varon D, Shai E: Evaluation of children with a suspected bleeding disorder applying the Impact-R [Cone and Plate(let) Analyzer], *J Thromb Haemost* 7:1990–1996, 2009.
Rodeghiero F, Stasi R, Gernsheimer T: Standardization of terminology, definitions and outcome criteria in immune thrombocytopenic purpura of adults and children: report from an international working group, *Blood* 113:2386–2393, 2009.
Rodgers RPC, Levin J: A critical reappraisal of the bleeding time, *Semin Thromb Hemost* 16:1–20, 1990.
Russell SD, Roth GJ: Pseudo-von Willebrand disease: A mutation in the platelet glycoprotein Iba gene associated with a hyperactive surface receptor, *Blood* 81:1787–1791, 1993.
Sachs UJ, Kiefel V, Kroll H: Report on the 15th International Society of Blood Transfusion platelet immunology workshop, *Vox Sang* 103:343–351, 2012.
Sadler JE: Von Willebrand disease type 1: a diagnosis in search of a disease, *Blood* 101:2089–2093, 2003a.
Sadler JE: Aortic stenosis, von Willebrand factor, and bleeding, *N Engl J Med* 349:323–325, 2003b.
Sadler JE: Low von Willebrand factor: sometimes a risk factor and sometimes a disease, *Hematology Am Soc Hematol Educ Program* 2009:106–112, 2009.
Sanders YV, van der Bom JG, Isaacs A, et al: CLEC4M and STXBP5 gene variation contribute to von Willebrand factor level variation in von Willebrand disease, *J Thromb Haemost* 13:956–966, 2015.
Savoia A, Balduini CL, Savino M: Autosomal dominant macrothrombocytopenia in Italy is most frequently a type of heterozygous Bernard-Soulier syndrome, *Blood* 97:1330–1335, 2001.
Sayani FA, Abrams CS: How I treat refractory thrombotic thrombocytopenic purpura, *Blood* 125:3860–3867, 2015.
Schafer AI: Deficiency of platelet lipoxygenase activity in myeloproliferative disorders, *N Engl J Med* 306:381–386, 1982.
Schafer AI: Bleeding and thrombosis in the myeloproliferative disorders, *Blood* 64:1–12, 1984.
Schafer AI: Thrombocytosis, *N Engl J Med* 350:1211–1219, 2004.
Semple JW: Infections, antigen-presenting cells, T cells, and immune tolerance: their role in the pathogenesis of immune thrombocytopenia, *Hematol Oncol Clin North Am* 23:1177–1192, 2009.
Shattil SJ, Newman PJ: Integrins: dynamic scaffolds for adhesion and signaling in platelets, *Blood* 104:1606–1615, 2004.
Shcherbina A, Cooley J, Lutskiy MI: WASP plays a novel role in regulating platelet responses dependent on αIIbβ3 integrin outside-in signalling, *Br J Haematol* 148:416–427, 2010.
Shenkman B, Einav Y: Thrombotic thrombocytopenic purpura and other thrombotic microangiopathic hemolytic anemias: diagnosis and classification, *Autoimmun Rev* 13:584–586, 2014.
Shivdasani RA: Lonely in Paris: when one gene copy isn't enough, *J Clin Invest* 114:17–19, 2004.
Skoda RC: Thrombocytosis, *Hematology Am Soc Hematol Educ Program* 2009:159–167, 2009.
Smith SA, Morrissey JH: Polyphosphate: a new player in the field of hemostasis, *Curr Opin Hematol* 21:388–394, 2014.
Smyth SS, Whitehart S, Italiano JE: Platelet morphology, biochemistry, and function. In Kaushansky K, Lichtman MA, Beutler E, editors: *Williams hematology*, New York, 2010, McGraw-Hill, pp 1735–1814.
Sohal AS, Gangji AS, Crowther MA: Uremic bleeding: pathophysiology and clinical risk factors, *Thromb Res* 118:417–422, 2006.
Solum NO: Procoagulant expression in platelets and defects leading to clinical disorders, *Arterioscler Thromb Vasc Biol* 19:2841–2846, 1999.
Song WJ, Sullivan MG, Legare RD: Haploinsufficiency of CBFA2 causes familial thrombocytopenia with propensity to develop acute myelogenous leukaemia, *Nat Genet* 23:166–175, 1999.
Songdej N, Rao A: Hematopoietic transcription factor mutations and inherited platelet dysfunction, *F1000Prime Rep* 7:66, 2015.
Springer TA: von Willebrand factor, Jedi knight of the bloodstream, *Blood* 124:1412–1425, 2014.
Stasi R, Willis F, Shannon MS: Infectious causes of chronic immune thrombocytopenia, *Hematol Oncol Clin North Am* 23:1275–1297, 2009.
Stevenson WS, Morel-Kopp MC, Chen Q: GFI1B mutation causes a bleeding disorder with abnormal platelet function, *J Thromb Haemost* 11:2039–2047, 2013.
Stockley J, Morgan NV, Bem D, et al: Enrichment of FLI1 and RUNX1 mutations in families with excessive bleeding and platelet dense granule secretion defects, *Blood* 122:4090–4093, 2013.
Sugiyama T, Okuma M, Ushikubi F: A novel platelet aggregating factor found in a patient with defective collagen-induced platelet aggregation and autoimmune thrombocytopenia, *Blood* 69:1712–1720, 1987.
Sulai NH, Tefferi A: Why does my patient have thrombocytosis?, *Hematol Oncol Clin North Am* 26:285–301, viii, 2012.
Sun L, Mao G, Rao AK: Association of CBFA2 mutation with decreased platelet PKC-θ and impaired receptor-mediated activation of GPIIb-IIIa and pleckstrin phosphorylation: proteins regulated by CBFA2 play a role in GPIIb-IIIa activation, *Blood* 103:948–954, 2004.
Suzuki J, Umeda M, Sims PJ: Calcium-dependent phospholipid scrambling by TMEM16F, *Nature* 468:834–838, 2010.
Tchernev VT, Mansfield TA, Giot L: The Chediak-Higashi protein interacts with SNARE complex and signal transduction proteins, *Mol Med* 8:56–64, 2002.
Tiede A, Rand JH, Budde U: How I treat the acquired von Willebrand syndrome, *Blood* 117:6777–6785, 2011.
Timm A, Hillarp A, Philips M: Comparison of automated von Willebrand factor activity assays, *Thromb Res* 135:684–691, 2015.
Tsai HM: Shear stress and von Willebrand factor in health and disease, *Semin Thromb Hemost* 29:479–488, 2003.
Tsai HM, Lian EC: Antibodies to von Willebrand factor-cleaving protease in acute thrombotic thrombocytopenic purpura, *N Engl J Med* 339:1585–1594, 1998.
Tubman VN, Levine JE, Campagna DR: X-linked gray platelet syndrome due to a GATA1 Arg216Gln mutation, *Blood* 109:3297–3299, 2007.
Urban D, Li L, Christensen H, et al: The VPS33B binding protein VPS16B is required in megakaryocyte and platelet α-granule biogenesis, *Blood* 120:5032–5040, 2012.
Uriel N, Pak SW, Jorde UP: Acquired von Willebrand syndrome after continuous-flow mechanical device support contributes to a high prevalence of bleeding during long-term support and at the time of transplantation, *J Am Coll Cardiol* 56:1207–1213, 2010.
van Genderen PJ, Michiels JJ, van Strik R: Platelet consumption in thrombocythemia complicated by erythromelalgia: reversal by aspirin, *Thromb Haemost* 73:210–214, 1995.
van Nispen tot Pannerden H, de Haas F, Geerts W: The platelet interior revisited: electron tomography reveals tubular alpha-granule subtypes, *Blood* 116:1147–1156, 2010.
van Vliet HH, Kappers-Klunne MC, van der Hel JW: Antibodies against glycosphingolipids in sera of patients with idiopathic thrombocytopenic purpura, *Br J Haematol* 67:103–108, 1987.
van Werkum JW, Bouman HJ, Breet NJ: The Cone-and-Plate(let) analyzer is not suitable to monitor clopidogrel therapy: a comparison with the flowcytometric VASP assay and optical aggregometry, *Thromb Res* 126:44–49, 2010.
Varon D, Lashevski I, Brenner B: Cone and plate(let) analyzer: monitoring glycoprotein IIb/IIIa antagonists and von Willebrand disease replacement therapy by testing platelet deposition under flow conditions, *Am Heart J* 135:S187–S193, 1998.
Veyradier A, Balian A, Wolf M: Abnormal von Willebrand factor in bleeding angiodysplasias of the digestive tract, *Gastroenterology* 120:346–353, 2001.
Veyradier A, Caron C, Ternisien C: Validation of the first commercial ELISA for type 2N von Willebrand's disease diagnosis, *Haemophilia* 17:944–951, 2011.
Vincentelli A, Susen S, Le Tourneau T: Acquired von Willebrand syndrome in aortic stenosis, *N Engl J Med* 349:343–349, 2003.
Von dem Borne AEG, van Leeuwen EF, von Reisz LE: Neonatal alloimmune thrombocytopenia: detection and characterization of the responsible antibodies by the platelet immunofluorescence test, *Blood* 57:649–656, 1981.
Von Drygalski A, Curtis BR, Bougie DW: Vancomycin-induced immune thrombocytopenia, *N Engl J Med* 356:904–910, 2007.
Wagner CL, Mascelli MA, Neblock DS: Analysis of GPIIb/IIIa receptor number by quantification of 7E3 binding to human platelets, *Blood* 88:907–914, 1996.
Ware J, Russell SR, Marchese P: Point mutation in a leucine-rich repeat of platelet glycoprotein Ib alpha resulting in the Bernard-Soulier syndrome, *J Clin Invest* 92:1213–1220, 1993.
Weiss HJ: Scott syndrome: a disorder of platelet coagulant activity, *Semin Hematol* 31:312–319, 1994.
Weiss HJ: Impaired platelet procoagulant mechanisms in patients with bleeding disorders, *Semin Thromb Hemost* 35:233–241, 2009.
Weiss HJ, Lages B: Platelet malondialdehyde production and aggregation responses induced by arachidonate, prostaglandin-G_2, collagen, and epinephrine in 12 patients with storage pool deficiency, *Blood* 58:27–33, 1981.
Weiss HJ, Lages B: The response of platelets to epinephrine in storage pool deficiency—Evidence pertaining to the role of adenosine diphosphate in mediating primary and secondary aggregation, *Blood* 72:1717–1725, 1988.
Weiss HJ, Lages B: Platelet prothrombinase activity and intracellular calcium responses in patients with storage pool deficiency, glycoprotein IIb-IIIa deficiency, or impaired platelet coagulant activity—a comparison with Scott syndrome, *Blood* 89:1599–1611, 1997.
Weiss HJ, Meyer D, Rabinowitz R: Pseudo von Willebrand's disease: An intrinsic platelet defect with aggregation by unmodified human factor VIII/von Willebrand factor and enhanced adsorption of its high-molecular-weight multimers, *N Engl J Med* 306:326–362, 1982.
Weiss HJ, Vicic WJ, Lages BA: Isolated deficiency of platelet procoagulant activity, *Am J Med* 67:206–213, 1979a.
Weiss HJ, Witte LD, Kaplan KL: Heterogeneity in

storage pool deficiency: Studies on granule-bound substances in 18 patients including variants deficient in alpha-granules, platelet factor 4, beta-thromboglobulin, and platelet-derived growth factor, *Blood* 54:1296–1319, 1979b.

White JG: Electron microscopy methods for studying platelet structure and function, *Methods Mol Biol* 272:47–63, 2004.

White JG, Edson JR, Desnick SJ: Studies on platelets in a variant of the Hermansky-Pudlak syndrome, *Am J Pathol* 63:319, 1971.

Whitelock JL, Nolasco L, Bernardo A: ADAMTS-13 activity in plasma is rapidly measured by a new ELISA method that uses recombinant VWF-A2 domain as substrate, *J Thromb Haemost* 2:485–491, 2004.

Witkop CJ, Babcock MN, Rao GHR: Albinism and Hermansky-Pudlak syndrome in Puerto Rico, *Bol Asoc Med P R* 82:333–339, 1990.

Woods AI, Sanchez-Luceros A, Bermejo E: Identification of p.W246L as a novel mutation in the GP1BA gene responsible for platelet-type von Willebrand disease, *Semin Thromb Hemost* 40:151–160, 2014.

Woods VL Jr, Oh EH, Mason D: Autoantibodies against the platelet glycoprotein IIb/IIIa complex in patients with chronic ITP, *Blood* 63:368–375, 1984a.

Woods VL Jr, Kurata Y, Montgomery RR: Autoantibodies against platelet glycoprotein Ib in patients with chronic immune thrombocytopenic purpura, *Blood* 64:156–160, 1984b.

Yang X, Sun L, Ghosh S: Human platelet signaling defect characterized by impaired production of 1,4,5 inositoltrisphosphate and phosphatic acid, and diminished pleckstrin phosphorylation. Evidence for defective phospholipase C activation, *Blood* 88:1676–1683, 1996.

Yeh JJ, Tsai S, Wu DC: P-selectin-dependent platelet aggregation and apoptosis may explain the decrease in platelet count during Helicobacter pylori infection, *Blood* 115:4247–4253, 2010.

Zhang W, Nardi MA, Borkowsky W: Role of molecular mimicry of hepatitis C virus protein with platelet GPIIIa in hepatitis C-related immunologic thrombocytopenia, *Blood* 113:4086–4093, 2009.

Zheng XL: ADAMTS13 testing: why bother?, *Blood* 115:1475–1476, 2010.

Zheng XL: ADAMTS13 and von Willebrand factor in thrombotic thrombocytopenic purpura, *Annu Rev Med* 66:211–225, 2015.

Zwaal RF, Comfurius P, Bevers EM: Surface exposure of phosphatidylserine in pathological cells, *Cell Mol Life Sci* 62:971–988, 2005.

血栓风险的实验室评估

第41章

John V. Mitsios, Jacob H. Rand

要点

1. 几个重要的调控机制控制着凝血反应发生后纤维蛋白形成的程度。在正常情况下,它们可以实现止血,同时防止血管内血栓的形成以及栓塞。主要的调控机制包括抗凝血酶机制、蛋白质C-蛋白S系统、纤维蛋白溶解系统以及组织因子途径抑制机制。

2. 主要调节蛋白(抗凝血酶、蛋白C和蛋白S)的缺陷增加了静脉血栓形成的风险。

3. 促凝因子水平的升高或多态性(引起功能改变)也增加了静脉血栓形成的风险。因子Ⅴ(因子V_{Leiden})的多态性降低了活化的蛋白C对因子Ⅴa的蛋白水解作用。凝血酶原启动子20210位点的多态性增加了凝血酶原水平。而凝血酶原以及因子Ⅷ水平的升高都可以增加静脉血栓形成的风险。

4. 其他的遗传性或获得性止血缺陷(异常纤维蛋白原血症、纤维蛋白溶解)和非止血系统缺陷(同型半胱氨酸)也增加了静脉血栓形成的风险

5. 抗磷脂综合征是一种自身免疫性疾病,使静脉和动脉血栓形成的风险增加,同时还可以因使胎盘灌注减少而导致妊娠并发症。这种疾病的自身抗体具有异质性,并且用各种实验室方法学检测结果异常,包括免疫学分析以及凝血功能检测。这些检测分析提示本综合征是抗体介导的磷脂依赖性凝血反应抑制。

6. 评估患者的血栓形成风险时,选择合适的诊断方法,适当的测试时间并了解其临床意义是很重要的,因为急性血栓形成、抗凝治疗、妊娠以及急性期反应都可能会影响内源性抗凝血因子的水平。

止血调节机制控制着凝块形成的量、位置以及持续的时间,以有效的封堵受损部位的血管;同时防止止血栓子变成闭塞性血栓。这些调节系统的功能障碍可能会导致血栓形成过多的病理状况。这些调节因子的遗传性以及获得性缺陷或异常都可增加血栓栓塞的风险。本章节讨论了影响出血或血栓平衡的若干因素,以及实验室在鉴别这些因素异常中的作用。

内源性抗凝血途径

内源性抗凝物质在维持损伤出血后止血反应与过度反应造成的血栓之间的平衡过程中起着关键的作用(对于生理性抗凝途径的概要,见第39章图39-5)。凝血反应由组织因子以及组织因子途径抑制物(TFPI或TFPI-1)所触发(图41-1),而组织因子途径抑制物抑制组织因子的活性(Smithies & Weaver, 2004;Crawley & Lane,2008)。TFPI含有两个反应结合位点:一个位点与刚被组织因子-因子Ⅶa复合物激活的因子Ⅹa结合,而另一个则用于与组织因子-因子Ⅶa复合物自身的结合(Esmon,2003b)。因此,TFPI"锁定"组织因子-因子Ⅶa的酶促机制,但只有在凝血反应产生了一些因子Ⅹa之后才能发生。以这种方式,TFPI提供了用于下调凝血过程的负反馈机制,而不抑制纤维蛋白的形成。

第二个主要的抗血栓调节系统是蛋白C途径,包括主要的抗凝成分(图41-2)以及间接的促纤维蛋白溶解成分(Esmon,2009)在内的多重机制。蛋白C是这个系统中的关键成分,是一种维生素K依赖的酶原,其与内皮细胞蛋白C受体(EPCR)结合(Stearns-Kurosawa et al,1996)。当没有结合到纤维蛋白的凝血酶快速地与内皮细胞跨膜糖蛋白(即血栓调节素[图41-2中的TM])大量结合时,该系统就会被激活。该TM结合的凝血酶经历了底物特异性的变化,其从有效的促凝酶活性转变为通过快速切割小活化肽而特异性激活蛋白C(Esmon,2004)。该过程产生活化蛋白C(activated protein C,APC),是一种活化的丝氨酸蛋白酶。另一种维生素K依赖的抑制性血浆蛋白是蛋白S(图41-2),作为APC酶活性的关键辅因子。蛋白S是非酶类辅因子分子,其与补体C4b结合蛋白动态结合(Rigby & Grant,

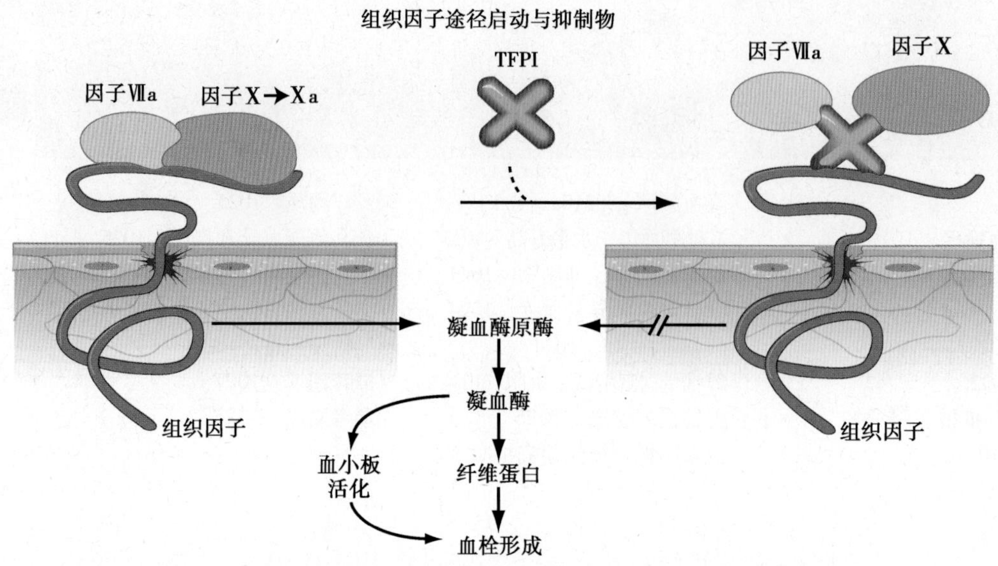

图 41-1 组织因子途径启动与抑制机制。TFPI,组织因子途径抑制物

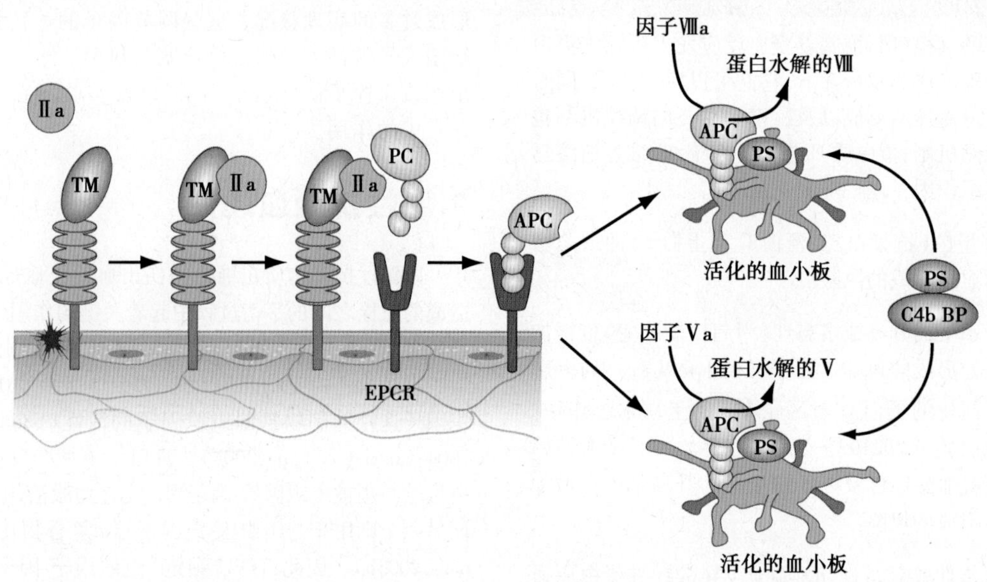

图 41-2 蛋白 C 途径。APC,活化的蛋白 C;C4b BP,补体因子 4b 结合蛋白;EPCR,内皮细胞蛋白 C 受体;Ⅱa,凝血酶;PC,蛋白 C;PS,蛋白 S;TM,血栓调节蛋白

2004)。只有未结合(游离)形式的蛋白 S 具有 APC 辅因子活性。APC 和蛋白 S 的复合物可以使因子Ⅴa 和因子Ⅷa 失活,从而大大地减少凝血酶的形成,并最终影响纤维蛋白的形成速率(Esmon,2003a;2003b)。另外,类似于 TFPI 系统(活化后可以抑制凝血反应的发生),只有在已经有足够的凝血酶达到止血效果时才具有抗凝血作用。

除了对因子Ⅴa 和Ⅷa 的蛋白水解作用之外,蛋白 C 系统也发挥着其他重要的作用,包括间接的纤维蛋白溶解活性。这其中涉及凝血酶活化的纤维蛋白溶解抑制剂(TAFI)(Van de Wouwer et al,2004)以及纤溶酶原激活物抑制剂-1(PAI-1)(Madden et al,1991;Meltzer et al,2010)。TAFI 是一种由凝血酶-血栓调节蛋白复合物快速激活的血浆羧肽酶(Van de Wouwer et al,2004)。活化的羧肽酶切割纤溶酶蛋白水解后的纤维蛋白中 C-末端赖氨酸残基。这些残基的缺失削弱了纤溶酶原激活蛋白与纤维蛋白的有效结合,从而下调纤维蛋白溶解过程。APC 通过对因子Ⅴa 的失活而减少凝血酶的产生,并且也减少 TAFI 的活化。而 APC 还可以抑制 PAI-1,从而增加总纤维蛋白溶解活性(Madden et al,1991)。除了其抗凝血功能外,还有证据表明蛋白 C 系统可能具有其他重要的防御作用,包括抗炎活性以及补体活性的调节(Castellino & Ploplis,2009;Esmon,2003a)。

抗凝血酶(也称抗凝血酶Ⅲ)是一种循环血浆丝氨酸蛋白酶抑制剂,其调节凝血酶和因子Ⅹa,并且在较小程度上调节其他丝氨酸蛋白酶,即因子Ⅸa、Ⅺa、Ⅻa 以及Ⅶa(Stassen et al,2004)。糖胺聚糖在内皮细胞表面大大提高了抗凝血酶的功能。抗凝血酶功能的增强是由细胞结合的糖胺聚糖(硫酸乙酰肝素、硫酸皮肤素和少量肝素)介导的(图 41-3),而药理学上认为这是由肝素完成的(见第 42 章)。

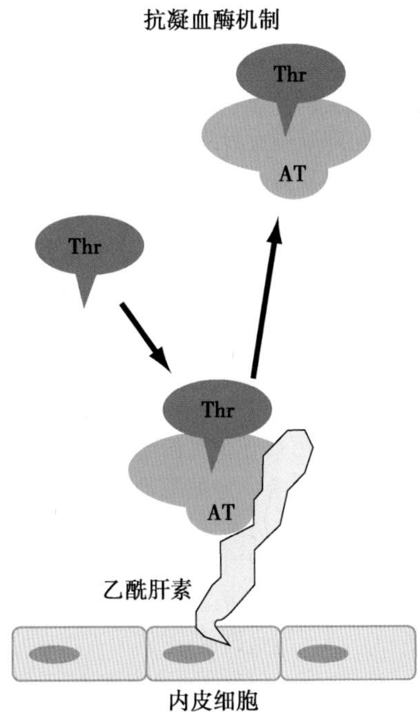

图 41-3 抗凝血酶抑制物机制。AT,抗凝血酶;Heparan,乙酰肝素(一种糖胺聚糖);Thr,凝血酶

血栓蛋白与因子

促凝因子的增加或调节因子的减少可以导致过量的纤维蛋白产生,从而引起血栓的形成。这可能由遗传性或获得性因素引起,或者由两者共同引起(表 41-1 和表 41-2)。必须对确定的风险因素进行全面评估,以确定个体的总体潜在风险(表 41-2)。以下因素是涉及血栓形成风险增加的主要已知因素(表 41-1 关于流行率和相对危险度的总结)。

抗凝血酶

抗凝血酶缺陷包括遗传和获得性缺陷(Egeberg,1965;Bloemenkamp et al,2003;Patnaik & Moll,2008)。抗凝血酶的遗传缺陷属于普通人群中罕见性疾病(约 1/10 000),仅约 1%的家族性静脉血栓症患者被诊断为这种缺陷(Adcock et al,1997)。抗凝血酶缺乏是一种常染色体疾病,具有明显的显性表达和高外显率,在整个基因中具有大量已知突变(Adcock et al,1997;Lane et al,1997)。杂合子个体血浆抗凝血酶水平约为正常的 50%,可以引起血栓发生。这与凝血因子基因缺陷的杂合子携带者相反,其通常是无症状的。抗凝血酶缺陷患者(Lane et al,1997)包括Ⅰ型(活性降低伴随有抗原水平的降低)和Ⅱ型(抗原水平正常但活性降低)突变。肝素结合区域中独特的Ⅱ型突变患者通常表现为静脉血栓形成,而纯合子抗凝血酶缺乏甚至可以危及生命(Kuhle et al,2001)。抗凝血酶缺陷最常见的临床表现是下肢深静脉血栓以及肺栓塞。血栓也可能发生在视网膜、肠系膜以及脾静脉中(Bloemenkamp et al,2003)。而获得性缺陷通常发生在弥散性血管内凝血(DIC)(Asakura et al,2001)、肝脏疾病、肾病综合征、静脉血栓形成急性期以及肝素治疗期间(Marlar & Mastovich,1990)。在某些情况下,获得性

表 41-1 血栓风险因子的流行率及其增加血栓风险的估值

血栓风险因子	普通人群流行率/%	血栓倾向人群流行率/%	血栓风险增加倍数
抗凝血酶降低	0.02~0.17**	1~3**	10~20**
蛋白 C 降低	0.14~0.5**	3~5**	10**
蛋白 S 降低	0.03~0.13**	1~5**	10**
因子 V_{Leiden}(杂合子)	1~5*,**	10~50**	5**
因子 V_{Leiden}(纯合子)	<0.01%	2~4	10~15
凝血酶原 G20210A	2~5*,**	6~18*	3
因子Ⅷ升高	11**	25**	2~4.5
纤维蛋白原升高	5~12	20~30	2~3
纤维蛋白原异常血症	<0.1	<1	不定
血栓调节蛋白突变	<0.01	0.2~0.8	2~4
同型半胱氨酸升高	5**	10**	3**
狼疮抗凝物	1~5	10~30	2~10
口服避孕药	N/A	N/A2~3	
妊娠	N/A	N/A	4~8

N/A,不适用

* 因子 V_{Leiden} 与凝血酶原 20210 在白种人群杂合子中的流行率;然而在非洲以及东亚人群中非常低(<0.1%)

**De Stefano et al,1996;Rosendaal,1999

数据也来自以下资料:Abdollahi M,Cushman M,Rosendaal FR,et al:Obesity:Risk of venous thrombosis and the interaction with coagulation factor levels and oral contraceptive use,Thromb Haemost89:493-498,2003;bauer kA,Rosendaal FR,Heit JA:Hypercoagulability:Too many tests,too much conflicting data,Hematology Am Soc Hematol Educ Program2002;353-368,2002;Franco RF,Rosendaal FR:Genetic risk factor of venous thrombosis,Hum Genet109:369-384,2001;Goldhader SZ,Grodstein F,Stampfer MJ,et al:A prospective study of risk factor for pulmonary embolism in women,JAMA277:642-645,1997;Grady D,Wenger Nk,Herrington D,et al:Postmenopausal hormone therapy increases risk for venous thromboembolic disease. The heart and estrogen/progestin replacement study,Ann Intern Med132:689-696,2000;Heit JA,Silverstein MD,Mohr DN,et al:Risk factor for deep vein thrombosis and pulmonary embolism:A population-based case-control study,Arch Intern Med 160:809-815,2000;kim V,Spandorfer J:Epidemiology of venous thromboembolic disease,Emerg Med Clin North Am19:839-859,2001;and Overby DW,kohn GP,Cahan MA,et al:Prevalence of thrombophilias in patients presenting for bariatric surgery,Obes Surg19:1278-1286,2009

表 41-2 多因子协同评估血栓风险

风险因子 1	风险因子 2	组合风险增加倍数
蛋白 C	因子 V_{Leiden}(杂合子)	25~45
蛋白 S	因子 V_{Leiden}(杂合子)	25~50
因子 V_{Leiden}(杂合子)	因子Ⅷ升高	12~20
因子 V_{Leiden}(杂合子)	口服避孕药	8~20
因子 V_{Leiden}(杂合子)	妊娠	25~40

缺陷可导致抗凝血酶血浆水平降至正常的30%~50%,并可能被误诊为遗传性缺陷。新生儿的抗凝血酶水平低下,在六个月的时候达到成年人水平(Streif et al,1999)。

血浆中的抗凝血酶活性以及抗原水平都可以通过商品化的方法来测定。抗凝血酶的活性通过抑制凝血酶或因子Xa来确定,其可以在肝素(肝素辅因子活性)存在或不存在(进行性抗凝血酶疗法)的情况下测定,或使用发光测定法来检测。肝素辅因子活性的测定具有一定的优点,包括其对所有类型的抗凝血酶缺陷都敏感,没有狼疮抗凝物、凝血因子的变化以及肝素的干扰。然而,其还存在一些缺点,因为测定需要用到分光光度计,检测结果会受到高浓度的血红蛋白、甘油三酯以及胆红素的干扰。另一方面,抗凝血酶抗原可以通过多种方法测定,包括电泳免疫扩散法、放射免疫扩散法、酶联免疫吸附测定(ELISA)或免疫比浊法,以后两种方法最常用。另外,必须注意区分Ⅰ型与Ⅱ型抗凝血酶缺乏症,因为两种缺陷都显示肝素辅因子抗凝血酶活性(检测抗凝血酶缺乏症最灵敏的方法)降低。为了区分Ⅰ型与Ⅱ型抗凝血酶缺乏症,必须进行抗凝血酶抗原和活性检测。然而,几乎没有医疗中心将其作为常规检测的一部分,通常仅在专门的参考实验室中进行。这可能会导致患者由于实验室评估不正确而被误诊为Ⅰ型缺陷。此外,抗凝血酶抗原测定通常是不敏感的筛选试验,因为Ⅱ型抗凝血酶缺乏患者的抗原水平通常正常。Ⅰ型和Ⅱ型抗凝血酶缺陷患者的临床表现没有明显差别。Ⅱ型抗凝血酶缺乏症根据缺失的位置进一步分为Ⅱa(凝血酶以及因子Xa失活减少,肝素亲和力降低)、Ⅱb(凝血酶失活减少以及肝素亲和力正常)以及Ⅱc(凝血酶和因子Xa失活正常以及肝素亲和力降低)。抗凝血酶缺乏症的类型并不影响临床治疗。但可以提供关于血栓形成风险的预后信息。例如,Ⅱb型是最常见的类型,并且与血栓形成的较低外显率相关联。Ⅰ型抗凝血酶缺乏症患者和影响凝血酶结合结构域缺陷的Ⅱ型患者出现静脉血栓栓塞性疾病风险较高。抗凝血酶活性与抗原的参考区间相当窄,通常为正常的80%~120%(Adcock et al,1997;Kuhle et al,2001),并且应根据国际参考标准进行校准。

蛋白C

蛋白C是蛋白C凝血途径的关键蛋白,是维生素K依赖的丝氨酸蛋白酶原,通过灭活因子Ⅴa与Ⅷa调节凝血酶的生成。遗传性与获得性的蛋白C缺乏会增加血栓形成的风险。严重的蛋白C缺乏的临床表现主要包括静脉血栓栓塞、新生儿紫癜、华法林诱导的皮肤坏死(Moll,2004;Tai et al,2004;Goldenberg & Manco-Johnson,2008)及异常妊娠。与抗凝血酶缺乏症一样,包括Ⅰ型与Ⅱ型缺陷。Ⅰ型缺陷是具有完全功能活性的蛋白C(抗原=活性)合成减少,而Ⅱ型缺陷则是蛋白C相关基因突变导致蛋白C功能的缺陷(抗原>活性)(Marlar & Mastovich,1990;Marlar et al,1990;Lane et al,1996)。一项普通人群调查发现约有1/60的健康成人有杂合子缺乏,但是没有发现相关血栓形成风险(Miletich et al,1987)。除了遗传缺乏,许多情况可以引起获得性蛋白C缺乏,包括肝脏疾病、严重感染(包括脑膜炎球菌血症)、败血症休克以及DIC。

目前,使用凝血活性(终点是纤维蛋白形成)或发光活性分析(活化蛋白C特异性显色底物的水解)来测定血浆中蛋白C的功能活性;而其抗原水平则可以通过几种免疫分析方法来测定。凝血活性测定的关键步骤是利用蛇毒因子代替体内活化剂(凝血酶-血栓调节蛋白)在体外激活蛋白C。蛋白C的活性是不依赖钙离子浓度以及蛋白C γ亚基的羧化程度。凝血方法通常是基于活化部分凝血活酶时间(activated partial thromboplastin time,APTT)或者凝血活酶(PT)试验的两步磷脂测定。在第一阶段,将患者的血浆与Protac®蛇毒因子一起孵育以完全活化蛋白C;第二阶段包括加入激活剂(APTT,PT或Russell蛇毒试剂)以引发凝血反应。直到纤维蛋白凝块或底物水解的时间与血浆蛋白C活性成比例,即凝血时间的延长与蛋白C活性的增加相关。基于凝块的测定方法具有一定的优势,因为它提高了检测Ⅰ型和Ⅱ型蛋白C缺陷的敏感性;同时,也提高了大多数凝血仪器的灵敏度,无论其使用何种纤维蛋白凝块检测方法。然而,这种方法具有一定的不足,其可能低估了蛋白C,尤其是在涉及蛋白C活化的其他因素存在缺失的情况下,例如低蛋白S、因子V_{Leiden}、华法林拮抗或维生素K缺乏。此外,因子Ⅷ的活化增加也可能被低估。类似地,延长凝血时间的条件可能会导致蛋白C活性的过高估计,例如在患者血浆中存在肝素、直接凝血酶抑制剂、特异性因子抑制剂或者含有狼疮抗凝物质的存在。

蛋白S

蛋白S的遗传性和获得性缺陷都与血栓形成风险增加有关(Esmon,2003a;2009)。如上所述,蛋白S与活化的蛋白C(APC)一起结合到血小板或其他细胞表面的磷脂上,可以加速因子Ⅴa和Ⅷa的酶促失活(Hackeng et al,1994;van Wijnen et al,1996)。约40%的蛋白S在血浆中是以游离状态存在的,而剩余的60%则与补体系统的C4b结合蛋白质(C4b BP)结合(Nelson & Long,1992)。几种不同的病理与生理条件可以改变游离和结合蛋白S的比例,从而有效调节蛋白C抑制途径(Mackie et al,2001)。蛋白S的血浆浓度在怀孕期间特征性地降低,平均值仅为怀孕第10周时的60%(Cerneca et al,1997;ten Kate & van der Meer,2008)。

编码蛋白S的常染色体基因以可变外显率表达(Rezende et al,2004)。与抗凝血酶以及蛋白C一样,已经报道了经典的定量Ⅰ型缺陷(降低的蛋白S活性,同时降低总抗原)与定性Ⅱ型缺陷(降低的蛋白S活性,而游离的以及总抗原水平正常)。而第三种类型的突变,即Ⅲ型缺陷,其特点是总蛋白S抗原在正常范围内,但是由于与C4b结合蛋白的结合增加而导致选择性的降低游离蛋白S的浓度以及功能活性。然而,已有的研究报道提示Ⅲ型缺陷的个体可能不会增加血栓形成的风险(Brouwer et al,2005;Libourel et al,2005)。已经有报道活性严重不足(<1%)的纯合蛋白S缺乏与纯合蛋白C缺乏的病患具有相同的临床表现并可用相似的治疗方案(Brouwer et al,2005)。临床表现包括新生儿期间的暴发性紫癜和DIC,在宫内就可发展有眼底和神经系统并发症。这种疾病需要在出生后进行替代疗法(例如输新鲜冷冻血浆)以及抗凝治疗。

血浆蛋白S水平可以用蛋白S凝血活性测定以及游离蛋白S和总蛋白S抗原来测定。由于蛋白S与C4b结合蛋白之间相互作用的复杂性导致确诊蛋白S缺陷极其困难(Nelson and Long,1992;Goodwin et al,2002;Persson et al,2003;ten Kate

& van der Meer,2008)。功能测定则基于蛋白S的活性,即作为APC抗凝血作用的辅因子(Wolf et al,1989;Preda et al,1990)。蛋白S功能检测的主要缺点是特异性差,容易造成假阳性结果。然而,一些测定方法对蛋白S不是特异的,因为它们对因子 V_{Leiden} 突变(Faioni et al,1993)(见下文)造成活化蛋白C抵抗(APC-R)敏感。因此,对血浆样本进行APC-R筛查可能有利于蛋白S功能的检测。检测游离蛋白S抗原浓度的原始方法是利用聚乙二醇(PEG)沉淀蛋白S复合物。目前,已经通过使用基于单克隆抗体测定法或配体吸附特异性测定蛋白S的抗原水平。两种类型的抗原测定方法可用于检测血浆标本中蛋白S的总量(包括游离的蛋白S与结合的蛋白S)。而游离蛋白S则通过使用对游离蛋白S特异性的单克隆抗体来检测(Comp et al,1986;Goodwin et al,2002;Persson et al,2003;ten Kate & van der Meer,2008)。鉴于蛋白S与C4b结合蛋白之间相互作用的复杂性,获得性因素所致游离形式和结合形式的平衡改变以及维生素K拮抗剂的存在,蛋白S的先天缺陷确诊具有一定难度(Simmonds et al,1998;Mackie et al,2001;Goodwin et al,2002;Rezende et al,2004;ten Kate & van der Meer,2008)。抗原与活性的参考区间通常在60%~150%之间,由于没有口服避孕药病患或孕妇单独的参考区间,因此使得该群患者检测"低值"的解释具有一定的复杂化。

活化蛋白C抵抗与因子 V_{Leiden}

当血浆中加入外源APC不会导致预期的抗凝效果时,会报告活化蛋白C抵抗(APC-R),正如APTT延长所显示的一样(Dahlback,1999;Castoldi & Rosing,2010)。APC-R通常归因于 V_{Leiden} 因子,其被认为是静脉血栓形成的最常见的遗传危险因素之一,在欧洲人群中约有4%的发病率(Ridker et al,1995;Heijmans et al,1998)。基因多态性分析显示:因子Ⅴa切割位点中的精氨酸残基被谷氨酰胺残基替换(R506Q)会导致其对APC切割具有位点抵抗(Aparicio & Dahlback,1996)。氨基酸的替换是由于因子 V_{Leiden} 基因的单核苷酸发生改变引起的(Bertina et al,1994)。在杂合子中因子 V_{Leiden} 增加了血栓形成的相对风险约为五倍,而在纯合子个体中则增加10~15倍(Svensson et al,1997;De Stefano et al,1999;Castoldi & Rosing,2010)。即使在杂合子中,因子 V_{Leiden} 的存在也会降低APC介导的凝血延长,因此,APC处理血浆凝血时间与未用APC处理血浆凝血时间比值降低。

然而,这些测定方法有一些变动。外源性因子Ⅴ缺乏的血浆通常用于提高患者因子Ⅴ的遗传异常的检测特异性。在受检血浆中添加与不添加APC进行相关检测:如果添加APC的凝血时间与不添加APC的凝血时间之间的比值足够高(>1.8或2.0),则可以排除有APC-R或因子 V_{Leiden}。相比之下,若比值较低则认为标本是APC抵抗的,并且患者可能具有因子 V_{Leiden}(或有因子Ⅴ变异或可能获得了APC抵抗),其应该通过遗传学的方法来证实(Aparicio & Dahlback,1996;Tripodi et al,1997;Castoldi & Rosing,2010)。然而,潜在的临床意义是患者获得了APC-R而与患者因子Ⅴ分子的遗传异常无关。如图41-4所示,几种异常可能影响凝血途径的调节,并且可以通过提高APC-R来增加血栓形成的风险(Cumming et al,1995;Graf et al,2003;Castoldi & Rosing,2010)。当使用不添加外源因子Ⅴ缺乏的血浆测定时,这种形式的APC-R的检测将更多见。

凝血酶原 g20210a

凝血酶原基因碱基对20210处的多态性导致该基因的3′非翻译区中的鸟嘌呤被腺嘌呤取代(Columli et al,2004)。此多态位点杂合子基因型可致静脉血栓形成的风险提高3倍(Eikelboom et al,1999)。杂合子个体具有血浆凝血酶原的水平比野生型的个体高出约15%~30%,尽管这种血浆凝血酶原的高水平通常在参考区间之内。因此,确诊凝血酶原20210需要用到分子生物学的方法(Poort et al,1996;Gruenewald et al,2000)。凝血酶原g20210a是欧洲血统人群静脉血栓形成的常见遗传风险因素(约3%),非欧洲人群患病率则较低(De Stefano et al,1999)。

其他凝血因子水平升高

已有报道其他几种凝血因子水平的升高可以增加血栓形

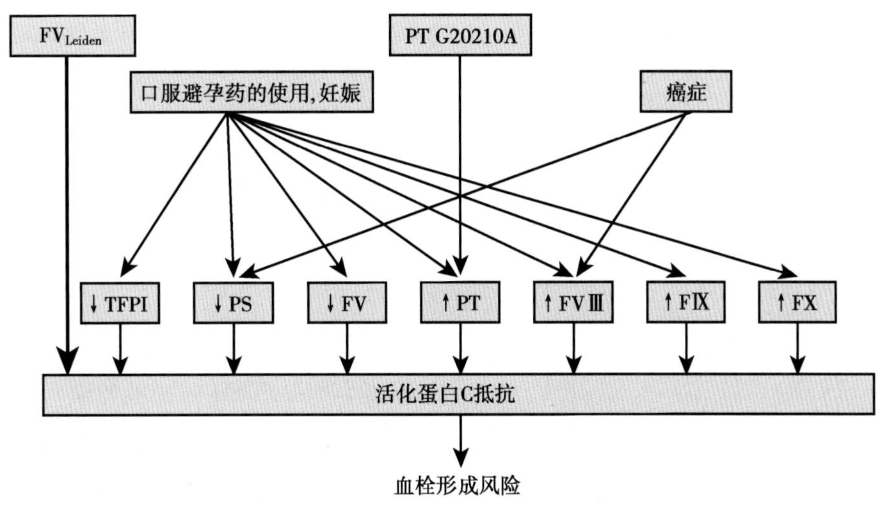

图41-4 活化蛋白C抵抗的复杂表现(Redrawn with permission from Castoldi E, Rosing J: APC resistance: biological basis and acquired influences, J Thromb Haemost 8:445-53, 2010)

成的风险。随着凝血因子Ⅶ,Ⅷ,Ⅸ,Ⅺ或纤维蛋白原的升高,发生血栓的相对风险也增加(1.5~6倍)(Kannel et al,1987;O'Donnell et al,1997;Kyrle et al,2000;Meijers et al,2000)。这些风险因子中研究最多的是因子Ⅷ。因子Ⅷ不仅受到遗传机制的调控,而且还受到生理机制的调节。应激和运动可以增加机体储备的因子Ⅷ的释放。因子Ⅷ的一些家族性升高已有报道,但是在血管性血友病因子水平升高的患者以及由于各种临床条件导致的应激患者中可以看到一过性的升高(Vormittag et al,2009)。风险分层显示,因子Ⅷ水平为120%~150%的患者静脉血栓形成风险高出1.5~2倍;而300%~400%的水平则相对风险增加3~6倍(O'Donnell et al,1997)。

组织因子途径抑制物

组织因子途径抑制物(tissue factor pathway inhibitor,TFPI)通过对两种凝血蛋白酶的高亲和黏附抑制来阻止凝血早期阶段的反应:TF-Ⅶa(Girard et al,1989;Baugh et al,1998;Maroney et al,2013)和因子Ⅹa(Girard et al,1989;Maroney et al,2013)。研究发现,缺乏TFPI的K1结构域的转基因小鼠在胚胎早期就可得明显的消耗性凝血病而死亡(Huang et al,1997)。这种TFPI杂合突变的小鼠则表现出正常的生长和发育,繁殖能力以及存活,仅在实验性静脉损伤模型中表现出轻度的血栓前状态(Maroney et al,2008)。TFPI的完全缺乏在人类中尚未见报道,这也提示它可能会导致胎儿在宫内死亡。部分TFPI缺乏可能是人类血栓形成的轻度危险因子,因为血浆TFPI水平低于正常参考范围10%的患者发现静脉血栓形成风险略有增加(Dahm et al,2003),并且增加了发展为冠脉疾病的风险(Morange et al,2004)。此外,口服雌激素治疗将血浆TFPI浓度以及活性降低约25%,则有可能会导致雌激素相关的血栓形成(Harris et al,1999)。

纤维蛋白原异常血症

纤维蛋白原功能异常引起的血栓形成风险增加的报道几乎没有(Haverkate & Samama,1995;de Moerloose et al,2010)。最近对101例先天性纤维蛋白原异常血症患者进行研究发现,除了亲属外,这些患者不仅有较高的大出血风险,包括产后出血;而且也有血栓发生事件(Casini et al,2015)。在家族性血栓症中,纤维蛋白原异常血症的发病率约占0.8%。目前,常用于评估纤维蛋白原的方法是凝固性能分析与抗原测定。如第39章所述,这种测定比率的不平衡为功能低下的纤维蛋白原异常血症的检测提供了一个指证。但是,纤维蛋白原(或许更重要的是产生的纤维蛋白)与对止血和血栓形成平衡有影响的蛋白质(例如组织纤溶酶原激活物)结合的能力不能被这些方法检测到。因此,导致血栓发生的纤维蛋白原异常血症实际上可能要高许多。

膜联蛋白 A5

膜联蛋白A5(AnxA5)是天然抗凝血物质,对带负电荷的磷脂具有高亲和力(Funakoshi et al,1987;Tait et al,1988),其作用是抑制凝血因子的结合与活化(Tait et al,1988;Andree et al,1992;Reviakine et al,1998)。AnxA5在滋养细胞、血管内皮细胞以及具有屏障功能的其他细胞中表达。因此,其在理想的部位发挥抗凝作用。在溶液中,AnxA5是以单体存在,但与人造的磷脂膜或者细胞磷脂膜相互作用后可自发形成紧密结合的三聚体(van Genderen et al,2008)。晶体学与液相研究发现,Arg23是AnxA5与磷脂结合的主要决定因素,特别是参与盐桥的形成,这是膜表面三聚体形成(Arg23,Lys27和Arg149)的关键(Mo et al,2003)。AnxA5的抗凝作用主要在于它可以在磷脂膜表面形成二维的晶体结构,形成了防止凝血酶结合的保护屏障,从而抑制磷脂依赖的凝血反应。

虽然转基因AnxA5缺失鼠已被证明具有流产和胎盘功能受损(Ueki et al,2012),但与人类怀孕相关的疾病尚未确定(Gris et al,2000;Arnold et al,2001;Nojima et al,2001)。de Jong等最近的一项研究发现(de Jong et al,2015)AnxA5遗传变异与深静脉血栓(deep vein thrombosis,DVT)发生发展无关。然而,非M2载体(功能性AnxA5启动子活性),包括单体型H1和H2,与健康对照中不同的AnxA5浓度相关(Hiddink et al,2012)。虽然缺乏关于AnxA5的血浆浓度和DVT之间的关联数据,但AnxA5浓度在非M2对照组中的差异可能具有临床意义。例如,这些AnxA5浓度差异可能与习惯性流产的不同临床特性相关(Rand et al,2006)。另一方面,通常在抗磷脂综合征患者中发现的磷脂抗体通过促进抗β_2-糖蛋白I(β_2GPI)免疫复合物的竞争性结合来干扰AnxA5的保护作用。因抗β_2GPI免疫复合物可以干扰有序的结晶保护膜和暴露的阴离子磷脂所引起血栓的形成(Rand et al,2008)。然而,还需要更深入的研究来进一步阐明AnxA5在妊娠以及血栓形成中的作用。

纤维蛋白溶解低下机制

纤溶系统的功能障碍可以增加血栓形成的风险,但仍然需要强大的全球临床检测去评估该风险程度(Collen,1999;Meltzer et al,2009)。优球蛋白凝块溶解时间可以对纤溶系统某些方面的功能进行检测(Sartori et al,2003)。简而言之,枸橼酸盐抗凝的血浆被稀释以及酸化,导致血浆中的许多蛋白质被选择性沉淀,包括纤维蛋白原、纤溶酶原激活物以及纤溶酶原;而其他分子,包括α_2-抗纤溶酶,仍然保留在溶液中。然后将沉淀的优球蛋白重新溶解在合适的缓冲液中并加入凝血酶使其凝结,最后测定凝块溶解时间。优球蛋白凝块溶解的异常率将有助于实验室评估纤溶系统关键成分的异常。这样做的结果增加了对纤溶系统更详细检测决定的支持,例如特异性检测纤溶酶原激活物,纤溶酶原及其他上调或下调的纤溶蛋白(Meltzer et al,2009)。在许多情况下,优球蛋白凝块溶解试验已经被诸如TEG(血栓弹性成像)之类的方法所取代,这是更快、更简单的功能测定方法,虽然成本昂贵。

尽管纤溶系统中的各种缺陷可能有助于增加血栓形成的风险,但是通过基于系统的测定、特定组分功能测定或对患者的分子分析研究的评估仍难以取得共识。纤溶酶是纤维蛋白凝块降解的主要的酶类(见第39章),而纤溶酶原是纤溶酶的前体,但是有研究报道纤溶酶原的缺乏与血栓形成风险增加的关系尚不清楚(Schulman & Wiman,1996)。可以用TEG或代表不同方法的类似装置来评估凝块形成以及随后降解过程。主要是由于这些方法可以标准化,便于用于纤溶异常的检测(Kamada et al,2001;Salooja and Perry,2001;Vig et al,2001;Meltzer et al,2009)。这类仪器的工作原理是通过在凝块形成和分解过程中检测凝块的刚度或强度（Kamada et al, 2001; Salooja & Perry, 2001; Vig et al, 2001; Meltzer et al, 2009; Kupesiz et al, 2010）。因此，可提供实时评估纤溶状态，有利于有效的抗纤溶治疗的实时监测（Kupesiz et al, 2010）。

获得性高凝状态

许多获得性疾病与静脉血栓形成风险增加有关。这些相对危险因素已经确定，并且与遗传因素相结合进而增加血栓形成的总体风险。与静脉血栓形成有密切相关的常见病症包括创伤、手术和术后状态、妊娠、不运动、肥胖、饮食不当、吸烟以及先前的血栓形成等。此外，恶性肿瘤、慢性 DIC、口服避孕药和激素替代使用、肝素诱导的血小板减少症、肾病综合征、原发性血小板增多症、真性红细胞增多症以及炎症反应都与静脉血栓形成风险增加相关。最后，如第 40 章所述，ADAMTS13 酶的异常也与血栓性血小板减少性紫癜有关。

抗磷脂综合征与狼疮抗凝物质

抗磷脂抗体综合征（antiphospholipid antibody syndrome, APS）是以复发性动脉和静脉血栓形成为特征的临床疾病，是血栓形成、妊娠并发症以及流产最常见的危险因素之一（Bizzaro et al, 2005; Palomo et al, 2009; Pengo et al, 2009）。静脉或动脉都可发生血栓，以静脉表现更常见（Eby, 2009）。该病是一种自身免疫性疾病，含有针对蛋白质-磷脂（PL）复合物的自身抗体。已经发现 β_2GPI 的结构域 I 特异性 IgG 抗体与 APS 的血栓形成及分娩并发症之间具有很强的相关性。尽管这些抗体的临床意义尚不清楚，但在患者中也可以检测到针对其他的 PL 结合蛋白如凝血酶原或膜联蛋白 A2 的自身抗体。β_2GPI 与血小板质膜的结合以及随后与抗 β_2GPI 抗体相互作用都涉及血小板 GP Ⅰb α 和 LRP-8（存在于血小板上的低密度脂蛋白受体家族的成员，也称为 ApoER2）的截短剪接变体。它们相互作用可能触发血小板的活化（de Groot & Derksen, 2005; Giannakopoulos et al, 2007; de Groot et al, 2010）。

狼疮抗凝物（lupus anticoagulant, LA）常用于描述体外磷脂依赖的凝血抑制物，这一术语具有一定的误导性。因为 LA 的存在增加了临床血栓形成的风险，而不是临床出血（因此称为狼疮抗凝血悖论），并且大多数 LA 患者都没有系统性红斑狼疮症状。早期研究的结合试验中使用心磷脂识别抗磷脂抗体（含抗心磷脂抗体[ACA]）。ACA 是性病实验室中造成梅毒检测出现假阳性结果的主要原因。然而，许多感染和自身免疫性疾病以及各种药物都可以引起 ACA 的阳性（McCrae et al, 2001; Galli et al, 2003; Riboldi et al, 2003）。

据报道，LA 异常或升高发生在 1%~5%的无症状普通人群中，并且大部分人是一过性的（Biggioggero & Meroni, 2010）。血液中持续性的 LA 阳性以及高滴度的抗 β_2GPI 抗体与血栓形成具有很高的相关性（de Laat et al, 2009）。因此，抗 β_2GPI、ACA 和 LA 抗体组合阳性往往与复发性静脉血栓栓塞相关（Pengo et al, 2006）。

由于 PL 相关蛋白的多样性，APA 影响凝血和止血的机制可能是多因素的。据报道，关于高凝状态的体内机制包括干扰 AnxA5 抗凝活性、干扰 TFPI 与蛋白 S、下调 TM、血小板活化以及内皮细胞功能紊乱。尤其是抗 β_2GPI 抗体与血小板的结合可引起血小板的活化（见前文）。用于标准化 LA 测定的建议已经被提出（Pengo et al, 2010b）。尽管对 LA 的体外诊断没有统一的方法，但是由于这些抗体的不均一性，LA 的存在不能简单的通过单一的方法检测到。最常见的是使用 APTT 和稀释的 Russell 毒蛇因子时间（dRVVT）。因为这些测定方法从不同角度识别 PL 依赖的凝血反应，因此该组合较适用于检测 LA。在 dRVVT 实验中，凝血级联反应启动较 APTT 晚，因子 X 由蛇毒因子以 PL 依赖的方式直接激活。

不同 APTT 试剂对 LA 具有不同的敏感性，因此 LA 患者的血浆凝血时间将延长。如果将 LA 患者血浆与等量的正常血浆混合，来自 LA 患者的血浆将引起混合血浆的凝血时间超过正常对照血浆本身的凝血时间。特定的因子抑制物，例如因子Ⅷ的直接抑制物，通常是时间和温度依赖性的（见第 39 章），而 LA 通常是即时作用，甚至是在室温下就可实现。值得注意的是，LA 在 APTT 中可能会干扰凝血因子的定量测定，导致凝血因子缺乏的误诊。随着患者血浆的逐渐稀释，凝血因子活性却持续增加的情况应怀疑 LA。这种因子活性的明显增加，也称为“非平行性”或“交叉线”，是由 LA 逐渐稀释而引起的干扰减少所导致的。

用过量的 PL 与 LA 血浆预先孵育可以中和血浆中的 LA，导致随后进行的凝血时间测定显著的低于未加过量 PL 的血浆。用于中和血浆 LA 的 PL 来源包括纯化的 PL、纯化的六边相 PL 以及冻融的洗涤血小板（血小板中和作用过程[PNP]）产生的复杂型 PL（Favaloro & Wong, 2008, 2009）。

APS 研究标准的国际共识声明（Miyakis et al, 2006; Favaloro & Wong, 2009）将血管血栓形成的临床标准和妊娠并发症的实验室标准相结合。这些实验室标准包括 LA 阳性、IgG 或 IgM 型的 ACA 大于 40IU 以及中或高滴度的抗 β_2GPI IgG 或 IgM 抗体。初次测定结果异常，间隔 12 周以上重复检测一次仍为异常，就可以诊断为 APA。APS 的高风险患者临床症状为广泛增加的复发性血栓形成，通过恰当的抗凝治疗可以显著的降低血栓的形成（Pengo et al, 2010b）。框 41-1 显示了国际社会对血栓形成和止血相关的 APS 诊断推荐方法。实施这种方法的重要考虑因素包括：①确保样本无血小板；②选择两种测试方法，如 dRVVT 或低 PL 含量的二氧化硅激活的 APTT；③排除抗凝剂的影响；④在过量的 PL 存在下矫正凝血时间延长；⑤确保实验室参考范围和结果解释与 LA 谱、ACA 以及抗 β_2GPI 抗体测定结果一致（Ledford-Kraemer, 2008; Pengo et al, 2009; Pengo et al, 2010a）。

其他凝血异常疾病

已经报道了其他几种凝血调节蛋白和血小板蛋白的异常。然而，由于这些蛋白的评估难度以及与增加血栓风险的不确定性，使得这些蛋白仍未成为静脉血栓形成的重要危险因子。几个研究报道指出血栓调节蛋白（图 41-2 中标记为“TM”）的缺陷与血栓形成具有较高的相关性（2~6 倍）。许多缺陷似乎都跨越了大部分的 *TM* 基因（Ohlin & Marlar, 1995; Ohlin et al, 1997），而基因测序技术的发展使得对它们的识别更加的简单易行。肝素辅因子Ⅱ是抗凝血酶的同源抑制物，然而尚未证明与血栓形成风险升高相关（Tollefsen, 2002）。

框 41-1 狼疮抗凝物质(LA)的实验室检测

A. 血液收集
  1. 在开始使用任何抗凝药物治疗之前或者停药一定时间后收集血液标本
  2. 新鲜静脉血/0.109M 枸橼酸钠(比例 9:1)
  3. 离心两次除去残留的血小板
  4. 如果 LA 测定被推迟,则需快速冷冻血浆
  5. 冷冻的血浆必须在 37℃下解冻

B. 初步测定
  1. 根据不同的原理,使用两种相对独立的筛选测试,每一种应具有低水平的磷脂(PL):
    a. 稀释的 Russell 蛇毒因子时间(dRVVT)
    b. LA 敏感的活化部分凝血活酶时间(activated partial thromboplastin time, APTT)(优选用二氧化硅活化剂)
  2. 排除肝素、LMW 肝素、直接凝血酶抑制剂或因子Ⅹa 抑制剂的存在
     凝血酶时间延长应怀疑间接(肝素)和直接凝血酶抑制剂的存在
  3. 当筛选测试的凝血时间长于本实验室的 cut-off 值时应考虑 LA 的可能*

C. 混合研究用于延长的 LA 敏感性 APTT 或 dRVVT
  1. 用于混合研究的多人份正常血浆(PNP)最好是在本实验室内准备,也可外购
  2. 筛选值延长的患者血浆与等量的 PNP 混合后立即检测(即混合后<30 分钟)
  3. 当 LA 凝血时间长于当地 cut-off 值时,混合试验的结果认为是 LA 阳性†

D. 延长的 APTT 或 dRVVT 确认试验
  1. 通过增加 PL 浓度(超过筛选测试中使用的浓度)进行确认测试
  2. 双层或六边形(Ⅱ)相的 PL 常用来增加 PL 的浓度
  3. 如果百分比校正高于当地 cut-off 值时,结果将证实是 LA‡

E. 应提供一份有关结果说明的报告§

改编于:Pengo V, Tripodi A, Reber G, et al: Update of the guidelines for lupus anticoagulant detection. Subcommittee on LupusAnticoagulant/Antiphospholipid Antibody of the Scientific and Standardisation Committee of the International Society on Thrombosis and Haemostasis, J Thromb Haemost7:1737-1740, 2009

APTT,活化部分凝血酶原时间;LMW,低分子量

* cut-off 值是健康人血浆凝血时间分布的第 99 百分位数。应该使用本地试剂/仪器组合对来自至少 40 个年龄小于 50 岁的成年健康人的血浆进行测试。其他地方建立的 cut-off 值不应该被取代,即使它们是参考相同的方法和手段

† 在混合测定的情况下,临界值将是健康人血浆与等体积 PNP 血浆混合物的凝血时间分布的第 99 百分位数;或者分布可以是衍生的"循环抗凝血指数"=[(b-c)/a]×100,其中 a、b 和 c 分别是患者血浆,混合血浆和 PRP 的凝血时间

‡ 在确认试验的情况下,"%校正"("%校正"=[(筛选值-确认值)/筛选值]×100)的分布值首先获得,其是基于低(筛选试验)和高(确认试验)PL 浓度下来自健康人血浆的测试结果。高于截止值(例如高于第 99 百分位数)的患者结果将被认为是确认试验阳性。注意,LA 阳性标本中确认试验的凝血时间并不总是缩短到对照组的正常范围之内。因此,为了避免假阴性结果,建议所有的正常对照都做确认试验,得到的结果通常用于建立 cut-off 值

§ 国际血栓与止血学会(ISTH)指南进一步说明所有试验(筛选、混合、确认)的结果应以率(患者/PRP)的形式表示

ISTH 小组委员会附加的解释以及限定条件在这个表格的原始出处(Pengo et al,2009)有详细叙述

PLA1/PLA2 多态性以及其他血小板糖蛋白多态性对于潜在的促血栓形成的作用方面一直备受关注(Lindoff et al,1997;Heit et al,2000;Robert et al,2000;Paganin et al,2003),现在仍需不断努力评估这些差异是否真的具有临床意义(Ivanov et al,2008;Zuern et al,2010)。此外,与 O 型血人群相比,非 O 型血人群已被报道具有较高的血栓形成危险因素,可能原因是 vWF 因子以及因子Ⅷ水平较高(Wu et al,2008)。最近报道了因子Ⅸ(因子Ⅸ Padua)的功能突变升高与青少年血栓形成有关(Simioni et al,2009)。该突变涉及因子Ⅸ基因 338 位置处的亮氨酸(因子Ⅸ-R338L)被精氨酸所取代,并且与缩短的 APTT 以及显著升高的因子Ⅸ水平相关。

高同型半胱氨酸血症

同型半胱氨酸是一种氨基酸,是用于甲硫氨酸的合成以及调节其合成的中间产物(Guba et al,1996;Refsum et al,1998;Cattaneo,2001)。在这种途径的调节机制中,遗传或获得性的功能失调都可导致同型半胱氨酸水平的升高,并导致相关的血栓形成风险升高。其中最重要的是胱氨酸-β-合成酶基因,其在纯合子状态下可导致严重的血栓形成及动脉粥样硬化(Mudd et al,1985)。而与饮食和维生素摄入相关的获得性因素也是血浆中同型半胱氨酸水平升高的重要原因。与同型半胱氨酸水平升高相关的血栓形成风险可能与同型半胱氨酸升高的程度有关。与同型半胱氨酸代谢酶(亚甲基四氢叶酸还原酶(MTHFR))相关的两种常见多态性先前被认为与血栓形成风险增加相关,但这一假设尚未得到证实。而最近的研究未能证明 MTHFR 可作为成人血栓形成的独立危险因子(Tosetto et al,1997;Franco et al,1999),并且与儿童卒中的关系仍然不太清楚(Prengler et al,2001)。因此,目前不推荐在成人中评估 MTHFR 多态性以作为静脉血栓形成的原因(Legnani et al,1997;Franco et al,1999)。

然而,高同型半胱氨酸血症本身是肺栓塞和 DVT 发展的危险因素(den Heijer et al,1996;1998;Ray,1998)。病例对照研究的 Meta 分析报道了同型半胱氨酸浓度升高的患者静脉血栓栓塞症的优势比为 2.5:2.95,即同型半胱氨酸浓度高出对照组平均值的两个标准差(den Heijer et al,1998;Ray,1998)。有趣的是,一些研究表明,同时具有同型半胱氨酸血症以及遗传性血栓形成倾向(如因子 V_{Leiden})的患者血栓形成的风险增加了 10~50 倍(Ridker et al,1997;Margaglione et al,1998)。但其他研究尚未能证实这些发现(De Stefano et al,2000)。可以推断,对于 MTHFR 变异的遗传学检测是不可能有帮助的,然而血浆中同型半胱氨酸的水平可能有助于血栓倾向的研究。

实验室评估血栓风险的常见问题

实验室对血栓形成风险的评估是复杂的,包括选择适当的测试方法,由谁来执行以及适当的测试时间(Foy & Moll,2009)。其中主要问题包括:①目前尚无宏观的测试来评估个体的血栓形成风险状况,必须进行一系列单独测试以评估风险;②在各种血栓形成倾向疾病中存在广泛的血栓形成风险,例如高风险相关的遗传性抗凝血酶缺乏以及相比之下风险较低的与携带量相关的凝血酶原 g20210a 变体。在评估患者进

行测试时，必须考虑几个问题：患者及其家属病史是否适合评估？这些检测是否能确定主要的危险因素？时间是否合适？是否有其他潜在的治疗、病理或生理条件会干扰结果？

理想情况下，评估应在患者无症状时进行，至少在急性血栓发生几个月后并且没有进行抗凝治疗时。在抗凝治疗前的血栓形成期，血浆凝血因子被消耗，从而会引起误诊的可能。肝素会显著降低抗凝血酶水平，增加蛋白S水平，并且可能掩盖LA（除非在测试中加入肝素中和分子如鱼精蛋白、聚凝胺或肝素酶）。华法林可以降低蛋白C和蛋白S水平。而只有遗传性风险标记可以随时通过分子诊断技术进行评估。已经尝试通过使用蛋白C或蛋白S与维生素K依赖性凝血因子的比值来避免口服抗凝剂产生的测试异常。然而，这种比值的变化是相当大的，会引起误诊的可能。因此一般情况下不推荐这种方法。在各种获得性条件例如怀孕，激素治疗以及术后血浆凝血因子水平降低时，可能会引起误诊。

临床上更重要的是，如何将这些实验室结果准确地传达给转诊医师和患者。诸如是否要使用口服避孕药，如何管理怀孕以及是否推荐长期抗凝治疗等往往需要深思熟虑。在遗传病方面，遗传咨询师可能会提供有用的咨询资源。在这些情况下，所了解的知识不仅仅用于检测，而且对这些测试结果进行准确的解释，将有助于最合适的临床决策。

（郑磊 译 王学锋 校）

推荐阅读

Bertina RM, Koeleman BP, Koster T, et al: Mutation in blood coagulation factor V associated with resistance to activated protein C, Nature 369: 64-67, 1994.

描述因子 V_{Leiden} 的典型论文。

Casini A, Blondon M, Lebreton A, et al: Natural history of patients with congenital dysfibrinogenemia, Blood 125: 553-561, 2015.

关于先天性异常纤维蛋白原血症患者的文章。

Castellino FJ, Ploplis VA: The protein C pathway and pathologic processes, J Thromb Haemost 7: 140-145, 2009.

蛋白C途径与疾病发病机制研究综述。

Esmon CT: Basic mechanisms and pathogenesis of venous thrombosis, Blood Rev 23: 225-229, 2009.

静脉血栓形成的发病机制综述。

Giannakopoulos B, Passam F, Ioannou Y, et al: How we diagnose the antiphospholipid syndrome, Blood 113: 985-994, 2009.

抗磷脂综合征综述。

Pengo V, Tripodi A, Reber G, et al: Subcommittee on Lupus Anticoagulant/Antiphospholipid Antibody of the Scientific and Standardisation Committee of the International Society on Thrombosis and Haemostasis. Update of the guidelines for lupus anticoagulant detection, J Thromb Haemost 7: 1737-1740, 2009.

狼疮抗凝检测标准化共识报告。

Poort SR, Rosendaal FR, Reitsma PH, et al: A common genetic variation in the 3′-untranslated region of the prothrombin gene is associated with elevated plasma prothrombin levels and an increase in venous thrombosis, Blood 88: 3698-3703, 1996.

与血栓形成风险升高有关的凝血酶原基因变体的经典论文。

ten Kate MK, van der Meer J: Protein S deficiency: A clinical perspective, Haemophilia 14: 1222-1228, 2008.

描述蛋白S缺陷的综述。

参考文献

Adcock DM, Fink L, Marlar RA: A laboratory approach to the evaluation of hereditary hypercoagulability, *Am J Clin Pathol* 108:434–449, 1997.

Andree HA, Stuart MC, Hermens WT, et al: Clustering of lipid-bound annexin V may explain its anticoagulant effect, *J Biol Chem* 267:17907–17912, 1992.

Aparicio C, Dahlback B: Molecular mechanisms of activated protein C resistance. Properties of factor V isolated from an individual with homozygosity for the Arg506 to Gln mutation in the factor V gene, *Biochem J* 313:467–472, 1996.

Arnold J, Holmes Z, Pickering W, et al: Anti-beta 2 glycoprotein 1 and anti-annexin V antibodies in women with recurrent miscarriage, *Br J Haematol* 113:911–914, 2001.

Asakura H, Ontachi Y, Mizutani T, et al: Decreased plasma activity of antithrombin or protein C is not due to consumption coagulopathy in septic patients with disseminated intravascular coagulation, *Eur J Haematol* 67:170–175, 2001.

Baugh RJ, Broze GJ Jr, Krishnaswamy S: Regulation of extrinsic pathway factor Xa formation by tissue factor pathway inhibitor, *J Biol Chem* 273:4378–4386, 1998.

Biggioggero M, Meroni PL: The geoepidemiology of the antiphospholipid antibody syndrome, *Autoimmun Rev* 9:A299–A304, 2010.

Bizzaro N, Tonutti E, Villalta D, et al: Prevalence and clinical correlation of anti-phospholipid-binding protein antibodies in anticardiolipin-negative patients with systemic lupus erythematosus and women with unexplained recurrent miscarriages, *Arch Pathol Lab Med* 129:61–68, 2005.

Bloemenkamp KW, Helmerhorst FM, Rosendaal FR, et al: Thrombophilias and gynaecology, *Best Pract Res Clin Obstet Gynaecol* 17:509–528, 2003.

Brouwer JL, Veeger NJ, van der Schaaf W, et al: Difference in absolute risk of venous and arterial thrombosis between familial protein S deficiency type I and type III. Results from a family cohort study to assess the clinical impact of a laboratory test-based classification, *Br J Haematol* 128:703–710, 2005.

Castoldi E, Rosing J: APC resistance: Biological basis and acquired influences, *J Thromb Haemost* 8:445–453, 2010.

Cattaneo M: Hyperhomocysteinemia and thrombosis, *Lipids* 36:S13–S26, 2001.

Cerneca F, Ricci G, Simeone R, et al: Coagulation and fibrinolysis changes in normal pregnancy. Increased levels of procoagulants and reduced levels of inhibitors during pregnancy induce a hypercoagulable state, combined with a reactive fibrinolysis, *Eur J Obstet Gynecol Reprod Biol* 73:31–36, 1997.

Collen D: The plasminogen (fibrinolytic) system, *Thromb Haemost* 82:259–270, 1999.

Colucci M, Binetti BM, Tripodi A, et al: Hyperprothrombinemia associated with prothrombin G20210A mutation inhibits plasma fibrinolysis through a TAFI-mediated mechanism, *Blood* 103:2157–2161, 2004.

Comp PC, Thurnau GR, Welsh J, et al: Functional and immunologic protein S levels are decreased during pregnancy, *Blood* 68:881–885, 1986.

Crawley JT, Lane DA: The haemostatic role of tissue factor pathway inhibitor, *Arterioscler Thromb Vasc Biol* 28:233–242, 2008.

Cumming AM, Tait RC, Fildes S, et al: Development of resistance to activated protein C during pregnancy, *Br J Haematol* 90:725–727, 1995.

Dahlback B: Activated protein C resistance and thrombosis: Molecular mechanisms of hypercoagulable state due to FVR506Q mutation, *Semin Thromb Hemost* 25:273–289, 1999.

Dahm A, Van Hylckama Vlieg A, Bendz B, et al: Low levels of tissue factor pathway inhibitor (TFPI) increase the risk of venous thrombosis, *Blood* 101:4387–4392, 2003.

de Groot PG, Derksen RH: Pathophysiology of the antiphospholipid syndrome, *J Thromb Haemost* 3:1854–1860, 2005.

de Groot PG, Derksen RH, Urbanus RT: The role of LRP8 (ApoER2') in the pathophysiology of the antiphospholipid syndrome, *Lupus* 19:389–393, 2010.

de Jong PG, Hiddink L, Meijers JC, et al: No association between Annexin A5 genetic variants and deep venous thrombosis, *Br J Haematol* 169:301–304, 2015.

de Laat B, Pengo V, Pabinger I, et al: The association between circulating antibodies against domain I of beta2-glycoprotein I and thrombosis: An international multicenter study, *J Thromb Haemost* 7:1767–1773, 2009.

de Moerloose P, Boehlen F, Neerman-Arbez M: Fibrinogen and the risk of thrombosis, *Semin Thromb Hemost* 36:7–17, 2010.

De Stefano V, Casorelli I, Rossi E, et al: Interaction between hyperhomocysteinemia and inherited thrombophilic factors in venous thromboembolism, *Semin Thromb Hemost* 26:305–311, 2000.

De Stefano V, Finazzi G, Mannucci PM: Inherited thrombophilia: Pathogenesis, clinical syndromes, and management, *Blood* 87:3531–3544, 1996.

De Stefano V, Martinelli I, Mannucci PM, et al: The risk of recurrent deep venous thrombosis among heterozygous carriers of both factor V Leiden and the G20210A prothrombin mutation, *N Engl J Med* 341:801–806, 1999.

den Heijer M, Koster T, Blom HJ, et al: Hyperhomocysteinemia as a risk factor for deep-vein thrombosis, *N Engl J Med* 334:759–762, 1996.

den Heijer M, Rosendaal FR, Blom HJ, et al: Hyperhomocysteinemia and venous thrombosis: A meta-analysis, *Thromb Haemost* 80:874–877, 1998.

Eby C: Antiphospholipid syndrome review, *Clin Lab Med* 29:305–319, 2009.

Egeberg O: Inherited antithrombin deficiency causing thrombophilia, *Thromb Diath Haemorrh* 13:516–530, 1965.

Eikelboom JW, Ivey L, Ivey J, et al: Familial thrombophilia and the prothrombin 20210A mutation: Association with increased thrombin generation and unusual thrombosis, *Blood Coagul Fibrinolysis* 10:1–5, 1999.

Esmon CT: Inflammation and thrombosis, *J Thromb Haemost* 1:1343–1348, 2003a.

Esmon CT: The protein C pathway, *Chest* 124:26S–32S, 2003b.
Esmon CT: Structure and functions of the endothelial cell protein C receptor, *Crit Care Med* 32:S298–S301, 2004.
Faioni EM, Franchi F, Asti D, et al: Resistance to activated protein C in nine thrombophilic families: Interference in a protein S functional assay, *Thromb Haemost* 70:1067–1071, 1993.
Favaloro EJ, Wong RC: Antiphospholipid antibodies and the antiphospholipid syndrome II: Limitations, standardization, and clinical utility of laboratory testing, *Semin Thromb Hemost* 34:309–312, 2008.
Favaloro EJ, Wong RC: Current clinical and laboratory practice for the investigation of the antiphospholipid syndrome: Findings from the 2008 Australasian antiphospholipid antibody survey, *Pathology* 41:666–675, 2009.
Foy P, Moll S: Thrombophilia: 2009 update, *Curr Treat Options Cardiovasc Med* 11:114–128, 2009.
Franco RF, Morelli V, Lourenco D, et al: A second mutation in the methylenetetrahydrofolate reductase gene and the risk of venous thrombotic disease, *Br J Haematol* 105:556–559, 1999.
Funakoshi T, Heimark RL, Hendrickson LE, et al: Human placental anticoagulant protein: Isolation and characterization, *Biochemistry* 26:5572–5578, 1987.
Galli M, Luciani D, Bertolini G, et al: Lupus anticoagulants are stronger risk factors for thrombosis than anticardiolipin antibodies in the antiphospholipid syndrome: A systematic review of the literature, *Blood* 101:1827–1832, 2003.
Giannakopoulos B, Passam F, Rahgozar S, et al: Current concepts on the pathogenesis of the antiphospholipid syndrome, *Blood* 109:422–430, 2007.
Girard TJ, Warren LA, Novotny WF, et al: Functional significance of the Kunitz-type inhibitory domains of lipoprotein-associated coagulation inhibitor, *Nature* 338:518–520, 1989.
Goldenberg NA, Manco-Johnson MJ: Protein C deficiency, *Haemophilia* 14:1214–1221, 2008.
Goodwin AJ, Rosendaal FR, Kottke-Marchant K, et al: A review of the technical, diagnostic, and epidemiologic considerations for protein S assays, *Arch Pathol Lab Med* 126:1349–1366, 2002.
Graf LL, Welsh CH, Qamar Z, et al: Activated protein C resistance assay detects thrombotic risk factors other than factor V Leiden, *Am J Clin Pathol* 119:52–60, 2003.
Gris JC, Quere I, Sanmarco M, et al: Antiphospholipid and antiprotein syndromes in non-thrombotic, non-autoimmune women with unexplained recurrent primary early foetal loss. The Nimes Obstetricians and Haematologists Study—NOHA, *Thromb Haemost* 84:228–236, 2000.
Gruenewald M, Germowitz A, Beneke H, et al: Coagulation factor II activity determination is not useful as a screening tool for the G20210A prothrombin gene allele, *Thromb Haemost* 84:141–142, 2000.
Guba SC, Fink LM, Fonseca V: Hyperhomocysteinemia. An emerging and important risk factor for thromboembolic and cardiovascular disease, *Am J Clin Pathol* 106:709–722, 1996.
Hackeng TM, van't Veer C, Meijers JC, et al: Human protein S inhibits prothrombinase complex activity on endothelial cells and platelets via direct interactions with factors Va and Xa, *J Biol Chem* 269:21051–21058, 1994.
Harris GM, Stendt CL, Vollenhoven BJ, et al: Decreased plasma tissue factor pathway inhibitor in women taking combined oral contraceptives, *Am J Hematol* 60:175–180, 1999.
Haverkate F, Samama M: Familial dysfibrinogenemia and thrombophilia. Report on a study of the SSC Subcommittee on Fibrinogen, *Thromb Haemost* 73:151–161, 1995.
Heijmans BT, Westendorp RG, Knook DL, et al: The risk of mortality and the factor V Leiden mutation in a population-based cohort, *Thromb Haemost* 80:607–609, 1998.
Heit JA, Mohr DN, Silverstein MD, et al: Predictors of recurrence after deep vein thrombosis and pulmonary embolism: A population-based cohort study, *Arch Intern Med* 160:761–768, 2000.
Hiddink L, de Visser MC, van Heerde WL: Polymorphisms in the Annexin A5 gene influence circulating Annexin A5 levels in healthy controls, *Thromb Res* 129:815–817, 2012.
Huang ZF, Higuchi D, Lasky N, et al: Tissue factor pathway inhibitor gene disruption produces intrauterine lethality in mice, *Blood* 90:944–951, 1997.
Ivanov P, Komsa-Penkova R, Kovacheva K, et al: Impact of thrombophilic genetic factors on pulmonary embolism: Early onset and recurrent incidences, *Lung* 186:27–36, 2008.
Kamada Y, Yamakage M, Niiya T, et al: Celite-activated viscometer Sonoclot can measure the suppressive effect of tranexamic acid on hyperfibrinolysis in cardiac surgery, *J Anesth* 15:17–21, 2001.
Kannel WB, Wolf PA, Castelli WP, et al: Fibrinogen and risk of cardiovascular disease. The Framingham Study, *JAMA* 258:1183–1186, 1987.
Kuhle S, Lane DA, Jochmanns K, et al: Homozygous antithrombin deficiency type II (99 Leu to Phe mutation) and childhood thromboembolism, *Thromb Haemost* 86:1007–1011, 2001.
Kupesiz A, Rajpurkar M, Warrier I, et al: Tissue plasminogen activator induced fibrinolysis: Standardization of method using thromboelastography, *Blood Coagul Fibrinolysis* 21:320–324, 2010.
Kyrle PA, Minar E, Hirschl M, et al: High plasma levels of factor VIII and the risk of recurrent venous thromboembolism, *N Engl J Med* 343:457–462, 2000.
Lane DA, Bayston T, Olds RJ, et al: Antithrombin mutation database: 2nd (1997) update. For the Plasma Coagulation Inhibitors Subcommittee of the Scientific and Standardization Committee of the International Society on Thrombosis and Haemostasis, *Thromb Haemost* 77:197–211, 1997.
Lane DA, Mannucci PM, Bauer KA, et al: Inherited thrombophilia: Part 1, *Thromb Haemost* 76:651–662, 1996.
Ledford-Kraemer MR: Laboratory testing for lupus anticoagulants: Pre-examination variables, mixing studies, and diagnostic criteria, *Semin Thromb Hemost* 34:380–388, 2008.
Legnani C, Palareti G, Grauso F, et al: Hyperhomocyst(e)inemia and a common methylenetetrahydrofolate reductase mutation (Ala223Val MTHFR) in patients with inherited thrombophilic coagulation defects, *Arterioscler Thromb Vasc Biol* 17:2924–2929, 1997.
Libourel EJ, Bank I, Veeger NJ, et al: Protein S type III deficiency is no risk factor for venous and arterial thromboembolism in 168 thrombophilic families: A retrospective study, *Blood Coagul Fibrinolysis* 16:135–140, 2005.
Lindoff C, Ingemarsson I, Martinsson G, et al: Preeclampsia is associated with a reduced response to activated protein C, *Am J Obstet Gynecol* 176:457–460, 1997.
Mackie IJ, Piegsa K, Furs SA, et al: Protein S levels are lower in women receiving desogestrel-containing combined oral contraceptives (COCs) than in women receiving levonorgestrel-containing COCs at steady state and on cross-over, *Br J Haematol* 113:898–904, 2001.
Madden RM, Levin EG, Marlar RA: Thrombin and the thrombin-thrombomodulin complex interaction with plasminogen activator inhibitor type-1, *Blood Coagul Fibrinolysis* 2:471–476, 1991.
Margaglione M, D'Andrea G, d'Addedda M, et al: The methylenetetrahydrofolate reductase TT677 genotype is associated with venous thrombosis independently of the coexistence of the FV Leiden and the prothrombin A20210 mutation, *Thromb Haemost* 79:907–911, 1998.
Marlar RA, Adcock DM, Madden RM: Hereditary dysfunctional protein C molecules (type II): Assay characterization and proposed classification, *Thromb Haemost* 63:375–379, 1990.
Marlar RA, Mastovich S: Hereditary protein C deficiency: A review of the genetics, clinical presentation, diagnosis and treatment, *Blood Coagul Fibrinolysis* 1:319–330, 1990.
Maroney SA, Cooley BC, Sood R, et al: Combined tissue factor pathway inhibitor and thrombomodulin deficiency produces an augmented hypercoagulable state with tissue-specific fibrin deposition, *J Thromb Haemost* 6:111–117, 2008.
Maroney SA, Ellery PE, Wood JP, et al: Comparison of the inhibitory activities of human tissue factor pathway inhibitor (TFPI)alpha and TFPIbeta, *J Thromb Haemost* 11:911–918, 2013.
McCrae KR, Feinstein DI, Cines DB: Antiphospholipid antibodies and antiphospholipid syndrome. In Hirsh J, Colman W, Marder VJ, et al, editors: *Haemostasis and thrombosis*, Philadelphia, 2001, Lippincott Williams & Wilkins.
Meijers JC, Tekelenburg WL, Bouma BN, et al: High levels of coagulation factor XI as a risk factor for venous thrombosis, *N Engl J Med* 342:696–701, 2000.
Meltzer ME, Doggen CJ, de Groot PG, et al: The impact of the fibrinolytic system on the risk of venous and arterial thrombosis, *Semin Thromb Hemost* 35:468–477, 2009.
Meltzer ME, Lisman T, de Groot PG, et al: Venous thrombosis risk associated with plasma hypofibrinolysis is explained by elevated plasma levels of TAFI and PAI-1, *Blood* 116:113–121, 2010.
Miletich J, Sherman L, Broze G Jr: Absence of thrombosis in subjects with heterozygous protein C deficiency, *N Engl J Med* 317:991–996, 1987.
Miyakis S, Lockshin MD, Atsumi T, et al: International consensus statement on an update of the classification criteria for definite antiphospholipid syndrome (APS), *J Thromb Haemost* 4:295–306, 2006.
Mo Y, Campos B, Mealy TR, et al: Interfacial basic cluster in annexin V couples phospholipid binding and trimer formation on membrane surfaces, *J Biol Chem* 278:2437–2443, 2003.
Moll S: Warfarin-induced skin necrosis, *Br J Haematol* 126:628, 2004.
Morange PE, Simon C, Alessi MC, et al: Endothelial cell markers and the risk of coronary heart disease: The Prospective Epidemiological Study of Myocardial Infarction (PRIME) study, *Circulation* 109:1343–1348, 2004.
Mudd SH, Skovby F, Levy HL, et al: The natural history of homocysteinuria due to cystathionine beta-synthase deficiency, *Am J Hum Genet* 37:1–31, 1985.
Nelson RM, Long GL: Binding of protein S to C4b-binding protein. Mutagenesis of protein S, *J Biol Chem* 267:8140–8145, 1992.
Nojima J, Kuratsune H, Suehisa E, et al: Association between the prevalence of antibodies to beta(2)-glycoprotein I, prothrombin, protein C, protein S, and annexin V in patients with systemic lupus erythematosus and thrombotic and thrombocytopenic complications, *Clin Chem* 47:1008–1015, 2001.
O'Donnell J, Tuddenham EG, Manning R, et al: High prevalence of elevated factor VIII levels in patients referred for thrombophilia screening: Role of increased synthesis and relationship to the acute phase reaction, *Thromb Haemost* 77:825–828, 1997.
Ohlin AK, Marlar RA: The first mutation identified in the thrombomodulin gene in a 45-year-old man presenting with thromboembolic disease, *Blood* 85:330–336, 1995.
Ohlin AK, Norlund L, Marlar RA: Thrombomodulin gene variations and thromboembolic disease, *Thromb Haemost* 78:396–400, 1997.
Paganin F, Bourde A, Yvin JL, et al: Venous thromboembolism in passengers following a 12-h flight: A case-control study, *Aviat Space Environ Med* 74:1277–1280, 2003.
Palomo I, Segovia F, Ortega C, et al: Antiphospholipid syndrome: A comprehensive review of a complex and multisystemic disease, *Clin Exp Rheumatol* 27:668–677, 2009.
Patnaik MM, Moll S: Inherited antithrombin deficiency: A review, *Haemophilia* 14:1229–1239, 2008.
Pengo V, Banzato A, Bison E, et al: Antiphospholipid syndrome: Critical analysis of the diagnostic path, *Lupus* 19:428–431, 2010a.
Pengo V, Ruffatti A, Iliceto S: The diagnosis of the antiphospholipid syndrome, *Pathophysiol Haemost Thromb* 35:175–180, 2006.
Pengo V, Ruffatti A, Legnani C, et al: Clinical course of high-risk patients diagnosed with antiphospholipid syndrome, *J Thromb Haemost* 8:237–242, 2010b.
Persson KE, Dahlback B, Hillarp A: Diagnosing protein S deficiency: Analytical considerations, *Clin Lab* 49:103–110, 2003.
Preda L, Tripodi A, Valsecchi C, et al: A prothrombin time-based functional assay of protein S, *Thromb Res* 60:19–32, 1990.
Prengler M, Sturt N, Krywawych S, et al: Homozygous thermolabile variant of the methylenetetrahydrofolate reductase gene: A potential risk factor for hyperhomocysteinaemia, CVD, and stroke in childhood, *Dev Med Child Neurol* 43:220–225, 2001.
Rand JH, Arslan AA, Wu XX, et al: Reduction of circulating annexin A5 levels and resistance to annexin A5 anticoagulant activity in women with recurrent spontaneous pregnancy losses, *Am J Obstet Gynecol* 194:182–188, 2006.
Rand JH, Wu XX, Quinn AS, et al: Resistance to annexin A5 anticoagulant activity: A thrombogenic mechanism for the antiphospholipid syndrome, *Lupus* 17:922–930, 2008.
Ray JG: Meta-analysis of hyperhomocysteinemia as a risk factor for venous thromboembolic disease, *Arch Intern Med* 158:2101–2106, 1998.
Refsum H, Ueland PM, Nygard O, et al: Homocysteine and cardiovascular disease, *Annu Rev Med* 49:31–62, 1998.

Reviakine II, Bergsma-Schutter W, Brisson A: Growth of protein 2-D crystals on supported planar lipid bilayers imaged in situ by AFM, *J Struct Biol* 121:356–361, 1998.

Rezende SM, Simmonds RE, Lane DA: Coagulation, inflammation, and apoptosis: Different roles for protein S and the protein S-C4b binding protein complex, *Blood* 103:1192–1201, 2004.

Riboldi P, Gerosa M, Raschi E, et al: Endothelium as a target for antiphospholipid antibodies, *Immunobiology* 207:29–36, 2003.

Ridker PM, Hennekens CH, Selhub J, et al: Interrelation of hyperhomocyst(e)inemia, factor V Leiden, and risk of future venous thromboembolism, *Circulation* 95:1777–1782, 1997.

Ridker PM, Miletich JP, Stampfer MJ, et al: Factor V Leiden and risks of recurrent idiopathic venous thromboembolism, *Circulation* 92:2800–2802, 1995.

Rigby AC, Grant MA, Protein S: A conduit between anticoagulation and inflammation, *Crit Care Med* 32:S336–S341, 2004.

Robert A, Aillaud MF, Eschwege V, et al: ABO blood group and risk of venous thrombosis in heterozygous carriers of factor V Leiden, *Thromb Haemost* 83:630–631, 2000.

Rosendaal FR: Venous thrombosis: A multicausal disease, *Lancet* 353:1167–1173, 1999.

Salooja N, Perry DJ: Thrombelastography, *Blood Coagul Fibrinolysis* 12:327–337, 2001.

Sartori MT, Saggiorato G, Spiezia L, et al: Influence of the Alu-repeat I/D polymorphism in t-PA gene intron 8 on the stimulated t-PA release after venous occlusion, *Clin Appl Thromb Hemost* 9:63–69, 2003.

Schulman S, Wiman B: The significance of hypofibrinolysis for the risk of recurrence of venous thromboembolism. Duration of Anticoagulation (DURAC) Trial Study Group, *Thromb Haemost* 75:607–611, 1996.

Simioni P, Tormene D, Tognin G, et al: X-linked thrombophilia with a mutant factor IX (factor IX Padua), *N Engl J Med* 361:1671–1675, 2009.

Simmonds RE, Ireland H, Lane DA, et al: Clarification of the risk for venous thrombosis associated with hereditary protein S deficiency by investigation of a large kindred with a characterized gene defect, *Ann Intern Med* 128:8–14, 1998.

Smithies MN, Weaver CB: Role of the tissue factor pathway in the pathogenesis and management of multiple organ failure, *Blood Coagul Fibrinolysis* 15:S11–S20, 2004.

Stassen JM, Arnout J, Deckmyn H: The hemostatic system, *Curr Med Chem* 11:2245–2260, 2004.

Stearns-Kurosawa DJ, Kurosawa S, Mollica JS, et al: The endothelial cell protein C receptor augments protein C activation by the thrombin-thrombomodulin complex, *Proc Natl Acad Sci U S A* 93:10212–10216, 1996.

Streif W, Mitchell LG, Andrew M: Antithrombotic therapy in children, *Curr Opin Pediatr* 11:56–64, 1999.

Svensson PJ, Zoller B, Dahlback B: Evaluation of original and modified APC-resistance tests in unselected outpatients with clinically suspected thrombosis and in healthy controls, *Thromb Haemost* 77:332–335, 1997.

Tai CY, Ierardi R, Alexander JB: A case of warfarin skin necrosis despite enoxaparin anticoagulation in a patient with protein S deficiency, *Ann Vasc Surg* 18:237–242, 2004.

Tait JF, Sakata M, McMullen BA, et al: Placental anticoagulant proteins: Isolation and comparative characterization four members of the lipocortin family, *Biochemistry* 27:6268–6276, 1988.

Tollefsen DM: Heparin cofactor II deficiency, *Arch Pathol Lab Med* 126:1394–1400, 2002.

Tosetto A, Missiaglia E, Frezzato M, et al: The VITA project: C677T mutation in the methylene-tetrahydrofolate reductase gene and risk of venous thromboembolism, *Br J Haematol* 97:804–806, 1997.

Tripodi A, Negri B, Bertina RM, et al: Screening for the FV:Q506 mutation—Evaluation of thirteen plasma-based methods for their diagnostic efficacy in comparison with DNA analysis, *Thromb Haemost* 77:436–439, 1997.

Ueki H, Mizushina T, Laoharatchatathanin T, et al: Loss of maternal annexin A5 increases the likelihood of placental platelet thrombosis and foetal loss, *Sci Rep* 2:827, 2012.

Van de Wouwer M, Collen D, Conway EM: Thrombomodulin-protein C-EPCR system: Integrated to regulate coagulation and inflammation, *Arterioscler Thromb Vasc Biol* 24:1374–1383, 2004.

van Genderen HO, Kenis H, Hofstra L, et al: Extracellular annexin A5: Functions of phosphatidylserine-binding and two-dimensional crystallization, *Biochim Biophys Acta* 1783:953–963, 2008.

van Wijnen M, Stam JG, van't Veer C, et al: The interaction of protein S with the phospholipid surface is essential for the activated protein C-independent activity of protein S, *Thromb Haemost* 76:397–403, 1996.

Vig S, Chitolie A, Bevan DH, et al: Thromboelastography: A reliable test?, *Blood Coagul Fibrinolysis* 12:555–561, 2001.

Vormittag R, Simanek R, Ay C, et al: High factor VIII levels independently predict venous thromboembolism in cancer patients: The cancer and thrombosis study, *Arterioscler Thromb Vasc Biol* 29:2176–2181, 2009.

Wolf M, Boyer-Neumann C, Martinoli JL, et al: A new functional assay for human protein S activity using activated factor V as substrate, *Thromb Haemost* 62:1144–1145, 1989.

Wu O, Bayoumi N, Vickers MA, et al: ABO(H) blood groups and vascular disease: A systematic review and meta-analysis, *J Thromb Haemost* 6:62–69, 2008.

Zuern CS, Geisler T, Lutilsky N, et al: Effect of comedication with proton pump inhibitors (PPIs) on post-interventional residual platelet aggregation in patients undergoing coronary stenting treated by dual antiplatelet therapy, *Thromb Res* 125:e51–e54, 2010.

第42章 抗血栓治疗

Thomas L. Ortel

要点

1. 华法林是历来最常用的口服抗凝药物。它是维生素K的拮抗剂，在合成因子Ⅱ、Ⅶ、Ⅸ、Ⅹ、蛋白C和蛋白S的过程中，阻断了一系列的谷氨酸残基的γ-羧化作用。结果导致了凝血因子的功能降低，延长了以国际标准化比值监测的凝血酶原时间和部分凝血活酶时间。

2. 肝素与抗凝血酶结合增加抗凝血酶抑制凝血酶、因子Ⅹa的能力和较小强度抑制其他丝氨酸蛋白酶凝血因子的能力。肝素因此被认为是一种"非直接"的凝血酶抑制剂。肝素的抗凝作用一般以部分凝血活酶时间监测，实际肝素抗凝活性定量是测定抗因子Ⅹa活性。低分子肝素和磺达肝素使用时也必须监测抗因子Ⅹa活性。

3. 肝素诱导的血小板减少症(heparin-induced thrombocytopenia，HIT)是肝素治疗的并发症，产生了针对肝素和血小板因子4(PF4)复合物的抗体。抗体/PF4/肝素复合物通过Fcγ受体与血小板结合引起血小板活化，导致动脉和(或)静脉血栓。评估HIT时需同时行免疫学和功能性的试验。

4. 靶向口服抗凝药物直接抑制凝血酶和因子Ⅹa。通常这些抗凝药物不需要监测，但是对PT和APTT都有影响。口服凝血酶抑制剂达比加群酯能通过稀释凝血酶时间或蝰蛇毒凝血时间监测，因子Ⅹa抑制剂利伐沙班、阿哌沙班和依度沙班能通过抗因子Ⅹa活性监测。

5. 抗血小板治疗主要是预防卒中或心肌梗死的复发。实验室监测治疗后患者对血小板的反应性。例如，可以检测血小板对阿司匹林或其他治疗药物的抵抗作用。

抗血栓治疗，主要针对血小板和凝血系统，可以预防和治疗血栓性疾病。抗血小板药物最常用来预防卒中和心肌梗死，也用于周围动脉疾病并且有益于预防深静脉血栓(venous thromboembolism，VTE)的复发。抗凝药物最常用来预防和治疗VTE，预防房颤患者卒中和周围动脉栓塞，预防人工心脏瓣膜患者血栓并发症。临床实验室在评估和管理患者治疗的过程中扮演重要的角色。

维生素K拮抗剂

华法林是最常用的口服维生素K拮抗剂。它是异构体S-华法林和R-华法林的消旋酸混合物，其中S-华法林的抗凝作用较强。华法林抑制维生素K还原酶(维生素K 2,3环氧化酶还原酶，或VKOR)，阻断了维生素K活性形式的生成，该活性形式对因子Ⅱ、Ⅶ、Ⅸ、Ⅹ、蛋白C和蛋白S的氨基末端谷氨酸区域的特异性谷氨酸残基的γ-羧化作用是必需的(图42-1)。由于这些区域的谷氨酸的γ-羧化作用的减弱，受影响的蛋白质不能结合入高度有序的蛋白质/钙离子/磷脂膜复合物，该膜复合物对正常止血活性很重要(Ageno et al，2012)。因此，依赖这些因子的实验室检测由于维生素K拮抗作用的增强而异常。

通常评估华法林抗凝程度的方法是测定凝血酶原时间(prothrombin time，PT)，虽然活化部分凝血活酶时间(APTT)也会延长。华法林治疗不影响凝血酶时间(TT)。因为纤维蛋白原合成不依赖维生素K。PT延长主要是由于三种维生素依赖的凝血因子——因子Ⅱ、Ⅶ、Ⅹ活性降低。最初的PT延长主要是由于因子Ⅶ的作用，其半衰期最短(4~6小时)。治疗效果取决于因子Ⅱ和因子Ⅹ的活性水平降低，然而，它们的半衰期较长(分别是24~48小时和48~72小时)。维生素K依赖的凝血因子的半衰期不同，这就是为什么建议一般华法林治疗4~6天后监测实验室指标从而反映抗凝的稳态水平。由于临床需要更快速有效的抗凝治疗(例如急性VTE的治疗)，因此肝素或低分子肝素(LMWH)和华法林同时使用直到华法林实验室检查达到稳态疗效。另外，作为抗凝系统的组成部分，蛋白C和蛋白S在合成过程中，其γ-羧化作用也会受到华法林的干扰。因此，在临床的某些情况下，作为抗凝药物的华法林被认为与血栓形成有关，就如蛋白C缺陷患者(McGehee et al，1984)、蛋白S缺陷患者(Berkompas，1991)或急性肝素诱导的血小板减少症(HIT)患者(Warkentin et al，1997)中。

PT的检测方法：在枸橼酸盐抗凝的血浆中添加磷脂、组织因子(简称凝血活酶)和钙离子，通过手工法或光学法测定凝块形成的时间。每种凝血活酶试剂实际上对维生素依赖的凝血因子水平降低的敏感度都不尽相同，然而测定PT的仪器系统

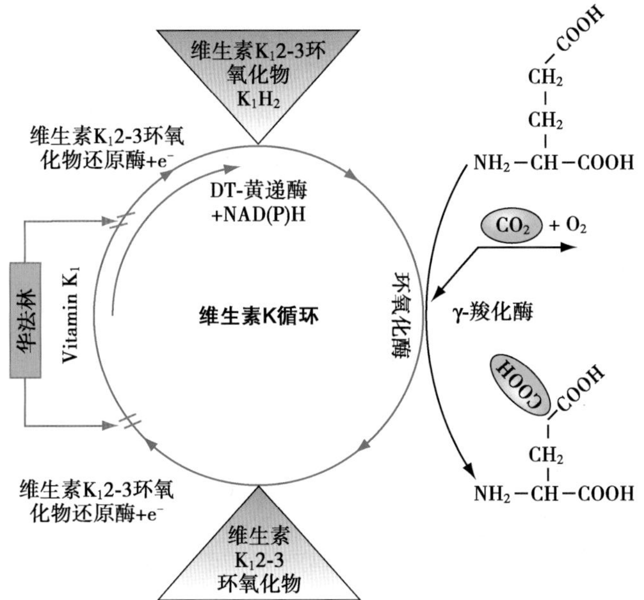

图 42-1 维生素 K 依赖的 γ-羧化作用系统。γ-羧化酶将维生素 K 依赖性蛋白转化为 γ-羧基谷氨酸(Gla)的过程包括新合成蛋白时在谷氨酸(Glu)残基中加入二氧化碳(CO_2)。γ-羧化酶需要氧化作为翻译后修饰反应辅因子的维生素 K_1(维生素 K_1H_2)。通过 γ-羧化作用,维生素 K_1H_2 转化为维生素 K_1 2-3 环氧化物(维生素 K_1>O)。该环氧化物被华法林敏感的酶维生素 K_1 2-3 环氧化物还原酶(VKOR)还原为辅因子维生素 K_1H_2。维生素 K 代谢物的这种循环相互转化构成维生素 K 循环。在高组织浓度下,维生素 K_1 醌(维生素 K_1)可以通过循环的替代途径被还原成维生素 K_1H_2。该途径由不受华法林抑制的 NAD(P)H 脱氢酶(DT-黄递酶)催化(Wallin R, Hutson SM: Warfarin and the vitamin K-dependent γ-carboxylation system, Trends Mol Med 10: 299-302, 2004)

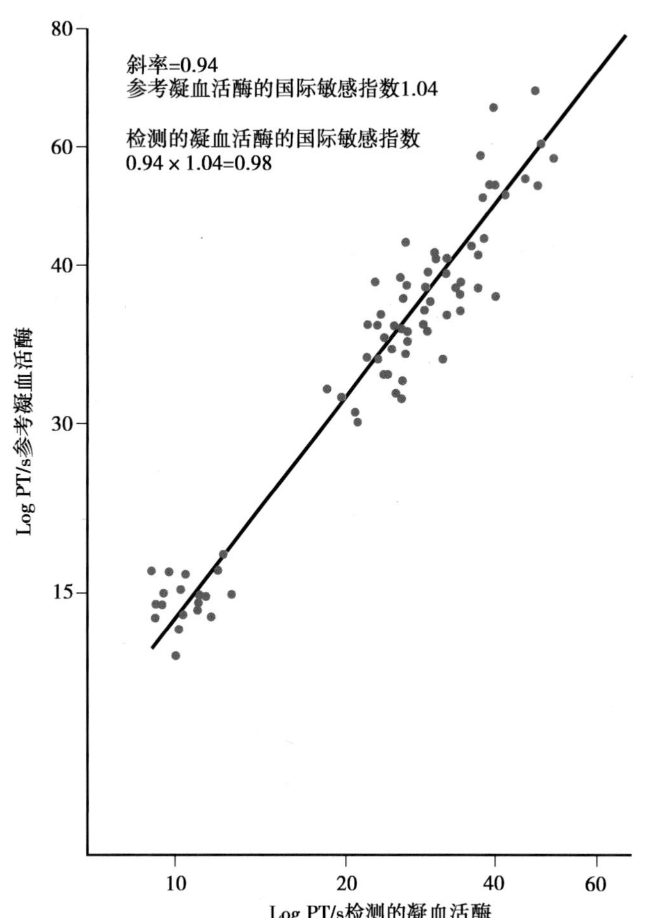

图 42-2 使用世界卫生组织(WTO)国际敏感指数(ISI)模型的凝血活酶校准示例。在一系列正常受试者和稳定的华法林抗凝血患者中进行凝血酶原时间测定,其参考凝血活酶(y 轴)和检测的凝血活酶(x 轴)在校准下进行(From Kitchen S, Preston FE: Standardization of prothrombin time for laboratory control of oral anticoagulant therapy, Semin Thromb Hemost 25: 17-25, 1999)

也会影响敏感度(D'Angelo et al, 1989)。为了纠正这些差异,使全世界 PT 报告标准化,国际标准化比值(INR)应运而生(Kirkwood, 1983)。INR 的计算,需要用国际标准凝血活酶分别测定正常人和给予华法林后患者的 PT 结果,与检测实验室的凝血活酶试剂得到的 PT 结果作双对数曲线(图 42-2)。该图斜率就是此实验室试剂和仪器综合的国际敏感度指数(ISI)(Kitchen & Preston, 1999; Adcock & Johnston, 2002; Poller, 2004; Van den Besselaar et al, 2004; Favaloro & Adcock, 2008)。PT 比值等于患者的 PT 值比上本实验室正常人 PT 值的几何平均值(相同试剂盒仪器测定一定数量的正常人),INR 等于该比值的 ISI 指数次方,参考以下公式:

$$\text{INR}=(\text{患者的 PT 值}/\text{正常人平均 PT 值})^{\text{ISI}}$$

如果事实上用国际标准凝血活酶测定患者 PT 值,那么 INR 可以取代 PT 比值。尽管 INR 的意义更加直接明确,但事实上在实际操作中得到准确的 INR 值非常困难(Cunningham et al, 1994; Favaloro et al, 2010)。

由于维生素 K 拮抗剂抗凝治疗的监测准确度很重要,需要考虑几个 ISI 和 INR 相关的额外注意点。第一,不但是每种类别的 PT 试剂,而且每个新批次的凝血活酶都必须正确得出 ISI,另外还需明确实验室凝血检测仪器的型号。第二,同时应用华法林和其他抗凝剂(如急性深静脉血栓治疗中的肝素)的患者血浆标本,PT 延长可能反映了两种抗凝药物的协同作用。如下文所述,不能清除或中和肝素后而只具体评估华法林的抗凝作用。也没有方法能清除或中和静脉制剂直接凝血酶抑制剂阿加曲班和比伐卢定,这两种药物是用来治疗肝素诱导的血小板减少症患者的(见后文)。由于注射性直接凝血酶抑制剂对 PT 和 INR 都有影响,所以让患者过渡到服用华法林很困难(Hursting et al, 1999; Kelton et al, 2013)。第三、尽管狼疮抗凝物对 APTT 的影响比 PT 显著,但对华法林治疗监测的患者狼疮抗凝物的存在也会影响 PT 的准确性。这一点可能取决于试剂的选用(Moll & Ortel, 1997)。在这种情况下,因子 X 测定时直接发色底物法(比凝固法)更有益于监测抗凝程度(Rosborough & Shepherd, 2004)。最后,凝血活酶的制备来源很丰富,重组人组织因子和非人源性来源都有。在一些病例中,非人源性来源制备的凝血活酶检测 PT 值会异常延长(导致 INR 升高),而用人源性凝血活酶检测则不受影响。例如,Padua型因子Ⅶ患者的因子Ⅶ分子结构含非致病多态性,并且能与人组织因子相互作用正常止血,但是与其他动物源性的组织因子尤其是兔源性的相互作用减低(Pollak et al,2006;Kirkel et al,2010)。

华法林的血浆半衰期为20~60小时,平均40小时。一剂量药物的最大药效持续48小时。S-华法林经CYP2C9代谢而R-华法林经CYP1A2和CYP3A4酶代谢。CYP2C9的基因多态性会导致华法林的药代动力学的改变(Aithal et al,1999;Taube et al,2000)。另外,VKORC1可以生成γ-羧化作用必需的还原性维生素K,VKORC1编码基因的突变被证实会导致华法林对其抑制的敏感性,影响药代动力学和用药剂量(Rieder et al,2005)。CYP2C9和VKORC1的特定等位基因组合与华法林的药物敏感性息息相关(表42-1)。等位基因的频率与人种和华法林治疗剂量的关系见表42-2。尽管观察性研究指出基因型指导维生素K拮抗剂用药有潜在获益可能(Epstein et al,2010;Anderson et al,2012),但是3个大型前瞻性随机临床试验证明遗传药理学基础的用药剂量并没有(Kimmel et al,2013;Verhoef et al,2013)或很少(Pirmohamed et al,2013)改善凝血酶原时间,疗程中的前4~12周的INR仍维持在治疗范围。仍需明确CYP2C9和*VKORC1*基因型数据是否会有利于华法林用药管理。

表42-1　华法林代谢基因型组合的表型特征*

华法林敏感性	基因型组合		发生率N(%)	临床注意事项
	VKORC1	CYP2C9		
非常高	A/A	*1/*3,*2/*2,*2/*3,*3/*3	23(2.6%)	可能需要低剂量和更频繁的监测INR
	G/A	*3/*3		
高	A/A	*1/*2	36(4.0%)	低剂量和频繁监测INR
	G/A	*2/*3		
	G/G	*3/*3		
中等	A/A	*1/*1	238(26.6%)	低剂量和频繁监测INR
	G/A	*1/*2,*1/*3,*2/*2		
	G/G	*2/*3		
温和	G/G	*1/*2,*1/*3,*2/*2	109(12.2%)	频繁监测INR
正常	G/A	*1/*1	262(29.2%)	正常监测INR
低于正常	G/G	*1/*1	228(25.4%)	可能需要更大剂量维持最佳INR

*基因型定义为已检测的CYP2C9和VKORC1等位变异的组合。表型是基于基因型的预期华法林敏感性(Epstein et al,2010)

表42-2　衍生组(n=1015)等位基因的频率以及与人种和治疗性华法林剂量的关系*

SNP等位基因	基因位置	白种人(n=838)	美国黑人(n=153)	其他或混血(n=24)	每个等位基因的总人数相关剂量变化(95%CI)
CYP2C9*2(C>T)	3608C>T	13.1%	5.2%	10.4%	-17%(-22%~-12%)
CYP2C9*3(A>C)	42614A>C	6.0%	1.0%	4.2%	-30%(-36%~-24%)
CYP2C9*5(C>G)	42619C>G	0%	1.3%	2.1%	NS
VKORC1 861C>A	-4451C>A	36.0%	8.8%	26.1%	14%(9%~18%)
VKORC1 3673G>A	-1639G>A	36.6%	9.5%	41.7%	-29%(-31%~26%)
VKORC1 5808T>G	IVS1+324T>G	25.1%	4.6%	8.3%	25%(29%~22%)
VKORC1 6853G>C	IVS2+124G>C	37.2%	24.3%	41.7%	-37%(-42%~-32%)
VKORC1 9041G>A	626G>A	39.4%	51.3%	41.7%	18%(14%~23%)
F2Thr165Met	494C>T	13.3%	1.3%	30.0%	-5.8%(-11.4%~0.0%)

*针对每个SNP的变异等位基因报告其频率值。*CYP2C9*基因位置从http://www.cypalleles.ki.se/cyp2c9.htm获得(Gage et al,2008)
CI,可信区间;NS,不显著;SNP,单核苷酸多态性

华法林遗传性抵抗很罕见,特点是需要大剂量华法林(如>100mg/d)才能达到治疗浓度(O'Reilly et al,1964)。某些情况下服用华法林后明显且持久不适时,可用高效液相色谱法检测代谢产物(Lombardi et al,2003)。这一方法也能明确患者的服药依从性。更常见的是影响S-华法林代谢的药物会显著改变华法林治疗的效力(框42-1)。一些药物或中草药诱导CYP2C9导致华法林代谢加快,因此需要增加剂量达到同样的抗凝效果。另一些药物干扰华法林的代谢从而增强抗凝效果。

事实上已知上百种复合物能改变华法林的代谢(Ansell et al,2008)。抗生素可能干扰华法林的代谢,或者抑制那些提供大量人体维生素K的肠道菌群。例如,利福平能大幅度加快华法林的代谢,因此需要非常大剂量的华法林达到抗凝效果(Krajewski,2010)。食物,特别是绿叶蔬菜富含维生素K会降低华法林的抗凝效果。不同的华法林药品可能有不同的药物效力,因此,更换药物配方可能需要更频繁的监测和调整剂量(Bongiorno & Nutescu,2004)。

框 42-1 药物与华法林的相互作用

增加华法林的清除率(降低 INR)
- 巴比妥类药物
- 利福平
- 贯叶金丝桃素(存在于圣约翰草中)

减少华法林的清除率(升高 INR)
- 胺碘酮
- 氟康唑
- 咪康唑
- 保泰松

磺胺甲噁唑

华法林被认为是一种治疗指数狭窄的药物,大多数的临床适应证都会把INR作为监测目标。房颤患者和预防治疗VTE时推荐INR靶值为2.5(范围,2~3)(Kearon et al,2012;You et al,2012)。机械主动脉瓣膜患者(双叶机械瓣和新一代的倾斜碟瓣)推荐INR靶值也为2.5(范围,2~3)。机械二尖瓣膜患者和陈旧性机械主动脉瓣膜患者推荐INR靶值较高为3.0(范围,2.5~3.5)(Whitlock et al,2012)。常规监测INR控制其靶值范围是为华法林治疗患者预防血栓并发症和将可能发生出血并发症的风险降到最低。影响出血风险最关键的因素是抗凝治疗的敏感性,以INR为代表(Ageno et al,2012)。其他多种因素包括出血史,高龄,严重的并发症包括肾功能不全和肝脏疾病,协同治疗特别是抗血小板药物(Ageno et al,2012)。

改善监测华法林治疗的研究有所进步,包括开设华法林治疗管理的抗凝治疗门诊,开展床边监测通过毛细血管采血快速反馈INR结果。床边监测仪利用毛细血管全血或非抗凝静脉全血检测凝血活酶介导的凝血时间,将其结果转化为PT和(或)INR(Leaning & Ansell,1996)。但不同的PT床旁监测仪和实验室仪器之间的结果无可比性(Nutescu,2004)。研究表明,即使为同一患者,经床旁监测仪直接检测全血样本与临床实验室检测常规枸橼酸抗凝血浆相比,两者的结果也会不同。床旁监测INR的质量保证和质量控制应该到位(Van Cott,2009)。一般来说,如果床旁监测仪的INR试验结果显著超出范围,那么临床实验室应该分析检测枸橼酸抗凝血浆以确认该结果(Sunderji et al,2005)。

抗凝血酶依赖的注射性抗凝药物

普通肝素

肝素是一种从猪小肠黏膜提取的天然高分子并且分子量范围宽广的硫酸化糖胺聚糖。肝素的清除是通过一种快速饱和机制和一种慢速的一级动力学消除方法相结合的方式,导致随着剂量增加其反应曲线是非线性的。肝素的生物半衰期从静脉注射25U/kg后的大约30分钟明显增加至100U/kg的大约60分钟(Garcia et al,2012)。肝素通过和血浆蛋白抗凝血酶结合发挥其抗凝作用,抗凝血酶是一种循环天然抗凝物。抗血栓作用体现在加速抑制丝氨酸蛋白酶凝血因子,抑制其中最重要的凝血酶(因子Ⅱa)和因子Ⅹa(图42-3)。肝素的其他作用包括释放组织因子途径抑制物,增加组织型纤溶酶原激活物从而增强纤维蛋白溶解,损伤血小板功能(Salzman et al,1980)。普通肝素(UFH)能皮下或静脉注射且起效迅速(Garcia et al,2012),可预防和治疗动静脉血栓栓塞性疾病。肝素的快速抗凝作用在急性VTE患者的治疗中尤其关键,因为早期抗凝治疗不充分会导致继发性血栓并发症的风险增高(Kearon et al,2012)。

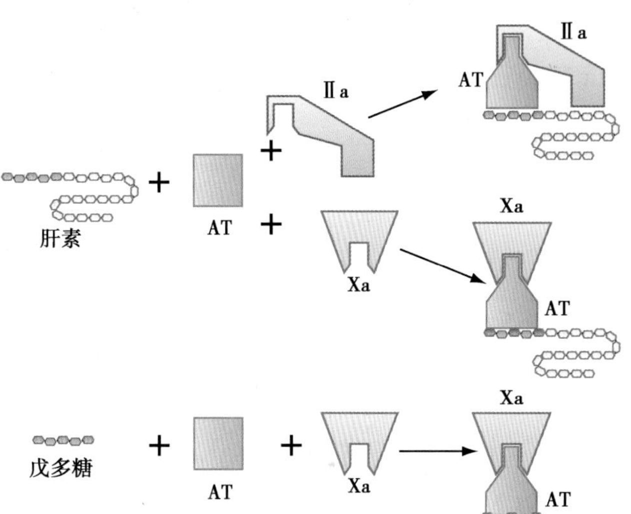

图 42-3 肝素/硫酸乙酰肝素调节蛋白质-蛋白质相互作用的假设机制。在普通肝素(UFH)、低分子量肝素(LMWH)以及其分离产物(磺达肝素)中存在一种肝素的特异性戊多糖序列,该序列与抗凝血酶(AT)的结合会导致AT的构象改变,此变化足以抑制丝氨酸蛋白酶因子Ⅹa。凝血酶(因子Ⅱa)的有效抑制还需要与不同于戊多糖序列的肝素分子区域的直接相互作用,而需要更长的糖胺聚糖序列。UFH中这种凝血酶结合区域比LMWH中更典型(Nugent MA:Heparin sequencing brings structure to the function of complex oligosamlharides,Proc Natl Acad Sci US A97:10301-10303,2000)

监测UFH的实验室方法有很多。包括APTT,凝血酶时间,抗因子Ⅹa活性,活化凝血时间(ACT)和鱼精蛋白拮抗实验。接受肝素治疗的VTE患者和其他多数非手术指征接受UFH治疗的患者,APTT是最常见的检测方法。监测华法林治疗时国际协会建立了INR值以最大限度地减少试剂/仪器不同所致结果的不一致性,与之对比的是监测肝素治疗时还没有建立类似的APTT的标准。历史上,对于VTE患者的治疗,许多临床医生将靶值定为每位患者APTT的基值或实验室APTT的正常参考区间的中点值基础上增加为1.5~2.5倍。这一靶值是基于1970年的一篇研究,该研究报道维持APTT在这一范围能减少VTE复发的风险(Basu et al,1972)。然而,之后的研究表明即使含有相同剂量的UFH样本，检测其APTT值也显著不同，取决于试剂和实验室仪器的使用(Shapiro et al,1977;Kitchen et al,1996)。例如，以UFH为标准的抗因子Ⅹa检测得出的肝素浓度为0.3~0.7U/ml，APTT比值分别是对照值的1.6~6.2倍(Garcia et al,2012)。因此，每个机构的治疗监测APTT的参考范围确定需要基于试剂和仪器使用的反应性(Garcia et al,2012)。

建立肝素治疗的APTT监测范围需以肝素抗凝治疗患者血浆APTT和抗因子Ⅹa水平作图进行线性回归分析。此类分析的示例见图42-4。这两种试验的每一次试剂批号(或使用的仪器)改变，必须重新作回归分析。而且研究建议APTT和抗因子Ⅹa水平的关系必须使用接受肝素治疗的患者血浆样本测定，而不是用加入外源性肝素的正常人血浆样本(Olson et al,1998)。这一方法包容每个患者样本的异质性，异质性体现在不同水平的因子Ⅷ、纤维蛋白原、抗凝血酶、相关因子(因子Ⅻ、高分子量激肽原和前激肽释放酶)和可能存在的狼疮抗凝物。

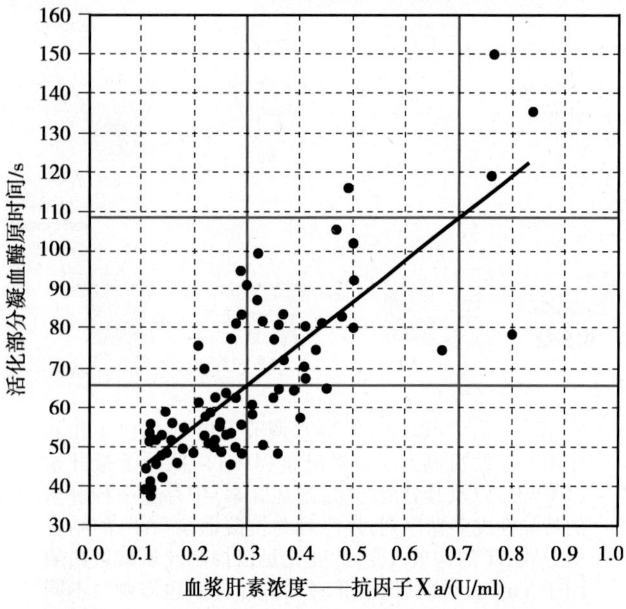

图42-4　对肝素治疗的患者的血浆样品进行活化部分凝血活酶时间(APTT)和抗因子Ⅹa肝素水平之间关系的线性回归分析。使用这种特定的试剂/仪器组合，回归分析得出的APTT范围为66~108秒，其对应的抗因子Ⅹa范围为0.3~0.7U/ml

除了不同患者样本的异质性，不同试剂/仪器共同检测抗因子Ⅹa活性的结果也会不同。这一变化的一个原因就是检测时是否加入了外源性抗凝血酶(Lehman et al,2006)。对内源性抗凝血酶缺乏的患者提供额外的抗凝血酶可能升高其肝素水平。某种意义上，这对循环肝素的定量检测更准确。然而从其他角度看，指导用药剂量的更合适监测方法应更能反映输注肝素的实际抑制效应，也就是说，该方法依然依赖于患者自身的抗凝血酶活性。在一交叉验证研究中通过检测抗因子Ⅹa确定APTT参考范围，无论采取何种检测方法都无法改善44名接受肝素治疗的住院患者的实验室间评估结果(Cuker et al,2009)。尽管对监测肝素治疗的检测方法的争论仍在继续，但是一般推荐肝素用药前的APTT基值就延长的患者可以行更特异性的试验如抗因子Ⅹa测定。

心脏搭桥手术和血管介入治疗时也会广泛使用肝素预防血栓形成。这些情况下，肝素的浓度(如抗因子Ⅹa 2~4U/ml)比VTE治疗时的浓度明显要高。对于这一浓度的UFH，已经超出APTT最优检测范围。通过玻璃珠、高岭土或硅藻土活化患者全血样本的ACT方法经常被用于指导肝素治疗。在所有监测抗凝作用的凝血试验中，不需要过分强调通过正常质控建立本实验室ACT参考范围的重要性。在肝素治疗前获得患者的ACT基值很重要并且要认识到偶尔当患者ACT基值显著延长时(例如患者存在狼疮抗凝物或严重缺乏相关因子)需考虑其他的检测方法——抗因子Ⅹa肝素测定。

肝素抵抗

肝素抵抗的是指临床上患者需要更多肝素的剂量(例如静脉血栓栓塞症患者肝素治疗剂量为>35 000U/d)才能达到APTT靶值的情况(Garcia et al,2012)。肝素抵抗也偶尔发生于心脏搭桥手术，表现为术前或术中无法达到ACT靶值(Finley & Greenberg,2013)。肝素抵抗的原因包括大量的血栓伴随肝素结合蛋白(如血小板第4因子、纤维连接蛋白)释放；因子Ⅷ水平升高(UFH用药前经APTT缩短证实)；硝酸甘油治疗；重度肥胖；抗凝血酶缺陷症(<30%活性)；肝素诱导的血小板减少症(HIT)和肿瘤(Edson et al,1967;Bharadwaj et al,2003;Francis & Groce,2004)。在一些情况下检测APTT就能发现明显的肝素抵抗，在因子Ⅷ水平升高的情况下，转而检测抗因子Ⅹa可以更精准的反映体内循环肝素水平(Garcia et al,2012)。如上所述，APTT未达到参考范围的患者，其肝素水平在参考范围内是否能体现其确切的抗凝作用尚不清楚。人种差异对肝素抗凝作用的敏感性也不同(Shimada et al,2010)。

低分子肝素

低分子肝素(low molecular weight heparins,LMWH)来自对普通肝素的化学或酶的解聚作用，从而片段更短，与蛋白质和细胞结合减少，具有更可预见性的药代动力学特征Garcia et al,2012)。LMWH的清除半衰期是非剂量依赖性的，皮下注射后大约3~6小时(Garcia et al,2012)。LMWH的平均分子量大约4000~5000，相当于大约15个糖单位的分子量。LMWH链的长度足以促使抗凝血酶灭活因子Ⅹa，但不足以促使抗凝血酶灭活凝血酶，这需要一个更长的链(Gray et al,2008)。因此，LMWH能基本抑制因子Ⅹa，对凝血酶抑制的活性较低。监测LMWH时，抗因子Ⅹa测定比APTT更好(Boneu & de Moerloose,2001)。一般不需要监测LMWH的血浆水平，但对某些情况下的患者可能有帮助，包括儿童和新生儿、孕妇、重度肥胖患者、肾衰患者(因为该药物基本依靠肾脏代谢)。当监测LMWH浓度时，末次给药后大约4小时内必须抽血，因为这时药物浓度达到峰值(Bounameaux & de Moerloose,2004;Harenberg,2004)。选择低分子肝素治疗的抗因子Ⅹa浓度目标峰值见表42-3。在一些情况下，检测抗因子Ⅹa的谷值浓度(如给药前检测)可能对判断药物浓度是否在患者体内累积有帮助，但是该时间点的浓度检测并没有作为常规检测。

表 42-3 低分子肝素和磺达肝素治疗的抗Ⅹa 浓度目标峰值

药物和用药频率	目标范围*(抗因子Ⅹa,除标注外)/(U/ml)
依诺肝素,每日两次	0.6~1.0
依诺肝素,每日一次	>2.0
达肝素,每日一次	1.05
亭扎肝素,每日一次	0.85
那屈肝素,每日两次	0.6~1.0
那屈肝素,每日一次	1.3
磺达肝素,每日一次	1.20~1.26mg/L†

(Garcia et al,2012)

*用药4小时后检测

†用药3小时后检测

磺达肝素

磺达肝素是一种小分子人工合成戊多糖,体现在它是与抗凝血酶结合的最小糖胺聚糖序列。此类结合足够增强抗凝血酶的反应位点并有利于与因子Ⅹa 结合,中和丝氨酸蛋白酶的活性(图 42-3)。磺达肝素因为链较短,实质上并没有抗凝血酶活性。它比肝素或 LMWH 的半衰期长(年轻人的终末半衰期为 17 小时,老年人的为 21 小时),可以每天皮下注射一次;剂量取决于患者体重,不用常规监测血药浓度(Garcia et al,2012)。它会适度延长 PT 和 APTT 时间,但通常最多也就几秒钟(Smogorzewska et al,2006)。如有必要,药物浓度水平可以通过抗因子Ⅹa 测定,但需用磺达肝素作标准曲线后测定(Smogorzewska et al,2006)。磺达肝素经肾脏清除且用药剂量视肾功能情况而减量(Nagler et al,2012)。

肝素诱导的血小板减少症

肝素治疗中血小板减少症并不少见。肝素治疗后初期血小板计数一过性轻度下降的现象很常见,其反映了一个非免疫学的进程。这一下降没有任何临床表现,并且典型表现为继续使用 UFH 后恢复正常。与之对比的是,肝素治疗后 5~10 天血小板计数下降符合免疫机制介导的病变即所谓的肝素诱导的血小板减少症(HIT)(Arepally & Ortel,2010;Greinacher,2015)。矛盾的是 HIT 引起的血小板计数下降和增加静脉和(或)动脉血栓栓塞症风险密切相关,也称作肝素诱导的血小板减少症并发血栓形成(HITT)。HIT 是由与血小板第 4 因子(PF4)形成的大分子复合物相结合的抗体所介导,PF4 是一种血小板 α 颗粒中的蛋白质,游离于血浆中与肝素形成复合物(Greinacher et al,1994)。当大量 IgG 分子与 PF4/肝素复合物结合时,抗体的 FC 段与血小板表面的 FcγRⅡA 受体结合,引起血小板活化释放高凝微粒(Arepally & Ortel,2010)。大量释放的 PF4、循环血小板和单核细胞三者间关系导致了典型的临床症状(图 42-5)。其他和 PF4 具有相同序列结构的趋化因子(CXC 家族趋化因子)的抗体,例如白介素-8 和中性粒细胞激活蛋白,也会导致 HIT(Amiral et al,1996)。该免疫应答反应会导致发病率和死亡率的上升,需要早期的诊断和适当的治疗措施,后文中将会提到。

针对 HIT 的诊断基于临床病史,特别是患者肝素治疗的病史与病程进展、血小板计数下降相吻合。在得到实验室确诊结果之前就需要决定治疗措施(Linkins et al,2012)。有几种评分方法尝试评估每一患者 HIT 患病的可能性,最值得一提的是 4T 评分系统(表 42-4)。患者的 4T 评分越低 HIT 患病的可能性也越低(0%~3%),这种情况下一般 PF4/肝素的抗体检测无异常(Arepally & Ortel,2010)。这一点很重要,因为即使某些患

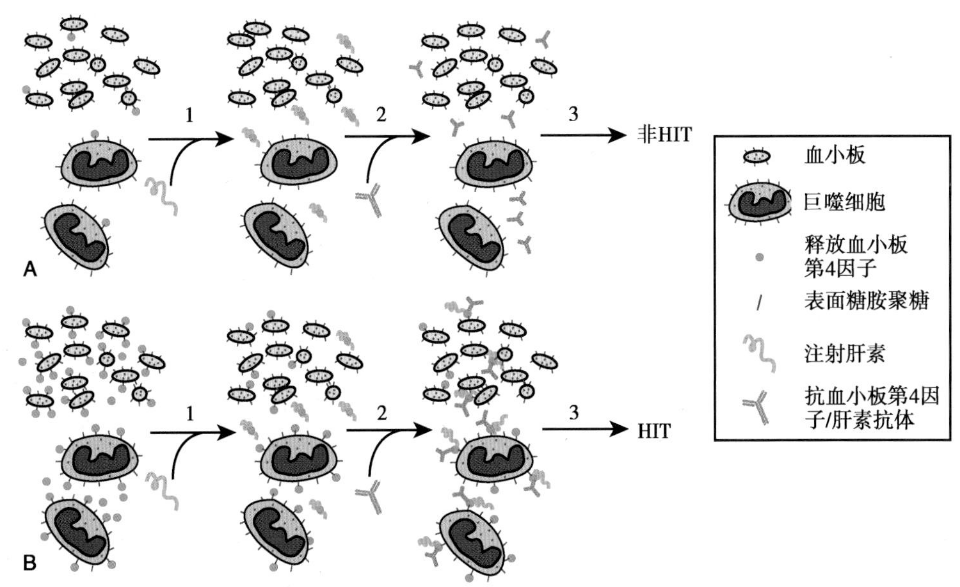

图 42-5 肝素诱导的血小板减少症的机制。A. 左边是患者血小板和单核细胞释放的少量血小板第 4 因子(PF4)。肝素化后:(1)少量表面结合的 PF4 与高亲和力的循环肝素复合诱导抗 PF4/肝素抗体生成。(2)因为与抗体结合的表面 PF4/GAG 复合物不多,它们大部分不与细胞接触,不会激活血小板或单核细胞。(3)患者不会发展为 HIT。B. 和 A 一样,但是与血小板和单核细胞表面的糖胺聚糖结合的释放 PF4 的量很大。肝素化后(1),仍存在一些 PF4/表面糖胺聚糖复合物。循环游离的 PF4/肝素诱导抗体产生(2),由于血小板和单核细胞表面仍有抗原靶标,抗体会结合并活化这些细胞(3),结果导致 HIT 中可见血小板减少症和血栓前状态(Kowalska MA,Rauova L,Poncz M:Role of the platelet chemokine platelet factor 4[PF4]in hemostasis and thrombosis,Thromb Res 125:292-296,2010)

者(如心脏搭桥术后;内科或外科 ICU 患者)临床症状相对少见,但实验室结果阳性率却很高(Arepally & Ortel,2006)。尽管 4T 评分低是排除 HIT 诊断的一个强有力手段,但中或高 4T 评分对确诊 HIT 患者帮助不大。在一项系统性回顾和荟萃分析中,中和高 4T 评分患者的 4T 评分阳性预测值分别为 0.14(0.09~0.24)和 0.64(0.40~0.82)(Cuker et al,2014)。

Greinacher 等(2011)提出假设:当机体对感染性微生物产生抗菌反应时,与糖胺聚糖结合的 PF4 的直接抗体水平也会升

表 42-4 肝素诱导的血小板减少症检测前评分系统:4T 评分[*]

临床表现	2	1	0
血小板减少症	血小板计数下降>50%且最低 20~100×10⁹/L	血小板计数下降 30%~50%或最低(10~19)×10⁹/L	血小板计数下降<30%或最低 10×10⁹/L
血小板计数下降或其他后遗症的发生时间	明确发生于 5~10 天之间;或者≤1 天(如果过去 30 天中使用过肝素)	符合 5~10 天内血小板计数下降,但是不确定(如缺少血小板计数)或血小板计数下降发生于 10 天后;或者≤1 天内血小板计数下降(30~100 天前使用过肝素)	近期未使用过肝素情况下,<4 天内血小板计数下降
血栓或其他后遗症(如皮损)	新血栓;皮肤坏死;肝素注射后急性全身性反应	进行性或复发性血栓形成;红斑性皮肤病变;怀疑血栓尚未证实	没有
具有其他不明显引起血小板减少症的原因	不明显	可能有	确切有

[*] 每一种临床表现都有其 MA 分值(2,1 或 0)。然后累计分值用于患病可能性高低的分组,检测前评分为高(6~8 分),中(4~5 分)和低(≤3 分)。一般 4T 评分 3 分或者更低不需要临床实验室检测(Lo et al,2006)

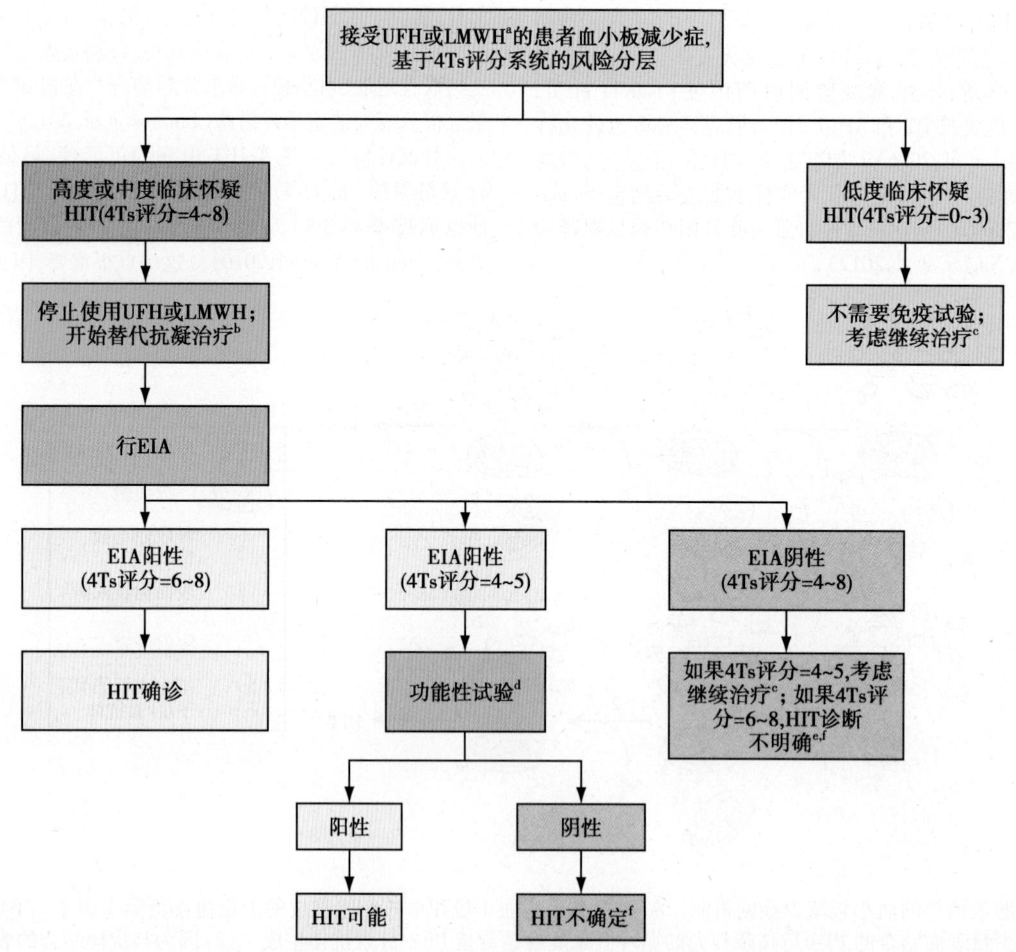

图 42-6 肝素诱导的血小板减少症(HIT)的诊断流程。UFH,普通肝素;LMWH,低分子肝素;EIA,酶联免疫试验。[a] 绝对性血小板减少症(<150 000/μl)或者相对性血小板减少症(肝素治疗开始前血小板计数最高值下降>30%)。[b] 应该在评估患者出血风险和并发症指导下决定开始替代抗凝治疗。[c] 应该个体化决定继续 UFH 或 LMWH 治疗。[d] 如果临床可行则推荐功能性试验。[e]非 PF4/肝素特异性的抗体可能是疾病的原因。[f] 应该个体化决定继续替代抗凝治疗(Arepally GM,Ortel TL:Heparin-induced thrombocytopenia,Annu Rev Med 61:77-90,2010)

高,感染性微生物的糖胺聚糖也会和 PF4 结合。这一假设不仅可以解释 HIT 检测时明显的生物学假阳性结果,也可以解释肝素使用后是什么导致抗体出现时间异常缩短(大约 5 天)(Greinacher et al,2009)。患者没有使用肝素而产生自身免疫性 HIT 的情况很少见,大多数常见于大型手术后(特别是膝关节置换术)或近期感染(Warkentin et al,2014)。

HIT 的临床诊断需要通过实验室检测证实肝素依赖性抗体存在。免疫试验测定与血小板第 4 因子/肝素复合物结合的抗体,而功能性试验测定能激活血小板的抗体。试验的敏感度与特异度较高且检测成本较低是最理想的。许多实验室最早是用 PF4 酶联免疫吸附测定(enzyme-linked immunosorbent assay,ELISA)(大多数实验室只能选择此方法),虽然其敏感度高但是特异度低。多特异性 ELISA(检测 IgG、IgM 和 IgA 同种型)的敏感度高达 98.1%,特异度较低只有 89.4%(Cuker & Ortel,2009)。为了提高 ELISA 试验的诊断特异性,研究了几种策略。ELISA 吸光度值越高越有利于 HIT 和血栓并发症的诊断可能(Zwicker et al,2004),也越有可能作为一个阳性功能性试验(Warkentin et al,2008)。封闭与患者血浆样本中肝素结合的抗体可以提高试验的特异度(Whitlatch et al,2010;McFarland et al,2012),虽然这一方法也最易导致患者 ELISA 弱阳性结果(Althaus et al,2011)。IgG 特异性 ELISA 可以提高试验的特异度(McFarland et al,2012),但敏感度稍低(Cuker & Ortel,2009)。抗 PF4/肝素的 IgM 和 IgA 类抗体在 HIT 病程中的作用很微弱,尽管如此,还是有罕见病例报道(Greinacher et al,2007)。不论实验室优化敏感度和特异度的策略如何,提高诊断特异性最重要的因素是在实验室检测之前对 HIT 临床可能性的认真评估。4T 评分系统和实验室检测相结合的临床诊断策略见图 42-6。

如果 ELISA 结果阳性,功能性试验能更进一步提供实验室诊断依据判断是否存在 HIT。通常功能性试验的要求更高,不仅需要高灵敏度,还需要更高的特异度。在北美,HIT 功能性试验的金标准是 5-羟色胺释放试验,已摄取外源性^{14}C 标记 5-羟色胺的洗涤血小板和不同肝素浓度的患者血浆反应,试验终点时测定 5-羟色胺释放量。尽管北美能提供这项试验的实验室相对较少,但该项试验仍通过了几个参考的实验室服务。替代功能性试验包括一种是肝素诱导的血小板活化试验,其灵敏度和特异度与 5-羟色胺释放试验相当(Eichler et al,1999);另一种是流式细胞学方法检测血小板微粒的形成(Mullier et al,2010)或使用荧光素标记的膜联蛋白 A5 检测在血小板表面上表达的磷脂酰丝氨酸(Poley & Mempel,2001)。这些试验的重要注意事项是使用合适的阳性和阴性质控样本(Warkentin et al,2011a)和选择合适的试验所需血小板供体。

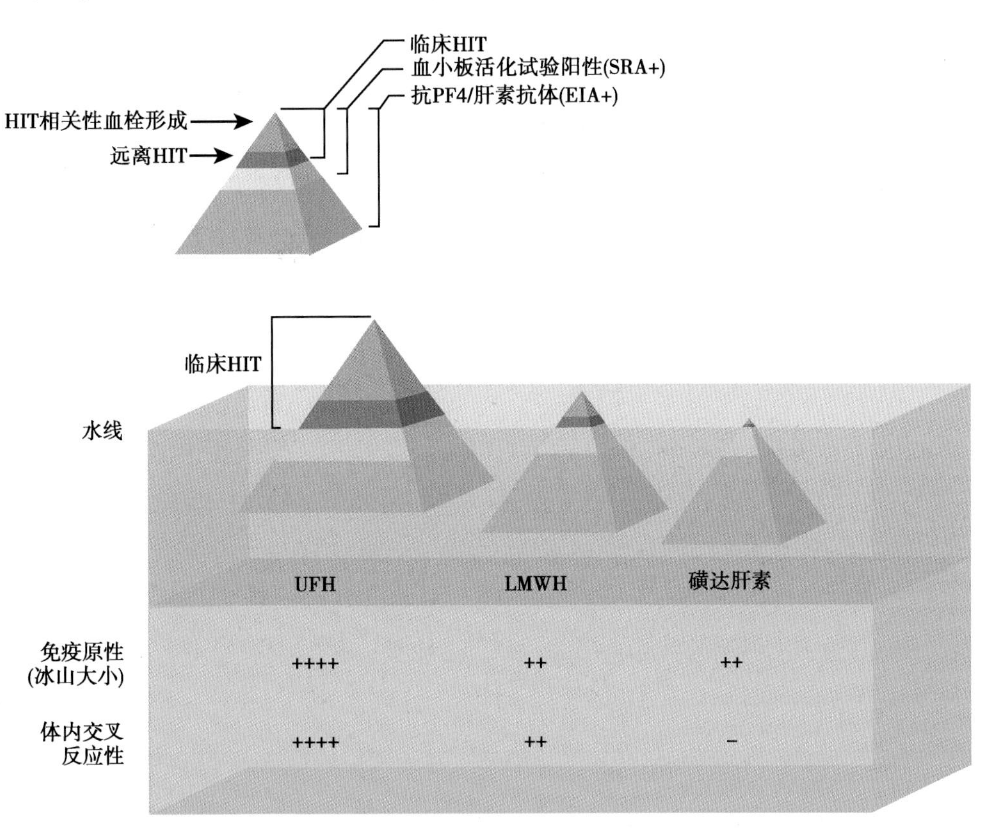

图 42-7 HIT 临床表现(有或没有血栓形成)、使用肝素的类型和导致 HIT 的抗体三者之间的关系。这可以被概念化为"冰山"。可见的冰山的组成(水线以上的部分)代表了明显的临床表现,例如血小板减少症和(或)血栓形成。冰山的体积对应了产生的整个抗 PF4/肝素抗体谱。有些这种抗体是有生物活性的(血小板活化),另一些没有血小板活化作用可能不会引起临床反应。给予患者的肝素类型决定了冰山总体的大小,普通肝素(UFH)的最大(免疫原性最强),低分子肝素(LMWH)和磺达肝素免疫原性较低。这张图也能解释说明其在体内的交叉反应性。UFH 形成的抗原易被 HIT 抗体识别。相比之下,磺达肝素形成的抗原不易识别。LMWH 介于两者之间(Chen AY,from Kelton JG,Warkentin TE:Heparin-induced thrombocytopenia:A historical perspective,Blood 112:2607-2616,2008)

HIT 临床症状与功能性试验或 ELISA 测定抗 PF4/肝素抗体的存在之间的复杂关系见图 42-7。接受 LMWH 治疗的患者也可以发展为 HIT，尽管与接受 UFH 治疗的患者相比发生率更低。肝素治疗患者产生的抗 PF4/肝素抗体会和 LMWH 产生交叉反应，所以已知 HIT 的患者不应注射 LMWH。磺达肝素是免疫原性最小的糖胺聚糖，不与体内循环的抗 PF4/肝素抗体产生交叉反应，磺达肝素是 HIT 患者的安全性抗凝药物（Warkentin et al，2011b；Kang et al，2015），虽有十分罕见的几例患者发生磺达肝素诱导的血小板减少症的报道（Warkentin et al，2007）。

实验室有时被要求对曾经 HIT 阳性但当前无血小板减少的患者进行 HIT 检测。鉴于每一位患者可检测抗体下降的程度差异，以及再次肝素治疗时回忆应答表现的差异，可能需要于再次肝素治疗之前和治疗初期后进行检测。尽管研究表明再次使用肝素 6 个月余后抗体检测消失的患者，其 HIT 相关抗体一般不会复发（Warkentin & Sheppard，2014），但是这类患者的密切实验室监测仍很重要。在某些回忆应答发生的情况下，抗体再次出现可能更强，需要快速检测下降的血小板计数和重新检测抗 PF4/肝素抗体。

靶向抗凝药物

注射性药物

注射性直接凝血酶抑制剂主要用于治疗 HIT 患者。重组水蛭素是水蛭蛋白水蛭素的重组形式，于 1998 年在美国被食品药品管理局（FDA）批准用于治疗 HIT 患者，但是 2011 年在欧洲和 2012 年在北美因为商业原因停止生产（Kelton et al，2013）。阿加曲班是一种短效可逆性直接凝血酶抑制剂（半衰期 40～50 分钟）在美国被批准用于治疗 HIT（Kelton et al，2013）。治疗靶值达到 APTT 基值的 1.5～3.0 倍被认为是阿加曲班的有效抗凝血范围（Kelton et al，2013）。阿加曲班经肝脏代谢可用于肾功能损害患者，但严重肝功能不全患者慎用（如如果 PT 基值延长）。比伐卢定是一种水蛭素类似物，与游离及血栓上凝血酶的纤维蛋白结合位点相结合（半衰期 24 分钟），在美国被批准用于已经存在 HIT 或者患 HIT 的风险的经皮冠状动脉介入治疗患者。当比伐卢定用于治疗 HIT 患者时，调整剂量以获得一个与阿加曲班相似的 APTT 靶值。除了延长 APTT 以外，这些药物都会影响 PT，阿加曲班特别显著。这些药物也会显著延长凝血酶时间，但是稀释凝血酶时间（用正常人血浆 1∶4稀释患者血浆）能用以监测这些药物（Love et al，2007）。

口服药物

达比加群酯是一种直接凝血酶抑制剂达比加群的口服前体药物，被 FDA 批准用于房颤患者预防血栓形成和静脉血栓栓塞患者的治疗。利伐沙班、阿哌沙班和依度沙班是三种因子Ⅹa 特异性抑制剂也被批准用于房颤和静脉血栓栓塞患者的治疗。利伐沙班、阿哌沙班还被批准用于骨科大型手术后的血栓预防。不像口服维生素 K 拮抗剂，这些药物剂量固定不需要常规实验室监测（Connolly et al，2009；Granger et al，2011；Patel et al，2011）。然而，在特定的临床情况下需要检测抗凝活性，包括出血、手术前、血栓栓塞症复发和高危人群中包括超重、高龄和肾功能不全。这些靶向口服抗凝药物的特性总结见表 42-5。

表 42-5　口服靶向抗凝药物

	达比加群酯	利伐沙班	阿哌沙班	依度沙班
目标	凝血酶	因子Ⅹa	因子Ⅹa	因子Ⅹa
生物利用度	6.5%	80%	~66%	~50%
达到峰值效果的时间	2 小时	2~3 小时	1~2 小时	1~2 小时
半衰期	12~14 小时	7~13 小时	8~13 小时	5~11 小时
清除	80%肾脏，20%肝胆	67%肾脏（30%非活性），33%肝胆	25%肾脏，75%肝胆	35%肾脏，65%肝胆
相互作用	强效 P-gp 抑制剂/诱导剂	强效 CYP 3A4 和 P-gp 抑制剂/诱导剂	强效 CYP 3A4 和 P-gp 抑制剂/诱导剂	P-gp
解毒剂	无	无	无	无

gp，糖蛋白（Yeh et al，2012；Bauer，2013；Graff & Harder，2013）

靶向口服抗凝药物对常用的筛查凝血试验的影响不同，不同的试验试剂对每种药物的敏感度也不一样。每个实验室应进行剂量依赖性的研究，用定标曲线确定实验室的试剂对这些抗凝药物的敏感度。此外，鉴于这些药物的半衰期相对较短，解释分析每个患者获得的实验室数据时需考虑到患者最近的用药剂量。由于每种药物的独特性，我们将分别回顾评价它们。

达比加群酯　达比加群在临床治疗血浆浓度时对 PT/INR 的影响相对较小，在高浓度时 PT/INR 也只稍许延长（Lindahl et al，2011）。然而，也要考虑到不同的凝血活酶试剂之间存在相当大的灵敏度差异（Cuker et al，2014）。此外，两项研究表明与实验室基于血浆检测 PT 的结果相比，INR 床旁监测仪得到的 PT/INR 结果会延长更多（Van Ryn et al，2012；Hawes et al，2013）。APTT 比 PT 对达比加群更敏感,表现在药物浓度水平和抗凝效果之间的变化关系反应是曲线型的(Van Ryn et al,2010;Lindahl et al,2011)。凝血酶时间对达比加群很敏感,如果凝血酶时间正常可以排除存在该药物的抗凝作用(Van Ryn et al,2010)。稀释患者血浆后的凝血酶时间可用来评估达比加群的抗凝效果。蛇毒凝血时间对达比加群反应的线性范围很广(Hawes et al,2013),但由于缺乏标准化、不同批次的蝰蛇毒的敏感度不同、限制供应等原因限制了该试验应用(Cuker et al,2014)。考虑到末次达比加群给药和血样检测之间的时间的重要性见图 42-8。

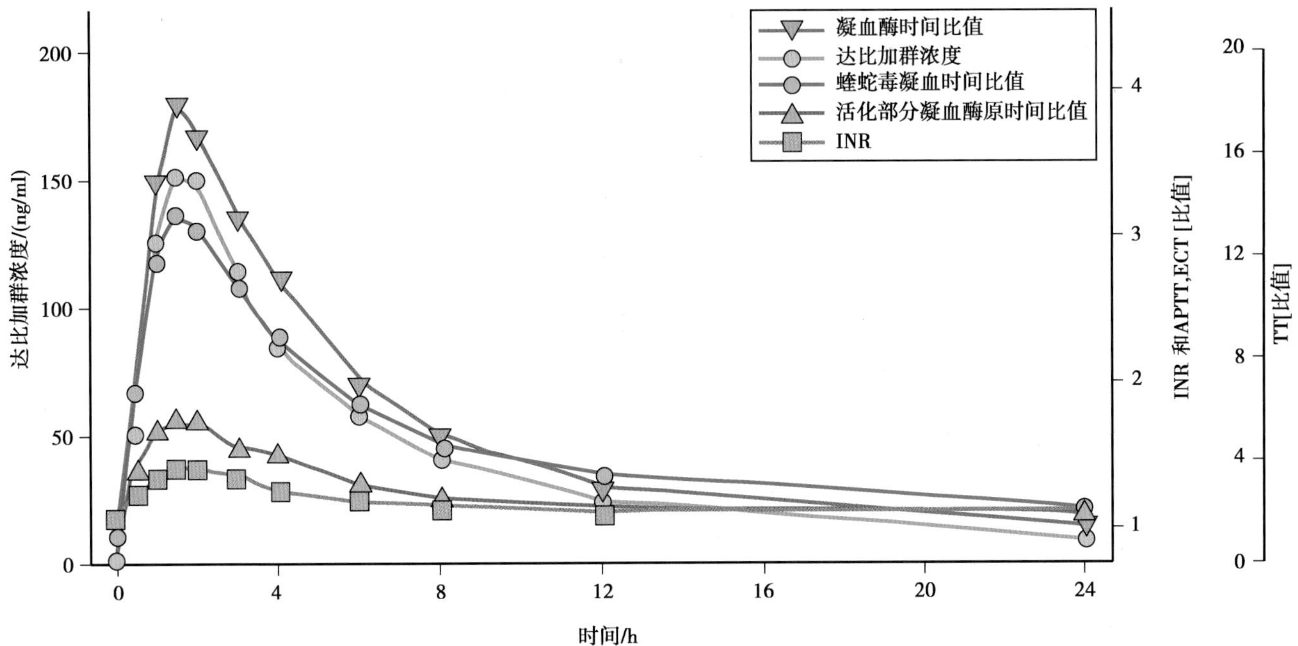

图 42-8 单剂量达比加群给药后时间对凝血试验结果的影响。口服单剂量 200mg 达比加群酯后($n=6$),APTT、INR、凝血酶时间结果、蝰蛇毒凝血时间结果和达比加群血浆浓度的几何平均值与时间作图。APTT、凝血酶时间结果、蝰蛇毒凝血时间结果与其相应基值相比得到比值。INR,国际标准化比值(van Ryn J,et al:Dabigatran etexilate-a novel,reversible,oral direct thrombin inhibitor:Interpretation of coagulation assay and reversal of anticoagulant activity,Thromb Haemost 103:1116-1127,2010)

达比加群对一些患者的其他几种凝血试验也会有影响。高浓度的达比加群会延长 ACT,但是该试验对那些接受批准治疗剂量的患者的血药浓度相对不敏感(Douxfils et al,2012;Hawes et al,2013)。据报道治疗浓度的达比加群会延长血栓弹力图中的 R 值,但是还不确定这项试验对低药物浓度的敏感度(Davis et al,2012)。当达比加群血药浓度高时,凝血活酶含量低的试验测定会大大低估纤维蛋白原水平(Lindahl et al,2011)。

利伐沙班 利伐沙班是以浓度依赖的线性方式延长 PT,但是凝血活酶试剂敏感度因试剂而异(Cuker et al,2014)。无论哪种试剂在药物浓度达到峰值时,大多数 PT 都会延长(Francart et al,2014)。然而在药物浓度谷值时,PT 相对不敏感(Francart et al,2014)。APTT 延长也呈药物剂量依赖性,但是利伐沙班浓度和 APTT 延长之间无线性关系(Cuker et al,2014)。和 PT 一样,试剂之间存在相当大的变异性。因为利伐沙班对凝血酶没有抑制性,所以不会影响凝血酶时间和蝰蛇毒凝血时间。几项研究表明能在很宽的利伐沙班浓度范围内得到其浓度和抗因子Ⅹa 活性之间的浓度依赖的线性关系(Asmis et al,2012)。应该用利伐沙班校准品和质控品制订抗因子Ⅹa 试验的标准曲线。

阿哌沙班 阿哌沙班是以浓度依赖性的方式延长 PT,但 PT 对治疗浓度的阿哌沙班相对不敏感(Douxfils et al,2013)。APTT 延长也是浓度依赖性的,但是反应在高浓度时达到一个平台期(Douxfils et al,2013)。和利伐沙班一样,阿哌沙班对凝血酶时间和蝰蛇毒凝血时间没有影响并且与抗因子Ⅹa 试验有浓度依赖的线性关系(Barrett et al,2010;Douxfils et al,2013)。

依度沙班 依度沙班是以剂量依赖线性的方式延长 PT,不同凝血活酶试剂 PT 延长幅度有变化(Morishima & Kamisato,2015),药物浓度水平低时其敏感度不足(Cuker & Husseinzadeh,2015)。依度沙班也会延长 APTT,尽管对药物的治疗浓度相对不敏感度(Cuker & Husseinzadeh,2015)。从谷值到峰值很宽的浓度范围内,抗因子Ⅹa 活性与依度沙班浓度呈线性相关(Cuker & Husseinzadeh,2015)。

尽管靶向口服抗凝药物对每种凝血试验的影响不同,取决于每种试剂和检测仪器的使用,当实验室被要求评估某特定患者的样本时也有某种推荐的方法用以检测。用过特定药物、末次用药时间和需要实验室数据的临床目标,这些重要信息对解释说明实验室数据很有帮助。推荐的检测方法见表 42-6。

表 42-6 评估口服靶向抗凝药物的推荐实验室监测方法

药物	明确药物浓度低于治疗浓度范围		估计药物浓度水平在治疗范围内		估计药物浓度水平高于治疗范围	
	建议检测	解释说明	建议检测	解释说明	建议检测	解释说明
达比加群	TCT	正常 TCT 可能排除临床治疗药物浓度水平	稀释 TCT, ECT	可能帮助评估患者依从性	稀释 TCT, ECT	提供了定量过量药物浓度水平的最佳方法
利伐沙班,阿哌沙班和依度沙班	抗因子Ⅹa	正常抗因子Ⅹa 可能排除临床治疗药物浓度水平	抗因子Ⅹa	可能帮助评估患者依从性	抗因子Ⅹa	提供了定量过量药物浓度水平的最佳方法

ECT,蝰蛇毒凝血时间;TCT,凝血酶凝血时间(Cuker et al,2014)

抗血小板治疗

目前有几种化合物用于减少或阻断血小板活性(Michelson,2010)。包括环氧合酶抑制剂阿司匹林、腺苷二磷酸(ADP)受体拮抗剂、磷酸二酯酶抑制剂双嘧达莫和血小板膜糖蛋白(GP)Ⅱb/Ⅲa 受体拮抗剂。与华法林和肝素治疗相比,抗血小板治疗传统上没有密切的临床实验室监测。然而,越来越多的实验室包括床旁监测方法将会发挥更大的作用。实验室检测结果可能回答的问题包括以下几点:①患者血小板是否存在对特定药物抑制性的抵抗;②需要怎样的药物剂量来达到预期的抑制强度;③当结束治疗后,血小板功能何时能恢复到足够的水平以经受例如手术等重要的止血考验;④在抗血小板治疗后观察到的血小板减少症是否可以归因于该特异性治疗本身。

阿司匹林

目前使用的药物没有比阿司匹林具有更长更丰富历史的(Rosendaal & Reitsma,2014.)。阿司匹林可以被快速吸收但是经肝脏代谢的半衰期很短(大约 15~20 分钟)。它不可逆地乙酰化环氧合酶-1 和环氧合酶-2。事实上就无核血小板而言,只有从巨核细胞释放进入循环的新血小板才能从阿司匹林的抑制中恢复。尽管人血小板在血液中循环时间为平均 10 天,然而停止阿司匹林治疗后血小板功能性应答正常化在 5~7 天内恢复。这一现象可能归功于血栓素 A2,它从血小板环氧合酶途径而来,通过未被阿司匹林影响的新释放的血小板释放,从而刺激附近被阿司匹林乙酰化环氧合酶的血小板。然而,不同患者对阿司匹林治疗的反应也不同(Sanderson et al,2005)。因为在一些临床情况下对阿司匹林的血小板抑制作用的相关性抵抗可能需要增加药物或替代药物治疗,实验室在监测这种抵抗时发挥有益的作用。

主要有两种方法可以评估血小板对阿司匹林的抵抗。第一种方法,由于血小板是产生血栓素的主要细胞类型,血栓素的检测为血小板环氧合酶活性测定提供了一种手段。血栓素 A2 经过转化为血栓素 B2 从而得到更稳定的 11 脱氢血栓素 B2,这一代谢物的检测被用作间接血小板环氧合酶活性测定(Catella et al,1986)。尿 11 脱氢血栓素 B2 试验已经用于此检测目的(Eikelboom et al,2002)。

第二种方法是用完全依赖于完整的环氧合酶途径的激动剂体外刺激血小板后检测血小板聚集从而更直接地评估实际血小板的功能。花生四烯酸通常作为富血小板血浆和透光率聚集测定法的激动剂。然而,严格的标准化检测程序和包括合适的质控对于这种功能性测定的验证非常重要。已经开发了直接检测抗凝全血的替代方法以提供类似的检测结果。例如,VerifyNow(Amlumetrics,San Diego,Calif.)的仪器可以用全血进行光学血小板聚集检测。这一方法中,将掺有红外染料的纤维蛋白原包被的塑料珠加入枸橼酸盐抗凝的全血中。在加入花生四烯酸之后,纤维蛋白原包被的塑料珠与血小板共同聚集,这可能是由于纤维蛋白原通过血小板表面糖蛋白Ⅱb/Ⅲa(GPⅡb/Ⅲa)的构象活化形式与受刺激血小板结合而达到的效果。鉴于血小板聚集仪检测全血之前已弃去红细胞,那么引入的红外技术可以快速定量血小板聚集(如红外光透射率增加)以及阿司匹林或其他抗血小板药物的抑制作用(Smith et al,1999;Wang et al,2003)。

除血小板聚集仪之外,也可以用其他方法检测激活剂对血小板的活化,从而用抗血小板药物抑制这种活化。流式细胞术可以通过检测血小板活化标志物达到此目的。血小板充分刺激后 P 选择素从静止血小板细胞内 α 颗粒中转移至细胞外膜,这就提供了一个这样的标志物,尽管全部血小板激活后可检测到的 P 选择素的量仍相对较少限制了这一标记物的动态变化范围(Michelson et al,2001)。从静止到血小板全部活化,抗体对血小板活化相关的 GP Ⅱb/Ⅲa 分子构象改变的敏感性(例如 PAC-1)提供了一个潜在的更好的标志物动态变化范围(Michelson,2009)。

P2Y12 抑制剂

几种药物通过 P2Y12 受体来干扰 ADP 信号的转导(表 42-7)。氯吡格雷和普拉格雷是噻吩并吡啶类药物,通过肝脏中的细胞色素 P450 系统在肝脏代谢活化药物后不可逆地抑制血小板功能。相比之下,替格瑞洛是直接作用的可逆的 P2Y12 拮抗剂,其表现出一种快速起效或失效的抗血小板作用(Michelson,2010)。在 P2Y12 受体拮抗剂治疗后,检测剩余的血小板表面上 ADP 嘌呤 P2Y12 受体很困难。其原因有以下几个。第一,P2Y12 受体拮抗后血小板表面存在另外的 P2Y1 类的 ADP 受体也会对 ADP 应答,这就解释了患者的剩余受体会对 ADP 应答的原因。第二,评估 P2Y12 受体拮抗剂治疗的患者几乎通常都同时服用阿司匹林，阿司匹林也是一种 P2Y12 受体拮抗剂。第三，患者在评估急性冠脉综合征或其他潜在严重血栓性疾病的早期过程中开始联合服用 P2Y12 受体拮抗剂和阿司匹林的现象越来越常见。因此在这种情况下没有机会建立可用于评估 P2Y12 受体拮抗剂治疗开始后反应性降低的血小板功能基值的研究。实验室不仅可以确定因为抗血小板治疗引起的反应性降低，还能为治疗中的患者提供血小板反应性的快照。

表 42-7　P2Y12ADP 受体拮抗剂

名字	作用机制	达到最高浓度水平的时间	清除半衰期	备注
氯吡格雷	不可逆抑制作用	循环药物 1 小时；3～7 天达到最大抗血小板作用	循环药物 8 小时	可以通过负荷剂量实现血小板功能的更快速抑制；抗血小板作用长达 10 天
普拉格雷	不可逆抑制作用	30 分钟	7 小时	抗血小板作用长达 5～7 天
替格瑞洛	可逆性抑制作用	1.5 小时	7 小时	约 2.5 天后剩余抗血小板作用下降至 30%

（Eikelboom et al，2012；Ortel，2012）

通过比较患者血小板对 ADP 的反应与对其他血小板激活剂的反应，已经可以得出血小板的抑制归因于 P2Y12 受体拮抗作用的推论。最近证实，使用 VerifyNow 的全血检测仪器得出与治疗前反应性相比，治疗后反应性下降的百分比值的对应性很好，抑制水平大于 20% 左右（图 42-9）（Varenhorst et al，2009）。除了全血的聚集试验之外，对 ADP 受体拮抗剂反应性的评估可以用传统的光透射聚集仪测定患者富血小板血浆，这可以说是评估血小板功能的金标准。流式细胞术也被引入评估细胞内血管扩张剂刺激的磷酸化蛋白的磷酸化，其程度反映了一些 ADP 与血小板 P2Y12 受体结合后的下游信号（Harrison，2012）。

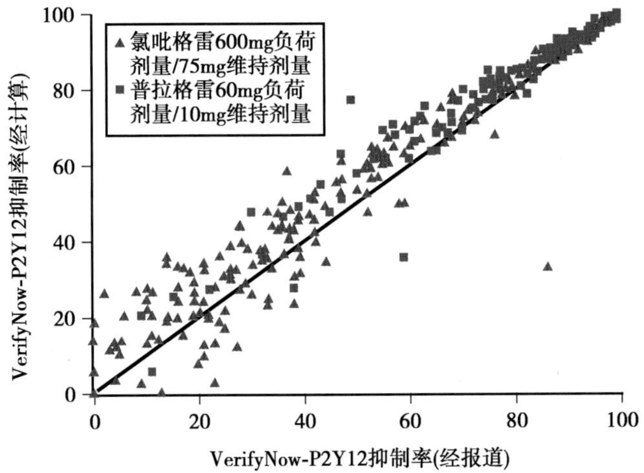

图 42-9　VerifyNow P2Y12（X 轴）报道的基于仅治疗后监测得到的“抑制率”，和基于与治疗前 PRU（P2Y12 反应单位）基值相比治疗后减少的 PRU 值经计算得到的抑制率（Y 轴）之间的关系。用 Lin 的一致性方法计算得出相关系数（r）。■，氯吡格雷；▲，普拉格雷；填充线，单位线（Varenhorst C，James S，Erlinge D，et al：Assessment of P2Y（12）inhibition with the point-of-care device VerifyNow P2Y12in patients treated with prasugrel or clopidogrel coadministered with aspirin，Am Heart J157：562. e1-9，2009）

最近的文献中已经整理了这些不同方法相对的优缺点（Alstrom et al，2009；Gremmel et al，2009；Varenhorst et al，2009；Bidet et al，2010；Bouman et al，2010；Cuisset et al，2010）。尽管如此，对于目前血小板功能检测指导治疗的可信程度如何仍需谨慎对待（Chan et al，2014）。Lordkipanidze 等（2008）在对 116 例冠状动脉疾病患者进行 4 项不同方法学的双盲研究总结时指出：“氯吡格雷对血小板功能抑制的评估具有高度的特异性。是否增加氯吡格雷用药量可能因使用的检测方法不同而不同。因此强调在检测方法选择方面需要明确的指导原则，因为检测方法之间不能互换。目前在常规临床实践中还没有推荐的评估氯吡格雷疗效的血小板功能性试验。”同样，根据对 1069 名接受选择性冠状动脉支架植入术的服用氯吡格雷的患者的研究，作者谨慎得出结论：“没有一项检测能提供准确的预后信息来识别支架植入术后低风险患者的高出血风险”（Breet et al，2010）。这些结论得到了 GRAVITAS 研究员的证实（Price et al，2011），他们发现对于 VerifyNow 试验所定义的高血小板治疗反应性的患者使用大剂量氯吡格雷方案治疗和标准剂量氯吡格雷方案相比，并没有降低心血管疾病、非致死性心肌梗死和支架内血栓形成的死亡发生率。因此，公正来说目前为止 P2Y12 受体抑制相关的血小板功能试验对临床至多也就略有帮助。

类似于使用遗传药理学指导口服华法林抗凝治疗（见前文），一项能评估基因型改变影响 P2Y12 抑制剂代谢的检测也在大力开发中。特别的是，氯吡格雷是一种前体药物，只有在体内转化为活性代谢物后才能获得拮抗 P2Y12 受体的能力。细胞色素（CYP）2C19 在氯吡格雷的体内生物活化中起着重要作用（Kazui et al，2010），某些多态性与较低的氯吡格雷反应性（Hulot et al，2006；Brandt et al，2007）和较高的不良心脏事件风险相关（Sibbing et al，2009；Simon et al，2009）。2010 年 3 月，FDA 在波立维（氯吡格雷）的警告标签上强调了这一点的重要意义，同时以下声明公布在 FDA 网站上（http://www.fda.gov/Drugs/DrugSafety/PostmarketDrugSafetyInformationforPatientsandProviders/ucm203888.htm）

肝酶 CYP2C19 主要负责生成波立维的活性代谢物。波立维活性代谢物的药代动力学和抗血小板试验表明药物浓度水平和抗血小板作用因CYP2C19酶的基因型而不同。以下代表组成患者基因型的CYP2C19的不同等位基因：

- CYP2C19*1等位基因具有完整代谢波立维功能。
- CYP2C19*2和*3等位基因没有代谢波立维的功能。被归类为低代谢者的高加索裔(85%)和亚裔(99%)患者引起功能降低的等位基因中，这两种等位基因占多数。
- CYP2C19*4，*5，*6，*7和*8和其他等位基因可能与波立维缺乏或降低代谢有关，与CYP2C19*2和*3等位基因相比出现频率较低。

具有两个功能缺失性等位基因的患者(如上所述)代谢状况较差。

在这个警告出现后不久，美国心脏病学院基金会(American College of Cardiology Foundation，ACCF)和美国心脏病协会发表了一份共识文件对这一问题提供了指导性意见(Holmes et al，2010)。这些机构建议"坚持现有的ACCF/AHA指南仍是抗血小板治疗的基础"和"现有的证据基础不足以推荐基因检测或血小板功能试验作为抗血小板治疗的常规检测"(Holmes et al，2010)。也有人指出，没有任何证据表明常规检测能提高特定基因型患者组的预后。然而，个体化患者基因分型实际上对他们的临床治疗有多大的帮助仍是一个待研究课题(Shuldiner et al，2009；Sibbing et al，2010；Tresukosol et al，2014)。

糖蛋白Ⅱb/Ⅲa抑制剂

干扰血小板表面受体GPⅡb-Ⅲa的治疗药物包括阿昔单抗、依替巴肽和替罗非班(Eikelboom et al，2012)。这些药物一般用于急性临床情况下，一般不需要实验室评估剩余血小板功能。使用全血或富血小板血浆的血小板聚集研究被证实对例如经皮腔内冠状动脉成形术(percutaneous transluminal coronary angioplasty，PTCA)的临床情况下评估血小板抑制剂阿昔单抗，依替巴肽和血小板GPⅡb-Ⅲa复合物的其他拮抗剂治疗后剩余血小板反应性是有帮助的，这种情况下可能需要评估剩余血小板功能(Hezard et al，2000；Matzdorff et al，2001)。GPⅡb-Ⅲa抑制剂治疗后，也可用流式细胞术方法监测剩余GPⅡb-Ⅲa复合物的功能性(Hezard et al，2000；Matzdorff et al，2001)，以及将血小板微粒定量作为血小板活化的指标(Craft et al，2004)。

随着GPⅡb-Ⅲa拮抗剂在PTCA和其他侵入性手术中的引入，该药物引发血小板减少症(Abrams & Cines，2004；Aster et al，2009)的情况得到了进一步认识。在某些情况下，血小板计数的下降似乎是药物和血小板之间的直接相互作用的结果，也可能是由药物依赖性抗体引起的(Aster et al，2004)。目前用药相关的血小板减少症是由自然产生抗体所致，这一症状可能会发生于先前未使用过药物的患者身上。在其他情况下，血小板减少症的时间进程也就是针对药物本身或药物与其血小板靶点结合形成新表位的抗体产生过程(Curtis et al，2002，2004；Nurden et al，2004)。虽然通过实验室方法明确这种药物依赖的原因很困难，而且有时可能原因深奥难懂，但是目前还是有可用于评估这种获得性血小板减少症的方法，包括流式细胞术、单克隆抗体特异性俘获血小板抗原和其他相关技术。

(王学锋 译 郑磊 校)

推荐阅读

Ageno W，Gallus AS，et al：Oral anticoagulant therapy：Antithrombotic Therapy and Prevention of Thrombosis，9th ed：American College of Chest Physicians Evidence-Based Clinical Practice Guidelines，Chest 141(2 Suppl)：e44S-e88S，2012.

该文献很好地全面回顾了口服抗凝治疗。回顾了肝素诱导的血小板减少症的诊断和治疗。

Aster RH，Curtis BR，et al：Thrombocytopenia resulting from sensitivity to GPIIb-IIIa inhibitors，Semin Thromb Hemost 30(5)：569-577，2004.

该文献是对继发于抗血小板治疗的血小板减少症的重要综述。

Chan NC，Eikelboom JW，et al：Role of phenotypic and genetic testing in managing clopidogrel therapy，Blood 124(5)：689-699，2014.

该文献很好地回顾了实验室检测在氯吡格雷治疗中的发挥的作用。

Cuker A，Siegal DM，et al：Laboratory measurement of the anticoagulant activity of the non-vitamin K oral anticoagulants，J Am Coll Cardiol 64(11)：1128-1139，2014.

该文献回顾了实验室在评估口服靶向抗凝药物方面发挥的作用。

Garcia DA，Baglin TP，et al：Parenteral anticoagulants：Antithrombotic Therapy and Prevention of Thrombosis，9th ed：American College of Chest Physicians Evidence-Based Clinical Practice Guidelines，Chest 141(2 Suppl)：e24S-e43S，2012.

该文献总结了肝素，低分子肝素，磺达肝素和注射性直接凝血酶抑制剂的特性。

Greinacher A：Heparin-induced thrombocytopenia，N Engl J Med 373：252-261，2015.

该文献回顾了肝素诱导的血小板减少症的诊断和治疗。

Holmes DR Jr，Dehmer GJ，et al：ACCF/AHA Clopidogrel clinical alert：approaches to the FDA "boxed warning"：A report of the American College of Cardiology Foundation Task Force on Clinical Expert Consensus Documents and the American Heart Association，Circulation 122(5)：537-557，2010.

该文献回应了FDA关于氯吡格雷的警告。

Kelton JG，Arnold DM，et al：Nonheparin anticoagulants for heparin-induced thrombocytopenia，N Engl J Med 368(8)：737-744，2013.

该文献总结了注射性直接凝血酶抑制剂的特性和应用。

Kimmel SE，French B，et al：A pharmacogenetic versus a clinical algorithm for warfarin dosing，N Engl J Med 369(24)：2283-2293，2013.

该文献论述的是对华法林初始治疗中药物遗传学数据的效用的随机试验研究。

参考文献

Abrams CS, Cines DB: Thrombocytopenia after treatment with platelet glycoprotein IIb/IIIa inhibitors, *Curr Hematol Rep* 3(2):143–147, 2004.

Adcock DM, Johnston M: Evaluation of frozen plasma calibrants for enhanced standardization of the international normalized ratio (INR): A multi-center study, *Thromb Haemost* 87(1):74–79, 2002.

Ageno W, Gallus AS, et al: Oral anticoagulant therapy: Antithrombotic Therapy and Prevention of Thrombosis, 9th ed: American College of Chest Physicians Evidence-Based Clinical Practice Guidelines, *Chest* 141(2 Suppl):e44S–e88S, 2012.

Aithal GP, Day CP, et al: Association of polymorphisms in the cytochrome P450 CYP2C9 with warfarin dose requirement and risk of bleeding complications, *Lancet* 353(9154):717–719, 1999.

Alstrom U, Granath F, et al: Platelet inhibition assessed with VerifyNow, flow cytometry and PlateletMapping in patients undergoing heart surgery, *Thromb Res* 124(5):572–577, 2009.

Althaus K, Strobel U, et al: Combined use of the high heparin step and optical density to optimize diagnostic sensitivity and specificity of an anti-PF4/heparin enzyme-immunoassay, *Thromb Res* 128(3):256–260,

2011.

Amiral J, Marfaing-Koka A, et al: Presence of autoantibodies to interleukin-8 or neutrophil-activating peptide-2 in patients with heparin-associated thrombocytopenia, *Blood* 88(2):410–416, 1996.

Anderson JL, Horne BD, et al: A randomized and clinical effectiveness trial comparing two pharmacogenetic algorithms and standard care for individualizing warfarin dosing (CoumaGen-II), *Circulation* 125(16):1997–2005, 2012.

Ansell J, Hirsh J, et al: Pharmacology and management of the vitamin K antagonists: American College of Chest Physicians Evidence-Based Clinical Practice Guidelines (8th Edition), *Chest* 133(6 Suppl):160S–198S, 2008.

Arepally GM, Ortel TL: Clinical practice: Heparin-induced thrombocytopenia, *N Engl J Med* 355(8):809–817, 2006.

Arepally GM, Ortel TL: Heparin-induced thrombocytopenia, *Annu Rev Med* 61:77–90, 2010.

Asmis LM, Alberio L, et al: Rivaroxaban: Quantification by anti-FXa assay and influence on coagulation tests—A study in 9 Swiss laboratories, *Thromb Res* 129(4):492–498, 2012.

Aster RH, Curtis BR, et al: Drug-induced immune thrombocytopenia: Pathogenesis, diagnosis, and management, *J Thromb Haemost* 7(6):911–918, 2009.

Barrett YC, Wang Z, et al: Clinical laboratory measurement of direct factor Xa inhibitors: Anti-Xa assay is preferable to prothrombin time assay, *Thromb Haemost* 104(6):1263–1271, 2010.

Basu D, Gallus A, et al: A prospective study of the value of monitoring heparin treatment with the activated partial thromboplastin time, *N Engl J Med* 287(7):324–327, 1972.

Bauer KA: Pros and cons of new oral anticoagulants, *Hematology Am Soc Hematol Educ Program* 2013:464–470, 2013.

Berkompas DC: Coumadin skin necrosis in a patient with a free protein S deficiency: case report and literature review, *Indiana Med* 84(11):788–791, 1991.

Bharadwaj J, Jayaraman C, et al: Heparin resistance, *Lab Hematol* 9(3):125–131, 2003.

Bidet A, Jais C, et al: VerifyNow and VASP phosphorylation assays give similar results for patients receiving clopidogrel, but they do not always correlate with platelet aggregation, *Platelets* 21(2):94–100, 2010.

Boneu B, de Moerloose P: How and when to monitor a patient treated with low molecular weight heparin, *Semin Thromb Hemost* 27(5):519–522, 2001.

Bongiorno RA, Nutescu EA: Generic warfarin: Implications for clinical practice and perceptions of anticoagulation providers, *Semin Thromb Hemost* 30(6):619–626, 2004.

Bouman HJ, Parlak E, et al: Which platelet function test is suitable to monitor clopidogrel responsiveness? A pharmacokinetic analysis on the active metabolite of clopidogrel, *J Thromb Haemost* 8(3):482–488, 2010.

Bounameaux H, de Moerloose P: Is laboratory monitoring of low-molecular-weight heparin therapy necessary? No, *J Thromb Haemost* 2(4):551–554, 2004.

Brandt JT, Close SL, et al: Common polymorphisms of CYP2C19 and CYP2C9 affect the pharmacokinetic and pharmacodynamic response to clopidogrel but not prasugrel, *J Thromb Haemost* 5(12):2429–2436, 2007.

Breet NJ, van Werkum JW, et al: Comparison of platelet function tests in predicting clinical outcome in patients undergoing coronary stent implantation, *JAMA* 303(8):754–762, 2010.

Catella F, Healy D, et al: 11-Dehydrothromboxane B2: A quantitative index of thromboxane A2 formation in the human circulation, *Proc Natl Acad Sci U S A* 83(16):5861–5865, 1986.

Connolly SJ, Ezekowitz MD, et al: Dabigatran versus warfarin in patients with atrial fibrillation, *N Engl J Med* 361(12):1139–1151, 2009.

Craft JA, Masci PP, et al: Increased platelet-derived microparticles in the coronary circulation of percutaneous transluminal coronary angioplasty patients, *Blood Coagul Fibrinolysis* 15(6):475–482, 2004.

Cuisset T, Frere C, et al: Clopidogrel response: Head-to-head comparison of different platelet assays to identify clopidogrel non responder patients after coronary stenting, *Arch Cardiovasc Dis* 103(1):39–45, 2010.

Cuker A, Husseinzadeh H: Laboratory measurement of the anticoagulant activity of edoxaban: A systematic review, *J Thromb Thrombolysis* 39:288–294, 2015.

Cuker A, Ortel TL: ASH evidence-based guidelines: Is the IgG-specific anti-PF4/heparin ELISA superior to the polyspecific ELISA in the laboratory diagnosis of HIT? *Hematology Am Soc Hematol Educ Program* 250–252, 2009.

Cuker A, Ptashkin B, et al: Interlaboratory agreement in the monitoring of unfractionated heparin using the anti-factor Xa-correlated activated partial thromboplastin time, *J Thromb Haemost* 7(1):80–86, 2009.

Cunningham MT, Johnson GF, et al: The reliability of manufacturer-determined, instrument-specific international sensitivity index values for calculating the international normalized ratio, *Am J Clin Pathol* 102(1):128–133, 1994.

Curtis BR, Divgi A, et al: Delayed thrombocytopenia after treatment with abciximab: A distinct clinical entity associated with the immune response to the drug, *J Thromb Haemost* 2(6):985–992, 2004.

Curtis BR, Swyers J, et al: Thrombocytopenia after second exposure to abciximab is caused by antibodies that recognize abciximab-coated platelets, *Blood* 99(6):2054–2059, 2002.

D'Angelo A, Seveso MP, D'Angelo SV, et al: Comparison of two automated coagulometers and the manual tilt-tube method for the determination of prothrombin time, *Am J Clin Pathol* 92(3):321–328, 1989.

Davis PK, Musunuru H, et al: The ex vivo reversibility of dabigatran-induced whole-blood coagulopathy as monitored by thromboelastography: Mechanistic implications for clinical medicine, *Thromb Haemost* 108(3):586–588, 2012.

Douxfils J, Chatelain C, et al: Impact of apixaban on routine and specific coagulation assays: A practical laboratory guide, *Thromb Haemost* 110(2):283–294, 2013.

Douxfils J, Mullier F, et al: Impact of dabigatran on a large panel of routine or specific coagulation assays. Laboratory recommendations for monitoring of dabigatran etexilate, *Thromb Haemost* 107(5):985–997, 2012.

Edson JR, Krivit W, et al: Kaolin partial thromboplastin time: High levels of procoagulants producing short clotting times or masking deficiencies of other procoagulants or low concentrations of anticoagulants, *J Lab Clin Med* 70(3):463–470, 1967.

Eichler P, Budde U, et al: First workshop for detection of heparin-induced antibodies: Validation of the heparin-induced platelet-activation test (HIPA) in comparison with a PF4/heparin ELISA, *Thromb Haemost* 81(4):625–629, 1999.

Eikelboom JW, Hirsh J, et al: Aspirin-resistant thromboxane biosynthesis and the risk of myocardial infarction, stroke, or cardiovascular death in patients at high risk for cardiovascular events, *Circulation* 105(14):1650–1655, 2002.

Eikelboom JW, Hirsh J, et al: Antiplatelet drugs: Antithrombotic Therapy and Prevention of Thrombosis, 9th ed: American College of Chest Physicians Evidence-Based Clinical Practice Guidelines, *Chest* 141(2 Suppl):e89S–e119S, 2012.

Epstein RS, Moyer TP, et al: Warfarin genotyping reduces hospitalization rates results from the MM-WES (Medco-Mayo Warfarin Effectiveness study), *J Am Coll Cardiol* 55(25):2804–2812, 2010.

Favaloro EJ, Adcock DM: Standardization of the INR: How good is your laboratory's INR and can it be improved? *Semin Thromb Hemost* 34(7):593–603, 2008.

Favaloro EJ, McVicker W, et al: Improving the harmonisation of the International Normalized Ratio (INR): Time to think outside the box? *Clin Chem Lab Med* 48(8):1079–1090, 2010.

Finley A, Greenberg C: Review article: Heparin sensitivity and resistance: Management during cardiopulmonary bypass, *Anesth Analg* 116(6):1210–1222, 2013.

Francart SJ, Hawes EM, et al: Performance of coagulation tests in patients on therapeutic doses of rivaroxaban. A cross-sectional pharmacodynamic study based on peak and trough plasma levels, *Thromb Haemost* 111(6):1133–1140, 2014.

Francis JL, Groce JB 3rd: Challenges in variation and responsiveness of unfractionated heparin, *Pharmacotherapy* 24(8 Pt 2):108S–119S, 2004.

Gage BF, Eby C, et al: Use of pharmacogenetic and clinical factors to predict the therapeutic dose of warfarin, *Clin Pharmacol Ther* 84(3):326–331, 2008.

Graff J, Harder S: Anticoagulant therapy with the oral direct factor Xa inhibitors rivaroxaban, apixaban and edoxaban and the thrombin inhibitor dabigatran etexilate in patients with hepatic impairment, *Clin Pharmacokinet* 52(4):243–254, 2013.

Granger CB, Alexander JH, et al: Apixaban versus warfarin in patients with atrial fibrillation, *N Engl J Med* 365(11):981–992, 2011.

Gray E, Mulloy B, et al: Heparin and low-molecular-weight heparin, *Thromb Haemost* 99(5):807–818, 2008.

Greinacher A, Holtfreter B, et al: Association of natural anti-platelet factor 4/heparin antibodies with periodontal disease, *Blood* 118(5):1395–1401, 2011.

Greinacher A, Juhl D, et al: Heparin-induced thrombocytopenia: A prospective study on the incidence, platelet-activating capacity and clinical significance of antiplatelet factor 4/heparin antibodies of the IgG, IgM, and IgA classes, *J Thromb Haemost* 5(8):1666–1673, 2007.

Greinacher A, Kohlmann T, et al: The temporal profile of the anti-PF4/heparin immune response, *Blood* 113(20):4970–4976, 2009.

Greinacher A, Potzsch B, et al: Heparin-associated thrombocytopenia: Isolation of the antibody and characterization of a multimolecular PF4-heparin complex as the major antigen, *Thromb Haemost* 71(2):247–251, 1994.

Gremmel T, Steiner S, et al: Comparison of methods to evaluate clopidogrel-mediated platelet inhibition after percutaneous intervention with stent implantation, *Thromb Haemost* 101(2):333–339, 2009.

Harenberg J: Is laboratory monitoring of low-molecular-weight heparin therapy necessary? Yes, *J Thromb Haemost* 2(4):547–550, 2004.

Harrison P: Advances in the monitoring of P2Y12 therapy, *Platelets* 23(7):510–525, 2012.

Hawes EM, Deal AM, et al: Performance of coagulation tests in patients on therapeutic doses of dabigatran: a cross-sectional pharmacodynamic study based on peak and trough plasma levels, *J Thromb Haemost* 11(8):1493–1502, 2013.

Hezard N, Metz D, et al: Use of the PFA-100 apparatus to assess platelet function in patients undergoing PTCA during and after infusion of c7E3 Fab in the presence of other antiplatelet agents, *Thromb Haemost* 83(4):540–544, 2000.

Hulot JS, Bura A, et al: Cytochrome P450 2C19 loss-of-function polymorphism is a major determinant of clopidogrel responsiveness in healthy subjects, *Blood* 108(7):2244–2247, 2006.

Hursting MJ, Zehnder JL, et al: The International Normalized Ratio during concurrent warfarin and argatroban anticoagulation: Differential contributions of each agent and effects of the choice of thromboplastin used, *Clin Chem* 45(3):409–412, 1999.

Kang M, Alahmadi M, et al: Fondaparinux for the treatment of suspected heparin-induced thrombocytopenia: A propensity score-matched study, *Blood* 125(6):924–929, 2015.

Kazui M, Nishiya Y, et al: Identification of the human cytochrome P450 enzymes involved in the two oxidative steps in the bioactivation of clopidogrel to its pharmacologically active metabolite, *Drug Metab Dispos* 38(1):92–99, 2010.

Kearon C, Akl EA, et al: Antithrombotic therapy for VTE disease: Antithrombotic Therapy and Prevention of Thrombosis, 9th ed: American College of Chest Physicians Evidence-Based Clinical Practice Guidelines, *Chest* 141(2 Suppl):e419S–e494S, 2012.

Kirkel D, Lin TW, et al: Asymptomatic factor VII deficiency: Gene analysis and structure-function relationships, *Blood Coagul Fibrinolysis* 21(1):91–94, 2010.

Kirkwood TB: Calibration of reference thromboplastins and standardisation of the prothrombin time ratio, *Thromb Haemost* 49(3):238–244, 1983.

Kitchen S, Jennings I, et al: Wide variability in the sensitivity of APTT reagents for monitoring of heparin dosage, *J Clin Pathol* 49(1):10–14, 1996.

Kitchen S, Preston FE: Standardization of prothrombin time for laboratory control of oral anticoagulant therapy, *Semin Thromb Hemost* 25(1):17–25, 1999.

Krajewski KC: Inability to achieve a therapeutic INR value while on concurrent warfarin and rifampin, *J Clin Pharmacol* 50(6):710–713, 2010.

Leaning KE, Ansell JE: Advances in the monitoring of oral anticoagulation: Point-of-care testing, patient self-monitoring, and patient self-management, *J Thromb Thrombolysis* 3(4):377–383, 1996.

Lehman CM, Rettmann JA, et al: Comparative performance of three anti-factor Xa heparin assays in patients in a medical intensive care unit receiving intravenous, unfractionated heparin, *Am J Clin Pathol* 126(3):416–421, 2006.

Lindahl TL, Baghaei F, et al: Effects of the oral, direct thrombin inhibitor dabigatran on five common coagulation assays, *Thromb Haemost* 105(2):371–378, 2011.

Linkins LA, Dans AL, et al: Treatment and prevention of heparin-induced thrombocytopenia: Antithrombotic Therapy and Prevention of Thrombosis, 9th ed: American College of Chest Physicians

Evidence-Based Clinical Practice Guidelines, *Chest* 141(2 Suppl):e495S–e530S, 2012.
Lo GK, Juhl D, et al: Evaluation of pretest clinical score (4 T's) for the diagnosis of heparin-induced thrombocytopenia in two clinical settings, *J Thromb Haemost* 4(4):759–765, 2006.
Lombardi R, Chantarangkul V, et al: Measurement of warfarin in plasma by high performance liquid chromatography (HPLC) and its correlation with the international normalized ratio, *Thromb Res* 111(4–5):281–284, 2003.
Lordkipanidze M, Pharand C, et al: Comparison of four tests to assess inhibition of platelet function by clopidogrel in stable coronary artery disease patients, *Eur Heart J* 29(23):2877–2885, 2008.
Love JE, Ferrell C, et al: Monitoring direct thrombin inhibitors with a plasma diluted thrombin time, *Thromb Haemost* 98(1):234–242, 2007.
Matzdorff AC, Kuhnel G, et al: Comparison of GP IIB/IIIA inhibitors and their activity as measured by aggregometry, flow cytometry, single platelet counting, and the rapid platelet function analyzer, *J Thromb Thrombolysis* 12(2):129–139, 2001.
McFarland J, Lochowicz A, et al: Improving the specificity of the PF4 ELISA in diagnosing heparin-induced thrombocytopenia, *Am J Hematol* 87(8): 776–781, 2012.
McGehee WG, Klotz TA, et al: Coumarin necrosis associated with hereditary protein C deficiency, *Ann Intern Med* 101(1):59–60, 1984.
Michelson AD: Methods for the measurement of platelet function, *Am J Cardiol* 103(Suppl):20A–26A, 2009.
Michelson AD: Antiplatelet therapies for the treatment of cardiovascular disease, *Nat Rev Drug Discov* 9(2):154–169, 2010.
Michelson AD, Barnard MR, et al: Circulating monocyte-platelet aggregates are a more sensitive marker of in vivo platelet activation than platelet surface p-selectin. Studies in baboons, human coronary intervention, and human acute myocardial infarction, *Circulation* 104:1533–1537, 2001.
Moll S, Ortel TL: Monitoring warfarin therapy in patients with lupus anticoagulants, *Ann Intern Med* 127(3):177–185, 1997.
Morishima Y, Kamisato C: Laboratory measurements of the oral direct factor Xa inhibitor edoxaban. Comparison of prothrombin time, activated partial thromboplastin time, and thrombin generation assay, *Am J Clin Pathol* 143:241–247, 2015.
Mullier F, Bailly N, et al: Contribution of platelet microparticles generation assay to the diagnosis of type II heparin-induced thrombocytopenia, *Thromb Haemost* 103(6):1277–1281, 2010.
Nagler M, Haslauer M, et al: Fondaparinux—Data on efficacy and safety in special situations, *Thromb Res* 129(4):407–417, 2012.
Nurden P, Clofent-Sanchez G, et al: Delayed immunologic thrombocytopenia induced by abciximab, *Thromb Haemost* 92(4):820–828, 2004.
Nutescu EA: Point of care monitors for oral anticoagulant therapy, *Semin Thromb Hemost* 30(6):697–702, 2004.
Olson JD, Arkin CF, et al: College of American Pathologists Conference XXXI on laboratory monitoring of anticoagulant therapy: Laboratory monitoring of unfractionated heparin therapy, *Arch Pathol Lab Med* 122(9):782–798, 1998.
O'Reilly RA, Aggeler PM, et al: Hereditary transmission of exceptional resistance to coumarin anticoagulant drugs. The first reported kindred, *N Engl J Med* 271:809–815, 1964.
Ortel TL: Perioperative management of patients on chronic antithrombotic therapy, *Blood* 120(24):4699–4705, 2012.
Patel MR, Mahaffey KW, et al: Rivaroxaban versus warfarin in nonvalvular atrial fibrillation, *N Engl J Med* 365(10):883–891, 2011.
Pirmohamed M, Burnside G, et al: A randomized trial of genotype-guided dosing of warfarin, *N Engl J Med* 369(24):2294–2303, 2013.
Poley S, Mempel W: Laboratory diagnosis of heparin-induced thrombocytopenia: Advantages of a functional flow cytometric test in comparison to the heparin-induced platelet-activation test, *Eur J Haematol* 66(4):253–262, 2001.
Pollak ES, Russell TT, et al: Asymptomatic factor VII deficiency in African Americans, *Am J Clin Pathol* 126(1):128–132, 2006.
Poller L: International Normalized Ratios (INR): The first 20 years, *J Thromb Haemost* 2(6):849–860, 2004.
Price MJ, Berger PB, et al: Standard- vs high-dose clopidogrel based on platelet function testing after percutaneous coronary intervention. The GRAVITAS randomized trial, *JAMA* 305(11):1097–1105, 2011.
Rieder MJ, Reiner AP, et al: Effect of VKORC1 haplotypes on transcriptional regulation and warfarin dose, *N Engl J Med* 352(22):2285–2293, 2005.
Rosborough TK, Shepherd MF: Unreliability of international normalized ratio for monitoring warfarin therapy in patients with lupus anticoagulant, *Pharmacotherapy* 24(7):838–842, 2004.
Rosendaal FR, Reitsma PH: 5000 years old and still going strong, *J Thromb Haemost* 12(11):1763, 2014.
Salzman EW, Rosenberg RD, et al: Effect of heparin and heparin fractions on platelet aggregation, *J Clin Invest* 65(1):64–73, 1980.
Sanderson S, Emery J, et al: Narrative review: Aspirin resistance and its clinical implications, *Ann Intern Med* 142(5):370–380, 2005.
Shapiro GA, Huntzinger SW, et al: Variation among commercial activated partial thromboplastin time reagents in response to heparin, *Am J Clin Pathol* 67(5):477–480, 1977.
Shimada YJ, Nakra NC, et al: Relation of race (Asian, African-American, European-American, and Hispanic) to activated clotting time after weight-adjusted bolus of heparin during percutaneous coronary intervention, *Am J Cardiol* 105(5):629–632, 2010.
Shuldiner AR, O'Connell JR, et al: Association of cytochrome P450 2C19 genotype with the antiplatelet effect and clinical efficacy of clopidogrel therapy, *JAMA* 302(8):849–857, 2009.
Sibbing D, Braun S, et al: Platelet reactivity after clopidogrel treatment assessed with point-of-care analysis and early drug-eluting stent thrombosis, *J Am Coll Cardiol* 53(10):849–856, 2009.
Sibbing D, Koch W, et al: Cytochrome 2C19*17 allelic variant, platelet aggregation, bleeding events, and stent thrombosis in clopidogrel-treated patients with coronary stent placement, *Circulation* 121(4):512–518, 2010.
Simon T, Verstuyft C, et al: Genetic determinants of response to clopidogrel and cardiovascular events, *N Engl J Med* 360(4):363–375, 2009.
Smith JW, Steinhubl SR, et al: Rapid platelet-function assay: An automated and quantitative cartridge-based method, *Circulation* 99(5):620–625, 1999.
Smogorzewska A, Brandt JT, et al: Effect of fondaparinux on coagulation assays: Results of College of American Pathologists proficiency testing, *Arch Pathol Lab Med* 130(11):1605–1611, 2006.
Sunderji R, Gin K, et al: Clinical impact of point-of-care vs laboratory measurement of anticoagulation, *Am J Clin Pathol* 123(2):184–188, 2005.
Taube J, Halsall D, et al: Influence of cytochrome P-450 CYP2C9 polymorphisms on warfarin sensitivity and risk of over-anticoagulation in patients on long-term treatment, *Blood* 96(5):1816–1819, 2000.
Tresukosol D, Suktitipat B, et al: Effects of cytochrome P450 2C19 and paraoxonase 1 polymorphisms on antiplatelet response to clopidogrel therapy in patients with coronary artery disease, *PLoS ONE* 9(10):e110188, 2014.
Van Cott EM: Point-of-care testing in coagulation, *Clin Lab Med* 29(3):543–553, 2009.
Van den Besselaar AM, Barrowcliffe TW, et al: Guidelines on preparation, certification, and use of certified plasmas for ISI calibration and INR determination, *J Thromb Haemost* 2(11):1946–1953, 2004.
Van Ryn J, Baruch L, et al: Interpretation of point-of-care INR results in patients treated with dabigatran, *Am J Med* 125(4):417–420, 2012.
Van Ryn J, Stangier J, et al: Dabigatran etexilate—A novel, reversible, oral direct thrombin inhibitor: Interpretation of coagulation assays and reversal of anticoagulant activity, *Thromb Haemost* 103(6):1116–1127, 2010.
Varenhorst C, James S, et al: Assessment of P2Y(12) inhibition with the point-of-care device VerifyNow P2Y12 in patients treated with prasugrel or clopidogrel coadministered with aspirin, *Am Heart J* 157(3):562.e1–562.e9, 2009.
Verhoef TI, Ragia G, et al: A randomized trial of genotype-guided dosing of acenocoumarol and phenprocoumon, *N Engl J Med* 369(24):2304–2312, 2013.
Wang JC, Aucoin-Barry D, et al: Incidence of aspirin nonresponsiveness using the Ultegra Rapid Platelet Function Assay-ASA, *Am J Cardiol* 92(12):1492–1494, 2003.
Warkentin TE, Basciano PA, et al: Spontaneous heparin-induced thrombocytopenia syndrome: 2 new cases and a proposal for defining this disorder, *Blood* 123:3651–3654, 2014.
Warkentin TE, Elavathil LJ, et al: The pathogenesis of venous limb gangrene associated with heparin-induced thrombocytopenia, *Ann Intern Med* 127(9): 804–812, 1997.
Warkentin TE, Greinacher A, et al: Laboratory testing for heparin-induced thrombocytopenia: A conceptual framework and implications for diagnosis, *J Thromb Haemost* 9(12):2498–2500, 2011a.
Warkentin TE, Maurer BT, et al: Heparin-induced thrombocytopenia associated with fondaparinux, *N Engl J Med* 356(25):2653–2655; discussion 2653-2655, 2007.
Warkentin TE, Pai M, et al: Fondaparinux treatment of acute heparin-induced thrombocytopenia confirmed by the serotonin-release assay: A 30-month, 16-patient case series, *J Thromb Haemost* 9(12):2389–2396, 2011b.
Warkentin TE, Sheppard JI: Serological investigation of patients with a previous history of heparin-induced thrombocytopenia who are reexposed to heparin, *Blood* 123(16):2485–2493, 2014.
Warkentin TE, Sheppard JI, et al: Quantitative interpretation of optical density measurements using PF4-dependent enzyme-immunoassays, *J Thromb Haemost* 6(8):1304–1312, 2008.
Whitlatch NL, Kong DF, et al: Validation of the high-dose heparin confirmatory step for the diagnosis of heparin-induced thrombocytopenia, *Blood* 116(10): 1761–1766, 2010.
Whitlock RP, Sun JC, et al: Antithrombotic and thrombolytic therapy for valvular disease: Antithrombotic Therapy and Prevention of Thrombosis, 9th ed: American College of Chest Physicians Evidence-Based Clinical Practice Guidelines, *Chest* 141(2 Suppl):e576S–e600S, 2012.
Yeh CH, Fredenburgh JC, et al: Oral direct factor Xa inhibitors, *Circ Res* 111(8):1069–1078, 2012.
You JJ, Singer DE, et al: Antithrombotic therapy for atrial fibrillation: Antithrombotic Therapy and Prevention of Thrombosis, 9th ed: American College of Chest Physicians Evidence-Based Clinical Practice Guidelines, *Chest* 141(2 Suppl):e531S–e575S, 2012.
Zwicker JI, Uhl L, et al: Thrombosis and ELISA optical density values in hospitalized patients with heparin-induced thrombocytopenia, *J Thromb Haemost* 2(12): 2133–2137, 2004.

第六部分

免疫学和免疫病理学

EDITED BY | H. Davis Massey
Richard A. McPherson

第43章 免疫系统及免疫功能紊乱概述

Richard A. McPherson, H. Davis Massey

要点

1. 免疫系统包括细胞免疫和体液免疫,机体以此阻止微生物的侵袭。单个因子的功能缺陷会导致个体对多种感染易感。
2. 免疫系统中的淋巴细胞包括 T 淋巴细胞和 B 淋巴细胞,T 细胞直接对抗外来抗原,B 细胞则分化为浆细胞合成免疫球蛋白对抗外来抗原。抗原递呈细胞在免疫反应中所起的作用非常重要。
3. 淋巴细胞可分化为 T 淋巴细胞和 B 淋巴细胞是基于 T 细胞抗原受体的基因重排和免疫球蛋白的基因重排。
4. 对患者样本进行淋巴细胞的分类是依赖其细胞表面蛋白,即 CD 标志物,后者决定了细胞的亚类和功能。
5. 其他的免疫细胞包括自然杀伤细胞,中性粒细胞,嗜酸性粒细胞,嗜碱性粒细胞和肥大细胞。
6. 除了免疫球蛋白或抗体之外,体液免疫系统还包括补体系统中的酶活化级联反应,进而导致外源细胞被酶破坏和细胞因子作用产生的炎症细胞募集。
7. 组织相容性抗原在抗原呈递到 T 细胞中起主要作用,从而形成了个体的免疫学特征,这一特征在器官移植排斥反应中是非常重要的。
8. 对特定抗原暴露的过度反应,例如过敏反应或循环免疫复合物的应答,可能会产生免疫学损伤。
9. 自身免疫性疾病是维持自身抗原免疫耐受机制失败的结果,导致多种抗自身抗体形成,以及对患者自身组织细胞免疫应答的活化。
10. 免疫系统的实验室检测包括计数淋巴细胞及其子集的相对简单的技术,以及免疫球蛋白和补体蛋白质总浓度的定量技术。其他更复杂的方法,如检测基因重排,自身抗体表征和与 IgE 的抗原反应性的检测,可用于诊断免疫系统的各种疾病。
11. 对免疫系统疾病的治疗方法包括刺激或替代缺乏的组分;减少或去除其他异常或过量存在的因子。

免疫系统主要功能是识别、反应、破坏能引起感染的入侵微生物如细菌、病毒、真菌、寄生虫等。免疫系统的研究和发现很多都是来自针对严重感染的研究和抵抗病原微生物的特殊反应的启发。一般来说,免疫过程分为识别外来抗原和消灭外来抗原两个步骤。在这一过程中,免疫系统还执行免疫监视功能,它监视肿瘤细胞是否有新抗原并试图破坏它们,而同时保留正常细胞表面的无害抗原。某些疾病过程可以理解为免疫功能紊乱的结果,如超敏反应、自身免疫病、免疫缺陷病等。正常情况下,免疫系统会对移植物发生排斥反应并产生移植物抗宿主病(GVHD),对移植物的免疫耐受的研究还需深入展开。这篇综述详细介绍免疫系统的各组分及功能,同时也介绍了引起免疫功能紊乱的相关疾病。

淋巴细胞

淋巴细胞位于淋巴结、脾、黏膜表面和血液循环中。它们来源于多能造血干细胞,胚胎时由卵黄囊产生,胎儿时迁移到肝脏,婴儿时定位于骨髓直至成年(Weissman,1994)。不同淋巴细胞的鉴别依赖于细胞表面独特的蛋白标记物,这些标记物赋予细胞特殊功能。

T 淋巴细胞

T 淋巴细胞在胸腺中进行分化。前胸腺细胞在骨髓生成后,从胸腺皮质迁移到髓质,在这一过程中它们逐渐成熟。这一过程是一个选择的过程,对自体细胞起反应的胸腺细胞被清除,与此同时通过主要组织相容性复合物识别抗原的胸腺细胞得以保留(Nossal,1994;Von Boehmer,1994)。在成熟过程中,编码 T 细胞抗原受体的基因被重排,使 T 细胞的抗原特异性保持稳定,这种稳定性将遗传给子代细胞。T 淋巴细胞占总淋巴细胞的 60%~70%,它们也存在于淋巴结的副皮质区和脾的微小动脉旁的淋巴鞘内。大部分 T 细胞(>95%)抗原受体由 α 和 β 亚单位构成,两者通过二硫键形成二聚体,它位于细胞外膜和 CD3 分子复合物相邻位置。α 和 β 亚单位组成的 T 细胞抗原受体包括多变区、连接区和恒定区(α 亚单位自己也有多变区),与之相关的 *TCR* 基因编码区的重排保证了和特异性抗原的高特异性结合。CD3蛋白的作用是在抗原和T细胞抗原受体结合后协助向细胞内传导信号（Janeway & Bottomly；1994；Weiss & Littman，1994）。有一小部分T细胞抗原受体由γ和δ亚单位构成，这部分细胞通常位于胃肠道和呼吸道黏膜表面。T细胞增殖可被分为肿瘤性（克隆）或良性（多克隆），主要取决于*TCR*基因重排是单一形式的，还是如同在异质淋巴细胞群体中一样的完整谱系的重排。

流式细胞仪检测T淋巴细胞主要检测其表面标志物。60%的CD3+细胞有CD4标志，它们是T辅助细胞，通过分泌激发各种免疫反应的细胞因子来介导其他免疫细胞的功能。CD4+辅助细胞可分为两种：Th1细胞，分泌白介素-2（IL-2）和干扰素-γ（IFN-γ）；Th2细胞，分泌白介素-4（IL-4）和白介素-5（IL-5）。Th1细胞可以促进巨噬细胞活化，参与迟发型超敏反应，有利于参与调理作用的抗体的产生；Th2细胞则介导抗体IgE的合成，参与嗜酸性粒细胞的活化。CD8阳性的T细胞占总T细胞的30%（正常情况下，血液中CD4+细胞与CD8+细胞的比值为2∶1）。CD8+T细胞主要功能是细胞毒性作用和免疫抑制。CD8+T细胞和CD4+T细胞两者识别抗原的机制是不同的。CD4+T细胞结合抗原递呈细胞的Ⅱ类MHC分子，CD8+T细胞结合抗原递呈细胞的MHC Ⅰ类分子。相应地，CD4+T细胞识别Ⅱ类MHC分子结合抗原，CD8+T细胞识别MHC Ⅰ类分子结合抗原。T调节细胞是T辅助细胞的一个亚类，它们对免疫耐受和阻止自身免疫反应非常重要。T调节细胞的表面标志物是CD4和CD25（IL-2受体），受IL-2介导。转录因子FOXP3在T调节细胞功能中扮演重要角色，*FOXP3*基因突变导致免疫耐受失调和自身免疫病的产生。

B淋巴细胞

B淋巴细胞占外周血淋巴细胞的10%～20%；也可存在于骨髓，淋巴结，脾和其他淋巴组织。在脾和淋巴结，它们聚集成淋巴样滤泡小结。

B淋巴细胞在骨髓分化的过程中进行阳性选择和阴性选择。B细胞受抗原刺激后导致了浆细胞的形成和免疫球蛋白的分泌，此两者是构成体液免疫特异性的基础。B细胞的抗原受体复合物结合抗原的部分为B细胞表面IgM。免疫球蛋白的抗原特异性源于重链和轻链的基因重排。重链包含可变区，多变区，结合区和恒定区，轻链包含可变区，结合区和恒定区。抗体的成熟需要基因重排所带来的类别转换，IgM转换为其他重链型（通常为IgG），而轻链的类型不变。B细胞表面存在补体受体（CD21，该受体也是EB病毒受体，因而B细胞对EB病毒易感）和免疫球蛋白的Fc段受体；B细胞表面还有CD19和CD20，它们通常被用作B细胞的免疫识别标志。

抗原递呈细胞

单核巨噬细胞的功能是消化抗原把信息传递给膜上有MHC分子的免疫效应细胞（图43-1）。T细胞对可溶性抗原不

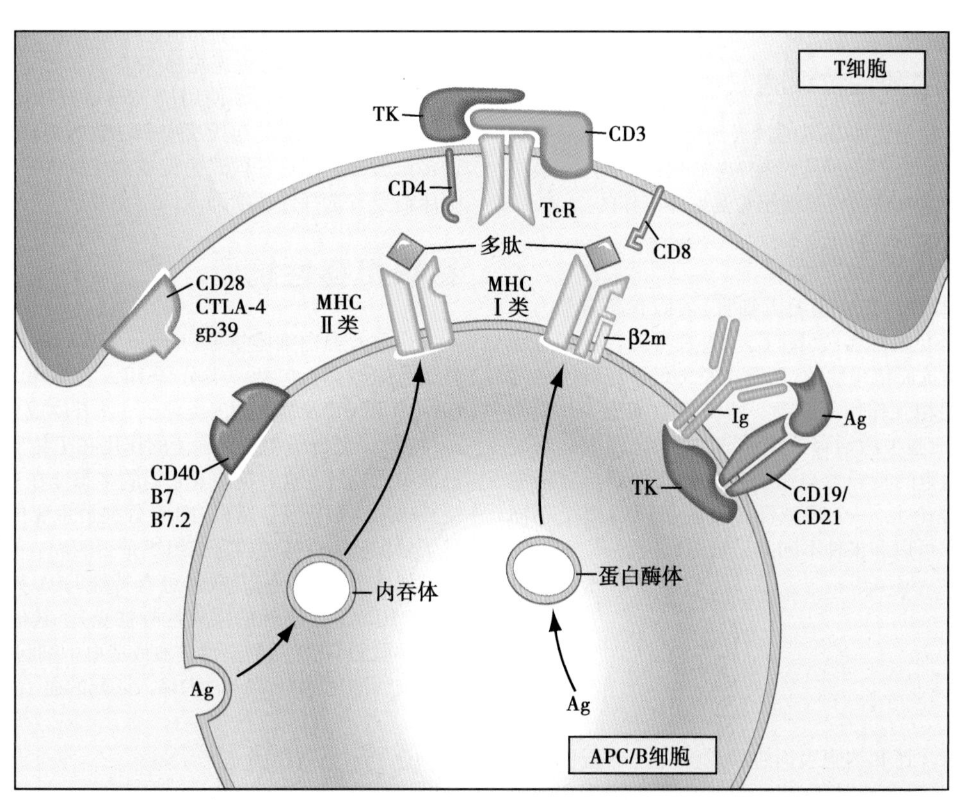

图43-1 免疫系统的细胞相互作用。抗原递呈细胞（APCs）处理外部和内部抗原并表达抗原片段，这些抗原片段和组织相容性复合分子（MHC）一起镶嵌在T细胞表面，形成一个特殊的抗原受体和CD4或CD8分子一起识别抗原-MHC复合物。细胞激活要通过CD3复合物和酪氨酸激酶途径。B细胞受体由免疫球蛋白和膜蛋白CD19/21组成。抗原识别后，细胞的酪氨酸激酶途径激活。共激活T细胞或B细胞途径，并依赖配体与细胞表面分子相互作用。如共激活T细胞通过CD28和CT-LA-4分子与配体B7或B7.2相互作用。gp39配体和B细胞的CD40分子相互作用

应答,所以激活 T 细胞需要巨噬细胞的参与,从而进一步介导细胞免疫发生。巨噬细胞也分泌细胞因子如 IL-1 参与炎症的调节;它们还能直接溶解肿瘤细胞来执行免疫监视功能,同时它们也是一些细胞介导免疫反应类型(如迟发型超敏反应)的效应细胞。有树突状胞质突的树突状细胞(在淋巴组织和其他器官的脉间区)和郎罕式细胞(存在于表皮)富含Ⅱ类 MHC 分子。它们是非常高效的抗原递呈细胞(虽然它们可能不吞噬抗原),在整个免疫系统中发挥及其重要的作用。

自然杀伤细胞

自然杀伤细胞占总淋巴细胞的 10%~15%。它们既不是 T 细胞也不是 B 细胞,过去被称为裸细胞。NK 细胞不需要致敏即可直接溶解其他细胞。它们可以攻击肿瘤细胞,病毒感染的细胞,它们是消灭异常细胞的第一道防线。NK 细胞的特征性表面标志物是 CD16 和 CD56。CD16 是 IgG 的 Fc 受体,所以 NK 细胞能选择性地溶解被抗体包被的细胞(这种抗体介导的细胞毒性作用在一些超敏反应中很重要)。NK 细胞也分泌细胞因子如 IFN-γ。有趣的是 NK 细胞在血涂片中被认作大颗粒的淋巴细胞。

非淋巴细胞

这些细胞在免疫反应的诱发过程中不参与特异性抗原的识别或与其他淋巴细胞反应。它们受多种因子的激发,是免疫反应的效应器。

中性粒细胞和嗜酸性粒细胞

中性粒细胞受趋化物如 IL-8 的诱导到达炎症区,然后释放毒性物质和酶无差别地消化细胞结构,也消化细胞碎片,最终把它们从组织中移除。嗜酸性粒细胞也是这样工作的。

嗜碱性粒细胞和肥大细胞

嗜碱性粒细胞(在组织中是肥大细胞)表面有高亲和力的 Fc 受体来结合循环免疫球蛋白(Ig)E。IgE 在嗜碱性粒细胞膜上的结合显然不是抗原依赖性的;而是由总 IgE 量与可用的嗜碱性粒细胞之间的相互作用所驱动。嗜碱性粒细胞-IgE 识别抗原后,嗜碱性粒细胞被激活释放组胺等物质,进而引起超敏反应。嗜碱性粒细胞的特异性与结合在其表面的源自血液的 IgE 特殊性相关;理论上,一个嗜碱性粒细胞可以和多个不同 IgE 分子结合,所以可以和多种不同的过敏原反应。

体液因子

免疫球蛋白

抗体分子能结合到 B 细胞表面进而刺激免疫球蛋白的分泌,抗体既可以存在于血液循环,也可以表达于胃肠道和呼吸道黏膜表面与病原微生物接触。血中的主要免疫球蛋白是 IgM,IgG 和 IgA,这些抗体的数量在接触大量外来抗原后开始上升,持续分泌多年以保持总量。在黏膜表面,抗体的主要类型是原位分泌的二聚体 IgA。免疫球蛋白 IgD,位于 B 细胞表面,可能参与免疫信号转导,在血中不易测到。免疫球蛋白 IgE,结合于嗜碱性粒细胞表面,介导血管活性物质的释放。免疫球蛋白结合于外来细胞、细菌、病毒的表面抗原,通过激活非特异性效应器如补体和 NK 细胞来破坏这些入侵者。用于疾病监测的免疫球蛋白测定包含单克隆和多克隆的定性分析(例如多发性骨髓瘤的诊断),和定量分析 IgM,IgG,IgA 总浓度,以及针对个别抗原的特异抗体的滴度测定(如嗜异性凝集、肺炎、嗜血杆菌、破伤风、痢疾等)。

补体

补体通过抗体激活或其他方式酶解靶细胞或细菌(见第 47 章)。临床诊断时检测补体浓度主要有两个作用:其一,判断先天性补体缺失(比较罕见),此类患者易于感染或者其自身免疫性疾病进展迅速;其二,判断获得性补体水平减少,此时补体水平的降低反映了自身免疫性疾病(如 SLE)正处于活动期。

细胞因子

这些可溶性物质参与细胞免疫反应的调节。很多细胞因子具有多效性,可作用于多种类型细胞。它们的作用方式可以为内分泌式,旁分泌式和自分泌式。细胞因子的作用有:通过集落刺激因子造血作用生成粒细胞和巨噬细胞;通过 IL-1、肿瘤坏死因子(tumor necrosis factor,TNF)α、干扰素和 IL-8 参与天然免疫应答;通过 IL-2 和其他因子刺激淋巴细胞的生成和活化;活化非特异性炎症细胞(见第 48 章)。细胞因子在细胞间的信息传递中也起重要作用。

细胞因子的临床应用包括抑制同种移植后的免疫排斥反应,如使用环孢素 A 能抑制 IL-2 的生成;在治疗肿瘤和感染时,用到细胞因子的免疫增强效应。虽然在对羊实验中证实(Fekade et al;1996):预使用抗 TNF-α 抗体能阻止抗生素治疗回归热螺旋体引起的赫氏反应所导致的损伤,这种治疗仅见于许多试验中。但这种模式为免疫治疗提供了新视野:可以根据临床需要有选择性地增强或抑制免疫反应。

组织相容性抗原

也称人类白细胞抗原(human leukocyte antigen,HLA),由 6 号染色体编码。包括一类分子 HLA A、B 和 C,二类分子 HLA DP、DQ 和 DR 及插入的三类分子—一些补体成分和肿瘤坏死因子 α 和 β。一类分子和二类分子的作用在 T 细胞的抗原递呈部分已简单讨论过。这些抗原及它们的多态性在移植反应的免疫耐受或排斥时被提及。所以,HLA 分型最主要的临床应用之一就是了解供体和受体的器官或组织是否匹配。另一重要的临床应用是评估患者和其家族成员患有特殊 HLA 类型相关疾病的风险(如 HLA B27 阳性的强直性脊柱炎)。其他应用诸如患者在多次输血后(化疗后的支持输血或造血干细胞移植)发生的血小板抵抗,可以检测 HLA 类型,输入匹配的血小板(见第 38 章)。

免疫损伤机制

免疫反应能造成正常组织的损伤,微生物的侵入可能进一步加剧损伤。这些损伤反应可被分为四种超敏反应。

Ⅰ型超敏反应,由 IgE 黏附于嗜碱细胞和肥大细胞所介导。当特异抗原或过敏原结合到 IgE 表面,嗜碱细胞受刺激释放组胺和其他血管活性物质,导致过敏反应即刻发作。治疗哮喘等变应性疾病的方法包括抑制组胺的释放和脱敏。应用人重组单克隆抗 IgE 抗体治疗过敏反应已获得成功，将来，这种治疗可能在一定程度上有赖于血清 IgE 水平的测定。

Ⅱ型超敏反应见于抗体结合到细胞表面抗原上时，损伤反应是因为补体的结合和激活引起（如免疫溶血）的，抗体依赖的细胞毒性反应（如肿瘤细胞或寄生虫的溶解）或抗体介导的细胞功能的紊乱（如重症肌无力时乙酰胆碱受体的自身抗体）也可引发损伤。

Ⅲ型由免疫复合物引起，可以是外来抗原如细菌、病毒引起的抗原抗体反应，也可以是自身抗原和自身抗体引起的抗原抗体反应。通常损伤发生于富含小血管的器官，循环免疫复合物（circulating immune complexes，CICs）沉积于此，或在内源性抗原出现的地方。

Ⅳ型是细胞介导的迟发超敏反应，是由活性 CD4+T 细胞或细胞毒性 CD8+T 细胞介导的。Ⅳ型超敏反应是机体针对病毒、真菌、原虫、寄生虫、胞内分枝杆菌等产生免疫反应的基础。HIV 患者由于缺少 CD4+T 细胞而易于感染上述病原体和其他机会感染原。

免疫系统的实验室检查

免疫系统的实验室检查详见框 43-1。

细胞免疫功能的评价是多层次的，其中最基本的是用全自动血液分析仪进行包括白细胞总数及分类计数的全血细胞计数。中性粒细胞减少通常见于恶性肿瘤化疗后；中性粒细胞增多见于急性感染尤其是细菌感染。有少数患者中性粒细胞的数量正常，但可能存在细胞功能异常所导致的感染（如慢性肉芽肿病），可加测功能试验（氧暴发实验），或杀菌实验。

淋巴细胞的分类可以根据细胞表面标志物用流式细胞技术来实现。T 细胞检测 CD2，CD3，T 细胞亚群检测 CD4，CD8，B 细胞检测 CD19，CD20，单核细胞检测 CD14，NK 细胞检测 CD16，CD56。淋巴细胞功能紊乱主要见于 HIV 感染，所以最常用是 CD4 和 CD8 T 细胞亚群的检测，用以判断 HIV 感染的严重程度以及预测 HIV 引起机会感染的可能性。HIV 感染的确诊主要是使用 Western Blot 的方法检测 anti-HIV 抗体；HIV 感染的监测通常使用 RT-PCR 方法对病毒载量进行定量检测以及对病毒进行基因分型指导用药（偶尔需要进行耐药基因测试）。淋巴细胞的功能很少直接测定，主要是观察刺激后淋巴细胞的增殖状况（如氚化胸腺嘧啶渗入 DNA）或用流式细胞仪分析细胞周期。当然，皮试是反映 T 细胞对体内抗原反应最直接的实验。

体液免疫通常以定量检测免疫球蛋白 IgG，IgA 与 IgM 来进行评估。一类或多类免疫球蛋白的减少会增加感染的发生概率。IgG 亚型的测定也可用来评估体液免疫。血清蛋白电泳和免疫固定电泳结果可以用来帮助判断免疫球蛋白的克隆性。单克隆免疫球蛋白带的出现提示 B 淋巴细胞或浆细胞的失控性克隆增生，导致浆细胞恶性增生如多发性骨髓瘤。相反，多克隆免疫球蛋白条带则提示机体免疫系统的正常反应性过程。

针对特异抗原的抗体滴度检测可以用来评估免疫球蛋白功能。ABO 血型的测定利用了同种血细胞凝集素来测定抗 A 和抗 B 抗体。抗原抗体法测白喉抗体和破伤风毒素抗体，肺炎球菌和嗜血杆菌抗体，这是免疫缺陷评估的标准程序。如果这些抗体缺乏，那就应进行再次免疫以明确免疫应答状态。

框 43-1 免疫学检查的范围

细胞免疫
- 全血细胞计数和分类
- 淋巴细胞计数（CD2，CD3，CD4，CD8，CD19，CD20，CD56），区分 T 细胞，B 细胞和 NK 细胞
- HIV 抗体/病毒载量/基因分型
- 皮试
- 淋巴细胞功能/活化
- 中性粒细胞活化（氧暴发实验）
- 淋巴细胞黏附缺陷（CD11a，CD11b，CD11c，CD18）

体液免疫
- 免疫球蛋白定量（IgG，IgA，IgM）
- IgG 亚型分析
- 免疫球蛋白功能、激活（蛋白抗原：破伤风、白喉；糖基化抗原：肺炎球菌，嗜血杆菌）；ABO 血型同种红细胞凝集原

补体
- C3，C4 消耗
- 补体缺乏的筛查：CH50
- 补体缺乏的确证：C1-C9
- C4d 沉积
- 循环免疫复合物

细胞因子
- 白介素
- 干扰素
- 肿瘤坏死因子

人白细胞抗原（HLA）
- 器官和骨髓移植时的 HLA 抗体配型
- 鉴定实验
- *HLA* 基因分型（高分辨）
- 疾病相关的 HLA 分型（HLA-B27）

自身免疫病
- 风湿病：抗核抗体；抗-dsDNA，抗-Sm，抗-RNP，抗-SSA，抗-SSB，抗-Scl70，抗心磷脂抗体，抗-CCP
- 器官特异性疾病：抗甲状腺，抗壁细胞，抗肌内膜，抗肾上腺，抗皮肤，抗线粒体，抗平滑肌
- 血管炎：冷球蛋白（RF），c-ANCA，p-ANCA

过敏、高敏、哮喘
- 总 IgE
- 过敏原特异 IgE：食物，花粉，动物，昆虫，真菌
- 过敏原皮试

c-ANCA，经典的抗中性粒细胞胞质抗体；p-ANCA，原生质染色的抗中性粒细胞胞质抗体；RF，类风湿因子

在过去的十四个月里，组学研究包括转录组学、基因组学、代谢组学、自身免疫组学已经在个体中证实了上述基本原则。尽管目前组学研究非常昂贵，但是，它指明了疾病状态研究的方法学未来道路，尤其是无论知道病原与否的炎症/自身免疫性疾病/肿瘤/或其他病症的炎性状态的评估，组学可以用来指导疾病的早期个性化治疗。

蛋白芯片是诊断癌症的一种新方法，数以千计的随机肽段包被于一张芯片上，包含所有可能的抗原表位。肽的免疫指纹对癌症诊断的准确率可达 98%。蛋白芯片可以广泛用于产生抗原抗体反应的多种疾病诊断，除癌症外感染也可以应用（Richer et al，2015）。

补体　测定 C3 和 C4 水平可以评估补体系统功能,观察两者的减少来判断是否存在免疫活化所造成的消耗。尽管循环免疫复合物形成是 C3 和 C4 减少的可能原因,但是很少直接测定循环免疫复合物,通常利用免疫荧光法使免疫球蛋白、C3 或 C4d 着色测定沉积在组织中的循环免疫复合物。补体系统的遗传缺陷通常用 CH50 实验筛查,传统的溶血试验是用抗体包被的马红细胞(现在常用脂质体代替红细胞)。

细胞因子　尽管我们已经知道细胞因子在病理生理方面扮演重要的角色,但细胞因子的浓度测定一般被应用于研究领域,还没有明确的实际应用。未来可能会应用于实践的候选因子包括 IL-1β、IL-2、IL-2 受体、IL-4、IL-5、IL-6、IL-8、IL-10、IL-12 和 IL-13,这些因子作为局部活化信号参与了许多炎症过程,因而缺乏特异性,不能鉴别是感染还是自身免疫所导致的炎症。它们通常存在于损伤的组织或炎症部位,在血中不易测到。也许同时观察血中和组织中的多种因子水平,应用与特异刺激和病理损伤相关的模型进行解释或许可行。其他免疫调节因子还包括 TNF-α,INF-α,-β 和-γ。最近一项临床应用是在体外分枝杆菌刺激后,定量测定外周血中的淋巴细胞释放 IFN-γ,帮助判断该患者是否曾经接触过此抗原。

供受体间进行 HLA 测定和交叉配型是器官和骨髓移植的基础。传统的抗原抗体检测血清学法现已被高分辨率的基因分型超越。HLA 分型也用于血小板抵抗的患者血小板配型。HLA 分型也是确证实验,某些抗原型与特异性自身免疫病相关。

自身免疫性疾病的检测是多样性的。系统性红斑狼疮、风湿性关节炎和硬皮病的诊断有赖于一组自身抗体实验,包括抗核抗体和独特性抗体如 anti-DNA、anti-Sm、anti-RNP、anti-SS-A、anti-SS-B、Scl-70 和抗心磷脂抗体,风湿因子和抗循环瓜氨酸肽。器官特异性自身免疫疾病是以组织或器官特异性抗体为特征的,如抗甲状腺抗体,抗壁细胞抗体,抗肌内膜抗体,抗组织转谷氨酰胺酶抗体、抗线粒体、抗平滑肌、抗肾上腺等诸如此类。和血管炎有关的自身抗体有冷球蛋白和经典抗中性粒细胞胞质抗体/原生质染色的抗中性粒胞质抗体。有些自身抗体是病因性的,系统地监测它们的滴度变化可了解疾病的进展,有些抗体不是病因性的,只用于诊断。

长久以来自身抗体和其他血清学检测的自动化大都是基于 ELISA 技术见第 44 章。目前又有了新的方法:将抗原包被在小珠子上,用两种染料来标记抗原,这些珠子能结合免疫球蛋白,而免疫球蛋白能被荧光标记的 anti-Ig 识别。这种方法的好处是在一个反应体系中同时进行多种不同的检测,可以节省劳力和时间。珠子实验的结果和 ELISA 的结果不同,因为它们检测的是高亲和力的抗体,而 ELISA 检测的是低亲和力抗体,这一性质在 anti-dsDNA 抗体定量时尤为重要,从而消除了免疫学检测给临床医生带来的困惑。用珠子的免疫实验测定的高亲和力的 anti-dsDNA 抗体结果和与具有临床参考价值 Farr 实验结果符合性很好(Venner et al,2013)。

梅毒的免疫实验的检测顺序也发生了逆转:首先进行梅毒特异性抗体的检测,阳性标本再进行快速血浆反应素(RPR)作为确证实验(Binnicker et al,2012)。这种逆转是由于具有了自动化检测特异性抗体而不是心磷脂抗体的能力。如果两种实验结果不一致,则需加做第三种原理不同的实验。

过敏/高敏/哮喘拥有相同路径:嗜碱性粒细胞和肥大细胞表面的 IgE 抗体结合抗原,促使组胺释放,从而导致过敏症状的产生。诊断变态反应包括测定总 IgE 和过敏原特异 IgE。经典的过敏原检测包括食物、花粉、真菌、动物皮屑、昆虫。过敏原皮试是补充实验,因为只有同时存在反应性 IgE 和足够的 CD4+T 细胞,才能出现皮试阳性反应。

当儿童发生多种危及生命的严重感染时,需要对可能发生的免疫缺陷进行评估。然而对于先天性联合免疫缺陷的新生儿来说,在诊断工作表出来前的等待过程中可能招致致命的感染。很多国家采新生儿足跟血进行先天疾病的检查时也进行免疫缺陷的筛查见第 51 章。免疫缺陷的筛查主要是在成熟淋巴细胞中定量检测 T 细胞受体切除环 DNA 循环(Puck,2012)。这种方法可以用于免疫缺陷患儿的早期诊断,并在严重感染发生前进行干细胞移植。

免疫系统的治疗

免疫系统的治疗靶点对治疗效果评测和指导临床管理很重要(框 43-2)。目前最常见的细胞免疫缺陷是 HIV 感染,在抗病毒治疗时要监测病毒载量,同时检测病毒的基因型以明确敏感药物。

框 43-2　免疫系统的治疗靶点

细胞免疫
- 糖皮质激素
- 抗 T 细胞药物(钙调神经磷酸酶抑制剂)
- 抗-CD20(利妥单抗)
- 抗淋巴细胞球蛋白
- 光去除术
- 白介素-2
- 抗逆转录病毒药

体液免疫
- 静脉输注免疫球蛋白
- 血浆置换(去除有害抗体,冷球蛋白)
- 中和靶抗原的人单克隆、嵌合抗体(抗-CD20)

补体
- 血浆置换术(去除补体激活的免疫复合物)
- 抑制补体活性的 Eculizumab 单克隆抗体

细胞因子
- 干扰素
- 抗肿瘤坏死因子-α
- 粒细胞集落刺激因子(G-CSF)

人白细胞抗原
- 器官移植排斥反应:血浆置换术
- 移植物抗宿主病:光去除术

自身免疫病

抑制细胞或体液免疫
- 糖皮质激素
- 烷化剂(环磷酰胺)
- 抗代谢药(甲氨蝶呤,硫唑嘌呤)
- 非甾类抗炎药
- 抗 T 细胞药

过敏、高敏、哮喘
- 抗组胺药
- 糖皮质激素
- 脱敏注射
- 白三烯拮抗剂
- β-肾上腺素激动剂

细胞免疫是多种药物的治疗靶点，这些药物作用于T细胞，通常在器官移植时用来抑制免疫反应，或是用于骨髓移植后的移植物抗宿主反应（graft-versus-host disease，GVHD）。这些药物包括：亲环蛋白结合药物如环孢素，他克莫司（可以抑制calcineurin），西罗莫司和麦考酚酯可以阻断T细胞和B细胞的活化。要获得好的疗效同时避免毒性反应，最有效的方法就是检测这些药物的血药浓度。多克隆淋巴细胞球蛋白可以减少循环T细胞数量，因而可以有效阻断移植排斥反应。也可以使用抗CD3抗体，它可以结合T细胞表面分子，从而减少T细胞数量。实验数据证实抗IL-2受体（CD25）抗体也可阻断移植排斥反应。体外光分离置换法已成功运用于GVHD的治疗，除此而外，这一方法在皮肤T细胞淋巴瘤的控制方面也有重要价值。

体液免疫可通过静脉输注含有相应多价抗体的众多个体的免疫球蛋白成分加强，这种方法也可以获得针对特殊微生物的高滴度免疫球蛋白（如抗乙肝病毒抗体）。静脉注射免疫球蛋白（intravenous immunoglobulin，IVIG）也被用于治疗自身免疫病，如重症肌无力，机制可能是阻止有害的自身抗体黏附组织。另外，血浆置换法也可以移除有害的抗体，这些血浆蛋白可以被5%的白蛋白溶液替换。临床上也应用拮抗细胞表面或血液中特殊抗原的单克隆抗体。为避免引起过敏反应，这些大分子药物都进行了人源化改装，它们含有人免疫球蛋白基因的恒定区。其中典型事例就是抗-CD20抗体，重组抗体anti-CD20已被用于治疗B细胞淋巴瘤，也可用于调节自身抗体的合成。血浆置换法去除抗原抗体复合物（通常是冷球蛋白）可以用来治疗因CICs所引起的补体损耗，血浆置换法可以减少CICs在肾小球或其他血管的沉积。Eculizumab是治疗用的人源化单克隆抗体，是一种终端补体抑制剂，主要拮抗补体C5，用于治疗阵发性睡眠性血红蛋白尿症和不典型溶血性尿毒性综合征。

细胞因子的临床应用见于乙肝和丙肝时应用IFN-α，IFN-γ刺激免疫应答。TNF-α被特异的治疗抗体或修饰过的受体分子中和来减少过度的炎症反应如风湿性关节炎和克罗恩病。粒细胞刺激因子可用于治疗化疗后的白细胞减少和移植时动员外周血造血干细胞聚集。应用IL-2能提高CD4阳性T细胞数量，但对HIV治疗无临床意义。显然，未来还将有其他细胞因子的激活剂或抑制剂应用于临床。

HLA不匹配的器官移植时免疫抑制药是必需的，体外光分离置换法可以消除细胞免疫排斥；体外血浆置换法可以移除原来就存在的HLA抗体或器官移植后形成的HLA抗体。

自身免疫病通常用几组不同的药物减少炎症反应，如皮质醇，烷化剂如环磷酰胺，抗代谢如甲氨蝶呤、硫唑嘌呤、非甾体抗炎药和移植抗排斥时用的减少T细胞活性的免疫抑制剂。系统性红斑狼疮的处于试验阶段的新疗法是使用抗B细胞激活剂的单克隆抗体，这种激活剂属于TNF家族成员，能刺激B细胞增殖和免疫球蛋白分泌。自身免疫病治疗的未来方向是：使用特异的单克隆抗体刺激或抑制特殊位点的免疫反应；另外骨髓移植也有成功的病例。

变态反应和超敏反应的治疗方法是脱敏法。原理为反复抗原刺激产生IgG和IgE竞争中和过敏原。急慢性期控制症状的药物主要有抗组胺剂、皮质激素、抗白三烯和肾上腺素激动剂。

（康熙雄 译 许斌 潘世秀 校）

推荐阅读

Kemp SF，Lockey RF：Anaphylaxis：a review of causes and mechanisms，J Allergy Clin Immunol 110：341-348，2002.

这是一篇堪称完美的综述，涵盖了速发型超敏反应的免疫病理，病理生理，多种致病因素，以及该疾病的临床管理。

Kronenberg M：Toward an understanding of NKT cell biology：progress and paradoxes，Annu Rev Immunol 26：877-900，2005.

该综述全面讨论了有关自然杀伤T细胞的知识现状。

Park C，Chio YS：How do follicular dendritic cells interact intimately with B cells in the germinal center？Immunology 114：2-10，2005.

在这篇综述里，滤泡状树突细胞与B细胞的功能及相互作用被完美呈现，并有精美的示意图。

Puck JM：Laboratory technology for population-based screening for severe combined immunodeficiency in neonates：The winner is T-cell receptor excision circles，J Allergy Clin Immunol 129：607-616，2012.

这篇文章描述了检测T细胞受体环的分子机制，这项技术被用于在新生儿中足背血中筛查重症联合免疫缺陷。

Trombetta ES，Mellman I：Cell biology of antigen processing in vitro and in vivo，Annu Rev Immunol 23：975-1028，2005.

这篇全面的综述详细介绍了抗原递呈细胞的特性，调控，分化及抗原运输。

Wen L，Atkinson JP，Giclas PC：Clinical and laboratory evaluation of complement deficiency，J Allergy Clin Immunol 113：585-593，2004.

这篇文章简要阐述了三种补体激活途径，补体缺陷对各器官系统的危害，及补体缺陷病的筛查诊断路径。

参考文献

Binnicker MJ, Jespersen DJ, Rollins LO: Direct comparison of the traditional and reverse syphilis screening algorithms in a population with a low prevalence of syphilis, *J Clin Microbiol* 50:148–150, 2012.

Cancro MP, D'Cruz DP, Khamashta MA: The role of B lymphocyte stimulator (BLyS) in systemic lupus erythematosus, *J Clin Invest* 119:1066–1073, 2009.

Chen R, Mias GI, Li-Pook-Than J, et al: Personal omics profiling reveals dynamic molecular and medical phenotypes, *Cell* 148:1293–1307, 2012.

Corcoran AE: Immunoglobulin locus silencing and allelic exclusion, *Semin Immunol* 17:141–154, 2005.

Fagarasan S: Regulation of IgA synthesis at mucosal surfaces, *Curr Opin Immunol* 16:277–283, 2004.

Fekade D, Knox K, Hussein K, et al: Prevention of Jarisch-Herxheimer reactions by treatment with antibodies against tumor necrosis factor α, *N Engl J Med* 335:311–315, 1996.

Germain R: MHC-dependent antigen processing and peptide presentation: providing ligands for T lymphocyte activation, *Cell* 76:287–299, 1994.

Griggs J, Zinkewich-Peotti K: The state of the art: immune-mediated mechanisms of monoclonal antibodies in cancer therapy, *Br J Cancer* 101:1807–1812, 2009.

Hillmen P, Young NS, Schubert J, et al: The complement inhibitor eculizumab in paroxysmal nocturnal hemoglobinuria, *N Engl J Med* 355(12):1233–1243, 2006.

Janeway C, Bottomly K: Signals and signs for lymphocytic responses, *Cell* 76:275–285, 1994.

Leonard WJ: Type 1 cytokines and interferons and their receptors. In Paul WE, editor: *Fundamental immunology*, ed 5, Philadelphia, 2003, Lippincott, p 701.

Milgrom H, Fick RB, Su JQ, et al: Treatment of allergic asthma with monoclonal anti-IgE antibody, *N Engl J Med* 341:1966–1973, 1999.

Noris M, Caprioli J, Bresin E, et al: Relative role of genetic complement abnormalities in sporadic and familial aHUS and their impact on clinical phenotype, *Clin J Am Soc Nephrol* 5:1844–1859, 2010.

Nossal G: Negative selection of lymphocytes, *Cell* 76:229–239, 1994.

Paul W, Seder R: Lymphocyte responses and cytokines, *Cell* 76:241–245, 1994.

Richer J, Johnston SA, Stafford P: Epitope identification from fixed-complexity random-sequence peptide microarrays, *Mol Cell Proteomics* 14:136–147, 2015.

Stafford P, Cichacz Z, Woodbury NW, et al: Immunosignature system for diagnosis of cancer, *Proc Natl Acad Sci U S A* 111:E3072–E3080, 2014.

The INSIGHT-ESPRIT Study Group and SILCAAT Scientific Committee: Interleukin-2 therapy in patients with HIV infection, *N Engl J Med* 361:1548–1559, 2009.

Venner AA, Ibanez D, Gladman DD, et al: Comparison of three anti-dsDNA assays: Performance and correlation with systemic lupus erythematosus disease activity, *Clin Biochem* 46:317–320, 2013.

Von Boehmer H: Positive selection of lymphocytes, *Cell* 76:219–228, 1994.

Weiss A, Littman D: Signal transduction by lymphocyte antigen receptors, *Cell* 76:263–274, 1994.

Weissman I: Developmental switches in the immune system, *Cell* 76:207–218, 1994.

第44章 免疫测定法和免疫化学

Katsumi Aoyagi, Yoshihiro Ashihara, Yasushi Kasahara

免疫测定法和免疫化学

抗原抗体反应的一般特征

分子间通过亲和力形成的生物配体,如酶和底物、激素和受体、抗原和抗体,在生物体内扮演了重要角色。免疫测定法(抗原抗体[Ag-Ab]反应)具有的特异性识别的特性已被广泛用作分析工具,为临床实验室检测提供了大量方法。

免疫测定法可以用于检测抗原或抗体。为了检测抗原,需要制备相应的特异性抗体,作为检测试剂的一部分。而检测抗体则反过来。随着新型信号检测系统和固相技术的发展,免疫测定法的灵敏度已经得以提高。免疫测定法已经可以很好的检出血液中小于 0.1pg/ml 的抗原。它们可以应用于检测小分子半抗原、普通蛋白质和大分子蛋白质复合物,以及过敏原、病原体和自身抗原诱导产生的抗体。

抗原特征

抗原是指含有抗原位点(抗原决定簇),可诱导产生相应抗体的物质,它可以是小分子物质如半抗原或激素,也可以是大分子物质如普通蛋白质、糖蛋白、糖脂和其他天然产物。人工化合物也可以是抗原,有半抗原的特性。抗原至少含有一个抗原决定簇。可以被抗体识别的抗原决定簇包括蛋白多肽的氨基酸序列和高维蛋白结构如新抗原位点。

抗体特征

免疫球蛋白是一种重要的血浆蛋白，具有抗原结合功能的免疫球蛋白称作抗体。因此，抗体是由抗原刺激产生的。抗体是由兼备功能和异质性的分子组成，可通过抗原结合位点结合抗原。已经发现了5类（同种型）免疫球蛋白：IgG、IgM、IgA、IgD和IgE。IgG又分为4个亚类，IgA和IgM各有两个亚组。所有已知的抗体分子都有一个重链和一个κ或λ轻链。抗体的分子结构由可变区和恒定区组成。超变区（表位结合部位）的不同组合形式可以结合不同抗原表位（抗原决定簇）。在检验医学中，抗体分为两类：作为反应物的抗体和作为分析物的抗体。作为分析物的抗体常根据IgG、IgM和IgA亚型来分类。作为反应物的抗体由纯化抗原免疫动物而获得的抗血清所制得。

多克隆抗体

多克隆抗体是由含有多个表位的抗原免疫而产生的抗体。换句话说，每一个表位都有与之结合的抗体。多克隆抗体对复合抗原的亲合力通常强于单克隆抗体。更小的分子如半抗原或激素的免疫可能需要载体蛋白。

单克隆抗体

单克隆抗体（Koehler & Milstein，1975）可以利用体细胞融合技术、杂交瘤细胞的筛选和保证克隆来自单细胞的有限稀释法制备。它们被定义为针对特定表位的均质性抗体。建立的细胞株分泌有活性的免疫球蛋白，可特异性结合单个表位。因为单克隆抗体的特异性强，使根据其与表位一一对应的关系进行分子检测成为可能。然而，单克隆抗体不像多克隆抗体那样有识别整个分子的能力。对于单克隆抗体而言，含有共同表位的不同抗原会被当作相同的抗原。肿瘤标记物CA19-9抗体（Magnani et al，1983）可以检出含有共同碳水化合物表位的不同大小和形状的分子。单克隆抗体之所以能够识别同工酶、蛋白质亚型和同种型以及分子构象上的变化，是因为它们可以辨别分子的细微差异。

单克隆抗体可能与不同抗原有交叉反应。该交叉反应可能是由于不同分子上有相同的氨基酸序列、碳水化合物或脂类。可以利用单克隆抗体技术为临床实验室检测建立非常有用和近乎完美的免疫测定系统。

已有综述细致地介绍了单克隆抗体的生产方法和应用（Nakamura，1983；Zola，1987）。单克隆抗体的优点如下：

1）单克隆抗体是定义明确的试剂。

2）单克隆抗体的生产可以得到无限量具有高亲和力和特异性的均一试剂。

3）非纯化抗原亦可用于制备单克隆抗体。

4）单克隆抗体在使用中尚有一定的局限性，如下所示：

a. 在沉淀反应或凝集反应中反应性不佳，这是因为当使用单克隆抗体时，不形成或形成较弱的免疫复合物网络。

b. 利用一个单克隆抗体难以区分有多个不同表位的抗原的免疫化学特征。

利用重组技术生产抗体

Skerra和Pluckthun（1988）利用重组技术在*Escherichia coli.*中建立了一个可表达抗磷酸胆碱特异性抗体可变区Fv片段的系统。该技术可用于生产与酶融合的嵌合抗体。

一项称作噬菌体展示的新技术已经用于抗体的生产（Winter et al，1994）。在这个方法中，预先确定了结合特异性的抗体片段由抗体可变区（V）基因重组而来，因此不需要免疫和杂交瘤技术。*V*基因可以在体外组装。从噬菌体库中筛选出与抗原结合的噬菌体，抗体片段表达在被感染的细菌中。更重要的是，通过突变可提高抗体结合的亲和力。在不久的将来，利用这个技术可以得到高亲合力的特异性抗体。

抗原-抗体反应的动力学

化学中的平衡或质量作用定律的某些方面可应用于Ag-Ab反应。Ag-Ab可逆反应的动力学如下所示（Steward，1986）：

$$Ag+Ab \underset{K_2}{\overset{K_1}{\rightleftharpoons}} AgAb \qquad \text{（反应式 44-1）}$$

Ag＝游离抗原
Ab＝游离抗体位
AgAb＝抗原-抗体复合物浓度
K_1和K_2＝分别是缔合速率常数和解离速率常数。

抗原-抗体复合物形成速率为：

$$d[AgAb]/dt=K_1[Ag][Ab]-K_2[AgAb] \qquad \text{（公式 44-2）}$$

在达到平衡时，净速率是0。因此

$$K_1/K_2=[AgAb]/[Ag][Ab]=K_a \qquad \text{（公式 44-3）}$$

（缔合平衡常数或亲和常数）

K_a是限于点对点反应的参数，尽管抗原和抗体常在分子上有多个结合位点。多抗原抗体反应的表观缔合常数被称作亲合力而不是亲和力。K_a值可以由下面的等式和试验数据得到：

$$[Ab]=[Ab]_t-[AgAb] \qquad \text{（公式 44-4）}$$

[Ab]＝平衡时抗体浓度
$[Ab]_t$＝初始抗体总浓度

$$K_a=B/([Ab]t-B)F \qquad \text{（公式 44-5）}$$

F＝游离抗原或分析物
B＝结合抗原或分析物

当以结合抗原（B）量为x轴，以结合分析物与游离分析物的比值（B/F）为y轴作图，则会得到Scatchard图。从Scatchard图可以得到的两个参数是作为直线斜率的解离常数或亲和常数和作为x轴截距的抗体结合位的浓度（Scatchard，1949）。

免疫测定法一般原则概述

免疫测定法的类型

表44-1中列出了免疫测定法的简单分类和特性。沉淀免疫测定法是不借助任何标记物的抗原抗体相互反应的最简单的方法。在凝胶或液相中生成的Ag-Ab复合物沉淀可经肉眼定性观测或经检测器定量测定。

颗粒凝集免疫测定法(Kasahara,1992b)以惰性颗粒作为标记物,这与Ag-Ab复合物的直接沉淀不同。颗粒如红细胞、乳胶或金属溶胶上结合的抗原或抗体可与标本中的分析物反应。免疫反应产生的大颗粒呈现出可被肉眼观测到的明显的凝集现象。Yalow和Berson(1959)报道了以放射性核素为标记物的放射免疫测定法(RIA)。这项突破性进展使得定量检出痕量水平的分析物成为了可能,并促进了基础研究和临床医学的发展。例如,定量测定胰岛素的RIA随后取代了胰岛素生物检定法。RIA可以经固相程序处理以便于分离结合和游离标记物。自从RIA的出现,对可替代有害放射性核素的标记物的寻找不断加强,目的是建立以酶、荧光标记物和其他报告基团为标记物而不是同位素的免疫测定法。

TABLE 44-1 Classification of Various Immunoassays and Their Characteristics

	Labels (Reporter Groups)	B/F Separation*	Signal Detection	Sensitivity
Precipitation immunoassays	Not required	Not required	Naked eye, turbidity, nephrometry	~10μg/mL[1]
Particle immunoassays	Blood cells, artificial particles (gelatin, particles, latex, etc.)	Not required	Naked eye, pattern analyzer, spectrophotometry, particle counting	~5ng/mL[2]
Radioimmunoassays	Radioisotopes (^{125}I, ^{3}H)	Required	Photon counting	~5pg/mL
Enzyme immunoassays	Enzymes	Required	Spectrophotometry, fluorometry photon counting (CL-EIA)	~5pg/mL ~0.1pg/mL[3]
Fluorescence immunoassays	Fluorophores	Required	Photon counting	~5pg/mL[4]
Chemiluminescence immunoassays	Chemiluminescent compounds	Required	Photon counting	~5pg/mL[4]

Data from Ritchie R: *Automated immunoanalysis, Part I and Part II*, New Yyork, 1978, Marcel Dekker; Haux P, Dybois H, McGovern M, et al: Evaluation of the TIna-quant ferritin assay on the Boehringer Mannheim/Hitachi 704 System, *Clin Chem* 34:1174, 1988. Abstract; Isomura M, Ueno M, Shimada K, et al: Highly sensitive chemiluminescent enzyme immunoassay with gelatin-coated ferrite solid phase, *Clin Chem* 40:1830, 1994; and Sgoutas DS, Barton EG, Hammarstrom M, et al: Four sensitive thyrotropin assays critically evaluated and compared, *Clin Chem* 25:1785-1789, 1989.

B/F, Bound over free.

* Washing step for separation of bound labels in immunocomplex from free labels. Homogeneous assays included are not required for B/F separation.

(表44-1根据版权要求保留原文,译文如下)

表44-1 免疫测定法的分类和特征

	标记物(报告基团)	B/F分离*	信号检测	灵敏度
沉淀免疫测定法	不需要	不需要	肉眼,比浊法,散射比浊	约10μg/ml[1]
颗粒免疫测定法	血细胞、人造颗粒(明胶、颗粒、胶乳等)	不需要	肉眼,图像分析仪,分光光度法,颗粒计数	约5ng/ml[2]
放射免疫测定法	放射性核素(^{125}I、^{3}H)	需要	光子计数	约5pg/ml
酶免疫测定法	酶	需要	分光光度法,荧光光子技术(CL-EIA)	约5pg/ml 约0.1pg/ml[3]
荧光免疫测定法	荧光素	需要	光子计数	约5pg/ml[4]
化学发光免疫测定	化学发光化合物	需要	光子计数	约5pg/ml[4]

B/F,结合标记物/游离标记物

* 将免疫复合物中的结合标记物与游离标记物分离的洗涤步骤。均相测定法不需要B/F分离

在20世纪70年代初期,出现了以酶为标记物的酶免疫测定法(EIA)(Engvall & Perlman,1971;Van Weeman & Schuurs,1971)并得到迅速广泛的普及。酶可以放大信号,这取决于酶催化活性的周转率。为了改进底物和增加灵敏度,后来采用了生色基团、荧光基团和化学发光化合物。根据所选底物的差异,测定方法被定义为荧光酶免疫测定法或化学发光酶免疫测定法(Thorpe et al,1984)。

荧光免疫测定法(fluorescent immunoassay,FIA)的标记物是荧光基团。荧光基团需要吸收最佳波长的光能后才可以发出可被检出的荧光。生物标本中非特异的背景荧光可能会降低FIA的灵敏度。延迟100ns(纳秒)发射荧光的荧光基团适合在时间分辨FIA中使用。新型荧光化合物的使用改善了FIA,比如消除了背景噪音。借助精密仪器,FIA可以检出低浓度的分析物(10^{-15}mol/L)。

化学发光免疫测定的标记物是化学发光化合物。化学发光化合物包括化学合成分子和天然物质如水母蛋白。与荧光基团不同,多数化学发光化合物发光所需要的是化学试剂而不是光能。对所有化学发光测定法而言,还原-氧化反应是一个常见的过程。化学发光标记物不会放大信号,这是因为化学发光分子通过分子分解只释放一个光子。一系列用于电化学发

光的新型化合物被证实适合在免疫测定中应用。三苯基金属螯合物通过电极表面连续的还原-氧化反应而发光（Blackburn et al,1991）。

在前面提到的各种测定方法中，影响分析灵敏度的主要因素有反应物的缔合常数（亲合力或亲和力）、标记物的信号强度和信号自身或非特异反应的背景降低检出信号后的信噪比。

根据放射性核素的半衰期计算，碘-125（^{125}I）产生 1 光子/秒需要 7 百万分子。酶催化化学发光底物可以比^{125}I 的光子产率高 6 个数量级。这得益于酶的催化放大能力。

交联化学

选择的测定方法不同，分子与分子、酶（或辅酶因子）与抗原（或抗体）或者抗原（或抗体）与固相的交联方法亦不相同。进行偶联反应时要避免蛋白生物活性的降低。在戊二醛交联法中，作为交联剂的戊二醛的两个（或更多）醛基可用于蛋白氨基的交联。这个方法中发生了多个反应，包括高 pH 值下（NH 残基的 pKa 是 8.6~10.8）的羟醛缩合反应。使用图 44-1 中的方法，产生的结合物有不同的形式，这是因为有多个交联的活化位点。过碘酸盐氧化法（Nakane & Pierce,1966）交联抗体使用的是含有碳水化合物的辣根过氧化物酶。上面提到的方法不能用于发生位点特异性反应的物质的交联，比如需要特定结构的结合物时。

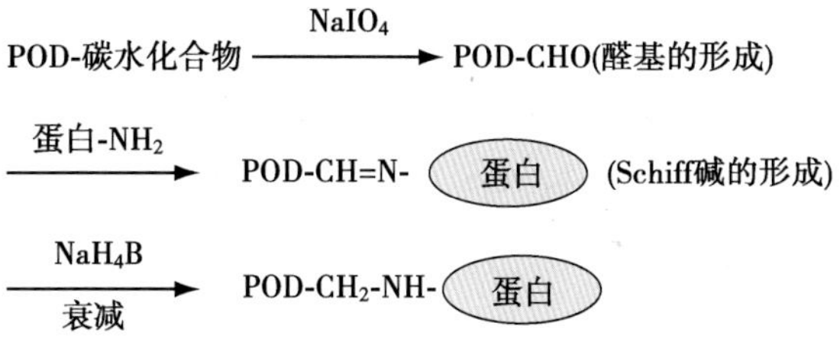

POD-碳水化合物 $\xrightarrow{NaIO_4}$ POD-CHO(醛基的形成)

$\xrightarrow{蛋白-NH_2}$ POD-CH=N-(蛋白) (Schiff碱的形成)

$\xrightarrow[衰减]{NaH_4B}$ $POD-CH_2-NH-$(蛋白)

图 44-1 Nakane 法交联蛋白和辣根过氧化物酶（POD）的耦合方式

如图 44-2 所示，已经利用一种先进的交联试剂 m-马来酰亚胺苯甲酰基-N-羟基琥珀酰亚胺酯（MBS）建立了新交联方法（Kato et al,1975;Kitagawa et al,1978）。MBS 是二价试剂，包括一个活化酯和马来酰亚胺，并且可以分别与 NH2 基和 SH 基反应。当以 N-羟基琥珀酰亚胺（NHS）为交联剂时，羧基可以与蛋白 α-或 ε-NH2 残基特异性地交联。NHS 交联剂可以将交联蛋白或蛋白羧基端连接到固相上。

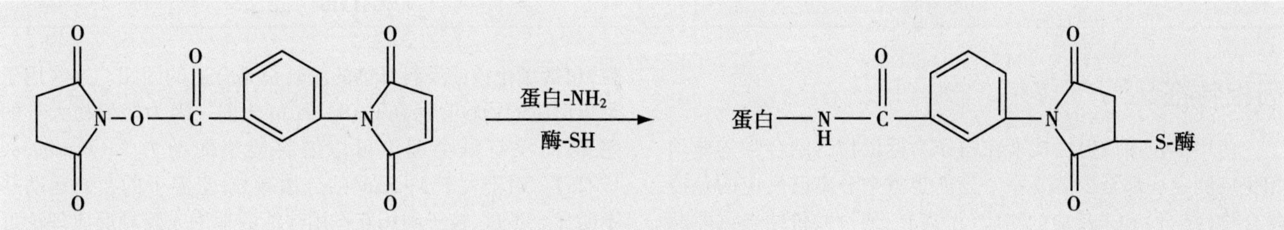

MBS $\xrightarrow[酶-SH]{蛋白-NH_2}$ 蛋白—NH—C(=O)—C₆H₄—N(琥珀酰亚胺)—S-酶

图 44-2 异双功能交联剂制备酶-蛋白结合物

TABLE 44-2 Particles Used as Labels for Particle Agglutination Immunoassay

	Assay Method	Supply
Human erythrocyte	Direct hemagglutination (Landsteiner)	ABO blood type
	Erythrocyte antibody hemagglutination: titer plate/slide	Human immunodeficiency virus antibody
Avian erythrocyte	Direct hemagglutination	Human influenza virus antibody
Fixed animal erythrocyte	Passive hemagglutination: titer plate	*Treponema pallidum* antibody
	Reverse passive hemagglutination: titer plate	Hepatitis B surface antigen (HBsAg)
Latex	Reverse passive agglutination: slide	Chorionic gonadotropin
	Reverse passive agglutination: turbidimetry	Immunoglobulin (Ig)E
	Reverse passive agglutination	Ferritin
Latex (color)	Immunochromatography	Human chorionic gonadotropin (hCG)
Microcapsule	Passive agglutination: titer plate	*T. pallidum* antibody
Gelatin particle	Passive agglutination: titer plate	HIV, *T. pallidum* antibody
	Reverse passive agglutination: charge-coupled device (CCD) camera	Human hemoglobin (hHb)
Polypeptide particle	Passive and reverse agglutination	*T. pallidum* antibody, HBs antibody
Silicate particle	Passive agglutination: titer plate/CCD camera	*T. pallidum* antibody
Gold particle	Reverse agglutination enhancement photometry	Total estrogen
Metal sols	Reverse agglutination	hCG, hHb

From Nakamura RM, Kasahara Y: Heterogeneous enzyme immunoassays. In Nakamura RM, Kasahara Y, Rechnitz GA, editors: *Immunochemical assays and biosensor technology for the 1990s*, Washington, DC, 1992, American Society for Microbiology. Reproduced with permission.

（表 44-2 根据版权要求保留原文，译文如下）

表 44-2 颗粒凝集免疫测定法中作为标记物的颗粒

	分析方法	备注
人红细胞	直接凝集反应(Landsteiner) 红细胞抗体血凝反应:滴定板/玻片	ABO 血型 人类免疫缺陷病毒抗体
鸡红细胞	直接血凝反应	人流感病毒抗体
固定的动物红细胞	被动血凝反应:滴定板 反向被动血凝反应:滴定板	*Treponema pallidum* 抗体 乙肝表面抗原(HBsAg)
胶乳	反向被动凝集:玻片 反向被动凝集:透射比浊 反向被动凝集	绒毛膜促性腺激素 免疫球蛋白(Ig)E 铁蛋白
胶乳(带色)	免疫层析	人绒毛膜促性腺激素(hCG)
明胶颗粒	被动凝集:滴定板 反向被动凝集:电荷耦合器件(CCD)照相机	HIV,*T. pallidum* 抗体 人血红蛋白(hHb)
多肽颗粒	被动和反向凝集	*T. pallidum* 抗体,HB 抗体
硅酸盐颗粒	反向凝集:滴定板/CCD 照相机	*T. pallidum* 抗体
金颗粒	反向凝集增强光度测定法	总雌激素
胶体金	反向凝集	hCG,hHb

固相特征

使用了包括放射性核素在内作为标记物的结合物的非均相免疫测定法都至少需要一个分离步骤来分离已反应的免疫复合物(结合)和未反应的物质(游离)。通过共价结合或非共价结合的物理吸附可将抗原或抗体固定到固相。琼脂糖、聚丙烯酰胺和塑料珠制成的凝胶颗粒或聚苯乙烯制成的滴定板已被用作固相,此外还有可用磁场分离的包被了氧化铁的颗粒。

试管内壁或微量滴定孔是常用的固相。使用这些相对较大的固相时,需要震荡混匀以缩短免疫反应时间。在一步法免疫测定中,当使用的固相抗体或标记抗体数量有限时,高浓度的分析物可能会导致前带现象或钩状效应。微量滴定板或条形板会出现"边缘效应"。温度差异而引起的免疫反应动力学或酶活性的不同可以解释这种效应。微量滴定板边缘孔和中间孔之间存在温差。室温下,红外测温仪测得的边缘和中间孔的温差在 2℃左右。固相的大小和形状是影响免疫反应动力学和固相抗体或抗原捕获能力的关键因素。直径为 3000Å 的小球形磁性颗粒或胶乳颗粒的免疫吸附总面积比其他常用固相更大。更大的总面积可以缩短免疫反应时间(Nishizono et al, 1991)。

表 44-2 中列出了颗粒凝集测定法中使用的颗粒。与感染患者血清共孵育后,人类首次观察到了免疫反应引起的颗粒凝集现象(直接凝集)。红细胞与血清共孵育后的凝集促使了 ABO 血型的发现。颗粒免疫测定法不是 Ag-Ab 免疫复合物的直接沉淀,而是以凝集原理为基础并将抗原或抗体吸附在作为标记物的惰性颗粒上作为反应物。以颗粒为标记物可以明显增加免疫测定的灵敏度,不论是肉眼观测还是分光光度计定量测定凝集结果。

红细胞、明胶颗粒、脂质体、胶体金和各种类型的胶乳颗粒,包括氧化铁或染料修饰的胶乳都是合适的固相。这些用于凝集反应的颗粒直径在 0.01~7μm 之间。因为标记物大小的差异,尚没有哪个理论可以解释凝集的动力学(Kasahara, 1992a)。对于大于 3~5μm 的分散颗粒,室温下的布朗运动并不明显。不过,粒子间相互作用势能的理论或胶凝反应理论可应用于细小颗粒,如胶乳微粒。据估计,多价的 IgM 抗体比二价 IgG 抗体的凝集效率高 750 倍。凝集产物中的颗粒距离要小于或等于 120Å,因为这是抗体分子的长度。总之,在免疫反应中需要考虑的重要因素有颗粒的表面性质,如电荷和疏水性,以及分散稳定性。

沉淀和散射比浊免疫测定法

沉淀反应的背景和原理

抗原和抗体大复合物结合到一起形成不溶性网格状聚集体而沉淀已经被广泛的用于免疫沉淀反应的鉴定和定量。沉淀技术的应用模式在灵敏度、特异性和简易性上占有优势。这些测定法的灵敏度不足是主要问题。尽管新型光散射技术提高了灵敏度,但是免疫沉淀测定法的灵敏度下限只有 0.1~0.5mg/dl。这样的灵敏度对于很多主要血清蛋白的定量而言似乎是足够的。现在临床实验室中使用的很多定量和定性免疫化学技术的基本原理就是沉淀反应(Kabat,1961)。

1935 年 Heidelberg 细致地调查了影响沉淀反应的因素后发现,反应物的相对比例;介质的温度、pH 值和离子强度;抗体的亲合力和亲和力特性对免疫沉淀的形成都非常重要(Heidelberg & Kendall,1935)。在沉淀形成的图案中,有一个点的沉淀量最大或最理想,该处被称作等价点。达到等价点后继续增加抗原时会对沉淀产生溶解效应。适合分析物测定的动态区间应该在等价带。除了使用最佳的缓冲液外，作为反应物的抗体也需要有最佳浓度。

典型的沉淀反应方法有：

1. 定性沉淀测定法

1）单向免疫扩散法（Williams & Chase，1970）

2）双向免疫扩散法（Garvey et al，1977）

3）二维双向免疫扩散法（Williams & Chase，1970）

4）电泳免疫扩散反应（Ritzmann & Daniels，1975）

5）免疫电泳法（Rose，1973）

2. 半定量沉淀测定法

1）单向辐射状免疫扩散法（Fahey & McKelvey，1965；Mancini et al，1965）

2）一维电泳免疫扩散法（“火箭”电泳）（Axelsen，1975）

散射比浊免疫测定法

已经建立了很多使用光散射仪器分析免疫沉淀的新技术（Ritchie，1978）。免疫复合物的形成与光散射量存在相关性，也是抗原定量的基础。已经有精密的仪器可快速检测光散射。散射光的测定通常被称作比浊法或散射比浊法。

颗粒免疫测定法

颗粒凝集原理

利用特异性抗原致敏颗粒，凝集反应可用于检测标本中的抗体（被动或直接）凝集反应；图 44-3B）。利用特异性抗体致敏颗粒的反向凝集可以用于检测标本中的可溶性抗原（图 44-3A）。一个半抗原只有单个结合位点（如药物、激素或小颗粒），不会形成相互连接的结构，因此不会凝集，除非将其固定在固相上。如图 44-4A 和 B 所示，当包被到颗粒或载体上的半抗原作为反应物时，可用凝集抑制反应检出半抗原。该测定法的原理是标本中的半抗原竞争性抑制颗粒包被的半抗原与数量有限的游离或颗粒包被的抗体间的凝集反应。此外，标记的颗粒可以与固定在膜固相上的反应物反应。免疫反应发生后，免疫复合物内的颗粒可以使部分膜显色。这类测定法是定性检测人绒毛膜促性腺激素（hCG）和其他一些分析物的常用的简易方法。

红细胞凝集

红细胞凝集试验（Boyden，1951）简便易行且不需要特殊仪器设备。正因为如此，发达和发展中国家都采用了很多红细胞凝集试验。一个全球范围内广泛使用的红细胞凝集试验被用于检测 Treponema pallidum 抗体，商品名为 Serodia-TP，由 Fujirebio 公司（Tokyo，Japan）生产。1981 年美国疾病预防和控制中心批准了红细胞凝集试验可应用于 T. pallidum 的检测。因为该方法在灵敏度和特异性上优于其他试验，所以被世界卫生组织所推荐（Kasahara，1992b）。

在 T. pallidum 凝集试验中，试剂由致敏和未致敏的绵羊红细胞（冷冻干燥），以及血清稀释液、用来复溶冻干细胞作为阳性对照的溶解液组成。定性或半定量试验都可以按照下面的

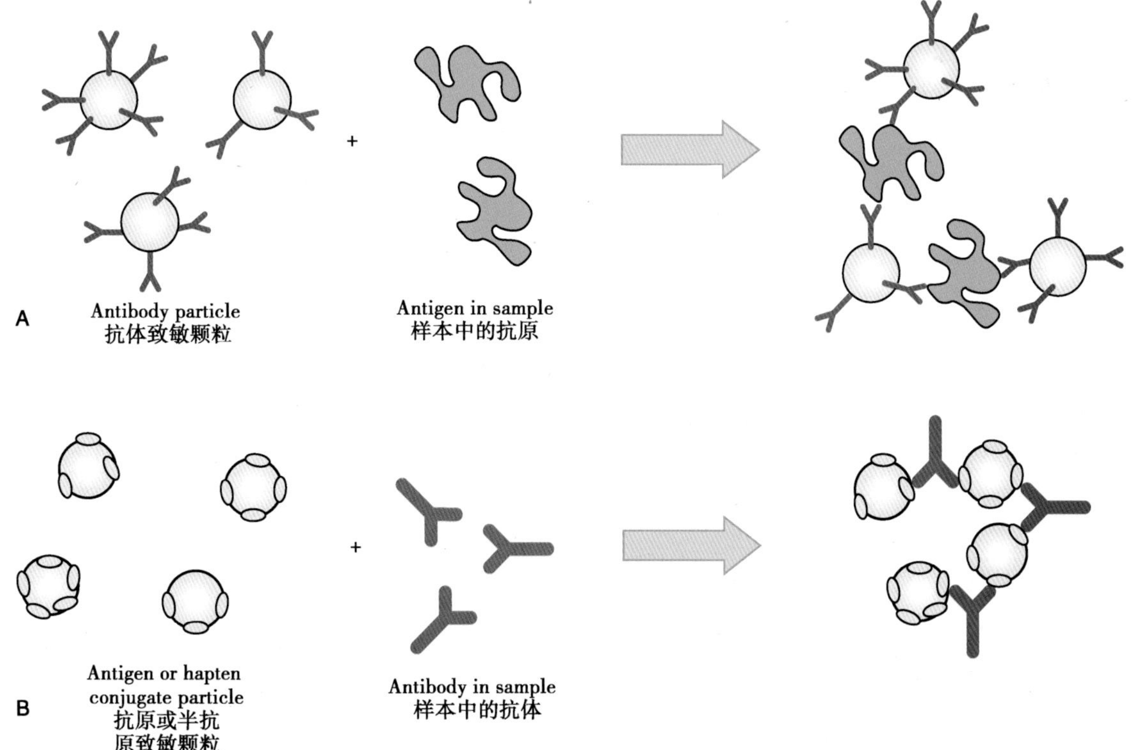

图 44-3 Principles of passive particle agglutination immunoassay for detection of antigen with multiple A，epitopes or B，antibodies.（From Nakamura RM，Kasahara Y，Rechnitz GA，editors：Immunochemical assays and biosensor technology for the 1990s，Washington，DC，1992，American Society for Microbiology. 根据版权要求保留原文。本图为被动颗粒凝集免疫测定法检测的原理。A. 有多个抗原决定簇的抗原。B. 抗体）

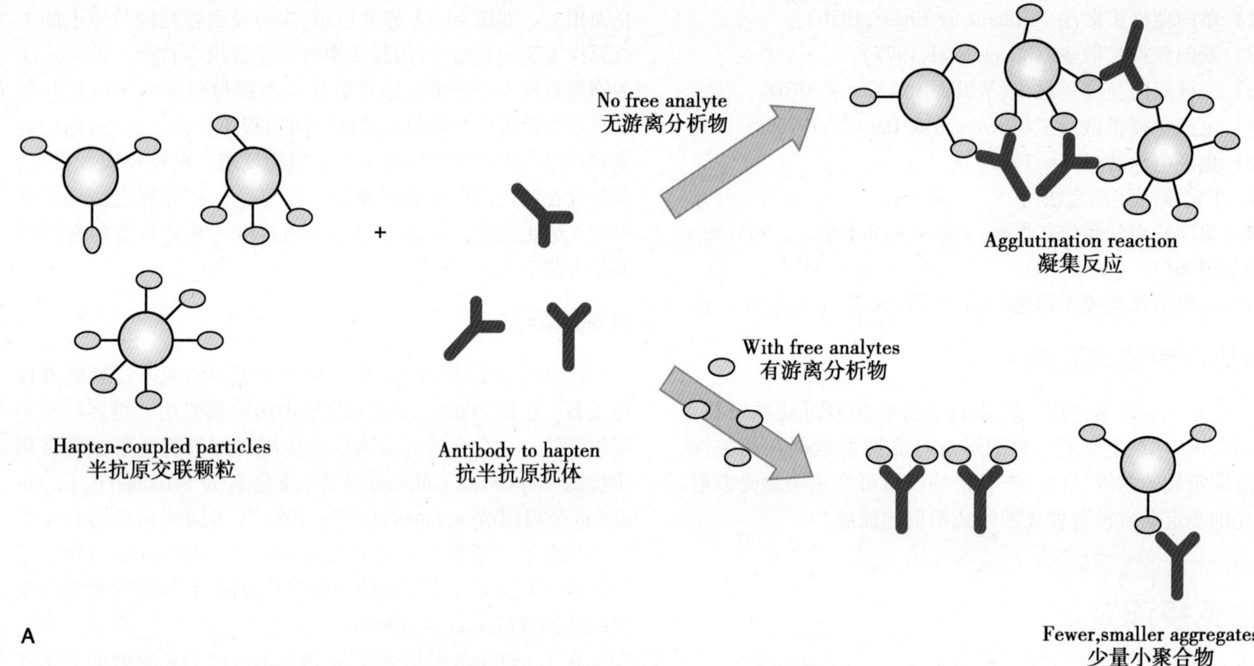

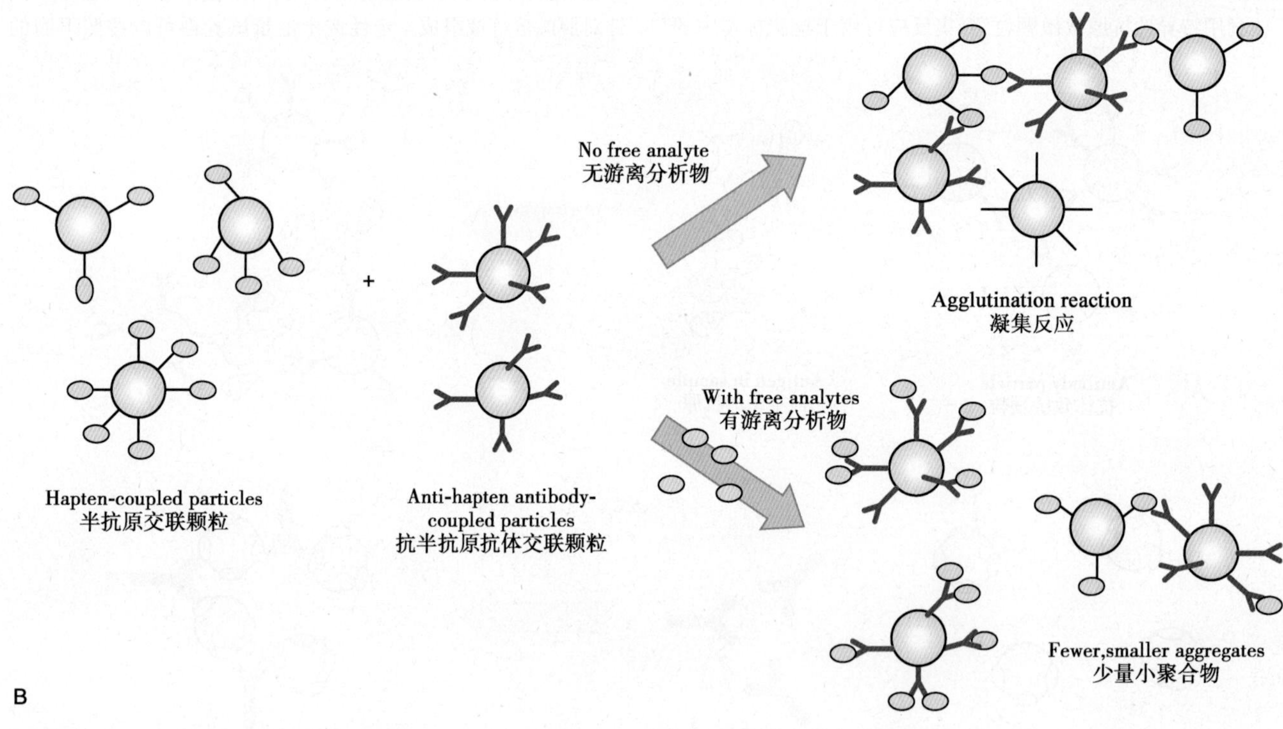

图 44-4 Principles of particle inhibition immunoassay for detection of antigen with single epitope(hapten), using antigen particle with(A)free or(B)fixed antibody. (With permission from Nakamura RM, Kasahara Y, Rechnitz GA, editors: Immunochemical assays and biosensor technology for the 1990s, Washington, DC, 1992, American Society for Microbiology. 根据版权要求保留原文。本图为颗粒抑制免疫测定法利用抗原颗粒和(A)游离或(B)固定抗体检测单表位抗原(半抗原)的原理)

稀释方案以滴定板为容器进行：

使用 25μl 的移液器，在第 1 孔加入 4 滴共 100μl 血清稀释液（图 44-5），定性测定时在 2~4 孔加入（定量测定时在 2~8 孔加入）1 滴。图 44-6 是凝集结果图案。阴性说明没有发生免疫反应，颗粒紧密沉积在微量反应孔中间。另一方面，阳性说明发生了免疫反应，颗粒疏散分布。凝集颗粒不会再进一步的沉淀缩合而呈现出阴性结果的特征，这是因为颗粒的凝集反应使它们丧失了原有的外形。在第一和第二行，分别使用了血清和未致敏的细胞（阴性对照）。标本 1 和 2 是阴性结果。标本 3~8 号是阴性或阳性结果，要根据标本稀释度来最终判定。标本 7 和 8 的阳性结果达到了 1∶2560（3~8 行）。（译者注：原文有误，应该是 1 号，5 号和 8 号标本为阴性结果，其他 5 个标本是阳性结果）。

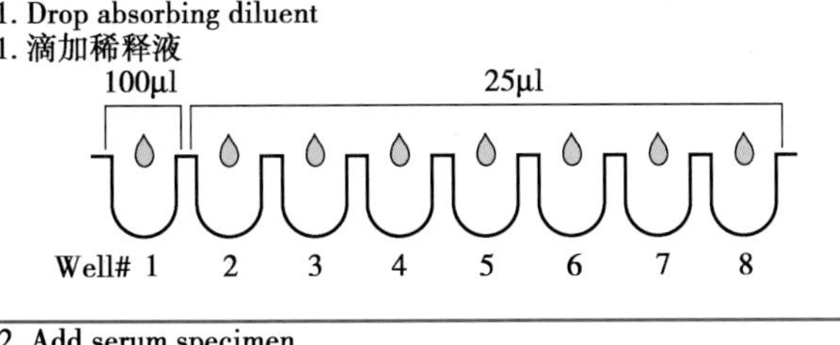

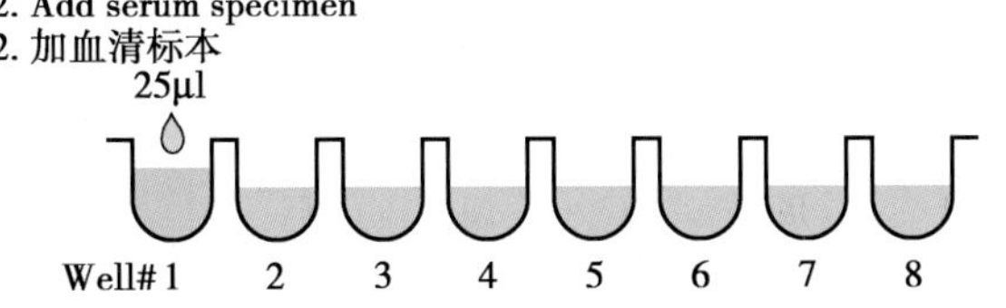

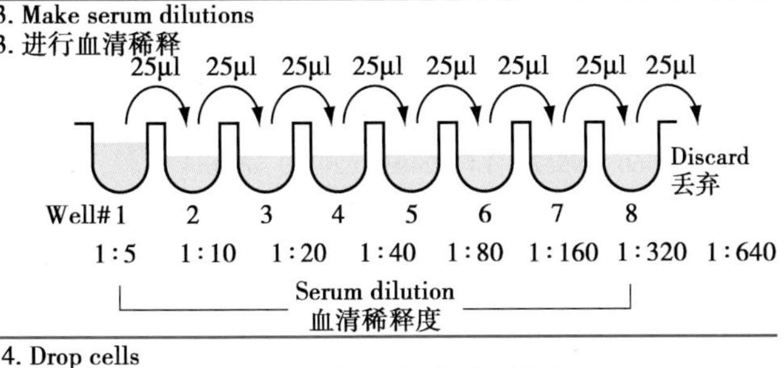

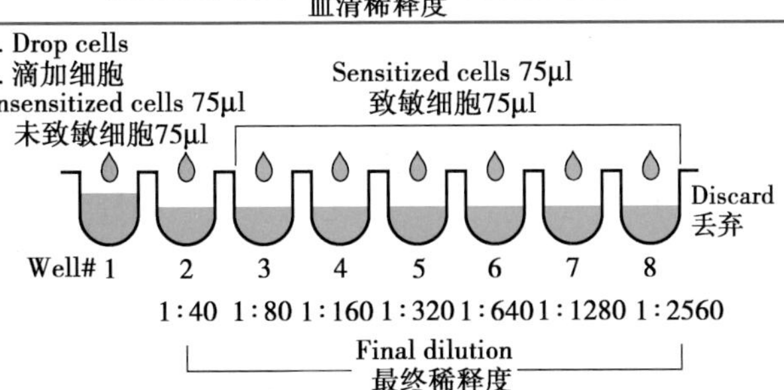

图 44-5 Hemagglutination assay for detection of Treponema pallidum antigen（Serodia-TP，Fujirebio，Inc.，Tokyo，Japan）based on semiquantitative test protocols.（With permission from Nakamura RM，Kasahara Y，Rechnitz GA，editors：Immunochemical assays and biosensor technology for the 1990s，Washington，DC，1992，American Society for Microbiology. 根据版权要求保留原文。本图为红细胞凝集法半定量检测方案测定 Treponema pallidum 抗原（译者注：原文有误，应该是测定 Treponema pallidum 抗体））

现在已经有测定乙型肝炎病毒（HBV）、丙型肝炎病毒（HCV）、人免疫缺陷病毒（HIV1/2）、甲状腺球蛋白、甲状腺微粒体和其他物质抗体的红细胞凝集试剂盒。反向红细胞凝集试验被用于检测 HBV 表面抗原、甲胎蛋白（AFP）、粪标本中的人血红蛋白等。红细胞凝集试验检出抗原（分析物）的灵敏度大约是 50ng/ml。Kemp 等（1988）建立了一种红细胞凝集测定法，使用的是特异性结合人红细胞表面抗原的鼠源性单克隆抗体。抗体可以识别不同类型红细胞或异常细胞如镰状细胞贫血中的异常细胞的共有表位。如图 44-7 所示，标本中的红细胞被用作固相颗粒，并且通过肉眼即可观察到凝集结果。二价抗体被化学交联到一起，所以一个抗体可以特异性结合血细胞表面的表位，另外一个特异性结合靶抗原或分析物。这种测定法用于检测抗 HIV 抗体以及其他各种抗原。不同于经典凝集模式，它不需要分离出血浆或血清。这种测定法简单、省时和安全，因为它不需要分离 HIV 或 HBV 阳性标本的血清。

明胶颗粒凝集

一种可以避免标本中物质的非特异性结合且有高亲水性表面的特殊明胶颗粒可作为红细胞的替代品（Ikeda，1984）。这种颗粒是在 40℃ 和最佳 pH 值通过相位分离和三维交联制作而成。得到的颗粒经过甲醛或戊二醛固定，其直径大约是 3μm。图 44-8 是明胶颗粒与红细胞属性的对比。明胶颗粒无抗原性，因此不会发生红细胞作为颗粒时出现的与异嗜性抗体相关的问题。此类合成的颗粒要求使用更少的血清稀释液来避免非特异性结合，并保证灵敏度比使用红细胞时更高。Hirayam 等（1991）建立了由左旋谷氨酸和衍生物组成的嵌段共聚物制成的其他人造颗粒来替代凝胶颗粒。这些人工合成的颗粒可以用染料染色，因为颗粒本身不带颜色，明胶颗粒也可以染色。明胶颗粒凝集试验开始时是用于检测人嗜 T-淋巴细胞病毒抗体，该病毒是在人体内首次发现的逆转录病毒。该类凝集试验（Ikeda，1984）很快就广泛用于血液筛检 HIV、HBV 和 HCV，因为其有高灵敏度和特异性及其简易性，并且开展检测时不需要严格的温度控制。明胶颗粒凝集试验可以替代所有的红细胞凝集检测，唯一的例外是以标本中红细胞为颗粒的检测。

胶乳凝集

以胶乳为颗粒的胶乳凝集（Galvin，1984）已经被用于检测各种分析物，如定性妊娠试验的 hCG，和需要或不需要仪器的其他血浆蛋白的定量检测。此类定性测定法的形式简单。例如，你可能只需要用搅拌棒混匀黑色玻片上的几滴反应物致敏的胶乳和标本。两到三分钟后，肉眼观察免疫反应导致的相反转凝集。采用基于比浊（光吸收）或散射比浊（光散射）的光检测方法的定量分析可采用胶乳凝集法。借助这些技术，胶乳凝集的灵敏度可达亚纳克每毫升水平，然而该测定方法检测 Ag-Ab 复合物沉淀的灵敏度仍然低于 0.5μg/ml。

Agglutination Patterns of Serodia-TP*
梅毒螺旋体抗体的凝集图案

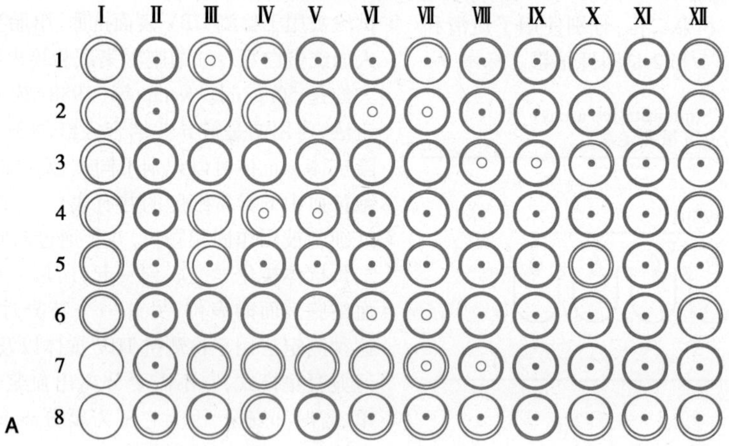

Ⅰ Ⅱ Ⅲ Ⅳ Ⅴ Ⅵ Ⅶ Ⅷ Ⅸ Ⅹ Ⅺ Ⅻ

1
2
3
4
5
6
7
8

A

Row no. 行号	Ⅰ	Ⅱ	Ⅲ	Ⅳ	Ⅴ	Ⅵ	Ⅶ	Ⅷ	Ⅸ	Ⅹ	Ⅺ	Ⅻ	
Type of cells added 加入的细胞类型	Unsensitized cells 未致敏细胞		Sensitized cells 致敏细胞										Result 结果
Final dilution of serum specimen 血清标本的最终稀释度		1 : 40	1 : 80	1 : 160	1 : 320	1 : 640	1 : 1280	1 : 2560	1 : 5120	1 : 10240	1 : 20480	Medium control 介质对照	Titer 滴度
Serum specimen 血清标本													
No. 1	–	–		–	–	–	–	–	–	–	–	–	Inconclusive 不确定
No. 2	–	–	++	++	+	+	–	–	–	–	–	–	1 : 640
No. 3	–	–	++	++	++	++	++	+	–	–	–	–	1 : 2560
No. 4	–	–	+	+	–	–	–	–	–	–	–	–	1 : 160
No. 5	–	–	–	–	–	–	–	–	–	–	–	–	Negative 阴性
No. 6	–	–	++	++	++	+	–	–	–	–	–	–	1 : 640
No. 7	–	–	++	++	++	++	+	–	–	–	–	–	1 : 1280
No. 8	–	–	–	–	–	–	–	–	–	–	–	–	Negative 阴性

*Trademark for agglutination test for *T. pallidum* antibody,Fujirebio,Inc.,Tokyo,Japan
*T.pallidum抗体凝集试验的商标,Fujirebio,Inc.,Tokyo,Japan

B

图 44-6 Hemagglutination patterns for detection of(A)anti-Treponema pallidum antibody,and(B)interpretation as positive or negative at final serum dilution.(From Nakamura RM,Kasahara Y,Rechnitz GA,editors:Immunochemical assays and biosensor technology for the 1990s,Washington,DC,1992,American Society for Microbiology. 根据版权要求保留原文。图 A. 检测抗梅毒螺旋体抗体的红细胞凝集图案。图 B. 对最终血清稀释度阳性或阴性结果的判读)

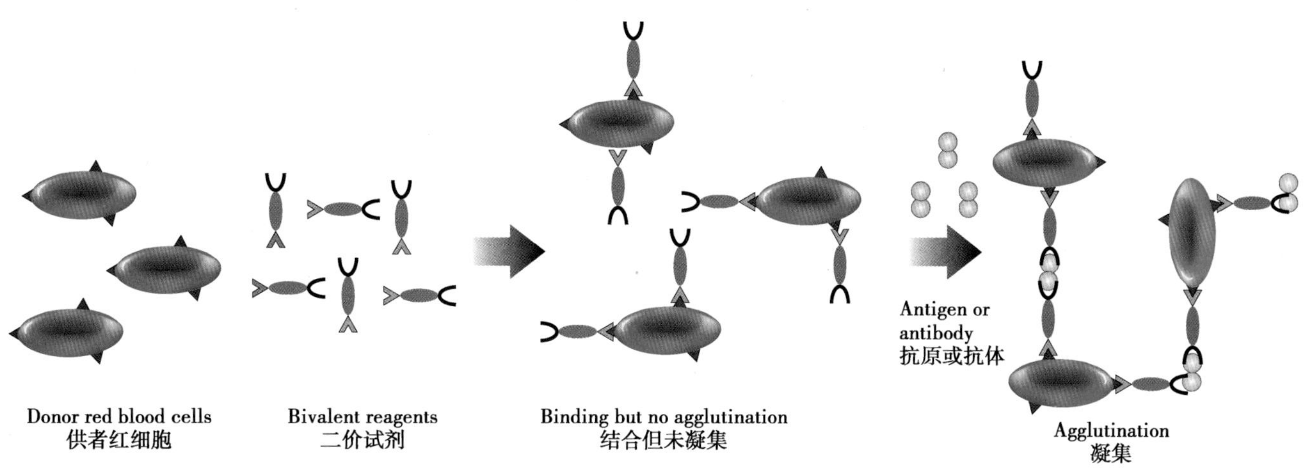

图 44-7 Schematic presentation of an assay based on autologous erythrocyte agglutination, using erythrocytes in the specimen as particles. (With permission from Nakamura RM, Kasahara Y, Rechnitz GA, editors: Immunochemical assays and biosensor technology for the 1990s, Washington, DC, 1992, American Society for Microbiology. 根据版权要求保留原文。本图为以标本中红细胞为固相的自体红细胞凝集测定法的图解)

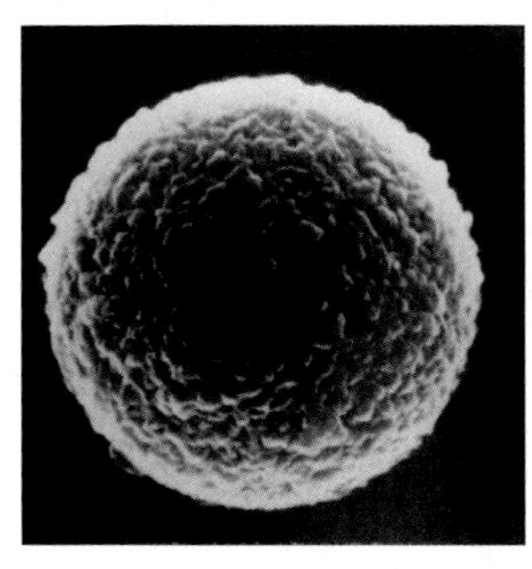

Physical properties 物理属性	Carrier 载体	
	Gelatin particles 明胶颗粒	Sheep erythrocytes 绵羊红细胞
Diameter, μm 直径, μm	2 to 6	6
Specific gravity 比重	1.05 to 1.10	1.10
Electrophoretic mobility; μm/s/V/cm 电泳迁移率 μm/s/V/cm	−0.75 to−1.85	−1.15

图 44-8 Electron micrograph (×25 000) and physical properties of gelatin particles in comparison with sheep erythrocytes. (With permission from Nakamura RM, Kasahara y, Rechnitz GA, editors: Immunochemical assays and biosensor technology for the 1990s, Washington, DC, 1992, American Society for Microbiology, p 139. 根据版权要求保留原文。本图为电子显微镜照片和明胶颗粒与绵羊红细胞物理属性的比较)

胶乳比浊法

光吸收率(照射到颗粒表面后的光损失)与颗粒直径和使用的光波长有关。多数商业化的胶乳试剂采用的胶乳直径小于1μm,并且可在应用了光度测量原理的自动化学分析仪上使用。为了进一步提高灵敏度,投入了很多精力来改良试剂和仪器以及优化颗粒大小、选择合适波长和改进计算机软件以实现对数据的整合。现在使用胶乳颗粒的自动化系统能够以亚纳克每毫升的灵敏度一小时完成200个测试。

颗粒计数免疫测定法

颗粒计数免疫测定法(particle-counting immunoassay, PACIA)(Masson & Holy, 1986)利用光学池计数以评估免疫反应后未凝集的颗粒数量的减少情况。在PACIA模式中,可以测量反应速率——即未凝集颗粒的减少速率——或反应的终点。终点法的灵敏度可达纳克每毫升的水平;但是终点法免疫反应需要更长的孵育时间。

其他的颗粒检验测定法

准弹性散射免疫测定法检测的是颗粒大小分布的变化(Yarmush et al, 1987)。这项技术利用激光束测定免疫反应后颗粒平均扩散系数的下降。其他一些方法测定颗粒平均大小增加后光散射的角各向异性的变化。颗粒直径与光波长大致相等时,散射光会产生与颗粒大小相关的角的变化。

总结

使用微量滴定板的间接红细胞凝集和明胶颗粒凝集试验是定性或半定量测定各种分析物的常用方法。这些试验不需要额外的仪器设备或严格的温度控制。更重要的是,当这些试验用于病原体的抗体检测时,它们的灵敏度等于或高于传统的酶免疫测定法。以胶乳为固相有很大的动力学优势,比如免疫反应时间更短。正因为如此,现有仪器或精密仪器可以基于不同的原理使用乳胶,其分析灵敏度比标准的免疫沉淀反应高3个数量级。胶乳容易受标本中未知因素的影响。为了解决这个问题,在试剂和孵育介质中使用了多种吸附剂。颗粒免疫测定法的一个很大优点是它的简易性,因为它不需要分离结合和游离的反应物。

放射免疫测定法

背景

自从 Yalow 和 Berson(1959)首次以放射性核素为标记物建立了放射性免疫测定法(RIA)以来,其灵敏度和特异性已经有大幅提高。临床实验室中已经有很多由该方法衍变而来的方法。竞争和非竞争非均相模式是两个主要的 RIA 技术,都需要洗涤步骤分离结合和游离标记物(偶联物)。竞争测定法服从质量作用定律,可用之解释分析物与结合蛋白、受体和抗体间的反应。优化这种测定法的关键因素是抗体的亲和力。以结合和游离抗体比值对分析物浓度制作的 Scatchard 图常用于评价抗体性能。图 44-9 是测定环孢素的 Scatchard 图。正如在前面的抗原-抗体反应的动力学一节中提到的那样,y 轴是以下等式中的 B/F 比值,该比值与根据[Ab]t-B 计算得到的游离[Ab]成比例。因此,K_a 是图的斜率。

$$B/F=K_a([Ab]t-B) \quad \text{(公式 44-6)}$$

在图 44-9 中,环孢素特异性抗体的亲和力常数 K_a 是 8.1×10^9L/M。放射性辐射,如碘-125 标记物的 γ 射线,可以用 γ 闪烁计数器测定每分钟的电脉冲数(CPM)。表 44-3 列出了常用的放射性核素标记物和它们的属性。标记物的选择对分析方案的影响很大。例如,最常用的^{125}I 在非常短的时间内即可完成信号计数,但是由于它的半衰期短所以保存期限也短。另一方面,氚(^{3}H)标记物需要更长时间计数,这会增加总测定时长。现在多数 RIA 以^{125}I 为标记物以加快交联过程和保留反应物的活性。交联^{125}I 和蛋白的常用方法是氯胺 T 法(Hunter & Greenwood,1962)。因为酪氨酸的羟基位于芳香环的对位,所以它与碘酸盐的反应活性尤其高。当 γ-射线释放时,可以以 CMP 为单位测定信号。与酶不同,同位素标记物的斯托克斯半径小,不太可能破坏抗原活性,这是因为同位素与小抗原(半抗原)交联时没有空间位阻。

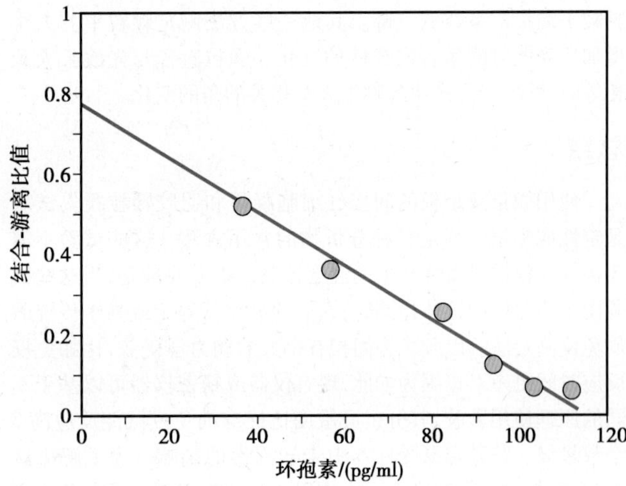

图 44-9 环孢素抗体结合特征的散点图($K_a=8.1\times10^9$L/M)

表 44-3 放射免疫测定法中同位素标记物的属性

同位素	半衰期	衰减类型	放射性比度/(mCi/mmol)
^{125}I	60 天	γ	2200
^{131}I	8.1 天	β^-,γ	16 100
^{3}H	12.3 年	β^-	29
^{14}C	5760 年	β^-	6062
^{32}P	14.3 天	β^-	9120

测定原理和方法

已经有很多分析物可以用标记和未标记抗原(标本中的分析物)竞争结合(Ekins,1960)抗体的方法(抗原过量)测定。图 44-10 展示的是传统的竞争方法。首先,已知量的标记抗原与标本中的抗原混合,并与包被在固相如琼脂糖珠或塑料管内壁的恒定量的抗体竞争性反应。待免疫反应达到平衡状态后,洗涤混合物以去除未反应的结合物和抗原,从而分离出固相捕获的免疫复合物。洗涤步骤称作 B/F 分离。图 44-10 是竞争性法中结合抗原百分比对分析物浓度的对数值作图而绘制的标准曲线。CPM 绘制到标准曲线上可得到分析物浓度。

图 44-11 显示的是第二抗体法。特定抗原(分析物)的第一抗体同时与结合物和抗原竞争性反应。然后,固相上的第二抗体可特异性的结合第一抗体进而捕获免疫复合物。如果将第二抗体包被在细颗粒表面,第二次反应形成的免疫复合物可以通过沉淀来与未反应的分子分离。对于抗体的检测,标记抗体和标本中抗体与固相上的抗原竞争性结合。标准曲线的斜度越陡峭则数据越精密。竞争性方法使用的抗体或抗原量(分析物)比后面讲述的夹心法要少。最初由 Miles 和 Hales(1968)建立的非竞争性方法最近更加普及起来。

免疫放射测定法和夹心法(图 44-12)中的分析物和抗体的位置可互换。经典竞争法用最少的抗体量就能完成检测;夹心法需要固相上有大量抗体。单克隆抗体技术出现后,无需高昂花费即可生产大量特异性抗体,使夹心法测定得以应用。使用过量抗体的夹心法比竞争法的灵敏度高。如果完全不受背景噪音信号的影响,理论上夹心法的灵敏度可检出一个分子的分析物,当分析系统使用的抗体量接近无限大时这是完全有可能的。如图 44-12 所示,首先固相上的抗体捕获标本中的抗原(分析物)。然后 B/F 分离,结合物与固相捕获的抗原(分析物)反应;洗去游离结合物后计数信号。该测定法中的抗原至少有两个抗原位点。当使用了两个不同的抗体(即,固相抗体结合一个抗原位点,结合物抗体结合另外一个抗原位点),测定方案可以简化为一步夹心法。因此,固相可以与标本中的抗原和结合物同时混合。因为固相和结合物上的抗体分别能够识别不同的抗原位点,所以不会相互干扰。与跟两步夹心法一样,此分析方法产生的信号与标本中分析物浓度呈一定比例。该测定法可以利用固相抗原或标记抗原的模式检测抗体。对于两步法,可以用抗原作为固相和待检抗体的特异性抗体作为标记物。使用夹心法模式的测定法有高的灵敏度(Rodriguez-Espinosa et al,1987)。比如,免疫放射测定法检测肽激素促甲状腺素(TSH)时,分析灵敏度水平可到 0.07μU/ml 以下,而传统的抗原标记物竞争测定法在 0.7μU/ml 左右。

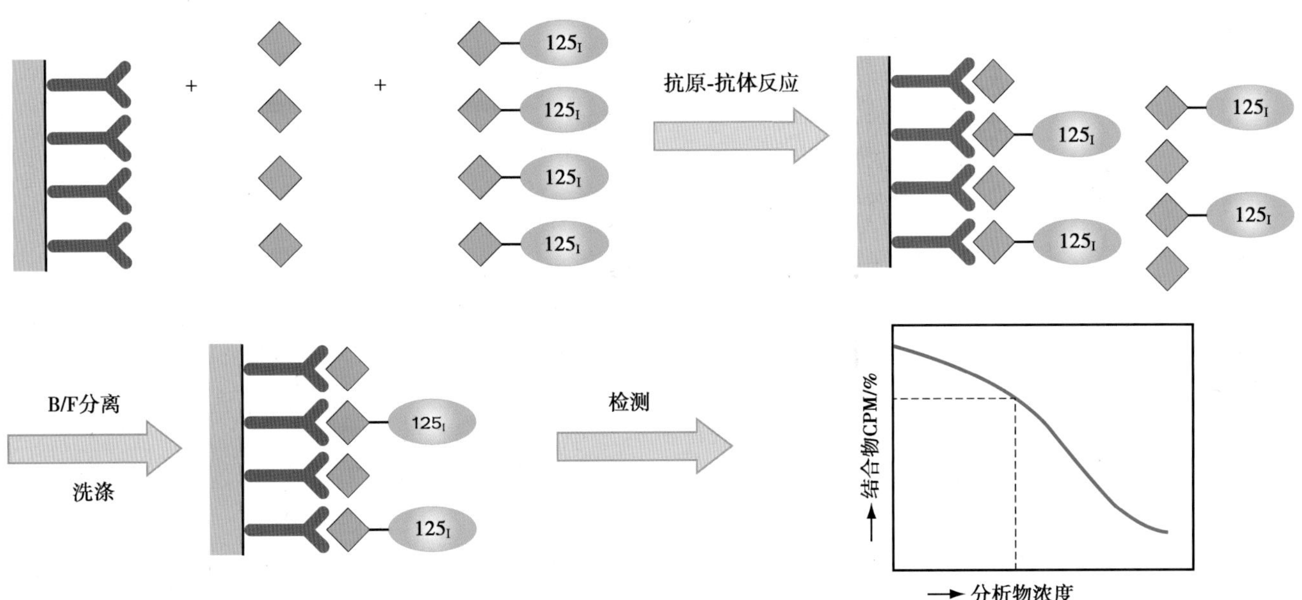

图 44-10　以第一抗体为固相的竞争性放射免疫测定法(RIA)的测定原理

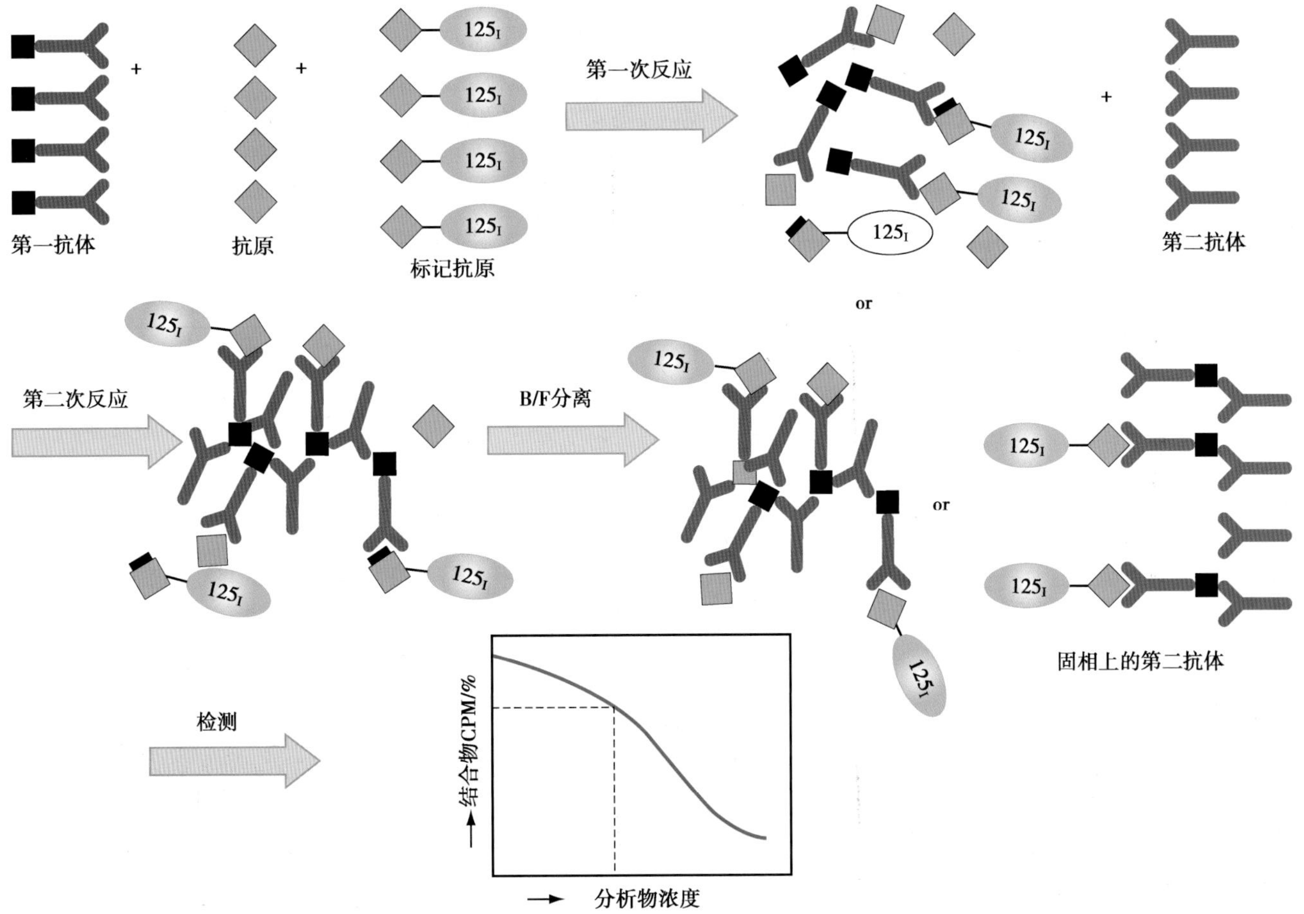

图 44-11　以第二抗体进行 B/F(结合/游离)分离的非竞争性放射免疫测定法(RIA)的测定原理

总结

与其他免疫测定法相比,RIA 的优点很多,包括精密度和高灵敏度、同位素容易标记、信号检出无需优化和稳定而不受分析环境的干扰。RIA 的缺点有试剂保质期短和需要放射性危害防护。此外,如同后面讨论的那样,RIA 可能无法在均相免疫测定法中使用,这是因为同位素信号不能调节 Ag-Ab 反应。

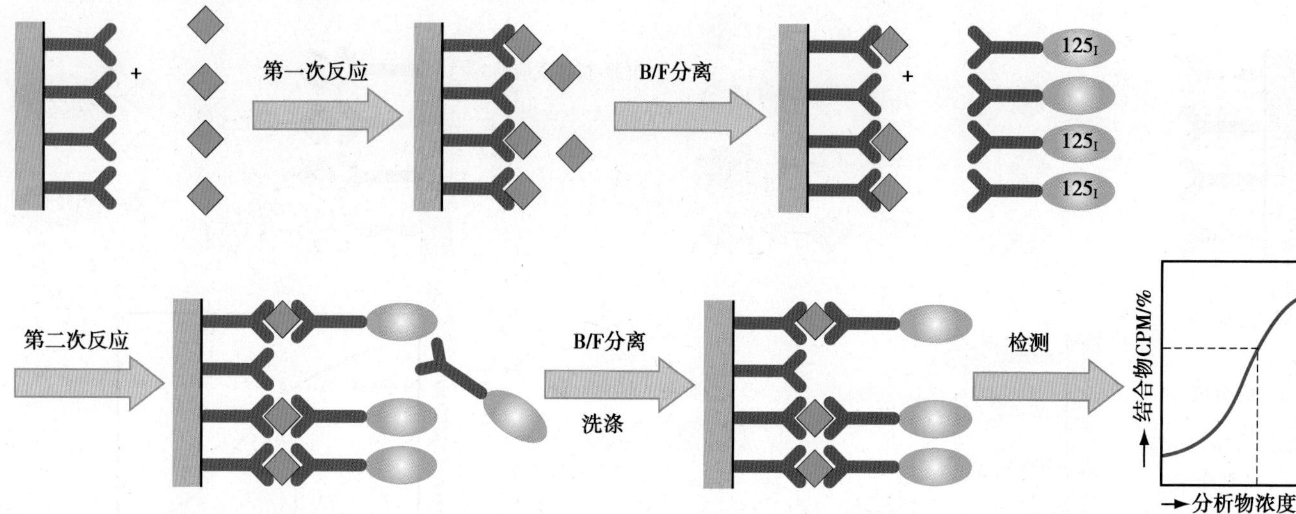

图 44-12　使用固相的夹心放射免疫测定法的测定原理，也称作免疫放射测定法。B/F，结合/游离

酶免疫测定法

背景和分类

定量酶免疫测定法用酶替代作为标记物的放射性核素(Avrameas & Guilbert，1971；Engvall & Perlman，1971；Van Weeman & Schuurs，1971)。应用最广的是酶联免疫吸附测定(ELSIA)、EIA 和酶倍增免疫测定技术(enzyme-multiplied immunoassay technique，EMIT)，EMIT 是 SYVA 公司的注册商标名(Dade Behring Inc.，Cupertino，Calif.)(Rubenstein et al，1972)。非均相 EIA 基本上与 RIA 相似，只是以酶为标记物。酶可以在均相 EIA 中使用，不需要其他测定法中所需的 B/F 分离步骤。表 44-4 将 RIA 与非均相和均相 EIA 作了比较。EIA 改进后出现了很多新型的模式，它们有不同的速度、灵敏度、易用性和精密度。框 44-1 列出了 EIA 的优点和缺点(Nakamura & Kasahara，1992)。

表 44-4　放射免疫测定法、非均相酶免疫测定法和均相酶免疫测定法的比较

测定法	免疫反应步骤	酶反应步骤	信号检出步骤
放射免疫测定法 样本+(标记分析物或 Ab)-^{125}I	免疫反应有洗涤分离步骤	不需要	放射活性衰变(γ-射线)
非均相酶免疫测定法 样本+(标记分析物或 Ab)-酶	免疫反应有洗涤分离步骤	酶反应需要其他试剂	光密度 荧光 化学发光
均相酶免疫测定法 样本+(标记分析物或 Ab)-酶或辅酶因子	免疫反应和(或)所有反应在一个溶液中完成，该溶液中也有酶产生信号的试剂	免疫反应和(或)所有反应在一个溶液中完成，该溶液中也有酶产生信号的试剂	光密度 荧光 化学发光

Ab，抗体

框 44-1　酶免疫测定法的优点和缺点

A. 优点

1. 利用酶的放大效应可以建立灵敏的测定法。
2. 试剂相对便宜且保质期长。
3. 可以建立多元同步测定法。
4. 可以开发各种各样的分析配置。
5. 仪器便宜且应用广泛。
6. 标记过程或废物的丢弃不会发生放射性危害。

B. 缺点

1. 酶活性的测定比某些放射性核素活性的测定复杂。
2. 酶活性可能会受血浆成分的影响。
3. 现有的均相测定法的灵敏度是 10~9M，不如放射免疫测定法灵敏。
4. 虽然已经建立了检测大蛋白分子的均相 EIA，但是需要复杂的免疫化学试剂。

引自 Nakamura RM，Kasahara Y：Heterogeneous enzyme immunoassay. In Nakamura RM，Kasahara Y，Rechnitz GA，editors：Immunochemical assay and biosensor technology for the 1990 秒，Washington，DC，1992，American Society for Microbiology. 已经获得转载许可

表 44-5 酶免疫测定法中作为标记物的代表性酶的特征

酶特征	过氧化物酶(EC1.11.1.7)	β-半乳糖苷酶(EC3.2.1.23)	碱性磷酸酶(EC3.1.3.1)
来源	辣根	大肠杆菌	牛小肠
分子重量,分子量	40 000	53 000	100 000
比活性	250U/mg	600U/mg	2500~5000U/mg
周转率*	10 000	318 000	250 000
酶的检测	比色法,荧光法,发光法	比色法,荧光法,发光法	比色法,荧光法,发光法
高敏测定	发光法	荧光法	发光法
酶标记方法	过碘酸氧化法(Nakane 法)	双马来酰亚胺法,交联试剂†	戊二醛法,交联试剂†

*1 分钟内一分子酶催化底物的数量

†含有化学反应基团如马来酰亚胺和琥珀亚酰胺的试剂

非均相酶免疫测定法

非均相 EIA 的分析原理与 RIA 相似,只不过测定的不是放射性而是酶活性。EIA 需要通过酶的催化反应来获得检测信号。微孔滴定板、塑料球、塑料管、磁珠以及伴有滤膜的胶乳可以作为分离结合和游离结合物的固相。使用小磁珠和胶乳可以缩短免疫反应时间,从而缩短总的分析时间。酶底物的发展过程中一个重要的环节是引入了显色和荧光底物,和后来增加了信号灵敏度的化学发光底物。在非均相 EIA 中常用的酶有辣根过氧化物酶、碱性磷酸酶、β-半乳糖苷酶、葡萄糖氧化酶、尿素酶和过氧化氢酶。表 44-5 中列出了常用酶及其特征。此测定法的灵敏度由酶的周转率和选择测量信号决定,其中化学发光分析是最灵敏的方法。

与 RIA 相似,非均相 EIA 的测定模式可以分为竞争和非竞争测定法(图 44-13)。竞争测定法(分析物过量)使用抗原-酶结合物(图 44-13A),非竞争测定法(反应物过量)包括两个位点的免疫夹心法[图 44-13B1(译者注:原文有误,应该是图 44-13B)]和检测抗体的间接法[图 44-13B2(译者注:原文有误,应该是图 44-13C)]。免疫夹心法主要用于检测抗原,如肿瘤标志物、血浆蛋白和病原体。测定抗体的间接测定法用于检测病原体抗体(如 HIV、HBV、HCV)和自身抗体。

非均相 EIA(图 44-13)包括以下几步:

1. 包被有反应物的固相与分析物混合,不管测定法是竞争还是非竞争模式。

2. 加入结合物并孵育。在免疫反应(一步法或二步法)结束后用含有洗涤剂的缓冲溶液冲洗。免疫反应要达到特定的产量以得到稳定和精密的测定结果。

3. 固相上含有酶标抗原或抗体的免疫复合物在恒温条件下与酶底物溶液孵育。

4. 终止酶反应(速率法不需要终止),根据所用底物选择合适的测定仪器以检测底物的反应产物。

比色酶免疫测定法

在该分析中,产色底物在酶催化下产生颜色——例如,辣根过氧化物酶催化 ABTS(2,2-联氮-二(3-乙基-苯并噻唑-6-磺酸)二铵盐)和 H_2O_2 得到绿色产物,碱性磷酸酶催化对硝基苯磷酸二钠得到黄色产物。两种酶都是比色酶免疫测定法中最常用的酶。分光光度计检测有色产物的光密度。很多仪器可以检测试管或微孔滴定板内的光密度,包括完成上样和数据打

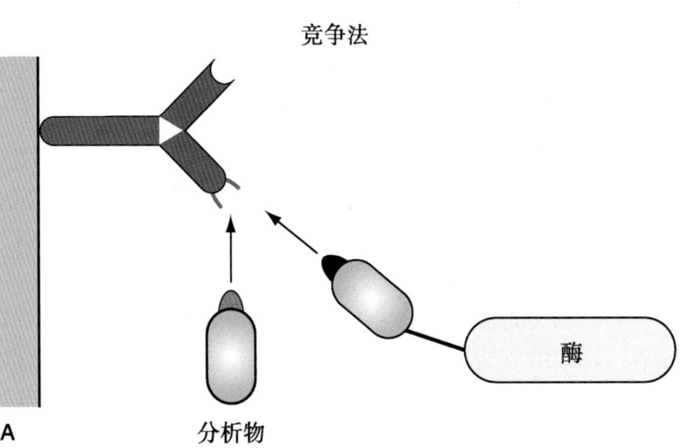

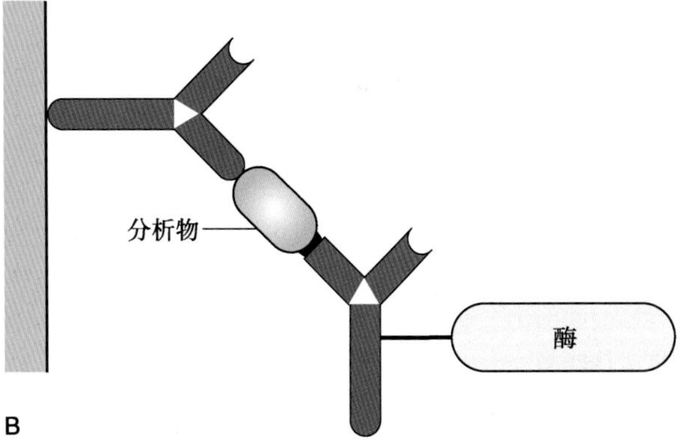

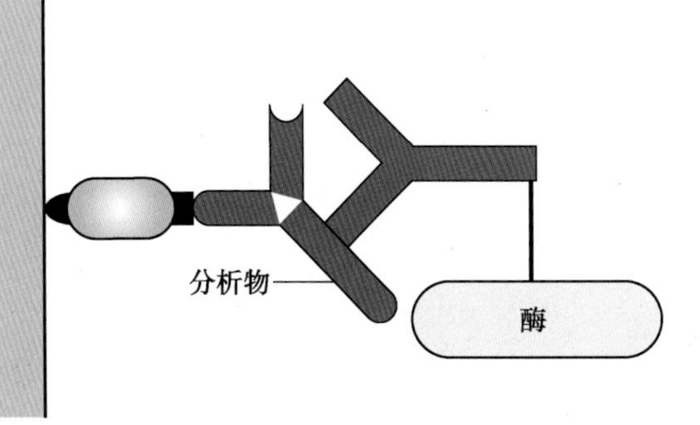

图 44-13 使用固相的非均相酶免疫测定法的分析原理。A. 竞争法。B 和 C,非竞争夹心法

印的全自动化系统和更简易的手动设备。当在硝酸纤维膜(免疫印迹法)或其他膜上进行 EIA 反应时,使用的底物产生不溶的有色产物。采用该免疫测定法模式的家用型 hCG 妊娠检测常利用联苯胺衍生物与氧化酶反应或者是吲哚磷酸盐衍生物与碱性磷酸酶反应而得到不溶的有色产物。酶反应的有色产物在固相累积,肉眼可读。理论上,测定的光密度在 0~2.0 之间。因此,如果分析物浓度区间太广,即便是夹心法使用了过量的结合物并且固相有足够的捕获能力,测定光密度时仍会出现问题。

经过对 EIA 的改进,非放射性核素免疫测定法到达一个里程碑,它克服了 RIA 的几项缺点,如放射性有害废物、标记物的放射性和 ^{125}I 保存时间短。Ishikawa 和 Kohono(1989)建立了一个超敏 EIA,可检出 3fmol 的特异性 IgG 抗体。但是为了达到这样的灵敏度水平,需要几项繁琐的步骤,如将免疫复合物从第一个固相转移到另外一个固相以降低背景信号的干扰。

荧光酶免疫测定法

荧光酶免疫测定法与其他 EIA 一样,不同的是使用了荧光底物。在荧光酶免疫测定法中,酶反应后产生荧光基团。用最佳光激发波长激发荧光,荧光基团发射出具有特征性波长的光。仪器如荧光检测器需要有激发光源和检测荧光的光电倍增管。标本中可能会有产生荧光的物质。这些物质可能会增加背景信号,从而影响分析灵敏度。因此,需要谨慎选择 EIA 的底物以避免干扰因素的影响。与比色酶免疫测定法相比,荧光测定法得到的信号强度至少高一个数量级。

化学发光酶免疫测定法

化学发光酶免疫测定法(chemiluminescent enzyme immunoassay,CL-EIA)利用化学发光底物与不同的酶标记物反应。化学发光的酶促反应产生光,与生物发光类似,它利用天然底物如荧光素-腺苷三磷酸。在过去的 20 年中,化学发光在免疫测定法中的应用备受关注,并建立了很多由底物和酶组成的系统。目前利用过氧化物酶在增强剂作用下催化鲁米诺衍生物或碱性磷酸酶催化二氧杂环丁烷衍生物的系统都有非常高的灵敏度。这些测定法在实际诊断中都是非常有效的工具。鲁米诺衍生物的酶促氧化反应已经在 CL-EIA 中使用了很长时间。常见方法是使用过氧化物酶和 H_2O_2,H_2O_2 可以替换为产生 H_2O_2 的酶,如葡萄糖氧化酶或尿酸酶。Thorpe 等(1985)发现的鲁米诺化学发光增强剂极大地提高了测定灵敏度。增强剂有酚衍生物和芳香族化合物。例如,在优化了反应混合物后,鲁米诺-过氧化物酶在对碘酚增强下发出的光线增加至原来的 2800 倍。这种方法可以检出血清中 0.04μU/ml 的 TSH。然而,以鲁米诺参与的氧化反应为例,这些氧化反应易受多种因素的影响,会增加非特异的背景信号(噪音信号)。

Bronstein 等(1989a)为碱性磷酸酶研发了一个化学发光底物,该底物不同于其他化合物。这种新型底物称作 AMPPD(3-(2-螺旋金刚烷-4-甲氧基-4-甲基-4-(3-磷酸氧基)-苯基-1,2-二氧乙烷),是金刚烷二氧杂环丁烷衍生物。它不需要其他分子即可产生化学发光,而鲁米诺除了需要鲁米诺分子外还需要氧化化合物。AMPPD 是一种新型分子,并且是完整的底物,因为它包括以下组成:作为整个分子稳定剂的金刚烷基、作为能量源的二氧杂环丁烷键和作为酶切位点的磷酰基,以及化学发光的苯基——它们共同组成一个分子。图 44-14 显示了分子结构和光产生的反应过程。碱性磷酸酶切断 AMPPD 的磷酸二酯键,触发化学反应启动的电子交换发光,而发光是通过释放富含电子的二氧杂环丁烷实现的。根据底物浓度的不同可以在几分钟到几小时内检测到最大波长为 477nm 的化学发光信号。碱性磷酸酶和 AMPPD 测定系统的灵敏度可达 10^{-20}mol 以下(Bronstein et al,1989b,1991;Kricka,1991)。

CL-EIA 使用 AMPPD 为底物,与作为酶标记物的碱性磷酸酶反应。CL-EIA 可以在全自动仪器上开展。这个新型底物使得建立异常灵敏的化学发光酶免疫测定系统成为了可能。以直径为 0.3μm 的铁氧体颗粒作为固相可将免疫反应时间缩短至 30 分钟以内,并且为免疫吸附剂提供了更大的面积。化学发光信号和分析物浓度之间线性关系的动态区间可达约 7 个数量级。CL-EIA(Nishizono et al,1991)检测 AFP 的灵敏度是传统 RIA 的十倍;可在 30 分钟内检出 30pg/ml 的 AFP。因此,新型化学发光 EIA 系统在灵敏度、时效性和程序简易性方面都明显超过 RIA,并且它们变得越来越普及。

均相酶免疫测定法

背景

有两个选项可缩减测定步骤。第一个选项是设计使用非均相试剂的全自动仪器,第二种选项是研发不需要复杂洗涤步骤的新型试剂,如非均相 EIA 需要有复杂的洗涤步骤。酶和它们的辅酶因子是均相 EIA 的有益标记物,因为可以通过改变

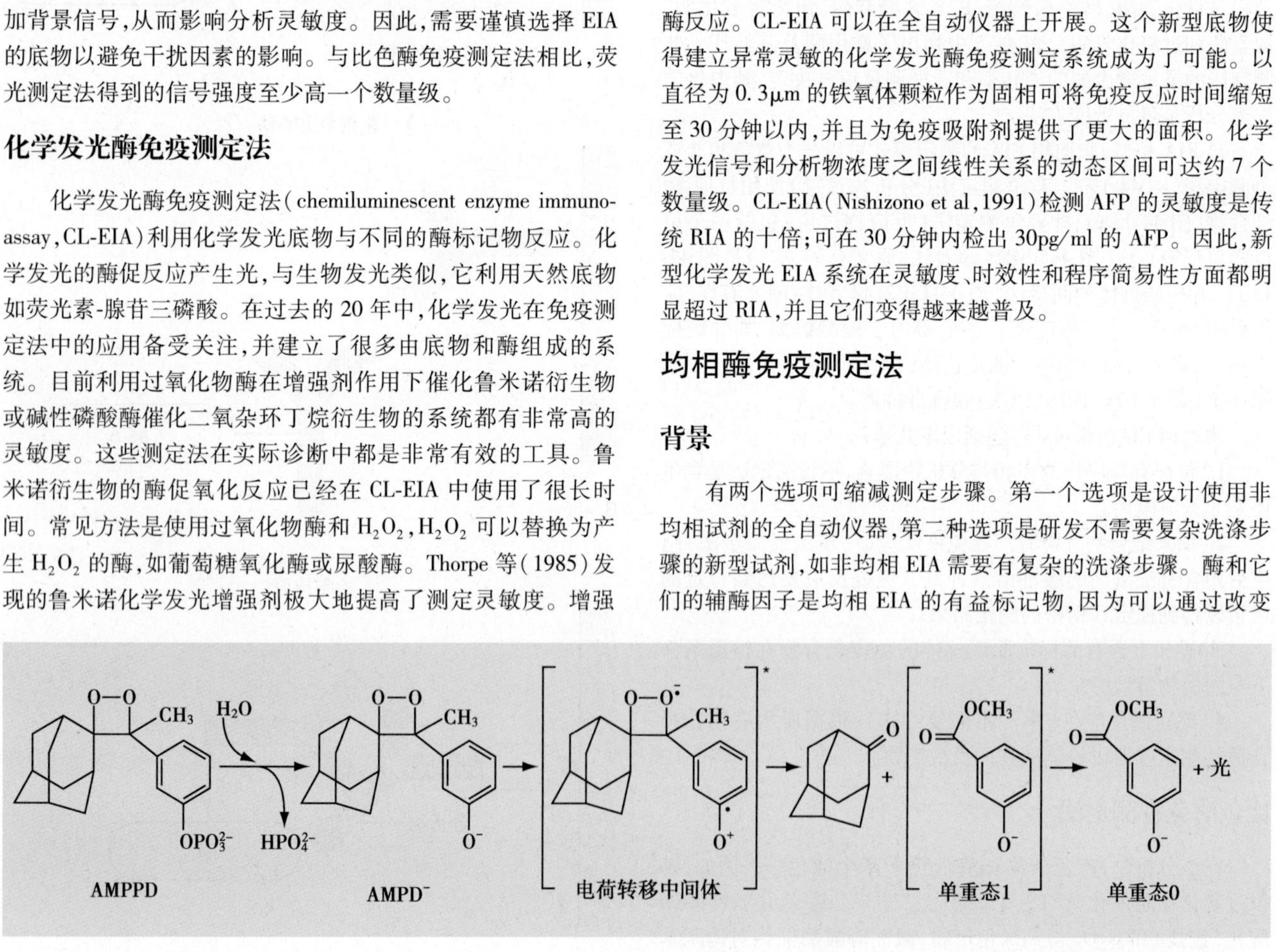

图 44-14　1,2-二氧杂环丁烷金刚烷基苯基磷酸酯(AMPPD):碱性磷酸酶(ALP)的化学发光底物。碱性磷酸酶切断 AMPPD 的磷酸二酯键,化学方法触发释放富含电子的二氧杂环丁烷(AMPD⁻)而启动电子交换发光(CIEEL)。电荷从酚盐转移到二氧杂环丁烷环形成电荷转移(CT)中间体,然后环状过氧化物分解。能量释放时伴有光发射

Ag-Ab 反应微环境中的因子而调节酶活性。当放射性核素衰变作为信号时则不行。目前,均相 EIA 比与之相对应的非均相法灵敏度要低。传统的非均相 EIA 在许多应用中与 RIA 有相同的灵敏度,而均相 EIA(Nakamura & Robbins,1988)一直比 RIA 的灵敏度低一个或两个数量级。均相 EIA 的试剂复杂,但是测定系统快速和简易,适合在传统仪器上使用。有很多类型的 EIA 可供选用。在每一个测定法中,当底物存在时,Ag-Ab 的相互作用调节酶或酶标记物的活性。酶活性的高低反映了免疫化学反应的程度。表 44-6 列出了代表性均相 EIA 的特征。均相 EIA 可分为竞争性和非竞争性结合测定法。竞争性测定法通常有酶标抗原。不过,在其他测定法模式中,抗原(分析物)可能与底物交联,或与酶的辅基交联。与之相反是,非竞争性结合测定法使用的是酶标抗体结合物。在报道的各种方法中,5 个均相 EIA 引起了我们的注意。

TABLE 44-6 Classification and Characteristics of Typical Homogeneous Enzyme Immunoassays*

Name and Assay Type	Conjugate	Manner of Modulation
Competitive		
EMIT	Antigen with lysozyme, G6PD*	Steric hindrance
SLFIA	Antigen with substrate	Steric hindrance
ARIS	Antigen with prosthetic group	Steric hindrance
Enzyme-channeling immunoassay	Antigen with G6PDH* and hexokinase*	Enhancement by proximity
Biotin-enzyme avidin immunoassay	Antigen with avidin	Steric hindrance
CEDIA	Antigen with fragments of subunit	Steric hindrance
Noncompetitive		
Hybrid antibody immunoassay	Hybrid antibodies specific to antigen and to inhibitor	Steric hindrance
Proximal linkage immunoassay	Antibody with G6PDH* and hexokinase*	Substrate cascade by proximity
EIHIA	Antibody with amylase*	Steric hindrance
Enzyme enhancement immunoassay	Antibody with β-galactosidase* and succinyl antibody	Charge effect
AEST	Antibody with peroxidase	Stabilization

From Kasahara Y: Principles and applications of particle immunoassay. In Nakamura RM, Kasahara Y, Rechnitz GA, editors: *Immunochemical assays and biosensor technology for the 1990s*, Washington, DC, 1992, American Society for Microbiology. Reproduced with permission.

ARIS, Apoenzyme reactivation immunoassay; *CEDIA*, cloned enzyme donor immunoassay; *EIHIA*, enzyme inhibitory homogeneous immunoassay; *EMIT*, enzyme-multiplied immunoassay technique; *G6PD*, glucose-6-phosphate dehydrogenase; *SLFIA*, substrate-labeled fluorescent immunoassay.

* Enzyme discussed in detail in the text.

(表 44-6 根据版权要求保留原文,译文如下)

表 44-6 均相酶免疫测定法*的分类和特征

名称和分析类型	结合物	调节方式
竞争法		
EMIT	溶菌酶,G6PD*标记抗原	位阻现象
SLFIA	底物标记抗原	位阻现象
ARIS	辅基标记的抗原	位阻现象
酶增强免疫测定法	G6PDH*和己糖激酶*标记抗原	近距离增强作用
生物素-酶亲和素免疫测定法	亲和素标记抗原	位阻现象
CEDIA	亚单位标记抗原	位阻现象
非竞争法		
混合抗体免疫测定法	特异性结合抗原和抑制子的混合抗体	位阻现象
酶直接标记免疫测定法	G6PDH*和己糖激酶*标记抗原	底物扩增作用
EIHIA	淀粉酶*标记抗体	位阻现象
酶放大免疫测定法	β-半乳糖苷酶*标记抗体和琥珀酰抗体	电荷效应
AEST	过氧化物酶标记抗体	稳定性

ARIS,脱辅基酶再激活免疫测定;CEDIA,克隆酶供体免疫测定法;EIHIA,酶抑制均相免疫测定法;EMIT,酶倍增免疫测定技术;G6PD,葡萄糖-6-磷酸脱氢酶;SLFIA,底物标记荧光免疫测定法

* 酶在文字中进行详述

酶倍增免疫测定技术

酶倍增免疫测定技术(enzyme-multiplied immunoassay technique,EMIT)是由 Rubenstein 和 Schneider(1972)建立的第一个均相 EIA。图 44-15 是 EMIT 系统的图示说明。在 EMIT 中,酶和半抗原的结合物不影响酶活性;然而,半抗原特异性抗体与半抗原的结合会抑制酶的活性。标准品或标本中的游离半抗原竞争性结合抗体而解除这种抑制。在抗体存在的情况下,酶活性与游离半抗原的浓度存在比例关系。一般而言,抗体通过诱导或防止酶活性所需要的构象变化而抑制酶(Rowley et al,1975)。这种抑制机制的一个例外是使用苹果酸脱氢酶的 EMIT 甲状腺素测定法。在这个测定法中,与甲状腺素结合的苹果酸脱氢酶无活性,而结合了甲状腺素抗体后获得活性(Ullman et al,1979)。一般认为甲状腺素因为结合了酶活性位点而抑制了酶活性,进而增加了底物的表观 Km。抗体将甲状腺素与酶活性位点分离而使酶的活性恢复。在 EMIT 测定系统中,苹果酸脱氢酶和葡萄糖 6 磷酸脱氢酶是最有用的两种酶,因为他们不易受血清成分的影响。这些测定法测定药物的浓度在毫克每升的水平。然而,地高辛测定法有更加低的测定下限,在 0.8~2μg/L 之间。

底物标记荧光免疫测定法

底物标记荧光免疫测定法(substrate-labeled fluorescent immunoassay,SLFIA)(Burd et al,1977)以荧光底物伞形酮 β-半乳糖苷,结合到抗原(分析物)上构成结合物。底物在 β-半乳糖苷酶的作用下得到产生荧光的伞形酮,而 β-半乳糖苷酶与特异性抗体反应后,无法切断底物-抗原复合物。标本中的游离抗原(分析物)与结合底物的抗原竞争形成免疫复合物(图 44-16)。样本中的抗原浓度与荧光产物的浓度成一定比例。SLFIA 可用于分析药物和半抗原,以及蛋白配体如 IgG 和 IgM。这个方法的一个缺点是没有利用酶的放大属性,因此测定系统的灵敏度有限,分析物浓度在 10^{-10}~10^{-9}mol 之间。

脱辅基酶再激活免疫测定法

脱辅基酶再激活免疫测定法(apoenzyme reactivation immunoassay,ARIS)是由 Morris 等(1981)建立的均相测定法,使用的是结合辅基黄素腺嘌呤二核苷酸(FAD)的抗原(分析物)和葡萄糖氧化酶的脱辅基酶。如图 44-17 所示,抗原(分析物)与恒定量的分析物-FAD 结合物竞争有限量的特异性抗体。达到平衡状态,游离结合物的水平与标本中抗原(分析物)的量成一定比例。脱辅基酶不与结合了抗体的结合物结合,只与游离结合物结合进而使葡萄糖氧化酶获得活性,酶活性与混合物中游离结合物的量成一定比例。在反应过程中得到活化酶,并且该方法利用了酶的放大属性。ARIS 已经用于分析茶碱和 IgG(Morris et al,1981;Morris,1985)。FAD 标记结合物测定法适合于测定高分子量的蛋白(如甲状腺素结合球蛋白)(Schroeder et al,1985)和其他半抗原如苯妥英和激素。

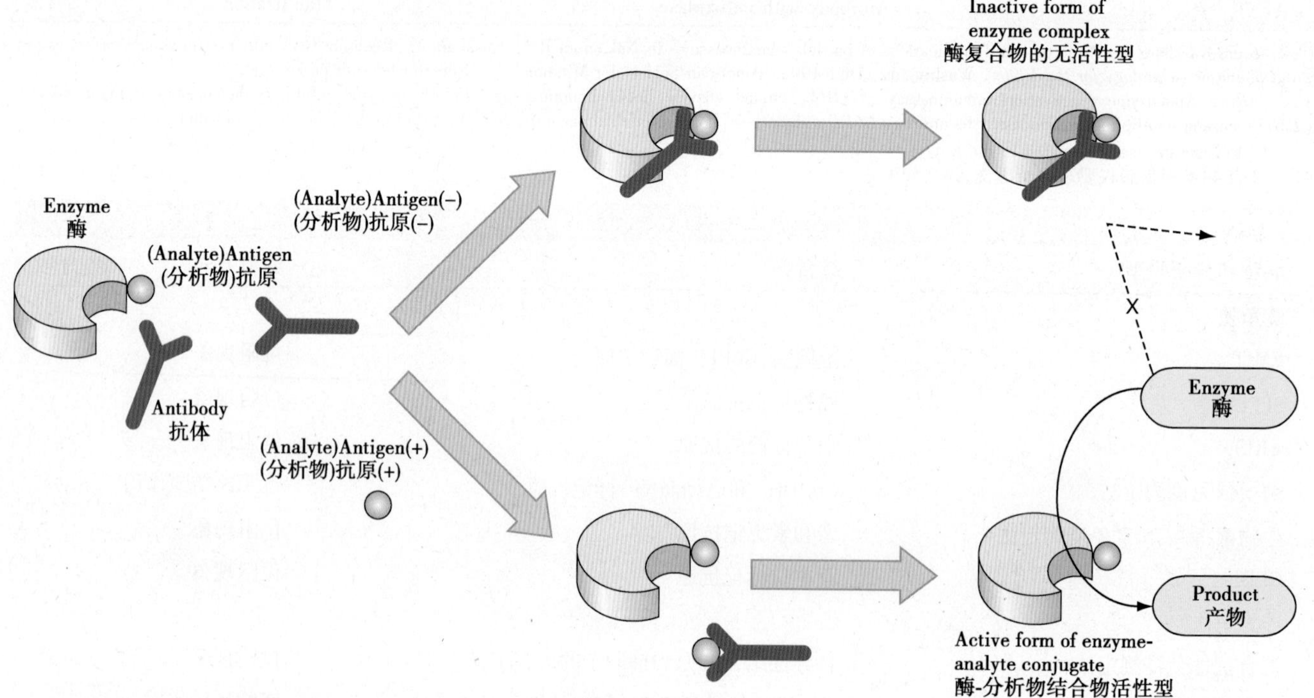

图 44-15 Enzyme-multiplied immunoassay technique(EMIT)system diagram. The activity of an enzyme as a label is inhibited by the binding of antibody to antigen(analyte)conjugated with enzyme. The analyte is usually a hapten. Glucose-6-phosphate dehydrogenase(G6PD)and lysozyme are usually used as enzymes. In the assay, enzyme activity is proportional to the concentration of the analyte.(With permission from Nakamura RM, Kasahara y, Rechnitz GA, editors: Immunochemical assays and biosensor technology for the 1990s, Washington, DC, 1992, American Society for Microbiology. 根据版权要求保留原文。本图为酶倍增免疫测定技术(EMIT)系统图。抗体与酶标抗原(分析物)结合后会抑制作为标记物的酶活性。分析物通常是半抗原。葡萄糖 6 磷酸脱氢酶和溶菌酶是常用的酶。在这个测定法中,酶的活性与分析物的浓度成比例)

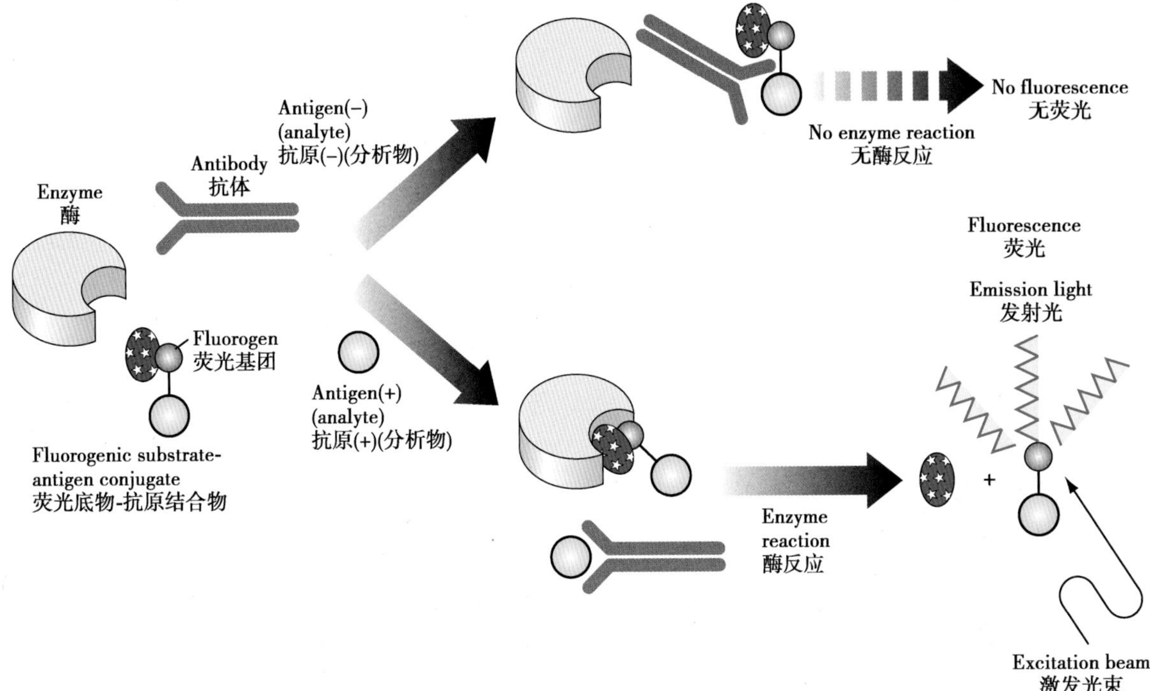

图 44-16 Substrate-labeled fluorescent immunoassay(SLFIA). The substrate β-galactosylumbeliferone is conjugated with the antigen(analyte) and forms a nonfluorescent substrate. The substrate can be cleaved by the enzyme β-galactosidase to form a fluorescent product. However, when the substrate-antigen conjugate is allowed to react with specific antibody to the antigen, no cleavage of the substrate complex with the β-galactosidase enzyme occurs. In this assay, the concentration of the antigen(analyte) is directly proportional to the fluorescent intensity measured. (With permission from Nakamura RM, Kasahara y, Rechnitz GA, editors: Immunochemical assays and biosensor technology for the 1990s, Washington, DC, 1992, American Society for Microbiology. 根据版权要求保留原文。本图为底物标记荧光免疫测定法(SLFIA)。底物 β-半乳糖苷伞形酮与抗原(分析物)交联而形成非荧光底物。β-半乳糖苷酶催化该底物形成荧光产物。不过,当底物-抗原结合物与特异性抗体结合后,β-半乳糖苷酶不会催化底物复合物。在这个测定法中,抗原(分析物)浓度与测定的荧光强度成正比)

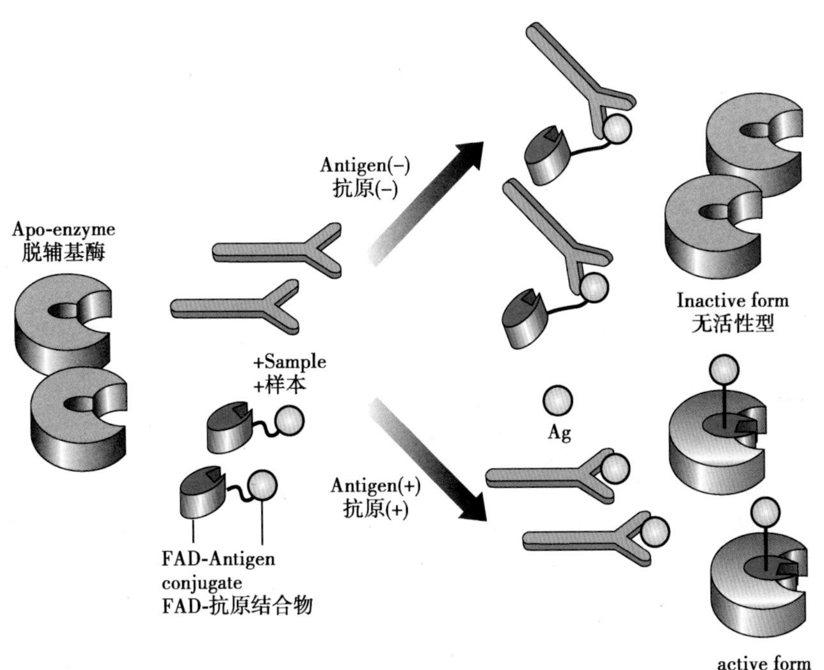

图 44-17 Apoenzyme reactivation immunoassay(ARIS). Flavin adenine dinucleotide (FAD) attached to the antigen is used. The apoenzyme is apoglucose oxidase, which requires FAD cofactor for activity. In the assay, the concentration of antigen(analyte) is proportional to the enzyme activity generated. (With permission from Nakamura RM, Kasahara y, Rechnitz GA, editors: Immunochemical assays and biosensor technology for the 1990s, Washington, DC, 1992, American Society for Microbiology. 根据版权要求保留原文。本图为脱辅基酶再激活免疫测定(ARIS)。使用了与抗原结合的黄素腺嘌呤二核苷酸(FAD)。脱辅基酶是脱辅基葡萄糖氧化酶,它需要 FAD 辅基才能有活性。在这个测定法中,抗原(分析物)浓度与得到的酶活性成正比)

酶抑制均相免疫测定法

Ashihara 等(1988)建立的酶抑制均相免疫测定法(enzyme inhibitory homogeneous immunoassay,EIHIA)由抗体的酶结合物和不溶底物组成。这个测定法最适合检测大分子抗原(分析物)。EIHIA 之所以可以是均相,是因为结合了大分子抗原的免疫复合物阻断了酶与固相底物的反应(图 44-18)。α-淀粉酶已经被用作检测铁蛋白和 AFP 的标记酶。分析物与酶标抗体的免疫反应可以在 10 分钟内达到平衡;因此非竞争性的 EIHIA 不需要很长的孵育时间即可达到一定的灵敏度水平。利用这个方法,血清中铁蛋白的测定区间是 10~800ng/ml,AFP 是 5~200ng/ml。葡聚糖酶是另外一个可用的酶(Nishizono et al,1988)。EIHIA 也以干膜模式应用(Ashihara et al,1991)。干膜由三个主要层组成,每一层各包括一个免疫反应和酶反应区、一个屏障区和一个显色区。血清中人淀粉酶的特异性抑制剂被用于抑制血清背景。只需要简单的将标本加至薄片上,利用干化学仪器可在 6 分钟内完成血清 C 反应蛋白的测定。然而,该系统的灵敏度仍然不足以检测某些分析物,如肿瘤标志物。

克隆酶供体免疫测定法

Henderson 等(1986)将重组 DNA 技术应用到均相免疫测定法中首次实现了克隆酶供体免疫测定法(cloned enzyme donor immunoassay,CEDIA)。Microgenics 公司(康科德,加利福尼亚州)能够将 β-半乳糖苷酶蛋白构建成长多肽(酶受体(EA))和短多肽(酶供体(ED))。EA 和 ED 装配成有酶促活性的四聚体。在这个测定法中(图 44-19),半抗原(分析物)与 ED 结合,分析物的特异性抗体用于抑制活性酶的自然组装。患者血清中的抗原(分析物)与分析物-ED 结合物竞争性结合抗体,调节着有活性的 β-半乳糖苷酶的量。酶底物产生的信号与患者血清中分析物的浓度成正比。地高辛的检测是无需血清预处理或预稀释的比色测定法。该测定系统适合在自动生化分析仪中使用。

总结

EIA 可以应用于所有的 Ag-Ab 系统,包括血清蛋白、激素、药物、其他抗原以及病原体抗体。使用显色底物的非均相 EIA 的灵敏度可比肩 RIA,并且它们在多种免疫测定中广泛应用。非均相 EIA 使用化学发光的复杂底物和以小颗粒为固相时,其灵敏度足以检出低于 1pg/ml 的底物。它们比 RIA 的灵敏度更好。此外,全自动仪器极大地简化了该测定法。与非均相 EIA 相比,均相 EIA 在灵敏度、动态范围和大分子分析物的应用方面有一定的局限性。此外,高背景信号(信号噪声)和相对低的

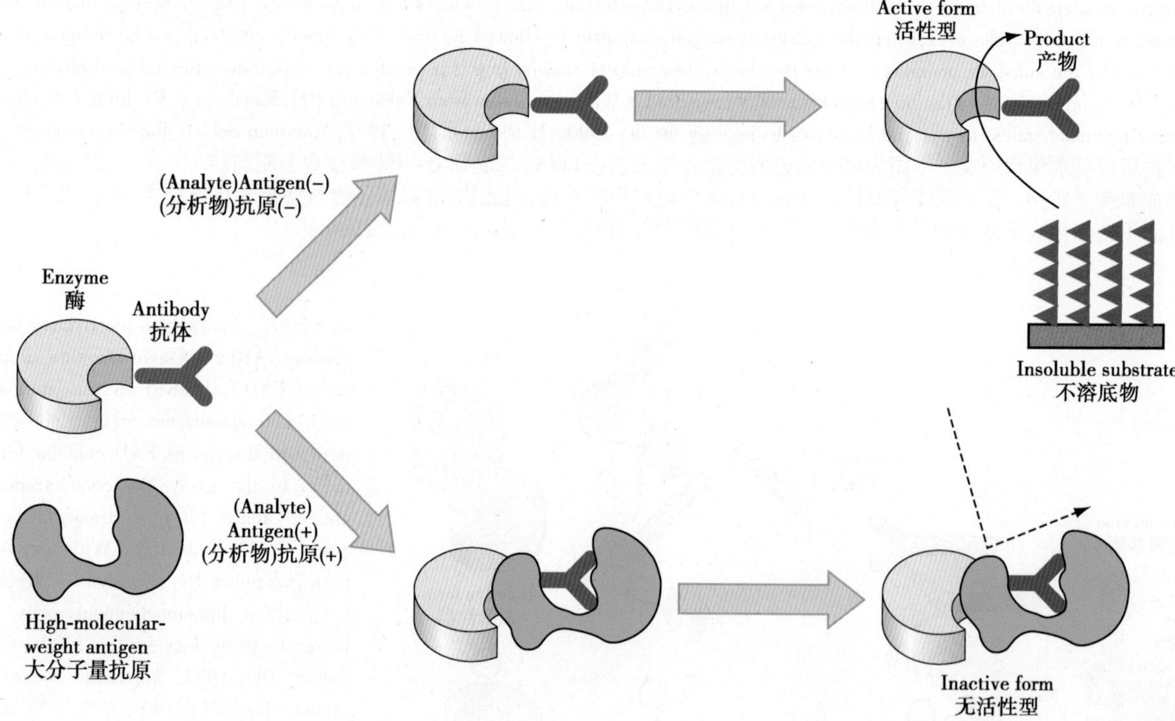

图 44-18 Enzyme inhibitory homogeneous immunoassay(EIHIA). The enzyme α-amylase from Bacillus subtilis or dextranase from Chaetomium gracile is conjugated to the specific antibody to the high-molecular-weight antigen. The highmolecular-weight antigen can be ferritin or α-fetoprotein. The α-amylase enzyme is inactive when the enzyme antibody conjugate reacts with specific antibody. The active enzyme form can react with the starch-insoluble substrate. The antigen concentration is directly proportional to the enzyme activity of the assay reaction. (With permission from Nakamura RM, Kasahara y, Rechnitz GA, editors: Immunochemical assays and biosensor technology for the 1990s, Washington, DC, 1992, American Society for Microbiology. 根据版权要求保留原文。本图为酶抑制均相免疫测定法(EIHIA)。大分子量抗原的特异性抗体与得自 Bacillus subtilis 的 α-淀粉酶或得自 Chaetomium gracile 的葡聚糖酶交联。大分子量抗原可以是铁蛋白或甲胎蛋白。当酶-抗体结合物与特异性抗体结合后 α-淀粉酶无活性。活化形式的酶能与不溶淀粉的底物发生反应。抗原浓度与测定反应的酶活性成正比)

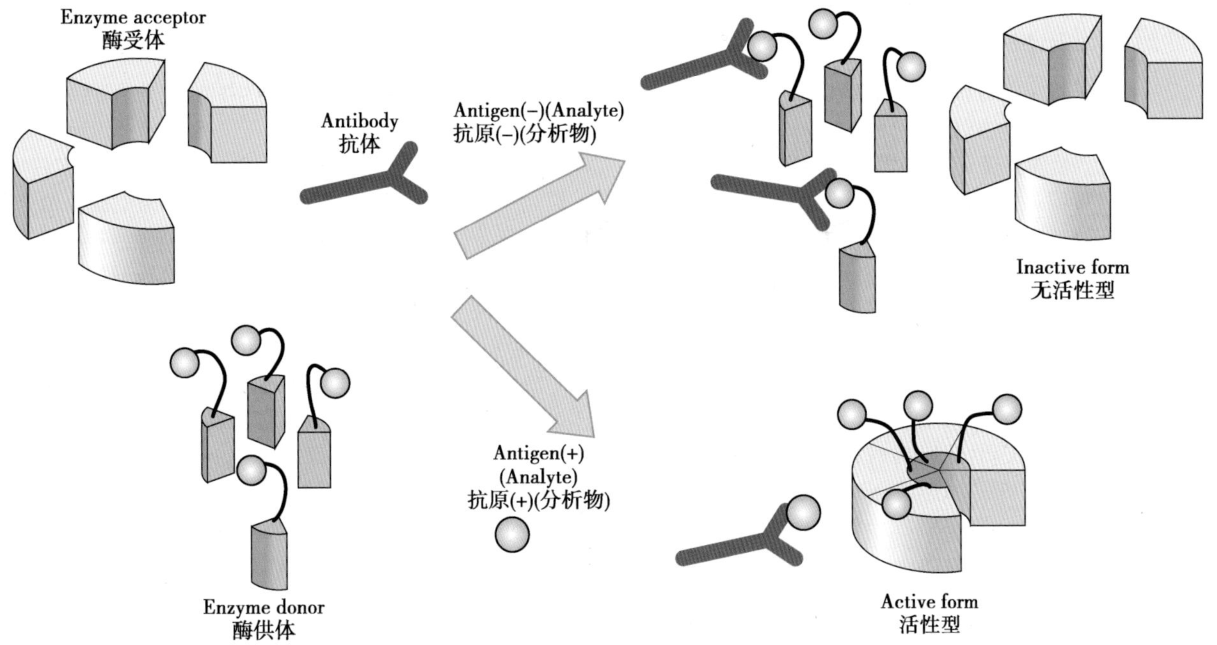

图 44-19 Cloned enzyme donor immunoassay(CEDIA). Enzyme acceptors associate with enzyme donors to form an active β-galactosidase tetramer. The antibody inhibits the association of enzyme acceptor with enzyme donor-antigen conjugate. (With permission from Nakamura RM, Kasahara y, Rechnitz GA, editors: Immunochemical assay and biosensor technology for the 1990s, Washington, DC, 1992, American Society for Microbiology. 根据版权要求保留原文。本图为克隆酶供体免疫测定法(CEDIA)。酶受体和酶供体组成有活性的 β-半乳糖苷酶四聚体。抗体抑制酶受体与酶供体-抗原结合物的结合)

测定信号是不可避免的,因为没有洗涤步骤来分离结合和游离的结合物。均相 EIA 的优点是分析模式简单并可以在现有的自动化仪器中使用。现阶段,对于灵敏度和简易性而言,全自动仪器和非均相 EIA 的组合依旧是最佳选择,并且它们是安全的,因为它们不使用放射性核素。

荧光免疫测定法

背景和分类

Coons 等(1941)首次使用荧光化合物作为标记物检测组织切片中的抗原。组织切片的免疫荧光测定法(FIA)目前在病理实验室中已发展成熟。在过去的几年中,建立了很多 FIA 程序检测药物浓度、激素以及很多蛋白和多肽(Nakamura & Kasahara, 1992)。在研发初期,生物样本的背景荧光导致的灵敏度下降阻碍了 FIA 的应用。后来,荧光法的灵敏度逐渐提高,并且能够检出浓度为 10^{-15}M 的分析物。随着仪器改进和许多免疫化学反应和酶促反应需要的独特底物的引入,荧光免疫测定法取得了进一步的发展。

荧光标记物的选择很重要。标记物要稳定且要有高的摩尔消光系数和量子效率。它的发射光波长亦不能干扰配体-抗体反应。多数荧光基团或荧光分子受到合适波长的光照射后,电子从基态跃迁至分子的激发态。当电子返回基态时,以发出比激发光能量低的光子(更长的波长)的形式释放物理能量。荧光光谱可确定最大发射光波长,这是特定荧光化合物的特征。其中一个代表性标记物异硫氰酸荧光素(fluorescein isothiocyanate, FITC)发射光和激发光的间隔时间小于 1 纳秒,而其他化合物(比如铕)延迟几百纳秒才发射荧光。FIA 可以被分为非均相和均相、标记配体或抗体、竞争性或非竞争性以及固相或非固相。在这里讨论最常见方法。

非均相荧光免疫测定法

非均相 FIA 程序需要有一个洗涤步骤分离结合和游离荧光标记物。测定程序与非均相酶免疫测定法和 RIA 相似。多数商品化的非均相 FIA 试剂使用了固相抗原或抗体系统。非均相 FIA 可以是竞争性或非竞争性的——与 RIA 和 EIA 有共同的属性。

荧光免疫法

在荧光免疫法中,分析物与溶液中过量的标记抗体反应。剩余的标记抗体与固相结合的过量抗原结合。然后洗涤固相,荧光强度与分析物浓度成反向相关关系。这个方法可以测定半抗原和复杂蛋白。为了测定风疹、弓形虫病、病毒抗原等的抗体和抗核抗体,建立了固相 FIA 程序。测定抗原的非均相 FIA 方法用于检测血清蛋白和激素,包括免疫球蛋白、皮质醇、黄体酮和甲状腺素。非均相 FIA 的主要优势是患者样本中天然荧光物质干扰的明显降低,这是因为分离步骤物理去除了干扰因素。

径向分离免疫荧光测定法

径向分离免疫测定法应用的是径向层析,在玻璃纤维滤纸上进行测定(Giegel et al, 1982)。这项程序已经用于 hCG 和血清中其他几个分析物的自动测定(Rogers et al,1986)。

时间分辨荧光免疫测定法

该方法使用了特殊仪器和荧光标记物以增加测定灵敏度。该方法使用的荧光标记物在激发后间隔100ns或更长时间才发射荧光。因为产生背景荧光的多数底物衰退时间短,所以测定延迟荧光信号可明显降低背景荧光的影响。这需要用到时间分辨荧光测定仪,该仪器可以产生快速的光脉冲激发荧光。在激发后不久测定荧光。因此可以去除10ns内衰退的背景荧光的影响(Halonen et al,1973;Soini & Kojola,1983)。在这些测定法(Soini & Hemmila,1979)中使用的发射迟滞荧光的荧光素包括:

- 芘衍生物。迟滞时间大概100ns。
- 稀土金属螯合物标记物。迟滞时间很长,大概是50~100μm。其中包括铕(Eu^{3+})、钐(Sm^{3+})和铽(Tb^{3+})。
- 时间分辨荧光免疫分析已经可以检测很多分析物,包括hCG、IgG、皮质醇、胰岛素和其他物质。

均相荧光免疫测定法

根据定义可知,这些免疫测定法在均相样本中开展。它们不需要分离结合和游离结合物,并且通常不易受样本背景的干扰。均相FIA优点也包括可以快速开展。不过,与非均相测定法相比,它们有一些缺点。标准仪器上的均相FIA灵敏度有限,约是10~10m/L。样本中被标记的杂质可能增加背景干扰。该测定法需要纯度相对高的标记抗原或特异性抗体,以及特殊仪器以达到更高的灵敏度。

荧光偏振测定法

偏光透镜或棱镜可以让光束集中到一个平面上。当与垂直偏振激发光成直角观察时,溶液中的荧光化合物发射部分偏振荧光。Dandliker等(Dandliker & de Saussure,1970;Dandliker et al,1973)首次将荧光偏振的原理应用到免疫测定程序中。偏振光穿过样本时可以激发荧光标记物,不管它是否结合了抗体。然而,如图44-20所示,随机热运动可以使半抗原标记的小分子在溶液中自由翻转,从而去偏振化。当标记抗原与分子量大于160kDa的抗体结合时,因为分子运动变慢会使偏振信号增加。

使用标记抗体或抗体片段的研究表明混合抗原和标记抗体后偏振无变化,即使已经发生了免疫反应。这个方法最适合检测小分子的抗原和半抗原(Jolley,1981)。雅培公司将该方法应用到TDx(雅培诊断,雅培科技园,伊利诺斯州)来测定很多治疗性药物和毒品。他们研发了下一代的分析仪IMx来检测大分子量分子,如肿瘤标志物、激素和感染相关抗原或抗体(Fiore et al,1988)。他们利用了两个测定原理:荧光偏振和微粒酶免疫测定法。对随机进行操作能力的需求促使雅培研发了全自动、高通量随机进行操作的分析仪,定名为AXSYM。该系统正在临床实验室中应用(Smith et al,1993)。

荧光发射转移免疫测定法

荧光发射转移免疫测定法(fluorescence excitation transfer immunoassay,FETI)使用了两个标记物:作为供体荧光标记物的荧光素和作为受体或猝灭剂的罗丹明。FITC最大发射波长是

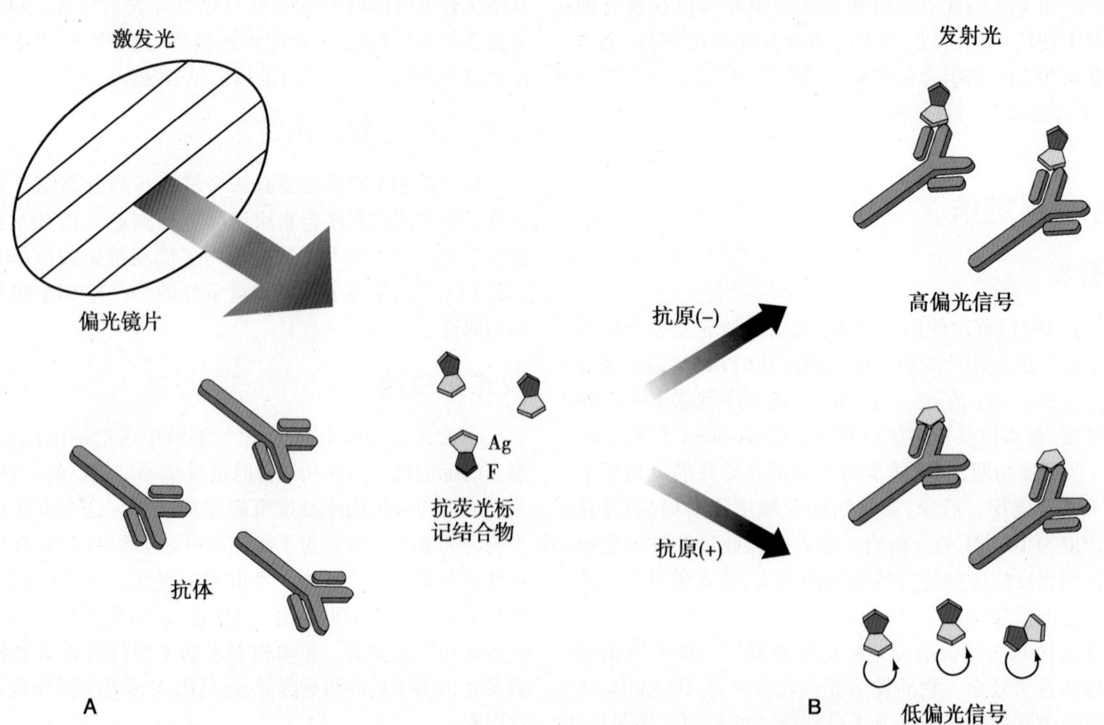

图44-20 荧光偏振测定法(FPIA)的测定原理。A.与抗体(Ab)结合和未结合的结合物都可以发出与激发光呈相同角度的偏振光。结合物由半抗原(H)和荧光分子(F)组成。B.荧光发射时的分子方向。未结合抗体的小分子半抗原结合物抗原快速地改变它们的方向,并发射出不能被检出的呈一定角度的荧光。不过,结合了抗体的结合物的方向仍然不变,这是因为它们的运动缓慢,可以检测到它们发出的荧光

525nm，而罗丹明在 525nm 有强吸收峰。因此，当 FITC 标记的抗原和罗丹明标记的抗体结合时，FITC 的荧光猝灭。这种现象的发生是由于能量由电子激发态的荧光染料转移到了受体染料。能力转移率与供体和受体间距离的 6 次方成反比。为了能够充分地抑制荧光，受体-供体标记物间的距离在 50～70Å 之间。这个方法适合测定有多个抗原决定簇的抗原。各自的特异性抗体分别用荧光素和罗丹明标记。通过调整供体和受体分子的比例和量，荧光素标记抗体和罗丹明标记抗体的混合物降低荧光素标记物的荧光强度，因此它们可以近距离反应而使能量发生转移。新型荧光化合物的使用已经克服了这些问题。使用荧光标记物如铕（Ⅲ）（Eu［Ⅲ］）三联吡啶穴状化合物作为供体和藻蓝蛋白作为受体改善了 FETI 方法（Alpha et al，1987；Mathis，1995）。这些瞬时化合物展现了一个大的斯托克斯位移，铕在 337nm 波长的光激发下通过激发波长为 620nm 的受体分子转移能量，并发出波长为 665nm 的荧光。Mathis（1993）利用穴状化合物螯合稀有金属建立了荧光共振能力转移，并应用于检测血清中的 AFP 和癌胚抗原（CEA）。CIS Bio International（Ceze，France）利用时间分辨穴状化合物放大光发射开发了一个自动化均相免疫测定系统 KRYPTOR，用于检测肿瘤标志物如 CEA、CA19-9、CA125 和 AFP。测定 AFP 的灵敏度是 0.25ng/ml，孵育时间 9 分钟。

荧光保护免疫测定法

在这个测定法中（Nargessi et al，1979），荧光标记蛋白抗原与抗原的特异性抗体反应。抗原-抗体将会在空间上抑制荧光素的特异性抗体的结合，进而保护荧光素不被该抗体猝灭。荧光素特异性抗体与交联到抗原表面的荧光素结合的能力将会下降。这个测定法可在均相系统中测定抗体浓度或抗原（分析物）浓度。

化学发光免疫测定

背景

化学发光免疫测定（chemiluminescent immunoassay，CIA）以化学发光分子作为标记物，如鲁米诺、吖啶酯或硝基苯草酸盐衍生物和电化学发光中的三联吡啶钌［Ru（bpy）3^{2+}］和三丙胺（TPA）。该测定法基本上与非均相免疫测定法 RIA 和 FIA 差异不大。鲁米诺衍生物的光产生需要 OH^-/H_2O_2 作为化学触发剂或 H_2O_2 和过氧化物酶作为增强化学发光触发剂。与鲁米诺相比，OH^-/H_2O_2 化学触发吖啶酯有相对更高的化学发光量子产率。其他化学发光分子包括天然化合物——水母蛋白（Actor et al，1998）。化学发光化合物的标记物在电极表面产生光并可以在均相测定模式中应用。使用吖啶酯的 CIA 和电-CIA 都适合在诊断检测中应用。他们的特征将在后续章节中介绍。

以吖啶酯为标记的化学发光免疫测定

在这个方法中（Weeks et al，1983），吖啶酯（图 44-21）直接与蛋白分子交联。吖啶酯在碱性条件下可以与 H_2O_2 发生氧化反应得到高能量的中间产物，该产物分解出激发态片段，进而产生光。吖啶酯的光发射非常迅速，在氧化反应开始后的 5～10 秒内就进行了。把这种现象称为闪光型化学发光，相对于依赖酶激发的微光型化学发光，反应时段有更宽的光发射谱。该测定法的灵敏度要高于 RIA，并且测定时间更短。通过分子修饰和化学交联，吖啶酯的溶解度和其与蛋白交联物保存时的稳定性已经得以改善。这项技术可能会改善半抗原的测定，如激素。

电化学发光免疫测定

电化学发光免疫测定（electrochemiluminescent immunoassay，ECLIA）利用电化学法循环进行氧化还原反应而产生光。随着反应溶液的优化、合适交联方法的选择和合适化合物如 Ru（bpy）3^{2+} 和 TPA 的研发，使电化学发光技术应用于免疫测定法成为可能（Blackburn et al，1991）。Ru（bpy）3^{2+} 有一个反应位点，可以在活化剂如 NHS 的作用下与分析物交联。因此，与抗体交联的 Ru（bpy）3^{2+} 可以采用夹心法测定大分子。结合物在金电极表面产生光。固相表面的 Ru（bpy）3^{2+} 和 TPA 在电极表面氧化分别形成 Ru（bpy）3^{2+}［译者注：原文有误，应该是 Ru（bpy）3^{3+}］和 TPA+。TPA+自发失去电子。TPA 将 Ru（bpy）3^{3+} 还原至基态的 Ru（bpy）3^{2+} 从而产生波长 620nm 的发射光。光产生效率（量子产率）与电极和结合物的距离有关，并因此与结合物的扩散迁移率相关。游离的结合物比因免疫反应而结合到固相上的结合物产生更多的光。这使其易于采用均相测定模式，但是与其他均相测定法一样，相对较高的背景信号噪音影响测定灵敏度。测定分析物的分析方案如下：包被抗体的磁珠为固相，然后与样本混合以进行免疫反应。根据测定模式，磁力分离结合和游离结合物，电极检测器测定固相悬液的电化学发光。报道称，ECLIA 测定 CEA 的检出限是 0.2～0.4ng/ml，AFP 是 0.4ng/ml。该测定法不需要复杂仪器。

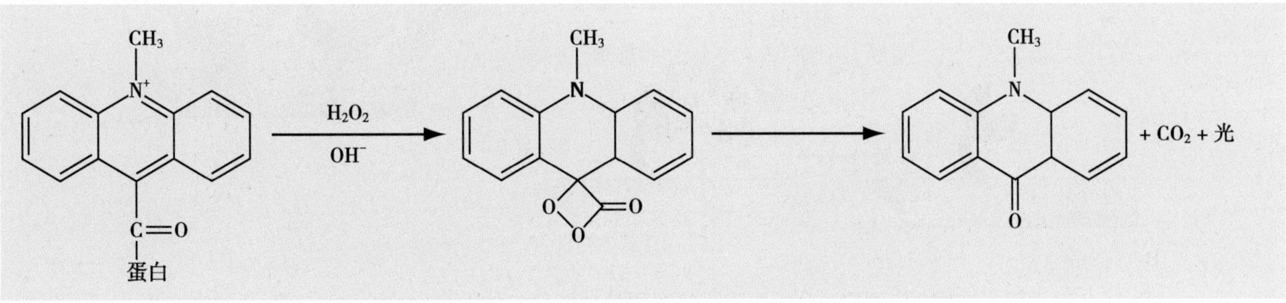

图 44-21　基于吖啶酯氧化反应的化学发光免疫测定的机制

ECLIA 的另一个优点是信号检测时间更短,这与 FIA 和其他 CIA 相似。

小分子非竞争免疫测定法

背景

半抗原如激素、维生素、药物或毒素在生物学中扮演了多种角色,并且在生物医学领域中它们的准确测定是至关重要的。半抗原主要是用竞争免疫测定法检测,因为通常它们的分子大小有限,这影响其在夹心免疫测定法中同时结合两个抗体,我们已经在测定法原理和方法一节中讲过。现已建立了几个针对小分子半抗原的方法学,包括使用抗独特型抗体的自度量测定法(idiometric assay)(Barnard & Kohen,1990;Kobayashi et al,2000);开放夹心免疫测定法(Lim et al,2007);和基于抗异型抗体的免疫测定法(Towbin et al,1995;Voss,1996)。图 44-22 和图 44-23 展示了这些方法的一般测定原理。

基于抗独特型抗体的免疫测定法

自度量测定法需要两种主要的抗独特型抗体。α 型识别抗半抗原抗体可变区的一个表位,但是不论半抗原分析物是否在抗半抗原抗体的结合位点,α 型抗体仍可与之结合。另一方面,β 型抗体与半抗原竞争结合位点。简单地说,样本中的半抗原与固相上的抗半抗原抗体反应后,β 型抗体与未被半抗原占据的抗半抗原抗体结合位点反应。然后,标记的 α 型抗体结合到与半抗原结合的抗半抗原抗体上。Kobayashi 等(2000)应用该技术检测 UDCA 7-NAG 和 11-脱氧皮质醇(Kobayashi et al,2003)。最近,有报道称自度量测定法测定皮质醇的灵敏度是竞争法的三倍,并且能够测定正常尿液的皮质醇水平。

开放夹心免疫测定法

开放夹心免疫测定法利用的是抗原出现时抗体可变区分离的 VH 和 VL 链的关系(Ihara et al,2009;Islam et al,2011)。如图 44-22B 所示,固相上的 VL 片段与标记的 VH 片段和样本中的抗原共孵育。根据这个测定法也建立了检测半抗原分子的无洗涤步骤的均相免疫测定法。

基于抗异型抗体的免疫测定法

基于抗异型抗体的免疫测定法是非常规的夹心免疫测定法,它能够使两个抗体同时识别一个半抗原。生成抗异型抗体主要助益于建立半抗原灵敏和特异的免疫测定法。目前为止,很少有研究确认半抗原如地高辛和血管紧张素Ⅱ的抗异型抗体可由经典免疫程序产生(Towbin et al,1995)。利用经典免疫程序生产适合广泛使用的抗异型抗体是不太现实的,因为半抗原-抗体免疫复合物的结构很难保持。

最近一份报道介绍了一个测定半抗原的新型和可被广泛应用的基于抗异型抗体夹心法(Omi et al,2015)。Omi 等利用的是由鸡 DT40B 淋巴细胞系构建的体外抗体生产系统(自主多样化库系统)(Seo et al,2005;2006)。在这个系统中,利用基于磁珠的亲和分离法从人工抗体库中筛选出识别半抗原-抗体免疫复合物的抗异型抗体;这促使为两个半抗原成功建立了夹心法:雌二醇和 25-羟基维生素 D。这种夹心法的灵敏度和特异性足以满足在常规诊断中使用。进一步研发了在自动化免疫测定仪器上可对等检出 25-羟基维生素 D2 和 25-羟基维生素 D3 的试剂,这是第一种抗异型抗体夹心免疫测定法的商业化试剂。因此,这是常规检测半抗原的简单实用的方法,这项技术将会促进分析化学和临床化学研究的重大发展。

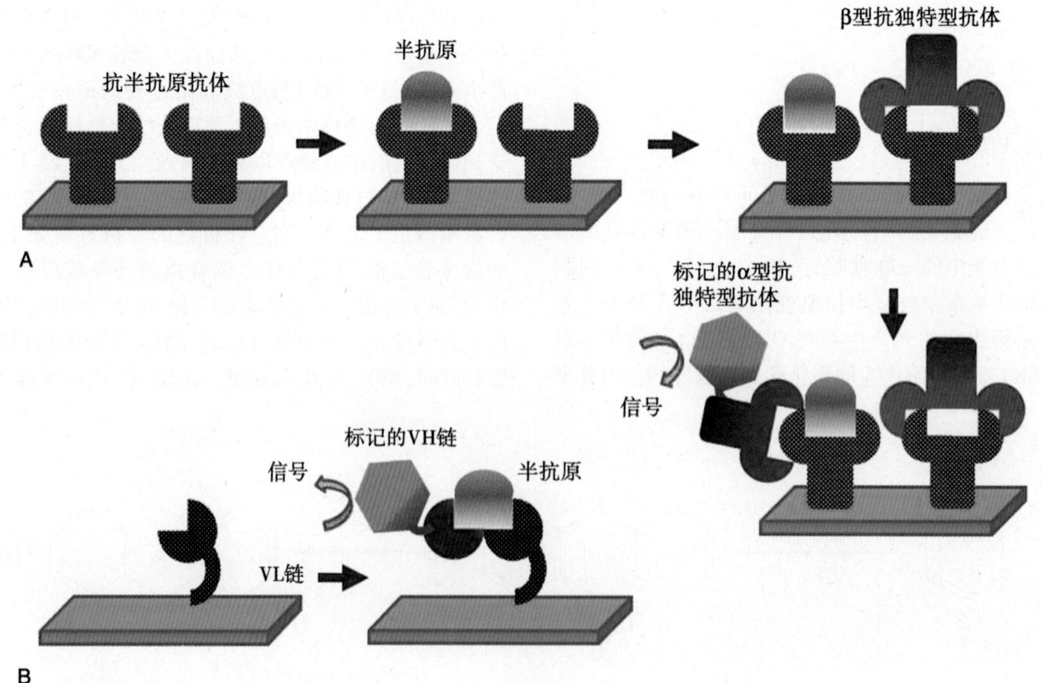

图 44-22　两类半抗原免疫测定法分析原理。A. 利用抗独特型抗体的自度量测定法。B. 开放夹心免疫测定法

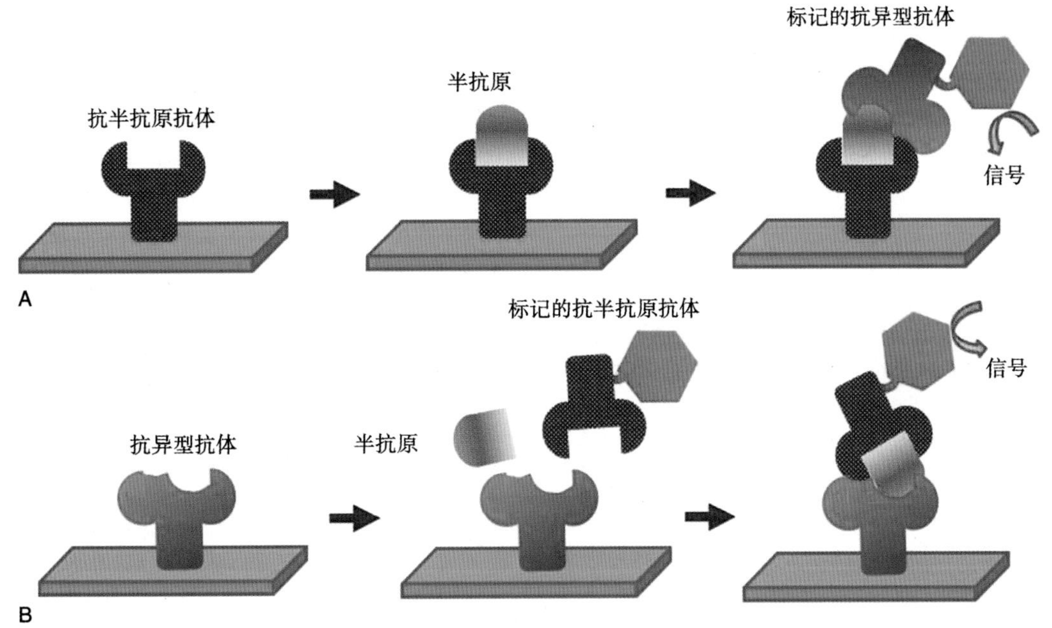

图 44-23　利用抗异型抗体的半抗原免疫测定程序。A. 抗半抗原抗体为固相和标记的抗异型抗体为结合物。B. 抗异型抗体为固相和标记的抗半抗原抗体为结合物

需预处理标本的敏感免疫测定法

背景

目前,核酸扩增检测技术可非常灵敏地检出病毒基因组,并且可用于病毒感染诊断。另一方面,与核酸扩增检测系统相比,检测病毒抗原的灵敏的免疫测定法有几个优点。免疫测定法定量检测的变异更低、价廉且有更低的污染风险。此外,长期储存时,免疫测定法中的靶抗原比作为分析物的病毒 RNA 更加稳定。

然而,病毒抗原通常位于病毒颗粒的表面或衣壳,并且病毒抗原的抗体是在血液中产生。这不得不克服病毒抗原定量测定的这些障碍。利用简单的标本预处理方法的新型高敏免疫测定法检测伴有或不伴有病毒抗体的抗原已有临床应用的报道(Aoyagi et al,1999;2001;Kimura et al,2002)。

需预处理标本的病毒抗原敏感免疫测定法

丙型肝炎病毒(HCV)核心抗原是检测 HCV 蛋白的合适候选者(图 44-24)。核心抗原是以游离 HCV 颗粒或结合了免疫

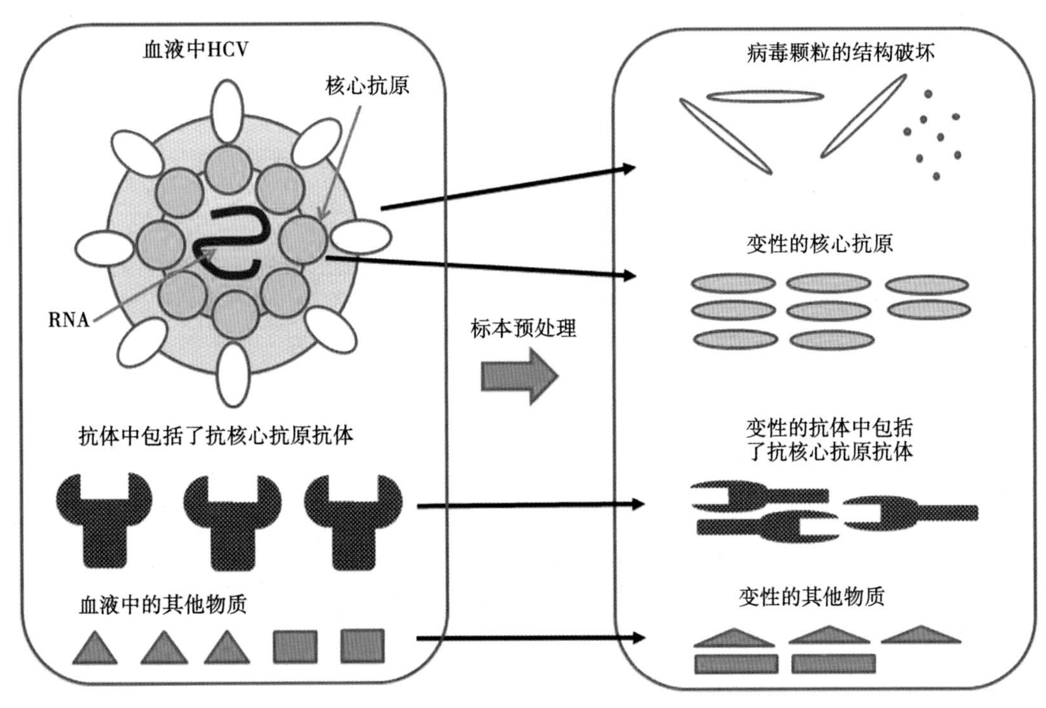

图 44-24　检测 HCV 核心抗原的标本预处理方法的影响

球蛋白或低密度脂蛋白的 HCV 颗粒的衣壳蛋白形式存在。在 HCV 感染的患者血液中有许多抗-HCV 核心抗体,这会抑制核心抗原的检出。因此,为了成功检出血液中 HCV 核心抗原,需要去除靶病毒抗原上的所有关联物质;这可以通过破坏含有 HCV 颗粒的复合物结构以及灭活血液中抗-HCV 核心抗体来实现。为了逐个分离出蛋白,包括血液中靶病毒抗原和抗病毒抗原的抗体,Aoyagi 等(1999;2001)利用高浓度的去污剂或变性剂如十二烷基硫酸钠建立了一个简单的标本预处理方法。他们后来证实,这个简单的预处理方法使识别变性抗原的单克隆抗体可高度灵敏地检出病毒抗原。这个测定法的检出限是 0.06pg/ml 的重组 HCV 核心抗原。此外,因为在抗-HCV 抗体阳性血清中,用该测定法得出的结果与商品化的定量核酸试剂盒有很大的相关性,所以可证实预处理程序有充分灭活血清中的抗-HCV 抗体的功能。

这个标本预处理方法也用于检测乙型肝炎病毒(HBV)核心抗原或 HBV 核心相关抗原,因此有新的临床应用前景(Kimura et al,2003;Rokuhara et al,2003;Tanaka et al,2008)。尤其是,通过标本预处理方法,HBV 核心相关抗原测定法可以利用识别这些变性抗原的单克隆抗体同时检出 HBV 核心抗原、p22 核心相关抗原和 HBV 包膜抗原(Kimura et al,2002)。这个测定法反映了肝脏的 HBV 载量,并且可监控接受药物治疗的 HBV 患者。对通过标本预处理过程从大多数的关联物质中解离出来的变性和游离形式的抗原的高灵敏度检测将来可用于检测其他靶抗原或蛋白。

分析系统的仪器自动化和模块化

均相测定系统

尽管本章中讲述的很多均相免疫测定法已经建立了手工法方案,但是大多数尚未有自动化方案。对于 EMIT 方法,可以在全自动通用化学分析仪上应用(Boyd et al,1985)。只有一些仪器可以应用均相 FIA,并且这些测定系统不能相互替代。最新的 BRAHMS KRYPTOR 系统有很多特殊功能,包括时间分辨荧光检测器的使用。它使用了 620nm 和 665nm 双波长法进行内部校正荧光强度,增加了提升检测限灵敏度的可能性。

非均相免疫测定系统

一直到 20 世纪 80 年代初期,多数非均相标记的免疫测定法都是手工法。后来,Boehringer Mannheim(在 1998 年与 Roche Diagnostics 合并)研发了一台全自动随机进行操作分析仪 ES6000,该系统使用的是辣根过氧化物酶的酶免疫比色测定法(Wu et al,1987)。自 20 世纪 80 年代后期开始,很多公司致力于研发高通量、高灵敏度、随机进行操作的全自动 EIA 系统。与感染性疾病早期相关的抗原、细胞因子、生长因子和激素如降钙素在血清中的浓度非常低,因此需要一个高灵敏度的测定方法检测这些分析物(Nishizono et al,1991;Isomura et al,1994;1999)。在现有的方法中,化学发光免疫测定和它们的酶是最灵敏的测定系统,能够检出极低浓度的分析物。

目前的全自动仪器也能够使用荧光酶免疫测定法。这些测定系统根据信号的产生和检出和固相类型分为了几个类型。对于检出信号,AIA2000,360(Tosoh,Tokyo,Japan)和 AxSYM(Abbott,Abbott Park,Ill.)采用了荧光酶免疫测定法,该方法使用碱性磷酸酶和一种特异性底物 4-甲基伞形酮磷酸酯。有三种系统应用了化学发光酶免疫测定法。Lumipulse(Fujirebio,Tokyo,Japan)、Amless(Beckman Coulter,Brea,Calif.)和 Immulite(Siemens Healthcare,Erlangen,Germany)使用了一个可被碱性磷酸酶催化的稳定化学发光底物金刚烷基苯基磷酰二氧杂环丁烷(Babson et al,1991;Nishizono et al,1991;Patterson et al,1994)。化学发光标记物吖啶酯应用于 ADVIA Centaur XP(Siemens Healthcare,Erlangen,Germany)和 Architect i2000(Abbott Diagnostics,Lake Forest,Ill.)以及后来的 Centaur(Siemens Healthcare,Erlangen,Germany)。在 Cobas e411(Roche Diagnostics,Basel,Switzerland),使用的是电化学发光标记物 Ru(bpy)3^{2+}(Erler,1998)。

免疫测定法在分析系统中的实际流程

市场要求仪器能够开展大量的检测并有随机进行操作能力。为了满足这些标准,需要改进试剂并避免非均相免疫测定法中的冗余步骤。为了简化系统以在全自动分析系统中使用,设计了预装了试剂的包装或预先配制了的反应池试剂。图 44-25 描述的是采用非均相标记免疫测定法的通用系统。操作人员通过计算机程序选择检测所需项目,并为每一检测载入试剂盒或试剂瓶。对于特殊分析物,试剂盒和反应杯自动上机。样本被转移到合适的位置以加试剂。分析系统利用反应盘或旋转架完成自动混合和分离步骤,反应池进行第一步和第二步免疫反应,以及产生信号的反应。所有的步骤依次在反应线上进行,然后检测器测定产生的信号。结果会在 20~40 分钟内打印出来,并会自动经网线发送到服务器。系统可以每小时处理 60~200 个测试,以随机进行操作的方式可以处理每一样本中的 10~20 个分析物。

非均相免疫测定法的仪器和要点

尽管很多仪器采用类似的分析原理,但是这些仪器在取样模式、加热控制、B/F 分离、携带污染、废液流向等方面可能有很大的差异。因此,我们应该关注仪器安装后的运行情况。

反应杯

在一个免疫测定系统中,反应杯的功能设计对获得可重复的数据是非常重要的。生产商使用特定类型的反应杯可容易使用和快速处理试剂。Lumipulse 系统使用了集成了试剂和反应小室的反应杯。Immulite 系统使用独特的反应小室进行 B/F 分离。AxSYM(Abbott,Abbott Park,Ill.)使用另外一种反应容器,由试剂、孵育孔和反应池中一个用于 BF 分离的样本孔组成。分析系统将分析池的内容物分配到基质小室。后者可以用于捕获固相乳胶,进而 B/F 分离,然后标记抗体与固相进行第二次的免疫反应。

取样和加样类型

通常,有两种类型的加样:一次性的吸样管或固定的探针喷嘴。所有的分析系统应该避免样本的交叉污染。一次性的吸样管可以彻底避免交叉污染。对于固定探针系统而言,即使

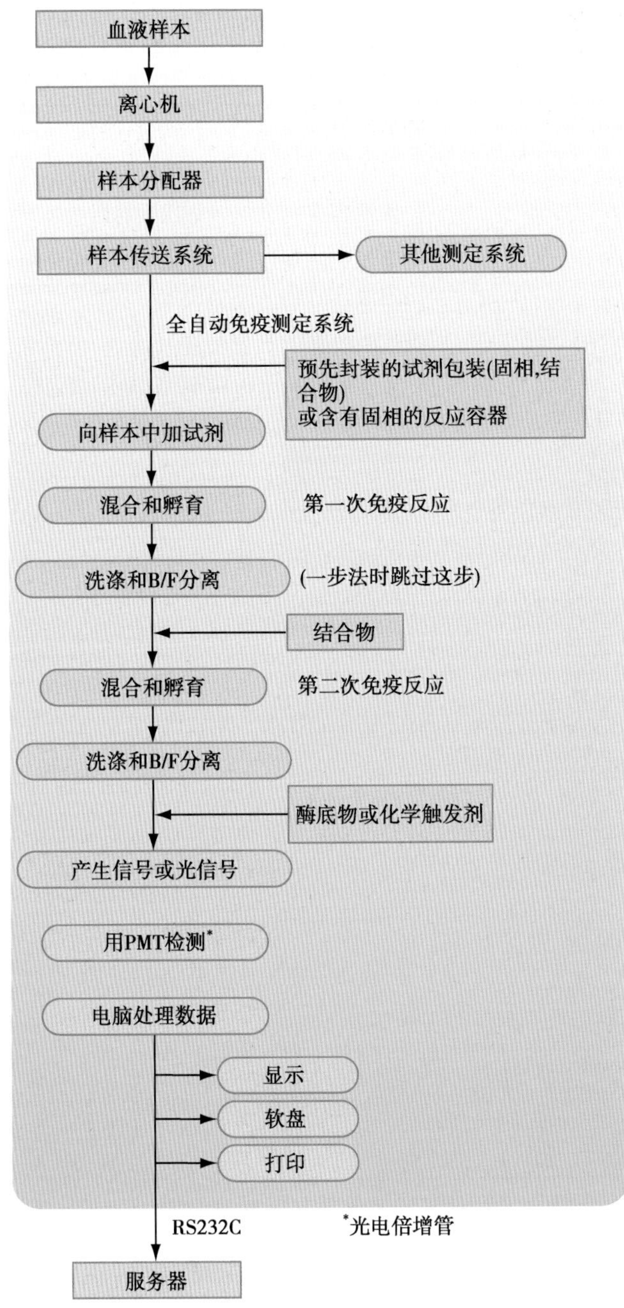

图 44-25　临床实验室自动化技术中全自动免疫测定系统的简图

原来的样本分成若干小份,交叉污染仍会发生。因此,一次性吸样管的系统是避免交叉污染和减少生物危害的最佳方法。另一方面,使用吸样管测定法要比使用探针的分析花费要高。一次性吸样管对环境的影响必须要考虑。

携带污染

一份异常高浓度的样本携带污染了下一个样本,这种情况有时会导致临床诊断中的误判。一次性的塑料管是避免这个问题的最简单的方法。另一方面,如上所述,固定的探针喷嘴具有成本优势。因此,大多数与样本工程相关的技术都集中在通过洗涤和吸头保养步骤来减少样本的携带污染。现在,几类固定探针吸头的携带污染小于 10^{-7} 数量级。即使携带污染如此低,仍会有样本出现问题(如乙肝表面抗原(HBsAg)强阳性样本后面紧跟阴性样本)。这种情况下,可以用软件系统监测后面的结果,自动重新检测强阳性标本后面的弱阳性结果。

结合/固定分离和洗涤系统

在非均相免疫测定法中,结合物必须要与游离标记物分离。这种 B/F 分离根据的是固相特征。IMx 和 AxSYM 系统以胶乳颗粒为固相,并利用多孔膜使乳胶陷入以使固相颗粒与液相颗粒分离。Diagnostics Product Corporation 为 B/F 分离系统专门设计了小室,反应溶液由内室旋转流动到外侧的废液小室。这种模式的优势是避免了反应混合物间的交叉污染或携带污染,并且不需要过多的清洗步骤。利用磁性颗粒和磁珠的系统可以通过磁场进行轻松和快速的分离。

高通量全自动非均相免疫测定系统

表 44-7 比较了几台过去几年进入市场的商品化高通量免疫测定系统。表格中列出了每一种分析仪的仪器规格。通过减少孵育和反应时间,在 10~25 分钟内可以快速得到检测结果。因此一台高通量仪器可能每小时大约可以进行 200 个测试。更重要的是,几个生产商已经证实了一个新系统的观念,将临床实验室所需要的不同分析系统联合到一起。很多临床实验室引进了自动样本运输线,可以与独立控制的不同仪器连接。然而,有些分析仪不能应用这个方法,因为仪器通量或周转时间难以协调。为了解决这个问题,ARCHITECT(Abbott, Abbott Park, Ill)是新仪器观念的一个案例,一台系统电脑可以控制几台连接到一台化学分析仪的免疫分析仪,被称作模块系统。以此为理念的几个其他的组合测定系统仍然在研发中,这将会简化临床实验室和降低总分析花费。

远程维护

免疫分析仪的日常保养工作通常需要实验室技术人员人工完成。然而,很难发现某些系统的异常,尤其是取样单元、反应单元、信号检测单元和数据存储。软件开发和信息系统的最新进展使得保证高质量的系统性能成为了可能(Truchaud et al, 1997)。利用互联网远程追踪系统,收集系统状况以进行数据可靠性分析和查找问题。IVD 系统使用户可以监控系统可靠性,如数据可重复性、系统性能和质量控制等,而这些方面可以通过使用 IVD 系统供应商或第三方提供的具体赋值而实现。远程维护使用户避免每天发生的小错误,否则这些错误会影响医院的管理。远程维护可以完成以下工作:

1. 监控每天的性能
2. 检出部件异常并进行替换
3. 减少故障时长
4. 延长两次故障间平均时间
5. 检出数据异常
6. 提供系统改进信息

第三方提供了很多可远程维护的通用软件。在用户同意的情况下,IVD 系统厂商提供通用软件保证系统的安全管理措施是安全的,这些安全管理措施包括软件确认的顺应性和员工信息。

表 44-7 高通量全自动非均相免疫测定系统

	AIA-2000, Tosoh	ADVIA Centaur XP, Siemens	ARCHITECT i2000, Abbott	Lumipulse Presto Ⅱ, Fujirebio	Cobas e411, Roche
试剂的包装	一次用量的冻干粉包装	试剂包(溶液)	瓶装溶液	瓶装溶液	试剂包(溶液)
反应容器	试剂杯	一次性容器	一次性容器	一次性容器	一次性容器
反应原理	荧光酶免疫测定法	化学发光免疫测定	化学发光免疫测定	化学发光酶免疫测定法	电化学发光免疫测定
标记物	碱性磷酸酶	吖啶酯	吖啶酯	碱性磷酸酶	钌
酶底物	4-甲基伞形酮磷酸酯	无	无	1,2-二氧杂环丁烷金刚烷基苯基磷酸酯	无
检测器信号	荧光	化学发光	化学发光	化学发光	化学发光
分析模式	S-1,S-2,竞争法	S-1,S-2,竞争法	S-1,S-2,竞争法	S-1,S-2,竞争法;延迟S-1	S-1,S-2,竞争法;延迟后滴定法
预处理	是	是	是	是	是
标本传送	转盘	转盘	转盘	转盘	转盘
循环时间,秒	30	15	18	15	42
反应时间,分钟	10,20或40	18	29	20	8,18或27
反应温度	37℃	37℃	37℃	37℃	37℃
最大分析物量	48	30	25	24	18
固相	磁珠	磁珠	磁珠	磁珠	磁珠
第一个结果时长,分钟	~18	18	15/29	32	9
B/F分离	磁场	磁场	磁场	磁场	磁场
上样方法	一次性吸头	一次性吸头	固定探针	一次性吸头	一次性吸头
样本自动稀释	是	是	是	是	是

床旁使用的快速和简易的检测设备

背景

对家用检测(如妊娠诊断的hCG检测)的强烈需求简化了免疫测定模式:检测必须是简单、快速和可重现的。为了达到这些目标,研发出了很多hCG检测,并形成层流式酶免疫测定法的第一代检测模式。

免疫层析设备

省去了这两种模式中的加试剂的步骤,免疫层析技术的应用使检测工作有了进一步的提高,该技术使免疫测定法变得更加简单和快速。样本在多孔材料如硝化纤维膜或玻璃纤维层上的横向流动,同时完成免疫层析的B/F分离和信号产生。通过膜的毛细现象,样本中的分析物可以从近端迁移至远端,远端放置的吸水垫可以保证恒定的毛细流动速度。样本上样区、标记区和检测区设置在两端之间。免疫层析法可分为几种模式(图44-26)。近端是样本上样区,与含有标记抗原或抗体的衬垫相连,衬垫下方与之相连的硝酸纤维膜是检测区。膜远端的吸水垫是毛细作用力的来源。滴加样本后,分析物与胶体金或有色乳胶标记的抗体或抗原结合形成免疫复合物,并且该复合物向检测区移动。固定在检测区的抗体或抗原可以捕获该复合物并形成一条阳性的红线或蓝线。过量的结合物迁移至吸水垫。样本迁移的流动相就是样本本身。因此,含有高浓度胆红素或血红蛋白的样本可能会干扰肉眼对结果的判读。在这种模式下,读取的信号是由带色颗粒直接在检测区集中而产生的。

Yamauchi等(1997)建立了一个可自动完成EIA的新型平台模式,包括洗涤步骤。图44-27是该设备的图示。在这个模式下,每一个区的位置完全不同于前面提到的其他免疫层析法。近端有显影液,所以在毛细作用力下可以同时完成洗涤过程。样本加至设备中间放置的衬垫,其中含有干燥的标记结合物。远端连接的是吸水垫。两滴样本加至样本垫复溶干燥结

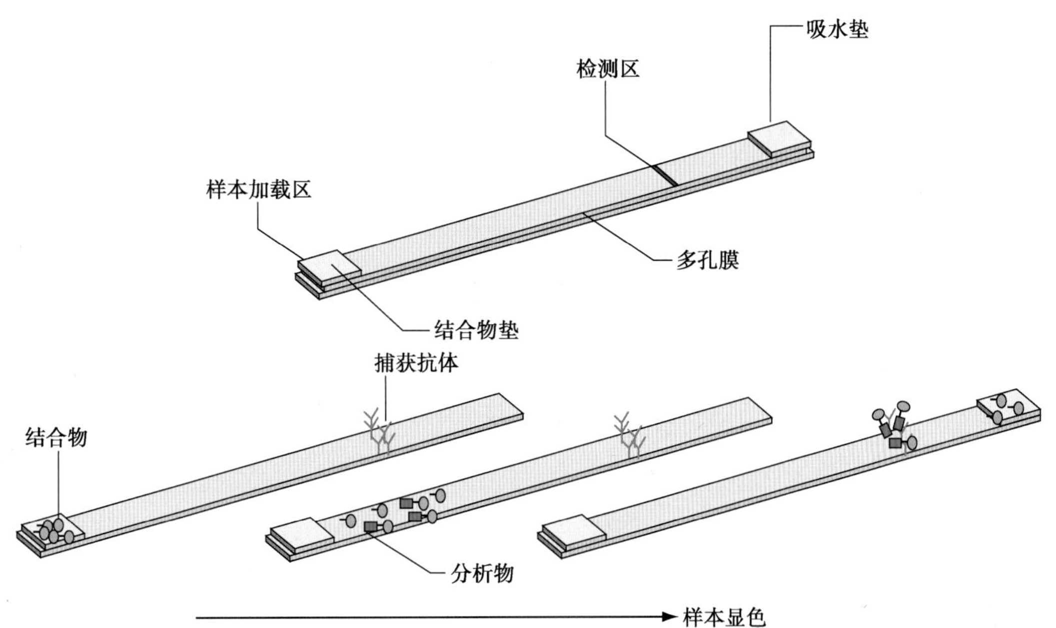

图 44-26　代表性免疫层析试纸条的样本加载。图片的下半部分说明的是分析流向。通常,横向液流的近端是样本加载区,该区含有彩色胶乳或胶体金标记的抗体或抗原。样本中的分析物与结合物形成复合物并向检测区移动,从而被捕获抗体所捕获形成一条阳性的带色线条。过量的结合物和样本移动到试纸条的远端

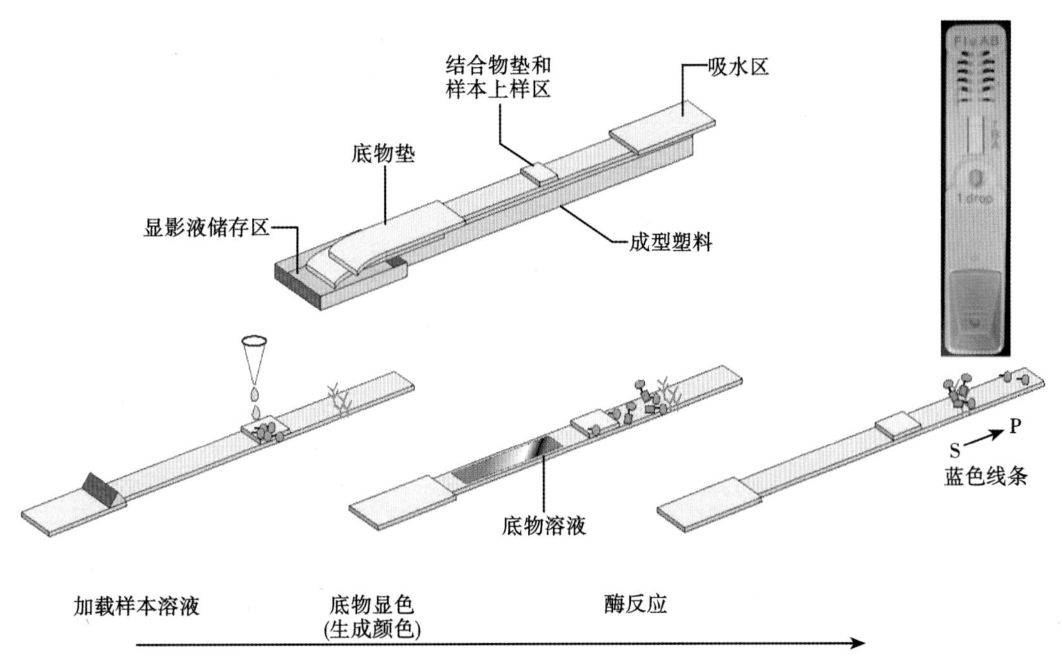

图 44-27　酶免疫测定法(EIA)的免疫层析设备。灵敏的酶放大方法被用于免疫层析。样本加载至试纸条中间的上样区。在这个方法中,显色溶液是流动相并可发挥洗涤缓冲液的作用。图片右侧是塑料成型外壳和 Treponema pallidum(TP)抗体的结果

合物后并与结合物反应。分析物和标记抗体形成的免疫复合物随着反应混合液向两端扩散。一旦装有显影液的容器破裂,干燥底物复溶后成为检测区可溶性的酶底物。此时,液体直接流向远端。血清成分和过量未反应的结合物可以冲至吸附垫。如果样本中含有分析物,固定的抗体可以在检测区捕获复合物形成有色线条。这个方法比其他由样本产色的免疫层析法有优势。使用此类设备,溶血血清或脂血血清导致的高背景颜色可能干扰肉眼对结果的判读。不过,使用这种存有液态试剂的新设备,不会再受有色物质的干扰。此设备可以检出 HBsAg、抗 HBsAg 抗体(Yamauchi et al,1997)和 Treponema pallidum 抗体(Hasegawa et al,1995)。它的多数部件,如膜、吸收垫和上样区,都内置于塑料成型的外壳内。

磁传感器测定法

Bruls 等(2009)建立了一个以磁性纳米粒子为固相和信号的磁力驱动传感器,磁性纳米粒子上包被了配体如抗原或抗

体。10μl 血液样本加至上样口,并与包被了抗体的磁珠混合;利用手持式仪器磁力驱动磁珠。在磁场作用下,磁珠捕获的抗原分离至包被了第二捕获抗体的器壁活性表面。然后第二磁场施加在对面的器壁上。无需洗涤步骤,未结合的磁珠即可迁移至相反器壁。利用 FTIR 的原理,LED 和光电探测器共同计数纳米粒子来检测活性壁的信号。表面的磁性粒子阻断了 LED 光束。降低的光束量与磁性颗粒量相符。这个方法可以检出微摩尔水平的完整 PTC,孵育时间小于 10 分钟。最近的数据显示孵育 5 分钟可检出血液中亚微摩尔水平的 TnI。

总结

快速和简易免疫测定设备可以分类为三个主要类型:穿流法、浸渍法和免疫层析法,以及这三类的组合模式。表 44-8 总结了几种免疫层析模式。大多数免疫层析设备采用直接标记物、胶体金属或有色乳胶。这些模式的确很适合免疫复合物随着样本溶液的迁移直接迁移。然而,这些中的很多设备需要大体积的样本,在 100~200μl 之间。另一方面,EIA 类型的设备使用更少样本就可以完成分析——25μl——但是需要显影剂。针对床旁检测(POCT)的快速检测潮流倾向于应用免疫层析法的设备,因为不同于其他免疫设备,它不需要特殊技能就可以正确的进行检测;只需要简单地按照生产商的说明书就可以进行基因检测,尤其是对于感染性疾病的诊断,某些蛋白测定可以改做核酸分析,即使是在 POCT 领域也可行。

表 44-8 简单和快速的免疫测定设备的规格

分析原理	试剂盒名称(分析物)	标本	样本体积/μl	流动相	反应时间/分钟	灵敏度	外壳	生产商
免疫层析模式								
一步法(全合一)	Biocard Troponin Itest	血清	150~200	血清	15	0.1ng/ml	MP	ANIBIOTECH OY
	QuickVue hCG	尿	3 滴(75)	尿	3	25mIU/ml	MP	QUIDEL
	Cardiac TROP Tsensitive	全血	150	血浆	5~20	0.1ng/ml	MP	Roche Diagnostics
	Determine HBsAg	全血/血清	50	血浆/血清	15	2.0~3.5IU/ml	TS	Alere
	Alere Triage Cardiac Panel	全血	250	血浆	15	—	MP	Alere
	Espline Flu AB	鼻腔拭液	20	显影液	15	1.1×10^4pfu/ml(A/New Caledonia/20/99)	MP	Fujirebio Inc.
	OraQuick ADVANCE Rapid HIV-1/2 Antibody Test	唾液 血浆 全血	—	显影液	20~40	—	MP	OraSure Technologies, Inc.
	ImmunoCard ST HpSA	粪	100	显影液	10	60ng/ml	MP	Meridian Bioscience, Inc.

MP,塑料成型外壳;TP,检测试纸条

同步多元免疫测定法

背景

最近随着免疫测定法的发展出现了同步多元检测的新技术理念,可降低试剂成本。这意味着一个样本随时可以同步检测 5~100 种分析物。根据使用的固相类型,这些技术可以分为两大类。第一类显微切片技术是以微芯片为固相的免疫测定法,第二类是以微粒为固相。在第二类中,两项技术被用于识别每个检测的分析物的参数。第一项技术直接识别荧光标记的胶乳固相,第二项技术是利用了微粒的不同大小。第二项技术可能存在识别局限性,因为分辨率受微粒大小的影响。诸如此类的微型化技术在降低试剂成本、节约能源和保护环境上有很大优势,因为只需要少量的试剂和样本。

微点测定法

利用微点技术将微芯片固相表面分割成很小的区域。在聚苯乙烯平板上,直径为 3mm 的区域被划分为 100~200 个反应区(Ekins,1998)。在每一反应区,直径为 80μm 的斑点区可接纳自动喷涂的小于 1nL 体积的溶液。有了这个方法,Ekins 建立的外围分析理论被应用了起来,灵敏度和检出限与抗体覆盖程度有关而与固相表面无关。利用这个外围分析物方法,测定 TSH 的检出限是 0.01mIU/L,测定时长是 18 小时。因此,即使是在微光斑区,也可以有高灵敏度。后来与 Roche Diagnostics 合并的 Boehringer Mannheim 在表面区均匀地敷上亲和素包被的固相,然后在斑点上喷涂结合了生物素的抗体或抗原。多个参数包括 HIV 抗体、HBsAg、丙型病毒肝炎抗体和风疹病毒抗体可以在聚苯乙烯制成的微芯片上同步检测。分析模式是三步法荧光免疫测定法。最后，共聚焦激光扫描仪检测芯片上的荧光信号。这个芯片测定法也可以在DNA检测中应用。

多分析物微阵列免疫测定法

Silzel等(1998)建立了一个分析物质量测定法，测定的是一个样本的总分析物质量。因此，这个方法的基本概念与外围分析是不同的，后者检测的是分析物浓度。聚苯乙烯膜被用作固相。80pl的微滴喷涂到膜上，因为DBCY5有较长的斯托克斯位移而选作标记物，其激发波长为670nm而有近红外的710nm的发射波长。这个方法中使用的检测设备包括连接了帕尔帖-冷却电荷耦合器件照相机的显微镜和GaAlA半导体激光器。在这个模式下，每80pl的区域可以检出校准溶液中10^5个分子的DBCY5。在当前系统中多参数检测的是IgG亚型。检测的四个参数是IgG1、2、3和4，灵敏度可比肩ELSIA，尽管需要比ELSIA板更少的抗体(少100倍)就足以覆盖表面区。

Zyomyx(Hayward, Calif.)开发了微型加工高密度斑点的蛋白芯片，每1cm×2cm有1250反应点。蛋白芯片包括作为固相的硅基底物和六排柱子，每排可以进行5×50个检测(Peluso et al, 2003)。Isomura利用芯片和同步荧光夹心免疫测定法测定一些靶蛋白(如AFP，白介素[IL]-6, Erk-2, c-Jun, Grb2, c-Src, H-Ras)(Isomura & Okamura, 2003)。如图44-28所示，反应位点微加工成柱状结构，然后覆以二氧化钛。表面包被与聚乙二醇-生物素相连的聚L-赖氨酸。在链霉亲和素结合到生物素后，固相链霉亲和素可以结合生物素标记的抗体。分析可以在流控装置中进行。该蛋白芯片测定方法测定IL-6的检出限是5~50 000ng/L，检测时长是3小时。

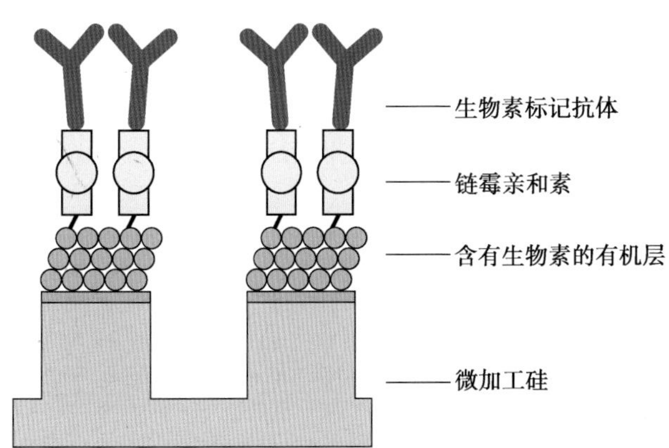

图44-28　荧光免疫测定法(FIA)的蛋白芯片。以微加工硅为固相基质的夹心FIA被用于多元检测。超过1000根的柱子表面包被了含有生物素的有机层。与生物素结合的链霉亲和素与分析物的特异性抗体标记的生物素结合，并与样本中的抗原反应。含有针对不同抗原的抗体的硅制芯片安置于塑料成型的设备中

仍然在继续寻找更好的诊断标志物。基于基质辅助激光解吸/离子化技术的蛋白质组学测定法预期会成为发现新标志物的工具。随着糖组学的发展(Finkelstein, 2007)，糖类结构和生理学功能的系统研究也可以促进新标志物的发现。为了促进多标志物测定法的发展，这些新标志物与现有标志物将会一起被评估。

流式细胞免疫测定法

Luminex(Austin, Tex.)利用流式细胞术建立了一个同步多参数荧光免疫测定法，识别分析物的两种荧光基团标记固相胶乳颗粒(Fulton et al, 1997; Oliver et al, 1998)。两种不同类型的荧光基团和荧光强度标记出了每一颗粒的分析物图谱。理论上可以同步检测60多个分析物。分析程序如下。样本与R-藻红蛋白标记的抗体结合，第二抗体固定在胶乳上作为固相。混合物孵育10~30分钟，然后注射到流式系统中。流速细胞仪分离1000个颗粒，作为标记物的激发态R-藻红蛋白发出的增强荧光信号和颗粒上的两个荧光信号同时被激光扫描器检测。Carson和Vignali(1999)利用该方法同步检测15个细胞因子如IL-1, IL-2, IL-4，和IL-6。同步检测不如单个细胞因子的测定法灵敏。不过，与常规ELSIA相比它仍然是一个灵敏的方法，检测IL-2的灵敏度是100pg/ml, IL-4是10pg/ml，粒-巨噬细胞集落刺激因子是100pg/ml，γ干扰素是200pg/ml。

从临床应用的角度来看，同步多元测定似乎不像预期的那样富有吸引力。在某些情况下，这项技术的灵敏度和特异性需要更加谨慎的评价。不过，基于微型化技术的同步多元测定是实验室诊断的终极目标，它们在成本控制、患者采血负担的降低和临床效用方面有优势。

利用多个标志物的逻辑回归模型改善了诊断免疫测定的灵敏度和准确度，但是只取得了有限的成功。为对的患者以对的剂量使用对的药物，实验室药物基因组学检测的最新进展要求进行更深层次的统计学计算，以得到更多有价值的检测结果。药物基因组学检测对蛋白分析同样有用。FDA在2009年批准的Vermillion公司(Fremont, Calif.)的Multivariate Index Assay是一台多蛋白分析仪，包括5种常规生物标志物的测定，这些检测是用特定类型的算法进行研发的。几个基于某些算法的基因检测方法已经被FDA批准用于实验室检测，但是不是作为试剂盒。多个标志物的基因检测，以及蛋白或碳水化合物检测为诊断和治疗药物的选择提供了可靠的选项。

利用光盘的微通道测定法

Gyros AB(Uppsala, Sweden)建立了一个同步微流控荧光免疫测定法，其以光盘(CD)作为微实验室技术，通过离心力使微流体流动(Poulsen et al, 2004)。在CD上，利用荧光柱免疫测定法可以同步开展104个分析。固相是结合了链霉亲和素的塑料微粒。结合了生物素的特异性抗体加至柱子上。100nL的样本可以自动被包被了疏水材料的疏水阀按量分割。离心力可以打开阀门，CD通道的几种不同的分割类型的设置使其有可能进行快速且简易的分析，通过改变rpm控制反应。这个测定法可以用于人IgG的检测，灵敏度是1ng/ml。

SAMSUNG(Seoul, Korea)推出了一款特别的光盘类型的POCT系统-LABGEOIB10，包括多分析物检测和一个小型全自动免疫化学分析仪。吸取500μl的全血样本加到盘上并将盘插入手持式仪器，产生的离心力分离血浆和血细胞。20分钟

后，可以检测到D-二聚体信号（Song et al，2014）。三个分析物［译者注：原文有误，应该是四个分析物］可像多元测定那样同步检测，包括作为心肌标志物的肌钙蛋白I、脑钠肽、CK-MB和肌红蛋白（Belenky et al，2013）。肌钙蛋白I的分析性能显示可测区间是50～30 000ng/L和总分析CV是9.2%～12.6%。

总结

在过去10～15年间，令人瞩目的技术进步促进了微通道测定法的发展。此外，分析微型化的最新进展克服了几项难题，包括样本和试剂的微流控、毛细流动时的样本蒸发、小型真空泵，和毛细管电泳与手持仪器的联合应用。

单分子检测

背景

现有的各种免疫测定系统使得有可能在临床实验室内反应10～40分钟达到渺摩尔（10^{-18}mol）的灵敏度水平。不过，检出的临床标志物水平很难达到渺摩尔以下的超低浓度水平。由于高敏测定技术的最新进展，我们可能很快就可以确定血液中很难测定的TNF-α和白介素的正态分布值。

单分子ELSIA

Rissin等（2010）建立了一种单分子ELSIA用于检测亚飞摩尔级浓度水平的血清蛋白。这是一种酶联免疫吸附测定，被定义为数字ELSIA（D-ELSIA），与常规ELSIA不同，其作为固相的单个珠子可以放置于平板的每个孔中。在D-ELSIA中，飞升大小的孔阵列作为反应容器以获得单个信号，而常规ELSIA以96孔板作为直接的固相结合捕获的抗体。在飞升孔阵列中，每一孔可容纳一个珠子。直径为2.7μm的磁珠作为D-ELSIA的固相。分析程序几乎与常规ELSIA相同，100μl的样本与200 000个珠子在23℃孵育2小时。然后，利用常规的磁铁通过洗涤程序完成B/F分离。加入β-半乳糖苷酶标记的第二捕获抗体，在孔中孵育45分钟后重复B/F分离步骤。在与链霉亲和素-酶反应后，D-ELISA需要一个额外的步骤：将浓缩到10μl缓冲液的珠子转移到飞升孔阵列，并与荧光底物发生反应。CCD相机检测每一孔的信号（激发波长558nm，发射光波长577nm）。通过这个平台检测TNF-α和PSA有很高的灵敏度，血清PSA的LOD是200aM；血清TNF-α是600aM。

单荧光分子免疫测定法

Singulex（Alameda，Calif.）以荧光免疫测定法为基础建立了Erenna Immunoassay System。在这个系统中，通过固相抗体、抗原和荧光标记抗体组成的免疫复合物释放荧光结合物可以检测单分子的荧光（Todd et al，2007）。免疫分析平台本身属于一种常规的荧光免疫测定法，以磁珠为固相和使用荧光染料标记抗体。洗脱缓冲液洗下的荧光染料加至毛细流动池，共聚焦显微镜检测单个分子的荧光信号。免疫反应持续1～2小时。白介素（IL）-17的线性反应区间在60pg/ml～1μg/ml之间。就cTnI来说，100份正常血浆样本的频数分布似乎在0.3～9ng/L之间。LOD和10%CV分别是0.2ng/L和在0.78～1.6ng/L之间。通过从磁珠释放荧光抗体，来自颗粒上的荧光结合物的非特异结合信号可以最小化，因此检测灵敏度非常高。

总结

单分子检测免疫测定法可以用于证实血清或血浆中各种细胞因子或cTnI的参考值。然而，单分子检测平台仍然需要较长的孵育时长，需要多于1小时和几个测定步骤。未来的研究和研发工作将会缩短分析时间和使程序简化。

（许斌　钟山亮 译　欧启水 校）

推荐阅读

Aoyagi K，Ohue C，Iida K，et al：Development of a simple and highly sensitive enzyme immunoassay for hepatitis C virus core antigen，J Clin Microbiol 37：1802-1808，1999.

介绍了一个临床实践中利用简单的预处理方法进行病毒颗粒抗原测定的新型的、灵敏度高的免疫测定法，不管标本中有或没有存在抗病毒抗原抗体。这种标本预处理方法也可以用于其他病毒抗原的更加精密的检测，并可促进在各种感染性疾病中出现新的临床应用。

Ekins R：Ligandassay：From electrophoresis to miniaturized microarrays，Clin Chem 44：2015-2030，1998.

这篇文章介绍了小型化微阵列模式的新型灵敏的免疫测定法。这个方法可以用于免疫测定和DNA/RNA分析，并可能会像DNA芯片和蛋白芯片那样，使诊断领域和制药领域发生革命性的变化。

Kasahara Y：Homogeneous enzyme immunoassay. In Nakamura RM，Kasahara Y，Rechnitz GA，editors：Immunochemical assay and biosensor technology for the 1990s，Washington，DC，1992a，American Society for Microbiology，pp169-182.

在这篇综述中，Kasahara介绍了免疫测定法发展的历史进程，并回顾介绍了均相酶免疫测定法；其也提到了检测的灵敏度和程序的简易性以及它们检测小分子半抗原和大分子蛋白的适用性。

Kasahara Y，Ashihara Y：Simple devices and their possible application in clinical laboratory downsizing，Clin Chim Acta 267：87-102，1997.

免疫层析测定法是床旁检测和近患者检测的强有力工具。这篇文章介绍了用于床旁检测和近患者检测的以简易免疫测定法为模式的免疫层析测定法，并且以日本现状为具体参照，讨论了实验室的精简和自动化。

Kricka LJ：Chemiluminescent and bioluminescent techniques，Clin Chem 37：1472-1481，1991.

在这篇综述中，Kricka介绍了大多数用作免疫测定法和核酸检测信号的化学发光和生物发光分子的光发射特征和机制。这是一篇非常优秀的综述。

Nakamura RM，Kasahara Y：Heterogeneousenzyme immunoassay. In Nakamura RM，Kasahara Y，Rechnitz GA，editors：Immunochemical assay and biosensor technology for the 1990s，Washington，DC，1992，American Society for Microbiology，pp149-167.

在这篇参考文献中，讨论了分析原理和分析性能，并介绍了非均相酶免疫测定法的实际用途。这篇综述可帮助一般读者了解非同位素免疫测定法，并有助于研究人员研发酶免疫测定法。

参考文献

Actor JK, Kuffner T, Dezzutti CS, et al: A flash-type bioluminescent immunoassay that is more sensitive than radioimaging: Quantitative detection of cytokine cDNA in activated and resting human cells, *J Immunol Methods* 211:65–77, 1998.

Alpha B, Lehn JM, Mathis G: Energy transfer luminescence of Eu(III) and Tb(III) cryptases of macrobicyclic polypyridine ligands, *Angew Chem Int Ed Engl* 26:266–267, 1987.

Aoyagi K, Iida K, Ohue C, et al: Performance of a conventional enzyme immunoassay for hepatitis C virus core antigen in the early phases of hepatitis C infection, *Clin Lab* 47:119–127, 2001.

Ashihara Y, Hiraoka T, Makino Y, et al: Immunoassay for determining low- and high-MR antigens with a dry multilayer film, *Clin Chem* 37:1525–1526, 1991.

Ashihara Y, Nishizono I, Miyagawa E, et al: Homogeneous enzyme immunoassay for high molecular weight antigen (I), *J Clin Lab Anal* 2:138–142, 1988.

Avrameas S, Guilbert B: Dosage enzymoimmunologique de proteines a l'aide d'immunoabsorbants et d'antigenes marques aux enzymes, *CR Acad Sci* 273:205–207, 1971.

Avrameas S, Ternynck T, Guesdon JL: Coupling of enzymes to antibodies and antigens, *Scand J Immunol* 7(Suppl):7–23, 1978.

Axelsen NH: Quantitative immunoelectrophoresis: New developments and applications, *Scand J Immunol* (Suppl 2):1–230, 1975.

Babson AL, Olson DR, Palmieri T, et al: The IMMULITE assay tube: A new approach to heterogeneous ligand assay, *Clin Chem* 37:1521–1522, 1991.

Barnard G, Kohen F: Idiometric assay: Noncompetitive immunoassay for small molecules typified by the measurement of estradiol in serum, *Clin Chem* 36:1945–1950, 1990.

Belenky A, Brennan E: Samsung point of care systems—Cardiac/acute care biomarkers—LABGEO[IB] clinical chemistry analytes—LABGEO[PT]. XVII Forum—National Days of Laboratory Medicine of Russia, 2013. http://www.mma-expo.ru/lab/2013/visitors/presentations/5-1%20-%20Belenky%20Alexander%20-%20Samsung%20POINT%20OF%20CARE%20Systems.pdf.

Blackburn GF, Shah HP, Kenten JH, et al: Electrochemiluminescence detection for development of immunoassay and DNA probe assays for clinical diagnostics, *Clin Chem* 37:1534–1539, 1991.

Bounaud MP, Bounara JY, Bouin-Pineau MH, et al: Chemiluminescence immunoassay of thyrotropin with acridinium-ester-labeled antibody evaluated and compared with two other immunoassays, *Clin Chem* 33:2096–2100, 1987.

Boyd JC, Savory MG, Margrey M, et al: Adaptation of EMIT drug assays to a random-access automated clinical analyzer, *Ann Clin Lab Sci* 15:39–44, 1985.

Boyden SV: The absorption of protein on erythrocytes treated with tannic acid and subsequent hemagglutination by antiprotein sera, *J Exp Med* 93:107–120, 1951.

Bronstein I, Edwards B, Voyta JC: 1,2-Dioxetanes: Novel chemiluminescent enzyme substrates—Applications to immunoassays, *J Biolumin Chemilumin* 4:99–111, 1989a.

Bronstein I, Juo RR, Voyta JC: Novel chemiluminescent adamantyl 1,2-dioxetane enzyme substrate. In Stanley P, Kricka LJ, editors: *Bioluminescence and chemiluminescence*, Chichester, UK, 1991, John Wiley & Sons, pp 74–82.

Bronstein I, Voyta J, Thorpe G, et al: Chemiluminescent assay of alkaline phosphatase applied in an ultrasensitive enzyme immunoassay of thyrotropin, *Clin Chem* 35:1441–1446, 1989b.

Bruls DM, Evers TH, Kahlman JA, et al: Rapid integrated biosensor for multiplexed immunoassays based on actuated magnetic nanoparticles, *Lab Chip* 9:3504–3510, 2009.

Burd JF, Wong RC, Feeney JE, et al: Homogeneous reactant-labeled fluorescent immunoassay for therapeutic drugs exemplified by gentamicin determination in human serum, *Clin Chem* 23:1402–1408, 1977.

Carson RT, Vignali DA: Simultaneous quantitation of 15 cytokines using a multiplexed flow cytometry assay, *J Immunol Methods* 227:41–52, 1999.

Coons AH, Creech JH, Jones RN: Immunologic properties of an antibody containing a fluorescent group, *Prop Soc Exp Biol Med* 47:200, 1941.

Dandliker WB, de Saussure VA: Fluorescence polarization in immunochemistry, *Immunochemistry* 7:799–828, 1970.

Dandliker WB, Kelly RJ, Dandliker J, et al: Fluorescence polarization immunoassay: Theory and experimental method, *Immunochemistry* 10:219–227, 1973.

Ekins RP: The estimation of thyroxine in human plasma by an electrophoretic technique, *Clin Chem Acta* 5:453–459, 1960.

Engvall E, Perlman P: Enzyme-linked immunosorbent assay (ELISA): Quantitative assay of immunoglobulin G, *Immunochemistry* 8:871–874, 1971.

Erler K: Elecsys immunoassay systems using electrochemiluminescence detection, *Wien Klin Wochenschr Suppl* 3:5–10, 1998.

Fahey JL, McKelvey EM: Quantification determination of serum immunoglobulins in antibody-agar plates, *J Immunol* 94:84–90, 1965.

Finkelstein J: Glycochemistry and glycobiology, *Nature* 446:999–1051, 2007.

Fiore M, Mitchell J, Doan T, et al: The Abbott IMx automated benchtop immunochemistry analyzer system, *Clin Chem* 34:1726–1732, 1988.

Fulton RJ, McDade RL, Smith PL, et al: Advanced multiplexed analysis with the FlowMetrix system, *Clin Chem* 43:1749–1756, 1997.

Galvin JP: Particle enhanced immunoassays—A review, diagnostic immunology. In Rippey JH, Nakamura RM, editors: *Technology assessment*, Skokie, Ill, 1984, College of American Pathologists, pp 18–30.

Garvey JS, Cremer NE, Sussdorf DH: *Methods in immunology*, ed 3, Reading, Mass., 1977, WA Benjamin, pp 273–327.

Giegel JL, Brotherton MM, Cronen P, et al: Radial partition immunoassay, *Clin Chem* 28:1894–1898, 1982.

Halonen P, Meurman O, Lovgren T, et al: Detection of viral antigens by time resolved fluoroimmunoassay. In Bachman PA, editor: *Current topics in microbiology and immunology*, New York, 1973, Springer-Verlag, pp 133–146.

Hasegawa A, Andoh A, Ashihara Y: Simple and rapid detection of antibodies to HIV-1/2 using immunochromatography. Presented at: IUVDT World STD/AIDS Congress 1995; March 19–23, 1995; Singapore, p. 145. Abstract.

Haux P, Dybois H, McGovern M, et al: Evaluation of the TIna-quant ferritin assay on the Boehringer Mannheim/Hitachi 704 System, *Clin Chem* 34:1174 Abstract, 1988.

Heidelberg M, Kendall FE: The precipitin reaction between type III pneumococcus polysaccharide and homologous antibody, *J Exp Med* 61:563–591, 1935.

Henderson DR, Freidman SB, Harris JD, et al: CEDIA, a new homogeneous immunoassay system, *Clin Chem* 32:1637–1641, 1986.

Hirayama C, Ihara H, Shibata M, et al: Polypeptide artificial carrier particles for use in passive agglutination immunoassay, *Polymer J* 23:161, 1991.

Hunter WH, Greenwood FC: Preparation of iodine-131 labeled human growth hormone of high specific activity, *Nature* 194:495–496, 1962.

Ihara M, Suzuki T, Kobayashi N, et al: Open-sandwich enzyme immunoassay for one-step noncompetitive detection of corticosteroid 11-deoxycortisol, *Anal Chem* 81:8298–8304, 2009.

Ikeda M: New agglutination test for serum antibodies to adult T-cell leukemia virus, *Gann* 75:845–848, 1984.

Ishikawa E, Kohono T: Development and applications of sensitive enzyme immunoassay for antibodies, *J Clin Lab Anal* 3:252–265, 1989.

Islam KN, Ihara M, Dong J, et al: Direct construction of an open-sandwich enzyme immunoassay for one-step noncompetitive detection of thyroid hormone T4, *Anal Chem* 83:1008–1014, 2011.

Isomura M, Honda N, Kawada A, et al: Development of a highly sensitive enzyme immunoassay for human calcitonin using solid phase coupled with multiple antibodies, *Ann Clin Biochem* 36:629–635, 1999.

Isomura M, Okamura C: Microfabricated protein biochip for multiple fluorescent sandwich immunoassay, *Clin Chem* 49:A13, 2003.

Isomura M, Ueno M, Shimada K, et al: Highly sensitive chemiluminescent enzyme immunoassay with gelatin-coated ferrite solid phase, *Clin Chem* 40:1830, 1994.

Jolley ME: Fluorescence polarization immunoassay for the determination of therapeutic drug levels in human plasma, *J Anal Toxicol* 5:236–240, 1981.

Kabat EA: *Kabat and Meyer's experimental immunochemistry*, ed 2, Springfield, Ill, 1961, Charles C Thomas.

Kasahara Y: Principles and applications of particle immunoassay. In Nakamura RM, Kasahara Y, Rechnitz GA, editors: *Immunochemical assays and biosensor technology for the 1990s*, Washington, DC, 1992b, American Society for Microbiology, pp 127–147.

Kato K, Hamaguchi Y, Fukui H, et al: Enzyme-linked immunoassay—A simple method for synthesis of the rabbit antibody-β-D-galactosidase complex and its general applicability, *J Biochem* 78:423–425, 1975.

Kemp BE, Rylatt DB, Bundesen PG, et al: Autologous red cell agglutination assay for HIV-I antibodies: Simplified test with whole blood, *Science* 241:1352–1354, 1988.

Kimura T, Rokuhara A, Sakamoto Y, et al: Sensitive enzyme immunoassay for hepatitis B virus core-related antigens and their correlation to virus load, *J Clin Microbiol* 40:439–445, 2002.

Kimura T, Rokuhara A, Matsumoto A, et al: New enzyme immunoassay for detection of hepatitis B virus core antigen (HBcAg) and relation between levels of HBcAg and HBV DNA, *J Clin Microbiol* 41:1901–1906, 2003.

Kitagawa T, Fujitake T, Taniyama H, et al: Enzyme immunoassay of viomycin, new cross-linking reagent for enzyme-labelling and a preparation method for antiserum of viomycin, *J Biochem* 83:1493–1501, 1978.

Kobayashi N, Oiwa H, Kubota K, et al: Monoclonal antibodies generated against an affinity-labeled immune complex of an anti-bile acid metabolite antibody: An approach to noncompetitive hapten immunoassays based on anti-idiotype or anti-metatype antibodies, *J Immunol Methods* 245:95–108, 2000.

Kobayashi N, Shibusawa K, Kubota K, et al: Monoclonal anti-idiotype antibodies recognizing the variable region of a high-affinity antibody against 11-deoxycortisol. Production, characterization and application to a sensitive noncompetitive immunoassay, *J Immunol Methods* 274:63–75, 2003.

Koehler G, Milstein C: Continuous cultures of fused cells secreting antibody of predefined specificity, *Nature* 256:495, 1975.

Lim SL, Ichinose H, Shinoda T, et al: Noncompetitive detection of low molecular weight peptides by open sandwich immunoassay, *Anal Chem* 79:6193–6200, 2007.

Magnani JL, Steplewski Z, Koprowski H: Identification of the gastrointestinal and pancreatic cancer-associated antigen detected by monoclonal antibody 19-9 in the sera of patients as a mucin, *Cancer Res* 43:5489–5492, 1983.

Mancini G, Carbonara AO, Hereman JF: Immunochemical quantitation of antigens by single radial immunodiffusion, *Immunochemistry* 2:235, 1965.

Masson PL, Holy HW: Immunoassay by particle counting. In Rose NR, Friedman H, Fahey JL, editors: *Manual of clinical laboratory immunology*, ed 3, Washington, DC, 1986, American Society for Microbiology, pp 43–48.

Mathis G: Rare earth cryptates and homogeneous fluoroimmunoassays with human sera, *Clin Chem* 39: 1953–1959, 1993.

Mathis G: Probing molecular interactions with homogeneous techniques based on rare earth cryptates and fluorescence energy transfer, *Clin Chem* 41:1391–1397, 1995.

Miles LEM, Hales CM: Labelled antibodies and immunological assay systems, *Nature* 219:186–189, 1968.

Morris DL: Effect of antibodies to glucose oxidase in the apoenzyme reactivation immunoassay system, *Anal Biochem* 151:235–241, 1985.

Morris DL, Ellis PB, Carrico FJ, et al: Flavin adenine dinucleotide as label in homogeneous colorimetric immunoassays, *Anal Chem* 53:658–665, 1981.

Nakamura RM: Monoclonal antibodies: Methods and clinical applications, *Clin Physiol Biochem* 1:160–172, 1983.

Nakamura RM, Kasahara Y: Fluorescence immunoassays. In Nakamura RM, Kasahara Y, Rechnitz GA, editors: *Immunochemical assays and biosensor technology for the 1990s*, Washington, DC, 1992, American Society for Microbiology, pp 205–227.

Nakamura RM, Robbins BA: Current status of homogeneous enzyme immunoassays, *J Clin Lab Anal* 2:51, 1988.

Nakane PK, Pierce GB: Enzyme-labeled antibodies: Preparation and application for localization of antigens, *J Histochem Cytochem* 14:929–931, 1966.

Nargessi RD, Landon J, Smith DS: Use of antibodies against the label in non-separation non-isotopic immunoassay; "indirect quenching" fluoroimmunoassay of protein, *J Immunol Methods* 26:307–313, 1979.

Nishizono I, Ashihara Y, Tsuchiya H, et al: Homogeneous enzyme immunoassay for high molecular weight antigens (II), *J Clin Lab Anal* 2:143–147, 1988.

Nishizono I, Iida S, Suzuki N, et al: Rapid and sensitive chemiluminescent enzyme immunoassay for measuring tumor markers, *Clin Chem* 37:1639–1644, 1991.

Oliver KG, Kettman JR, Fulton RJ: Multiplexed analysis of human cytokines by use of the FlowMetrix system, *Clin Chem* 44:2057–2060, 1998.

Omi K, Ando T, Sakyu T, et al A novel noncompetitive immunoassay detection system for haptens based on anti-metatype antibodies, *Clin Chem* 61:627–635, 2015.

Patterson W, Werness P, Payne WJ, et al: Random and continuous-access immunoassays with chemiluminescent detection by Access automated analyzer, *Clin Chem* 40:2042–2045, 1994.

Peluso P, Wilson D, Do D, et al: Optimizing antibody immobilization strategies for the construction of protein microarrays, *Anal Biochem* 312:113–124, 2003.

Poulsen E, Sandegren F: CD microlaboratories—A fully automated solution for fast and flexible IgG quantification in biopharmaceutical process development. IBC Antibody Therapeutics, November 30–December 2, 2004. Available online at: www.gyos.com/tech-presentation.html.

Rissin DM, Kan CW, Campbell TG, et al: Single-molecule enzyme-linked immunosorbent assay detects serum proteins at subfemtomolar concentrations, *Nat Biotechnol* 28:595–599, 2010.

Ritchie R: *Automated immunoanalysis, part I and part II*, New York, 1978, Marcel Decker.

Ritzmann SE, Daniels JC, editors: *Serum protein abnormalities—Diagnostic and clinical aspects*, Boston, 1975, Little, Brown and Co.

Rodriguez-Espinosa J, Mora-Brugues J, Ordonez-Llanos J, et al: Technical and clinical performances of six sensitive immunoradiometric assays of thyrotropin in serum, *Clin Chem* 33:1439–1445, 1987.

Rogers LC, Kahn SE, Oeser TH, et al: The stratus immunofluorometric assay system evaluated for quantifying human chorionic gonadotropin in serum, *Clin Chem* 32:1402, 1986.

Rokuhara A, Tanaka E, Matsumoto A, et al: Clinical evaluation of a new enzyme immunoassay for hepatitis B virus core-related antigen; a marker distinct from viral DNA for monitoring lamivudine treatment, *J Viral Hepat* 10:324–330, 2003.

Rose NR, Bigazzi PE, editors: *Methods in immunodiagnosis*, New York, 1973, John Wiley and Sons, pp 1–30.

Rowley GL, Rubenstein JE, Huisjen J, et al: Mechanism by which antibodies inhibit hapten-malate dehydrogenase conjugates, *J Biol Chem* 250:3759–3766, 1975.

Rubenstein KE, Schneider RS, Ullman EF: Homogeneous enzyme immunoassay: A new immunological technique, *Biochim Biophys Res Commun* 47:846–851, 1972.

Scatchard G: The attractions of proteins for small molecules and ions, *Ann N Y Acad Sci U S A* 51:660–672, 1949.

Schroeder HR, Dean CL, Johnson PK, et al: Coupling aminohexyl-FAD to proteins with dimethyladipimidate, *Clin Chem* 31:1432–1437, 1985.

Seo H, Hashimoto S, Tsuchiya K, et al: An ex vivo method for rapid generation of monoclonal antibodies (ADLib system), *Nat Protoc* 1:1502–1506, 2006.

Seo H, Masuoka M, Murofushi H, et al: Rapid generation of specific antibodies by enhanced homologous recombination, *Nat Biotechnol* 23:731–735, 2005.

Sgoutas DS, Barton EG, Hammarstrom M, et al: Four sensitive thyrotropin assays critically evaluated and compared, *Clin Chem* 25:1785–1789, 1989.

Silzel JW, Cercek B, Dodson C, et al: Mass-sensing, multianalyte microarray immunoassay with imaging detection, *Clin Chem* 44:2036–2043, 1998.

Skerra A, Pluckthun A: Assembly of a functional immunoglobulin Fv fragment in *Escherichia coli*, *Science* 240: 1038–1041, 1988.

Smith J, Osikowicz G: Abbott AxSYM random and continuous access immunoassay system for improved workflow in the clinical laboratory, *Clin Chem* 39:2063–2069, 1993.

Soini E, Hemmila I: Fluoroimmunoassay: Present status and key problems, *Clin Chem* 25:353–361, 1979.

Soini E, Kojola H: Time resolved fluorometer for lanthanide chelates: A new generation of nonisotopic immunoassays, *Clin Chem* 29:65–68, 1983.

Song J, Kweon TD, Song Y, et al: Analytical and clinical performance of a new point of care LABGEOIB D-dimer test for diagnosis of venous thromboembolism, *Ann Clin Lab Sci* 44:254–261, 2014.

Steward MW: Overview: Introduction to methods used to study the affinity and kinetics of antibody-antigen reactions. In Weir M, editor: *Handbook of experimental immunology, vol I, Immunochemistry*, ed 4, London, UK, 1986, Blackwell Scientific Publications, p 25.

Tanaka E, Matsumoto A, Yoshizawa K, et al: Hepatitis B core-related antigen assay is useful for monitoring the antiviral effects of nucleoside analogue therapy intervirology, *Intervirology* 51:3–6, 2008.

Thorpe GH, Haggart R, Kricka LJ, et al: Enhanced luminescent enzyme immunoassays for rubella antibody, immunoglobulin E and digoxin, *Biochem Biophys Res Commun* 119:481–487, 1984.

Thorpe GH, Kricka LJ, Moseley SB, et al: Phenols as enhancers of the chemiluminescent horseradish peroxidase-luminol-hydrogen peroxide reaction: Application in luminescence-monitored enzyme immunoassays, *Clin Chem* 31:1335–1341, 1985.

Towbin H, Motz J, Oroszlan P, et al: Sandwich immunoassay for the hapten angiotensin II. A novel assay principle based on antibodies against immune complexes, *J Immunol Methods* 181:167–176, 1995.

Todd J, Freese B, Lu A, et al: Ultrasensitive flow-based immunoassays using single-molecule counting, *Clin Chem* 53:1990–1995, 2007.

Truchaud A, Neel TL, Brochard H, et al: New tools for laboratory design and management, *Clin Chem* 43: 1709–1715, 1997.

Ullman EF, Schwartzberg M, Rubenstein KD: Fluorescent excitation transfer assay: A general method for determination of antigen, *J Biol Chem* 251:4172–4178, 1976.

Ullman EF, Yoshida RA, Blakemore J, et al: Mechanism of inhibition of malate dehydrogenase by thyroxine derivatives and reactivation by antibodies: Homogeneous enzyme immunoassay for thyroxine, *Biochim Biophys Acta* 567:66–74, 1979.

Van Weeman BD, Schuurs AH: Immunoassay using antigen enzyme conjugates, *FEBS Lett* 15:232, 1971.

Voss EW Jr: Perturbation of antibody bound bifluorescent-ligand probe by polyclonal antimetatype antibodies interacting with epitopes proximal to the liganded antibody active site, *Mol Immunol* 33:79–88, 1996.

Weeks I, Beheshti I, McCapra F, et al: Acridinium esters as high specific activity labels in an immunoassay, *Clin Chem* 29:1474–1479, 1983.

Williams CA, Chase MW: *Methods in immunology and immunochemistry* (vol III), New York, 1970, Academic Press.

Winter G, Griffiths AD, Hawkins RE, et al: Making antibodies by phage display technology, *Annu Rev Immunol* 12:433–455, 1994.

Wu AH, Wong SS, Waldron C, et al: Automated quantification of choriogonadotropin: Analytical correlation between serum and urine with creatinine correction, *Clin Chem* 33:1424–1426, 1987.

Yalow RS, Berson SA: Assay of plasma insulin in human subjects by immunological methods, *Nature* 184:1648–1649, 1959.

Yamauchi S, Fujiwara Y, Hasegawa A, et al: Simple devices for sensitive and rapid detection of HBs-Ag and HBs-Ab by immunochromatography using enzyme, *Clin Chem* 43:S242, 1997.

Yarmush DM, Morel G, Yarmush ML: A new technique for mapping epitope specificities of monoclonal antibodies using quasi-elastic light scattering spectroscopy, *J Biochem Biophys Methods* 14:279–289, 1987.

Zola H: *Monoclonal antibodies: A manual of techniques*, Boca Raton, Fla, 1987, CRC Press.

细胞免疫系统的实验室评估

第45章

Roger S. Riley

要点

1. 体液免疫试验用以评估针对既往或现症感染的特异性抗体反应的产物;细胞免疫试验用以评估当前的免疫反应。
2. 免疫系统随年龄及营养状态而发生变化。在评估特异性实验结果时,应考虑被检测个体因未成熟、免疫衰老或营养不良而引起的免疫反应差异。
3. 原发性免疫缺陷可能与恶性肿瘤的发生率增高相关;恶性肿瘤、化疗及放疗可明显抑制免疫反应,因而影响细胞免疫试验结果。
4. 评估细胞免疫应答应逐步进行,包括体内和体外试验以明确免疫缺陷的范围。
5. 淋巴细胞激活试验应在体外使用流式细胞术通过特异激活的、荧光标记的单克隆抗体和活体染料进行。随着有不同激发光谱的荧光染料的发展,这种方法的可用性大大增高。

通过检测有免疫缺陷患者的特定异常反应,使人们对免疫系统的理解进一步深入。这些进展来自对免疫细胞分化和功能的研究、基因敲除试验及人类免疫缺陷综合征的详细分析。新的试验方法有助于阐明免疫系统的原发(先天)遗传突变或继发(获得性)感染导致的患者免疫失调的机制和功能基础。因为有些免疫缺陷不能通过临床症状和相关的免疫功能试验得到准确诊断,所以遗传信息正日渐成为诊断试验及相关解释的重要组成部分。临床免疫学实验室的使命是把新的研究方法转化成高度标准化的,并与临床相关的试验用于个体检查。

人类细胞免疫系统的研究基本集中于3个领域:揭示了宿主防御系统先天免疫缺陷的原发性免疫缺陷;由感染直接导致的免疫系统损伤,即获得性免疫缺陷,例如人类免疫缺陷综合征(HIV);自身免疫性疾病,即过度或不合适的免疫激活。另外,细胞免疫缺陷患者伴发免疫紊乱为特征的疾病,例如慢性感染、癌症、营养不良或外伤性损伤,都为免疫介导的宿主防御提供了重要证据。

免疫性的基本概念常常等同于体液免疫,因为由自然感染或免疫反应引起的病原体-抗体反应已被研究了一个多世纪。而最近才成为临床和研究实验室一部分的细胞免疫学是一门相对年轻的科学(Silverstein,1979;Moulin,1989;Good,2002)。现代细胞免疫学于20世纪80年代通过一系列独立和重要研究发现得以发展,包括使用单克隆抗体鉴别免疫细胞、流式细胞术的分选和分析能力发展、调节细胞因子的发现、分子免疫学的诞生,上述这些发现,对人们了解艾滋病和控制艾滋病流行有及其重要的作用(Herzenberg,2004)。HIV的出现实际上是与CD4+T细胞的鉴别能力的发展相并行。对获得性免疫缺陷综合征(AIDS)的细胞免疫缺陷的分析方法最早就是基于淋巴细胞增殖反应(Masur et al,1981;Siegal et al,1981),进而演化为一系列功能性方法(Perfetto et al,2004;Mittag & Tarnok,2011;Virgo & Gibbs,2012;Cossarizza,2013)。

与体液免疫相比,细胞免疫功能既复杂又难以测定。体液免疫功能测定是对既往特定病毒或微生物反应产生的特异性抗体进行测定,相比之下,大多数细胞免疫功能测定的是当前反应。由于大多数外周血淋巴细胞是处于静止期的细胞,所以细胞免疫反应必须是在该检测体系中重新产生或即时产生的。该检测免疫体系必须能够触发免疫反应,提供此反应体内反应过程中所需的所有物质来维系该免疫反应，并具有可以被检测到的终点。

本章主要介绍当前的细胞免疫试验的未来发展趋势。细胞免疫功能评估正在从单一测试和单一固定终点法向一种多水平的能够反映细胞交互作用动态过程的综合性细胞功能分析转变。

细胞免疫学的一般原理

两种主要的免疫细胞：T淋巴细胞（T细胞）和B淋巴细胞（B细胞）（Janeway et al，2004；LeBien & Tedder，2008；Chaplin，2010；Masopust & Schenkel，2013；Bodduluru et al，2015）。T淋巴细胞是表达T淋巴细胞受体的细胞，T淋巴细胞受体可与抗原和CD3结合，T细胞受体（T cell receptor，TCR）是与T细胞激活最具关联性的细胞表面物质。T淋巴细胞具有不同种类针对不同抗原的受体，其需要成熟的胸腺以行使功能，并可介导细胞免疫。可通过检测表面免疫球蛋白（检测单克隆抗体，如CD19或CD20）鉴定B淋巴细胞。B淋巴细胞在一定条件下活化发育为浆细胞并分泌抗体，从而调节体液免疫功能。胸腺受损会影响T淋巴细胞功能和T细胞介导的B淋巴细胞活化。骨髓异常则T淋巴细胞和B淋巴细胞均受到影响，这其中可能存在特定的联系。

特异性免疫和非特异性免疫的区别是十分重要的，因为免疫系统必须有能够区分自我和非我的能力（LeGuern，2003；Smith，2004）。一般来说，通过主要组织相容性复合体（MHC）在抗原识别过程中进行自我识别。自身抗原经过处理、提呈给自我-MHC复合物被识别，引发免疫应答，并产生免疫记忆。抗原提呈细胞（APCs）具有处理抗原的功能，其中研究的最透彻的是单核细胞。抗原提呈细胞处理抗原可引发淋巴细胞活化和增殖，产生效应细胞和引发B淋巴细胞产生抗体。这种类型的免疫反应，通常被称为适应性免疫反应，并对相关抗原产生“记忆”，记忆细胞通常在再次接触相应抗原或再次感染中发挥功能（LeGuern，2003；Smith，2004）。对MHCⅡ类抗原表达缺失可利用流式细胞仪中单克隆抗体技术检测淋巴细胞的标志物人类白细胞抗原（human leukocyte antigen，HLA）-DR和HLA-DQ，以上两种物质是MHCⅡ类抗原缺陷的重要标志。

第二种基本的免疫类型被称为先天免疫。这种类型的免疫是一种古老的宿主对病原体的反应或对自我识别分子缺失或改变的自我细胞的应答；它编码于基因组中，没有记忆功能，并且此种应答不会因为重复接触同种抗原而增强（Janeway & Medzhitov，2002；Turvey & Broide，2010）。先天免疫系统由外部屏障（即皮肤、黏膜表面）组成，以阻止微生物进入体内，并通过具有程序性的、协调的一系列步骤来破坏穿透外部屏障的微生物。这些步骤包括化学介导的（细胞因子、补体、干扰素）和细胞性的（吞噬细胞、NK细胞）。耶鲁大学的免疫学家Charles Janeway，于1989年发现了先天免疫，他预言：“前哨细胞”（即巨噬细胞、树突状细胞）具有非克隆性的、种系“模式识别”受体，可以直接识别微生物的某些恒定的分子标志物（病原相关分子模式），而这些物质是宿主体内不存在的。1997年，通过对Drosophila melanogaster（果蝇）的研究发现，Toll样受体（TLR）是果蝇先天免疫反应的主要效应物质，并且果蝇没有适应性免疫系统。自那时以来，在人体内发现了多种Toll样受体，它们主要表达于巨噬细胞和中性粒细胞膜上，以及呼吸和消化道系统的上皮细胞层。TLR可以被认为是一种原始的、高度保守的预警性物质，可用来识别细菌等病原体，并且能够刺激相关分子的表达，这些分子可引发局部炎症反应和吞噬作用（Beutler，2009；Kumar et al，2009）。Toll样受体是以胞外结构域富含亮氨酸重复序列为特征的高度保守的分子，其胞内信号转导结构域与白细胞介素（IL）-1和IL-18受体家族具有同源性。TLR信号可以启动构成炎症反应核心的基因的转录表达，其中包括促炎性细胞因子，如IL-1α，IL-β，肿瘤坏死因子（TNF）-α，IL-6，以及众多的趋化因子和细胞表面受体，从而调节T、B细胞的免疫反应（Iwasaki & Medzhitov，2010；Kawai & Akira，2010）。

其他模式识别受体被认为在吞噬细胞吞噬细菌和真菌的功能中发挥次要的作用。这些受体包括凝集素受体大家族（包括甘露糖受体）、一些整合素、CD14和清道夫受体。凝集素受体是一种碳水化合物受体，可以与某些细菌细胞壁中的糖残基特异结合。清道夫受体可以结合多种阴离子细菌配体。

与吞噬细胞不同，NK细胞在其产生之初是没有功能的，可能是因为NK细胞的发育和成熟过程中的关键细胞因子-干扰素γ，同时对于NK细胞的产生具有负调控作用。NK细胞，一度被称为“K”细胞，“null”细胞，或“第三类细胞”，其表面既没有免疫球蛋白，也没有重排的TCR（Sinkovics & Horvath，2005；Cooper et al，2009；Bonavida，2014）。NK系统是组成型激活的，不需要借助抗原来产生杀灭作用（Yokoyama et al，2004；Hamerman et al，2005）。NK细胞是一个多样化的群体，不同于细胞谱系分析中的传统的分类。CD56被认为是目前最权威的NK细胞免疫表型标志物（Trinchieri，1995）。NK细胞以杀死非特异性（自然）病毒感染的细胞和细菌，并能防止肿瘤细胞转移而著称。NK细胞也调节T细胞和B细胞以及造血功能，这些功能可能都有赖于NK细胞有产生细胞因子，特别是产生γ干扰素的能力。在感染早期NK细胞可以激活非抗原依赖的吞噬细胞，促进抗原特异性的1型T辅助细胞（Th1）的生成。当有特异性抗体帮助时，这些细胞可进行特异性的杀伤。

淋巴细胞的活化与增殖

虽然免疫系统被划分为体液免疫和细胞免疫，但这种划分并不是绝对的，因为B细胞和T细胞之间存在着很大的相互依赖性。最常用的评价细胞免疫功能的指标是淋巴细胞增殖（Perfetto et al，2002）。自20世纪50年代末和60年代初以来，淋巴细胞活化/增殖的测定发生了很大的变化，起初的细胞分裂是由计算原始淋巴细胞转化的数量来决定的。后来被定量加入放射性标记的核酸前体法取代（氚标记的胸腺嘧啶脱氧核苷）。这种“批量检测”仍然是最常用的测定细胞增殖的方法，但最近有许多新的试剂和新的方法，可用来评估淋巴细胞的活化和增殖。这些方法可利用细胞表面的细胞增殖标志物，测定处于特定细胞周期阶段的细胞所占的百分比，定量检测细胞相关或分泌的细胞因子/细胞因子受体，在淋巴细胞上标记“示踪染料”分析细胞分裂的次数。在下文中，我们将对参与T淋巴细胞活化和增殖的分子事件进行综述,并对一些现有的评估细胞免疫系统功能的新方法进行分析。

揭示淋巴细胞活化的生化途径

有丝分裂原或抗原/MHC 与相应的淋巴细胞受体的结合导致一系列的细胞过程,包括细胞膜转运的变化,细胞骨架系统的重排(向 APCs 极化淋巴细胞),和系列信号途径的激活(Harding & Neefjes,2005)。这些变化最终会引发 T 细胞分化、细胞因子分泌、增殖或凋亡,无反应性。不断进行的科学研究揭示了驱动活化 T 细胞沿着这条路走下去的分子和生物化学原理。目前已经发现这些途径的多种特异性异常是许多原发性免疫缺陷病的基础。但是,许多增殖试验中只表明存在异常或没有细胞分裂,并没有显示存在淋巴细胞活化的异常。因此,需要更多试验来研究是否存在 T 细胞异常。

抗原诱导 T 淋巴细胞活化

抗原/MHC 诱导的 T 淋巴细胞活化过程涉及一系列复杂的反应,幼稚 T 细胞活化与记忆 T 细胞活化过程有所不同。抗原由 B 细胞或单核细胞进行处理,从而将免疫原性肽装配到 *MHC* 基因Ⅰ类或Ⅱ类分子中(van der Merwe & Davis,2003)。肽-MHC 复合体提呈给含有相应 TCR 的 T 细胞(Chakraborty & Weiss,2014)。此外,APCs 表达一系列共刺激分子和黏附分子与相应 T 细胞表面配体/反受体相互作用。单独连接 TCR 不足以激活 T 细胞,从而促进 T 细胞活化的"双信号模型"学说发展(Bretscher,2004)。第一个信号途径:T 细胞抗原受体/CD4/CD8 调节 T 细胞活化的早期阶段(如 G0 到 G1);第二个信号途径是共刺激通路,CD28 分子至关重要,其次是 LFA-3, CD2, CD5、CD7 等也有刺激作用,诱导 IL-2 等 T 细胞增殖和分化为效应细胞所需细胞因子的分泌。

T 细胞识别、激活和信号转导

淋巴细胞因其表面受体可以识别几乎所有的分子或外源性物质(抗原)而独一无二。由于 *TCR* 基因的重排,所以淋巴细胞表面受体具有结构多样性。一般来说,只有循环中数量有限的淋巴细胞能够识别抗原。当淋巴细胞在体内识别到外源性抗原时,其将以克隆的方式迅速增殖,产生大量的效应和记忆细胞。

TCR 复合物由异二聚体抗原识别结构和非共价结合的转导复合物简称为 CD3 组成(Malissen, 2003; Chakraborty & Weiss,2014)。在没有 CD3 的情况下,TCR 不能在细胞表面表达,也不具有信号转导的能力。抗原识别结构是由 α 和 β 链(或少量 γ 和 δ 链)组成,CD3 转导复合体是由五个恒定的多肽链:α,β,ε,η,和 ζ 链二聚体组成的。每个 CD3 蛋白包含一个被称为免疫酪氨酸活化基序(ITAM),它可以结合酪氨酸蛋白激酶 SH2 结构域。ζ 链(可以是 ζ 同源二聚体、或 ζ 与 η 二聚体或 ζ 与 FcεRIγ 链二聚体)包含三个 ITAM,是 TCR 复合体进行信号转导的最重要的组成部分(Weiss & Littman,1994;Alarcon et al,2003)。正如最初 Reth 所描述的那样,这些基序在 T 细胞早期活化中具有重要作用(Reth, 1989; Irving, 1991; Chakraborty & Weiss,2014)。T 细胞表面的 CD4 和 CD8 分子也可通过非共价键连接 TCR 复合物。它们分别与 APCs 上的 HLAⅡ类和Ⅰ类分子结合,也参与激活信号的转导(图 45-1)。处理过的抗原以 MHC 抗原复合物的形式被提呈给 T 细胞。在一般情况下,外源性抗原在 MHCⅡ类分子作用下提呈给 CD4+ T 细胞。内源性抗原在 MHCⅠ类分子作用下提呈给 CD8+T 细胞。CD4 和 CD8 与酪氨酸激酶具有相关性,参与 T 细胞早期活化。除了这些相互作用和共刺激分子的作用,另一组存在于 APCs 和反应性 T 细胞上的分子(黏附分子),相互结合,以提高结合亲和力。

APCs 表面的共刺激分子包括 B7(CD80)(Linsley et al, 1991)、B7.2(Azuma et al,1993)、热稳定抗原(HSA)(Liu et al, 1992)等(Wingren et al,1995;Foletta et al,1998)。对 T 细胞而言,CD28 是最主要的表面共刺激分子,主要结合 B7;另外,T 细胞表面的 CTLA-4 结合 B7 和 B7.2,可以下调 T 细胞的活化(Linsley et al,1991)。没有在 T 细胞表面发现 HSA 的受体。试剂阻断共刺激分子的作用,导致特定抗原暴露后无抗原提呈作用,无免疫反应(耐受),但不影响对其他抗原的反应(Tan et al,1993)。可以利用这一点将 *B7* 基因转染入转移性肿瘤细胞中,使其具有免疫原性(Chen et al, 1992; Baskar et al, 1993; Townsend & Allison,1993;Janeway & Bottomly,1994),以上内容表明共刺激分子在体内 T 细胞活化中具有重要作用。

抗原特异性刺激后的信号转导

T 细胞受到抗原刺激后,会引起 TCR-CD3 复合物的聚集以及和蛋白酪氨酸激酶(PTK)活化。TCR 本身有一个小的胞质尾区,没有已知的转导活性。其与 ζ 链具有相关性,ζ 链是含有 ITAM 基序的 CD3 复合物的组成部分,已被证明可与 PTK 共沉淀。已知有两种细胞质酪氨酸激酶家族成员参与 TCR 的早期聚集:SRC 和 Syk/Zap-70。我们对 TCR-CD3 和 CD28 共刺激通路下游已经有了相当程度的了解(Foletta et al,1998;Samelson, 2002)。T 细胞受体相关的酪氨酸激酶 ZAP70, p59fyn, 和 p56lck 的活化,可导致 p21ras、钙/钙调磷酸酶、蛋白激酶 C(PKC)三个信号通路的激活。活化的 p21ras 激活有丝分裂原活化蛋白激酶,反过来,丝裂源活化蛋白激酶可以使多种转录因子磷酸化,从而调节基因的表达。PTK 激活磷脂酶 C,水解磷脂酰肌醇产生第二信使甘油二酯(DAG),三磷酸肌醇(IP3)。DAG 激活 PKC 和 IP3,导致胞质钙离子快速和持续的增加。自由钙增加激活了依赖钙调蛋白的磷酸酯酶。这一系列的变化诱导 DNA 结合蛋白的产生和许多基因的转录,其中包括 T 细胞增殖所需的 IL-2 和 IL-2 受体。

了解 T 细胞活化的途径,可发现一些获得性免疫缺陷病的分子水平的缺陷,并有助于提供治疗方案来弥补这些缺陷(Rosen,2000;Milner & Holland,2013;Ochs & Hagin,2014)。例如,据报道蛋白酪氨酸激酶 ZAP-70 突变与人类常染色体型重症联合免疫缺陷(SCID)综合征具有相关性(Elder,1998)。IL-2、IL-4、IL-7、IL-9,和 IL-15 受体 γ 链突变,可导致转导异常,并且与 X 连锁 SCID 具有相关性(Noguchi et al,1993)。需要注意的是,另一种形式的常染色体型遗传性 SCID,与 Janus 家族

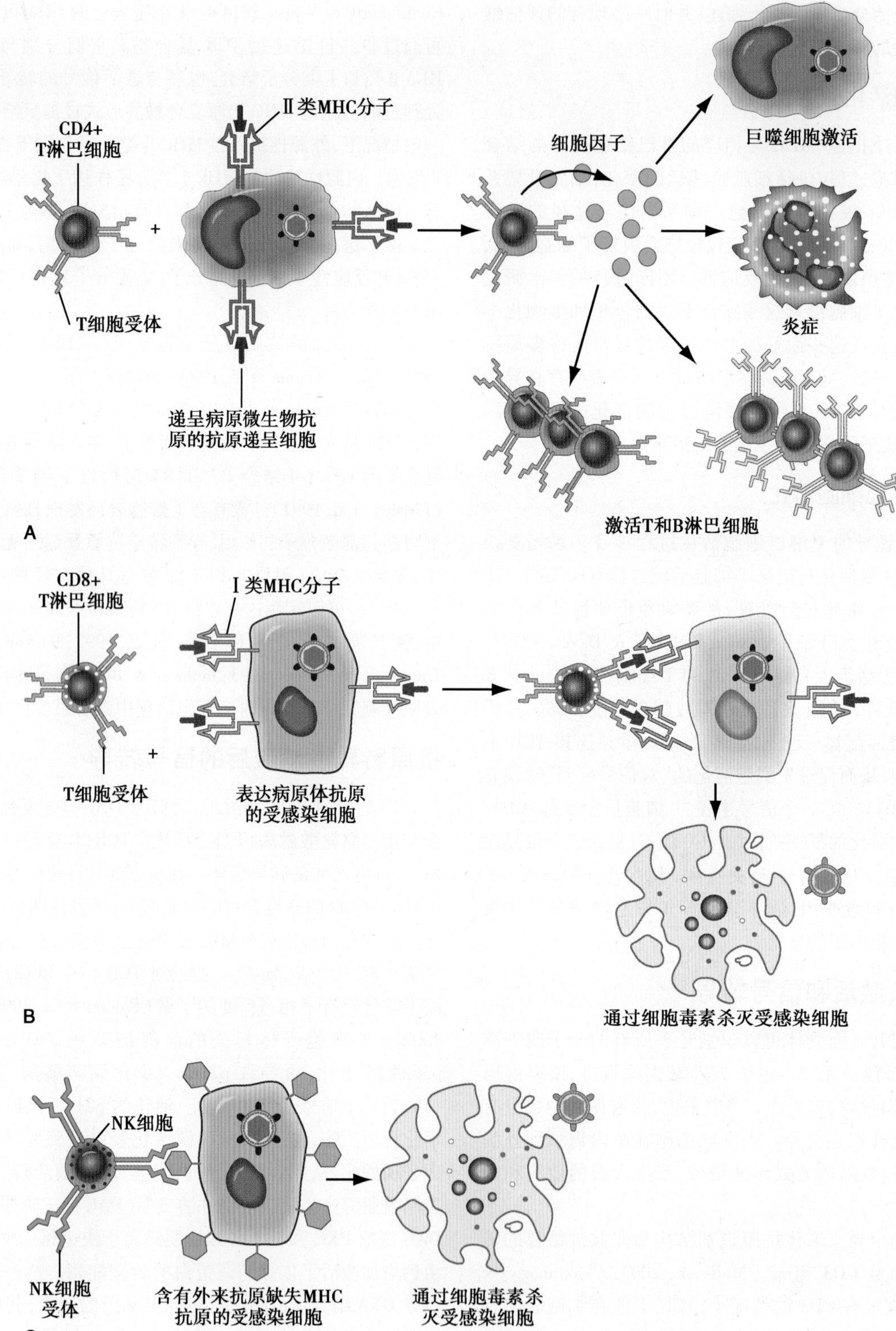

图 45-1 免疫细胞功能示意图。A. 辅助 T 淋巴细胞功能。辅助性 T 细胞通过与抗原提呈细胞(APCs)连接而激活,抗原提呈细胞(APCs)摄取并加工了外源性抗原或改变自身结构,并与 MHC Ⅱ类分子受体结合对抗原片段进行加工。同时 TCR 复合体与 CD4 受体结合,起初激活的 T 细胞主要通过复杂的信号转导机制,主要是 Src 激酶家族。活化 T 细胞通过分泌具有多种效应的细胞因子来协调免疫应答,包括巨噬细胞的募集和活化、炎症系统的激活、细胞毒性 T 淋巴细胞和其他辅助性 T 淋巴细胞的活化。B. 细胞毒性 T 淋巴细胞功能。细胞毒性 T 细胞,CD8 阳性 T 细胞主要是受感染的细胞、受损细胞、发育不良的细胞、肿瘤细胞和自身表达异常抗原的细胞接触到 MHC Ⅰ类分子而活化的。细胞毒性 T 细胞活化是通过 TCR 与 CD8 结合,其中 CD8 是 MHC Ⅰ类分子的特异性受体。靶细胞是被细胞毒性化学物质所杀灭的,包括穿孔素,粒酶,和粒溶素。C. 自然杀伤(NK)细胞的功能。NK 细胞被细胞因子和干扰素激活,直接识别"非我"物质,即病毒感染的细胞或肿瘤细胞,仅含有低水平的 MHC Ⅰ类分子。与细胞毒性 T 细胞不同,靶细胞事先不需要致敏。靶细胞的杀灭是由于细胞毒性化学物质的释放,类似于细胞毒性 T 淋巴细胞(Diagrams courtesy Dr. Peter Ping, Motifolio, Inc., Ellicott City, Md)

下游酪氨酸蛋白 JAK3 突变具有相关性,JAK3 是唯一与普通 γ 链具有相关性的信号分子(Pesu et al,2005)。越来越多的可能导致 T 细胞免疫缺陷的原因被发现,其中就 SCID 而言,已发现至少 10 种不同的分子缺陷(Fischer et al,2005;Sponzilli & Notarangelo,2011)。有人建议将这些疾病进行系统化分类,根据异常所存在的不同的环节,如分化异常、成熟异常和功能异常来鉴别疾病(Gelfand,1993)。基于实际的生理或生化缺陷对这些疾病进行命名,可为治疗提供新的思路,其中包括基因治疗(Buckley,2004;Conley,2005;Booth et al,2011;Ochs & Hagin,2014)。

T 细胞反应

最近,学者对Ⅰ型和Ⅱ型 T 细胞因子决定哪种主要 T 细胞免疫应答产生了辩论,并对分泌的细胞因子参与细胞免疫还是参与体液免疫进行了比较。Ⅰ型反应的特点是分泌增强炎症(促炎症)细胞因子:IL-2、IFN-γ 和 IL-12。诱导 T 细胞和单核细胞激活和增殖,即Ⅱ型反应是分泌抑制炎症(抗炎)的细胞因子 IL-4、IL-5、IL-10、IL-13,刺激 B 细胞分裂,并分化为分泌免疫球蛋白的细胞有证据表明,Ⅰ型细胞因子的分泌可调节Ⅱ型细胞因子的分泌,反之亦然(Paul,1993)。例如,无论体内的 IL-4(Chatelain et al,1992),或体外 IL-4(Seder et al,1992;1993)的存在,都会使 T 细胞不能发展成分泌 IFN-γ(即,此环境有利于体液免疫反应)型细胞。有人建议,使用等量的 IL-4 和 IL-12 同时刺激幼稚 T 细胞,反应会发生改变(Paul & Seder,1994)。

有许多因素参与 T 细胞反应类型的调节,从而确保抗原依赖性 T 细胞的激活。除了细胞因子外,有证据表明抗原的浓度也会对反应类型产生影响(Bretscher,1992;Madrenas et al,1995)。T 细胞活化后发生的反应具有重要的临床意义。据推测,HIV 感染后的Ⅰ型反应可能为保护性免疫反应(Clerici & Shearer,1994)。显然,Ⅱ型反应没有保护作用,因为大多数感染者发生血清转化,产生了免疫抑制。Clerici 和 Shearer(1993,1994)就反复低剂量接触 HIV-1 是否会产生具有保护性的Ⅰ型细胞免疫,仍有争论。该研究小组报告的结果表明,HIV-1 血清阴性和聚合酶链反应阴性的高风险个体(即同性恋者,静脉吸毒者和艾滋病毒感染母亲娩出的婴儿)的外周血单核细胞,在体外对 env 蛋白的实验中,分别有 39%~75%分泌 IL-2。这些学者认为:血清阴性的高风险个体在经小剂量免疫或感染 HIV 后可获得保护性细胞免疫。

细胞免疫中的 B 细胞免疫应答

产生抗体的 B 细胞控制体液免疫应答,主要负责清除细胞外病原体,很小程度的抑制细胞内的威胁。B 细胞活化需与抗原结合,并且需要共刺激信号。这些信号物质,如非肽类抗原可以通过抗原本身、Toll 样受体、表面免疫球蛋白交联,或其他机制(Mond et al,1995)传递信号。另外,CD4+辅助性 T 细胞细胞亚群 Th2 提供了重要的协同刺激因子,以激活 B 细胞(图 45-2)。

幼稚的 B 细胞表面免疫球蛋白可结合抗原,并传导细胞内信号。它还将抗原传递到细胞内,将其加工成肽片段,然后使其出胞并结合到 MHCⅡ类分子表面。这些片段经抗原暴露,其抗原决定簇被 Th2 细胞识别,共刺激信号在 T 细胞的 CD40 配体(CD154)和 B 细胞的 CD40 受体间传输(Jones & Janeway,1981)。这些相互作用导致 T 细胞细胞骨架的变化和细胞因子的释放,如 IL-4。IL-4 促进 B 细胞的细胞周期进程,有利于其

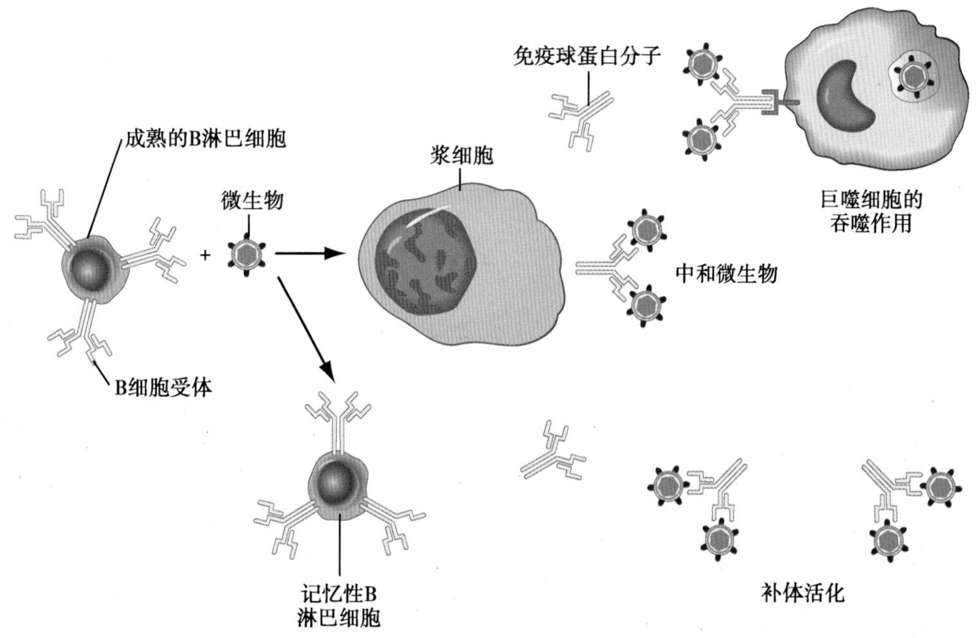

图 45-2 B 淋巴细胞功能。每个 B 淋巴细胞在其表面免疫球蛋白分子(B 细胞受体)中有一个独特的可变域,使其能够识别特定抗原。与 T 辅助细胞的细胞因子信号结合,遇到这种特异性抗原,导致 B 细胞活化。活化的 B 细胞可以分化为产生抗体的浆细胞或记忆性 T 细胞。在淋巴结,活化的 B 细胞可能也经历了一个生发中心反应,导致的免疫球蛋白可变区基因的突变

克隆性增殖，并促进免疫球蛋白（Ig）G1 和 IgE 发生同种型转换；同时这些 T 细胞还释放转化生长因子（TGF）-β，已证实（TGF）-β 可诱导 IgG2b 和 IgA 发生同种型转换，携同 IL-5 和 IL-6 一起促进 B 细胞分化为浆细胞（Isakson et al，1982）。这些细胞的相互作用发生在初级淋巴器官的 T 细胞/B 细胞区边缘区。分化为效应细胞/分泌抗体的浆细胞是体液免疫应答的主要/早期的特点。一些被激活的 B 细胞迁移到生发中心，进一步的成熟，包括亲和力成熟，IgH 可变基因改造，和同种型转换，以便于维持免疫应答的长久性和延续性。记忆细胞亚群也处于低水平表达状态，以便于再次接触到相同抗原时产生快速回忆应答。

流式细胞仪检测细胞免疫

自 30 年前以来，基于激光的单细胞分析（流动和图像细胞分析）已成为医学研究实验室和研究细胞免疫应答的临床标准化工具（Herzenberg，2004；Dean & Hoffman，2007；Pierzchalski et al，2011；Virgo & Gibbs，2012）。许多实验室已经开展了测定特异性表面标志物及其受体的免疫功能和免疫调节、测定淋巴瘤和白血病的免疫表型谱系特征、使用特定染色体探针对恶性肿瘤进行鉴别、多参数 DNA 检测肿瘤异质性，正如许多学者作出的描述那样（Mittag & Tarnok，2011；Vajpayee & Mohan，2011；Jaye et al，2012；Virgo & Gibbs，2012）。通过这些手段对细胞类型进行生物学分类，可以在分子基础上阐明效应细胞的生物学功能，从而使这些分析方法能够应用于疾病进程的分析和诊断。这些只是激光技术实际应用的一小部分。

有两种主要的技术。第一种是流转（flow-through），在这个过程中，被计数的粒子及其物理和化学特性是通过在单细胞悬浮液中流过流体中的粒子来测定的（Keren，1989；Givan，2004；Stewart & Stewart，2004）。第二种，称为静态分析，粒子是静止的，检测平台或激光在图像分析中移动（Cossarizza & Radbruch，2013）。图像分析在实验室中正渐成为一种重要的检测手段，主要用来评估分析细胞离心涂片器涂片、染色体制备和特殊用途的组织切片（如 DNA 和荧光原位杂交应用于组织切片中）。近年来，荧光探针用于荧光原位杂交和染色体图像绘制方面的进展，将使这些分析更易于应用于临床实验室中（Weinberg，1993；Stewart et al，2002）。现今有许多技术方法，其中包括 DNA 细胞周期分析，每一种新的标志物和新技术在应用于临床之前，必须进行认证和评估，了解其与患者预后是否有关联。人们对一种将流式细胞仪的优点和图像分析的静态优势相结合的技术产生了浓厚的兴趣。这些仪器称为激光扫描式细胞计数器，使用传统的流式细胞仪中前向散射光、侧向散射光，检测细胞悬液或固定玻片上的细胞荧光。根据使用经验判断此项新技术是否提供了当前流式细胞仪和图像系统配置所不具备的测量优势（Mach et al，2010；McGrath et al，2011；Pozarowski et al，2013）。流式细胞仪扫描图像和图像分析不在本章中讨论。

随着电子脉冲处理、光学和数据存储技术的进步，以及计算机技术和软件的进步，流式细胞技术已经成为临床和研究实验室的常规检测方法。此外，广泛使用的一种聚集的单克隆抗体编号为 371（Engel，2015），用多色、直接结合和预混合的形式标记，可以同时检测多种表面抗原，以及细胞质和核成分。能够进行多参数分析是流式细胞术的最大优点（Mittag & Tarnok，2011；Pierzchalski et al，2011）。目前在许多实验室中，常规采用表型标记和细胞内标记。各大厂商纷纷将流式细胞术转化为实验室常规检测手段-“黑匣子”应用-这让许多科学家很失望（Chapman，2000）。如前所述，这种黑匣子技术主要应用于检测 HIV 监测患者的 T 细胞亚群表型（Mandy，2004；Cossarizza et al，2013）。在艾滋病毒流行之前，临床实验室使用流式细胞仪，主要用于白血病和其他血液系统恶性肿瘤的诊断，以及用于肿瘤合成期（S 期）DNA 分析和 DNA 指数（DI）分析。虽然流式细胞仪技术可能会越来越趋向于黑匣子应用，HIV 病毒的流行促使流式细胞仪在更多的机构和实验室中发挥了作用。这使得该技术成为许多诊断的一部分，并被用作治疗患者的重要辅助手段（Woo et al，2014）。尽管美国食品药品管理局（FDA）监管程序有所简化，但是流式细胞仪在能力测试、数据管理和数据重复性仍然存在许多问题。目前流式细胞仪主要应用于免疫表型分析和其他实验，但是大多数实验所存在的问题是没有标准化试剂和校准品，缺乏与实验室信息系统兼容的可靠快速的数据传输与存储方法。对临床医生而言，更重要的是了解这项技术，它的优点和缺点，以及它如何进行质量控制和质量保证、标本制备和数据解释。下文对其中一些问题进行了讨论，在此不过多赘述。

流式细胞仪和其他工具

光源和信号处理

现今的临床流式细胞仪很少用于细胞分离（即细胞分类）；这种技术仅应用于高度专业化实验室。大多数多功能临床流式细胞仪使用一到三种激光和四个或更多的光电倍增管，进行 5~10 种免疫表型分析（图 45-3）（Shapiro，2004；Zucker & Fisher，2013）。研究实验室使用 5 种以上的颜色，使用 Hoescht 紫外线激发探针，大型水冷 5W 激光器和风冷激光器。新型激光器不需要水冷激光器。目前，流式细胞仪的厂商包括 ACEA Biosciences，Inc.（San Diego，Calif.），Apogee Flow Systems（Hertfordshire，U. K.），Applied Biosystem（Grand Island，N. Y.），Becton Dickinson（San Jose，Calif.），Beckman Coulter（Fullerton，Calif.），Bio-Rad Laboratories（Hercules，Calif.），CompuCyte Corp.（Westwood，Mass.），EMD Millipore（Billerica，Mass.），Fluid Imaging Technologies，Inc.（Yarmouth，Maine），Luminex Corporation（Austin，Tex.），Miltenyi Biotec（Bergisch Gladbach，Germany），ORFLO Technologies，LLC（Ketchum，Idaho），Sony Biotechnology，Inc.（Champlain，Ill.），Stratedigm Corporation（San Jose，Calif.），Sysmex Partec GmbH（Munster，Germany），and Union Biometrica，Inc.（Holliston，Mass.）。分析软件由仪器制造商提供，或其他独立软件公司提供，包括 Applied Cytometry（Sheffield，U. K.），CyFlo Ltd.（Turku，Finland），Cytognos S. L.（Santa Marta de

Tormes, Spain), De Novo Software (Los Angeles, Calif.), eBioscience, Inc. (San Diego, Calif.), Tree Star, Inc. (Ashland, Ore.), Verity Software House (Topsham, Maine), and Walter and Eliza Hall Institute of Medical Research (Melbourne, Australia)。

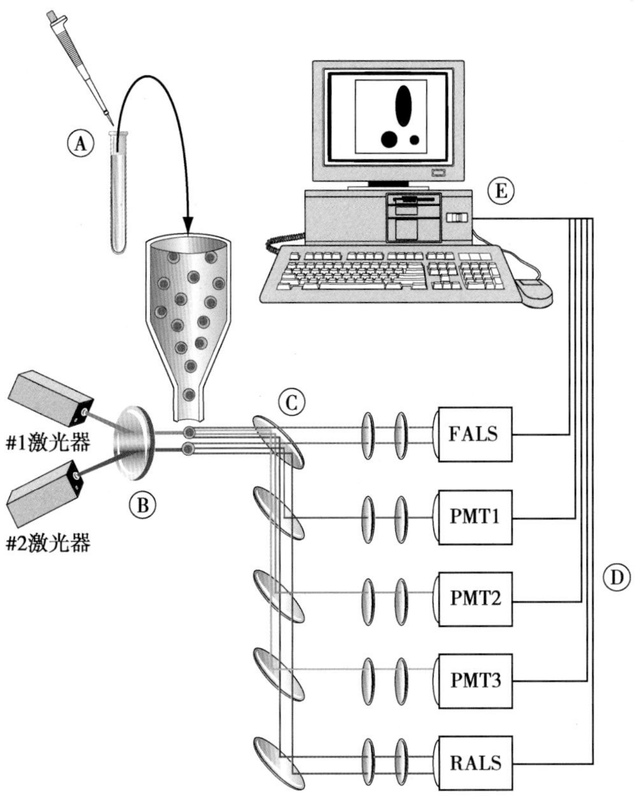

图 45-3 流式细胞仪的结构组成及功能。A. 荧光标记的单克隆抗体加入外周血细胞悬浮液，骨髓穿刺液，或淋巴结抽取物中。试管在室温下孵育一段时间。B. 标记的细胞悬浮液通过流式细胞仪的流动室。许多流式细胞仪是自动的，但有些机型需要操作者进行单管操作。通常每管至少分析 10 000 多个细胞，才能获得有统计学意义的信息。C. 每个细胞单独通过流式细胞仪的高聚焦激光束，这一过程称为单细胞分析。标记在细胞上每一种单克隆抗体的荧光染料由激光激发发出特定波长的光。细胞还可以使光在多个角度发生散射。放置在激光束轴线前方和直角的光电探测器收集发射光或散射光。前向和直角散射信号，每个细胞可以检测到多达五种的荧光信号(多参数分析)。D. 每个光电二极管的信号被数字化处理并传送到计算机进行存储、显示和分析。通常，每个单元格记录的所有数据都进行存储，以供进一步分析(列表模式数据存储)。E. 各种柱状图可以自动生成，也可以由操作者自行决定。列表模式数据也可以转移到其他计算机上进行分析。目前，大多数商业流式细胞仪使用列表模式存储标准化的文件格式，以及使用各种计算机程序进行数据分析和显示

流式细胞术和射流技术

目前用于临床实验室的流式细胞仪有两种，因为大多数实验室用其检测 CD4 细胞以监测艾滋病，所以该检测系统是一个封闭的体系以确保生物安全(Bogh & Duling, 1993; Chapman, 2000; McCoy, 2002)。首先，被称为流动在气体中的流动细胞，光学测量点可被直接设定在样品流上。这种类型的流式细胞仪最大限度地减少了流动细胞流动腔和样品喷嘴之间的距离，从而最大限度地减少样本携带和样本之间的清洗时间。相较于封闭系统，此方法可以使更大的样本流通过。样本在气体中流动，在细胞分选中很重要，此处不便赘述。封闭系统通常称为石英尖流动室，焦点位于腔室内部。这些石英系统的缺点包括石英的厚度和激光束的衍射或信号的散射。此外，较大的横截面($200\mu m^2$)使流量更难控制。临床体系中石英流动室的成功取决于光源和聚光元件，流式细胞仪制造商在这些元件中取得了许多进展，为低功率、激光系统的应用提供了最大的灵敏度和安全保障(Austin Suthanthiraraj & Graves, 2013; Sack & Tarnok, 2013; Piyasena & Graves, 2014)。

流式细胞术系统包含许多术语，主要包括流速，鞘压力，核心尺寸，产生的粒子速度，产生的变异系数(coefficient of variation, CV)等等。然而，实验室工作人员最需要了解的是 DNA 分析，在分析中细胞以较慢的流速通过，以增加该粒子在液流中的停留时间，从而实现更高的灵敏度和获得更佳的变异系数。在免疫分型中，敏感性通常不是问题，并且可以增加颗粒流速。大多数临床体系是在与免疫表型分析的最常见应用的妥协中得以发展的(Baumgarth & Roederer, 2000)。研究性质的流式细胞仪提供更大的灵活性：操作者可以调控流速、压力和时间。

颜色和更多颜色：荧光素的应用

大多数实验室仍然使用最常见的荧光染料-异硫氰酸荧光素(FITC; 530nm 发射光)和藻红蛋白(PE; 575nm 发射)进行免疫分型，用碘化丙啶(propidium iodide, PI)(625nm 发射)来测量 DNA(McCoy, 2002)。FITC 和 PE 直接与目标抗体结合，同时加入到患者样品中。这样就不再需要使用第二抗体提高敏感度，如用荧光素标记的山羊抗小鼠(GAM)IgG，因而背景荧光被最小化。在艾滋病毒研究中，临床大多使用预混合和预稀释的抗体以用于全血分析技术中。在多参数 DNA 分析中，PI 可同时用于细胞表面染色，但前提必须是细胞膜完整(Clevenger & Shankey, 1993)。

临床实验室使用新型染料，标记于单抗的染料经单激光或双激光激发后，可以同时检测五种或更多种颜色(Sewell & Smith, 2011; Virgo & Gibbs, 2012)。这种可能性彻底改变了当前实验室使用的流式细胞仪的性能。这些具有红外和远红外发射的染料包括 PE 得克萨斯红结合染料(625nm 激发)，PE-Cy-5 结合染料(675nm 激发)和别藻蓝蛋白(675nm 激发)，如(表 45-1)。此外，最近发现几种最大发射值为 450~535nm 的紫外激发染料(Abrams et al, 2013)。由于溶液中过量的游离 PE，早期结合存在的问题会导致背景荧光过强。用于合成这些染料的新技术正在不断被开发，解决了大多数技术问题，并且新的染料不断被用于临床实验室(Sewell & Smith, 2011; Virgo & Gibbs, 2012)。通过使用紫外激发、红外和远红外染料的多参数流式细胞术，可以在多管中进行复杂的免疫表型研究(如白血病分析)，并可以在单管中进行更可靠的 HIV 亚

型分析(Nicholsonet al,1993)。例如,对于 HIV 亚型分析,单个管中 100μl 的全血可同时被 CD45PE-CY-5,CD3PE 得克萨斯红,CD8FITC,和 CD4PE 染色。利用新的数字化信号处理,我们可以很容易的对信号进行补偿(见下文),我们可以使用 CD45 作为侧向散射(SSC)的门试剂,同时分析 CD3,CD4 和 CD8 分子(图 45-4)。

表 45-1 应用于流式细胞术的代表性荧光染料

荧光染料	Ex,nm	Em,nm	激发激光波长	注释
Hoechst 33342	343	461	355	核酸探针,AT 选择性
DAPI	359	461	355	核酸探针,AT 选择性
太平洋蓝	410	455	360,405,467	
太平洋橙	400	551	360,405,467	
CFSE		517	488	
异硫氰酸荧光素(FITC)	493	525	488	pH 敏感
Alexa Fluor 488	495	519	488	光稳定性好
丫啶橙(AO)	510	530	488	核酸探针
藻红蛋白(PE)	496,595	575	488,532,561	高量子产率,光稳定性差
PE/德克萨斯红(Red 613)	496,595	613	488,532,561	
碘化丙啶(PI)	305,540	620	325,360,488	核酸探针,DNA 嵌入,可用作活性染料
噻唑橙(TO)	510	530	488	核酸探针
7-氨基放线菌素 D(7-ADD)	546	647	488	核酸探针,GC 选择性,可用作活性染料
PE/Cy5 结合物	496,565	670	488	串联染料,Cychrome,R670,Tri-Color,Quantum Red
多甲藻素-叶绿素(PerCP)	482	675	488	
PerCP/Cy 5.5	482	690	488	串联染料
PE/Cy 5.5	496,565	695	488	串联染料
PE/Cy 7	496,565	774	488	串联染料
德克萨斯红	589	615	595,633	磺酰氯
别藻蓝蛋白(APC)	645	660	595,633,635,647	
Alexa Fluor 647	650	668	595,633,635,647	
APC/Cy7(PharRed)	650,755	785	595,633,635,647	

Em(nm),发射波长(纳米)Ex(nm),激发波长(纳米)

另一个有趣的现象是这些新染料使荧光取代常用的前向光散射参数作为触发器。因为在大多数细胞的组分中没有发现远红外染料光谱,或者它们在自然界中没有自发荧光的竞争,FITC 则存在自发荧光竞争。此外,它们可以在细胞器如维生素 B_2 的最小自发荧光的波长下进行激发。因此,当使用荧光触发器进行罕见事件(存在于总体中的<0.1%的细胞)分析时,可以非常快速地分析许多细胞。荧光作为触发剂的方法可用于标记全血中的白细胞。用一种标记白细胞的细胞核或细胞质,而不标记红细胞的染料。

多色荧光的使用使大多数实验室可以使用多参数分析。例如,可以使用细胞内荧光探针评估特定细胞群体的不同功能亚群的参数;使用多种颜色可以识别其他方法无法识别的小簇细胞(如检测最小残留疾病[MRD]);在疾病特定阶段的细胞的活化状态(如锚定射门法中使用 HLA-DR 和 CD38 做门鉴定 CD4 和 CD8,对 HIV 进行分期);和细胞表面表达以及特定细胞群体的 DI 或 S 期,如确定急性白血病中的 CD19 S 期。显然,可用的染料分子组合几乎是无限的,由于目前可用的特定染料和 DNA/核糖核酸(RNA)探针越来越多,这一技术也越来越复杂。以下讨论这些方法和技术的应用。

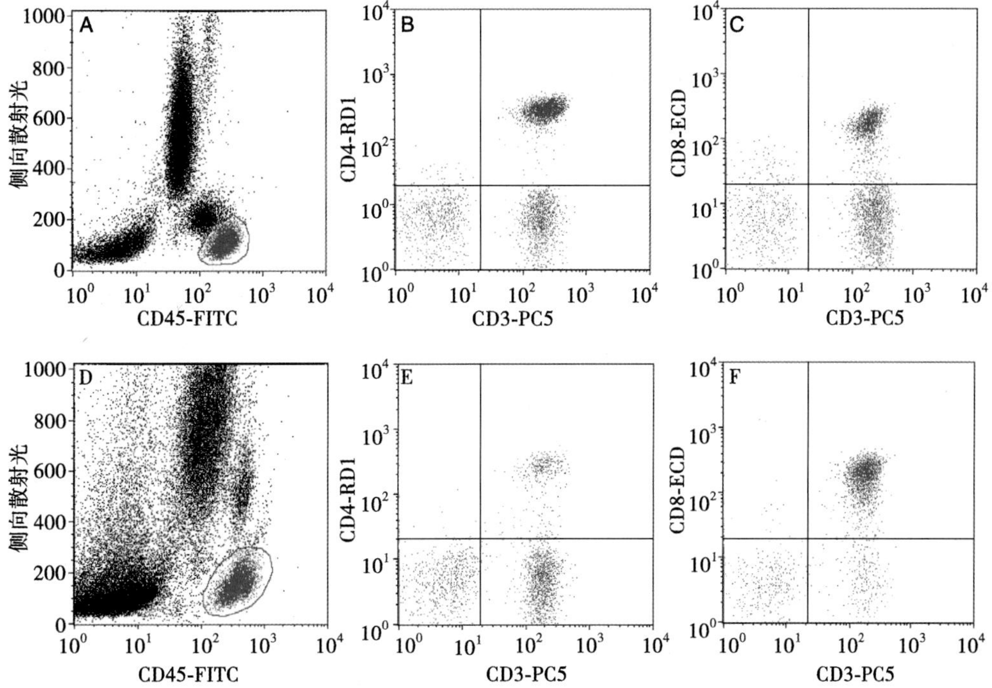

图 45-4 流式细胞术进行淋巴细胞亚群免疫表型分析。使用四色流式细胞仪检测外周血淋巴细胞亚群的计数。A. 正常对照个体中用 CD45 荧光强度(CD45-FITC)与侧向散射(SS)作为门控策略的点图直方图鉴别淋巴细胞(门控区域)与其他外周血细胞。B 和 C. CD3+CD4+和 CD3+CD8+细胞群的点图直方图。D~F. 来自人类免疫缺陷病毒(HIV)感染个体的相应直方图,表明在相应 CD4+淋巴细胞显著降低和相应 CD8+淋巴细胞相对增加。单克隆抗体与异硫氰酸荧光素(FITC),藻红蛋白(PE),能量偶联染料(ECD)或 PE-Cy5 串联(PC5)直接缀合

射门和数据分析

免疫表型分析

使用流式细胞仪的多种参数组合进行细胞群分析,在应用时,先定义一个特定的细胞群。多年来流式细胞术所使用的参数与血液学一直使用的参数相似,包括大小(前向散射),细胞质粒度(侧向散射)和特定染料的亲和力,并将其与上述提及的免疫工具结合使用。这些免疫工具包括结合抗体或探针的多种荧光染料,测量 DNA 使用的 PI 或 4,6-二脒基-2-苯基,和其他核标记物。

关键是当今的分析系统可以同时检测这些参数。多年来,临床实验室使用的流式细胞仪只能同时对三种标记进行测量。细胞群的染色由于不能获得直接结合的单克隆抗体而受限制,必须使用 GAM 试剂或使用生物素标记的二抗。在高背景的情况下进行阳性和阴性的划定,我们有必要使用 channel-by-channel 的算法来区分阳性和阴性(Bagwell,1993)。在细胞群体有明确的阴性和阳性的界限情况下,设置光标,使不超过 2%的事件确定为阴性并落在光标的右侧,通过使用相匹配的同型对照标本确定阳性事件。这种方法在当时来看似乎是合理的(Lewis,1993),并且很好地用于明亮细胞簇。但是,当鉴定白血病细胞或进行细胞活化标记物的分析时,它却出现了问题,尤其是血液肿瘤分析时,因为每个肿瘤克隆都有自己的"相对"荧光强度,并且它与同型对照相比几乎没有相关性。对光标设置使用较强和较快的规则导致了对阳性结果的检出低于预期。尤其在 κ 和 λ 轻链表达的分析中,这种方法存在显著的失败概率,一些很小但很重要的差异经常被忽略。

无论是从应用中存在的技术偏差,还是从实验室成本增加的角度来看,在某种情况下使用同型对照在许多方面受到质疑。新的软件演算法通常具有强度测量和基于种群平均强度(包括相对荧光强度)对亚群进行定义的能力,以及用于等效可溶性荧光染料定量来确定特定分子的能力(见下文)。在设计分析方案时,我们需要知道正在测量的内容,同时需要考虑我们感兴趣的种群的生物学特点。幸运的是,一些复杂的软件方法和更好的试剂使我们能够使用多参数射门来定义种群,而不仅仅使用光标值来估计荧光表达。许多研究人员已经使用多参数方法来定义群体和其他目标群体(Loken et al,1990;Baumgarth & Roederer,2000;Kraan et al,2003;Stewart & Stewart,2004)。这些方法有许多形式,其中一些将在这里进行综述。

随着多色荧光的到来,我们可以在由前角光散射(FALS)和 SSC 区域(Loken,1976;1977)定义的特定细胞群中,同时分析可表达一种或多种颜色的细胞的数量。当这种方法被首次开发时,科学家们主要研究细胞的总数计算以及表达一种或多种颜色的细胞数量。随后开发了一种二进制,称为 Prism 分析方法(Coulter,Hialeah,Fla)。这种分析区域是硬门控的,由操作员在仪器中设置,以后不能在使用列表模式分析进行重新定义。这种方法后来做了修改,允许在一些情况下重新设门,一些其他制造商以及第三方软件应用程序,使得 Prism 作为后期分析的基础。Loken 使用 CD45 与 SSC 门控来定义骨髓群体,

这是一种可确定骨髓中发现的异质群体的独特方法(Loken et al,1990;Stelzer et al,1993)。这种方法与以下特点相关:淋巴和骨髓来源的大多数急性白血病细胞显示 CD45 表达下调,使用 CD45 荧光强度和光散射可以将急性白血病群体与淋巴细胞,单核细胞和成熟骨髓细胞分离(Posekany et al,1991;Borowitz,1992)。Loken 进一步推广了 CD45 和 CD14 双参数分析门,用 FALS 定义淋巴细胞区域,而用 SSC 定义外周血。许多机构采用这种方法在流式细胞仪对 HIV 进行检测,以最大限度地减少淋巴细胞群体中单核细胞干扰,因为单核细胞在其表面上具有 CD4 受体,它们可能干扰真正的 CD4 淋巴细胞计数(Passlick et al,1989)。美国推动这种分析的机构包括疾病预防和控制中心(CDC,1992),国家过敏和传染病研究所,艾滋病司(DAIDS)(Calvelli et al,1993),国家临床实验室标准委员会(National Committee for Clinical Laboratory Standards,NCCLS)(Standards NCfCL,1992)和美国病理学家协会(College of American Pathologists,CAP)。

尽管这种方法解决了很多问题,但它并不能确保每个管有相同含量的 CD45 和 CD14,并且纯度校正可能被高估,导致 CD4 的测定值不正确。在 HIV CD4 指南发布后一年,CDC 举行的会议上审查了这些问题(Stelzer et al,1993)。艾滋病临床试验组(ACTG)流量咨询委员会在 DAIDS 对这种做法(CD4/CD8 测定)进行了分析(Kagan et al,1993),并制订了能力测试计划 CAP(Homburger et al,1993)。

艾滋病病毒小组评估了一种新的门控方法,以 Loken 定义骨髓细胞群(Loken et al,1990)的原始方法为基础。通过使用 CD45 作为门控参数,简化了骨髓,白血病和 HIV 病毒的分析。在随后的骨髓检测和白血病处理中,CD45 通常被设置为第三或第四种颜色,并与前向散射或侧向散射配对;这可以定义原始细胞(潜在恶性的)群体。然后使用一组单克隆抗体和三种可用的颜色参数来确定原始种群。在艾滋病毒检测中,单管四色法,CD45 可定义一个大的淋巴细胞门控区域,然后第二次选择 CD45 做门。也可以在不使用光散射参数的情况下完成,或者使用双管三色法来完成。一些制造商开发了较新的分析试剂,包括管中含有单克隆抗体的预计数小珠,可以保证绝对淋巴细胞计数与淋巴细胞亚群计数同时进行(van deGeijn et al,2011)。这一方法可以免除在进行 T 细胞计数时必须要有血液计数器的要求,并可避免运输过程中出现白细胞退化的问题,其精确区分的性能可以获得准确的 T 细胞数量。这些方法正在被纳入 ACTG HIV 试验工作和其他实验室工作中。最近,人们对于简单和便宜的流式细胞仪和检测方案很有兴趣,这些将主要用于世界资源匮乏地区的艾滋病毒诊断和监测(Pattanapanyasat,2012;Koyalta,2013)。其中荧光染料标记的 DNA 引物可用于监测 HIV 病毒载量,该方法简单,便宜(Greve et al,2009;Lizard,2009)。

另一个门控策略是使用二或三色标记以确定特定的目标亚群,通常被称为锚门,这种方法使用某些细胞的特定属性来研究另一组参数。当被特异性地用于 T 淋巴细胞检测,称为 T 门(Mandy et al,1992)。锚定门(Paxton et al,1995)在观察活化标记物时特别有用,如在 HIV 患者测定表达 CD38 和 HLA-DR 的 CD3/CD8 亚群时,或观察 CD3/CD4、CD3/CD8 表达 CD45Ra 和 CD45Ro 时。这种方法的优点是直观,每种颜色都可作为另一亚群的质控。此外,人们可以选择检测生物相关标志物来追踪特定功能或生物相关细胞群。这种方法适用于荧光定量。虽然定量荧光的概念不是最新推出的,但是用于测量荧光等价物或荧光阈值或其他类似的设计是新发明的。定量荧光测量在 DNA 门控和分析后描述。

锚定门控的另一种方法涉及 CD34 捕获,该法使用具有或不具有 7-氨基放线菌素 D(7-AAD)染色的 CD34 和 CD45 进行 CD34 祖细胞的鉴定和计数。通过这些方法,还可以使用微球来获得回收的细胞。这些方法在骨髓移植方案中具有很大的用途,其中从脐带血,骨髓或外周血(如国际血液和肿瘤学和移植工程学会)中可获得祖细胞并再输注,该法已成为大多数移植实验室的执行标准。名为 ProCount(Becton Dickinson)的商业系统就使用类似的方法和试剂来自动完成该过程(Pranke et al,2006)。使用五种或更多种单克隆抗体的复杂免疫表型分析在临床和研究实验室中越来越常见,用于检测自身免疫和免疫缺陷病患者临床相关的少量淋巴细胞亚群;小或免疫学异常的亚群;以及血液恶性肿瘤患者的最小残留病变。目前,有报道使用 17 种荧光颜色参数进行流式细胞术分析的案例(Perfetto,2004)。

DNA 分析

一般方面

理论上,DNA 分析应该不如免疫分型分析那么复杂,但有文献对其预后能力以及实验室能力测试中的表现较为怀疑(Tirindelli Danesi et al,1997)。因为在 20 世纪 80 年代和 90 年代初发表的几千篇报道中,人类肿瘤中倍数期性和 S 期活性在诊断和预后意义方面存在相互矛盾的结果,为此人们举行 DNA 共识会议,并在 *Cytometry* 杂志上发表了该会议进程(Shankey et al,1993)。本报告是对主要肿瘤类型(新鲜、冷冻和石蜡样品)及 DI 的多倍性和 S 期的临床价值的历史回顾,对这些参数作为预后标记的有效性进行了分析。1994 年 CAP 会议审议了以前的标志物和一些新增的潜在肿瘤标志物。在每种情况下,DI 和 S 期作为预后标志物都不令人十分满意。这主要是由于操作标准不统一、后期分析不统一(仪器和样品制备两者)以及肿瘤内在的异质性及取材不恰当。建议对每种不同类型的肿瘤采用相应的质量控制方法。从那时起,临床实验室中 DNA 的常规分析已大大减少。由于高度的变异性和缺乏预后意义,有人提出临床 DNA 测量需由专业实验室进行,或取消这一项目(ASCO,1996)。

FDA 迄今尚未排除任何方法,仍然认为 DNA 检测可以在研究领域使用。不过,目前已经有几个研究组极大地解决了 DNA 分析相关的一些问题(图 45-5)(Shankey & Rabinovitch,2002;Corver & ter Haar,2011;Krueger & Wilson,2011)。这一技术在临床医学中的应用将在本章后半部分进一步讨论。

样品制备

DNA 制备方法相当简单,成本低廉。存在许多原始的参考方法,并做了许多修改。最常见的方法是使用新鲜或冰冻组织制备(Hedley et al,1983),Krishan,Vindelov,Crissman,Steinkamp 等进一步改进了该方法(Rabinovitch,1993;Vindelov & Chris-

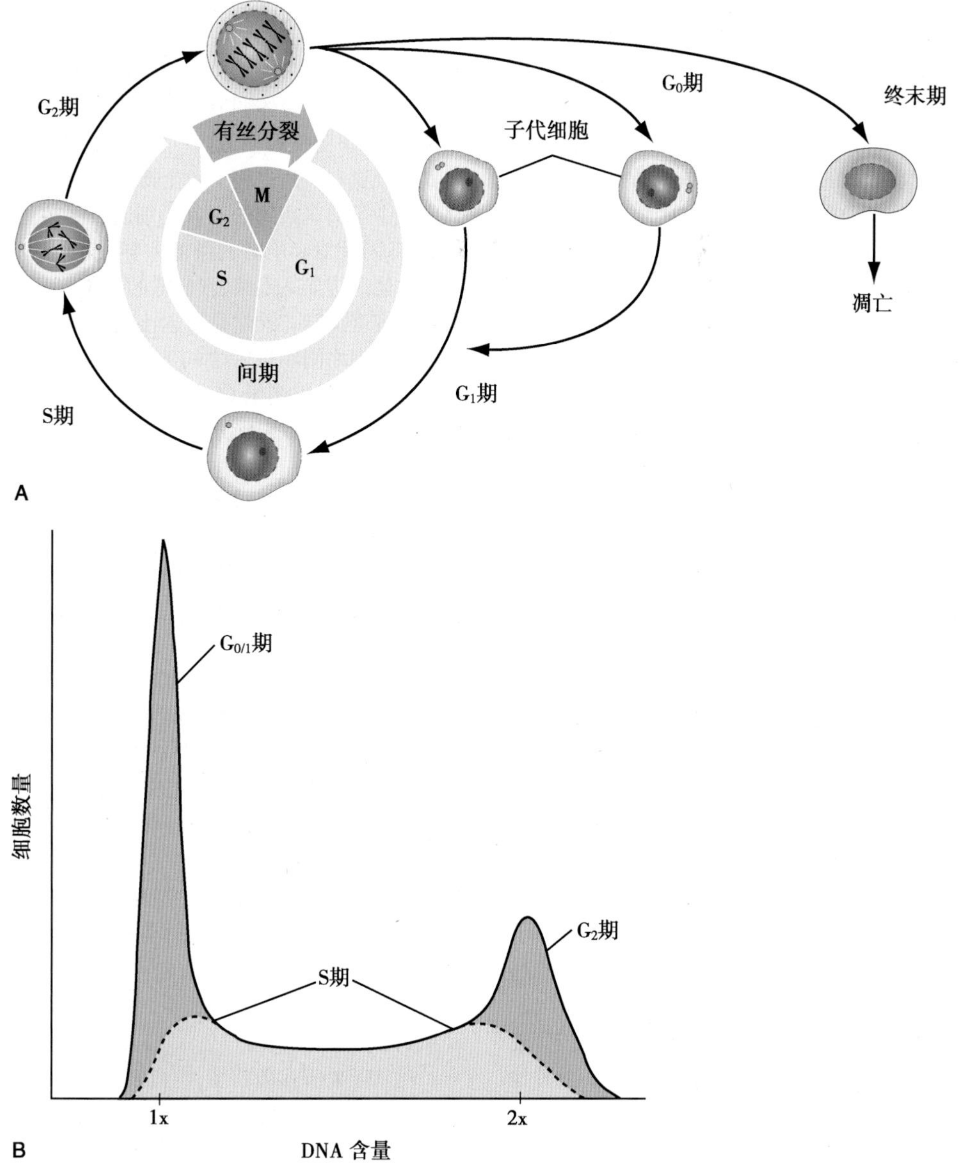

图 45-5　细胞周期。A. 不同细胞亚群的细胞周期的示意图。大多数细胞处于细胞周期的休眠(G 0)或早期增殖(G 1)阶段,并具有二倍体(2N 或 2C)DNA 含量。正在积极合成 DNA(S 期)的细胞 DNA 含量增加(2N-4N),第二间隙(G 2)期或进入有丝分裂(M)中的细胞含有两倍的二倍体 DNA(4N 或 4C)。B. 用碘化丙啶染色的正常增殖细胞群的流式细胞术 DNA 直方图。通过该技术来区分细胞处在 G 0/1,S,G 2M 相。DNA 分析的分辨率取决于用于 DNA 染色的荧光染料,仪器的分辨率和其他因素。分析细胞周期需要数学建模,因为部分 S 相曲线与 G0/1 和 G 2m 时相区域相“重叠”(转载自 Riley RS,Mahin EJ,Ross W:Clinical applications of flow cytometry. New York,1993,Igaku-Shoin Medical Publishers)

tensen,1994)还可以使用石蜡块。无论是去膜或细胞膜保存完整的细胞,PI 是大多数临床实验室中最常使用的 DNA 染料,染色方法已被详尽描述,首先对细胞进行 PI 染色,接着进行水化,去除 RNA 等过程。通过比较肿瘤与二倍体校准品的峰值(荧光强度,PI 吸收),可检测总体核型的异常。影响该测量的因素包括校准品和疑似肿瘤样品峰值的变异系数(CV),G2/G1 的比率,仪器的线性范围,以及去卷积软件包测量的线性范围和受检样品中肿瘤细胞的百分比等等(Shankey & Rabino-vitch,2002)。常常会有实验室对没有肿瘤的样品给出二倍体肿瘤的报告。具有近二倍体数值的肿瘤需要严谨的解释,四倍体的确定也需要如此。其他问题还有聚集体、双峰和碎屑的定义;薄片和切割核的处理;以及 S 期亚群。半定量 BAD 被软件分析包用来模拟分析背景,聚集和双峰的影响(Rabinovitch,1993,1994)。这个参数的使用对分析的影响是富有争议的。

基于单参数分析模式(仅 PI)产生的 S 相和 DI 测量易受这些重叠合法的影响,导致实验室间变异巨大(Coon et al,1994)。用于 DNA 的这些重叠合法被广泛研究,但是用于分析的许多模型仍需要进一步研究。DNA 共识文件提出适用于某些肿瘤类型的具体建议,并建议实验室严格据此进行分析。但即使采用这些指南,临床实验室的解释和操作仍然存在一定程度的分歧,导致在室间比较和能力测试时结果不一致(Coon1988,1994;Wheeless et al,1991)。难以达成共识使得新进的实验室结果解释困难,临床医生很难将其实验室结果与最近的治疗相关文献结果之间进行比较,在S相值的分类中尤其如此。S相测量易受Rabinovitch等描述的碎片和聚集模型的影响(Bagwell,1993;Shankey et al,1993;Rabinovitch,1994)。此外,至关重要的是:已确定的特定肿瘤的数学模型要有持续性,列表模式数据要留存,而不进行建模除非需要进一步分析。

在评估特定肿瘤的增殖和动力学性质方面,使用DNA和RNA探针(例如胸苷衍生物,溴脱氧尿苷和吖啶橙(RNA))可以提高模型的质量。值得关注的是,增殖相与S相定量方法不同,S相定量方法提供分析时所有细胞静态模型或图像。集成2C和4C的细胞DNA直方图,不能提供任何关于S0期"僵"细胞(细胞实际上停止DNA合成)的信息,也不能用于测量浸润性正常细胞的数量是否增加。由于肿瘤异质性的影响,S期值通常高于实际的增殖能力。当处理非同步和相对均匀的细胞群时,单参数直方图产生较好的结果。脉冲标记被广泛采用,通过获得G_0/G_1细胞和G_2+M期的真实测量来测量放射和化疗的有效性,这些结果不可能通过单参数测量的S相获得。

细胞核和细胞质探针以及表面标志物可将目标群体与多种细胞混合物分离(Darzynkiewicz,2010)。这种多参数分析在血液恶性肿瘤的S期测量中特别有用。可以通过FITC荧光和FALS鉴定特异性原始细胞种群,并且可以使用PI对这些细胞的DNA含量和S期进行分析。改变染色方法以保持细胞表面特性或细胞核的特性(Clevenger & Shankey,1993;Ramaekers & Hopman,1993;Bauer & Jacobberger,1994;Carothers,1994)。这些方法通常包括用单克隆抗体染色目标表面标记物(如KI-67,细胞周期蛋白B1,细胞角蛋白,CD10),使用乙醇将其固定(或商品化的固定剂和透化试剂),然后用去垢剂处理让PI或其他核染料透入。选择性修饰染色方法可保留特异性细胞膜和细胞核特性(Bauer & Jacobberger,1994),使其仍可结合特定的目标探针。最近已经报道了采用锌盐固定细胞是更好的技术,该技术可同时进行细胞表面和细胞内蛋白质、DNA含量和其他测量值的多参数分析,同时标记细胞可以长期储存(Christensen et al,2011;Jensen et al,2010)

DNA细胞免疫学研究

关于细胞凋亡(即程序性细胞死亡)的文献以及其与传统DNA参数和其他表型分析的相关性文献已经呈爆炸式增长。这个话题不在本章的范围内。虽然许多研究正在进行,但凋亡测量仍然不是临床实验室的常规检测项目(Telford et al,2011)。

如前所述,实验室DNA分析最近受到严格的审查,在一些地区,这些研究已不再报销。该领域的几名研究人员尝试从实验室中大规模去除这项测试,因为它仅在某些肿瘤中是有用的。Bagwell等(2004)对一组回顾性乳腺癌病例进行了复查,试图为淋巴结阴性乳腺癌患者制订统一的预后模型。希望这些研究和其他研究将恢复这一技术用于作为判断预后和诊断的工具,这一技术的作用因其复杂性可能被低估了。

定量流式细胞术

免疫学术语中细胞类型(如效应细胞)的定义通常提示这些细胞通过表面受体调节特异性分子的功能(无论是上调还是下调)。除了免疫表型,这些细胞需要其他可测定的性质来定义其在成熟和疾病进程中的生物学作用(Poncelet et al,1993)。其中一个可被观察到的现象是细胞表面抗原(cell surface antigens,CSD)相对和绝对数量的差异表达。在不能绝对计量时,文献中使用诸如亮或暗,双峰等的描述性词语来描述视觉可见的抗原密度差异。既然是描述性,这些术语就难以界定和标准化各实验室之间和患者之间的差异。它们也缺乏确定结果的精确性特征,所以测量CSD表达和重叠表达,不能客观地评估患者的治疗反应或定义细胞类型。有证据表明,慢性淋巴细胞性白血病和其他白血病中抗原表达的定量差异,在确定预后时可能很重要(Poncelet & Carayon,1985)。这些措施也可用于确定MRD和研究艾滋病的病毒效应或激活反应(Poncelet et al,1991)。特定细胞存在的百分比通常不能体现真实的临床情况。这在白细胞减少病例中尤其如此,这种病原始细胞群体所占比例相对较小。

定量流式细胞术是指定量分析给定荧光染料标记的二抗的抗体结合量所对应的荧光强度(FI);它间接测量每个细胞表面存在的抗原数量(Stelzer et al,1997;Marti et al,2003;Wang et al,2011)。研究人员通过使用涂覆有饱和量抗体的聚苯乙烯珠或细胞系来确定每个细胞的受体或抗原位点的绝对数,也称为抗原密度(Poncelet et al,1993)。ABC单位被用作相对抗体结合能力的量度。该方法不需要匹配荧光素/蛋白质比例,因为细胞和标准品都被相同的抗体染色。使用FI测量可使用户避免这种情况的发生。更多信息可以参考1997年美国/加拿大达成的共识文件,该文件提供了标准化的必要参数(Stelzer et al,1997)。

尽管其处于发展初期,定量表型将有助于我们通过建立平均通道FI以分离不同功能表型细胞的方法,来确定如何使用聚类分析软件进行细胞定量和鉴定。

细胞免疫测试的临床意义

通常依据患者临床表现决定是否进行免疫应答测试,如框45-1所述。最常见原因包括感染易感性增加或不明原因的感染易感性,感染严重程度增加或免疫接种异常反应。异常感染,特别是由机会病原菌引起的感染或对治疗无反应的严重感染,以及某些过敏或特应性状态也可能需要免疫学测试。近年来,艾滋病已经替代原发性免疫缺陷成为主要假定诊断。因为费用昂贵和耗时长,很少有哪项(如果有的话)细胞免疫测试是完全和特异的诊断,我们应当谨慎开立实验室检测的请求,明确了解结果是否有助于患者的诊断和治疗。在这种情况下,临床免疫实验室的责任是建立足够的测试项目,这些测试能够确定免疫改变的性质和程度,其测试结果能够解释当前的临床表现和过去的病史。

临床免疫学家的主要任务是在实验室辅助下,将原发性免疫缺陷或HIV感染引起的获得性免疫缺陷同其他有免疫学异常的疾病区分开来,后者出现免疫表型的改变,以此与原发性免疫缺陷相鉴别(Tebo et al,2014)。在这方面,免疫变化可能与许多临床表现有关,如恶性肿瘤、创伤性损伤(如烧伤或导致大量失血或器官损伤的事故)、血液病(如范科尼贫血、血友病、免疫性血小板减少性紫癜)、淋巴组织增生性疾病(如组织细胞增多症)、血红蛋白病(如镰状细胞贫血、地中海贫血)及相当广泛的染色体异常(如DiGeorge综合征、唐氏综合征、布卢姆综合征、威廉先天性角化不全、大疱性表皮松解和邓肯综合征(X连锁淋巴增生性疾病)。自身免疫性疾病如风湿性疾病,混合性结缔组织疾病,1型糖尿病,系统性红斑狼疮,肌萎缩性侧索硬化,多发性硬化和重症肌无力可能与细胞免疫变化有关,将在本书其他章节进一步讨论。

框 45-1 可能的免疫缺陷

- 频繁的细菌感染
- 病毒引起的异常严重的全身反应
- 异常生物体如真菌或原生动物引起的感染
- 活病毒疫苗接种后的全身反应
- 反复感染的家族史
- 接触人类免疫缺陷病毒

原发性免疫缺陷病几乎总是出现在感染或血液学异常的情况下。这些疾病的实验室评估需要逐步进行,尽量少抽血,选择那些具有鉴别诊断价值的检查项目。某些假定诊断可能经常遭受质疑,例如,Wiskott-Aldrich综合征,尽管在不明原因的血小板减少症的情况下确实需要排除该病。然而,如果单独应用有丝分裂原而不是联合抗原检测,则Wiskott-Aldrich综合征可能会被遗漏。免疫缺陷可能随时间变得更加显著,因此可能需要后续检测。

艾滋病毒感染可以通过直接测试诊断,但临床免疫学实验室在检测之前有时需要患者或监护人接受艾滋病毒检测的知情同意书。这是基于以下观察结果:在HIV阳性成年人中几乎总是发现CD4/CD8比例的倒置。因此,对于现症感染的艾滋患者,倒置的CD4/CD8比例已被确定为艾滋病毒感染的标志。然而,艾滋病以外的许多疾病也涉及免疫系统,并且可产生倒置的CD4/CD8比例或极低的CD4细胞数。包括DiGeorge综合征,良性胸腺瘤,丙型肝炎病毒感染的早期阶段,川崎病,蛋白质热量营养不良和恶性肿瘤。

细胞免疫测试的临床解释

在解释细胞免疫功能测定时,临床医生或实验室人员常常面临如何评估体外免疫应答受损的潜在临床意义的问题。研究表明:即便是相当明确的免疫学异常,其临床表现却可能千差万别。不过,新的检测策略可能有助于根据缺陷的水平和程度对患者进行分类。

例如,DiGeorge综合征(22q11.2缺失综合征)(DiGeorge,1974)是经典的胸腺、甲状旁腺发育不全和室间隔缺损的三联征。尽管DiGeorge综合征患者有类似的表现如成熟T淋巴细胞数量减少、对促分裂原的反应也较差,但此类患者之间的感染严重程度却具有显著性差异。最初,这种综合征有很高的死亡率。手术和麻醉方法的改进已经显著降低了重度感染的发生率,尽管还有一些婴儿仍然发展成难治性致命的感染(Bastian et al,1989)。最近,人们使用更精确的淋巴细胞表型分析来确定免疫缺陷的严重程度,并更准确地预测临床结果。几个月的纵向测试和多重参数化方法,显示:CD4+T细胞持续减少,CD4/CD8比例倒置,淋巴因子IL-2产生减少或许可以预测疾病的严重程度(Cunningham-Rundles et al,1994)。研究发现:22q11.2染色体单体缺失是DiGeorge综合征,velocardiofacial综合征和室间隔缺损面部异常综合征的主要原因,显示了新遗传信息检测的重要性。尽管DiGeorge综合征最初被描述为免疫缺陷病症,但是关于与染色体22q11.2微缺失相关的其他临床综合征中的免疫缺陷频率的新研究已经显示,超过75%的患者具有免疫妥协,其严重性与特定的表型特征不相关(Sullivan et al,1998)。

HIV感染时,T细胞功能可能与CD4+T细胞的损失或损失率一样重要或更重要。在某些与病毒相关的疾病中,离体检测的免疫缺陷与患者的体内免疫功能之间关联性的密切程度有很大的不确定性(Landay et al,1991;Lloyd et al,1992)。在其他疾病中,免疫异常已被确定为疾病标志物,但没有明确的因果关系。如某些形式的慢性疲劳综合征与体位反应(Rowe et al,1999)、患者血浆TNF-α水平增高(Moss et al,1999)相关。

年龄和免疫应答

目前的研究表明,免疫系统的变化是衰老过程的一部分(Weiskopf et al,2009;Nikolich-Zugich,2012;Montecino-Rodriguez et al,2013;Fulop et al,2014)。尽管这种变化相当明显,但其中很多变化是营养状况改变的结果(Monk et al,2011;Afacan et al,2012;Maijo et al,2014),临床实验室提供年龄匹配的相关的检测值是非常重要的。

儿科患者的研究为免疫缺陷的实验室诊断提出了特殊的问题。儿童免疫系统的发育在出生时并不完整;此外,儿童没有暴露于各种各样的异常环境因素,并且可能更易感染(Ygberg & Nilsson,2012;Rytter et al,2014)。先天性病毒暴露或早产本身可能与免疫异常有关。儿科免疫反应的主要差异包括出生时明显的淋巴细胞增多症和内源性抗体的缺陷,对多糖抗原反应不良的B细胞升高,CD4+/CD8+T细胞比例增加,NK细胞数量减少,细胞因子产生减少,和寡克隆T细胞扩增(Wedderburn et al,2001;Marodi,2006;Philbin & Levy,2009)。这些差异反映在淋巴细胞亚群异常,在评估结果时必须考虑(Denny et al,1992;Bonilla & Oettgen,1997;Shearer et al,2003;Tosato et al,2015)。此外,已经注意到儿童对各种激活剂的反应与成年人相比有明显差异。早产儿对某些微生物活化剂的新生儿反应可能比成年人或足月新生儿反应更强,可能是由于免疫调节的快速变化(Veber et al,1991;Cunningham-Rundles & Nessin,2000)或由于围产期规划的根本差异(Prescott et al,1998)。老年人的免疫系统与年轻人相比也有变化。特别是关键的B细胞亚群和T细胞亚群的累积改变,细胞信号转导和细胞因子生成的改变以及其他变化可能导致老年人自身免疫性疾病和癌症的发病率增加(Hakim et al,2004;Alvarez-Rodriguez etal,2012;Montecino-Rodriguez et al,2013)。随着年龄增长的免疫反应的退化被命名为免疫衰老(Malaguarnera et al,2001)。锌缺乏似乎是导致免疫衰老的众多因素之一(Maywald & Rink, 2015)。

营养不良和免疫反应

虽然普遍认为发达国家营养不良率相对较少,但越来越多的证据表明,营养不良是相当普遍的,特别是在某些年龄组(Pennington,1996)。营养不良与免疫缺陷相关,并导致感染的严重易感性(Cunningham-Rundles et al,1996;Keusch,2003)。例如,锌缺乏症可以表现为深层免疫缺陷,可能与胃肠道锌摄入少,炎性肠炎或膳食中缺乏足够的锌有关(Moynahan,1974;Prasad,2009;Tuerk & Fazel,2009)。患有低丙种球蛋白血症和吸收不良的患者锌水平低,可能表现出体外增殖反应较差和由于缺锌而导致的感染(Cunningham-Rundles et al,1981)。这是因为锌对于胸腺激素的生物活性是必需的,对于产生功能性成熟T细胞和T细胞活化是必需的,并且可能在免疫系统内的细胞间信号转导中发挥作用(Cunningham-Rundles & Lin,1998;Prasad,1998;Haase et al,2008;Hirano et al,2008)。越来越多的证据表明,微量营养素不平衡将通过对免疫应答的特定影响来改变免疫应答反应(Amati et al,2003;Savino & Dardenne,2010;Tilg & Moschen,2013)。在许多临床状况中,营养不良可能是一个复杂因素。感染与急性期反应继发的代谢改变可引起微量元素的变化,导致免疫应答的暂时性抑制。生理压力可能具有相似的效果,并可能导致在免疫抑制背景下感染的易感性增强。这是一个双向过程。生长迟缓可能是艾滋病毒阳性儿童艾滋病毒感染的第一个迹象(Peters et al,1998)。由于这个原因和其他原因,在持续治疗期间应始终进行免疫评估。

癌症和免疫应答

原发性免疫缺陷与癌症发病率增加有关(Cunningham-Rundles et al,1987),越来越清楚的是肿瘤与HIV、其他病毒和细菌感染有关(Aoki & Tosato,2004;Engels et al,2008;Grivennikov et al,2010)。在患有癌症的患者中,广泛免疫缺陷或对抗原性攻击的反应降低可能与原发性恶性肿瘤的发展相关,可能在转移期间发生,或可能由治疗性干预的副作用引起。离体增殖测定研究显示:对非特异性激活剂的免疫应答降低与疾病阶段相关,并且对于预后有意义(Heimdal et al,1999)。在未治疗的癌症患者中经常观察到CD4/CD8比例倒置和抑制细胞活性增加,还观察到细胞因子分泌发生变化(Livingston et al,1987;Smyth,2004)。实验研究表明:奇怪的是肿瘤细胞具有免疫原性,但是可能会将免疫反应推向非保护性反应(Loose & Van de Wiele,2009)。

新的免疫治疗方法正在蓬勃发展,将来会有更多的针对肿瘤特异性抗原的药物用于临床(Schultes & Nicodemus, 2004;Steinman & Mellman,2004;Waller,2004)。免疫反应测定法也可用于跟踪和评估如IL-2(Lissoni et al,1999)和癌症疫苗(Yannelli & Wroblewski,2004)的治疗反应。对许多患者而言,化学疗法造成免疫应答的暂时性抑制,但短期内可以恢复;放疗可能具有更长期的影响(Katz & Fauci,1993)。评估癌症患者的免疫反应需要高度选择性和区分性地使用测试方法和激活剂,这些测试能够反映相关免疫过程和应答的特异性。

细胞免疫测试的方法学

人类研究基于外周血免疫细胞的观察,因为外周边成分是最容易获得和测量的,但这种方法可能不会反映局部事件。当体外或离体测量的免疫应答与体内宿主防御相比较时,会引发许多争论(Xu-Amano et al,1993),了解全身和黏膜免疫应答之间的差异可能最终解释这些疑惑。系统性细胞免疫功能是通过功能不同的T辅助细胞因子模式("细胞因子网络")进行调节的,当Th1细胞因子IL-2和IFN-γ产生时,有利于细胞免疫宿主防御;当Th2细胞因子IL-4,IL-5,IL-6和IL-10产生时,则诱导B淋巴细胞反应的产生(Balkwill & Burke,1989;Yamamura et al,1991;Muller,2006;Seillet et al,2014)。

与全身免疫相反,黏膜免疫应答的主要活性是分泌和转运IgA到肠道的内腔,阻止微生物、毒素和抗原的入侵,保护黏膜。这一过程是由先天免疫系统和一种特殊类型的记忆T淋巴细胞介导的,后者具有微弱的增殖能力,能够给B细胞提供帮助(Cheroutre,2004;Nochi & Kiyono,2006;McDermott & Huffnagle, 2014)。与外周血T细胞功能不同,固有层T淋巴细胞和上皮内T淋巴细胞不依赖胸腺而独立发展,其使用的是CD2信号转导途径而不是TCR/CD3途径。

目前,临床免疫学实验室通常不进行黏膜免疫测试,除少数例外,正在研究的免疫细胞主要来自于外周血。因此,使用体内皮肤测试和对以前遇到的疫苗的体液免疫应答的检查对于细胞免疫学家是有意义的,因为它们提供了另一种评估方法。在任何情况下,使用逐步进阶的方法和重复测试是非常必要的。

研究阶段:筛选阶段

通常可以分阶段实现对可能免疫功能下降的患者的免疫功能评估(图45-6)。第一阶段是对与病史,家族史和体格检查结果相关的可能缺陷区进行筛选分析(框45-2)。所有患者必须获得完整的血细胞计数和白细胞分类计数,并对外周血片进行总览。其他关键测定包括血清免疫球蛋白水平(IgG、IgA、IgM、IgD、IgE),补体水平和异凝集素滴度(Cassimos et al,2009)。这些筛选研究应伴随淋巴细胞亚群的流式细胞术分析,在儿童中,必须包括使用B细胞标记物来评估可能的B细胞移位,这可能在新生儿中暂时发生并可能出现在低T细胞含量的群体之中。在3个月以上的幼儿中也强烈推荐使用NK细胞标记物,因为这个人群的NK细胞数量在出生时可能会偏少或缺失(Zola et al,1983)。

虽然对于这种研究所采集的血液体积常常有限,但是必须在获得的血液样本同时进行第一次评估。在单核细胞被分离之前,需要对新鲜的抗凝血进行功能研究(或在黑暗中室温下储存少于24小时的血液)。当血液通过空运或转运到相隔较远的实验室时,从健康人并行抽取的对照标本作为运输过程的内部对照标准是必要的。此外,选择合适类型的用于储存血液的采血管非常重要。对于任何淋巴细胞功能研究,不推荐使用含肝素锂或乙二胺四乙酸的试管。必须使用肝素钠(不含防腐剂)或枸橼酸采血管。肝素化管中收集的血液也可用于流式细胞术分析,另外样品制备和分析的时间是至关重要的(Standards NCfCL,1992;Nicholson & Green,1993)。

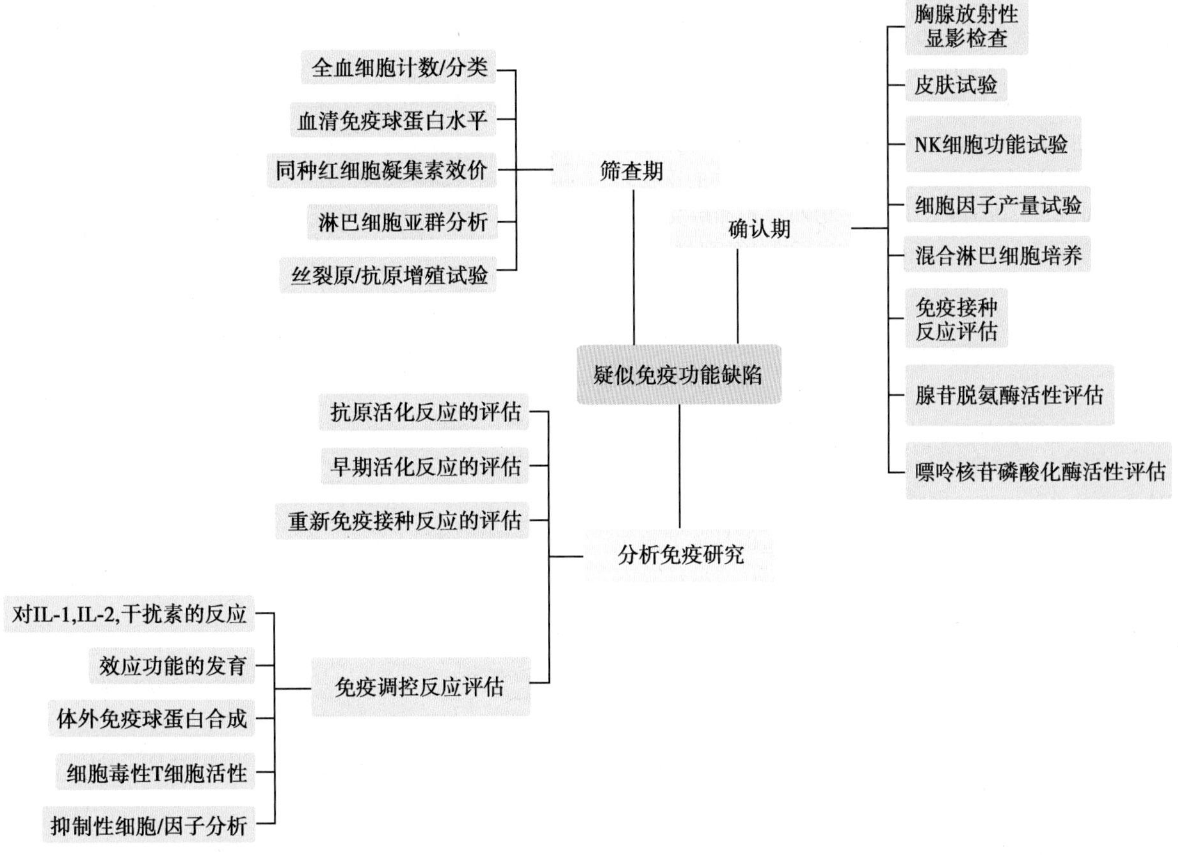

图 45-6 怀疑细胞免疫缺陷临床评价的三个阶段

框 45-2 免疫学研究的基础筛查

- 全血细胞计数及白细胞分类计数
- 同种凝集素滴度
- 流式细胞术分析淋巴细胞亚群（T 和 B 细胞的数量和百分比）
- 有丝分裂原和微生物刺激引起的体外淋巴细胞激活
- 血清免疫球蛋白，如果有细菌包囊引起的临床感染证据，还应包括免疫球蛋白亚类。在一些情况下，免疫球蛋白水平是正常的，但是产生异质非结合抗体；因此需要进一步的研究。

一般而言，血液采集的时间很重要，昼夜节律会对实验结果造成影响，因而大多数数据来源于早晨采集的血液标本。如果不能保证一直在早上采集血液，可在固定时间内采集患者血液。在监测 HIV 患者病情或临床试验中，检测 T 淋巴细胞亚群的绝对数量是很重要的（Malone et al，1990）。

筛查阶段还包括对有丝分裂原和抗原增殖反应进行评价。多种活化剂激活淋巴细胞后，淋巴细胞增殖反应是评价其功能是否正常的最敏感的指标之一。使用合适的 T 细胞、B 细胞活化剂，可以明确功能缺陷的范围。我们强烈建议，在实验中使用同种不同浓度的活化剂对细胞功能进行检测。

研究阶段：确认阶段

一般方面

一旦对个体进行筛查，而且获得了可能存在免疫缺陷的证据，应该进行重复性实验加以证实。至少应进行一个阳性测试和阴性测试（正常范围以内和正常范围以外）。在研究过程中，还可以添加一些对研究有辅助作用的实验。

当患者病情处于稳定状态时，合理的安排血液采集是十分必要的。建议在临床采取干预措施前，进行双基线研究和确认实验。在一些存在明显免疫缺陷的病例中，外周血 T 淋巴细胞百分率降低可以反映出免疫细胞释放受到抑制。在确认阶段还应该对患者的病史和家族史进行重新评估。框 45-3 用于确认阶段中的数据。

框 45-3 确认和第一阶段试验

胸腺 X 线
皮肤试验
NK 细胞活性（受试者年龄需大于等于 6 个月）
反应中活化 TH1 和 TH2 的细胞因子（IL2，IFN-γ，IL4 等）
以患者标本为刺激素和应答者的混合淋巴细胞培养
免疫反应：

- 进行具有年龄特异性的抗体试验
- 使用同种血细胞凝集素（抗 A、抗 B 血型物质）对患者进行 ABO 血型测定
- 腺苷脱氨酶和嘌呤核苷磷酸化酶缺乏试验

胸腺的存在

因胸腺富有弹性，故其在 X 线胸片上不能明显的显示出来（Dooley & Liston，2012；Gui et al，2012；Simanovsky et al，2012；

Rezzani et al,2014)。尽管使用磁共振成像很难准确的判定胸腺大小,但是我们发现在 HIV 患者体内胸腺大小与 CD4+T 细胞的数量具有相关性(Vigano et al,1999)。近期研究结果表明,人类胸腺是中枢免疫器官和外周免疫器官的混合体。免疫衰老是由多种细胞因子和激素类固醇等多种分子参与介导的复杂过程,研究结果表明胸腺萎缩是免疫衰老过程中的重要环节(Haynes et al,2000;Dooley & Liston,2012)。正如后文对采用流式细胞术检测 T 淋巴细胞亚群的结果所描述的那样,可通过检测 T 淋巴细胞在生长发育过程中表达的正常成熟抗原,对胸腺的功能进行评价。

皮肤试验

进行皮肤试验是十分必要的。该试验是由细胞免疫功能测定试验演变而来,可直接反映体内迟发型超敏反应。迟发型超敏反应皮肤试验可表明免疫反应能力低下与免疫缺陷间具有良好相关性(Deodhar,1983;Maas et al,1998),但是该试验并未用于探究导致免疫反应能力低下的原因。另外,皮肤试验不是定量试验。使用 PPD 试验检测是否感染结核杆菌是个特例,免疫反应能力低下者不会产生免疫应答。接种过卡介苗者会出现假阳性结果(Huebner et al,1993)。有报道指出标准白色念珠菌皮肤试验,对儿童免疫功能的检测是有效的(Ohri et al,2004)。

皮肤试验无效的原因,见框 45-4。一些研究使用二硝基氟苯进行皮肤试验。尽管这一方法得到广泛的应用,但是此方法的原理和机制尚不明确。“皮肤窗”试验可准确的定量测定体内免疫反应,此试验可用于测定机体对肿瘤的自体免疫应答反应(Black et al,1988)。尽管,有些人对于皮肤试验持保留意见,但是皮肤试验可通过体外的方式发现免疫缺陷的存在,其对免疫缺陷进行预后判断的能力是不应被低估的。

框 45-4 皮肤试验无效

- 皮肤试验中不包括可引起患者发生超敏反应的抗原
- 原发性免疫缺陷
- 病毒感染
- 营养不良
- 肉芽肿形成
- 肿瘤

研究阶段:免疫分析研究

关于分析阶段描述见框 45-5。虽然对这些方法的描述已超过讨论的范围,但是我们希望通过这些试验,探究出免疫缺陷的机制。虽然有许多种研究方法,一种好的方法应按照总体规划在功能减低的区域对细胞的类型及相对比例进行测定,从而对缺陷的一般水平进行评估,并且对其功能进行研究。

如果未活化细胞的那部分细胞群已确认未受损,那就需要多种途径研究内在原因,包括检测多种淋巴细胞表面标志物、TCR 骨架决定簇、活化抗原 CD25、CD38 和 HLA-DR(框 45-6)等。如 IFN-γ 的上调 MHCⅡ类分子缺陷。尽管细胞亚群表达差异性抗原,但细胞表面分化抗原共表达异常,可能是细胞功能异常的关键因素之一。例如艾滋病患者 CD8 细胞共表达 CD38,这类细胞的功能与不表达 CD38 的 CD8 细胞不同。某些分子如 CD28 的表达缺失,则是另一些疾病的重要指针。在某些原发性免疫缺陷患者中发现:对 IL-2 的 IL-2 受体上调反应异常,可能存在受体异位或在早期脱落(Cunningham-Rundles et al,1990)。

框 45-5 免疫调节分析

反应中激活抗原物质的产生,如 Tac 抗原,运铁蛋白受体,T 细胞表面具有正调控作用的 MHCⅡ类分子和可溶性受体等。

早期激活反应(如钙通道)

免疫调节:

- 对于 IL1,IL2,干扰素的应答
- 效应功能的研究
- 体外免疫球蛋白合成
- 细胞毒性 T 细胞的活性
- 抑制细胞/因子分析

基因活化,细胞周期分析

免疫应答:初始免疫应答

框 45-6 免疫细胞亚群

免疫细胞亚群

- 外周血(全血,红细胞溶解):CD45/CD14
- 同种小鼠免疫球蛋白对照
- CD3/CD19
- CD3/CD4
- CD3/CD8
- CD3/CD56 和 16

分离单个核细胞:

- CD45/CD14

同种小鼠免疫球蛋白对照:

- CD3/CD25(IL-2R)
- CD3/HLA-DR

HLA,人类白细胞抗原;IL,白细胞介素

如果 CD3 分子含量低,重复试验并加入 CD2 分子。此外,TCR 单克隆抗体可与 CD3 同时等量添加。可对单核细胞表面标志物进行检测。试验中使用三种或四种有色试剂,选择 CD45 作为门。

经过 2 天的培养后,对细胞进行洗涤,随后采用单克隆抗体进行染色。对对照组细胞是否活化进行检测,细胞活化的激活剂有有丝分裂原,IL-2 和(或)干扰素-γ。

在免疫反应放大阶段出现了异常,可能会导致免疫反应动力学出现异常。针对以上问题,应采用时间为变量的试验进行研究。在一些案例中,不产生细胞因子或者细胞因子功能异常,相应效应缺失或受损,对于以上问题需进行更加详细的研究。尽管在免疫反应中添加细胞因子,是一种有效的方法,但是并不能完全弥补缺陷。采用全血而不是单个核细胞作为研究对象的新研究策略(Bomlhieri et al,1995),该体系因细胞之间关系未发生改变,故可以在体外很好的展示免疫反应。此外,该体系还可用于细胞因子合成的分析(Petrovsky & Harrison,1995;Suni et al,1998)。

建议细胞免疫实验室采用常规标本进行检测，以便于进行结果比对。实验室生物参考区间的建立和试剂的质量控制，以及其他一些可变因素，对检测的准确度和灵敏度具有重要的影响。

淋巴细胞功能的实验室评价

发育缺陷、遗传基因异常和后天感染可导致严重免疫缺陷。此外，严重烧伤、创伤、治疗干预措施也可能导致免疫缺陷。许多试验可用于检测待检者是否在一定时间内存在T淋巴细胞增殖能力降低，试验的局限性在于重复性差、需要大量的数据存储空间。近期研制出多种试剂，可用于研究T细胞的活化。这些试剂包括检测T细胞活化标志物的特异性单克隆抗体、检测胞内细胞因子体系、示踪染料和非放射性DNA前体物质。以上试剂可用于评价淋巴细胞增殖能力。

淋巴细胞转化试验

淋巴细胞转化试验原理

最常用于评价体内细胞免疫功能的试验是皮肤试验。迟发性超敏反应的皮肤试验阳性，意味着体内细胞免疫功能和单核细胞趋化功能正常（Borut et al，1980；Ananworanich & Shearer，2002）。皮肤试验操作简单，但阴性结果难以解释，尤其是儿童的阴性结果，而且皮肤试验的敏感度不如体外淋巴细胞刺激试验（Borut et al，1980）。体内由细胞免疫介导的反应还有接触敏感性、肉芽肿的形成和同种异体排斥反应。

有丝分裂原诱导淋巴细胞转化

大多数实验室评估淋巴细胞增殖能力的方法是：将外周血单个核细胞与有丝分裂原（3～4天）或抗原（5～10天）共培养较长时间，然后测量放射性物质标记的DNA核苷渗入率（氚标记的胸腺嘧啶脱氧核苷）（Maluish & Strong，1986）。一般来说，在体外反应中与任何一种抗原都反应的T细胞数量有限。因此，在检测前细胞必须培养5～10天。体外有丝分裂原诱导淋巴细胞转化反应，是由Nowell发现的（1960）。有丝分裂原和IL-2是最有效的刺激物，它们能够诱导淋巴细胞迅速增殖。因此，培养3～4天后可对淋巴细胞增殖进行检测。有丝分裂原、植物血凝素、刀豆蛋白A（Con A）诱导T细胞分化，美洲商陆和金黄色葡萄球菌A蛋白可诱导B细胞活化。有丝分裂原诱导B细胞活化的细胞信号转导途径，已在近期被阐述（Nikitin et al，2014）。

在标准化有丝分裂原诱导的淋巴细胞转化操作规程中，使用Ficoll-Hypaque分离液和密度梯度离心法分离出淋巴细胞，并将其与有丝分裂原共培养，或在含有特定可溶性抗原的富含人AB型血清的培养基上培养。将氚标记胸腺嘧啶加入培养基，再额外孵育4～24个小时。使用一种特殊装置（细胞收割机）分离（收获）细胞并转移到滤纸片上（图45-7）。将这些滤纸片放置在闪烁液中，然后用液体闪烁液计数器进行检测。有丝分裂原诱导淋巴细胞转化技术被称为体积分析法，因它测定的是整体细胞群反应。

在淋巴细胞增殖试验中需要设置对照，因为该实验可能会受到培养细胞的数量、孵育时间和温度、有丝分裂原浓度以及

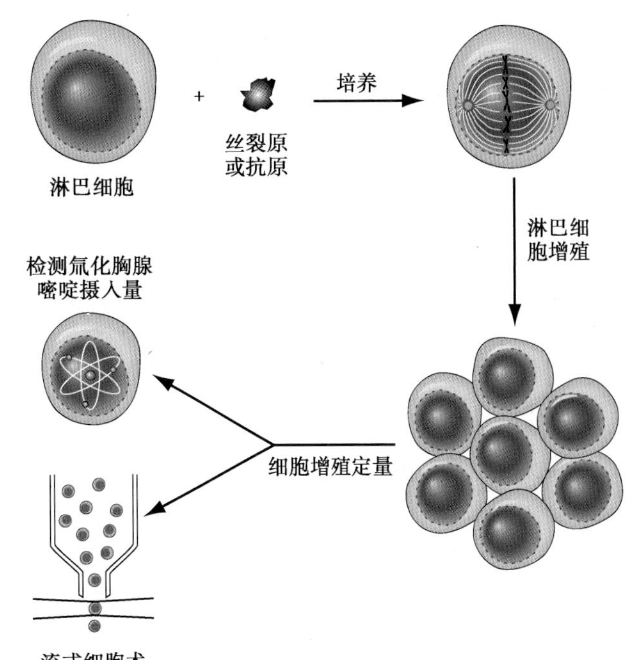

图45-7 淋巴细胞刺激试验原理。淋巴细胞与抗原或有丝分裂原共培养。如果抗原或有丝分裂原对淋巴细胞产生刺激，则会发生增殖反应，并产生子代细胞。淋巴细胞增殖量可通过氚标记胸腺嘧啶核苷（^{3}H-TdR）进行定量，通过流式细胞仪检测细胞周期，或通过检测细胞增殖抗原Ki-67等（Reprinted with permission from Riley RS，Mahin EJ，Ross W：Clinical applications of flow cytometry. New York，1993，Igaku-Shoin Medical Publishers）

可能存在的各种抑制因子的影响。结果用刺激指数表示，即实验组细胞与对照组细胞放射性核素渗入率的比值。相对增殖指数是检测对象每分钟的δ计数率（CPM）（CPM刺激细胞减未刺激对照细胞）与同时检测的正常人δCPM值的比值。

批量检测，除了存在固有的技术问题外，还存在无法提供特定细胞亚群的信息的问题。Cram等（1976）采用流式细胞术技术，在单个细胞水平上分析淋巴细胞转化解决了这个问题。自那时以来，多参数流式细胞术成为了分析淋巴细胞转化率和细胞免疫反应其他方面的主要手段。Maluish和Perfetto发表了关于应用流式细胞仪评估淋巴细胞活化和增殖的文章（Maluish & Strong，1986；Perfetto et al，2002）。

精确测定细胞周期中各个阶段的淋巴细胞的比例（即细胞周期分析），对于使用流式细胞术研究淋巴细胞母细胞化和淋巴细胞增殖来说至关重要。有两种不同的方法可用于细胞周期分析。过去，首选的方法是测定DNA染料的荧光强度水平。最常用的染料为碘化丙啶—菲啶化合物，采用化学计量法（即嵌入到DNA的荧光的量和强度与细胞内DNA的量成正比）。使用复杂的数学模型，可以根据荧光强度分布确定处于G_0/G_1、S、G_2阶段细胞的百分比。大多数外周血淋巴细胞处于细胞周期的静止期，低于5%的细胞处于S期。不同的荧光染料对DNA的亲和性不同，许多具有光谱特性的荧光染料也被应用于试验中，包括溴化乙锭，DAPI，Hoechst 33258和Hoechst

33342。Bromodeoxyuridine(5-溴脱氧尿嘧啶核苷、BrdU)是另一种用来测量淋巴细胞和其他细胞增殖的物质。BrdU 是一种胸腺嘧啶核苷的合成类似物,可进入复制细胞的 DNA 中,取代胸腺嘧啶核苷。荧光标记 BrdU 抗体是用来测定渗入细胞的 BrdU 的量和细胞增殖中 BrdU 的量。定量细胞周期检测-相关核增殖抗原法,是淋巴细胞和其他细胞的细胞周期和增殖的另一种测定方法。Ki-67 抗原是一种在细胞周期的所有阶段均表达的核蛋白,但是不包括静止期细胞(Sawhney & Hall,1992)。使用流式细胞术或免疫组织化学技术检测标记抗 Ki-67 特异性单克隆抗体,以获得 Ki-67 增殖指数。

使用能够稳定结合到活淋巴细胞或其他细胞膜上的染料,是最近描述的测定淋巴细胞增殖的新方法。洗涤去除过多的染料后,淋巴细胞受到刺激而分裂。细胞每进行一次分裂,每个细胞中的染料数量就会减半。培养后的细胞发出的荧光可以建立数学模型,从而估算细胞分裂的数量。这种方法已经有标准化试剂盒,其中包括分析所需的软件和染料(Sigma Immunochemicals,St. Louis,Mo.)。许多研究者对多种染料进行了评估,指出 PKH26、PKH67、carboxyfluorescein diacetate sumlinimidyl ester(CFSE)和 CellVue Claret 最适于量化淋巴细胞的增殖能力(Tario et al,2007,2011,2012;Gil et al,2009;Begum et al,2013;Zolnierowicz,2013;Tosevski & Mair,2014)。这种检测方法是体外培养系统中评估细胞增殖反应最准确的方法,比测定特定淋巴细胞亚群的标准体积分析法更具优势。CFSE 指数与 TdR 的相关性高于 CD69+细胞(Angulo & Fulcher,1998)。

一些实验室采用细胞表面标志物诱导实验及激活后的细胞周期各时相细胞的百分比检测,两者联合替代氚胸腺嘧啶核苷渗入法(Cost et al,1993)。

最近发现检测单细胞水平的相关细胞因子,可评价细胞免疫应答(Nomura et al,2008;Suni & Maino,2011;Freer,2014)。使用膜运输阻断剂(brefeldin Aor monensin)持续刺激靶细胞 4~6 个小时以阻止细胞因子的分泌。然后特异性单克隆抗体标记细胞,固定,渗透,最终标有荧光标记的单克隆抗体与我们想要研究的特定细胞因子稳定结合在一起,然后应用流式细胞术(胞内细胞因子检测)进行检测(Freer & Rindi,2013;Qiu et al,2014)。此方法也可应用于短时间培养后全血中抗原的检测(Suni et al,1998)。值得特别关注的是抗体识别细胞因子的初级阶段,和培养过程中检测细胞因子表达量的最佳时间(Mascher et al,1999)。临床已经开展了相关研究。严重烧伤患者如果存在 Th2 细胞因子偏移,发生多器官功能障碍综合征的风险也会增高(Zedler et al,1999),活动性多发性硬化症患者 IL-10 表达量增加(Inoges et al,1999)。检测技术不断发展,已有研究报道在单细胞水平上同时检测相关细胞因子和细胞增殖情况,但这种方法没有应用于临床(Mehta & Maino,1997)。

目前,已有多种成熟的检测 T 细胞活化各种事件的方法。多种方法和试剂通过信号转导、基因转录、细胞分裂等检测早期磷酸化/去磷酸化。这些方法适用于临床常规使用,真正可以用以评估淋巴细胞活化和增殖的过程。尽管许多新技术仍限于研究实验室内使用,但它们正不断地被简化,以适应临床实验室的使用。

混合淋巴细胞培养

混合淋巴细胞培养(mixed lymphocyte culture,MLyC)法是一种特殊类型的淋巴细胞刺激试验,原理为一个个体的淋巴细胞可以刺激另一个个体的淋巴细胞(混合淋巴细胞反应)(Bach & Segall,1974;Dupont et al,1976;Mickelson & Hansen,1990)。HLA 系统的 D 位点虽然来源复杂,但是 MLC 的主要决定因素。当两个细胞共用一个 D 位点时,它们不能相互刺激,但当 D 位点不同时,细胞受到刺激。MLC 是单向的,当一组细胞经过处理后(通过辐射或 mithromycin 处理)则不会发生反应;当无辐射或 mithromycin 处理,则会发生反应。在单向 MLC 中,未经处理的细胞被称为应答者,经过处理的细胞的刺激者(图 45-8)。

MLC 的操作和解释中必须考虑许多因素。反应是复杂的,

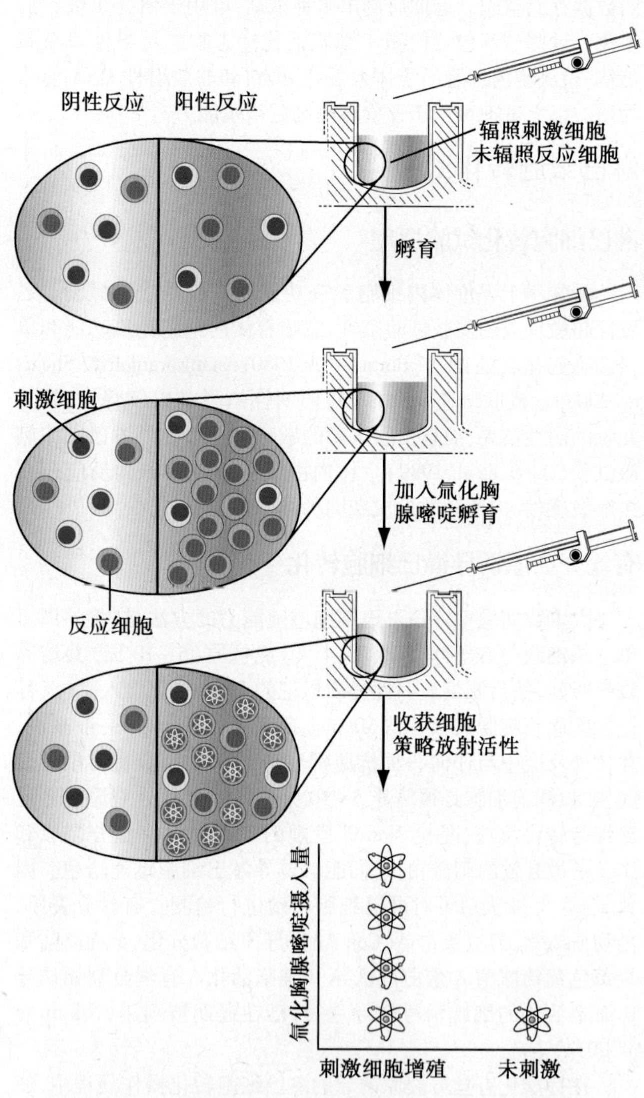

图 45-8　单向混合淋巴细胞培养(MLC)法。使用放射线照射细胞(经照射后,不具有细胞分裂能力),与未经照射的细胞(具有增殖分化的能力)混合。在一定的培养条件下,培养约 1 周后,如果存在人类白细胞抗原(HLA)D 位点不匹配,则应答细胞增殖(见右侧直方图),应答细胞和刺激细胞 HLA-D 相匹配,则不会增殖(见左侧直方图)。将氚标记胸腺嘧啶添加到反应混合物中,增殖的程度使用液体闪烁计数仪进行测定(Reprinted with permission from Riley RS:Basic principles of immunodiagnosis. In McClatchey KD, editor:Clinical laboratory medicine, Baltimore,1994, Williams & Wilkins)

两种类型的细胞之间缺乏刺激,故不能被视为 HLA-D 位点具有组织相容性。其他次要组织相容性位点也可能参与,其中包括一些非 HLA 位点。此外,特异性和非特异性血清因子可以抑制该反应,患者的淋巴细胞在试验中表现不佳。必须设置多种对照(包括自身对照),并且对照组的检测结果必须和预期结果一致,则该试验的结果具有可靠性。MLC 检测主要的临床应用是为骨髓移植患者选择合适的供体,因为 MLC 是宿主对移植器官反应的预测因子。为了防止移植排斥反应或移植物抗宿主病,供体和受体细胞必须相互不具有刺激作用(El-Agroudy et al,2004)。

有一些关于采用流式细胞术对混合淋巴细胞反应进行定量检测的报告。根据 Cram and Kanda 的报告可知,采用 DNA 特异荧光测定淋巴细胞转化过程中细胞核 DNA 含量(PI)(Cram et al,1976;Kanda et al,1985)。利用这种技术,增殖指数(在 S 期的细胞周期和 G_2M 期细胞百分率)可表示 DNA 的合成量。流式细胞术测定混合淋巴细胞反应,和传统的 MLC ^3H-胸腺嘧啶核苷渗入法间具有良好的相关性($r=0.9493$)。其他研究人员在流式细胞仪检测混合淋巴细胞反应时,使用 BrdU、Ki-67 或 CFSE 对 T 细胞增殖情况进行定量测定(Palutke et al,1987,1989;Bontadini et al,1990;Marin et al,2003;Onoe et al,2003;Tanaka et al,2005)。多参数分析技术也被用来检测 T 细胞亚群,分析核 DNA 含量、T 细胞数量、活化抗原、细胞凋亡、细胞因子的分泌和混合淋巴细胞反应中的其他参数(Williams et al,1984;Uchida et al,1987,1988;Lavergne & del Llano,1990;Nguyen et al,2003;Suresh et al,2005)。

细胞毒性试验

细胞死亡(细胞毒性)是细胞免疫系统功能分析中常用的终点。在这些实验中,细胞的细胞毒性可能是补体活化(补体介导的细胞毒性)的结果,也可能是由于一个细胞对另一个细胞的直接作用(细胞介导的细胞毒性)。通常,检测靶细胞溶解释放的物质如^{51}铬(^{51}Cr),或检测活体染料伊红或台盼蓝等渗入,可以确定靶细胞的溶解情况。上述实验的变体-微量淋巴细胞毒试验,已广泛应用于人体器官移植的临床组织相容性检测中。然而,这些检测的准确性和重复性常常受到检测限和技术复杂性的影响,技术性问题主要有标记物摄取不良或非特异性释放,或需要对结果进行主观解释。新标记物的出现以及流式细胞仪定量和多参数分析的能力,使细胞毒性试验的生物医学研究更加实用。除了测试组织相容性外,这些检测项目还没有在临床广泛应用。

细胞毒性 T 细胞(CTL)检测

细胞毒性 T 细胞(CTL,杀伤性 T 细胞、细胞毒性 T 细胞,CD8+T 细胞,杀伤性 T 细胞)是 T 细胞的亚群之一,它们在宿主抵御 MHC Ⅰ类分子改变的自身细胞、特别是病毒感染或其他病原微生物感染细胞时,发挥重要作用。CTL 通过识别外源性抗原的肽片段从而识别靶细胞,这些肽片段通过 MHC Ⅰ类受体与 T 细胞抗原受体结合。CTL 识别靶细胞的 MHC 复合体,然后通过凋亡、颗粒胞吐途径(颗粒内吞)或 FAS-FAS 配体途径诱导细胞死亡(Barry & Bleackley,2002Lieberman,2003)。

用^{51}Cr 标记的细胞,尤其是红细胞,从 20 世纪 50 年代就用于研究细胞在体内的分布和动力学。在 20 世纪 60 年代中期,Goodman(1961),Sanderson(1964),Wigzell(1965)阐述了使用小鼠淋巴结肿瘤细胞研究抗体依赖的补体介导的细胞毒作用。自那时以来,铬释放法成为测定补体依赖的或细胞依赖的细胞毒作用标准方法。铬释放法检测细胞毒性 T 细胞活性的实验中,使用^{51}Cr 标记受病毒感染靶细胞,TCL 可与靶细胞 MHC Ⅰ类分子结合诱导凋亡,使^{51}Cr 释放到上清液中(图 45-9)(Levin,1978)。因铬释放法灵敏度相对有限、使用的放射性核素的缺点,故发展了其他方法替代,其中使用最为广泛的有流式细胞术和 ELISA 法。

通过流式细胞仪检测抗体介导的或细胞介导的细胞毒作用,其原理是基于荧光强度的不同判断细胞的活性(Liu et al,

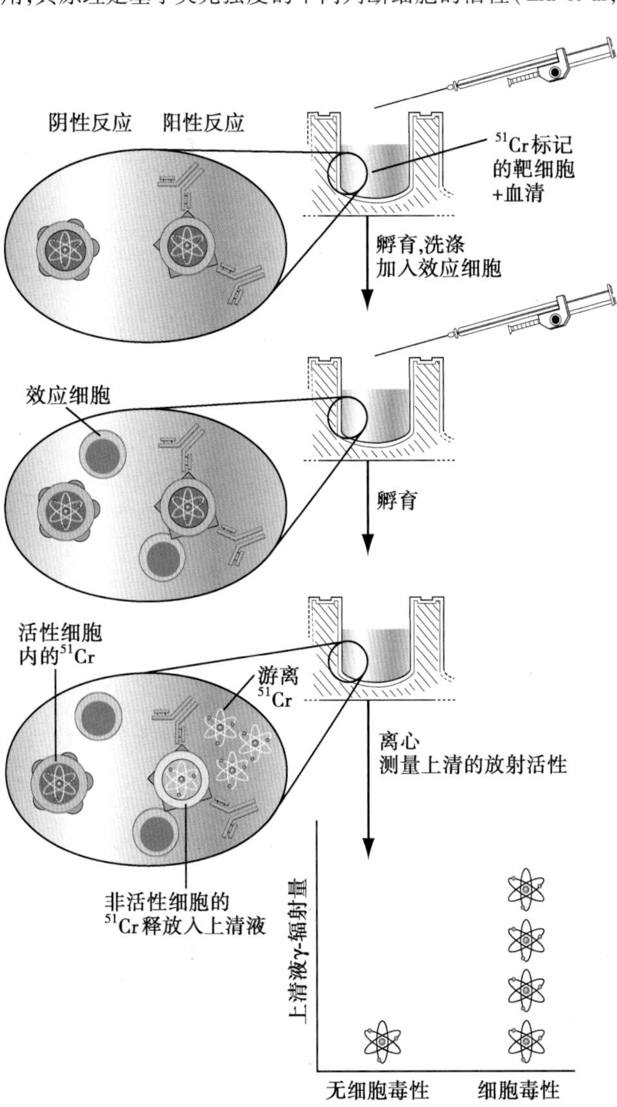

图 45-9 抗体依赖细胞毒作用(ADCC)检测原理。该法是从供体肾脏或无关个体中获得的单个核细胞,用植物血凝素(PHA)刺激,以^{51}Cr 标记。与肾切除后的洗涤液或正常人血清共同孵育,经洗涤后,标记细胞与正常的与试验无关个体的效应细胞共同孵育。放射性的有无表示细胞是否裂解,细胞毒性结果以%表示(Reprinted with permission from Riley RS:Basic principles of immunodiagnosis. In McClatchey KD,editor:Clinical laboratory medicine,Baltimore,1994,Williams & Wilkins)

2004;Alheim,2013;Popescu et al,2014)。除了具有相对较高的敏感性外,流式细胞仪可在单细胞水平使用高达 12 种标志物进行联合检测,并且还可以使用多参数进行分析。细胞膜通透性,是使用流式细胞术检测细胞生存状况时最常用的指标。受损或死亡细胞的细胞膜通透性发生改变,失去了阻止染料进去细胞的能力,许多细胞内容物释放到上清液中。PI 和 7-AAD 是首先用于流式细胞仪检测细胞活力的荧光染料,因为它们可由活细胞排出,但迅速穿透受损的细胞膜。荧光素、CFDA,和钙黄绿素是脂溶性的,非荧光探针是由胞质酯酶分解产生的带电荷的物质,如果细胞膜完整,荧光物质将会保留在细胞内(Zarcone et al,1986;Talbot et al,1987)。用于测定的荧光染料还有 PKH-1(Slezak & Horan,1989),hydroxystilbamidine methanesulfonate(Fluoro-Gold[FG])(Barber et al,1999),SYTO13(Shenkin,2007),Cell Tracker Orange(Kim et al,2007),和 calcofluor white M2R(Berglund et al,1987)。在许多案例中,使用两个或两个以上标记物同时标记,是测定细胞毒性作用最准确

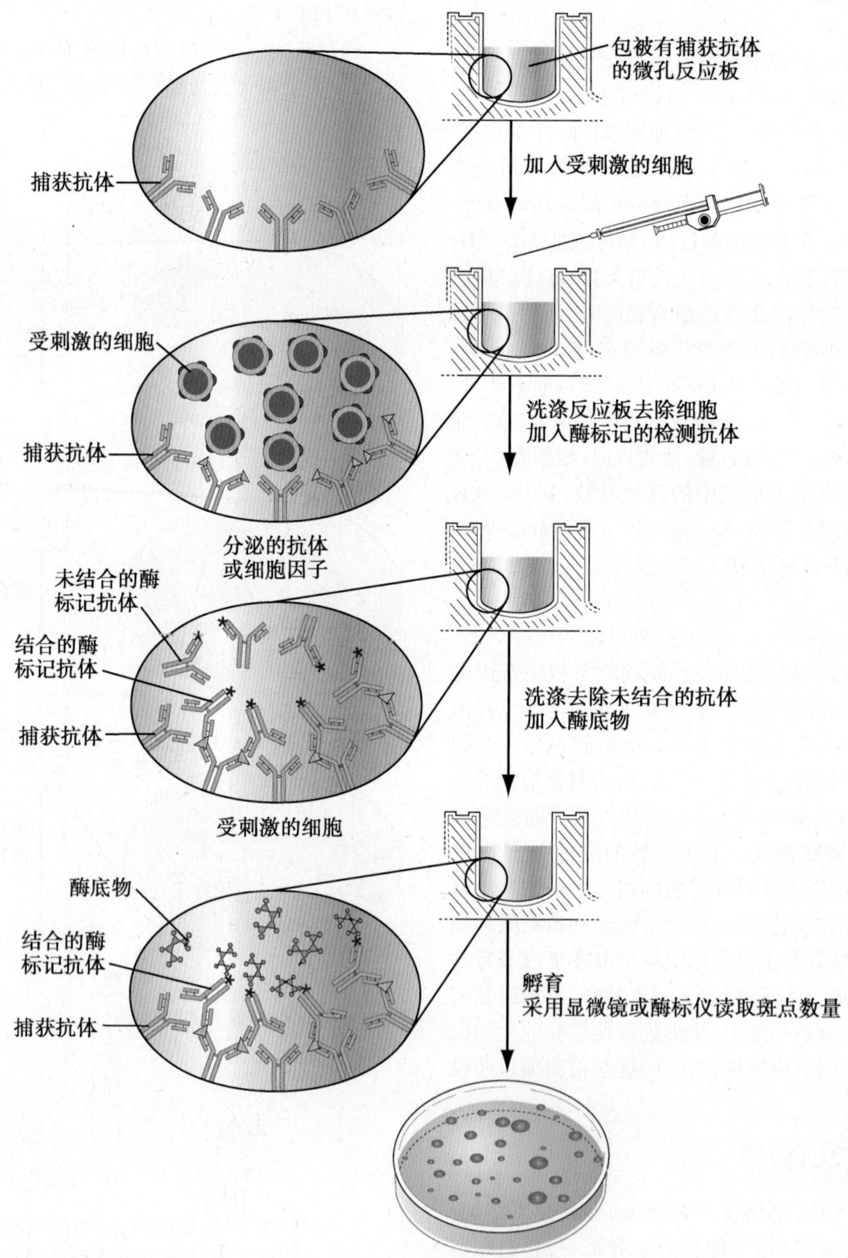

图 45-10　酶联免疫斑点试验原理。酶联免疫斑点试验与传统的 ELISA 双抗体夹心法有许多相似之处。使用聚氟乙烯(PVDF)微孔板,其底部包被有相应特异性抗体。免疫细胞经过相应的抗原或有丝分裂原刺激后,加入微孔板中。微孔板在 37℃的二氧化碳(CO_2)孵箱中孵育一段时间,在抗体和细胞因子的刺激下,免疫细胞会分泌一些物质,这些分泌物与微孔板表面包被的抗体结合。洗涤微孔板,去除多余的细胞和未结合的物质,并添加生物素标记的多克隆抗体。洗涤去除游离的生物素标记的抗体,加入偶联链霉亲和素的碱性磷酸酶。洗涤去除未结合的酶,添加酶的底物溶液(BCIP/NBT)后,反应完成。暗蓝色的斑点表示分泌细胞的原始位置。斑点可以手工在显微镜下计数,或通过 ELISPOT 阅读软件进行计数

的方法。如使用PI和PKH-1联合标记。PKH-1发出绿色荧光,只结合细胞质膜上,不会结合到其他细胞。PKH-1用来标记靶细胞,发出红色荧光的第二荧光染料(PI)用于检测死亡细胞(Slezak & Horan,1989)。这种联合标记法,可以有效统计活或死亡的靶细胞和效应细胞,可以同时获得靶细胞溶解百分率,效靶比,测定终点效应细胞生存力和活效靶比。

酶联免疫斑点(ELISPOT)法是一种非常灵敏特殊的ELISA法(Kalyuzhny,2005,2009)。1983年,Czerkinsky等最早描述了该方法,他们用它来检测分泌抗原特异性抗体的单个B细胞,ELISPOT可用于迅速检测T细胞分泌细胞因子(Czerkinsky et al,1983;Arvilommi,1996;Schmittel et al,2000;Stott,2000;Sedgwick,2005)。由于ELISPOT具有很好的重复性,检测抗原特异性细胞或细胞因子分泌细胞的敏感性可达到1/1 000 000~1/100 000,因而广泛应用于癌症、感染性疾病、免疫性疾病和实体器官移植研究(Slota et al,2011;Augustine & Hricik,2012;Lehmann & Zhang,2012)。临床上,ELISPOT用于免疫监测和检测结核潜伏感染(Achkar et al,2011)。ELISPOT采用聚氟乙烯微孔板-包被单克隆或多克隆捕获抗体(通常用来捕获IFN-γ)(Kalyuzhny,2005;Weiss,2012)。将细胞悬浮液和适当的抗原或有丝分裂原加到微孔板,在二氧化碳(CO_2)孵箱中,37℃孵育一定时间。洗涤,去除未结合的细胞碎片,加入生物素标记的多克隆抗体,洗涤去除未结合的抗体,加入偶联亲和素的辣根过氧化物酶后加入可沉淀底物。板上的彩色斑点代表分泌测定物的单个细胞(图45-10)。这些斑点可以手动或自动检测和计数。类似的检测方法还可以使用荧光标记抗体(Fluorospot法),可同时检测两或三种细胞因子(Gazagne et al,2005;Rebhahn et al,2008;Ahlborg & Axelsson,2012;Janetzki et al,2014)。ELISPOT检测颗粒酶B比测定IFN-γ,与铬释放法测定细胞毒性T细胞活性有更好的相关性(Salk et al,2013;Ranieri et al,2014)。

自然杀伤细胞介导的细胞毒性

NK细胞是先天免疫系统的重要成员,其能够在不需要事先致敏的情况下,直接裂解靶细胞,称为自发的细胞介导的细胞毒作用(Crome et al,2013;Moretta et al,2014;Bodduluru et al,2015)。根据CD56在细胞表面的含量,可将NK细胞分为两个功能和免疫表型不同的亚群(即CD56bright,CD56dim)(Morice,2007;Milush et al,2009;Bryceson et al,2010;Lanier,2014)。铬释放法是鉴定NK细胞的标准方法(Friberg et al,1996)。以慢性髓系白血病细胞K562为标准靶点。^{51}Cr释放法有许多缺点,如使用放射性核素,灵敏度低和^{51}Cr的自发释放等,因此有许多其他替代方法正在评估中。这些方法包括在细胞增殖期加入放射性核苷酸、染料排斥、靶细胞酶释放和流式细胞术。流式细胞仪分析使用各种标记来区分活细胞和死细胞,包括CFDA,PI,Hoechst 33342,和异硫氰酸荧光素(F-18),通常应用于细胞表面标志、脱颗粒和细胞因子产生的多参数分析中(Bryceson et al,2010;Scherbakova et al,2013;Lee et al,2014;Mhatre et al,2014;Ortaldo et al,2014)。

微量淋巴细胞毒试验

染料排斥淋巴细胞毒实验是一种检测细胞表面抗体-抗原相互作用的标准方法。淋巴细胞毒试验是Terasaki和McClelland在1964发表的,后来被国家卫生研究院认定为检测组织相容性试验的标准方法(Terasaki & McClelland,1964)。在组织相容性实验中,用于HLA分型,检测抗HLA抗体,交叉配血试验(Duquesnoy & Marrari,2003;Fidler,2012)。

在淋巴细胞毒试验中,活细胞(通常是淋巴细胞)与抗血清孵育。如果血清中有抗体识别出细胞表面抗原,表面就会形成抗原抗体复合物。这种复合物可通过在反应中加入兔补体和活体染料,如伊红,而被检测到。结合在细胞膜上的补体被激活,最终导致细胞溶解和死亡。经过伊红染色和甲醛溶液固定后,使用相差显微镜观察和计数死细胞。抗体结合的细胞会死亡,伊红染色为阳性,未与抗体结合的淋巴细胞,仍为活细胞,伊红染色为阴性(染料排除)(图45-11)。

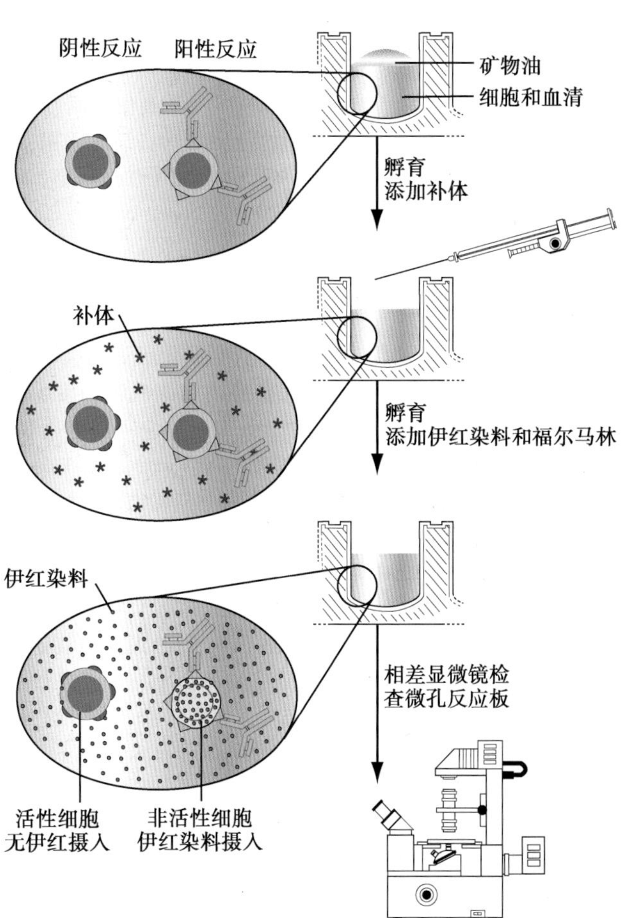

图45-11 微量淋巴细胞毒试验(染料排除法)原理。细胞和血清在微孔板中共同孵育。孔内加入矿物油,防止液体蒸发。添加补体,进行第二次孵育。洗涤细胞,加入伊红进行染色,随后用甲醛溶液固定。细胞与抗体结合后激活补体,在补体的作用下细胞死亡,伊红进入死亡的细胞中,在相差显微镜下可观察到黑色或无折光性。相反,活细胞在相差显微镜下具有折光性。微量淋巴细胞毒试验用于人白细胞(HLA)分型,HLA配型,与抗HLA抗体的检测(Reprinted with permission from Riley RS,Mahin EJ,Ross W:Clinical applications of flow cytometry, New York, 1993, Igaku-Shoin Medical Publishers)

粒细胞和单核细胞功能的实验室评价

单核细胞和粒细胞在早期炎症反应中是非常重要的,如果它们的功能出现异常,可导致细胞免疫缺陷。中性粒细胞和巨噬细胞的活动是复杂的,涉及细胞的激活,着边、穿过血管壁(渗出),向炎症刺激部位迁移(趋化性、运动)、调理作用、吞食入侵者(吞噬作用),和通过毒性氧自由基进行胞内杀伤作用(Seely et al,2003;Zarbock & Ley,2009)。在流式细胞仪出现之前,实验室很难测定这些非特异性免疫参数,相较于现有的分析方法,这些测定试验结果的判定较为主观,并且缺乏标准化的方法和质量控制。与主观分析不同,流式细胞仪分析速度快,重现性好,而且结果易于统计。此外,流式细胞仪具有多参数性能,可测定多种细胞功能,以及判定细胞的功能和其他参数之间的相互关系(O'Gorman et al,2011;Elloumi & Holland,2014)。流式细胞仪可对噬菌作用、酶活性、脱颗粒,胞内杀伤作用、降解微生物作用、胞吐作用、调理作用、氧化代谢、膜电位、吞噬体的 pH 值、钙动员、F-肌动蛋白的产生、细胞体积、细胞凋亡、受体的表达、黏附、聚集和其他参数等进行测定(van Eeden et al,1999;Elbim & Lizard,2009;Zarbock & Ley,2009;Nordenfelt,2014;Sharma et al,2014)。

中性粒细胞活化试验

中性粒细胞活化即是:当刺激物质(如趋化因子、免疫复合物、调理颗粒)与表面受体结合后,细胞内代谢和结构发生变化,引发细胞运动、脱颗粒、吞噬作用、氧化暴发和其他过程。早期对于中性粒细胞活化的研究采用 7-nitrobcnz 2-oxa-1,3-diazole-phallacidin,一种从鹅膏属蘑菇细胞中分离出的酸性毒肽荧光衍生物,当其激活中性粒细胞时,测量肌动蛋白平衡的变化情况(Belloc et al,1990;Packman & Lichtman,1990)。采用流式细胞仪检测中性粒细胞活化抗原,尤其是 CD11b、CD13、CD64,已成为研究中性粒细胞活化的标准方法,通常与其他测定中性粒细胞功能试验联合应用,如氧暴发和测定中性粒细胞分泌物的产生和释放,如中性粒细胞弹性蛋白酶、髓过氧化物酶和乳铁蛋白(Alvarez-Larran et al,2005;Grey et al,2011)。

吞噬与内吞作用的测定

吞噬功能的测定常规使用的粒子是细胞摄入后可计数,同时也可以从细胞中提取并且进行计数的物质。活的或经过高温杀死的白色念珠菌或葡萄球菌,满足第一条标准可用于吞噬作用的测定。靶细胞(如中性粒细胞和单核细胞)与酵母在新鲜血清中共同进行培养,随后进行吉姆萨染色,并计数 200 个细胞中吞噬酵母的细胞数量(Lehrer & Cline,1969;Lehrer,1970)。结果以可见吞噬作用的靶细胞百分率和中性粒细胞吞噬颗粒的数量显示。油红 O 染色、大肠埃希菌 liposamlharide 和补体 C3 也可用于吞噬功能的测定。

使用流式细胞仪测定吞噬功能,比主观的采用手工计数法更加准确(Bjerknes et al,1989)。不同的研究者使用不同标记的物质,对中性粒细胞和单核细胞的吞噬作用进行研究。标记的物质包括包被了调理素的荧光磁珠(Dunn & Tyrer,1981;Steinkamp et al,1982;Bassøe et al,1983;Bjerknes,1984;Bjerknes & Bassøe,1984;Bassøe & Bjerknes,1985;Ogle et al,1988)、荧光素标记的白色念珠菌(Busetto et al,2004)、FITC 标记的酵母多糖颗粒(Nuutila & Lilius,2005)、荧光素标记的金黄色葡萄球菌(Carvalho et al,2009)、荧光素标记的大肠埃希菌(Hirt et al,1994;Camliapuoti et al,2007;Danikas et al,2008)、表达于大肠埃希菌中的增强型绿色荧光蛋白(EGFP)Gille et al,2006;Bicker et al,2008)、二羧乙基羧基 pentaacetoxymethylesterlabeled 标记的白色念珠菌(pattanapanyasat et al,2007),和 Oregon Green(Nordenfelt,2014)。Ogle 等(1988)开发了包被有 C3b,iC3b,IgG 的绿色荧光微球,这项技术还需要牛血清白蛋白或人类的 F(ab')2。在这个实验中,中性粒细胞单独与微球孵育,或两者共同孵育时加入细胞松弛素 D 抑制吞噬。使用红色标记抗体与微球外部结合、染色,并使用流式细胞术进行检测。细胞松弛素 D 中红色/绿色的荧光比率,用于纠正未被抑制的混合物和未被吞噬的颗粒。用校正绿色荧光表示净吞噬作用。此项技术可应用于液相中 C3b、IC3b 和单克隆抗体与相应受体间的作用。

受体介导的内吞作用是细胞摄取病毒、激素、蛋白质、毒素和其他配体的常用方法。内吞作用是一个复杂的过程,包括配体的封端、内化、胞内运动和配体进入亚细胞区。Ohkuma and-Poole 等在 1978 年首先使用荧光染料研究内吞作用,他们使用荧光计和 FITC-葡聚糖,研究活细胞的溶酶体内的 pH 值。随后,研究人员使用流式细胞仪和荧光标记的配体或脂质体,来跟踪各种配体的内化,而另一些研究人员则利用 pH 值的变化来研究内化和(或)细胞内运动(Metezeau et al,1982;Finney & Sklar,1983;Truneh et al,1983;Murphy,1984a,1984b;van Deurs et al,1984;Elguindi et al,1985;Ruud et al,1989;Becker et al,1997)。Wang Yang 使用了一种不同的技术(Wang Yang et al,1988),他们采用流式细胞仪的脉冲波形技术,使用鼠 B 淋巴细胞和 BCL 1 细胞,研究罩盖和内吞作用。该实验用 FITC 标记的抗免疫球蛋白对细胞进行染色,并将样品置于温控流式细胞仪样品室中。当内化抗体进入酸性亚细胞区时,由于帽形成,导致 pH 值依赖的淬灭值骤减。Fattorossi 描述了另一种方法,利用 FITC 进行标记结合热杀死白色念珠菌(F-Ca),(已经纯化的抗体或正常人血清调理。)(Fattorossi et al,1989)中性粒细胞与已标记的易吞噬白色念珠菌共同培养,随后加入溴化乙锭。虽然溴化乙锭不能穿透完整的细胞膜,它与膜上的颗粒物质结合,通过荧光共振能量转移作用,使绿色的荧光转变为红色的荧光。由于内化颗粒保留了绿色荧光,通过等高线图分析可以对内部或表面颗粒进行区分。托雷斯使用荧光素衍生物 α 甲胎蛋白和运铁蛋白来研究内吞作用(Torres et al,1990),Fibach 研究了一种可被多种外周血细胞吸收荧光脂肪酸衍生物,[12-(1-芘基)月桂酸](Fibach et al,1988)。Kershaw 使用流式细胞仪和电子显微镜,研究细胞内吞作用和趋化因子 CCR5 在胞内的运输(Kershaw et al,2009)。

酶活性和细胞杀伤功能的测定

细胞内对微生物杀伤作用是由复杂的酶机制介导的。氧依赖的细胞杀伤机制是最重要的,同时也存在非氧依赖的机制。吞噬过程中氧化代谢的增强称为氧暴发。在这个过程中,关键步骤是激活膜结合的吡啶核苷酸依赖性氧化酶(NADPH 氧化酶),从而降低氧气生成 O_2^-(超氧阴离子)和将 NAD(P)H

氧化成为 NAD(P)$^+$。随后生成过氧化氢(H_2O_2)、羟基自由基(OH)和单线态氧。以上化合物均对细胞有毒性作用,还有 H_2O_2-卤化物-髓过氧化物酶体系也是杀死细菌的重要机制。在过氧化氢及卤素离子(I^-,CL^-)存在的情况下,过氧化物酶催化细菌细胞壁直接卤化,使细菌细胞壁氨基酸转化成醛类物质,从而破坏细菌细胞壁。

在临床实验室中硝基四氮唑蓝(NBT)还原法是对中性粒细胞氧化能力测定的常规方法。NBT 处于氧化态时为黄色染料,但当其处于还原态,为深蓝色结晶物质(图 45-12)(Urban & Jarstrand,1979)。NBT 可以偶联在乳胶颗粒或微生物上从而被中性粒细胞吞噬,或者可被经内毒素或其他方法刺激的中性粒细胞吞噬。如果溶酶体的氧化环境正常,可以使用显微镜检测蓝色颗粒,或可用分光光度法测定可提取性甲月替。大约 10% 正常的未刺激的中性粒细胞摄取 NBT,但是经过刺激的中性粒细胞,这一比例可增加至 80%。

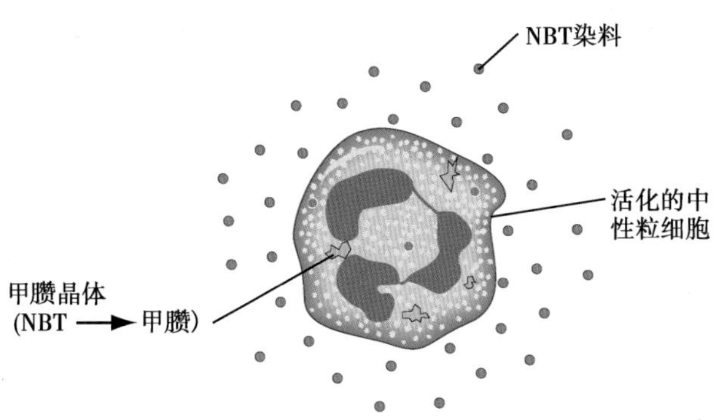

图 45-12 硝基四氮唑蓝(NBT)还原法。中性粒细胞与 NBT 共同孵育。在酶的催化下中性粒细胞中 NBT 可转化成不溶性的棕黑色沉淀,并且显微镜下可见,从而明确胞质中含沉淀物质的中性粒细胞所占的比例(Reprinted with permission from Riley RS: Basic principles of immunodiagnosis. In McClatchey KD, editor: Clinical laboratory medicine, Baltimore, 1994, Williams and Wilkins)

下面对经过流式细胞术改良的 NBT 法进行描述。中性粒细胞与 FITC 标记的 Con A 经短暂共同孵育后,细胞膜荧光着色(Fattorossi et al,1990)。随后此细胞与 NBT 和能够引发呼吸作用的物质,如:佛波醇-12-十四烷酰-13-乙酸酯,共同孵育;NBT 被还原为甲月替,后者在 520nm 产生明显荧光,并且可以使细胞表面的荧光发生淬灭,荧光淬灭的程度和呼吸暴发的强度成正比;此外,细胞大小和前向光散射成正比。

Bass 第一个阐述了不以 NBT 为基础的流式细胞仪法,在单细胞水平测定中性粒细胞的氧化代谢和氧化暴发(Bass et al,1983)。该技术使用荧光素二乙酸酯(DCFH-DA)为荧光底物,定量检测氧化暴发中 H_2O_2 的产量(Bass et al,1983)。DCFH-DA(2′、7 氯荧光素′[DCFH])是一种非极性无荧光的小分子化合物,是被细胞主动摄入,经细胞内的酯酶脱乙酰作用后成为非荧光化合物 DCFH,在 H_2O_2 和过氧化物酶的作用下,DCFH 可被氧化,发出绿色荧光(图 45-13)(Bass et al,1983)。其他可用于检测氧化暴发荧光染料还有 dihydrorhodamine 123,dihydrotetramethylrosamine,4-carboxydihydrotetramethylrosamine sumlinimidyl ester 和 hydroethidine(Smith & Weidemann,1993;Model et al,1997;Walrand et al,2003;Elbim & Lizard,2009;Chen & Junger,2012)

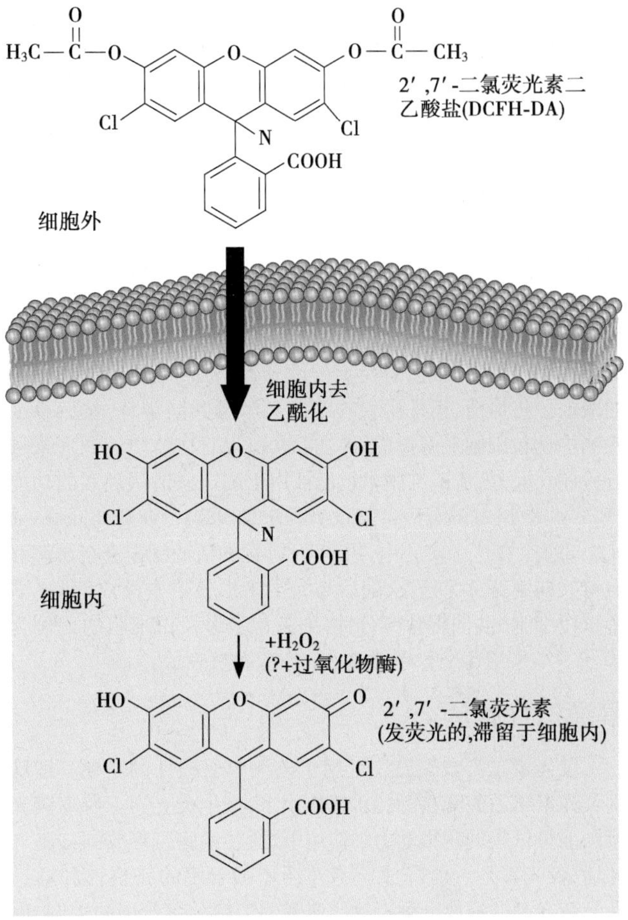

2′,7′-二氯荧光素二乙酸盐(DCFH-DA)
细胞外
细胞内去乙酰化
细胞内
$+H_2O_2$
(?+过氧化物酶)
2′,7′-二氯荧光素
(发荧光的,滞留于细胞内)

图 45-13 使用流式细胞术对多形核白细胞的氧化暴发进行分析。在这个实验中,二氯二乙酸酯(DCFH-DA)是由细胞摄取,并被去乙酰化,形成 2′,7′-dichlorofluorescein。在氧化暴发过程中,无荧光性 2′,7′-dichlorofluorescein 会转化产荧光的 dichlorofluorescein。绿色荧光的强度与细胞氧化能力成正比(Reprinted with permission from Bass DA, Parce JW, Dechatelet LR, et al: Flow cytometric studies of oxidative product formation by neutrophils: a graded response to membrane stimulation, J Immunol 130:1910-1917, 1983)

使用流式细胞仪对氧化暴发进行测定,通常与定量测定吞噬细胞代谢或抗原变化联合使用,充分利用流式细胞仪的多参数测定的功能。一些研究人员对使用流式细胞仪同时测定吞噬和细胞内杀伤功能进行了描述。在最早的一项研究中,采用活的、FITC 标记的白色念珠菌检测吞噬功能(Bjerknes & Bassøe,1984)。在固定的时间内,从细胞中提取真菌,并通过 PI 摄入测定被杀灭真菌。这种技术在后来有所改进,可同时测定吞噬功能和氧化暴发(Trinkle et al,1987;Prodan et al,1995;Lehmann et al,1998;McCloskey & Salo,2000;Carvalho et al,2009)。Lund-Johansen 对表面抗原表达、细胞吞噬功能和人类骨髓细胞增殖的检测技术作出了相关描述(Lund-Johansen et al,1990)。白细胞与溴化乙锭单氮化物标记的白色念珠菌细胞共同孵育，然后加入用 FITC 标记的单克隆抗体，发现表面抗原的表达与细胞的吞噬能力具有相关性。与标记的白色念珠菌共培养后，部分细胞可经过 PI 染色，用于细胞周期分析。Haynes 报道了一种利用吞噬液泡蛋白质的消化作用检测细胞的吞噬功能的新方法，此种方法是基于罗丹明附着于高浓度白蛋白的荧光淬灭(Haynes et al,1990)。在吞噬液泡中，白蛋白消化后释放游离的罗丹明并恢复荧光。这种方法受液泡 pH 值的影响小于荧光素法，即使在异常吞噬作用下也能测定消化率。

调理作用的检测

某些存在于异物表面的化学物质(调理素)，使细胞对微生物和其他异物的吞噬作用大大增强。一些患者由于某些免疫球蛋白和补体的缺乏，对炎症的敏感性增加，可导致调理作用的减弱。将血清、正常中性粒细胞和酵母共同孵育，然后手工检测中性粒细胞对酵母的吞噬能力，可以对血清中的调理素进行检测。此外，流式细胞术也已被用于测定血清调理素的功能(Bassøe & Bjerknes,1984;Sjursen et al,1987a,1987b;Sjursen et al,1989)。在这个实验中，用 FITC 标记的活的脑膜炎奈瑟菌和血清共同孵育 7.5 分钟，随后与人类多形核嗜中性白细胞(多形核白细胞)共同孵育 5 分钟，细菌与多形核白细胞的比例为 20∶1。结果用每个吞噬细胞中的细菌数量表示。

膜通透性检测

荧光素二乙酸酯已广泛用于监测膜通透性的变化。细胞内荧光素二乙酸酯在酶促水解作用下，产生荧光素。游离荧光素在能量依赖的一级动力学作用下，通过细胞膜释放到细胞外环境，荧光素是否能释放至胞外还依赖于膜的完整性和通透性。荧光素的释放受到毒物代谢和葡萄糖分解作用的抑制，因此被用来研究各种药物对细胞膜的影响(Prosperi et al,1985;1986)。Prosperi 提出荧光素的释放与细胞的离子梯度(膜电位)相关(Prosperi,1990)。

细胞实验室的质量控制与质量保证

在本章中，我们将指出临床医生和实验室工作人员在评估细胞反应时所使用的方法和对于结果解释中特别需要注意的问题。在细胞实验室中，质量保证和质量控制没有十分准确的定义，与化学分析物或抗体分析相比，几乎没有绝对标准。细胞实验室的作用在于能够提出解决问题的方法和对所有结果进行纵向分析，从而达到辅助诊断的目的。有人明确指出，如果想对免疫应激做出评估，需进行具有重复性的基线研究。

淋巴细胞亚群的日间变异是显而易见的，但往往被遗忘或忽略。Malone 和 colleagues(1990)指出，由于生物学的原因，CD4 绝对计数的变异性为 50%，另外的 50% 与技术问题有关。Fei 和 colleagues(1993)回顾了在临床试验中影响 CD4 的因素。此外，Fahey 和 colleagues(1990)回顾了在 HIV 中通过检测体液和细胞判断预后的价值。与其他临床试验相比，细胞试验由于缺乏标准的操作规程、方法和试剂，存在固有误差。此外，仪器校准和灵敏度没有得到很好的监测。细胞毒性 T 淋巴细胞检测特别难以标准化。回顾性的检测，如有丝分裂原增殖，各实验室之间结果存在差异性。因此，进行这些免疫试验的实验室必须有一个大型的数据库，通过数据库，可以对个体患者的结果进行解释。细胞实验室必须建立正常生物参考区间，成人正常生物参考区间不适用于儿童。儿童的正常生物参考区间很难确定，因为在一岁之内许多指标不稳定，对实验室结果的判定依赖于正常生物参考区间。实验室之间的数据比对应谨慎。

细胞免疫学实验室进行流式细胞和 DNA 分析时，必须遵守州和联邦实验室性能的使用标准方面的法规，同时需要遵守人类健康服务临床实验室改进法 1988。此外，实验室工作人员应参加能力测试，并参加继续教育研讨会，包括对参与测试的所有人员的能力进行评价。实验室中进行的所有检测都必须包括正常对照，并在可能的情况下进行试验过程的全程监控，以保证检测的有效性。标本运输过程中，应对温度、采集时间进行控制。应当提供相应标本的临床病史，以便实验室工作人员能够采取适当的方法对标本进行检测。

关于使用流式细胞仪对血液肿瘤进行免疫表型分型的专家共识建议文件已发布(Braylan et al,1997)。这个文件是由有关人员付出很多辛苦编写的，文件内容包括实验室程序、鉴定肿瘤抗体的选择、医疗报告数据的分析和解释，和标准化试剂盒与其他设备存在的问题。FDA 已经批准了该文件，此文件称为 ASR，根据 ASR 的规定，一些在研究性实验中使用的单克隆抗体，在临床检验工作中不允许使用(Analyte Specific Regulation,1997)。此规定不允许制造商告诉实验室用户如何使用他们的试剂，制造商不能指定试剂的预期用途。ASR 的规则能够使制造商在良好的生产环境下生产稳定的、品质好的试剂。所有使用这些试剂的实验室，必须进行相关临床试验和验证试验，并且必须在最后报告中发布免责声明。共识文件允许实验室以一致的方式执行其检测，检测结果符合许多实验室和机构中该指标所对应的临床意义。该文件不是标准化文件，但效力等同于其他 NCCLS 发表的标准化文件。

由于数据不容易标准化，样品的质量保证问题和可能对检测结果产生影响的各种因素的问题等，故细胞实验室面临着难于解释结果的困难。还有，未来会开发出许多针对免疫反应中细胞成分检测的新方法，这些新方法会更易于标准化。

(康熙雄 译　许斌　潘世秀 校)

推荐阅读

Ananworanich J, Shearer WT: Delayed-type hypersensitivity skin testing. In Rose NR, Hamilton RG, Detrick B, editors: Manual of clinical laboratory immunology, ed 6, Washington, DC, 2002, ASM Press, pp212-219.

这篇文章是关于皮肤试验用于评估细胞免疫功能的实用且全面的综述。

Balkwill FR, Burke F: The cytokine network, Immunol Today 10:299-304, 1989.

一篇关于细胞因子和细胞因子功能的简要综述。

Barry M, Bleackley RC: Cytotoxic T lymphocytes: All roads lead to death, Nat Rev Immunol 2:401-409, 2002.

这篇文章深入概述了细胞毒性T细胞的功能。

Baumgarth N, Roederer M: A practical approach to multicolor flow cytometry for immunophenotyping, J Immunol Methods 243:77-97, 2000.

这篇文章讲述了多色流式细胞仪，可能出现的技术问题，经常遇到的失真，以及处理它们的建议。

Beutler BA: TLRs and innate immunity, Blood 113:1399-1407, 2009.

这篇文章是一篇最新关于天然免疫和TLR的简明综述。

Bjerknes R, Bassøe C-F, Sjursen H, et al: Flow cytometry for the study of phagocyte functions, Rev Infect Dis 11:16-33, 1989.

这是一篇关于流式细胞仪评估吞噬细胞功能的全面综述。

Bryceson YT, Fauriat C, Nunes JM, et al: Functional analysis of human NK cells by flow cytometry, Methods Mol Biol 612:335-352, 2010.

这篇文章是当前深刻阐述了流式细胞仪分析NK细胞功能的综述。

Chaplin DD: Overview of the immune response, J Allergy Clin Immunol 125: S3-S23, 2010.

这篇文章是一篇最近关于免疫系统简明扼要的总结，文笔优美。

Cossarizza A, De Biasi S, Gibellini L, et al: Cytometry, immunology, and HIV infection: Three decades of strong interactions, Cytometry A 83: 680-691, 2013.

这篇综述是关于流式细胞仪在HIV感染中的研究及临床应用，强调在诊断，治疗和监测中基础发现的整合。

Elbim C, Lizard G: Flow cytometric investigation of neutrophil oxidative burst and apoptosis in physiological and pathological situations, Cytometry A 75:475-481, 2009.

一篇堪称完美的关于荧光探针和流式细胞仪用于评估中性粒细胞功能的综述，重点关注了原发性免疫缺陷病。

Ghanekar SA, Maecker HT, Maino VC: Monitoring of immune response using cytokine flow cytometry. In Detrick B, Hamilton RJ, Folds JD, editors: Manual of molecular and clinical laboratory immunology, ed 7, Washington, DC, 2006, ASM Press, pp353-360.

一篇关于流式细胞检测细胞因子的实用性综述。

Good RA: Cellular immunology in a historical perspective, Immunol Rev 185:136-158, 2002.

一篇由领域先驱撰写的关于细胞免疫历史发展的经典综述。

Herzenberg LA, Herzenberg LA: Genetics, FACS, immunology, and redox: A tale of two lives intertwined, Annu Rev Immunol 22:1-31, 2004.

一篇关于流式细胞仪发明发展的历史回顾。

Janeway CA Jr, Medzhitov R: Innate immune recognition, Annu Rev Immunol 20:197-216, 2002.

一篇以免疫学家（天然免疫系统发现者）角度撰写的关于天然免疫系统的经典综述。

Kalyuzhny AE: ELISPOT assay on membrane microplates, Methods Mol Biol 536:355-365, 2009.

一篇最近详细介绍ELISPOT的论文。

Keren DF: Surface marker assay in immunodeficiency diseases. In Keren DF, editor: Flow cytometry in clinical diagnosis, Chicago, 1989, ASCP Press, pp213-247.

一篇由领域内主要领导者撰写的关于流式细胞仪诊断免疫缺陷病的综述。

Malaguarnera L, Ferlito L, Imbesi RM, et al: Immunosenescence: A review, Arch Gerontol Geriatr 32:1-14, 2001.

这篇综述很好的总结了在免疫系统两大分支中年龄变化所致的改变。

Maluish AE, Strong DM: Lymphocyte proliferation. In Rose NR, Friedman H, Fahey JL, editors: Manual of clinical laboratory immunology, Washington, DC, 1986, American Society for Microbiology, pp274-281.

这是一篇关于实验室技术用于检测淋巴细胞增殖的完美总结。

Mandy FF: Twenty-five years of clinical flow cytometry: AIDS accelerated global instrument distribution, Cytometry A 58:55-56, 2004.

这篇综述高度关注了流式细胞仪发展过程中评估HIV感染的作用。

McCoy JP Jr: Basic principles of flow cytometry, Hematol Oncol Clin North Am 16:229-243, 2002.

一篇堪称完美的关于流式细胞仪分析的综述，重点是仪器操作和功能。

Morice WG: The immunophenotypic attributes of NK cells and NK-cell lineage lymphoproliferative disorders, Am J Clin Pathol 127:881-886, 2007.

一篇关于NK细胞和NK细胞功能的完美综述。

Nomura L, Maino VC, Maecker HT: Standardization and optimization of multiparameter intracellular cytokine staining, Cytometry A 73: 984-991, 2008.

这是最近一篇关于流式细胞仪分析细胞因子标准化的重要文章。

Ochs HD, Hagin D: Primary immunodeficiency disorders: General classification, new molecular insights, and practical approach to diagnosis and treatment, Ann Allergy Asthma Immunol 112:489-495, 2014.

这是一篇关于原发性免疫缺陷的全面综述，重点强调了新发现分子和新技术的早期诊断和临床意义。

Perfetto SP, Chattopadhyay PK, Roederer M: Seventeencolour flow cytometry: Unravelling the immune system, Nat Rev Immunol 4: 648-655, 2004.

这篇文章介绍了流式细胞仪一种强大的功能：可同时检测7种物理参数和17种荧光颜色。

Perfetto SP, Currier J, Birx DL: T-lymphocyte activation and cell signaling. In Rose NR, Hamilton RG, Detrick

这是一篇全面介绍了T细胞功能和评估的理论和实际应用的综述。

Sedgwick JD: ELISPOT assay: A personal retrospective, Methods Mol Biol 302:3-14, 2005.

一篇关于ELISPOT检测的发展记录。

Sinkovics JG, Horvath JC: Human natural killer cells: A comprehensive review, Int J Oncol 27:5-47, 2005.

一篇关于NK细胞深入全面的综述。

Stewart CC, Goolsby C, Shackney SE: Emerging technology and future developments in flow cytometry, Hematol Oncol Clin North Am 16:477-495, 2002.

一位本领域内领导者撰写的关于流式细胞仪在医学中的最新应用和未来作用的综述。

Tebo AE, Detrick B, Hamilton RG, et al: Clinical laboratory immunology: An indispensable player in laboratory medicine, Am J Clin Pathol 142: 437-444, 2014.

一篇关于医学教育中临床免疫检验学日益增加的重要性的综述。

Virgo PF, Gibbs GJ: Flow cytometry in clinical pathology, Ann Clin Biochem 49:17-28, 2012.

一篇关于流式细胞仪在临床血液学和临床免疫学中原理，技术和应用的全面综述。

Woo J, Baumann A, Arguello V: Recent advancements of flow cytometry: New applications in hematology and oncology, Expert Rev Mol Diagn 14: 67-81, 2014.

一篇关于流式细胞仪在临床血液学和临床免疫学中应用的全面综述，主要侧重新发现和新技术。

参考文献

Abrams B, Diwu Z, Guryev O, et al: New violet-excitable reagents for multicolor flow applications, *Cytometry A* 83:752–762, 2013.

Achkar JM, Lawn SD, Moosa MY, et al: Adjunctive tests for diagnosis of tuberculosis: Serology, ELISPOT for site-specific lymphocytes, urinary lipoarabinomannan, string test, and fine needle aspiration, *J Infect Dis* 204(Suppl 4):S1130–S1141, 2011.

Afacan NJ, Fjell CD, Hancock RE: A systems biology approach to nutritional immunology—Focus on innate immunity, *Mol Aspects Med* 33:14–25, 2012.

Ahlborg N, Axelsson B: Dual- and triple-color fluorospot, *Methods Mol Biol* 792:77–85, 2012.

Alarcon B, Gil D, Delgado P, et al: Initiation of TCR signaling: Regulation within CD3 dimers, *Immunol Rev* 191:38–46, 2003.

Alheim M: Flow cytometry-based cytotoxicity and antibody binding assay, *Curr Protoc Cytom* 66:Unit 6 34, 2013.

Alvarez-Larran A, Toll T, Rives S, et al: Assessment of neutrophil activation in whole blood by flow cytometry, *Clin Lab Haematol* 27:41–46, 2005.

Alvarez-Rodriguez L, Lopez-Hoyos M, Munoz-Cacho P, et al: Aging is associated with circulating cytokine dysregulation, *Cell Immunol* 273:124–132, 2012.

Amati L, Cirimele D, Pugliese V, et al: Nutrition and immunity: Laboratory and clinical aspects, *Curr Pharm Des* 9:1924–1931, 2003.

Analyte Specific Regulation MD.: Classification/reclassification; restricted devices; analyste specific reagents, *Fed Reg* 62243–62260, 1997.

Angulo R, Fulcher DA: Measurement of Candida-specific blastogenesis: comparison of carboxyfluorescein succinimidyl ester labelling of T cells, thymidine incorporation, and CD69 expression, *Cytometry* 34: 143–151, 1998.

Aoki Y, Tosato G: Neoplastic conditions in the context of HIV-1 infection, *Curr HIV Res* 2:343–349, 2004.

Arvilommi H: ELISPOT for detecting antibody-secreting cells in response to infections and vaccination, *APMIS* 104:401–410, 1996.

ASCO.: Clinical practice guidelines for the use of tumor markers in breast and colorectal cancer. Adopted May 17, 1996, by American Society of Clinical Oncology, *J Clin Oncol* 14:2843–2877, 1996.

Augustine JJ, Hricik DE: T cell immune monitoring by the ELISPOT assay for interferon gamma, *Clin Chim Acta* 413:1359–1363, 2012.

Austin Suthanthiraraj PP, Graves SW: Fluidics, *Curr Protoc Cytom* 1:Unit 1.2, 2013.

Azuma M, Ito D, Yagita H, et al: B70 antigen is a second ligand for CTLA-4 and CD28, *Nature* 366:76–79, 1993.

Bach F, Segall M: Pooled stimulating cells as a “standard stimulator” in mixed lymphocyte culture, *Transplantation* 22:117–135, 1974.

Bagwell CB: Theoretical aspects of flow cytometry data analysis. In Bauer D, Duque RE, Shankey TV, editors: *Clinical flow cytometry: Principles and applications*, Baltimore, 1993, Williams & Wilkins, pp 41–61.

Bagwell CB: DNA histogram analysis for node-negative breast cancer, *Cytometry A* 58:76–78, 2004.

Barber L, Prince HM, Rossi R, et al: Fluoro-Gold: An alternative viability stain for multicolor flow cytometric analysis, *Cytometry* 36:349–354, 1999.

Baskar S, Ostrand-Rosenberg S, Nabavi N, et al: Constitutive expression of B7 restores immunogenicity of tumor cells expressing truncated major histocompatibility complex class II molecules, *Proc Natl Acad Sci U S A* 90:5687–5690, 1993.

Bass DA, Parce JW, Dechatelet LR, et al: Flow cytometric studies of oxidative product formation by neutrophils: A graded response to membrane stimulation, *J Immunol* 130:1910–1917, 1983.

Bassøe C-F, Bjerknes R: Phagocytosis by human leukocytes, phagosomal pH, and degradation of seven species of bacteria measured by flow cytometry, *J Med Microbiol* 19:115–125, 1985.

Bassøe C-F, Laerum OD, Glette J, et al: Simultaneous measurement of phagocytosis and phagosomal pH by flow cytometry: Role of polymorphonuclear neutrophilic leukocyte granules in phagosome acidification, *Cytometry* 4:254–262, 1983.

Bassøe CF, Bjerknes R: The effect of serum opsonins on the phagocytosis of Staphylococcus aureus and zymosan particles, measured by flow cytometry, *Acta Pathol Microbiol Immunol Scand [C]* 92:51–58, 1984.

Bastian J, Law S, Vogler L, et al: Prediction of persistent immunodeficiency in the DiGeorge anomaly, *J Pediatr* 115:391–396, 1989.

Bauer KD, Jacobberger JW: Analysis of intracellular proteins, *Methods Cell Biol* 41:351–376, 1994.

Becker D, Kuhn U, Lempertz U, et al: Flow-cytometric screening for the modulation of receptor-mediated endocytosis in human dendritic cells: Implications for the development of an in vitro technique for predictive testing of contact sensitizers, *J Immunol Methods* 203:171–180, 1997.

Begum J, Day W, Henderson C, et al: A method for evaluating the use of fluorescent dyes to track proliferation in cell lines by dye dilution, *Cytometry A* 83:1085–1095, 2013.

Belloc F, Vincendeau P, Freyburger G, et al: Flow cytometric study of the activation of polymorphonuclear cells, *J Leukoc Biol* 48:353–358, 1990.

Berglund DL, Taffs RE, Robertson NP: A rapid analytical technique for flow cytometric analysis of cell viability using calcofluor white M2R, *Cytometry* 8:421–426, 1987.

Bicker H, Hoflich C, Wolk K, et al: A simple assay to measure phagocytosis of live bacteria, *Clin Chem* 54:911–915, 2008.

Bjerknes R: Flow cytometric assay for combined measurement of phagocytosis and intracellular killing of *Candida albicans*, *J Immunol Methods* 72:229–241, 1984.

Bjerknes R, Bassøe C-F: Phagocyte C3-mediated attachment and internalization: Flow cytometric studies using a fluorescent quenching technique, *Blut* 49:315–323, 1984.

Black MM, Zachrau RE, Hankey BF, et al: Skin window reactivity to autologous breast cancer. An index of prognostically significant cell-mediated immunity, *Cancer* 62:72–83, 1988.

Bocchieri MH, Talle MA, Maltese LM, et al: Whole blood culture for measuring mitogen induced T cell proliferation provides superior correlations with disease state and T cell phenotype in asymptomatic HIV-infected subjects, *J Immunol Methods* 181:233–243, 1995.

Boddulluru LN, Kasala ER, Madhana RM, et al: Natural killer cells: The journey from puzzles in biology to treatment of cancer, *Cancer Lett* 357:454–467, 2015.

Bogh LD, Duling TA: Flow cytometry instrumentation in research and clinical laboratories, *Clin Lab Sci* 6:167–173, 1993.

Bonavida B: NK cell phenotypic and functional heterogeneities and molecular mechanisms of cytotoxicity, *Crit Rev Oncog* 19:21–45, 2014.

Bonilla FA, Oettgen HC: Normal ranges for lymphocyte subsets in children, *J Pediatr* 130:347–349, 1997.

Bontadini A, Conte R, Dinota A, et al: Mixed lymphocyte reactions evaluated by means of bromodeoxyuridine incorporation, *Haematologica* 75:7–11, 1990.

Booth C, Gaspar HB, Thrasher AJ: Gene therapy for primary immunodeficiency, *Curr Opin Pediatr* 23:659–666, 2011.

Borowitz MJ: Acute lymphoblastic leukemia. In Knowles DM, editor: *Neoplastic hematopathology*, Baltimore, 1992, Williams & Wilkins, pp 1295–1314.

Borut TC, Ank BJ, Gard SE, et al: Tetanus toxoid skin test in children: correlation with in vitro lymphocyte stimulation and monocyte chemotaxis, *J Pediatr* 97:567–573, 1980.

Braylan RC, Atwater SK, Diamond L, et al: U.S.-Canadian Consensus recommendations on the immunophenotypic analysis of hematologic neoplasia by flow cytometry: data reporting, *Cytometry* 30:245–248, 1997.

Bretscher P: The two-signal model of lymphocyte activation twenty-one years later, *Immunol Today* 13:74–76, 1992.

Bretscher P: Living with the ups and downs of the two signal model, *Immunol Cell Biol* 82:141–148, 2004.

Buckley RH: Molecular defects in human severe combined immunodeficiency and approaches to immune reconstitution, *Annu Rev Immunol* 22:625–655, 2004.

Busetto S, Trevisan E, Patriarca P, et al: A single-step, sensitive flow cytofluorometric assay for the simultaneous assessment of membrane-bound and ingested Candida albicans in phagocytosing neutrophils, *Cytometry A* 58:201–206, 2004.

Cacciapuoti C, Terrazzano G, Barone L, et al: Glycosyl-phosphatidyl-inositol-defective granulocytes from paroxysmal nocturnal haemoglobinuria patients show increased bacterial ingestion but reduced respiratory burst induction, *Am J Hematol* 82:98–107, 2007.

Calvelli T, Denny TN, Paxton H, et al: Guideline for flow cytometric immunophenotyping: a report from the National Institute of Allergy and Infectious Diseases, Division of AIDS, *Cytometry* 14:702–715, 1993.

Carothers AD: Counting, measuring, and mapping in FISH-labelled cells: sample size considerations and implications for automation, *Cytometry* 16:298–304, 1994.

Carvalho RP, Mesquita JS, Bonomo A, et al: Relationship of neutrophil phagocytosis and oxidative burst with the subgingival microbiota of generalized aggressive periodontitis, *Oral Microbiol Immunol* 24:124–132, 2009.

Cassimos DC, Liatsis M, Stogiannidou A, et al: Children with frequent infections: A proposal for a stepwise assessment and investigation of the immune system, *Pediatr Allergy Immunol* 21:463–473, 2009.

Centers for Disease Control: Guidelines for the performance of CD4+ T cell determinations in persons with human immunodeficiency virus infection, *MMWR Morb Mortal Wkly Rep* 41:1–17, 1992.

Chakraborty AK, Weiss A: Insights into the initiation of TCR signaling, *Nat Immunol* 15:798–807, 2014.

Chapman GV: Instrumentation for flow cytometry, *J Immunol Methods* 243:3–12, 2000.

Chatelain R, Varkila K, Coffman RL: IL-4 induces a Th2 response in Leishmania major-infected mice, *J Immunol* 148:1182–1187, 1992.

Chen L, Ashe S, Brady WA, et al: Costimulation of antitumor immunity by the B7 counterreceptor for the T lymphocyte molecules CD28 and CTLA-4, *Cell* 71:1093–1102, 1992.

Chen Y, Junger WG: Measurement of oxidative burst in neutrophils, *Methods Mol Biol* 844:115–124, 2012.

Cheroutre H: Starting at the beginning: new perspectives on the biology of mucosal T cells, *Annu Rev Immunol* 22:217–246, 2004.

Christensen R, Owens DM, Thomsen A, et al: Zinc fixation for flow cytometry analysis of intracellular and surface epitopes, DNA content, and cell proliferation, *Curr Protoc Cytom* 7:Unit 7.40, 2011.

Clerici M, Shearer GM: A TH1→TH2 switch is a critical step in the etiology of HIV infection, *Immunol Today* 14:107–111, 1993.

Clerici M, Shearer GM: The Th1-Th2 hypothesis of HIV infection: New insights, *Immunol Today* 15:575–581, 1994.

Clevenger CV, Shankey TV: Cytochemistry II: Immunofluorescence measurement of intracellular antigens. In Bauer KD, Duquer RE, Shankey TV, editors: *Clinical flow cytometry: Principles and applications*, Baltimore, 1993, Williams & Wilkins, pp 157–175.

Conley ME: Molecular basis of immunodeficiency, *Immunol Rev* 203:5–9, 2005.

Coon JS, Deitch AD, de Vere White RW, et al: Interinstitutional variability in DNA flow cytometric analysis of tumors. The National Cancer Institute's Flow Cytometry Network Experience, *Cancer* 61:126–130, 1988.

Coon JS, Paxton H, Lucy L, et al: Interlaboratory variation in DNA flow cytometry. Results of the College of American Pathologists' Survey, *Arch Pathol Lab Med* 118:681–685, 1994.

Cooper MA, Colonna M, Yokoyama WM: Hidden talents of natural killers: NK cells in innate and adaptive immunity, *EMBO Rep* 10:1103–1110, 2009.

Corver WE, ter Haar NT: High-resolution multiparameter DNA flow cytometry for the detection and sorting of tumor and stromal subpopulations from paraffin-embedded tissues, *Curr Protoc Cytom* 7:Unit 7.37, 2011.

Cossarizza A, Radbruch A: Cytometry for immunology: A stable and happy marriage, *Cytometry A* 83:673–675, 2013.

Cost KM, Fineman D, Steger S: A flow cytometry-based screening assay for lymphocyte proliferation, *Clin Immunol Newslett* 13:82–85, 1993.

Cram LS, Gomez ER, Thoen CO, et al: Flow microfluorometric quantitation of the blastogenic response of lymphocytes, *J Histochem Cytochem* 24:383–387, 1976.

Crome SQ, Lang PA, Lang KS, et al: Natural killer cells regulate diverse T cell responses, *Trends Immunol* 34:342–349, 2013.

Cunningham-Rundles C, Cunningham-Rundles S, Iwata T, et al: Zinc deficiency, depressed thymic

hormones, and T lymphocyte dysfunction in patients with hypogammaglobulinemia, *Clin Immunol Immunopathol* 21:387–396, 1981.
Cunningham-Rundles C, Siegal FP, Cunningham-Rundles S, et al: Incidence of cancer in 98 patients with common varied immunodeficiency, *J Clin Immunol* 7:294–299, 1987.
Cunningham-Rundles S: Issues in assessment of human immune function. In *Military Strategies for Sustainment of Nutrition and Immune Function in the Field*, 1999, Institute of Medicine National Academy Press, pp 235–248.
Cunningham-Rundles S, Cervia JS: Malnutrition and host defense. In Walker WA, Watkins JB, editors: *Pediatrics: Basic science and clinical application*, ed 2, New York, 1996, Marcel Dekker, pp 295–307.
Cunningham-Rundles S, Harbison M, Guirguis S, et al: New perspectives on use of thymic factors in immune deficiency, *Ann N Y Acad Sci* 730:71–83, 1994.
Cunningham-Rundles S, Lin DH: Nutrition and the immune system of the gut, *Nutrition* 14:573–579, 1998.
Cunningham-Rundles S: Nessin M. Bacterial infections in the immunologically compromised host. In Nataro JP, Blaser MJ, Cunningham-Rundles S, editors: *Persistent bacterial infections*, Washington, DC, 2000, American Society for Microbiology Press, pp 145–164.
Cunningham-Rundles S, Yeger-Arbitman R, Nachman SA, et al: New variant of MHC class II deficiency with interleukin-2 abnormality, *Clin Immunol Immunopathol* 56:116–123, 1990.
Czerkinsky CC, Nilsson LA, Nygren H, et al: A solid-phase enzyme-linked immunospot (ELISPOT) assay for enumeration of specific antibody-secreting cells, *J Immunol Methods* 65:109–121, 1983.
Danikas DD, Karakantza M, Theodorou GL, et al: Prognostic value of phagocytic activity of neutrophils and monocytes in sepsis. Correlation to CD64 and CD14 antigen expression, *Clin Exp Immunol* 154:87–97, 2008.
Darzynkiewicz Z: Cytometry of the cell cycle: In search for perfect methodology for DNA content analysis in tissue specimens, *Cell Cycle* 9:3395–3396, 2010.
Dean PN, Hoffman RA: Overview of flow cytometry instrumentation, *Curr Protoc Cytom* 1:Unit 1.1, 2007.
Denny T, Yogev R, Gelman R, et al: Lymphocyte subsets in healthy children during the first 5 years of life, *JAMA* 267:1484–1488, 1992.
Deodhar SD: Basics in practical applications and standardization of techniques of cellular immunology, *Lab Res Methods Biol Med* 8:71–78, 1983.
DiGeorge AM: Congenital absence of the thymus and its immunologic consequences: Concurrence with congenital hypothyroidism. In D B, editor: *Birth defects immunologic deficiency disease in man*, White Plains, NY, 1974, The National Foundation-March of Dimes, p 116.
Dooley J, Liston A: Molecular control over thymic involution: from cytokines and microRNA to aging and adipose tissue, *Eur J Immunol* 42:1073–1079, 2012.
Dunn PA, Tyrer HW: Quantitation of neutrophil phagocytosis, using fluorescent latex beads. Correlation of microscopy and flow cytometry, *J Lab Clin Med* 98:374–381, 1981.
Dupont B, Hansen JA, Yunis EJ: Human mixed lymphocyte culture reactions: Genetics, specificity, and biological implications, *Adv Immunol* 23:107–202, 1976.
Duquesnoy RJ, Marrari M: Multilaboratory evaluation of serum analysis for HLA antibody and crossmatch reactivity by lymphocytotoxicity methods, *Arch Pathol Lab Med* 127:149–156, 2003.
El-Agroudy AE, Ismail AM, El-Chenawy FA, et al: Pre-transplant mixed lymphocyte culture still has an impact on graft survival, *Am J Nephrol* 24:296–300, 2004.
Elder ME: ZAP-70 and defects of T cell receptor signaling, *Semin Hematol* 35:310–320, 1998.
Elguindi I, Redziniak G, Metezeau P, et al: Modulation of membrane receptor endocytosis by chemical effectors of membrane fluidity, *Biol Cell* 54:199–205, 1985.
Elloumi HZ, Holland SM: Diagnostic assays for chronic granulomatous disease and other neutrophil disorders, *Methods Mol Biol* 1124:517–535, 2014.
Engel P: New CD molecules, 2015. Accessed at www.hcdm.org/index.php?option=com_content&view=article&id=32&Itemid=218.
Engels EA, Biggar RJ, Hall HI, et al: Cancer risk in people infected with human immunodeficiency virus in the United States, *Int J Cancer* 123:187–194, 2008.
Fahey JL, Taylor JM, Detels R, et al: The prognostic value of cellular and serologic markers in infection with human immunodeficiency virus type 1, *N Engl J Med* 322:166–172, 1990.
Fattorossi A, Nisini R, Le Moli S, et al: Flow cytometric evaluation of nitro blue tetrazolium (NBT) reduction in human polymorphonuclear leukocytes, *Cytometry* 11:907–912, 1990.
Fattorossi A, Nisini R, Pizzolo JG, et al: New, simple flow cytometry technique to discriminate between internalized and membrane-bound particles in phagocytosis, *Cytometry* 10:320–325, 1989.
Fei DT, Paxton H, Chen AB: Difficulties in precise quantitation of CD4+ T lymphocytes for clinical trials: a review, *Biologicals* 21:221–231, 1993.
Fibach E, Giloh H, Rachmilewitz EA, et al: Flow cytofluorometric analysis of the uptake of the fluorescent fatty acid pyrene-dodecanoic acid by human peripheral blood cells, *Cytometry* 9:525–528, 1988.
Fidler SJ: Crossmatching by complement-dependent lymphocytotoxicity, *Methods Mol Biol* 882:359–377, 2012.
Finney DA, Sklar LA: Ligand/receptor internalization: A kinetic, flow cytometric analysis of the internalization of N-formyl peptides by human neutrophils, *Cytometry* 4:54–60, 1983.
Fischer A, Le Deist F, Hacein-Bey-Abina S, et al: Severe combined immunodeficiency: A model disease for molecular immunology and therapy, *Immunol Rev* 203:98–109, 2005.
Foletta VC, Segal DH, Cohen DR: Transcriptional regulation in the immune system: All roads lead to AP-1, *J Leukoc Biol* 63:139–152, 1998.
Freer G: Intracellular staining and detection of cytokines by fluorescence-activated flow cytometry, *Methods Mol Biol* 1172:221–234, 2014.
Freer G, Rindi L: Intracellular cytokine detection by fluorescence-activated flow cytometry: Basic principles and recent advances, *Methods* 61:30–38, 2013.
Friberg DD, Bryant JL, Whiteside TL: Measurements of natural killer (NK) activity and NK-cell quantification, *Methods* 9:316–326, 1996.
Fulop T, Le Page A, Fortin C, et al: Cellular signaling in the aging immune system, *Curr Opin Immunol* 29:105–111, 2014.
Gazagne A, Malkusch W, Vingert B, et al: Fluorospot assay: methodological analysis, *Methods Mol Biol* 302:289–296, 2005.
Gelfand EW: Abnormalities of signal transduction and T cell immunodeficiency. In Gupta S, Griscelli C, editors: *New concepts in immunodeficiency disease*, New York, 1993, John Wiley & Sons, pp 231–248.
Gil L, Alonso R, Lopez C, et al: A CFSE-based assay of proliferative response of lymphocytes to stimulation with dengue viruses, *Acta Virol* 53:147–152, 2009.
Gille C, Spring B, Tewes L, et al: A new method to quantify phagocytosis and intracellular degradation using green fluorescent protein-labeled Escherichia coli: Comparison of cord blood macrophages and peripheral blood macrophages of healthy adults, *Cytometry A* 69:152–154, 2006.
Giorgi JV, Detels R: T cell subset alterations in HIV-infected homosexual men: NIAID Multicenter AIDS cohort study, *Clin Immunol Immunopathol* 52:10–18, 1989.
Givan AL: Flow cytometry: An introduction, *Methods Mol Biol* 263:1–32, 2004.
Goodman HS: A general method for the quantitation of immune cyotysis, *Nature* 190:269–270, 1961.
Greve B, Weidner J, Cassens U, et al: A new affordable flow cytometry based method to measure HIV-1 viral load, *Cytometry A* 75:199–206, 2009.
Grey D, Sack U, Scholz M, et al: Increased CD64 expression on polymorphonuclear neutrophils indicates infectious complications following solid organ transplantation, *Cytometry A* 79:446–460, 2011.
Grivennikov SI, Greten FR, Karin M: Immunity, inflammation, and cancer, *Cell* 140:883–899, 2010.
Gui J, Mustachio LM, Su DM, et al: Thymus size and age-related thymic involution: Early programming, sexual dimorphism, progenitors and stroma, *Aging Dis* 3:280–290, 2012.
Haase H, Ober-Blobaum JL, Engelhardt G, et al: Zinc signals are essential for lipopolysaccharide-induced signal transduction in monocytes, *J Immunol* 181:6491–6502, 2008.
Hakim FT, Flomerfelt FA, Boyiadzis M, et al: Aging, immunity and cancer, *Curr Opin Immunol* 16:151–156, 2004.
Hamerman JA, Ogasawara K, Lanier LL: NK cells in innate immunity, *Curr Opin Immunol* 17:29–35, 2005.
Harding CV, Neefjes J: Antigen processing and recognition, *Curr Opin Immunol* 17:55–57, 2005.
Haynes AP, Fletcher J, Garnett M, et al: A novel flow cytometric method for measuring protein digestion within the phagocytic vacuole of polymorphonuclear neutrophils, *J Immunol Methods* 135:155–161, 1990.
Haynes BF, Sempowski GD, Wells AF, et al: The human thymus during aging, *Immunol Res* 22:253–261, 2000.
Hedley DW, Friedlander ML, Taylor IW, et al: Method for analysis of cellular DNA content of paraffin-embedded pathological material using flow cytometry, *J Histochem Cytochem* 31:1333–1335, 1983.
Heimdal JH, Aarstad HJ, Klementsen B, et al: Peripheral blood mononuclear cell (PBMC) responsiveness in patients with head and neck cancer in relation to tumour stage and prognosis, *Acta Otolaryngol* 119:281–284, 1999.
Hirano T, Murakami M, Fukada T, et al: Roles of zinc and zinc signaling in immunity: Zinc as an intracellular signaling molecule, *Adv Immunol* 97:149–176, 2008.
Hirt W, Nebe T, Birr C: Phagotest and Bursttest (Phagoburst): Test kits for study of phagocyte functions, *Wien Klin Wochenschr* 106:250–252, 1994.
Homburger HA, Rosenstock W, Paxton H, et al: Assessment of interlaboratory variability of immunophenotyping. Results of the College of American Pathologists Flow Cytometry Survey, *Ann N Y Acad Sci* 677:43–49, 1993.
Huebner RE, Schein MF, Bass JB Jr: The tuberculin skin test, *Clin Infect Dis* 17:968–975, 1993.
Inoges S, Merino J, Bandres E, et al: Cytokine flow cytometry differentiates the clinical status of multiple sclerosis (MS) patients, *Clin Exp Immunol* 115:521–525, 1999.
Irving BA, Weiss A: The cytoplasmic domain of the T cell receptor zeta chain is sufficient to couple to receptor-associated signal transduction pathways, *Cell* 64:891–901, 1991.
Isakson PC, Pure E, Vitetta ES, et al: T cell-derived B cell differentiation factor(s). Effect on the isotype switch of murine B cells, *J Exp Med* 155:734–748, 1982.
Iwasaki A, Medzhitov R: Regulation of adaptive immunity by the innate immune system, *Science* 327:291–295, 2010.
Janetzki S, Rueger M, Dillenbeck T: Stepping up ELISpot: Multi-level analysis in FluoroSpot assays, *Cells* 3:1102–1115, 2014.
Janeway CA Jr, Bottomly K: Signals and signs for lymphocyte responses, *Cell* 76:275–285, 1994.
Janeway CA Jr, Travers P, Walport M, et al: *Immunobiology*, ed 6, New York, 2004, Garland Publishing.
Jaye DL, Bray RA, Gebel HM, et al: Translational applications of flow cytometry in clinical practice, *J Immunol* 188:4715–4719, 2012.
Jensen UB, Owens DM, Pedersen S, et al: Zinc fixation preserves flow cytometry scatter and fluorescence parameters and allows simultaneous analysis of DNA content and synthesis, and intracellular and surface epitopes, *Cytometry A* 77:798–804, 2010.
Jones B, Janeway CA Jr: Cooperative interaction of B lymphocytes with antigen-specific helper T lymphocytes is MHC restricted, *Nature* 292:547–549, 1981.
Kagan J, Gelman R, Waxdal M, et al: NIAID Division of AIDS flow cytometry quality assessment program, *Ann N Y Acad Sci* 677:50–52, 1993.
Kalyuzhny AE: Chemistry and biology of the ELISPOT assay, *Methods Mol Biol* 302:15–31, 2005.
Kanda H, Matsuura T, Akiyama T, et al: A flow-cytometric DNA analysis in mixed lymphocyte reaction, *Transplant Proc* 17:2157–2158, 1985.
Katz P, Fauci AS: Immunosuppressives and immunoadjuvants. In Samter M, Talmage DW, Frank MM, editors: *Immunological diseases*, ed 4, Boston, 1993, Little, Brown & Co., pp 675–698.
Kawai T, Akira S: The role of pattern-recognition receptors in innate immunity: Update on Toll-like receptors, *Nat Immunol* 11:373–384, 2010.
Kershaw T, Wavre-Shapton ST, Signoret N, et al: Analysis of chemokine receptor endocytosis and intracellular trafficking, *Methods Enzymol* 460:357–377, 2009.
Keusch GT: The history of nutrition: Malnutrition, infection, and immunity, *J Nutr* 133:336S–340S, 2003.
Kim GG, Donnenberg VS, Donnenberg AD, et al: A novel multiparametric flow cytometry-based cytotoxicity assay simultaneously immunophenotypes effector cells: Comparisons to a 4 h 51Cr-release assay, *J Immunol Methods* 325:51–66, 2007.
Koyalta D, Jenabian MA, Nadjiouroum N, et al: Single-platform, volumetric, CD45-assisted pan-leucogating flow cytometry for CD4 T lymphocytes monitoring

of HIV infection according to the WHO recommendations for resource-constrained settings, *BMC Res Notes* 6:169, 2013.

Kraan J, Gratama JW, Keeney M, et al: Setting up and calibration of a flow cytometer for multicolor immunophenotyping, *J Biol Regul Homeost Agents* 17:223–233, 2003.

Krueger SA, Wilson GD: Flow cytometric DNA analysis of human cancers and cell lines, *Methods Mol Biol* 731:359–370, 2011.

Kumar H, Kawai T, Akira S: Toll-like receptors and innate immunity, *Biochem Biophys Res Commun* 388:621–625, 2009.

Landay AL, Jessop C, Lennette ET, et al: Chronic fatigue syndrome: Clinical condition associated with immune activation, *Lancet* 338:707–712, 1991.

Lanier LL: Of snowflakes and natural killer cell subsets, *Nat Biotechnol* 32:140–142, 2014.

Lavergne JA, del Llano AM: Assessment of cellular activation by flow cytometric methods, *Pathobiology* 58:107–117, 1990.

LeBien TW, Tedder TF: B lymphocytes: How they develop and function, *Blood* 112:1570–1580, 2008.

Lee SB, Cha J, Kim IK, et al: A high-throughput assay of NK cell activity in whole blood and its clinical application, *Biochem Biophys Res Commun* 445:584–590, 2014.

LeGuern C: Regulation of T cell functions by MHC class II self-presentation, *Trends Immunol* 24:633–638, 2003.

Lehmann AK, Halstensen A, Bassøe CF: Flow cytometric quantitation of human opsonin-dependent phagocytosis and oxidative burst responses to meningococcal antigens, *Cytometry* 33:406–413, 1998.

Lehmann PV, Zhang W: Unique strengths of ELISPOT for T cell diagnostics, *Methods Mol Biol* 792:3–23, 2012.

Lehrer RI: Measurement of candidacidal activity of specific leukocyte types in mixed cell populations. I. Normal, myeloperoxidase-deficient, and chronic granulomatous disease neutrophils, *Infect Immunol* 1970:42–47, 1970.

Lehrer RI, Cline MJ: Interaction of Candida albicans with human leukocytes and serum, *J Bacteriol* 98:996–1004, 1969.

Levin AC, Massey RJ, Deinhardt F: Spontaneous human mononuclear cell cytotoxicity to cultured tumor cells: Reproducibility of serial measurements with the use of a chromium-51-release microcytotoxicity assay, *J Natl Cancer Inst* 60:1283–1294, 1978.

Lewis DE: Cytochemistry I: Cell surface immunofluorescence. In Bauer KD, Duque RE, Shankey TV, editors: *Clinical flow cytometry: Principles and applications*, Baltimore, 1993, Williams & Wilkins, pp 143–156.

Lieberman J: The ABCs of granule-mediated cytotoxicity: New weapons in the arsenal, *Nat Rev Immunol* 3:361–370, 2003.

Linsley PS, Brady W, Grosmaire L, et al: Binding of the B cell activation antigen B7 to CD28 costimulates T cell proliferation and interleukin 2 mRNA accumulation, *J Exp Med* 173:721–730, 1991.

Linsley PS, Brady W, Urnes M, et al: CTLA-4 is a second receptor for the B cell activation antigen B7, *J Exp Med* 174:561–569, 1991.

Lissoni P, Brivio F, Viviani S, et al: Which immunological parameters are clinically essential to monitor IL-2 cancer immunotherapy?, *J Biol Regul Homeost Agents* 13:110–114, 1999.

Liu L, Packard BZ, Brown MJ, et al: Assessment of lymphocyte-mediated cytotoxicity using flow cytometry, *Methods Mol Biol* 263:125–140, 2004.

Liu Y, Jones B, Aruffo A, et al: Heat-stable antigen is a costimulatory molecule for CD4 T cell growth, *J Exp Med* 175:437–445, 1992.

Livingston PO, Cunningham-Rundles S, Marfleet G, et al: Inhibition of suppressor-cell activity by cyclophosphamide in patients with malignant melanoma, *J Biol Response Mod* 6:392–403, 1987.

Lizard G: Diagnosing HIV infection using flow cytometry: From antigenic analyses to a specifically dedicated bead-based assay to measure viral load, *Cytometry A* 75:172–174, 2009.

Lloyd A, Hickie I, Hickie C, et al: Cell-mediated immunity in patients with chronic fatigue syndrome, healthy control subjects and patients with major depression, *Clin Exp Immunol* 87:76–79, 1992.

Loken MR, Brosnan JM, Bach BA, et al: Establishing optimal lymphocyte gates for immunophenotyping by flow cytometry, *Cytometry* 11:453–459, 1990.

Loken MR, Parks DR, Herzenberg LA: Two-color immunofluorescence using a fluorescence-activated cell sorter, *J Histochem Cytochem* 25:899–907, 1977.

Loken MR, Sweet RG, Herzenberg LA: Cell discrimination by multiangle light scattering, *J Histochem Cytochem* 24:284–291, 1976.

Loose D, Van de Wiele C: The immune system and cancer, *Cancer Biother Radiopharm* 24:369–376, 2009.

Lund-Johansen F, Bjerknes R, Laerum OD: Flow cytometric assay for the measurement of human bone marrow phenotype, function and cell cycle, *Cytometry* 11:610–616, 1990.

Maas JJ, Roos MT, Keet IP, et al: In vivo delayed-type hypersensitivity skin test anergy in human immunodeficiency virus type 1 infection is associated with T cell nonresponsiveness in vitro, *J Infect Dis* 178:1024–1029, 1998.

Mach WJ, Thimmesch AR, Orr JA, et al: Flow cytometry and laser scanning cytometry—A comparison of techniques, *J Clin Monit Comput* 24:251–259, 2010.

Madrenas J, Wange RL, Wang JL, et al: Zeta phosphorylation without ZAP-70 activation induced by TCR antagonists or partial agonists, *Science* 267:515–518, 1995.

Maijo M, Clements SJ, Ivory K, et al: Nutrition, diet and immunosenescence, *Mech Ageing Dev* 136-137:116–128, 2014.

Malissen B: An evolutionary and structural perspective on T cell antigen receptor function, *Immunol Rev* 191:7–27, 2003.

Malone JL, Simms TE, Gray GC, et al: Sources of variability in repeated T-helper lymphocyte counts from human immunodeficiency virus type 1-infected patients: Total lymphocyte count fluctuations and diurnal cycle are important, *J Acquir Immune Defic Syndr* 3:144–151, 1990.

Mandy FF, Bergeron M, Recktenwald D, et al: A simultaneous three-color T cell subsets analysis with single laser flow cytometers using T cell gating protocol. Comparison with conventional two-color immunophenotyping method, *J Immunol Methods* 156:151–162, 1992.

Marin L, Minguela A, Torio A, et al: Flow cytometric quantification of apoptosis and proliferation in mixed lymphocyte culture, *Cytometry A* 51:107–118, 2003.

Marodi L: Innate cellular immune responses in newborns, *Clin Immunol* 118:137–144, 2006.

Marti GE, Vogt RF Jr, Stetler-Stevenson M: Clinical quantitative flow cytometry: "Identifying the optimal methods for clinical quantitative flow cytometry.", *Cytometry B Clin Cytom* 55:59, 2003.

Mascher B, Schlenke P, Seyfarth M: Expression and kinetics of cytokines determined by intracellular staining using flow cytometry, *J Immunol Methods* 223:115–121, 1999.

Masopust D, Schenkel JM: The integration of T cell migration, differentiation, and function, *Nat Rev Immunol* 13:309–320, 2013.

Masur H, Michelis MA, Greene JB, et al: An outbreak of community-acquired Pneumocystis carinii pneumonia: Initial manifestation of cellular immune dysfunction, *N Engl J Med* 305:1431–1438, 1981.

Maywald M, Rink L: Zinc homeostasis and immunosenescence, *J Trace Elem Med Biol* 29:24–30, 2015.

McCloskey PS, Salo RJ: Flow cytometric analysis of group B streptococci phagocytosis and oxidative burst in human neutrophils and monocytes, *FEMS Immunol Med Microbiol* 27:59–65, 2000.

McDermott AJ, Huffnagle GB: The microbiome and regulation of mucosal immunity, *Immunology* 142:24–31, 2014.

McGrath MA, Morton AM, Harnett MM: Laser scanning cytometry: Capturing the immune system in situ, *Methods Cell Biol* 102:231–260, 2011.

Mehta BA, Maino VC: Simultaneous detection of DNA synthesis and cytokine production in staphylococcal enterotoxin B activated CD4+ T lymphocytes by flow cytometry, *J Immunol Methods* 208:49–59, 1997.

Metezeau P, Djavadi-Ohaniance L, Goldberg ME: The kinetics and homogeneity of endocytosis of a receptor-bound ligand in a heterogeneous cell population studied by flow cytofluorometry, *J Histochem Cytochem* 30:359–363, 1982.

Mhatre S, Madkaikar M, Ghosh K, et al: Rapid flow cytometry-based cytotoxicity assay for evaluation of NK cell function, *Indian J Exp Biol* 52:983–988, 2014.

Mickelson EM, Hansen JA: The mixed lymphocyte culture (MLC) test. In Zachary AA, Teresi GA, editors: *ASHI Laboratory Manual*, ed 2, New York, 1990, American Society for Histocompatibility and Immunogenetics, pp 339–356.

Milner JD, Holland SM: The cup runneth over: Lessons from the ever-expanding pool of primary immunodeficiency diseases, *Nat Rev Immunol* 13:635–648, 2013.

Milush JM, Long BR, Snyder-Cappione JE, et al: Functionally distinct subsets of human NK cells and monocyte/DC-like cells identified by coexpression of CD56, CD7, and CD4, *Blood* 114:4823–4831, 2009.

Mittag A, Tarnok A: Recent advances in cytometry applications: Preclinical, clinical, and cell biology, *Methods Cell Biol* 103:1–20, 2011.

Model MA, KuKuruga MA, Todd RF 3rd.: A sensitive flow cytometric method for measuring the oxidative burst, *J Immunol Methods* 202:105–111, 1997.

Mond JJ, Lees A, Snapper CM: T cell-independent antigens type 2, *Annu Rev Immunol* 13:655–692, 1995.

Monk JM, Hou TY, Chapkin RS: Recent advances in the field of nutritional immunology, *Expert Rev Clin Immunol* 7:747–749, 2011.

Montecino-Rodriguez E, Berent-Maoz B, Dorshkind K: Causes, consequences, and reversal of immune system aging, *J Clin Invest* 123:958–965, 2013.

Moretta L, Montaldo E, Vacca P, et al: Human natural killer cells: Origin, receptors, function, and clinical applications, *Int Arch Allergy Immunol* 164:253–264, 2014.

Moss RB, Mercandetti A, Vojdani A: TNF-alpha and chronic fatigue syndrome, *J Clin Immunol* 19:314–316, 1999.

Moulin AM: Immunology old and new: The beginning and the end. In Paulin MH, editor: *Essays on the history of immunolog*, Toronto: Wall and Thompson, 1989, pp 292–298.

Moynahan EJ: Letter: Acrodermatitis enteropathica: A lethal inherited human zinc-deficiency disorder, *Lancet* 2:399–400, 1974.

Muller W: Dissecting the cytokine network, *Cell Immunol* 244:162–164, 2006.

Murphy RF, Bisaccia E, Cantor CR, et al: Internalization and acidification of insulin by activated human lymphocytes, *J Cell Physiol* 121:351–356, 1984a.

Murphy RF, Tse DB, Cantor CR, et al: Acidification of internalized class I major histocompatibility complex antigen by T lymphoblasts, *Cell Immunol* 88:336–342, 1984b.

Nguyen XD, Eichler H, Dugrillon A, et al: Flow cytometric analysis of T cell proliferation in a mixed lymphocyte reaction with dendritic cells, *J Immunol Methods* 275:57–68, 2003.

Nicholson JK, Jones BM, Hubbard M: CD4 T-lymphocyte determinations on whole blood specimens using a single-tube three-color assay, *Cytometry* 14:685–689, 1993.

Nicholson JKA, Green TA: Collaborating laboratories: Selection of anticoagulants for lymphocyte immunophenotyping—Effect of specimen age on results, *J Immunol Methods* 165:31–35, 1993.

Nikitin PA, Price AM, McFadden K, et al: Mitogen-induced B cell proliferation activates Chk2-dependent G1/S cell cycle arrest, *PLoS ONE* 9:e87299, 2014.

Nikolich-Zugich J: The aging immune system: Challenges for the 21st century, *Semin Immunol* 24:301–302, 2012.

Nochi T, Kiyono H: Innate immunity in the mucosal immune system, *Curr Pharm Des* 12:4203–4213, 2006.

Noguchi M, Yi H, Rosenblatt HM, et al: Interleukin-2 receptor gamma chain mutation results in X-linked severe combined immunodeficiency in humans, *Cell* 73:147–157, 1993.

Nordenfelt P: Quantitative assessment of neutrophil phagocytosis using flow cytometry, *Methods Mol Biol* 1124:279–289, 2014.

Nowell PC: Phytohemagglutinin: An initiator of mitosis in cultures of normal human leukocytes, *Cancer Res* 20:462–466, 1960.

Nuutila J, Lilius EM: Flow cytometric quantitative determination of ingestion by phagocytes needs the distinguishing of overlapping populations of binding and ingesting cells, *Cytometry A* 65:93–102, 2005.

O'Gorman MR, Zollett J, Bensen N: Flow cytometry assays in primary immunodeficiency diseases, *Methods Mol Biol* 699:317–335, 2011.

Ogle JD, Noel JG, Sramkoski RM, et al: Phagocytosis of opsonized fluorescent microspheres by human neutrophils—A two-color flow cytometric method for the determination of attachment and ingestion, *J Immunol Methods* 115:17–29, 1988.

Ohkuma S, Poole B: Fluorescence probe measurement of the intralysosomal pH in living cells and the perturbation of pH by various agents, *Proc Natl Acad Sci U S A* 75:3327–3331, 1978.

Ohri LK, Manley JM, Chatterjee A, et al: Pediatric case series evaluating a standardized Candida albicans skin test product, *Ann Pharmacother* 38:973–977, 2004.

Onoe T, Ohdan H, Ochi M, et al: Multiparameter flow cytometric mixed lymphocyte reaction assay using fluorescent cytoplasmic dye for assessing phenotypic property of T cells responding to allogeneic stimulation, *Transplant Proc* 35:557–558, 2003.

Ortaldo JR, Wiltrout RH, Reynolds CW: Natural killer activity: Early days, advances, and seminal observations, *Crit Rev Oncog* 19:1–13, 2014.

Packman CH, Lichtman MA: Activation of neutrophils: Measurement of actin conformational changes by flow cytometry, *Blood Cells* 16:193–205, 1990.

Palutke M, KuKuruga D: Tabaczka P. A flow cytometric method for measuring lymphocyte proliferation directly from tissue culture plates using Ki-67 and propidium iodide, *J Immunol Methods* 105:97–105, 1987.

Palutke M, Tabaczka PM, Kukuruga DL, et al: A method for measuring lymphocyte proliferation in mixed lymphocyte cultures using a nuclear proliferation antigen, Ki-67, and flow cytometry, *Am J Clin Pathol* 91:417–421, 1989.

Passlick B, Flieger D, Ziegler-Heitbrock HW: Identification and characterization of a novel monocyte subpopulation in human peripheral blood, *Blood* 74:2527–2534, 1989.

Pattanapanyasat K: Immune status monitoring of HIV/AIDS patients in resource-limited settings: A review with an emphasis on CD4+ T-lymphocyte determination, *Asian Pac J Allergy Immunol* 30:11–25, 2012.

Pattanapanyasat K, Sukapirom K, Tachavanich K, et al: Flow cytometric quantitation of opsonophagocytosis and intracellular killing of Candida albicans using a whole blood microassay, *Cytometry A* 71:1027–1033, 2007.

Paul WE: *Fundamental immunology*, New York, 1993, Bauer Press.

Paul WE, Seder RA: Lymphocyte responses and cytokines, *Cell* 76:241–251, 1994.

Paxton H, Pins M, Denton G, et al: Comparison of CD4 cell count by a simple enzyme-linked immunosorbent assay using the TRAx CD4 test kit and by flow cytometry and hematology, *Clin Diagn Lab Immunol* 2:104–114, 1995.

Pennington JA: Intakes of minerals from diets and foods: Is there a need for concern?, *J Nutr* 126:2304S–2308S, 1996.

Pesu M, Candotti F, Husa M, et al: Jak3, severe combined immunodeficiency, and a new class of immunosuppressive drugs, *Immunol Rev* 203:127–142, 2005.

Peters VB, Rosh JR, Mugrditchian L, et al: Growth failure as the first expression of malnutrition in children with human immunodeficiency virus infection, *Mt Sinai J Med* 65:1–4, 1998.

Petrovsky N, Harrison LC: Cytokine-based human whole blood assay for the detection of antigen-reactive T cells, *J Immunol Methods* 186:37–46, 1995.

Philbin VJ, Levy O: Developmental biology of the innate immune response: Implications for neonatal and infant vaccine development, *Pediatr Res* 65:98R–105R, 2009.

Pierzchalski A, Mittag A, Tarnok A: Introduction A: Recent advances in cytometry instrumentation, probes, and methods—Review, *Methods Cell Biol* 102:1–21, 2011.

Piyasena ME, Graves SW: The intersection of flow cytometry with microfluidics and microfabrication, *Lab Chip* 14:1044–1059, 2014.

Poncelet P, Carayon P: Cytofluorometric quantification of cell-surface antigens by indirect immunofluorescence using monoclonal antibodies, *J Immunol Methods* 85:65–74, 1985.

Poncelet P, George F, Lavabre-Bertrand T: Immunological detection of membrane bound antigens and receptors, *Cells Tissues Methods Immunol Anal* 3:389–417, 1993.

Poncelet P, Poinas G, Corbeau P, et al: Surface CD4 density remains constant on lymphocytes of HIV-infected patients in the progression of disease, *Res Immunol* 142:291–298, 1991.

Popescu I, Pipeling M, Akulian J, et al: Phenotypic and functional characterization of cytotoxic T lymphocytes by flow cytometry, *Methods Mol Biol* 1186:21–47, 2014.

Posekany KJ, Riley RS, Gagnon GA, et al: Bimodal CD45 fluorescence distribution in precursor B cell acute lymphoblastic leukemia, *Am J Clin Pathol* 96:423–424, 1991.

Pozarowski P, Holden E, Darzynkiewicz Z: Laser scanning cytometry: Principles and applications—An update, *Methods Mol Biol* 931:187–212, 2013.

Pranke P, Hendrikx J, Alespeiti G, et al: Comparative quantification of umbilical cord blood CD34+ and CD34+ bright cells using the ProCount-BD and ISHAGE protocols, *Braz J Med Biol Res* 39:901–906, 2006.

Prasad AS: Zinc and immunity, *Mol Cell Biochem* 188:63–69, 1998.

Prasad AS: Zinc: Role in immunity, oxidative stress, and chronic inflammation, *Curr Opin Clin Nutr Metab Care* 12:646–652, 2009.

Prescott SL, Macaubas C, Holt BJ, et al: Transplacental priming of the human immune system to environmental allergens: Universal skewing of initial T cell responses toward the Th2 cytokine profile, *J Immunol* 160:4730–4737, 1998.

Prodan M, Tulissi P, Perticarari S, et al: Flow cytometric assay for the evaluation of phagocytosis and oxidative burst of polymorphonuclear leukocytes and monocytes in myelodysplastic disorders, *Haematologica* 80:212–218, 1995.

Prosperi E: Intracellular turnover of fluorescein diacetate: Influence of membrane ionic gradients on fluorescein efflux, *Histochem J* 22:227–233, 1990.

Prosperi E, Croce AC, Bottiroli G, et al: Influence of daunorubicin on membrane permeability properties: Detection by means of intracellular accumulation and efflux of fluorescein, *Chem Biol Interact* 54:271–280, 1985.

Prosperi E, Croce AC, Bottiroli G, et al: Flow cytometric analysis of membrane permeability properties influencing intracellular accumulation and efflux of fluorescein, *Cytometry* 7:70–75, 1986.

Qiu JG, Mei XL, Chen ZS, et al: Cytokine detection by flow cytometry, *Methods Mol Biol* 1172:235–242, 2014.

Rabinovitch PS: Practical considerations for DNA content and cell cycle analysis. In Bauer KD, Duque RE, Shankey TV, editors: *Clinical flow cytometry: Principles and applications*, Baltimore, 1993, Williams & Wilkins, pp 143–156.

Rabinovitch PS: DNA content histogram and cell-cycle analysis, *Methods Cell Biol* 41:263–296, 1994.

Ramaekers FC, Hopman AH: Detection of genetic aberrations in bladder cancer using in situ hybridization, *Ann N Y Acad Sci* 677:199–213, 1993.

Ranieri E, Popescu I, Gigante M: CTL ELISPOT assay, *Methods Mol Biol* 1186:75–86, 2014.

Rebhahn JA, Bishop C, Divekar AA, et al: Automated analysis of two- and three-color fluorescent Elispot (Fluorospot) assays for cytokine secretion, *Comput Methods Programs Biomed* 92:54–65, 2008.

Reth M: Antigen receptor tail clue, *Nature* 338:383–384, 1989.

Rezzani R, Nardo L, Favero G, et al: Thymus and aging: Morphological, radiological, and functional overview, *Age (Dordr)* 36:313–351, 2014.

Rosen FS: A brief history of immunodeficiency disease, *Immunol Rev* 178:8–12, 2000.

Rowe PC, Barron DF, Calkins H, et al: Orthostatic intolerance and chronic fatigue syndrome associated with Ehlers-Danlos syndrome, *J Pediatr* 135:494–499, 1999.

Ruud E, Michaelsen T, Kindberg GM, et al: Heterogeneity of degradation of B cell endocytosed monoclonal antibodies reacting with different sIgM epitopes, *Scand J Immunol* 29:299–308, 1989.

Rytter MJ, Kolte L, Briend A, et al: The immune system in children with malnutrition—A systematic review, *PLoS ONE* 9:e105017, 2014.

Sack U, Tarnok A: Harmonization of cytometry instrumentation and technologies, *Cytometry A* 83:1055–1056, 2013.

Salk HM, Haralambieva IH, Ovsyannikova IG, et al: Granzyme B ELISPOT assay to measure influenza-specific cellular immunity, *J Immunol Methods* 398-399:44–50, 2013.

Samelson LE: Signal transduction mediated by the T cell antigen receptor: The role of adapter proteins, *Annu Rev Immunol* 20:371–394, 2002.

Sanderson AR: Cytotoxic reactions of mouse iso-antisera: Preliminary considerations, *Br J Exp Pathol* 45:398–408, 1964.

Savino W, Dardenne M: Nutritional imbalances and infections affect the thymus: Consequences on T cell-mediated immune responses, *Proc Nutr Soc* 69:636–643, 2010.

Sawhney N, Hall PA: Ki67—Structure, function, and new antibodies, *J Pathol* 168:161–162, 1992.

Scherbakova A, Lust H, Everaus H, et al: A mathematical model of natural killer cell activity, *Cytometry A* 83:585–591, 2013.

Schmittel A, Keilholz U, Thiel E, et al: Quantification of tumor-specific T lymphocytes with the ELISPOT assay, *J Immunother* 23:289–295, 2000.

Schultes BC, Nicodemus CF: Using antibodies in tumour immunotherapy, *Expert Opin Biol Ther* 4:1265–1284, 2004.

Seder RA, Gazzinelli R, Sher A, et al: Interleukin 12 acts directly on CD4+ T cells to enhance priming for interferon gamma production and diminishes interleukin 4 inhibition of such priming, *Proc Natl Acad Sci U S A* 90:10188–10192, 1993.

Seder RA, Paul WE, Davis MM, et al: The presence of interleukin 4 during in vitro priming determines the lymphokine-producing potential of CD4+ T cells from T cell receptor transgenic mice, *J Exp Med* 176:1091–1098, 1992.

Seely AJ, Pascual JL, Christou NV: Science review: Cell membrane expression (connectivity) regulates neutrophil delivery, function, and clearance, *Crit Care* 7:291–307, 2003.

Seillet C, Belz GT, Mielke LA: Complexity of cytokine network regulation of innate lymphoid cells in protective immunity, *Cytokine* 70:1–10, 2014.

Sewell WA, Smith SA: Polychromatic flow cytometry in the clinical laboratory, *Pathology* 43:580–591, 2011.

Shankey TV, Rabinovitch PS: DNA content flow cytometry. In Rose NR, Hamilton RG, Detrick B, editors: *Manual of clinical laboratory immunology*, ed 6, Washington, DC, 2002, ASM Press, pp 171–184.

Shankey TV, Rabinovitch PS, Bagwell B, et al: Guidelines for implementation of clinical DNA cytometry. International Society for Analytical Cytology, *Cytometry* 14:472–477, 1993.

Shapiro HM: Lasers for flow cytometry, *Curr Protoc Cytom* 9:Unit 9.6, 2004.

Sharma L, Wu W, Dholakiya SL, et al: Assessment of phagocytic activity of cultured macrophages using fluorescence microscopy and flow cytometry, *Methods Mol Biol* 1172:137–145, 2014.

Shearer WT, Rosenblatt HM, Gelman RS, et al: Lymphocyte subsets in healthy children from birth through 18 years of age: The Pediatric AIDS Clinical Trials Group P1009 study, *J Allergy Clin Immunol* 112:973–980, 2003.

Shenkin M, Babu R, Maiese R: Accurate assessment of cell count and viability with a flow cytometer, *Cytometry B Clin Cytom* 72:427–432, 2007.

Siegal FP, Lopez C, Hammer GS, et al: Severe acquired immunodeficiency in male homosexuals, manifested by chronic perianal ulcerative herpes simplex lesions, *N Engl J Med* 305:1439–1444, 1981.

Silverstein AM: History of immunology. Cellular versus humoral immunity: Determinants and consequences of an epic 19th century battle, *Cell Immunol* 48:208–221, 1979.

Simanovsky N, Hiller N, Loubashevsky N, et al: Normal CT characteristics of the thymus in adults, *Eur J Radiol* 81:3581–3586, 2012.

Sjursen H, Bjerknes R, Halstensen A, et al Serum opsonins to group B meningococci, *Acta Pathol Microbiol Immunol Scand C* 95:283–289, 1987a.

Sjursen H, Bjerknes R, Halstensen A, et al: Flow cytometric assay for the measurement of serum opsonins to Neisseria meningitidis serogroup B, serotype 15, *J Immunol Methods* 116:235–243, 1989.

Sjursen H, Bjerknes R, Halstensen A, et al: Serum opsonins to group B meningococci in patients and vaccinated volunteers [abstract no. 204], *Cytometry* 8(Suppl 1):38, 1987b.

Slezak SE, Horan PK: Cell-mediated cytotoxicity—A highly sensitive and informative flow cytometric assay, *J Immunol Methods* 117:205–214, 1989.

Slota M, Lim JB, Dang Y, et al: ELISpot for measuring human immune responses to vaccines, *Expert Rev Vaccines* 10:299–306, 2011.

Smith JA, Weidemann MJ: Further characterization of the neutrophil oxidative burst by flow cytometry, *J Immunol Methods* 162:261–268, 1993.

Smith KA: The quantal theory of how the immune system discriminates between "self and non-self," *Med Immunol* 3:1–22, 2004.

Smyth MJ, Cretney E, Kershaw MH, et al: Cytokines in cancer immunity and immunotherapy, *Immunol Rev* 202:275–293, 2004.

Sponzilli I, Notarangelo LD: Severe combined immunodeficiency (SCID): From molecular basis to clinical management, *Acta Biomed* 82:5–13, 2011.

Standards NCfCL: *Clinical applications of flow cytometry: Quality assurance and immunophenotyping of peripheral blood lymphocytes. NCCLS Document H42-T (ISBN 1-56238-155-5)*, Villanova, Pa., 1992, National Committee for Clinical Laboratory Standards.

Steinkamp JA, Wilson JS, Saunders GC, et al: Phagocytosis: Flow cytometric quantitation with fluorescent microspheres, *Science* 215:64–66, 1982.

Steinman RM, Mellman I: Immunotherapy: Bewitched, bothered, and bewildered no more, *Science* 305:197–200, 2004.

Stelzer GT, Marti G, Hurley A, et al: U.S.-Canadian Consensus recommendations on the immunophenotypic analysis of hematologic neoplasia by flow cytometry: Standardization and validation of laboratory procedures, *Cytometry* 30:214–230, 1997.

Stelzer GT, Shults KE, Loken MR: CD45 gating for routine flow cytometric analysis of human bone marrow specimens, *Ann N Y Acad Sci* 677:265–280, 1993.

Stewart CC, Stewart SJ: Multiparameter data acquisition and analysis of leukocytes, *Methods Mol Biol* 263:45–66, 2004.

Stott DI: Immunoblotting, dot-blotting, and ELISPOT assays: Methods and applications, *J Immunoassay* 21:273–296, 2000.

Sullivan KE, Jawad AF, Randall P, et al: Lack of correlation between impaired T cell production, immunodeficiency, and other phenotypic features in chromosome 22q11.2 deletion syndromes, *Clin Immunol Immunopathol* 86:141–146, 1998.

Suni MA, Maino VC: Flow cytometric analysis of cell signaling proteins, *Methods Mol Biol* 717:155–169, 2011.

Suni MA, Picker LJ, Maino VC: Detection of antigen-specific T cell cytokine expression in whole blood by flow cytometry, *J Immunol Methods* 212:89–98, 1998.

Suresh V, Carey BS, Shaw S, et al: A retrospective study of the prognostic impact of cytokine secretion in mixed lymphocyte culture on long-term graft function following allogeneic renal transplantation, *Transpl Int* 18:1067–1071, 2005.

Talbot D, Shenton BK, Givan AL, et al: A rapid, objective method for the detection of lymphocytotoxic antibodies using flow cytometry, *Clin Genet* 31:25–34, 1987.

Tan P, Anasetti C, Hansen JA, et al: Induction of alloantigen-specific hyporesponsiveness in human T lymphocytes by blocking interaction of CD28 with its natural ligand B7/BB1, *J Exp Med* 177:165–173, 1993.

Tanaka Y, Ohdan H, Onoe T, et al: Low incidence of acute rejection after living-donor liver transplantation: Immunologic analyses by mixed lymphocyte reaction using a carboxyfluorescein diacetate succinimidyl ester labeling technique, *Transplantation* 79:1262–1267, 2005.

Tario JD Jr, Gray BD, Wallace SS, et al: Novel lipophilic tracking dyes for monitoring cell proliferation, *Immunol Invest* 36:861–885, 2007.

Tario JD Jr, Humphrey K, Bantly AD, et al: Optimized staining and proliferation modeling methods for cell division monitoring using cell tracking dyes, *J Vis Exp* 13(70):e4287, 2012.

Tario JD Jr, Muirhead KA, Pan D, et al: Tracking immune cell proliferation and cytotoxic potential using flow cytometry, *Methods Mol Biol* 699:119–164, 2011.

Telford WG, Komoriya A, Packard BZ, et al: Multiparametric analysis of apoptosis by flow cytometry, *Methods Mol Biol* 699:203–227, 2011.

Terasaki PI, McClelland JD: Microdroplet assay of human serum cytotoxins, *Nature* 204:998–1000, 1964.

Tilg H, Moschen AR: Malnutrition and microbiota—A new relationship?, *Nat Rev Gastroenterol Hepatol* 10:261–262, 2013.

Tirindelli Danesi D, Spano M, Altavista P, et al: Quality control study of the Italian Group of Cytometry on flow cytometry DNA content measurements: II. Factors affecting inter- and intralaboratory variability, *Cytometry* 30:85–97, 1997.

Torres JM, Esteban C, Aguilar J, et al: Quantification of alpha-fetoprotein and transferrin endocytosis by lymphoid cells using flow cytometry, *J Immunol Methods* 134:163–170, 1990.

Tosato F, Bucciol G, Pantano G, et al: Lymphocytes subsets reference values in childhood, *Cytometry A* 87:81–85, 2015.

Tosevski V, Mair F: Tracking cells and monitoring proliferation, *Methods Mol Biol* 1193:51–54, 2014.

Townsend SE, Allison JP: Tumor rejection after direct costimulation of CD8+ T cells by B7-transfected melanoma cells, *Science* 259:368–370, 1993.

Trinchieri G: Natural killer cells wear different hats: Effector cells of innate resistance and regulatory cells of adaptive immunity and of hematopoiesis, *Semin Immunol* 7:83–88, 1995.

Trinkle LS, Wellhausen SR, McLeish KR: A simultaneous flow cytometric measurement of neutrophil phagocytosis and oxidative burst in whole blood, *Diagn Clin Immunol* 5:62–68, 1987.

Truneh A, Machy P, Barbet J, et al: Endocytosis of HLA and H-2 molecules on transformed murine cells measured by fluorescence dequenching of liposome-encapsulated carboxyfluorescein, *EMBO J* 2:2285–2291, 1983.

Tuerk MJ, Fazel N: Zinc deficiency, *Curr Opin Gastroenterol* 25:136–143, 2009.

Turvey SE, Broide DH: Innate immunity, *J Allergy Clin Immunol* 125:S24–S32, 2010.

Uchida A, Moore M, Klein E: Autologous mixed lymphocyte-tumor reaction and autologous mixed lymphocyte reaction. I. Proliferation of two distinct T cell subsets, *Int J Cancer* 40:165–170, 1987.

Uchida A, Moore M, Klein E: Autologous mixed lymphocyte-tumor reaction and autologous mixed lymphocyte reaction. II. Generation of specific and non-specific killer T cells capable of lysing autologous tumor, *Int J Cancer* 41:651–656, 1988.

Urban T, Jarstrand C: Nitroblue tetrazolium (NBT) reduction by bacteria: Some properties of the reaction and its possible use, *Acta Pathol Microbiol Scand [B]* 87:227–233, 1979.

Vajpayee M, Mohan T: Current practices in laboratory monitoring of HIV infection, *Indian J Med Res* 134:801–822, 2011.

van de Geijn GJ, van Rees V, van Pul-Bom N, et al: Leukoflow: Multiparameter extended white blood cell differentiation for routine analysis by flow cytometry, *Cytometry A* 79:694–706, 2011.

van der Merwe PA, Davis SJ: Molecular interactions mediating T cell antigen recognition, *Annu Rev Immunol* 21:659–684, 2003.

van Deurs B, Röpke C, Thorball N: Kinetics of pinocytosis studied by flow cytometry, *Eur J Cell Biol* 34:96–102, 1984.

van Eeden SF, Klut ME, Walker BA, et al: The use of flow cytometry to measure neutrophil function, *J Immunol Methods* 232:23–43, 1999.

Veber MB, Cunningham-Rundles S, Schulman M, et al: Acute shift in immune response to microbial activators in very-low-birth-weight infants, *Clin Exp Immunol* 83:391–395, 1991.

Vigano A, Vella S, Principi N, et al: Thymus volume correlates with the progression of vertical HIV infection, *AIDS* 13:F29–F34, 1999.

Vindelov LL, Christensen IJ: Detergent and proteolytic enzyme-based techniques for nuclear isolation and DNA content analysis, *Methods Cell Biol* 41:219–229, 1994.

Waller EK: Cellular immunotherapy and cancer, *Semin Oncol* 31:87–90, 2004.

Walrand S, Valeix S, Rodriguez C, et al: Flow cytometry study of polymorphonuclear neutrophil oxidative burst: A comparison of three fluorescent probes, *Clin Chim Acta* 331:103–110, 2003.

Wang L, Gaigalas AK, Yan M: Quantitative fluorescence measurements with multicolor flow cytometry, *Methods Mol Biol* 699:53–65, 2011.

Wang Yang M-C, Harvey NE, Cuchens MA, et al: Pulse profile analyses of endocytosis in capped B lymphocytes and BCL1 cells, *Cytometry* 9:131–137, 1988.

Wedderburn LR, Patel A, Varsani H, et al: The developing human immune system: T cell receptor repertoire of children and young adults shows a wide discrepancy in the frequency of persistent oligoclonal T cell expansions, *Immunology* 102:301–309, 2001.

Weinberg DS: Relative applicability of image analysis and flow cytometry in clinical medicine. In Bauer KD, Duque RE, Shankey TV, editors: *Clinical flow cytometry: Principles and applications*, Baltimore, 1993, Williams & Wilkins, pp 359–371.

Weiskopf D, Weinberger B, Grubeck-Loebenstein B: The aging of the immune system, *Transpl Int* 22:1041–1050, 2009.

Weiss A, Littman DR: Signal transduction by lymphocyte antigen receptors, *Cell* 76:263–274, 1994.

Weiss AJ: Overview of membranes and membrane plates used in research and diagnostic ELISPOT assays, *Methods Mol Biol* 792:243–256, 2012.

Wheeless LL, Coon JS, Cox C, et al: Precision of DNA flow cytometry in inter-institutional analyses, *Cytometry* 12:405–412, 1991.

Wigzell H: Quantitative titrations of mouse H-2 antibodies using Cr-51-labelled target cells, *Transplantation* 3:423–431, 1965.

Williams JM, Loertscher R, Cotner T, et al: Dual parameter flow cytometric analysis of DNA content, activation antigen expression, and T cell subset proliferation in the human mixed lymphocyte reaction, *J Immunol* 132:2330–2337, 1984.

Wingren AG, Parra E, Varga M, et al: T cell activation pathways: B7, LFA-3, and ICAM-1 shape unique T cell profiles, *Crit Rev Immunol* 15:235–253, 1995.

Xu-Amano J, Kiyono H, Jackson RJ, et al: Helper T cell subsets for immunoglobulin A responses: Oral immunization with tetanus toxoid and cholera toxin as adjuvant selectively induces Th2 cells in mucosa associated tissues, *J Exp Med* 178:1309–1320, 1993.

Yamamura M, Uyemura K, Deans RJ, et al: Defining protective responses to pathogens: Cytokine profiles in leprosy lesions, *Science* 254:277–279, 1991.

Yannelli JR, Wroblewski JM: On the road to a tumor cell vaccine: 20 years of cellular immunotherapy, *Vaccine* 23:97–113, 2004.

Ygberg S, Nilsson A: The developing immune system—From foetus to toddler, *Acta Paediatr* 101:120–127, 2012.

Yokoyama WM, Kim S, French AR: The dynamic life of natural killer cells, *Annu Rev Immunol* 22:405–429, 2004.

Zarbock A, Ley K: Neutrophil adhesion and activation under flow, *Microcirculation* 16:31–42, 2009.

Zarcone D, Tilden AB, Cloud G, et al: Flow cytometry evaluation of cell-mediated cytotoxicity, *J Immunol Methods* 94:247–255, 1986.

Zedler S, Bone RC, Baue AE, et al: T cell reactivity and its predictive role in immunosuppression after burns, *Crit Care Med* 27:66–72, 1999.

Zola H, Moore HA, Bradley J, et al: Lymphocyte subpopulations in human cord blood: Analysis with monoclonal antibodies, *J Reprod Immunol* 5:311–317, 1983.

Zolnierowicz J, Ambrozek-Latecka M, Kawiak J, et al: Monitoring cell proliferation in vitro with different cellular fluorescent dyes, *Folia Histochem Cytobiol* 51:193–200, 2013.

Zucker RM, Fisher NC: Evaluation and purchase of an analytical flow cytometer: Some of the numerous factors to consider, *Curr Protoc Cytom* 1:Unit 1.28, 2013.

免疫球蛋白功能和体液免疫的实验室评估

第46章

Richard A. McPherson, Roger S. Riley, H. Davis Massey

要点

1. 众所周知，抗体可分为免疫球蛋白 M(IgM)、免疫球蛋白 G(IgG)、免疫球蛋白 A(IgA)、免疫球蛋白 D(IgD)、免疫球蛋白 E(IgE)等五类。每一类都包含不同的重链。
2. 免疫球蛋白的轻链可分为两型：κ 和 λ。
3. 抗原与抗体在 Fab 区发生相互作用，Fab 区包括重链和轻链的可变区。
4. 重链的 Fc 区决定了除抗原外何种蛋白会与抗体结合(例如补体)。
5. IgG 普遍存在于血液和体液中；IgM 主要存在于血液中；分泌型 IgA 主要存在于上皮表面；IgD 主要与 B 细胞结合；IgE 则大部分与嗜碱性粒细胞和肥大细胞结合。
6. 免疫球蛋白多克隆增加是免疫应答的一部分，并且有可能在慢性病中出现。
7. 免疫球蛋白单克隆增加提示浆细胞疾病。
8. 诊断免疫球蛋白疾病除了通过免疫固定电泳定性检测免疫球蛋白的克隆性外，还可通过定量检测免疫球蛋白和测定游离轻链的浓度。
9. 当单克隆免疫球蛋白过量(Ⅰ型)时，可能出现冷球蛋白，从而导致高黏滞血症，或者当产生针对 IgG 的 IgM 型抗体时(Ⅱ型和Ⅲ型)，也可能出现冷球蛋白，从而导致循环免疫复合物的形成和血管炎的发生。
10. 脑脊液中的免疫球蛋白寡克隆条带提示自身免疫性疾病，例如脱髓鞘疾病或感染。
11. 抗体是体液(B 细胞介导)免疫的效应分子。抗体是能与刺激它们产生的抗原发生特异性反应并结合的免疫球蛋白。从量上讲，免疫球蛋白占健康人血浆蛋白的 20%。抗体活性与蛋白电泳中迁移最慢的蛋白 γ-球蛋白有关。本章的重点在于讨论免疫球蛋白的基本结构、功能特征、实验室评估和临床意义。

抗体的结构特征

抗体分子

抗体的分子结构已得到很好的阐述(Padlan, 1991; Poljak, 1991; Tedford & Stimson, 1991)。免疫球蛋白分子是结构呈"Y"字形的糖蛋白。在 Y 结构的顶端(Fab 区)它有两个相同的抗原结合位点，而 Y 结构的尾部(Fc 区)则为补体成分和(或)各种细胞表面受体的结合位点。每个免疫球蛋白分子由两条相同的重链(H 链)和两条相同的轻链(L 链)组成。这些多肽链通过二硫键的非共价作用而形成稳定的结构。H 链和 L 链的部分结构共同组成抗原结合位点。每个免疫球蛋白的 H 链和 L 链由近氨基端的约 110 个氨基酸残基形成的可变区("Y"字形的顶端)和恒定区连接组成，可变区组成抗原结合位点。H 链恒定区是 L 链恒定区的 3~4 倍长。每条多肽链都可折叠为多个类似的结构域：每条 L 链形成一个可变区(VL)和一个恒定区(CL)，每条 H 链形成一个可变区(VH)和三至四个恒定区(VL)(图 46-1)。在 L 链和 H 链的可变区中，氨基酸序列的变化大部分局限于三个小的高变区域，它们聚集在分子的氨基末端，形成抗原结合位点。每个抗原结合位点只能与类似五或六个糖基大小的抗原决定簇结合。

已经发现重链有五种不同的同种型(γ、α、μ、δ、ε)，轻链有两种同种型(κ、λ)，有些同种型还有亚型。比如，γ 还可分为 γ1、γ2、γ3 和 γ4。同种型是重链和轻链的恒定区的变异形成的。这些同种型的名称是抗体命名的基础。因为免疫球蛋白的效应功能由重链决定，所以提及免疫球蛋白，通常会根据重链的同种型(类)，使用英文字母术语进行命名(IgG、IgA、IgM、IgD 和 IgE)。

抗体有两个相同的抗原结合位点。每个抗原结合位点由 H 链和 L 链的氨基酸共同组成。因此，四条多肽链组成的"Y"字型的单体分子(图 46-1)有两个相同的抗原结合位点，故被认为是二价体。如果一个抗原分子具有三个或更多个抗原决定簇，那么这种抗体分子就会将抗原分子交联成一个大晶格。一旦晶格达到一定的体积，那么就会从溶液中析出(Davies & Metzer, 1983)。这种交联具有生理上的重要性，因为它能增强抗原的吞噬作用，比如细菌和吞噬细胞表达的抗原。它也参与

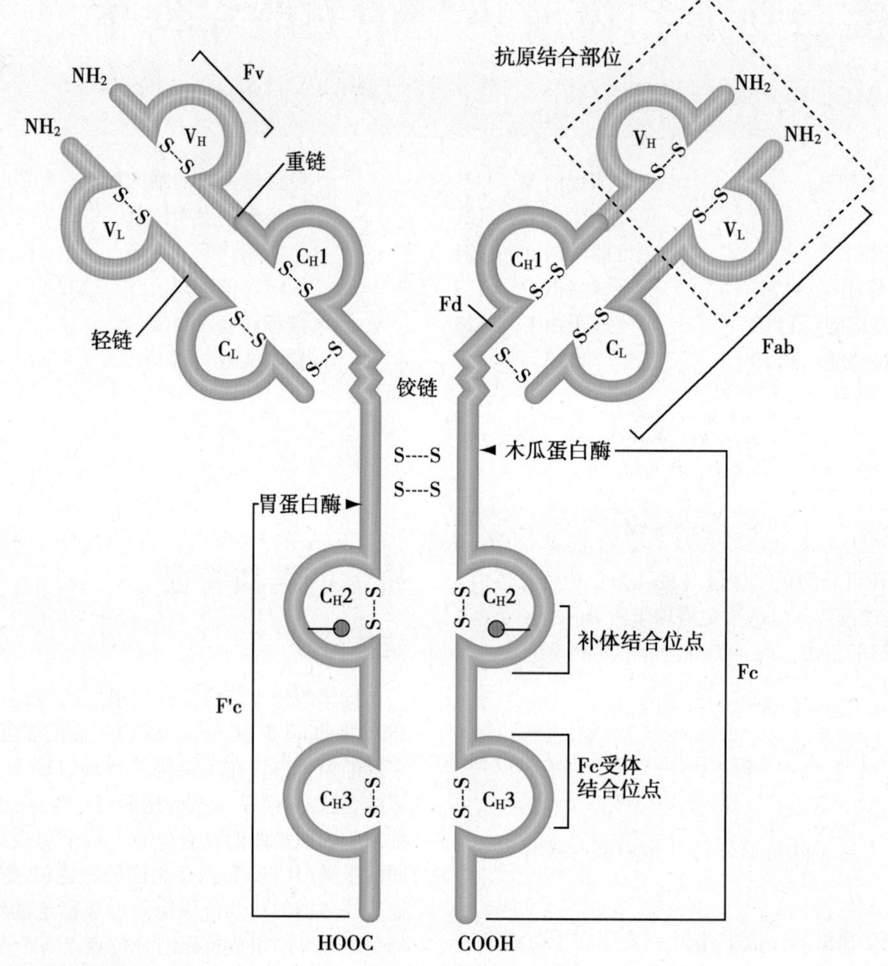

图 46-1 免疫球蛋白 G 分子示意图。显示了链间二硫键和形成的环区的链内二硫键的相对位置。每个环代表轻链和重链相应的结构域。木瓜蛋白酶或胃蛋白酶在铰链区可能的酶切位点也显示出来。木瓜蛋白酶酶切片段被命名为 Fab 片段和 Fc 片段。胃蛋白酶酶切片段为 Fc′片段和 Fab′2 片段(2 个 Fab 片段通过二硫键连接)。胃蛋白酶在适当条件下消化 Fab 生成 Fv 片段(VH 和 VL 非共价连接)。Fab 片段中的重链部分命名为 Fd

了补体系统的活化。此外,受抗原刺激而产生抗体的细胞(B 细胞)也需要这种交联。在铰链区,"Y"字型的双臂与尾部相连,使两个抗原结合位点之间的距离可变,这一区域的灵活性使抗体结合至抗原和交联反应的效率大大增加。

多价性影响了抗体与某些抗原结合的亲和力。颗粒抗原(如细菌或病毒)表面有重复的抗原决定簇。抗体分子与某个颗粒抗原通常是这样相互作用的:抗体分子的两个抗原结合位点与该颗粒抗原的两个抗原决定簇结合,而不是与两个相邻的颗粒抗原分别结合。当这种形式的结合发生时,和与两个相邻的颗粒抗原单价结合相比,此时的效能和亲和力将大大增加。此机制对具有相对低亲和力的抗体中和病毒具有重要的生理意义。

免疫球蛋白的保护作用并不能简单归因于它们的抗原结合能力。它们参与了"Y"字型尾部-免疫球蛋白分子的 Fc 区介导的各种各样的生理活动。Fc 区决定了当抗原结合到抗体后,抗原将发生哪些变化。拥有相同抗原结合能力的免疫球蛋白可以有各种不同的 Fc 区和与之相应的不同的功能特征,比如激活补体系统,与巨噬细胞的 Fc 受体相结合,从而有助于抗原的吞噬。

铰链区因其位置处于外侧,并且结构折叠松散,故极其容易受到各种蛋白水解酶的攻击。顾名思义,铰链区使分子结构具有一定的可弯曲性,因此能够使分子呈"Y"字型结构。抗体因此能够通过其两个抗原结合位点结合到单个颗粒抗原上(如某个细菌),或者,也可以伸展其全长来与两个不同的颗粒抗原结合。铰链区赋予免疫球蛋白分子的这种独特特征与其富含脯氨酸和亲水氨基酸残基有关。IgG、IgA、IgD 分子的 H 链间的二硫键位于铰链区(图 46-1)。

蛋白水解酶(木瓜蛋白酶和胃蛋白酶)将抗体分子水解成不同的特征片段,有助于了解蛋白质的结构与功能的关系。木瓜蛋白酶水解抗体产生两个相同的 Fab 片段(抗原结合片段)和一个 Fc 片段(来源于除人类外的灵长类动物的此片段易于结晶,故命名)。每个 Fab 片段具有一个抗原结合位点。另一方面，胃蛋白酶水解抗体产生一个F(ab′)2片段。所谓F(ab′)2片段，是由两个共价相连的F(ab′)片段组成的（每一个都略大于Fab片段）；抗体分子的其余部分被分解成不同大小的小片段（图46-1）。因为F(ab′)2是二价体，所以它们仍然可以交联抗原并形成沉淀。而对于单价的Fab片段，则无法发生上述反应。这些片段（抗体亚基）并不具有完整抗体分子的生物学特征，因为它们缺少介导这些特征的“Y”字型的尾部（Fc区）。然而，单价Fab具有单特异性，经亲和纯化后的单价Fab绵羊抗体可用于被动免疫，用于患者的治疗，比如清除地高辛毒性水平（Digibind）或中和响尾蛇蛇毒（CroFab）。

每个B细胞克隆均产生具有独特的抗原结合位点的抗体分子。最初，抗体分子被插入到细胞膜，作为抗原的细胞表面受体。当抗原结合到细胞膜上的抗体时，B细胞被激活、增殖、分化为浆细胞，并合成大量具有相同抗原结合位点的可溶性抗体，然后分泌到血液中。体液中的抗体保护人类和动物免受感染。其起作用的方式主要有：通过VH/VL结构域使病毒和细菌的毒素失活；经由抗体分子Fc区的CL结构域招募补体和各种细胞，杀死和吞噬入侵的微生物。免疫球蛋白分子的各个结构域的生物学特征总结在表46-1。

表46-1 免疫球蛋白结构域的生物学特性

结构域	已知的或可能的功能
CH3	1. 能与以下细胞结合： a. 巨噬细胞和单核细胞 b. 异源的肥大细胞 c. 细胞毒性杀伤细胞 d. B细胞 2. 重链和轻链非共价组装
CH2	1. 结合补体（C1q） 2. 控制分解代谢率
CH1/CL	1. 重链和轻链非共价组装 2. 重链和轻链共价组装 3. 涉及抗原结合和效应功能的VH/VL1的结构域之间相互作用的间隔
VH/VL	1. 抗原结合 2. 重链和轻链非共价组装

经Dorrington KJ，Painter RH：Biological activities of the constant region of immunoglobulin G. In Mandel TE，et al，editors：Progress in immunology Ⅲ，Canberra，1977，Australian Academy of Science许可使用

抗体-抗原相互作用

抗原与抗体的结合是可逆的。抗体-抗原相互作用的强度与亲和力、结合位点的数目有关。这种可逆性的结合是由于存在许多相对弱的非共价结合力，包括疏水键、氢键、范德华力及离子的相互作用。当抗原分子与抗体近距离接触，抗原部分原子才能插入到抗体表面与之互补的凹槽（区域），此时这些微弱的非共价结合力才会起作用。由四条多肽链构成的抗体与抗原的互补区域是其两个相同的抗原结合位点，而抗原上的相应区域为抗原决定簇。大多数抗原大分子具有许多不同的抗原决定簇；如果这些抗原决定簇中有两个或两个以上一模一样，则该抗原称为多价体。

抗体分子的亲和力，反映了抗原决定簇与抗原结合位点的结合的紧密程度，这与抗原决定簇的数目无关。然而，抗体与多价抗原的亲和力，如对于有重复亚单位的多聚体而言，就是所有的结合位点的结合力之和。一个典型的IgG分子与多价抗原结合，如果两个抗原结合位点都被结合，其结合强度比只有一个抗原结合位点被结合时大一万倍。

同理，假设一个IgG分子和一个IgM分子上的抗原结合位点的亲和力一样，当与一个多价抗原结合时，IgM分子（其为五聚体，故有十个抗原结合位点）会比IgG分子（有两个抗原结合位点）具有更大的亲和力。鉴于免疫反应早期产生的抗体的亲和力通常比晚期产生的抗体低得多，这种亲和力的差异很重要。随着时间的推移，免疫以后产生的抗体的平均亲和力也随之增加，这称为亲和力成熟。这是因为抗体对抗原的反应是异质性的，换句话说，B细胞对抗原发生应答后进行克隆扩增，具有不同抗原结合位点的抗体会被抗原诱导产生。即使每个抗原结合位点的亲和力都较低，但由于IgM（免疫应答早期产生的主要免疫球蛋白类别）总亲和力很高，它也能够发挥其功能。

往待测混合物中加入一种离液剂，如尿素等，破坏低能量的分子间作用力，这样便可评估抗体的亲和力。在此条件下，高亲和力的抗体仍会与相应的抗原结合，而低亲和力的抗体则与其相应的抗原分离而使抗原抗体复合物检测不到。IgG抗体亲和力的检测临床上被用于区分新近感染或陈旧性感染，因为在某些情况下，IgM的应答持续时间很长，所以不适用于上述新旧感染的区分。比如，感染西尼罗河病毒后，早期（出现症状后2~43天）产生低亲和力的IgG抗体，而在发病6个月以后会产生高亲和力的IgG抗体（Levett et al，2005）。类似的区分新近/急性和长期/慢性感染的抗体亲和力检测应用于人类免疫缺陷病毒（Keating et al，2012）、丙型肝炎病毒（Kanno & Kazuyama，2002）、弓形虫体（Rodrigues et al，2015）、人巨细胞病毒（De Paschale et al，2014）、麻疹病毒、腮腺炎病毒和风疹病毒（Kontio et al，2012）及其他传染性物质的检测。

抗原-抗体复合物的大小取决于抗原的效价、抗原和抗体的相对浓度。抗原抗体沉淀反应是基于二价抗体对多价抗原的交联。如果只有一种抗体（单克隆应答）存在，只有一个抗原决定簇的抗原就无法进行交联。如果抗原为二价，那么它就可以与抗体形成小的环状复合物或线性链，而带有三个或更多的抗原决定簇的抗原可以形成大的三维晶格，并易于形成沉淀。然而，大多数针对一种抗原产生的抗血清中就含有各种不同的抗体（多克隆应答），这些抗体与抗原上的不同抗原决定簇发生反应，并在交联抗原中互相合作。与之相反，同质性（单克隆）抗体只能沉淀含有重复的相同抗原决定簇的抗原。

鉴于效价促使形成大的聚合体，抗原抗体复合物体积大小主要取决于两个反应物的相对摩尔浓度。如果抗原或抗体一方过量，就不可能形成大的复合物（图46-2）。这一特性对于理解免疫分析中某些看似矛盾的反应至关重要，因为这些免疫反应依赖于抗原抗体复合物的形成。例如，过量的抗原可以完全饱和抗体结合位点，从而出现阴性结果（如未出现凝集）。这种现象有时被称作前带现象（译者注：此应为后带现象）。前带效应对现代检测系统来说仍是一个潜在的问题，包括梅毒检测，

此时若抗体滴度极高，除非将标本稀释后再进行检测(Smith & Holman，2004)或采用免疫固定电泳进行检测(图 46-7E)，否则这些标本可能会被漏检。

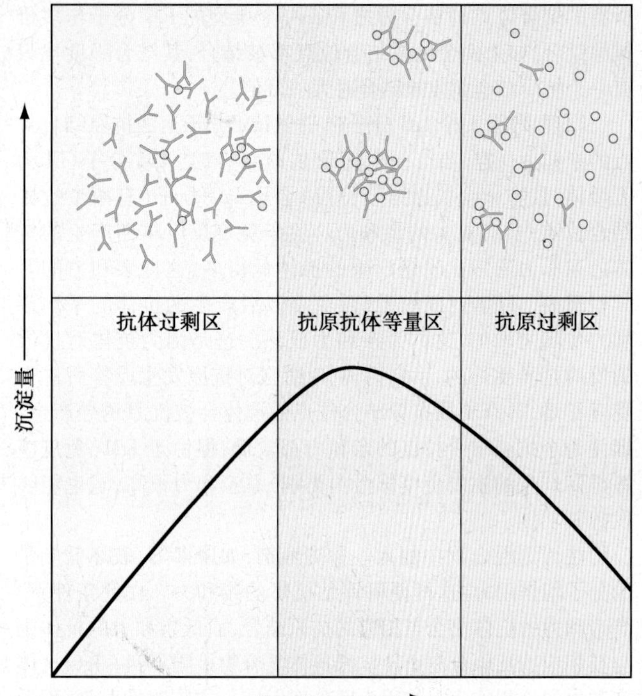

图 46-2　抗体和抗原浓度影响形成的抗原抗体复合物的大小。当抗体和抗原两个分子的摩尔浓度几乎相同(抗原抗体等量区)时，形成的免疫复合物最大。而当抗原过剩时，形成的免疫复合物最小。注意，在抗原过剩形成的小复合物中，每个复合物只含几个抗体分子；因此，它们不能在细胞外液中被巨噬细胞有效地清除

前带效应，或钩状效应，发生在许多不同的免疫检测中，尤其是那些基于夹心物形成的免疫检测，夹心物包含一个结合抗原的捕获抗体(通常为固相)以及另一个结合相同抗原的报告抗体(通常用酶、荧光或化学发光染料、放射性物质标记)。当抗原过量存在时，它可使捕获抗体和报告抗体都被饱和，从而阻止夹心物的形成。这种情况在某种程度上类似于图 46-2 的右侧区，信号强度在抗原浓度过高时消失。检测结果可能反而很低或甚至会与极高浓度的抗原不反应，当标本进一步稀释并重新检测时，随着抗原浓度下降到检测范围时，检测值反而增加。根据剂量-反应曲线形状，这一现象被称作钩状效应。在大多数标本中，检测值与抗原浓度成正比，但是在抗原浓度过高时反而下降。当在免疫检测中发生钩状效应时，抗原浓度可以有几个数量级的变化。如某检测被设定为仅检测 2~3 个数量级的抗原，但当抗原浓度超过 4、5 个或更多个数量级时，就可能发生钩状效应而产生错误的低值结果。在免疫检测中，钩状效应可显著地表现于人绒毛膜促性腺激素、免疫球蛋白 A(特别是 IgA 骨髓瘤)和免疫球蛋白轻链的检测。

抗原抗体复合物的大小和组成不仅对体外沉淀反应有重要影响，而且对体内复合物的命运起着决定性的作用。在抗原抗体等量或抗体过量的情况下形成的复合物具有多个凸出的 Fc 区，可与巨噬细胞的 Fc 受体紧密结合而被巨噬细胞吞噬并降解。抗原过量时形成的小复合物中，每个复合物中只有一个 Fc 区。它们很难与巨噬细胞的 Fc 受体结合，难以被有效降解。与之相反，它们可能沉积在皮肤、肾脏、关节和脑部的小血管中，活化补体系统，导致炎症和组织破坏。

虽然抗原抗体复合物看起来具有严格的“门锁和钥匙”的关系，但是抗体是能够发生动态构象变化的实体(Karplus & McCammon，1983；Wilson et al，1991)。抗原抗体结合时，抗体可能发生构象变化。这些调整包括侧链位移 20~30nm、芳香环旋转、构象变化，甚至 VH 和 VL 结构域轻微旋转(Bhat et al，1990；Standfield et al，1990；Herron et al，1991)。

抗体多样性的遗传基础

据估计，人类能够产生 10^6~10^9 种不同的抗体分子。特殊的遗传机制已经进化至不需要过多的基因即能在抗原的刺激下产生大量的免疫球蛋白分子(Max，2003)。免疫球蛋白分子是由三个独立的编码 κ、λ 和 H 链的基因库分别编码的。轻链和重链的基因库位于不同的染色体上。在每个基因库中，不同的基因片段编码轻链和重链可变区的不同区域，这些基因片段可以在 B 细胞分化过程中发生特异性位点重组时组合到一起。轻链基因库包含一个或多个恒定区(C)基因、一组可变基因(V)和连接基因(J)片段。H 链基因库包含一组 *C* 基因、一组 *V* 基因、多样性(D)基因和 *J* 基因片段。*VL* 基因片段与 *JL* 基因片段重组为轻链的 *V* 基因，*VH* 基因片段与 D 片段、JH 片段重组为重链的 *V* 基因(图 46-3)。重组后的每个基因片段和相应的恒定区共转录生成信使 RNA 分子，编码完整的多肽链。脊椎动物编码 VH 区和 VL 区的遗传基因片段经各种组合，能够产生成千上万条不同的轻链和重链，形成数百万种不同的抗体分子。

抗体分子库可以通过体细胞突变进一步扩大，这似乎是通过接触抗原而诱导产生的。因此，在体细胞突变时，抗原的选择性作用促使免疫应答能够微调，并产生无限多样性的抗体分子。免疫球蛋白基因的体细胞点突变发生在动物或人体的 B 细胞(而不是生殖细胞)中(Tonegawa，1983)。体细胞高频突变主要局限于 H 链和 L 链的可变区基因和其周围的内含子。据估计，细胞每分裂一次，单个细胞的 H 链或 L 链的 V 区几乎就会发生一次突变。这不仅增加了抗体的多样性，而且可能导致抗体与配体结合的亲和力发生改变。这些新出现的 B 细胞，更容易结合抗原，相比其他不易结合抗原的 B 细胞更具有优势。随着抗原浓度的下降，具有更易于结合抗原的受体的 B 细胞数量将占应答细胞的大多数。这将导致二次应答比初次应答产生具有更强亲和力的抗体。因此，体细胞高频突变过程可导致免疫个体产生总体上更有效的高亲和力抗体。

所有 B 细胞最初都产生 IgM 抗体。其后一些 B 细胞产生其他类别的抗体(同种型：IgG、IgA 等)，这些抗体和原始 IgM(等位基因排斥)有相同的抗原结合位点(独特型)(表 46-2)。这样的类别转换和等位基因排斥可以使具有相同抗原结合位点(相同 VH 和轻链)的抗体具有许多不同的生物学特征(继发效应功能)(Corcoran，2005)。

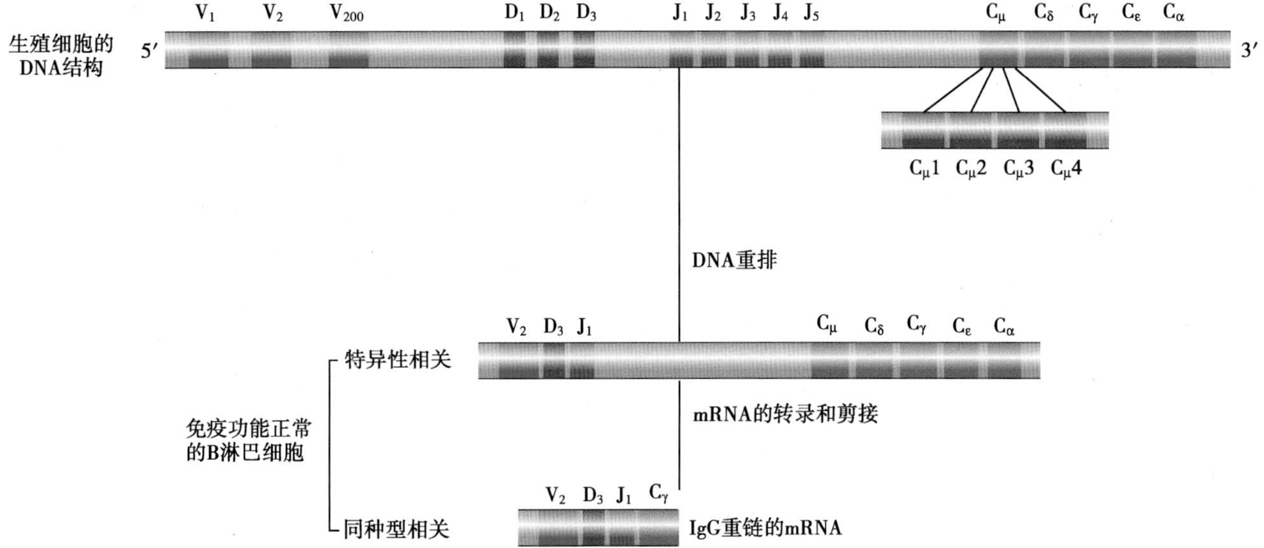

图 46-3　小鼠 12 号染色体免疫球蛋白(Ig)重链基因(外显子)的结构与重排。每个 *VH* 基因都有一个前导序列,此图未显示。恒定区基因决定重链同种型,Cγ 和 Cα 有一个以上的基因。不同于 Cγ 和 Cα 基因,*CH* 基因由多个外显子组成,Cμ 基因(Cμ1 到 Cμ4 结构域)如图所示。开关位点位于每个 *CH* 基因的 5′末端,此图未显示。实线表示基因之间或基因片段之间的插入序列(内含子)。每条重链是由四个不同的基因片段(V、D、J 和 C 片段)编码(得到 Marcu KB: Immunoglobulin heavy-chain constant region genes, Cell 29:719, 1982. Copyright© by Cell Press 许可后重新绘图)

表 46-2　免疫球蛋白变体概述

变化的类型	分布	变体	位置	例子
同种型的	正常人血清中存在所有变异体	类	C_H	IgM、IgE
		亚类	C_H	IgA1、IgA2
		型	C_L	κ,λ
		亚型	C_L	λOz+,λOz-
		亚组	V_L,V_H	$V_{\kappa I}$,$V_{\kappa II}$,V_{HI},V_{HII}
异型的	并非所有个体都存在等位基因形式	同种异型	主要 C_H/C_L 偶尔 V_H/V_L	Gm group(人 γ 链;例如:IgG1、G1m3、G1m17)b4、b5、b6、b9(兔轻链)
独特型的	每个免疫球蛋白分子的抗原特异性	独特型	V_H/V_L	每个免疫球蛋白特异的由抗体识别的决定簇

得到 Sell S: Immunology, immunopathology, and immunity, ed 4. New York, 1987, Elsevier Science 许可后进行了修改

因此,基因的组织结构使免疫球蛋白分子的重组具有多种特异性。抗体多样性取决于多个基因片段的存在、不同基因片段序列的重排、免疫球蛋白分子组装过程中不同轻链和重链的结合,以及体细胞突变。

免疫球蛋白的一般特征

人类免疫球蛋白的类别及其特征(Spiegelberg, 1974; Kolar & Capra, 2003)总结于表 46-3 和表 46-4。

免疫球蛋白 M

这种糖蛋白是初次抗体应答的早期分泌到血液中的一类主要抗体。正常情况下,这种分泌型 IgM 是由五个四链亚单位组成的五聚体,是一种沉降速率为 19S、分子量为 900kDa 的巨球蛋白。然而,在人类自身免疫性疾病中,如系统性红斑狼疮(systemic lupus erythematosus, SLE),在血清中可以检测到数量相当可观的 7S 单体形式的 IgM。选择性 IgM 缺乏症是一种罕见病,此种疾病缺乏 IgM,但其他类别的免疫球蛋白水平正常。这种疾病的病因尚不清楚。

因为五聚体的 IgM 共有 10 个抗原结合位点,当与抗原结合后,它比 7S 的 IgM 单体或 IgG 分子在交联抗原、活化补体系统等方面更高效。因此,IgM 具有的结合、活化补体的高效性,再加上它出现于早期感染阶段,使其成为抵抗微生物入侵的有效媒介。

每个 IgM 五聚体含有一条另外一种多肽链,叫做 J(连接)链,其分子量为 15kDa。这种辅助性多肽链是由 IgM 分泌细胞产生的。它是一种酸性糖蛋白,含有大量的半胱氨酸残基,因此两个相邻的 IgM 单体能在 Fc 区的羧基末端形成链间二硫键。据推测,IgM 单体的低聚反应就是在此处启动的。

表 46-3 人类免疫球蛋白的生理特征

WHO 命名	IgM	IgG	IgA	IgD	IgE
重链	μ	γ	α	δ	ε
重链亚类	μ1、μ2	γ1、γ2、γ3、γ4	α_1、α_2	–	–
轻链	κ 或 λ	κ 或 λ	κ 或 λ	κ 或 λ	κ 或 λ
分子式	IgM(κ)$(2\mu 2\kappa)_5$ IgM(λ)$(2\mu 2\lambda)_5$	IgG(κ)2γ2κ IgG(λ)2γ2λ	IgA(κ)$(2\alpha_2\kappa)_{1\sim3}$ IgA(λ)$(1\alpha_2\lambda)_{1\sim3}$ IgA(κ)$(2\alpha_2\kappa)_2S^{\dagger}$ IgA(λ)$(2\alpha_2\lambda)_2S$	IgD(κ)2δ2κ IgD(λ)2δ2λ	IgE(κ)2ε3κ IgE(λ)2ε2λ
每个分子的四链单位数	5	1	1~3	1	1
重链分子量,kDa	70	50~60	55	62	70
轻链分子量,kDa	23	23	23	23	23
沉降系数,S20W	18.0~19.0	6.7~7.0	6.6~14.0	6.9~7.0	7.9~8.0
分子量,kDa	900	143~160	159~447	177~185	187~200
电泳迁移率	γ1-β_1	γ2-α_1	γ2-β_2	γ1	γ1
碳水化合物的含量,%	7~14	2.2~3	7.5~9.0	12~13	11~12
重链的同种异型	–	Gm	Am	–	–
轻链的同种异型	Km(κ)*	Km(κ)*	Km(κ)*	Km(κ)*	Km(κ)
抗原结合效价	5(10)	2	2.4(? 聚合形式)	2	2
重链上的结构域个数	5	4	4	4	5

* 以前称之为 Inv 标记物

† 外部分泌物的二聚体带有分泌成分-S

表 46-4 人类免疫球蛋白特征

	IgM	IgG	IgA	IgD	IgE
生理学特征					
正常成人血清浓度,mg/ml	1.2~4.0	8.0~16.0	0.4~2.2	0.03	17~450ng/ml
IU//ml	69~322	92~207	54~268	–	<100
占总免疫球蛋白的百分比	13	80	6	1	0.002
血管内分布,%	41	48	76	75	51
合成速率,mg/(kg·d)	2.2	35	24	0.4	0.003
血清分解率,每日%(或半衰期,日)	10.6(5~6)	6(18~23)	24(5~6.5)	37(2.8)	90
生物学特征					
凝集力	+4	±	+2	–	–
通过经典途径结合补体的能力	+4	+	–	–	–
同源过敏性反应	–	–	–	–	+4
异质性豚鼠过敏反应	–	+	–	–	–

表 46-4 人类免疫球蛋白特征(续)

	IgM	IgG	IgA	IgD	IgE
固定到相应的肥大细胞和嗜碱性粒细胞	-	±	-	-	+4
与巨噬细胞的嗜细胞性结合	-	+	±	-	-
经胎盘转运到胎儿体内	-	+	-	-	-
类风湿因子结合活性	-	+	-	-	-
出现于外分泌物中	±	+	+4	-	+2
其他特性					
IgM-免疫应答早期产生,抵御菌血症的第一道有效防线					
IgG-抗血管外液里的微生物及其毒素					
IgA-保护身体表面					
IgD-出现在免疫活性细胞的淋巴细胞表面,对 B 细胞活化和(或)免疫调节很重要					

IgM 也是未成熟的 B 细胞产生的第一类抗体。B 细胞的直接前体,称为前 B 细胞,产生的是 μ 链而非轻链,积聚在细胞内。而后前 B 细胞开始合成轻链,再与 μ 链结合形成四链的单体 IgM 分子。IgM 中的两条 μ 链和两条轻链插入到细胞膜中,在此作为抗原的受体起作用。此时,前 B 细胞变成 B 淋巴细胞并能对抗原产生应答。

由于体积较大,分泌型的 IgM 五聚体并未发现在组织间具有任何的重要性;它只局限于血液循环中,并不能通过胎盘。IgM 是黏膜表面和母乳中分泌型免疫球蛋白的一个次要成分。

IgM 是系统发育中最原始的免疫球蛋白。μ 链基因的大多数变异体似乎已经进化成其他类的免疫球蛋白的重链基因。IgM 以及其他类的免疫球蛋白的生理学和生物学特征总结于表 46-3 和表 46-4。

免疫球蛋白 G

IgG 是结构和功能水平方面研究得最好的同种型(Burton,1985)。这类抗体是血液中主要的免疫球蛋白。它们在二次免疫应答中大量产生。IgG 分子的 Fc 区与吞噬细胞的特异性受体结合,如巨噬细胞和多形核白细胞,从而提高感染应答时吞噬细胞摄取和破坏包被着 IgG 抗体的感染的微生物的效率。针对吸附于靶细胞表面抗体的吞噬细胞受体也会通过抗体依赖的细胞介导的细胞毒作用引导自然杀伤(NK)淋巴细胞来清除这些感染的微生物。IgG 最显著的功能就是通过经典级联反应激活补体。IgG 的 Fc 区结合并激活补体系统的第一个组成成分,触发生化攻击反应,杀死微生物。激活补体至少需要两个分子的 IgG 的参与,而 IgM 只需要 1 个分子,因为 IgM 有 5 个 Fc 区。

IgG 是唯一可以从母体进入胎儿体内的抗体。与母体血液接触的胎盘细胞有与 IgG 分子 Fc 区结合的受体,从而介导 IgG 从母体进入胎儿体内。IgG 抗体首先被受体介导的胞吞作用摄入,在细胞内转运,然后再经胞吐作用释放到胎儿血液中。其他类的抗体则不能与这些受体结合,因此不能穿过胎盘。IgG 穿越胎盘的能力为婴儿出生后前几周内抵御感染提供了一条重要的防线。正常情况下,人类胎儿在妊娠 12 周左右开始经胎盘接收大量的母体 IgG。胎儿体内的 IgG 数量稳步增加直至出生,此时脐带血中的 IgG 含量与母体血清相当。除非患免疫性疾病,IgG 水平在出生后第七年达到成人水平并在此后保持相对稳定。

IgG 抗体有较高的扩散系数,这使它们比其他类的抗体更容易扩散到血管外空隙。在这些空隙内,IgG 是主要的免疫球蛋白,具有中和细菌毒素和结合微生物以增强吞噬作用。此外,只有当靶细胞(如肿瘤细胞)被 IgG 包被,才能使其致敏从而促发 ADCC 的胞外杀伤作用;执行 ADCC 作用的 NK 细胞也具有 IgG 的 Fc 受体。

人类 IgG 有四个亚类。这四个亚类反映四种不同抗原性的 H 链(γ1~γ4)的存在,它们的氨基酸序列和一般特征类似,但并非完全相同。比如,IgG1 是成人主要的亚类。IgG3 是补体最有效的结合物,其次是 IgG1 和 IgG2。在大多数情况下 IgG4 不能通过经典途径结合补体。除了 IgG2 外的其他所有 IgG 都已被证明可以通过胎盘。IgG 的生理学和生物学特征总结在表 46-3 和表 46-4,亚类的相应特征则总结在表 46-5。

免疫球蛋白 A

这一类抗体是分泌物(乳汁、唾液、眼泪、呼吸道和肠道分泌物)中的主要抗体。它以一个四链单体(像 IgG)或两个四链单体形成二聚体的形式存在。分泌物中的 IgA 分子为二聚体,二聚体中有一条 J 链,类似于 IgM 五聚体的 J 链,此外还有一条 70kDa、被称为分泌成分(SC)的糖多肽链。IgA 二聚体从小肠、支气管、乳汁、唾液或泪腺等的上皮细胞表面获取 SC。分泌成分是由上皮细胞合成后分泌到这些细胞的表面,而后作为受体与 IgA 二聚体结合。IgA 二聚体-受体复合物通过受体介导的内吞作用被摄取,并以膜泡形式转移到上皮细胞胞质中,与上皮细胞管腔侧的质膜融合。IgA 受体的膜外部分被酶裂解并以分泌型 IgA 分子([α_2,L2,]2-Jα)的形式释放。与 IgA 二聚体

表 46-5 人类免疫球蛋白 G 的亚类的特征

	IgG1	IgG2	IgG3	IgG4
生理学特征				
占正常人血清总 IgG 的百分比	66±8	23±8	7.3±3.8	4.2±2.6
合成率,血清 mg/(kg·d)	25	?	3.4	?
分解率,天%每(半衰期,天)	8(23)	6.9(23)	16.8(7)	6.9(23)
κ/λ 的比值	1.4~2.4	1.0~1.1	1.1~1.3	5.0~7.0
异型的标志(Gm 类型)	a、z、f、x	n	bo、bi、bz、g、st、etc	?
生物学特征				
通过经典途径结合补体能力	+2	±	+3	-
异源皮肤结合能力	+	-	+	+
巨噬细胞受体	+	-	+	-
与蛋白 A 反应	+	+	-	+
主要抗体活性				
抗破伤风类毒素	+2	+	+	±
抗白喉类毒素	+2	+	+	±
抗 DNA	+2	+2	±	±
抗 Rh	+2	-	-	±
抗因子Ⅷ	-	-	-	+
抗葡聚糖	-	+	-	-
抗果聚糖	-	+	-	-
抗磷壁酸	-	+	-	-
铰链区内重链间二硫键数量	2	4	5	2
轻重链间二硫键在重链的位置	N214	N131	N131	N131

相连的 IgA 二聚体受体的氨基末端就是 SC(图 46-4)。因此,组装好的分泌型 IgA 分子二聚体是两种不同类型细胞的合成产物:浆细胞和上皮细胞。除了运输功能,SC 还可以保护 IgA 分子二聚体不被分泌物中的蛋白水解酶消化。

人类的 IgA 抗体基于抗原结构的差异和链间二硫键排列的变化分为两个亚类——IgA1 和 IgA2。IgA2 是血清 IgA 的次要成分,但是它却是分泌物中的主要成分。此外,分泌型 IgA 比血清 IgA 更早达到成人水平。例如,人体肠道内的 IgA 系统可能在 2 岁时就完全发育,而血清 IgA 通常要到 12 岁才能达到成人水平。

由于分泌型 IgA 存在于外膜附近,它构成了抵御外部环境中微生物入侵的第一道防线。据推测,IgA 能够抑制微生物附着于黏膜细胞表面,从而阻止他们进入人体组织。分泌型 IgA 在这方面的一个重要特征是它是多价体,因此与抗原结合时具有高度的亲和力;这在中和病毒时可能具有特别重要的意义。在接种了脊髓灰质炎疫苗的个体中,IgA 的抗病毒活性已经得到证实。分泌型 IgA 也可与食物中的某些抗原结合,阻止它们吸收入血,从而减少过敏反应的发生。例如,IgA 免疫缺陷可导致针对食物和肠道微生物来源的抗原产生更高水平的体液抗体,过敏反应发生率也相应增加。

IgA 具有以下显著的特征:它通过替代途径固定补体;IgA 通过巨噬细胞特定的 Fc 受体,可以作为吞噬作用的调理素;通过特定受体诱导嗜酸性粒细胞脱颗粒,这与 IgA 的抗寄生虫应答有关。IgA 的生理学和生物学特征列于表 46-3 和表 46-4。

免疫球蛋白 D

尽管 IgD 在血清中的含量甚微,但是它是许多 B 淋巴细胞表面的一种主要的膜免疫球蛋白,特别是在新生儿体内。B 细胞分化过程中,这些细胞合成并表达 IgD 分子和 IgM 分子。然而,这似乎与“一个细胞产生一种免疫球蛋白”的原则相矛盾,这两类分子的抗原结合位点(同种型)相同,相应的轻链也是一模一样的,仅 CH 区不同。膜结合型 IgD 可作为一种受体使 B 细胞与抗原结合后进行克隆增殖。一些证据表明,IgM+B 细胞可以对某些非 T 细胞依赖性抗原产生应答,而 IgM+IgD+B 细胞对 T 细胞依赖性抗原的应答,IgD 的表达是必需的。

此外,如果利用木瓜蛋白酶对 δ 链具有更大的敏感性,从

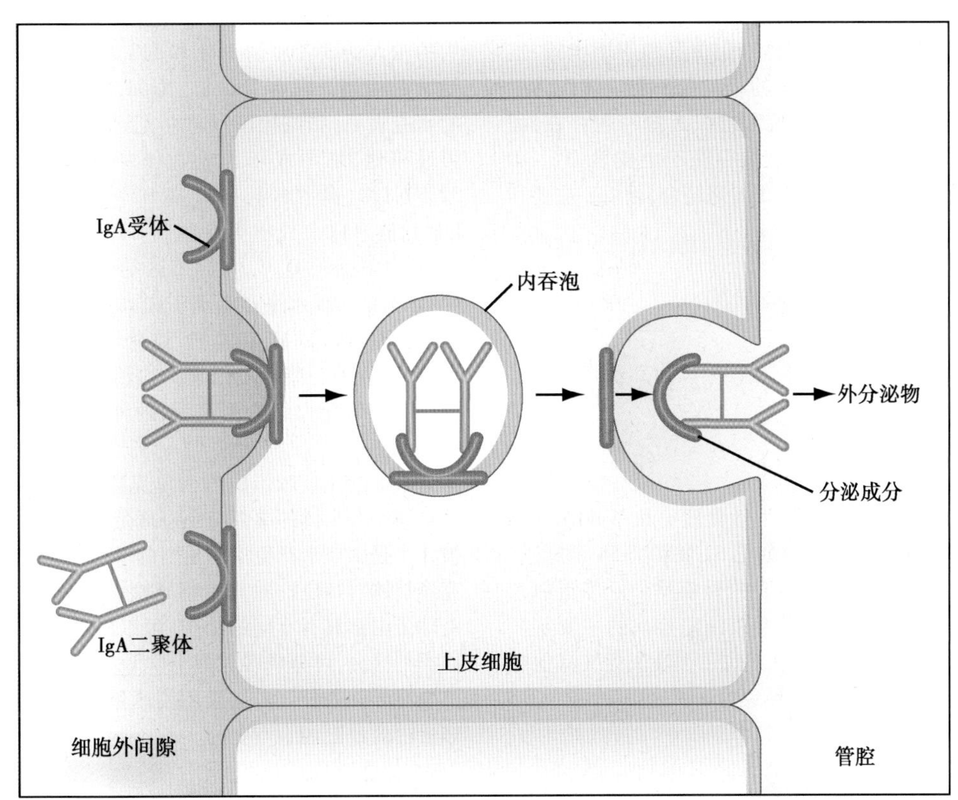

图46-4　分泌成分介导免疫球蛋白(Ig)A分子二聚体穿过上皮细胞运输的机制。整个复合体物从细胞外液输送到上皮管腔。分泌成分是由上皮细胞合成的跨膜糖蛋白,并作为基底外侧表面的受体与IgA二聚体结合。IgA-受体复合物以内吞小泡的形式进入细胞,穿过细胞并在细胞顶端以胞吐形式出胞。受体断裂后IgA游离出来,释放入细胞外表面(管腔侧)。残留在IgA二聚体上的受体部分被称为分泌成分。这种运输机制使IgA分布于各种外分泌物(例如唾液、乳汁、胆汁、眼泪、汗液)中,也分布于保护鼻咽通道、肠道和泌尿生殖道黏膜内层的黏膜层中

IgM+IgD+B细胞中选择性清除IgD分子,这些B细胞将变得容易抗原耐受。膜结合型IgD在免疫应答中的确切作用尚不清楚,但一般认为,它能开启、关闭或调节(控制)B细胞的分裂或分化。

通常在出生6个月后,血清中能检测到IgD,其一生的浓度一直很低。然而在疾病状态下,IgD浓度会发生较大的变化。慢性感染时,血清IgD水平增高,其他免疫球蛋白水平也增高。到目前为止,尚未发现IgD的特异性增高与某种特定疾病有关。过敏性和自身免疫性疾病的患者的IgD浓度并无异常。在血丙种球蛋白过少的人体内,常常缺乏IgD。

到目前为止,作为一种体液抗体,IgD的具体生物学作用尚未确定,偶尔有一些针对抗原的IgD活动报道。膜结合型IgD的蛋白与膜结合型IgM类似,都是B细胞成熟的标志。其作为受体的角色是得到普遍认可的,即使它传递信号的性质和目的仍有争议(Carsetti et al,1993;Roes & Rajewski,1993)。IgD不结合补体,不通过胎盘,不通过其Fc区与细胞结合。分泌型IgD与其他免疫球蛋白一样,缺乏能使其固定于B细胞表面的羧基端跨膜肽。表46-3和表46-4列出了IgD的其他特征。

免疫球蛋白E

在不同类别的免疫球蛋白中,IgE血清学浓度最低(表46-4)。它能够黏附于人体皮肤(亲同种细胞抗体)还可引发过敏反应(反应素抗体)。IgE抗体通过Fc区与嗜碱性粒细胞和肥大细胞结合而实现其生物活性。IgE在寄生虫病的体液免疫应答中也起着重要的作用,因为在蠕虫感染的患者血清中经常可以发现高水平的IgE。IgE辅助白细胞(WBC)、抗体、补体成分进入炎症部位,诱导速发型超敏反应。IgE抗体是抗体分子具有双功能特性的一个显著性例子。IgE分子的Fc部分与靶细胞结合,而Fab部分与过敏原结合(见第55章,IgE抗体检测的临床应用)。

与IgA一样,IgE主要产生于呼吸道和肠道的内层,是抗体外分泌体系的一部分。IgE缺乏与免疫功能受损导致的IgA缺乏的相关性不一致,后者表现为极易感染。IgE不穿过胎盘,IgE-抗原复合物不通过经典途径与补体结合(表46-4)。

小结

人体存在五类不同的抗体(IgM、IgG、IgA、IgD、IgE),IgG抗体有四个亚类(IgG1、IgG2、IgG3、IgG4),IgA抗体有两个亚类(IgA1、IgA2)。每个抗体同种型分别具有不同的H链(分别为μ、γ、α、δ、ε、γ1、γ2、γ3、γ4、α_1、α_2)。H链包含抗体的Fc区,Fc区决定了何种蛋白会与抗体结合,以及抗体的类别和亚类的生物学特性。L链的每种类型(κ或λ)都可以与H链的任何一种

类别组合在一起。五类免疫球蛋白的结构差异与它们的功能差异相对应，这些功能差异包括抗体产生位置和作用位置、抗体在初次和二次免疫应答中产生量的相对水平及抗体作为生理效应器的作用。例如，IgG 在血液和组织液中普遍存在，而 IgM 主要局限于血液，分泌型 IgA 主要存在于上皮表面。IgD 和 IgE 主要与细胞结合，IgD 主要与 B 细胞结合，而 IgE 主要和嗜碱性粒细胞和肥大细胞结合。

免疫球蛋白的临床意义

免疫球蛋白在疾病的发病机制、诊断、预防和治疗中起着重要的作用。

疾病的发病机制

单克隆高免疫球蛋白血症是多发性骨髓瘤和 Waldenström 巨球蛋白血症表现出的显著特征。如第 52 章和第 54 章所述，针对自身抗原的抗体可能导致自身免疫性疾病。低球蛋白血症或无丙种球蛋白血症往往是一些免疫缺陷疾病的主要特征（见第 51 章）。多克隆丙种球蛋白血症可由慢性炎症或其他疾病导致，如由于过度泛-B 细胞刺激导致的肝硬化。

高免疫球蛋白血症

血清免疫球蛋白水平

正确解释血清免疫球蛋白水平，需要认识其在个体生命周期中存在的生物学变化。这些变量中最重要的是年龄、性别和种族。在新生儿中，循环免疫球蛋白的水平比所有其他年龄组低得多，因为从本质上来说，那个阶段的所有免疫球蛋白都是被动地从母体转移到胎儿体内的。免疫球蛋白水平从儿童期开始上升，至成人期达到更稳定的浓度水平。任何特定年龄的正常 IgG、IgA 和 IgM 浓度范围上下限的改变可达十倍之多。新英格兰北部的一项关于免疫球蛋白浓度的大样本研究（99% 为高加索人，包括了 115 017 份血清样本）表明，免疫球蛋白预计从婴儿期开始升高，到青春期后更为稳定，IgA 随年龄增长会进一步小幅增加，IgG 几乎稳定不变，而 IgM 则稍微下降（Ritchie et al，1998）。IgA 和 IgG 的中位数水平在男性和女性之间几乎没有差异，但男性的 IgM 水平（除了低龄期）比女性低。尽管研究样本没有种族差异，但是因为研究样本量大，可以认为年龄和性别是免疫球蛋白浓度的决定性因素。

一项相对较小但仍属于大样本量的来自同一社区（Tecumseh，Michigan）的健康白人受试者（3213 人）的研究表明，IgG 和 IgA 的平均浓度随年龄的增加而增加，在性别中存在着较小的显著性差异。女性血清中的 IgG 水平较高，IgA 水平较低。虽然这些 IgG 和 IgA 的性别差异有统计学意义，但是它们的生物学意义并不明显。随着年龄的增长这些受试者的 IgM 水平仍保持相对稳定。然而，女性 IgM 的平均水平（1.06mg/ml）比男性（0.77mg/ml）高（Cassidy et al，1974）。

多项研究报告称，有色人种的免疫球蛋白水平较高。来自 Evans County，Georgia 的一项有关两个种族健康人群的研究表明，黑人的三大主要免疫球蛋白（IgM、IgG 和 IgA）水平较白人高（Lichtman et al，1967），其中 IgG 的差异最显著。在这项研究中没有发现免疫球蛋白水平存在城乡差异。来自 Rochester，纽约的白人受试者血清 IgM 和 IgG 水平与 Georgia 农村的白人受试者相当。来自 Durban，Natal，South Africa 的一项三种族的研究表明，和该社区同样年纪、同样 ABO 血型的白人成年男性相比，班图成年男性血清中有显著高水平的 IgM（高 32%），IgG（高 40%），IgA（高 32%）。健康亚洲成年男性的 IgG 比健康白人成年男性约高 20%，IgA 约高 23%，IgM 约高 7%。对华盛顿 D. C. 大都市区的受试者进行的一项研究表明，黑人的 IgG 水平显著高于白人，但两者的 IgA 和 IgM 水平相当（Tollerud et al，1995）。这些研究匹配了对照组的年龄、性别、种族和一些环境因素。血清蛋白电泳、总蛋白测定、白蛋白和 γ-球蛋白组分测定后，丙种球蛋白的增加往往首先被注意到。

增加的免疫球蛋白称为单克隆抗体或多克隆抗体。任何来自同一个个体的单克隆免疫球蛋白都具有相同的结构，并且被认为是由单个产免疫球蛋白的淋巴细胞克隆扩增的，因此单克隆抗体对特定抗原具有特异性。同一个体的每个多克隆免疫球蛋白都具有不同的结构，可以以某些重要的方式来区分：以类别区分，可分成多克隆 IgG、IgA 或 IgM；以轻链区分；或以抗原特异性区分。多克隆免疫球蛋白是由几种不同的产免疫球蛋白的淋巴细胞产生的。

多克隆免疫球蛋白

免疫球蛋白的多克隆增加与许多疾病状态有关（表 46-6）（Cushman & Grieco，1973；Buckley，1977）。血清蛋白电泳常常足以证明这一点。免疫电泳、免疫固定电泳及个体的免疫球蛋白或免疫球蛋白轻链测定，有时有助于确认多克隆分布或某些免疫球蛋白类别的浓度增加。血清免疫球蛋白升高可能是代谢减少、合成增加所致。这些事件的控制机制尚未了解，免疫球蛋白升高的意义还未理清。大多数免疫球蛋白似乎不是针对某种特定的抗原决定簇或一组特定的抗原决定簇。还应该注意到，大多数自身抗体是多克隆抗体而非单克隆抗体。一般来说，丙种球蛋白持续多克隆增加被认为与慢性抗原刺激或免疫球蛋白调节缺失有关。

单克隆免疫球蛋白

单克隆免疫球蛋白或免疫球蛋白片段与许多疾病状况有关（框 46-1）（Wells & Fudenberg，1974；Benbassat et al，1976；Atkinson et al，1977；Schaeferet al，1978；Kelly et al，1985）。这些免疫球蛋白也被称为具有限制异质性的免疫球蛋白。血清和尿蛋白电泳（图 46-5）常用来筛选单克隆丙种球蛋白病。

随机人群研究中单克隆免疫球蛋白（M 组分）的发生率估计为 0.9%（Bachman，1965；Axelsson & Hellen，1968；Cohen，1985）。当然，临床实验室要检测的血清经过预选后阳性结果比例较高。多发性骨髓瘤、Waldenström 巨球蛋白血症、B 细胞肿瘤等疾病都与单克隆免疫球蛋白水平升高相关。早先认为单克隆丙种球蛋白病在慢性淋巴细胞白血病或高分化淋巴细胞淋巴瘤中较罕见。现已证明，结合高分辨率电泳和免疫固定电泳，这些患者中大多数被发现患有单克隆丙种球蛋白病（Keren et al，1988）。单克隆丙种球蛋白病也被证明存在于伯基特淋巴瘤和 B 细胞急性淋巴细胞白血病中。

表 46-6 多克隆高免疫球蛋白血症:若干相关的疾病状态

健康状况	免疫球蛋白(Ig)类别
免疫缺陷病	
高免疫球蛋白 E 和复发性感染	IgE
Wiskott Aldrich 综合征	IgA,IgE
"异常丙种球蛋白血症 I 型"	IgM
高免疫球蛋白 A 和复发性感染	IgA
获得性免疫缺陷综合征(AIDS)	所有类别
感染	
先天性感染(梅毒、弓形虫病、风疹、巨细胞病毒)	IgM
传染性单核细胞增多症	IgM 或所有类别
锥虫病	IgM 或所有类别
肠道寄生虫感染	所有类别
一些蠕虫感染	IgE
内脏幼虫移行症	所有类别
儿童慢性肉芽肿病	所有类别
麻风	所有类别
慢性感染	所有类别,偏好 IgG
肝脏疾病	
慢性活动性肝炎	IgG 为主
急性肝炎	IgG 为主
胆汁性肝硬化	IgG 为主
狼疮样肝炎	所有类别
肺部疾病	
肺过敏综合征	所有类别
结节病	所有类别
铍中毒	所有类别
自身免疫性疾病	
系统性红斑狼疮	所有类别
类风湿关节炎	IgA 或所有类别
许多"自身免疫"状态如甲状腺炎	所有类别
硬皮病	所有类别
冷凝集素病	IgM
过敏性紫癜	IgA
其他	
唐氏综合征	所有类别
淀粉样变性	所有类别
毒品成瘾	IgM
肾小管疾病	所有类别

框 46-1 与单克隆免疫球蛋白相关的某些疾病

- 多发性骨髓瘤
- Waldenström 巨球蛋白血症
- 慢性淋巴细胞性白血病
- 其他白血病
- 淋巴瘤
- 良性单克隆丙种球蛋白病
- 系统性毛细血管渗漏综合征
- 淀粉样变性
- 慢性肝病,如慢性活动性肝炎,原发性胆汁性肝硬化
- 自身免疫性疾病,包括类风湿关节炎、系统性红斑狼疮、甲状腺炎、恶性贫血、结节性多动脉炎、干燥综合征
- Gaucher 病
- 各类恶性肿瘤
- 遗传性球形红细胞增多症
- HIV 感染,包括 AIDS

AIDS,获得性免疫缺陷综合征;HIV,人类免疫缺陷病毒

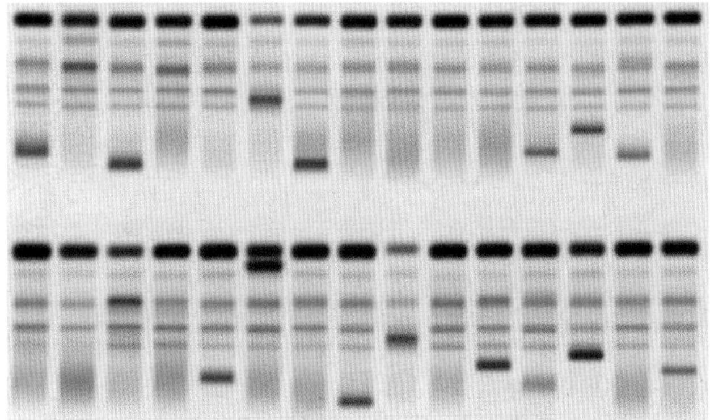

图 46-5 血清蛋白的琼脂糖凝胶电泳。该凝胶显示了在诊断和监测浆细胞紊乱患者(如多发性骨髓瘤)中常见的单克隆条带电泳迁移的变化。对两例对照样本和 28 例患者的血清标本进行常规分析,其中 14 例有单克隆条带

虽然单克隆丙种球蛋白病的抗原结合特异性一般不为人所知,但是有些导致了副蛋白血症神经性疾病的发生。这一临床综合征,通常是由一种 IgM 型副蛋白与髓磷脂相关糖蛋白(MAG)、神经节苷脂(比如,运动神经性疾病变中的 GM1、感觉神经性疾病变中的 GD1b)或其他鞘糖脂的相互作用引起的(Ropper & Gorson,1998)。

意义未明的单克隆丙种球蛋白病(MGUS)一词是由 Kyle 创造的,用于对那些在血清中出现单克隆成分的个体进行分类,但他们缺乏诊断恶性疾病的其他关键特征(Kyle,1982)。70 岁以上的人患有 MGUS 多达 3%(Kyle & Rajkumar,2003)。患有 MGUS 的人的骨髓中可能含有多达 10%的浆细胞。这比多发性骨髓瘤的骨髓浆细胞少得多。约 20%患有 MGUS 的人在十年内将进展为恶性 B 细胞淋巴组织增生性疾病-最常见的是多发性骨髓瘤。其他一些病例发展为慢性淋巴细胞白血病、淀粉样变性、分化良好的淋巴细胞性淋巴瘤和其他 B 细胞增殖性疾病。患有 MGUS 的人含有大量的 M 蛋白,浓度范围从

300mg/dl 到大于 3000mg/dl,但尿液中通常没有本-周蛋白。建议此类患者每 6~12 个月进行一次血清蛋白电泳监测,以确定病情好转还是恶化。

即使经过 25 年的稳定状态,MGUS 的进展风险每年仍在 1%左右(Kyle & Rajkumar,2003)。一项对新西兰的 MGUS 进行 31 年跟踪随访的研究显示,1967 年在一个小镇的 2192 名受试者最初筛选出的 11 位患者中,64%进展为恶性血液病(Colls,1999)。

应特别考虑的是,在接受改变 T 淋巴细胞功能(包括调节 B 细胞反应性)的免疫抑制剂的器官移植患者中观察到了 MGUS。在高达 75%的患者中这些单克隆丙种球蛋白病可能只是暂时的(Radlet al,1985)。它们可能以单克隆或寡克隆形式存在(Stanko et al,1989),可能与巨细胞病毒或 EB 病毒感染相一致(Drouet et al,1999)。它们的进展可能受到高循环水平的白细胞介素-6 的刺激(Nickersonet al,1994)。

冷球蛋白

冷球蛋白是一类在冷藏温度(4℃)下出现沉淀的免疫球蛋白,并且与血液疾病、自身免疫性疾病和慢性感染,如丙型肝炎有关。Ⅰ型冷球蛋白由单个单克隆免疫球蛋白组成,遇冷则沉淀,而不需要结合其他蛋白质。这类分子是典型的 IgM,在 Waldenström 巨球蛋白血症中出现。它可以产生高黏滞综合征。由于循环血液非常黏稠,一旦患者处于寒冷的环境即可使病情加重。

Ⅱ型冷球蛋白明显不同于Ⅰ型。异常的Ⅱ型冷球蛋白含单克隆 IgM 自身抗体,结合正常多克隆 IgG 的 Fc 区(Cacoub et al,2002)。这种自身抗体与类风湿因子相同,包含 IgM 和 IgG,因而被称为混合冷球蛋白。它在类风湿关节炎和慢性丙型肝炎病毒感染中均常见,但原因不明。IgG 通常存在于血液中,当抗 IgG 的 IgM 型抗体存在时可导致循环免疫复合物(CICs)的形成。这些 CICs 最终沉积在小血管,导致血管炎、肾小球肾炎、关节炎等的发生。

Ⅲ型冷球蛋白被称为Ⅱ型的变异体,它是针对 IgG 的 IgM 型多克隆自身抗体。Ⅲ型见于慢性感染和炎症状态。在过去,很多这样的病例会与Ⅱ型冷球蛋白血症混淆,因为那时的方法学对轻链的分型并不敏感,而两种轻链都会出现在低温沉淀中,所以无法在大量的 IgG 中分辨出少量的 IgM。

疾病诊断

免疫球蛋白的浓度和功能的实验室评估有助于疾病的诊断和治疗。补体结合试验、血凝试验和其他免疫测定法可以检测到针对特定抗原的抗体滴度的增加或改变,如针对微生物所产生的抗体。

通常医生提出要求检查血清中是否存在单克隆蛋白,是因为该医生意识到患者有这种疾病的临床症状和体征,或通过实验室血清蛋白电泳检查提示有单克隆蛋白存在(图 46-6)。很多时候,医生对浆细胞病的怀疑是由于发现患者贫血(一种或多种血细胞减少)、血清总蛋白和球蛋白同时升高,或出现蛋白尿;其他发现还包括高尿酸血症、高钙血症、碱性磷酸酶升高、骨痛,或 X 线上表现出溶骨性病变。如果 M 组分确实在血清蛋白电泳中出现,只要三类主要的免疫球蛋白之一增加,通过放射免疫扩散、免疫比浊法或其他合适的技术进行免疫球蛋白的定量检测就可以识别特异性的免疫球蛋白。

免疫球蛋白定量检测在监测疾病的进程和治疗过程中很有用,可能有助于区分良性和恶性疾病。2g/100ml 的单克隆 IgG 水平或 1g/100ml 或更高的 IgA 水平提示恶性疾病。在许多恶性免疫细胞病中,非单克隆免疫球蛋白的浓度下降。因此,多克隆免疫球蛋白缺乏提示出现恶性肿瘤。矛盾的是,患有恶性免疫细胞病的患者即使拥有大量失控的淋巴细胞克隆增生的"无效"免疫球蛋白,其仍存在着免疫缺陷。

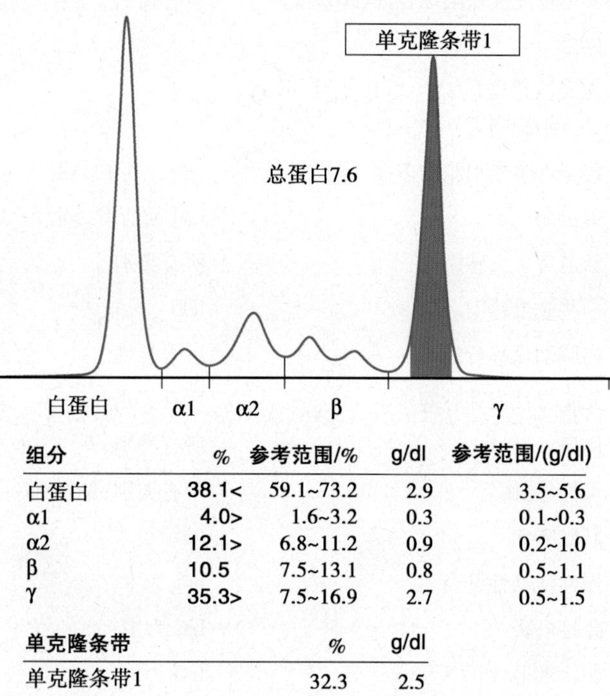

组分	%	参考范围/%	g/dl	参考范围/(g/dl)
白蛋白	38.1<	59.1~73.2	2.9	3.5~5.6
α1	4.0>	1.6~3.2	0.3	0.1~0.3
α2	12.1>	6.8~11.2	0.9	0.2~1.0
β	10.5	7.5~13.1	0.8	0.5~1.1
γ	35.3>	7.5~16.9	2.7	0.5~1.5

单克隆条带	%	g/dl
单克隆条带1	32.3	2.5

图 46-6 血清蛋白电泳密度图定量估计单克隆条带(MCB)浓度。实心部分为 MCB,在包含所有血清组分的图中占 32.3%的面积。32.3%乘以 7.6g/dl 的总蛋白得到 MCB 浓度为 2.5g/dl

免疫固定电泳

如今单克隆条带的重链和轻链类型的确认几乎全是通过免疫固定电泳(IFE)完成的。免疫电泳(immunoelectrophoresis, IEP)是一个古老的应用,患者和正常的血清标本在相邻的泳道进行电泳,然后在琼脂糖载体切成的槽上用轻链和重链的人抗血清进行免疫扩散试验。经过一夜的温育,抗血清与它们的目标免疫球蛋白形成沉淀弧,这被认为是单克隆或多克隆分布模式。这些方法在现代临床实验室已不常用,但读者可以参考本书的早期版本来获取有关 IEP 和凝胶图片的更多信息。由于 IFE 在速度、灵敏度上具有优越性,并且易于解读,它在临床实验室中实际上已经取代了 IEP。从多克隆免疫球蛋白中检测出小的单克隆条带,IFE 具有更高的敏感性。IFE 也具有读取结果更快的优势,因为不需要通过凝胶进行扩散。患者的两份血清样本先进行高分辨率凝胶电泳,然后将单特异性的抗血清直接应用于分离后的血清蛋白。凝胶洗净后,被染色的蛋白-抗体结合物可直接用于结果的读取(图 46-7)。其中一道用沉淀剂处理,所有的蛋白质都保持与血清蛋白电泳相同的模式。坚

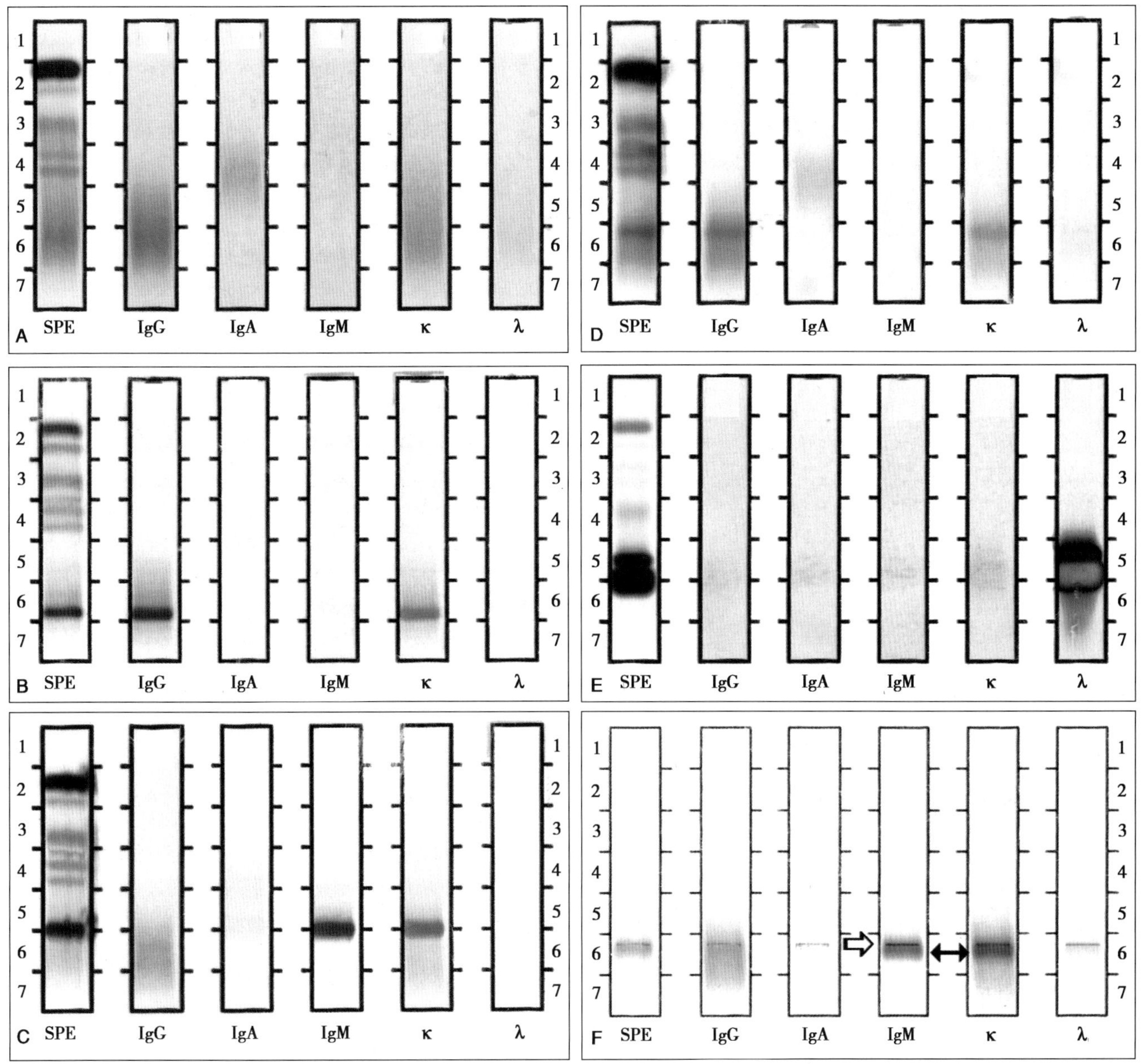

图46-7 血清免疫固定电泳显示的单克隆免疫球蛋白(Ig)。来自同一个患者的多份血清样品在PH 8.6的琼脂糖中进行电泳。分离的蛋白质与单特异性抗血清进行反应,然后进行凝胶的冲洗、固定、染色。A.免疫球蛋白正常多克隆模式。B.失去了大部分正常的多克隆免疫球蛋白血清中的单克隆IgG-κ免疫球蛋白(M蛋白)。C.血清出现单克隆IgM-κ免疫球蛋白。D.血清出现小条带的IgG-κ免疫球蛋白,以及正常的免疫球蛋白,可能是意义未明的单克隆丙种球蛋白病(MGUS)。E.尿液标本有两条λ轻链。下方的条带代表抗原过量,在中央区有空白处,四周被环形的免疫固定蛋白包围。上方的较小的条带有时是由游离轻链通过二硫键二聚化而产生的。F.Ⅱ型混合冷球蛋白从含单克隆IgMκ(实心箭头)和多克隆IgG的血清中沉淀出来。一些不溶性冷球蛋白(空心箭头)仍在每条泳道的起始点。IgA,与抗IgA抗体反应的样本(α-重链特异的);G或IgG,与抗IgG抗体反应的样本(γ-重链特异的);κ,与抗κ抗体反应的样本;λ,与抗λ抗体反应的样本;IgM,与抗IgM抗体反应的样本(μ-重链特异的);SPE,样品中的所有蛋白与酸性试剂起反应后形成沉淀(血清蛋白电泳)

持记录所有的血清蛋白和免疫固定的免疫球蛋白,会使确认和鉴定单克隆副蛋白变得更轻松。

有时,患者血清中的单克隆蛋白浓度过高会超出IFE的抗体形成沉淀复合物的能力。这种现象对应于抗原过剩,如图46-2所描述。其结果是沉淀复合物形成晕轮(此处抗原抗体浓度几乎相当),其中清晰的中心区域为抗原过剩区(图46-7,E)。虽然这一结果不典型,但是可以通过对患者血清进一步的稀释后重复IFE,便能直截了当地解释和确认结果(Keren,1999)。

这两种技术都可以应用于其他体液,最常见的是尿液。一半以上的多发性骨髓瘤患者尿中可检测到单克隆轻链(本-周蛋白)(Isobe & Osserman,1971;Wells and Fudenberg,1974)。多克隆轻链可在其他疾病中检测到,它们通常是完整免疫球蛋白分子的一部分(本-周蛋白最原始的检测方法是基于它在尿液中加热到40~60℃时形成沉淀,进一步加热到100℃时沉淀溶解。尿液IFE检测比原始的本-周蛋白检测更特异、更敏感。IFE可以在拥有足够蛋白的尿液标本中进行,或者在冻干浓缩或选择性膜浓缩的尿液标本中进行(Minicon,Millipore Corporation,Billerica,Mass.)。

高浓度的免疫球蛋白会显著增加血液黏度,导致器官灌注障碍。测量血清黏度已经被用来评估这种影响,但是如今已很少使用,因为其他用于测定免疫球蛋白浓度的方法,如散射比浊法,已经广泛应用。此外,全血黏度作为表示细胞成分的指标时效果不佳,而细胞成分对于临床患者来说是一个关键的因素。

免疫球蛋白游离轻链检测

免疫球蛋白重链和轻链的合成由其基因在染色体上的位置不同而受到不同的调控(重链基因位于14号染色体;κ轻链基因位于2号染色体;λ轻链基因位于22号染色体)。轻链合成通常会稍微过量,并且几个小时内就可以从血液循环中清除而避免在血液中累积。然而,在某些单克隆浆细胞疾病中,轻链的合成会大大超过重链,导致数量不等的游离轻链被释放。与完整的免疫球蛋白相比,小分子轻链的肾脏清除率相对较快,因此测量血清或尿液中的游离轻链已被用来评估浆细胞的数量和单克隆疾病的发展。虽然完整的M-型免疫球蛋白浓度一直被用于监测骨髓瘤,但最近这种新型的、对轻链释放具有更快速反应的标记物已被应用到临床中。

用于IFE的抗轻链抗体试剂与κ或λ链均发生反应,κ或λ链既可以是完整的免疫球蛋白的一部分,也可是游离轻链。特异性检测游离轻链的原理是,使用抗体试剂与轻链表位起反应,这些表位因为与重链相结合通常被隐藏。因此,游离轻链的定量检测与免疫球蛋白定量检测、蛋白质电泳(PEL)和IFE的结果互补。游离轻链(FLC)检测的一个优势是它可以自动化操作(Jaskowski et al,2006)。

FLC需要检测血清和(或)尿液中的κ和λ链。如果κ或λ链的测定值一个非常高而另一个很低,则结果为异常。用计算κ与λ链的测定值的比值(rFLC)来观察两者量的差别。如果rFLC异常高,可以理解为κ型轻链的浆细胞增殖(如公式的分子中κ链的测定值高)。如果rFLC低于正常值下限,则可以理解为λ型轻链的浆细胞增殖(如公式的分母中λ链的测定值高)。rFLC也可以应用于肾脏患者和血浆轻链清除障碍的患者,此类患者κ和λ轻链均可能升高。

国际骨髓瘤工作组最近制订了血清游离轻链检测的共识指南(Dispenzieri et al,2009)。包括如下:

浆细胞疾病的血清筛查。血清FLC检测联合血清PEL和IFE足以筛查病理性单克隆浆细胞增殖性疾病,但AL淀粉样变(轻链淀粉样变性)例外。这种疾病很有必要再额外检测24小时尿IFE。该建议允许FLC代替24小时尿IFE来筛查除AL外的其他所有浆细胞疾病。不用收集24小时尿液得到很多内科医生和患者的认可。

用血清FLC检测判断预后。对于MGUS、静止型多发性骨髓瘤、活动型多发性骨髓瘤、孤立性浆细胞瘤和AL淀粉样变等,这项检测可用于诊断。FLC的基线值能够预测这些疾病的进展而有助于制订治疗方案,或者至少能对监测频率提出建议,以帮助患者了解疾病的风险。

FLC用于定量监测反应。推荐常规连续采用FLC检测的适应证为单分泌型多发性骨髓瘤和AL淀粉样变。其他潜在的用途因其数据不充分而不足以推荐,包括轻链型骨髓瘤和可测量的完整免疫球蛋白疾病。同时,也推荐在已达到完全缓解的患者中使用,以确定它是否是严格意义上的完全缓解。

FLC检测的可行性是一个问题,因为试剂仅由一个制造商提供,并且不适用于临床实验室常见的各种免疫分析仪器。因此,这些检测通常被送去参考实验室。FLC检测的商业推广使其应用的场合比最近的共识指南所涵盖的更多。常规推荐FLC检测用于诊断和监测几乎所有的浆细胞疾病还需要积累更多的临床结果信息。然而,它们已广泛应用于各种浆细胞疾病的诊断和监测,包括多发性骨髓瘤和轻链型淀粉样变性。这包括恶性浆细胞病进展为明显的多发性骨髓瘤的预测,以及在诊断AL淀粉样变性时对疾病预后的预测(Tosi et al,2013)。

重链-轻链免疫分析法

重链-轻链(HLC)免疫分析是通过测量独特抗原表位的数量来定量检测单克隆免疫球蛋白条带,抗原表位由重链分子的恒定区与轻链分子的恒定区连接而成(Bradwell et al,2009)。常规检测六种可能的组合-IgGκ、IgGλ、IgMκ、IgMλ、IgAκ、IgAλ-计算IgGκ/IgGλ、IgMκ/IgMλ、IgAκ/IgAλ的比值。如果比值超出参考范围,HLC免疫分析可解释为“可能的单克隆带”,然后对其进行定量检测。这种技术不能直接让单克隆条带可视化,而是将其从计算出的比值中推断出来。最近的一项一对一的对照研究用HLC和血清蛋白电泳(SPEP)定量检测518名IgG和IgA型多发性骨髓瘤患者血清的单克隆条带(Katzmann et al,2015)。正常的血清蛋白通常在SPEP的β区迁移(如运铁蛋白、β-脂蛋白和补体C3),当单克隆免疫球蛋白条带与β区重叠时,能够提供更好的定量结果。结果表明,与SPEP相比,HLC免疫分析在测量IgG单克隆条带时并没有显著优势。在这项研究中所有的IgG单克隆条带都在γ区迁移,所以没有干扰。在此项研究中的30条IgA条带都在β区迁移,虽然他们被HLC成功检测出来,但SPET有7例漏诊。HLC相较SPEP的微弱优势表明,HLC最好用于那些IgA条带在β区迁移的患者(Calderon,2015)。然而,不管其迁移情况如何,大条带的IgA都可以用SPEP进行检测,所以不需要进行HLC测定。此外,监测化疗或骨髓移植后低水平的副蛋白,随着正常浆细胞的重新构建,有相同HLC组合的正常的多克隆免疫球蛋白和副蛋白异常蛋白将会再现。原则上它们会像副蛋白一样与HLC发生反应,从而导致假阳性。需要考虑的是,定量检测低水平的IgA型副蛋白在治疗浆细胞病的临床决策中作用不大。

冷球蛋白试验

如果分析前处理不当,冷球蛋白检测结果的准确性会受影响。当临床医生要求进行相应检测时必须注意样本对温度的要求,以避免出现假阴性结果(Shihabi,2006;Chan et al,2008)。血清冷球蛋白检测时应先在寒冷环境(4℃)中孵育24或72小时,观察是否出现浑浊或沉淀,并以放置于37℃的等量患者血清样本作为对照,以确定是否有与冷沉淀无关的其他沉淀物质。任何冷沉淀都可以在离心沉淀后用冷盐水简单水洗以去除其他血清蛋白,然后在温盐水中重新溶解(并分离),再进行电泳和免疫固定电泳以确定免疫球蛋白组分(如重链和轻链)。

Ⅰ型冷球蛋白通常形成一个体积比较大的冷沉淀(如高达

10%甚至20%的血清体积-有时被称为"血浆冷容积")(图46-8A)。Ⅰ型冷球蛋白在免疫固定电泳时表现为一条单一的重链和一条单一的轻链，通常是单克隆IgM(图46-8B)。不用冷沉淀处理的血清通常显示为大量相同的单克隆条带。血浆置换成功后，单克隆条带的浓度下降。

Ⅱ型冷球蛋白通常只有少量的冷沉淀，低于血清体积的1%。因此想通过连续检测血浆冷容积的百分比来监测患者疾病的进展并非有效。IFE显示单克隆IgM条带和多克隆IgG条带(图46-7F)。因为这种模式与慢性丙型肝炎相关而经常能观察到。

Ⅲ型冷球蛋白的IFE结果类似于Ⅱ型，有相对少量的冷沉淀，显示为多克隆IgM条带和多克隆IgG条带。

脑脊液寡克隆免疫球蛋白条带

通过高分辨率的脑脊液蛋白的电泳，可以在γ区内显示不同的免疫球蛋白克隆条带，从而对免疫球蛋白的鞘内合成进行评估。解释脑脊液(cerebrospinal fluid，CSF)蛋白电泳需要将患者的CSF与血清同时电泳，以确保结果是独一无二的，并且不仅仅只反映克隆性免疫球蛋白从血液到脑脊液的被动性转移。寡克隆条带作为中枢神经系统的免疫球蛋白合成的标志物，提示自身免疫性疾病的可能，如脱髓鞘疾病。另一种可能是对中枢神经系统感染的免疫应答，因此对脑脊液寡克隆条带的解释必须结合其他诊断结果，如细胞计数、病毒血清学试验、细菌培养、梅毒检测，病毒核酸扩增试验等等。

多发性硬化症患者脑脊液和血清的蛋白电泳图谱显示在图46-9A。每次检测时将CSF浓缩，将血清稀释以获得足够数量的可染色蛋白质。与血清相比，CSF的前白蛋白浓度相对较高。白蛋白在脑脊液和血清中都是主要的条带。CSF中的另一条重要条带是运铁蛋白，因为它的分子量小，允许其从血液超滤进入脑脊液中。血清中的大分子量蛋白($\alpha_2\beta$-脂蛋白)在脑脊液中缺失。CSF中也可识别出C3，和缺乏唾液酸基的运铁蛋白同在β_2条带。在所有这些具有里程碑意义的CSF蛋白被识别后，寡克隆条带应在γ区进行评价，γ区通常只有少量的多克隆免疫球蛋白。图46-9A的寡克隆条带是离散的，并且很明显地彼此分离。

血清和脑脊液检查有时显示的是一条共同的免疫球蛋白克隆条带(图46-9B)；然而，这并不代表鞘内合成，也不代表寡克隆条带的阳性结果。据推测，它代表体内浆细胞的克隆性增生，使单克隆抗体被动地从血液进入脑脊液。

当血红蛋白(Hb)释放到脑脊液中时，会产生电泳模式的另一种变异，导致在β区靠近运铁蛋白的地方出现一条大条带(图46-9C)。这条HB条带不应与CSF中克隆性免疫球蛋白条带相混淆。确认这条带是否HB的依据是视觉检查血液是否溶血(红色)。电泳凝胶染色前在β区可见一条红色的血红蛋白带。

多发性硬化症协会的专家受任发布了一项关于CSF分析的共识声明(Freedman et al，2005)。专家组推荐采用比较同一患者的非浓缩CSF和血清样本来进行IEF以定性评估CSF中的IgG。对模式的解读应包括以下内容之一：

1型：血清和脑脊液中均没有条带；

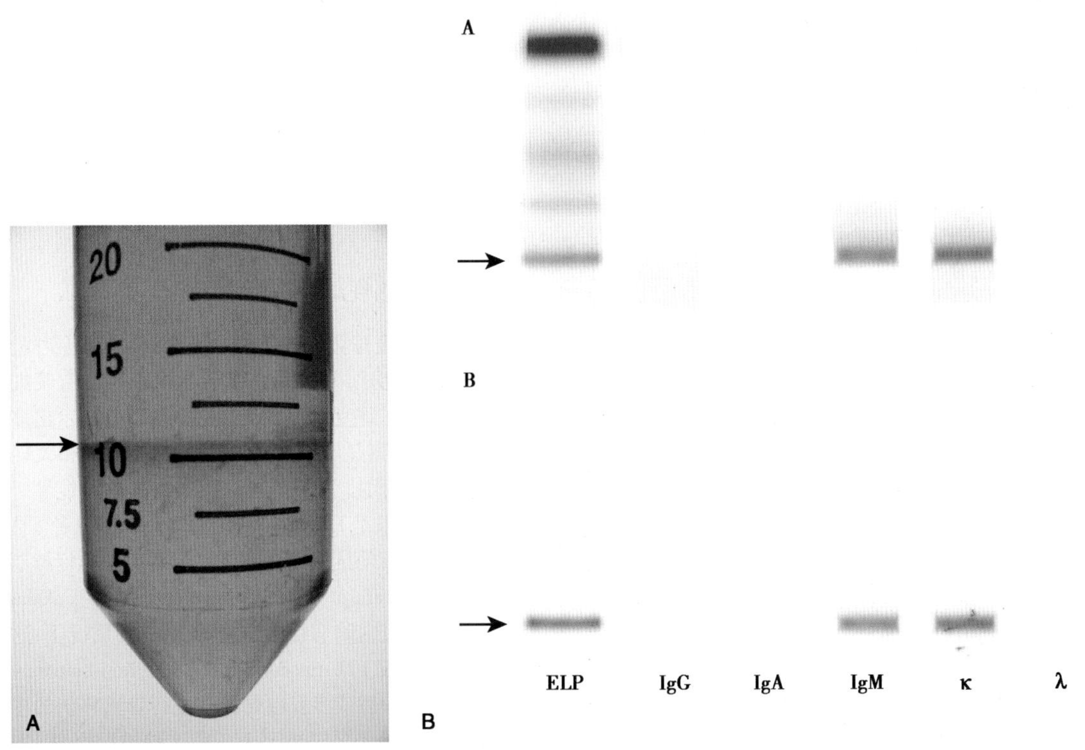

图46-8 A.因单克隆免疫球蛋白(Ig)M-κ所致的高黏滞综合征而进行血浆置换的患者血浆中的Ⅰ型冷球蛋白。血浆置换中被移出的血浆置于50ml的管子中并储存在4℃。低温中沉淀出来的冷球蛋白约占患者血浆容量的20%。箭头表示管中冷沉淀位于沉淀的表面。B.IFE显示全血中的IgM-κ单克隆条带(上图)在低温沉淀中形成Ⅰ型冷球蛋白(下图)。A和B的结果来自不同的患者

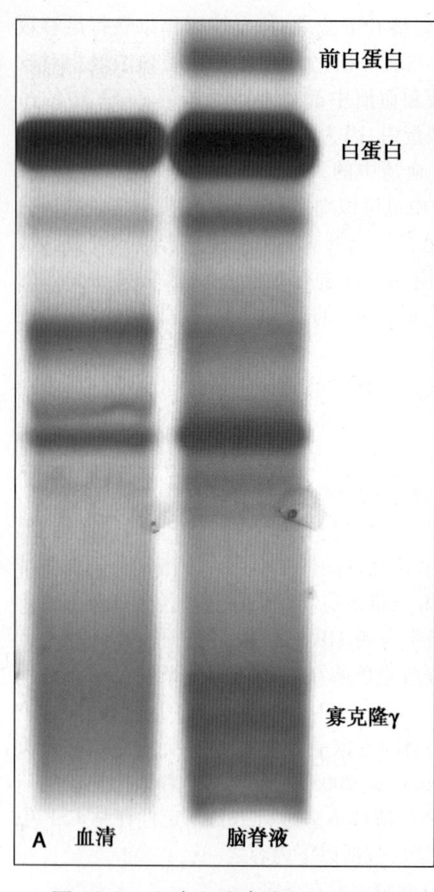

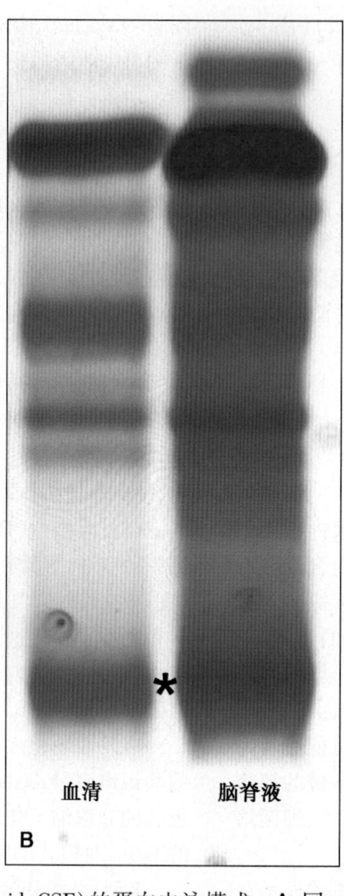

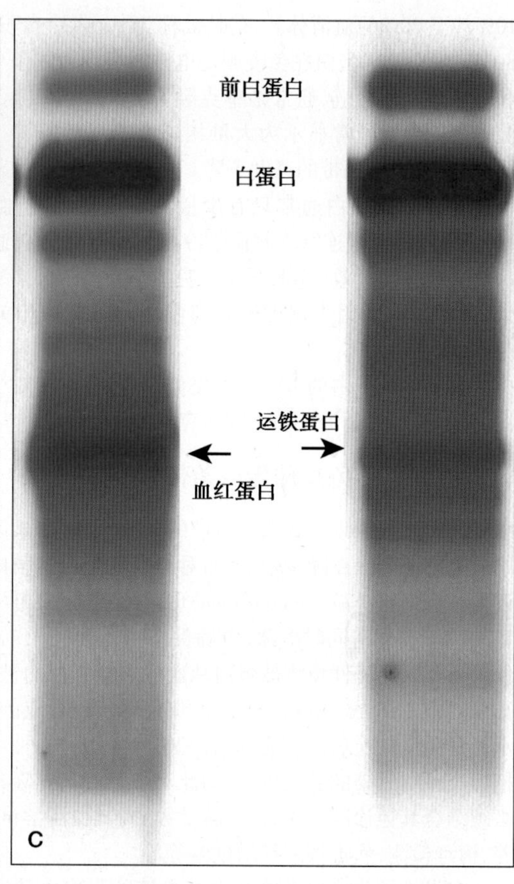

图 46-9 血清和脑脊液（cerebrospinal fluid，CSF）的蛋白电泳模式。A. 同一患者的血清和脑脊液在脑脊液 γ 区呈现阳性的寡克隆条带，而血清无此条带。B. 血清和脑脊液均出现免疫球蛋白的单克隆条带，可解释为脑脊液中寡克隆条带为阴性。C. 脑脊液中血红蛋白（Hb）的产物（左道）和运铁蛋白（Tf）的位置（右道）相邻

2 型：脑脊液出现寡克隆带，而血清未出现，表明鞘内合成 IgG；

3 型：脑脊液和血清均出现寡克隆条带，并且这些寡克隆条带不同，表明鞘内合成 IgG；

4 型：脑脊液和血清中寡克隆条带相同；显示系统性免疫应答与 IgG 被动转移到脑脊液；表明无鞘内合成 IgG。

5 型：脑脊液和血清均出现单克隆条带；副蛋白；表明无鞘内合成 IgG。

单克隆条带检测面临的问题

当单克隆条带浓度较高并且和其他血清蛋白分开迁移时，界线分明的单克隆条带易于鉴别，特别是当恶性克隆细胞取代正常浆细胞时，正常多克隆免疫球蛋白的 γ 区很清晰。几个清晰的单克隆条带的例子展示在图 46-5。整合这种条带的区域下的面积可以很容易计算单克隆蛋白的浓度，用于患者连续性标本的监测。

有时单克隆条不太明显，可能在正常蛋白质的背景下难以区分。图 46-7C 显示了这样一个 IgMκ 的小条带仍然很容易在 IFE 中被识别。然而，当小分子的单克隆蛋白在 β 区甚至 α_2 区迁移时，由于与运铁蛋白或 C3 等正常蛋白重叠而逃脱检测（图 46-10B）。在正常血清蛋白之间迁移的单克隆条带也可能被错误地忽视（图 46-10D），因此对这些电泳结果进行正确的解释是非常重要的，它可以对正常的条带迁移位置以及亮度有一个明确的预测。

当标本未凝固、存在血浆纤维蛋白原（图 46-10C）或由于标本采集不当而导致溶血时（图 46-10E 和 F），可出现单克隆条带假阳性。通常由 IFE 确认一条小条带是否是一种单克隆型副蛋白。

血清寡克隆免疫球蛋白条带

单克隆免疫球蛋白条带来自克隆性浆细胞疾病，如多发性骨髓瘤。与之相比，寡克隆条带偶尔出现在没有浆细胞疾病的患者的血清中。寡克隆模式可以在 SPEP 上显示出多条清晰的条带，在 IFE 上则显示出由同一标本的 κ 轻链和 λ 轻链构成的免疫球蛋白，从而排除来自同一亲本克隆的可能性。它们通常是 IgG，但也可以是 IgA 或 IgM，即使在同一个患者体内。这些可能是对感染或其他抗原的免疫应答。他们在免疫抑制的实体器官移植患者（Myara et al，1991；Pham et al，1998；Cakalaroski et al，2000），人类免疫缺陷病毒感染患者（在这种情况下，这些条带都是针对 HIV 蛋白））（Amadori et al，1990；Konstantinopoulos et al，2007），还有化疗后或多发性骨髓瘤进行骨髓移植的患者中观察到巨细胞病毒感染（图 46-11A）（在这种情况下，抗体与浆细胞肿瘤抗原发生反应）（Mark et al，2008；Rahiff et al，2012）。为解释血清中寡克隆条带模式，确定临床背景是合适的。如果这样的条带出现在艾滋病诊断之前，则应该考虑诊断；作为一种抗肿瘤反应，它们对多发性骨髓瘤患者也具有积极的预后意义。

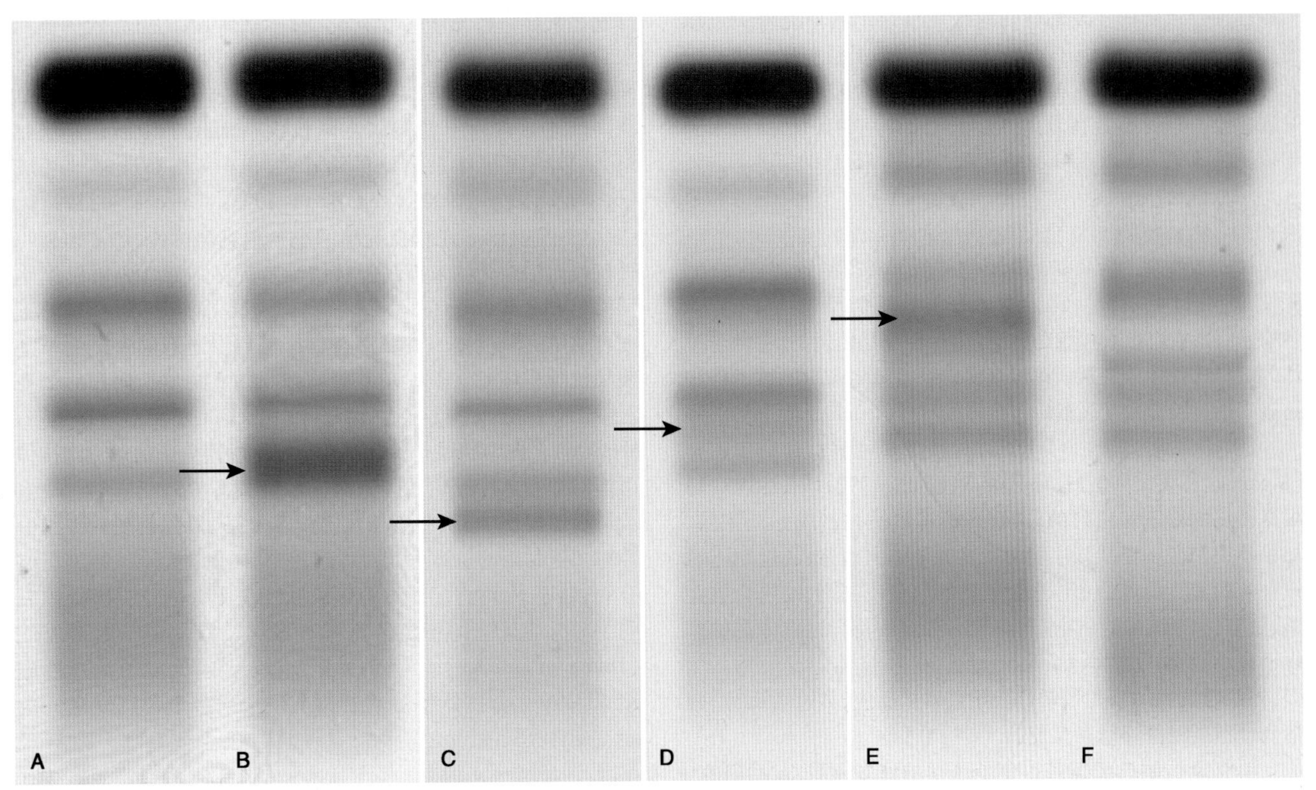

图 46-10 在 β 区域迁移的单克隆和其他蛋白的低浓度条带。A. 正常血清蛋白电泳模式。B. 小条带的免疫球蛋白(Ig)A-κ(箭头),与 C3 重叠。C. 纤维蛋白原(箭头),不要与单克隆条带混淆。D. 小条带的 IgA-κ(箭头),在运铁蛋白与 C3 之间迁移。E. 溶血标本,一个小条带的血红蛋白-结合珠蛋白(箭头)。F. 与 E 图来自同个患者的未溶血的血清重新进行电泳;E 和 F 在从 A 到 D 不同的凝胶系统进行电泳;正常的血清蛋白的相对迁移率在不同的系统中可能会有所不同

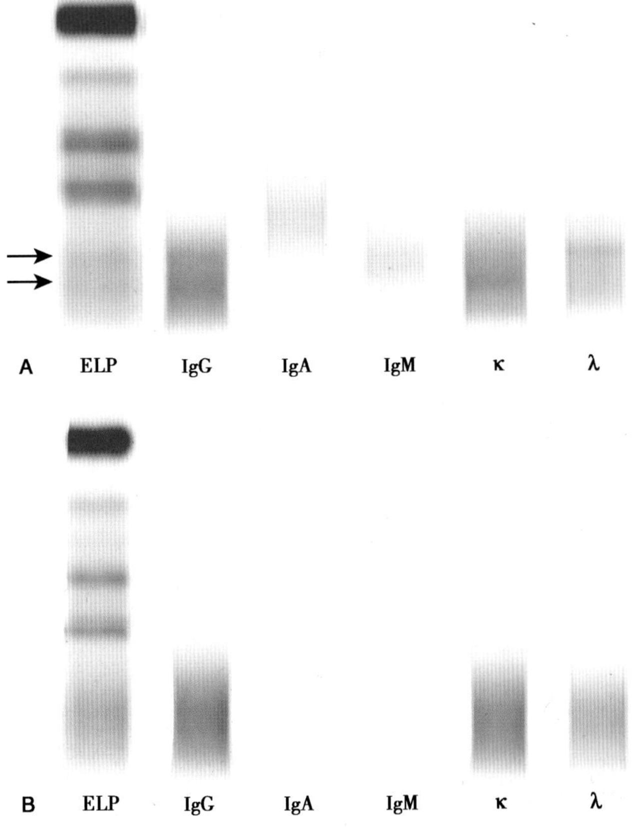

图 46-11 A. 一位因 IgG-λ 多发性骨髓瘤,在 2 年前接受自体干细胞移植患者的 IgG-κ 和 IgG-λ 寡克隆条带。注意 IgG-κ 和 IgG-λ 均为小条带。B. IFE 显示一位 IgG-κ 多发性骨髓瘤(此条带如今已消失)、在 3 个月前接受自体干细胞移植的患者的多克隆 IgG(κ 和 λ)强染色,伴有少量的 IgA 和 IgM。此人血清中的多克隆 IgG 来源于静脉注射的丙种球蛋白。A,与抗 IgA 抗体反应的样本(α-重链特异性)。G,与抗 IgG 抗体反应的样本(γ-重链特异性);κ,与抗 κ 抗体反应的样本;λ,与抗 λ 抗体反应的样本;M,与抗 IgM 抗体反应的样本(μ-重链特异性);ELP,样品中的所有蛋白与酸试剂起反应后形成沉淀(血清蛋白电泳)

已治疗成功的多发性骨髓瘤患者可显示其单克隆免疫球蛋白条带的清除，并可出现严重的低丙种球蛋白血症。这些患者经常接受免疫球蛋白输注，以预防在自身免疫系统重建之前受到感染。这种患者在 IFE 中可能没有单克隆条带，而有来源于输注的不含 IgA 或 IgM 的多克隆 IgG（图 46-11B）。

疾病预防与治疗

被动免疫是注射从其他同源物种身上获得的预制抗体（同源 γ-球蛋白）或不同物种的个体身上获得的预制抗体（异源 γ-球蛋白）；它可以直接预防感染。这种免疫是短暂的，它随着抗体的效应和代谢分解从而逐渐衰减。新生儿生命中的被动保护是基于通过胎盘或初乳的母体抗体的转移（Pennington，1991）。

混合人丙种球蛋白可用于暂时预防多种病毒和细菌感染（Berkman et al，1990；Hammarstr & Smith，1990；Desai，1991）。根据使用的剂量和注射的时间，病情可以被控制或完全预防。如果使用来源于正从该疾病中康复的个体的血浆，或近期刚对该种疾病进行免疫的个体血浆制备的超免疫制剂，效果会更完整、更容易预测。这种制剂含有较高浓度的特异性抗体。抗体也以在动物体内产生，如马，在过去，这些抗体广泛使用。然而，外源性抗原的预先致敏可能导致临床反应，如过敏反应、血清病、发热、局部阿瑟斯反应。

单克隆抗体已经彻底改变了医学的许多领域，包括研究、诊断和治疗。已经开发出小鼠单克隆抗体、人的单克隆抗体和人源化单克隆抗体（Lefrano & Lefrano，1990；Morrison，1992；Mountain & Adair，1992；Ward，1992；Shin et al，1993）。许多单克隆抗体通常用于替代多克隆抗血清而用于诊断（见第 43 章）。单克隆抗体最重要的治疗应用是移植和肿瘤学领域（Stevenson et al，1990；Vitetta et al，1993；Neame et al，1994）。OKT3 是抗淋巴细胞 CD3 受体的小鼠单克隆抗体，经常作为一种抗排斥治疗药物来抑制肾移植受者的细胞毒性 T 淋巴细胞活性（Ortho Multicenter Transplant Study Group，1985）。目前正在评估单克隆抗体的许多潜在临床应用。最近的一个例子是使用抗肿瘤坏死因子-α 单克隆抗体来防止抗生素治疗的羊身上伯氏疏螺旋体感染导致的 Jarisch-Herxheimer 反应（Fekade et al，1996）。抗细胞因子和抗中性粒细胞黏附分子的单克隆抗体可能对抑制急性炎症和细胞因子的释放有效，如酸吸入，缺血或再灌注损伤（心肌梗死、出血性休克、主动脉瘤修复）；抑制中性粒细胞黏附的抗体可能对哮喘、肺纤维化、脑膜炎、脑型疟疾有效；最近，一种直接针对补体级联反应组分的单克隆抗体表明了对炎症反应的特定节点进行最终治疗性调节的可能性（DiLillo et al，2006）。有理由相信未来会有大量的治疗性应用，其中单克隆抗体将被用于调节一个或多个自然发生的炎症、感染或恶性增殖的活动。

（欧启水 译　康熙雄 校）

推荐阅读

Cacoub P，Costedoat-Chalumeau N，Lidove O，et al：Cryoglobulinemia vasculitis，Curr Opin Rheumatol 14：29，2002.

此综述提供了有关冷球蛋白临床研究结果的最新资料，并重点关注了丙型肝炎患者。

Chan AO，Lau JS，Chan CH，et al：Cryoglobulinemia：Clinical and laboratory perspectives，Hong Kong Med J 14：55，2008.

一篇关于冷球蛋白试验的很好的综述，并且包括了个案研究。

Colls BM：Monoclonal gammopathy of undetermined significance（MGUS）—31 year follow-up of a community study，Aust N Z J Med 29：500，1999.

这一临床系列研究阐明了 MGUS 的长期意义。

Dispenzieri A，Kyle R，Merlini G，et al：International Myeloma Working Group guidelines for serum-free light chain analysis in multiple myeloma and related disorders，Leukemia 23：215，2009.

这篇文章提供了国际骨髓瘤工作组在综合回顾文献的基础上为临床使用血清游离轻链检测所提供的官方建议。

Fekade D，Knox K，Hussein K，et al：Prevention of Jarisch-Herxheimer reactions by treatment with antibodies against tumor necrosis factor α，N Engl J Med 335：311，1996.

这是一个早期的临床试验，表明炎症反应如何通过治疗性抗体进行调节。

Freedman MS，Thompson EJ，Deisenhammer F，et al：Recommended standard of cerebrospinal fluid analysis in the diagnosis of multiple sclerosis，Arch Neurol 62：865，2005.

这篇文章是由多发性硬化症诊所联合会委托的一份共识声明，它建立了怀疑患有多发性硬化症患者脑脊液评估的“最低标准”。

Keren DF：Procedures for the evaluation of monoclonal immunoglobulins，Arch Pathol Lab Med 123：126，1999.

这篇关于实验步骤的综述对单克隆丙种球蛋白病的现代检测方法进行了深刻探讨。

Kyle RA，Rajkumar SV：Monoclonal gammopathies of undetermined significance：A review，Immunol Rev 194：112，2003.

这是一项关于 MGUS 患者的最新的、综合性的评价。

Ritchie RF，Palomaki GE，Neveux LM，et al：Reference distributions for immunoglobulins A，G，and M：A practical，simple，and clinically relevant approach in a large cohort，J Clin Lab Anal 12：363，1998.

本文介绍了一个来自非常大样本人群的免疫球蛋白的参考范围，并以年龄和性别进行区分。

Smith GS，Holman RP：The prozone phenomenon with syphilis and HIV-1 coinfection，South Med J 97：379，2004.

这份近期的病例报告增强了对基于抗原抗体反应的检测的持续保持警惕的必要性，以避免因前带效应遗漏了极高滴度的免疫抗体。

参考文献

Amadori A, Gallo P, Zamarchi R, et al: IgG oligoclonal bands in sera of HIV-1 infected patients are mainly directed against HIV-1 determinants, *AIDS Res Hum Retroviruses* 6:581–586, 1990.

Atkinson JP, Waldmann TA, Stein SF, et al: Systemic capillary leak syndrome and monoclonal IgG gammopathy, *Medicine* 56:225, 1977.

Axelsson N, Hellen J: Frequency of M components in 6995 sera from an adult population, *Br J Haematol* 15:417, 1968.

Bachman R: The diagnostic significance of the serum concentration of pathological proteins, *Acta Med Scand* 178:801, 1965.

Benbassat J, Fluman N, Zlotnick A: Monoclonal immunoglobulin disorders: A report of 154 cases, *Am J Med Sci* 27:325, 1976.

Berkman SA, Lee ML, Gale RP: Clinical uses of intravenous immunoglobulins, *Ann Intern Med* 112:278, 1990.

Bhat TN, Bentley GA, Fischmann TO, et al: Small rearrangements in structures of Fv and Fab fragments of antibody D1.3 upon antigen binding, *Nature* 347:483, 1990.

Bradwell AR, Harding SJ, Fourrier NJ, et al: Assessment of monoclonal gammopathies by nephelometric measurement of individual immunoglobulin kappa/lambda ratios, *Clin Chem* 55:1646–1655, 2009.

Buckley RH: Serum immunoglobulin concentrations in health and in primary immunodeficiency diseases. In Altmann PL, Katz DD, editors: *Human health and disease*, Bethesda, Md, 1977, Federation of American Societies for Experimental Biology, pp 58–60.

Burton DR: Immunoglobulin G: Functional sites, *Mol Immunol* 22:161, 1985.

Cakalaroski K, Ivanovski N, Popov S, et al: Mono- and oligoclonal immunoglobulin anomalies in kidney transplant patients, *Ann Urol (Paris)* 34:340–344, 2000.

Calderon B: Heavy/light chain assay for monitoring IgA multiple myeloma: Digging out the IgA from the β-region, *Clin Chem* 61:317–318, 2015.

Carsetti R, Kohler G, Lamers MC: A role for immunoglobulin D: Interference with tolerance induction, *Eur J Immunol* 23:168, 1993.

Cassidy JT, Nordby GL, Dodge HJ: Biologic variation of human serum immunoglobulin concentrations: Sex-age specific effects, *J Chronic Dis* 27:507, 1974.

Cohen HJ: Multiple myeloma in the elderly, *Clin Geriatr Med* 1:827, 1985.

Corcoran AE: Immunoglobulin locus silencing and allelic exclusion, *Semin Immunol* 17:141, 2005.

Cushman P, Grieco MH: Hyperimmunoglobulinemia associated with narcotic addiction, *Am J Med* 54:320, 1973.

Davies DR, Metzer H: Structural basis of antibody function, *Annu Rev Immunol* 1:87, 1983.

De Paschale M, Ceriani C, Cerulli T, et al: Antenatal screening for toxoplasmosis gondii, cytomegalovirus, rubella and Treponema pallidum infections in northern Benin, *Trop Med Int Health* 19:743–746, 2014.

Desai RG: Recent advances in intravenous immunoglobulin therapy—Concluding remarks: Current trends and future directions, *Cancer* 68:1460, 1991.

DiLillo DJ, Pawluczkowycz AW, Peng W, et al: Selective and efficient inhibition of the alternative pathway of complement by a mAb that recognizes C3b/iC3b, *Mol Immunol* 43:1010, 2006.

Drouet E, Chapuis-Cellier C, Bosshard S, et al: Oligo-monoclonal immunoglobulins frequently develop during concurrent cytomegalovirus (CMV) and Epstein-Barr virus (EBV) infections in patients after renal transplantation, *Clin Exp Immunol* 118:465, 1999.

Hammarström L, Smith CI: New and old aspects of immunoglobulin application: The use of intravenous IgG as prophylaxis and for treatment of infections, *Infection* 18:314, 1990.

Herron JN, He XM, Ballard DW: An antibody to single-stranded DNA: Comparison of the three-dimensional structures of the unliganded Fab and a deoxynucleotide-Fab complex, *Proteins* 11:159, 1991.

Isobe T, Osserman EF: Pathologic conditions associated with plasma cell dyscrasias: A study of 806 cases, *Ann N Y Acad Sci* 190:507, 1971.

Jaskowski TD, Litwin CM, Hill HR: Detection of kappa and lambda light chain monoclonal proteins in human serum: Automated immunoassay versus immunofixation electrophoresis, *Clin Vaccine Immunol* 13:277, 2006.

Kanno A, Kazuyama Y: Immunoglobulin G antibody avidity assay for serodiagnosis of hepatitis C virus infection, *J Med Virol* 68:229–233, 2002.

Karplus M, McCammon JA: Dynamics of proteins: Elements and function, *Annu Rev Biochem* 53:263, 1983.

Katzmann JA, Willrich MAV, Kohlhage MC: Monitoring IgA multiple myeloma: Immunoglobulin heavy/light chain assays, *Clin Chem* 61:360–367, 2015.

Keating SM, Hanson D, Lebedeva M, et al: Lower-sensitivity and avidity modifications of the Vitros anti-HIV 1+2 assay for detection of recent HIV infections and incidence estimation, *J Clin Microbiol* 50:3968–3976, 2012.

Kelly RH, Tardy TJ, Shah PM: Benign monoclonal gammopathy: A reassessment of the problem, *Immunol Invest* 14:193, 1985.

Keren DF, Warren JS, Lowe JB: Strategy to diagnose monoclonal gammopathies in serum: High-resolution electrophoresis, immunofixation, and kappa/lambda quantification, *Clin Chem* 34:2196, 1988.

Kolar G, Capra JD: Immunoglobulins: Structure and function. In Paul WE, editor: *Fundamental immunology*, Philadelphia, 2003, Lippincott Williams & Wilkins, p 47.

Konstantinopoulos PA, Desube BJ, Pantanowitz L, et al: Protein electrophoresis and immunoglobulin analysis in HIV-infected patients, *Am J Clin Pathol* 128:596–603, 2007.

Kontio M, Jokinen S, Paunio M, et al: Waning antibody levels and avidity: Implications for MMR vaccine-induced protection, *J Infect Dis* 206:1542–1548, 2012.

Kyle RA: Monoclonal gammopathy of undetermined significance (MGUS): A review, *Clin Haematol* 11:123, 1982.

Lefrano G, Lefrano MP: Antibody engineering and perspectives in therapy, *Biochemie* 72:639, 1990.

Levett PN, Sonnenberg K, Sidaway F, et al: Use of immunoglobulin G avidity assays for differentiation of primary from previous infections with West Nile virus, *J Clin Microbiol* 43:5873–5875, 2005.

Lichtman MA, Vaughan JH, Hames CG: The distribution of serum immunoglobulins, anti-γ-G globulins and antinuclear antibodies in White and Negro subjects in Evans County, Georgia, *Arthritis Rheum* 10:204, 1967.

Mark T, Jayabalan D, Coleman M, et al: Atypical serum immunofixation patterns frequently emerge in immunomodulatory therapy and are associated with a high degree of response in multiple myeloma, *Br J Haematol* 143:654–660, 2008.

Max EE: Immunoglobulins: Molecular genetics. In Paul WE, editor: *Fundamental immunology*, Philadelphia, 2003, Lippincott Williams & Wilkins, p 107.

Morrison SL: In vitro antibodies: Strategies for production and application, *Annu Rev Immunol* 10:239, 1992.

Mountain A, Adair JR: Engineering antibodies for therapy, *Biotechnol Genet Eng Rev* 10:1, 1992.

Myara I, Wuenum G, Storogenko M, et al: Monoclonal and oligoclonal gammopathies in heart-transplant recipients, *Clin Chem* 37:1334–1337, 1991.

Neame PB, Soamboonsrup P, Quigley JG, et al: The use of monoclonal antibodies and immune markers in the diagnosis, prognosis, and therapy of acute leukemia, *Transfus Med Rev* 8:59, 1994.

Nickerson PW, Rush DN, Jeffery JR, et al: High serum levels of interleukin-6 in renal transplant recipients with monoclonal gammopathies, *Transplantation* 58:382, 1994.

Ortho Multicenter Transplant Study Group: A randomized clinical trial of OKT3 monoclonal antibody for acute rejection of cadaveric renal transplants, *N Engl J Med* 313:337, 1985.

Padlan EA: Anatomy of the antibody molecule, *Mol Immunol* 31:169, 1991.

Pham H, Lemoine A, Salvucci M, et al: Occurrence of gammopathies and lymphoproliferative disorders in liver transplant recipients randomized to tacrolimus (FK506)- or cyclosporine-based immunosuppression, *Liver Transpl Surg* 4:146–151, 1998.

Pennington JE: Immunoglobulin therapy in infectious disease, *Cleve Clin J Med* 58:309, 1991.

Poljak RJ: Structure of antibodies and their complexes with antigens, *Mol Immunol* 28:1341, 1991.

Radl J, Valentijn RM, Haaijman JJ, et al: Monoclonal gammopathies in patients undergoing immunosuppressive treatment after renal transplantation, *Clin Immunol Immunopathol* 37:98, 1985.

Rahiff J, Trusch M, Haag F, et al: Antigen-specificity of oligoclonal abnormal protein bands in multiple myeloma after allogeneic stem cell transplantation, *Cancer Immunol Immunother* 61:1639–1651, 2012.

Rodrigues JP, Frei F, Naavarro IT, et al: Seroepidemiological analysis of toxoplasmosis in college students, *J Venom Anim Toxins Incl Trop Dis* 21(1):1, 2015. doi: 10.1186/1678-9199-21-1. eCollection 2015.

Roes J, Rajewski K: Immunoglobulin D (IgD)-deficient mice reveal an auxiliary receptor function for IgD in antigen-mediated recruitment of B-cells, *J Exp Med* 177:45, 1993.

Ropper AH, Gorson KC: Neuropathies associated with paraproteinemia, *N Engl J Med* 338:1601, 1998.

Schaefer AI, Miller JB, Lester EP, et al: Monoclonal gammopathy in hereditary spherocytosis: A possible pathogenetic relation, *Ann Intern Med* 88:45, 1978.

Shihabi ZK: Cryoglobulins: An important but neglected clinical test, *Ann Clin Lab Sci* 36:395, 2006.

Shin SU, Wright A, Morrison SL: Hybrid antibodies, *Int Rev Immunol* 10:177, 1993.

Spiegelberg HL: Biological activities of immunoglobulins of different classes and subclasses, *Adv Immunol* 19:259, 1974.

Standfield RL, Fieser TM, Lerner RA, et al: Crystal structures of an antibody to a peptide and its complex with peptide antigen at 2.8Å, *Science* 248:712, 1990.

Stanko CK, Jeffery JR, Rush DN: Monoclonal and multiclonal gammopathies after renal transplantation, *Transplant Proc* 21:3330, 1989.

Stevenson FK, George AJ, Glennie MJ: Anti-idiotypic therapy of leukemias and lymphomas, *Chem Immunol* 48:126, 1990.

Tedford MC, Stimson WH: Molecular recognition in antibodies and its application, *Experientia* 47:1129, 1991.

Tollerud DJ, Brown LM, Blattner WA, et al: Racial differences in serum immunoglobulin levels: Relationship to cigarette smoking, T-cell subsets, and soluble interleukin-2 receptors, *J Clin Lab Anal* 9:37, 1995.

Tonegawa S: Somatic generation of antibody-diversity, *Nature* 302:575, 1983.

Tosi P, Tomassetti S, Merli A, et al: Serum free light-chain assay for the detection and monitoring of multiple myeloma and related conditions, *Ther Adv Hematol* 4:37–41, 2013.

Vitetta ES, Thorpe PE, Uhr JW: Immunotoxins: Magic bullets or misguided missiles? *Trends Pharmacol Sci* 14:148, 1993.

Ward ES: Antibody engineering: The use of *Escherichia coli* as an expression host, *FASEB J* 6:2122, 1992.

Wells JV, Fudenberg HH: Paraproteinemias, *Dis Mon* 1:45, 1974.

Wilson IA, Stanfield RL, Rini JM, et al: Structural aspects of antibodies and antibody—Antigen complexes, *Ciba Found Symp* 159:13, 1991.

第47章 炎性介质：补体

H. Davis Massey, Richard A. McPherson, Sally A. Huber, Nancy S. Jenny

要点

1. 补体系统是一组促进炎症和宿主防御的循环蛋白。
2. 补体活化过度可导致组织免疫病理损伤性反应，体内存在多种可溶性蛋白和膜结合蛋白调节补体活性。
3. C3 是所有补体活化通路的关键分子。
4. 血清补体水平的测定可追踪疾病活动情况，血清补体的测定是一个动态的过程（包括补体消耗和产生速率的变化）。
5. 现有方法已能够精确测定血清补体水平。
6. 补体功能测定的方法都是比较敏感和精确的，它能够提供补体成分或通路活性的完整信息。
7. 经典途径最简单的功能测定即 CH50，它能够测定总补体溶血活性。

补体系统的结构和功能

补体系统由 30 余种可溶性蛋白与膜结合蛋白组成，其化学组成均为糖蛋白，功能主要是促进宿主抵抗微生物感染，促进凋亡细胞碎片和免疫复合物清除，并参与免疫调节。补体活化过度可导致组织免疫病理损伤性反应，体内存在多种可溶性蛋白和膜结合蛋白可调节补体活性。直到 19 世纪末才发现这个蛋白系统的存在，新鲜血清中存在特异性抗体时，革兰氏阴性菌和霍乱弧菌能被裂解，这时补体系统的作用就变得更明确了。近年来，随着蛋白纯化和鉴定技术的飞跃发展，人们更深入地认识到补体是一个有多种蛋白交互作用的复杂系统。

一般来说，补体系统的功能是识别外来细胞和微生物并摧毁他们。这有可能通过直接溶解、调理作用（这个过程通过吞噬细胞表面的受体特异性识别补体肽进而包裹外来细胞和微生物），或通过趋化吞噬细胞引起炎症反应来实现。补体在促进免疫应答方面发挥的作用比较明确。

这些补体系统的蛋白质分子比获得性免疫相关蛋白质（免疫球蛋白）在系统发生上更早，在缺乏免疫球蛋白的原始生物体内就已经存在了。即使在没有抗体应答的情况下，补体也能发挥先天或固有免疫和宿主抗感染防御功能，该功能通过甘露糖结合凝集素（mannan-binding lectin, MBL）途径和旁路途径实现，这两者在后面的章节中将会讨论。抗体增加了宿主防御的特异性和有效性。补体发现的详细历史和各种补体途径也见于其他报道（Frank, 1998）。

命名

人血清中存在三种主要的补体活化途径：经典途径、旁路途径和 MBL 途径（或 MBLectin 途径）。图 47-1 说明了每条途径的激活顺序。补体系统蛋白的命名通常遵循两个原则（World Health Organization, 1968; IUISWHO, 1981）。由于历史原因，经典途径上的 9 个蛋白以大写字母 C 命名，接下来就根据它们在通路中激活顺序以数字命名，唯一例外的是 C4，它参加反应是在 C2 之前。C1 复合物中的组分被命名为 C1q、C1r 和 C1s。旁路途径中参与单独反应的蛋白称为因子，并用大写字母表示（例如 B 因子、D 因子）。蛋白酶切后的补体片段的命名，就在其后面附加一个小写字母表示（例如 C4a、C4b, a 代表

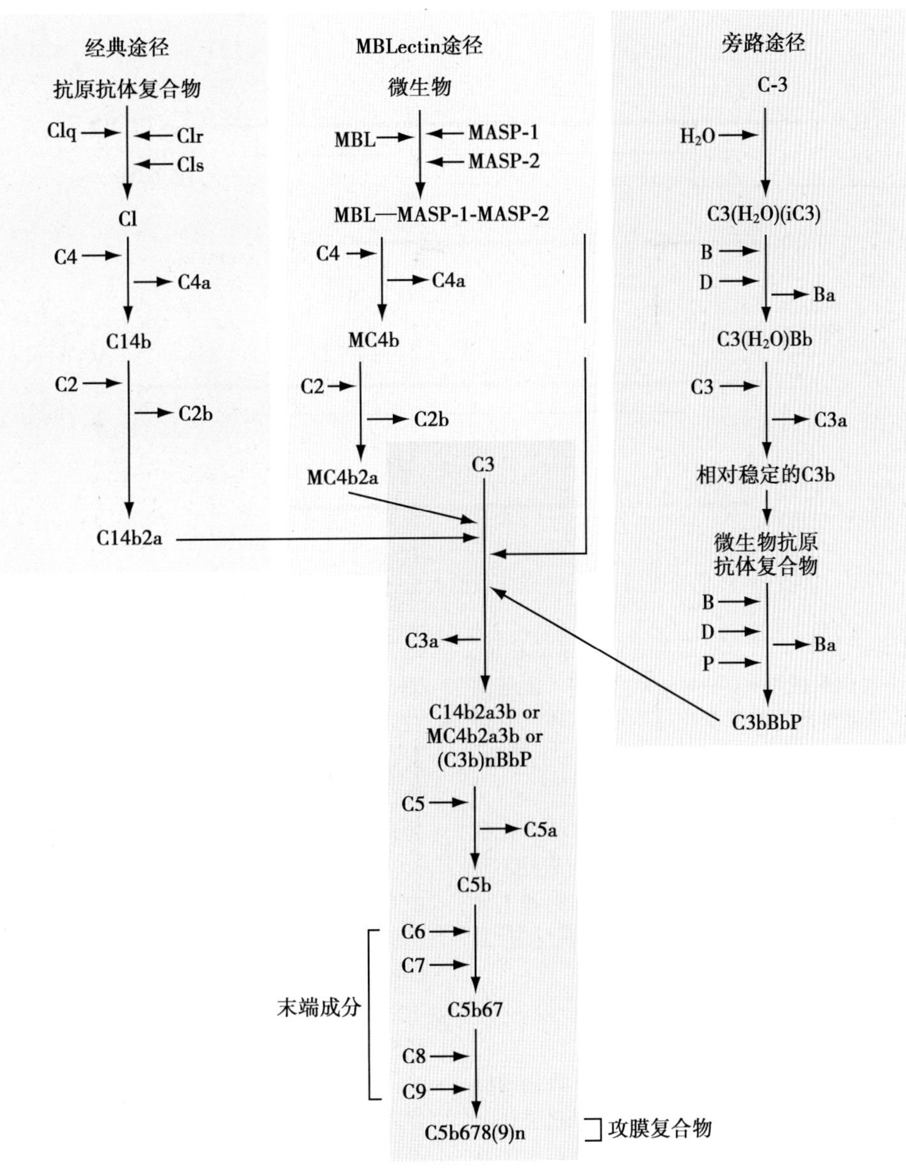

图 47-1　经典途径、MBLectin 途径和旁路途径中均形成的 C3 转化酶。经典途径中，抗原抗体复合物依次激活 C1、C4 和 C2。MBLectin 途径中，MBL 与微生物表面的碳水分子结合形成甘露聚糖结合凝集素相关丝氨酸蛋白酶复合物（MBL-MRFP-1-MRFP-2，图中命名为 M），后者可结合并活化 C4 和 C2。旁路途径中，C3 通过硫酯结合的水解作用发生构象改变，然后与 B 因子结合，被 D 因子剪切后形成 C3 转化酶并被备解素稳定。C3 的剪切产物 C3b 也能被硫酯剪切进而激活旁路途径。所有途径含有 C3b 的转化酶能持续结合晚期作用成分直到一系列活化完成

较小的片段，b 代表较大的片段）。这个规则中例外的是 C2，C2a 是较大的片段，C2b 是较小的片段。一个大补体片段进一步降解的片段就用小写字母命名（例如 C3c、C3d）。失去活性（例如失活的）的成分通常在其前面加一个小写字母 i（例如 iC3b、iC4b）。天然补体蛋白的多肽链用小写希腊字母命名（α、β、γ），但 C1q 例外，其多肽链命名为 A、B、C。具有酶活性的单个补体或多个补体复合物在补体上方用横线表示。MBLectin 途径的蛋白质就用这些蛋白质的缩写命名（例如 MBL 代表甘露糖结合凝集素，MRFP 代表 MBL 相关的丝氨酸蛋白酶）。调节蛋白通常以描述性的标题或字母命名（例如 C4 结合蛋白，H 因子）。膜结合调节蛋白用 CD 加上数字和描述性标题命名（例如 CD46 代表膜辅助蛋白）。补体受体通常在 CR 后加上数字（补体受体 1~4）。其他的补体受体在补体后标大写字母 R 表示。

C3：补体活化途径的主要分子

蛋白 C3 是三种补体活化途径的关键分子（MBLectin 途径、旁路途径和经典途径），在级联反应下游起到溶菌、吞噬或调节炎症反应的作用。大多数细胞合成的 C3 是一个包含两条链的分子，特别是在肝细胞中，先由一个单链分子构成前 C3，然后释放到循环中，和外来的靶分子表面结合，α 和 β 链通过链内二硫键连接形成异二聚体（图 47-2），α 链包含一种不稳定的硫醇酯结构，尽管它在 C3 的疏水中心，但随着水渗透到分子中，硫醇酯可以逐渐被水解，进而激活旁路途径。另外，在 C3 转换酶的作用下，较大的 C3b 分子从 α 链氨基末端裂解出 9 千道尔顿的 C3a 片段，这样 C3 可被迅速地剪切掉，接着 C3b 将继续包

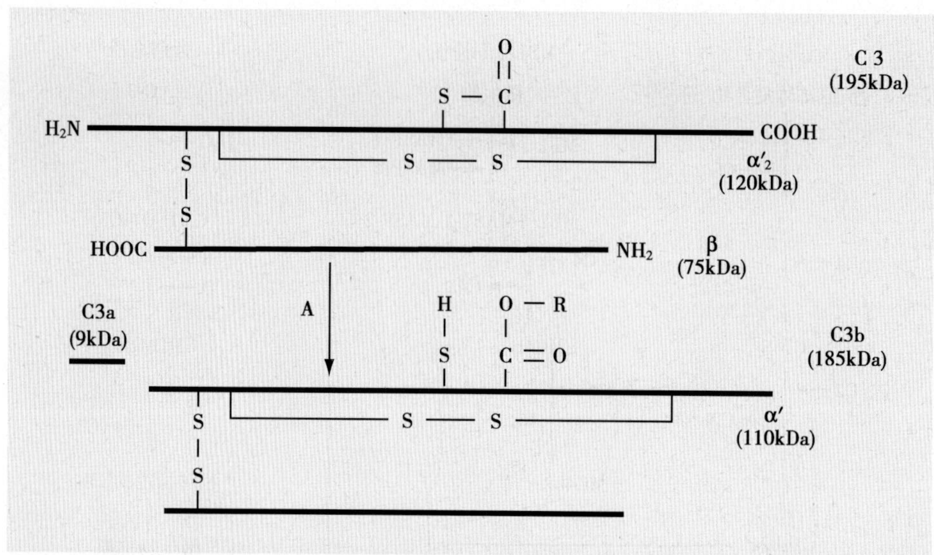

图 47-2 C3 被 C3 转化酶剪切:每条链或片段的大分子量用千道尔顿表示(C3 转化酶用 A 表示)

裹靶蛋白,并对它们进行破坏。而 C3a 起着过敏毒素的作用,可激活附近的细胞并释放炎症介质(Wen et al,2004)。上述两种方式都可导致 C3 发生显著的构象变化(现在称 C3b),它可与细胞表面的 C3b 受体相互作用,特别是 CR1(C3b/C4b 受体,CD35)(天然的 C3 不能与 C3b 受体结合)。

C3 在硫酯醇的剪切下转化为 C3b 之后,可共价结合在微生物这样的靶细胞表面。结合有 C3b 的靶细胞能与表达 C3b 受体的细胞(包括所有的吞噬细胞、所有的 B 淋巴细胞和 T 淋巴细胞亚群)发生黏附作用。C3b 继续激活补体级联反应,最终导致细胞溶解。

经典途径

大约在 1900 年,有学者首次研究并报道了补体活化的经典途径,因而把它命名为经典途径。这是在三大途径里进化上最近的途径。经典途径主要是负责大多数抗体致敏细胞的补体活化。有文献对这条途径进行了详细报道(Fries & Frank,1987;Volanakis,1998)。经典途径由 9 个有编号的蛋白构成。经典途径的活化通常需要一个抗原和一个暴露 C1 补体结合位点抗体之间的结合。人类只有免疫球蛋白 IgM 和 IgG 能够有效激活经典途径,但 IgG4 例外,它不能活化补体。除了免疫球蛋白还有许多分子能直接与 C1q 结合进而激活补体经典途径。这些分子包括 C 反应蛋白、血清淀粉样蛋白 P、β-淀粉样蛋白、一些革兰氏阴性细菌、某些病毒、支原体、原生动物及细胞内成分如 DNA、线粒体膜和细胞骨架细丝(Gewurz et al,1993)和凋亡细胞(Korb & Ahearn,1997)。凋亡对从循环中清除凋亡细胞和碎片是至关重要的。在某些情况下,感染性成分能够利用补体的优势,例如朊病毒疾病(传染性海绵状脑病)能利用补体成分 C3 和 C1q 促进朊病毒在靶细胞中定植(Mabbott,2004)。

免疫球蛋白与靶细胞结合后,C1 就与免疫球蛋白结合进而活化。C1 是一个 740KD 的大分子,由一个 C1q 分子和两个 C1r 及两个 C1s 结合(在钙离子存在的条件下)组成的多聚体复合物。一旦与免疫球蛋白结合,C1q 随即发生构象改变,从而导致两个 C1s 的自身活化。活化的 C1s2 可裂解级联反应中的下一个补体成分 C4。较大的片段 C4b 开始黏附到膜相表面,而较小的片段 C4a 则释放到液相中,C4a 是一种过敏毒素,在后面的章节中会详细介绍。产生的 C4b 大多数被水解并停留在液相中。而且,一些产生的 C4b 分子结合在膜相表面并围绕在抗原抗体-C1 周围,这样单个的抗原抗体-C1 复合物就会导致很多 C4b 分子沉积。

在镁离子存在时,C4b 可以结合 C2 并裂解 C2,在上述过程中 C1s2 与 C4b 联合将 C2 裂解成两个片段。较大的片段 C2a 仍保持与 C4b 结合,而较小的片段 C2b 则释放到液相中。C4b2a 复合物不稳定且半衰期较短,这主要是因为该复合物处于活化状态时,C2a 易于从该复合物中脱离。C4b2a 复合物是经典途径中 C3 转化酶跟 C3 结合和裂解 C3 所必需的(图 47-2)。C2a 作为 C4b2a 复合物中的一部分,在下一步级联反应中促进 C3 和 C5 的裂解。C2a 可将 C3 裂解成 C3a 和 C3b 两个片段,其中较大的片段 C3b 可结合在膜相表面,较小的片段 C3a 则释放到液相中并充当过敏毒素的作用。上述过程中产生的 C4b2a3b 复合物是经典途径中 C5 转化酶,进而裂解 C5,并在靶细胞表面引起补体激活共同的末端效应。

IgM 和 IgG 的区别在于它们激活补体经典途径的能力不同。如 IgM 抗体是五聚体,具有多个抗原结合位点,其 Fc 段亦具有多个补体结合位点,故一个 IgM 分子与抗原结合,其 Fc 段构象发生改变并暴露出补体结合位点即可激活 C1,进而引发完全的补体活化事件。

相反,大多数实验研究发现必须有两个 IgG 分子相互靠拢才能激活 C1(Borsos & Rapp,1965)。因为 IgG 抗体以一种随机的方式与靶细胞表面抗原相结合,而靶细胞表面抗原分布不均匀,需要成百上千的 IgG 抗体黏附靠拢才能充分暴露 C1 补体结合位点。有研究揭示了 IgG-抗原复合物激活的经典途径也促进了膜相表面旁路途径的激活(见下节)(Moore et al,1981)。

聚合的免疫球蛋白具有与 C1q 结合的能力,这为患者血标本中的可溶性免疫复合物测定的实验设计提供了理论基础。在血清或血浆样本中加入放射性核素标记的 C1q,就可利用其中一种检验技术(例如聚乙二醇沉淀法)分离血清中含 C1q 的免疫复合物。结合的C1q间接反映了血清或血浆标本中免疫球蛋白复合物的含量（Zubler & Lambert，1976）。C1q或C3结合的可溶性免疫复合物的量可通过ELISA方法进行测定（Stanilova & Slavov，2001）。荧光标记的抗C1q抗体可鉴定活检组织标本中的免疫复合物并将其可视化。

旁路途径

补体活化的旁路途径是在1954年由Pillemer等首次提出的，但是几乎二十年后才被科学界所接受。这条补体激活途径在早期病原微生物感染防御方面发挥重要作用（Pangburn & Müller-Eberhard，1984）。尽管抗体也能激活旁路途径，但是这条途径的激活既不需要抗体也不需要凝集素。发生在受体表面的旁路途径最初是从C3沉积在细胞表面开始的，这个表面没有补体调节因子的存在，C3b片段的产生促进了补体级联放大反应（Wen et al，2004）。这依赖于C3b暴露的硫酯基中的羰基跟靶细胞表面的蛋白质的氨基或羟基或碳水化合物相互作用（Law et al，1979）。血清中C3以每小时0.2%～0.4%的速率水解（Pangburn et al，1981）。带有硫酯的C3水解后发生构象改变，使得它能与蛋白质相互作用，天然的C3不能与蛋白质发生相互作用，把它称作C3（H_2O）（也称作iC3）。在镁离子存在时，C3（H_2O）能与B因子发生相互结合。然后D因子可将结合状态的B因子裂解成Ba和Bb，进而产生初始化的C3转化酶C3（H_2O）Bb，D因子是一种丝氨酸蛋白酶，该蛋白酶一旦识别底物后就变成活化形式，一旦蛋白剪切完成后又返回到失活的形式（Volanakis & Narayana，1996）。

在循环中C3转化酶以较低的速度裂解C3，并产生相对稳定的C3b。后者能够与膜相表面共价结合，伴随C3（H_2O）和B因子的结合，D因子接着裂解B因子产生能与细胞结合的C3转化酶C3bBb，后者会迅速降解，但是C3bBb和备解素结合后比较稳定，因备解素可延长C3转化酶的半衰期，时间从1～18分钟不等（Fearon & Austen，1975）。稳定的C3转化酶能裂解更多的C3，并结合到膜相表面，被称为旁路途径放大的C3转化酶。C3b沉积在膜相表面，级联反应进一步放大会导致C5转化酶的形成（C3b2BbP）（Kinoshita et al，1988），C5转化酶将会启动补体共同末端成分的活化。

甘露聚糖结合凝集素途径

补体活化的第三条途径是利用血清蛋白MBL（也称为甘露聚糖结合凝集素或甘露糖结合蛋白），血清浓度大约是1.5μg/ml。MBL在肝脏合成，属于胶原凝集素家族，存在于所有的哺乳动物和鸟类中（Epstein et al，1996；Turner，1996）。胶原凝集素家族除了MBL外，还包括肺表面活性蛋白A和D（SP-A，SP-D）、牛胶固素、牛CL-43和纤维凝胶蛋白（Epstein et al，1996；Thiel，2007）。MBL和纤维凝胶蛋白是补体活化的可溶性模式识别分子，也就是说，它们可识别病原微生物表面相关模式分子（pathogen-associated molecular patterns，PAMP）。这些蛋白质与特定的PAMP结合后就会发生构象改变，使它们能与三个MBL相关的丝氨酸蛋白酶（MRFP-1、MRFP-2和MRFP-3）结合进而激活补体级联反应途径（Thiel，2007）。MBL与C1q结构相似，能识别表达在病原微生物表面的某些致病的碳水化合物，但是不能识别半乳糖和唾液酸，因它们是表达在哺乳动物糖蛋白的终端糖基（Epstein et al，1996）。这使得MBL能区分自身和异己，有报道MBL能与许多无被膜的革兰氏阳性细菌和革兰氏阴性细菌、病毒、酵母菌、分枝杆菌、寄生虫以及原生动物反应（Epstein et al，1996）。甘露糖结合凝集素相关丝氨酸蛋白酶（mannan-binding lectin associated serine protease，MRFP）与C1r及C1s具有结构同源性，所以它跟C1复合物C1qr_2s_2相似，活化后的MRFP-2裂解C4产生经典途径C3转化酶C4b2a（Vorup-Jensen et al，1998）；MRFP-1能裂解C3（Matsushita et al，1998），表明它能直接促进旁路途径的活化（Schweinle et al，1989）。在MBL-MRFP-1-MRFP-2-MRFP-3复合物的作用下，可产生经典途径的C3转化酶C4b2a，其后的反应与经典途径相似，旁路途径也可参与其中（Suankratay et al，1998）。特定的抗原抗体复合物能触发MBLectin途径，在诸如一些类风湿关节炎（RA）患者的血浆中，IgG分子的片段缺乏终端半乳糖残基（称为IgG-G0），故能与MBL发生交互作用进而激活经典途径。MBL可与吞噬细胞表面的特定受体发生交互作用，在清除外来病原体中发挥了重要作用（Tenner et al，1995；Hansen & Holmskov，1998）；MBL还可以调节炎症和过敏反应，影响凋亡细胞清除，并调节适应性免疫系统（van de Wetering et al，2004；Thiel，2007）。MBLectin途径的调节由C1抑制子（Matsushita & Fujita，1996）和α巨球蛋白介导（Terai et al，1995）。

末端补体成分

三条补体活化途径集中在C3的活化和攻膜复合物的形成，攻膜复合物由C5和C9组成。一旦经典途径、MBLectin途径（C4b2a3b）和旁路途径（C3b2Bb）的C5转化酶形成，C5就会被裂解。大片段的C5b与细胞膜结合后能与C6发生交互作用。下一步就是C5b-6复合物与液相的C7发生相互结合，形成具有两性分子特性的三聚体复合物（与细胞膜脂质成分具有高度亲和性）（Podack et al，1979）。C5b-7插入细胞膜脂质双层但还不足以导致细胞裂解。C8通过与暴露的C5b发生交联，继而与上述三分子复合物结合。C5b-8复合物进一步插入到脂质双层形成跨膜小孔，最终导致细胞逐步裂解（Ramm et al，1982）。然而，通过脂质双层插入多个拷贝的C9，需通过与C8α链的初始交联作用，产生攻膜复合物的全细胞溶解活性（Plumb & Sodetz，1998），因此认为C5b-8复合物是C9在细胞膜内发生聚合作用的始动因素。

在电镜下，攻膜复合物是由若干个分子的C9组装形成的一个中空的、圆柱体状的管道结构。攻膜复合物溶解细胞的机制是在于亲水中心的跨膜小孔的形成，通过这个小孔离子可以自由进出细胞（Bhakdi & Tranum-Jensen，1991；Tegla et al，2011）。孔的大小由插入攻膜复合物的C9分子的数目决定，由C5b-8，9_1组成的攻膜复合物能够导致有核细胞的死亡，包含C5b-8，9_4的攻膜复合物则功效增加两倍。攻膜复合物的Ca^{2+}内流可引起线粒体功能的受损进而导致细胞死亡（Tegla et al，2011）。攻膜复合物的形成会导致某些细菌、病毒和外源性红细胞的裂解。大多数有核细胞能抵抗攻膜复合物诱导的细胞毒性，这种保护，尤其是对自身补体蛋白的攻击产生的抵抗，由阻止攻膜复合物形成的膜相关调节分子所介导（见补体活化的调节章节）；同时也可通过细胞表面出泡作用，使活化的补体蛋白脱落。由攻膜复合物介导的有核细胞裂解的发生需要多个攻膜复合物联合作用(Koski et al,1983;Tegla et al,2011)。

亚溶解量的攻膜复合物可保护细胞免受随后的补体攻击(Reiter et al,1992)。有核细胞可通过脂质翻转相关的膜修复作用,有效地去除攻膜复合体对其的攻击作用(Mold,1998)。有核细胞中攻膜复合物的半衰期是1~3分钟,而在红细胞中是72小时(Tegla et al,2011)。攻膜复合物的形成对几种有核细胞都有刺激作用。除此以外,其他作用还包括中性粒细胞和巨噬细胞中活性氧自由基的产生、吞噬细胞中类花生四烯酸的释放、诱导血小板和内皮细胞的促凝血活性、内皮细胞和平滑肌细胞的促炎活性、平滑肌细胞和内皮细胞中增殖相关生长因子(PDGF,bFGF-1,IGF-1)的产生、caspase 依赖的凋亡阻断、信号转导通路的启动(Niculescu et al,1993,1999;Benzaquen et al,1994;Sims & Wiedmer,1995;Kilgore et al,1996;Tedesco et al,1997;Mold,1998;Tegla et al,2011)。

过敏毒素

通过经典途径、旁路途径以及凝集素途径产生的活化补体蛋白片段具有多种生物学功能,包括调理素作用、吞噬功能、免疫调节以及促进炎症反应。

补体活化后产生大量补体蛋白片段,一些具有生物活性的小片段随后释放入液相。游离于液相的C4a、C3a以及C5a统称为过敏毒素。这些分子的结构与功能特征在一些综述中已阐述(Ember et al,1998;Bosmann & Ward,2012;Zhou,2012)。过敏毒素(C3a、C4a、C5a)是分子量约为10kDa的小分子肽,在补体激活时酶促释放。这些小分子肽都含有氨基酸残基的羧基末端,可在血清羧肽酶的作用下迅速分解产生精氨酸衍生物,生物活性也随之降低。虽然三种过敏毒素都具有生物活性,但C5a的相对效力最强,C3a次之,C4a最弱。值得一提的是,这些肽片段的相对活性具有组织与种属特异性。例如,C3a可选择性募集嗜酸性粒细胞至过敏部位;而C5a在其他多种细胞中发挥效应(DiScipio et al,1999)。过敏毒素可与细胞表面的特异性受体结合。已克隆出C3aR与C5aR,其分子特征已明确,而C4aR受体尚未明确。C3aR与C5aR均属于七次跨膜G蛋白偶联受体(G-coupled receptor,GPCR)家族,可激活大多数与过敏毒素生物活性相关的MAPK信号通路。另一个受体C5L2也是一种受体,可连接两个C5a之间的精氨酸衍生物。C5L2同属于GPCR家族,但其生物学作用目前仍存在争议。一般而言,过敏毒素是根据其在平滑肌细胞、肥大细胞、小血管以及外周血白细胞中的生物学效应来确定的。这些小分子肽可介导肥大细胞与嗜碱性粒细胞脱颗粒,释放组胺和5-羟色胺。它们也可诱导人中性粒细胞聚集、平滑肌收缩、血管通透性增加、豚鼠巨噬细胞释放血栓烷素以及刺激杯状细胞产生黏液(Marom et al,1985)。过敏毒素在嗜碱性粒细胞中一个特别重要的功能是使其释放组胺、舒张血管,导致炎症部位的血流加快。

C5a除了作为过敏毒素的作用外,还具有多种重要的生物学特性。C5a与中性粒细胞结合后可增强后者的黏附与聚集,还可以诱导氧化反应以及溶酶体酶的释放。C5a可趋化单核细胞和中性粒细胞,诱导其迁移至组织中补体激活的部位,因此,补体活化产生的炎症反应可造成炎症部位血流加快,中性粒细胞黏附到活化的内皮细胞表面,巨噬细胞在趋化因子的作用下直接迁移至炎症部位。C5a可导致中性粒细胞聚集,造成肺栓塞,并影响肺部气体交换,甚至导致死亡。有研究认为,C5a可介导大多数免疫复合物形成所介导的肺部炎症(Ward,1997)。在脓毒症的大鼠试验模型中,如果产生过多的C5a,可抑制中性粒细胞的杀菌作用,这表明在脓毒症中,补体的激活可造成高致死率(Czermak et al,1999)。过敏毒素发挥生物学效应是通过特异性细胞表面受体介导的(补体受体部分已有介绍)。

最近发现C3a与C5a通过调节Th1,Th2,Th17以及Treg细胞的应答而在固有免疫与特异性免疫应答中发挥重要作用(Zhou,2012)。大多数过敏毒素对T细胞、树突状细胞、巨噬细胞应答调节的研究都是依赖于实验动物模型。在具有不同遗传背景疾病小鼠模型中,C3a/C5a的效应复杂多样,而且还能与其他模式识别受体如toll样受体相互作用。在实验性哮喘模型中,C3a可促进Th2的免疫应答,加重肺损伤;而C5a可抑制Th2免疫应答,具有保护作用。有研究认为,过敏毒素调节T细胞应答的主要机制为过敏毒素对树突状细胞或巨噬细胞抗原呈递的活性产生影响。C3aR与C5aR在人骨髓细胞亚群中表达水平存在差异,这或许可以解释过敏毒素在细胞因子诱导与T细胞应答中具有不同效应。

补体活化的调节

补体激活虽然对于宿主防御十分重要,但也可造成潜在的组织损伤。机体已形成内部防御机制以限制炎症过度发展,避免过度激活以及保护宿主细胞免受损伤。有效的调节系统包括可溶性调节蛋白和膜型调节蛋白,其可在补体激活级联反应的每一阶段调节补体激活过程(表47-1)。

可溶性调节因子

调节经典途径的第一个组分是由C1抑制物(C1-Inh)所介导的。经典途径中C1抑制剂可抑制C1的自发激活、弱激活剂导致的C1活化;但C1抑制剂不能抑制大多数免疫复合物诱导的C1激活(Doekes et al,1983)。有研究认为C1抑制物可完全抑制低C1q亲和力免疫球蛋白中的$C1qr_2s_2$;也可抑制对人低剂量IgG敏感靶点中的$C1qr_2s_2$(Chen et al,1998)。在体外,C1抑制物不能激活MRFP(甘露醇结合凝集素相关丝氨酸蛋白酶)(Matsushita & Fujita,1996)。C4b的活性受I因子(以前认为是C3b/C4b的抑制剂)(Fries & Frank,1987)调节,I因子剪切C4b的α链形成两个片段,即C4c和C4d,后者仍可与细胞结合。蛋白质的水解需要一种辅因子,即C4结合蛋白(C4BP),C4BP是分子量为570kDa的蛋白,可结合游离在液相中的C4b,也可使经典途径中的C3转化酶C4b2a中的C2a游离出来(Gigli et al,1979)。由于C3在三种补体激活途径中均处于重要地位,所以C3的调节非常精确。液相中的C3b与C3(H_2O)可被I因子迅速灭活,I因子可剪切C3bα链上的三肽(Davis & Harrison,1982),从而形成一种灭活分子,即iC3b,其不能与C5或B因子结合。这种I因子介导的剪切过程需要H因子作为辅因子参与,H因子是分子量为150kDa的蛋白质,可结合C3b,除了可作为辅因子参与I因子介导C3b的剪切过程,还可加速旁路途径C3转化酶的衰变。除了调节液相中的C3b,H因子也可与膜相结合的C3b结合,通过I因子的作用引起C3b的剪切,从而限制经典途径的激活(Ollert et al,

表 47-1 补体调节蛋白

调节蛋白	分子量/kDa	靶点	调节机制
可溶性调节因子			
C1 抑制物	105	C1	结合 C1r 与 C1s 以分解 C1 复合物
H 因子	150	C3b	作为辅因子参与 I 因子介导的 C3b 灭活
C4 结合蛋白	550	C4	作为辅因子参与 I 因子介导的 C4b 灭活
S 蛋白(玻连蛋白)	84	C5b67	抑制 MAC 插入细胞膜
凝集素	70	C5b67	抑制 MAC 插入细胞膜
J 因子	20	C1,C3,B 因子	抑制 C1 复合物形成,抑制 Bb 对 C3 的剪切
膜型调节因子			
CR1	190*	C3b,C4b	抑制 C3/C5 转化酶的形成,作为辅因子参与 I 因子介导的 C3b 与 C4b 灭活
DAF(CD55)	70	C3bBb,C4b2a	抑制 C3/C5 转化酶的形成
MCP(CD46)	45~70	C3b(C4b)	作为辅因子参与 I 因子介导的 C3b 灭活
CD59(保护素)	18~20	C8,C9	抑制 MAC 形成
HRF	65	C8,C9	抑制 MAC 形成

CR1,补体受体 1;DAF,衰变加速因子;HRF,同源限制性因子;MAC,攻膜复合物;MCP,膜辅蛋白

* CR1 为最常见的形式

1995)。一旦 C3b 裂解为结合在靶细胞表面的 iC3b,后者则可与吞噬细胞上的补体受体 3(CR3)相互作用,调理吞噬作用。

大多数液相终端补体成分抑制物可抑制攻膜复合物 MAC 插入细胞膜。S 蛋白(非蛋白 S),也称为玻连蛋白,可结合 C5b67 复合物,因此能阻止 MAC 插入细胞膜(Podack et al,1977),并能抑制 C9 分子聚合(Johnson et al,1994)。S 蛋白在 sC5b6789 复合物中连接 C5b 和 C8(Su,1996),并可连接 C1q 受体(Lim et al,1996)。尽管在体外,S 蛋白对于补体激活的机制尚不明确,但 Peake 等(1996)的研究表明,当兔子体内的补体激活时,S 蛋白可与 C5b6789 形成一种复合物,从而阻断 C9 介导的致敏的绵羊红细胞(包含补体成分 1~7)的裂解。凝集素(也称 sp-40 或载脂蛋白 j)是另一种液相末端补体复合物抑制物。与玻连蛋白相似,凝集素也可阻止 C5b67 复合物插入细胞膜(Choi et al,1989)以及在 C5b67 与 C9 的水平上调节 MAC(Berge et al,1997)。

膜结合性调节因子的作用

补体激活的调节必须发生在宿主细胞膜表面,以此减少对这些细胞无意的损伤。许多调节蛋白可作为补体受体。如补体受体 1(CR1)可结合活化的 C4b 与 C3b,并可作为辅因子参与 I 因子介导的剪切过程(见下节)。膜辅因子蛋白(MCP,CD46)可调控沉积在细胞膜上的 C4b 与 C3b,除红细胞外,这种蛋白几乎在所有细胞中表达,并且还可作为辅因子参与 I 因子介导 C4b 裂解为 C4c 和 C4d,C3b 裂解为 iC3b(Seya et al,1986;Seya & Atkinson,1989)。

另一种在 C3 与 C5 转化酶水平上调节补体激活的细胞膜相关蛋白是衰变加速因子(DAF,CD55)。DAF 在所有循环细胞、内皮细胞和大多数上皮细胞(Morgan & Meri,1994)中表达,可加速经典途径与旁路途径中 C3 和 C5 转化酶的衰变。

MAC 的终端补体成分的调控由同源限制因子(HRF)或 C8 结合蛋白以及 CD59(也称为保护素,HRF-20,反应裂解膜抑制子和 P-18)介导。HRF 在红细胞、血小板、T 淋巴细胞、B 淋巴细胞、中性粒细胞以及单核细胞(Morgan & Meri,1994)表面表达,它结合 C8 和抑制 C9 分子聚合(Morgan & Meri,1994)。另一种调节蛋白 CD59 在循环细胞、内皮细胞、上皮细胞、精细胞、肾小球上皮足突细胞(Morgan & Meri,1994)以及中枢神经系统的一些细胞(Morgan & Gasque,1996)表面中表达,CD59 可结合 C8 的 β 链以及 C9 的 b 结构域(Chang et al,1994),从而抑制宿主细胞 MAC 的形成。由于 DAF、HRF 和 CD59 这些调节蛋白通过糖基化磷脂酰肌醇锚定在细胞膜上,所以在阵发性睡眠性血红蛋白尿症(PNH)患者的细胞中缺乏 DAF、HRF 以及 CD59(Volanakis,1988)。

补体受体

许多细胞表面都存在着活化补体成分的相应受体。这些受体是具有调控生物学效应的补体激活肽,并与其他细胞功能的调节存在关联(表 47-2)。在补体受体中,与 C3 裂解片段结合的受体研究最为广泛。

补体受体 1(CR1,为 CD35,C3b/C4b 的受体)是一种单链糖蛋白,在红细胞、单核巨噬细胞、嗜酸性粒细胞、B 淋巴细胞、T 淋巴细胞亚群、肾小球上皮足突状细胞、滤泡树突状细胞(Ahearn & Rosengard,1998)以及星形胶质细胞(Morgan & Gasque,1996)表面表达。CR1 可结合 C3b 与 C4b,也可较少地结合 iC3b 和 C1q(Klickstein et al,1997)。CR1 可作为辅因子参与 I 因子介导的 C3b、iC3b 以及 C4b 的裂解过程,也可使经典途径与旁路途径中的 C3 和 C5 转化酶衰变加速。CR1 主要的生理学作用是调理吞噬。红细胞表面的 CR1 能结合 C3b 和 iC3b 相关的免疫复合物,将其从胞质中移除,继而进入肝和脾(Birmingham,1995)等部位降解。红细胞中 CR1 的表达降低可能与慢性感染易感性增加有关(Teixeira et al,2001)。

C3 的 C3d 片段的受体 CR2(CD21)存在于人 B 细胞、B 细胞系、滤泡树突状细胞、某些外周血 T 细胞、某些 T 细胞系,胸

表 47-2 补体蛋白片段的相应细胞受体

受体	分子量/kDa	配体	生理功能
CR1	190(最常见的类型)	C3b,C4b,iC3b	吞噬作用,清除免疫复合物
CR2	140	C3d,C3dg,iC3b	B 细胞激活
CR3	165(α 链) 95(β 链)	iC3b,C3d,C3b	吞噬作用,细胞黏附
CR4	150(α 链) 95(β 链)	iC3b,C3b	细胞黏附
C1qRp*	126	C1q,MBL,SP-A	吞噬作用
C3aR	48	C3a	趋化作用,浆膜型肥大细胞脱颗粒,血管通透性增加
C5aR	43	C5a,C5a desArg	趋化作用,浆膜型肥大细胞脱颗粒,细胞黏附,血管通透性增加

CR1,补体受体 1;C1qRp,C1q 胶原区受体;CR2,补体受体 2;CR3,补体受体 3;C3aR,C3a 受体;CR4,补体受体 4;C5a desArg,C5a 末端缺乏精氨酸残基,随后被 N 端羧基肽灭活;C5aR,C5a 受体;MBL,甘露糖结合凝集素;SP-A,表面活化蛋白 A

* C1q 的其他受体也有报道

腺细胞(Ahearn & Rosengard,1998)以及星形胶质细胞表面(Morgan & Gasque,1996)。CR2 可作为辅因子参与 I 因子介导的 iC3b 裂解及其与靶细胞的结合过程(Mitomo et al,1987),是存在于 B 细胞上 EB 病毒受体,可导致传染性单核细胞增多症(Fingeroth et al,1984)。一般认为 CR2 的主要功能是调节 B 细胞对抗原的免疫应答(Carroll,1998)。

第三种补体受体 CR3(又名 Mac-1,CD11b/CD18)是黏附分子 β_2 白细胞整合素家族中的成员之一。CR3 在单核巨噬细胞、粒细胞、自然杀伤细胞(NK)(Ahearn & Rosengard,1998)以及小神经胶质细胞(Morgan & Gasque,1996)表面表达,可结合 iC3b、C3b 以及 C3d(Brown,1991)。在吞噬细胞中,CR3 可参与调理吞噬过程,这一点与 CR1 相同。除此之外,CR3 可通过与其配体细胞表面黏附分子 1(ICAM-1)相互作用,使单核细胞和中性粒细胞黏附在内皮细胞表面,此过程有利于吞噬细胞在内皮细胞活化处的组织损伤部位聚集。CR3 既可作为人免疫缺陷病毒(HIV)1 感染滤泡树突状细胞的受体,也可作为淋病奈瑟菌感染子宫颈上皮细胞的受体(Edwards et al,2001;Batjay et al,2004)。

补体受体 4(CR4,CD11c/CD18)是一种糖蛋白,与 CR3 具有相似之处。CR4 也是黏附分子整合素家族中的成员之一,在骨髓细胞、树突状细胞、NK 细胞、活化 B 细胞、某些活化 T 细胞、血小板(Ahearn & Rosengard,1998)以及小神经胶质细胞(Morgan & Gasque,1996)表面表达。CR4 在较小的范围内可结合 iC3b 和 C3b(Brown,1991)。有关 CR4 在补体激活过程中的作用尚未明确,但 CR4 这个糖蛋白为黏附分子,其可能在炎症反应时协助中性粒细胞黏附内皮细胞(Sengeløv,1995)。

过敏毒素 C5a 的受体 C5aR 在中性粒细胞、单核细胞、嗜碱性粒细胞、嗜酸性粒细胞、血小板、肥大细胞、肝实质细胞、肺血管平滑肌细胞、肺和脐带血管内皮细胞、支气管和肺泡上皮细胞、星形胶质细胞、小神经胶质细胞(Ember et al,1998)以及人 T 细胞(Nataf et al,1999)表面表达。C5a 与 C5aR 结合可诱导炎性细胞趋化因子的生成、肥大细胞脱颗粒、氧自由基的产生、促进细胞黏附、促进中性粒细胞和嗜酸性粒细胞释放白三烯和前列腺素,以及诱导急性时相蛋白、细胞因子以及抗体的产生(Ember et al,1998)。

补体的生物合成

约 90%的血浆补体成分在肝脏中合成,并且是急性时相反应蛋白(在炎症反应期间通过肝脏合成以提高血浆水平)。肝细胞可合成除 C1q、D 因子、备解素和 C7 以外的绝大多数补体成分(Morgan & Gasque,1997)。C1q 可能由上皮细胞、单核细胞/巨噬细胞和成纤维细胞合成,D 因子的主要来源是脂肪细胞,备解素主要由单核细胞和巨噬细胞合成,也可在淋巴细胞和粒细胞中合成。尽管中性粒细胞贮存 C7,但大多数血浆中 C7 可能来源于单核细胞和巨噬细胞。单核细胞、巨噬细胞、滑膜组织细胞以及星形胶质细胞可合成经典途径和旁路途径的所有成分,这可能对组织特异性炎症反应具有重要影响,因为机体必须存在一个主动防御机制用来有效清除外来颗粒。肝细胞或肝外细胞合成的补体通常需要在炎症反应中形成刺激物,如白细胞介素-1α,白细胞介素-6 或干扰素-γ。由各种细胞合成的补体调节蛋白在其他研究中也做了详尽的描述(Colten & Garnier,1998)。

补体遗传学

大多数补体成分都是由常染色体遗传的。编码补体的蛋白、受体以及调节成分的基因组 DNA 已被成功克隆,并定位到染色体的相应位置(表 47-3),编码补体相关成分的许多基因存在连锁。这些连锁组包括主要组织相容性复合体(MHC)Ⅲ类基因(C2、B 因子和 C4),补体激活调节基因(C4 结合蛋白、CR1、CR2、DAF、MCP 和 H 因子),以及 MACx 蛋白的基因(C6、C7 和 C9)(Schneider & Würzner,1999)。这三组分子的结构具有同源性,表明补体蛋白可能由一定数量的始祖基因复制而来,几乎所有的补体相关蛋白基因均有多态性。其中多态性最显著的补体成分是 C4,至少存在 35 个确定的等位基因。核酸点突变,插入或缺失通常与补体蛋白的遗传性缺陷相关(Schneider & Rittner,1997)。补体蛋白多态性是由表型和基因型进行分析评价的。这些方法的细节本章不作讨论,读者可参考第 50 章以及其他作者(Mauff & Würzner,1996;Schneider & Rittner,1997)的文章进行深入了解。

补体与获得性免疫

补体系统在获得性免疫应答中起着重要作用(Carroll,2004)。在 C3 敲除(Pepys,1974),C2、C4 或 C3 存在遗传缺陷(Ochs et al,1983;Böttger et al,1985;O'Neil et al,1988)的动物

表 47-3 人体血浆中的补体蛋白

补体蛋白	分子量/kDa	染色体定位	浓度/(mg/ml)
所有途径			
C3	185	19p13.2-p13.2	1200~1300
经典途径			
C1q	460	1p34.1~36.3	150
C1r	85	12p13	50
C1s	85	12p13	50
C4	205	6p21.3	300~600
C2	102	6p21.3	20
旁路途径			
B 因子	93	6p21.3	200
D 因子	24	不明	2
备解素	55(单体)	Xp11.4-p11.2	25
MBL 途径			
MBL	200~400	10q11.2-q21	0.002~10
MRFP-1	93	3q27~28	1.5~13
MRFP-2	76	1p36.3~36.2	不明
攻膜复合物			
C5	190	9q33	80
C6	110	5p13	45
C7	100	5p13	90
C8	150	1p32(α,β 链) 9q22.3-q32(γ 链)	55
C9	70	5p13	60
调控蛋白			
C1-Inh	105	11q11-q13.1	240
C4bp	550	1q32	250
I 因子	88	4q25	35
H 因子	150	1q32	300~450
S 蛋白	84	17q11	500
群集素	70	不明	50
J 因子	20	不明	5.4

MRFP,甘露醇结合凝集素相关丝氨酸蛋白酶;MBL,甘露醇结合凝集素

体内,C2、C4、C3 或 CR3 存在遗传缺陷(Ochs et al,1986)的患者体内,抗体对抗原刺激反应的减弱可充分证明这一点。C4、C3 或 CR1、CR2 基因敲除小鼠的相关研究,可进一步证实补体在获得性免疫应答中的作用。

补体可能通过几种方式影响抗体对抗原的应答反应。存在于 B 细胞表面的 CR2,可与 CD19 和 TAPA-1 结合。当 B 细胞抗原受体和 CR2 发生交联时(当抗原与 C3d 形成复合物时也可发生),B 细胞活化和最终产生的抗体的阈值会显著降低。补体还可以辅助滤泡树突状细胞捕获免疫复合物,从而促进淋巴生发中心的形成,从而使 B 细胞获得记忆表型。补体激活的经典途径缺乏其中一个早期组分,或缺乏 CR1 和(或)CR2,可导致机体对抗原的免疫应答受损,在某些情况下,第二抗体也无法介导免疫应答。补体似乎在 CD5 阳性 B 细胞生成中发挥重要作用,CD5 阳性 B 细胞可产生天然抗体(Carroll,1998),随着补体的激活,这些天然抗体在 B 细胞在抵御抗原性攻击以及活化过程中发挥重要作用(Boes et al,1998;Lutz,1999)。

补体 C4、CR1 和 CR2 在维持 B 细胞对自身抗原耐受方面起着重要作用(Prodeus et al,1998)。补体尤其是 C3 在抗原递呈细胞(APCs)参与的获得性免疫应答中发挥重要作用。存在于抗原上的 C3 剪切产物可增强 APCs 递呈抗原的能力(B 细胞和其他表达 CR1 和(或)CR2 的 APCs),从而增加抗原递呈给 T 细胞的效率,使后期 T 细胞介导的免疫应答增强(Boackle et al,1998;Kerekes et al,1998)。有证据表明,补体可通过与表达在一些 T 细胞群上的补体受体相互作用直接调节 T 细胞免疫应答(Kemper & Atkinson,2007)。补体在宿主免疫中的负调节作用也变得十分清楚。例如,C5a,C3b 和 C1q 受体在巨噬细胞和树突状细胞中交联可抑制 toll 样受体介导的促炎症信号,从而有利于诱导耐受(Cummings et al,2007)。因此,补体在获得性免疫中既发挥了诱导作用又发挥了抑制作用。

遗传性补体缺陷

认识个体的补体缺陷有利于我们理解补体在宿主防御,尤其是抵抗感染以及在自身免疫性疾病发生发展中的作用。遗传性补体缺陷较罕见约占原发性免疫缺陷病的 6%(Notarangelo et al,2004)。这些补体缺陷的发现让我们明确了补体成分在各种生物现象和疾病状态中的作用。了解跟补体缺陷相关的特定基因突变,可使我们明确补体缺陷的遗传性质和特点,并能在家族中筛查出突变携带者。即便如此,由于遗传分析难以作为常规项目开展,用于筛查为目的的检测也非常昂贵,所以在补体成分缺陷相关疾病的筛查很少应用到临床(Mollnes et al,2007)。补体成分缺陷通常遵循简单的孟德尔遗传定律,而且大多数是常染色体隐性遗传,但也存在一些例外,杂合子患者补体水平一半正常或更少,纯合子(有缺陷)患者几乎检测不到有活性的补体成分。补体缺陷与补体激活过程中的每个蛋白都相关(表 47-4)。完全补体缺陷的发患者口数约占总人口数的 0.03%(Wen et al,2004),但令人惊讶的是,随着 MBL 途径的发现,血清 MBL 途径中补体缺陷的发生是十分普遍的。实际上,据估计,多达 5%的人口具有三种常见的导致 MBL 缺陷的基因突变(Sumiya & Summerfield,1997)。

MBL 缺陷(常染色体显性遗传)与上呼吸道感染相关,尤其是出生后 6~18 个月的患儿,证明 MBL 途径在儿童早期发育过程中起重要作用(Turner,1996)。一项研究表明 MBL 基因变异可能与多达 1/3 的儿童脑膜炎球菌感染相关(Hibberd et al,1999)。据报道,在 MBL 缺陷的儿童体内注射纯化后的 MBL 可治疗缺陷以及降低疾病易感性(Valdimarsson et al,1998)。临床获得性感染与化疗造成的免疫功能不全与 MBL 缺陷密切相关,这一点不足为奇。此外,MBL 缺陷还可导致自身免疫性疾病,如系统性红斑狼疮(SLE)(Turner,1996),同时也是复发性流产的危险因素(Christiansen et al,1999)。与此相反,经典途径中早期成分缺陷的情况比较罕见,但与皮疹和狼疮性肾炎的发生有密切关系(Botto et al,2009)。

表 47-4 补体与补体相关蛋白的遗传缺陷

补体相关蛋白	遗传特点	主要临床疾病*
所有通路		
C3	常染色体隐性遗传	复发性化脓性感染，肾小球肾炎
经典途径		
C1q	常染色体隐性遗传	肾小球肾炎，SLE
C1r	常染色体隐性遗传	肾小球肾炎，SLE
C1s	常染色体隐性遗传	肾小球肾炎，SLE
C4[†]	常染色体隐性遗传	SLE，硬皮病，IgA 肾病，膜性肾病
C2[†]	常染色体隐性遗传	SLE，DLE，幼年类风湿关节炎，肾小球肾炎
旁路途径		
B 因子	常染色体隐性遗传	脑膜炎奈瑟菌感染
D 因子	常染色体隐性遗传	复发性化脓性感染
备解素	X 连锁	复发性化脓性感染，暴发性脑膜炎球菌血症
MBL 途径		
MBL	常染色体隐性遗传	复发性感染
攻膜复合物		
C5	常染色体隐性遗传	复发性播散性奈瑟菌感染，SLE
C6	常染色体隐性遗传	复发性播散性奈瑟菌感染
C7	常染色体隐性遗传	复发性播散性奈瑟菌感染，雷诺病
C8(β 或 α-γ 链)	常染色体隐性遗传	复发性播散性奈瑟菌感染
C9	常染色体隐性遗传	无
可溶性调节蛋白		
C1-Inh	常染色体显性遗传或获得性遗传	遗传性血管性水肿，自身免疫性疾病[‡]
C4bp	常染色体隐性遗传	血管性水肿，白塞病
I 因子	常染色体隐性遗传	复发性化脓性感染
H 因子	常染色体隐性遗传	复发性化脓性感染，肾小球肾炎，年龄相关性黄斑变性
膜型调节蛋白		
CR1	常染色体隐性遗传[§]	与红细胞低表达和 SLE 相关
CR3	常染色体隐性遗传	白细胞黏附缺陷症 1(LAD-1)，复发性化脓性感染，白细胞增多症
DAF/CD59/HRF	获得性遗传	阵发性睡眠性血红蛋白尿症

DAF，衰变加速因子；DLE，弥散性红斑狼疮；MBL，甘露醇结合凝集素途径；SLE，系统性红斑狼疮

*需要注意的是，一些有补体缺陷的人，尤其是 C2 与攻膜复合物缺陷，临床预后很好。多数患者都有 C5 至 C9 补体缺陷的自身免疫性疾病。C1 至 C9 补体缺陷与 CH50 缺乏有关。C1、C4 和 C2 补体缺陷与 SLE 以及狼疮小体阴性的患者相关。C3 至 C9 补体缺陷与血清中缺乏杀菌活性或杀菌活性降低有关。C3 或 C5 补体缺陷通常与血清趋化作用缺失或减弱有关，也可能与白细胞缺失，对感染的反应性降低有关

†C4 基因缺陷(C4A 和 C4B)也称为 q0，即数量为 0。这种缺陷被称为 C4Aq0 或 C4Bq0。C4 基因缺陷的患者比正常人群自身免疫性疾病的发生率更高。杂合 C2 基因缺陷的个体自身免疫性疾病的发病率也会增加

‡约 85%的病例涉及等位基因沉默，约 15%的病例涉及等位基因编码获得性功能障碍 C1 抑制蛋白。在遗传性血管性水肿中，C1 正常或降低，C3 正常，C4 降低。在获得性疾病中，C1 和 C4 均降低，抗原性 C1 抑制物通常正常或升高，而功能性 C1 抑制物降低明显

§纯合性低的(不缺乏)CR1 在体外可检测到其在红细胞中表达，这可能与系统性红斑狼疮有关。检测 CR1 获得性缺陷也可能是有效的。白细胞中 CR3 水平低，但不缺乏时，可在大多数有缺陷的儿童父母中检测到

由于补体在清除血液循环中的免疫复合物方面的重要作用，早期补体成分缺陷可导致免疫复合物因清除不彻底而在肾脏等组织中累积和沉淀。末端补体成分缺陷和旁路途径 B 因子、D 因子、备解素(X 连锁)的缺陷与革兰氏阴性球菌如脑膜炎奈瑟菌和败血症性休克等复发性感染的风险升高有关。C1 抑制物缺陷(常染色体显性)可导致遗传性血管水肿，其特征为皮肤和黏膜下反复发作的水肿。C1 抑制物自身抗体导致的 C1 抑制物缺陷可以遗传或由后天获得。在一个 8 个月大的儿童中发现由于一个新的纯合 H 因子的基因突变而导致的 H 因子缺陷，其与血栓性微血管病有关，最终可导致肾衰竭(非典型溶血性尿毒症综合征，aHUS)(Licht et al，2005)。表 47-5 列出了补体缺陷测定的基本临床应用。

表 47-5 外周血主要补体缺陷测定

功能	免疫化学单一蛋白定量	激活产物	自身抗体分析	表面蛋白	基因图谱
总补体活性	免疫沉淀	基于 ELISA 的激活产物新抗原表位的抗体测定	基于 ELISA 的测定	流式细胞术定量	疾病相关的基因变异（突变，多态性）检测
a. CH50 与 AH50 溶血性试验	a. RID	a. 裂解产物：C3a，C4a，C5a	SLE 中的抗 C1q 抗体，AE 中的抗 C1 抑制物抗体，aHUS 中的抗 H 因子抗体，其他	PNH 中的 CD5/DAF 和 CD59	aHUS（H 因子，I 因子，B 因子，C3）
b. CP，AP，MBL 进行 ELISA 分析（WIELISA）	b. 电泳免疫分析	b. 活化的复合物：C1rs-C1-Inh，其他	功能分析（C3）		MPGN
	c. 浊度测定与比浊法	c. 大分子复合物	2 型 MPGN 中的 C3 肾炎因子		
单一组分活性	其他方法				
a. 血清某组分缺乏的溶血性试验（如 C3，H 因子）	a. ELISA				
b. ELISA（MBL 与 MRFP 以 C4 作为靶点时的功能活性）	b. TRIFMA				
c. 显色底物（C1-Inh）	c. WB				

摘自 Botto M，et al：Complement in human diseases：lessons from complement deficiencies，Mol Immunol 46：2774-2783，2009，table 1

AE，血管水肿；aHUS，非典型溶血性尿毒症综合征；AP，旁路途径；CP，经典途径；ELISA，酶联免疫吸附试验；MRFP，甘露聚糖结合凝集素相关丝氨酸蛋白酶；MBL，甘露醇结合凝集素途径；MPGN，膜增殖性肾炎；PNH，阵发性睡眠性血红蛋白尿症；RID，放射免疫扩散；TRIFMA，时间分辨免疫荧光试验；WB，免疫印记；WIELISA（注：原文为 WIESLA），三种途径的 ELISA（Wieslab，Lund，sweden）

疾病时补体活性的测定

补体在免疫应答中可促进炎症或组织损伤，在某些疾病的发病机制中起重要作用。作为疾病的发病机制，补体通常被抗体（自身抗体），免疫复合物或抗原异物异常激活。为了追踪疾病活动情况，有必要经常检测血清补体水平的变化（表 47-6），就 SLE 来说，血清 C3 或 C4 的水平降低与疾病活动相关。此时，常使用比浊法测定（见下文，补体测定）。

血清中补体测定是一个快速的动态过程，因其产生和消耗时可产生可变速率。许多补体为急性时相反应蛋白，在某些炎症反应阶段，其在血清中的表达水平急剧上升；而在其他如自身免疫等炎症性疾病中，则通过分解代谢而急剧下降。正常情况下，血清中补体水平与补体的产生和消耗速度有关。而血清中补体水平的降低可能与组织损伤密切相关。例如，胆汁性肝硬化患者 C3 分解代谢率增加，提示 C3 可能在该病的发生发展中起着重要作用。然而胆汁性肝硬化患者血清 C3 水平通常是升高的，这可能是由于合成大于分解代谢的缘故。以此类推，不同部位的补体水平可能是不同的。例如，血清 RA 阳性患者血清补体水平可能正常或升高；而在关节液中补体水平严重下降，这可能是由于该部位组织损伤比较严重的缘故。

有研究者试图通过建立补体谱来确定在某种疾病发生组织损伤时哪种补体活化途径占优势。解决这个问题最简单的方法是检测各种补体成分的表达水平，即通过假设当该途径被激活时，补体活化途径中某种成分的表达水平极有可能降低。因此，如果患者 C3 和 C4 水平降低，而 B 因子水平正常，则可能是经典途径被激活。如果患者 C3，B 因子和裂解素水平降低，而 C4 水平正常，则最有可能涉及的是旁路途径。通过这种方式，有限的补体水平测定可给临床提供大量的有用信息。

该领域的重要进展是在补体活化时使用 ELISA 检测血清中形成的免疫复合物。这些检测具有高度灵敏性，且较容易地证实在各种疾病状态下补体的哪种途径被激活（Morgan，1994）（表 47-7）。

在活化过程中，许多补体蛋白表达新抗原（neoantigens），而这些新抗原并不存在于天然的血浆蛋白中。有趣的是新抗原只在 MAC 上出现，而不出现在天然末端组分上。抗新抗原的抗体通过免疫荧光和 ELISA 可检测血清中新抗原的水平（Falk

表 47-6　补体缺陷相关疾病与外周血补体分析

疾病	补体分析
复发性细菌感染	CH50, AH50, WIELISA, C3, C3a/C3d, C5-C9(奈瑟菌),备解素(奈瑟菌), MBL(奈瑟菌)
系统性红斑狼疮	CH50, C4(C4A/B), C3a/C3d, 抗 C1q 自身抗体
血管性水肿	C1 抑制物抗原测定,C4,C1q,获得性抗 C1q 自身抗体
aHUS	CH50,AH50,C3,C3a/C3d,C3 肾炎因子,H 因子,B 因子,I 因子,抗 H 因子抗体
MPGN	CH50,AH50,C3,C3a/C3d,C3 肾炎因子,H 因子,I 因子,抗 H 因子抗体
PNH	CD55,CD59(流式细胞术)

摘自 Botto M,et al:Complement in human diseases:lessons from complement deficiencies,Mol Immunol 46:2774-2783,2009,table 2

aHUS,非典型溶血性尿毒症综合征;C3a/C3d,减少补体过度消耗;MBL,甘露醇结合凝集素途径;MPGN,膜增殖性肾炎;PNH,阵发性睡眠性血红蛋白尿症;WIELISA(注:原文为 WIESLA),三种途径的 ELISA(Wieslab,Lund,sweden)

表 47-7　用外周血筛查疑似补体缺陷的补体活化 ELISA 结果

功能受损或缺陷	ELISA 活性		
补体成分	经典途径	旁路途经	凝集素途径
C1q,C1r,C1s	低	正常	正常
C4,C2	低	正常	低
MBL,MAsP	正常	正常	低
B,D,P	正常	低	正常
C3,C5,C6,C7,C8,C9	低	低	低

摘自 Mollnes TE,et al:Complement analysis in the 21st century,Mol Immunol 44:3838~3849,2007,table 1

ELISA,酶联免疫吸附测定;MRFP,甘露聚糖结合凝集素相关丝氨酸蛋白酶;MBL,甘露聚糖结合凝集素

et al,1983;Sanders et al,1985)。在补体持续性活化过程中,很多患者血液和脊髓液中新抗原水平是上升的(Sanders et al,1986),并且新抗原存在于末端复合物沉积的组织中。例如,它存在于一些肾小球肾炎患者的肾小球(Falk et al,1983)以及活动性 SLE 的损伤部位(Biesecker et al,1982)。与 SLE 患者正常皮肤中存在的 C3 及狼疮带测试阳性结果不同,MAC 新抗原只存在于病变部位。

补体在疾病中的作用

风湿性疾病

对自身免疫性疾病的患者进行补体分析有助于鉴别诊断疾病以及对疾病活动进行跟踪。目前多种自身免疫性疾病与补体系统紊乱有关,包括抗磷脂综合征、白细胞碎裂性血管炎、冷球蛋白血症(Ⅰ~Ⅲ型)和系统性类风湿关节炎。早期补体成分(C1、C4 或 C2)缺陷常与自身免疫性疾病密切相关(Wen et al,2004),而在补体评估疾病活动性方面中应用最多的风湿性疾病为 SLE(Agnello,1986;Atkinson,1986;Liu et al,2004)。在 SLE 的患者中(Pickering et al,2000),C1q、C4 和 C2 缺陷的发生率分别为 90%、75%和 15%;同时在 MBL 缺陷的患者中,SLE 发生率有所上升(Kilpatrick,2002)。在 SLE 中形成了大量的循环和与组织结合的免疫复合物,这些免疫复合物激活补体,而补体活化的产物可促进 SLE 炎症持续进行。倘若能从循环中去除免疫复合物,则可减少针对抗这些复合物的抗体(自身抗体)形成。在补体缺陷的情况下,补体相关的清除机制受损,长期暴露的循环免疫复合物以及坏死和凋亡的细胞碎片可导致自身免疫耐受降低和发展受限(Markiewski & Lambris,2007)。在 SLE 患者中 C3 和 C4 的水平通常会降低,总之,处于疾病活动期的患者血清 C3 和 C4 表达低下。

有研究认为 C4 表达水平的降低是提示疾病活动的最佳指标。但是,也有一些活动性疾病患者的 C4 水平表达正常。有些人认为,循环 sC5b-9 或 MAC 新抗原水平可作为疾病活动的更好指标(Gawryl et al,1988)。如前所述,补体在清除血液循环中的免疫复合物方面起着至关重要的作用,特别是那些含有 IgM 或 IgG 的免疫复合物补体激活亚型。由补体活化形成包含 C3b 的免疫复合物沉积后可与含有 C3b 受体(CR1)的细胞相互作用。上述免疫复合物也可通过 CR1 与红细胞结合,进而阻止免疫复合物从血浆扩散到组织,最终降低对机体的伤害。带红细胞的免疫复合物在肝脏内循环过程中被清除掉,但红细胞的寿命不受影响(Cornacoff et al,1983;Birmingham,1995)。在一些疾病中补体被活化后形成循环免疫复合物过程中,每个红细胞的 CR1 数量会减少,这可能是由于肝脏中红细胞 CR1 被清除的结果(Ross et al,1985)。除 SLE 患者外,慢性冷凝集素疾病、阵发性睡眠性血红蛋白尿症(PNH)、自身免疫性溶血性贫血、Sjogren 综合征、支原体肺炎等患者的红细胞 CR1 均有所降低,表明在这些疾病中带红细胞的免疫沉积物均可在肝细胞中被清除(Ross et al,1985;Atkinson,1986)。

补体蛋白质也可作为急性时相反应物,因此即使补体激活时,补体水平也不会降低。例如,青少年类风湿关节炎(juvenile rheumatoid arthritis,JRA)、复发性关节炎、假性痛风、痛风、Reiter 综合征和淋球菌关节炎患者血清中补体水平可正常或升高;另一方面,在其他风湿性疾病如风湿性关节炎的关节液中补体水平是降低的。在血清反应阴性的风湿性关节炎、SLE、假性痛风、痛风、Reiter 综合征和淋球菌性关节炎患者中,总溶血补体的活性降低(CH50;见下文,补体测定),以及 C3 剪切产物和 B 因子的存在证实了关节内(滑液中)补体的活化,但从退行性关节炎患者所获取的滑液无上述现象发生。

遗传性血管性水肿

遗传性血管性水肿(hereditary angioedema,HAE)是一种潜在危及生命的疾病,以皮肤黏膜下无瘙痒和红斑的肿胀为特征。通常在 48~72 小时内治愈,如果涉及喉黏膜时可能会致命。HAE 的发生是由于 C1 抑制物的杂合缺陷所导致。由于 C1 抑制物是凝血、补体和激肽生成过程中各种成分的调节因子,因此难以确定 HAE 发生的确切途径。已经确定了几种类型的 HAE,包括患者功能性和抗原性 C1 抑制物水平下降(30%

或更少)的Ⅰ型,以及C1抑制物水平正常但活性减低甚至缺失的Ⅱ型(Wen et al,2004)。

感染性疾病

如前所述,从遗传性补体缺陷的患者临床资料中发现,补体系统在防御微生物感染方面起着至关重要的作用。由革兰氏阴性菌引起的败血症和化脓性感染的患者常缺乏C3或旁路途经的成分。众所周知,携带乙型肝炎表面抗原(HBsAg)的肝炎患者血清C3早期下降,其后恢复正常。这可能与诸如具有关节痛症状的免疫复合物病类似。同样,补体似乎在许多寄生虫感染性疾病中起重要作用,如利什曼病、锥虫病、贾思滴虫病和疟疾。MAC或裂解素的缺乏可能会导致反复的淋病奈瑟球菌或脑膜炎奈瑟球菌感染。在几篇优秀的综述中详细介绍了补体系统与寄生虫、细菌和病毒之间的相互作用(Frank & Fries,1988;Fishelson,1994;Moffitt & Frank,1994;Kozel,1996;Cooper,1998)。但是,我们要认识到,在通常情况下,血清补体水平在这些传染性疾病中并不是疾病活动的可靠指标。

急性呼吸窘迫综合征(ARDS)是严重创伤或脓毒血症患者的常见症状,现已有相关研究检测补体在急性呼吸窘迫综合征(ARDS)中的作用。在这些研究中发现了大量补体活化的证据,表明细菌和细菌产物可通过经典和旁路途径(Langlois & Gawryl,1988)激活补体(Hammerschmidt et al,1980),并生成如嗜中性粒细胞活化因子和C5a的促炎因子。大部分ARDS并发的肺损伤可能是由于肺部中性粒细胞浸润而引起的。最近的研究表明补体受体在人类免疫缺陷病毒(HIV)感染的卵泡树突状细胞中发挥一定作用(Doepper et al,2002;Stoiber et al,2005)。在朊病毒疾病中,MAC也有类似的作用(见下文,神经系统疾病)。

肾脏疾病

补体在许多肾小球肾炎所导致的肾小球损伤中起关键作用(West,1998)。通常表现为在受损的肾小球基底膜或附近的C3或其他补体成分的沉积。此外,SLE相关性肾小球肾炎患者的受损肾小球中也发现了MAC。由循环免疫复合物介导的血清病及肾小球损害的患者体内可表现出经典或旁路途经的激活,或两者皆有。传统上,人们认为免疫复合物是在通过肾脏时沉积在肾小球的。一旦沉积下来,这些复合物会激活补体,进而会导致血清补体水平降低。在IgA肾病,膜性肾小球肾炎和链球菌性肾小球肾炎等疾病中应用免疫荧光显微技术经常会发现补体活化和沉积的证据。另一种观点是抗肾小球抗体在肾小球基底膜(GBM)上形成原位免疫复合物,进而激活补体,引起局部损伤(Daha & van Es,1979)。

虽然抗GBM结构抗体在goodpasture综合征中很重要,但它们在肾小球肾炎中的作用还是有待商榷。在一些罕见的肾小球性肾炎诸如C3水平非常低的Ⅱ型膜增生性肾小球肾炎患者中,C3肾炎因子(C3NeF或NFa)可稳定旁路途经的C3转化酶。C3NeF是一种针对Bb的自抗体,它可将旁路途经C3转换酶的半衰期延长10倍以上(Daha et al,1976;Daha & van Es,1979),并且它可以保护其不受H因子(Fearon,1980)的衰变而解离。虽然C3NeF被认为与这些患者C3的低水平相关,但并不认为它们在肾炎的发展中起核心作用。H因子缺陷型和I因子缺陷的小鼠模型为其提供了实验证据(Thurman & Holers,2006;Holers,2008)。

aHUS是一种非典型的溶血性尿毒症综合征,它通常没有血性腹泻等前驱症状,补体旁路途径的失调在aHUS中起着重要作用。大多数aHUS患者具有编码旁路途经蛋白基因的突变,如H因子、I因子和C3。识别补体相关基因突变的能力有着很好的临床应用前景。例如,具有H因子基因突变的患者特别是在肾移植后可早期和频繁地复发aHUS,因此人工生产的H因子可同时应用于肝肾移植,从而改善同种异体移植物的寿命(Thurman & Holers,2006;Holers,2008)。

眼科疾病

老年性黄斑变性(age-related macular degeneration,AMD)是发达国家人群中视力不可逆性丧失的主要病因之一。目前发现AMD的风险与H因子的多态性密切相关,并且可能与编码B因子和C3的基因相关,上述情况常见于老年患者,其临床特征是视网膜细胞的进行性萎缩,视网膜下出血、新生血管形成以及称为玻璃膜疣的视网膜损伤。AMD与补体失调的关系首先是由在典型的玻璃膜疣中发现C3和C5a等补体成分而提出的(Markiewski & Lambris,2007;Holers,2008)。

皮肤病

补体在各种皮肤病的持续性组织损伤中起部分作用。这些包括大疱性类天疱疮、妊娠性类天疱疮,瘢痕性类天疱疮、大疱性表皮松解症、疱疹样皮炎、寻常性天疱疮(Yancey & Lawley,1998)。在上述炎症状态下,活检组织及水疱液的免疫荧光分析发现血清补体水平通常正常或升高,说明补体在这些疾病中的作用是至关重要的。Gammon等(1984)研发了一种可用于研究抗基底膜区抗体介导皮肤病的体外模型。结果表明,C5a是大疱性类天疱疮和大疱性表皮松解症发病的关键因子。C5a主要趋化中性粒细胞进入这些疾病的后续损伤组织部位。

血液病

在许多类型的自身免疫性溶血性贫血中,补体在红细胞的调理过程中起着重要作用,最后经网状内皮细胞而被清除。但是在一些明显有补体参与的病例中,血清补体水平通常也是正常的。补体在特异性抗IgM冷反应自身抗体包被细胞的清除过程中起着重要作用。这些自身抗体(冷凝集素)与感染后的淋巴增殖性疾病有关,特别是在老年人当中以单独的现象存在。冷凝集素通常能在某些低于正常生理温度的身体部位与红细胞最佳地结合,如鼻尖、手指和耳朵。当循环的红细胞回到机体正常生理温度时,冷凝集素即可介导细胞裂解。并不是所有的冷凝集素都是IgM抗体。例如,阵发性冷性血红蛋白尿(paroxysmal cold hemoglobinuria,PCH)由IgG型冷抗体即D-L抗体(Donath-Landsteiner antibody)所介导,低于37℃时与细胞结合,超过37℃时介导细胞裂解,虽然抗体类型不同,但病理生理作用类似。

其他自身抗体能在较高的温度下更有效地激活补体。一般来说,这些温反应抗体是IgG的不同亚型。在某些情况下,这些抗体可能与淋巴组织增生性恶性肿瘤以及病毒感染有关。

自身免疫性溶血性贫血中发现大多数 IgG 温抗体具有 Rh 特异性，是较差的补体活化因子，与冷凝集素、抗 A 抗体以及抗 B 血型抗体相反。然而，一些诸如 Tja 的抗体可激活补体并介导细胞裂解。

PNH 患者临床表现常为血管内反复溶血。尽管这些患者的血清补体水平始终正常以及直接抗球蛋白试验始终阴性，但已证实患者的红细胞裂解是通过旁路途径进行的（Rosse，1998；Jarva & Meri，1999）。PNH 患者红细胞表面缺乏糖基磷脂酰肌醇连接蛋白，这是由 X 连锁的磷脂酰肌醇聚糖 A（PIGA）基因突变导致。DAF/CD55 和 CD59 通过该细胞膜锚定点连接其他蛋白质分子，分别控制 C3 转化酶和 C8 以及 C9 水平的补体活化（见本章前面的“补体激活调节”部分）。由 PIGA 突变引起的这些蛋白质的变化表明骨髓中所有细胞谱系表面（包括红细胞）缺乏保护自身免受补体活化的能力（Holers，2008）。目前，治疗性单克隆抗体的依库丽单抗（结合 C5 阻断 C5 转化酶）是唯一经批准用于治疗该疾病的补体抑制剂。

神经系统疾病

近年来，补体系统在神经系统疾病中的作用越来越明显。令人惊讶的是血脑屏障能有效地阻止补体渗透到脊髓液中。在重症肌无力、多发性硬化症、狼疮性脑病、吉兰巴雷综合征以及阿尔茨海默病等疾病中，补体激活已得到证实（Morgan，1994；Morgan et al，1997；Shin et al，1998）。患病组织中发现了补体的沉积，并且在大多数患者脑脊液中证实存在补体活化。据推测，炎症会破坏血脑屏障，导致局部补体蛋白渗出。此外，一些细胞还能合成补体蛋白。有证据表明补体活化可能与髓鞘损伤密切相关，从而导致中枢和周围神经系统疾病。同时，补体也参与了阿尔茨海默病和皮克病的发病过程。在阿尔茨海默病中，源于 β-A4 的淀粉样蛋白与 C1q 结合并激活病变大脑老年斑中的补体。星形胶质细胞是最丰富的胶质细胞类型，在炎性条件下体外可合成所有补体蛋白（Morgan & Gasque，1996）。此外，星形胶质细胞和小胶质细胞在体外可表达补体受体（Morgan & Gasque，1997）。因此，尽管有血脑屏障的存在，但大脑有能力建立一个潜在的补体依赖的炎症反应作为防御机制。补体成分可能在朊病毒疾病的神经病理中发挥促进作用。传染性海绵状脑炎相关的神经元受损可能与神经元表面的 MAC 形成以及疾病相关朊蛋白沉积物中 C3b 和 C1q 的存在有关（Kovacs et al，2004）。

心血管疾病

补体系统参与心肌缺血再灌注（I/R）损伤已被广泛认可（Lumlhesi & Kilgore，1997）。目前补体参与患者急性心肌梗死的机制尚不清楚。然而，在梗死的心肌中已证实了经典途径和旁路途径补体成分以及 C5b-9 的沉积。补体活化后产生的过敏毒素可造成局部炎症反应。来自冠状动脉闭塞的动物模型结果证实了补体的作用令人瞩目，尤其是末端补体成分（C5b-9）（Kilgore et al，1998）。C6 缺陷的兔子与正常的兔子相比梗死面积显著减少；此外，在 C6 缺陷的兔子中，中性粒细胞浸润显著减少，这表明末端补体成分在介导局部炎症中起关键作用。

在心脏（或其他器官）梗死后血流恢复过程中，补体在 I/R 相关损伤中的作用越来越受到重视。重新建立缺血性损伤组织的血流可导致血管通透性增加，并可吸引和激活炎性细胞到受损部位。炎性细胞在受损部位释放炎症介质（细胞因子），进一步加重缺血性组织的损伤，并有助于补体系统的激活。在 I/R 中，补体活化的明确意义尚未阐明，但受损的内皮细胞表面蛋白与循环抗体结合可能在其中发挥重要作用（Markiewski & Lambris，2007）。补体在动脉粥样硬化病变（Torzewski et al，1997）的过程中似乎也发挥作用，但机制目前尚不清楚。然而，在动脉粥样硬化的内膜斑块中已证实末端补体（C5b-9）的沉积，补体系统的活化与动脉粥样硬化的前期病变阶段和进展有关（Niculescu et al，1987；Seifert et al，1989）。与此一致的是 C6 缺陷的兔子与对照组的兔子相比对胆固醇诱导的动脉粥样硬化不甚敏感（Schmiedt et al，1998）。

自身免疫性心肌炎的小鼠模型证实了人类补体的作用，在缺乏 C3 配体 CR2 的动物中已证实补体可以保护心脏组织免受损害（KallwellisOpara et al，2007）。

生物相容性

许多被植入体内的生物材料可以激活补体，主要是通过旁路途径（Mollnes，1997）。与血液或组织液接触时，这些材料可激活补体并产生局部炎症或组织损伤。因此这些材料在广泛使用之前，必须对其激活补体活性进行测试。

器官移植

器官移植的成功也造成了一个重要的问题——人体器官的短缺不能满足日益增长器官移植患者的需要。因此，许多人建议可以用猪这种动物捐献的器官作为人类器官的合理替代品。然而，在非人类灵长类动物或人类体内植入血管化猪的器官容易产生强烈的排斥反应，这被称为超急性排斥反应（Dalmasso，1992；Platt，1998）。这种反应由抗体结合到血管内皮细

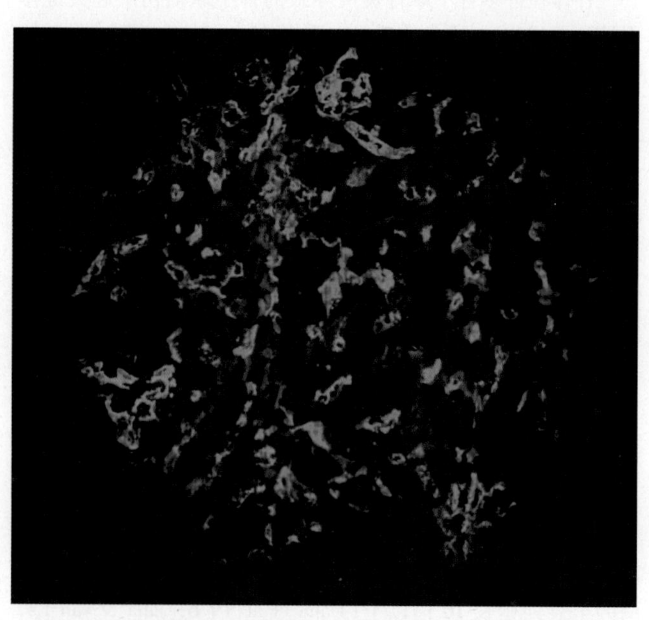

图 47-3 肾移植活检组织中染色的管周毛细血管中荧光标记的抗补体片段 C4d 抗体。在移植后早期，这种染色模式是体液排斥反应的标志物（×40，异硫氰酸荧光素）

胞和补体活化介导。补体活化在异种移植的超急性排斥反应中起着至关重要的作用。异体内皮细胞补体的活化可导致其激活(即内皮细胞采用促凝血表型)进而导致血管内和间质血栓形成和出血。这种强烈的反应是由于猪细胞相关的补体调节分子如 DAF、MCP 和 CD59 无法控制人体补体的活化。因此,这种有前景的干预治疗能否成功依赖于能否适当的控制补体活化。补体在排斥人体器官(同种异体移植物)中的作用越来越明显,补体活化很有可能在某种程度上对急性和慢性排斥反应均有一定作用(Baldwin et al,1995)。通过免疫荧光显微镜鉴定肾移植活检的管周毛细血管中的 C4d 可明确识别体液排斥反应(图 47-3)(Onitsuka et al,1999)。

补体抑制剂的临床应用

已生产出许多补体抑制剂,而且还有很多正处于研发中(Woodruff et al,2011)。为了达到更好的临床效果,应避免补体抑制剂产生使补体激活的致炎因子副产物,如:如过敏毒素 C3a 和 C5a。补体活化不当或者补体调节不足会介导人类各种疾病。因此,开发选择性阻断补体活化的试剂将有助于限制组织损伤。尽管目前,依库丽单抗是临床上唯一批准的针对 C5 用于治疗 PNH 患者的人源化长效单克隆抗体,现在已有许多其他化合物已经完成早期临床试验(Woodruff,2011;Ricklin & Lambris,2007),并列出了这些药物名称及其研发阶段(Woodruff,2011)。当前用于治疗调节补体的策略可以分为五大类:①纯化的血浆蛋白酶抑制剂,主要是 C1-Inh(目前被批准用于治疗遗传性血管性水肿);②可溶性补体调节物,例如 sCR1,其用于防止补体攻击宿主细胞;③治疗性抗体如依库丽单抗,旨在选择性阻断补体活化的各个阶段;④小肽、核苷酸及合成分子,例如化合物抑制剂,用于空间阻遏或诱导补体级联成分中的构象变化;⑤过敏毒素受体抑制剂,旨在减少由补体如 C5a 引起的促炎信号。由于补体在宿主防御中特别是在感染时起关键作用,潜在的补体抑制剂必须避免干扰系统完整和适当的调节成分。如前所述,C1-Inh 在遗传性血管性水肿患者的血清中不存在或减少,现已批准用于急性损伤时的治疗。由于 C1 抑制剂在严重的炎症状态下通常会减少,所以 C1-Inh 的浓缩物在脓毒性休克、再灌注损伤、超急性移植排斥反应和 PNH 中已被证明具有广泛的临床应用价值(Kirschfink & Mollnes,2001;Davis,2004)。

补体测定

一般原则

目前有可以精确测定经典途径,替代途径和 MBL 途径各组分水平以及补体系统几种酶和调节子的方法。然而许多测定法仅限于实验室研究,不可用于常规的临床实验室检测。因此我们需要集中精力研发一些不需要特殊技术的方法来测定补体。如果读者需要更加专业的技术可参考其他出版物以了解更详细的方法(Whaley,1985;Harrison & Lachman,1986;Dodds & Sim,1997;Giclas,1997;Wurzner et al,1997;Mollnes et al,2007)。补体测定可以分为两种类型:一种是检测生物液体中的补体抗原,另一种检测给定补体组分的功能活性。这两种技术各有优缺点。用于抗原(免疫化学)分析的方法通常比较简单。这些抗原测定是高度特异性的,需要的专用试剂少、便宜且耗时短。可以使用血清或血浆进行测定,通常可用冷冻储存法(-20℃)。基于这些原因,抗原测定更适合于临床实验室。

另一方面,抗原测定不能反映补体的活性,因为它们可能检测的是降解产物以及功能活化的补体。血清中具有抗原活性的蛋白质小片段可能会干扰检测结果。一些抗原测定使用的是放射免疫扩散法,在这些测定中,蛋白质片段可能比本体分子扩散地更快,这可能导致结果错误率升高。例如,最常用的抗原测定是检测 C3 时通过放射免疫扩散法测量其主要降解产物 C3c。为了准确测量 C3c,样品应在 37℃下解冻数天,以使得 C3 完全转化为 C3c,事实上,这通常不容易做到,尽管误差很小且通常不具有临床意义,但这也代表误差率的来源。一般来说,抗原测定不像功能测定那么敏感,并且不能检测到某些体液中含量低的补体成分。抗原测定的灵敏度在某种程度上取决于所用抗体效价;通常情况下,蛋白质抗原最低检测限是 10μg/ml。

抑制和放射性标记底物结合的各种补体肽试剂盒可用于检测 C3a、C4a 和 C5a。这些检测的实用性仍存在争议。检测人血清中控制蛋白质 H 因子和 I 因子功能活性的方法已有相关报道,但因需要专门的试剂,因此目前没有商品化(Gaither et al,1979)。已开发 ELISA 试剂盒用于检测补体蛋白裂解产物或补体活化后形成的复合物。这些试剂盒使用特异性单克隆抗体激活补体,通过补体活化经典途径及根据血清中 C4d 与 C4 的水平进行检测。同样,C1r-C1s-C1Inh 复合物可用 ELISA 方法通过经典途径激活补体进行测定。通过 ELISA 法来评估血液循环中 Bb、C3bBbP 或 C3bP 复合物的水平来确定旁路途经补体活化情况(Mayes et al,1984)。据报道,血清中 C3bP 检测的最低浓度为 10~20ng/ml。该方法也可用于测定表面结合的活化复合物。我们可以通过检测 iC3b 或 sC5b-9(攻膜复合物的可溶形式)的水平来监测补体通过哪条途径被活化。

采用 ELISA 法检测血清或血浆中 MBL 复合物活性可消除经典途径成分的干扰(Petersen et al,2001;Kuipers et al,2002)。此外,ELISA 试剂盒可用于测定血清/血浆中产生的过敏毒素。由于 C3a 和 C5a 通过血清中的羧肽酶-N 快速转化为无活性的 desArg 片段,因此这些检测方法使用的是针对 C3a-desArg 和 C5a-desArg 特异性的单克隆抗体;由于其灵敏度高,因此 ELISA 可作为测定生物体液中经典途径或旁路途经补体活化的优良工具。Seelen 等(2005)描述了一种简单的方法,该方法可使用三种 ELISA 方法筛选所有三种途径的缺陷,并且该方法已经商品化(WIELISA,Wieslab,Lund,Sweden)。这种方法的优点包括能同时覆盖所有三种途径,能检测旁路途经中裂解素的缺陷,可忽略红细胞的作用(Mollnes et al,2007)。

经典途径的功能评价

补体功能测定是能够提供有关补体成分活性信息的敏感而精确的工具。其中一些方法可以在分子水平上量化补体活性,而另外一些方法可以用任意单位表示补体功能。商品化试剂可用于检测经典或旁路途经的每种组分。样品中的总溶血活性(CH50)或单个补体成分功能活性的测定通常使用绵羊红细胞作为补体介导的裂解靶标。与其他物种的红细胞相比,绵羊红细胞对抗体及补体介导的裂解更加敏感。兔红细胞更多的用于补体活化的旁路途径测定(AH50)。这些细胞对人血清所介导的抗体非依赖性裂解特别敏感。此外,现已研发用鸡红细胞来评估血清中 MBL 的功能性溶血活性,其作者认为这可用于大规模的患者样本检测(Petersen et al,2001;Kuipers et al,2002)。表 47-8 对 CH50 和 AH50 检测的临床意义进行了概述。

表 47-8 CH50 和 AH50 的意义

试验结果	意 义
CH50 很低或 0(AH50 正常)	缺 C1q、C1r、C1s、C2 或 C4
AH50 很低或 0(CH50 正常)	缺裂解素或 B 因子(很少),D 因子(很少)
CH50 和 AH50 均很低或 0	缺 C3、C5、C6、C7、C8 或 C9
晚期补体成分低(特别是 C3)CH50 和 AH50 均低	缺 H 因子或 I 因子

摘自 Wen Bs,Atkinson J,Giclas PC:Clinical and laboratory evaluation of complement deficiency,J Allergy Clin Immunol 113:585-593,2004

经典途径中最简单的功能测定方法是测定总补体溶血活性。纯合基因缺陷患者中,9 种成分中的任何一个缺失都会导致总补体溶血滴度(CH50)为零。然而,正常值并不能排除测试标本中单个组分水平降低的可能性。当患者的病史和症状提示可能存在缺陷时,需要对各个成分进行溶血或抗原滴定。通常,CH50 滴度对于补体活性的功能测定已足够。在 CH50 测定中,在绵羊红细胞中加入的商品化抗体与红细胞表面抗原反应可形成免疫复合物。然后将患者的测试血清作为经典途径补体的来源加入到混合物中。测试血清中的补体将结合之前在绵羊红细胞上形成的免疫复合物,从而导致经典补体途径的活化和红细胞裂解。通过滴定患者测试血清,我们可以计算出患者样品中的补体活性,并将该活性表示为在测定中引起 50%红细胞溶解的稀释倍数的倒数(CH50)。补体滴度以 CH50 单位表示(使 50%的敏感绵羊红细胞裂解时所需稀释倍数的倒数)。

将制备的样品稀释液加入至抗体致敏的绵羊红细胞中。在这种情况下,通过 Von Krogh 的数据转换来确定 50%的终点。经验推导公式是将 S 形剂量-反应曲线转换为线性函数。通过计算得到 Y/1-Y 值,其中 Y 是在测试稀释液中裂解红细胞的分数。用补体相对体积的对数与 Y/1-Y 值的对数作图。通常得到一条直线,通过测定 Y/1-Y = 1.0(或 50%裂解)的补体相对体积来计算滴度。该数值为原血清稀释度(人血清 1∶60)的倒数,计算出 50%细胞裂解时的血清补体浓度。补体滴度表示在 1.0ml 未稀释血清中 50%溶血单位的数量(Mayer,1961;Rapp & Borsos,1970)。临床实验室可以使用经典试验的两种商品化试剂中的一种对 CH50 进行测定。一种是基于脂质体裂解,释放一种标记酶;另一种是用 ELISA 法检测通过激活经典途径最终形成的 C9 新抗原。

旁路途径的功能评价

在该测定中,将人血清(通常首先稀释 1∶5)连续倍比稀释后加到无需特异性抗体致敏的兔红细胞中,缓冲液中含有镁离子和乙二醇四乙酸可螯合钙离子(钙离子是经典途径激活而不是旁路活化途径所必需)(Pangburn,1988)。旁路途径滴度用 AH50 表示,代表裂解 50%的兔红细胞人血清的最终稀释度。AH50 的图与总补体溶血滴定的图相似。人类血清有时可以产生除人类和非人灵长类动物以外的物种细胞上表达的抗碳水化合物的“天然”抗体。高浓度的血清和兔红细胞混合可能产生凝集,这可导致 AH50 滴度产生误差(Tomlinson & Nussenzweig,1997)。因此,用洗涤的兔红细胞在冰上吸收血清 15~30 分钟,除去一定比例的天然抗体,可减少测定中细胞的凝集。

C1 抑制剂和 H 因子功能测定

已研发 C1-Inh 功能测定的方法对 HAE 诊断非常有用。通常采用的是 ELISA 法测定包被在固相上生物素化 C1s 和 C1-Inh 之间形成的复合物。第二种方法是利用抑制剂与 C1r 结合产生的空间位阻阻止后续的抗体与 C1r 的结合,在 C1r 的放射免疫扩散过程中,随着 C1-Inh 量的减少而未结合的活性 C1r 量将会增加。H 因子功能测定对于 HUS、膜增生性肾小球肾炎Ⅱ型(密度沉积病)和 AMD 的诊断具有重要价值。Sánchez-Corral 等(2004)采用血清培养未致敏的绵羊红细胞的方法,正常血清由于 H 因子的保护作用可使绵羊红细胞免于溶血,而 H 因子缺陷的血清不能阻止补体介导的红细胞裂解。

由抗原检测补体水平

用于抗原检测的样品(血清或血浆)需冷冻保存(-20℃或更低)。细菌污染可能导致蛋白质变性或破坏,而冷冻和融化通常不会对抗原水平产生重大影响。对某些补体测定,用生理盐水将样品稀释到合适的浓度范围便于精确测定。

补体蛋白的抗原分析采用免疫沉淀技术。单向放射免疫扩散利用 Fahey 或 Mancini 方法来计算特定的蛋白质量。两种方法都是将抗原加到含有抗体的凝胶孔中,形成沉淀环。Fahey 方法采用适量的抗体,因此读取结果的扩散时间非常重要。未达到扩散终点可能导致补体抗原水平的检测不精确。Mancini 方法在凝胶中使用过量的抗体,使结果更灵敏和准确。大多数商品化的免疫扩散板使用的是 Mancini 方法。放射免疫扩散试剂盒适用于测定经典和旁路途径中的所有成分。这些试剂盒由含特异性单克隆抗体的 2%的一薄层琼脂糖平板组成。通常预稀释溶液中提供蛋白质标准血清(正常人血清的稳定池)。每份标准溶液含有特定量的特定蛋白质,用于制作参考曲线。

在某些情况下,浊度法测定补体水平可以与放射免疫扩散法相比较(Bossuyt et al,2002);医院实验室通常用这种方法测定血清 C3 和 C4。

Ingvarrson 等(2007)最近采用基于抗体微阵列的蛋白质组学方法,通过使用重组的人 scFv 抗体建立血清补体相关蛋白表达谱。对来自健康和补体缺陷个体的血浆样品进行检测时,微阵列数据与常规临床实验室方法有很好的相关性。同样,Janzi 等(2005)描述了一种反向微阵列,其中大样本的血清样品被点样到微阵列载玻片上,并筛选出存在的单一血清蛋白,表明大量的血清样品可以同时筛选临床相关蛋白。

激肽和激肽系统

激肽系统是存在血浆中另一种炎症反应途径，可控制炎症反应中重要的肽的生成。简而言之，激肽系统产生的最重要的生物活性肽似乎是缓激肽，它是一种在许多生物系统中具有潜在活性的九肽，其作用可增加血管通透性，使血管舒张、降低血压、诱导疼痛、收缩不同类型的平滑肌细胞、激活磷脂酶A2系统和促进细胞中花生四烯酸的代谢。尽管在许多方面它与补体系统相似，但血浆激肽生成系统更加简单，因为它仅由四种血浆蛋白组成。目前所了解的激肽生成系统的主要蛋白质是凝血因子Ⅻ（Hageman因子）、凝血因子Ⅺ、前激肽释放酶和高分子量激肽原。

在与带负电（例如玻璃介质或许多生物活性材料如革兰氏阴性细菌内毒素的脂质A）的表面相互作用时，Hageman因子被剪切并活化。包括激肽释放酶在内的蛋白水解酶也可以剪切并激活Hageman因子。剪切的Hageman因子（αHFa）具有蛋白水解活性，并进一步激活和剪切另外的Hageman分子以产生附加的αHFa。

αHFa将因子Ⅺ激活为因子Ⅺa，从而激活了内在凝血途径。αHFa还将单链的前激肽释放酶切割成双链激肽释放酶分子并通过二硫键连接。剪切后的前激肽释放酶具有蛋白水解酶活性并位于较低分子量链上。活化的激肽释放酶在几个位点剪切了高分子量激肽原，从而释放缓激肽。

缓激肽半衰期较短，主要由四种膜结合和（或）可溶性锌金属肽酶活性组成：血管紧张素转换酶Ⅰ，氨基肽酶P，中性肽链内切酶24.11（神经内肽酶）和羧肽酶M和N（Moreau et al，2005）。这四种酶的作用是将缓激肽转变为缺乏生物活性低分子量肽。

缓激肽在多种疾病中发挥着作用。在鼻炎患者的鼻液中发现了游离的缓激肽和赖氨酰缓激肽。缓激肽在哮喘和遗传性或获得性血管性水肿疾病中有重要作用。缓激肽是炎性反应的重要介质，当局部用药时，会产生四种主要的炎症信号。虽然研发药物在阻断或改善激肽系统作用上取得了一定的成效，但仍需努力（Dietrich，2009）。

展望

蛋白质补体系统的组分在很多疾病中起作用。认识到这一点，直接激动或阻断各种补体成分的方法已成为治疗疾病的一部分。临床实验室测定天然蛋白和临床使用相应治疗药物将会变得更加普遍。

（张文玲 译 石亮 校）

推荐阅读

Carroll MC：The complement system in regulation of adaptive immunity，Nat Immunol 5：981-986，2004.

这篇文章讲述了存在于补体活化产物和T细胞及B细胞应答之间复杂的交互作用，以及存在于天然免疫和适应性免疫应答之间的关联之处。

Gonzalez-Amaro R，Diaz-Gonzalez F，Sanchez-Madrid F：Adhesion molecules in inflammatory diseases，Drugs 56：977-988，1998.

这篇文章深入阐述和讨论了白细胞的渗出过程以及药物治疗过程。

Wen L，Atkinson JP，Giclas PC：Clinical and laboratory evaluation of complement deficiency，J Allergy Clin Immunol 113：585-593，2004.

这篇文章提供了补体缺陷测定的临床实用方法以及补体系统的概述。

参考文献

Agnello V: Lupus diseases associated with hereditary and acquired deficiencies of complement, *Springer Semin Immunopathol* 9:161–178, 1986.

Ahearn JM, Rosengard AM: Complement receptors. In Volanakis JE, Frank MM, editors: *The human complement system in health and disease*, New York, 1998, Marcel Dekker, p 167.

Atkinson JP: Complement activation and complement receptors in systemic lupus erythematosus, *Springer Semin Immunopathol* 9:179–194, 1986.

Baldwin WM, Pruitt SK, Brauer RB, et al: Complement in organ transplantation, *Transplantation* 59:797–808, 1995.

Batjay Z, Speth C, Erdei A, et al: Cutting edge: productive HIV-1 infection of dendritic cells via complement receptor type 3 (CR3, CD11b/CD18), *J Immunol* 173:4775–4778, 2004.

Benzaquen LR, Nicholson-Weller A, Halperin JA: Terminal complement proteins C5b-9 release basic fibroblast growth factor and platelet-derived growth factor from endothelial cells, *J Exp Med* 179:985–992, 1994.

Berge V, Johnson E, Hogasen K: Clusterin and the terminal complement pathway synthesised by human umbilical vein endothelial cells are closely linked when on co-cultured agarose beads, *APMIS* 105:17–24, 1997.

Bhakdi S, Tranum-Jensen J: Complement lysis: a hole is a hole, *Immunol Today* 12:318–320, 1991.

Biesecker G, Lavin L, Ziskind M, et al: Cutaneous localization of the membrane attack complex in discoid and systemic lupus erythematosus, *N Engl J Med* 306:264–269, 1982.

Birmingham DJ: Erythrocyte complement receptors, *Crit Rev Immunol* 15:133–154, 1995.

Boackle SA, Morris MA, Holers VM, et al: Complement opsonization is required for presentation of immune complexes by resting peripheral blood B cells, *J Immunol* 161:6537–6543, 1998.

Boes M, Prodeus AP, Schmidt T, et al: A critical role of natural immunoglobulin M in immediate defense against systemic bacterial infection, *J Exp Med* 188:2381–2386, 1998.

Borsos T, Rapp HJ: Complement fixation on cell surfaces by 19S and 7S antibodies, *Science* 150:505–506, 1965.

Bosmann M, Ward PA: Role of C3, C5 and anaphylatoxin receptors in acute lung injury and in sepsis, *Adv Exp Med Biol* 946:147–159, 2012.

Bossuyt X, Sneyers L, Marien G, et al: Novel nephelometric assay for measurement of complement 3d, *Ann Clin Biochem* 39:34–38, 2002.

Böttger EC, Hoffman T, Hadding U, et al: Influence of genetically inherited complement deficiencies on humoral immune response in guinea pigs, *J Immunol* 135:4100–4107, 1985.

Botto M, Kirschfink M, Macor P, et al: Complement in human disease: lessons from complement deficiencies, *Mol Immunol* 46:2774–2783, 2009.

Brown EJ: Complement receptors and phagocytosis, *Curr Opin Immunol* 3:76–82, 1991.

Carroll MC: The role of complement and complement receptors in induction and regulation of immunity, *Annu Rev Immunol* 16:545–568, 1998.

Chang CP, Hüsler T, Zhao J, et al: Identity of a peptide domain of human C9 that is bound by the cell-surface complement inhibitor, CD59, *J Biol Chem* 269:26424–26430, 1994.

Chen C-H, Lam CK, Boackle RJ: C1 inhibitor removes the entire C1qr2s2 complex from anti-C1Q monoclonal antibodies with low binding affinities, *Immunology* 95:648–652, 1998.

Choi N-H, Mazda T, Tomita M: A serum protein, SP-40, modulates the formation of the membrane attack complex of complement on erythrocytes, *Mol Immunol* 26:835–839, 1989.

Christiansen OB, Kilpatrick DC, Souter V, et al: Mannan-binding lectin deficiency is associated with unexplained recurrent miscarriage, *Scand J Immunol* 49:193–196, 1999.

Colten HR, Garnier G: Regulation of complement protein gene expression. In Volanakis JE, Frank MM, editors: *The human complement system in health and disease*, New York, 1998, Marcel Dekker, p 217.

Cooper NR: Complement and viruses. In Volanakis JE, Frank MM, editors: *The human complement system in health and disease*, New York, 1998, Marcel Dekker, p 393.

Cornacoff JB, Hebert LA, Smead WL, et al: Primate erythrocyte-immune complex-clearing mechanism, *J Clin Invest* 71:236–247, 1983.

Cummings KL, Waggoner SN, Tackle R: Role of complement in immune regulation and its exploitation by virus, *Vir Immunol* 20:505–524, 2007.

Czermak BJ, Sarma V, Pierson CL, et al: Protective effects of C5a blockade in sepsis, *Nat Med* 5:788–792, 1999.

Daha MR, Fearon DT, Austen KF: C3 nephritic factor (C3NeF): stabilization of fluid phase and cell-bound

alternative pathway convertase, *J Immunol* 116:1–7, 1976.
Daha MR, van Es LA: Further evidence for the antibody nature of C3 nephritic factor (C3NeF), *J Immunol* 123:755–758, 1979.
Dalmasso AP: The complement system in xenotransplantation, *Immunopharmacology* 24:149–160, 1992.
Davis AE III: Biological effects of C1 inhibitor, *Drug News Perspect* 17:439–446, 2004.
Davis AE III, Harrison RA: Structural characterization of factor I mediated cleavage of the third component of complement, *Biochemistry* 21:5745–5749, 1982.
Dietrich W: Aprotinin: 1 year on, *Curr Opin Anaesth* 22:121–127, 2009.
DiScipio RG, Daffern PN, Jagels MA, et al: A comparison of C3a and C5a-mediated stable adhesion and rolling eosinophils in postcapillary venules and transendothelial migration in vitro and in vivo, *J Immunol* 162:1127–1136, 1999.
Dodds AW, Sim RB, editors: *Complement: a practical approach*, Oxford, 1997, IRL Press.
Doekes G, Es LA, Daha MR: C1 inactivator: its efficiency as a regulator of classical complement pathway activation on soluble IgG aggregates, *Immunology* 49:215–222, 1983.
Doepper S, Kacani L, Falkensammer B, et al: Complement receptors in HIV infection, *Curr Mol Med* 2:703–711, 2002.
Edwards JL, Brown EJ, Ault KA, et al: The role of complement receptor 3 (CR3) in *Neisseria gonorrhoeae* infection of human cervical epithelia, *Cell Microbiol* 3:611–622, 2001.
Ember JA, Engels MA, Hugli TE: Characterization of complement anaphylatoxins and their biological responses. In Volanakis JE, Frank MM, editors: *The human complement system in health and disease*, New York, 1998, Marcel Dekker, p 241.
Epstein J, Eichbaum Q, Sheriff S, et al: The collectins in innate immunity, *Curr Opin Immunol* 8:29–35, 1996.
Falk RJ, Dalmasso AP, Kim Y, et al: Neoantigen of the polymerized ninth component of complement: characterization of a monoclonal antibody and immunohistochemical localization in renal disease, *J Clin Invest* 72:560–573, 1983.
Fearon DT: The alternative pathway of complement: a system for host resistance to microbial infection, *N Engl J Med* 303:259–264, 1980.
Fearon DT, Austen KF: Properdin: binding to C3b and stabilization of the C3b-dependent C3 convertase, *J Exp Med* 142:856–863, 1975.
Fingeroth JD, Weiss JJ, Tedder TF, et al: Epstein Barr virus receptor of human B lymphocytes is the C3d receptor CR2, *Proc Natl Acad Sci U S A* 81:4510–4516, 1984.
Fishelson Z: Complement-related proteins in pathogenic organisms, *Springer Semin Immunopathol* 15:345, 1994.
Frank MM: Introduction and historical notes. In Volanakis JE, Frank MM, editors: *The human complement system in health and disease*, New York, 1998, Marcel Dekker, p 1.
Frank MM, Fries LF: The role of complement in defence against bacterial disease. Baillière's Clin Immunol, *Allergy* 2:335, 1988.
Fries LF, Frank MM: Molecular mechanisms of complement action. In Stamatoyannopoulos G, Nienhuis AW, Leder P, et al, editors: *The molecular basis of blood diseases*, Philadelphia, 1987, Saunders, p 450.
Gaither TA, Hammer CH, Frank MM: Studies of the molecular mechanisms of C3b inactivation and a simplified assay of 1H and the C3b inactivator (C3bINA), *J Immunol* 123:1195, 1979.
Gammon WR, Inman AO, Wheeler CE Jr: Differences in complement-dependent chemotactic activity generated by bullous pemphigoid and epidermolysis bullosa acquisita immune complexes: demonstration by leukocytic attachment and organ culture methods, *J Invest Dermatol* 83:57, 1984.
Gawryl MS, Chudwin DS, Langlois PF, et al: The terminal complement complex, C5b-9, a marker of disease activity in patients with systemic lupus erythematosus, *Arthritis Rheum* 31:188, 1988.
Gewurz H, Jiang H, Ying S-C, et al: Nonimmune activation of the classical complement pathway, *Behring Inst Mitt* 93:138, 1993.
Giclas PC: Complement, immune complexes, and cryoglobulin. In Rose NR, Conway de Macario E, Folds JD, et al, editors: *Manual of clinical laboratory immunology*, ed 5, Washington, DC, 1997, ASM Press, p 179.
Gigli I, Fujita T, Nussenzweig V: Modulation of the classical pathway C3 convertase by plasma proteins C4b-binding protein and C3b inactivator, *Proc Natl Acad Sci U S A* 76:6596, 1979.
Hammerschmidt D, Weaver L, Hudson L, et al: Association of complement activation and elevated plasma-C5a with adult respiratory distress syndrome, *Lancet* 1:947, 1980.
Hansen S, Holmskov U: Structural aspects of collectins and receptors for collectins, *Immunobiology* 199:165, 1998.
Harrison RA, Lachman PJ: Complement technology. In Weir DM, Herzenberg LA, Blackwell C, editors: *Handbook of experimental immunology*, ed 4, Oxford, 1986, Blackwell Scientific.
Hibberd ML, Sumiya M, Summerfield JA, et al: Association of variants of the gene for mannose-binding lectin with susceptibility to meningococcal disease, *Lancet* 353:1049, 1999.
Holers VM: The spectrum of complement alternative pathway-mediated diseases, *Immunol Rev* 223:300–316, 2008.
Ingvarsson J, Larsson A, Sjöholm AG, et al: Design of recombinant antibody microarrays for serum protein profiling: targeting of complement proteins, *J Proteome Res* 6:3527–3536, 2007.
IUIS-WHO Nomenclature Committee: Nomenclature of the alternative activating pathway of complement, *J Immunol* 127:1261, 1981.
Jacobsohn DA, Vogelsang GB: Anti-cytokine therapy for the treatment of graft-versus-host disease, *Curr Pharm Des* 10:1195–1205, 2004.
Janzi M, Odling J, Pan-Hammarström Q, et al: Serum microarrays for large scale screening of protein levels, *Mol Cell Proteomics* 4:1942–1947, 2005.
Jarva H, Meri S: Paroxysmal nocturnal haemoglobinuria: the disease and a hypothesis for a new treatment, *Scand J Immunol* 49:119, 1999.
Johnson E, Berge V, Hogasen K: Formation of the terminal complex on agarose beads: further evidence that vitronectin (complement S-protein) inhibits C9 polymerization, *Scand J Immunol* 39:281, 1994.
Kallwellis-Opara A, Dörner A, Poller WC, et al: Autoimmunological features in inflammatory cardiomyopathy, *Clin Res Cardiol* 96:469–480, 2007.
Kemper C, Atkinson JP: T-cell regulation: with complements from innate immunity, *Nat Rev Immunol* 7:9–18, 2007.
Kerekes K, Prechl J, Bajtay Z, et al: A further link between innate and adaptive immunity: C3 deposition on antigen-presenting cells enhances the proliferation of antigen-specific T cells, *Int Immunol* 10:1923, 1998.
Kilgore KS, Flory CM, Miller BF, et al: The membrane attack complex of complement induces interleukin-8 and monocyte chemoattractant protein-1 secretion from human umbilical vein endothelial cells, *Am J Pathol* 149:953, 1996.
Kilgore KS, Park JL, Tanhehco EJ, et al: Attenuation of interleukin-8 expression in C6-deficient rabbits after myocardial ischemia/reperfusion, *J Mol Cell Cardiol* 30:75, 1998.
Kilpatrick DC: Mannan-binding lectin: clinical significance and applications, *Biochim Biophys Acta* 1572:401–413, 2002.
Kinoshita T, Takata Y, Kozono H, et al: C5 convertase of the alternative complement pathway: covalent linkage between two C3b molecules within the trimolecular complex enzyme, *J Immunol* 141:3895, 1988.
Kirschfink M, Mollnes TE: C1-inhibitor: an anti-inflammatory reagent with therapeutic potential, *Expert Opin Pharmacother* 2:1073–1083, 2001.
Klickstein LB, Barbashov SF, Liu T, et al: Complement receptor type 1 (CR1, CD35) is a receptor for C1q, *Immunity* 7:345, 1997.
Korb LC, Ahearn JM: C1q binds directly and specifically to surface blebs of apoptotic human keratinocytes, *J Immunol* 158:4525, 1997.
Koski CL, Ramm LE, Hammer CH, et al: Cytolysis of nucleated cells by complement: cell death displays multi-hit characteristics, *Proc Natl Acad Sci U S A* 80:3816, 1983.
Kovacs GG, Gasque P, Strobel T, et al: Complement activation in human prion disease, *Neurobiol Dis* 15:21–28, 2004.
Kozel TR: Activation of the complement system by pathogenic fungi, *Clin Microbiol Rev* 9:34, 1996.
Kuipers S, Aerts PC, Sjoholm AG, et al: A hemolytic assay for the estimation of functional mannose-binding lectin levels in human serum, *J Immunol Methods* 268:149–157, 2002.
Langlois PF, Gawryl MS: Complement activation occurs through both classical and alternative pathways prior to onset and resolution of adult respiratory distress syndrome, *Clin Immunol Immunopathol* 47:152, 1988.
Law SK, Lichtenberg NA, Levine RP: Evidence for an ester linkage between the labile binding site of C3b and receptive surfaces, *J Immunol* 123:1388, 1979.
Licht C, Weyersberg A, Heinen S, et al: Successful plasma therapy for atypical hemolytic uremic syndrome caused by factor H deficiency owing to a novel mutation in the complement cofactor protein domain 15, *Am J Kidney Dis* 45:415–421, 2005.
Lim BL, Reid KBM, Ghebrehiwet B, et al: The binding protein for globular heads of complement C1q, gC1qR: functional expression and characterization as a novel vitronectin binding factor, *J Biol Chem* 271:26739, 1996.
Liu CC, Manzi S, Danchenko N, et al: New advances in measurement of complement activation: lessons of systemic lupus erythematosus, *Curr Rheumatol Rep* 6:375–381, 2004.
Lucchesi BR, Kilgore KS: Complement inhibitors in myocardial ischemia/reperfusion injury, *Immunopharmacology* 38:27, 1997.
Lutz HU: How pre-existing, germline-derived antibodies and complement may help induce a primary immune response to nonself, *Scand J Immunol* 49:224, 1999.
Mabbott NA: The complement system in prion diseases, *Curr Opin Immunol* 16:587–593, 2004.
Malhotra R, Wormald MR, Rudd PM, et al: Glycosylation changes of IgG associated with rheumatoid arthritis can activate complement via the mannose-binding protein, *Nat Med* 1:237, 1995.
Markiewski MM, Lambris JD: The role of complement in inflammatory diseases from behind the scenes into the spotlight, *Am J Pathol* 171:715–727, 2007.
Marom Z, Shelhammer J, Berger M, et al: Anaphylatoxin C3a enhances mucous glycoprotein release from human airways in vitro, *J Exp Med* 161:657, 1985.
Matsushita M, Endo Y, Fujita T: MASP1 (MBL-associated serine protease 1), *Immunobiology* 199:340, 1998.
Matsushita M, Fujita T: Inhibition of mannose-binding protein-associated serine protease (MASP) by C1 inhibitor (C1 INH), *Mol Immunol* 33:44, 1996.
Mauff G, Würzner R: Complement genetics. In Herzenberg LA, Weir DM, Blackwell C, editors: *Weir's handbook of experimental immunology* (vol 2), ed 5, Malden, Mass, 1996, Blackwell Science.
Mayer MM: Complement and complement fixation. In Kabat EA, Mayer MM, editors: *Experimental immunochemistry*, ed 2, Springfield, Ill, 1961, Charles C Thomas, p 133.
Mayes JT, Schreiber RD, Cooper NR: Development and application of an enzyme-linked immunoabsorbent assay for the quantification of alternative complement pathway activation in human serum, *J Clin Invest* 73:160, 1984.
Mitomo K, Fujita T, Iida K: Functional and antigenic properties of complement receptor type 2, CR2, *J Exp Med* 165:1424, 1987.
Moffitt MC, Frank MM: Complement resistance in microbes, *Springer Semin Immunopathol* 15:327, 1994.
Mold C: Cellular responses to the membrane attack complex. In Volanakis JE, Frank MM, editors: *The human complement system in health and disease*, New York, 1998, Marcel Dekker, p 309.
Mollnes TE: Biocompatibility: complement as mediator of tissue damage and as indicator of incompatibility, *Exp Clin Immunogenet* 14:24, 1997.
Mollnes TE, Jokiranta TS, Truedsson L, et al: Complement in the 21st century, *Mol Immunol* 44:3838–3849, 2007.
Moore FD, Fearon DT, Austen KF: IgG on mouse erythrocytes augments activation of the human alternative complement pathway by enhancing deposition of C3b, *J Immunol* 126:1805, 1981.
Moreau ME, Garbacki N, Molinaro G, et al: The kallikrein-kinin system: current and future pharmacological targets, *J Pharmacol Sci* 99:6–38, 2005.
Morgan BP: Clinical complementology: recent progress and future trends, *Eur J Clin Invest* 24:219, 1994.
Morgan BP, Gasque P: Expression of complement in the brain: role in health and disease, *Immunol Today* 17:461, 1996.
Morgan BP, Gasque P: Extrahepatic complement biosynthesis: where, when and why?, *Clin Exp Immunol* 107:1, 1997.
Morgan BP, Gasque P, Singhrao S, et al: The role of complement in disorders of the nervous system, *Immunopharmacology* 38:43, 1997.

Morgan BP, Meri S: Membrane proteins that protect against complement lysis, *Springer Semin Immunopathol* 15:369, 1994.

Nataf S, Davoust N, Ames RS, et al: Human T cells express the C5a receptor and are chemoattracted to C5a, *J Immunol* 162:4018, 1999.

Niculescu F, Badea T, Rus H: Sublytic C5b-9 induces proliferation of human aortic smooth muscle cells: role of mitogen activated protein kinase and phosphatidylinositol 3-kinase, *Atherosclerosis* 142:47, 1999.

Niculescu F, Rus H, Shin S, et al: Generation of diacylglycerol and ceramide during homologous complement activation, *J Immunol* 150:214, 1993.

Niculescu F, Rus HG, Vlaicu R: Immunohistochemical localization of C5b-9, S-protein, C3d and apolipoprotein B in human arterial tissues with atherosclerosis, *Atherosclerosis* 65:1, 1987.

Notarangelo L, Casanova JL, Fischer A, et al: Primary immunodeficiency diseases: an update, *J Allergy Clin Immunol* 114:677–687, 2004.

Ochs HD, Wedgwood RJ, Frank MM, et al: The role of complement in the induction of antibody responses, *Clin Exp Immunol* 53:208, 1983.

Ochs HD, Wedgwood RJ, Heller SR, et al: Complement, membrane glycoproteins, and complement receptors: their role in regulation of the immune response, *Clin Immunol Immunopathol* 40:94, 1986.

Ollert MW, Davis K, Bredehorst R, et al: Classical complement pathway activation on nucleated cells: role of factor H in the control of deposited C3b, *J Immunol* 155:4955, 1995.

O'Neil KM, Ochs HD, Heller SR, et al: Role of C3 in humoral immunity: defective antibody production in C3-deficient dogs, *J Immunol* 140:1939, 1988.

Onitsuka S, Yamaguchi Y, Tanabe K, et al: Peritubular capillary deposition of C4d complement fragment in ABO-incompatible renal transplantation with humoral rejection, *Clin Transplant* 13(Suppl 1):33–37, 1999.

Pangburn MK: Alternative pathway of complement, *Methods Enzymol* 162:639, 1988.

Pangburn MK, Müller-Eberhard HJ: The alternative pathway of complement, *Springer Semin Immunopathol* 7:163, 1984.

Pangburn MK, Schreiber RD, Müller-Eberhard HJ: Formation of the initial C3-convertase of the alternative pathway: acquisition of C3b-like activities by spontaneous hydrolysis of the putative thioester in native C3, *J Exp Med* 154:856, 1981.

Peake PW, Sreenstein JD, Pussell BA, et al: The behaviour of human vitronectin in vivo: effects of complement activation, conformation and phosphorylation, *Clin Exp Immunol* 106:416, 1996.

Pepys MB: Role of complement in the induction of antibody production in vivo, *J Exp Med* 140:126, 1974.

Petersen SV, Thiel S, Jensen L, et al: An assay for the mannan-binding lectin pathway of complement activation, *J Immunol Methods* 257:107–116, 2001.

Pickering MC, Botto M, Taylor PR, et al: Systemic lupus erythematosus, complement deficiency, and apoptosis, *Adv Immunol* 76:227–324, 2000.

Pillemer L, Blum L, Lepow IH, et al: The properdin system and immunity. I. Demonstration and isolation of a new serum protein, properdin, and its role in immune phenomena, *Science* 120:279, 1954.

Platt JL: New directions for organ transplantation, *Nature* 392:11, 1998.

Plumb ME, Sodetz JM: Proteins of the membrane attack complex. In Volanakis JE, Frank MM, editors: *The human complement system in health and disease*, New York, 1998, Marcel Dekker, p 119.

Podack ER, Biesecker G, Müller-Eberhard HJ: Membrane attack complex of complement: generation of high affinity phospholipid binding sites by fusion of five hydrophilic plasma proteins, *Proc Natl Acad Sci U S A* 76:897, 1979.

Podack ER, Kolb WP, Müller-Eberhard HJ: The sC5b-7 complex: formation, isolation, properties and subunit composition, *J Immunol* 119:2024, 1977.

Podack ER, Tschopp J: Membrane attack by complement, *Mol Immunol* 21:589, 1984.

Prodeus AP, Goerg S, Shen L-M, et al: A critical role for complement in maintenance of self-tolerance, *Immunity* 9:721, 1998.

Ramm LE, Whitlow MB, Mayer MM: Size of the transmembrane channels produced by complement proteins C5b-8, *J Immunol* 129:1143, 1982.

Rapp HJ, Borsos T, editors: *Molecular basis of complement action*, New York, 1970, Appleton-Century-Crofts.

Reiter Y, Ciobotariu A, Fischelson Z: Sub-lytic complement attack protects tumor cells from lytic doses of antibody and complement, *Eur J Immunol* 22:1207, 1992.

Ricklin D, Lambris JD: Complement-targeted therapeutics, *Nat Biotechnol* 25:1265–1275, 2007.

Ross GD, Yount WJ, Walport MJ, et al: Disease-associated loss of erythrocyte complement receptors (CR1, C3b receptors) in patients with systemic lupus erythematosus and other diseases involving autoantibodies and/or complement activation, *J Immunol* 135:2005, 1985.

Rosse WF: Paroxysmal nocturnal hemoglobinuria and complement. In Volanakis JE, Frank MM, editors: *The human complement system in health and disease*, New York, 1998, Marcel Dekker, p 481.

Sánchez-Corral P, González-Rubio C, Rodríguez de Córdoba S, et al: Functional analysis in serum from atypical hemolytic uremic syndrome patients reveals impaired protection of host cells associated with mutations in factor H, *J Mol Immunol* 41:81–84, 2004.

Sanders ME, Koski CL, Robbins D, et al: Activated terminal complement in cerebrospinal fluid in Guillain-Barré syndrome and multiple sclerosis, *J Immunol* 136:4456, 1986.

Sanders ME, Schmetz MA, Hammer CH, et al: Quantitation of activation of the human terminal complement pathway by ELISA, *J Immunol Methods* 85:245, 1985.

Schmiedt W, Kinscherf R, Deigner H-P, et al: Complement C6 deficiency protects against diet-induced atherosclerosis in rabbits, *Arterioscler Thromb Vasc Biol* 18:1790, 1998.

Schneider PM, Rittner C: Complement genetics. In Dodds AW, Sim RB, editors: *Complement: a practical approach*, New York, 1997, Oxford University Press, p 165.

Schneider PM, Würzner R: Complement genetics: biological implications of polymorphism and deficiencies, *Immunol Today* 20:2, 1999.

Schweinle JE, Ezekowitz RAB, Tenner AJ, et al: Human mannose-binding protein activates the alternative complement pathway and enhances serum bactericidal activity on a mannose-rich isolate of *Salmonella*, *J Clin Invest* 84:1821, 1989.

Seelen MA, Roos A, Daha MR: Role of complement in innate and autoimmunity, *J Nephrol* 18:642–653, 2005.

Seifert PS, Hugo F, Hansson GK, et al: Prelesional complement activation in experimental atherosclerosis: terminal C5b-9 complement deposition coincides with cholesterol accumulation in the aortic intima of hypercholesterolemic rabbits, *Lab Invest* 60:747, 1989.

Sengeløv H: Complement receptors in neutrophils, *Crit Rev Immunol* 15:107, 1995.

Seya T, Atkinson JP: Functional properties of membrane cofactor protein of complement, *Biochem J* 264:581, 1989.

Seya T, Turner JR, Atkinson JP: Purification and characterization of a membrane protein (gp45–70) that is a cofactor for cleavage of C3b and C4b, *J Exp Med* 163:837, 1986.

Shin ML, Rus H, Niculescu F: Complement system in central nervous system disorders. In Volanakis JE, Frank MM, editors: *The human complement system in health and disease*, New York, 1998, Marcel Dekker, p 499.

Sims PJ, Wiedmer T: Induction of cellular procoagulant activity by the membrane attack complex of complement, *Semin Cell Biol* 6:275, 1995.

Stanilova SA, Slavov ES: Comparative study of circulating immune complexes quantity detection by three assays—CIF-ELISA, C1q-ELISA and anti-C3 ELISA, *J Immunol Methods* 253:13–21, 2001.

Stoiber H, Pruenster M, Ammann CG, et al: Complement-opsonized HIV: the free rider on its way to infection, *Mol Immunol* 42:153–160, 2005.

Su HR: S-protein/vitronectin interaction with the C5b and the C8 of the complement membrane attack complex, *Int Arch Allergy Immunol* 110:314, 1996.

Suankratay C, Zhang X-H, Zhang Y, et al: Requirement for the alternative pathway as well as C4 and C2 in complement-dependent hemolysis via the lectin pathway, *J Immunol* 160:3006, 1998.

Sumiya M, Summerfield JA: The role of collectins in host defense, *Semin Liver Dis* 17:311, 1997.

Tedesco F, Pausa M, Nardon E: The cytolytically inactive terminal complement complex activates endothelial cells to express adhesion molecules and tissue factor procoagulant activity, *J Exp Med* 185:1619–1627, 1997.

Tegla CA, Cudrici C, Patel S, et al: Membrane attack by complement: The assembly and biology of terminal complement complexes, *Immunol Res* 51:45–60, 2011.

Tenner AJ, Robinson SL, Ezekowitz RAB: Mannose binding protein (MBP) enhances mononuclear phagocyte function via a receptor that contains the 126,000 M® component of the C1q receptor, *Immunity* 3:485, 1995.

Terai I, Kobayashi K, Matsushita M, et al: α 2-Macroglobulin binds to and inhibits mannose-binding protein–associated serine protease, *Int Immunol* 7:1579–1584, 1995.

Teixeira JE, Martinez R, Camara LM, et al: Expression of complement receptor type 1 (CR1) on erythrocytes of paracoccidiodomycosis patients, *Mycopathology* 152:125–133, 2001.

Thiel S: Complement activating soluble pattern recognition molecules with collagen-like regions, mannan-binding lectin, ficolins and associated proteins, *Mol Immunol* 44:3875–3888, 2007.

Thurman JM, Holers VM: The central role of the alternative complement pathway in human disease, *J Immunol* 176:1305–1310, 2006.

Tomlinson S, Nussenzweig V: Human alternative complement pathway-mediated lysis of rabbit erythrocytes is enhanced by natural anti-gal α 1–3gal antibodies, *J Immunol* 159:5606, 1997.

Torzewski J, Bowyer DE, Waltenberger J, et al: Processes in atherogenesis: complement activation, *Atherosclerosis* 132:131, 1997.

Turner MW: Mannose-binding lectin: the pluripotent molecule of the innate immune system, *Immunol Today* 17:532, 1996.

Valdimarsson H, Stefansson M, Vikingsdottir T, et al: Reconstitution of opsonizing activity by infusion of mannan-binding lectin (MBL) to MBL-deficient humans, *Scand J Immunol* 48:116, 1998.

Van de Wetering JK, van Golde LM, Batenburg JJ: Collectins: players of the innate immune system, *Eur J Biochem* 271:1229–1249, 2004.

Volanakis JE: Structure, molecular genetics, and function of complement control proteins: an update, *Year Immunol* 3:275, 1988.

Volanakis JE: Overview of the complement system. In Volanakis JE, Frank MM, editors: *The human complement system in health and disease*, New York, 1998, Marcel Dekker, p 9.

Volanakis JE, Narayana SV: Complement factor D, a novel serine protease, *Protein Sci* 5:553, 1996.

Vorup-Jensen T, Jensenius JC, Thiel S: MASP-2, the C3 convertase generating protease of the MBLectin complement activating pathway, *Immunobiology* 199:348, 1998.

Ward PA: Recruitment of inflammatory cells into lung: roles of cytokines, adhesion molecules and complement, *J Lab Clin Med* 129:400, 1997.

West C: Complement and glomerular disease. In Volanakis JE, Frank MM, editors: *The human complement system in health and disease*, New York, 1998, Marcel Dekker, p 571.

Whaley K, editor: *Methods in complement for clinical immunologists*, Edinburgh, 1985, Churchill Livingstone.

World Health Organization: Nomenclature of complement, *Bull WHO* 39:934, 1968.

Woodruff TM, Nandakumar KS, Tedesco F: Inhibiting the C5-C5a receptor axis, *Mol Immunol* 48:1631–1642, 2011.

Würzner R, Mollnes TE, Morgan BP: Immunochemical assays for complement components. In Johnstone AP, Turner MW, editors: *Immunochemistry 2: a practical approach*, Oxford, 1997, Oxford University Press, p 197.

Yancey KB, Lawley TJ: Role of complement in diseased and normal skin. In Volanakis JE, Frank MM, editors: *The human complement system in health and disease*, New York, 1998, Marcel Dekker, p 597.

Zhou W: The new face of anaphylatoxins in immune regulation, *Immunology* 217:225–234, 2012.

Zubler RH, Lambert PH: The 125I-C1q binding test for the detection of soluble immune complexes. In Bloom BR, David JR, editors: *In vitro methods in cell-mediated and tumor immunity*, New York, 1976, Academic Press, p 565.

第48章 炎症介质：细胞因子和黏附分子

Nancy S. Jenny, Sally A. Huber, Michael R. Lewis

要点

1. 细胞因子是由细胞释放的可溶性蛋白质，在短距离内促进细胞交流，协助调节免疫应答，介导细胞分化，参与炎症反应和修复相关活动。

2. 黏附分子是使活组织接触和结合在一起的复杂糖蛋白，可在胚胎形成、创伤修复和炎症反应过程中介导细胞迁移。

细胞因子

细胞因子可调节多种生物学进程，包括胚胎发育、非特异性（先天性）和特异性（适应性）免疫应答、炎症反应、造血作用、细胞迁移、活化、发育和成熟、骨重建、调节新陈代谢、疾病发生和衰老。细胞因子是可溶性蛋白质，其浓度在皮摩尔至飞摩尔范围内均可发挥效用。细胞因子由多种类型的细胞释放，可在短距离内以自分泌或旁分泌的形式促进细胞间交流。主要的细胞因子包括淋巴因子、白细胞介素、集落刺激因子（colony-stimulating factor，CSFs）、干扰素（interferons，IFN）、肿瘤坏死因子（tumor necrosis factor，TNF）家族、趋化因子家族和脂肪因子（脂肪细胞因子）。

细胞因子具有多效性和重叠性。一种细胞因子能够产生多种生物学效应，而几种不同的细胞因子又可以产生相同或相似的生物学效应（Moraga et al，2014）。细胞因子是由辅助性T细胞、白细胞、淋巴细胞、单核细胞、巨噬细胞、内皮细胞、成纤维细胞、上皮细胞、角化细胞、软骨细胞、中性粒细胞、平滑肌细胞、嗜酸性粒细胞、树突细胞、肥大细胞、神经元细胞、成骨细胞、骨髓基质细胞、骨细胞、脂肪细胞和其他细胞产生。细胞因子与细胞表面特异性受体结合，以网络的形式促进细胞间通讯。细胞表面接收到的细胞因子信号不仅仅是单一的信息，还包括级联叠加的协同与拮抗组合的复杂信息。靶细胞表面的细胞因子受体像触角一样排列，可溶性细胞因子以及能与底物结合的细胞因子的生物学效应取决于靶细胞表面细胞因子受体的表达和相应细胞的分布密度。

细胞因子家族

细胞因子家族蛋白种类非常多，已发现100余种细胞因子家族成员。细胞因子可根据生物学功能、受体结合特性、产生细胞类型及分子结构特点进行分类，因此，至今细胞因子家族尚未有统一的命名法和分类系统（Brocker et al，2010）。细胞因子家族根据其生物学功能可分为肿瘤坏死因子（TNF）、白细胞介素（IL）、干扰素（IFN）、集落刺激因子（CSFs）、生长因子和脂肪因子（表48-1）。肿瘤坏死因子家族的每一个成员都是单基因编码的产物。然而，肿瘤坏死因子的生物学功能具有明显的重叠性（Dinarello，2007）。肿瘤坏死因子/肿瘤坏死因子受体超家族可介导细胞分化、存活、死亡和器官发育（Baud'huin et al，2013）。每一类IL家族又可分为几个亚族；其中IL-1家族包括IL-1α、IL-1β、IL-18和IL-33；IL-6家族包括IL-6、白血病抑制因子、IL-11、肿瘤抑制素，纤毛神经因子和嗜心素I；IL-10家族包括IL-10和IL-22。IL家族主要调节炎症反应和免疫应答。集落刺激因子（CSFs）主要由IL-3、粒细胞集落刺激因子（granulocyte colony stimulating factor，G-CSF）、粒细胞-巨噬细胞集落刺激因子（granulocyte-macrophage colony stimulating factor，GM-CSF）和巨噬细胞集落刺激因子组成。类似于肿瘤坏死因子家族，CSFs的生物学功能也有重叠性，如具有特异性受体且由不同基因编码的CSFs可介导细胞分裂的起始过程（Metcalf，2010）。其他细胞因子，包括IL-1β、IL-2、IL-4、IL-6、IL-7、IL-15、成纤维细胞生长因子（fibroblast growth factor，FGF）、转化生长因子（transforming growth factor，TGF）-β、TGF-α、表皮生长因子（epidermal growth factor，EGF）、血小板衍生生长因子（platelet-derived growth factor，PDGF）、红细胞生成素、胰岛素样生长因子（insulin-like growth factor，IGF）-1、IGF-2、TNF-α、IFN-γ、神经生长因子（nerve growth factor，NGF）和脑源性神经营养因子（brain-derived neurotrophic factor，BDNF）（也有生长因子样作用）（Akdis et al，2011）。干扰素包括IFN-α和IFN-β，都可促进先天性和适应性免疫反应（Ivashkiv & Donlin，2014）。血管生成因子包括血管内皮生长因子（VEGF）、IL-1、IL-6和IL-8。脂肪因子介导脂肪组织和其他关键的代谢器官（肝脏、肌肉、胰腺和中枢神经系统）之间的信息交流。脂肪因子家族主要由白色

表 48-1　细胞因子的类型和功能

细胞因子类型	细胞因子	功能
脂肪因子(由脂肪细胞释放的细胞因子)	IL-1α、TNF-α、IL-6、瘦素、脂联素、抵抗素和其他	促炎、促进动脉粥样硬化、抗炎
血管生成	VEGF、IL-1、IL-6、IL-8	促进新血管形成、促转移
抗炎	IL-10、IL-13、TGF-β、IL-22、IL-1Ra、IFN-α/β	上调炎症基因表达、抑制细胞因子介导的死亡、下调自身免疫性疾病
趋化因子	IL-8、MCP-1、MIP-1α	增加细胞迁移和活化
集落刺激	IL-3、IL-7、G-CSF、GM-CSF、M-CSF、促红细胞生成素	造血作用、促炎、抗炎
gp130 信号通路	IL-6、IL-11 和其他	生长因子、B 细胞活化、急性时相反应
淋巴细胞生长因子	IL-2、IL-4、IL-7、IL-15	克隆增殖、Th1/Th2/Th17 调节
间质组织生长因子	FGF、TGF-β 和其他	纤维化、促转移
神经生长因子	NGF，BDNF	神经细胞和施旺细胞生长、B 细胞活化
破骨细胞激活	RANKL	骨吸收、免疫刺激
促炎	IL-1α、IL-1β、TNF-α、IL-6、IL-12、IL-18、IL-23、MIF、IL-32、IL-33、CD40L	上调炎性介质和固有免疫反应
Th1 型细胞因子	IFN-γ、IL-12、IL-18	上调 Th1 反应，CTL 克隆增殖
Th2 型细胞因子	IL-4、IL-5、IL-18、IL-25、IL-33	上调 Th2 反应，增加抗体的产生
Th17 型细胞因子	IL-17、IL-23、IFN-γ	上调 Th17 反应，自身免疫反应
Ⅰ型干扰素	IFN-α，IFN-β	抗病毒、上调 MHC Ⅰ类分子表达、抗血管生成、抗炎
Ⅱ型干扰素	IFN-γ	巨噬细胞活化，上调 MHC Ⅱ类分子表达

BDNF，脑源性神经营养因子；CSF，集落刺激因子；CTL，细胞毒性 T 淋巴细胞；IFN，干扰素；IL，白细胞介素；MCP-1，单核细胞趋化蛋白-1；MHC，主要组织相容性复合体；MIF，巨噬细胞迁移抑制因子；MIP-1α，巨噬细胞抑制蛋白-1α；NGF，神经生长因子；RANKL，NFκB 受体激动剂

脂肪组织中的细胞产物成分组成，其中最典型的是瘦素（调节体重，促炎）、脂联素（抗炎）、抵抗素（胰岛素抵抗）和分泌型跨膜相关蛋白-5（抗炎，参与脂肪形成），还包括丝氨酸蛋白酶抑制剂、内脂素，爱佩琳，血清淀粉样蛋白 A、血管紧张素、网膜素、趋化素、锌-α_2-糖蛋白（zinc-alpha2-glycoprotein，ZAG）、IL-6 和 TNF-α（Ouchi et al，2011；Leal Vde & Mafra，2013）。核因子 κB 受体活化因子配体（receptor activator of nuclear factor κB ligand，RANKL）作为肿瘤坏死因子超家族成员之一，可激活破骨细胞。RANKL 与破骨细胞膜上的受体结合可促进破骨细胞的分化和活化。RANKL 和护骨素的诱饵受体结合，可阻断破骨细胞形成和防止骨过度吸收（Gruber，2010）。在本章后面将单独介绍趋化因子家族。

细胞因子受体

细胞因子可根据其受体分子结构特点进行分类，从而为临床上一些以细胞因子受体为靶点的药物应用提供一定的理论依据。受体的同源性一定程度上与之前描述过的细胞因子功能的多效性和重叠性密切相关。细胞因子与细胞内跨膜蛋白受体胞外区结合可启动细胞因子信号转导通路，当细胞因子与受体结合时，受体的胞内部分可活化胞质中与细胞核内基因转录相关的蛋白质，进而控制细胞增殖、分化、成熟和存活（Wang et al，2009）。细胞因子受体主要有五种类型（表 48-2）：① IL-1 受体是以三个免疫球蛋白（Ig）样结构为特征；② TNF 受体（TNFR）家族，其成员均包含一个保守的富含半胱氨酸的细胞外结合区；③Ⅰ类细胞因子受体（或红细胞生成素受体），缺乏固有的酪氨酸激酶活性；④Ⅱ类细胞因子受体，也缺乏内在的酪氨酸激酶活性；⑤趋化因子受体（在本章后单独讨论）。由于缺乏酪氨酸激酶活性，Ⅰ类、Ⅱ类受体主要通过 Janus 激酶家族的酪氨酸激酶（Janus kinase，JAK）以及 TYK 激酶家族成员与细胞核进行交流。细胞因子-受体相互作用可使 JAK/TYK 激酶磷酸化与活化，进而使胞内受体相应结构域磷酸化。胞内受体酪氨酸残基磷酸化后可与 STAT（信号转导与转录激活）家族成员的胞质转录蛋白相结合。STAT 蛋白由于这种相互作用而被磷酸化，并与受体复合物分离，之后磷酸化的 STAT 蛋白发生二聚化并易位到细胞核，在核内与 DNA 识别序列结合，进而发挥转录因子的作用；Ⅰ类受体也可利用 RAS-RAF-MAP 激酶和 PI3 信号启动基因转录。Ⅰ类受体亚家族包括 G 蛋白 gp130、常见 γ 链（γC 或 CD132）和常见 β 链（βC，或 CD 131）受体（Wang et al，2009）。细胞因子如 IL-6 和 IL-11 通过共同的 gp130 信号分子激活 G 蛋白-偶联的七次跨膜受体信号；细胞因子通过 JAK3 激酶激活 γC 受体信号；IL-3、IL-5 和 GM-CSF 可与 βC 受体结合之后，通过激活 JAK2 激酶启动信号转导（Wang et al，2009）；干扰素、IL-10 等细胞因子可识别Ⅱ类细胞因子受体，干扰素的促炎信号由 STAT1 介导，而 IL-10 的抗炎信号则主要由 STAT3 介导，因此，STAT1 和 STAT3 在细胞存活和增殖方面作用相反（Regis et al，2008）。IL-1 受体家族是由 2 个诱饵受体和 2 个负调控受体组成的四聚体，IL-1 受体家族信号由 MyD88 介导。TNFR 家族有 29 个成员，包括 TNFR1、TNFR2，OPG，和 RANK

表 48-2 按受体类型进行分类的细胞因子

细胞因子受体类型	结构与信号途径	受体相关细胞因子举例
IL-1;免疫球蛋白超家族	这些受体包含反向平行的 β 片层夹心样结构,称为免疫球蛋白样功能区	IL-1、IL-18、SCF(c-kit)、M-CSF
肿瘤坏死因子	这些受体包含富含半胱氨酸的胞外结构域,可激活 NF-κB 通路	TNF-α、TNF-β、NGF、CD40、CD27、CD30、CD120
Ⅰ型细胞因子受体(血细胞生成素受体)	这些跨膜蛋白受体具有配对的高亲和性 α 和 β 链,并具有共同的胞外基序(WSXWS),它们通过 JAK/STAT、RAS-RAF-MAP 激酶和 PI3 途径传导细胞核信号	IL-2、IL-3、IL-4、IL-5、IL-6、IL-7、IL-9、IL-11、IL-12、IL-15、IL-21、GM-CSF、EPO、PRL、GH、G-CSF、LIF
Ⅱ型细胞因子受体	这些跨膜蛋白受体类似于Ⅰ型,但缺乏 WSXWS 胞外基序,而在其细胞外结构域中具有两个保守的半胱氨酸配对;它们通过 JAK/STAT, RAS-RAF-MAP 激酶和 PI3 途径传导细胞核信号	IFN-α、IFN-γ、IFN-β、IL-10

CSFs,集落刺激因子;IFN,干扰素;IL,白细胞介素;JAK,Janus 激酶;STAT,信号转导和转录激活因子;TNF,肿瘤坏死因子

(Kumar et al,2013),主要参与免疫应答调控。一些 TNFR 家族成员,如 TNFR1,包含一个死亡结构域,和配体结合后会启动细胞死亡过程(Kumar et al,2013)。

如前所述,细胞因子由许多不同类型的细胞产生、释放和识别。这些可溶性蛋白释放进入血液循环,以内分泌的形式引发全身性效应。然而致热原 IL-1 的作用可能是高度局限性的,仅以自分泌或旁分泌的方式作用于靶细胞或邻近细胞。例如:T 细胞释放的 IL-2 通过自分泌的方式作用于 IL-2 受体(CD25、CD122/cd132),引起 T 细胞的增殖效应;在胸腺中,由胸腺上皮细胞分泌的细胞因子如 IL-7,可通过旁分泌的方式影响胸腺细胞成熟。

细胞因子在疾病中的作用

在稳态条件下,促炎症细胞因子和抗炎症细胞因子反应处于一个动态平衡的状态,这是宿主免疫防御所必需的。当机体遭受病毒或细菌感染时,机体会发生持续低水平的促炎症反应。机体炎症和免疫反应失调也会导致自身免疫病的发生。例如,炎症性肠病(inflammatory bowel disease,IBD)、类风湿关节炎(rheumatoid arthritis,RA)和银屑病的发生与 IL-1 介导的信号失调密切相关(Gu et al,2013);IL-6/IL-12 细胞因子的异常表达同样可导致炎症性肠病、类风湿关节炎、系统性红斑狼疮(systemic lupus erythematosus,SLE)、哮喘以及卡尔斯曼病的发生(Brocker et al,2010;Akdis et al,2011);干扰素调节异常与系统性红斑狼疮、干燥综合征、系统性硬化症、肌炎和 RA 发生密切相关(Ivashkiv & Donlin,2014);IL-17A 与 IBD、RA 和 MS 等自身免疫病以及某些癌症相关联;IL-18 与 RA 和克罗恩病(Crohn disease,CDs)有关(Brocker et al,2010);IL-5 与过敏性哮喘有关(Akdis et al,2011);IL-7、IL-9 和其他促炎因子也被认为可导致自身免疫性疾病的发生,而抗炎症细胞因子 IL-10 似乎起到保护作用(Akdis et al,2011);慢性感染和自身免疫性疾病患者合并骨质疏松症的风险增加,原因在于 IL-1、IL-6、IL-11、IL-17 和 TNF-α 等促炎细胞因子通过诱导 RANKL 过表达,从而促进骨吸收(Nakashima & Takayanagi,2011)。此外,细胞因子受体在疾病发生过程中也起关键作用,γC 受体突变可导致 JAK3 激酶相关的细胞因子信号被明显抑制,进而引起重度联合免疫缺陷病(severe combined immunodeficiency,SCID)病;JAK2 激酶信号的受体突变与血液系统恶性肿瘤(特别是骨髓及髓外增生性肿瘤)密切相关(Vainchenker et al,2008);RTK 信号中受体的过表达或突变与癌症、动脉硬化、骨疾病以及糖尿病的发生相关联(Kazi et al,2014)。

细胞因子的检测

由于细胞因子重要的生物学作用,临床实验室对细胞因子的检测越来越普遍。生物学测定法通常被认为是检测细胞因子活性的"金标准",然而生物学检测在医院实验室既耗时又难以实行。酶联免疫试剂盒广泛应用于前述多种细胞因子的检测。例如,临床上可以单独测定 IL-1α、IL-1β、IL-4、IL-5、IL-6、IL-10、IFN-γ 和 TNF-α。此外,高通量法可单次进行多种细胞因子检测。

临床上常用的细胞因子疗法

由于细胞因子具有强大的生物学功能,因此细胞因子合成和治疗研发的尝试正在不断进行中。包括 G-CSF 和 GM-CSF 在内的细胞因子疗法,主要用来治疗辐射、化疗、骨髓移植相关的骨髓抑制;GM-CSF 还用于治疗 CDs;促红细胞生成素(EPO)用于治疗贫血和骨髓衰竭;IFN-α 用来治疗乙型肝炎和丙型肝炎;IFN-β 用来治疗多发性肌炎(Dinarello,2007)。其他有前景的细胞因子疗法包括通过基因克隆合成重组细胞因子或其受体拮抗剂;通过病毒或非病毒载体(最常见的是腺病毒、逆转录病毒或非病毒 DNA 质粒载体)携带细胞因子基因或其反义核苷酸;给患者接种其自身的细胞因子疫苗(Cutler & Brombache,2005),以提高细胞因子封闭疗法的单克隆抗体浓度;构建目的基因融合分子,如将酶、配体、肽以及细胞因子表面受体的胞外结构区和人类 IgG1 或白蛋白的 Fc 部分融合(表 48-3),这种"融合"方法的优点是延长产物的半衰期以及提高其稳定性。某些情况下,多个配体可融合成单个基因,形成一个捕获结构域,可同时捕获两个靶分子这可能是由于融合捕获结构域的高结合亲和力引起的(Huang,2009)。

表 48-3 细胞因子疗法常用制剂

类别	通用名	名称/功能	治疗疾病
细胞因子			
	阿地白介素(普留净)	重组 IL-2,结合并激活 IL-2 受体	HIV,RCC,黑色素瘤
	IFN-β-1a(阿沃纳斯)	重组 IFN-β-1a,抗炎性细胞因子	反复性 MS
	IL-7(CYT107)	重组 IL-7,调节 CD4+T 细胞	HIV,病毒性肝炎,癌症
	IFNγ-1b(Actimmune)	重组 IFNγ-1b,刺激免疫反应	慢性肉芽肿病 严重恶性骨硬化病
	IFNα-2a(罗扰素-A)	重组 IFNα-2a,刺激免疫应答	白血病,黑素瘤,淋巴瘤,肉瘤,病毒性肝炎
	IFNα-2b(干扰能 A)	重组 IFNα-2b,刺激免疫应答	白血病,黑素瘤,淋巴瘤,肉瘤,病毒性肝炎
	红细胞生成素(普罗克瑞,阿法依泊汀,安然爱斯普)	重组促红细胞生成素刺激红细胞生成	肾衰竭或化疗引起的贫血
	非格司亭(非格司亭)	重组 G-CSF,刺激粒细胞的产生	化疗相关中性粒细胞减少症
	来格司亭(培非格司亭)	重组 G-CSF,刺激粒细胞的产生	化疗相关中性粒细胞减少症
	沙格司亭(沙格莫丁)	重组 GM-CSF 刺激骨髓,并调节造血功能	骨髓干细胞移植,HIV,骨髓增生异常综合征,再生障碍性贫血,白血病
抗细胞因子抗体			
	阿达木单抗(修美乐)	重组人源化抗 TNF-αIgG1mAb,结合并抑制 TNF-α	RA,CDs,PA,AS
	英利昔单抗(类克)	嵌合(75% 人/25% 小鼠)IgG1mAb,结合 TNF-α	RA,CDs,AS
	贝伐单抗(阿伐斯汀)	重组人源化抗 VEGF-A mAb,抑制血管生成	结直肠癌和非小细胞肺癌
	赛妥珠单抗	重组人源化 TNF-α 抗体的 Fab'片段,与分子量约 40kDa 的聚乙二醇共价结合,结合可溶性和膜结合的 TNF-α,从而抑制 TNF-α 活性	RA,CDs,PA,AS
	戈利木单抗(欣普尼)	人源性抗 TNFα IgG1κmAb	RA,关节炎,ALS
	司妥昔单抗	嵌合抗 IL-6mAb	多中心卡斯特曼病(HIV 阴性,HHV-8 阴性)
小分子拮抗剂			
	萨力多胺	VEGF 和 TNF mRNA 抑制剂	ENL,MM,RCC
	AP12009	TGF-β_2 反义寡核苷酸阻断剂	高分化神经胶质瘤
	托法替尼	JAK3 通路抑制剂	RA
细胞因子受体拮抗剂			
	阿那白滞素	重组 IL-1Rα 拮抗剂竞争性地抑制 IL-1α 与其受体的结合	RA
	托珠单抗(安挺乐)	重组人源化 IL-6R mAb 作为免疫抑制剂	RA
	达克珠单抗(赛尼哌)	重组人源化 IL-2Rα 链 mAb,和 T 细胞上 IL-2Rα(CD25)结合,以防止同种异体移植物排斥	肾移植
	奥普瑞白介素	重组 IL-11,刺激干细胞和巨核细胞祖细胞生长	化疗相关血小板减少症
	曲妥单抗(赫赛汀)	重组人源化 mAb,与一些癌症表面过表达的 Her2/neu 受体相结合,抑制血管发生	乳腺癌

表 48-3 细胞因子疗法常用制剂(续)

类别	通用名	名称/功能	治疗疾病
	巴利昔单抗(舒莱)	重组嵌合小鼠-人 mAb,IL-2 受体拮抗剂,免疫抑制剂	移植排斥反应
	妥珠单抗(安挺乐)	人源化抗 IL-6 受体 mAb,与可溶性和膜结合的 IL-6 受体结合,阻断 IL-6 的促炎症反应	RA
	优特克单抗(喜达诺)	人类抗 IL-12 和 IL-23 单克隆抗体,阻断 IL-12 和 IL-23 的促炎症反应	斑块牛皮癣,RA
融合蛋白			
	依那西普(恩利)	可溶性 TNF-αRⅡ与人 IgG1Fc 片段融合,可与可溶性或膜结合的 TNF-α 结合	RA,AS,JRA,PA
	NBI-3001	重组 IL-4 与铜绿假单胞菌外毒素融合蛋白	高度恶性胶质瘤
	阿法赛特(阿密凡夫)	LFA-3 与 IgG1Fc 结构域融合,结合 CD2 以抑制 T 细胞活化	PA
	L19-IL	重组 IL-2 与 L19 单克隆抗体的可变区单链片段 Fv 融合,L19 与 L19-IL 结合后,IL-2 可激活自然杀伤细胞和巨噬细胞	抑制肿瘤细胞增殖
	利纳西普	IL-1Ⅰ型受体配体和 IL-1 受体相关蛋白的二聚化人 IgG1 融合蛋白	Cryopyrin 蛋白相关周期综合征
抗细胞黏附分子			
	那他珠单抗	重组人源化白细胞抗 α_4/β_1 整合素 mAb,阻断白细胞与 CNS 内皮细胞的黏附	MS
	阿昔单抗	抗αⅡ$3/\beta_3$ 和 $\alpha v/\beta_3$mAb Fab 片段的嵌合抗体,抗血栓形成	血管成形术
	依法利珠单抗(瑞体肤)	重组人源化抗 $\alpha L/\beta_2$mAb,结合 CD11a 扮演免疫抑制剂的角色	银屑病
	维多珠单抗	人源化抗 $\alpha_4\beta_7$mAb,抑制白细胞向胃肠道黏附和迁移	UC,CDs

ALS,肌萎缩性侧索硬化;AS,强直性脊柱炎;CDs,克罗恩病;COPD,慢性阻塞性肺疾病;CSFs,集落刺激因子;ENL,麻风结节性红斑;GM,粒细胞-巨噬细胞;HIV,人体免疫缺陷病毒;IgG,免疫球蛋白;IFN,干扰素;IL,白细胞介素;JRA,少年类风湿关节炎;LFA,淋巴细胞功能抗原;mAb,单克隆抗体;MM,多发性骨髓瘤;MS,多发性硬化;PA,牛皮癣性关节炎;RA,类风湿关节炎;RCC,肾细胞癌;TNF,肿瘤坏死因子;UC,溃疡性结肠炎

然而,大多数疾病是由多种细胞因子的综合作用导致的。单一的细胞因子或受体疗法可能在不久的将来被淘汰。此外,某些细胞因子同时具有促炎和抗炎的作用,单一的靶细胞因子疗法可能产生严重的副作用。IFN-γ 的使用可导致多种自身免疫性疾病,但对多种胞内微生物的防御至关重要;IL-2 是细胞毒性 T 细胞生成过程中必不可少的细胞因子,也可用于多种疫苗的研发,但在骨髓移植过程中 IL-2 会介导移植物抗宿主反应(Dinarello,2007)。单个细胞因子失调引起的疾病越来越少见,JAK/STAT 分子基因突变引起的细胞因子信号途径的缺陷为 JAK 抑制剂疗法提供了新策略。卢索替尼是 JAK1 和 JAK2 的抑制剂,已经被批准用于治疗真性红细胞增多症和骨髓纤维化;托法替尼已经被批准用于治疗 RA;其他个别细胞因子相关治疗剂在近几年也已进入常规医疗实践(表 48-3);例如,RANKL 中和抗体狄诺塞麦已经被批准用于治疗骨质疏松症、RA 和肿瘤相关的骨质溶解。其他细胞因子疗法的相关制剂有:IL-1 受体拮抗剂、阿那白滞素、重组 IL-11、奥普瑞白介素、重组 IFNα-2a、罗扰素、重组 G-CSF、非格司亭、重组 GM-CSF 和沙格司亭。靶向抑制 TNF-α 可治疗多种慢性炎症性疾病。依那西普是一种可溶性 TNF-α 受体抑制剂,被批准用于治疗牛皮癣、银屑病关节炎、CDs、溃疡性结肠炎、强直性脊柱炎和幼年关节炎。然而进一步研究表明细胞因子系统具有双重效应,TNF-α 抑制剂可加重 MS(Schett et al,2013),许多其他细胞因子和细胞因子受体制剂目前已进入临床试验评估阶段。例如,脂联素既可增强胰岛素作用,又具有抗动脉粥样化和抗炎特性;脂联素和细胞因子受体疗法正在进行临床试验,用于治疗由肥胖引起的炎症反应和胰岛素抵抗(Cao,2014)。

趋化因子和趋化因子受体家族

趋化因子是细胞因子家族成员,是一组分子量为 8KD-14KD 的小分子蛋白质,其重要功能是参与白细胞、内皮细胞以及其他类型细胞的迁移与活化,从而参与炎症反应和血管生成(Zlotnik et al,2006;Viola & Luster,2008;Zlotnik & Yoshie,2012;

Miyake et al,2013a;Bachelerie et al,2014)。趋化因子或趋化因子受体表达增加已被证明可能与肿瘤侵袭性密切相关(Miyake et al,2013b)。目前已知的趋化因子达45种(Zlotnik & Yoshie,2012)。趋化因子具有参与血管生成、炎性反应或维持内环境稳定等生物学功能。1999年举行的关于趋化因子和趋化受体的Keystone研讨会确立了趋化因子新的命名方法,其分类依据是N-末端半胱氨酸残基排布,根据这个原则趋化因子被分为4个亚族:CC、CXC、(X)C和CX3C。在CC趋化因子中,两个半胱氨酸紧邻,而在CXC亚类中半胱氨酸被单个氨基酸分离。CX3C是亚家族的唯一已知成员,又称为重组人膜结合型趋化因子,这个分子中的半胱氨酸被三种氨基酸分离。而(X)C趋化因子缺乏初始半胱氨酸(Zlotnik & Yoshie,2012)。这种命名法可能有点混乱,因为大多数趋化因子在Keystone研讨会之前已经有常用的名称。此外,小鼠和人类的趋化因子存在不确定性,因为某些趋化因子在一个物种中发现,但在另一个物种中却没有发现,而且小鼠同源物甚至可能与人类趋化因子的命名有所不同。表48-4给出人类和小鼠的趋化因子(根据目前的分类)以及它们的别名。

表48-4 人类趋化因子,别名,受体用途及主要功能

配体	别名	受体拮抗剂	功能	受体激活剂
CCL1	I-309		Th2细胞免疫	CCR8
CCL2	MCP-1		先天性免疫	CCR1,CCR2
CCL3	MIP-1α		T细胞/Mφ转运	CCR1,CCR5
CCL3L1	LD78β		先天性免疫	CCR1,CCR3,CCR5
CCL3L3	LD78β		Th1/Th2细胞免疫	
CCL4	MIP-1β		T细胞/树突状细胞相互作用	CCR1,CCR5
CCL4L1	AT744.2		抑制HIV	
CCL4L2	—		—	
CCL5	RANTES		先天性/适应性免疫反应	CCR1,CCR3,CCR5
CCL7	MCP-3	CCR5	Th2细胞免疫	CCR1,CCR2,CCR3
CCL8	MCP-2		Th2细胞免疫	CCR1,CCR2,CCR5
CCL11	Eotaxin	CXCR3,CCR2	Th2细胞免疫	CCR3,CCR5
CCL13	MCP-4		—	CCR2,CCR3
CCL14	HCC-1		—	CCR1,CCR3,CCR5
CCL15	HCC-2Leurotactin-1		—	CCR1,CCR3
CCL16	HCC-4		树突状细胞成熟	CCR1,CCR2,CCR5,CCR8
CCL17	TARC		Th2细胞免疫	CCR4
CCL18	PARC,DC-CK1	CCR3	T细胞/β细胞趋化性	
CCL19	MIP-3β		T细胞/树突状细胞稳态	CCR7
CCL20	MIP-3α		肠道相关淋巴样组织免疫	CCR6
CCL21	6Ckine		T细胞/树突状细胞稳态	CCR7
CCL22	MDC		Th2细胞免疫	CCR4
CCL23	MPIF-1		—	CCR1
CCL24	Eotaxin-2		嗜酸性粒细胞转运	CCR3
CCL25	TECK		胸腺细胞转运	CCR9
CCL26	Eotaxin-3	CCR1,CCR2,CCR5	Th2细胞免疫	CCR3,CX3CR1
CCL27	CTACK,ILC		T细胞转运至皮肤	CCR10
CCL28	MEC		T细胞转运至黏膜	CCR10,CCR3
XCL1	LymphotactinSCM-1α		Ag交叉呈递	XCR1
XCL2	SCM-1β		Ag交叉呈递	XCR1
CXCL1	GROα		中性粒细胞	CXCR1,CXCR2
CXCL2	GROβ		中性粒细胞	CXCR2
CXCL3	GROγ		中性粒细胞	CXCR2
CXCL4	PF4		促凝血	CXCR3-B
CXCL4L1	PF4V1		促凝血	CXCR3-B

表 48-4 人类趋化因子,别名,受体用途及主要功能(续)

配体	别名	受体拮抗剂	功能	受体激活剂
CXCL5	ENA78		中性粒细胞	CXCR2
CXCL6	GCP2		中性粒细胞	CXCR1,CXCR2
CXCL7	NAP-2		中性粒细胞	CXCR2
CXCL8	IL-8		中性粒细胞 Th1 细胞	CXCR1,CXCR2
CXCL9	MIG	CCR3	Th1 细胞	CXCR3
CXCL10	IP-10	CCR3	Th1 细胞	CXCR3
CXCL11	I-TAC	CCR3,CCR5	骨髓细胞、B 淋巴细胞生成	CXCR3,CXCR7
CXCL12	SDF-1		骨髓细胞、B 淋巴细胞生成	CXCR4,CXCR7
CXCL13	BLC,BCA-1		B/T 细胞转运至 LN	CXCR5,CXCR7
CXCL14	BRAK		巨噬细胞转运	?
CXCL16	SR-PSOX		自然杀伤性 T 细胞转运	CXCR6
CXCL17	DMC		巨噬细胞/树突状细胞转运	?
CX3CL1	Fractalkine		自然杀伤性 T 细胞/T 细胞/巨噬细胞转运	CX3CR1

引自:Koelink PJ,Overbeek SA,Braber S,et al:Targeting chemokine receptors in chronic inflammatory diseases:an extensive review,Pharmacol Ther 133:1-18,2012;Zlotnik A,yoshie O:The chemokine superfamily revisited,*Immunity* 36:705-716,2012

趋化因子受体是七次跨膜蛋白,属于 G 蛋白偶联受体家族成员。在新命名中,趋化因子受体主要根据它们所结合的趋化因子类型进行分类(Zlotnik & Yoshie,2012)。趋化因子受体以不同的组合在白细胞、肿瘤细胞和内皮细胞等非造血细胞表面表达(Bachelerie et al,2014)。虽然单个趋化因子与其受体之间的相互作用是特异性的,但趋化因子配体往往具有结合多种不同受体的能力,并且一种趋化因子受体可以结合几种不同类型的趋化因子(表 48-4)。趋化因子配体和受体之间相互作用的多样性可为机体提供一些冗余的信息,但也意味着不同类型的趋化因子和同一受体的结合过程中,可能由于亲和力变异或所涉及的胞内下游信号分子不同,而产生不同的生物学效应。因此,特异性趋化因子如 CCL11(也称为嗜酸性粒细胞趋化因子)与 CCR3 或 CCR5 受体结合时具有激动作用,而与 CXCR3 或 CCR2 受体结合时具有拮抗作用(Sallusto & Lanzavemlhia,2000)。CXCR3 受体活化可促进 Th1 辅助细胞极化,而 Th2 细胞和嗜酸性粒细胞表面优先表达 CCR3 受体,因此,CCL11 通过 CCR3 的活化和 CXCR3 的拮抗作用以增强 Th2 细胞参与的免疫反应。趋化因子与受体结合涉及两个步骤:趋化因子首先与细胞外表面的趋化因子识别位点 1(CRS1)结合,使受体的构象发生改变;继而与趋化因子的趋化因子识别位点 2(CRS2)结合,激活受体(Scholten et al,2012)。典型的趋化因子受体偶联 GTP 结合蛋白以介导下游酶信号转导途径,包括 PI3K、磷脂酶 $C\beta_2$、$C\beta_3$、A2、D、MAPK 和酪氨酸激酶等信号,从而启动肌动蛋白聚合、黏附和膜突起等过程,最终介导细胞迁移(Bachelerie et al,2014)。趋化因子受体除了可根据其结合的趋化因子进行分类之外,还可根据其维持内环境稳定(免疫系统发育和淋巴组织的白细胞游走作用)、参与炎症反应(组织发生感染和损伤时白细胞游走作用)等生物学功能进行分类(Bachelerie et al,2014)。虽然趋化因子信号对正常免疫应答和免疫系统发育至关重要,但趋化因子信号的持续和过度激活可导致病理性炎症和自身免疫病,还会促使癌细胞转移(Oppenheim et al,2002;Balkwill,2004)。

临床上常用的趋化因子疗法

许多趋化因子和趋化因子受体参与了疾病的发生,并成为潜在靶点用于疾病治疗干预(Bachelerie et al,2014)。CXCR1 和 CXCR2 受体表达于中性粒细胞、特异性亚群的单核细胞、肥大细胞、嗜碱性粒细胞、树突状细胞、NK 细胞,某些 T 细胞,以及内皮细胞、上皮细胞、神经元细胞和间充质干细胞。这些受体与多种疾病相关,包括银屑病、慢性阻塞性肺疾病(COPD)、哮喘、类风湿关节炎、炎症性肠病和各种癌症(表 48-5)(Mahler et al,2004;Bachelerie et al,2014)。初步研究表明,在 COPD 患者中使用抗 CXCL8 抗体中度有效(Mahler et al,2004);局部使用抗 CXCL8 可改善银屑病患者症状(Bizzarri et al,2006);另一种 CXCR2 拮抗剂,reparixin 被证明可以改善胰岛细胞移植患者的预后,欧美国家已经开展 reparixin 用于胰岛移植的Ⅲ期临床试验(Bachelerie et al,2014);CXCR1 阻断剂也被证实可改善乳腺癌患者预后(Ginestier et al,2010);CXCR3 的小分子拮抗剂已被开发,但主要应用于关节炎、MS、炎性肺部疾病和心脏移植等动物模型;抗 CXCR3 抗体已经用于治疗 RA 的Ⅱ期临床试验,但对溃疡性结肠炎无效(Bachelerie et al,2014);CXCR4 是人类免疫缺陷病毒(HIV)的共同受体,并参与肿瘤发生;FDA 已经批准将 AMD3100(也称为普乐沙福)和粒-巨噬细胞集落刺激因子联合应用于正在进行造血干细胞移植治疗的多发性骨髓瘤和非霍奇金淋巴瘤患者身上(Bachelerie et al,2014)。在 CCR 受体中,CCR1 有八种不同的拮抗剂曾经应用于多种炎性疾病和肿瘤,然而临床试验尚未成功。CCR2 是另一种在多种疾病中广泛表达的受体,动物研究表明,CCR2 是单核细胞从骨髓进入血液所必需的,其与 CX3CR1 联合使用可以促进动脉粥样硬化斑块中单核细胞浸润(Tacke et al,2007),*CCR2* 基因缺失的小鼠发展为动脉粥样硬化的病情较轻(Boring et al,1998)。迄今为止,已开发了七种 CCR2 拮抗剂,MLN1202 已被

表 48-5 趋化因子受体表达的相关疾病

疾病	相关趋化因子受体
动脉粥样硬化	CCR1, CCR2, CCR5, CXCR2, CXCR3, CXCR4, CX3CR1
多发性硬化	CCR1, CCR2, CCR5, CCR7, CXCR3, CXCR6
类风湿关节炎	XCR1, CCR1, CCR2, CCR5, CXCR1, CXCR2, CXCR3, CXCR4
银屑病	CCR1, CCR4, CCR5, CCR6, CCR10, CXCR2, CXCR3, CX3CR1
1 型糖尿病	CCR4, CXCR3
炎症性肠病	CCR4, CCR5, CCR6, CCR10, CXCR1, CXCR2, CXCR3, CX3R1
慢性肝炎	CCR5, CXCR3
红斑狼疮	CCR2, CXCR3, CXCR5
同种异体移植物排斥	CCR1, CCR5, CXCR3
COPD	CCR1, CCR2, CCR3, CCR5, CCR10, CXCR1, CXCR2, CXCR3
哮喘	CCR1, CCR2, CCR3, CCR4, CCR5, CCR8, CXCR1, CXCR2, CXCR3, CXCR4
特异性皮炎	CCR4, CCR8, CCR10
HIV	CCR1, CCR2, CCR3, CCR5, CXCR4
癌症	**相关趋化因子受体**
黑色素瘤	CCR2, CCR3, CCR7, CCR9, CCR10, CXCR1, CXCR2, CXCR3, CXCR4
乳腺癌	CCR1, CCR2, CCR3, CCR5, CCR6, CCR7, CCR9, CXXR3, CXCR4, CXCR5, CXCR6, CXCR7
肾癌	CCR3, CXCR1, CXCR2, CXCR3, CXCR4, CXCR6
前列腺癌	CCR2, CCR5, CCR9, CXCR1, CXCR2, CXCR4, CXCR6, CXCR7, CX3R1
头颈部肿瘤	CCR7, CXCR4, CXCR5, CXCR6
肺癌	CCR1, CCR2, CCR5, CCR7, CXCR1, CXCR2, CXCR3, CXCR4, CXCR5
胃肠道肿瘤	CCR1, CCR6, CCR7, CXCR1, CXCR2, CXCR3, CXCR4, CXCR5, CXCR6
胰腺癌	CCR5, CXCR1, CXCR2, CXCR4, CXCR5, CXCR6
肝癌	CCR6, CXCR4, CXCR7
卵巢癌	CCR4, CCR9, CXCR2, CXCR4
淋巴瘤	CCR3, CCR4, CCR10, CXCR4, CXCR5
白血病	CCR3, CCR4, CCR7, CCR10, CXCR2, CXCR3, CXCR4
骨髓瘤	CCR1, CCR2, CCR5, CXCR4
脑部癌	CXCR4, CXCR7
恶性间叶肿瘤	CXCR4

引自 Garin A, Proudfoot AE: Chemokines as targets for therapy, *Exp Cell Res* 317:602-612, 2011; Koelink PJ, Overbeek SA, Braber S, et al: Targeting chemokine receptors in chronic inflammatory diseases: an extensive review, *PharmacolTher* 133:1-18, 2012; Scholten DJ, Canals M, Maussang D, et al: Pharmacologicalmodulation of chemokine receptor function, *Br JPharmacol* 165:1617-1643, 2012; Scholten DJ, Canals M, Maussang D, et al: Pharmacological modulation of chemokine receptor function, *Br JPharmacol* 165: 1617-1643, 2012

用于Ⅱ期临床试验，并发现其可明显降低存在动脉粥样硬化风险个体血浆中的 C 反应蛋白（CRP）水平（Gilbert et al, 2011），由于 CRP 是已知的动脉粥样硬化生物标志物，因此可间接得知 CCR2 在人类和小鼠中都是促进动脉粥样硬化斑块形成的。MLN1202 在 MS 的Ⅱ期试验中也是有效的，但在类风湿关节炎的Ⅱ期试验中无效（Bachelerie et al, 2014）。CCR2 拮抗剂应用于 MS、SLE、神经性疼痛和 2 型糖尿病的Ⅱ期临床试验正在进行，结果尚未见报道。CCR4 在成人 T 细胞白血病/淋巴瘤细胞中呈高水平表达，由 Kyowa Hakko Kirin 开发的抗 CCR4（KW-0761）经日本医药器械局批准用于该疾病的治疗，在过敏性疾病中 Amgen 正在对这种抗体进行评估（Bachelerie et al, 2014）。CCR5 是主要的 HIV 共同受体，辉瑞的马拉维诺（UK-427, 857）已被 FDA 批准用于控制艾滋病患者的病毒感染。多种其他 CCR5 拮抗剂已经被开发。不少有前景的 CCR 拮抗剂仍然在临床试验中，但是由于无法预料的药物毒性如室性心律失常/猝死或肝毒性，一些相关药物开发计划已被停止。抗 CCR5 抗体正在 HIV 感染患者中进行测试（Bachelerie et al, 2014）。由 ChemoCentryx 开发的 CCR9 拮抗剂，似乎在克罗恩病患者的Ⅱ期和Ⅱ/Ⅲ期试验中取得初步效果，但是当 GlaxoSmithKline 在Ⅲ期试验中进一步测试时发现无效而被中止研发（Bachelerie et al, 2014）。在大多数情况下（表 48-6），尽管使用特异性趋化因子受体拮抗剂的试验大多无效，但有一部分试验仍在研发中。如前所述，由于多种趋化因子参与炎症疾病，趋化因子的重叠性，以及一种趋化因子可结合多种不同受体的特性，均可能导致针对趋化因子受体的单一疗法无效。

非典型的趋化因子受体

除了经典的趋化因子受体外，还存在其他受体可结合趋化因子并调节其活性。脊椎动物中的非典型趋化因子受体可结合趋化因子，但不能激活 G-偶联蛋白，通常起抑制炎症反应的作用（Bachelerie et al, 2014）。ACKR1 在输血医学中又称为 Duffy 抗原，是混合受体，可结合 20 余种 CC 和 CXC 趋化因子家族的成员，并且在红细胞、内皮细胞（小静脉和微静脉）、一些神经元和上皮细胞上表达，但不在白细胞上表达（Bachelerie et al, 2014）。最初认为 ACKR1 可以从血液循环中去除趋化因子，但现在认为 ACKR1 可使趋化因子在游离的红细胞和结合的红细胞之间保持动态平衡状态，从而维持趋化因子在血液中的水平（Schnabel et al, 2010）。然而，肝素或血清丝氨酸蛋白酶可以取代与 ACKR1 和趋化因子的结合位点，从而使趋化因子参与炎症信号转导。ACKR2 作为 CCR 的同源性物质，可结合多种 CC 趋化因子。ACKR2 在皮肤、肠道、肺、胎盘，一些淋巴管内皮和白细胞中表达。趋化因子与 ACKR2 结合可导致受体-配体内化并经溶酶体途径降解。ACKR2 可能在银屑病和 COPD 中起到保护作用，并且可以作为肿瘤抑制基因（Bachelerie et al, 2014）。ACKR3 在免疫病理反应和癌症（特别是在造血和间叶细胞起源）发生时表达增加，ACKR3 主要与 CXCL12 和 CXCL12 结合，并参与肿瘤发生过程（Balkwill, 2004）。ACKR4 主要与 CCL19, CCL21 和 CCL25 结合，其表达与肺结节病严重程度相关，但其具体生物学作用尚不清楚（Kriegova et al, 2006）。

趋化因子受体同源物

各种病原体在宿主细胞中可编码趋化因子结合蛋白或趋

表 48-6 趋化因子受体候选靶向药物的临床应用现状

受体	公司	化合物	亲和力/nM	适应证	临床阶段	状态
CCR1	ScheringAG(Berlex)	BX 471	1.0	MS,银屑病患者的子宫内膜异位症	Ⅱ	无效
CCR1	Millennium	MLN 3701		MS,多发性骨髓瘤	Ⅱ	不再报道
CCR1	Millennium	MLN 3897	2.3	RA,多发性骨髓瘤	Ⅱ	RA 无效
CCR1	Pfzer	CP-481,715	64	RA	Ⅱ	无效
CCR1	AstraZeneca	AZD4818	5.0	COPD	Ⅱ	无效
CCR1	ChemoCentryx/GSK	CCX354	1.5	RA	Ⅱ	进行中
CCR1	Merck	C-4462		RA	Ⅱ	无效
CCR1	Merck	C-6448		MS	Ⅱ	无效
CCR2	Millennium	MLN1202*		RA	Ⅱ	无效
				动脉粥样硬化,MS	Ⅱ	进行中
CCR2	Incyte	INCB8696		MS,红斑狼疮	Ⅰ	不再报道
CCR2	Incyte	INCB3284	3.7	RA,Ⅱ型糖尿病	Ⅱ	不再报道
CCR2	ChemoCentryx	CCX915		MS	Ⅰ	终止
CCR2	ChemoCentryx	CCX140	2.3	糖尿病肾病	Ⅱ	进行中
CCR2	Merck	MK-0812	5.0	RA,MS	Ⅱ	无效
CCR2	Pfzer	PF-4136309		疼痛	Ⅱ	不再报道
CCR2	BMS	BMS-741672		糖尿病性神经病变	Ⅱ	进行中
CCR2	Johnson & Johnson	JNJ-17166864	20.0	过敏性鼻炎	Ⅱ	无效
CCR3	Pharmaxis	ASM8†		哮喘	Ⅱ	进行中
CCR3	GlaxoSmithKline	GSK766994	10.0	哮喘和过敏性鼻炎	Ⅱ	无效
CCR3	Dupont	DPC168	2.0	哮喘	Ⅰ	暂停
CCR3	BMS	BMS-639623	0.3	哮喘	Ⅰ	进行中
CCR3	Novartis	QAP-642		过敏性鼻炎	Ⅰ	暂停
CCR3	AstraZeneca	AZD3778	8.1	过敏性鼻炎	Ⅱ	不再报道
CCR4	Amgen	KW-0761*		肿瘤学	Ⅱ	进行中
CCR4	GSK	GSK2239633	10.0	哮喘	Ⅰ	进行中
CCR5	Pfzer	UK-427,857(Maraviroc)	3.0	RA	Ⅱ	无效
				AIDS	批准	注册药物
CCR5	Schering-Plough	SCH-C	2.0	RA	Ⅱ	无效
				AIDS	Ⅰ	暂停
CCR5	Schering-Plough	SCH-D	0.45	AIDS	Ⅱ	暂停
CCR5	GlaxoSmithKline	GW2239633	3.0	AIDS	Ⅲ	暂停
CCR5	Incyte	INCB9471	3.1	AIDS	Ⅱ	暂停
CCR5	Progenics	PRO 140*		AIDS	Ⅱ	进行中
CCR5	Tobira	TAK652(cenicroviroc)	3.1	AIDS	Ⅱ	进行中
CCR5	AstraZeneca	AZD5672	0.26	RA	Ⅱ	无效
CCR5	Novartis	NIBR-6465	0.8	AIDS	Ⅰ	进行中
CCR5	Sangamo	SB-728‡		AIDS	Ⅱ	进行中
CCR5	HGS	HGS004*		AIDS	Ⅰ	进行中
CCR9	ChemoCentryx/GSK	CCX282/vercirnon	6.0	IBD,克罗恩病	Ⅲ	终止
CXCR1/CXCR2	Schering-Plough	SCH 527123	3.9 0.049	COPD	Ⅱ	进行中
CXCR1/CXCR2	Dompé	Reparixin	1.0(CXCR1) 100(CXCR2)	胰岛移植	Ⅲ	进行中

表 48-6 趋化因子受体候选靶向药物的临床应用现状(续)

受体	公司	化合物	亲和力/nM	适应证	临床阶段	状态
CXCR2	GlaxoSmithKline	SB-656933	5.1	COPD,囊性纤维化	Ⅰ	进行中
CXCR2	GlaxoSmithKline	GSK-1325756B		COPD?	Ⅰ	进行中
CXCR2	AstraZeneca	AZD-5069		支气管扩张	Ⅱ	进行中
CXCR3	Amgen	AMG487	8.0	银屑病	Ⅱ	无效
CXCR4	Genzyme/Sanof-Aventis	Plerixafor(AMD3100)	74	干细胞动员移植癌症(MM,非霍奇金淋巴瘤)	批准	注册的药物
CXCR4	TaiGen	Burixafor		干细胞移植	Ⅱ	进行中
CXCR4	Polyphor	POL6326		干细胞移植	Ⅱ	进行中
CXCR4	Medarex	MDX-133*		多发性骨髓瘤	Ⅰ	进行中
CXCR4	Biokine	BKT140§		干细胞移植	Ⅰ	进行中

IBD,炎症性肠病;MM,多发性骨髓瘤;RA,类风湿关节炎

* 中和单克隆抗体

† 反义寡核苷酸

‡ 锌指核酸酶

§ 肽

Ⅱ也具有较强的CCR2拮抗剂活性

From Bachelerie F,International Union of Basic and Clinical Pharmacology,et al:LXXXIX. Update on the extended family of chemokine receptors and introducing anew nomenclature for atypical chemokine receptors,*Pharmacol Rev* 66:1-79,2014. table 3

化因子受体同源物(Bachelerie et al,2014)。在大多数情况下,这些蛋白质通过清道夫样作用,抑制宿主的免疫应答反应,从而使微生物逃避免疫系统的监视。然而,被人巨细胞病毒感染的细胞可编码US28蛋白,可促进HIV感染、血管生成及肿瘤生成等生物学过程(Maussang et al,2009)。其他疱疹病毒和痘病毒家族趋化因子受体同源物可诱导钙流失或趋化性,还可以结合多种CC和CXC趋化因子。这些趋化因子受体同源物似乎在病毒复制中起重要作用,但确切机制不是很清楚。除了趋化因子受体同源物之外,各种寄生虫和病原体编码的小分子量(90~110个氨基酸)趋化因子结合蛋白(CKBP或evasins),对趋化因子有高亲和力并可抑制趋化因子活性(Bachelerie et al,2014)。病毒(包括野兔痘病毒,正痘病毒,副痘病毒和疱疹病毒),蜱(蜱唾液)和线虫(曼氏血吸虫病的病原体)都能表达这些分子(Bachelerie et al,2014)。

细胞黏附分子

细胞黏附分子(CAM)是参与活组织形成复合多细胞生物体黏附机制的一类蛋白质。这些复杂的跨膜糖蛋白在胚胎发育和伤口愈合过程中促进细胞迁移,并调控白细胞滚动和归巢,在免疫应答中起关键作用(Ley et al,2007)。细胞黏附分子在很多疾病(炎症性肠炎、肿瘤和先天性免疫缺陷)中的作用已经明确或形成假说。许多研究者正在尝试用特异性单克隆抗体、正/反义寡核苷酸或其他小分子物质等治疗方案靶向细胞黏附分子作用位点或阻断其基因转录(Mousa,2008)。

根据分子结构特征,细胞黏附分子可分为五大类:钙黏素,黏蛋白类,整合素,选择素和免疫球蛋白超家族。钙黏素介导钙依赖性的细胞间相互作用,是连接不同类型细胞的重要组成成分(如桥粒)。黏蛋白是与细胞膜成分相关或由细胞膜分泌的高度糖基化的蛋白质,它们的配体包括选择素。腺癌经常表达异常量或形式的黏蛋白,并且血清肿瘤标志物CA19-9和CA125包含黏蛋白的表位。免疫球蛋白超家族(IgSF)细胞黏附分子具有免疫球蛋白样结构域,并能和整合素,选择素等相互作用。整合素和选择素可参与炎症或感染部位时白细胞的招募过程,这些后面还会详细介绍。

整合素

整合素家族是介导细胞外环境(如细胞外基质[ECM])与细胞(细胞骨架,胞内分子和细胞核)之间相互连接的一类细胞黏附分子(Abram & Lowell,2009),每类整合素是由α和β亚单位共价连接形成的异二聚体(表48-7)。整合素可以根据结合的特定亚基,表达模式和配体特异性分为几个亚家族。$β_1$整合素,也称为VLA(very late activation antigens)亚家族,由$β_1$亚单位(CD29)与任何一种α亚单位(CD49a~CD49h)结合产生。它们主要在与细胞外基质牢固黏附的细胞、循环白细胞、血小板和一些肿瘤细胞表面高度表达。$β_2$整合素主要由$β_2$亚单位(CD18)和任何一种α亚单位结合而产生。$α_Lβ_2$整合素,也称为LFA-1(淋巴细胞功能相关抗原[CD11a/CD18]),可与配体胞间黏附分子-1(ICAM-1),即IgSF CAM结合,在白细胞黏附于血管内皮并跨内皮迁移游走过程中发挥重要作用。

α整合素亚单位是120kDa至180kDa的跨膜蛋白,由一段较短的胞内结构域和一段具有7个同源结构域的胞外长片段组成,有时还包含金属离子依赖性“插入”(I)结构域(MIDAS),可作为主要的黏附位点与配体结合(Luo et al,2007)。整合素通过构象变化介导双向传导信号。趋化因子或其他激活剂触发细胞的内外信号,并通过异二聚体空间构象改变,增加整合素和配体的亲和力。整合素与其配体的亲和力大小不仅和其空间构象有关,还和细胞表面整合素分布状态相关。然而,talin和kindlins蛋白质与β整合素胞质尾部结合可促进整合素聚集。白细胞黏附于内皮细胞时产生的剪切力也可以激活整合素(Kim et al,2011)。

α和β整合素亚单位的胞质内尾部区域与细胞骨架成分

表 48-7　由白细胞和(或)血小板表达的整合素

整合素	名称	配体
$\alpha_1\beta_1$	VLA-1,CD49a/CD29	胶原蛋白,LMN
$\alpha_2\beta_1$	VLA-2, GPⅠa/Ⅱa, CD49b/CD29	胶原蛋白,LMN
$\alpha_4\beta_1$	VLA-4,CD49d/CD29	VCAM-1,FBN
$\alpha_5\beta_1$	VLA-5,CD49e/CD29	FBN
$\alpha_6\beta_1$	VLA-6,CD49f/CD29	LMN
$\alpha L\beta_2$	LFA-1,CD11a/CD18	ICAM-1,-2,-3
$\alpha M\beta_2$	Mac-1,CR3,CD11b/CD18	ICAM-1,iC3b
$\alpha X\beta_2$	p150,95,CR4,CD11c/CD18	FBGN,iC3b
$\alpha D\beta_2$	-	ICAM-3,VCAM-1
αⅡbβ_3	GPⅡb-Ⅲa,CD41/CD61	FBGN,vWF,FBN,VN
$\alpha V\beta_3$	CD51/CD61	VN,FBGN
$\alpha_4\beta_7$	LPAM-1	MAdCAM-1,FBN
$\alpha E\beta_7$	HML-1	E-钙黏蛋白

CR,补体受体;FBGN,纤维蛋白原;FBN,纤维连接蛋白;GP,糖蛋白;ICAM,细胞间黏附分子;LFA,淋巴细胞功能抗原;LMN,层粘连蛋白 VCAM,血管细胞黏附分子;VN,玻连蛋白;vWF,血管性血管性血友病因子

源自 Luo BH,Carman CV,Springer TA:Structural basis of integrin regulation and signaling,*Annu Rev Immunol* 25:619~647,2007

结合(诸如 $\alpha L\beta_2$(LFA-1)-ICAM 结合)可介导细胞内外信号传递。在上述过程中,整合素还能与其他胞膜相关蛋白、细胞骨架成分、胞质非细胞骨架成分联合发挥作用。整合素联合蛋白(IAP 或 IAP 50)CD47(IgSF 成员),是一种膜相关蛋白,主要通过与 β_3 整合素结合来转导信号。其他涉及整联蛋白信号转导的膜相关蛋白,包括 caveolin-1 和 CD9,它们分别在细胞膜内陷形成和血小板聚集过程中发挥作用(Porter & Hogg,1998)。胞内分子包括整合素胞内区域相关蛋白(ICAP-1),可促进 β_1 整合素介导的细胞迁移过程。

或许研究整合素最好的方法是研究胞质内能与整合素分子结合的细胞骨架蛋白,例如 α-肌动蛋白,踝蛋白,细丝蛋白,黏着斑蛋白,张力蛋白,桩蛋白。这些细胞骨架蛋白(或单一的细胞骨架蛋白)可与 β_1、β_2 和 β_3 整合素亚单位相结合,桥接整合素和细胞骨架,在局灶性接触部位介导细胞迁移、吞噬作用、张力纤维形成以及胞内信号转导。

细胞与细胞外基质黏附过程中的整合素(主要是 β_1)分布比较广泛,如胶原和层粘连蛋白;其他黏附过程整合素分布比较少,组织分布更是受限。临床上对于上述分布受限整合素的检测,可用于淋巴造血肿瘤的分类,例如:整合素 $\alpha_X\beta_2$(CD11c/CD18)的 α 亚单位表达是毛细胞性白血病和伴有单核细胞浸润的急性髓性白血病的典型特征。

部分单克隆抗体和其他整合素拮抗剂已在临床使用,还有其他更多整合素拮抗剂还在临床试验中(Goodman & Picard,2012)。整合素 αⅡbβ_3 拮抗剂在设计工艺上差异很大,多年来一直用于预防经皮冠状动脉手术中的血栓形成;阿昔单抗是一种小鼠/人类嵌合型的单克隆抗体 Fab 片段;而依替巴肽(合成环七肽)和替罗非班(非肽小分子抑制剂)是非单克隆抗体药物;这三种药物均都能阻断 αⅡbβ_3(GPⅡb-Ⅲa)依赖的血小板聚集(Bledzka et al,2013)。整合素抗体也可用于阻断白细胞游走渗出到炎症病灶。α_4 整合素是人源化单克隆抗体那他珠单抗的靶标,已被用于治疗 CDs 和 MS;这种新型疗法并没有出现显著的风险,并且已有那他珠单抗用于治疗机会性感染和进行性多灶性脑白质病(PML)的相关报道(Stuve & Bennett,2007)。维多珠单抗是一种针对 $\alpha_4\beta_7$ 整合素的人源化单克隆抗体,近期已被批准用于治疗克罗恩病和溃疡性结肠炎,迄今尚未在临床试验中发现它与 PML 相关。基于阻断整合素配体的疗法也正在研究中,现在采取主要方法是输注靶向 ICAM-1mRNA 的反义寡核苷酸。

选择素

选择素家族是由能与配体糖蛋白上寡糖基团相结合的三种同源蛋白质组成(Ley,2003)。选择素具有结构相似的胞外区,其包括凝集素结构域,表皮生长因子(EGF)样结构域和多个补体调节蛋白重复(CR)序列。选择素是根据细胞来源不同及其亚细胞定位来进行分类的。L-选择素(CD62L)在大多数白细胞的微绒毛或微皱折处表达;E-选择蛋白(CD62E)在活化内皮细胞的质膜上表达;P-选择素(CD62P)存在于血小板和内皮细胞的储存颗粒中。L-选择素通过与高内皮小静脉(HEV)上的配体结合从而介导淋巴细胞归巢或 T 淋巴细胞再循环,也有助于白细胞越过血管进入炎症区域。其配体包括 GlyCAM-1(含聚糖的细胞黏附分子-1)、MAdCAM(黏膜地址素细胞黏附分子)-1 和 CD34;P-选择素分别储存在血小板的 α 颗粒和内皮细胞 W-P 小体内,上述细胞活化后迅速表达于细胞表面,此时细胞表面表达的 P-选择素通过其配体(sialyl-Lewis-X 和 sialyl-Lewis-A-family-type 相关寡聚糖)与嗜中性粒细胞、淋巴细胞和单核细胞结合;E-选择素也能与活化的内皮细胞表面配体结合,这与 P-选择素识别配体的方式相似。它可以介导炎症部位淋巴细胞归巢和记忆 T 细胞的识别黏附过程。

选择素有两方面作用:介导细胞间相互作用和通过细胞信号转导促进细胞活化。与整合素一样,选择素参与白细胞起始黏附和在外渗之前沿着活化内皮细胞滚动过程。血液流体剪切力使选择素及其配体之间的"捕捉键"增强而不被削弱(Lawrence et al,1997)。L-选择素和可溶性的黏蛋白样糖蛋白 GlyCAM-1(高内皮小静脉产物)结合后,能够介导 β_1 整合素活化,并使其与纤连蛋白黏附。P-和 E 选择素也可以作为信号转导受体分子,因为白细胞和内皮细胞黏附引起的胞内 Ca^{2+} 释放与选择素分子有关(Huang et al,1993)。可溶性血浆或血清选择素定量分析常用的方法是免疫夹心法(Mousa,2008),很多学者一直在探索以可溶性 P-选择素水平作为诊断深静脉血栓形成的潜在生物标志物;血浆中可溶性选择素和其他细胞黏附分子(如 ICAM-1)浓度可大致反映炎症的严重程度,最终可能作为炎症相关疾病(如动脉粥样硬化)风险的潜在生物标志物(Jenny et al,2006)。基于阻断选择素功能的潜在临床疗法研究还任重道远。

白细胞血管渗出

组织损伤或感染可启动细胞因子和细胞黏附分子家族参与宿主防御过程。此时,白细胞向损伤或感染部位迁移是关键步骤。选择素可启动内皮表面白细胞的捕获和滚动过程。选择素可介导白细胞在内皮细胞上的起始黏附和滚动过程,紧接着白细胞表面整合素和内皮细胞表面黏附分子相作用。白细

胞稳定黏附于内皮细胞表面是炎症和免疫应答发生的关键环节。继黏附和迁移之后，白细胞通过相邻内皮细胞的连接处（细胞旁）或跨内皮细胞的方式渗出（Vestweber，2012）。此外，白细胞血管渗出过程还介导淋巴细胞归巢和血管内扩散转移。

白细胞血管渗出是炎症反应/免疫应答的一部分，可发生于γ/δT细胞向派尔集合淋巴结移动等归巢过程中。炎症反应/免疫应答过程均有细胞黏附因子的参与。炎症发生时，TNF，IL-1和IFN-γ等促炎因子的局部释放可促进内皮细胞表面免疫球蛋白超家族的成员、VCAM-1和ICAM-1等细胞黏附分子的表达。此外，内皮细胞释放包括IL-8等在内的结合或可溶性的趋化因子，炎症细胞在上述趋化因子作用下定向移动至炎症病灶。

白细胞外渗过程（图48-1）涉及：①主要通过内皮选择素（E-和P-选择素）与其白细胞表面相关的寡聚糖蛋白（sialyl-Lewis X-modifiedglycoprotein）结合将白细胞黏附到内皮表面。②血流状态下白细胞在内皮细胞表面快速滚动可促进白细胞表面VLA-4和$\alpha_4\beta_7$整合素的表达，紧接着VLA-4和$\alpha_4\beta_7$分别和内皮细胞表面的配体VCAM-1和MAdCAM-1结合。③白细胞在内皮细胞表面滚动过程中白细胞表面的整合素和内皮细胞表面配体的亲和力增加。④白细胞起始黏附在内皮细胞表面。⑤在白细胞和内皮细胞上表达的同型黏附分子CD31辅助下，内皮细胞上的白细胞遵循一定的趋化梯度发生迁移，跨过内皮细胞后，由整合素介导白细胞在细胞外基质沿趋化梯度完成向炎症病灶的定向迁移。

β_2整合素（白细胞黏附缺陷症Ⅰ型）和选择素及其配体表达先天缺陷的相关疾病表明：这些受体在炎症反应和淋巴细胞转运中的作用是必不可少的，机体处于疾病状态时，嗜中性粒细胞不能离开血流向炎症或感染部位作定向迁移，从而使机体处于免疫抑制状态，最终导致细菌感染率增加和外周血中性粒细胞异常性增多（Hanna & Etzioni，2012）。整合素和选择素活性的改变也可导致感染性休克、血栓形成、再灌注损伤和转移等疾病的发生。基于上述理论，单克隆抗体、可溶性黏附分子配体以及其他一些反义寡核苷酸，有希望被用于黏附分子介导的相关疾病的治疗（Buckley et al，1996；Gonzalez-Amaro & Sanchez-Madrid，1999）。

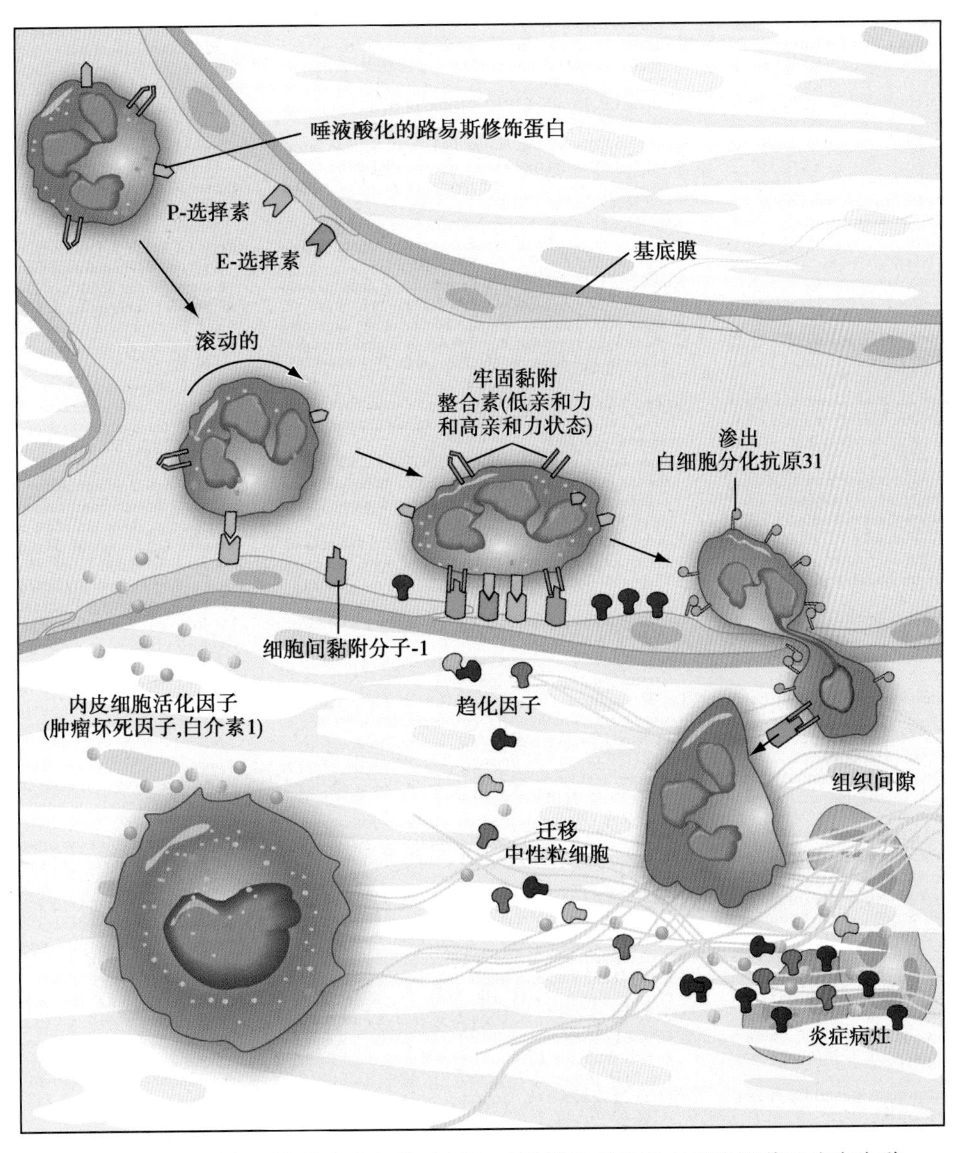

图48-1 白细胞和活化的内皮细胞表面上的黏附分子引导白细胞沿着血流定向移动到组织炎症病灶。ICAM，细胞间黏附分子；IL，白细胞介素；TNF，肿瘤坏死因子

展望

细胞因子和细胞黏附分子的功能异常可导致很多疾病，尤其是自身免疫病的发生，它们的表达异常与肿瘤的发生也密不可分，因此，很多细胞因子、趋化因子、细胞黏附分子的临床疾病疗法正在大规模进行。

（石亮 译 张文玲 校）

推荐阅读

Akdis M, Burgler S, Crameri R, et al: Interleukins, from 1 to 37, and interferon-gamma: receptors, functions, and roles in diseases, J Allergy Clin Immunol 127:701-721, e701-e770, 2011.

这篇文章描述了细胞因子家族重要成员白介素在疾病中的功能和作用，并强调了细胞因子网络调控的重要性。

Gonzalez-Amaro R, Diaz-Gonzalez F, Sanchez-Madrid F: Adhesion molecules in inflammatory diseases, Drugs 56:977-988, 1998.

这篇文章对白细胞渗出过程进行了精彩而又深度的分析，并针对该过程的药物阻断靶向疗法进行了探讨。

Zlotnik A, Yoshie O: The chemokine superfamily revisited, Immunity 36:705-716, 2012.

这篇文章对细胞因子蛋白超家族进行了全面综述。

参考文献

Abram CL, Lowell CA: The ins and outs of leukocyte integrin signaling, *Annu Rev Immunol* 27:339–362, 2009.

Akdis M, Burgler S, Crameri R, et al: Interleukins, from 1 to 37, and interferon-gamma: receptors, functions, and roles in diseases, *J Allergy Clin Immunol* 127:701–721, e701–e770, 2011.

Bachelerie F, Ben-Baruch A, Burkhardt AM, et al: International Union of Basic and Clinical Pharmacology. [corrected]. LXXXIX. Update on the extended family of chemokine receptors and introducing a new nomenclature for atypical chemokine receptors, *Pharmacol Rev* 66:1–79, 2014.

Balkwill F: Cancer and the chemokine network, *Nat Rev Cancer* 4:540–550, 2004.

Baud'huin M, Duplomb L, Teletchea S, et al: Osteoprotegerin: multiple partners for multiple functions, *Cytokine Growth Factor Rev* 24:401–409, 2013.

Bizzarri C, Beccari AR, Bertini R, et al: ELR+ CXC chemokines and their receptors (CXC chemokine receptor 1 and CXC chemokine receptor 2) as new therapeutic targets, *Pharmacol Ther* 112:139–149, 2006.

Bledzka K, Smyth SS, Plow EF: Integrin αIIbβ3: from discovery to efficacious therapeutic target, *Circ Res* 112:1189–1200, 2013.

Boring L, Gosling J, Cleary M, et al: Decreased lesion formation in CCR2$^{-/-}$ mice reveals a role for chemokines in the initiation of atherosclerosis, *Nature* 394:894–897, 1998.

Brocker C, Thompson D, Matsumoto A, et al: Evolutionary divergence and functions of the human interleukin (IL) gene family, *Hum Genomics* 5:30–55, 2010.

Buckley TL, Bloemen PG, Henricks PA, et al: LFA-1 and ICAM-1 are crucial for the induction of hyperreactivity in the mouse airways, *Ann N Y Acad Sci* 796:149–161, 1996.

Cao H: Adipocytokines in obesity and metabolic disease, *J Endocrinol* 220:T47–T59, 2014.

Cutler A, Brombacher F: Cytokine therapy, *Ann N Y Acad Sci* 1056:16–29, 2005.

Dinarello CA: Historical insights into cytokines, *Eur J Immunol* 37(Suppl 1):S34–S45, 2007.

Garin A, Proudfoot AE: Chemokines as targets for therapy, *Exp Cell Res* 317:602–612, 2011.

Garlanda C, Dinarello CA, Mantovani A: The interleukin-1 family: back to the future, *Immunity* 39:1003–1018, 2013.

Gilbert J, Lekstrom-Himes J, Donaldson D, et al: Effect of CC chemokine receptor 2 CCR2 blockade on serum C-reactive protein in individuals at atherosclerotic risk and with a single nucleotide polymorphism of the monocyte chemoattractant protein-1 promoter region, *Am J Cardiol* 107:906–911, 2011.

Ginestier C, Liu S, Diebel ME, et al: CXCR1 blockade selectively targets human breast cancer stem cells in vitro and in xenografts, *J Clin Invest* 120:485–497, 2010.

Gonzalez-Amaro R, Sanchez-Madrid F: Cell adhesion molecules: selectins and integrins, *Crit Rev Immunol* 19:389–429, 1999.

Goodman SL, Picard M: Integrins as therapeutic targets, *Trends Pharmacol Sci* 33:405–412, 2012.

Gruber R: Cell biology of osteoimmunology, *Wien Med Wochenschr* 160:438–445, 2010.

Gu C, Wu L, Li X: IL-17 family: cytokines, receptors and signaling, *Cytokine* 64:477–485, 2013.

Hanna S, Etzioni A: Leukocyte adhesion deficiencies, *Ann N Y Acad Sci* 1250:50–55, 2012.

Huang AJ, Manning JE, Bandak TM, et al: Endothelial cell cytosolic free calcium regulates neutrophil migration across monolayers of endothelial cells, *J Cell Biol* 120:1371–1380, 1993.

Huang C: Receptor-Fc fusion therapeutics, traps, and MIMETIBODY technology, *Curr Opin Biotechnol* 20:692–699, 2009.

Ivashkiv LB, Donlin LT: Regulation of type I interferon responses, *Nat Rev Immunol* 14:36–49, 2014.

Jenny NS, Arnold AM, Kuller LH, et al: Soluble intracellular adhesion molecule-1 is associated with cardiovascular disease risk and mortality in older adults, *J Thromb Haemost* 4:107–113, 2006.

Kazi JU, Kabir NN, Flores-Morales A, et al: SOCS proteins in regulation of receptor tyrosine kinase signaling, *Cell Mol Life Sci* 71:3297–3310, 2014.

Kim C, Ye F, Ginsberg MH: Regulation of integrin activation, *Annu Rev Cell Dev Biol* 27:321–345, 2011.

Koelink PJ, Overbeek SA, Braber S, et al: Targeting chemokine receptors in chronic inflammatory diseases: an extensive review, *Pharmacol Ther* 133:1–18, 2012.

Kriegova E, Tsyrulnyk A, Arakelyan A, et al: Expression of CCX CKR in pulmonary sarcoidosis, *Inflamm Res* 55:441–445, 2006.

Kumar A, Abbas W, Herbein G: TNF and TNF receptor superfamily members in HIV infection: new cellular targets for therapy?, *Mediators Inflamm* 2013: 484378, 2013.

Lawrence MB, Kansas GS, Kunkel EJ, et al: Threshold levels of fluid shear promote leukocyte adhesion through selectins (CD62L,P,E), *J Cell Biol* 136:717–727, 1997.

Leal Vde O, Mafra D: Adipokines in obesity, *Clin Chim Acta* 419:87–94, 2013.

Ley K: The role of selectins in inflammation and disease, *Trends Mol Med* 9:263–268, 2003.

Ley K, Laudanna C, Cybulsky MI, et al: Getting to the site of inflammation: the leukocyte adhesion cascade updated, *Nat Rev Immunol* 7:678–689, 2007.

Luo BH, Carman CV, Springer TA: Structural basis of integrin regulation and signaling, *Annu Rev Immunol* 25:619–647, 2007.

Mahler DA, Huang S, Tabrizi M, et al: Efficacy and safety of a monoclonal antibody recognizing interleukin-8 in COPD: a pilot study, *Chest* 126:926–934, 2004.

Maussang D, Langemeijer E, Fitzsimons CP, et al: The human cytomegalovirus-encoded chemokine receptor US28 promotes angiogenesis and tumor formation via cyclooxygenase-2, *Cancer Res* 69:2861–2869, 2009.

Metcalf D: The colony-stimulating factors and cancer, *Nat Rev Cancer* 10:425–434, 2010.

Miyake M, Goodison S, Urquidi V, et al: Expression of CXCL1 in human endothelial cells induces angiogenesis through the CXCR2 receptor and the ERK1/2 and EGF pathways, *Lab Invest* 93:768–778, 2013a.

Miyake M, Lawton A, Goodison S, et al: Chemokine (C-X-C) ligand 1 (CXCL1) protein expression is increased in aggressive bladder cancers, *BMC Cancer* 13:322, 2013b.

Moraga I, Spangler J, Mendoza JL, et al: Multifarious determinants of cytokine receptor signaling specificity, *Adv Immunol* 121:1–39, 2014.

Mousa SA: Cell adhesion molecules: potential therapeutic & diagnostic implications, *Mol Biotechnol* 38:33–40, 2008.

Nakashima T, Takayanagi H: New regulation mechanisms of osteoclast differentiation, *Ann N Y Acad Sci* 1240:E13–E18, 2011.

Oppenheim JJ, Yang D, Biragyn A, et al: Chemokine receptors on dendritic cells promote autoimmune reactions, *Arthritis Res* 4(Suppl 3):S183–S188, 2002.

Ouchi N, Parker JL, Lugus JJ, et al: Adipokines in inflammation and metabolic disease, *Nat Rev Immunol* 11:85–97, 2011.

Porter JC, Hogg N: Integrins take partners: cross-talk between integrins and other membrane receptors, *Trends Cell Biol* 8:390–396, 1998.

Regis G, Pensa S, Boselli D, et al: Ups and downs: the STAT1:STAT3 seesaw of Interferon and gp130 receptor signalling, *Semin Cell Dev Biol* 19:351–359, 2008.

Sallusto F, Lanzavecchia A: Understanding dendritic cell and T-lymphocyte traffic through the analysis of chemokine receptor expression, *Immunol Rev* 177:134–140, 2000.

Schett G, Elewaut D, McInnes IB, et al: How cytokine networks fuel inflammation: Toward a cytokine-based disease taxonomy, *Nat Med* 19:822–824, 2013.

Schnabel RB, Baumert J, Barbalic M, et al: Duffy antigen receptor for chemokines (Darc) polymorphism regulates circulating concentrations of monocyte chemoattractant protein-1 and other inflammatory mediators, *Blood* 115:5289–5299, 2010.

Scholten DJ, Canals M, Maussang D, et al: Pharmacological modulation of chemokine receptor function, *Br J Pharmacol* 165:1617–1643, 2012.

Stuve O, Bennett JL: Pharmacological properties, toxicology and scientific rationale for the use of natalizumab (Tysabri) in inflammatory diseases, *CNS Drug Rev* 13:79–95, 2007.

Tacke F, Alvarez D, Kaplan TJ, et al: Monocyte subsets differentially employ CCR2, CCR5, and CX3CR1 to accumulate within atherosclerotic plaques, *J Clin Invest* 117:185–194, 2007.

Vainchenker W, Dusa A, Constantinescu SN: JAKs in pathology: role of Janus kinases in hematopoietic malignancies and immunodeficiencies, *Semin Cell Dev Biol* 19:385–393, 2008.

Vestweber D: Novel insights into leukocyte extravasation, *Curr Opin Hematol* 19:212–217, 2012.

Viola A, Luster AD: Chemokines and their receptors: drug targets in immunity and inflammation, *Annu Rev Pharmacol Toxicol* 48:171–197, 2008.

Wang X, Lupardus P, Laporte SL, et al: Structural biology of shared cytokine receptors, *Annu Rev Immunol* 27:29–60, 2009.

Zlotnik A, Yoshie O: The chemokine superfamily revisited, *Immunity* 36:705–716, 2012.

Zlotnik A, Yoshie O, Nomiyama H: The chemokine and chemokine receptor superfamilies and their molecular evolution, *Genome Biol* 7:243, 2006.

人类白细胞抗原：人类主要组织相容性复合体

第49章

Omar Roberto Fagoaga

要点

1. 主要组织相容性复合体（major histocompatibility complex，MHC）Ⅰ类分子包括 HLA-A、HLA-B 和 HLA-C；MHC Ⅱ类分子包括 HLA-DRB1、HLA-DQB1-DQA1 和 HLA-DPB1-DPA1，这些都是经典的"移植"抗原。
2. *MHC* 基因有着密切的联系，常以基因组合的形式完整地遗传给后代。
3. 临床治疗中将人类白细胞抗原（human leukocyte antigen，HLA）和等位基因的特性结合起来，力求最大限度地提高组织相容性，并尽量减少免疫反应对移植物的影响。这些进步促进了移植技术的发展，使其成为一种成功的替代病变组织的治疗方法。
4. HLA 配型通常对至少三个位点进行匹配：HLA-A、HLA-B、HLA-C 和 HLA-DR、HLA-DQB1、HLA-DQA1、HLA-DPB1、HLA-DPA1。所有三个基因位点匹配的个体被称为 6/6 个匹配或 0 个不匹配。
5. 患者可由于输血、妊娠或移植，被外来的特异性 HLA 分子致敏。供-受体间组织相容性的评估也包括这些致敏结果的检测。
6. HLA 分型的方法有很多种，包括血清学分型、细胞学分型和 DNA 分型等。DNA 分型明显优于其他方法。

个体的生存能力取决于免疫系统对许多外来物质（抗原）的识别和反应能力。尽管这种防御机制是机体在充满有害微生物的世界里生存的基础，但当在不同个体间进行组织移植时，这一防御系统会产生不利影响，甚至还会触发自身免疫反应。*MHC* 基因编码的Ⅰ类和Ⅱ类分子是免疫识别的基础（图 49-1）。在人体内，Ⅰ类分子和 β_2 微球蛋白组成异质二聚体，包括 HLA-A、HLA-B 和 HLA-C。Ⅱ类分子是由 α 链和 β 链组成的异质二聚体，包括 HLA-DR、HLA-DQ 和 HLA-DP。这些分子都是经典的移植抗原。MHC 上其他的基因区编码Ⅲ类分子（见第 50 章），包括 MHC 补体相关成分（C2、C4 和 Bf）、21 羟化酶（CYP21）、热休克蛋白（HSP）70 和肿瘤坏死因子（TNF）。

发生感染时，入侵的微生物可能感染细胞或被细胞吞噬降解为多肽片段。在细胞内（内质网上，Ⅰ类或 HLA-Ⅱ类分子部分），新生成的 HLA-Ⅰ类或Ⅱ类分子与来自微生物的抗原片段结合。一旦抗原片段与 HLA 分子结合被转运到细胞膜表面，T 淋巴细胞受体与抗原片段-HLA 分子复合物（免疫突触）相互作用，引发体液免疫和细胞免疫反应（图 49-2）。T 细胞特异性细胞膜分子 CD4 和 CD8 起到增强细胞相互作用和传递细胞内激活信号的作用。其他细胞膜分子可增加细胞间相互作用时的亲和力（如 CD2 及其配体、CD58[LFA-3]或 CD11a/CD18[LFA-1]及其配体、CD54[ICAM-1]），并传递共刺激信号（如 CD28 及其配体、CD80/CD86[B7]、CD40 及其配体和 CD154）。*MHC* 基因的多态性决定了 HLA Ⅰ类和Ⅱ类分子及其与其结合的抗原的特异性，导致物种个体之间免疫反应的差异。MHC Ⅰ类或Ⅱ类分子抗原片段复合物与 T 淋巴细胞反应的模式不仅适用于

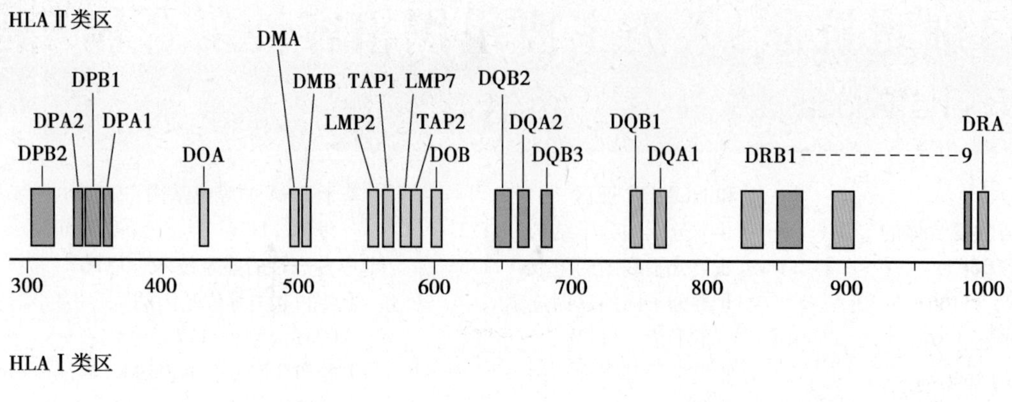

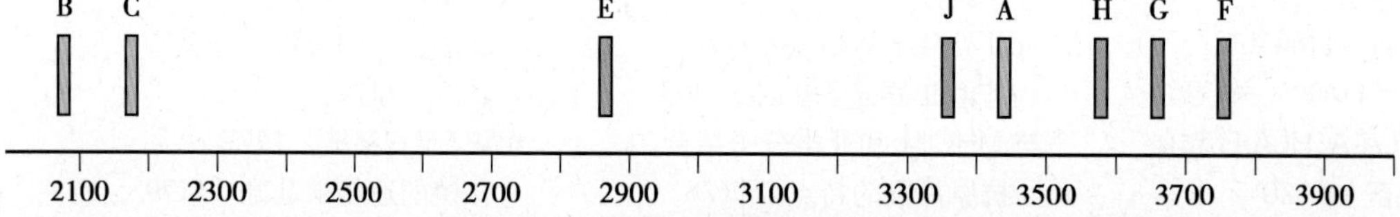

图 49-1 6 号染色体上 *MHC* 的基因图谱。*HLA*-Ⅱ类基因区上的 HLA-DPB2 位点靠近着丝点，HLA-F 位于端粒端。HLA-DRA 和 HLA-B 之间的区域未显示（由 Anthony Nolan Bone Marrow Trust 许可，见 www. anthonynolan. org. uk/hig）

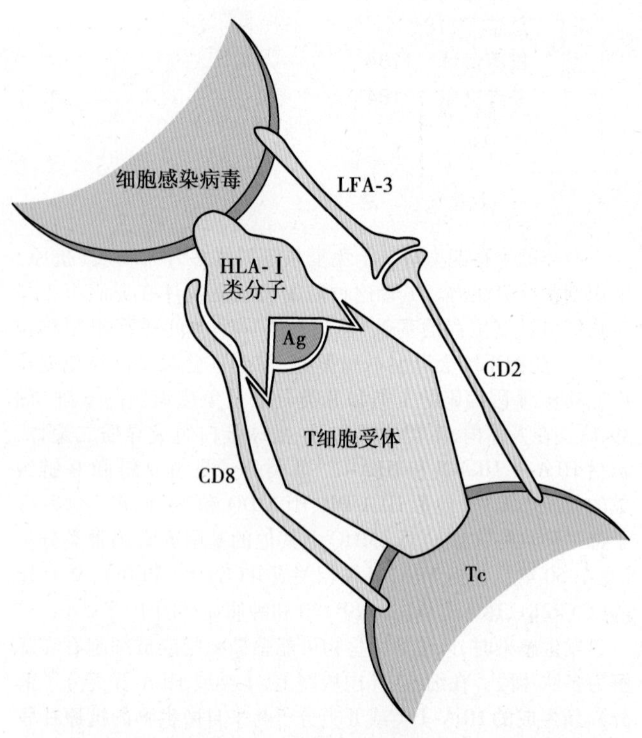

图 49-2 参与抗原识别的分子间的相互作用模型

入侵病原体的识别还适用于外来 HLA Ⅰ类和Ⅱ类分子（同种抗原）的识别以及自体抗原（自身抗原）的识别（见第 50 章）。

移植时，受者的免疫系统会将供者的 HLA-Ⅰ和 HLA-Ⅱ类分子识别为外来抗原，因此确保供-受者的组织相容性（即 HLA 匹配）十分必要。HLA-Ⅰ和 HLA-Ⅱ类分子在人群中具有较高的等位基因多态性，因此确保供受者间组织相容非常艰难，需要广大医务人员、HLA 分型工作者和供体组织协调员（如大型器官共享网络、登记处或造血祖细胞捐献者库）间的协作。

本章节将对人类 *MHC* 的基因产物 HLA-A、-B 和-C（Ⅰ类分子）和 HLA-DR、-DQ 和-DP（Ⅱ类分子）的遗传学、结构、功能、命名及检测技术进行讨论。本章还探讨了 HLA 配型对移植的重要性，最后在本章的末尾罗列了参考文献。表 49-1 提供了参考资料的相关网站。

表 49-1 HLA 移植相关网站

网址	备注
www. ashi-hla. org	美国组织相容性和免疫遗传学协会，HLA 分型标准
www. ebi. ac. uk/imgt/hla	HLA 序列数据库、等位基因提交和序列操作工具
www. anthonynolan. org. uk/hig	世界卫生组织命名的信息
www. ihwc. org orwww. ihwg. org	国际组织相容性研讨会
www. marrow. org	国际骨髓捐献计划
www. bmdw. org	世界骨髓捐献者
www. worldmarrow. org	世界骨髓捐赠者协会
www. cibmtr. org	国际血液和骨髓研究中心
www. ctstransplant. org	协作移植研究
www. unos. org	器官共享联合网络
www. nhgri. nih. gov	国际人类基因组研究所

主要组织相容性复合体的遗传学

遗传学基础

孟德尔第一定律，分离定律的本质是：遗传性状由分配给子代的遗传因子决定。这些现在被称为“基因”的遗传因子位于每个子代的染色体上（见第 68 章）。一个基因可以有多种形式（如等位基因）。人类是二倍体生物，每对同源染色体包括两个基因。在减数分裂过程中，同源染色体随机分离进入配子

(精子或卵细胞)中,确保只有一条染色体(单倍数染色体)进入到任何一个给定的配子中。当雄性和雌性配子体结合形成受精卵时,二倍体随之形成。如此,由一个基因控制的性状会以四种基因型的形式表现在子代中,每种基因型出现的概率相等,这就是分离定律和自由组合定律,同样也适用于MHC系统。以下罗列的是本章用到的遗传学术语(Crow,1976;www.nhgri.nih.gov):

基因:基本的遗传单位

染色体:基本遗传单位的载体

座位:基因在染色体上的位置

等位基因:单个位点上的基因的替换形式

纯合子:指同一位点上的两个等位基因相同

杂合子:指同一位点上的两个等位基因不同

共显性:每个位点的等位基因在杂合子中均表现出其特有的性状

基因型:生物体或个体的基因组成类型

表现型:基因表达所显现出来的外在性状

多态性:指一个群体中存在的两种或两种以上基因型

同源染色体:染色体对中相应的基因位点的两条染色体,一条来自父方,一条来自母方

交换:同源染色体中片段的交换,也称重组

异体(抗原、移植):指同种不同个体间的抗原差异

自体(抗原、移植):同一个体的组织或抗原(如自身的)

MHC 的组成

人类主要组织相容性基因复合体位于第6号染色体短臂(6p21)上,全长3600Kb,包括224个基因位点,其中128个是表达基因。约40%的表达基因具有免疫系统功能(Aguado et al,1999)。*MHC* 基因分布在6个亚区域,分别是:HLA-A、HLA-C、HLA-B、HLA-DR、HLA-DQ和HLA-DP(表49-2)。每个亚区域

表49-2 世界卫生组织认可的血清学分型的HLA抗原和DNA测序[†]分型的*HLA*等位基因举例[†]

HLA-A 类抗原	HLA-DQ 类抗原	HLA-A 的等位基因[‡]	HLA-DQA1 的等位基因[§]	HLA-DBQ1 的等位基因[§]
A1	DQ1	A * 0101~0104N	DQA1 * 0101- * 0105	DQB1 * 0501- * 0504
A2	DQ2	A * 02011- * 0230	DQA1 * 0201	DQB1 * 06011- * 0615
A203	DQ3	A * 03011- * 0304	DQA1 * 03011~0303	DQB1 * 0201- * 0203
A210	DQ4	A * 1101- * 1105	DQA1 * 0401	DQB1 * 03011- * 0309
A3	DQ5(1)	A * 2301	DQA1 * 05011- * 0505	DQB1 * 0401- * 0402
A9	DQ6(1)	A * 2402101- * 2420	DQA1 * 06011- * 06012	
A10	DQ7(3)	A * 2501- * 2502		
A11	DQ8(3)	A * 2601- * 2612		
A19	DQ9(3)	A * 2901- * 2904		
A23(9)		A * 3001- * 3007		
A24(9)		A * 31012- * 3104		
A2403		A * 3201- * 3203		
A25(10)		A * 3301- * 3304		
A26(10)		A * 3401- * 3402		
A28		A * 3601		
A29(19)		A * 4301		
A30(19)		A * 6601- * 6603		
A31(19)		A * 68011- * 6809		
A32(19)		A * 6901		
A33(19)		A * 7401- * 7403		
A34(10)		A * 8001		
A36				
A43				
A66(10)				
A68(28)				
A69(28)				
A74(19)				
A80				

SGE Marsh 许可,自 www.anthonynolan.org.uk/hig 改编

HLA,人类白细胞抗原;WHO,世界卫生组织

[†]表格的每一列都是独立的。括号中的数字表示不同的血清学型。某些血清学分型可能没有广泛的特异性。例如,A23(9)和A23都是正确的写法

[‡]HLA-A抗原所对应的HLA-A位点等位基因。HLA-A1抗原对应的等位基因为A * 0101或A * 0102或A * 0103。A * 0104N表示无效的或不表达的等位基因

[§]HLA-DQA1和HLA-DQB1等位基因与HLA-DQ抗原对应。DQ5(1)抗原由不同的DQA1和DQB1的组合编码,组合有(1)DQA1 * 0101和DQB1 * 0501和(2)DQA1 * 0101和DQB1 * 0502等位基因。过去,血清学区分名称是为了用单一的*HLA*等位基因区分具有某个血清学特异性的抗原(如A2区分为A203和A210;B7区分为B703;B39区分为B3901和B3902)。目前认为其他等位基因也可能编码带有这些血清学特异性的抗原,WHO命名委员会已经终止了这些区分

编码至少一种细胞的表面糖蛋白。在人类染色体上，每个位点上的 *MHC* 基因存在多个等位基因，呈高度多态性。*MHC* 基因是目前所知人体最复杂的多态系统（Parham et al，1995；表 49-2；www. anthonynolan. org/uk/hig）。*MHC* 基因编码的分子在免疫应答过程中发挥着重要作用，其多态性对物种生存至关重要，并且通过筛选在种群中保留下来。20 世纪 80 年代诞生的分子分型技术确定了 MHC 区的多态性。截至 2014 年 10 月（http://hla. alleles. org/nomenclature/stats. html），已确定的Ⅰ类基因和Ⅱ类基因的等位基因数分别超过 9232 个和 3010 个（图 49-3；http://hla. alleles. org/nomenclature/nomenclature_2009. html）。在新发现的遗传变异中，HLA-B 位点以 3693 个等位基因呈现出最大的变异性，其次是有 2946 个等位基因的 HLA-A 和至少有 2466 个等位基因的 HLA-C。相反，对Ⅱ类基因区而言，变异最大的是 DQB1 位点，有 712 个等位基因，其次是 DPB1 位点，有 472 个等位基因和 DQA1 位点，有 52 个等位基因。

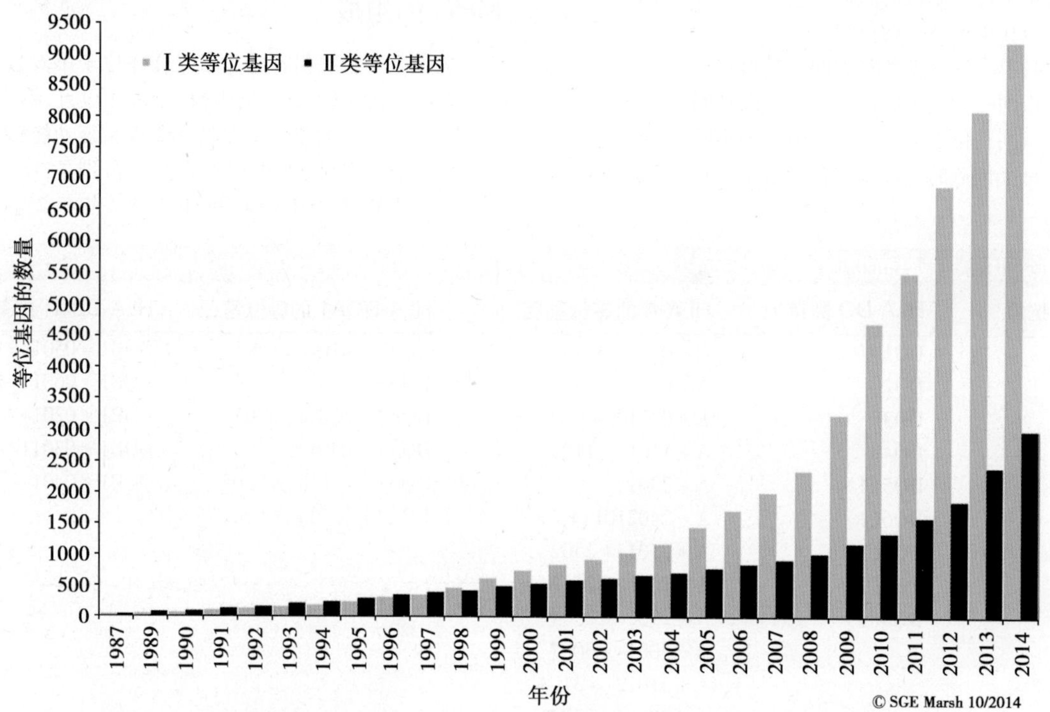

图 49-3　1987~2009 年发现的Ⅰ类和Ⅱ类等位基因的数量。这期间发现的等位基因数量的增加与 DNA 分型技术的应用有关；Ⅰ类等位基因包括 HLA-A、-B 和-Cw，Ⅱ类等位基因包括 HLA-DRB1、-DQB1、-DQA1 和-DPB1（数据来自 Anthony Nolan Research Institute. 见 http://hla. alleles. org/nomenclature/nomenclature_2009. html）

MHC 基因的定位

根据细胞遗传学对异常染色体的研究（如染色体易位），将 *MHC* 基因定位在 6 号染色体短臂上。根据减数分裂连锁分析（如家族间的交叉互换）和分子生物学技术（基因克隆、DNA 测序和脉冲场凝胶电泳），人们绘制了 *MHC* 基因图谱，用于确定 *MHC* 基因顺序和定位。分子生物学技术将 MHC 定位在一条长的 DNA 片段上。图谱上 *MHC* 基因按序包括：HLA-A、-C、-B、-DR、-DQ 和-DP，其中 HLA-A 集中在远离着丝点的一端（图 49-1）。

遗传

MHC 基因紧密连锁。连锁在同一条同源染色体上的基因的组合通常作为一个完整的遗传单位由亲代传给子代，这种遗传单位称为单倍型。每个个体遗传两个 MHC 单倍型，一个来自父系，一个来自母系，所以每个基因有两个等位基因。这些等位基因呈共显性表达，其遗传遵循孟德尔遗传定律中的分离定律。亲子遗传中，每个孩子分别从父亲和母亲遗传一个单倍型。若父亲的单倍型为 a 和 b，母亲的单倍型为 c 和 d，则子女的单倍型组合有 ac、ad、bc 和 bd 四种可能。因为遗传某种基因型的概率是随机的，所以一次交配中，子代出现四种基因型的概率都是 25%。有五个孩子的家庭中，如果不发生交叉互换，则至少两个孩子的 HLA 相同。尽管 *MHC* 基因紧密连锁，但有些家族中确实出现过交叉互换。两个连锁基因间交叉互换的频率可以推算基因分离的距离。分子实验数据显示，插入的 DNA 存在重组“热点”时总是可以增加或减少减数分裂过程中发生重组的可能性（Uematsu et al，1988）。

连锁不平衡

连锁不平衡（linkage disequilibrium）在某一群体中，不同基因位点的各等位基因出现在同一条单倍型上的频率与预期值之间存在明显差异的现象。假设两个等位基因出现的频率是 f1 和 f2，则在群体中每个等位预期出现的频率 $f_{预期}=f1\times f2$。实际存在的频率则取决于对该群体的家族型研究。连锁不平衡是人类 MHC 的遗传特征，从 HLA-A 到 HLA-DQ 都存在连锁不平衡。最典型的案例，高加索人中 A1、Cw7、B8、DR17（3）、DR52、DQ2 的单体型呈现典型的连锁不平衡，现已观察到实际频率是预期频率四倍的单体型。连锁不平衡的意义以及在免疫功能和疾病方面的应用见第 49 章“扩展单倍体型”部分的讨论。

种族差异

根据世界范围内人群的研究数据（Dausset & Colombani, 1973; Imanishi et al, 1992; Cadavid & Watkins, 1997; Bugawan et al, 1999）显示，同种族的 *HLA* 等位基因存在很大的差异，MHC 等位基因的单体型和连锁不平衡也存在差异。异基因造血干细胞移植捐赠者登记处和诸如美国国家骨髓库（National Marrow Donor Program, NMDP）等建立时就考虑到了这些方面的差异（Perkins & Hansen, 1994）。对任何一个患者来说，等位基因和单倍体出现的频率决定了寻找 *HLA* 基因配型无关的志愿者供体的数量。自 2013 年起，一些携带稀有 *HLA* 基因型的患者甚至不能从囊括 1.1 亿志愿者的 NMDP 名单中找到匹配的供者（图 49-4）。目前随着供体数量的增加及脐带血在移植上的应用，使患者更容易找到合适的配型（图 49-5）。可能是因为非遗

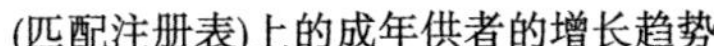

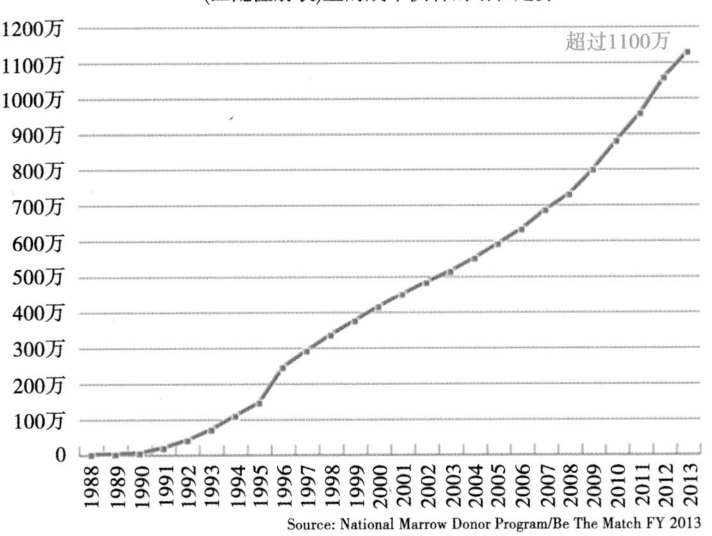

图 49-4　截至 2013 年，超过 1100 万造血干细胞和骨髓移植的捐献者已在国际骨髓捐赠者计划（National Marrow Donor Program）进行了注册（© National Marrow Donor Program, 2014. Used with permission. Amlessed at BeTheMatchClinical. org）

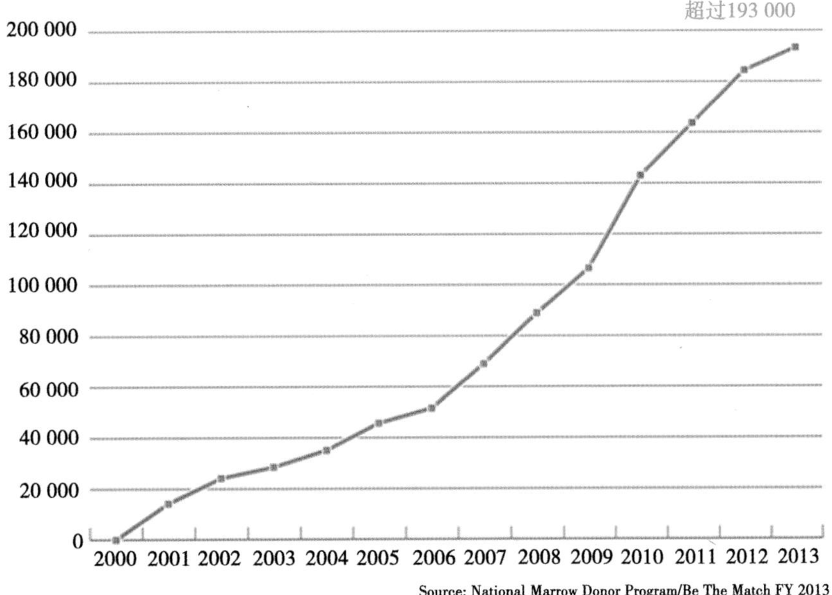

图 49-5　在过去十年中脐血份数逐步增长，主要用于小儿血液系统恶性肿瘤的治疗。供-受者间存在多个 HLA 位点不匹配也可以进行脐血移植（© National Marrow Donor Program, 2014. 已获授权，BeTheMatch-Clinical. org 获取）

传性母体抗原(noninherited maternal antigens,NIMA)的再暴露(van Rood et al,2009),使 HLA 不匹配的移植更能耐受脐带血造血祖细胞移植。另外,祖细胞移植方法学的改进可使患者在无法找到匹配供体的情况下接受移植(见第 38 章)。

Ⅰ类分子-HLA-A、HLA-B 和 HLA-C 亚区

人类中首先发现的 MHC 分子是 HLA-A 和 HLA-B(Dausset,1981;van Rood,1993)。由于这类分子参与抗体与白细胞的免疫反应,故称为人类白细胞抗原(HLA)。早在 20 世纪 20 年代白细胞抗体的概念就被提出,直到 20 世纪 50 年代才开始系统研究。1952 年,Dausset 证明了白细胞抗体(白细胞凝集素)的存在。由于这类白细胞凝集素不与自身白细胞反应,但可与 O 型血的其他个体的白细胞反应,故他认为这是一类同种异体抗体。此后不久 Payne 和 colleagues(1964 年)发现在发热性非溶血反应的输血患者的血清中经常包含白细胞凝集素并且具有同种异体特异性。1958 年,Dausset 发现首个 HLA 同种异体抗原 MAC(现在的 HLA-A2+HLA-28),并指出它是由基因决定的。

最初,人们认为白细胞抗原是某一单一基因位点的产物。通过研究家族中 HLA 上两个等位基因系的分离重组建立了双位点模型,每个位点具有多个等位基因。这两个等位基因位点分别被称为第一个等位基因系或 LA(现在的 HLA-A)和第二或四系列(现在的 HLA-B)。这些名字来源于 1967 年 Payne 对 LA1、2、3 等位基因系及 1969 年 van Rood 对 4a、4b 等位基因系的描述。1970 年首次提出第三位点,直到 1975 年在某一家族中 HLA-B 位点之间发生重组时,新位点才被确认。1975 年在国际组织相容性研讨会后,该位点正式被命名为 HLA-C。1981 年,Dausset 因他对人类 HLA 系统最初研究获得了诺贝尔医学奖。

Ⅰ类分子的结构

经典的Ⅰ类分子指人类的 HLA-A、HLA-B 和 HLA-C,由一条跨膜的糖基化多肽(重链,44kDa)与 β_2 微球蛋白(12kDa)以非共价键结合成的异质二聚体(图 49-6)(Bjorkman & Parham,1990)。其中Ⅰ类分子的重链跨越细胞膜,氨基端游离于细胞膜外。β_2 微球蛋白与重链的膜外段相连,这对于细胞表面的表达是必需的。Ⅰ类分子的重链的膜外段分为 α_1、α_2 和 α_3 等三个功能区,每个功能区约含 90 个氨基酸残基,其中氨基端的 α_1 功能区在第 86 个天冬酰胺残基处包含一个糖基化位点;跨膜段约含 24 个氨基酸,大部分是疏水性的;而细胞内羧基端主要由亲水性氨基酸残基组成,组成一簇残基基础与细胞膜的胞质面相连。

Ⅰ类分子的多态性(表 49-2 和图 49-3)(Bodmer et al,1997,1999)通过以下方法确定:①检测与 HLA 分子结合的Ⅰ类分子特异性抗体(同种异型抗血清和单克隆抗体);②在体外,细胞毒性 T 淋巴细胞(cytotoxic T lymphocytes,CTL)对外来的或同种异体的Ⅰ类分子产生识别和杀伤等致敏反应;③等电聚焦法分离Ⅰ类分子;④聚合酶链反应(polymerase chain reaction,PCR)对Ⅰ类分子等位基因进行 DNA 分型;⑤Ⅰ类分子等位基因进行核苷酸序列分析。Ⅰ类分子的多态性主要取决于

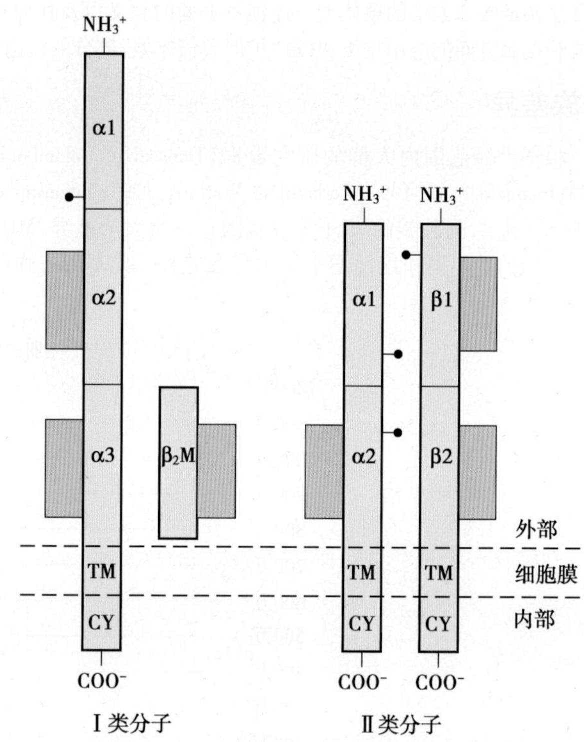

图 49-6 Ⅰ类和Ⅱ类分子结构的示意图

重链上 α_1 和 α_2 结构域氨基酸序列的差异。在 HLAⅠ类分子中,α_3 结构域呈高度保守。

X 线晶体衍射图分析结果揭示了Ⅰ类分子的三维结构,人们对 HLA 分子的结构有了新的认识(Bjorkman et al,1987)。胞外区的结构如图 49-7 所示。该分子包含两对相似的结构域:α_1 与 α_2 结构域具有相似的三级构象,α_3 结构域和 β_2 微球蛋白具有相似的三级构象。α_3 结构域和 β_2 微球蛋白分别由 4 股多肽链和 3 股多肽链通过二硫键结合成两个反向平行的 β 折叠片层。α_3 与 α_2 结构域通过这些 β 折叠片层相互作用,其结构与免疫球蛋白恒定区相似。α_1 和 α_2 结构域成对形成八条 β 折叠片层。片层的顶端由两个 α 螺旋形成一个凹槽,是Ⅰ类分子结合抗原肽片段的位点(图 49-7)。凹槽的侧壁和底部由组成螺旋的氨基酸侧链和 β 折叠片层共同构成。凹槽内的很多氨基酸都呈现多态性,造成了与不同Ⅰ类分子等位基因产物抗原特异结合的等位基因特异性的差异(Stern & Wiley,1994)。凹槽螺旋区的其他残基在 T 淋巴细胞识别Ⅰ类分子抗原肽复合物时与 T 细胞受体相互作用(图 49-2)。

Ⅰ类分子基因的组成

HLA 重链由位于人第 6 号染色体 *MHC* 基因编码(图 49-1)(Shiina et al,1999),呈高度多态性,而 β_2 微球蛋白的编码基因位于第 15 号染色体上,目前在人类中不存在多态性。典型的Ⅰ类分子基因由 8 个外显子编码。第一个外显子编码 5' 端非翻译区及 1 个疏水前导肽,外显子 2~4 编码 3 个细胞外结构域,外显子 5 编码跨膜区,外显子 6 和 7 编码胞内区,外显子 8 则编码 3' 端非翻译区,包括 poly(A)加尾。外显子中间的插入序列(内含子)可转录成 RNA,但在生成 mRNA 的时候被剪

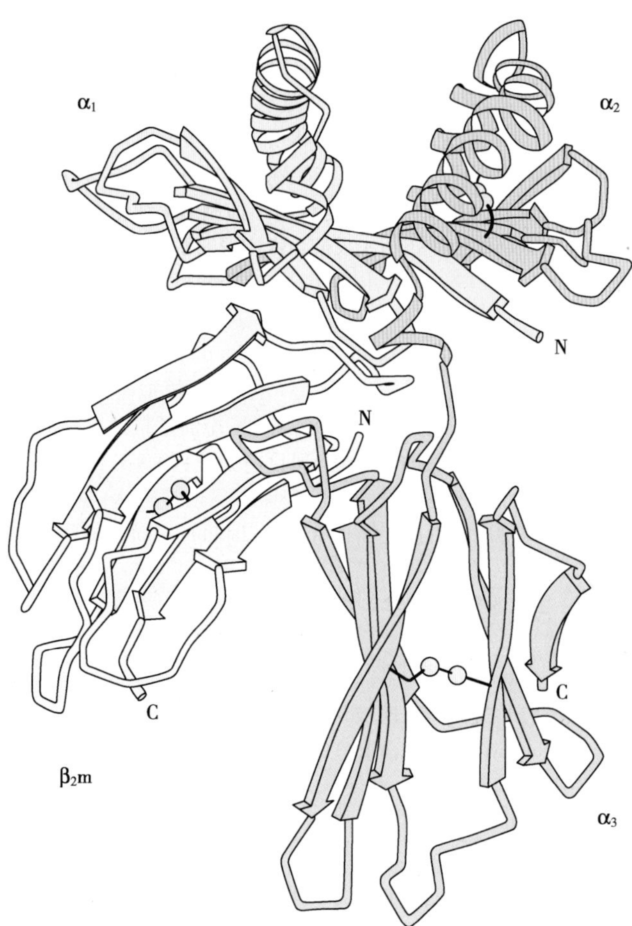

图 49-7 HLA-Ⅰ类分子胞外部分的三维模型(已获许可 Bjorkman PJ, Saper MA, Samraoui B, et al: Structure of the human class Ihistocompatibility antigen, HLA-A2, Nature 329:506,1987)

切掉。

Ⅰ类分子基因表达的调节

HLA-Ⅰ类分子是表达在多种细胞膜表面的一种跨膜糖蛋白,然而其表达水平有很大的变化(Singer & Maguire,1990)。$β_2$-微球蛋白淋巴样细胞高表达Ⅰ类分子,其中 HLA-C 的表达量比 HLA-A 或 HLA-B 低 10 倍(Le bouteiller1994);在 HLA-C 启动子的Ⅰ区(增强子 A)存在一个突变的控制转录的顺式调控元件,导致 HLA-C 的转录和表达降低(Neefjes & Ploegh,1988)。等待肾脏移植的患者由于在透析过程中接受了多次随机输血,因此其体内的 HLA 分子表达的差异也反映了同种异体致敏的程度及抗原特异性;另外移植后的大多数肾脏因 HLA-A、B 或 A 和 B 供者特异性抗体的存在发生排斥反应,只有少数因 HLA-Cw 供者的特异性抗体发生排斥;Ⅰ类分子不能在诸如脑细胞、肌细胞和精子细胞膜测到。位于Ⅰ类分子基因上游的序列元件与调控因子结合控制Ⅰ类分子在细胞表面的表达。在免疫应答过程中,细胞因子(如干扰素 γ 和 TNF)可结合到上游调控元件上,上调Ⅰ类分子基因在细胞表面的表达。肿瘤及某些病毒(如人类免疫缺陷病毒)可以抑制Ⅰ类分子基因的表达(Brodsky et al,1999)。

Ⅰ类分子的功能

HLA-A、-B 和-C 分子在免疫应答中起重要作用。首先,在适应性免疫反应中,Ⅰ类分子与由蛋白降解或在胞质中合成的抗原肽结合,之后转运到细胞膜,被 T 淋巴细胞上的抗原受体识别(见第 45 章)。Ⅰ类分子将抗原呈递给 T 细胞,T 细胞识别后即可对外来物质(如病毒、恶性细胞的异常蛋白)产生细胞毒性反应。在细胞质中,内源性抗原(如自体蛋白、病毒或异常蛋白)分解成抗原肽片段(Rock & Goldberg,1999)。这些抗原肽片段转移到内质网上,与新合成的Ⅰ类分子顶端的槽结合,随后转移到细胞表面(Hansen & Lee,1997;Pamer & Cresswell,1998)(图 49-2)。位于 MHCⅡ类分子基因区的四个基因也参与了该过程(图 49-1 和图 49-8)。其中 *LMP2* 和 *LMP7* 基因编码大分子结构的蛋白酶体,降解细胞质中的蛋白质(Tanaka et al,1997)。另外两个基因(*TAP1* 和 *TAP2*)编码肽转运载体,将细胞质中的多肽转移到内质网(Momburg & Hammerling,1998)。这些与Ⅰ类分子结合的肽可被 CD8+CTL 识别(Jorgensen et al,1992)。针对该机制的研究显示,在体外用病毒感染刺激自体细胞可形成 CTL。靶细胞的识别和裂解对于最初病毒株来说是特异的。而这一过程也受Ⅰ类分子的等位基因多态性影响,只有病毒感染的靶细胞与响应的 T 细胞有共同的Ⅰ类分子等位基因的产物时,靶细胞才能裂解(Zinkernagel,1997a,1997b)。该现象称为 MHC 限制性。Zinkernagel 和 Doherty 对 MHC 限制性概念在免疫学上的重要性的认识获得了 1996 年诺贝尔医学奖。

其次,表面表达的Ⅰ类分子可通过保护靶细胞免于 NK 细胞裂解、阻止杀伤细胞的激活、作用于抑制性受体(KIR)在先天免疫反应中发挥重要作用。与 CTL 不同的是,NK 细胞不需要通过识别与Ⅰ类分子复合物结合的抗原肽来激活,可直接裂解和摧毁细胞表面缺失经典的 HLA-Ⅰ类分子表达的靶细胞,这种先天机制使 NK 细胞通过降低Ⅰ类分子表达从而逃避 CTL 识别,在病毒和肿瘤细胞的免疫监视中起到重要作用(Lanier,1998;Long,1999)。

NK 细胞受体主要分为两种:①C 型凝集素受体 CD94/NKG2,编码基因位于 12 号染色体上;②杀伤细胞免疫球蛋白样受体(KIR),编码基因位于 19 号染色体上。NK 细胞的功能在抑制受体和活化受体的调节中取得平衡。两种类型的受体均可识别 HLAⅠ类配体,例如 KIR2D 受体根据第 77 和 80 个密码子的特异性氨基酸残基(如 77 号位天冬酰胺 80 号位赖氨酸和 77 号位丝氨酸 80 号位天冬酰胺)识别 HLA-C 的配体;KIR3D 受体识别 HLA-Bw4/Bw6 多态性;CD94/NKG2 受体识别 HLA-E 分子与 HLA-A、-B、-C 和-G 的某些等位基因产物的前导肽组成的复合物(Brooks et al,1999)。

NK 细胞能特异性地识别和杀伤不表达特定的Ⅰ类分子的异体细胞(即"丢失自我")(Valiante et al,1997),这种现象在 HLA 高度匹配的供受者移植时,当一方是杂合子(如供者:Bw4、BW6)而另一方为纯合子(受者 BW6)也可发生。因此造血祖细胞移植时,具有 Bw4 特异性的 NK 细胞的供者可能裂解无 Bw4 特异性的受体细胞。在某些例子中,这种反应可能是单向的,如果供体不缺乏受体表达的任何 HLA 分子,受者的 NK 细胞将无法检测到任何"自我丢失"。由于 NK 细胞具有一定的抗辐射性，占外周血淋巴细胞亚群的10%~15%，因此NK细胞的反应是相当可观的。然而NK细胞活性对移植效果的影响目前尚不清楚（Ruggeri et al，1999）。自此以后，基于对NK细胞功能的新知识，为改善无关供-受者间的移植结果，一些供者筛选策略已被采纳（Benjamin et al，2010）。这些策略包括：①受体的配体模型；②缺失的配体模型或供-受者KIR配体不匹配；③自然杀伤细胞毒性模型；④*KIR*基因-基因模型或基于B单倍体的供体选择。这些策略产生了不同的结果，而这一结果取决于恶性肿瘤的类型；例如，基于供者自然杀伤细胞受体的*KIR*基因-基因模型的供者选择，提高了急性粒细胞白血病（AML）患者的生存期，但不能提高急性淋巴细胞白血病（ALL）的生存期（Cooley et al，2010）。另外，用KIR-HLA配体不匹配模型进行半相合NK细胞移植已成功地用于治疗儿童AML，且移植前后不用过多的干预（Rubnitz et al，2010）。

其他Ⅰ类分子基因

目前通过基因克隆的方法在6号染色体短臂Ⅰ类分子基因区已发现20余种非经典或Ⅰb类分子基因（Aguado et al，1999）。许多这类基因都是伪基因，其中有一些编码和表达类似于Ⅰ类分子的mRNA或HLA-E、HLA-F和HLA-G分子。这些分子也许是免疫自适应和先天性免疫的关键调控者（O'Callaghan & Bell，1998）。这些基因在结构上与经典的HLA-Ⅰ类基因相似，所编码的多肽也与β_2微球蛋白有关。HLA-A、HLA-B和HLA-C三个基因位点存在多个等位基因，呈高度多态性，非经典HLA-E、F和*G*基因位点的多态性显著低于经典Ⅰ类分子基因。另外，与经典的Ⅰ类分子相比，非经典的Ⅰ类分子在细胞表面低表达，这类Ⅰb类分子在不同细胞上的分布大有不同。

HLA-G

HLA-G分子主要分布于母胎界面绒毛外滋养层细胞，在母胎耐受中发挥功能（Le Bouteiller & Blaschitz，1999）。HLA-G分子是至少3种NK细胞或其他细胞抑制性受体的配体，保护侵入的胎盘组织免受NK细胞的细胞毒作用。尽管HLA-G分子可以结合，并将处理过的抗原（如多肽）递呈给T细胞，但种类远远少于经典的Ⅰ类分子。HLA-G表达的调节也与经典型Ⅰ类分子基因不同，HLA-G没有干扰素应答信号，因此它不属于干扰素诱导。根据假设HLA-G分子可溶性形式可能在妊娠期间充当一种特殊的免疫抑制剂（Le Bouteiller & Blaschitz，1999），近期研究结果证实了这一观点。在妊娠早期，HLA-G大量存在于胎盘绒毛膜上，足月时，HLA-G的表达量大大下降，这与HLA-G分子可以保护同种异体的胚胎逃避母体NK细胞的免疫监视的理论相符（Agrawal & Pandey，2003）。HLA-G的这些功能表示它有可能在受体对移植组织的耐受中发挥作用。综上所述，值得关注的是如果接受肝肾移植的受者的血清中含高浓度的HLA-G分子，急性排斥反应发生率较低，无需过多免疫抑制治疗（Creput et al，2003）。

HLA-E

HLA-E在抑制NK-细胞介导的细胞溶解过程中发挥作用。HLA-E分子与经典型Ⅰ类分子前导序列和HLA-G重链组成的疏水性肽链结合。HLA-E将这些结合肽转移至细胞表面供NK细胞识别，提供了抗原呈递通路完整性的检查（Lee et al，1998a，1998b；O'Callaghan & Bell，1998）。皮肤移植的转基因小鼠模型表明，HLA-E分子可能是移植抗原（Pacasova et al，1999）。最新的研究表明，宿主NK细胞可以识别同种异体移植细胞的HLA-E分子，并对其产生耐受，即使该分子与供体肽结合。探索HLA-E的免疫耐受有助于抑制NK细胞介导的移植排斥反应及移植物抗宿主反应（GVHD）的研究（Matsunami et al，2002）。

HLA-F

HLA-F的功能目前还不清楚。用计算机模拟出HLA-F分子某些氨基酸残基组成的抗原肽结合槽，扮演了抗原呈递的角色（O'Callaghan & Bell，1998）。到目前为止，HLA-F仅在侵入母体蜕膜表面的绒毛外滋养细胞表面出现正常表达，在EB病毒感染的类淋巴母细胞表面也有表达（Ishitani et al，2003）。

Ⅱ类分子-HLA-DR、HLA-DQ和HLA-DP亚区

人类的Ⅱ类分子首次被认识是由于其在混合白细胞培养（mixed leukocyte culture，MLC）时能刺激同种异体T细胞。在1975年国际组织相容性大会上，MLC用于定义HLA-D的等位基因序列（Thorsby & Piazza，1975）。由于MLC需要7天才能获得结果，因此人们建立了快速检测HLA-D分子的血清学检测方法。1975年通过这种方法发现同种异体抗血清中含有与由细胞技术确认的HLA-D特异性分子密切相关的某种分子结合的抗体（Dausset，1981）。在1977年的国际组织相容性大会上，这一血清学特异性根据其D相关的特异性被定义为DR，与HLA-D和HLA-DR相关，但不完全相同。通过血清学检测和遗传、免疫化学的研究相结合，人们发现了其他Ⅱ类分子，包括DR52、DR53、DR51和DQ。20世纪80年代晚期，通过细胞学技术确认了另一个Ⅱ类分子（Shaw et al，1981）。这类分子（现在称为HLA-DP）最初认为是一种次级B细胞抗原（SB），在原代MLC时通常很弱或难以测定，需要在培养过程中二次刺激才能检测。随后通过分子生物学技术确定了这些基因在MHC上的定位及基因序列（Beck & Trowsdale，1999）。

Ⅱ类分子的分子结构

已经明确的Ⅱ类分子包括HLA-DR、DQ和DP分子，它们是由α链（33~35kDa）和β链（26~28kDa）以非共价键结合组成的异质二聚体跨膜糖蛋白分子（Gorga，1992）。两多肽链跨越细胞膜，其氨基端位于胞外。α链和β链的细胞外区各含两个约90个氨基酸残基组成的结构域，分别为α_1、α_2和β_1、β_2。α链上有两个碳水化合物，分别位于第78个和第118个氨基酸处，一个是高甘露糖，另一个是复合型多糖。β链在第19个氨基酸处有一个复合型寡糖区。α链和β链的氨基端α_1和β_1结构域的氨基酸残基具多态性，但靠近细胞膜的α_2和β_2区域氨基酸序列高度保守，与免疫球蛋白恒定区具有同源性。疏水跨膜区（23个氨基酸）和一个小的胞质内区域（8~15个氨基酸）由约12个氨基酸的结构域在次胞外区连接。

基于晶体学的研究，Ⅱ类分子的三维结构与Ⅰ类分子类似（Brown et al，1993）（图49-7）。Ⅱ类分子中的顶端，α链和β链的α_1和β_1结构域形成8个反向平行的β片层，顶部由2个α螺旋形成抗原结合凹槽。α_2和β_2结构域各自形成2个反向平行的β片层支撑顶部的凹槽。与Ⅰ类分子相似，Ⅱ类分子的抗原结合槽中许多氨基酸都呈现多态性，肽结合性的特异性不同是由Ⅱ类分子等位基因的差异导致的。

与Ⅰ类分子相似，Ⅱ类分子也呈高度多态性（表49-2和图49-3）（Bodmer et al，1997，1999；Marsh et al，2002）。Ⅱ类分子的多态性由以下方法测定：①根据结合到Ⅱ类分子上的特异性Ⅱ类抗体（同种异体抗血清和单克隆抗体）确定；②在体外，通过异基因增殖性T细胞在外源性Ⅱ类分子作用下识别并增殖反应来确定；③双向凝胶电泳分离Ⅱ类分子；④限制性片段长度多态性检测法：利用多种限制性内切酶对Ⅱ类分子基因进行酶切，然后用位点特异性探针与之杂交；⑤利用PCR技术对Ⅱ类分子等位基因进行分型；⑥Ⅱ类分子基因的核苷酸测序。大多Ⅱ类分子多态性主要取决于两条多肽链上α_1和β_1结构域的氨基酸序列的差异。

Ⅱ类分子基因的组成

与Ⅰ类分子相比，编码Ⅱ类分子α和β链的基因是MHC上一段长达1100kb的基因片段（图49-1和图49-8）（Beck & Trowsdale，1999）。Ⅱ类基因区包括DR、DQ和DP三个亚区，每个亚区都编码至少一个表达性的A（编码一个α链）和B（编码一个β链）基因。序列比对显示Ⅰ类、Ⅱ类分子的基因是在这个基因复合体进化过程中由一系列连续基因复制而成的。Ⅱ类分子基因原始重复区可能形成了原始*A*基因和*B*基因。后来更多新的基因复制产生了含有多个基因的DR、DQ和DP亚区。

一个典型的*A*基因包含5个外显子：①5'端非编码区及前导序列；②α_1功能区；③α_2结构域；④连接肽、跨膜区、胞质区尾部和部分3'端非翻译区；⑤剩余的3'端非翻译区，包括poly（A）附加信号。编码β链的基因与编码α链的基因相似，但在胞质区尾部多了一个外显子。

DR亚区

根据DR亚区单倍型不同，DR亚区编码一个或二个DR分子（Bodmer et al，1997，1999）。该亚区包含单独表达的*DRA*基因，其在不同的单倍型中相似，仅在胞质结构域中存在单个保守氨基酸置换。

*DRB1*基因是离着丝点最近的*DRB*基因（图49-8），编码一个呈高度多态性的β链，与相应的α链一起组成血清学分型中的DR1到DR18特异分子。这一分子是细胞表面的主要Ⅱ类分子，占细胞表面的Ⅱ类分子的半数以上。DRB1等位基因在核苷酸序列序上就存在差异，因此在氨基酸序列上也有很大差异。

第二表达的*DRB*基因仅出现在某些Ⅱ类分子单倍型中，位于DRB1和DRA位点之间（图49-8）。在表达DR等位基因（DRB1＊03、＊11、＊12、＊13和＊14）的细胞中，第二*DRB*基因被命名为DRB3（后文将介绍HLA的命名方法）。*DRB3*基因也呈多态性，但是其等位基因的数量比DRB1约少10倍。*DRB3*基因编码的产物与*DRA*基因编码的产物共同组成带有DR52血清特异性的DR分子。在表达DRB1＊04、＊07和＊09等位基因的细胞中，第二*DRB*基因被命名为DRB4。DRB4编码的产物与*DRA*基因编码的产物共同组成血清特异性的DR53分子。在表达DRB1＊15和＊16等位基因的细胞中，第二*DRB*基因被命名为DRB5，DRB5编码的产物与DRA编码的产物共同组成血清特异性DR51分子。表达DRB1＊01、＊08或＊10等位基因的单倍型通常没有第二个*DRB*基因位点。当然也有例外，研究发现了携带有DRB1＊15不携带*DRB5*基因位点的单倍型（Wade et al，1993）。

DQ亚区

DQ亚区含一套A和*B*基因，命名为DQA1和DQB1，编码DQ1~9血清型的异质二聚体DQ分子（表49-2和图49-8）（Bodmer et al，1997，1999）。DQ分子约占所有表达于细胞表面Ⅱ类分子的15%~20%。DQA1和*DQB1*基因呈多态性，蛋白质又存在反式和顺式两种结构，故杂合子可能会在细胞表面表达4种DQ分子（图49-9）。DQ亚区上其他的类A和*B*基因，如DQA2和DQB2与DQA1和*DQB1*基因十分相似，但不表达功能蛋白产物。

DP亚区

DP亚区含两套A和*B*基因（图49-8）。其中一套DPA1和DPB1共同编码DP分子蛋白产物。另一套为伪基因。DPA1和*DPB1*基因均呈高度多态性（Bodmer et al，1997，1999）。DP分子在细胞表面表达的水平很低。

Ⅱ类分子区的基因连锁不平衡

DRB1/DRB3、DRB1/DRB4、DRB1/DRB5和DQA1/DQB1是最常见的特定等位基因组合。α和β链配对的能力对DQA1/DQB1等位基因具有调控作用（Kwok et al，1993）。在人

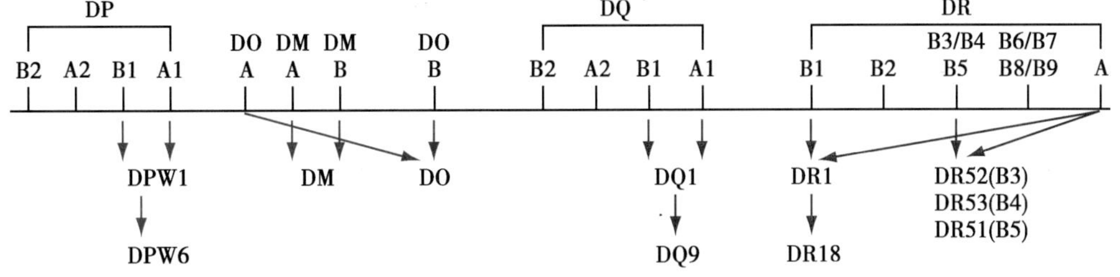

图49-8 人类主要组织相容性复合体Ⅱ类分子基因区图谱。各个亚区编码的基因产物如列表所示，不涵盖所有基因

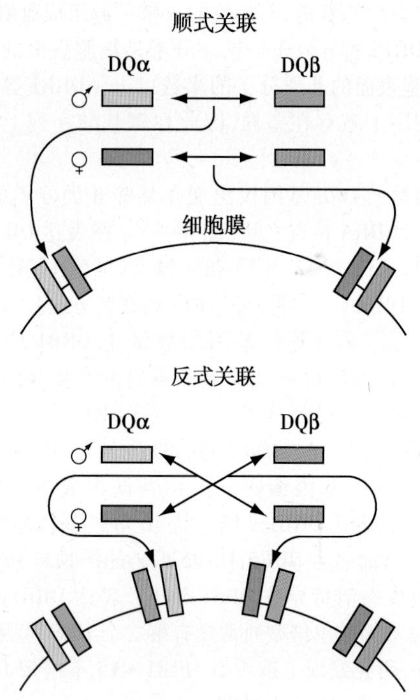

图 49-9 DQα 和 DQβ 链间的顺式和反式关联模型

群中,DR 和 DQ 等位基因同时出现在同一条染色体上的实际频率比预期频率高,这就造成了连锁不平衡。这些组合在不同种族群体中存在显著差异。如:DRB1 * 1101、DQB1 * 0501(DR11[5])、DQ5[1],DRB1 * 0901、DQB1 * 0303(DR9,DQ9[3])这两种单体型常见于非洲人群,而这类 DR-DQ 组合在高加索人群中却很少见。由于 DP 位点和 DR/DP 位点的基因常发生重组,因此 DR/DQ 和 DP 等位基因的连锁不平衡就很少见。常见 DRB1/DQA1/DQB1 单体型已公布(Begovich et al,1992;Imanishi et al,1992)。

Ⅱ类分子基因表达的调控

Ⅱ类分子 HLA-DR、-DQ 和-DP 主要表达于免疫系统的抗原递呈细胞(antigen-presenting cells,APCs)中,包括单核细胞、巨噬细胞、树突状细胞、B 细胞和肿瘤细胞等。其中,HLA-DR 的表达量最高,其次是 HLA-DQ,HLA-DP 的表达量最低(Glimcher & Kara,1992;Guardiola & Maffei,1993)。与Ⅰ类分子相同,Ⅱ类分子的差异表达反应在抗原特异性上,等待肾移植的患者可对这些特异性抗原发生免疫反应。大多肾移植排斥反应由 HLA-DR 和 HLA-DQ 分子特异性抗体引起,少数由 HLA-DP 分子特异性抗体引起。DNA 测序发现,Ⅱ类分子编码基因的上游对表达至关重要,通过与该区域结合的蛋白控制Ⅱ类分子基因的表达。改变 5'调控 DNA 序列的蛋白结合能力可消除Ⅱ类分子的表达,导致了一种免疫缺陷,被称为裸淋巴细胞综合征(bare lymphocyte syndrome,BLS)(Kovats et al,1994;Mach et al,1996)。多种细胞Ⅱ类分子的表达可由 γ 干扰素(IFN-γ)诱导(Glimcher & Kara,1992;Mach et al,1996),其他细胞因子也可影响其表达(Guardiola & Maffei,1993)。在抗原递呈细胞内(APCs),尤其是树突状细胞内,Ⅱ类分子的表达受到抗原沉积和炎症反应的调控。Ⅱ类分子抗原肽的表达水平及其作用于成熟 APCs 细胞的共刺激信号在移植和自身免疫性疾病中可能扮演了重要角色(Nepom & Erlich,1991;Banchereau & Steinman,1998)(见第 49 章)。

Ⅱ类分子的功能

Ⅱ类分子是免疫反应中的抗原受体(图 49-2),可与处理过的外源性抗原(如细菌)肽片段结合。外源性抗原通过细胞内吞作用进入细胞并在次级溶酶体中消化成为外源性抗原肽片段,与新合成的Ⅱ类分子结合(Watts,1997)。Ⅱ类基因区 DM 和 DO 编码的蛋白可促进抗原肽片段与Ⅱ类分子的结合(图 49-8),Ⅱ类分子凹槽的氨基酸残基多态性也影响抗原肽的结合。Ⅱ类分子与抗原肽结合的复合物,被转运至细胞表面显示,循环 T 细胞将其识别。

CD4+T 细胞的表面抗原受体与抗原肽Ⅱ类分子复合物的结合激活了细胞(Jorgensen et al,1992)。体外实验发现,自身ⅡAPCs 与抗原孵育后可以被效应 T 细胞识别。对Ⅰ类分子而言,效应 T 细胞对抗原肽的识别受 *MHC* 等位基因多肽性的影响。效应 T 细胞在启动抗原肽与特定Ⅱ类分子等位基因产物结合,进行抗原递呈的过程中发挥特异性作用(MHC 限制性)(Rosenthal & Shevach,1973)。

每种被抗原肽Ⅱ类分子复合物激活的 T 细胞都有一种或数种功能(Paul & Seder,1994)。CD4+T 细胞可以使 B 细胞向产生抗体的浆细胞分化,也可使其他 T 细胞分化为细胞毒 T 细胞或抑制性 T 细胞。此外,T 细胞本身就可以充当细胞毒细胞,直接杀伤靶细胞(比如,表达 MHC-Ⅱ类分子的细胞与特异性抗原结合),也可以充当抑制细胞抑制免疫反应。T 细胞还能产生许多重要的生物学分子(如 IFN-γ),放大免疫反应并增加靶细胞 MHC 分子的表达。另外 T 细胞还能产生 IL-2 等生长因子,这些生长因子对从造血祖细胞到成熟淋巴细胞的很多细胞都有影响。

其他Ⅱ类分子基因

目前已报道 4 种能表达蛋白质产物的其他Ⅱ类分子基因,包括 *DOA*、*DOB*、*DMA* 和 *DMB*(图 49-8)。*DMA* 和 *DMB* 编码的蛋白质形成 DM 异质二聚体,*DOA* 和 *DOB* 编码的蛋白质形成 DO 异质二聚体。这些基因产物不表达在细胞表面,而是表达在细胞内,定位在专门的细胞内新合成的Ⅱ类(DR、DQ、DP)分子与抗原肽的结合部位。DM 分子调节肽与 HLA-DR、-DQ 和-DP 结合,提供分子伴侣和编辑器的作用(Morris et al,1994),以利于稳定结合肽的产生。DO 分子具有负性调节 DM 功能(van Ham et al,1997)。

与 MHC Ⅰ和Ⅱ类分子结合抗原片段的特点

作为抗原受体,Ⅰ类分子和Ⅱ类分子的功能是相似的,但它们所连接的抗原肽具有不同的特征(Cresswell,1994;Engelhard,1994)。在细胞内合成的抗原肽(如病毒抗原等内源性抗原)与Ⅰ类分子在内质网上结合。而通过内吞作用进入细胞的颗粒型或可溶性抗原(外源性抗原)与Ⅱ类分子在胞内小体结合。Ⅰ类分子和Ⅱ类分子都能在这些地方选择性地与自体肽连接,自体肽来源于正常细胞的蛋白质降解,其中,一部分自体肽是组织相容性分子片段自身。通常,由于自身免疫系统耐受,这些自体肽与 MHC 分子的结合不会激活 T 细胞。但是这些自体肽可能会触发免疫反应,启动自毁过程,引发自身免疫(Nepom & Erlich,1991)(见第 51~53 章)。

在个体中,抗原肽仅在肽段长度合适且含有特定的氨基酸序列或基序时才能与一个或多个特异的 MHC 分子结合。如与 A*02:01 编码的 HLA 分子结合的抗原肽的特定模体中第 2 个氨基酸残基是亮氨酸(或蛋氨酸、异亮氨酸),第 3 个氨基酸残基是亲水性氨基酸,第 9 个氨基酸残基则是相似的缬氨酸(或亮氨酸、异亮氨酸、丙氨酸)。这些组成特定基序的氨基酸残基称为肽的“锚定”残基。同一位点不同等位基因(如 HLA-A*02:03、*02:11 或*03:01)编码的 HLA 分子或者不同基因位点(如 B*40:01 或 DRB1*04:06)编码的不同的 HLA 分子,结合抗原肽的基序是不同的。形成肽基序的氨基酸与抗原结合槽内的 MHC 分子结合在一起(Stern & Wiley,1994)。排列在 MHC 分子抗原肽结合槽中的氨基酸残基具有多态性,因此与之结合的不同 MHC 分子的抗原肽也具有不同的特异性。

与Ⅰ类分子结合的肽段的长度为 9~10 个氨基酸。肽段的羧基末端和氨基末端都埋在Ⅰ类分子结合槽中,形成一个“封闭”的抗原肽-MHC 复合体。与Ⅱ类分子结合的肽段较长,由 12~30 个氨基酸组成。在保证锚定残基嵌套在肽段的中心部位的基础上,羧基末端和氨基末端延伸到Ⅱ类分子结合槽之外,形成一个“开放”的抗原肽-MHC 复合物(Stern & Wiley,1994)。

外源性 MHC 分子的识别

异体识别包括 T 淋巴细胞对异体细胞 MHC 分子的识别,识别后触发了一系列事件,结果使 T 细胞活化、启动免疫反应,这个过程不同于病原体的识别。基于血管化器官移植模型的数据,提出了异体识别的两条通路(Sayegh & Carpenter,1996)。直接通路是供体 MHC-抗原肽复合物直接激活受体 T 细胞(如直接识别完整的外源性 MHC 分子)。间接通路是自体的 MHC 分子识别并呈递供体细胞抗原肽,激活受体 T 细胞。间接通路表现在受体的抗原提呈细胞从移植组织细胞摄取抗原,进一步胞内消化,暴露抗原肽与自身 MHC 分子结合形成抗原肽-MHC 复合物。供体来源的 MHC 分子多态型区域的多肽是刺激间接免疫应答的主要物质(Suciu-Foca et al,1998;Gould & Auchincloss,1999;Harris & Cortesini,1999)。

MHC 的串联重复序列和单核苷酸多态性

目前,人类 *MHC* 基因区已经确认有 300 多个短串联重复序列(short tandem repeat,STR)(Foissac et al,1997),单核苷酸多态性(single nucleotide polymorphisms,SNP)也有多个报道。1997 年 Abbal 等,考察了人群中无关个体的 MHC 上 6 个 STR 位点,发现了特定 HLA 单倍型和 STR 标记位点之间的高度连锁不平衡。在 MHC 上,短串联重复序列占据的范围比经典 *HLA* 基因更广,它们可能提供一个鉴别 MHC 相同的个体更全面的方法,例如这些标记可用于识别一个家庭中重组的 MHC 单倍型(Carrington & Wade,1996),或者提高 MHC 中任何未知的组织相容性基因的匹配概率。分子学技术的发展保证了 STR 和 SNP 检测的准确性及可重复性(Carrington et al,1998)。

次要组织相容性分子

次要组织相容性抗原(minor histocompatibility antigens,mHag)是一种与 MHC 分子上相连的免疫遗传肽,可被 T 细胞识别,导致对受体有害的移植物抗宿主病(GVHD),但对白血病患者却能够产生对宿主有利的移植物抗白血病(GVL)现象,如何在两者之间取得平衡是个问题。在 MHC 完全相同的造血祖细胞移植中,供者和受者的 mHag 不匹配可引发移植物抗宿主病(Mutis et al,1999)。mHag 可由 MHC 外的任一多态性基因编码,导致供体和受体之间不一致,激活 T 细胞反应(Goulmy,1997;Simpson et al,1998)。与其他蛋白类抗原一样,多态性蛋白质必须被加工成抗原片段,并与 MHC 分子的抗原肽结合凹槽结合。由于 MHC 分子呈递抗原的需要,多态性肽段还必须含有特定基序才能被 MHC 分子特异性识别。因此,尽管供体和受者之间的 mHag 不同,也不一定发生免疫排斥反应。大多 mHag 由 MHC-Ⅰ类分子呈递给 CD8+T 细胞,只有 APCs 上的 MHC 分子与 mHag 的多态性肽段结合形成复合物,并由 T 细胞受体识别,T 细胞应答才可产生。

mHag 最初发现于皮肤移植排斥反应和 T 细胞克隆的细胞毒性检测过程中。这类多态性抗原肽与 MHC-Ⅰ类分子的结合具有限制性,因此用生物化学方法对 mHag 肽组分进行定义需经过洗脱,纯化,对与特定的 MHC 分子结合的 mHag 肽进行测序来完成(den Haan et al,1995)。最近的研究已经证实了 mHag 在临床移植中的潜在意义(Goulmy,1997;Goulmy et al,1996;Martin,1997;Dupont,1998),在产生 GVHD 的患者体内也证实了 mHag 特异性细胞毒性 T 淋巴细胞的存在(Mutis et al,1999)。当受者从 *HLA* 基因型相同的同胞供者那里接受骨髓移植时,一个 mHag(HA-1)的不同就会增加急性 GVHD 的发病风险,尽管这种情况很少发生。最近研究显示,HA-1 的不同与持续性的移植物抗白血病(GVL)有关,还可抑制某些白血病患者的祖细胞(Kircher et al,2004;Klooster-boer et al,2004)。其他 mHag 如:HA-2、HA-3、HA-4、HA-5、H-Y 的配型的意义不清楚。以 DNA 为基础的检测 mHag 的技术已得到了发展(Tseng et al,1998;Wilke et al,1998),并已运用于衡量 mHag 的差异对移植结果的影响。

HLA 的命名

血清学和细胞学上的特异性

HLA 的命名由世界卫生组织(WHO)命名委员会确定(表 49-2)(Bodmer et al,1997,1999)。血清学和细胞学的分类需根据国际研讨会指定的实验室交换试剂后的实验结果确定(第 13 届国际组织相容工作会议网站,见表 49-1)(第 14 届组织相容性与免疫遗传学工作会议于 2005 年 11 月澳大利亚墨尔本召开)。每个血清特异性抗原均以其基因位点的字头附以适当的数字(按抗原被发现的顺序)表示,如:HLA-A1(或 A1)是第一个 HLA-A 特异性分子,HLA-A80 是最新的 HLA-A 分子。后来，为了更方便地区分 HLA 分子，在传统的血清学命名的基础上又进行了细分。较狭隘的特异性称为子特异性或私有特异性，更广泛的、共同的特异性称为“超型特异性”。比如，B44 和 B45 均属于超特异性 B12 中的子特异性，$B44^+$ 或 $B45^+$ 的细胞均是 B12 阳性的细胞。

在血清学试验中，一些同种抗血清可以与一种以上 *HLA* 等位基因产物发生反应，这种现象称为交叉反应。HLA-A 和 HLA-B 等位基因产物的血清学交叉反应已被广泛研究并应用于 CREG（cross-reactive antigen groups）的抗原集群（Rodey & Fuller，1987）。交叉反应组中的Ⅰ类分子至少有一个或多个抗原表位，而这些表位不存在于另一个 CREG 分子中。CREG 中不同的抗原共享的抗原决定簇（抗原表位）称为共同抗原表位。一些交叉反应现象可用该交叉反应组的分子拥有共同的氨基酸序列来解释（Terasaki et al，1992）。但是对 CREG 内的 HLA 分子指定某种抗原表位是不对的，因为不同批次的抗体产生独特的反应模式，不同的研究者用不同批次的试剂可能得到略有不同的交叉反应组的子组。但是，不同的交叉反应组的子组间有很大程度的重叠（Ellison et al，1994）。为了能够恰当地命名新发现的 *HLA* 等位基因，2010 年提出了一种更合乎逻辑的 HLA 命名方法并对 2009 年的命名了进行更新。2008 年 9 月，第十五个国际组织相容性和免疫遗传学工作会议在巴西布西奥召开，会议上世界卫生组织命名委员会将冒号（:）纳入命名方案。“:”的使用将允许在原来的基础上再发现超过 100 个等位基因。关于名字变更的名单罗列在 2008 年 WHO 工作会议报告上网址 http://hla. alleles. org/pdf/nomenclature_2009. pdf：

A * 01010101 更改为 A * 01:01:01:01

A * 02010102L 更改为 A * 02:01:01:02L

A * 260101 更改为 A * 26:01:01

A * 3301 更改为 A * 33:01

B * 0808N 更改为 B * 08:08N

DRB1 * 01010101 更改为 DRB1 * 01:01:01:01

对于成员超过 100 个等位基因的抗原群，如 A * 02 和 B * 15，“:”的使用允许用一套方案对其成员命名。A * 92 和 B * 95 也将回归到 A * 02 和 B * 15 系列。例如：

A * 9201 更改为 A * 02:101

A * 9202 更改为 A * 02:102

A * 9203 更改为 A * 02:103

HLA-Bw4 或 BW6 具有广泛特异性，共同抗原表位分布于 HLA-B 中各亚型分子的不同位置。Bw4 和 BW6 拥有双等位基因系统，所有的 HLA-B 和部分 HLA-A 分子携带 Bw4 或 BW6 特异性。目前，已证实 HLA 分子上第 77~83 个氨基酸残基间的 α_1 螺旋结构具有 Bw4/BW6 特异性（Parham & Lawlor，1991）。

WHO 推荐的血清学特异性以往用于Ⅱ类分子——HLA-DR 和 DQ 的分型，现在也可用于Ⅰ类分子的分型（Bodmer et al，1997，1999）（表 49-2）。目前通过细胞学技术已初步鉴定出 6 种 HLA-DP 亚型。Ⅱ类分子中的 HLA-DP 分子不适合血清学分型。

用 MLC 的方法鉴定出 26 种 HLA-D 特异性抗原。所有 HLA-D 特异性抗原的命名保留“w”，因为这些特异性抗原是通过某个应答细胞的刺激来分类的。这种刺激由在受刺激细胞上表达的 DR 分子差异产生，少数也可由 DQ 和 DP 分子刺激产生的。

基于 DNA 的等位基因命名

核酸测序技术已经用于 HLA 分子等位基因的鉴别。目前，血清学分型的某个特异性抗原可能有 2~25 个以上的基因型（表 49-2）。每个 *HLA* 等位基因的名称由位点的名称加“ * ”加上表示等位基因的 4~7 个数字组成。例如：A * 0201 是 HLA-A 的一个等位基因，B * 1510 是 HLA-B 的一个等位基因，DPB1 * 0101 和 DQA1 * 0601 分别是 HLA-DPB1 和 HLA-DQA1 的等位基因。

在每个等位基因的数字名称中，前两个数字的选择常基于合成分子的血清型和（或）核苷酸序列与其他等位基因的相似度。如，由 A * 0201 等位基因编码的 HLA-A 分子就具有 A2 抗原的血清学特异性确定为 HLA-A2 抗原。然而，由 B * 1510 编码的 HLA-B 分子并不具有 B15 相关的血清特异性，而具有 B71 的血清学特异性，它被命名为 B * 1510 是因为该分子的氨基酸序列与 B15 抗原相似。细胞表达的 DRB1 * 0103 分子血清学型别可以是 DR-空白、DR1 或 DR13。通过测序鉴定出了与 DR1 血清特异性分子的等位基因 DNA 结构相似的等位基因（如 DRB1 * 0101 和 * 0102），因此该等位基因的命名是基于结构相似。后发现的独特血清型，DRB1 * 0103 的 DR 抗原的血清学类型就是 DR103。第 3 和第 4 个数字代表等位基因的顺序。例如，A * 0201 是被测到的第一个 A2 等位基因，A * 0203 则是第三个等位基因。

有些等位基因的编码区可能不同，但它们编码的氨基酸序列没有差异（通常称为沉默或同义替换）。对这些等位基因的命名引入了第 5 个数字，该数字用来区分等位基因的核苷酸序列，名字前四位数相同（如 B * 27051 和 B * 27052）。此外，两个或两个以上的等位基因可能有一个 7 个数字的名字，其中的前四位数相同（如 DRB4 * 0103101 和 DRB4 * 0103102）。数字 5~7 代表两个等位基因仅在蛋白质编码区之外存在差异，例如该差异影响 DRB4 * 0103102 的 RNA 剪接位点，导致基因表达缺失（Sutton et al，1989）。最后，不在细胞表面表达的等位基因名字后面会加一个“N”（如 A * 0215N，DRB4 * 0103102N），表示“零”。因为每个基因都有一个唯一的数字标志，“N”常常省略（即，A * 0215 和 A * 0215N 是相同的等位基因）。

WHO HLA 命名委员会定期发布新的等位基因的命名资料（表 49-1；www. anthonynolan. com/hig/nomenc. html；Bodmer et al，1999），所有的等位基因的核苷酸序列存放在一个计算机数据库中（GenBank、EMBL、IMGT/HLA 数据库）。目前，这些数据库中 HLA-A 等位基因的数量已超过 349 个。命名的新等位基因，可以通过网站查找。

HLA 多态性的鉴定技术

组织相容性试验或 HLA 分型或组织分型需要专门的程序和试剂，只在少数实验室进行。DNA 和血清学检测已有商业可用的试剂盒，试验结果的解释则需要丰富的经验和知识。组织相容性实验室通常在具有器官和（或）造血祖细胞移植计划的医疗中心开展。本章节仅讨论 HLA 检测技术，详细的程序请读者应参考美国组织相容性和免疫学会（American Society for

Histocompatibility and Immunogenetics（ASHI）Laboratory）实验手册，第4版（2001）（表49-1，来自ASHI网站）。HLA检测实验室的成立需通过ASHI、欧洲基础免疫基地（European Foundation for Immunogenetics）和其他组织机构的认可。

Ⅰ类和Ⅱ类等位基因的DNA分型

HLA抗原的血清学及细胞学分型技术应用广泛，但存在许多技术上的缺陷。随着快速和可靠的Ⅰ类和Ⅱ类等位基因的分离和鉴定技术进步，Ⅰ类和Ⅱ类等位基因的DNA序列分析成为HLA分型方法。主要方法有：测序分型法（sequence based typing，SBT）、序列特异性引物（sequence specific primers，SSP）、序列特异性寡核苷酸探针（sequence specific oligonucleotide probe，SSOP）和二代测序（next generation sequencing，NGS）。DNA分型技术已成为HLA分型实验室的主要分型技术（Hurley，1997；Middleton，1999）。

与其他分型技术相比，DNA分型技术有以下5点优势：

1. 特异性。每个DNA分型所用的试剂（如合成寡核苷酸引物和探针）是基于明确的、特异的、已知的核酸序列设计的，具有特异性。寡核苷酸通过合成得到，因此来源不受限制，每批之间的特异性没有很多的变化。

2. 灵活性。当新等位基因和核酸序列被发现时，可随时设计出新的引物或探针。根据分型要求和检测时间长短，分型的分辨率也可不同。

3. 比其他分型技术更稳定。DNA分型不需要活的淋巴细胞，也不受患者健康情况的影响。此外，当选用正确分型方法，如序列特异性寡核苷酸探针（SSOP）法，并结合标准的操作流程，DNA分型技术具有高度可重复性（Ng et al，1996；Hurley et al，2000a）。

4. SSOP，SBT，和NGS可用于大规模分型。通过自动化和计算机化的方法对样品进行批量处理降低了成本和误差。DNA分型技术特别适用于大量捐献志愿者。

5. 可最大限度地检测HLA的多样性。*HLA*等位基因可以区分用血清学方法无法区分的HLA蛋白质特异性。例如，携带DRB1*0401等位基因与携带DRB1*0412等位基因的个体具有相同的血清型DR4。因此，DRB1*0401和DRB1*0412是DR4特异性抗原中的亚型，血清学方法不足以将两型区分开，可通过DNA分型鉴定。目前，DR4亚型已有30余种。DNA分型可再分，而血清学分型不能再分的例子还有很多。部分例子见表49-2。

对某些特殊人群分型时，血清学分型的不足之处尤为突出。例如，非洲原著人口表达的Ⅰ类和Ⅱ类抗原很难用现有的血清学试剂进行分型（Bozon et al，1997；Yu et al，1997；Mytilineos et al，1998），而DNA分型方法对这类人群的分型能力大大提高。

DNA的准备和扩增

所有细胞的核酸均可作为DNA的来源。尽管血液中的红细胞没有核酸，但血液中的其他细胞如淋巴细胞就是一个很好的DNA来源。被EB病毒转化的B淋巴细胞系也是较好的DNA模版，由于转化细胞可以在实验室内培养生长，可以不断地提供参考DNA用于分型试验过程中的质量控制。

一般少量全血（0.2～1ml）即可制备DNA，有许多不同的方法可以用于细胞的DNA的分离，也有商品化的试剂盒可用。通过PCR技术扩增HLA编码的DNA基因能极大地提高HLA分型的敏感性（Saiki et al，1988）。在HLA分型试验中，一对合成的针对特异的*HLA*基因序列互补寡核苷酸（引物）能使靶基因扩增百万倍。一些引物可针对HLA座位中的所有等位基因，而另一些则只针对某个等位基因的亚位点。用合适的退火条件保证在PCR过程中引物能与完全匹配的序列结合，而不与其他不匹配的位点或等位基因序列结合。通过调节PCR的退火温度，分型实验能控制扩增的特异性。

序列特异性引物

序列特异性引物（sequence specific primers，SSP）是PCR反应体系中用于鉴别*HLA*等位基因的特异性引物，引物根据*HLA*等位基因序列设计合成，在退火时能与变性的包含*HLA*等位基因的DNA结合（Olerup & Zetterquist，1992；Bunce et al，1995）。在后续的PCR反应中，只有选择的等位基因被扩增。通过凝胶电泳分析或者用荧光测量扩增过程中染料标记的DNA来确认DNA的扩增结果。这种方法适用于小量样本的短时间的分型，目前已有可用的商品试剂盒。

序列特异性寡核苷酸探针杂交法

利用序列特异性寡核苷酸探针杂交法（sequence specific oligonucleotide hybridization，SSOH）来扩增DNA以鉴别等位基因（Gao et al，1991；Williams et al，1997；Cao et al，1999）。用几个针对不同等位基因的特异性寡核苷酸探针或引物进行固相杂交进行分型。一系列的寡核苷酸探针能与固定在固相载体上变性的PCR扩增产物杂交鉴定每个等位基因。根据*HLA*等位基因包含的DNA序列设计的探针序列来调节退火到延伸阶段的探针杂交的条件。杂交探针用如碱性磷酸酶等进行标记，加入底物后，碱性磷酸酶裂解底物产生有色化合物或产生发光（化学发光法），据此确定*HLA*等位基因的型别。图49-10展示了用DQB1等位基因DQB1*0302的探针检测胰岛素依赖型糖尿病患者该等位基因的携带情况（Todd et al，1987）。PCR-SSOH技术具有灵敏度高、特异性强、更可靠的优点（Ng et al，1996；Hurley et al，2000a）。适用于大量样本的分型，目前已有可用的商品试剂盒。

另有一个类似的叫做反向杂交的过程，将寡核苷酸探针结合在固相载体上（Bugawan et al，1994），引物用生物素标记后对标本进行DNA扩增，包含了等位基因DNA序列的扩增产物与免疫化的探针结合，使用亲和素连接的测定系统读取杂交的结果来确定等位基因的存在。这个方法对于少量或大量的样品的检测均适用，已有商品化的试剂可用。

序列特异性构象多态性或异源双链分析

序列特异性构象多态性（sequence-specific conformational polymorphism，SSCP）或异源双链分析法不常用，该方法通过检测PCR扩增产物电泳时的迁移率，据迁移率的不同对*HLA*等位基因进行分型。其中，SSCP用于检测变性后的单链DNA，异源双链分析法用于检测复性后的双链DNA（Arguello et al，1996）。未知的DNA的迁移率与已知的等位基因的迁移率比较，从而确定等位基因型别。该方法适用于小样本量的分型，特别是对家族成员中等位基因的分型。

```
          50                                          60
DQB1*0501 GTG ACG CCG CAG GGG CGG CCT GTT GCC GAG TAC
DQB1*0601 --- --C --- --- --- --- --- -AC --- --- ---
DQB1*0201 --- --- -T- -T- --- -T- --- -CC --- --- ---
DQB1*0301 --- --- --- -T- --- -C- --- -AC --- --- ---

DQB1*0302 --- --- --- -T- --- -C- --- -CC --- --- ---

DQB1*0303 --- --- --- -T- --- -C- --- -AC --- --- ---
DQB1*0401 --- --- --- -T- --- --- -T- -AC --- --- ---
```

A

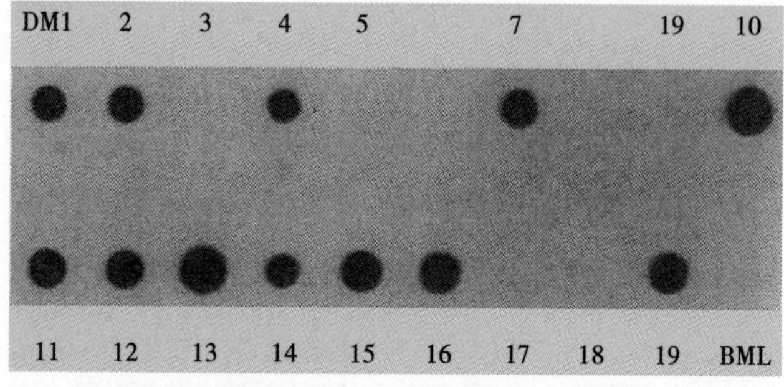

B

图 49-10 A. 一些 DQB1 等位基因的核苷酸序列。展示的序列覆盖第 50～60 个氨基酸的密码子。- 表示的碱基与第一排相同。方框中的碱基表示 DQB1＊0302 的特异性寡核苷酸。B. 17 例胰岛素依赖型糖尿病患者 DM1-DM19 的寡核苷酸探针斑点杂交分析结果（BML 表示质控组）。将含 HLA-DQB1 序列的 DNA 扩增产物固定到膜上，与 DQB1＊0302 序列标记的特异性寡核苷酸杂交（前边有介绍）。阳性结果表示患者携带 *DBQ1* 基因（DM1，2，4，7，10～16，19 表示患者组）（With permission from Todd JA，Bell J，McDevitt HO：HLA-DQ β gene contributes to susceptibility and resistance to insulin-dependent diabetes mellitus，Nature 329：599，1987）

核酸序列分析

HLA 序列分型法（sequence based HLA typing，SBT）是一种对个体携带的 *HLA* 等位基因的 DNA 直接进行核酸序列测定，从而鉴定等位基因的方法。PCR 扩增后用 SSP 技术可以分离并确定等位基因，或作为两个等位基因的混合物。序列测定具有劳动密集的和高度复杂的特点，但经常使用于造血祖细胞移植患者和供体之间 *HLA* 等位基因水平的配型（Petersdorf & Hansen，1995；Rozemuller & Tilanus，1996；Scheltinga et al，1997）。在自动化 SBT 方法的发展下，一些拥有潜在价值的高通量测序方法已被研发，其中变性高效液相色谱法（denaturing high performance liquid chromatography，DHPLC）较基于 PCR 的测序技术和焦磷酸测序技术具有更高的分辨率（etokebe et al，2003）。焦磷酸测序技术是一种实时、非电泳的 DNA 测序方法，将核苷酸渗入靶 DNA 的聚合与荧光素-荧光素酶释放的荧光信号偶联，等位基因不同，荧光信号也不同，通过软件识别可以区分（Nordstrom et al，2000）。焦磷酸测序通过高通量系统，每天可以处理数百个标本。此外，参比链介导的构象分析（reference strand mediated conformation analysis，RSCA）技术已被应用于高通量系统中，可用于区分 *HLA* 等位基因中单个核苷酸的差异。该技术通过检测等位基因与预先标有荧光物质形成的异源双链在聚丙烯酰胺凝胶中的迁移速率分析它们的构象达到分型的目的（Arguello et al，1998）。

DNA 分型的分辨率

DNA 分型的分辨率水平（区分等位基因的能力）取决于所选用的分型方法和实验中所选用的引物和（或）探针及其数量。如何选择，视时间、成本、实验室人员的专业知识以及分型的目的而定。对大量捐赠者登记的分型达到低到中等分辨水平即可，而对造血祖细胞移植的供体的分型要达到等位基因分辨的水平。

DNA 分型法鉴别 *HLA* 等位基因有多种方法，不同的方法分辨率不同。低分辨 DNA 分型（遗传学或血清学）得出的结果与血清学分型方法相近。比如，DNA 分型的 DRB1＊11 或 DRB1＊11XX 与血清型 DR11 几乎相同，“XX”表示等位基因未被进一步鉴定。这个级别的分型不能确定受试者携带 30 余种 DRB1＊11 等位基因中的哪一种。虽然血清学分型与 DNA 低分辨分型提供的信息相仿，但后者的结果更可靠。中分辨率 DNA 分型可以缩小个体基因型的可能性范围（如 DRB1＊1101 或 DRB1＊1104），高分辨（或等位基因）水平的 DNA 分型可以确定个体的特殊的等位基因（如 DRB1＊1104）；对Ⅱ类基因，在第 86 个多态性密码子附近使用反向引物可提高测定基因型的准确性（Williams et al，2004）。另外，由于鉴定 *HLA* 等位基因以已知的等位基因序列为基础，因此对结果的解释可能会错过未知的等位基因（Hurley et al，1997）。为此，实验室注重这些未知的分型资料（如引物和探针的阴阳性、试剂的核苷酸序列）的更新维护以解释新发现的等位基因。

Ⅰ类和Ⅱ类分子的血清学检测

1960 年开始淋巴细胞微量细胞毒实验就应用于 HLA 分型，最初由 Gorer 和 Amos 应用于小鼠 MHC 系统，后来由 Terasaki 和 McClelland 改良后用于人体系统。在可控的、标准的条件下该实验用于 HLA-A、-B 分子的分型重复性良好，但在进行大规模的实验时错误率增加（Bozon et al，1997；Yu et al，1997）。血清学方法对 HLA-C 和Ⅱ类分子分型的重复性较差，HLA-DP 则不采用血清学分型。淋巴细胞微量细胞毒实验仍广泛用于Ⅰ类分子中 HLA-A、-B 的分型，但对 HLA-C 和Ⅱ类分子（HLA-DR，-DQ，-DP）的分型大多数实验室采用 DNA 分型技术。更高分辨率的 DNA 分型可用于无关个体和家族成员的 HLA 配型，尤其是不能用血清学方法判断的被隔离的 HLA 类型（无法追溯亲本的家庭、父母的 HLA 抗原相同者）。例如，一个孩子遗传了父母 *DR4* 基因，基因型则为 DR4 纯合子（DR4，DR4），但是高分辨的 DNA 分型可能检测出两个不同等位基因的 DR4 抗原，DRB1＊0401 和 DRB1＊0403（DRB1＊04 等位基因杂合子），这就为单倍型分离的分析提供了信息数据。

淋巴细胞的制备

常规用于 HLA 血清学分型的淋巴细胞检测是由外周全血通过聚蔗糖-泛影葡胺密度梯度离心法分离得到的。分离的外周血淋巴细胞（PBL）可用于 HLA-A、B 和 C 分型检测。HLA-DR、DQ 的血清学特异性的检测则需要富集 B 淋巴细胞，或使用一种特殊的双色荧光技术同时对未分离的 B 细胞和 T 细胞进行区分。

淋巴细胞微量细胞毒实验

通过同种异型抗血清检测未经分离的淋巴细胞（PBL）或 T

淋巴细胞(用于 HLA-A、B 和 C)或富集的 B 淋巴细胞(HLA-DR、DQ)可确定 HLA 表型。该试验分两个阶段:致敏期,淋巴细胞与抗血清孵育;之后,添加过量的预处理的标准化兔血清作为补体来源,混合后共孵育,如果淋巴细胞表面携带的分子被同种异型抗血清中的补体结合抗体识别并结合后,在兔补体的作用下细胞随之溶解。之后,加入双乙酸盐荧光素和溴化乙锭终止反应,进行荧光检测确定结果。也可加入曙红和甲醛溶液或台盼蓝染料或乙二胺四乙酸钠,通过裂解细胞的百分比判断结果。

HLA 血清分型板

用于 HLA 分型的试剂来源于同种异型免疫个体(包括经产妇、移植受者、多次输血者和计划免疫的人)。人类同种抗血清多孔板(即 HLA 分型盘)已商品化,由于 HLA 抗原的复杂性,每个特异性抗原的确定需要几种抗血清一起完成。分型过程中,许多同种抗血清并非都是单克隆抗体,存在交叉反应,因此每种血清反应均应彻底测试才能确定某个个体的特异性。大多实验室选择至少两个供应商提供的血清多孔板或者选择当地来源的同种抗血清。为保证结果的可靠性,需要对许多每一种新的测试板用全部参比细胞进行严格的质量控制。致敏个体形成的抗体效价和特异性随时间发生变化,因此抗血清的供应受到限制。为了保证试剂的持续性和特异性,一些公司开发了单克隆抗体,但这些单克隆试剂不适用于所有 HLA 特异性抗原。

交叉反应

HLA 同种异型抗血清可能与一个以上的 *HLA* 等位基因产物反应。这种现象由抗血清的多特异性和(或)交叉反应引起,或者由于某些同种异型血清存在多重反应模式。多特异性血清中含有两种或两种以上的 HLA 特异性抗体,可通过吸附,除去一个对其他抗体活性影响较小的抗体。引起交叉反应的抗血清常含一个单一的抗体,该抗体与多个 *HLA* 等位基因共有的抗原决定簇反应(如 CREG 或广抗原决定簇,前面已有讨论)(Rodey et al,1994)。交叉反应最常发生在同一位点编码的等位基因产物中,但也可发生在不同位点编码的等位基因产物中(如 A2+B17)。

Ⅱ类分子的细胞学分型法

无关个体功能正常的淋巴细胞在体外混合培养时,一方的淋巴细胞接受另一方淋巴细胞膜的同种异型抗原的刺激而发生的反应称混合白细胞培养或混合淋巴细胞反应(Mixed lymphocyte reaction,MLC)(Hartzman et al,1971)。MLC 是一种体外检测不同个体Ⅱ类分子的方法,该方法通过识别Ⅱ类分子表面的 HLA-D 抗原检测抗原型别。其中一方的淋巴细胞先用丝裂霉素 C(mytomycine C)处理或射线照射使之细胞中 DNA 失去复制能力,形成单向 T 细胞反应。这些辐照刺激单倍型细胞编码的多种 HLA-Ⅱ类分子(DR、DQ 和 DP)抗原刺激另一方淋巴细胞产生不同的免疫反应。其中对 HLA-DR 分子的刺激反应尤为突出。

由于技术上的缺陷,临床上已停止使用 MLC 检测不同个体间组织相容性。MLC 的结果受患者的健康程度、疾病类型和输血史的影响(Mickelson et al,1996),因此,MLC 已被更精确的 DNA 分型法替代。目前,在一些移植中心,MLC 主要用于判断肾移植患者对供体肾的 HLA 分子免疫反应程度,指导术后免疫抑制的治疗(Reinsmoen & Matas,1993)。

有限稀释法已被用于预测供体细胞毒性或辅助性 T 淋巴细胞对同种异体造血祖细胞移植后免疫排斥反应的频率和程度(Madrigal et al,1997)。这些免疫排斥反应发生的频率与移植物抗宿主病的程度的相关性仍然存在争议。

组织/器官移植

移植的实体器官或造血祖细胞长期存活是医学上的最重要的挑战之一。肾脏移植是许多终末期肾病患者的选择。造血祖细胞、心脏、肺、肝脏和胰腺的移植作为一种有效的治疗方法得到了广泛的认可。实体器官和造血祖细胞移植的主要障碍是免疫介导的对异体组织的排斥反应,因此同种异体移植的成功依赖于抗免疫反应的能力,以下是保证移植成功的措施:①对供体和受体之间组织相容性抗原进行匹配;②移植后受体接受免疫抑制治疗(表 49-3 常用的免疫抑制药物和实验室检测方法)(Suthanthiran et al,1996);③达到对供体特异性抗原无特异性应答(如耐受)(Remuzzi et al,1995)。

表 49-3 免疫抑制治疗药物,作用机制及监测方法

药名	作用机制	监测方法*
硫唑嘌呤	嘌呤拮抗剂;阻滞细胞增殖	常规实验室、药代动力学研究、药效动力学研究
糖皮质激素	阻断细胞因子基因转录,抑制 T 细胞增殖和 T 细胞依赖性免疫反应	常规实验室、药代动力学研究
环孢素	抑制核调节蛋白和 T 细胞活化基因的表达	常规实验室、药代动力学研究、药效动力学研究
他克莫司(FK506)	抑制核调节蛋白和 T 细胞活化基因的表达	常规实验室、药代动力学研究
霉酚酸酯	抑制嘌呤生物合成,从而抑制 T 细胞和 B 细胞增殖	常规实验室、药代动力学研究、药效动力学研究
西罗莫司	抑制 DNA 和蛋白质合成,阻止 T 细胞增殖;抑制抗原驱动的 B 细胞增殖	常规实验室、药代动力学研究、药效动力学研究

根据 Massey D,King A,Riley R:Renal allograft dysfunction in kidney transplant. American Society for Clinical Pathology,Clinical Chemistry Check Sample 43:19-38,2003

* 常规的实验室检查包括血清肌酐、尿素氮(BUN)、全血计数(CBC)、肝酶等。药代动力学研究包括测量波谷水平和计算曲线下面积(AUC)。药效动力学研究是指对药物在靶部位的生物学效应进行研究

移植的遗传学基础

移植的遗传基础得益于 1916 年小鼠肿瘤移植实验,后来扩展到正常组织(Snell,1981)。结果表明,组织相容性位点是

纯合子的近交系之间的皮肤移植(即,同基因移植),移植物被接受,但两个不同的近交系之间的移植(同种异体移植),移植物被排斥。此外在所有的动物中,近交系亲本任意一方的移植物(两份相同的 *MHC* 基因;纯合子)可被第一代(F1)子代杂合子(不同 MHC 位点的基因的两个拷贝分别来自于两个纯合子的亲代)接受,而 F1 代的移植物由于单倍型不匹配,不能被两个亲本接受。这些观察奠定了移植法则。1948 年决定移植物是否被接受的基因被命名为组织相容性基因或 *H* 基因。同年,Gorer 确定了小鼠的主要组织相容性位点,即 *H-2* 基因(Snell,1981)。小鼠体内还存在另一种叫做 mHag 的 H 抗原,虽然称为次要的,但该抗原的不匹配能引起强烈的免疫排斥反应(Goulmy,1997;Dupont,1998)。

动物模型实验中已有充分的证据证明,MHC 编码分子是同种异体移植成功的主要基因屏障,人类 HLA 分型用于确定和优化移植供体和受者之间的组织相容性。最初,通过家族成员间非血管化的皮肤移植研究 HLA 抗原对移植物存活能力的影响。在对近交系小鼠皮肤移植的研究中发现,HLA 相合的同胞之间比仅一个单倍型相同的同胞、亲本和无关个体之间的移植物存活的时间更长。20 世纪 60 年代末和 70 年代初,这些观察结果同样适用于肾移植。海德堡国际协同移植研究所(CTS)和美国器官共享(UNOS)联合网络(加州大学洛杉矶分校)的最新研究数据表明 MHC 是肾移植的主要基因屏障(Cecka,1999;Opelz et al,1999)(图 49-11);目前更新的数据见表 49-1 列举的网站。造血祖细胞移植的研究数据重申了 MHC 在移植物在受者体内是生存还是产生 GVHD 中的作用(Hansen et al,1999)(图 49-12)。

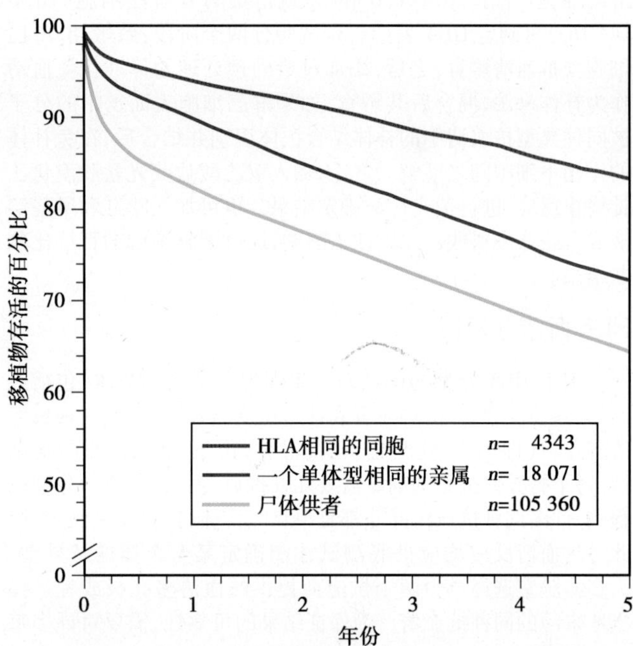

图 49-11 三类组织相容性供肾在异体首次肾移植中的五年生存率:HLA 相同的同胞兄弟姐妹、一个单体型相同的亲属、尸体供者。HLA 相同(两条染色体都相同)的同胞供肾的移植效果最好。研究中涉及的移植数目图中有标注($p<0.0001$)(根据 Opelz G, Wujcak T, Dohler B, et al: HLA compatibility and organ transplant survival, Rev Immunogenet 1:334, 1999. 许可)

组织相容性配型

HLA 配型

尽管 HLA 型别的匹配程度是移植是否成功的重要决定因素,但 HLA 型别匹配的程度视不同情况而定,匹配的策略也常因各种因素的不同而异。包括移植物的类型(如实体器官与造血祖细胞)、疾病(如慢性髓细胞性白血病与再生障碍性贫血)、患者的年龄和临床方案(如骨髓和脐带血;去 T 细胞与非

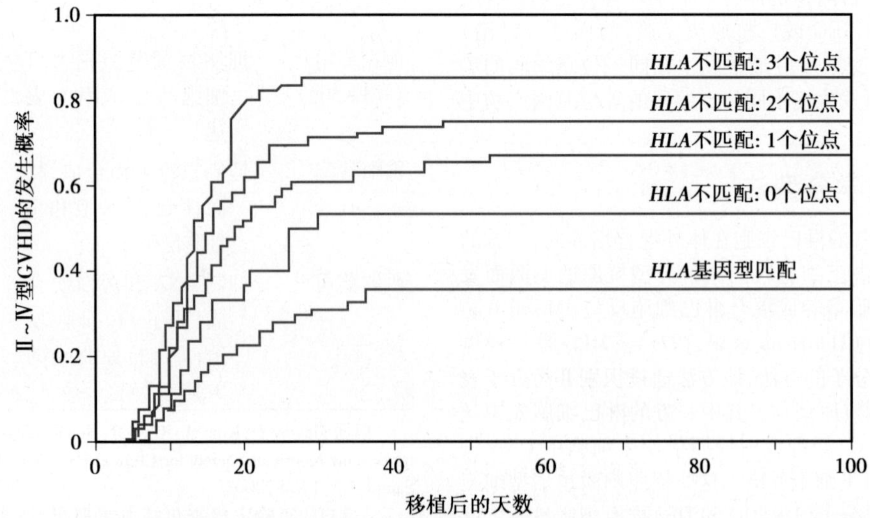

图 49-12 *HLA* 基因型匹配的同胞和三个位点匹配程度不同(HLA-A、-B 和-DR,HLA 不匹配位点的数量:3 个位点,2 个位点,1 个位点,或 0 个位点)的半相合亲属的骨髓移植物发生Ⅱ~Ⅳ型 GVHD 的概率。HLA-A、-B 和-DR 位点通过血清学配型,HLA-Dw 位点通过 MLC 配型或对 HLA-DRB1 位点进行 SSOH 分型。所有患者均进行非去 T 骨髓移植,接受包括全身照射在内的调理方案,给予环孢素和甲氨蝶呤预防 GVHD(根据 Hansen JA, Yamamoto K, Petersdorf E, et al: The role of HLA matching in hematopoietic cell transplantation, Rev Immunogenet 1:359, 1999. 许可)

去T细胞骨髓)等不同情况(见第38章)

配型中至少要看3个位点的匹配程度:HLA-A、HLA-B和HLA-DR位点。在任何分辨程度分型下,两个体间三个位点都匹配称为6/6匹配或0错配。实体器官移植中零错配也可以指供-受者的HLA间无差异,这种情况下供体在一个或多个基因位点的等位基因是纯合子(如纯合的供体:A*01:01;B*08:01;DRB1*03:01;杂合子受体:A*01:01,A*03:01;B*08:01,B*07:02;DRB1*03:01,DRB1*15:01)。两个体间六个等位基因或抗原中有四个匹配称为4/6匹配。由于HLA分型方法的不同(如血清学与DNA分型),匹配程度可能会出现明显的差异。血清学和DNA命名,虽然相关但却不同。匹配的定义也依分型分辨率而有所不同。受体和供体可能会达到血清学水平的匹配(如受体:A2,A26;供体:A2,A26),但*HLA*等位基因水平并不一定匹配(如受体:A*02:01,A*26:01;供体:A*02:05,A*66:01)。

经典HLA分子等位基因水平的匹配可优化移植结局(包括活体器官移植和造血祖细胞移植)(Petersdorf et al,1998;Opelz et al,1999),但由于*HLA*等位基因众多,等位基因的匹配尤为困难。因此,基因水平的配型成功能保证所有种族人群最大数量患者的移植成功率,这一点必须纳入考虑范围。

造血祖细胞移植后,HLA抗原亚型的不同或等位基因的差异启动细胞毒性T细胞反应导致移植排斥和移植物抗宿主病。事实上,研究已经表明,供受者间进行Ⅰ类和Ⅱ类等位基因的高分辨率配型可以改善骨髓移植预后。最近的数据表明,多重错配不利于移植预后,而单一错配或特定位点错配对移植结果的影响还不清楚(Petersdorf et al,1998;Sasazuki et al,1998;Hansen et al,1999)。2004年Flomenberg等报告了供受者间特定单一等位基因HLA不匹配的影响。对超过1800对供体-受体的多元分析表明,单个HLA-C等位基因不匹配对移植有不利影响;HLA-A、-B、-C和-DR不匹配导致显著的Ⅲ型和Ⅳ型急性GVHD发病率。HLA-A的不匹配最能引起急性或慢性GVHD,HLA-A、-B、-C和-DR不匹配对死亡率有明显影响,HLA-A不匹配对生存率影响最大,该位点单等位基因不匹配也许会诱导对GVHD的抵抗。只有少数待移植患者能找到*HLA*等位基因都匹配的供体(Hurley et al,2000b)。为了确保所有患者都受益于移植治疗,确定能耐受良好的不匹配等位基因将有助于根据不匹配的特定HLA的生物学风险选择供体。

实体器官移植的配型与造血祖细胞移植的配型要求不同。最近的数据表明,HLA位点的匹配和分型的分辨率影响肾移植结果(opelz et al,1999)。目前,UNOS根据HLA亚型特异性抗原便利了尸体供肾的共享。由于亚型匹配很少被识别,因此有人提出了,HLA-Ⅰ类分子应做到亚型的匹配。交叉反应抗原群(CREG)决定了体液免疫应答中识别的抗原表位。1994年,Rodey等发现肾移植受者接受移植后,80%~90%HLA同种抗体是由交叉反应抗原群产生的。不同的HLA-Ⅰ类分子拥有同样的CREG抗原表位,与亚型的特异性相反,CRGE在少数民族群体中也有类似的分布。CREG中存在罕见的亚型特异性。由于CRGE的数量小于亚型抗原的数量,HLA Ⅰ类分子CREG层次的匹配比亚型或等位基因水平匹配更容易实现,因此基于CREG匹配的器官平均分配给各种族群体受者的概率较高。对肾移植而言,CREG的匹配存在免疫上的缺陷,移植物存活时间的延长和免疫抑制剂需求的减少完全归因于HLA的匹配(Egfjord et al,2003)。另一些人认为CREG的匹配可以降低少数肾移植受体HLA的致敏作用(Crowe,2003)。

一些配型计划注重MHC分子生物学相关片段的匹配(如表位匹配)(Suciu-Foca et al,1998;Harris & Cortesini,1999)。直到最近,对同种异型抗原的直接识别被认为是移植排斥反应的主要途径。然而也有研究表明,间接反应至少在实体器官移植的移植排斥反应中发挥着重要的作用(Sayegh & Carpenter,1996)。间接通路被激活时,充当免疫原性刺激物的是经蛋白水解酶分解HLA分子抗原表位肽段而非HLA分子本身。因此,创新的配型策略是允许抗原表位肽段之外的错配。例如,供-受体间配型时可以考虑不匹配的供体HLA分子在受体中是否具有免疫原性,即受体的HLA分子是否与相应的抗原表位结合并呈递。从理论上说,如果外来的HLA抗原肽不被受体的HLA识别,那么该HLA分子的不匹配是允许的。基于固相载体检测HLA抗体的方法(如Luminex,酶联免疫吸附测定(ELISA),流式细胞检测方法),是将已知的HLA分子抗原吸附在聚苯乙烯珠(或聚苯乙烯微量反应板)表面,该法能更加准确地检测待移植者产生的抗体。根据免疫原性抗原表位对HLA分子进行分组,这样可以更方便地选择移植供体。携带HLA分子的单抗原磁珠能够更准确地表现致敏水平,抗体与磁珠结合则磁珠上有相应的抗原表位,根据与单抗原磁珠结合的情况判断表型。据上述实验,Marrari和Duquesnoy(2009a,2009b)、El-Awar等(2007)已发现HLA-Ⅰ类和Ⅱ类分子的几种抗原表位。如今HLA分子上已被证实的抗原表位可在HLA抗原表位库查找(http://epregistry.ufpi.br/),也可在研讨会报告-由抗体定义的HLA抗原表位注册网站上查找(Duquesnoy et al,2012)。目前一些实验室用Luminex单抗原磁珠评估患者免疫反应情况,根据已登记的抗原表位,通过HLAMatchmaker软件,预测某些抗原表位。

HLA分型结果和供体选择的内在复杂性使专家在组织相容性试验结果的分析中显得至关重要。HLA分型专家应该知道每种分型方法的优点和缺点,以及各等位基因和单倍型在人群中出现的频率;这些信息对于寻找和选择合适的供体十分重要。

受体血清中HLA特异抗体的检测

某些受者此前因妊娠、输血、移植,其体内可能被特定的外来HLA分子致敏。可能的供-受体间组织相容性的检查应包括这些致敏情况的检测。移植前将受体血清置于已知的HLA谱检测板(淋巴细胞或致敏的可溶性HLA分子)中检测群体反应性抗体(panel reactive antibody,PRA)。移植时进行供体特异性交叉配型,用潜在的供者淋巴细胞检测受体血清,以确定对潜在供体的特异性反应。虽然不同的实验室用于检测抗体的技术不同,但目的都是对等待移植患者的免疫危险因素进行评估,这将有助于医疗团队移植前后的决策。受体的当前血清中的抗体与供者的T淋巴细胞结合的方法禁用于肾移植者。

血清筛选(PRA)

对待移植患者抗体谱完整的描述,有助于解释受者与选定供体交叉配型的结果。PRA筛选的目标如下:

1. 判断受者此前对 HLA 抗原的致敏程度。如果受者 PRA 的结果超过 60%(受者血清与供体细胞发生反应的孔占 60%)则阴性供体特异性交叉匹配的可能性降低,只能接受一个无关移植物的移植。

2. 确定的 HLA 特异性抗体,在选择供体时应避免这些特异性 HLA 抗原的存在。

3. 鉴别不相关的抗体(如自身抗体免疫球蛋白 IgM),以便在供体特异性交叉配型时选择适当的技术以避免假阳结果。

受者血清中的 HLA 特异性抗体检测需要在确定的 HLA 特异性的筛选板中进行,筛选板的不同孔中必须加入足够数量的供者的淋巴细胞或可溶性抗原,以保证除了最罕见的 HLA 抗体,其他均可被检测到,另外筛选板应尽量相同,以保证不同时间结果的可比性。肾移植患者的抗体源于 CREG 的概率高于亚型抗原(Rodey et al,1994;1997),所以筛选板反应结果的分析应同时考虑到 CREG 和亚型抗原。对待移植的患者抗体特异性进行鉴定,有助于预选交叉反应阴性的供体。计算机程序可以在该选择中提供协助(Claas et al,1999;Duquesnoy et al,1999)。

筛选的频率和筛选过程中所用的检测方法的选择取决于受者的免疫学状况。通过减少输血次数,避免每个月筛查所有患者的血清(ASHI website;见表 49-1)。检测 HLA-Ⅰ类和Ⅱ类特异性抗体通过以下方法进行,与筛选板中的淋巴细胞反应(即,直接补体依赖性细胞毒性或抗人球蛋白增强细胞毒性试验)或与预先包被在板上的可溶性 HLA 分子反应(如 ELISA)或与预先包被在板上的磁珠反应(如流式细胞术),(详见 ASHI 手册[2001])。固相可溶性抗原检测的一个优点是只检测 HLA Ⅰ类特异性 IgG 抗体。

用交叉配型的方法评估受者与预期供体的相容性时,受者的血清须在-70℃无二氧化碳的环境中保存,并防止蒸发。

供体特异交叉配型

取受者的血清与供体的淋巴细胞进行淋巴细胞交叉实验,检测受者体内是否存在任何针对供者的抗体。该配型实验中,淋巴细胞是靶细胞,因为该细胞高表达 HLA 分子并且容易分离。HLA 组织分型实验室通过这项试验对临床肾移植做出了重要贡献。交叉匹配的目的是预防超急性排斥反应,通过检测抗体确定待移植患者的免疫危险因素。超急性排斥反应的发生与供体 T 淋巴细胞和受者血清间发生的直接补体介导的细胞毒性效应(CDC)显著相关。受者当前有效的血清对供体的 T 淋巴细胞的反应性是肾移植手术的禁忌证,而在受者非当前血清样本中检测到与供体反应的抗体不是手术禁忌,可能不引起超急性排斥反应但能增加移植失败的风险(Cardella et al,1982;Geddes et al,1999)。某些移植中心采用供体特异性交叉配型预测造血祖细胞移植的成功与否(Hansen et al,1997)。

供体特异性交叉匹配的使用要求和技术由美国组织相容性和免疫遗传学协会制订,见表 49-1 和 ASHI 手册[2001]版。目前可使用的技术包括 Amos-改良版 CDC 技术、孵育时间延长的 CDC、免疫球蛋白增强 CDC 技术、流式细胞技术。

抗体检测技术

不同的实验室可能采用不同的检验方法来检测抗体,检测的灵敏度各有不同。靶细胞的不同,检测的特异性抗体也不同。

直接补体依赖的细胞毒性

直接补体依赖的细胞毒试验包括所有利用补体的加入检测抗体与淋巴细胞反应的试验,即在细胞表面形成的抗原-抗体复合物在补体的参与下引起细胞毒性反应及细胞死亡。CDC 试验包括基础的 CDC 技术(补体加入前没有洗涤的步骤)、Amos-改良版 CDC 技术(补体加入前有洗涤的步骤)、孵育时间延长的技术。通过洗涤去除血清,因为血清中可能存在抑制补体激活的物质。直接 CDC 实验的优点是可重复性高,与超急性排斥反应的发生率相关性良好。

间接交叉配型技术

间接技术包括抗人球蛋白增强淋巴细胞活性检测技术(也被称为抗人球蛋白的细胞毒性试验)和流式细胞技术。这两种技术都使用人免疫球蛋白特异性试剂增强 HLA 抗体的检测。间接法能够检测 CRGE 特异性抗体,而直接法常检测不到。流式细胞技术的优势是,它可以区分细胞结合的免疫球蛋白的类型(IgG 或 IgM)并能辨别结合同种异型抗体的细胞类型(T 淋巴细胞、B 淋巴细胞或单核细胞)

自身抗体

受者体内循环的自身抗体是否有害目前仍不清楚,因此,待移植患者自身的交叉配型有必要进行。如果自身抗体存在,用于与供体交叉配型的血清应排除自身反应。自身抗体主要是 IgM,HLA 特异性抗体主要是 IgG(Barger et al,1989)。无论是在(63±1)℃进行热灭活还是用二硫赤藓糖醇或二硫苏糖醇(dithiothreitol,DTT)清除潜在的 IgM 抗体,都是为了区分血清样本中的 IgM 和 IgG 抗体。如果热灭活或 DTT 处理的血清样品呈阴性而未处理的样品呈阳性,大多数移植中心将进行移植。但 DTT 或热灭活应谨慎使用,因为不是所有的 HLA 特异性抗体都是 IgG,如果滥用,在清除 IgM 的同时也可能使 IgG 失活。

B 细胞抗体

一些移植中心对致敏受者配型采用 B 淋巴细胞交叉配型。供体特异性 B 细胞交叉实验阳性不是移植的禁忌。B 细胞交叉反应的临床意义目前尚不清楚,但阳性结果可能是一个危险因素,特别是对有移植经历的患者。B 细胞交叉配型检测的抗体可能是以下几种:①Ⅱ类分子、HLA-DR、-DQ 特异性抗体。②弱的 HLA-A、-B 和-C 特异性抗体(B 细胞有更高密度的Ⅰ类分子,对补体依赖性实验比 T 细胞更敏感)。③非 HLA 特异性抗体(如自身抗体)。为了解释 B 细胞交叉匹配阳性的结果,在进行供体交叉匹配之前,需要除去血清中的血小板(血小板表达Ⅰ类分子,不表达Ⅱ类分子)。两种最常用的 B 细胞交叉匹配技术是 CDC 和流式细胞技术。

供体交叉实验中受者血清样本的选择

对于无致敏(即 0%PRA)的患者,最新的血清样本可用于供体特异性交叉配型。如果患者体内已有抗体或最近发生致敏效应事件，应收集当前的血清样本（即移植48小时内）。致敏受者，应收集反应最强的血清样品，或“顶峰”期血清样品并在多个实验中心检测；供体阳性的非当前血清样本可能是一个危险因素，特别是受者在移植后早期对原发性移植物发生排斥反应时（Mahoney et al，1996）。

肾移植

目前的做法是为ABO血型兼容、T细胞、供体特异、与合适的受体血清交叉反应阴性、有最佳的HLA配型的受体作为选择供体。最初发现，HLA相同的同胞之间的肾移植比HLA不匹配的兄弟姐妹或父母兄弟之间的肾移植存活时间明显延长。图49-11显示了国际CTS登记处三类同种异体肾移植的5年生存分析：①HLA一致的同胞之间，生存率为84%；②一个单倍型亲属，生存率为73%；③尸体供肾，生存率为66%。通过1类和2类的比较，可以清楚地观察到MHC在亲属移植中的重要性。类似的结果也可见于UNOS数据（Cecka，1999）。

亲属活体移植结果的分析证实了MHC是移植成功的主要基因屏障，非亲缘尸体移植中HLA配型对移植结局的影响仍存在争议。然而，来自多个中心对长期生存数据的分析表明HLA匹配对尸体肾移植的移植物存活率有着重要影响（Cecka，1999；Opelz et al，1999）。此外，最近来自欧洲（奥斯陆）和北美（多伦多）的两个移植中心报道，良好的HLA配型可以显著提高移植存活率（Geddes et al，1999；Leivestad et al，1999）。单个移植中心可能需要基于HLA匹配的优先次序对配型较好的移植物进行移植，从而得到有统计学意义的结果。尽管目前研究的案例不多，但HLA匹配对非亲缘活体供者肾移植的影响已很明确（Opelz et al，1999）。

高匹配的尸体供肾与HLA一致的同胞供肾的移植存活率相近或更好（图49-11）；因此，基于高PRA（99%和100%），器官共享联合网络（UNOS）推荐在地区和国家间共享高匹配的肾脏。自首例肾移植后，由于HLA错配从0MM到6MM的增加，供肾在宿主体内的生存期逐步下降（Cecka，1999；Opelz et al，1999）。然而，为了使所有受者，包括罕见HLA单倍型受者公平地享用器官，等候移植的病患优先顺序的新办法已被器官共享程序（organ-sharing programs）采用（Opelz et al，1999）。患者及移植物存活的最近期的数据可通过访问CTS网站获取（www. ctstransplant. org）。

首次移植进行HLA配型不仅会增加移植物的存活时间，还能降低受体致敏性，有利于再移植。等候名单上积累的高度致敏患者是很多移植中心面临的一个严峻问题，由于患者等待很长时间，可能会出现一些难以解决的临床管理问题（Sanfilippo et al，1992）。

非肾器官移植

非肾器官移植中，心脏、肝脏、肺和胰腺移植的存活率很好，首次移植的5年存活率为58%～67%。在这类移植中，供者HLA分型经常不匹配，移植前交叉配型并不作为常规检测。建议筛查血清抗体以确定受者的致敏状态这一免疫危险因素。如果可行的话，移植受者与尸体供者间非肾的活体移植应进行HLA配型，以便回顾性分析。国际CTS最新的数据报道HLA配型不影响肝移植，还报道了HLA-A、-B和-DR匹配在首次心脏移植中的显著影响（Opelz et al，1999）。对冷缺血保存方法的可接受时间可能会限制心脏移植HLA的匹配程度。

异基因造血祖细胞移植

异基因造血祖细胞移植主要用于治疗血液系统恶性肿瘤及造血障碍、骨髓衰竭、某些遗传性代谢紊乱，如脂质贮积病和先天性免疫缺陷综合征等。从组织相容性的角度来看，最理想的供体是自体（自体基因移植）或同卵双胞胎（同基因移植），需排除涉及骨髓的恶性肿瘤和遗传性疾病。来自HLA完全相同的同胞兄弟姐妹是祖细胞常见的来源，这些供体细胞的整个MHC区域通常与受者完全相同。同胞供体可能增加非*HLA*基因（如次要组织相容性基因）的匹配，它们可能影响移植成功的概率（goulmy，1997）。另外，半相合的家庭成员也可以作为供体，虽然HLA不匹配时出现严重的GVHD风险更大（Aversa et al，1998）。国际骨髓移植登记处（IBMTR）的数据显示（表49-1），从1996年到1997年，已有超过16 000例异基因骨髓移植者，其中75%的供体为有亲缘关系的供体。

约70%的患者没有HLA匹配的同胞兄弟姐妹，只能考虑HLA匹配的无亲缘关系的供者。为了更方便地寻找匹配的供者，世界各地建立了国家无亲缘关系供者登记处（Hansen，1996）。美国的NMDP就是其中之一，包含390万余个HLA型的供者，是世界上最大的无亲缘关系供者登记处（Perkins & Hansen，1994；见表49-1；www. marrow. org）。

异基因造血祖细胞移植在所有临床操作中最难实施，原因有以下几点（Hansen et al，1997；Madrigal et al，1997）。首先，移植时，由于先天性免疫缺陷（严重的联合免疫缺陷）或移植前预处理（细胞毒性化疗或放疗），受者处于免疫无能或免疫功能极度低下的状态。移植前需要几天时间调节以消除恶性细胞，并防止受者的免疫系统排斥供体祖细胞。细胞毒化疗药物预处理的剂量以能够清除循环中白细胞、几乎清除了血小板并能废除新的红细胞的产生为准，因此受者极易受到各种类型的感染，如果没有输注祖细胞、没有得到高级的医疗看护，受者必定死亡。

第二个危险因素，异基因祖细胞可能对受者发动免疫攻击，导致GVHD。GVHD的形式有多种并有致命的可能。尽管困难众多，许多移植中心还是取得了成功。IBMTR最近的报道显示慢性髓细胞性白血病患者在慢性期接受异基因造血祖细胞移植，5年无白血病生存率达40%～60%（表49-1）（Hansen et al，1998）。重度再生障碍性贫血接受无亲缘供体细胞移植，根据患者年龄不同，5年生存率达30%～50%不等（表49-1，NMDP，见网站www. marrow. org和www. ibmtr. org），另有一些移植中心报道5年生存率达90%的个例。

除了骨髓来源的造血祖细胞外，生长因子-动员外周血（Anderlini et al，1997）或脐带血祖细胞（Cairo & Wagner，1997）中收集的造血祖细胞，增加了无亲缘供体的可用性。免疫抑制治疗的新方法，包括伤害较小的移植前处理（如“迷你移植”）（storb et al，1999），对目前因年龄和器官功能障碍而排斥的患者进行治疗，拓宽造血祖细胞移植作为一种治疗手段的应用范围。造血祖细胞移植也可用于生成针对恶性细胞的免疫反应，接受HLA配型的移植患者移植后的复发率更大，表明一定程度的不匹配可能引发对肿瘤细胞的免疫反应，这是有益的（Beatty et al，1993）。随着造血祖细胞移植中最困难的问题的解决，造血祖细胞移植将成为治疗多种疾病使用最广泛的方法之一（见第 38 章）。

造血祖细胞移植的 HLA 分型

造血祖细胞移植结果受到许多因素的影响，包括组织相容性（Madrigal et al，1997）。移植前的检查包括对所有的家族成员进行 HLA-A、-B 和-DR 分型来确定一个 HLA 匹配的供体并建立遗传单倍型。Ⅱ类分子基因 DNA 分型已成为分型标准，在许多移植中心已开展了Ⅰ类分子基因的 DNA 分型。对大家族的分型而言，采用特异性 HLA Ⅰ类和Ⅱ类分子基因位点等位基因水平的分型（即高分辨分型）或者 MHC 其他位点的分型（如短串联重复序列或互补位点），再或者使用其他方法（如交叉配型，细胞毒性 T 细胞前体测量）检测组织相容性比较妥当（Hurley et al，1999）。

造血祖细胞和肾移植对 HLA 分型的分辨率要求不同。造血祖细胞移植时供-受者配型对分型分辨率的要求比肾移植的要求更高，因为祖细胞移植涉及患者整个免疫系统的转移。目前的研究主要集中供体选择时必须考虑的位点、保证型别匹配所需的分辨率，以及多重错配的附加效应。匹配级别的要求因疾病或临床方案不同而异。有研究表明，无亲缘供者和受者 HLA-A、-B 和-DRB1 等位基因的匹配可改善预后。HLA 其他位点（如 HLA-C、HLA-DQ）匹配对移植的影响正在评估中。单一错配可以接受，多重错配对预后有不利影响（Petersdorf et al，1995，1998；Hansen et al，1997；Madrigal et al，1997；Sasazuki et al，1998）。此外，组织相容性匹配有利于移植的成功，但必须均衡考虑疾病早期进行移植的优势。从国际骨髓移植登记处（IBMTR）和美国骨髓库（NMDP）的数据表明由于疾病的进展，移植后的生存率下降（表 49-1 列举了网站数据）

总结

主要组织相容性复合体上编码的 HLA-Ⅰ类和 HLA-Ⅱ类分子在免疫应答中扮演者重要的角色。这些分子的广泛多态性保证了机体在充满病原体的危险环境中生存的不同需求。遗憾的是，免疫系统区分自我和非我的能力已上升到组织移植时对外来 HLA 分子的识别。临床治疗中考虑到人类白细胞抗原 *HLA* 等位基因的特性，力求最大限度地提高组织相容性，并尽量减少免疫反应对外来移植物的影响。这些进展有助于病变组织的替代疗法——移植的发展。

（李向阳 译 段朝晖 校）

推荐阅读

Aguado B，Bahram S，Beck S，et al：Complete sequence and gene map of a human major histocompatibility complex，Nature 401：921，1999.

包含 MHC 区域的第一个完整序列和基因图谱，代表了国际研究小组的协作努力。

Arguello JR，Little AM，Bohan E，et al：High resolution HLA class I typing by reference strand mediated conformation analysis（RSCA），Tissue Antigens 52：57-66，1998.

介绍了使用参照链介导构象分析（RSCA）分离多态性 *HLA* 等位基因，使用高通量自动化技术快速分析 HLA，节省时间和成本。

Etokebe GE，Opsahl M，Tveter AK，et al：Physical separation ofHLA-A alleles by denaturing high performance liquid chromatography，Tissue Antigens 61：443-450，2003.

介绍了自动化高通量高效液相色谱法识别多态 HLA-A 等位基因。

Nordstrom T，Ronaghi M，Forsberg L，et al：Direct analysis of single-nucleotide polymorphism on double-stranded DNA by pyrosequencing，Biotechnol Appl Biochem 31：107-112，2000.

介绍了焦磷酸测序技术背景和验证双链 DNA 存在单核苷酸多态性测序的应用。

参考文献

Abbal M, Cambon-Thomsen A, Foissac A, et al: Microsatellites in the HLA region: potential applications in bone marrow transplantation, *Transplant Proc* 29:2374, 1997.

Agrawal S, Pandey MK: The potential role of HLA-G polymorphism in maternal tolerance to the developing fetus, *J Hematother Stem Cell Res* 12:749–756, 2003.

Aguado B, Bahram S, Beck S, et al: Complete sequence and gene map of a human major histocompatibility complex, *Nature* 401:921, 1999.

American Society for Histocompatibility and Immunogenetics: *Laboratory manual*, ed 4, Lenexa, Kans, 2001, ASHI.

Anderlini P, Korbling M, Dale D, et al: Allogeneic blood stem cell transplantation: considerations for donors, *Blood* 90:903, 1997.

Arguello R, Avakian H, Goldman JM, et al: A novel method for simultaneous high resolution identification of HLA-A, HLA-B, and HLA-Cw alleles, *Proc Natl Acad Sci U S A* 93:10961, 1996.

Arguello JR, Little AM, Bohan E, et al: High resolution HLA class I typing by reference strand mediated conformation analysis (RSCA), *Tissue Antigens* 52:57–66, 1998.

Aversa F, Tabilio A, Velardi A, et al: Treatment of high-risk acute leukemia with T-cell-depleted stem cells from related donors with one fully mismatched HLA haplotype, *N Engl J Med* 339:1186, 1998.

Banchereau J, Steinman RM: Dendritic cells and the control of immunity, *Nature* 392:245, 1998.

Barger BO, Shroyer TW, Hudson SL, et al: Successful renal allografts in recipients with a positive standard, DTE negative crossmatch, *Transplant Proc* 21:746, 1989.

Beatty PG, Anasetti C, Hansen JA, et al: Marrow transplantation from unrelated donors for treatment of hematologic malignancies: effect of mismatching for one HLA locus, *Blood* 81:249, 1993.

Beck S, Trowsdale J: Sequence organization of the Class II region of the human MHC, *Immunol Rev* 167:201, 1999.

Begovich AB, McClure GR, Suraj VC, et al: Polymorphism, recombination and linkage disequilibrium within the HLA Class II region, *J Immunol* 148:249, 1992.

Benjamin JE, Gill S, Negrin RS: Biology and clinical effects of natural killer cells in allogeneic transplantation, *Curr Opin Oncol* 22:130–137, 2010.

Bjorkman PJ, Parham P: Structure, function and diversity of Class I major histocompatibility complex molecules, *Annu Rev Biochem* 59:253, 1990.

Bjorkman PJ, Saper MA, Samraoui B, et al: Structure of the human Class I histocompatibility antigen, HLA-A2, *Nature* 329:506, 1987.

Bodmer JG, Marsh SGE, Albert ED, et al: Nomenclature for factors of the HLA system, 1996, *Tissue Antigens* 49:297, 1997.

Bodmer JG, Marsh SGE, Albert ED, et al: Nomenclature for factors of the HLA system, 1998, *Tissue Antigens* 53:407, 1999.

Bozon MV, Delgado JC, Selvakumar A, et al: Error rate for HLA-B antigen assignment by serology: implications for proficiency testing and utilization of DNA-based typing methods, *Tissue Antigens* 50:387, 1997.

Brodsky FM, Lem L, Solache A, et al: Human pathogen subversion of antigen presentation, *Immunol Rev* 168:199, 1999.

Brooks AG, Borrego F, Posch PE, et al: Specific recognition of HLA-E, but not classical, HLA Class I molecules by soluble CD94/NKG2A and NK cells, *J Immunol* 162:305, 1999.

Brown JH, Jardetzky TS, Gorga JC, et al: Three-dimensional structure of the human Class II histocompatibility antigen HLA-DR1, *Nature* 364:33, 1993.

Bugawan TL, Apple R, Erlich HA: A method for typing polymorphism at the HLA-A locus using PCR amplification and immobilized oligonucleotide probes, *Tissue Antigens* 44:137, 1994.

Bugawan TL, Mack SJ, Stoneking M, et al: HLA Class I allele distributions in six Pacific/Asian populations: evidence of selection of the HLA-A locus, *Tissue Antigens* 53:311, 1999.

Bunce M, O'Neill CM, Barnardo MC, et al: Phototyping: comprehensive DNA typing for HLA-A, B, C, DRB1, DRB3, DRB4, DRB5 & DQB1 by PCR with 144 primer mixes utilizing sequence-specific primers (PCR-SSP), *Tissue Antigens* 46:355, 1995.

Cadavid LF, Watkins DI: Heirs of the jaguar and the anaconda: HLA, conquest and disease in the indigenous populations of the Americas, *Tissue Antigens* 50:209, 1997.

Cairo MS, Wagner JE: Placental and/or umbilical cord blood: an alternative source of hematopoietic stem cells for transplantation, *Blood* 90:4665, 1997.

Cao K, Chopek M, Fernandez-Vina MA: High and intermediate resolution DNA typing systems for Class I HLA-A, -B, -C genes by hybridization with sequence

specific oligonucleotide probes (SSOP), *Immunogenetics* 1:53, 1999.
Cardella CJ, Falk JA, Nicholson MJ, et al: Successful renal transplantation in patients with T-cell reactivity to donor, *Lancet* 2:1240, 1982.
Carrington M, Chadwick R, Cullen M, et al: Characterization of 12 microsatellite loci of the human MHC in a panel of reference cell lines, *Immunogenetics* 47:131, 1998.
Carrington M, Wade J: Selection of transplant donors based on MHC microsatellite data, *Hum Immunol* 50:151, 1996.
Cecka M: The UNOS scientific renal transplant registry. In Cecka M, Terasaki P, editors: *Clinical transplants 1998*, Los Angeles, 1999, UCLA Tissue Typing Laboratory, p 1.
Claas FHJ, De Meester J, Witvliet MD, et al: Acceptable HLA mismatches for highly immunized patients, *Rev Immunogenet* 1:73, 1999.
Cooley S, Weisdorf DJ, Guethlein LA, et al: Donor selection for natural killer cell receptor genes leads to superior survival after unrelated transplantation for acute myelogenous leukemia, *Blood* 116:2411–2419, 2010.
Creput C, Le Friec G, Bahri R, et al: Detection of HLA-G in serum and graft biopsy associated with fewer acute rejections following combined liver-kidney transplantation: possible implications for monitoring patients, *Hum Immunol* 64:1033–1038, 2003.
Cresswell P: Assembly, transport, and function of MHC Class II molecules, *Annu Rev Immunol* 12:259, 1994.
Crow JF: *Genetics notes*, ed 7, Minneapolis, 1976, Burgess Publishing.
Crowe DO: The effect of cross-reactive epitope group matching on allocation and sensitization, *Clin Transplant* 17(Suppl 9):13–16, 2003.
Dausset J: The Nobel Lectures in Immunology. Lecture for the Nobel Prize for Physiology or Medicine, 1980: the major histocompatibility complex in man, *Science* 213:1469, 1981.
Dausset J, Colombani J, editors: *Histocompatibility testing 1972*, Copenhagen, 1973, Munksgaard.
Deeg HJ, Leisenring W, Storb R, et al: Long-term outcome after marrow transplantation for severe aplastic anemia, *Blood* 91:3637, 1998.
den Haan JMM, Sherman NE, Blokland E, et al: Identification of a graft versus host disease-associated human minor histocompatibility antigen, *Science* 268:1476, 1995.
Dupont B: Induction of a MINOR into the MAJOR league? Genomic identification of a human minor histocompatibility antigen, *Tissue Antigens* 52:303, 1998.
Duquesnoy RJ, Marrari M: HLAMATCHMAKER: a molecularly based donor selection strategy for highly allosensitized patients, *Hum Immunol* 60:S10, 1999.
Duquesnoy RJ, Marrari M, da M Sousa LCD, et al: Workshop report: a website for the antibody-defined HLA epitope registry, *Int J Immunogenet* 0:1–66, 2012.
Egfjord M, Jakobsen BK, Ladefoged J: No impact of cross-reactive group human leucocyte antigen class I matching on long-term kidney graft survival, *Scand J Immunol* 57:362–365, 2003.
El-Awar NR, Akaza T, Terasaki PI, et al: Human leukocyte antigen I epitopes: update to 103 total epitopes, including C locus, *Transplantation* 84:2007.
Ellison MD, Bennett LE, Edwards EB, et al: Multivariate analysis of verified national data to assess the impact of HLA mismatch level on kidney graft survival, *J Am Soc Nephrol* 5:1003, 1994.
Engelhard VH: Structure of peptides associated with Class I and Class II molecules, *Annu Rev Immunol* 12:181, 1994.
Etokebe GE, Opsahl M, Tveter AK, et al: Physical separation of HLA-A alleles by denaturing high-performance liquid chromatography, *Tissue Antigens* 61:443–450, 2003.
Flomenberg N, Baxter-Lowe LA, Confer D, et al: Impact of HLA class I and class II high-resolution matching on outcomes of unrelated donor bone marrow transplantation: HLA-C mismatching is associated with a strong adverse effect on transplantation outcome, *Blood* 104:1923–1930, 2004.
Foissac A, Crouau-Roy B, Faure S, et al: Microsatellites in the HLA region: an overview, *Tissue Antigens* 49:197, 1997.
Gao X, Moraes JR, Miller S, et al: DNA typing for Class II HLA antigens with allele-specific or group-specific amplification. V. Typing for subsets of HLA-DR1 and DR'Br', *Hum Immunol* 30:147, 1991.
Geddes C, Cole E, Wade J, et al: Factors influencing long-term primary cadaveric kidney transplantation—importance of functional renal mass versus avoidance of acute rejections: the Toronto Hospital experience 1985–1997. In Cecka M, Terasaki P, editors: *Clinical transplants 1998*, Los Angeles, 1999, UCLA Tissue Typing Laboratory, p 195.
Glimcher LH, Kara CJ: Sequences and factors: a guide to MHC Class-II transcription, *Annu Rev Immunol* 10:13, 1992.
Gorga JC: Structural analysis of Class II major histocompatibility complex proteins, *Crit Rev Immunol* 11:305, 1992.
Gould DS, Auchincloss H: Direct and indirect recognition: the role of MHC antigens in graft rejection, *Immunol Today* 20:77, 1999.
Goulmy E: Human minor histocompatibility antigens: new concepts for marrow transplantation and adoptive immunotherapy, *Immunol Rev* 157:125, 1997.
Goulmy E, Schipper R, Pool J, et al: Mismatches of minor histocompatibility antigens between HLA-identical donors and recipients and the development of graft-versus-host disease after bone marrow transplantation, *N Engl J Med* 334:281, 1996.
Guardiola J, Maffei A: Control of MHC Class II gene expression in autoimmune, infectious, and neoplastic diseases, *Crit Rev Immunol* 13:247–268, 1993.
Hansen JA: Development of registries of HLA-typed volunteer marrow donors, *Tissue Antigens* 47:460, 1996.
Hansen JA, Gooley TA, Martin PJ, et al: Bone marrow transplants from unrelated donors for patients with chronic myeloid leukemia, *N Engl J Med* 338:962, 1998.
Hansen JA, Petersdorf E, Martin PJ, et al: Hematopoietic stem cell transplants from unrelated donors, *Immunol Rev* 157:141, 1997.
Hansen JA, Yamamoto K, Petersdorf E, et al: The role of HLA matching in hematopoietic cell transplantation, *Rev Immunogenet* 1:81, 1999.
Hansen TH, Lee DR: Mechanism of Class I assembly with β-2 microglobulin and loading with peptide, *Adv Immunol* 64:105, 1997.
Harris PE, Cortesini R, Suciu-Foca N: Indirect allorecognition in solid organ transplantation, *Rev Immunogenet* 1:19, 1999.
Hartzman RJ, Segall M, Bach ML, et al: Histocompatibility matching. VI. Miniaturization of the mixed leukocyte culture test: a preliminary report, *Transplantation* 11:268, 1971.
Hurley CK: Acquisition and use of DNA-based HLA typing data in bone marrow registries, *Tissue Antigens* 49:323, 1997.
Hurley CK, Baxter-Lowe LA, Begovich AB, et al: The extent of HLA Class II allele level disparity in unrelated bone marrow transplantation: analysis of 1,259 National Marrow Donor Program donor-recipient pairs, *Bone Marrow Transplant* 25:385, 2000a.
Hurley CK, Maiers M, Ng J, et al: Large-scale DNA-based typing of HLA-A and HLA-B at low resolution is highly accurate, specific, and reliable, *Tissue Antigens* 55:352, 2000b.
Hurley CK, Tang T, Ng J, et al: HLA typing by molecular methods. In Rose NR, Conway de Macario E, Folds JD, editors: *Manual of clinical laboratory immunology*, ed 5, Washington, DC, 1997, ASM Press, p 1098.
Hurley CK, Wade JA, Oudshoorn M, et al: A special report: histocompatibility testing guidelines for hematopoietic stem cell transplantation using volunteer donors, *Hum Immunol* 60:347, 1999.
Imanishi T, Akaza T, Kimura A, et al: Allele and haplotype frequencies for HLA and complement loci in various ethnic groups. In Tsuji K, Aizawa M, Sasazuki T, editors: *HLA 1991*, vol 1, New York, 1992, Oxford University Press, p 1065.
Ishitani A, Sageshima N, Lee N, et al: Protein expression and peptide binding suggest unique and interacting functional roles for HLA-E, F, and G in maternal-placental immune recognition, *J Immunol* 171:1376–1384, 2003.
Jorgensen JL, Reay PA, Ehrich EW, et al: Molecular components of T-cell recognition, *Annu Rev Immunol* 10:835, 1992.
Kircher B, Wolf M, Stevanovic S, et al: Hematopoietic lineage-restricted minor histocompatibility antigen HA-1 in graft-versus-leukemia activity after donor lymphocyte infusion, *J Immunother* 27:156–160, 2004.
Kloosterboer FM, Luxemburg-Heijs SA, van Soest RA, et al: Direct cloning of leukemia-reactive T cells from patients treated with donor lymphocyte infusion shows a relative dominance of hematopoiesis-restricted minor histocompatibility antigen HA-1 and HA-2 specific T cells, *Leukemia* 18:798–808, 2004.
Kovats S, Drover S, Marshall WH, et al: Coordinate defects in human histocompatibility leukocyte antigen Class II expression and antigen presentation in bare lymphocyte syndrome, *J Exp Med* 179:2017, 1994.
Kwok WW, Kovats S, Thurtle P, et al: HLA-DQ allelic polymorphisms constrain patterns of Class II heterodimer formation, *J Immunol* 150:2263, 1993.
Lanier LL: NK cell receptors, *Annu Rev Immunol* 16:359, 1998.
Le Bouteiller P: HLA class I chromosomal region, genes, and products: facts and questions, *Crit Rev Immunol* 14:89–129, 1994.
Le Bouteiller P, Blaschitz A: The functionality of HLA-G is emerging, *Immunol Rev* 167:233, 1999.
Lee N, Goodlett DR, Ishitani A, et al: HLA-E surface expression depends on binding of TAP-dependent peptides derived from certain HLA Class I signal sequences, *J Immunol* 160:4951, 1998a.
Lee N, Llano M, Carretero M, et al: HLA-E is a major ligand for the natural killer inhibitory receptor CD94/NKG2A, *Proc Natl Acad Sci U S A* 95:5199, 1998b.
Leivestad T, Reisaeter AV, Brekke IB, et al: The role of HLA matching in renal transplantation: experience from one center, *Rev Immunogenet* 1:343, 1999.
Long EO: Regulation of immune responses through inhibitory receptors, *Annu Rev Immunol* 17:875, 1999.
Mach B, Steimle B, Martinez-Soria E, et al: Regulation of MHC Class II genes: lessons from a disease, *Annu Rev Immunol* 14:301, 1996.
Madrigal JA, Scott I, Argello R, et al: Factors influencing the outcome of bone marrow transplants using unrelated donors, *Immunol Rev* 157:153, 1997.
Mahoney RJ, Norman DJ, Colombe BW, et al: Identification of high- and low-risk second kidney grafts, *Transplantation* 61:1349, 1996.
Marrari M, Duquesnoy RJ: Correlations between Terasaki's HLA class II epitopes and HLAMatchmaker-defined eplets on HLA-DR and -DQ antigens, *Tissue Antigens* 74:134–146, 2009a.
Marrari M, Duquesnoy RJ: Correlations between Terasaki's HLA class I epitopes and HLAMatchmaker-defined eplets on HLA-A, -B and -C antigens, *Tissue Antigens* 74:117–133, 2009b.
Marsh SG, Albert ED, Bodmer WF, et al: Nomenclature for factors of the HLA system, 2002, *Tissue Antigens* 60:407–464, 2002.
Marsh SG, Albert ED, Bodmer WF, et al Update to HLA nomenclature, 2009. Available at: http://hla.alleles.org/pdf/nomenclature_2009.pdf.
Martin PJ: How much benefit can be expected from matching for minor antigens in allogenic marrow transplantation? *Bone Marrow Transplant* 20:97, 1997.
Matsunami K, Miyagawa S, Nakai R, et al: Modulation of the leader peptide sequence of the HLA-E gene up-regulates its expression and down-regulates natural killer cell-mediated swine endothelial cell lysis, *Transplantation* 73:1582–1589, 2002.
Mickelson EM, Longton G, Anasetti C, et al: Evaluation of the mixed lymphocyte culture (MLC) assay as a method for selecting unrelated donors for marrow transplantation, *Tissue Antigens* 47:27, 1996.
Middleton D: History of DNA typing for human MHC, *Rev Immunogenet* 1:11, 1999.
Momburg F, Hammerling GJ: Generation and TAP-mediated transport of peptides for major histocompatibility complex Class I molecules, *Adv Immunol* 68:191, 1998.
Morris P, Shaman J, Attaya M, et al: An essential role for HLA-DM in antigen presentation by Class II major histocompatibility molecules, *Nature* 368:551, 1994.
Mutis T, Gillespie G, Schrama E, et al: Tetrameric HLA Class I-minor histocompatibility antigen peptide complexes demonstrate minor histocompatibility antigen-specific cytotoxic T lymphocytes in patients with graft-versus-host disease, *Nat Med* 5:839, 1999.
Mytilineos J, Lempert M, Scherer S, et al: Comparison of serological and DNA PCR-SSP typing results for HLA-A and HLA-B in 421 black individuals—a collaborative transplant study report, *Hum Immunol* 59:512, 1998.
Neefjes JJ, Ploegh HL: Allele and locus-specific differences in cell surface expression and the association of HLA class I heavy chain with beta 2-microglobulin: differential effects of inhibition of glycosylation on class I subunit association, *Eur J Immunol* 18:801–810, 1988.
Nepom GT, Erlich H: MHC Class-II molecules and autoimmunity, *Annu Rev Immunol* 9:493, 1991.
Ng J, Hurley CK, Carter C, et al: Large-scale DRB and DQB1 oligonucleotide typing for the NMDP regis-

try: progress report from year 2, *Tissue Antigens* 47:21, 1996.

Nordstrom T, Ronaghi M, Forsberg L, et al: Direct analysis of single-nucleotide polymorphism on double-stranded DNA by pyrosequencing, *Biotechnol Appl Biochem* 31(Pt 2):107–112, 2000.

O'Callaghan CA, Bell JI: Structure and function of the human MHC Class Ib molecules HLA-E, HLA-F and HLA-G, *Immunol Rev* 163:129, 1998.

Olerup O, Zetterquist H: HLA-DR typing by PCR amplification with sequence specific primers (PCR-SSP) in 2 hours: an alternative to serological DR typing in clinical practice including donor-recipient matching in cadaveric transplantations, *Tissue Antigens* 39:225, 1992.

Opelz G, Wujciak T, Dohler B, et al: HLA compatibility and organ transplant survival, *Rev Immunogenet* 1:56, 1999.

Pacasova R, Martinozzi S, Bouloues HJ, et al: Cell surface expression and allogenic function of a human non-classical Class I molecule (HLA-E) in transgenic mice, *J Immunol* 162:5190, 1999.

Pamer E, Cresswell P: Mechanisms of MHC Class I-restricted antigen processing, *Annu Rev Immunol* 16:323, 1998.

Parham P, Adams EJ, Arnett KL: The origins of HLA-A, B, C polymorphism, *Immunol Rev* 143:141, 1995.

Parham P, Lawlor DA: Evolution of Class I major histocompatibility complex genes and molecules in humans and apes, *Hum Immunol* 30:119, 1991.

Paul WE, Seder RA: Lymphocyte responses and cytokines, *Cell* 76:241, 1994.

Payne R, Tripp M, Weigle J, et al: A new leukocyte isoantigen system in man, *Cold Spring Harb Symp Quant Biol* 29:285, 1964.

Perkins HA, Hansen JA: The US National Marrow Donor Program, *Am J Pediatr Hematol Oncol* 16:30, 1994.

Petersdorf EW, Gooley TA, Anasetti C, et al: Optimizing outcome after unrelated marrow transplantation by comprehensive matching of HLA Class I and II alleles in the donor and recipient, *Blood* 92:3515, 1998.

Petersdorf EW, Hansen JA: A comprehensive approach for typing the alleles of the HLA-B locus by automated sequencing, *Tissue Antigens* 46:73, 1995.

Petersdorf EW, Longton GM, Anasetti C, et al: The significance of HLA-DRB1 matching on clinical outcome after HLA-A, B, DR identical unrelated donor marrow transplantation, *Blood* 86:1606, 1995.

Reinsmoen NL, Matas AJ: Evidence that improved late transplant outcome correlates with the development of in vitro donor antigen-specific hyporeactivity, *Transplantation* 55:1017, 1993.

Remuzzi G, Perico N, Carpenter CB, et al: The thymic way to transplantation tolerance, *J Am Soc Nephrol* 5:1639, 1995.

Rock KL, Goldberg AL: Degradation of cell proteins and the generation of MHC Class I-presented peptides, *Annu Rev Immunol* 17:739, 1999.

Rodey GE, Fuller TC: Public epitopes and the antigenic structure of the HLA molecules, *CRC Crit Rev Immunol* 7:229, 1987.

Rodey GE, Neylan JF, Whelchel JD, et al: Epitope specificity of HLA Class I alloantibodies. I. Frequency analysis of antibodies to private versus public specificities in potential transplant recipients, *Hum Immunol* 39:272, 1994.

Rodey GE, Revels K, Fuller TC: Epitope specificity of HLA Class I alloantibodies. II. Stability of cross-reactive group antibody patterns over extended time periods, *Transplantation* 63:885, 1997.

Rosenthal AS, Shevach EM: Function of macrophages in antigen recognition by guinea pig T lymphocytes. I. Requirement for histocompatible macrophages and lymphocytes, *J Exp Med* 138:1194, 1973.

Rozemuller EH, Tilanus MGJ: A computerized method to predict the discriminatory properties for Class II sequencing based typing, *Hum Immunol* 46:27, 1996.

Rubnitz JE, Inaba H, Ribeiro RC, et al: NKAML: a pilot study to determine the safety and feasibility of haploidentical natural killer cell transplantation in childhood acute myeloid leukemia, *J Clin Oncol* 28:955–959, 2010.

Ruggeri L, Capanni M, Casucci M, et al: Role of natural killer cell alloreactivity in HLA-mismatched hematopoietic stem cell transplantation, *Blood* 94:333, 1999.

Saiki RK, Gelfand DH, Stoffel S, et al: Primer-directed enzymatic amplification of DNA with a thermostable DNA polymerase, *Science* 239:487, 1988.

Sanfilippo FP, Vaughn WK, Pilers TH, et al: Factors affecting the waiting time of cadaveric kidney transplant candidates in the United States, *JAMA* 267:247, 1992.

Sasazuki T, Juji T, Morishima Y, et al: Effect of matching of Class I HLA alleles on clinical outcome after transplantation of hematopoietic stem cells from an unrelated donor, *N Engl J Med* 339:1177, 1998.

Sayegh MH, Carpenter CB: Role of indirect allorecognition in allograft rejection, *Int Rev Immunol* 13:221, 1996.

Scheltinga SA, Johnston-Dow LA, White CB, et al: A generic sequencing based typing approach for the identification of HLA-A diversity, *Hum Immunol* 57:120, 1997.

Shaw S, Kavathas P, Pollack MS, et al: Family studies define a new histocompatibility locus, SB, between HLA-DR and GLO, *Nature* 293:745, 1981.

Shiina T, Tamiya G, Oka A, et al: Genome sequencing analysis of the 1.8Mb entire human MHC Class I region, *Immunol Rev* 167:193, 1999.

Simpson E, Roopenian D, Goulmy E: Much ado about minor histocompatibility antigens, *Immunol Today* 19:108, 1998.

Singer DS, Maguire J: Regulation of the expression of Class I MHC genes, *CRC Crit Rev Immunol* 10:235, 1990.

Snell GD: Studies in histocompatibility, *Science* 213:172, 1981.

Stern LJ, Wiley DC: Antigenic peptide binding by Class I and Class II histocompatibility proteins, *Structure* 2:245, 1994.

Storb R, Yu C, McSweeney P: Mixed chimerism after transplantation of allogeneic hematopoietic cells. In Thomas D, Blume KG, Forman SJ, editors: *Hematopoietic cell transplantation*, ed 2, Oxford, 1999, Blackwell Science, p 287.

Suciu-Foca N, Harris PE, Cortesini R: Intramolecular and intermolecular spreading during the course of organ allograft rejection, *Immunol Rev* 164:241, 1998.

Suthanthiran M, Morris RE, Strom TB: Immunosuppressants: cellular and molecular mechanisms of action, *Am J Kidney Dis* 28:159, 1996.

Sutton VR, Kienzle BK, Knowles RW: An altered splice site is found in the DRB4 gene that is not expressed in HLA-DR7, Dw11 individuals, *Immunogenetics* 29:317, 1989.

Tanaka K, Tanahashi N, Tsurumni C, et al: Proteosomes and antigen processing, *Adv Immunol* 64:1, 1997.

Terasaki PI, Takemoto S, Park MS, et al: HLA epitope matching, *Transfusion* 32:775, 1992.

Thorsby E, Piazza A: Joint report II: typing for HLA-D determinants (LD-1 or MLC). In Kissmeyer-Nielsen F, editor: *Histocompatibility testing*, Copenhagen, 1975, Munksgaard, p 414.

Todd JA, Bell JI, McDevitt HO: HLA-DQβ gene contributes to susceptibility and resistance to insulin-dependent diabetes mellitus, *Nature* 329:599, 1987.

Tseng L-H, Lin M-T, Martin PJ, et al: Definition of the gene encoding the minor histocompatibility antigen HA-1 and typing for HA-1 from genomic DNA, *Tissue Antigens* 52:305, 1998.

Uematsu Y, Fischer-Lindahl K, Steinmetz M, et al: The same recombinational hot spots are active in crossing-over between wild/wild and wild/inbred mouse chromosomes, *Immunogenetics* 27:96, 1988.

Valentini RP, Nehlsen-Cannarella SL, Gruber SA, et al: Intravenous immunoglobulin, HLA allele typing and HLAMatchmaker facilitate successful transplantation in highly sensitized pediatric renal allograft recipients, *Pediatr Transplant* 11:77–81, 2007.

Valiante NM, Uhrber M, Shilling HG, et al: Functionally and structurally distinct NK cell receptor repertoires in the peripheral blood of two human donors, *Immunity* 7:739, 1997.

van Ham SM, Tjin EPM, Lillemeier BF, et al: HLA-DO is a negative modulator of HLA-DM mediated MHC Class II peptide loading, *Curr Biol* 7:950, 1997.

van Rood JJ: HLA and I, *Annu Rev Immunol* 11:1, 1993.

van Rood JJ, Stevens CE, Smits J, et al: Reexposure of cord blood to noninherited maternal HLA antigens improves transplant outcome in hematological malignancies, *Proc Natl Acad Sci U S A* 106:19952–19957, 2009.

Wade JA, Hurley CK, Hastings A, et al: Combinational diversity in DR2 haplotypes, *Tissue Antigens* 41:113, 1993.

Watts C: Capture and processing of exogenous antigens for presentation of MHC molecules, *Annu Rev Immunol* 15:821, 1997.

Wilke M, Pool J, den Haan JMM, et al: Genomic identification of the minor histocompatibility antigen HA-1 locus by allele-specific PCR, *Tissue Antigens* 52:312, 1998.

Williams F, Mallon E, Middleton D: Development of PCR-SSOP for HLA-A typing of bone marrow registry donors, *Tissue Antigens* 49:61, 1997.

Williams F, Meenagh A, Rich S, et al: High Resolution HLA-DRB1 identification of a Caucasian population, *Hum Immunol* 65:66–77, 2004.

Yu N, Ohashi M, Alosco S, et al: Accurate typing of HLA-A antigens and analysis of serological deficiencies, *Tissue Antigens* 50:380, 1997.

Zinkernagel RM: Cellular immune recognition and the biological role of major transplantation antigens, *Biosci Rep* 17:91, 1997a.

Zinkernagel RM: The Nobel Lectures in Immunology. The Nobel Prize for Physiology or Medicine, 1996: cellular immune recognition and the biological role of major transplantation antigens, *Scand J Immunol* 46:421, 1997b.

主要组织相容性复合体与疾病

第50章

Attila Kumánovics, Julio C. Delgado

要点

1. 主要组织相容性复合体(major histocompatibility complex,MHC)基因区包括许多拥有免疫相关功能的基因,包括人类白细胞抗原(human leukocyte antigen,HLA)基因。
2. 对 MHC 中部分基因的鉴定增加了阐明免疫遗传基础的可行性。
3. MHC 区域的免疫相关基因的聚集现象可能不是个巧合,这可能是由于进化动力将类似的功能的基因连接了起来。
4. 与人类基因组其他区域相比,MHC 区与疾病的相关性更高。
5. MHC DNA(单倍型)固定延展的非随机相关性使易感性基因的研究更加复杂,但是同时也提供了鉴定手段。
6. 该方法可用于检测 MHC 和疾病多态性之间的联系和相关性。
7. 尽管 MHC Ⅰ类和Ⅱ类区域所编码的蛋白质是根据结构及功能相似性进行区分的,Ⅲ类分子可被定义为非Ⅰ非Ⅱ类分子,由于它们的基因及其产物无相似性且不能被 T 细胞识别。
8. 尽管基因相关性研究表明了Ⅲ类分子区在疾病和健康中的重要性,但许多疾病相关的基因和潜在致病机制都还是未知的。
9. 几乎 MHCⅢ类区域中的半数基因在先天性免疫系统中发挥重要作用,包括补体级联反应成员(C4、C2、BF),肿瘤坏死因子(TNF、LTA、LTB)和淋巴细胞抗原-6 家族(LY6)。
10. 补体系统第二成分缺乏这一现象仅在白种人群中被报道过,这一现象是此类人群中最常见的补体蛋白缺乏状态。
11. C4 完全缺乏是非常罕见的。携带有 C4 无效等位基因的患者,其血清中 C4 水平变化极大,很难通过对杂合子的检测来可靠的判断是否存在完全缺乏,因为 C4 水平与 *C4* 基因表达数量无相关性。
12. 扩展单倍型是一个种族的特异性特征,在其他种族中可不出现或出现频率较低。
13. 了解疾病相关 MHC 等位基因的种族分布情况对于评估患者体内相关等位基因是否较对照人群增加十分重要,其同时也可作为疾病种族分布的标志物。
14. *MHC* 基因相关性的一个主要问题是其不完全外显率,这使普通常规的隔离和连锁研究难以开展。

了解 MHC 在免疫反应和疾病的发病机制中的作用,需要明确 MHCⅠ和 MHCⅡ区域的多态性,以及 MHC 中心区域(有时亦称为 MHCⅢ区域)基因的多态性。人们对 *MHC* 基因组序列的强烈兴趣源于它在调节炎症以及先天性和适应性的免疫反应方面所起的基础性作用。MHC 的许多基因在细胞自我识别和非自我识别中发挥着重要作用,是我们认识 MHC 系统影响移植医学和自身免疫易感性的必需的基础知识。*MHC Ⅰ* 和 *MHC Ⅱ* 基因的变异体在第 49 章有详细描述。在本章节中,我们着重讨论非人类白细胞抗原(HLA)区域基因和相关疾病,以及探明遗传标记物和相关疾病之间的关系。

人类主要组织相容性复合体 DNA 序列概述

完成 MHC 脱氧核糖核酸(DNA)序列测定比人类全基因组

序列的完成时间早将近 4 年(MHC Sequencing Consortium, 1999)。最初人们在小鼠自交系实验和血清学分型研究的基础上,快速完成了整个 MHC 序列的检测,了解到小鼠 MHC(H-2)和 HLA 区域的生物学和遗传学特性(Klein,1986)。尽管 MHC 在 50 多年前就已被发现,但其本质特点问题却在近 20 年才随着 DNA 克隆技术及Ⅰ类分子和Ⅱ类分子结构的阐明得以解决(Bjorkman et al,1987;Brown et al,1993)。

人类 MHC 基因区位于 6 号染色体短臂上,长度大约 4Mb,包含超过 250 个正式命名的基因座位,是迄今为止最密集的人类基因组序列区(Shiina et al,2009)。它编码了最具多态性的人类蛋白质-HLAⅠ类和 HLAⅡ类分子,到目前为止发现其中一些有超过 12 000 个等位基因变异(Marsh,2014)。在所有 MHC 中可表达的基因座位中,超过 40%的座位与免疫类功能相关。这种 MHC 区域免疫相关基因的聚集可能是进化促使具有相近功能的基因连接在一起而并非巧合。

通常,MHC 区域从端粒到着丝粒,依次被分为 HLAⅠ、非 HLA(MHCⅢ)和 HLAⅡ类三个区域。*HLA Ⅰ* 类和 *HLA Ⅱ* 类基因功能已经在第 49 章作了详细介绍。本章将先着重介绍 MHC Ⅲ类基因,再结合 HLAⅠ类和 HLAⅡ类基因,探讨它们与疾病之间的关系。

中心区域或Ⅲ类区域的基因

人类 MHC Ⅲ类(或中心 MHC)区域位于 HLAⅠ类和 HLA Ⅱ类区域之间,是人类基因组中基因最密集区域。具体来说,MHCⅢ区域在约 900Kb 的序列中,包含 61 个蛋白质编码基因,平均每个基因约 8.5Kb 大小(Xie et al,2003),而整个人类基因组中每百万碱基含 11 个以下基因,平均每个基因的大小为 27Kb(Lander et al,2001)。尽管 HLAⅠ和 HLAⅡ编码蛋白是以每个分子的结构及功能相似性进行区分,MHCⅢ分子只能被定义为非Ⅰ类和非Ⅱ类,因为其基因及产物没有共同特征,不能被 T 细胞所识别。图 50-1 所示为 MHCⅢ类区域的基因图谱。

尽管基因相关性研究表明了Ⅲ类分子区在疾病和健康中的重要性,但具体基因与疾病的对应关系及其更深层次致病机制仍然未知。造成这个现象的其中一个原因是,MHCⅢ类区域中近一半的基因的功能尚不完全清楚。一种高通量酵母双杂交系统用于研究在 MHCⅢ类区域内编码的几种细胞内蛋白的功能(Lehner et al,2004)。这项研究显示,在 MHCⅢ类区域内编码的分析蛋白中大约有 1/3 可能在 mRNA 加工中发挥作用,这再次表明在人类基因组的该区域内存在功能相关基因聚集。具体来说,在 MHCⅢ类区域的蛋白质中有三种蛋白质(STK19、PBX2 和 NELFE)与转录调控蛋白存在相互作用。四种酵母同源蛋白质(LSM2、DDX39B、DXO 和 SKIV2L)参与 mRNA 加工过程,另外五种蛋白质(P*RR*C2A、STK19、CLIC1、PBX2 和 ABHD16A)参与 RNA 前处理的蛋白质相互作用。参与 RNA 加工的蛋白质通常被称为"管家",但它们对抗病毒 RNA 的先天性免疫至关重要。细胞内核酸的新陈代谢对于限制针对于 DNA 和 RNA 的自身免疫同样很重要。SKIV2L(superkiller viralicidic activity 2-like)缺乏的患者的干扰素反应性升高(Eckard et al,2014),并伴有发-肝-肠(tricho-hepato-enteric)综合征,这是一种类似于难治性腹泻的炎症性肠道疾病(Fabre et al,2012)。

靠近 *HLA Ⅱ* 类基因的区域包含很多已知功能的基因,包括编码腱生蛋白 X(在结缔组织中表达的大细胞外基质蛋白)的 TNXB 和编码神经氨酸酶 1(一种溶酶体酶)的 NEU1。TNXB 的突变引起埃勒斯当洛(Ehlers-Danlos)综合征(Burch et al,1997),原发性肌病(Penisson-Besnier et al,2013)和膀胱输尿管的反流(Gbadegesin et al,2013;Bonten et al,1996)。*NEU1* 基因突变可导致先天性唾液酸沉积症(Bonten et al,1996;Canafoglia et al,2014)。

MHCⅢ类区域中几乎半数的基因在先天免疫系统中发挥的作用,包括补体固定级联组成部分(C4、C2 和 CFB)和肿瘤坏死因子家族(TNF、LTα 和 LTβ),这些将在本章后面更详细地讨论。MHCⅢ类区域也包含 NCR3(自然细胞毒性刺激受体 3)和缺乏特征的 *LY6G* 基因(Mallya et al,2006)等免疫球蛋白超家族的其他成员。*NCR3* 基因编码的 NKp30 蛋白质负责激活自然杀伤细胞(NK)(Pende et al,1999),参与了恶性疟原虫(Mavoungou et al,2007)、巨细胞病毒(Arnon et al,2005)、真菌(Li et al,2013)感染细胞和肿瘤细胞(Brandt et al,2009)的杀伤,并与原发性干燥综合征致病机制有关(Rusakiewicz et al,2013)。研究表明 NCR3 和邻近的 LST1(白细胞特异性转录物 1)基因在类风湿关节炎患者的血液中表达增加(Mulcahy et al,2006)。LST1 在骨髓细胞中编码了一种棕榈酰化跨膜信号受体和膜支架蛋白(Draber et al,2012;Schiller et al,2013)。这两个基因的表达水平在脂多糖、干扰素-γ 和细菌感染作用下也明显上调,表明了这些基因产物在自身免疫相关性炎症和树突细胞/NK 细胞相关功能发挥中扮演了某种角色。

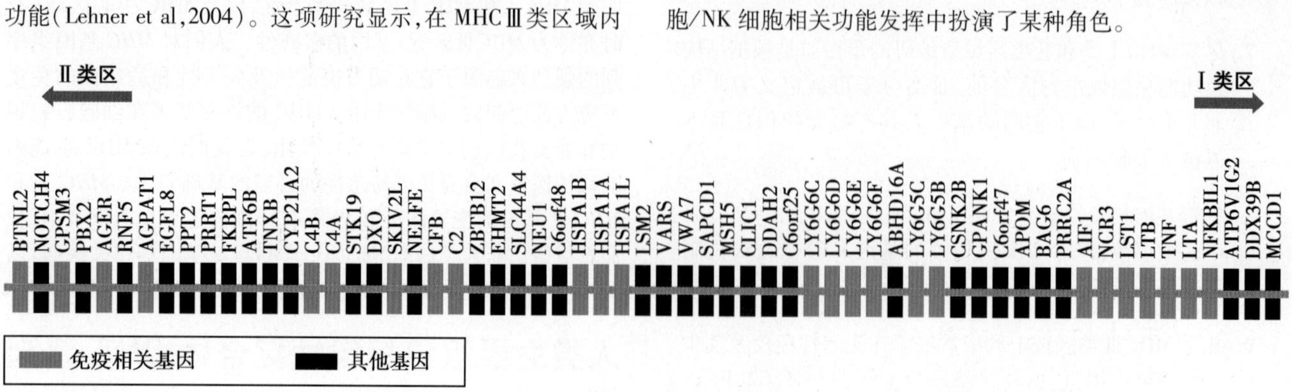

Ⅱ类区 ← → Ⅰ类区

BTNL2 NOTCH4 GPSM3 PBX2 AGER RNF5 AGPAT1 EGFL8 PPT2 PRRT1 FKBPL ATF6B TNXB CYP21A2 C4B C4A STK19 DXO SKIV2L NELFE CFB C2 ZBTB12 EHMT2 SLC44A4 NEU1 C6orf48 HSPA1B HSPA1A HSPA1L LSM2 VARS VWA7 SAPCD1 MSH5 CLIC1 DDAH2 C6orf25 LY6G6C LY6G6D LY6G6E LY6G6F ABHD16A LY6G5C LY6G5B CSNK2B GPANK1 C6orf47 APOM BAG6 PRRC2A AIF1 NCR3 LST1 LTB TNF LTA NFKBIL1 ATP6V1G2 DDX39B MCCD1

免疫相关基因　其他基因

图 50-1 主要组织相容性复合体Ⅲ类区基因图谱。从着丝粒到端粒按顺序排列的 55 个基因(不扩增)。"免疫座位"基因已用绿色方框标示

类 NF-κB-抑制子 1(NF-κB-inhibitor-like 1,NFKBIL1)和类嗜乳汁蛋白样蛋白质 2(Butyrophilin-like protein 2,BTNL2)基因也位于 MHCⅢ类区域(Albertella & Campbell,1994;Stammers et al,2000)。近年来,NFKBIL1(An et al,2013)和 BTNL2 蛋白(Swanson et al,2013)受到了大量关注,因为二者的启动子区域出现的单个突变被报道分别与风湿性关节炎(Okamoto et al,2003)和结节病(Valentonyte et al,2005)相关。其他免疫相关基因(如 LY6 家族成员和 AIF1)很可能是免疫/炎症控制的一部分(Mallya et al,2006;Kadoya et al,2014)。此外,微体酶类固醇 P450 21-羟化酶和主要热休克蛋白 70 家族的 3 个成员的基因也包含在 MHCⅢ类区域,稍后将继续讨论。

肿瘤坏死因子和淋巴毒素 α 和 β 基因

肿瘤坏死因子(tumor necrosis factor,TNF)和淋巴毒素 α(lymphotoxin α,LTα)是炎性刺激产生的强有力的免疫调节细胞因子。这些细胞因子的生物学功能及其在体液中表达情况的实验室检测方法在第 47 章有详细的介绍。TNF 和 LTα 蛋白质是分别由不同的基因(TNF 和 LTA)编码,约 34%氨基酸一致(Carroll et al,1987)。TNF 和 LTα 可作为细胞表面分子或从细胞释放。LTα 通过跨膜区维持在细胞表面。表面 TNF 没有跨膜区域的存在,而是与淋巴毒素 β(lymphotoxin β,LTβ)相连(Browning et al,1993)。LTB 编码的 LTβ,其氨基酸与 TNF 和 LTα 的一致程度分别为 21%和 24%。

到目前为止,已经确定了几个 TNF 启动子多态性与各种自身免疫和感染性疾病的易感性相关。但这项工作在基因层面,尤其是在功能相关性方面上仍然存在争议。这些基因的变异所致的 TNF 启动子多态性可能是特定人群中某些未知因子影响了在自身免疫性疾病发展过程中及在感染性疾病的易感性和抵抗力中的宿主免疫反应(Delgado et al,2002)。大规模的人群研究发现,TNF 启动子区域的多态性与脑型疟疾(McGuire et al,1994)、风湿性关节炎(Criswell et al,2004)、冠心病(Nicaud et al,2002)、2 型糖尿病(Kubaszek et al,2003)、阿尔茨海默症(McCusker et al,2001)、强直性脊椎炎(McGarry et al,1999)、脓毒性休克的死亡率(Mira et al,1999)、黏膜皮利什曼病(Cabrera et al,1995)、牙周炎(Ding et al,2014)、免疫血小板减少症(Hajeer & Hutchinson,2001;Sarpatwari et al,2011)、炎症性肠病(Zipperlen et al,2005)以及各种血液学和非血液学恶性肿瘤相关(He et al,2014;Ding et al,2014;Min et al,2014)。同样,大规模的分析将 *LTA* 基因启动子和编码多态性与心肌梗死(Ozaki et al,2002)、卒中(Wang et al,2009)、脓毒症(Tiancha et al,2011)、血液学和非血液学恶性肿瘤(Skibola et al,2010;Yu et al,2014)联系起来。

热休克蛋白 *70* 基因

应激蛋白或热休克蛋白是由细胞在各种压力刺激下表达产生。到目前为止,所有物种均有这种反应。应激蛋白家族,大小通常为 70kDa,从原核生物到人类均具有高度保守的氨基酸序列。一些研究已经确定了热休克蛋白 70(HSP70)的基因座位位于 6、14 及 21 号染色体(Hunt & Morimoto,1985;Sargent et al,1989)。HSP70 家族成员的三个编码基因位于端粒到 C2 位点(HSPA1L、HSPA1A 和 HSPA1B,以前分别被称为 HSP 70-Hom、HSP 70-1 和 HSP 70-2)。

基因序列分析显示 HSPA1A 和 *HSPA1B* 基因无内含子,可编码含 641 个氨基酸的同种蛋白质。HSPA1L 也是一个无内含子基因,其编码的含有 641 个氨基酸的蛋白质,90%序列与 HSPA1A 一致(Milner & Campbell,1990)。因为在不同的 *HSP70* 基因编码区之间序列高度相似,DNA 探针在该编码区容易发生交叉反应。然而,5′和 3′末翻译区域的三种基因在序列之间有足够的差异,可以设计特异性寡核苷酸引物和探针用于扩增和杂交(Milner & Campbell,1992)。

HSP70 基因簇中的多态性与热休克反应的幅度(Singh et al,2006)、精神分裂症(Kowalczyk et al,2014;Pae et al,2005)、白血病(Ucisik-Akkaya et al,2010)、年龄相关性白内障(Zhang et al,2013)和寿命(Singh et al,2010)有关。*HSP70* 基因的其他多态性与细胞因子相关创伤反应(Schroder et al,2003)、帕金森病(Wu et al,2004)、结节病患者葡萄膜炎的发病(Spagnolo et al,2007)及德系犹太人氯氮平诱导的粒细胞缺乏(Corzo et al,1995)有关。

C2、C4 和 *CFB* 基因及分型

通过测定由于氨基酸的差异所导致的表面电荷差异可证明在 MHCⅢ类中编码的补体 C2、C4 和 B 因子蛋白存在遗传结构变异。此类蛋白质的分离主要有两种方法:①高压琼脂糖凝胶电泳,利用在特定的 pH 值环境下,蛋白质携带电荷差异引起的移动度的不同实现分离;②利用等电点不同,采用薄层聚丙烯酰胺凝胶等电聚焦电泳分离。利用抗原抗体复合物具有不溶性的特点,借助免疫固定电泳,可使蛋白的检测更为直观,这也可通过检测其在覆盖了抗体致敏绵羊红细胞与补体缺乏血清混合物的凝胶中的溶血活性来实现(Alper et al,1983)。

在蛋白质水平上,等电位聚焦检测发现 C2 多态性较小。C2 有多个等位基因:C 等位基因(常见)、伴有三种罕见基础变异体的 B 等位基因(基础,不常见)和四种罕见的(酸性)A 等位基因变异体(Jahn et al,1990)。C2*B 等位基因的多态位点是由补体 C2a 片段携带。尽管超过 90%的人群 *C2* 基因为 C2*C,但 C2 蛋白在族群中显示出广泛的遗传多态性(Alper,1976;Meo et al,1977)。在白种人和亚洲人群中,C2*B 占 *C2* 基因的 5%~10%。在 2%的欧洲白种人群中发现存在不表达的等位基因(C2*QO)(Truedsson et al,1993a)。对于 C2 的分型,蛋白质是通过聚丙烯酰胺凝胶等电点聚焦分离的,在覆盖凝胶中以 C2 诱导溶血观察。由于 C2 是经典补体路径中的限制因子,因此可将正常人类血清稀释作为 C2 缺乏的血清替代品,用作试剂。

C4 蛋白有两种不同但密切相关的位点(C4A 和 C4B),其出现可能是基因重复串联的结果,可编码两种形式的 C4。C4 的遗传异常复杂,不仅在基因水平上,而且也表现在蛋白质水平上。研究显示人类 *C4* 基因的数量从 2 个到 4 个不等,特定情况下可为 6 个(Chung et al,2002;Wu et al,2007)。*C4* 基因复制单位包括周边基因:5′区域的 STK19 和 3′区域的 CYP21 和 TNXB(Blanchong et al,2000)。在减数期间杂合子单、双或三个核染色体的失调(不等交换),可能进一步引起该基因的重排,除了改变 C4 的基因数量,还可诱导 CYP21 和 *TNXB* 基因的缺失,从而导致先天性肾上腺皮质增生症和 Ehlers-Danlos 综合征。3/4 的 *C4* 基因携带内源性逆转录病毒序列,这可能会对

外源性逆转录病毒感染产生内在的保护作用(Schneider et al,2001)。最近的数据表明,内源性逆转录病毒序列的存在与C4蛋白水平之间呈负相关,基因数量和C4蛋白水平直接相关(Yang et al,2003)。

在蛋白水平上,C4A和C4B只有α链上1101和1106号位之间四个氨基酸残基的不同。C4B的溶血活性比C4A高几倍,但C4A在抑制免疫复合物的形成和溶解方面较C4B具有更高活性。C4A变异体通常携带Rodgers抗原决定簇(C4A链的Val-Asp-Leu-Leu表位),C4B变种携带Chido抗原决定簇(C4B α链的Ala-Asp-Leu-Arg表位)。在人群中检测到C4A和C4B蛋白广泛的遗传多态性;通过琼脂糖凝胶电泳和DNA分型方法发现了35种以上的变异(Awdeh & Alper 1980;Sim & Cross,1986;Schneider et al,1996;Hui et al,2004)。在C4A和C4B同种异型中,最常见的等位基因是C4A*3和C4B*1。C4A*4、C4A*2、C4B*2和C4B*5也在世界范围内广泛分布。C4A*6也在除一些蒙古人群外的许多种群中观察到。C4B*3主要分布在非洲和白种人群中。

C4分型需要结合多种技术(Awdeh & Alper 1980):①神经氨酸酶处理后的免疫固定电泳。电泳结果显示每个变异体有三个条带,部分变异条带有重叠。用羧肽酶对样本进行处理,每种变异体只剩下单个条带。②C4A和C4B的功能溶血试验检测。因为C4B变异有5~10倍于C4A变异的溶血活性,所以该方法可以用以区分C4A和C4B重叠的情况。③Rodgers(C4A)或Chido(C4B)血清学反应活性。将血清与人抗rodgers或人抗-chido一起孵育,抑制相应的阳性红细胞凝集。C4变异体也可以用免疫印迹法测定其Chido或Rodgers分型。样品中的C4杂合子的无效等位基因可以通过两种方法进行检测。C4(C4A QO和C4B QO)纯合子的无效等位基因可通过电泳法检测到条带缺失,然而C4杂合子的无效等位基因需要用可视化定量检测、交叉免疫电泳或免疫固定密度扫描检查电泳来检测。另一种替代方法是十二烷基硫酸钠聚丙烯酰胺凝胶电泳免疫沉淀反应后,测量C4A和C4Bα链及其比例。最近,基于DNA的分型方法,包括序列特异性引物(SSP)扩增,限制性片段长度多态性分析,实时PCR,以及直接DNA测序,已被用于补体C4A和C4B蛋白的分型(Schneider & Mauff,2003;Wu et al,2007)。

B因子由*CFB*基因合成。人类B因子具有高度的多态性,截至目前有超过20种变异体,包括一些低浓度的功能失调的蛋白质以及无效的等位基因。B因子的分型通常是联合蛋白质水平的琼脂糖电泳和(或)等电点聚焦与DNA水平的聚合酶链反应(PCR)进行分析(Geserick et al,1998)。通过这些方法,可以识别两个非常常见的CFB*F和CFB*S等位基因,两个较少见的CFB*F1和CFB*S1等位基因,和许多罕见的等位基因。变异的命名以凝胶电泳中片段的迁移率命名:CFB F到CFB F1为快速变异体,CFB S到CFB S1慢速变异。在欧洲的白种人群中,CFB*F出现的频率为0.2,CFB*S为0.77,CFB*F1为0.01,CFB*S1为0.01;罕见等位基因只有0.002。CFB*S在白种人、蒙古人种和澳大利亚人种中最常见,CFB*F最常见于黑人人种。CFB*F1在非洲人群和白种人中均有发现。

C2、C4和*CFB*基因相关疾病

白种人中补体系统第2补体缺失个体的出现比例约为万分之一,这是该人群中最常见的补体蛋白缺失情况(Silverstein,1960;Klemperer et al,1966)。完全C2缺失的人为无C2等位基因的纯合子(C2*Q0数量为零)。C2*Q0的出现是由于一个*28bp*基因的缺失,这导致了一个移码突变和一个延伸至外显子6末端的14bp的终止密码子(Johnson et al,1992)的出现。值得注意的是,在白种人中,C2*QO的基因频率约为0.01。少见的是C2的缺陷是由错义突变导致C2的分泌受损的C2缺陷Ⅱ型(Wetsel et al,1996)。尽管C2的缺失可以导致疾病,但大多数患者仍表现为无症状。由于免疫球蛋白缺乏,有25%的C2缺乏的纯合子人群易受细菌感染(Densen,1991;Alper et al,2003)。在已报道的C2缺陷病例中,有20%~40%的人患有系统性狼疮样疾病(Truedsson et al,1993b;Sullivan et al,1994)。C2的基因多态性与老年性黄斑变性患病风险降低相关(Gold et al,2006;Maller et al,2006)。

一般人群中C4为无效等位基因的发生率较高。C4A*Q0和C4B*Q0的出现主要由基因缺失、终止密码子提前出现和其他导致转录失败的突变造成的(Braun et al,1990;Barba et al,1993;Lokki et al,1999)。所有种族人群中35%的个体都没有表达C4A或*C4B*基因(如携带C4A*Q0或C4B*Q0),8%~10%的个体携带两个无效等位基因,小于1%的人群不表达三个等位基因。完全性C4缺陷(反式C4A*Q0,C4B*Q0)单倍型是非常罕见的(Hauptmann et al,1986)。C4A*Q0等位基因,特别是纯合子个体或完全C4缺乏,与系统性红斑狼疮的发病相关(Wilson & Perez,1988;Huang et al,1995)。这种易感性可能与免疫复合体的缺陷处理有关(Fielder et al,1983)。儿童C4B*Q0纯合子细菌性脑膜炎发病率高出3.5倍(Colten & Rosen,1992)。C4B缺乏纯合子出现于非系统性红斑狼疮性肾小球肾炎家族(Ault et al,1990;Tsuda et al,2007;Soto et al,2010),C4B*Q0等位基因被认为增加了过敏性紫癜患病风险(Stefansson Thors et al,2005)。与健康对照相比,重度冠状动脉疾病患者的C4B*Q0等位基因出现频率增加(Szalai et al,2002)。

在胚胎发育过程中,人类B因子缺乏的纯合子的出现很可能是致命的。基于遗传模式和血清水平,一些来自CFB*Q0的杂合子可减少蛋白质产物(Siemens et al,1992)。最近,在复发性肺炎球菌和脑膜炎球菌感染的患者中,发现了CFB杂合子中的功能缺失突变(Slade et al,2013)。CFB F变异与较高的蛋白浓度有关,但溶血活性低于CFB S(Lokki & Koskimies,1991)。*CFB*基因的突变与老年性黄斑变性(Gold et al,2006;Maller et al,2006)和溶血尿毒症综合征(Goicoechea de Jorge et al,2007)有关。

补体型

补体区域的四个基因占据了基因组DNA中大约120Kb(Carroll et al,1984)。C2和*CFB*基因位置非常接近,相隔不到2Kb,但CFB和C4A被隔开约30Kb。C4A和C4B相距约10Kb。补体基因的等位基因在种群水平上作为一个单位出现,并在家族研究中以单倍型形式显示出显著的连锁不平衡。也就是说,它们一起出现在同一条染色体上的频率要高于单个等位基因频率的预期值,而且没有充分证据显示有重组。由于这些原因,四个补体基因座位以上述形式构成的单倍型被称为补体型,作为"补体单倍型"的缩写(Alper et al,1983)。虽然从端粒到着丝粒

表 50-1 白种人群中常染色体常见补体型*	
补体型	频率/%
SC31	0.430
SC01	0.127
FC31	0.096
SC30	0.053
SC42	0.040
SC61	0.034
FC30	0.031
FC01	0.029
SC02	0.029
SC21	0.022
SB42	0.019
SC33	0.014
SC2(1,2)†	0.01
3SC32	0.011

*补体型缩写为字母和数字,由四个等位基因以任意顺序组合:CFB、C2、C4A 和 C4B

†C4B 座位为异源性复制

的顺序是 C2、CFB、C4A 和 C4B(图 50-1),CFB 和 C2 的位置在使用变异的等位基因区指定补体型时被颠倒。因此,CFB*S、C2*C、C4A*QO 和 C4B*1 是一个补体型,缩写形式是 SC01。在白种人中,超过 12 种类型的补体型的频率约为 0.01 或更高(表 50-1)。在大多数人群中,SC31 补体型最为常见。在非洲血统的人群当中 FC31 很常见,而在东亚和东南亚地区是 SC42。

扩展单倍型

在正常白种人群单倍型中进行关于 HLA-B 和 HLA-DR 特异性相关的补体型分布的家族性研究中发现,整个区域存在明显的连锁不平衡。可以很容易地得出,HLA-B,补体型,HLA-DR 组合表现出的连锁不平衡(图 50-2)具有统计学意义(Awdeh et al,1983),这种现象即被定义为扩展单倍型。扩展单倍型的命名方式是在括号内依次写明 HLA-B,补体型,HLA-D 的基因型。因此,白种人中最常见的扩展单倍型是[HLA-B8,SC01,DR3]。延伸单倍体在种族亚群中有高度特征性,在其他种族群体中未见或出现频率较低(Alper et al,1982;Fraser et al,1990)。

最初的研究将扩展单倍型定义为基因组 HLA-B 和 DR 之间的区间,这很可能将区间内其他无特征 *MHC* 等位基因也包括在内。尽管 HLA-A 等位基因在扩展单倍型上显示了有限的变异,但只有一半的单倍型表现出独特和显著的 HLA-A 等位基因关联(Alper et al,1982)。HLA-Cw 是到目前为止最新发现的有显著特征的座位。基于遗传距离和之前对 HLA-B/Cw 对的不完全的分型数据分析显示,很明显保守的单倍型也包括 *HLA-Cw* 基因区域。因此,不同的 HLA-Cw 等位基因与不同的扩展单倍型相关联(表 50-2)(Clavijo et al,1998)。此外,一些

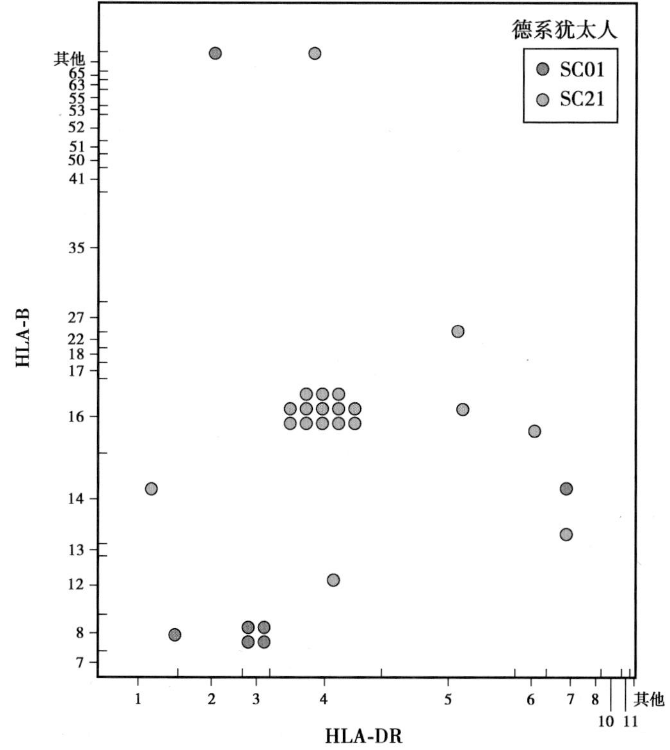

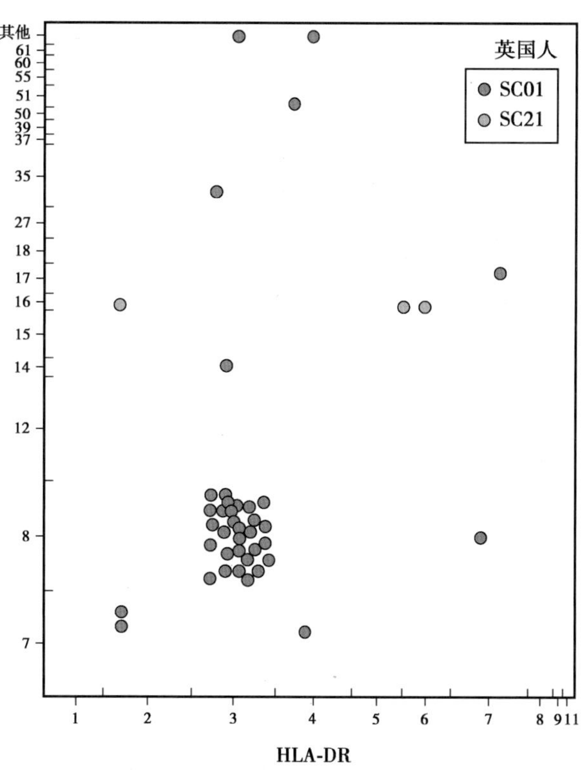

图 50-2 补体型(补体等位基因单倍型)SC01(*CFB*S,C2*C,C4A*QO,C4B*1*)和 SC21(*CFB*S,C2*C,C4A*A,C4B*1*)的单倍型分布与 *HLA-B* 等位基因(纵坐标)和 *HLA-DR* 等位基因(横坐标)的关系。高度及宽度代表不同人群中 HLA 特异性与等位基因频率的比例。聚类代表连锁不平衡,如德系犹太人中的扩展型单倍型[HLA-B16(38),SC21,DR4]以及英国人群中的[HLA-B8,SC01,DR3],该单倍型在犹太人中也存在。HLA,人类白细胞抗原(From Alper CA,Awdeh ZL,y unis Ej:Conserved,extended MHC haplotypes,Exp Clin Immunogenet 9:58,1992,图 4-Copyright © S. Karger AG,Basel)

表 50-2 常见 MHC 扩展单倍型*

扩展单倍型	HLA-Cw 等位基因	种族
[HLA-B8,SC01,DR3,DQ2]	0701	欧洲北部
[HLA-B7, SC31, DR2, DQ6]	0702	欧洲北部
[HLA-B44, FC31, DR7, DQ2]	1601	欧洲
[HLA-B44, SC30, DR4, DQ7/8]	0501	欧洲
[HLA-B57, SC61, DR7, DQ2/3]	0602	欧洲北部
[HLA-B14, SC22, DR1, DQ1]	0802	欧洲北部
[HLA-B35, SC31, DR5, DQ3]	0401	欧洲南部
[HLA-B38, SC21, DR4, DQ8]	1203	德系犹太人
[HLA-B15, SC33, DR4, DQ8]	0304	欧洲北部
[HLA-B18, F1C30, DR3, DQ2]	0501	巴斯克人,撒丁岛,西班牙
[HLA-B18,S042,DR2]†	1203	欧洲北部
[HLA-B42, FC(1, 90)0, DR3]‡	1701	非洲

HLA,人类白细胞抗原;MHC,主要组织相容性复合体

* 波士顿地区普通白种人群染色体数据

†C2 缺乏型患者数据(Clavijo O,Delgado j,Awdeh ZL,et al:HLA-Cw alleles associated with HLA extended haplotypes and C2 deficiency,Tissue Antigens 52:282-285,1998)

‡波士顿地区普通黑种人群染色体数据(Clavijo OP,Delgado jC,Yu N,et al:HLA-Cw*1701 is associated with two sub-Saharan African-derived HLA haplotypes:HLA-B*4201,DRB1*03 and HLA-B*4202without DRB1*03,Tissue Antigens 54:303-306,1999)

表 50-3 与常规扩展单倍型相关的 TNF 和 *HSP* 基因多态性*

HLA-DR	补体型				热休克蛋白		TNF 标志物								
	C4B	C4A	CFB	C2	1B	1A	e	d	-308	-857	-863	a	b	HLA-B	HLA-Cw
3	1	0	S	C	8.5	C	3	1	2	1	1	2	3	8	0701
2	1	3	S	C	9	A	3	3	1	1	1	11	4	7	0702
7	1	3	F	C	9	A	3	3	1	1	1	7,8	4	44	1601
4	0	3	S	C	9	A	3	3	1	1	1	6,7	5	44	0501
7	1	6	S	C	9	A	3	4	1	1	1	2	5	57	0602
5	1	3	S	C	9	A	3	3	1	1	1	5	5	35	0401
1	1,2	2	S	C	9	A	1	4	1	1	2	2	1	14	0802
4	1	2	S	C	9	A	3	3	1	2	1	10	4	38	1203
4	3	3	S	C	9	A	1	4	1	1	2	2	1	62	0304
2	2	4	S	0	9	A	3	3	1	2	1	10	4	18	1203
3	0	3	F1	C	8.5	C	3	4	1	1	1	1	5	18	0501

Adapted from Clavijo O,Delgado j,Awdeh ZL,et al:HLA-Cw alleles associated with HLA extended haplotypes and C2 deficiency,Tissue Antigens 52:282-285,1998

* 每个空格中的数字或字母代表补体中不同的等位基因。热休克蛋白(HSP),肿瘤坏死因子(TNF)微卫星,或与人类白细胞抗原(HLA)特异性相关的肿瘤坏死因子启动子多态性如表所示。注解可见,TNF-308 中,1 和 2 分别代表-308G 和-308A 变异体。TNF-857/C 等位基因表示为 1,TNF-857/T 表示为 2。TNF-863/C TNF 等位基因显示为 1,-863/A 显示为 2

TNF 和 HSP 等位基因系统和微卫星与扩展单倍型的关系也正在研究中(表 50-3)。最近,用 HLA-Cw/B;TNF;补体型和 HLA-DR/DQ 等四种已知频率的不同类型的相当于保守 DNA 序列的片段(<0. 2Mb),建立模型来描述 MHC 中保守 DNA 片段的变化大小(Yunis et al,2003)。利用 *HLA* 等位基因鉴定和 TNF 微卫星分析,Yunis 等已经证明了一些扩展单倍型扩展到 HLA-A 和 HLA-DPB1 座位,形成了至少 3. 2MbDNA 的固定基因单位。不仅如此,比四个片段中的任何一个都大的扩展单倍型的中间片段也存在。对于遗传疾病相关性、免疫反应控制和人类多样性的研究应将不同水平的遗传固定复杂性考虑在内。

正常白种人群单倍型中,扩展单倍型约占 30%,具有相对固定的结构和 DNA 序列,甚至在明显无关的个体中,尽管没有等位基因也有高度相似性。因为必须从数以千计的不相关个体的家族研究中确定单倍型,扩展单倍型的频率更可能被低估而不是高估。最初的 MHC 参考序列(The MHC Sequencing Consortium 1999)已被用作许多研究的出发点,用以确定多种常

见和更加罕见的扩展单倍型(Walsh et al,2003;Stewart et al,2004;Smith et al,2006;Traherne et al,2006),现在有八种单倍型已经被完全测序,而单倍型[*HLA-A3*,*B7*,*DR15*]也被指定为新的 MHC 参考序列,纳入人类基因组参考汇编(Horton et al,2008)。这些研究将有助于确定精确的疾病位点,并帮助我们更好地了解基因重组及多态性等。

MHC 相关疾病

在人类基因组上,与任何其他区域相比 MHC 区域与更多的疾病存在相关性。MHC 内的关键遗传关联鉴定困难的原因至少有以下四点:①MHC 在基因组中具有最高基因密度;②许多基因通常在强大的连锁不平衡中形成复杂的单倍型结构;③扩展单倍型包含多个同样可信的候选位点;④相关疾病通常不遵循孟德尔遗传定律。

我们已经回顾了有关补体型和扩展单倍型的概念,以增强我们对大量 MHC 疾病相关文献的理解。迄今为止报告的大多数 MHC 相关疾病都包含在扩展单倍型中。很多 *MHC* 等位基因相关的疾病都被报道,因为它不是一个碱基对,而是超过 300 万碱基对的保守 DNA 构成的标记物。例如,*CFB* F1* 和*C4B* 3* 等补体等位基因与 1 型糖尿病有关,因为携带它们的扩展单倍型,[*HLA-B18*,*F1C30*,*DR3*]和[*HLA-B62*,*SC01*,*DR3*],在患者中比在普通人群中更为常见。这种关联意味着,包括 300 万个碱基或更长的保守基因组 DNA 的单倍型携带 1 型糖尿病的易感等位基因。这 300 万个基础长度的扩展单倍型通常含有多个候选位点,银屑病这种慢性炎症性皮肤疾病就是最好的例子。30 多年前,人们就已经知道银屑病与 *HLA-Cw6* 有关(Russell et al,1972),许多研究试图确定其致病基因或基因型。虽然 *HLA-C* 本身是最强的候选基因,但又有多个 *HLA Ⅰ*、*HLA Ⅱ* 和 *MICA/MICB* 变异似乎与银屑病独立相关(Okada et al,2014;Gonzalez et al,1999)。此外,在 HLA-C 附近至少有 4 个编码皮肤表达的基因(*PSORS1C1~3* 和 *CDSN*),为这一复杂的皮肤疾病提供额外的候选基因(Kumanovics & Fischer Lindahl,2004)。同样重要的是了解一个疾病相关的 MHC 等位基因的种族分布情况,以评估是否患者体内相关等位基因频率较对照人群有所增加,这实际上也是疾病种族分布的标志物。此外,相比于非洲裔美国人或亚裔美国人,在白种美国人身上绘制疾病的基因图谱更困难,因为白种人的遗传多样性水平较低。

大多数与 MHC 相关的疾病都是自体免疫性的,并没有显示出明显的孟德尔遗传。对这些疾病发生的遗传机制的了解受很多问题影响,患者及其家属 MHC 标记分析也仅解释了其中的部分问题。*MHC* 基因关联分析的一个主要问题是它们的不完全外显率,使普通的正常独立遗传和连锁研究非常困难,但并非不可能进行。这一现象在同卵双胞胎中最为明显,他们有相同的基因。如果一个双胞胎中有一个患有这种疾病(如 1 型糖尿病),另一个双胞胎不一定有相同的疾病。对于 1 型糖尿病,患病一致性率似乎不高于 50%(Rubinstein et al,1977;Barnett et al,1981)。这表明,在一个完全易感的宿主中,疾病的外显率是不完全的。虽然有很好的理由认为 *MHC* 基因是 1 型糖尿病易感性的决定因素,但只有 15%的 MHC 完全相同的兄弟姐妹患胰岛素依赖型糖尿病。50%基因位点和 15%基因位点之间的差异为非 MHC 连接位点的第二基因的影响提供了依据,提示了其他决定易感性因素的影响,如环境因素。

不完全外显率使特定的遗传模式的分布变得困难,并使得在一代或多代家庭成员中无一人受到影响。家族常常被用来确定遗传的方式。另一个复杂的因素是我们无法确定研究的患者在基因决定方面是否一样。大约 5%~6%的患有 1 型糖尿病家庭的第二个孩子会受影响。在这些同胞兄弟姐妹中,大约 60%MHC 是完全一致的,35%呈单倍同一性,只有少数人不出现 MHC 单倍型。这种模式表明了疾病状态下 MHC 连锁易感基因的隐性遗传。然而,至少家庭研究提供了非常有用的单倍型数据,通常允许一个 HLA 标记的纯合子的分配。研究还发现,在大多数常见疾病中,MHC 的关联性是基于易感基因和 MHC 之间的联系。

特定人群中某一种疾病的易感性等位基因的数量是另一个未知因素。在这方面,扩展单倍型可能对研究有所帮助的,因为如果在患者中扩展单倍型比率增高,它们很可能代表可能在固定区域内任何地方的单一易感等位基因的存在。然而,有些患者只有这些单倍型的一部分,我们无法从中获得特定等位基因的位置信息。此外,似乎许多与 MHC 相关的疾病都是多基因的。正因为如此,我们将首先讨论与单一 *MHC* 基因突变相关的疾病,再进一步对多基因疾病进行讨论。

MHC 单基因相关疾病

表 50-4 列出了一些 MHC 单基因相关疾病及其基因。我们将对最常见的疾病进行讨论。我们已经在前面的章节中回顾了其中的两种疾病:C2 和 C4 蛋白缺乏。

表 50-4 *MHC* 单基因相关疾病

疾病	*MHC* 基因	OMIM 编号
裸淋巴细胞综合征 1 型	TAP1,TAP2,TAPBP	604571
C2 缺乏症	C2	217000
C4 缺乏症	C4A,C4B	120810
先天性肾上腺皮症增生症	CYP21A2	201910
Ehler-danlos 综合征	TNXB	606408
单纯少毛症	CDSN	146520
唾液酸贮积症	NEU1	256550

MHC,主要组织相容性复合体

OMIM 编号提供的疾病及基因相关信息参见:http://www.ncbi.nlm.nih.gov/omim

遗传性血红蛋白沉着病和 *HFE* 基因

血红蛋白沉着病是白种人最常见的一种常染色体隐性遗传性代谢性疾病。血红蛋白沉着病主要由遗传性铁代谢缺陷引起,因为铁吸收异常导致铁储备的增加,从而引起组织铁超载,最终导致器官损伤(Adams et al,2000)。血红蛋白沉着病最常见的临床表现为肝硬化、肝细胞癌、糖尿病和心肌病。在 MHC 中发现遗传性血红蛋白沉着症(hereditary hemochromatosis,HH)基因是基于 HH 患者早期 HLA-A3 等位基因频率增高

(Simon et al,1976)。经过多年在*HLA-A*基因座附近的研究努力,在与其间隔几百万个碱基的区域,发现了HFI基因(Feder et al,1996)。HFE编码了一种343个氨基酸蛋白质,因为与HLA Ⅰ类分子有相似之处,因此被命名为MHC Ⅰ类相关分子。HFE蛋白与运铁蛋白受体相互作用,调节膳食铁在肠道的吸收(Waheed et al,1999)。

*HFE*基因有两种常见的错义突变:C282Y突变,导致酪氨酸取代半胱氨酸;H63D突变,导致天冬氨酸取代了组氨酸。第71章详细讨论了血红蛋白沉着病的诊断方法。C282Y突变与H63D突变不同,可干扰β_2-微球蛋白,破坏细胞表面HFE表达(Waheed et al,1997;Feder et al,1997)。纯合C282Y突变存在于多数白种HH患者中。*C282Y*基因突变在欧洲北部人群中具有非常高的等位基因频率(0.05%~0.1%),在非白种人人群中很少见。C282Y纯合子外显率低至10%甚至1%(Beutler et al,2002)。因此,不建议对这种突变进行种群筛选。H63D突变在对照的白种人中呈现高频率(>0.1%),在非白种人人群中也有出现;然而,它在HH中的作用仍不明确。C282Y突变与糖尿病性视网膜病变(Peterlin et al,2003)的易感性相关,该突变同时可增加患阿尔茨海默病的风险(Robson et al,2004)。

21-羟化酶缺乏引起的先天性肾上腺皮质增生症

3'端到每个*C4*基因座分布着两个肾上腺类固醇酶21羟化酶(CYP21A和CYP21A2,后者以前又称为CYP21B)的位点(Carroll et al,1985;Higashi et al,1986;White et al,1986)。这两种基因具有高度同源性,但三种突变可导致*CYP21A*基因转录提前终止,变成一个伪基因(White et al,1988)。先天性肾上腺皮质增生症临床表现多样,如严重钠流失,女孩缓慢的男性化,以及轻度的隐匿形态。在发现与MHC关联和确认CYP21座位位于MHC上之前,这种MHC相关紊乱就被发现。随后,研究发现20%以上的伴钠流失症状的欧洲白种人患者携带罕见的扩展单倍型[HLA-A1、Cw6、B47、FC(91)0、DRB1*07、DRB4*01:01、DQA1*02:01、DQB1*02:01](Fleischnick et al,1983)。结果表明,这种单倍型存在C4B和CYP21A2的缺失,从而解释了这种单倍型引起的严重症状和纯合子中酶的完全缺乏的原因。在轻度和隐匿性疾病患者中,另一种扩展单倍型也很常见:[HLA-B65、SC2(1,2)、DR1](Sinnott et al,1991)。这种单倍型在欧洲南部特别常见,在波士顿的白种人群中出现的频率大于0.01%。在各种21-羟化酶缺乏症的形式中,多数MHC单倍型不出现扩展,而且存在各种各样的补体型,这表明许多独立的突变可导致*CYP21A2*基因的缺失或错乱。

MHC相关多基因疾病

表50-5列出了一些多基因疾病及其相关的*MHC*基因。列表只列出部分内容,我们接下来仅对部分疾病进行详细的讨论。

强直性脊柱炎

强直性脊柱炎(ankylosing spondylitis,AS)是一种常见的炎性风湿性疾病,可影响中轴骨骼,引起背部炎性疼痛,导致结构和功能障碍,从而降低生活质量(Braun & Sieper,2007)。在对多个种群的研究发现HLA-B27与AS之间存在高度相关性(Khan & Kellner 1992)。大约90%的白种人AS患者携带HLA-B27,而健康对照组仅为5%~10%(Rubin et al,1994)。肠道细菌和多肽蛋白与HLA-B27之间有共同序列,它们都能模拟和结合B27,并可能构成AS的一种分子组成机制(Scofield et al,1995)。另一个假说认为,AS中B27分子内部或之间发生错误折叠,引发自身免疫系统攻击(Luthra-Guptasarma & Singh,2004;Sharma et al,2007)。一般通过流式细胞术进行HLA-B*27基因分型。然而,由于HLA-B27的阳性预测值较差,在HLA-B27阳性个体中,只有2%的人会发展成AS,因此其作用有限(Gran & Husby,1995)。

表50-5 MHC相关多基因疾病

疾病	*MHC*基因	OMIM编号
阿巴卡韦过敏	HLA-B57:01	142830
强直性脊柱炎	HLA-B27	106300
自身免疫性甲状腺病	HLA-DR3	608173
白塞病	HLA-B51	109650
乳糜泻	HLA-DQ2,DQ8	212750
多发性硬化症	HLA-DR,DQ	126200
嗜睡症	HLA-DQB1*06:02	161400
类风湿关节炎	HLA-DR4	180300
1型糖尿病	HLA-DR,DQ	222100

MHC,主要组织相容性复合体

OMIM编号提供的疾病及基因相关信息参见:http://www.ncbi.nlm.nih.gov/omim.

乳糜泻

乳糜泻(celiac disease),也称为口炎性腹泻和谷蛋白敏感型肠病,是一种由于摄入小麦谷蛋白而引起小肠黏膜炎症损伤导致吸收不良的疾病(Green & Cellier,2007)。在白种人中,超过99%的CD患者存在两个HLA-DQ等位基因(HLA-DQ2和DQ8)(Goggins & Kelleher,1994;Marsh,1992)。麦胶蛋白多肽在体外和体内均可加重乳糜泻损伤,研究发现其可与DQ2结合,进一步证实了HLADQ等位基因在乳糜泻发病机制中的作用(Kim et al,2004;Fallang et al,2009)。HLA-DQ2可以将麦胶蛋白肽呈递给T细胞进行自身免疫识别。最近的研究发现非典型恒定链片段与HLA-DQ2的结合,可能是HLA中乳糜泻易感性的另一种解释(Fallang et al,2008;Wiesner et al,2008)。这些研究表明,与其他HLA-DQ分子相比,HLA-DM介导的非典型恒定链变异型与其他HLA-DQ2多肽的交换可能会减少,这可能为CD和HLA-DQ2的关联提供了基础。

在特定的临床病例中,HLA-DQ检测可有效排除乳糜泻。此类临床例子包括:乳糜泻抗体检测结果可疑,模棱两可的小肠活检结果,以及无谷蛋白饮食的患者(Rubio-Tapia et al,2013)。如以上病例HLA-DQ为阴性,几乎可排除是乳糜泻诊断(阴性预测值>99%)。HLA DQ检测通常不应用于常规乳糜泻的初步诊断。

嗜睡症

嗜睡症,也叫猝倒症,是一种睡眠障碍,其特征是白天嗜睡，警觉性较低。大多数嗜睡症患者携带特定的 *HLA-DQB1* * *06:02* 等位基因（Matsuki et al，1992；Mignot et al，1997）。然而，在一般人群中，15%～25%的人也携带这种风险等位基因，这表明该等位基因对于睡眠紊乱的发展是必要而不是充分的（Hor et al，2010）。与正常对照组相比，嗜睡症患者的下丘脑产下视丘分泌素神经元显著减少（Matsuki et al，1992；Blouin et al，2005）。最近的研究结果与嗜睡症患者的免疫介导下视丘分泌素细胞破坏结果相一致（Mignot et al，2001）。在嗜睡症患者中 HLA 检测具有良好的阴性预测值（>99%），有助于排除无法解释的嗜睡患者的疾病（Hong et al，2006）。

药物过敏的遗传药理学

药物的特殊不良反应是不可预测、不依赖剂量、可能危及生命的。临床数据已经表明，此类反应涉及免疫机制。遗传相关研究已经发现这一现象与 *HLA* 等位基因有密切关系。阿巴卡韦是一种逆转录酶抑制剂，与其他抗病毒药物联合用于人类免疫缺陷病毒（HIV）感染的治疗。有 5%的应用阿巴卡韦的患者出现以发热、皮疹和急性呼吸道症状等为特征的严重过敏反应，如果不停止药物治疗，可能会导致危及生命的低血压（Clay，2002）。携带 *HLA-B* * *57:01* 等位基因的患者存在出现阿巴卡韦过敏反应的风险（Hetherington et al，2002；Mallal et al，2002）。阿巴卡韦通过与 *HLA-B* * *57:01* 等位基因结合，改变了结合在这个等位基因上的肽的内容和结构（Illing et al，2012）。这导致了新的内生多肽在“自身免疫”变化中的选择，临床上表现为阿巴卡韦过敏患者体内多克隆 T 细胞的激活。

卡马西平是一种芳香族抗惊厥和情绪稳定药物，主要用于治疗癫痫、躁郁症和三叉神经痛。报告显示，5%～10%的使用卡马西平患者有皮肤反应，从良性的皮疹到一些严重的表现包括 Stevens-Johnson 综合征和中毒性表皮坏死溶解症。携带 *HLA-B* * *15:02* 或 *HLA-A* * *31:01* 等位基因的患者出现卡马西平过敏反应的风险更高（Chung et al，2004；McCormack et al，2011）。*HLA-B* * *15:02* 或 *HLA-A* * *31:01* 导致卡马西平过敏症的风险增加的机制尚不清楚，但认为引起阿巴卡韦过敏反应的类似机制可能在该过程中发挥了作用（Illing et al，2012）。

最近的研究已经证明了 *HLA* 基因分型筛选对于降低阿巴卡韦和卡马西平过敏反应的成本效益（Hughes et al，2004；Mallal et al，2008；Amstutz et al，2014）。

类风湿关节炎

类风湿关节炎（rheumatoid arthritis，RA）是一种炎症性疾病，主要累及关节，具有自身免疫功能和复杂的遗传组分。MHC 标记与 RA 之间有密切联系（Nepom & Nepom，1992；Ollier & Thomson，1992；Auger et al，1998）。根据大多数的人群研究显示，该疾病主要的相关指标是 *HLA-DR4*（MacGregor et al，1995）。例如，在白种人群中，最常见的 RA 相关的 *DR4* 等位基因为 *DRB1* * *04:01* 和 *DRB1* * *0404*，在日本、以色列和中国患者中表现为 *DRB1* * *04:05*。其他 HLA-DR 特异性也与 RA 有关：*DR1* 与白种人、日本人、西班牙人、希腊人和以色列人 RA 患者有关；科威特人是 *DR3*；雅吉瓦美国印第安人是 *DR6*；智利人是 *DR9*；西班牙、希腊和以色列人患者表现为 *DR10*（Zanelli et al，2000）。

为了解释不同的广谱 *HLA-DR* 与 RA 之间的关系，有人提出在不同 HLA-DR 分子中存在着一个共有的 DRB1 肽表位，其与 RA 易感性相关（Penzotti et al，1996）。与 RA 相关的等位基因在其第三个高可变区域（氨基酸 67～74）中共享一个高度保守的氨基酸序列。患有风湿性关节炎的人通常有针对瓜氨酸肽的自身抗体。自身抗原的瓜氨酸化增加了这些肽和携带着共有肽表位的 HLA-DR 分子之间的亲和力（Hill et al，2003；Lundberg et al，2005）。因此，如果瓜氨酸化致关节炎抗原肽存在，它可能会优先与携带有 RA DRB1 序列的分子结合。另一种可能的解释，涉及 RA DRB1 和病原体抗原同源序列分子具有相似性，从而诱导 RA 的发生（Albani et al，1992）。研究发现，共享 RA 序列和大肠埃希菌的 HSP 之间有序列同源性（Auger et al，1998）。

青少年类风湿关节炎（Juvenile rheumatoid arthritis，JRA），又称幼年特发性关节炎，是儿童最常见的一种关节炎。RA 与 JRA 的临床表现不同，HLA 与 JRA 的相关性也完全不同。此外，在 JRA 临床亚型与其他 HLA-DR 相关性也有所不同（Stastny et al，1993）。例如，据报道单倍型 *HLA-DRB1* * *08:01*、*DQA1* * *04:01* 和 *DQB1* * *04:02* 的频率在整个少关节型群体和持续少关节型患者中有所增加。单倍型 *HLA-DRB1* * *13:01*、*DRB3* * *01:01*、*DQA1* * *01:03* 和 *DQB1* * *06:03* 也与持续的少关节型 JRA 患者有关（fernandez-vina，Fink & Stastny，1994）。与此相一致的是，年轻时发病的多关节型的 JRA 是 RA 时，*DRB1* * *04:01* 与其有密切关系。

1 型糖尿病

在所有与 MHC 相关的疾病中，关于 1 型糖尿病的研究数量最多（Nepom & Erlich，1991；Thorsby & Ronningen，1992；Winter et al，1993；Lernmark，1999）。1 型糖尿病是一种葡萄糖稳态紊乱，在缺乏胰岛素治疗的情况下易患酮症酸中毒。这是一种遗传异质性自身免疫性疾病，约 0.3%的白种人群受累（Todd，1990）。MHC 区域中 *HLA Ⅱ* 基因 *DQ* 和 *DR* 是 1 型糖尿病的遗传易感性的主要决定因素，这些基因座的几个等位基因与疾病的易感性或预防有关。在白种人患者中 *HLA-DR3* 和 *HLA-DR4* 的频率显著增加（Thomson，1984；Jenkins et al，1991）。通过分子基础的 HLA 分型分析发现，DR4 的增加主要发生在伴 *DQB1* * *03:02* 连锁不平衡 DR4 的亚群中（Kockum et al，1993）。虽然后一种基因现在被认为是 1 型糖尿病易感的主要标志和潜在的主要决定因素，并且仅在 70%的白种人患者中存在。携带该基因的人群中，糖尿病的相对风险也存在差异：*DRB1* * *04:01*、*DQB1* * *03:02* 和 *DRB1* * *04:02*、*DQB1* * *03:02* 与该疾病高度相关，但 *DRB1* * *04:04*、*DQB1* * *03:02* 相关性就弱一点。

在许多患 1 型糖尿病的白种人中，*DR3/DR4* 杂合子数目大大超过了 Hardy-Weinberg 平衡所预测的 *DR3* 或 *DR4* 纯合子数（Kockum et al，1999）。此外，某些 *DR-DQ* 基因型的相对风险并不仅仅是单个单倍型产生风险的简单总和。例如，经常发现 *DRB1* * *03-DQB1* * *02/DRB1* * *04:01-DQB1* * *03:02* 基因型的风险比单独的 *DRB1* * *03-DQB1* * *02* 和 *DRB1* * *04:01-DQB1* * *03:02* 纯合基因型的风险更高。据推测，这种协同作用是通过高度敏感的反式编码 HLA-DQB1 和 *HLA-DQA1* 基因异质二聚体来完成的（Nepom et al，1987；Khalil et al，1992）。DR-α 分子没有多态性，混合 DR α-β 二聚体不会导致新的 HLA 分子产生。另一方面，DQ 的 α 和 β 链是多态性的，由反式互补链组成的 DQ α-β 二聚体是唯一的杂合个体，不会在父母中任一方表达。在小鼠中，这样的反式互补已经在结构上得到了证实，形成新的不同于父母中任何一方的杂交分子表位，并改变了功能性免疫反应（Charron et al，1984；Long et al，1984）。

*DRB1** 15∶01*、*DQB1** 06∶02* 单倍型与 1 型糖尿病呈负相关。其他单倍型中，携带有 1 型糖尿病易感基因 *DRB1** 15∶01*、*DQB1** 06∶02* 的杂合个体无患 1 型糖尿病风险（Noble et al，1996）。一种最近提出的关于 1 型糖尿病模型假设 *DQB1* 是 1 型糖尿病易感性的直接决定因素，研究发现不同等级亲缘关系中，不同Ⅱ类分子会竞争性与同一类型 1 型糖尿病肽结合（Nepom，1990）。如果基因产物（如 DQB1*03∶02）结合并表现出 1 型糖尿病多肽，就会使易感性出现。而在高亲和力的竞争者（DRB1*15∶01）存在时，这一情况就不会发生。另一种模型显示，*DQB* 编码链中的 57 号密码子在 1 型糖尿病的发病机制中起着关键作用。*DQB1* 位置 57 号位的非天冬氨酸的存在被认为是 *DQB1* 基因介导的 1 型糖尿病易感性的一个重要决定因素（Lee et al，2001；Siebold et al，2004）。在携带 HLA-DR3 或 DR4 单倍型的糖尿病患者中，该位点上过度表达的缬氨酸或丝氨酸支持了这一观点。

疾病相关的遗传标记检测方法

基因多态性

在一个基因上出现两个或多个等位基因称为基因多态性，每个等位基因在同一种群中具有较高频率。该频率被任意地定义为高于 1%。已知的基因多态性主要有两种：平衡或稳定及短暂的特点。当两个或以上的等位基因通过选择保留在一个群体中，平衡或稳定的多态性就出现了。杂合子优势就是一个平衡多态性的典型例子。短暂多态性表现为由选择或遗传漂移所引起的等位基因变化的一个阶段。根据选择的效果，一个基因的多态性在一个种群中是稳定的，在另一个种群中是短暂的。

基因和表型的频率分析

为了确定基因多态性，有必要找到一个代表性的人群样本，评估个体，计数基因，并估算出整个种群中包含的基因数目。例如，假设研究一个 100 个个体人群的某一特定的遗传性状或等位基因，我们可以将表型频率定义为携带特性或基因变异的个体数量。将等位基因出现的次数（x）除以这个人群中这些基因出现的所有等位基因的总数（$x+y+z+\cdots$），来计算一个给定的等位基因的频率（f）：

$$f(x)=x/(x+y+z+\cdots) \qquad \text{（公式 50-1）}$$

在不了解遗传模式的情况下，可以使用以下公式来计算基因频率（g）：

$$g=1-\sqrt{f} \qquad \text{（公式 50-2）}$$

相关强度

许多方法被设计出来检测假设基因的遗传学标记与疾病易感性基因的关联程度。一种方法是计算在多态系统中，携带特定等位基因的个体的患病风险。通过比较患病人群与对照人群中携带标记物的风险，得出相对风险（relative risk，*RR*）或比值比。这种关联强度是 Bergston 和 Thomson 的 δ 值（Svejgaard et al，1983），和病因分值（*EF*）是一样的（Miettinen，1976）。在患病人群中，如果“a”人群携带特定的特征，但“b”人群没有，在对照（正常）人群“c”中携带特征基因，我们可以将信息写在 2×2 表格中，如下所示：

	阳性	阴性
患者组	a	b
对照组	c	d

患者组中该特性（h_p）的频率是：

$$h_p=\frac{a}{a+b} \qquad \text{（公式 50-3）}$$

RR 或比值比根据以下公式计算：

$$RR=\frac{a\times d}{b\times c} \qquad \text{（公式 50-4）}$$

病因分值根据以下公式计算：

$$EF=\frac{RR-1}{RR}\times\frac{a}{a+b}=\frac{RR-1}{RR}\times h_p \qquad \text{（公式 50-5）}$$

同样，风险度降低，*RR* 值小于 1 时，预防分值（PF）也能算出：

$$PF=\frac{(1-RR)h_p}{RR(1-h_p)+h_p} \qquad \text{（公式 50-6）}$$

EF 和 *PF* 分数在 0（无关联）和 1.0（最大关联）之间变化。除了提供一个已经有疾病的标记的估算之外，这些计算忽略了考虑疾病的遗传决定模式。对于隐性或更复杂的模式来说，这尤其成问题，两个单倍型对疾病都重要，对于一个给定标记的杂合子和纯合子都有同样的重要性，也就是说，两者都是阳性的。

基于双胞胎的遗传模式分析

基于双胞胎的遗传模式分析可以帮助克服疾病基因不完全外显率和发病年龄变化的问题（Penrose，1935）。这个分析是基于假设 HLA 和（或）HLA 密切相关基因对疾病的发展无影响，受影响的双胞胎共享 HLA 单倍型的正常频率为：25%的概率含有两个单倍型，50%概率只有一个单倍型，25%不含该单倍型。最后比较观测和预测的单倍型共享分布情况。如果易感基因或其密切相关的标记物非常罕见、出现在隐性基因决定的疾病中，2 个、1 个和 0 个非单倍型共享的亲属的分布将分别为 100、0 和 0。对于显性基因，该比率将为 33、66 和 0。例如，在糖尿病中观察到该比率为 60、35 和 5，与显性预测相比更接近隐性预测值（Rubinstein et al，1977）。一旦这种遗传模式被建立，就可以确定疾病的基因频率和外显率（Thomson & Bodmer，1977）。

基于人群研究的遗传模式分析

研究者（Thomson & Bodmer，1977）设计了一种方法，用于分析人群中不完全外显疾病中与易感位点密切相关的标记的数据。从本质上讲,这种方法预测了显性遗传或隐性遗传的病例中连锁标记的纯合子、杂合子和无携带者的比例。这两种遗传模式最大的区别在于观察标记为纯合子的个体比例。将此方法应用于 HLA-B27 和 AS 的统计,可以排除隐性的遗传机制,据此认为 AS 的易感性是一种显性遗传特征。

采用相同的分析方法对 1107 例 1 型糖尿病患者的 *CFB*F1* 分布进行了分析(Raum et al,1981)。对于显性遗传预测了 1.89 纯合子,而隐性遗传则预测了 6.2 纯合子。7 个 *CFB*F1* 纯合子仅在隐性遗传被发现。这些观测结果否定了其他遗传模式,包括简单的显性、异位显性(由于非等位基因的存在而引起的疾病)和超显性(存在的两个特定等位基因比包括每个特定等位基因的纯合子等其他组合出现更高的疾病外显率)。虽然不能完全排除纯合子和杂合子不同外显率的混合模型,但还有其他因素也令人对这种模型不满意。

优势对数评分方法

优势对数评分(logarithm of the odds,LOD)是标记位点之间连锁,如 MHC 和疾病易感性基因的统计测量方法(Sutton,1980)。LOD 得分的计算方程:①z 值是在一个特定的组合中发现的连锁与未连锁的 θ 值之间的最大似然比($P(F_1/\theta)$),和②θ(q)值(重组频率)是测量对应最大 z 值的给定基因座的距离。LOD 分数表示两个位点的等位基因一起分离可能性,如果它们的配合是独立的话,可根据观察和预测的重组频率来计算比值。变量(q)从 0~0.5 分别代入下面的方程:

$$P(F_1/\theta)=1/2[\theta^r(1-\theta)^{n-r}+\theta^{n-r}(1-\theta)^r] \qquad (公式\ 50\text{-}7)$$

其中 n=给定家庭的儿童数量,r=重组人数。LOD 分数(Z)可以表示根据给定的 θ 值获得纯种的概率(重组率从 0~0.5),即一个给定重组率 θ(从 0~0.5)的家族 $P(F_1/\theta)$ 和假设没有重组的同一家族 $P(F_1/0.5)$ 的比例。LOD 分数是所有 z 值的总和,z 值计算公式如下:

$$z=\log_{10}\frac{P(F_1/\theta)}{P(F_1/0.5)} \qquad (公式\ 50\text{-}8)$$

z 值大于零利于连锁,而小于或等于零则是与连锁无关。一般来说,z 值大于 3(对于某些 $\theta<0.5$)意味着连锁的可能性是 1000 比 1($P=0.05$),而不是没有连锁或独立。显性连锁(如 HLA)比隐性连锁更容易计算。在研究 HLA 连锁和疾病联系中,父母可能有隐性或显性不外显易感基因。使用 LOD 评分方法检测潜伏连锁基因时应注意基本问题,包括不外显的兄弟姐妹。如果易感基因是常见的,例如 1 型糖尿病,明显的交叉或非完全相同的兄弟姐妹可能暗示父母携带其他易感基因。

总结

MHC 由许多位点上的等位基因组成。MHC Ⅰ和 MHC Ⅱ的高分辨率基因分型和它们之间及周边基因识别,提升了确定免疫应答和原因未明的疾病的遗传学基础的可能,例如人类自身免疫性疾病。由于在人群中存在固定延伸的 MHC DNA、扩展单倍型以及它们的片段,使易感基因与免疫应答标记或与自身免疫性疾病的非随机性联系的研究变得复杂,但是也提供了识别他们的方法。尽管人类 MHC 是基因组中研究最热门的区域,但 MHC 中许多基因的功能至今还没有确定。很可能一些未知的 *MHC* 基因,而不是已经知道特征的基因,才是一些人类 MHC 相关疾病的易感性基因。

(段朝晖 译 李向阳 校)

推荐阅读

Brown JH,Jardetzky TS,Gorga JC,et al:Threedimensional structure of the human class Ⅱ histocompatibility antigenHLA-DR1,Nature 364:33-39,1993.

该重要论文展示了与肽相关的 HLA Ⅱ类分子的第一个晶体结构。

Horton R,Gibson R,Coggill P,et al:Variation analysis and gene annotation of eight MHC haplotypes:the MHC Haplotype Project,Immunogenetics 60:1-18,2008.

这篇论文报告了八种 MHC 单倍型的序列和差异来绘制出患病敏感性的遗传变异。

Illing PT,Vivian JP,Dudek NL,et al:Immune selfreactivity triggered by drug-modified HLA-peptide repertoire,Nature 486:554-558,2012.

这是第一个 *HLA* 等位基因相关药物不良反应机制的研究。

Yunis EJ,Larsen CE,Fernandez-Vina M,et al:Inheritable variable sizes of DNA stretches in the human MHC:conserved extended haplotypes and their fragments or blocks,Tissue Antigens 62:1-20,2003.

对 MHC 单体型和小单体型的块,以及它们在世界上的等位基因成分的综述。

参考文献

Adams P, Brissot P, Powell LW: EASL International Consensus Conference on Haemochromatosis, *J Hepatol* 33:485–504, 2000.

Albani S, Tuckwell JE, Esparza L, et al: The susceptibility sequence to rheumatoid arthritis is a cross-reactive B cell epitope shared by the Escherichia coli heat shock protein dnaJ and the histocompatibility leukocyte antigen DRB10401 molecule, *J Clin Invest* 89:327–331, 1992.

Albertella MR, Campbell RD: Characterization of a novel gene in the human major histocompatibility complex that encodes a potential new member of the I kappa B family of proteins, *Hum Mol Genet* 3:793–799, 1994.

Alper CA: Inherited structural polymorphism in human C2: evidence for genetic linkage between C2 and Bf, *J Exp Med* 144:1111–1115, 1976.

Alper CA, Awdeh ZL, Raum DD, et al: Extended major histocompatibility complex haplotypes in man: role of alleles analogous to murine t mutants, *Clin Immunol Immunopathol* 24:276–285, 1982.

Alper CA, Raum D, Karp S, et al: Serum complement "supergenes" of the major histocompatibility complex in man (complotypes), *Vox Sang* 45:62–67, 1983.

Alper CA, Xu J, Cosmopoulos K, et al: Immunoglobulin deficiencies and susceptibility to infection among homozygotes and heterozygotes for C2 deficiency, *J Clin Immunol* 23:297–305, 2003.

Amstutz U, Shear NH, Rieder MJ, et al: Recommendations for HLA-B*15:02 and HLA-A*31:01 genetic testing to reduce the risk of carbamazepine-induced hypersensitivity reactions, *Epilepsia* 55:496–506, 2014.

An J, Nakajima T, Shibata H, et al: A novel link of HLA locus to the regulation of immunity and infection: NFKBIL1 regulates alternative splicing of human immune-related genes and influenza virus M gene, *J Autoimmun* 47:25–33, 2013.

Arnon TI, Achdout H, Levi O, et al: Inhibition of the NKp30 activating receptor by pp65 of human cytomegalovirus, *Nat Immunol* 6:515–523, 2005.

Auger I, Toussirot E, Roudier J: HLA-DRB1 motifs and heat shock proteins in rheumatoid arthritis, *Int Rev Immunol* 17:263–271, 1998.

Ault BH, Stapleton FB, Rivas ML, et al: Association of Henoch-Schonlein purpura glomerulonephritis with C4B deficiency, *J Pediatr* 117:753–755, 1990.

Awdeh Z, Alper CA: Inherited structural polymorphism of the fourth component of human complement, *Proc Natl Acad Sci U S A* 77:3576–3580, 1980.

Awdeh ZL, Raum D, Yunis EJ, et al: Extended HLA/complement allele haplotypes: evidence for T/t-like complex in man, *Proc Natl Acad Sci U S A* 80:259–263, 1983.

Barba G, Rittner C, Schneider PM: Genetic basis of human complement C4A deficiency. Detection of a point mutation leading to nonexpression, *J Clin Invest* 91:1681–1686, 1993.

Barnett AH, Eff C, Leslie RD, et al: Diabetes in identical twins. A study of 200 pairs, *Diabetologia* 20:87–93, 1981.

Beutler E, Felitti VJ, Koziol JA, et al: Penetrance of 845G–> A (C282Y) HFE hereditary haemochromatosis mutation in the USA, *Lancet* 359:211–218, 2002.

Bjorkman PJ, Saper MA, Samraoui B, et al: Structure of the human class I histocompatibility antigen, HLA-A2, *Nature* 329:506–512, 1987.

Blanchong CA, Zhou B, Rupert KL, et al: Deficiencies of human complement component C4A and C4B and heterozygosity in length variants of RP-C4-CYP21-TNX (RCCX) modules in caucasians. The load of RCCX genetic diversity on major histocompatibility complex-associated disease, *J Exp Med* 191:2183–2196, 2000.

Blouin AM, Thannickal TC, Worley PF, et al: Narp immunostaining of human hypocretin (orexin) neurons: loss in narcolepsy, *Neurology* 65:1189–1192, 2005.

Bonten E, van der Spoel A, Fornerod M, et al: Characterization of human lysosomal neuraminidase defines the molecular basis of the metabolic storage disorder sialidosis, *Genes Dev* 10:3156–3169, 1996.

Brandt CS, Baratin M, Yi EC: The B7 family member B7-H6 is a tumor cell ligand for the activating natural killer cell receptor NKp30 in humans, *J Exp Med* 206:1495–1503, 2009.

Braun J, Sieper J: Ankylosing spondylitis, *Lancet* 369:1379–1390, 2007.

Braun L, Schneider PM, Giles CM, et al: Null alleles of human complement C4. Evidence for pseudogenes at the C4A locus and for gene conversion at the C4B locus, *J Exp Med* 171:129–140, 1990.

Browning JL, Ngam-ek A, Lawton P, et al: Lymphotoxin beta, a novel member of the TNF family that forms a heteromeric complex with lymphotoxin on the cell surface, *Cell* 72:847–856, 1993.

Burch GH, Gong Y, Liu W, et al: Tenascin-X deficiency is associated with Ehlers-Danlos syndrome, *Nat Genet* 17:104–108, 1997.

Cabrera M, Shaw MA, Sharples C, et al: Polymorphism in tumor necrosis factor genes associated with mucocutaneous leishmaniasis, *J Exp Med* 182:1259–1264, 1995.

Canafoglia L, Robbiano A, Pareyson D, et al: Expanding sialidosis spectrum by genome-wide screening: NEU1 mutations in adult-onset myoclonus, *Neurology* 82:2003–2006, 2014.

Carroll MC, Campbell RD, Bentley DR, et al: A molecular map of the human major histocompatibility complex class III region linking complement genes C4, C2 and factor B, *Nature* 307:237–241, 1984.

Carroll MC, Campbell RD, Porter RR: Mapping of steroid 21-hydroxylase genes adjacent to complement component C4 genes in HLA, the major histocompatibility complex in man, *Proc Natl Acad Sci U S A* 82:521–525, 1985.

Carroll MC, Katzman P, Alicot EM, et al: Linkage map of the human major histocompatibility complex including the tumor necrosis factor genes, *Proc Natl Acad Sci U S A* 84:8535–8539, 1987.

Charron DJ, Lotteau V, Turmel P: Hybrid HLA-DC antigens provide molecular evidence for gene trans-complementation, *Nature* 312:157–159, 1984.

Chung EK, Yang Y, Rennebohm RM, et al: Genetic sophistication of human complement components C4A and C4B and RP-C4-CYP21-TNX (RCCX) modules in the major histocompatibility complex, *Am J Hum Genet* 71:823–837, 2002.

Chung WH, Hung SI, Hong HS, et al: Medical genetics: a marker for Stevens-Johnson syndrome, *Nature* 428:486, 2004.

Clavijo O, Delgado J, Awdeh ZL, et al: HLA-Cw alleles associated with HLA extended haplotypes and C2 deficiency, *Tissue Antigens* 52:282–285, 1998.

Clavijo OP, Delgado JC, Yu N, et al: HLA-Cw*1701 is associated with two sub-Saharan African-derived HLA haplotypes: HLA-B*4201, DRB1*03 and HLA-B*4202 without DRB1*03, *Tissue Antigens* 54:303–306, 1999.

Clay PG: The abacavir hypersensitivity reaction: a review, *Clin Ther* 24:1502–1514, 2002.

Colten HR, Rosen FS: Complement deficiencies, *Annu Rev Immunol* 10:809–834, 1992.

Corzo D, Yunis JJ, Salazar M, et al: The major histocompatibility complex region marked by HSP70-1 and HSP70-2 variants is associated with clozapine-induced agranulocytosis in two different ethnic groups, *Blood* 86:3835–3840, 1995.

Criswell LA, Lum RF, Turner KN, et al: The influence of genetic variation in the HLA-DRB1 and LTA-TNF regions on the response to treatment of early rheumatoid arthritis with methotrexate or etanercept, *Arthritis Rheum* 50:2750–2756, 2004.

Delgado JC, Baena A, Thim S, et al: Ethnic-specific genetic associations with pulmonary tuberculosis, *J Infect Dis* 186:1463–1468, 2002.

Densen P: Complement deficiencies and meningococcal disease, *Clin Exp Immunol* 86(Suppl 1):57–62, 1991.

Ding C, Ji X, Chen X, et al: TNF-alpha gene promoter polymorphisms contribute to periodontitis susceptibility: evidence from 46 studies, *J Clin Periodontol* 41:748–759, 2014.

Draber P, Stepanek O, Hrdinka M, et al: LST1/A is a myeloid leukocyte-specific transmembrane adaptor protein recruiting protein tyrosine phosphatases SHP-1 and SHP-2 to the plasma membrane, *J Biol Chem* 287:22812–22821, 2012.

Eckard SC, Rice GI, Fabre A, et al: The SKIV2L RNA exosome limits activation of the RIG-I-like receptors, *Nat Immunol* 15:839–845, 2014.

Fabre A, Charroux B, Martinez-Vinson C, et al: SKIV2L mutations cause syndromic diarrhea, or trichohepatoenteric syndrome, *Am J Hum Genet* 90:689–692, 2012.

Fallang LE, Bergseng E, Hotta K, et al: Differences in the risk of celiac disease associated with HLA-DQ2.5 or HLA-DQ2.2 are related to sustained gluten antigen presentation, *Nat Immunol* 10:1096–1101, 2009.

Fallang LE, Roh S, Holm A, et al: Complexes of two cohorts of CLIP peptides and HLA-DQ2 of the autoimmune DR3-DQ2 haplotype are poor substrates for HLA-DM, *J Immunol* 181:5451–5461, 2008.

Feder JN, Gnirke A, Thomas W, et al: A novel MHC class I-like gene is mutated in patients with hereditary haemochromatosis, *Nat Genet* 13:399–408, 1996.

Feder JN, Tsuchihashi Z, Irrinki A, et al: The hemochromatosis founder mutation in HLA-H disrupts beta2-microglobulin interaction and cell surface expression, *J Biol Chem* 272:14025–14028, 1997.

Fernandez-Vina M, Fink CW, Stastny P: HLA associations in juvenile arthritis, *Clin Exp Rheumatol* 12:205–214, 1994.

Fielder AH, Walport MJ, Batchelor JR, et al: Family study of the major histocompatibility complex in patients with systemic lupus erythematosus: importance of null alleles of C4A and C4B in determining disease susceptibility, *Br Med J (Clin Res Ed)* 286:425–428, 1983.

Fleischnick E, Awdeh ZL, Raum D, et al: Extended MHC haplotypes in 21-hydroxylase-deficiency congenital adrenal hyperplasia: shared genotypes in unrelated patients, *Lancet* 1:152–156, 1983.

Fraser PA, Moore B, Stein R, et al: Complotypes in individuals of African origin: frequencies and possible extended MHC haplotypes, *Immunogenetics* 31:89–93, 1990.

Gbadegesin RA, Brophy PD, Adeyemo A, et al: TNXB mutations can cause vesicoureteral reflux, *J Am Soc Nephrol* 24:1313–1322, 2013.

Geserick G, Otremba P, Schroder H, et al: Reference typing report for complement factor B, *Exp Clin Immunogenet* 15:261–263, 1998.

Goggins M, Kelleher D: Celiac disease and other nutrient related injuries to the gastrointestinal tract, *Am J Gastroenterol* 89:S2–S17, 1994.

Goicoechea de Jorge E, Harris CL, Esparza-Gordillo J, et al: Gain-of-function mutations in complement factor B are associated with atypical hemolytic uremic syndrome, *Proc Natl Acad Sci U S A* 104:240–245, 2007.

Gold B, Merriam JE, Zernant J, et al: Variation in factor B (BF) and complement component 2 (C2) genes is associated with age-related macular degeneration, *Nat Genet* 38:458–462, 2006.

Gonzalez S, Martinez-Borra J, Torre-Alonso JC, et al: The MICA-A9 triplet repeat polymorphism in the transmembrane region confers additional susceptibility to the development of psoriatic arthritis and is independent of the association of Cw*0602 in psoriasis, *Arthritis Rheum* 42:1010–1016, 1999.

Gran JT, Husby G: HLA-B27 and spondyloarthropathy: value for early diagnosis?, *J Med Genet* 32:497–501, 1995.

Green PH, Cellier C: Celiac disease, *N Engl J Med* 357:1731–1743, 2007.

Hajeer AH, Hutchinson IV: Influence of TNFalpha gene polymorphisms on TNFalpha production and disease, *Hum Immunol* 62:1191–1199, 2001.

Hauptmann G, Goetz J, Uring-Lambert B, et al: Component deficiencies. 2. The fourth component, *Prog Allergy* 39:232–249, 1986.

He YQ, Zhu JH, Huang SY, et al: The association between the polymorphisms of TNF-α and non-Hodgkin lymphoma: a meta-analysis, *Tumour Biol* 35:12509–12517, 2014.

Hetherington S, Hughes AR, Mosteller M, et al: Genetic variations in HLA-B region and hypersensitivity reactions to abacavir, *Lancet* 359:1121–1122, 2002.

Higashi Y, Yoshioka H, Yamane M, et al: Complete nucleotide sequence of two steroid 21-hydroxylase genes tandemly arranged in human chromosome: a pseudogene and a genuine gene, *Proc Natl Acad Sci U S A* 83:2841–2845, 1986.

Hill JA, Southwood S, Sette A, et al: Cutting edge: the conversion of arginine to citrulline allows for a high-affinity peptide interaction with the rheumatoid arthritis-associated HLA-DRB1*0401 MHC class II molecule, *J Immunol* 171:538–541, 2003.

Hong SC, Lin L, Jeong JH, et al: A study of the diagnostic utility of HLA typing, CSF hypocretin-1 measurements, and MSLT testing for the diagnosis of narcolepsy in 163 Korean patients with unexplained excessive daytime sleepiness, *Sleep* 29:1429–1438, 2006.

Hor H, Kutalik Z, Dauvilliers Y, et al: Genome-wide association study identifies new HLA class II haplotypes strongly protective against narcolepsy, *Nat Genet* 42:786–789, 2010.

Huang DF, Siminovitch KA, Liu XY, et al: Population and family studies of three disease-related polymorphic genes in systemic lupus erythematosus, *J Clin Invest* 95:1766–1772, 1995.

Hughes DA, Vilar FJ, Ward CC, et al: Cost-effectiveness analysis of HLA B*5701 genotyping in preventing abacavir hypersensitivity, *Pharmacogenetics* 14:335–342, 2004.

Hui J, Oka A, Tomizawa M, et al: Identification of two new C4 alleles by DNA sequencing and evidence for a historical recombination of serologically defined C4A and C4B alleles, *Tissue Antigens* 63:263–269, 2004.

Hunt C, Morimoto RI: Conserved features of eukaryotic hsp70 genes revealed by comparison with the nucleotide sequence of human hsp70, *Proc Natl Acad Sci U S A* 82:6455–6459, 1985.

Jahn I, Uring-Lambert B, Arnold D, et al: C2 reference typing report, *Complement Inflamm* 7:175–182, 1990.

Jenkins D, Fletcher J, Penny MA, et al: DRB genotyping supports recessive inheritance of DR3-associated susceptibility to insulin-dependent diabetes mellitus, *Am J Hum Genet* 49:49–53, 1991.

Johnson CA, Densen P, Hurford RK Jr, et al: Type I human complement C2 deficiency. A 28-base pair gene deletion causes skipping of exon 6 during RNA splicing, *J Biol Chem* 267:9347–9353, 1992.

Kadoya M, Yamamoto A, Hamaguchi M, et al: Allograft inflammatory factor-1 stimulates chemokine production and induces chemotaxis in human peripheral blood mononuclear cells, *Biochem Biophys Res Commun* 448:287–291, 2014.

Khalil I, Deschamps I, Lepage V, et al: Dose effect of cis- and trans-encoded HLA-DQ alpha beta heterodimers in IDDM susceptibility, *Diabetes* 41:378–384, 1992.

Khan MA, Kellner H: Immunogenetics of spondyloarthropathies, *Rheum Dis Clin North Am* 18:837–864, 1992.

Kim CY, Quarsten H, Bergseng E, et al: Structural basis for HLA-DQ2-mediated presentation of gluten epitopes in celiac disease, *Proc Natl Acad Sci U S A* 101:4175–4179, 2004.

Klein J: *Natural history of major histocompatibility complex*, New York, 1986, John Wiley & Sons.

Klemperer MR, Woodworth HC, Rosen FS, et al: Hereditary deficiency of the second component of complement (C'2) in man, *J Clin Invest* 45:880–890, 1966.

Kockum I, Sanjeevi CB, Eastman S, et al: Complex interaction between HLA DR and DQ in conferring risk for childhood type 1 diabetes, *Eur J Immunogenet* 26:361–372, 1999.

Kockum I, Wassmuth R, Holmberg E, et al: HLA-DQ primarily confers protection and HLA-DR susceptibility in type I (insulin-dependent) diabetes studied in population-based affected families and controls, *Am J Hum Genet* 53:150–167, 1993.

Kowalczyk M, Owczarek A, Suchanek R, et al: Heat shock protein 70 gene polymorphisms are associated with paranoid schizophrenia in the Polish population, *Cell Stress Chaperones* 19:205–215, 2014.

Kubaszek A, Pihlajamaki J, Komarovski V, et al: Promoter polymorphisms of the TNF-alpha (G-308A) and IL-6 (C-174G) genes predict the conversion from impaired glucose tolerance to type 2 diabetes: the Finnish Diabetes Prevention Study, *Diabetes* 52:1872–1876, 2003.

Kumanovics A, Fischer Lindahl K: Good copy, bad copy: choosing animal models for HLA-linked diseases,

Curr Opin Genet Dev 14:258–263, 2004.
Lander ES, Linton LM, Birren B, et al: Initial sequencing and analysis of the human genome, *Nature* 409:860–921, 2001.
Lee KH, Wucherpfennig KW, Wiley DC: Structure of a human insulin peptide-HLA-DQ8 complex and susceptibility to type 1 diabetes, *Nat Immunol* 2:501–507, 2001.
Lehner B, Semple JI, Brown SE, et al: Analysis of a high-throughput yeast two-hybrid system and its use to predict the function of intracellular proteins encoded within the human MHC class III region, *Genomics* 83:153–167, 2004.
Lernmark A: Type 1 diabetes, *Clin Chem* 45:1331–1338, 1999.
Li SS, Kyei SK, Timm-McCann M, et al: The NK receptor NKp30 mediates direct fungal recognition and killing and is diminished in NK cells from HIV-infected patients, *Cell Host Microbe* 14:387–397, 2013.
Lokki ML, Circolo A, Ahokas P, et al: Deficiency of human complement protein C4 due to identical frameshift mutations in the C4A and C4B genes, *J Immunol* 162:3687–3693, 1999.
Lokki ML, Koskimies SA: Allelic differences in hemolytic activity and protein concentration of BF molecules are found in association with particular HLA haplotypes, *Immunogenetics* 34:242–246, 1991.
Long EO, Gorski J, Mach B: Structural relationship of the SB beta-chain gene to HLA-D-region genes and murine I-region genes, *Nature* 310:233–235, 1984.
Lundberg K, Nijenhuis S, Vossenaar ER, et al: Citrullinated proteins have increased immunogenicity and arthritogenicity and their presence in arthritic joints correlates with disease severity, *Arthritis Res Ther* 7:R458–R467, 2005.
Luthra-Guptasarma M, Singh B: HLA-B27 lacking associated beta2-microglobulin rearranges to auto-display or cross-display residues 169-181: a novel molecular mechanism for spondyloarthropathies, *FEBS Lett* 575:1–8, 2004.
MacGregor A, Ollier W, Thomson W, et al: HLA-DRB1*0401/0404 genotype and rheumatoid arthritis: increased association in men, young age at onset, and disease severity, *J Rheumatol* 22:1032–1036, 1995.
Mallal S, Nolan D, Witt C, et al: Association between presence of HLA-B*5701, HLA-DR7, and HLA-DQ3 and hypersensitivity to HIV-1 reverse-transcriptase inhibitor abacavir, *Lancet* 359:727–732, 2002.
Mallal S, Phillips E, Carosi G, et al: HLA-B*5701 screening for hypersensitivity to abacavir, *N Engl J Med* 358:568–579, 2008.
Maller J, George S, Purcell S, et al: Common variation in three genes, including a noncoding variant in CFH, strongly influences risk of age-related macular degeneration, *Nat Genet* 38:1055–1059, 2006.
Mallya M, Campbell RD, Aguado B: Characterization of the five novel Ly-6 superfamily members encoded in the MHC, and detection of cells expressing their potential ligands, *Protein Sci* 15:2244–2256, 2006.
Marsh MN: Gluten, major histocompatibility complex, and the small intestine. A molecular and immunobiologic approach to the spectrum of gluten sensitivity ("celiac sprue"), *Gastroenterology* 102:330–354, 1992.
Marsh SG: Nomenclature for factors of the HLA system, update August 2014, *Int J Immunogenet* 41:535–540, 2014.
Matsuki K, Grumet FC, Lin X, et al: DQ (rather than DR) gene marks susceptibility to narcolepsy, *Lancet* 339:1052, 1992.
Mavoungou E, Held J, Mewono L, et al: A Duffy binding-like domain is involved in the NKp30-mediated recognition of plasmodium falciparum-parasitized erythrocytes by natural killer cells, *J Infect Dis* 195:1521–1531, 2007.
McCormack M, Alfirevic A, Bourgeois S, et al: HLA-A*3101 and carbamazepine-induced hypersensitivity reactions in Europeans, *N Engl J Med* 364:1134–1143, 2011.
McCusker SM, Curran MD, Dynan KB, et al: Association between polymorphism in regulatory region of gene encoding tumour necrosis factor alpha and risk of Alzheimer's disease and vascular dementia: a case-control study, *Lancet* 357:436–439, 2001.
McGarry F, Walker R, Sturrock R, et al: The -308.1 polymorphism in the promoter region of the tumor necrosis factor gene is associated with ankylosing spondylitis independent of HLA-B27, *J Rheumatol* 26:1110–1116, 1999.
McGuire W, Hill AV, Allsopp CE, et al: Variation in the TNF-alpha promoter region associated with susceptibility to cerebral malaria, *Nature* 371:508–510, 1994.
Meo T, Atkinson JP, Bernoco M, et al: Structural heterogeneity of C2 Complement protein and its genetic variants in man: a new polymorphism of the HLA region, *Proc Natl Acad Sci U S A* 74:1672–1675, 1977.
Miettinen O: Estimability and estimation in case-referent studies, *Am J Epidemiol* 103:226–235, 1976.
Mignot E, Hayduk R, Black J, et al: HLA DQB1*0602 is associated with cataplexy in 509 narcoleptic patients, *Sleep* 20:1012–1020, 1997.
Mignot E, Lin L, Rogers W, et al: Complex HLA-DR and -DQ interactions confer risk of narcolepsy-cataplexy in three ethnic groups, *Am J Hum Genet* 68:686–699, 2001.
Milner CM, Campbell RD: Structure and expression of the three MHC-linked HSP70 genes, *Immunogenetics* 32:242–251, 1990.
Milner CM, Campbell RD: Polymorphic analysis of the three MHC-linked HSP70 genes, *Immunogenetics* 36:357–362, 1992.
Min L, Chen D, Qu L, et al: Tumor necrosis factor-a polymorphisms and colorectal cancer risk: a meta-analysis, *PLoS ONE* 9:e85187, 2014.
Mira JP, Cariou A, Grall F, et al: Association of TNF2, a TNF-alpha promoter polymorphism, with septic shock susceptibility and mortality: a multicenter study [see comments], *JAMA* 282:561–568, 1999.
Morel Y, Bristow J, Gitelman SE, et al: Transcript encoded on the opposite strand of the human steroid 21-hydroxylase/complement component C4 gene locus, *Proc Natl Acad Sci U S A* 86:6582–6586, 1989.
Mulcahy H, O'Rourke KP, Adams C, et al: LST1 and NCR3 expression in autoimmune inflammation and in response to IFN-gamma, LPS and microbial infection, *Immunogenetics* 57:893–903, 2006.
Nepom BS, Schwarz D, Palmer JP, et al: Transcomplementation of HLA genes in IDDM. HLA-DQ alpha- and beta-chains produce hybrid molecules in DR3/4 heterozygotes, *Diabetes* 36:114–117, 1987.
Nepom GT: A unified hypothesis for the complex genetics of HLA associations with IDDM, *Diabetes* 39:1153–1157, 1990.
Nepom GT, Erlich H: MHC class-II molecules and autoimmunity, *Annu Rev Immunol* 9:493–525, 1991.
Nepom GT, Nepom BS: Prediction of susceptibility to rheumatoid arthritis by human leukocyte antigen genotyping, *Rheum Dis Clin North Am* 18:785–792, 1992.
Nicaud V, Raoux S, Poirier O, et al: The TNF alpha/G-308A polymorphism influences insulin sensitivity in offspring of patients with coronary heart disease: the European Atherosclerosis Research Study II, *Atherosclerosis* 161:317–325, 2002.
Noble JA, Valdes AM, Cook M, et al: The role of HLA class II genes in insulin-dependent diabetes mellitus: molecular analysis of 180 Caucasian, multiplex families, *Am J Hum Genet* 59:1134–1148, 1996.
Okada Y, Han B, Tsoi LC, et al: Fine mapping major histocompatibility complex associations in psoriasis and its clinical subtypes, *Am J Hum Genet* 95:162–172, 2014.
Okamoto K, Makino S, Yoshikawa Y, et al: Identification of I kappa BL as the second major histocompatibility complex-linked susceptibility locus for rheumatoid arthritis, *Am J Hum Genet* 72:303–312, 2003.
Ollier W, Thomson W: Population genetics of rheumatoid arthritis, *Rheum Dis Clin North Am* 18:741–759, 1992.
Ozaki K, Ohnishi Y, Iida A, et al: Functional SNPs in the lymphotoxin-alpha gene that are associated with susceptibility to myocardial infarction, *Nat Genet* 32:650–654, 2002.
Pae CU, Kim TS, Kwon OJ, et al: Polymorphisms of heat shock protein 70 gene (HSPA1A, HSPA1B and HSPA1L) and schizophrenia, *Neurosci Res* 53:8–13, 2005.
Pende D, Parolini S, Pessino A, et al: Identification and molecular characterization of NKp30, a novel triggering receptor involved in natural cytotoxicity mediated by human natural killer cells, *J Exp Med* 190:1505–1516, 1999.
Penisson-Besnier I, Allamand V, Beurrier P, et al: Compound heterozygous mutations of the TNXB gene cause primary myopathy, *Neuromuscul Disord* 23:664–669, 2013.
Penrose LS: The detection of autosomal linkage in pairs of brothers and sisters of unspecified parentage, *Ann Eugen* 6:133, 1935.
Penzotti JE, Doherty D, Lybrand TP, et al: A structural model for TCR recognition of the HLA class II shared epitope sequence implicated in susceptibility to rheumatoid arthritis, *J Autoimmun* 9:287–293, 1996.
Peterlin B, Globocnik Petrovic M, Makuc J, et al: A hemochromatosis-causing mutation C282Y is a risk factor for proliferative diabetic retinopathy in Caucasians with type 2 diabetes, *J Hum Genet* 48:646–649, 2003.
Raum D, Awdeh Z, Alper CA: BF types and the mode of inheritance of insulin-dependent diabetes mellitus (IDDM), *Immunogenetics* 12:59–74, 1981.
Robson KJ, Lehmann DJ, Wimhurst VL, et al: Synergy between the C2 allele of transferrin and the C282Y allele of the haemochromatosis gene (HFE) as risk factors for developing Alzheimer's disease, *J Med Genet* 41:261–265, 2004.
Rubin LA, Amos CI, Wade JA, et al: Investigating the genetic basis for ankylosing spondylitis. Linkage studies with the major histocompatibility complex region, *Arthritis Rheum* 37:1212–1220, 1994.
Rubinstein P, Suciu-Foca N, Nicholson JF: Genetics of juvenile diabetes mellitus. A recessive gene closely linked to HLA D and with 50 per cent penetrance, *N Engl J Med* 297:1036–1040, 1977.
Rubio-Tapia A, Hill ID, Kelly CP, et al: ACG clinical guidelines: diagnosis and management of celiac disease, *Am J Gastroenterol* 108:656–676, quiz 677, 2013.
Rusakiewicz S, Nocturne G, Lazure T, et al: NCR3/NKp30 contributes to pathogenesis in primary Sjogren's syndrome, *Sci Transl Med* 5:195ra96, 2013.
Russell TJ, Schultes LM, Kuban DJ: Histocompatibility (HL-A) antigens associated with psoriasis, *N Engl J Med* 287:738–740, 1972.
Sargent CA, Dunham I, Trowsdale J, et al: Human major histocompatibility complex contains genes for the major heat shock protein HSP70, *Proc Natl Acad Sci U S A* 86:1968–1972, 1989.
Sarpatwari A, Bussel JB, Ahmed M, et al: Single nucleotide polymorphism (SNP) analysis demonstrates a significant association of tumour necrosis factor-alpha (TNFA) with primary immune thrombocytopenia among Caucasian adults, *Hematology* 16:243–248, 2011.
Schiller C, Diakopoulos KN, Rohwedder I, et al: LST1 promotes the assembly of a molecular machinery responsible for tunneling nanotube formation, *J Cell Sci* 126:767–777, 2013.
Schneider PM, Mauff G: Complement C4 protein and DNA typing methods, *Methods Mol Biol* 210:269–295, 2003.
Schneider PM, Stradmann-Bellinghausen B, Rittner C: Genetic polymorphism of the fourth component of human complement: population study and proposal for a revised nomenclature based on genomic PCR typing of Rodgers and Chido determinants, *Eur J Immunogenet* 23:335–344, 1996.
Schneider PM, Witzel-Schlomp K, Rittner C, et al: The endogenous retroviral insertion in the human complement C4 gene modulates the expression of homologous genes by antisense inhibition, *Immunogenetics* 53:1–9, 2001.
Schroder O, Schulte KM, Ostermann P, et al: Heat shock protein 70 genotypes HSPA1B and HSPA1L influence cytokine concentrations and interfere with outcome after major injury, *Crit Care Med* 31:73–79, 2003.
Scofield RH, Kurien B, Gross T, et al: HLA-B27 binding of peptide from its own sequence and similar peptides from bacteria: implications for spondyloarthropathies, *Lancet* 345:1542–1544, 1995.
Sharma R, Vasishta RK, Sen RK, et al: Refolding of HLA-B27 heavy chains in the absence of beta2m yields stable high molecular weight (HMW) protein forms displaying native-like as well as non-native-like conformational features: implications for autoimmune disease, *Biochim Biophys Acta* 1772:1258–1269, 2007.
Shiina T, Hosomichi K, Inoko H, et al: The HLA genomic loci map: expression, interaction, diversity and disease, *J Hum Genet* 54:15–39, 2009.
Siebold C, Hansen BE, Wyer JR, et al: Crystal structure of HLA-DQ0602 that protects against type 1 diabetes and confers strong susceptibility to narcolepsy, *PNAS* 101:1999–2004, 2004.
Siemens I, Brenden M, Mauff G, et al: Apparently non-expressed alleles of factor B (BF) code for hypomorphic proteins, *Immunogenetics* 37:24–28, 1992.
Silverstein AM: Essential hypocomplementemia: report of a case, *Blood* 16:1338–1341, 1960.
Sim E, Cross SJ: Phenotyping of human complement component C4, a class-III HLA antigen, *Biochem J* 239:763–767, 1986.
Simon M, Bourel M, Fauchet R, et al: Association of HLA-A3 and HLA-B14 antigens with idiopathic haemochromatosis, *Gut* 17:332–334, 1976.
Singh R, Kolvraa S, Bross P, et al: Anti-inflammatory

heat shock protein 70 genes are positively associated with human survival, *Curr Pharm Des* 16:796–801, 2010.

Singh R, Kolvraa S, Bross P, et al: Reduced heat shock response in human mononuclear cells during aging and its association with polymorphisms in HSP70 genes, *Cell Stress Chaperones* 11:208–215, 2006.

Sinnott PJ, Costigan C, Dyer PA, et al: Extended MHC haplotypes and CYP21/C4 gene organisation in Irish 21-hydroxylase deficiency families, *Hum Genet* 87:361–366, 1991.

Skibola CF, Bracci PM, Nieters A, et al: Tumor necrosis factor (TNF) and lymphotoxin-alpha (LTA) polymorphisms and risk of non-Hodgkin lymphoma in the InterLymph Consortium, *Am J Epidemiol* 171:267–276, 2010.

Slade C, Bosco J, Unglik G, et al: Deficiency in complement factor B, *N Engl J Med* 369:1667–1669, 2013.

Smith WP, Vu Q, Li SS, et al: Toward understanding MHC disease associations: partial resequencing of 46 distinct HLA haplotypes, *Genomics* 87:561–571, 2006.

Soto K, Wu YL, Ortiz A, et al: Familial C4B deficiency and immune complex glomerulonephritis, *Clin Immunol* 137:166–175, 2010.

Spagnolo P, Sato H, Marshall SE, et al: Association between heat shock protein 70/Hom genetic polymorphisms and uveitis in patients with sarcoidosis, *Invest Ophthalmol Vis Sci* 48:3019–3025, 2007.

Stammers M, Rowen L, Rhodes D, et al: BTL-II: a polymorphic locus with homology to the butyrophilin gene family, located at the border of the major histocompatibility complex class II and class III regions in human and mouse, *Immunogenetics* 51:373–382, 2000.

Stastny P, Fernandez-Vina M, Cerna M, et al: Sequences of HLA alleles associated with arthritis in adults and children, *J Rheumatol Suppl* 37:5–8, 1993.

Stefansson Thors V, Kolka R, Sigurdardottir SL, et al: Increased frequency of C4B*Q0 alleles in patients with Henoch-Schonlein purpura, *Scand J Immunol* 61:274–278, 2005.

Stewart CA, Horton R, Allcock RJN, et al: Complete MHC haplotype sequencing for common disease gene mapping, *Genome Res* 14:1176–1187, 2004.

Sullivan KE, Petri MA, Schmeckpeper BJ, et al: Prevalence of a mutation causing C2 deficiency in systemic lupus erythematosus, *J Rheumatol* 21:1128–1133, 1994.

Sutton HE: *An introduction to human genetics*, Philadelphia, 1980, Saunders.

Svejgaard A, Platz P, Ryder LP: HLA and disease 1982—a survey, *Immunol Rev* 70:193–218, 1983.

Swanson RM, Gavin MA, Escobar SS, et al: Butyrophilin-like 2 modulates B7 costimulation to induce Foxp3 expression and regulatory T cell development in mature T cells, *J Immunol* 190:2027–2035, 2013.

Szalai C, Fust G, Duba J, et al: Association of polymorphisms and allelic combinations in the tumour necrosis factor-alpha-complement MHC region with coronary artery disease, *J Med Genet* 39:46–51, 2002.

The MHC sequencing consortium: Complete sequence and gene map of a human major histocompatibility complex. The MHC sequencing consortium, *Nature* 401:921–923, 1999.

Thomson G: HLA DR antigens and susceptibility to insulin-dependent diabetes mellitus, *Am J Hum Genet* 36:1309–1317, 1984.

Thomson G, Bodmer W: The genetic analysis of HLA and disease association. In Dausset J, Svejgaard A, editors: *HLA and Disease*, Copenhagen, 1977, Munksgaard.

Thorsby E, Ronningen KS: Role of HLA genes in predisposition to develop insulin-dependent diabetes mellitus, *Ann Med* 24:523–531, 1992.

Tiancha H, Huiqin W, Jiyong J, et al: Association between lymphotoxin-alpha intron +252 polymorphism and sepsis: a meta-analysis, *Scand J Infect Dis* 43:436–447, 2011.

Todd JA: Genetic control of autoimmunity in type 1 diabetes, *Immunol Today* 11:122–129, 1990.

Traherne JA, Horton R, Roberts AN, et al: Genetic analysis of completely sequenced disease-associated MHC haplotypes identifies shuffling of segments in recent human history, *PLoS Genet* 2:e9, 2006.

Truedsson L, Alper CA, Awdeh ZL, et al: Characterization of type I complement C2 deficiency MHC haplotypes. Strong conservation of the complotype/HLA-B-region and absence of disease association due to linked class II genes, *J Immunol* 151:5856–5863, 1993a.

Truedsson L, Sturfelt G, Nived O: Prevalence of the type I complement C2 deficiency gene in Swedish systemic lupus erythematosus patients, *Lupus* 2:325–327, 1993b.

Tsuda T, Moriguchi M, Asanuma Y, et al: C4B deficiency associated with membranoproliferative glomerulonephritis, *Intern Med* 46:765–770, 2007.

Ucisik-Akkaya E, Davis CF, Gorodezky C, et al: HLA complex-linked heat shock protein genes and childhood acute lymphoblastic leukemia susceptibility, *Cell Stress Chaperones* 15:475–485, 2010.

Valentonyte R, Hampe J, Huse K, et al: Sarcoidosis is associated with a truncating splice site mutation in BTNL2, *Nat Genet* 37:357–364, 2005.

Waheed A, Parkkila S, Saarnio J, et al: Association of HFE protein with transferrin receptor in crypt enterocytes of human duodenum, *Proc Natl Acad Sci U S A* 96:1579–1584, 1999.

Waheed A, Parkkila S, Zhou XY, et al: Hereditary hemochromatosis: effects of C282Y and H63D mutations on association with beta2-microglobulin, intracellular processing, and cell surface expression of the HFE protein in COS-7 cells, *Proc Natl Acad Sci U S A* 94:12384–12389, 1997.

Walsh EC, Mather KA, Schaffner SF, et al: An integrated haplotype map of the human major histocompatibility complex, *Am J Hum Genet* 73:580–590, 2003.

Wang X, Cheng S, Brophy VH, et al: A meta-analysis of candidate gene polymorphisms and ischemic stroke in 6 study populations: association of lymphotoxin-alpha in nonhypertensive patients, *Stroke* 40:683–695, 2009.

Wetsel RA, Kulics J, Lokki ML, et al: Type II human complement C2 deficiency. Allele-specific amino acid substitutions (Ser189 -> Phe; Gly444 -> Arg) cause impaired C2 secretion, *J Biol Chem* 271:5824–5831, 1996.

White PC, New MI, Dupont B: Structure of human steroid 21-hydroxylase genes, *Proc Natl Acad Sci U S A* 83:5111–5115, 1986.

White PC, Vitek A, Dupont B, et al: Characterization of frequent deletions causing steroid 21-hydroxylase deficiency, *Proc Natl Acad Sci U S A* 85:4436–4440, 1988.

Wiesner M, Stepniak D, de Ru A, et al: Dominance of an alternative CLIP sequence in the celiac disease associated HLA-DQ2 molecule, *Immunogenetics* 60:551–555, 2008.

Wilson WA, Perez MC: Complete C4B deficiency in black Americans with systemic lupus erythematosus, *J Rheumatol* 15:1855–1858, 1988.

Winter WE, Chihara T, Schatz D: The genetics of autoimmune diabetes. Approaching a solution to the problem, *Am J Dis Child* 147:1282–1290, 1993.

Wu YL, Savelli SL, Yang Y, et al: Sensitive and specific real-time polymerase chain reaction assays to accurately determine copy number variations (CNVs) of human complement C4A, C4B, C4-long, C4-short, and RCCX modules: elucidation of C4 CNVs in 50 consanguineous subjects with defined HLA genotypes, *J Immunol* 179:3012–3025, 2007.

Wu YR, Wang CK, Chen CM, et al: Analysis of heat-shock protein 70 gene polymorphisms and the risk of Parkinson's disease, *Hum Genet* 114:236–241, 2004.

Xie T, Rowen L, Aguado B, et al: Analysis of the gene-dense major histocompatibility complex class III region and its comparison to mouse, *Genome Res* 13:2621–2636, 2003.

Yang Y, Chung EK, Zhou B, et al: Diversity in intrinsic strengths of the human complement system: serum C4 protein concentrations correlate with C4 gene size and polygenic variations, hemolytic activities, and body mass index, *J Immunol* 171:2734–2745, 2003.

Yu X, Huang Y, Li C, et al: Positive association between lymphotoxin-alpha variation rs909253 and cancer risk: a meta-analysis based on 36 case-control studies, *Tumour Biol* 35:1973–1983, 2014.

Zanelli E, Breedveld FC, de Vries RR: HLA class II association with rheumatoid arthritis: facts and interpretations, *Hum Immunol* 61:1254–1261, 2000.

Zhang Y, Gong J, Zhang L, et al: Genetic polymorphisms of HSP70 in age-related cataract, *Cell Stress Chaperones* 18:703–709, 2013.

Zipperlen K, Peddle L, Melay B, et al: Association of TNF-alpha polymorphisms in Crohn disease, *Hum Immunol* 66:56–59, 2005.

免疫缺陷疾病

第51章

Patrick Michael Long, Kimberly W. Sanford, Martin H. Bluth

要点

1. 原发性免疫缺陷是一组单基因疾病。
2. 由于诊断初级免疫缺陷的复杂性,需要临床医师、研究科学家和临床病理学家的协力合作。
3. 由于免疫系统的复杂性,诊断原发性免疫缺陷病的合理路径应基于分阶段的诊断试验。
4. 分析前标本合理的准备工作如标本采集、处理及运送至专业实验室是后续复杂的免疫学分析顺利进行的保证。
5. 由于技术的进步,分子遗传学检测越来越多地用于诊断原发性免疫缺陷性疾病,并将在今后的治疗中发挥重要作用。

原发性免疫缺陷是一组单基因紊乱所致的免疫系统缺陷。疾病的临床表现据其严重程度、症状类型或二者综合影响而不同。未能确诊和缺乏治疗时就会因感染而死亡。一种基因缺陷可能导致一种关键酶的缺失,使免疫系统的某一方面发育受阻,导致结构性成分的缺失,或产生一种无功能的蛋白质。大部分的患者都是伴X染色体遗传,这造成男性患病比例的不平衡——大约70%的原发性免疫缺陷病患者为男性(Puck,1997a)。大多数的原发性免疫缺陷病是在20岁之前检测出来的,由于缺乏特征性临床表征,该疾病的诊断常被延迟诊断。已经记载的原发性免疫缺陷病有超过100多种;然而,90%多的此类患者是罹患不到20种原发性免疫缺陷病(Puck,1997a)。原发性免疫缺陷病是由于单基因突变而引起的,继发性免疫缺陷可能是由于营养不良、病毒感染、血液系统和其他类型的恶性肿瘤、恶性肿瘤化疗,以及免疫抑制药物治疗各种紊乱造成。

身体的天然物理屏障是抵御入侵微生物的第一道防线,包括皮肤、黏膜表面的黏液,以及呼吸、肠道和生殖道的纤毛细胞。除了天然物理屏障外,身体还通过获得性和先天性的免疫功能模式来进行持续监视。获得性免疫反应是特异性的,需要抗原预先暴露将其致敏,并在后续抗原刺激下强化。这些反应是由于抗原特异性B和T细胞受体与抗原结合后刺激分化增殖的结果。B细胞产生抗原特异性抗体,以消除细胞外抗原。T细胞辅助B细胞产生抗原特异性抗体,并杀死病毒感染的细胞。先天免疫反应不需要抗原提前暴露,吞噬细胞(巨噬细胞、中性粒细胞和单核细胞)、补体、细胞因子和急性时相反应物参与这一过程(Delves & Roitt,2000)。

免疫系统是免疫细胞和免疫功能是相互关联的一个系统,任何缺陷都可能导致免疫缺陷。在美国的活胎婴儿中,原发性免疫缺陷疾病(除外选择性免疫球蛋白A缺乏症)的发病率约为1/200 000(Winkelstein et al,2000)。最常见的免疫缺陷为选择性IgA缺乏症,每1200名健康献血者中便有1例,表现为IgA水平低于0.05mg/dl(Sandler et al,1994)。总体而言,原发性免疫缺陷病的预期发生率为1/10 000(Immune Deficiency Foundation,1992;Shearer et al,1994;Smith et al,1999)。澳大利亚和挪威的数据统计显示,原发性免疫缺陷发生率分别为每100 000人中有2.1人(Baumgart et al,1997)和每10 000人中有6.8例(Ryser et al,1988;Stray-Pedersen & Abrahamsen,1997;Matamoros et al,2000)。

由于未知原因,大约一半的免疫缺陷报告病例是由于B细胞数量减少或B细胞产生抗原特异性抗体的减少所致的抗体产生缺陷。抗原特异性抗体产生的减少最常表现为反复发作

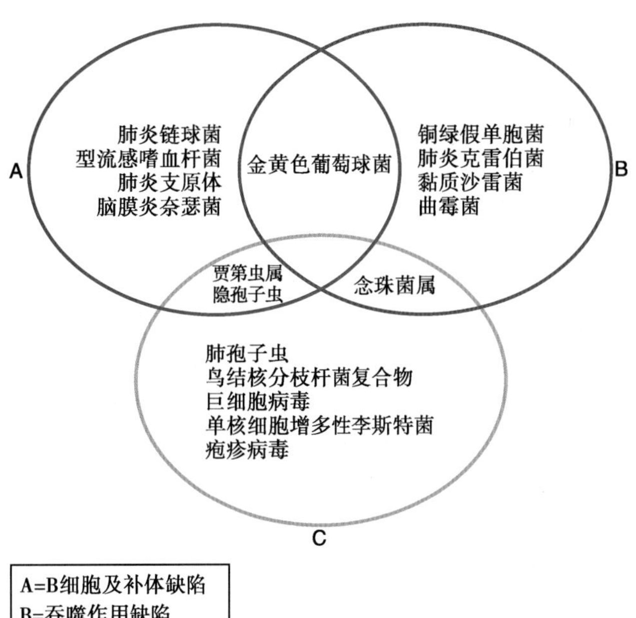

图51-1 感染相关的细胞免疫缺陷

的肺部或鼻窦感染，以及细菌性败血症（Noroski & Shearer，1998）。这些感染通常是由如肺炎链球菌或流感嗜血杆菌等带有荚膜的细菌引起。T细胞免疫缺陷病的发生与机会性、病毒性和真菌感染有关，例如白色念珠菌、鸟胞内分枝杆菌（MAI）和吉氏肺孢子虫（carinii）（Buckley，2000）。患者的感染类型与其可能相对应的细胞免疫缺陷类型如图51-1所示。原发性免疫缺陷病也与自身免疫性疾病，以及恶性肿瘤尤其是淋巴瘤有关（Smith et al，1999）。

免疫缺陷的临床症状和体征

最常见的是，免疫缺陷的第一个临床表现是反复出现感染。复发性感染的类型为免疫缺陷的诊断提供了线索，可帮助临床医师评估患者病情。因此，医学评估中最重要的部分是获得完整的病史。识别儿童的免疫缺陷是儿科医生面临的一个重大挑战，因为正常儿童时期，感染是一种常见的疾病，但其同时也是免疫缺陷病的主要临床表现。因此，对频繁和长期的感染，伴有发育停滞或机会感染的儿童需要进行彻底的免疫治疗（Puck，1999）。即使没有严重或异常的感染史，当兄弟姐妹或一级亲属中有确诊免疫缺陷疾病的情况，也应迅速进行临床评估和实验室检测。在一项针对70名原发性免疫缺陷病患者的研究中，大约18.6%的患者有免疫缺陷的家族史（Kobrynski，2002）。

对常见临床表现的认识可以帮助医生识别那些更有可能有原发性免疫缺陷的人。原发性免疫缺陷的临床体征和症状见图51-2。除了这些症状，医生应该注意以下的一些情况：如自身免疫性疾病史、重要的淋巴结病，成年人需要行鼓膜切开术，严重的带状疱疹或儿童带状疱疹，或1岁以下的儿童出现难治性的腹泻或溃疡性结肠炎。这些额外的症状和体征也提示有免疫缺陷的可能。

对所有患者的整个免疫系统进行检查是不实际的，检测者可根据患者的临床影像资料和年龄资料，识别出免疫系统最易受感染的那一部分人群。仔细研究病史，进行全面的体格检查，可以进一步缩小在免疫缺陷因素如T细胞、B细胞、粒细胞或补体系统中寻找病因的范围。这些宿主免疫防御因子及其与不同免疫紊乱疾病的相关性如图51-3所示。

关注临床情况也十分重要，不能只关注感染事件的数量或严重性（Atkinson et al，2000）。例如，当一个感染过程反复地波及相同的解剖部位时，这一现象的出现更有可能是由结构因素引起，而不是宿主防御的失败。例如单一部位的慢性骨髓炎、单个肺叶的复发性肺炎以及反复出现的外科伤口。此外，一些原发性免疫缺陷疾病，如慢性肉芽肿病，可能较预期发病要晚，因此在鉴别诊断中也应注意这些疾病（Lukela et al，2005）。

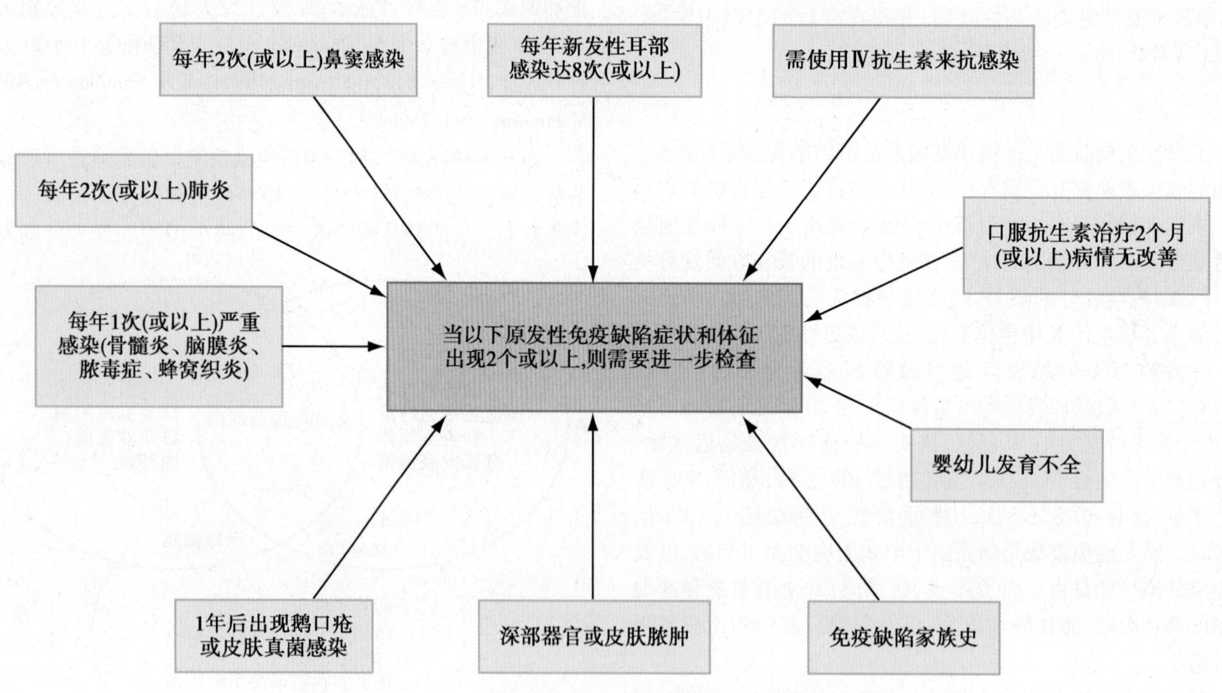

图51-2 原发性免疫缺陷病的临床体征和症状

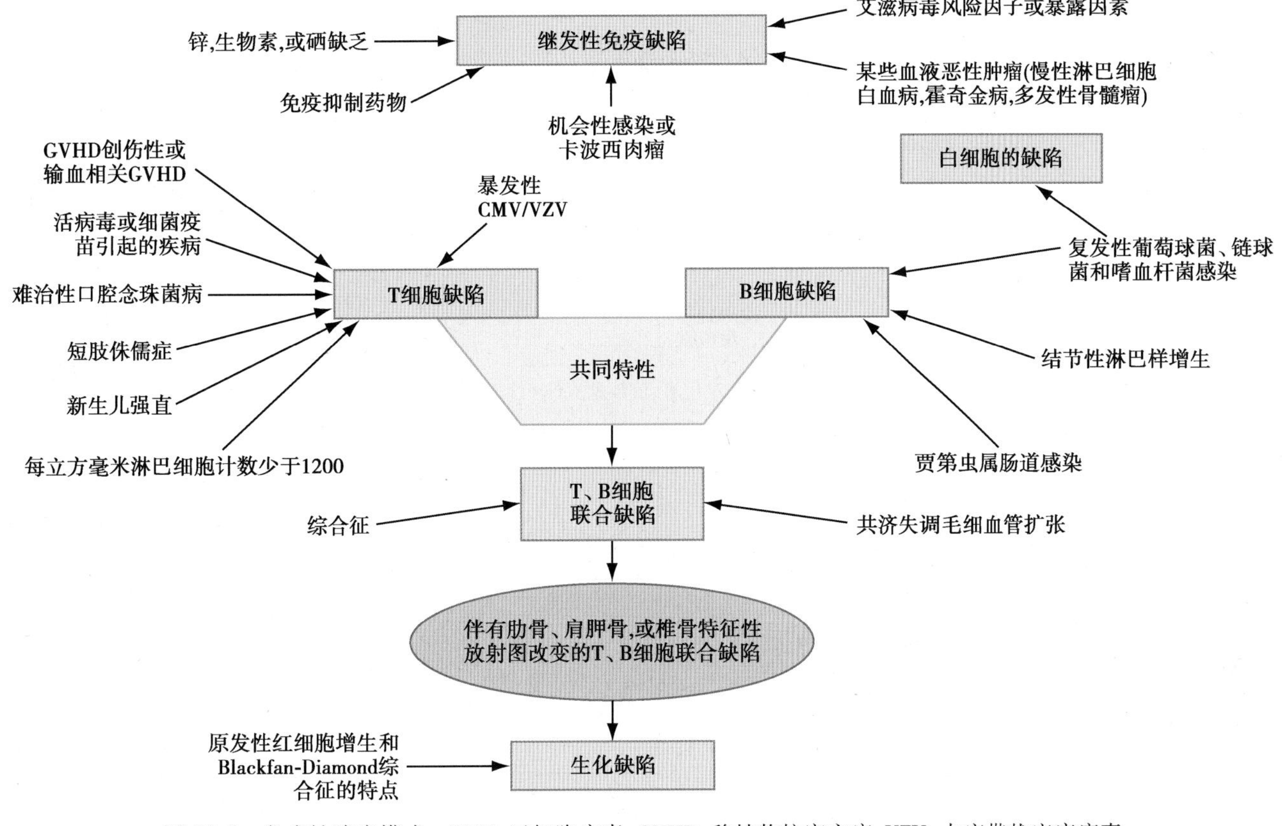

图 51-3 免疫缺陷病模式。CMV,巨细胞病毒;GVHD,移植物抗宿主病;VZV,水痘带状疱疹病毒

免疫系统的评价

基于先前的考虑,当怀疑免疫缺陷时,最好根据指南要求,对免疫系统进行分阶段评估,首先对患者进行基本的筛选试验,再进一步完成复杂检测。例如,如果一个患者表现出明显提示 B 细胞或 T 细胞疾病的临床症状,但淋巴细胞计数正常时,应进一步对淋巴细胞分类检查。图 51-4 对该疾病分阶段检测进行了概述,图 51-5 给出了免疫缺陷的基本测试算法。

一级检查

病史、体格检查及基本的血细胞计数

完善的临床病史是诊断原发性免疫缺陷障碍的主要线索。典型的病史包括反复的、持续的感染或由不常见的微生物引起的感染。患者的感染类型对临床医生有一定指导作用。免疫球蛋白缺乏患者通常会伴细菌感染的增加。反复的病毒、真菌或其他机会感染与 T 细胞免疫缺陷有关。有吞噬细胞缺陷的患者通常会有如葡萄球菌等触酶阳性的细菌感染史。补体缺陷最常与肺炎链球菌或奈瑟菌属感染相关(图 51-1)(Lindegren et al,2004)。

体格检查可以揭示特定原发性免疫缺陷疾病的特征。原发性免疫缺陷病患者通常面色苍白、嗜睡并伴有慢性疾病。婴幼儿受到原发性免疫缺陷障碍的影响,可能会出现发育不良,因此监测身高和体重是很重要的。周围淋巴结、扁桃体及腺样体体积过小或缺如提示可能存在 X 连锁的丙种球蛋白缺乏血

一级检查

- 病史及体格检查
- 全血细胞技术/分类
- 放射线片
- 免疫球蛋白定量(IgG,IgM,IgA)
- 早期培养结果回顾
- 肺功能检测

二级检查

- 接种疫苗滴度(破伤风、白喉、肺炎球菌)
- 免疫球蛋白亚型分析
- 淋巴细胞计数板(CD3,CD4,CD8,CD19,CD16,CD56)
- 补体水平(CH50,C3,C4)
- 皮肤检测
- 单核细胞增殖研究
- 硝基四氮唑蓝还原试验

三级检查

- 酶学研究(腺苷脱氨酶,嘌呤核苷酸磷酸化酶)
- NK细胞的细胞毒性研究
- 吞噬细胞研究
- 淋巴结或淋巴器官组织学和免疫组化分析(或流式细胞术)
- 细胞因子产生
- 补体研究
- 分子生物学

图 51-4 原发性免疫缺陷病个阶段实验室检查

症(Lindegren et al,2004)。除了呼吸道感染,婴儿可能会罹患鼻炎、结膜炎、血液病、胃肠疾病和自身免疫性疾病(Fleisher,2003)。与此相反,慢性肉芽肿病(chronic granulomatous disease,CGD)和普通变异型免疫缺陷患者的周围淋巴结正常或增

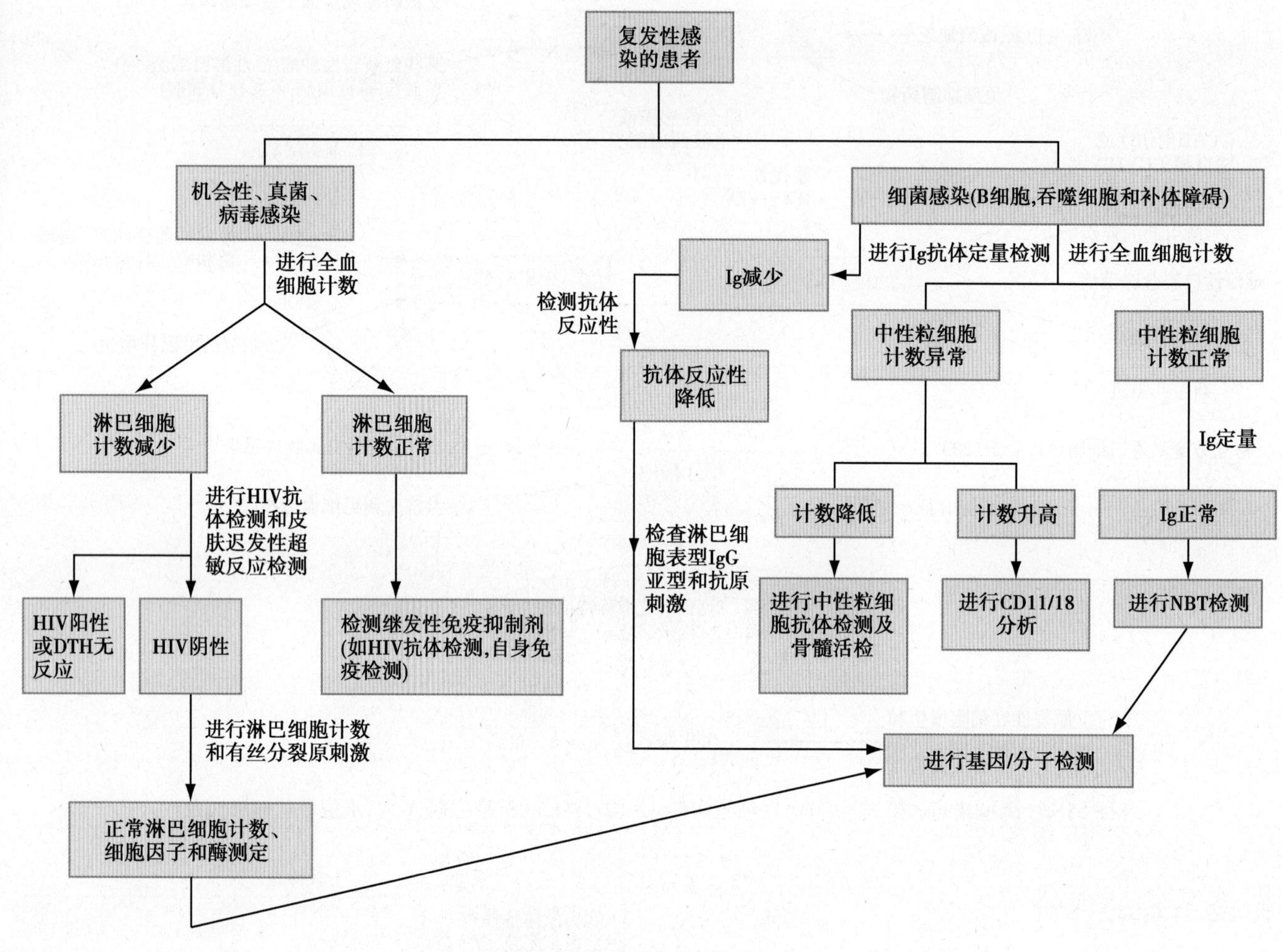

图 51-5 免疫缺陷检测算法

大(Buckley,2000)。Wiskott-Aldrich 综合征的基因缺陷引起免疫缺陷和血小板减少,使混合性的淤点、瘀斑和湿疹性皮疹的出现增多(Zhu et al,1997)。

免疫系统的检查首先是全血细胞计数。白细胞计数和分类将提供小淋巴细胞(直径<10μm)的形态和数量。由于不同年龄的正常参考范围会有不同,因此必须根据患者的年龄选择相对应的正常参考范围来进一步解释。各年龄人群,每立方毫米血液小淋巴细胞应不低于 1200 个。因为 B 淋巴细胞在淋巴细胞中占的比例很少(约 10%),因此淋巴细胞绝对缺乏主要反映的是 T 细胞缺乏。首次问诊应该获取所有以前的医疗记录,包括病理学报告或切片,以及之前的培养和影像检查的结果。

免疫球蛋白

由于抗体缺乏症比其他免疫缺陷更常见,因此首先应重点研究免疫球蛋白及其生成(Stiehm & Conley,1996)。大约有一半的原发性免疫缺陷疾病与抗体产生不足或无功能性抗体有关(Noroski & Shearer,1998)。免疫球蛋白定量检测在所有商业和较大的医院实验室都很容易完成,只需要少量的血清就可以进行检测(见第 19 章和第 46 章)。由于免疫球蛋白的含量随着年龄的增长而增加,合理的解释应建立在与年龄相一致的参考范围的比较基础上。

在婴儿刚出生最初几个月,婴儿血清中发现的主要免疫球蛋白是来源于母体的 IgG。约 3 个月左右,母体的 IgG 浓度逐渐降低,而婴儿自身产生的 IgG 生成滞后,IgG 水平出现最低点。婴儿自身最早合成的免疫球蛋白是 IgM,其次是 IgA;当婴儿血清中含有这两种免疫球蛋白时,可证明不存在以丙种球蛋白缺乏为特征的伴 X 连锁丙种球蛋白缺乏血症。因此,应同时对 IgA、IgM 和 IgG 进行定量分析。

通常情况下,IgA 在 6 个月大的时候才出现;然而,1 岁以后若 IgA 水平仍然下降,则表明这是一个永久性缺陷(Plebani et al,1986)。缺乏 IgA 的患者可能不出现临床症状,也可能有轻微症状,如呼吸道或胃肠道感染增加;然而,患者可能会对血浆中含有 IgA 的血液制品发生严重或致命的过敏反应(Lindegren et al,2004)。这些患者一旦被证实 IgA 缺乏,必要时需输注其他 IgA 缺乏个体的血浆,以避免过敏反应。

高 IgM 综合征是一种伴 X 连锁 T 细胞遗传病,其特征是患者血清 IgM 水平正常或增高,而 IgA、IgG、IgE 的水平则明显降低(Levy et al,1997;Ramesh et al,1998;Buckley,2000)。相比之下,几乎所有高 IgE 综合征中可见血清 IgE 明显升高(Buckley & Becker,1978),在免疫功能调节、多发内分泌病、肠病、X 连锁免疫失调肠病综合征(IPEX)、非典型完整 DiGeorge 综合征、

Wiskott-Aldrich 综合征(WAS)和 Omenn 综合征(Ozcan et al,2008)中常见。WAS 的特点是血清 IgA 浓度显著升高的同时 IgM 浓度降低(Ochs,1998)。广泛性免疫缺陷/失调和自身免疫病患者常存在 IgM 水平降低。然而,一些有选择性 IgM 缺陷的患者伴 22q11.2 染色体缺失,IgM+B 细胞减少或缺乏,或对肺炎链球菌多糖的 IgG 抗体反应受损(Louis & Gupta,2014)。

评估儿童功能性抗体水平的一种简单方法是检查同种血细胞凝集素,一般为同型 IgM,直接抗患者所缺的 ABO 抗原(即在 B 型血患者中评估抗 A 抗体),因为它们的存在表明活性功能抗体的产生(Fleisher,2003)。同种血细胞凝集素是一种自然产生的抗体,在2~3 个月大的时候形成;然而,由于母体免疫球蛋白的持续存在,检测这些抗体对4~6 个月的儿童无效。此外,由于机体免疫球蛋白相对不成熟,或暴露不充分,正常免疫力的 5~10 岁儿童前同种血细胞凝集素的浓度可能含量较低(Cooling,2008)。

选择性 IgE 缺乏症是很少见的,IgE 水平的降低通常是在伴有其他同型免疫球蛋白产量减少导致低丙种球蛋白血症的状态下发现的。选择性 IgE 减少(IgE<2.5IU/ml)的患者出现关节肿痛和慢性疲劳、气道高反应性疾病(非过敏性)、慢性鼻窦炎、中耳炎以及其他自身免疫性和肿瘤性疾病等的情况增多(Magen et al,2014;Smith et al,1997)。

放射成像

X 线片、CT 和 MRI 的研究可以帮助评估免疫缺陷。慢性间质性肺炎通常发生于伴有 T 细胞缺陷的婴儿、儿童和成人,应通过胸片确诊。随着时间的推移,许多原发性 B 细胞缺乏(血丙种球蛋白缺乏,普通变异型免疫缺陷)的患者可能发展成慢性肺纤维化或支气管扩张症(Sweinberg et al,1991;Cunningham-Rundles,1999)。胸部 CT 是检查反复发作的呼吸道感染患者有无支气管扩张的最佳方法;如果这些变化继续发展,则需进一步的检查。

以往用颈部的侧视图来评估儿童的咽淋巴组织,但不建议用射线检查来评估颈部淋巴组织,其他的替代方法更容易获得所需的信息。由于胸腺在应激状态下可以很容易地收缩,用胸部的正面视图可能不显示婴儿的胸腺,对评估胸腺的大小不可靠。然而,骨性异常却能使放射科医生注意到儿童时期出现的免疫问题。有部分伴 T 细胞异常或 T 细胞和 B 细胞均异常的免疫缺陷患者,会出现短肢性侏儒症。这些患者表现出长骨的干骺端区域典型损伤。有幼儿腺苷脱氨酶缺乏症的患者肋骨和臀部的骨骼畸形明显(Lindegren et al,2004)。高 IgE 综合征患者可能出现骨异常;这些异常包括弥漫性骨质疏松症、轻微创伤导致骨折、颅缝早闭和中线骨缺损(Grimbacher et al,1999)。

肺功能

如前所述,免疫缺陷若长时间持续存在,会经常影响肺部及其功能。因此,即使胸片放射线图正常,也应检测肺容积和用力呼气量。T 细胞和 B 细胞缺陷的患者在造受到肺部感染时,通常会出现支气管痉挛、限制性或阻塞性疾病,或这些疾病同时出现。IgA 和 IgG2 缺乏患者肺功能检查明显异常,提示这些缺陷与肺功能恶化之间可能相关(Bjorkander et al,1985)。

二级检查

抗体产生

对特定抗体生成的检测可能只需要监测其对疫苗抗原的免疫反应,这是评估 B 细胞功能最直接的方法。对于有反复发作性细菌感染史和低免疫球蛋白浓度的患者来说,这是一种有用的方法。准确测量免疫球蛋白含量下降方法是测量抗原特异性免疫前和免疫后约 4 周以后的抗体水平。如果儿童或成人在过去接受了通常的免疫接种,就可以测量这些疫苗抗原的抗体滴度。目前免疫效果最好的疫苗主要是与破伤风、白喉、嗜血杆菌和肺炎链球菌有关的疫苗;许多商业实验室已经开发了一些敏感的测试,如酶联免疫吸附测定(enzyme-linked immunosorbent assay,ELISA),可以用来评估抗体的生产。对疫苗免疫反应的评价必须包括免疫前血清抗体浓度和患者年龄,因为这些因素影响抗体反应。检测实验室为适当的抗体反应提供了指南。一般来说,蛋白质抗原应增加四倍,多糖抗原应增加两倍。

对破伤风类毒素和白喉类毒素的抗体反应在评价对 T 细胞依赖性蛋白抗原的反应方面很有用。对 B 细胞功能的评估需要对可直接激活 B 细胞的碳水化合物抗原的反应进行评估。重要的是要使用不结合蛋白的碳水化合物,如脑膜炎球菌多糖抗原和肺炎链球菌多糖抗原(Balmer et al,2003)。2 岁以下的儿童对未结合的碳水化合物抗原产生不产生免疫反应(Barrett et al,1984),因此在排除免疫缺陷之前,不得对儿童或任何家庭成员进行活病毒疫苗接种(Go & Ballas,1996)。

IgG 亚型

根据结构和生物学的不同,IgG 可分为 4 个亚型:IgG1~IgG4(Normansell,1987;Schur,1987)。虽然每个 IgG 亚型的作用尚未确定,但碳水化合物抗原的抗体集中在 IgG2 亚型,并且许多细菌细胞壁抗原由碳水化合物组成(Scott et al,1988)。因此,IgG2 反应的缺失会导致机体失去对细菌感染的保护作用。这种关系在某些 IgA 缺乏症患者中是最有说服力的,这类患者同时伴 IgG2 亚型缺乏,且对肺炎球菌疫苗缺乏抗体反应。IgG 正常或近似正常的患者出现反复感染的原因时 IgG 亚型缺乏(Oxelius,1979;Wedgwood et al,1986;Shackelford et al,1990;Gross et al,1992;Popa,1994)。

IgG 亚型缺乏症的生物学意义并不十分明确,一些完全缺乏 IgG2、IgA 和 IgE 基因的患者仍表现为健康个体(Lefranc & Lefranc,1982;Migone et al,1984)。IgG1 是第一类产生的对碳水化合物抗原产生应答的 IgG 亚型,随着个体的成熟转变为 IgG2 应答(Scott et al,1988)。没有证据表明那些只存在 IgG1 应答者有何问题。有选择性 IgG3 缺乏的患者常伴有上呼吸道反复感染、变态反应性疾病(过敏性鼻炎或哮喘),一些患者对各种肺炎球菌血清型反应受损;这些患者经常对静脉注射丙种球蛋白也会产生不良反应(Abrahamian et al,2010)。为了确定 IgG 亚型缺乏症的生物学意义,通常强制通过注射破伤风、白喉、嗜血杆菌或肺炎球菌疫苗等疫苗来检测特异性抗体的产生情况。只有当患者对多种抗原有明确的抗体缺陷才能被认为存在明显的免疫缺陷。

T 细胞免疫

干细胞从骨髓迁移到胸腺,完成 T 细胞的发育(Kruisbeek,1999)。T 细胞在胸腺发育过程中,许多表面分子在调控下开启和关闭。这些表面分子可通过它们的分化抗原簇(cluster of differentiation,CD)被识别出来。CD 标记有助于区分淋巴细胞发育阶段和功能(Buckley,2000)。尽管胸腺会随着时间的推移而退化,T 细胞的发育始终贯穿于整个生命过程(Jamieson et al,1999)。不同于 B 细胞识别天然抗原产生抗体,T 细胞通过其抗原识别受体,在 CD3 分子作用下,识别抗原递呈细胞递呈的抗原肽-MHC 分子复合物(Buckley,2000)。

单克隆抗体用于检测淋巴细胞上的 CD 标记,并能快速算出 T 细胞和 T 细胞亚型的数目。这项检测仅需少量的全血来完成。通过 CD 的名称(如将 CD3+作为一个群)将 T 细胞细分为两大亚型:CD4+T 细胞和 CD8+T 细胞。CD4+T 细胞被称为"辅助"细胞,参与了免疫反应启动、细胞因子分泌和 B 细胞反应性的增强。CD8+T 细胞也可释放细胞因子,并与细胞溶解(杀伤)功能相关。T 细胞上的 CD4+和 CD8+标记作为信号分子,联合主要组织相容性复合体(MHC)Ⅰ和Ⅱ抗原,增强和稳定 T 细胞受体(TCR)与抗原的结合。CD4+细胞识别结合在 MHCⅡ抗原上的抗原分子,CD8+细胞识别与 MHC 类Ⅰ抗原相结合的抗原(Buckley,2000)。T 细胞产生缺陷所致的免疫缺陷疾病可能导致 CD3+T 细胞全部缺失或数量减少,从而对 T 细胞亚群 CD4+和 CD8+细胞产生类似的影响。例如,DiGeorge 综合征导致 CD3+细胞数量减少((Hong,1998)。MHCⅡ缺乏症导致 CD4+细胞数量少(Klein et al,1993),Zap-70 是 T 细胞受体活性不可或缺的信号分子,其异常可导致 CD8+T 细胞数量减少(Elder,1998)。如果怀疑有免疫缺陷,则通过流式细胞术检测 T 细胞标志物,并将每组细胞的百分比和绝对计数与相应年龄的正常参考范围进行比较(Illoh,2004)。

调节 T 细胞被定义为辅助 T 细胞的特定亚型,它能够促进和维持免疫耐受性,并预防自身免疫性疾病。CD4 和 CD25(也称为 IL-2 受体)细胞表面标记物都用于识别调节性 T 细胞。然而,在对 FOXP3 转录因子进行研究之后,目前对调节性 T 细胞的认识取得了重大进展,已经证明 FOXP3 对调节性 T 细胞的进化和功能至关重要。诱导小鼠 *foxp3* 基因突变可导致调节性 T 细胞功能的抑制和致命的自身免疫性疾病。人类的 *foxp3* 基因突变将导致 CD4/CD25 调节 T 细胞的发育缺陷,并出现免疫功能失调、多内分泌病变和肠病的临床表现;"IPEX 综合征"为 X 连锁疾病,它在 1982 年首次被提出,通常在出生数月后表现出来,2 年内死亡。

一般来说,根据分化的位置不同可将调节性 T 细胞分为两大类:一类在胸腺分化产生的被认为用于控制自身抗原反应的自然调节性 T 细胞(naturally occurring T regulatory cells,nT-reg),和另一类在特定的免疫环境中遇到共生细菌和食物抗原的刺激后在外周分化产生的适应性或诱导性调节 T 细胞(induced T regulatory cells,iTreg)。可以确定的是,两类调节性 T 细胞的增殖和抑制功能都高度依赖 IL-2。调节性 T 细胞进一步被分为其他亚类(如 Tr1、Th3),它们受各种营养物质(维生素 A 和 D),细胞因子(IL-10)和共刺激因子(CD80、CD86)的影响;通过诱导免疫耐受来抑制其他免疫细胞。调节性细胞 T 的失调会导致自身免疫疾病,恶性肿瘤和其他疾病(Mahdi & Bluth,2015)。

T 细胞功能评估

患者具有机会感染的病史以及全血细胞计数中淋巴细胞的绝对值减少的,都要进一步进行 T 细胞功能检测(Fleisher,2003)。皮肤黏膜念珠菌病是另一种提示 T 细胞功能缺陷的疾病,感染从黏膜累及邻近的皮肤,甚至可能在指甲处形成肉芽肿(Atkinson et al,2000;Lilic & Gravenor,2001)迟发型超敏反应(delayed-type hypersensitivity,DTH)皮肤测试通常用于 T 细胞功能检测,这个测试可以摄取,识别和呈递抗原,且动员 T 细胞并产生炎症反应。即使淋巴细胞计数正常,一旦怀疑 T 细胞缺陷,都应该进行 DTH 皮肤测试。然而,这些测试很难应用于婴儿,因为他们可能对抗原没有足够的暴露以产生免疫原性反应,在正常情况下反应很可能减弱或无反应。超敏反应皮肤测试应包含多种抗原(Kniker et al,1985)。测试人员应接受专业训练来确保检测准确,结果解释合理(Fleisher,2003)。

通过对不同刺激的体外增殖反应进行功能评估,可以了解 T 细胞的功能。丝裂原、抗原和同种异体抗原都是可以引起 T 细胞增殖的刺激物。丝裂原通常是缺乏特异性的植物提取物,刺激 CD4+和 CD8+T 淋巴细胞。不相关的供体细胞上的同种异体抗原也可以相对非特异性的方式刺激 CD4+和 CD8+细胞。T 细胞显著缺失的患者可能对这些刺激因子有增殖反应,这表明存在 T 细胞,但是不能清除宿主体内的感染因子。然而,对特异性抗原的增殖反应仍是宿主抵抗感染能力的良好指标。通常将破伤风、白喉和念珠菌作为特异性抗原使用,但这些抗原需要进行充分的暴露。因此对于出生不到一年的婴儿来说,这些都不是可靠的抗原。测定婴儿的特异性 T 细胞应答,应采用有促有丝分裂效应浓度的抗 CD3 单抗培养外周血单个核细胞。该刺激物通常引起所有 CD3+T 细胞的增殖,无增殖现象可证实为严重的 T 细胞缺陷(Hong,1996)。

多形核细胞杀伤试验

检测嗜中性粒细胞功能需要更加仔细的计划,因为这些标本很可能需要经过长距离运输才能达到大型参考实验室。嗜中性粒细胞离体后很快凋亡,因此患者的血液标本采集后需要尽快送往实验室检测。如果血液需要储存和运输,则需要收集在含有保护剂如乙二胺四乙酸(EDTA)或枸橼酸盐的聚丙烯管中,且要保存在室温(20~25℃)条件下。这样既降低了代谢活性,又使细胞与管壁的黏附最小化。即使在适宜的保存条件下,细胞也只能维持 24~36 小时(Kuijpers et al,1999)。

嗜中性粒细胞减少或嗜中性粒细胞功能障碍会导致皮肤、淋巴结、肝、肺或骨骼反复发作细菌或真菌感染,在治疗恶性肿瘤的骨髓移植治疗中最常见。这些疾病必须与 CGD 区别,CGD 中吞噬功能是正常的,但细胞内杀伤感染性生物的功能是有缺陷的,导致肝、骨和肺形成脓肿或肉芽肿(Lekstrom-Himes & Gallin,2000)。CGD 遗传是最常见的 X 连锁或常染色体隐性遗传,涉及染色体 16p24、7q11. 23 和 1q25 位置的突变。这些变化导致烟酰胺腺嘌呤二核苷酸磷酸(NADPH)氧化酶中的四个亚基之一的缺陷,该酶催化过氧化氢的形成。这一缺陷导致粒细胞吞噬细菌后不能将其裂解(Meischl & Roos,1998)。其结果是分子氧未被还原成诸如羟基和过氧化氢的超氧化物和其他自由基,而这些恰恰是细胞内杀菌过程中的重要组分。因此,CGD 经常被产生触酶的微生物如金黄色葡萄球菌反复感染,这些细菌能破坏由粒细胞产生的过氧化氢。因此,触酶阳性的微生物可以在摄入的细胞内存活和繁殖,并导致肉芽肿组织反应,严重时可能阻塞胃肠道和泌尿生殖道。沙雷菌属、克雷伯菌属、洋葱伯克霍尔德菌和曲霉属导致的慢性感染是极其严重的(Gallin,1983;Gallin & Malech,1990)。然而,CGD 患者并没有出现过这种与过氧化氢酶-阴性菌有关的问题。

CGD 白细胞的基本生物学特征是它们通常吞噬细菌而不是直接杀死细菌。这也是 CGD 的细菌杀伤试验的基础。历史上,硝基蓝四氮唑(NBT)玻片法是参考实验室用于筛选 CGD 的试验(Park et al,1968)。在该测定中,将患者的嗜中性粒细胞与淡黄色染料 NBT 一起孵育,然后由佛波酯(PMA)活化,PMA 是一种强烈的,不依赖于受体的活化刺激物。功能正常的嗜中性粒细胞吞噬,降解和沉淀 NBT 染料,形成细胞内的黑色沉淀物。这些沉积物表明 NADPH 氧化酶迅速活化,导致 NADPH 将氧还原成超氧化物,然后由超氧化物歧化酶(SOD)催化成过氧化氢。技术人员用显微镜对细胞内含有黑色沉淀的中性粒细胞进评分(Kuijpers et al,1999)。然而,在许多实验室中 NBT 玻片法已被流式细胞术检测二氯荧光素二乙酸酯或二氢罗丹明 123 的细胞内氧化的方法取代(O'Gorman & Corrochano,1995)。流式细胞术检测细胞内非荧光染料被氧化产生的荧光产物,是鉴定细胞内代谢产物更为客观可靠的方法。

高 IgE 综合征(hyper-IgE syndrome,HIES)在表型上与 CGD 类似,具有典型的肺炎三联征,反复发作的皮肤和肺脓肿,以及 IgE 水平升高;但多形核白细胞的功能缺陷不是该病最主要的发现(Buckley & Becker,1978;Ozcan et al,2008)。此外,该综合征包括骨异常,特殊面容和皮肤念珠菌病。研究证明当 IgE 水平大于 2000IU/ml(甚至高达 20 000~60 000IU/ml)结合相应的临床症状,可以诊断该病。根据其遗传表型与非免疫学特征不同,可将 HIES 分为独立的两型——常染色体显性遗传 HIES 和常染色体隐性遗传 HIES。两者有各自不同的遗传突变。常染色体显性 HIES(autosomal dominant,AD-HIES)与信号转导和转录激活因子 3(signal transducer and transcription activator 3,STAT3)的显性负突变相关,导致细胞因子白细胞介素(IL)-6 和 IL-10 的信号转导受损,IL-12 和干扰素(IFN)-α 的信号转导仍保持完整。STAT3 突变患者不能产生分泌 IL-17 的辅助 T 细胞,这些细胞对抗真菌和细菌的上皮和黏膜免疫力以及产生嗜中性粒细胞趋化因子起重要作用。常染色体隐性遗传性 HIES(autosomal recessive HIES,AR-HIES)是一种独特的疾病,与 AD-HIES 有以下四个主要区别标准:①遗传模式明显不同;②患者结缔组织无异常;③患者中枢神经系统并发症的发生率较高,这些患者的水痘带状疱疹频率较高;④年轻人发生单纯疱疹病毒的并发症更多(Renner et al,2004)。值得注意的是患有 AR-HIES 和纯合酪氨酸激酶 2(tyrosine kinase 2,TYK2)突变的病例,突变导致提前终止密码子和缺少 TYK2 蛋白。TYK2 属于 Janus 激酶家族,在 1 型 IFN、IL-6、IL-10、IL-12 和 IL-23 等多种细胞因子信号通路中很重要。患者在这些细胞因子的反应中表现出严重的缺陷,1 型辅助 T 细胞(type 1 helper T cells,TH1)受损和 2 型辅助性 T 细胞(type 2 helper T cells,TH2)加速分化。而迄今为止,在 AR-HIES 的患者中尚未发现这种突变,这提示该综合征的发生另有其他遗传突变因素(Fischer,2007;Ozcan et al,2008)。

补体评价

尽管补体系统的先天性缺陷不是原发性免疫缺陷病的常见原因,但仍存在许多缺陷。这些缺陷通常缺乏某个补体分子或存在无功能的补体蛋白,从而降低补体与侵袭性微生物表面的结合能力。不同缺陷导致不同的临床综合征,如遗传性血管性水肿或阵发性睡眠性血红蛋白尿症,反复的细菌感染或自身免疫性疾病(Schneider & Wurzner,1999)。经典活化途径(C1、C2、C3、C4)和末端组分(C5、C6、C7、C8 和 C9)的许多遗传学缺陷可以通过使用抗体致敏的绵羊红细胞进行血清总补体活性测定(CH50)。该测定是检测 C1~C9 的功能完整性。许多商业实验室都在进行这种测定,为获得准确的结果,必须使用新鲜抽取或抽取后立即冰冻的血清或血浆。因此,如果标本需要长距离运输,则需要物流配合。替代途径组分因子 D、H 和 I 和适配素的缺陷是不常见的,可以通过使用未致敏的兔红细胞作为替代途径的有效激活剂的溶血试验来检测。如果这些检测中有一项出现是异常,则将通过针对每个补体成分特异性功能实验和免疫化学检测来确定具体存在缺陷的成分(见第 47 章)。

三级检查

代谢缺陷酶的测量

腺苷脱氨酶和嘌呤核苷磷酸酶的缺陷与嘌呤的代谢有关并导致免疫缺陷的发生。腺苷脱氨酶缺乏症的患者的临床表现与重度联合免疫缺陷病(severe combined immunodeficiency,SCID)综合征相似,这是一组遗传疾病,其特征是 B 细胞和 T 细胞的功能或发育存在严重缺陷。与 SCID 不同的是,缺乏腺苷脱氨酶的患者会出现骨软骨发育不良,进而导致骨骼畸形,以及更严重的淋巴细胞减少症。缺乏腺苷脱氨酶是因为染色体 20q13. 2-q13. 11 段发生基因突变引起的,导致抑制细胞的增生并导致淋巴细胞系的凋亡的代谢物的毒性积累(Buckley,2000)。腺苷脱氨酶缺乏初期导致 T 细胞缺失(尤其是 CD4+T 细胞),随后 B 细胞也减损,出现严重的 T 细胞及 B 细胞缺乏(SCID)(Hirschhorn,1995)。多数原发性免疫缺陷是以重度纯合型被初次识别,对于患有 CD4 淋巴细胞缺乏症和 T 细胞显著缺陷的成人而言,腺苷脱氨酶缺乏症是一种杂合型部分缺失(Shovlin et al,1994)。

嘌呤核苷磷酸化酶缺乏症是以反复感染、淋巴细胞减少、神经异常和自身免疫缺陷为特征(Myers et al,2004)。这种酶的缺乏会导致 T 细胞减少,而对 B 细胞几乎没有影响。嘌呤核苷磷酸化酶通常是用红细胞裂解液(Kizaki and Sakurada,1977)来测定,但是如果在前 3 个月内使用过血液制品,这个试验就不大可靠。最近,毛细管电泳法作为一种费用低廉的、高分辨的、灵活的诊断代谢错误分析方法被广为提倡,并且能够测定嘌呤核苷磷酸化酶或腺苷脱氨酶的活性以及有毒代谢物的存在(Carlumli et al,2003)。

自然杀伤细胞分析

自然杀伤细胞(NK)细胞是淋巴细胞的一个子分支,它通常与T细胞一起作用,消灭细胞内的微生物。NK细胞的完全缺乏非常罕见,反复发作的疱疹感染是该疾病显著特征(Fleisher,2003)。NK细胞表现为大颗粒淋巴细胞形态,并表达了一种独特的细胞表面标记:CD16、CD56和CD57(Trinchieri,1989,1989)。使用流式细胞法检测这些表面标记可以很容易地对NK细胞量化。NK细胞活性的评估,采用传统的铬元素释放试验,即用铬-51标记的K-562细胞株来检验(Biron et al,1989)。这种旧式分析方法有其局限性,需要大量的人力及放射性物质,且不能确定靶细胞死亡的细胞学机制。这些缺点推动了新的非放射性方法的发展,包括荧光标记技术结合流式细胞术评估NK细胞的功能。另一种技术,使用一种色原物质来检测颗粒状酶B,颗粒状酶B是在细胞毒性T淋巴细胞和NK细胞中发现的丝氨酸蛋白酶,在细胞裂解基质中颗粒介导的细胞凋亡起关键作用(Hoppner et al,2002;Ewen et al,2003)。

其他吞噬细胞分析

先天免疫系统的遗传缺陷与中性粒细胞的颗粒形成或功能有关。髓过氧化物酶是存在于粒细胞原颗粒中的主要的酶,催化形成次氯酸(HOCl)杀死微生物(Kuijpers et al,1999)。缺乏这种酶通常不出现相关的临床症状,但患有糖尿病的患者需要特别注意,他们更容易发生播散性念珠菌病(Lanza,1998)。作为常染色体隐性遗传缺陷,髓过氧化物酶缺乏症是一种最常见的中性粒细胞性遗传病,但其临床意义尚不明确(Lehrer & Cline,1969;Klebanoff,1999)。约半数患者表现为髓过氧化物酶缺乏,其余患者该酶浓度正常但结构缺陷(Nauseef,1998)。

Chédiak-Higashi综合征和特殊颗粒缺乏是先天缺陷引起的吞噬细胞颗粒性障碍。Chédiak-Higashi综合征是一种常染色体隐性疾病,患者体内所有含有溶酶体的细胞都含有巨大的异常颗粒。在中性粒细胞中,主要和次要颗粒发生融合,导致吞噬体和反复感染的细菌融合延迟。Chédiak-Higashi综合征患者通常出现轻微的嗜中性白细胞减少症,正常的免疫蛋白水平,周围神经缺损,轻微的皮肤病和眼白化病,轻度血小板功能障碍,以及牙周病(Introne et al,1999)。

特异性的中性粒细胞颗粒缺乏是一种罕见的疾病,其特征是皮肤和肺部的反复细菌感染。患者缺少中性粒细胞的第二种或特异性颗粒,这些颗粒在急性炎症中起着重要作用,限制中性粒细胞的适当迁移。对中性粒细胞染色,形态学检查能显示特定颗粒缺乏引起特有的反常情况(Ganz et al,1988)。

白细胞黏附性缺陷(leukocyte adhesion deficiency,LAD)1型(整合素CD18的缺陷,常见的有LFA-1、Mac-1和p150、95分子)的患者(Anderson & Springer,1987)对CGD等常见的各种感染均具有易感性,伴随有中耳炎以及伤口难以愈合。正常情况下,由于病原体引起组织损伤和炎症,血管内皮的黏附分子会上调且被中性粒细胞上相应的反配体所识别,最终导致炎症部位的中性粒细胞积聚(见第47章)。患有LAD的患者缺乏白细胞渗出必要的黏附分子,导致组织中嗜中性白细胞减少,因此发生的感染概率更高(Arnaout & Michishita,1993)。这种异常在出生后就开始了,并表现为脐带脱落延迟、慢性皮肤溃疡、牙周炎、创伤难以愈合和白细胞增多症。贫缺的白细胞证明了黏附和黏附相关功能如扩散、吞噬和趋化作用的缺陷(Anderson & Springer,1987)。

LAD 2型对中性粒细胞和巨噬细胞有着显著地影响,会错误的表达选择配体sialyl-LewisX,不能将鸟苷二磷酸甘露糖转化为海藻糖,导致类似于LAD 1型的临床症状。它作用于红细胞(Etzioni et al,1993)中罕见的孟买血型群(LAD-2)的表达。

白细胞的移动性通常是用通过膜转移或者在琼脂糖下的直接迁移来评估的(Nelson et al,1975;Cates,1981)。可以在一个特定的终点,或采用"中止过滤器"的显微技术,抑或运用放射性标记来计算细胞的数量,但都存在一个缺点,只能测量速度最快的细胞。运用此类方法对大多数患者的中性粒细胞进行评测,结果可能不大准确。实际上,在过滤器的不同节点上计算细胞的数量(Kuijpers et al,1999),准确性会更好。肾上腺素和类固醇的注射,使多形核白细胞去边缘化及骨髓动员,以进一步评测多形核白细胞的移动性。早期文献也记载了肌动蛋白的紊乱对多形态核白细胞移动的重要性(Southwick et al,1988)。

中性粒细胞表面的黏附蛋白,可以通过黏附在载玻片上的单层细胞结合的不同固定配体,进行功能性的测试,并可以在趋化剂预先处理后进行测量。现在我们借助摄像机对中性粒细胞的滚动、附着和移动进行实时监控。细胞的吞噬可以通过流式细胞术来评测,将中性粒细胞与荧光标记的微生物一起孵育,样品经冲洗将标记的未消化的微生物移去,计算摄入标记微生物的细胞(Kuijpers et al,1999)。同样的原理,流式细胞术亦可以用来评估杀死微生物的测定,将中性粒细胞与微生物孵育后,使用活性染料,将活微生物与死微生物区分开来(Martin & Bhakdi,1992)。流式细胞术可以通过测量中性细胞表面颗粒膜蛋白的表达来评测细胞脱粒(Kuijpers et al,1999)。

细胞因子和细胞因子受体

免疫反应由细胞因子这种可溶性介质进行调节,细胞因子在细胞组织与炎症细胞上的相匹配的细胞因子受体相互作用后,会诱发大量免疫事件。细胞因子在免疫系统中扮演着重要的信息传递信使,结合身体的其他部分共同调节免疫反应(Mire-Sluis & Thorpe,1998)。通过对免疫缺陷患者和基因敲除小鼠研究,我们对细胞因子在宿主防御中的作用的认识得到了扩展。IL-12和IFN-γ的缺乏,会使人体更容易受到沙门菌和分枝杆菌的感染(de Jong et al,1998)。IL-12的分泌或反应受损会影响肉芽组织形成,导致分枝杆菌的生长失控(Jouanguy et al,1999)。近期研究表明,诸如上述许多疾病的发生可能是由于细胞因子信号的缺陷,导致B细胞、T细胞和NK细胞的功能紊乱或发育受阻(Kelly & Leonard,2003)。最典型的例子,人类X连锁的SCID是与白介素受体基因(IL2RG)的缺陷相关,*IL2RG*基因编码常见的γ链(γc)是IL-4F,IL-7R,IL-9R和IL-15R等细胞因子受体的共同组成部分。γc产生受损导致细胞因子功能紊乱并使受影响的淋巴细胞发育停止(Malek et al,1999)。另外,*JAK3*基因编码的酪氨酸激酶也是通过含有γc的细胞因子受体进行信号转导。该基因的缺陷在常染色体隐性遗传的SCID患者中已被确定。IL-7是T细胞发育中起关键作用的细胞因子,在患有罕见的B+SCID的患者中发现了IL-7受体α亚亚单位的基因缺陷(Nota rangelo,2000)。

其他的细胞表面标记

MHC Ⅰ类和Ⅱ类分子

影响MHC Ⅰ类和Ⅱ类分子表达的先天性突变已有记载。MHC Ⅰ类I分子首次在触发获得性免疫反应的抗原提呈细胞上发现。有人曾预测，MHC Ⅱ类分子的遗传缺失（来源于*MHC Ⅱ*基因转录激活的突变），将致使患者处于根据世界卫生组织命名的“据世界Ⅱ类分子缺陷”的严重免疫缺陷状态（Klein et al，1993）。这种被称为“裸淋巴细胞综合征Ⅱ型”的病症，其特征是细胞表面缺乏MHC Ⅱ分子的表达。由于缺失MHC Ⅱ类分子的抗原处理，胸腺内未成熟T细胞的发育及选择不能顺利进行。在裸淋巴细胞综合征患者中，B和T细胞的数量是正常的；由于缺乏适当的抗原处理，导致CD4+细胞计数减少。因此，患者无法对外来抗原作出反应，并表现为反复的细菌、真菌、病毒以及原虫的感染。他们对皮肤测试（Ⅳ型DTH）没有反应，对混合淋巴细胞测试的反应能力下降，并患有泛低丙种球蛋白血症（Nekrep et al，2003）。有趣的是，这种综合征里的MHC Ⅱ类分子基因本身并无遗传缺陷。恰恰相反，4个在MHC Ⅱ类分子抗原的表面表达起重要作用的四种调节因子的编码基因中的一个发生缺陷（Reith & Mach，2001）。

通过CD8+T细胞与几乎所有有核细胞上表达的MHC Ⅰ类分子抗原结合，可以消除外来的抗原。很奇怪的是，由MHC Ⅰ类分子缺陷所致的免疫缺陷，涉及MHC Ⅰ类分子的细胞质肽转运子TAP-1或TAP-2的突变，产生了一种以严重肺部疾病为症状的免疫缺陷，在童年的后期变得明显（Donato et al，1995；de la Salle et al，1999）。这种免疫缺陷早先被命名为Ⅰ型裸淋巴细胞综合征或人类白细胞抗原（HLA）Ⅰ类分子缺乏，其特征是CD8+细胞和NK细胞活性降低（Yabe et al，2002）。通过流式细胞术检查外周血淋巴细胞表达的这些MHC抗原，可以诊断这两种缺陷（Illoh，2004）。

靶向细胞表面受体疗法

近来的病例报告，记载了一种利用靶向细胞表面受体，来治疗与原发性免疫缺陷相关的并发症。如抗CD20抗体（利妥昔单抗）是针对B淋巴细胞的CD20抗原的单克隆抗体，能使外周的良性及恶性的B淋巴细胞数量减少。已有成功的报道，使用这些单克隆抗体可治疗患有常见变异免疫缺陷的儿童，如IgM自身抗体（37℃激活）介导的自身免疫溶血性贫血，和在WAS所致的外周B细胞大量减少的儿童中的恶性淋巴组织增生性疾病（Sebire et al，2003；Wakim et al，2004）。

使用新型免疫原评估抗体生产

另一种评估特定抗体反应的有用的工具是接种如噬菌体ΦX174和钥孔虫戚血兰素等新抗原。而这些新抗原也可用于评估接受免疫蛋白替代疗法的患者，由于患者在接受混合免疫球蛋白注射时，无法对标准疫苗的抗体反应进行监测。新抗原在集体内可诱发原发性IgM应答反应，等再次暴露时会引发继发性IgG反应，因此可通过检测机体对噬菌体174的清除情况及抗体同种型的测定来评估患者的免疫应答能力，从而进一步对B细胞缺乏的程度和亚型进行判别（Ochs & Davis，1971）。目前，这种评估手段只在一些学术机构用于研究（Fleisher & Fleisher，2004）。

分子遗传学和产前诊断

目前，原发性免疫缺陷综合征患者的一些基因已经被识别、克隆和测序（Conley，1992；Puck et al，1993；Derry et al，1994；Ramesh et al，1998；Vihinen et al，1999；Fischer，2007；Zhang et al，2009）。为进一步研究基因对免疫功能的影响，构建了很多小鼠敲除模型。以往人们用双脱氧指纹图谱法和单链构象多态性检查法等传统的筛查方法检测基因突变所致的免疫缺陷（Sarkar et al，1992；Sheffield et al，1993；Puck et al，1997b）。目前使用最广泛的是荧光测序技术，用荧光标记双脱氧核苷酸末端，对单个的脱氧核糖核酸（DNA）序列变化进行简单和灵敏的测定。自动化多通道毛细管序列测定作为一种自动操作的方法，可在数小时内迅速检测出多个患者的荧光标记的序列，并直接确定导致免疫缺陷的基因突变序列（Niemela et al，2000）。对突变基因的鉴定有助于对产前诊断的遗传咨询，并有助于发现有缺陷基因的携带状态。它还有利于评估先前未能辨明的免疫紊乱。关于这些先进技术如何增进我们对原发性免疫缺陷病的理解，超IgM综合征就是一个很好的例子。在此之前，该疾病被认为是单一的疾病，但是基因测序结果显示存在5个不同的基因缺陷，影响了不同表型的B或T细胞（Durandy et al，2004）。

对已知遗传缺陷的免疫缺陷分析包括对DNA的特定位点的特定突变进行检测。多种方法可用于检测，如聚合酶链反应（polymerase chain reaction，PCR）可以用来检测特定基因的存在与否，免疫印迹法或流式细胞术可以用来检测蛋白质产物，并在基因结果缺失时确认原发性免疫缺陷的诊断。高分辨率的比较基因组杂交芯片可用来检测与复杂的免疫缺陷综合征相关的基因微缺失。例如，在8个表现为反复的呼吸道感染、皮肤病毒感染和血清IgE水平升高等不同特征的综合免疫缺陷家族，进行基因组杂交芯片和靶基因测序，结果显示在编码细胞因子8蛋白供体（DOCK8）的基因中有新的点突变。这一基因编码的DOCK 8蛋白控制着细胞结构的骨架重排、黏附和迁移，以及其他功能，其纯合子或复合杂合子的缺失将导致淋巴细胞中无DOCK 8蛋白合成，进而导致综合的免疫缺陷（Zhang et al，2009）。体现这类技术重要性的一个例子是SCID诊断时效的改变，SCID是一类由许多不同分子缺陷所引起具有不同免疫缺陷的疾病。判断像SCID这种由多种不同的分子缺陷组成的不同的免疫缺陷组的发病原因是重要的。区分SCID中的各种分子缺陷对治疗、产前诊断和携带者检测有重要意义。重要的是要确定一个患者是否为X连锁的SCID，来确定是否需要通过基因疗法来治疗。在临床上无法区分JAK3缺陷的SCID与X连锁的SCID，但基因治疗并不有效（Cavazzana-Calvo et al，2000）。JAK3缺陷的SCID是由23个外显子编码的，采用单链构象多态性分析和DNA测序对所有受影响的外显子进行分析，这在以前需要数周时间才能完成。现在，更快速的筛查方法可用于快速诊断，接下来通过费时的基因分析进行再次确认。这些以蛋白质为基础的试验包括用流式细胞术分析 γc，免疫印迹法检测 JAK3 和 γc，检测 IL-2 诱导的 JAK3 酪氨酸磷酸化（Gilmour et al，2001）。但这些试验无法检测非功能蛋白产物的缺陷特征。表 51-1 列出了目前已确定的与原发性免疫缺陷相关的突变基因及受影响的蛋白。表 51-2 提供了与基因突变相关的易感染的病原体的列表。

表 51-1 基因突变、靶蛋白、原发性免疫缺陷

疾病	天然突变	蛋白	功能
无丙种球蛋白血症		Bruton 酪氨酸激酶	细胞激活
自体免疫性多内分泌念珠菌病		AIRE	T 细胞负性选择
共济失调毛细血管扩张		ATM	DNA 损伤检测
非典型完全型 DiGeorge 综合征		22a11，2 成对缺失	寡克隆 T 细胞
慢性肉芽肿		gp91phox，p22phox，p47phox，p67phox	NADPH 氧化酶
先天性角化不良		角化不良蛋白	端粒维持
家族性噬血细胞性淋巴组织细胞增多症		Munc 13-4	胞外分泌的溶解性颗粒
家族性噬血细胞性淋巴组织细胞增多症		突触融合蛋白 11	细胞毒性
Griscelli 综合征	Ashen	Rab27a	胞外分泌的溶解性颗粒
高IgE 综合征（常染色体显性/隐性遗传）		STAT3/TYK2	缺陷细胞因子信号转导
高 IgM 综合征		CD40 配体	Ig CSR 激活
高 IgM 综合征		活化诱导脱氨酶	Ig CSR 和体细胞超变
免疫性肠病 X 连锁综合征	Scurfy	FOXP3	调节性 T 细胞功能
白细胞黏附缺陷症		$β_2$ 整合素	黏附
奈梅亨破损综合征		Nibrin（NBS1）	DNA 修复
Omenn 综合征		RAG，ARTEMIS，IL-7 受体，RMPR，IL-2Rγ，ZAP70，腺苷脱氨酶缺乏，DNA 连接酶Ⅳ突变	寡克隆 T 细胞与 B 细胞缺乏
	SCID	DNA-PKcs	VDJ（NHEJ）
重度联合性免疫缺陷		Artemis	VDJ（NHEJ）
重度联合性免疫缺陷		Cernunnos，XLF	VDJ（NHEJ）
重度联合性免疫缺陷		γc，JAK3	T（NK）细胞发展
重度先天性中性粒细胞减少		HAX-1	抗凋亡
T 细胞缺陷		Orai-1，CRACMI	钙通道
T 细胞缺陷（HLA Ⅱ类分子表达）		RFXAP，ANK，RFX5，CⅡTA	HLA Ⅱ类分子转录
免疫缺陷联合变异		DOCK8	淋巴细胞细胞骨架重排
Wiskott-Aldrich 综合征		WASP	细胞骨架迁移
X 连锁增殖综合征		SAP	共激活（SLAM 家族），NKT
X 连锁增殖综合征 2 型		XIAP	细胞凋亡对照（NKT）
	Ipr，gld	fas，fasl	细胞凋亡
	Moth-eaten	SHP-1	磷酸化调节

AD，常染色体显性遗传；ADA，腺苷脱氨酶缺乏；AID，活化诱导脱氨酶；APECED，自体免疫性多内分泌念珠菌病；AR，常染色体隐性遗传；AT，共济失调毛细血管扩张；Btk，Bruton 酪氨酸激酶；CGD，慢性肉芽肿病；DC，先天性角化不良；DNA，脱氧核糖核酸；DNA PKcs，依赖 DNA 的蛋白激酶，催化亚基；DOCK8，细胞因子 8 供体；FHLH，家族性噬血细胞性淋巴组织细胞增多症；gld，广泛性淋巴结病；HIES，高 IgE 综合征；HIGM，高 IgM 综合征（免疫球蛋白亚型转换重组缺乏（CSR））；HLA，人类白细胞抗原；IPEX，X 连锁免疫失调肠病综合征；LAD，白细胞黏附缺陷症；Ipr，淋巴细胞增殖；NADPH，烟酰胺腺嘌呤二核苷酸磷酸；NBS，奈梅亨破损综合征；NK，自然杀伤细胞；SAP，SLAm 相关蛋白质；SCID，重度联合性免疫缺陷；SCN，重度先天性中性粒细胞减少；SHM，体细胞超变；Treg，调节性 T 细胞；VDJ，V（d）J 重组；WAS，Wiskott-Aldrich 综合征；WASP，Wiskott-Aldrich 综合征蛋白质；XIAP，凋亡 X 连锁抑制剂；XLF，XRCC4 样因子；XLP，X 连锁增殖综合征；XLP2，X 连锁增殖综合征 2 型

表 51-2 基因突变和对病原体的易感性	
CD40 配体,CD40	耶氏肺孢子菌、弓形虫、隐孢子虫
IL12p40, IL12Rβ, IFNγR, STAT1	分枝杆菌
IRAK4	包装病原体
SAP,XIAP	EB 病毒
UNC93B,TLR-3	HSV 脑炎
补体 C5-C9	奈瑟菌属
EVER1,2,γc,JAK-3	HPV 疣状表皮发育不良

EVER 1、2、表皮发育不良 1、2 基因;γc:常见的细胞因子 γ 链;FNγR:干扰素 γ 受体;IL-12p40:白细胞介素-12 的 p40 亚单位;IL12R 因:白介素-12 受体 β 链;IRAK4:白细胞介素-1 受体相关激酶 4;JAK-3:Janus 相关激酶;SAP:SLAm-相关蛋白质;STAT1:信号传感器和转录激活剂 1;TLR-3:Toll 样受体 3;UNC93B:多面体的内质网 CERI 膜蛋白;XIAP:X 相关的细胞凋亡抑制剂

数据来自 Fisher A:Human primary immunodeficiency diseases,*Immunity* 27:835-845,2007

随着技术的进步,能够在产前检查出更广泛的免疫缺陷成为可能。如果是已知的特定突变,或者已知的遗传模式是 X 连锁的,那么就可以对相关的多态性标记进行连锁分析或者对特定的突变进行检测。绒毛膜绒毛样本,直接从胎儿细胞制备的羊水 DNA,或培养和分离的细胞系均可被用来分析(Durandy et al,1985)。除了产前检查,传统上用于筛查遗传所致的代谢紊乱的新生儿血液筛查(NBS),现在也用来筛查遗传的免疫缺陷。

2010 年 5 月,美国国务院卫生及公共服务部部长助理将重度联合免疫缺陷病(severe combined immunodeficiency,SCID)筛查添加到推荐的统一新生儿筛查计划中。在新生儿人群中对 SCID 和相关疾病筛查已经在 25 个州建立,还有更多的计划将这些测试添加到新生儿筛查中。试点地区的 T 细胞受体切除循环(TREC)检测的早期结果表明,新生儿筛查计划的添加这些项目可以成功地整合到州公共卫生项目中。TREC 测试具有临床有效性,TREC 是胸腺贫 T 淋巴细胞生成或 T 淋巴细胞丢失增加导致的淋巴细胞减少症的良好生物标志物(Chan & Puck,2005)。及时发现各种典型的 *SCID* 基因型和其他情况的病例,关系到相应的早期治疗。

早期发现原发性免疫缺陷是避免感染并发症的重要途径。将 TREC 试验对新生儿进行常规筛查整合为公共卫生计划的一部分,可以对引起 T 淋巴细胞减少的 SCID 和其他紊乱在症状发生前作出诊断,并进行快速和有效的治疗,从而更好地了解和管理这些疾病谱。T 细胞在胸腺中发育,T 细胞抗原受体(TCR)基因重排涉及 DNA 的切割和拼接,编码交替变换、多样性和连接(VDJ)片段,从而产生了许多具有多种多样特异性的独特 T 细胞。在胸腺中发生在程序性基因重排过程中切除的 DNA 形成 TREC。为了 TRA 链的产生,必须切除包括在 TRAV 和 *TRAJ* 基因之间的 T 细胞受体 α(TRA)位点上的 δ 编码片段基因。钝化的 DNA 信号的后续连接终止了切除的 DNA 环状部分的产生,稳定的环状切除产物(称之为 TREC)内部形成了一个信号连接(SJ),这是在 TRA 链 VJ 重组过程中形成(Serana et al,2013)。这些循环是稳定的,在有丝分裂时没有复制,并随着 T 细胞的增殖而被稀释。因此,每个细胞群的 TREC 拷贝数与胸腺的幼稚 T 细胞的产生相关,而正常的 TREC 数量是充足的自体 T 细胞生产的生物标记。

TREC 通过定量 RT-PCR,从产科医院收集的干血斑样中测定(图 51-6)。初筛实验强阳性或弱阳性结果的新生儿在每个州内的协调中心进行验证性随访评估。随访评估包括全血细胞分类计数和流式细胞术评估 T 细胞(CD3、CD4、CD8、CD45RA、CD45RO)、B 细胞(CD19)和 NK 细胞(CD16、CD56)。

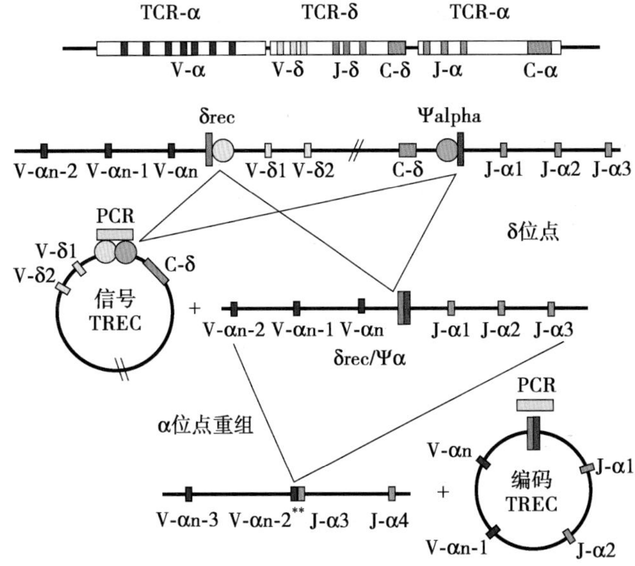

图 51-6 T 细胞受体切除环(TREC)筛查

许多原发性免疫缺陷是很难诊断的罕见疾病:在这些病例中,基因突变检测是最可靠的方法。这些专门的检测并不容易实现,而且医生可能很难找到实验室来进行必要的遗传学分析。突变登记系统和数据库可以提供有关临床数据、免疫状态、抗体反应、细胞功能和酶学测试信息。此外,一些在线注册系统包含了有关开展这些测试的实验室信息,提高了测试有效性,以及获得准确和及时诊断的能力(Samarghitean et al,2004)。

治疗免疫缺陷障碍的新方法

对原发性免疫缺陷的遗传分析不仅对疾病的诊断有重要意义,更可以指导治疗。了解每个免疫缺陷的病理生理学,将帮助临床医师明确缺失的成分并改善症状。例如,过去曾使用酶替代疗法治疗 SCID 导致的酶缺失,如腺苷脱氨酶和嘌呤核苷磷酸化酶缺陷 SCID;然而,这需要长期的治疗,结果也无法确定,包括胸腺输出功能降低、淋巴细胞减少症和病毒感染增加(Gaspar et al,2006)。随着越来越多成功的病例报道使用含有正常基因的逆转录病毒载体转导自体 CD34+造血干细胞,直接基因干预可能成为一种更合

适的治疗方法。在患有腺苷脱氨酶缺乏或缺陷的SCID和SCID-X1的患儿中，直接基因干预是一种安全有效的治疗方法，在不使用酶替代疗法的情况下，通过基因干预重新启动胸腺功能，恢复细胞免疫，并纠正代谢紊乱（Gaspar et al，2006；Aiuti et al，2009）。

其他未来的策略可能包括使用化学的手段来修饰蛋白质糖基化，以防止蛋白质的去折叠和降解导致原发性免疫缺陷障碍（Vogt & Vogt，2007）。尽管这些策略只有在体外模型中才得到证实，但如果药物能在人体内以无毒的水平保持合适的生物利用度，将其应用于临床在未来可能是可行的。其他一些药物，如庆大霉素和ataluren（旧称为PTC124），可以防止翻译在提前终止密码子处提前终止，并可能被用于治疗诸如肌肉萎缩症和囊性纤维化等疾病，这些疾病的特点是无义突变导致关键蛋白质的缺失从而引发疾病。尽管这些治疗仍然是实验性的，但通过明确基因突变情况及利用针对相关突变发展治疗策略对原发性免疫缺陷疾病进行治疗的希望仍然存在（Fischer，2007）。

总结

对宿主防御的评估是一个极其复杂的过程，需要临床病理学家、研究科学家和临床病理学家的通力合作。一个合乎逻辑的方法，基于对宿主防御和各种诊断选项所涉及的多个系统的评估，可以识别潜在的紊乱疾病。现代治疗的巨大成功，包括新的抗微生物药、重组DNA技术、骨髓移植和基因疗法，可以更精确地描述和确定免疫缺陷状态。这反过来又提高了对这些患者的认知和最终治疗。

（段朝晖 译　李向阳 校）

推荐阅读

Delves PJ，Roitt IM：The immune system，first of two parts，N Engl J Med 343：37-49，2000.

免疫系统及先天/后天应答功能概述，以及B和T细胞作用。这篇文章还提供了一些常用的免疫学术语，可供临床医生参考。

Fleisher TA：Evaluation of suspected immunodeficiency，MLO Med Lab Obs 35：10-14，19；quiz 20-21，2003.

应用实验室方法评估免疫缺陷；包括继续教育测试。

Kuijpers TW，Weening RS，Roos D：Clinical and laboratory work-up of patients with neutrophil shortage or dysfunction，J Immunol Methods 232：211-229，1999.

本文简要介绍了患者的临床体征和症状，以及嗜中性粒细胞抗生素系统的生理学机制，分析了这些异常现象的诊断机制，以及对受影响的患者的潜在治疗方法。

Lekstrom-Himes JA，Gallin JI：Primary immunodeficiency diseases due to defects in phagocytes，N Engl J Med 343：1703-1714，2000.

这篇综述概述了吞噬缺陷引起的免疫缺陷。此外，还包括与它们相应的遗传缺陷有关的症状表，以及临床和显微照片，以证明免疫缺陷的表现。

Lindegren ML，Kobrynski L，Rasmussen SA：Applying public health strategies to primary immunodeficiency diseases：a potential approach to genetic disorders，MMWR 53：1-29，2004.

疾病预防控制中心召开的研讨会总结，讨论提高初级免疫缺陷患者临床结果的策略。本综述讨论了初级免疫缺陷的发病率和出生情况，新生儿筛查方法，发病率和死亡率数据，以及初级免疫缺陷登记的信息。

参考文献

Abrahamian F, Agrawal S, Gupta S: Immunological and clinical profile of adult patients with selective immunoglobulin subclass deficiency: response to intravenous immunoglobulin therapy, *Clin Exp Immunol* 159:344–350, 2010.

Aiuti A, Cattaneo F, Galimberti S, et al: Gene therapy for immunodeficiency due to adenosine deaminase deficiency, *N Engl J Med* 360:447–457, 2009.

Anderson DC, Springer TA: Leukocyte adhesion deficiency: an inherited defect in the MAC-1, LFA-1, and p150,95 glycoproteins, *Annu Rev Med* 38(175):1987.

Arnaout MA, Michishita M: Genetic abnormalities in leukocyte adhesion molecule deficiency. In Gupta S, Griscelli C, editors: *New concepts in immunodeficiency diseases*, Chichester, West Sussex, 1993, John Wiley, pp 191–202.

Atkinson JC, O'Connell A, Aframian D: Oral manifestations of primary immunological diseases, *J Am Dent Assoc* 131:345–356, 2000.

Babior BM: Oxygen-dependent microbial killing by phagocytes: first of two parts, *N Engl J Med* 298:721–725, 1978.

Balmer P, North J, Baxter D, et al: Measurement and interpretation of pneumococcal IgG levels for clinical management, *Clin Exp Immunol* 133:364–369, 2003.

Barrett DJ, Lee CG, Ammann AJ, et al: IgG and IgM pneumococcal polysaccharide antibody responses in infants, *Pediatr Res* 18:1067–1071, 1984.

Baumgart KW, Britton WJ, Kemp A, et al: The spectrum of primary immunodeficiency disorders in Australia, *J Allergy Clin Immunol* 100:415–423, 1997.

Biron CA, Byron KS, Sullivan JL: Severe herpes virus infections in an adolescent without natural killer cells, *N Engl J Med* 320:1731–1735, 1989.

Bjorkander J, Bake B, Oxelius VA, et al: Impaired lung function in patients with IgA deficiency and low levels of IgG2 or IgG3, *N Engl J Med* 313:720–724, 1985.

Buckley RH: Primary immunodeficiency diseases due to defects in lymphocytes, *N Engl J Med* 343:1313–1324, 2000.

Buckley RH, Becker WG: Abnormalities in the regulation of human IgE synthesis, *Immunol Rev* 41:288–314, 1978.

Carlucci F, Tabucchi A, Aiuti A, et al: Capillary electrophoresis in diagnosis and monitoring of adenosine deaminase deficiency, *Clin Chem* 49:1830–1838, 2003.

Cates KL: Defects in neutrophil chemotaxis, *Clin Immunol Allergy* 1:603, 1981.

Cavazzana-Calvo M, Haein-Bey S, de Saint BG, et al: Gene therapy of human severe combined immunodeficiency (SCID)-X1 disease, *Science* 288:66–72, 2000.

Chan K, Puck JM: Development of population-based newborn screening for severe combined immunodeficiency, *JACI* 115:391–398, 2005.

Conley ME: Molecular approaches to analysis of X-linked immunodeficiencies, *Annu Rev Immunol* 10:215–238, 1992.

Cooling L, et al: ABO, H and Lewis blood groups and structurally related antigens. In Roback JD, Combs MR, Grossman BJ, editors: *Technical manual*, ed 16, Bethesda Md, 2008, American Association of Blood Banks, pp 361–385.

Cunningham-Rundles C: Common variable immunodeficiency: clinical and immunological features of 248 patients, *J Appl Biomaterials* 92:34–48, 1999.

Curtis JE, Hersh EM, Harris JE, et al: The human primary immune response to keyhole limpet haemocyanin: interrelationships of delayed hypersensitivity, antibody response and in vitro blast transformation, *Clin Exp Immunol* 6:473–491, 1970.

de Jong R, Altare F, Haagen IA, et al: Severe mycobacterial and salmonella infections in interleukin-12 receptor-deficient patients, *Science* 280:1435–1438, 1998.

de la Salle H, Zimmer J, Fricker D, et al: HLA class I deficiencies due to mutations in subunit 1 of the peptide transporter TAP-1, *J Clin Invest* 103:R9–R13, 1999.

Derry JM, Ochs HD, Francke U: Isolation of a novel gene mutated in Wiskott-Aldrich syndrome, *Cell* 78:635–644, 1994.

Donato L, de la Salle H, Hanau D, et al: Association of HLA class I antigen deficiency related to a TAP2 gene mutation with familial bronchiectasis, *J Pediatr* 127:895–900, 1995.

Durandy A, Dumez Y, Griscelli C: Prenatal diagnosis of severe hereditary immunologic deficiencies, *Arch Fr Pediatr* 42:163–167, 1985.

Durandy A, Revy P, Fischer A: Human models of inherited immunoglobulin class switch recombination and somatic hypermutation defects (hyper-IgM syndromes), *Adv Immunol* 82:295–330, 2004.

Elder ME: ZAP-70 and defects of T cell receptor signaling, *Semin Hematol* 35:310–320, 1998.

Etzioni A, Harlan JM, Pollack S, et al: Leukocyte adhesion deficiency (LAD). II: A new adhesion defect due to absence of sialyl Lewis X, the ligand for selectins, *Immunodeficiency* 4:307–308, 1993.

Ewen C, Kane KP, Shostak I, et al: A novel cytotoxicity assay to evaluate antigen-specific CTL responses using a colorimetric substrate for granzyme B, *J Immunol Methods* 279:89–101, 2003.

Fischer A: Human primary immunodeficiency diseases, *Immun Rev* 27:835–845, 2007.

Fleisher RA, Oliveira JB: Functional and molecular evaluation of lymphocytes, *J Allergy Clin Immunol* 114:227–234, 2004.

Gallin JI: Recent advances in chronic granulomatous disease, *Ann Intern Med* 99:657–674, 1983.

Gallin JI, Malech HL: Update on chronic granulomatous diseases of childhood, *JAMA* 263:1533–1537, 1990.

Ganz T, Metcalf JA, Gallin JI, et al: Microbicidal/cytotoxic proteins of neutrophils are deficient in two disorders: Chediak-Higashi syndrome and "specific" granule deficiency, *J Clin Invest* 82:552–556, 1988.

Gaspar HB, Bjorkegren E, Parsley K, et al: Successful reconstitution of immunity in ADA-SCID by stem cell gene therapy following cessation of PEG-ADA and use of mild preconditioning, *Mol Ther* 14:50513, 2006.

Gilmour KC, Cranston T, Loughlin S, et al: Rapid protein-based assays for the diagnosis of T-B+ severe combined immunodeficiency, *Br J Haematol* 112:671–676, 2001.

Go E, Ballas Z: Anti-pneumococcal antibody response in normal subjects, *J Allergy Clin Immunol* 98:205–215, 1996.

Grimbacher B, Schaffer AA, Holland SM, et al: Genetic linkage of hyper-IgE syndrome to chromosome 4, *Am J Hum Genet* 65:735–744, 1999.

Gross S, Blaiss MS, Herrod HG: Role of immunoglobulin subclasses and specific antibody determinations in the evaluation of recurrent infection in children, *J Pediatr* 121:516–522, 1992.

Hirschhorn R: Adenosine deaminase deficiency: molecular basis and recent developments, *Clin Immunol Immunopathol* 76:S219–S226, 1995.

Hong R: Disorders of the T cell system. In Stiehm ER, editor: *Immunologic disorders of infants and children*, ed 4, Philadelphia, 1996, Saunders, pp 339–408.

Hong R: The DiGeorge anomaly (CATCH 22, DiGeorge/velocardiofacial syndrome), *Semin Hematol* 35:282–290, 1998.

Hoppner M, Luhm J, Schlenke P, et al: A flow-cytometry based cytotoxicity assay using stained effector cells in combination with native target cells, *J Immunol Methods* 267:157–163, 2002.

Illoh O: Current applications of flow cytometry in the diagnosis of primary immunodeficiency diseases, *Arch Pathol Lab Med* 128:23–31, 2004.

Immune Deficiency Foundation: *The clinical presentation of the primary immunodeficiency diseases (physician's primer)*, Towson, Md., 1992, Immune Deficiency Foundation. Available at: www.primaryimmune.org/pubs/book_phys/book_phys.htm.

Introne W, Boissy RR, Gahl WA: Clinical, molecular and cell biological aspects of Chediak-Higashi syndrome, *Mol Genet Metab* 68:283–303, 1999.

Jamieson BD, Douek DC, Killian S, et al: Generation of functional thymocytes in the human adult, *Immunity* 10:569–575, 1999.

Jouanguy E, Doffinger R, Dupuis S, et al: IL-12 and IFN-gamma in host defense against mycobacteria and salmonella in mice and men, *Curr Opin Immunol* 11:3416–3451, 1999.

Kelly J, Leonard WJ: Immune deficiencies due to defects in cytokine signaling, *Curr Allergy Asthma Rep* 5:396–401, 2003.

Kizaki H, Sakurada T: Simple micro-assay methods for enzymes of purine metabolism, *J Lab Clin Med* 89:1135, 1977.

Klebanoff SJ: Myeloperoxidase, *Proc Assoc Am Physicians* 111:383–389, 1999.

Klein C, Lisowska-Grospierre B, LeDeist F, et al: Major histocompatibility complex class II deficiency: clinical manifestations, immunologic features, and outcome, *J Pediatr* 123:921–928, 1993.

Kniker WT, Lesourd BM, McBryde JL, et al: Cell-mediated immunity assessed by multitest CMT skin testing in infants and preschool children, *Am J Dis Child* 139:840–845, 1985.

Kobrynski L: Evaluation of a clinical scoring system for the identification of patients with a possible primary immunodeficiency. Abstract 379. Presented at: Federation of Clinical Immunology Society Meeting, June 28-July 1, 2002, San Francisco.

Kruisbeek AM: Regulation of T cell development by the thymic microenvironment, *Semin Immunol* 11:1–70, 1999.

Lane HC, Depper JM, Greene WC, et al: Qualitative analysis of immune function in patients with the acquired immunodeficiency syndrome: evidence for a selective defect in soluble antigen recognition, *N Engl J Med* 313:79–84, 1985.

Lanza F: Clinical manifestation of myeloperoxidase deficiency, *J Mol Med* 76:676–681, 1998.

Lefranc M-P, Lefranc G, Rabbitts TH: Inherited deletion of immunoglobulin heavy chain constant region genes in normal human individuals, *Nature* 300:760, 1982.

Lehrer RI, Cline MJ: Leukocyte myeloperoxidase deficiency and disseminated candidiasis: the role of myeloperoxidase in resistance to infection, *J Clin Invest* 48:1478, 1969.

Levy J, Espanol-Boren T, Thomas C: Clinical spectrum of X-linked hyper IgM syndrome, *J Pediatr* 131:47–54, 1997.

Lilic D, Gravenor I: Immunology of chronic mucocutaneous candidiasis, *J Clin Pathol* 54:81–83, 2001.

Louis AG, Gupta S: Primary selective IgM deficiency: an ignored immunodeficiency, *Clin Rev Allergy Immunol* 46:104–111, 2014.

Lukela M, DeGuzman D, Weinberger S, et al: Unfashionably late, *N Engl J Med* 352:64–69, 2005.

Magen E, Schlesinger M, David M, et al: Selective IgE deficiency, immune dysregulation, and autoimmunity, *Allergy Asthma Proc* 35:e27–e33, 2014.

Mahdi Z, Bluth MH: T regulatory cells and their role in gastrointestinal autoimmune disease, *Clin Lab Sci* 28(1):56, 2015.

Malek T, Porter B, He Y: Multiple γc-dependent cytokines regulate T cell development, *Immunol Today* 20:71–76, 1999.

Martin E, Bhakdi S: Flowcytometric assay for quantifying opsonophagocytosis and killing of Staphylococcus aureus by peripheral blood leukocytes, *J Clin Microbiol* 30:2246–2255, 1992.

Matamoros Flori N, Mila Llambi J, Espanol Boren T, et al: Primary immunodeficiency syndrome in Spain: first report of the National Registry in Children and Adults, *Clin Immunol* 20:477–485, 2000.

Meischl C, Roos D: The molecular basis of chronic granulomatous disease, *Springer Semin Immunopathol* 19:417–434, 1998.

Migone N, Oliviero S, De Lange G, et al: Multiple gene deletions within the human immunoglobulin heavy-chain cluster, *Proc Natl Acad Sci U S A* 81:5811, 1984.

Mire-Sluis AR, Thorpe R, editors: *Cytokines*, San Diego, 1998, Academic Press.

Myers LA, Hershfield MS, Neale WT, et al: Purine nucleoside phosphorylase deficiency (PNP-def) presenting with lymphopenia and developmental delay: successful correction with umbilical cord blood transplantation, *J Pediatr* 145:710–712, 2004.

Nauseef WM: Insights into myeloperoxidase biosynthesis from its inherited deficiency, *J Mol Med* 76:661–668, 1998.

Nekrep N, Fontes JD, Geyer M, et al: When the lymphocyte loses its clothes, *Immunity* 18:453–457, 2003.

Nelson RD, Quie PG, Simmons RL: Chemotaxis under agarose: a new and simple method for measuring chemotaxis and spontaneous migration of human polymorphonuclear leukocytes and monocytes, *J Imunol* 115:1650, 1975.

Niemela JE, Puck JM, Fisher RE, et al: Efficient detection of thirty-seven new IL-2RG mutations in human X-linked severe combined immunodeficiency, *Clin Immunol* 95:33–38, 2000.

Normansell DE: Human immunoglobulin subclasses, *Diagn Clin Immunol* 5:115–128, 1987.

Noroski LM, Shearer WT: Screening for primary immunodeficiencies in the clinical immunology laboratory, *Clin Immunol Immunopathol* 86:237–245, 1998.

Notarangelo LD, Giliani S, Mella P, et al: Combined immunodeficiencies due to defects in signal transduction: defects of the gamma-JAK3 signaling pathway as a model, *Immunobiology* 202:106–119, 2000.

Ochs HD: The Wiskott-Aldrich syndrome, *Semin Hematol* 35:332–345, 1998.

Ochs HD, Davis SD, Wedgwood RJ: Immunologic responses to bacteriophage ΦX174 in immunodeficiency diseases, *J Clin Invest* 50:2559–2568, 1971.

O'Gorman MR, Corrochano V: Rapid whole-blood flow cytometry assay for diagnosis of chronic granulomatous disease, *Clin Diagn Lab Immunol* 2:227–232, 1995.

Oxelius VA: Quantitative and qualitative investigations of serum IgG subclasses in immunodeficiency diseases, *Clin Exp Immunol* 36:112–116, 1979.

Ozcan E, Norarangelo LD, Geha RS: Primary immune deficiencies with aberrant IgE production, *J Allergy Clin Immunol* 12:1054–1062, 2008.

Park BH, Fikrig SM, Smithwick EM: Infection and nitro-blue-tetrazolium reduction by neutrophils: a diagnostic aid, *Lancet* 2:532, 1968.

Plebani A, Ugazio AG, Monafo V, et al: Clinical heterogeneity and reversibility of selective immunoglobulin A deficiency in 80 children, *Lancet* 12:829–831, 1986.

Popa V: Airway obstruction in adults with recurrent respiratory infections and IgG deficiency, *Chest* 105:1066–1072, 1994.

Puck JM, Primary immunodeficiency diseases: *JAMA* 278:1835–1841, 1997a.

Puck JM: Genetic aspects of primary immunodeficiencies. In Ochs HD, Smith Die, Puck JM, editors: *Primary immunodeficiency diseases: a molecular and genetic approach*, New York, 1999, Oxford University Press.

Puck JM, Deschenes SM, Porter JC, et al: The interleukin-2 receptor γ chain maps to Xq13.1 and is mutated in X-linked severe combined immunodeficiency, *Hum Mol Genet* 2:1099, 1993.

Puck JM, Middleton L, Pepper AE: Carrier and prenatal diagnosis of X-linked severe combined immunodeficiency: mutation detection methods and utilization, *Hum Genet* 99:628–633, 1997b.

Ramesh N, Seki M, Notarangelo LD, et al: The hyper IgM (HIM) syndrome, *Springer Semin Immunopathol* 19:383–399, 1998.

Reith W, Mach B: The bare lymphocyte syndrome and the regulation of MHC expression, *Annu Rev Immunol* 19:331–373, 2001.

Renner ED, Puck JM, Holland SM, et al: Autosomal recessive hyperimmunoglobulin E syndrome: a distinct disease entity, *J Pediatr* 144:93–99, 2004.

Routes JM, Grossman WJ, Verpsky J, et al: Statewide newborn screening for severe T cell lymphopenia, *JAMA* 302:2465–2470, 2009.

Ryser O, Morrell A, Hizid WE: Primary immunodeficiencies in Switzerland: first report of the nation registry in adults and children, *J Clin Immunol* 8:479–485, 1988.

Samarghitean C, Valiaho J, Vihinen M: Online registry of genetic and clinical immunodeficiency diagnostic laboratories, IDdiagnostics, *J Clin Immunol* 24:53–61, 2004.

Sandler SG, Eckrich R, Malamut D, et al: Hemagglutination assays for the diagnosis and prevention of anaphylactic transfusion reactions, *Blood* 84:2031–2035, 1994.

Sarkar G, Yoon HS, Sommer SS: Dideoxy fingerprinting (ddE): a rapid and efficient screen for the presence of mutations, *Genomics* 13:441–443, 1992.

Schneider PM, Wurzner R: Complement genetics: biological implications of polymorphisms and deficiencies, *Immunol Today* 20:2–5, 1999.

Schur PH: IgG subclasses—a review, *Ann Allergy* 58:89–96, 1987.

Scott MG, Schackelford PG, Briles ED, et al: Human IgG subclasses and their relation to carbohydrate antigen immunocompetence, *Diagn Clin Immunol* 5:241–248, 1988.

Sebire NJ, Haselden S, Malone M, et al: Isolated EBV lymphoproliferative disease in a child with Wiskott-Aldrich syndrome manifesting as cutaneous lymphomatoid granulomatosis and responsive to anti-CD20 immunotherapy, *J Clin Pathol* 56:555–557, 2003.

Serana F, Chiarini M, Zanotti C, et al: Use of V(D)J recombination excision circles to identify T- and B-cell defects and to monitor the treatment in primary and acquired immunodeficiencies, *J Transl Med* 11:119, 2013.

Shackelford PG, Granoff DM, Madassery JV, et al: Clinical and immunologic characteristics of healthy children with subnormal serum concentrations of IgG2, *Pediatr Res* 27:16, 1990.

Shearer WT, Paul ME, Smith CW, et al: Laboratory assessment of immune deficiency disorders, *Immunol Allergy Clin North Am* 14:265–299, 1994.

Sheffield VC, Beck JS, Kwitek AE, et al: The sensitivity of single stand conformation polymorphism analysis for the detection of single base substitutions, *Genomics* 16:325–332, 1993.

Shovlin CL, Simmon HA, Fairbanks LD, et al: Adult onset immunodeficiency caused by inherited adenosine deaminase deficiency, *J Immunol* 153:2331–2339, 1994.

Smith JK, Krishnaswamy GH, Dykes R, et al: Clinical manifestations of IgE hypogammaglobulinemia, *Ann Allergy Asthma Immunol* 78:313–318, 1997.

Smith CIE, Ochs HD, Puck JM: Genetically determined immunodeficiency diseases: a perspective. In Ochs HD, Smith CIE, Puck JM, editors: *Primary immunodeficiency diseases: a molecular and genetic approach*, New York, 1999, Oxford University Press.

Southwick FS, Dabiri GA, Stossel TP: Neutrophil actin dysfunction is a genetic disorder associated with partial impairment of neutrophil actin assembly in three family members, *J Clin Invest* 82:1525–1531, 1988.

Stiehm ER, Conley ME: Immunodeficiency disorders: general considerations. In Stiehm ER, editor: *Immunologic disorders of infants and children*, 4th ed, Philadelphia, 1996, Saunders, pp 201–252.

Stray-Pedersen A, Abrahamsen TG, Froland SS:

Primary immunodeficiency diseases in Norway, *Clin Immunol* 17:333–339, 1997.
Sweinberg SK, Wodell RA, Grodofsky MP, et al: Retrospective analysis of the incidence of pulmonary disease in hypogammaglobulinemia, *J Allergy Clin Immunol* 88:96–104, 1991.
Trinchieri G: Biology of natural killer cells, *Adv Immunol* 47:187–376, 1989.
Vihinen M, Kwan SP, Lester T, et al: Mutations of the human BTK gene coding for bruton tyrosine kinase in X-linked agammaglobulinemia, *Hum Mutat* 13:280–285, 1999.
Vogt G, Vogt B, Chuzhanova N, et al: Gain-of-glycosylation mutations, *Curr Opin Genet Dev* 17:245–251, 2007.
Wakim M, Shah A, Arndt PA, et al: Successful anti-CD20 monoclonal antibody treatment of severe autoimmune hemolytic anemia due to warm reactive IgM autoantibody in a child with common variable immunodeficiency, *Am J Hematol* 76:152–155, 2004.
Wedgwood RJ, Ochs HD, Oxelius VA: IgG subclass levels in the serum of patients with primary immunodeficiency, *Monogr Allergy* 20:80, 1986.
Winkelstein JA, Marino MC, Johnston RB Jr, et al: Chronic granulomatous disease: report on a national registry of 368 patients, *Medicine (Baltimore)* 79:155–169, 2000.
Yabe T, Kawamura S, Masako S, et al: A subject with a novel type I bare lymphocyte syndrome has tapasin deficiency due to deletion of 4 exons by Alu-mediated recombination, *Blood* 100:1496–1498, 2002.
Zhang Q, Davis JC, Lamborn BS, et al: Combined immunodeficiency associated with DOCK8 mutations, *N Engl J Med* 361:2046–2055, 2009.
Zhu Q, Watanabe C, Liu T, et al: Wiskott-Alrich syndrome/X-linked thrombocytopenia: WASP gene mutations, protein expression, and phenotype, *Blood* 90:2680–2689, 1997.

系统性风湿性疾病的临床特征和实验室评估

第52章

Carlos Alberto von Mühlen, Marvin J. Fritzler, Edward K. L. Chan

要点

1. 许多系统性风湿性疾病患者体内存在多种细胞内自身抗体和核抗原。目前，人们认为不仅要检测患者细胞内和细胞核自身抗体的存在和数量，确定其免疫特异性也是极为重要的。

2. 以往研究表明，在许多风湿性疾病中检测到了有显著诊断性差异的自身抗体。某些疾病的特征在于是否存在某种特异性抗体，或者在自身抗体的浓度滴度水平上存在差异。

3. 目前，细胞内自身抗体和细胞核抗原的实验室检查的敏感性、特异性和质量控制都取得了很大的进步。

4. 免疫荧光显微镜技术检测人类细胞提取物(如 HEP-2 细胞)，可以灵敏检测到与多种细胞蛋白质及核酸特异性反应的血清抗体。

5. 免疫荧光显微镜和酶免疫技术广泛应用于检测细胞内自身抗体。针对细胞抗原自身抗体的确定性试验包括免疫扩散试验、免疫沉淀试验、凝集试验、酶联免疫吸附试验、免疫印迹法和放射免疫测定。

6. 分子生物学家已经运用了许多自身抗体作为生物探针，并阐明了一些自身抗体的生物学功能。

系统性风湿性疾病的介绍和分类

许多系统性风湿性疾病的特征是存在一种或多种自身抗体，这些自身抗体可能针对细胞表面、细胞质、细胞核膜或者细胞核成分。这些自身抗体，统称为抗核抗体(antinuclear antibodies, ANA)，是系统性风湿性疾病的标志物(Tan, 1989a; Nakamura & Nakamura, 1992; von Mühlen & Tan, 1994; Satoh et al, 2009a)。许多风湿性疾病的独特自身抗体谱具有诊断及预后意义。此外，风湿性疾病患者的特异性血清解释了抗体的生物化学和生物学功能,包括脱氧核糖核酸(DNA)复制、剪接核糖核酸(RNA)前体、RNA 加工和其他精细的生物学过程(Tan,1989a;Yao et al,2013)。由于大多数疾病缺乏确切的病因,检测存在不同方法学的问题,许多风湿性疾病很难进行分类(Johnson et al,2007)。我们对系统性风湿性疾病及相关疾病进行了简要分类,见框 52-1 所示。

框 52-1 系统性风湿性疾病及相关疾病

1. 系统性红斑狼疮(SLE)
   a. 盘状红斑性狼疮
   b. 药物性红斑狼疮
2. 干燥综合征(原发和继发)
3. 硬皮病/CREST 综合征(皮肤钙质沉着、雷诺现象,食管运动功能障碍、指端硬化、毛细血管扩张)
4. 类风湿关节炎(RA)
   a. 幼年类风湿关节炎
   b. 成人 Still 病
5. 皮肌炎及多发性肌炎
6. 重叠综合征
   a. 混合性结缔组织病(mixed connective tissue disease,MCTD)
   b. RA 和 SLE(rupus)
   c. SLE 和硬皮病(lupoderma)
   d. 硬皮病和皮肌炎(硬化性皮肌炎)
7. 系统性血管炎
   a. 多发性大动脉炎
   b. 巨细胞动脉炎和风湿性多肌痛
   c. 韦格纳肉芽肿(肉芽肿血管炎)
   d. 变应性斯特劳斯综合征(嗜酸性肉芽肿血管炎)
   e. 结节性多动脉炎
8. 定义不清的结缔组织病综合征
   a. Behçet 病
   b. 佐剂诱导的自身免疫综合征(ASIA)

数据来源:Shoenfeld & Agmon-Levin,2011;Perricone et al,2013

系统性红斑狼疮及相关狼疮样疾病

系统性红斑狼疮(SLE)是系统性风湿性疾病的原型,具有以下显著特征(Nakamura & Bylund,1994;Kiriakidou et al,2013;Kunz,2013;Cervera et al,2014):

1. SLE 是一种非器官特异性自身免疫性疾病,其组织损伤主要由 DNA-抗 DNA 免疫复合物介导。

2. 这是一个多系统的疾病,所有年龄段、不论男女均可发病,最常见于育龄期女性。

3. 该病表现为一种多发性异常、高反应性的免疫系统,与免疫调节信号通路的基因相关,也涉及干扰素通路、Toll 样受体和中性粒细胞(Kunz,2013)。

4. SLE 患者具有异质性和多克隆抗体反应,其自身抗体的形成机制与一个外来抗原的典型免疫反应类似(Fatenejad et al,1998)。

5. 典型的 SLE 患者平均有三种不同的循环抗体同时出现。抗体变化范围很大,目前已在 SLE 患者中已经发现了 100 多种不同类型的自身抗体(Sherer et al,2004)。

系统性红斑狼疮的病因

目前病因尚不清楚。SLE 的一些重要病因因素包括内分泌、代谢、环境和遗传(Gulko & Winchester,1999;Agmon-Levin et al,2012)。SLE 最大的危险因素是女性。已证实实验室女性工作人员血清中存在抗核抗体。她们对 SLE 患者的血液有不同程度的接触。实验室女性工作人员体内的抗 DNA 抗体水平高于非暴露非实验室组女性($p<0.001$)(Zarmbinski et al,1992)。这些结果支持了一种假说,即在 SLE 患者的血液中可能存在引起自身抗体形成的传染性物质。然而,迄今为止尚未发现任何与自身抗体产生有关的传染性狼疮物质。

SLE 与某些化学物质相关(Hess & Mongey,1992;Rubin,1992;Rubin et al,1992;Fritzler & Rubin,1993;Vaz et al,2013)。已有研究表明 SLE 的发病机制与某些药物,如肼屈嗪、普鲁卡因胺、异烟肼相关,并且在抗 TNF 治疗风湿病患者体内发现了狼疮样自身抗体。有不同的报道显示乙酰化机制是 SLE 的一个危险因素。研究表明,同卵/异卵双胞胎 SLE 发病率更高(Arnett & Shulman,1976;Kaplan,1984;Grennan et al,1997)。多种病因相互作用的最终结果是 SLE 患者体内 B 细胞多克隆激活,产生广谱抗体(Mamula et al,1994;Fatenejad et al,1998;Dorner et al,2009;Choi et al,2012;Sang et al,2014)。

系统性红斑狼疮诊断标准

1971 年,美国风湿病学会(ACR,前称是美国风湿病协会(ARA)),发布了 SLE 分类的初步标准(Cohen & Canoso,1972;Canoso & Cohen,1979)。如果在某一段时间内先后或同时符合其中四项标准,那么该患者即可诊断为患有 SLE。1982 年,ARA 的 SLE 标准小组委员会公布了修订的标准,纳入了新的免疫学知识,改善了 SLE 的疾病分类(Tan et al,1982)。1982 修订分类标准的 SLE 分为 11 类,添加了以下两条:①通过免疫荧光法或等效方法检测到抗核抗体滴度异常;②存在抗天然 DNA 和(或)Sm 抗原。对比 1971 年的标准,1982 年的标准去除了雷诺现象和脱发,因为它们缺乏敏感性和特异性。

将 1982 年 SLE 的 ARA 诊断标准与 1971 年诊断标准进行比较,可以发现其敏感性和特异性都有了一定的提高。在已知 SLE 患者和对照组中,1982 年诊断标准的敏感性为 97%,特异性为 96%(Tan et al,1982)。1997 年,提出了更新的标准,其中摒弃了 LE 细胞试验并加入了抗心磷脂抗体,ACRSLE 指南特设委员会(1999 年)在“成人 SLE 转诊和管理指南”中强调了此变化。

最近,SLICC 集团(系统性红斑狼疮国际合作中心)更新了 ACR 1982 年 SLE 诊断标准(Petri et al,2012;Ighe et al,2015;Ines et al,2015),灵敏度提高(比 ACR 1982 标准高 97%×83%),特异性降低(84%×96%)。该建议包括至少满足一个临床和一个免疫学证据或活检证实的 ANA 抗原或抗 DNA 自身抗体阳性的狼疮肾炎(框 52-2)。

框 52-2 系统性红斑狼疮分类标准

临床表现

1. 急性皮肤病(包括颧部红斑、光敏性、亚急性皮肤红斑狼疮)
2. 慢性皮肤病(包括盘状红斑、脂膜炎)
3. 口腔或鼻溃疡
4. 非瘢痕性秃发(无其他原因)
5. 累及两个或多个关节的滑膜炎
6. 浆膜炎(胸膜炎或擦伤性心包炎)
7. 肾脏疾病(持续性蛋白尿、细胞管型)
8. 神经系统疾病(癫痫、精神病、周围神经病变)
9. 溶血性贫血
10. 至少一次白细胞数小于 4000 个/mm^3 或淋巴细胞数小于 1000 个/mm^3
11. 在没有药物干扰的情况下血小板数小于 100 000/mm^3

免疫指标

1. ANA+
2. 抗 DNA:对天然 DNA 的抗体滴度异常
3. 抗 Sm:存在 Sm 核抗原抗体
4. 抗磷脂抗体(抗心磷脂或抗 β_2GP I 抗体 IgA、IgG 或 IgM;或狼疮抗凝剂的检测阳性;或梅毒检测假阳性)
5. 低补体水平(C3、C4 或 CH50)
6. 在没有溶血的情况下直接抗球蛋白试验阳性

建议的分类是基于 11 个标准。拟议的 SLICC(系统性红斑狼疮国际协作诊所)分类规则如下:如果患者符合 4 项临床表现,并且符合 SLICC 分类标准中使用的免疫学标准,包括至少 1 个临床标准和 1 个免疫学标准,或者如果他/她在 ANA 抗原或抗 dsDNA 抗体存在的情况下具有与 SLE 相适应的活检证实的肾炎,则将患者归类为 SLE(Tan et al,1982;Hochberg,1997;Petri et al,2012)。

狼疮样综合征和相关疾病

许多疾病和综合征与 SLE 有一些相同临床特征,但不是 SLE,具有不同的病因和病原体。该类疾病包括血管炎、冷球蛋白血症、复发性多软骨炎、淋巴组织增生性疾病、风湿热、肾小球性肾炎、梅毒、类风湿性肝炎、药物性狼疮和隐匿性恶性肿瘤(Panush et al,1993;Panush & Schur,1997)。有一类患者只有 SLE 1982 年 ARA 分类标准中不到 4 项的临床表现(Lom-Orta et al,1980;Lazaro et al,1989;Schur,1993;Rua-Figueroa et al,2015),但却被诊断为狼疮样疾病。这些患者已被分类为未分化风湿性疾病、非风湿性疾病、重叠综合征以及不完全、潜伏或早期红斑狼疮。如果随访这些患者,会发现有些患者会出现轻度症状,因此他们仍然被标记为未分化的结缔组织病(undifferentiated connective tissue disease,UCTD)(Mosca et al,2014)。一些可能会进展为 SLE,但大多进展为其他预后更好的疾病。实际上,高达 75%的 UCTD 患者从未符合特定系统性风湿病的诊断标准(Mosca et al,2004)。我们随访了 99 名抗 U1nRNP 抗体患者 10 年,当初他们被诊断为 UCTD,之后具有了类风湿关节炎、干燥综合征、系统性红斑狼疮或硬皮病的特征性体征和症状(图 52-1),这些是根据其 HLA 谱和抗体滴度确定的(结果未发表)。

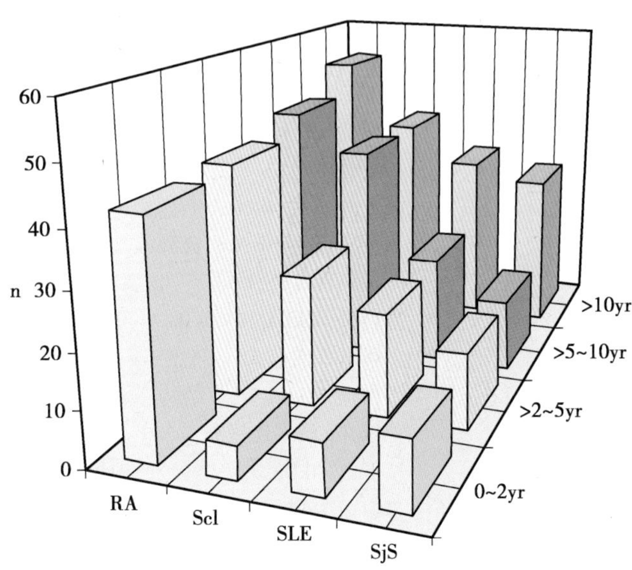

图 52-1 99 个符合抗 U1nRNP 抗体分类标准的患者,随访 10 年以上。该队列中的许多患者在最初 2 年临床症状的分类为未分化的结缔组织病(undifferentiated connective tissue disease,UCTD),43 例可归类为类风湿关节炎(RA)。RA 分类患者的数量在研究结束时没有显著增加,但是诊断为系统性狼疮(SLE)和硬皮病(Scl)的更多(p=0.02 和 0.0008,卡方检验)。进展中的 SLE 患者抗 U1nRNP 抗体滴度较低,表现为 HLA-DR2/3。进展中的 Scl 患者具有高抗 U1nRNP 滴度,表现为 HLA-DR4。SjS,干燥综合征(来源于 vonMühlen 等未发表的数据)

系统性红斑狼疮的自身抗体谱

SLE 的特点是存在广谱自身抗体,包括针对天然 DNA(dsDNA)、染色质、Sm 抗原、U1nRNP,SS-A/Ro、SS-B/La、C1q、核糖体 RNP 和其他几种非组蛋白或非组蛋白-RNA 复合物的抗体(Nakamura & Bylund,1994;Sherer et al,2004)。抗天然 DNA、抗 Sm、抗 C1q、抗细胞核抗原(RNP)和抗 PCNA(增殖细胞核抗原)通常特异性存在于 SLE 患者。自身抗体的存在变化范围很大。高达 90%的活动期患者体内可检测到抗天然 DNA 和染色质的抗体,而检测到抗 PCNA 抗体者只占 3%或更少(Miyachi et al,1978;Takasaki et al,1984;Muro & Tan,1994;Mahler et al,2012)(表 52-1)。

表 52-1 系统性红斑狼疮患者体内主要抗原和自身抗体

抗原	分子结构	发生率
天然 DNA	双链 DNA	75%~90%
变性 DNA	单链 DNA	70%
组蛋白	H1,H2A,H2B,H3,H4	50%~70%
核小体(染色质)	DNA 组蛋白复合物	50%~90%
Sm	与 U1,U2 和 U4-U6SnRNA 复合的蛋白 29(B'),28(B),16(D)和 13(E)kDa;剪接体成分	15%~30%

表 52-1 系统性红斑狼疮患者体内主要抗原和自身抗体(续)

抗原	分子结构	发生率
核 RNP(U1nrnp)	与 U1SnRNA 复合的蛋白 70,33(A)和 22(C)kDa;剪接体成分	5%~40%
SS-A/Ro60	蛋白质 60,与 Y1-Y5RNA 复合体	24%~60%
SS-B/La	磷酸化蛋白 48kDa,上连接有新生 RNA 聚合酶转录复合物与 Y1	9%~35%
Ku	蛋白质 86kDa 和 66kDa,DNA 结合蛋白	1%~39%
Ro52/TRIM21	蛋白质 52kDa,三个结构域,E3 泛素连接酶	10%~25%
hnRNP A1 蛋白	核蛋白 34kDa	31%~37%
增殖细胞核抗原(PCNA)	蛋白质 36kDa;DNA 聚合酶的辅助蛋白	3%
核糖体 RNP	与核糖体相关的磷酸蛋白 38kDa,16kDa 和 15kDa	10%~20%
HSP-90	热休克蛋白 90kDa	5%~50%
高尔基复合体	高尔基蛋白,巨蛋白	未知
HMG-17	DNA 结合蛋白,9~17kDa	34%~70%
β_2 糖蛋白 I	阴离子磷脂,心磷脂	25%

频率主要与活动性疾病患者有关

数据来源 Nakamura & Bylund, 1994; Krapf et al, 1996; Sherer et al, 2004

抗天然 DNA 或双链 DNA 抗体

抗双链 DNA(ds-DNA)抗体对于 SLE 是相当特异的,并且 75%~90% 活动性 SLE 患者体内都可以检测到(Isenberg & Shoenfeld, 1987; Isenberg et al, 1994; Rekvig & Nossent, 2003)。早期有许多报道称除了 SLE 外,其他疾病也可检测到抗 ds-DNA 抗体。然而,目前认为其他疾病中的 DNA 反应性抗体实际上是抗单链 DNA 抗体。抗 ds-DNA 抗体检测常常使用变性或单链 DNA 污染的制剂。原发性干燥综合征可能是种例外,这种疾病在老年人中与 SLE 难以区分。抗 DNA 抗体在 SLE 的发病机制中起决定性作用。在对 SLE 患者的研究中发现,抗 DNA 抗体阳性者随后出现循环 DNA 抗原,结果导致免疫复合物的形成。这种 DNA-抗 DNA 免疫复合物大部分含有补体激活型 IgG3,趋向基底膜,易于沉积在肾小球中。通过炎症机制引发肾损伤,最终导致补体活化和细胞裂解(van Bavel et al, 2008; Mortensen & Rekvig, 2009; Radic et al, 2011)。

早期检测 DNA 抗体的方法并不灵敏,包括沉淀法、补体固定和反向血凝反应。目前采用的方法是短膜虫间接免疫荧光法(IFA)和酶联免疫吸附测定(ELISA)(Kavanaugh & Solomon, 2002)。它们可以检测 75%~90% 未经治疗的 SLE 患者体内的抗 DNA 抗体。抗肿瘤坏死因子(TNF)治疗的 RA 患者体内抗 DNA 抗体短暂上升(Allanore et al, 2004; Bobbio-Pallavicini et al, 2004; Takase et al, 2014)。在当时的情况下临床偶尔会出现狼疮样患者的病例(Swale et al, 2003; Eriksson et al, 2005)。

抗 Sm 和核糖核蛋白抗体

Sm 抗原的沉淀抗体是 SLE 的高度特异性抗体(Tan & Kunkel, 1966; von Mühlen & Tan, 1995; Wiik, 2005)。SLE 患者体内发现抗 Sm 和核糖核蛋白(nRNP)的抗体。Sm 抗原和 nRNP 抗原明显相关,因为两者生化结构不能分离。Lerner 和 Steitz(1979)使用分子生物学的方法来证明 Sm 抗原和 nRNP 抗原是由小核 RNA 与蛋白质的复合物组成的亚细胞颗粒。这些与抗 nRNP 结合的颗粒是由 U1(U 为富含尿苷酸)RNA 与分子量为 12~68kDa 的至少七种蛋白质复合组成(Tan, 1989a),SLE 活动期阳性率为 5%~40%(ter Borg et al, 1990)。

Sm 抗原由 B1(29kDa)、D(16kDa)和 E(13kDa)多种蛋白质组成(Tan, 1989b)。纯化的抗 B1/B 抗体与 D 蛋白存在交叉反应,反之亦然。因此,通过抗 Sm 血清识别的 B1/B 蛋白上至少有两个表位。体内存在抗 Sm 抗体的 SLE 患者无明显临床特征(Barada et al, 1981),尽管有作者称这些自身抗体与肾脏疾病或中枢神经系统疾病有关(Yasuma et al, 1990; Ni et al, 2009; Hirohata et al, 2014; Ishizaki et al, 2014)。只有抗 nRNP 抗体的患者体内含有抗 DNA 抗体频率低,患有临床明显肾脏疾病的概率才会低(ter Borg et al, 1990)。抗 Sm 抗体和抗 nRNP 抗体可以通过免疫扩散法、反向血凝或对流免疫电泳检测。然而,上述方法不能准确地区分针对不同的小核 RNA 相关多肽的抗体。需通过 RNA 免疫沉淀和免疫印迹技术分别验证单个 RNA 和多肽的反应性。已发现免疫印迹法比传统方法更敏感(Nakamura et al, 1994)。目前,应用最广泛的检测抗 Sm 抗体和抗 nRNP 抗体的实验室检查是免疫扩散法和 ELISA。这些方法可以区分 Sm 和 nRNP 抗体,但不能明确患者血清中的特异性抗体表位。抗体特异性和表位最好通过 Western 和 Northern 印迹法测定。

抗 SS-A/Ro 自身抗体和抗 SS-B/La 自身抗体

SLE 患者可能仅抗 SS-A/Ro 自身抗体阳性,或者抗 SS-A/Ro 自身抗体和抗 SS-B/La 自身抗体同时阳性。仅抗 SS-A/Ro 自身抗体阳性与人白细胞抗原(HLA)DR2、年轻起病(发病时小于 22 岁)密切相关。抗 SS-A/Ro 自身抗体和抗 SS-B/La 自身抗体同时阳性的 SLE 与 HLA-DR3 相关,且见于老年患者(发病年龄大于 50 岁)(Hochberg et al, 1985)。一项针对 55 例 SLE 患者的研究表明,仅有抗 SS-A/Ro 自身抗体者患有更严重的肾脏疾病(Hochberg et al, 1985)。与同时具有抗 SS-A/Ro 自身抗体和抗 SS-B/La 自身抗体的 SLE 患者相比,伴随出现抗 DNA 抗体的概率也更高(Chan & Tan, 1989)。抗 SS-A/Ro 自身抗体与 SLE 患者的肾炎、血管炎、淋巴结病、光敏感和白细胞减少症密切相关。与抗 SS-A/Ro 自身抗体相同,抗 SS-B/La 自身抗体也与干燥综合征紧密相关,超过 2/3 的患者体内抗 SS-B/La 自身抗体阳性。SS-B/La 抗原是与小 RNA 物质结合的细胞蛋白,形成可在 RNA 聚合酶Ⅲ转录物的加工中起作用的小 RNP(Chan & Tan, 1989)。

最近,抗 Ro52/TRIM21 抗体及抗 SSA/Ro60 抗体之间的区别受到了关注(Schulte-Pelkum et al, 2009)。两种抗体均与原发性干燥综合征和 SLE 相关,单独的抗 Ro52/TRIM21 与硬皮病、肌炎和其他一些自身免疫性疾病相关,此外,其他疾病均与这两种抗体独立相关;ELISA 检测时,若两种抗原都存在,结果显示高达 20% 的被测血清反应结果为假阴性,提示每种自身抗体应该单独检测。

系统性红斑狼疮相关抗体 SS-A/RO 的临床亚型

高水平的 SS-A/Ro 抗体与几种临床自身免疫性疾病有关，包括亚急性皮肤红斑狼疮；新生儿红斑狼疮综合征、先天性心脏传导阻滞和皮肤病变；纯合子 C2 和 C4 缺乏系统性红斑狼疮样疾病；原发性干燥综合征血管炎、类风湿因子阳性和严重的全身症状；ANA 阴性 SLE 患者；SLE 间质性肺炎（Bylund & Nakamura，1991）。65%～95%的具有 SS-A/Ro 抗体相关亚型的患者中检测到 SS-A/Ro 的沉淀抗体，ELISA 法检测到超过 90%的上述患者抗 SS-A/Ro 阳性（Bylund & Nakamura，1991）。

抗 Ku 抗体

Ku 抗原系统由一对 p70/p80 的蛋白质组成（Francoeur et al，1986；Reeves & Sthoeger 1989；Reeves，1992）。这些蛋白质对 DNA 具有高亲和力，是 DNA 结合蛋白，能够与天然 DNA 的末端共价结合。使用免疫沉淀法和免疫印迹法在 10%的 SLE 患者血清中检测到 Ku 自身抗体，而在 100 位硬皮病患者血清中未检测到。Reeves 使用酶免疫分析研究发现 39%的 SLE 患者，55%的混合性结缔组织病（MCTD）患者和 40%的硬皮病患者抗 Ku 蛋白的抗体水平较低（Reeves，1992）。

抗 Ki/SL 抗体

抗 Ki 抗体首先在日本报道（Tojo et al，1981），存在于约 10%的 SLE 患者体内。SLE 患者中，抗 Ki 抗体与关节炎、心包炎和肺动脉高压的临床特征相关。从兔胸腺中纯化得到的 Ki 抗原分子量为 32kDa。Sakamoto 和 colleagues（1989）通过 ELISA 法发现 21%（140 例中的 30 例）SLE 患者体内的抗 Ki 抗体阳性；而通过双向免疫扩散试验，140 例中只有 11 例抗 Ki 抗体是阳性。

核糖体 P 蛋白抗体

在免疫印迹法测定中，10%～20%的 SLE 血清含有针对三种分子量分别为 15kDa、18kDa 和 38kDa 的核糖体磷酸化蛋白的自身抗体。一项回顾性研究报道了抗 rRNP 抗体与 SLE 患者中枢神经系统疾病主要是精神病性症状的关联（Bonfa et al，1987）。抗 rRNP 与狼疮患者认知障碍或抑郁症状无关。不同种族间抗 rRNP 抗体水平差异显著。在 SLE 患者体内，这些抗体与抗 Sm 和抗 U1nRNP 抗体共同存在的可能性较高（Yalaoui et al，2002）。抗 rRNP 抗体在狼疮患者中枢神经症状中的致病作用尚无定论（Nakamura，1997；Isshi & Hirohata，1998）。大量多中心 SLE 患者样本观察显示抗 rRNP 抗体与溶血性贫血、白细胞减少、脱发、疟疾皮疹、蛋白尿和神经系统并发症有关（Hoffman et al，2004；Mahler et al，2006）。一项研究发现其与疾病活动相关（Haddouk et al，2009）。由于其高度特异性，核糖体 P 蛋白自身抗体被提议列入 SLE 诊断和分类标准中。

增殖细胞核抗原蛋白复合物

在 3%的活动性 SLE 患者中检测到 PCNA 蛋白的抗体，但无其他明显的临床相关（Miyachi et al，1978；Kaneda et al，2004；Mahler et al，2012）。我们在自己的患者（von Mühlen & Nakamura，结果未发表）中已经发现了其与中枢神经系统如横贯性脊髓炎的关联可能性。PCNA 复合物已经被认为与细胞周期相关，并且 PCNA 抗体可以成为调控 DNA 复制、细胞增殖和母细胞转化的试剂研究中可用的探针。

SLE 患者体内的抗磷脂抗体

狼疮抗凝血/抗磷脂抗体综合征的特征在于存在抗磷脂的循环抗体以及动脉和静脉血栓形成、血小板减少症、溶血性贫血、流产和多种全身症状（Gomez-Puerta & Cervera，2014）。人们已经在 SLE 患者及其他如感染性疾病患者体内中频繁发现抗磷脂抗体（Alarcón-Segovia et al，1989；McNeil et al，1992）。高达 60%的 SLE 患者抗磷脂抗体阳性。这是一个在功能和免疫化学上具有异质性的抗体家族（McNeil et al，1992）。心磷脂（阴离子磷脂）已广泛用于检测抗磷脂抗体。大多数抗心磷脂抗体与两性离子磷脂存在交叉反应。针对阴离子磷脂的抗体可以是 IgG 或 IgM，而两性离子磷脂的抗体 IgM 更多见。

有三种方法可鉴定 SLE 患者体内磷脂抗体（Alarcón-Segovia et al，1992；Cohen et al，2010）：通过性病阳性研究实验室（VDRL）试验验证梅毒血清学假阳性；狼疮抗凝血试验，未经正常血浆校正的白陶土部分凝血活酶时间（KPTT）的延长；心磷脂免疫测定，使用心磷脂或其他带负电荷的磷脂作为抗原，β_2 糖蛋白 I 作为辅因子。SLE 患者通常与心磷脂、磷脂酸、磷脂酰丝氨酸或磷脂酰肌醇中带负电荷的磷酸基发生反应。

Harris 曾为此召开国际研讨会（Harris et al，1983；Pierangeli et al，2001；Pierangeli & Harris，2005，2008），以提高抗磷脂抗体免疫测定的准确性，制备参考血清，定义标准单位（GPL 和 MPL）。一个 GPL（MPL）单位相当于 1mg/ml 亲和纯化的 IgG（IgM）标准品。另外，Lopez（Lopez et al，1992）提出，抗磷脂抗体的 IgA 特异性检测在评价 SLE 患者的抗磷脂综合征方面有重要作用（Andreoli et al，2013；Murthy et al，2013；Despierres et al，2014；Cousins et al，2015）。黑人中似乎存在更高的 IgA 同种型患病率。

近期研究发现 β_2 糖蛋白 I 自身抗体具有特异性，因为有报道称 β_2 糖蛋白是抗磷脂自身抗体的特异性表位（Obermoser et al，2004）。此外，靶向 β_2 糖蛋白 I 的 IgA 抗体或识别 β_2GPI/oxLDL（氧化低密度脂蛋白）复合物的抗体似乎在动脉粥样硬化性血管疾病发生发展中发挥着至关重要的作用（Ranzolin et al，2004；Staub et al，2006；Matsuura & Lopez，2008）。正如我们在缺失突变体研究中所证明，β_2 糖蛋白的结构域 4 似乎成为动脉粥样硬化抗 β_2GPI 自身抗体的靶点，并且结构域 1 可能参与抗磷脂综合征的发生（Iverson et al，2006）。

慢性盘状红斑狼疮和其他皮肤病变

狼疮的良性病变可能表现为“盘状”（硬币或圆盘状）皮肤损伤而无全身性疾病的症状。这种疾病称为慢性盘状红斑狼疮（chronic discoid lupus erythematosus，CDLE）（Sontheimer & McCauliffe，1990）。CDLE 的皮肤损伤表现为持续的局部红斑、贴壁鳞屑、滤泡堵塞、毛细血管扩张和萎缩（Wallace et al，1992）。亚急性皮肤红斑狼疮（subacute cutaneous lupus erythematosus，SCLE）是另一种具有类似皮肤症状的疾病，主要由与 SS-A/Ro 自身抗体相关的丘疹鳞屑性变或无瘢痕病变组成。此外，慢性盘状红斑狼疮也有其他变异型，如狼疮性脂膜炎（也被称为深部红斑狼疮）和荨麻疹样红斑狼疮（Sontheimer & McCauliffe，1990；Al-Attia & Ahmed，1998）。

Wallace 和 colleagues（1992）将慢性盘状红斑狼疮定义为皮肤慢性盘状红斑狼疮（CDLE）或亚急性皮肤红斑狼疮（SCLE），或是 SLE 的变异型之一（不符合 1982 年 ACR SLE 诊断标准）。遗憾的是，CDLE 是一种皮肤自身免疫性疾病，缺乏统一的血清学诊断。它是轻型的红斑狼疮,偶尔可转变成 SLE。但是, CDLE 和 SLE 之间存在相当大的交叉,因为高达 15%的 SLE 患者具有皮肤盘状病变。大约 6%~12%的 SLE 患者在系统性疾病发作前已在较长时间内表现为盘状狼疮(Wallace et al, 1992)。盘状红斑狼疮患者体内抗核抗体的阳性率为 6%~50%。盘状狼疮女性发病率(男女比例为 1∶2)远小于系统性红斑狼疮。图 52-2 描述了系统性红斑狼疮皮肤疾病的一些临床表现。

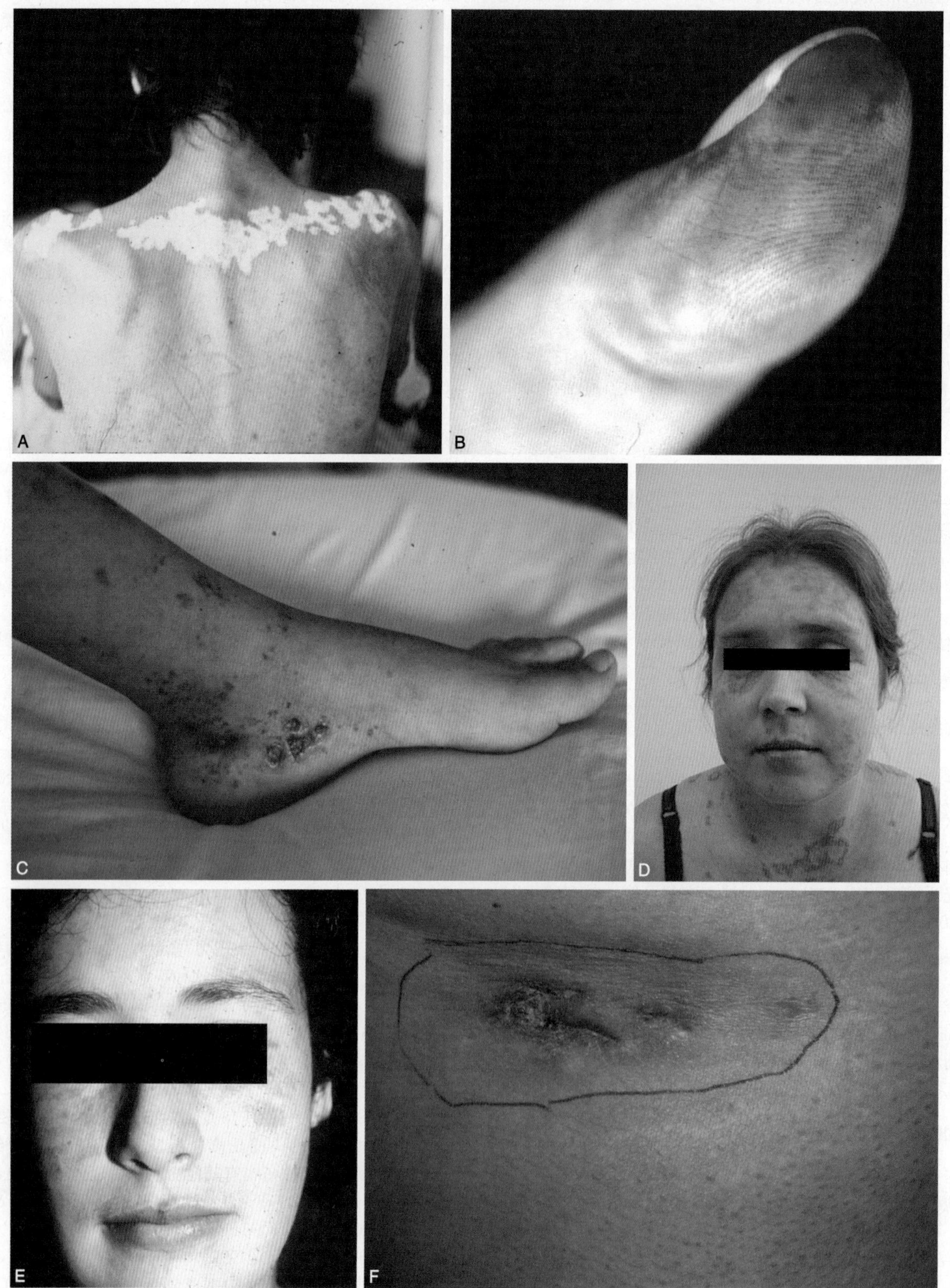

图 52-2 系统性红斑狼疮典型皮肤病变。A. 瘢痕性圆盘状病变。B. 手指血管炎。C. 溃疡性血管炎。D. 亚急性播散性皮肤病变。E. 典型颊部皮疹。F. 狼疮性脂膜炎

药物性红斑狼疮和组蛋白抗体

药物性狼疮的特征是存在组蛋白自身抗体。组蛋白是含有正电荷氨基酸、赖氨酸和精氨酸的高摩尔比的碱性分子蛋白质,在与基因组DNA密切相关的真核细胞中发现。该组蛋白-DNA复合物的亚单位被称为核小体,其具有两分子"核心"组蛋白,即(H2A,H2B,H3和H4)和一个H1分子,以及一条约200个碱基对长度的DNA链(Totoritis & Rubin,1985;Rubin et al,1986,1995;Burlingame & Rubin,1991;1996;Rubin,1999,2015)。

研究发现在药物诱发的狼疮中,肝酶乙酰转移酶起着主要作用(Woosley et al,1978)。乙酰转移酶可以乙酰化药物如肼屈嗪和普鲁卡因胺,对药物的排毒和排泄起重要作用。在应用肼屈嗪治疗过程中,相对于乙酰转移酶水平较高的患者,乙酰转移酶水平较低的患者更容易出现ANA及临床症状。具有高水平酶及快速乙酰化的患者不出现ANA。然而,这些患者在患病之前需要服用更长时间、更大剂量的肼屈嗪。在用普鲁卡因胺治疗的患者中已经证实了关于乙酰转移酶表型的这些发现(Totoritis et al,1988)。普罗卡因胺是药物诱导的自身免疫中最常见的药物。肼屈嗪、奎尼丁和其他药物也可发生药物诱导的自身免疫。

在药物诱发的狼疮中,存在抗单链DNA和核心组蛋白的抗体。此外,在SLE患者体内,除了抗组蛋白的抗体之外,常常存在抗双链天然DNA、抗Sm和抗U1nRNP抗原的抗体。普罗卡因胺用于治疗心律失常,大多数患者最终体内会产生抗组蛋白抗体。然而,只有10%~20%接受普鲁卡韦胺治疗的患者发展成为有症状的自身免疫性疾病。有症状的患者体内产生特异性IgG型抗组蛋白抗体,它与组蛋白H2A-H2B二聚体复合物具有特异性的反应性,而不与单个组蛋白反应。因此,IgG型抗(H2A-H2B)抗体是一种有用的诊断标志,对于症状性疾病具有高灵敏度和特异性,与普鲁卡因胺诱导的具有抗单个组蛋白的IgM型抗体的自身免疫良性疾病相反。治疗1年后,应用普鲁卡因胺治疗的患者中有50%出现ANA(Tan,1989)。慢乙酰化剂相比于快速乙酰化剂能更快地导致ANA的出现(Woosley et al,1978)。不论乙酰化表型如何,所有长期接受普鲁卡因胺治疗的患者均发生阳性ANA反应。

抗核小体抗体

因为在许多其他疾病中发现抗组蛋白抗体,所以更特异的抗体如抗核小体(有时称为抗染色质抗体)正在替代抗组蛋白。抗核小体抗体也称为抗脱氧核糖核蛋白(DNP)和抗(H2A-H2BDNA)复合体抗体。在75%SLE患者、高达100%的药物性狼疮患者、20%~50%的Ⅰ型自身免疫性肝炎(类风湿性肝炎)患者体内均发现了抗核小体抗体。虽然最近关注重点在于经典补体级联反应的第一组分的抗体:抗C1q自身抗体与活动性狼疮肾炎密切相关(Tsirogianni et al,2009);但对于SLE患者而言,与抗dsDNA抗体相比,抗核小体抗体与肾脏疾病更相关(Massa et al,1994;Burlingame & Rubin,1996;Suer et al,2004;Duzgun et al,2007;Su et al,2007;Tikly et al,2007;Gomez-Puerta et al,2008;Muller et al,2008;Sardeto et al,2012;Mehra & Fritzler,2014)。另外,许多报道认为抗核小体抗体与狼疮疾病活动性明显相关,可作为狼疮的特异性诊断标志物(Su et al,2007;Gomez-Puerta et al,2008;Li et al,2014)。

干燥综合征

干燥综合征(Sjögren syndrome,SS)是一种主要累及外分泌腺体的慢性炎症性自身免疫病,表现为口眼或其他黏膜干燥。该疾病可从局部外分泌腺受累发展为全身性疾病,同时伴有B淋巴细胞增生。女性比男性更常见,随年龄增长患病率越来越高。另一些风湿性疾病,如类风湿关节炎、系统性红斑狼疮、原发性胆汁性肝硬化或系统性硬化症(框52-3)常与SS相关。受累的唾液腺和泪腺被聚集的淋巴细胞浸润。腺体外表现为淋巴结肿大、皮肤血管炎、间质性肺炎和周围神经病变。

框 52-3 与干燥综合征相关的常见临床疾病

1. 类风湿关节炎
2. 系统性红斑狼疮
3. 多发性皮肌炎
4. 混合性结缔组织病
5. 原发性胆汁性肝硬化
6. 坏死性系统性血管炎
7. 自身免疫性甲状腺炎
8. 慢性活动性肝炎
9. 混合型冷球蛋白血症
10. 高丙种球蛋白血症性紫癜

本病分为两类:①与其他结缔组织病无相关的原发性SS,其中以干燥复征(干燥性角结膜炎和口干症)作为其标志性特征;②继发于类风湿关节炎或其他自身免疫性疾病的继发性SS。SS的自身抗体通常可以检测到抗SS-A/Ro自身抗体和抗SS-B/La自身抗体(Tan,1989),但某些SS患者体内有其他特异性标志物独立存在,如抗高尔基体抗体或抗NuMA抗体。抗SS-A/Ro自身抗体和抗SS-B/La自身抗体也存在于SLE中,但不如SS中常见。本病的临床和实验室特征见图52-3。

抗SS-A/Ro自身抗体和抗SS-B/La自身抗体

抗SSA/Ro抗体和抗SSB/La抗体是临床诊断SS最重要和最特异的自身抗体(Chan & Andrade,1992)。SS-A/Ro抗原首次通过琼脂双扩散法被证实为一种特异性沉淀,后来被证明是一种60kDa蛋白(Ro60),它由核糖核蛋白复合物与四种人小细胞质RNA分子(hYRNA)构成(Clark et al,1969;Alspaugh & Tan,1975;Wolin & Steitz,1984)。在临床实验室进行的抗核抗体测定中,抗SS-B/La自身抗体和抗SS-A/Ro自身抗体通常报告为核斑点和(或)核仁染色。YRNA的细胞功能尚不清楚,但目前推测Ro60蛋白在小RNA高效调控以及增强紫外线照射后细胞存活能力中发挥重要作用。抗SS-B/La自身抗体首次是通过与SS-A/Ro沉淀素相关的免疫扩散而被定义。SS-B/La是一种分子量为48kDa的独特的蛋白质,且与来自RNA聚合酶Ⅲ的各种小 RNA 相关，包括 Ro hY RNA，5S RNA 前体，tRNA 前体和许多病毒 RNA（Maraia & Bayfield，2006）。SS-B/La 蛋白具有多种功能，包括作为 RNA 聚合酶的转录终止因子以及介导正确的核糖体翻译起始位点的因子（Meerovitch et al，1993）。抗 SS-B/La 自身抗体几乎均伴有抗 SS-A/Ro 自身抗体，表明在 SS-A/Ro 和 SS-B/La 核糖核蛋白颗粒复合物中的这些分子发生了物理结合，但是在抗 SS-B/La 自身抗体不存在时，抗 SS-A/Ro 自身抗体也会出现。

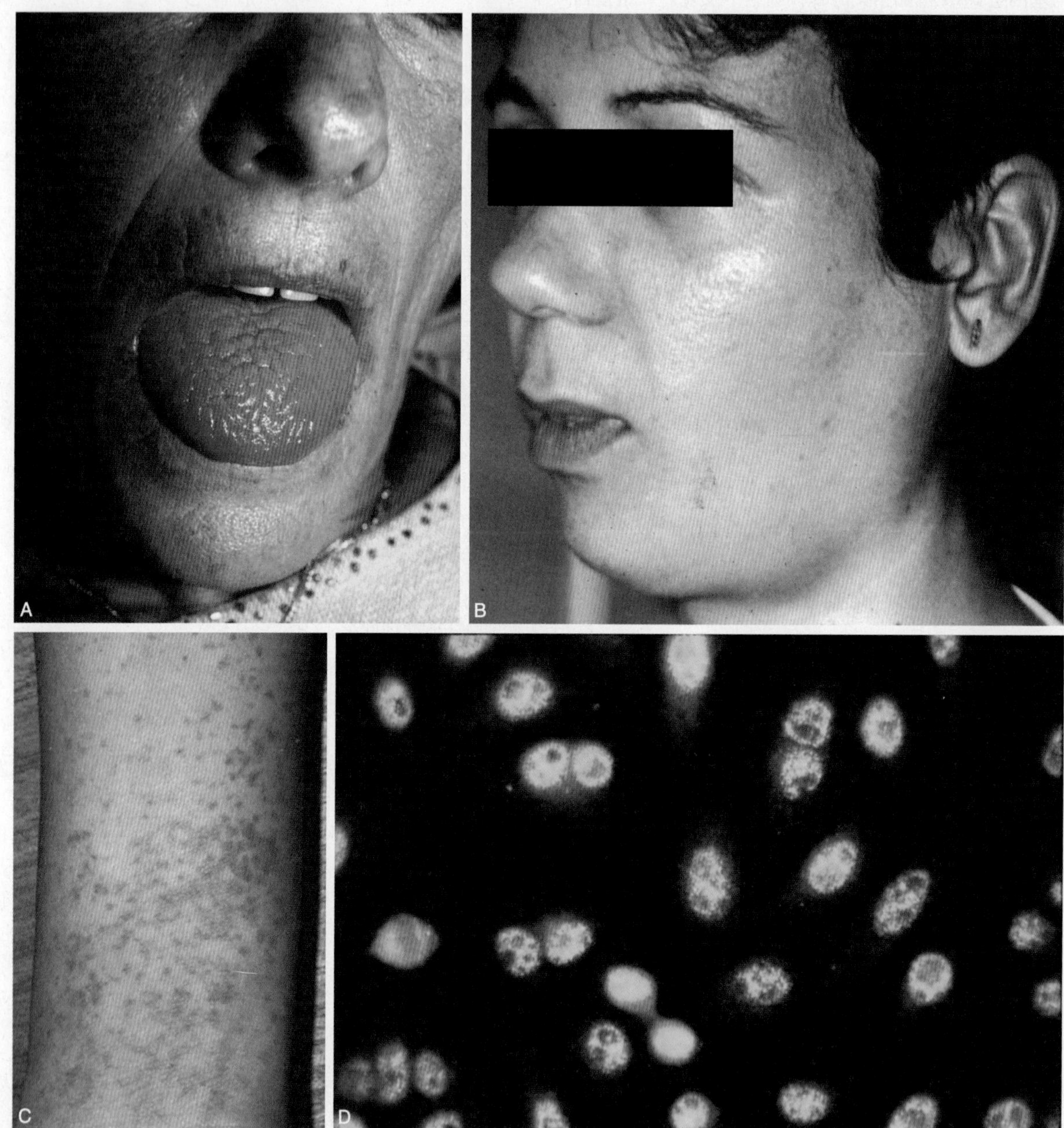

图 52-3　干燥综合征的临床和实验室特征：A. 口干舌燥。B. 腮腺肿大。C. 光敏性高丙种球蛋白血症性紫癜（照片中本例原发性干燥综合征患者当时的总 IgG 为 12g/dl）。D. 间接免疫荧光法测定 HEp-2 细胞的细斑点核型，此为抗 SSA/Ro 抗体的存在的特征

已有研究表明大多数抗 Ro60 抗体阳性的血清也与无结构关系的 52kDa 蛋白反应（Ro52，也被称为 TRIM21）（Chan EKL，1994；Schulte-Pelkum et al，2009）。有报道称 Ro60 和 Ro52 通过蛋白质与蛋白质的直接相互作用结合，但这种相互作用可能较弱或短暂，而其他研究者并没有发现此现象。Ro52/TRIM21 是一种 E3 泛素连接酶（Espinosa et al，2006；Wada & Kamitani，2006）。因此，Ro60 和（或）SS-B/La 可能是 Ro52 介导的泛素化反应的底物，它们在某些疾病状态下稳定存在，并且该复合物有助于其组分的自身抗体的形成。

抗 SS-A/Ro 自身抗体和抗 SS-B/La 自身抗体阳性率的报道取决于检测的方法和方法学的灵敏度。总体来说，抗 SS-A/Ro 自身抗体出现在大约 60%～75% 的原发性 SS 患者中，并且在继发性 SS 中也有观察到（表 52-2）。据报道，抗 SS-B/La 自身抗体在高达 50% 以上的原发性 SS 患者中出现。Locht 等报

道，在 321 例 SS 患者中，抗 SS-B/La 自身抗体与器官受累和血细胞减少症密切相关，因此可作为原发性 SS 患者的预后标志物（Locht et al,2008）。

表 52-2　自身抗体在原发性干燥综合征中的阳性率

自身抗体	原发性干燥综合征中阳性率/%
抗 SS-A/Ro 自身抗体	60~75
抗 SS-B/La 自身抗体	25~50
抗毒蕈碱受体 3 抗体	63
抗 α-胞衬蛋白抗体	40~70
类风湿因子	70
抗核蛋白 NA14 抗体	14

数据来源 Dawson et al, 2005; Witte, 2005; Witte et al, 2007; von Mühlen & Tan, 1995; Dorner et al, 2004; Nozawa et al, 2009

抗毒蕈碱受体 3 抗体

SS 患者分泌缺陷可能与自身抗体抗毒蕈碱受体 3（M3R）抗体的存在有关。它首次在原发性 SS 患者血清中发现时被称为抗鼠腮腺 M3R 抗体（Bacman et al, 1996; Yamamoto et al, 1996）。后来的研究也证明了抗 M3R 自身抗体在人类血清及 SS 动物模型的存在和其功能/病理学作用（Robinson et al, 1998; Waterman et al, 2000; Cavill et al, 2004; Cha et al, 2006; Kovacs et al, 2008）。抗 M3R 抗体的功能可以解释为什么唾液腺中无淋巴细胞浸润的患者仍可发展为严重的干燥症。

关于抗 M3R 自身抗体的一些争议在于其阳性率和特异性。这些报道中的阳性率从 9%~90%不等，这取决于先进检测系统的灵敏度和 M3R 上的靶向表位（Gao et al,2004; Kovacs et al,2005; Schegg et al,2008）。酶联免疫吸附法（或以此为基础的其他实验方法）是最常见的筛选这种抗体的方法，并且线性肽不适用于检测或抑制研究，这表明 M3R 抗原决定簇是不连续的或构象的（Cavill et al,2002）。事实上，最高的患病率源于一项利用 GST-融合的重组肽研究，这项研究允许线性肽的二聚反应，从而维持体内天然的三级结构（Kovacs et al, 2005）。此外，仍然值得怀疑的是抗 M3R 抗体是否特异性结合 M3R，因为有一项研究表明抗菌肽 M3R（aa208-228）抗体与 M1R 强烈结合（Schegg et al,2008）。尽管如此，M3R 表位的完整测绘、检测方法的灵敏度/特异性的提高、适当并明确的选择疾病和健康对照，以及大量以患者为导向的研究将有利于得出更一致的研究结果以及关于阳性率和特异性的详尽信息。

抗 α-胞衬蛋白抗体

α-胞衬蛋白广泛表达于非红系组织中，并且沿细胞膜不均匀分布（Winkelmann & Forget, 1993）。α-胞衬蛋白与膜离子通道/泵相关，比如唾液腺中的 Na+/K+ATP 酶。已有报道发现人类抗 α-胞衬蛋白抗体主要在 SS 患者的血清中被检测到，这表明抗 α-胞衬蛋白抗体有助于 SS 的诊断（Watanabe et al,1999）。抗 α-胞衬蛋白抗体在 SS 中的阳性率在 40%~70%之间（Witte et al,2007）。虽然抗 α-胞衬蛋白抗体最初被认为是 SS 特异性自身抗体，但是后续的数据表明抗 α-胞衬蛋白抗体也存在于 10%~30%的活跃性炎性疾病的患者中，比如 RA 或 SLE 等，以及 2%的健康献血者中（Chen et al,2007; Witte et al,2007）。尽管现有研究表明抗 α-胞衬蛋白抗体明显地参与了 SS 小鼠模型的发病机制，但关于抗 α-胞衬蛋白抗体在人 SS 中的阳性率和临床意义仍然存在争议（Sordet et al,2005; Witte,2005）。SS 中抗 α-胞衬蛋白抗体的阳性率低于之前的相关报道，但是有一些抗 α-胞衬蛋白抗体阳性的 SS 患者表现为抗 SS-A/Ro 自身抗体阴性（Ruiz-Tiscar et al,2005）。然而，在 2008 年基于 321 名原发性 SS 患者的研究中，发现抗 α-胞衬蛋白抗体检测在诊断上并不优于传统的抗 SS-A/Ro 自身抗体和抗-SS-B/La 抗体检测（Locht et al,2008）。SS 患者的抗胞衬蛋白抗体可能在亚洲人群或日本人群中更具特异性。

抗核蛋白 NA14 抗体

人们最初从 SS 患者的自身免疫血清中将 NA14 鉴定为一种新型的 14kDa 大小的核自身抗原（RamosMorales et al, 1998）。最新报道表明 NA14 蛋白也定位于中心体，在细胞的分化和增殖中发挥重要作用（Pfannenschmid et al,2003; Errico et al,2004）。美国和日本的各类风湿性疾病患者人群的研究表明 NA14 的自身抗体确证存在（Nozawa et al, 2009）。抗 NA14 抗体在原发性 SS 中最常见（13.6%）。有趣的是继发性 SS 患者体内并没有自身抗体 NA14。在日本和美国的患者群体中并未发现差异。在其他风湿性疾病如 SLE, Scl 和 PM/DM 中，少数患者呈抗 NA14 抗体阳性。我们的资料表明，抗 NA14 抗体独立于抗 SS-A/Ro 自身抗体和抗 SS-B/La 自身抗体而存在，36.4%（4/11）抗 NA14 抗体阳性血清患者表现为抗 SS-A/Ro 和抗 SS-B/La 自身抗体阴性。抗 NA14 抗体的检测可能对原发性 SS 的诊断提供独特的信息，但仍需要进一步研究其与疾病活动的相关性。

系统性硬化症

系统性硬化症（Scl）是一种病因未明的多系统结缔组织病变，血管损害和组织纤维化是其突出特征（Steen,2008）。Scl 患者体内产生针对核、核仁、线粒体和其他细胞质抗原的自身抗体，这些抗体具有预测作用（早于疾病的全部特征）和诊断及预后价值（Harris & Rosen,2003; Mehra et al,2013）。通常，硬皮病血清有相对特异性的抗体，并且特异性的自身抗体间具有重叠性（表 52-3）。

表 52-3　硬皮病的自身抗原和自身抗体

自身抗原	分子结构	自身抗体阳性率
Scl-70	100kDa 的天然产物和 70kDa 降解产物；DNA 拓扑异构酶 I	弥漫性硬皮病：75%，所有硬皮病：20%~59%，CREST 综合征：13%

表 52-3 硬皮病的自身抗原和自身抗体(续)

自身抗原	分子结构	自身抗体阳性率
着丝粒	蛋白质大小为 17, 80, 140kDa; 定位于着丝点内、外	CREST 综合征:57%~82%, 弥漫型硬皮病:8%
RNA Pol Ⅰ	亚基蛋白组成的 RNA 聚合酶Ⅰ复合物,210~211kDa	硬皮病:4%~30%; 弥漫型硬皮病:13%
RNA Pol Ⅱ	转录 mRNA	4%
RNA Pol Ⅲ	转录 5S rRNA, tRNA	硬皮病:23%; 弥漫型硬皮病:45%; CREST 综合征:6%
纤维蛋白	蛋白大小 34kDa, 核糖核蛋白颗粒 U3RNP 颗粒组成	6%~8%; 弥漫型硬皮病:5%; CREST 综合征:10%
U1nRNP	剪接体复合物	所有硬皮病:2%~5%; 多发性皮肌炎/硬皮病重叠:24%
PM-Scl	11 个蛋白质的复合物,110~120kDa	4%~11%; 多发性皮肌炎/硬皮病重叠:24%
Ku	DNA 结合蛋白	硬皮病:1%~14%; 多发性皮肌炎/硬皮病重叠:26%~55%
Th/To	蛋白大小 40kDa, 与 7S 和 8S RNA 形成复合物	硬皮病:1%~13%; 弥漫型硬皮病:1%~11%; CREST 综合征:8%~19%; 多发性皮肌炎/硬皮病重叠:3%
NOR-90	蛋白大小 90kDa, 人上游结合因子,定位于核仁组织区	罕见

最近修订的 Scl 分类标准(van den Hoogen et al,2013)表明,Scl 可被分为两大临床表型:弥漫性皮肤 Scl(dcScl)和局限性皮肤 Scl(lcScl)。dcscl 患者病情进展迅速,影响远端和近端四肢肢体和躯干,并有早期内脏受累的高风险。CREST 综合征(钙质积聚症,雷诺现象,食管运动障碍,指端硬化和毛细血管扩张)属于 lcScl 的一种,这一亚群占所有硬皮病患者的 20%~30%(Mehra et al,2013)。患有 lcScl 和 CREST 综合征的患者皮肤受累仅限于远端和面部,且比 dScl 患者预后和临床病程均更好(图 52-4)。

着丝粒蛋白自身抗原

针对着丝粒蛋白(CENP)自身抗原的自身抗体最初是通过间接免疫荧光显微镜检测到的,利用组织培养细胞作为基质,再将抗原定位于凝缩的中期染色体的着丝粒区域(Fritzler et al,1980;Moroi et al,1980)。在免疫印迹研究中,CENP 自身抗原由 19kDa(CENP-A),84kDa(CENP-B)和 120kDa(CENP-C)三个主要成分组成。针对任意单独的 CENP 的自身抗体均可在 Scl 血清中检测到,但抗 CENP-B 抗体是最常见的。CENP 自身抗体在 Scl 血清中最常见,其中在未分类 Scl 人群中高达 40%以上,然而他们在 lcScl 或 CREST 亚群中高达 85%以上(Steen,2005;Mehra et al,2013)。此外,抗 CENP 抗体可以预测 Scl 的发病,高达 25%伴有特发性雷诺现象以及具有 CREST 其他个体特征的患者体内均存在抗 CENP 抗体(Rothfield,1992)。Scl 患者的抗 CENP 抗体与很多因素相关:疾病严重程度的降低;老年起病;女性更常见;有 lcScl 和较低的皮肤得分的可能性;手指溃疡或手指挛缩的可能性较小;有肺动脉高压的可能性;发生间质性肺病、硬皮病肾脏危象、炎症性关节炎以及炎症性肌炎的可能性较小(Hudson et al,2012a)。

抗拓扑异构酶Ⅰ抗体

Scl 中第二大类自身抗体是针对 100kDa DNA 拓扑异构酶Ⅰ(topo-Ⅰ)蛋白的(Mehra et al,2013)。Topo-I 最初被报道为一种 70kDa 的蛋白,称为拓扑异构酶(Scl-70),但最终被确定为天然 topo-I 的一种降解产物(Tan,1989)。通过 IIF 法发现 topo-I 通常位于 HEp-2 细胞的核质和核仁中的点状灶中。在免疫双扩散法的研究中,在 20%的未分类 Scl 患者(Bernstein et al,1982)和 75%的 dcScl 患者中检测到抗 topo-Ⅰ抗体(Jarzabek Chorzelska et al,1986)。越来越多采用先进的高通量诊断方法的最新研究显示抗 topo-Ⅰ抗体在 Scl 中特异性大于 90%,在成人 Scl 中出现阳性率为 10%~40%(Mehra et al,2013)。

一般来说,抗 topo-Ⅰ抗体与预后较差,死亡率增加,肺纤维化(PF)和肌肉、骨骼以及心脏受累有关(Mehra et al,2013)。对伴有手指溃疡的 Scl 患者的临床进展分析表明,抗 topo-Ⅰ抗体阳性患者在早期进展为雷诺现象,且首发手指溃疡时较年轻,与抗 CENP 抗体阳性患者相比,肺纤维化发生率倍增(Denton et al,2012)。尽管抗 topo-Ⅰ抗体可能具有作为疾病活动生物标志物的价值,也可能作为屈曲挛缩和肾血管损伤存在的指标且已经多普勒超声所验证,但是抗 topo-Ⅰ抗体检测的临床应用仍然存在争议(Mehra et al,2013)。

抗 RNA 聚合酶抗体

三种 RNA 聚合酶(RNAP-Ⅰ,RNAP-Ⅱ,RNAP-Ⅲ)催化各种基因转录成 RNA(Kuwana et al,1993)。抗 RNAP 阳性的 Scl 的阳性率为 5%~30%,具有广泛的地域差异(Mehra et al,2013)。针对 RNAP Ⅰ和 RNAP Ⅲ(抗-RNAP Ⅰ和Ⅲ)的自身抗体通常在同一个 Scl 患者中共存,这是一种 Scl 特异性的自身抗体表达模式(Mehra et al,2013)。虽然早期研究表明 RNAP 自身抗体可能与 IIF 法染色的斑点核仁模式相关,但最近的一项研究发现,以商品化 HEp-2 细胞为基质,抗 RNAP-Ⅲ抗体与这种 IIF 法模式并不一致(Yamasaki et al,2006)。可能的原因是抗 RNAP 抗体与多种其他自身抗体存在重叠(Mehra et al,2013)。因此,IIF 法的核型不是抗 RNAP-Ⅲ抗体的敏感标志物,采用更敏感的免疫分析方法如 ELISA 法或 CIA 法(化学发光免疫分析)进行检测可能更有效。

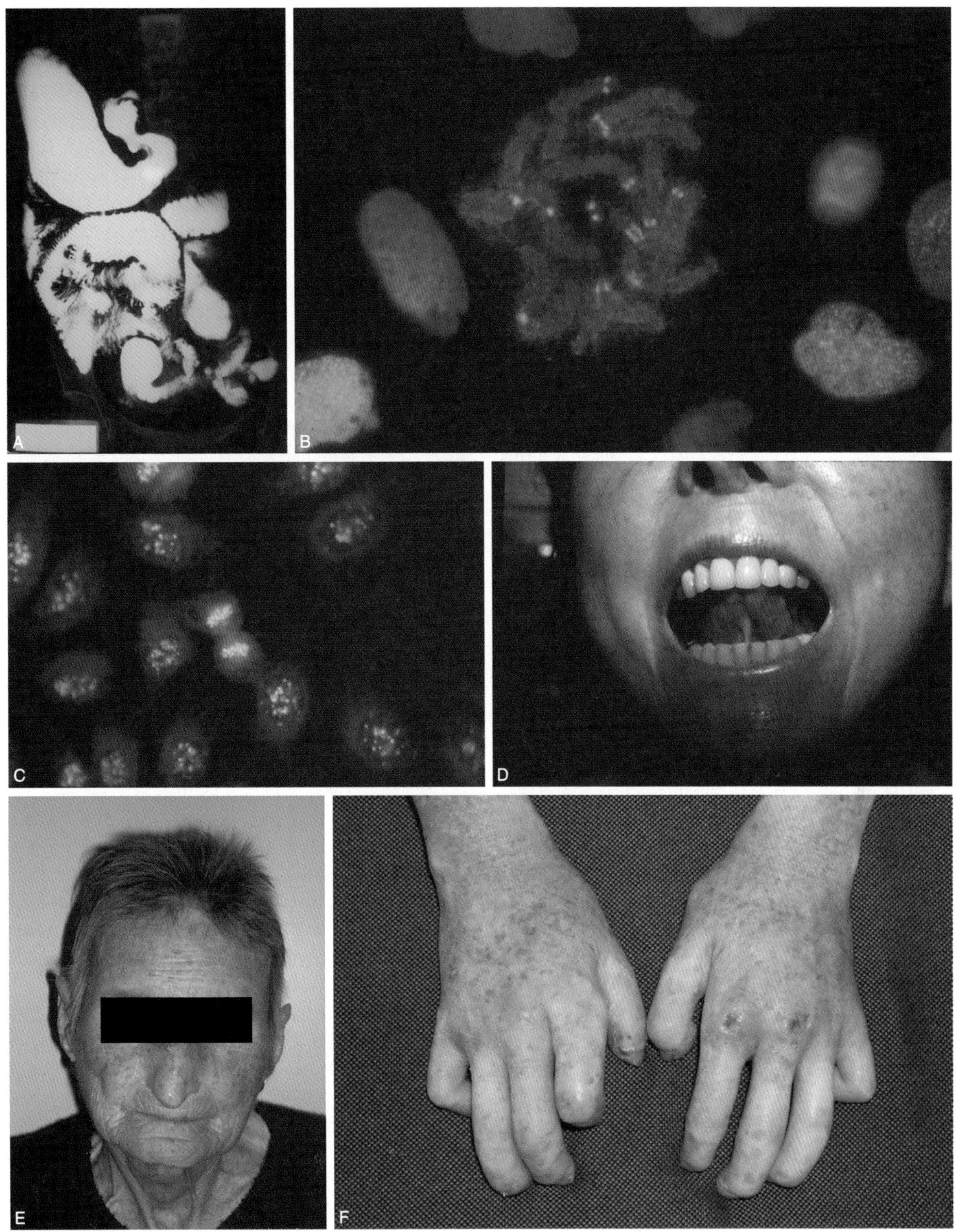

图 52-4 系统性硬化症(硬皮病):临床和实验室表现。A. 肠吸收不良放射学检查显示弥漫性扩张和低蠕动波。B. 在鼠印第安鹿制剂中的着丝粒修饰。C. 对 HEp-2 细胞进行间接免疫荧光法测定所显示的着丝粒图案。D. 胶原蛋白沉积导致舌系带增厚。E. 硬皮病的典型面部外观:毛细血管扩张,面容刻板,嘴唇和鼻翼变薄。F. 晚期硬皮病

独立存在的 RNAP Ⅱ 自身抗体并不常见,而且它不是对 Scl 完全特异的,因为在 SLE 和重叠综合征中也可以检测到这种抗体(Satoh et al,1994;Parker et al,2008)。抗 RNAP Ⅰ 抗体和抗 RNAP Ⅲ抗体两者的存在与 dcScl 相关(Steen,2005),并且是一些 Scl 人群发生肾脏危象和恶性肿瘤的高危因素(Mehra et al,2013)。尽管被认为与肾脏受累有关,但体内存在抗 RNAP 抗体的患者的存活率高于体内存在抗 topo-I 抗体或抗 U3RNP(纤维蛋白)抗体的患者(Steen,2005)。尽管与皮肤受累的严重程度有一定相关性,但早期或病程期间抗 RNAP 的绝对水平并不能预示其他器官(除外肾脏疾病)的并发症或疾病

的转归(Satoh et al,2009b)。已有研究报道体内存在 RNAP 自身抗体患者的肿瘤中 RNAP Ⅲ的表达增强,表明肿瘤抗原表达与硬皮病自身抗体可能是相关的(Wenzel,2002;Wooten,2008;Shah et al,2010,2015;Honma et al,2012)。

Th/To 自身抗原

Th/To 自身抗原是一种多蛋白-RNA 复合物(人类核糖核酸酶 MRP 复合物),由催化型 RNA 和至少 10 种蛋白质组分组成的(Mahler et al,2015)。核糖核酸酶 MRP 是核糖核酸内切酶,可以切割各种 RNA,包括核糖体 RNA,信使 RNA 和线粒体 RNA(Van Eenennaam et al,2002)。核糖核酸酶 MRP 复合物的几乎所有蛋白质成分均已被鉴定为自身免疫病(SARD)血清中的自身抗体靶标。Rpp25(核糖核酸酶 P 蛋白亚基 p25),即核糖核酸酶 P 的 25kDa 蛋白质亚单位(Mahler et al,2013)和 hPop1 曾被报道为原发性 Th/To 自身抗原(Van Eenennaam et al,2002;Mahler et al,2015)。

以前的研究发现,通过免疫沉淀(IP)(Ceribelli et al,2010)检测到了抗 Th/To 抗体,然而商品化的蛋白免疫印迹法测定(LIA)(Bonroy et al,2012;Villalta et al,2012)和 IP 实时荧光定量 PCR 检测已投入使用且已经过评估(Ceribelli et al,2012b)。目前基于 hPop1 自身抗原检测的 LIA 方法的缺点是丢失了许多由 IP 鉴定的抗 Th/To 抗体。虽然早期研究集中在 hPop1,但最终通过 ELISA 法,CIA 法和其他测定方法发现 Rpp25 可能是 Th/To 复合物的一种更重要的自身抗原组分(Van Eenennaam et al,2002;Mahler et al,2013;Muro et al,2013)。

虽然研究了 20 多年,但人们尚未完全建立起抗 Th/To 抗体的临床关联。抗 Th/To 抗体在 Scl 血清中的阳性率为 1%~13%,并与 lcScl 相关(Mahler et al,2015)。在 Scl 自身抗体反应预筛的队列研究中发现,抗 Th/To 抗体和抗 Rpp25 抗体与间质性肺病和异常指甲毛细血管狭窄相关(Mahler et al,2014d)。在使用敏感 IP 检测的意大利 Scl 群体研究中,抗 Th/To 抗体的阳性率为 3.7%,尽管肺功能的损伤程度较轻且没有发展为肺动脉高压,但是其与心包炎和间质性肺疾病的发展有关(Ceribelli et al,2010)。同样的研究也报道了抗 Th/To 抗体存在于 57%的抗核抗体阳性的 Scl 患者中,且与较好的预后相关(Ceribelli et al,2010)。已有研究报道,Rpp25 的自身抗体是 Scl 血清中最常见的自身抗体,这些血清用商品化的免疫测定法没有检测到针对其他靶标的自身抗体(Mahler et al,2014d)。除了 Scl 之外,还有一些报道研究了具有肺纤维化的无 Scl 亚群(Fischer et al,2006),类风湿关节炎(RA)和间质性肺病(Mahler et al,2015)患者中的抗 Th/To 抗体。抗 Th/To 抗体与其他临床特征之间存在一定不一致性,其原因包括少数抗 Th/To 阳性患者,采用不同的免疫分析方法,患者的种族和环境差异以及其他招募偏倚(Mahler et al,2015)。类似其他 Scl 相关的自身抗体,在伴有雷诺现象的患者中,抗 Th/To 抗体是预测的 Scl 发病的风险因素(Koenig et al,2008)。

总之,与针对 Th/To 自体抗原的自身抗体首先反应的是 Rpp25,其次是 hPop。这些自身抗体并不总与一种特定的 ANA IIF 核型相关,对于 Scl 患者来说用商品化分析方法检测 Scl 特异或者相关抗体阴性非常重要。

抗核仁纤维蛋白抗体

通过 IIF 法对 HEp-2 细胞的观察,将核仁纤维蛋白(U3-snoRNP)定义为自身抗原定位于核仁的致密纤维组分。核仁纤维蛋白是 34kDa 大小的小核仁抗 U3RNP(snoRNP)大分子复合物的主要自身抗原(Smith & Steitz,1997)。虽然抗核仁纤维蛋白抗体通常被认为是 Scl 的高度特异性标志物,但是在这类患者中阳性率不到 10%。使用先进的诊断平台进行检测极具挑战性。一些其他的免疫测定法,如利用放射性标记的天然或重组蛋白的免疫沉淀方法仅在少数研究实验室中可用。虽然许多研究表明,抗核仁纤维蛋白抗体独立于抗 CENP 抗体,抗 topo-1 抗体和抗 RNAP 抗体(Walker & Fritzler,2007),但当使用商品化的 LIA 法时,它们经常与其他自身抗体同时被检测到(Mehra et al,2013)。因此,基于最初用 IIF 法"块状"核仁的核型鉴定抗核仁纤维蛋白抗体(Reimer et al,1988)可能会漏检含有这些自身抗体的许多血清。

抗核仁纤维蛋白自身抗体在非裔美国人患者中比在高加索/亚洲 Scl 患者中更常见(Walker & Fritzler,2007;Mehra et al,2013),这种自身抗体与以下因素相关:非洲 Scl 患者比高加索患者更易肌肉受累,疾病更严重,预后更差(Aggarwal et al,2009),肺动脉高压风险增加(Tormey et al,2001;Aggarwal et al,2009)。具有抗核仁纤维蛋白抗体的非洲裔美国 Scl 患者发病年龄较早,手指溃疡,心包炎和严重的远端胃肠道受累的阳性率较高(Sharif et al,2011)。

在动物模型中,抗核仁纤维蛋白抗体的病因与汞、银和其他重金属暴露有关(Pollard et al,2010)。对一小组抗核仁纤维蛋白抗体阳性的 Scl 患者的研究中发现他们尿液中汞含量较高,其中一例 Scl 患者是牙医,汞暴露可能与其职业有关(Arnett et al,2000)。此外,核仁纤维蛋白在硬皮病成纤维细胞中过表达,提示该自身抗原的产生是为了激发和维持 B 细胞应答(Yang et al,2003)。

抗 PM/Scl 抗体

PM/Scl 自身抗原包括多达 16 种蛋白质,其中 75kDa 和 100kDa 的蛋白质已被鉴定为主要的自身抗体靶标(Brouwer et al,2002;Mahler & Raijmakers,2007)。IIF 法染色显示抗 PM/Scl 阳性时通常产生伴随核浆中细颗粒斑点荧光的均匀核仁模式(Mahler & Raijmakers,2007)。它的主要靶标是 PM1-α 肽中的表位(Mahler et al,2005;Mahler & Fritzler,2009;D'Aoust et al,2014)。抗 PM/Scl 抗体存在于 4%~11%的 Scl 患者,且 75kDa 蛋白是最常见的靶标(Raijmakers et al,2004;Mahler et al,2005)。尽管这些抗体可能会降低肺动脉高压以及对胃肠道受累有积极作用,但是研究发现抗 PM/Scl 抗体阳性与增加了肺纤维化和指端溃疡的发生(Mahler & Raijmakers,2007;Hanke et al,2009)。也有研究发现,抗-PM/Scl-75 抗体可以鉴定 dcScl 和重叠综合征患者,该抗体主要在重叠综合征患者中检测到(Hanke et al,2009)。因此,抗 PM/Sc1 抗体对 Sc1 并不是绝对特异的:高达 55%的抗 PM/Scl 抗体阳性患者患有与 SLE 和(或)SS 的特征相关的孤立性多发性肌炎/皮肌炎(Hanke et al,2009)。

抗核仁组织区的抗体

核仁组织区(NOR)-90 抗体识别核仁核纤维中心的 RNA 聚合酶 I 转录因子 hUBF(人上游结合因子)(Chan et al,1991)。NOR 是核仁在伴随核糖体 *RNA* 基因有丝分裂后重组的区域以及可以检测到 Scl-70U3-RNA/原纤维蛋白、NOR-90 和 RNA 聚合酶 I 抗原的位点(Fritzler et al,1995;von Mühlen & Tan,1995;Dagher et al,2002)。尽管它们与 lcScl,轻度内脏器官受累和良好预后相关(Dagher et al,2002),但是抗 hUBF 抗体没有提示特定的临床相关性(Wielosz et al,2014)。抗 hUBS 抗体对 Scl 并不特异,因为它们也存在于其他 SARD 中,如雷诺病、类风湿关节炎、SLE、SS 及恶性肿瘤(Fujii et al,1992;Imai et al,1994;Fritzler et al,1995)。

类风湿关节炎

类风湿关节炎(RA)是以周围关节的慢性、对称性和侵蚀性关节炎为特征的全身性自身免疫性疾病(Scott et al,2010)。大部分患者血清类风湿因子的滴度升高。患者可能存在相关的非关节性表现,如皮下结节,血管炎,间质纤维化和正细胞正色素性贫血。RA 患者可能出现 SS 和 Felty 的综合征。疾病的主要原因尚不清楚。RA 与几种自身抗体相关,可作为诊断和预后的标志物(Aho et al, 1994; Firestein, 2003; Pincus et al, 2014)(图 52-5)。这些抗体包括:

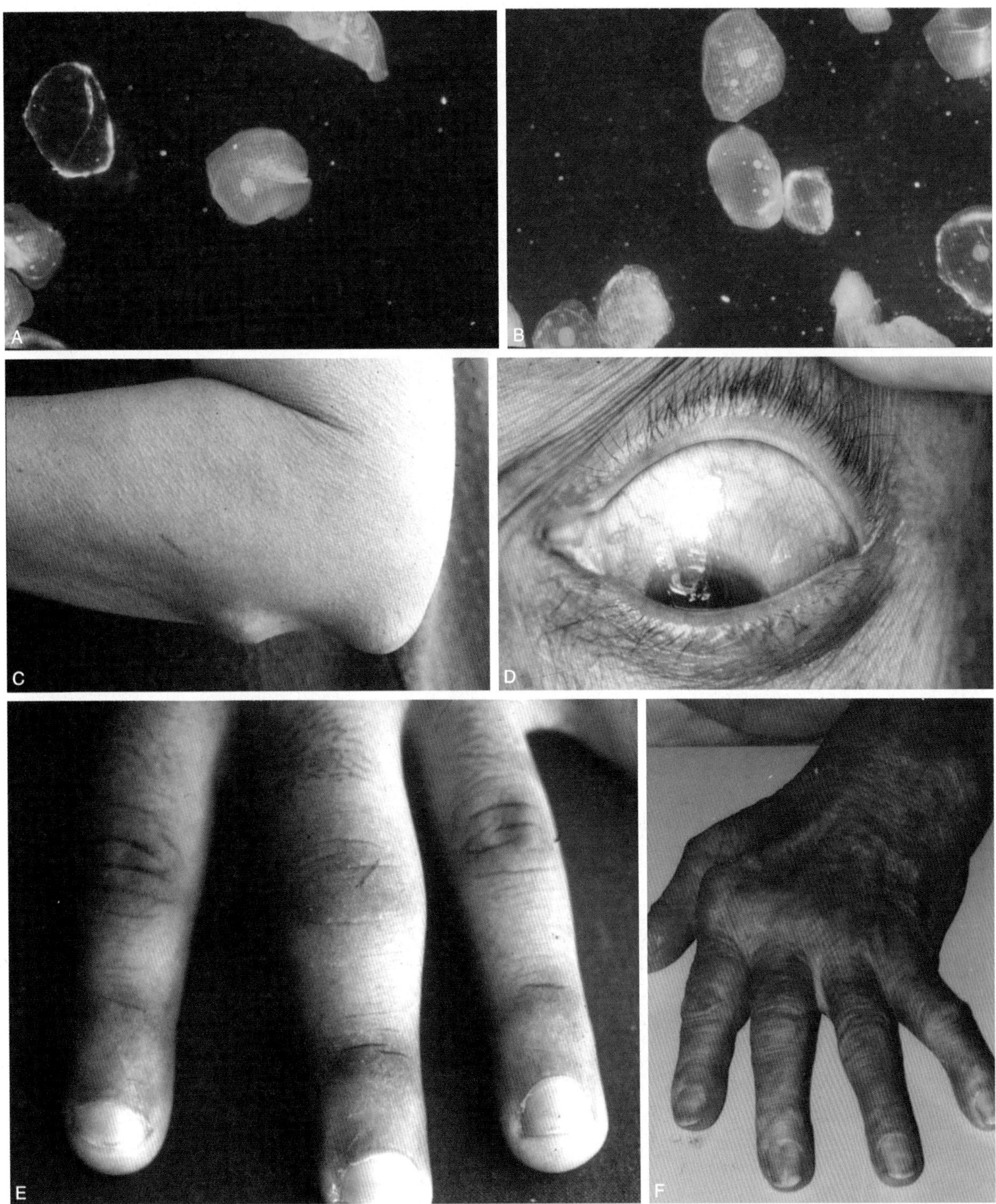

图 52-5 抗核周因子阳性的类风湿关节炎。A. 间接免疫荧光法采用口腔黏膜细胞作为基质的抗核因子(APF)的阴性制备。B. APF 的阳性制备(注意采用溴化乙锭复染的细胞核附近的致密均匀颗粒[橙色])。C. 肘部皮下结节,常见于血清阳性 RA。D. RA 中的巩膜外层炎。E. 青少年 RA 中中指近端指间关节滑膜炎。F. 成年 RA 中典型的手部外观,内在的肌肉萎缩和手指的肘关节偏差

1. 类风湿因子(RF):IgA,IgG,IgM

2. 抗聚角蛋白微丝蛋白抗体(也称为抗瓜氨酸蛋白抗体,ACPA;表 52-4)

a. 抗角蛋白抗体(AKA)

b. 抗核周因子(APF)

c. 抗环瓜氨酸肽的抗体(大多称为抗-CCP 抗体,抗环瓜氨酸肽)

d. 抗 Sa 抗体,针对瓜氨酸波形蛋白(RodriguezMahou et al,2006)

3. 抗-RA33 抗体

4. 抗氨甲酰蛋白抗体(CarP)

它们都可能早于临床 RA 发病之前(Klareskog et al,2004;Bos et al,2014;Gan et al,2015)。

表 52-4 类风湿关节炎的主要自身抗体

	IgM RF	APF IIF	第一代抗 CCP ELISA	第二代抗 CCP ELISA	抗 Sa	抗氨基甲酰蛋白抗体
年份(介绍)	1940	1964	1998	2002	2006	2011
敏感性	66%~85%	39%~87%	68%	73%	42%	45%
特异性	72%	73%~99%	90%~98%	95%~98%	92%~98%	未知

APF,抗核周因子;RF,类风湿因子;CCP,环瓜氨酸肽

类风湿因子

该抗体针对 IgG 分子的 Fc 段。单克隆和多克隆 RF 的研究显示多反应性的 RF 对 IgG 以外的物质如核成分具有结合的特异性。多反应性的 RF 通常是具有低亲和力的 IgM 类,来自 RA 患者关节内的抗原趋化过程(van Esch et al,2002)。RF 对于 RA 不是特异性的,常见于慢性感染和其他全身炎症疾病。除了常见的 IgM RF 之外,也可在患者体内检测到 IgA RF 和 IgG RF(Bharadwaj et al,1999;Dorner et al,2004)。IgA RF 与更严重的糜烂疾病有关(Houssien et al,1997)。这些 RF 未被证明参与疾病的发病机制(Smolen & Steiner,1998;Dorner et al,2004;Liao et al,2011)。经典的 Waaler-Rose 测试(Rose et al,1948;Waaler,2007)已不再使用,因为它不能增加 RA 的诊断价值。约 15%的 RA 患者体内不存在血清自身抗体,即所谓的血清阴性 RA。这种疾病亚型也可能包括严重的关节症状和全身症状的患者(Ajeganova & Huizinga,2015)。

抗角蛋白抗体

抗角蛋白抗体(antikeratin antibodies,AKA)抗体可与大鼠食管角质层发生反应(Young et al,1979)。AKA 对 RA 来说是一种相当特异但并不特别敏感的标志物。AKA 阳性率在 RA 血清中为 36%~59%,在正常健康个体中为 0%~3%(Aho et al,1994)。大多数抗角蛋白抗体阳性血清也与抗核因子反应,表明两种抗原有一些相似之处。实际上,已经证明 AKA 与表皮中的丝聚蛋白的水溶性酸中性异构体和大鼠食管上皮中的(pro)丝聚蛋白的分子形式反应,而不是与细胞角蛋白反应(Girbal et al,1993;Simon et al,1993;Sebbag et al,2004)。

抗核周因子

抗核周因子(antiperinuclear factor,APF)抗体会与颊黏膜细胞的核周颗粒蛋白发生反应(Nienhuis & Mandema,1964)。而环瓜氨酸的氨基序列可以作为这些自身抗体识别的重要抗原表位必要组成部分(Schellekens et al,1998)。在类风湿关节炎患者中,使用免疫荧光检测该指标比抗角蛋白(AKA)敏感性高,但特异性差。据报道,类风湿关节炎(RA)患者的抗核周因子(APF)阳性率为 49%~87%(Aho et al,1994;Janssens et al,1988),而在其他结缔组织病或正常对照人群中也有 5%的阳性率。类风湿关节炎患者血清中的 AKA 和 APF 在疾病早期阶段即可被检测出,有助于类风湿关节炎的早期诊断。

抗环瓜氨酸肽蛋白抗体

ELISA 检测抗环瓜氨酸肽蛋白抗体(anticitrullinated peptide antibodies,ANTI-CCP/ACPA)是早期 RA(类风湿关节炎)诊断的特异性标记物(Sebbag et al,2004;van Venrooij et al,2006;Zendman et al,2006;Silveira et al,2007;van Venrooij et al,2008;Wiik et al,2010;van Venrooij et al,2011)。最常用的检测抗原是瓜氨酸丝蛋白。瓜氨酸,这个特殊的氨基酸是由肽基精氨酸脱亚胺酶(PAD,主要是同工酶 4)转录后在含有精氨酸的肽上的修饰而产生的。最近研究表明,在类风湿关节炎活动期之前,抗环瓜氨酸蛋白可获得促炎因子 FC 段的糖基化表型(Rombouts et al,2015)。

第二代抗环瓜氨酸肽蛋白抗体 ELISA 试剂盒声称对 RA(类风湿关节炎)的诊断特异性为 98%,敏感性为 70%,这一改进超过 RF(类风湿因子)项目(Lee & Schur,2003;Sebbag et al,2004)。此外,主要与吸烟有关以及所谓的"共同抗原表位"基因标记有关的抗 CCP 抗体,在 50%的早期 RF(类风湿因子)阴性的类风湿关节炎患者可检测到,可以提高早期诊断和特异性治疗(Lee et al,2007,2009;Hensvold et al,2015)。大部分文献也指出了抗环瓜氨酸肽蛋白抗体与疾病侵袭性、严重程度以及疾病进展相关(Forslind et al,2004;Kastbom et al,2004;Sebbag et al,2004;Soderlin et al,2004;Alexiou et al,2008),且增加疾病复发率(Haschka et al,2015)和死亡率(Hum-phreys et al,2014)。

其他疾病有时抗 CCP 抗体也呈阳性,如病毒感染(主要是丙型肝炎)、莱姆病、Graves 病(甲状腺功能亢进)、系统性红斑狼疮和干燥综合征(两者都有相关的侵蚀性关病)(Payet et al,2014)。患有青少年性类风湿关节炎的儿童对该检测项目受益不多,因为其敏感性仅为 0.2%~3%。阳性结果在多关节受累,RF 阳性的儿童患者多见,通常会转变成侵蚀性的成人形式的 RA(Low et al,2004)。

另一方面,抗 CCP 自身抗体能更好的区分类风湿关节炎患者和丙型肝炎病毒感染相关的多关节症状的患者(Bombardieri et al,2004)。2010 年,美国风湿病学会和欧洲风湿病联合会为类风湿关节炎建立了新的分类标准(Aletaha et al,2010),其中抗瓜氨酸蛋白抗体(ACPA)是血清中不可或缺的重要组成部分。

抗 RA33 抗体

Hassfeld 等报道了抗核抗体(抗 RA33 抗体,ANTI-RA33)可能对 RA 诊断的特异性更高(Hassfeld et al,1989;1993;1998)。从 HeLa 细胞的提取物中,发现一种约 33kDa 的抗原与 95 名 RA 患者中 36%的患者血清发生反应,而 170 个对照患者中有只有 1 个反应。这种抗原被命名为 RA33,其能识别自身抗体的 hnRNP A2 成分(Steiner et al,1992)。对从 HeLa 细胞中提取的可溶性萃取物进行免疫印迹分析显示,在 30%的奥地利风湿性关节炎患者中,有一种抗体针对 33kDa 抗原(抗 RA33 抗体),而在强直性脊柱炎或银屑病关节炎的患者中不存在(Aho et al,1994)。然而,在芬兰的 RA 患者中,抗 RA33 抗体的阳性率则为 6%,并且可见于混合性结缔组织病和 SLE(Steiner et al,1996)。

抗氨甲酰蛋白抗体

氨基甲酰化是由烟草中的尿素或氰化物诱导的甲酰化非酶促过程。瓜氨酸的同源结构高瓜氨酸,由赖氨酸构成,可驱动遗传易感个体的自身免疫过程(Mydel et al,2010;Feist & Steiner,2014)。自身抗体的翻译后修饰所形成的氨甲酰化蛋白(CarP)在 2011 年被发现(Shi et al,2011)。更重要的发现是:CarP 与瓜氨酸肽抗体无交叉反应;抗氨甲酰蛋白抗体(anti-carbamylated protein antibodies,ANTI-CarP)阳性,但 ACPA 阴性的患者更加难以治愈;而且被认为是一种 RA 新的生理病理性反应过程(Shi et al,2014)。在抗 ACPA 抗体阴性患者中,抗 CarP IgG 阳性率为 16%,抗 CarP IgA 阳性率为 30%(Shi et al,2011)。最近的一项大型队列研究显示,尚未发现抗 CarP 抗体与吸烟相关(Jiang et al,2014)。有证据表明,抗 CarP 抗体可能是 RA 活动期的标记物,并能预测关节损伤(Yee et al,2015)。从胎牛血清和纤维蛋白原抗体中提取的抗 CarP 抗体可能在 RA 活动期前即可出现(Gan et al,2015)。

特发性炎症性肌病:多发性肌炎和皮肌炎

多发性肌炎(polymyositis,PM)和皮肌炎(dermatomyositis,DM),统称为特发性炎性肌病(idiopathic inflammatory myopathies,IIM),自身抗体作为其诊断标志物,具有越来越重要的临床价值(Betteridge et al,2011;Mammen,2011;Rider & Miller,2011)(表 52-5),尽管已经过去的 Bohan 和 Peter 对 IIM 分类标准取得了进展(Bohan & Peter,1975a;1975b),目前国际上对 IIM 已经达成一致共识(Mahler et al,2014b)。皮肌炎是最主要的特发性炎性肌病类型,典型的 DM 皮疹和束周肌萎缩一直被视为这一疾病的特征性临床表现(Troyanov et al,2014)。DM 的发病率存在广泛的地区差异:DM 在美国的中部和南部地区的发病率比美国北部或欧洲更高,故国际共识认为 PM(青少年和成人)和 DM(青少年和成人)是同一种 DM 临床疾病类型,而出现皮疹则将患者划分为 DM(Oddis et al,2005)。最近,这一分类遭到了挑战,并提出了一种新的基于血管病理学(或"myovasculopathy")的新方法:有肌束膜病理损伤的免疫性肌病作为一个亚型,另一种亚型则与中等大小的血管损伤、毛细血管丢失、膜攻击复合物毛细血管沉积和线粒体异常有关(Troy-anov et al,2014)。第三种亚型是存在似是而非的不良反应型 DM 或可能的 DM 皮炎(Hoogendijk et al,2004)。

表 52-5 多发性肌炎和皮肌炎自身抗原和抗体

自身抗原	分子结构	抗体的频率
Jo-1	组氨酰-tRNA 合成酶蛋白,52kDa	PM:23% ~ 36%;ILD 子集:60%~70%
PL-7	苏氨酰-tRNA 合成酶蛋白,80kDa	PM:4%
PL-12	丙氨酰-tRNA 合成酶蛋白质,110kDa	PM:3%
Zo	苯丙氨酰-tRNA 合成酶	PM:<3%
YRS	酪氨酰-tRNA 合成酶	PM:<3%
KS	天冬酰胺酰基-tRNA 合成酶	PM:<3%
EJ	甘氨酰-tRNA 合成酶	PM:<3%
OJ	异亮氨酰-tRNA 合成酶	PM:<3%
MDA5/CADM-140	IFN 诱导黑色素瘤分化相关基因 5	亚洲无肌病性 DM 和 ILD:20%~30%
Mi-2	核蛋白复合物,53kDa 和 61kDa	PM:15% ~ 35%,DM:5%~9%
信号识别颗粒(SRP)	54kDa 蛋白与 7SL RNA 复合体	PM:4%~8%,DM:无
PM-Scl	11 蛋白质复合体,110~120KD	PM:8% ~ 12%,PM/硬皮病重叠:25%
U1nRNP	剪接体复合物	PM/DM:4%~17%
SAE	小泛素样调节器激活酶	肌炎:4%,DM:8%
p155/p140(TIF1α/γ)	p155-TIF1-γ(参与核转录和细胞分化)	肌炎:21%,成人 DM 相关癌:75%
HMGCR	200/100kDa 蛋白,抗 3-羟-3-甲基戊二酰辅酶 A 还原酶	他汀类药物相关性肌病
MJ/NXP2	核基质蛋白,NXP2/MORC3	青少年 DM:25%

ILD,间质性肺疾病

数据来自于 Tan,Chan et al. 1988;Nakamura and Tan 1992;von Mühlen and Tan 1995;Targoff 2006;Gunawardena,Betteridge et al. 2008;Gunawardena,Betteridge et al. 2009a;Mammen 2014

IIM 血清中的大多数自身抗体都是针对细胞内蛋白的,根据它们的特异性,可以将其归类为肌炎特异性自身抗体(myositis-specific autoantibodies,MSA)和肌炎相关自身抗体(myositis-associated autoantibodies,MAA)(Ghirardello et al,2013;Mahler et al,2014b)。MSA 和 MAA 越来越多的被应用于分类、诊断和定义 IIM 临床亚型。在 MSA 抗体中主要是对抗一种名为氨酰 tRNA 合成酶(ARS)抗体和其他针对信号识别颗粒(signal recognition particle,SRP)的自身抗体,例如抗 3-羟-3-甲基戊二酰辅酶 A 还原酶(3-hydroxy-3-methylglutaryl coenzyme,HMGCR)、染色质解旋酶 DNA 结合蛋白 4(Mi-2)、SAE/小泛素相关修饰(SUMO)、MJ/核基质蛋白 2(nxp2)、黑色素瘤分化相关基因 5(MDA5)、临床无肌病性皮肌炎 P140(cadm-140)和转录中介因子(TIF1-)γ(P155/140)(Betteridge et al,2011;Mammen,2011;Ghirardello et al,2013)。

氨酰 tRNA 合成酶

抗氨酰 tRNA 合成酶自身抗体(anti-aminoacyl tRNA synthetase autoantibody)包括 Jo-1(组胺酰基)、PL-7(苏氨酰基)、PL-12(丙氨酰胺)、OJ(异亮氨酰)、EJ(甘氨酸酰胺)、KS(天冬酰胺)、Zo(苯丙氨酰基)、HA(酪氨酰胺)等组分(Ghirardello et al,2013;Mahler et al,2014b)。这个命名法主要是建立在 IIM 患者的姓名首字母或名称的基础上(Mahler & Fritzler,2010)。在蛋白质翻译过程中,氨酰 tRNA 合成酶(aminoacyl-tRNA synthetases,ARS)催化 ATP 依赖的单个氨基酸与其特定 tRNA 的结合。抗 Jo-1 抗体(组氨酰-tRNA 合成酶)是最常见的抗 ARS 自身抗体,15%~30%的多发性肌炎(PM)患者抗 Jo-1 抗体呈阳性,60%~70%的间质性肺病(很少在 DM,包括青少年 DM),或其他系统性自身免疫性风湿病(systemic autoimmune rheumatic diseases,SARD)抗 Jo-1 抗体阳性(Mahler & Fritzler,2010;Ghirardello et al,2013)。最近报道了临床滑膜炎与抗 Jo-1 自身抗体之间的联系(Klein et al,2014)。其他的抗 ARS 自身抗体在 IIM 中的阳性率不到 5%。

绝大多数的研究发现,只有 IIM 的患者抗 ARS 自身抗体呈阳性,而其他的 SARD 患者为阴性,因此,抗 ARS 自身抗体具有肌炎特异性(Ghirardello et al,2013;Mahler et al,2014b)。早期,人们就发现抗 ARS 自身抗体在疾病的潜伏期阶段就出现并可以预测 IIM 的临床结局(Miller et al,1990)。随后,抗 ARS 自身抗体明显地表现出一种截然不同的 IIM 临床表型,称为抗合成酶综合征(aSS)。因此,抗 ARS 自身抗体是 aSS 的血清学特征性标志,其特征是炎症性肌病和多器官受累,尤其是间质性肺疾病。aSS 往往伴随着非侵蚀性关节炎、雷诺现象、"机械手"、"皮疹"、干燥综合征和全身症状,如发热等。据报道,每一种抗 ARS 自身抗体的表现特异性都与疾病的异质性表达和严重程度有关(Aggarwal et al,2014),其中肺部和骨关节是疾病早期主要受累器官。疾病进展和预后主要受肺部受累程度和疾病进展的影响;而在大量抗 Jo-1 抗体阴性的人群中,可能只会出现像肌炎这样的亚临床特征(Ghirardello et al,2013)。据报道约有 7%特发性间质性肺疾病(interstitial lung disease,ILD)的患者抗 ARS 自身抗体阳性,因此定义为"特发性"ILD,但是这种自身抗体对免疫介导的 ILD 具有预测价值这一观念还有待进一步研究(Takato et al,2013)。所有抗 ARS 抗体阳性的患者都有 ILD,然而,据估计,PM 和 ILD 患者任何一种抗 ARS 自身抗体是阳性的比例为 33%~66%。

据报道,非抗 Jo-1 抗体阳性的患者存在不同以及不确定的临床结局(Kalluri et al,2009;Burford et al,2013;Cruellas et al,2013;Aggarwal et al,2014)。相比抗 Jo-1 抗体阳性患者、抗 PL-7 抗体、PL-12 抗体阳性的患者通常会发展为 ILD(Marie et al,2012b),表现在胃肠道症状,而出现肌炎概率低(Hervier et al,2012)。与炎症性肌肉疾病(如肌炎)不同,抗 PL-12 自身抗体阳性的患者据报道可发展为非炎症性坏死性肌病,而抗 pl7 自身抗体与心包炎有关(Labirua-Iturburu et al,2012;Mehndiratta et al,2012)。

青少年 IIM(JIIM)与成年 IIM(JIIM)在血清学特征上有很大的不同(Rider et al,2013)。与成人 IIM 一样,JIIM 也表现为骨骼肌无力、典型的皮疹和其他系统性症状。在一项大型的多中心研究中,68%的人只有一种肌炎抗体,32%的人没有可识别的 MAA 或 MSA(Rider et al,2013)。抗 p155/140 抗体是最常见的血清亚型,在 32%的青少年皮肌炎(JDM)或与 JDM 重叠的肌炎患者中出现,其次是抗 JM 抗体,在 JIIM 患者中有 20%的人,主要是在 JDM。与成人 IIM 不同的是,其他的 MSA,包括抗合成酶、抗信号识别微粒蛋白(SRP)和抗 Mi-2,只存在于 10%的 JIIM 患者血清中。因此,JIIM 是一种异质性疾病,可以根据不同于成人 IIM 的自身抗体表型进行分类。

值得关注的是,大多数 IIM 患者,特别是那些有 aSS 的患者,也存在抗 Ro52/TRIM21 自身抗体(Schulte-Pelkum et al,2009)。抗 Ro52/TRIM21 抗体是一种可与许多蛋白质相互作用的 E3 连接酶(Schulte-Pelkum et al,2009)。同时存在抗 ARS 和抗 Ro52/TRIM21 抗体的患者,表现出与不同临床型相关的严重肌炎和关节损伤。此外,抗 Ro52/TRIM21 自身抗体共存似乎增加了罹患肿瘤(Marie et al,2012a)和间质性肺疾病(Hudson et al,2012b)风险。

抗 ARS 自身抗体可通过多种方法鉴定。最初,抗 ARS 抗体被发现与合成酶和同功 tRNA 有共同的免疫沉淀反应(IP),因此这些自身抗体由 IP 定义(Targoff et al,1993)。许多喉癌患者的上皮细胞(hep-2)的 IIF 上有细胞质染色,这有助于建立新方法检测抗 ARS 抗体。人们认识到,IIF 本身缺乏敏感性,使得抗 ARS 抗体的筛选试验不可靠(Hoffman et al,2002)。虽然可以通过多种 ELISA 方法检测到抗 Jo-1 自身抗体,然而对可定位激光免疫磁珠分析(addressable laser bead immunoassay,ALBIA)(Fritzler & Fritzler,2006)和化学发光免疫测定(chemiluminescent immunoassay,CIA)(Bentow et al,2013)这两种方法敏感性、特异性和一致性比较的却很少。另外,对其他合成酶的自身抗体很少能被检测到(Ghirardello et al,2013),因此,蛋白质和 RNA 的 IP 仍然是唯一能识别所有抗 ARS 抗体和其他 MSA、MAA 的方法。线性免疫测定法(line immunoassay,LIA)(Ghirardello et al,2009;Ronnelid et al,2009;Ghi-rardello et al,2010)成为检测许多 MSA 和 MAA 的常用工具。最近,一种荧光 ELISA(仅用于研究)筛选方法,包括 Jo-1、pl7、pl12、EJ 和 KS,用于检测抗 ARS 自身抗体。由于抗 ARS 抗体是一种罕见的抗体,只出现在少数 IIM 患者身上(Bernatsky et al,2009),这对这些抗体免疫检测技术的发展和应用仍充满挑战。

Mi-2/核小体重塑脱乙酰复合体

在10%~30%的IIM患者中发现了抗Mi-2自身抗体，其在DM中比PM更普遍（Ghirardello et al，2013）。抗Mi-2自身抗体的流行程度的差异的原因有种族地理（它是中美洲IIM人群中最常见的MSA）（Shamim et al，2002；Hamaguchi et al，2011；Ikeda et al，2011）、环境中紫外线的暴露（Love et al，2009）和免疫测定变异（Ghirardello et al，2013）。在成人和儿童IIM，抗Mi-2自身抗体被证明与典型的DM皮肤特征如Gottron标志、脖子和上背部的日光反射皮疹（即“V型”和“披肩型”），以及表皮肥厚相关。值得注意的是，这些患者通常不会出现肺部受累或关节炎，因而预后良好（Ghirardello et al，2013）。抗Mi-2抗体与恶性肿瘤相关的肌炎没有相关性，在无肌炎性DM中偶有报道（Ghi-rardello et al，2013）。

Mi-2有两个密切相关的分子亚群，分别是Mi-2α和Mi-2β。抗Mi-2抗体与240kDa大小的超酶复合物结合，从而重建Mi-2/核小体结构和脱乙酰化复合物（NuRD）这个过程被认为是参与了基因表达介导的核染色质水平的ATP酶重建和组蛋白脱乙酰化（Ghirardello，2013）。

信号识别颗粒

一种叫做核糖核蛋白抗体（RNP）的信号识别颗粒（SRP），在IIM群体中流行率从4%~8%不等（Ghirardello et al，2013）。SRP是一种高度保守的细胞质大分子RNP复合体，在大分子复合物中包含6个多肽和7SL RNA。抗SRP抗体选择性地与7SL RNA进行IP，并与54-kda蛋白质结合。人们普遍认为，抗SRP抗体对IIM具有高度特异性，因此被认为有助于从遗传性或散发性退化性肌病中区分IIM，如肌肉萎缩症（Hengst-man et al，2005）。与早前对ARS描述类似的是，抗SRP是“抗SRP综合征”的关键自身抗体标记物，这种综合征的特点包括严重的、进展迅速的和对常规治疗相对无效的坏死性肌病（Hengstman et al，2006；Ghirardello et al，2013）（Hengstman et al，2006；Ghirardello et al，2013）。抗SRP综合征的组织病理学特征包括主要肌肉纤维坏死，和或非特异性的肌肉纤维重建，以及罕见炎性细胞浸润。抗SRP肌病的临床病程与PM相似，尽管随访患者在几年后未发展为明显的肌炎（Ghi-rardello et al，2013）。

抗黑色素瘤分化相关基因5抗体（CADM-140）

抗MDA5抗体主要报告在20%~30%的亚洲（日本，韩国，中国）人群中（Ghirardello et al，2013）。这些自身抗体与DM亚型中无肌病性皮肌炎（CADM）相关联，且伴随着急性的、快速进展的ILD（Sato et al，2009；Kang et al，2010；Nakashima et al，2010；Cao et al，2012）。在这样的背景下，抗MDA5自身抗体阳性的亚洲IIM患者比白种人群患快速进展的ILD的风险更高（Ghirardello et al，2013）。因此，抗MDA5自身抗体似乎主要与ILD相关的DM有关，并且可以作为一种预后标志物（Gono et al，2010；Cao et al，2012）。抗MDA5自身抗体的靶抗原是分子大小为140kDa的细胞质蛋白，最初被称为临床无肌病性无肌炎性DM-140（CADM-140）。最近，更精确地定义是由IFN激活的黑色素瘤分化相关基因5抗体（MDA5）（Sato et al，2009；Nakashima et al，2010）。而令人好奇的是，IIM这个血清亚型病因学，MDA5可能通过识别细胞质病毒RNA并触发先天性免疫反应而作为病毒性传感器功能（Yoneyama & Fujita，2010）。

TIF1-γ/TIF1-α（p155/140）

一种可以结合155/140kDa双蛋白的新型自身抗体，在成人和青少年中据报道有20%~30%的人有这种抗体（Targoff et al，2006；Kaji et al，2007）。最近，靶抗原p155/140被鉴定为是与人类转录中介因子1（TIF-1）有关的蛋白质，包括TIF1-α，TIF1-γ和TIF1-β（Fujimoto et al，2012）。抗p155/140抗体主要识别155kDa TIF1-γ抗原，而140kDa抗原是TIF1-α蛋白（Ghirardello et al，2013）。此外，一些抗p155/140阳性的血清也能识别TIF1-β蛋白。TIF1-γ是抗p155/140抗体最常见的靶蛋白，并且是IIM中最常见的DM特异性抗体（Hoshino et al，2010；Riemekasten et al，2011；Ghirardello et al，2013）。临床上，它与成人DM危及生命的并发症有关联，包括恶性肿瘤（Selva-O' Callaghan et al，2010；Trallero-Araguas et al，2012；Ghirardello et al，2013）。诊断成人DM中隐匿的恶性肿瘤，包括对抗p155抗体的检测（Selva-O' Callaghan et al，2010）目前正被提倡。抗p155抗体是与DM并发癌症相关的危险因子，这一预测价值需要靠前瞻性研究和可靠的标准化免疫测定方法证实（Ghirardello et al，2013）。

MJ/NXP2

抗MJ自身抗体最早在大约25%的青少年DM中被发现，并且与钙质沉着、严重快速病情进展以及肌肉挛缩有关（Espada et al，2009；Gunawardena et al，2009b）。抗MJ抗体与核基质蛋白NXP2/MORC3结合（Takahashi et al，2007）。尚未有其他研究发现抗MJ抗体与癌症之间存在关联（Ceribelli et al，2012a）。

小泛素样修饰物活化酶

在不到10%的成人DM患者中发现了小泛素样修饰物活化酶（SAE）自身抗体，这些患者有严重的皮肤疾病和轻度的肌肉组织受累。在疾病的进程中，肌炎和系统特征变的更为严重（Betteridge et al，2007；Tarricone et al，2012；Fujimoto et al，2013）。靶抗原被鉴定为一种由40kDa SAE1和90kDa SAE2亚基组成的SUMO-1活性酶异二聚体。SUMO定位于细胞核，结构上类似于蛋白质，负责蛋白质的翻译后修饰，简称SUMO化修饰（Ghirardello et al，2013）。

3-羟-3-甲基戊二酰辅酶A还原酶

更有趣的MSA是一种200/100kDa的蛋白质复合体，被定义为3-羟-3-甲基戊二酰辅酶A还原酶（HMGCR），一种被他汀类药物抑制并参与胆固醇生物合成的酶（Mammen et al，2011；Ghirardello et al，2013；Albayda & Mammen，2014）。尽管抗HMGCR最初被描述为与他汀类药物引起的坏死性肌病相关的生物标志物（Mammen et al，2011），但随后的研究并没有证实两者有直接的因果关联（Mammen et al，2012b）。然而，常见临床症状仍然与使用他汀类药物相关（Mammen，2014）。研究已经表明免疫遗传学在B细胞对HMGCR的反应中起着关键作用（Mammen et al，2012a）。临床参数包括肌酸激酶水平的显著提高，肌电图的肌源性特征，以及因对免疫抑制疗法的良好反应而更好的预后（Ghirardello et al，2013）。研究表明，抗HMGCR抗体是高度特异性的（99.3%）。抗HMGCR血清对所有其他的自身抗体检测都是阴性的。包括ELISA和CIA在内的许多商业上的免疫测定方法都是可用的（Musset et al，2014）。

肌炎相关自身抗体

肌炎相关自身抗体（myositis-associated autoantibodies，MAA）不是IIM特异性的，通常在重叠综合征中发现（Koenig et al，2007；Vancsa et al，2010；Ghirardello et al，2013；Iamlarino et al，2013）。常见的MAA有Ro60/SSA，Ro52/TRIM21，75kDa和100kDa PM/Scl自身抗体，Ku（p70/80）核异二聚体和U1RNP组分。这些自身抗体在本章中已经详细地讨论了。

重叠综合征的概念

重叠综合征是当患者出现多个疾病的症状时使用的术语（Maddison，1991；Kallenberg，1993；Zimmermann et al，1998；Pope，2002；Vancsa et al，2010；Iamlarino et al，2013）。例如，符合SLE诊断标准的患者同时也有典型的提示第二诊断的表现如RA（Lazaro et al，1989）。重叠综合征是否可能代表两种或多种不同疾病的共存，或者是一种独特的实体，目前尚不清楚。

混合性结缔组织病

MCTD的概念最初是由Sharp等（1972）提出的，在最初的报告中描述的20名患者的特征通常与SLE、系统性硬化病和多发性肌炎有关。典型的是，在所有的患者中都通过血凝反应发现了一种高滴度的核糖核蛋白自身抗体（U1nRNP）（Sharp et al，1972）。这些患者没有肾脏和神经系统的异常，对小剂量的口服糖皮质激素的治疗反应良好，初步证实了是除了SLE和系统性硬化症之外的另一种分类。然而，随着时间的推移，MCTD作为一个独立疾病的概念已经发生了变化。许多人认为，MCTD代表了系统性硬化症、SLE和多发性肌炎的重叠症。一组最初被诊断为MCTD的患者在8年后被重新研究，并显示出从重叠模式到单一疾病的总体演变，而硬皮病是最普遍的诊断（Nimelstein et al，1980）。上述标准应用于特定的人群时，大量人群被诊断为MCTD，但最近的研究支持MCTD作为一个独立的临床疾病存在（Flam et al，2015；Tani et al，2014）。

各种系统性风湿性疾病的自身抗体谱

人们已经观察到，在不同的系统性风湿性疾病中，ANA表现出不同的特征，包括抗体的存在与否以及这些抗体的平均滴度的差异（Nakamura & Tan，1986；Tan et al，1988；Bizzaro & Wiik，2004）。然而人们应该意识到ANA试验的低阳性预测价值在系统性风湿性疾病低流行人群以及人口老龄化的情况（Slater et al，1996；Satoh et al，2009a；Abeles & Abeles，2013；Binder & Ellis，2013）。一些值得注意的特点总结在框52-4。

框52-4 系统性风湿性疾病的自身抗体的主要概况

SLE 多种ANA在SLE中常见，高水平的抗dsDNA和抗核抗体与疾病活动性相关，同时补体组分降低和新颖的生物标志物有较高水平，例如SIGLEC-1（Rose et al，2013）抗Sm抗体，抗rRNP抗体，抗C1q抗体，抗核小体抗体，抗PCNA抗体具有特异性

药物性狼疮 ANA对抗组蛋白和（或）抗核小体抗体的限制

MCTD ANA对U1nRNP的限制（疾病定义）

干燥综合征 其特征主要是SS-A/Ro和SS-B/La抗体的存在

系统性硬化症 抗体有抗Scl-70/拓扑异构酶Ⅰ型、抗着丝粒、抗RNA聚合酶和其他核仁抗原如纤维蛋白和Th/To

RA 高频的RF和抗环瓜氨酸抗体（AKA，APF，抗CCP抗体）

PM/DM Jo-1、Mi-2和PM-Scl抗体

UCTD 自身抗体如抗着丝粒，抗CCP和抗dsDNA，可能早于临床疾病很多年

检测自身抗体的技术

总结

了解自身抗体测定的敏感性、特异性和与临床相关的决定值变化所依据的诊断技术或平台的不同非常重要。人口、地理、环境和遗传因素进一步加剧了这种变化（Fritzler，2006；Fritzler & Fritzler，2009）。随着越来越多更敏感的免疫测定方法的出现，如ELISA、可定位激光免疫磁珠分析（addressable laser bead immunoassay，ALBIA）、化学发光分析（CIA），必须注意确保临界值是以合适的正常人群和疾患者群为基础建立的（Fritzler et al，2003；Bossuyt et al，2008）。此外，在新的检测方法中使用的这些抗原的溯源性和物理化学特性（即重组与天然，短肽与长肽）也必须加以考虑，因为重组抗原和短合成肽的使用可能与检测天然抗原反应的结果不同。例如间接免疫荧光（indirect immunofluorescence，IIF），基于细胞的分析（CBA）、免疫印迹、免疫沉淀反应（immunoprecipitation，IP）（Okazaki et al，2006；Kessenbrock et al，2007）。

目前用Hep-2细胞IIF技术仍然是检测系统性风湿性疾病中最具临床相关性的自身抗体首选的免疫分析筛选方法。然而，很重要的一点是，阴性的IIF试验并不能排除各种自身抗体的存在，包括Ku、Jo-1、SS-A/Ro60、Ro52/TRIM21、SS-B/La、RNA聚合酶和PM/Scl。同样重要的是IIF可能会阴性的（假阴性），即使是在高滴度的细胞内天然的自身抗体的情况下，如抗SSA/Ro60和一些带有抗DNA的罕见样本（Mahler et al，2008；Fritzler，2011a；2011b）。因此，在临床高度怀疑SARD而IIF试验却是阴性时，应该使用更加特异性和敏感的免疫方法来识别这些自身抗体，包括一系列相关的自身抗原。在一项研究中发现，在使用结缔组织筛选的含有17种抗原的固相试验中阳性检测结果，比IIF的检测结果发生系统性自身免疫性风湿性疾病（SARD）的可能性更高（Op De Beeck et al，2011）。

人们普遍认为免疫沉淀反应（IP）是临床免疫测定的金标准，但IP只在一些以研究为基础的实验室可行。除此之外，IP还存在其他的挑战，因为SARD中许多B细胞的靶抗原通过一

种被称为抗原表位扩展的分子机制与一个或多个异构大分子复合物结合(Harley & James,1995;Deshmukh et al,2003)。因此,IP 检测中通常可以看到许多蛋白质条带,但实际自身抗体靶点的识别可能需要辅助验证试验。免疫印迹法也有缺点,虽然在从聚丙烯酰胺凝胶转移到细胞膜的过程中可能会发生一些蛋白质复性,但是试验几乎总是使用蛋白质变性的条件,因此构象表位可能会不充分显现,而隐藏的表位,不能在其他试验(例如 IIF)中结合,现在可能会暴露结合到同源自身抗体中。

总而言之,免疫测定方法是都是有局限性的,医学文献的评估者需要知道各种局限性。因此,宣称任何一种试验都是所有其他试验都必须评估的金标准,这是不现实的。鉴于检测自身抗体的免疫检测技术的复杂性,可以理解尽管有多年的探索,自身抗体检测方法、报告、与临床的相关性的标准化仍然是巨大的挑战(Kessenbrock et al,2007;Mahler & Fritzler,2010,2011;Agmon-Levin et al,2014)。自身抗体检测的常用方法见表 52-6。

表 52-6 细胞核和细胞内抗原中自身抗体的检测方法

方法	抗原来源	敏感性及应用
免疫荧光显微镜	组织切片;细胞系	敏感测定,经常用于筛选;可以被信息化处理
双向免疫扩散(琼脂)	组织和细胞提取物	需要沉淀反应,特异性高,但不是非常敏感,耗时
对流免疫电泳	组织和细胞提取物	与免疫扩散方法相比,灵敏度较高,且检测速度较快
免疫印迹,Western 印迹	细胞提取物	非常敏感,可检测可溶性和不溶性抗原的抗体;但可能无法检测到构象表位
斑点印迹,线性印迹(条带免疫测定)	纯化的天然或重组抗原	定性测定,敏感性一般
ELISA	纯化的天然或重组抗原	非常敏感,定量,高通量,可以确定抗体类别,成本低
免疫沉淀	放射性标记的天然或重组蛋白	非常敏感;但是自身抗体靶点的识别可能需要辅助确证试验
多重磁珠测定(ALBIA,CIA)	纯化的天然或重组抗原	非常敏感(与 ELISA 相当);快速,昂贵的个体化技术

HEp-2 细胞的间接免疫荧光技术

使用人喉癌细胞的免疫荧光显微术可以灵敏的检测血清抗体,这种抗体可以与各种细胞蛋白和核酸发生特异性反应(图 52-6 至图 52-8)。目前,这项技术在免疫学实验室中是必不可少的,辅助人类对自身免疫疾病的常规诊断。间接免疫荧光(IF)-ANA 的标准化是相当困难的。许多因素都涉及 IF-ANA 测试的性能,包括底物和固定剂的变化、显微光学方法和结果的量化、参考范围的建立、结果的解释、参考血清、ANA 的特异性和亲和力。世界卫生组织的分析标准化委员会(WHO)、国际免疫学会联盟(IUIS)/关节炎基金会(AF)、疾病预防和控制中心(CDC)建议实验室应报告 IF-ANA 1∶40 和 1∶160 稀释倍数的结果,并应根据自己的经验,提供关于这些稀释剂的正常个体百分比的信息(Tan et al,1997)。

阳性的免疫荧光可以将特定的模式与特定患者血清中不同自身抗体的存在相关联。因为在不同的疾病中存在不同的自身抗体模式,正如上面所讨论的,实验室为临床医生提供了缩小诊断追踪的可能性。考虑到这些问题的决策图表见框 52-5。在第 12 届关于自身抗体和自身免疫的国际研讨会上(Sao Paulo,Brazil,2014),关于在抗核抗体检测中发现的 Hep-2 细胞染色模式的命名法已经达成了共识。国际共识倡议的具体目标是促进自身抗体检测命名法的统一和理解以及 ANA 检测的解释指南。表 52-7 和表 52-8 对他们的主要结论做出了总结。图 52-6,图 52-7 和图 52-8 介绍了一些在我们实验室可见的免疫荧光现有模式。全文链接见 http://journal.frontiersin.org/article/10.3389/Fimmu.2015.00412/full。

框 52-5 基于 HEp-2 细胞系的相关疾病的自身抗体图谱

1. 核型

核膜(边缘型)

- 点状有丝分裂阴性→PBC
- 连续有丝分裂阴性→慢性肝病
- 大→SLE 中的 hnRNP
- 同质有丝分裂阳性→SLE,药物诱导的 SLE

斑点型

- 粗糙→SLE MCTD 中的 Sm RNP
- 均质→SLE-SS 中的 SS-A/Ro SS-B/La
- 多形态→SLE 中的 PCNA

不连续型

- 有丝分裂阳性→SCL 中的着丝粒着丝点
- 有丝分裂阴性→PBC 中的 p95(Sp100)

2. 核仁型

- 均质的→SCL 中的 PM-Scl
- 块状的→SCL 中的(核仁)纤维蛋白
- 有斑点的
- 点状有丝分裂→SCL 中的 RNA pol INOR-90
- 均质有丝分裂→SCL 中的 Scl-70

3. 细胞质型

- 高密度均匀斑点→PM/DM 中的 Jo-1 PL-7 PL-12
- 均质→SLE 及青少年 SLE 中的 rRNP
- 纤维状→MCTD PBC CAH 中的肌动蛋白肌球蛋白
- 分段的→MG CD UC 中的 α-肌动蛋白黏着斑蛋白
- 网状→PBC 线粒体
- 极点→SS SLE 病毒感染中的高尔基体
- 纺锤体→SS SLE 中的 NuMA;癌细胞中的中间体 p330d
- 离散斑点→GWB 主体 EEA1CLIP 170

修订自 Krapf et al,1996

CAH,慢性自身免疫性肝炎;CDs,克罗恩病;DM,皮肌炎;MCTD,混合性结缔组织病;NuMA,核有丝分裂象关抗原;PBC,原发性胆汁性肝硬化;PCNA,增殖细胞核抗原;PM,多发性肌炎;RNP,核糖核蛋白;SCL,硬皮病;SLE,系统性红斑狼疮;SS,干燥综合征;UC,溃疡性结肠炎

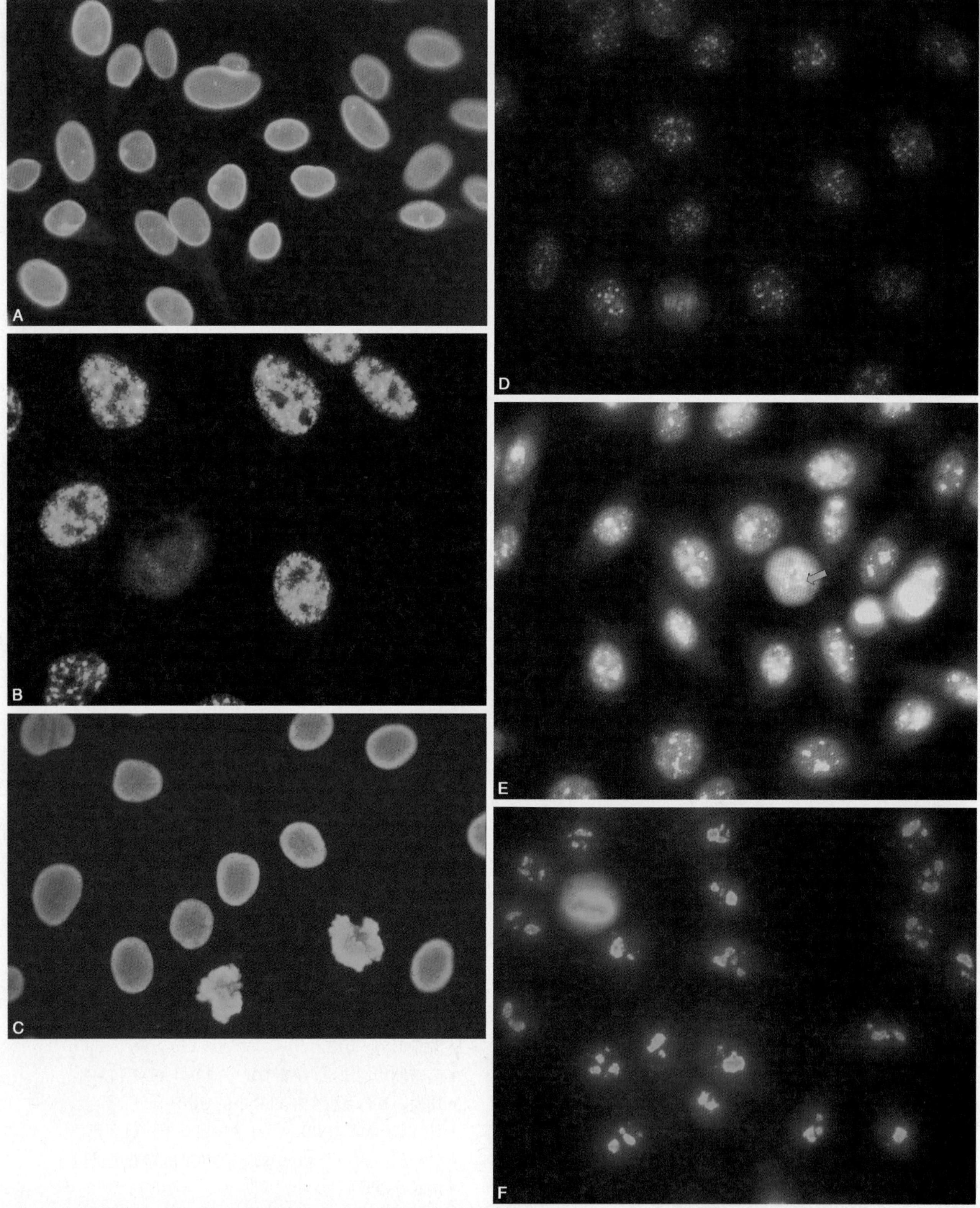

图 52-6 针对 HEp-2 细胞的细胞核及核仁抗原中自身抗体的间接免疫荧光，×400，FITC 染色。A. 对细胞膜上的核纤层蛋白 A、B、C 的自身抗体在 Hep-2 细胞上表现为一个连续的核质环，是均质核模式。当抗体专门针对组蛋白或 dsDNA 时，无上述环存在。以前关于抗 dsDNA 抗体引起的周边模式的报道可能是由于化合物造成。B. 可看到的包浆斑点型是直接针对"可提取核抗原"自身抗体的特点，例如这里展示的是 U1nRNP。核仁和中期细胞是阴性的。C. 显示抗 dsDNA 的自身抗体，在细胞间期以及中期为均质模式。D. 来自抗着丝点抗体的制备，通常在原发性胆汁性肝硬化患者伴有硬皮病（CREST 综合征）中最为典型。在间期细胞核中有明显的斑点，每对染色体中有一个，它们在细胞分裂期间聚集在中期细胞板中。针对 NOR-90 和 RNA 聚合酶 I 的自身抗体在 HEp-2 细胞（E 图）上可诱发相同的模式，在中期细胞的纺锤体上可观察到核仁斑点和斑点。它们也可以通过其他测定法进行区别，如免疫印迹或免疫沉淀。针对核仁纤维蛋白（U3-nRNP）的自身抗体产生所有核仁的聚集染色（F 图）

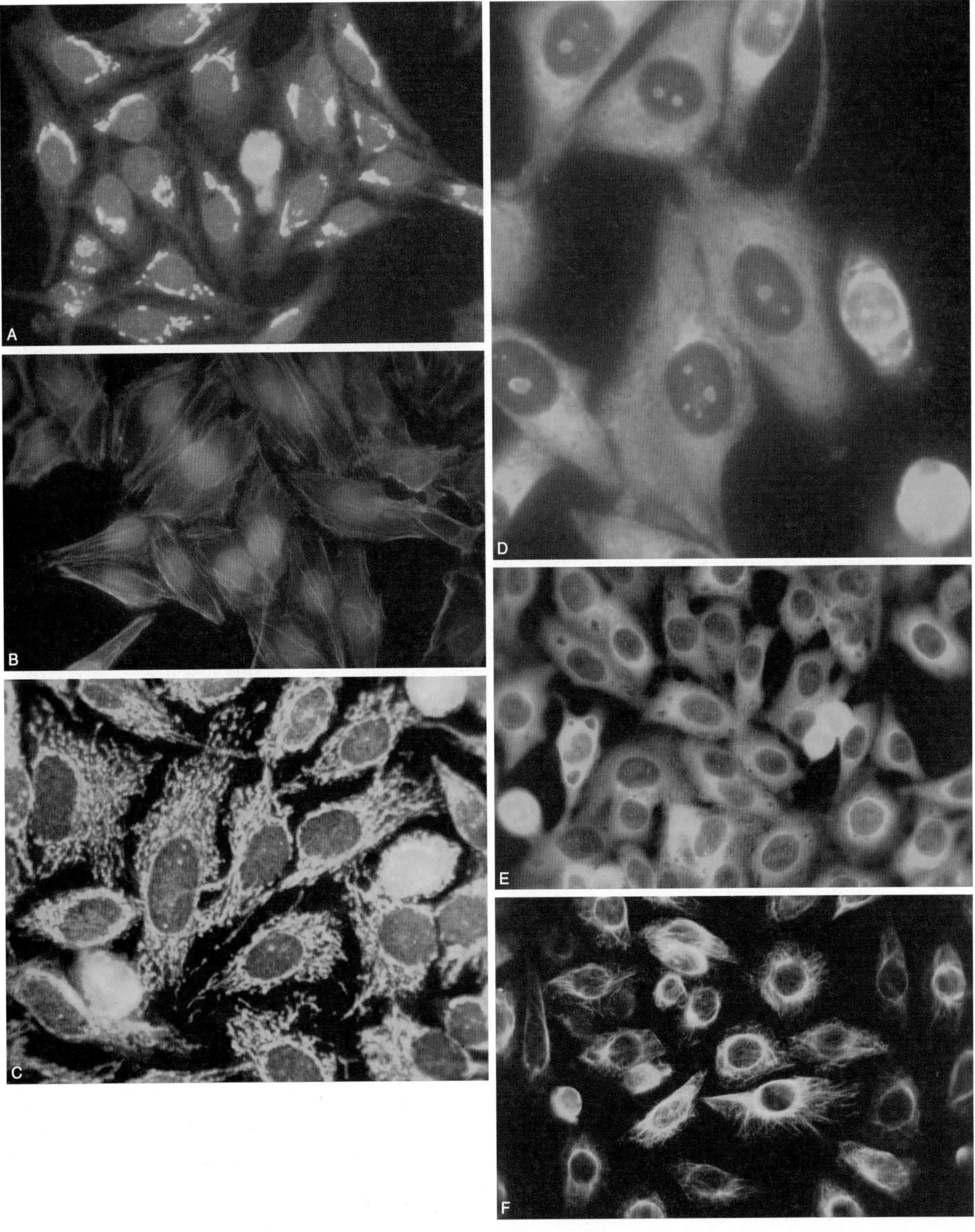

图 52-7 针对不同的 HEp-2 细胞的不同细胞质抗原自身抗体的间接免疫荧光，×400，FITC 染色。A. 可以看到自身抗体对高尔基体细胞器的特征图案，颗粒聚集排列在细胞的一极并且保留细胞核。非肌性肌球蛋白抗体（B 图）使细胞骨架应力纤维显色（DAPI 将细胞核染成蓝色）。这些抗体存在于重症肌无力和慢性肝脏疾病的患者中。抗线粒体自身抗体在整个细胞质（C 图）中显现为粗粒状模式，主要见于原发性胆汁性肝硬化。D. 显示为致密、均匀的颗粒，是由抗 rRNP 抗体获得细胞质模式。他们的靶标为核糖体磷蛋白并且与有中枢神经系统症状的系统性红斑狼疮患者有一定的临床联系。从图中我们可以观察到这种抗体可将核仁染成均质型，虽然弱但并不罕见。E. 显示在多发性肌炎中，针对 PL-7 的自身抗体可将细胞质染成均质型。抗角蛋白抗体将（F 图）细胞骨架张力纤维染成细丝状，是乙醇性肝病的主要特点（69%）。常见于类风湿关节炎（36%~59%），银屑病及健康人

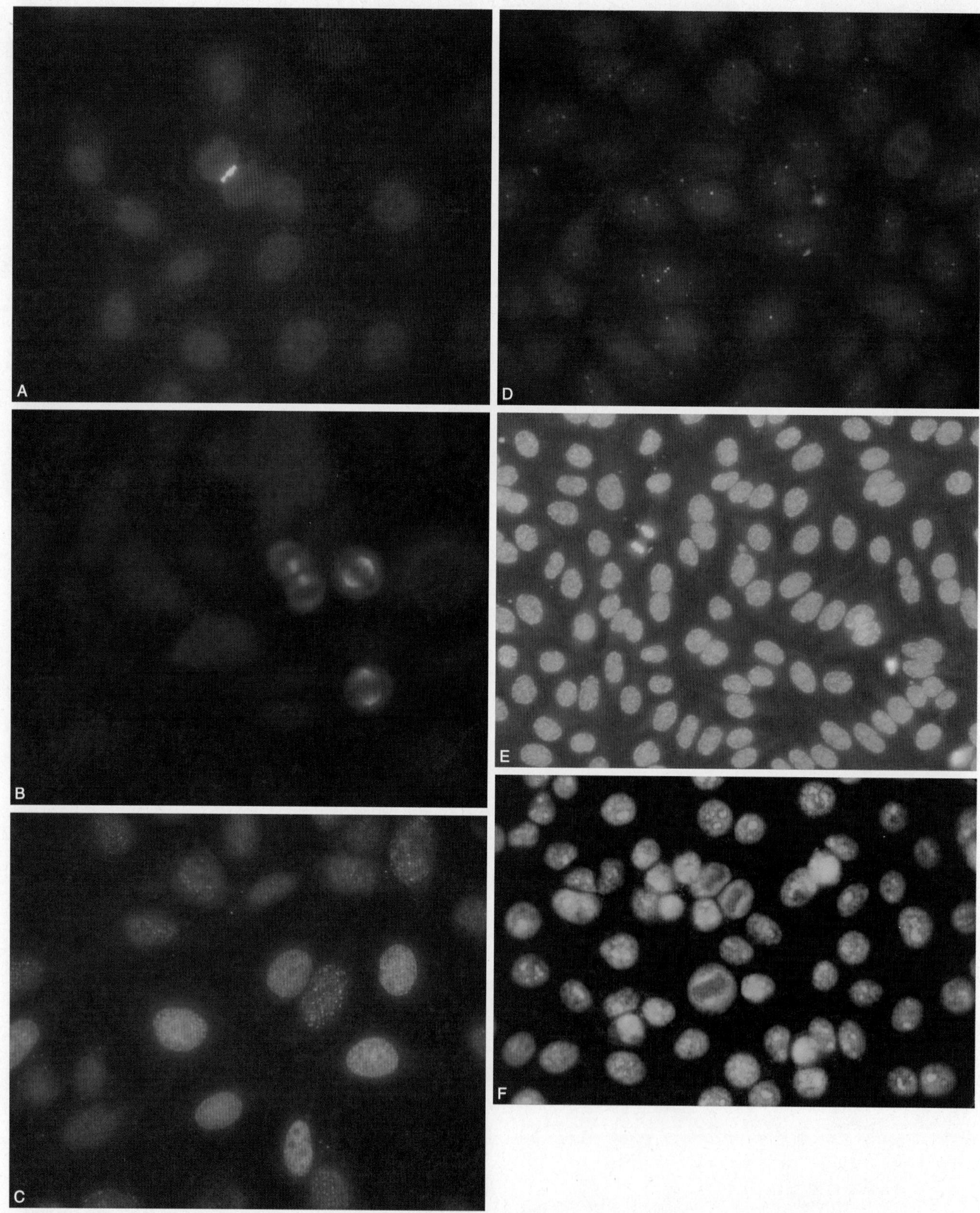

图 52-8 Hep-2 细胞中间接免疫荧光的其他不同模式,×400,FITC 染色。A. 细胞分裂中期末的细胞显示抗原沉淀于中间体上,这一区域又称细胞间桥区。B. 针对有丝分裂(如 NuMA(核有丝分裂相关蛋白))的抗体可在细胞分裂的纺锤体两极修饰。PCNA 自身抗体可产生镶嵌的核质谱法图(C 图),根据细胞分裂的不同阶段(详情见本文)可观察到从同质到明显的斑点的变化。D. 来自抗 p80-coilin 的自身抗体,可以观察到 1~8 个核质点。E. 显示了常规实验室中最常见的模式之一:在间期和有丝分裂细胞中致密的细微斑点核。这是一种非特异性自身抗体,常见于全身结缔组织病,也见于间质性膀胱炎、乳腺癌、过敏反应,甚至健康人。细胞核和核仁染色可见于抗 Ku 自身抗体(F 图)。有丝分裂细胞中的染色体是阴性的(参见本文中临床相关部分)

表 52-7 核型中的同义词及其相关的特异性抗原和疾病

	同义词	相关抗原	相关疾病
均质(AC-1)	散开的	dsDNA,核小体,组蛋白	SLE,药物诱发的狼疮,幼年特发性关节炎
斑点(AC-2,4,5)	颗粒状的	hnRNP, U1RNP, Sm, SS-A/Ro(Ro60), SS-B/La, RNA 聚合酶Ⅲ, Mi-2, Ku	MCTD, SLE, SjS, DM, Scl/PM 重叠
密集的细斑点(AC-2)	无	DFS70/LEDGF	SLE 罕见,SjS,Scl
细斑点(AC-4)	细颗粒	SS-A/Ro(Ro60),SS-B/La,Mi-2,TIF1γ,TIF1β,Ku,RNA 解旋酶 A,复制蛋白 A	SjS,SLE,DM,Scl/PM 重叠
大/粗斑点(AC-5)	剪接体/核基质	hnRNP, U1RNP, Sm, RNA 聚合酶Ⅲ	MCTD,SLE,Scl
离散核点			
着丝粒(AC-3)	着丝点	CENP-A/B(C)	局限性皮肤 Scl,PBC
多核点(AC-6)	6~20 核点,NSpI,PML 体	Sp100,PML 蛋白,MJ/NXP-2	PBC,SARD,PM/DM
少量核点(AC-7)	1~6 个核点,Cajal 体(盘绕体)	p80-coilin,SMN	SjS,SLE,Scl,PM,无症状个体
核仁(AC-8,9,10)			
均质(AC-8)	无	PM/Scl-75, PM/Scl-100, Th/To, B23/核仁磷酸蛋白,核仁素,No55/SC65	Scl,Scl/PM 重叠
块状(AC-9)	无	U3-snoRNP/纤维蛋白	Scl
点状(AC-10)	核仁斑点	RNA 聚合酶Ⅰ,hUBF/NOR-90	Scl,SjS
核膜(AC-11,12)			
光滑核膜(AC-11)	核环,核膜,膜	核纤层蛋白 A,B,C,或核纤层蛋白相关蛋白	SLE,SjS,血清阴性关节炎
点状核膜(AC-12)	核膜孔	核孔复合蛋白(如 gp210)	PBC
多形性(AC-13,14)			
PCNA 样(AC-13)	无	PCNA	SLE,其他条件
CENP-F 样(AC-14)	MSA-3,NSp-Ⅱ	CENP-F	Cancer,其他条件

这些相关疾病主要通过针对靶抗原的具有特定 ANA 模式的自身抗体进行鉴定

From Chan EKL, Damoiseaux J, Carballo OG, et al: Report of the first international consensus on standardized nomenclature of antinuclear antibody HEp-2 cell patterns 2014-2015, Front Immunol 6:412, 2015. © 2015 Chan, Damoiseaux, Carballo, Conrad, de Melo Cruvinel, Francescantonio, Fritzler, Garcia-De La Torre, Herold, Mimori, Satoh, von Mühlen, and Andrade

表 52-8 胞质中的同义词及其相关的特异性抗原和疾病

	同义词	相关抗原	相关疾病
纤维(AC-15,16,17)			
线性/肌动蛋白(AC-15)	肌动蛋白样	肌动蛋白,非肌肉肌球蛋白	MCTD,慢性活动性肝炎,肝硬化,重症肌无力,克罗恩病,PBC,长期血液透析,除 MCTD 罕见于 SARD
丝状/微管(AC-16)	无	波形蛋白,细胞角蛋白	感染性或炎症性病症,长期血液透析,乙醇性肝病,SARD,牛皮癣,健康对照

表 52-8 胞质中的同义词及其相关的特异性抗原和疾病(续)

	同义词	相关抗原	相关疾病
片段(AC-17)	无	α-肌动蛋白,纽蛋白,原肌球蛋白	重症肌无力,克罗恩病,溃疡性结肠炎
斑点(AC-18 至 AC-20)			
离散点(AC-18)	GW 体,加工体,溶酶体*	GW182,Su/Ago2*没有分子证据支持这种模式与溶酶体靶标相关	PBC,SARD,神经和自身免疫状况
致密细斑点(AC-19)	均质	PL-7,PL-12,核糖体 P 蛋白	抗合成酶综合征,PM/DM,SLE,幼年型SLE,神经精神型 SLE
细斑点(AC-20)	斑点	Jo-1/组氨酰-tRNA 合成酶	抗合成酶综合征,PM/DM,局限性 Scl 特发性胸腔积液
网状/AMA(AC-21)	线粒体样	PDC-E2/M2, BCOADC-E2, OG-DC-E2, PDC 的 E1α 亚基, E3BP/蛋白 X	PBC 中常见,其他 SARD 罕见
极性/高尔基体样(AC-22)	无	巨蛋白/巨高尔基蛋白,高尔基体蛋白-95/GM130,高尔基体蛋白-160,高尔基体蛋白-97,高尔基体蛋白-245	SjS 罕见,SLE,RA,MCTD,GPA,特发性小脑共济失调,副肿瘤性小脑变性,病毒感染
杆状和环状(AC-23)	无	IMPDH2,其他	丙型肝炎患者干扰素/利巴韦林治疗后,罕见于 SLE,桥本和健康对照

这些相关疾病主要通过针对靶抗原的具有特定 ANA 模式的自身抗体进行鉴定

* 表示没有分子证据支持这种模式与溶酶体靶标有关

From Chan EKL, Damoiseaux J, Carballo OG, et al: Report of the first international consensus on standardized nomenclature of antinuclear antibody HEp-2 cell patterns 2014-2015, Front Immunol 6:412, 2015. © 2015 Chan, Damoiseaux, Carballo, Conrad, de Melo Cruvinel, Francescantonio, Fritzler, Garcia-De La Torre, Herold, Mimori, Satoh, von Mühlen, and Andrade

计算机辅助抗核抗体间接免疫荧光法

计算机辅助 ANA 模式识别在十几年前就被报道(Perner et al,2002),但是可以实现从 HEp-2 细胞基质中获得的 IIF 模式的鉴定和归档功能的集成硬件和软件平台仅在过去几年才可用(Mahler et al,2014a)。这些自动化系统的特征包括染色 HEp-2 细胞图像的获取、分析和存储,并且可以在本地或远程访问高分辨率显示器上的数字图像。该方法具有传统 IIF 方法的固有缺陷,例如测试血清需要连续稀释、需要配备专门的荧光显微镜暗室、读取和实时 IIF 模式以及技术人员手动记录结果。这些均使传统的 IIF 方法在现代高通量实验室的环境下面临严峻的挑战(Mahlerer et al,2014a;Roggenbucket et al,2014)。新的自动化系统有效地规避了上述缺陷,并创造了更为连续的工作流程,提高了 ANA IIF 测定方法的质量,实用性和标准化的潜力(Mahleret et al,2014c)。

目前大约有一半的自动化 IIF 系统具备各种人性化的功能(Mahleret et al,2014a)。该系统不同于核复染法的使用,用于各系统的 ANA 试剂盒缺乏灵活性(如大多数系统仅限于使用制造商的幻灯片),吞吐率,可识别的模式数量和软件功能(Bonroy et al,2013;Bossuyt et al,2013;Maenhout et al,2014;Mahler et al,2014a;Schouwers et al,2014)。这些自动化系统包括装有自动工作台的显微镜、数码相机、LED 光源、控制运动部件、指导图像采集和存储的软件。所有系统都对分配的检测样品进行荧光强度测量,将测试样品初步分为阳性或阴性,也作染色情况报告。以软件为基础的自动化读片是基于对高分辨率显示器上显示的数字图像进行人为判读,使用户可以确认或修改初步结果。通过提供高质量的数字图像,初步分类和染色模式解释,这些自动化系统支持操作者的决定,并可以提高检测结果和观察结果的一致性。数字图像可以存储后被用于培训,存档,跟踪分析,并且反应性的连续变化可简便地以 X 线片数字图像或者其他图像形式传输或上传到患者的电子病例(EMR)上。目前可用的系统在鉴别阳性和阴性反应以及估计荧光强度方面具有很高的可靠性,但模式识别的准确性和可靠性尚未达到人工判读的准确性水平(Foggia et al,2013;Roggenbuck et al,2013;Schouwers et al,2014)。

因为最终解释来自操作者,所以结果仍具有一定的主观性。此外,Hep-2 细胞基质的特点、结合物和检测血清的复杂性也影响一些 ANA 模式的表现。同时,不同系统的自动模式识别在一定程度上是基于不同的软件程序算法。尽管如此,ANA HEp-2 分析的自动化系统仍然是减少变异性并增加 ANA 解释一致性的重要进步。

酶联免疫吸附试验

随着标准纯化和重组抗原的应用,越来越多的酶联免疫分析技术被开发出来(Saitta & Keene,1992)。现已证明许多酶联免疫测定比免疫扩散方法更为敏感。因此,基于酶联免疫测定的高灵敏度,需要仔细确定正常患者的参考范围和适当的临界值。与免疫扩散方法相比,ELISA 法具有更高的灵敏度但其特异性较低(Nakamura & Tan,1992)。此外,ELISA 法在 SLE 以外的风湿性疾病患者的低滴度血清中仍能检测出阳性结果。敏感性的增加和特异性的降低可能会导致检测结果的假阳性。此外,主要使用免疫双向扩散技术确定临床相关的不同自身抗体。

在早期研究中使用 ELISA 法发现,许多假阳性反应都是由于操作过程中阻断剂较差引起的。此外,还与使用了不纯的抗原制剂有关。随着技术的改进和抗原的纯化,临床实验室使用 ELISA 的比例在 1989 年至 1992 年这 4 年期间从 25%增加到 47%。Homburger 等报道了商品化 ELISA 试剂盒和 IF-ANA 试剂盒用于 HEp-2 细胞的方法的比较,证实两种方法在检测全身性风湿性疾病患者临床相关的 ANA 上效果相当(Homburger et al,1998)。然而,Emlen 和 O'Neill 得到的是相反结论,他们测试了 6 种 ELISA 商品试剂盒发现,免疫荧光和 ELISA 法检测 ANA 存在着显著差异(Emlen & O'Neill,1997)。一批 ANA 标准化委员会的国际科学家研究了多种 ELISA 商品试剂盒的效能,发现没有一家制造商的产品在总体敏感性、特异性和精密度方面都显著优于其他制造商家的产品。在这一领域,用于检测 dsDNA 抗体和 Sm 抗原的试剂盒仍需要改进(Tan et al,1999)。选择 ELISA 试剂和商品试剂盒时应特别注意,可靠的商品试剂质量控制数据来源于美国免疫病理协会学家的定期审查。

用于筛选的 ELISA 商品化试剂盒声称可以在一次测定中同时检测多种自身抗体,但目前的技术仍未能做到将所有的细胞抗原很好的集合在一个 ELISA 反应孔中。这些方法对于抗核抗体的筛选不是 100%敏感的,因为它们不能检测到某些自身抗体,如抗核仁特异性物质、PCNA 或不同类型的 NuMA。目前,这些试剂盒的检测报告结果应正确地指明哪些类型的自身抗体可以检测,以免导致该样品中所有的细胞核抗体检测均为阴性。在这种情况下,每种 ELISA 商品试剂盒都应该验证它可以检测到的特异性抗体(vonMühlen & Nakamura,2002)。

免疫印迹法

免疫印迹非常敏感,是一种可以反映许多自身抗体特异性特点的重要方法。一个重要的优点是它可以通过粗提细胞抗原制剂来鉴定特异性抗体(图 52-9)。欧洲共识研究通过免疫印迹试验观察到以下内容(Nakamura et al,1994):

1. 抗原制备在免疫印迹法中非常重要。
2. 可以检测 nRNP,Sm 和 Scl-70 的抗体。这一方法很敏感,有助于检测同一标本中多种特异性抗体。
3. 该方法需要仔细区分条带分子量。例如,组蛋白条带可以与着丝粒抗原(CENP-A,19kDa)混淆,并且 Scl-70(拓扑异构酶 I)可以与其他 100kDa 条带混淆。
4. 蛋白质降解可以发生在用于免疫印迹的抗原细胞提取过程中,特别是 Scl-70 和着丝粒抗原。
5. 可以通过抗 D 条带来区别抗 Sm(D 抗原是所有主要 nRNP 颗粒中含有的 16kDa 蛋白)。

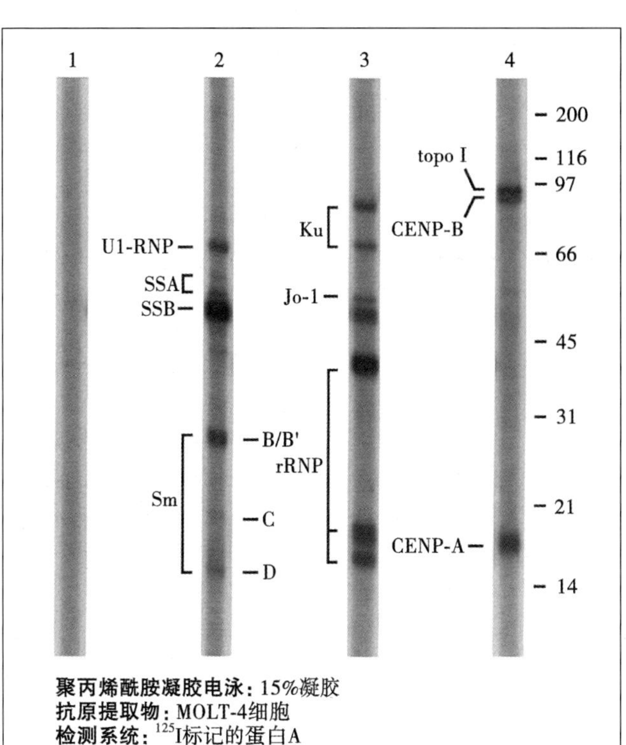

图 52-9 风湿性疾病常见自身抗体的免疫印迹分析。在泳道 1 中,硝酸纤维素膜上为正常人血清(阴性对照),如预期的那样没有观察到反应条带。接下来的 3 个泳道显示混有已知特异性抗原的阳性对照血清的不同条带。泳道 2 显示了核糖核蛋白(RNP)SSA(52 和 60kDa),SSB(48kDa),Sm(B/B',28kDa 和 D,14kDa)以及 U1nRNP(70kDa 蛋白和约 19kDa 的微弱条带,C 抗原)的反应条带。本实验中没有观察到也可被 U1nRNP 抗体特异性识别的分子量为 32kDa 的 A 蛋白。泳道 3 显示的是使用针对 Jo-1(52kDa),Ku(70 和 80kDa 周围的 2 条条带)和核糖体 RNP(15、18 和 37kDa)的人类原型抗血清获得的条带。52kDa 以上的抗原条带未被鉴定出。泳道 4 展示的是硬皮病患者血清中最常见的条带,例如抗 DNA 拓扑异构酶 I(Scl-70,95kDa)和抗着丝点抗体(16kDa,CENP-A 和 80kDa,CENP-B)。宽范围分子量标准的千道尔顿位置见左侧(From von Mühlen CA,Tan EM:Autoantibody specificities in autoimmune rheumatic diseases,Rev Br Reumatol 34:173-194,1994)

6. 抗 SS-B/La 容易通过免疫印迹检测到。抗 SS-A/Ro 用免疫印迹法难以检测到并且敏感性不高,因为 SS-A/Ro60 不具有可被大多数自身抗体识别的结构。

条带免疫测定法

条带免疫测定(LIA)通常被认为是第二代斑点印迹实验(Mahler et al,2014a)。LIA 已有各种商品化产品,并且常被作为 IIF 或其他筛选性质的免疫法检测自身抗体的确认实验(Pottel et al,2004;Damoiseaux et al,2005)。然而,在一些实验室中,LIA 也被用于系统性红斑狼疮(SLE),系统性硬化症

(Scl),特发性炎症性肌病(IIM),类风湿关节炎(RA),副肿瘤性疾病与自身免疫性肝病中疾病特异性自身抗体的初步检测(Lopez-Longo et al, 2003; Lee et al, 2012; Mahler et al, 2014a; Yang et al,2014)。近期,LIA在自动化处理方面的进展使其对大容量和高通量的实验室更具吸引力(Lopez-Longo et al, 2003)。与其他免疫测定方法一样,LIA具有一些缺点,包括对某些自身抗体的敏感性和特异性方面具有一定的局限性(Almeida Gonzalez et al,2010;Lee et al,2012)。也有一些文献总结了条带免疫测定的抗原组成和其他特征(Mahler et al, 2014a)。

基于磁珠的多重免疫测定

基于Luminex技术的多重免疫测定法(奥斯汀,得克萨斯州)采用纯化的自身抗原分别共价偶联到不同的激光反应的激光珠(简称ALBIA)(Fritzler,2006)。所谓的多重荧光磁珠免疫测定法是使用光谱地址,允许同时测定几种自身抗体。这些均只需一次孵育,且不需要洗涤步骤。我们发现多重测定方法的结果与已建立的ELISA的结果相比较毫不逊色(Martins et al,2004)。对于评估五种细胞核抗原的一致性、敏感性和特异性分别如下:SSA,99.1%,100%和98.8%;SSB,98.6%,88.9%和99.5%;Sm,97.6%,95.8%和97.9%;RNP,97.2%,92.7%,98.8%;Scl-70,93.6%,50%和99%。多重磁珠免疫测定似乎是人类血清中常见抗体检测和半定量测定的较灵敏和特异的方法。临床上重要的自身抗体,如狼疮或系统性血管炎的抗体,可以在一次检测中快速检测出。但这并不意味着基于流式细胞术的测定方法可以替代用HEp-2细胞免疫荧光筛查自身抗体的方法,因为现有的磁珠技术在鉴定临床样品重要自身抗体时仍存在明显的局限性(Kroshinsky et al,2009)。美国风湿病学会最近的一份意见书阐明了检测自身抗体的最新进展,各方面的详尽内容见Meroni和Schur(2010)的文章。

现在,已有几种ALBIA商品化试剂盒可用于检测针对各种自身抗原的自身抗体(Mahler et al,2014a)。与LIA类似,这些基于磁珠的检测方法在抗原数量和抗原组成方面因生产厂家不同而存在着明显的差异。虽然第一代ALBIA可由非特异性结合磁珠造成多反应性,但新的ALBIA在多反应性方面有着显著降低,具有更高的特异性(Fritzler et al,2006)。在一项研究中,当使用ALBIA检测ANA时,7.4%的健康人群呈阳性,大部分显示斑点或核仁染色(Avaniss-Aghajani et al,2007)。另一份使用ALBIA的报告表明,ANA的阳性率与ANA IIF检测法的预期值相当,而IIF与ALBIA呈中度一致(Nifli et al,2006)。大多数ANA IIF阳性,多重ANA阴性的血清通过ANA ELISA法用核提取物提取测定结果也为阳性(Nifli et al,2006)。

由于使用ALBIA的经验不如ELISA,已有证据表明这一检测方法存在一些缺点(Shovman et al,2005a;Fritzler & Fritzler, 2009;Hanly et al,2010),特别是在对一些具体分析结果比较时,如抗ds-DNA。尽管如此,ALBIA与几种免疫测定平台仍具有较好的一致性(Shovman et al,2005b;Avaniss-Aghajani et al, 2007;Caramaschi et al,2007;Bardin et al,2009;Albon et al, 2011)。现普遍共识是,由于各种商品化诊断试剂盒的灵敏度差异很大,应向临床医生提供适用于该检测方法的参考范围(Meroni & Schur,2010;https://www.rheumatology.org/Practice/Clinical/Position/Position_Statements/)。此外,由于使用自动化免疫测定系统来提供定量结果的实验室越来越多,实验室应遵循使用化学仪器的标准,包括显示测量范围和定期校准。采用多重测定方法(如ALBIA)的临床实验室必须建立针对每个分析物的参考范围和临界值,并且必须谨慎的评估其敏感性和特异性,因为实验室检查结果可能会给临床医生的结果解释带来困扰。最近有文章针对主要的自身抗原组成,进而对ALBIA商品化试剂盒进行了回顾性总结(Mahler et al,2014a)。

其他免疫技术

双向免疫扩散分析已用来确定几种ANA的特异性。双向免疫扩散检测的特异性通常依赖于该方法中使用的其他对照血清的质量以及预抗原制剂的性质。免疫扩散试验并不十分敏感,但阳性试验具有高度的特异性。免疫扩散商品化试剂盒可用于检测RNP、Sm、SS-A/Ro、SS-B/La和Scl-70以及其他较少见的标记物抗体。

现已开发许多用于ANA检测的新的技术方法,包括全自动ANA筛选试验(见前文)。这些ANA筛选试验已发展为全自动封闭系统(Gonzalez et al,2005;Parker & Bunn, 2011)或CIA BIO-FLASH系统(Bentow et al,2013)。这一筛选试验已经在几项研究中进行了评估(Parker & Bunn, 2011;Op De Beeck et al,2012)。结果显示虽然在抗纤维蛋白和抗RNA Pol Ⅲ抗体的敏感性方面存在着一定的局限性,但在抗核糖体P、抗PM/Scl、抗Mi-2和抗PCNA抗体上取得满意的结果(Parker & Bunn,2011)。用于ANA筛选而研发的定量测定ANA的其他免疫测定方法是较新的方法技术,包括使用近红外成像技术(Peterson et al,2009),以磁珠为基础的荧光编码固定磁珠的ELISA系统(Grossmann et al,2011),纳米条形码(Smith et al,2005)以及固相表面上的自身抗原和病毒蛋白阵列(Robinson et al,2002;Utz, 2004)。另一种方法由于其复杂性并未得到广泛的应用,该技术需要从细胞提取物免疫沉淀核糖核蛋白大分子复合物中,提取RNA,然后从RNA逆转录成相应的cDNA,最后需要使用自定义引物通过定量PCR的方法检测目的RNA片段(如U3RNA,Th/To RNA)(Ceribelli et al,2012b)。一项包含22例抗Th/To,12例抗U3RNP,88例对照的研究表明,这种定量PCR检测方法与IP有近乎完美的相关性(Ceribelli et al,2012b)。

最后,基于细胞的抗SS-A/Ro60自身抗体的检测方法(CBA)(Keech et al,1994;Fritzler et al,2002)近来被越来越多地用于检测其他自身抗体,特别是那些在细胞表面表达构象表位的抗体或需要相关配体参与自身抗体结合的抗体(Behnert et al,2013;Radzimski et al,2013)。CBA是使用选定细胞系,并用编码目的自身抗原的cDNA转染它们,当所需的自身抗原靶标过表达时,细胞被固定并用于常规IIF检测。用其他不相关靶标转染的对照细胞可以帮助确定阳性结果,这是自身免疫血清的一个重要特点,即在自身免疫血清中可能存在多种细胞靶标的反应性。

(潘世扬 译 张展 校)

推荐阅读

Burlingame RW：Recent advances in understanding the clinical utility and underlying cause of antinucleosome（antichromatin）autoantibodies，Clin Appl Immunol Rev 4：351，2004.

文章描述了所有能证明抗染色质抗体是狼疮疾病的标志物的重要数据。

Sebbag M，Chapuy-Regaud S，Auger I，et al：Clinical and pathophysiological significance of the autoimmune response to citrullinated proteins in rheumatoid arthritis，Joint Bone Spine 71：493，2004.

文章详细描述了见于类风湿关节炎的一类重要的自身抗体的特异性。

Sherer Y，Gorstein A，Fritzler MJ，et al：Autoantibody explosion in systemic lupus erythematosus：more than 100 different antibodies found in SLE patients，Semin Arthritis Rheum 34：501，2004.

文章完整描述了系统性红斑狼疮中自身抗体的发生率和特异性，包括靶向细胞质磷脂和细胞膜以及其他抗原的抗体。

Tan EM：Antinuclear antibodies：diagnostic markers for autoimmune diseases and probes for cell biology，Adv Immunol 44：93，1989.

这是一篇关于自身抗体的经典综述文章，描述了自身抗体的临床关联和自身抗原的分子性质，该作者在风湿病学中发现了许多最重要的自身抗体标志物。

Tan EM，Smolen JS，McDougal JS，et al：A critical evaluation of enzyme immunoassays for detection of antinuclear antibodies of defined specificities. I. Precision sensitivity and specificity，Arthritis Rheum 42：455，1999.

本文首次尝试阐明实验室标准化，文章提供了许多研究人员、技术人员以及临床医师提供的有用的建议，可以帮助读者理解 ELISA 的结果。

von Mühlen CA，Tan EM：Autoantibodies in the diagnosis of systemic rheumatic diseases，Semin Arthritis Rheum 24：323，1995.

文章对系统性风湿性疾病中主要的自身抗体做了非常详尽的描述，包括自身抗原的临床相关数据以及分子生物学数据。

Vossenaar ER，van Venrooij WJ：Anti-CCP antibodies a highly specific marker for（early）rheumatoid arthritis，Clin Appl Immunol Rev 4：239，2004.

文章描述了抗 CCP 抗体的历史和临床探讨，提供了一些证据表明该自身抗体在类风湿关节炎中可能的病因学作用。

参考文献

Abeles AM, Abeles M: The clinical utility of a positive antinuclear antibody test result, *Am J Med* 126(4):342–348, 2013.

Aggarwal R, Cassidy E, Fertig N, et al: Patients with non-Jo-1 anti-tRNA-synthetase autoantibodies have worse survival than Jo-1 positive patients, *Ann Rheum Dis* 73(1):227–232, 2014.

Aggarwal R, Lucas M, Fertig N, et al: Anti-U3 RNP autoantibodies in systemic sclerosis, *Arthritis Rheum* 60(4):1112–1118, 2009.

Agmon-Levin N, Damoiseaux J, Kallenberg C, et al: International recommendations for the assessment of autoantibodies to cellular antigens referred to as anti-nuclear antibodies, *Ann Rheum Dis* 73(1):17–23, 2014.

Agmon-Levin N, Mosca M, Petri M, et al: Systemic lupus erythematosus one disease or many?, *Autoimmun Rev* 11(8):593–595, 2012.

Aho K, Palusuo T, Kurki P: Marker antibodies of rheumatoid arthritis: Diagnostic and pathogenetic implications, *Semin Arthritis Rheum* 23(6):379–387, 1994.

Ajeganova S, Huizinga TW: Rheumatoid arthritis: Seronegative and seropositive RA—Alike but different?, *Nat Rev Rheumatol* 11(1):8–9, 2015.

Alarcón-Segovia D, Delezé M, Oria CV, et al: Antiphospholipid antibodies and the antiphospholipid syndrome in systemic lupus erythematosus: A prospective analysis of 500 consecutive patients, *Medicine* 68:353–365, 1989.

Alarcón-Segovia D, Peréz-Vazquez ME, Villa AR, et al: Preliminary classification criteria for the antiphospholipid syndrome within systemic lupus erythematosus, *Semin Arthritis Rheum* 21(5):275–286, 1992.

Al-Attia HM, Ahmed YHA: Mucocutaneous disease in Arabs with systemic lupus erythematosus: Clinical expression and relevance to autoantibodies, *Lupus* 7(8):535–539, 1998.

Albayda J, Mammen AL: Is statin-induced myositis part of the polymyositis disease spectrum?, *Curr Rheumatol Rep* 16(8):433, 2014.

Albon S, Bunn C, Swana G, et al: Performance of a multiplex assay compared to enzyme and precipitation methods for anti-ENA testing in systemic lupus and systemic sclerosis, *J Immunol Methods* 365(1–2):126–131, 2011.

Aletaha D, Neogi T, Silman AJ, et al: 2010 rheumatoid arthritis classification criteria: An American College of Rheumatology/European League Against Rheumatism collaborative initiative, *Arthritis Rheum* 62(9):2569–2581, 2010.

Alexiou I, Germenis A, Koutroumpas A, et al: Anti-cyclic citrullinated peptide-2 (CCP2) autoantibodies and extra-articular manifestations in Greek patients with rheumatoid arthritis, *Clin Rheumatol* 27(4):511–513, 2008.

Allanore Y, Sellam J, Batteux F, et al: Induction of autoantibodies in refractory rheumatoid arthritis treated by infliximab, *Clin Exp Rheumatol* 22(6):756–758, 2004.

Almeida Gonzalez D, Cabrera de Leon A, Rodriguez Perez Mdel C, et al: Efficiency of different strategies to detect autoantibodies to extractable nuclear antigens, *J Immunol Methods* 360(1–2):89–95, 2010.

Alspaugh MA, Tan EM: Antibodies to cellular antigens in Sjögren's syndrome, *J Clin Invest* 55:1067–1073, 1975.

American College of Rheumatology Ad Hoc Committee on Systemic Lupus Erythematosus: Guidelines for referral and management of systemic lupus erythematosus in adults, *Arthritis Rheum* 42(9):1785–1796, 1999.

Andreoli L, Fredi M, Nalli C, et al: Clinical significance of IgA anti-cardiolipin and IgA anti-beta2glycoprotein I antibodies, *Curr Rheumatol Rep* 15(7):343, 2013.

Arnett FC, Fritzler MJ, Ahn C, et al: Urinary mercury levels in patients with autoantibodies to U3-RNP (fibrillarin), *J Rheumatol* 27(2):405–410, 2000.

Arnett FC, Shulman LE: Studies in familial systemic lupus erythematosus, *Medicine (Baltimore)* 55(4):313–322, 1976.

Avaniss-Aghajani E, Berzon S, Sarkissian A: Clinical value of multiplexed bead-based immunoassays for detection of autoantibodies to nuclear antigens, *Clin Vaccine Immunol* 14(5):505–509, 2007.

Bacman S, Sterin-Borda L, Camusso JJ, et al: Circulating antibodies against rat parotid gland M3 muscarinic receptors in primary Sjogren's syndrome, *Clin Exp Immunol* 104(3):454–459, 1996.

Barada FA Jr, Andrews BS, Davis JST, et al: Antibodies to Sm in patients with systemic lupus erythematosus: Correlation of Sm antibody titers with disease activity and other laboratory parameters, *Arthritis Rheum* 24(10):1236–1244, 1981.

Bardin N, Desplat-Jego S, Daniel L, et al: BioPlex 2200 multiplexed system: simultaneous detection of anti-dsDNA and anti-chromatin antibodies in patients with systemic lupus erythematosus, *Autoimmunity* 42(1):63–68, 2009.

Behnert A, Fritzler MJ, Teng B, et al: An anti-phospholipase A2 receptor quantitative immunoassay and epitope analysis in membranous nephropathy reveals different antigenic domains of the receptor, *PLoS ONE* 8(4):e61669, 2013.

Bentow C, Swart A, Wu J, et al: Clinical performance evaluation of a novel rapid response chemiluminescent immunoassay for the detection of autoantibodies to extractable nuclear antigens, *Clin Chim Acta* 424:141–147, 2013.

Bernatsky S, Joseph L, Pineau CA, et al: Estimating the prevalence of polymyositis and dermatomyositis from administrative data: Age, sex and regional differences, *Ann Rheum Dis* 68(7):1192–1196, 2009.

Bernstein RM, Steigerwald JC, Tan EM: Association of antinuclear and antinucleolar antibodies in progressive systemic sclerosis, *Clin Exp Immunol* 48(1):43–51, 1982.

Betteridge Z, Gunawardena H, North J, et al: Identification of a novel autoantibody directed against small ubiquitin-like modifier activating enzyme in dermatomyositis, *Arthritis Rheum* 56(9):3132–3137, 2007.

Betteridge ZE, Gunawardena H, McHugh NJ: Novel autoantibodies and clinical phenotypes in adult and juvenile myositis, *Arthritis Res Ther* 13(2):209, 2011.

Bharadwaj A, Aggarawal A, Misra R: Clinical relevance of IgA rheumatoid factor（RF）in children with juvenile rheumatoid arthritis, *Rheumatol Int* 19(1/2):47–49, 1999.

Binder A, Ellis S: When to order an antinuclear antibody test, *BMJ* 347:f5060, 2013.

Bizzaro N, Wiik A: Appropriateness in anti-nuclear antibody testing: From clinical request to strategic laboratory practice, *Clin Exp Rheumatol* 22(3):349–355, 2004.

Bobbio-Pallavicini F, Alpini C, Caporali R, et al: Autoantibody profile in rheumatoid arthritis during long-term infliximab treatment, *Arthritis Res Ther* 6(3):R264–R272, 2004.

Bohan A, Peter JB: Polymyositis and dermatomyositis (first of two parts), *New Engl J Med* 292:344–347, 1975a.

Bohan A, Peter JB: Polymyositis and dermatomyositis (second of two parts), *New Engl J Med* 292:403–407, 1975b.

Bombardieri M, Alessandri C, Labbadia G, et al: Role of anti-cyclic citrullinated peptide antibodies in discriminating patients with rheumatoid arthritis from patients with chronic hepatitis C infection-associated polyarticular involvement, *Arthritis Res Ther* 6(2):R137–R141, 2004.

Bonfa E, Golombek SJ, Kaufman LD, et al: Association between lupus psychosis and anti-ribosomal P protein antibodies, *N Engl J Med* 317:265–271, 1987.

Bonroy C, Van Praet J, Smith V, et al: Optimization and diagnostic performance of a single multiparameter lineblot in the serological workup of systemic sclerosis, *J Immunol Methods* 379(1–2):53–60, 2012.

Bonroy C, Verfaillie C, Smith V, et al: Automated indirect immunofluorescence antinuclear antibody analysis is a standardized alternative for visual microscope interpretation, *Clin Chem Lab Med* 51(9):1771–1779, 2013.

Bos WH, van de Stadt LA, Sohrabian A, et al: Development of anti-citrullinated protein antibody and rheumatoid factor isotypes prior to the onset of rheumatoid arthritis, *Arthritis Res Ther* 16(2):405, 2014.

Bossuyt X, Cooreman S, De Baere H, et al: Detection of antinuclear antibodies by automated indirect immunofluorescence analysis, *Clin Chim Acta* 415:

101–106, 2013.
Bossuyt X, Louche C, Wiik A: Standardisation in clinical laboratory medicine: An ethical reflection, *Ann Rheum Dis* 67(8):1061–1063, 2008.
Brouwer R, Vree Egberts WT, Hengstman GJ, et al: Autoantibodies directed to novel components of the PM/Scl complex, the human exosome, *Arthritis Res* 4(2):134–138, 2002.
Burford B, Gentry-Maharaj A, Graham R, et al: Autoantibodies to MUC1 glycopeptides cannot be used as a screening assay for early detection of breast, ovarian, lung or pancreatic cancer, *Br J Cancer* 108(10):2045–2055, 2013.
Burlingame RW, Rubin RL: Drug-induced anti-histone autoantibodies display two patterns of reactivity with substructures of chromatin, *J Clin Invest* 88(2):680–690, 1991.
Burlingame RW, Rubin RL: Autoantibody to the nucleosome subunit (H2A-H2B)-DNA is an early and ubiquitous feature of lupus-like conditions, *Mol Biol Rep* 23(3–4):159–166, 1996.
Bylund DJ, Nakamura RM: Importance of detection of SS-A/Ro autoantibody in screening immunofluorescence tests for autoantibodies to nuclear antigens, *J Clin Lab Anal* 5(3):212–218, 1991.
Canoso JJ, Cohen AS: A review of the use, evaluations, and criticisms of the preliminary criteria for the classification of systemic lupus erythematosus, *Arthritis Rheum* 22(8):917–921, 1979.
Cao H, Pan M, Kang Y, et al: Clinical manifestations of dermatomyositis and clinically amyopathic dermatomyositis patients with positive expression of anti-melanoma differentiation-associated gene 5 antibody, *Arthritis Care Res (Hoboken)* 64(10):1602–1610, 2012.
Caramaschi P, Ruzzenente O, Pieropan S, et al: Determination of ANA specificity using multiplexed fluorescent microsphere immunoassay in patients with ANA positivity at high titres after infliximab treatment: preliminary results, *Rheumatol Int* 27(7):649–654, 2007.
Cavill D, Waterman SA, Gordon TP: Failure to detect antibodies to extracellular loop peptides of the muscarinic M3 receptor in primary Sjogren's syndrome, *J Rheumatol* 29(6):1342–1344, 2002.
Cavill D, Waterman SA, Gordon TP: Antibodies raised against the second extracellular loop of the human muscarinic M3 receptor mimic functional autoantibodies in Sjogren's syndrome, *Scand J Immunol* 59(3):261–266, 2004.
Ceribelli A, Cavazzana I, Franceschini F, et al: Anti-Th/To are common antinucleolar autoantibodies in Italian patients with scleroderma, *J Rheumatol* 37(10):2071–2075, 2010.
Ceribelli A, Fredi M, Taraborelli M, et al: Anti-MJ/NXP-2 autoantibody specificity in a cohort of adult Italian patients with polymyositis/dermatomyositis, *Arthritis Res Ther* 14(2):R97, 2012a.
Ceribelli A, Satoh M, Chan EK: A new immunoprecipitation-real time quantitative PCR assay for anti-Th/To and anti-U3RNP antibody detection in systemic sclerosis, *Arthritis Res Ther* 14(3):R128, 2012b.
Cervera R, Doria A, Amoura Z, et al: Patterns of systemic lupus erythematosus expression in Europe, *Autoimmun Rev* 13(6):621–629, 2014.
Cha S, Singson E, Cornelius J, et al: Muscarinic acetylcholine type-3 receptor desensitization due to chronic exposure to Sjogren's syndrome-associated autoantibodies, *J Rheumatol* 33(2):296–306, 2006.
Chan EK, Andrade LE: Antinuclear antibodies in Sjogren's syndrome, *Rheum Dis Clin North Am* 18(3):551–570, 1992.
Chan EK, Tan EM: Epitopic targets for autoantibodies in systemic lupus erythematosus and Sjogren's syndrome, *Curr Opin Rheumatol* 1(3):376–381, 1989.
Chan EKL, Buyon JP: The SS-A/Ro antigen. In Maini R, van Venrooij WJ, editors: *Manual of biological markers of disease*, Dordrecht, Netherlands, 1994, Kluwer Academic Publishers, pp 1–18.
Chan EKL, Imai H, Hamel JC, et al: Human autoantibody to RNA polymerase I transcription factor hUBF: Molecular identity of nucleolus organizer region autoantigen NOR-90 and ribosomal RNA transcription upstream binding factor, *J Exp Med* 174:1239–1244, 1991.
Chen Q, Li X, He W, et al: The epitope study of alpha-fodrin autoantibody in primary Sjogren's syndrome, *Clin Exp Immunol* 149(3):497–503, 2007.
Chinoy H, Fertig N, Oddis CV, et al: The diagnostic utility of myositis autoantibody testing for predicting the risk of cancer-associated myositis, *Ann Rheum Dis* 66(10):1345–1349, 2007.
Choi J, Kim ST, Craft J: The pathogenesis of systemic lupus erythematosus—an update, *Curr Opin Immunol* 24(6):651–657, 2012.
Clark G, Reichlin M, Tomasi TB: Characterization of a soluble cytoplasmic antigen reactive with sera from patients with systemic lupus erythematosus, *J Immunol* 102:117–122, 1969.
Cohen AS, Canoso JJ: Criteria for the classification of systemic lupus erythematosus—Status 1972, *Arthritis Rheum* 15(5):540–543, 1972.
Cohen D, Berger SP, Steup-Beekman GM, et al: Diagnosis and management of the antiphospholipid syndrome, *BMJ* 340:c2541, 2010.
Cousins L, Pericleous C, Khamashta M, et al: Antibodies to domain I of beta-2-glycoprotein I and IgA antiphospholipid antibodies in patients with 'seronegative' antiphospholipid syndrome, *Ann Rheum Dis* 74(1):317–319, 2015.
Cruellas MG, Viana Vdos S, Levy-Neto M, et al: Myositis-specific and myositis-associated autoantibody profiles and their clinical associations in a large series of patients with polymyositis and dermatomyositis, *Clinics (Sao Paulo)* 68(7):909–914, 2013.
Dagher JH, Scheer U, Voit R, et al: Autoantibodies to NOR 90/hUBF: Long-term clinical and serological follow-up in a patient with limited systemic sclerosis suggests an antigen driven immune response, *J Rheumatol* 29(7):1543–1547, 2002.
Damoiseaux J, Boesten K, Giesen J, et al: Evaluation of a novel line-blot immunoassay for the detection of antibodies to extractable nuclear antigens, *Ann N Y Acad Sci* 1050:340–347, 2005.
D'Aoust J, Hudson M, Tatibouet S, et al: Clinical and serologic correlates of anti-PM/Scl antibodies in systemic sclerosis: A multicenter study of 763 patients, *Arthritis Rheumatol* 66(6):1608–1615, 2014.
Dawson L, Tobin A, Smith P, et al: Antimuscarinic antibodies in Sjogren's syndrome: Where are we, and where are we going?, *Arthritis Rheum* 52(10):2984–2995, 2005.
Denton CP, Krieg T, Guillevin L, et al: Demographic, clinical and antibody characteristics of patients with digital ulcers in systemic sclerosis: Data from the DUO Registry, *Ann Rheum Dis* 71(5):718–721, 2012.
Deshmukh US, Gaskin F, Lewis JE, et al: Mechanisms of autoantibody diversification to SLE-related autoantigens, *Ann N Y Acad Sci* 987:91–98, 2003.
Despierres L, Beziane A, Kaplanski G, et al: Contribution of anti-beta2glycoprotein I IgA antibodies to the diagnosis of anti-phospholipid syndrome: Potential interest of target domains to discriminate thrombotic and non-thrombotic patients, *Rheumatology (Oxford)* 53(7):1215–1218, 2014.
Dorner T, Egerer K, Feist E, et al: Rheumatoid factor revisited, *Curr Opin Rheumatol* 16(3):246–253, 2004.
Dorner T, Radbruch A, Burmester GR: B-cell-directed therapies for autoimmune disease, *Nat Rev Rheumatol* 5(8):433–441, 2009.
Duzgun N, Sahin M, Genc Y, et al: Antinucleosome antibodies and systemic lupus erythematosus, *Ann N Y Acad Sci* 1109:421–428, 2007.
Emlen W, O'Neill L: Clinical significance of antinuclear antibodies: Comparison of detection with immunofluorescence and enzyme-linked immunosorbent assays, *Arthritis Rheum* 40(9):1612–1618, 1997.
Eriksson C, Engstrand S, Sundqvist KG, et al: Autoantibody formation in patients with rheumatoid arthritis treated with anti-TNF alpha, *Ann Rheum Dis* 64(3):403–407, 2005.
Errico A, Claudiani P, Addio MD, et al: Spastin interacts with the centrosomal protein NA14, and is enriched in the spindle pole, the midbody and the distal axon, *Hum Mol Genet* 13(18):2121–2132, 2004.
Espada G, Maldonado Cocco JA, Fertig N, et al: Clinical and serologic characterization of an Argentine pediatric myositis cohort: Identification of a novel autoantibody (anti-MJ) to a 142-kDa protein, *J Rheumatol* 36(11):2547–2551, 2009.
Espinosa A, Zhou W, Ek M, et al: The Sjogren's syndrome-associated autoantigen Ro52 is an E3 ligase that regulates proliferation and cell death, *J Immunol* 176(10):6277–6285, 2006.
Fatenejad S, Bennett M, Moslehi J, et al: Influence of antigen organization on the development of lupus autoantibodies, *Arthritis Rheum* 41(4):603–612, 1998.
Feist E, Steiner G: Rheumatoid arthritis: An antigenic chameleon, *Ann Rheum Dis* 73(10):1753–1754, 2014.
Firestein GS: Evolving concepts of rheumatoid arthritis, *Nature* 423(6937):356–361, 2003.
Fischer A, Pfalzgraf FJ, Feghali-Bostwick CA, et al: Anti-th/to-positivity in a cohort of patients with idiopathic pulmonary fibrosis, *J Rheumatol* 33(8):1600–1605, 2006.
Flam ST, Gunnarsson R, Garen T, et al: The HLA profiles of mixed connective tissue disease differ distinctly from the profiles of clinically related connective tissue diseases, *Rheumatology (Oxford)* 54(3):528–535, 2015.
Foggia P, Percannella G, Soda P, et al: Benchmarking HEp-2 cells classification methods, *IEEE Trans Med Imaging* 32(10):1878–1889, 2013.
Forslind K, Ahlmen M, Eberhardt K, et al: Prediction of radiological outcome in early rheumatoid arthritis in clinical practice: Role of antibodies to citrullinated peptides (anti-CCP), *Ann Rheum Dis* 63(9):1090–1095, 2004.
Francoeur A-M, Peebles CL, Gompper PT, et al: Identification of Ki (Ku, p70/p80) autoantigens and analysis of anti-Ki autoantibody reactivity, *J Immunol* 136:1648–1653, 1986.
Fritzler M: Autoantibody testing: Current challenges and future opportunities. In Conrad K, Chan EKL, Fritzler MJ, et al, editors: *From prediction to prevention of autoimmune diseases*, Berlin, 2011a, Pabst Science Publishers, pp 584–596.
Fritzler MJ: The antinuclear antibody test: last or lasting gasp?, *Arthritis Rheum* 63(1):19–22, 2011b.
Fritzler MJ: Advances and applications of multiplexed diagnostic technologies in autoimmune diseases, *Lupus* 15(7):422–427, 2006.
Fritzler MJ, Behmanesh F, Fritzler ML: Analysis of human sera that are polyreactive in an addressable laser bead immunoassay, *Clin Immunol* 120(3):349–356, 2006.
Fritzler MJ, Fritzler ML: The emergence of multiplexed technologies as diagnostic platforms in systemic autoimmune diseases, *Curr Med Chem* 13(21):2503–2512, 2006.
Fritzler MJ, Fritzler ML: Microbead-based technologies in diagnostic autoantibody detection, *Expert Opin Med Diagn* 3(1):81–89, 2009.
Fritzler MJ, Hanson C, Miller J, et al: Specificity of autoantibodies to SS-A/Ro on a transfected and overexpressed human 60 kDa Ro autoantigen substrate, *J Clin Lab Anal* 16(2):103–108, 2002.
Fritzler MJ, Kinsella TD, Garbutt E: The CREST syndrome: A distinct serologic entity with anticentromere antibodies, *Am J Med* 69:520–526, 1980.
Fritzler MJ, Rubin RL: Drug-induced lupus. In Wallace DJ, Hahn BH, editors: *Duboi's lupus erythematosus*, Philadelphia, 1993, Lea & Febiger, pp 442–453.
Fritzler MJ, von Mühlen CA, Toffoli SM, et al: Autoantibodies to the nucleolar organizer antigen NOR-90 in children with systemic rheumatic diseases, *J Rheumatol* 22:521–524, 1995.
Fritzler MJ, Wiik A, Fritzler ML, et al: The use and abuse of commercial kits used to detect autoantibodies, *Arthritis Res Ther* 5(4):192–201, 2003.
Fujii T, Mimori T, Hama N, et al: Detection of anti-NOR-90 in patient sera with anti-nucleolar antibodies using a cDNA that encodes for the NOR-90 autoantigen: Correlation of anti-NOR-90 with Sjögren's syndrome (abstract), *Arthritis Rheum* 35:S72, 1992.
Fujimoto M, Hamaguchi Y, Kaji K, et al: Myositis-specific anti-155/140 autoantibodies target transcription intermediary factor 1 family proteins, *Arthritis Rheum* 64(2):513–522, 2012.
Fujimoto M, Matsushita T, Hamaguchi Y, et al: Autoantibodies to small ubiquitin-like modifier activating enzymes in Japanese patients with dermatomyositis: comparison with a UK Caucasian cohort, *Ann Rheum Dis* 72(1):151–153, 2013.
Gan RW, Trouw LA, Shi J, et al: Anti-carbamylated protein antibodies are present prior to rheumatoid arthritis and are associated with its future diagnosis, *J Rheumatol* 42(4):572–579, 2015.
Gao J, Cha S, Jonsson R, et al: Detection of anti-type 3 muscarinic acetylcholine receptor autoantibodies in the sera of Sjogren's syndrome patients by use of a transfected cell line assay, *Arthritis Rheum* 50(8):2615–2621, 2004.
Ghirardello A, Bassi N, Palma L, et al: Autoantibodies in polymyositis and dermatomyositis, *Curr Rheumatol Rep* 15(6):335, 2013.
Ghirardello A, Bendo R, Rampudda ME, et al: Commercial blot assays in the diagnosis of systemic rheumatic diseases, *Autoimmun Rev* 8(8):645–649, 2009.
Ghirardello A, Rampudda M, Ekholm L, et al: Diagnostic performance and validation of autoantibody testing in myositis by a commercial line blot assay, *Rheumatology (Oxford)* 49(12):2370–2374, 2010.
Girbal E, Sebbag M, Gomes-Daudrix V, et al: Characterisation of the rat oesophagus epithelium antigens

defined by the so-called "antikeratin antibodies," specific for rheumatoid arthritis, *Ann Rheum Dis* 52(10): 749–757, 1993.

Gomez-Puerta JA, Burlingame RW, Cervera R: Anti-chromatin (anti-nucleosome) antibodies: Diagnostic and clinical value, *Autoimmun Rev* 7(8):606–611, 2008.

Gomez-Puerta JA, Cervera R: Diagnosis and classification of the antiphospholipid syndrome, *J Autoimmun* 48-49:20–25, 2014.

Gono T, Kawaguchi Y, Satoh T, et al: Clinical manifestation and prognostic factor in anti-melanoma differentiation-associated gene 5 antibody-associated interstitial lung disease as a complication of dermatomyositis, *Rheumatology (Oxford)* 49(9):1713–1719, 2010.

Gonzalez C, Garcia-Berrocal B, Perez M, et al: Laboratory screening of connective tissue diseases by a new automated ENA screening assay (EliA Symphony) in clinically defined patients, *Clin Chim Acta* 359(1–2):109–114, 2005.

Grennan DM, Parfitt A, Manolios N, et al: Family and twin studies in systemic lupus erythematosus, *Dis Markers* 13(2):93–98, 1997.

Grossmann K, Roggenbuck D, Schroder C, et al: Multiplex assessment of non-organ-specific autoantibodies with a novel microbead-based immunoassay, *Cytometry A* 79(2):118–125, 2011.

Gulko PS, Winchester RJ: Genetics of systemic lupus erythematosus. In Kammer GM, Tsokos GC, editors: *Lupus: Molecular and cellular pathogenesis*, Totowa, 1999, Humana Press Inc., pp 101–123.

Gunawardena H, Betteridge ZE, McHugh NJ: Newly identified autoantibodies: Relationship to idiopathic inflammatory myopathy subsets and pathogenesis, *Curr Opin Rheumatol* 20(6):675–680, 2008.

Gunawardena H, Betteridge ZE, McHugh NJ: Myositis-specific autoantibodies: Their clinical and pathogenic significance in disease expression, *Rheumatology (Oxford)* 48(6):607–612, 2009a.

Gunawardena H, Wedderburn LR, Chinoy H, et al: Autoantibodies to a 140-kd protein in juvenile dermatomyositis are associated with calcinosis, *Arthritis Rheum* 60(6):1807–1814, 2009b.

Haddouk S, Marzouk S, Jallouli M, et al: Clinical and diagnostic value of ribosomal P autoantibodies in systemic lupus erythematosus, *Rheumatology (Oxford)* 48(8):953–957, 2009.

Hamaguchi Y, Kuwana M, Hoshino K, et al: Clinical correlations with dermatomyositis-specific autoantibodies in adult Japanese patients with dermatomyositis: A multicenter cross-sectional study, *Arch Dermatol* 147(4):391–398, 2011.

Hanke K, Bruckner CS, Dahnrich C, et al: Antibodies against PM/Scl-75 and PM/Scl-100 are independent markers for different subsets of systemic sclerosis patients, *Arthritis Res Ther* 11(1):R22, 2009.

Hanly JG, Su L, Farewell V, et al: Comparison between multiplex assays for autoantibody detection in systemic lupus erythematosus, *J Immunol Methods* 358(1–2):75–80, 2010.

Harley JB, James JA: Autoepitopes in lupus, *J Lab Clin Med* 126(6):509–516, 1995.

Harris EN, Gharavi AE, Boey ML, et al: Anticardiolipin antibodies: Detection by radioimmunoassay and association with thrombosis in systemic lupus erythematosus, *Lancet* 2:1211–1214, 1983.

Harris ML, Rosen A: Autoimmunity in scleroderma: The origin, pathogenetic role, and clinical significance of autoantibodies, *Curr Opin Rheumatol* 15(6):778–784, 2003.

Haschka J, Englbrecht M, Hueber AJ, et al: Relapse rates in patients with rheumatoid arthritis in stable remission tapering or stopping antirheumatic therapy: Interim results from the prospective randomised controlled RETRO study, *Ann Rheum Dis* 2015.

Hassfeld W, Chan EKL, Mathison DA, et al: Molecular definition of heterogeneous nuclear ribonucleoprotein R (hnRNP R) using autoimmune antibody: Immunological relationship with hnRNP P, *Nuclei Acids Research* 26(2):439–445, 1998.

Hassfeld W, Steiner G, Graninger W, et al: Autoantibody to the nuclear antigen RA33: A marker for early rheumatoid arthritis, *Br J Rheumatol* 32(3):199–203, 1993.

Hassfeld W, Steiner G, Hartmuth K, et al: Demonstration of a new antinuclear antibody (anti-RA33) that is highly specific for rheumatoid arthritis, *Arthritis Rheum* 32(12):1515–1520, 1989.

Hengstman GJ, ter Laak HJ, Vree Egberts WT, et al: Anti-signal recognition particle autoantibodies: Marker of a necrotising myopathy, *Ann Rheum Dis* 65(12):1635–1638, 2006.

Hengstman GJ, van Brenk L, Vree Egberts WT, et al: High specificity of myositis specific autoantibodies for myositis compared with other neuromuscular disorders, *J Neurol* 252(5):534–537, 2005.

Hensvold AH, Magnusson PK, Joshua V, et al: Environmental and genetic factors in the development of anticitrullinated protein antibodies (ACPAs) and ACPA-positive rheumatoid arthritis: An epidemiological investigation in twins, *Ann Rheum Dis* 74(2): 375–380, 2015.

Hervier B, Devilliers H, Stanciu R, et al: Hierarchical cluster and survival analyses of antisynthetase syndrome: Phenotype and outcome are correlated with anti-tRNA synthetase antibody specificity, *Autoimmun Rev* 12(2):210–217, 2012.

Hess EV, Mongey A-B: Drug-related lupus: The same as or different from idiopathic disease? In Lahita RG, editor: *Systemic lupus erythematosus*, New York, 1992, Churchill Livingstone, pp 893–904.

Hirohata S, Sakuma Y, Yanagida T, et al: Association of cerebrospinal fluid anti-Sm antibodies with acute confusional state in systemic lupus erythematosus, *Arthritis Res Ther* 16(5):450, 2014.

Hochberg MC: Updating the American College of Rheumatology revised criteria for the classification of systemic lupus erythematosus, *Arthritis Rheum* 40(9): 1725, 1997.

Hochberg MC, Boyd RE, Ahearn JM, et al: Systemic lupus erythematosus: A review of clinico-laboratory features and immunogenetic markers in 150 patients with emphasis on demographic subsets, *Medicine (Baltimore)* 64(5):285–295, 1985.

Hoffman IE, Peene I, Meheus L, et al: Specific antinuclear antibodies are associated with clinical features in systemic lupus erythematosus, *Ann Rheum Dis* 63(9): 1155–1158, 2004.

Hoffman IE, Peene I, Veys EM, et al: Detection of specific antinuclear reactivities in patients with negative anti-nuclear antibody immunofluorescence screening tests, *Clin Chem* 48(12):2171–2176, 2002.

Homburger HA, Cahen YD, Griffiths J, et al: Detection of antinuclear antibodies: Comparative evaluation of enzyme immunoassay and indirect immunofluorescence methods, *Arch Pathol Lab Med* 122(11):993–999, 1998.

Honma M, Komatsu S, Igawa S, et al: Rapidly progressive systemic sclerosis associated with breast carcinoma: Report of a case with anti-RNA polymerase III antibody, *J Dermatol* 39(6):574–576, 2012.

Hoogendijk JE, Amato AA, Lecky BR, et al: 119th ENMC international workshop: Trial design in adult idiopathic inflammatory myopathies, with the exception of inclusion body myositis, 10-12 October 2003, Naarden, The Netherlands, *Neuromuscul Disord* 14(5):337–345, 2004.

Hoshino K, Muro Y, Sugiura K, et al: Anti-MDA5 and anti-TIF1-gamma antibodies have clinical significance for patients with dermatomyositis, *Rheumatology (Oxford)* 49(9):1726–1733, 2010.

Houssien DA, Jonsson T, Davies E, et al: Clinical significance of IgA rheumatoid factor subclasses in rheumatoid arthritis, *J Rheumatol* 24(11):2119–2122, 1997.

Hudson M, Mahler M, Pope J, et al: Clinical correlates of CENP-A and CENP-B antibodies in a large cohort of patients with systemic sclerosis, *J Rheumatol* 39(4):787–794, 2012a.

Hudson M, Pope J, Mahler M, et al: Clinical significance of antibodies to Ro52/TRIM21 in systemic sclerosis, *Arthritis Res Ther* 14(2):R50, 2012b.

Humphreys JH, van Nies J, Chipping J, et al: Rheumatoid factor and anti-citrullinated protein antibody positivity, but not level, are associated with increased mortality in patients with rheumatoid arthritis: Results from two large independent cohorts, *Arthritis Res Ther* 16(6):483, 2014.

Iaccarino L, Gatto M, Bettio S, et al: Overlap connective tissue disease syndromes, *Autoimmun Rev* 12(3):363–373, 2013.

Ichimura Y, Matsushita T, Hamaguchi Y, et al: Anti-NXP2 autoantibodies in adult patients with idiopathic inflammatory myopathies: Possible association with malignancy, *Ann Rheum Dis* 71(5):710–713, 2012.

Ighe A, Dahlstrom O, Skogh T, et al: Application of the 2012 systemic lupus international collaborating clinics classification criteria on a Regional Swedish systemic lupus erythematosus register, *Arthritis Res Ther* 17(1): 3, 2015.

Ikeda N, Takahashi K, Yamaguchi Y, et al: Analysis of dermatomyositis-specific autoantibodies and clinical characteristics in Japanese patients, *J Dermatol* 38(10): 973–979, 2011.

Imai H, Fritzler MJ, Neri R, et al: Immunocytochemical characterization of human NOR-90 (upstream binding factor) and associated antigens reactive with autoimmune sera: Two MR forms of NOR-90/hUBF autoantigens, *Mol Biol Rep* 19:115–124, 1994.

Ines L, Silva C, Galindo M, et al: Classification of systemic lupus erythematosus: Systemic Lupus International Collaborating Clinics versus American College of Rheumatology criteria, *Arthritis Care Res (Hoboken)* 67(8):1180–1185, 2015.

Isenberg D, Shoenfeld Y: The origin and significance of anti-DNA antibodies, *Immunol Today* 8(9):279–282, 1987.

Isenberg DA, Ehrenstein MR, Longhurst C, et al: The origin, sequence, structure, and consequences of developing anti-DNA antibodies: A human perspective, *Arthritis Rheum* 37:169–180, 1994.

Ishizaki J, Saito K, Nawata M, et al: Low complements and high titre of anti-Sm antibody as predictors of histopathologically proven silent lupus nephritis without abnormal urinalysis in patients with systemic lupus erythematosus, *Rheumatology (Oxford)* 54(3):405–412, 2015.

Isshi K, Hirohata S: Differential roles of the anti-ribosomal P antibody and antineuronal antibody in the pathogenesis of central nervous system involvement in systemic lupus erythematosus, *Arthritis Rheum* 41(10):1819–1827, 1998.

Iverson GM, von Mühlen CA, Staub HL, et al: Patients with atherosclerotic syndrome, negative in anti-cardiolipin assays, make IgA autoantibodies that preferentially target domain 4 of beta2-GPI, *J Autoimmun* 27(4):266–271, 2006.

Janssens X, Veys EM, Verbruggen G, et al: The diagnostic significance of the antiperinuclear factor for rheumatoid arthritis, *J Rheumatol* 15(9):1346–1350, 1988.

Jarzabek-Chorzelska M, Blaszczyk M, Jablonska S, et al: Scl-70 antibody—A specific marker of systemic sclerosis, *Br J Dermatol* 115:393–401, 1986.

Jiang X, Trouw LA, van Wesemael TJ, et al: Anti-CarP antibodies in two large cohorts of patients with rheumatoid arthritis and their relationship to genetic risk factors, cigarette smoking and other autoantibodies, *Ann Rheum Dis* 73(10):1761–1768, 2014.

Johnson SR, Goek ON, Singh-Grewal D, et al: Classification criteria in rheumatic diseases: A review of methodologic properties, *Arthritis Rheum* 57(7):1119–1133, 2007.

Kaji K, Fujimoto M, Hasegawa M, et al: Identification of a novel autoantibody reactive with 155 and 140 kDa nuclear proteins in patients with dermatomyositis: An association with malignancy, *Rheumatology (Oxford)* 46(1):25–28, 2007.

Kallenberg CGM: Overlapping syndromes, undifferentiated connective tissue disease, and other fibrosing conditions, *Curr Opin Rheumatol* 5:809–815, 1993.

Kalluri M, Sahn SA, Oddis CV, et al: Clinical profile of anti-PL-12 autoantibody. Cohort study and review of the literature, *Chest* 135(6):1550–1556, 2009.

Kaneda K, Takasaki Y, Takeuchi K, et al: Autoimmune response to proteins of proliferating cell nuclear antigen multiprotein complexes in patients with connective tissue diseases, *J Rheumatol* 31(11):2142–2150, 2004.

Kang EH, Nakashima R, Mimori T, et al: Myositis autoantibodies in Korean patients with inflammatory myositis: Anti-140-kDa polypeptide antibody is primarily associated with rapidly progressive interstitial lung disease independent of clinically amyopathic dermatomyositis, *BMC Musculoskelet Disord* 11:223, 2010.

Kaplan D: The onset of disease in twins and siblings with systemic lupus erythematosus, *J Rheumatol* 11(5):648–652, 1984.

Kastbom A, Strandberg G, Lindroos A, et al: Anti-CCP antibody test predicts the disease course during 3 years in early rheumatoid arthritis (the Swedish TIRA project), *Ann Rheum Dis* 63(9):1085–1089, 2004.

Kavanaugh AF, Solomon DH: Guidelines for immunologic laboratory testing in the rheumatic diseases: Anti-DNA antibody tests, *Arthritis Rheum* 47(5):546–555, 2002.

Keech CL, McCluskey J, Gordon TP: Transfection and overexpression of the human 60-kDa Ro/SS-A autoantigen in HEp-2 cells, *Clin Immunol Immunopathol* 73(1):146–151, 1994.

Kessenbrock K, Raijmakers R, Fritzler MJ, et al: Synthetic peptides: The future of patient management in systemic rheumatic diseases?, *Curr Med Chem* 14(26): 2831–2838, 2007.

Kiriakidou M, Cotton D, Taichman D, et al: Systemic lupus erythematosus, *Ann Intern Med* 159(7):Itc4-1,

2013.
Klareskog L, Alfredsson L, Rantapaa-Dahlqvist S, et al: What precedes development of rheumatoid arthritis?, *Ann Rheum Dis* 63(Suppl 2):ii28–ii31, 2004.
Klein M, Mann H, Plestilova L, et al: Arthritis in idiopathic inflammatory myopathy: clinical features and autoantibody associations, *J Rheumatol* 41(6):1133–1139, 2014.
Koenig M, Fritzler MJ, Targoff IN, et al: Heterogeneity of autoantibodies in 100 patients with autoimmune myositis: Insights into clinical features and outcomes, *Arthritis Res Ther* 9(4):R78, 2007.
Koenig M, Joyal F, Fritzler MJ, et al: Autoantibodies and microvascular damage are independent predictive factors for the progression of Raynaud's phenomenon to systemic sclerosis: A twenty-year prospective study of 586 patients, with validation of proposed criteria for early systemic sclerosis, *Arthritis Rheum* 58(12):3902–3912, 2008.
Kovacs L, Feher E, Bodnar I, et al: Demonstration of autoantibody binding to muscarinic acetylcholine receptors in the salivary gland in primary Sjogren's syndrome, *Clin Immunol* 128(2):269–276, 2008.
Kovacs L, Marczinovits I, Gyorgy A, et al: Clinical associations of autoantibodies to human muscarinic acetylcholine receptor 3(213-228) in primary Sjogren's syndrome, *Rheumatology (Oxford)* 44(8):1021–1025, 2005.
Krapf A, von Mühlen CA, Krapf F, et al: *Atlas of immunofluorescent antibodies*, Munich, 1996, Urban & Schwarzenberg.
Kroshinsky D, Stone JH, Bloch DB, et al: Case records of the Massachusetts General Hospital. Case 5-2009. A 47-year-old woman with a rash and numbness and pain in the legs, *N Engl J Med* 360(7):711–720, 2009.
Kunz M: Lupus erythematosus. Part I: Epidemiology, genetics and immunology, *J Dtsch Dermatol Ges* 11(8):709–719, quiz 720, 709–720; quiz 721, 2013.
Kuwana M, Kaburaki J, Mimori T, et al: Autoantibody reactive with three classes of RNA polymerases in sera from patients with systemic sclerosis, *J Clin Invest* 91:1399–1404, 1993.
Labirua-Iturburu A, Selva-O'Callaghan A, Vincze M, et al: Anti-PL-7 (anti-threonyl-tRNA synthetase) antisynthetase syndrome: Clinical manifestations in a series of patients from a European multicenter study (EUMYONET) and review of the literature, *Medicine (Baltimore)* 91(4):206–211, 2012.
Lazaro MA, Cocco JAM, Catoggio LJ, et al: Clinical and serologic characteristics of patients with overlap syndrome: Is mixed connective tissue disease a distinct clinical entity?, *Medicine (Balt.)* 68:58–65, 1989.
Lee DM, Phillips R, Hagan EM, et al: Quantifying anti-cyclic citrullinated peptide titres: clinical utility and association with tobacco exposure in patients with rheumatoid arthritis, *Ann Rheum Dis* 68(2):201–208, 2009.
Lee DM, Schur PH: Clinical utility of the anti-CCP assay in patients with rheumatic diseases, *Ann Rheum Dis* 62(9):870–874, 2003.
Lee HS, Irigoyen P, Kern M, et al: Interaction between smoking, the shared epitope, and anti-cyclic citrullinated peptide: A mixed picture in three large North American rheumatoid arthritis cohorts, *Arthritis Rheum* 56(6):1745–1753, 2007.
Lee SA, Kahng J, Kim Y, et al: Comparative study of immunofluorescent antinuclear antibody test and line immunoassay detecting 15 specific autoantibodies in patients with systemic rheumatic disease, *J Clin Lab Anal* 26(4):307–314, 2012.
Lerner MR, Steitz JA: Antibodies to small nuclear RNAs complexed with proteins are produced by patients with systemic lupus erythematosus, *Proc Natl Acad Sci U S A* 76(11):5495–5499, 1979.
Li T, Prokopec SD, Morrison S, et al: Anti-nucleosome antibodies outperform traditional biomarkers as longitudinal indicators of disease activity in systemic lupus erythematosus, *Rheumatology (Oxford)* 54(3):449–457, 2015.
Liao KP, Weinblatt ME, Solomon DH: The end of rheumatoid factor as we know it?, *Arthritis Rheum* 63(5):1170–1172, 2011.
Locht H, Pelck R, Manthorpe R: Diagnostic and prognostic significance of measuring antibodies to alpha-fodrin compared to anti-Ro-52, anti-Ro-60, and anti-La in primary Sjogren's syndrome, *J Rheumatol* 35(5):845–849, 2008.
Lom-Orta H, Alarcon-Segovia D, Diaz-Jouanen E: Systemic lupus erythematosus. Differences between patients who do, and who do not, fulfill classification criteria at the time of diagnosis, *J Rheumatol* 7(6):831–837, 1980.
Lopez-Longo FJ, Rodriguez-Mahou M, Escalona-Monge M, et al: Simultaneous identification of various antinuclear antibodies using an automated multiparameter line immunoassay system, *Lupus* 12(8):623–629, 2003.
Lopez LR, Santos ME, Espinoza LR, et al: Clinical significance of immunoglobulin A versus immunoglobulins G and M anti-cardiolipin antibodies in patients with systemic lupus erythematosus. Correlation with thrombosis, thrombocytopenia, and recurrent abortion, *Am J Clin Pathol* 98(4):449–454, 1992.
Love LA, Weinberg CR, McConnaughey DR, et al: Ultraviolet radiation intensity predicts the relative distribution of dermatomyositis and anti-Mi-2 autoantibodies in women, *Arthritis Rheum* 60(8):2499–2504, 2009.
Low JM, Chauhan AK, Kietz DA, et al: Determination of anti-cyclic citrullinated peptide antibodies in the sera of patients with juvenile idiopathic arthritis, *J Rheumatol* 31(9):1829–1833, 2004.
Maddison PJ: Mixed connective tissue disease, overlap syndromes, and eosinophilic fasciitis, *Ann Rheum Dis* 50:887–893, 1991.
Maenhout TM, Bonroy C, Verfaillie C, et al: Automated indirect immunofluorescence microscopy enables the implementation of a quantitative internal quality control system for anti-nuclear antibody (ANA) analysis, *Clin Chem Lab Med* 52(7):989–998, 2014.
Mahler M, Fritzler MJ: Recent advances in peptide resolved diagnostics of systemic autoimmune diseases. In Conrad K, Chan EKL, Fritzler MJ, et al, editors: *From prediction to prevention of autoimmune diseases*, Berlin, 2011, Pabst Science Publishers, pp 598–625
Mahler M, Fritzler MJ: PM1-Alpha ELISA: The assay of choice for the detection of anti-PM/Scl autoantibodies?, *Autoimmun Rev* 8(5):373–378, 2009.
Mahler M, Fritzler MJ: Epitope specificity and significance in systemic autoimmune diseases, *Ann N Y Acad Sci* 1183:267–287, 2010.
Mahler M, Fritzler MJ, Satoh M: Autoantibodies to the mitochondrial RNA processing (MRP) complex also known as Th/To autoantigen, *Autoimmun Rev* 14(3):254–257, 2015.
Mahler M, Gascon C, Patel S, et al: Rpp25 is a major target of autoantibodies to the Th/To complex as measured by a novel chemiluminescent assay, *Arthritis Res Ther* 15(2):R50, 2013.
Mahler M, Kessenbrock K, Szmyrka M, et al: International multicenter evaluation of autoantibodies to ribosomal P proteins, *Clin Vaccine Immunol* 13(1):77–83, 2006.
Mahler M, Meroni PL, Bossuyt X, et al: Current concepts and future directions for the assessment of autoantibodies to cellular antigens referred to as anti-nuclear antibodies, *J Immunol Res* 2014:315179, 2014a.
Mahler M, Miller FW, Fritzler MJ: Idiopathic inflammatory myopathies and the anti-synthetase syndrome: a comprehensive review, *Autoimmun Rev* 13(4–5):367–371, 2014b.
Mahler M, Miyachi K, Peebles C, et al: The clinical significance of autoantibodies to the proliferating cell nuclear antigen (PCNA), *Autoimmun Rev* 11(10):771–775, 2012.
Mahler M, Ngo JT, Schulte-Pelkum J, et al: Limited reliability of the indirect immunofluorescence technique for the detection of anti-Rib-P antibodies, *Arthritis Res Ther* 10(6):R131, 2008.
Mahler M, Pierangeli S, Meroni PL, et al: Autoantibodies in systemic autoimmune disorders, *J Immunol Res* 2014:263091, 2014c.
Mahler M, Raijmakers R: Novel aspects of autoantibodies to the PM/Scl complex: clinical, genetic and diagnostic insights, *Autoimmun Rev* 6(7):432–437, 2007.
Mahler M, Raijmakers R, Dahnrich C, et al: Clinical evaluation of autoantibodies to a novel PM/Scl peptide antigen, *Arthritis Res Ther* 7(3):R704–R713, 2005.
Mahler M, Satoh M, Hudson M, et al: Autoantibodies to the Rpp25 component of the Th/To complex are the most common antibodies in patients with systemic sclerosis without antibodies detectable by widely available commercial tests, *J Rheumatol* 41(7):1334–1343, 2014d.
Mammen AL: Autoimmune myopathies: Autoantibodies, phenotypes and pathogenesis, *Nat Rev Neurol* 7(6):343–354, 2011.
Mammen AL: Necrotizing myopathies: Beyond statins, *Curr Opin Rheumatol* 26(6):679–683, 2014.
Mammen AL, Chung T, Christopher-Stine L, et al: Autoantibodies against 3-hydroxy-3-methylglutaryl-coenzyme A reductase in patients with statin-associated autoimmune myopathy, *Arthritis Rheum* 63(3):713–721, 2011.
Mammen AL, Gaudet D, Brisson D, et al: Increased frequency of DRB1*11:01 in anti-hydroxymethylglutaryl-coenzyme A reductase-associated autoimmune myopathy, *Arthritis Care Res (Hoboken)* 64(8):1233–1237, 2012a.
Mammen AL, Pak K, Williams EK, et al: Rarity of anti-3-hydroxy-3-methylglutaryl-coenzyme A reductase antibodies in statin users, including those with self-limited musculoskeletal side effects, *Arthritis Care Res (Hoboken)* 64(2):269–272, 2012b.
Mamula MJ, Fatenejad S, Craft J: B cells process and present lupus autoantigens that initiate autoimmune T cell responses, *J Immunol* 152:1453–1461, 1994.
Maraia RJ, Bayfield MA: The La protein-RNA complex surfaces, *Mol Cell* 21(2):149–152, 2006.
Marie I, Hatron PY, Dominique S, et al: Short-term and long-term outcome of anti-Jo1-positive patients with anti-Ro52 antibody, *Semin Arthritis Rheum* 41(6):890–899, 2012a.
Marie I, Josse S, Decaux O, et al: Comparison of long-term outcome between anti-Jo1- and anti-PL7/PL12 positive patients with antisynthetase syndrome, *Autoimmun Rev* 11(10):739–745, 2012b.
Martins TB, Burlingame R, von Mühlen CA, et al: Evaluation of multiplexed fluorescent microsphere immunoassay for detection of autoantibodies to nuclear antigens, *Clin Diagn Lab Immunol* 11(6):1054–1059, 2004.
Massa M, de Benedetti F, Pignatti P, et al: Anti-double stranded DNA, anti-histone, and anti-nucleosome IgG reactivities in children with systemic lupus erythematosus, *Clin Exp Rheumatol* 12:219–225, 1994.
Matsuura E, Lopez LR: Autoimmune-mediated atherothrombosis, *Lupus* 17(10):878–887, 2008.
Mavragani CP, Moutsopoulos HM: Sjogren's syndrome, *Annu Rev Pathol* 9:273–285, 2014.
McNeil HP, Hunt JE, Krilis SA: Antiphospholipid antibodies—New insights into their specificity and clinical importance, *Scand J Immunol* 36(5):647–652, 1992.
Meerovitch K, Svitkin YV, Lee HS, et al: La autoantigen enhances and corrects aberrant translation of poliovirus RNA in reticulocyte lysate, *J Virol* 67(7):3798–3807, 1993.
Mehndiratta P, Mehta S, Manjila SV, et al: Isolated necrotizing myopathy associated with ANTI-PL12 antibody, *Muscle Nerve* 46(2):282–286, 2012.
Mehra S, Fritzler MJ: The spectrum of anti-chromatin/nucleosome autoantibodies: Independent and interdependent biomarkers of disease, *J Immunol Res* 2014:368274, 2014.
Mehra S, Walker J, Patterson K, et al: Autoantibodies in systemic sclerosis, *Autoimmun Rev* 12(3):340–354, 2013.
Meroni PL, Schur PH: ANA screening: An old test with new recommendations, *Ann Rheum Dis* 69(8):1420–1422, 2010.
Miller FW, Waite KA, Biswas T, et al: The role of an autoantigen, histidyl-tRNA synthetase, in the induction and maintenance of autoimmunity, *Proc Natl Acad Sci U S A* 87(24):9933–9937, 1990.
Miyachi K, Fritzler MJ, Tan EM: Autoantibody to a nuclear antigen in proliferating cells, *J Immunol* 121:2228–2234, 1978.
Moroi Y, Peebles C, Fritzler MJ, et al: Autoantibody to centromere (kinetochore) in scleroderma sera, *Proc Natl Acad Sci U S A* 77:1627–1631, 1980.
Mortensen ES, Rekvig OP: Nephritogenic potential of anti-DNA antibodies against necrotic nucleosomes, *J Am Soc Nephrol* 20(4):696–704, 2009.
Mosca M, Baldini C, Bombardieri S: Undifferentiated connective tissue diseases in 2004, *Clin Exp Rheumatol* 22(3 Suppl 33):S14–S18, 2004.
Mosca M, Tani C, Vagnani S, et al: The diagnosis and classification of undifferentiated connective tissue diseases, *J Autoimmun* 48-49:50–52, 2014.
Muller S, Dieker J, Tincani A, et al: Pathogenic anti-nucleosome antibodies, *Lupus* 17(5):431–436, 2008.
Muro Y, Ishikawa A, Sugiura K, et al: Clinical features of anti-TIF1-alpha antibody-positive dermatomyositis patients are closely associated with coexistent dermatomyositis-specific autoantibodies and anti-TIF1-gamma or anti-Mi-2 autoantibodies, *Rheumatology (Oxford)* 51(8):1508–1513, 2012.
Muro Y, Sugiura K, Akiyama M: What autoantibody tests should become widely available to help scleroderma diagnosis and management?, *Arthritis Res Ther* 15(4):116, 2013.
Muro Y, Tan EM: PCNA, *Manual of biological markers of disease* B2.7:1–12, 1994.

Murthy V, Willis R, Romay-Penabad Z, et al: Value of isolated IgA anti-beta2-glycoprotein I positivity in the diagnosis of the antiphospholipid syndrome, *Arthritis Rheum* 65(12):3186–3193, 2013.

Musset L, Miyara M, Benveniste O, et al: Analysis of autoantibodies to 3-hydroxy-3-methylglutaryl-coenzyme A reductase using different technologies, *J Immunol Res* 2014:405956, 2014.

Mydel P, Wang Z, Brisslert M, et al: Carbamylation-dependent activation of T cells: A novel mechanism in the pathogenesis of autoimmune arthritis, *J Immunol* 184(12):6882–6890, 2010.

Nakamura MC, Nakamura RM: Contemporary concepts of autoimmunity and autoimmune diseases, *J Clin Lab Anal* 6:275–289, 1992.

Nakamura RM: Role of autoantibody tests in the diagnostic evaluation of neuropsychitric systemic lupus erythematosus, *Clin Lab Med* 17(3):379–393, 1997.

Nakamura RM, Bylund DJ: Contemporary concepts for the clinical and laboratory evaluation of systemic lupus erythematosus and "lupus-like" syndromes, *J Clin Lab Anal* 8:347–359, 1994.

Nakamura RM, Bylund DJ, Tan EM: Current status of available standards for quality improvement of assays for detection of autoantibodies to nuclear and intracellular antigens, *J Clin Lab Anal* 8:360–368, 1994.

Nakamura RM, Tan EM: Recent advances in laboratory tests and the significance of autoantibodies to nuclear antigens in systemic rheumatic diseases, *Clin Lab Med* 6:41–53, 1986.

Nakamura RM, Tan EM: Update on autoantibodies to intracellular antigens in systemic rheumatic diseases, *Clin Lab Med* 12:1–23, 1992.

Nakashima R, Imura Y, Kobayashi S, et al: The RIG-I-like receptor IFIH1/MDA5 is a dermatomyositis-specific autoantigen identified by the anti-CADM-140 antibody, *Rheumatology (Oxford)* 49(3):433–440, 2010.

Ni JD, Yao X, Pan HF, et al: Clinical and serological correlates of anti-Sm autoantibodies in Chinese patients with systemic lupus erythematosus: 1,584 cases, *Rheumatol Int* 29(11):1323–1326, 2009.

Nienhuis RL, Mandema E: A new serum factor in patients with rheumatoid arthritis: The antiperinuclear factor, *Ann Rheum Dis* 23:302–305, 1964.

Nifli AP, Notas G, Mamoulaki M, et al: Comparison of a multiplex, bead-based fluorescent assay and immunofluorescence methods for the detection of ANA and ANCA autoantibodies in human serum, *J Immunol Methods* 311(1–2):189–197, 2006.

Nimelstein SH, Brody S, Mcshane D, et al: Mixed connective tissue disease: A subsequent evaluation of the original 25 patients, *Medicine* 59(4):239–248, 1980.

Nozawa K, Ikeda K, Satoh M, et al: Autoantibody to NA14 is an independent marker primarily for Sjogren's syndrome, *Front Biosci (Landmark Ed)* 14:3733–3739, 2009.

Obermoser G, Bitterlich W, Kunz F, et al: Clinical significance of anticardiolipin and anti-beta2-glycoprotein I antibodies, *Int Arch Allergy Immunol* 135(2):148–153, 2004.

Oddis CV, Rider LG, Reed AM, et al: International consensus guidelines for trials of therapies in the idiopathic inflammatory myopathies, *Arthritis Rheum* 52(9):2607–2615, 2005.

Okazaki K, Kawa S, Kamisawa T, et al: Clinical diagnostic criteria of autoimmune pancreatitis: Revised proposal, *J Gastroenterol* 41(7):626–631, 2006.

Op De Beeck K, Vermeersch P, Verschueren P, et al: Detection of antinuclear antibodies by indirect immunofluorescence and by solid phase assay, *Autoimmun Rev* 10(12):801–808, 2011.

Op De Beeck K, Vermeersch P, Verschueren P, et al: Antinuclear antibody detection by automated multiplex immunoassay in untreated patients at the time of diagnosis, *Autoimmun Rev* 12(2):137–143, 2012.

Panush RS, Greer JM, Morshedian KK: What is lupus? What is not lupus?, *Rheum Dis Clin North Am* 19(1):223–234, 1993.

Panush RS, Schur PH: Is it lupus?, *Bull Rheum Dis* 46(6):3–8, 1997.

Parker JC, Bunn CC: Sensitivity of the Phadia EliA connective tissue disease screen for less common disease-specific autoantibodies, *J Clin Pathol* 64(7):631–633, 2011.

Parker JC, Burlingame RW, Webb TT, et al: Anti-RNA polymerase III antibodies in patients with systemic sclerosis detected by indirect immunofluorescence and ELISA, *Rheumatology (Oxford)* 47(7):976–979, 2008.

Payet J, Goulvestre C, Biale L, et al: Anticyclic citrullinated peptide antibodies in rheumatoid and nonrheumatoid rheumatic disorders: Experience with 1162 patients, *J Rheumatol* 41(12):2395–2402, 2014.

Perner P, Perner H, Muller B: Mining knowledge for HEp-2 cell image classification, *Artif Intell Med* 26(1–2):161–173, 2002.

Perricone C, Colafrancesco S, Mazor RD, et al: Autoimmune/inflammatory syndrome induced by adjuvants (ASIA) 2013: Unveiling the pathogenic, clinical and diagnostic aspects, *J Autoimmun* 47:1–16, 2013.

Peterson LK, Wells D, Shaw L, et al: Novel method for quantitative ANA measurement using near-infrared imaging, *J Immunol Methods* 349(1–2):1–8, 2009.

Petri M, Orbai AM, Alarcon GS, et al: Derivation and validation of the Systemic Lupus International Collaborating Clinics classification criteria for systemic lupus erythematosus, *Arthritis Rheum* 64(8):2677–2686, 2012.

Pfannenschmid F, Wimmer VC, Rios RM, et al: Chlamydomonas DIP13 and human NA14: A new class of proteins associated with microtubule structures is involved in cell division, *J Cell Sci* 116(Pt 8):1449–1462, 2003.

Pierangeli SS, Gharavi AE, Harris EN: Testing for antiphospholipid antibodies: problems and solutions, *Clin Obstet Gynecol* 44(1):48–57; quiz 58–49, 2001.

Pierangeli SS, Harris EN: Clinical laboratory testing for the antiphospholipid syndrome, *Clin Chim Acta* 357(1):17–33, 2005.

Pierangeli SS, Harris EN: A protocol for determination of anticardiolipin antibodies by ELISA, *Nat Protoc* 3(5):840–848, 2008.

Pincus T, Gibson KA, Shmerling RH: An evidence-based approach to laboratory tests in usual care of patients with rheumatoid arthritis, *Clin Exp Rheumatol* 32(5 Suppl 85):S-23-28, 2014.

Pollard KM, Hultman P, Kono DH: Toxicology of autoimmune diseases, *Chem Res Toxicol* 23(3):455–466, 2010.

Pope JE: Scleroderma overlap syndromes, *Curr Opin Rheumatol* 14(6):704–710, 2002.

Pottel H, Wiik A, Locht H, et al: Clinical optimization and multicenter validation of antigen-specific cut-off values on the INNO-LIA ANA update for the detection of autoantibodies in connective tissue disorders, *Clin Exp Rheumatol* 22(5):579–588, 2004.

Radic M, Herrmann M, van der Vlag J, et al: Regulatory and pathogenetic mechanisms of autoantibodies in SLE, *Autoimmunity* 44(5):349–356, 2011.

Radzimski C, Probst C, Teegen B, et al: Development of a recombinant cell-based indirect immunofluorescence assay for the determination of autoantibodies against soluble liver antigen in autoimmune hepatitis, *Clin Dev Immunol* 2013:572815, 2013.

Raijmakers R, Renz M, Wiemann C, et al: PM-Scl-75 is the main autoantigen in patients with the polymyositis/scleroderma overlap syndrome, *Arthritis Rheum* 50(2):565–569, 2004.

Ramos-Morales F, Infante C, Fedriani C, et al: NA14 is a novel nuclear autoantigen with a coiled-coil domain, *J Biol Chem* 273(3):1634–1639, 1998.

Ranzolin A, Bohn JM, Norman GL, et al: Anti-beta2-glycoprotein I antibodies as risk factors for acute myocardial infarction, *Arq Bras Cardiol* 83(2):141–144, 137–140, 2004.

Reeves WH: Antibodies to the p70/p80 (Ku) antigens in systemic lupus erythematosus, *Rheum Dis Clin North Am* 18(2):391–414, 1992.

Reeves WH, Sthoeger ZM: Molecular cloning of cDNA encoding the p70 (Ku) lupus autoantigen, *J Biol Chem* 264(9):5047–5052, 1989.

Reimer GV, Steen D, Penning CA, et al: Correlates between autoantibodies to nucleolar antigens and clinical features in patients with systemic sclerosis (sclerodema), *Arthritis Rheum* 31:525–532, 1988.

Rekvig OP, Nossent JC: Anti-double-stranded DNA antibodies, nucleosomes, and systemic lupus erythematosus: A time for new paradigms?, *Arthritis Rheum* 48(2):300–312, 2003.

Rider LG, Miller FW: Deciphering the clinical presentations, pathogenesis, and treatment of the idiopathic inflammatory myopathies, *JAMA* 305(2):183–190, 2011.

Rider LG, Shah M, Mamyrova G, et al: The myositis autoantibody phenotypes of the juvenile idiopathic inflammatory myopathies, *Medicine (Baltimore)* 92(4):223–243, 2013.

Riemekasten G, Philippe A, Nather M, et al: Involvement of functional autoantibodies against vascular receptors in systemic sclerosis, *Ann Rheum Dis* 70(3):530–536, 2011.

Robinson CP, Brayer J, Yamachika S, et al: Transfer of human serum IgG to nonobese diabetic Igmu null mice reveals a role for autoantibodies in the loss of secretory function of exocrine tissues in Sjogren's syndrome, *Proc Natl Acad Sci U S A* 95(13):7538–7543, 1998.

Robinson WH, DiGennaro C, Hueber W, et al: Autoantigen microarrays for multiplex characterization of autoantibody responses, *Nat Med* 8(3):295–301, 2002.

Rodriguez-Mahou M, Lopez-Longo FJ, Sanchez-Ramon S, et al: Association of anti-cyclic citrullinated peptide and anti-Sa/citrullinated vimentin autoantibodies in rheumatoid arthritis, *Arthritis Rheum* 55(4):657–661, 2006.

Roggenbuck D, Hiemann R, Bogdanos D, et al: Standardization of automated interpretation of immunofluorescence tests, *Clin Chim Acta* 421:168–169, 2013.

Roggenbuck D, Hiemann R, Schierack P, et al: Digital immunofluorescence enables automated detection of antinuclear antibody endpoint titers avoiding serial dilution, *Clin Chem Lab Med* 52(2):e9–e11, 2014.

Rombouts Y, Ewing E, van de Stadt LA, et al: Anti-citrullinated protein antibodies acquire a pro-inflammatory Fc glycosylation phenotype prior to the onset of rheumatoid arthritis, *Ann Rheum Dis* 74(1):234–241, 2015.

Ronnelid J, Barbasso Helmers S, Storfors H, et al: Use of a commercial line blot assay as a screening test for autoantibodies in inflammatory myopathies, *Autoimmun Rev* 9(1):58–61, 2009.

Rose HM, Ragan C, et al: Differential agglutination of normal and sensitized sheep erythrocytes by sera of patients with rheumatoid arthritis, *Proc Soc Exp Biol Med* 68(1):1–6, 1948.

Rose T, Grutzkau A, Hirseland H, et al: IFNalpha and its response proteins, IP-10 and SIGLEC-1, are biomarkers of disease activity in systemic lupus erythematosus, *Ann Rheum Dis* 72(10):1639–1645, 2013.

Rothfield NF: Autoantibodies in scleroderma, *Rheum Dis Clin North Am* 18(2):483–498, 1992.

Rua-Figueroa I, Richi P, Lopez-Longo FJ, et al: Comprehensive description of clinical characteristics of a large systemic lupus erythematosus cohort from the Spanish Rheumatology Society Lupus Registry (RELESSER) with emphasis on complete versus incomplete lupus differences, *Medicine (Baltimore)* 94(1):e267, 2015.

Rubin RL: Antihistone antibodies. In Lahita RG, editor: *Systemic lupus erythematosus*, New York, 1992, Churchill Livingstone, pp 247–271.

Rubin RL: Etiology and mechanisms of drug-induced lupus, *Curr Opin Rheumatol* 11(5):357–363, 1999.

Rubin RL: Drug-induced lupus, *Expert Opin Drug Saf* 14(3):361–378, 2015.

Rubin RL, Bell SA, Burlingame RW: Autoantibodies associated with lupus induced by diverse drugs target a similar epitope in the (H2A-H2B)-DNA complex, *J Clin Invest* 90:165–173, 1992.

Rubin RL, Burlingame RW, Arnott JE, et al: IgG but not other classes of anti-[(H2A-H2B)-DNA] is an early sign of procainamide-induced lupus, *J Immunol* 154(5):2483–2493, 1995.

Rubin RL, Nusinow SR, Johnson AD, et al: Serologic changes during induction of lupus-like disease by procainamide, *Am J Med* 80(5):999–1002, 1986.

Ruiz-Tiscar JL, Lopez-Longo FJ, Sanchez-Ramon S, et al: Prevalence of IgG anti-α-fodrin antibodies in Sjogren's syndrome, *Ann N Y Acad Sci* 1050:210–216, 2005.

Saitta MR, Keene JD: Molecular biology of nuclear autoantigens, *Rheum Dis Clin North Am* 18(2):283–310, 1992.

Sakamoto M, Takasaki Y, Yamanaka K, et al: Purification and characterization of Ki antigen and detection of anti-Ki antibody by enzyme-linked immunosorbent assay in patients with systemic lupus erythematosus, *Arthritis Rheum* 32:1554–1562, 1989.

Sang A, Zheng YY, Morel L: Contributions of B cells to lupus pathogenesis, *Mol Immunol* 62(2):329–338, 2014.

Sardeto GA, Simas LM, Skare TS, et al: Antinucleosome in systemic lupus erythematosus. A study in a Brazilian population, *Clin Rheumatol* 31(3):553–556, 2012.

Sato S, Hoshino K, Satoh T, et al: RNA helicase encoded by melanoma differentiation-associated gene 5 is a major autoantigen in patients with clinically amyopathic dermatomyositis: Association with rapidly progressive interstitial lung disease, *Arthritis Rheum* 60(7):2193–2200, 2009.

Satoh M, Ajmani AK, Ogasawara T, et al: Autoantibodies to RNA polymerase II are common in systemic lupus erythematosus and overlap syndrome. Specific recognition of the phosphorylated (IIO) form by a subset of human sera, *J Clin Invest* 94(5):1981–1989,

1994.
Satoh M, Vazquez-Del Mercado M, Chan EK: Clinical interpretation of antinuclear antibody tests in systemic rheumatic diseases, *Mod Rheumatol* 19(3):219–228, 2009a.
Satoh T, Ishikawa O, Ihn H, et al: Clinical usefulness of anti-RNA polymerase III antibody measurement by enzyme-linked immunosorbent assay, *Rheumatology (Oxford)* 48(12):1570–1574, 2009b.
Schegg V, Vogel M, Didichenko S, et al: Evidence that anti-muscarinic antibodies in Sjogren's syndrome recognise both M3R and M1R, *Biologicals* 36(4):213–222, 2008.
Schellekens GA, de Jong BA, van den Hoogen FH, et al: Citrulline is an essential constituent of antigenic determinants recognized by rheumatoid arthritis-specific autoantibodies, *J Clin Invest* 101(1):273–281, 1998.
Schouwers S, Bonnet M, Verschueren P, et al: Value-added reporting of antinuclear antibody testing by automated indirect immunofluorescence analysis, *Clin Chem Lab Med* 52(4):547–551, 2014.
Schulte-Pelkum J, Fritzler M, Mahler M: Latest update on the Ro/SS-A autoantibody system, *Autoimmun Rev* 8(7):632–637, 2009.
Schur PH: Clinical features of SLE. In Kelley WN, Harris ED Jr, Ruddy S, et al, editors: *Textbook of rheumatology*, Philadelphia, 1993, Saunders, pp 1017–1042.
Scott DL, Wolfe F, Huizinga TW: Rheumatoid arthritis, *Lancet* 376(9746):1094–1108, 2010.
Sebbag M, Chapuy-Regaud S, Auger I, et al: Clinical and pathophysiological significance of the autoimmune response to citrullinated proteins in rheumatoid arthritis, *Joint Bone Spine* 71(6):493–502, 2004.
Selva-O'Callaghan A, Trallero-Araguas E, Grau-Junyent JM, et al: Malignancy and myositis: Novel autoantibodies and new insights, *Curr Opin Rheumatol* 22(6):627–632, 2010.
Shah AA, Hummers LK, Casciola-Rosen L, et al: Examination of autoantibody status and clinical features that associate with cancer risk and cancer-associated scleroderma, *Arthritis Rheumatol* 67(4):1053–1061, 2015.
Shah AA, Rosen A, Hummers L, et al: Close temporal relationship between onset of cancer and scleroderma in patients with RNA polymerase I/III antibodies, *Arthritis Rheum* 62(9):2787–2795, 2010.
Shamim EA, Rider LG, Pandey JP, et al: Differences in idiopathic inflammatory myopathy phenotypes and genotypes between Mesoamerican Mestizos and North American Caucasians: Ethnogeographic influences in the genetics and clinical expression of myositis, *Arthritis Rheum* 46(7):1885–1893, 2002.
Sharif R, Fritzler MJ, Mayes MD, et al: Anti-fibrillarin antibody in African American patients with systemic sclerosis: Immunogenetics, clinical features, and survival analysis, *J Rheumatol* 38(8):1622–1630, 2011.
Sharp GC, Irvin WS, Tan EM, et al: Mixed connective tissue disease—An apparently distinct rheumatic disease syndrome associated with a specific antibody to an extractable nuclear antigen (ENA), *Am J Med* 52:148–159, 1972.
Sherer Y, Gorstein A, Fritzler MJ, et al: Autoantibody explosion in systemic lupus erythematosus: More than 100 different antibodies found in SLE patients, *Semin Arthritis Rheum* 34(2):501–537, 2004.
Shi J, Knevel R, Suwannalai P, et al: Autoantibodies recognizing carbamylated proteins are present in sera of patients with rheumatoid arthritis and predict joint damage, *Proc Natl Acad Sci U S A* 108(42):17372–17377, 2011.
Shi J, van Veelen PA, Mahler M, et al: Carbamylation and antibodies against carbamylated proteins in autoimmunity and other pathologies, *Autoimmun Rev* 13(3):225–230, 2014.
Shoenfeld Y, Agmon-Levin N: "ASIA"—Autoimmune/inflammatory syndrome induced by adjuvants, *J Autoimmun* 36(1):4–8, 2011.
Shovman O, Gilburd B, Barzilai O, et al: Evaluation of the BioPlex 2200 ANA screen: Analysis of 510 healthy subjects: Incidence of natural/predictive autoantibodies, *Ann N Y Acad Sci* 1050:380–388, 2005a.
Shovman O, Gilburd B, Zandman-Goddard G, et al: Multiplexed AtheNA multi-lyte immunoassay for ANA screening in autoimmune diseases, *Autoimmunity* 38(1):105–109, 2005a.
Silveira IG, Burlingame RW, von Mühlen CA, et al: Anti-CCP antibodies have more diagnostic impact than rheumatoid factor (RF) in a population tested for RF, *Clin Rheumatol* 26(11):1883–1889, 2007.
Simon M, Girbal E, Sebbag M, et al: The cytokeratin filament-aggregating protein filaggrin is the target of the so-called "antikeratin antibodies," autoantibodies specific for rheumatoid arthritis, *J Clin Invest* 92(3):1387–1393, 1993.
Slater CA, Davis RB, Shmerling RH: Antinuclear antibody testing. A study of clinical utility, *Arch Intern Med* 156(13):1421–1425, 1996.
Smith CM, Steitz JA: Snow storm in the nucleolus: New roles for myriad small RNPs, *Cell* 89(5):669–672, 1997.
Smith J, Onley D, Garey C, et al: Determination of ANA specificity using the UltraPlex platform, *Ann N Y Acad Sci* 1050:286–294, 2005.
Smolen JS, Steiner G: Are autoantibodies active players or epiphenomena?, *Curr Opin Rheumatol* 10(3):201–206, 1998.
Soderlin MK, Kastbom A, Kautiainen H, et al: Antibodies against cyclic citrullinated peptide (CCP) and levels of cartilage oligomeric matrix protein (COMP) in very early arthritis: Relation to diagnosis and disease activity, *Scand J Rheumatol* 33(3):185–188, 2004.
Sontheimer RD, McCauliffe DP: Pathogenesis of anti-Ro/SS-A autoantibody-associated cutaneous lupus erythematosus, *Immunodermatology* 8(4):751–758, 1990.
Sordet C, Gottenberg JE, Goetz J, et al: Anti-α-fodrin autoantibodies are not useful diagnostic markers of primary Sjogren's syndrome, *Ann Rheum Dis* 64(8):1244–1245, 2005.
Staub HL, Franck M, Ranzolin A, et al: IgA antibodies to beta2-glycoprotein I and atherosclerosis, *Autoimmun Rev* 6(2):104–106, 2006.
Steen VD: Autoantibodies in systemic sclerosis, *Semin Arthritis Rheum* 35(1):35–42, 2005.
Steen VD: The many faces of scleroderma, *Rheum Dis Clin North Am* 34(1):1–15, v, 2008.
Steiner G, Hartmuth K, Skriner K, et al: The nuclear autoantigen RA33 is identical with the A2 protein of the heterogeneous nuclear ribonucleoprotein (abstract), *Arthritis Rheum* 35:S170, 1992.
Steiner G, Skriner K, Smolen JS: Autoantibodies to the A/B proteins of the heterogeneous nuclear ribonucleoprotein complex: Novel tools for the diagnosis of rheumatic diseases, *Int Arch Allergy Immunol* 111(4):314–319, 1996.
Su Y, Jia RL, Han L, et al: Role of anti-nucleosome antibody in the diagnosis of systemic lupus erythematosus, *Clin Immunol* 122(1):115–120, 2007.
Suer W, Dahnrich C, Schlumberger W, et al: Autoantibodies in SLE but not in scleroderma react with protein-stripped nucleosomes, *J Autoimmun* 22(4):325–334, 2004.
Swale VJ, Perrett CM, Denton CP, et al: Etanercept-induced systemic lupus erythematosus, *Clin Exp Dermatol* 28(6):604–607, 2003.
Takahashi K, Yoshida N, Murakami N, et al: Dynamic regulation of p53 subnuclear localization and senescence by MORC3, *Mol Biol Cell* 18(5):1701–1709, 2007.
Takasaki Y, Fishwild D, Tan EM: Characterization of proliferating cell nuclear antigen recognized by autoantibodies in lupus sera, *J Exp Med* 159:981–992, 1984.
Takase K, Horton SC, Ganesha A, et al: What is the utility of routine ANA testing in predicting development of biological DMARD-induced lupus and vasculitis in patients with rheumatoid arthritis? Data from a single-centre cohort, *Ann Rheum Dis* 73(9):1695–1699, 2014.
Takato H, Waseda Y, Watanabe S, et al: Pulmonary manifestations of anti-ARS antibody positive interstitial pneumonia—With or without PM/DM, *Respir Med* 107(1):128–133, 2013.
Tan EM: Antinuclear antibodies: Diagnostic markers for autoimmune diseases and probes for cell biology, *Adv Immunol* 44:93–151, 1989a.
Tan EM: Interactions between autoimmunity and molecular and cell biology: Bridges between clinical and basic sciences, *J Clin Invest* 84:1–6, 1989b.
Tan EM, Chan EKL, Sullivan KF, et al: Antinuclear antibodies (ANAs): Diagnostically specific immune markers and clues toward the understanding of systemic autoimmunity, *Clin Immunol Immunopathol* 47:121–141, 1988.
Tan EM, Cohen AS, Fries JF, et al: The 1982 revised criteria for the classification of systemic lupus erythematosus, *Arthritis Rheum* 25(11):1271–1277, 1982.
Tan EM, Feltkamp TEW, Smolen JS, et al: Range of antinuclear antibodies in "healthy" individuals, *Arthritis Rheum* 40(9):1601–1611, 1997.
Tan EM, Kunkel HG: Characteristics of a soluble nuclear antigen precipitating with sera of patients with systemic lupus erythematosus, *J Immunol* 96:464–471, 1966.
Tan EM, Smolen JS, McDougal JS, et al: A critical evaluation of enzyme immunoassays for detection of antinuclear autoantibodies of defined specificities. I. Precision, sensitivity, and specificity, *Arthritis Rheum* 42(3):455–464, 1999.
Tani C, Carli L, Vagnani S, et al: The diagnosis and classification of mixed connective tissue disease, *J Autoimmun* 48-49:46–49, 2014.
Targoff IN: Myositis specific autoantibodies, *Curr Rheumatol Rep* 8(3):196–203, 2006.
Targoff IN, Mamyrova G, Trieu EP, et al: A novel autoantibody to a 155-kd protein is associated with dermatomyositis, *Arthritis Rheum* 54(11):3682–3689, 2006.
Targoff IN, Trieu EP, Miller FW: Reaction of anti-OJ autoantibodies with components of the multi-enzyme complex of aminoacyl-tRNA synthetases in addition to isoleucyl-tRNA synthetase, *J Clin Invest* 91:2556–2564, 1993.
Tarricone E, Ghirardello A, Rampudda M, et al: Anti-SAE antibodies in autoimmune myositis: Identification by unlabelled protein immunoprecipitation in an Italian patient cohort, *J Immunol Methods* 384(1–2):128–134, 2012.
ter Borg EJ, Groen H, Horst G, et al: Clinical associations of antiribonucleoprotein antibodies in patients with systemic lupus erythematosus, *Sem Arthritis Rheum* 20:164–173, 1990.
Tikly M, Gould T, Wadee AA, et al: Clinical and serological correlates of antinucleosome antibodies in South Africans with systemic lupus erythematosus, *Clin Rheumatol* 26(12):2121–2125, 2007.
Tojo T, Kaburaki J, Hayakawa M, et al: Precipitating antibody to a soluble nuclear antigen "Ki" with specificity for systemic lupus erythematosus, *Ryumachi* 21(Suppl):129–140, 1981.
Tormey VJ, Bunn CC, Denton CP, et al: Anti-fibrillarin antibodies in systemic sclerosis, *Rheumatology (Oxford)* 40(10):1157–1162, 2001.
Totoritis MC, Rubin RL: Drug-induced lupus: Genetic, clinical, and laboratory features, *Postgrad Med* 78(3):149–152, 155–161, 1985.
Totoritis MC, Tan EM, McNally EM, et al: Association of antibody to histone complex H2A-H2B with symptomatic procainamide-induced lupus, *N Engl J Med* 318(22):1431–1436, 1988.
Trallero-Araguas E, Rodrigo-Pendas JA, Selva-O'Callaghan A, et al: Usefulness of anti-p155 autoantibody for diagnosing cancer-associated dermatomyositis: A systematic review and meta-analysis, *Arthritis Rheum* 64(2):523–532, 2012.
Troyanov YI, Targoff N, Payette MP, et al: Redefining dermatomyositis: A description of new diagnostic criteria that differentiate pure dermatomyositis from overlap myositis with dermatomyositis features, *Medicine (Baltimore)* 93(24):318–332, 2014.
Tsirogianni A, Pipi E, Soufleros K: Relevance of anti-C1q autoantibodies to lupus nephritis, *Ann N Y Acad Sci* 1173:243–251, 2009.
Utz PJ: Multiplexed assays for identification of biomarkers and surrogate markers in systemic lupus erythematosus, *Lupus* 13(5):304–311, 2004.
van Bavel CC, Fenton KA, Rekvig OP, et al: Glomerular targets of nephritogenic autoantibodies in systemic lupus erythematosus, *Arthritis Rheum* 58(7):1892–1899, 2008.
Vancsa A, Gergely L, Ponyi A, et al: Myositis-specific and myositis-associated antibodies in overlap myositis in comparison to primary dermatopolymyositis: Relevance for clinical classification: Retrospective study of 169 patients, *Joint Bone Spine* 77(2):125–130, 2010.
van den Hoogen F, Khanna D, Fransen J, et al: 2013 classification criteria for systemic sclerosis: An American College of Rheumatology/European League against Rheumatism collaborative initiative, *Arthritis Rheum* 65(11):2737–2747, 2013.
Van Eenennaam H, Vogelzangs JH, Lugtenberg D, et al: Identity of the RNase MRP- and RNase P-associated Th/To autoantigen, *Arthritis Rheum* 46(12):3266–3272, 2002.
van Esch WJ, Reparon-Schuijt CC, Hamstra HJ, et al: Polyreactivity of human IgG Fc-binding phage antibodies constructed from synovial fluid CD38+ B cells of patients with rheumatoid arthritis, *J Autoimmun* 19(4):241–250, 2002.
van Venrooij WJ, van Beers JJ, Pruijn GJ: Anti-CCP antibody, a marker for the early detection of rheumatoid arthritis, *Ann N Y Acad Sci* 1143:268–285, 2008.
van Venrooij WJ, van Beers JJ, Pruijn GJ: Anti-CCP antibodies: The past, the present and the future, *Nat*

Rev Rheumatol 7(7):391–398, 2011.
van Venrooij WJ, Zendman AJ, Pruijn GJ: Autoantibodies to citrullinated antigens in (early) rheumatoid arthritis, *Autoimmun Rev* 6(1):37–41, 2006.
Vaz JL, Andrade CA, Pereira AC, et al: Systematic review of infliximab-induced autoantibodies and systemic lupus erythematosus, *Rev Bras Reumatol* 53(4): 358–364, 2013.
Villalta D, Imbastaro T, Di Giovanni S, et al: Diagnostic accuracy and predictive value of extended autoantibody profile in systemic sclerosis, *Autoimmun Rev* 12(2):114–120, 2012.
von Mühlen C, Nakamura R: Guidelines for selecting and using laboratory testsfor autoantibodies to nuclear, nucleolar and other related cytoplasmic antigens. In Nakamura RM, Keren DF, Bylund DJ, editors: *Clinical and laboratory evaluation of human autoimmune diseases*, vol 1, Chicago, 2002, ASCP Press, p 183.
von Mühlen CA, Tan EM: Autoantibody specificities in autoimmune rheumatic diseases, *Rev Br Reumatol* 34:173–194, 1994.
von Mühlen CA, Tan EM: Autoantibodies in the diagnosis of systemic rheumatic diseases, *Sem Arthritis Rheum* 24:323–358, 1995.
Waaler E: On the occurrence of a factor in human serum activating the specific agglutination of sheep blood corpuscles. 1939, *APMIS* 115(5):422–438, discussion 439, 2007.
Wada K, Kamitani T: Autoantigen Ro52 is an E3 ubiquitin ligase, *Biochem Biophys Res Commun* 339(1):415–421, 2006.
Walker JG, Fritzler MJ: Update on autoantibodies in systemic sclerosis, *Curr Opin Rheumatol* 19(6):580–591, 2007.
Wallace DJ, Pistiner M, Nessim S, et al: Cutaneous lupus erythematosus without systemic lupus erythematosus: clinical and laboratory features, *Semin Arthritis Rheum* 21(4):221–226, 1992.
Watanabe T, Tsuchida T, Kanda N, et al: Anti-alpha-fodrin antibodies in Sjogren syndrome and lupus erythematosus, *Arch Dermatol* 135(5):535–539, 1999.
Waterman SA, Gordon TP, Rischmueller M: Inhibitory effects of muscarinic receptor autoantibodies on parasympathetic neurotransmission in Sjogren's syndrome, *Arthritis Rheum* 43(7):1647–1654, 2000.
Wenzel J: Scleroderma and malignancy. Mechanisms of interrelationship, *Eur J Dermatol* 12(3):296–300, 2002.
Wielosz E, Dryglewska M, Majdan M: Serological profile of patients with systemic sclerosis, *Postepy Hig Med Dosw (Online)* 68:987–991, 2014.
Wiik AS: Anti-nuclear autoantibodies: Clinical utility for diagnosis, prognosis, monitoring, and planning of treatment strategy in systemic immunoinflammatory diseases, *Scand J Rheumatol* 34(4):260–268, 2005.
Wiik AS, van Venrooij WJ, Pruijn GJ: All you wanted to know about anti-CCP but were afraid to ask, *Autoimmun Rev* 10(2):90–93, 2010.
Winkelmann JC, Forget BG: Erythroid and nonerythroid spectrins, *Blood* 81(12):3173–3185, 1993.
Witte T: Antifodrin antibodies in Sjogren's syndrome: A review, *Ann N Y Acad Sci* 1051:235–239, 2005.
Witte T, Matthias T, Bierwirth J, et al: Antibodies against alpha-fodrin are associated with sicca syndrome in the general population, *Ann N Y Acad Sci* 1108:414–417, 2007.
Wolin SL, Steitz JA: The Ro small cytoplasmic ribonucleoproteins: Identification of the antigenic protein and its binding site on the Ro RNAs, *Proc Natl Acad Sci U S A* 81(7):1996–2000, 1984.
Woosley RL, Drayer DE, Reidenberg MM, et al: Effect of acetylator phenotype on the rate at which procainamide induces antinuclear antibodies and the lupus syndrome, *N Engl J Med* 298(21):1157–1159, 1978.
Wooten M: Systemic sclerosis and malignancy: A review of the literature, *South Med J* 101(1):59–62, 2008.
Yalaoui S, Gorgi Y, Hajri R, et al: Autoantibodies to ribosomal P proteins in systemic lupus erythematosus, *Joint Bone Spine* 69(2):173–176, 2002.
Yamamoto H, Sims NE, Macauley SP, et al: Alterations in the secretory response of non-obese diabetic (NOD) mice to muscarinic receptor stimulation, *Clin Immunol Immunopathol* 78(3):245–255, 1996.
Yamasaki Y, Honkanen-Scott M, Hernandez L, et al: Nucleolar staining cannot be used as a screening test for the scleroderma marker anti-RNA polymerase I/III antibodies, *Arthritis Rheum* 54(9):3051–3056, 2006.
Yang JJ, Kim MH, Lee WI, et al: Relevance of indirect immunofluorescence patterns and autoantibodies identified via line immunoassay in patients with rheumatoid arthritis, *Lab Med* 45(1):25–31, 2014.
Yang JM, Hildebrandt B, Luderschmidt C, et al: Human scleroderma sera contain autoantibodies to protein components specific to the U3 small nucleolar RNP complex, *Arthritis Rheum* 48(1):210–217, 2003.
Yao B, Li S, Chan EK: Function of GW182 and GW bodies in siRNA and miRNA pathways, *Adv Exp Med Biol* 768:71–96, 2013.
Yasuma M, Takasaki Y, Matsumoto K, et al: Clinical significance of IgG anti-Sm-specific antibodies in patients with systemic lupus erythematosus, *J Rheumatol* 17:469–475, 1990.
Yee A, Webb T, Seaman A, et al: Anti-CarP antibodies as promising marker to measure joint damage and disease activity in patients with rheumatoid arthritis, *Immunol Res* 61(1–2):24–30, 2015.
Yoneyama M, Fujita T: Recognition of viral nucleic acids in innate immunity, *Rev Med Virol* 20(1):4–22, 2010.
Young BJ, Mallya RK, Leslie RD, et al: Anti-keratin antibodies in rheumatoid arthritis, *BMJ* 2(6182):97–99, 1979.
Zarmbinski MA, Messner RP, Mandel JS: Anti-dsDNA antibodies in laboratory workers handling blood from patients with systemic lupus erythematosus, *J Rheumatol* 19:1380–1384, 1992.
Zendman AJ, van Venrooij WJ, Pruijn GJ: Use and significance of anti-CCP autoantibodies in rheumatoid arthritis, *Rheumatology (Oxford)* 45(1):20–25, 2006.
Zimmermann C, Steiner G, Skriner K, et al: The concurrence of rheumatoid arthritis and limited systemic sclerosis—Clinical and serologic characteristics of an overlap syndrome, *Arthritis Rheum* 41(11):1938–1945, 1998.

第53章 血管炎

J. Charles Jennette, Eric T. Weimer, Jason Kidd

要点

1. 血管炎影响多种器官或组织中的各种类型的血管,因此疾病的症状极为多样,且与许多其他疾病相重叠。
2. 即使不是最终诊断,血管炎诊断常存在于对具有单一器官炎症或全身性炎症症状患者的鉴别诊断中。
3. 血管炎的实验室检测通过识别特定致病因子或者特定病理过程产生的生理性分子扰动、细胞事件的方式完成鉴定。
4. 用于血管炎诊断的临床实验室检测包括炎症活动性检测(如C反应蛋白测定),特定器官损伤检测(如尿液分析),特定类别血管炎检测(如冷球蛋白测定)。
5. 血管炎分为病原体入侵血管壁导致的感染性血管炎和已知非因血管壁感染导致的非感染性血管炎。
6. 非感染性血管炎可分为免疫复合物介导的、与抗中性粒细胞胞质抗体(ANCA)介导的或细胞介导的免疫性血管炎。
7. 血管炎的临床诊断是基于对多个临床、病理和实验室特征存在与否和缺失与否的判断。
8. 对特定类型血管炎的准确和精确诊断对患者预后至关重要。

前言

血管炎是指血管壁炎症。任何器官或组织中任何类型的血管都可能受到影响。因此,疾病的症状和体征极为多样,与许多其他疾病相重叠。因此,血管炎常常需要在单器官和全身性疾病中进行鉴别诊断,特别是在有炎症症状的患者中。用于血管炎诊断的临床实验室检测(即生物标志物检测)可归为三类:表明存在活动性炎症的(如C反应蛋白测定)、证明损害特定器官的(尿液)和指示特定类别的血管炎的(如冷球蛋白测定)。本章回顾了血管炎的主要类型的临床和病理特征,并讨论了实验室检查在诊断和治疗这些疾病中的作用。

血管炎的诊断分类

通常疾病的实验室测试是基于识别特定致病因子或者特定病理过程产生的生理性分子扰动、细胞事件的方法。这种方法很难应用于所有形式的血管炎,因为某些形式的病因和发病机制尚不清楚。血管炎可分为感染性血管炎,由引发炎症的病原体侵入血管壁引起(Pagnoux et al,2006),和非感染性血管炎,不由血管壁感染引起(Jennette et al,2013)(框 53-1)。例如,落基山斑点热感染性血管炎(RMSF)是由多种组织中小血管内皮细胞和平滑肌细胞内部立克次体增生引起的(Silverman & Bond,1984)。血管壁立克次体引起的免疫反应可导致血管炎症及出血,表现为 RSMF 典型的皮肤斑点症状。细菌感染可引起类似非感染性免疫介导的小血管炎、血管炎(Jain et al,2007),这种状况必须诊断清楚,使用抗生素治疗,而不是免疫抑制。

非感染性血管炎由非因病原体侵入血管壁导致的炎症引发。然而,该类型血管炎的病因和发病机制目前尚不清楚,所以感染性病因不能完全排除。比如,虽然川崎病、巨细胞动脉炎、多发性大动脉炎的病因尚不清楚,但现有的一些理论认为存在尚未被认知的病原体参与上述疾病的发病机制。再譬如,结核分歧杆菌已被标定(但未被完全证实)参与了多发性大动脉炎的发病机制,同时,伯克霍尔德菌也已被标定(但未被完全证实)参与了巨细胞动脉炎的发病机制(Van timmeren et al,2014)。

非感染性血管炎可间接因感染及其引发的一系列致病事件导致的血管炎引起。例如,冷球蛋白血症性血管炎可继发于肝脏丙型肝炎病毒感染,感染诱导多克隆、寡克隆和单克隆B细胞增殖,并产生类风湿因子(抗体),该因子可与其他免疫球蛋白结合形成致病性免疫复合物(Tedeschi et al,2007)。冷球蛋白血症性血管炎的实验室测试包括识别启动自身免疫反应的感染因子(丙型肝炎病毒血清学),自体抗体(类风湿因子测定),致病性免疫复合物(冷球蛋白测定),炎症介质的继发损害(如低补体血症),和终端器官损伤的证据(血尿和蛋白尿)。

框 53-1 血管炎可能的致病机制

血管壁感染导致的血管炎
细菌感染(如奈瑟球菌血管炎、梅毒性主动脉炎)
立克次体感染(如落基山斑疹热)
真菌感染(如隐球菌性血管炎)
病毒感染(如巨细胞病毒血管炎)
寄生虫病感染(如弓形虫血管炎)
免疫复合物介导的血管炎
冷球蛋白血症性血管炎
结节性多动脉炎
IgA 血管炎(过敏性紫癜)
低补体血症荨麻疹性血管炎
狼疮性血管炎
类风湿血管炎
药物诱导性免疫复合物血管炎
癌诱导性(伴癌)免疫复合物血管炎
抗肾小球基底膜(GBM)病
抗中性粒细胞胞质抗体(ANCA)介导的血管炎
显微镜下多血管炎
肉芽肿性多血管炎(韦格纳肉芽肿)
嗜酸性肉芽肿性多血管炎(Churg-Strauss 综合征)
药物诱导的 ANCA 相关性血管炎
细胞介导免疫性血管炎
多发性大动脉炎(高安式动脉炎、Takayasu 动脉炎)
巨细胞动脉炎
结节性血管炎

RMSF 实验室检测为感染性血管炎的检测策略的一个很好的例子。RMSF 实验室检测最直接的方法是对一份皮肤组织样本中感染血管壁的立式立客次体进行免疫组织可视化。该试验在抗生素治疗开始前的急性期具有良好的特异性和 70% 的敏感性。立式立克次体血清学抗体检测在前 10~12 日内的灵敏度较低,但此后 2 周该检测的灵敏度将提升到 90% 以上(Nathavitharana & Mitty,2015)。RMSF 最明确的血清学证据是几周后滴度上升。类似通过识别感染病原体和表征病原体特异性免疫应答的检测同样适用于其他感染性血管炎。

根据已知或假定的致病机制,非感染性血管炎可分为免疫复合物介导的、抗中性粒细胞胞质抗体(ANCA)介导的和细胞介导的免疫性血管炎(框 53-1)。免疫复合物血管炎可因非自体抗原抗体产生(如乙肝免疫复合物血管炎源自乙肝病毒抗原的抗体),也可因自体抗原抗体产生(如狼疮血管炎源自自体细胞核抗原的抗体)。细胞介导的免疫过程也可引起血管炎症。巨细胞动脉炎、多发性大动脉炎(Takayasu 动脉炎)炎性损伤模式提示可能存在的细胞介导的免疫损伤机制;然而,明确的自体抑或是非自体的靶标尚未被最终检出。于原发性血管炎而言,缺乏特异性抗原靶标造成的先天性免疫反应调节机制紊乱所介导的自身炎症过程被视为另一种可能的致病机制。

多种形式的血管炎均存在缺乏可识别的病因或者明确的致病机制的情况,因而仅仅基于以上特征难以实现对血管炎的诊断和分类。相反,血管炎的分类和诊断最常见的是基于多方面临床、病理和实验室特征的存在和缺失。最广泛使用的血管炎分类方法是基于 1994 年举行的 Chapel Hill 共识会议(CHCC)中提出的血管炎命名系统(Jennette et al,1994),前者于 2012 年进行了修订(Jennette et al,2013)。CHCC 血管炎命名系统为多种(虽然不是所有)系统性和单器官血管炎提供了关于命名(框 53-2;图 53-1)和具体定义的共识信息。三个大的分类方法是大血管炎(large vessel vasculitis,LVV)、中血管炎(medium vessel vasculitis,MVV)和小血管炎(small vessel vasculitis,SVV)。如果只从字面上来理解这个术语,可能会引起误解。总的来说,大血管炎比任何其他形式的血管炎,更常累及主动脉及其主要分支;中血管炎局限于动脉,偏好影响主要内脏动脉;小血管炎不仅累及动脉也累及更小的血管。特别是在出现累及动脉的情况时,分类之间有相当大的重叠。例如,虽然累及大血管可作为特异性证据,巨细胞动脉炎仍然可以影响从主动脉到最小动脉血管(如眼葡萄膜小动脉)的任何大小动脉(Waldman et al,2013)。

框 53-2 2012 国际 Chapel Hill 共识会议提出的血管炎命名系统

大血管炎(LVV)
多发性大动脉炎(TAK)
巨细胞动脉炎(GCA)
中血管炎(MVV)
结节性多动脉炎(PAN)
川崎病(KD)
小血管炎(SVV)
抗中性粒细胞胞质抗体(ANCA)相关性血管炎(AAV)
显微镜下多血管炎(MPA)
肉芽肿性多血管炎(韦格纳肉芽肿)(GPA)
嗜酸性肉芽肿性多血管炎(Churg-Strauss 综合征)(EGPA)
免疫复合物性小血管炎
抗肾小球基底膜(抗 GBM)疾病
冷球蛋白血症性血管炎(CV)
IgA 血管炎(过敏性紫癜)(IgAV)
低补体血症荨麻疹性血管炎(HUV)(抗 C1q 血管炎)
可变血管炎(VVV)
Behçet 病(BD)
Cogan 综合征(CS)
单器官血管炎(SOV)
白细胞碎裂性血管炎
皮肤动脉炎
原发性中枢神经系统血管炎
孤立性主动脉炎
其他
系统性疾病相关性血管炎
狼疮性血管炎
类风湿血管炎
结节性血管炎
其他
可能病因性血管炎
丙型肝炎病毒相关性冷球蛋白血症血管炎
乙型肝炎病毒相关性血管炎
梅毒性主动脉炎
药物相关免疫复合物血管炎
药物相关的 ANCA 相关性血管炎
癌相关性(伴癌)血管炎
其他

源自 Jennette JC,Falk RJ,Bacon PA,et al. 2012 Revised International Chapel Hill Consensus Conference Nomenclature of Vasculitides. Arthritis Rheum,2013,65:1-11

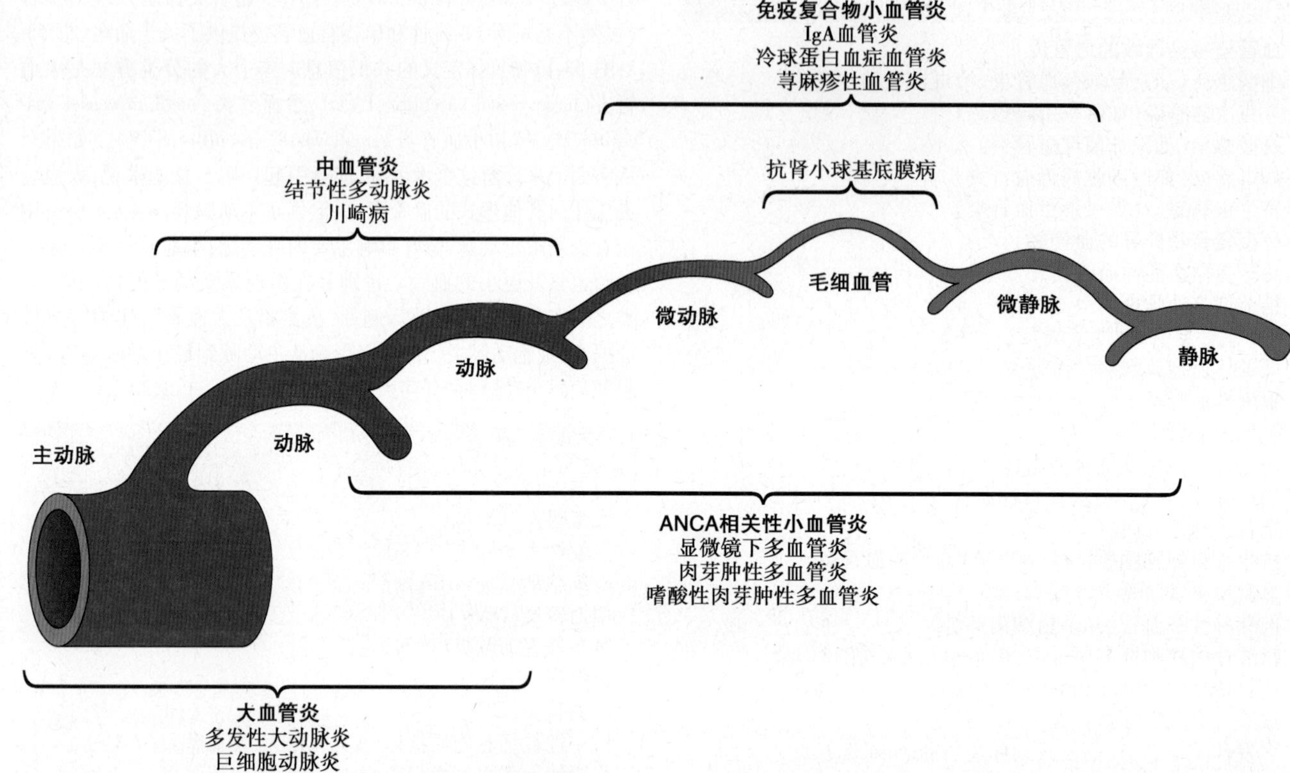

图 53-1 大血管炎、中血管炎和小血管炎的受累血管主要分布。注意所有种类的血管炎都会影响所有类型的动脉。主动脉和大动脉常受大血管炎的影响。中血管炎最常影响中动脉，尽管大动脉和小动脉都可能受到影响。小血管炎优先影响小静脉和毛细血管，虽然动脉和静脉可能会受到影响。ANCA（抗中性粒细胞胞质抗体）相关性血管炎影响的血管谱最广，而免疫复合物血管炎通常累及毛细血管或小静脉或两者（经许可，改自 Jennette JC，Falk RJ，Bacon PA，et al. 2012 Revised International Chapel Hill Consensus Conference Nomenclature of Vasculitides. Arthritis Rheum，2013，65：1-11）

除了小血管炎、中血管炎和大血管炎，2012 年 CHCC 中也定义了可变血管炎（variable vessel vasculitis，VVV），单器官血管炎（single organ vasculitis，SOV），与系统性疾病相关的血管炎，和可能病因相关的血管炎（Jennette et al，2013）。可变血管炎（VVV）是一种无主导血管类型的血管炎，可以影响任意大小（小、中、大）和各种类型的血管（动脉、静脉和毛细血管），如 Behçet 病和 Cogan 综合征。单器官血管炎是一种在单一器官里累及大小动脉或静脉的血管炎，且无明显征兆指示当前血管炎是系统性血管炎的限制性表达。一些患者最初被诊断为单器官血管炎，随后并发额外的临床表现并提示该病例需要重新定义为系统性血管炎（如初诊的皮肤动脉炎随后被证实为全身结节性多动脉炎）。与系统性疾病相关的血管炎有一个前缀术语来定义全身性疾病（如类风湿性血管炎应以 rheumatoid 作为前缀、狼疮性血管炎应以 lupus 作为前缀等）。类似地，与可能的病因相关的血管炎同样应添加前缀术语以明确与病因之间的相关性（如肼苯哒嗪相关性显微镜下多血管炎应以 hydralazine-associated 作为前缀、乙肝病毒相关性血管炎应以 hepatitis B virus-associated 作为前缀、丙型肝炎病毒相关性冷球蛋白血症血管炎应以 hepatitis C virus-associated 作为前缀）。

大血管炎

CHCC 2012 将大血管炎（LVV）定义为一种较其他血管炎类型侵犯主动脉及其主要分支更频繁的血管炎，尽管实际上任何大小的动脉都可能受其影响（Jennette et al，2013）。事实上，在一些患者中，受影响的中动脉和小动脉数目大于受影响的大动脉的数目。例如，于巨细胞动脉炎而言，虽然多数头颈部小动脉均受到了影响，但颈动脉及其分支很少受其影响（Waldman et al，2013）。

大血管炎的两种主要类型含多发性大动脉炎（TAK）和巨细胞动脉炎（GCA）（表 53-1）。两者具有相似的病理特征，所

表 53-1 2011~2012 国际 CHCC 血管炎命名系统采用的大血管炎命名及定义

大血管炎（LVV）	一种较其他血管炎类型侵犯大动脉更频繁的血管炎。大动脉指主动脉及其主要分支。任何大小的动脉都可能受到影响
多发性大动脉炎	动脉炎，常为肉芽肿性，主要影响主动脉和或主要分支。通常发生在小于 50 岁的患者中
巨细胞性动脉炎	动脉炎，常为肉芽肿性，常影响主动脉和（或）其主要分支，好发于颈动脉和椎动脉分支。常累及颞动脉。发病通常在 50 岁以上的患者，往往与风湿性多肌痛相关

源自 Jennette JC，Falk RJ，Bacon PA，et al. 2012 Revised International Chapel Hill Consensus Conference Nomenclature of Vasculitides. *Arthritis-Rheum*，2013，65：1-11

以不能仅仅基于病理特征进行区分(Jennette et al,2013)。在区分以上两者时需要考虑人口统计学及临床特征,尤其是年龄因素。大血管炎的鉴别诊断包括梅毒性主动脉炎,这是一种三期梅毒诱发的感染性血管炎,而二期梅毒诱发该病的情况非常罕见(Dietrich et al,2014)。主动脉炎症可能导致主动脉瘤,如果使用抗生素不当,可能危及生命或致死。

多发性大动脉炎

定义及流行病学

多发性大动脉炎(Takayasu arteritis,TAK),即肉芽肿,好发于主动脉及其主要分支(Jennette et al,2013)。50岁以下的患者较常见。据估计,每年多发性大动脉炎在世界范围内的发病率大致为1.2/100万~2.6/100万(数据来自西方国家)。多发性大动脉炎可在所有种族中发病,但东南亚、中美洲、南美洲和非洲的发病率相对较高(Vaideeswar & Deshpande,2013)。

病理学

多发性大动脉炎在急性活动期的病理特征可以概括为单核白细胞主导、常伴(但并非总是)多核巨细胞的主动脉或较大动脉炎症(Jennette,2015; Vaideeswar & Deshpande,2013)。尽管在临床上表现为具有自限性,但尸体病理检查显示多发性大动脉炎实际上波及更广的机体组织。牵涉的血管可呈现界限分明的跳跃区域,导致管腔局部狭窄或扩张。炎症导致动脉狭窄、血栓和动脉瘤。基于累及的血管分布不同,至少有两种分类系统(Vaideeswar & Deshpande,2013)。一种分类方法将多发性大动脉炎分为五种类型:Ⅰ型,主动脉弓及其分支;Ⅱ型,胸降主动脉和腹主动脉;Ⅲ型,主动脉弓和胸腹主动脉;Ⅳ型,除了上述类型肺动脉;Ⅴ型,除此之外的其他类型的冠状动脉(Gulati & Bagga,2010)。另一种分类将多发性大动脉炎分为六种类型:Ⅰ型,主动脉弓及其分支;Ⅱa,升主动脉、主动脉弓及其分支;Ⅱb型:升主动脉、主动脉弓及分支与降主动脉;Ⅲ型,胸主动脉和腹主动脉;Ⅳ型,腹主动脉;Ⅴ型,ⅡB型结合Ⅳ型(Hata et al,1996)。

多发性大动脉炎的病理鉴别诊断包括梅毒性主动脉炎,后者也有炎性浸润,主要为单核白细胞,包括浆细胞。唯一可以用于鉴别梅毒性主动脉炎的诊断性病理发现是梅毒螺旋体的免疫组化鉴定。

病因及发病机制

在多发性大动脉炎发病过程中,自身免疫性或感染性的病因是遗传和环境因素导致的细胞介导的血管免疫损伤;然而,具体病因尚未确定(Vaideeswar & Deshpande,2013)。

临床实验室检测

由于具体病因和独特的致病机制尚不清楚,因此没有针对这种疾病特有的实验室检查。红细胞沉降率(ESR)和C反应蛋白(CRP)是最常用的实验室检查,以支持诊断、监测疾病的活动和对治疗的反应。活动性疾病患者的ESR可升高75%~100%,随着时间的推移趋于恢复正常。ESR被认为是一项可靠的炎症活动指数,并被用来作为一个工具来监测治疗的有效性。随着疾病的消退,症状及血管造影证据被发现与ESR的下降呈相关性。尽管一个外科系列观察发现,44%临床无症状的患者显示与临床不相符的动脉活检结果(Langford,2003)。

多发性大动脉炎治疗反应的研究显示,3个月内,红细胞沉降率从(55.5±14.7)mm/h降至(21.9±9.5)mm/h($P<0.001$),接下来一年降至(20.8±15.2)mm/h(P=NS)。C反应蛋白浓度在3个月内从(4.8±5.2)mg/dl下降到(0.5±0.2)mg/dl($P=0.004$),接下来一年保持在(0.5±0.3)mg/dl(P=NS)(Valsakumar et al,2003)。

除红细胞沉降率与C反应蛋白外,多种生物标志物均被评估为可用于多发性大动脉炎的诊断和预后的实验室检测:白介素-6(IL-6)、血清淀粉样蛋白A、纤维蛋白原、补体裂解片段,B细胞活化因子(BAFF)、白介素-6(IL-6)、基质金属蛋白酶9(MMP-9)和穿透素3(PTX3)(Chatterjee et al,2014)。但到目前为止,这些都没有被广泛使用。

可用于排除梅毒性主动脉炎的实验室检测,包括VDRL(性病研究实验室)测试,TPPA(梅毒螺旋体明胶凝集试验),和IgG和IgM FTA ABS(荧光梅毒螺旋体抗体吸收)(Dietrich et al,2014)。确诊试验是组织标本(如切除的动脉瘤)中的梅毒螺旋体免疫组织化学染色呈阳性。阴性结果不能排除诊断。

诊断、治疗及预后

该病的诊断主要依据临床症状和体征以及影像学结果来确定受累的血管。与巨细胞动脉炎不同,活检组织或切除血管的病理检查不是多发性大动脉炎常规的诊断检查方法。多发性大动脉炎有三个发展阶段(Vaideeswar & Deshpande,2013)。第一阶段特征是低热,乏力,盗汗,关节痛,食欲减退,体重减轻,没有临床证据表明大血管狭窄。第二阶段是血管炎阶段,存在第一阶段症状并伴有大血管炎症的临床证据,如出现血管压痛或疼痛(血管痛)。前两个阶段可能持续数月,然后出现更多慢性损伤的迹象。最后阶段可持续数月或数年,并具有牵累主动脉及其主要分支的慢性硬化性血管病变的各种表现,包括无脉症、动脉狭窄或闭塞的相关症状。

在身患活动性疾病的患者,皮质类固醇疗法是首选治疗。如果在使用皮质类固醇疗法后活动性疾病未能缓解,则应施用环磷酰胺或甲氨蝶呤。血管扩张剂、抗凝剂、非甾体类抗炎药物可用于缓解症状。在出现有症状的血管狭窄及闭塞时,有必要引入手术进行治疗(Hoffman,2003)。

巨细胞动脉炎

定义及流行病学

巨细胞动脉炎(giant cell arteritis,GCA)是动脉炎的一种,常伴有肉芽肿,好发于主动脉及其主要分支(Jennette et al,2013)。与多发性大动脉炎相反,巨细胞动脉炎多发生在50岁以上的人群中。在西方国家中,巨细胞动脉炎常见于斯堪地那维亚血统的白种人,具有最高的发病率与患病率(González-Gay & Pina,2015)。纵贯欧洲南北,巨细胞动脉炎的发病率呈梯度分布。在50岁以上人群中,瑞典和挪威发病率较高,每100 000人就有20多例新发患者;欧洲南部发病率较低,在西班牙西北部,每年发病率10例/每100 000人(González-Gay &

Pina,2015)。

病理学

巨细胞动脉炎在急性活动期的病理特征主要是主动脉或大血管的炎症,以单核白细胞为主,常伴有多核巨细胞异常(Jennette,2015)(图 53-2)。慢性非活动期有非特异性慢性炎症和瘢痕形成。虽然小的局灶性坏死可发生,但发生在动脉的严重纤维素样坏死,会导致转变为另一种动脉炎的可能性增加。另一种导致慢性炎症和瘢痕(动脉粥样硬化)的病理过程的同时发生,使慢性大血管炎的病理诊断变得更加复杂。

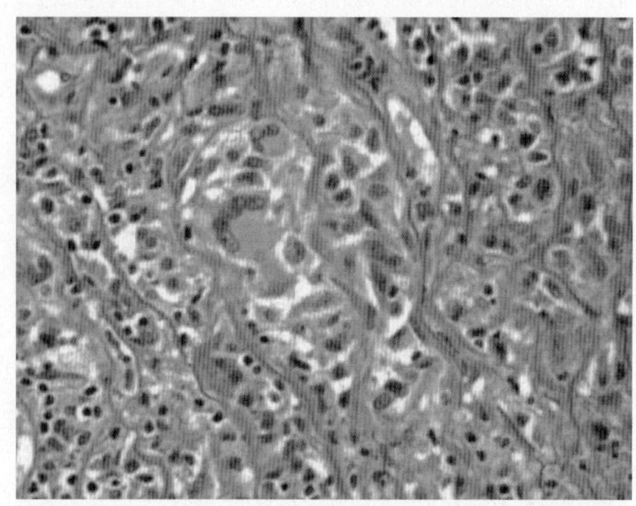

图 53-2　巨细胞主动脉炎患者的组织病理学特点。注意弹性纤维除了大量浸润单核白细胞还浸润多核巨细胞(HE,×500)

活跃期的巨细胞动脉炎最常见的病理模式是透壁性炎症,可在超过 75%的患者中出现,虽然少数标本有局限于外膜组织包括血管滋养管的炎症(Cavazza et al,2014)。在对 274 例有透壁性炎症患者进行颞动脉活检时发现,大多数为巨细胞动脉炎,其中炎症 100%是由单核白细胞(淋巴细胞、单核细胞、巨噬细胞、浆细胞)主导、75%由巨细胞主导、8%由嗜酸性粒细胞主导,还有 2%由混合性中性粒细胞主导(Cavazza et al,2014)。虽然血管中膜炎症区域可发生多个小范围的层状变性(坏死),但如果出现明显的纤维样坏死,尤其在伴有中性粒细胞和(或)中性粒细胞伴白细胞增多症时,巨细胞动脉炎之外的血管炎类型(如结节性多动脉炎或者 ACCA 血管炎)出现的可能性将增加(Hamidou et al,2003; Cavazza et al,2014)。

病因及发病机制

虽然初始致病因子尚未明确,但巨细胞动脉炎的致病机制中包含了细胞介导的免疫机制。例如,有研究证实巨细胞动脉炎中血管壁树突状细胞启动 T 细胞和巨噬细胞回巢造成肉芽肿性炎症(Weyand & Goronzy,2014)。已经证实在动脉炎症区域存在两个主要的免疫反应网络:白介素-12,1 型辅助性 T 细胞(Th1),与干扰素 γ 轴;和白介素-6,17 型辅助性 T 细胞(Th17),和白介素-17 或白介素-21 轴。这些炎症通路释放的细胞因子激活白细胞、内皮细胞、血管平滑肌细胞和成纤维细胞,导致血管内膜和中膜增生和纤维化。弹性纤维酶和蛋白水解酶(如基质金属蛋白酶)和生长因子(如血管内皮生长因子和血小板衍生生长因子)促进退行性和增生性和硬化改变,引起血管壁的病理损害(Weyand & Goronzy,2014)。一项大规模的遗传分析确认了多个 HLA 位点、PTPN22 及其他位点可影响 1 型辅助性 T 细胞(Th1)、17 型辅助性 T 细胞(Th17)和 Treg 细胞的细胞功能,并作为巨细胞动脉炎的致病风险因素,该研究囊括了来自不同欧洲血统的 6 个国家的 1 651 例巨细胞动脉炎患者与 15 306 例与患者组无关的控制组受试者(Carmona et al,2015)。这些基因的参与支持了巨细胞动脉炎发病机制中致病性自身免疫反应的作用。

临床实验室检测

颞动脉活检是目前诊断巨细胞动脉炎的金标准,但活检正常的并不能排除巨细胞动脉炎。估计,假阴性结果的发生率约为 15%,且受到活检标本长度以及活检前皮质类固醇治疗持续时间的影响(Achkar et al,1994; Poller et al,2000; Kermani et al,2013)。

特别是在缺乏组织诊断的情况下,实验室数据对于诊断巨细胞动脉炎是非常重要的。支持巨细胞动脉炎诊断的实验室结果包括:高红细胞沉降率(ESR)、C 反应蛋白(CRP)增高和血小板增多症(Kermani et al,2012; Waldman et al,2013)。血小板计数升高作为一项早期实验室指标,可在作出巨细胞动脉炎诊断的一年前被检测到(Lincoff et al,2000)。一项采用颞动脉活检确诊的巨细胞动脉炎患者研究发现,CRP 升高、ESR 增快分别具有 87%和 84%的敏感性,只有 4%患者 ESR 和 CRP 正常(Kermani et al,2012)。ACR-EULAR 巨细胞动脉炎分类标准(Dasgupta et al,2012)提出,患者可存在 CRP、ESR 同时或者部分异常升高。另外一个实验室的诊断标准是没有类风湿因子的升高,或者抗环瓜氨酸肽蛋白抗体阴性。

诊断、治疗及预后

巨细胞动脉炎诊断最准确的方法是在临床症状、实验室检查基础上,通过对颞动脉或其他累及动脉进行活检确诊(Waldman et al,2013; Weyand & Goronzy,2014)。双侧颞动脉活检,可提高诊断的敏感性(Durling et al,2014)。如果有足够的证据作出诊断,阴性活检结果不应停用皮质类固醇治疗。巨细胞动脉炎出现正常 ESR 和/或 CRP 水平较少见,但却存在这种情况;因此,实验室测试不能完全排除巨细胞动脉炎(Kermani et al,2012)。

大动脉和主动脉的影像学检查(如正电子搭设断层扫描,PET)是一种有效的辅助手段,可补充病理学和实验室检测结果,并用于诊断和评估巨细胞动脉炎患者病情进展(Prieto-Gonzalez et al,2014)。1/4 患有巨细胞动脉炎的患者炎症均累及主动脉及其主要分支,且这样的病理学改变可被影像学检查监测到(Weyand & Goronzy,2014)。PET 在梅毒性主动脉炎的早期诊断中同样非常有用(Treglia et al,2013)。

大多数巨细胞动脉炎病例可采用糖皮质激素单药疗法有效控制(Weyand & Goronzy,2014)。当糖皮质激素逐渐减少,常出现疾病的发作,往往需要一个短期的加量来诱发和维持疾病的缓解。视力障碍或眼部血液供应不稳定的患者适用于大剂量的静脉注射糖皮质激素的治疗方法。如果疾病发作，患者可能需要使用糖皮质激素的协同药物，包括甲氨蝶呤或英夫利昔单抗。

皮质类固醇是多发性大动脉炎治疗的首选方案，但50%的情况其效用并不足够。硫唑嘌呤和泼尼松龙的免疫抑制方案安全且耐受性良好，能有效改善多发性大动脉炎的全身症状和纠正实验室结果异常，并联合血管造影检查阻止病变的进展，尽管该方案似乎不能完全消除动脉病变（Valsakumar et al，2003）。其他药物可被考虑进来，包括环磷酰胺和甲氨蝶呤。

大血管炎的鉴别诊断包括与可变血管炎（VVV，含Behçet病和Cogan综合征）、感染性血管炎（如三期梅毒引起的主动脉炎）以及淋巴浆细胞性疾病（如IgG4相关性疾病中的主动脉炎）之间的鉴别诊断（Miller & Maleszewski，2011）。目前，关于内脏动脉的孤立性主动脉炎或者孤立性巨细胞动脉炎究竟是多发性大动脉炎或巨细胞动脉炎的自限性表达，还是单器官血管炎的独特表达形式的问题仍然存在争议。因此，当检测到单一器官大血管炎时，应注意随访和其他器官受累情况。

中血管炎

中血管炎（MVV）是一种主要累及中动脉的血管炎，中动脉定义为主要内脏动脉及其分支；但实际上任何大小的动脉都可受影响（Jennette et al，2013）。主要分成两类：结节性多动脉炎（PAN）和川崎病（KD）（表53-2）。炎性动脉瘤和狭窄是常见的。值得注意的是，中动脉也可能受到大血管炎和小血管炎的影响。因此，必须考虑临床、实验室和病理多方面的检查结果，以准确诊断引起动脉炎的原因。

表53-2　2011～2012国际CHCC血管炎命名系统采用的中血管炎命名及定义

中血管炎（MVV）	一种主要累及中动脉的血管炎，中动脉定义为主要内脏动脉及其分支。炎性动脉瘤和狭窄较常见
结节性多动脉炎	一种累及中小动脉的坏死性动脉炎，但不涉及肾小球肾炎和微动脉、毛细血管、微静脉血管炎症，且与抗中性粒细胞胞质抗体（ANCA）无相关性
川崎病	一种与黏膜皮肤淋巴结综合征有关且主要累及中小动脉的动脉炎。该疾病常累及冠状动脉，有时可累及主动脉和大动脉，且通常发生在婴幼儿中

From Jennette JC，Falk RJ，Bacon PA，et al：2012 Revised International Chapel Hill Consensus Conference Nomenclature of Vasculitides，Arthritis Rheum，65：1-11，2013

结节性多动脉炎

定义及流行病学

结节性多动脉炎（PAN）是一种累及中小动脉的坏死性动脉炎，但不涉及肾小球肾炎和微动脉、毛细血管、微静脉血管炎症，且与抗中性粒细胞胞质抗体（ANCA）无相关性（Jennette et al，2013）。该病的诊断是一个排除的过程，只有在可能影响中动脉的许多其他类型的大、中、小血管炎可忽略的情况下方可作出诊断（Jennette & Falk，2007）。结节性多动脉炎可发生于所有年龄、性别和种族背景的患者，但在老年人中更为常见。欧洲国家每年的发病率从0到1.6例/100万，患病率约为31例/100万（Hernández-Rodríguez et al，2014）。在乙肝疫苗普及前，超过1/3的结节性多动脉炎患者曾感染乙肝病毒；而目前，在发达国家小于5%结节性多动脉炎患者感染乙肝病毒（Mahr et al，2004）。

病理学

结节性多动脉炎可累及任何器官中任何类型的动脉，但侵犯最频繁的靶标是实质器官中主要内脏动脉及其初始分支，例如肠系膜上下动脉、肾动脉、肝动脉和冠状动脉。此外，周围神经外膜滋养动脉与皮肤皮下动脉也作为常见的结节性多动脉炎侵犯的靶标。在累及主要动脉时，结节炎性病变与假性动脉瘤可直接观察、通过影像学检查观察或者皮下触及。炎性病变好发于动脉血管分支点。结节性多动脉炎的组织病理学特征（图53-3）最开始为伴随剧烈中性粒细胞富集的急性炎症的纤维样坏死，进展为慢性炎症和纤维组织增生，最终导致血管纤维化，完全或部分阻塞血液流动（Jennette & Falk，2007；Jennette，2015）。血管急性闭塞引起的组织梗死可能源自节段性急性炎症、坏死、假性动脉瘤处动脉的栓塞（图53-4）。

病因及发病机制

结节性多动脉炎的病因与发病机制目前尚不明确，但一些感染性因素已被鉴定出在其中起作用。在20世纪70年代，大约一半的结节性多动脉炎患者感染乙肝病毒，HBe抗原血清转换为抗-HBe抗体通常和疾病恢复相关（Pagnoux et al，2006）。提示结节性多动脉炎可能由乙型肝炎病毒感染引起。然而，乙肝病毒相关的结节性多动脉炎的发病率，从20世纪80年代的

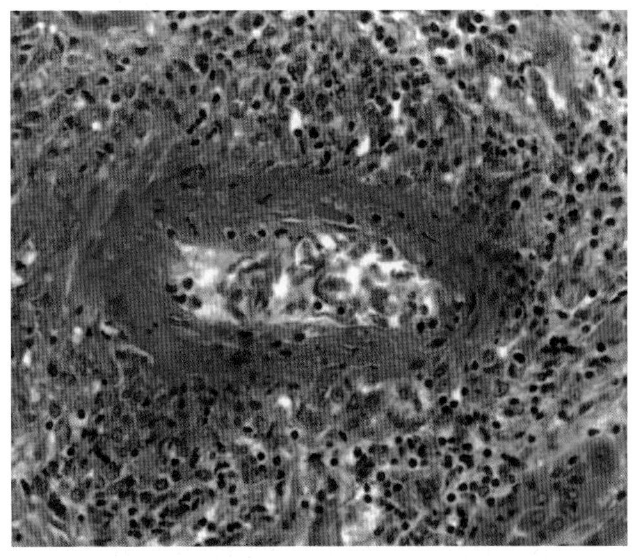

图53-3　结节性多动脉炎引起的坏死性动脉炎。注意大多数基质被嗜酸性纤维素样坏死替代，血管周围炎症混合有多形核白细胞和单核白细胞（HE，×300）

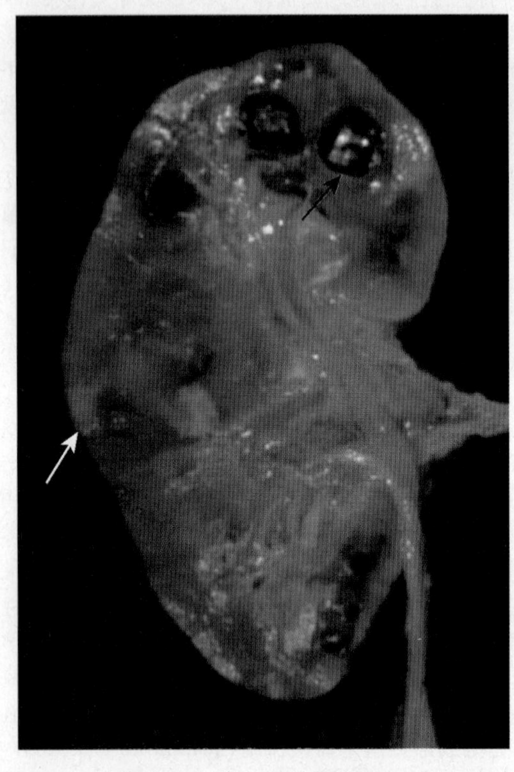

图 53-4 结节性多动脉炎患者肾脏截面,图中显示多个假性动脉瘤(黑色箭头)和组织梗死(白色箭头)

35%逐渐下降到本世纪初的5%(Mahr et al,2004)。存在其他感染性因素被鉴定为相关(但未被证明为病因),包括丙型肝炎病毒(HCV)、人类免疫缺陷病毒(HIV),巨细胞病毒和细小病毒 B19(Hernández-Rodríguez et al,2014)。大多数病例是特发性的。

临床实验室检测

结节性多动脉炎患者常出现血小板增多以及血清白蛋白、ESR 和 CRP 降低。病毒性肝炎患者肝酶可能有异常。检测坏死性动脉炎患者的 HBV、HCV、HIV 很重要,因为最佳的治疗方案是抗病毒治疗联合免疫抑制治疗(Guillevin,2013)。ANCA 检测可用于排除与结节性多动脉炎很类似的伴有坏死性动脉炎的 ANCA 相关性血管炎。其他实验室指标是否异常是由所涉及的器官决定的,如肾脏、胰腺、骨骼肌、心脏、胃肠道等。

诊断、治疗及预后

结节性多动脉炎的临床表现是千变万化的,取决于受影响的器官(Hernández-Rodríguez et al,2014)。大多数患者会出现非特异性的全身症状,如发热、乏力、关节痛、肌痛、消瘦。约 75%的患者会发生周围神经病变,同时有约 50%的患者累及胃肠道。主要表现为皮下炎性结节、梗死和青斑。肾受损可表现为侧腹部疼痛和血尿,偶可发生动脉瘤破裂后的腹膜后出血。每日高于 2g 的蛋白尿与伴随红细胞管型的血尿均不作为结节性多动脉炎的临床特征,而是提高了小血管炎(如显微镜下多血管炎)的可能性。结节性多动脉炎侵袭胃肠道、肾脏、心脏和中枢神经系统时具有较高死亡率。实验室指标异常可提示出现显著但非特异性的急性期反应。组织学确诊中型动脉血管炎对结节性多动脉炎的诊断有一定价值。在临床上可行的条件下,如能取到有症状器官的活检标本,则更易检出阳性病理结果。活检时,皮肤、肌肉和神经组织是首选,因为具有较高的诊出率和安全性。当活检结果阴性或者标本无法取到时,内脏血管造影可检出多个微型血管瘤,辅助结节性多动脉炎的诊断。

目前的治疗方法包含施用大剂量皮质类固醇,累及重要器官或危及生命的复杂情况发生,可联合使用免疫抑制剂。在疾病缓解诱导阶段采用间断静脉注射环磷酰胺冲击治疗,而后在疾病缓解维持阶段转为更加安全的免疫抑制剂治疗是一种常用的治疗方案(Hernández-Rodríguez et al,2014)。

川崎病

定义及流行病学

川崎病(Kawasaki disease,KD)是一种与皮肤黏膜淋巴结综合征高度相关且主要累及中小动脉的动脉炎(Jennette et al,2013)。川崎病常累及冠状动脉,有时也可累及主动脉及大动脉。川崎病通常发生在婴幼儿中。临床表现为持续发热一周及以上、红斑皮疹、结膜炎、口腔红斑以及淋巴结肿大。超过 80%的川崎病病例发生在 6 个月至 4 岁之间的幼儿。在 5 岁以下的儿童中,川崎病的年发病率(每 100 000 人)范围在南美洲约有 3 例,在澳大利亚有 4 例,在英国有 8 例、在美国有 4~15 例,在中国有 20~50 例,在韩国有 90 例,在日本有超过 130 例发病(Burgner & Harnden,2005)。川崎病多见于男孩,男女的比例 1.6∶1。

一定数量的流行病学观察结果提示(但并不能证明)存在感染性因素作为川崎病的病因(Burgner & Harnden,2005)。目前,关于川崎病病例的地理分野聚类分析与流行病学研究已经见诸报道。川崎病的发病呈现季节性变化,但主要发病季节在不同的国家有所不同。英国、澳大利亚和美国的川崎病发病常见于冬季和春季;中国的川崎病发病常见于春季和夏季;韩国的川崎病发病常见于夏季。

病理学

川崎病活跃期动脉炎症的特点是节段性坏死(图 53-5)。在急性期,川崎病的血管壁主要受单核细胞浸润,而结节性多动脉炎的血管壁主要受中性粒细胞浸润(Jennette & Falk,2007)。纤维化坏死在结节性多动脉炎与川崎病中均可发生,但川崎病的病变程度较不显著。慢性硬化期的特征是节段性慢性炎症和瘢痕形成。对弹性纤维进行特殊染色可显示内部弹性纤维的局灶性破坏。

川崎病急性病变的特点是富集中性粒细胞与单核细胞的透壁性坏死性炎症(Orenstein et al,2012; Jennette,2015)。动脉壁病变导致动脉瘤和假性动脉瘤形成,后者完全坏死的过程可侵蚀到血管周围组织。动脉炎症部位,尤其已形成动脉瘤/假性动脉瘤区域,可诱发血栓形成。急性期的动脉炎症可在开始发热 2 周后缓解,转为不同程度的亚急性、慢性炎症,伴随包括血管内膜肌成纤维细胞增生在内的病理变化(Orenstein et al.,2012;Reindel et al,2014)。

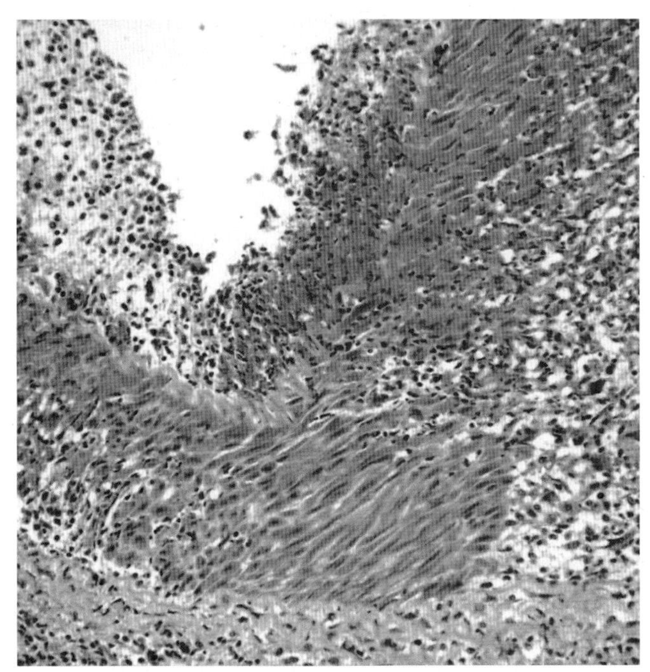

图 53-5 川崎病呈现节段性的透壁坏死性动脉炎特征，表现为残余的完好肌层组织毗邻可诱发血管壁内、外膜炎症的高烈度炎性病变的血管壁中膜(HE，×400)

病因及发病机制

感染已被怀疑作为川崎病的病因之一，因为通过实验室培养、分子生物学或血清学检测等方法已经从川崎病患者中检出过与致病因子同时出现的感染；然而，尽管已有超过 20 种不同致病因子被发现与川崎病相关，但是没有一种被证明是川崎病的直接诱因，其中多数还是常见的幼儿感染性疾病(Burgner & Harnden，2005；Principi et al，2013)。超抗原(可能源于微生物)的免疫应答介导作为可能的病因之一也已经被深入研究过。川崎病与超抗原介导的疾病(如皮疹、结膜炎、脱皮)存在诸多相似的临床特征，而且已有关于患有中毒性休克综合征(超抗原致病)的儿童同时患川崎病的报道(Burgner & Harnden，2005)。然而，并没有证据表明超抗原与川崎病的发病机制有关。患川崎病的炎症动脉中存在多个上调的炎症通路，其中之一涉及信号淋巴细胞活化分子 CD84(Reindel et al，2014)。其诱发的急性冠状动脉炎症可导致 CD84 上调 16 倍，而当转为慢性冠状动脉炎症时(发病后 5 个月到数年)可使 CD84 上调 32 倍。CD84 可在川崎病患病组织的白细胞中检测到。

临床实验室检测

川崎病的诊断主要依据临床症状和体征。急性炎症的非特异性实验室指标(即急性期反应物，包括 CRP 和 ESR)可在川崎病急性期持续升高。一项研究表明，心钠肽(即 N 末端脑钠肽前体，NT-pro-BNP)血清水平升高可作为川崎病的诊断依据，特别对于存在心脏损伤以及临床表现不典型的患者(Cho et al，2011)。区分川崎病与其他儿童发热性疾病最佳的 NT-pro-BNP 临界水平是 235. 2pg/ml。同一研究得出结论，高灵敏度 CRP 的血清水平在区分川崎病与其他儿童发热性疾病方面的意义不大。

诊断、治疗及预后

皮肤黏膜淋巴结综合征的相关临床症状，尤其当症状出现在 5 岁及以下的幼儿中时，对于作出川崎病诊断非常重要，但是仍有部分患者在皮肤黏膜淋巴结综合征全面爆发前表现出其他川崎病表征，包括冠状动脉炎在诱发心肌缺血后出现的一系列体征和症状。尽管及时进行静脉丙种球蛋白(IVIG)联合阿司匹林治疗可大幅度降低川崎病冠状动脉炎的发生率与严重程度，但仍有 10%~20%的患者出现临床意义上的冠状动脉炎后遗症(Orenstein et al，2012)。大约 2%的伴冠状动脉炎的川崎病患者会发生心肌梗死(Burgner & Harnden，2005)。

小血管炎

小血管炎(SVV)是一种主要累及小血管的血管炎，小血管定义为实质器官内小型动脉、微动脉、毛细血管及微静脉(Jennette et al，2013)。中动脉和中静脉也可能受到影响。

与其他血管炎类似，一个重要的诊断二分类方法是区分感染性小血管炎和免疫介导的小血管炎。因为病毒感染和细菌感染可以模仿免疫介导的小血管炎，所以对不同原因致病的血管炎类型进行鉴别诊断对于合理选用抗菌或免疫抑制作为治疗方案至关重要。感染致病因子可通过病原体培养检测，基因、蛋白组学试验，或者免疫反应血清学检测鉴定(Jain et al，2007；D' Alessandro et al，2014)。

基于免疫病理特征，非感染性小血管炎可分为基本没有血管免疫沉淀的 ANCA 相关性血管炎和具有中度至显著的免疫球蛋白和(或)补体成分沉积在血管壁的免疫复合物性血管炎。

ANCA 相关性小血管炎

定义及流行病学

ANCA 相关性血管炎是一种坏死性血管炎，几乎没有免疫复合物沉积，主要累及小血管(即毛细血管、微静脉、微动脉和小动脉)，与髓过氧化物酶(MPO)-ANCA，或蛋白酶 3(PR3)-ANCA 有关(Jennette et al，2013)(表 53-3)。然而利用现有的分析方法并不是所有的患者 MPO-ANCA 或 PR3-ANCA 均为阳性。几乎没有免疫沉积物的现象可将 ANCA 相关性血管炎与免疫复合物血管炎区分开来，因为后者有中度至显著的免疫球蛋白和(或)补体成分血管壁沉积的现象(Jennette et al，2013)。由于缺乏免疫沉积物，ANCA 相关性血管炎又称寡免疫性血管炎。

ANCA 相关性小血管炎的分型基于临床病理表型和 ANCA 抗原特异性。临床病理变异体有显微镜下多血管炎(microscopic polyangiitis，MPA)，肉芽肿性多血管炎(granulomatosis with polyangiitis，GPA)(以前称为 Wegener 肉芽肿)、嗜酸性肉芽肿性多血管炎(eosinophilic granulomatosis with polyangiitis，EGPA)(以前称为 Churg-Strauss 综合征)和肾脏局限性血管炎(renal limited vasculitis，RLV)(Jennette et al，2013)。另一个变异体是药物引起的 ANCA 相关性血管炎，可表现为显微镜下多血管炎、肉芽肿性多血管炎或肾脏局限性血管炎(Pendergraft & Niles，2014)。最佳的诊断应包括 ANCA 血清学状态和临床病理表型，例如 MPO-ANCA 显微镜下多血管炎、PR3-ANCA 肉芽肿性多血管炎、ANCA 阴性嗜酸性肉芽肿性多血管炎等等(Jennette et al，2013)。

表 53-3 2011～2012 国际 CHCC 血管炎命名系统采用的 ANCA 相关性小血管炎命名及定义

ANCA 相关性血管炎(AAV)	一种坏死性血管炎,几乎没有免疫复合物沉积,主要累及小血管(即毛细血管、微静脉、微动脉和小动脉),与 MPO-ANCA 或 PR3-ANCA 相关。并不是所有的患者都有 ANCA。一般还需在"ANCA"前添加标明免疫反应类型的前缀,例如:PR3-ANCA、MPO-ANCA、阴性 ANCA
显微镜下多血管炎(MPA)	一种坏死性血管炎,几乎没有免疫复合物沉积,主要累及小血管(即毛细血管、微静脉或微动脉)。坏死性动脉炎症可出现累及小动脉和中动脉的情况。常见坏死性肾小球肾炎。偶发肺毛细血管炎。没有肉芽肿性炎症
肉芽肿性多血管炎(韦格纳肉芽肿)	一种涉及坏死性肉芽肿性炎症(通常累及上下呼吸道)以及坏死性血管炎症(主要影响小血管以及中血管,即毛细血管、微静脉、微动脉、动脉以及静脉)的病症。常见肾小球肾炎
嗜酸性肉芽肿性多血管炎(Churg-Strauss 综合征,EGPA)	一种涉及嗜酸性粒细胞富集坏死性的肉芽肿性炎症(好发于呼吸道)以及坏死性血管炎(主要影响小血管与中血管且与哮喘及嗜酸性粒细胞增多症相关)的病症。肾小球肾炎出现时常伴随 ANCA

源自 Jennette JC, Falk RJ, Bacon PA, et al. 2012 Revised International Chapel Hill Consensus Conference Nomenclature of Vasculitides. Arthritis Rheum, 65:1-11, 2013

显微镜下多血管炎是一种多器官受累、寡免疫的小血管炎,不伴有肉芽肿性炎症或哮喘。显微镜下多血管炎常有坏死性肾小球肾炎和肺毛细血管炎。而肉芽肿性多血管炎常伴随坏死性肉芽肿性炎症,通常累及上、下呼吸道,其血管炎病变与显微镜下多血管炎类似。嗜酸性肉芽肿性多血管炎可产生嗜酸性粒细胞富集的坏死性肉芽肿性炎症,炎症常常累及呼吸道,诱发哮喘以及血液嗜酸性粒细胞增多症。尽管嗜酸性肉芽肿性多血管炎似乎存在 ANCA 阴性的血管炎症前期阶段,但典型的 ANCA 阳性嗜酸性肉芽肿性多血管炎患者都伴有寡免疫性小血管炎以及与显微镜下多血管炎和肉芽肿性多血管炎类似的寡免疫坏死性新月体肾小球肾炎。ANCA 相关性血管炎可局限于单一器官。其中的一个例子便是导致寡免疫坏死性新月体肾小球肾炎的 ANCA 肾脏局限性血管炎(RLV)。

ANCA 相关性血管炎的发病率随着年龄的增加而增加,高峰在 60 岁左右,虽然儿童有 ANCA 相关性血管炎。性别分布大致相同,其中男性占比略高。ANCA 相关性血管炎的发病率与患病率随不同的临床病理表型与不同的地理区位变化(Watts et al, 2015)。大体上,所有形式的 ANCA 相关性血管炎的发病率为每百万人中 15～20 例,患病率为每百万人中 50～150 例。在北欧(如德国和斯堪的纳维亚)和美国北部(如蒙大拿州和明尼苏达州),肉芽肿性多血管炎的发病率较显微镜下多血管炎的发病率更高,而在南欧(如希腊和西班牙)和美国南部(如北卡罗莱纳州)肉芽肿性多血管炎的发病率较显微镜下多血管炎的发病率更低。上述结论印证了因 PR3-ANCA 多伴随肉芽肿性多血管炎出现和 MPO-ANCA 多伴随显微镜下多血管炎出现而导致的 PR3-ANCA 与 MPO-ANCA 检出率差异。总的来说尽管还不清楚具体的比例,在欧洲和北美 MPO-ANCA 结合显微镜下多血管炎和 PR3-ANCA 结合肉芽肿性多血管炎的发病比例从北到南都呈逐渐增高的趋势。在亚洲,相较其他类型,MPO-ANCA 类型的血管炎和显微镜下多血管炎令人惊异地占据显著的比例。例如,日本的一项 ANCA 相关性血管炎研究显示,15 岁以上到 65 岁之间的人群年发病率约为每百万人 15 例,65 岁以上的人群发病率为每百万人 45 例。91%的患者 MPO-ANCA 阳性,但没有 PR3-ANCA 阳性的病例(Fujimoto et al, 2006)。

病理学

ANCA 相关性血管炎可累及动脉(尤其是小动脉)、微动脉、毛细血管、微静脉,以及静脉(尤其是小静脉)。在所有的器官和各临床病理分类中(如显微镜下多血管炎、肉芽肿性多血管炎、嗜酸性肉芽肿性多血管炎),急性 ANCA 动脉炎的特点都是节段性纤维素样坏死(图 53-6),以及血管壁与血管外周中性粒细胞浸润(Jennette & Falk, 2007; Jennette, 2015)。嗜酸性粒细胞可能增多,尤其是在嗜酸性肉芽肿性多血管炎中。此后几天之内,中性粒细胞富集炎症将转为由单核白细胞主导,伴随一定数量的单核细胞与巨噬细胞和少量淋巴细胞炎症类型。在一个星期内,炎症过程减弱,血管炎病变逐渐发展为进行性的硬化、纤维化过程。由于活动性 ANCA 相关性血管炎持续存在,在特定的组织,如皮肤、肠道、肾脏可以观察到不同阶段的血管炎,大量急性血管炎病变发生的同时,旧的病变开始结痂。完全缓解的患者只有慢性静止的病变。ANCA 动脉炎与其他形式的坏死性动脉炎病理检查难以区分(如结节性多动脉炎)。

当 ANCA 相关性血管炎累及微静脉(例如真皮层)时,急性损伤更多地表现为白细胞碎裂,而较少表现为显著的纤维样坏死(图 53-6A)。这样的损伤类型可称为白细胞碎裂性血管炎,该类型的病变也可源自其他类型的小血管炎,尤其是免疫复合物诱发的小血管炎。

急性肺泡毛细血管炎的特点是肺泡毛细血管腔内中性粒细胞聚集,毛细血管基底膜破坏(见银染色),以及肺泡腔内出血(图 53-6B)。

坏死性肾小球肾炎属于 ANCA 相关性血管炎,经常表现为肾脏局限性血管炎,特点是在急性期可发生节段性纤维素样坏死,并伴有相邻细胞新月体形成(图 53-6C),而在慢性期发生伴随相邻新月体纤维化的节段性硬化。ANCA 肾小球肾炎的病理机制在显微镜下多血管炎、肉芽肿性多血管炎、嗜酸性肉芽肿性多血管炎,和肾脏局限性血管炎中是相同的。除了坏死性新月体肾小球肾炎,ANCA 病的肾脏病变还包括坏死性动脉炎(通常影响小叶间和弓状动脉)(图 53-6D)和影响直小血管的白细胞破碎性髓质血管炎。

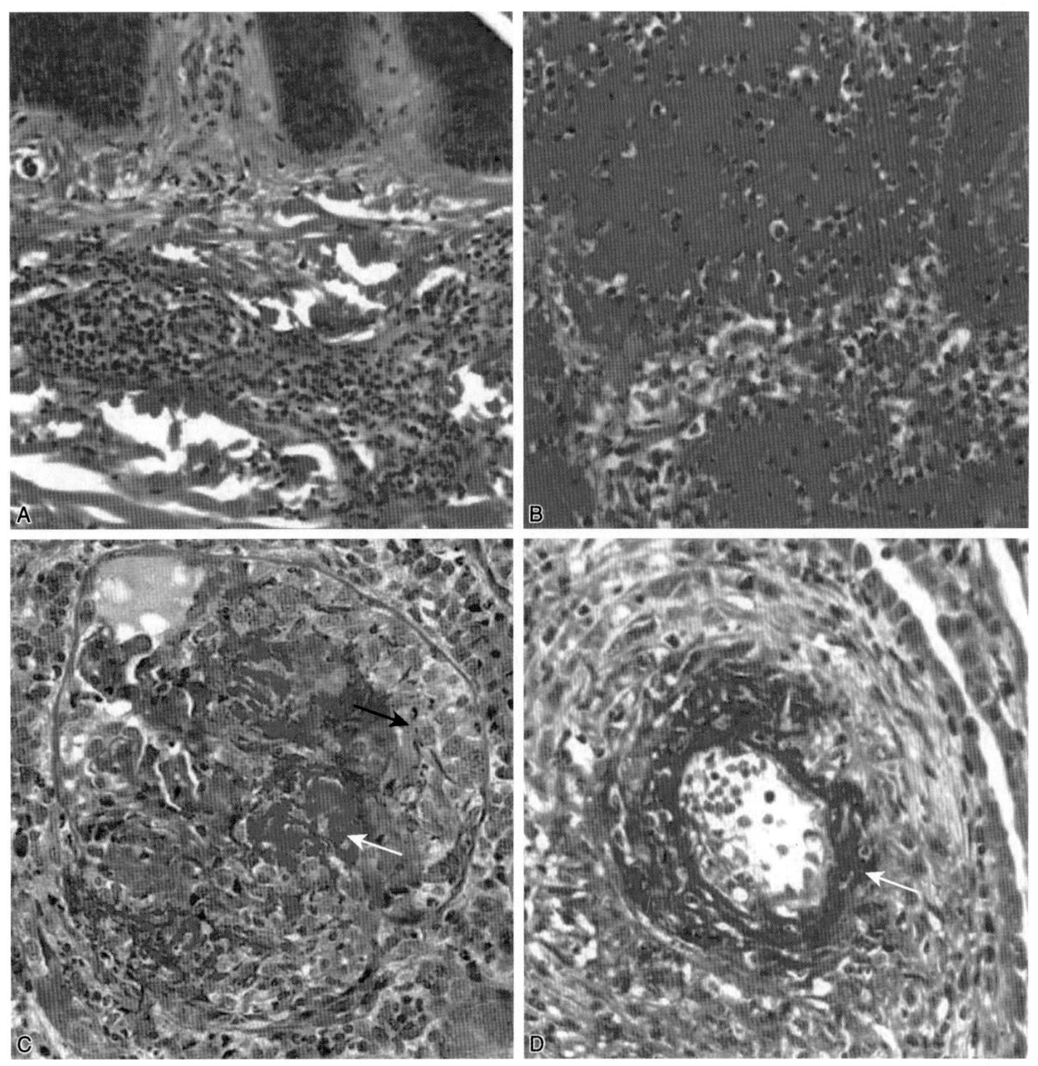

图 53-6　ANCA 病可引起多种形式的血管损伤。这些包括:A. 皮肤白细胞碎裂性血管炎伴随真皮层小血管内高密度中性粒细胞富集浸润(HE,×400)。B. 出血性肺泡毛细血管,可以见到富含中性粒细胞的炎性细胞破坏了肺泡壁(HE,×400)。C. 肾小球肾炎和肾小球毛细血管纤维素样坏死(白色箭头)和相邻的细胞性新月体形成(黑色箭头)(Masson 三色染色,×500)。D. 广泛的不规则的纤维素样坏死性动脉炎(Masson 三色染色,×400)

免疫组化显示免疫球蛋白沉积减少或消失,这是 ANCA 相关性血管炎区别于免疫复合物血管炎的特点。然而,大多数标本,包括受 ANCA 病累及的肾小球组织,通过电镜检查,均可观察到至少少量针对免疫球蛋白和补体的免疫复合物染色,以及少量免疫复合物电子致密物沉积。该病也可与抗 GBM 病或免疫复合物疾病同时发生,这种情况下可实现对免疫球蛋白和补体的大量免疫染色。

肉芽肿性多血管炎和嗜酸性肉芽肿性多血管炎的坏死性肉芽肿炎症在开始阶段表现为点状中性粒细胞富集炎症,与小脓肿相似。嗜酸性肉芽肿性多血管炎病变也含有大量的嗜酸性粒细胞(Jennette,2011)。这些病变可能是小球形的,或者是大而不规则的,造成区域性坏死。几天之内,点状急性炎症组织将被由单核细胞与包括多核巨细胞在内的巨噬细胞环状包裹(图 53-7A)。炎症的中心区是完全坏死和嗜碱性或嗜酸性粒细胞碎片演变(主要来自中性粒细胞和嗜酸性粒细胞退化)而来的无定形坏死碎片。毗邻的炎性肉芽肿因为与坏死组织相邻的巨噬细胞被拉长并形成栅栏状结构变得更加规则。最终,中心区形成空洞或纤维化。坏死性肉芽肿性炎症通常发生在上呼吸道和下呼吸道,但偶尔发生在其他组织,如鼻组织、眼眶、皮肤和肾脏。肺肉芽肿性炎症的鉴别诊断包括分枝杆菌和真菌感染性疾病。伴随肉芽肿炎症的肺血管炎是诊断肉芽肿性多血管炎或嗜酸性肉芽肿性多血管炎存在的特异性依据。嗜酸性肉芽肿性多血管炎在炎性肉芽肿和血管炎部位可出现大量嗜酸性粒细胞(图 53-7B)。

病因及发病机制

临床与实验观察结果都支持 ANCA 在血管炎发病机制具有直接作用(Jennette & Falk,2014; Kallenberg,2014)。临床观察支持 ANCA 致病作用的证据,包括血液中的 ANCA 阳性率高,滴度与疾病的活动性普遍相关(尤其在使用捕获法时),外周血中性粒细胞表面的 ANCA 抗原水平较高可增加疾病的风险,某些药物可诱导产生 ANCA 相关性血管炎(如肼屈嗪、丙硫

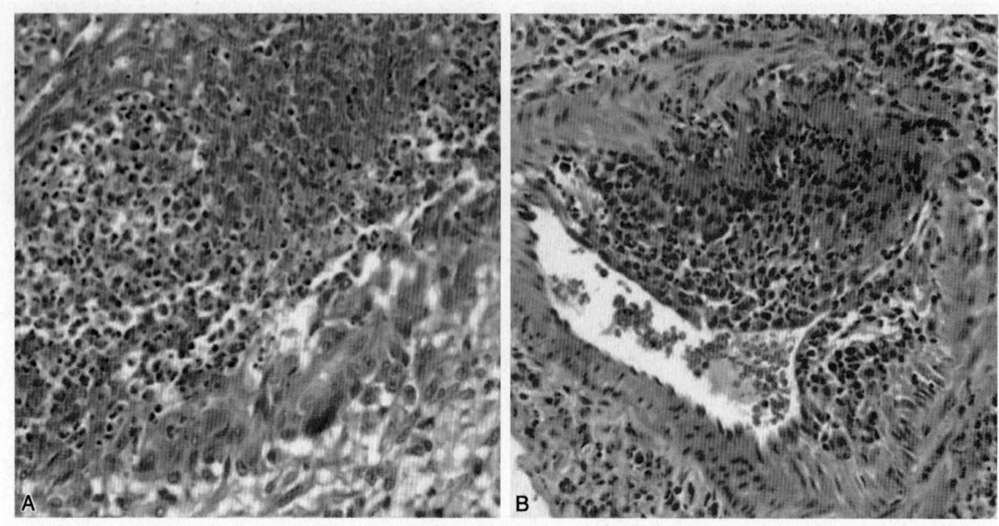

图 53-7 肉芽肿性多血管炎和嗜酸性肉芽肿性多血管炎肺部病变包括坏死性肉芽肿炎症和血管炎。A. 肉芽肿性多血管炎患者的坏死性肉芽肿性炎症,可见中性粒细胞富集的坏死组织中左上巨噬细胞边缘区和右下巨细胞区域(HE,×500)。B. 嗜酸性肉芽肿性多血管炎患者可在肺部出现坏死性动脉炎,伴有明显的嗜酸性粒细胞炎症(HE,×500)

氧嘧啶、青霉胺、米诺环素),以及 B 细胞单采和靶向治疗有效(如利妥昔单抗)。

最好的实验证据是在实验动物体内诱导 ANCA 介导的寡免疫新月体肾小球肾炎和小血管炎。所述的首个动物模型采用向野生小鼠静脉注射小鼠 MPO IgG 抗体(来源于用纯化的小鼠 MPO 使经 MPO 基因敲除处理后产生免疫的小鼠)的方法,成功诱导了与人类 ANCA 肾小球肾炎极类似的寡免疫肾小球肾炎伴节段性纤维样坏死和新月体形成(Xiao et al,2002)。部分小鼠在获得 MPO IgG 抗体后,出现全身性小血管炎,包括肺泡毛细血管炎和坏死性动脉炎,其组织学特征与人类 ANCA 病相类似。

大量的体外和体内实验支持这一假设,ANCA 抗原(MPO、PR3)被细胞因子或补体碎片(如 C5a)活化后,可以与外周血中 ANCA 在中性粒细胞表面相互作用(Jennette & Falk,2014)。ANCA 激活的中性粒细胞释放因子,激活补体替代途径,从而招募更多的中性粒细胞,并通过与 C5a 受体作用,激活中性粒细胞(Xiao et al,2014)。外周血中激活的中性粒细胞黏附和穿透血管壁,释放破坏性酶和氧自由基,导致血管损伤。根据假设,被 ANCA 激活的血管外组织中活化的中性粒细胞即肉芽肿性多血管炎与嗜酸性肉芽肿性血管炎中肉芽肿性炎症的致病原因(Jennette & Falk,2014)。

药物可以诱导 ANCA 的产生,特别是 MPO-ANCA(Pendergraft & Niles,2014)。肼屈嗪、米诺环素、丙基硫氧嘧啶、掺杂左旋咪唑的可卡因作为主要诱因。已有假设提出肼屈嗪诱导 ANCA 产生的解释。由于基因表达的表观遗传学调控被篡改,ANCA 血管炎患者外周血的中性粒细胞会异常转录和表达中性粒细胞颗粒蛋白,其中包括 MPO 和 PR3(McInnis et al,2015)。肼屈嗪可以作为非核苷类 DNA 甲基化抑制剂,它可用于逆转 PR3 和 MPO 的表观遗传沉默,并导致上述两种自体抗原表达增加与耐受性丧失(Pendergraft & Niles,2014)。

除极少数病例诱因可确诊为药物,大部分病例的病因尚不清楚。存在各种理论假设如感染(如金黄色葡萄球菌)、环境暴露(如二氧化硅),或基因表达失调(如 PR3 的反义肽)(Jennette & Falk,2014; Kallenberg,2014)。最近提出了一种新的理论,即与自体抗原 PR3 互补的一种蛋白质,通过一种抗独特性网络触发 PR3-ANCA 自体免疫反应(Pendergraft et al,2004)。这种互补蛋白可能是一种内源蛋白,源自年龄相关的反义基因表达失调或者病原体产生的外源蛋白。该外源蛋白可使某种反义肽模仿互补型 PR3 抗菌功能抑制物的行为。

临床实验室检测

1999 年,一项关于抗中性粒细胞细胞胞质抗体检测与报告的国际共识声明推荐新患者首先应采用间接免疫荧光(IIF)测定,并在样品的 IIF 检测结果阳性时用 ELISA 法检测 PR3-ANCA 和 MPO-ANCA(Savige et al,1999)。为拿到最佳检验结果,疑似 ANCA 病患者的所有血清样本都应采用 ELISA 法检测 PR3-ANCA 和 MPO-ANCA,不论 IIF 结果如何。尽管已出版的共识让单独使用免疫测试看上去效果很好,大多数实验室仍继续采用 IIF 联合 MPO 和 PR3 抗原特异性免疫测试的方法检测。自动化的 ANCA 的模式识别系统(Damoiseaux et al,2012)和数字间接免疫荧光法(Sowa et al,2014)都曾作为 IIF 法的备选项进行对比评估,但结论是它们短期内都不太可能取代传统的 IIF 显微镜检测方法。

乙醇固定的正常人中性粒细胞作为底物的 IIF 测定可产生两种完全不同的染色模式:胞浆染色(C-ANCA)(图 53-8A)与核周染色(P-ANCA)(图 53-8B)(Savige et al,2000)。核周染色是底物制备过程中产生的人工现象,该现象源自阳离子 MPO 抗原从细胞质到细胞核的扩散过程。在 IIF 测定底物制备过程中使用甲醛代替乙醇进行中性粒细胞固定时,核周蛋白不会发生迁移。因此,真正的 P-ANCA 会在甲醛制备的中性粒细胞底物上产生胞浆染色,而抗核抗体可在乙醇和甲醛制备的底物上均产生细胞核染色(Falk & Jennette,1988)。

在免疫测定确定抗原特异性后进行 IIF 测定时,PR3-ANCA 常导致 C-ANCA 染色,而 MPO-ANCA 常导致 P-ANCA 染色。

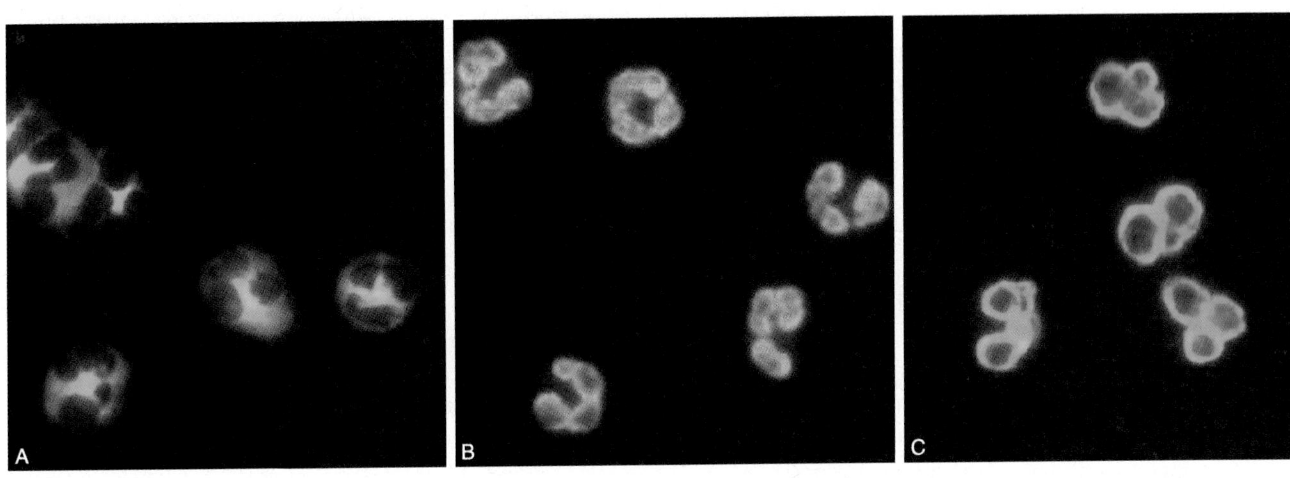

图 53-8 用乙醇固定的正常人中性粒细胞为底物显示 IIF 测试结果：A. C-ANCA 胞浆染色。B. P-ANCA 核周染色。C. 非典型 ANCA 呈堆高型、界限分明的核周染色(×1000)

在 IIF 测试中可产生 P-ANCA 染色的 ANCA 种类不限于 MPO，还包括各种炎症性疾病中多种自体抗体，如溃疡性结肠炎、硬化性胆管炎、自身免疫性肝炎、类风湿关节炎和 Felty 综合征(Savige et al,2000)。炎症性肠病和其他非血管炎炎症疾病患者血清 ANCA 阳性的 IIF 测试结果可能呈现一种非典型的染色模式，表现出更加致密和堆积状的核周染色(界限分明的核周染色)(图 53-8C)。产生的这种非典型 ANCA IIF 染色模式的自体抗体通常不特指 MPO 或 PR3(Savige et al,2000)。

抗原特异性的定量免疫分析是 ANCA 疾病诊断和管理的标准。ANCA 的血清学类型可能比临床病理分型更重要，特别是对于预测临床治疗效果而言，包括计算诱导症状缓解后复发的可能性(Kallenberg,2014)。将 ANCA 检测结果用于疾病活动性监测与治疗方案调整的做法目前仍存在较大争议；但在未来，表位特异性测试因其能够区分致病性和非致病性 ANCA 的特点很可能改变这一现状(Roth et al,2013)。

第一代 ANCA 检测是直接竞争性酶联免疫吸附试验(ELISA)。第二代试验(捕获法 ELISA)或第三代试验(锚 ELISA)与 ANCA 检测比起来更敏感和特异(Cohen Tervaert & Damoiseaux,2012)。第四代检测可具备抗原表位特异性，能更有效地指导治疗(Roth et al,2013)。

化学发光法测定(CIAs)曾被用于检测 PR3-ANCA 和 MPO-ANCA，其结果可比拟 ELISA(Mahler et al,2012)。在通过可同时进行筛查和 ANCA 确认检测的新型多重磁珠技术构建的反应环境下，一项结合了以细胞和以微磁珠为基础的数字化间接免疫荧光 ANCA 分析方法已被提出(Sowa et al,2014)。传统测试(IIF 和 ELISA)与多重磁珠分析的 ANCA 结果之间的对比结果很理想($\kappa=0.831$)，且无显著性差异($P=0.735$)。一份稀释样本的自动 ANCA 滴度检测与要求多份稀释样本的传统分析方法的结果显示出很理想的一致性($\kappa=0.985$)。

即使引入了前沿的 ANCA 测试能力与 ANCA 相关性血管炎病理表现与临床特点一致的患者也会存在 ANCA 阴性的现象。一项 539 例 ANCA 相关性血管炎患者的临床研究显示，显微镜下多血管炎患者血清学 ANCA 阳性占 98%，肉芽肿性多血管炎占 96%，肾小球免疫肾小球肾小球肾炎患者占 94%，嗜酸性肉芽肿性多血管炎患者占 64%(Kallenberg,2014)。在这项分析的 364 名肉芽肿性多血管炎患者中，有 12 人检出 ANCA 阴性，但其中 10 人的肉芽肿性多血管炎症局限于耳部、鼻部和喉部。

嗜酸性肉芽肿性多血管炎患者常出现特异性标志 MPO-ANCA 的 P-ANCA 型染色(Sinico et al,2005)。ANCA 阳性的嗜酸性肉芽肿性多血管炎患者更多的出现肾小球肾炎、肺毛细血管炎、周围神经病变和病理确诊的血管炎病变，而 ANCA 阴性患者更多地伴有心肌炎病变(Sablé-Fourtassou et al,2005; Sinico et al,2005)。所有病理确诊寡免疫坏死性新月体肾小球肾炎的嗜酸性肉芽肿性多血管炎患者均检出 ANCA 阳性(Sinico et al,2006)。由此看来嗜酸性肉芽肿性多血管炎可能有两种血清学表型：ANCA 阳性伴有血管炎的嗜酸性肉芽肿性多血管炎和 ANCA 阴性的无血管炎的嗜酸性肉芽肿性多血管炎。

ANCA 的特异性与临床症状相关。90%伴破坏性上呼吸道疾病(例如鞍鼻畸形)的 ANCA 病患者可检出 PR3-ANCA，而大多数伴完全或主要肾脏受累症状的患者可检出 MPO-ANCA (Lionaki et al,2012)。MPO-ANCA 和 PR3-ANCA 均阳性的很少见，除了药物诱发的 ANCA(Pendergraft & Niles,2014)。

约 1/3 的 ANCA 患者同时具有抗肾小球基底膜(GBM)病(Jennette,2003; Rutgers et al,2005)。抗 GBM 和 ANCA 双特异性是两个完全不同的抗体群而非一个交叉反应的抗体群作用的结果(Rutgers et al,2005)。抗 GBM 抗体的抗原特异性无论是在只有抗 GBM 抗体还是在同时出现 ANCA 与抗 GBM 抗体的病人中都是一致的(Hellmark et al,1997)。与单纯抗 GBM 阳性的患者相比，两种自体抗体均阳性的患者年龄较大，常伴有全身小血管炎，并具有更佳的治疗后肾存活预后。

在 ANCA 血管炎患者的诊疗活动中，应考虑药源性疾病的可能性。最常见的有肼屈嗪、米诺环素、丙基硫氧嘧啶和掺杂左旋咪唑的可卡因。如可卡因滥用可能作为该病的诱发因素，则应检测尿液样本中的可卡因成分，若为阳性，还应当检测其中的左旋咪唑成分(Pendergraft & Niles,2014)。大多数药物性血管炎不是由 ANCA 引起的。最近的一项对 239 例伴所有类型药物诱导的皮肤血管炎患者的研究显示，最常见的实验室异常指标包括 ESR(40%)和冷球蛋白(26%)升高，而白细胞增多症和 ANA 阳性仅存在于 25%的受试者中(Ortiz SanjuáN et al, 2014)。仅有极少数药物诱导的免疫复合物性血管炎病例被报道，其中大部分是由蛋白质类治疗药物引起的，例如单克隆抗体(Baldo,2013)。

其它类型的患者 ANCA 相关性血管炎特异性指标的诊断价值已经被大量研究，然而，到目前为止，唯一被采用的常规测试是 MPO-ANCA 和 PR3-ANCA 测试。据报道，有特异性溶酶体膜蛋白 2（LAMP2）的 ANCA 在表征寡免疫性小血管炎时具有极高的灵敏度和特异性（Kain et al，2008）；但遗憾的是，并非所有相关研究者都能确认这一发现的真实性（Roth et al，2012）。

诊断、治疗及预后

在将 ANCA 相关性血管炎区分诊断为显微镜下多血管炎、肉芽肿性多血管炎或嗜酸性肉芽肿性多血管炎时，常基于从 Chapel Hill 共识会议定义衍生的方法（Watts et al，2007；Abdulkader et al，2013）。ANCA 疾病患者的诊断性评估应包含 ANCA 特异性检测（即辨别蛋白酶 3（PR3-ANCA）或髓过氧化物（MPO-ANCA））和病种区分（显微镜下多血管炎、肉芽肿性多血管炎、嗜酸性肉芽肿性多血管炎或肾脏局限性血管炎）。正确评估疾病分期和严重性对于修正治疗方案同样重要。

ANCA 疾病的治疗开始于诱导缓解，随后维持缓解（Kallenberg，2014）。对于活动性全身疾病的患者而言，疾病缓解过程常由免疫抑制剂（如环磷酰胺和利妥昔单抗）和大剂量糖皮质激素诱导产生。利妥昔单抗已被证明效果在诱导疾病缓解的作用方面，不亚于环磷酰胺。表现为严重肾衰竭（即需要透析或估计 GFR 低于 15）或弥漫性肺泡出血的患者应接受血浆置换和常规诱导治疗。轻度局限性疾病，特别是没有肾脏或肺部疾病的，可以用甲氨蝶呤和糖皮质激素控制。当疾病处于缓解期，患者应过渡到口服硫唑嘌呤，虽然使用利妥昔单抗维持缓解治疗的方案临床应用逐渐增多（Kallenberg，2014）。一旦患者处于缓解期，糖皮质激素应在 6 个月内逐渐减少，以减少感染并发症的发生（McGregor et al，2012）。对于其他难治性疾病的治疗可选择静脉注射丙种球蛋白（IVIG）、英夫利昔单抗、阿仑单抗和脱氧精胍菌素（Kallenberg，2014）。

药物诱导的 ANCA 血管炎治疗不但需要停药并进行支持治疗，还应给予免疫抑制剂用药、血浆置换（危重症）和透析治疗（如有必要）（Pendergraft & Niles，2014）。

抗肾小球基底膜病

定义及流行病学

抗肾小球基底膜（抗 GBM）病是一种自身免疫性疾病，其致病因子是一种靶抗原位于Ⅳ型胶原的 α_3 链的非胶原域的自体抗体（Cui & Zhao，2011；Greco et al，2015）。该类型的血管炎隶属于免疫复合物血管炎，因为该病源于沿毛细血管基底膜形成的免疫复合物（表 53-4）。该抗原存在于肾脏肾小球毛细血管与肺部肺泡毛细血管中，因而其中之一或者两者都可在抗 GBM 病中受损伤。当两脏器均受累时，称为肺出血-肾炎综合征，又称 Goodpasture 综合征。大多数抗肾小球基底膜病患者表现为急进性肾炎，约半数患者有呼吸道感染症状，少数患者出现肺实质性病变。

抗肾小球基底膜病的人群发病率约每年 1 例/100 万人口（Cui & Zhao，2011；Greco et al，2015），白种人的发病率高于非裔美国人。该病发病率的年龄分布呈现双峰型，高峰分别在 20～30 岁之间与 60～70 岁之间。在相对年轻的患者人群中男性占主导，且多见肺出血-肾炎综合征。而在相对年龄大的患者人群中女性占主导，且少见累及肺部的情况。

表 53-4 2011～2012 国际 CHCC 血管炎命名系统采用的免疫复合物小血管炎命名及定义

免疫复合物性血管炎	一种由中度至重度血管壁免疫球蛋白和（或）补体沉积引起的血管炎，主要累及小血管（即毛细血管、微静脉、微动脉和小动脉）。其中，肾小球肾炎频发
抗肾小球基底膜病	一种累及肾小球毛细血管和肺毛细血管其中之一或两者兼有、并以抗基底膜自体抗体在基底膜处沉积为特征的血管炎。该病在累及肺部时引起肺出血，而在累及肾脏时引起坏死性新月体肾小球肾炎
冷球蛋白血症性血管炎	一种以冷球蛋白免疫沉积为特征，累及小血管（主要为毛细血管、微静脉或微动脉）并与血清冷球蛋白相关联的血管炎。该病往往累及皮肤、肾小球及外周神经
IgA 血管炎（过敏性紫癜）	一种以 IgA1 主导的免疫沉积为特征，累及小血管（主要为毛细血管、微静脉或微动脉）的血管炎。该病常牵累皮肤与内脏，且频繁诱发关节炎。与 IgA 肾病难以区分的肾小球肾炎也可伴随发生
低补体血症荨麻疹性血管炎（抗 C1q 血管炎）	一种以荨麻疹和低补体血症为特征，累及小血管（即毛细血管、微静脉或微动脉）并与抗 C1q 抗体相关联的血管炎。该病往往出现肾小球肾炎、关节炎、阻塞性肺疾病、眼部炎症等病变

源于 Jennette JC，Falk RJ，Bacon PA，et al. 2012 Revised International Chapel Hill Consensus Conference Nomenclature of Vasculitides. Arthritis Rheum，65：1-11，2013

病理学

尽管抗 GBM 肾小球肾炎（GN）比 ANCA 肾小球肾炎的平均损伤程度更为严重，但两者的光镜下特征基本相同。例如，在病理活检中，抗 GBM GN 的新月体平均检出率为 77%，相比较而言，ANCA GN 的新月体平均检出率仅有 49%（Jennette，2003）。而抗 GBM 合并 ANCA GN 的新月体平均检出率为 62%。相较于 ANCA GN，抗 GBM GN 病变组织的活性化与慢性化趋向于更加同步。即，抗 GBM 病变组织要么大部分均处于活性期、要么大部分均处于慢性期，而 ANCA GN 病变组织常常同时掺杂了急性期与慢性期病变。这一现象与临床和血清学观察结果相一致：抗 GMB 病与抗 GBM 血清学阳性通常仅发生一次并罕有复发，而即使在开始诱导缓解后，ANCA 病与 ANCA 血清学阳性仍保持多次复现。

抗 GBM 肺疾病（肺出血-肾炎综合征）以肺泡腔内大量出血，但较少中性粒细胞注入肺泡毛细血管（相较于 ANCA 肺毛细血管炎）为特征。对抗 GBM 病患者肾脏及肺部动脉炎出具的鉴定结果可作为抗 GBM 病合并 ANCA 相关性血管炎诊断的有力证据。

最明确的病理诊断是肾和肺组织进行活组织直接免疫荧光染色后，荧光显微镜下可见 IgG 沿肾小球毛细血管基底膜或肺泡毛细血管基底膜呈线性沉积（图 53-9），通常可同时观察到 C3 等补体成分以及 IgM、IgA 的可变染色。这一现象显著区别

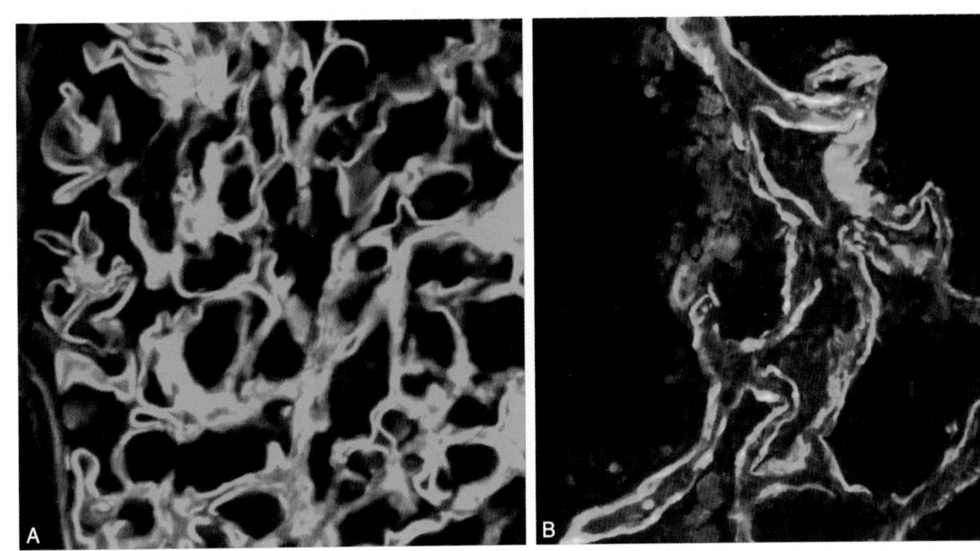

图 53-9 沿肾小球基底膜 IgG 线性免疫荧光染色（A）肺泡毛细血管基底膜（B）；直接免疫荧光显微镜显示（FITC 标记的兔抗人 IgG，×400）

于免疫复合物性血管炎中颗粒状免疫球蛋白沉积染色，或是 ANCA 相关性血管炎中血管壁内极少或无免疫球蛋白沉积染色（Jennette et al.，2013）。

病因及发病机制

抗 GBM 病的发病机制与体液和细胞自身免疫应答有关（Pusey，2003；Cui & Zhao，2011）。多项令人信服的证据表明，抗 GBM 抗体是致病因素：①外周血中的和基底膜上的抗 GBM 抗体与疾病之间存在密切联系；②自体抗体水平与疾病活动相关性良好；③透析和免疫抑制等减少外周血抗 GBM 抗体的治疗，可一定程度上缓解临床症状；④残余外周血抗 GBM 抗体的存在可使肾脏移植受体复发抗 GBM 病；⑤遗传性Ⅳ型胶原异常产生并与供体 GBM 拮抗的肾源性自体抗体可在受体患者中造成抗 GBM 肾小球肾炎的发生与发展；⑥在动物模型研究中直接注射抗人 GBM 抗体，可在灵长类动物体内诱发肾小球肾炎。

除了抗 GBM 抗体，T 细胞也在致病过程中起重要作用。类转化产生高亲和力 IgG 抗体的过程需要 T 细胞辅助，其参与机制可通过与 MHC 的关联证实。

抗 GBM 病的病因尚未明确。一种假说认为抗 GBM 病是一种自身免疫性“构象异构体病”，Ⅳ型胶原的 α_3 和 α_5 非胶原域产生致病性的构象变化，使原本处于隐蔽状态的抗原暴露，诱导自身免疫反应的发生（Pedchenko et al，2010）。

另一个假设称对于Ⅳ型胶原 α_3 链的自身免疫是由“自体抗原互补性”引发的，这种作用始于对与自体抗原反义或互补的肽的免疫应答（Reynolds et al，2015）。自体抗原互补性也被认为是引起 ANCA 相关疾病的原因（Pendergraft et al，2004）。

临床实验室检测

抗 GBM 测定可采用 ELISA 法、化学发光法、斑点杂交法、蛋白质印迹法，这些方法对于抗 GBM 病均具有极高的特异性（>90%）与灵敏度（>95%）（Pusey，2003）。大多数商业化抗 GBM 测定利用富集的牛或羊 GBM 来制备Ⅳ型胶原 α_3 链的非胶原域（Pusey，2003）。阳性结果可利用胶原酶促溶的人 GBM 通过蛋白质印迹法进行确认。过去常用以正常人或灵长类动物的肾脏作为基质的间接免疫荧光法进行观察，但由于其灵敏度太低而不再用于临床。

使用 ELISA（Westman et al，1997）或斑点杂交法（Rutgers et al，2005）等快速筛查测定可在一项试验中同时检测 PR3-ANCA，MPO-ANCA 和抗 GBM 抗体，用以快速对已观察到下列临床症状的患者进行诊断：急进性肾小球肾炎和（或）肺毛细血管出血。一项快速、随机接入的化学发光测定方法已被开发，用以检测抗 GBM 抗体，其灵敏度高达 95.6%、特异性达 99.6%（Mahler et al，2012）。

约 1/3 的抗 GBM 病患者会并发 ANCA 相关性血管炎（Jennette，2003；Rutgers et al，2005），因此，所有的抗 GBM 病患者应同时检测 ANCA 用以排除患者并发 ANCA 相关性血管炎的可能。测定中出现抗 GBM 和 ANCA 双反应是两个完全不同的抗体群而非一个交叉反应的抗体群作用的结果（Rutgers et al，2005）。

诊断、治疗及预后

抗 GBM 病的标准化治疗一般采用血浆置换、泼尼松龙和环磷酰胺联合疗法（Pusey，2003；Cui & Zhao，2011）。有传闻称存在应用 B 细胞抗 CD20 抗体靶向疗法治疗抗 GBM 病的成功案例，但相关报道还未形成结论性共识。早诊断早治疗是预防抗 GBM 病所致的终末期肾病和肺出血的关键。如果在血清肌酐高于 5mg/dl 之前开始治疗，肾脏存活的可能性很大。即使是晚期肾病患者，治疗可提升病情缓解效果，并有利于预防或减轻并发的肺出血。只有当外周血抗 GBM 自体抗体不再能被标准方法检测到时，才可开展移植手术。

冷球蛋白血症血管炎

定义及流行病学

冷球蛋白血症血管炎是一种伴随影响小血管（主要为毛细血管、微静脉或微动脉）的冷球蛋白免疫沉积，并与血清冷球蛋白相关联的血管炎(Tedeschi et al,2007; Jennette et al,2013)。其发病部位通常包括皮肤、肾小球、周围神经。

冷球蛋白是在低温条件下形成的可逆免疫球蛋白沉淀(Damoiseaux,2014)。Ⅰ型冷球蛋白由一种单克隆免疫球蛋白(通常是IgM或IgG)构成。Ⅱ型冷球蛋白由一种具备类风湿因子活性的单克隆免疫球蛋白和数种多克隆免疫球蛋白构成。常见的组合形式是单克隆IgM和多克隆IgG。Ⅲ型冷球蛋白为多克隆混合冷球蛋白,典型的Ⅲ型冷球蛋白由多种多克隆免疫球蛋白构成,典型组合为IgM与IgG,其中IgM部分具有类风湿因子活性。Ⅱ型和Ⅲ型被称为混合型冷球蛋白血症。

Ⅰ型冷球蛋白血症通常与B淋巴细胞增生性疾病相关,例如华氏巨球蛋白血症、多发性骨髓瘤等疾病。Ⅱ型冷球蛋白血症常与丙肝病毒(HCV)感染、其他慢性病毒感染和全身性自身免疫性疾病相关。Ⅲ型冷球蛋白血症往往与慢性病毒感染和全身性自身免疫疾病相关,并可作为多克隆高丙种球蛋白血症与Ⅱ型冷球蛋白血症之间的过渡阶段(Damoiseaux,2014)。

病理学

冷球蛋白血症发病常局限于毛细血管(如肾小球毛细血管)、微静脉(如皮肤微静脉)、微动脉或非常小的小动脉(如周围神经外膜动脉)。该病累及中动脉的情况极为罕见。急性期炎症表现为伴白细胞碎裂的中性粒细胞富集。炎症过程可伴随PAS阳性透明物(冷球蛋白凝固物)血管腔、血管壁沉积。冷球蛋白血症肾小球肾炎可作为肾脏局限性炎症,也可作为全身性冷球蛋白血症的组成部分。冷球蛋白血症肾小球肾炎通常具备膜增生性肾小球肾炎的染色特征,但也可能存在其他增生性肾小球肾炎的染色特征。一项有意义的发现是,肾小球毛细血管管腔中的透明物质(即“透明血栓”)由冷球蛋白构成(图53-10)。在免疫荧光显微镜下,这些沉淀物包含了冷球蛋白的免疫球蛋白与冷球蛋白免疫复合物激活的补体成分。

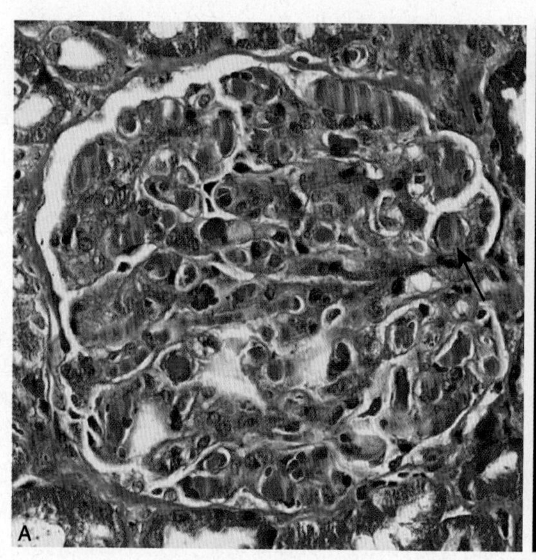

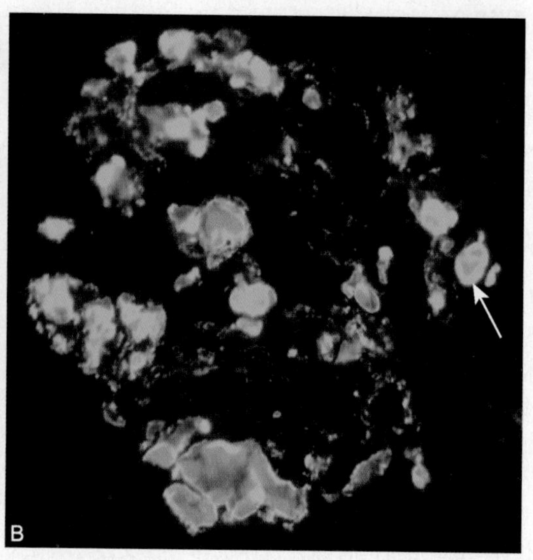

图53-10 光镜下伴“透明血栓”的冷球蛋白血症肾小球肾炎组织(A,Masson三色染色,×500)和直接免疫荧光显微镜下FITC标记的兔抗人C3免疫组织(B,×500)

病因及发病机制

丙型肝炎病毒(hepatitis C virus,HCV)感染是混合型冷球蛋白血症血管炎的主要病因(Cacoub et al,2014)。在一些欧洲地区,混合型冷球蛋白血症中80%以上患者都与HCV感染有关,虽然只有少部分的人出现血管炎的症状和体征(Pagnoux et al,2006)。地中海周围地区冷球蛋白血症血管炎和HCV的关联度约为85%,而在其他地区则为30%~100%(Damoiseaux,2014)。

冷球蛋白在血管壁中沉积并通过激活补体引起血管炎。单克隆冷球蛋白(Ⅰ型)在激活的炎症介导系统中并不像混合的冷球蛋白(Ⅱ型和Ⅲ型)那样有效,后者是由抗抗体(类风湿因子)结合到目标抗体上组成的免疫复合物。冷球蛋白血症的一个重要病因是HCV感染,在HCV联合冷球蛋白血症患者中,免疫复合沉积物可检出病毒蛋白质(Damoiseaux,2014)。

临床实验室检测

冷球蛋白的临床实验室检测可分为三个阶段:分析前阶段,分析阶段和分型阶段(Damoiseaux,2014)。分析前阶段需要将样品收集于37℃预热试管,在37℃下运输,37℃下经至少1小时使血液样本凝结,并在37℃下离心以分离血清。分析阶段需要在4℃下将分成两部分的样品培养3~7天,目视评估沉淀,在37℃下孵育其中一部分以评估溶解度,另一部分分离冷球蛋白进行分型。分型阶段包括测定免疫球蛋白成分(如通过免疫固定或免疫电泳)和基于冷沉淀比容、总蛋白质含量和/或同型免疫球蛋白含量评估测定冷球蛋白含量(Damoiseaux,2014)。

除冷球蛋白测试阳性结果外,对于具备小血管炎临床症状的患者而言,低水平C4、风湿因子、丙肝病毒感染都可辅助支撑冷球蛋白血症血管炎的诊断结论(Lamprecht et al,2001)。

诊断、治疗及预后

检出混合型冷球蛋白,特别是伴有血清低C4,紫癜,周围神经病变和(或)肾小球肾炎,都是诊断冷球蛋白血症血管炎有力的佐证。

一组冷球蛋白血症血管炎诊断标准,要求在间隔超过12

周的多次测试中,有至少连续两次检出冷球蛋白(DeVita et al,2011)。除冷球蛋白检出结果外,患者自述症状、临床观察结果或检验结果中两种以上的信息录入病案时,才能作出冷球蛋白血症血管炎的诊断。

在疾病严重性与活动性呈轻度到中度的丙型肝炎合并冷球蛋白血症血管炎(HCV-CV)病例中,诱导治疗推荐采用聚乙二醇干扰素 α 联合利巴韦林的抗病毒疗法(Cacoub et al,2014)。对于病情相对严重的患者,诱导治疗阶段中等待抗病毒治疗反馈的同时需联合应用免疫抑制疗法,例如在应用聚乙二醇干扰素 α 联合利巴韦林后施用类固醇与环磷酰胺(或利妥昔单抗)。当出现危及生命的急危重症或出现急进性肾小球肾炎时,采用血浆置换有益于改善病情。

丙型肝炎合并冷球蛋白血症血管炎病例的 1 年、3 年、5 年和 10 年生存率分别为 95%、85%、75%和 65%。死亡率主要与感染和终末期肝病有关。与预后不良相关的因素有重度肝纤维化(HR 5.31),中枢神经系统受累(HR 2.74),肾脏受累(HR 1.91)和心脏受累(HR 4.2)(Terrier et al,2011)。

IgA 血管炎(过敏性紫癜)

定义及流行病学

IgA 血管炎(IgAV)(过去称为过敏性紫癜)是影响小血管(主要为毛细血管、微静脉、微动脉)的以 IgA1 为主的免疫沉积诱发的血管炎(Jennette et al,2013)。IgAV 常累及皮肤和胃肠道,也可频繁诱发关节炎。与 IgA 肾病相似的肾小球肾炎也可出现。

IgA 血管炎最常见于儿童,尤其是 10 岁以下的儿童,不同于老年人中更常见的 ANCA 相关性血管炎与冷球蛋白血症血管炎。事实上,IgAV 是儿童中最常见的全身性小血管炎(Chen & Mao,2015)。IgAV 的发病率与种族相关,每 10 万的 17 岁以下儿童中,就有 6~24 人可能发展为 IgAV。在亚洲,每 10 万儿童中发病率高达约 70 例每年(Audemard-Verger et al,2015)。IgAV 在成人中罕见,每年发病率为 0.1~1.8 例/10 万人(Audemard-Verger et al,2015),其中男性发病高于女性(男女发病率比为 5∶1)。

病理学

IgAV 诱发的微静脉、微动脉和小动脉炎症的组织学特征与其他小血管炎难以区分。在真皮中,主要以白细胞碎裂性血管炎的形式影响微静脉与微动脉。在炎症区域或管腔中透明聚集体的存在增加了冷球蛋白血症血管炎发生的可能性。深部真皮层动脉受累,特别是皮下组织动脉炎症的发生增加了 ANCA 相关性血管炎的可能性。多种嗜酸性粒细胞增多时则表明可能出现过敏性药物诱导性血管炎或嗜酸性肉芽肿性多血管炎。因而,作出 IgAV 诊断前,应将组织病理学特征与 IgA、IgG、IgM、C3 和 C1q 的免疫染色及 ANCA、冷球蛋白、HCV 抗原抗体、抗 C1q 抗体、ANA、C3、C4 的血清学结果相关联。经 IgA 特异性抗体反应,IgAV 患者在直接免疫荧光显微镜下可见真皮层血管中的免疫复合物沉积高亮染色(图 53-11)。

即便肾小球坏死与新月体在 IgA 血管炎中出现得略微更加频繁,IgAV 肾小球肾炎与 IgA 肾病(IgAN)还是难以区分。因为肾小球肾炎是多种免疫复合物性小血管炎类型的常见组

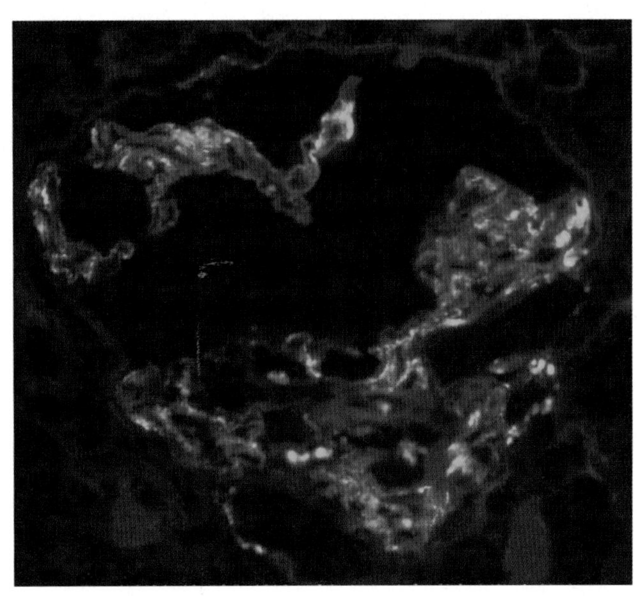

图 53-11 一名 IgA 血管炎患者的上皮组织小血管在直接免疫荧光显微镜下可见粗颗粒 IgA 血管壁沉积(FITC 标记的兔抗人 C3,×600)

成部分,其免疫病理学特征有助于区分不同类型的小血管炎,例如,IgAV 可见 IgA1 为主的肾小球沉积、冷球蛋白血症血管炎特征为膜增生性病变与 IgG/IgM 沉积、抗 GBM 病可见肾组织坏死合并线性 IgG 沉积、ANCA 相关性血管炎伴随组织坏死与肾小球无或少免疫球蛋白沉积。

病因及发病机制

IgAV 和 IgAN 患者伴有血清 IgA1 增高以及其铰链区出现异常糖基化(Suzuki et al,2009,2011;Mestecky et al,2013),这种变异是在遗传、环境和感染的共同影响下造成的。存在强有力的证据表明,IgAV 和 IgAN 是由异常糖基化的 IgA1 分子聚集体在血管壁沉积或者识别异常铰链区糖基化的抗 IgA1IgG 与 IgA1 组成的免疫复合物的沉积引起的(Suzuki et al,2009,2011;Mestecky et al,2013)。

异常糖基化的 IgA1 分子也可以通过其他不同机制致病,例如由于因 IgA 异常而缺乏 Fc 受体参与而减少的循环清除,外周血中 IgA1 的自聚集增加导致血管内腔和血管壁沉积,以及异常 IgA1 对血管周围和肾小球系膜基质的亲和力增加。

含 IgA1 的血管沉积物可能通过旁路途径和凝集素途径激活补体系统介导炎症反应。

临床实验室检测

异常糖基化的 IgA1 可以通过凝集素试验和蛋白质质谱检出。例如,一种可识别 N-乙酰半乳糖胺的凝集素被发现可被用在 ELISA 中测定半乳糖缺陷 IgA1 的血清含量(Moldoveanu et al,2007)。该研究对异常 IgA1 测定进行了总结,发现其在诊断 IgAN 时的灵敏度达 76.5%、特异性达 94%、阳性预测值有 88.6%、阴性预测值达 78.9%。

利用单克隆人 IgA1 作为底物、并通过识别外周血免疫复合物中的 IgA1,具备 IgA1 铰链区特异性的抗 IgA 抗体可被检出(Suzuki,2009)。除了诊断,异常糖基化的 IgA1 和 IgA1 免疫

复合物的血清学检测还可用于监测疾病的活动性。半乳糖缺陷 IgA1 和 IgA1-IgG 免疫复合物的血清水平与 IgA 肾病疾病活动性相关(Suzuki et al,2014)。

迄今为止,关于 IgAV 与 IgAN 中异常 IgA1 糖基化与抗 IgA1 抗体的研究观察结果尚未被转化为实验室和临床确证的诊断检测方法,即便多个研究型实验室一直致力于做这件事。

诊断、治疗及预后

在可替代的临床检测方法被确证之前,直接免疫荧光显微镜下识别到血管壁或肾小球上存在 IgA 为主的免疫沉淀的病理特征仍是确诊 IgAV 或者 IgAN 的金标准。组织活检标本需进行免疫染色,因为光学显微镜检查无法完全区分众多类型的小血管炎。例如,一份光学显微镜下显示为白细胞碎裂性血管炎的表皮活检组织,在免疫荧光显微镜下可被鉴别为伴 IgA 为主免疫沉淀的 IgAV、伴 IgM 和 C3 沉淀的冷球蛋白血症血管炎或者伴少或无免疫球蛋白和补体沉淀的 ANCA 相关性血管炎。

IgAV 典型三联征为紫癜、关节痛和腹痛。在不同的队列研究中,肾脏疾病发生率为 45%~85%(Audemard-Verger et al,2015)。欧洲风湿病联盟(European League Against Rheumatism,EULAR),儿科风湿病学国际试验组织和欧洲儿科风湿病学学会对儿科患者提出了诊断分型标准(Audemard-Verger et al,2015)。根据这些标准,如果患者有明显下肢紫癜加上以下四个标准之一的则为典型 IgAV 患者,这四个标准是:腹痛;组织病理学显示在小血管或肾小球中存在以 IgA 为主的免疫沉淀;关节炎和关节痛;肾功能损害。这些标准并没有应用于成人的 IgAV 诊断,因为成人的 IgAV 患病率远远低于引起类似体征和症状的其他类型的小血管炎,特别是 ANCA 相关性疾病。例如,一个患者有紫癜、关节痛和肾炎,根据 EULAR 的标准可诊断为 IgAV。但是这个患者也有可能是 ANCA 相关性血管炎,冷球蛋白血症血管炎或者其他类型的小血管炎。尤其在用于成人血管炎诊断时,儿科 EULAR 标准应结合 ANCA、冷球蛋白、HCV 感染和低补体血症的检测结果。

因为对于大部分患者 IgAV 的临床过程相对良性,治疗常为保守及对症的。发生严重胃肠道并发症的患者可能需要类固醇和(或)免疫抑制剂治疗。当 IgAV 患者出现肾脏疾病时,可根据 KDIGO(kidney disease improving global outcome)指南进行治疗(Chen & Mao,2015)。持续性蛋白尿应使用血管紧张素转换酶抑制剂或者血管紧张素受体抑制剂治疗。如出现持续性蛋白尿且肾小球滤过率超过每 1.7 平方米 50ml/min,则应给予 6 个月的皮质类固醇治疗。对于出现严重肾衰竭和新月体肾小球肾炎的患者,应给予与其他类型的新月体性肾小球肾炎相类似的免疫抑制治疗。

低补体血症荨麻疹性血管炎

定义及流行病学

低补体血症荨麻疹性血管炎(hypocomplementemic urticarial vasculitis,HUV)(抗 C1q 性血管炎)是伴荨麻疹、低补体血症,侵犯小血管(即毛细血管、微静脉或微动脉)的一种血管炎,且该病常与抗 C1q 抗体相关联(Jennette et al,2013)。HUV 患者常出现肾小球肾炎、关节炎、阻塞性肺病和眼部炎症,且 HUV 的临床症状和实验室检查结果常与系统性红斑狼疮(SLE)重叠(Venzor et al,2002; Kallenberg,2008; Grotz et al,2009)。

HUV 是一种罕见病。1996—2010 年间一项美国明尼苏达州的研究显示,人群中累及皮肤的所有类型白细胞碎裂性血管炎的患病率约为每年 4.5 例/每 10 万人(Arora et al,2014)。该队列研究包括了(45%)未特指白细胞碎裂性血管炎、25 例(30%)IgA 血管炎、10 例(12%)药物性血管炎、8 例(10%)ANCA 相关性血管炎、3 例(4%)冷球蛋白血症血管炎(Arora et al,2014)。因而这部分人群中 HUV 的患病率为每年小于 0.5 例/每 10 万人。

HUV 影响女性比影响男性更为频繁(患病率 2∶1),其患病率在 50 岁到 60 岁之间达到高峰,尽管儿童中也曾经观察到 HUV(Grotz et al,2009)。

病理学

HUV 患者的皮肤血管炎是一种单纯用组织学方法难以快速与其他类型的血管炎区分的白细胞碎裂性血管炎。直接免疫荧光显微镜分析显示,真皮中以及沿真皮-表皮走行的血管中可见以 C1q 为主的补体富集的免疫复合物沉积。

在免疫荧光显微镜下,HUV 的肾小球肾炎可见广泛的毛细血管壁和肾小球系膜免疫复合物沉积,沉积包括 C1q 为主的免疫球蛋白与补体。最常见的组织学类型是膜增生性肾小球肾炎,可见毛细血管壁增厚、内皮细胞增生,虽然可能伴随局灶性或弥漫性增生性肾小球肾炎。HUV 肾小球肾炎的这一特点与狼疮性肾炎相似,如果 HUV 患者满足系统性红斑狼疮的临床诊断标准,应考虑狼疮性肾炎的可能。

病因及发病机制

实验研究明确了抗 C1q 抗体在系统性红斑狼疮和 HUV 中形成免疫复合物沉淀的致病作用,抗 C1q 抗体可能干扰凋亡细胞的清除并增强诱导自身免疫(Kallenberg,2008)。低补体血症的发生有可能继发于传统补体途径的激活,并伴随减少的 C1、C2、C3、C4(Kallenberg,2008)。在炎性血管(如真皮微静脉和肾小球毛细血管)壁上可见广泛的免疫复合物沉积,使免疫复合物介导炎症反应的发病机制得以明确。

临床实验室检测

该病的实验室检测典型报告为抗 C1q 抗体浓度升高(基本达到 100% 的灵敏度)和低补体血症(C1q、C3 和 C4 浓度降低)。在排除明显系统性红斑狼疮的 HUV 患者中,该病表现为 ANA 阳性而抗双链 DNA 阴性。若冷球蛋白结果阳性应考虑为冷球蛋白血症血管炎,排除 HUV。

C1q 具有附着于球状头部的胶原样结构,类似一束郁金香(Venzor et al,2002; Kallenberg,2008)。免疫复合物的 Fc 段可与 C1q 上的这类球状头部结合,而抗 C1q 自体抗体则与胶原样结构结合。ELISA 法检测抗 C1q 时,通常以人 C1q 作为底物。高离子强度条件(0.5~1.0mol/L NaCl)用于抑制免疫复合物的结合(Kohro-Kawata et al,2002)。抗 C1q 可在各种炎症性疾病中检出,包括 HUV(100%),类风湿性血管炎(77%),费尔蒂综合征(76%),狼疮性肾炎(63%),膜增生性肾小球肾炎(54%)和不伴肾炎的系统性红斑狼疮(33%)(Seelen et al,2003; Kallenberg,2008)。无明显系统性红斑狼疮的 HUV 患者有时可检出低滴度的抗核抗体,类风湿因子,狼疮抗凝物和冷球蛋白。

虽然抗 C1q 抗体诊断 HUV 的灵敏度非常高(几乎 100% 的 HUV 患者可检出抗 C1q 抗体),但它用于诊断系统性红斑狼疮时,其灵敏度和特异度却不尽理想。抗 C1q 抗体在伴狼疮性肾炎的系统性红斑狼疮患者中的检出率高于不伴肾炎的系统性红斑狼疮患者。在一个43例系统性红斑狼疮患者的研究中，82%并发肾炎患者可检出抗C1q抗体，而未并发肾炎的患者的抗C1q检出率仅为38%(Coremans et al,1995)。一项228例狼疮性肾炎患者研究发现，抗C1q、C3、C4的检测能最好地预测系统性红斑狼疮合并肾病的发生(Sinico et al,2009)。然而，有些检出高滴度抗C1q抗体的系统性红斑狼疮患者却未并发肾炎。

诊断、治疗及预后

HUV的特点是反复发作的荨麻疹和潜在的白细胞碎裂性血管炎。皮肤表现包括疼痛、软化、烧灼或持续超过24小时且常伴中心出血的的瘙痒性荨麻疹皮肤病变。荨麻疹消退后，可能会有紫癜残留。其他表现包括血管水肿、喉头水肿、呼吸系统受累、关节痛、肾小球肾炎和葡萄膜炎。与非低补体血症的荨麻疹性血管炎相比，HUV患者更容易出现腹痛和慢性阻塞性肺疾病(Mehregan et al,1992)。慢性阻塞性肺疾病和急性喉头水肿是引起HUV发病和死亡的重要原因。大约有30%的HUV患者有胃肠道症状：疼痛、恶心、呕吐、腹泻和腹水(偶发，与浆膜炎和肝脾肿大相关联)(Grotz et al,2009)。

慢性荨麻疹和低补体血症是诊断HUV的主要依据。抗C1q抗体阳性，白细胞碎裂性血管炎，关节炎和关节痛，葡萄膜炎或巩膜下炎，肾小球肾炎和腹痛等均可为佐证(Grotz et al,2009)。

糖皮质激素应用作为HUV的标准治疗。根据疾病的严重程度，可增加免疫抑制剂，如甲氨蝶呤、咪唑硫嘌呤、环磷酰胺、环孢素、麦考酚酸吗乙酯等。严重侵袭性疾病时可采用血浆置换法(Grotz et al,2009)。

类风湿性血管炎

定义及流行病学特征

类风湿性血管炎是类风湿关节炎(RA)的一种罕见的关节外并发症，主要累及中、小血管(Ntatsaki et al,2014; Makol et al,2015)。在过去十年内，欧洲和美国类风湿性血管炎的患病率经历了下降过程(Ntatsaki et al,2014)；在英国，类风湿性血管炎的平均年发病率从1988—2002年间每百万人9.1例下降到2001—2010年间每百万人3.9例(Ntatsaki et al,2014)。这样的下降趋势可能源自包括甲氨蝶呤在内的抗风湿药物(DMARD)的使用。

病理学

类风湿性血管炎可累及中小血管，包括小、中动脉和微静脉。该病是一种坏死性动脉炎，组织学特征与其他类型的坏死性动脉炎(如结节性多动脉炎和显微镜下多血管炎)相类似。其微静脉炎的组织学特征，尤其当发生在真皮组织中时，与ANCA或免疫复合物诱发的白细胞碎裂性血管炎难以区分。在类风湿性血管炎患者中，真皮坏死性微静脉炎被认为可导致皮肤隆起性紫癜、红斑丘疹、持久性隆起性红斑和血疱；动脉炎可引起皮下结节、网状青斑和深溃疡(Chen et al,2002)。部分患者可同时罹患两种血管炎类型。

病因及发病机制

类风湿性血管炎与特定的*HLA*基因型之间存在密切联系，提示抗原免疫识别在其发病机制中起作用。有报道基于类风湿因子(RF)、抗瓜氨酸肽抗体(ACPA)、抗核抗体、外周血和组织免疫复合物沉淀在人群中高检出率和在患者中高滴度的病例观察结果提出含自体抗体的免疫复合物在类风湿性血管炎中起致病作用(Makol et al,2015)。有趣的是，大多数检出高滴度RF和ACPA的类风湿关节炎患者却很少向类风湿性血管炎发展。罹患皮肤类风湿性血管炎患者的真皮血管可通过免疫荧光法检出免疫球蛋白和补体成分(Chen et al,2002)。

临床实验室检测

有血管炎临床、病理证据，并检出类风湿因子(RF)、抗瓜氨酸肽抗体(ACPA)、抗核抗体、外周血和组织免疫复合物沉淀的患者应高度怀疑类风湿性血管炎(Makol et al,2015)。常见的弱特异性结果包括贫血、白细胞增多、血小板增高、ESR增高、CRP增高和多克隆丙种球蛋白血症。RF与ACPA缺失的现象对类风湿性血管炎阴性预测具有较高的价值(Makol et al,2015)。

在一项19例类风湿血管炎的研究中，所有病例RF血清阳性、无C-ANCA阳性、5例P-ANCA阳性(IIF,ELISA结果MPO-ANCA阴性)、1例P-ANCA阳性(ELISA结果PR3-ANCA阳性)、所有病例ANA阴性以及1例抗线粒体抗体阳性(Ntatsaki et al,2014)。约75%的类风湿血管炎患者检出抗C1q抗体阳性(Seelen et al.,2003;Kallenberg,2008)。因此有人提出类风湿性血管炎与HUV存在某种潜在的关系，然而抗C1q阳性的类风湿关节炎患者通常没有这之外的HUV临床特征(低补体血症、荨麻疹或免疫复合物型肾小球肾炎)。

诊断、治疗及预后

Scott和Bacon类风湿性血管炎诊断标准要求类风湿性关节炎患者必须满足以下一条以上的内容：①多发性单神经炎或外周神经病变；②外周性坏疽；③病理活检诊断为急性坏死性动脉炎加上全身性疾病的症状(如发烧和体重减轻)；④深层皮肤溃疡或与典型末端梗死相关的关节外疾病(如胸膜炎、心包炎、巩膜炎)；⑤血管炎病理活检结果(Scott & Bacon,1984)。

羟氯喹和低剂量阿司匹林与类风湿性血管炎在类风湿性关节炎患者中发病率较低有关，提示可能存在保护效果(Makol et al,2015)。从2000年到2010年在梅奥诊所治疗类风湿血管炎的86例患者中，99%的患者接受糖皮质激素治疗，29%接受环磷酰胺治疗，55%接受抗风湿药物治疗(甲氨蝶呤、硫唑嘌呤、霉酚酸酯、羟氯喹、米诺环素)，28%接受生物制剂治疗(抗TNF,利妥昔单抗)(Makol et al,2014)。然而，尽管采用了环磷酰胺和生物制剂，类风湿血管炎仍然难以治疗，复发率高，死亡率在第1年为12%,5年为60%。

总结

血管炎的诊断是困难的。需要医生丰富的临床经验，结合患者病史、流行病学资料、临床体征和症状、实验室检查以及病理检查结果才可作出精准的诊断。阳性和阴性实验室检查结果可用于预后的评估，治疗反应的预测和监测以及复发的预测或检测，这些结果对疑似血管炎患者的诊断评估至关重要。在过去的20年里，越来越多有价值的实验室指标被挖掘，用以诊断血管炎（如 ANCA），更多的指标目前即将应用于临床（如 IgA1 糖基化和抗 IgA1 抗体的测定），这些指标将会在本章节的下一个版本中做更详尽的说明。

（秦雪 译　秦绪珍 校）

推荐阅读

Jennette JC, Falk RJ, Bacon PA, et al: 2012 Revised International Chapel Hill Consensus Conference Nomenclature of Vasculitides, Arthritis Rheum 65:1- 11, 2013.

这是一份关于巨细胞动脉炎和多发性大动脉炎出色且全面的综述，它的撰写者是大血管炎研究领域的主要领导者之一。文中对巨细胞动脉炎和多发性大动脉炎的流行病学、病理学、发病机制假说以及临床管理方式进行了深入的回顾并添加了专业的评述。

Kallenberg CG: Key advances in the clinical approach to ANCA-associated vasculitis, Nat Rev Rheumatol 10:484-493, 2014.

这篇富有洞见的 ANCA 相关性血管炎综述囊括了该病的发病机制、临床表现、诊断和分类标准发展过程以及最新的治疗方法进展。这份专业的概论是 Kallenberg 教授在深度参与了多项重要的 ANCA 血管炎致病机制和临床管控研究后作出的总结。

Makol A, Matteson EL, Warrington KJ: Rheumatoid vasculitis: An update, Curr Opin Rheumatol 27:63-70, 2015.

尽管类风湿性血管炎只是一种罕见的类风湿性关节炎关节外症状，但它仍具有高发病率和高致死率的特点。本次及时的更新总结了类风湿性血管炎在如今的抗风湿药物（DMARDs）时代的临床表征、临床管理以及治疗效果。

Mestecky J, Raska M, Julian BA, et al: IgA nephropathy: Molecular mechanisms of the disease, Annu Rev Pathol Mech Dis 8:217-240, 2013.

这篇权威且详尽的综述介绍了 IgAV 和 IgAN 中 IgA1 异常糖基化的发现，该成果是过去十年以上的时间内显现的血管炎致病机制探索领域最有影响力的进展之一。这一发现不但阐明了这些病症的病理学原理，更为未来有价值新型实验室临床检测方法铺平了道路。

Pagnoux C, Cohen P, Guillevin L: Vasculitides secondary to infections, Clin Exp Rheumatol 24(2 Suppl 41)): S71-S81, 2006.

合理用药的效果可能非常明显并且未能作出准确诊断可能是毁灭性的，因此准确识别感染性血管炎至关重要。这些杰出的作者在一篇出色的综述内介绍了多种多样的感染性病原，这些病原可通过多种致病机制导致血管炎，并总结了多种诊断和治疗的方法。

Pusey CD: Anti-glomerular basement membrane disease, Kidney Int 64:1535-1550, 2003.

这篇文章是由曾在一线临床与抗 GBM 病基础研究领域工作的优秀医学科学家撰写的。它囊括了这个侵袭性的免疫介导的血管损伤病种的病理学和临床方面的内容。这是一种罕见病，但它阐明了自身免疫性血管炎症的重要概念与相应的治疗策略。

参考文献

Abdulkader R, Lane SE, Scott DG, et al: Classification of vasculitis: EMA classification using CHCC 2012 definitions, *Ann Rheum Dis* 72:1888, 2013.

Achkar AA, Lie JT, Hunder GG, et al: How does previous corticosteroid treatment affect the biopsy findings in giant cell (temporal) arteritis?, *Ann Intern Med* 120:987–992, 1994.

Arora A, Wetter DA, Gonzalez-Santiago TM, et al: Incidence of leukocytoclastic vasculitis, 1996 to 2010: A population-based study in Olmsted County, Minnesota, *Mayo Clin Proc* 89(11):1515–1524, 2014.

Audemard-Verger A, Pillebout E, Guillevin L, et al: IgA vasculitis (Henoch-Schönlein purpura) in adults: Diagnostic and therapeutic aspects, *Autoimmun Rev* 14(7):579–585, 2015.

Baldo BA: Adverse events to monoclonal antibodies used for cancer therapy: Focus on hypersensitivity responses, *Oncoimmunology* 2(10):e26333, 2013.

Burgner D, Harnden A: Kawasaki disease: What is the epidemiology telling us about the etiology?, *Int J Infect Dis* 9:185–194, 2005.

Cacoub P, Terrier B, Saadoun D: Hepatitis C virus-induced vasculitis: Therapeutic options, *Ann Rheum Dis* 73(1):24–30, 2014.

Carmona FD, Mackie SL, Martín JE, et al: A large-scale genetic analysis reveals a strong contribution of the HLA class II region to giant cell arteritis susceptibility, *Am J Hum Genet* 96(4):565–580, 2015.

Cavazza A, Muratore F, Boiardi L, et al: Inflamed temporal artery: Histologic findings in 354 biopsies, with clinical correlations, *Am J Surg Pathol* 38:1360–1370, 2014.

Chatterjee S, Flamm SD, Tan CD, et al: Clinical diagnosis and management of large vessel vasculitis: Takayasu arteritis, *Curr Cardiol Rep* 16(7):499, 2014.

Chen JY, Mao JH: Henoch-Schönlein purpura nephritis in children: Incidence, pathogenesis and management, *World J Pediatr* 11(1):29–34, 2015.

Chen KR, Toyohara A, Suzuki A, et al: Clinical and histopathological spectrum of cutaneous vasculitis in rheumatoid arthritis, *Br J Dermatol* 147(5):905–913, 2002.

Cho SY, Kim Y, Cha SH, et al: Adjuvant laboratory marker of Kawasaki disease: NT-pro-BNP or hs-CRP?, *Ann Clin Lab Sci* 41:360–363, 2011.

Cohen Tervaert JW, Damoiseaux J: Antineutrophil cytoplasmic autoantibodies: How are they detected and what is their use for diagnosis, classification and follow-up?, *Clin Rev Allergy Immunol* 43(3):211–219, 2012.

Coremans IE, Spronk PE, Bootsma H, et al: Changes in antibodies to C1q predict renal relapses in systemic lupus erythematosus, *Am J Kidney Dis* 26(4):595–601, 1995.

Cui Z, Zhao MH: Advances in human antiglomerular basement membrane disease, *Nat Rev Nephrol* 7(12): 697–705, 2011.

D'Alessandro M, Buoncompagni A, Minoia F, et al: Cytomegalovirus-related necrotising vasculitis mimicking Henoch-Schönlein syndrome, *Clin Exp Rheumatol* 32(3 Suppl 82):S73–S75, 2014.

Damoiseaux J: The diagnosis and classification of the cryoglobulinemic syndrome, *Autoimmun Rev* 13(4–5):359–362, 2014.

Damoiseaux J, Mallet K, Vaessen M, et al: Automatic reading of ANCA-slides: Evaluation of the AKLIDES system, *Clin Dev Immunol* 2012:762874, 2012.

Dasgupta B, Cimmino MA, Kremers HM, et al: 2012 Provisional classification criteria for polymyalgia rheumatica: A European League Against Rheumatism/American College of Rheumatology collaborative initiative, *Arthritis Rheum* 64:943–954, 2012.

DeVita S, Soldano F, Isola M, et al: Preliminary classification criteria for the cryoglobulinaemic vasculitis, *Ann Rheum Dis* 70:1183–1190, 2011.

Dietrich A, Gauglitz GG, Pfluger TT, et al: Syphilitic aortitis in secondary syphilis, *JAMA Dermatol* 150: 790–791, 2014.

Durling B, Toren A, Patel V, et al: Incidence of discordant temporal artery biopsy in the diagnosis of giant cell arteritis, *Can J Ophthalmol* 49:157–161, 2014.

Falk RJ, Jennette JC: Anti-neutrophil cytoplasmic autoantibodies with specificity for myeloperoxidase in patients with systemic vasculitis and idiopathic necrotizing and crescentic glomerulonephritis, *N Engl J Med* 318:1651–1657, 1988.

Fujimoto S, Uezono S, Hisanaga S, et al: Incidence of ANCA-associated primary renal vasculitis in the Miyazaki Prefecture: The first population-based, retrospective, epidemiologic survey in Japan, *Clin J Am Soc Nephrol* 1(5):1016–1022, 2006.

González-Gay MA, Pina T: Giant cell arteritis and polymyalgia rheumatica: An update, *Curr Rheumatol Rep* 17(2):6, 2015.

Greco A, Rizzo MI, De Virgilio A, et al: Goodpasture's syndrome: A clinical update, *Autoimmun Rev* 14(3):246–253, 2015.

Grotz W, Baba HA, Becker JU, et al: Hypocomplementemic urticarial vasculitis syndrome: An interdisciplinary challenge, *Dtsch Arztebl Int* 106(46):756–763, 2009.

Guillevin L: Infections in vasculitis, *Best Pract Res Clin Rheumatol* 27:19–31, 2013.

Gulati A, Bagga A: Large vessel vasculitides, *Pediatr Nephrol* 25:1037–1048, 2010.

Hamidou MA, Moreau A, Toquet C, et al: Temporal arteritis associated with systemic necrotizing vasculitis, *J Rheumatol* 30:2165–2169, 2003.

Hata A, Noda M, Moriwaki R, et al: Angiographic findings in Takayasu arteritis: New classification, *Int J Cardiol* 54:S155–S163, 1996.

Hellmark T, Niles JL, Collins AB, et al: Comparison of anti-GBM antibodies in sera with or without ANCA, *J Am Soc Nephrol* 8:376, 1997.

Hernández-Rodríguez J, Alba MA, Prieto-González S, et al: Diagnosis and classification of polyarteritis nodosa, *J Autoimmun* 48-49:84–89, 2014.

Hoffman GS: Large-vessel vasculitis: Unresolved issues, *Arthritis Rheum* 48:2406–2414, 2003.

Jain S, Win HN, Chalam V, et al: Disseminated gonococcal infection presenting as vasculitis: A case report, *J Clin Pathol* 60:90–91, 2007.

Jennette JC: Rapidly progressive crescentic glomerulonephritis, *Kidney Int* 63:1164, 2003.

Jennette JC: Nomenclature and classification of vasculitis: Lessons learned from granulomatosis with polyangiitis (Wegner's granulomatosis), *Clin Exp Immunol* 164(Suppl 1):7–10, 2011.

Jennette JC, Falk RJ: Pathologic classification of vasculitis, *Pathology Case Reviews* 12:179–185, 2007.

Jennette JC, Falk RJ: Pathogenesis of antineutrophil cytoplasmic autoantibody-mediated disease, *Nature Rev Rheumatol* 10:463–473, 2014.

Jennette JC, Falk RJ, Andrassy K, et al: Nomenclature of systemic vasculitides: The proposal of an international consensus conference, *Arthritis Rheum* 37:187–192, 1994.

Jennette JC, Falk RJ, Bacon PA, et al: 2012 Revised International Chapel Hill Consensus Conference Nomenclature of Vasculitides, *Arthritis Rheum* 65:1–11, 2013.

Kain R, Exner M, Brandes R, et al: Molecular mimicry in pauci-immune focal necrotizing glomerulonephritis, *Nat Med* 14(10):1088–1096, 2008.

Kallenberg CG: Anti-C1q autoantibodies, *Autoimmun Rev* 7:612–615, 2008.

Kermani TA, Schmidt J, Crowson CS, et al: Utility of erythrocyte sedimentation rate and C-reactive protein for the diagnosis of giant cell arteritis, *Semin Arthritis*

Rheum 41:866–871, 2012.
Kermani TA, Warrington KJ, Crowson CS, et al: Large-vessel involvement in giant cell arteritis: A population-based cohort study of the incidence—trends and prognosis, *Ann Rheum Dis* 72:1989–1994, 2013.
Kohro-Kawata J, Wener MH, Mannik M: The effect of high salt concentration on detection of serum immune complexes and autoantibodies to C1q in patients with systemic lupus erythematosus, *J Rheumatol* 29:84–89, 2002.
Lamprecht P, Moosig F, Gause A, et al: Immunological and clinical follow-up of hepatitis C virus associated cryoglobulinaemic vasculitis, *Ann Rheum Dis* 60:385–390, 2001.
Langford CA: Vasculitis, *J Allergy Clin Immunol* 111: S602–S612, 2003.
Lincoff NS, Erlich PD, Brass LS: Thrombocytosis in temporal arteritis rising platelet counts: A red flag for giant cell arteritis, *J Neuro-Ophthalmol* 20:67–72, 2000.
Lionaki S, Blyth ER, Hogan SL, et al: Classification of antineutrophil cytoplasmic autoantibody vasculitides: The role of antineutrophil cytoplasmic autoantibody specificity for myeloperoxidase or proteinase 3 in disease recognition and prognosis, *Arthritis Rheum* 64:3452–3462, 2012.
Mahler M, Radice A, Sinico RA, et al: Performance evaluation of a novel chemiluminescence assay for detection of anti-GBM antibodies: An international multicenter study, *Nephrol Dial Transplant* 27(1):243–252, 2012.
Mahr A, Guillevin L, Poissonnet M, et al: Prevalences of polyarteritis nodosa, microscopic polyangiitis, Wegener's granulomatosis, and Churg-Strauss syndrome in a French urban multiethnic population in 2000: A capture-recapture estimate, *Arthritis Rheum* 51:92–99, 2004.
Makol A, Crowson CS, Wetter DA, et al: Vasculitis associated with rheumatoid arthritis: A case-control study, *Rheumatology (Oxford)* 53:890–899, 2014.
McGregor JG, Hogan SL, Hu Y, et al: Glucocorticoids and relapse and infection rates in anti-neutrophil cytoplasmic antibody disease, *Clin J Am Soc Nephrol* 7:240–247, 2012.
McInnis EA, Badhwar AK, Muthigi A, et al: Dysregulation of autoantigen genes in ANCA-associated vasculitis involves alternative transcripts and new protein synthesis, *J Am Soc Nephrol* 26:390–399, 2015.
Mehregan DR, Hall MJ, Gibson LE: Urticarial vasculitis: A histopathologic and clinical review of 72 cases, *J Am Acad Dermatol* 26:441–448, 1992.
Miller DV, Maleszewski JJ: The pathology of large-vessel vasculitides, *Clin Exp Rheumatol* 29(Suppl 64): S92–S98, 2011.
Moldoveanu Z, Wyatt RJ, Lee JY, et al: Patients with IgA nephropathy have increased serum galactose-deficient IgA1 levels, *Kidney Int* 71:1148–1154, 2007.
Nathavitharana RR, Mitty JA: Diseases from North America: Focus on tick-borne infections, *Clin Med* 15:74–77, 2015.
Ntatsaki E, Mooney J, Scott DG, et al: Systemic rheumatoid vasculitis in the era of modern immunosuppressive therapy, *Rheumatology (Oxford)* 53:145–152, 2014.
Orenstein JM, Shulman ST, Fox LM, et al: Three linked vasculopathic processes characterize Kawasaki disease: A light and transmission electron microscopic study, *PLoS ONE* 7(6):e38998, 2012.
Ortiz-Sanjuán F, Blanco R, Hernández JL, et al: Drug-associated cutaneous vasculitis: Study of 239 patients from a single referral center, *J Rheumatol* 41(11):2201–2207, 2014.
Pedchenko V, Bondar O, Fogo AB, et al: Molecular architecture of the Goodpasture autoantigen in anti-GBM nephritis, *N Engl J Med* 363(4):343–354, 2010.
Pendergraft WF III, Niles JL: Trojan horses: Drug culprits associated with antineutrophil cytoplasmic autoantibody (ANCA) vasculitis, *Curr Opin Rheumatol* 26(1):42–49, 2014.
Pendergraft WF, Preston GA, Shah RR, et al: cPR3105-206, a protein complementary to the autoantigen proteinase 3, triggers autoimmunity, *Nature Med* 10: 72–79, 2004.
Poller DN, van Wyk Q, Jeffrey MJ: The importance of skip lesions in temporal arteritis, *J Clin Pathol* 53:137–139, 2000.
Prieto-Gonzalez S, Depetris M, Garcia-Martinez A, et al: Positron emission tomography assessment of large vessel inflammation in patients with newly diagnosed, biopsy-proven giant cell arteritis: A prospective, case-control study, *Ann Rheum Dis* 73:1388–1392, 2014.
Principi N, Rigante D, Esposito S: The role of infection in Kawasaki syndrome, *J Infect* 67:1–10, 2013.
Reindel R, Bischof J, Kim KY, et al: CD84 is markedly up-regulated in Kawasaki disease arteriopathy, *Clin Exp Immunol* 177:203–211, 2014.
Reynolds J, Preston GA, Pressler BM, et al: Autoimmunity to the alpha 3 chain of type IV collagen in glomerulonephritis is triggered by "autoantigen complementarity", *J Autoimmun* 59:8–18, 2015.
Roth AJ, Brown MC, Smith RN, et al: Anti-LAMP-2 antibodies are not prevalent in patients with antineutrophil cytoplasmic autoantibody glomerulonephritis, *J Am Soc Nephrol* 23:545–555, 2012.
Roth AJ, Ooi J, Hess JJ, et al: ANCA epitope specificity determines pathogenicity, detectability and clinical predictive value, *J Clin Invest* 123:1773–1783, 2013.
Rutgers A, Slot M, van Paassen P, et al: Coexistence of anti-glomerular basement membrane antibodies and myeloperoxidase-ANCAs in crescentic glomerulonephritis, *Am J Kidney Dis* 46:253, 2005.
Sablé-Fourtassou R, Cohen P, Mahr A, et al: Antineutrophil cytoplasmic antibodies and the Churg-Strauss syndrome, *Ann Intern Med* 143:632–638, 2005.
Savige J, Davies D, Falk RJ, et al: Antineutrophil cytoplasmic antibodies and associated diseases: A review of the clinical and laboratory features, *Kidney Int* 57:846, 2000.
Savige J, Gillis D, Davies D, et al: International consensus statement on testing and reporting of antineutrophil cytoplasmic antibodies (ANCA), *Am J Clin Pathol* 111:507–513, 1999.
Scott DG, Bacon PA: Intravenous cyclophosphamide plus methylprednisolone in treatment of systemic rheumatoid vasculitis, *Am J Med* 76:377–384, 1984.
Seelen MA, Trouw LA, Daha MR: Diagnostic and prognostic significance of anti-C1q antibodies in systemic lupus erythematosus, *Curr Opin Nephrol Hypertens* 12:619–624, 2003.
Silverman DJ, Bond SB: Infection of human vascular endothelial cells by Rickettsia rickettsii, *J Infect Dis* 149:201–206, 1984.
Sinico RA, Di Toma L, Maggiore U, et al: Prevalence and clinical significance of antineutrophil cytoplasmic antibodies in Churg-Strauss syndrome, *Arthritis Rheum* 52:2926–2935, 2005.
Sinico RA, Di Toma L, Maggiore U, et al: Renal involvement in Churg-Strauss syndrome, *Am J Kidney Dis* 47:770–779, 2006.
Sinico RA, Rimoldi L, Radice A, et al: Anti-C1q autoantibodies in lupus nephritis, *Ann N Y Acad Sci* 1173:47–51, 2009.
Sowa M, Grossmann K, Knütter I, et al: Simultaneous automated screening and confirmatory testing for vasculitis-specific ANCA, *PLoS ONE* 9(9):e107743, 2014.
Suzuki H, Fan R, Zhang Z, et al: Aberrantly glycosylated IgA1 in IgA nephropathy patients is recognized by IgG antibodies with restricted heterogeneity, *J Clin Invest* 119:1668–1677, 2009.
Suzuki H, Kiryluk K, Novak J, et al: The pathophysiology of IgA nephropathy, *J Am Soc Nephrol* 22:1795–1803, 2011.
Suzuki Y1, Matsuzaki K, Suzuki H, et al: Serum levels of galactose-deficient immunoglobulin (Ig) A1 and related immune complex are associated with disease activity of IgA nephropathy, *Clin Exp Nephrol* 18(5): 770–777, 2014.
Tedeschi A, Baratè C, Minola E, et al: Cryoglobulinemia, *Blood Rev* 21:183–200, 2007.
Terrier B, Semoun O, Saadoun D, et al: Prognostic factors in patients with hepatitis C virus infection and systemic vasculitis, *Arthritis Rheum* 63:1748–1757, 2011.
Treglia G, Taralli S, Maggi F, et al: Usefulness of (18) F-FDG PET/CT in disease extent and treatment response assessment in a patient with syphilitic aortitis, *Clin Nucl Med* 38:e185–e187, 2013.
Vaideeswar P, Deshpande JR: Pathology of Takayasu arteritis: A brief review, *Ann Pediatr Cardiol* 6(1):52–58, 2013.
Valsakumar AK, Valappil UC, Jorapur V, et al: Role of immunosuppressive therapy on clinical, immunological, and angiographic outcome in active Takayasu's arteritis, *J Rheumatol* 30:1793–1798, 2003.
van Timmeren MM, Heeringa P, Kallenberg CG: Infectious triggers for vasculitis, *Curr Opin Rheumatol* 26: 416–423, 2014.
Venzor J, Lee WL, Huston DP: Urticarial vasculitis, *Clin Rev Allergy Immunol* 23(2):201–216, 2002.
Waldman CW, Waldman SD, Waldman RA: Giant cell arteritis, *Med Clin North Am* 97:329–335, 2013.
Watts R, Lane S, Hanslik T, et al: Development and validation of a consensus methodology for the classification of the ANCA-associated vasculitides and polyarteritis nodosa for epidemiological studies, *Ann Rheum Dis* 66:222–227, 2007.
Watts RA, Mahr A, Mohammad AJ, et al: Classification, epidemiology and clinical subgrouping of antineutrophil cytoplasmic antibody (ANCA)-associated vasculitis, *Nephrol Dial Transplant* 30(Suppl 1):i14–i22, 2015.
Westman KW, Bygren PG, Eilert I, et al: Rapid screening assay for anti-GBM antibody and ANCAs: An important tool for the differential diagnosis of pulmonary renal syndromes, *Nephrol Dial Transplant* 12(9): 1863–1868, 1997.
Weyand CM, Goronzy JJ: Giant cell arteritis and polymyalgia rheumatica, *N Engl J Med* 371:50–57, 2014.
Xiao H, Dairaghi DJ, Powers JP, et al: C5a receptor (CD88) blockade protects against MPO-ANCA glomerulonephritis, *J Am Soc Nephrol* 25:225–231, 2014.
Xiao H, Heeringa P, Hu P, et al: Antineutrophil cytoplasmic autoantibodies specific for myeloperoxidase cause glomerulonephritis and vasculitis in mice, *J Clin Invest* 110:955–963, 2002.

第54章 器官特异性自身免疫性疾病

William E. Winter, Neil S. Harris, Kimberly L. Merkel, Amy L. Collinsworth, William L. Clapp

要点

1. 器官特异性自身免疫性疾病主要的临床特点是慢性炎症，通常每个患者局限在特异性单一器官。
2. 所有器官特异性自身免疫性疾病的病因至今不清楚。
3. 直接免疫荧光对于解决棘层松解和表皮下大疱的显微镜下鉴别诊断非常重要。
4. 存在高滴度的循环自身抗体，有助于自身免疫性肝损伤的确诊。
5. 自身免疫性疾病发生在自身免疫疾患者群中。
6. 在器官特异性自身免疫性疾病，器官特异性、组织或细胞特异性自身抗原是靶点。一些是自身抗原循环，一些是细胞表面分子，一些是细胞内抗原。临床识别自身免疫性疾病依赖于对相关自身抗原针对性抗体的识别。
7. 对自身的破坏由体液和或细胞介导的自身免疫来调节。
8. 微量技术的迅猛发展加速了自身抗体检测技术的发展，可以帮助临床完善疾病的筛查机制。
9. 相关自身抗体的检测技术在临床疾病中的应用，可以确诊疾病的自身免疫性病因。自身抗体在无症状个体可以预期疾病的发展。
10. 自身免疫性疾病经常反应在皮肤、胃肠道和肝脏系统、肾脏、内分泌和神经系统。
11. 总的来说，器官特异性自身免疫性疾病很常见，会引起较高的发病率和死亡率。

器官特异性自身免疫性疾病的介绍和总论

自身免疫和自身免疫性疾病的定义

自身免疫是反常的针对自身的免疫状态（Kamradt & Mitchison，2001）。为了保护机体避免感染和肿瘤（当新的抗原产生），免疫系统必须能够区分自我和非我。在天然免疫系统使用大量非克隆型细胞表面受体（例如 toll 样受体），来粗略区分自我和非我，识别微生物世界（Medzhitov & Janeway，2000）。获得性免疫系统分别采用识别肽——主要组织相容性复合体（MHC）复合体的克隆型 T 细胞受体和使用克隆型细胞表面抗体（例如膜表面免疫球蛋白）的 B 细胞，识别不能被天然免疫系统受体识别的自我和非我的微弱区别。

正常情况下,中枢耐受和外周耐受避免了自身免疫的产生。在胸腺内T细胞个体发育过程中,受体双阳性的T细胞(例如T细胞CD4和CD8阳性),和上皮细胞的MHC Ⅰ类、Ⅱ类分子相互作用,从而被"阳性选择"而存活下来。如果双阳性T细胞不能和MHC细胞相互作用,将导致凋亡细胞死亡。一旦双阳性T细胞被"选择"("保留"),它将移动到胸腺内皮质髓质交界地带,这些细胞将和巨噬细胞、树突状细胞相互作用。如果双阳性T细胞表面受体与巨噬细胞、树突状细胞表面的MHC分子紧密结合,将诱发T细胞凋亡。这称之为阴性选择:T细胞和自身结合"过于紧密"将减少T细胞在体内的储存量。

这些从阴性选择中幸存下来的双阳性T细胞移动到胸腺髓质,成为单个阳性(如CD4或者CD8阳性持续存在)。双阳性T细胞中因为在皮质髓质边缘,和MHC Ⅰ类分子相互作用而幸免下来,编码失去CD4表达,成为CD8T细胞。而与MHC Ⅱ类分子相互作用的双阳性T细胞,经过阴性选择后,最终失去CD8表达,成为CD4阳性T细胞。CD4和CD8 T细胞离开胸腺后形成了原始T细胞库。

当原始T细胞遇到没有二次信号的MHC抗原肽复合体时,就会分化发育为外周耐受的T细胞。这种"耐受的"T细胞随后不能对抗原作出反应,即使提供适当的二次信号。外周耐受确保了抗原递呈细胞在适当的免疫系统中激活原始T细胞反应:信号一是T细胞受体对抗原肽的感知,由MHC(由MHC-CD4或MHC-CD8相互作用)提供,而信号二(幸存者信号)是B7(来自抗原递呈细胞)与T细胞上CD28作用。对于CD4 T细胞,第三组信号由树突细胞和NK细胞分泌的细胞因子来决定新刺激的CD4T细胞的分化方向,包括Th1细胞(分泌IL-2和干扰素-γ,肿瘤坏死因子α,以及粒细胞/单核细胞-刺激因子),Th2细胞(分泌IL-4、IL-5、IL-6、IL-10、IL-13和嗜酸细胞活化趋化因子),Tfh细胞(T滤泡辅助细胞分泌Th1和(或)Th2细胞因子),Th17细胞(分泌IL-17和IL-22),或调节T细胞(例如:CD4+CD25+FOXP3+T细胞分泌转化生长因子β、IL-4和IL-10)。

当临床疾病出现时,自体免疫就变成病理性的(Davidson & Diamond,2001)。正常的免疫反应作用于"非我"抗原,如微生物引起的感染。这样的免疫反应是有益的。而在自身免疫性疾病中免疫反应针对"自体"抗原。当自体抗原作为作用靶标时,细胞、组织和器官损伤就会发生(Wahren-Herlenius & Dörner,2013)。大多数自身免疫性疾病是由于获得性体液(Ⅱ型和Ⅲ型超敏反应)和(或)细胞介导的(Ⅳ型超敏反应)机制(图54-1)引起的疾病。

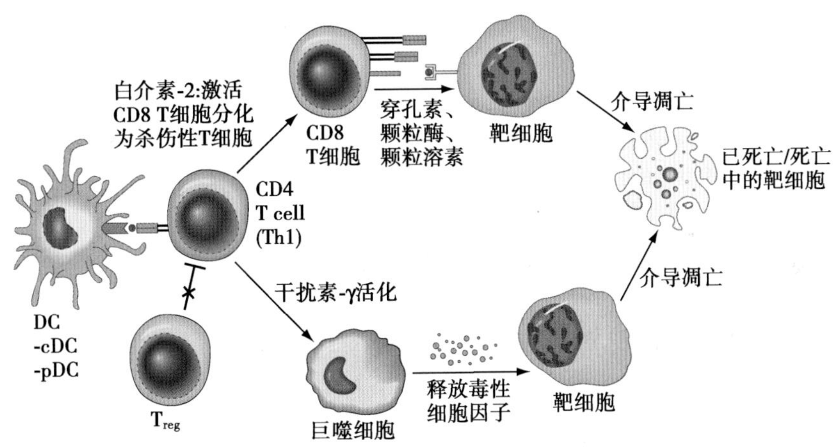

图54-1 树突状细胞(DC)将来自于B细胞的自身抗原肽递呈给CD4 Th1细胞,启动靶向破坏过程。树突状细胞可以是常规的树突状细胞(cDCs)或浆细胞样的树突状细胞(pDCs)。由于调节性T细胞(Treg)功能缺陷所致的Th1细胞调控失败将导致Th1细胞自身免疫。活化的自身反应性Th1细胞随后便通过白介素-2和上调树突状细胞来激活CD8 T细胞。活化的CD8 T细胞是功能性的杀伤性T细胞(Tk;a. k. a. ,细胞毒性T淋巴细胞,CTLs)。通过Th1细胞与巨噬细胞间的细胞-细胞接触(通过CD40L-CD40结合,未展示)和Th1细胞分泌的干扰素-γ(IFN-γ),巨噬细胞被活化。通过CD8杀伤性T细胞和巨噬细胞,靶细胞被启动凋亡程序

自体免疫是一种比自身免疫性疾病广义的术语(图54-2)。例如,针对甲状腺自身抗原的自身抗体,如抗甲状腺过氧化物酶抗体和甲状腺球蛋白抗体人群阳性率相对较高(成人5%或更高的患病率)(Stathatos & Daniels,2012)。然而,只有一小部分个体是有临床症状的体液性自身免疫性疾病,即自身免疫性甲状腺疾病(AITD)。这种自身免疫性甲状腺疾病最常见的表现是桥本甲状腺炎。当产生促甲状腺素(TSH)受体激动抗体时,就会导致Graves病。

先天免疫缺陷也可能是有害的,造成自我伤害。例如C1酯酶抑制剂缺乏,阵发性睡眠性血红蛋白尿症(paroxysmal nocturnal hemoglobinuria,PNH),各种类型的非典型溶血性尿毒症综合征(atypical hemolytic uremic syndrome,aHUS)(如C3、CD46、CFB、CFH、CFHR5、CFI和THBD等先天性缺陷)和自身炎症性疾病(如遗传性地中海发烧(FMF),伴有周期性发热综

合征的高 IgD 血症(HIDS),肿瘤坏死因子受体相关周期性综合征(TRAPS),Muckle-Wells 综合征(MWS),遗传性冷自身免疫综合征(FCAS),慢性婴儿神经经皮关节综合征(CINCA)(Rodríguez de Córdoba et al,2014)。虽然这些疾病令人眼花缭乱,但这一章我们将讨论内容限于获得性免疫引起的自身免疫性疾病。

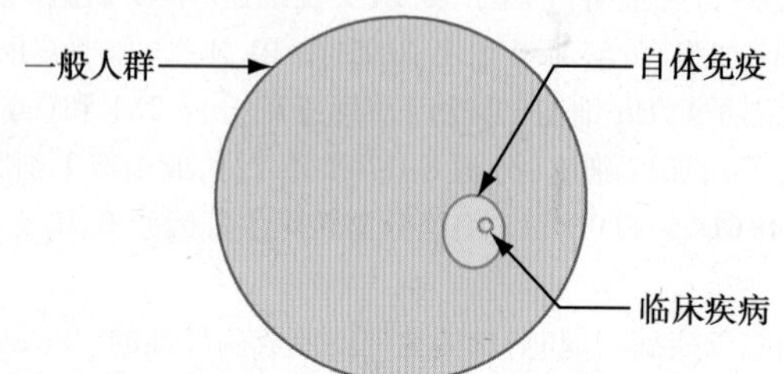

图 54-2　自体免疫是机体自身("自己")反应性状态的实验室证据,通常体现在血清中可以检测到自身抗体。患者处于自身免疫的状态,有一部分会在临床上表现为自身免疫性疾病

当一个或多个以下的疾病相关症状出现时,就发生了自身免疫性疾病:体液或细胞介导的自身免疫(包括淋巴细胞浸润受影响的组织或器官);抗体或淋巴细胞转移疾病的能力;免疫调节或免疫抑制治疗有效;在缺少免疫抑制治疗的情况下,疾病复发并进行器官移植。实际上,只有自身抗体对于常规的临床应用来说证据已经比较充分。因此,大多数自身免疫性疾病的病例都是通过发现针对目标器官或组织的自身抗体,而得到证实的。然而,自身抗体的检测仅表明了"自体免疫"状态,而非"自身免疫性疾病"。"通过病史,体格检查、影像学检查、组织学报告(如果进行活检检查)和实验室发现,医生可以判断是否存在疾病,将诊断从"自体免疫"提升到"自体免疫性疾病"(Lleo et al,2010)。

自身免疫性疾病的分类

传统上,自身免疫性疾病被归类为"器官特异性"或"非器官特异性"(Hayter & Cook,2012)。在器官特异性自身免疫性疾病中,单个组织或器官是靶标。在某些情况下,一个单一的循环蛋白质或受体成为靶点(例如:胰岛素在自身免疫性低血糖综合征)(Zhang & Zhao,2014)。

组织特异性最好的例子之一是 1 型糖尿病:胰岛 beta 细胞被选择性地摧毁(Winter et al,2011)。β 细胞是最常见的胰岛细胞(约 65%);然而,还有大量的 α 细胞(产生高血糖素)和 δ 细胞(产生生长抑制素)和较少的 PP 细胞(胰腺多肽产生细胞)。虽然有一些证据表明在 1 型糖尿病(Ganda et al,1986)早期的 α 细胞功能受损(Ganda et al,1986),胰高血糖素血症是 1 型糖尿病的致病性和公认的特征,它对糖尿病酮症酸中毒的高血糖、酮体生成和酮症有很大的影响。在框 54-1 中列出了器官特异性自身免疫性疾病的例子。在一个患者中也可以同时发生多种器官特异性自身免疫性疾病(框 54-2)。

框 54-1　器官特异性自身免疫性疾病的例子

内分泌病

1 型糖尿病

自身免疫性低血糖

胰岛素抵抗的黑棘皮病(B 型胰岛素抵抗)

类胰岛素的胰岛素受体自身抗体

慢性淋巴细胞(桥本甲状腺炎)

Graves 病

萎缩性甲状腺炎

自身免疫性艾迪生病

垂体炎

自身免疫性尿崩症

自身免疫性甲状旁腺功能减退

自身免疫性性腺功能减退

肝脏-胃肠道自身免疫

乳糜泻

恶性贫血

自身免疫性肝炎

神经系统疾病

重症肌无力

Eaton-Lambert 肌无力的症状

多发性硬化症

血液疾病

自身免疫性溶血性贫血

免疫性血小板减少性紫癜

自身免疫性中性粒细胞减少

皮肤疾病

寻常天疱疮

盘状红斑狼疮(无其他系统性疾病)

自身免疫性脱发

自身免疫性白癜风

其他器官特异性疾病

膜性肾病因抗体对抗磷脂酶 A2 受体

多肌炎

框 54-2 并发(通常是共存的)器官特异性自身免疫性疾病

自体免疫性多腺体综合征Ⅰ型(甲状旁腺功能减退,皮肤念珠菌病,肾上腺自身抗体或艾迪生病诊断需要两个或两个以上的条件

自体免疫性多腺体综合征Ⅱ型(肾上腺自身抗体或艾迪生病与AITD和(或)1型糖尿病)

胸腺自动免疫(AITD和恶性贫血)

1型糖尿病与AITD和(或)恶性贫血的关系

Evans综合征(自体免疫性溶血性贫血和免疫性血小板减少性紫癜)

非器官特异性自身免疫性疾病因为不止一个器官和(或)组织受损,也被称为系统性自身免疫性疾病。形容非器官特异性自身免疫性疾病的一个更古老的术语是胶原-血管疾病,因为许多这种自身免疫性疾病累及关节、连接组织和血管(例如:血管炎)。然而,这个术语是有些用词不当,因为胶原蛋白本身一般不是自身抗原。因此,胶原血管疾病不是推荐的术语。非器官特异性自身免疫性疾病的例子列在框54-3。

框 54-3 非器官特异性自身免疫性疾病的例子

系统性红斑狼疮

硬皮病

干燥综合征

风湿热

类风湿关节炎

Goodpasteur综合征

皮肌炎

反应性关节炎(尿道炎、宫颈炎、关节炎、结膜炎)

混合性结缔组织病

评估自身免疫的实验室检查

评价自身免疫性的实验室检查,重点在自身抗体的检测(Damoiseaux et al,2015)。T细胞自身反应性或淋巴细胞增殖实验用于临床使用,结果不够可靠。在临床疾病的背景下,存在一种或者多种相关的自身抗体,在病原学上高度暗示这种疾病可能为自身免疫性疾病。例如,甲状腺肿大、甲状腺功能减退合并甲状腺过氧化物酶抗体阳性,可以确诊桥本甲状腺炎。

为了检测自身抗体,自体抗原必须以某种形式存在,无论它是纯化的(如甲状腺过氧化物酶)或不纯化的(如甲状腺微小体)(Fenalti & Buckle,2010)。自体抗原可以存在于组织部分(用于间接免疫荧光),细胞部分,纯化的蛋白质或其他生物分子,或克隆的蛋白质或蛋白质的一部分。自身抗体检测可以是竞争性的或非竞争性的方法。有一种自动检测促甲状腺素(TSH)-甲状腺素结合抑制免疫球蛋白(thyrotropin-binding inhibitory immunoglobulins,TBII)的实验,就是竞争性实验的例子。在这个实验中,一个标记的单克隆抗TSH-受体抗体与患者的TSH-受体自身抗体(TSH-receptor autoantibodies,TRAb)竞争结合TSH受体。

经典的非竞争性免疫分析方法是针对胰岛细胞自身抗体(islet cell autoantibodies,ICA)的间接免疫荧光法(Bottazzo et al,1974)。O型血的患者血清加到人O型血的胰腺组织冷冻切片上。在孵育和洗涤后,加入FITC(荧光素-异硫氰酸酯)标记的羊抗人IgG。在清洗和应用甘油和盖玻片后,用荧光显微镜观察玻片。如果胰腺组织发出荧光,说明患者血清中含有胰岛细胞自身抗体(ICA),体内与组织中的胰岛自身抗原结合,体外与FITC标记的羊抗人IgG结合,从而得以检测。ICA检测过程如图54-3所示。细胞质胰岛自身抗原包括谷氨酸脱羧酶(glutamic acid decarboxylase,GAD)、胰岛素瘤-2相关的自体抗原和唾液酸糖结合物(Nayak et al,1985)。

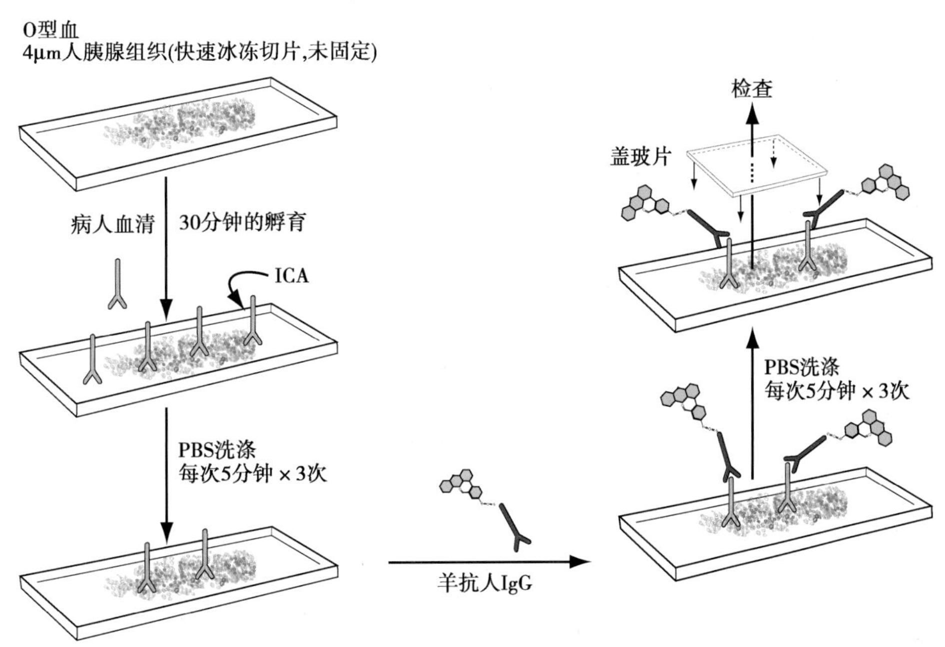

图 54-3 胰岛细胞自身抗体检测技术

目前有各种各样的非放射性免疫检测方法。除了间接免疫荧光法外，在自身抗体检测方面应用的经典的第一代自体单反应检测技术，包括 Ouchternony 双免疫扩散、间接免疫荧光、凝集、补体固定、放射免疫测定、酶联免疫吸附法、免疫沉淀和 western blotting（又称为，免疫印迹）。Tozzoli 等（2013）最近一篇组织良好的综述总结了第二代和第三代单反应技术（如放射免疫-免疫放射技术、放射受体、免疫酶技术、免疫酶测定法、免疫印迹、免疫斑点、化学发光、荧光等），以及真正的多重反应技术（如“可追踪的微粒子免疫检测技术”）。

生物实验要求活细胞，如甲状腺刺激免疫球蛋白（thyroid-stimulating immunoglobulins，TSI）检测（Gupta，1992；Winter et al，2013）（图 54-4）。化学发光、电化学发光、磁珠和流式细胞仪技术被应用于自身抗体检测。自身抗体检测的最新应用包括基质和固体芯片技术，理论上可以同时检测如果不是数千种，那也会是数百种自身抗体。

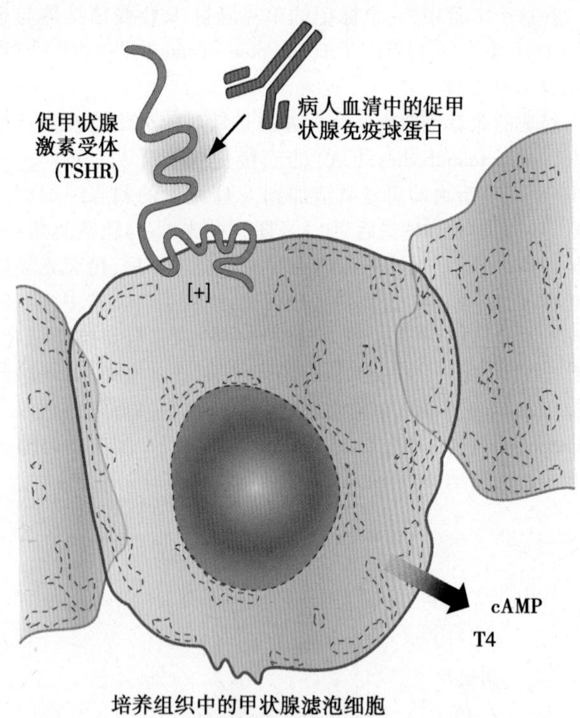

图 54-4 甲状腺刺激免疫球蛋白（TSI）体外检测技术。患者血清加入到甲状腺囊泡，通过细胞内释放的 cAMP 或 T4 来检测 TSI 作用

对许多疾病，尤其是皮肤表现的自身免疫性疾病，直接和间接免疫荧光是关键的检测技术。皮肤病变附近正常皮肤的活组织检查可以在组织原位检查自身抗体和（或）补体沉积。患者血清应用于正常组织的间接免疫荧光法可以显示自身抗体对自身抗原的反应性。这种盐裂皮肤技术特别适用于影响皮肤的自身免疫性疾病。

在盐水分离皮肤技术中，患者的皮肤切片最初是在 1M 的冷氯化钠中孵育 1 天。然后，用钳子将表皮与真皮轻轻分离，再用标准方法进行组织学加工。在间接免疫荧光法中，这种盐裂的皮肤可以用作底物。

自身免疫性疾病中对血清自身抗体的解释

讨论自身抗体对于自身免疫性疾病的作用，必须回答两个问题“如何建立自身抗体实验的阳性/阴性阈值?”和“滴度（也就是自身抗体的浓度）是否可以为疾病预测、自然史，严重性，预后，或治疗提供有用的临床资料?”。为自身抗体测试阳性/阴性界值的建立方法类似于诊断试验（Tampoia et al，2012）。如果分析者的浓度对患病率（频率）在人群中呈现钟形（正态）分布（如使用柱状图显示），一个阳性（异常）结果可以定义为健康人群中抗体的平均浓度，加上 2 或 3 个标准差。如果均值加 2 个标准差被选为界值，约 2.5%的健康人群被定义为“阳性”。对阳性更严格的定义可以采用这种方法，平均值加 3 个标准差，只有接近 0.15%的健康人群归为“阳性”。此外，为确保更少的“假阳性”（以降低敏感性为代价），一些研究人员将自身抗体的界值设置为平均值加上 4 或 5 倍标准偏差。因为敏感性和特异性总是不一致，在选择阳性/阴性界值时，最好的方法就是使用受试者-工作特征（ROC）曲线（见第 7 章）。

当健康人群中检测结果并不遵循钟形（正态）分布，需要测试大量的健康对照以定义所需的理想界值，即 97.5 百分位数（例如距离中心 95%分布的上限）或 99.85 百分位（如距离中心 99.7%分布的上限）。在这种情况下，在健康人群中定义 97.5 百分位数很可能需要研究 200 个或更多的健康对照。对于结果不符合正态分布的实验，在健康人群中定义第 99.85 百分位可能超出任何实验室的能力（或财力），除非在参考实验室。

对于第二个问题的答案——“滴度（也就是自身抗体的浓度）是否可以为疾病预测、自然史，严重性，预后，或治疗提供有用的临床资料?”——完全依赖于特异性自身免疫性疾病和自身抗体。例如，在 Graves 病患者中，TSI 的滴度是与抗甲状腺治疗后的病情缓解可能性成反比（如丙基硫脲（PTU）或安乃近（MM）治疗后病情缓解情况）（Cappelli et al，2007）。同时，产妇 Graves 病的 TSI 也直接与新生儿 Graves 病的发生相关（Barbesino & Tomer，2013）。在伴有 ICA 的非糖尿病患者中，较高的 ICA 滴度预示后续发展为 1 型糖尿病的风险增加（Orban et al，2009）。对于 GADA 来说也是如此。在潜在的成年期自身免疫糖尿病（LADA-1 型糖尿病晚发型），高谷氨酸脱羧酶自身抗体（GADA）水平提示需要早期胰岛素治疗，这是有益的（Rosario et al，2007）。很少有自身抗体浓度能够用于两种疾病的鉴别诊断。在典型的 1 型糖尿病病例中，GADA 滴度只是轻到中度高于界值。然而在僵人综合征中 1 型糖尿病患者中，GADA 滴度发病率要高得多（Dayalu & Teener，2012）。

与自身抗体浓度在界值附近的情况相反，高浓度的自身抗体证实自身抗体是真实存在的。此外，当研究一种可以由环境暴露（如胰岛素）诱导的抗体时，也应该考虑到实验的特异性。例如，胰岛素自身抗体（IAA）检测不区分自身抗体与外源性胰岛素抗体（Fineberg et al，2007）。外源胰岛素诱导抗体的浓度通常比能够预测 1 型糖尿病的自发 IAA 高得多。因此，如果患者暴露于胰岛素 14 天以上，有可能发展出胰岛素抗体，IAA 不应被确定为胰岛自身免疫性指标。

与某些疾病中自身抗体浓度对疾病的预测、临床治疗或治疗有影响的例子相反，在其他情况下，自身抗体阳性的程度似乎无关紧要。例如，在诊断为 1 型糖尿病（Jaeger et al，1997）

后，GADA 持续阳性是否与 beta 细胞功能有关，这是非常有争议的。尽管通常情况会有很多例外，在大多数自身免疫性疾病中，自身抗体检测重要的是定性阳性，而不是浓度水平。一致的结果要求对质量保证和质量控制的原则有严格的重视。

诊断技术最新进展

为了调查自身免疫性疾病，不单是为了研究，在临床处置上，有能力分析大量潜在的自身抗体、自体抗原和其他生物标志物的生物样本，是一个重要的进步。在发展新的自身抗体免疫实验的诊断革命中，涉及在本章讨论的每一种自身免疫性疾病中识别新的自身抗原。解释这一技术的“爆炸”，我们在这里简要讨论了几个有希望的进展（Tozzoli et al，2013；Burbelo & O'Hanlon，2014）。自身抗体检测新方法包括利用微流体、芯片、磁珠、质谱法、光学、流式细胞仪等技术（Blixt et al，2008；Brennan et al，2010）。候选自体抗原可通过蛋白质印迹法、二维电泳、质谱法、细胞或组织提取物的自动免疫沉淀或组织提取物以及蛋白质组方法对受影响个体的血清进行鉴定，以及蛋白质组方法（Ehrlich et al，2006；Wenzlau & Hutton，2013）。传统的非竞争性或“双抗体夹心”免疫分析检测单个分析物；单反应中检测多种分析物（抗原或抗体）被称为多重分析。

多重分析的两种方式是二维分析和悬浮微球分析（Ellington et al，2010；Tighe et al，2015）。一个有用的“低自动化”（Tozzoli et al，2013）的二维分析的格式是线性杂交实验（Hoffman et al，2002；Gonzalez-Buitrago，2006）。在这里，多个抗原呈一条直线被固定在尼龙测试条上。然后，测试条与患者标本一起孵育，允许自身抗体识别固定化抗原。再添加一种碱性磷酸酶标记抗 IgG 抗体，以识别自身抗体抗原复合物。共聚焦激光扫描是一种有效的检测手段。在“高自动化”（Tozzoli et al，2013）微阵列二维实验中，捕获自身抗体（或自身抗原）被固定在玻璃玻片上的一个独立点上（Yeste & Quintana，2013），或在一个微孔板的单孔中（Ellington et al，2010；Tighe et al，2015）。通过检测针对数十个自身抗原的自身抗体，“血清自身抗体信号”可以被识别出来（Veronika Sharp & Utz，2007；Quintana et al，2008）。在后者情况下，多重反应中独特的捕获自身抗体可能被固定在每一个单孔中。将血浆或血清标本加到玻片或微孔中。在孵育结束后，冲洗玻片或微孔，并添加标记的检测抗体。电化学发光、化学发光和荧光是常见的标记物（Miao et al，2013；Yu et al，2013），每一种独特的反应都被其特定的位置所识别。成百上千的潜在纯化的自体抗原可以通过应用患者和对照血清，单独或者通过竞争获得。

在微球实验中，自身抗体或自身抗原与测量直径几微米的微小微球包被在一起，因此在体积上与细胞类似。自身抗体-微球单元的鉴别主要通过大小或光的颜色。在与自身抗原的反应完成后，可以用流式细胞仪对球的大小或颜色进行分类。

荧光素酶免疫沉淀系统（luciferase immunoprecipitation system，LIPS）是一种适用于自身抗体识别的多用途技术（Burbelo et al，2011；Donelan et al，2013）。自体抗原作为重组荧光素-自体抗原融合蛋白，表达在 COS1 细胞中。进而与检测血清反应，如果后者包含自体抗原的自身抗体，免疫球蛋白将与融合蛋白结合在一起。蛋白 A/G 磁珠被用来捕获与荧光素自身抗原相结合的 IgG 分子。荧光素酶基质的加入会产生光信号，使自身抗体定量（Maat et al，2013；Fhied et al，2014；Porcelijn et al，2014）。

还有一种完全不同的做生物标志物分析的技术，是一种叫做多重反应监测（multiple reaction monitoring，MRM）的质谱法。这一技术（Fu et al，2010；Parker et al，2014）已经用于血浆中蛋白质的分析。MRM 对于在高度复杂的生物混合物中定量特定的蛋白质特别有用。在这个过程中，3 个四极质谱仪串联在一起。第一个四极质谱仪选择了前体离子。碎片发生在第二个四极质谱仪中，通常与中性气体发生碰撞。第三个四极质谱仪分析这些碎片。稳定的同位素（^{13}C 或 ^{15}N）标记的内部标准肽是量化的关键。

噬菌体免疫沉淀测序（PhIP seq）使用 T7 噬菌体，后者的设计目的是表达所有已知的人类蛋白序列的超过 40 万个重叠的多肽（Larman et al，2011）。工程噬菌体被称为 T7 多肽噬菌体展示库（“T7-Pep”）。T7-Pep 库与患者样本混合（如脑脊液）。在生物标本中存在的自身抗体将与噬菌体表达的蛋白质结合。这些抗体和结合噬菌体在固相系统中被捕获。通过这种方式，免疫沉淀噬菌体的 DNA 可以被分离和测序，从而鉴定出与自身抗体结合的自身抗原。

自身抗体是疾病的预测因子

“自身抗体能预测疾病吗?”，这个问题的答案取决于具体疾病。在适当的情况下，检测自身抗体可以预测疾病的后续发展（Coco et al，2006）。这一点在目前预防 1 型糖尿病（Sosenko et al，2015）的研究中最为明显。有多种胰岛自身抗体的人（如≥3），在 5~10 年的随访中患 1 型糖尿病风险将超过 50%。如果有证据证明胰岛细胞功能障碍，即使有一个自身抗体（如 ICA），1 型糖尿病的 10 年患病风险接近 100%。

还有许多其他自身免疫性疾病，自身抗体阳性预测疾病发生（Vojdani，2008）。对器官特异性内分泌病如 1 型糖尿病中发生 AITD 和艾迪生病的患者中研究发现，甲状腺自身抗体（如 TPOA）或肾上腺胞质抗体（ACA）常呈阳性（Ketchum et al，1984；Maclaren & Riley，1985）。相似的，在 1 型糖尿病患者存在胃壁细胞抗体预示着发展为恶性贫血的风险（Riley et al，1982）。

如果自身抗体能预测某些疾病，那么我们是否应该用不同器官特异性的自身抗体对一般人群进行筛查? 这个问题的答案很复杂。答案取决于以下因素：

1. 这种疾病可以预防吗? 或者早期发现疾病可以早期治疗?
2. 自体免疫性疾病有多普遍?
3. 治疗费用和筛查费用是多少?
4. 筛查真的能改变预后吗?
5. 延迟诊断，对个人和社会来说，多余的负担是什么?

考虑到这些问题，在没有出现自身免疫性疾病或自身免疫性疾病家族史的情况下，很少有需要进行自身免疫性疾病筛查。

在 1 型糖尿病患者中，由于联合 AITD、恶性贫血和艾迪生病（如果不及时治疗可以迅速致死）的高患病率，建议 1 型糖尿病患者接受 TPOA 测试的甲状腺自身免疫性检查。慢性淋巴细胞性胃炎（恶性贫血最常见原因）常伴有胃壁细胞自身抗体（PCAs）和肾上腺自身免疫疾病伴有肾上腺皮质胞质自身抗体

(ACA)或21-羟化酶自身抗体(Maclaren & Riley,1985)。如果一个人是自身抗体阳性,定期测试将遵循:在TPOA-阳性个体中,TSH应每年检测;在PCAs阳性个体中,维生素B_{12}和铁蛋白应每年测定;在ACA阳性个体,促肾上腺皮质素实验和仰卧位肾素检测应每年检测(Haller et al,2014)。因为艾迪生病危象可以致命,所以艾迪生病评估是最重要的筛选。

因为一些自身免疫性疾病有很强的家族性,在疾病患者的直系亲属中进行自身抗体筛选是有益的。这种情况最好的例子是胸腺自身免疫。AITD具有很强的家族性和普遍性。虽然没有单基因导致AITD,它似乎以一种显性的方式遗传。如果先症者有桥本甲状腺炎或Graves病,他们的直系亲属需要筛查TPOA以预测AITD的可能性。TPOA阳性家属应每年进行甲状腺功能测试,至少应包括TSH。胃自身免疫疾病(如PCAs和恶性贫血)通常与AITD相关,因此PCAs检测也是应该做的。如果这个人是PCAs阳性,维生素B_{12}和铁蛋白应该每年检测。

皮肤的自身免疫性疾病

在免疫大疱性疾病、结缔组织疾病的诊断和血管炎中,免疫荧光检测是光学显微镜的重要补充。这些自身免疫性皮肤病在直接免疫荧光(DIF)检查时,会表现出在皮肤的不同位置免疫复合物沉积的模式,可以帮助特定条件下的诊断(框54-4)。这一点尤其适用于自身免疫性大疱性疾病,免疫荧光被认为是诊断的金标准。自身免疫性皮肤病的明确诊断,对于预后判断和治疗决策作用重大。

自身免疫性大疱性疾病是一组异质性的水疱性皮肤和黏膜的疾病,典型特点是伴有皮肤结构成分的自身抗体(表54-1)。根据水疱位置在表皮或皮下,将免疫大疱性疾病分为天疱疮组和类天疱疮组。天疱疮组与上皮桥粒抗体、角质细胞间细胞内沉积有关,而类天疱疮组的特征为基质膜带(basement membrane zone,BMZ)免疫沉积。因为这两种疾病在临床和组织学上有相当大的重叠,因此准确诊断自身免疫性大疱疾病需要检测组织结合和循环自身抗体。适宜的活检位置对于正确解释免疫荧光结果也是必要的。

框54-4　在自身免疫皮肤疾病中的免疫荧光发现位置:沉积模式

表皮内的(细胞间)

寻常天疱疮

落叶型天疱疮

多种的天疱疮

IgA天疱疮

真皮-表皮交界处(基底膜区)

大疱的类天疱疮

黏膜类天疱疮

妊娠期类天疱疮

大疱性表皮松解症

大疱的红斑狼疮

线性IgA皮肤病

红斑狼疮

真皮乳头疾病

疱疹样皮炎

血管内

血管炎

表54-1　自身免疫性大疱性疾病免疫病理特征及靶抗原

诊断	起泡部位/超微结构位置	自身抗原	DIF	IIF
表皮内				
寻常型天疱疮	上基部	Dsg3,Dsg1	细胞内IgG或C3	细胞内IgG(猴食管)
落叶型天疱疮	角膜下或在颗粒层内	Dsg1	细胞内IgG或C3	细胞内IgG(豚鼠食管或口唇)
副肿瘤性天疱疮	上基部	Dsg3,Dsg1,血小板溶素家族(桥粒斑蛋白1和2,envoplakin, periplakin, BP230, plectin,A2ML1)	细胞内IgG+/-C3and at DEJ	细胞内IgG(鼠膀胱)
IgA天疱疮	角膜下的	Desmocollin 1,Dsg 3	细胞内IgA	细胞内IgA
表皮下的				
大疱性类天疱疮	半桥粒	BP180,BP230	线性IgG and C3at BMZ	IgG at BMZ,SS:上皮的
妊娠期类天疱疮	半桥粒	BP180,BP230	线性C3at BMZ	
黏膜上皮类天疱疮	Lamina lucida	BP180, laminin 332, $\alpha_6\beta_4$integrin, laminin 311,BP230	Linear IgG, C3, and IgA at BMZ	IgG at BMZ SS:epidermal or mixed SS:dermal(laminin 332)
大疱性表皮松解症	固定纤维	Ⅶ型胶原	Linear IgG和C3atBMZ, +/-IgA和IgM	IgG at BMZ SS:dermal

表 54-1 自身免疫性大疱性疾病免疫病理特征及靶抗原(续)

诊断	起泡部位/超微结构位置	自身抗原	DIF	IIF
线性 IgA 型皮肤病	Lamina lucida	LIAD-1	Linear IgA at BMZ, +/-C3	IgA at BMZ SS:表皮,真皮或混合
疱疹样皮炎	乳头状皮炎	表皮谷丙转氨酶	颗粒 IgA at tips of 真皮乳头,+/-C3	IgA 肌内膜抗体(猴食管)

DIF,直接免疫荧光;IIF,间接免疫荧光;Dsg,桥粒芯蛋白;BP,大疱性类天疱疮;A2ML1,α_2-巨球蛋白样蛋白 1;DEJ,真皮表皮接点;LIAD-1,线性 IgA 疾病抗原 1;BMZ,基底膜带. +/-,w 有或没有;SS,盐裂皮肤

天疱疮

天疱疮描述了一个罕见的可能威胁生命的皮肤黏膜大疱性疾病,其特点为产生针对表皮黏附分子的抗体,导致胶质细胞间细胞黏附功能丧失和表皮下的大泡形成(Kershenovich,2014)。这种表皮内的棘肌溶解被认为是天疱疮组的组织学标志,并导致松弛型水疱和皮肤糜烂的临床表现(Schmidt,2010)。通过对表皮角化细胞中桥粒功能的直接干预,桥粒芯蛋白 3 和(或)1 致病性自身抗体在疾病活动中起着积极的作用(Kershenovich,2014)。在这组中有三种主要变异,包括寻常型天疱疮、落叶型天疱疮、副肿瘤性天疱疮。回顾他们的临床、组织病理学和免疫病理发现,提供不同的特征,有助于天疱疮亚型的鉴别诊断(Joly,2011;Kershenovich,2014)。

寻常型天疱疮

寻常型天疱疮(pemphigus vulgaris,PVs)是最常见的天疱疮变异。平均发病年龄在 40~60 岁之间,没有性别偏倚(Nancy,2009;Joly,2011)。桥粒芯蛋白 1 和 3(Dsg1,Dsg3)是该疾病中循环 IgG 自身抗体的目标抗原。由于在皮肤和黏膜上皮细胞的表达不同,患者可能有两种临床表现。例如,一种抗 Dsg3 免疫会出现黏膜显性疾病,但对 Dsg1 和 3 的抗体的存在将导致皮肤黏膜表现型(Amagai,1999)。

有 PVs 的患者通常会伴有痛苦的口腔黏膜损伤,这是他们疾病的首发表现,也是最常见的发病部位。典型的皮肤损伤是由松弛的大疱和多次疼痛的侵蚀造成的。皮肤病变可能出现在身体的任何部位,但头皮、头部、颈部和弯曲表面更常见部位。PVs 和落叶型天疱疮患者在病灶周围的皮肤有一个阳性 Nikolsky 体征,即当皮肤轻微摩擦时,表层皮肤会从下层滑落。5%~10%的 PVs 病例是致命的,发病率/死亡率与疾病的程度和免疫抑制治疗的并发症有关(Joly,2011)。

组织学和免疫功能

表皮棘层松解是水疱性疾病中天疱疮组在基底上层典型的组织学特征,裂开的基底层角化细胞被称是在基底膜上的"一排墓碑"。

直接免疫荧光(direct immunofluorescence,DIF)显示了除了 IgA 天疱疮之外,所有天疱疮类型中细胞间沉积 IgG 和 C3 的特征(图 54-5)。PVs 患者病灶损伤周边皮肤呈线性和颗粒状染色。这种模式可以被称为"鸡线",是在单个角化细胞周围连续沉积形成的六角形网格轮廓(图 54-6)。在受损皮肤内水疱形成的位置上可以看到染色强度增加,PVs 见于表皮下层,而落叶型天疱疮见于表浅层(Chhabra,2012)。PVs 患者中基底膜区域不染色。总的说来,所有的 PVs 患者均显示 IgG 染色,而补体染色在 50%~100%的病例中是不同的。在天疱疮病例中,IgM 或 IgA 染色占 30%~50%。

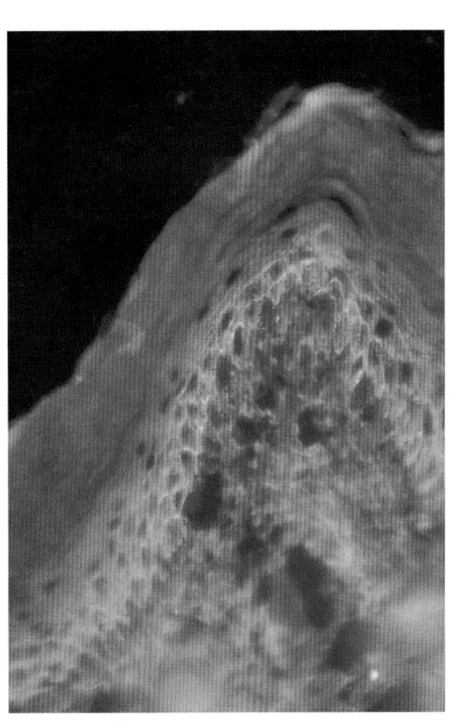

图 54-5 天疱疮患者皮损的直接免疫荧光显示在基底角化细胞表面有线性/颗粒型 C3 沉积(细胞间区域),而基底膜区域(BMZ)没有沉积物(×400)

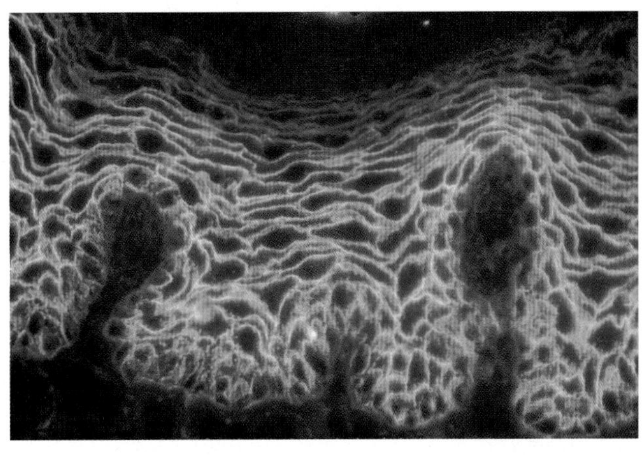

图 54-6 间接免疫荧光显微镜显示天疱疮患者上皮细胞表面(细胞间空格)的线性免疫球蛋白(IgG)免疫荧光。采用鼠食管组织作为基质(×250)

通过间接免疫荧光(indirect immunofluorescence, IIF)检测鳞状上皮细胞表面的IgG自身抗体。对于所有IIF的研究,组织基质的适当选择很重要,因为不同的基质表现出不同的自体抗原(Kershenovich, 2014)。在检测PVs时,猴食管是适宜的组织。而对落叶型天疱疮,豚鼠食管是适合的组织。参考实验室可以提供例如"免疫荧光抗体(免疫球蛋白),血清"的检测(见http://www.mayomedicallaboratories.com/test-catalog/Overview/8052)。

参考实验室可以提供抗Dsg 1和抗Dsg 3自身抗体ELISA检测,并对皮肤免疫荧光结果的解释进行了总结(见http://www.mayomedicallaboratories.com/test-catalog/Overview/83680)。

落叶型天疱疮

落叶型天疱疮(pemphigus foliaceus, PFs)的临床特点是在皮脂分布部位(上半身、头皮和面部)出现微小和表层松弛的水疱,立即破裂,演变成结痂的皮损。与PVs相反,没有黏膜累及。Dsg1抗体主要出现在PFs,虽然PFs被认为有较轻的临床病程,但仍需要长期的系统的免疫抑制疗法(Joly, 2011)。PFs的血清学标志是存在抗Dsg1IgG自身抗体,血清水平与疾病严重程度相关(Ishii, 2015)。巴西天疱疮(流行性天疱疮)和红斑型天疱疮(senear-usher综合征)是PFs内两种截然不同的临床变异类型。

组织学和免疫特点

与PVs相比,在表皮最浅层的落叶型皮损中会发现表皮分裂。在颗粒层或角层下的位置可以看到皮肤棘层松解,导致角质层丧失。在天疱疮亚型中表皮起泡位置的差异与皮肤内桥粒芯表达水平不同相关。有报道在某些情况下,PFs海绵水肿作为嗜酸性粒细胞海绵水肿疾病中表皮细胞间隙液体增多的代表性名词(如胞间水肿),后者使角化细胞彼此分离,突出桥粒连接处。

活检组织的直接免疫荧光(DIF)也显示在PVs中描述的相同细胞间荧光模式。豚鼠食管建议作为最敏感的IIF基质,在90%样本中可以检测出是否存在针对上皮细胞的循环IgG自身抗体(Arbache, 2014)。此外,PVs和PFs中血清滴度报告可能与疾病活动和治疗反应相关(Mutasim, 2001)。

副肿瘤性天疱疮

副肿瘤性天疱疮(paraneoplastic pemphigus, PNP)是一种独特的天疱疮,以难治性口炎为特征,具有潜在的恶变趋势。非霍奇金淋巴瘤,慢性淋巴细胞白血病,Castleman疾病,胸腺瘤是最常见的肿瘤(Vassileva, 2014)。除了痛苦的黏膜侵蚀,还存在多样的皮肤出疹和内脏器官受累(Hertl, 2014)。皮肤黏膜疾病的预后与相关肿瘤存在有关。除了临床区别于典型的天疱疮,自身抗体模型更加多样化包括针对桥粒芯蛋白和plakin家族蛋白质的抗体组合(即envoplakin, periplakin, plectin, desmoplakin 1和2)(Schmidt, 2010)。

组织学和免疫功能

PNP的组织病理学特征既具有天疱疮中皮肤棘层松解的特点,又结合了坏死角化细胞的界面皮炎变化。PNP中的抗体针对的是桥粒芯蛋白和半桥粒蛋白,并解释为什么DIF在表皮和BMZ显示免疫反应。IgG和补体沉积在BMZ,可以在真皮表皮连接处发现线性或颗粒状模型。如果组织学特征和DIF的发现提示PNP的诊断,IIF的研究应该继续。IIF检测使用鼠膀胱上皮,后者被认为是对PNP最好的筛选试验(Mutasim, 2001)。其他的实验室检测,如免疫沉淀、免疫印迹和酶联免疫吸附法(ELISA)则是初次检查后有帮助的确诊实验。

IgA天疱疮

IgA天疱疮的标志是IgA的细胞间沉积,因为目标抗原存在于桥粒中。中性粒细胞浸润,伴随组织结合IgA的存在,导致表皮棘层溶解和水疱形成(Zone, 2004)。

组织学和免疫功能

上皮内嗜中性粒细胞聚集伴随角质层下皮肤棘层松解,是IgA天疱疮组织病理学的特征。DIF将会显示出典型的天疱疮模式,表皮细胞间呈现IgA沉积物。在50%的患者中发现IIF呈现循环IgA阳性(Mutasim, 2001)。

类天疱疮

自身免疫性大疱性疾病中类天疱疮组具有典型的表皮下大疱形成,因为基层角化细胞和下层基底膜两者之间黏附分子的缺失。自身抗体是针对一个或更多的构成BMZ的结构蛋白如半桥粒,透明板、致密层或锚定纤维BMZ。这组疾病包括大疱性类天疱疮,妊娠期类天疱疮,黏膜类天疱疮,线性IgA皮肤病。

除类天疱疮组外,获得性大疱性表皮松解和疱疹性皮炎是另外的免疫大疱性疾病,也具有表皮下大疱形成的组织学特点。因为临床和组织学重叠,免疫荧光在疾病的鉴别中发挥关键作用(表54-1)。盐裂皮肤技术是另外一种在评估表皮下大疱性疾病中可以使用的检查,可以增加抗体检测的敏感性,并获得更多关于自身抗体结合位点更多的信息(Mutasim, 2001; Aoki, 2010)。

大疱性类天疱疮

大疱性类天疱疮(bullous pemphigoid, BP)是最常见的自体免疫性大疱,这种疾病在老年人中最为常见。临床上BP患者在躯干和四肢有荨麻疹和紧张的水疱,并伴有瘙痒。黏膜累及并不常见,据报道有10%~30%的BP患者可能出现(Baum, 2014)。在BP患者中不出现Nikolsky体征。

在BP,自身抗体针对两种半桥粒蛋白:大疱性天疱疮抗原1(BPAg1[BP230])和大疱性天疱疮抗原2(BPAg2[BP180])。BPAg2,也称为XVII型胶原,是BP患者中一种跨膜蛋白,是致病性自身抗体的靶抗原(Vassileva, 2014)。BPAg1是一种细胞质plakin家族蛋白质,与BP的发病机制相关,目前尚不清楚其自身抗体情况(Schmidt, 2010)。补充激活被认为是随着自身抗体的结合,造成了基底细胞层和基底膜之间的黏附缺失(Kershenovich, 2014)。

组织学和免疫功能

一种表皮下炎性大疱伴随着浅表的皮肤炎性浸润,包含许多嗜酸性粒细胞,这是BP患者大疱损伤部位典型的组织病理学(图 54-7A)。嗜酸性粒细胞海绵状病变可以作为早期病变的线索(Baum,2014)。中性粒细胞明显和细胞变少的变异可能构成诊断性的挑战。

直接免疫荧光(DIF)的病灶周围的皮肤显示线性 IgG 和(或)C3 沉积在 BP,妊娠期类天疱疮和黏膜类天疱疮的 BMZ (图 54-7B)。C3 比 IgG 更强密度的沉积倾向于类天疱疮组疾病(Mutasim,2001)。补体有时被认为是 BP 的唯一免疫反应,但在妊娠期类天疱疮中比较常见。IgA 和(或)IgM 染色也可以存在,但强度较低。IIF 在 75%的患者中显示了循环 IgG 抗 BMZ 自身抗体(Mutasim,2001)。

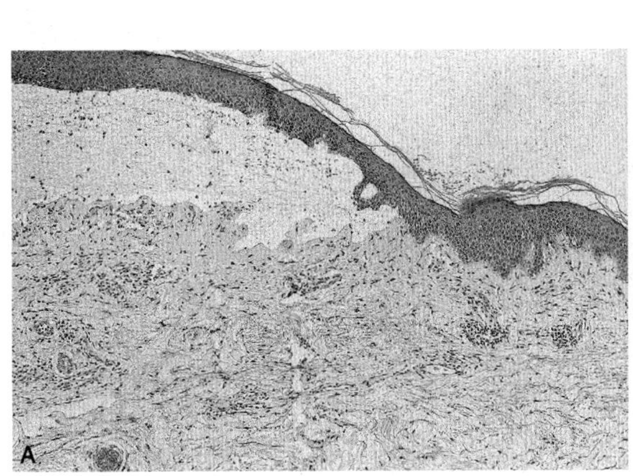

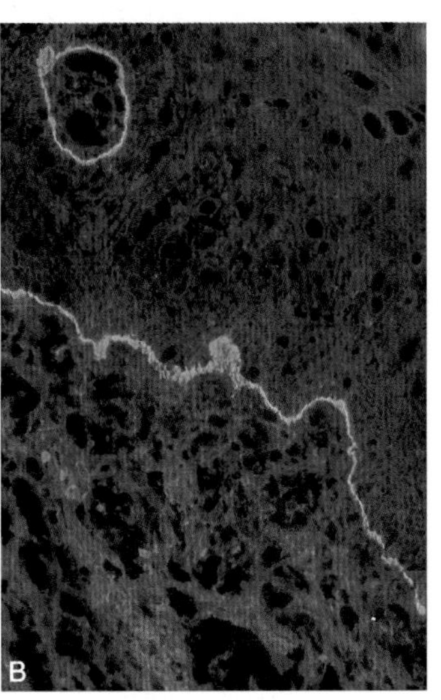

图 54-7 A 类天疱疮的皮损表现为表皮下裂缝,非坏死性皮炎,多样的炎症表现,经常伴有明显的中性粒细胞浸润(HE 染色,×100)B. 直接免疫荧光显示在基底膜区域存在致密的线性 C3 沉积

使用 ELISA 可以检测到 BPAg1 和 BPAg2 的血清 IgG 自身抗体。ELISA 方法检测大疱性类天疱疮病例中,BPAg1 自身抗体敏感性约为 60%,而 BPAg2 自身抗体敏感性约为 80%(Roussel et al,2011)。

妊娠期类天疱疮

妊娠期类天疱疮(pemphigoid gestationis,PG),以前被称为疱疹妊娠,被认为是在怀孕期间发展为 BP 的一种形式。PG 通常在第二或第三个阶段开始发展,在分娩后数周消失。由于这是一种体液免疫性疾病,新生儿可以从母体通过 IgG 自身抗体获得(Mihai,2007)。

组织学和免疫功能

所有的 PG 患者均有 C3 线性沉积物存在,IgG 沉积发现较少,只有 30%~40%的病例出现。IIF 在 10%~20%的患者身上发现了抗 BMZ 的自身抗体(Aoki,2010)。

黏膜类天疱疮

黏膜类天疱疮(mucous membrane pemphigoid,MMP),也叫瘢痕性类天疱疮,是一种罕见的慢性类天疱疮,其特点主要是黏膜疾病。糜烂、水疱和瘢痕可能出现在口腔、结膜、鼻腔、喉部、食管和肛门黏膜。病变常与瘢痕愈合,干扰受累区域的正常功能,造成严重的病态。例如,眼瘢痕性类天疱疮伴有进展性的结膜下瘢痕,导致视力下降,最终失明(Chan,2012)。

几个靶抗原可以识别出一些临床重要的变异。MMP 伴有层粘连蛋白 332 的自身抗体与其他形式的 MMP 临床上难以区分,但其发生恶性肿瘤的风险增加有关(Vassileva,2014)。

组织学和免疫功能

DIF 显示病灶周围的皮肤和黏膜活检显示连续的 IgG 和 C3 沉积,偶尔在基底膜上出现 IgA。IIF 通常是阴性的。由于 MMP 中大量的目标自身抗原在 BMZ 内的位置不同,在盐分裂皮肤显微镜下的自身抗体结合位点可能是表皮,真皮或两者兼而有之。IIF 盐分离的皮肤研究确实提高了检测的敏感性,在大约 80%MMP 病例中可以是阳性的。

线性 IgA 皮肤病

线性 IgA 皮肤病(linear IgA dermatosis,LIAD)是一种罕见的表皮下水疱性疾病,由于 IgA 自身抗体针对 BMZ 的自身抗原。激活补体和中性粒细胞浸润导致皮肤表皮附件的破坏和大疱形成。LIAD 临床病灶可能是多样的,但典型的描述是致密囊泡或水疱形成的环状结构。大多数 LIAD 病例都被认为是特发性的,但据报道也有药物诱发的病例。儿童期慢性大疱性皮肤病被认为是一种儿童型的线性 IgA 皮肤病。

组织学和免疫功能

沿着 BMZ,IgA 明显的线性沉积是 LIAD 的特征(Mutasim,2001)。这些特征有助于将 DIF 下将它与疱疹样皮炎分开。此外,只有 LIAD 通过 IIF 检查显示 IgA 抗 BMZ 自身抗体(Chhabra,2012)。

获得性大疱性表皮松解

获得性大疱性表皮松解(epidermolysis bullosa acquisita,EBA)是一种罕见的存在针对Ⅶ型胶原蛋白,BMZ 的固定纤维,自身抗体的皮下大疱性疾病。EBA 是一种临床上异质性疾病，表现为炎症性和非炎症型。非炎症形式表现为一种皮肤黏膜的机械性紊乱，其特征是皮肤脆弱、创伤性损伤和瘢痕（Vassileva，2014）。炎性形态可以模仿 BP 或 LIAD，具有更大范围的大疱病变，或伴有类似于 MMP（Mihai，2007）的水疱和黏膜瘢痕。EBA 与一些系统疾病有关，炎症性肠病最常见（Vassileva，2014）。

大疱性红斑狼疮是一种自体免疫性大疱病，发生于系统性红斑狼疮患者（图 54-8）。这也是由于自身抗体对抗Ⅶ型胶原蛋白。免疫荧光检测发现它与 EBA 类似。

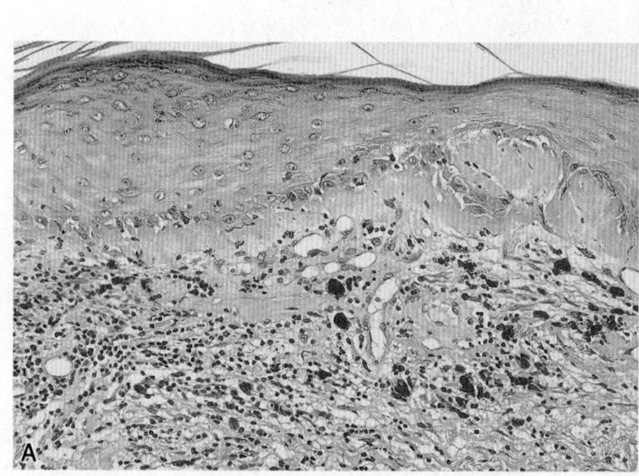

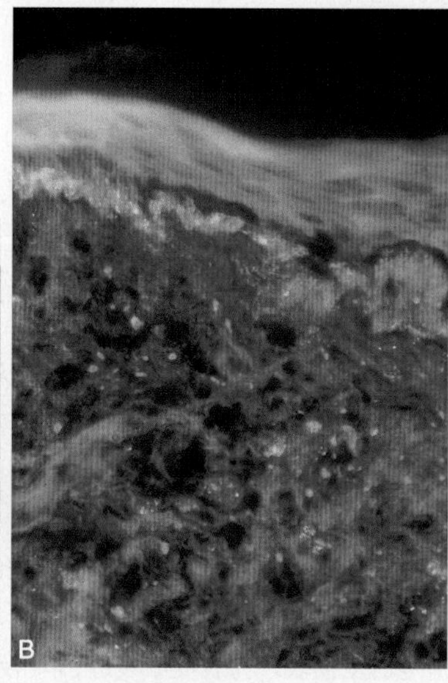

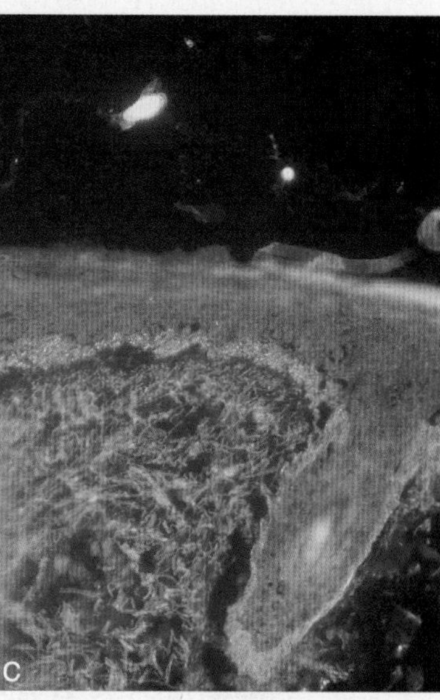

图 54-8 A. 狼疮患者的皮损表现为表皮萎缩，基底角蛋白的空泡改变，明显增厚的基底膜区域，管周和间质淋巴细胞炎症，黑色素丢失（HE 染色，×500）。B. 直接免疫荧光显示在基底膜区域（BMZ）连续的线性 C3 免疫荧光（×500）。C. 直接免疫荧光显示沿着基底细胞膜区域（BMZ）连续的颗粒型 C1q 沉积（×500）

组织学和免疫功能

在 BMZ 中存在多种类型的免疫球蛋白，这是典型的 EBA。IgG 和 C3 通常存在。IgA 和 IgM 分别在 67% 和 50% 的病例中发现（Aoki，2010）。IIF 显示存在抗 BMZ IgG 自身抗体，类似于 BP 的模式。在这种情况下，盐裂皮肤技术是很有用的，因为它通过荧光定位促进了这些疾病的鉴别诊断。BP 患者血清显示自身抗体与大疱的顶部结合（表皮部位），EBA 血清显示与大疱底部结合（真皮侧）。这是基于自身抗原定位而分类的相关疾病。

疱疹样皮炎

疱疹样皮炎是一种严重的痒和慢性大疱性疾病，常与过敏性肠病相关（如腹腔疾病）。患者在伸侧表面出现丘疹泡囊和表皮脱落，通常是对称分布。病变可以在群体或集群中呈现“疱疹样”外观，因此得名。胃肠累及将表现为吸收不良的症状，但仅存在于大约 20% 的 DH 患者（Mendes，2013）。采用无麸质饮食，将改善 DH 和乳糜泻的症状。针对组织表皮谷氨酰胺酶（eTG）的 IgA 自身抗体在 DH 患者皮肤发病机制中被认为起到更核心的作用（Rose，2009；Ishii，2015）。

组织学和免疫功能

活检应在皮损周围的正常皮肤上进行。典型的组织病理学特征包括在皮肤乳头状突起的顶端出现的嗜中性粒细胞微小脓肿和混合的伴有少量嗜酸性粒细胞的血管周围炎性浸润（Mihai，2007）（图 54-9A）。当病灶进展时，可能会形成一个皮下水疱。组织学 DH 的发现可能与线性 IgA 疾病难以区分。

诊断 DH 需要进行皮肤活检的 DIF 检查，揭示在真皮乳头上颗粒状 IgA 沉积（Mutasim，2001）（图 54-9B）。其他的发现可能包括沿着 BMZ 上的 IgA 和 C3 沉积物的存在（Arbache，2014）。与其他的表皮下免疫大疱性疾病不同，DH 患者无循环抗 BMZ 自身抗体。然而，血清 IgA 抗体是针对的肌内膜、麦醇溶蛋白、tTG（组织转谷氨酰胺酶）和 eTG（表皮谷氨酰胺转移酶）（Mutasim，2001；Schmidt，2010）。IIF 使用猴食管可以用于检测抗肌纤维的自身抗体（Arbache，2014）（图 54-10）。目前，ELISA 是 DH 患者首选的血清学检查方法（Cunha，2009）。

血管炎

皮肤血管炎描述了一系列皮肤上小或中型血管的炎症和破坏的疾病。它可以作为皮肤局限性疾病，但也可能是系统性血管炎和真皮外表现。临床上，皮肤小血管炎（cutaneous small vessel vasculitis，CSVV）经典表现为明显的下肢紫癜。结节性红斑的临床表现，青斑模型，溃疡可能暗示一种中型血管性多动脉炎（PAN）这样的过程。一个斑驳紫变色在皮肤上可以描述为“网状青斑”。虽然很多 CSVV 是特发性的，应完成对潜在原因或内部器官参与的彻底评估。

组织学和免疫功能

CSVV 通常表现出一种典型的白细胞破碎型血管炎（LCV）组织学模式。活检显示真皮中小血管周围存在中性粒细胞和中性粒细胞碎片，以及血管损伤纤维蛋白在血管壁和红细胞外渗的证据。为了评估血管炎在皮肤更大血管的影响，活检应包括皮下组织。

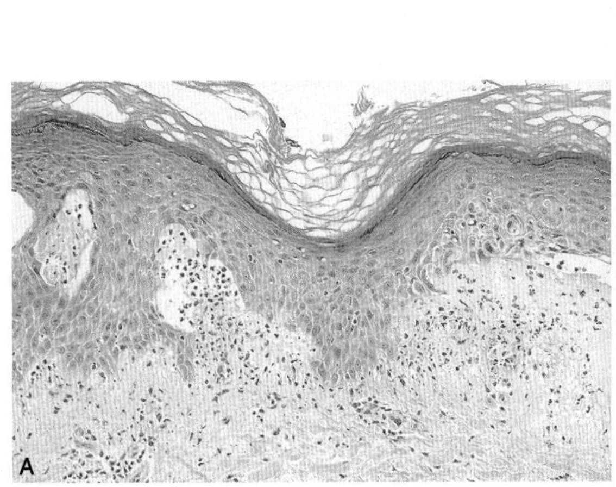
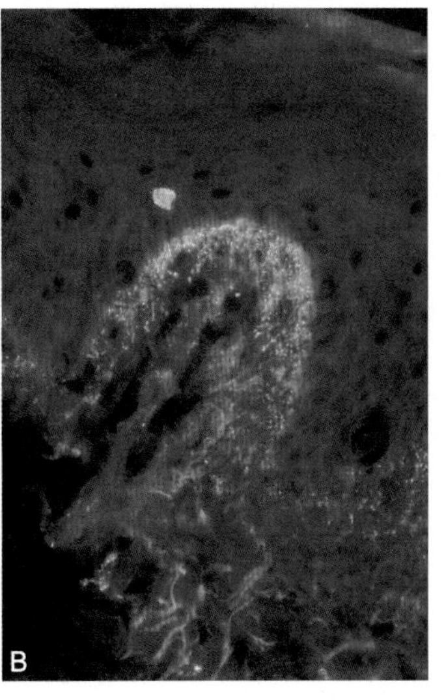

图 54-9 A. 疱疹性皮炎的皮损显示表皮下裂解，非坏死性上皮，在真皮乳头处嗜酸性粒细胞微脓肿（HE 染色，×200）。B. 直接免疫荧光显示在真皮乳头处颗粒型 IgA 沉积，沿着基底膜区域也有少量沉积（×400）

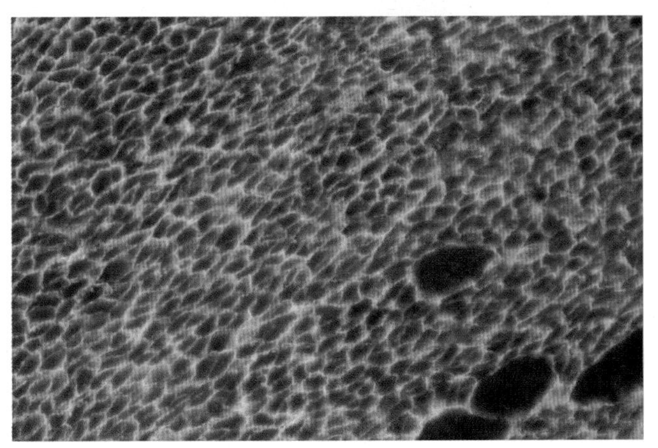

图 54-10 直接免疫荧光下使用猴食管作为底物显示肌纤维自身抗体 IgA

就像对大疱性疾病的评估，活检的时间和地点对 DIF 检测的诊断效果有影响。活检应在一个小于 24 小时的病灶上进行（Mutasim，2001）。在壁内发现 C3、IgM、IgG、纤维蛋白原沉积在毛细管后静脉壁上（Aoki，2010）。以 IgA 为主要的血管炎免疫表型提示 Henoch-Schönlein 紫癜的诊断（HSP）。HSP 是一种与肾脏和胃肠道相关的 CSVV，通常在儿童中出现（Mutasim，2001）。阴性 DIF 不排除 CSVV 的诊断，应该结合临床和组织学的发现来进行解释。

胃肠和肝胆自身免疫性疾病

恶性贫血

恶性贫血（简称 PA）指的是由于患有自身免疫性胃炎缺乏胃内因子，导致维生素 B_{12} 缺乏（Toh et al，1997；Green，2010）。PA 通常出现在中年或老年。虽然诊断的平均年龄为 59 岁到 62 岁，但它可能出现在年轻人身上。在一项研究中，10%的患者年龄在 30～40 岁之间（Lahner & Annibale，2009）。PA 曾经被认为只局限于北欧人，但现在在许多种族中都有描述。这种疾病是由一种 T 淋巴细胞介导的胃黏膜炎症引起的。自身免疫性胃炎会影响胃窦、胃体，并与胃壁细胞的自身抗体和内因子有关（见下文）。胃炎导致黏膜萎缩、胃酸缺乏和非常高的血清促胃液素浓度，后者是一种补偿机制。

为了避免混淆，“恶性贫血”一词应该仅限于自身免疫性胃炎/维生素 B_{12} 吸收不良综合征，它不应用于任何其他维生素 B_{12} 缺乏症的原因。此外，并不是所有的维生素 B_{12} 缺乏症都导致血液症状；在某些情况下，神经系统特征可能占主导地位，或可能是唯一的临床表现。

壁细胞自身抗体（parietal cell autoantibodies，PCAs）与胃壁细胞的 H+/K+-atpase 泵结合（Bizzaro & Antico，2014）。PCAs 比内因子更为常见，但其特异性较低。在那些患有早期恶性贫血的人群中，PCAs 占 80%～90%。在进展期疾病可能会下降到 55%。在非贫血的一级亲属中，有大约 30%的人发现了 PCAs。在健康成年人中，PCAs 也可能会被检测到：40 岁有 2.5%，80 岁约有 10%的阳性率。

内因子（IF）是一种 60kd 糖蛋白（15%的碳水化合物），它与维生素 B_{12} 结合，并特定的附着在有着回文末端的维生素 B_{12} 受体，被称为 cubam 受体复合体。内因子（IFA）的自身抗体有两种主要类型：“Ⅰ型”或“阻塞型”，这些抗体可以阻止 IF 和维生素 B_{12} 的结合，以及“Ⅱ型”或“结合”的自身抗体，这些抗体干扰 IF-维生素 B_{12} 复合物与回文结构受体的连接。有 40%～60%的患者发现存在 IFA。主要的抗体是Ⅰ型；大约一半的阳性 IFA 病例有Ⅱ型抗体，而且Ⅱ型抗体很少出现在Ⅰ型抗体缺失的情况下。PCAs 可以通过间接免疫荧光染色啮齿类动物或人类胃（图 54-11）或 ELISA 免疫测定法来测量。IFA 通常由 ELISA 测量。

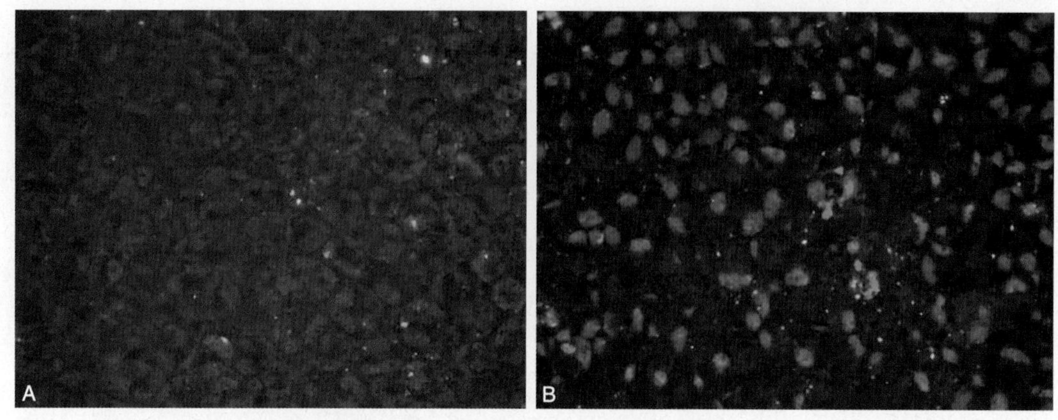

图 54-11 直接免疫荧光检测胃壁细胞自身抗体。A. 阴性对照；B. 阳性患者结果

恶性贫血的解剖病理学被称为自体免疫限制性萎缩性胃炎（Neumann et al,2013）或"A 型胃炎"。早期的特征包括淋巴细胞和浆细胞浸润胃黏膜。其次是胃壁细胞丧失，肠上皮化生出现"杯状细胞"，胰腺腺泡化生，肠嗜铬样细胞增生（ECL 细胞），最后嗜铬颗粒呈阳性。这些变化局限于胃体，与由长期幽门螺杆菌感染引起的多灶性萎缩性胃炎不同。PA 的患者胃癌风险增加。胃腺癌的相对风险为 6.8（95%CI 2.6~18.1）。

恶性贫血可能与其他自身免疫性疾病有关，包括自身免疫性甲状腺疾病、1 型糖尿病、艾迪生病和白癜风。*HLA* 基因型 HLA-DRB1＊03 和 HLA-DRB1＊04 与自身免疫性胃炎和 PA 有显著相关性。这些基因型也与 1 型糖尿病和自身免疫性甲状腺疾病有关。

恶性贫血的真正流行率是很难确定，因为疾病定义没有明确的标准化，估计也有很大的不同。研究提示患病率为 1%~2%（Carmel,1996;2000），并估计 PA 在维生素 B_{12} 缺乏患者中约占 30%（Dali-Youcef & Andres,2009）。

乳糜泻

乳糜泻是一种免疫介导的小肠病，它是由表达 HLA-DQ2 或 HLA-DQ8（Di Sabatino et al,2012）的患者对小麦麸质表位异常免疫反应引起的。在西欧和美国北部人口中，乳糜泻发生率 0.5%~1.0%。在患有唐氏综合征患者和其他自身免疫性疾病如 1 型糖尿病（Fasano & Catassi,2012）的患者中，发病率呈上升趋势。乳糜泻的典型症状包括慢性腹泻、脂肪流失和体重减轻（Ludvigsson et al,2014）。患者也有各种各样的非典型症状，包括贫血、模糊的腹部症状、神经病、共济失调、抑郁、身材矮小、骨质疏松、肝病和淋巴瘤（Ludvigsson et al,2014）。无症状的患者通常是在发现有受影响的直系亲属的情况下筛查发现的，或者他们被测试是因为他们有相关的自身免疫性疾病。

腹腔疾病是由摄入的麦胶蛋白引起的，它可以在含有小麦、大麦或黑麦的食物中找到。麦胶蛋白富含谷氨酰胺和脯氨酸残留物，人体肠道不能完全消化，因此，一些完整的麦胶蛋白穿过肠道屏障（Guandalini & Assiri,2014）。

谷氨酰胺酶（tTG）是一种酶，通过形成异肽键来催化蛋白质的转录后修饰（Di Sabatino et al,2012）。通过脱酰胺，tTG 将谷氨酰胺残基转化为负电荷的谷氨酸残基，后者对 HLA-DQ2 和 HLA-DQ8 分子具有更高的亲和力（Ludvigsson et al,2014;Tonutti & Bizzaro,2014）。HLA-DQ2 和 HLA-DQ8 分子表达于固有层抗原提呈细胞表面，并优先递呈麦胶蛋白肽给固有层 CD4T 细胞，由 tTG 进行脱酰胺（Di Sabatino et al,2012）。CD4T 细胞对 HLA 和 tTG-脱酰胺麦胶蛋白多肽的识别，诱导了细胞因子的激活和生成（Di Sabatino et al,2012）。T 辅助型 2 细胞（Th2）的一些细胞因子引起 B 细胞的激活和克隆扩张，并产生 IgA 抗麦胶蛋白和抗 tTG 自身抗体。来自 Th1 细胞的其他细胞因子促进炎症过程，从而发展出典型的腹腔组织表现（Di Sabatino et al,2012）。

十二指肠活检对确诊乳糜泻至关重要。组织学的特征包括上升的上皮内 CD8T 淋巴细胞（>25/100 肠细胞），绒毛变钝和隐窝增生（Fasano & Catassi,2012）。

血清学检查是诊断乳糜泻的基础。血清学也推荐在所有肠道疾病患者的直系亲属中检查。首要的测试是检测血清 IgA 抗谷氨酰胺转移酶自身抗体（抗 tTG），因其敏感性高（94%），高特异性（97%），以及良好的标准化（Fasano & Catassi,2012）。在 IgA 缺乏的患者中，可以检测抗 tTG 的 IgG 抗体。人肌内膜自身抗体测定 IgA（抗 EMA）几乎 100%是针对活跃的腹腔疾病，但它应该只有在当抗 tTG 抗体测试结果处于灰区或呈假阳性时才能作为确证实验进行检测。这个需要荧光显微技术进行检测，并且结果取决于观察者间的变异（Fasano & Catassi,2012;Tonutti & Bizzaro,2014）。测量免疫球蛋白脱酰胺胶质肽抗体（anti-DGP）是一种敏感性较好，特异性比 IgG 抗 tTG 自身抗体好的检测 IgA 缺乏症患者的替代方法。在无谷蛋白饮食的患者血清检测敏感度明显减少；因此，测试前患者应保持正常、含谷蛋白饮食。

最好是结合 IgA 抗 tTG 自身抗体和 IgG 抗 DGP 抗体来诊断乳糜泻（Tonutti & Bizzaro,2014）。当活检显示特征变化，并且血清反应阳性时，腹腔疾病的诊断基本可以确定。明确的诊断需要通过无谷蛋白饮食解除症状来确定（NIH Consensus,

2004)。如果诊断不确定,检测 HLA-DQ2,HLA-DQ8 可能有助于将患者分类为患乳糜泻的高或低风险。百分之九十的乳糜泻患者有 HLA-DQ2,一般人群只占到 1/3。另外 5%的乳糜泻患者有 HLA-DQ8。剩下 5%的乳糜泻患者至少有一到两个等位基因编码 DQ2(Fasano & Catassi,2012)。HLA-DQ2 和 HLA-DQ8 具有很高的阴性预测价值,均为阴性的患者不太可能发展为这种疾病。少于 1%的患者 DQ2 和 DQ8 均为阴性(Fasano & Catassi,2012)。终生无谷蛋白饮食是腹部疾病治疗的基础疗法(Fasano & Catassi,2012)。

炎症性肠病

炎症性肠病(inflammatory bowel disease,IBD)是一种发病机制不明的异质性疾病。一些免疫学,基因和环境因素已知可能会对这种免疫过敏性疾病发生起作用(Laass et al,2014)。目前的研究我们关注的是肠道菌群的耐受性和有基因易感性个体的黏膜免疫反应(Conrad et al,2014)。IBD 患者的直系亲属患有 IBD 的风险增加 10~15 倍(Laass et al,2014)。

溃疡性结肠炎(ulcerative colitis,UC)和克罗恩病(Crohn disease,CDs)是最常见的 IBD 诊断形式(Laass et al,2014)。UC 临床特征是血性腹泻和慢性腹痛。CDs 特点是腹痛,腹泻,体重减轻,发烧(Laass et al,2014)。内镜下 CDs 的特点是不连续的跨壁溃疡,经常累及回盲部区域(Laass et al,2014)。与 CDs 相关的病变可以在整个消化道中找到,UC 通常局限于结肠。组织学上,UC 的特点是伴有基底淋巴细胞病的固有层弥漫单核细胞炎症浸润,隐窝炎,隐窝脓肿,黏膜溃疡,结构变形,潘氏细胞化生,假息肉形成。CDs 的特点是病灶透壁炎症,伴有分散的淋巴样聚集;无干酪,未形成的肉芽肿;隐窝炎;隐窝脓肿和结构变形。在一些患者中,不能明确诊断 UC 或 CDs,因此,患者被归类为"不确定的结肠炎"。血清生物标志物在这些患者身上特别有用。其中 p-ANCA 和抗酵母甘露聚糖抗体(ASCA)是研究和使用最广泛的与 IBD 相关的血清学标志物(Beniwal & Harrell,2010)。

非典型的 p-ANCA 针对中性粒细胞核边缘的嗜中性粒细胞颗粒和核内病灶(Beniwal & Harrell,2010)。p-ANCA 在 UC 患者中占 40%~80%,CDs 患者占 5%~25%(Beniwal & Harrell,2010)。ASCA 是一种针对啤酒酵母细胞壁甘露糖残基的自身抗体(Lewis,2011)。有 48%~69%的 CDs 患者和 15%的 UC 患者存在 ASCA(Beniwal & Harrell,2010)。ASCA 和 p-ANCA 联合鉴别诊断 UC 和 CDs,灵敏度为 40%~50%,特异性超过 90%(Lewis,2011)。

几种 IBD 相关的抗糖抗体已经得以鉴定。在细菌、酵母、真菌、原生动物和病毒的细胞壁上发现的甘氨酸和人体免疫细胞和红细胞表面甘氨酸相同(Beniwal & Harrell,2010)。包括抗乙糖苷昆布糖抗体(antilaminaribioside carbohydrate antibody,ALCA)、antichitobioside 糖抗体(antichitobioside carbohydrate antibody,ACCA)、antimannobioside 糖抗体(antimannobioside carbohydrate antibody,AMCA)、抗 L 和抗 C(Beniwal & Harrell,2010)。

更多的抗体得以发现,包括抗鞭毛蛋白 CBir1(CBir1),抗萤光假单胞菌相关的序列 I2(抗 I2)和大肠埃希菌抗膜外蛋白 C 的抗体(抗 OmpC)(Ferrante et al,2007)。

治疗 IBD 患者的主要目标之一是预防并发症如穿孔、瘘管形成和狭窄。一些数据提示血清生物标记物的存在可以识别患者出现并发症风险增加,并可能预测治疗效果;然而,这些领域的研究产生了相互矛盾的结果(Lewis,2011)。

肝和肝胆的自身免疫

肝脏自身抗体

对肝脏自身抗体的筛选最常用的是免疫荧光(IFL)。2004 年,国际自身免疫性肝炎免疫血清学小组委员会(International Autoimmune Hepatitis Group,IAIHG)发表了一份共识,包含自身免疫性肝炎(autoimmune hepatitis,AIH)的抗体检测指南。其中一个建议就是最初筛查应包括间接 IFL 在啮齿动物新鲜多器官切片上(肝、肾、胃)检测平滑肌自身抗体(smooth muscle autoantibodies,SMA),抗核抗体(antinuclear antibodies,ANA),抗 LKM-1 自身抗体(LKM=肝肾微小体),抗 LC-1 自身抗体(LC=肝脏细胞质)和抗线粒体抗体(AMA)(Liberal et al,2014)。

抗核抗体

抗核抗体(ANA)的目标抗原是异质性的,不容易被定义。ANA 已经被证明可以和单双链 DNA,着丝粒,组蛋白,染色质和细胞周期蛋白 A 反应。ANA 在肾脏、胃和肝脏部分产生明显的胞核模式。均质型是自身免疫性肝炎(AIH)最常见的模型,颗粒或斑点型的核型较少观察到。在成人中,具有临床意义的滴度是 1∶40,儿童是 1∶20。

人喉癌上皮细胞(Hep2)有明显的细胞核,因此当核 IFL 模式需要确证时,这种细胞是有用的。然而,HEp2 细胞不应该被用于筛查,因为它具有高的假阳性率(Liberal et al,2014)。多达 52%的原发性胆汁性肝硬化患者(PBC)可以检测出 ANA,显示在 HEp-2 或 HeLa 细胞上即染色呈现典型的核点型或核膜型 IFL 模式(Liberal et al,2013)。ANA 也在其他自身免疫性和非自体免疫疾病中呈现,如病毒肝炎,药物引起的肝炎,乙醇和非乙醇性脂肪肝疾病(Liberal et al,2014)。

抗平滑肌自身抗体

抗平滑肌自身抗体(SMA)是针对肌动蛋白和细胞骨架的其他成分,如微管蛋白、波形蛋白、结蛋白和骨骼肌。在 50%的 AIH 患者中发现了 SMA,并且经常发现其他 ANA。SMA 典型的 IFL 模型可以识别肾,胃和肝脏的动脉壁。在胃里,SMA 与黏膜基层和固有层相结合。在肾脏,SMA 通常将血管(V),肾小球(G),以及小管(T)(VGT 模式)平滑肌染色。对 AIH 来说,单就 V 型而言,VG 和 VGT 模式更具体,因为 V 模型在其他肝脏疾病中也可见。虽然 VGT 模式对于 1 型 AIH 非常特意,但大约 20%的 SMA 阳性患者不会有这种模式。请注意,1 型 AIH 和 2 型 AIH 通过自身抗体区分(下面讨论)。在有 AIH 的成年人中,滴度通常远远大于或等于 1∶80。儿科患者的滴度可能低至 1∶20。SMA 并不是特异性针对 AIH 的,也有报道其他类型的肝病可以检测出来(Liberal et al,2013)。

抗肝肾微粒体1型自身抗体

2型AIH的标志自身抗体是抗肝肾小体微粒体1型(anti-LKM-1)自身抗体。在IFL中,抗LKM-1荧光染色集中在肝细胞胞质和近端肾小管的P3部分。AMA和抗LKM-1的IFL模式有一些相似之处,因为它们都会染色肝脏和肾脏。AMA在肝脏染色更弱,而肾小管更弥散,因此会突显出远端小管的染色。此外,AMA还会对胃壁细胞进行染色,而抗LKM抗体则不会。

因为抗LKM和AMA的分子靶点是已知的,免疫实验被开发出来。抗LKM-1的分子靶点是细胞色素P450~2D6(CYP2D6),而AMA的分子靶点是2-氧酸脱氢酶复合物中的酶。商业ELISAAMA和抗LKM-1检测试剂准确性较高,当IFL模式不确定时,可以使用。

AIH的成年患者,最小滴度是1∶40,儿科患者是1∶10。滴度与疾病活动有关。值得注意的是,在慢性丙型肝炎的患者中,有多达10%的人检测到抗LKM自身抗体(Liberal et al,2014)。

抗肝细胞胞质类型1自身抗体

尽管分离的抗肝细胞胞质型1(抗LC-1)自身抗体与2型AIH相关,也与抗LKM-1自身抗体、1型AIH的其他血清学标记及慢性丙型肝炎感染相关。抗LC-1自身抗体与疾病活动相关,可作为肝细胞炎症的标志物。

抗LC-1抗体的靶点是亚胺甲基转移酶环脱氨酶(folate-metabolizing enzyme formimino transferase cyclodaminase,FTCD),在肝脏浓度较高。IFL模型为胞质型,小叶中心面积相对较少。当存在抗LKM-1时,IFL模式下抗LC-1自身抗体常模糊(Liberal et al,2013)。

抗线粒体抗体

由抗线粒体抗体(AMA)识别的表位,被称为M2抗原,包括丙酮酸脱氢酶复合物(PDC-E2)中E2和E3结合蛋白(E3BP)的脂酰化区域和2-氧葡聚糖脱氢酶(OADC-E2)和支链2-氧酸脱氢酶(BCOADC-E2)复合物的E2成分(Bowlus & Gershwin,2014)。

可以用几种方法检测AMA。间接免疫荧光通常在过去使用,但缺乏特异性和敏感性。酶联免疫测定法(EIA)使用重组蛋白可以检测已知的三种自体抗原。商品EIA实验检测gp210(核孔蛋白210kDa,核孔蛋白复合物的组成部分)和Sp100(Sp100核抗原,一个亚核细胞器,早幼粒细胞白血病Sp100核体的重要组成部分)。AMA滴度与疾病严重程度无关(Bowlus & Gershwin,2014)。

其他自身抗体

抗可溶性肝抗原/肝脏胰腺自身抗体 抗可溶性肝抗原/肝-胰腺自身抗体(抗SLA和抗LP)最初被认为是独特的抗体,现在被发现和其他抗体具有相同的抗原靶点。抗SLA/LP自身抗体不能由IFL检测,但可通过放射免疫测定或ELISA检测。抗SLA/LP自身抗体的存在高度特异性提示AIH,意味着更严重的疾病和更差的临床结果(Liberal et al,2013)。

抗中性粒细胞胞质抗体 抗中性粒细胞胞质抗体(anti-neutrophil cytoplasmic autoantibodies,ANCA)对中性粒细胞的细胞质成分反应,表现为核细胞(p-ANCA)或细胞质(c-ANCA)模式。在1型AIH中经常检测到p-ANCA,当其他自身抗体缺失时,可以作为补充。IFL的荧光模式是非典型的,因为染色与周围的核膜组件有关,因此得名外周血抗核中性粒细胞抗体(p-ANNA)(Liberal et al,2014)。

抗唾液酸糖蛋白受体自身抗体 抗唾液酸糖蛋白受体(抗ASGPR)自身抗体是Ⅱ型跨膜糖蛋白也称为肝凝集素。ASGPR在肝细胞膜上有表达,是唯一的肝特异性自体抗原。抗ASGPR自身抗体存在于88%的AIH患者中,可以与ANA、SMA和抗LKM-1结合。这种自身抗体并不特定于AIH,因为它也在病毒性肝炎、原发性胆汁性肝硬化(PBC)和药物引起的肝炎中检测到。滴度与炎症活动有关。在临床实践中检测抗ASGPR自身抗体由于缺乏疾病特异性,难以形成可靠的检测方法(Liberal et al,2014)。

自身免疫性肝炎

自身免疫性肝炎(AIH)是一种渐进性免疫介导性肝病,其特点是转氨酶升高(如ALT和AST)、免疫球蛋白、特征自身抗体的存在、肝炎组织学证据(图54-12)。肝炎组织学特点是致密的肝门静脉和门静脉周围的淋巴细胞和浆细胞浸润,破坏了软组织分隔区域。与男性相比,女性更容易患有AIH(性别比例,3.6∶1),而且这种疾病在所有的种族人群中都有出现(Manns et al,2010)。临床表现多样,但常包括进展性乏力、复发性黄疸、闭经、体重减轻、偶有关节痛。大约有25%的患者是无症状的,当肝功能测试发现异常时偶然被诊断出来。很少最初的表现是急性肝衰竭。最终AIH可以进展为肝硬化和肝细胞癌。

大约40%的AIH患者有自身免疫性疾病的家族史。20%的人患有自体免疫性疾病,或者在随访期间出现(Liberal et al,2014)。AIH免疫抑制治疗有效。肝移植已成为失代偿性的患者一种有效的治疗手段,5年的患者和移植物的生存期现在超过80%(Manns et al,2010)。诊断AIH需要有特征的临床和实验室特征,以及排除引起慢性肝炎和肝硬化的其他疾病。IAIHG为自身免疫性肝炎的诊断建立了纳入和排除标准(表54-2)。

实验室评估应包括血清丙氨酸氨基转移酶(alanine amino transferase,ALT)或天冬氨酸氨基转移酶(AST)、碱性磷酸酶(ALP)、白蛋白、IgG和胆红素。间接IFL使用新鲜的多器官啮齿动物(肝脏、肾脏和胃),用来检测SMA、ANA、抗LKM-1、抗-LC-1和AMA(Manns et al,2010)。虽然组织学对于诊断AIH至关重要,但它并不总是显示典型的病灶。典型的组织学检查结果包括有或没有小叶累及的淋巴细胞浸润,门静脉或门静脉-中枢桥连坏死,以及多处可见的肝细胞排列花瓣形(Alvarez et al,1999)。

两种类型AIH可以根据血清学得以鉴别。1型自身免疫性肝炎ANA或抗-SMA呈阳性。2型自身免疫性肝炎抗LKM-1或抗LC-1呈阳性。所有AIH-2患者均为抗LKM-1和(或)抗LC-1抗体阳性。不到1/3患者表现出LC-1抗体阳性。

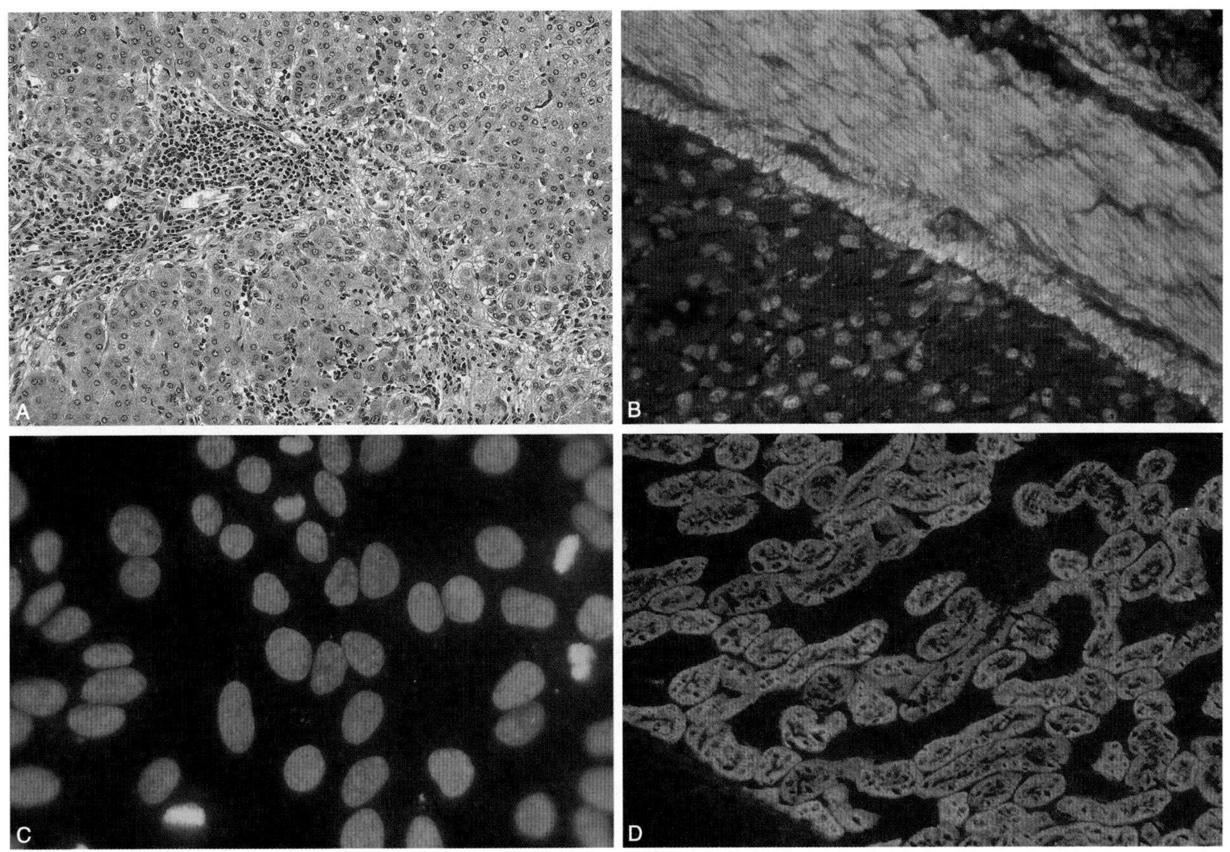

图 54-12 A. 在未治疗的自身免疫性肝炎(AIH)患者肝活检组织中显示明显的肝门静脉和小管炎症,在炎症边缘上经常可见大量的浆细胞(HE 染色,×500)。B. 间接免疫荧光显示使用鼠胃/肾作为底物联合检测平滑肌自身抗体(SMA)和抗核抗体(ANA)。C. ANA 在自身免疫性肝炎中显示为均质性(×400)。D. 间接免疫荧光显示使用鼠胃/肾作为底物,检测肝肾微粒体自身抗体。近端肾小管而不是远端肾小管显示线性胞质自身免疫荧光(×200)

表 54-2 国际自身免疫性肝炎组修订的诊断评分系统

参数	特点	评分	参数	特点	评分
性别	女性	+2		否	+2
ALP:AST(或 ALT)比值	>3	−2	平均乙醇摄入	<25g/d	+2
	1.5~3	0		>60g/d	−2
	<1.5	+2	组织学特点	肝炎界面	+3
血清球蛋白或 IgG(正常几倍)	>2.0	+3		浆细胞	+1
	1.5~2.0	+2		Rosettes	+1
	1.0~1.5	+1		以上全没有	−5
	<1.0	0		胆汁改变*	−3
ANA,SMA,或者抗 LKM-1 滴度	>1∶80	+3		不典型改变†	−3
	1∶80	+2	免疫疾病	甲状腺炎,结肠炎,其他	+2
	1∶40	+1	HLA	DR3 或 DR4	+1
	<1∶40	0	其他自身抗体的血清学阳性	抗 SLA/LP,肌动蛋白,ASGPR,p-ANNA	+2
AMA	阳性	−4			
病毒活动性感染标志物	阳性	−3	治疗反应	缓解	+2
	阴性	+3		复发	+3
肝脏毒性药物史	是	−4			

引自 Alvarez F, Berg PA, Bianchi FB, et al: International Autoimmune Hepatitis Group report: Review of criteria for diagnosis of autoimmune hepatitis, J Hepatol 31(5):929-938, 1999

治疗前得分大于 15 分:明确的 AIH;10~15:可能的 AIH。治疗后评分大于 17:确定 AIH;12~17:可能的 AIH

ALP,碱性磷酸酶;AST、天冬氨酸转氨酶;ALT,丙氨酸转氨酶;免疫球蛋白、免疫球蛋白 G;ANA,抗核抗体;SMA,anti-smooth 肌肉自身抗体;抗 LKM-1,抗肝肾小体 1 型自身抗体;AMA、抗线粒体自身抗体;可溶性肝抗原/肝胰腺;ASGPR 去唾液酸糖蛋白受体;p-ANNA,外周抗核中性粒细胞抗体;人类白细胞抗原 HLA

* 包括肉芽肿性胆管炎、同心圆管周围纤维化、导管内增生、边缘胆管增生和胆管炎。† 其他突出的特征提示不同的病因

1993年,国际自身免疫性肝炎小组提出AIH诊断标准,并于1999年进行了修订。这些标准的产生主要通过专家共识和比较不同研究中心的结果。这些标准很复杂,包括各种各样的参数,但诊断价值受到质疑。IAIHG基于确诊AIH患者的数据(Hennes et al,2008),修订了一个更简单的评分系统,它更适用于常规的临床实践。

在临床实践中提出了更新的简化评分系统,基于4个标准:自身抗体阳性、IgG水平升高、与AIH一致的组织学检查结果,并排除病毒性肝炎(表54-3;Hennes et al,2008)。在三次回顾性研究中,简化评分系统在诊断AIH时表现出高度的敏感性和特异性,但在前瞻性研究中没有得到验证(Manns et al,2010)。

表54-3 自身免疫性肝炎的简单诊断标准

变量	界值	分值
ANA或者SMA	≥1∶40	1
ANA或者SMA 或者抗LKM-1 或者SLA	≥1∶80 ≥1∶40 阳性	2*
IgG	>正常上限 >1.10倍正常上限	1 2
肝脏活检	符合AIH 典型的AIH	1 2
不伴有肝炎	是	2

引自Hennes EM,Zeniya M,Czaja AJ,et al:Simplified criteria for the diagnosis of autoimmune hepatitis,Hepatology 48(1):169-176,2008

6分或更高:可能的AIH;7或更高:确定的AIH

ANA,抗核抗体;SMA,抗平滑肌自身抗体;抗LKM,抗肝肾小体抗体1型;SLA,可溶性肝抗原;免疫球蛋白G,IgG;AIH,自身免疫性肝炎

*所有自身抗体的分数不能超过2分

自身免疫性肝炎中抗体的预后相关性

在有效的免疫抑制治疗中,ANA和SMA滴度下降或消失。无论是诊断时的滴度,还是病程中的波动都与疾病的预后有关。抗SLA自身抗体提示患者病情较重、激素停用后复发的倾向。儿科患者抗LKM-1自身抗体阳性往往比ANA/SMA自身抗体阳性患者的年龄更小。他们在诊断中也有较高的胆红素和转氨酶水平,常出现暴发性肝衰竭。伴有抗LC-1抗体的AIH-2型抗体在组织学上病情更严重(Liberal et al,2013)。

原发性胆汁性肝硬化

原发性胆汁性肝硬化(primary biliary cirrhosis,PBC)是一种自身免疫性肝病,其特点是免疫介导的肝内胆小管破坏,导致慢性胆汁淤积和纤维化,最终导致肝硬化和肝衰竭(图54-13)。这种疾病通常出现在50~60岁女性(Bowlus & Gershwin,2014)。

如果以下三个客观标准中有两个,就可以诊断:血清AMA滴度大于或等于1∶40,无法解释升高的ALP大于或等于1.5倍的参考范围上限超过24周,肝脏组织学阳性。此外,PBC患者经常有升高的转氨酶和免疫球蛋白,主要为IgM(Bowlus & Gershwin,2014)。如果AMA是阴性,PBC的诊断基于组织学发现及异常血清ALP水平。AMA阳性PBC的诊断,不需要肝脏活检,但活检结果对疾病分期有帮助。在AMA阴性PBC患者,肝脏活检需要排除其他情况,包括小导管原发性硬化性胆管炎、结节病和药物诱导胆汁淤积。

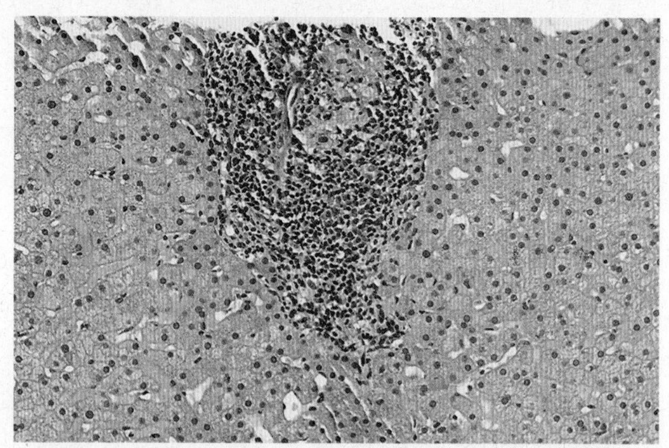

图54-13 在原发性胆汁性肝硬化患者的肝活检中显示多样的肝门静脉炎症,伴有非化脓性淋巴细胞胆管炎,在这个例子中,围绕叶间胆管的伴有肉芽肿性炎症的管间损伤(HE染色,×200)

组织学发现包括非化脓性胆管炎和小叶间胆管损伤。其特征的组织学发现是"进展迅速的胆管病变"。当一个小叶间胆管被发育不良的上皮样粒细胞瘤、淋巴细胞和浆细胞破坏时,病变就发生了。这些病变会阻碍胆汁流动,并导致上游门静脉束胆管反应,炎症,坏死,最终导致纤维化。

AMA阳性和阴性PBC有类似的临床进程,虽然一些数据表明PBC特异性ANA阳性与更严重的病情相关(Bowlus & Gershwin,2014)。PBC特异性ANA是一个多核点(MND)ANA模式,在整个细胞核内有大小可变的染色3~20个点,但核仁不受影响。目前唯一的治疗方法是尿脱氧胆酸(UDCA),其治疗耐受性良好,可以预防门静脉高压症和食管静脉曲张,并延迟移植的时间。

原发性硬化性胆管炎

原发性硬化性胆管炎(primary sclerosing cholangitis,PSC)是一种进行性的胆管炎,以慢性胆管破坏为特征,最终进展为终末期肝病(图54-14)。慢性、进展性损伤发生在小、中、大胆管,具有炎性和闭塞性同心圆导管纤维症,所谓的洋葱皮,导致胆汁狭窄。PSC发生性别上没有差异,而且影响所有年龄组,尽管60%的患者是男性,发病年龄中位数为30~40岁。研究发现60%~80%的北欧病例伴有炎症性肠病,主要是溃疡性结肠炎(UC)。超过50%的患者需要在诊断10~15年间进行肝移植(Hirschfield et al,2013)。临床表现多样,最常见的症状是疲劳,黄疸,瘙痒和腹痛。

95%的病例中血清碱性磷酸酶(ALP)高出3~10倍参考范围上限(Yimam & Bowlus,2014)。血清ALT和AST水平通常也高于2~3倍参考范围上限。约60%的患者血清IgG水平升高(Yimam & Bowlus,2014)。

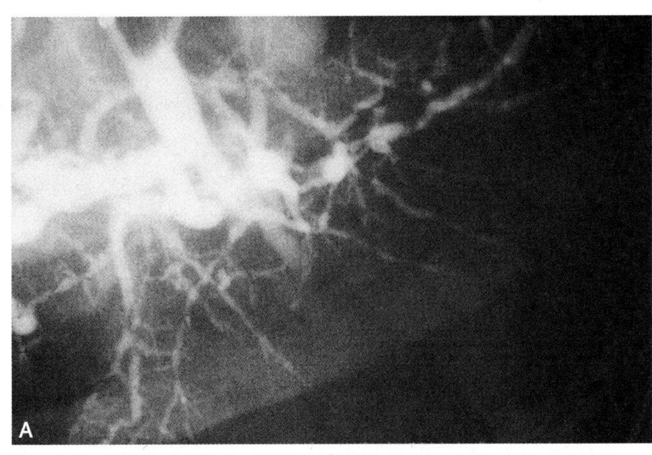

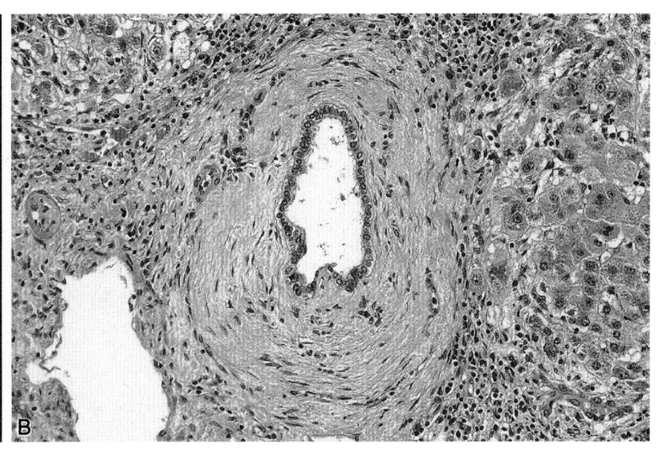

图 54-14 A. 胆管造影照片显示原发性硬化性胆管炎患者胆管典型的串珠状改变，源于这些区域的多点狭窄。B. 肝活检显示明显的管周纤维化，呈现典型的“洋葱样”皮肤模型（HE 染色，×500）

一些自身抗体与 PSC 有关，尽管没有具有足够的特异性或敏感性作为筛选试验。65%～95%的 PSC 患者可见核周抗中性粒细胞自身抗体（p-ANCA）阳性。胆管造影是诊断 PSC 的黄金标准，特点是近端节段狭窄胆管扩张形成“珠状”的外观（Yimam & Bowlus，2014）。患者有影像学证据时，不需要进行肝脏活检，尽管活检有助于排除诊断。PSC 的组织学表现是非特异性的，只有大的胆管累及时结果可以正常。其特点的组织学研究结果包括胆管增生、管周纤维化和“洋葱剥皮”病变、管周炎症和胆管阻塞。

鉴于 PSC 的异质性，没有建立严格的诊断标准。该诊断是基于肝脏生物化学的胆汁淤积模式（ALP 上升比例大于 ALT 和 AST），典型的胆管造影发现，以及缺乏导致硬化性胆管炎的继发原因（Yimam & Bowlus，2014）。

重叠综合征

重叠综合征指的是一个患者同时出现两种不同疾病的过程。有两种主要的重叠证候综合征，包括 AIH 混合有 PBC（AIH 具有 PBC 的特征）或 PSC（具有 PSC 特征的 AIH）。在这两种症状中，主要特征是 AIH 和次要特征是 PBC 或 PSC。当患者出现 AMA 阳性，ALP 水平大于两倍于参考区间的上限，并发炎症性肠病（IBD），以及胆管损伤或损失的组织学表现时，应迅速考虑重叠综合征的临床特征。重叠综合征的统一诊断标准尚未建立。IAIHG 建议对这些患者按照主要诊断归类，而不是考虑重叠的特征（Czaja，2013a，2013b）。

具有 PBC 特征的自身免疫性肝炎是唯一具有诊断标准的重叠综合征，称为“巴黎标准”。这些标准是在 1998 年创建的，并要求每一种疾病（Czaja，2013a，2013b）至少有两种特征。自身免疫性肝炎的 3 个特点是血清 ALT 值大于参考区间上限的 5 倍，IgG 水平大于参考区间上限的两倍或 SMA 阳性，以及肝炎交界面的组织学特征。PBC 的 3 个标记为血清 ALP 水平大于参考区间上限的两倍以上，或 GGT 水平大于参考区间上限的 5 倍，AMA 阳性，以及花瓣样胆管病变的组织学证据。最终诊断需要临床指标进行判断。

具有 PSC 特征的自身免疫性肝炎的主要诊断指标有，AMA 缺失，以及包括黄疸、ALP 升高或胆管损伤、丢失的组织学特征。这种重叠综合征的变异多发生在儿童，通常伴有 IBD（Durazzo et al，2013）。临床结果与 PSC 相似，有疲劳、黄疸、瘙痒、腹痛和复发性胆道感染。

自身免疫性胰腺炎

自体免疫性胰腺炎包括自身免疫性胰腺炎（O'Reilly et al，2014）。一种罕见的慢性胰腺炎-自身免疫性胰腺炎（AIP）目前被归类为 1 型疾病（老年淋巴细胞硬化性胰腺炎；AIP 是多器官累及的 IgG4 相关疾病的一部分），2 型疾病（青壮年特发性导管中枢型胰腺炎；不伴有 IgG4 相关疾病的 AIP）（Hart et al，2015）。AIP 可能在解剖学上类似胰腺癌。AIP2 型可能与炎症性肠病有关。

AIP1 型中，IgG4 水平升高，但这并不是特异的。慢性胰腺炎的并存，上升的 IgG4，和存在其他与 IgG4 有关的疾病可以确诊 AIP 1 型。AIP 患者可伴有抗核抗体，类风湿因子或高球蛋白血症。然而，这些发现对于 AIP 都不具有特异性。

在 AIP 相关的多种自身抗体中，分别采用 ELISA 和蛋白质印记法检测针对胰腺分泌胰蛋白酶抑制剂的自身抗体，阳性率 30%～40%（Asada et al，2006）。在 AIP 也可以检测到热休克蛋白 10（HSP 10）和淀粉酶 α-2A 的自身抗体（Endo et al，2009；Takizawa et al，2009）。然而，目前这些测试只是研究测试。糖皮质激素治疗有效支持 AIP 的诊断。

肾小球自身免疫性疾病

自身免疫性肾小球疾病的概述

肾小球疾病相关的临床症状包括无症状蛋白尿，肾病综合征，无症状血尿，肾炎综合征，快速进展的肾病综合征，慢性肾衰竭。肾病(即肾病综合征)临床表现以蛋白尿为特征(>3.5g/d),低白蛋白血症,高脂血症和水肿,有时会发展到全身水肿)。肾炎(即肾炎综合征)的特点是轻度蛋白尿,血尿,红细胞管型,轻度水肿,高血压。总的来说,这些发现是肾小球损伤,破坏肾小球毛细血管壁(常为中膜)造成的。病程中免疫和非免疫肾小球损伤均参与。

潜在的免疫机制包括循环抗原抗体免疫复合物沉积、后续炎症中补体激活(如在冷球蛋白血症中所见);沉积的外源性抗原(即"种植"抗原)沉积在肾小球,和抗体或自身抗体结合,再次引起炎症(见感染后肾小球肾炎);针对肾小球内原位抗原的自身抗体,再次引发炎症(膜性肾病可见)。

不同的肾小球疾病可导致相同的临床综合征。光学、免疫荧光和电子显微镜发现肾穿刺活检可以明确特异性肾小球疾病诊断。一个初始方法是用光学显微镜来确定肾小球细胞的性质(LM)。蛋白尿征候群通常与相对正常的肾小球相关。这些肾小球病变包括很小疾病改变,局灶节段性肾小球硬化(FSGS)和膜性肾病。肾病综合征通常与细胞增生性肾小球肾炎有关。这些肾小球肾炎包括 IgA 肾病,膜增生性肾小球性肾炎(MPGN),C3 肾小球病,感染性肾小球肾炎,肾小球基底膜(GBM)肾小球肾炎,免疫沉淀性肾小球肾炎,红斑狼疮肾炎。免疫荧光(IF)、电子显微镜(EM)和血清学对确定具体诊断至关重要。LM,IF 和 EM 常规用于评估肾脏病理活检标本。IF 用于确定肾小球内免疫沉积的类型、数量和位置(免疫球蛋白/补体成分)。EM 用于观察超微结构特点和准确的肾小球位置(如内皮下或上皮下),以及特殊的细胞损伤类型。每一种形式的显微镜,无论是 LM,IF 还是 EM,互相补充。因此,LM、IF 和 EM 检查结合血清学等实验室数据,以及临床观察最终诊断肾小球疾病(表 54-4)。

表 54-4 免疫肾小球疾病的病理学特点

疾病	发病机制	LM	IF	EM
膜性	原位免疫复合物沉积(PLA$_2$R 是抗原)	毛细血管壁增厚	毛细血管壁颗粒 IgG 和 C3 沉积	表皮下沉积
IgA 肾病	异常 IgA 糖基化	肾小球系膜增生	肾小球系膜明显的 IgA(有一些 C3)	系膜沉积
膜增生性肾小球肾炎(MPGN)	免疫复合物沉积	毛细血管内皮下细胞增生,系膜硬化,"双轨征"	毛细血管壁 IgG(少量 IgM)和 C3	内皮下沉积
C3 肾小球肾炎(C3GN)	补体替代途径失功能	多样,但通常类似 MPGN 或系膜增生	毛细血管壁明显的 C3(少或无 Ig)	GBM 致密沉积
感染后肾小球肾炎	免疫复合物沉积,植入或循环抗原	毛细管内膜细胞增生	毛细血管壁 IgG 和 C3	内皮下"hump"沉积
抗 GBM 疾病	循环抗 GBM 抗体(抗原是 COL4 的 α_3 链)	毛细血管壁坏死和新月体形成	毛细血管壁线性 IgG 和 C3	无沉积,GBM 断裂
微量免疫肾小球肾炎	ANCA(抗中性粒细胞质抗体)	毛细血管壁坏死和新月体形成	没有或稀少的 IgG/C3 染色	无或稀少的沉积
狼疮肾炎(Ⅰ~Ⅵ型)	免疫复合物沉积	多样化,分型依赖	所有 Ig,C3 和 C1q"全屋"染色	大量典型沉积(定位是分型依赖的)

COL4,四型胶原;EM,电子显微镜;IF,免疫荧光;Ig,免疫球蛋白;LM,光镜

肾小球疾病

膜性肾病

膜性肾病(membranous nephropathy,MN)是成年人肾病综合征的常见原因。它的特点是 LM 显示肾小球毛细血管壁增厚,IF 中 IgG 和 C3 呈现突出的颗粒状毛细血管壁染色("凹凸不平"),以及 EM 显示上皮下沉积。如果是很微弱的染色,MN 可能在 LM 上没有明显的变化。早期的病例中,EM 可以通过揭示小的上皮下沉积来明确诊断。

经过多年的研究,确定了目标自身抗原 M 型抗磷脂酶 A2 受体(PLA2R)在足细胞中(Beck et al,2009)。大约 70%~80% 的特发性患者(原发性)MN 具有 PLA2R 抗体,后者可以用 ELISA 测定(Kanigicherla et al,2013)。第二种形式的 MN(如膜性狼疮肾炎)通常缺乏这些自身抗体。自身抗体似乎是该疾病的一个良好的生物标志物,因为抗 PLA2R 抗体的水平与蛋白尿程度和疾病活动有关(Bech et al,2014;Hoxha et al,2014a;2014b)。此外,用美罗华(抗 cd20/B 细胞单克隆抗体)治疗后,自身抗体(免疫缓解)在蛋白尿之前消失(肾缓解)(Beck et al,2011)。肾组织活检比循环有关自身抗体检测可能更敏感,因为一些血清阴性患者 IF 下仍表现为增强的 PLA2R(Debiec & Ronco,2011;Hoxha et al,2012)。因此,IF 检测 PLA2R 可以作

为PLA2R相关性MN的重要特征指标。大多数伴有PLA2R相关性MN的患者,在肾移植后4个月内发生复发性MN的患者抗PLA2R抗体阳性(Kattah et al,2015)。一个500多例MN的全基因组关联性分析(GWAS)揭示2q24染色体上的*PLA2R*基因与6p21染色体上HLA-DQA1存在重要联系(Stanescu et al,2011)。前面的研究提供证据表明抗PLA2R抗体是致病的。参考实验室开展定量血清磷脂酶A2受体(PLA2R)IgG自身抗体实验。

IgG的4个亚型的免疫荧光染色(IgG1、IgG2、IgG3和IgG4)经常被用来帮助区分原发性MN和包括膜性狼疮性肾炎在内的继发性MN。研究发现在原发性MN中,与上皮下蛋白沉积和循环抗PLA2R抗体都相关的是IgG4(Beck & Salant,2014)。需要注意的是,早期特发性MN中IgG1亚类在IF下通常很明显(Huang et al,2013)。在膜性狼疮性肾炎,IF染色中IgG1、IgG2和IgG3明显。在与恶性肿瘤相关的继发性MN中,IgG1和IgG2往往占主导地位(Ohtani et al,2004)。

在纤维炎性IgG4相关疾病中,最常见的肾脏表现为管间质性肾炎,其特点是淋巴浆细胞浸润,IgG4在浆细胞、组织嗜酸性粒细胞和纤维化中占主导地位,在其他累及器官中也观察到类似特征。然而,有报道称MN与IgG4相关的疾病(Alexander et al,2013),大约50%的患者中,管间质性肾炎与MN共存。虽然这种"IgG4相关MN"的肾小球免疫沉积主要是IgG4,但与原发性MN不同,IF染色是阴性的。此外,IgG4相关疾病中不能检测到循环抗PLA2R抗体(Khosroshahi et al,2012)。因此,IgG4相关MN似乎是一种继发性MN,与原发性PLA2R相关的MN不同。

2%~5%的成人特发性MN患者存在继发性自身抗原-血小板反应蛋白-1型(THSD7A)的循环抗体(Tomas et al,2014)。是一种罕见的儿童早期MN(5个月到2.3岁),特点是由于存在循环抗牛血清白蛋白(BSA)(Debiec et al,2011;Debiec & Ronco,2011)。在这种继发性MN中,靶抗原是一种外源性抗原,阳离子BSA,它存在于牛奶中,是一种少见的物质,膜状肾小球病变与覆盖的IgG kappa沉积物相关,临床特征主要出现在年轻女性(Larsen et al,2014)。虽然这些患者具有经典MN的LM和EM的表型特征,但在冷冻组织IF上免疫球蛋白沉积缺失,因为只在抗原暴露(链霉蛋白酶消化)后,它们(IgG和kappa轻链)才能在甲醛固定的石蜡(FFPE)组织中复现。这种免疫球蛋白掩蔽的性质并不明显。IF中所有肾小球PLA2R病例中染色为阴性。因此,在IF中蛋白酶消化FFPE,可能暴露免疫球蛋白沉积的病例中,选择EM是建立准确诊断的关键。虽然MN现在被认为是典型的自身免疫肾小球疾病,但它似乎有多种分子机制。

肾小球性肾炎

IgA肾病

IgA肾病(UNK)被认为是世界上最常见的肾小球肾炎(Wyatt & Julian,2013)。血尿是主要的临床表现,但常见伴有一定程度的蛋白尿。通常情况下,LM显示的是肾小球系膜多细胞特点,IF显示为"显性"(比其他免疫球蛋白明显)肾小球系膜颗粒状IgA染色,EM特点是肾小球系膜沉积。

IgAN诊断实际上相当于IF诊断。IgAN没有对应的自身抗体。人类IgA有两个亚类,IgA1和IgA2,前者占总循环IgA的85%。尽管患者血清IgA水平往往升高,但他们没有预后的意义。然而,患者的IgA1升高是不正常的糖基化(乳糖缺乏)(Reily et al,2014)。目前的致病模型认为,半乳糖缺乏IgA,或者作为一种植入的自身抗原或者作为免疫复合物的一部分,沉积在肾小球系膜上并激活肾小球系膜细胞,导致肾小球系膜硬化。在这个理论中,IgAN被认为是一种自身免疫性疾病。

膜增生性肾小球肾炎

膜增生性肾小球肾炎(membranoproliferative glomerulonephritis,MPGN)描述了不同肾小球疾病导致肾小球损伤的机制。特征性LM病灶为肾小球系膜增生,常为血管内皮细胞增生,肾小球系膜基质增生,肾小球毛细血管壁增厚,显示为双重轮廓("电车追踪")。旧的分类方法包括三种类型(Ⅰ、Ⅱ和Ⅲ类型)MPGN,IF应用深入了对发病机制的了解,从而产生了这些疾病新的分类(Sethi & Fervenza,2012;Cook & Pickering,2015)。IF显示免疫球蛋白(IgG和(或)IgM)并常伴有C3在毛细血管壁颗粒状沉积,目前称为简单的MPGN。在MPGN Ⅱ(致密沉积病)、MPGN Ⅲ和其他病例的肾小球中C3沉积突出,免疫球蛋白稀少。

这些疾病现在被称为C3肾病(见下文)。免疫球蛋白相关或免疫复合物介导的MGPN目前被称为"MPGN"。补体的经典路径被激活。它与自身免疫性疾病、慢性感染(如与丙型肝炎相关的冷球蛋白血症),以及单克隆球蛋白血症有关。单克隆球蛋白血症相关肾病谱(称为单克隆球蛋白血症肾损伤(MGRS))非常广泛(Bridoux et al,2015)。和IgAN相似,没有特征的自身抗体。

C3肾病

C3肾病(C3G),一个相对较新的术语,包括肾小球疾病,LM中通常是包括肾小球失功能伴有膜增生的模式,IF中以C3沉积为特征,几乎没有免疫球蛋白。C3G在本质上是由IF来确定的,显示"明显的"C3肾小球沉积大于或等于2个数量级的强度,大于任何其他免疫反应(Pickering et al,2013;Hou et al,2014)。C3G包括C3肾小球肾炎(C3GN)和罕见的致密沉积病(DDD,以前称为MPGN型Ⅱ)。在EM上这两种疾病区别最明显:C3GN沉淀在系膜和毛细血管壁(通常是内皮下)和DDD沉淀在致密的嗜锇膜内。锇酸指的是一种染色物质四氧化锇,产生黑色。这两种疾病都会进展到终末期肾衰竭(Ku et al,2012;Medjeral-Thomas et al,2014)。值得注意的是,如果免疫球蛋白沉积被掩蔽,有些病例的增殖免疫复合体肾小球肾炎——例如,MPGN——可能被误诊为C3肾病(Messias et al,2015)。甲醛溶液固定的石蜡-内嵌组织中(FFPE)经链酶蛋白酶消化后进行IF染色,是一种暴露沉积免疫复合物的很有价值的方法,可以防止误诊。

补体替代途径的功能失调可导致这种疾病的发生。血液学特点为低水平的循环 C3、因子 B 和高水平的补体降解产物 C3d 和 Bb(Zhang et al,2014)。遗传和后天因素与发病相关。基因突变存在在因子 H 相关的基因(FHR)中,后者编码一组五种蛋白质(FHR 1~5)(Athanasiou et al,2011)。其他患者存在 C3 转化酶自身抗体(称为 C3 肾病因子[C3Nefs])或蛋白质 CFB 和 CFH,导致替代的异常激活补体路径(Servais et al,2012;Xiao et al,2014)。大多数大型医院实验室可以测量 C3 和 C4。其他补体成分(如因子 B,因子 H(β_1H)和因子 I)和 C3 肾病因子在参考实验室中可以测定。

感染后肾小球肾炎

感染后肾小球肾炎(postinfectious glomerulonephritis,PIGN)是一种免疫介导性肾小球肾炎与肾外细菌感染有关(Nasr et al,2013)。典型的例子是链球菌感染后肾小球肾炎(poststreptococcal glomerulonephritis,PSGN),但是最近几十年发达国家的流行病学已经发生改变。在美国,大多数 PIGN 病例都发生在成年人身上,并与非链球菌感染有关,尤其是葡萄球菌感染。危险因素包括糖尿病、乙醇中毒、恶性肿瘤和静脉注射毒品。病理特点包括 LM 显示肾小球毛细血管内细胞增生,IF 显示在毛细血管壁颗粒状 IgG 和 C3 染色,EM 显示为内皮下“驼峰”状沉积物。在葡萄球菌感染后肾小球肾炎可见突出的肾小球 IgA 沉积,与 IgA 肾病的区别可能很难(Haas et al,2008)。

大多数的 PIGN 都有血尿,通常伴有红细胞结晶和低水平血清 C3,伴或不伴有 C4 水平降低。PSGN,ASO(抗链球菌素 O)和抗 DNA 酶-B(抗脱氧核糖核酸酶-B)抗体滴度明显升高,尤其后者伴有皮肤感染。确切的发病机制尚不完全清楚,但在 PSGN 有一个较为普遍接受的机制,即通过抗体结合在种植的肾源性抗原,形成原位免疫复合物,如链球菌外毒素 B(SpeB)和甘油醛-3-磷酸脱氢酶(GAPDH)(Rodriquez-Iturbe & Musser,2008)。

抗肾小球基底膜肾小球肾炎

抗 GBM 疾病是指一系列由抗 GBM 抗体引起的临床疾病谱:包括肾脏和肺部疾病(“Goodpasture 综合征”),仅有肾脏疾病,以及很少见的只有肺部疾病(Hudson et al,2003)。典型的抗 GBM 疾病表现为快速进展的肾病综合征,有明显的血尿和红细胞管型,常见咯血。肾活检通常显示肾小球毛细血管坏死与细胞新月体形成,诊断标志为 IF 中 IgG 在 GBM 上呈线性染色。

循环自身抗体与 GBM 结合(图 54-15),并激活补体,导致嗜中性粒细胞和单核细胞的招募,造成肾小球毛细血管的破坏。大多数的循环自身抗体是特异性针对 GBM 上 C-末端非胶原域(NC1)α_3 链的Ⅳ型胶原蛋白(α_3(Ⅳ)链)(Saus et al,1988)。α_5 循环自身抗体(Ⅳ)链也可能参与,但量不多。这些主要抗原表位隔离在 $\alpha_{34}5$(Ⅳ)蛋白六聚体内和属于隐藏的抗原表位。病理操作会导致六聚体分离,暴露表位,引起自身抗体结合,导致肾炎(Pedchenko et al,2010)。因此,抗 GBM 疾病被认为是一种自身免疫性“构象疾病”。一般来说,ELISA 测定的高水平循环抗 GBM 抗体预示着疾病预后较差(Yang et al,2009)。

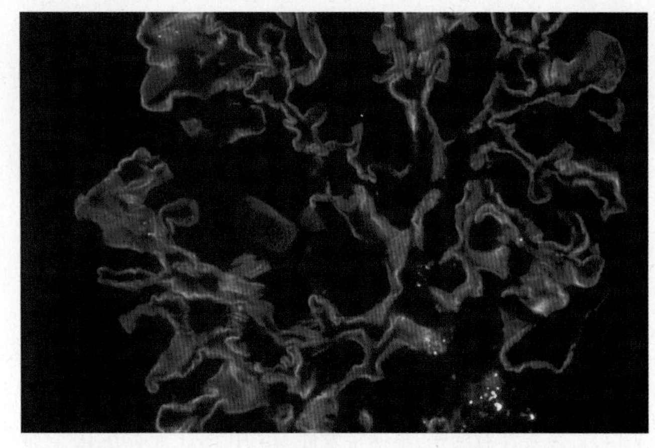

图 54-15 直接免疫荧光显示抗肾小管基底膜疾病中,肾小管和线性肾小球基底膜免疫荧光染色(×400)

在接受肾移植的 Alport 综合征患者,3%~5%发展为抗 GBM 疾病,因为在移植肾中存在Ⅳ型胶原链的同种抗体,而患者自身肾脏中是没有的。与特发性抗 GBM 疾病相反,在 Alport 移植后的抗 GBM 疾病中,在完整的非解离 $\alpha_{34}5$(Ⅳ)六聚物中存在针对 α_3(Ⅳ)和 α_5(Ⅳ)抗原表位的抗体(Olaru et al,2013)。参考实验室可以通过 IF 或者更特异的多重磁珠试验,提供 GBM 自身抗体检测。

微小免疫肾小球肾炎

微小免疫肾小球肾炎的特点是肾小球毛细血管坏死(通常是节段性的)与细胞新月体形成,IF 和 EM 无免疫沉积。少量的免疫沉积特点,将这种肾小球疾病与其他形式的新月形肾小球疾病区分开来,如抗 GBM 病(IF 显示线性 IgG 染色法)和免疫复合物介导的新月体型肾小球肾炎(IF 显示颗粒状免疫球蛋白和(或)C3 染色)。

微小免疫肾小球肾炎是最常见的新月形肾小球肾炎的病因,是全身坏死小血管血管炎:显微血管炎(MPA),伴有多血管炎的肉芽肿病(GPA;韦格纳肉芽肿病)和伴有多血管炎的嗜酸性肉芽肿病(EGPA;Churg-Strauss 综合征)(Jennette et al,2013)的一部分。大多数患者均有血清学抗体阳性(ANCA)。ANCA 与中性粒细胞和单核细胞中细胞质颗粒反应。使用间接 IF,可以观察到两种染色模式:细胞核周围的(p-ANCA)和胞质(c-ANCA)。主要的 p-ANCA 特征为髓过氧化物酶(MPO-ANCA),主要的 c-ANCA 特异性为蛋白酶 3(PR3-ANCA)。间接 IF 和 ELISA 试验对于 MPO-ANCA 和 PR3-ANCA 都很特异。已经证明了一些小血管炎患者似乎有 MPO-ANCA,但检测不到,原因是由于 MPO 竞争性结合铜蓝蛋白片段(Roth et al,2013)。另一个有报道的主要的自身抗原是白细胞蛋白-溶酶体膜蛋白 2(LAMP2)(Kain et al,2013;Peschel et al,2014)。这些研究没有得到证实原因尚不清楚,可能是患者数量和试验设计不同导致(Roth et al,2012)。体外研究和体内研究都有令人信服的实验动物证据,表明 ANCA 不仅是一个标志物,而且它们在肾小球坏死还有炎症中起直接的致病作用(Jennette & Falk,2014)。目前还不清楚 ANCA 最初是怎样生成的。然而,中性粒细胞胞外捕网(NET)——中性粒细胞的筛网挤压出 DNA、组蛋白和颗粒蛋白——提供一个ANCA积累和可能激起自身免疫反应的平台(Nakazawa et al,2014;Kessenbrock et al,2009)。

狼疮肾炎

系统性红斑狼疮(systemic lupus erythematosus,SLE)是典型的慢性自身免疫性疾病疾病。SLE肾脏损伤,称为狼疮肾炎,可能包括所有的实质组分(肾小球、血管、微管、间质),造成狼疮患者中最大的发病率和死亡率。目前狼疮性肾炎(LN)的分类(ISN/PRS 2004年分类)促进了病理学家和肾病学家之间的交流,并为临床病理研究提供了一个标准(Weening et al,2004)。

LN分为六类是分别是,Ⅰ类,微小系膜LN;Ⅱ类,系膜增生LN;Ⅲ类,局灶性LN;Ⅳ类,扩散LN;Ⅴ类,膜性LN;Ⅵ类,进展性硬化LN。第Ⅳ类LN是肾活检中最常见的LN类型。一些病例可能是混合的,如Ⅳ类和Ⅴ类混合。在几乎所有类型中,IF和EM存在免疫沉积,LM上显示不同程度的肾小球增生。此外,不管LN分类,典型的IF染色模式(称为"全屋")是所有三种免疫球蛋白(IgG、IgM和IgA)和补体(C3和C1q)的沉积。除了这种"全家"染色外,膜性LN(Ⅴ类)的特征是IF上明显的IgG1、IgG2和IgG3,与原发性膜性肾病形成对照,后者主要表现为IF上IgG4明显和缺乏"全屋"染色。

LN的发病机制还有待进一步研究。大多数患者都有抗核抗原(ANA)的自身抗体。双链DNA的自身抗体(dsDNA)是最特异的,但针对组蛋白、核糖核蛋白(RNP)的自身抗体,包括Sm核心蛋白、Rho(SAA)抗原、C1q和内皮抗原是常见抗体(Yaniv et al,2015)。肾小球免疫沉积和补体活化明显参与LN,但其沉积机制尚未完全了解。目前,靶向内源性肾小球抗原的自身抗体和(或)与体外"种植"肾小球抗原结合的自身抗体,是形成的循环免疫复合物的沉积机制(Borchers et al,2012)。

内分泌免疫性疾病

碳水化合物代谢相关的自身免疫性疾病

针对胰岛细胞、胰岛素或胰岛素受体的自身免疫,对1型糖尿病、B型胰岛素抵抗、胰岛素自身免疫综合征、胰岛素样自身抗体等都有一定的免疫作用。针对高血糖素、胰岛α细胞(Winter et al,1984)的自身抗体只做了简单介绍,δ细胞没有讨论。

1型糖尿病

1型糖尿病(T1DM)源自对beta细胞攻击细胞介导的自身免疫,导致beta细胞功能丧失和绝对的胰岛素血症(Winter et al,2011)。胰岛炎是指胰岛淋巴细胞浸润,导致β细胞死亡的描述性术语。然而,对胰岛的组织学研究并不用于诊断T1DM。除了细胞毒性CD8T细胞外,巨噬细胞还通过细胞因子释放(如肿瘤坏死因子-alpha,tnf-alpha)来破坏细胞。

T1DM是一种非常少见的自身免疫性疾病,其发病年龄主要是儿童(5岁以下的儿童数量增加),男性和女性相同比例(5岁以下的男性数量略多),临床表现为多尿,多饮,体重减轻。大约30%的T1DM患儿存在酮症。成人T1DM的缓慢发作形式被称为成年期的自身免疫性糖尿病,患者可能首先被诊断为2型糖尿病,因为最初轻度的血糖增高(Leslie et al,2008)。"T1DM"表型中的异质性使得研究人员认为T1DM可能是非单一性的一种疾病。一种非常罕见的1型糖尿病是指IPEX综合征。IPEX的特点是免疫调节(I)、多内分泌自身免疫性疾病(P)、肠病(E)和X染色体隐性遗传(X)。1/3的患者也有1型糖尿病(见下文)。

T1DM在欧洲人和有欧洲血统的人比在其他种族更常见。T1DM的长期风险与大血管、微血管和神经性并发症有关。目前治疗T1DM需要皮下注射或持续输液来替代胰岛素。研究人员正在开发一种闭环的人工胰腺,由一个胰岛素泵和连续的皮下葡萄糖测量系统组成,这个系统可以通过智能和设定程序无线连接并控制。

目前有五种胰岛自身抗体对有高血糖症症状的患者诊断T1DM最有用(表54-5)。这些自身抗体都不被认为是致病的。在新发T1DM中检测这5个抗体,95%~98%或更多的患者将会对至少一个胰岛自身抗体呈阳性(Winter & Schatz,2011)。

表54-5 对于T1DM诊断临床有用的胰岛细胞抗体

胰岛自身抗体名称	缩写	检测常用技术
抗胰岛细胞自身抗体	ICA	间接直接免疫
胰岛素自身抗体	IAA	免疫沉淀
谷氨酸脱羧酶自身抗体	GADA	免疫沉淀
胰岛素瘤-2-相关自身抗体	IA-2A	免疫沉淀
锌转录-8-自身抗体	ZnT8A	ELISA

抗胰岛细胞自身抗体

抗胰岛细胞自身抗体(islet cell cytoplasmic autoantibodies,ICA)于1974年首次在多腺体自身免疫性疾病患者中发现(Bottazzo et al,1974)。ICA在70%~80%的T1DM新发患者中存在。一般儿童ICA发病率非常低,大约1/250(Schatz et al,1994)。因此,ICA对有症状、高血糖患者诊断T1DM具有较好的敏感性和特异性。

对ICA的检测是在前面描述的。虽然间接免疫荧光技术是一种概念上简单的技术,但要持续地、可靠地进行ICA测试,持续的质量保证和质量控制是绝对必要的。图54-16显示了一个ICA阳性血清。

胰岛素自身抗体

胰岛素自身抗体(insulin autoantibodies,IAA)在1983年首次报道(Palmer et al,1983)。T1DM诊断时,IAA出现在60%儿童患者中(Atkinson et al,1986),在成年人中很少见。有百分之几的人可以在其他自身免疫系统疾病如AITD中出现。

如上所述,IAA检测不区分来自于胰岛素自身抗体的胰岛素抗体;因此,IAA实验不应该用于使用胰岛素治疗超过14天的患者。以125I标记的A-14型单碘化胰岛素进行免疫沉淀实验,可以用来检测IAA(图54-17)。新的电化学发光实验使用胰岛素作为自身抗原正在研发中(Yu et al,2013)。

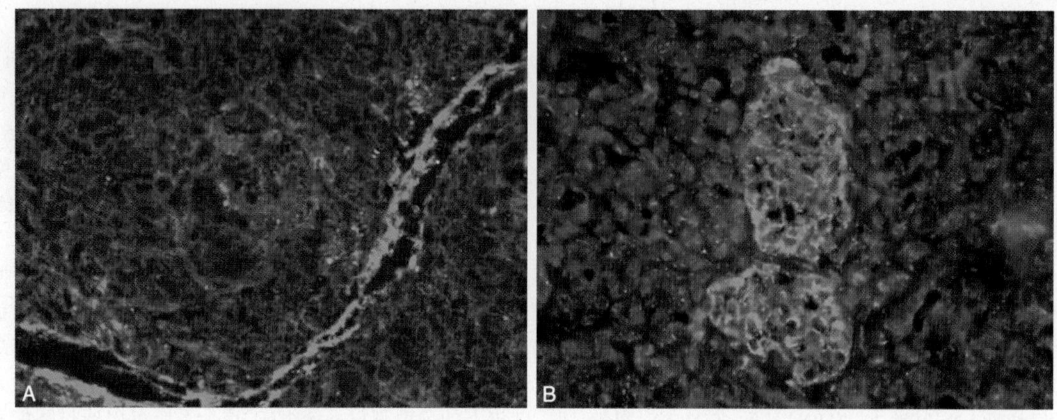

图 54-16 间接免疫荧光检测抗胰岛细胞自身抗体(ICA)。A. 阴性对照。B. 阳性患者结果。注意所有胰岛细胞如何用 ICA 识别(如 ICA 不是 β 细胞特异性)。ICA 在青少年糖尿病基础(JDF)单元可以采用系列稀释的方法定量

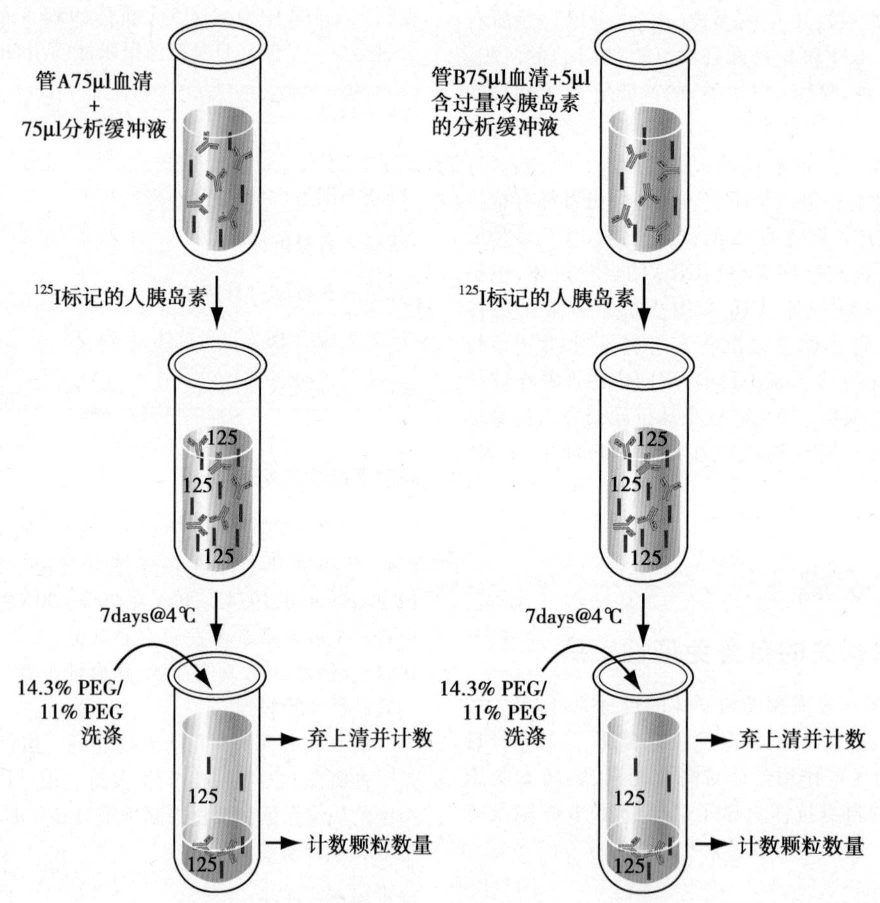

图 54-17 IAA 检测方法学

谷氨酸脱羧酶抗体

谷氨酸脱羧酶(GAD)首次在 1990 年由 Baekkeskov 等被认定为"64K"的自体抗原。GAD 有两种形式:GAD65(65kDa)和 GAD67(67kDa);它们被分开编码基因。对 GAD65 的自身免疫比对 GAD67 自身免疫更常见,因此大多数免疫沉淀分析都使用 GAD65 自身抗原。对 GADA 的电化学发光分析正在进行中(Miao et al,2013)。

GADA 在 T1DM 的出现频率与 ICA 类似;然而,GADA 对 T1DM 的诊断比 ICA 特异性低,因为 GADA 在一般人群中占了百分之几。尽管如此,因为 GADA 免疫分析实现了自动化,所以对 T1DM 的预测筛选,GADA 测试会优于 ICA 测试。

胰岛素瘤-2-相关自身抗体

胰岛素瘤-2 相关的自身抗原(IA-2A)是一种在胰岛素瘤表达库中筛选发现的蛋白质酪氨酸磷酸酶(Lan et al,1996)。

IA-2A 不像 ICA 或 GADA 对胰岛自身免疫检测那样敏感。T1DM 初发时,大约 T1DM 患者中有 60%是 IA-2A 阳性。IA-2A 不如 GADA、ICA 特异。但可以像 GADA,IA-2A 测试可以自动化。当 IA-2 的胞内部分用于免疫沉淀测试,这个实验被称为"ICA512"自身抗体。

锌转运蛋白-8 自身抗体

2007 年发现了针对锌泵入胰岛素分泌导管(ZnT8 自身抗体)转运体的自身抗体(Wenzlau et al,2007)。ZnT8A 在 T1DM 发病时的表现为类似于 IA-2A。一些 T1DM 患者对所有其他胰岛自身抗体都是阴性,但 ZnT8A 自身抗体阳性。为了治疗 T1DM 进行胰腺移植时,ZnT8A 的出现提示 β 细胞功能缺失。

ELISA 商品试剂盒可以用来进行 ZnT8A 检测。在作者的经验中,商品 ZnT8A ELISA 试剂盒是一个很好的试验,阳性信号与阈值信号的比例非常高。而阴性小于 15U/ml,阳性的频率通常大于 5000U/ml(当样本被稀释 100 倍时,结果高于最高的校准品浓度 100 倍)。

如果患者出现了典型的糖尿病症状,明确高血糖(如随机血糖≥200mg/dl)和酮尿或酮症,支持可能的 T1DM 诊断,胰岛自身抗体检测没有必要。然而,当诊断 T1DM 的时候还不清楚,如肥胖患者的急性糖尿病症状甚至是酮症酸中毒,或者年轻患者仅有轻度高血糖,胰岛自身抗体检测可能有价值,因为存在胰岛自身抗体是 T1DM 的特殊病征。表 54-6 说明了临床上矛盾的病例,胰岛自身抗体测试对这些病例诊断 T1DM 可能具有指导意义(如 1 型糖尿病患者胰岛自身抗体的阳性)。

表 54-6 胰岛自身抗体实验

临床表现	倾向于 T1DM 的特点	倾向于 T2DM 的特点
瘦弱、血糖控制不良的"T2DM"患者	倾向于 T1DM 诊断	以前诊断"T2DM"
瘦弱的糖尿病前期患者	倾向于 T1DM 诊断	不是酮症常见的 T2DM 诊断
瘦弱但没有酮症	倾向于 T1DM 诊断	T1DM 通常急性发生
酮症但肥胖	酮症常见的 T1DM 诊断	肥胖常见的 T2DM 诊断

预测 T1DM

目前,各种调查人员正在进行旨在预防 T1DM 或延迟其发病的研究(Sherr et al,2008)。这些研究的核心是对糖尿病前期患者的认识,这些患者通常伴有一个或多个胰岛自身抗体(Wasserfall & Atkinson,2006)。因为高通量检测的可行性,IAA、GADA 和 IA-2A 通常作为最初的筛选实验。如果这三个测试中有一个是阳性的,那么 ICA 和 ZnT8A 测试就可以进行了。由于预防治疗仍在调查中,所以不建议对一般人群进行胰岛自身抗体筛选。

B 型胰岛素抵抗

在这种自身免疫性疾病中,因为存在对抗胰岛素受体自身抗体,会封闭胰岛素受体(但不激活),导致极端胰岛素抵抗,非酮类糖尿病(Page et al,2007)。胰岛素抵抗的表型包括血脂异常、高血压和黑棘皮病。一些患有 B 型胰岛素抵抗的患者需要每天胰岛素剂量超过 10 000 单位! 诊断基于临床表现,因为没有抗胰岛素受体自身抗体的商品检测试剂盒。

自身免疫性低血糖

自身免疫性低血糖(也称为胰岛素自身免疫综合征)在日本并不是一种罕见的低血糖症(Zhang & Zhao,2014)。在我们的机构中至少观察过一个案例。

在这种疾病中,自身抗体自发产生,直接针对循环胰岛素。这些 IAA 可以过度地结合胰岛素,导致高血糖,或者 IAA 能迅速释放胰岛素,导致胰岛素过量和低血糖。自身免疫低血糖与暴露于含硫药物有关,如用于治疗 Graves 病的硫脲。这种疾病中使用适用于 T1DM 的标准 IAA 检测试剂盒进行检测。

类胰岛素自身抗体

罕见的低血糖病例是由针对胰岛素受体的激动型自身抗体引起的(类胰岛素自身抗体)(Taylor et al,1982)。对于此类激动剂胰岛素受体自身抗体并没有商品测试试剂盒,目前的研究也较少。

自身免疫性甲状腺疾病

自身免疫性甲状腺疾病(autoimmune thyroid disease,AITD)的范围为桥本甲状腺炎(Hashimoto thyroiditis,HT)导致的甲状腺功能减退症至 Graves 病导致的甲亢(Orgiazzi,1999)。HT 细胞介导的甲状腺素破坏,产生甲状腺滤泡细胞。由于慢性炎性细胞浸润到甲状腺,最初可能会产生甲状腺肿。当大量的滤泡细胞被破坏时,甲状腺功能减退。随着整个腺体的最终破坏,甲状腺肿消失,腺体甚至可能变成纤维化。Riedel 甲状腺炎是指甲状腺附近的纤维延伸,十分罕见。

GD 的产生来自于自身体液免疫调节,激动型自身抗体与 TSH 受体结合,并刺激 TSH 受体,产生甲状腺肿和甲状腺功能亢进症(Menconi et al,2014)。与其他甲状腺功能亢进症的原因相比,眼球突出症是 GD 的特征。GD 中较少见的是下肢的非凹陷性黏液水肿。如果针对 TSH 受体产生拮抗性的自身抗体,则腺体萎缩是 TSH 受体阻滞的结果,产生甲状腺功能减退和萎缩性甲状腺炎。成人 HT 的患病率为 5%。在明尼苏达州的一项研究中,GD 的发病率估计为每 10 万人 30 例。

HT 的诊断是基于临床疾病的发现(如甲状腺功能亢进和(或)甲状腺功能减退),再加上存在甲状腺自身抗体——甲状腺自身抗体(TPOA)或甲状腺球蛋白(TGA)。GD 的诊断是基于甲状腺功能亢进症和甲状腺自身抗体(TPOA 或 TGA)的发现。TSH 受体的自身抗体(TRAb;TSH 受体抗体;如 TSI 或 TBII)支持 GD 的诊断。然而在 GD 的经典临床病例,出现甲状腺肿、甲状腺功能亢进、突眼、TPOA 或 TGA 阳性时,通常没有必要进行 TSH 受体的自身抗体检查。组织学不用于诊断 HT 或 GD。

甲状腺过氧化物酶自身抗体

甲状腺过氧化物酶自身抗体(thyroperoxidase autoantibodies,TPOA)靶向甲状腺过氧化物酶(thyroperoxidase,TPOs)。TPOs 的功能是将碘离子有机化到甲状腺球蛋白(Tg)的酪氨酸残基上。TPOs 还负责单碘酪氨酸(MIT)和二碘酪氨酸(DIT)

形成三碘甲状腺素(T3)的耦合反应,以及2个DTT形式的甲状腺素(四碘甲状腺原氨酸;T4)。正常情况下,TPOs无法接触循环自身抗体,因为TPOs的胶面和外表面与甲状腺滤泡细胞的顶部表面结合。TPOA通过免疫技术测定(Sinclair,2006)。较老的技术是在凝集试验或间接免疫荧光中使用微小体进行检测(图54-18)。

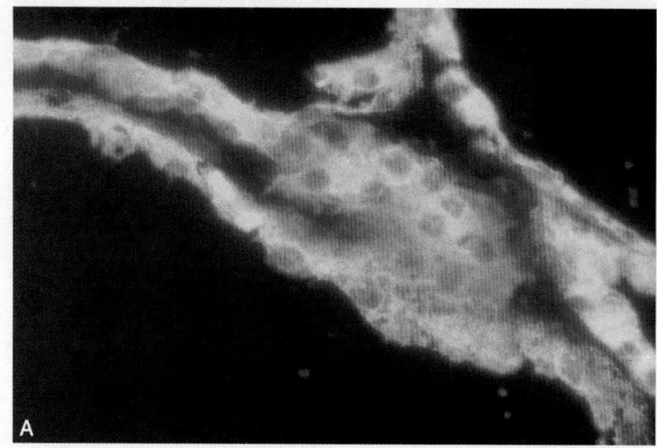

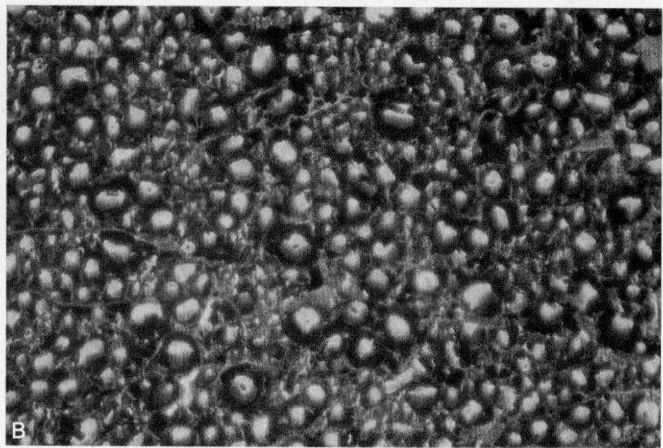

图54-18　A.甲状腺微粒体抗体(TMA)使用未固定的猴甲状腺组织作为底物进行间接免疫荧光(×400)。B.使用甲醛固定的猴甲状腺的低温组织作为底物使用间接免疫荧光检测甲状腺球蛋白自身抗体(TGA)(×200)。间接免疫荧光检测TMA和TGA的技术目前已经被单克隆抗原技术在免疫实验中的应用所替代

甲状腺球蛋白自身抗体

甲状腺球蛋白自身抗体(hyroglobulin autoantibodies,TGA)靶向Tg。大多数Tg都存在于甲状腺毛囊的胶体中,少量的碘缺乏Tg在血浆中循环。在AITD中,TPOA和TGA都不被认为具有致病性。当Tg作为分化型甲状腺癌的肿瘤标志物时,TGA可能会干扰Tg的检测。用免疫测定法检测TGA。旧的技术主要指凝集反应。大多数免疫测定分析程序可以提供TPOA和TGA准确、自动化的检测。

促甲状腺免疫球蛋白

甲状腺刺激免疫球蛋白(thyroid-stimulating immunoglobulins,TSI)的测定需要在甲状腺片或克隆性甲状腺滤泡细胞上添加患者血清的生物测定法(Lytton & Kahaly,2010)。T4或环状AMP(cAMP;TSH受体信号系统的第二个信使)。增加的T4或cAMP高于阳性临界值提示TSI的存在。

促甲状腺结合蛋白抑制免疫球蛋白

甲状腺素结合抑制免疫球蛋白(thyrotropin-binding inhibitory immunoglobulins,TBII)最初采用一种放射性受体试验测定,其中^{125}I标记的TSH在患者血浆(或血清)中与自身抗体竞争结合膜表面的TSH受体。更高浓度的TBII竞争掉了^{125}I标记的TSH上,经过洗涤和离心后,胞膜小球计数降低。一种自动化、非放射性TBII试验已经在上面描述过了。

TBII阳性不能与萎缩性甲状腺炎导致的GD区分。然而,GD患者应该是TSI阳性,萎缩性甲状腺炎患者应是TSI阴性。

AITD的治疗

治疗AITD需要解决甲状腺功能障碍(Gessl et al,2012)。免疫疗法并不提倡。HT用甲状腺素替代治疗。GD最初是用抗甲状腺药物治疗的(如上图所示)。由于丙硫脲(PTU)潜在发展再生障碍性贫血,甲咪唑(MM)是首选药物。如果患者不进入缓解期(如1年或2年以上的MM治疗后,甲状腺功能亢进是持久存在),推荐手术甲状腺切除术或放射性碘消融治疗。

由于AITD具有家族遗传特点,对AITD患者直系亲属的检测应很谨慎。同样,对伴有1型糖尿病、恶性贫血或艾迪生病的AITD患者进行检测,应尽量早检测和早治疗,避免导致各种危象,如在甲状腺的HT和GD风暴导致的充血性心力衰竭或昏迷。

自身免疫性艾迪生病

原发性肾上腺功能衰竭导致糖皮质激素(皮质醇)和盐皮质激素(醛固酮)缺陷被称为艾迪生病(Addison病)。这个术语是以发现者来命名的,英国医生托马斯·艾迪生在1849年描述了肾上腺功能不全。皮质醇缺乏可以产生疲惫,疲劳,恶心,胃肠沮丧、低血容量、低血压、低血糖和低钠血症。醛固酮缺乏也会导致低血和低血压低钠血症、高钾血症和酸中毒的证据。应激(如严重的感染,创伤,或手术)时,正常的生理反应会明显增加皮质醇的分泌,如不能急性上升皮质醇分泌,就会产生艾迪生病危象。这种艾迪生病危象,如果不能紧急治疗,会导致低血氧、低血压、休克、酸中毒和电解质异常等引起死亡(如低钠血症和血钾过高)。艾迪生病不是一种常见的疾病(一般人群中大约有1/25 000患病率);然而,如果没有得到适当的诊断和治疗,它可能是致命的。

在前抗生素时代,艾迪生病最常见的原因是如肺结核感染。目前,在发达国家,艾迪生病最常见的结果是细胞介导的自身免疫破坏肾上腺皮质(Brandão Neto & de Carvalho,2014)。而自体免疫性艾迪生病可以作为一种孤立的疾病而存在,也有可能是与其他内分泌及相关的非内分泌自体免疫疾病共存(Schatz & Winter,2002;Bertholf et al,2012)。自身免疫性多腺体综合征是在两种或更多的情况下被诊断出来的:甲状旁腺功能低下,皮肤念珠菌病,肾上腺自身抗体或艾迪生病。

自体免疫性多腺体综合征Ⅱ型(APS Ⅱ)被定义为肾上腺

自身抗体或艾迪生病合并 AITD 和(或)1 型糖尿病。APS Ⅱ 型也被称为自身免疫性多腺体念珠菌外胚层发育不良疾病(APECED)。证据表明存在皮质醇和醛固酮缺乏的肾上腺皮质体液自身免疫疾病,自身免疫性艾迪生病可以确定,组织学检测不能用于确证诊断。

肾上腺皮质的自身免疫

肾上腺皮质细胞质自身抗体(adrenocortical cytoplasmic autoantibodies,ACA)可以通过使用冷冻切片的人肾上腺组织,进行间接免疫荧光检测。另外,商品 RIA 试剂盒也可以采用克隆酶 21-羟化酶进行检测(Betterle et al,2002)。21 羟基化酶催化黄体酮转化去氧皮质酮(DOC),病催化 17-羟黄体酮转化为 11-脱氧皮质醇。

自体免疫性艾迪生病的治疗

自体免疫性艾迪生病的治疗包括糖皮质激素和盐皮质激素替代治疗。免疫疗法并不推荐。无症状患者存在 ACA 或 21-羟化酶自身抗体,提示艾迪生病发生风险。在这种情况下,如上所述推荐每年监测(促皮质醇激素、肾素以及电解质检测)。尽早确认肾上腺功能减退后,糖皮质激素和盐皮质激素可用于替代疗法。如果 APS Ⅰ 或 APS Ⅱ 存在,应该注意查找和治疗相关疾病。

卵巢自身免疫性疾病

提前绝经可能是由自体免疫介导的卵巢破坏引起的生殖器炎症。自体免疫性生殖器炎症可以单独发生,或者可以作为自身免疫的多腺体综合征的一部分发生(如 APS 1 型或 APS 2 型)(Ahonen et al,1987)。

Elder 等(1981 年)描述了艾迪生病患者体内类固醇细胞自身抗体(图 54-19)。目前,类固醇细胞自身抗体使用下列组织作为底物,进行间接免疫荧光:人类睾丸(即 Leddig 细胞自身抗体),人类胎盘(如 syncytitrophoblast 自身抗体和怀孕兔子卵巢(如卵巢自身抗体)。这三种检测有商品试剂盒。虽然男性可以表达类固醇细胞自身抗体,但男性确实似乎没有睾丸衰竭。这可能是因为,一旦精子在青春期开始产生,在原本健康的男性中,它就会持续一生。另一方面,女性从出生就拥有她们所有卵子。

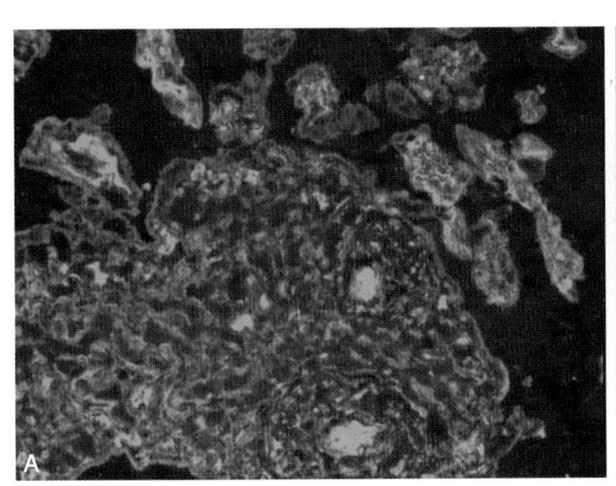

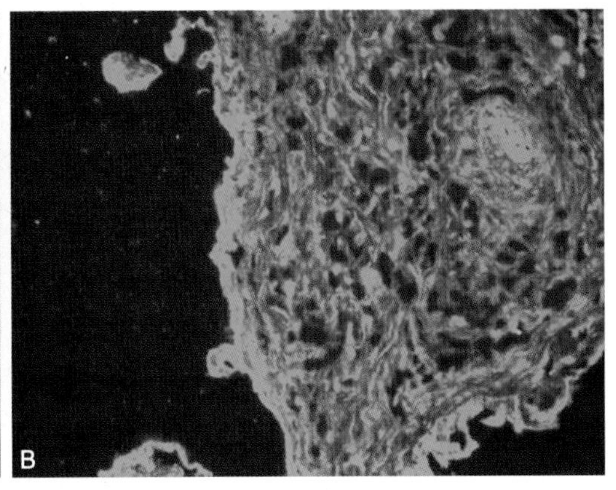

图 54-19 间接免疫荧光检测类固醇细胞自身抗体(SCA)。在这个例子中,底物是人胎盘。A. 阴性对照。B. 阳性患者结果(注意更多致密染色)

神经肌肉接点、神经系统和肌肉的自身免疫性疾病

重症肌无力

重症肌无力(myasthenia gravis,MG)是一种肌肉无力的神经肌肉疾病,其表现为白天和活动期间的肌肉无力(Ha & Richman,2015)。眼外肌、面部肌肉、语言肌肉、咀嚼、吞咽等都受到影响。MG 在任何年龄都有可能发生,而 MG 通常会影响年龄较大的男性(60 岁或以上)、年轻女性(不到 40 岁)和所有种族的人。

MG 最常见的是针对尼古丁乙酰胆碱受体(AChR)的自身抗体(Oger & Frykman,2015)。在 MG 患者中,有 85%~90%的患者都有 AChR 自身抗体(AChRA)。可以使用结合、阻断和调制自身抗体的测试。AChRA 结合补体。这些自身抗体采用 RIA 检测。阻滞 AChRA 可以干扰 Ach 结合 AChR。调节 AChRA 会导致 AChR 的内化,这将削弱肌肉对乙酰胆碱的反应。用流式细胞仪测定 AChRA 的阻塞和调制。如果母亲受到 MG 的影响,AChR 自身抗体可穿过胎盘,引起新生儿 MG。

在缺乏 AChRA 的 10%~15%MG 患者中,30%~40%的患者表达一种肌肉特异性激酶(MuSK)的自身抗体,后者可以用 RIA 检测。这种激酶对于神经肌肉接头 AChR 聚类是必要的。抗 MuSK 的自身抗体通常是 IgG4 抗体。

大约 5%的 MG 患者 AChRA 和抗 MuSK 的自身抗体都是阴性的。在 MG 和胸腺瘤的病例中均报道了肌横纹肌自体抗原的自身抗体。这些自身抗体是通过酶免疫测定或间接免疫荧光检测出来的,它能识别肌联蛋白的自身抗体,心肌钙蛋白受体,以及电压门控钾通道(VGKC)的 alpha 亚单位 Kv1.4。

对 MG 的诊断基于一个复合的临床病史,AChRA 血清学阳性,一项电生理测试异常,以及对乙酰胆碱酯酶抑制剂治疗有效(如依酚氯铵试验)(berrih-aknin et al,2014)。

MG 症状可以用阻断乙酰胆碱酯酶的药物来治疗(如新斯的明)(Diaz-Manera et al,2012)。进一步的治疗包括免疫抑制

和多种药物,包括糖皮质激素、氮化硫嘌呤、钙调神经磷酸酶抑制剂、静脉注射免疫球蛋白、血浆置换和耐药性病例进行胸腺切除术。

EATON-LAMBERT 肌无力的症状

另一种神经肌肉自身免疫性疾病是 Eaton-Lambert 肌无力综合征(Eaton-Lambert myasthenic syndrome,ELMS)(Titulaer et al,2011)。ELMS 发生来自于针对突触前电压门控 P/Q 钙通道的自身抗体。由于钙离子不能进入突触前末端,含有乙酰胆碱的囊泡并不会与突触前膜结合,导致缺乏乙酰胆碱释放(Pourmand,2009)。

由于起病隐匿,ELMS 的临床特征可能很微妙。临床表现通常是近端肌无力下肢比上肢更严重。反射减少和自主功能障碍是常见的。呼吸和延髓肌肉通常都可以幸免。临床意义重大的是,在大约 40%的病例中,都有潜在的恶性病变。这使 ELMS 通道病属于副肿瘤综合征的范畴(Mareska & Gutmann,2004)。经电生理检查确诊。电压门控钙通道(VGCC)的自身抗体测试是可用的。当阳性时,这种抗体检测支持 ELMS 的诊断。

多发性硬化症

多发性硬化(multiple sclerosis,MS)是中枢神经系统和脊髓的脱髓鞘自身免疫性疾病,导致神经系统的缺陷在时间、持续时间和严重程度上有所不同(Frohman et al,2006)。视力障碍、肠和膀胱尿失禁、步态不稳定、虚弱是这种疾病的典型临床表现,其表现为蜡变期(Harrison,2014)。疾病的发作通常发生在青年女性。在磁共振成像(MRI)中观察到脱髓鞘,尽管患者的临床症状可能与成像研究结果不一致。

多发性硬化症的诊断需要结合病史和体格检查,MRI、脑脊液异常符合 MS 诊断(Karussis,2014)。CSF 在女性通常显示葡萄糖浓度在参考区间(约 2/3 的血浆葡萄糖)、90%的患者白细胞(WBC)计数小于 10 个单核细胞/μl(>50WBC/μl 是罕见的),不到 60mg/dl 的蛋白质浓度(如果蛋白质超过 100mg/dl,MS 的诊断应该质疑),80%病例出现免疫球蛋白浓度增加,大于 90%的急性病例髓鞘碱性蛋白(MBP)的浓度大于 4ng/ml。检测视觉诱发电位(VEP)、躯体感觉诱发电位(SSEP)、脑干听觉诱发电位(BAEP),可以为患者提供神经生理评价,尽管其自身免疫性病因学,但在 MS(Schirmer et al,2014)中没有可用于临床诊断的自身抗体。活检和组织学对多发性硬化症的诊断并无作用。

副肿瘤神经系统症状

一系列与恶性肿瘤相关的神经紊乱疾病被报道(Graus et al,2010)。总的来说,这种疾病是罕见的(Vernino,2006)。从理论上讲,对癌症的体液免疫反应可以引起对神经系统的自身抗原产生交叉反应,导致自身免疫性和随后的神经疾病(Hinton,1996)。在公认的恶性肿瘤和神经病变的背景下,对多种神经自身抗原的自身抗体检测可以为神经病变建立自身免疫基础(Rosenfeld & Dalmau,2013)。

免疫检测法、放射免疫测定法(RIA)、流式细胞微球阵列技术(CBA)、间接免疫荧光法(间接免疫荧光法)是检测血清或脑脊液副肿瘤抗体的常用技术。神经核抗体(ANNA),普肯野细胞抗体,接触蛋白相关蛋白-2(CRFPR2)IgG 抗体和亮氨酸,胶质瘤失活蛋白 1 抗体等,可以通过间接免疫荧光法进行研究。RIA 可用于检测电压门控钾通道(VGKC)抗体。免疫印迹可检测 IgG 神经元核抗体。这些自身抗体针对的抗原包括 Hu(神经特异性 RNA 结合蛋白),Ri(ANNA2)和 Yo(小脑退化相关蛋白 2,62kda)。

参考实验室可以提供广泛的自身抗体扩展组合。例如,梅奥医学实验室为神经核抗体(抗神经核抗体-1 型[ANNA1],2 型[ANNA2],3 型[ANNA3]以及抗胶质/神经核抗体 1[AGNA-1]提供了测试。神经细胞和肌细胞质抗体、浦肯野细胞胞质抗体,1 型[PCAs-1],2[PCAs-2],Tr(PCAs-Tr);两性蛋白抗体;CRMP-5-IgG 和条状肌肉抗体;阳离子通道抗体(N 型和 P/Q 型钙通道抗体,AChR 神经节神经元抗体和神经元 VGKC 自身抗体);AChR 受体(肌肉)结合抗体;AChR 受体(肌肉)调节抗体;视神经脊髓炎(NMO/水通道蛋白-4-IgG 细胞结合试验);CRMP-5-IgG 免疫印迹;两性蛋白免疫印迹;n-甲基-d 受体(NMDA-R)抗体;2-氨基-3-(5-甲基-3-氧-1,2-噁唑-4-yl)丙酸受体(AMPA-R)抗体;而氨基丁酸 B 受体(GABA-B-r)抗体。当然,对所有这些自身抗体的全面讨论超出了本章的范围。

更有甚者的是,没有明确恶性肿瘤的患者,其神经病变的病因不明。在这种情况下,当检查抗神经元的自身抗体时,它们几乎总是阴性的,如果阳性,抗肿瘤的自身抗体对癌症有非常低的阳性预测价值。与这些发现相反是,文献报道一些恶性肿瘤在神经系统表现之后数年未被诊断出来。如果在没有明确的恶性肿瘤的情况下,对每一个有不明原因的神经病变的患者都进行副肿瘤自身抗体检测,是一种收获很低的努力。

僵人综合征

僵人综合征(stiff-person syndrome,SPS)是一种获得性的自身免疫性疾病,其特点是肌肉僵硬,痉挛可能首先影响到轴向肌肉和近端肢体肌肉(Baizabal-Carvallo & Jankovic,2014)。这种罕见疾病的发病年龄在 30~60 岁之间。

这些僵硬的患者几乎总是有高水平的自身抗体(如 GADA),在大约 1/3 的神经受到影响的患者出现 1 型糖尿病。甲状腺炎可以发生在 SPS 的患者。和 GADA 一样,ICA 在 SPS 也很常见。GADA 在其他神经疾病,如小脑共济失调,癫痫、脑边缘脑炎及眼动异常(Alexopoulos & Dalakas,2013)。有 5%的 SPS 患者可以检测到两性蛋白自身抗体。这些自身抗体也可作为副肿瘤自身抗体标志物。有趣的是,IA-2A 也与 SPS 有关(Morgenthaler et al,1997)。在 SPS 和 1 型糖尿病诊断中使用的 GADA 试验是一样的。

多肌炎

多肌炎是一种非传染性的炎性肌病。这种疾病影响近端肌肉,是对称的,通常是痛苦的。肌无力可以是慢性发展。多肌炎最常影响老年人。它通常与混合结缔组织疾病有关。发病机制是肌细胞通过与 CD8 细胞毒性 T 细胞和巨噬细胞的作用,导致细胞介导的损伤。针对组胺酰 tRNA 的自身抗体合成酶是多肌炎的特点,这种检测参考实验室可提供(Ghirardello et al,2013)。

结论

对自身免疫性疾病的诊断最好结合病史和一种特定器官的自身抗体阳性。的确，许多自身免疫性疾病显示出特定器官的自身抗体（如1型糖尿病，AITD，自身免疫性艾迪生病，重症肌无力，和Eaton-Lambert肌无力的症状）；然而，也有许多自身免疫性疾病（如多发性硬化）并没有表现出这种疾病相关的自身抗体。自身抗体测试仍然是许多器官特异性自身免疫性疾病的诊断基础。这类标记也可以预测无症状但自身抗体阳性的患者病情进展。应该注意到，许多潜在的自身抗体只能在研究实验室内检测，不能进入临床，限制了它们的临床应用。表54-7提供了在本章讨论的临床重要的抗体总结。

表54-7 临床重要的抗体或自身抗体

疾病	重要的自身抗体或抗体标志物[a,b]
皮肤黏膜自身免疫疾病	
寻常天疱疮	桥粒芯蛋白1自身抗体
	桥粒芯蛋白3自身抗体
寻常天疱疮	IIF显示抗IgG；底物；猴食管
落叶型天疱疮	桥粒芯蛋白1自身抗体
	IIF显示抗IgG；底物；豚鼠食管
副肿瘤天疱疮	桥粒芯蛋白IgG抗体，plakin家族蛋白（如envoplakin，periplakin，plectin，桥粒芯蛋白1and 2）
IgA天疱疮	IIF显示抗IgG；底物；猴食管
大疱性类天疱疮	大疱性类天疱疮抗原1（BPAg1）［BP230］自身抗体
	大疱性类天疱疮抗原1（BPAg1）［BP180］自身抗体
	IIF显示抗IgG；底物；裂解的人类皮肤
妊娠类天疱疮	IIF显示抗C3
	IIF显示抗IgG
皮肤黏膜类天疱疮	IIF显示抗IgG
线性IgA皮肤病	IIF显示抗IgA
大疱性表皮松解	IIF显示抗IgG
疱疹样皮炎	IIF显示抗IgA
	肌纤维，醇溶蛋白，tTG（组织谷氨酰胺转移酶）和eTG（表皮谷氨酰胺转移酶）的IgA自身抗体
胃肠道和肝胆自身免疫性疾病	
恶性贫血	胃壁细胞自身抗体（PCAs）
	内因子自身抗体
乳糜泻	IgA组织谷丙转氨酶（tTG）自身抗体；IgG组织谷丙转氨酶（tTG）自身抗体；IgA去酰胺基醇溶蛋白抗体；IgG去酰胺基醇溶蛋白抗体；IgA肌纤维自身抗体
炎性肠病	核周抗中性粒细胞自身抗体（p-ANCA）
	IgA IgG抗酿酒酵母甘露糖抗体（IgA ASCA）
	IgG抗酿酒酵母甘露糖抗体（IgG ASCA）
自身免疫性肝炎	抗平滑肌抗体（SMA）
	抗核抗体（ANA）
	抗LKM-1自身抗体（LKM即肝肾微粒体）
	抗LC-1自身抗体（LC即肝胞质）
	抗线粒体抗体（AMA）
	抗中性粒细胞胞质抗体（ANCA）
	抗唾液酸糖蛋白受体自身抗体（抗ASGPR自身抗体）[c]
原发性胆汁性肝硬化	抗线粒体抗体（AMA）
原发性硬化性胆管炎	核周抗中性粒细胞胞质自身抗体（p-ANCA）
自身免疫性胰腺炎	没有特异性抗体
肾小球自身免疫疾病	
膜性肾病	IgG磷酸酶A2受体抗体（PLA_2RA）
IgA肾病	没有自身抗体实验
膜增生性肾小球肾炎（MPGN）	没有自身抗体实验
C3肾小球疾病	C3肾病因子（C3Nef）
感染后肾小球肾炎	抗链球菌溶血素O抗体（ASO）
	抗脱氧核糖核酸酶-B抗体（抗DNA酶-B）
微量免疫肾小球肾炎	核周抗中性粒胞质自身抗体（p-ANCA）
	胞质抗中性粒胞质自身抗体（c-ANCA）
狼疮肾	抗dsDNA抗体；抗Sm抗体

表 54-7 临床重要的抗体或自身抗体(续)

疾病	重要的自身抗体或抗体标志物[a,b]	疾病	重要的自身抗体或抗体标志物[a,b]
免疫内分泌疾病		自身免疫性艾迪生病	肾上腺细胞胞质自身抗体(ACA)
1 型糖尿病	抗胰岛细胞自身抗体(ICA)		21 羟化酶自身抗体
	胰岛素自身抗体(IAA)	卵巢自身抗体	糖皮质激素细胞自身抗体(SCA)
	谷氨酸脱羧酶自身抗体(GADA)	**神经肌肉连接处自身免疫性疾病,神经系统,肌肉**	
	胰岛素瘤-2-相关自身抗体(IA-2A)	重症肌无力	抗乙酰胆碱受体抗体(AchR)抗体
	锌转录-8 自身抗体(ZnT8A)		肌肉特异性激酶(MuSK)自身抗体
自身免疫性甲状腺疾病	甲状腺过氧化物酶自身抗体(TGA)	Eaton-Lambert 肌无力综合征	电压门控钙通道自身抗体(VGCC)
	甲状腺球蛋白自身抗体(TGA)	副肿瘤神经综合征	太多;见正文
	甲状腺刺激免疫球蛋白(TSI)	僵人综合征	谷氨酸脱羧酶自身抗体(GADA)
	甲状腺素结合抑制免疫球蛋白(TBII)	多肌炎	Jo-1(抗组氨酰-tRNA 合成酶)抗体

抗 C3,FITC 标记的抗 C3 抗体;抗 IgA,FITC 标记的抗 IgA 抗体;抗 IgG,FITC 标记的抗 IgG 抗体;BMZ,基底膜带;IIF,间接免疫荧光法

[a]不包括直接免疫荧光,需要活检材料;并不是每一种器官特异性自身免疫性疾病都有特定的自身抗体。一些抗体只在一部分受累患者中检测到。非疾病特异性自身抗体可能只在诊断特别有用时才被列出

[b]关于 IIF,抗原的具体分布在正文中讨论

[c]检测可能无法从参考实验室获得——例如,只有研究者实验室可以进行检测

(秦绪珍 译 秦雪 校)

推荐阅读

Arbache ST:Immunofluorescence testing in the diagnosis of autoimmune blistering diseases:Overview of 10-year experience, An Bras Dermatol 89:885-889,2014.

对天疱疮及相关疾病的最新综述。

Baekkeskov S, Aanstoot HJ, Christgau S, et al:Identification of the 64K autoantigen in insulin-dependent diabetes as the GABA-synthesizing enzyme glutamic acid decarboxylase, Nature 347:151-156,1990.

一份开创性的报告指出 64kDay 胰岛自身抗原是谷氨酸脱羧酶。

Beck LH Jr, Salant DJ:Membranous nephropathy:From models to man, J Clin Invest 124:2307-2314,2014.

对重要的肾小球疾病的回顾。

Borchers AT, Leibushor N, Naguwa SM, et al:Lupus nephritis:A critical review, Autoimmun Rev 12:174-194,2012.

对狼疮肾炎的最新综述。

Elder M, Maclaren N, Riley W:Gonadal autoantibodies in patients with hypogonadism and/or Addison's disease, J Clin Endocrinol Metab 52(6):1137-1142,1981.

描述类固醇细胞自身抗体的开创性论著。

Jennette JC, Falk RJ, Bacon PA, et al:2012 Revised international Chapel Hill Consensus Conference nomenclature of vasculitides, Arthritis Rheum 65:1-11,2013.

关于血管炎的共识会议报告。

Ludvigsson JF, Bai JC, Biagi F, et al:Diagnosis and management of adult coeliac disease:Guidelines from the British Society of Gastroenterology, Gut 63:1210-1228,2014.

关于乳糜泻的诊断和治疗指南。

Maclaren NK, Riley WJ:Thyroid, gastric, and adrenal autoimmunities associated with insulin-dependent diabetes mellitus, Diabetes Care 8(Suppl 1):34-38,1985.

描述甲状腺、胃、肾上腺自身免疫与 1 型糖尿病相关的经典早期文章。

Palmer JP, Asplin CM, Clemons P, et al:Insulin antibodies in insulin-dependent diabetics before insulin treatment, Science 222(4630):1337-1339,1983.

第一个描述胰岛素自身抗体是胰岛自身免疫靶标的文章。

Rosenfeld MR, Dalmau J:Diagnosis and management of paraneoplastic neurologic disorders, Curr Treat Options Oncol 14(4):528-538,2013.

回顾副肿瘤性神经疾病的综述。

Schirmer L, Srivastava R, Hemmer B:To look for a needle in a haystack:The search for autoantibodies in multiple sclerosis, Mult Scler 20(3):271-279,2014.

重点描述多发硬化的自身抗体。

Stathatos N, Daniels GH:Autoimmune thyroid disease, Curr Opin Rheumatol 24(1):70-75,2012.

关注甲状腺自身免疫。

Wahren-Herlenius M, Dörner T:Immunopathogenic mechanisms of systemic autoimmune disease, Lancet 382(9894):819-831,2013.

系统性自身免疫疾病的综述。

Winter WE, Schatz DA:Autoimmune markers in diabetes, Clin Chem 57(2):168-175,2011.

胰岛自身抗体的当代综述。

Yeste A, Quintana FJ:Antigen microarrays for the study of autoimmune diseases, Clin Chem 59(7):1036-1044,2013.

自身抗体检测的新兴技术。

参考文献

Ahonen P, Miettinen A, Perheentupa J: Adrenal and steroidal cell antibodies in patients with autoimmune polyglandular disease type I and risk of adrenocortical and ovarian failure, *J Clin Endocrinol Metab* 64(3):494–500, 1987.

Alexander MP, Larsen CP, Gibson IW, et al: Membranous glomerulonephritis is a manifestation of IgG4-related disease, *Kidney Int* 83:455–462, 2013.

Alexopoulos H, Dalakas MC: Immunology of stiff person syndrome and other GAD-associated neurological disorders, *Expert Rev Clin Immunol* 9(11):1043–1053, 2013.

Alvarez F, Berg PA, Bianchi FB, et al: International Autoimmune Hepatitis Group Report: Review of criteria for diagnosis of autoimmune hepatitis, *J Hepatol* 31(5):929–938, 1999.

Amagai M: The clinical phenotype of pemphigus is defined by the anti-desmoglein autoantibody profile, *J Am Acad Dermatol* 167–170:1999.

Aoki V: Direct and indirect immunofluorescence, *An Bras Dermatol* 490–500:2010.

Asada M, Nishio A, Uchida K, et al: Identification of a novel autoantibody against pancreatic secretory trypsin inhibitor in patients with autoimmune pancreatitis, *Pancreas* 33(1):20–26, 2006.

Athanasiou Y, Voskarides K, Gale DP, et al: Familial C3 glomerulopathy associated with CFHR5 mutations: Clinical characteristics of 91 patients in 16 pedigrees, *Clin J Am Soc Nephrol* 6:1436–1446, 2011.

Atkinson MA, Maclaren NK, Riley WJ, et al: Are insulin autoantibodies markers for insulin-dependent diabetes mellitus?, *Diabetes* 35(8):894–898, 1986.

Baizabal-Carvallo JF, Jankovic J: Stiff-person syndrome: Insights into a complex autoimmune disorder, *J Neurol Neurosurg Psychiatry* 2014.

Barbesino G, Tomer Y: Clinical review: Clinical utility of TSH receptor antibodies, *J Clin Endocrinol Metab* 98(6):2247–2255, 2013.

Baum S: Diagnosis and classification of autoimmune blistering diseases, *Autoimmun Rev* 482–489:2014.

Bech AP, Hofstra JM, Brenchley PE, et al: Association of anti-PLA2R antibodies with outcomes after immunosuppressive therapy in idiopathic membranous nephropathy, *Clin J Am Soc Nephrol* 9:1386–1392, 2014.

Beck LH Jr, Bonegio RG, Lambeau G, et al: M-type phospholipase A2 receptor as target antigen in idiopathic membranous nephropathy, *N Eng J Med* 361: 11–21, 2009.

Beck LH Jr, Fervenza FC, Beck DM, et al: Rituximab-induced depletion of anti-PLA2R autoantibodies predicts response in membranous nephropathy, *J Am Soc Nephrol* 22:1543–1550, 2011.

Beniwal P, Harrell L: The status of diagnostic markers for inflammatory bowel disease, *Curr Gastroenterol Rep* 12:479–484, 2010.

Berrih-Aknin S, Frenkian-Cuvelier M, Eymard B: Diagnostic and clinical classification of autoimmune myasthenia gravis, *J Autoimmun* 48–49:143–148, 2014.

Bertholf RL, Jialal I, Winter WE: The adrenal cortex. In Burtis C, Ashwood E, Bruns D, editors: *Tietz textbook of clinical chemistry and molecular diagnostics*, ed 5, St. Louis, Mo, 2012, Elsevier Saunders, pp 1847–1904.

Betterle C, Dal Pra C, Mantero F, et al: Autoimmune adrenal insufficiency and autoimmune polyendocrine syndromes: Autoantibodies, autoantigens, and their applicability in diagnosis and disease prediction, *Endocr Rev* 23(3):327–364, 2002.

Bizzaro N, Antico A: Diagnosis and classification of pernicious anemia, *Autoimmun Rev* 13(4–5):565–568, 2014.

Blixt O, Hoffmann J, Svenson S, et al: Pathogen specific carbohydrate antigen microarrays: A chip for detection of Salmonella O-antigen specific antibodies, *Glycoconj J* 1:27–36, 2008.

Bottazzo GF, Florin-Christensen A, Doniach D: Islet-cell antibodies in diabetes mellitus with autoimmune polyendocrine deficiencies, *Lancet* 2(7892):1279–1283, 1974.

Bowlus CL, Gershwin ME: The diagnosis of primary biliary cirrhosis, *Autoimmun Rev* 13(4–5):441–444, 2014.

Brandão Neto RA, de Carvalho JF: Diagnosis and classification of Addison's disease (autoimmune adrenalitis), *Autoimmun Rev* 13(4–5):408–411, 2014.

Brennan DJ, O'Connor DP, Rexhepaj E, et al: Antibody-based proteomics: Fast-tracking molecular diagnostics in oncology, *Nat Rev Cancer* 10:605–617, 2010.

Bridoux F, Leung N, Hutchinson CA, et al: Diagnosis of monoclonal gammopathy of renal significance, *Kidney Int* 2015 (in press).

Burbelo PD, Ching KH, Bren KE, et al: Searching for biomarkers: Humoral response profiling with luciferase immunoprecipitation systems, *Expert Rev Proteomics* 8(3):309–316, 2011.

Burbelo PD, O'Hanlon TP: New autoantibody detection technologies yield novel insights into autoimmune disease, *Curr Opin Rheumatol* 26:717–723, 2014.

Cappelli C, Gandossi E, Castellano M, et al: Prognostic value of thyrotropin receptor antibodies (TRAb) in Graves' disease: A 120-month prospective study, *Endocr J* 54(5):713–720, 2007.

Carmel R: Prevalence of undiagnosed pernicious anemia in the elderly, *Arch Intern Med* 156:1097–1100, 1996.

Carmel R: Current concepts in cobalamin deficiency, *Annu Rev Med* 51:357–375, 2000.

Chan LS: Ocular and oral mucous membrane pemphigoid (cicatricial pemphigoid), *Clin Dermatol* 30(1):34–37, 2012.

Chhabra S: Immunofluorescence in dermatology, *Indian J Dermatol Venereol Leprol* 677–691, 2012.

Coco G, Dal Pra C, Presotto F, et al: Estimated risk for developing autoimmune Addison's disease in patients with adrenal cortex autoantibodies, *J Clin Endocrinol Metab* 91(5):1637–1645, 2006.

Conrad K, Roggenbuck D, Laass MW: Diagnosis and classification of ulcerative colitis, *Autoimmun Rev* 13:463–466, 2014.

Cook HT, Pickering MC: Histopathology of MPGN and C3 glomeruopathies, *Nat Rev Nephrol* 11:14–22, 2015.

Cunha PR: Autoimmune bullous dermatoses, *An Bras Dermatol* 111–124:2009.

Czaja AJ: Diagnosis and management of the overlap syndromes of autoimmune hepatitis, *Can J Gastroenterol* 27(7):417–423, 2013a.

Czaja AJ: The overlap syndromes of autoimmune hepatitis, *Dig Dis Sci* 58:326–343, 2013b.

Dali-Youcef N, Andrès E: An update on cobalamin deficiency in adults, *QJM* 102(1):17–28, 2009.

Damoiseaux J, Andrade LE, Fritzler MJ, et al: Autoantibodies 2015: From diagnostic biomarkers toward prediction, prognosis and prevention, *Autoimmun Rev* 2015.

Davidson A, Diamond B: Autoimmune diseases, *N Engl J Med* 345(5):340–350, 2001.

Dayalu P, Teener JW: Stiff Person syndrome and other anti-GAD-associated neurologic disorders, *Semin Neurol* 32(5):544–549, 2012.

Debiec H, Lefeu F, Kemper MJ, et al: Early-childhood membranous nephropathy due to cationic bovine serum albumin, *N Eng J Med* 364:2101–2110, 2011.

Debiec H, Ronco P: PLA2R autoantibodies and PLA2R glomerular deposits in membranous nephropathy, *N Eng J Med* 364:689–690, 2011.

Díaz-Manera J, Rojas García R, Illa I: Treatment strategies for myasthenia gravis: An update, *Expert Opin Pharmacother* 13(13):1873–1883, 2012.

Di Sabatino A, Vanoli A, Giuffrida P, et al: The function of tissue transglutaminase in celiac disease, *Autoimmun Rev* 11:746–753, 2012.

Donelan W, Wang H, Li SW, et al: Novel detection of pancreatic and duodenal homeobox 1 autoantibodies (PAA) in human sera using luciferase immunoprecipitation systems (LIPS) assay, *Int J Clin Exp Pathol* 6(6):1202–1210, 2013.

Durazzo M, Premoli A, Paschetta E, et al: Overlap syndromes of autoimmune hepatitis: An open question, *Dig Dis Sci* 58(2):344–348, 2013.

Ehrlich JR, Qin S, Liu BS-C: The "reverse capture" autoantibody microarray: A native antigen-based platform for autoantibody profiling, *Nat Protoc* 1:452–460, 2006.

Ellington AA, Kullo IJ, Bailey KR, et al: Antibody-based protein multiplex platforms: Technical and operational challenges, *Clin Chem* 56(2):186–193, 2010.

Endo T, Takizawa S, Tanaka S, et al: Amylase alpha-2A autoantibodies: Novel marker of autoimmune pancreatitis and fulminant type 1 diabetes, *Diabetes* 58(3): 732–737, 2009.

Fasano A, Catassi C: Clinical practice. Celiac disease, *N Engl J Med* 367:2419–2426, 2012.

Fenalti G, Buckle AM: Structural biology of the GAD autoantigen, *Autoimmun Rev* 9(3):148–152, 2010.

Ferrante M, Henckaerts L, Joossens M, et al: New serological markers in inflammatory bowel disease are associated with complicated disease behaviour, *Gut* 56:1394–1403, 2007.

Fhied C, Kanangat S, Borgia JA: Development of a bead-based immunoassay to routinely measure vimentin autoantibodies in the clinical setting, *J Immunol Methods* 407:9–14, 2014.

Fineberg SE, Kawabata TT, Finco-Kent D, et al: Immunological responses to exogenous insulin, *Endocr Rev* 28(6):625–652, 2007.

Frohman EM, Racke MK, Raine CS: Multiple sclerosis—The plaque and its pathogenesis, *N Engl J Med* 354(9):942–955, 2006.

Fu Q, Schoenhoff FS, Savage WJ, et al: Multiplex assays for biomarker research and clinical application: Translational science coming of age, *Proteomics Clin Appl* 4: 271–284, 2010.

Ganda OP, Srikanta S, Gleason RE, et al: Diminished A-cell secretion in the early phase of type I diabetes mellitus, *Metabolism* 35(11):1074–1077, 1986.

Gessl A, Lemmens-Gruber R, Kautzky-Willer A: Thyroid disorders, *Handb Exp Pharmacol* 214:361–386, 2012.

Ghirardello A, Bassi N, Palma L, et al: Autoantibodies in polymyositis and dermatomyositis, *Curr Rheumatol Rep* 15(6):335, 2013.

Gonzalez-Buitrago JM: Multiplexed testing in the autoimmunity laboratory, *Clin Chem Lab Med* 44(10):1169–1174, 2006.

Graus F, Saiz A, Dalmau J: Antibodies and neuronal autoimmune disorders of the CNS, *J Neurol* 257(4):509–517, 2010.

Green R: Chapter 41. Folate, cobalamin, and megaloblastic anemias. In Lichtman MA, Kipps TJ, Seligsohn U, et al, editors: *Williams hematology, 8e*, New York, 2010, McGraw-Hill.

Guandalini S, Assiri A: Celiac disease: A review, *JAMA Pediatr* 168(3):272–278, 2014.

Gupta MK: Thyrotropin receptor antibodies: Advances and importance of detection techniques in thyroid diseases, *Clin Biochem* 25(3):193–199, 1992.

Ha JC, Richman DP: Myasthenia gravis and related disorders: Pathology and molecular pathogenesis, *Biochim Biophys Acta* 1852(4):651–657, 2015.

Haas M, Racusen LC, Bagnasco SM: IgA-dominant postinfectious glomerulonephritis: A report of 13 cases with common ultrstructural features, *Hum Pathol* 39:1309–1316, 2008.

Haller MJ, Winter WE, Schatz DA: Autoimmune polyglandular syndromes. In Sperling M, editor: *Pediatric endocrinology*, ed 4, Philadelphia, 2014, W.B. Saunders, pp 901–919.

Harrison DM: Multiple sclerosis, *Ann Intern Med* 160(7):ITC4-2–ITC4-18, 2014.

Hart PA, Zen Y, Chari ST: Recent advances in autoimmune pancreatitis, *Gastroenterology* 2015.

Hayter SM, Cook MC: Updated assessment of the prevalence, spectrum and case definition of autoimmune disease, *Autoimmun Rev* 11(10):754–765, 2012.

Hennes EM, Zeniya M, Czaja AJ, et al: Simplified criteria for the diagnosis of autoimmune hepatitis, *Hepatology* 48(1):169–176, 2008.

Hertl M: Pemphigus. S2 Guideline for diagnosis and treatment—Guided by the European Dermatology Forum (EDF) in cooperation with the European Academy of Dermatology and Venereology (EADV), *J Eur Acad Dermatol Venereol* 1–10:2014.

Hinton RC: Paraneoplastic neurologic syndromes, *Hematol Oncol Clin North Am* 10(4):909–925, 1996.

Hirschfield GM, Karlsen TH, Lindor KD, et al: Primary sclerosing cholangitis, *Lancet* 382(9904):1587–1599, 2013.

Hoffman IE, Peene I, Veys EM, et al: Detection of specific antinuclear reactivities in patients with negative anti-nuclear antibody immunofluorescence screening tests, *Clin Chem* 48(12):2171–2176, 2002.

Hou J, Markowitz GS, Herlitz LC, et al: Toward a working definition of C3 glomerulopathy by immunofluorescence, *Kidney Int* 85:450–456, 2014.

Hoxha E, Harendza S, Pinnschmidt H, et al: M-type phospholipase A2 receptor autoantibodies and renal function in patients with primary membranous nephropathy, *Clin J Am Soc Nephrol* 9:1883–1890, 2014a.

Hoxha E, Kneifler U, Stege G, et al: Enhanced expression of the M-type phospholipase A2 receptor in glomeruli correlates with serum receptor antibodies in primary membranous nephropathy, *Kidney Int* 82:797–804, 2012.

Hoxha E, Thiele I, Zahner G, et al: Phospholipase A2 receptor autoantibodies and clinical outcome in patients with primary membranous nephropathy, *J Am Soc Nephrol* 25:1357–1366, 2014b.

Huang CC, Lehman A, Albawardi A, et al: IgG subclass staining in renal biopsies with membranous glomerulonephritis indicates subclass switch during disease progression, *Mod Pathol* 26:799–805, 2013.

Hudson BG, Tryggvason K, Sundaramoorthy M, et al: Alport syndrome, Goodpasture syndrome and type IV collagen, *N Eng J Med* 348:2543–2556, 2003.

Ishii K: Importance of serological tests in diagnosis of autoimmune blistering diseases, *J Dermatol* 3–10: 2015.

Jaeger C, Allendörfer J, Hatziagelaki E, et al: Persistent GAD 65 antibodies in longstanding IDDM are not associated with residual beta-cell function, neuropathy or HLA-DR status, *Horm Metab Res* 29(10):510–515, 1997.

Jennette JC, Falk RJ: Pathogenesis of antineutrophil cytoplasmic autoantibody-mediated disease, *Nat Rev Nephrol* 10:463–473, 2014.

Joly P: Pemphigus group (vulgaris, vegetans, foliaceus, herpetiformis, brasiliensis), *Clin Dermatol* 432–436, 2011.

Kain R, Tadema H, McKinney EF, et al: High prevalence of autoantibodies to hLAMP2 in anti-neutrophil cytoplasmic antibody-associated vasculitis, *J Am Soc Nephrol* 23:556–566, 2013.

Kamradt T, Mitchison NA: Tolerance and autoimmunity, *N Engl J Med* 344(9):655–664, 2001.

Kanigicherla D, Gummadova J, McKenzie EA, et al: Anti-PLA2R antibodies measured by ELISA predict long-term outcome in a prevalent population of patients with idiopathic membranous nephropathy, *Kidney Int* 83:940–948, 2013.

Karussis D: The diagnosis of multiple sclerosis and the various related demyelinating syndromes: A critical review, *J Autoimmun* 48–49:134–142, 2014.

Kattah A, Ayalon R, BecK LH Jr, et al: Anti-phospholipase A2 receptor antibodies in recurrent membranous nephropathy, *Am J Transplant* 2015 (in press).

Kershenovich R: Diagnosis and classification of pemphigus and bullous pemphigoid, *Autoimmun Rev* 477–481, 2014.

Kessenbrock K, Krumbholz M, Schonermarck U, et al: Netting neutrophils in autoimmune small-vessel vasculitis, *Nat Med* 15:623–625, 2009.

Ketchum CH, Riley WJ, Maclaren NK: Adrenal dysfunction in asymptomatic patients with adrenocortical autoantibodies, *J Clin Endocrinol Metab* 58(6):1166–1170, 1984.

Khosroshahi A, Ayalon R, Beck LH Jr, et al: IgG4-related disease is not associated with antibody to the phospholipase A2 receptor, *Int J Rheumatol* 139409, 2012.

Ku DF, Moon M, Lanning LD, et al: Clinical features and outcomes of 98 children and adults with dense deposit disease, *Pediatr Nephrol* 27:773–781, 2012.

Laass MW, Roggenbuck D, Conrad K: Diagnosis and classification of Crohn's disease, *Autoimmun Rev* 13:467–471, 2014.

Lahner E, Annibale B: Pernicious anemia: New insights from a gastroenterological point of view, *World J Gastroenterol* 15:5121–5128, 2009.

Lan MS, Wasserfall C, Maclaren NK, et al: IA-2, a transmembrane protein of the protein tyrosine phosphatase family, is a major autoantigen in insulin-dependent diabetes mellitus, *Proc Natl Acad Sci U S A* 93(13):6367–6370, 1996.

Larman HB, Zhao Z, Laserson U, et al: Autoantigen discovery with a synthetic human peptidome, *Nat Biotechnol* 29:535–541, 2011.

Larsen CP, Ambruzs JM, Bonsib SM, et al: Membranous-like glomerulopathy with masked IgG kappa deposits, *Kidney Int* 86:154–161, 2014.

Leslie RD, Kolb H, Schloot NC, et al: Diabetes classification: Grey zones, sound and smoke: Action LADA 1, *Diabetes Metab Res Rev* 24(7):511–519, 2008.

Lewis JD: The utility of biomarkers in the diagnosis and therapy of inflammatory bowel disease, *Gastroenterology* 140:1817–1826, e2, 2011.

Liberal R, Grant C, Longhi MS, et al: Diagnostic criteria of autoimmune hepatitis, *Autoimmun Rev* 13:6, 2014.

Liberal R, Mieli-Vergani G, Vergani D: Clinical significance of autoantibodies in autoimmune hepatitis, *J Autoimmun* 46:17–24, 2013.

Lleo A, Invernizzi P, Gao B, et al: Definition of human autoimmunity—Autoantibodies versus autoimmune disease, *Autoimmun Rev* 9(5):A259–A266, 2010.

Lytton SD, Kahaly GJ: Bioassays for TSH-receptor autoantibodies: An update, *Autoimmun Rev* 10(2):116–122, 2010.

Maat P, Brouwer E, Hulsenboom E, et al: Multiplex serology of paraneoplastic antineuronal antibodies, *J Immunol Methods* 391(1–2):125–132, 2013.

Manns MP, Czaja AJ, Gorham JD, et al: Diagnosis and management of autoimmune hepatitis, *Hepatology* 51:2193–2213, 2010.

Mareska M, Gutmann L: Lambert-Eaton myasthenic syndrome, *Semin Neurol* 24(2):149–153, 2004.

Medjeral-Thomas NR, O'Shaughnessy MM, O'Reagan JA, et al: C3 glomerulopathy: Clinicopathologic features and predictors of outcome, *Clin J Am Soc Nephrol* 9:46–53, 2014.

Medzhitov R, Janeway C Jr: Innate immunity, *N Engl J Med* 343(5):338–344, 2000.

Menconi F, Marcocci C, Marinò M: Diagnosis and classification of Graves' disease, *Autoimmun Rev* 13(4–5): 398–402, 2014.

Mendes FB: Review: Dermatitis herpetiformis, *An Bras Dermatol* 594–599, 2013.

Messias NC, Walker PD, Larsen CP: Paraffin immunofluorescence in the renal pathology laboratory: More than a salvage technique, *Mod Pathol* 2015. (in press).

Miao D, Guyer KM, Dong F, et al: GAD65 autoantibodies detected by electrochemiluminescence assay identify high risk for type 1 diabetes, *Diabetes* 62(12): 4174–4178, 2013.

Mihai S: Immunopathology and molecular diagnosis of autoimmune bullous diseases, *J Cell Mol Med* 11(3): 462–481, 2007.

Morgenthaler NG, Seissler J, Achenbach P, et al: Antibodies to the tyrosine phosphatase-like protein IA-2 are highly associated with IDDM, but not with autoimmune endocrine diseases or stiff man syndrome, *Autoimmunity* 25(4):203–211, 1997.

Mutasim DF: Immunofluorescence in dermatology, *J Am Acad Dermatol* 803–822, 2001.

Nakazawa D, Shida H, Tomaru U, et al: Enhanced formation and disordered regulation of NETs in myeloperoxidase-ANCA-associated microscopic polyangiitis, *J Am Soc Nephrol* 25:990–997, 2014.

Nancy A-L: Prediction and prevention of autoimmune skin disorders, *Arch Dermatol Res* 57–64, 2009.

Nasr SH, Radhakrishnan J, D'Agati VD: Bacterial infection-related glomerulonephritis in adults, *Kidney Int* 83:792–803, 2013.

Nayak RC, Omar MA, Rabizadeh A, et al: Cytoplasmic" islet cell antibodies. Evidence that the target antigen is a sialoglycoconjugate, *Diabetes* 34(6):617–619, 1985.

Neumann WL, Coss E, Rugge M, et al: Autoimmune atrophic gastritis—Pathogenesis, pathology and management, *Nat Rev Gastroenterol Hepatol* 10:529–541, 2013.

NIH Consensus Development Conference on Celiac Disease, *NIH Consens State Sci Statements* 21:1–23, 2004.

Oger J, Frykman H: An update on laboratory diagnosis in myasthenia gravis, *Clin Chim Acta* 444:126–131, 2015.

Ohtani H, Wakui H, Komatsuda A, et al: Distribution of glomerular IgG subclass deposits in malignancy-associated membranous nephropathy, *Nephrol Dial Transplant* 19:574–579, 2004.

Olaru F, Luo W, Wang X-P, et al: Quaternary epitopes of α245(IV) collagen initiate Alport post-transplant anti-GBM disease, *J Am Soc Nephrol* 24:889–895, 2013.

Orban T, Sosenko JM, Cuthbertson D, et al: Diabetes Prevention Trial—Type 1 Study Group. Pancreatic islet autoantibodies as predictors of type 1 diabetes in the Diabetes Prevention Trial—Type 1, *Diabetes Care* 32(12):2269–2274, 2009.

O'Reilly DA, Malde DJ, Duncan T, et al: Review of the diagnosis, classification and management of autoimmune pancreatitis, *World J Gastrointest Pathophysiol* 5(2):71–81, 2014.

Orgiazzi J: The spectrum of autoimmune thyroid diseases (AITD), *Ann Med Interne (Paris)* 150(4):294–300, 1999.

Page KA, Dejardin S, Kahn CR, et al: A patient with type B insulin resistance syndrome, responsive to immune therapy, *Nat Clin Pract Endocrinol Metab* 3(12):835–840, 2007.

Parker CE, Domanski D, Percy AJ, et al: Mass spectrometry in high-throughput clinical biomarker assays: Multiple reaction monitoring, *Top Curr Chem* 336:117–137, 2014.

Pedchenko V, Bondar O, Fogo AB, et al: Molecular architecture of the Goodpasture autoantigen in anti-GBM nephritis, *N Eng J Med* 363:343–354, 2010.

Peschel A, Basu N, Benharkou A, et al: Autoantibodies to hLAMP2 in ANCA-negative pauci-immune focal necrotizing GN, *J Am Soc Nephrol* 25:455–463, 2014.

Pickering MC, D'Agati VD, Nester CM, et al: C3 glomerulopathy: Consensus report, *Kidney Int* 84:1079–1089, 2013.

Porcelijn L, Huiskes E, Comijs-van Osselen I, et al: A new bead-based human platelet antigen antibodies detection assay versus the monoclonal antibody immobilization of platelet antigens assay, *Transfusion* 54(6):1486–1492, 2014.

Pourmand R: Lambert-eaton myasthenic syndrome, *Front Neurol Neurosci* 26:120–125, 2009.

Quintana FJ, Farez MF, Viglietta V, et al: Antigen microarrays identify unique serum autoantibody signatures in clinical and pathologic subtypes of multiple sclerosis, *Proc Natl Acad Sci U S A* 105(48):18889–18894, 2008.

Reily C, Ueda H, Huang Z-Q, et al: Cellular signaling and production of galactose-deficient IgA1 in IgA nephropathy, an autoimmune disease, *J Immunol Res* 197548, 2014.

Riley WJ, Toskes PP, Maclaren NK, et al: Predictive value of gastric parietal cell autoantibodies as a marker for gastric and hematologic abnormalities associated with insulin-dependent diabetes, *Diabetes* 31(12):1051–1055, 1982.

Rodríguez de Córdoba S, Hidalgo MS, Pinto S, et al: Genetics of atypical hemolytic uremic syndrome (aHUS), *Semin Thromb Hemost* 40(4):422–430, 2014.

Rodriquez-Iturbe B, Musser JM: The current state of poststreptococcal glomerulonephritis, *J Am Soc Nephrol* 19:1855–1864, 2008.

Rosário PW, Reis JS, Fagundes TA, et al: Latent autoimmune diabetes in adults (LADA): Usefulness of anti-GAD antibody titers and benefit of early insulinization, *Arq Bras Endocrinol Metabol* 51(1):52–58, 2007.

Rose C: Autoantibodies against epidermal transglutaminase are a sensitive diagnostic marker in patients with dermatitis herpetiformis on a normal or gluten-free diet, *J Am Acad Dermatol* 39–43:2009.

Roth AJ, Brown MC, Smith RN, et al: Anti-LAMP2 antibodies are not prevalent in patients with antineutrophil cytoplasmic autoantibody glomerulonephritis, *J Am Soc Nephrol* 23:545–555, 2012.

Roth AJ, Ooi JD, Hess JJ, et al: Epitope specificity determines pathogenicity and detectability in ANCA-associated vasculitis, *J Clin Invest* 123:1773–1783, 2013.

Roussel A, Benichou J, Randriamanantany ZA, et al: Enzyme-linked immunosorbent assay for the combination of bullous pemphigoid antigens 1 and 2 in the diagnosis of bullous pemphigoid, *Arch Dermatol* 147(3):293–298, 2011.

Saus J, Wieslander J, Langeveld JP, et al: Identification of the Goodpasture antigen as the alpha 3(IV) chain of collagen IV, *J Biol Chem* 263:13374–13380, 1988.

Schatz D, Krischer J, Horne G, et al: Islet cell antibodies predict insulin-dependent diabetes in United States school age children as powerfully as in unaffected relatives, *J Clin Invest* 93(6):2403–2407, 1994.

Schatz DA, Winter WE: Autoimmune polyglandular syndrome. II: Clinical syndrome and treatment, *Endocrinol Metab Clin North Am* 31(2):339–352, 2002.

Schmidt E: Modern diagnosis of autoimmune blistering skin diseases, *Autoimmun Rev* 84–89:2010.

Servais A, Noel LH, Roumenina LT, et al: Acquired and genetic complement abnormalities play a critical role in dense deposit disease and other C3 glomerulopathies, *Kidney Int* 82:454–464, 2012.

Sethi S, Fervenza FC: Menbranoproliferative glomerulonephritis—A new look at an old entity, *N Eng J Med* 366:1119–1131, 2012.

Sherr J, Sosenko J, Skyler JS, et al: Prevention of type 1 diabetes: The time has come, *Nat Clin Pract Endocrinol Metab* 4(6):334–343, 2008.

Sinclair D: Clinical and laboratory aspects of thyroid autoantibodies, *Ann Clin Biochem* 43(Pt 3):173–183, 2006.

Sosenko JM, Skyler JS, DiMeglio LA, et al; Type 1 Diabetes TrialNet and Diabetes Prevention Trial–Type 1 Study Groups: A new approach for diagnosing type 1 diabetes in autoantibody-positive individuals based on prediction and natural history, *Diabetes Care* 38(2): 271–276, 2015.

Stanescu HC, Arcos-Burgos M, Medlar A, et al: Risk HLA-DQA1 and PLA(2)R1 alleles in idiopathic memnbarbous nephropathy, *N Eng J Med* 364:616–

626, 2011.
Takizawa S, Endo T, Wanjia X, et al: HSP 10 is a new autoantigen in both autoimmune pancreatitis and fulminant type 1 diabetes, *Biochem Biophys Res Commun* 386(1):192–196, 2009.
Tampoia M, Giavarina D, Di Giorgio C, et al: Diagnostic accuracy of enzyme-linked immunosorbent assays (ELISA) to detect anti-skin autoantibodies in autoimmune blistering skin diseases: A systematic review and meta-analysis, *Autoimmun Rev* 12(2):121–126, 2012.
Taylor SI, Grunberger G, Marcus-Samuels B, et al: Hypoglycemia associated with antibodies to the insulin receptor, *N Engl J Med* 307(23):1422–1426, 1982.
Tighe PJ, Ryder RR, Todd I, et al: ELISA in the multiplex era: Potential and pitfalls, *Proteomics Clin Appl* 2015.
Titulaer MJ, Lang B, Verschuuren JJ: Lambert-Eaton myasthenic syndrome: From clinical characteristics to therapeutic strategies, *Lancet Neurol* 10(12):1098–1107, 2011.
Toh BH, Van Driel IR, Gleeson PA: Pernicious anemia, *N Engl J Med* 337:1441–1448, 1997.
Tomas NM, Beck LH Jr, Meyer-Schwesinger C, et al: Thrombospondin type-1 domain-containing 7A in idiopathic membranous nephropathy, *N Eng J Med* 371:2277–2287, 2014.
Tonutti E, Bizzaro N: Diagnosis and classification of celiac disease and gluten sensitivity, *Autoimmun Rev* 13:472–476, 2014.
Tozzoli R, Bonaguri C, Melegari A, et al: Current state of diagnostic technologies in the autoimmunology laboratory, *Clin Chem Lab Med* 51(1):129–138, 2013.
Vassileva S: Autoimmune blistering dermatoses as systemic diseases, *Clin Dermatol* 364–375:2014.
Vernino S: Paraneoplastic neurologic syndromes, *Curr Neurol Neurosci Rep* 6(3):193–199, 2006.
Veronika Sharp V, Utz PJ: Technology Insight: Can autoantibody profiling improve clinical practice?, *Nat Clin Pract Rheumatol* 3:96–103, 2007.
Vojdani A: Antibodies as predictors of complex autoimmune diseases, *Int J Immunopathol Pharmacol* 21(2): 267–278, 2008.
Wasserfall CH, Atkinson MA: Autoantibody markers for the diagnosis and prediction of type 1 diabetes, *Autoimmun Rev* 5(6):424–428, 2006.
Weening JJ, D'Agati VD, Schwartz MM, et al: The classification of glomerulonephritis in systemic lupus erythematosus revisited, *Kidney Int* 65:521–530, 2004.
Wenzlau JM, Hutton JC: Novel diabetes autoantibodies and prediction of type 1 diabetes, *Curr Diab Rep* 13(5): 608–615, 2013.
Wenzlau JM, Juhl K, Yu L, et al: The cation efflux transporter ZnT8 (Slc30A8) is a major autoantigen in human type 1 diabetes, *Proc Natl Acad Sci U S A* 104(43):17040–17045, 2007.
Winter WE, Hardt NS, Harris NS: Carbohydrate disorders. In Clarke W, editor: *Contemporary practice in clinical chemistry*, ed 2, Washington, DC, 2011, AACC Press, pp 343–357.
Winter WE, Jialal I, Devaraj S: Thyrotropin receptor antibody assays: Clinical utility, *Am J Clin Pathol* 139(2):140–142, 2013.
Winter WE, Maclaren NK, Riley WJ, et al: Pancreatic alpha cell autoantibodies and glucagon response to arginine, *Diabetes* 33(5):435–437, 1984.
Wyatt RJ, Julian BA: IgA nephropathy, *N Eng J Med* 368:2402–2414, 2013.
Xiao X, Pickering MC, Smith RJH: C3 glomerulopathy: The genetic and clinical findings in dense deposit disease and C3 glomerulonephritis, *Semin Thromb Hemost* 40:465–471, 2014.
Yang R, Hellmark T, Zhao J, et al: Levels of epitope specific autoantibodies correlate with renal damage in anti-GBM disease, *Nephrol Dial Transplant* 24:1838–1844, 2009.
Yaniv G, Twig G, Shor DB-A, et al: A volcanic explosion of autoantibodies in systemic lupus erythematosus: A diversity of 180 different antibodies found in SLE patients, *Autoimmun Rev* 14:75–79, 2015.
Yimam KK, Bowlus CL: Diagnosis and classification of primary sclerosing cholangitis, *Autoimmun Rev* 13(4–5):445–450, 2014.
Yu L, Dong F, Miao D, et al: Proinsulin/insulin autoantibodies measured with electrochemiluminescent assay are the earliest indicator of prediabetic islet autoimmunity, *Diabetes Care* 36(8):2266–2270, 2013.
Zhang Y, Nester CM, Martin B, et al: Defining the complement biomarker profile of C3 glomerulopathy, *Clin J Am Soc Nephrol* 9:1876–1882, 2014.
Zhang Y, Zhao T: Hypoglycemic coma due to insulin autoimmune syndrome induced by methimazole: A rare case report, *Exp Ther Med* 8(5):1581–1584, 2014.
Zone JJ: IgA Autoimmune disorders: Development of a passive transfer mouse model, *J Investig Dermatol Symp Proc* 47–51, 2004.

第55章 变应性疾病

Henry A. Homburger, Robert G. Hamilton

要点

1. 近年来,在世界各国尤其是发达国家,变应性疾病的患病率呈上升趋势。
2. IgE 抗体是变应性疾病最重要的触发因素。
3. 临床实践指南指出检测 IgE 抗体水平是诊断变应性疾病的重要依据。IgE 抗体阳性是判断变应性疾病的指标,同时也是该疾病的危险因素。
4. 使用抗 IgE 单克隆抗体治疗变应性疾病前需要检测血清中 IgE 水平,IgE 水平通常在 30~700kU/L 之间。
5. 临床调查结果显示:在儿童变应性疾病中,变应原的致敏作用具有反复性,因此建立变态反应性疾病的诊断标准迫在眉睫。早期明确变应原可优化治疗,并避免疾病的进一步恶化(如哮喘)。
6. 总 IgE 和变应原特异性 IgE 抗体的检测主要用于实验室诊断。
7. 由于特应性和非特应性人群的重叠,儿童和成人血清总 IgE 测定在诊断变应性疾病时具有局限性。血清 IgE 水平升高提示变应性疾病的发生,但水平正常不能排除变应性疾病。血清总 IgE 测定可用于辅助诊断疑似变应性支气管肺曲霉病。
8. 变应原特异性 IgE 抗体检测的临床应用:
   a. 评估表现有变态反应临床症状和体征的儿童,包括湿疹、胃肠道症状、鼻炎或哮鸣
   b. 对于疑似变态反应性呼吸系统疾病的儿童及成年人,可确定花粉、动物蛋白、尘螨、真菌和某些食物是否为变应原。结果有助于识别免疫治疗方案中的变应原
   c. 确定食物变应原的致敏作用。当摄入某食物后出现速发型超敏反应时,有助于确定儿童及成人食物变应原的存在
   d. 评估昆虫毒液变应原的致敏作用,当皮肤试验不明确或对多种毒液均敏感时,可用于确定毒液特异性
   e. 确认过敏性患者药物超敏反应的临床诊断
   f. 确认对职业性变应原的敏感性,如天然橡胶
9. 在免疫治疗期间检测 IgE 抗体,不作为评估治疗效果的首选,也不能排除治疗期间患者对昆虫毒素敏感的诊断。IgE 抗体检测仅用于具有详细完整病史和体格检查的患者。

概述

变应性疾病的患病率显著增加,在美国及其他发达国家尤为显著(Devereux et al,2014)。纵向流行病学研究显示:随着对常见变应原敏感性的增加,儿童哮喘、特应性皮炎、食物过敏和变应性鼻炎等疾病的患病率也随之增加。美国最近研究表明:在儿童群体中,6 岁以上的变应性疾病患病率超过 40%,1~5 岁群体对一种/多种常见变应原发生变态反应率达 35%(Salo et al,2014)。变应原致敏性是指一种/多种变应原刺激机体产生特异性 IgE 抗体,是变应性疾病特异性的鉴别特征,也是过敏性疾病的一项重要危险因素,且其具有遗传倾向。

在美国,变应性疾病的患病率因患者疾病类型、年龄和地理位置而异。从 20 世纪 50 年代起,不同国家的哮喘患病率均逐步上升(在 5%~10%之间)(CDC,2010)。最近数据显示,美国有 3100 多万人罹患哮喘,其中儿童占 700 多万(Weiss & Sullivan,2001;Arroyave et al,2013)。自 1970 年到 2004 年,大约 2500 多万人受到变应性鼻炎的困扰,该病患病率从 5%增加至

9%(National Center for Health Statistics,2006)。近年来,食物变态反应的患病率也呈上升趋势。儿童对常见食物变应原致敏的累积患病率高达24%,但由于很多致敏儿童并不出现食物变态反应的症状和体征(Branum & Lukacs,2009),故变态反应累积发生率仅占4%~8%(见下文)。鉴于美国变应性疾病的总体患病率很高,每年诊断和治疗的总成本估计达数百亿美元。简而言之,变应性疾病是一个重要的公共卫生问题。

最近研究显示,变应性疾病患病率增加的原因主要是遗传和环境。虽然大多数基因和遗传多态性会导致变应性疾病的发生(见下文),但是仍不能解释特异性变应性疾病发生的风险和患病率快速增加的原因。目前,在理论上假设环境是影响其患病率增加的原因之一。一些研究者提出,由于发达国家的儿童在早期较少暴露于微生物可能会导致适应性免疫系统发育异常,易患变应性疾病和某些自身免疫性疾病(Liu,2010)。该"卫生假说"的原理为:早期暴露于细菌及其他微生物会促进成熟抗原呈递树突状细胞(APCs)和调节性T细胞(Treg)的发育,因此减少暴露机会将导致高水平Th1/Th2细胞介导的免疫性疾病。早期暴露于微生物及环境抗原有益于机体的机制包括增强抗炎细胞因子白细胞介素-10(IL-10)、白细胞介素-12(IL-12)和转化生长因子-β(TGF-β)的生物学效应,其中APCs释放的TGF-β可诱导产生抗原特异调节性T细胞(Smits et al,2005)。此效应由细菌产物(如细菌内毒素)和先天免疫系统(树突状细胞、单核细胞和巨噬细胞)的Toll样受体(TLR2和TLR4)之间相互作用介导。目前,以变态反应患者群体为研究对象的大型纵向研究和动物模型实验研究仍在进行中,目的是调查变应性疾病发展的流行病学和生物学机制,并进一步验证"卫生假说"。

变应性疾病的症状和体征与其他疾病难以区分(Host et al,2003)。变态反应的临床表现可能是相对温和且具自限性,如季节性变应性鼻炎,也可能是高发且严重的,如哮喘。实验室检查有助于评估变应性疾病,但是应明确速发型超敏反应的基本机制、检测结果与诊断预测值之间是存在差异的,还需将检测结果转化为临床诊断。本章节围绕以上主题,首先回顾了速发型超敏反应的生物学机制和"变应性表型",其次讨论了适用于儿童及成人变应性疾病诊断评估的实验室检查。

整个章节的关键点在于区分变应原的致敏反应和临床变态反应。作者确定了常见变应原的化学成分,包括物种特异性和交叉反应性。总结了在不同临床情况下,变应性疾病高阳性率和阴性预测值所需的最低检测次数。根据其临床表现和检测方案提示,实验室检测路径不佳,还可能导致误诊。变态反应的最新实验室评估包括对假定变应原的IgE抗体进行大量扩增试验,以及检测高度纯化的天然变应原和重组变应原成分。同时检测100多种变应原特异性IgE抗体的微阵列分析方法在临床研究中已得到证实并将很快应用于临床实践中。以上检测方案不仅可解释分析特殊患者的报告,也有助于鉴别临床致敏类型。

变应性疾病发病机制

速发型超敏反应机制

免疫球蛋白E是变应性炎症的主要抗体。在20世纪60年代末期,两个独立实验室公布了一个新同种免疫球蛋白,最初称为IgND,后来命名为IgE(Ishizaka & Ishizaka,1967),其可激活变应性疾病患者血清中皮肤致敏活性(Ishizaka & Ishizaka,1966;Bennich et al,1969)。在随后的几年里,研究人员致力于研究速发型超敏反应的基础生物学机制,通过免疫活性B淋巴细胞调控IgE生成进而促进炎症细胞募集,以及变应性炎症部位的IgE致敏效应细胞释放血管活性介质。而最近的研究重点为调查变应性表型的遗传决定因素,鉴别能调控IgE生成及组织对变应性炎症反应的基因。

特应性和变应性表型:遗传影响和候选基因

特应性(atopy)是指具有变应性疾病遗传易感性的个体,在暴露于变应原后会产生特异性IgE抗体。虽然特应性是变应性疾病的特征,但是在无特应性的情况下也会出现变应性疾病的症状和体征,如哮喘和湿疹。这一发现表明,变应性疾病的遗传易感性是相当复杂的,尚不能完全解释临床变态反应的发生,仍需要探讨影响遗传的两个主要领域。一个是编码基因,在免疫应答中影响IgE生成并决定其特应性;另一个是影响其他互补生物功能的基因(包括组织结构修复、对变应原的组织渗透性、细胞迁移和纤维蛋白溶解),这些基因决定终末器官对炎症的易感性,并调节免疫系统暴露于变应原(Holloway et al,2010;Holloway,2014)。

变应性疾病的易感基因具多源性。人口连锁分析已确定了候选基因的染色体位置;并且定位克隆研究也证实了假定变应原的基因与参与调节免疫应答分子的已知基因之间的关系。全基因组关联研究验证了哮喘及其他常见变应性疾病患者中特应性候选基因(IgE合成)和疾病易感性之间的关系(Holloway et al,2010;Holloway,2014)。

已有研究表明,在变应性疾病的各种候选基因中,部分编码基因促进了IgE的合成,如白细胞介素4(IL-4)、白细胞介素13(IL-13)、IL-4受体α链(IL4R)和信号转导及转录激活因子6(STAT6)(Kabesch et al,2006;Holloway & Koppelman,2007)。这些基因产物共同影响Th2细胞的发育,并促进免疫球蛋白重链基因的表达和ε缺失型转换(见下文)。6号染色体上的HLA-Ⅱ基因座及其等位基因对特异性变应原和变应原蛋白组分的免疫应答和致敏性有较强影响。例如:对尘螨(屋尘螨和粉尘螨)常见变应原Derp p及Derp f肽的反应性与哮喘支气管高反应性个体的其他基因座相关联(Moffatt et al,2010)。类似关联还有与染色体1q23上IgE Fc受体α链基因密切相关的特应性基因(Weidinger et al,2008)。研究表明,其他基因可能具有变应性疾病易感性,如促Th2细胞生成的白细胞介素6受体(IL6R)和GATA结合蛋白3的编码基因,以及对环境抗原起固有免疫应答的Toll样受体TL4R的编码基因。编码细胞因子的有白细胞介素3、5和33(IL-3、IL-5和IL-33)基因,可影响变态反应效应细胞(包括肥大细胞、嗜碱性粒细胞和嗜酸性粒细胞)的生长、增殖和募集。

其他基因通过促进变应原暴露的生物学功能或者组织对炎症的反应来影响变应性疾病的易感性。染色体1q21上聚丝蛋白基因突变易致特应性皮炎(Irvine et al,2011)。聚丝蛋白是皮肤表皮屏障的重要蛋白质成分。无效突变的聚丝蛋白基因可能通过破坏表皮屏障来促进变态反应发展(Palmer et al,2006)。几种基因产物决定了组织对慢性炎症的反应,其中ADAM33是一个典型的基因,该基因编码的金属蛋白酶可影响气道重塑和平滑肌亢进,与哮喘易感性和进展相关(Van Eerdewegh et al,2002)。特应性及变应性疾病的几种易感基因见表55-1。虽然携带上述基因者对变应性疾病具有易感性,并且也已鉴定出几种候选基因的突变和多态性，但是尚无临床证据验证目前应用常规方法来检测变应性疾病患者的遗传多态性。

表 55-1 基因和变应原表型

染色体	遗传位点	表型
6p21-23	HLA D 区（HLA-DRB1 和 DQB1）	对常见变应原应答或无应答
11q12	Fc ε 受体 α 链	增强变应原应答；血清总 IgE 升高
5q31	细胞因子白细胞介素 IL-3、IL-4、IL-5、IL-9、IL-13 和 IL-33	血清总 IgE 升高
16	IL-4 受体	血清总 IgE 升高
20p13	*ADAM33* 基因	增强气道反应性，气道重塑
1q21	聚丝蛋白	减弱变应原的上皮屏障

HLA＝人类白细胞抗原

注：已公布 120 多个候选基因与变应性疾病相关。该表选择性地列出了在多项研究中发现的基因。有关其他位点和基因的讨论，请参阅文本

免疫球蛋白 IgE 合成的调控：分子-细胞相互作用

如前所述，HLA D-Ⅱ类基因直接影响个体对外源性抗原的反应（Pieters，2000；Wang & Reinherz，2002）。高度多态的 HLA D 区基因产物；表达于 APC 质膜上 DR、DQ 和 DP 分子；B 细胞结合加工的抗原并呈递给免疫活性 T 细胞。这种相互作用导致了免疫反应（Wang & Reinherz，2002）。B 细胞通过膜相关免疫球蛋白（即 IgE-Fc εRI）结合抗原起到抗原提呈细胞的作用（Oettgen，2014）。抗原呈递后产生的细胞及体液应答较为复杂，包括细胞-细胞间接触介导的相互作用以及刺激性细胞因子的分泌。以上机制的典型例证是 B 细胞分泌成熟 IgE 抗体（图 55-1）。

B 细胞最初产生 IgM 抗体。编码 Ig 可变区的 V、D、J 外显子重排可生成一个可变区模体（VDJ），VDJ 模体可编码成熟 Ig 重链的抗原结合部分（Fab）。重排的 VDJ 模体位于编码 Ig 重链恒定区的外显子上游（包括 α-、γ-和 ε-外显子），并决定抗原特异性。完整 Ig 分子的成熟转录本需要重链（IgH）位点上的额外重排。这些重排导致重链恒定区结构域的表达从 μ 转换为另一同种型（如 γ）。由于核酸内切酶不可逆地切除编码 μ

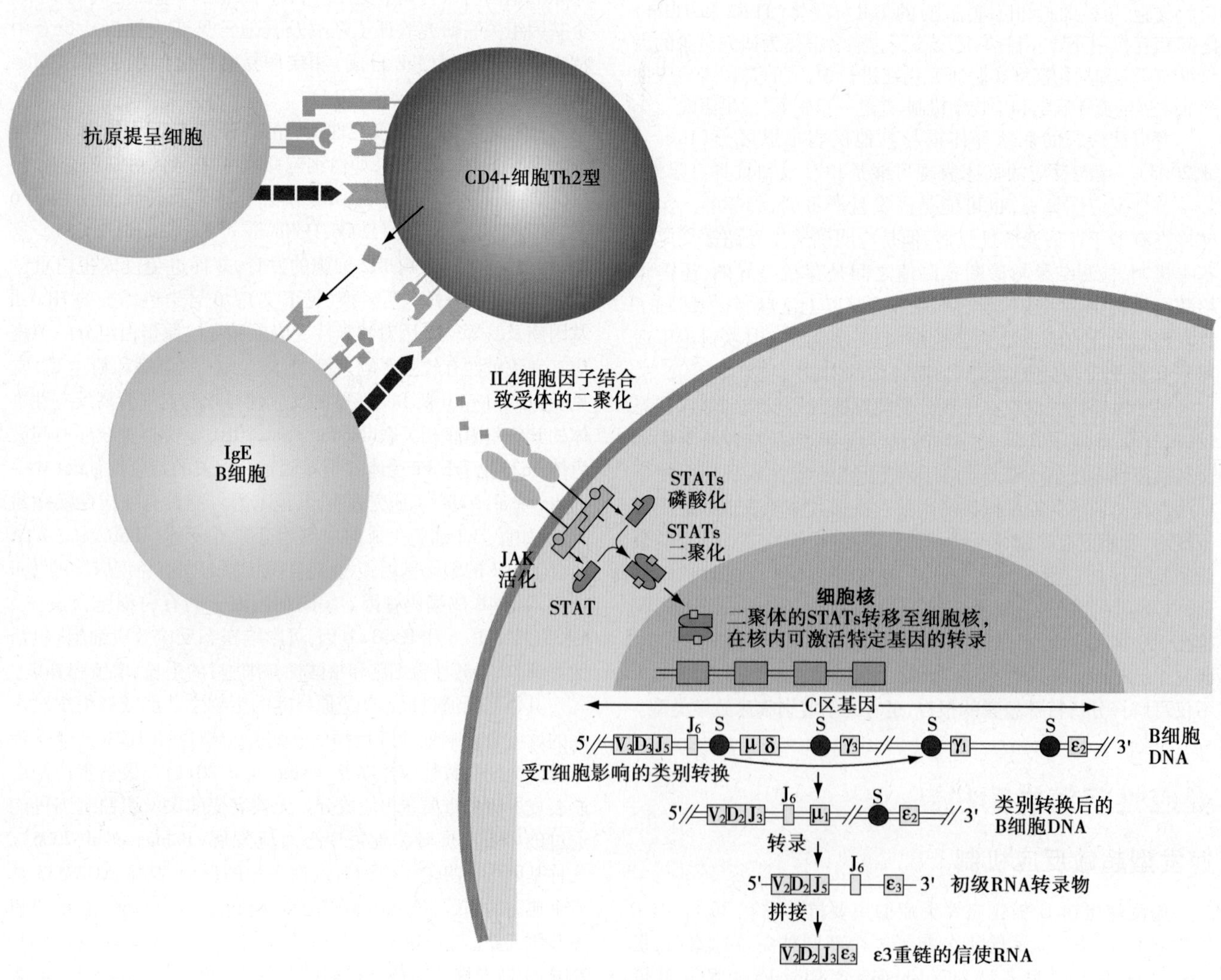

图 55-1 调节免疫球蛋白(Ig)E 合成的细胞和分子相互作用

链结构域外显子，这一过程称作缺失开关重组（Coico et al，2003；Oettgen，2014）。Ig 重链基因重排中的两条途径可导致 IgE 抗体的产生：IgM 到 IgE 的直接途径，和从 IgM 到 IgG 中间体再到 IgE 的间接途径（Wu & Zarrin，2014）。

成熟 IgE 分子的合成很复杂，从 ε 重链的种系（无效的）转录物起始。种系转录必须在缺失转换重组之前进行。在分子水平上，编码 ε 重链的四个外显子上游的启动外显子相互作用参与该过程（图 55-1）。通过激活 ε-启动子来启动转录过程，该启动子含有转录因子 STAT6 和核因子 κB（NF-κB）的结合位点，这些结合位点的突变使同种型不能转化为 IgE。由于种系转录物是“无效的”并且不编码功能性重链，因此需要通过核酸内切酶进一步剪切种系转录物以生成功能性重链分子。核酸内切酶剪切 Cμ 并连接相邻 VDJ 和 Cε 序列。在缺失转换重组的过程中，通过酶催化、切割和重组 DNA 以形成功能重链，在 S 区特定位点处重排双链 DNA。

IgE 由可溶性细胞因子介导，细胞间相互作用产生（Oettgen & Geha，2001；Oettgen，2014）。其重链转录物需辅以 Th2 细胞分泌的细胞因子。刺激性细胞因子 IL-4 和 IL-13 是合成 IgE 的重要信号。Th2 细胞分泌的数种细胞因子（IL-4 和 IL-13）作为 B 细胞的生长因子，可诱导人类 B 细胞种系 ε-转录物的产生（Vercelli et al，1989；Defrance et al，1994）。这些细胞因子通过与 α、γ 链组成的多聚体细胞表面受体相互作用发挥其功能。IL-4 和 IL-13 的功能受体有两种类型，具共同的配体结合 IL-4R α-链。Th2 细胞和肥大细胞的 1 型受体是 IL-4R α 及 γ 链的异源二聚体，仅结合 IL-4。T 细胞多表达 2 型受体，是 IL-4R α 和 IL-13R α 链的异源二聚体，可结合 IL-4 和 IL-13。IL-4 和 IL-13 与这些受体的结合诱导一系列磷酸化反应，最终导致由磷酸化转录因子介导的 DNA 转录。Janus 家族的酪氨酸激酶（JAK1、2 和 3）与 IL-4 和 IL-13 受体的细胞内结构域相关并且催化其受体磷酸化，从而使它们能够结合细胞内转录因子。这些转录因子，包括 STAT6 和 NF-κB，一旦磷酸化转移至核内，即与 ε-启动子结合并诱导种系 ε-转录物的表达（Oettgen & Geha，2001；Oettgen，2014）。

与前文提及的抗原提呈细胞-T 细胞相互作用一致，细胞-细胞间的相互作用为促进 μ 到 ε 重链表达的转换重组提供了第二信号（Oettgen，2014），其主要通过 T 细胞抗原受体（TCR）产生 IL-4 和 IL-13 因子。该信号由 CD40（在 B 细胞上共表达）和仅在活化 T 细胞上表达的 CD40 配体（CD154）的相互作用产生。TCR 结合导致 T 细胞表面 CD40 配体的上调。CD40 配体与 B 细胞表面的 CD40 相互作用以促进 NF-κB 的活化，NF-κB 又通过 STAT6 和其他活化诱导的蛋白质促进 ε-启动子的活化（Oettgen & Geha，2001；Oettgen，2014）。肿瘤坏死因子受体超家族的成员 CD40 通过 CD40 配体拮抗 B 细胞的凋亡，同时也可使 B 细胞的 CD80-CD86 表达上调。CD40 与 T 细胞上的 CD28 相互作用可以增强 IL-4 和 IL-13 细胞因子的转录和分泌。有研究表明，缺乏 CD40 配体（CD154）不能进行类别转换，例如 X 连锁高 IgM 综合征患者由于缺乏 CD40 配体而不能合成 IgG、IgA 或 IgE 抗体（Korthauer et al，1993）。

在黏膜及淋巴滤泡中，B 细胞通常分化为短寿命浆细胞，而极少数长寿命浆细胞持续存在于骨髓中（Wu & Zarrin，2014）。这一发现解释了在抗原刺激不存在时 IgE 抗体水平快速下降的原因。对变应原的初始 IgE 反应主要发生在非毛囊部位，从低亲和力 IgM 抗体直接转化为 IgE 抗体。持续或反复的抗原刺激通过体细胞突变促进更高亲和力的 IgE 抗体的产生。

IgE：结构和功能特征

IgE 重链在结构上与其他免疫球蛋白同种型不同。它们通过与组织肥大细胞上高亲和性的 Fcε 受体结合而使皮肤致敏（见下文）（Ishizaka & Ishizaka，1966；Bennich et al，1969）。酶解处理 IgE 骨髓瘤蛋白后，纯化得到的 Fab 和 Fab'2 片段不与 IgE 细胞表面受体结合，也不能使皮肤致敏。IgE 分子的特异性抗原决定簇在 Fcε 片段上（Bennich et al，1969）。由于 IgE 重链有大分子量的 Cε4 结构域，故 IgE 的重链与其他的 Ig 类似而不相同。IgE 较 IgG 高度糖基化，且更易结合凝集素蛋白。通过纯化骨髓瘤来源的 IgE 并将其酶解制备成 Ig 片段，检测到 IgE 分子不同区域的物理化学特性及免疫学功能（表 55-2）（CLSI，2015 年综述）。

表 55-2 免疫球蛋白 E（IgE）的物理化学性质

H 链类	ε
分子式	ε_2L_2
沉降系数	8
分子量（Da）	190 000；H 链分子量为 70 000
碳水化合物（%）	18
补体结合（经典）	无
血清半衰期（天）	1~5
胎盘转移	无
反应活性	4+；Fc 片段抑制天然 IgE 的皮肤致敏活性，但 Fab 的片段无此作用

Fab，抗原结合

每天高达 70%的 IgE 与靶细胞结合后分解代谢，故 IgE 在血清中含量最少，约占总血清免疫球蛋白的 0.0005%。血液中 IgE 的半衰期为 1~5 天，而 IgG 的半衰期约为 20 天。但 IgE 与组织肥大细胞结合后，其半衰期长达几个月。单个 IgE 分子的功能化合价为 2，如图 55-2 所示。

如前所述，IgE 与肥大细胞结合后，使机体进入对该变应原特异的致敏状态，进而释放与变态反应及炎症相关的生物活性物质，如组胺等。IgE 对热不稳定，在 56℃ 加热 2 小时将不可逆地改变 IgE 的 Cε3 和 Cε4 结构域并抑制其皮肤致敏性（Ishizaka & Ishizaka，1967）。ε-链二硫键的还原和烷基化也阻碍其与效应细胞的结合。人类 IgE 聚集不能通过经典途径激活补体，也不能通过胎盘经母体转移至胎儿。

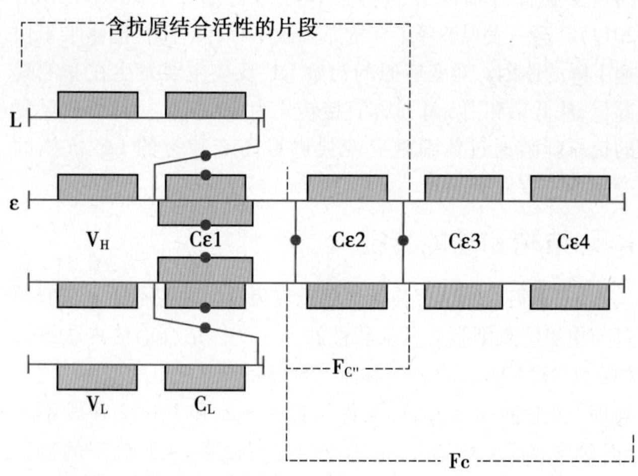

图 55-2 免疫球蛋白 IgE 结构。Fc，不含抗原结合活性的片段；V_H，重链可变区；V_L，轻链可变区；C_L，轻链恒定区

介导速发型超敏反应的细胞和炎性介质

肥大细胞是速发型超敏反应的主要效应细胞，可促进炎症、组织修复、伤口愈合和对细菌感染的反应。其他细胞类型，如嗜酸性粒细胞、嗜碱性粒细胞、中性粒细胞和淋巴细胞也参与变态反应(Bradding & Saito,2014)。

曾认为肥大细胞和嗜碱性粒细胞是密切相关的，均对碱性染料具有易染性，并含有预先形成的组胺颗粒(Galli,1990)。最近的研究更关注这两种细胞类型不同前体的发展(Bradding & Saito,2014)。肥大细胞由骨髓多能造血干细胞分化而成，并成为干细胞因子的受体。肥大细胞前体起源于骨髓中的CD34+CD117+祖细胞，通过结合含有整合素和血管细胞黏附分子1(VCAM-1)的成纤维细胞将肥大细胞转运到组织中去。外周组织中，肥大细胞前体在干细胞因子的作用下分化为成熟细胞。人类肥大细胞的两种亚型分化需要不同的细胞因子(稍后描述)。黏膜表面型肥大细胞的分化和成熟需要干细胞因子和T细胞因子IL-3、-4、-5、-9和-10，黏膜结缔组织型肥大细胞的分化和成熟只需干细胞因子而并不需要额外的T细胞因子。不同于肥大细胞，嗜碱性粒细胞在骨髓中从粒细胞前体发育为成熟细胞后进入循环池。肥大细胞和嗜碱性粒细胞虽均含有组胺颗粒，但通常肥大细胞含有的组胺颗粒是嗜碱性粒细胞十倍。

根据肥大细胞所含中性蛋白酶不同可将其分为两种亚型：MCt和MCtc。MCt细胞只含有类胰蛋白酶，而MCtc细胞含有类胰蛋白酶和类糜蛋白酶。MCt细胞在变应性炎症时位于黏膜表面，通常聚集于T淋巴细胞附近。而MCtc细胞多分布于黏膜下部位和结缔组织中，与变态反应性炎症或T淋巴细胞浸润无关(Irani et al,1986;Bradding & Saito,2014)。肥大细胞的两种亚型在以下几个方面均不同：细胞因子(MCt细胞较MCtc细胞含较低IL-4，较高IL-5)、释放的炎症介质(MCt细胞较MCtc细胞释放较多的LCT4和PGD2)和对趋化因子的反应(MCt细胞对C5a无反应)。整体来看，肺泡壁、支气管上皮/上皮下、小肠上皮/上皮下、鼻黏膜和皮肤组织中富含肥大细胞。

肥大细胞释放两种类型的炎症介质：预先形成的介质和新合成的介质，当受到胞外刺激后，以活化形式释放到胞外参与变应性炎症反应。预先形成的介质主要是组胺、类胰蛋白酶、硫酸软骨素(蛋白多糖)和肿瘤坏死因子TNF-α；新合成的炎症介质包括环加氧酶(前列腺素)和花生四烯酸代谢的脂氧合酶(白三烯)的产物。除了新合成的前列腺素和白三烯介质在几分钟内就可触发变态反应外，肥大细胞也合成并释放出其他几种细胞因子。肥大细胞释放的细胞因子(IL-4、IL-5和IL-13)可在炎症开始数小时内放大变态反应，募集炎性细胞(TNF-α)，促进成纤维细胞和内皮细胞增殖。

预先生成的介质从肥大细胞释放后参与变性炎症反应的机制与B细胞表面IgE结合肥大细胞胞膜上IgE高亲和力受体(Fc εRI)介导的跨膜信号有关。IgE抗体与Fc εRI的结合虽是可逆的，但两者仍具有高亲和力。虽然血液中IgE的半衰期小于5天，但是当肥大细胞表面的Fc εRI与IgE结合后，其半衰期可长达数月。IgE在生理浓度时，Fc εRI即可饱和。每个细胞的Fc εRI数目从40 000~500 000不等。更多的受体由携有IgE的循环细胞诱导，特异性皮炎个体的细胞通常表达更多数量的Fc εRI，说明IgE上调Fc εRI。抗IgE药物治疗(奥马珠单抗)可导致循环IgE降低和肥大细胞与嗜碱性粒细胞的FC εRI数量减少(Beck et al,2004)。

Fc εRI是由α-、β-和γ-亚基组成的多重受体，包括$α_1$、$β_1$和$γ_2$。IgE结合α亚基；β和γ亚基含有对胞内区域的跨膜信号起作用(Ravetech & Kinet,1991;Metcalfe et al,2009)。已有研究通过荧光素标记的IgE发现，Fc εRI分子在敏感细胞的质膜内可短距离移动，此过程对肥大细胞释放介质非常重要。通过IgE分子，多价抗原或抗IgE抗体，甚至抗IgE抗体的F(ab')2断片可使细胞膜上IgE受体的聚集进而触发组胺和其他预先形成的介质释放，并合成前列腺素和释放白三烯介质。包括半抗原和抗IgE抗体的Fab片段等单价变应原，不能促进介质释放。

致敏肥大细胞的介质释放机制是非常精密的，并依赖于内质网内存储的Ca^{2+}释放和胞外Ca^{2+}内流。临床IgE值达到1000以上才可导致组胺和其他介质的释放进而诱发过敏现象。由Fc εRI聚集介导的跨膜信号是依赖于Src酪氨酸激酶家族的酶(包括LYN和SYK)导致的FcεRI受体亚基蛋白磷酸化，LYN和SYK可产生一系列磷酸化中间介质，包括磷脂酶Cgamma。磷脂酶Cgamma水解磷酸肌醇4,5-二磷酸(PIP2)产生肌醇3,4,5-三磷酸(IP3)和二酰基甘油(DAG)。IP3结合到内质网的膜上受体，导致细胞内储存的Ca^{2+}释放。DAG和Ca^{2+}激活蛋白激酶介导细胞外Ca^{2+}流入，可触发胞吐过程释放贮存的介质。细胞内Ca^{2+}增加也可促进细胞质磷脂酶A2的活化，启动膜脂质衍生的花生四烯酸的合成。肥大细胞中的游离花生四烯酸经环氧合酶(COX)途径的酶(COX-2、PG合酶，异构酶)分解为前列腺素D2，经5-脂氧合酶途径的酶分解为半胱氨酰白三烯LTB4、LTC4、LTD4和LTE4(Metcalfe et al,2009;Bradding & Saito,2014)(图55-3)。

组胺是最为熟知的变应性炎症介质。皮内注射组胺后，由于毛细血管后微静脉收缩和神经源性红斑导致产生特征性风团和潮红反应(Petersen et al,1997)。每个肥大细胞中预先形成3~8pg的组胺颗粒，组胺释放后与H_1~H_4特异性G-蛋白偶联受体相互作用(Wess,1997;Gether,2000)。组胺 H_1 受体激活磷脂酶C,随后活化蛋白激酶C、Ca^{2+} 外流,进而导致炎症相关的急性变应性细胞反应。呼吸道 H_1 受体促进支气管平滑肌收缩、增加黏液分泌、组织水肿及增大血管通透性。胃中的 H_2 受体促进胃酸分泌。H_3 和 H_4 受体分别分布于组胺能神经和骨髓细胞中。

组胺通过两种酶促途径降解,主要产物是由N-甲基转移酶和单胺氧化酶依次甲基化和脱氨基作用生成的N-甲基咪唑乙酸(MIAA)。大部分分泌的组胺以MIAA的形式通过尿液排泄,其中有较少量组胺未降解。

肥大细胞颗粒中预先形成的蛋白质中最多的是中性蛋白酶、类胰蛋白酶和糜蛋白酶。类胰蛋白酶分子量约为134kDa,是由29~40kDa亚基组成的四聚体(Schwartz et al,1981)。从人类肥大细胞克隆的α-类胰蛋白酶和β-类胰蛋白酶约有90%的同源序列(Miller et al,1990)。人血清中的大多数类胰蛋白酶以α-和β-单体的形式存在。从肥大细胞释放出的α-类胰蛋白酶现称为前类胰蛋白酶;β-类胰蛋白酶现称为成熟类胰蛋白酶,与蛋白多糖肝素形成非共价复合物储存于分泌颗粒中,在发生变态反应后30分钟~4小时内检测最佳(Schwartz,2006)。检测血清中抗原浓度可评估肥大细胞的数量,成熟类胰蛋白酶可作为肥大细胞活化的标志物。类胰蛋白酶除了酶促活性以外,还可促进成纤维细胞和平滑肌细胞的生长,活化肥大细胞,并促进上皮细胞释放趋化因子IL-8(Cairns & Walls,1996)。

新合成的前列腺素和白三烯是重要的促变态反应性炎症介质。活化的肥大细胞可合成多种介质,主要有前列腺素D2(PGD2),量少但功效明显强于组胺(Bradding & Saito,2014)。PGD2及其代谢物9α,11βPGF2可促进呼吸道平滑肌收缩、外周血管扩张以及抑制血小板聚集。

IgE介导的肥大细胞活化还可合成释放半胱氨酰白三烯LTC4、LTD4和LTE4(图55-3)。嗜酸性粒细胞、嗜碱性粒细胞和巨噬细胞也合成释放白三烯。IL-4可以激活肥大细胞释放白三烯及其表达上调(Hsieh et al,2001)。半胱氨酰白三烯是非常有效的支气管收缩剂,效率是组胺的1000倍,可促进血管通透性增加、黏液生成及组织纤维化(Bradding & Saito,2014)。白三烯由细胞受体CysLT1和CysLT2介导,在变态反应性炎症及哮喘中发挥重要作用,其在许多细胞上均有表达,如支气管平滑肌细胞、单核细胞、巨噬细胞、肥大细胞、嗜酸性粒细胞。已有临床试验证实白三烯在哮喘中的作用,通过给予白三烯拮抗剂可减少对变应原的早期哮喘反应(Findlay et al,1992)。

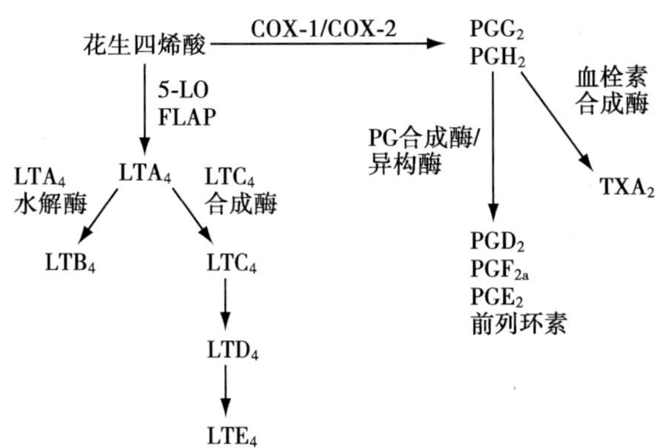

图55-3 花生四烯酸的代谢。COX,环氧合酶;FLAP,5-脂氧合酶活化蛋白;5-LO,5-脂氧合酶;LT,白三烯;PG,前列腺素;TX,血栓素

变应性炎症反应通常分两个阶段进行:接触变应原后几分钟内发生的速发反应,其次是24小时内发生的迟发反应。这种双相反应通常发生在哮喘中。变态反应的两个阶段均依赖于细胞结合IgE。速发反应反映了组胺、前列腺素和白三烯介质的作用。迟发反应需要在炎症部位募集额外的炎性细胞,包括嗜酸性粒细胞和嗜中性粒细胞,以及这些活化细胞释放的介质。活化的肥大细胞释放细胞因子和趋化因子促进迟发炎症反应中白细胞的浸润和脱颗粒。

实验室检测在变应性疾病评估中的作用

检测原理

检测血清总IgE蛋白和变应原特异性IgE抗体可评估变应性(特应性)儿童和成人的变态反应情况,同时也是变应性疾病的主要检测方法。在40年前首次发现IgE后,很快就研发出第一代检测总IgE和变应原特异性IgE抗体的方法。大多数医院的临床实验室不具备进行完整IgE抗体检测的条件,更愿意将标本送至转诊实验室进行分析。随着近年来医疗保健的发展,评估变应性疾病的实验室方法也随之改进,目前普遍采用管理型医疗保健计划。临床变应性疾病的实验室检测进展包括:IgE定性及定量检测方法有显著改进,如多物种特异性及交叉反应性变应原组分的自动化及分子鉴定,可用于后续FDA批准的重组变应原的清除诊断检测(称为组分分析诊断或分子变态反应诊断);开发治疗哮喘的抗IgE药物(奥马珠单抗)拓宽了对于变应性疾病自然病史的了解,尤其针对儿童个体(Wahn,2000;Du Toit et al,2015)。

在管理型医疗保健时代之前,变应性疾病专家经常接触到没有任何实验室检查的患者。而现今社会,大多数患者最初即由初级保健医生进行评估。这一例证表明,确诊或判断变应性疾病预后的检测结果很重要,从检测结果可以判断该患者是转诊至变应性疾病专家还是直接由初级保健医生处理。

在临床变态反应领域,检测总体和特异性变应原IgE抗体主要应用于疾病诊断。随着变态反应的持续进行,检测结果可能会升高,且有利于识别出鼻炎或变应性哮喘患者免疫治疗方案中变应原的特异性。目前从临床研究数据来看,还不能确定实验室结果(用于评估免疫治疗疗效和监测疾病进程)是否有效。尽管在临床研究中常实时监测不同方法治疗特定变应性疾病患者的IgE浓度,或阐述自然病史,但是在临床的很多情况下是不推荐该做法的。临床研究尚不清楚重复检测是否有助于决定继续或修改治疗方案。应适当选择IgE抗体试验来评估疑似变应性疾病患者,而非广泛筛查。否则不仅不能辅助确诊,还可能误诊,进而导致不当治疗。以上建议已达成共识(Bernstein et al,2008)。

变应原:蛋白质家族、分子结构和交叉反应

最近的研究已确定变应原提取物中主要蛋白组分的共同分子结构和化学性质(表55-3)(Kazemi-Shirazi et al,2000;

Shakib et al,2008;Breiteneder,2009;Stewart et al,2014)。大多数变应原的蛋白组分是酶、酶抑制剂、配体结合蛋白、贮存蛋白或与细胞骨架蛋白相关的肌动蛋白。此外,一些变应原分子结构独特,有利于固有免疫细胞的识别并结合。在某种情况下,变应原分子可以通过适应性免疫直接促进 IgE 抗体的合成(Shakib et al,2008)。例如,Der p1 变应原是由屋尘螨的粪便颗粒释放出来的,对屋尘螨敏感是变应性哮喘的重要发病机制。Der p1 是半胱氨酸蛋白酶,在气道中可降解保护性表面活性分子和 α_1-抗胰蛋白酶,进而破坏吸入性变应原的保护屏障。此外,Der p1 直接促进肥大细胞脱颗粒及 IL-4 分泌,并且还可以通过抑制 Treg 细胞,进而抑制 Th2 对 Der p1 变应原的应答。

重组蛋白技术使新一代变应原 IgE 抗体的免疫检测得以发展。重组蛋白组分的研究增强了我们对于普通花粉与食物变应原之间交叉反应的分子基础的理解。对变应原组分分子结构的研究已证实常见变态反应的变应原蛋白家族(表 55-3)。以下对于临床工作具重要意义:植物和食物中的病程相关蛋白10(PR10 蛋白);食物和花粉中的非特异性脂质转移蛋白(nsLTP)和抑制蛋白;淡水鱼和海鱼中的白蛋白;贝类中的原肌球蛋白;猫和狗的脂质运载蛋白;牛奶、牛肉、鸡蛋和鸡肉中的血清白蛋白;花粉、植物和昆虫毒液中糖蛋白的交叉反应性碳水化合物决定簇(CCD)。本章节未全面探讨以上提及的变应原组分,但重点讨论了这些组分的某些属性,确定其变应原性及交叉反应性(Matricardi et al,2015)。

表 55-3 变应原成分

蛋白质家族	对热及蛋白酶的敏感性	植物性变应原的例子	临床表现
PR-10 蛋白(桦树花粉 Bet v1 同系物)	敏感*	桦木科:榛子* 蔷薇科(例如苹果、樱桃、桃子) 伞形科(如胡萝卜、芹菜*、茴香、荷兰芹) 豆科(例如花生*、大豆*、绿豆)	口腔变态反应综合征(OAS);症状通常轻微但也可能严重(例如大豆 Gly m4)
nsLTP(非特异性脂质转移蛋白)	稳定	桦木科:榛子 蔷薇科(例如苹果、樱桃、桃子) 其他:玉米、花生、大麦、葡萄、卷心菜	常见全身反应
抑制蛋白(桦树花粉 Bet v2 同系物)	中度敏感	肌动蛋白广泛分布于植物和植物性食品中:包括柑橘、香蕉、番茄、蔬菜和坚果	主要是美洲国家组织;症状通常轻微
贮存蛋白(2S 蛋白、7S/11S 球蛋白)	稳定	狗舍/坚果/种子(例如花生/大豆、坚果、种子、谷物)	常见全身反应
小白蛋白	稳定	淡水鱼和海鱼	常见全身反应
CCD(交叉反应性碳水化合物决定簇)	稳定	CCD 广泛分布于植物性食品中 已从芹菜、西红柿和西葫芦中提取出 CCD 变应原性	

PR-10 蛋白,植物病程相关蛋白 10

* Bet v1 同系物(在榛子、芹菜、花生和大豆中)部分热稳定,也可能发生全身反应

普遍认为,相对于其他变应原组分,IgE 抗体和 CCD 与临床相关性更低

由于 PR-10 和抑制蛋白家族在不同的植物中均保守存在,故称为泛变应原。PR-10 蛋白具有高度的结构同源性,对热敏感,易受消化酶降解。PR-10 组分中第一个鉴定出的是桦树花粉提取物 Bet v1,在随后的测序研究中发现多种植物性食物中均含有 Bet v1 同系物(Ballmer-Weber et al,2011)。植物性食品的 PR-10 蛋白通常引起局部症状,如口腔变态反应综合征(oral allergy syndrome,OAS)。抑制蛋白组分也具高度同源性,广泛分布于花粉和植物性食品中,如蔬菜、水果及坚果(Santos & Van Ree,2011)。抑制蛋白也对热敏感,易受蛋白水解酶的降解。抑制蛋白致敏通常不会引起临床症状,但在一些对柑橘类水果、甜瓜、香蕉或番茄过敏的患者中可能会引起严重的反应。暴露于花粉导致后续对食物同系物的交叉反应致敏,这是 PR-10 及抑制蛋白致敏的常见原因。交叉反应糖类 CCD 存在于多种植物性或动物源性的变应原中,由于结构的相似性会发生一些特殊的交叉反应。这一发现可能干扰皮肤试验及 IgE 抗体体外试验的结果,以至于对多种食物的泛变应原的误诊。

nsLTP、贮存蛋白和小清蛋白对热及蛋白水解酶均稳定,这维系了蛋白质三维结构的稳定,并增强了这些蛋白质的变应原性。在蔷薇科植物(如桃子)的外层存在 nsLTP 成分,可导致过敏个体的严重反应。2S 白蛋白贮存蛋白存在于花生、坚果(例如腰果、核桃和山核桃)、大豆和各类种子中(Sharma et al,2011;Beyer et al,2015)。2S 白蛋白在不同物种中同源性较低,且远缘植物家族之间交叉反应较少(如不同坚果的 2S 白蛋白 IgE 抗体常发生交叉反应,但是与豆科植物花生的 2S 白蛋白不发生反应)。小白蛋白是淡水鱼和海鱼中的主要变应原(Griesmeier et al,2010)。小白蛋白成分对热及蛋白水解酶的稳定,故机体对鱼类产品的变态反应最为严重。除以上提及组分,利用重组技术还生产了临床上重要的摄入、注射及吸入性变应原分

子,FDA 已批准作为诊断试验试剂。

体内试验技术:皮肤试验和终末器官激惹试验

就诊断及治疗变应性疾病而言,实验室方法常用于体内试验,应用较多的是皮肤挑刺试验和末端器官激惹试验。在美国,许多变应性疾病专家认为体内试验是诊断变应性疾病准确性和可靠性的标准。检测致敏及变态反应的最先进技术是通过体内激惹再现特异性变态反应。尽管体内试验已得到认可,但皮肤试验结果仍具高变异性(McCann & Ownby,2002)。高变异性的原因在于缺乏标准化,同时还包括用于试验的变应原提取物的效价误差以及不同操作者的技术误差。

皮肤试验包括挑刺和皮内注射(Demoly et al,1998)。皮内注射变应原 15 分钟后可通过测量风团及红斑的直径进行分级。5~10mm 大小的风团对应 1+级反应,1+级反应是变应原致敏的阳性阈值,而高度致敏个体会出现直径大于 15mm 的伪足。皮肤试验通常采用皮肤挑刺方法,用于该试验的变应原提取物的浓度比皮内试验高 1000 倍,故平均直径 3mm 的风团是阳性阈值。测量风团大小是一种评估致敏级别的方法。终点滴定法是更灵敏的定量检测。依次采用变应原提取物的稀释剂,从十倍稀释剂开始,当出现 1+反应时为最大稀释度(Turkeltaub,2000)。

使用终末器官激惹试验诊断变态反应患者。适应证包括:评估哮喘的支气管激发试验;诊断食物变态反应的双盲安慰剂对照的食物激发试验;很少应用于诊断昆虫毒液变态反应的激惹试验。由于缺乏标准变应原提取以及一次性变应原数量有限,故临床常规应用激惹实验受限。例如,在检测可疑食物期间,双盲安慰剂对照食物激发试验需要几天的禁食期。虽然一般认为食品变态反应是最可靠的,但双盲安慰剂对照的食物激发试验必须由相对较少的在职专业医师来完成操作。

IgE 的测量:分析方法和参考范围

迄今为止,检测 IgE 的免疫化学方法有很多种,包括竞争法、放射免疫吸附试验(双抗体夹心法)、高灵敏度的比浊法(Hamilton,2014a)。目前,临床实验室中应用最广泛的是自动化非同位素免疫测定法,是将抗 IgE 抗体(多克隆/单克隆抗体)吸附到固相载体上用以捕获血清中的 IgE。经缓冲液洗涤后,检测酶标二抗产生的光密度或荧光信号,该检测结果与测定血清中总 IgE 含量成正比。使用临床免疫测定方法能够检测血清中 1kU/L 的 IgE,其工作范围为 2~5000kU/L。1kU 约等于 2.4μg 的 IgE。将不同厂商的校准品进行标准化处理,以便可追溯至国际标准(Thorpe et al,2014)。室间调查表明,血清总 IgE 测定具高度可重复性,室间差异小于 15%(Hamilton,2010)。

许多研究已经检测了健康的、非变应性儿童及成人血清中总 IgE 浓度。在妊娠早期第 11 周的胎儿即可合成 IgE,但脐带血清 IgE 的浓度通常小于 1kU/L。儿童血清中 IgE 浓度随年龄增长而缓慢增加,约 10 岁时达成人水平(表 55-4)。健康的儿童和成人受试者 IgE 检测的结果呈偏正态分布,95%的置信区间均高于平均 IgE 水平。变应性受试者中与健康对照组的 IgE 浓度分布明显呈倾斜重叠。为调整这一现象,许多实验室报告的参考范围是基于偏正态分布的对数变换,把健康对照组对应年龄分布的+1SD 作为"正常"的上限(表 55-4)。而这种转换方法却使临床医生感到困惑,他们尚不知道健康人血清 IgE 浓度呈偏态分布。

表 55-4 儿童和成人的血清免疫球蛋白 E(IgE)参考范围

年龄	均数/kU/L	+1SD/kU/L
6 周	0.6	2.3
3 个月	1.0	4.1
6 个月	1.8	7.3
9 个月	2.6	10
12 个月	3.2	13
2 年	5.7	23
3 年	8.0	32
4 年	10	40
5 年	12	48
6 年	14	56
7 年	16	63
8 年	18	71
9 年	20	78
10 年	22	85
* 成人	13.2	41

SD,标准差

* 不同研究报告中,成人和儿童的+2SD 临界值差异很大(CLSI,2015)

总血清 IgE 的测定:临床应用

已经对血清 IgE 蛋白检测进行了全面评估:①作为临床各种变应性疾病诊断筛查试验;②作为无症状婴幼儿及儿童变应性疾病发展的预测值;③作为患某种慢性变应性疾病的成人预后指标。IgE 检测也可用于评估疑似免疫缺陷病、寄生虫病、变应性支气管肺曲霉病或罕见的高 IgE(Job)综合征的患者。

Buckley 等在 1972 年发现了高 IgE 综合征,报道了 2 名高血清 IgE、弥漫性皮炎、复发性疖病和继发金黄色葡萄球菌感染的肺炎患者。随后,有关此疾病的报道定义了该临床综合征:血清 IgE 浓度显著升高(2000~50 000kU/L),患者血液和组织中嗜酸性粒细胞增多,对花粉、食物、细菌、真菌抗原和吸入性变应原产生风团和潮红反应。但是,在高 IgE 综合征患者中并不常见哮喘(Buckley,1978)。

已有研究发表了 IgE 在各种原发性免疫缺陷病患者血清中的合成水平。在 Di George 综合征、Omen 综合征和 Wiskott-Aldrich 综合征等细胞免疫部分缺陷的患者中,IgE 水平均增加。IgE 增高引起的免疫缺陷可根据常染色体显性遗传进行分型,高 IgE 免疫缺陷病(JOB 综合征)可分为 2 型,Ⅰ型为 *STAT3* 基因突变所致的常染色体显性遗传;Ⅱ型为 TYK-2 及 *DOCK8* 基因突变所致的常染色体隐性遗传(Xiong et al,2012)。免疫缺陷病中免疫球蛋白 G、A、M 的合成完全缺失,如严重的联合免疫缺陷病，其特征性表现为 IgE 合成减少，血清 IgE 水平显著降低。IgA 缺乏症患者的血清 IgE 水平变化较大，典型共济失调毛细血管扩张症患者血清中 IgE 水平下降，而单纯 IgA 缺乏症患者的血清 IgE 水平可能正常或中度升高。

若寄生虫侵入胃肠道或实质器官会强烈刺激 IgE 的合成。动物实验研究表明，特异性 IgE 抗体在宿主防御巴西鼠钩虫和曼氏血吸虫的过程中非常重要。寄生虫感染地区的儿童血清 IgE 水平高于 1000kU/L。与血清 IgE 水平升高相关的已知寄生虫病包括内脏幼虫移行症(Toxocara canis)、肠毛细线虫病(*Capillaria phillippinensis*)、血吸虫病、钩虫病和棘球蚴病。在肠道寄生虫病患者中，经抗寄生虫药物治疗成功后血清 IgE 水平显著降低。

在应用血清 IgE 试验诊断变应性疾病时，需注意到儿童和成人的区别。刚出生或婴儿期血清中 IgE 水平的升高往往导致临床变态反应的发生(Kjellman & Croner，1984)。约 75% 的具双亲变应性疾病家族史儿童的血清 IgE 水平高于 95 百分位数。与低水平 IgE 组相比，IgE 水平高于特定年龄平均值 1SD 以上的健康儿童组在随后的 18 个月中患变应性疾病的概率增加 10 倍以上。但这些数据仅从流行病学方面预测了变态反应性疾病的发展趋势。

IgE 检测在婴儿和儿童的变应性疾病中的诊断价值是有限的。血清 IgE 水平高于+1SD 临界值可以诊断为变应性疾病；但是，在婴儿期之后，正常的 IgE 水平并不能完全排除变应性疾病。其他诊断试验(包括 IgE 抗体检测)的结果更敏感也更特异，对变应性疾病具有更高的预测价值(见下文)。若变应性疾病的临床表现突出(如有特应性家族史儿童的湿疹和鼻炎)，那么血清 IgE 检测几乎无诊断价值。在年龄较大的儿童和成年人中，血清 IgE 检测的诊断敏感性也较有限。对几种变应原敏感或患有多种变应性疾病的儿童血清 IgE 水平一般均升高，而在终末器官对变应原敏感性较低的儿童血清 IgE 水平多表现正常。特异变应性疾病患儿的皮肤和胃肠道受损可能会增加血清 IgE 水平。多个靶器官共同受损的变应性疾病患儿血清 IgE 水平往往更高。

血清 IgE 检测对疑似变应性疾病的成年人的诊断价值有限。成人呼吸系统变应性疾病的临床研究结果表明，约 50% 的变应性哮喘和低于 5% 的非变应性哮喘患者中血清 IgE 水平升高。对少数变应原敏感的成人哮喘患者中 IgE 的水平一般正常。而对几种特异变应原敏感且伴随哮喘、特应性皮炎和鼻炎的成人患者中 IgE 水平通常较高。如儿童一样，由于血清 IgE 诊断灵敏度有限，故限制了其在变应性疾病诊断不明情况下的临床应用(Klink et al，1990)。尽管灵敏度有限，但血清中 IgE 水平升高的对变应性疾病仍有较高的阳性预测价值。

变应性支气管肺曲霉病(allergic bronchopulmonary aspergillosis，ABPA)与血清 IgE 浓度显著升高相关，一般作为变应性哮喘的并发症，且持续时间较长。急性肺部炎症时，血清 IgE 浓度快速升高且随疾病发展而变化。因此，若活动性肺病患者血清 IgE 水平正常，也不能排除 ABPA 发生的可能性。

变应原特异性 IgE 抗体的检测方法

常用于临床检测 IgE 抗体的方法有两种：①通过皮肤挑刺法进行变应原皮肤试验(见前文)；②体外固相免疫吸附试验。此外，还有一种方法是检测组胺的释放(白细胞组胺释放试验)或暴露于变应原后嗜碱性粒细胞表面活化抗原(CD63)的表达(嗜碱性粒细胞活化试验)(Nolte，1993)。由于检测嗜碱性粒细胞需要新鲜的全血标本，因此尚未广泛应用于美国临床实验室。细胞内试验需要检测 24 小时内的全血标本，然而高达 15% 的细胞在离体后并不释放组胺。依靠激活标志物的检测方法可能会受到假阳性结果的影响，因为暴露于变应原之前需启动 IL-3。早期临床研究结果显示，商业性细胞检测方法对一些变应原检测(包括食物和昆虫毒液)的灵敏度低于皮肤挑刺试验(Maly et al，1997)。最近的临床研究显示，嗜碱性粒细胞活化试验提高了对食物和半抗原药物类变应原检测的效果，并且有助于预测儿童对花生变态反应的严重程度(Santos et al，2015)。

IgE 抗体的免疫测定法于 20 世纪 60 年代晚期引入(Wide et al，1967)。最初(第一代)的方法是利用溴化氰、活化葡聚糖凝胶、纸盘或微晶纤维素颗粒共价偶联变应原的提取物，制备成固相免疫吸附剂用以捕获 IgE 抗体，孵育后经缓冲液洗涤固相载体，再加入放射性标记物、亲和纯化，以检测多克隆抗 IgE 抗体。这些早期的方法是半定量的，结果通过与任意浓度的反应参考曲线比较来确定校准溶液中 IgE 抗体与白桦花粉免疫吸附剂的结合程度，以 0(阴性)~5+(强阳性)进行结果报告。最初的放射性变应原吸附试验(RAST)已过时，但第一代 IgE 抗体试验仍有许多局限性：免疫吸附剂结合 IgE 抗体的能力有限，导致分析的敏感性相对较差；需要长时间孵育，并且与免疫吸附剂结合的 IgE 易受竞争性 IgG 抗体的干扰。此外，曾经用于这些早期免疫吸附剂的变应原在生产方面不统一，特异性很差。

目前应用最广泛的变应原特异性 IgE 抗体检测方法是一种能报告定量结果、进行性能和灵敏度分析、解决最早的 RAST 特异性问题的计算机驱动自动分析仪。其中一个重要的改进是与早期固相试剂相比，使用了高容量的变应原免疫吸附剂以增加抗体结合力，其校准可追溯至 WHO IgE 参考指南 75/502(Ewan & Coote，1990；Hamilton et al，2015)。修改后的校准方法是一种基于血清 IgE 水平-反应曲线和针对不同变应原免疫吸附剂的 IgE 水平-反应曲线之间的平行度。这种类型的校准方法称为异源插值(heterologous interpolation)，采用批量单位(kUA/L)报告 IgE 抗体检测的结果(Hamilton et al，2015)。同时，分析的灵敏度增加，检测 IgE 抗体水平可低至 0.1kUA/L。实际浓度的测定可以确认临床数据分类的精确的临界值。此外，由于对变应原的高度结合力，目前每次只分析一种特异性 IgE 抗体更容易抵抗 IgG 抗体的干扰。更具特异性的变应原提取物也提高了试验的重复性，且临床试验周期减少至 6 小时内。

用于检测变应原的 IgE 抗体试剂已得到显著优化。如前文所述，几种蛋白质家族致敏分子的结构已经很明确。目前已有超过 100 种重组蛋白质组分符合临床重要变应原的特征，包括：尘螨的成分；猫、狗及动物上皮；真菌变应原(如细链格孢菌；来自树木、禾本科植物和杂草的花粉变应原)；食物变应原，包括花生、坚果、大豆、小麦、牛奶、鸡蛋、核果类、鱼和贝类；天然胶乳；昆虫毒液变应原。约50种重组和高度纯化的天然变应原成分已得到FDA批准可用于美国临床试验。

尽管改善了早期的方法并得到FDA的审核批准，但是不同生产商的IgE抗体检测方法尚未得到标准化。这对临床应用非常不利，因为临床公布的临界值是依赖于实验方法的（Hamilton，2010；Collegeof American Pathologists，2014），而不同的生产商在其免疫吸附剂中使用的变应原分析方法不同。

IgE抗体的检测方法也适用于同时检测多种不同的抗体（所谓的多变应原检测），并且最近一个临床实验室改进的商业筛选试验已应用于即时检测。通过将几种变应原偶联到相同的免疫吸附剂上，可在一份血清中检测到不同抗体且不降低试验的灵敏度（Ownby et al，1984；Hamilton et al，2015）。多变应原检测方法的敏感性和阴性预测值超过了其他单个变应原检测方法，如血清总IgE（Ownby et al，1984）。多变应原试剂可以有效地检测血清中几种常见变应原的抗体（如食物或草的花粉）。只有在筛查试验结果为阳性的情况下，才会显示个体特异性的检测结果。

即时检测是使用一次性组间和全血来定性地鉴定一组常见吸入性变应原的IgE抗体（检测10种独立的变应原）。虽然其灵敏度较免疫学方法低，但是这种检测方法可用于初筛以便快速检测出常见的吸入性变应原IgE抗体。

IgE抗体检测的临床应用

IgE抗体的体外试验相对于体内皮肤试验具有一定的优势。体外试验对患者无风险，且结果不受抗组胺药、肾上腺素能支气管扩张剂或全身皮质类固醇短期治疗的影响。但是对于婴儿和皮肤晒伤/广泛性皮炎的患者来说，皮肤试验是检测IgE抗体首选的试验方法。体外检测的缺点主要是对于大多数小的实验室而言，针对大量的过敏原检测试剂的订购成本是相对比较高的，所以往往送至转诊实验室，而这将导致检测结果不及时。

目前给予临床的建议是建立实证研究的基础上，即IgE抗体与皮肤试验和激惹试验哪一个更具敏感性和预测价值。

许多已发表的IgE抗体研究结果显示其诊断的敏感性和特异性有很大差异，这取决于研究人群和相关的变应原及疾病。特定疾病或变应原的结果明显依赖于研究对象的特点，患者的年龄、地理位置、受影响的靶器官和疾病的严重程度均会导致结果出现明显差异。同时，结果也受暴露于变应原后测定的时间及测定变应原类型的影响。总之，本章节总结了婴幼儿变态反应性疾病：包括食物变态反应、成人变应性疾病、昆虫毒素致敏性、药物及职业性变态反应。

变应性进程是指特应性儿童一般在可预见的阶段内出现变态反应性症状和体征。在遗传易感婴儿中，湿疹（特应性皮炎）通常是变态反应性疾病的首要表现，3岁以下的婴幼儿也可能会出现胃肠道症状（绞痛、腹泻、呕吐和腹痛）或慢性中耳炎，非常年幼的儿童还可能会患有复发性哮鸣。在特应性儿童的成熟期，皮肤和胃肠道症状往往会导致变应性鼻炎和哮喘的呼吸系统症状恶化（Wahn，1998；Wahn，2000；Hahn & Bachavier，2005）。变应性进程的典型阶段性变化如图所示（图55-4）。

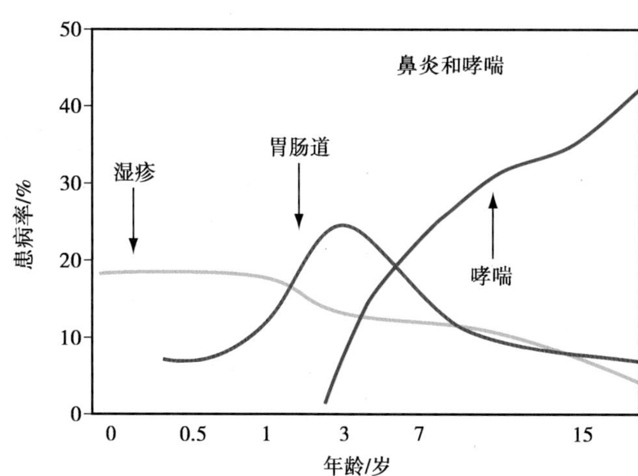

图55-4 儿童变应性疾病中年龄与临床表现的关系

因婴幼儿变态反应性疾病的症状不具体，易误诊为其他病因。医生已经认识到对疑似变态反应性疾病的儿童进行经验性治疗是不可行的，因为这往往导致不必要或不适当的抗组胺药、吸入/全身皮质激素、白三烯拮抗剂和抗生素的应用。由于减少了暴露于有害变应原的机会，经验性治疗还可能导致变应性进程的失控。尽管临床调查结果尚未明确，但有证据支持避免有害变应原和选择最佳的药物治疗可以减少变应原致敏的额外风险，并缓解儿童变应性呼吸道疾病后期的进展（Wahn，1998；Platts-Mills，2003；van Bever et al，2008）。

研究变应性疾病和临床免疫学的欧洲学院提出如下共识（Host et al，2003）：一般情况下，所有具有严重的、持续的、可能复发的“变应性症状”和需要持续预防性治疗的个体，都应检查是否有特异性变态反应，无论孩子的年龄大小，包括患有皮肤病、胃肠道症状（绞痛、腹泻、呕吐或无法发育）、复发性哮鸣、耳炎、鼻炎或哮喘的儿童。IgE抗体和皮肤试验在评估有症状的儿童时本质是一样的（Host et al，2003）。

根据临床症状、体征及患儿的年龄来选择适当的变应原作为检测指标。婴儿及3岁以下儿童中最常见变应原是食物，尤其是牛奶、蛋白、小麦、大豆、花生、鱼和贝类中的具有变应原性的蛋白质组分（Nickel et al，1997；Sampson，2001；Salo et al，2014）。婴儿对食物变应原产生的速发型超敏反应通常会伴有湿疹、胃肠道症状、慢性中耳炎和哮喘。少数患有特异性皮炎的3岁以下儿童可能会对屋内尘螨（粉尘螨和屋尘螨）及普遍存在的真菌（如细链格孢菌）致敏并产生相应的IgE抗体。一些吸入性变应原是大龄儿童哮喘的常见激发因素。在检测食物变应原时，少数儿童在摄入特定食物（如花生或坚果）时会出现全身症状和体征（变态反应或口腔变态反应综合征），但是若上述食物变应原检测为阴性结果，则完全无必要检测其他食物的IgE抗体。此外，5岁以下儿童很少患有季节性气道吸入性变应原（如花粉）导致的呼吸系统变应性疾病，无需常规检测这类变应原的IgE抗体，一般通过其暴露史检测常见食物、尘螨（屋尘螨和粉尘螨）、猫、狗或蟑螂这类变应原的IgE抗体，即可确诊变应性疾病。

常见食物变应原IgE抗体的阳性结果对于5岁以下儿童具双重意义：既表示发生变态反应性疾病的可能性较大，

也提示后期儿童对其他变应原致敏的风险增加(Nickel et al,1997;Wahn,2009)。因此,检查出有症状的婴儿和小于5岁的儿童中常见食物变应原的IgE抗体对选择合适的治疗方案以及决定是否转诊具有重要价值。高阳性预测值(95%或更高)的速发型超敏反应的IgE抗体浓度在不同食物和研究群体中差别很大,而低水平IgE抗体对普通食物的临床意义是有限的(Sampson & Ho,1997;Sampson,2001)。尽管如此,食物变应原对应的IgE抗体水平越高,发生变应性反应的可能性就越大(图55-5)。其ROC曲线显示,几种常见食物变应原的临界浓度对后续的食物激惹试验具有很高的阳性预测价值。与定性结果相比,定量报告结果具有明显的优势。

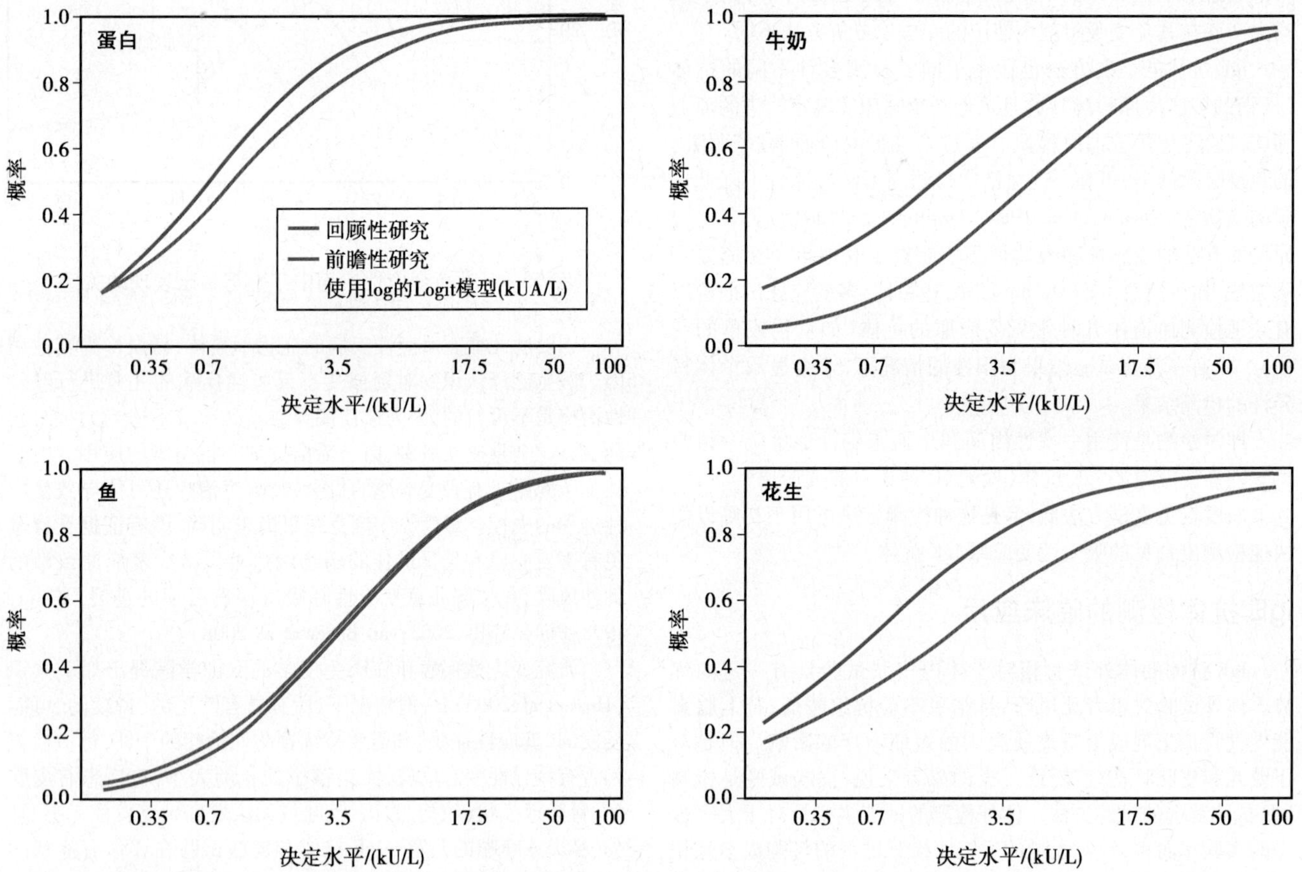

图55-5 食物变态反应发生的可能性与IgE抗体水平的关系(With permission from Sampson HA:Utility of food-specific IgE concentrations in predicting symptomatic food allergy,J Allergy Clin Immunol 107:891-896,2001)

变应性疾病患儿(3岁以上)呼吸道体征和症状通常表现为:鼻炎、哮喘和持续性咳嗽(图55-4)。在特应性人群中,应该把整个呼吸道看做一个变应性靶器官。变应性鼻炎和哮喘通常伴随发生,大多数哮喘患儿伴有鼻炎,而哮喘通常又是鼻炎患儿的临床或亚临床表现。随着呼吸系统疾病的发展,检测吸入性变应原的IgE抗体在临床决策变得愈发重要(Host et al,2003;Stringari et al,2014)。由于吸入性变应原种类繁多,因此必须有选择性的对有呼吸道症状和体征的儿童进行初步测试,以减少不必要的检测。

如何选择合适的儿童呼吸系统变应原检测取决于儿童的年龄和临床表现(表55-5)。超过3或4岁后,特应性儿童易对室内年常年变应原产生IgE抗体,其中包括尘螨、动物上皮(猫和狗)、蟑螂和真菌。儿童产生的最后一种抗体是特异性针对室外变应原的,包括树木、禾本科植物和杂草的花粉吸入剂。在评估有呼吸道症状的儿童时,虽然在应检测至少几种吸入性过敏原的讨论中尚未达成共识,但是一致认为检测应包括屋内尘螨、猫或狗上皮、普遍存在的真菌(例如A. tenuis)和合适的花粉变应原(Host et al,2003)。花粉变应原的IgE抗体检测适用于大龄儿童,尤其是当症状表现为季节性时,可以在症状出现时进行检测。由于季节性吸入剂的IgE抗体浓度因季节而异,当环境中不存在变应原时,检测花粉吸入剂IgE抗体的结果可能出现假阴性故无实用价值。多变应原IgE抗体检测是初步筛选出花粉变应原家族IgE抗体的一种有效选择。IgE抗体阳性结果表明至少存在一种变应原,但并不针对特定变应原。因此,阳性结果对于患者进一步检测特异性变应原是有意义的。

伴有哮喘症状的儿童可检测到IgE抗体。纵向队列研究和人群研究表明,检测儿童的IgE抗体及暴露变应原可预测哮喘患儿发病的严重程度。吸入性变应原的IgE抗体浓度增加直接预示了哮鸣加重及疾病恶化(Custovic et al,2005)。此外,对于哮喘易感儿童,尘螨、动物上皮细胞和其他常见的气道变应原的IgE抗体升高预示着其发病概率和随后的住院概率增加(Custovic et al,2005;Arroyave et al,2013)。几种常见变应原的IgE抗体升高直接增大了疾病恶化的可能性(Arroyave et al,2013)。哮喘患儿常伴有鼻炎,这通常称为变应性表型疾病(Corren,2013)。

表 55-5 用于评价儿童变态反应临床症状的选择性免疫球蛋白 IgE 抗体检测

年龄(岁)	疾病体征	变应原
大于3岁	湿疹(伴/不伴哮鸣或中耳炎)	常见食物:蛋清、牛奶、小麦、大豆;屋内尘螨(粉尘螨和屋尘螨)
大于3或4岁	鼻炎、哮鸣、哮喘	常见多年生吸入剂:屋内尘螨、猫或狗、蟑螂、链格孢菌
大于3或4岁	季节性鼻炎、哮鸣、哮喘	常见多年生吸入剂:如上所述再加上花粉吸入剂(树、禾本科植物或杂草花粉)

在变应性鼻炎的成年患者中,IgE 抗体检测对于鉴别对所有类型变应原敏感的个体是可行的。最常见的是吸入性变应原,包括尘螨、蟑螂、动物上皮、真菌孢子、花粉和有机粉尘等(Hamilton et al,2015)。检测结果可以影响治疗方案的选择(Gendo & Larson,2004)。IgE 抗体检测对于疑似患有变应性鼻炎的成人且预测疾病发生率较低时(小于 30%)是最有用的。这类患者通常无相关提示变应性病因的临床表现,在这种情况下,阳性检测结果大大增加了变应性疾病的检出概率。当患者有明显的临床病史(显著的鼻部症状和变应原感染)时,可能检测试验作用较小,而往往采用经验性治疗。对于变应性鼻炎的成年患者,皮肤测试和 IgE 抗体检测在诊断中的作用基本相同,无论哪一种检测方法都有助于识别免疫治疗方案中的变应原(Gendo & Larson,2004)。

对有哮喘症状的成年人,IgE 抗体的检测对识别职业变应原的触发因素和疾病表型的研究评估有一定的临床指导意义。与儿童不同的是,成人哮喘一般是非特应性的。晚期(成人)发作的非特应性哮喘较独特,表现为显著的气道中性粒细胞炎症,血液和痰液中嗜酸性粒细胞增多(Corren,2013)。

变应性疾病的新型治疗药物在最近几年已上市,特别是严重的持续性变应性哮喘已通过抗 IgE 药物治疗得到改善(Busse et al,2001;Soler et al,2001;Lanier et al,2003;Humbert et al,2014)。抗 IgE 药物(奥马珠单抗)是一种重组人源的鼠抗 IgE 单克隆抗体,可结合 IgE 的 ε 重链从而抑制 IgE 与肥大细胞上 Fcε 受体结合,减少肥大细胞和嗜碱性粒细胞中炎症介质的释放。用抗 IgE 药物治疗也可以降低肥大细胞上 Fcε 的受体表达并降低 IL-13 水平。通过干扰 IgE 抗体与效应细胞的结合,可有效阻止变应原暴露导致的炎症介质释放。抗 IgE 药物治疗哮喘的临床研究结果显示,患者的疾病恶化率及其皮质类固醇药物的治疗剂量均降低。抗 IgE 的剂量是根据体重和血清 IgE 浓度计算的。对血清 IgE 水平升高(在美国 30 700kU/L;欧盟 30~1500kU/L)的患者,每 2~4 周皮下注射一次奥马珠单抗可将 IgE 浓度减少至低于 50ng/ml(约 25kU/L)。严重的变应性哮喘患者需要持续治疗的时间长短仍未确定,且血清中的外源性抗 IgE 抗体可能会影响临床 IgE 抗体检测的准确性,因此需谨慎分析应用奥马珠单抗的患者血清中 IgE 抗体结果(Hamilton,2006)。

如前所述,IgE 抗体的定量试验已广泛应用于检测疑似致敏原和食物变应原(Sampson,2001)。检测食物变应原的金标准是双盲安慰剂对照食物激惹试验(Sampson et al,2014)。公布的实验数据表明 IgE 抗体阳性可证实食物变应原的存在,血清中 IgE 抗体浓度可能有助于预测常见食物激惹试验的阳性反应,包括牛奶、鸡蛋、大豆和小麦等(图 5-5)。前文中已表述了食物激惹试验阳性时 IgE 抗体的浓度。随后的研究表明,在临床实践中应用这些公认的临界值时仍需谨慎。不同研究者重复早期研究的临界值发现,牛奶和鸡蛋的变应原有显著差异,无法确定大豆和小麦的预测临界值。此外,阴性检测结果无法完全排除对食物刺激的反应性,阳性结果不能可靠地预测变态反应的严重程度。尽管有以上不足之处,目前在食物变态反应实践参数中仍推荐使用 IgE 抗体检测(Sampson et al,2014)。

重组食物变应原蛋白组分的最新进展有助于鉴别和区分交叉反应致敏和特异食物蛋白致敏。因为对热稳定性、物种特异性贮存蛋白敏感的患者(例如花生中 Ara h2,榛子中 Cor a14)极有可能发生全身反应。如阳性 IgE 抗体检测(或皮肤挑刺试验)所示,食物致敏的总体患病率远远超过了食物过敏的患病率(Sicerer & Wood,2013;Sicerer & Sampson,2014)。例如,在非特应性儿童中,约 8%~10%的花生变应原检测显示 IgE 抗体阳性,但仅 2%发生变态反应。这一发现是由于大多数花生致敏儿童对高度交叉反应的 PR10 蛋白 Ara h8 或抑制蛋白同源物都有抗性,对同源花粉类变应原敏感,但对特定物种的花生贮存蛋白无抗性。在大多数花生过敏儿童及成人中,2S 白蛋白贮存蛋白 Ara h2 的抗体与花生的全身反应性密切相关(Nicolaou & Custovic, 2011; Klemans et al, 2013; Sicherer & Sampson,2014)。已有研究表明,检测抗 Ara h2IgE 抗体的敏感性和特异性可以确定和预测花生的全身反应性;尽管 Ara h2IgE 抗体对花生过敏的敏感性和特异性较高,且对花生过敏有较高的阳性预测价值,但在评估花生过敏的风险时,必须从临床的角度来解释这些结果(Sicherer & Wood,2013)。Ara h2IgE 抗体浓度越高,发生全身反应的风险就越大(Sicherer & Wood,2013)。

检测 IgE 抗体也有助于确定其他食物的变态反应。这种情况类似于前文对花生所描述的情况,即致敏的发生率远高于严重过敏的发生率,很多致敏患者的阳性结果是由于存在交叉反应、不耐热变应原成分或植物糖蛋白的碳水化合物基团(CCD)。对水果和蔬菜有轻度变态反应的原因主要是致敏变应原 PR10 或抑制蛋白成分。虽然这是一个值得肯定的概论,但也有一些例外,如大豆,PR10 同系 Gly m4 与严重的全身反应性相关。对多种食品成分变态反应的风险归纳于表 55-3。

检测 IgE 抗体在很多特殊情况下也很有价值。对小麦成分、ω-5-麦醇溶蛋白或 nsLTP 产生 IgE 抗体的患者,经运动也可诱发变态反应(Pastorello et al,2014)。摄入红肉后 3~6 小时发生的迟发型超敏反应,与交叉反应性糖基决定子半乳糖-α-1,3-半乳糖(即 α-半乳糖苷酶)的 IgE 抗体相关。α-半乳糖苷酶抗体也与西妥昔单抗变态反应有关。半乳糖-α-1,3-半乳糖表位在西妥昔单抗的 Fab 上,西妥昔单抗是一种结合于表皮生长因子的人/鼠嵌合型单克隆抗体,用于治疗结肠癌和头颈部鳞状细胞癌(Chung et al,2008)。高达 1/3 的西妥昔单抗治疗患者会发生变态反应。据报道,通过蜱叮咬产生的 α-半乳糖苷酶致敏在美国东南部更为常见(Commins & Platts-Mills,2009;Berg et al,2014)。

检测 IgE 抗体可用于评估是否对膜翅目昆虫毒液过敏。对蜜蜂、小黄蜂、马蜂或黄蜂毒液敏感的个体可能表现出荨麻疹、血管性水肿、支气管痉挛或心血管性虚脱等过敏症状。据报道，每年至少有 40 例死于因叮咬而引起的全身反应，仅次于食物/药物过敏引起的变态反应(Wood et al,2014)。未经处理的毒液敏感性的自然史因患者而异。在许多毒液过敏患者的病史记录中，对连续的蜇伤有可能变现更为严重。变态反应也可能发生于没有过敏史的个体。相反，毒液过敏在很多情况下显然会改善。对患者进行毒液免疫治疗的决策是建立在临床风险评估未来会发生变态反应基础上。检测毒液变态反应最可靠的指标是进行刺痛激惹(sting challenge)，但是这项试验较少应用，而且在未经治疗的患者中不需要建立毒液变态反应的诊断。毒液皮肤试验和 IgE 抗体试验有助于确认对毒液变态反应的临床疗效并确定其特异性。两者的比较研究表明，皮肤试验是一种更敏感的诊断方法，仅约 80%的皮肤试验阳性患者对毒液变应原产生明显的 IgE 抗体(Golden et al,2003)。毒液 IgE 抗体试验主要用于验证皮肤试验的结果，明确毒液变应原的特异性，并且当同一患者的试验结果不同时，还可鉴定其毒液敏感性(Golden et al,2003)。最近来自蜂毒(Api m1)，黄胡蜂属(大黄蜂)毒液(Ves v1、磷脂酶和 Ves v5、抗原 5)以及马蜂属(黄蜂)毒液的不含糖基的特异性变应原最近已用于临床研究，但美国 FDA 尚未批准。已有研究表明，这些试剂有助于区分皮肤试验和 IgE 抗体试验阳性的患者对于多种毒液变应原产生的变态反应(Muller et al,2012;Ebo et al,2013)。在针对变应原时，识别交叉反应性的能力对于选择合适的免疫治疗也很重要。重组毒液组分还可提高 IgE 抗体试验阴性患者对毒液变应原的诊断敏感性(Kohler et al,2014)。

除了刺痛激惹试验(sting challenge)之外，体外或体内试验均不能可靠地预测接受毒液免疫治疗的患者对昆虫叮咬的临床反应。虽然毒液免疫治疗中血清 IgG 抗体的水平显著增加，但判定患者脱离危险状况的临界水平还未明确。IgG 抗体的半定量在临床上是无意义的，治疗后 IgE 抗体的水平与临床状况不一致。临床研究表明，由于在治疗约 3 年后表现出高保护率，故终止毒液免疫疗法(Yunginger,1998)。

IgE 抗体的测定也被应用于药物变态反应的诊断。虽然许多药物及其代谢物都能诱导抗体的合成，但临床数据和 IgE 抗体测定结果仅应用于相对较少的药物，如青霉素类(β-内酰胺类抗生素)和胰岛素。青霉素及其异构体青霉烯酸，通过酰胺键与血清蛋白结合后发生变态反应。青霉素蛋白和青霉烯酸蛋白分别包括主要和次要抗原决定簇(图 55-6)。青霉素治疗的患者中，普遍存在特异性青霉素决定因子 IgM 和 IgG 抗体。虽然这些抗体的高滴度在血浆中持续时间相对较短，但治疗后的几年内仍可检测到较低的滴度(Shepherd,1991)。青霉素超敏反应的诊断是通过青霉素、青霉素-聚赖氨酸和一种次要抗原混合物的皮肤试验。通过对青霉素治疗后患者进行远期观察，皮肤试验阳性的情况很少发生。在可能对青霉素发生速发型超敏反应的患者中，只有不到 30%的皮肤试验呈阳性，且皮试阴性的患者在青霉素治疗时极少发生速发型超敏反应(Blanca et al,2009)。

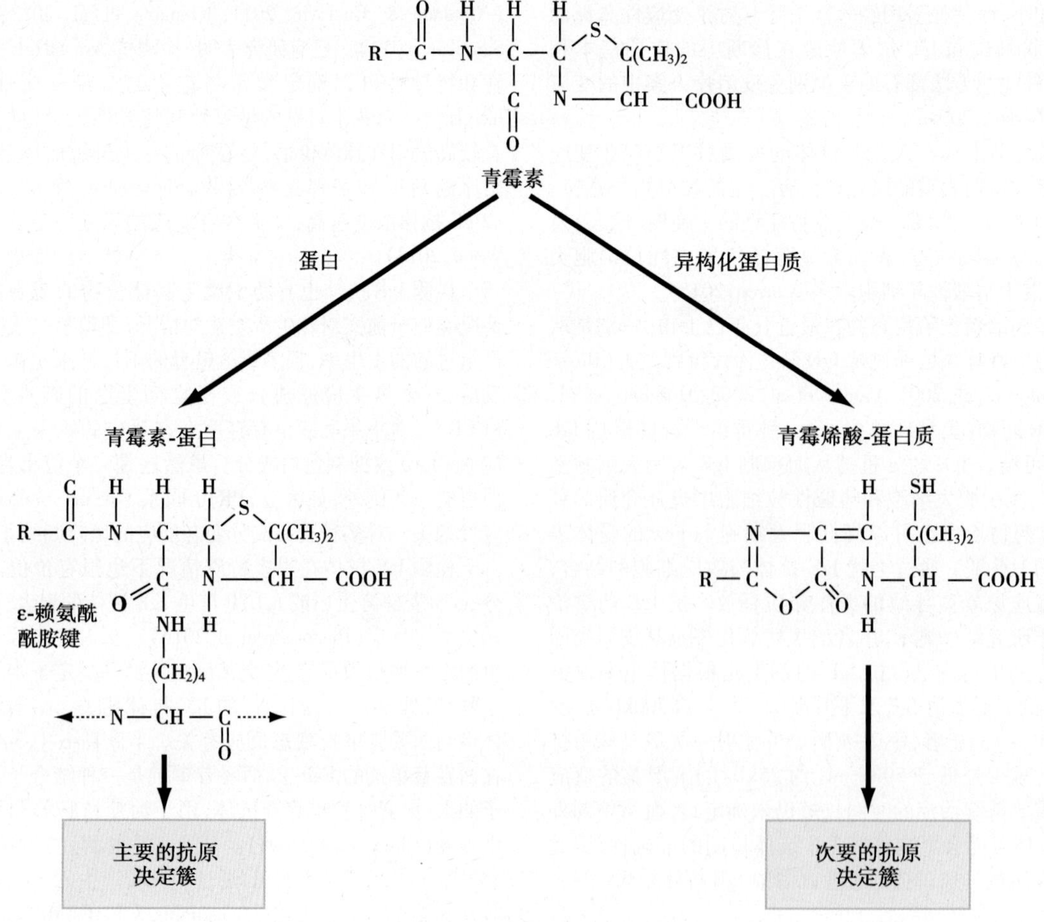

图 55-6 青霉素来源的变应原

皮肤试验的结果可作为诊断参考依据，有临床研究报道，65%~85%的皮肤试验阳性患者中可检测到青霉噻唑基决定簇的IgE抗体(Fontaine et al,2007)，而在对照组受试者中并未检测到抗青霉噻唑基的抗体。基于这些数据，建议在近期存在变态反应史的患者才可以做抗青霉噻唑基IgE抗体的相关体外试验。因为不同的内酰胺类药物之间有相当多的交叉反应，故患者体内无相应青霉噻唑基的抗体也不能排除有其他青霉素代谢物IgE抗体的可能性(Weiss & Adkinson,1988;Fontaine et al,2007;Blanca et al,2009)。然而，一些患者有与阿莫西林侧链反应的特异抗体，故可以用阿莫西林的变应原进行鉴别诊断(Blanca et al,2001)。

变应性疾病(尤其是哮喘)可能是由工作场所中遇到各种变应原引起的。与职业变应性哮喘相关的致病因子有很多，包括：动物蛋白、酶、植物蛋白、豆类、酸酐、金属盐、染料、异氰酸酯和花粉。IgE抗体试验适用于以上多种变应原。在医疗工作场所和经历多次手术的脊柱裂患者中，天然乳胶(橡胶树)作为其变应原已得到研究者的关注。天然胶乳是一个复杂的变应原，含有多种特殊的蛋白质成分。检测乳胶变应原的IgE抗体可用于鉴别致敏个体(Bernstein et al,2003)。大约90%的皮肤试验阳性患者可检测到乳胶变应原的IgE抗体(Hamilton et al,2003)。大多数乳胶致敏患者若不与乳胶发生变态反应，则仅对抑制蛋白组分Hev b8致敏，且对其他乳胶成分不产生抗体(Ott et al,2010)。

在结束这一节讨论IgE抗体现有的检测方法前，我们适当总结了前文提到的一些要点。在以下临床情况下，推荐检测IgE抗体：①评估早期有变应性疾病临床症状的儿童，包括儿童湿疹、胃肠道症状、喘息和鼻炎；②建立诊断并确定变应原对花粉、尘螨、真菌变应原和食物变态反应的特异性；③确认临床食物变态反应患者对食物变应原的敏感性；④鉴别应用于严重变应性鼻炎患者中免疫治疗方案的变应原；⑤评估对昆虫毒液敏感的特异性变应原；⑥确诊近期临床反应患者对青霉素的速发型超敏反应；⑦确认是否存在对职业过敏原的致敏和可能的变态反应。IgE抗体检测不作为常规推荐用于评估患者的免疫治疗效果，也不用于排除患者对昆虫毒液的变态反应敏感性。IgE抗体试验仅适用于有明确病史和进行全身体检的患者。在患者的血液或皮肤中检测到特异性IgE抗体，仅说明变应原的致敏性而不能诊断为变应性疾病。最终决定IgE抗体检测结果能否用于确诊变应性疾病的是患者的临床病史(Hamilton,2014b)。

未来发展：微阵列法组分诊断和试验

综上所述，重要的是在临床变态反应中识别出致敏变应原并区分出变态反应的交叉反应。如表55-3所示，许多来源似乎不相关的变应原(例如花粉变应原和植物性食品)具有高度的结构相似性，它们都来自广泛保守的蛋白质和糖蛋白家族(抑制蛋白、PR-10、泛变应原和CCD)。其他变应性蛋白是特定来源的(如食物贮存蛋白)。研究表明在确定变应原的致敏方面，提取单一来源的重组蛋白组分比提取整个变应原更有用(例如花生和天然胶乳)。能反映出对整个变应原的反应性是由对一个/多个特异变应原组分的致敏引起的，还是由于对整个变应原的致敏而发生的交叉反应。这一区别是很重要的，因为对特异的变应原组分(例如花生中的Ara h2或蛋清中卵类黏蛋白)致敏时，更有可能发生严重反应或持续变态反应(Valenta et al,1999)。对交叉反应的了解也有助于确定免疫治疗方案的最佳变应原。在最近的研究中，花粉变应原试验阳性的变应性鼻炎患儿在检测重组变应原组分的IgE抗体时，假阴性率高达60%(Stringari et al,2014)。目前对基于成分检测的选择性免疫疗法是否能提高免疫治疗方案的疗效还未知。临床上变应原组分的检测称为组分分析诊断和分子变态反应诊断，由于肯定了其优点并且为临床试验清除了更多的组分，所以这类试验必将推广应用(Canonica et al,2013)。

重组蛋白组分已与微阵列技术结合，可同时检测多个IgE的抗体。50多个不同的变应原、112种不同的重组变应原组分已应用于单个微阵列板中。半定量微阵列检测的结果与IgE抗体定量免疫测定方法的结果是一致(Jahn-Schmid et al,2003;Martinez-Aranguren et al,2014)。用微阵列分析的结果来构建一个血清学表型图谱，展示对独立和交叉反应变应原组分的致敏作用。这类分析可应用于：在免疫治疗前评估患者、调查疑似食物变态反应、解决对多种不同变应原的明显敏感的病例，以及调查临床病史中不明显的变应原。目前，美国FDA尚未批准微阵列测试平台和多种重组组分试剂在临床中使用。

速发型超敏反应介质检测

综上所述，许多速发型超敏反应的介质已得到认可，包括组胺、类胰蛋白酶、半胱酰胺白三烯和前列腺素D2。以上每一种介质都可促进人类变应性疾病或动物模型中变态反应性炎症的发生，尽管其促进变应性炎症的作用已得到证实，但在临床应用中的鉴别诊断仍有限。在变态反应发生后立即检测血浆或尿液中的组胺对变态反应的患者具有意义。由于溶血可致血液中的组胺呈假阳性，富含组胺的食物和细菌定植可导致尿液假阳性，所以需要合适的标本以保证结果(Friedman et al,1989)。在这种临床情况下，检测血液中的胰蛋白酶更有意义(Schwartz,2006)。血清中的胰蛋白酶主要包括肥大细胞释放的前胰蛋白酶和成熟胰蛋白酶(分别称为α-和β-单体)。在变态反应之后，致敏肥大细胞释放成熟β-胰蛋白酶(四聚体)，导致胰蛋白酶水平迅速增加(15分钟~2小时内)并持续24小时。在死后血液中(in postmortem blood)检测到胰蛋白酶浓度升高与变态反应的诊断一致(Schwartz,2006)。相比之下，组胺在数分钟的半衰期内迅速从血液中清除。白三烯在局部有活性，而在体液中浓度极低。白三烯检测可能在研究应用中具有说服力，但很少应用于变态反应性患者的临床评估中。

(张展 译　潘世扬 校)

推荐阅读

Ballmer-Weber B, Hoffman-Sommergruber K: Molecular diagnosis of fruit and vegetable allergy, Curr Opin Allergy Clin Immunol 11: 229-235, 2011.

本文介绍了水果和蔬菜成分致敏的相关变应原信息，例证了常见食物变态反应的发生及迅速发展。

Bernstein I, Li J, Bernstein D: Allergy diagnostic testing: an updated practice parameter, Ann All Asthma Immunol S1-S148, 2008.

本文概述了对疑似变应性疾病的患者进行诊断试验的建议。

Bradding P, Saito H: Biology of mast cells and their mediators. In Adkinson F, Bochner B, Burks W, et al, editors: Middleton's allergy principles and practice, Philadelphia, 2014, Saunders, pp228-237.

本章回顾了肥大细胞生物学、肥大细胞炎性介质及其在变应性炎症中的作用。

Canonica G, Ansotegui I, Pawankar R, et al: A WAOARIA-GALEN consensus document on molecularbased allergy diagnostics, World Allergy Organ J 6:17, 2013.

本文概述了在变应性疾病诊断中检测 IgE 抗体成分(分子)的建议。

Gendo K, Larson EB: Evidence-based diagnostic strategies for evaluating suspected allergic rhinitis, Ann Intern Med 140:278-289, 2004.

本文是一项关于呼吸道变态反应的荟萃分析,比较患者体外和体内诊断方法。

Hahn E, Bachavier LB: The atopic march: the pattern of allergic disease development in childhood, Immunol Allergy Clin North Am 25: 231-246, 2005.

本文综述了儿童变应原的致敏过程以及其在特应性儿童变应性疾病中的发生发展及表现。

Hamilton RG: Proficiency survey-based evaluation of clinical total and allergen-specific IgE assay performance, Arch Pathol Lab Med 134:975-982, 2010.

本文全面回顾了 IgE 抗体体外试验的进展和特性。

Hamilton RG, Matsson P, Chan S, et al: Analytical Performance characteristics, quality assurance and clinical utility of immunological assay for human Immunoglobulin E(IgE) antibodies of defined allergen specificities; Approved guideline, ed 3, CLSI document I/LA20-A3, Wayne, Penna, 2015, Clinical and Laboratory Standards Institute.

本指南概述了 IgE 和 IgE 抗体的实验室检测,重点介绍了临床检测的概念和质量控制。

Holloway J: Genetics and epigenetics of allergic diseases and asthma. In Adkinson F, Bochner B, Burks W, et al, editors: Middleton's allergy principles and practice, Philadelphia, 2014, Saunders, pp343-360.

本文全面概述了 IgE 及辅助分子的遗传学和分子遗传学促进了变应性疾病的易感性。

Host A, Andrae S, Charkin S, et al: Allergy testing in children: why, who, when and how?, Eur J Allergy Clin Immunol 58:1-11, 2003.

本文对儿童变应性疾病进行了精彩的综述,介绍了欧洲变态反应协会对疑似变应性疾病儿童达成的共识。

Oettgen H: Immunobiology of IgE and IgE receptors. In Adkinson F, Bochner B, Burks W, et al, editors: Middleton's allergy principles and practice, Philadelphia, 2014, Saunders, pp364-375.

本文综述了 IgE 合成的免疫生物学和 IgE 受体的生物学。

Salo P, Arbes S, Jaramillo R, et al: Prevalence of allergic sensitization in the United States: results from the National Health and Nutrition Examination Survey(NHANES) 2005-2006, J Allergy Clin Immunol 134:350-359, 2014.

本文介绍了美国常见变应原致敏的年龄及地域相关性,这些数据有利于设计合适的儿童变应性疾病检测产品。

Sampson HA: Utility of food-specific IgE concentrations in predicting symptomatic food allergy, J Allergy Clin Immunol 107:891-896, 2001.

这是一篇临床研究,探讨使用 IgE 抗体水平来预测对双盲安慰剂控制的食物激惹反应,并介绍了几种常见食物变应原的决定水平。

Sampson H, Aceves S, Bock A, et al: Food allergy: a practice parameter update—2014, J Allergy Clin Immunol 134:1016-1025, 2014.

本文是对食物变态反应实践参数的综合概述及更新。实践参数包括评估疑似食物变态反应和所有类型敏感性的建议。

Shakib F, Ghaemmaghami AM, Sewell HF: The molecular basis of allergenicity, Trends Immunol 29:633-642, 2008.

本篇综述全面讨论了常见变应原的化学性质。

Wahn U: What drives the allergic march?, Allergy 55:591-599, 2000.

Wahn U: Development and prevention of atopic disease in childhood. In: Adkinson N, Bochner B, Busse W, et al, editors: Middleton's allergy principles and practice, St Louis, 2009, Mosby, pp. 779-786.

本文和章节讨论了变应性进行曲。此概念有助于了解儿童变应性疾病的年龄发展以及对不同类别变应原(包括食物、多年生吸入剂和季节性吸入剂)的连续致敏性。

参考文献

Arroyave W, Rabito F, Carlson J, et al: The relationship between a specific IgE level and asthma outcomes: results of the 2005-2006 National Health and Nutrition Examination Survey, *J Allergy Clin Immunol Pract* 1:501–508, 2013.

Beck L, Marcotte G, MacGlashan D, et al: Omalizumab-induced reductions in mast cell Fc epsilon RI expression and function, *J Allergy Clin Immunol* 114:527–530, 2004.

Bennich H, Ishizaka K, Ishizaka T, et al: A comparative antigenic study of gamma E-globulin and myeloma-IgND, *J Immunol* 102:826–831, 1969.

Berg E, Platts-Mills T, Commins S: Drug allergens and food-the cetuximab and galactose-alpha-1,3-galactose story, *Ann Allergy Asthma Immunol* 112:97–101, 2014.

Bernstein DI, Biagini RE, Karnani R, et al: In vivo sensitization to purified *Hevea brasiliensis* proteins in health care workers sensitized to natural rubber latex, *J Allergy Clin Immunol* 111:610–616, 2003.

Beyer K, Grabenhenrich L, Härtl M, et al: Predictive values of component-specific IgE for the outcome of peanut and hazelnut food challenges in children, *Allergy* 70:90–98, 2015.

Blanca M, Romano A, Torres M: Update on the evaluation of hypersensitivity reactions to betalactams, *Allergy* 64:183–193, 2009.

Blanca M, Torres M, Reche M, et al: Clinical evaluation of Pharmacia CAP system RAST FEIA amoxicilloyl and benzylpenicilloyl in patients with penicillin allergy, *Allergy* 56:862–870, 2001.

Branum A, Lukacs S: Food allergies among children in the United States, *Pediatrics* 124:1549–1555, 2009.

Breiteneder H: Protein families: implications for allergen nomenclature, standardisation and specific immunotherapy, *Arb Paul Ehrlich Inst Bundesinstitut Impfstoffe Biomed Arzneim Langen Hess* 96:249–256, 2009.

Buckley R: Abnormalities in the regulation of human IgE synthesis, *Immunol Rev* 41:288, 1978.

Busse W, Corren J, Lanier BQ, et al: Omalizumab, anti-IgE recombinant humanized monoclonal antibody, for the treatment of severe allergic asthma, *J Allergy Clin Immunol* 108:184–190, 2001.

Cairns JA, Walls AF: Mast cell tryptase is a mitogen for epithelial cells: stimulation of IL-8 production and intercellular adhesion molecule-1 expression, *J Immunol* 156:275–283, 1996.

Centers for Disease Control and Prevention (CDC): *Behavioral risk factor surveillance system survey: current asthma prevalence data*, Atlanta, 2010, U.S. Department of Health and Human Services, Centers for Disease Control and Prevention.

Chung CH, Mirakhur B, Chan E, et al: Cetuximab-induced anaphylaxis and IgE specific for galactose-a-1, 3-galactose, *N Engl J Med* 358:1109–1117, 2008.

Clinical and Laboratory Standards Institute: Analytical performance characteristics, quality assurance and clinical utility of immunological assays for human immunoglobulin E (IgE) antibodies of defined allergen specificities: in development.

Coico R, Sunshine G, Benjamini E: The genetic basis of antibody structure. In *Immunology: a short course*, Hoboken, NJ, 2003, John Wiley & Sons, pp 79–89.

College of American Pathologists (CAP): *Diagnostic allergy (SE-C) survey*, Northfield, Ill., 2014, CAP.

Commins S, Platts-Mills T: Anaphylaxis syndromes related to a new mammalian cross-reactive carbohydrate determinant, *J Allergy Clin Immunol* 124:652–657, 2009.

Corren J: Asthma phenotypes and endotypes, *Discov Med* 83:243–249, 2013.

Custovic A, Murray C, Simpson A: Allergy and infection: understanding their relationship, *Allergy* 60(Suppl 79):10–13, 2005.

Defrance T, Carayon P, Billian G, et al: Interleukin 13 is a B cell stimulating factor, *J Exp Med* 179:135–143, 1994.

Demoly P, Francois-Bernard M, Bousquet J: In vivo methods for study of allergy skin tests, techniques, and interpretation. In Middleton E, Reed C, Ellis E, et al, editors: *Allergy principles & practice*, vol 1, St Louis, 1998, Mosby-Year Book, pp 430–439.

Devereux G, Matsui E, Burney P: Epidemiology of asthma and allergic airway diseases. In Adkinson N, Bochner B, Burks W, et al, editors: *Middleton's allergy principles and practice*, Philadelphia, 2014, Saunders, pp 754–778.

Du Toit G1, Roberts G, Sayre PH, et al: Randomized trial of peanut consumption in infants at risk for peanut allergy, *N Engl J Med* 372:803–813, 2015.

Ebo D, Faber M, Sabato V, et al: Component-resolved diagnosis of wasp (yellow jacket) venom allergy, *Clin Exp Allergy* 43:255–261, 2013.

Ewan PW, Coote D: Evaluation of a capsulated hydrophilic carrier polymer (the ImmunoCAP) for measurement of specific IgE antibodies, *Allergy* 45:22–29, 1990.

Findlay SR, Barden JM, Easley CB, et al: Effect of the oral leukotriene antagonist, ICI 204,219, on antigen-induced bronchoconstriction in subjects with asthma, *J Allergy Clin Immunol* 89:1040–1045, 1992.

Fontaine C, Mayorga C, Bousquet PJ, et al: Relevance of the determination of serum-specific IgE antibodies in the diagnosis of immediate beta-lactam allergy, *Allergy* 62:47–52, 2007.

Friedman B, Steinberg S, Meggs W, et al: Analysis of plasma histamine levels in patients with mast cell disorders, *Am J Med* 87:649, 1989.

Galli SJ: New insights into "the riddle of the mast cells": microenvironmental regulation of mast cell development and phenotypic heterogeneity, *Lab Invest* 62:5–33, 1990.

Gether U: Uncovering molecular mechanisms involved in activation of G protein-coupled receptors, *Endocr Rev* 21:90–113, 2000.

Golden DB, Tracy JM, Freeman TM, et al: Negative venom skin test results in patients with histories of systemic reaction to a sting, *J Allergy Clin Immunol* 112:495–498, 2003.

Griesmeier U, Vazquez-Cortes M, Bublin C, et al: Expression levels of parvalbumins determine allergenicity of fish species, *Allergy* 65:191–198, 2010.

Hamilton R: Laboratory tests for allergic and immunodeficiency diseases. In *Middletons' allergy principles and practice*, Philadelphia, 2014a, Saunders, pp 1187–1202.

Hamilton RG: Allergic sensitization is a key risk factor for but not synonymous with allergic disease, *J Allergy Clin Immunol* 134:360–361, 2014b.

Hamilton RG: Accuracy of U.S. Food and Drug Administration-cleared IgE antibody assays in the presence of anti-IgE (omalizumab), *J Allergy Clin Immunol* 117:759–766, 2006.

Hamilton RG, Rossi C, Yeang H, et al: Latex specific IgE assay sensitivity enhanced using Hev b 5 enriched latex allergosorbent, *J Allergy Clin Immunol* 111(Suppl):S174, 2003.

Holloway J, Koppelman G: Identifying novel genes contributing to asthma pathogenesis, *Curr Opin Allergy Clin Immunol* 7:69–74, 2007.

Holloway J, Yang I, Holgate S: Genetics of allergic disease, *J Allergy Clin Immunol* 125:581–594, 2010.

Hsieh F, Lam B, Penrose J, et al: T helper cell type 2 cytokines coordinately regulate immunoglobulin E-dependent cysteinyl leukotriene production by human cord blood-derived mast cells: profound induction of leukotriene C(4) synthase expression by interleukin 4, *J Exp Med* 193:123–133, 2001.

Humbert M, Busse W, Hanania N, et al: Omalizumab in asthma: an update on recent developments, *J Allergy Clin Immunol Pract* 2:525–536, 2014.

Irani A, Schecter N, Craig S: Two types of mast cells that have distinct neutral protease compositions, *Proc Natl Acad Sci U S A* 82:1214–1218, 1986.

Irvine A, McLean W, Leung D: Filaggrin mutations associated with skin and allergic diseases, *N Engl J Med* 365:1315–1327, 2011.

Ishizaka K, Ishizaka T: Physicochemical properties of reaginic antibody. 1. Association of reaginic activity with an immunoglobulin other than gammaA- or gammaG-globulin, *J Allergy* 37:169–185, 1966.

Ishizaka K, Ishizaka T, Menzel AE: Physicochemical properties of reaginic antibody. VI. Effect of heat on gamma-E-, gamma-G- and gamma-A-antibodies in the sera of ragweed sensitive patients, *J Immunol* 99:610–618, 1967.

Jahn-Schmid B, Harwanegg C, Hiller R, et al: Allergen microarray: comparison of microarray using recombinant allergens with conventional diagnostic methods to detect allergen-specific serum immunoglobulin E, *Clin Exp Allergy* 33:1443–1449, 2003.

Kabesch M, Schedel M, Carr D, et al: IL-4/IL-13 pathway genetics strongly influence serum IgE levels and childhood asthma, *J Allergy Clin Immunol* 117:269–274, 2006.

Kazemi-Shirazi L, Pauli G, Purohit A, et al: Quantitative IgE inhibition experiments with purified recombinant allergens indicate pollen-derived allergens as the sensitizing agents responsible for many forms of plant food allergy, *J Allergy Clin Immunol* 105:116–125, 2000.

Kjellman NI, Croner S: Cord blood IgE determination for allergy prediction—a follow-up to seven years of age in 1,651 children, *Ann Allergy* 53:167–171, 1984.

Klemans R, Otte D, Knol M, et al: The diagnostic value of specific IgE to Ara h 2 to predict peanut allergy in children is comparable to a validated and updated diagnostic prediction model, *J Allergy Clin Immunol* 131:157–163, 2013.

Klink M, Cline MG, Halonen M, et al: Problems in defining normal limits for serum IgE, *J Allergy Clin Immunol* 85:440–444, 1990.

Kohler J, Blank S, Muller S, et al: Component resolution reveals additional major allergens in patients with honeybee venom allergy, *J Allergy Clin Immunol* 133:1383–1389, 2014.

Korthauer U, Graf D, Mages HW, et al: Defective expression of T-cell CD40 ligand causes X-linked immunodeficiency with hyper-IgM, *Nature* 361:539–541, 1993.

Lanier B, Corren W, Lumry J, et al: Omalizumab is effective in the long-term control of severe allergic asthma, *Ann Allergy Asthma Immunol* 1:154–159, 2003.

Liu A: Hygiene hypothesis for allergy and asthma. In Martin RJ, Sutherland ER, L'enfant C, editors: *Infection and asthma*, Tampa, Fla, 2010, Informa Healthcare USA.

Matricardi P, Valenta R, Kleine-Tebbe J, et al, editors: *Handbook of molecular allergology*. European Academy of Asthma, Allergy and Immunology, 2015.

Maly F, Marti-Wyss S, Blumber S, et al: Mononuclear blood cell sulpholeukotriene generation in the presence of interleukin 3 and whole blood histamine release in honeybee and yellow jacket venom allergy, *J Invest Allergy Clin Immunol* 7:217–224, 1997.

McCann W, Ownby D: The reproducibility of the allergy skin test scoring and interpretation by board certified/board eligible allergists, *Ann Allergy Asthma Immunol* 89:368–371, 2002.

Martinez-Aranguren R, Lizaso M, Goikoetxea M, et al: Is the determination of specific IgE against components using ISAC 112 a reproducible technique?, *PLoS One* 9:e88394, 2014.

Metcalfe DD, Peavy RD, Gilfillan AM: Mechanisms of mast cell signaling in anaphylaxis, *J Allergy Clin Immunol* 124:639–648, 2009.

Miller JS, Moxley G, Schwartz LB: Cloning and characterization of a second complementary DNA for human tryptase, *J Clin Invest* 86:864–870, 1990.

Moffatt M, Gut I, Demenais F, et al: A large-scale, consortium-based genomewide association study of asthma, *N Engl J Med* 363:1211–1221, 2010.

Muller U, Schmid-Grendelmeier P, Hausmann O, et al: IgE to recombinant allergens Api m 1, Ves v 1, and Ves v 5 distinguish double sensitization from crossreaction in venom allergy, *Allergy* 67:1069–1073, 2012.

National Center for Health Statistics: *National Hospital Ambulatory Medical Care Survey (NHAMCS)*, 2006, U.S. Department of Health and Human Services, Centers for Disease Control and Prevention.

Nickel R, Kulig M, Forster J, et al: Sensitization to hen's egg at the age of twelve months is predictive for allergic sensitization to common indoor and outdoor allergens at the age of three years, *J Allergy Clin Immunol* 99:613–617, 1997.

Nicolaou N, Custovic A: Molecular diagnosis of peanut and legume allergy, *Curr Opin Allergy Clin Immunol* 11:222–228, 2011.

Nolte H: The clinical utility of basophil histamine release, *Allergy Proc* 14:251–254, 1993.

Oettgen HC, Geha RS: IgE regulation and roles in asthma pathogenesis, *J Allergy Clin Immunol* 107:429–440, 2001.

Ott H, Schröder C, Raulf-Heimsoth M, et al: Microarrays of recombinant Hevea brasiliensis proteins: a novel tool for the component-resolved diagnosis of natural rubber latex allergy, *J Investig Allergol Clin Immunol* 20:129–138, 2010.

Ownby DR, Anderson JA, Jacob GL, et al: Development and comparative evaluation of a multiple-antigen RAST as a screening test for inhalant allergy, *J Allergy Clin Immunol* 73:466–472, 1984.

Palmer C, Irvine A, Terron-Kwiatkowski A, et al: Common loss-of-function variants of the epidermal barrier protein filaggrin are a major predisposing factor for atopic dermatitis, *Nat Genet* 38:441–446, 2006.

Pastorello E, Farioli L, Stafylaraki C, et al: Wheat-dependent exercise-induced anaphylaxis caused by a lipid transfer protein and not by omega-5 gliadin, *Ann Allergy Asthma Immunol* 112:386–387, 2014.

Petersen LJ, Church MK, Skov PS: Histamine is released in the wheal but not the flare following challenge of human skin in vivo: a microdialysis study, *Clin Exp Allergy* 27:284–295, 1997.

Pieters J: MHC class II-restricted antigen processing and presentation, *Adv Immunol* 75:159–208, 2000.

Platts-Mills TA: Allergen avoidance in the treatment of asthma and rhinitis, *N Engl J Med* 349:207–208, 2003.

Ravetech J, Kinet J: Fc receptors, *Ann Rev Immunol* 9:457, 1991.

Salo P, Arbes S, Jaramillo R, et al: Prevalence of allergic sensitization in the United States: results from the National Health and Nutrition Examination Survey (NHANES) 2005-2006, *J Allergy Clin Immunol* 134:350–359, 2014.

Sampson HA, Ho DG: Relationship between food-specific IgE concentrations and the risk of positive food challenges in children and adolescents, *J Allergy Clin Immunol* 100:444–451, 1997.

Santos A, Van Ree R: Profilins mimickers of allergy or relevant allergens, *Int Arch Allergy Immunol* 155:191–204, 2011.

Santos A, Du Toit G, Douiri A, et al: Distinct parameters of the basophil activation test reflect the severity and threshold of allergic reactions to peanut, *J Allergy Clin Immunol* 135:179–186, 2015.

Schwartz L: Diagnostic value of tryptase in anaphylaxis and mastocytosis, *Immunol Allergy Clin North Am* 26:451–463, 2006.

Schwartz LB, Lewis RA, Austen KF: Tryptase from human pulmonary mast cells: purification and characterization, *J Biol Chem* 256:11939–11943, 1981.

Sharma G, Irsigler A, Dhanarajan P: Cloning and characterization of 2S albumin, Car I 1, a major allergen of pecan, *J Agri Food Chem* 59:4130–4139, 2011.

Sicherer S, Sampson H: Food allergy: epidemiology, pathogenesis, diagnosis and treatment, *J Allergy Clin Immunol* 133:291–307, 2014.

Sicherer S, Wood R: Advances in diagnosing peanut allergy, *J Allergy Clin Immunol Pract* 1:1–13, 2013.

Shepherd G: Allergy to β-lactam antibiotics, *Immunol Allergy Clin North Am* 11:611, 1991.

Smits HH, Engering A, van der Kleij D, et al: Selective probiotic bacteria induce IL-10-producing regulatory T cells in vitro by modulating dendritic cell function through dendritic cell-specific intercellular adhesion molecule 3-grabbing nonintegrin, *J Allergy Clin Immunol* 115:1260–1267, 2005.

Soler M, Matz J, Townley R, et al: The anti-IgE antibody omalizumab reduces exacerbations and steroid requirement in allergic asthmatics, *Eur Respir J* 18: 254–261, 2001.

Stewart G, Richardson J, Zhang J, et al: The structure and function of allergens. In Adkinson N, Bochner B, Burks W, et al, editors: *Middletons' allergy principle and practice*, Philadelphia, 2014, Saunders, pp 398–428.

Stringari G, Tripodi S, Caffarelli C, et al: The effect of component-resolved diagnosis on specific immunotherapy prescription in children with hay fever, *J Allergy Clin Immunol* 134:75–81, 2014.

Thorpe SJ, Heath A, Fox B, et al: The 3rd International Standard for serum IgE: International collaborative study to evaluate a candidate preparation, *Clin Chem Lab Med* 52:1283–1289, 2014.

Turkeltaub PC: Percutaneous and intracutaneous diagnostic tests of IgE-mediated diseases (immediate hypersensitivity), *Clin Allergy Immunol* 15:53–87, 2000.

Valenta R, Lidholm J, Hayek B, et al: The recombinant allergen-based concept of component-resolved diagnostics and immunotherapy (CRD and DRIT), *Clin Exp Allergy* 29:896–904, 1999.

Van Bever HP, Samuel ST, Lee BW: Halting the allergic march, *W Allergy Org J* 1:57–62, 2008.

Van Eerdewegh P, Little RD, Dupuis J, et al: Association of the ADAM33 gene with asthma and bronchial hyperresponsiveness, *Nature* 418:426–430, 2002.

Vercelli D, Jabara HH, Arai K, et al: Induction of human IgE synthesis requires interleukin 4 and T/B cell interactions involving the T cell receptor/CD3 complex and MHC class II antigens, *J Exp Med* 169: 1295–1307, 1989.

Wahn U: Allergic factors associated with the development of asthma and the influence of cetirizine in a double-blind, randomised, placebo-controlled trial: First results of ETAC. Early treatment of the atopic child, *Pediatr Allergy Immunol* 9:116–124, 1998.

Wang JH, Reinherz EL: Structural basis of T cell recognition of peptides bound to MHC molecules, *Mol Immunol* 38:1039–1049, 2002.

Wank SA, DeLisi C, Metzger H: Analysis of the rate-limiting step in a ligand-cell receptor interaction: The immunoglobulin E system, *Biochemistry* 22:954–959, 1983.

Weidinger S, Geiger C, Rodriguez E, et al: Genome-wide scan on total serum IgE levels identifies FCERIA as novel susceptibility locus, *PLoS Genet* 4:e1000166, 2008.

Weiss KB, Sullivan SD: The health economics of asthma and rhinitis. I. Assessing the economic impact, *J Allergy Clin Immunol* 107:3–8, 2001.

Weiss ME, Adkinson NF: Immediate hypersensitivity reactions to penicillin and related antibiotics, *Clin Allergy* 18:515–540, 1988.

Wess J: G-protein-coupled receptors: molecular mechanisms involved in receptor activation and selectivity of G-protein recognition, *FASEB J* 11:346–354, 1997.

Wide L, Bennich H, Johansson SG: Diagnosis of allergy by an in-vitro test for allergen antibodies, *Lancet* 2:1105–1107, 1967.

Wood R, Camargo C, Lieberman P, et al: Anaphylaxis in America: the prevalence and characteristics of anaphylaxis in the United States, *J Allergy Clin Immunol* 133:461–467, 2014.

Wu L, Zarrin A: The production and regulation of IgE by the immune system, *Nature Rev Immunol* 14:247–259, 2014.

Xiong H, Curotto de Lafaille M, Lafaille J: What is unique about the IgE response, *Adv Immunol* 116:113–141, 2012.

Yunginger JW: Insect allergy. In Middleton E, Reed C, Ellis E, et al, editors: *Allergy principles & practice*, vol 2, St Louis, 1998, Mosby-Year Book, pp 1063–1072.

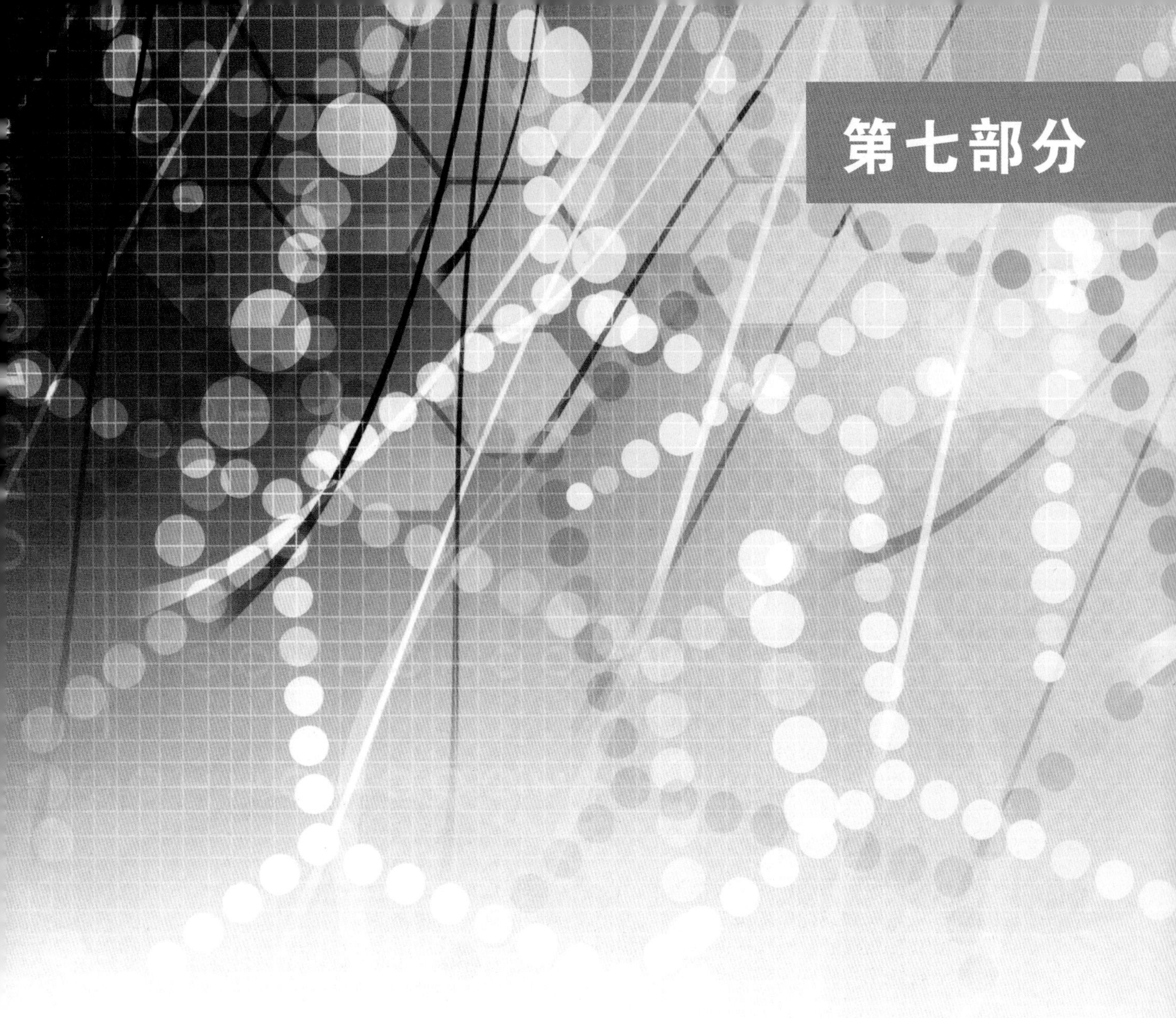

医学微生物学

EDITED BY | Gail L. Woods
Richard A. McPherson

第56章 病毒感染

Lech J. Mazur, Michael Costello

要点

1. 病毒引起的人类感染多于任何其他种类的微生物,由病毒而引起的疾病可下至微不足道的上呼吸道感染,上至致命的狂犬病。病毒病原体,包括 CoV-MERS(中东呼吸综合征冠状病毒)、甲型流感病毒各亚型、虫媒病毒和出血热病毒,在不同的地理区域被不断发现和识别并且有可能引起广泛传播的疾病。

2. 准确及时的病毒诊断非常重要,对于理想的患者管理,合理使用抗病毒药物,减少不必要的实验室检测和不适当的抗菌治疗,及时应用感染控制程序,以及适当有效地应对社区疫情而言,都是必不可少的。

3. 细胞培养中的病毒分离和病毒抗原鉴定是社区医院实验室可提供的传统实验项目,目的是诊断生殖器、皮肤黏膜、呼吸道,消化道、中枢神经系统和播散性病毒感染。这些方法逐渐被更加敏感、可靠、快速、特异的检测病毒 DNA 和 RNA 的分子扩增方法所取代。

4. 病毒血清学有两个主要的应用:新近感染诊断和免疫(状态)确定。比如急性感染时出现的免疫球蛋白 IgM 特异性抗体,或者用急性期恢复期间血清中 IgG 抗体的显著升高明确急性感染。在细胞培养,抗原检测,以核酸为基础的检测不可用或不可行的情况下,血清学方法可以派上用场。持续存在的特异性 IgG 是麻疹、腮腺炎、水痘、甲型肝炎和乙型肝炎病毒的免疫标志物。酶免疫测定法方法灵敏,广泛应用于免疫学检测。

5. 核酸杂交和核酸扩增试验通过识别特异且稳定的病毒基因组 DNA 或 RNA 片段检测病毒。这项技术的一个重要特质是不要求病毒活性和繁殖力。原位杂交是一项检测人乳头瘤病毒(HPV),CMV、HSV 和细小病毒 B19 的直接探针技术,特异性高,但灵敏度不定。

6. 以核酸为基础的检测,如聚合酶链反应(PCR),链置换扩增和以核酸序列为基础的扩增技术提高了分子诊断的敏感性,超越了细胞培养和抗原检测方法,被认为是新的金标准。由于分子扩增方法提高了灵敏度使微创标本得以应用,极大地简化了标本收集,使标本检测结果的变化性降低。

7. 即时检验核酸扩增技术正在成为一个普通的基本的急救室的功能和决策指标,在几个小时内提供关于目标病毒的诊断信息。快速的结果指导诊断检测,影响治疗方法和患者的安置。

8. 将几种病毒核酸检测结合成一个单一的证候综合征阵列测试已大大扩展了病毒感染分子检测的临床应用,有时用来检测多种病原体。这些组合可以在临床可行时间窗内产生可靠的答案。

9. 实时 PCR 转录可以准确定量多种类型标本的病毒载量。定量分析可区分疾病与带菌状态(博卡病毒,鼻病毒)、判断预后(HIV,HCV)、监测病毒病原体的治疗效果,例如人免疫缺陷病毒(HIV),丙型肝炎病毒(HCV),乙型肝炎病毒(HBV),巨细胞病毒,Epstein Barr 病毒(EBV),和 BK 病毒。

10. 抗病毒药物耐药突变检测现在应用于 HIV,HBV,HCV,HSV,CMV,VZV 和甲型流感病毒。

11. 下一代测序技术是一项不断发展的技术,可用于病毒检测、已知和未知病毒的鉴定、物种与准种病毒易感性的评估和病毒暴发的深入探索。

概述

病毒是人类疾病的主要原因,从恼人的普通感冒到由 HIV 和一些肿瘤引起的致命的免疫损伤。病毒学发展迅速,从早期的电镜病毒形态学到细胞培养中的病毒增殖技术,再到以核酸为基础的复杂扩增诊断实验,最终发展到整个病毒基因组测序。现在可以在病毒最初暴发的几天时间内发现并完成新出现的致病病毒的基因分型(Fauci & Morens,2012)。

临床病毒学实验室的作用已经扩大,从单一的病毒识别到包含病毒识别/定量和预测抗病毒治疗疗效的基因型的监测的患者管理(Antonelli,2012;Caliendo et al,2013)。

早期和准确的病毒诊断是优化患者处理、适当使用抗病毒药物、减少不必要的诊断检测、限制抗生素的滥用、实施院内感染措施的基础(Dellit et al,2007;Van Panhuis et al,2013)。早期和精确的病毒病原体的鉴别和测序通过集中的公共卫生措施,显然对普通人群提供了益处。近来,通过对与严重急性呼吸系统综合征(severe acute respiratory syndrome,SARS)和中东呼吸系统综合征冠状病毒(middle eastern respiratory syndrome coronavirus,CoV-MERS)相关的人畜共患冠状病毒的鉴定和对不断变化的甲型流感病毒毒株的鉴定证明了这一点。

一些优秀的参考文献提供了关于人类病毒的分类和致病性的详细信息(Garcia,2010;Versalovic,2011)。这些章节回顾了大多数在典型的医院实验室检测中产生的常见病毒综合征。大多数医院的病例情况是混合了健康或免疫低下的儿童或成人的普通病毒感染,以支持病毒学服务。表 56-1 总结了芝加哥医院系统的测试量和恢复率,包括成人和小儿的初级治疗、高危产科、新生儿学、血液肿瘤学、移植和传染病服务。在 2004 年,细胞培养和抗原检测是病毒检测的核心方法。到 2013 年,分子诊断的稳定和持续的过渡基本上完成了。2013 年的结果反映了使用分子方法检测到的更多种类的病毒。多种病毒分子组合检测现在可以用来检测更大范围的病毒,这反映了证候综合征核酸组合检测的趋势。具有不同医疗专长的医院检测病毒相同但相对比例会有所不同。

表 56-1 常规病毒学检测病毒(2004)对比分子生物学方法(2013)

	阳性标本率*		备注
	2004	2013†	
病毒			
单纯疱疹病毒	22	21.4	2013—HSV 分型(HSV-1=11%;HSV-2=10.4%)
巨细胞病毒	4	14	2004—诊断;2013—诊断和监测
Epstein Barr 病毒	N/A	11.3	
肠道病毒	10	2	2003—咽喉,直肠,脑脊液;2013—只有脑脊液
水痘带状疱疹病毒	<1	14.3	2004—只有水疱;2013—水疱,脑脊液,血浆和尿
呼吸道病毒			
腺病毒	8	1.1	2013—RVP 遍及全年
甲型流感病毒	9	8.4	2013—RVP 遍及全年
2009 H1N1 流感病毒	NA	3.4	2013—RVP 遍及全年
乙型流感病毒	4	2.9	2013—RVP 遍及全年
呼吸道合胞病毒	31	7.4	2004—季节性;2013—RVP 遍及全年
人类偏肺病毒	NA	3.4	2013—RVP 遍及全年
副流感病毒 1~3	10	2.9	2004—季节性;2013—RVP 遍及全年
副流感病毒 4	NA	1.2	2013—RVP 遍及全年
冠状病毒(4 血清型)	NA	2.0	2013—RVP 遍及全年
肠病毒/鼻病毒	NA	17.5	2013—只有呼吸道样本,全年皆可检测到

Personal data,M. Costello and L. Mazur,Multiple hospitals,Chicago area andsoutheast Wisconsin

* NA,没有数据;RVP,呼吸道病毒组合检测

† 2004 年:常规病毒学检测方法(培养、DFA、EIA);2013:分子检测方法

呼吸道病毒的平均培养率为 47%

大多数病毒的平均检测时间在 1~2 天之间(与常规细菌培养的时间相同),反映了快速抗原检测和核酸扩增试验(NAAT)的联合使用。在临床样本中,病毒的总体检出率高得惊人(高达 43%),几倍高于常规细菌性血液或粪便培养、菌种培养、虫卵和寄生虫检查(Espy et al,2006;Leland & Ginomlhio,2007)。许多常见的病毒表现出季节变化(图 56-1)。诺瓦克病毒、流感、RSV 和副流感病毒 1 和 2 流行于每年冬季。腺病毒、副流感病毒 3、CMV 和 HSV 感染全年发生。在夏末和初秋,肠病毒和昆虫传播的虫媒病毒集中暴发。季节性变化在一定程度上依赖于扩大检测范围和延长检测时间的更敏感的 NAAT 检测方法。

目前仍有四种主要的病毒诊断实验室方法:培养、抗原检测、核酸检测、血清学。每种方法都有其优点和局限性(表 56-2)。

在大多数临床诊断实验室中,细胞培养和直接抗原检测程序正在被取代,在大多数临床诊断实验室中,通过快速、容易执行、高度敏感和特异的 NAAT 技术,每毫升只有 0.01~100 个病毒粒子的标本(Hodinka & Kaiserb,2013)可

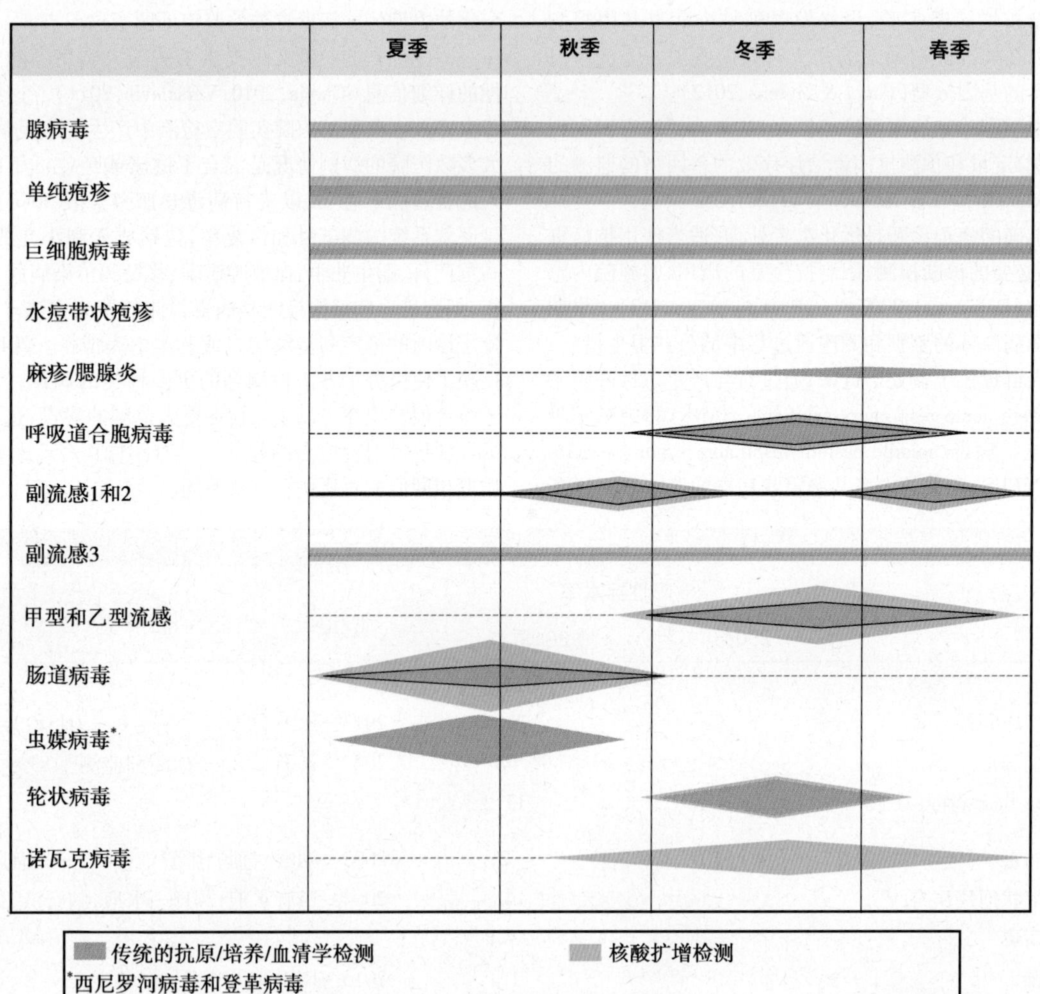

图 56-1　病毒感染的季节性变化

以始终被检测到。NAAT 方法灵敏度最高，由于病毒活性的保持并不是必需的，所以在标本收集、标本收集时间窗和运输方面有更大的空间。大多数基于核苷酸的测试时间是一天或更少，肯定快于标准的培养时间限制，并且周转时间已经可以与抗原测定相比较了。尽管不断地进步，直接的荧光抗体（DFA）和酶免疫测定（EIA）正在成为一种市场趋势，在 NAAT 选项不可用或不可行时提供。NAAT 对于在细胞培养过程中缓慢繁殖或根本不繁殖的病毒的鉴定作用是无价的。然而，病毒核酸片段可能会持续存在到疾病的恢复阶段，在活的病毒颗粒被免疫反应清除后，限制了它们作为治疗检测的应用。此外，DNA 或 RNA 目标序列的突变可以降低 NAAT 的敏感性。定量实时 PCR 已成为评估病毒载量和监测对病毒治疗反应关注的标准（HIV，HCV，HBV），以及对移植和输血患者的诊断和监测（例如骨髓移植中 CMV、HHV6，器官移植中 EBV、BKV 和 JCV）。随着抗病毒药物耐药机制被定义，突变检测正在成为适当靶向抗病毒治疗选择的方法。社区医院和大型医疗中心现在都提供了广泛的核酸扩增测试，能够检测已知的病毒、细菌和寄生虫病原体到普通的呼吸系统，皮肤，中枢神经系统，胃肠道，移植和传播感染（DiMalo，2014）。可被核酸实验检测出并定量的病毒数量在持续上升，许多检测都是 FDA 批准的，而且是商业上可用的。实验室开发的测试（LDT）需要大量的技术知识和广泛的验证协议，所有的分子方法都要求严格的质量控制，以保证准确性，并尽量减少扩增产品的污染（扩增产物）。尽管有这些额外的担忧，但相对于传统程序，分子方法在总体灵敏度和定量准确性方面都有显著提高。成功实施国际（NIBSC/WHO，CDC/NIST）的量化标准（HIV、HCV、HBV、CMV、EBV、BKV）帮助标准化验证和熟练过程，现在执行标准的各实验室可进行结果比较，而不用考虑使用的化学试剂和仪器。新的分子系统有效地分离出扩增的 DNA 片段，所以扩增污染并不像分子扩增法第一次进入临床病毒实验室时那么常见。随着现有技术的不断改进，需要在临床可行的时间范围内产生有临床意义的结果，人们应该期望大多数的临床病毒学实验室在不久的将来均转化为分子实验。下一代测序技术是一种新兴的技术，它将用于病毒检测和对已知和新型病毒亚型的描述。

传统的血清学诊断（表 56-2）需要对比感染急性期和恢复期的血清，以证明特异性病毒抗体效价有明显的上升。这是一个回顾性的过程，现在很少在大多数临床病毒学实验室进行。病毒特异性 IgM 抗体的检测可以从急性期或早期恢复期的单个血清中诊断出急性疾病。病毒特异性 IgG 抗体检测通常有助于记录选定病毒的免疫状态。

表 56-2 病毒感染的诊断方法

方法	优点	缺点
生长依赖型		
细胞培养	• 病毒生长受细胞系支持病毒生长的能力的限制 • 试剂成本中等	• 需要活性病毒,需要优化收集运输过程 • 需要多个细胞系以优化灵敏度 • 即使使用多个细胞系,也不会检测到所有病毒 • TAT 长(几天至几周) • 要求检测 CPE 或检测病毒的其他手段(如血细胞凝集,抗体)所需要的专业能力
离心细胞培养瓶培养	• TAT 更快,比某些病毒的细胞培养更敏感(疱疹病毒,呼吸道病毒)	• 需要活性病毒,需要优化收集运输过程 • 适当 TAT 时间(1~3 天) • 适度耗时 • 需要特定的荧光抗体
抗体依赖型		
DFA	• 快速 TAT • 适度灵敏度 • 适度操作难度 • 适度试剂成本	• 灵敏度取决于样本收集的优化 • 要求解释染色模型的专业能力 • 仅检测所用抗体所对应的病原体
EIA/FIA	• 快速 TAT • 适度灵敏度 • 易于操作-即时检测 • 适度试剂成本	• 灵敏度取决于样本收集的优化 • 仅检测所用抗体所对应的病原体
核酸分子检测(NAAT)		
NAAT(PCR,等温核酸扩增 RAP,LAMP)	• 灵敏度最高 • 定义不同基因型的易感性和预后 • 适度至非常容易操作 • 使用密闭配置时污染风险较低	• 可能比其他选项贵 • 仅能检测有引物和探针的病原体 • 检测多信号的选择有限
NAAT 组合检测	• 全面的目标对象,不限于病毒 • 高度敏感 • 当天可出结果	• 昂贵 • 仅能检测有引物和探针的病原体 • 不能区分携带病毒与致病性病毒
下一代测序	• 可用于病毒检测和未知病毒从头测序的新技术 • 抗病毒药物敏感性评估 • 与 Sanger 测序相比,灵敏度非常高 • 病毒暴发的研究 • 病毒变异型检测	• 非常贵 • 大多数临床病毒学实验室目前尚不具备 • 需要生物信息学方面能力
血清学检测		
IgM	• 初次感染时可能存在	• 不适用于短期前驱潜伏期的感染检测 • 相关性高的病毒可能出现交叉反应 • 继发感染也可检测到
IgG	• IgG 存在可能是对某些病毒的免疫	• 病毒特异性 IgG 的存在并不总是表示免疫 • 检测急性和恢复期血清中上升的 IgG 滴度可能需要几个星期

任何诊断测试的成功都始于适当的标本收集和运输。实验室必须具有现实和完善的指南，以最佳的样本收集和处理能力和意志执行可靠的样本拒收政策，然后必须将此信息传达给临床工作人员和患者护理网站（表 56-3）。当排毒最活跃时，急性疾病诊断用于培养和抗原测定的标本一定要尽早获得。当处于恢复期时，这些测试方法是不可靠的。

病毒运输液（VTM）含有缓冲盐溶液、蛋白质和糖化营养物质、pH 值指示剂和抗生素，以抑制细菌和真菌污染物，并旨在稳定病毒粒子和患者被感染的细胞。拭子标本、鼻咽吸取物和组织活检应放置在 VTM 中进行培养和抗原检测。如果没有任何添加剂是抑制的，VTM 也可以用于 NAAT。NAAT 灵敏度更高，在病程早期和后期当培养和抗原检测结果皆为阴性时具有最优的检测价值。体液、灌洗液、血液和骨髓样本需要一个无菌容器，而不是 VTM 或 UTM（Caliendo et al，2013）。HBV、HIV、HCV、CMV、EBV、BKV 等病毒载量检测需要在采集后 6 小时内进行血浆或血清分离，并送往实验室冷冻。

表 56-3　常见病毒综合征的标本采集

综合征	常见病毒	首选标本和运输条件	标本质量验证	最有用的测试（以应用顺序列出）
细支气管炎/支气管炎流感性肺炎	RSV，PIV，hMPV 腺病毒，甲型流感病毒，乙型流感病毒 甲型流感病毒，乙型流感病毒，RSV，hMPV，PIV，腺病毒	NP 拭子，NP 抽吸物/洗液；BAL 冰上运送用于培养	NP 抽吸物和 BAL 中的纤毛柱状细胞或肺泡巨噬细胞	核酸扩增；EIA 或 DFA（当季时）；培养
结膜炎	HSV，腺病毒，肠道病毒，VZV	放置在 VTM 里的结膜刮片或拭子；冰上运送用于培养	结膜上皮细胞	核酸扩增；DFA；培养
疱疹性皮疹	HSV，HZV	置于 VTM 的疱疹液体分泌物或细胞；用于 DFA 的玻片涂片；冰上运送用于培养	鳞状上皮细胞	核酸扩增；DFA；培养
脑膜炎	肠病毒，HSV，VZV，EBV，西尼罗河病毒和其他虫媒病毒	脑脊液；冰上运送用于培养	异常脑脊液蛋白和细胞计数	核酸扩增；IgM 血清学（虫媒病毒）培养（肠病毒）
脑炎	HSV，VZV，西尼罗河病毒，其他虫媒病毒，狂犬病毒	CSF，新鲜的脑组织；立即运送	异常脑脊液蛋白和细胞计数	核酸扩增；IgM 血清学（虫媒病毒）
肠炎	轮状病毒，诺瓦克病毒，肠炎腺病毒	新鲜粪便；立刻运送	拭子一定覆满粪便	轮状病毒和腺病毒：EIA；诺瓦克病毒：RNA 扩增
播散性病毒感染	CMV，EBV，HSV，VZV，腺病毒	血液，组织活检，BAL，CSF；立即运送		核酸扩增；CMV，EBV 病毒载量；CMV，HSV，VZV，腺病毒培养
人类免疫缺陷综合征	HIV	血液		血清学；病毒载量；ARV 耐药性检测
产前/新生儿病毒感染	HSV-1 和 2，CMV，肠病毒，细小病毒 B19，风疹病毒	CSF，疱液，组织活检，羊水，尿液；立即运送		核酸扩增；培养；IgM 血清学

ARV，抗逆转录病毒疗法；BAL 支气管肺泡灌洗；CMV，巨细胞病毒；CSF，脑脊液；DFA，直接荧光抗体；EBV，EB 病毒；EIA，酶免疫测定；HIV，人类免疫缺陷病毒；HSV，单纯疱疹病毒；hMPV，人类偏肺病毒；IgM，免疫球蛋白 M；NP，鼻咽；PIV，副流感病毒；RSV，呼吸道合胞病毒；VTM，病毒运输液；VZV，水痘带状疱疹病毒

病毒性呼吸道标本可从鼻咽拭子中分离得到，并在 UTM 介质中传送，冷藏时间不超过 48 小时。全血或骨髓病毒检测可接受室温或冷冻标本。石蜡包埋组织，作为 IHC 的确立方法或独立的诊断测试，是各类型病毒检测的可接受标本。为了防止降解，用于分子检验组织必须冷冻。

可接收的尿液标本应在无菌杯中收集，粪便标本在无菌杯中收集并在 cary-blair 培养基中运输。

细胞培养

应将二级生物安全柜用于样本处理和进行培养操作时保

护技术人员免受感染性气溶胶的影响并减少样本交叉污染。用于进行细胞培养的设备,包括可容纳细胞培养瓶的带载物支架的离心机;培养已接种培养物的温箱;用于鉴定单层细胞培养中 CPE 的倒置相差显微镜;用于直接和间接免疫荧光测定(IFA)的荧光显微镜和用于样本和试剂储存的维持在-20℃(如果可以,-70℃)的冷冻室。

抗原检测

当对 HSV、VZV、CMV、流感病毒等进行具体的抗病毒治疗时,考虑到院内感染控制(流感、RSV、偏肺病毒、轮状病毒和 VZV)这一因素且 NAAT 不可选时,直接法快速鉴别是很有用的方法。病毒抗原检测方法的敏感性和特异性可与 DFA(直接免疫荧光法)和 EIA(酶免疫分析法)相比。DFA(直接免疫荧光法)对标本的细胞内容物显微镜检查的可视性方面有明显的优势,所以样本量是否充足很容易得到验证(Clarke,2010),但是 DFA(直接免疫荧光法)检测过程是很费力的,在具有高试样需求的季节性的呼吸道病毒暴发过程中可能是不可行的。EIA(酶免疫分析法)与 DFA(直接免疫荧光法)相比需要较少的主观解判断,但是缺乏样本质量的评估。DFA(直接免疫荧光法)最好使用一种落射荧光显微镜,和 EIA(酶免疫分析法)一样,需要常规进行阳性和阴性的质控。EIA 的阳性预测值(PPV)高度依赖于病毒在被测试的患者人群中的流行程度。例如,基于抗原的检测的阳性预测值在流感病毒和 RSV 的非流行期是非常低的,使得这一时期的检测结果是不可靠的。病毒抗原检测的敏感性高度依赖于足够的标本量,就如同 2009 年甲型流感(H1N1)暴发时所阐明的这些检测多变的敏感性(Ginomlhio & Zhang,2009)。

核酸扩增检测(NAAT)

核酸扩增技术较抗原检测和培养大大提高了病毒诊断的敏感性。广泛采用的目标扩增技术仅举几例来说,包括 PCR、实时 PCR、SDA(链置换扩增技术)、NASBA(核酸序列扩增技术)、TMA(转录介导扩增技术)、LAMP(环介导等温扩增技术)和 INAAT(等温核酸扩增技术)(Wu and Tang,2009;Lee et al,2011)。实时定量 PCR 是监测艾滋病、HCV、HBV、CMV、EBV、HHV6、BKV、JCV 病毒载量的标准。目前大多数定量分析都通过 NIBSC/WHO 的国际标准进行标准化与规范化,不管使用的是什么试验方法,大大减少了实验室间结果的差异。尽管如此,还是建议以单个实验室对病毒载量的评估为基础进行临床管理从而减少在实验室和技术方法之间仍然存在的可变性(Hayden & Hokanson,2008)。核酸检测的自动化,包括提取方法和内部控制因素的结合,提高了定量方法的精确度,降低了扩增污染的风险,降低了假阳性或假阴性的错误发生率,并提高了检测通量。

食品药品管理局(FDA)批准的商品试剂盒增加了这些试剂盒的市场份额,主要包括 HIV、HCV、HBV、HPV、CMV、疱疹病毒、肠道病毒和各种呼吸道和胃肠道病毒的大用量检测。FDA 运营了一个网站,该网站列出基于核酸的测试和相关诊断试验。

美国病理学家协会(CAP)拥有最全面的测试菜单(www.cap.org)。为了最大限度的检测并减少误差,严格遵守样本收集,储存和处理的要求;妥善处理和储存提取的核酸尤其是 RNA;常规监测扩增污染都是必不可少的。分析和临床的验证与确认是独立实验室的职责。

对社区医院实验室来说,进行核酸检测的设备和试剂越来越容易获得。更好的系统设计大大减少了对于专门的分子机构(试剂室分区,样本处理和单向空气流向)和高技术人才的要求。自动化程度的普及已经显著影响了核酸检测的准确性和易用性,特别是用于定量分析(例如 HIV,HCV,HBV 病毒载量,HPV 检测系统)。许多基于核酸的病毒学测定仍然是高度复杂的实验室开发方法,需要适当的监督和监测。

核酸杂交和基于扩增的测试通过靶向病毒 RNA 或 *DNA* 基因组的特定区域来检测病毒。原位杂交(in situ hybridization,ISH)是一种直接探针技术,可用于解剖病理学检测各种病毒病原体。ISH 是一种很有用的方法,可以在单个细胞内对特定的病毒核酸进行定位。对 EBV 相关的肿瘤的诊断尤其有用(Gulley & Tang,2008)。PCR 常用于甲醛溶液-石蜡包埋(FFPE)组织活检中病毒感染的鉴定和诊断,特别适用于当组织学特征为"非诊断性"时疱疹病毒的诊断确证(Anderson et al,2014)。

病毒血清学

病毒感染的血清学诊断有其吸引力,因为血清标本易于获得,运输和储存。病毒血清学有两个主要的临床应用:诊断新近感染和免疫状态确定(Hodinka,1999)。证明目前/近期感染需在疾病的急性期检测到病毒特异性 IgM,或在急性期和恢复期间出现血清中病毒特异性 IgG 的显著上升。特异性 IgM 通常在初次感染第一周内的血液中发现,在 1~3 个月变得不可检测;一般来说,EIA(酶免疫分析法)更敏感,所以可以检测到 IgM 的时间大约是免疫荧光测定法的两倍。IgM 检测的特异性和灵敏度可通过去除类风湿因子,除去 IgG 从而消除与 IgM 的病毒抗原的竞争以及选择性 IgM 或 IgG 捕获方法来改善提高。病毒特异性 IgG 通常在初次感染后 1~2 周产生,在 4~8 周达峰值,然后下降,但通常在低滴度下仍可能被检测到。通过选择特定抗原(糖蛋白 G)的抗体,可以提高密切相关的病毒鉴定的特异性(如 HSV)(Bernstein et al,2013;Anderson et al,2014)。病毒再感染或再激活后的继发免疫应答产生不同的血清学特征:IgM 可能瞬时低水平重新出现,IgG 滴度迅速增加。这些只是一般的响应模式;抗体的强度,特异性,时间和类别受感染病毒,感染部位和宿主免疫状态的影响。在先天性感染中,母体 IgG 抗体被动地通过胎盘进入胎儿的血液循环,但在胎儿、脐带或新生儿血液中检测到的任何 IgM、IgA 或 IgE 都是胎儿或新生儿围产期初次感染后产生的抗体。

当样本质量或运输条件对于培养或直接抗原测试不太理想时,血清学实验特别有用。如果在初步评估中没有怀疑病毒性疾病,一旦错过培养,抗原测定或甚至核酸扩增,血清学实验可能是唯一可用的诊断工具。血清学检测是对需要复杂分离程序的病毒(EBV,人类疱疹病毒 6),需要动物接种(虫媒病毒,某些柯萨奇 A 病毒)的病毒,有生物危险风险的病毒(艾滋病病毒、虫媒病毒、出血热病毒)或者没有可靠核酸扩增方案的病毒的合理诊断选择,对于某些感染而言,血清学检测快速并相对便宜;麻疹、腮腺炎和风疹感染可以通过培养来诊断,但是 IgM 特异性抗体在发病后 3 天内即可以检测到,而且更可靠。

当临床症状进展时，病毒可能不再存在；西尼罗病毒（West Nile virus，WNV）和其他病毒性脑炎病毒在临床脑炎症状出现时在脊髓液中经常检测不到，这使得血清学检测成为更有用的诊断方法。具有长时间前驱症状的感染当患者刚出现症状时（例如EBV和CMV单核细胞增多症），通常具有可检测的抗体。血清学诊断的具体情况如图56-2所示。血清学技术被广泛接受用于HCV和HIV的确证诊断，包括检测抗体和抗原的第四代测定法，可在8~14天内提供早期检测。

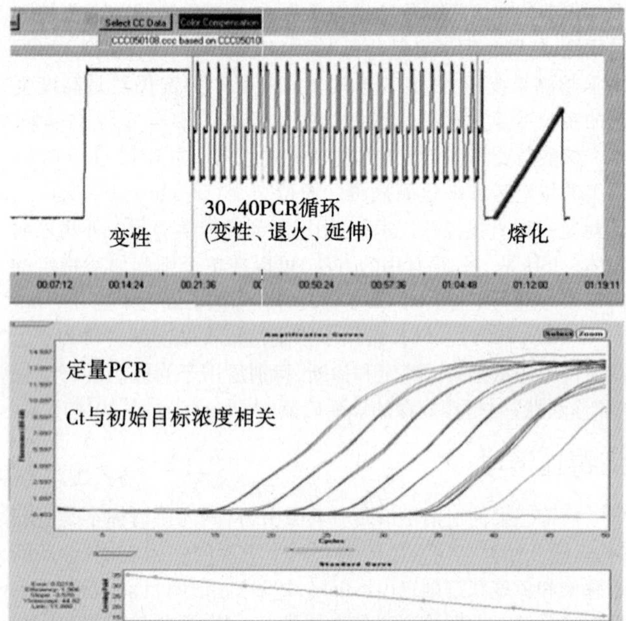

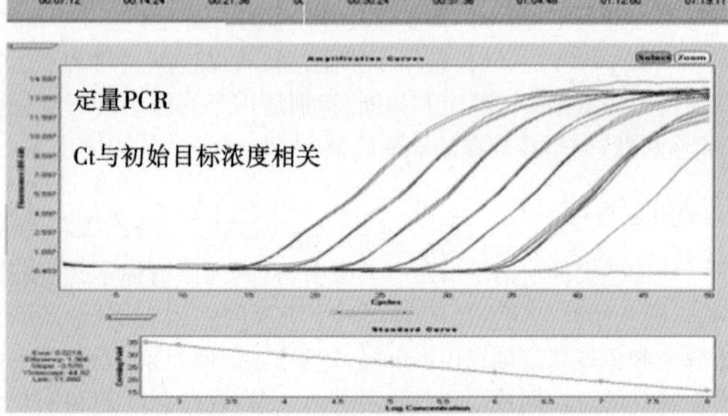

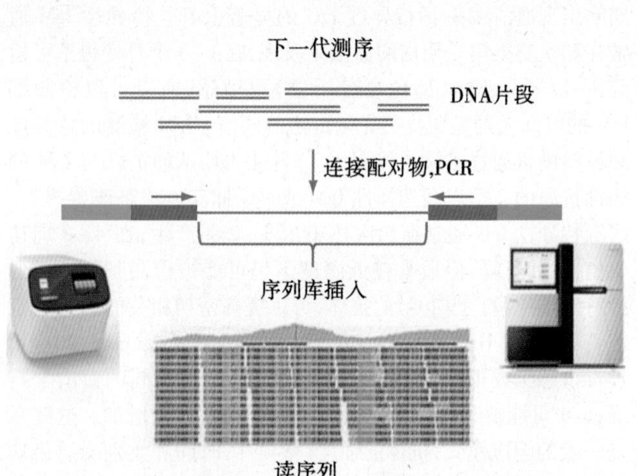

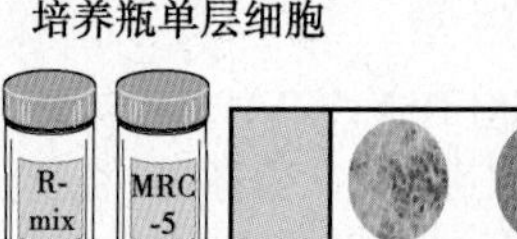

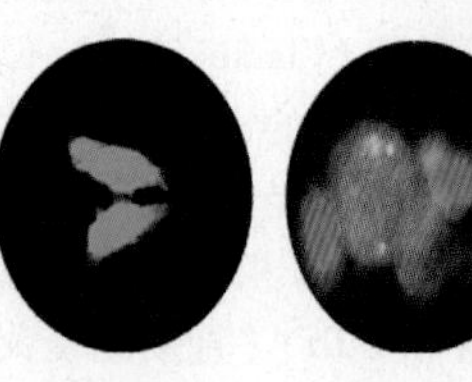

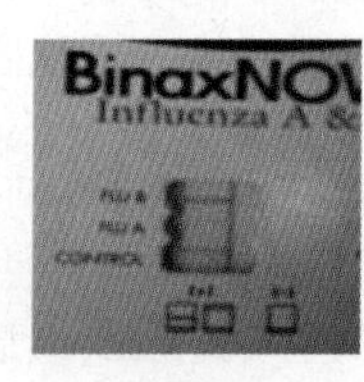

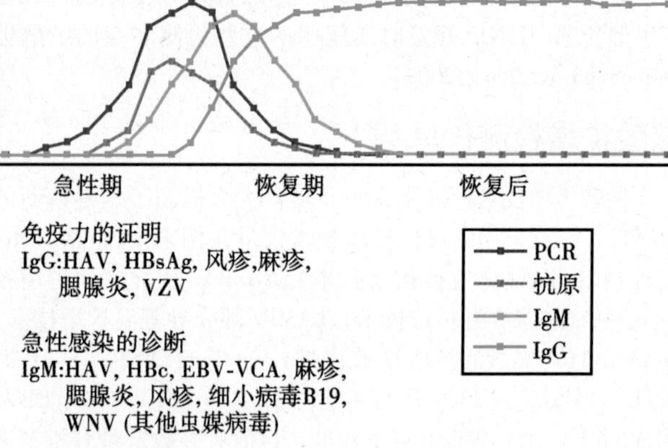

图56-2　病毒感染诊断的实验室方法

临床病毒性感染综合征

我们的实验室诊断方法将病毒感染分为特定的临床综合征，鼓励医生将合理但有限的一组病毒与患者的病情联系起来。可进行的测试应由实验室选择，限制在最有用和最划算的测试中。随着更昂贵的证候综合征分子组合检测的出现，测试选择变得更加重要。需求单或订单屏幕应被设计为可获得患者人口数据和相关临床诊断，以便实验室能够定制测试，并专注于快速，高产出，高效的测试。在本章中，讨论了以下病毒性疾病和综合征：

- 疱疹性皮肤黏膜感染
- 儿科和成人呼吸道综合征
- 传染性单核细胞增多症
- 先天性和新生儿感染
- 病毒性中枢神经系统感染
- 病毒性皮疹和皮肤感染
- 病毒性肠道感染
- 病毒性肝炎
- 免疫受损宿主的病毒感染
- 获得性免疫缺陷综合征
- 病毒相关瘤变

疱疹性皮肤黏膜感染

HSV(单纯疱疹病毒)和VZV(水痘带状疱疹病毒)在全世界都很常见,其特点是在皮肤和鳞状上皮黏膜表面产生感染。通常不会危及生命,但阿昔洛韦治疗的有效性促使对快速实验室诊断需求的产生,尤其是HSV(Anderson,2014)。HSV无处不在,在全世界范围内感染所有的种族群体。HSV(血清型1和血清型2)的两个菌株共享许多基因组和生物学特征,并且都倾向于感染鳞状上皮;然而,它们各自具有独特的抗原特征和一些独特的流行病学。HSV-1通过唾液传播,感染口咽和唇面。在直接唾液接触后,运动员裸露的皮肤上(外伤性疱疹)或医务人员的手(疱疹性瘭疽)的皮肤上可能会发生病变。初次HSV-1感染通常发生在幼儿期;原发性感染通常是轻度或无症状的,但有相当一部分患者会伴有疼痛的龈口炎和发热。HSV-1也导致了越来越多的生殖器疱疹性溃疡(Ribes et al,2001)。

HSV-1直接感染外胚层细胞;病毒复制消耗宿主细胞,因此鳞状细胞失去其细胞质完整性,漏液,彼此分离,形成囊泡。表面细菌将囊泡转化为脓疱,然后形成溃疡。由于表皮细胞再生皮肤疱疹病灶愈合后没有瘢痕形成。直接免疫应答包括天然杀伤细胞,细胞毒性T淋巴细胞和中和抗体的产生。尽管会有细胞和体液因素的影响,HSV-1能够通过感觉神经纤维迁移到三叉神经节,并且在神经元细胞核中处于休眠状态无限期地存在(Anderson,2014)。HSV-1会偶然地重新激活并通过神经感觉轴突返回口腔和嘴唇,再次在鳞状细胞中复制。大多数复发性疱疹感染是无症状的或仅仅表面上短暂产生小水疱。由于细胞介导的免疫功能严重受损(获得性免疫缺陷综合征[艾滋病]和移植患者),病毒再激活感染可能是严重的甚至致命。脑炎是另一种罕见但具有破坏性的HSV-1感染。这些并发症将在本章的后续章节中讨论。

HSV-2感染主要发现在生殖器鳞状上皮表面,并通过亲密性接触传播。至少有4000万美国人被感染,估计每年新增100万病例。儿童HSV-2感染最为罕见,引起了人们对性虐待的担忧;然而,从青春期开始,血清阳性率在中年时期稳步上升并且与性伴侣数量成正比(Fleming et al,1997)。在美国,13岁及以上的人群的HSV-2血清阳性率逐渐上升至22%;然而最近一项调查显示已适度下降至17%(Xu,2006)。HSV-2产生与口腔HSV-1相似的原发性和复发性皮肤黏膜损伤。HSV-2潜伏在骶骨神经节,再激活率至少是HSV-1的两倍,且可能引起短暂性脑膜炎(Mollaret脑膜炎)。原发性和复发性HSV-2病变在具有正常细胞免疫功能的人群中可以完全愈合。主要关注的是婴儿在阴道分娩期间的暴露情况;新生儿疱疹将在本章稍后讨论。

样本收集和处理指南

HSV可能是在细胞培养中繁殖最简单且最快的人类病毒。抗原测定也是相对直接的方法。NAAT现在可广泛应用并且具有很高的灵敏度。样本采集简单而且HSV足够稳定和并且存在足够的数量,因此样本即刻运输和实验室处理都不是必需的。使用抗生素的VTM中的拭子标本可以耐受12小时的室温(22℃)运输延迟,而只有适度的病毒损失。标本应在接收当天接种细胞培养,但冷藏过夜是可以接受的。

单纯疱疹病毒的细胞培养分离

HSV在各种细胞系中生长良好;在人成纤维细胞(WI-38、MRC-5、包皮),兔肾(RK),貂肺,HeLa,横纹肌肉瘤(RD),Vero和HEp-2细胞株均生存良好;但猴肾细胞(PMK)是不可靠的。通常接种两个组织培养管(例如一个RK和一个MRC-5);程序如图56-3所示,HSV通常在温育1或2天后会明显开始快速增殖并伴随着细胞病变效应,HSV温育5天后生殖道标本培养物仍不出现CPE可报告为阴性。中枢神经系统(CNS),角膜,口腔和其他非生殖部位的培养物的培养应延长至2周,其他病毒(例如VZV,CMV,腺病毒,肠道病毒)可能生长。单个HSV感染的细胞变得肿胀和圆润,这种损害在单层细胞内迅速扩散。这种CPE是HSV的特征,但不是特异性的。

由其他病毒,毒素或滴虫引起的变化可能与HSV混淆,因此需要用DFA染色确认。感染细胞与单克隆HSV抗体的反应可以区分HSV-1与HSV-2(Lipson,1991)。通过使用细胞培养瓶离心增强培养,仅在温育1天后,通过DFA染色可以在单层细胞中鉴定HSV(Clarke,2010)。

单纯疱疹病毒的直接检测

用吉姆萨试剂(Tzanck涂片)染色皮肤疱疹小泡底部的直接涂片,以展示病毒多核上皮巨细胞和核内包含体;但这些特点对于HSV感染不是特异的,VZV(水痘和带状疱疹病毒)也有相同的变化。在小泡阶段,只有67%的疱疹病变有吉姆萨Tzanck染色阳性;溃疡性皮肤病变的敏感性下降到30%。用荧光素或免疫过氧化物酶标记的HSV抗体的免疫染色来避免与VZV的混淆,并且可以在尚未具有核内含物的细胞中鉴定病毒抗原。然而,与细胞培养相比,DFA染色最多具有20%~30%的假阴性错误(Lafferty et al,1987)。所有直接的阴性结果必须考虑假阴性的可能性,需要通过并行的细胞培养来验证。另一方面,生殖器皮肤黏膜疱疹感染的PCR诊断灵敏度比细胞培养高20%~30%并且TAT时间更快(Espy et al,2006)。PCR对于无症状皮肤黏膜病毒感染的鉴定灵敏度是细胞培养的8倍以上(Wald et al,2003)。

单纯疱疹病毒的核酸检测

使用杂交探针或熔点曲线分析的实时PCR通常用于HSV的检测和分型。分子方法可适用于各种样本类型,包括在VTM或通用运输液中的拭子标本、脑脊液(cerebrospinal fluid,CSF)、支气管肺泡灌洗液(BAL)、冷冻组织标本、尿液、血液、血清、血浆和甲醛溶液-固定石蜡包埋(FFPE)组织。可以通过各种市售方法(人工或自动化)提取PCR质量的DNA。样本DNA与PCR试剂结合放在一个温度循环和荧光监测的实时温控器中,让病毒基因组特定区域的DNA复制多次循环,增加荧光水平。目前大多数可用的多路检测设备可以检测和鉴定HSV-1和HSV-2。成本与基于细胞培养的检测和分型方法相当;由于灵敏度提高和TAT迅速,NAAT已经取代了

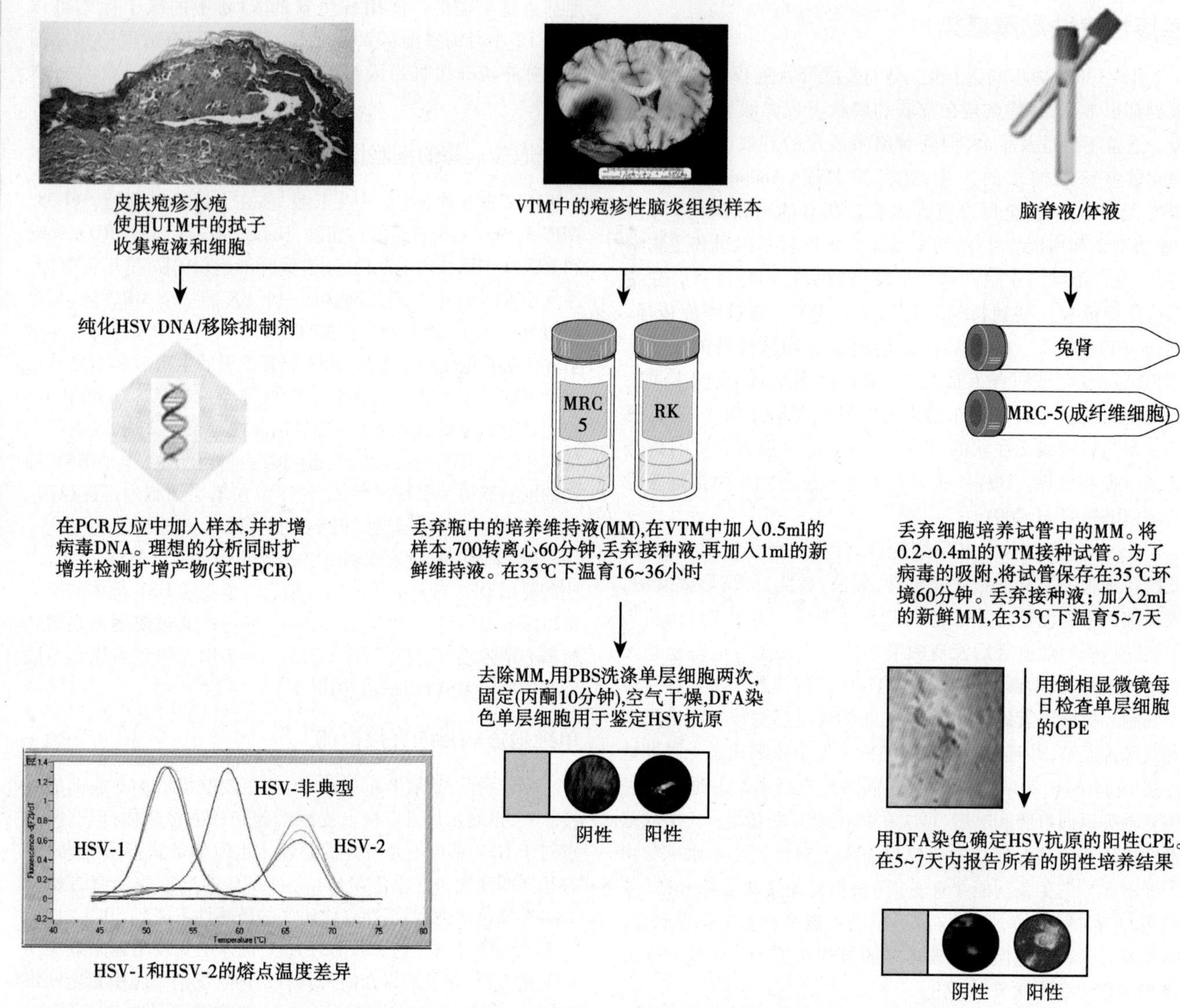

图 56-3 HSV 的传统试管培养和 shell vial 细胞培养瓶培养以及 HSV DNA 扩增

其他方法作为检测标准。

血清学诊断

HSV-1 和 HSV-2 之间有广泛的抗原同源性,因此精确的血清学检测需要血清型特异性抗原。使用特异 HSV-1 和 HSV-2 糖蛋白 G(gG)包膜抗原的 EIA 和 Western blot 方法没有检测到交叉反应抗体(Ashley et al,1988;Morrow et al,2003)。对孕妇及其丈夫的 HSV-2 特异性抗体检测有助于预测新生儿传播风险(Ashley & Wald,1999;Cherpes et al,2003)。阳性 HSV-2 抗体结果出现在生殖器部位有小泡或溃疡的患者中时,极有可能是真正的生殖器疱疹。HSV-1 或 HSV-2 的 IgM 血清学检测包括 gG IgM 抗体,不特异也不敏感,不用于诊断原发感染。

儿童和成人病毒性呼吸综合征

美国每年有几百万门诊接诊和住院治疗都与呼吸道感染有关,其中大部分是病毒性的。所有年龄组都受到影响,感染范围从轻微感冒到严重的喉气管支气管炎(咳嗽),细支气管炎和肺炎。感冒和咽炎通常通过临床判断而不是实验室检测。医院实验室传统上使用抗原测定和培养相结合来鉴定儿童和成人患者中的流感病毒,副流感病毒,RSV 和腺病毒。抗原检测和培养方法正在被 NAAT 所取代;商业多重核酸组合检测显著增加了同时检测甲型流感 A 和乙型流感病毒、甲型流感病毒血凝素(H)变异型、RSV1~4 型、腺病毒、多种冠状病毒、偏肺病毒、鼻病毒和肠道病毒时检测出的病毒病原体数量(图 56-4 所示)。测定时间为 4~8 小时的用于批量测试的分子测试(Li et al,2007;Mahony et al,2007)逐渐被可以在临床实验室几小时内完成且不需要一个专门的分子实验室或训练有素的分子技术专家的多重证候综合征组合检测取代(Loeffelholz et al,2011)。

这些扩大的组合检测的额外成本被快速 TAT 时间所抵消,这显著增加了它的临床应用,特别是进行包括偏肺病毒,冠状病毒和鼻病毒/肠道病毒的复合检测时,多达 40% 的更多的病毒感染被检测出来(Mahony et al,2007;Popowitch et al,2013)。在高流行性呼吸道病毒暴发期间,多重病毒核酸检测是住院儿童成本最低的诊断策略(Mahony et al,2009;Hirsch et al,2013;

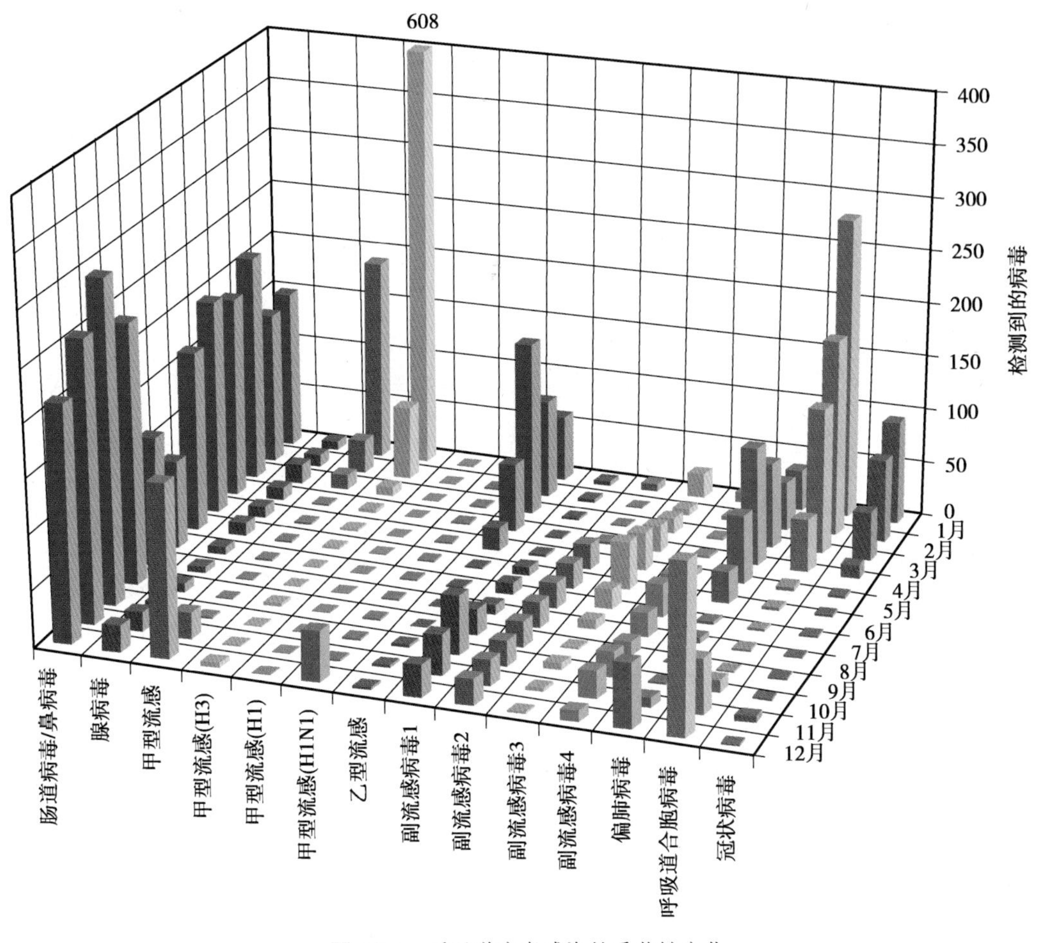

图 56-4 呼吸道病毒感染的季节性变化

图 56-5)。

这种"病毒检测的民主化"说明了对个体患者进行大范围多重检测的显而易见的优势,突出了病毒病原体的及时鉴定为循证使用抗病毒药物提供的更大的可能性,限制了不适当的抗生素使用并且可以快速实施适当的感染控制措施(Arnold et al,2008;Buller,2013)。这些检测方法还有助于描述多种病毒病原体共同感染的临床效果(Buller,2013)。通过对小 RNA 病毒/鼻病毒,冠状病毒和偏肺病毒病原体的检测,公共卫生实验室利用多重分子扩增检测成功地描述了病毒性呼吸道感染暴发(Marshall et al,2007;Wong et al,2009)。

分子技术已成功应用于近期新型病毒性呼吸道疾病暴发的快速评价。一个例子是 2003 年全球 SARS 的首次出现;病原体被测序并被迅速定性为新型冠状病毒,很快出现了准确的诊断测试(Ksiazek et al,2003)。2009 年春季,首例在墨西哥被发现的新型 H1N1 甲型流感病毒迅速发展成全球大流行。在几周内,菌株进行了测序,并开发了准确的诊断试剂;在 6 个月内,疫苗被大量生产和分发(Perez-Padilla et al,2009;Sullivan et al,2010)。当其他甲型流感病毒引起大流行时,也将采用相同的策略。分子方法的更广泛应用也证明了临床呼吸道症状可以由比以前推测的更多样化的病毒成分引起。偏肺病毒与 RSV 就具有相似的流行病学和临床特征(Kahn,2006)。

流感

甲型和乙型流感病毒引起可预测到的每年寒冷季节的急性发热性上呼吸道和下呼吸道疾病发作,并伴有全身症状(图 56-4)。甲型流感通常比乙型流感更常见,而且会产生更严重的疾病。甲型和乙型流感的共同流行并不罕见。流感抗原通过基因组中的点突变(抗原漂移,甲型和乙型流感)以及人和动物病毒 RNA 片段(抗原转移,甲型流感病毒)的重组发生变化,因此来自先前感染的抗体在随后的暴发中可能不会起到保护作用(Sullivan et al,2010;Treanor,2010)。不断变化的流感病毒基因组导致新的独特的病毒抗原出现,这是每年需要接种疫苗以确保最佳抗原覆盖的原因。

流感病毒是一种真正的呼吸道病原体,很容易在人人之间通过气溶胶飞沫中传播;该病毒附着在咽部和气管支气管的纤毛柱状上皮细胞中迅速复制。在 1~2 天的潜伏期后,通常以发烧和发冷突然发病;病毒性呼吸道上皮坏死引起喉咙痛和咳嗽,但是相关的全身性肌痛,头痛和虚弱通常比呼吸系统症状更严重。简单的流行性感冒通常可以 4~5 天之后消退。然而每次流感暴发期间,少数患者会出现严重的急性原发性肺炎,病毒性坏死延伸到肺泡内衬细胞。因为支气管暂时被化生上皮覆盖,尚未重新获得正常的纤毛黏膜,这些患者在急性流感后面临患上细菌性下呼吸道感染的风险;患有慢性肺病和心脏病的个体最为脆弱,占每年因流感流行而死亡人群的大多数

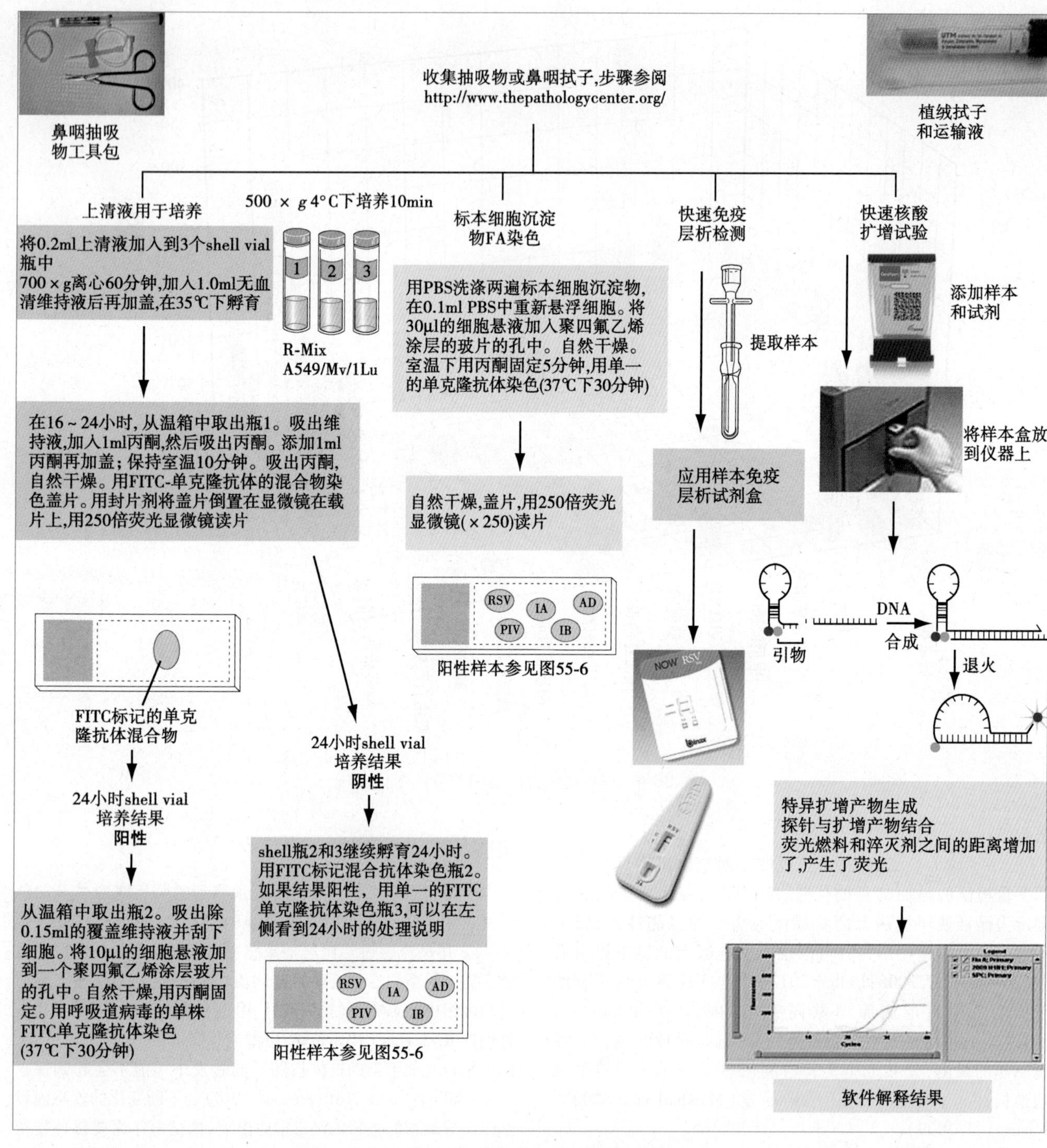

图 56-5 呼吸道病毒的检测方法

(Yeldandi & Colby,1994;Soto-Abraham et al,2009)。

地方性社区的流感暴发具有特征流行病学曲线(Treanor,2010);受感染个体的数量迅速上升,达到峰值,然后在大约6~8周内快速下降。流感相关细菌性肺炎的第二高峰随后出现:通常会涉及革兰氏阳性球菌,如金黄色葡萄球菌和肺炎链球菌(Liderot et al,2013)。美国每年约有10万人因流感住院,有3000~49 000人死亡,大多数死亡原因是由细菌性支气管肺炎引起的,通常会影响患有慢性阻塞性肺病或充血性心力衰竭的患者。心肌炎,脑膜脑炎,瑞叶综合征、吉兰-巴雷综合征是相对罕见的并发症(Thompson et al,2010)。

最佳的流感诊断是在疾病最初2~3天内,病毒散发最多时,通过抗原检测和培养进行诊断。上呼吸道的感染细胞是最容易收集的测试样本(Ginomlhio & Zhang,2009;Lee et al,2011)。鼻咽抽出液(NPA)和咽拭子标本为包括流感病毒在内的几种病毒制剂的同时检测提供了充足的材料。通过RT-PCR进行的核酸检测是在疾病的所有阶段进行诊断的最灵敏的方法,具有极高的灵敏度,可以使用对于培养和抗原检测来说不理想的标本检测流感病毒RNA,并且在准确性和TAT上都优于细胞培养(Erdman et al,2003;Templeton et al,2004;IDSA,2012)。细胞培养是下一个最敏感的诊断测试,但具有更长的

TAT;鼻咽分泌物/NPA 是理想样本;鼻咽拭子和咽拭子也可能令人满意但通常不是最理想的。在离心细胞培养瓶中温育 1~2 天的细胞培养,具有优异的灵敏度(Dunn et al,2004),并且可能在一定时间范围内提供影响索引患者(index patient)或接触者预防管理的诊断。混合貂肺和 A549 的单层膜细胞离心培养瓶是多功能的,可以培养甲型和乙型流感病毒,副流感病毒,腺病毒和 RSV(图 56-6)。传统的试管培养可能不会在 2~7 天内产生阳性结果,目前医院实验室很少用。

DFA 染色可以在 NPA 样本中显示出病毒感染的柱状上皮细胞(图 56-6)。与细胞培养相比,DFA 检测甲型流感的敏感性范围为 77%~93%,乙型流感为 70%~80%(儿科患者敏感性范围更高)。特异性非常好,大于 95%;然而,良好的效果受到显微镜操作人员的经验和样本质量的严重影响。咽喉和鼻咽拭子通常缺乏足够的柱状细胞用于 DFA 染色。商业免疫色谱 EIA 方法快速且操作容易,但在病毒暴发期间不及用 NPA 标本检测流感的分子方法敏感。在一年的非季节性时间,所有抗原检测的特异性都差,因此实验室应限制高发月份的医嘱。鼻咽拭子的敏感性要低得多,特别是对于抗原测定和培养。在 2009 年 H1N1 流感暴发期间收集的鼻咽拭子样本由 DFA 和两种快速 EIA 方法以及商业 RT-PCR 多重检测和 R-mix 细胞离心培养瓶培养方法进行检测:DFA 敏感性差(46%),EIA 方法灵敏度仅为 10%~40%,所有抗原测定均具有 6%的假阳性结果(Ginomlhio & Zhang,2009)。RT-PCR 显然优于所有其他方法,是临床病毒学实验室的首选方法。

细支气管炎

RSV 是婴幼儿严重下呼吸道病毒性疾病的重要原因(Hall,2010)。像流感一样,RSV 通过飞沫气溶胶传播,每年冬天都会发生暴发。目前,没有 RSV 的疫苗可用;对 RSV 的天然免疫力不完全且持续时间短,因此一生中可以发生多次感染。RSV 与流感相似,感染鼻咽部纤毛柱状上皮细胞到远端细支气管。小婴儿的感染最严重,因为他们的狭窄的终端呼吸道被坏死的上皮细胞阻塞;细支气管阻塞导致空气滞留和缺氧,这可能严重到需要住院治疗。急性症状通常在几天内解决;氧气和其他支持性措施通常是所需的唯一医疗干预措施。大多数危险的 RSV 感染发生在早产儿,患有潜在心肺疾病或免疫缺陷的儿童患者以及移植患者中。严重 RSV 细支气管炎的后遗症可能会增加哮喘发展的风险(Blanken et al,2013)。免疫功能低下的成年人和老年人患有严重下呼吸道 RSV 疾病的死亡率与季节性流感相似(Lee et al,2013)。可使用利巴韦林或单克隆抗体帕利珠单抗进行治疗,但通常只适用于严重病例(Empey et al,2010;Blanken et al,2013)。RSV 是一种特别脆弱和不稳定的病毒,如果样本运输延迟,它可能无法存活。此外,RSV 在细胞培养中缓慢复制,时间为 3~10 天,限制了细胞培养的使用(Tristram,2003;Tang & Crowe,2008)。离心细胞培养瓶有利于 RSV 培养,并将分离时间缩短至 1~2 天(Dunn et al,2004)。使用混合貂肺和 A549 的单层细胞离心培养瓶检测 RSV,甲型和乙型流感病毒,副流感病毒和腺病毒(图 56-6)。通过 DFA 染色(图 56-6)或 EIA 检测呼吸道分泌物中的 RSV 抗原与培养一样敏感或优于培养,并且结果有临床相关性;因此,当 RT-PCR 方法不可用时,快速检测仍然是儿童 RSV 诊断的流行和实用方法。但与 RT-PCR 相比,敏感性仅为 85%左右(Ohm-Smith et al,2004;Tang & Crowe,2008;Principi & Esposito,2009;Papenburg et al,2013)。与流感的快速抗原测定类似,RSV 抗原测试应仅在冬季暴发时进行;流行率低的淡季测试特异性差,假阳性结果超过了真阳性结果。RT-PCR 具有优于所有其他方法的灵敏度,不依赖于标本采集的优化,由于不需要病毒具有活性,运输条件也不受限制(Falsey et al,2002;Perkins et al,2005)。高灵敏度和特异性使 RSV 核酸扩增成为淡季标本的理想方法。随着多重扩增核酸检测方法的出现,其他病毒,如偏肺病毒,冠状病毒,博卡病毒,副流感病毒,甚至鼻病毒都被认为可产生临床上类似 RSV 的呼吸系统疾病,也应被视为引起病毒性细支气管炎的可能原因(Hirsch et al,2013)。

假膜性喉炎

大约 80%的咳嗽是由副流感病毒(parainfluenza viruses,PIV)引起的(Henrickson,2003)。PIV1,PIV2 和 PIV4 在寒冷天气下更为常见;PIV3 全年引起疾病(图 56-4)。PIV(特别是 PIV3)是儿童病毒性下呼吸道感染的第二大常见原因。其余 20%主要与其他病毒感染有关,包括腺病毒,RSV,肠道病毒,博卡病毒,冠状病毒,鼻病毒,偏肺病毒和流感病毒。

喉,气管和大支气管病毒性上皮坏死和黏膜水肿使气道狭窄,产生嘶哑,犬吠样咳嗽以及喘鸣阻塞性呼吸,这些是假膜性喉炎的呼吸模式特点。免疫力短暂,重复感染常见;然而,在年龄较大的儿童和成年人中,症状不太严重,集中在上呼吸道,类似于鼻病毒感冒。抗原测定方法受限于病毒感染的鼻咽细胞的 DFA 染色(图 56-6),与培养相比,敏感度为 70%~85%;所有 DFA 阴性标本都应该进行培养以最大限度避免漏检(Costello et al,1993)。对于临床诊断而言,包括副流感病毒的多重病毒核酸检测优于抗原测定和培养(Mahony,2008;Mahony et al,2009)。

偏肺病毒

人类偏肺病毒(human metapneumovirus,hMPV)最近被确认为偏肺病毒属的 RNA 黏液病毒(Falsey,2010)。类似于 RSV,hMPV 引起寒冷天气的一系列呼吸道感染,包括上呼吸道疾病,气道支气管炎和细支气管炎,流感样综合征和肺炎。hMPV 细支气管炎没有 RSV 严重,但 RSV 和 hMPV 的联合感染可能比单独感染更严重(Souza,2013)。hMPV 是小儿严重下呼吸道疾病的第二或第三大常见原因;老年人和免疫功能低下者也可能患上严重的呼吸道感染(Bouscambert et al,2005;Kahn,2006;Dare et al,2007;Lüsebrink et al,2010)。

在 LLC-MK2 细胞或 Vero 细胞培养到病毒可能需要 7 天(Deffrasnes et al,2005)。使用离心细胞培养瓶和抗 hMPV 单克隆抗体 DFA 染色的 NPA 和支气管灌洗标本的培养可以缩短时间(Ebihara et al,2005;Landry et al,2005)。然而,核酸检测被认为是金标准,商业多重 RT-PCR 测定中包含 hMPV,这证明了 hMPV 是在社区医院检测中持续出现的病原体(图 56-4)。核酸测定更广泛的应用将更好地定义 hMPV 疾病谱和感染的真实发生率。

试管培养中的细胞病变效应(CPE)

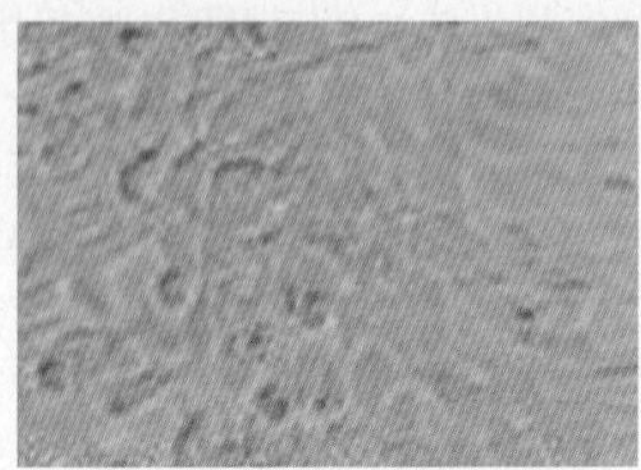

Hep-2,未受感染的

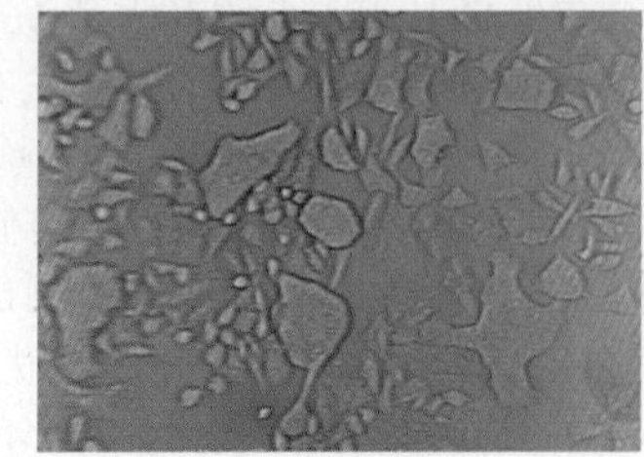

呼吸道合胞病毒/Hep-2

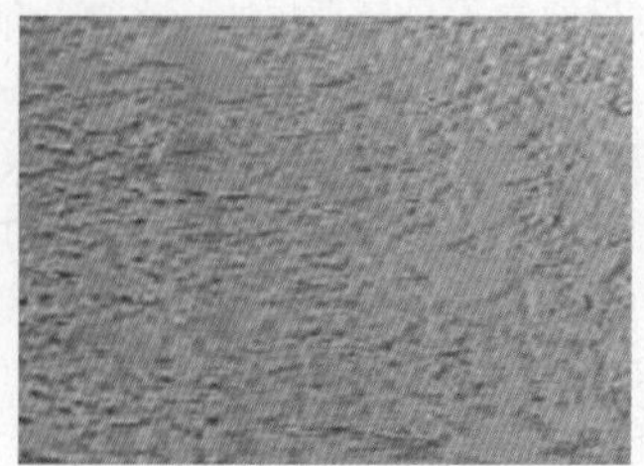

腺病毒/Hep-2

用FITC标记的单克隆抗体染色的shell vial培养瓶单层细胞

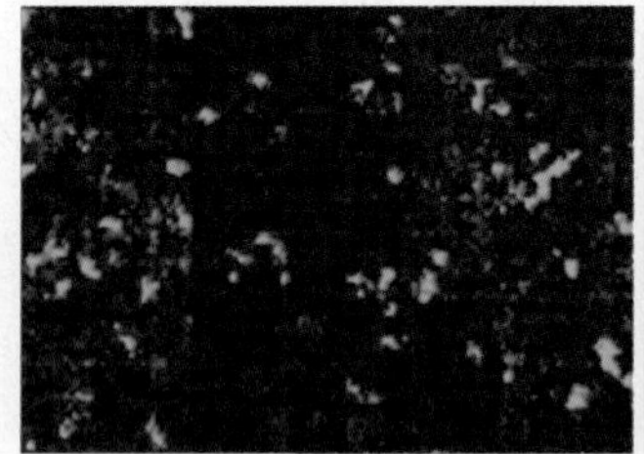

R-Mix shell vial培养瓶貂肺细胞中的流感病毒

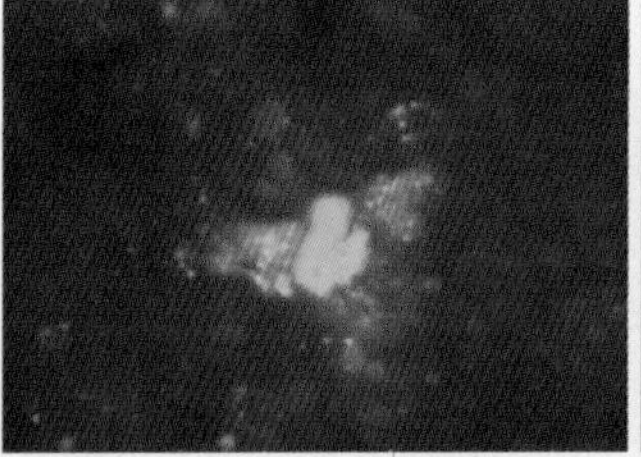

R-Mix shell vial培养瓶貂肺细胞中的副流感病毒

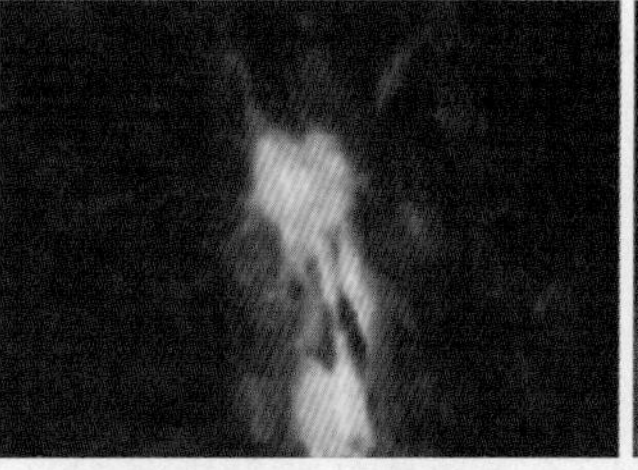

R-Mix shell vial培养瓶A549中的RSV

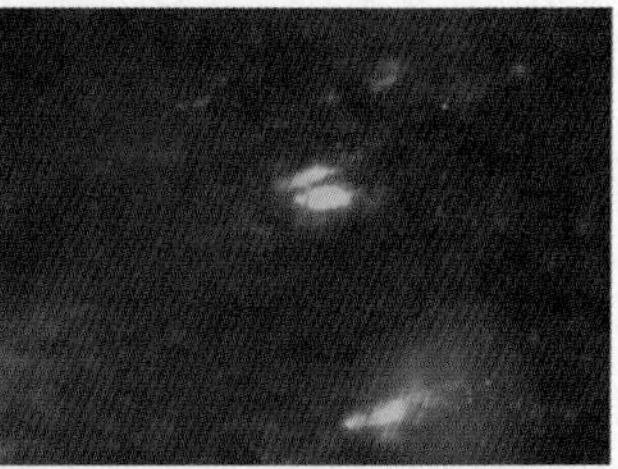

R-Mix shell vial培养瓶A549中的腺病毒

用FITC标记的单克隆抗体染色的患者呼吸道细胞

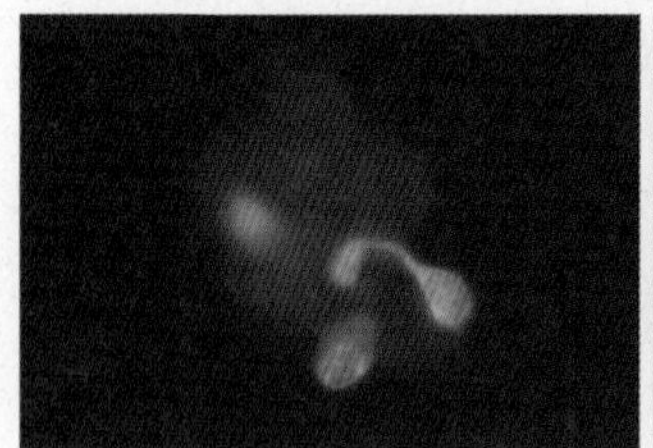

鼻咽抽吸物中的甲型流感病毒

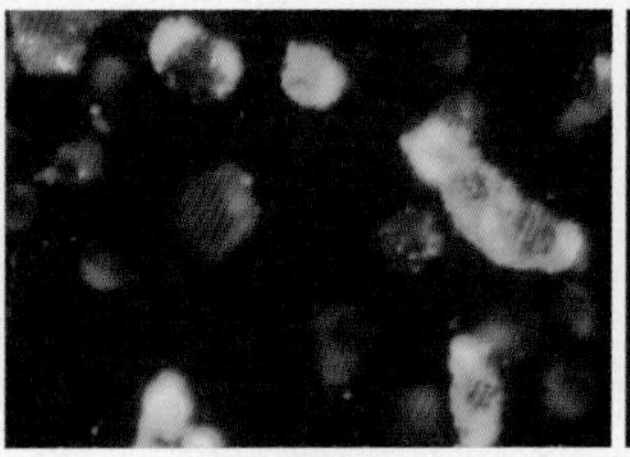

鼻咽抽吸物中的副流感病毒

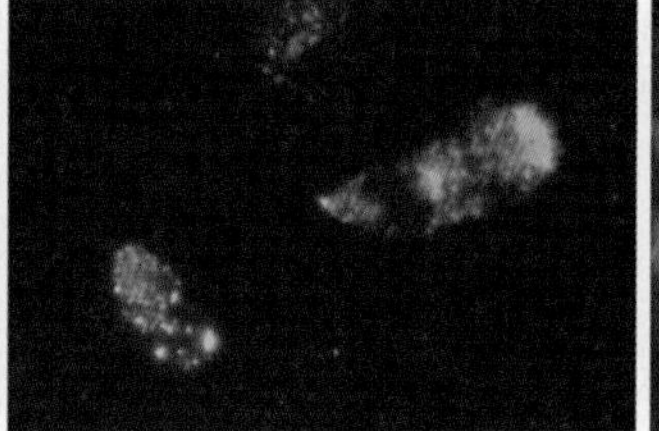

鼻咽抽吸物中的RSV

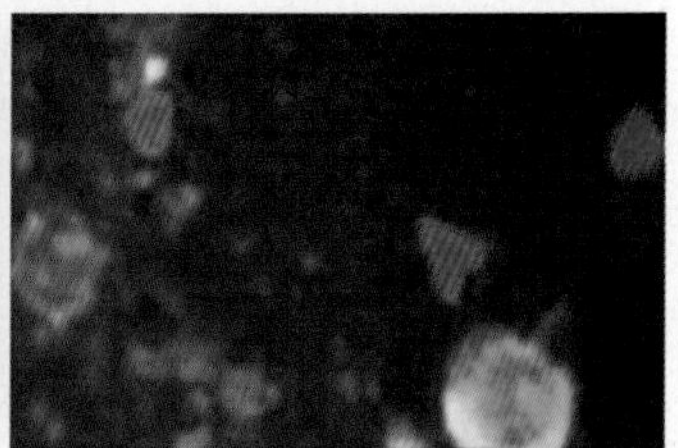

鼻咽抽吸物中的腺病毒

图 56-6 细胞培养中的病毒生长和患者样本的病毒检测

腺病毒

腺病毒具有全年流行的流行病学特征,病毒的临床分离大多数来源于呼吸道和结膜感染患者(图 56-4)。大多数腺病毒呼吸道疾病是轻度的并具有自限性;然而,在军事人员和生活在拥挤条件下的其他人群中报告了严重呼吸道感染的暴发。最近出现了在健康的成年人和儿童中毒性腺病毒血清型 14 和重组腺病毒(血清型 11 和 14)的暴发(Lewis et al,2009;Tate et al,2009)。严重的腺病毒性肺炎也可在免疫功能低下者中发生;干细胞和实体器官移植受者是最常见的患者群体,疾病通过标准培养和分子方法鉴定(Rhee & Barouch,2010)。腺病毒可以通过鼻咽抽吸物细胞的 DFA 染色来证明(图 56-6)。腺病毒也在 R-Mix 混合貂肺/A549 单层细胞离心培养瓶中生长良好(图 56-6)。分子方法,特别是作为证候综合征组合检测的一部分,是检测包括腺病毒在内的大多数呼吸道病毒的最灵敏和最有效的方法(Popowitch et al,2013)。

冠状病毒

冠状病毒(coronaviruses,CoV)最近已被分为四个属,α 冠状病毒,β 冠状病毒,γ 冠状病毒和 δ 病毒(Woo et al,2012)。人类冠状病毒包括 NL63 和 229E(α 冠状病毒),SARS-CoV,MERS-CoV,OC43 和 HKU1(β 冠状病毒)。大多数冠状病毒与轻度的上呼吸道感染相关,例外是 SARS-CoV 和 MERS-CoV,可引起严重的人畜共患感染。主要宿主很可能是蝙蝠(SARS-CoV 和 MERS-CoV)。棕榈狸(SARS-CoV)和单峰骆驼(MERS-CoV)也参与其中,并可能在传播周期中发挥重要作用(Coleman & Frieman,2014)。

严重急性呼吸系统综合征冠状病毒

2003 年,一场传染性极强的急性出血性肺炎在中国暴发,并被亚洲内外的国际旅行者传播;该致病生物被鉴定为变异的冠状病毒(severe acute respiratory syndrome coronavirus,SARS-CoV),临床疾病被命名为严重急性呼吸系统综合征(severe acute respiratory syndrome,SARS),该病毒暴发的死亡率几乎为 10%(Yam et al,2003)。对 CoV-SARS 进行了详细的分子描述,并在几个月内进行了准确的诊断测试。对所有已确认的病例实施了严格的感染控制措施以限制传播。在公共卫生实验室可进行 CoV-SARS 的 NAAT 检测。然而,尽管这些诊断方法是可用的,但自从 2003 年流行病暴发以来,只有非常罕见的 SARS 病例报告,而且这些病例都发生在科研机构。对于 CoV-

SARS 的戏剧性消失尚无法解释，但公共卫生机构仍在继续监测可能的复发。

中东呼吸系统综合征冠状病毒

2012 年，第一批来自中东地区的严重社区获得性快速进展性肺炎的病例（Zaki et al，2012）被报道。该病毒被认为是一种 β 冠状病毒，像 SARS-CoV，并导致类似的但更严重的肺炎。人际传播可以发生于医疗机构，与相当大的发病率有关。幸运的是，中东呼吸系统综合征冠状病毒（middle eastern respiratory syndrome coronavirus，MERS-CoV）不易传播；患者家庭接触的继发性传播率约为 5%（Drosten et al，2014）。所有人类病例在流行病学上都与中东有关（约旦、沙特阿拉伯、阿拉伯联合酋长国、也门、阿曼、科威特、黎巴嫩、伊朗和卡塔尔）。这种疾病的严重程度从轻微到暴发性不等。潜伏期与 SARS 相似：平均潜伏期为 4.0 天，5% 的病例在 1.8 天内发生，95% 的病例在 10.6 天内发生（Assiri et al，2013）。大多数冠状病毒都可以在细胞培养中生长，但 SARS 和 MERS 最好由 RT-PCR 识别，后者比培养更加敏感和快速，并且实验室中活病毒的暴露是受限的。

博卡病毒

人类博卡病毒（human bocaviruses，HBoV）是细小病毒科病毒家族的成员，是 2005 年首次报道的人类病原体，与上、下呼吸道以及胃肠道感染有关，主要见于儿童感染（Kantola et al，2010）。博卡病毒有四种（HboV 1~4）。HboV-1 在幼儿中更普遍，引起上呼吸道和下呼吸道症状，可以在粪便中检测到。HboV-2 至-4 主要在粪便中被发现，引起胃肠炎，也可以出现无症状携带，很少在呼吸样本中发现。HboV 1~4 在世界范围内发现，血清阳性率高于 90%（Kantola et al，2010）。与其他病毒的共同感染很常见，83% 的肺炎患者可检测到另外一种病毒，这使博卡病毒在人类疾病中的作用难以分辨（Fry et al，2007）。博卡病毒在免疫抑制时致病性更强，病毒携带可能会持续很久（Sedeghi et al，2013）。

鼻病毒

鼻病毒（rhinoviruses，HRV）被分为三个遗传学不同的分支：A 组，B 组和 C 组。A 和 B 可在培养中生长，C 组不能，这强调了检测新出现的和迄今未知的病毒病原体时分子技术的优势（Jacobs et al，2013）。

急性上呼吸道感冒是由鼻病毒和冠状病毒引起的；有超过 100 多种在儿童和成人社区中几乎持续传播。HRV 是在上，下呼吸道感染患者中检测到的最常见病毒（图 56-4）。人类 HRV 是上呼吸道感染的常见原因，尤其是出现中耳炎和鼻窦炎时。健康的宿主一生可以感染多次感冒，占儿童和成人生病日子的 25%。HRV 感染在世界范围内发现，在温带气候地区的春季，夏季和秋季最常见。由于高携带率，它们在下呼吸道疾病中的作用很难界定，尤其是对于幼儿的下呼吸道疾病（Costa et al，2014）。用于呼吸道病毒检测的多重 PCR 组合检测的广泛使用显示，这些“良性”病毒对于年轻人，哮喘患者，老年人和免疫抑制者而言，可引起明显的下呼吸道疾病，特别是当它与另一病毒病原体如 RSV 共同发现时（Jacobs et al，2013）。广泛使用的分子病毒检测方法已经证明，HRV 在正常和缺乏抵抗力的宿主中皆引起临床严重的下呼吸道疾病（Piotrowska et al，2009；Talbot et al，2009；Kuypers et al，2010）。有一个例子，2014 年 8 月，实验室用呼吸证候综合征分子组合检测到严重的肠道病毒性呼吸道疾病在儿童中，特别是在那些患有哮喘或喘息史的儿童中暴发。肠病毒 D68 在几周内被认定为病因（MMWR，2014）。

标本采集

呼吸道黏液病毒和腺病毒可以感染从鼻咽到肺泡的纤毛状柱状上皮细胞，所以当怀疑下呼吸道疾病（假膜性喉炎、细支气管炎、肺炎或流行性感冒）时，上呼吸道黏膜仍然是更简单且更容易获得的用于培养，抗原测定或核酸检测的部位。上呼吸道是鼻病毒和冠状病毒感染最常见的感染部位。样本应在疾病的最初几天，病毒复制最活跃时收集。置于加入了抗生素的 VTM 中的咽拭子可被接受用于流感病毒培养，但产量会减少 10%~20%；咳出的痰液也适合培养，特别是对于可以咳出痰的成年人。如果您的实验室收到的病毒检测标本不理想，请认真考虑 NAAT。鼻咽拭子标本质量差异很大，但对于核酸测定是足够的；鼻咽拭子也可以用来培养和对限制范围内的病毒进行直接抗原检测。用塑料柄的植绒拭子收集拭子标本。用植绒拭子收集的鼻咽标本可采集更多体积的具有更多上皮细胞的样本，植绒拭子一直提供比化纤拭子更好的样本（Daley et al，2006；Walsh et al，2008）。

收集鼻咽抽吸物（nasopharyngeal aspirate，NPA）是直接且简单的：将连接了注射器的导管通过鼻孔插入到鼻咽部；滴加 1~3ml 盐水，然后立即将盐水，黏膜细胞和分泌物重吸入注射器。如果要培养样本，所有标本应冰上及时运输，以最大限度地减少 RSV 损失。样本质量可在进行培养或抗原检测前进行验证。NPA 每 250 倍视野具有至少两个纤毛柱状上皮细胞，呼吸道病毒病原体培养量超过四倍以上（Costello et al，1993）。如果您的实验室使用 NAAT 测定，NP 拭子可以被替代且不会造成任何灵敏度的损失。鼻拭子对于任何方法测试而言，都是不可用的。然而，NAAT 可以使用配对的鼻拭子和咽拭子。

病毒抗原检测

利用 DFA 进行可重复且准确的病毒抗原检测需要解释性的专业知识；因此，如果可能的话，病毒培养和抗原测定应全部进行以使检测效果最大化。具有大型儿科服务的医院在预算允许的情况下，在冬季通常会对呼吸道标本进行一组病毒检测（RSV，hMPV，甲型和乙型流感，PIV 和腺病毒）。组合检测最好使用 NAAT 组合。老年人患者是进行组合检测的合理人选，因为他们应该进行流感病毒检测；此外，RSV，hMPV 和 HRV 也应被考虑到。

RSV 和流感 A 和 B 可用几种商业 EIA 检测。这些产品的特异性和敏感性与 DFA 染色相当，但差于 NAAT（Ohm-Smith et al，2004；Weinberg & Walker，2005）。EIA 对流感病毒的敏感性有限，限制了流行期时对它的使用。

病毒分离

用于抗原测定的标本要求和限制也适用于病毒培养。非免疫缺陷的成年人和儿童的呼吸道病毒培养在全年随日期进行调整以适应流行性感冒，RSV，偏肺病毒和 PIV 的可预测的季节性流行。病毒学实验室至少应在冬季试图分离 RSV 和流感；如果人员允许，儿童患者的病毒分离还应包括 PIV，偏肺病毒和腺病毒（Hodinka，2010）。用于流感病毒培养的鼻咽拭子只能置于加入了抗生素的 VTM 中，迅速收集并运输，且最好在冰上运输。含有下呼吸道细胞和（或）急性炎症的痰液对于流感病毒培养来说也是可以接受的，痰液置于加入了抗生素的 VTM 中。VTM 小瓶标本应大力振荡；培养接种不应该延迟 24 小时以上；标本采集当天的接种显然是最好的。为了更快出结果，将上清液离心接种到无 FBS 的 MEM 细胞培养瓶（如 2 瓶含胰酶的犬肾细胞（Madin-Darby canine kidney，MDCK），2 瓶恒河猴肾细胞（Rhesus monkey kidney，RMK），或 2 瓶杂交的 R-Mix 细胞）。在 35℃孵育 1～2 天后，细胞培养瓶单层细胞用 DFA 染色来检测流感病毒抗原。

仅培养 RSV 的实验室应考虑使用 shell vial 瓶代替传统试管，以减少培养时间。补充了 2%～5% tai 胎牛血清的 Eagle MEM 中的 HEp-2 或 A549 细胞支持 RSV 增殖。细胞培养试管单层细胞 10 天内应每日检查 CPE。图 56-6 显示了典型的 RSV 多核细胞体 CPE，其受到阳离子含量和培养基新鲜度的影响（Shahrabadi & Lee，1988；Tristram，2003）。腺病毒也在 HEp-2 和 A549 细胞系中增殖，通常为 5～7 天产生单层细胞的葡萄样变圆和肿胀；shell vial 瓶培养将腺病毒检测缩短至 3 天。

一些血清学方法可用来检测特异性抗病毒抗体，但是对于快速诊断和临床管理来说，没有一种可行的方法。血清学诊断对于公共卫生流行病学研究最有用。

分子检测方法

多重核酸和序列检测一贯比培养更敏感，并且用于常见呼吸道病毒病原体的即时检测（Mahony，2008；Popowitch et al，2013）。NAAT 技术正在迅速发展为快速即时检测。大型呼吸证候综合征组合检测显著提高了这些测试的临床应用（Bell & Selvarabgan，2014）。目前可用的检测已经被批准检测在 VTM 中运送的鼻咽拭子。临床实验室应考虑将这些多用途分子检测纳入其服务菜单（图 56-6）。

传染性单核细胞增多症和相关感染

传染性单核细胞增多症是常见的全身性淋巴细胞增生性疾病，通常由原发性 EBV 感染引起。EBV 是疱疹病毒科家族的一部分，与 HSV 类似，全世界绝大多数人群有感染。EBV 由唾液传播；幼儿原发性感染通常无症状，但如果到青少年或年轻人阶段，则往往会导致经典传染性单核细胞增多症。美国每年报告约 15 万例单核细胞增多症病例（Cohen，2000；Johannsen & Kaye，2010）。

EBV 首先感染咽部；喉咙痛，发烧和扁桃体炎通常标志着感染性单核细胞增多症的发病。EBV 有明显的嗜淋巴性；它附着在口咽部 B 淋巴细胞表面的 C3d 受体上（CD21），并引发无限增殖 B 淋巴母细胞的多克隆增殖，产生了多克隆非特异性 IgM 抗体（在传染性单核细胞增多症的异嗜性抗体测定中检测）。细胞介导的免疫系统用天然杀伤细胞和 CD8+细胞毒性 T 淋巴细胞反应来消除感染的 B 细胞。EBV 感染的 B 淋巴细胞在全身淋巴结中积聚，防御性细胞毒性 T 淋巴细胞浸润淋巴结的滤泡区域，脾脏和肝脏，并作为异型淋巴细胞在外周血中循环（Strickler et al，1993；Luzuriaga & Sullivan，2010）。由于患者的细胞介导因素控制了 EBV 复制，感染性单核细胞增多症症状减轻，淋巴结肿大，脾肿大和肝炎消退。

与其他疱疹病毒类似，EBV 感染在一个休眠无症状状态存在。一小部分无限增殖的 B 淋巴细胞逃避了消除并保持潜伏感染，作为可终身再活化的储存宿主。*EBV* 基因组作为一个游离物在淋巴细胞核中循环并持续存在；Epstein-Barr 编码的 RNA（Epstein-Barr-encoded RNA，EBER），Epstein-Barr 核抗原（Epstein-Barr nuclear antigen，EBNA）和潜伏膜蛋白抗原与 CD8+细胞协同工作，在休眠状态下保护 *EBV* 基因组。无症状的 EBV 再激活很常见，高达 20%的健康成人通过唾液传播感染性病毒。由于细胞免疫功能受损（艾滋病、器官移植、X 连锁淋巴增生性疾病），EBV 不能被抑制；可能会出现一些明显的疾病，如口腔毛状白斑和 B 细胞淋巴增生性疾病和淋巴瘤。通过对原发性中枢神经系统淋巴瘤患者的脊髓液的核酸测试以及在免疫抑制治疗期间进行 B 细胞移植后淋巴增殖性疾病（PTLD）的移植受体中的 NAAT 和原位杂交来鉴定 EBV DNA 和 EBER。EBV 病毒载量定量是 PTLD 的可靠预测因子，可用于监测病毒干预的成功（Gully & Tang，2010）。EBV 也与亚洲人鼻咽癌和非洲伯基特淋巴瘤相关；EBV 显然起着启动剂的作用；与合并感染（原书可能存在错误，应当为 coinfection）或免疫失调等增殖因素导致恶性肿瘤（Johannsen & Kaye，2010）。

传染性单核细胞增多症的诊断

在传染性单核细胞增多症中，细胞毒性 T 淋巴细胞和凋亡淋巴细胞在血液中循环（Luzuriaga & Sullivan，2010）；淋巴细胞增多（>50%）以及非典型淋巴细胞增多（>总淋巴细胞 10%）对 EBV 单核细胞增多症的诊断相对不敏感，但联合结果具有至少 95%的特异性。EBV 可以在类淋巴母细胞系中培养，但阳性结果不能区分原发性感染与再激活感染。血清学检测是传染性单核细胞增多症诊断的主要实验室方法（Odumade et al，2011）。急性 EBV 感染的多克隆 B 淋巴细胞增殖产生多种短暂但通常无害的自身抗体，如 IgM 抗 i（冷凝集素），类风湿因子和抗核抗体。传染性单核细胞增多症中产生的最不寻常的免疫球蛋白也许是 Paul-Bunnell 异嗜性抗体。这些 IgM 类抗体与绵羊，马和牛的红细胞有亲和力，而不是针对 EBV 抗原。它们显然是在 EBV 诱导的 B 淋巴细胞多克隆增殖期间产生的随机抗体；它们在传染性单核细胞增多症的第一周出现，在恢复期下降，通常在 3～6 个月后无法检出。不同的异嗜性抗体可能在血清病期间出现，有时也发生在其他病毒感染中；然而，对牛红细胞抗原具有强亲和力的异嗜性抗体仅被豚鼠肾抗原部分吸收（吸收差异检测）是急性 EBV 传染性性单核细胞增多症的特异实验。

几种商业快速检测法将载玻片上的患者血清与豚鼠肾抗原的悬浮液直接混合；随后加入与乳胶颗粒结合的马或牛红细胞抗原；如果血清中含有传染性单核细胞增多症嗜异性抗体，则几乎立即发生凝集。快速凝集试验和固相实验大约有 80%～90%的敏感性，具有小于 2%的假阳性率和 95%甚至更高的阳性预测值，并且是优异的 POC 测定法（Rogers et al，1999；Hess，2004）。他们的主要限制是敏感性：患有 EBV 传染性单核细胞增多症的人群中，超过90%的青少年和成人存在异嗜性抗体，但在幼儿中仅有40%或更少存在异嗜性抗体。

随着EBV从原发感染发展为潜伏期，各种EBV抗原被顺序表达，产生的特异性抗体可用作感染阶段的标志物。核衣壳结构蛋白核衣壳抗原(VCA)在急性溶解性感染期间产生；VCA IgM是急性原发性EBV感染的特异敏感指标，并随着病情恢复消退；VCA IgG通常可以在症状出现时被检测出来，然后终生存在。早期抗原(EA)(DNA聚合酶和胸苷激酶)在急性感染和EBV复制活跃过程中产生；EA-D抗体出现于新近感染，但是EA-R抗体是持久的晚期标记物。随着急性单核细胞增多症的减退，一小部分Epstein-Barr-无限增殖B淋巴细胞逃避免疫破坏，游离EBV DNA在其中潜伏存在；EBNA影响游离DNA的复制与存活。因此，EBNA IgG通常在急性EBV感染已经解决之后出现变化。

表56-4总结了EBV感染各阶段的血清学模式。IFA血清学测定使用淋巴母细胞样细胞系，EBV在特定阶段表达的特异性抗原产物被捕获；IFA方法敏感且特异，但具有一定的主观解释并需要专业技术。使用纯化或重组的VCA、EA和EBNA抗原的EIA方法有比95%更好的敏感性和几乎100%的特异性，并具有客观解释和自动化的优势(Hess,2004;Corrales et al,2014)。大多数基层医生依靠外周血中的非典型淋巴细胞，快速异嗜性检测和IgM、IgG VCA检测来诊断传染性单核细胞增多症。

表 56-4 EB病毒感染的血清学简况

结果解释	异嗜性抗体	VCA(IgM)	VCA(IgG)	EA(IgG)	EBNA(IgG)	病毒载量(血液)
从未被感染(易感性)	-	-	-	-	-	-
目前的原发感染	+/-(50%~85%)	+(70%~100%)	+(>95%)	+(60%~80%)	-	++
传染性单核细胞增多症	++	++	++	++	-	++
近期的原发性感染	-/+	-/+	++	+	-	+
既往感染	-	-	++	+	+	-/+
免疫缺陷患者病毒活性保持	-/+	-/+	+++	++	-/+	++

异嗜性阴性传染性单核细胞增多症

在美国，有许多具有典型临床特征的传染性单核细胞增多症的患者，EBV为病因的患者中，70%以上具有异嗜性试验阳性结果。在30%的缺乏异嗜性抗体的患者中，多达一半有IgM-VCA阳性，这也验证了急性EBV感染。发热性淋巴组织增生性单核细胞增多综合征的患者中，约有15%的原发感染合并了弓形虫、CMV、人类疱疹病毒6(human herpesvirus 6,HHV6)或HIV。剩下5%~10%的患者，没有任何病因。

弓形虫病在第33章进行了讨论。在怀孕、免疫受损和患有脉络膜视网膜炎时，准确诊断最为关键(Remington et al,2004)。儿童期获得的原发性CMV感染通常无症状，而青少年和成人可能患有与EBV传染性单核细胞增多症有临床重叠的系统性发热性淋巴细胞增生性疾病(Wreghitt et al,2003;Crough & Khanna,2009)。从唾液或尿液中分离出CMV说明不了什么，因为无症状的再激活和病毒散播常有发生。通过PCR从白细胞或血浆中检测CMV-DNA是有效且敏感的，但与血清诊断相比较昂贵。CMV IgM IFA血清学由于被CMV感染的基质细胞表达免疫球蛋白Fc受体这一情况而变得复杂；抗补体IFA方法(ACIF)的过程更复杂，但减少了假阳性错误率。IgM特异性EIA和酶联荧光分析与ACIF-IFA IgM旧检测方法具有相当的准确度，并且减少了结果解释的主观性带来的误差；对血清进行的去除IgG和类风湿因子的预处理提高了敏感性。

HHV6是另一种与T细胞具有亲和力的普遍存在的亲淋巴病毒。HHV6引起婴儿玫瑰疹(急疹)，是一种幼儿常见发热皮疹(Prober,2005;Zerr et al,2005)。大多数原发性感染发生在幼儿；如果成年期才第一次暴露，通常出现症状性的感染，临床上类似于单核细胞增多症(Braun et al,1997)。IFA和EIA特异性IgM测定均可诊断急性感染；也可以通过PCR鉴定唾液和血浆中的病毒。然而，验证性测试对于常规基层实践来说是不实际的(Chiu et al,1998;Zerr et al,2005)。

感染HIV1的人临床上可能产生与EBV单核细胞增多症相似的急性疾病(Cohen et al,2011)。1/3以上的患者出现发烧，淋巴结肿大，非典型性淋巴细胞增多症，偶尔还会出现轻度肝细胞损伤或脑膜脑炎。多达2%的EBV阴性单核细胞增多病例可能是由艾滋病毒急性逆转录病毒综合征引起的。如果在感染的早期阶段收集血液，标准的抗艾滋病毒EIA可能无法检测到特异性抗体，但是通过RT-PCR对血浆艾滋病毒的定量分析结果通常是很高的(10^5/ml)。作为急性感染的特征，在1~3个月内，EIA，蛋白质印迹和IFA血清学检测艾滋病毒抗体的结果变为阳性(Schupbach,2003)。图56-7显示了对具有急性单核细胞增多症状患者的血清学评估的算法方法。尽管对这些确诊的单核细胞增多症的原因进行了广泛的实验室检测，但至少有10%的病例的病原体是不确定的。

慢性疲劳综合征

医学和非医学新闻界详细讨论过一个临床现象，其特征是伴有发热，咽炎，痛性淋巴结病，关节痛和肌痛的持续性失能疲劳(Holmes et al,1988;Natleson,2001)。虽然这种综合征的临床特征表明是由于传染性原因，但目前尚未明确鉴定。初步报

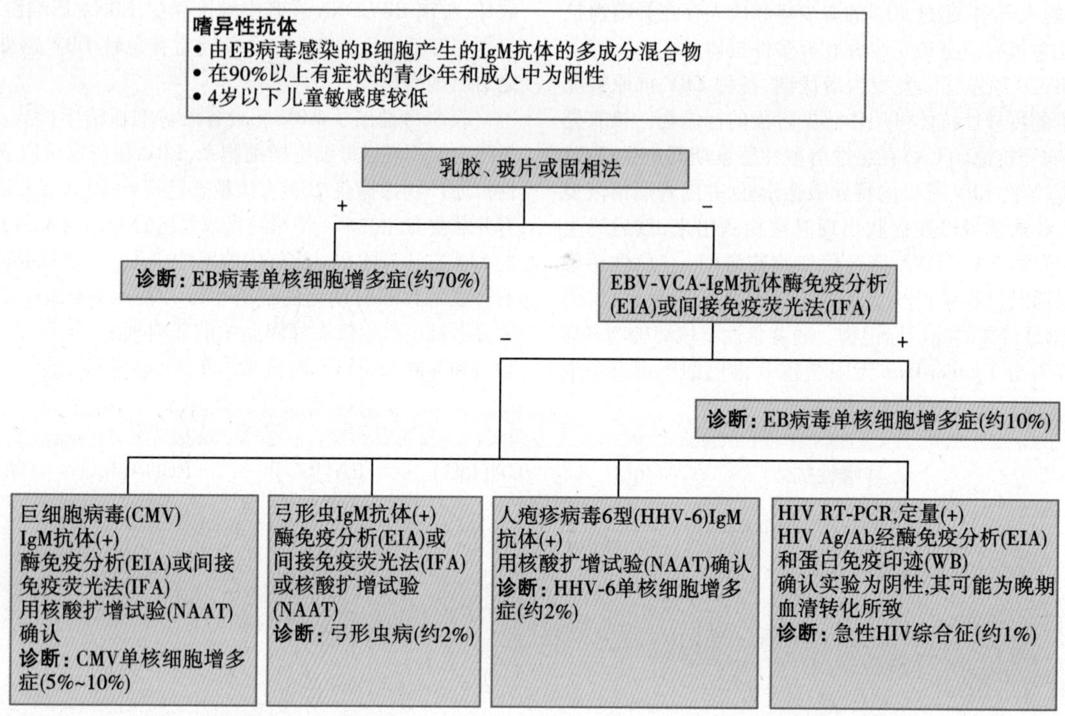

图 56-7 急性传染性单核细胞增多症和非典型淋巴细胞增多症的临床症状患者血清学评价

告暗示 EBV 作为慢性持续性原发或再激活的感染，有可能是该病的病因，因为许多患者具有高滴度 EBV VCA 和 EA。然而，血清学检测既不标准化也不可重复，EBV 培养，唾液的原位杂交和循环白细胞的检测结果在慢性疲劳患者与正常对照组之间无差异。一些研究提出了 CMV，肠道病毒，弓形虫，HHV6 和 HHV7 以及人类 T 细胞白血病病毒的作用，但未能证实致病作用（Reeves et al，2000；Colby，2006）。一种现有的理论认为慢性疲劳综合征可能是由于免疫系统对 EBV 的免疫应答缺陷（Loebel et al，2014）。免疫学和血清学检测对诊断或预后无没有帮助。慢性疲劳综合征仍然由临床体征和症状定义，而不是通过实验室检查结果（Lloyd，1998；Gantz & Coldsmith，2001）。

先天性和围产期病毒感染

怀孕的子宫是一个无菌的隔绝环境，可以保护胎儿免受外界微生物的伤害。母亲的阴道细菌会通过一个有缺陷的宫颈屏障在怀孕期间引起许多感染，母体感染也可以通过胎盘向胎儿血运播散，或者通过阴道分娩时直接与胎儿接触。这些围产期感染统称为 TORCH 感染，包括弓形虫、风疹、巨细胞病毒、HSV 和其他 HIV、parvovirus B19、肠病毒、EBV、VZV、乙肝病毒、丙型肝炎病毒、西尼罗病毒、麻疹、腺病毒、梅毒螺旋体等。这些感染可能是无症状的，或者只会引起母亲的轻微症状；然而，未成熟的胎儿免疫系统可能不会产生有效的细胞或体液应答，所以胎儿组织坏死可能是严重的甚至是致命的。另外，戊型肝炎病毒感染可能会很严重，使急性肝功能衰竭的发生率上升，孕妇死亡率（特别是在妊娠晚期）高达 15%～25%（Kourtis et al，2014；Krain et al，2014）。

围产期感染的诊断主要有两个问题：一是急性母体感染的鉴别（特别是原发性感染），二是胎儿或新生儿被感染的验证。母体感染最好是通过检测到可疑微生物的存在而确认，但是对于许多病原体来说，这是不可行的，而特异性 IgM 抗体的血清学检测虽然不完善，但是是一线诊断测试。在 30%～60% 的病例中，母体感染通过胎盘传播。超声可以检测胎儿器官损伤（例如微钙化病灶、小头症、脑积水、器官大肿大、水肿），但证明特异性胎儿感染需细胞培养得到病原体，在胎儿血液或组织中检测的病原体抗原或基因组，或检测到特异性抗体。表 56-5 中总结了常见先天性和围产期感染的诊断试验。对所有孕妇进行梅毒，风疹免疫力以及艾滋病毒感染情况的常规筛查是一项护理标准；然而，不建议对弓形虫，HSV 和 CMV 抗体进行常规的产前检测。IgM 血清学方法特别可能显示实验室间和室内差异，出现假阴性和假阳性错误；IgG 测定法不区分原发感染，复发感染和潜伏性母体感染，并且不能预测胎儿是否也被感染。疑似感染的母亲才应该做这些检测。

巨细胞病毒

巨细胞病毒 CMV 是最常见的宫内感染，影响约 1%～4% 的活产婴儿（Townsend et al，2013）。这些婴儿约有 90% 在出生时无症状；从尿液或唾液中分离得到 CMV 或者检测到 IgM CMV 可能是原发性先天感染的唯一标志物。原发性和非原发性感染都可能导致先天性 CMV（巨细胞病毒）感染，原发性感染有更大的传播风险和更严重的后遗症（Grangeot-Keros et al，1997）。有症状的 10% 可能出现黄疸，肝脾肿大，全血细胞减少症和代偿性皮肤造血（Abdel-Latif & Sugo，2010）；这些婴儿中约有 10% 会死亡，其余的将会遭受永久性神经系统后遗症。母体的原发性 CMV 感染通常是病毒血症，具有经胎盘血液垂直传播胎儿感染和产前组织损伤的风险（Stagno et al，1982；Cheeran et al，2009）。母体 CMV（巨细胞病毒）感染的重新激活可以通过胎盘传播，但母体的有一定保护性的 IgG CMV 抗体也可以穿过胎盘；这些婴儿在出生时通常无症状，但 5%～15% 患有感觉

表 56-5 先天性和围产期感染的实验室检测

病原体	孕妇血清学检测	培养、抗原检测、核酸扩增	胎儿或新生儿血清学检测
巨细胞病毒	IgM EIA IgG 亲和力	CMV PCR,宫内:羊水,脐带血 CMV PCR,新生儿:尿,唾液,血液,组织(2 周龄胚胎) CMV PCR,母亲:血液 Shell vial 培养,新生儿:尿 CMV 核包含体:组织	IgM EIA
单纯疱疹病毒	用于 HSV-1 和 HSV-2 的 IgM EIA	HSV PCR,宫内:羊水或培养:新生儿结膜,口腔黏膜,皮肤,脑脊液 HSV 核包含体:新生儿组织,皮肤病变	IgM EIA 或 IFA
肠道病毒		肠道病毒 RT-PCR,新生儿:CSF,血液,组织,喉咙,粪便 肠道病毒培养,新生儿:血液,脑脊液,组织,粪便,喉咙 要求在公共卫生实验室进行肠道病毒分型	无
细小病毒 B19	IgM EIA 或 IFA	PB19 PCR:母体血 PB19 PCR,宫内:羊水 玻璃样病毒核包含体:新生儿有核红细胞 PB19 ISH,新生儿:有核红细胞 PB19 PCR:胎盘,胎儿组织,血液	IgM EIA
乙肝病毒	HBsAg,HBc-IgM,抗-HBsAg	HBV PCR 定量病毒载量:新生儿血液	
人类免疫缺陷病毒	HIV-1/-2EIA 抗体/p24 抗原检测,同时进行 NAAT 确认性检测	HIV DNA PCR,新生儿 HIV RNA RT-PCR 3 个月龄新生儿 HIV RNA RT-PCR 母体;血浆	由于可能出现血清转化(6~18 个月时),监测 HIV-1/2EIA 抗体/p24 抗原
风疹	IgM EIA 或 IFA	风疹 RT-PCR:羊水,胎盘,胎儿或新生儿组织	IgM EIA 或 IFA

HBc,乙型肝炎核心抗原;HBsAg,乙型肝炎表面抗原;CMV,巨细胞病毒;CSF,脑脊液;EIA,酶免疫分析;HDF,人二倍体成纤维细胞;HIV,人类免疫缺陷病毒;HSV,单纯疱疹病毒;IFA,间接免疫荧光检测;IgG 和 IgM,免疫球蛋白 G 和 M;ISH,原位杂交;PB19,细小病毒 B19;PCR,聚合酶链反应;RT-PCR,逆转录 PCR

神经性听力损失或神经发育障碍(Istas et al,1995)。母体重新感染一种新的巨细胞病毒株,有更大的风险导致有症状的先天性感染(Pass,2013)。

IgM 特异性检测已从补体结合试验,IFA 和抗补体 IFA 方法转变为使用精制的重组 CMV 抗原和 IgM 捕获来提高特异性和灵敏度的 EIA 方法。在至少 1/3 的成年女性中,IgM 可能持续 3 个月以上,模糊了怀孕期间阳性结果的解释价值。CMV IgG 亲和力检测可用于区分新近(低亲和力)与既往(高亲和力)感染,类似于怀孕中弓形虫血清学的评估;怀孕妇女 IgM 和低亲和力 IgG 的鉴定与具有较高宫内传播风险的原发性 CMV 感染相关(Ville & Leruez-Ville,2014)。通过 PCR 在非免疫缺陷的孕妇血液中发现 CMV DNA,这提供了母体活跃感染的确凿证据。然而,据估计,在一次原发性感染后,胎儿感染的风险约为 40%。没有一项对母亲进行的检测可以准确预测胎儿感染。

验证胎儿感染的最可靠的产前检测是羊水中 CMV 的 PCR 检测,其复合敏感性为 75%~92%(Revello and Gerna,2002)。羊水中的病毒表明宫内感染的儿童出现病毒释放,阳性结果对感染具有 100%的特异性。羊水中的高 CMV 病毒载量也被认为是胎儿组织损伤严重程度的一个指标。然而,如果在母亲感染发生和收集羊水之间有不到 7 周的时间间隔,就会发生假阴性错误。因为暴露于病毒的胎儿的延迟免疫应答,胎儿脐带血中 CMV-IgM 的检测不太敏感(55%~60%),脐穿刺 CMV DNA PCR 的灵敏度为 84%。分娩时采集的脐带血中的 IgM CMV 也是具有诊断性的,但在高达 30%的病例中可能是假阴性的。通过培养或 PCR 从新生儿尿液,唾液,CSF 或血液中鉴定 CMV 是非常敏感的。新生儿组织或血液中 CMV DNA 的 PCR 检测具有非常高的灵敏度-几乎 100%;然而,使用从新生儿采集的干血样本进行检测具有变化的敏感性,其实际应用尚未得到验证。任何检测样本必须在出生后的头 2 周内收集,以避免与后天获得的感染混淆(Nelson et al,1995;Revello and Gerna,2002)。尿细胞学中典型的 CMV 核包含体是特异的但非常不敏感;如果组织坏死进展到晚期,尸检样本也可能几乎没有残留的诊断细胞。胎盘标本可能有核包含体,或可以通过培养获得病毒;分娩前几周发生的感染可能仅出现非特异性的无血管硬化的绒膜绒毛。

风疹

风疹(德国麻疹)具有高度传染性,在儿童和成人中产生轻微的发烧和短暂的皮疹。所有的感染都是病毒血症,在妊娠前三个月的胎盘传播会产生毁灭性的心脏、眼和脑部畸形(Schluter et al,1998)。由于广泛接种疫苗,风疹在美国不再流行;基因组分析表明,最近的风疹病例都是从拉丁美洲来的。常规产前筛查母体风疹 IgG 作为免疫学证据是标准的做法。自 2001 年以来,仅发现了四例先天性感染病例,其中三例发生在移民母亲身上(CDC,2005a)。

当孕妇怀疑急性风疹时,最直接的诊断方法是通过 EIA 或 IFA 检测母体血清的风疹 IgM。对羊水进行风疹病毒 RNA 的 RT-PCR 几乎具有 100%敏感性和特异性,并且可以利用胎盘和尸检组织,也可以在参考实验室进行(Revello et al,1997;Mace et al,2004)。先天性感染的新生儿 IgM 呈阳性,并在尿液中排出风疹病毒数月至数年。

单纯疱疹病毒

虽然成年人单纯疱疹性脑炎(herpes simplex encephalitis, HSE)患病率很高,但新生儿患病并不常见,美国每十万活产儿中有 5~60 病例发生。患有原发性 HSV 感染的孕妇病毒播散性风险增加并导致患 HSV 肝炎的风险增加(Kourtis et al, 2014)。此外,在怀孕期间母体生殖器 HSV-1 或 HSV-2 感染对新生儿具有毁灭性的影响。原发性疾病而不是复发使宝宝面临很大的风险,原因有两个:在第一次感染时,生殖器皮肤黏膜病变的总数量通常较多,尽管产妇血清包含 IgM,但没有或仅有很少的 IgG(免疫球蛋白)可通过胎盘对胎儿进行被动保护(Corey & Wald,2009)。大多数婴儿在生产过程中都为头位,所以头皮和脸部首先在母亲产道区域遇到 HSV;胸壁和臀部的病毒暴露发生在臀位分娩中。水疱在皮肤和黏膜直接接种病毒的地方形成。由于新生儿免疫应答尚不成熟,婴儿用于应对感染的主要免疫是母体的 IgG-HSV;当缺乏这种被动保护时,病毒复制和在内脏中的传播就会不受控制地进行。结膜、口腔黏膜和皮肤病变处通常有丰富的病毒;如果传播发生,任何内脏器官都可以被感染。

产科管理由于几个问题而复杂化。对所有没有出现水疱的母亲和分娩时的婴儿进行常规 HSV 培养,阳性为 0.2%,常规 HSV 培养是不推荐的(Corey & Wald,2009)。具有已知复发性生殖器疱疹的妇女的产前 HSV 监测培养不能预测哪些母亲在分娩时会传播病毒(Arvin et al,1986)。对在妊娠期间首次发现生殖器疱疹的女性的研究表明,一半的人患有真正的原发性生殖器疱疹,而这些妊娠有很高的并发症发生率,如疱疹性羊膜炎、早产和严重的新生儿感染。几乎一半的母亲在分娩前不久就发生了原发性感染,这严重影响了婴儿(1997 年)。复发性生殖器疱疹的母亲的新生儿感染率要低得多,其感染仅限于黏膜皮肤的部位,并没有显示出内脏的播散(Brown et al, 1997)。

有一种公认的做法是,怀疑生殖器疱疹的妇女用剖宫产进行管理,来防止病毒可能接触到婴儿。具有复发性生殖器疱疹的妇女,如果在分娩时不出现活跃的病变,就可以阴道分娩,但要对其新生儿进行仔细的临床监测(包括结膜、口腔黏膜和任何可疑的皮肤损伤的 HSV 培养/PCR)都是有必要的。新生儿疱疹感染可能在疾病变得明显之前的几天内无症状。尽管进行了抗病毒治疗,播散性感染仍可能是致命的;中枢神经系统感染的婴儿通常会发育迟缓智力迟钝。

HSV 感染的实验室诊断在本章前面讨论过。HSV 特异血清学现在可用于鉴定配偶为血清反应阳性的血清阴性妇女,突出了她们在怀孕期间感染病毒的风险(Ashley & Wald,1999; Cherpes et al,2003)。Tzanck 涂片和快速抗原检测对于水疱病变的检测结果可能是阳性的,但不能代替培养(当使用 shell vial 培养瓶时,在 24 小时内产生阳性结果)。通过 PCR 鉴定新生儿 CSF 或黏膜皮肤损伤中的 HSV DNA 具有比培养更高的灵敏度,对于已知中枢神经系统感染的婴儿,检测其 CSF 标本中病毒尤其有价值(Kimberlin et al,1996;Kimberlin,2004)。

人类免疫缺陷病毒,细小病毒,肠道病毒和乙型肝炎病毒

艾滋病毒可以通过作为细胞储存池的胎盘滋养层和 Hofbauer 巨噬细胞血行播散到胎儿。然而,大约 75%的围产期感染是在分娩时婴儿接触到母亲的血液时获得的。围产期 HIV 获得性感染的风险从 13%~45%不等,这取决于母亲的 HIV-1 病毒载量,但通过在怀孕和生产期间向母亲和新生儿施用抗病毒药物,病毒传播率降低到 2%以下(Aberg et al,2014)。艾滋病毒也可在产后通过母乳中的白细胞传播。

对产妇艾滋病毒感染的诊断是直接的(阳性 HIV 1/2 抗体/p24 抗原测定,其次是 HIV-1NAAT)妊娠头三个月强烈推荐进行常规筛查,血清阳性的母亲应进行抗病毒预防治疗。母体 IgG 可穿过胎盘并在婴儿血液中持续存在长达 15 个月,因此标准的 EIA HIV 血清学检测不能用于诊断新生儿感染。如果在子宫内发生感染,新生儿血液 HIV DNA 阳性,这些 DNA 已经被转录并整合到他或她的循环淋巴细胞中。HIV-DNA PCR 在一个月龄时有超过 95%的诊断敏感性(Aberg 和 2014)。如果婴儿经胎盘被感染,婴儿出生时 HIV 病毒 RNA RT-PCR 检测是阳性的;如果婴儿在分娩过程中被感染,几周内 HIV 病毒 RNA RT-PCR 检测呈阳性。艾滋病毒 RNA RT-PCR 也被用于定量监测以评估婴儿对抗逆转录病毒疗法的反应。

细小病毒 B19(PB19)引起良性,自限性的儿童期传染性红斑病(第五版)(Young & Brown,2004)。大约 50%的年轻女性是血清阴性的,妊娠感染有 25%的胎儿感染风险;胎儿死亡估计从 2%~38%不等(Brown,2015)。PB19 靶向红细胞祖细胞;病毒性细胞毒性导致胎儿贫血、水肿和宫内死亡(Anand et al, 1987;Tolfvenstam et al,2001)。受感染的红细胞具有典型毛玻璃样核内含物。细小病毒只能在含有红细胞前体细胞的人骨髓中培养。通过检测母体或胎儿血液中的特异性 IgM,或通过羊水或脐带血中病毒 DNA 的 PCR 检测来诊断急性感染(Bruu & Nordbo,1995;Zerbini et al,1996)。

肠道病毒感染很常见,每年在美国有 1000 万或更多病例。许多肠道病毒感染存在有病毒血症;在分娩前的母体感染会通过胎盘将病毒传播给胎儿,并且婴儿出生时携带有播散性病毒,但没有被动获得的母体 IgG 抗体来应对感染。此外,有报告称,幼儿园工作人员作为病毒来源引起了院内感染的暴发。埃可病毒 11 特别具有毒性,引起肝细胞坏死和脑膜炎,通常都

是致命的。柯萨奇病毒B病毒可以造成新生儿心肌损伤(Bryant,2004),其他肠道病毒的围产期感染通常是良性的。RT-PCR和NASBA NAAT对于检测出存在于所有肠道病毒中的一个共同序列具有优异的灵敏度,优于标准培养(Landry et al,2003)。埃可病毒在离心shell vial瓶和标准试管培养(PMK,HDF和RD细胞系)中生长良好;用于病毒培养的合适标本包括新生儿血液,CSF,喉部和直肠拭子样本,或来自致死病例的组织。

母体乙型肝炎病毒感染通常垂直传播;婴儿可能会通过胎盘被感染也或者在分娩过程中暴露于母亲的血液被感染。筛查乙型肝炎表面抗原(HbsAg)是标准的产前护理;如果母体筛查是阳性的,那么在出生后新生儿应立即给予乙型肝炎病毒(HBV)免疫球蛋白以及HBV疫苗接种的第一剂(Poland & Jacobson,2004)。

病毒性脑膜炎和脑炎

据统计在1998年至2010年期间,美国发生了263 300例脑炎相关住院治疗,或每年平均有20 250例脑炎相关住院治疗。在所有与脑炎相关的病例中,有5.8%发生了致命的后果。脑炎相关住院中病因明确为脑炎的约为50%。2010年,与脑炎相关的住院治疗的总费用估计为20亿美元(Vora et al,2014)。准确和迅速的实验室诊断有助于患者的管理,并且对于控制虫媒病毒的节肢动物媒介和调查病毒水传播源头的公共卫生干预措施都是很重要的。PCR已被公认为是对病毒性中枢神经系统感染进行诊断的参考方法,该方法是同时具备特异性和敏感的病毒检测方法。有些嗜神经性病毒非常挑剔的(苛求的),需要用分子方法来进行准确的诊断。覆盖脑部的脑膜层的病毒增殖引起发热,头痛,颈部僵硬和脑脊液细胞增多症等急性炎症。在脑炎中,病毒在脑实质中复制;炎症和组织坏死可能扩散或可能产生具有巨大影响的空间占位性病变。许多病毒与脑膜炎或脑炎相关,但与两个解剖部位(脑膜脑炎)相关的重叠损伤是常见的,特别是虫媒病毒的感染(图56-8)。

在美国,虫媒病毒(虫媒传播)和HSV导致大多数急性脑炎病例。蚊子是全世界数百种嗜神经性病毒的载体,但在美国定期出现的是以下5种虫媒病毒:WNV,东方马型脑炎病毒,西方马型脑炎病毒,圣路易斯和California-LaCrosse脑炎病毒(Lindsey et al,2014)。HSV病毒性脑炎通常发生于潜伏的HSV-1再次激活,(通过嗅神经或三叉神经脑神经)进入大脑皮质,产生大量的坏死肿块。总的来说,单纯疱疹病毒占所有无菌性脑膜炎病例的约0.5%~3%。在新生儿期以外的患者中,

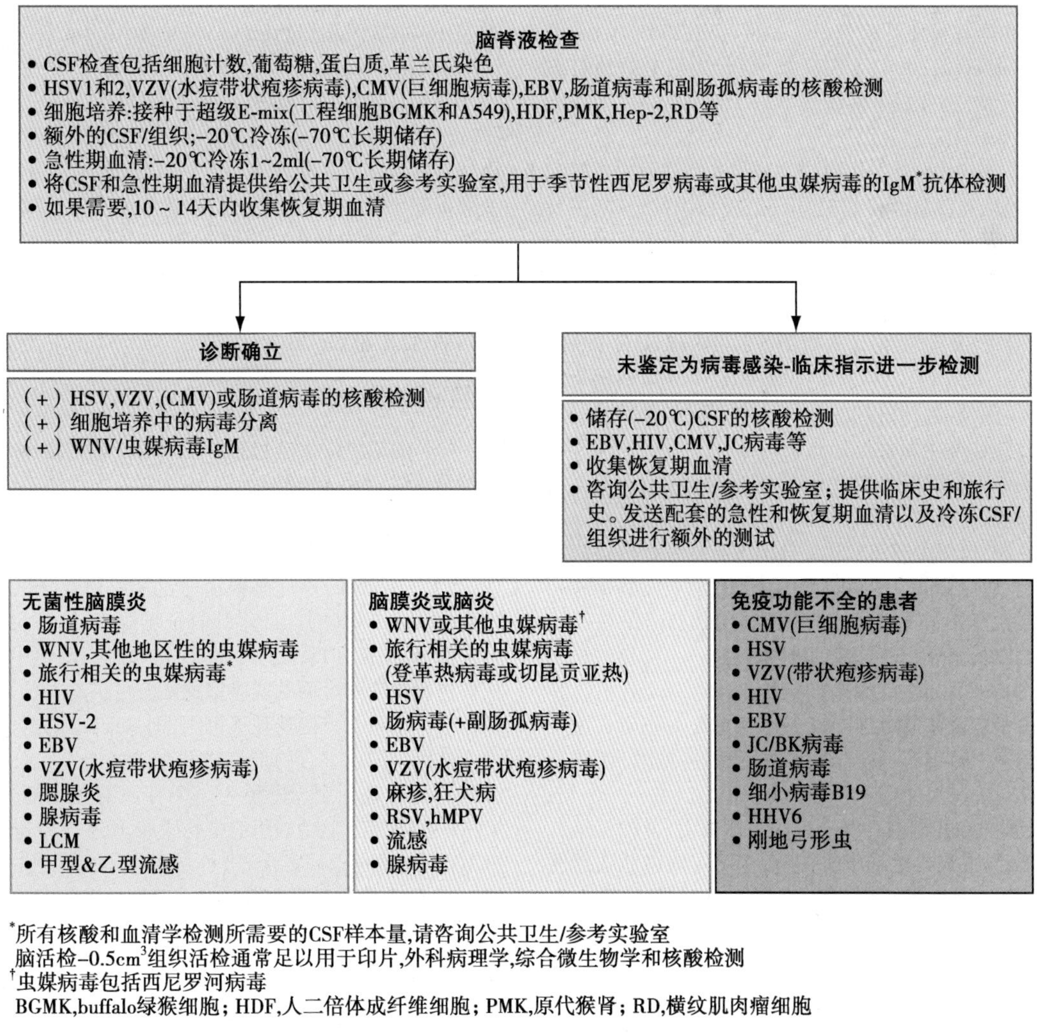

脑脊液检查
- CSF检查包括细胞计数,葡萄糖,蛋白质,革兰氏染色
- HSV1和2,VZV(水痘带状疱疹病毒),CMV(巨细胞病毒),EBV,肠道病毒和副肠孤病毒的核酸检测
- 细胞培养:接种于超级E-mix(工程细胞BGMK和A549),HDF,PMK,Hep-2,RD等
- 额外的CSF/组织:-20℃冷冻(-70℃长期储存)
- 急性期血清:-20℃冷冻1~2ml(-70℃长期储存)
- 将CSF和急性期血清提供给公共卫生或参考实验室,用于季节性西尼罗病毒或其他虫媒病毒的IgM*抗体检测
- 如果需要,10~14天内收集恢复期血清

诊断确立

(+)HSV,VZV,(CMV)或肠道病毒的核酸检测
(+)细胞培养中的病毒分离
(+)WNV/虫媒病毒IgM

未鉴定为病毒感染-临床指示进一步检测
- 储存(-20℃)CSF的核酸检测
- EBV,HIV,CMV,JC病毒等
- 收集恢复期血清
- 咨询公共卫生/参考实验室;提供临床史和旅行史。发送配套的急性和恢复期血清以及冷冻CSF/组织进行额外的测试

无菌性脑膜炎
- 肠道病毒
- WNV,其他地区性的虫媒病毒
- 旅行相关的虫媒病毒*
- HIV
- HSV-2
- EBV
- VZV(水痘带状疱疹病毒)
- 腮腺炎
- 腺病毒
- LCM
- 甲型&乙型流感

脑膜炎或脑炎
- WNV或其他虫媒病毒†
- 旅行相关的虫媒病毒(登革热病毒或切昆贡亚热)
- HSV
- 肠病毒(+副肠孤病毒)
- EBV
- VZV(水痘带状疱疹病毒)
- 麻疹,狂犬病
- RSV,hMPV
- 流感
- 腺病毒

免疫功能不全的患者
- CMV(巨细胞病毒)
- HSV
- VZV(带状疱疹病毒)
- HIV
- EBV
- JC/BK病毒
- 肠道病毒
- 细小病毒B19
- HHV6
- 刚地弓形虫

*所有核酸和血清学检测所需要的CSF样本量,请咨询公共卫生/参考实验室
脑活检-0.5cm^{3}组织活检通常足以用于印片,外科病理学,综合微生物学和核酸检测
†虫媒病毒包括西尼罗河病毒
BGMK,buffalo绿猴细胞;HDF,人二倍体成纤维细胞;PMK,原代猴肾;RD,横纹肌肉瘤细胞

图56-8 脑脊液和脑组织活检的病毒病原体检查

区分单纯疱疹性脑炎(HSV-1)(一种潜在的致命性脑炎)和单纯疱疹性脑膜炎(HSV-2)(通常是由基因型决定的自限性综合征)至关重要。美国每年报告约700例疱疹性脑炎;发病模式是零星和非季节性的。病程进展迅速,死亡率很高,但早期诊断和适当的抗病毒治疗可以降低死亡率和永久性残疾的水平(Steiner et al 2007)。该疾病的治疗包括使用抗病毒药物阿昔洛韦(acyclovir)。其他抗病毒剂可以包括阿糖腺苷(Vidarabine)和Xascarnet。越早进行抗病毒治疗,患者的预后越好(Tunkel,2008)。Arboviruses虫媒病毒是一个成分复杂的群体,蚊子传播是他们的共同点;北美最常见的是黄病毒,披膜病毒和本雅病毒家族的成员。在WNV(西西病毒)暴发之前,美国每年的病毒感染病例在100~2000之间;在天气炎热蚊子数量最多的时候,病情发展达到了顶峰。严重程度和死亡率最高的是东部马型脑炎病毒,这是虫媒病毒中最不常出现的病毒(Kuno & Chang,2005)。1999年WNV病情在纽约暴发;该病毒随后在美国东海岸随着受感染的鸟类传播,并于2004年席卷美国所有的州。此后,WNV开始盛行(Snapinn et al,2007)。据估计,累计人类WNV感染的总数目前约为100万;约有20万患者已出现临床病症,包括单纯发热、脑膜炎、脑炎和弛缓性脊髓灰质炎麻痹等疾病;同时报告了长期的脑炎性的和麻痹性的残疾,以及许多死亡病例(Nash et al,2001;Petersen & Hayes,2004;Hayes et al,2005)。蚊子叮咬是典型的感染获取途径,但也有几个输血和器官移植的病例(Iwamoto et al,2003;Pealer et al,2003;Kleinman et al,2005)。在夏季期间,为了有效地打破输血这种传播机制,血液捐献需要用NAAT进行WNV筛查检测(Busch et al,2005)。

中枢神经系统疾病开始发生时,WNV和许多其他的虫媒病毒通常不能通过培养或血液和CSFPCR检测到;因此,诊断主要依赖于CSF和血清中特异性IgM抗体的EIA,或出现了升高的特异性IgG。WNV的NAAT在筛选献血者方面起着重要作用,但在临床使用方面的作用有限,而且可能只有在WNV感染者出现症状后不久寻求医疗照顾时才会有所帮助(Reznicek & Bloch,2010b;Petersen et al,2013)。对于WNV的阳性IgM血清学检测结果的解释必须谨慎,因为升高的效价滴度可能在急性感染后持续很长时间,并且可能发生与其他黄病毒(黄热病和登革热)的交叉反应(Reznicek & Bloch,2010b)。国家卫生部门和参考实验室对常见的地区性虫媒病毒进行了一系列检测,在美国以外地区的亚洲,非洲,拉丁美洲和东欧部分地区有数百种虫媒病毒都是地方性的。通过公共卫生实验室可获得对旅行者病毒感染的检测;参考实验室必须提供详细的病毒感染旅行者的旅行历史和临床信息,以及血液、CSF或组织标本,用于培养、核酸检测或血清诊断(图56-8)。例如,如果日本脑炎(JE)病毒在世界其他地方发现,由于它载体范围的限制,应该考虑是否患者去过一个JE流行的国家。目前有关全球病毒的活动性和旅行者感染风险的信息可以在www.cdc.gov/travel上获得。

美国疾病预防和控制中心(CDC)的评估表明,美国每年有3万至7.5万例肠道病毒性脑膜炎病例,占所有病毒性脑膜炎病例的85%以上。有四种肠道病毒:人类肠道病毒A、B、C和D的超过100种血清型(http://www.picornaviridae.com/enterovirus/enterovirus.htm)。肠病毒性脑炎是肠病毒感染的罕见表现;埃可病毒9是最常见的病原体,其次是埃可病毒6、柯萨奇病毒A9、柯萨奇病毒B2和柯萨奇病毒B5(Romero,2008)。

由脊髓或脑干运动神经元的脊髓灰质炎病毒坏死造成的麻痹型脊髓灰质炎在世界大部分地区已被消灭,非洲和亚洲的零星残留疾病可能很快就会被疫苗接种所消灭。狂犬病病毒通过神经纤维直接传播到中枢神经系统并产生坏死性脑损伤;美国狂犬病病例多数由蝙蝠菌株引起;最近的一次疫情是由一位因未确诊的狂犬病死亡的捐赠者的器官移植而来的(Smith,2003;CDC,2005b)。麻疹,腮腺炎,EBV单核细胞增多症和水痘很少因急性脑炎复杂化(Cherry & Shields,1998)。HHV-6可产生局灶性脑损伤(Isaacson et al,2005)。血浆中高水平的HHV-6DNA与同种异体造血细胞移植(异基因造血干细胞移植)后脑炎的高风险相关(Ogata et al,2013)。中枢神经系统胶质细胞中的HIV复制可导致晚期艾滋病的进行性痴呆(Atwood & Berger,1993)。免疫受损的宿主可能会发生HSV,CMV和VZV的机会性坏死性脑感染以及少突胶质细胞的JC多瘤病毒破坏。

在美国,14种最常发生的肠道病毒血清型占分离株的80%以上(Romero,2002),通常是相对良性和短暂的疾病。肠道病毒通过粪口的方式轻易地从人传染到人,并且有明显的季节性,每年的夏季秋季暴发(图56-1);大多数临床公认的感染都发生在儿童和年轻人身上。人类副肠孤病毒(human parechoviruses,HPeV)引起各种症状,从轻度腹泻到败血症和脑膜炎,尤其发生于幼儿(Fischer et al,2014)。1999年,HPeV1和HPeV2(原名为埃可病毒22和23)被重新分类为独立的属(副肠孤病毒属)。现在有16种基因型(http://www.picornaviridae.com/parechovirus/parechovirus_a/parechovirus_a.htm)。HPeV3通常与幼儿脑膜炎/败血症症状相关(Fischer et al,2014)。

慢性严重肠道病毒性或副肠孤病毒性脑膜脑炎可以在低丙球蛋白血症患者中发展,并可能导致永久性后遗症。急性艾滋病毒感染偶尔会产生急性脑膜炎症(Schupbach,2003)。原发性HSV-2生殖器疱疹感染的约1%伴有短暂型脑膜炎;HSV-2是Mollaret良性复发性淋巴细胞性脑膜炎的主要原因。腮腺炎、麻疹、偏肺病毒和腺病毒感染很少产生急性脑膜炎(Reznicek & Bloch,2010b)。

实验室诊断

CSF的初步评估应包括细胞计数、葡萄糖和总蛋白定量。与细菌感染相比,脑脊液细胞增多通常是轻度的(50~1000个细胞/mm^3)。单核细胞通常占支配地位,但中性粒细胞可以在早期占据主导地位,尤其是在WNV后。蛋白质可能有些升高(很少超过200mg/dl),血糖水平正常或稍微降低(Reznicek & Bloch,2010a;2010b)。证候综合征脑膜炎/脑炎组合检测可以鉴定病毒,细菌和真菌病原体,现在可对病毒性中枢神经系统疾病进行快速和全面的实验室评估。可供选择的是,如果证候综合征分子组合检测选项不可用,则基于临床方案改进的逐步性测试可以协调整合内部测试和参考实验室与公共卫生实验室服务的有效利用(图56-7)。对于具有免疫能力的患者,用NAAT对脊髓液/脑活检组织中肠病毒、HSV、VZV进行初次检测(CMV可能要加上病毒培养)可与血清和CSF中的IgM抗体检测搭配,用来检测流行性地区性季节性虫媒病毒。表56-6显示了在大城市实验室内使用内部证候综合征组合检测对肠道病毒、副肠孤病毒、HSV、VZV、EBV和CMV进行分子检测的结果。VZV是脑膜炎的病因,但可能会被忽视,尤其是当皮肤损伤没有被鉴别时(Frazen-Röhl et al,2007)。如果有临床表现,那么保存在-20℃或更低的温度的CSF和急性和恢复期双份血清,可以被用于公共卫生实验室的更广泛的虫媒病毒检测，用于培养，以及由不常见病因引起的病毒性脑膜炎或脑炎的 NAAT 检测。由于医院和政府实验室之间的合作和协调努力，1999 年的 WNV 疫情迅速得到了确认。尽管进行了广泛的评估，脑炎的某种传染性原因经常不能被确定(Granerod et al，2010)。

表 56-6　CSF 标本核酸检测 VZV，HSV 和 CMV 的结果

病毒	2009	2013	2014
肠道病毒	11.3%(36/318)	4.2%(27/646)	5.1%(30/584)
副肠孤病毒	没被检测到	没被检测到	0.9%(5/584)
单纯疱疹病毒(HSV-1 和 HSV-2)	4.1%(56/1360)	7.0%(51/726)	4.6%(27/584)
水痘带状疱疹病毒(VZV)	10.6%(13/123)	1.4%(15/726)	2.6%(15/584)
巨细胞病毒(CMV)	2.1%(3/144)	1.5%(11/726)	1.0%(6/584)
EB 病毒(EBV)	没被检测到	4.2(4/96)	3.9(2/51)

所有的全年测试数据(Personal data，L. Mazur，Multiple hospitals，Chicagoarea and southeast Wisconsin)

免疫功能低下的患者可能会患上中枢神经系统疾病，这些感染免疫低下人群的病毒同样会感染健康人；此外，几种机会性病毒感染可能会感染中枢神经系统。JC 多瘤病毒、巨细胞病毒、VZV 和 HSV 可引起中枢神经系统疾病；中枢神经系统 B 淋巴细胞淋巴瘤几乎总是与 EBV 感染有关；艾滋病患者 CSF 中 EBV 的 PCR 可诊断中枢神经系统淋巴瘤。

诊断病毒性脑炎的最实用和最有效的方法是对 CSF 进行多重 NAAT。逆转录酶 PCR 检测旨在检测大多数肠道病毒和副肠孤病毒的 RNA。结果通常可在 24 小时内获得，使检测更敏感(95%)，更特异(97%)，更有时效。PCR 被指定用于检测 HSV、VZV、EBV、CMV 和 HHV6 中的 DNA，比 CSF 或脑组织的病毒细胞培养更敏感。几种多重和微阵列的测定法已经开发出来，并且已经商业化可用了(Wolffs et al，2009；Lévêque et al，2014)。

对 CSF 进行蛋白质升高和脑脊髓液细胞增多的初步筛查是可取的，因为当蛋白质和细胞计数正常时，疱疹病毒很少能被鉴定出(Simko et al，2002)。有时，当临床考虑有肿瘤或非病毒感染的可能性时，仍会进行脑活检。0.5cm^3 的活体组织切片足以进行外科病理学检查、细胞印片的直接检查、NAAT 和所有传染性生物体的培养。用 DFA 试剂染色可以显示 HSV 感染的细胞。一些埃可病毒和肠道病毒需要动物接种来增殖；如有必要，组织应在-20℃或更低的温度下冷冻，并将样本转移到公共卫生或参考实验室。

一些组织细胞系(PMK、HDF、HEp-2、RD、buffalo green monkey Super E-Mix[基因工程细胞系 BGMK-hDAF])支持许多肠道病毒和 HSV、VZV、麻疹、腮腺炎和腺病毒的生长；E-mix 混合物 shell vial 小瓶培养也是肠道病毒培养的理想选择(Huang et al，2002)。应立即将 0.1～0.2ml 的 CSF 直接接种到每个试管或 shell vial 小瓶中，不要有延迟。

病毒性皮疹和常见的皮肤感染

一些病毒主要感染皮肤。一些人通过直接接种感染鳞状上皮(口腔和生殖器疱疹，由人乳头瘤病毒或软疣痘病毒引起的疣)。皮疹也是由病毒(VZV、麻疹、风疹、肠病毒、细小病毒、HHV6)传播到皮肤和黏膜引起的。许多良性的儿童期皮疹的临床诊断是不需要进行实验室检测的，并且现在有一些可以通过儿科接种疫苗预防。当异常病例需要对急性感染进行实验室确认时，对住院患者采取感染控制预防措施或指导适当的抗病毒治疗，血清学通常比培养，抗原或核酸检测更容易和准确。除水痘外，通常不需要特异性核酸检测来进行诊断。实验室诊断程序总结在表 56-7 中。

表 56-7　常见病毒性皮疹和皮肤黏膜损伤的实验室诊断*

皮疹或皮肤损伤	病毒	培养/抗原和核酸检测	血清学
水痘/带状疱疹	水痘/带状疱疹病毒	NAAT(最敏感) Tzanck 或 DFA 涂片 培养(shell vial 小瓶最敏感)	IgM-EIA(水痘) IgG-EIA 反映水痘后机体的免疫情况 商业化 VZV-IgG 对于接种后免疫情况的检测不可靠
肠道病毒性皮疹(手足口病)	肠道病毒	NAAT(最敏感) 培养	没有
麻疹	麻疹病毒	培养与 NAAT†	IgM-EIA 或 IFA†
风疹	风疹病毒	培养与 NAAT†	IgM 抗体 EIA†
传染性红斑病	细小病毒 B19	NAAT	IgM-EIA 或 IFA†
幼儿急疹	HHV6	NAAT*	IgM 抗体 EIA†
肛门生殖器湿疣	乳头瘤病毒	NAAT 针对高风险基因型(最敏感)，杂交捕获法 ASCUS 宫颈细胞学评估	
单纯疱疹	HSV-1 和 HSV-2	NAAT(最敏感可以分型) 培养可用于分型 DFA 涂片或 Tzanck 涂片	HSVgG-1 和 HSVgG-2 糖蛋白特异性抗体；IgM，不特异

ASCUS，无确定意义的非典型鳞状细胞；DFA，直接荧光抗体；EIA，酶免疫测定；gG，糖蛋白 G；HSV，单纯疱疹病毒；HHV，人类疱疹病毒；IFA，间接荧光抗体；IgM，免疫球蛋白 M；NAAT，核酸扩增试验；VZV，水痘带状疱疹病毒

* 如果怀疑有水疱性病变的患者为天花，请联系当地卫生局以获取具体指示。

† 在参考和研究实验室提供测试

VZV引起水痘和带状疱疹。在水痘中,VZV通过受感染的呼吸道气溶胶飞沫传播,在鼻咽部复制,然后进入血液,并传播到皮肤(Arvin,1996)。在鳞状上皮中的复制引起了瘙痒的水疱,其迅速进展为溃疡,最终结痂愈合,而不会像HSV皮肤损伤一样有瘢痕。在健康儿童中,全身症状轻微,后遗症不常见;然而,可能发生严重的细菌双重感染,小脑共济失调和脑炎。随着水痘皮肤病变的临床解决,水痘病毒体通过神经纤维传播到区域感觉神经节,那里的潜伏感染由记忆CD4+和CD8+T淋巴细胞建立并维持(Arvin,2005)。当细胞介导的免疫受到衰老,免疫抑制药物或HIV感染的损害时,活跃的VZV复制在神经元中再次开始,并从三叉或背根神经节沿神经纤维传播到皮肤,产生具有典型皮区分布的疼痛性皮肤水疱。持续的带状疱疹后遗神经痛是带状疱疹暴发引起的常见的令人衰弱的并发症。由再激活的VZV传播引起的中枢神经系统和内脏感染仅在免疫缺陷患者中发展,但可能是致命的。在儿童时期注射水痘疫苗会产生高滴度的特异IgG;由于体液免疫的减弱和突破性轻度非典型水痘病例(Vazquez & Shapiro,2005),需要第二次注射来保证持续的保护。用于60岁以上患者的水痘疫苗制剂显著降低了该年龄组的带状疱疹及其并发症的发生率(Oxman et al,2005)。儿童或成人中出现任何可能为天花的水疱疹都应立即报告给当地的公共卫生官员。

水疱液中含有丰富的病毒,是培养或用于DFA染色的理想标本。VZV在HDF细胞系中进行复制。传统的试管培养是缓慢而不敏感的,不推荐使用;shell vial瓶培养有更好的产出(最高可达75%),并使检测更快速(Brinker & Doern,1993)。皮肤水疱样本的收集与HSV疱疹样本相同(图56-3)。培养的设置也类似于疱疹培养;然而,试管培养需要2周,而shell vial瓶的单层细胞用VZV DFA试剂染色需要3~5天。VZV CPE在HDF中发展为小块的圆形、肿胀、折光的细胞。因为在组织培养中VZV可能有一些挑剔,用DFA染色对水疱细胞进行的病毒抗原检测是一种快速和实用的诊断测试,并且可以区分VZV与HSV(Schrim et al,1989)。NAAT也已被开发,它比培养更敏感。当皮肤病变进展为溃疡时,它是唯一一种实用的诊断方法(Leung et al,2010)。IgM抗体通常可以在水痘水疱首次暴发时检测到,并且是一个有用的验证性测试;血清学对带状疱疹病变的评估没有帮助。

在超过71种肠病毒血清型中,在夏季月份通常有几种会产生小泡或斑疹(柯萨奇病毒B1和A9,以及埃可病毒2、4、9、11、19和33)。幼儿的手足口病(柯萨奇A16)在舌、手掌和足底皮肤上出现小疱疹(Goksugur,2010)。被感染儿童的成年家庭成员偶尔也会出现症状性疾病。实验室诊断局限于检测皮肤病变标本肠道病毒的细胞培养和RT-PCR NAAT。足底和手掌的水疱应该被完全揭开,将暴露的鳞状细胞用拭子大力擦拭下来。肠病毒的细胞培养鉴定前面已经叙述过。DFA染色和血清学是不实用的,对肠病毒的诊断有较低的敏感性和特异性。

麻疹具有高度传染性,同时具有皮肤黏膜和呼吸道特征(发热、结膜炎、鼻炎、口腔溃疡病变、咳嗽和广泛性斑丘疹红斑疹)。疫苗接种大大减少了麻疹发生,目前,美国90%的确诊病例都是外来的,然后在接种疫苗的人群中传播(CDC,2013)。最近,美国的麻疹病例数达到了创纪录的水平。从2014年1月1日到10月31日,已经有603例确诊的麻疹病例(MMWR,2014)。

尽管国际上正在为消除麻疹而努力,麻疹仍然存在于贫困国家;由于伴随的肺炎和营养不良,发病率和死亡率很高。鼻咽部的麻疹病毒可以通过培养或NAAT来识别,但是通过检测麻疹特异性IgM抗体,可以很容易地诊断出急性感染。自然感染后的免疫可能是终身的,通过特异性IgG的存在得到证实;然而,接种疫苗后的免疫力在十几岁的时候可能会逐渐减弱,而持续的保持则需要第二剂疫苗。在抗体消退时发生的突破性感染可能是非典型的,难以诊断。

细小病毒B19(PB19)导致传染性红斑(第五病),一种常见的儿童发热性疾病,具有独特的斑丘疹皮疹,使脸部呈现"打脸"外观(Young & Brown,2004)。成人PB19感染经常产生关节痛。细小病毒感染骨髓中的红细胞前体细胞,并可能引起血红蛋白病或HIV感染患者的再生障碍性危象。怀孕期间的原发性感染可能会导致胎儿红细胞发育不全和水肿。血清学(IgM和IgG)可用于诊断当前感染和对B19感染的免疫力。NAAT可用于证明急性感染。

风疹病毒引起风疹(德国麻疹),是一种轻度发热性疾病并伴随短暂性斑丘疹皮疹,是儿童传染性皮疹的第三类(Gershon,2010)。尽管成人型风疹与关节痛有关,但儿童感染却是无关紧要的。风疹的唯一严重的并发症是经胎盘扩散到妊娠前三个月的胎儿,有病毒引起的组织坏死和先天性畸形的危险。风疹疫苗的广泛使用在很大程度上消除了发达国家的风疹疾病。对风疹急性感染的实验室确认最容易通过检测病毒特异性IgM来完成,而不是通过尝试病毒分离来实现。用特异性IgG抗体检测验证免疫状态。NAAT可以为急性感染提供额外的证据。HHV6是感染淋巴细胞的亲淋巴性疱疹病毒,是幼儿急疹的原因(婴儿玫瑰疹,第六种临床特征性皮疹)。玫瑰疹是一种常见的早期儿童疾病,其特征是高热和发热突然消退时出现的短暂斑状丘疹(Prober,2005;Zerr et al,2005)。在较大的儿童和成人中,原发性HHV6感染会造成一种系统性的、发热性的淋巴组织增生型疾病,类似急性的单核细胞增生症;它可能引起免疫抑制患者的肺炎(Cone et al,1993)。玫瑰疹的这种独特的临床表现使它几乎不需要实验室的确认。

人类乳头瘤病毒无处不在,在所有地方都有发现;数百种HPV血清型已经被独特的DNA序列所定义,并且不同的HPV类型靶向体内不同的皮肤或黏膜部位。大多数HPV手腕和脚部的长疣的皮肤感染是短暂的,没有任何医学后果。HPV是所有性传播感染中最常见的。性接触容易传播与肛门生殖器疾病相关的HPV类型;四价疫苗目前用于儿童的HPV 11型、6型、16型和18型免疫。低风险的非致癌性的HPV类型(6型、11型和其他型)可能导致低水平鳞状上皮内增生性病变,通常无需医疗干预即可解决。在宫颈、阴道、外阴或会阴的鳞状上皮内感染高危致癌性HPV型(16型、18型及其他型)的可能性更大。这些致癌的HPV病毒感染可以产生高水平的发育异常上皮内病变,随着时间的推移可能会进展到侵袭性鳞癌。普遍使用四价疫苗显著降低了接种人群中的生殖器疣的发生率,希望对于癌前病变也能看到类似的效果(Blomberg et al,2013)。三针疫苗需在6个月的时间内注射完成,为了达到最佳的免疫效果需要在性行为活跃之前进行。因此建议11岁或12岁的青少年女孩和男孩接种 HPV 疫苗。标准病理学文献中很好地讲述了 HPV 病变的组织病理学和细胞病理学特征。然而,通过使用 NAAT 已经加强了 HPV 检测。该混合捕获信号扩增法是第一个商业化的检测。该方法可以鉴别宫颈拭子和液基宫颈细胞学标本中几种高危 HPV 和低危 HPV 类型(Burd,2003)。鉴定人乳头瘤病毒的核酸扩增方法也已经被开发出来(Soderlund-Strand et al,2005;Carozzi et al,2007)。新型线性阵列和线性探针和 HPV 分型方法也已经出现(Castle et al,2008)。HPV 可以感染口咽和呼吸道黏膜,并与癌和乳头瘤病相关(Glikman & Barody,2005;D'Souza et al,2007)。对非生殖器部位的人乳头瘤病毒分子检测尚未得到广泛应用。

尽管低危和高危基因型的 HPV 生殖器感染在性活跃人群中很常见,可是进展到高水平上皮内病变和浸润性癌的持续高危 HPV 感染并不多,而且进展到癌症的时间需要很多年。由于宫颈持续感染高危 *HPV* 基因型(主要是 HPV-16 和 HPV-18)是宫颈癌发展的必要条件,因此建议对这些和其他高危基因型进行初步筛查。细胞病理学家和妇科医生的多学科小组建议谨慎进行以预防宫颈癌为目的的与常规宫颈细胞学相关的 HPV 检测。这些使用指南概述了应该和不应该去进行 HPV 和 *HPV* 基因型检测的临床情形(Huh et al,2015)。

病毒性肠胃炎

由多种细菌,病毒和寄生虫引起的感染性胃肠炎在美国每年造成约 1.79 亿例病例,造成 50 万人住院,超过 5000 人死亡(Halligan et al,2013)。引起病毒性胃肠炎的病毒由一个多样化群体组成并且都是普遍存在的。轮状病毒、肠道腺病毒、札幌病毒、诺如病毒、星状病毒和冠状病毒引起的严重衰弱性腹泻主要局限于婴幼儿。所有治疗都是支持的(Thielman & Guerrant,2004)。

在有效的轮状病毒疫苗获得之前,美国婴儿和儿童的大多数水样腹泻都由轮状病毒引起(Musher & Musher,2004)。病毒通过粪口途径传播;疾病在温带气候地区的寒冷季节和热带地区的全年流行。轮状病毒具有高度传染性,儿童的感染率高达 50%;家庭接触后成人感染率高达 30%;一些儿童和大多数成年人是无症状的(musher & musher,2004)。脱水与电解质紊乱是最严重的并发症。必须采取肠道隔离预防措施以防止院内或日间护理(站)的传播。目前可以使用安全有效的单价和多价疫苗,已经大大减少了轮状病毒这种重要的胃肠道病原体在儿童人群中引起的每年冬季的病毒暴发(Cortes et al,2011;Payne et al,2014)。此外,儿科人群的接种间接展现出了对成年人群的保护作用,小儿轮状病毒疫苗的推荐接种保护了成年人免受轮状病毒感染(Anderson et al,2013)。

腺病毒,亚属 F(血清型 40 和 41),与胃肠炎有关,占儿科病例的 10%~20%。腺病毒肠炎在临床上类似于轮状病毒疾病,但没有季节性,腹泻可能更持久(Dey et al,2011)。冠状病毒和星状病毒造成医院和日托中心的疾病暴发(Papaventsis et al,2008;Principi et al,2010)、成人轻度肠胃炎、艾滋患者和免疫抑制患者的腹泻(Grohmann et al,1993)。

诺如病毒(NoV)是杯状病毒科家族的成员,可导致流行性急性胃肠炎,其特征是急性发作的恶心和呕吐,可能比伴随的腹泻更为强烈(Hall et al,2011)。NoV 是无包膜的,可以在无生命体表面和污水,贝类及方便食品中存活数天;诺如病毒在许多社区和国家流行,是许多邮轮和日托疫情的病原体。众所周知,它们很难从环境中根除。事实证明,NoV 具有基因多样性,6 个基因组中的 3 个(GⅠ、GⅡ、GⅣ)可感染人类。这些基因组被进一步划分为至少 32 个基因型(White,2014)。目前,可检测到的最常见的诺如病毒基因型是 2012 年 3 月被首次描述的 GⅡ.4Sydney。NoV 感染在所有年龄组中都是常见的,并且在各种环境中见到,包括但不限于在像疗养院、医院病房、日托中心、游轮、餐馆、宴会等封闭环境中的人际传播。NoV 感染占 5 岁以下儿童严重胃肠炎的 12%,至少占所有年龄段人群中轻度和中度腹泻病例的 12%,使得 NoV 成为成人腹泻最常见的原因,儿童腹泻第二大常见原因(Glass et al,2009;White,2014)。幼儿,老年人和免疫缺陷患者的发病率和死亡率最高(White,2014)。据报道,免疫功能低下的患者的慢性诺如病毒感染可持续数周至数年,使临床管理变得很具挑战性(Green,2014)。

诺如病毒的高感染率是由于它的低传染剂量及其在食品和环境服务中的稳定性。诺如病毒抗原多样性被认为是由免疫系统驱使的,这导致了在每 3~5 年的时间里,对新出现的流行 NoV 病毒进行了选择,并造成占主导地位的传播病毒的替换,新的变种病毒再次感染先前暴露于早期病毒的宿主(White,2014)。

诺如病毒株的巨大的变化的抗原多样性导致免疫不完全,使多重感染变得常见(Glass et al,2009)。

实验室诊断

胃肠炎病毒在标准细胞系中生长不良或根本不生长。从历史观点上说,当粪便样本使用磷钨酸负染色并且通过电镜检查时,病毒的诊断是基于其每一个的特征形态,但是这种检测需要很长时间并且需要特殊的专业知识,因此在大多数实验室中是不可用的(Goldsmith & Miller,2009)。对粪便中轮状病毒抗原的快速检测用商业上可获得的胶乳凝集法和免疫测定可以容易且精确地完成。所有方法具有优异的特异性和较低的敏感性(Thomas et al,1994;Dennehy et al,1999)。快速诊断有助于患者集中和实施感染控制院内传播。用于肠道腺病毒抗原检测的准确且敏感的商业化 EIA 已经可提供了。

用于检测病毒,细菌和寄生虫感染的胃肠道腹泻证候综合征核酸扩增组合检测现在已经上市。这些新核酸扩增组合检测可对多种病原体进行敏感,特异且有临床意义的快速检测,并可快速鉴别出非感染性病因的腹泻患者,从而界定了那些需要隔离医疗方案的患者(Halligan et al,2013)。

病毒性肝炎

许多病毒是肝毒性的。黄热病病毒(Markoff,2013)引起大量肝细胞坏死。所有人类疱疹病毒都可以引起轻度肝脏疾病与全身感染,但暴发性肝坏死是不寻常的。肝移植后可发生肝脏同种异体移植的严重疱疹病毒感染。腺病毒,HSV,VZV,CMV 和埃可病毒偶尔会在免疫功能低下的患者中产生侵袭性肝炎(Gitnick,1994)。然而,甲型、乙型、丙型、丁型和戊型肝炎病毒感染特征性地导致溶解性肝细胞损伤,在传染性肝炎临床病例中占绝大多数(Dienstag and Delemos,2015)。

甲型肝炎病毒(HAV)

HAV 和戊型肝炎病毒(HEV)是具有粪口传播的无包膜病毒;污水处理不充分和拥挤的生活条件与水源性暴发有关,并且可通过被污染的食物传播。2008 年至 2012 年期间,美国所有年龄组急性甲型肝炎发病率下降了 53%(达到每 100 000 人 0.5 例)(Klevens et al,2014)。由于自 2006 年以来普遍的婴幼儿疫苗接种,过去十年中,年轻患者疫苗诱导免疫的比率和证据不断增加(Klevens et al,2011;CDC2013)。目前,所有甲型肝炎感染的一半明显是由成年旅行者在美国境外获得的(Klevens et al,2010)。其余的病例几乎都与食用了在种植,收获,加工或分发期间受 HAV 污染的新鲜农产品有关。儿童急性疾病轻微且通常无症状;成年人偶尔会发生严重感染,但急性重型肝炎和死亡并不常见;IgM 抗体是急性感染最实用的标志物(http://www.cdc.gov/hepatitis/Statistics/2012Surveillance)。HAV-IgG 抗体的存在是有免疫力的证据。没有慢性感染状态,患者会完全痊愈。有用的实验室检查包括肝脏疾病评估,HAV 复制的血清学标志物,急性甲型肝炎的 HAV 抗体(IgM)诊断试验和 HAV(IgG)免疫筛查。因为 HAV 在细胞培养中生长得非常差,所以病毒培养不是常规可用的。没有商业可用的 NAAT HAV-RNA 检测。

戊型肝炎病毒(HEV)

HEV 是戊型肝炎的病原体,于 1980 年首次报道,属于乙肝病毒科。HEV 至少有四种主要基因型已被公认:基因型 1 和 2 仅限于人类,并与发展中国家的流行病有关,而基因型 3 和 4 则是人兽共患病,在发展中国家和工业化国家感染人类和其他几种动物。HEV 的人类感染并不是“新的”,在全球范围内具有重要意义,包括发达国家(Dalton et al,2013)。在美国,戊型肝炎是不常见的。一些研究发现在普通人群中 HEV 抗体的普遍性很高(CDC,2014)。工业化国家的 HEV 感染已经在没有 HEV 流行地区旅行史的患者身上发现。这些病例分离出的病毒株与在猪,鹿和野猪中检测到的菌株几乎完全相同,这表明人畜共患的感染源(Wenzel et al,2011;Dalton et al,2013)。大多数戊型肝炎患者可完全康复。总体死亡率约为 1%。然而,戊型肝炎可能会导致孕妇的严重疾病,在怀孕的最后三个月里,死亡率达到 10%~30%(Hoofnagle et al,2012;CDC 2013)。HEV 可引起免疫抑制患者的慢性疾病(Kamar et al,2012;CDC 2013)。HEV 急性病例的诊断基于血清中抗 HEV IgM 和(或) HEV RNA 的检测。目前可用的 IgM 商业化检测的灵敏度通常在 91%~97%之内(Candido et al,2012;Wenzel et al,2013)。在美国,FDA 没有批准用于诊断 HEV 感染的血清学检测。有几个检测可用于研究,一些商业实验室使用在其他国家上市的检测方法。在欧洲和亚洲,还可以使用逆转录酶聚合酶链反应(RT-PCR)来检测血液和(或)粪便中的戊型肝炎病毒 RNA (WHO,2014)。

乙型肝炎病毒

乙肝病毒很容易通过血液传播,通常通过输血、针头共用或由污染的尖锐物体引起职业性损伤而获得。HBV 可以垂直感染,可能在怀孕期间经胎盘感染。性接触和在家庭中通过体液接触乙肝病毒是 HBV 传播的重要途径。急性感染通常是有症状的,CD8+细胞毒性 T 淋巴细胞引起大面积肝损伤;1%发生暴发性致死性大面积肝细胞坏死。急性感染的血清学诊断是基于乙型肝炎核心抗原的 IgM 抗体(抗 HBc)和乙型肝炎表面抗原(HBsAg)的存在(http://www.cdc.gov/hepatitis/HBV/PDF/SerologicChartv8.pdf)。宫内垂直感染获得 HBV 的婴儿中,有高达 90%是慢性携带者,相比之下,受感染的年龄较大的儿童中只有 25%~30%是慢性携带者,成人不到 5%。慢性 HBV 感染的诊断是基于抗 HBc IgM 的缺乏,但 HbsAg、乙型肝炎 e 抗原(HBeAg)或 HBV DNA 存在。HBV 诱导的肝硬化是肝细胞癌(HCC)的一个危险因素。HBV 感染和后遗症在很大程度上是可以预防的;随着疫苗接种计划的实施,美国新感染的发病率明显下降。美国的急性乙型肝炎发病率在 2008~2012 年间下降了 28%,每 100 000 人有 0.9 例。疫苗接种也可降低肝细胞癌的发生率。另外,中国台湾新生儿和感染乙型肝炎病毒的母亲的疫苗接种使 HCC 的平均年发病率从 1981 年至 1986 年期间的每 100 000 名儿童中 0.70 例降低至 1990 年至 1994 年期间的 0.36 例。

实验室检测包括肝脏疾病的评估、HBV 复制的血清标志物,以及对那些有风险的人的 HCV、HDV 或 HIV 的联合感染检测。除 HBV DNA 病毒载量定量外,HBsAg 和 HBeAg 的存在是评估慢性 HBV 感染患者和评估抗病毒治疗效果的关键组成部分(Tuaillon et al,2012)。乙型肝炎病毒基因型的确定可用于估计治疗效果和可能出现的耐药性(Zoulim & Locarnini,2012; Rodriguez et al,2013)。

乙型肝炎病毒与丁型肝炎病毒(HDV)的共同感染/双重感染与一个更严重的肝炎病程相关联,常常导致快速进行性纤维化,肝功能失代偿和肝细胞癌的发展。HDV 是一种有缺陷的 RNA 类病毒,它需要乙肝病毒表面抗原来表达、复制和传播。HDV 是一种与血液相关的病毒,可在流行地区(中东、南美、中非、地中海国家)的家庭关系中人际传播。HDV 在美国是罕见的;静脉注射药物滥用者之间的针头共享是主要的危险因素。HBsAg 阳性个体怀疑 HDV 合并感染时,可以进行抗 HDV IgG 和 IgM 检测(Brichler et al,2014)。

丙型肝炎病毒

HCV 主要通过与感染者的血液直接接触传播,是导致美国大约 270 万~390 万非甲型非乙型肝炎的主要原因(Denniston et al,2014)。值得庆幸的是,血液制品的血清学检测导致了与输血相关的 HCV 急剧下降(Stramer et al,2004)。在怀孕期间或通过性接触和家庭接触传播丙肝病毒的效率远低于乙肝病毒和艾滋病病毒的传播。暴发性和致命性的急性 HCV 肝炎是罕见的;然而,大多数患者的细胞毒性 T 淋巴细胞对 HCV 的清除是不充分的。大约 80%的感染是慢性的,导致肝纤维化和肝细胞再生,可能会进一步发展为肝硬化(20%)和肝细胞癌(肝硬化患者中每年 1%~4%)。HIV 的双重感染以及乙醇作用会加速自然病程并引发急性重型肝炎(CDC,2014)。HCV 感染与其他慢性病毒感染不同,尤其是 HIV 或 HBV 感染,因为 HCV 感染可以通过治疗治愈。有几种药物可用于治疗丙肝病毒感染者。随着新药的使用,治愈率稳步提高。HCV 治疗领域正在快速发展,许多治疗药物处于不同的发展阶段。这些新药可以治愈超过90%的HCV感染者,并有效对抗以前难以治疗的基因型。目前许可的HCV感染治疗包括聚乙二醇化和标准干扰素α(IFN);利巴韦林(RBV);蛋白酶抑制剂波普瑞韦,特拉匹韦和辛普伐韦以及NS5B核苷酸聚合酶抑制剂索非布韦(WHO,2014)。HCV的实验室检测可以使用目前可用的具有高灵敏度和特异性的第三代血清学测定法来确定感染。此外,即时检测(POCT)可以增加HCV筛查机会。然而,活动性丙肝病毒感染必须通过直接的NAAT诊断方法来确诊。HCV RNA的存在反映了病毒复制;敏感的分子检测(检测下限<12IU/ml)用于诊断抗体检测阳性患者的活动性HCV感染。第二,分子检测是早期诊断急性HCV感染的最灵敏方法,因为可以在特异性抗体变得可检测(在暴露后1~3周内)前检测到HCV-RNA。第三,慢性丙肝病毒感染的诊断是通过两种HCV抗体(除了严重的免疫抑制患者)和HCV-RNA在6个月的时间内存在而确认的(2014年)。第四,使用定量HCVRNA检测来跟踪抗病毒治疗,以减少副作用,监测耐药性的出现,并将成本降到最低。随着新的治疗方案的出现,包括蛋白酶抑制剂和反应导向治疗,应仅使用定量下限≤25IU/ml和检测下限约为10~15IU/ml的检测方法(Drexler et al,2012;Lontok et al,2013)。由于慢性丙肝病毒的高发病率和抗病毒治疗的良好结果,疾病预防和控制中心(CDC,2014;http://www.cdc.gov/hepatitis/HCV/)推荐了一种以抗体筛选开始的高效检测程序(PDF文件/hcv_flow.pdf)。

*HCV*基因分型有助于选择合适的治疗方法。*HCV*基因型1感染的患者应考虑使用直接作用的抗病毒药(特拉匹韦,波普瑞韦或辛普瑞韦)与PEG-IFN和RBV结合,而不是仅使用PEG-IFN和RBV。此外,用西米匹韦/PEG-IFN/RBV治疗的*HCV*基因型1a感染者需要检测是否存在Q80K突变,它的突变会显著降低该药物组合的治疗功效。HCV1,2,3,4感染的人群应考虑使用西米匹韦和RBV治疗,根据基因型决定加入或不加入PEG-IFN(WHO,2014)。

肝炎GB病毒C(GBV-C),一种与HCV相关的黄病毒,在输血后肝炎中被鉴定出来。然而,GBV-C似乎是不亲肝的,不能在肝细胞中有效地复制,而且不引起急性或慢性肝炎。有趣的是,GBV-C和HIV的共同感染似乎诱导了HIV宿主的抗HIV作用并使生存期延长(Williams et al,2004)。尽管进行了10年的后续研究,但HIV与GBV-C共同感染患者的预后更好是否与GBV-C有关的这一问题仍未得到解决。

没有一种肝炎病毒在标准培养细胞系中复制。检测特异的IgM和IgG抗体以及特异的病毒抗原来确定每个病毒的感染阶段;病毒载量评估用于监测对慢性感染治疗的疗效。表56-8总结了病毒性肝炎的病毒学和血清学标志物。

获得性免疫缺陷综合征

HIV-1目前是慢病毒科家族的逆转录病毒,目前在世界范围内传播。HIV感染并破坏了CD3/4+T淋巴细胞,最终导致了令人虚弱的机会性感染和恶性肿瘤(Schupbach,2003)。HIV-1也是嗜神经组织的,可引起急性脑膜炎和缓慢的破坏性脑病(Atwood & Berger,1993)。西非的HIV-2毒株的致病性较低,传播和感染为艾滋病的风险降低。在美国,HIV-2感染仍然不常见,而且没有推荐的可诊断HIV-2的明确标准(del Rio and Curran,2015)。一半的急性感染艾滋病毒的个体在进入无症状潜伏期之前就会出现单核细胞增多症状。在急性感染期间,循环HIV病毒载量高,存在p24抗原,但是抗体可能检测不到。第四代HIV-1/HIV-2抗原或p24抗原检测是最敏感的筛查选择(del Rio and Curran,2015)。从CD3/4+细胞破坏到充分发展出艾滋病全部特征的中位时间是10~11年;5%~10%的个体在3年内发展为艾滋病,5%~10%的个体维持稳定的CD3/4+血液水平并无限期保持无症状(del Rio and Curran,2015)。如果不进行治疗,在出生时垂直感染的儿童往往表现出加速的进展。艾滋病毒感染的诊断和持续管理都严重依赖于实验室检测(表56-8)。美国疾病预防和控制中心最近发布了一项艾滋病病毒感染早期诊断的新程序,该程序基于结合了HIV-1HIV-2抗体筛查和HIV p24抗原检测的第四代EIA筛查方法,这些测试在识别早期感染方面更有敏感性,将感染后病毒隐蔽期缩短至2~3周(图56-9)。美国疾病预防和控制中心建议对所有13~64岁(CDC,2014)的患者进行艾滋病毒抗体的常规筛查。

表56-8 肝炎病毒的血清学和病毒学检测

	抗HAV IgM抗体	抗HAV IgG抗体	乙肝表面抗原	HBs抗体	抗HB-Vc IgM抗体	乙肝病毒E抗原	HBe抗体	HBV DNA	HCV抗体筛查	HCV RNA	HDV抗体	HEV抗体
HAV:												
急性感染	+	+										
既往感染	+	+										
HBV:												
早期			+	−	+	+	−	+				
窗口期			−	−	+	−	−	+				
恢复期			−/+	+	−	−/+	+	−/+				
慢性阶段			+	−/+	−	+	+/−	+				
TX监测								+				
既往感染			−	+	−	−/+	+/−	−/+				

表 56-8 肝炎病毒的血清学和病毒学检测(续)

	抗 HAV IgM 抗体	抗 HAV IgG 抗体	乙肝表面抗原	HBs 抗体	抗 HB-Vc IgM 抗体	乙肝病毒 E 抗原	HBe 抗体	HBV DNA	HCV 抗体筛查	HCV RNA	HDV 抗体	HEV 抗体
HCV:												
筛查									+	+		
急性感染									+/−	+		
慢性感染									+	+		
TX 监测										+		
既往感染									+	−/+		
HDV:												
双重感染			+	−	+/−	+	−/+	+/−			+	
HEV												+

数据来源于 CDC

HAV,甲型肝炎病毒;HBe,乙型肝炎 e;HBs,乙型肝炎表面;HBV,乙型肝炎病毒;HCV,丙型肝炎病毒;HDV,丁型肝炎病毒;HEV,戊型肝炎病毒;IgM,免疫球蛋白 M;+,阳性;−,阴性

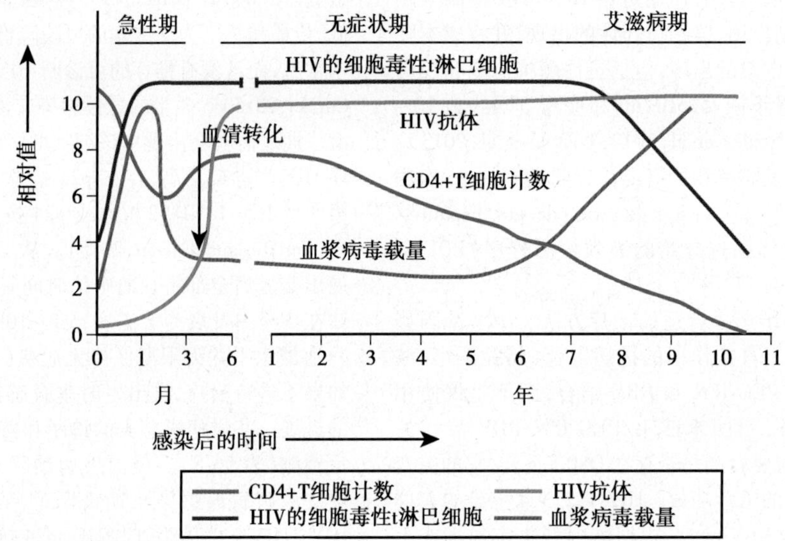

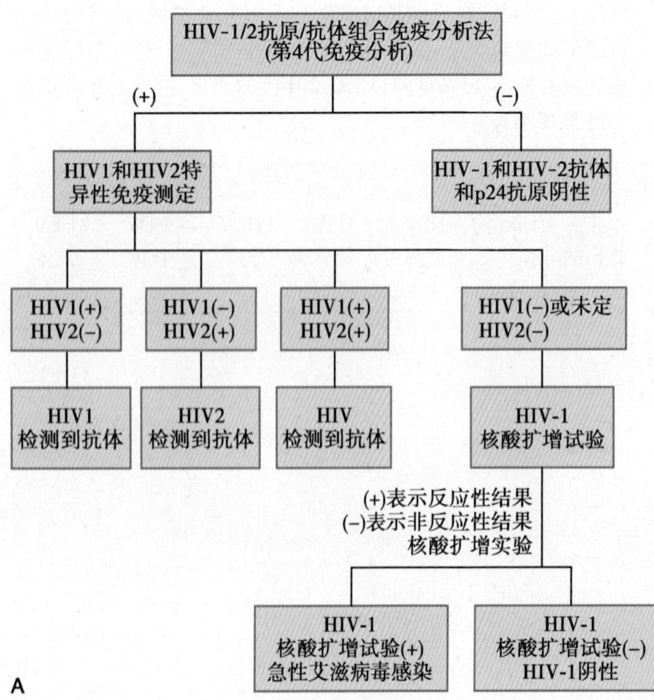

1. 用HIV-1/2抗体/p24抗原检测进行筛查。如果阴性,HIV-1或HIV-2感染的概率很低
2. 筛查结果阳性样本用免疫分析法区分HIV-1和HIV-2
3. 筛查结果为反应性,HIV-1/HIV-2分型为阴性或不确定的样本需要通过HIV-1 NAAT确证
   (1) HIV-1 NAAT的反应性结果和HIV-1/HIV-2抗体区分免疫测定实验的非反应性结果与急性HIV-1感染的实验室证据一致
   (2) HIV-1 NAAT的反应性结果和HIV-1/HIV-2抗体区分免疫实验不确定的结果表明初始筛查的免疫测定结果为假阳性
   (3) HIV-1 NAAT的阴性结果和HIV-1? HIV-2抗体区分免疫测定结果非反应性或不确定的与初始筛查免疫测定结果的假阳性具有一致性
4. 实验室应使用相同的检测程序,由抗原/抗体组合免疫分析筛查开始,出现任何快速艾滋病毒检测的反应性结果,即提交血清或血浆样本进行检测
5. 对于在初筛免疫试验中无反应性的标本,不需要进行进一步的检测
6. 新收集标本的不一致或矛盾的检查结果应在其后续检测时进行调查

图 56-9 艾滋病毒感染的实验室诊断

检测	评论

预后和治疗监测
HIV病毒载量
	• 同样的方法也应该用于监测个体患者,以尽量减少检测技术不同引起的血液中艾滋病毒水平的结果差异
	• HIV病毒载量检测被用于
	  • 在血清转化前诊断急性逆转录病毒综合征
	  • 评估艾滋病的预后和病情进展
	  • 指导抗逆转录病毒治疗
	  • 定义一个基线水平，以便对治疗疗效进行估量
	  • 监测治疗疗效
	• 超过0.5log(3倍)的血液HIV负荷变化被认为有重大的临床意义
	• 基因型检测对未经抗逆转录病毒治疗的患者的治疗方案的初步评估有帮助。基因分型对于那些高活性抗逆转录病毒治疗失败,出现了HIV病毒载量上升的患者是有帮助的,也可为治疗方案的改良提供指导
	• 基因分型检测相关*HIV1*基因的核酸序列的变化,并通过检测导致*HIV1*RT或蛋白酶中特定氨基酸替换的*HIV1*基因组的突变来鉴定耐药性

*HIV*基因型检测 耐药相关的逆转录酶(RTase)突变K103N对奈韦拉平和依非韦伦的耐药性	
表型分析	• 表型分析法扩增患者的HIV主要准种病毒RNA或前病毒DNA的RTase和蛋白酶的基因。然后将这些扩增产物插入到缺乏基因的实验室病毒中,产生杂交病毒。然后让杂交病毒通过细胞培养繁殖,并测量其在不同浓度的抗艾滋病毒药物中的繁殖能力。结果用与野生型对照株相比抑制了50%生长(IC50)的药物浓度来表达
虚拟表型	• 将患者的*HIV*基因型与包含许多已知的HIV耐药和易感基因型的数据库进行比较，以预测患者的治疗效果

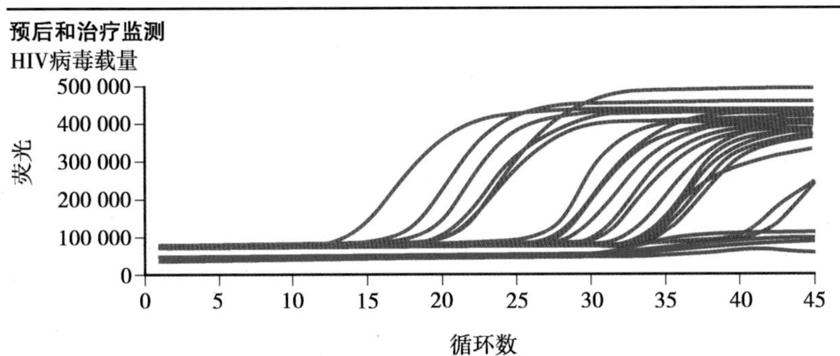

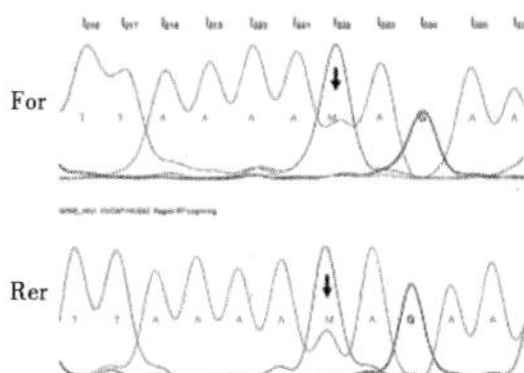

B

检测	评论

免疫状态
CD4细胞计数
(CD4百分率和绝对计数)
	• CD4细胞计数和CD4/CD8比值用来:
	  • 划分艾滋病病程阶段
	  • 帮助确定特定的艾滋病相关传染性或肿瘤性并发症的风险
	  • 确定预防机会性感染的必要性
	  • 确定抗逆转录病毒治疗的疗效和必要性

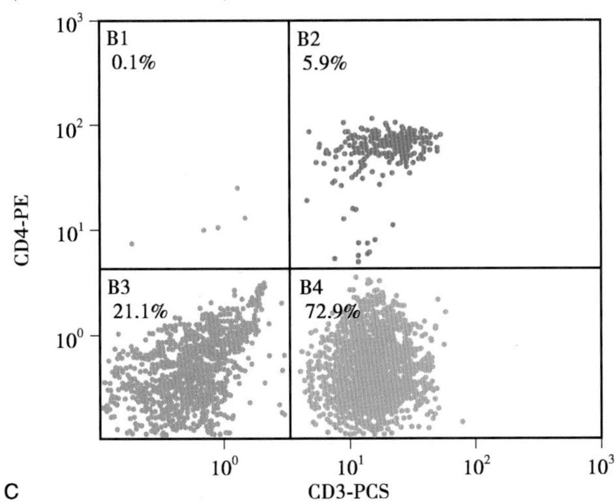

C

图 56-9(续) 艾滋病毒感染的实验室诊断

工业化国家的血库总是测试捐赠者血液中的艾滋病病毒RNA，以识别出处于艾滋病病毒假阴性窗口期的捐赠者（Candotti et al，2003；Stramer et al，2004）。美国血库还检测HIV-2抗体，这在非洲和欧洲是标准筛查方法。Western印迹检测不再被推荐用于HIV EIA检测的确认，因为Western印迹不如EIA检测敏感（CDC，2011）。有艾滋病相关临床症状但具有非典型的血清学检测结果的西非人应怀疑HIV-2感染（Aberg et al，2014）。通过感染患者的淋巴细胞或组织与已经用植物血凝素，白细胞介素-2和干扰素刺激的正常供体淋巴细胞的共同培养，HIV在组织培养物中繁殖。病毒培养是复杂，昂贵且危险的，只能在科研实验室尝试。核酸检测已取代艾滋病毒培养成为常规检测。实时RT-PCR、NASBA和TMA方法目前已经商品化。

抗逆转录病毒治疗大大提高了艾滋病毒患者的生存率和生活质量（Aberg et al，2014）。用于测量血浆病毒载量的定量HIV RNA检测已经彻底改变了对抗逆转录病毒治疗的监测。HIV RNA的治疗相关性减少超过了0.5～1.0lg拷贝数/ml，与减慢的临床进展相关。HIV感染患者通常在基础状态时进行基因型耐药性检测，无论是否立即启动抗逆转录病毒治疗（Aberg et al，2014）。基因型方法通常包括对HIV逆转录酶和蛋白酶基因进行序列分析，以确定与耐药性有关的突变，基因型方法具有最大的临床效用。随着针对HIV其他靶点药物增加，测试无疑将扩大。表型检测是复杂的，包括对患者血液中出现的病毒进行蛋白酶和逆转录酶基因的扩增，随后将这些基因插入测试病毒，然后将该混合实验室构建的病毒对特异性抗病毒药物进行体外易感性测试。然后将这些基因插入测试病毒中，然后对这种实验室制造的混合性病毒进行特异性抗病毒药物的体外敏感性测试。通过基因型突变数据可以近似出一个虚拟表型，以确定体外表型实际易感的可能性。两种方法通常表现出极好的相关性（Clavel & Hance，2004）。在CCR5拮抗剂-抗逆转录病毒药物开始使用之前推荐进行取向性检验（tropism test），在使用阿巴卡韦治疗前应进行HLA-B*5701分型，以降低超敏反应的风险（CDC，2014）。HIV宫内感染或感染HIV母亲的围产期传播可以通过治疗和严格避免母乳喂养大大减少。据报道，在接受治疗后无法检测到病毒载量的女性中，艾滋病病毒的传播率低于1%（Aberg et al 2014）。对暴露的婴儿的HIV1感染进行早期识别是很重要的，可以使用抗逆转录病毒治疗和辅助治疗进行早期干预。在18个月大的婴儿中，母体抗体仍然可以检测到。婴儿活跃HIV感染的诊断主要是通过PCR方法检测HIV DNA或RNA。病毒学检测应在14～21天，1～2个月和4～6个月龄进行。受感染的婴儿也应接受HIV耐药性检测（Aberg et al，2014）（见前文，先天性和围产期病毒感染）。

病毒相关肿瘤

人乳头瘤病毒

虽然这个话题超出了本章的范围，但值得注意的是，病毒感染与世界范围内15%～20%的人类癌症有关（Martin & Gutkind，2009；Fernandez & Esteller，2010）。自20世纪初以来，病毒与肿瘤发生的联系一直受到重视（Rous，1911）。致癌病毒在不同的病毒家族中被发现，并采用不同的机制来促成肿瘤的形成（表56-9）。致癌病毒往往会引起持续性感染，病毒蛋白质会频繁地破坏正常的细胞过程，如细胞凋亡和细胞周期点激活。然而，病毒感染通常认为不足以致癌；其他的因素，包括宿主免疫情况和细胞突变，肯定与肿瘤形成过程有关。

表56-9 致癌病毒

病毒	基因组	病毒分类学	人类癌症
EBV	dsDNA	疱疹病毒科	BL，NPC，HD，GC
KSHV，HHV-8	dsDNA	疱疹病毒科	KS，PEL，MCD
HPV	dsDNA	乳头瘤病毒科	宫颈，阴茎，口咽，肛门生殖器，皮肤
HBV	dsDNA（部分）	乳头瘤病毒科	HCC
HCV	ssRNA>dsDNA	黄病毒科	HCC
HTLV-1	ssRNA>dsDNA	逆转录病毒科	ATL
HIV	ssRNA	逆转录病毒科	未知
CMV	dsDNA	疱疹病毒科	胶质瘤，前列腺
SV40	dsDNA	多瘤病毒科	骨肉瘤，间皮瘤，脑
JCV	dsDNA	多瘤病毒科	脑，CRC，胶质瘤，成神经管细胞瘤
BKV	dsDNA	多瘤病毒科	前列腺，脑
MCV	dsDNA	多瘤病毒科	MCC
HHV-6双链	dsDNA	疱疹病毒科	血液恶性肿瘤

数据来源于Fernandez AF，Esteller M：Viral epigenomes in human tumorigenesis，Oncogene 29：1405-1420，2010；White MK，Pagano JS，Khalili K：Viruses in human cancers：A long road of discovery of molecular paradigms，Clin Microbiol Rev 27：463-480，2014

ATL，成人T淋巴细胞白血病；BKV，BK细胞多瘤病毒；BL，伯基特淋巴瘤；CMV，巨细胞病毒；CRC，结肠直肠癌；EBV，EB病毒；GC，胃癌；HBV，乙型肝炎病毒；HCC，肝细胞癌；HCV，丙型肝炎病毒；HD，霍金森病；HHV，人类疱疹病毒；HIV，人类免疫缺陷病毒；HPV，人乳头瘤病毒；HTLV-1，人类T细胞白血病病毒1型；JCV，JC病毒；KS，卡波西肉瘤；KSHV，卡波西肉瘤相关疱疹病毒；MCC，Merkel细胞癌；MCD，多中心卡斯特莱曼病；MCV，Merkel细胞多瘤病毒；NPC，鼻咽癌；PEL，原发性渗出性淋巴瘤；SV40，猿猴病毒40

新型传染病

埃博拉病毒病

丝状病毒科家族包括3个属：弯曲病毒，马尔堡病毒和埃博拉病毒。已经确定了5种埃博拉病毒的种类：扎伊尔型埃博拉病毒，本迪布焦型埃博拉病毒，苏丹型埃博拉病毒，莱斯顿型埃博拉病毒和塔伊森林型埃博拉病毒。扎伊尔型和苏丹型与非洲的大规模埃博拉暴发事件有关。造成2014年西非埃博拉暴发的病毒属于扎伊尔型埃博拉病毒。

埃博拉病毒疾病（Ebola virus disease，EVD）于1976年首次出现在两个同时暴发的疫情中：一个在苏丹的Nzara，另一个在刚果民主共和国的Yambuku。后者发生在埃博拉河附近的一个村庄，该疾病得名于此。

2014年的埃博拉疫情是历史上最大的。疫情集中在西非几内亚，利比里亚和塞拉利昂，病例输入到非洲和世界的其他地区，包括欧洲和美国。

埃博拉病毒病是一种严重的人兽共患病，死亡率约为50%。果蝠似乎是天然宿主。病毒由野生动物传播给人，并在人群中人际传播。医务工作者是一个高风险群体，因为他们接触严重疾病患者的高度感染性血液或体液。极度谨慎和正确使用个人防护设备对保护医护人员至关重要。

目前没有获得许可的埃博拉疫苗。早期支持性补液加对症治疗可提高生存率。

（王辉　赵晓涛 译　倪安平 校）

推荐阅读

Aberg JA，Gallant JE，Ghanem KG，et al：Primary care guidelines for the management of persons infected with HIV：2013 update by the HIV medicine association of the Infectious Diseases Society of America，Clin Infect Dis 58：e1-e34，2014.

对目前艾滋病的护理和检测使用指南的介绍。

Anderson NW，Buchan BW，Ledeboer NA：Light microscopy，culture，molecular and serologic methods for detection of Herpes simplex virus，J Clin Microbiol 52：2-8，2014.

单纯疱疹病毒检测的实验室方法综述。

Buller RS：Molecular detection of respiratory viruses，Clin Lab Med 33：439-460，2013.

呼吸道病毒检测的分子方法综述。

Caliendo AM，Gilbert DN，Ginocchio C，et al：Better tests，better care：Improved diagnostics for infectious diseases，Clin Infect Dis 57：S139-S170，2013.

使用可能的最佳检测方法诊断传染病的好处的介绍。

Capoboanchi MR，Giombini E，Rozera L：Nextgeneration sequencing technology in clinical virology，Clin Microbiol Infect 19：15-22，2012.

下一代测序的应用综述。

Corrales I，Gimênez E，Navarro D：Evaluation of the Architect Epstein-Barr virus（EBV）viral capsid antigen（VCA），VCA IgM，and EBV nuclear antigen 1 IgG chemiluminescent immunoassay for detection of EBV antibodies and categorization of EBV infection status using immunoflourescent assay as the reference method，Clin Vaccine Immunol 21：684-688，2014.

对进行病毒特异性抗体检测的自动化系统的介绍。

Garcia LS：Clinical microbiology procedures handbook，ed 3，Washington，DC，2010，ASM Press.

病毒实验室检测的良好综述。

Huh WK，Ault KA，Chelmow D，et al：Use of primary high-risk human papillomavirus testing for cervical cancer screening：interim clinical guidance，Gynecol Oncol 125：330-337，2015.

HPV检测对宫颈癌筛查的效用的综述。

Kourtis AP，Read JS，Jamieson DJ：Pregnancy and infection，J Engl J Med 370：2211-2218，2014.

妊娠期传染性疾病的综述。

Loeffelholz MJ，Pong DL，Pyles RB，et al：Comparison of the Filmarray respiratory panel and Prodesse realtime PCR assay for detection of respiratory pathogens，J Clin Microbiol 49：4083-4088，2011.

胃肠疾病综合征特异组合检测的综述。

Popowitch EB，O'Neill SS，Miller MB：Comparison of the Biofre flimarray RP，Genmark eSensor RVP，Luminex xTAG RVPv1 and Luminex xTAG RVP fast multiplex assay for detection of respiratory viruses，J Clin Microbiol 51：1528-1533，2013.

呼吸系统综合征组合检测的综述。

重要网址和email邮箱

Author：Lech. Mazur@ advocatehealth. com

Author：Mike. Costello@ advocatehealth. com

CDC Ebola Updates：http：//www. cdc. gov/vhf/ebola/

CDC Influenza Update：http：//www. cdc. gov/flu/

CDC Site. Recommended Testing Sequence for Identifying Current Hepatitis C Virus（HCV）Infection：http：//www. cdc. gov/hepatitis/HCV/PDF/hcv_flow. pdf

CDC Website. Viral Hepatitis Statistics & Surveillance：http：//www. cdc. gov/hepatitis/Statistics/2012

Surveillance Enterovirus Classification：http：//www. picornaviridae. com/enterovirus/enterovirus. htm

FDA Website. Nucleic acid-based tests and companion diagnostic tests：http：//www. fda. gov/MedicalDevices/ProductsandMedicalProcedures/InVitroDiagnostics

Infectious Disease Society of America：http：//www. idsociety. org/idsa_practice_guidelines/

International Society for Infectious Disease：http：//www. isid. org/

WHO Website. Influenza Surveillance and Monitoring：http：//www. who. int/influenza/surveillance_monitoring/en/

参考文献

Abdel-Latif ME, Sugo E: Congenital cytomegalovirus infection, *N Engl J Med* 362:9, 2010.

Anand A, Grayes B, Brown T, et al: Human parvovirus infection in pregnancy and hydrops fetalis, *N Engl J Med* 316:183, 1987.

Anderson NW, Buchan BW, Ledeboer NA: Light Microscopy, Culture, Molecular, and Serologic Methods for Detection of Herpes Simplex Virus, *J Clin Microbiol* 52:1–8, 2014.

Anderson EJ, Shippee DB, Weinrobe WH, et al: Indirect protection of adults from rotavirus by pediatric rotavirus vaccination, *Clin Infect Dis* 56:755–760, 2013.

Antonelli G: Emerging new technologies in clinical virology, *Clin Microbiol Infect* 19:8–9, 2012.

Arnold JC, Singh KK, Spector SA, et al: Undiagnosed respiratory viruses in children, *Pediatrics* 121:e631–e637, 2008.

Arvin AM: Varicella zoster virus, *Clin Microbiol Rev* 9:361–381, 1996.

Arvin A: Aging, immunity, and the varicella-zoster virus, *N Engl J Med* 352:2266, 2005.

Arvin AM, Hensleigh PA, Prober CG, et al: Failure of antepartum maternal cultures to predict the infant's risk of exposure to herpes simplex virus at delivery, *N Engl J Med* 315:796, 1986.

Ashley RL, Milton J, Lee F, et al: Comparison of Western blot (immunoblot) and glycoprotein G-specific immunodot assay for detecting antibodies to herpes simplex virus types 1 and 2 in human sera, *J Clin Microbiol* 26:662, 1988.

Ashley RL, Wald A: Genital herpes: review of the epidemic and potential use of type-specific serology, *Clin Microbiol Rev* 12:1–8, 1999.

Assiri A, McGeer A, Perl TM, et al: Hospital outbreak of middle east respiratory syndrome coronavirus, *N Engl J Med* 369:407–416, 2013.

Atwood WJ, Berger JR: Human immunodeficiency virus type 1 infection of the brain, *Clin Microbiol Rev* 6:339, 1993.

Bell JJ, Selvarabgan R: Evaluation of the Alere I Influenza A&B nucleic acid amplification test by use of respiratory specimens collected in viral transport media, *J Clin Microbiol* 52:3993–3995, 2014.

Bernstein DI, Bellamy AR, Hookill EW, et al: Epidemiology, clinical presentation, and antibody response to primary infection with Herpes simplex type 1 and type 2 in young women, *Clin Infect Dis* 56:344–351, 2013.

Bihl F, Negro F: Hepatitis E virus: a zoonosis adapting to humans, *J Antimicrob Chemother* 65:817–821, 2010.

Blanken MO, Rovers MM, Molenaar JM, et al: Respiratory syncytial virus and recurrent wheeze in health preterm infants, *N Engl J Med* 368:1791–1799, 2013.

Blomberg M, Dehlendorff C, Munk C, et al: Strongly decreased risk of genital warts after vaccination against human papillomavirus: Nationwide follow-up of vaccinated and unvaccinated girls in Denmark, *Clin Infect Dis* 57:929–934, 2013.

Bouscambert-Duchamp M, Lina B, Trompette A, et al: Detection of human metapneumovirus RNA sequences in nasopharyngeal aspirates of young French children with acute bronchiolitis by real-time RT-PCR and phylogenetic analysis, *J Clin Microbiol* 43:1411–1414, 2005.

Braun DK, Dominguez G, Pellet PE: Human herpesvirus 6, *Clin Microbiol Rev* 10:521, 1997.

Brichler S, La Gal F, Neri-Pinto F: Serological and molecular diagnosis of hepatitis delta virus infection: Results of a French national quality control study, *J Clin Microbiol* 53:1694–1697, 2014.

Brinker JP, Doern GV: Comparison of MRC-5 and A-549 cells in conventional cultures and shell vial assays for the detection of varicella-zoster virus, *Diagn Microbiol Infect Dis* 17:75, 1993.

Brown KE: Human parvoviruses, including parvovirus B19V and human bocaparvoviruses. In *Mandell, Douglas, and Bennett's principles and practice of infectious diseases*, ed 8, Philadelphia, 2015, Saunders, pp 1840–1847.

Brown ZA, Benedetti J, Ashley R, et al: Neonatal herpes simplex virus infection in relation to asymptomatic maternal infection at the time of labor, *N Engl J Med* 325:1247, 1991.

Brown ZA, Selke S, Xeh J, et al: The acquisition of herpes simplex virus during pregnancy, *N Engl J Med* 337:509–515, 1997.

Bruu AL, Nordbo SA: Evaluation of five commercial tests for detection of immunoglobulin M antibodies to human parvovirus B19, *J Clin Microbiol* 33:1363–1365, 1995.

Bryant PA, Tingay D, Dargaville PA, et al: Neonatal coxsackie B virus infection—a treatable disease? *Eur J Pediatr* 163:223–228, 2004.

Burd EM: Human papillomavirus and cervical cancer, *J Clin Microbiol* 16:1–17, 2003.

Busch MP, Tobler LH, Saldanha J, et al: Analytical and clinical sensitivity of West Nile Virus RNA screening and supplemental assays available in 2003, *Transfusion* 45:492–499, 2005.

Candido A, Taffon S, Chionne P, et al: Diagnosis of HEV infection by serological and real-time PCR assays: A study on acute non-A-C hepatitis collected from 2004 to 2010 in Italy, *BMC Research Notes* 5:297, 2012.

Candotti D, Richetin A, Cant B, et al: Evaluation of a transcription-mediated amplification-based HCV and HIV-RNA duplex assay for screening individual blood donations: A comparison with a minipool testing system, *Transfusion* 43:215–225, 2003.

Carozzi F, Bisanzi S, Sani C, et al: Agreement between AMPLICOR human papillomavirus test and the Hybrid Capture 2 assay in detection of high-risk human papillomavirus and diagnosis of biopsy-confirmed high-grade cervical disease, *J Clin Microbiol* 45:364–369, 2007.

Castle PE, Gravitt PE, Solomon D, et al: Comparison of linear array and line blot assay for detection of human papillomavirus and diagnosis of cervical precancer and cancer in the atypical squamous cell of undetermined significance and low-grade squamous intraepithelial lesion triage study, *J Clin Microbiol* 46:109–117, 2008.

CDC: Achievements in public health: elimination of rubella and congenital rubella syndrome—United States, 1969-2004, *MMWR* 54:279–282, 2005a.

CDC: Progress toward poliomyelitis eradication—poliomyelitis outbreak in Sudan, 2004, *MMWR* 54: 97–99, 2005b.

CDC: HIV-2 Infection surveillance—United states 1987-2009, *MMWR* 60:985–988, 2011.

CDC: Measles—United States January 1—August 24, 2013, *MMWR* 62:741–743, 2013.

CDC: Guidelines for the use of antiretroviral agents in HIV-1-infected adults and adolescents. 2014. Available at: http://www.cdc.gov/hiv/guidelines/index.html.

Chang MH, Chen TH, Hsu HM, et al: Prevention of hepatocellular carcinoma by universal vaccination against hepatitis B virus: the effect and problems, *Clin Cancer Res* 11:7953–7957, 2005.

Cheeran MCJ, Lokensgard JR, Schleiss MR: Neuropathogenesis of congenital cytomegalovirus infection: disease mechanisms and prospects for intervention, *Clin Microbiol Rev* 22:99–126, 2009.

Cherpes TL, Ashley RL, Meyn LA, et al: Longitudinal reliability of focus glycoprotein G–based type-specific enzyme immunoassays for detection of herpes simplex virus types 1 and 2 in women, *J Clin Microbiol* 41:671–674, 2003.

Cherry JD, Shields WD: Encephalitis and meningoencephalitis. In Cherry JD, Feigin RD, editors: *Textbook of pediatric infectious diseases*, ed 4, Philadelphia, 1998, Saunders.

Chiu SS, Cheung CY, Tse CY, et al: Early diagnosis of primary human herpesvirus 6 infection in childhood: serology, polymerase chain reaction, and viral load, *J Infect Dis* 178:1250, 1998.

Clarke L: Selection, maintenance and observation of uninoculated monolayer cell cultures. Viral culture: isolation of viruses. In Garcia LS, editor: *Cell cultures: Direct detection of viruses and Chlamydia in clinical samples: Clinical microbiology procedures handbook*, ed 3, Washington, DC, 2010, ASM Press.

Clavel F, Hance AJ: HIV drug resistance, *N Engl J Med* 350:1023–1035, 2004.

Cohen JI: Epstein-Barr virus infection, *N Engl J Med* 343:481–492, 2000.

Cohen MS, Shaw GM, McMichael AJ: Acute HIV-1 infection, *N Engl J Med* 364:1943–1954, 2011.

Colby J: Special problems of children with myalgic encephalomyelitis/chronic fatigue syndrome and the enteroviral link, *J Clin Pathol* 60:125–128, 2006.

Coleman CM, Frieman MB: Coronaviruses: important emerging human pathogens, *J Clin Microbiol* 88:5209–5212, 2014.

Cone RW, Hackman RC, Haung M, et al: Human herpesvirus 6 in lung tissue from bone marrow transplant patients with pneumonia, *N Engl J Med* 329:156, 1993.

Corey L, Wald A: Maternal and neonatal herpes simplex virus infections, *N Engl J Med* 361:1376–1385, 2009.

Cortes JE, Curns AT, Tate JE, et al: Rotavirus vaccine and health care utilization for diarrhea in U.S. children, *N Engl J Med* 365:1108–1117, 2011.

Costa LF, Queiroz DAO, da Silveria HL, et al: Human rhinovirus and disease severity in children, *Pediatrics* 133:e312–e321, 2014.

Costello M, Smernoff NT, Yungbluth M, et al: Laboratory diagnosis of viral respiratory infections, *Lab Med* 24:152, 1993.

Crough T, Khanna R: Immunobiology of human cytomegalovirus: from bench to bedside, *Clin Microbiol Rev* 22:76, 2009.

Daley P, Castriciano S, Chernesky M, et al: Comparison of flocked and rayon swabs for collection of respiratory epithelial cells from uninfected volunteers and symptomatic patients, *J Clin Microbiol* 44:2265, 2006.

Dalton HR, Hunter JG, Bendall R: Autochthonous hepatitis E in developed countries and HEV/HIV coinfection, *Semin Liver Dis* 33:50–61, 2013.

Dare R, Sanghavi S, Bullotta A, et al: Diagnosis of human metapneumovirus infection in immunosuppressed lung transplant recipients and children evaluated for pertussis, *J Clin Microbiol* 45:548–552, 2007.

De Vries JJC, van Zwet EW, Decker FW, et al: The apparent paradox of maternal seropositivity as a risk factor for congenital cytomegalovirus infection: A population-based prediction model, *Rev Med Virol* 23:241–249, 2013.

Deffrasnes C, Cote S, Boivin G: Analysis of replication kinetics of the human metapneumovirus in different cell lines by real-time PCR, *J Clin Microbiol* 43:488–490, 2005.

Del Rio C, Curran JW: Epidemiology and prevention of acquired immunodeficiency syndrome and human immunodeficiency virus infection. In *Mandell, Douglas, and Bennett's principles and practice of infectious diseases*, ed 8, Philadelphia, 2015, Saunders, pp 1483–1502.

Dellit TH, Owens RC, McGowan JE Jr, et al: Infectious Diseases Society of America and the Society for Healthcare Epidemiology of America guidelines for developing an institutional program to enhance antimicrobial stewardship, *Clin Infect Dis* 44:159–177, 2007.

Dennehy PH, Harhn M, Nelson SM, et al: Evaluation of the ImmunoCardSTAT! Rotavirus assay for detection of group A rotavirus in fecal specimens, *J Clin Microbiol* 37:1977, 1999.

Denniston MM, Jiles RB, Drobeniuc J, et al: Chronic hepatitis C virus infection in the United States, National Health and Nutrition Examination Survey 2003 to 2010, *Ann Intern Med* 160:293–230, 2014.

Dey RS, Ghosh S, Chawla-Sarkar M, et al: Circulation of a novel pattern of infections by enteric adenovirus serotype 41 amoung children below 5 years of age in JKolkata, India, *J Clin Microbial* 49:500–505, 2011.

Dienstag JL, Delomos AS: Viral heaptitis. In *Mandell, Douglas, and Bennett's principles and practice of infectious diseases*, ed 8, Philadelphia, 2015, Saunders, pp 1439–1468.

DiMalo D: Is virology dead? *MBio* 5:1–3, 2014.

Drexler JF, Reber U, Wuttkopf A, et al: Performance of the novel Qiagen artus QS-RGQ viral load assays compared to that of the Abbott Real-time system with genetically diversified HIV and hepatitis C virus plasma specimens, *J Clin Microbiol* 50:2114–2117, 2012.

Drosten C, Meyer B, Müller MA, et al: Transmission of MERS-coronavirus in household contacts, *N Engl J Med* 371:828–835, 2014.

D'Souza G, Kreimer AR, Viscidi R, et al: Case-control study of human papillomavirus and oropharyngeal cancer, *N Engl J Med* 356:1944–1956, 2007.

Dunn JJ, Woolstenhulme RD, Langer J, et al: Sensitivity of respiratory virus culture when screening with R-mix fresh cells, *J Clin Microbiol* 42:79–82, 2004.

Ebihara T, Endo R, Ma X, et al: Detection of human metapneumovirus antigens in nasopharyngeal secretions by an immunofluorescent antibody test, *J Clin Microbiol* 43:1138–1141, 2005.

Empey KM, Stokes P, Kolls JK: Pharmacologic advances in the treatment and prevention of respiratory syncytial virus, *Clin Infect Dis* 50:1258, 2010.

Espy MJ, Uhl JR, Sloan LM, et al: Real-time PCR in clinical microbiology: applications for routine laboratory testing, *Clin Microbiol Rev* 19:165–256, 2006.

Erdman DD, Weinberg GA, Edwards KM, et al: GeneScan reverse transcription-PCR for detection of six common respiratory viruses in young children hospitalized with acute respiratory illness, *J Clin Microbiol* 41:4298–4303, 2003.

Falsey AR: Human metapneumovirus. In Mandell GL, Bennett JE, Dolin R, editors: *Principles and practice of infectious diseases*, ed 7, Philadelphia, 2010, Churchill Livingstone.

Falsey AR, Formica MA, Walsh EE: Diagnosis of respiratory syncytial virus infection: Comparison of reverse transcription-PCR to viral culture and serology in adults with respiratory illness, *Clin Microbiol* 40:817–820, 2002.

Fauci AS, Morens DM: The perpetual challenge of infectious diseases, *N Engl J Med* 366:454–460, 2012.

Fernandez AF, Esteller M: Viral epigenomes in human tumorigenesis, *Oncogene* 29:1405–1420, 2010.

Fischer TK, Midgley S, Dalgaad C: Human parechovirus infection, Denmark, *Emerg Infect Dis* 20:83–87, 2014.

Fleming DT, McQuillan GM, Johnson RE, et al: Herpes simplex virus type 2 in the United States, 1976 to 1994, *N Engl J Med* 337:1105, 1997.

Frazen-Röhl E, Tiveljung-Lindell A, Grillner L, et al: Increased detection rate in diagnosis of herpes simplex meningitis by real time PCR using cerebrospinal fluid samples, *J Clin Microbiol* 45:2511–2520, 2007.

Fry AM, Lu X, Chittagenpitch M: Human bocavirus: a novel parvovirus epidemiologically associated with

pneumonia requiring hospitalization in Thailand, *J Infect Dis* 195:1038–1045, 2007.
Gantz NM, Coldsmith EE: Chronic fatigue syndrome and fibromyalgia resources on the World Wide Web: a descriptive journey, *Clin Infect Dis* 32:938–948, 2001.
Gastañaduy PA, Redd SB, Fiebelkorn AP, et al: Measles—United States, January 1–May 23, 2014, *MMWR* 63:496–499, 2014.
Gershon AA: Rubella virus (German measles). In Mandell GL, Bennett JE, Dolin R, editors: *Principles and practice of infectious diseases*, ed 7, Philadelphia, 2010, Churchill Livingstone.
Ginocchio CC, Zhang F: Evaluation of multiple test methods for the detection of the novel 2009 influenza A (H1N1) during the New York City outbreak, *J Clin Virol* 45:191–195, 2009.
Gitnick G: Hepatitis infecitons in immunocompromised patients, *Gastroenterol Clin North Am* 23:515–521, 1994.
Glass RI, Parashar UP, Estes MK: Norovirus gastroenteritis, *N Engl J Med* 361:1776–1785, 2009.
Glikman D, Barody FM: Recurrent respiratory papillomatosis with lung involvement, *N Engl J Med* 352:e22, 2005.
Goksugur N: Hand, foot and mouth disease, *N Engl J Med* 362:e49, 2010.
Goldsmith CS, Miller SE: Modern uses of electron microscopy for detection of viruses, *Clin Microbiol Rev* 22:552–563, 2009.
Granerod J, Ambrose HE, Davies NWS, et al: Causes of encephalitis and differences in their clinical presentations in England: A multicenter, population-based [prospective study, *Lancet Infect Dis* 10:835–844, 2010.
Grangeot-Keros L, Mayaux MJ, Lebon P, et al: Value of cytomegalovirus (CMV) IgG avidity index for the diagnosis of primary CMV infection in pregnant women, *J Infect Dis* 175:944–946, 1997.
Green KY: Norovirus infection in immunocompromised hosts, *Clin Microbiolol Infect* 20:717–723, 2014.
Grohmann GS, Glass RI, Pereira HG, et al: Enteric viruses and diarrhea in HIV infected patients. Enteric Opportunistic Infections Working Group, *N Engl J Med* 329:14, 1993.
Gulley ML, Tang W: Loaboratory assays for Epstein-Barr virus-related disease, *J Mol Diagn* 10:279–292, 2008.
Gulley MLN, Tang W: Using Epstein-Barr viral load assays to diagnose, monitor, and prevent post transplant lymphoproliferative disorder, *Clin Microbiol Rev* 23:350–366, 2010.
Hall CB: Respiratory syncytial virus. In Mandell GL, Bennett JE, Dolin R, editors: *Principles and practice of infectious diseases*, ed 7, Philadelphia, 2010, Churchill Livingstone.
Hall AJ, Rosenthal M, Gregoricus N, et al: Incidence of acute gastroenteritis and role of norovirus, Georgia, USA, 2004-2005, *Emerg Infect Dis* 17:138–1388, 2011.
Halligan E, Edgeworth J, Bisnauthsing K, et al: Multiplex molecular testing for management of infectious gastroenteritis in a hospital setting: a comparative diagnostic and clinical utility study, *Clin Microbiol Infect* 20:460–467, 2013.
Hayden RT, Hokanson KM: Multicenter comparison of real-time PCR assays for quantitative detection of Epstein-Barr virus, *J Clin Microbiol* 46:157, 2008.
Hayes EB, Sejvar JJ, Zaki SR, et al: Virology, pathology, and clinical manifestations of West Nile virus disease, *Emerg Infect Dis* 11:1174–1179, 2005.
Heegaard ED, Brown KE: Human parvovirus B19, *Clin Microbiol Rev* 15:485–505, 2002.
Henrickson KJ: Parainfluenza viruses, *Clin Microbiol Rev* 16:242–264, 2003.
Hess RD: Minireview: routine Epstein-Barr virus diagnostics from the laboratory perspective: still challenging after 35 years, *J Clin Microbiol* 42:3381–3387, 2004.
Hirsch HH, Martino R, Ward KW, et al: Fourth European Conference on Infections in Leukemia (ECIL-4): Guidelines for diagnosis and treatment of human respiratory syncytial virus, parainfluenza virus, metapneumovirus, rhinovirus, and coronavirus, *Clin Infect Dis* 56:258–266, 2013.
Hodinka RL: Serologic tests in clinical virology. In C2 Lennett EH, Smith TF, editors: *Laboratory diagnosis of viral infections*, ed 3, New York, 1999, Marcel Dekker.
Hodinka RL: Cell culture techniques: serial propagation and maintenance of monolayer cell culture. In Garcia LS, editor: *Clinical microbiology procedures handbook*, ed 3, Washington, DC, 2010, ASM Press.
Hodinka RL, Kaiserb L: Is the era of viral culture over in the clinical microbiology laboratory? *J Clin Microbiol* 51:1–7, 2013.
Holmes GP, Kaplan JE, Gantz NM, et al: Chronic fatigue syndrome: a working case definition, *Ann Intern Med* 108:387, 1988.
Hoofnagle JH, Nelson KE, Purcell RH: Hepatitis E, *N Engl J Med* 367:1237–1244, 2012.
Huang YT, Yam P, Huimin Y, et al: Engineered BGMK cells for sensitive and rapid detection of enteroviruses, *J Clin Microbiol* 40:366–371, 2002.
IDSA: *Pandemic and seasonal influenza. Principles of action, 2012*, 2012, Infectious Diseases Society of America.
Isaacson E, Glaser CA, Gorghani B, et al: Evidence of human herpesvirus 6 in 4 immunocompetent patients with encephalitis, *Clin Infect Dis* 40:890–893, 2005.
Istas AS, Dermmier GJ, Dubbins JC, et al: Surveillance for congenital CMV disease: report from the National Congenital CMV Disease Registry, *Clin Infect Dis* 20:665, 1995.
Iwamoto M, Jernigan DB, Gausch A, et al: Transmission of West Nile virus from an organ donor to four transplant recipients, *N Engl J Med* 348:2196–2203, 2003.
Jacobs SE, Lamson DM, St. George K: Human rhinoviruses, *Clin Microbiol Rev* 26:135–162, 2013.
Jerome KR, Morrow RA: Herpes simplex viruses and herpes B viruses. In Murray PR, editor: *Manual of clinical microbiology*, ed 9, Washington, DC, 2007, ASM Press.
Johannsen EC, Kaye K: Epstein-Barr virus (infectious mononucleosis, Epstein-Barr virus-associated malignant diseases, and other diseases). In Mandell GL, Bennett JE, Dolin R, editors: *Principles and practice of infectious diseases*, ed 7, Philadelphia, 2010, Churchill Livingstone.
Kahn JS: Epidemiology of human metapneumovirus, *Clin Microbiol Rev* 19:546–557, 2006.
Kamar N, Bendall R, Legrand-Abravanel F, et al: Hepatitis E, *Lancet* 379:2477–2488, 2012.
Kantola K, Sedeghi M, Antikainen J, et al: Real-time quantitative PCR detection of four human bocaviruses, *J Clin Microbiol* 48:4044–4050, 2010.
Kimberlin DW: Neonatal herpes simplex infection, *Clin Microbiol Rev* 17:1–13, 2004.
Kimberlin DW, Lakeman FD, Arvin AM, et al: Application of the polymerase chain reaction to the diagnosis and management of neonatal herpes simplex virus disease, *J Infect Dis* 174:1162, 1996.
Kleinman S, Glynn SA, Busch M, et al: The 2003 West Nile virus United States epidemic: the America's Blood Centers experience, *Transfusion* 45:469–479, 2005.
Klevens RM, Kruszon-Moran D, Wasley A, et al: Seroprevalence of hepatitis A antibodies in the United States: Results from the National Health and Nutrition Examination Survey, *Public Health Rep* 126:522–532, 2011.
Klevens RM, Lui S, Roberts H: Estimating acute viral hepatitis infections from nationally reported cases, *Am J Public Health* 104:482–487, 2014.
Klevens RM, Miller J, Iqbal K, et al: The evolving epidemiology of hepatitis A in the United States: incidence and molecular epidemiology from population-based surveillance, *Arch Intern Med* 170:1811–1818, 2010.
Krain LJ, Nelson KE, Lebrique AB: Host immune status and response to hepatitis E virus infection, *Clin Microbiol Rev* 27:139–165, 2014.
Ksiazek TG, Erdman D, Goldsmith CS, et al: A novel coronavirus associated with severe acute respiratory syndrome, *N Engl J Med* 348:1953–1966, 2003.
Kuno G, Chang GJJ: Biological transmission of arboviruses: reexamination of and new insights into components, mechanisms, and unique traits as well as their evolutionary trends, *Clin Microbiol Rev* 18:608–637, 2005.
Kuypers J, Martin ET, Heugel J, et al: Clinical disease in children associated with newly described coronavirus subtypes, *Pediatrics* 119:e70–e76, 2010.
Lafferty WE, Krofft S, Remmington M, et al: Diagnosis of herpes simplex virus by direct immunofluorescence and viral isolation from samples of external genital lesions in a high prevalence population, *J Clin Microbiol* 25:323, 1987.
Landry ML, Ferguson D, Cohen S, et al: Detection of human metapneumovirus in clinical samples by immunofluorescence staining of shell vial centrifugation cultures prepared from three different cell lines, *J Clin Microbiol* 43:1950–1952, 2005.
Landry ML, Garner R, Ferguson D: Comparison of the NucliSens basic kit (nucleic acid sequence-based amplification) and the Argene Biosoft enterovirus consensus reverse transcription-PCR assays for rapid detection of enterovirus RNA in clinical specimens, *J Clin Microbiol* 41:5006–5010, 2003.
Lee AV: Comparative evaluation of the QIAGEN QIAsymphonyÂ® SP system and bioMÃ©rieux NucliSens easyMAG automated extraction platforms in a clinical virology laboratory, *J Clin Virol* 69:179–186, 2011.
Lee CS, Lee JH, Kim CH, et al: Time-dependent sensitivity of a rapid antigen test in patients with 2009 H1N1 influenza, *J Clin Microbiol* 49:1702, 2011.
Lee N, Lui GCY, Wong KT, et al: High morbidity and mortality on adults hospitalized for respiratory syncytial virus infections, *Clin Inferct Dis* 57:1069–1077, 2013.
Leland DS, Ginocchio CC: Role of cell culture for virus detection in the age of technology, *Clin Microbiol Rev* 20:49–78, 2007.
Leung J, Harpaz R, Baughman AL, et al: Evaluation of laboratory methods for diagnosis of varicella, *Clin Infect Dis* 51:23–32, 2010.
Lévêque N, Legoff J, Mengelle C, et al: Virological diagnosis of central nervous system infections by use of PCR coupled with mass spectrometry analysis of cerebrospinal fluid samples, *J Clin Microbiol* 52:212–217, 2014.
Lewis PF, Schmidt MA, Lu X, et al: A community-based outbreak of severe respiratory illness caused by human adenovirus serotype 14, *J Infect Dis* 199:1427–1434, 2009.
Li H, McCormac MA, Estes RW, et al: Simultaneous detection and high throughput identification of a panel of RNA viruses causing respiratory tract infections, *J Clin Microbiol* 45:2105–2109, 2007.
Liderot K, Ahl M, Ozenci V: Secondary bacterial infections in patients with seasonal influenza A and pandemic N1H1, *Bio Med Res Int* 2013:376219, 2013.
Lindsey NP, Lehman JA, Staples JE, et al: West Nile Virus and Other Arboviral Diseases—United States, 2013, *MMWR* 63:521–526, 2014.
Lipson SM, Salo RJ, Leonardi GP: Evaluation of five monoclonal antibody–based kits or reagents for the identification and culture confirmation of herpes simplex virus, *J Clin Microbiol* 29:466, 1991.
Lloyd AR: Chronic fatigue and chronic fatigue syndrome: shifting boundaries and attributions, *Am J Med* 105:7S, 1998.
Loebel M, Strohschein K, Giannini C, et al: Deficient EBV-specific B- and T-cell response in patients with chronic fatigue syndrome, *PLoS ONE* 9:1–10, 2014.
Lontok E, Mani N, Harrington PR, et al: Closing in on the target: sustained virologic response in hepatitis C virus genotype 1 infection response-guided therapy, *Clin Infect Dis* 56:1466–1470, 2013.
Lüsebrink J, Wiese C, Thiel A, et al: High seroprevalence of neutralizing capacity against human metapneumovirus in all age groups studied in Bonn, Germany 2010, *Clin Vaccine Immunol* 17:481–484, 2010.
Luzuriaga K, Sullivan JL: Infectious mononucleosis, *N Engl J Med* 362:1993, 2010.
Mace M, Cointe D, Six C, et al: Diagnostic value of RT-PCR of amniotic fluid for prenatal diagnosis of congenital rubella infection in pregnant women with confirmed primary rubella infection, *J Clin Microbiol* 42:4818–4820, 2004.
Mahony J, Chong S, Merante F, et al: Development of a respiratory virus panel test for detection of twenty human viruses by use of multiplex PCR and a fluid microbead-based assay, *J Clin Microbiol* 45:2965–2970, 2007.
Mahony JB: Detection of respiratory viruses by molecular methods, *Clin Microbiol Rev* 21:716–747, 2008.
Mahony JB, Glackhouse G, Babwah J, et al: Cost analysis of multiplex PCR testing for diagnosing respiratory virus infections, *J Clin Microbiol* 47:2812–2817, 2009.
Markoff L: Yellow fever outbreak in Sudan, *N Engl J Med* 368:689–691, 2013.
Marshall KJ, Reisdorf E, Harms G, et al: Evaluation of a multiplexed PCR assay for detection of respiratory viral pathogens in a public health laboratory setting, *J Clin Microbiol* 45:3875–3882, 2007.
Martin D, Gutkind JS: Human tumor-associated viruses and mew insights into the molecular mechanisms of cancer, *Oncogene* 27:S31–S42, 2009.
McKinney RE, Katz SL, Wilfert CM: Chronic enteroviral meningoencephalitis in agammaglobulinemic patients, *Rev Infect Dis* 9:334–356, 1987.
Midgley CM, Jackson MA, Selvarangan R, et al: Severe respiratory illness associated with Enterovirus D68—Missouri and Illinois, *MMWR* 63:798–799, 2014.
Meng XJ: Recent advances in Hepatitis E virus, *J Viral Hepat* 17:153–161, 2010.

Morrow RA, Friedrich D, Krantz E: Performance of the Focus and Kalon enzyme-linked-immunosorbent assays for antibodies to herpes simplex virus type 2 glycoprotein G in culture-documented cases of genital herpes, *J Clin Microbiol* 41:5212–5214, 2003.

Musher DM, Musher BL: Contagious acute gastrointestinal infections, *N Engl J Med* 351:2417–2427, 2004.

Nash D, Mostashari F, Fine A, et al: The outbreak of West Nile virus infection in the New York City area in 1999, *N Engl J Med* 344:1807–1814, 2001.

Natleson B: Chronic fatigue syndrome, *JAMA* 285:2557, 2001.

Nelson CT, Istas AS, Wilkerson MK, et al: PCR detection of cytomegalovirus DNA in serum as a diagnostic tool for congenital CMV infection, *J Clin Microbiol* 33:314, 1995.

Odumade OA, Hogquist KA, Balfour HH: Progress and problems in understanding and managing primary Epstein-Barr virus infections, *J Clin Microbiol* 24:193–209, 2011.

Ogata M, Satou T, Kadota J, et al: Human herpesvirus 6 (HHV-6) reactivation and HHV-6 encephalitis after allogeneic hematopoietic cell transplantation: a multicenter, prospective study, *Clin Infect Dis* 57:671–681, 2013.

Ohm-Smith MJ, Nassos PS, Haller BL: Evaluation of the Binax NOW, BD Directigen and BD Directigen EZ assays for detection of respiratory syncytial virus, *J Clin Microbiol* 42:2996–2999, 2004.

Oxman MN, Levin MJ, Johnson GR, et al: A vaccine to prevent herpes zoster and post herpetic neuralgia in older adults, *N Engl J Med* 352:2271–2284, 2005.

Papaventsis DC, Dove W, Cunliffe NA, et al: Human astrovirus gastroenteritis in children, Madagascar, *Emerg Infect Dis* 14:844, 2008.

Papenburg J, Buckeridge DL, De Serrer G, et al: Host and viral factors affecting clinical performance of a rapid diagnostic test for respiratory syncytial virus in hospitalized children, *J Pediatrics* 163:911–913, 2013.

Pass RF: Maternal laboratory assessment and fetal risk of cytomegalovirus infection, *Clin Infect Dis* 56:1436–1437, 2013.

Payne DC, Baggs J, Zerr DM, et al: Protective association between rotavirus vaccination and childhood seizures in the year following vaccination in US children, *Clin Infect Dis* 58:173–177, 2014.

Pealer LN, Marfin AA, Petersen LR, et al: Transmission of West Nile virus through blood transfusion in the United States in 2002, *N Engl J Med* 349:1236–1245, 2003.

Perez-Padilla R, de la Rosa-Zamboni D, Ponce de Leon S, et al: Pneumonia and respiratory failure from swine-origin Influenza A (H1N1) in Mexico, *N Engl J Med* 361:680–689, 2009.

Perkins SM, Webb DL, Torrance SA, et al: Comparison of a real-time reverse transcription PCR assay and a culture technique for quantitative assessment of viral load in children naturally infected with respiratory syncytial virus, *J Clin Microbiol* 43:2356–2362, 2005.

Petersen LR, Brault AC, Nusci RS: West Nile Virus: Review of the literature, *JAMA* 310:308–315, 2013.

Petersen LR, Hayes EB: Westward Ho? The spread of West Nile virus, *N Engl J Med* 351:2257–2259, 2004.

Piotrowska Z, Vasquez M, Shapiro ED, et al: Rhinoviruses are a major cause of wheezing and hospitalization in children less than 2 years of age, *Pediatr Infect Dis J* 28:25–29, 2009.

Poland GA, Jacobson RM: Prevention of hepatitis B with the hepatitis B vaccine, *N Engl J Med* 351:2832–2838, 2004.

Principi N, Bosis S, Esposito S: Effects of coronavirus infections in children, *Emerg Infect Dis* 16:183–188, 2010.

Principi N, Esposito S: Antigen based assays for the identification of influenza virus and respiratory syncytial virus: why and how to use them in pediatric practice, *Clin Lab Med* 29:649–660, 2009.

Prober C: Sixth disease and the ubiquity of human herpesviruses, *N Engl J Med* 352:753–755, 2005.

Reeves WC, Stamey FR, Black JB, et al: Human herpesviruses 6 and 7 in chronic fatigue syndrome: a case-control study, *Clin Infect Dis* 31:48–52, 2000.

Remington JS, Thulliez P, Montoya JG: Recent developments for diagnosis of toxoplasmosis, *J Clin Microbiol* 42:941–945, 2004.

Revello MG, Baldanti F, Sarasini A, et al: Prenatal diagnosis of rubella virus infection by direct detection and semiquantitation of viral RNA in clinical samples by RT-PCR, *J Clin Microbiol* 35:708, 1997.

Revello MG, Gerna G: Diagnosis and management of human cytomegalovirus infection in the mother, fetus, and newborn infant, *Clin Microbiol Rev* 15:680–715, 2002.

Reznicek JE, Bloch KC: Diagnostic testing for encephalitis, part I, *Clin Microbiol Newsletter* 32:17–23, 2010a.

Reznicek JE, Bloch KC: Diagnostic testing for encephalitis, part II, *Clin Microbiol Newsletter* 32:25–31, 2010b.

Rhee EG, Barouch DH: Adenoviruses. In Mandell GL, Bennett JE, Dolin R, editors: *Principles and practice of infectious diseases*, ed 7, Philadelphia, 2010, Churchill Livingstone.

Ribes JA, Steele AD, Seabolt JP, et al: Six year study of the incidence of herpes in genital and nongenital cultures in a central Kentucky Medical Center patient, *J Clin Microbiol* 39:3321–3325, 2001.

Rodriguez C, Chevaliez S, Bensadoun P, et al: Characterization of the dynamics of hepatitis B virus resistance to Adefovir by ultra-deep pyrosequencing, *Hepatology* 58:890–901, 2013.

Rogers R, Windust A, Gregory J: Evaluation of a novel dry latex preparation for demonstration of infectious mononucleosis heterophile antibody in comparison with three established tests, *J Clin Microbiol* 37:95, 1999.

Romero JR: Diagnosis and management of enteroviral infections of the central nervous system, *Curr Infect Dis Rep* 4:309–316, 2002.

Romero JR: Pediatric group B coxsackievirus infections, *Curr Top Microbiol Immunol* 323:223–239, 2008.

Rous P: Transmission of a malignant new growth by means of a cell-free filtrate, *JAMA* 56:198–200, 1911.

Sadeghi M, Kantola K, Finnegan DP: Possible involvement of human bocavirus 1 in the death of a middle-aged immunosuppressed patient, *J Clin Microbiol* 51: 3461–3463, 2013.

Saludes V, González V, Planas R, et al: Tools for the diagnosis of hepatitis C virus infection and hepatic fibrosis staging, *World J Gastroenterol* 20:3431–3442, 2014.

Schluter WW, Reef SE, Redd SC, et al: Changing epidemiology of congenital rubella syndrome in the United States, *J Infect Dis* 178:636, 1998.

Schrim J, Meulenberg G, Pastoorm P, et al: Rapid detection of varicella zoster virus in clinical specimens using monoclonal antibodies on shell vials and smears, *J Med Virol* 28:1, 1989.

Schupbach J: Human immunodeficiency viruses. In Murray PR, editor: *Manual of clinical microbiology*, ed 8, Washington, DC, 2003, ASM Press.

Shahrabadi MS, Lee PW: Calcium requirement for syncytium formation in HEp-2 cells by respiratory syncytial virus, *J Clin Microbiol* 26:139, 1988.

Simko JP, Caliendo AM, Hogle K, et al: Differences in laboratory findings for cerebrospinal fluid specimens obtained from patients with meningitis or encephalitis due to herpes simplex virus (HSV) documented by detection of HSV DNA, *Clin Infect Dis* 35:414–418, 2002.

Smith J: Rabies virus. In Murray PR, editor: *Manual of clinical microbiology*, ed 8, Washington, DC, 2003, ASM Press.

Snapinn KW, Holmes EC, Young DS, et al: Declining growth rate of West Nile virus in North America, *J Virol* 81:2531–2534, 2007.

Soderlund-Strand A, Rymark P, Andersson P, et al: Comparison between the Hybrid Capture II test and a PCR-based human papillomavirus detection method for diagnosis and post-treatment follow-up of cervical intraepithelial neoplasia, *J Clin Microbiol* 43:3260, 2005.

Soto-Abraham MV, Soriano-Rosas J, Díaz-Quiñónez A, et al: Pathological changes associated with 2009 C2 H1N1 virus, *N Engl J Med* 361:2001–2003, 2009.

Souza JS: Severe metapneumovirus infections among immunocompetent and immunocompromised patients admitted to hospital with respiratory infection, *J Med Virol* 85:530–536, 2013.

Stagno S, Pass RF, Dworsky ME, et al: Congenital cytomegalovirus infection: the relative importance of primary and recurrent maternal infection, *N Engl J Med* 306:945–949, 1982.

Steiner I, Kennedy PG, Pachner AR: The neurotrophic viruses: herpes simplex and varicella-zoster, *Lancet Neurol* 6:1015–1028, 2007.

Stramer SL, Glynn SA, Kleinman SH, et al: Detection of HIV-1 and HCV infections among antibody negative blood donors by nucleic acid-amplification testing, *N Engl J Med* 351:760, 2004.

Strickler JG, Fedeli F, Horwitz CA, et al: Infectious mononucleosis in lymphoid tissue: histopathology, in situ hybridization and differential diagnosis, *Arch Pathol Lab Med* 117:269, 1993.

Sullivan SJ, Jacobson RM, Dowdle WP, et al: 2009 H1N1 influenza, *Mayo Clin Proc* 85:64–76, 2010.

Talbot H, Shepherd B, Crowe JE Jr, et al: The pediatric burden of human coronaviruses evaluated for twenty years, *Pediatr Infect Dis J* 28:682–687, 2009.

Tang YW, Crowe JE: Respiratory syncytial virus and human metapneumovirus. In Murray PR, editor: *Manual of clinical microbiology*, ed 9, Washington, DC, 2008, ASM Press.

Tate JE, Bunning ML, Lott L, et al: Outbreak of severe respiratory disease associated with emergent human adenovirus serotype 14 at a US Air Force training facility in 2007, *J Infect Dis* 199:1419–1426, 2009.

Templeton KE, Scheltinga SA, Beersma MF, et al: Rapid and sensitive method using multiplex real-time PCR for diagnosis of infections by influenza A and B viruses, respiratory syncytial virus and parainfluenza viruses, *J Clin Microbiol* 42:1564–1569, 2004.

Thielman NM, Guerrant RL: Acute infectious diarrhea, *N Engl J Med* 350:38–47, 2004.

Thomas EE, Roscoe DL, Brook L, et al: The utility of latex agglutination assays in the diagnosis of pediatric viral gastroenteritis, *Am J Clin Pathol* 101:742, 1994.

Thompson MG, Shea DK, Zhou H, et al: Updated estimates of mortality associated with seasonal influenza through the 2006-2007 influenza season, *MMWR* 59:1057–1062, 2010.

Tolfvenstam T, Papadogiannakis N, Norbeck O, et al: Frequency of human parvovirus B19 infection in intrauterine fetal death, *Lancet* 357:1494–1497, 2001.

Townsend CL, Forsgren M, Ahlfors K, et al: Long-term outcomes of congenital cytomegalovirus infection in Sweden and the United Kingdom, *Clin Infect Dis* 56:1232–1239, 2013.

Treanor JJ: Influenza viruses, including avian influenza and swine influenza. In Mandell GL, Bennett JE, Dolin R, editors: *Principles and practice of infectious diseases*, ed 7, Philadelphia, 2010, Churchill Livingstone.

Tristram DA: Respiratory syncytial virus. In Murray PR, editor: *Manual of clinical microbiology*, ed 8, Washington, DC, 2003, ASM Press.

Tuaillon E, Mondain AM, Nagot N, et al: Comparison of serum HBsAg quantitation by four immunoassays, and relationships of HBsAg level with HBV replication and HBV genotypes, *PLoS ONE* 7:e32143, 2012.

Van Panhuis WG, Grefenstette J, Jung SY, et al: Contagious diseases in the United States from 1888 to the present, *N Engl J Med* 369:2152–2158, 2013.

Vazquez M, Shapiro ED: Varicella vaccine and infection with varicella zoster virus, *N Engl J Med* 352:439, 2005.

Versalovic J: *Manual of clinical microbiology*, Washington, DC, 2011, American Society for Microbiology.

Ville Y, Leruez-Ville M: Managing infections in pregnancy, *Curr Opin Infect Dis* 27:251–257, 2014.

Vora NM, Holman RC, Mehal JM: Burden of encephalitis-associated hospitalizations in the United States, 1998-2010, *Neurology* 82:443–451, 2014.

Wald A, Haung ML, Selke S, et al: Polymerase chain reaction for detection of herpes simplex virus (HSV) DNA on mucosal surfaces: comparison with HSV isolation in cell culture, *J Infect Dis* 188:1345–1351, 2003.

Walsh PFG, Vink C, Keijdener J, et al: Comparison of respiratory virus detection rates for infants and toddlers by use of flocked swabs, saline aspirates, and saline aspirates mixed in universal transport medium for room temperature storage and shipping, *J Clin Microbiol* 46:2374–2376, 2008.

Weinberg A, Walker ML: Evaluation of three immunoassay kits for rapid detection of influenza virus A and B, *Clin Diagn Lab Immunol* 12:367–370, 2005.

Wenzel JJ, Preiss J, Schemmerer M, et al: Detection of hepatitis E virus (HEV) from porcine livers in Southeastern Germany and high sequence homology to human HEV isolates, *J Clin Virol* 52:50–54, 2011.

Wenzel JJ, Preiss J, Schemmerer M, et al: Test performance characteristics of Anti-HEV IgG assays strongly influence hepatitis E seroprevalence estimates, *J Infect Dis* 207:497–500, 2013.

White PA: Evolution of norovirus, *Clin Microbiol Infect* 20:741–745, 2014.

Williams CF, Klinzman D, Yamashita TE, et al: Persistant GB virus C infection and survival in HIV-infected men, *N Engl J Med* 350:981–990, 2004.

World Health Organization (WHO): Hepatitis E Fact sheet N 280. 2014.

Wolffs PFG, Vink C, Keijdener J, et al: Evaluation of MeningoFinder, a novel multiplex ligation-dependent probe amplification assay for simultaneous detection of six virus species causing central nervous system

infections, *J Clin Microbiol* 47:2620–2622, 2009.
Wong S, Pabbaraju K, Lee BE, et al: Enhanced viral etiological diagnosis of respiratory system infection outbreaks by use of a multi-target nucleic acid amplification assay, *J Clin Microbiol* 47:3839–3845, 2009.
Woo CY, Lau SKP, Lam CSF, et al: Discovery of seven novel mammalian and avian coronaviruses on the genus detalconronavirus supports bat coronaviruses as the gene source of aphacoronaviruses and betacoronaviruses and avian coronaviruses as the gene source of gammacoronavirus and deltacororonavirus, *J Virol* 86:3995–4008, 2012.
Wreghitt RG, Teare EL, Sule O, et al: Cytomegalovirus infection in immunocompetent patients, *Clin Infect Dis* 37:1603–1606, 2003.
Wu W, Tang YW: Emerging molecular assays for detection and characterization of respiratory viruses, *Clin Lab Med* 29:673–693, 2009.
Xu F: Trends in herpes simplex virus type 1 and type 2 seroprevalence in the United States, *JAMA* 296:964–973, 2006.
Yam WC, Chan KH, Poon LLM, et al: Evaluation of reverse transcription-PCR assays for rapid diagnosis of severe acute respiratory syndrome associated with a novel coronavirus, *J Clin Microbiol* 41:4521–4524, 2003.
Yeldandi AV, Colby TV: Pathologic features of lung biopsy specimens from influenza pneumonia cases, *Hum Pathol* 25:47, 1994.
Young NS, Brown KE: Parvovirus B19, *N Engl J Med* 350:586–597, 2004.
Zaki AM, van Boheemen S, Bestobroer TM, et al: Isolation of a novel coronavirus from a man with pneumonia in Saudi Arabia, *N Engl J Med* 367:1814–1820, 2012.
Zerbini M, Messianic M, Gentilomi G, et al: Comparative evaluation of virological and serological methods in prenatal diagnosis of parvovirus B19 fetal hydrops, *J Clin Microbiol* 34:603–608, 1996.
Zerr DM, Amalia SM, Selke SS, et al: A population-based study of primary human herpesvirus 6 infection, *N Engl J Med* 352:768–776, 2005.
Zoulim F, Locarnini S: Management of treatment failure in chronic hepatitis B, *J Hepatology* 59:S112–S122, 2012.

第57章 衣原体、立克次体和支原体感染

Juan P. Olano, David H. Walker, Gail L. Woods

要点

1. 沙眼衣原体是美国性传播疾病最常见的细菌类病原体。
2. 核酸扩增技术是检测沙眼衣原体最敏感的方法。
3. 社区获得性肺炎中至少 10% 由肺炎嗜衣原体(原肺炎衣原体)引起。
4. 立克次体感染会危及生命,但可治愈,包括落基山斑疹热、南欧斑疹热、流行性斑疹伤寒、鼠型斑疹伤寒、恙虫病、人单核细胞埃立克体病和人粒细胞无形体病。由于感染早期缺乏特异性抗体反应,感染急性期难以用血清学方法进行诊断。
5. 免疫组织化学和分子生物学方法,分别是诊断立克次体病和埃立克体病的有效方法。
6. Q 热心内膜炎是一种慢性感染,诊断依据为检出高滴度(≥1∶800,免疫荧光抗体测定法)抗贝纳柯克斯体 I 相抗原的抗体。
7. 对于有临床流行病学史,怀疑猫抓病的患者,可通过血清学检测汉赛二巯丙醇通体抗体,或聚合酶链反应检测淋巴结穿刺标本中病原体进行确诊。
8. 肺炎支原体引起的肺炎经常只根据临床表现进行诊断。明确诊断需要依赖核酸扩增检测呼吸道标本中的核酸或者检测特异性 IgM 抗体。

我们单独一章介绍衣原体、立克次体和支原体引起的感染,是因为这 3 种病原菌与大多数细菌有很多不同的地方:如菌体较小、细胞壁结构不同,衣原体和立克次体为专性细胞内寄生。

衣原体感染

衣原体易感染柱状上皮细胞。衣原体的细胞壁类似于革兰氏阴性细菌,含脱氧核糖核酸(DNA)和核糖核酸(RNA)、原核核糖体,能够合成自身蛋白质、核酸和脂质;以二分裂的方式繁殖;对特定抗菌药物敏感。与大多数细菌不同,衣原体属于"能量寄生型微生物",由于缺乏细胞色素,不能合成高能腺苷三磷酸(ATP)。因此,衣原体是专性细胞内寄生型细菌,不能在细胞外完成复制。

衣原体分类上属于衣原体目、衣原体科,对人类致病的衣原体仅有一个科(Everett et al,1999)。衣原体科的两个属(嗜衣原体属(*Chlamydophila*)和衣原体属(*Chlamydia*))中有 3 个种可对人类致病:沙眼衣原体(*Chlamydia trachomatis*)、鹦鹉热嗜衣原体(原衣原体属)(*Chlamydophila*(formerly *Chlamydia*)*psittaci*)、肺炎嗜衣原体(原衣原体属)(*Chlamydophila*(formerly *Chlamydia*)*pneumoniae*)。3 种衣原体的鉴别特征见表 57-1。上述衣原体属中还包含 6 个其他种,尚未发现与人类感染相关。沙眼衣原体包括两种生物变种:引起性病淋巴肉芽肿(lymphogranuloma venereum,LGV)的 LGV 生物变种和引起沙眼的沙眼生物变种,其中沙眼生物变种更易感染人类。LGV 生物变种有 4 个血清型(L1、L2、L2a、L3),沙眼生物亚种包含 15 个血清型:其中 A、B、Ba 和 C 血清型与沙眼有关,而 D-K、Da、Ia 和 Ja 血清型与泌尿生殖道感染有关。自仓鼠和小鼠分离到的衣原体此前被认为是沙眼衣原体的第 3 个生物变种,现在被归于一个新种:鼠衣原体(*Chlamydia muridarum*)(Everett et al,1999)。

表 57-1 对人类致病的三种嗜衣原体和衣原体鉴别特征

鉴别特征	种名		
	沙眼衣原体	鹦鹉热嗜衣原体	肺炎嗜衣原体
磺胺类药物敏感性	敏感	耐药	耐药
包含体糖原染色	阳性	阴性	阴性
原体的形状	圆形	圆形	梨形或圆形

形态结构

衣原体有两种不同的形态。原体（elementary body）致密、呈球形，直径0.2~0.4μm，含原核生物核糖体RNA，细胞壁坚韧，由大量二硫键紧密交联的细胞壁蛋白组成。原体是衣原体的感染形式，可在细胞外短期存活。网状体（reticulate body）直径0.6~1.0μm，细胞内寄生、代谢活跃，不能在细胞外存活。两种形态的闭合环状DNA致密地聚集于中央类核，其基因组大小约为1.0~1.2Mbp。

衣原体外膜复合体的两个外膜组分具有诊断价值，其中主要外膜蛋白（major outer membrane protein，MOMP）最有意义，该蛋白是一种跨膜蛋白，具有血清型、种、属、科抗原决定簇，可分别用相应的单克隆抗体鉴定。感染衣原体后可诱导机体产生MOMP特异性抗体，但其免疫保护作用尚不清楚。衣原体外膜复合体中同时含有脂多糖（LPS）抗原，是衣原体属特异性血清学诊断试剂盒检测的主要抗原。使用LPS和MOMP的单克隆抗体或特异性多价抗血清，用直接荧光抗体（direct fluorescent antibody，DFA）试验和酶免疫分析（enzyme immunoassay，EIA）可检测临床标本中沙眼衣原体抗原。

复制

衣原体在感染的宿主细胞质中进行复制，其生活周期为：首先，原体通过肝素桥吸附于易感柱状细胞的微绒毛上，沿微绒毛向下移动并定位于宿主细胞质膜的凹陷中。然后，进入宿主细胞吞噬体内，鹦鹉热嗜衣原体（*C. psittaci*）、肺炎嗜衣原体（*C. pneumoniae*）、沙眼衣原体（*C. trachomatis*）开始进入细胞内发育周期。鹦鹉热嗜衣原体的原体在吞噬体内不会被酸化，该吞噬体也不与细胞溶酶体发生融合。而含有沙眼衣原体的原体的吞噬体彼此融合，并且与溶酶体发生融合。原体进入宿主细胞6~8小时内，细胞壁逐渐改变，发展成为网状体（reticulate body），随后开始合成DNA、RNA和蛋白质，并通过二分裂方式进行繁殖。宿主细胞线粒体的迁移与定位限制了细胞吞噬体扩大，使网状体可利用宿主细胞ATP。在感染宿主细胞18~24小时后网状体开始形成，随着营养物质逐步耗尽，网状体发育成熟形成原体，并从宿主细胞中释放出来。鹦鹉热嗜衣原体感染宿主细胞48小时内，通过细胞裂解的方式被释放出来，常常导致宿主细胞严重损伤。与此相反，沙眼衣原体是在感染72~96小时被包含体膜与质膜融合后挤压排出，会在存活的宿主细胞膜上留下一处损伤痕迹。

沙眼衣原体

在美国，沙眼衣原体（Chlamydia trachomatis）是性传播疾病最常见的病原体，也是中东、撒哈拉以南非洲地区和亚洲的沙眼流行地区导致失明的主要传染病。该病在50多个国家流行，估计约300多万人感染，且有超过1/3的患者最终致盲（Burton & Mabey，2009）。

流行病学、病理学和临床特征

目前认为人类是沙眼衣原体唯一的天然宿主。人类感染沙眼衣原体的临床表现和感染部位特异性取决于传播机制和菌株特性。从流行病学的角度来看，沙眼衣原体感染被分为三类：典型的沙眼、成年人性传播疾病、围产期新生儿眼部和呼吸道感染。

在公共卫生设施缺乏、个人卫生条件差的地区，沙眼是致盲的重要原因（Solomon et al，2004）。这是由于结膜反复感染导致滤泡性结膜炎并引发系列病理性改变，包括皮下瘢痕收缩导致眼睑向内翻转（内翻）、睫毛摩擦眼角膜（倒睫）导致随后的角膜损伤、角膜形成瘢痕伴混浊和视力障碍。典型的急性沙眼见于儿童间的互相传播，包括经手指、污染物或可能通过苍蝇传播。大部分儿童在出生后数年内发展为慢性感染。通常在第一次感染后20~30年，会出现明显的结膜瘢痕，而在感染后10~40年间随时会出现失明（Dean et al，2008）。值得注意的是，其他种类的衣原体（鹦鹉热嗜衣原体、肺炎嗜衣原体）感染可能也会引起沙眼样病理改变（Dean et al，2008）。

沙眼衣原体感染成人引起的性传播疾病包括性病淋巴肉芽肿（*lymphogranuloma venereum*，LGV）和尿道/宫颈炎及相关并发症。LGV主要流行于亚洲、非洲和南美洲。美国每年约有500例报道。通常男性多于女性，主要发生于美国东南部各州，社会经济地位较低的人群、男男同性恋人群以及曾经到美国以外的LGV流行国家旅游的人群。尽管沙眼衣原体可通过污染物或实验中产生的气溶胶传播，引起肺炎、胸膜积液、纵隔或肺门淋巴结肿大，但是LGV主要还是通过性传播（Jones & Batteiger，2000）。感染源很可能是无症状感染者或症状较轻微的尿道、宫颈或肛门直肠感染的患者。

LGV是由沙眼衣原体引起唯一累及多个器官并引起全身性临床表现的感染。感染初期，即暴露后3天到3周，常表现为外生殖器上小、无痛性的水疱，或非硬结的丘疹或溃疡，可快速愈合且不留瘢痕。若传播途径为直肠接触，首发临床表现常为急性直肠炎。本世纪初，欧洲男男同性恋人群首次暴发了LGV直肠炎，他们被一种独特的LGV变异株感染（被称为L2b型）（Spaargaren et al，2005）。20世纪80年代初，美国科学家证实从上述患者标本中分离的菌株具有相似的基因组信息，表明同一变异株在此类人群中悄悄流行（Spaargaren et al，2005）。病程第二期，即暴露后第2周到第6周，主要以化脓性淋巴结炎、发热、寒战、畏食、头痛、肌痛、关节痛为主要临床特征。病情发展至二期之前，原发性溃疡或丘疹通常已愈合，但急性直肠炎可能会持续存在。受累淋巴结组织病理学检查出现星状脓肿，周围伴肉芽肿改变。淋巴结与周围组织粘连并最终化脓，产生窦道，数月后形成瘢痕性愈合。病程第三期，纤维化及异常的淋巴窦道导致了尿道、直肠狭窄或硬化、生殖器淋巴水肿。

据美国疾病预防和控制中心（CDC）报道，非LGV型沙眼衣原体感染是最常见的性传播疾病。2013年，CDC报告了1 401 906例衣原体感染，平均每10万人中有446.6例衣原体感染（http://www.cdc.gov/std/stats13/chlamydia.htm）。从1993年开始到2011年，这一比率从178.0/10万人增加到453.4/10万人。非LGV型沙眼衣原体引起的性传播疾病的临床表现与淋病奈瑟菌相似（见第58章）。在男性患者中，沙眼衣原体感染占非淋菌性尿道炎的30%~50%，但是多达85%~90%的患者无临床症状（Peipert，2003）。由沙眼衣原体引起的尿道炎很少进展为急性附睾炎。在男男性行为人群中，非LGV型沙眼衣原体与直肠炎相关。

与男性相比，由沙眼衣原体引起的女性生殖道感染更常见，2013年美国女性人群中沙眼衣原体感染率为523.1/10万，是男性人群的两倍多（http://www.cdc.gov/std/stats13/chlamydia.htm）。发病率差异的部分原因，可能是更多的女性接受了感染筛查。由沙眼衣原体引起的宫颈感染通常无临床症状，但体检发现至少1/3的妇女存在感染体征。最常见的体征是黏脓性宫颈炎，可进一步蔓延至尿道和膀胱导致急性化脓性尿道综合征，或蔓延至子宫内膜和输卵管导致子宫内膜炎或输卵管炎。未经治疗的女性上生殖道感染可能发展为盆腔炎或导致输卵管卵巢系统瘢痕形成及功能障碍，可引起不孕、异位妊娠或慢性盆腔疼痛。腹腔内感染可能引起急性腹膜炎、肝周炎（Fitz-Hugh-Curtis 综合征）、阑尾周围炎或脾周炎。部分（1%~5%）沙眼衣原体泌尿生殖器感染患者会发生反应性关节炎，常为自限性，但可发展为慢性复发过程（Rihl et al，2006；Carter et al，2009）。妊娠期感染衣原体与早产、胎膜早破、低体重儿、新生儿死亡、产后子宫内膜炎有关。生殖器感染衣原体的成人患者，一小部分可通过自体接种导致结膜炎。

沙眼衣原体性传播感染主要流行于发达国家，新生儿往往在生产过程中经过母亲产道而感染。北美的研究数据表明，60%~70%的婴儿在经过母亲产道时被沙眼衣原体感染，而剖宫产婴儿沙眼衣原体感染不常见（Jones & Batteiger，2000）。2013年资料显示，女性沙眼衣原体感染发病率最高的人群主要分布在15~19岁（3043.3/100 000女性）和20~24岁（3621.1/100 000女性）（http://www.cdc.gov/std/stats13/chlamydia.htm）。婴幼儿感染1~2周后即可在结膜分离出沙眼衣原体，随后，咽部也能分离到。尽管5~6周后结膜中沙眼衣原体分离率会下降，但几个月后仍可在咽部、结膜部、直肠、阴道（通常不会产生临床症状）分离到沙眼衣原体。

婴儿沙眼衣原体感染最常见的临床表现是包涵体性结膜炎，其中约80%的婴儿的结膜分泌物培养或细胞学检查可检出病原体（Jones &Batteiger，2000），约50%的包涵体性结膜炎婴儿患者会发生鼻咽部感染。在分娩后2天到25天，出现黏脓性分泌物，同时伴结膜炎症和水肿。严重程度不等，轻度感染表现为仅产生少量分泌物，严重者表现为产生大量黏液脓性分泌物、严重肿胀和假膜形成。

约20%~30%出生时感染沙眼衣原体的婴幼儿会发展成间质性肺炎。2周龄到3个月龄（高峰期，3~6周龄）起病，伴鼻腔充血，随后发展为阵发性咳嗽，呼吸急促，可闻肺部啰音、无发热。胸片可见间质浸润或肺泡过度充气，常见外周血嗜酸性粒细胞增多。近半数患儿伴有或曾经有结膜炎。症状会持续几周，但是吸气性啰音和胸片的改变会持续数月。

鹦鹉热嗜衣原体

1879年瑞士报道了与鸟类接触相关的肺炎。此前该疾病在美国和欧洲非常罕见，直到20世纪20年代末，饲养热带鸟类宠物成为一种时尚。伦敦动物园鹦鹉热暴发期间，Bedson于1930年从人和鸟类组织中分离出病原体。

流行病学

鹦鹉热嗜衣原体（Chlamydophila psittaci）（原鹦鹉热衣原体（Chlamydia psittaci））引起的感染（也叫鹦鹉热、鹦鹉热病或鸟疫）在全球范围均有报道。鹦鹉热嗜衣原体分为7个基因型（A、B、C、D、E、F、E/B型），每个基因型都可以感染人类。鹦鹉是最主要的宿主，但是许多其他鸟类也能被该病原体感染。被感染的鸟类可能会表现出明显的病态，甚至死亡，但是大多数情况下仅有轻微症状，如厌食、腹泻、嗜睡和羽毛蓬松。人类患病多为散发，与接触鹦鹉、金丝雀、鸽子、麻雀、鸭子、澳洲鹦鹉、家禽（尤其是火鸡）有关，偶尔和接触哺乳动物有关。每年美国鹦鹉热患者中近一半是与饲养宠物鸟有关。从2005年到2009年，有66例人类鹦鹉热病例上报CDC，但由于一些症状轻微的患者没有就医或未被上报，实际发病率可能被低估（CDC，2010）。宠物商店员工、鸽子饲养员、动物园工作人员、兽医以及其他与鸟类相关的工作人员感染风险较大。某家禽加工厂曾暴发鹦鹉热，涉及人员主要是负责宰杀、去毛及处理内脏的工人，经适当治疗后死亡率仍高达1%（CDC，1990；Petrovay & Balla，2008）。而在发现有效的抗菌药物之前，人类感染的死亡率为15%~20%。在过去几十年间，由于在家禽饲料中添加四环素、美国国内鹦鹉培育时及进口鹦鹉在入关前必须进行服药治疗，因此，美国鹦鹉热的患病率急剧下降。

鹦鹉热嗜衣原体存在于感染鸟类的血液、组织、分泌物、羽毛中，并且急性感染数月后仍可检出。人类可以通过吸入传染性气溶胶而感染，气溶胶来自鹦鹉热嗜衣原体感染鸟类的粪便、微尘及其分泌物。也可以通过处理污染的羽毛、组织，或被鸟啄，或与鸟嘴对嘴接触而感染。接触传播无需与鸟类近距离长时间的接触。人与人之间的传播罕见。

发病机制和病理学

鹦鹉热嗜衣原体经呼吸道进入机体，被转运至肝脾巨噬细胞内进行复制，然后随血流迁移到主要感染部位——肺以及其他器官。肺部组织病理学检查显示：肺泡、肺间质淋巴细胞浸润和细支气管内黏液栓，也可能见到少量出血和巨噬细胞胞质内包含体。可能出现肺门淋巴结及肝脾肿大，或含有坏死病灶。死亡病例中，可能会累及心肌、心包、脑膜、脑实质及肾上腺。

临床表现

鹦鹉热潜伏期为1~2周，可急骤起病，表现为寒战、发热；或缓慢发病，表现为体温逐步升高和精神委靡不振。持续性口渴、干咳，偶尔咳出带血丝黏液痰是典型的临床表现。通常会见到相对缓脉、弥漫性的剧烈头痛。精神不振、畏食、肌肉疼痛、关节痛等症状也较常见。也可见斑疹（Horder斑），与伤寒玫瑰疹类似。病程第1周后会精神变差，或者出现肠胃不适。鹦鹉热嗜衣原体引起严重的心内膜炎罕见，主要发生于原有风湿性心脏病或先天性瓣膜病变患者（Jones. et al，1982）。

肺炎嗜衣原体

肺炎嗜衣原体（Chlamydophila pneumoniae）（原肺炎衣原体（Chlamydia pneumoniae））发现于1986年，最初认为是鹦鹉热衣原体的一种，后发现是一个独立的衣原体种，与人类急性呼吸道感染有关，被命名为TWAR，是用最先被实验室分离出来的两个菌株命名：TW-183株，于1965年从中国台湾一位沙眼疫苗实验对照组儿童眼睛标本中分离；另一株是AR-39株，是同年从华盛顿大学一位咽炎学生的咽喉部标本中获得。随后，DNA同源性和电子显微镜研究发现这是一个独立的种，当时被命名为肺炎衣原体，现在又被重新分类为肺炎嗜衣原体(Campbell et al,1987;Chi et al,1987;Cox et al,1988;Everett et al,1999)。

流行病学

肺炎嗜衣原体感染的流行病学资料来源于对呼吸道感染患者血清数据的回顾性研究。大约有50%的成人产生肺炎嗜衣原体抗体。儿童中抗体检出率较低，到达青少年期后检出率会急剧增高，并持续增高到中年，在老年人中依然保持较高的检出率，男性检出率比女性高出10%~25%。回顾性和前瞻性研究表明，肺炎嗜衣原体在美国呈地方性流行，在斯坎迪纳维亚半岛和芬兰流行，但无季节周期性(Grayston et al,1989,1990)。肺炎嗜衣原体主要感染人类，仅在人与人之间传播，无鸟类及动物宿主。但其传播机制、传播地点、潜伏期、传染力尚不确定。

发病机制

肺炎嗜衣原体感染的发病机制尚不明确，因为疾病通常症状较轻，有自限性，未能进行尸检研究。

临床表现

据统计，至少10%的社区获得性肺炎由肺炎嗜衣原体引起(Grayston et al,1990)。肺炎嗜衣原体肺炎通常表现为轻型的单肺段炎症，但是有时病情严重，尤其是在老年及有基础疾病患者。疾病开始时主要临床表现为咽炎和声音嘶哑，接着是不间断的咳嗽。尽管肺炎嗜衣原体感染最常见的症状是肺炎，但疾病流行期间对新入伍士兵进行血清学研究发现，大约10%的肺炎嗜衣原体感染会发展成肺炎，提示该感染通常是轻微无症状，且不易被发现。其他临床表现为支气管炎、咽喉炎、不明原因的发热、耳炎、流感样疾病、心肌炎、心内膜炎，甚至可能出现动脉硬化，后者尚有争议(Campbell et al,1998;Maraha et al,2004)。

实验室诊断

非LGV沙眼衣原体

沙眼衣原体检测标本类型根据怀疑的疾病类型而定(表57-2)。对沙眼衣原体生殖道感染高风险的女性进行筛查，可明显降低盆腔炎的发生率，从而预防生殖道后遗症(Nelson &Helfand,2001)。标本运送必须满足检测要求。特殊的标本采集方法已经在64章讨论。大多数感染是黏膜感染，标本应直接从病变黏膜表面采集，必须包含足量的感染上皮细胞。对于女性，可采集阴道和宫颈内标本。脓性分泌物不是合格的标本，采集样本前应用拭子或刷子拭去脓液。可用的拭子类型多样，首选顶端为涤纶或人造纤维材料的塑料或金属柄拭子。木材对衣原体有毒性作用，因此，不应使用木柄拭子。海藻酸钙拭子也可能对衣原体或维持衣原体生长的细胞有毒性作用。棉拭子可用，但有时对衣原体也有毒性。采集尿液标本进行核酸扩增试验时应按制造商说明书进行。

表57-2　检测沙眼衣原体的标本*

疾病	标本类型
化脓性宫颈炎	子宫颈拭子，尿液
急性尿道综合征(女性)	尿道拭子，尿液
急性子宫内膜炎	子宫内膜抽吸物
急性输卵管炎	输卵管活检
非淋病性尿道炎(男性)	尿道拭子，尿液
包含体结膜炎	结膜刮取物或拭子
沙眼	结膜刮取物或拭子
性病淋巴肉芽肿	淋巴结穿刺，溃疡部组织活检，血清
肺炎(婴儿)	血清，气管抽出物，鼻咽部拭子

* 尿液标本可用于酶联免疫试验和商品化的核酸扩增试验

核酸扩增

检测泌尿生殖道标本中的非LGV沙眼衣原体时，核酸扩增试验(NAAT)较培养法具有较高特异性和敏感性(Goessens et al,1997;Carroll et al,1998;Ferrero et al,1998;Mahony et al,1998;Puolakkainen et al,1998;Toye et al,1998;Wylie et al,1998;Vincelette et al,1999;van der Pol et al,2001;Koumans et al,2003;Boyadzhyan et al,2004;Gaydos et al,2004)。因此，NAAT现已经被美国食品药品管理局(FDA)认可，并被CDC推荐用于检测有症状或无症状的男性和女性人群中非LGV沙眼衣原体引起的生殖道感染(CDC,2014)。因NAAT比其他检测方法(随后讨论)更加敏感，CDC也推荐将NAAT用于检测直肠和咽部衣原体的感染。然而，商品化的试剂还没有被FDA批准用于检测生殖道以外的标本。因此，该方法在用于检测生殖道以外的标本前，实验室必须建立性能评价指标，以满足CLIA法规要求及本地或州的规定。但由于生殖道以外的衣原体感染的发病率很低，所以实验室在实际操作时存在困难，可以选择将这些标本送到参考实验室进行NAAT检测。既往，NAAT检测结果为阳性者，CDC推荐必须用补充实验进行验证，因为假阳性结果可能会产生不良的医学、社会或心理后果。但是，对阳性标本常规进行重复试验评估发现，>90%的复测结果与初始结果一致(Schachter et al,2005;Schachter et al,2006)。因此，除非试剂盒说明书有要求，NAAT阳性结果无需常规增加补充实验验证。

截至2013年5月，美国5家生产商(Abbott Molecular Inc.,Des Plaines,Ill.;Hologic/Gen-Probe Inc.,San Diego,Calif.;Becton Dickinson and Company,Sparks,Md.;Cepheid,Sunnyvale,Calif.;Roche Molecular Diagnostics,Pleasanton,Calif)的NAAT试剂盒已被FDA批准用于检测泌尿生殖道标本中沙眼衣原体(和淋病奈瑟菌)。试剂盒中对检测靶基因、FDA批准的标本类型、标本的运送、贮存条件进行详细说明(CDC,2014)。这些商品化NAAT试剂盒可检测但不能区分LGV沙眼衣原体和非LGV沙眼衣原体。LGV检测的标本可以是病变部位分泌物拭子或病变淋巴结组织的抽吸物。

细胞培养

对于疑似遭遇性侵的男孩或外生殖器感染的女孩，目前推荐细胞培养法进行检测。该方法也是唯一可用于评估疗效的方法。常用的细胞系有 McCoy 细胞或布法罗绿猴细胞(buffalo green monkey cells)。两者敏感性相同,但后者更容易培养,对细胞毒性物质的耐受更强,形成的包含体更大更多(Krech et al,1989)。在细胞培养基中加入放线酮(0.5~1.5μl/ml)可提高其敏感性。可用带玻璃盖的培养瓶或24孔板或聚苯乙烯材料的96孔或48孔板培养单层细胞。为了提高沙眼衣原体的培养成功率,在接种前,标本可经超声或混悬振荡处理,以使原体从宿主细胞内释放,然后将接种标本的培养壳瓶或培养皿离心。孵育48~72小时后,固定细胞,然后加入标记荧光的单克隆抗体进行染色。如果使用96孔培养板,对48小时内沙眼衣原体培养阴性的标本进行传代培养可提高检出率。但是,对于使用壳瓶或24孔板培养阴性的标本传代培养并不能显著提高检测效率。培养法曾被认为是检测沙眼衣原体的金标准,但由于其生长条件苛刻,即使对培养物采用单克隆抗体进行染色,使特异性达到100%时,敏感性也只有50%~75%(Solomon et al,2004;Carder et al,2006)。

其他检测方法

直接荧光抗体(DFA)试验是FDA唯一批准用于检查眼部衣原体感染的方法,但不能用于泌尿生殖道标本常规检测。该方法可直接观察临床标本涂片中沙眼衣原体的原体,也是唯一直接评价标本是否合格的方法。多个厂家均有单克隆抗体。检测沙眼衣原体时,使用针对沙眼衣原体种特异性 MOMP 的抗体比衣原体 LPS 抗体更加特异,可产生更强的荧光(Cles et al,1988)。有时,即使是种特异性抗体也可以使其他细菌染色,这可能与免疫球蛋白的非特异性结合或交叉反应有关。

酶联免疫试验利用酶标记的单克隆抗体或多克隆抗体检测衣原体 LPS,标记的酶可使无色的底物转变成有色产物。目前已有利用塑料或小珠包被抗体的固相系统和膜载体的商品化试剂盒(Mills et al,1992;Ehret et al,1993;Kluytmans et al,1993;Warren et al,1993;Demaio et al,1991;Bandea et al,2009)。膜载体试验全程耗时15~30分钟,固相载体试验需3~4小时。以上试剂的灵敏度与特异度均不如 NAAT,不推荐使用,因此后续不再讨论。

在 NAAT 未批准应用之前,很多实验室采用 FDA 批准的核酸杂交试剂检测泌尿生殖道标本中的衣原体,该试剂盒利用吖啶酯标记 DNA 探针,可与沙眼衣原体 RNA 互补结合。但由于 NAAT 的敏感性和特异性更好,生产厂商已停止生产和销售这种商品化的试剂盒。

血清学检查对诊断生殖道衣原体感染没有太大的价值,有两个原因:第一,衣原体感染恢复后抗体依然存在,因此,血清学阳性和现症感染没有必然联系;第二,许多血清学试验对沙眼衣原体的诊断缺乏特异性,因为检测的是属特异性抗体。用微量免疫荧光法检测婴儿 IgM 抗体诊断衣原体肺炎具有一定的价值。当 MIF 法检测 IgM 滴度大于1:32即支持衣原体肺炎的诊断。由于存在母体抗体,新生儿中检测 IgG 抗体没有意义。

性病淋巴肉芽肿沙眼衣原体

性病淋巴肉芽肿(lymphogranuloma venereum,LGV)诊断一般依赖于临床表现、流行病史,并排除其他原因引起的直肠结肠炎、腹股沟淋巴结病、生殖器或直肠溃疡。如可能,可考虑检测沙眼衣原体。用来诊断 LGV 的标本应为取自病灶的分泌物或受累淋巴结的抽吸物。检查方法有细胞培养、DFA、核酸扩增试验。商品化 NAAT 试剂盒可同时检测 LGV 和非 LGV 沙眼衣原体,但不能区分两者。然而,如前所述检测非 LGV 沙眼衣原体的商品化 NAAT 试剂盒,用于诊断一些 FDA 没有批准的标本类型之前需要进行验证研究。LGV 潜伏期很长,因此临床诊断常被延误,当衣原体血清学试验与患者临床表现一致时可支持诊断。单次或多次补体结合试验效价为1:64或更高时,可作为诊断的依据。

鹦鹉热嗜衣原体

CDC 已制订鹦鹉热嗜衣原体感染的诊断标准,满足以下条件作为实验室确诊标准:①呼吸道标本中培养出鹦鹉热嗜衣原体;或②间隔至少2周进行补体结合试验或 MIF 检测时抗体效价增加4倍或以上;或③出现早期症状后,MIF 检测单次 IgM 效价>1:16(CDC,1998)。鹦鹉热嗜衣原体可以在细胞培养基中生长,但其毒力强且与实验室获得性感染有关,因此建议仅在具有特殊设备的实验室,由经验丰富的专业人员进行操作。鹦鹉热嗜衣原体感染通常利用血清学诊断。抗体通常在发病第2周末才可被检出,但是早期抗生素治疗可以使抗体延迟数周出现。

肺炎嗜衣原体

目前,FDA 批准的商品化 NAAT 是诊断肺炎嗜衣原体的首选方法。此前,诊断主要基于血清学试验 Grayston et al,1990;Kumar & Hammerschlag,2007),但现在仍偶尔使用。初次感染后2周至3周出现 IgM 抗体,通常在随后的2~6个月下降,以至检测不出,而且再感染时不会再次升高。初次感染后6~8周可检测到 IgG 抗体,并伴随终身,且再次感染1~2周后可升高。CDC 和美国感染性疾病协会(Infectious Disease Society of America,IDSA)推荐的血清学检测方法是用 TWAR 抗原进行 MIF 试验,检测急性期和恢复期双份血清样本中 IgG 抗体效价是否呈4倍或以上增高(Kumar & Hammerschlag,2007)。单次 IgM 抗体效价≥1:16也有助于诊断。遗憾的是,血清学试验并不敏感,尤其对儿童患者,而且可能与支原体(*Mycoplasma*)、二巯丙醇通氏体(*Bartonella*)、耶尔森菌(*Yersinia*)存在交叉反应。肺炎嗜衣原体可以用细胞培养基分离,但其生长较沙眼衣原体困难(Roblin et al,1992)。

治疗

由沙眼衣原体引起的生殖道感染,推荐的治疗方案为:阿奇霉素(1g 口服,1次)或多西环素(100mg 口服,2次/天,7天);其他有效的药物包括红霉素、氧氟沙星或左旋氧氟沙星(CDC,2014)。LGV 需要每日使用多西环素或红霉素,剂量与治疗生殖道感染相同,但疗程为3周。沙眼衣原体引起的眼部感染需要进行全身性治疗:成人使用多西环素或阿奇霉素,新生儿使用红霉素。局部治疗可缓解症状但不能根除病原体。治疗肺炎嗜衣原体感染可选用大环内酯类药物(阿奇霉素或红霉素)替代多西环素。治疗鹦鹉热嗜衣原体感染可选择盐酸四环素或多西环素，疗程 3 周。红霉素可作为替代药物，但对严重感染病例效果较差。

立克次体感染

100 多年前，Arnold Theiler 博士首次报道了第一个立克次体病原体，命名为边缘无形体(*Anaplasma marginale*)，一种靶向感染兽类红细胞的病原体。在随后的 40 年里，发现了 3 种主要引起人类感染的立克次体：普氏立克次体(*Rickettsia prowazekii*)(导致流行性斑疹伤寒)、立氏立克次体(*R. rickettsii*)(导致落基山斑疹热)和斑疹伤寒立克次体(*R. typhi*)(导致地方性斑疹伤寒)。在历史上随着病毒的分子结构和物理特性的明确，立克次体的概念逐渐被认识(Weiss, 1988)。与人类病毒相比，立克次体也需要在真核宿主细胞内进行复制，但它具有类似革兰氏阴性细菌的细胞壁，其生长可被特定的抗生素抑制。立克次体与其他专性细胞内寄生病原体的区别是，它们的生物学特征和经常以节肢动物为媒介的传播特性。现代基因序列分析技术让基于细胞内生长和节肢动物媒介传播的立克次体在传统分类方法上发生了实质性的改变。通过对立克次体目中几个立克次体属 DNA 测序大数据分析发现，大约在 7.5 亿~5 亿年前立克次体逐渐过渡到胞内寄生生活，在 5.25 亿~4.5 亿年前过渡到以节肢动物为媒介(Weinert et al, 2009)。立克次体属已有约 1.5 亿年的历史(Weinert et al, 2009)。在立克次体属内发生了三次重大转变：导致节肢动物性别比例失调，节肢动物传播至脊椎动物的病原体和节肢动物传播至植物的病原体(Weinert et al, 2009)。对人类致病的立克次体属有：立克次体属(*Rickettsia*)、东方体属(*Orientia*)、埃立克体属(*Ehrlichia*)、无形体属(*Anaplasma*)、新立克次体属(*Neorickettsia*)、新埃立克体属(*Neoehrlichia*)、柯克斯体属(*Coxiella*)、二巯丙醇通体属(*Bartonella*)(Dumler et al, 2001; Yu & Walker, 2003)。尽管与立克次体、节肢动物传播很有历史渊源，但二巯丙醇通体可在无细胞的培养基中培养，不属于立克次目(Brenner et al, 1993)。本章按属分类介绍以下疾病：立克次体-落基山斑疹热、南欧斑疹热、非洲蜱咬热、立克次体痘和地方性斑疹伤寒；东方体属-恙虫病；埃立克体属-由查非埃立克体(*Ehrlichia chaffeensis*)引起的人单核细胞埃立克体病，以及伊氏埃立克体(*Ehrlichia ewingii*)引起的人类感染；无形体属-人粒细胞无形体病；柯克斯体属-Q 热；二巯丙醇通体属-猫抓病、杆菌性血管瘤、紫癜、战壕热和南美洲的二巯丙醇通体病。每种病原体引起的临床疾病各有相应的临床症状和病理表现，将各种病原菌导致的疾病进行了临床和病理相结合的分组。总体来说，立克次体病面临相同的诊断难题，需要使用类似的技术加以解决。

立克次体属引起的感染

结构和功能

斑疹热群(spotted fever group)、过渡群(transitional group)和斑疹伤寒群(typhus group)立克次体是遗传学上密切相关的细菌，这些病原体为细长杆菌形态((0.3~0.5) μm×(1~2) μm)，有革兰氏阴性菌的细胞壁，胞壁中含有脂多糖，脂多糖中含有的抗原成分可用于区分斑疹热和斑疹伤寒。所有立克次体均可在宿主细胞中定植并以二分裂方式繁殖。立克次体通过细胞表面抗原(surface cell antigens, Sca)附着到宿主细胞，Sca 抗原属于自主转运蛋白家族，其中的 OmpA(Sca0)和 OmpB(Sca5)蛋白研究较为透彻(Li & Walker, 1998; Uchiyama, 1999)。OmpA 和 OmpB 均存在于斑疹热群立克次体中，但 OmpA 不存在于斑疹伤寒群立克次体中。OmpB 是一种普遍存在于细胞表面的受体 Ku70(一种 DNA 依赖的蛋白激酶)的配体(Martinez & Cossart 2004; Martinez et al, 2005)。立克次体黏附后发生内化，内化时需要依赖含 Ku70 的富胆固醇微区的泛素化。窖蛋白和网格蛋白进一步促进内吞过程。另一方面，OmpA 已被证明可通过其中一个不连续的 RGD 结构域与细胞表面蛋白 α_2-β_1 整合素相互作用(Hillman et al, 2013)。Sca1, Sca2, Sca4 和 Epac 发挥的作用还知之甚少。破坏 Sca2 可以抑制依赖肌动蛋白的运动(Kleba et al, 2010)。

一旦进入细胞内，立克次体通过自身的磷脂酶快速脱离吞噬体(Silverman et al, 1992; Whitworth et al, 2005)。斑疹热群立克次体进入细胞后，可引起宿主细胞一端的纤维状肌动蛋白聚合，使之从宿主细胞释放(Heinzen et al, 1993; Gouin et al, 2004)。具有这种活性的立克次体(如立氏立克次体)比缺乏这种活性的立克次体(如普氏立克次体)能更快地逃离宿主细胞，传染其他细胞，立克次体在宿主细胞内分裂，数量急剧增加，然后宿主细胞破裂和释放出病原体。分子系统学分析提示，对人类致病的立克次体分为 3 个基因群(表 57-3)(Roux & Raoult, 1995; Roux et al, 1997; Stothard & Fuerst, 1995)。斑疹伤寒群包括普氏立克次体(*R. prowazekii*)和斑疹伤寒立克次体(*R. typhi*)。斑疹热群包括：立氏立克次体(*R. rickettsii*)、康氏立克次体(*R. conorii*)、日本立克次体(*R. japonica*)、非洲立克次体(*R. africae*)、帕氏立克次体(*R. parkeri*)、费林德斯岛立克次体(*R. honei*)、西伯利亚立克次体(*R. sibirica*)、艾氏立克次体(*R. aeschlimannii*)、矩头蜱蜱立克次体(*Rickettsia slovaca*)。几个相对较新过渡群的立克次体包括：小蛛立克次体(*R. akari*)、澳大利亚立克次体(*R. australis*)、猫立克次体(*R. felis*)，传统上认为小蛛立克次体、澳大利亚立克次体与斑疹热群种系关系相对较远，但具有相同的脂多糖抗原。截至 2013 年，已发现有 26 个立克次体种(Parola et al, 2013)。

表 57-3 立克次体、东方体属、埃立克体属、无形体属、新立克次体属、新埃立克体属、柯克斯体属和二巯丙醇通氏体属感染

病原体	疾病	地理分布	传播方式
斑点热(spotted fevers)			
立氏立克次体(*R. rickettsii*)	落基山斑疹热	北美洲、中美洲和南美洲	蜱叮咬
康氏立克次体(*R. conorii*)	南欧斑疹热	南欧、非洲、俄罗斯、格鲁吉亚、中东、印度次大陆	蜱叮咬

表 57-3 立克次体、东方体属、埃立克体属、无形体属、新立克次体属、新埃立克体属、柯克斯体属和二巯丙醇通氏体属感染（续）

病原体	疾病	地理分布	传播方式
非洲立克次体（*R. africae*）	非洲蜱咬热	非洲南部、西部和东部，加勒比地区	蜱叮咬
帕氏立克次体（*R. parkeri*）	斑点病	北美洲、南美洲	蜱叮咬
西伯利亚立克次体（*R. sibirica*）	北亚蜱传斑疹伤寒	俄罗斯，中国，蒙古，巴基斯坦，欧洲，非洲	蜱叮咬
日本立克次体（*R. japonica*）	日本斑点热	日本，韩国，泰国	蜱叮咬
费林德斯岛立克次体（*R. honei*）	弗林德斯岛斑点热	澳大利亚，亚洲	蜱叮咬
斯洛伐克立克次体（*R. slovaca*）	淋巴结肿大/坏死红斑和淋巴结病/头皮结痂和颈部淋巴结病（TIBOLA/DEBONEL/SENLAT）	欧洲	蜱叮咬
艾氏立克次体（*R. aeschlimannii*）	斑点热	撒哈拉以南非洲，欧洲	蜱叮咬
黑龙江立克次体（*R. heilongjiangensis*）	远东斑点热	俄罗斯，中国，韩国，日本	蜱叮咬
马赛立克次体（*R. massiliae*）	斑点热	欧洲，阿根廷	蜱叮咬
摩纳哥立克次体（*R. monacensis*）	斑点热	欧洲	蜱叮咬
R. raoultii	淋巴结肿大/坏死红斑和淋巴结病/头皮结痂和颈部淋巴结病（TIBOLA/DEBONEL/SENLAT）	欧洲	蜱叮咬
菲氏立克次体（*R. philipii*）	焦痂相关疾病（温和型）	加利福尼亚，中美洲	蜱叮咬
斑疹伤寒热（typhus fevers）			
普氏立克次体（*R. prowazekii*）	流行性斑疹伤寒	全球潜在性；近几十年流行于非洲，南美洲，中美洲，墨西哥，亚洲	人体虱排泄物
普氏立克次体	复发性斑疹伤寒（Brill-Zinsser 病）	全球范围；曾经患流行性斑疹伤寒人群的现居住地	潜在感染复发
普氏立克次体	流行性松鼠斑疹伤寒	美国	推测是蚤的排泄物或鼯鼠虱
地方性斑疹伤寒立克次体（*R. typhi*）	鼠型斑点伤寒	全球热带及亚热带地区	跳蚤排泄物
过渡群立克次体热（transitional group rickettsial fevers）			
小蛛立克次体（*R. akari*）	立克次体痘	美国，乌克兰，克罗地亚，韩国，土耳其，墨西哥	螨虫咬
澳大利亚立克次体（*R. australis*）	昆士兰蜱传斑疹伤寒	澳大利亚东部	蜱叮咬
猫立克次体（*R. felis*）	蚤传斑疹热	全球范围	推测是蚤咬或其排泄物
恙虫病（scrub typhus）			
恙虫病东方体（*Orientia tsutsugamushi*）	恙虫病	东南亚，日本，中国，斯里兰卡，印度，俄罗斯远东地区，印度尼西亚，印度洋及西太平洋岛，澳大利亚北部	恙螨叮咬
埃立克体病（ehrlichioses）			
查菲埃立克体（*E. chaffeensis*）	人单核细胞埃立克体病	美国，非洲，亚洲	蜱叮咬
伊氏埃立克体（*E. ewingii*）	伊氏埃立克体病（*Ehrlichiosis ewingii*）	美国，非洲，南美洲	蜱叮咬
嗜吞噬细胞无形体（*Anaplasma phagocytophilum*）	人粒细胞无形体病	美国，欧亚大陆	蜱叮咬

表 57-3 立克次体、东方体属、埃立克体属、无形体属、新立克次体属、新埃立克体属、柯克斯体属和二巯丙醇通氏体属感染(续)

病原体	疾病	地理分布	传播方式
腺热新立克次体(*Neorickettsia sennetsu*)	腺热立克次体病(*Sennetsu rickettsiosis*)	亚洲	未知
埃立克体鼠样微生物(*Ehrlichia muris-like agent*)	单核细胞埃立克体病	美国中西部	蜱叮咬
Candidatus Neoehrlichia mykurensis	粒细胞埃立克体病	欧洲,亚洲	未知
柯克斯体属(coxiellosis)			
贝纳柯克斯体(*C. burnetii*)	Q 热	全球范围	吸入由感染动物排出的气溶胶或可能摄入动物制品
二巯丙醇通体属(bartonelloses)			
杆菌状二巯丙醇通体(*B. bacilliformis*)	奥罗亚热(Oroya fever),秘鲁疣(Verruga peruana)	南美洲西部	白蛉叮咬
汉氏二巯丙醇通体(*B. henselae*)	猫抓病,杆菌性血管瘤(bacillary angiomatosis)及紫癜,心内膜炎,骨髓炎,视神经视网膜炎,淋巴结炎	全球范围	小猫抓伤、咬伤,猫蚤
克拉里奇二巯丙醇通体(*B. clarridgeiae*)	猫抓样病	可能全球范围	推测为猫抓或猫咬
昆塔纳二巯丙醇通体(*B. quintana*)	战壕热(trench fever),心内膜炎,杆菌性血管瘤	全球范围	体虱排泄物
凯勒二巯丙醇通体(*B. koehlerae*)	心内膜炎,淋巴结炎	美国加利福尼亚州	猫抓
罗查利马二巯丙醇通体(*B. rochalimae*)	菌血症,发热,脾肿大	美国	未知
塔米亚二巯丙醇通体(*B. tamiae*)	发热性疾病	泰国	未知
文氏二巯丙醇通体(文氏亚种、阿如波亚种、伯氏亚种)[*B. vinsonii* (*subsp. arupensis*, *vinsonii*, *berkhoffii*)]	菌血症,心内膜炎	美国	狗,啮齿类动物
瓦肖二巯丙醇通体(*B. washoensis*)	心肌炎,脑膜炎	美国	蚤
蜱蝇二巯丙醇通体(*B. melophagi*)	菌血症	美国	绵羊
B. ancashi	秘鲁疣	秘鲁	未知
格雷厄姆二巯丙醇通体(*B. grahamii*)	视神经视网膜炎	英国	啮齿动物,蚤

落基山斑疹热

所有立克次体病中落基山斑疹热病情最为严重,即使患者是接受正规抗生素治疗、无基础疾病、免疫力正常的儿童和年轻人,病死率也高达 5%(Dalton et al, 1995; Paddock et al, 1999)。立氏立克次体通常寄生于蜱中:在美国东部 2/3 的地区和加利福尼亚州,寄生宿主是一种美国犬蜱-变异矩头蜱(*Dermacentor variabilis*);在美国西部,寄生宿主是落基山硬蜱——安氏革蜱(*D. andersoni*);在墨西哥、巴西和亚利桑那州,宿主是棕色犬蜱-血红扇头蜱(*Rhipicephalus sanguineus*);在南美,宿主是卡延钝眼蜱(*Amblyomma cajennense*)和奥罗钝眼蜱(*A. aureolatum*)。这些蜱在生活史的各阶段(幼虫、若虫、成虫)均带有立氏立克次体,并经卵巢代代相传。约有 1/1000 的蜱携带立氏立克次体,成为致病性蜱(Niebylski et al, 1999)。新品系的蜱可通过吸食立克次体感染的啮齿动物血而被感染,并经卵巢传代,以维持立克次体数量(Gage et al, 1990)。

人通过接触携带立氏立克次体的蜱发生感染(Helmick et al, 1984)。尽管近几年除夏威夷、阿拉斯加和佛蒙特州外,美国几乎每一个州均报道了落基山斑疹热病例,但发病率最高的是南大西洋各州,从马里兰州到佐治亚州、俄克拉何马州中南部、密苏里州、阿肯色州和田纳西州。感染大多数情况发生在春末夏初,但在南纬度地区少数感染病例可发生在冬季。发病率最高的是儿童、退休成人和其他在户外活动中暴露于蜱虫的人群。30 岁以上人群的死亡率较高。暴发性落基山斑疹热(患病第 5 天死亡)的发生与中度溶血有关,如发生在缺乏葡萄糖-6-磷酸脱氢酶(G6PD)的非洲裔美国男性(Walker et al, 1983)。

立克次体通过蜱的唾液腺分泌物进入人体皮肤，6~10 小时后通过血液播散到全身。感染的靶标为血管内皮细胞，有些可同时侵入邻近的血管平滑肌细胞。感染的内皮因产生活性氧导致细胞膜损伤（Silverman et al，1992；Silver-man，1997）。内皮的损伤（由立克次体直接引起或由细胞因子/趋化因子间接介导）造成血管通透性的增加，导致水肿、血容量不足和低血压（Sahni et al，2013；Woods & Olano，2008）。中枢神经系统（CNS）和肺部血管损伤引起的立克次体脑膜脑炎和非心源性肺水肿，可危及生命。在感染早期，表现为血管内皮细胞内有立克次体，无血栓或细胞反应。晚期，血管周围有淋巴细胞浸润，表现为间质性肺炎、间质性心肌炎、脑血管周围神经胶质结节以及真皮、胃肠道、肝脏、骨骼肌和肾脏中类似的血管病变。严重者可伴有脑白质以外的脑组织局灶性出血，但小梗死较少见。

蜱咬后 2~14 天，患者开始出现发热、头痛和肌痛等临床症状（Kaplowitz et al，1981）。在发病前 3 天，常表现为恶心、呕吐、腹痛、触痛、腹泻等症状。皮疹通常在第 3~5 天出现，开始常出现在手腕和脚踝周围，稍后出现在手臂、腿部和躯干。随后皮疹变为斑丘疹，半数患者表现为中心性瘀斑。手掌和脚底特征性斑疹，是一种晚期临床表现，可在半数患者中出现。肾衰竭的出现标志着感染进入非常严重的阶段。中枢神经系统受累往往预后不良。8%~10%的病例可发生癫痫和昏迷，常导致死亡。半数病例可表现为血小板减少症，但弥散性血管内凝血很罕见（Elghetany & Walker，1999）。

非洲蜱咬热，南欧斑疹热和其他斑点热

康氏立克次体（*R. Conorii*）已经在欧洲南部、非洲北部、东部和南部、以色列、土耳其、印度、巴基斯坦、俄国、格鲁吉亚和乌克兰等地被分离。康氏立克次体的生态学和南欧斑疹热的流行病学与蜱密切相关，特别是血红扇头蜱（*R. sanguineus*），血红扇头蜱中的立克次体可经卵巢传代，并通过叮咬感染人类（Walker & Fishbein，1991）。美国和北欧从地中海流域的旅游者中发现了输入性病例。住院患者的死亡率为 1.4%~5.6%，特别是有糖尿病和酗酒等基础性疾病患者（de Sousa et al，2008）。非洲南部旅游者中非洲立克次体（*R. africae*）感染率较高，但症状较轻（McQuiston et al，2004）。最近在美洲报道由帕氏立克次体（*R. parkeri*）引起的感染病例，临床症状与非洲立克次体感染类似，两者实质上是同种立克次体（Paddock et al，2004，2008）。蜱叮咬焦痂是多样性的，常伴局部淋巴结肿大，典型的皮疹稀疏，偶尔伴水疱，多数情况下无水疱。已在俄罗斯、中国、蒙古和巴基斯坦等地分离出了西伯利亚立克次体（*R. sibirica*），在亚洲、欧洲和非洲分离出一株明显不同的内蒙古立克次体（*R. mongolitimoniae*），其感染病例中半数以上可发生焦痂近端的淋巴管炎。日本已检出了日本立克次体（*R. japonica*），其感染在韩国和泰国也有报道。由澳大利亚立克次体（*R. australis*）引起的感染仅在澳大利亚发生，费林德斯岛立克次体（*R. honei*）引起的感染在澳大利亚和亚洲均有文献报道。经过平均 7 天的潜伏期，患者以发热、头痛和肌痛起病。在此时仔细检查皮肤，通常可以发现焦痂。斑点热的典型病变是在蜱叮咬并注入立克次体的部位形成黑斑或焦痂（Walker et al，1988）。康氏立克次体在焦痂部位引起的内皮感染和损伤可导致真皮和表皮坏死及血管周围水肿。

宿主防御系统杀伤细胞内立克次体的机制包括：感染真皮的血管周围浸润的 T 淋巴细胞和巨噬细胞分泌细胞因子，诱导产生氧化亚氮、活性氧和限制细胞内色氨酸发挥杀伤作用，并由细胞毒性 CD8+T 淋巴细胞触发靶细胞凋亡（Herrero Herrero et al.，1987；Valbuena et al.，2002；Walker et al，2001）。通过 γ-干扰素和肿瘤坏死因子 α 等细胞因子激活内皮细胞，发挥细胞内杀伤立克次体活性，并最终由细胞毒性 T 淋巴细胞介导将立克次体清除。内皮细胞播散性立克次体感染导致的斑丘疹、脑膜脑炎以及肺、肾脏、胃肠道和心脏的血管病变（Walker & Gear，1985）。肝细胞多灶性坏死和肉芽肿样病变导致肝转氨酶水平中度增加（Walker et al，1986）。

其他与人类疾病相关的斑点热立克次体包括艾氏立克次体（*R. aeshlimannii*）、黑龙江立克次体（*R. heilongjiangensis*）、马赛立克次体（*R. massiliae*）、摩纳哥立克次体（*R. Monacensis*）、菲氏立克次体（*R. philipii*）、瑞士立克次体（*R. helvetica*）、*R. raoultii*、斯洛伐克立克次体（*R. slovaca*）和 *R. tamurae* 等（Parola et al，2013）。

立克次体痘

在自然界中，小珠立克次体（*R. akari*）由 *Mus musculus* 小家鼠的外皮寄生物革螨——血异皮螨（*Liponyssoides sanguineus*）经卵巢传播。目前只在美国、克罗地亚、乌克兰、土耳其、墨西哥和韩国发现了小珠立克次体，这可能与缺乏对立克次体的调查监测有关，而非其实际的地域分布。

螨叮咬部位的丘疹经过约 10 天的潜伏期，进一步进展成 1~2.5cm 的焦痂。疾病以寒战、发烧、不适、严重头痛和肌痛起病。2~6 天后出现皮疹，初为斑丘疹，后期为丘疹，典型病例为脓疱和（或）水疱。一些患者伴有恶心、呕吐、咽炎、畏光、脾肿大和颈项强直。

焦痂的组织病理学检查显示表皮凝固性坏死，表皮下血管损伤和血管周围淋巴细胞浸润，其中单核巨噬细胞是感染的主要靶细胞（Brettman et al，1981；Kass et al，1994；Walker et al，1999）。局部淋巴结病变和皮疹提示小珠立克次体可能分别通过淋巴和血液传播。

蚤传斑疹热

猫立克次体（*R. felis*）是一种广泛分布的病原体，媒介为猫蚤[栉头蚤（*Ctenocephalides felis*）]，寄生于负鼠，经卵巢传播。在北美、欧洲、非洲、澳大利亚和亚洲已有人类感染的报道（Schriefer et al，1994a；Zavala-Velazquez et al，2000；Raoult et al，2001；Parola et al，2003）。

鼠型斑疹伤寒和虱传斑疹伤寒

目前，地方性蚤传斑疹伤寒立克次体感染和鼠型斑疹伤寒是美国最重要的斑疹伤寒，在全世界的温暖地区均发病（Azad，1990）。美国大多数病例集中在得克萨斯州和加利福尼亚州。

历史上，流行性的虱传普氏立克次体感染对战事结局产生了重大的影响，如同战争、饥荒和自然灾害祸一样导致人口减少（Zinsser，1935；Patterson，1993）。普氏立克次体感染主要集中于世界上的一些非常贫困地区，并再现于布隆迪内战期间、

安第斯山脉极度贫困的土著居民区以及其他社会经济条件不稳定的地区。20 世纪 90 年代，俄罗斯暴发了一次普氏立克次体感染(Tarasevich et al,1998)。来自斑疹伤寒疫区的移民体内潜伏的普氏立克次体，可在初次感染后数年复发感染，即复发性斑疹伤寒(也称为 Brill-Zinsser 病)。这些患者在体虱感染率高的人群中可引发斑疹伤寒暴发。在美国地方性普氏立克次体感染的传播与自然感染周期中的飞鼠[南方鼯鼠(*Glaucoma volans volans*)]及其皮肤寄生虱有关(McDade et al,1980;Reynolds et al,2003)。潜伏期为 10~14 天，该病较同类的地方性斑疹伤寒更为严重。皮疹出现率不同，很大程度上与皮肤颜色相关(皮肤颜色影响皮疹的识别)。80%的患者可出现神经系统症状。40%~70%的病例可出现呼吸道症状。在未进行抗生素治疗时，病死率高达 60%，经合适的抗生素治疗后病死率为 4%(Brouqui & Brouqui,2012)。

鼠型斑疹伤寒多发生在黑鼠(*Rattus rattu*)、褐鼠(*R. norvegicus*)和东方鼠蚤流行的热带和亚热带沿海地区(Azad,1990)。鼠蚤从感染鼠的血液中吸取立克次体，并终生携带。经卵巢传播发生率低，因此，水平传播至其他鼠是自然周期中斑疹伤寒立克次体传代的关键因素。其他哺乳动物-节肢动物循环也维持了立克次体的传代，并最终感染人类[如，在得克萨斯州和加利福尼亚州洛杉矶及南部的少数几个其他市的猫蚤(栉头蚤)、负鼠循环等](Schriefer et al,1994b)。2002 年，夏威夷也暴发了地方性斑疹伤寒，波及五个岛屿(绝大多数病例发生于毛伊岛)，但动物传染源尚未确定。目前该病仍流行于毛伊岛、考艾岛和瓦胡岛，并且血清学研究显示此区域内黑鼠、褐鼠、波利尼西亚大鼠(*R. exulans*)和 *Mus musculus* 家鼠体内存在斑疹伤寒立克次体(CDC MMWR,2003)。

感染跳蚤的粪便中存在大量立克次体，可经抓挠破损皮肤进入人体。此外，部分病例通过吸入含有立克次体的干燥跳蚤粪便的气溶胶或跳蚤叮咬引起感染。约有 0%~40%的患者曾被跳蚤咬伤。潜伏期 1~2 周，患者首发症状为发热，一些病例可伴严重头痛、寒战、肌痛和恶心。在第 5~6 天，80%浅肤色患者和 20%的深肤色患者可见斑疹或斑丘疹，主要位于躯干。少部分患者出现咳嗽和肺部浸润。严重者可出现昏迷、癫痫发作和其他神经系统体征。约 10%的住院患者需要进入重症监护病房，1%~2%的鼠型斑疹伤寒患者死亡(Dumler et al,1991)。2%~10%的病例出现中枢神经系统并发症，发生于急性感染后期(第 10 天至 3 周)。

鼠型斑疹伤寒的病理损伤为血管内皮肿胀和血管周围淋巴组织细胞浸润，累及真皮、中枢神经系统、肺、心脏、胃肠道和肾脏(Walker et al,1989)。最严重的后果是脑脊髓膜炎和弥漫性肺泡损伤。

立克次体作为生物恐怖战剂

普氏立克次体可用作生物恐怖的战剂，为法律严格管制的病原体，仅限于已注册科学家在严格的安保和安全法规认可的实验室使用。该生物存在于自然界中，可被收集和繁殖，并且极低剂量的气溶胶即可引起感染。之前，立氏立克次体也被认为可用于生物恐怖战剂，但 2012 年 CDC 将其从名单中去除。

如果没有及时诊断和治疗，健康人感染后死亡率为 15%~25%。基因工程改造可使病原菌对有效的抗生素(如四环素和氯霉素)获得性耐药，使流行性斑疹伤寒成为不治之症(walker,2003)。虽然斑疹伤寒立克次体或康氏立克次体感染的病死率较低，但生物恐怖传播可造成民众恐慌，并给医疗和公共卫生带来巨大压力。

实验室诊断

大多数传染病须在急性期明确诊断，并制订关键治疗决策，而立克次体病与之不同，通常是在急性期结合临床流行病史进性假设性诊断，并进行经验性治疗(Kaplowitz et al,1981;Botelho-Nevers et al,2012)。在疾病早期进行血清学诊断往往得到的是错误的结果，只有在恢复期出现血清抗体 4 倍或以上的升高才能明确诊断。即使是使用最敏感的血清学方法，仅有不到 20%的患者体内可检出立克次体的特异性抗体。现阶段可使用的其他诊断方法包括：免疫组织化学方法检测皮肤病变部位立克次体，免疫细胞学检测脱落的循环血管内皮细胞中立克次体，聚合酶链反应(PCR)检测血液和组织标本中的立克次体 DNA(Furuya et al,1995;Schriefer et al,1994a;Sexton et al,1994;Tzianabos et al,1989;Williams et a,1994)，培养血液或组织标本中的立克次体，但这些检测方法在大多数临床实验室不能开展。

在第一次世界大战(Wolbach,1918)期间及结束后，沃尔巴赫(Wolbach)首次用吉姆萨(Giemsa)染色从落基山斑疹热和流行性虱传斑疹伤寒患者组织中发现了立克次体。该方法可以算得上是一门失传的艺术，特别注重立克次体的固定和染色细节，这在当代组织学实验室很难做到。改良的 Brown-Hopps 方法可对立克次体小部分结构着色，表现为内皮细胞内的细小杆菌。比较灵敏和特异性的方法是用斑疹热或斑疹伤寒群特异性抗体进行免疫组化试验、免疫荧光试验及免疫酶染色试验，观察组织中的立克次体(Kaplowitz et al,1983;Walker et al,1989,1997,1999;Dumler et al,1990)。通过免疫组化法对落基山斑疹热患者的皮肤活检组织进行染色，敏感性为 60%~80%，特异性接近 100%。非洲蜱叮咬热，经免疫组化法检出皮疹和焦痂中的立克次体，可确诊南欧斑疹热、非洲蜱咬热、鼠斑疹伤寒和立克次体痘。使用针对斑疹热群立克次体细胞壁脂多糖特异性抗原决定簇的单克隆抗体，可检测经甲醛溶液固定、石蜡包埋组织中的立氏立克次体、帕氏立克次体、康氏立克次体、小珠立克次体、日本立克次体、澳大利亚立克次体、非洲立克次体、费林德斯岛立克次体和西伯利亚立克次体，同样，斑疹伤寒群脂多糖特异性单克隆抗体可用于检测伤寒立克次体和普氏立克次体(Walker et al,1997b)。目前，尚无诊断立克次体感染的免疫组化商品化试剂，但可利用研究型实验室研发的抗体开发立克次体群特异性诊断试剂盒。

一种独特的诊断方法是免疫细胞学试验，即：利用包被抗人血管内皮细胞表面抗原的单克隆抗体的免疫磁珠，从患者血标本中捕获脱落的循环内皮细胞中的康氏立克次体(R. Dorcourt et al,1992;La Scola & Raoult,1996a)。该方法检测南欧斑疹热单份血标本的灵敏度为 58%，并且可在出疹前进行检测，而针对皮肤活检进行免疫组化诊断，则必须等皮疹出现后。

PCR 已被成功应用于多种临床样本中立克次体的检查，包括患者的焦痂或皮疹活检组织、外周血、白细胞、血浆、尸检组织和患者中获得的节肢动物，可检测的立克次体包括：立氏立克次体、康氏立克次体、日本立克次体、非洲立克次体、帕氏立克次体、猫克次体、小珠立克次体、西伯利亚立克次体、斯诺伐克立克次体、艾氏立克次体、斑疹伤寒立克次体和普氏立克次体。检测的靶基因包括 17kDa 脂蛋白基因、*gltA*、*rrs*、*groEL*、*ompA* 和 *ompB*。但该方法在以下情况不能检出立克次体的核酸：感染早期，或在机体产生免疫反应后，或进行有效的抗微生物治疗后（Tzianabos et al，1989；Schriefer et al，1994a；Sexton et al，1994；Furuya et al，1995；Roux & Raoult，1999；Leitner et al，2002；Walker，2003；Fournier & Raoult，2004；Ndip et al，2004；Stenos et al，2005；Kidd et al，2008；Nascimento et al，2009；Prakash et al，2009）。

立克次体的分离一般由专家在 3 级生物安全防护的参考和研究实验室中，利用无抗生素、经离心增强后的壳瓶培养完成。

立克次体血清学检测的金标准是间接免疫荧光抗体（IFA）检测（Kaplan & Schonberger，1986）。间接免疫过氧化物酶抗体试验可产生相似的结果。在美国，IFA 检测抗体滴度≥1∶64，结合临床流行病学资料，可诊断斑疹热群和斑疹伤寒群立克次体感染。在一些立克次体抗体阳性率高的国家，可能存在非致病性立克次体或亚临床感染或未确诊的感染病例，因此，需要更高的 IFA 检测抗体滴度才能进行诊断。无论如何，IFA 抗体效价至少为 1∶64，但通常为 1∶256 或更高；且恢复期效价有 4 倍以上的升高具有诊断价值。IFA 诊断落基山斑疹热的敏感性为 94%～100%，特异性为 100%。敏感性和特异性随着患病天数的增加而增加。感染第 30 天，几乎所有病例都可以用血清学诊断。以 IgG≥1∶128 和 IgM≥1∶32 为参考值，间接免疫过氧化物酶检测可取得与 IFA 相似的效果，且仅需光学显微镜而无需荧光显微镜。

商品化的血清学检测方法包括间接免疫荧光试验、乳胶凝集试验和标准固相酶联免疫试验（Kelly et al，1995）。乳胶凝集和固相酶联免疫试验可提供有价值的诊断信息，且不需要昂贵设备，但结果通常不如 IFA 可靠。随着落基山斑疹热的公共卫生案例报告的增加，实验室依靠酶免疫检测的频率大大增加。研究表明一大部分接触蜱的人群体内长期存在一定滴度的抗体，这与曾受低致病性的斑疹热群立克次体刺激有关（Graf et al，2008）。外斐试验，是应用普通变形杆菌（*Proteus vulgaris*）OX-19 和 OX-2 菌株进行的非特异凝集反应（Kaplan & Schonberger，1986），因其敏感性和特异性差，除非是在没有其他方法可用的发展中国家，该试验不应再被使用。因抗体出现较迟，血清学检测几乎对治疗决策没有帮助。

一项很有前景的技术是蛋白质微阵列技术，该技术通过利用 ORF 库获得重组蛋白，之后进行荧光检测，可用于检测低水平的立克次体特异性循环抗体（Vigil et al，2011）。

治疗

针对立克次体病尚缺乏严格的双盲随机分组临床研究。虽然对几种主要致病立克次体的体外药物敏感性研究数据已发表，但方法尚未标准化，所以尚无最小抑菌浓度（minimum inhibitory concentration，MIC）折点。人类立克次体病的研究多为回顾性研究。

通常，立克次体对四环素、氟喹诺酮、氯霉素和利福平敏感，其次是大环内酯类抗生素（Rolain et al，1998；Raoult & Drancourt，1991）。所有立克次体对氨基糖苷类、β-内酰胺类、头孢菌素类和磺胺类药物天然耐药。事实上，磺胺类药物禁止用于治疗立克次体病，因其可导致病情加重，甚至致死。立克次体病治疗的标准方案是多西环素，包括年龄小于 8 岁的患者，因其致牙齿变色及在骨骼中沉积的概率最小。与其他抗菌药物相比，多西环素退热更快，并且能更好地防止疾病恶化。替代药物包括四环素、氯霉素和部分大环内酯类及氟喹诺酮类。治疗持续时间取决于疾病的严重程度和感染的立克次体种类。通常，轻症立克次体感染仅需单次剂量的多西环素，而落基山斑疹热（RMSF）和流行性斑疹伤寒感染仅单次剂量治疗时常会复发，需治疗几天时间（Botelho-Nevers et al，2012）。报道显示，RMSF 发病率上升，氯霉素治疗会增加死亡率（Dalton et al，1995a）。儿童和孕妇的替代药物包括大环内酯类（阿奇霉素和克拉霉素）和利福平。

恙虫病东方体引起的恙虫病

恙虫病东方体（*Orientia tsutsugamushi*）（以前属于立克次体属）细胞壁革兰氏染色呈阴性，与斑疹热群和斑疹伤寒群立克次体不同，超微结构显示它的细胞壁有较厚的外膜和较薄的内膜，主要蛋白不同，并缺少脂多糖（Tamura et al，1995）。恙虫病东方体通过纤连蛋白、56kDa 大小的主要表面蛋白、Sca7（自主转运蛋白）和 47kDa 大小的表面蛋白黏附于宿主细胞受体（整合素 α_1-β_1 和多配体蛋白聚糖 4），随后通过网格蛋白依赖的内吞途径进入细胞内。恙虫病东方体脱离吞噬体，在胞质中发育（Ge & Rikihisa，2011）。然后恙虫病东方体以出芽的方式从宿主细胞中释放，结合有宿主细胞膜成分。恙虫病东方体经卵巢传代，并在纤恙螨属（*Leptotrombidium*）的幼虫体内寄生（Traub et al，1978）。感染的卵细胞孵化出幼虫，这是唯一需要寄生于动物宿主的阶段。其稚虫和成虫生活在土壤中，以昆虫卵为食。携带立克次体的恙螨幼虫叮咬鼠后，鼠会感染上立克次体。但被恙螨幼虫叮咬的鼠不会将感染传给后代。因此，恙虫病立克次体的生活史中人类和鼠仅是偶然宿主，而不是必需的最终宿主。恙虫病发生的地理区域为日本、俄罗斯、韩国以北；澳大利亚、印度尼西亚以南；巴基斯坦以西；菲律宾和密克罗尼西亚以东地区。感染地区内植被茂密，有丰富的鼠种群可使大量的恙螨得以生存。预计每年有一百万感染病例，未进行抗生素治疗时死亡率估计为 10%（Watt & Parola，2003；Watt & Walker，2006）。根据智利、迪拜、非洲的恙虫病东方体感染报道，推测其地理分布可能更广泛（Osuga et al，1991；Ghorbani et al，1997；Izzard et al，2010；Balcells et al，2011）。在中国，长江以北地区已有报道，而且流行地域逐渐扩大。目前，已知有超过 70 种的恙虫病东方体，但不同菌株和疾病严重程度相关性的研究尚未见报道。

恙虫病立克次体更常感染内皮细胞而不是巨噬细胞（Moron et al，2001）。基本的病理损伤是在恙螨叮咬的局部及脑、肺、心、胃肠道、肾及皮肤等部位引起血管炎，伴有血管周围淋巴组织炎症。

恙螨叮咬 6～21 天后，患者开始出现发热、头痛症状，部分患者会出现肌痛、咳嗽和胃肠道症状（Watt & Parola，2003）。

在发热之前,有半数的西方人会有皮肤焦痂,但在美国本土患者很少出现。同样,有半数初次感染的西方人在发病后第2~9天出现斑疹或斑丘疹。危重病患者会出现低血压、肺炎、脑膜炎、急性肾衰竭和出血现象。除非使用适当的抗菌药物治疗,否则有7%的病例死亡。感染的严重程度与感染的病原体数量相关(Sonthayanon et al,2009)。恙虫病可能发生在登山者和其他去过恙螨流行区域的旅行者中。

为了在流行地区诊断恙虫病,需要确定该地区人群的临界值(cutoff值)。如对某地区,间接免疫荧光检测(IFA)滴度为≥1∶400,其诊断特异性为96%,灵敏性为48%。首选的血清学诊断标准是其效价4倍以上增高(Blacksell et al,2007)。然而由于该病的区域性和各地恙虫病病原体的变异性,确定IFA的cutoff值是很困难的。实验标准化的关键是应首先确定需要用哪种抗体、哪种抗原。理论上,广泛存在于恙虫病东方体并且有种属特异性的抗原是最佳的免疫分析靶抗原。间接免疫过氧化物酶试验不需要荧光显微镜。奇异变形杆菌株OX-K凝集试验更容易实施,但不敏感。表面蛋白56kDa为恙虫病东方体的主要免疫原,以重组蛋白56kDa作为抗原的血清学试验,包括胶体金快速试条检测法和IgM捕获酶酶联免疫吸附法,已取得很好的结果(Ching et al,2001;Coleman et al,2002;Jang et al,2003;Jiang et al,2003)。然而56kDa抗原在不同菌株中具有高度变异性,可能在某一地区有效,但是在另一地区就不具有敏感性和特异性。

PCR已应用于恙虫病的诊断超过十年时间(Murai et al,1992;Furuya et al, 1993;Kawamori et al, 1993;Sugita et al,1993),实践证明该方法有效,而且可检测焦痂标本(Manosroi et al,2003;Saisongkorh et al,2004;Kim et al,2006;Paris et al,2008,2009)。实时PCR具有高敏感性和高特异性,并且检测速度较快(Jiang et al,2004)。等温扩增技术也成功应用于恙虫病的诊断(Paris et al,2011)。核酸体外扩增技术也需要标准化,因为不同试验靶向检测的基因不同,有些基因在菌株中存在变异性,包括56kDa抗原。此外,使用PCR扩增血液中的DNA诊断立克次体病,必须在患者立克次体菌血症期,而一些轻症病例或患者对病原体产生免疫反应后,则极少或不出现立克次体血症。毫无疑问,联合核酸体外扩增技术和成熟的血清学试验可提高恙虫病诊断准确度。2011年提出的恙虫病诊断标准为:①细胞分离培养阳性;②使用IFA测得IgM滴度≥1∶12 800;③IFA的IgM效价增加4倍或以上,和(或)④在3次不同靶基因的PCR试验中有至少2次检测出恙虫病东方体(Paris et al,2011)。

多西环素、四环素和阿奇霉素被认为是治疗恙虫病的一线药物。氯霉素、泰利霉素和利福平是很好的替代药物。然而,在泰国北部已有氯霉素治疗无效的病例报道,以及多西环素耐药的散发病例报道(Miyamura et al,1989;Strickman et al,1995;Watt et al,1996,2000;Kim et al,2004;Liu et al,2006;)。通常,恙虫病东方体对氟喹诺酮类天然耐药(Tantibhedhyangkul et al,2010)。

埃立克体属和无形体属感染

结构和功能

无形体科(*Anaplasmataceae*)[立克次体目(*Rickettsiales*)]由埃立克体属(*Ehrlichia*)、无形体属(*Anaplasma*)、新立克次体属(*Neorickettsia*)、新埃立克体属(*Neoehrlichia*)和沃尔巴克体属(*Wolbachia*)共5个属组成。埃立克体科和无形体科很小(0.5μm)、经蜱传播、专性细胞内寄生、呈革兰氏染色阴性球杆状,它存在于白细胞细胞质的空泡中形成致密的核心细胞体(感染型)和网状细胞体(分裂型)(Yu & Walker,2003)。这种液泡内的细菌小集落经瑞氏-吉姆萨染色后形似桑葚,因此称为桑葚体(morula)。新立克次体科类似小的转性细胞内细菌,它存在于吸虫体内,这些吸虫寄生于水生螺类、昆虫、蝙蝠和鱼,其他动物可通过食入寄生宿主而被感染,例如:狗食用了太平洋西北部含吸虫寄生的鲑鱼而感染了蠕虫新立克次体(*Neorickettsia helminthoeca*)。沃尔巴克体属(*Wolbachia*)存在于节肢动物和丝虫中[例如盘尾丝虫(*Onchocerca volvulus*)],也是人类疾病的病原体。

埃立克体和无形体一直作为动物病原体进行研究,最近发现也可引起人类感染。近期已在人类标本中检出,近代分子生物学快速分析发现,一种以鹿类为宿主的蜱分布数量和区域日益增加。在美国,已报道可感染人类的埃立克体和无形体有查菲埃立克体(*E. chaffeensis*)、伊氏埃立克体(*E. ewingii*)、嗜吞噬细胞无形体(*A. phagocytophilum*),以及一种在中西部新发现的未命名的新种,由于其与一种小鼠病原体的小鼠埃立克体(*E. muris*)有很高的基因相关性,故称作小鼠样埃立克体(*E. muris*-like agent,EMLA)。腺热新立克次体(*Neorickettsia sennetsu*)发现于亚洲,引起的疾病类似传染性单核细胞增多症。这些病原体共同的致病机制是分泌串联重复序列蛋白,并转运到宿主细胞核和细胞质上,且与宿主细胞基因组的几个区域相互作用,调节宿主基因和胞质蛋白表达,有利于病原菌生存和致病(Wakeel et al,2010)。

人单核细胞埃立克体病

查菲埃立克体(*E. chaffeensis*)由蜱传播,主要是美洲钝眼蜱(*Amblyomma americanum*)[俗称为孤星蜱(Lone Star tick)],也可以是变异炬头蜱(*Dermacentor variabilis*)和太平洋硬蜱(*Ixodes pacificus*)(Anderson et al,1992a;Ewing et al,1995;Kramer et al,1999)。病例主要发生在农村,并有季节性(68%发生在5月到7月)(Fishbein et al,1994;Olano et al,2003a)。有报道鹿是储存宿主,被感染的狗和狼也是潜在的储存宿主。蜱的幼虫和若虫在吸血时被感染,在蜱蜕变发育的不同阶段都携带有埃立克次体,随后通过吸血使宿主感染,造成病原体传播。蜱的幼虫和若虫吸血后可被感染,在蜕皮发育的各阶段均携带埃立克体,并在下一次吸血时传播感染。埃立克体不能经卵巢传播。美国已有47个州报道了人单核细胞埃立克体病(human monocytotropic ehrlichiosis,HME),大多数病例发生在美洲钝眼蜱(*A. americanum*)活动范围内,包括从新泽西到堪萨斯州以南的美国南部1/3的范围内。报告病例数量以俄克拉何马洲、密苏里州、阿肯色州、田纳西州、北卡罗来纳州和马里兰州居多。

自从1987年美国报告第一例人埃立克体病以来,前瞻性研究证实了实验室确认的查菲埃立克体感染发生率超过落基山斑点热,比被动报告高出两个数量级(Olano et al,2003b;Demma et al,2005)。人埃立克体病可能是美国最严重的蜱传播感染性疾病。大约有3%的病例死亡,如果没有有效的抗生素治疗，患者死亡率可能更高（Fichtenbaum et al，1993；Fishbein et al，1994）。41%～62%的患者需要入院治疗，可以反映出其严重性（Fishbein et al，1994；Olano et al，2003a，2003b）。虽然严重的病例常见于老年人，但儿童也是易感人群（Schultze & Jacobs，1997）。CDC 的一项大规模队列研究显示，该病病程中位数为 23 天（含治疗病例在内）。体征和症状为全身性、无特异性临床诊断特征［百分比表示医学文献中报道的六项大规模队列研究的平均值：发热（98%）、头痛（63%）、关节痛（47%）、精神委靡（61%）、肌痛（58%）、畏食（47%）、恶心（48%）、呕吐（35%）、皮疹（刚发病时 6%，发病第一周 25%，全程都有的病例占 36%，儿童的发病率为 67%）、局部淋巴结肿大（27%）、咳嗽（23%）、咽炎（24%）腹泻（21%）、腹痛或压痛（18%）、肝大（9%）、畏光（17%）、意识模糊（22%）、昏睡（7%）和昏迷（2%）］（Fishbein et al，1994；Olano et al，2003b，2003b；Schutze & Jacobs，1997；Eng et al，1990）。严重的并发症包括成人呼吸窘迫综合征、弥散性血管内凝血和肾功能不全。临床实验室检查发现白细胞减少症（60%）、血小板减少（68%）、肝转氨酶升高（86%）。中枢神经系统受损表现为癫痫和昏迷，其脑脊液（cerebrospinal fluid，CSF）中细胞增多、蛋白升高、可检出查非埃立克体，在尸检时可发现脑部病变（Dunn et al，1992；Ratnasamy et al，1996；Walker & Dumler，1997）。疾病的严重程度与年龄相关（Olano et al，2003a；Fishbein et al，1994）。在免疫功能低下的患者中，包括获得性免疫缺陷综合征（AIDS）患者，人单核细胞埃立克体病是一种严重的感染，表现为埃立克体大量增殖，导致患者死亡（Paddock et al，1993；Walker & Dumler，1997）。轻度和持续性感染也有报道（Dumler et al，1993b）。

经蜱咬途径入血后，查非埃立克体通过淋巴和（或）血液途径扩散。已在骨髓、外周血（罕见）、肝窦、脾脏、淋巴结、脑膜、肾、胃肠道和心外膜的单核细胞和巨噬细胞中检查出了埃立克体桑葚体（Dumler et al，1993a；Walker & Dumler，1997；Sehdev & Dumler，2003）。骨髓检查常显示肉芽肿，骨髓增生和巨核细胞增多症。其他有报道的病变有：肾脏、脑膜、脑和心脏血管周围淋巴组织细胞浸润，间质单核细胞性肺炎，肝脏、淋巴结和脾脏点状凋亡样细胞死亡，弥漫性网状内皮细胞增生，红细胞吞噬和胆汁淤积。

伊氏埃立克体引起的人类感染

1971 年首次发现伊氏埃立克体（*E. ewingii*）为犬类病原体，也可以通过美洲钝眼蜱感染白尾鹿（Ewing et al，1971；Anziani et al，1990）。它与查非埃立克体有共同抗原，但主要感染中性粒细胞。大部分患者为免疫功能低下（AIDS、器官移植）人群，表明免疫功能正常人群可能对该病相对有抵抗力（Buller et al，1999，Paddock et al，2001）。

人感染犬埃立克体病

迄今为止，已有约 20 例犬埃立克体（*E. canis*）感染人类的报道（Perez et al，1996，2006）。症状和体征与人单核细胞埃立克体病非常相似，但病情相对较轻。

鼠埃立克体样感染

所有病例都出现在美国中西部地区的北部，只有少数病例接受过免疫抑制剂治疗（Pritt et al，2011）。这种病原体的小鼠动物模型已经建立，该病的组织病理学与人单核细胞埃立克体病非常相似（Saito et al，2015）。病原体由肩突硬蜱（*Ixodes scapularis*）传播。

人粒细胞无形体病

已有几千例人粒细胞无形体病（Human Granulocytotropic Anaplasmosis）的报道，大部分病例出现在美国的上中西部（威斯康星州和明尼苏达州）和东北部州（纽约、康涅狄格州、罗德岛、新泽西州），但在东部沿海地区以及加利福尼亚、欧洲和亚洲地区也有确诊的本土感染病例（Bakken et al，1994；Aguero-Rosenfeld et al，1996；Petrovec et al，1997；Horowitz et al，1998）。感染由肩突硬蜱（*I. scapularis*）、太平洋硬蜱（*I. pacificus*）、篦麻子硬蜱（*I. ricinus*）传播。在美国白足鼠（*Peromyscus leucopus*）和其他小型哺乳动物可能是储存宿主，而在欧洲红鹿、绵羊、山羊和牛是储存宿主（Hodzic et al，1998）。病理学改变无特征性，可在外周血和各种器官的嗜中性粒细胞内查见桑葚体，网状内皮组织器官内有泡沫巨噬细胞浸润，多器官血管周围淋巴组织有炎症细胞浸润和局灶性肝细胞凋亡（Walker & Dumler，1997）。可能会继发机会性真菌和病毒感染而致命（Hardalo et al，1995）。

人埃立克体无形体病临床表现可以是无症状，也可以是严重感染，很多患者需要住院治疗（Bakken et al，1994）。感染死亡率<1%。患者以寒战、发热、头痛和肌痛起病。多数病例可伴有血小板减少，近半数病例发生白细胞减少。肝细胞损伤表现为肝酶升高，严重患者可能会有多器官受累的败血症性休克。

米库尔新埃立克体暂定种所致人类感染

欧洲已有 6 例米库尔新埃立克体暂定种（Candidatus *Neoehrlichia mikurensis*）感染病例，其中 4 例为免疫抑制患者。5 位患者使用多西环素治疗后恢复，有一例死亡。所有病例都没有培养出病原体，均是通过 16S rRNA 的 PCR 技术进行诊断。病原体属于无形体属，其靶细胞是循环外周血粒细胞（Von Loewenich et al，2010；Grankvist et al，2014；Raoult，2014；Welc-Falęciak et al，2014；Andreasson et al，2015）。

实验室诊断

用不含抗生素的细胞培养瓶中，可从人血液标本中培养出埃立克体和无形体，其中嗜吞噬细胞无形体（用 HL-60 细胞）比查非埃立克体（用 DH-82 细胞）更常分离出来，仅有一例从无症状患者标本中分离出犬属埃立克体的报道，尚未见培养出伊氏埃立克体的报道（Dawson et al，1991；Edelman & Dumler，1996；Goodman et al，1996；Perez et al，1996；Childs et al，1999）。用种特异性引物通过 PCR 扩增埃立克体 DNA 是诊断所有人类埃立克体病的有效工具（Anderson et al，1992b；Chen et al，1994；Everett et al，1994；Buller et al，1999；Comer et al，1999）。对于人单核细胞埃立克体病，PCR 的敏感性为 79%～100%，而对于嗜吞噬细胞无形体引起的粒细胞无形体病，敏感性为 48%～86%（Anderson et al，1992b；Everett et al，1994）。在病程后期，埃立克体水平更低，而且四环素治疗可降低 PCR 检出埃立克体的敏感性。已被临床证实有效的检测靶基因包括:查菲埃立克体的16S rRNA(rrs),TRP120(120kDa的糖蛋白),groESL热休克操纵子,dsb,nadA和TRP 32(*VLPT*基因);伊氏埃立克体的rrs,*dsb*基因以及嗜吞噬细胞无形体的rrs,ank-1,msp2,*ftsZ*基因(Dumler & Brouqui,2004;Doyle et al,2005)。虽然在大部分病例中,从外周血中性粒细胞中检测桑葚体是比较复杂的任务,但是它有助于人类无形体病或者埃立克体病的诊断,且可在任何临床实验室中进行。在免疫功能正常和大部分免疫力低下的患者中,该方法对嗜吞噬细胞无形体病(30%~80%)比对查菲埃立克体病(7%~17%)诊断具有更高的敏感性(Hamilton et al,2004)。重要的是需要与中毒颗粒、杜勒小体、血小板聚集、凋亡小体或杂质颗粒相鉴别,避免假阳性。也可用免疫组化方法检测组织标本中的查菲埃立克体和嗜吞噬细胞无形体(Dumler et al,1993a;Yu et al,1993)。

血清学检测是诊断人类埃立克体病的常规方法,利用细胞培养的查菲埃立克体和嗜吞噬细胞无形体作为抗原进行免疫荧光检测(Nicholson et al,1997;Walls et al,1999;Childs et al,1999;Olano et al,2003b)。在发病后2~4周检测血清滴度为1:64或以上对疾病的诊断具有较高的敏感性。但在疾病的急性期尚没有特异性的检测抗体。因此,应结合患者相关临床表现和流行病学资料进行经验性治疗,无需等待实验室结果证实。对于查菲埃立克体感染,单次检测参考值建议介于1:64~1:256。在大约20%的人单核细胞埃立克体病和人粒细胞无形体病的患者中,存在查菲埃立克体和嗜吞噬细胞无形体的交叉反应。因此,在容易发生重叠感染的地区,如果存在与旅行相关的暴露因素,就必须分别检测这两种病原体的抗体滴度。抗体滴度升高4倍可以确定感染。升高2倍及以下被归为不明病因的埃立克体病。

通过血清学试验区别查菲埃立克体与伊氏埃立克体感染比较困难,因为后者还不能被培养分离。蛋白免疫印迹技术是鉴别上述两种感染的实用工具,主要鉴别点为:查菲埃立克体特有的TRP120蛋白和28kDa蛋白家族和嗜吞噬细胞无形体的42~49kDa主要模式蛋白(Asanovich et al,1997;Chen et al,1997a,1997b;Zhi et al,1997)。利用上述及其他重组蛋白进行血清学试验使得未来诊断更有希望(Yu et al,1999;Knowles et al,2003)。在人单核细胞埃立克体病流行地区,有超过10%的健康儿童可检测出查菲埃立克体抗体,表明在这类人群中存在致病性弱且与查菲埃立克体有交叉反应的病原生物。

治疗

埃立克体病和无形体病的推荐治疗方案是基于有限的回顾性研究、体外药物敏感性实验(如果它能被培养出来)和一些零星的报道。未进行前瞻性的随机双盲临床研究。多西环素是治疗人单核细胞埃立克体病的首选药物,其次是四环素。而查菲埃立克体对β-内酰胺类、大环内酯类、磺胺类、氨基糖苷类以及喹诺酮类药物天然耐药,利福平是一种较好的替代治疗药物(Bakken et al,1994;Fishbein et al,1994;Branger et al,2004;Brouqui & Raoult,1992;Klein et al,1997)。不推荐使用氯霉素,因为它与不良预后、治疗失败(可高达13%)、延迟退热相关。

嗜吞噬细胞无形体和查菲埃立克体的体外药敏试验结果非常相似,唯一的差别是前者对氯霉素有较高的MIC值,而对左氧氟沙星有较低的MIC值,但临床一般不推荐使用这两种药物。因此,推荐的治疗方案几乎相同,利福平已成功用于治疗少数孕妇和儿童感染(Krause et al,2003)。

贝纳柯克斯体感染

结构和功能

从系统发生上看,贝纳柯克斯体(*C. burnetii*)与其他致病性立克次体的距离非常远,也是唯一归类于γ-变形菌门(*γ-Proteobacteria*)军团菌目(*Legionellales*)柯克斯体科(*Coxiellaceae*)的生物体[亲缘关系接近的是军团菌属(*Legionella*)和弗朗西斯菌属(*Francisella*)]。呈革兰氏阴性,形态多样,棒状或球状,电子显微镜下可见两种特征性的结构:大细胞体(0.5~1.2μm)和小而致密细胞体(0.5μm)。已有研究发现贝纳柯克斯体具有代表性的生存周期,包括大小细胞体和类孢子结构,类孢子结构可以抵御恶劣的生存环境,这也可以解释贝纳柯克斯体在环境中能够长期存活,以及在宿主和环境中易于传播的原因。贝纳柯克斯体的基因组大小约为2.0M bps,比立克次体和埃立克体的基因组大。

值得强调的是,在实验室中将贝纳柯克斯体接种在细胞或者鸡胚,持续培养一段时间,柯克斯体可失去合成全长脂多糖的能力。这个改变可使脂多糖合成从全长变为截短片段,被定义为生活时相转变,被称为从Ⅰ相转变为Ⅱ相。类似于肠杆菌科(*Enterobacteriaceae*)细菌表型从光滑型变为粗糙型。Ⅰ相存在于自然界及感染的人和动物体内,Ⅱ相由于基因缺失在离开宿主后失去选择优势,见于实验室分离株(Hoover et al,2002;Omsland et al,2013)。

贝纳柯克斯体通过RAC1依赖的吞噬作用,与整合素α_5/β_3相互作用后进入目标细胞——巨噬细胞,并且对溶酶体的酸性环境有较强的适应性(例如合成过氧化物歧化酶和酸性磷酸酶)。在溶酶体中它可以从小密细胞体转化为大细胞体,并以二分裂方式繁殖。

Q热

澳大利亚昆士兰州坎农山屠宰场工人中曾暴发病因不明的热症,因流行病学仅描述其症状为原因未明的发热,故称之Q热。几周后,McFarlane Burnet教授从墨尔本几内亚猪体内分离出该病原体,并命名为贝纳柯克斯体。贝纳柯克斯体可寄生于多种动物体内表现为隐匿性感染。多种蜱虫、有蹄类动物(尤其是绵羊、山羊、牛,主要感染靶标为雌性动物的胎盘或乳腺)、其他哺乳动物(包括猫和野兔),其他如鱼类、鸟类及有袋动物(Marrie et al,1988,Marrie & Raoult,1997;Van Schaik et al,2013)。人类可通过吸入感染牲畜、宠物分娩时产生的气溶胶而感染,或食用未经高温消毒的污染牛奶而感染(Fishbein & Raoult,1992;Raoult et al,2005)。人类感染通常与职业暴露相关,多见于屠宰场工人、农场主与兽医等(McQuiston et al,2006),城市居民非职业病患者亦有报道,如法国报道了免疫功能低下患者易发感染(Brouqui et al,1993)。Q热在全世界范围内流行,仅新西兰和南极洲未见报道(Hilbink et al,1993)。在美国,绵羊和山羊(McQuiston & Childs,2002)是主要贮存宿主。2000~2004年间,美国平均51例/年,其中怀俄明州发病率最高。

大部分人感染后常无明显症状(Marrie,1990)。急性期常为自限性,表现为无特征性的发热、肺炎、肝炎和脑膜炎(Drancourt et al,1991;Tissot Dupont et al,1992;Bernit et al,2002)。个别患者即使表现出肌肉疼痛、畏食症和头痛等症状,也很难被诊断为Q热。Q热肺炎的临床表现多样:干咳或无咳嗽、进展迅速的重症肺炎或无肺部症状但影像学表现为多灶性或片状浸润。Q热肝炎的临床表现与急性病毒性肝炎类似,其病理特征与肉芽肿性肝炎相似。最近,西班牙巴斯克地区一项关于急性Q热的研究表明,80%的病例表现有肺部炎症,50%的患者接受住院治疗。此研究共持续21年,纳入1261个病例,有10位患者住进重症监护室,2人发展为慢性Q热(Montes et al,2006)。Q热的临床表现存在地域差异,如加拿大沿海地区及巴斯克地区患者,多表现为肺炎(Marrie,2010),而在中国的台湾地区和法国Q热以肝炎为主要表现,分别占80%和40%(Marrie,2010)。

慢性Q热主要是贝纳柯克斯体心内膜炎,有时也会引起动脉瘤、血管假体感染或是骨髓炎(Marrie,2010)。慢性Q热心内膜炎通常累及先前有损伤的大动脉或二尖瓣,通常无发热,可表现为心力衰竭、肝脾肿大、心脏杂音及体重减轻。由循环免疫复合物引起的相关疾病有:以血管炎为基础的紫癜性皮疹(包括皮下组织的深部结节性红斑)、肾小球性肾炎、吉兰-巴雷综合征、单发性神经病变、视神经炎、溶血性贫血、噬血细胞综合征、血小板减少症(Marrie,2010)。

急性Q热的病理改变包括:伴单核细胞炎症浸润的混合性间质性肺泡支气管炎,肝脏、骨髓中炎性肉芽肿的形成(Walker,1988)。Q热肉芽肿中央为清晰的液化区,周围包绕纤维环以及上皮样巨噬细胞。环状肉芽肿既不是特征性病理改变,也不是Q热患者肝脏、骨髓中肉芽肿的唯一形式。Q热心内膜炎患者的瓣膜上有小的赘生物,表现为亚急性与慢性混合炎症,聚集大量的泡沫巨噬细胞,其细胞质中含有贝纳柯克斯体(Lepidi et al,2003)。

实验室诊断

Q热实验室诊断主要检测贝纳柯克斯体的抗体(Fournier et al,1996,1998),即同时检测Ⅰ相、Ⅱ相抗原对应的特异性抗体。酶联免疫分析、间接免疫荧光(IFA)试验比补体结合试验具有更高的特异性和敏感性。急性Q热患者,Ⅱ相抗原特异性抗体出现最早,而Ⅰ相抗原特异性抗体至少要在发病2周后才能检测到。通常情况下,急性Q热时患者体内含有高浓度的Ⅱ相抗原和低浓度的Ⅰ相抗原。IFA试验中,抗Ⅱ相抗原的IgG抗体滴度达到1∶200及以上,抗Ⅱ相抗原IgM抗体滴度达到1∶50及以上,诊断急性Q热的敏感性为58%,特异性为92%。抗体滴度升高4倍及以上具有诊断意义。对于慢性Q热,Ⅰ相抗体的滴度较高(如IFA试验测得Ⅰ相IgG抗体滴度高达1∶800,甚至更高),而Ⅱ相抗体滴度通常等于或低于Ⅰ相抗体滴度。在慢性Q热患者中,通常可测到Ⅰ相抗原对应的IgA抗体。虽然某些患者体内抗体滴度较低,但补体结合试验检测Ⅰ相抗体滴度达到1∶128及以上,可作为慢性Q热的诊断依据。由于汉赛二巯丙醇通体(*Bartonella henselae*)、五日热二巯丙醇通体(*Bartonella quintana*)与贝纳柯克斯体具有交叉反应,因此,只有确定贝纳柯克斯体的抗体滴度后,才能通过血清学诊断二巯丙醇通体心内膜炎(La Scola & Raoult,1996b)。对于Q热心内膜炎,贝纳柯克斯体抗体的滴度远远高于二巯丙醇通体抗体滴度,而同时利用贝纳柯克斯体和汉塞二巯丙醇通体的IFA可有效鉴别出感染的病原体(Rolain et al,2003b)。

PCR可检测不同的靶基因,检测急性Q热病程前2周的血清时,实时PCR(24%)比IFA血清学(14%)更加敏感(Fournier & Raoult,2003)。与血清相比,全血或者白细胞中柯克斯体的PCR检出率更高。PCR检测的靶基因包括16S rRNA、23S rRNA、过氧化物歧化酶基因、基于质粒的序列以及IS1111多拷贝插入序列。

慢性Q热心内膜炎的其他诊断方法包括免疫组化染色(敏感性32%)、电子显微镜观察、培养(敏感性64%),以及PCR(敏感性75%)检测心瓣膜组织的贝纳柯克斯体(Lepidi et al,2003)。采用HEL细胞,进行离心壳瓶培养可从血液或感染的瓣膜组织中分离出贝纳柯克斯体,此法可在7日内鉴定柯克斯体感染,但须在经认证的生物安全3级防护的细胞培养机构内完成。2009年,Omsland首次报道了在低氧环境下,采用酸化枸橼酸盐半胱氨酸培养基对纳柯克斯体进行非细胞人工培养(Omsland et al,2009)。

治疗

通常情况下,贝纳柯克斯体对四环素、利福平、复方磺胺甲甲噁唑和喹诺酮敏感,对大环内脂类的敏感性不确定,菌血症时对β-内酰胺类和氨基糖苷类耐药。在发病3日内,多西环素可有效缩短急性Q热的病程(Levy et al,1991)。巴斯克地区进行了一项前瞻性随机双盲研究,比较10日内多西环素与红霉素对急性Q热肺炎的疗效(Sobradillo et al,1992)。研究发现,服用多西环素的患者退烧更快,且胃肠道副作用较少;大环内脂类中的阿奇霉素具有同样疗效;经克拉霉素治疗的患者发热时间延长;不能用四环素治疗的患者可选择环丙沙星或环丙沙星联合利福平治疗。慢性贝纳柯克斯体心内膜炎的患者需要长期服药,可用多西环素联合羟化氯喹(1年以上)或多西环素联合喹诺酮类(氧氟沙星)治疗3年(Maurin & Raoult,1999),但一般难以完全清除感染(Marrie,2002)。临床上,当Ⅰ相IgG抗体滴度缓慢降至1∶200以下时表示治疗成功,可以考虑停药,要改善血流动力学异常通常需进行做心脏瓣膜置换手术;孕期Q热患者,整个孕期均需使用复方磺胺甲噁唑治疗。

贝纳柯克斯体为B类生物安全病原体,易形成气溶胶传播,感染力强,极低剂量即可引起感染,对恶劣的环境条件具有抵抗性;此外,对牲畜及环境均有显著危害(Oyston & Davies,2011)。

二巯丙醇通体(*Bartonella*)感染

结构与功能

二巯丙醇通体属已从立克次体目中移除,现属于α_2-变形菌亚门(α_2-*Proteobacteria*)(Brenner et al,1993;Birtles & Raoult,1996)。引起人类感染的二巯丙醇通体有:五日热二巯丙醇通体(*B. quintana*)(战壕热的病原体,可见于第一、二次世界大战期间以及街头流浪者发生的虱传疾病)、汉塞二巯丙醇通体

(*B. henselae*)(猫抓病病原体)、伊丽莎白二巯丙醇通体(*B. elizabethae*)和文森二巯丙醇通体(*B. vinsonii*)(与感染性心内膜炎相关)、杆菌样二巯丙醇通体(*B. bacilliformis*)(一类由白蛉传播的杆菌,引起发热、急性溶血性贫血和南非疣状皮肤损伤)。以上病原体均可在5% CO_2 条件下用血增菌培养基分离培养(Walker et al,2006)。其他几种与人类疾病相关的二巯丙醇通体见表57-3,这类特殊病原体为革兰氏阴性杆菌、兼性胞内寄生、不发酵糖产酸,通常寄生于哺乳动物的红细胞内。在多种二巯丙醇通体中,克氏二巯丙醇通体(*B. clarridgeiae*)被认为是猫抓病的第二位病原体(Kordick et al,1997)。

二巯丙醇通体的靶细胞是内皮细胞和红细胞。在红细胞中,杆菌样二巯丙醇通体的变形蛋白(deformin)可导致细胞膜内陷,两个侵袭基因(ialA/ialB)与鞭毛介导侵入。杆菌样二巯丙醇通体主要通过激活Rho家族的鸟苷三磷酸酶活性介导进入内皮细胞,五日热二巯丙醇通体和汉塞二巯丙醇通体主要通过两种Ⅳ型分泌系统(Trw和BirB/VirD4)进入内皮细胞。分泌系统蛋白的作用是使内皮细胞的细胞骨架重排,使二巯丙醇通体聚集在细胞内的吞噬小体中(Dehio,2008;Pulliainen & Dehio,2009;Angelakis & Raoult,2014)。

猫抓病,杆菌性血管瘤,杆菌性紫癜

汉塞二巯丙醇通体通过携带病原体的猫抓或咬的方式传播给人。猫可能已经存在菌血症数月之久,但外表正常(Tappero et al,1993;Chomel et al,1995;Bergmans et al,1997;Heller et al,1997)。病原菌通过跳蚤在猫与猫之间传播(Chomel et al,1996;Higgins et al,1996)。疾病的临床特征很大程度上取决于宿主。免疫力正常的宿主,80%为小于21岁的年轻人,感染后表现为伤口局部皮肤丘疹或脓疱,以及自限性的淋巴结肿大。小于2%的患者出现血行播散,引起肝、脾、肺、骨、中枢神经系统、视网膜、结膜或皮肤的炎症(Liston & Koehler,1996;Wade et al,2000;Verdon et al,2002)。猫抓病(cat scratch disease)的组织病理学改变为放射性脓肿,周围伴肉芽肿形成。对于严重的免疫功能不全患者,汉塞二巯丙醇通体感染主要表现为发热、菌血症、皮肤或内脏的血管增生性病变,后者主要表现为毛细血管及其内皮细胞增生,血管间基质水肿、粘连伴有中性粒细胞及其细胞碎片和聚集成颗粒的二巯丙醇通体等。若病变发生在皮肤,则引起杆菌性血管瘤(bacillary angiomatosis);肝或脾损伤,表现为肝、脾紫癜;病变也可能播散至其他位置。对于免疫功能不全患者,汉塞二巯丙醇通体与五日热二巯丙醇通体造成的血管增生性损伤通常难以区分,且与杆菌二巯丙醇通体引起的秘鲁疣十分相似(Koehler et al,1997)。现已证实,汉塞二巯丙醇通体(*B. henselae*)、五日热二巯丙醇通体(*B. quintana*)、文森二巯丙醇通体伯氏亚种(*B. vinsonii subsp. berkhoffii*)、文森二巯丙醇通体阿如波亚种(*B. vinsonii subsp. arupensis*)、多色二巯丙醇通体(*B. alsatica*)、科勒二巯丙醇通体(*B. koehleri*)、伊丽莎白二巯丙醇通体(*B. elizabethae*)均是感染性心内膜炎的病原体(Drancourt et al,1995;Roux et al,2000;Avidor et al,2004;Fenollar et al,2005;Raoult et al,2006;Jeanclaude et al,2009)。

战壕热和杆菌性血管瘤

汉塞二巯丙醇通体可在恢复期患者中产生持续的菌血症,使其成为汉塞二巯丙醇通体的储存宿主。第一次世界大战的前线战壕中,汉塞二巯丙醇通体可经人-体虱(*Pediculus humanus corporis*)-人的传播方式(Bruce,1921);法国流浪者中,约14%有汉塞二巯丙醇通体菌血症,80%的菌血症患者无发热症状(Brouqui et al,1999)。

虱粪中富含汉塞二巯丙醇通体,通过抓伤破损部位进入皮肤,约8天后出现不同严重程度的病情。临床表现包括发热(一般不超过1周),头痛、肌痛、胫前痛及一过性黄斑疹,每隔4~5天复发1次;菌血症可持续数周、数月或更久,即使患者已感觉相当健康,仍可作为传染源感染虱子。此类病例目前多见于美国、欧洲的酗酒者及无家可归者(Spach et al,1995;Foucault et al,2002)。

奥罗亚热和秘鲁疣

南美二巯丙醇通体病通过白蛉(*Lutzomyia sandfly*)叮咬传播,可表现为急性的奥罗亚热或慢性皮肤病变秘鲁疣。无症状的长期携带者是杆菌状二巯丙醇通体的储存库。感染潜伏期约3周,奥罗亚热(Oroya fever)起病隐匿,可表现为畏食、乏力、头痛或低烧。也可表现为突发性寒战、高热、头痛以及精神状态的改变。二巯丙醇通体进入红细胞可导致红细胞改变,引起噬红细胞作用和贫血。秘鲁疣(Verruga peruana)的特征性表现为红或紫色无痛性结节,持续1~2个月之久,有的甚至持续数月至数年,可发生在奥罗亚热之后,也可发生于无前驱症状的患者(Arias-Stella et al,1986;Walker et al,2006)。

实验室诊断

首先是红细胞裂解,使细胞内细菌释放,再离心,接种于巧克力或哥伦比亚血琼脂,并在一定湿度的 CO_2 环境下35℃培养一个多月,可获得汉塞二巯丙醇通体和五日热二巯丙醇通体(Tierno et al,1995)。二巯丙醇通体为革兰氏阴性、杆状、直径0.2~0.5μm、长1~3μm,汉塞二巯丙醇通体氧化酶、过氧化氢酶和脲酶均阴性,不能利用碳水化合物。蹭行运动(湿片法)、免疫荧光染色、脂肪酸组分分析、DNA测序或杂交等方法可对其进行鉴别(Scott et al,1996)。PCR可从31%的淋巴结活检组织以及55%的淋巴结针吸物中检出汉塞二巯丙醇通体DNA(Bergmans et al1996)。使用添加5%去纤维蛋白的血液或全血或含血红素的哥伦比亚血琼脂,可从血标本中培养出五日热二巯丙醇通体,平均培养时间为18天。

以前对猫抓病的诊断需要结合临床、流行病学和病理学指标。组织病理学研究包括Warthin-Starry染色和免疫组织化学,一直被用于杆菌性血管瘤和猫抓病的诊断。外周血标本的红细胞内查见杆菌或球菌,偶尔为弧形或环形的二巯丙醇通体可诊断为奥罗亚热,血标本采用吉姆萨染色,应严格执行操作程序,避免人为误差。汉塞二巯丙醇通体和五日热二巯丙醇通体感染的诊断通常依赖于血清学检测特异性抗体(间接免疫荧光或酶免分析法)(Dalton et al1995b)。血清学方法诊断二巯丙醇通体心内膜炎时,应同时检测贝纳柯克斯体(*C. burnetii*)的抗体效价,因其感染可刺激机体产生二巯丙醇通体交叉反应抗体(Maurin et al,1997;Rolain et al,2003a)。对于慢性Q热心内膜炎患者,贝纳柯克斯体Ⅰ相抗体效价远高于比抗二巯丙醇通体抗体效价,必要时可在交叉吸附后进行蛋白免疫印迹测定,进一步明确诊断(Houpikin & Raoult,2003)。实时荧光 PCR 亦可用于二巯丙醇通体心内膜炎的诊断(Zeaiter et al,2003)。

治疗

随机对照试验的荟萃分析和观察研究显示:二巯丙醇通体引起的局部感染(如典型的猫抓病淋巴结炎)无需抗菌药物治疗,因为抗菌药物既不提高治愈率,也不缩短治愈时间(Prutsky et al,2013;Angelakis & Raoult,2014)。但有人建议使用阿奇霉素、利福平、环丙沙星治疗 2~3 周,宣称此方案可加速淋巴结炎的治愈(Bass et al,1999)。

非典型猫爪病(5%~14%的猫爪病患者伴严重的系统性疾病,如肝脾疾病、视神经视网膜炎),可用多西环素联合庆大霉素治疗 4~6 周,或用利福平联合(或不联合)庆大霉素治疗 4~6 周。

对红细胞内感染杆菌状二巯丙醇通体的患者,可用氯霉素治疗 2 周。五日热二巯丙醇通体感染(红细胞内)、由汉塞二巯丙醇通体或其他二巯丙醇通体引起的菌血症和二巯丙醇通体内膜炎,可用庆大霉素治疗 2 周,随后多西环素治疗 4 周(共 6 周)(Foucault et al,2003;Raoult et al,2003)。

血管增生性病变(秘鲁疣、杆菌性血管瘤和细菌性紫癜)可用红霉素或多西环素治疗 3 个月,或用多西环素联合利福平治疗 3 个月。对复发患者建议用红霉素或多西环素治疗 4~6 个月(Rolain et al,2004)。

支原体和脲原体感染

1962 年首次发现支原体(mycoplasmas)可导致人类疾病,当时发现一种支原体[后命名为肺炎支原体(*Mycoplasma pneumoniae*)]是原发性非典型肺炎的病原体(Chanock et al,1962)。支原体是可以独立存活的最小的微生物,形态多样,从直径 0.2μm 的球形,到宽 0.1μm、长 1~2μm 的丝状形态。大部分是兼性厌氧菌、二分裂方式繁殖。支原体是独一无二的细菌,因为它们没有细胞壁。他们不能合成细胞壁前体,细胞膜合成时需摄取胆固醇和固醇类物质。支原体缺乏嘌呤、嘧啶合成的酶途径,因此,体外培养时需要用复合培养基(如牛心浸液肉汤,辅以马血清、酵母抽提物及核酸)。本章将介绍对人类有潜在致病性的支原体,如肺炎支原体(*M. pneumoniae*)、生殖道支原体(genital mycoplasmas)[人型支原体(*Mycoplasma hominis*)、生殖支原体(*Mycoplasma genitalium*)、解脲脲原体(*Ureaplasma urealyticum*)和微小脲原体(*Ureaplasma parvum*)]。

肺炎支原体

流行病学

肺炎支原体(*Mycoplasma pneumoniae*)在世界范围内广泛流行,且常流行于某些特定人群(如学校、家庭、新兵营),通常每 3~5 年大流行一次,主要发生于夏末秋初。在非流行期,全年可见散发感染,一般传播缓慢。这与其繁殖速度慢(6 小时)、传染率低,需与患者密切接触才会被感染有关(Waites & Talkington,2004)。但在流行期,疫情传播迅速,并可在一些并无长期密切接触人群间引起局部流行,表明肺炎支原体也可能通过气溶胶传播。肺炎支原体感染率在学龄期儿童与青年人中最高,肺炎最常见于 5~20 岁人群,特别是在 15~19 岁之间。5 岁之前感染肺炎支原体通常无症状或是仅有鼻炎、哮喘等轻微症状,而无发热与肺炎表现(Fernald et al,1975)。

发病机制与病理学

肺炎支原体寄生于呼吸道黏膜表面。它可黏附于呼吸道黏膜细胞、逃避细胞吞噬并调节免疫系统,这是感染的第一步。肺炎支原体借滑行运动穿过呼吸道分泌物,其丝状末端十分灵活,利于其定植在宿主细胞膜隐窝和皱褶处及微绒毛、纤毛之间,免遭吞噬。肺炎支原体的 P1 蛋白可与宿主细胞表面含神经氨酸的糖蛋白相互作用,介导其黏附于宿主细胞(Chandller et al,1982;Geary & Gabrige,1987;Waites et al,2008)。肺炎支原体产生的过氧化氢和超氧化物可损伤黏膜细胞,导致纤毛运动障碍及表层细胞脱落(Almagor et al,1984)。细菌产生的超氧化物可抑制宿主细胞的过氧化氢酶(其分解可破坏过氧化物)(Waites et al,2008)。肺炎支原体产生的二磷酸腺苷(ADP)-糖基化蛋白(命名为社区获得性呼吸窘迫综合征毒素(community-acquired respiratory distress syndrome toxin,CARDS TX))具有外毒素作用,该蛋白可引起培养的宿主细胞空泡化与纤毛运动障碍(Waites et al,2008)。该毒素的靶点和确切的细胞效应尚有待阐明。

肺炎支原体的致病性与宿主相关因素也密不可分。婴幼儿和青少年中肺炎支原体的患病率明显较高,但病情较轻。而年长者感染后病情则较严重,推测可能与宿主对再次感染病原体的免疫应答有关。体外实验证明肺炎支原体可诱导细胞因子的产生,提示黏附于宿主呼吸道上皮细胞的肺炎支原体可刺激细胞因子释放,进而募集包括淋巴细胞在内的炎症细胞到达感染部位,并调节炎症细胞的活性(Waites et al,2008)。此类细胞因子与聚集的淋巴细胞可破坏感染组织,但同时又可引起超敏反应,破坏宿主细胞,强烈的 T 细胞免疫反应可能会导致更严重的疾病(Waites et al,2008)。此外,肺外临床表现(稍后讨论)可能与免疫介导有关。肺炎支原体与含有 2,3-多聚唾液酸-N-乙酰半乳糖胺序列的人类红细胞 Ⅰ 抗原决定簇相互作用,可改变 Ⅰ 抗原,将其转换成非自身抗原,刺激冷凝集素的产生。肺炎支原体感染期间产生的其他自身免疫抗体(针对肺、脑、平滑肌、淋巴细胞的抗体)可能也是相似的机制。

关于肺炎支原体相关的病理学改变的描述较少,因为大多数感染是自限性的,极少获得病理组织。死亡病例可在肺部发现斑片状实变区域,病变部位的组织学检查可见支气管炎、细支气管炎、肺间质性及肺泡炎症,细支气管周围伴淋巴细胞、浆细胞浸润,如有细胞坏死可伴有巨噬细胞和中性粒细胞浸润。

临床表现

肺炎支原体最常见的临床表现为气管支气管炎,约见于半数患者。数周潜伏期后,可出现喉咙痛、咳嗽、鼻塞、发烧、头痛、肌痛,有的可见结膜炎、鼓膜炎。症状可自行消失,也可发展成肺炎,症状与年龄密切相关,5~15 岁儿童易发展为下呼吸道感染(Baum,2000;Waites & Talkington,2004)。胸片显示单侧下叶支气管肺炎，偶尔为双侧羽毛状浸润；早期外周血白细胞数量正常，随病程的发展而升高。约15%患者在发病后数天出现斑丘疹，甚至少见的水疱性皮疹。在未经抗菌药物治疗时，发热于2~14天消退，而精神靡、咳嗽及影像学异常可持续2~6周。少部分儿童和成人因严重肺炎需住院治疗，这些患者可能发展为肺脓肿、胸腔积液、继发细菌感染、支气管扩张或感染反复发作。

偶尔会出现呼吸道以外的症状，包括典型的溶血性贫血（常伴有高滴度的冷凝集素）、多形红斑、结节性红斑、荨麻疹、心肌炎、心包炎、关节痛、关节炎、急性肾小球肾炎、肾小管间质性肾炎、IgA肾病（Ponka，1979；Cassell & Cole，1981；Baum，2000；Waites & Talkington，2004）。此外，小部分住院患者可有神经系统症状，病状轻重不一，包括脑炎与急性播散性脑脊髓炎（Waites & Talkington，2004）。在一项为期9年、纳入1988名患者的加利福尼亚脑炎项目中，肺炎支原体感染相关的有111名（占5.6%），它是最为常见的单一感染病原体（Christie et al，2007）。大多数肺炎支原体脑炎患者症状较轻，但是也可引起严重的急性播散性脑脊髓炎，可致患者死亡（Waites & Talkington，2004；Christie et al，2007；Stamm et al，2008）。

生殖道支原体

流行病学

脲原体种——解脲脲原体（*U. urealyticum*）已被分为两个种：微小脲原体（*U. parvum*）（即以前的解脲脲原体生物变型1型）和解脲脲原体（*U. urealyticum*）（即以前的解脲脲原体生物变型2型），可在40%~80%的成年女性阴道和子宫颈定植，人型支原体（*M. hominis*）可在21%~53%的女性检出（Waites et al，2005）。男性感染率较低。关于生殖支原体（*M. genitalium*）流行病学研究的文章很少，无症状的定植者并不常见，发生率约为1%（Takahashi et al，2006；Manhart et al，2007）。经产道生产的婴儿可存在生殖道支原体定植，但多数定植是暂时的，儿童的定植率更低（Klein et al，1969；Hammerschlag et al，1978）。青春期后支原体定植率增加与性行为有关。除了产道感染外，脲原体属和人型支原体可随血流经胎盘或通过上行感染，进入羊水并感染胎儿（Waites et al，2005）。

临床表现

虽然单纯定植于孕妇阴道的生殖道支原体与疾病不相关，但胎膜或羊水中的支原体（主要是脲原体属，少部分是人型支原体）与绒毛膜炎、早产儿及数种围产期不良预后（包括早产儿围产期肺炎和新生儿败血症）有关（Waites et al，2005；Goldenberg et al，2008）。脲原体属和人型支原体均与产后发热有关。脲原体属可致尿路结石、非淋菌性尿道炎（nongonocomlal urethritis，NGU）（Waites et al，2005）。人型支原体与盆腔炎（pelvic inflammatory disease，PID）、肾盂肾炎或也可能与细菌性阴道炎有关（Waites et al，2005）。最近研究发现生殖支原体（*M. genitalium*）与男性NGU有关，现已证实其是该病的重要致病因素，约有25%的病例可以检测出生殖支原体（*M. genitalium*）（Ross & Jensen，2006；Gaydos et al，2009）。在女性中，已证实生殖支原体（*M. genitalium*）与宫颈炎、子宫内膜炎、PID和输卵管性不孕有关（Haggerty et al，2006；Short et al，2009）。

实验室诊断

肺炎支原体

肺炎支原体感染的最佳诊断试验是核酸扩增试验。单一PCR和可检测多种呼吸道病原菌的多重PCR方法，已有商品化试剂盒。最佳的检测样本是鼻咽拭子，但根据试验方法不同，也可选择支气管肺泡灌洗液和肺组织标本。

也可采用血清学检测方法，检测单次血清样本中的特异性IgM可助于诊断急性感染。如果检测到IgG，应取急性期和恢复期双份样本，滴度升高4倍或以上具有诊断意义。此外，还有系列可用的其他检测方法如凝集试验、EIA或免疫荧光法，其中联合膜载体的EIA试验最常用（Waites & Talkington，2004）。血清学检测也存在一些问题：如不同年龄的抗体滴度不同，儿童与青少年的抗体滴度始终高于成年人（Daxboeck et al，2002）。因此，一些专家认为对呼吸道标本使用PCR检测，同时联合血清学方法的敏感性最高（Christie et al，2007；Waites et al，2008；Thurman et al，2009）。

冷凝集素试验，作为非特异性血清学检查可提供某些重要信息。冷凝集素是抗人类红细胞Ⅰ抗原的IgM类抗体，其反应强度与疾病严重程度密切相关，如重型肺炎抗体滴度大于1∶32，而轻微病变则检测不出（Waites et al，2008）。在半数患者中，冷凝集素反应见于起病的第1周末与第2周初，但阳性并不能诊断是肺炎支原体感染，也可见于其他细菌、立克次体或病毒感染。

肺炎支原体可体外培养，但繁琐、耗时，因此临床诊断价值不大，故实验室很少使用此方法。分离肺炎支原体，需将其接种于特殊培养基、肉汤培养基或双相培养系统中，密闭环境中37℃培养3周或在5%~10% CO_2 或无氧环境中培养更长时间。每周须使用显微镜（×40）对培养物进行观察，如培养基中形成中间厚、边缘薄（类似"油煎蛋"）植入培养基的球形菌落，且细菌能发酵葡萄糖（通过pH值指示剂颜色变化而证明）、呈β-溶血、吸附豚鼠红细胞阳性，可初步判定为肺炎支原体。若要明确病原体，还需要利用单克隆抗体进行免疫荧光染色、免疫过氧化物酶、免疫印迹或PCR检测。

生殖道支原体

脲原体属和人型支原体可从尿道、阴道、宫颈内膜拭子、血液、尿液、脓液、前列腺分泌物、精液或组织标本中收集。与肺炎支原体一样，核酸扩增是其首选诊断方法，但目前尚无商业化试剂盒。生殖道支原体也能在培养基中生长（Clyde et al，1984；Yajko et al，1984；Wood et al，1985；Phillips et al，1986）。传统的方式是用两种不同的培养基分离两种病原体（U琼脂和U肉汤用于脲原体属培养；H琼脂和H肉汤用于人型支原体的培养），这是因为两种病原体生长的最佳pH值不同（脲原体属pH值为5.5~6.5、人型支原体pH值为6~8），但目前已有可同时有效的检测脲原体和人型支原体的单一培养系统（Yajko et al，1984；Wood et al，1985；Phillips et al，1986）。密封的肉汤培养管放置于需氧环境培养。琼脂培养基进行厌氧培养或在

5%～7% CO_2 环境中培养，每日用显微镜观察结果。人型支原体也可在羊血培养琼脂上生长，形成不溶血的针尖大小菌落，也可在含血的肉汤管中生长，但未有肉眼可见的生长。

人型支原体菌落直径为 200～300μm，呈典型油煎蛋样，通常于培养 5 日内出现。在含有酚磺酞和 0.1%精氨酸的肉汤培养基中，人型支原体将精氨酸代谢生成氨，使溶液颜色由黄变红。对接种于 U 型琼脂平板上的标本应连续观察 4 天，在第 4 天用 1～2 滴 $CaCl_2$-尿素溶液染色。脲原体属菌落不规则，非圆形凸起，直径为 15～60μm，染色后 5 分钟内呈黑褐色；在 U 型肉汤培养基中，脲原体的产物可改变 pH 值，使颜色由黄变红。从肉汤培养基中取一接种环菌液在琼脂平板上划线接种，可分离脲原体。

生殖支原体（*M. genitalium*）生长缓慢，且与肺炎支原体在形态学、抗原性上高度相似，难以培养分离。临床上，核酸扩增是唯一行之有效的检测手段；尽管尚无商品化试剂，但一些机构已建立自己的检测方法，可用于此类病原体的检测（Ross & Jensen，2006）。目前尚无商业化的血清学试剂用于生殖支原体（*M. genitalium*）或其他生殖道支原体的检测，相关技术方法正在研究中。

治疗

四环素、大环内脂类、氟喹诺酮类是治疗肺炎支原体的有效药物，出于剂量考虑，阿奇霉素或克拉霉素是首选药物。在日本，已有对大环内酯类耐药肺炎支原体的报道，相比敏感株，耐药株感染的患者病程更长（Waites et al，2008）。通常情况下，脲原体对四环素、喹诺酮、大环内酯类药物敏感，约 10%分离株对四环素耐药（Waites et al，2005）。脲原体通常对氟喹诺酮不耐药，但对克林霉素耐药。人型支原体对克林霉素、新喹诺酮敏感，但对大环内酯类耐药。尽管人型支原体对四环素的耐药性比脲原体属约高 40%，仍有一些人型支原体分离株对四环素敏感（Waites et al，2005）。用大环内酯类（阿奇霉素）、四环素（多西环素）或喹诺酮类抗生素（氧氟沙星、左氧氟沙星）治疗生殖支原体（*M. genitalium*）感染时，有相当一部分病例治疗失败，但治疗失败的病例使用莫西沙星治疗却能获得满意效果。因此，推荐使用这种序贯的治疗方案（Ross & Jensen，2006；Bradshaw et al，2008；Jernberg et al，2008）。

（马筱玲 译　周宏伟 校）

推荐阅读

Angelakis E，Raoult D：Pathogenicity and treatment of Bartonella infections，Int J Antimicrob Agents 44：16-25，2014.

一篇针对当前二巯丙醇通体属感染治疗方法及其致病机制的优秀综述。

Centers for Disease Control and Prevention（CDC）：Recommendations for the laboratory-based detection of Chlamydia trachomatis and Neisseria gonorrhoeae—2014，MMWR 63：*RR*-2，2014.

一篇关于当前沙眼衣原体和淋病奈瑟菌生殖道感染实验室诊断方法的讨论的文章。

Ge Y，Rikihisa Y：Subversion of host cell signaling by Orientia tsutsugamushi，Microbes Infect 13：638-648，2011.

一篇关于恙虫病东方体诱导宿主细胞信号转导改变的全面综述。

Loens K，Ursi D，Goossens H，et al：Molecular diagnosis of Mycoplasma pneumoniae respiratory tract infections，J Clin Microbiol 41：4915，2003.

一篇关于当前已用于直接检测呼吸道标本肺炎支原体的多种核酸扩增方法及样本处理，质量控制的讨论的文章。

Marrie TJ：Q fever pneumonia，Infect Dis Clin North Am 24：27-41，2010.

一篇关于 Q 热的全面综述，包括其流行病学、致病机制、临床表现、诊断及治疗。

Parola P，Paddock CD，Socolovschi C，et al：Update on tick-borne rickettsioses around the world：a geographic approach，Clin Microbiol Rev 26：657-702，2013.

一篇针对全球范围内迄今为止所有已被介绍的立克次体的优秀综述，包括新描述的和未命名的立克次体病原体。

Peipert JF：Genital chlamydial infections，N Engl J Med 349：2424，2003.

一篇关于沙眼衣原体生殖道感染的优秀综述，包括其流行病学、筛查策略及治疗方法。

Solomon AW，Peeling RW，Foster A，et al：Diagnosis and assessment of trachoma，Clin Microbiol Rev 17：982，2004.

一篇关于沙眼的优秀综述，包括基于事实的展望和对疾病发展周期的概述、临床表现以及实验室诊断。

Waites KB，Talkington DF：Mycoplasma pneumoniae and its role as a human pathogen，Clin Microbiol Rev 17：697，2004.

一篇对肺炎支原体深入解说的综述，包括其分类、发病机制、临床症状、诊断及治疗。

Walker DH，Paddock CD，Dumler JS：Emerging and re-emerging tick-transmitted rickettsial and ehrlichial infections，Med Clin North Am 92：1345，2008.

Zinsser H，editor：Rats，lice，and history，New York，1935，Little，Brown.

一本值得阅读的关于该病导致伤亡人数的历史记录，尤其在战争时期。

参考文献

Aguero-Rosenfeld ME, Horowitz HW, Wormser GP, et al: Human granulocytic ehrlichiosis: a case series from a Medical Center in New York State, *Ann Intern Med* 125:904, 1996.

Almagor M, Kahane I, Yatziv S: Role of superoxide anion in host cell injury induced by *Mycoplasma pneumoniae* infection, *J Clin Invest* 73:842, 1984.

Anderson BE, Greene CE, Jones DC, et al: *Ehrlichia ewingii* sp. nov., the etiologic agent of canine granulocytic ehrlichiosis, *Int J Syst Bacteriol* 42:299, 1992a.

Anderson BE, Sumner JW, Dawson JE, et al: Detection of the etiologic agent of human ehrlichiosis by polymerase chain reaction, *J Clin Microbiol* 30:775, 1992b.

Andreasson K, Jonsson G, Lindell P, et al: Recurrent fever caused by Candidatus *Neoehrlichia mikurensis* in a rheumatoid arthritis patient treated with rituximab, *Rheumatology* 54:369–371, 2015.

Anziani OS, Ewing SA, Barker RW: Experimental transmission of a granulocytic form of the tribe Ehrlichieae by *Dermacentor variabilis* and *Amblyomma americanum* to dogs, *Am J Vet Res* 51:929, 1990.

Arias-Stella J, Leiberman PH, Erlandson RA, et al: Histology, immunohistochemistry and ultrastructure of the verruga in Carrion's disease, *Am J Surg Pathol* 10:595, 1986.

Asanovich KM, Bakken JS, Madigan JE, et al: Antigenic diversity of granulocytic *Ehrlichia* isolates from humans in Wisconsin and New York and a horse in California, *J Infect Dis* 176:1029, 1997.

Avidor B, Graidy M, Efrat G, et al: *Bartonella koehlerae*, a new cat-associated agent of culture-negative human endocarditis, *J Clin Microbiol* 42:3462, 2004.

Azad AF: Epidemiology of murine typhus, *Annu Rev Entomol* 35:553, 1990.

Bakken JS, Dumler JS, Chen S-M, et al: Human granulocytic ehrlichiosis in the upper midwest United States: a new species emerging?, *JAMA* 272:212, 1994.

Balcells ME, Rabagliati R, Garcia P, et al: Endemic scrub typhus-like illness, Chile, *Emerg Infect Dis* 17:1659–1663, 2011.

Bandea CI, Koumans EH, Sawyer MK, et al: Evaluation of the rapid BioStar optical immunoassay for detection of *Chlamydia trachomatis* in adolescent women, *J Clin Microbiol* 47:215, 2009.

Bass J, Freitas B, Freitas A: Prospective randomized double blind placebo-controlled evaluation of azithromycin for treatment of cat scratch disease, *Pediatr Infect Dis J* 17:447, 1999.

Baum SG: *Mycoplasma pneumoniae* and atypical pneumonia. In Mandell GL, Bennett JE, Dolin R, editors: *Principles and practice of infectious diseases*, ed 5, New York, 2000, Churchill Livingstone, p 2018.

Bergmans AMC, de Jong CMA, van Amerongen G, et al: Prevalence of *Bartonella* species in domestic cats in the Netherlands, *J Clin Microbiol* 35:2256, 1997.

Bergmans AMC, Schellekens JFP, Van Embden JDA, et al: Predominance of two *Bartonella henselae* variants among cat-scratch disease patients in the Netherlands, *J Clin Microbiol* 34:254, 1996.

Bernit E, Pouget J, Janbon F, et al: Neurological involvement in acute Q fever: a report of 29 cases and review of the literature, *Arch Intern Med* 162:693, 2002.

Birtles RJ, Raoult D: Comparison of partial citrate synthase gene (*gltA*) sequences for phylogenetic analysis of *Bartonella* species, *Int J Syst Bacteriol* 46:891, 1996.

Blacksell SD, Bryant NJ, Paris DH, et al: Scrub typhus serologic testing with the indirect immunofluorescence method as a diagnostic gold standard: a lack of consensus leads to a lot of confusion, *Clin Infect Dis* 44:391–401, 2007.

Botelho-Nevers E, Socolovschi C, Raoult D, et al: Treatment of *Rickettsia* spp. infections: a review, *Expert Rev Anti Infect Ther* 10:1425–1437, 2012.

Boyadzhyan B, Yashina T, Yatabe JH, et al: Comparison of the APTIMA CT and GC assays with the APTIMA Combo 2 assay, the Abbott LCx assay, and direct fluorescent-antibody and culture assays for detection of *Chlamydia trachomatis* and *Neisseria gonorrhoeae*, *J Clin Microbiol* 42:3089, 2004.

Bradshaw CS, Chen MY, Fairley CK: Persistence of *Mycoplasma genitalium* following azithromycin therapy, *PLoS ONE* 3:e3618, 2008.

Branger S, Rolain JM, Raoult D: Evaluation of antibiotic susceptibilities of *Ehrlichia canis*, *Ehrlichia chaffeensis*, and *Anaplasma phagocytophilum* by real-time PCR, *Antimicrob Agents Chemother* 48:4822, 2004.

Brenner DJ, O'Connor SP, Winkler HH, et al: Proposals to unify the genera *Bartonella* and *Rochalimaea*, with descriptions of *Bartonella quintana* comb. nov., and *Bartonella vinsonii* comb. nov., *Bartonella henselae* comb. nov., and *Bartonella elizabethae* comb. nov., and to remove the family *Bartonellaceae* from the order *Rickettsiales*, *Int J Syst Bacteriol* 43:777, 1993.

Brettman LR, Lewin S, Holzman RS, et al: Rickettsialpox: report of an outbreak and a contemporary review, *Medicine* 60:363, 1981.

Brouqui P, Dupont HT, Drancourt M, et al: Chronic Q fever: ninety-two cases from France, including 27 cases without endocarditis, *Arch Intern Med* 153:642, 1993.

Brouqui P, La Scola B, Roux V, et al: Chronic *Bartonella quintana* bacteremia in homeless patients, *N Engl J Med* 340:184, 1999.

Brouqui P, Raoult D: In vitro antibiotic susceptibility of the newly recognized agent of ehrlichiosis in humans, *Ehrlichia chaffeensis*, *Antimicrob Agents Chemother* 36: 2799, 1992.

Badiaga S, Brouqui P: Human louse-transmitted infectious diseases, *Clin Microbiol Infect Dis* 18:332–337, 2012.

Bruce D: Trench fever: final report of the war office trench fever investigation committee, *J Hyg* 20:258, 1921.

Buller RS, Arans M, Hmiel SP, et al: *Ehrlichia ewingii*, a newly recognized agent of human ehrlichiosis, *N Engl J Med* 341:148, 1999.

Burton MJ, Mabey DC: The global burden of trachoma: a review, *PLoS Negl Trop Dis* 3:e460, 2009.

Campbell LA, Kuo CC, Grayston JT: Characterization of the new *Chlamydia* agent, TWAR, as a unique organism by restriction endonuclease analysis and DNA-DNA hybridization, *J Clin Microbiol* 25:1911, 1987.

Campbell LA, Kuo CC, Grayston JT: *Chlamydia pneumoniae* and cardiovascular disease, *Emerg Infect Dis* 4:571, 1998.

Carroll KC, Aldeen WE, Morrison M, et al: Evaluation of the Abbott LCx ligase chain reaction assay for detection of *Chlamydia trachomatis* and *Neisseria gonorrhoeae* in urine and genital swab specimens from sexually transmitted disease clinic population, *J Clin Microbiol* 36:1630, 1998.

Carder C, Mercey D, Benn P: Chlamydia trachomatis, *Sex Transm Infect* 82(Suppl IV):iv10, 2006.

Carter JD, Gérard HC, Espinoza LR, et al: Chlamydiae as etiologic agents for chronic undifferentiated spondyloarthritis, *Arthritis Rheum* 60:1311, 2009.

Cassell GH, Cole BC: Mycoplasmas as agents of human disease, *N Engl J Med* 304:80, 1981.

Centers for Disease Control and Prevention (CDC): Compendium of measures to control *Chlamydia psittaci* infection among humans (psittacosis) and pet birds (avian chlamydiosis), 1998, *MMWR* 47:RR–10, 1998.

Centers for Disease Control and Prevention (CDC): Psittacosis at a turkey processing plant—North Carolina, 1989, *MMWR* 39:460, 1990.

Centers for Disease Control and Prevention (CDC): Notifiable Diseases and Mortality Tables, *MMWR Morb Mortal Wkly Rep* 59:168–181, 2010.

Centers for Disease Control and Prevention (CDC): Murine typhus—Hawaii, 2002, *MMWR Morbid Mortal Wkly Rep* 52:1224–1226, 2003.

Chandler DKF, Grabowski MW, Barile MF: *Mycoplasma pneumoniae* attachment: competitive inhibition by mycoplasmal binding component and by sialic acid containing glycoconjugates, *Infect Immun* 38:598, 1982.

Chanock RM, Hayflick L, Barile MF: Growth on artificial medium of an agent associated with atypical pneumonia and its identification as a PPLO, *Proc Natl Acad Sci U S A* 48:41, 1962.

Chen SM, Cullman LC, Walker DH: Western immunoblotting analysis of the antibody responses of patients with human monocytotropic ehrlichiosis to different strains of *Ehrlichia chaffeensis* and *Ehrlichia canis*, *Clin Diagn Lab Immunol* 4:731, 1997a.

Chen SM, Dumler JS, Bakken JS, et al: Identification of a granulocytotropic *Ehrlichia* species as the etiologic agent of human disease, *J Clin Microbiol* 32:589, 1994.

Chen SM, Yu X-J, Popov VL, et al: Genetic and antigenic diversity of *Ehrlichia chaffeensis:* comparative analysis of a novel human strain from Oklahoma and previously isolated strains, *J Infect Dis* 175:856, 1997b.

Chi EY, Kuo CC, Grayston JT: Unique ultrastructure in the elementary body of *Chlamydia* sp. strain TWAR, *J Bacteriol* 169:3757, 1987.

Childs JE, Sumner JW, Nicholson WL, et al: Outcome of diagnostic tests using samples from patients with culture-proven human monocytic ehrlichiosis: Implication for surveillance, *J Clin Microbiol* 37:2997, 1999.

Ching WM, Rowland D, Zhang Z, et al: Early diagnosis of scrub typhus with a rapid flow assay using recombinant major outer membrane protein antigen (r56) of *Orientia tsutsugamushi*, *Clin Diagn Lab Immunol* 8:409, 2001.

Chomel BB, Abbott RC, Kasten RW, et al: *Bartonella henselae* prevalence in domestic cats in California: risk factors and association between bacteremia and antibody titers, *J Clin Microbiol* 33:2445, 1995.

Chomel BB, Kasten RW, Floyd-Hawkins KA, et al: Experimental transmission of *Bartonella henselae* by the cat flea, *J Clin Microbiol* 34:1952, 1996.

Christie LJ, Honarmand S, Talkington DF, et al: Pediatric encephalitis: what role of *Mycoplasma pneumoniae?*, *Pediatrics* 120:305, 2007.

Cles LD, Bruch K, Stamm WE: Staining characteristics of six commercially available monoclonal immunofluorescence reagents for direct diagnosis of *Chlamydia trachomatis* infections, *J Clin Microbiol* 26:1735, 1988.

Clyde WA Jr, Kenny GE, Schachter J: Laboratory diagnosis of chlamydial and mycoplasmal infections. In Drew WL, editor: *Cumitech 19*, Washington, DC, 1984, American Society for Microbiology.

Coleman RE, Sangkasuwan V, Suwanabun N, et al: Comparative evaluation of selected diagnostic assays for the detection of IgG and IgM antibody to *Orientia tsutsugamushi* in Thailand, *Am J Trop Med Hyg* 67:497, 2002.

Comer JA, Nicholson WL, Sumner JW, et al: Diagnosis of human ehrlichiosis by PCR assay of acute-phase serum, *J Clin Microbiol* 37:31, 1999.

Cox RL, Kuo CC, Grayston JT, et al: Deoxyribonucleic acid relatedness of *Chlamydia* sp. strain TWAR to *Chlamydia trachomatis* and *Chlamydia psittaci*, *Int J Syst Bacteriol* 38:265, 1988.

Dalton MJ, Clarke MJ, Holman RC, et al: National surveillance for Rocky Mountain spotted fever, 1981–1992: epidemiologic summary and evaluation of risk factors for fatal outcome, *Am J Trop Med Hyg* 52:405, 1995a.

Dalton MJ, Robinson LE, Cooper J, et al: Use of *Bartonella* antigens for serologic diagnosis of cat-scratch disease at a national referral center, *Arch Intern Med* 155:1670, 1995b.

Dawson JE, Anderson BE, Fishbein DB, et al: Isolation and characterization of an *Ehrlichia* sp. from a patient diagnosed with human ehrlichiosis, *J Clin Microbiol* 29:2741, 1991.

Daxboeck F, Kircher K, Krause R, et al: Effect of age on antibody titer to *Mycoplasma pneumoniae*, *Scand J Infect Dis* 34:577, 2002.

de Sousa R, Franca A, Nobrega SD, et al: Host- and microbe-related risk factors for and pathophysiology of fatal *Rickettsia conorii* infection in Portuguese patients, *J Infect Dis* 198:576, 2008.

Dean D, Kandel RP, Adhikari HK, et al: Multiple *Chlamydiaceae* species in trachoma: implications for disease pathogenesis and control, *PLoS Med* 5:e14, 2008.

Demaio J, Boyd RS, Rensi R, et al: False-positive Chlamydiazyme results during urine sediment analysis due to bacterial urinary tract infections, *J Clin Microbiol* 29:1436, 1991.

Demma LJ, Colman RC, McQuiston JH, et al: Epidemiology of human ehrlichiosis and anaplasmosis in the United States, 2001–2002, *Am J Trop Med Hyg* 73:400, 2005.

Doyle CK, Labruna MB, Breitschwerdt EB, et al: Detection of medically important *Ehrlichia* by quantitative multicolor TaqMan real-time polymerase chain reaction of the *dsb* gene, *J Mol Diagn* 7:504, 2005.

Dehio C: Infection-associated type IV secretion systems of *Bartonella* and their diverse roles in host cell interaction, *Cell Microbiol* 10:1591–1598, 2008.

Drancourt M, George F, Brouqui P, et al: Diagnosis of Mediterranean spotted fever by indirect immunofluorescence of *Rickettsia conorii* in circulating endothelial cells isolated with monoclonal antibody-coated immunomagnetic beads, *J Infect Dis* 166:660, 1992.

Drancourt M, Mainardi JL, Brouqui P, et al: *Bartonella (Rochalimaea) quintana* endocarditis in three homeless men, *N Engl J Med* 332:419, 1995.

Drancourt M, Raoult D, Xeridat B, et al: Q fever meningoencephalitis in five patients, *Eur J Epidemiol* 7:134, 1991.

Dumler JS, Barbet AF, Bekker CP, et al: Reorganization of genera in the families *Rickettsiaceae* and *Anaplasmataceae* in the order *Rickettsiales:* unification of some species of *Ehrlichia* with *Anaplasma, Cowdria* with *Ehrlichia* and *Ehrlichia* with *Neorickettsia*, descriptions of six new species combinations and designations of *Ehrlichia equi* and "HG agents" as subjective synonyms of *Ehrlichia phagocytophilia*, *Int J Syst Evol Microbiol* 6:2145, 2001.

Dumler JS, Brouqui P: Molecular diagnosis of human granulocytic anaplasmosis, *Expert Rev Mol Diagn* 4: 559, 2004.

Dumler JS, Dawson JE, Walker DH: Human ehrlichiosis: hematopathology and immunohistologic detection of *Ehrlichia chaffeensis*, *Hum Pathol* 24:391, 1993a.

Dumler JS, Gage WR, Pettis GL, et al: Rapid immunoperoxidase demonstration of *Rickettsia rickettsii* in fixed cutaneous specimens from patients with Rocky Mountain spotted fever, *Am J Clin Pathol* 93:410, 1990.

Dumler JS, Sutker WL, Walker DH: Persistent infection with *Ehrlichia chaffeensis*, *Clin Infect Dis* 17:903, 1993b.

Dumler JS, Taylor JP, Walker DH: Clinical and laboratory features of murine typhus in south Texas, 1980–1987, *JAMA* 266:1365, 1991.

Dunn BE, Monson TP, Dumler JS, et al: Identification of *Ehrlichia chaffeensis* morulae in cerebrospinal fluid mononuclear cells, *J Clin Microbiol* 30:2207, 1992.

Edelman DC, Dumler JS: Evaluation of an improved PCR diagnostic assay for human granulocytic ehrlichiosis, *Mol Diagn* 1:41, 1996.

Ehret JM, Leszcynski JC, Douglas JM, et al: Evaluation of Chlamydiazyme enzyme immunoassay for detection of *Chlamydia trachomatis* in urine specimens from men, *J Clin Microbiol* 31:2702, 1993.

Elghetany TM, Walker D: Hemostatic changes in Rocky Mountain spotted fever and Mediterranean spotted fever, *Am J Clin Pathol* 112:159, 1999.

Eng TR, Karkess JR, Fishbein DB, et al: Epidemiologic, clinical and laboratory findings of human ehrlichiosis in the United States, *J Am Med Assoc* 264:2251–2258, 1990.

Everett ED, Evans KA, Henry RB, et al: Human ehrlichiosis in adults after tick exposure: diagnosis using polymerase chain reaction, *Ann Intern Med* 120: 730, 1994.

Everett KDE, Bush RM, Andersen AA: Emended description of the order *Chlamydiales*, proposal of *Parachlamydiaceae* fam. nov. and *Simkaniaceae* fam. nov., each containing one monotypic genus, revised taxonomy of the family *Chlamydiaceae*, including a new genus and five new species, and standards for the identification of organisms, *Int J Syst Bacteriol* 49:415, 1999.

Ewing SA, Dawson JE, Kocan AA, et al: Experimental transmission of *Ehrlichia chaffeensis (Rickettsiales: Ehrlichieae)* among white-tailed deer by *Amblyomma americanum (Acari: Ixodidae)*, *J Med Entomol* 32:368, 1995.

Ewing SA, Roberson WR, Buckner RG, et al: A new

strain of *Ehrlichia canis*, *J Am Vet Med Assoc* 159:1771, 1971.

Fenollar F, Sire S, Raoult D: *Bartonella vinsonii* subsp. *arupensis* as an agent of blood culture-negative endocarditis in a human, *J Clin Microbiol* 43:945, 2005.

Fernald GW, Collier AM, Clyde WA Jr: Respiratory infections due to *Mycoplasma pneumoniae* in infants and children, *Pediatrics* 55:327, 1975.

Ferrero DV, Meyers HN, Schultz DE, et al: Performance of the Gen-Probe amplified *Chlamydia trachomatis* assay in detecting *Chlamydia trachomatis* in endocervical and urine specimens from women and urethral and urine specimens from men attending sexually transmitted disease and family planning clinics, *J Clin Microbiol* 36:3230, 1998.

Fichtenbaum CJ, Peterson LR, Weil GJ: Ehrlichiosis presenting as a life-threatening illness with features of the toxic shock syndrome, *Am J Med* 95:351, 1993.

Fishbein DB, Dawson JE, Robinson LE: Human ehrlichiosis in the United States, 1985 to 1990, *Ann Intern Med* 120:736, 1994.

Fishbein DB, Raoult D: A cluster of *Coxiella burnetii* infections associated with exposure to vaccinated goats and their unpasteurized dairy products, *Am J Trop Med Hyg* 47:35, 1992.

Foucault C, Barrau K, Brouqui P, et al: *Bartonella quintana* bacteremia among homeless people, *Clin Infect Dis* 35:684, 2002.

Foucault C, Raoult D, Brouqui P: Randomized open trial of gentamicin and doxycycline for eradication of *Bartonella quintana* from blood in patients with chronic bacteremia, *Antimicrob Agents Chemother* 47: 2204, 2003.

Fournier PE, Casalta JP, Habib G, et al: Modification of the diagnostic criteria proposed by the Duke endocarditis service to permit improved diagnosis of Q fever endocarditis, *Am J Med* 100:629, 1996.

Fournier PE, Marrie T-J, Raoult D: Diagnosis of Q fever, *J Clin Microbiol* 36:1823, 1998.

Fournier PE, Raoult D: Comparison of PCR and serology assays for early diagnosis of acute Q fever, *J Clin Microbiol* 41:5094, 2003.

Fournier PE, Raoult D: Suicide PCR on skin biopsy specimens for diagnosis of rickettsioses, *J Clin Microbiol* 42:3428, 2004.

Furuya Y, Katayama T, Yoshida Y, et al: Specific amplification of *Rickettsia japonica* DNA from clinical specimens by PCR, *J Clin Microbiol* 33:487, 1995.

Furuya Y, Yoshida Y, Katayama T, et al: Serotype-specific amplification of *Rickettsia tsutsugamushi* DNA by nested polymerase chain reaction, *J Clin Microbiol* 31:1637, 1993.

Gage KL, Burgdorfer W, Hopla CE: Hispid cotton rats *(Sigmodon hispidus)* as a source for infecting immature *Dermacentor variabilis (Acari: Ixodidae)* with *Rickettsia rickettsii*, *J Med Entomol* 27:615, 1990.

Gaydos C, Maldeis NE, Hardick P, et al: *Mycoplasma genitalium* compared to chlamydia, gonorrhoea and trichomonas as an etiologic agent of urethritis in men attending STD clinics, *Sex Transm Infect* 85:438, 2009.

Gaydos CA, Theodore M, Dalesio N, et al: Comparison of three nucleic acid amplification tests for detection of *Chlamydia trachomatis* in urine specimens, *J Clin Microbiol* 42:3041, 2004.

Geary SJ, Gabridge MG: Characterization of a human lung fibroblast receptor site for *Mycoplasma pneumoniae*, *Isr J Med Sci* 23:462, 1987.

Goessens WHF, Mouton JW, vanDer Meijden WI, et al: Comparison of three commercially available amplification assays, AMP CT, LCx, and COBAS AMPLICOR, for detection of *Chlamydia trachomatis* in first-void urine, *J Clin Microbiol* 35:2628, 1997.

Goldenberg RL, Andrews WW, Goepfert AR, et al: The Alabama preterm birth study: umbilical cord blood *Ureaplasma urealyticum* and *Mycoplasma hominis* cultures in very preterm newborns, *Am J Obstet Gynecol* 198:43e-1, 2008.

Goodman JL, Nelson C, Vitale B, et al: Direct cultivation of the causative agent of human granulocytic ehrlichiosis, *N Engl J Med* 334:209, 1996.

Gouin E, Egile C, Dehoux P, et al: The RickA protein of *Rickettsia conorii* activates the Arp2/3 complex, *Nature* 427:457–461, 2004.

Ghorbani RP, Ghorbani AJ, Jain MK, et al: A case of scrub typhus probably acquired in Africa, *Clini Infect Dis* 25:1473–1474, 1997.

Graf PC, Chretien JP, Ung L, et al: Prevalence of seropositivity to spotted fever group rickettsiae and *Anaplasma phagocytophilum* in a large, demographically diverse U.S. sample, *Clin Infect Dis* 46:70, 2008.

Grankvist A, Andersson PO, Mattsson M, et al: Infections with the tick-borne bacterium "Candidatus *Neoehrlichia mikurensis*" mimic noninfectious conditions in patients with B cell malignancies or autoimmune diseases, *Clin Infect Dis* 58:1716–1722, 2014.

Grayston JT, Campbell LA, Kuo CC, et al: A new respiratory pathogen: *Chlamydia pneumoniae* strain TWAR, *J Infect Dis* 161:618, 1990.

Grayston JT, Wang SP, Kuo CC, et al: Current knowledge on *Chlamydia pneumoniae*, strain TWAR, an important cause of pneumonia and other acute respiratory diseases, *Eur J Clin Microbiol Infect Dis* 8:191, 1989.

Haggerty CL, Totten PA, Astete SG, et al: *Mycoplasma genitalium* among women with nongonococcal, nonchlamydial pelvic inflammatory disease, *Infect Dis Obstet Gynecol* 2006:30184, 2006.

Hamilton KS, Standaert SM, Kinney MC: Characteristic peripheral blood findings in human ehrlichiosis, *Mod Pathol* 17:512, 2004.

Hammerschlag MR, Alpert S, Rosner I, et al: Microbiology of the vagina in children: normal and potentially pathogenic organisms, *Pediatrics* 62:57, 1978.

Hardalo CJ, Quagliarello V, Dumler JS: Human granulocytic ehrlichiosis in Connecticut: report of a fatal case, *Clin Infect Dis* 21:910, 1995.

Heinzen RA, Hayes SF, Peacock MG, et al: Directional actin polymerization associated with spotted fever group rickettsia infection of Vero cells, *Infect Immun* 61:1926, 1993.

Heller R, Artosis M, Xemar V, et al: Prevalence of *Bartonella henselae* and *Bartonella clarridgeiae* in stray cats, *J Clin Microbiol* 35:1327, 1997.

Helmick CG, Bernard KW, D'Angelo LJ: Rocky Mountain spotted fever: clinical, laboratory, and epidemiological features of 262 cases, *J Infect Dis* 150:480, 1984.

Herrero-Herrero JI, Walker DH, Ruiz-Beltran R: Immunohistochemical evaluation of the cellular immune response to *Rickettsia conorii* in "taches noires.", *J Infect Dis* 155:802, 1987.

Higgins JA, Radulovic S, Jaworski DC, et al: Acquisition of the cat scratch disease agent *Bartonella henselae* by cat fleas *(Siphonaptera: Pulicidae)*, *J Med Entomol* 33:490, 1996.

Hilbink F, Penrose M, Kovacova E, et al: Q fever is absent from New Zealand, *Int J Epidemiol* 22:945–949, 1993.

Hodzic E, Fish D, Maretzki CM, et al: Acquisition and transmission of the agent of human granulocytic ehrlichiosis by *Ixodes scapularis* ticks, *J Clin Microbiol* 36:3574, 1998.

Hillman RD Jr, Baktash YM, Martinez JJ: OmpA-mediated rickettsial adherence to and invasion of human endothelial cells is dependent upon interaction with alpha2beta1 integrin, *Cell Microbiol* 15:727–741, 2013.

Hoover TA, Culp DW, Vodkin MH, et al: Chromosomal DNA deletions explain phenotypic characteristics of two antigenic variants, phase II and RSA 514 (crazy), of the *Coxiella burnetii* nine-mile strain, *Infect Immun* 70:6726, 2002.

Horowitz HW, Aguero-Rosenfeld ME, McKenna DF, et al: Clinical and laboratory spectrum of culture-proven human granulocytic ehrlichiosis: comparison with culture-negative cases, *Clin Infect Dis* 27:1314, 1998.

Houpikian P, Raoult D: Western immunoblotting for *Bartonella* endocarditis, *Clin Diagn Lab Immunol* 10:95, 2003.

Izzard L, Fuller A, Blacksell SD, et al: Isolation of a novel *Orientia* species (*O. chuto* sp. nov.) from a patient infected in Dubai, *J Clin Microbiol* 48:4404–4409, 2010.

Jang W-J, Huh M-S, Park K-H, et al: Evaluation of an immunoglobulin M capture enzyme-linked immunosorbent assay for diagnosis of *Orientia tsutsugamushi* infection, *Clin Diagn Lab Immunol* 10:394, 2003.

Jeanclaude D, Godmer P, Leveiller D, et al: *Bartonella alsatica* endocarditis in a French patient in close contact with rabbits, *Clin Microbiol Infect* 15(Suppl 2):110, 2009.

Jernberg E, Moghaddam A, Moi H: Azithromycin and moxifloxacin for microbiological cure of *Mycoplasma genitalium* infection: an open study, *Int J STD AIDS* 19:676, 2008.

Jiang J, Chan T-C, Temenak JJ, et al: Development of a quantitative real-time polymerase chain reaction assay specific for *Orienta tsutsugamushi*, *Am J Trop Med Hyg* 70:351, 2004.

Jiang J, Marienau KJ, May LA, et al: Laboratory diagnosis of two scrub typhus outbreaks at Camp Fuji, Japan in 2000 and 2001 by enzyme-linked immunosorbent assay, rapid flow assay, and Western blot assay using outer membrane 56-kD recombinant proteins, *Am J Trop Med Hyg* 69:60, 2003.

Jones RB, Batteiger BE: *Chlamydia trachomatis* (trachoma, perinatal infections, lymphogranuloma venereum, and other genital infections). In Mandell GL, Bennett JE, Dolin R, editors: *Principles and practice of infectious diseases*, ed 5, New York, 2000, Churchill Livingstone, p 1989.

Jones RB, Priest JB, Kuo C: Subacute chlamydial endocarditis, *JAMA* 247:655, 1982.

Kaplan JE, Schonberger LB: The sensitivity of various serologic tests in the diagnosis of Rocky Mountain spotted fever, *Am J Trop Med Hyg* 35:840, 1986.

Kaplowitz LG, Fischer JJ, Sparling PF: Rocky Mountain spotted fever: a clinical dilemma, *Curr Clin Top Infect Dis* 2:89, 1981.

Kaplowitz LG, Lange JV, Fischer JJ, et al: Correlation of rickettsial titers, circulating endotoxin, and clinical features in Rocky Mountain spotted fever, *Arch Intern Med* 143:1149, 1983.

Kass EM, Szaniawski WK, Levy H, et al: Rickettsialpox in a New York City hospital, 1980 to 1989, *N Engl J Med* 331:1612, 1994.

Kawamori F, Akiyama M, Sugieda M, et al: Two-step polymerase chain reaction for diagnosis of scrub typhus and identification of antigenic variants of *Rickettsia tsutsugamushi*, *J Vet Med Sci* 55:749, 1993.

Kelly DJ, Chan CT, Paxton H, et al: Comparative evaluation of a commercial enzyme immunoassay for the detection of human antibody to *Rickettsia* typhi, *Clin Diagn Lab Immunol* 2:356, 1995.

Kidd L, Maggi R, Diniz PP, et al: Evaluation of conventional and real-time PCR assays for detection and differentiation of spotted fever group *Rickettsia* in dog blood, *Vet Microbiol* 129:294, 2008.

Kim D-M, Kim HL, Park CY, et al: Clinical usefulness of eschar polymerase chain reaction for the diagnosis of scrub typhus: a prospective study, *Clin Infect Dis* 43:1296, 2006.

Kim Y-S, Yun H-J, Shim SK, et al: A comparative trial of a single dose of azithromycin versus doxycycline for the treatment of mild scrub typhus, *Clin Infect Dis* 39:1329, 2004.

Kleba B, Clark TR, Lutter EI, et al: Disruption of the Rickettsia rickettsii Sca2 autotransporter inhibits actin-based motility, *Infect Immun* 78:2240, 2010.

Klein JO, Buckland D, Finland M: Colonization of newborn infants by mycoplasmas, *N Engl J Med* 280: 1025, 1969.

Klein MB, Nelson CM, Goodman JL: Antibiotic susceptibility of the newly cultivated agent of human granulocytic ehrlichiosis: promising activity of quinolones and rifamycins, *Antimicrob Agents Chemother* 41:76, 1997.

Kluytmans JA, Goessens WHF, Mouton JW, et al: Evaluation of Clearview and Magic Lite tests, polymerase chain reaction, and cell culture for detection of *Chlamydia trachomatis* in urogenital specimens, *J Clin Microbiol* 31:3204, 1993.

Knowles TT, Alleman AR, Sorenson HL, et al: Characterization of the major antigenic protein 2 of *Ehrlichia canis* and *Ehrlichia chaffeensis* and its application for serodiagnosis of ehrlichiosis, *Clin Diagn Lab Immunol* 10:520, 2003.

Koehler JE, Sanchez MA, Garrido CS, et al: Molecular epidemiology of *Bartonella* infections in patients with bacillary angiomatosis-peliosis, *N Engl J Med* 337: 1876, 1997.

Kordick DL, Hilyard EJ, Hadfield TL, et al: *Bartonella clarridgeiae*, a newly recognized zoonotic pathogen causing inoculation papules, fever, and lymphadenopathy (cat scratch disease), *J Clin Microbiol* 35:1813, 1997.

Koumans EH, Black CM, Markowitz LE, et al: Comparison of methods for detection of *Chlamydia trachomatis* and *Neisseria gonorrhoeae* using commercially available nucleic acid amplification tests and a liquid pap smear medium, *J Clin Microbiol* 41:1507, 2003.

Kramer VL, Randolph MP, Hui LT, et al: Detection of the agents of human ehrlichioses in ixodid ticks from California, *Am J Trop Med Hyg* 60:62, 1999.

Krause PJ, Corrow CL, Bakken JA: Successful treatment of human granulocytic ehrlichiosis in children using rifampin, *Pediatrics* 112:e652, 2003.

Krech T, Bleckmann M: Paatz R. Comparison of buffalo green monkey cells and McCoy cells for isolation of *Chlamydia trachomatis* in a microtiter system, *J Clin Microbiol* 27:2364, 1989.

Kumar S, Hammerschlag MR: Acute respiratory infection due to *Chlamydia pneumoniae*: current status of diagnostic methods, *Clin Infect Dis* 44:568, 2007.

La Scola B, Raoult D: Diagnosis of Mediterranean spotted fever by cultivation of *Rickettsia conorii* from blood and skin samples using the centrifugation-shell vial technique and by detection of *R. conorii* in circulating endothelial cells: a 6-year follow-up, *J Clin Microbiol* 34:2722, 1996a.

La Scola B, Raoult D: Serological cross-reactions between *Bartonella quintana*, *Bartonella henselae*, and *Coxiella burnetii*, *J Clin Microbiol* 34:2270, 1996b.

Leitner M, Yitzhaki S, Rzotkiewicz S, et al: Polymerase chain reaction-based diagnosis of Mediterranean spotted fever in serum and tissue samples, *Am J Trop Med Hyg* 67:166, 2002.

Lepidi H, Houpikian P, Liang Z, et al: Cardiac valves in patients with Q fever endocarditis: microbiological, molecular, and histologic studies, *J Infect Dis* 187:1097, 2003.

Levy PY, Drancourt M, Etienne J, et al: Comparison of different antibiotic regimens for therapy of 32 cases of Q fever endocarditis, *Antimicrob Agents Chemother* 35:533, 1991.

Li H, Walker DH: rOmpA is a critical protein for the adhesion of *Rickettsia rickettsii* to host cells, *Microb Pathog* 24:289, 1998.

Liston TE, Koehler JE: Granulomatous hepatitis and necrotizing splenitis due to *Bartonella henselae* in a patient with cancer: case report and review of hepatosplenic manifestations of bartonella infection, *Clin Infect Dis* 22:951, 1996.

Liu Y-X, Cao W-C, Gao Y, et al: *Orientia tsutsugamushi* in eschars from scrub typhus patients, *Emerg Infect Dis* 12:1109, 2006.

Manhart LE, Holmes KK, Hughes JP, et al: *Mycoplasma genitalium* among young adults in the United States: an emerging sexually transmitted infection, *Am J Public Health* 97:1118, 2007.

McDade JE, Shepard CC, Redus MA, et al: Evidence of *Rickettsia prowazekii* infections in the United States, *Am J Trop Med Hyg* 29:277, 1980.

McQuiston JH, Childs JE: Q fever in humans and animals in the United States, *Vector Borne Zoonotic Dis* 2:179–191, 2002.

McQuiston JH, Holman RC, Mccall CL, et al: National surveillance and the epidemiology of Q fever in the United States, 1978–2004, *Am J Trop Med Hyg* 75:36, 2006.

McQuiston JH, Paddock CD, Singleton J Jr, et al: Imported spotted fever rickettsioses in United States travelers returning from Africa: a summary of cases confirmed by laboratory testing at the Centers for Disease Control and Prevention, 1999–2000, *Am J Trop Med Hyg* 70:98, 2004.

Mahony J, Chong S, Jang D, et al: Urine specimens from pregnant and nonpregnant women inhibitory to amplification of *Chlamydia trachomatis* nucleic acid by PCR ligase chain reaction, and transcription-mediated amplification: identification of urinary substances associated with inhibition and removal of inhibitory activity, *J Clin Microbiol* 36:3122, 1998.

Manosroi J, Chutipongvivate S, Auwanit W, et al: Early diagnosis of scrub typhus in Thailand from clinical specimens by nested polymerase chain reaction, *Southeast Asian J Trop Med Public Health* 34:831, 2003.

Maraha B, Berg H, Kerver M, et al: Is the perceived association between *Chlamydia pneumoniae* and vascular diseases biased by methodology?, *J Clin Microbiol* 42:3937, 2004.

Marrie TJ: *Coxiella burnetii* (Q fever). In Yu VL, Weber R, Raoult D, editors: *Antimicrobial therapy and vaccines*, ed 2, New York, 2002, Apple Trees Production, p 869.

Marrie TJ, editor: *Q fever* (vol I), The disease, Boca Raton, Fla., 1990, CRC Press.

Marrie TJ, Durrant H, Williams C, et al: Exposure to parturient cats: a risk factor for acquisition of Q fever in maritime Canada, *J Infect Dis* 158:101, 1988.

Marrie TJ, Raoult D: Q fever—a review and issues for the next century, *Int J Antimicrob Agents* 8:145, 1997.

Martinez JJ, Cossart P: Early signaling events involved in the entry of *Rickettsia conorii* into mammalian cells, *J Cell Sci* 117:5097, 2004.

Martinez JJ, Seveau S, Veiga E, et al: Ku70, a component of DNA-dependent protein kinase, is a mammalian receptor for *Rickettsia conorii*, *Cell* 123:1013, 2005.

Maurin M, Eb F, Etienne J, et al: Serological cross-reactions between *Bartonella* and *Chlamydia* species: implications for diagnosis, *J Clin Microbiol* 35:2283, 1997.

Maurin M, Raoult D: Q fever, *Clin Microbiol Rev* 12:518–553, 1999.

Mills RD, Young A, Cain K, et al: Chlamydiazyme plus blocking assay to detect *Chlamydia trachomatis* in endocervical specimens, *Am J Clin Pathol* 97:209, 1992.

Montes M, Cilla G, Vicente D, et al: Gipuzkoa, Basque Country, Spain (1984-2004): a hyperendemic area of Q fever, *Ann NY Acad Sci* 1078:129–132, 2006.

Moron CL, Feng H-M, Wear DJ, et al: Identification of the target cells of *Orientia tsutsugamushi* in human cases of scrub typhus, *Mod Pathol* 14:752, 2001.

Murai K, Tachibana N, Okayama A, et al: Sensitivity of polymerase chain reaction assay for *Rickettsia tsutsugamushi* in patients' blood samples, *Microbiol Immunol* 36:1145, 1992.

Miyamura S, Ohta T, Tamura A: [Comparison of in vitro susceptibilities of *Rickettsia prowazekii*, *R. rickettsii*, *R. sibirica and R. tsutsugamushi* to antimicrobial agents], *Nihon Saikingaku Zasshi* 44:717–721, 1989.

Nascimento EMM, Colombo S, Nagasse-Sugahara T-K, et al: Evaluation of PCR-based assay in human serum samples for diagnosis of fatal cases of spotted fever group rickettsiosis, *Clin Microbiol Infect Dis* 15(Suppl 2):232, 2009.

Ndip LM, Fokam EB, Bouyer DH, et al: Detection of *Rickettsia africae* in patients and ticks along the coastal region of Cameroon, *Am J Trop Med Hyg* 71:363, 2004.

Nelson HD, Helfand M: Screening for chlamydial infection, *Am J Prev Med* 20:95, 2001.

Nicholson WL, Comer JA, Sumner JW, et al: An indirect immunofluorescence assay using a cell culture-derived antigen for detection of antibodies to the agent of human granulocytic ehrlichiosis, *J Clin Microbiol* 35:1510, 1997.

Niebylski ML, Peacock MG, Schwan TG: Lethal effect of *Rickettsia rickettsii* on its tick vector *(Dermacentor andersoni)*, *Appl Environ Microbiol* 65:773, 1999.

Olano JP, Hogrefe W, Seaton P, et al: Clinical manifestations, epidemiology, and laboratory diagnosis of human monocytotropic ehrlichiosis in a commercial laboratory setting, *Clin Diagn Lab Immunol* 10:891, 2003a.

Olano JP, Masters E, Hogrefe W, et al: Human monocytotropic ehrlichiosis, Missouri, *Emerg Infect Dis* 9:1579, 2003b.

Osuga K, Kimura M, Goto H, et al: A case of Tsutsugamushi disease probably contracted in Africa, *Eur J Clin Microbiol Infect Dis* 10:95–96, 1991.

Omsland A, Hackstadt T, Heinzen RA: Bringing culture to the uncultured: *Coxiella burnetii* and lessons for obligate intracellular bacterial pathogens, *PLoS Pathog* 9:e1003540, 2013.

Omsland A, Cockrell DC, Howe D, et al: Host cell-free growth of the Q fever bacterium *Coxiella burnetii*, *Proc Natl Acad Sci U S A* 106:4430–4434, 2009.

Oyston PC, Davies C: Q fever: the neglected biothreat agent, *J Med Microbiol* 60(Pt 1):9–21, 2011.

Paddock CD, Finley RW, Wright CS, et al: *Rickettsia parkeri* rickettsiosis and its clinical distinction from Rocky Mountain spotted fever, *Clin Infect Dis* 47:1188, 2008.

Paddock CD, Folk SM, Shore GM, et al: Infections with *Ehrlichia chaffeensis* and *Ehrlichia ewingii* in persons coinfected with human immunodeficiency virus, *Clin Infect Dis* 33:1586, 2001.

Paddock CD, Greer PW, Ferebee TL, et al: Hidden mortality attributable to Rocky Mountain spotted fever: immunohistochemical detection of fatal, serologically unconfirmed disease, *J Infect Dis* 179:1469, 1999.

Paddock CD, Suchard DP, Grumbach KL, et al: Brief report: fatal seronegative ehrlichiosis in a patient with HIV infection, *N Engl J Med* 329:1164, 1993.

Paddock CD, Sumner JW, Comer JA, et al: *Rickettsia parkeri*: a newly recognized cause of spotted fever rickettsiosis in the United States, *Clin Infect Dis* 38:805, 2004.

Paris DH, Aukkanit N, Jenjaroen K, et al: A highly sensitive quantitative real-time PCR assay based on the *groEL* gene of contemporary Thai strains of *Orientia tsutsugamushi*, *Clin Microbiol Infect Dis* 15:488, 2009.

Paris DH, Blacksell SD, Newton PN, et al: Simple, rapid and sensitive detection of *Orientia tsutsugamushi* by loop-isothermal DNA amplification, *Trans R Soc Trop Med Hyg* 102:1239, 2008.

Paris DH, Blacksell SD, Nawtaisong P, et al: Diagnostic accuracy of a loop-mediated isothermal PCR assay for detection of *Orientia tsutsugamushi* during acute Scrub Typhus infection, *PLoS Negl Trop Dis* 5:e1307, 2011.

Parola P, Miller RS, McDaniel B, et al: Emerging rickettsioses of the Thai-Myanmar border, *Emerg Infect Dis* 9:592, 2003.

Patterson KD: Typhus and its control in Russia, 1870–1940, *Med Hist* 37:361, 1993.

Perez M, Rikihisa Y, Wen B: *Ehrlichia canis*-like agent isolated from a man in Venezuela: antigenic and genetic characterization, *J Clin Microbiol* 34:2133, 1996.

Perez M, Bodor M, Zhang C, et al: Human infection with *Ehrlichia canis* accompanied by clinical signs in Venezuela, *Ann NY Acad Sci* 1078:110–117, 2006.

Petrovay F, Balla E: Two fatal cases of psittacosis caused by *Chlamyophila psittaci*, *J Med Microbiol* 57:1296, 2008.

Petrovec M, Furlan SL, Zupanc TA, et al: Human disease in Europe caused by a granulocytic *Ehrlichia* species, *J Clin Microbiol* 35:1556, 1997.

Phillips LE, Goodrich KH, Turner RM, et al: Isolation of *Mycoplasma* species and *Ureaplasma urealyticum* from obstetrical and gynecological patients by using commercially available medium formulations, *J Clin Microbiol* 24:377, 1986.

Ponka A: The occurrence and clinical picture of serologically verified *Mycoplasma pneumoniae* infections with emphasis on central nervous system, cardiac, and joint manifestations, *Ann Clin Res* 11(Suppl 24):1, 1979.

Prakash JAJ, Reller ME, Barat N, et al: Assessment of a quantitative multiplex 5′ nuclease real-time PCR for spotted fever and typhus group rickettsioses and *Orientia tsutsugamushi*, *Clin Microbiol Infect Dis* 15:292, 2009.

Pritt BS, Sloan LM, Johnson DK, et al: Emergence of a new pathogenic *Ehrlichia* species, Wisconsin and Minnesota, 2009, *N Engl J Med* 365:422–429, 2011.

Prutsky G, Domecq JP, Mori L, et al: Treatment outcomes of human bartonellosis: a systematic review and meta-analysis, *Int J Infect Dis* 17:e811–e819, 2013.

Pulliainen AT, Dehio C: *Bartonella henselae:* subversion of vascular endothelial cell functions by translocated bacterial effector proteins, *Int J Biochem Cell Biol* 41:507–510, 2009.

Puolakkainen M, Hiltunen-Back E, Reunala T, et al: Comparison of performances of two commercially available tests, a PCR assay and a ligase chain reaction test, in detection of urogenital *Chlamydia trachomatis* infection, *J Clin Microbiol* 36:1489, 1998.

Raoult D, Drancourt M: Antimicrobial therapy of rickettsial diseases, *Antimicrob Agents Chemother* 35:2457, 1991.

Raoult D, Fournier PE, Vandenesch F, et al: Outcome and treatment of *Bartonella* endocarditis, *Arch Intern Med* 163:226, 2003.

Raoult D, La Scola B, Enea M, et al: A flea-associated rickettsia pathogenic for humans, *Emerg Infect Dis* 7:73, 2001.

Raoult D, Marrie T, Mege J: Natural history and pathophysiology of Q fever, *Lancet Infect Dis* 5:219, 2005.

Raoult D, Roblot F, Rolain JM, et al: First isolation of *Bartonella alsatica* from a valve of a patient with endocarditis, *J Clin Microbiol* 44:278, 2006.

Raoult D: Uncultured candidatus *Neoehrlichia mikurensis*, *Clin Infect Dis* 59:1042, 2014.

Ratnasamy N, Everett ED, Roland WE, et al: Central nervous system manifestations of human ehrlichiosis, *Clin Infect Dis* 23:314, 1996.

Reynolds MG, Krebs JW, Comer JA, et al: Flying squirrel-associated typhus, United States, *Emerg Infect Dis* 9:1341, 2003.

Rihl M, Köhler L, Klos A, et al: Persistent infection of *Chlamydia* in reactive arthritis, *Ann Rheum Dis* 65:281, 2006.

Roblin PM, Dumornay W, Hammerschlag MR: Use of HEp-2 cells for improved isolation and passage of *Chlamydia pneumoniae*, *J Clin Microbiol* 30:1968, 1992.

Rolain JM, Maurin M, Vestris G, et al: In vitro susceptibilities of 27 rickettsiae to 13 antimicrobials, *Antimicrob Agents Chemother* 42:1537–1541, 1998.

Rolain JM, Brouqui P, Koehler JE, et al: Recommendations for treatment of human infections caused by *Bartonella* species, *Antimicrob Agents Chemother* 48:1921, 2004.

Rolain JM, Fournier PE, Raoult D, et al: First isolation and detection by immunofluorescence assay of *Bartonella koehlerae* in erythrocytes from a French cat, *J Clin Microbiol* 41:4460, 2003a.

Rolain JM, Lecam C, Raoult D: Simplified serological diagnosis of endocarditis due to *Coxiella burnetii* and *Bartonella*, *Clin Diagn Lab Immunol* 10:1147, 2003b.

Ross JDC, Jensen JS: *Mycoplasma genitalium* as a sexually transmitted infection: implications for screening, testing, and treatment, *Sex Transm Infect* 82:269, 2006.

Roux V, Eykrn S, Wyllie S, et al: *Bartonella vinsonii* subsp. *berkhoffii* as an agent of afebrile blood culture–negative endocarditis in a human, *J Clin Microbiol* 38:1698, 2000.

Roux V, Raoult D: Phylogenetic analysis of the genus *Rickettsia* by 16S rDNA sequencing, *Res Microbiol*

146:385–396, 1995.

Roux V, Raoult D: Body lice as tools for diagnosis and surveillance of reemerging disease, *J Clin Microbiol* 37:596, 1999.

Roux V, Rydkina E, Eremeeva M, et al: Citrate synthase gene comparison, a new tool for phylogenetic analysis, and its application for the Rickettsiae, *Int J Syst Bacteriol* 47:252–261, 1997.

Sahni SK, Narra HP, Sahni A, et al: Recent molecular insights into rickettsial pathogenesis and immunity, *Future Microbiol* 8:1265–1288, 2013.

Saisongkorh W, Chenchittikul M, Silpapojakul K: Evaluation of nested PCR for the diagnosis of scrub typhus among patients with acute pyrexia of unknown origin, *Trans R Soc Trop Med Hyg* 98:360, 2004.

Saito TB, Thirumalapura NR, Shelite TR, et al: An animal model of a newly emerging human ehrlichiosis, *J Infect Dis* 211:452–461, 2015.

Van Schaik EJ, Chen C, Mertens K, et al: Molecular pathogenesis of the obligate intracellular bacterium *Coxiella burnetii*, *Nat Rev Microbiol* 11:561–573, 2013.

Schachter J, Chow JM, Howard H: Detection of *Chlamydia trachomatis* by nucleic acid amplification testing: our evaluation suggests the CDC-recommended approaches for confirmatory testing are ill-advised, *J Clin Microbiol* 44:2512, 2006.

Schachter J, Hook EW, Martin DH, et al: Confirming positive results of nucleic acid amplification tests (NAATS) for *Chlamydia trachomatis*: all NAATS are not created equal, *J Clin Microbiol* 43:1372, 2005.

Schriefer ME, Sacci JB, Higgins A, et al: Murine typhus: updated roles of multiple urban components and a second typhus like rickettsia, *J Med Entomol* 31:681, 1994a.

Schriefer ME, Sacci JB Jr, Dumler JS, et al: Identification of a novel rickettsial infection in a patient diagnosed with murine typhus, *J Clin Microbiol* 32:949, 1994b.

Schultze GE, Jacobs RF: Human monocytic ehrlichiosis in children, *Pediatrics* 100:E10, 1997.

Scott MA, McCurley TL, Vnencakjones CL, et al: Cat scratch disease—detection of *Bartonella henselae* DNA in archival biopsies from patients with clinically, serologically, and histologically defined disease, *Am J Pathol* 149:2161, 1996.

Sehdev AES, Dumler JS: Hepatic pathology in human monocytic ehrlichiosis, *Am J Clin Pathol* 119:859, 2003.

Sexton DJ, Kanj SS, Wilson K, et al: The use of a polymerase chain reaction as a diagnostic test for Rocky Mountain spotted fever, *Am J Trop Med Hyg* 50:59, 1994.

Short VL, Totten PA, Ness RB, et al: Clinical presentation of *Mycoplasma genitalium* infection versus *Neisseria gonorrhoeae* infection among women with pelvic inflammatory disease, *Clin Infect Dis* 48:41, 2009.

Silverman DJ: Oxidative cell injury and spotted fever group rickettsiae. In Anderson BE, editor: *Rickettsial infection and immunity*, New York, 1997, Plenum Press, p 79.

Silverman DJ, Santucci LA, Meyers N, et al: Penetration of host cells by *Rickettsia rickettsii* appears to be mediated by a phospholipase of rickettsial origin, *Infect Immun* 60:2733, 1992.

Sobradillo V, Zalacain R, Capelastegui A, et al: Antibiotic treatment in pneumonia due to Q fever, *Thorax* 47:276–278, 1992.

Sonthayanon P, Chierakul W, Wuthiekanun V, et al: Association of high *Orientia tsutsugamushi* DNA loads with disease of greater severity in adults with scrub typhus, *J Clin Microbiol* 47:430, 2009.

Spaargaren J, Schachter J, Moncada J, et al: Slow epidemic of lymphogranuloma venereum L2b strain, *Emerg Infect Dis* 11:1787, 2005.

Spach DH, Kanter AS, Dougherty MJ, et al: *Bartonella* (Rochalimaea) *quintana* bacteremia in inner-city patients with chronic alcoholism, *N Engl J Med* 332:424, 1995.

Stamm B, Moschopulos M, Hungerbuehler H, et al: Neuroinvasion by *Mycoplasma pneumoniae* in acute disseminated encephalomyelitis, *Emerg Infect Dis* 14:641, 2008.

Stenos J, Graves SR, Unsworth NB: A highly sensitive and specific real-time PCR assay for the detection of spotted fever and typhus group rickettsiae, *Am J Trop Med Hyg* 73:1083, 2005.

Stothard DR, Fuerst PA: Evolutionary analysis of the spotted fever and typhus groups of *Rickettsia* using 16S rRNA gene sequences, *Syst Appl Microbiol* 18:52–61, 1995.

Strickman D, Sheer T, Salata K, et al: In vitro effectiveness of azithromycin against doxycycline-resistant and -susceptible strains of *Rickettsia tsutsugamushi*, etiologic agent of scrub typhus, *Antimicrob Agents Chemother* 39:2406, 1995.

Sugita Y, Yamakawa Y, Takahasi K, et al: A polymerase chain reaction system for rapid diagnosis of scrub typhus within six hours, *Am J Trop Med Hyg* 49:636, 1993.

Takahashi S, Takeyama K, Miyamoto S, et al: Detection of *Mycoplasma genitalium*, *Mycoplasma hominis*, *Ureaplasma urealyticum*, and *Ureaplasma parvum* DNAs in urine from asymptomatic healthy young Japanese men, *J Infect Chemother* 12:269, 2006.

Tamura A, Ohashi N, Urakami H, et al: Classification of *Rickettsia tsutsugamushi* in a new genus, *Orientia* gen. nov., as *Orientia tsutsugamushi* comb. nov, *Int J Syst Bacteriol* 45:589, 1995.

Tantibhedhyangkul W, Angelakis E, Tongyoo N, et al: Intrinsic fluoroquinolone resistance in *Orientia tsutsugamushi*, *Int J Antimicrob Agents* 35:338–341, 2010.

Tappero JW, Mohle-Boetani J, Koehler JE, et al: The epidemiology of bacillary angiomatosis and bacillary peliosis, *JAMA* 269:770, 1993.

Thurman KA, Walter ND, Schwartz SB, et al: Comparison of laboratory diagnostic procedures for detection of *Mycoplasma pneumoniae* in community outbreaks, *Clin Infect Dis* 48:1244, 2009.

Tarasevich I, Rydkina E, Raoult D: Outbreak of epidemic typhus in Russia, *Lancet* 352:1151, 1998.

Tierno PM Jr, Inglima K, Parisi MT: Detection of *Bartonella* (Rochalimaea) *henselae* bacteremia using BacT/Alert blood culture system, *Am J Clin Pathol* 104:530, 1995.

Tissot Dupont HL, Raoult D, Brouqui P, et al: Epidemiologic features and clinical presentation of acute Q fever in hospitalized patients: 323 French cases, *Am J Med* 93:427, 1992.

Toye B, Woods W, Bobrowska M, et al: Inhibition of PCR in genital and urine specimens submitted for *Chlamydia trachomatis* testing, *J Clin Microbiol* 36:2356, 1998.

Traub R, Wisseman CL Jr, Farhang-Azad A: The ecology of murine typhus—a critical review, *Trop Dis Bull* 75:237, 1978.

Tzianabos TB, Anderson BE, McDade JE: Detection of *Rickettsia rickettsii* DNA in clinical specimens by using polymerase chain reaction technology, *J Clin Microbiol* 27:2866, 1989.

Uchiyama T: Role of major surface antigens of *Rickettsia japonica* in the attachment to host cells. In Raoult R, Brouqui P, editors: *Rickettsiae and Rickettsial diseases at the turn of the third millennium*, Paris, France, 1999, Elsevier, pp 182–188.

Valbuena G, Feng H-M, Walker DH: Mechanisms of immunity against rickettsiae: new perspectives and opportunities offered by unusual intracellus parasites, *Microbes Infect* 4:625, 2002.

Van der Pol B, Ferrero DV, Buck-Barrington L, et al: Multicenter evaluation of the BDProbeTec ET system for detection of *Chlamydia trachomatis* and *Neisseria gonorrhoeae* in urine specimens, female endocervical swabs, and male urethral swabs, *J Clin Microbiol* 39:1008, 2001.

Vigil A, Chen C, Jain A, et al: Profiling the humoral immune response of acute and chronic Q fever by protein microarray, *Mol Cell Proteomics* 10(M110):006304, 2011.

Verdon R, Geffray L, Collet T, et al: Vertebral osteomyelitis due to *Bartonella henselae* in adults: a report of 2 cases, *Clin Infect Dis* 35:e141, 2002.

Vincelette J, Schirm J, Bogard M, et al: Multicenter evaluation of the fully automated COBAS AMPLICOR PCR test for detection of *Chlamydia trachomatis* in urogenital specimens, *J Clin Microbiol* 37:74, 1999.

von Loewenich FD, Geissdorfer W, Disque C, et al: Detection of "Candidatus *Neoehrlichia mikurensis*" in two patients with severe febrile illnesses: evidence for a European sequence variant, *J Clin Microbiol* 48:2630–2635, 2010.

Wade N, Levi L, Jones M, et al: Optic disk edema associated with peripapillary serous retinal detachment: an early sign of systemic *Bartonella henselae* infection, *Am J Ophthalmol* 130:327, 2000.

Waites KB, Balish M, Atkinson TP: New insights into the pathogenesis and detection of *Mycoplasma pneumoniae* infections, *Future Microbiol* 3:635, 2008.

Waites KB, Katz B, Schelonka RL: Mycoplasmas and ureaplasmas as neonatal pathogens, *Clin Microbiol Rev* 18:757, 2005.

Wakeel A, Zhu B, Yu XJ, et al: New insights into molecular *Ehrlichia chaffeensis*-host interactions, *Microbes Infect* 12:337–345, 2010.

Walker DH: Pathology of Q fever. In Walker DH, editor: *Biology of rickettsial diseases* (vol 1), Boca Raton, Fla, 1988, CRC Press, p 17.

Walker DH: Principles of the malicious use of infectious agents to create terror: reasons for concern for organisms of the genus *Rickettsia*, *Ann N Y Acad Sci* 990:739, 2003.

Walker DH, Dumler JS: Human monocytic and granulocytic ehrlichioses: discovery and diagnosis of emerging tick-borne infections and the critical role of the pathologist, *Arch Pathol Lab Med* 121:78, 1997.

Walker DH, Feng HM, Ladner S, et al: Immunohistochemical diagnosis of typhus rickettsioses using an anti-lipopolysaccharide monoclonal antibody, *Mod Pathol* 10:1038, 1997.

Walker DH, Fishbein DB: Epidemiology of rickettsial diseases, *Eur J Epidemiol* 7:237, 1991.

Walker DH, Gear JHS: Correlation of the distribution of *Rickettsia conorii*, microscopic lesions, and clinical features in South African tick bite fever, *Am J Trop Med Hyg* 34:361, 1985.

Walker DH, Hawkins HK, Hudson P: Fulminant Rocky Mountain spotted fever: its pathologic characteristics associated with glucose-6-phosphate dehydrogenase deficiency, *Arch Pathol Lab Med* 107:121, 1983.

Walker DH, Hudnall SD, Szaniawski WK, et al: Monoclonal antibody–based immunohistochemical diagnosis of rickettsialpox: the macrophage is the principal target, *Mod Pathol* 12:529, 1999.

Walker DH, Maguina C, Minnick M: Bartonelloses. In Guerrant RL, Walker DH, Weller PF, editors: *Tropical infectious diseases: principles, pathogens, and practice*, ed 2, Philadelphia, 2006, Churchill Livingstone, p 454.

Walker DH, Occhino C, Tringali GR, et al: Pathogenesis of rickettsial eschars: the tache noire of boutonneuse fever, *Hum Pathol* 19:1449, 1988.

Walker DH, Olano JP, Feng H-M: Critical role of cytotoxic T lymphocytes in immune clearance of rickettsial infection, *Infect Immun* 69:1841, 2001.

Walker DH, Parks FM, Betz TG, et al: Histopathology and immunohistologic demonstration of the distribution of *Rickettsia typhi* in fatal murine typhus, *Am J Clin Pathol* 91:720, 1989.

Walker DH, Staiti A, Mansueto S, et al: Frequent occurrence of hepatic lesions in boutonneuse fever, *Acta Trop* 43:175, 1986.

Walls JJ, Aguero-Rosenfeld M, Bakken JS, et al: Inter- and intralaboratory comparison of *Ehrlichia equi* and human granulocytic ehrlichiosis (HGE) agent strains for serodiagnosis of HGE by the immunofluorescent-antibody test, *J Clin Microbiol* 37:2968, 1999.

Warren R, Dwyer B, Plackett M, et al: Comparative evaluation of detection assays for *Chlamydia trachomatis*, *J Clin Microbiol* 31:1663, 1993.

Watt G, Chouriyagune C, Ruangweerayud R, et al: Scrub typhus infections poorly responsive to antibiotics in northern Thailand, *Lancet* 348:86, 1996.

Watt G, Kantipong P, Jongsakul K, et al: Doxycycline and rifampicin for mild scrub-typhus infections in northern Thailand: a randomized trial, *Lancet* 356:1057, 2000.

Watt G, Parola P: Scrub typhus and tropical rickettsioses, *Curr Opin Infect Dis* 16:429–436, 2003.

Watt G, Walker DH: Scrub typhus. In Guerrant RL, Walker DH, Weller PF, editors: *Tropical infectious diseases: principles, pathogens, and practice*, ed 2, Philadelphia, 2006, Churchill Livingstone, p 557.

Weinert LA, Werren JH, Aebi A, et al: Evolution and diversity of *Rickettsia* bacteria, *BMC Biol* 7:6, 2009.

Weiss E: History of rickettsiology. In Walker DH, editor: *Biology of rickettsial diseases* (vol I), Boca Raton, Fla., 1988, CRC Press, p 15.

Welc-Faleçiak R, Sinski E, Kowalec M, et al: Asymptomatic "Candidatus Neoehrlichia mikurensis" infections in immunocompetent humans, *J Clin Microbiol* 52:3072–3074, 2014.

Whitworth T, Popov VL, Yu XJ, et al: Expression of *Rickettsia prowazekii pld* or *tlyC* gene in *Salmonella enterica* serovar *Typhimurium* mediates phagosomal escape, *Infect Immun* 73:6668, 2005.

Williams WJ, Radulovic S, Dasch GA, et al: Identification of *Rickettsia conorii* infection by polymerase chain reaction in a soldier returning from Somalia, *Clin Infect Dis* 19:93, 1994.

Wolbach SB: The etiology and pathology of Rocky Mountain spotted fever (third preliminary report): the ocurrence of the parasite and the pathology of the disease in man. Additional notes on the parasite, *J Med Res* 37:499–508, 1918.

Wood JC, Lu RM, Peterson EM, et al: Evaluation of Mycotrim-GU for isolation of *Mycoplasma* species and

Ureaplasma urealyticum, *J Clin Microbiol* 22:789, 1985.
Woods ME, Olano JP: Host defenses to *Rickettsia rickettsii* infection contribute to increased microvascular permeability in human cerebral endothelial cells, *J Clin Immunol* 28:174–185, 2008.
Wylie JL, Moses S, Babcock R, et al: Comparative evaluation of Chlamydiazyme, PACE 2, and AMP-CT assays for detection of *Chlamydia trachomatis* in endocervical specimens, *J Clin Microbiol* 36:3488, 1998.
Yajko DM, Balston E, Wood D, et al: Evaluation of PPLO, A7B, E, and NYC agar media for the isolation of *Ureaplasma urealyticum* and *Mycoplasma* species from the genital tract, *J Clin Microbiol* 19:73, 1984.
Yu X-J, Brouqui P, Dumler JS, et al: Detection of *Ehrlichia chaffeensis* in human tissue by using a species specific monoclonal antibody, *J Clin Microbiol* 31:3284, 1993.
Yu X-J, Crocquent-Valdes PA, Cullman LC, et al: Comparison of *Ehrlichia chaffeensis* recombinant proteins for serologic diagnosis of human monocytotropic ehrlichiosis, *J Clin Microbiol* 37:2568, 1999.
Yu X-J, Walker DH: The order Rickettsiales. In Dworkin M, et al, editors: *The prokaryotes: an evolving electronic resource for the microbiological community*, ed 3, New York, 2003, Springer-Verlag.
Zavala-Velazquez JE, Ruiz-Sosa JA, Sanchez-Elias RA, et al: *Rickettsia felis* rickettsiosis in Yucatán, *Lancet* 356:1079, 2000.
Zeaiter Z, Fournier PE, Greub G, et al: Diagnosis of *Bartonella* endocarditis by a real-time nested PCR assay using serum, *J Clin Microbiol* 41:919, 2003.
Zhi N, Rikihisa Y, Kim HY, et al: Comparison of major antigenic proteins of six strains of the human granulocytic ehrlichiosis agent by Western immunoblot analysis, *J Clin Microbiol* 35:2606, 1997.

第58章 医学细菌学

Geraldine S. Hall, Gail L. Woods

要点

1. 细菌可以依据革兰氏染色反应（革兰氏阳性或革兰氏阴性），形态（球菌、杆菌、球杆菌、螺旋菌），所需环境（需氧、微需氧、厌氧）和芽孢存在与否等标准来进行分类。通过重要的生化反应、抗原成分（如细胞壁抗原、毒素）以及分子特征可对细菌进行鉴定区分。

2. 在革兰氏阳性球菌中，最重要的人类致病菌是金黄色葡萄球菌（可引起皮肤和软组织感染、菌血症、毒素休克综合征），化脓链球菌（可引起咽炎和非化脓性并发症、皮肤和软组织感染），无乳链球菌（可引起新生儿菌血症和脑膜炎），肺炎链球菌（引起社区获得性肺炎、脑膜炎），粪肠球菌和屎肠球菌（引起院内尿路感染和菌血症）。

3. 在革兰氏阳性杆菌中，最重要的人类致病菌是产单核细胞李斯特菌（引起脑膜炎、菌血症），放线菌属（可引起肺炎、软组织感染、脑脓肿），炭疽杆菌（引起皮肤软组织感染、肺炎；还可作为生物恐怖试剂），白喉棒状杆菌属（引起白喉），上述菌株在美国临床实验室中很少见。

4. 在革兰氏阴性球菌中，最重要的人类致病菌是脑膜炎奈瑟菌（可引起脑膜炎），淋球菌（引起淋病）和卡他莫拉菌。

5. 革兰氏阴性杆菌包括肠杆菌科（其中大部分是胃肠道正常菌群）；非发酵革兰氏阴性杆菌（如铜绿假单胞菌、鲍曼不动杆菌）-这些菌存在于环境中，当宿主免疫力低下时，可引起人类机会性感染；嗜盐菌（弧菌属）；微需氧菌（弯曲菌属、螺杆菌属）；苛养菌（军团菌属、鲍特菌属、弗朗西斯科菌属、布鲁菌属、嗜血杆菌属）和其他少见细菌。

6. 在肠杆菌科细菌中，最重要的人类致病菌是大肠埃希菌（可引起尿路感染、腹泻、菌血症），肺炎克雷伯菌和产酸克雷伯菌（主要引起尿路感染、肺炎、菌血症），变形杆菌（可引起泌尿道感染），沙门菌属（引起痢疾和伤寒），志贺菌属（引起腹泻），肠杆菌属（引起院内肺炎、尿路感染、菌血症）和沙雷菌属（引起院内肺炎）。

7. 在厌氧菌中，最重要的人类致病菌是脆弱拟杆菌群（可引起腹腔感染、脓肿），梭菌属，特别是产气荚膜梭菌（引起软组织感染、食物中毒），破伤风梭菌（引起破伤风），艰难梭菌（引起抗生素相关性腹泻）和革兰氏阳性无芽孢厌氧菌，如伊氏放线菌和痤疮丙酸杆菌。

从临床标本中能够分离出多种多样的细菌。为了正确评估这些微生物的临床意义，首先应该对不同人体解剖部位正常菌群的分布情况进行了解。通常情况下，这些正常菌群的数量是非常大的，例如，每平方厘米的皮肤大约有 10^6 个微生物，每毫升口腔分泌物中大约有 10^9 个微生物，每克结肠内容物中大约有 10^{11} 个微生物。因此，从正常菌群中分离目标致病菌应严格控制正常菌群的污染（Miller et al，2007；Baron & Thomson，2011）。这可能很困难，但如果遵守正确操作流程则可予以实现。这些操作流程以及病原微生物分离技术将在第 64 章进行讨论。本章首先对细菌培养前的标本处理流程进行简单阐述，然后对常见人类致病菌进行深入论述。

标本处理流程

革兰氏染色

在微生物实验室中，送检标本直接革兰氏染色无疑是最有价值的检验方法之一。临床医生可以根据革兰氏染色结果迅速选择抗生素。检验人员还可据此评估送检标本质量，预测应该出现的培养结果。大量细菌出现在白细胞数量多的标本中要比出现在白细胞数量少的标本中更有临床意义。同一患者多份送检标本在涂片和培养中出现相同结果则高度提示此菌的临床意义。

制备染色标本涂片时，取标本脓性或血性部分涂布在清洁载玻片上，注意厚和薄的区域都要包括在内。对于无菌体液标本，可先经细胞离心机将标本浓缩 10～100 倍后再进行涂片（Baron & Thomson，2011）。玻片上的标本可以晾干，也可以用甲醇或文火固定，然后用革兰氏染液（包括结晶紫、碘液、95%乙醇和复红染液）进行染色。革兰氏阳性菌的细胞壁会抵制甲醇的脱色作用,保留结晶紫的颜色;革兰氏阴性菌的细胞壁将会被脱色,从而染上复红染液的颜色。

染色后的玻片首先用低倍镜观察寻找较大的结构,如线虫幼虫、库什曼螺旋体、大颗粒、小硬颗粒、细菌菌落和真菌等。然后用油镜来评估细菌的种类。鉴于 10^5/ml 菌量标本必须在油镜(×1000)视野下才能查看清楚,所以对于含菌量较少的涂片标本必须对其进行仔细观察。

观察微生物应该评价其大小、形状和革兰氏染色反应,并尽可能地进行详细描述;在报告中标注"革兰氏阳性菌疑似肺炎链球菌"(图 58-1)比简单的报告"革兰氏阳性链球菌"更有帮助。计数并报告白细胞或红细胞数量,同时备注胞内菌情况。革兰氏染色结果与培养结果的相关性是检验染色和培养质量的有效方法。标本革兰氏染色阳性而培养阴性,可能因为该菌为不常见微生物,需要更多特殊的培养基,或者实验室人员在培养过程中无法识别某些菌落,也可能是由于染色液或标本采集材料(例如拭子)污染造成的革兰氏染色假阳性,或者是对革兰氏染色结果的错误解释。根据革兰氏染色结果还可以选择接下来要使用的培养基种类,例如,在呼吸道标本中发现大量革兰氏阴性球杆菌,提示需要用巧克力平板来分离嗜血杆菌属,而不是用血平板。其他染色方法,如吖啶橙染色,可以用于血培养瓶、脑脊液和白细胞层等标本的染色。这种荧光染色为细菌和真菌提供了一种更快速、更灵敏的染色方法(Mirrett et al,1982;Adler et al,2003)。细菌和真菌会产生橙色荧光,哺乳动物细胞会被染成绿色。准确解释吖啶橙染色结果需要检验人员具有相应经验,按照标准流程制备染色涂片,避免出现过多的细胞内容物,因为这可能会导致过多的细胞 DNA 残留从而掩盖了细菌 DNA 的存在。

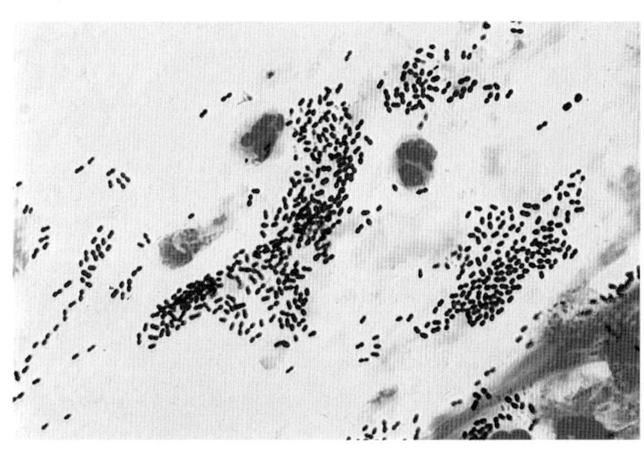

图 58-1 痰涂片革兰氏染色显示中性粒细胞、碎片和革兰氏阳性双球菌,提示为肺炎链球菌感染(油镜)

许多实验室使用探针识别血培养瓶中特定的细菌或真菌。其原理均基于商品化荧光原位杂交(FISH)反应(Advandx,Woburn,Mass)。例如,当血培养瓶中培养出大量革兰氏阳性球菌,可采用 QuickFISH BC 探针进行金黄色葡萄球菌与凝固酶阴性葡萄球菌或非葡萄球菌的鉴别。*mecA* XpressFISH®技术可检测金黄色葡萄球菌的 *mecA* 基因。在一项多中心研究中,研究人员采用 QuickFISH BC 探针联合 *mecA* XpressFISH®实验对血培养瓶中的革兰氏阳性球菌进行鉴定,可在 2 小时内准确鉴定出 211 株耐甲氧西林葡萄球菌(MRSA)中的 209 株(Salimnia et al,2014)。如果革兰氏阳性球菌呈对或链状排列,则可采用肠球菌 Quick FISH BC 特异性鉴定粪肠球菌。在一项多中心研究中,采用该探针对 173 例血培养阳性培养物进行粪肠球菌与非粪肠球菌的鉴别,只有两例结果不一致(Deck et al,2014)。阳性血培养瓶经革兰氏染色证实为革兰氏阴性杆菌时,可采用一些新近研发的特异性探针来鉴定这些细菌。酵母菌探针——PNA FISH-Yeast Traffic Light(YTL)工作原理与上述细菌探针相同,可用于快速准确鉴别念珠菌(Gorton et al,2014)。

近期,另外两种快速鉴别阳性血培养瓶中细菌(真菌)的技术已成熟。一种是基质辅助激光解吸电离飞行时间质谱法技术(matrix-assisted laser desorption ionization-time-of-flight,MALDI-TOF MS)(bioMerieux MS or Bruker),另一种利用分子技术从阳性血培养瓶中快速鉴定细菌,如 Verigene(Nanosphere,Inc,Northbrook,Ill)和 FilmArray(BioFire,Salt Lake City,Utah)。在一项比较 PNA FISH、Verigene 和 MALDI-TOF 对革兰氏阳性球菌鉴定能力的研究中,PNA FISH 和 Verigene 与常规方法的一致性较高,为 98%,而 MALDI-TOF 的敏感性略低,种水平一致性为 80%,属水平一致性为 88%(Martinez et al,2014)。

培养技术

对特定部位或某一标本类型中经常分离的病原菌进行培养应选择不同的培养基以提供病原菌生长所需的最佳条件。考虑到与特定感染类型相关细菌的特殊生长要求或从混合菌群中分离某些病原菌的必要性,因此,培养基类型除了标准浓缩琼脂外,还包括选择培养基和鉴别培养基。

血琼脂是一种很好的普通生长培养基,还可以用来证明菌落对红细胞的溶血作用。抗生素或化学物质可以用来做选择培养基,如多黏菌素-萘啶酸(CNA)琼脂培养基或苯乙醇琼脂,两者都能抑制革兰氏阴性杆菌生长,同时允许革兰氏阳性细菌生长。加热血液制作巧克力琼脂,添加维生素制作营养丰富的培养基,添加氯化血红素(因子 X)和烟酰胺腺嘌呤二核苷酸(因子 V)来分离流感嗜血杆菌和其他苛养菌。革兰氏阴性杆菌可以在含有胆盐和染料的培养基(如麦康凯琼脂)上从革兰氏阳性杆菌中分离出来,同时还可以将菌落分为乳糖分解阳性和乳糖分解阴性菌落,既有选择功能又有鉴别功能。表 58-1 提供了不同标本类型使用不同培养基的选择指南。

细菌培养通常在 35℃孵育,18~24 小时孵育后进行初步检查。添加 5%~10%的二氧化碳会对淋球菌、流感嗜血杆菌和肺炎链球菌的生长有必要或促进作用,应尽可能使用。对于需要通过 pH 值变化来区分菌落类型的培养基(如木糖赖氨酸-脱氧胆酸琼脂(XLD),肠道病菌培养琼脂(HE))则不建议培养在二氧化碳环境中,因其可影响 pH 值。

对于厌氧菌,接种后的培养基应尽快置于厌氧环境中。有几种厌氧培养系统可供选择。其中之一是厌氧罐,在水中加入二氧化碳和氢气发生器包装,盖室中含钯的氧化铝颗粒将氧气催化为水。该系统的改进装置是一个包含了气体发生器和钯催化剂的透明塑料袋,将琼脂平板装入其中,通常称之为厌氧生物袋(Bio-Bag)。

表 58-1 各种标本的培养基选择指南

标本类型	需氧菌和非发酵菌培养基					厌氧菌培养基		
	BAP	MAC 或 EMB	CBA	肉汤[†]	其他	BAP[‡]	BBE	PEA
体腔					对于大量体液标本,可考虑使用 BCB			
体液								
脑脊液	×		×	×(用于分装标本)				
腹水	×	×	×		BCB	×	×	×
胸水,心包积液	×		×	×	BCB	×		
关节液	×		×	×	BCB			
伤口分泌物								
吸取物	×	×	×			×	×	×
拭子[§]	×	×						
组织[#]	×	×	×	×		×	×	×
呼吸道标本								
痰	×	×	×					
咽拭子	×							
支气管肺泡灌洗液	×	×	×		CYE[¶]			
支气管刷	×	×	×			×[¶]	×[¶]	×[¶]
鼻拭子	×							
泌尿生殖道标本								
阴道直肠标本检测 B 群链球菌			Lim 肉汤	选择性或显色				
链球菌					GBS 培养基			
其他	×	×	×		GC 培养基[**]	×	×	×
子宫颈					GC 培养基			
尿道/外阴					GC 培养基			
尿液								
中段尿	×	×			筛选;显色平板			
耻骨上膀胱穿刺尿	×	×						
便标本			×	EB	HE 或 XLD;Campy			
眼标本	×	×	×[††]			×[††]		
耳/中耳道标本	×	×				×		
静脉导管	×							

BAP,血琼脂平板;BCB,血培养瓶;BBE,类杆菌胆汁七叶苷琼脂;Campy,空肠弯曲菌选择培养基;CBA,巧克力血琼脂;CYE,活性炭酵母提取物,用于军团菌属或诺卡菌属;EB,浓缩肉汤,如 GN 或亚硒酸盐肉汤,与直肠拭子相同,不利于空肠弯曲菌的选择性培养;EMB,伊红亚甲蓝;GBS,B 群链球菌;GC,淋菌;HE,肠道病原菌培养琼脂;Lim broth,B 族链球菌浓缩液;MAC,麦康凯琼脂;PEA,苯基乙醇;XLD,木糖赖氨酸脱氧胆酸琼脂

[*] 个别菌种的具体指南将会在正文中描述

[†] 普通肉汤应补充巯基乙酸;当痤疮丙酸杆菌是一种可疑病原菌时,肉汤至少要孵育 10 天;然而,如果是需氧菌,脑心浸液肉汤就足够了

[‡] 考虑用 CDC、BAP 或布鲁菌血液琼脂,或另一种"浓缩"的 BAP 来进行厌氧培养;含有抗生素的溶血琼脂平板也可以

[§] 不推荐用于厌氧培养

[#] 如果为特殊菌种或特殊情况,应增加其他培养基

[¶] 如果采用保护性支气管镜采集标本

[**] Thayer-Martin 或 Martin-Lewis 或其他营养丰富的培养基可用于培养淋病奈瑟菌

[††] 如果疑似为痤疮丙酸杆菌眼内炎,巯基乙酸盐肉汤和(或)厌氧血平板都可用

厌氧培养的另一种方法是厌氧手套箱或厌氧室,它由一个大而透明的塑料密封室组成,充满了氮气、氢气和二氧化碳的无氧气体混合物。通过气体交换锁将标本、平板和试管引入操作台或从操作台中取出。钯催化剂和操作台内的氢气用来维持厌氧环境。操作台内的所有操作都是借由密封在操作台外壁上的氯丁橡胶手套完成的,或者是通过所谓的"无手套"系统,通过一个紧密包围前臂的袖状装置进行相关操作。操作台内有保持孵化温度的内部孵化器。每一种厌氧系统都各有其优缺点,在临床厌氧菌标本分离上都有显著的效果。Anoxamat 系统可以在减少过度暴露于氧气机会的厌氧环境下处理标本(Summanen et al,1999;Shahin et al,2003)。

细菌培养在孵育 18~24 小时后应做常规检查。厌氧菌培养例外,通常在 48 小时后检查,以便这些生长较慢的细菌生长为可见菌落。一般来说,固体培养基保存 48 小时,液体培养基保存 24~48 小时。对于某些特定菌种,其特殊的培养条件将在具体章节进行详述。

首次对培养结果进行检查时应出具一份初步报告,这份报告随其他信息的更新而更新。某些培养结果已经核实(如血或脑脊液标本革兰氏染色阳性,分离出需要进行感染控制的细菌),应及时向医务人员报告。最终报告是在所有培养完成后发布的。

医学重要细菌

革兰氏阳性球菌

葡萄球菌属

特征

葡萄球菌触酶阳性,在革兰氏染色标本中常呈葡萄状排列(图 58-2)。该菌可在有氧或厌氧条件下的任意蛋白胨培养基中生长良好,并可在某些琼脂培养基上出现溶血现象和产生黄色或橙色色素。葡萄球菌的生长很容易在血琼脂平板或各种营养肉汤中检测到。可用含 7.5%~10% 甘露醇的选择培养基分离金黄色葡萄球菌。

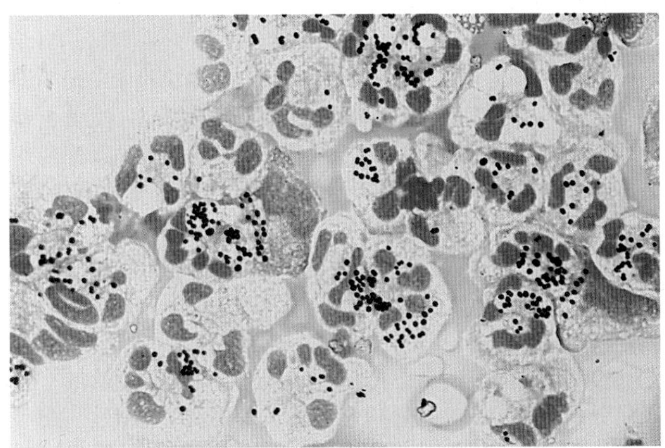

图 58-2 脑脊液细胞离心革兰氏染色可见较多嗜中性粒细胞,革兰氏阳性球菌成对、成短链、成堆聚集,提示葡萄球菌感染(油镜)

表 58-2 中列举了用于从微球菌和 Kocuria 菌属(一般认为是非致病性)中鉴别葡萄球菌的实验(Becker & von Eiff,2011)。金黄色葡萄球菌区别于其他葡萄球菌的主要特征是产生的凝固酶可以凝结血浆。两种不同抗原形式的凝固酶已被确认:一种结合到细胞壁上面,称为凝集因子,可用玻片凝集试验检测;另一种则游离于细胞壁外,可用试管凝集试验检测(凝固酶的存在是决定性因素)。商用乳胶凝集制品检测金黄色葡萄球菌中的凝集因子和 A 蛋白具有敏感性和特异性。这些检测方法可能适用于以下情况:由于技术人员工作经验不足,测试的重复性出现问题。FISH 公司的一款产品也可以将革兰氏阳性球菌阳性的血培养瓶的金黄色葡萄球菌和凝固酶阴性葡萄球菌区分。此外,许多实验室利用 PCR 技术从鼻拭子和阳性血培养瓶中直接检测金黄色葡萄球菌。许多检测方法可以区分甲氧西林耐药的金黄色葡萄球菌(MRSA)和甲氧西林敏感的金黄色葡萄球菌(MSSA)。

表 58-2 区分葡萄球菌与肠球菌、库克菌的试验

	葡萄球菌属	微球菌属	库克菌属
溶葡球菌酶	S	R	R
有氧产酸(甘油)	+	-	+
无氧产酸(葡萄糖)	+/-	-	+(延迟)
呋喃唑酮(100μg/片)	S	R	R
杆菌肽(0.04U)敏感性	R	S	S
改良氧化酶	-	+	+

+:阳性;-:阴性;R:耐药;S:敏感

临床表现和发病机制

金黄色葡萄球菌可以定植于皮肤、眼睛、上呼吸道、胃肠道、尿道,偶尔也定植于阴道。因此,金葡菌引起的感染可能是内源性或外源性。感染金黄色葡萄球菌后影响疾病进展的重要因素包括:皮肤黏膜是否完整是否被破坏,是否有异物的植入,之前是否有病毒感染,之前是否使用抗生素治疗,是否有引起细胞和体液免疫缺陷的基础疾病。

由金黄色葡萄球菌引起的感染可能会影响多个器官系统。其中最常见的是皮肤及其附件感染,如脓疱疮、毛囊炎、乳腺炎及手术伤口感染。金黄色葡萄球菌是住院患者发生菌血症的主要病原菌,它可能会导致感染性心内膜炎,特别是左侧瓣膜性心脏病患者和静脉吸毒者。金黄色葡萄球菌是脊髓硬膜外脓肿和化脓性颅内静脉炎的最常见病因,它通常可能来自于创伤后脑脓肿。由金黄色葡萄球菌引起的脑膜炎少见,常由头部外伤或神经外科手术而来。

金黄色葡萄球菌是多数骨髓炎的致病菌,是青春期前儿童化脓性关节炎最常见的原因,有时也会引起成人化脓性关节炎。金黄色葡萄球菌很少引起社区获得性肺炎,但是医院获得性肺炎的常见病原菌,通常是由鼻咽部吸入引起的内源性感染。诱发因素包括感染麻疹、流感病毒 A、囊性纤维化、免疫缺陷。由金黄色葡萄球菌引起的尿路感染罕见,但可引起肾盂肾炎和肾内、肾周脓肿。

金黄色葡萄球菌有多种毒力因子。如果有荚膜,则具有抗吞噬能力。细胞壁肽聚糖具有内毒素活性,能刺激巨噬细胞释放细胞因子,激活补体,引起血小板聚集。蛋白 A(SPA),是细胞壁中的免疫活性物质,具有抗吞噬能力,SPA 可与免疫球蛋白 IgG Fc 片段结合。其他的葡萄球菌表面蛋白,作为可识别黏附基质分子的微生物表面成分,可能在葡萄球菌在宿主组织中定植的能力中起重要作用(Speziale et al,2009)。最近,金黄色葡萄球菌超抗原在脓毒症(sepsis)、心内膜炎和急性肾损伤(脓肿)的重要作用已阐明(Salgado PabóN et al,2013)。

金黄色葡萄球菌能产生大量毒素。外毒素 TSST-1 可引起毒素休克综合征,肠毒素 A-E 引起葡萄球菌食物中毒。表皮剥脱性毒素 A 和 B 引起皮肤红斑和脱屑,如皮肤烫伤样综合征。也能产生各种酶,包括蛋白酶、脂酶,和透明质酸酶,这些酶可以破坏组织,可以促进感染扩散。

由金黄色葡萄球菌引起的毒素相关疾病包括皮肤烫伤样综合征、食物中毒和毒素休克综合征。金黄色葡萄球菌产生的表皮剥脱毒素可引起婴儿皮肤烫伤样综合征。起病迅速,开始有红斑,随后在 2~3 天形成大疱,然后表皮上层脱落,最后皮肤恢复。葡萄球菌引起的食物中毒,在食用金黄色葡萄球菌肠毒素污染的食物后 1~6 个小时出现症状,表现为恶心、呕吐、腹痛、腹泻,这通常是在食物处理人员准备和(或)上菜过程中污染了食物而引起(Baumgartner et al,2014)。

毒素休克综合征是一种多系统疾病,感染者没有 TSST-1 抗体但同时有金黄色葡萄球菌定植,或感染的金黄色葡萄球菌产 TSST-1 或较罕见的产肠毒素 B 或 C。中毒性休克综合征(TSS)主要是由于超抗原介导的细胞因子风暴和 M 蛋白介导的中性粒细胞活化,引起各种介质释放,从而导致呼吸衰竭、血管渗漏和休克(Low,2013)。该疾病最常见于 15~25 岁月经期间使用卫生棉条的女性,但它也可能发生在非月经期间女性,包括产后女性、有手术伤口或其他感染灶的男性或女性患者,以及那些做过鼻或鼻窦手术的患者。毒素休克综合征突然起病,开始为高热,肌肉疼痛,呕吐和腹泻,然后发生低血压、低血容量性休克,常出现累及手掌和脚掌的红斑,脱屑多发生在发病 1~2 周后。可进行临床诊断;不要求任何部位分离金黄色葡萄球菌。治疗的目标是完全恢复,尽管可能会反复发作(Becker & von Eiff,2011)。

在过去的 10~15 年,甲氧西林耐药的金黄色葡萄球菌(MRSA)引起的社区获得 MRSA 感染(CA-MRSA)已经越来越普遍。在这些菌株中发现一种毒素称为杀白细胞毒素(PVL),很少与医院获得性金黄色葡萄球菌感染相关(Becker & von Eiff,2011)。PVL 已被证明可引起坏死性皮肤和软组织感染,引起坏死性、甚至致命肺炎较罕见(Hageman et al,2006;MMWR,2007a;Moskowitz & Wiener-Kronish,2009,Toro et al,2014)。最初认为风险最大的易感人群为参与接触体育运动的儿童和监狱等机构的人群(MMWR,2003;Pan et al,2003)。这些 CA-MRSA 菌株,与医院获得性 MRSA(HA-MRSA)不同,对非 β-内酰胺类抗生素通常敏感。HA-MRSA 通常对除糖肽类(如万古霉素)外的抗生素耐药。社区获得性 MRSA 和医院获得性 MRSA 的苯唑西林耐药机制相同,即具有能合成青霉素结合蛋白(pbp-2a 或 pbp-2′)的 *mecA* 基因。然而,CA-MRSA 上携带 *mecA* 基因的染色体基因盒比 HA-MRSA 的基因盒小得多。许多专家认为,随着时间的推移,CA-MRSA 和 HA-MRSA 菌株会发生混合,如果没有分子分型技术,将很难区分这些菌株。在美国,CA-MRSA 的流行菌株是 USA 300(Becker & von Eiff,2011)。

社区和医院获得性金黄色葡萄球菌都可以引起菌血症。最近的一项研究比较了医疗相关 MRSA(HCA-MRSA)菌血症和 CA-MRSA 菌血症的危险因素、发病率和死亡率。CA-MRSA 菌血症患者更多患有糖尿病、慢性肝病和 HIV 感染,也许反映了金黄色葡萄球菌社区获得感染的特点;HCA-MRSA 菌血症通常发生在住院 48 小时及以上的患者,危险因素包括使用中心静脉导管、有实体肿瘤及慢性肾衰竭,之前有住院史和抗生素使用史。那些住院时间不到 48 小时发生 HCA-MRSA 菌血症的患者常常之前有住院史,长期使用护理设施,并曾接受类固醇治疗(Bassetti et al,2012)。

凝固酶阴性的葡萄球菌(CoNS)引起的感染通常与外源性异物有关,尤其是植入人工瓣膜、关节和静脉分流。通常认为 CoNS 比金黄色葡萄球菌的致病性弱,尽管致病性在不同菌种和菌株间有差异(Becker et al,2014)。CoNS 与菌血症产生生物被膜和抗生素耐药相关,而 CoNS 特异性黏附能力与人工关节感染有关(Giormezis et al,2014)。CoNS 是脑脊液分流术相关感染最常见的病原菌;它们很少引起尿路感染、肺炎、皮肤及软组织感染。我们已知的 CoNS 超过 20 种,其中表皮葡萄球菌最常见。腐生葡萄球菌是菌尿的重要病原菌,特别是在性活跃的年轻女性。据报道,溶血葡萄球菌在临床分离的 CoNS 中仅次于表皮葡萄球菌,排名第二,可对万古霉素耐药,而其余大多数 CoNS 对万古霉素敏感(Giormezis et al,2014)。路邓葡萄球菌的菌落形态可以与金黄色葡萄球菌相似(即在血琼脂平板上出现一个窄的 β 溶血),有些菌株凝固酶试验阳性。然而,这些凝固酶阳性的菌株通常还是被定义为凝固酶阴性的葡萄球菌。在临床上,它们会比其他多数 CoNS 致病力更强,类似金黄色葡萄球菌感染,包括引起感染性心内膜炎,骨髓炎,和其他更严重的葡萄球菌感染(Sabe et al,2014)。将路邓葡萄球菌与其他 CoNS 区分开来很重要,因为路邓葡萄球菌对苯唑西林的折点与金黄色葡萄球菌相同,与其他 CoNS 折点不同(根据临床实验室标准委员会(CLSI))对苯唑西林或头孢西丁折点的制订标准)(CLSI,2014)。

实验室检查

显微镜下,在无菌标本中或者阳性血培养涂片中发现典型的革兰氏阳性成簇排列的球菌,提示葡萄球菌感染。金黄色葡萄球菌能产生凝固酶,可以结合血浆纤维蛋白原,导致葡萄球菌凝集成块或者血浆凝固;其他凝固酶阳性的葡萄球菌少见。超过 95%的金黄色葡萄球菌可以通过玻片凝固酶试验鉴定,检测出结合型凝固酶(凝集因子);近 100%的菌株可以通过试管凝固酶试验鉴定,检测出游离型凝固酶(Becker & von Eiff,2011)。

玻片法凝固酶试验是在玻片上将一定浓度的菌悬液与血浆混合。如果凝集发生在 30 秒内为玻片凝集试验阳性。路邓葡萄球菌和施氏葡萄球菌玻片凝集试验阳性。玻片凝集试验需要作好盐水对照,以区分自身凝集。如果发生自凝,玻片凝集试验不能充分证明菌株是否产结合型凝固酶。

对于试管法凝固酶试验,在含血浆的试管中挑入一些待测菌落,在35℃孵育4小时后检查是否有凝块形成。如果没有凝块形成,试管在室温下孵育,一共孵育24小时后再次检查是否凝集。由于大部分金黄色葡萄球菌在4小时内发生凝集,我们设置为孵育4小时后观察结果,某些菌株可以产生一种纤溶酶从而溶解凝块,孵育24小时可能会导致假阴性。中间葡萄球菌和猪葡萄球菌试管凝固酶试验阳性,但它们主要引起动物感染,很少引起人类感染。

一些商业化乳胶凝集试验可以对金黄色葡萄球菌进行快速鉴定。这些检测方法可以检测葡萄球菌A蛋白和凝集因子;也有一些检测荚膜多糖,可以提高甲氧西林耐药的金黄色葡萄球菌的检出能力。腐生葡萄球菌和松鼠葡萄球菌可以乳胶凝集试验阳性,还有某些罕见的微球菌属;然而,这些菌玻片凝固酶试验均阴性(Becker & von Eiff,2011)。

CoNS中许多种已被确认;根据实用性和临床需求,除了表皮葡萄球菌,路邓葡萄球菌和对新生霉素耐药的腐生葡萄球菌,不需要将每份培养出的菌株鉴定到种的水平。但出现以下情况则需要鉴定到种水平:在无菌部位多次分离培养出同一种菌,除外路邓葡萄球菌,和(或)从患者分离的两种菌都可能与临床疾病有相关性。如果有必要,可以使用商业鉴定试剂盒或质谱法技术将这些菌株鉴定到种的水平(Peel et al,2014)。另外,也可将这些菌株送到一个能够执行标准的生化分析和分子检测如16S核糖体RNA(rRNA)的参考实验室进行分析(Loonen et al,2012)。流行病学需监测葡萄球菌感染的来源,可依据对不同噬菌体的敏感性、质粒谱、脂肪酸、多位点酶电泳,或染色体的分子分型(脉冲场凝胶电泳和重复PCR(repetitive PCR))进行分析。这些检查通常只能在参考实验室进行。

抗生素敏感性

超过90%的葡萄球菌由于质粒编码的诱导型β-内酰胺酶对青霉素耐药。β-内酰胺酶显色试验(即头孢硝噻吩纸片试验)或青霉素纸片扩散边缘试验可以用于检测β-内酰胺酶。青霉素纸片扩散边缘试验比头孢硝噻吩试验更敏感,两种方法都可以使用。当其中一种方法β-内酰胺酶试验阳性时,应报告为对青霉素耐药,但是头孢硝噻吩试验可能会漏检某些耐药株。如果青霉素是用于治疗严重的金黄色葡萄球菌感染,应进行青霉素纸片扩散边缘试验或MIC确认;青霉素MIC≤0.12被解释为敏感(CLSI,2014)。因产青霉素酶而对青霉素类(甲氧西林、苯唑西林、萘夫西林)耐药的凝固酶阴性葡萄球菌占80%,超过50%为医院获得性金黄色葡萄球菌。此类耐药由*mecA*基因介导,它能编码一种新的青霉素结合蛋白PBP2a。耐药通常呈多样性,这意味着可能只有很少的细菌($1/10^8$~$1/10^4$)表达耐药特性。因此,必须遵循专门的指南来保证检测准确性。苯唑西林纸片不应用来检测耐药性,而CLSI建议,如果使用纸片扩散法检测MRSA,30μg头孢西丁纸片法比苯唑西林更好。检测金黄色葡萄球菌(和路邓葡萄球菌)*mecA*基因介导的耐药,CLSI推荐头孢西丁抑菌圈直径≥22mm认为敏感,而≤21mm认为苯唑西林耐药(Velasco et al,2005;CLSI,2014)。同样,凝固酶阴性的葡萄球菌(路邓葡萄球菌除外),头孢西丁抑菌圈直径≥25mm认为敏感,而≤24mm认为苯唑西林耐药(CLSI,2014)。检测苯唑西林应使用加有2%NaCl的钙离子调节的Mueller-Hinton肉汤;微量肉汤板放在35℃培养24小时。筛选苯唑西林耐药的金黄色葡萄球菌,使用MH琼脂添加4%NaCl和6μg/ml苯唑西林,棉签点种,培养皿放在35℃孵育24小时。所有报告应列出苯唑西林结果而不是头孢西丁。在筛选培养基中发现任何生长表明可能为MRSA,应进一步进行确认。可以通过分子生物学方法检测*mecA*基因或检测PBP2a。有一个新发现的*mec C*基因,不能用检测*mecA*基因的分子方法检测;但可以通过检测PBP2a证实(Paterson et al,2014)。

除了路邓葡萄球菌外的凝固酶阴性葡萄球菌(CNS),可以使用苯唑西林的微量肉汤稀释法(MIC≤0.25μg/ml=敏感),或者使用头孢西丁的纸片扩散法(抑菌圈直径≥25mm=敏感)。除表皮葡萄球菌之外的任何一种CoNS对苯唑西林的MIC值为0.5μg/ml~2μg/ml,应检测*mecA*基因或检测PBP2a进行确认,因为苯唑西林的微量肉汤稀释法可能检测不到这些耐药(CLSI,2014)。

已经开发了若干快速检测苯唑西林耐药的试验方法。包括核酸扩增、核酸探针检测*mecA*基因,乳胶凝集试验检测PBP-2a(MRSA筛选试验,Denka-Seiken公司,东京,日本)和PBP-2'(Oxoid公司,贝辛斯托克,英国),Mastalex试验(Mast Diagnostics,Bootle,英国),和乳胶MRSA检测法(生物梅里埃,罗利达勒姆,北卡罗来纳州)和Clearview((Inverness Medical Innovations,Scarborough,Mass)(Bowers et al,2003;Chediac-Tannoury & Araj,2003;Chapin & Musgnug,2004;Nonhoff et al,2012)。并不是所有的这些试验都通过了美国食品药品管理局(FDA)批准;一些试验已经被用于直接检测血液中苯唑西林耐药的金黄色葡萄球菌。可以采用两种方法直接检测鼻咽拭子中的MRSA。新一代的显色方法专门用于检测MRSA,需要过夜孵育,通过观察特殊颜色的菌落,来检出*mecA*基因。此类商品化试剂有MRSASelect(bioRad实验室,华盛顿州雷德蒙,华盛顿州),CHROMagar MRSA(BD,Sparks,马里兰州),Brilliance MRSA(Oxoid,赛默飞,莱内克萨,堪萨斯州),和MRSA-ID(梅里埃,罗利达勒姆,N.C)(Perry et al,2004;Manickam et al,2013;Veenemans et al,2013),它们并不是都通过美国FDA批准;大多数研究表明,它们检测MRSA效果很好,但是不如现有的分子生物学方法敏感,但它们比分子方法更便宜。

三种分子方法可以在90分钟内,直接检测出MRSA(鼻拭子、血液培养和其他标本),这三种方法分别是GeneOhm(Becton Dickinson Microbiology Systems,Sparks,Md)、XpertMRSA(Cepheid,Sunnyvale,Calif)和Light Cycler MRSA AdvancedTest(罗氏,巴塞尔,瑞士)(Warren et al,2004;Al-Haj-Hussein et al,2005;Frey et al,2011;Buchan et al,2014)。Gene-OHM和Cepheid都可以从临床标本和阳性的血培养中检测出金黄色葡萄球菌和MRSA。尽管苯唑西林耐药的葡萄球菌可能对头孢菌素体外敏感,但临床上应报告对所有的β-内酰胺类抗生素(青霉素类、头孢菌素类、碳青霉烯类)耐药。医院获得性菌株通常对多种非β-内酰胺类抗生素耐药。然而许多CA-MRSA对大部分非β-内酰胺类抗生素敏感(Daum et al,2002;David et al,2014)。

克林霉素可用于治疗葡萄球菌感染。由于导致酶失活的*erm*基因机制可产生诱导耐药,可能无法在常规药敏试验中检测到。同时*erm*基因可引起交叉耐药,对大环内酯类抗生素(如红霉素)和链阳霉素(达福普汀)耐药。如果在最低抑菌浓度(MIC)试验(肉汤或琼脂稀释法和 E-test)中,金黄色葡萄球菌对红霉素耐药而对克林霉素敏感,应通过"D"试验评估红霉素诱导的克林霉素是否耐药。将 15μg 红霉素纸片和 2μg 克林霉素纸片贴在血琼脂平板上,间隔 15mm。过夜培养后,如果有诱导型克林霉素耐药,临近红霉素纸片侧,克林霉素抑菌圈会出现截平现象,即 D 形区(CLSI,2014)。

万古霉素耐药金黄色葡萄球菌,虽然罕见,但实验室必须要知道和懂得如何筛选。万古霉素中介的金黄色葡萄球菌(VISA)MIC 值在 4~8μg/ml(Cosgrove et al,2004)。据报道,已出现对万古霉素 MIC 值高达 1024μg/ml 的万古霉素耐药金黄色葡萄球菌(MMWR,2004)。由于后者在自动检测系统中并没有统一检测,美国疾病预防和控制中心(CDC)建议,在自动化仪器上测试的所有金黄色葡萄球菌也应进行万古霉素筛选试验,以保证结果的准确性。通过将 100μl 0.5 麦氏浊度的金黄色葡萄球菌菌悬液接种在含有 6μg/ml 万古霉素的脑心浸液琼脂(BHIA)平皿上,在 35℃过夜孵育,如果平皿上有超过一个菌落生长,则为万古霉素敏感性降低,需要进一步做 MIC 试验确认(CLSI,2014)。大多数自动化检测系统已调整,可检测万古霉素耐药的金黄色葡萄球菌(VRSA)。然而不管是自动化仪器还是手工检测,VISA 结果多变。对万古霉素的 MIC 值为 4μg/ml 应考虑为 VISA,应采用微量肉汤稀释法进行确认。筛选试验阳性的菌株(万古霉素 MIC 值≥8μg/ml)应送往参考实验室确认,确认的菌株应该提交国家卫生部和 CDC。在临床微生物学实验室常规检测中,不易检出 hVISA(某些金黄色葡萄球菌对万古霉素的非敏感性是可变的)。如果一株菌对万古霉素的 MIC 值为 2μg/ml,临床上认为万古霉素无效。可以采用 E-test 测试,使用 2.0 麦氏浊度的菌悬液代替 0.5 麦氏浊度,观察抑菌圈内是否有菌落生长。将可疑菌株接种在含有不同浓度的万古霉素的琼脂平皿中,此方法推荐用于检测 hVISA,但这些试验方法微生物学实验室常规不做(Bae et al,2009)。

新的抗菌药物,对敏感和耐药的葡萄球菌都有良好活性。这些抗菌药物包括奎奴普丁/达福普汀-一种链阳霉素;脂肽类达托霉素;利奈唑胺;泰利万星和头孢洛林。头孢洛林是 MRSA 唯一敏感的头孢菌素。对于分离的 VISA 或 VRSA 菌株,或当临床医生要求除万古霉素以外的其他药物来治疗 MRSA 感染时,实验室应该考虑对这些抗菌药物进行检测,或者将这些菌株送到可检测其敏感性的实验室中。

链球菌属和肠球菌属

特征

链球菌革兰氏染色阳性、过氧化氢酶阴性,球形,卵圆形,或刀形球菌,经常成对或链状排列。链球菌是兼性厌氧菌。一些菌株初次分离需要添加 CO_2 刺激生长,但之后再分离培养无需添加 CO_2。链球菌可根据血琼脂平皿上的溶血现象进行大致分类(表 58-3)。那些使其菌落周围的红细胞完全溶血的菌株为 β 溶血,可以基于血清学反应的 Lancefield 群进一步分类。β 溶血链球菌的重要成员包括化脓性链球菌(A 群)和无乳链球菌(B 群)。图 58-3 是从蜂窝织炎患者的手臂脓肿标本中分离的化脓性链球菌(A 群链球菌)。能产生不完全溶血素(在血平皿上形成草绿色溶血)即为 α 溶血。这类细菌的一个重要代表是肺炎链球菌。不溶血的链球菌称作 γ 溶血,代表性菌种是牛链球菌复合群,部分无乳链球菌也可能是 γ 溶血。其余大部分 α 溶血和 γ 溶血统称为草绿色链球菌,包括变形链球菌、血链球菌、缓症链球菌、唾液链球菌和咽峡炎链球菌。过去认为这类链球菌为营养突变型(依赖或从属于吡哆醛或巯基),现在被划分到营养缺陷菌属或颗粒链菌属。

表 58-3 链球菌和肠球菌的分类

溶血	Lancefield 分组	菌种
β	A	化脓链球菌
	B	无乳链球菌
	C	停乳链球菌
	D	肠球菌属
α 或 γ	D	肠球菌属
	D	牛链球菌复合群
	无	草绿色链球菌群*
α	无	肺炎链球菌

* Lancefield A、C、F、G 组的小菌落变异群,或不可分组的菌株,包括各种溶血特性

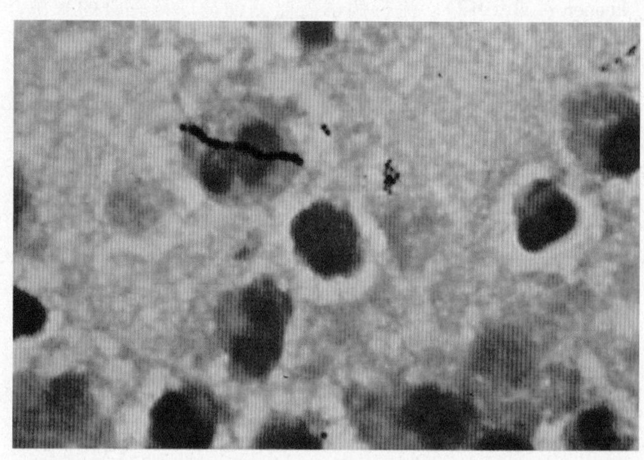

图 58-3 化脓链球菌的革兰氏染色(A 群链球菌,蜂窝织炎)

早期根据细胞壁抗原能与 D 群抗血清反应,肠球菌被划分为 D 群链球菌,但其分子生物学和代谢特征与其他链球菌不同,故独立出来单独成为一个属。肠球菌是革兰氏阳性球菌,常单个、成对或呈短链排列,兼性厌氧。大部分肠球菌在血平板上呈 α 或 γ 溶血,少部分可出现 β 溶血。最常见的菌种是粪肠球菌和屎肠球菌;黄色且有动力的肠球菌通常不致病,如铅黄肠球菌和鹑鸡肠球菌,这两种肠球菌一般对万古霉素天然耐药,需要注意与万古霉素耐药的屎肠球菌或粪肠球菌相区别。

其他可能从临床标本中分离到的触酶阴性的革兰氏阳性球菌包括明串珠菌属、片球菌属、口腔球菌(罗氏菌)、溶血孪生球菌、气球菌属、乳球菌属及其他少见菌种。一般认为这类细菌毒力弱,仅对免疫缺陷者致病(除外尿道气球菌和住血气球菌,可引起尿路感染)。然而,这类细菌形态学上易与草绿色链

球菌混淆，毒力弱且易对万古霉素耐药，要注意区分。另外，还需要与对万古霉素耐药且有临床意义的草绿色链球菌进行鉴别。

临床表现和病原性

A 群链球菌感染最常见的临床表现之一是咽炎，并可能伴有猩红热，弥漫红斑上有点状皮疹，最早见于颈部或上胸部，后大面积扩散，随后脱落。A 群链球菌引起的皮肤感染包括蜂窝织炎，丹毒和脓皮病。A 群链球菌咽炎后 1~5 周，可发生急性风湿热，典型症状有心肌炎，多发性关节炎，环形红斑，舞蹈症和皮下结节。A 群链球菌咽炎或脓皮病后 10 天~3 周，可能进展为急性肾小球肾炎。

从 19 世纪 80 年代末开始，严重的 A 群链球菌临床综合征越来越多，如坏死性筋膜炎、肌炎、恶性猩红热、菌血症和毒素休克综合征。这类疾病发生率高，死亡率达 30%以上。具体原因还不明确，可能与毒力更强的菌株流行有关（Kaplan，2005；Vucicevic et al，2008；Lappin & Ferguson，2009，Reglinski & Sriskandan，2014）。

化脓链球菌会产生多种毒力因子。其中最重要的一种毒力因子是抗吞噬细胞壁 M 蛋白，针对于 M 蛋白的特异性抗体可对某一 M 蛋白型别终身免疫，但 M 蛋白有 60 多种型别，人体所感染的化脓链球菌 M 蛋白型别可能会与所免疫的 M 蛋白型别不同。另一种重要的细胞壁成分是脂磷壁酸，有助于细菌黏附于呼吸道上皮细胞。化脓链球菌也分泌 20 多种胞外物质，包括酶（链球菌溶血素、透明质酸酶、链激酶、脱氧核糖核酸酶和烟酰胺腺嘌呤二核苷酸酶）和红斑毒素。链球菌溶血素 O，是一种抗原，是一种对氧不稳定的酶，在血平板上产生表面下溶血现象；链球菌溶血素 S，非抗原成分，是一种对氧稳定的酶，可以产生表面溶血。但两者在人类疾病中的致病性仍未证实。链激酶通过转化血纤维蛋白溶酶原到血纤维蛋白溶酶，提高纤维蛋白溶解活性，而透明质酸酶可促进微生物通过结缔组织传播。脱氧核糖核酸酶和烟酰胺腺嘌呤二核苷酸酶的致病意义仍未知。红斑毒素（血清型 A、B、C）是由感染了温和噬菌体的化脓链球菌产生的。他们通过直接作用于下丘脑发挥毒力作用。另外还发现 A 群链球菌具有高增殖能力的超抗原，与很多严重的链球菌感染相关，如坏死性筋膜炎或中毒性休克综合征（Kotb et al，2002；Reglinski & Sriskandan，2014）。

急性风湿热的发病机制还不完全明确。化脓链球菌 M 蛋白某种特定型别可能易引起风湿热。免疫球蛋白的复杂性及风湿性心脏病患者心肌纤维鞘膜及补体 C3 成分的存在均表明心肌炎是由于机体针对链球菌细胞壁 M 蛋白所产生的抗体与心肌组织的非特异性交叉反应。另外，和心脏或组织有交叉抗原反应的化脓链球菌与已知的 M 蛋白有相似但不同的抗原表位（Barnett & Cunningham，1990）。急性肾小球肾炎时的肾损害是由于链球菌-抗链球菌循环免疫复合物在肾小球及随后的补体激活中沉积所致。也可能是由于细胞介导的肾小球基底膜的改变或补体旁路的激活。化脓链球菌可导致中毒性休克综合征，临床表现与金黄色葡萄球菌感染相似；现在认为化脓链球菌超抗原（Sags）与毒素休克综合征有关（Reglinski & Sriskandan，2014）。

B 群链球菌最常见的感染为新生儿菌血症、肺炎及脑膜炎。母亲生殖道定植 B 群链球菌与新生儿定植及新生儿感染有关，如早发型感染（出生后几天内发生的感染）和晚发型感染（出生一周后发生的感染）。为降低新生儿感染发生率，CDC 发布了关于孕妇定植 GBS 的鉴定和处理流程及高风险新生儿的鉴别和治疗方案（MMWR，2010；Verani et al，2010）。所有孕 35~37 周妇女均需采集阴道直肠拭子，进行 GBS 筛查。生产时医生应能看到该检查结果，以便采取适当的预防用药避免新生儿感染。孕妇尿培养 GBS 阳性提示有 GBS 阴道定植，可采取预防用药。如果尿培养阳性，可以不进行阴道直肠拭子筛查。分子生物学试验能够快速鉴别 GBS 的存在，有些实验室在孕妇生产时使用（Gray et al，2012）。B 群链球菌对成人，可引起产后子宫内膜炎、尿路感染、菌血症、皮肤和软组织感染、肺炎、心内膜炎、脑膜炎、关节炎和骨髓炎。

C 群和 G 群链球菌与化脓链球菌一样，可引起多种感染，如菌血症、心内膜炎、脑膜炎、关节炎、呼吸道和皮肤感染（Rantala，2014）。这类链球菌所致咽炎与化脓链球菌相似，但不会发生化脓性后遗症-风湿热。

肺炎链球菌可引起肺炎，脑膜炎（特别是婴儿和老年人），自发性菌血症（无脾脏人群），中耳炎，鼻窦炎及自发性腹膜炎。肺炎链球菌是上呼吸道正常菌群，约 25%~50%学龄前儿童，36%中学生，20%成人存在定植（Lopez et al，1999）。

上呼吸道感染或人群聚集可增加传播。当宿主免疫系统受损时可发生肺炎。多数为内源性，通过吸入口腔正常菌群里的肺炎链球菌所致。流行期间人和人可通过气溶胶传播。肺炎链球菌的主要毒力因子为抗吞噬荚膜多糖，带宽厚、黏液型荚膜的菌株具有特殊毒力。多种针对于荚膜多糖抗原研发的疫苗可预防肺炎链球菌感染。CDC 推荐两个月龄儿童接种 13 价结合疫苗，对于 65 岁以上老人接种 13 价结合疫苗和 23 价多糖疫苗。免疫抑制人群不论年龄大小都应接种上述两种疫苗（Mirsaeidi & Schraufnagel，2014）。还有一些研究通过结合疫苗增强对不同人群的免疫（Feldman & Anderson，2014）。

草绿色链球菌最常见的感染类型为细菌性心内膜炎，还有脑或肝脓肿，菌血症，龋齿。米勒链球菌复合群（星座链球菌，中间链球菌和咽峡炎链球菌）是最常见的引起肝、脾和脑脓肿的草绿色链球菌；这群链球菌相对于其他草绿色链球菌对抗生素较敏感，但对青霉素耐药性报道在增多。牛链球菌菌血症与消化道恶性肿瘤有关。现在认为牛链球菌是七个种/亚种的复合群，很难通过生化方法进行鉴别。现在，牛链球菌七个亚种分成了四个分支：解没食子酸盐链球菌（*S. gallolyticus*）（包括解没食子酸盐亚种，巴氏亚种和 *macedonicus*）；马肠链球菌（*S. equinus*）；婴儿链球菌（*S. infantarius*）（包括婴儿亚种和巴黎亚种）；非乳解链球菌（*S. alactolyticus*）。解没食子酸盐链球菌的解没食子酸盐亚种和巴氏亚种相对于婴儿链球菌或巴黎链球菌，更常分离自结肠癌患者血培养。解没食子酸盐链球菌的解没食子酸盐亚种与人工关节感染及感染性心内膜炎有关。而巴氏亚种和婴儿链球菌的婴儿亚种与肝胆系感染（包括 UTI）及部分脑膜炎有关。非乳解链球菌、马肠链球菌和婴儿链球菌的巴黎亚种一般很少引起人类疾病（Jans et al，2014；Vaska & Faoagali，2009）。很多实验室，仍然报告为牛链球菌，因为现有表型方法不足以区分不同种，随着分子生物学或 MALDI-TOF 质谱法在细菌鉴定中的广泛应用，准确鉴定值得期待（Vaska &

Faoagali,2009)。

肠球菌不是高致病性病原体,但常引起住院患者尿路感染。也可引起心内膜炎,菌血症及伤口感染。万古霉素耐药的肠球菌感染可能性更大,特别对于免疫缺陷和使用内置装置的人群(Han et al,2009;McBride et al,2009)。

越来越多关于尿气球菌(及其他气球菌)的病例报道。尿路感染最多见,也有少数严重的感染,如菌血症(Ruoff,2011;Shelton-Dodge et al,2011)。分离自临床标本中的绿色气球菌一般不常为致病菌,住血气球菌(*Aerocomlus sanguinicola*)很少分离自临床标本,但也有一些报道(Ibler et al,2008;Shelton-Dodge et al,2011)。另外,住血气球菌(*Aerocomlus sanguinicola*)比气球菌属其他种对左氧氟沙星 MIC 值高(Ruoff,2011;Shelton-Dodge et al,2011)。

实验室诊断

链球菌在血平板或巧克力平板上生长良好。血平板更好,因为可以观察溶血现象。当阴道/直肠拭子筛查 GBS 时,标本应该先接种于选择性肉汤,如 LIM 或胡萝卜汤或其他选择性平板,如 Granada 琼脂,以促进 GBS 生长(Church et al,2008;Carvalho et al,2009;Spellerberg & Brandt,2011)。临床微生物学实验室用来鉴定 β-溶血链球菌的流程见图 58-4。超过 99% 的 A 群链球菌对杆菌肽敏感,但少量 B 群链球菌和 10%~20% 的 C 群和 G 群链球菌也敏感。因此,杆菌肽敏感试验适用于初步鉴定,PRY 试验也可用于 A 群链球菌鉴定(Spellerberg & Brandt,2011)。所有 A 群链球菌和超过 99% 的肠球菌 PYR 阳性。可通过血清凝集准确鉴定 A 群链球菌,如乳胶凝集或核苷酸探针法。一种核苷酸探针(Gen-Probe,San Diego)也可直接用于咽拭子 A 群链球菌检测(Chapin et al,2002)。

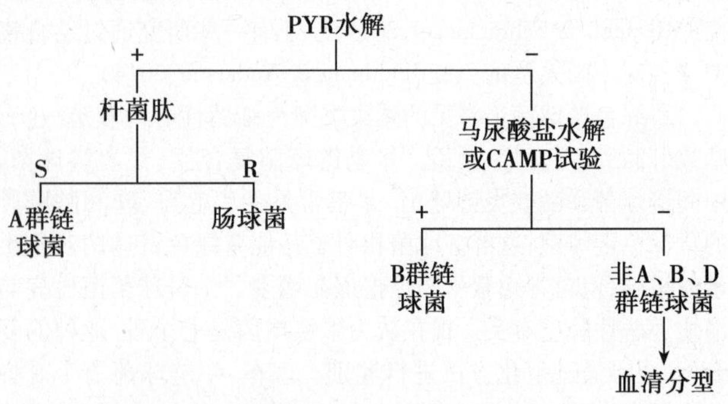

图 58-4 β 溶血链球菌检测流程。+,阳性;−,阴性;R,耐药;S,敏感(摘自 Wood GL, Gutierez Y: Diagnostic pathology of infectious diseases, Philadelphia, 1993, Lea & Febiger)

A 群链球菌抗原可通过商品化试剂盒直接从咽拭子中快速检测。这些试验特异性很高,但考虑到其敏感性介于 31%~95%(Carroll & Reimer,1996;Lean et al,2014),对儿童如果抗原检测阴性,仍需要加做培养或探针法检测。近年来临床指南建议成人抗原检测阴性不需要加做培养,但这个问题存在争议(Dingle et al,2014;Lean et al,2014)。血清学试验检测急性期和恢复期血清样本中链球菌溶血素 O 和 DNA 酶抗体主要用来诊断 A 群链球菌感染继发的急性风湿热和急性肾小球肾炎。触酶阴性,β 溶血,马尿酸盐阳性,和(或) CAMP(以科学家 Christie,Atkins,and Munch-Petersen 命名)阳性可初步鉴定为 B 群链球菌。分离自无菌部位的 GBS 应通过血清分型(乳胶凝集或协同凝集试验)或化学发光 DNA 探针法进行准确鉴定。该 DNA 探针也可用于 Lim 肉汤或其他选择性肉汤培养物中 GBS 的鉴定(Daly et al,1991;Williams-Bouyer et al,2000)。但是探针法敏感性低,不能直接用于临床标本。对于孕 35~37 周妇女 GBS 筛查,建议进行肉汤增菌或联合接种平板。选择性肉汤培养基,包括 Lim 肉汤,选择性 Todd Hewitt 肉汤,或含 5% 羊血(Remel, Lenexa, Kans)的商品化 Trans Vag 肉汤,用于增菌(Heelan et al,2005)。显色肉汤,包括胡萝卜肉汤,可用作增菌肉汤;β 溶血的 GBS 会使肉汤颜色从透明到黄色或橘色。而不溶血的 GBS 不会发生颜色变化,这时,需要将肉汤接种到固体平板上进行确认。

另外,对于选择性不显色增菌肉汤可转种到 Granada 平板,GBS 菌落会显黄色或橘色,易于识别。β 溶血的 C、D、F、G 群链球菌通过乳胶凝集法鉴定。之前提到的分子生物学方法可用于从阴道/直肠拭子,Lim 或胡萝卜肉汤培养物中直接检测 GBS(Picard & Bergeron, 2004; Block et al, 2008)。Cepheid GeneXpert GBS 试验可直接用于临床阴道/直肠拭子标本检测,可以在分娩时检测(Gray et al,2012)。很多从阴道/直肠拭子中筛查 GBS 的核酸扩增方法没有得到 FDA 认可,不用于临床实验室。

乳胶凝集试验可用于直接检测脑脊液、血清、尿标本中的 B 群链球菌(即肺炎链球菌、脑膜炎链球菌部分血清型,大肠埃希菌,流感嗜血杆菌 b 型)。这些试验敏感性等同于或略低于革兰氏染色,可能有假阳性结果,因此相对于脑脊液革兰氏染色并没有太多优势。而且快速抗原试验更贵,操作更复杂,很多实验室不再使用这些方法或应用受限(Thomas,1994)。

鉴定 α 溶血,γ 溶血链球菌和肠球菌的流程见图 58-5。α 溶血菌落,黏液型或中央有一凹陷的脐提示为肺炎链球菌,可通过 optochin 敏感和胆汁稳定性试验进一步确认。肺炎链球菌对两者均敏感;其他 α 溶血链球菌对 optochin 耐药,对胆汁

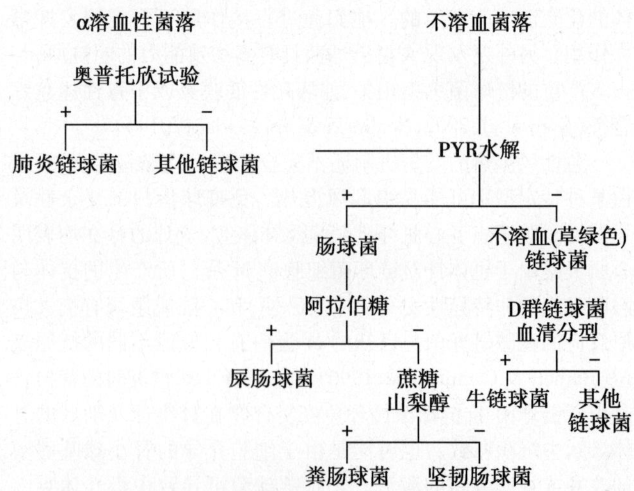

图 58-5 α 溶血链球菌及肠球菌鉴定流程。+,阳性;−,阴性;R,耐药;S,敏感(摘自 Wood GL, Gutierez Y: Diagnostic pathology of infectious diseases, Philadelphia, 1993, Lea & Febiger)

稳定性可变。很多研究显示肺炎链球菌尿抗原检测可以作为严重肺部感染患者的非培养诊断方法，如诊断慢阻肺患者肺炎加重，也可作为诊断中耳炎的一个方法。和所有抗原试验一样，需要谨慎解释试验结果，对于部分病例，抗原阳性仅仅是反映既往发生过肺炎链球菌感染（Gisselsson-Solen et al，2007；Smith et al，2009；Couturier et al，2014；Harris et al，2014）。

α溶血（除外肺炎链球菌）和γ溶血的菌落应检测PYR酶水解活性；肠球菌PYR阳性，草绿色链球菌为阴性。另外，所有肠球菌可耐受6.5% NaCl，但草绿色链球菌不能。肠球菌可在胆汁存在时水解七叶苷（生长明显且琼脂变黑色），但有10%草绿色链球菌也胆汁-七叶苷阳性。需要其他的生化试验将肠球菌准确鉴定到种。大部分万古霉素耐药的肠球菌（VRE）为粪肠球菌。

奥普托欣耐药且PYR阴性的α溶血链球菌，PYR阴性且不耐受6.5% NaCl的γ溶血链球菌统称为不溶血链球菌（草绿色链）。鉴定草绿色链球菌到种水平需要传统生化试验，分子生物学方法或MALDI-TOF（Fang et al，2012；Moon et al，2013）。有多种商品化试剂盒可供选择。然而，没有必要将所有草绿色链球菌准确鉴定到种。草绿色链球菌属于米勒链球菌群，可通过其独特的"焦糖"味识别，由于这类链球菌易导致脓肿形成，且对青霉素敏感性一致，实验室检出时，需通知临床医生。图58-6是脑脓肿革兰氏染色提示草绿色链球菌米勒群。

尚未发现万古霉素耐药的链球菌，但偶尔有报道草绿色溶血的菌株对万古霉素耐药。通常为肠球菌，但也可能是一些

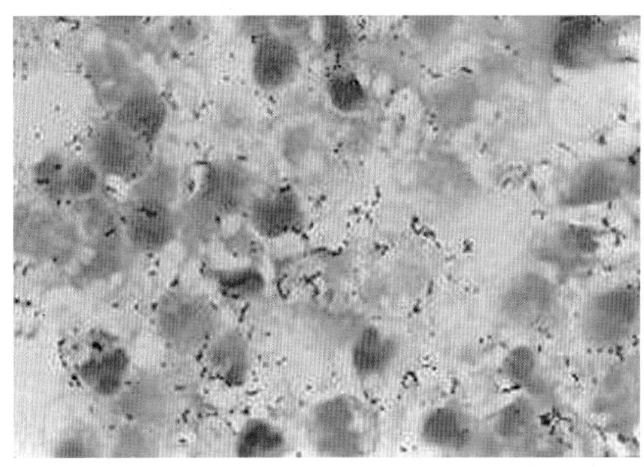

图58-6　一种草绿色链球菌的革兰氏染色，特别是从脑脓肿中分离的一种米勒链球菌

不常见的菌属，如明串珠菌或片球菌。如果确定是万古霉素耐药，有必要区分是万古霉素天然耐药的明串珠菌和片球菌还是获得耐药的肠球菌。区分要点见表58-4（Facklam et al，1989）。气球菌属与肠球菌形态学相似，也包含在这个表中。当触酶阴性的菌落革兰氏染色看到革兰氏阳性球菌，四联，成对，不成对或链状排列时，提示为气球菌属（特别对于尿培养）。有一些气球菌属PYR阳性，更易于与肠球菌混淆。

表58-4　肠球菌属、明串珠菌属、片球菌属、气球菌属鉴别要点

	肠球菌属	气球菌属	明串珠菌属	片球菌属
革兰氏染色	成对、呈短链	四联	球状，球杆或杆状，成对成链	四联，成对，球状
溶血	β或α或γ	α或γ	α或γ	α或γ
胆汁七叶苷	+	V	V	+
耐受6.5%的NaCl	+	+	V	V
PYR	+	*	–	–
LAP	+	*	–	+
万古霉素敏感性	S/R	S	R	R

+，阳性；–，阴性；LAP，亮氨酸氨基肽酶；PYR，L-吡咯烷酮-β-萘胺；R，耐药；S，敏感；V，可变。*尿气球菌PYR和LAP阳性；绿色气球菌PYR阳性，LAP阴性

乏养菌属（*Abiotrophia*）生长需要吡哆醛。他们常常最先被发现于金黄色葡萄球菌周围卫星样菌落。有文献综述过缺陷乏养菌（*Abiotrophia defectiva*）和毗邻乏养菌（*Abiotrophia adiacens*）之间的区别（Ruoff，2011；Giuliano et al，2012）. 乏养菌属和颗粒链菌属（*Granulicatella*）敏感性检测方法见CLSI M45-M2（CLSI，2010）。

药物敏感性

A、B、C、G群链球菌药敏谱是可以预测的（均对青霉素敏感），所以常规不需要做药物敏感性试验，除非青霉素过敏不能使用。这种情况下，需要检测大环内酯类，克林霉素和四环素的敏感性。克林霉素诱导性耐药也可见于链球菌（如B群链球菌），如果红霉素耐药，需要注意D试验现象，和金黄色葡萄球菌读法相似。需要注意的是要观察链球菌D试验，红霉素和克林霉素纸片间隔应为12mm，12～16mm适用于金黄色葡萄球菌（CLSI，2014）。因为肺炎链球菌对青霉素中度或高水平耐药已在世界范围内发现，所以需要检测青霉素耐药性。可通过纸片扩散法，当1μg苯唑西林纸片直径≥20mm为敏感；若纸片扩散法检测结果为不敏感，需要宏量稀释法或微量稀释法确认，用含裂解马血的MH肉汤或E test方法检测青霉素MIC值。CLSI有青霉素和头孢菌素类敏感性判定标准，包括脑膜炎和非脑膜炎（CLSI，2014）两种。偶尔会有三代头孢菌素类耐药，所以这类抗生素敏感性要常规检测。

分离自无菌部位的不溶血（草绿色）链球菌应检测药物敏

感性，因为存在青霉素耐药。肠球菌属应检测青霉素或氨苄西林高水平耐药，链霉素和庆大霉素高水平耐药，万古霉素耐药。肠球菌对万古霉素耐药（MIC>32μg/ml）是由 *van* 基因导致的（CLSI，2014）。其中最常见的是 *vanA*，*vanB* 和 *vanC*。*vanA* 和 *vanB* 基因是质粒主导的获得性基因，介导万古霉素高水平耐药，主要见于屎肠球菌，在粪肠球菌少见，可以导致耐药性、传播性和感染控制问题。这种耐药性不同于肠杆菌属中黄色、动力阳性的菌种的固有耐药和低水平耐药（*vanC* 基因），应该在实验室检测，同时上报感控部门（Teixeira et al，2011）。

孪生球菌属和气球菌属

其他一些非链球菌的革兰氏阳性、触酶阴性球菌包括孪生球菌属和气球菌属细菌已经越来越重要。孪生球菌属细菌［溶血孪生球菌（*Gemella haemolysans*）和麻疹孪生球菌（*Gemella morbillorum*）］类似草绿色链球菌，但其菌落更小。溶血孪生球菌与心内膜炎和脑膜炎相关。革兰氏染色呈双球菌，相邻一侧扁平，易被脱色，易与奈瑟菌属混淆。溶血孪生球菌是需氧菌，而麻疹孪生球菌是厌氧菌。后者通常为球形成对，或者成短链。两者均为 PYR 阳性，6% NaCl 环境不生长，七叶苷水解试验阴性（用于肠球菌鉴别）。麻疹孪生球菌亮氨酸氨基肽酶（LAP）阳性。两者通常对青霉素敏感。同其他革兰氏阳性球菌一样，如果对菌体形态有疑惑（短杆状或球形），肉汤培养后革兰氏染色可以解决这个问题。MALDI-TOF 质谱法技术能够准确鉴定孪生球菌属细菌（Schultness et al，2013）。

气球菌属中两种重要临床感染相关细菌是脲气球菌（*Aerocomlus urinae*）和绿色气球菌（*Aerocomlus viridans*）。两者在琼脂平板上与草绿色链球菌或肠球菌类似，但革兰氏染色通常为四联球菌。脲气球菌是尿路感染的病原菌，它也在心内膜炎患者的血培养中分离到。脲气球菌 PYR 阴性，LAP 阳性，与之相反绿色气球菌则 PYR 试验阳性，LAP 试验阴性（表 58-4）。两者均能在 6.5% NaCl 环境生长，均非厌氧菌，绿色气球菌通常不能在厌氧环境下生长。脲气球菌通常对青霉素和呋喃妥因敏感，可能对磺胺类药物耐药。已经有研究报道了其对磺胺类药物治疗反应的可变性（Ruoff，2011；Senneby et al，2015）。*A. sanguinicola* 是气球菌属中的新种，该菌很少从临床标本中分离，LAP 和 PYR 试验阳性，但这并不是确证试验。MALDI-TOF 质谱法技术可以提供准确的鉴定结果。该菌可以导致尿路感染、菌血症和感染性心内膜炎。与脲气球菌相似，住血气球菌（*A. sanguinicola*）通常对青霉素和呋喃妥因敏感，但对磺胺类和喹诺酮类药物敏感性不确定（Ibler et al，2008；Rasmussen，2013；Senneby et al，2015）。

革兰氏阳性杆菌

棒杆菌属和隐秘杆菌属

特征

棒杆菌属或类白喉杆菌，涂片革兰氏染色呈略弯曲的革兰氏阳性杆菌，菌体非平行排列，有时末端膨胀，似棒状（图 58-7）。棒杆菌属触酶阳性，目前已知多于 46 个种。除白喉棒杆菌（*Corynebacterium diphtheriae*）及其相近的种，溃疡棒杆菌属

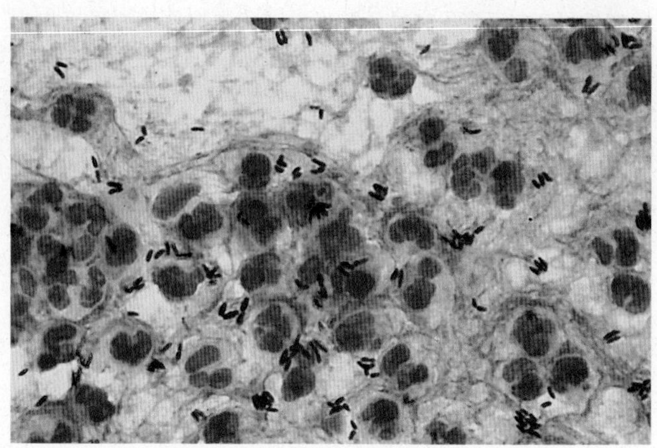

图 58-7　痰涂片革兰氏染色示：大量中性粒细胞、细胞碎片及棒状革兰氏阳性杆菌（油镜）

（*Corynebacterium ulcerans*）和假结核棒杆菌（*Corynebacterium pseudotuberculosis*）可引起呼吸道感染，其他菌种很少引起人类感染。例如肺炎（Camello et al，2009）。医学相关隐秘杆菌属细菌包括溶血隐秘杆菌（*Arcanobacterium haemolyticum*）、化脓隐秘杆菌（*Arcanobacterium pyogenes*）和伯纳德隐秘杆菌（*Arcanobacterium bernardiae*）。革兰氏染色为不规则的阳性杆菌，可通过触酶阴性与棒杆菌属鉴别。

临床表现和发病机制

白喉起初可感染扁桃体和口咽部的上皮细胞，分泌外毒素，引起局部细胞坏死和炎症反应。噬菌体感染的白喉棒杆菌释放外毒素于血液循环系统中。外毒素通过血流分布，可导致心脏、神经系统及肾脏退行性改变。毒素分子由两部分组成：A 包含酶激活位点，B 包含受体结合位点。在细胞内，蛋白合成遭到破坏。该菌和外毒素可导致咽部黏膜血清渗出和细胞浸润。渗出性病变联合后形成浅灰色至黑色假膜附着，是白喉的特征。尽管通常认为外毒素为致病因子，但有些患者形成的假膜是由非产毒的菌株引起的。鼻咽部或者喉部的假膜可导致呼吸困难。也有白喉棒杆菌导致机体其他部位的感染，在美国最常见的部位是皮肤。白喉棒杆菌常通过呼吸道飞沫传播或者皮肤感染部位接触传播（Byard，2013；MattosGuaraldi et al，2003）。

因为棒杆菌属细菌是皮肤和黏膜的正常菌群，很难区分其他的棒杆菌属是否为致病菌。如果涂片革兰氏染色看到该菌伴随白细胞，分离自无菌部位或者多次分离，其临床意义增加。杰氏棒杆菌属（*Corynebacterium jeikeium*）同植入假体材料感染相关（例如心脏瓣膜、脑脊液，关节），导致亚急性心内膜炎以及一些机会感染。解脲棒杆菌（*Corynebacterium urealyticum*）与尿路感染、菌血症、心内膜炎和伤口感染有关（Nebreda-Mayoral et al，1994）。纹带棒杆菌（*Corynebacterium striatum*）和无枝菌酸棒杆菌（*Corynebacterium amycolatum*）是最常见于皮肤的正常菌群菌株。棒杆菌属可引起感染，尤其是人工关节感染，对 β 内酰胺类抗生素耐药的细菌常为杰氏棒杆菌（Crabtree & Garcia，2003；Cazanave et al，2012）。

溶血隐秘杆菌与咽炎、伤口和软组织感染相关（Fernandez-Suarez et al，2009）。化脓隐秘杆菌和伯纳德隐秘杆菌与脓肿相

关(Funke & Bernard,2011)。

实验室诊断

白喉在美国很少见,临床诊断容易被忽视,实验室在培养后也可能不认识该菌。当怀疑白喉时,应告知实验室以便对标本进行适合的处置。应使用棉拭子或聚酯拭子在鼻咽部的炎症部位采集标本,并尽可能在假膜下采集。如果怀疑皮肤损伤是由白喉棒杆菌引起的,最适合的标本为损伤部位吸取物。棒杆菌属可在普通的血琼脂生长,但在胱氨酸-亚碲酸盐(CT)血琼脂或者 Tinsdale 培养基生长更好。在 CT 琼脂上培养 48 小时后,白喉棒杆菌属的菌落为灰色或者黑色。菌落大小不等,或扁平或突起。非白喉棒杆菌属在 CT 或 Tinsdale 培养基形成黑色菌落,但通常要更小一些。如果实验室没有 CT 或 Tinsdale 培养基,可以使用 CNA,但是分离出白喉棒杆菌属更为困难(Funke & Bernard,2011)。

口腔或者皮肤棒杆菌属或者类白喉棒杆菌的分类比较困难。一些菌种的不同特征见表 58-5。商品化鉴定系统可以鉴定棒杆菌属的许多菌种(Funke & Bernard,2011)。怀疑白喉棒杆菌的菌株一定要检测是否分泌外毒素。可以在体外通过 Elek 免疫扩散试验(毒力试验)进行检测,但这通常不是临床试验常规检测项目。菌株应被送至能开展此项检测的实验室或参考实验室进行检测。也可用 PCR 检测毒素基因(Mancini et al,2012)。杰氏棒杆菌在血平皿上有金属光泽。纹带棒杆菌和无枝酸棒杆菌是皮肤定植菌,也可以导致感染,是否需要鉴定至种仍有争议,鉴定也比较困难。棒杆菌属种水平鉴定需要结合商品化鉴定系统、细胞脂肪酸分析和测序(Van den Velde et al,2006)。纹带棒杆菌和无枝酸棒杆菌常对多种抗生素耐药,这也是院内获得菌株的特征,尤其是杰氏棒杆菌。Maldi-Tof 质谱法技术可以很好的鉴定棒杆菌属细菌(Bernard,2012)。

表 58-5 棒杆菌属属和相关生物体内某些菌种的不同特征

试验	白喉棒杆菌属	溃疡棒杆菌属	假结核棒杆菌属	杰氏棒杆菌属	溶血隐秘杆菌	化脓隐秘杆菌
过氧化氢酶	+	+	+	+	−	−
溶血反应	v	+	+	−	+	+
明胶酶	−	+	−	−	−	+
脲酶	−	+	+	−	−	−
硝酸盐还原试验	v	−	v	−	−	−
蔗糖酵解	−	−	v	−	v	v

+,阳性;−,阴性;v,可变的

隐秘杆菌(*Arcanobacterium*)属在羊血琼脂平板上呈 β 溶血,培养 48 小时后菌落较小,溶血难以观察到。CO_2 环境生长较好,溶血明显。隐秘杆菌属细菌过氧化氢酶阴性。用于鉴定棒杆菌属细菌的生化反应对隐秘杆菌属细菌同样适用(Funke & Bernard,2011)。溶血隐秘杆菌产磷脂酶 D,呈反向 CAMP 试验,抑制金黄色葡萄球菌的溶血带,形成不溶血的倒三角形。

抗菌药物敏感性

虽然抗毒素是治疗白喉唯一有效的方法,抗菌药物也被用于患者及无症状产毒菌株携带者。白喉棒杆菌属通常能被青霉素和大环内酯类抑制。其他的棒杆菌属或类白喉棒杆菌的药物敏感性很难推测。杰氏棒杆菌通常对青霉素和头孢菌素类抗菌药物耐药,对其他的抗菌药物敏感性不确定,对万古霉素敏感。棒杆菌属的其他菌种对 β 内酰胺类抗菌药物耐药。对免疫缺陷宿主或假体植入患者的治疗较为困难。隐秘杆菌属细菌对青霉素和其他 β 内酰胺类、利福平、四环素和大环内酯类敏感。氟喹诺酮类和氨基糖苷类可抑制其生长(Funke & Bernard,2011)。棒杆菌属抗菌药物敏感性测试方法和结果解释标准参考 CLSI M45-M2(CLSI,2010)。Bernard 最近综述了革兰氏阳性杆菌的抗菌药物敏感性(Bernard,2012)。

预防

预防白喉几乎完全依靠主动和被动免疫,辅以在流行期使用抗菌药物消除产毒菌株携带。

李斯特菌属

特征

李斯特菌(*Listeria*)属是不分枝、不形成芽孢的革兰氏阳性杆菌。产单核细胞李斯特菌(*Listeria monocytogenes*)是李斯特菌属中唯一引起人类致病的菌种(图 58-8),*L. ivanovii* 是其他 5 种李斯特菌中唯一引起动物致病的菌种。产单核细胞李斯特菌的适宜生长温度为 30~37℃,但在 4℃ 也能生长。培养 24 小时后菌落较小,在血平皿上形成较窄的 β 溶血环。室温下可观察到盐水混悬液中菌株活动阳性,但 35℃ 罕见。这种温度依赖

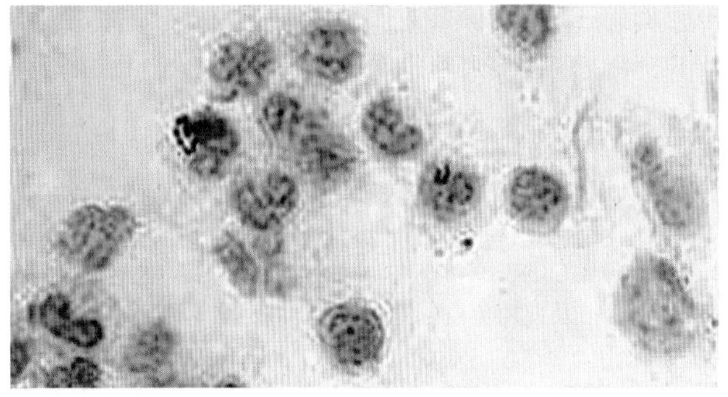

图 58-8 产单核细胞李斯特菌培养阳性脑脊液标本革兰氏染色,白细胞内可见短杆菌

运动特征同样可在半固体培养基中观察到，在培养基上部可形成伞状（需氧环境），在低温下生长更好。

临床表现和发病机制

产单核细胞李斯特菌可见于土壤、灰尘、水、饲料、污水、未灭菌的生牛奶以及人和动物无症状携带者。该菌可通过以下食物例如凉拌卷心菜、巴氏消毒的牛奶、软奶酪和最近在北美和欧洲报道的哈密瓜（MacDonald et al，2005；Cartwright et al，2013；McCollum et al，2013）。食品的微生物学调查数据显示，产单核细胞李斯特菌可在2%～3%的日常食品，20%的软奶酪和加工处理的肉类，30%的蔬菜（卷心菜和萝卜），50%的生肉和家禽中检测到（Wellinghausen，2011；Simmons et al，2014）。大约1%～10%的人粪便中携带该菌。

李斯特菌病主要是发达国家的疾病，可以散发或者流行。主要通过污染的食物传播，尽管有与食物不相关的医疗保健相关的暴发报道，主要由托儿所的交叉感染引起。洗澡时接触到污染的矿物油也引起一次暴发流行（Schuchat et al，1991）。一项11 700篇李斯特菌病的文献荟萃分析显示，全球于2010年有23 150人患病及5463人死亡。围产期的病例占20.7%（Noordhout et al，2014）。美国李斯特菌病在2004～2009年的发病率为0.27/100 000人，在2009～2011年的发病率为0.29/100 000人，在65岁以上的老年人中，李斯特菌病的发病率增加了1.3/100 000人（Hernandez-Milian & Payeras-Cifre，2014）。

李斯特菌病的临床表现在不同高危人群中差异较大，包括孕妇、新生儿及免疫低下人群。李斯特菌病在孕妇，最常见于晚期妊娠，表现为流感样症状。子宫内感染时可伴随菌血症。进展至羊膜炎时可在3～7天内导致早产或脓毒性流产。母亲的感染是自限性的，因为感染源随着胎儿的分娩或者子宫内容物的排出而清除。新生儿李斯特菌病可在早期或者晚期发病，早发疾病，发生在刚出生或者出生后的几天，源于子宫内的感染。婴儿表现出体温不稳定，血流动力学改变及呼吸困难；广泛的播散性的肉芽肿，尤其是在胎盘、咽后壁、皮肤，是该疾病的特征性改变但不常见。晚发疾病，感染非异常妊娠母亲的足月儿，是产后获得的感染，但大部分情况下感染源不清楚。出生几天或几周后脑膜炎的临床表现会比较明显。

非围产期李斯特菌病通常发生在免疫力低下的个体，但在1/3的病例中并没有发现危险因素。产单核细胞李斯特菌引起的中枢神经系统感染主要是脑膜炎，其他的感染包括脑炎、脑干和脊髓脓肿。一些疾病具有较高的死亡率（20%～50%），幸存者中神经后遗症较为常见。菌血症和神经系统外的感染病灶不常见。皮肤李斯特菌病主要见于兽医或者接触感染动物组织的屠宰场工人。心内膜炎、骨髓炎、关节炎、眼内炎以及其他的局灶感染报道较少。由产单核细胞李斯特菌导致的发热性胃肠疾病报道于非免疫功能低下患者，相关食品包括巧克力牛奶、冰沙拉、熟肉和奶酪（Wellinghausen，2011；Hernandez-Milian & Payeras-Cifre，2014）。在免疫功能低下患者中，例如白血病、骨髓移植及使用免疫制剂的患者，应尽量避免食用生肉以免感染该菌。

李斯特菌病的发病机制在近年来被研究的比较清楚。宿主敏感性、胃酸、接触菌量、菌株毒力强弱及食品的种类是决定感染的严重程度的几个因素。产单核细胞李斯特菌可穿透胃肠道的上皮细胞，在肝、脾巨噬细胞内生长，并传播至中枢神经系统或妊娠子宫。毒力因子例如内化因子及E-钙黏蛋白，是一种胎盘受体，会影响到孕妇或者胎儿感染。对李斯特菌病的免疫依赖于淋巴因子激活T细胞分化为巨噬细胞（Wellinghausen，2011；Hernandez-Milian & Payeras-Cifre，2014）。

实验室诊断

血平皿上培养24～48小时后，菌落较小，呈蓝灰色，有窄的β溶血环。产单核细胞李斯特菌过氧化氢酶阳性，可用于区分B群链球菌。该菌可在室温下运动，利用葡萄糖、海藻糖和水杨苷产酸，水解七叶苷。其他用于区分产单核细胞李斯特菌和丹毒丝菌（*Erysipelothrix*）的生化特征见表58-6。MALDI-TOF质谱法技术可以很好的鉴定产单核细胞李斯特菌（Farfour et al，2012）。

表58-6 产单核细胞李斯特菌和红斑丹毒丝菌的差异特征

试验	产单核细胞李斯特菌	红斑丹毒丝菌
B溶血	+	-
4℃生长	+	-
触酶试验	+	-
动力试验	+	-
七叶苷水解试验	+	-
葡萄糖酸盐利用	+	-
伏-波试验（Voges-Proskauer test）	+	-
三糖铁琼脂培养基产H_2S	-	+

+，阳性；-，阴性

抗菌药物敏感性

产单核细胞李斯特菌通常对青霉素、氨苄西林、红霉素、氯霉素、四环素和庆大霉素敏感，对喹诺酮类中度敏感。头孢类对李斯特菌属细菌无效，不应检测头孢类的体外药物敏感性，因为无论体外是否敏感，体内治疗均无效。李斯特菌属的抗菌药物敏感性测试方法和结果解释标准参见CLSI M45-A（CLSI，2010）。一些菌株已经对氯霉素、大环内酯类和四环素耐药（Wellinghausen，2011；Hernandez-Milian & Payeras-Cifre，2014）。单独使用氨苄西林或者联合氨基糖苷类药物可成功治疗李斯特菌感染。复方磺胺甲噁唑可用于青霉素过敏患者的治疗。新一代革兰氏阳性抗菌药物例如达托霉素、利奈唑胺和替加环素在体外敏感，但体内有效性的临床数据较少。

丹毒丝菌属

特征

猪红斑丹毒丝菌（*Erysipelothrix rhusiopathiae*）过氧化氢酶阴性、不产芽孢、动力阴性、兼性厌氧的革兰氏阳性杆菌，在世界范围内分布。显微镜观察，可见短杆状、末端圆滑，单个、短链或不分枝的细丝状排列。目前已经鉴定出两个菌种：猪红斑丹毒丝菌和扁桃体丹毒丝菌（*Erysipelothrix tonsillarum*）。第三个菌种,*E. inipinata* 最近被报道。猪红斑丹毒丝菌被认为是人类的致病菌,偶尔导致类丹毒、手的局部感染,在暴露于动物或动物产品后获得感染。扁桃体丹毒丝菌还没有从人类的标本中分离到(Wellinghausen,2011)。

临床表现和致病机制

猪红斑丹毒丝菌常通过皮肤伤口接触感染动物的血液、肌肉、内脏或粪便标本而从动物传播给人。猪红斑丹毒丝菌在自然环境、家禽、鱼、鸟类和腐烂的器官中广泛分布,可导致猪、羊、兔子、牛、鸟类和家禽的感染。感染的风险人群包括屠宰场工人、渔夫、鱼加工者、家禽处理者和兽医。最常见的类丹毒感染形式为皮肤局部感染,表现为疼痛、肿胀和慢性进展的略凸起、病灶周围呈紫罗兰色的皮疹。肿胀和红斑在外围移动,损伤恢复后不脱屑。系统疾病很少见,但已有许多病例报道了脓毒症(sepsis)和心内膜炎。关节炎和脑脓肿的报道少见。毒力因子包括透明质酸酶、神经氨酸苷酶和不耐热荚膜(Wang et al,2010)。

实验室诊断

类丹毒病灶处组织是培养的最佳标本。菌株存在于皮肤病变的较深部位。因此,皮肤表层的棉签拭子是无用的。该菌可在血平皿或巧克力平皿生长,但需要 7 天的时间。传统的血培养可用于从血里分离该菌。该菌不溶血,在培养两天后菌落下的培养基变绿色。猪红斑丹毒丝菌氧化酶和过氧化氢酶阴性,在三糖铁琼脂培养基(TSIA)中产 H_2S,发酵葡萄糖和乳糖。动力阴性,硝酸盐还原试验阴性,尿素酶阴性,不水解明胶和七叶苷。猪红斑丹毒丝菌在 22℃ 明胶穿刺培养形成特征性的 pipe cleaner 型。该菌很容易与李斯特菌区分开(表 58-6)。

抗菌药物敏感性

丹毒丝菌属细菌对青霉素、头孢类、亚胺培南、红霉素、克林霉素、氯霉素和氟喹诺酮类抗生素敏感,但对磺胺类、氨基糖苷类和万古霉素耐药。青霉素可用于治疗局部和系统感染(Wellinghausen,2011)。猪红斑丹毒丝菌体外药物敏感性试验和结果解释标准参见 CLSI M45-M2(CLSI,2010)。

预防

建议通过控制动物疾病来预防人类疾病,预防措施有健全畜牧业,畜群管理,良好的卫生条件,进行免疫接种(Wang et al,2010)。

芽孢杆菌属

特征

本菌属细菌为严格需氧或兼性厌氧菌、杆状、有芽孢、革兰氏染色阳性、过氧化氢酶阳性。图 58-9 显示了胸膜腔积液中经革兰氏染色的芽孢杆菌。与炭疽芽孢杆菌显著不同的是,它们通常具有侧鞭毛或周鞭毛,可以运动。某些菌株革兰氏染色阴性,且它们的氧化酶反应不定,可能与革兰氏阴性杆菌混淆。该菌属最可靠的鉴定特征是芽孢形成,这些芽孢的形成需要最适条件,包括不同的培养基,25~30℃有氧条件。在革兰氏染色涂片中,菌体上未着色的部分为内生芽孢所在。我们也可以通过多种方法进行芽孢染色。

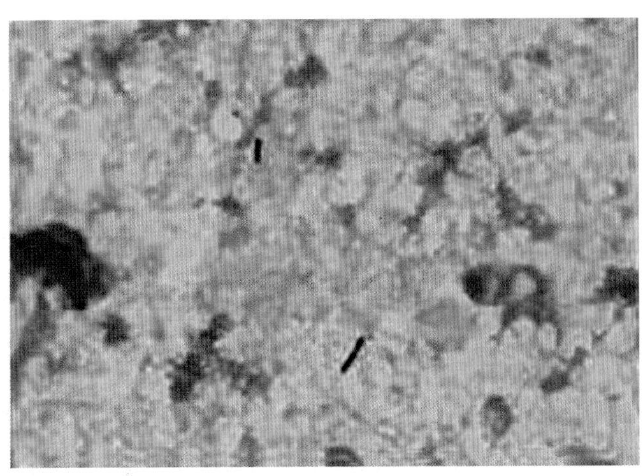

图 58-9　胸水革兰氏染色蜡样芽孢杆菌

临床表现和致病机制

在芽孢杆菌属中,炭疽芽孢杆菌被一致认为是唯一的高致病芽孢杆菌。当接触或采集疑似携带炭疽芽孢杆菌的标本时,一定要作好防护工作,需要在生物安全柜里进行操作,工作人员应佩戴:一次性手套,隔离服,面罩,并进行常规预防免疫;工作台面必须使用 5%次氯酸或 5%酚消毒;所有的物资、材料、设备必须消毒。恐怖分子曾经利用炭疽芽孢杆菌制造生物恐怖袭击事件,因此含有炭疽芽孢杆菌的培养物必须遵循标准或公共卫生实验室规范进行处理。

人类炭疽病有三种临床类型,分为皮肤炭疽,吸入性炭疽和肠炭疽。皮肤炭疽病患者,感染初期皮肤出现一种小红丘疹,然后发展为水疱,最后溃烂形成黑色焦痂。还可能会发生局部淋巴结肿大和脓毒症。未经治疗的皮肤炭疽病的死亡率约为 20%。吸入炭疽芽孢可导致急性支气管肺炎、纵隔炎、脓毒症(sepsis)("woolsorter 病")。在已知的吸入型炭疽病患者中,死亡率几乎为 100%。肠炭疽因食用受污染的食物所致,临床表现为恶心、呕吐和腹泻。在一些病例中,胃肠道出血后可伴随虚脱,休克,甚至死亡。上述三种炭疽病都有可能发生脓毒症,并可能发生致命的化脓性脑膜炎。最近,在海洛因依赖者中发现了第四型炭疽病,即注射型炭疽。注射型炭疽可导致严重的软组织感染,易进展为脓毒性休克,且死亡率高于皮肤型炭疽(Sweeney et al,2011)。

炭疽芽孢杆菌的主要致病因子是产生谷氨酰多肽荚膜抗原,具有抗吞噬作用,抗荚膜抗体不能预防炭疽病。炭疽毒素是炭疽病的主要致病物质,炭疽毒素是由水肿因子,保护性抗原和致死因子三种蛋白形成的复合物。目前认为炭疽芽孢杆菌的细胞壁肽聚糖能诱发强大的血管内炎症反应,引起血流动力学改变和器官功能障碍,进而导致休克(Logan,2011;Sweeney et al,2011)。

人类通过接触、吸入或食用感染的动物、动物尸体或其副产品而感染炭疽。牛、羊、马和山羊是最常见的炭疽感染动物,这些被感染的动物可提供炭疽芽孢杆菌的繁殖体,然后形成芽孢并长期污染环境。

虽然多数芽孢杆菌是腐生菌,但除炭疽芽孢杆菌外的其他芽孢杆菌也能致病。已知蜡样芽孢杆菌与耳部感染、肺炎、外伤后眼部伤口感染、脓毒症、心内膜炎和脑膜炎有关。肺炎和脓毒症的患者通常免疫力低下。蜡样芽孢杆菌引起的菌血症通常与静脉药物使用和血管内装置被污染有关(Stevens et al, 2012)。

芽孢杆菌可导致两种不同类型的胃肠炎。芽孢杆菌引起的食物中毒可在摄入蜡样芽孢杆菌污染的食物后 1~6 小时内发生,由耐热肠毒素引起。主要临床表现为恶心,呕吐,痉挛,偶见腹泻,但没有发热。这类芽孢杆菌胃肠炎通常与批量生产的食物,未经加热直接食用有关。I 型蜡样芽孢杆菌在炒饭中生长得特别好,而且比其他型更耐热,因此这类胃肠炎在食用米饭的中国餐馆中常见。蜡样芽孢杆菌引起的第二种胃肠炎来自家禽和蔬菜的污染,其特征是在食用污染的食物后 8~16 小时出现痉挛和腹泻。由不耐热的肠毒素引起。根据报道,1998~2008 年美国发生的 1229 起食源性暴发事件是由蜡样芽孢杆菌(50%与米饭有关),产气荚膜梭菌和金黄色葡萄球菌引起的。在 2008 年,有 17~18 例暴发性胃肠炎疑似由蜡样芽孢杆菌引起,超过 40 例与金黄色葡萄球菌有关,而 10~11 例与产气荚膜梭菌有关(Bennett et al,2013)。

芽孢杆菌属有 100 多个种,除了炭疽芽孢杆菌和蜡样芽孢杆菌,常见的种包括枯草芽孢杆菌、巨大芽孢杆菌,地衣芽孢杆菌,短小芽孢杆菌,和苏云金芽孢杆菌。许多种被重新命名,但是已经有超过 25 个新的革兰氏阳性产芽孢杆菌被命名。其中的类芽孢杆菌属,包含了与临床疾病相关的种,可引起脑膜炎和感染性眼内炎。类芽孢杆菌属包含蜂房类芽孢杆菌,多黏类芽孢杆菌,日本甲虫类芽孢杆菌,*P. sanguinis*,*P. massiliensis*,*P. timonensis*,和 *P. tbiaminolyticus*(Anikpeh et al, 2010; Logan, 2011)。截至目前,从一个新生儿重症监护病房的血培养瓶里发现了污染的浸麻类芽孢杆菌,从宇宙飞船的设备上分离出 *P. pasadenensis*,*P. pasadenensis* 也能引起心脏术后纵隔炎(Noskin et al,2001;Anikpeh et al,2010)。

实验室诊断

疑似皮肤炭疽,可用拭子采集水疱渗出液,已结痂的可采集焦痂边缘底部的标本,用于涂片和培养。疑似吸入型炭疽,可采集痰标本进行涂片和培养。疑似肠炭疽,可采集便标本进行检查。怀疑炭疽性脑膜炎时,应采集脑脊液进行检查。发生脓毒症时,应进行血培养。

在上述采集的标本涂片中,发现革兰氏阳性大杆菌,两端平切,应高度怀疑炭疽芽孢杆菌。在一些国家的卫生和疾病预防控制中心的实验室,使用荧光显微镜可提供快速的初步诊断。上述已提及,炭疽芽孢杆菌曾被用于生物恐怖袭击事件,因此,A 级实验室一旦发现可疑炭疽芽孢杆菌,应送检国家卫生实验室或疾病预防控制中心。

芽孢杆菌属通常在血琼脂培养基上生长良好。炭疽芽孢杆菌菌落扁平,边缘不规则(卷发样),表面白色毛玻璃样,一般不溶血。图 58-10 显示血培养基上炭疽芽孢杆菌的菌落形态。用接种环挑取菌落时,呈黏丝状,似蛋清。菌落边缘卷发样,在蜡样芽孢杆菌和其他芽孢杆菌中也能出现。炭疽芽孢杆菌在悬滴试验和半固体培养基中,动力阴性,而其他大部分芽孢杆菌动力阳性。悬滴试验在鉴别炭疽芽孢杆菌和蜡样芽孢杆菌中起重要作用,但前提是必须使用新鲜的肉汤培养菌。其他特征和生化反应也可将菌株鉴定到种,Logan 已进行过总结(2011)。商业系统最近已被用于评估需氧内生芽孢的鉴别;在一些菌属包括芽孢杆菌属,类芽孢杆菌属,解维生素 B_1 杆菌属,短小芽孢杆菌属,地衣芽孢杆菌属以及枝芽孢杆菌属,93%的菌种能正确鉴定到种(Halket et al,2010)。利用 Maldi-Tof 可以准确鉴定芽孢杆菌属(Farfour et al,2012)。

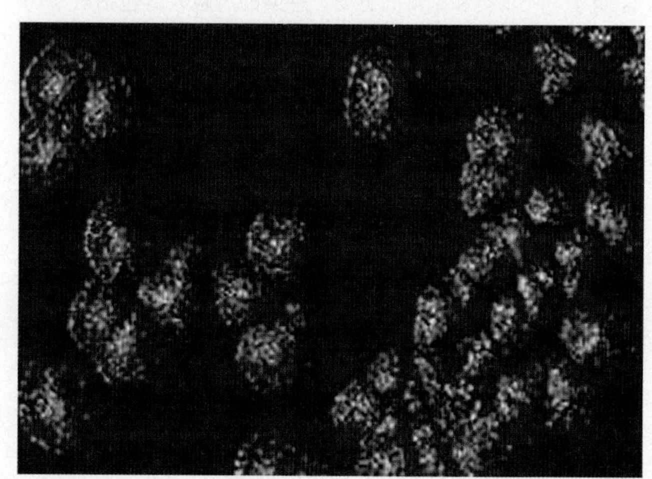

图 58-10 血琼脂上炭疽芽孢杆菌菌落。菌落边缘不规则

由于蜡样芽孢杆菌是肠道内的正常菌群,因此无法通过大便培养来诊断蜡样芽孢杆菌性胃肠炎。应该对可疑的污染食物进行定量培养,从而明确诊断。如果食物中定量培养出 10^5CFU/g 菌落,则可以认为该食物存在蜡样芽孢杆菌的污染(Logan,2011)。该检测项目一般不在常规临床微生物学实验室开展。

抗菌药物敏感性

虽然炭疽芽孢杆菌对多种药物敏感,但临床治疗炭疽仍然主要应用氟喹诺酮类药物。该类药物对炭疽芽孢杆菌尤其是那些对 β 内酰胺类药敏感的菌株有很高的抗菌活性。由于很多芽孢杆菌可在自然界中获得 β 内酰胺酶,因此 β 内酰胺类药物一般不作为临床一线药物,除非获得确切药敏结果。大多数芽孢杆菌可以被低浓度的氟喹诺酮类、四环素类、氨基糖苷类及氯霉素类药物抑制(Logan,2011),大多数菌株对万古霉素敏感,但有研究指出存在万古霉素耐药的环状芽孢杆菌和解维生素 B_1 类芽孢杆菌。这类芽孢杆菌携带与肠球菌 *vanA* 基因相似的基因(Patel,2000)。具体药敏试验方法以及结果的解释可以查阅 CLSI M45-M2(CLSI,2010)。

预防

人类对于炭疽等预防主要依靠对动物疫情的控制。当出现散发炭疽病例时,患病动物的及时诊断,隔离治疗以及动物尸体的火化都必须明确实行。在某些动物疫区,可以接种疫苗预防。发生职业暴露的人也可以获得免疫力。蜡样芽孢杆菌还可引起急性腹泻，恰当的烹调方法，及时冷藏食物以防止细菌大量增殖以及产生肠毒素可以有效预防此类事件发生。

诺卡菌属

生物学特性 诺卡菌属革兰氏染色为细长的、分枝状的，小串珠样的阳性杆菌（图58-11）。诺卡菌属最突出的特点是其部分抗酸性，该菌改良抗酸染色阳性，从而将其与放线菌属相区别。诺卡菌与放线菌革兰氏染色形态相似很难区分。仅凭弱抗酸阳性很难判定为诺卡菌，如果用 Middlebrook 7H10 培养基或石蕊牛奶肉汤培养4天可见菌落生长，更支持诺卡菌的鉴定。临床大部分感染由星形诺卡菌复合体引起，最常见的有圣乔治诺卡菌，皮疽诺卡菌，新星诺卡菌，其次是巴西诺卡菌，而豚鼠耳炎诺卡菌极少见（Cloud et al，2004）。

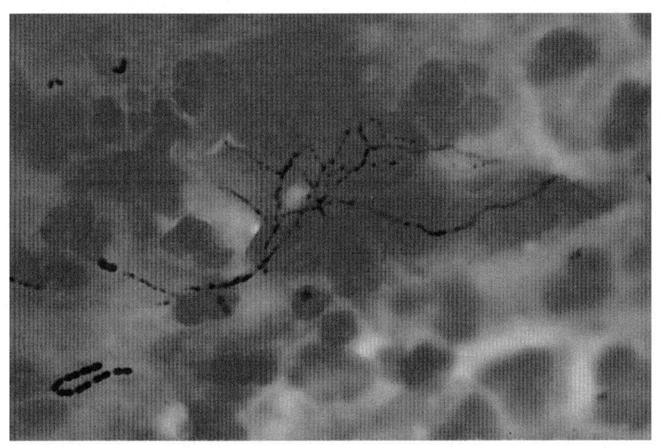

图58-11 革兰氏染色痰涂片中显示的中性粒细胞、无定形碎片、丝状、串珠、分枝革兰氏阳性杆菌（油镜）

临床表现与致病机制

诺卡菌广泛存在于土壤和有机物质中，可导致很多动物以及鱼类致病。人类感染病例中男性略高于女性。通常患者因吸入诺卡菌病原体引起感染，而创伤后暴露，接触污染的土壤以及胃肠道溃疡黏膜接触被污染的器械引起感染。

诺卡菌属肺部感染时，通常是由肺泡巨噬细胞吞噬，然后在胞内生长，导致混合的炎症反应（中性粒细胞，淋巴细胞，巨噬细胞），逐渐形成脓肿，有时甚至形成肉芽肿。体外研究发现宿主对于诺卡菌属的防御主要涉及中性粒细胞，活化的巨噬细胞以及细胞毒性T细胞。虽然中性粒细胞并不能将诺卡菌杀死，但可以抑制诺卡菌生长，在巨噬细胞完全活化之前尽可能抑制其感染。如果感染不仅局限在肺部，病原菌进一步可以传播到其他组织中，可以导致脓胸累及胸壁，形成窦道或者通过血流播散形成脓肿，尤其是脑部，皮下组织以及肾脏。虽然很多人感染诺卡菌后并未意识到存在细胞和体液免疫缺陷，但宿主细胞免疫功能障碍会增加患诺卡菌感染的风险（Budzik et al，2012；Wilson，2012）。

诺卡菌病最常表现为肺部疾病，主要体征为发热，畏食、体重减轻、咳嗽、呼吸困难、胸膜疼痛。皮肤以及皮下组织可表现为脓皮病蜂窝织炎，一个或多个脓肿，淋巴管疾病类似孢子丝菌病，或结节。美国的中部和南部，巴西诺卡菌引起的皮肤原发性感染其临床表现类似放线菌病，通常主要累及下肢（局限性的硬化性肉芽肿块，伴有窦道排脓及硫磺颗粒）。播散性的疾病通常是皮疽诺卡菌复合体引起的。大多数病例从肺部起病，通常表现为单个或多个涉及 CNS 部位的脓肿（Anagnostou，2014）。病变最易播散至肾脏、肝脏以及淋巴结，其次为皮肤。

实验室诊断

诺卡菌属在有氧的环境中，可以在大多数非选择性培养基中生长，例如：羊血培养基、巧克力培养基、马铃薯葡萄糖琼脂、沙氏葡萄糖琼脂以及用于分枝杆菌培养的罗氏培养基、Middlebrook 培养基和7H9肉汤。诺卡菌也可在分离军团菌的缓冲炭酵母浸膏（BCYE）中生长。值得注意的是虽然诺卡菌可以在用于分枝杆菌培养所用的罗氏培养基、Middlebrook 培养基和7H9肉汤中生长，但是在培养分枝杆菌的去污染操作过程中，诺卡菌并不能都存活下来。10% CO_2 环境可以促进其生长。培养48小时可见诺卡菌生长，5~10天后可见典型的蜡样、表面凹凸不平，或类似天鹅绒样皱褶的菌落形成。不同菌种菌落颜色可不同，可以是黄色或橙色。诺卡菌改良抗酸染色（弱抗酸染色）呈细长分枝状，可将诺卡与分枝杆菌相区分。通过溶菌酶耐受试验可以把诺卡菌与其他需氧放线菌区分开（诺卡菌属可以耐受溶菌酶，而链真菌属，红球菌属，戈登菌属以及马杜拉放线菌属对溶菌酶敏感），并且可以观察它们在自来水琼脂（tap water agar）上的形态。例如，后者可以帮助区别分枝的诺卡菌属和不分枝的红球菌属。因近年来诺卡菌属发现多种新种，生化试验（如酪蛋白、低黄嘌呤，酪氨酸，黄嘌呤等）不能满足鉴定需要。准确鉴定需要分子生物学方法（如16S rDNA序列分析、PCR-限制性酶切分析（PRA）），MALDI-TOF（Farfour et al，2012）等新技术（Cloud et al，2004；Patel et al，2004）。准确鉴定到种水平非常重要，因为不同种之间抗菌药物敏感谱具有明显差异（表58-7）（Brown-Elliott et al，2006；Schlaberg et al，2014）。

抗菌药物敏感性

磺胺类药物（单独或与甲氧苄啶联合-如磺胺甲噁唑）为通常选择的抗菌药物；然而，最佳的抗菌治疗取决于诺卡菌属具体的种，个体菌株的敏感性和感染类型。其他可以运用的抗菌药物包括阿米卡星、克拉霉素、亚胺培南或喹诺酮类，取决于具体的菌种类型。CLSI 有关于抗菌药物敏感性试验方法与诺卡菌属及其他需氧放线菌药敏结果解释的文件（CLSI，2011）。

其他需氧放线菌

其他与人类医学相关的放线菌属包括红球菌属（*Rhodocomlus*）、戈登菌属（*Gordona*）、冢村菌属（*Tsukamurella*）、马杜拉放线菌属（Actinomadura）和链真菌属（*Streptomyces*）。另一个成员，*Tropheryma whippelii*，不能培养，可能是惠普尔病（Whipple）的致病菌。

临床表现与致病性

这组微生物在环境中无处不在，广泛分布于土壤、淡水、海洋水和有机物中。马红球菌是红球菌属中对人类致病的最常见菌种，是严重免疫低下患者的条件致病菌，引起缓慢进展性肉芽肿性肺炎。它可从感染患者的血液中分离到，可能是由于接触被感染的动物，经由呼吸道获得。该菌可存活于巨噬细

表 58-7 根据抗菌药物敏感谱进行诺卡菌属种间区分

	阿米卡星	阿莫西林/棒酸	头孢噻肟	头孢曲松	环丙沙星	克拉霉素	庆大霉素	亚胺培南	卡那霉素	利奈唑胺	米诺环素	磺胺甲噁唑	妥布霉素	氨苄西林	红霉素	羧苄西林
星形诺卡菌	S	R	S	S	R	R		S	S	S	S/I	S		R	R	
皮疽诺卡菌	S	S	R	R	S	R	R	S	R	S	S/I	R/S	R	R	R	
新星诺卡菌复合群[†]	S	R	S	S	R	S		S		S	S/I	S		S	S	R
脓肿诺卡菌	S	S	S	S	R	R		R/S		S	S/I	S		S	R	R
巴西诺卡菌	S	S	S/R	S/R	R	R	S	R	R	S	S/I	S	S	R	R	S
假巴西诺卡菌	S	S	S/R	S/R	S	S	S	R	R	S	R	S	S	R		S
豚鼠耳炎诺卡菌	S	R	R	R	S		S	R	S[‡]	S	S/I	S		R		R
南非诺卡菌复合群	R	S	S	S	S	R	R	S	R	S	S/I	S	R	R	R	
短链诺卡菌/少食诺卡菌	S			S	S		R	S	S	S	S/I	S	S	S		S

[†] 新星诺卡菌复合群包括新星诺卡菌(*N. Nova*)/(*N. veterana*)/非洲诺卡菌(*N. africana*)

[‡] 卡那霉素抑菌圈直径≥阿米卡星抑菌圈直径

胞内并最终破坏巨噬细胞的能力可能是其致病机制(Weinstock & Brown,2002)。由戈登菌属和冢村菌属引起感染的报道越来越多(Savini et al,2012;Ramanan et al,2013)。冢村菌属仅在某些临床情况(如免疫抑制、异物的存在、活动的慢性感染如结核病)时才会致病(Woo et al,2003)。马杜拉放线属是放线菌性足分支菌病的最常见的致病菌,大多数分布在热带和亚热带地区,在这些地区,光脚走路会反复刺伤从而增加感染的机会。链真菌属过去通常被认为没有医学意义,但是其中一个种,索马里链真菌,已确定为放线菌性足分支菌病的病原体。其他的链真菌仅偶尔被报道具有医学意义(Mossad et al,1995)。

实验室诊断

需氧放线菌生长缓慢,可能需要2~3周培养时间。这些微生物可在大部分用于培养细菌、分枝杆菌和真菌的非选择性培养基上生长。马红球菌生长为曲折样(zigzag)的球杆菌。在液体培养基中可观察到退化的分枝。菌落可粗糙,光滑,或黏液状,具有黄色到珊瑚色、橙色色素,培养数天后呈深玫瑰色。马红球菌通常呈淡粉色,淡黄色,或珊瑚色,可能会变黏糊。戈登菌属菌落可光滑,也可呈黏液样菌落,附着在培养基上可呈干燥,凸起的菌落,产生的色素可为米色或鲑鱼色。冢村菌属改良抗酸染色阳性,可呈现为断裂成三节样的长杆状,不产生气生菌丝,菌落圆形,边缘平整或有假根样的边缘,可干燥或奶油样,有白色到橙色色素。7天培养后可形成粗糙型菌落。马杜拉放线菌属形成蜡样,脑形,坚韧,膜质白色,黄色,粉红色,或红色的菌落。链真菌属菌落呈干燥的白垩样,堆或折叠,灰白色到黄色,并有发霉的地下室的气味。可产生各种各样的色素使底物和菌丝有颜色。一些种不产生气生菌丝。比如诺卡菌,这些好氧菌完整的识别往往需要分子测序的方法。

革兰氏阴性球菌

奈瑟菌属

特征

奈瑟菌属细菌无动力、触酶和氧化酶阳性;这些专性需氧的革兰氏阴性球菌常成对排列,平面相对,形似肾形或咖啡豆形(图58-12)。该均属对营养要求较高,需要在培养基中额外加入血液、血清、胆固醇或不饱和脂肪酸来消除生长抑制,如脂肪酸。淋病奈瑟菌和脑膜炎奈瑟菌需要在CO_2条件下生长;然而这取决于菌株,随着菌株生长的不同阶段的生长曲线而变化,经常在传代培养中改变。脑膜炎奈瑟菌和大部分淋病奈瑟菌不会被万古霉素、林可霉素、黏霉素、制霉菌素抑制,这个特征可以用于从污染标本中筛选菌株。少数淋病奈瑟菌(特别是AUH菌,生长需要精氨酸、尿嘧啶和次黄嘌呤)对万古霉素敏感(Elias et al,2011)。

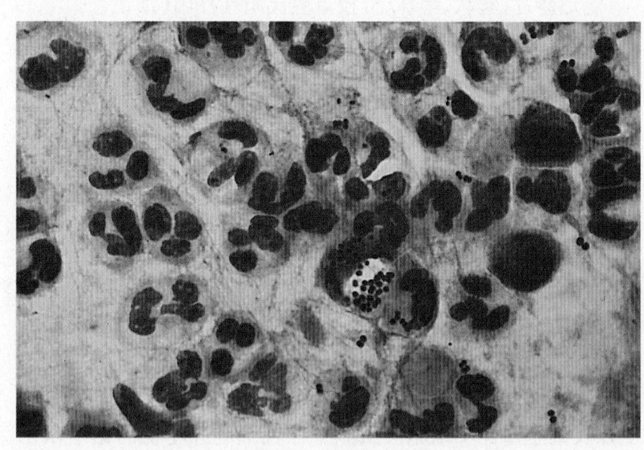

图58-12 痰涂片革兰氏染色显示大量中性粒细胞和胞内革兰氏染色阴性双球菌,提示脑膜炎奈瑟菌感染

临床表现和发病机制

尽管除了淋病奈瑟菌和脑膜炎奈瑟菌,偶尔有报道其他奈瑟菌种引起免疫力低下宿主的机会性感染,这些菌种一般不致病。脑膜炎奈瑟菌可能定植在上呼吸道黏膜,之后7~10天常会产生杀菌作用,并且红细胞凝聚抗体形成,这可能不会消除携带状态,但可以产生种属特异性免疫。在一些情况下,细菌定植后不久就会引起疾病,最常见的是脑膜炎球菌菌血症和脑

膜炎。该细菌也有入侵浆膜腔和关节组织的倾向,进而发展为胸膜炎、心包炎和关节炎。5%~15%健康个体的鼻咽中可检测到脑膜炎奈瑟菌的定植,在新兵中比例会更高。目前,尚没有建立携带率和疾病发病率的直接联系,在疾病流行时期大型家族的成员或有婴儿、儿童的家庭可能是个例外。脑膜炎奈瑟菌也会从生殖器官中分离得到,其临床意义尚不确定。当培养这些来源的标本时,细菌可能会错误鉴定为淋病奈瑟菌,除非进行合适的检测来区分这些菌种。脑膜炎奈瑟菌的主要毒力因子是脂多糖-内毒素混合物,在实验动物体内激活凝血级联反应,沉淀小血管纤维蛋白,使肾上腺和其他器官产生出血,改变周围血管阻力,导致休克和死亡。

淋病奈瑟菌的发病机制和临床表现与脑膜炎奈瑟菌有所不同。淋病奈瑟菌的致病型是通过菌毛黏附到不同人类细胞,不由非致病型产生。这些抗原特异性菌毛是淋病奈瑟菌的主要毒力因子之一,可以抑制吞噬作用,并刺激菌株特异性抗体形成。淋病奈瑟菌其他可能的毒力因素尚未明确定义。淋病奈瑟菌和脑膜炎奈瑟菌均产生 IgA 蛋白酶,因为 IgA 主要见于黏膜分泌物,所以可能在其发病机制中起到重要作用(Elias et al,2011)。

实验室诊断

实验室诊断脑膜炎奈瑟菌或淋病奈瑟菌感染的最重要的一个因素就是标本,包括适当的选择、收集和实验室运输(见64章)。该致病性物种对干燥和极端温度敏感,必须恰当培养以提高复苏率。嗜中温,在室温下生长不佳。许多需要及时在 CO_2 中孵育(2%~8%)。含有巧克力的血培养基常用于培养,如果标本易被正常定植菌群污染,则添加抗生素(如万古霉素或林可霉素、黏霉素、制霉菌素或茴香霉素和甲氧苄啶)。万古霉素敏感的淋球菌应生长在包含林可霉素的培养基中,然而由于林可霉素和甲氧苄啶的协同作用,含有甲氧苄啶的培养基必须不包含林可霉素。床边直接接种的标本最好及时放入35℃的 CO_2 孵箱中培养。这可以通过几个方法完成:将培养基放入蜡烛罐中;将培养基放入含枸橼酸碳酸氢盐的密封袋中;或使用一个含一瓶大气 CO_2 的培养基。如果这些培养物必须邮寄到参考实验室进行处理,必须先培养一夜以确保该种细菌的生长。

从泌尿生殖道标本分离的菌株在选择培养基上显示一定的菌落形态,并基于革兰氏染色、氧化酶、触酶的检测结果可以初步判定为淋病奈瑟菌。淋病奈瑟菌菌落涂片革兰氏染色应显示典型的革兰氏阴性双球菌,也可能出现四联球菌,尤其是在新鲜的培养菌落中。所有的奈瑟菌属氧化酶阳性,除了 N. elongata 外均触酶阳性。因为除了淋病奈瑟菌的奈瑟菌属也可能从泌尿生殖器官中分离出,所以强烈建议进行确证实验,所有从生殖器官外分离出的菌株和当怀疑是性侵时也要进行确证实验(最好多于一种方法)。

淋病奈瑟菌的确证和其他奈瑟菌属的鉴定是基于生长和生化特征(表58-8)(Elias et al,2011)。鉴定的标准方法包括从胱氨酸胰蛋白酶(CTA)培养基上检测碳水化合物的酸产物以及其他常规生化检测。然而,鉴于传统方法的缺点,大部分临床实验室使用更快的鉴定试验。也可进行临床标本的淋病奈瑟菌和脑膜炎奈瑟菌的直接检测。对淋病奈瑟菌和脑膜炎奈瑟菌进行分型主要为了流行病学的研究。

表58-8 奈瑟菌和卡他莫拉菌鉴别

	淋病奈瑟菌	脑膜炎奈瑟菌	灰色奈瑟菌	乳酸奈瑟菌	干燥奈瑟菌	微黄奈瑟菌	浅黄奈瑟菌	黏液奈瑟菌	卡他莫拉菌
生长									
Thayer-Mart 培养基	+*	+	-	+	-	-	+	-	†
营养琼脂,25℃	-	-	-	-	+	+	-	+	+
氧化酶	+	+	+	+	+	+	+	+	+
β-半乳糖苷酶	-	-	-	+	-	-	-	-	-
硝酸盐减少	-	-	-	-	-	-	-	+	+
DNA 酶	-	-	-	-	-	-	-	-	+
酸产物									
葡萄糖	+	+	-‡	+	+	+	-	+	-
麦芽糖	-	+	-	+	+	+	-	+	-
乳糖	-	-	-	+	-	-	-	-	-
蔗糖	-	-	-	-	+	D§	-	+	-
果糖	-	-	-	-	+	-	-	-	-

+,≥90%的菌株阳性;-,≥90%的菌株阴性;D,可变的;DNase,DNA 酶

* 大多数万古霉素敏感株不会在 Thayer-Martin 上生长

† 有些菌株阳性,另外的阴性

‡ 快速利用碳水化合物检测可能会发生弱的反应

§ +,生物变种:深黄;-,生物变种:黄色

标准的鉴定方法包括检测葡萄糖、麦芽糖、乳糖、蔗糖和果糖在CTA培养基中的酸产物和无碳水化合物的对照物。接种生化管并在35~37℃的环境中孵育，每隔24小时进行检测，直到可观察到反应，或直到72小时。奈瑟菌属的预期结果见表58-8。然而，有时个别脑膜炎奈瑟菌会产生异常的碳水化合物反应：葡萄糖阴性，麦芽糖阴性，或不酵解糖。如果强烈怀疑脑膜炎奈瑟菌，在这些情况下，可以通过玻片凝集实验进行鉴定，使用聚合多价抗血清或血清特定个体的血清型。除了传统的碳水化合物降解实验，也应评估硝酸盐和亚硝酸盐的减少和DNA酶的产生。后者特别适用于鉴定卡他莫拉菌，其DNA酶阳性（奈瑟菌属DNA酶阴性）。常规检测的缺点是需要基于纯培养的大量接种菌、周期长，常导致一些生长条件严苛的淋病奈瑟菌的培养失败。

几种商业系统检测碳水化合物酸产物，通常需要1~4小时（Elias et al,2011）。接种菌必须来源于纯培养，所以鉴定一般24小时后才可进行。一些淋病奈瑟菌的酸反应，如脑膜炎奈瑟菌在一定程度上可能会难以解释或可能会异常。一些分解葡萄糖产酸量少的淋病奈瑟菌株可能会显示葡萄糖阴性。一些灰色奈瑟菌通常不会分解葡萄糖产酸，在特定的系统中可能出现葡萄糖阳性。

酶底物检测提供了在选择培养基中复苏的氧化酶阳性、革兰氏阴性双球菌的快速鉴定（1~4小时）（Elias et al,2011）。对于区分麦芽糖阴性的脑膜炎奈瑟菌和淋病奈瑟菌是有价值的，但是颜色改变可能是微小的，如果错误判断可能会导致将脑膜炎奈瑟菌和其他奈瑟菌属错误认为成淋病奈瑟菌。此外，如果没有被其他程序证实，生长在淋球菌选择培养基中的灰色奈瑟菌和脱氮金氏菌可能会错误鉴定为淋病奈瑟菌。将酶底物检测和修改后的常规检测结合在一起的商业产品可以提供准确的奈瑟菌和嗜血杆菌的菌种识别。淋病奈瑟菌的免疫检测，特别是协同凝集试验，可以被用来确认淋病奈瑟菌的生化鉴定。三种检测可用于鉴别：Phadebact单克隆GC测试（Boule Diagnostics AB, Huddinge, Sweden），GonoGen Ⅰ（New Horizons Diagnostics, Columbia, Md），和GonoGen Ⅱ（New Horizons Diagnostics, Columbia, Md）。检测淋病奈瑟菌的化学发光核酸探针检测的假阳性和假阴性结果可以被用于培养确认（Limberger et al,1992; Hale et al,1993）。用于子宫或尿道拭子标本和尿液（见下文）也可进行核酸扩增检测（NAAT），与培养相比，敏感性可能会有所增加，很大程度是因为生物生存的困难不是问题。

泌尿生殖道的淋病奈瑟菌培养检测大部分已经被NAAT取代。许多NAAT可以用于同时检测阴道、宫颈、尿道和尿液标本的淋病奈瑟菌和沙眼衣原体，与培养相比具有较高的敏感性，但是淋病奈瑟菌生存能力的损失是一个问题。这些检测是由美国CDC推荐，作为有症状和无症状个体的首选检测，虽然也有一些实验室推荐在存在潜在的抗生素耐药和性侵犯的情况下，对淋病奈瑟菌和沙眼衣原体进行培养（MMWR,2014）。这些分子技术在本文的其他部分进行描述。

抗菌药物敏感性

尽管偶尔复苏的脑膜炎奈瑟菌对青霉素敏感性下降，青霉素仍然是治疗脑膜炎球菌性脑膜炎的首选药物（Elias et al,2011）。脑膜炎奈瑟菌对青霉素敏感性降低被认为是由于脑膜炎球菌细胞壁青霉素结合蛋白PBP-2和PBP-3对青霉素的结合力降低。其他奈瑟菌属也证明了这种青霉素亲和力的降低。对抵抗脑膜炎奈瑟菌有良好活性的其他抗生素包括超广谱的头孢菌素和氯霉素。利福平、米诺环素、氟喹诺酮可以用于预防家庭接触传播。CLSI文件中有药敏试验和折点判断的标准化方法（CLSI,2014）。CLSI推荐使用肉汤稀释法，或用阳离子酪蛋白琼脂肉汤（2%~5%的马血）或MH琼脂（5%羊血）进行琼脂稀释法。添加如IsoVitaleX（1%）也是必要的。在无法进行脑膜炎奈瑟菌的敏感性检测的实验室中，如果敏感性低或怀疑临床使用青霉素无效，可以用显色头孢菌素实验、头孢氨酶氮化磁盘试验检测β-内酰胺酶。如果阳性，菌株可以运往参考实验室进行进一步的检测。

由于淋病奈瑟菌对青霉素和四环素耐药性的广泛传播，目前治疗建议包括超广谱头孢菌素，但不包括较新的氟喹诺酮。虽然对头孢菌素没有显示明显的耐药，但是氟喹诺酮的耐药现象已经被记录（Fox et al,1997; MMWR,2007b）。因此，如果治疗后症状仍持续就应进行药敏试验。β-内酰胺酶的产生可以用显色头孢菌素检测到。用添加了1%的生长补充剂的GC琼脂进行纸片扩散法被推荐用于检测淋病奈瑟菌对头孢菌素、喹诺酮类和青霉素的敏感性。CLSI文件推荐琼脂稀释法和纸片扩散法检测淋病奈瑟菌（CLSI,2014）。除此之外，也可使用E-test法检测。对于一些抗生素，由于没有耐药株，只有一个敏感性折点。例如如果一个菌株对三代头孢不敏感，应考虑进行确证实验并送到参考实验室（CLSI,2014）。

预防

多糖疫苗对抗脑膜炎奈瑟菌血清型A、C、Y和W135在美国得到了许可，并被推荐发展中国家的流行地区的军事人员、脾脏无功能或缺失的个人和大学生中使用。两种针对婴儿的脑膜炎球菌联合疫苗已经产生（American Academy of Pediatrics,2014），并且现在有一个针对血清型B的独立的疫苗。抗生素预防应限于家庭接触和接触患者口腔分泌物的人。利福平是目前的首选药。在处理脑膜炎奈瑟菌培养阳性的标本时，实验室安全非常重要。Borrow等（2014）写了一篇有关事故发生时应采取的适当的处理标本的措施和步骤。

暴露前预防用药以预防淋球菌感染可能会对疾病不利，因为有潜在的敏感性降低和出现耐药菌株的风险，唯一的例外是用红霉素药膏预防新生儿眼睛淋球菌（和衣原体）眼炎（U. S. Preventive Services Task Force,2012）。

卡他莫拉菌属

卡他莫拉菌可能由健康儿童和成人口咽部携带。它是一种有荚膜的细菌，从其外膜向外扩展的是菌毛，具有黏附作用。最常见的感染为支气管炎、中耳炎、鼻窦炎和肺炎（尤其是在有潜在慢性肺疾病的人身上）（Murphy & Parameswaran,2009; Vaneechouette et al,2011）。最近，分子机制已经证实，卡他莫拉菌产生的毒性因素与中耳炎有关（Hassan,2013）。卡他莫拉菌是菌血症、心内膜炎、泌尿生殖道感染和新生儿眼炎不常见的诱因。图58-13显示痰的革兰氏染色，卡他莫拉菌大量存在于多形核白细胞的内部和外部。卡他莫拉菌最初是奈瑟菌属的一部分，后来短期内被移入了布兰汉菌属。卡他莫拉菌是球菌，形态类似于奈瑟菌属，不像其他莫拉菌（如腔隙莫拉菌、奥斯陆莫拉菌、亚特兰大莫拉菌）表现为棒杆状。

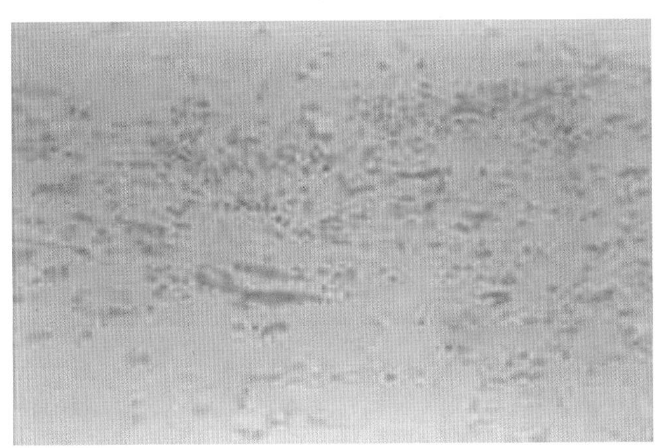

图58-13 卡他莫拉菌痰涂片革兰氏染色。注意该细胞内革兰氏阴性双球菌与奈瑟菌相似

卡他莫拉菌氧化酶和触酶阳性，但可能与奈瑟菌属在血平板上的生长能力、缺乏氧化代谢（糖利用实验阴性）、DNA酶产物等方面不同。几乎所有的卡他莫拉菌株产β-内酰胺酶，可以用头孢硝唑检测。尽管认为由于这个原因，该菌种耐青霉素，但是这些菌株通常仍保留了对头孢菌素、复方磺胺甲噁唑和β-内酰胺酶抑制剂的敏感性（Vaneechouette et al，2011）。

革兰氏阴性杆菌属

革兰氏阴性杆菌组成了一个复杂的群体。它们归为肠杆菌科，通常存在于胃肠道，主要定植或引起感染。非发酵革兰氏阴性杆菌是一种环境菌群，在人类的正常菌群中没有被发现。非肠杆菌科可能导致胃肠道感染，如弧菌或弯曲杆菌。有特殊流行病学特征的感染，如军团菌和弗朗西斯菌等，其他革兰氏阴性杆菌，包括嗜血杆菌及其他菌。Wauters 和 Vaneechouette（2011）写过一个关于如何鉴定需氧革兰氏阴性杆菌方法的好的综述。

肠杆菌属

特征

肠杆菌科需氧或兼性厌氧，无芽孢，周身鞭毛或无鞭毛，氧化酶阴性，为革兰氏染色阴性杆菌，葡萄糖产酸发酵、消耗硝酸盐成亚硝酸盐。图58-14显示大肠埃希菌的革兰氏染色，但是它可代表肠杆菌科的任何成员。该组包括布特维斯菌属、布丘菌属、西地西菌属、枸橼酸杆菌属、爱德华菌属、肠杆菌属、埃希菌属、爱文菌属、哈夫尼菌属、克雷伯菌、克吕沃尔菌属、勒克菌属、勒米诺菌属、莫勒菌属、摩根菌属、肥杆菌属、布拉格菌属、泛菌属、光杆菌属、变形杆菌、普罗维登斯菌属、拉恩菌属、沙门菌属、沙雷菌属、志贺杆菌属、塔特姆菌属、特拉布斯菌属、致病杆菌属、耶尔森菌属、预研菌属。本文只讨论一小部分（Nataro et al，2011）。

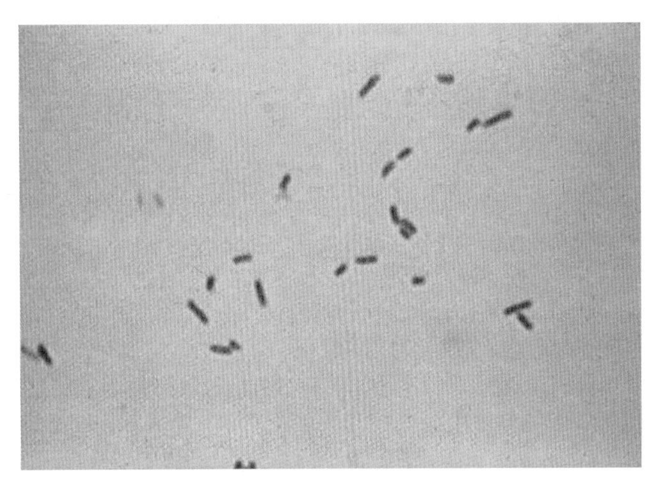

图58-14 尿液中大肠埃希菌革兰氏染色。短的、丰满的革兰氏阴性杆菌是肠杆菌属的典型形态

临床表现和发病机制

肠杆菌科细菌可发现于植物、土壤、水和人类和动物的肠道中，与许多临床感染相关，包括脓肿、肺炎、脑膜炎、脓毒症和尿路感染。这些通常与人类感染有关，包括埃希菌、克雷伯菌、变形杆菌。图58-15展示了大肠埃希菌培养阳性的刚出生孩子脑脊液的革兰氏染色。在泌尿道，常见菌株为大肠埃希菌、变形杆菌、肺炎克雷伯菌和产酸克雷伯菌。与肠杆菌科有关的革兰氏阴性肺炎常由肺炎克雷伯菌引起。与肠杆菌科有关的革兰氏阴性菌血症常由肺炎克雷伯菌，肠杆菌属和奇异变形杆菌引起。医院获得性感染可能由耐抗生素细菌如枸橼酸杆菌、肠杆菌和沙雷菌引起。与腹泻相关的肠杆菌包括志贺菌属、沙门菌属、埃希菌（肠出血性[产志贺毒素型]、肠产毒素性、肠侵袭性、肠出血性和肠黏附性）和耶尔森菌。志贺菌属极少从消化道以外的部位分离到，而沙门菌属更可能分离自其他来源，例如尿液和血液。邻单胞菌属最近加入了肠杆菌科，是该家族中唯一的氧化酶阳性的菌属，可能会造成消化道感染。肉芽肿鞘杆菌是性传播疾病腹股沟肉芽肿的致病菌，现改名为 Klebsiellagranulomatis。虽然肉芽肿鞘杆菌无法在细菌培养基上生长，但目前仍将它归为肠杆菌科（Abbott，2011；Lagergård et al，

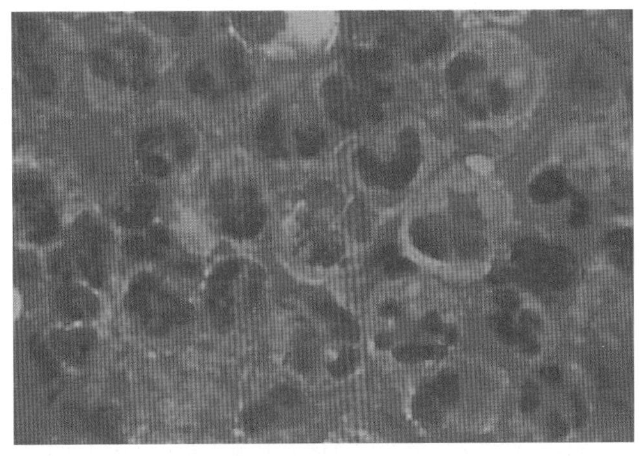

图58-15 新生儿脑脊液革兰氏染色，包含大量革兰氏阴性肠杆菌

2011)，相关内容将在本章节详细讨论。

内毒素存在于肠杆菌科菌和其他革兰氏阴性杆菌的细胞壁，分泌内毒素的细菌造成的感染具有更高的发病率和死亡率。内毒素由脂多糖组成，脂多糖是脂类、多糖和少量氨基酸的复合体。脂多糖会引起发热、寒战、低血压、粒细胞增多、血小板减少和弥散性血管内凝血，能够激活凝血反应的经典途径和替代途径。革兰氏阴性菌脓毒症发生后，内毒素会与巨噬细胞、白细胞、血小板、补体和其他血清蛋白发生反应，从而使血液中蛋白水解酶和血管活性物质的水平增加，导致血液淤积、外周血管收缩以及心脏输出量减少，最终导致内毒素休克。已经明确内毒素的致死效应依赖于巨噬细胞的活化和反应，巨噬细胞活化后产生的恶病质素会促使严重休克和多器官损伤的发生(Munford,2006)。

K1抗原等肠杆菌科细菌的其他致病因子，与大肠埃希菌导致新生儿脑膜炎的高发病率相关；肺炎克雷伯菌的荚膜和肺炎链球菌相似，能够抑制吞噬作用；沙门菌伤寒血清型的Vi抗原，能够干扰该菌在细胞内的杀伤过程。各种各样的表面抗原，如菌毛等，能够介导细菌对黏膜表面的黏附。

质粒介导因子在沙门菌属、志贺菌属和肠内侵袭性大肠埃希菌属的侵袭能力中发挥着重要作用。大肠埃希菌的热不稳定肠毒素(LT)和热稳定肠毒素是质粒介导因子。LT能够刺激小肠黏膜细胞上的腺苷酸环化酶，进而激活环化腺核苷-磷酸(cAMP)，这就会造成体液和电解质分泌进入肠腔，从而产生水样腹泻。相反，热稳定肠毒素(ST)激活鸟苷酸环化酶。

实验室诊断

鉴别培养基和选择培养基(表58-9)能够更好地将革兰氏阴性杆菌从污染的标本中分离出来。伊红-亚甲基蓝培养基(EMB)和麦康凯培养基是最低限度的选择和鉴别培养基，可将乳糖发酵菌从乳糖不发酵革兰氏阴性杆菌中初步筛选和鉴别出来。XLD培养基和HE培养基是更特异的选择鉴别培养基，可在粪便等严重污染的标本中专门将沙门菌属和邻单胞菌属筛选出来。亚硫酸铋琼脂培养基是检测地方性或流行性沙门菌属的高等选择性培养基。沙门菌属产生H_2S气体，在XLD、HE和亚硫酸铋琼脂培养基上生长的菌落中心呈黑色。亚硒酸盐肉汤和革兰氏阴性菌(GN)肉汤等增菌培养基可用于粪便标本中低浓度沙门菌属和邻单胞菌属的检测。Cefsulodinirgasan-novobiocin(CIN)培养基是小肠结肠炎耶尔森菌的专用选择培养基。室温孵育后生长出红色中心、边缘透明的牛眼样菌落。O157:H7型大肠埃希菌是溶血性尿毒症综合征的致病菌，含有山梨醇的麦康凯培养基可以将山梨醇发酵阴性的O157:H7型大肠埃希菌与其他型别的大肠埃希菌区分开来(Nataro et al,2011)。

肠杆菌科中某些细菌可通过一些简单的菌落特征和生化反应进行初步鉴定。例如，变形菌属在血琼脂上呈爬行样生长；克雷伯菌属细菌呈现乳糖阳性黏液状菌落；黏质沙雷菌呈现红色菌落；沙门菌属产生H_2S；大肠埃希菌吲哚阳性。然而，准确的菌种鉴定仍需要其他生化试验和(或)分子生物学的方法。各种各样基于传统生化反应的琼脂用于肠杆菌科细菌的鉴定。临床实验室常见肠杆菌科细菌的不同特性详见表58-10。商品化配套试剂和自动化仪器可为肠杆菌科的绝大多数菌种提供快捷和准确的鉴定。多数情况下，在几个小时内就能完成菌种的鉴定。半自动化系统可将鉴定和抗菌药物敏感性试验一次完成。总之，这些鉴定系统的准确性非常高，并具有可比性。MaldiTof对于肠杆菌科细菌的鉴定性能非常出色，比传统的或半自动化的生化方法要快速很多(Richter et al,2013)。

近些年，基于DNA杂交反应和亲缘关系的研究结果，肠杆菌科细菌的分类已经过相当大的修订。基于生化反应分类的表型群未必总是和它们的DNA亲缘关系相一致，故肠杆菌科菌种的分组已经停止使用"族"的概念(例如克雷伯菌族，变形杆菌族)。

历史上，沙门菌属曾经被分为下列菌种：伤寒沙门菌、甲型和乙型副伤寒沙门菌、猪霍乱沙门菌和肠炎沙门菌。由于所有的分组在系统发育上十分接近，目前沙门菌属仅分为两个种：肠沙门菌和邦戈沙门菌(很少分离自人类)，每个种还包含多个亚种。肠伤寒沙门菌已知分为六个亚种，亚种Ⅰ(肠沙门菌肠炎亚种)经常分离自人体。目前已有超过2000个血清型被确认，大多数血清型属于肠炎亚种。基于与富含脂多糖的热稳定菌体"O"抗原和热不稳定鞭毛"H"抗原的免疫反应进行血清分型。在美国，鼠伤寒沙门菌和肠炎沙门菌是沙门菌属最常见的血清型。沙门菌伤寒血清型也会产生一种热不稳定的荚膜多糖Vi抗原。实际上，大多数临床实验室是根据生化反应结果将菌株初步鉴定至沙门菌属，再利用群组特异性免疫学试剂将菌株鉴定至特定的血清群。商品化的玻片凝集试验可以区分4种主要的血清型：A型、B型、C型和D型，是鉴别伤寒和非伤寒沙门菌的有力工具。沙门菌伤寒血清型属于D型，携带Vi抗原。通常只有国家卫生部门和其他参考实验室才能对特定的血清型实现进一步鉴定(Nataro et al,2011)。

可能导致腹泻和溶血性尿毒症综合征的大肠埃希菌，它的生化反应和志贺菌相似，且"O"抗原阳性，这种大肠埃希菌也可以通过产生毒素的类型进行分类。商品化的试剂盒可用于O157型大肠埃希菌的鉴定，也可以检测培养物或者粪便标本中的毒素。然而，这种类型的检测一般送至参考实验室或者国家卫生部门完成。疾病防治中心(CDC)建议：临床实验室遇到出血型大肠埃希菌(O157:H7或其他血清型)时，应考虑检测粪便标本中是否存在志贺毒素Ⅰ和Ⅱ。志贺菌属也会产生志贺毒素，但仅有痢疾志贺菌才能产生，其在美国并不常见。临床实验室广泛使用血清学抗原试验检测志贺毒素(Nataro et al,2011)。

抗菌药物敏感性

肠杆菌科细菌对各种抗菌药物的敏感性差异很大，例如，大肠埃希菌和奇异变形杆菌通常对氨苄西林敏感(尽管过去的10~20年，这两种菌对该药的耐药率明显升高)，肠杆菌科中的其他菌种并非如此。肠杆菌属、沙雷菌属、枸橼酸杆菌属、普通变形杆菌、普罗维登斯菌属、摩根菌属和耶尔森菌属对一代头孢菌素(头孢唑啉和头孢噻吩)耐药，肠杆菌科的多数种属对三代头孢菌素(头孢曲松、头孢噻肟和头孢他啶)保持敏感。然而，若细菌中存在超广谱β-内酰胺酶和*AmpC*基因，则可能对三代头孢菌素和除碳青霉烯类抗生素外的所有β-内酰胺类抗生素耐药，这种情况越来越多的见于大肠埃希菌、肺炎克雷伯

表 58-9 需氧革兰氏阴性杆菌的鉴别

试验	大肠埃希菌	肺炎克雷伯菌	产酸克雷伯菌	奇异变形杆菌	普通变形杆菌	志贺菌	弗劳地枸橼酸杆菌	小肠结肠炎耶尔森菌	阴沟肠杆菌	黏质沙雷菌	摩根摩根菌	产碱普罗威登斯菌	猪霍乱沙门菌	伤寒沙门菌	甲型副伤寒沙门菌 A
吲哚	+	-	+	-	+	D	-	D	-	-	+	+	-	-	-
甲基红	+	-/+	D	+	+	+	+	+	-	+/-	+	+	+	+	+
V-P	-	+	+	-/+	-	-	-	+(25℃)/-(37℃)	+	+	-	-	-	-	-
枸橼酸盐(西蒙)	-	+	+	D	D	-	+	-(25℃)	+	+	-	+	(+)	-	-
H_2S(三糖铁琼脂)	-	-	-	+	+	-	+	-	-	-	-	-	D	+	-/+
脲酶	-	+	+	+	+	-	D	+	D	-/+	+	-	-	-	-
苯丙氨酸脱氨酶	-	-	-	+	+	-	-	-	-	-	+	-	-	-	-
赖氨酸脱羧酶	+/-	+	+	-	-	-	-	-	-	-	-	-	+	+	-
精氨酸水解酶	-/+	-	-	-	-	-	D	-	+	-	-	-	(+)	-/+	-/+
鸟氨酸脱羧酶	D	-	-	+	-	D	-/+	+	+	+		+	-	+	-
动力	+/-	-	-	+*	+*	-	+	++(25℃)/-(37℃)	+	+	+/-	+	+	+	+
发酵乳糖产酸	+	+	+	-	-	-	+/(+)	D	D	-	-	-	-	-	-

+,2 天内≥90%阳性反应;-,≥90%阴性反应;(+),3~7 天内阳性反应;+/-,大多数菌株阳性反应;-/+,大多数菌株阴性反应;D,差异反应(+,(+),-)

* 血琼脂和巧克力琼脂上爬行生长

表 58-10 鉴定和选择培养基

培养基	革兰氏阳性菌抑菌剂	可发酵碳水化合物	指示剂	发酵菌菌落颜色	非发酵菌	分类
伊红亚甲蓝(EMB)	伊红 Y	乳糖*	伊红 Y	有光泽的红色或黑色菌落	无色	S,D
	亚甲基蓝		亚甲基蓝			
麦康凯	结晶紫胆汁盐	乳糖	中性红	红色	无色	S,D
木糖赖氨酸脱氧胆酸盐琼脂(XLD)	胆汁盐	木糖	酚磺酞	黄色	红色	S,D
		乳糖				
		蔗糖				
溴麝香草酚蓝(HE)	胆汁盐	水杨苷	溴百里酚蓝	橘黄色	绿色,蓝绿色	S,D
		乳糖				
		蔗糖				
沙门-志贺(SS)	胆汁盐	乳糖	中性红	红色	无色	S
亚硫酸铋琼脂(BS)	亮绿	葡萄糖	亚硫酸铋琼脂	†	†	S
硫代硫酸盐枸橼酸盐胆盐蔗糖琼脂(TCBS)‡	胆汁盐	蔗糖	麝香草酚蓝	黄色	无色	S,D
	Ph 8.6		溴百里酚蓝			

D,鉴别培养基;S,选择培养基

* Levine 配方

†沙门菌属产生 H_2S,菌落呈黑色

‡弧菌属细菌

菌、奇异变形杆菌和其他细菌。绝大多数肠杆菌科细菌对氨基糖苷类抗生素和氟喹诺酮类抗生素敏感。以往肠杆菌科细菌很少对碳青霉烯类抗生素(例如亚胺培南、美罗培南、厄他培南和多利培南)耐药。然而,在 20 世纪 90 年代末期,首次在美国的几个州分离的肺炎克雷伯菌中检测到 bla_{KPC} 基因的产生,该基因编码碳青霉烯酶,最终导致对全部碳青霉烯类抗生素失活。这类菌株通常被称为"KPC"或产碳青霉烯酶肺炎克雷伯菌。该类菌株对除一种氨基糖苷类抗生素、黏菌素和替加环素外的绝大多数抗生素耐药。肺炎克雷伯菌碳青霉烯酶(KPC)基因的传播仍在继续,该基因会被引入大肠埃希菌,从而引起重要的院内感染(Peirano et al,2014)。

某些碳青霉烯类抗生素耐药菌株可能很难检测出该种耐药现象,改良 Hodge 试验能够帮助表型确证。首先将碳青霉烯类敏感的大肠埃希菌均匀涂布于琼脂平板上,将可疑产 KPC 菌株接种到碳青霉烯类抗生素药敏纸片的附近。如果检测阳性,碳青霉烯类失活会表现为大肠埃希菌在靠近接种 KPC 菌株区域的纸片附近形成的抑菌圈会变小。相比于美罗培南和亚胺培南,厄他培南是更好的碳青霉烯类抗生素耐药标记物,但只要对其中一种药物耐药,即认为对全部碳青霉烯类抗生素耐药(Endimiani et al,2009a;2009b;Kitchel et al,2009;Abbott,2011;Nataro et al,2011;CLSI,2014)。目前,已经有使用 Maldi-Tof 和分子生物学的方法检测碳青霉烯耐药的相关报道(Johansson et al,2014)。为了阻断高度耐药菌株的传播,采取有效的感染控制措施十分必要。

由于肠杆菌科中不同细菌的药物敏感性表型不尽相同,一般来说,临床上考虑抗菌药物治疗之前应进行药物敏感性试验。若临床上不打算进行抗菌治疗,则无需进行药物敏感性试验,例如沙门菌属引起的简单的肠道感染,临床治疗反而会延长定植状态,或者当存在混合性感染时,检测单一细菌的药物敏感性可能并不合适。改良 Hodge 试验和超广谱 ESBL 确证试验等药物敏感性试验的具体操作步骤和判读标准详见 CLSI 文件(CLSI,2014)。

邻单胞菌属

生物学特性

类志贺邻单胞菌是邻单胞菌属唯一菌种,是一种兼性厌氧、氧化酶和过氧化氢酶阳性、发酵葡萄糖的革兰氏阴性杆菌。最近的分子遗传学证据表明,邻单胞菌属的亲缘关系与变形杆菌属最为接近,因此,邻单胞菌属被归入肠杆菌科,是肠杆菌科中唯一氧化酶阳性的菌种(Abbott,2011)。

临床表现和致病机制

类志贺邻单胞菌自然栖息在水生环境中,最低生长温度为 8℃,因此该菌的地理分布存在限制。类志贺邻单胞菌通常栖息在热带地区的淡水和江河水中,可引起肠道感染。这种肠道

感染可能导致类霍乱样腹泻,但是腹泻的粪便标本通常包含中性粒细胞和红细胞。类志贺邻单胞菌引起的肠胃炎可能散在发生,也可能暴发流行。类志贺邻单胞菌也会引起肠道外感染,包括脑膜炎、脓毒症、蜂窝织炎、关节炎和眼内炎(Ampofo et al,2001;Ozdemir et al,2010)。类志贺邻单胞菌的毒力因子包括溶血素、细胞毒素、致病性胞外酶、黏附力和致体外细胞系空泡形成的能力(Salerno et al,2010)。

实验室诊断

类志贺邻单胞菌可以用包括 HE 琼脂在内的多种非选择性和肠道选择性培养基分离培养。乳糖发酵后产酸可变,但是该菌在肠道培养基上表现为不发酵乳糖。类志贺邻单胞菌吲哚、甲基红和过氧化氢酶阳性,硝酸盐还原试验阳性,发酵葡萄糖、麦芽糖和海藻糖(Abbott,2011)。

抗菌药物敏感性

类志贺邻单胞菌对很多抗菌药物敏感,包括头孢菌素、复方磺胺甲噁唑、亚胺培南和喹诺酮类药物(Abbott,2011)。由于存在 β-内酰胺酶,故对青霉素的敏感性不定,与气单胞菌属相似。

非发酵革兰氏阴性杆菌属

非发酵革兰氏阴性杆菌是一群不发酵葡萄糖和其他糖类的细菌,占住院患者分离革兰氏阴性杆菌的 15%。尽管非发酵菌中有很多菌属尚未定义,但是非发酵菌的临床相关菌株中大约 75% 为铜绿假单胞菌,剩余 25% 的菌株大部分为不动杆菌属细菌、嗜麦芽窄食单胞菌或洋葱伯克霍尔德菌。绝大部分非发酵革兰氏阴性杆菌存在于自然环境中,很容易在水、土壤、蔬菜、植物和医院环境中分离出来,该类细菌可能是住院患者体内的定植菌,但通常不作为人体的正常菌群。尽管非发酵菌中各种菌种的生化特性并不统一,但是它们氧化酶试验均为阳性(除了不动杆菌),在麦康凯培养基(有些非发酵菌在该培养基上不生长)等选择培养基上呈现乳糖阴性菌落,且该类细菌对多种对肠杆菌科有效的抗生素耐药。上述已提及 4 个主要的菌种,其他菌种会在本章后面讨论。

假单胞菌属

生物学特性

假单胞菌属经历过大量的修订,过去分类在该属中的很多种目前重新分类至伯克霍尔德菌属、窄食单胞菌属、丛毛单胞菌属、希瓦菌属、罗尔斯通菌属、甲基杆菌属、鞘氨醇单胞菌属、嗜酸菌属和短波单胞菌属。目前,铜绿假单胞菌是假单胞菌属中最重要的人类致病菌。图 58-16 显示了痰标本中分离的铜绿假单胞菌的革兰氏染色。

假单胞菌属是严格需氧、过氧化氢酶阳性、氧化酶阳性的革兰氏阴性杆菌。该菌属细菌通常有动力,具有一根或多根单极鞭毛,为严格的需氧呼吸代谢类型,以氧作为终末电子受体。

临床表现和发病机制

假单胞菌属常存在于潮湿环境中。还存在于化妆品,游泳

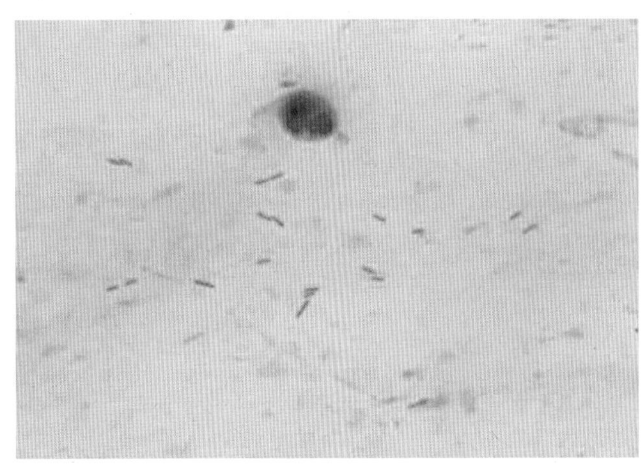

图 58-16 痰标本中铜绿假单胞菌的革兰氏染色。注:与图 58-13 相比,其为更长的革兰氏阴性杆菌

池,热水浴缸和运动鞋的内底等少见的地方,后者可导致感染铜绿假单胞菌的穿刺伤。该属中铜绿假单胞菌的发病率和病死率最高。虽然其他种类的假单胞菌常在临床标本中分离,但只是偶尔与疾病有关。

铜绿假单胞菌普遍存在于医院环境中的几乎所有潮湿的地方,包括医疗设备、消毒剂溶液和肥皂。在健康人正常菌群中很少发现,但在住院患者中,定植率随着住院时间增加而增长。铜绿假单胞菌可引起烧伤患者、创伤性和手术伤口的严重感染,以及进行泌尿道手术,造血系统、网状内皮系统和淋巴系统疾病,细胞免疫或体液免疫受损患者的感染。肺部感染通常发生于囊性纤维化患者。其中严重白细胞减少的患者病死率最高。

铜绿假单胞菌能够产生黏多糖,内毒素和蛋白酶,使补体成分失活,从而在一定程度上抑制调理作用和炎症反应,并且可能有助于其侵袭力。外毒素 A 促进细胞损伤和组织侵袭,对巨噬细胞有毒性。

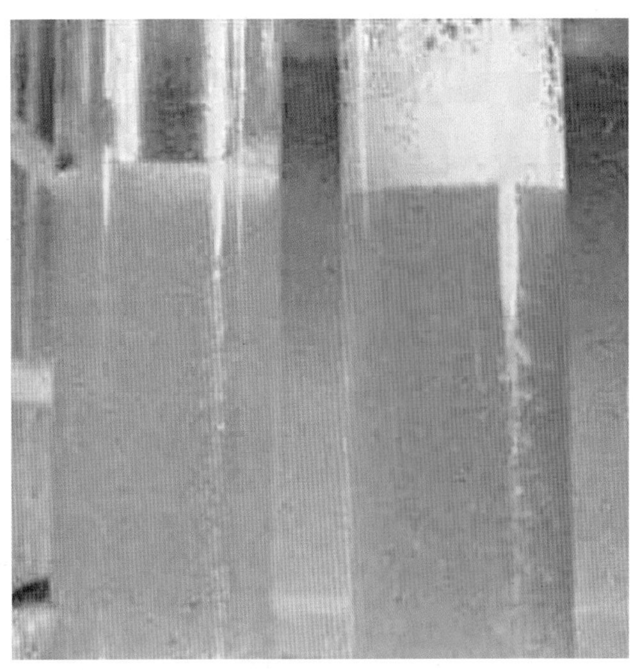

图 58-17 从铜绿假单胞菌中提取的绿脓菌素

实验室诊断

培养中如生长铜绿假单胞菌,常有特殊的发霉葡萄(或玉米饼)气味,在羊血琼脂上菌落呈粗糙或毛玻璃样,产一种或同时产两种色素,"蓝-绿"荧光色素(图 58-17)和(或)由荧光素引起的金属光泽。氧化酶阳性,TSIA 中呈斜面碱性/下层无变化反应,42℃生长,以及在 TSIA 和 Pseudomonas P 琼脂斜面上形成光泽和(或)色素。附加测试如表 58-11 所示。在 O-F 基础培养基中进行碳水化合物利用试验,因其含有少量的蛋白胨和大量的碳水化合物,故能检测到这种菌产生微量的酸。该反应通常在 48 小时内完成,但也可能需要 7 天。MALDI-TOF 也可用于鉴定铜绿假单胞菌。

表 58-11 临床分离的非发酵革兰氏阴性杆菌的特征差异

	铜绿假单胞菌	荧光假单胞菌	恶臭假单胞菌	洋葱伯克霍尔德菌	嗜麦芽窄食单胞菌	鲍曼不动杆菌
氧化酶	+	+	+	+	–	–
绿脓菌素	+	–	–	–	–	–
荧光素	+	–	+	–	–	–
葡萄糖氧化	+	+	+	+	+/–	+
42℃	+	–	–	+/–	+/–	+
DNA 酶	–	–	–	–	+	–/+
在麦康凯琼脂上生长	+	+	+	+	+	+*
动力	+	+	+	+	+	–

+,阳性;–,阴性;+/–,可变,大多数菌株是阳性;–/+,可变,大多数菌株是阴性;DNase,脱氧核糖核酸酶

*P 在麦康凯平板上呈紫色

抗菌药物敏感性

常规应对所有临床上有意义的铜绿假单胞菌分离株进行药物敏感性检测。院内分离的铜绿假单胞菌可能对多种抗生素耐药。菌株通常对氨基糖苷类,羧基青霉素和脲基青霉素类,头孢他啶或头孢吡肟,碳青霉烯类和喹诺酮类敏感。铜绿假单胞菌通常对甲氧苄啶-磺胺甲噁唑(SXT)和四环素,以及一些较新的广谱抗生素,如替加环素,厄他培南和呋喃妥因耐药。多重耐药的铜绿假单胞菌逐渐增加,特别是在重症监护病房和长期存在假单胞菌感染的患者中,如囊性纤维化和其他慢性病患者。当遇到耐药分离株时,实验室需要检测其他抗生素,特别是黏菌素或多黏菌素 B。CLSI 最近提出了多黏菌素 B 的折点,以供多黏菌素 B 或黏菌素的结果判读(CLSI,2014)。

不动杆菌属

生物学特性

不动杆菌属的菌体短,呈棒状至球形,无动力,氧化酶阴性,严格需氧,革兰氏阴性菌。在革兰氏染色的涂片中,常成对出现且较难脱色。

临床表现和发病机制

不动杆菌属常在土壤和水中发现,健康人的皮肤和黏膜上罕见。由于能引起一些患者严重的感染,所以目前的研究开始转向该菌属的毒力因子。过去通常认为是非致病菌,但有越来越多的医院内脓毒症,肺炎,菌尿和伤口感染的报道,特别是鲍曼不动杆菌的耐药性在逐渐增加。由鲍曼不动杆菌感染引起的病死率可达 35%。

实验室诊断

不动杆菌属可以根据其无动力,不能分解硝酸盐,以及氧化酶阴性的特征较容易与假单胞菌属鉴别。能在麦康凯琼脂上产生特征性的紫色菌落。目前已知菌种超过 25 种,但依据生化反应区分困难,常归在乙酸钙不动杆菌-鲍曼不动杆菌复合体。对于葡萄糖氧化(糖酵解菌株),非溶血性的临床株通常为鲍曼不动杆菌;非糖酵解菌株(非葡萄糖氧化酶),非溶血性的可能是洛菲不动杆菌(*Acinetobacter lwoffi*);溶血性的为溶血不动杆菌(*Acinetobacter haemolyticus*)。最具临床意义的是鲍曼不动杆菌复合群,对抗菌药物也最耐药。

抗菌药物敏感性

鲍曼不动杆菌复合体中大多数对 β-内酰胺类和氨基糖苷类耐药。对氨基糖苷类的耐药性由质粒介导的乙酰基,腺苷酸和磷酸转移酶引起。不动杆菌属对多西环素、甲氧苄啶-磺胺甲噁唑(复方磺胺甲噁唑)、喹诺酮、脲基青霉素、亚胺培南、氨苄西林-舒巴坦和头孢他啶敏感。虽然碳青霉烯类(不含厄他培南)被认为是最有效的抗菌药物,但在美国的医院内菌株耐药率已高达 11%;在美国的一些医院,不动杆菌已成为院内感染的主要病原菌。对碳青霉烯类耐药的鲍曼不动杆菌,通常称为耐碳青霉烯类鲍曼不动杆菌(CRAB);除对黏菌素和替加环素敏感外,常对各种类型的抗生素耐药。恰当的感控措施是防止传播的必要手段。应该对有临床意义的和临床有需求的分离株进行药物敏感性检测。

伯克霍尔德菌属

伯克霍尔德菌属是需氧,不产芽孢,革兰氏阴性杆菌;除鼻

疽伯克霍尔德菌(Burkholderia mallei)外,所有菌种因有极生鞭毛而有动力。触酶阳性,大部分氧化酶阳性。在麦康凯琼脂上呈不产乳糖的菌落。

临床意义和发病机制

伯克霍尔德菌属存在于水、土壤和植物等环境中。由于其嗜潮湿环境,可在医院环境中发现,引起医院获得性感染。

伯克霍尔德菌属中的两种重要的人类病原菌是类鼻疽伯克霍尔德菌(*Burkholderia pseudomallei*)和洋葱伯克霍尔德菌复合体(*Burkholderia cepacia complex*)。类鼻疽伯克霍尔德菌(*B. pseudomallei*)通过吸入或伤口及破损的皮肤接触获得而引起类鼻疽病。感染可无症状,可呈慢性,也可暴发脓毒血症。类鼻疽病在东南亚和澳大利亚最为普遍,其他热带和亚热带地区也有发生。

洋葱伯克霍尔德菌(*B. cepacia*)是与被污染的仪器设备,药物和消毒剂有关的院内致病菌,能引起菌血症、尿路感染、脓毒性关节炎和呼吸道感染,是囊性纤维化(cystic fibrosis,CF)和慢性肉芽肿病患者的重要病原菌。长期感染这种病原菌的CF患者生存率低。洋葱伯克霍尔德菌复合体至少包含9个菌种,已全部从CF患者中分离发现。在美国,近85%的菌株是多食伯克霍尔德菌(*B. multivorans*)或新洋葱伯克霍尔德菌(*B. cenocepacia*)。大量研究显示,与其他伯克霍尔德菌感染的CF患者相比,新洋葱伯克霍尔德菌有较强的毒力因子,增加患者的病死率。

实验室诊断

伯克霍尔德菌在标准实验室培养基上生长良好,包括血琼脂和巧克力琼脂。通过使用选择性培养基,例如PC琼脂(洋葱伯克霍尔德菌选择性琼脂)、OFBL(氧化-发酵-多黏菌素B-杆菌肽-乳糖)琼脂;BCSA(洋葱伯克霍尔德菌选择性琼脂),使之易于从痰等污染类型标本中分离。目前尚无明确的生化方法区分洋葱伯克霍尔德菌复合体及其相关的菌种,如唐菖蒲伯克霍尔德菌(*B. gladioli*),罗尔斯顿菌属(*Ralstonia*),贪铜菌属(*Cupriavidus*)和潘多拉菌属(*Pandoraea*)。通常需要分子技术进行准确鉴定,当怀疑是洋葱伯克霍尔德复合体时应进一步分析。Maldi-Tof的应用也将在物种鉴别方面有更大的帮助。CF基金会(http://www.cff.org)已建立了一个洋葱伯克霍尔德菌参考实验室确证从CF患者中分离的菌株。

抗菌药物敏感性

伯克霍尔德菌对抗菌药物的敏感性差异很大。洋葱伯克霍尔德菌对许多抗菌药物高度耐药,但通常对哌拉西林、头孢他啶、氯霉素和复方磺胺甲噁唑敏感。然而,经过多次抗生素治疗的CF患者可能也会对这些药物耐药。CLSI建议,对洋葱伯克霍尔德菌仅报告头孢他啶、美罗培南、米诺环素和复方磺胺甲噁唑的敏感性(CLSI,2014)。所有洋葱伯克霍尔德菌对多黏菌素(黏菌素)天然耐药。

嗜麦芽窄食单胞菌

生物学特性

嗜麦芽窄食单胞菌正成为重要的院内病原菌。该菌属定植或感染的危险因素是机械通气,广谱抗生素的使用,导尿术和中性粒细胞减少症。

实验室诊断

嗜麦芽窄食单胞菌重要的鉴别生化反应为氧化酶阴性和DNase试验阳性。菌落可在血琼脂(紫绿色菌落)和麦康凯琼脂上生长;细菌无动力,为非发酵型。

抗菌药物敏感性

嗜麦芽窄食单胞菌对许多抗生素,特别是碳青霉烯类药物天然耐药。可选择复方磺胺甲噁唑,尽管已出现部分菌株耐药。CLSI建议仅报告左氧氟沙星,复方磺胺甲噁唑和米诺环素的敏感性结果,已发布了这些药物MIC法和纸片扩散法的折点(CLSI,2014)。

其他革兰氏阴性非发酵杆菌包括产碱杆菌属(*Alcaligenes*),无色杆菌属(*Achromobacter*),黄杆菌属(*Flavobacterium*),黄色单胞菌属(*Flavimonas*),华丽单胞菌属(*Chryonomonas*),食酸菌属(*Acidovorax*),短波单胞菌属(*Brevundimonas*),丛毛单胞菌属(*Comamonas*)和罗尔斯顿菌属(*Ralstonia*)等。这些菌种从临床标本中分离较少,通常是污染菌或定植菌。在免疫抑制患者多次分离或有介入装置患者的无菌部位分离出的菌株往往有临床意义。

弧菌属

生物学特性

弧菌属是兼性厌氧,氧化酶阳性,菌体为短、弯曲或直的革兰氏阴性杆菌,可通过极鞭毛运动;能发酵碳水化合物,还原硝酸盐为亚硝酸盐。以下菌种在临床上很重要(表58-12)。

表58-12 弧菌属种间特征差异[a]

试验	霍乱弧菌	拟态弧菌	海鱼弧菌	副溶血弧菌	溶藻弧菌	创伤弧菌	河流弧菌	梅契尼可夫弧菌	霍氏弧菌
吲哚	+	+	−	+/−	D	+	−/+	D	+
VP	−/+	−	+	−	+	−	−	+	−
赖氨酸脱羧酶	+	+	+	+	+	+	−	D	−
鸟氨酸脱羧酶	+	+	−	+/−	D	D	−	−	−
精氨酸水解酶	−	−	+	−	−	−	+	D	−

表 58-12 弧菌属种间特征差异*(续)

试验	霍乱弧菌	拟态弧菌	海鱼弧菌	副溶血弧菌	溶藻弧菌	创伤弧菌	河流弧菌	梅契尼可夫弧菌	霍氏弧菌
乳糖	(+)	-/+	-	-	-	+	-	D	-
蔗糖	+	+	-	+	+	D	+	+	-
甘露醇	+	+	-	+	+	D	+	+	-
麦芽糖	+	+	+	+	+	+	+	+	-
阿拉伯糖	-	-	-/+	-	-	-	+	-	+
水杨苷	-	-	-	-	-	+	-	-/+	-
纤维二糖	-	-	-	-	-	+	D	-/+	-
$NO_3 \rightarrow NO_2$	+	+	+	+	+	+	+	-	+
氧化酶	+	+	+	+	+	+	+	-	+
营养肉汤加 NaCl 生长情况,%									
0	+	+	-	-	-	-	W+/-	-	-
1	+	+	+	+	+	+	+	+	+
6	-/(+)	-/(+)	+	+	+	+	+	+	(+)
8	-	-	-	+	+	-	-	D	-
10	-	-	-	-	+	-	-	D	-
12	-	-	-	-	-	-	-	-	-

W+,弱阳性

* 标注同表 58-9

临床表现和发病机制

该菌属中创伤弧菌(*Vibrio vulnificus*)致病最严重,引起的伤口感染和脓毒症通常是致命的,与进食生蚝或牡蛎相关的创伤有关。严重的患者通常伴有肝病等基础疾病,肝功能下降会导致可用铁增加,促进弧菌生长。

众所周知,产霍乱毒素的霍乱弧菌 O1 群能引起流行性霍乱,其表现为大量肠液流失和脱水。霍乱毒素通过结合并激活小肠细胞的腺苷酸环化酶,导致电解质和水大量分泌。霍乱弧菌的非 O1 菌株引起自限性胃肠炎,与疾病流行无关。几乎所有的非 O1 型霍乱弧菌菌株不产生霍乱毒素,但会产生两种溶血素和一种耐热肠毒素。

拟态弧菌(*Vibrio mimicus*)和副溶血弧菌(*Vibrio parahaemolyticus*)主要引起胃肠炎。副溶血弧菌的致病机制与其侵袭性有关,而非产肠毒素。从胃肠炎患者中分离的副溶血弧菌 95% 以上产生非细胞溶血素,高剂量注射小鼠时可致死,称为神奈川现象。这种嗜盐生物广泛分布在海洋环境中,可在污染的鱼类和贝类中发现。摄入被污染食物引起急性腹泻病常在日本暴发,在美国和其他国家也有报道。

实验室诊断

以前只关注美国游客去流行地区旅游,但在美国已有与摄入受污染贝类有关的霍乱弧菌(*V. cholerae*)病例报道。2012 年 CDC 报告了 22 例,其中 4 例为霍乱弧菌血清型 01 或 0141(cdc. gov/cholera/index. html)。此外在许多地方,特别是在沿海地区,副溶血弧菌(*V. parahaemolyticus*)和其他嗜盐弧菌存在于污染的贝类中而引起胃肠炎。2012 年,美国共有 944 例弧菌感染病例,副溶血弧菌约占 50%,其次是溶藻弧菌(*V. alginolyticus*)或创伤弧菌(*V. vulnificus*)占 32%;其中 16% 的弧菌感染来自非沿海城市(cdc. gov/vibrio/index. html)。因此在患者有相关旅行史和饮食史的基础上,临床实验室有粪便弧菌培养的能力非常重要。

除霍乱弧菌(*V. cholerae*)和拟态弧菌(*V. mimicus*)外,该菌属需在含有 NaCl 的培养基上生长。大多数用于培养细菌的固体和液体培养基含有足够的钠,这种情况下不需要使用特殊培养基。含有蔗糖的选择性培养基适于粪便标本的弧菌培养,如硫代硫酸盐枸橼酸胆盐培养基。某些菌种(霍乱弧菌和溶藻弧菌)能够发酵蔗糖并在该培养基上呈现黄色菌落。可在固体培养基之前使用增菌培养基,例如碱性蛋白胨水,以增加便中弧菌的数量。表 58-12 列出区分弧菌和其他肠道革兰氏阴性杆菌的生化反应。嗜盐弧菌的生物化学测试需在含 1%~3% NaCl 的培养基中进行。如果在 TSIA 和赖氨酸铁琼脂接种进行筛查,结果分别为酸性斜面/下层酸性,不产气(A/A)或 H_2S 和碱性倾斜/下层碱性(K/K)。商品化革兰氏阴性菌鉴定系统对弧菌属的鉴定并不可靠。只有证明鉴定结果准确时才可应用。Maldi-Tof 和分子鉴定方法能准确全面鉴定。

抗菌药物敏感性

抗菌药物敏感性试验包括使用 Mueller-Hinton 琼脂进行的纸片扩散法和使用阳离子调节的 Mueller-Hinton 肉汤进行的微

量肉汤稀释法，35℃培养16~18小时。CLSI已建立了霍乱弧菌对氨苄西林，四环素，多西环素，复方磺胺甲噁唑，氯霉素和磺胺类药物的判读标准（CLSI，2010）。CLSI M45-2A也为其他弧菌属提供判读标准（CLSI，2010）。

气单胞菌属

生物学特性

该菌属为兼性厌氧，氧化酶和过氧化氢酶阳性的杆状革兰氏阴性杆菌。通过极鞭毛运动，有些菌种无动力。它们通过呼吸和发酵代谢碳水化合物产酸，还原硝酸盐为亚硝酸盐。

临床表现和发病机制

气单胞菌属主要存在于水生环境中，可以分离自河流、自来水、土壤和食物，仅少量存在于海洋环境中。该菌属与肠内和肠外疾病相关。虽然目前尚无确切的证据表明气单胞菌属在胃肠道感染中的作用，但其在腹泻患者粪便中的分离率高于无症状携带者，可能与菌株产生肠毒素、溶血素或细胞病理因子有关。该菌属能引起创伤后伤口感染和免疫缺陷者脓毒症。为了降低血管堵塞而采用的水蛭疗法（水蛭肠道中携带嗜水气单胞菌）而导致皮肤或血流感染也有报道。

实验室诊断

气单胞菌属为氧化酶阳性，革兰氏染色阴性发酵杆菌。菌落形态与假单胞菌相近，呈绿色毛玻璃样，有特殊水果气味。大多数菌种在血琼脂平板上呈β溶血。粪便标本接种至含氨苄西林的血平板或改良的头孢磺啶-氯酚-新生霉素（CIN）琼脂上能够提高分离率。该菌属包含18种以上菌种，其中人体常分离出嗜水气单胞菌复合群（*Aeromonas hydrophila* complex）、豚鼠气单胞菌复合群（*Aeromonas caviae* complex）和威隆气单胞菌复合群（*Aeromonas veronii* complex）。这三种菌可通过生化反应如七叶苷，VP试验（Voges-Proskauer），发酵葡萄糖产气，L-阿拉伯糖相鉴别。菌种的准确鉴定依赖于传统生化反应，结合分子测序或MALDI-TOF质谱法。

抗微生物药物敏感性

气单胞菌属对喹诺酮类、氨基糖苷类、碳青霉烯类和甲氧苄啶-磺胺甲噁唑敏感，能够产生β-内酰胺酶而对青霉素和一代头孢菌素耐药。产碳青霉烯酶的菌株罕见，自动化分析系统等常规方法难以检测。已发现携带肠杆菌科和假单胞菌属耐药质粒的菌株。

弯曲菌属

生物学特性

弯曲菌属菌体很小（长0.5~8μm，宽0.2~0.5μm），可运动，不产生芽孢，弯曲（逗点状）或S形革兰氏阴性杆菌，微需氧，在5%~10%氧含量环境中生长最佳。图58-18为空肠弯曲菌（*Campylobacter jejuni*）的革兰氏染色。在美国，空肠弯曲菌是引起细菌性肠炎最常见的病原体，其他与肠炎相关的弯曲菌种包括大肠弯曲菌（*Campylobacter coli*）、海鸥弯曲菌（*Campylobacter lari*）和乌普萨拉弯曲菌（*Campylobacter upsaliensis*）。胎儿弯曲菌胎儿亚种（*Campylobacter fetus* subsp. *fetus*）能够引起感染性血栓性静脉炎、关节炎、腹膜炎、脓肿和心包炎（Fitzgerald & Nachamkin，2011），特别是有基础慢性疾病的患者。弓形菌（*Arcobacter*）为耐氧菌，弯曲形或螺旋形，常常分离自流产的牛胎、猪胎及患肠炎的动物粪便。已从菌血症、心内膜炎、腹泻和腹膜炎患者中分离到布氏弓形菌（*A. butzleri*）；从菌血症和腹泻患者中分离到嗜低温弓形菌（*A. cryerophilus*）；从慢性腹泻患者的粪便中分离到斯氏弓形菌（*A. skirrowii*），但临床相关性尚不明确。

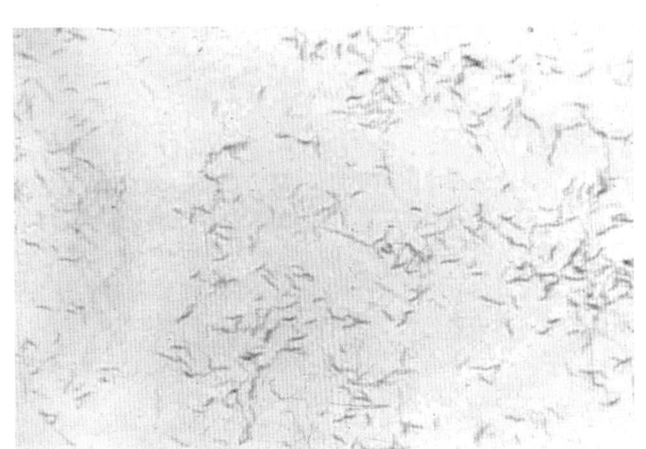

图58-18 空肠弯曲菌革兰氏染色：注意杆菌的逗点状

临床表现和发病机制

空肠弯曲菌是野生或家养牛、绵羊、猪、山羊、狗、猫、飞禽，特别是火鸡和鸡胃肠道感染的病原菌。在美国，空肠弯曲菌是引起细菌性肠炎最常见的病因之一，发病率约1%，英国等发达国家的发病率与美国相近，发展中国家的发病率更高。夏秋季发病率最高，通常是摄入了处理或烹饪不当的食物引起感染，主要是禽类产品。空肠弯曲菌肠炎暴发与未灭菌牛奶和城市用水有关，病程可从无症状到严重疾病。腹泻患者的粪便可见血液或白细胞。症状持续一周，但通常具有自限性。肠道外感染包括菌血症、反应性关节炎、尿路感染和脑膜炎。空肠弯曲菌是吉林巴雷综合征（Guillain-Barré syndrome）的病因。该菌的发病机制尚不明确，可能是定植在肠黏膜层的菌株穿过上皮质到达下层组织。

实验室诊断

检测肠炎病原体仅需单份粪便标本，包括弯曲菌属。不推荐进行粪便白细胞检测，因为仅在25%的病例中发现白细胞。可通过酶免疫分析法（EIA）检测粪便中的空肠弯曲菌和大肠弯曲菌抗原。活性炭-头孢哌酮-脱氧胆酸盐琼脂（charcoal-cefoperazone-deoxycholate agar），炭基质选择培养基（charcoal-based selective medium），无血动力半固体培养基（semisolid blood-free motility medium），Skirrow培养基和弯曲菌培养基（含5%羊血和5种抗生素：头孢噻吩，甲氧苄啶，万古霉素，多黏菌素B和两性霉素B）可作为弯曲菌的选择培养基。多数弯曲菌在微需氧（5%O_2，10%CO_2和85%N_2）的环境生长，可由商品化的产气袋提供。烛缸中的氧气含量不足以使弯曲菌生长，不推荐使用。将培养基置于 42℃ 孵育能够增加空肠弯曲菌的选择性。商品化的多重 PCR 试剂盒能够检测粪便中多种潜在病原体。

当患者的血培养革兰氏染色疑似弯曲菌属或有相关病史时，应将培养液传代培养至非选择性血平板，37℃ 微需氧环境孵育。

弯曲菌属产生灰色、扁平、不规则、扩展型菌落。当培养基水分含量减少时，菌落可能变为圆形、凸起、光滑。在选择性培养基 42℃ 下生长，弯曲菌属具有典型形态学特征，氧化酶阳性。空肠弯曲菌能够水解马尿酸盐，对萘啶酸敏感，对头孢噻吩耐药。大肠弯曲菌无马尿酸酶活性。

胎儿弯曲菌胎儿亚种对萘啶酸耐药，不能水解马尿酸盐，42℃ 通常不生长。

抗菌药物敏感性

空肠弯曲菌对抗菌药物的敏感性差异较大。大多数对青霉素和头孢菌素敏感。红霉素可用于治疗肠道感染，喹诺酮类也可选用。弯曲菌属感染健康人引起肠胃炎时，通常治疗有效。已发现对两种药物耐药的菌株。目前，尚无标准的方法检测该菌属的药物敏感性，但 CLSI M45-A2 提供了相关检测指南。

螺杆菌属

生物学特性

螺杆菌属是螺旋形或弯曲形的革兰氏阴性杆菌，无芽孢。宽 0.3~1μm，长 1.5~10μm，含有单根或多根鞭毛，微需氧，有呼吸代谢。

临床表现和发病机制

螺杆菌属发现于胃肠道感染的哺乳动物和鸟类。通过口-口或粪-口传播。幽门螺杆菌是一种胃部螺杆菌，定植于胃黏膜层或黏膜下层，临近上皮组织。在十二指肠、唾液和粪便中偶有发现。

幽门螺杆菌感染可引起急性胃炎症状，多数患者发展为慢性活动性胃炎，可能导致非溃疡性消化不良和十二指肠溃疡。90%的十二指肠溃疡和几乎全部胃溃疡与幽门螺杆菌感染有关。幽门螺杆菌感染也是胃癌和胃淋巴瘤的危险因素。幽门螺杆菌胃炎的发病率与年龄呈正相关。

肠道螺杆菌，如同性恋螺杆菌（以前归为弯曲菌）(*Helicobacter cinaedi*)和芬内尔螺杆菌(*Helicobacter fennelliae*)能够引起肠胃炎，极少量能侵入血流引起感染。

实验室诊断

非培养技术通常用于幽门螺杆菌的检测。尿素呼气试验(urea breath test)是检测幽门螺杆菌脲酶活性的非侵入性临床操作试验。患者吸入无放射活性的天然同位素^{14}C或^{13}C标记的尿素，代谢产物CO_2被标记，经血液吸收，呼气时排出。血清学方法能够检测有症状患者的幽门螺杆菌抗体，但由于大多数成人有幽门螺杆菌暴露史，所以检测 IgG 抗体不能帮助诊断，但可用于流行病学和监测研究。感染的活检组织进行标准苏木精-伊红组织染色和免疫组化染色能很好地观察到幽门螺杆菌的典型形态。幽门螺杆菌能快速水解尿素，可将胃活检组织样本加入含尿素的肉汤或琼脂中，经 1~24 小时检测尿素的水解(CLO 试验)。商品化的试剂盒[如 Premier Platinum HpSA (Meridian Bioscience, Cincinnati, Ohio)]利用酶免疫分析法(EIA)检测粪便中幽门螺杆菌抗原，敏感性为 89%，特异性为 95%。PCR 也是检测幽门螺杆菌的敏感方法。

如需培养，将组织标本置于 4℃ 环境，并在 2 小时内处理。转运培养基包括含 20%甘油的布鲁菌培养基、含 20%甘油和 4%葡萄糖的 Albemi 半胱氨酸培养基和 Stuart 转运培养基。脑心浸液培养基、布鲁菌培养基、胰蛋白大豆琼脂培养基、含 10%去纤维马血的哥伦比亚琼脂以及 Wilkens Chalgren 琼脂，均可用于初代培养。接种后应在 35℃ 湿润、微需氧(5%~10% CO_2，80%~90% N_2 和 5%~10% O_2)的环境下培养 5~10 天。培养环境中加入 5%~8%的 H_2 能够促进螺杆菌的生长，产生小、灰色、半透明菌落，镜下为革兰氏染色阴性、螺旋状，氧化酶、触酶和脲酶阳性。粪便培养不用于肠道螺杆菌检测。螺杆菌属能在商品化的血培养系统生长并被检测，但需培养 5 天以上。

抗微生物药物敏感性

治疗幽门螺杆菌感染常用多药联合方案，通常包括两种抗生素（甲硝唑、克拉霉素、四环素或阿莫西林）和一种抑酸药。已有对甲硝唑和克拉霉素耐药的菌株报道。2010 年 CLSI 推荐使用加 5%羊血的 MH 平板进行琼脂稀释法进行药敏检测，但仅有克拉霉素的折点解释。幽门螺杆菌胃炎治疗的最新进展可见两篇综述(Papastergiou et al, 2014; Testerman & Morris, 2014)。

嗜血杆菌属

生物学特性

嗜血杆菌属是氧化酶阳性，兼性厌氧，细小，革兰氏阴性，多形性棒状或球杆菌，生长需要因子Ⅹ（氯高铁血红素）和（或）因子Ⅴ(NAD)。图 58-19 显示脑脓肿标本分离的流感嗜血杆菌。

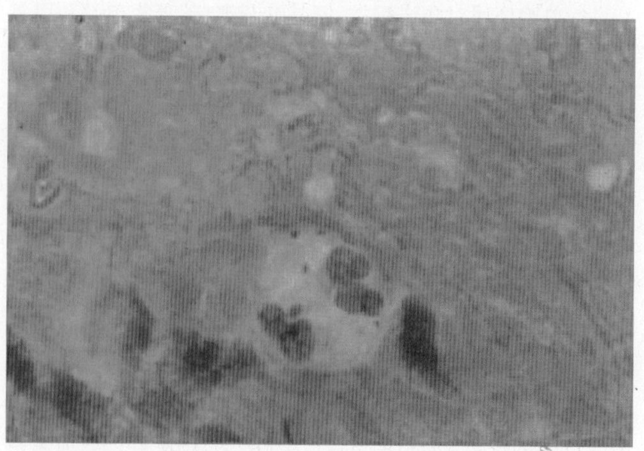

图 58-19 分离自脑脓肿患者的流感嗜血杆菌革兰氏染色

临床表现和发病机制

大多数嗜血杆菌属寄居在上呼吸道，也可寄生在胃肠道或泌尿生殖道。可通过飞沫传播。嗜血杆菌属能引起眼结膜炎、中耳炎、脑膜炎和心内膜炎。对人类致病的病原体有流感嗜血杆菌、副流感嗜血杆菌（*H. parainfluenzae*）、杜克雷嗜血杆菌（*H. ducreyi*）和嗜沫凝聚杆菌（*Aggregatibacter aphrophilus*）（以前归为嗜血杆菌属）。

流感嗜血杆菌的主要毒力因子为荚膜多糖，共有6个血清型（a-f）。无荚膜的菌株则被称为未分型流感嗜血杆菌。流感嗜血杆菌不产生内毒素，能被巨噬细胞迅速清除，抗体、补体和吞噬细胞不足时会影响细菌清除。抗体在免疫中的作用知之甚少，抗体随年龄的增长而增加，与天然流感嗜血杆菌感染或抗原交叉反应有关，大部分儿童15岁以上就会产生抗体。抗体的种类和起保护作用的抗体水平尚不明确。

早在20世纪80年代中期就有针对b型流感嗜血杆菌的疫苗，使得该菌导致的脑膜炎和会厌炎等侵袭性感染的发病率大大降低。图58-20显示了脑脊液标本中流感嗜血杆菌的多形性。未分型流感嗜血杆菌往往与急性中耳炎和慢性支气管炎急性加重有关。副流感嗜血杆菌是上呼吸道定植的正常菌群，但能引起心内膜炎等严重疾病。嗜沫凝聚杆菌也在上呼吸道定植，能引起心内膜炎、脑脓肿、肺炎、脑膜炎和菌尿症。软下疳是一种由杜克雷嗜血杆菌引起的性传播疾病。

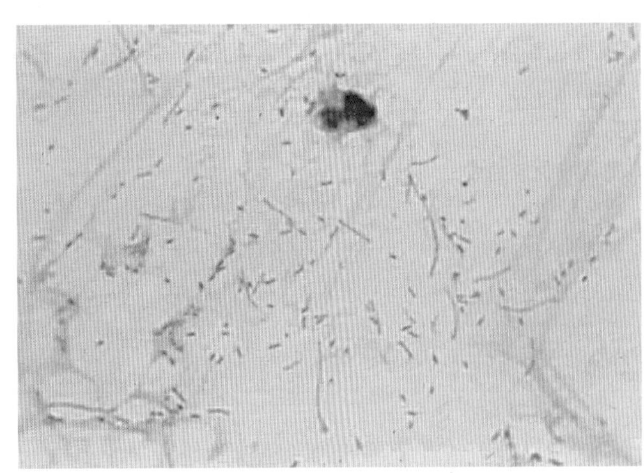

图58-20 脑脊液标本中流感嗜血杆菌革兰氏染色的多形性

实验室诊断

嗜血杆菌属培养基中必须添加因子X和（或）因子V。因子X可来源于热裂解血细胞琼脂（巧克力培养基），也可从人全血、马血、兔血中获得。NAD来源于酵母提取物或其他合适的补充物。在琼脂表面接种一条产生溶血的葡萄球菌生长线，嗜血杆菌属可沿葡萄球菌生长线附近生长，称为卫星现象。表58-13为嗜血杆菌属菌种的鉴别特征。

可通过对因子X和因子V的生长需求试验鉴定嗜血杆菌。卟啉试验可检测因子X的生长需求，确定菌株生长是否依赖于δ-氨基乙酰丙酸合成胆色素原和卟啉。通过加入Kovac试剂检测胆色素原的合成，液相呈红色。卟啉形成检测是在Wood灯下观察红色荧光。嗜血杆菌属的溶血性可在兔血或马血平板检测。

嗜沫凝聚杆菌常需要与伴放线凝聚杆菌[*Aggregatibacter* (*Actinobacillus*) *actinomycetemcomitans*]（原放线杆菌）、人心杆菌（*Cardiobacterium hominis*）和啮蚀艾肯菌（*Eikenella corrodens*）相鉴别（表58-14），均与亚急性细菌性心内膜炎有关。

表58-13 临床重要嗜血杆菌菌种的鉴别特征

菌种	卟啉	因子X	因子V	发酵蔗糖	溶血*	触酶
流感嗜血杆菌	−	+	+	−	−	+
溶血嗜血杆菌	−	+	+	−	+	+
副溶血嗜血杆菌	+	−	+	+	+	V
杜克雷嗜血杆菌	−	+	−	−	−	−
副流感嗜血杆菌	+	−	+	+		V
皮特曼嗜血杆菌	+	−	+	+	+	W
副溶血嗜沫嗜血杆菌	+	−	+	+	+	+

*马血或兔血平板

表58-14 嗜沫凝聚杆菌、伴放线凝聚杆菌[*Aggregatibacter* (*Actinobacillus*) *actinomycetemcomitans*]（原放线杆菌）、人心杆菌（*Cardiobacterium hominis*）、啮蚀艾肯菌（*Eikenella corrodens*）和金氏金氏菌（*Kingella kingae*）的鉴别特征*

试验	嗜沫凝聚杆菌	伴放线凝聚杆菌	人心杆菌	啮蚀艾肯菌	金氏金氏菌
氧化酶	+/−	−/W	+	+	+
触酶	−	+	−	−	−
利用δ-ALA	+	+	+	+	+
因子V生长需求	−	−	−	−	−
吲哚	−	−	+	−	−

表 58-14 嗜沫凝聚杆菌、伴放线凝聚杆菌[*Aggregatibacter*(*Actinobacillus*) *actinomycetemcomitans*](原放线杆菌)、人心杆菌(*Cardiobacterium hominis*)、啮蚀艾肯菌(*Eikenella corrodens*)和金氏金氏菌(*Kingella kingae*)的鉴别特征*(续)

试验	嗜沫凝聚杆菌	伴放线凝聚杆菌	人心杆菌	啮蚀艾肯菌	金氏金氏菌
脲酶	-	-	-	-	-
赖氨酸脱羧酶	-	-	-	+	-
葡萄糖产酸	+	+	+	-	(+)
蔗糖	+	-	+	-	-
乳糖	+	-	-	-	-
甘露醇	-	+	D	-	-
木糖	-	D	-	-	-

*符号意义同表 58-9

δ-ALA,δ-氨基乙酰丙酸;W,微弱

引起软下疳的杜克雷嗜血杆菌培养困难。革兰氏染色阴性的成对或似鱼群排列的杆菌有助于诊断。图 58-21 是杜克雷嗜血杆菌革兰氏染色的典型形态。样本可接种于加 1%血红蛋白,5%~10%胎牛血清,1% IsoVitaleX(BBL 微生物系统)和 3μg/ml 万古霉素的 GC 培养基或加 5%马血,1%维生素-氨基酸辅因子和 3μg/ml 万古霉素的 MH 平板。

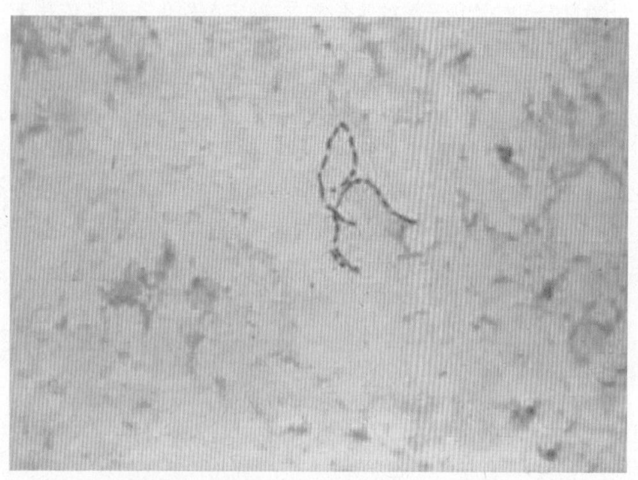

图 58-21 分离自软下疳的杜克雷嗜血杆菌

抗微生物药物敏感性

2014 CLSI 推荐检测血液或脑脊液分离的流感嗜血杆菌对氨苄西林、氯霉素、三代头孢菌素和美罗培南的敏感性。在美国,流感嗜血杆菌对氨苄西林的耐药率高达 60%,呈地域差异性。大多数流感嗜血杆菌对氨苄西林的耐药性与产 β 内酰胺酶有关,少量菌株是由于外膜通透性改变或青霉素结合蛋白亲和力下降。美国尚无对二代或三代头孢菌素耐药的菌株报道。药敏试验使用嗜血杆菌检测培养基(HTM)。杜克雷嗜血杆菌治疗首选红霉素,替代药物包括阿奇霉素、环丙沙星、头孢曲松、氨苄西林-克拉维酸和甲氧苄啶-磺胺甲噁唑。尽管其他嗜血杆菌的药物敏感性数据不足,但耐药性可能高于流感嗜血杆菌(Ledeboer & Doern,2011)。

革兰氏阴性菌——HACEK 菌

HACEK 菌是指 5 种革兰氏阴性小球杆菌,属于口腔正常菌群,偶尔引起细菌性心内膜炎,罕见其他感染。HACEK 菌均为机会性致病菌,进入血液在破损的心脏瓣膜上定植,从而引起缓慢进展的心内膜炎。它们进入血液后通常需要 1~2 天时间才能从血培养中分离到,并对许多抗生素敏感(Yew et al,2014)。HACEK 是能引起此类疾病的菌名的缩写:嗜血杆菌属(流感嗜血杆菌,副流感嗜血杆菌,嗜沫嗜血杆菌),凝聚杆菌属(伴放线凝聚杆菌),人心杆菌,侵蚀艾肯菌,金氏菌属。近年来 HACEK 菌中出现了一些分类学的改变,一部分 HACEK 菌类已经被划分到凝聚杆菌属(Norskov-Lauritsen & Kilian,2006)。HACEK 菌中各类菌的特征差异参考表 58-14。

嗜血杆菌属

流感嗜血杆菌和副流感嗜血杆菌已经在本章前部分中讨论过。嗜沫嗜血杆菌也属于 HACEK 菌群的一部分,它的生长不需要因子 X 或 V,因此容易在血液或者巧克力琼脂平皿上生长。而且,它的生长也不需要二氧化碳。该菌不仅会引起心内膜炎,也在其他一些病例中被报道过,如眼内炎(眼科手术后)、脓毒症、脑脓肿、颈部淋巴炎、积脓症和一些其他的感染症。一项研究中称,感染嗜沫嗜血杆菌的患者中,有 39%之前进行过口腔诊疗(Huang et al,2005)。该菌对 β 内酰胺类抗生素敏感;成功治愈该菌的感染可能需要 β 内酰胺类抗生素和氨基糖苷类抗生素的联合用药。

凝聚杆菌属(放线杆菌属)

特征

伴放线凝聚杆菌是一种革兰氏阴性、无芽孢、兼性厌氧球杆菌或短杆菌,在有氧或无氧情况下均可生长,增加二氧化碳浓度(5%~10%)可以促进其生长,其菌落在血琼脂上生长缓慢,且小,呈星型。

临床表现及致病机制

凝聚杆菌可存在于人和动物的呼吸道黏膜和泌尿生殖道黏膜中,常常感染免疫功能缺陷的个体,或者偶然通过外伤进入健康的周边组织。伴放线凝聚杆菌致病性较弱,它的名字源自常与之相关的放线菌病变。然而,近年来,它却经常作为亚急性细菌性心内膜炎、牙周炎和脑脓肿的致病菌被报道。已知的两种致病因子为:白细胞毒素和胶原酶(Zbinden & von Graevenitz,2011)。

实验室诊断

伴放线凝聚杆菌在血平皿和巧克力平皿上均可生长,24~72 小时后,菌落直径约为 1~3mm,中心褶皱。其过氧化氢酶阳性,氧化酶阴性或呈弱阳性,脲酶阴性(Zbinden & von Graevenitz,2011),需要额外的生化实验与一些生长缓慢、苛养革兰氏阴性杆菌(表 58-14)相鉴别。

药物敏感性

伴放线凝聚杆菌对青霉素耐药但对许多其他抗生素如头孢菌素类、β-内酰胺/β-内酰胺酶抑制剂、氟喹诺酮类及四环素等敏感。药敏试验方法及结果解释可参照 CLSI 文件 M45-2A(CLSI,2010)。

人心杆菌

特征

人心杆菌是一种不产芽孢革兰氏阴性杆菌,是口腔正常菌群,兼性厌氧,生长不需要 CO_2,但微需氧环境可促进其生长,可以在血平皿和巧克力平皿上生长,但在麦康凯平皿上不能生长,48 小时生长较好。

临床表现及致病机制

和其他 HACEK 菌一样,人心杆菌可引起亚急性细菌性心内膜炎。此外,它还可引起牙周炎和腹膜炎(Bhan et al,2006)。人心杆菌通常栖息在上呼吸道,但也可在胃肠道和生殖器官中发现。

实验室诊断

人心杆菌培养 48 小时后的菌落小而呈白色,少数呈黄色,大多数氧化酶和吲哚试验阳性,但过氧化氢酶、脲酶、七叶苷、硝酸盐还原试验阴性,酸性物质可由葡萄糖、麦芽糖和蔗糖产生。

药物敏感性

人心杆菌通常对青霉素、头孢菌素类、氨基糖苷类和四环素敏感,对克林霉素耐药,很少有报道该菌产 β-内酰胺酶(Lu et al,2000)。药敏试验方法及结果解释可参照 CLSI 文件 M45-2A(CLSI,2010)。

侵蚀艾肯菌

特征

侵蚀艾肯菌是一种兼性厌氧菌,之前被称为侵蚀拟杆菌。侵蚀艾肯菌是非发酵革兰氏阴性菌,氧化酶阳性,过氧化氢酶阴性,菌落可侵蚀琼脂平皿或形成小坑。CO_2(5%~10%)或 10%可促进其生长。

临床表现及致病机制

侵蚀艾肯菌对动物致病力较低,对人类的致病力目前未知。侵蚀艾肯菌主要存在于口腔中,常可从上呼吸道分离出来。与 HACEK 细菌一样,可引起亚急性心内膜炎,在被人咬伤之后常可从脓肿、蜂窝织炎或感染伤口分离到,常与其他微生物并存(Zbinden & von Graevenitz,2011)。

实验室诊断

侵蚀艾肯菌可以在血平皿和巧克力平皿上生长,但麦康凯平皿不能生长,最显著的特征是其独特的漂白剂气味及琼脂上的特征性小坑,但并不是所有的菌株都会出现。菌落生长缓慢(2~4 天)且较小(直径 0.5~1.0mm),需要与其他缓慢生长的苛养革兰氏阴性杆菌相鉴别(表 58-14)。

药物敏感性

侵蚀艾肯菌对青霉素、喹诺酮类和四环素敏感,对氨基糖苷类敏感性多变,对克林霉素和甲硝唑耐药。有研究报道侵蚀艾肯菌可产生 β 内酰胺酶,但其耐药性可通过 β-内酰胺/β-内酰胺酶抑制剂克服(Zbinden & von Graevenitz,2011)。

金氏菌属

特征

金氏菌是革兰氏阴性杆菌或球杆菌,CO_2 可促进其生长,培养 2 天可以在血平皿(β 溶血)和巧克力平皿上生长,但麦康凯平皿不能生长,目前有三个公认的种:金氏金氏菌(属于 HACEK 菌群的菌种)、口腔金氏菌和脱氮金氏菌。

临床表现及致病机制

金氏金氏菌是三种中致病性最强的一种,它是 HACEK 菌中的一种,引起隐匿性缓慢进展心内膜炎。此外,它还与脓毒性关节炎/骨髓炎(通常在 4 岁以下的儿童)(Sena et al,2009; Yagupsky,2015)和脓毒症有关。口腔金氏菌曾从牙周炎患者中分离到,但临床相关性不明确。脱氮金氏菌是一种临床罕见菌,可引起心内膜炎(Zbinden & von Graevenitz,2011)。

实验室诊断

金氏金氏菌氧化酶阳性,无动力,并通过葡萄糖延迟产酸,吲哚试验和过氧化氢酶阴性。

药物敏感性

金氏金氏菌对青霉素和大多数抗生素均敏感。有研究报道某些临床菌株可产生 β 内酰胺酶,但其耐药性可通过 β 内酰胺/β 内酰胺酶抑制剂克服(Zbinden & von Graevenitz,2011)。药敏试验方法及结果解释可参照 CLSI 文件 M45-2A(CLSI,2010)。

其他革兰氏阴性杆菌

军团菌属

特征

军团菌属是不形成芽孢、弱着色、细小革兰氏阴性杆菌,

1976 年首次在聚集在费城庆祝宾夕法尼亚州两百周年纪念的美国退伍军人协会成员中发现对人类致病。目前为止已经有 52 个已命名的种和许多未命名的种。大多数临床病例是由血清型 1 型嗜肺军团菌引起的。图 58-22 展示了军团菌属的迪特勒银染色法。

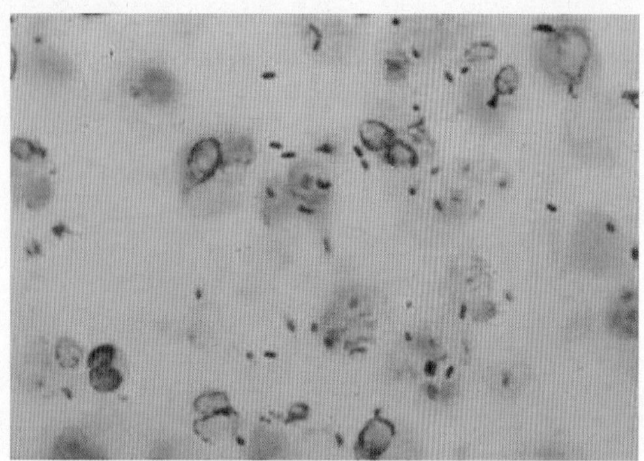

图 58-22　临床样本中嗜肺军团菌的迪特勒银染色法

临床表现及致病机制

军团菌通常在有水的环境中被发现，环境中原生动物是其生存的重要载体。人类暴露于污水（如水龙头、淋浴头、公共喷泉）后可能会感染。人-人传播以及实验室获得性感染至今尚无报道。感染可以出现不明显的肺内或肺外症状。但通常表现为急性纤维性肺炎的小叶分布性肺炎。组织学上，有嗜中性粒细胞和巨噬细胞的肺泡浸润，并伴有纤维蛋白和红细胞外渗，军团菌可在肺泡巨噬细胞中发现。图 58-23 是感染嗜肺军团菌的患者痰涂片革兰氏染色。嗜肺军团菌也曾从血液中分离出来。

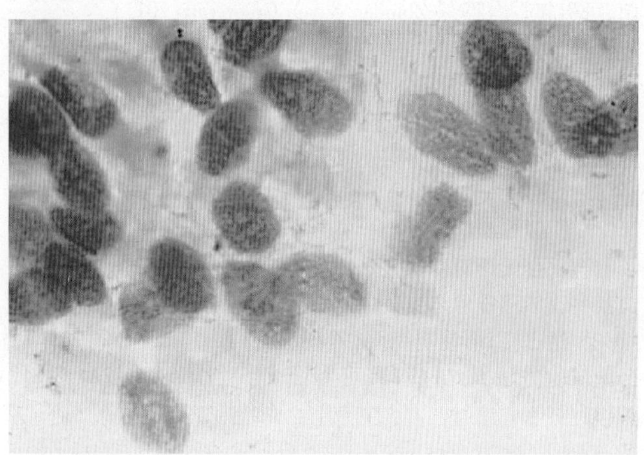

图 58-23　肺内吸取物中嗜肺军团菌革兰氏染色弱阴性

实验室诊断

军团菌可以在含有 L-胱氨酸、铁盐和 α-酮糖酸盐的 BCYE 琼脂上生长，该琼脂加入头孢羟唑、多黏菌素 B 和阿奇霉素或多黏菌素 B、阿奇霉素和万古霉素，可选择性培养非无菌体液（Edelstein，2011）。军团菌在巧克力琼脂上也可生长。痰液经弱酸（0.2M HCl/KCl pH 2.2）处理 4 分钟或 60℃加热 2 分钟可以去除其他污染微生物但也可能去除军团菌。

接种后的琼脂应该在含有 2%～5%CO_2 的潮湿环境中至少孵育 5 天。菌落黏稠且具有荧光性。有典型革兰氏染色形态的菌落应该用血琼脂分离培养，但是不出现生长。军团菌氧化酶弱阳性，过氧化氢酶阳性，明胶酶阳性，有动力。准确鉴定军团菌最常见的方法是通过血清型特异抗体或合适引物测序。图 58-24 显示培养所得嗜肺军团菌的革兰氏染色。

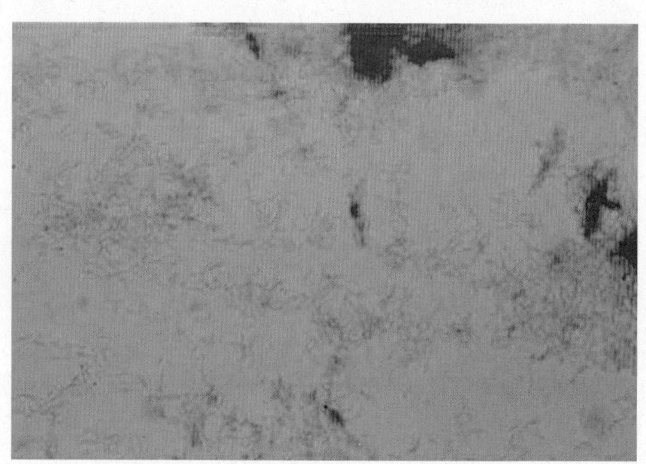

图 58-24　嗜肺军团菌菌落革兰氏染色

军团菌可以通过标本或培养菌落直接荧光抗体染色法（DFA）鉴定，但相比于一些新方法，呼吸道标本直接 DFA 检测的敏感性较低，常规不常使用。尽管抗原血症在感染后会持续好几个月，尿抗原检测 1 型嗜肺军团菌的敏感性达 80%～90%。报道显示使用尿抗原检测在重症监护室内外对患者的情况有积极的影响（Edelstein，2011；Couturier et al，2014）。

对军团病的诊断也可以通过检测抗体滴度，以达到至少 1∶128 或者超过正常四倍以上来确定。单抗滴度 1∶256 的抗体是既往感染的证据。血清学诊断对除 1 型嗜肺军团菌外的军团菌的敏感性位置，抗体检测特异性也较低。军团菌的直接检测可通过临床标本和培养分离物的直接扩增测序，研究显示敏感性可达 64%～100%，特异性可达 88%～100%（Edelstein，2011）。使用这些方法可以使检测更加快速，特别是在对标本直接检测。此外，对了除嗜肺军团菌之外的军团菌，因其无法通过 DFA 或血清学方法进行检测的，会增加对此种方法的需求。临床样本的直接扩增检测军团菌未来将为临床实验室广泛使用，增加军团菌检出率的同时还可以筛查其他呼吸道病原菌。

药物敏感性

由于军团菌胞内寄生的特性，体外敏感性实验不能估计其对临床抗生素治疗的反应，因此不需要做药敏实验。治疗通常使用大环内酯类（克拉霉素和阿奇霉素与红霉素疗效相当且副作用较小）或氟喹诺酮类单独或联合治疗。复方磺胺甲噁唑，利福平或四环素治疗也有报道（（Valve et al，2009；Edelstein，2011）。β-内酰胺类对军团菌不具有胞内活性。大环内酯类和氟喹诺酮类对米克戴德军团菌、长滩军团菌、博兹曼军团菌和杜莫夫军团菌均有效(Muder & Yu,2002)。

鲍特菌属

特征

鲍特菌属是严格厌氧、非发酵、过氧化氢酶阳性、微小球杆菌,可以氧化氨基酸但不能发酵糖。鲍特菌属包括百日咳鲍特菌和副百日咳鲍特菌,可在人类分别引起百日咳和百日咳样疾病;支气管脓毒鲍特菌和鸟鲍特菌,可引起人类呼吸道疾病;欣氏鲍特菌、伤口鲍特菌、霍姆鲍特菌、派替鲍特菌和亚洲监网鲍特菌,在免疫缺陷患者中可引起多种非呼吸道感染。

临床表现及致病机制

鲍特菌可存在于温血动物呼吸道中。支气管脓毒鲍特菌可引起狗的科内尔咳嗽,罕见引起免疫缺陷患者百日咳样症状。副百日咳鲍特菌,可同时感染人和羊,是一种不常见的人类致病菌。可引起无症状感染或百日咳样症状,最常见的是支气管炎。百日咳鲍特菌是百日咳的病原菌,仅对人类致病。2012 年,美国疾病预防控制中心报道了 48 000 例百日咳病例,这是美国自 1955 年以来数量最多的百日咳报道。加利福尼亚 2014 年出现了近 10 000 例百日咳病例暴发(cdc. gov/pertussis)。大多数百日咳病例发生在未接受免疫的个体。百日咳在成人中不易确诊,但有迹象表明,成人和儿童的病例数都在增加(McGuiness et al,2013)。

百日咳鲍特菌和副百日咳鲍特菌都可以引起百日咳症状,尽管后者通常较前者温和且持续时间较短。百日咳鲍特菌通过感染个体的飞沫传播给未接受免疫的个体,传播率达 90%,免疫个体的传播率较低。疫苗的保护作用随着时间会降低,因此现在推荐成人再接种无细胞百日咳菌苗(Tdap)以减少百日咳鲍特菌的循环感染,尤其对新生儿和婴儿(Cortese et al,2007;Spector & Maziarz,2013)。

百日咳鲍特菌、副百日咳鲍特菌及支气管脓毒鲍特菌均可产生大量毒力因子,包括黏附因子、自转运蛋白(丝状血凝素、FHA、菌毛、FIM 及黏附素或 PRN,具有高度免疫原性);毒素(腺苷酸环化酶和脂多糖或 LPS)。此外,百日咳鲍特菌还可产生百日咳毒素(PT),这是一种外毒素,具有 ADP 核糖转移酶活性和 G 蛋白核糖基化作用,因此可以帮助百日咳鲍特菌在呼吸道定植并引起感染。百日咳毒素还可引起淋巴细胞增多症,抑制趋化性氧化反应和中性粒细胞和巨噬细胞的总体活性(Wirsing et al,2011)。通常认为,在百日咳感染中,百日咳鲍特菌首先通过菌毛丝状血凝素、百日咳毒素和百日咳杆菌黏附素附着于呼吸道的纤毛上皮上及免疫效应细胞。百日咳毒素和腺苷酸环化酶毒素一起侵犯宿主的免疫系统,气管细胞毒性损害呼吸上皮。结果可能包括炎症和上皮性坏死;白细胞增多和淋巴细胞增多;分泌物的积累;咳嗽;最后是终末细支气管肺炎,缺氧发作和脑病(Xu et al,2009)。百日咳鲍特菌含有一种保护抗原,与抗体结合使其感染性消失。然而,似乎需要细胞免疫和体液免疫共同作用才能消灭这种微生物。

实验室诊断

百日咳鲍特菌的分离率随着患者病程的持续而下降。最常见的推荐标本是鼻咽吸取物,尤其在婴幼儿中。在成人、年龄较大的儿童和青少年中,如果由经专业培训的人员采样,鼻咽拭子也可以,但是鼻咽吸取物的总体分离敏感性更高(Wirsing et al,2011)。百日咳鲍特菌和副百日咳鲍特菌对运输尤其敏感,应在收集或放入特殊运输设备后尽快培养。鲍特菌其他菌种对运输条件不敏感。一般情况下,鼻咽拭子或鼻咽吸取物在取样后应尽快接种到合适的培养基,如 Regan-Lowe 琼脂。通常使用的培养基中添加了一种抗生素,如头孢氨苄,以抑制污染细菌,在 35°~37℃大气环境下至少培养 7 天。在运输到参考实验室之前,应该在 35℃环境空气中进行至少 24 小时的培养,以使微生物初步生长。百日咳鲍特菌的分离培养非常特异,因此敏感性取决于患者的年龄、疾病的持续时间和患者的疫苗接种状况。

用百日咳鲍特菌单抗或多抗包被的直接荧光抗体染色可以快速检测百日咳鲍特菌,但是敏感性(30%~71%)和特异性较低。DFA 结果仅能用于推测,可作为培养 PCR 的辅助参考(Wirsing et al,2011)。临床标本直接扩增是检测百日咳鲍特菌的最佳方法。PCR 的标本采集与培养是一样的,但是标本被用于 PCR 检测时,运输就不那么重要了。一项对几种运输设备进行的研究表明,它们之间的性能是相同的,运输时间也不像培养那么要求苛刻(Arbefeville et al,2014)。随着越来越多的商业产品的出现,实验室结果的可重复性也得到了改进(Leber,2014)。一项对许多使用不同 PCR 方法的公共卫生实验室进行的调查显示其结果的重复性较之前的研究更好(Williams et al,2015)。然而,PCR 检测结果可能一直保持阳性,其时间比培养或 DFA 获得的结果还长,即使患者已经有适当的抗菌疗法。副百日咳鲍特菌的直接临床样本检测也有报道(Arbefeville et al,2014),值得注意的是需要考虑一种可以区分这两种微生物的 PCR 方法,因为在一些暴发中,百日咳实际是由副百日咳鲍特菌引起的(Wirsing et al,2011)。

培养为百日咳鲍特菌的诊断提供了最特异的诊断方法,实验室可在此基础上进行敏感性测试或基因型分析。百日咳鲍特菌的菌落小而光滑,圆形有光泽,可有一滴水银外观。有典型菌落及革兰氏形态的菌需要使用血平皿传代培养以确认其生长。触酶和氧化酶反应阳性、尿素酶阴性可用于初步筛检百日咳鲍特菌(*B. pertussis*)。副百日咳鲍特菌(*B. parapertussis*)生长速度较快,在血平板上生长良好,偶可在麦康凯平板上生长;该菌氧化酶阴性,触酶和尿素酶阳性。支气管脓毒鲍特菌(*B. bronchiseptica*)在血平板和麦康凯平板上生长良好,生化反应在三者中也最为活跃,触酶、氧化酶、尿素酶和氮还原实验均为阳性。霍氏鲍特菌(*B. holmseii*)最近报道较多,该菌不引起百日咳,但与菌血症、心内膜炎、免疫受损患者(特别是脾切除患者)的呼吸系统疾病有关(Shepard et al,2004)。霍氏鲍特菌在血平板上生长良好,在麦康凯平板上生长缓慢。该菌氧化酶、氮还原及尿素酶反应均为阴性。其他鲍特菌,包括欣氏鲍特菌(*B. hinzii*),创口鲍特菌(*B. trematum*)和鸟鲍特菌(*B. avium*)均能够在血平板和麦康凯平板上生长,与该属其他种的区别是上述三种动力试验均为阳性(Wirsing et al,2011)。

对于未接种疫苗的百日咳患者(包括儿童、青少年以及成年患者),血清学试验有助于诊断感染菌株是百日咳鲍特菌还是副百日咳鲍特菌,其中最常用的是酶免疫分析方法(EIA)。

出现血清阳转或抗百日咳毒素 IgG 抗体(PT IgG)浓度显著升高是最为敏感特异的检测试验。但是,血清学检查不适用于已接种百日咳疫苗一年以上的人群。在一项针对培养、PCR 和血清学诊断百日咳的比较研究中,如果在患者急性期和恢复期血清中均可检测到至少两种百日咳鲍特菌特异性抗原时,则血清学方法与 PCR 灵敏度相当,两者灵敏度均优于培养技术(Cengiz et al,2009)。

药物敏感性

抗生素在百日咳治疗过程中作用不大,但治疗 1~2 天后患者鼻咽培养物转为阴性,则可有效预防患者出现感染并发症,控制其向未接种疫苗人群进行传播。分离出百日咳鲍特菌一般不需进行药敏实验,且目前尚无标准方法。大环内酯类抗生素(诸如红霉素、阿奇霉素、克拉霉素)可用于治疗及预防百日咳;若患者对大环内酯类过敏或菌株对大环内酯类耐药(罕见情况),则可选用复方磺胺甲噁唑进行治疗(Wirsing et al,2011)。

预防

接种疫苗有助于预防白喉、破伤风和百日咳。接种联合疫苗制剂可有效预防多种疾病,减少接种次数。在美国,白喉-破伤风-无细胞型百日咳三联疫苗(DTaP)、白喉-破伤风-全细胞型百日咳三联疫苗(Tdap)以及破伤风-白喉混合疫苗(Td)接种程度最高。DTaP 常用于 7 岁以下儿童免疫接种,Tdap 和 Td 可用于青少年及成年人的接种预防(cdc. gov/vamlines/vpd-vac/pertussis/default. htm)。

布鲁菌属

微生物学特征

布鲁菌属(Brucella)是革兰氏阴性短小球杆菌,菌体大小(0.5~0.7)μm×(0.6~1.5)μm。涂片标本中常以单个形式分布,也可呈双或短链状排列,多形容为"细沙样"排列。该菌无动力,严格需氧,触酶和氧化酶阳性。布鲁菌属是非发酵菌,可在多种实验室常用培养基上生长,5%~10%CO_2 气体环境可促进其生长,培养基中额外添加血液或血清也有助其生长。在已鉴定的菌种中,羊布鲁菌(*B. melitensis*),牛布鲁菌(*B. abortus*,又称流产布鲁菌),猪布鲁菌(*B. suis*)和犬布鲁菌(*B. canis*)可对人类致病,其中犬布鲁菌相较于其他菌种对人的致病毒力略低。羊布鲁菌是羊病原体,森林鼠布鲁菌(*B. neotomae*)常分离自沙漠木鼠。*B. delphini*,*B. pinnipediae* 和 *B. cetaceae* 多分离自海洋生物。除羊布鲁菌外,所有布鲁菌均可水解尿素,这也是该属的重要特征之一(Petersen et al,2011)。

临床表现和发病机制

布鲁菌属是胞内寄生菌,能够感染多种动物(包括人类),也可分离自某些昆虫和蜱体内。布鲁菌为人兽共患病的病原体。羊布鲁菌的易感宿主为绵羊和山羊,牛布鲁菌的宿主是牛,猪布鲁菌主要感染猪,犬布鲁菌主要感染狗;但是,上述菌种有时也可引起其他动物感染。人类通过吸入布鲁菌而感染,或直接接触病原菌感染组织(包括动物尸体、胎膜、阴道分泌物、胎儿、皮肤或者黏膜组织),摄入未灭菌牛奶或患病动物泌奶均可导致布鲁菌病。为预防布鲁菌感染,CDC 建议不要食用未煮熟的肉类或未经有效灭菌的牛奶、奶酪、冰淇淋等奶制品。处理感染动物时应戴橡胶手套和护目镜、穿防护服来预防布鲁菌感染。美国大约每年有 100 例布鲁菌感染病例发生,2010 年共有 105 人感染布鲁菌,其中一半患者来自于加州和得克萨斯州。在美国,食用未经有效灭菌的羊奶所制成的进口奶酪是感染布鲁菌的常见危险因素。此外,布鲁菌也是最常报道的导致实验室感染事故的危险菌株,所以处理布鲁菌标本或者疑似病例的培养物标本时应作好防护工作(cdc. gov/brucella)。

该菌可在网状内皮组织进行增生播散形成局部淋巴结病变,在肝、脾、骨、泌尿生殖道、肺以及软组织等部位形成肉芽肿。布鲁菌可存在于吞噬细胞内。感染布鲁菌后症状和体征多样,且多不典型,常见的有畏寒、多热、出汗以及畏食,波状热是该病的特征表现之一。疾病潜伏期 1~4 周不等。尽管尚未阐明该菌的特异性毒力因素,但其胞内寄生特性对其毒力和致病性具有重要意义。此外,布鲁菌属中绝大多数菌种均可产生尿素酶,使得经由摄入感染的布鲁菌能够穿过胃部进行播散。吞噬了布鲁菌的细胞能够使该菌逃避宿主免疫系统识别,并提供酸性环境来对抗抗生素杀菌作用(Petersen et al,2011)。

实验室诊断

布鲁菌常由患者血液及骨髓标本中分离出来,其次易从脾脏或肝脓肿标本中分离出来。该菌可在实验室常规培养基如血平板、巧克力琼脂平板以及胰酶大豆琼脂平板上生长良好,部分菌株还可在麦康凯培养基上生长,生长时间 10~14 天不等,但在血培养瓶中 5~7 天即可报阳(Petersen et al,2011)。布鲁菌作为 A 级生物恐怖病原体,只允许在公立卫生实验室或 CDC 进行操作。鉴定和检测布鲁菌不应该在普通哨点实验室(包括大多数医院实验室)中进行。

接种后的培养基应孵育在 5%~10% CO_2 气体环境下。布鲁菌生长缓慢,甚至培养 48 小时后,仍看不到菌落生长。革兰氏染色呈"细沙样"革兰氏阴性短小杆菌以及触酶、氧化酶、尿素酶均阳性有助于初步鉴定布鲁菌。猪布鲁菌尿素酶反应时间短(大约 15 分钟),羊布鲁菌和牛布鲁菌则反应时间较长(2~24 小时)。因布鲁菌病可经由实验室感染获得,故实验室检验人员应知晓,对疑似布鲁菌标本,所有操作均应在生物安全柜内进行(Petersen et al,2011)。

对布鲁菌进行种水平鉴定需要检测该菌的 CO_2 依赖性、H_2S 产生情况、尿素水解情况、染料敏感性以及噬菌体敏感性。大多数医院实验室将该检测项目送到国家卫生部或其他参考实验室进行。分子检测手段如 PCR 在鉴定布鲁菌病病原体方面具有较高的效能(Queipo-Ortuno et al,2005)。

血清学试验可用于布鲁菌病的实验室诊断。血清凝集实验(serum agglutination test,SAT)使用最广泛,但该方法对慢性布鲁菌病及复杂病例有出现假阴性结果的可能,且与土拉热弗朗西斯菌(*Francisella tularensis*)存在交叉反应,整个检测流程需耗时 24 小时。玻片凝集试验易出现假阴性及假阳性反应,但其操作简便、耗时短(约 10 分钟),在检测急性布鲁菌病时效果较好。间接 Coombs 试验可用于诊断复杂病例,但耗时长(需要 48 小时)。ELISA 是针对慢性病例和复杂病例诊断最常选用的血清学检测方法,具有较高的敏感性和特异性。布鲁菌凝集效价大于1∶160可认为阳性,SAT方法可出现偏低的凝集效价。推荐联合上述方法中任意两种检测方法来诊断布鲁菌病,以减少误诊(Petersen et al,2011)。

药物敏感性

多西环素、氨基糖苷类抗生素、利福平、复方磺胺甲噁唑、头孢菌素以及部分喹诺酮类抗生素对布鲁菌病治疗有效。有研究表明,单药治疗易导致治疗失败及复发(Skalsky et al,2008),故推荐采用联合治疗。对于简单病例,WHO推荐多西环素联合利福平治疗6~8周;对于伴有神经型布鲁菌病以及心内膜炎的患者应延长治疗时间(Petersen et al,2011)。临床上时有治疗失败病例出现,但这并非是由菌株对抗生素产生耐药性而导致,故尽管CLSI颁布了MH肉汤稀释法检测布鲁菌对四环素和多西环素MIC的标准流程,仍不推荐常规进行布鲁菌药物敏感性检测。因为普通实验室不具备处理该种潜在生物恐怖病原菌的能力,若需进行布鲁菌药物敏感性检测,应该在公立卫生实验室或CDC进行相关操作(CLSI,2010;Petersen et al,2011)。

巴斯德菌属

生物学特征

巴斯德菌属(Pasteurella)为兼性厌氧菌、无动力革兰氏阴性菌,氧化酶和触酶阳性,菌体形状多样,可呈球杆状至细长杆状。该属中的多杀巴斯德菌(*P. multocida*)、贝氏巴斯德菌(*P. bettyae*)、犬巴斯德菌(*P. canis*)、达可马巴斯德菌(*P. dagmatis*)、口巴斯德菌(*P. stomatis*)、嗜肺巴斯德菌(*P. pneumotropica*)、溶血巴斯德菌(*P. haemolytica*)以及产气巴斯德菌(*P. aerogenes*)可引起人类发病,其中以多杀巴斯德菌最为重要。巴斯德菌属在表型上与放线杆菌属(*Actinobacillus* spp)相似,且DNA-DNA杂交实验以及16S rRNA序列比对试验揭示嗜肺巴斯德菌、溶血巴斯德菌和产气巴斯德菌与放线杆菌属的进化关系较巴斯德菌属更为接近。

临床表现和致病机制

巴斯德菌,特别是多杀巴斯德菌可定植于家禽和哺乳动物的上呼吸道,常从动物咬伤或抓伤伤口中分离出来,其中被猫咬伤后的感染率要高于狗咬伤。该菌局部感染也可进展为系统性感染,包括脓毒症、骨髓炎、脑膜炎等。巴斯德菌还与呼吸道感染密切相关,包括鼻窦炎、扁桃体周围脓肿、中耳乳突炎、肺脓肿、肺炎、脓胸、支气管炎、支气管扩张,通常易发生于存在慢性肺疾病基础的患者(Zbinden & von Graevenitz,2011;Wilkie et al,2012)。有关该菌的毒素因素知之甚少,但最近在多杀巴斯德菌上发现了一个皮肤坏死毒素,该毒素锚定于G蛋白,鲍特菌属、大肠埃希菌以及耶尔森菌属也存在类似毒素;就如何解释该毒素在巴斯德菌属致病性方面的作用还需进一步研究(Wilson & Ho,2011)。

实验室诊断

巴斯德菌属在血平板上生长良好,在革兰氏阴性菌鉴别培养基如伊红亚甲蓝琼脂或麦康凯培养基上则很少生长。当遇到仅在血平板上生长的革兰氏阴性杆菌,且氧化酶和吲哚实验阳性,β-半乳糖苷酶试验(ortho-Nitrophenyl-β-galactoside,ONPG)阴性,则强烈提示为多杀巴斯德菌。此外,该菌对青霉素敏感,在血平板上可对青霉素药敏纸片出现较大抑菌环,也是鉴别多杀巴斯德菌的重要证据。

药物敏感性

巴斯德菌属对青霉素、广谱头孢菌素、四环素和喹诺酮类抗生素敏感,但对大环内酯类以及窄谱头孢菌素耐药。青霉素是最常选用的治疗药物。偶有多杀巴斯德菌株产生β-内酰胺酶,这时采用β-内酰胺类抗生素联合β-内酰胺酶抑制剂可有效治疗感染(Zbinden & von Graevenitz,2011)。CLSI已颁布了巴斯德菌属药敏试验标准流程,但并未在检验工作中常规开展(CLSI,2010)。

土拉热弗朗西斯菌

生物学特性

土拉弗朗西斯菌(*Francisella tularensis*)是严格需氧、球杆至多形杆状的革兰氏阴性小杆菌。该菌生长需要胱氨酸或半胱氨酸。苯胺染料可使菌体两端淡染。

临床表现及致病机制

土拉弗朗西斯菌可存在于野外环境以及家畜、鸟类、节肢动物、水、泥土以及动物粪便中。棉尾兔是该菌的天然宿主。人类可通过蜱虫或鹿虻叮咬、接触病兽、摄入未烹饪熟的感染动物肉食或饮用疫水等途径感染该菌。该菌可致多种感染形式,包括溃疡腺体型(ulceroglandular)、腺体型(glandular)、眼腺体型(oculoglandular)、口咽型(oropharyngeal)、肠道型(intestinal)、肺炎型(pneumonic)以及伤寒型(typhoidal)土拉菌病。

2004~2013年间,共有203例土拉菌感染病例上报美国CDC;除夏威夷外,其他州均有感染病例发生。土拉弗朗西斯菌是A级生物恐怖病原菌,故对疑似病例进行相关检测应在有资质的实验室进行。鉴于大多数临床实验室均属于哨点实验室(sentinel laboratories)级别,故针对疑似土拉弗朗西斯菌标本应将其送到州立卫生部门或其他具有相应资质的实验室进行检测(Petersen et al,2011)。

土拉菌病的潜伏期为1~10天,且临床表现多样。头痛、发热、畏寒、呕吐以及肌肉痛为典型的初始症状。在腺体溃疡型土拉菌病中,淋巴结炎和淋巴结肿大是感染部位的主要损伤形式。损伤最先以丘疹样形式出现,后变为溃疡型。眼腺型土拉菌病的主要症状是结膜炎,通常是下眼睑出现一个小丘疹,同时伴有耳前、腮腺、下颚以及颈前淋巴结炎。肠型土拉菌病主要表现为口、咽以及上消化道的溃疡型损伤。CDC推荐如下保护性举措来预防土拉菌病:在蜱虫和牛虻滋生的户外区域应使用驱虫剂;处理疑似土拉菌感染动物时应佩戴手套,不要分割动物尸体(cdc. gov/tularemia)。目前尚无预防土拉菌病的有效疫苗。

毒力因素似乎与该菌在细胞内(特别是巨噬细胞)的复制能力相关,以逃避宿主免疫识别。此外,该菌能够激活活性氧以及氮自由基，这也与该菌的胞内生存机制以及致病性相关（Steiner et al，2014）。对于曾到访过疫区、与野生动物或家畜密切接触、有蜱虫叮咬史、从事过农场劳作、引用疫水或在实验室接触过感染动物的培养标本等人群，都应高度怀疑感染土拉菌病的可能。猎户、从事动物皮毛或肉类加工的工人、农民以及实验室检验人员都有着较高的感染风险。因土拉菌病临床表现多样，常易与其他疾病（诸如布鲁菌病、炭疽、孢子丝菌病、伤寒、结核病、组织胞浆菌病以及梅毒）混淆不清。

实验室诊断

送检标本包括体液或病变部位刮取物、局部肿大淋巴结抽取物、痰、咽拭子以及胃内容物吸取物。鉴于少量该菌即可引起相应感染，因此在处理疑似标本时需予以严格防护。该菌需要特殊培养条件且生长缓慢，常致使标本中其他菌过度生长而掩盖了该菌的生长，故分离该菌比较困难。该菌可在含 5% 去纤维兔血的葡萄糖-胱氨酸琼脂、含 IsoVitalX 的巧克力平板或活性炭酵母浸液培养基上生长。部分菌株还可在血平板或胰蛋白胨大豆琼脂上生长。如果标本被其他细菌污染，可通过添加青霉素、多黏菌素或放线菌酮来抑制杂菌生长。在处理土拉菌感染标本时，需予以特殊防护，以防止产生气溶胶或皮肤直接接触感染。对于疑似土拉菌感染病例，临床医生应及时通知检验人员，以确保检验人员对该标本采取高度重视并作好防护工作（www.bt.cdc.gov）（Petersen et al，2011）。

土拉菌的培养温度为 35℃，对 CO_2 需求不严格。培养 2~4 天后出现蓝灰至白色、圆形、光滑、轻度黏液状菌落。在血平板上可呈现轻度 α 溶血现象。该菌触酶弱阳性，无动力，无芽孢，糖类发酵反应不活跃。鉴于该菌的实验室高危性，对疑似菌株应送到公立卫生实验室或 CDC 进行确证。MALDI-TOF MS 也可用于鉴定包括该菌在内的一些生物恐怖病原菌（Murray，2010）。

血清学方法可用于诊断土拉菌病。通过试管凝集反应（tube agglutination，TA）或微量凝集反应（microagglutination，MA）判断抗土拉菌抗体凝集滴度是标准检测方法。在美国，TA 滴度≥1∶160 或 MA 滴度≥1∶128 可认为土拉菌阳性（Petersen et al，2011）。其他血清学实验在患者感染急性期和康复期间血清凝集滴度变化 4 倍也可认为土拉菌阳性。布鲁菌凝集素也可非特异性轻度升高（Petersen et al，2011）。

药物敏感性

该菌 β-内酰胺酶阳性，故青霉素和头孢菌素对该菌无效。推荐治疗和预防用药包括氯霉素、环丙沙星、庆大霉素、链霉素以及四环素；目前尚未发现对上述抗生素产生耐药的菌株（Petersen et al，2011）。CLSI 颁布了针对该菌的微量肉汤稀释法药敏实验，采用 MH 肉汤添加 2% IsoVitalex，还确定了相应结果解释标准。但是，鉴于该菌需要在公立卫生实验室或 CDC 进行相关操作，所以大多数临床实验室不需进行常规药敏实验（CLSI，2010）。

加德纳菌

生物学特征

阴道加德纳菌（*Gardnerella vaginalis*）是革兰氏染色多变的棒状或球杆菌。由于该菌与细菌性阴道炎关系密切，故曾被称为阴道嗜血杆菌（*Haemophilus vaginalis*）和阴道棒杆菌属（*Corynebacterium vaginale*）。该菌触酶阴性，无动力。在含 5% CO_2 气体环境中培养 48 小时可见菌落生长，菌落较小，在含兔血或人血的培养基上可呈 β 溶血。

临床表现和致病性

该菌与细菌性阴道病密切相关，但并非该病病因。在产后发热患者血中可分离到该菌，可引起新生儿感染。阴道加德纳菌是成年人以及儿童肛周菌群的一部分。该菌也是育龄妇女内生性阴道菌群的一部分。

实验室诊断

诊断细菌性阴道病并不需要进行加德纳菌培养。可通过直接检验阴道分泌物查找线索细胞（clue cells）以及革兰氏阴性小棒状或球杆菌，同时乳酸杆菌（革兰氏阳性细长杆菌）分布减少，阴道分泌物 pH 值>4.5，滴加 10% 氢氧化钾后可闻到鱼腥样氨臭味等进行诊断。线索细胞为阴道鳞状上皮细胞表面吸附大量短小杆菌。对于疑似细菌性阴道病的分泌物标本，可通过革兰氏染色评分实验来进行诊断（Nugent et al，1991）。核酸探针（AFFIRM，Becton Dickinson Microbiology Systems，Sparks，Md）可用于检测高浓度阴道加德纳菌，灵敏度和特异性均较高，借此诊断细菌性阴道病（Briselden & Hillier，1994；Levi et al，2011）。该菌在含有人血或兔血的培养基上培养 24~48 小时可出现小菌落（<0.5mm），菌落外围有 β 溶血环，结合其革兰氏染色形态，可进行初步鉴定（Funke & Bernard，2011）。

药物敏感性

不推荐对阴道加德纳菌进行药物敏感性检测，且尚无标准化文件。甲硝唑是治疗细菌性阴道病的常用药物。该菌不产生 β-内酰胺酶，由该菌导致的系统性感染可选用氨苄西林治疗（Funke & Bernard，2011）。

二氧化碳噬纤维菌属

二氧化碳嗜纤维菌（Capnocytophaga）是一类兼性厌氧、革兰氏阴性、棒状至丝状杆菌。菌种包括黄褐二氧化碳嗜纤维菌（*C. ochraceus*），犬咬二氧化碳嗜纤维菌（*C. canimorsus*），牙龈二氧化碳嗜纤维菌（*C. gingivalis*）和生痰二氧化碳嗜纤维菌（*C. sputigena*）等。犬咬二氧化碳嗜纤维菌是狗和猫口腔菌群中的一部分，其他种可作为人口腔菌群的一部分。

临床表现和致病性

黄褐二氧化碳嗜纤维菌可在免疫功能低下或正常的患者中引起一过性菌血症或心内膜炎（Zbinden & von Graevenitz，2011）。该菌还与牙周炎密切相关。犬咬二氧化碳嗜纤维菌可经由狗或猫咬伤继发伤口感染而导致严重脓毒症。此类患者多有脾切除术或乙醇中毒等潜在易感因素（Oehler et al，2009；Gaastra & Lipman，2010）。此外该菌还可引起脑膜炎、心内膜炎、关节炎、眼部感染等（Gasch et al，2009）。图 58-25 显示的是该菌导致的脓毒症患者血涂片瑞士染色见到的犬咬二氧化碳嗜纤维菌（注意该菌的细胞内寄生特征）。

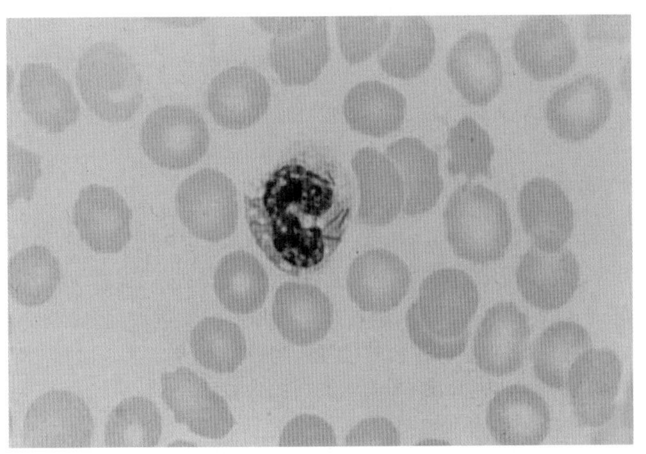

图 58-25 脓毒症患者血涂片瑞士染色犬咬二氧化碳噬纤维菌阳性

分离二氧化碳嗜纤维菌需要接种在血平板或巧克力平板上，在5%~10%CO_2环境中孵育，孵育时长大于24小时。菌落通常呈淡黄色或淡橘色并因其滑行运动（sliding motility）而扩散。革兰氏染色呈细长梭状细胞，呈"纺锤样"外形。图58-26显示黄褐二氧化碳嗜纤维菌革兰氏染色效果，显示为梭状杆菌。黄褐二氧化碳嗜纤维菌氧化酶和触酶阴性，犬咬二氧化碳嗜纤维菌氧化酶和触酶阳性。二氧化碳嗜纤维菌通常对头孢菌素、大环内酯类、四环素类、克林霉素和喹诺酮类抗生素敏感，但是对黏菌素和氨基糖苷类抗生素耐药（Zbinden & von Graevenitz，2011）。

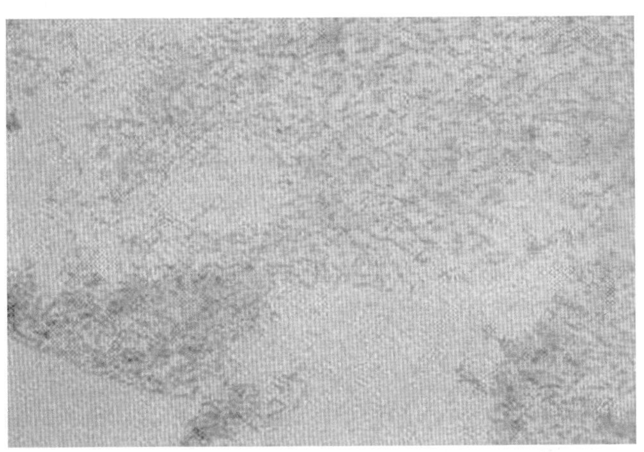

图 58-26 黄褐二氧化碳噬纤维菌革兰氏染色（呈梭状杆菌）

肉芽肿鞘杆菌（现命名肉芽肿克雷伯菌）

微生物学特征

肉芽肿鞘杆菌（*Calymmatobacterium granulomatis*）是革兰氏阴性、无动力、有荚膜的多形性杆菌，可培养在卵黄囊或新鲜卵黄囊培养基上。该菌在抗原和分子决定簇上与克雷伯菌属高度相似，故分类学家将其重新划分到肠杆菌科，并命名为肉芽肿克雷伯菌（*Klebsiella granulomatis*）（Abbott，2011）。

临床表现和致病性

该菌对动物不致病。可引起人类腹股沟肉芽肿（杜诺凡病），是一种罕见的性传播疾病，主要见于热带地区，以皮肤、黏膜、生殖器以及腹股沟区域溃疡性肉芽肿损伤为特征（O' Farrell & Moi，2010；Abbott，2011）。

实验室诊断

从溃疡边缘部位取部分组织，研磨涂布于玻片上，进行瑞氏-吉姆萨染色。发现直的或弯的多形性小杆菌、两端钝圆、伴有极性颗粒，在单核细胞内以安全针（safety pin）形式存在，以上特征可用于鉴定该菌。肉芽肿克雷伯菌在常规培养基上不生长（Abbott，2011）。可通过PCR方法检测该菌及其他生殖器溃疡标志分子进行诊断（Bialasiewicz et al，2012）。

药物敏感性

四环素、大环内酯类、氨苄西林以及氯霉素对该菌有效。阿奇霉素是标准治疗方案。

链杆菌属

特征

链杆菌是一种兼性厌氧，发酵，无包膜，无动力，多形性革兰氏阴性杆菌。多数形态为具有球形膨胀的链状或长丝状，呈串珠样外观。菌落的微观形态随着培养时间的延长，由均匀的圆形变得边缘不规则。如果在培养基中加入青霉素，琼脂上则会出现"油煎蛋"样外观的L-型菌落。图58-27是来自一位患有鼠咬热患者培养物中分离的念珠状链杆菌（*Streptobacillus moniliformis*）的涂片。

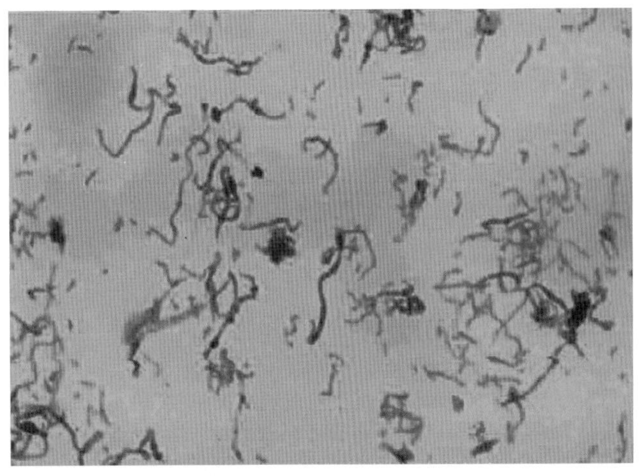

图 58-27 念珠状链杆菌，培养后菌落涂片革兰氏染色（由Nancy Cornish博士提供）

临床表现和致病机制

念珠状链杆菌是野生鼠或实验用鼠和其他啮齿类动物的上呼吸道中的定植菌。人类主要通过被啮齿动物咬伤，摄入受污染的食物或外伤而感染（鼠咬热或哈维尔病）。首发症状为发热、寒战、全身乏力及全身性斑疹性斑丘疹或淤血疹，3 周后可出现局部淋巴管炎和淋巴结炎。一些患者甚至发展为移行性多发性关节炎。也有念珠状链杆菌感染发展至心内膜炎、心肌炎、心包炎、脑膜炎、肺炎及脓肿的相关报道（Madhubashini et al,2013）。其组织病理学是一种非特异性慢性炎症（Zbinden & von Graevenitz,2011）。

实验室诊断

念珠状链杆菌通常分离自血液、关节液及脓液标本，所用培养基需添加 15% 的羊血、兔血、血清或腹水，35℃，5% ~ 10%CO_2 的湿润条件下孵育。其在固体培养基上生长，菌落小，略显半透明至不透明，边缘稍不规则。通常菌落在革兰氏染色下呈现带有颗粒、鳞茎或条带的长丝状，可能会出现球形或染色的变异。在某些培养基上，也可能会出现 L-型菌落。

在液体培养基中，主要以“泡沫球”生长在试管底部。该菌在体外会迅速死亡，需要频繁传代。由于该菌为相对惰性菌，所以鉴定困难，必须在加有酵母提取物及马血清的琼脂或肉汤中进行生化反应。16*S rRNA* 基因测序或脂肪酸分析可鉴定此菌（Zbinden & von Graevenitz,2011）。此外，使用分子方法对标本直接检测可能比培养更加敏感（Mackey et al,2014）。

抗菌药物敏感性试验

念珠状链杆菌对青霉素、四环素敏感，是推荐的治疗药物。对头孢菌素、克林霉素、大环内酯类和氨曲南敏感，氨基糖苷类、氟喹诺酮中度敏感，对黏菌素类、萘啶酸和复方磺胺甲噁唑（SXT）耐药。

防控

由于 10% ~ 65% 的鼠类感染了病菌，所以控制和预防鼠类的叮咬是控制这种疾病唯一的有效方法。

厌氧菌

厌氧菌广泛存在于皮肤及腔道黏膜中，其分离与鉴定取决于正确的标本采集及实验室运输方式。厌氧感染多为混合感染，包括几种厌氧菌或兼性厌氧菌与需氧菌的混合体，因此，厌氧培养的第一步就是将专性厌氧菌与兼性厌氧菌分离开。根据菌落在培养基上的生长形态以及一些附加试验，可以经验性判断出厌氧菌。最终鉴定要基于生化反应、分子生物学方法和毒力中和试验。

厌氧菌的鉴定程度根据实验室现有设施、实验室或临床工作人员的专业知识以及实验室获得的相关临床信息而有所不同。随着质谱法的出现，许多实验室已经能够更好的鉴定厌氧菌，但如果要指导临床治疗，则需要全面鉴定信息的支持。厌氧菌在体外对抗生素的反应是相当一致的，但同其他细菌一样，耐药性依然存在问题，这也意味着要做更多的鉴定和药敏试验（Hecht,2006）。

定义和特征

厌氧菌是一类在无氧条件下比有氧环境中生长更好，而不能在空气和 10% CO_2 浓度下的固体培养基表面生长的细菌。兼性厌氧菌在室内空气条件下生长。微需氧菌还没有明确定义，通常是指弯曲菌属和链球菌等仅在或优先生长在低氧和高浓度 CO_2 环境中的细菌。

致病机制和毒力因子

目前，对梭菌和一些拟杆菌属之外的大部分厌氧菌的致病机制和毒力因子了解甚少。拟杆菌科中已发现内毒素、蛋白水解酶及肝素酶的活性。脆弱拟杆菌的多糖胶囊能促进脓肿形成。另外，梭状芽孢杆菌有很复杂的外毒素，包括致死毒素、坏死毒素，溶血素，卵磷脂酶，明胶酶和透明质酸酶。

梭菌感染可能是外源性，也可能是内源性的，但其他厌氧菌感染所致的疾病通常来源于自身黏膜屏障的固有细菌群，黏膜屏障的完整性被手术，器械，创伤或恶性肿瘤破坏后细菌入侵。在感染过程中，厌氧菌生长繁殖的条件是降低该区域的氧化还原电位（Eh），这可能是由局部组织血液供给障碍或其他细菌增殖所致。

梭菌感染或中毒是医学上的重要问题。最新研究表明，其他厌氧菌感染亦可以导致蜂窝织炎和坏死。大部分产气荚膜梭状杆菌分离自单纯的伤口感染，在这种情况下，梭状芽孢杆菌可以在细胞碎片、血肿或坏死组织中大量繁殖，而没有明显的临床症状。厌氧蜂窝织炎是软组织快速并广泛坏死的过程，细菌学可能涉及梭菌或梭菌以外的其他厌氧球菌或厌氧革兰氏阴性杆菌，该病在发展过程中会产气，但通常不侵犯肌肉。

与厌氧蜂窝织炎相比，气性坏疽或梭菌性肌炎是一种急性且进展迅速的侵入性感染，累及肌肉。所以，区分厌氧蜂窝织炎和气性坏疽对于避免不必要的侵袭性手术至关重要。

产气荚膜梭菌是气性坏疽的主要病原菌，除此之外还包括诺维梭菌（*Clostridium novyi*），败毒梭状芽孢梭菌（*Clostridium septicum*），溶组织梭菌（*Clostridium histolyticum*），生孢梭菌（*Clostridium sporogenes*）和双酶梭菌（*Clostridium bifermentans*）。

由破伤风梭菌（*C. tetani*）和肉毒梭菌（*C. botulinum*）引起的破伤风和食物中毒，因其临床表现与所产生的神经毒素有关，因此认为是中毒，而不是感染。抗生素相关性腹泻是由艰难梭菌产生的毒素导致的一种疾病。食物中毒最常见的原因是摄入了不恰当保存或罐装的家庭加工食品；某些商业加工食品和肉毒毒素直接感染伤口，也会导致零散的食物中毒。肉毒毒素的潜伏期很短，通常在摄入被污染食物后的 18~36 小时内即可出现体征和症状。在已知抗原类型的七种肉毒杆菌毒素中，A 型是导致北美地区食物中毒的最常见类型，其次是 B 型，E 型和 F 型。毒素大多从肠道吸收，很少从伤口感染，最终附着于运动神经，从而阻止神经末梢释放乙酰胆碱。

破伤风通常在免疫力低下的人群机体受到创伤后的 2 周内发生。有报道称，拔牙，分娩和流产手术以及血淤和压疮溃疡后也曾出现破伤风感染；破伤风痉挛毒素是通过淋巴管和血液系统与周围神经细胞表面的神经节苷脂结合发挥作用。

艰难梭菌（*Clostridium diffiile*）除了是导致院内腹泻和假膜性结肠炎的主要病原体外，还会引起罕见脓肿、伤口感染、骨髓炎、胸膜炎、腹膜炎、脓毒症和泌尿生殖道的感染。新生儿艰难梭菌的携带率很高(50%以上)且毒素较强,但很少致病(Bartlett,1997)。这种产生或不产生毒素的定植状态会持续几个月,新生儿6~12个月大时会建立成人型定植菌群,艰难梭菌的定植率便会下降。只有约3%的健康成年人可能会携带该菌。在医院环境中,接受抗生素治疗的患者是艰难梭菌的易感人群。除青霉素和头孢菌素等常见抗生素会引发感染外,任何抗生素的使用都可能造成艰难梭菌的感染及相关疾病。据报道,也曾出现过因使用具有抗菌活性的抗肿瘤药物之后发生感染的病例。假膜性结肠炎是一种毒素介导的,但尚未明确是否侵袭黏膜的艰难梭菌感染的疾病。艰难梭菌能产生两种毒素:毒素A,是一种弱细胞致病性肠毒素,主要负责机体的肠道毒素活动;毒素B,是一种在人类疾病中发挥重要作用的强效细胞毒素,且已经从出现症状患者的样本中分离到毒素A阴性、毒素B阳性菌株。目前,实验室用PCR的方法测定毒素A和毒素B大大提高了疾病检测的敏感性(Eastwood et al,2009;Kvach et al,2009)。

综上所述,其他厌氧菌,尤其是厌氧球菌和厌氧革兰氏阴性杆菌与厌氧蜂窝织炎有关,且厌氧菌是口腔黏膜、胃肠道和泌尿生殖道的重要组成部分。因此,它们在吸入性肺炎,肺脓肿,妊娠,腹内感染、脓肿,盆腔脓肿,脑脓肿和菌血症中也有出现。经腹结肠手术后常会出现厌氧性腹腔感染以及临床意义上的厌氧菌菌血症,均见于脆弱拟杆菌复合体(*B. fragilis complex*)的感染。从临床疾病中分离出来的痤疮丙酸杆菌(*Propionibacterium acnes*)也不断增加。

厌氧菌的分类发生了显著的变化,参见表58-15至表58-19。

表58-15 常见厌氧革兰氏阳性非梭菌鉴别

s	革兰氏染色	菌落形态	吲哚	PYR
革兰氏阳性球菌				
厌氧消化链球菌	球型,链状	非溶血性,灰色中央突起且有芳香味菌落	−	−
微小消化链球菌	成团或短链,<0.6μm	小,深色菌落周围有光晕	−	+
大芬戈尔德菌	成对,四联成团,>0.6μm	小,白色突起菌落	−	+
不解糖嗜胨菌	成簇,成对或四联	小,产轻微黄色色素	通常为阳性	−
四联厌氧球菌	成簇四联球菌	不透明的灰色突起菌落	−	弱阳性
普雷沃厌氧球菌	成簇四联球菌	不透明的灰色突起菌落	−	+
解糖葡萄球菌	成簇四联球菌	过氧化氢酶和凝固酶阴性	ND	ND
革兰氏阳性无芽孢厌氧杆菌	革兰氏染色	菌落形态	耐氧/生化特性	其他特性
伊氏放线菌	短杆,分枝或微弯	白色,不透明,臼齿状	+	常见感染部位:生殖道、肺、腹腔
内式放线菌	短杆,分枝或微弯	灰白色,半透明	+++	口腔菌群,很少致病
龋齿放线菌	短杆,分枝或微弯	空气培养可有粉红色菌落	+++	口腔菌群,很少致病
苏黎世放线菌			++	位于生殖道
痤疮丙酸杆菌	短杆,可出现"蜘蛛样"	白色圆形菌	++++,过氧化氢酶阳性,吲哚阳性	皮肤正常菌群,与眼内炎有关(白内障术后);脑室分流感染;常引起心内膜炎、骨髓炎;
嗜淋巴丙酸杆菌	球形,单独、成对或短链	白色,透明	−	分离部位:淋巴结及未确定的相关部位
双歧杆菌属	多形性,分支或末端分支		−	肠道和口腔的正常菌群,很少有临床意义
迟缓埃格菌	直杆,末端圆滑		−,过氧化氢酶阳性,吲哚阴性	在20%的胆汁中生长,分解糖,分离自厌氧菌血症

+,++,+++,++++,阳性强度;ND,未做;PYR,吡咯烷酮β-萘基酰胺

表 58-16 常见的革兰氏阴性厌氧菌(都需在 20%胆汁中生长)			
菌种	**菌落形态**	**生化反应**	**其他特性**
脆弱拟杆菌复合体	白色,圆形,需 24~28 小时		
脆弱拟杆菌		吲哚不定,过氧化氢酶阳性	复合体中最常见也最致病
狄氏拟杆菌		吲哚阴性,过氧化氢酶和七叶苷通常为阳性	
多形拟杆菌		吲哚,过氧化氢酶,七叶苷均阳性	
普通拟杆菌		吲哚阴性,过氧化氢酶和七叶苷通常为阴性	
卵形拟杆菌		吲哚,过氧化氢酶,七叶苷均阳性	
戈德斯坦拟杆菌		吲哚阴性,过氧化氢酶不定,七叶苷阳性	
解脲拟杆菌	菌落常侵入琼脂	20%胆汁不生长,吲哚、过氧化氢酶、七叶苷通常为阴性,脲酶阳性	口腔正常厌氧菌
沃兹沃思嗜胆菌		20%胆汁生长,过氧化氢酶阳性,吲哚、七叶苷阴性	
不解糖卟啉单胞菌	紫外照射下发砖红色荧光,随菌龄生长产黑色素	胆汁敏感,吲哚阳性,过氧化氢酶阴性	正常口腔菌群,肺病
双向普雷沃菌和二路普雷沃菌		胆汁敏感,吲哚和七叶苷阴性,分解糖,无色素	泌尿生殖道正常菌群,可致骨盆脓肿
巨核梭杆菌	面包屑样,带斑点,革兰氏染色:长、细尖杆菌	胆汁敏感,吲哚阳性,七叶苷阴性	口腔菌群,可致菌血症和肺部感染
坏死梭杆菌	凸起的菌落,琼脂上程绿色;革兰氏染色:圆形,无锥形末端;经常为"奇异"形式	通常对胆汁敏感,吲哚阳性,脂肪酶阳性	与 Lemierre 综合征有关
死亡梭杆菌	"煎蛋"样菌落;革兰氏染色为非锥形杆状且奇异的圆形菌体	20%胆汁生长;吲哚阳性,脂肪酶阳性	很少分离
革兰氏阴性球菌			
韦荣球菌属	小而白的菌落;革兰氏染色:着色好,圆形球菌,单独或成对	过氧化氢酶可变,硝酸盐还原阳性	常见但少有致病

除了这些已列出的,脆弱拟杆菌复合体还包括粪拟杆菌,解纤维素拟杆菌,居粪拟杆菌,嗜粪拟杆菌,多尔拟杆菌,埃格拟杆菌,粪类拟杆菌,芬戈尔德拟杆菌,肠道拟杆菌,马赛拟杆菌,诺德拟杆菌,平常拟杆菌,萨耶斯拟杆菌,粪便拟杆菌,单形拟杆菌,溶木聚糖拟杆菌,还有一些只测试了一种反应的菌种。新的脆弱拟杆菌复合体菌种见 *Kononen E, Wade WG, Citron DM* 的表 6:拟杆菌属,卟啉单胞菌属,普雷沃菌属,梭杆菌属和其他革兰氏厌氧杆菌。*Versalovic J, Carroll KC, Funke G, et al*,编辑:《临床微生物学手册》,第 10 版,华盛顿特区,2011,美国微生物学会,p 870

这些菌种与戈登副拟杆菌,约氏副拟杆菌和粪副拟杆菌一同归类到副拟杆菌属

表 58-17 临床标本中最常见的梭菌(形成芽孢者)			
菌种	**菌落**	**革兰氏染色**	**特征**
产气荚膜梭菌	大、白色、双区溶血	"货车车厢"(短且胖)形杆菌;可以看到短链;很少看到芽孢	脂肪酶阴性;卵磷脂酶阳性;吲哚阴性;反向 CAMP 阳性 最常见的分离物:皮肤和软组织感染(包括坏疽);菌血症;作为正常菌群的一部分,也见于胃肠道

表 58-17 临床标本中最常见的梭菌(形成芽孢者)(续)

菌种	菌落	革兰氏染色	特征
多枝梭菌	大、白色菌落	革兰氏染色经常为阴性或可变的;细胞比产气荚膜梭菌更细长;不常见芽孢	通常从临床标本中分离
索氏梭菌	白色	形态大,革兰氏阳性杆菌顶部有芽孢出现;卵磷脂酶阳性;脂肪酶阴性;吲哚、脲酶阳性	与产气荚膜梭菌、多枝梭菌和败毒梭菌相比,索氏梭菌不常分离出来
破伤风梭菌		带末端芽孢的薄杆菌:有"雪地靴"或网球拍的形状;卵磷脂酶阴性;脂肪酶弱阳性;吲哚、脲酶阴性	可能是胃肠道菌群的一部分;能引起破伤风
败毒梭菌	白色、菌落较密集	形态长,有少见的近顶生芽孢的丝状菌;卵磷脂酶、脂肪酶、吲哚、脲酶均阴性	如果从血培养中分离出来,可能是胃肠道恶性肿瘤
艰难梭菌	有独特"马厩"气味的白色菌落;选择性 CCFA 培养基:黄色、磨砂玻璃状菌落	有芽孢的细长杆菌	能引起伪膜性肠炎、抗生素相关性腹泻;很少在胃肠道外发现

表 58-18 革兰氏阳性厌氧革兰氏阳性球菌新分类名称

新名称	旧名称
大芬戈尔德菌/大芬沟德菌	大消化链球菌
微小小单胞菌	微小微单胞菌
普氏厌氧球菌	普氏消化链球菌
四联厌氧球菌	四联消化链球菌
阴道厌氧球菌	阴道消化链球菌
解乳厌氧球菌解乳消化链球菌	
氢厌氧球菌氢消化链球菌	
第八厌氧球菌第八消化链球菌	
产吲哚亲胨菌产吲哚消化链球菌	
不解糖亲胨菌不解糖消化链球菌	
哈氏亲胨菌哈氏消化链球菌	
Peptoniphilus lacrimalis Peptostreptocomlus lacrimalis	
厌氧消化链球菌	无名称变化
艾氏亲胨菌艾氏消化链球菌	
戈巴赫亲胨菌新种 *murdochii* 消化链球菌新种	
Gallicola harnesae Peptostreptocomlus harnesae	
极小陌生菌	*Streptocomlus parvulus*
Blautia wexlerae New species	
Blautia producta Peptostreptocomlus productus	
解糖葡萄球菌解糖消化链球菌	

Adapted from Song Y, Finegold SM: Peptostreptocomlus, Finegoldia, Anaerocomlus, Peptoniphilus, Veillonella, and other anaerobic comli. In Versalovic J, Carroll KC, Funke G, et al, editors: Manual of clinical microbiology, ed 10, Washington, DC, 2011, American Society for Microbiology, p 804

表 58-19 少见的厌氧革兰氏阴性杆菌新分类名称

新名称	旧名称
腐败另枝菌	腐败拟杆菌
芬戈尔德另枝菌	新菌种 *Allistipes indistinctus*(新菌种) 翁德顿另枝菌(新菌种) 谢氏另枝菌(新菌种)
微嗜氧戴阿利斯特菌	新
Dialister propionicifaciens	新 拟杆菌是一个新的种属 *B. intestinihominis*
普拉梭菌	普拉梭杆菌
上野卟啉单胞菌	牙髓卟啉单胞菌
Sneathia sanguinegens	*Leptotrichia sanguinegens*
福赛斯坦纳菌	福赛斯拟杆菌
沃兹沃思萨特菌	纤细弯曲菌/拟杆(某些菌株)
Odoribacter 杆菌属(新菌属)	*O. laneus* 内脏臭气杆菌
帕拉普氏菌属(新菌属)	*P. clara* *P. xylaniphila*
Phocaeicola 菌属(新菌属) 卟啉单胞菌属	*P. abscessus* 辨野卟啉单胞菌/板东卟啉单胞菌(新菌种)

Adapted from Kononen E, Wade WG, Citron DM: Bacteroides, Porphyromonas, Prevotella, Fusobacterium, and other anaerobic gram-negative rods. In Versalovic J, Carroll KC, Funke G, et al, editors: Manual of clinical microbiology, ed 10, Washington, DC, 2011, American Society for Microbiology, p 859

实验室诊断

将厌氧菌鉴定到种水平可能是一项复杂的任务，而将分离到的厌氧菌鉴定到何种程度的要求也是不同的。它可能限于临床相关性和(或)预测抗菌药物敏感性等基本信息。例如，来自压疮溃疡、直肠瘘或腹腔脓肿等部位的混合厌氧菌群可以简单地报告为混合的粪便菌群(特别指出是否存在需氧菌和厌氧菌或仅存在厌氧菌)，而没有其组分的特异性鉴定。确定分离株的菌种通常受限于来自无菌体液或无菌部位的纯培养物，并且可以使用一些商品化生化试剂盒，结合微观和菌落形态，有选择的使用抗生素纸片的药物敏感性结果，容易地完成鉴定。然而，一些实验室已经开始使用测序技术作为鉴定厌氧菌株的工具。结果通常可以快速获得，越来越多的数据库可用于鉴定比表型试剂盒系统更多的菌种(Simmon et al,2008)。基质辅助激光解吸电离飞行时间质谱法(matrix-assisted laser desorption/ionization time-of-flight mass spectrometry,MALDI-TOF MS)是最近开发的用于鉴定各种细菌(包括厌氧菌)的技术(Stingu et al,2008)。值得注意的是，任何有关厌氧菌检出的报告的临床价值与实验室报告结果的速度直接相关。需要1~2周才完成的鉴定程序一般只有学术意义，鉴定在培养中分离到的每个厌氧菌通常是不合时宜的，临床相关性仍需应用于指导所有厌氧培养的处理，因为它原本就应该用于所有的培养。

由于其快速进展和相当大的发病率和死亡率，梭菌(*Clostridia*)感染引发的疾病的初步诊断和治疗必须基于其临床表现。在一些破伤风患者中，没有明显的原发性伤口。当存在伤口时，即使可以从培养物中回收，也很难在染色的涂片中见到典型的破伤风芽孢梭菌(*Clostridium tetani*)。此外，由于这种生物体在大自然中广泛分布，即便从伤口中分离到破伤风杆菌并不一定表明破伤风的诊断。肉毒中毒的实验室确认需要检测血清、伤口、胃内容物、粪便或疑似引起中毒的食物中的毒素。提取毒素和进行小鼠中和试验的程序复杂，因此，建议将适当的样本材料转交CDC进行检测。在这种情况下应进行电话咨询，以确保必要的样本被妥善收集和运输，并向相关部门备案(Stevens et al,2011)。

在疑似厌氧蜂窝织炎或气性坏疽的情况下，实验室可以通过检查渗出物或组织镜检来辅助治疗。许多大的箱形革兰氏阳性杆菌的检出(图58-28)可辅助诊断，染色涂片也可提供厌氧性链球菌性肌炎的诊断，同时还应进行渗出液、组织和血液的培养。然而，实验室间的鉴定水平或程度差异很大。产气荚膜梭菌可以通过其革兰氏染色镜检，在血琼脂上产生双重溶血区域和在蛋黄琼脂上纳格勒反应阳性而容易地鉴定出来。多年来，艰难梭菌腹泻的实验室诊断是基于使用EIA或细胞培养测定法直接检测粪便中的一种或两种毒素。当粪便培养出艰难梭菌时，确定是否产毒素主要用于流行病学和监测研究，许多人认为这是检测的“金标准”。几乎在所有艰难梭菌分离株中都发现了“常见”抗原——谷氨酸脱氢酶，该酶的测定现被用作艰难梭菌实验室诊断两步或三步程序的一部分，用以提高检测灵敏度。遗憾的是，该抗原可以在其他细菌中发现，因此阳性的抗原必须在报告为艰难梭菌阳性时才能被确证。在两步测定中，实验室可通过PCR或细胞毒性研究对其进行确认；在三步测定中，抗原检测阳性之后进行EIA，任何抗原阳性或EIA毒素阴性样品将进行PCR或细胞毒性测试进行确认。艰难梭菌在任何单一检测中的检出率通常不超过20%，而两步或三步法可从阴性样品快速获得结果。用于初步检测艰难梭菌毒素的PCR测定现在已有商品化试剂盒，并且许多实验室使用PCR替代EIA或细胞毒性试验(Eastwood et al,2009;Kvach et al,2009;Stevens et al,2011)。

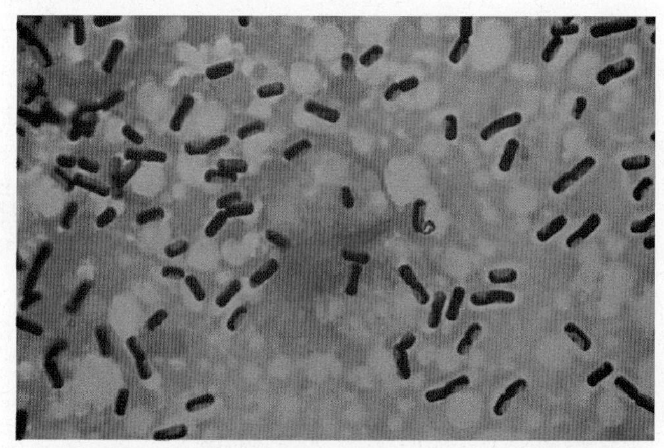

图58-28 伤口(有气泡)拭子的革兰氏染色(油镜)：大的、箱形、革兰氏阳性杆菌，提示梭菌病

最常见的一组临床相关且常分离的厌氧菌是脆弱拟杆菌复合体。来自该复合体的分离株可在拟杆菌胆汁七叶苷培养基上选择性生长，并且它们具有特征性革兰氏染色形态，如图58-29所示。这些革兰氏阴性杆菌在大多数胃肠道和泌尿生殖道中被认为是正常菌群。复合体引起的感染包括腹部脓肿、盆腔脓肿、菌血症和脑脓肿，其很少引起肺部疾病。虽然厌氧菌感染多为混合感染，但单纯的脆弱拟杆菌也可能是感染的病原

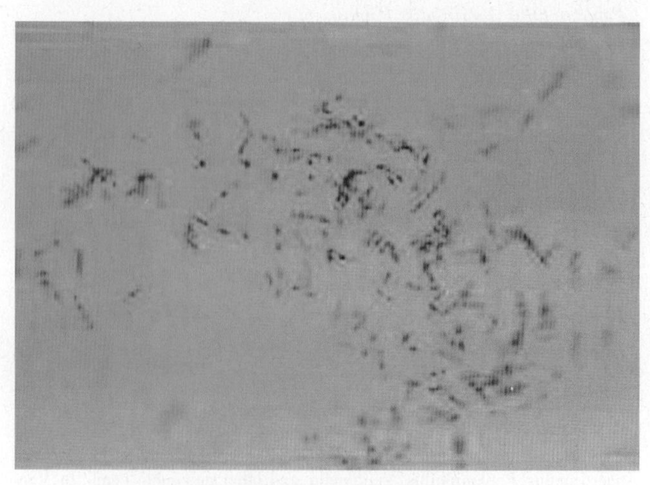

图58-29 肉汤培养的脆弱拟杆菌革兰氏染色

体。脆弱拟杆菌复合体包含的生物体如表 58-16 所列。在表 58-16 中也列出了一个新命名的拟杆菌属(*Parabacteroides*),对一些拟杆菌已进行了安置。一些罕见的复合体菌株能在 20% 胆汁中生长并能水解七叶苷。当处理厌氧标本时,拟杆菌胆汁七叶苷琼脂(BBE)平板将利于其快速检测和鉴定(Kononen et al,2011)。

另一个重要的革兰氏阴性厌氧杆菌是梭菌属(*Fusobacterium* spp)。其革兰氏染色通常为薄而直的(或尖锐的)革兰氏阴性杆菌,或者产生相当奇怪的形式,如图 58-30 所示。表 58-16 列出了一些更常见的梭菌属。具核梭杆菌(*Fusobacterium nucleatum*)可从许多临床样品中分离到,可能是菌血症和其他综合征的病原体,但也可能是口腔或生殖道正常菌群的一部分。坏死梭杆菌(*Fusobacterium necrophorum*)与莱米综合征(Lemierre)有关。表 58-16 列出了其他革兰氏阴性厌氧杆菌,而不是拟杆菌属或梭菌属的菌种。一些与疾病有关,其他的由临床标本分离但其临床意义尚不明确。

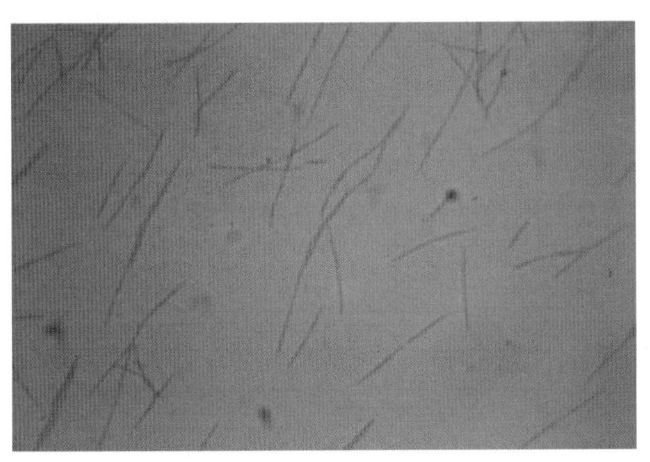

图 58-30 具核梭菌革兰氏染色

厌氧革兰氏阳性球菌一度被称为消化链球菌属(*Peptostreptocomlus* spp)。如上所述,该组菌株分类学发生了不少变化,这些变化如表 58-15 所示。大芬戈尔德菌(*Finegoldia magnus*)和微小小单孢菌(*Parvimonas micra*)是临床样本中分离到的最常见的厌氧革兰氏阳性球菌,并且其与临床疾病最为相关。厌氧革兰氏阴性球菌归于韦荣球菌属(*Veillonella*,最常见)、氨基酸球菌属(*Acidaminocomlus*)、嗜血细胞菌属(*Negativicomlus*)、巨型球菌属(*Megasphaera*)或 *Anaeroglobus* 属,虽然不常从临床样本分离到,但也很少引发疾病(Song & Finegold,2011)。

有一种厌氧革兰氏阳性杆菌,即痤疮丙酸杆菌(*Propionibacterium acnes*),与白内障术后发生的眼内炎有关。此外,痤疮丙酸杆菌可能与脑积水患者的心室分流感染有关,其很少引发心内膜炎、脓毒性关节炎或其他感染。该菌的分离可能需要延长孵育时间,一般长达 10 天。图 58-31 显示了一位患者白内障术后数月玻璃体液中痤疮丙酸杆菌的革兰氏染色。伊氏

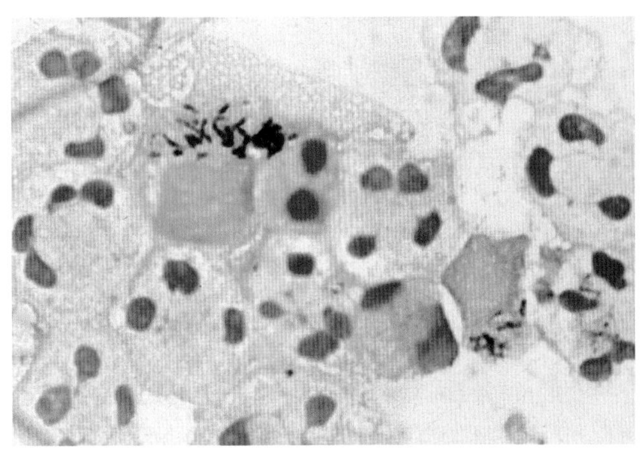

图 58-31 分离自玻璃体液的痤疮丙酸杆菌革兰氏染色

放线菌(*Actinomyces israelii*)以及其他放线菌(*Actinomyces*)可能与肺脓肿、脑脓肿、皮肤和软组织感染以及足分枝菌病有关,并可能与宫内节育器(IUD)引发的生殖器感染有关,当然这是一个有争议的话题(Westhoff,2007)。其他厌氧革兰氏阳性杆菌属的列于表 58-15。许多厌氧菌从临床样本中分离,但与病程的相关性并不十分确切。与其他厌氧菌感染一样,重要的是考虑分离到的厌氧菌是否为无菌体液或无菌组织的唯一生物体;从无菌部位分离多久;以及是否存在可以解释患者疾病的其他病原体(Wade & Kononen,2011)。

抗菌药物敏感性

以前厌氧菌的药物敏感性试验认为是不必要的,但是随着耐药菌检出率的升高,而今这一看法已改变。此外,一些临床背景下抗菌药物的选择是至关重要的:常规治疗方案失败和持续性感染;抗菌药物是确定感染结局的关键;或根据先例进行经验性治疗时面临困难。应考虑分离株的抗菌药物敏感性检测的感染包括脑脓肿、心内膜炎、骨髓炎、关节感染、假体器官或血管移植物感染,以及难治或复发性菌血症。在这种情况下进行测试的分离株应包括脆弱拟杆菌复合体,某些梭菌(产气荚膜梭菌 *C. perfringens*,多枝梭菌 *Clostridium ramosum*)。诸如甲硝唑、碳青霉烯类和氨苄西林-舒巴坦等药物通常对厌氧菌有效,除痤疮丙酸杆菌、放线菌属等少数菌株例外。具有更多不可预测活性的药物包括青霉素、克林霉素和头孢西丁。尽管已经推荐琼脂稀释法作为参考方法,但临床实验室通常使用微量肉汤稀释法(CLSI,2012)或 E-test 法进行药物敏感性检测。建议每年对保存的菌株进行批量检测,以制订临床医生经验性使用的抗生素敏感谱(antibiogram),并可监测耐药性的变迁(Boyanova et al,2007)。

(徐英春 杨启文 译 王辉 校)

推荐阅读

Becker K, von Eiff C: Staphylococcus, Micrococcus, and other catalase positive cocci. In Versalovic J, Carroll KC, Funke G, et al, editors: Manual of clinical microbiology, ed 10, Washington, DC, 2011, American Society for Microbiology, pp308-330.

对于有关过氧化氢酶阳性的需氧革兰氏阳性球菌的鉴定提供了一个非常好的概述。此外,还包括了一些重要的耐药机制和允许耐药菌株检测的讨论。

Clinical and Laboratory Standards Institute: Performance standards for antimicrobial susceptibility testing, twentyfourth informational supplement. CLS document M100-S24, Wayne, Pa, 2014, CLSI.

对于细菌药敏试验结果进行适当的解释和报告是很有必要的。

Clinical and Laboratory Standards Institute/National Committee for Clinical and Laboratory Standards: Methods for dilution antimicrobial susceptibility tests for bacteria that grow aerobically. Approved Standard CLSI/NCCLS Document M7-A5, ed 7, Wayne, Pa., 2006, CLSI.

肉汤稀释法药敏试验对于实验室来说是必不可少的。

Clinical and Laboratory Standards Institute/National Committee for Clinical and Laboratory Standards: Performance standards for antimicrobial disk susceptibility tests. Approved Standard CLSI/NCCLS Document M2-A9, ed 9, Wayne, Pa., 2006, CLSI.

Cosgrove SE, Carroll KC, Perl TM: S. aureus with reduced susceptibility to vancomycin, Clin Infect Dis 39:539-545, 2004.

对金黄色葡萄球菌对万古霉素敏感性降低的机制及其检测进行了很好的讨论。

Janda JM, Malloy PJ, Schreckenberger PC: Clinical evaluation of the Vitek Neisseria Haemophilus identification card, J Clin Microbiol 25:37-41, 1987.

对于需氧革兰氏阴性双球菌鉴定的有效方法进行了很好的回顾。

Wauters G, Vaneechouette M: Approaches to the identification of aerobic gram-negative bacteria. In Versalovic J, Carroll KC, Funke G, et al, editors: Manual of clinical microbiology, ed 10, Washington, DC, 2011, American Society for Microbiology, pp539-558.

对于革兰氏阴性菌鉴定有效的生化试验进行了很好的讨论。包含了鉴别诊断革兰氏阴性菌在内的许多生物相关的生化鉴定表算法。

参考文献

Abbott SL: *Klebsiella, Enterobacter, Citrobacter, Serratia, Plesiomonas*, and other enterobacteriaceae. In Versalovic J, Carroll KC, Funke G, et al, editors: *Manual of clinical microbiology*, ed 10, Washington, DC, 2011, American Society for Microbiology, pp 639–657.

Abbott SL, Janda JM, Farmer JJ: *Vibrio* and related organisms. In Versalovic J, Carroll KC, Funke G, et al, editors: *Manual of clinical microbiology*, ed 10, Washington, DC, 2011, American Society for Microbiology, pp 666–676.

Adler H, Baumlin N, Frei R: Evaluation of acridine orange staining as a replacement of subcultures for BacT/ALERT-positive, gram stain-negative blood cultures, *J Clin Microbiol* 41:5238–5239, 2003.

Al-Haj-Hussein BT, Al-Shehri MA, Azhar EA, et al: Evaluation of 2 real-time PCR assays for the investigation of mecA gene in clinical isolates of MRSA in Western Saudi Arabia, *Saudi Med J* 26:759–762, 2005.

American Academy of Pediatrics: Committee on Infectious Diseases: Updated recommendations on the use of meningococcal vaccines, *Pediatrics* 134:400–403, 2014.

Ampofo K, Graham P, Ratner A, et al: *Plesiomonas shigelloides* sepsis and splenic abscess in an adolescent with sickle-cell disease, *Pediatr Inf Dis J* 20:1178–1179, 2001.

Anagnostou T, Arvanitis M, Kourkoumpetis TK, et al: Nocardiosis of the central nervous system: Experience from a general hospital and review of 84 cases from the literature, *Medicine* 93:19–32, 2014.

Anikpeh YF, Keller P, Bloemberg GV, et al: Spacecraft bacterium, *Paenibacillus pasadenensis*, causing wound infection in humans, *BMJ Case Rep* 2010:2010.

Antunes LC, Visca P, Towner KJ: *Acinetobacter baumannii*: Evolution of a global pathogen, *Pathog Dis* 71:292–301, 2014.

Arbefeville S, Levi MH, Ferrieri P: Development of a multiplex real-time PCR assay for the detection of *Bordetella pertussis* and *Bordetella parapertussis* in a single tube reaction, *J Microbiol Methods* 97:15–19, 2014.

Bae IG, Federspiel JJ, Miro JM, et al: Heterogeneous vancomycin-intermediate susceptibility phenotype in bloodstream methicillin resistant *S. aureus* isolates from an international chort of patients with infective endocarditis: Prevalence, genotype, and clinical significance, *J Infect Dis* 200:1355–1366, 2009.

Barnett LA, Cunningham MW: A new heart-cross-reactive antigen in *Streptococcus pyogenes* is not M protein, *JID* 162:875–882, 1990.

Baron EJ, Thomson RB: Specimen collection, transport, and processing: Bacteriology. In Versalovic J, Carroll KC, Funke G, et al, editors: *Manual of clinical microbiology*, ed 10, Washington, DC, 2011, American Society for Microbiology, pp 228–271.

Bartlett JG: *Clostridium difficile* infection: Pathophysiology and diagnosis, *Semin Gastrointest Dis* 8:12–21, 1997.

Bassetti M, Trecarichi EM, Mesini A, et al: Risk factors and mortality of healthcare-associated and community-acquired *Staphylococcus aureus* bacteraemia, *Clin Microbiol Infect* 18:862–869, 2012.

Baumgartner A, Niederhauser I, Johler S: Virulence and resistance gene profiles of *Staphylococcus aureus* strains isolated from ready-to-eat foods, *J Food Prot* 77:1232–1236, 2014.

Becker K, Heilmann C, Peters G: Coagulase-negative Staphylococci, *Clin Microbiol Rev* 27:870–926, 2014.

Behnia M, Logan SC, Fallen L, et al: Nosocomial and ventilator-associated pneumonia in a community hospital intensive care unit: A retrospective review and analysis, *BMC Res Notes* 7:232, 2014.

Bennett SD, Walsh KA, Gould LH: Foodborne disease outbreaks caused by *Bacillus cereus, Clostridium perfringens*, and *Staphylococcus aureus*—United States, 1998-2008, *Clin Infect Dis* 57:425–433, 2013.

Bernard K: The genus *Corynebacterium* and other medically relevant coryneform-like bacteria, *J Clin Micobiol* 50:3152–3158, 2012.

Bhan I, Chen J, Bazari H: Isolation of *Cardiobacterium hominis* from the peritoneal fluid of a patient on continuous ambulatory peritoneal dialysis, *Scand J Infect Dis* 38:301–303, 2006.

Bialasiewicz S, Mackay IM, Whiley DM, et al: Protocol for the use of enzyme-linked hybridization assays for genital ulcer disease, *Methods Mol Biol* 903:225–233, 2012.

Block T, Munson E, Culver A, et al: Comparison of carrot broth-and selective Todd-Hewitt broth-enhanced PCR protocols for real-time detection of *S. agalactiae* in prenatal vaginal/anorectal specimens, *J Clin Microbiol* 46:3615–3620, 2008.

Borrow R, Findlow J, Gray S, et al: Safe laboratory handling of *Neisseria meningitidis, Infect* 68:305–312, 2014.

Bowers KM, Wren MW, Shetty NP: Screening for methicillin resistance in *Staphylococcus aureus* and coagulase-negative staphylococci: An evaluation of three selective media and Mastalex-MRSA latex agglutination, *Br J Biomed Sci* 60:71–74, 2003.

Boyanova L, Kolarov R, Mitov I: Antimicrobial resistance and the management of anaerobic infections, *Expert Rev Anti Infect Ther* 5:685–701, 2007.

Briselden AM, Hillier SL: Evaluation of Affirm VPmicrobial identification test for *Gardnerella vaginalis* and *Trichomonas vaginalis, J Clin Microbiol* 32:148–152, 1994.

Brooke JS: *Stenotrophomonas maltophilia*: An emerging global opportunistic pathogen, *Clin Microbiol Rev* 25:2–41, 2012.

Brown-Elliott BA, Brown JM, Conville PS, et al: Clinical and laboratory features of the *Nocardia* spp. based on current molecular taxonomy, *Clin Microbiol Rev* 19:259–282, 2006.

Buchan BW, Allen S, Burnham CA, et al: Comparison of the next generation Xpert MRSA/SA BC and GeneOhm StaphSR assays to routine culture for the identification of *Staphylococcus aureus* and MRSA in positive blood culture broths, *J Clin Microbiol* 2014. pii: JCM.03108-14.

Budzik JM, Hosseini M, Mackinnon AC Jr, et al: Disseminated *Nocardia farcinica*: Literature review and fatal outcome in an immunocompetent patient, *Surg Infect* 13:163–170, 2012.

Byard RW: Diphtheria: "The strangling angel" of children, *J Forensic Leg Med* 20:65–68, 2013.

Camello TC, Souza MC, Martins CA, et al: *C. pseudodiphtheriticum* isolated from relevant clinical sites of infection: A human pathogen overlooked in emerging countries, *Lett Appl Microbiol* 48:458–464, 2009.

Carroll K, Reimer L: Microbiology and laboratory diagnosis of upper respiratory tract infections, *Clin Infec Dis* 23:442–448, 1996.

Cartwright EJ, Jackson KA, Johnson SD, et al: Listeriosis outbreaks and associated food vehicles, United States, 1998-2008, *Emerg Infect Dis* 19:1–9, 2013.

Carvalho G, Facklam R, Jackson D, et al: Evaluation of three commercial broth media for pigment detection and identification of a group B Streptococcus (*S. agalactiae*), *J Clin Microbiol* 47:4161–4163, 2009.

Cazanave C, Greenwood-Quaintance KE, Hanssen AD, et al: Corynebacterium prosthetic joint infection, *J Clin Microbiol* 50:1518–1523, 2012.

Cengiz AB, Yildirim I, Ceyhan M, et al: Comparison of nasopharyngeal culture, polymerase chain reaction (PCR) and serological test for diagnosis of pertussis, *Turk J Pediatr* 51:309–316, 2009.

Chapin KC, Blake P, Wilson CD: Performance characteristics and utilization of rapid antigen test, DNA probe, and culture for the detection of Group A Streptococcus in an acute care clinic, *J Clin Microbiol* 40: 4207–4210, 2002.

Chapin KC, Musgnug MC: Evaluation of the PBP2a Latex agglutination assay for identification of methicillin resistant *Staphylococcus aureus* directly from blood cultures, *J Clin Microbiol* 42:1283–1284, 2004.

Chediac-Tannoury R, Araj GF: Rapid MRSA detection by Latex Kit, *Clin Lab Sci* 16:198–202, 2003.

Chopra T, Marchaim D, Awali RA, et al: Epidemiology of bloodstream infections caused by *Acinetobacter baumannii* and the impact of drug resistance to both carbapenems and ampicillin-sulbactam on clinical outcomes, *Antimicrob Agents Chemother* 57:6270–6275, 2013.

Church DL, Baxter H, Lloyd T, et al: Evaluation of StrepB carrot broth versus Lim broth for detection of group B streptococcus colonization status of near-term pregnant women, *J Clin Microbiol* 46:2780–2782,

2008.
Clinical and Laboratory Standards Institute: *Methods for antimicrobial dilution and disk susceptibility testing of infrequently isolated or fastidious bacteria*, Approved guideline—2nd edition. CLSI document M45-A2, Wayne PA, 2010, CLSI.
Clinical and Laboratory Standards Institute: *Susceptibility testing of Mycobacteria, Nocardiae, and other aerobic actinomycetesm*, Approved standard—2nd edition. CLSI document M24-A2, Wayne, PA, 2011, CLSI.
Clinical and Laboratory Standards Institute: *Methods for antimicrobial susceptibility testing of anaerobic bacteria*, Approved standard—7th ed. CLSI/NCCLS Publication M11-A8, Wayne, Pa., 2012, CLSI.
Cloud JL, Conville PS, Croft A, et al: Evaluation of partial 16S ribosomal DNA sequencing for identification of nocardia species by using the MicroSeq 500 system with an expanded database, *J Clin Microbiol* 42:578–584, 2004.
Conville PS, Witebsky FG: *Nocardia, Rhodococcus, Gordonia, Actinomadura, Streptomyces,* and other aerobic actinomycetes. In Versalovic J, Carroll KC, Funke G, et al, editors: *Manual of clinical microbiology*, ed 10, Washington, DC, 2011, American Society for Microbiology, pp 443–471.
Cortese MM, Baughman AL, Brown K, et al: A "new age" in pertussis prevention new opportunities through adult vaccination, *Am J Prev Med* 32:177–185, 2007.
Couturier MR, Graf EH, Griffin AT: Urine antigen tests for the diagnosis of respiratory infections: Legionellosis, histoplasmosis, pneumococcal pneumonia, *Clin Lab Med* 34:219–236, 2014.
Crabtree JH, Garcia NA: *Corynebacterium striatum* peritoneal dialysis catheter exit site infections, *Clin Nephrol* 60:270–274, 2003.
Daly JA, Clifton NA, Seskin KC, et al: Use of rapid, nonradioactive DNA probes in culture confirmation tests to detect *Streptococcus agalactiae, Haemophilus influenzae*, and *Enterococcus* spp. from pediatric patients with significant infections, *J Clin Microbiol* 29:80–82, 1991.
Daum RS, Ito T, Hiramatsu K: A novel methicillin resistant cassette in community-acquired MRSA isolates of diverse genetic backgrounds, *J Infect Dis* 186:1344–1347, 2002.
David MZ, Cadilla A, Boyle-Vavra S, et al: Replacement of HA-MRSA by CA-MRSA infections at an academic medical center in the midwestern United States, 2004-5 to 2008, *PLoS ONE* 9:e92760, 2014.
Deck MK, Anderson ES, Buckner RJ, et al: Rapid detection of *Enterococcus* spp. direct from blood culture bottles using Enterococcus QuickFISH method: A multicenter investigation, *Diagn Microbiol Infect Dis* 78:338–342, 2014.
de Noordhout CM, Devleesschauwer B, Angulo FJ, et al: The global burden of listeriosis: A systematic review and meta-analysis, *Lancet Infect Dis* 14:1073–1082, 2014.
Desai AP, Stanley T, Atuan M, et al: Use of matrix assisted laser desorption ionisation-time of flight mass spectrometry in a paediatric clinical laboratory for identification of bacteria commonly isolated from cystic fibrosis patients, *J Clin Pathol* 65:835–838, 2012.
Dingle TC, Abbott AN, Fang FC: Reflexive culture in adolescents and adults with group a streptococcal pharyngitis, *Clin Infect Dis* 59:643–650, 2014.
Eastwood K, Else P, Charlett A, et al: Comparison of nine commercially available *Clostridium difficile* toxin detection assays, a real-time PCR assay for *C. difficile* tcdB, and a glutamate dehydrogenase detection assay to cytotoxin assay and cytotoxigenic culture methods, *J Clin Microbiol* 47:3211–3217, 2009.
Edelstein PH: Legionella. In Murray PR, Baron EJ, Jorgensen JH, et al, editors: *Manual of clinical microbiology*, ed 10, Washington, DC, 2011, American Society for Microbiology, pp 770–785.
Elias J, Frosch M, Voge U: Neisseria. In Versalovic J, Carroll KC, Funke G, et al, editors: *Manual of clinical microbiology*, ed 10, Washington, DC, 2011, American Society for Microbiology, pp 559–573.
Endimiani A, Depasquale JM, Forero S, et al: Emergence of blaKPC-containing *Klebsiella pneumoniae* in a long-term acute care hospital: A new challenge to our healthcare system, *J Antimicrob Chemother* 64:1102–1110, 2009a.
Endimiani A, Hujer AM, Perez F, et al: Characterization of blaKPC-containing *Klebsiella pneumoniae* isolates detected in different institutions in the eastern USA, *J Antimicrob Chemother* 63:427–437, 2009b.
Erler R, Wichels A, Heinemeyer EA, et al: VibrioBase: A MALDI-TOF MS database for fast identification of *Vibrio* spp. that are potentially pathogenic in humans, *Syst Appl Microbiol* 2014. pii: S0723-2020(14)00150-7.
Facklam RR, Hollis D, Collins MD: Identification of gram-positive coccal and coccobacillary vancomycin-resistant bacteria, *J Clin Microbiol* 27:724–730, 1989.
Fang H, Ohlsson AK, Ullberg M, et al: Evaluation of species-specific PCR, Bruker MS, VITEK MS and the VITEK 2 system for the identification of clinical Enterococcus isolates, *Eur J Clin Microbiol Infect Dis* 31:3073–3077, 2012.
Farfour E, Leto J, Barritault M, et al: Evaluation of the Andromas matrix-assisted laser desorption ionization-time of flight mass spectrometry system for identification of aerobically growing Gram-positive bacilli, *J Clin Microbiol* 50:2702–2707, 2012.
Feldman C, Anderson R: Review: Current and new generation pneumococcal vaccines, *J Infect* 69:309–325, 2014.
Fernandez-Suarez A, Benitez JM, Vidal AM, et al: Lemierre's syndrome and septicemia caused soley by *Arcanobacterium haemolyticum* in a young immunocompetent patient, *J Med Microbiol* 58:1645–1648, 2009.
Fitzgerald C, Nachamkin I: *Campylobacter* and *Arcobacter*. In Versalovic J, Carroll KC, Funke G, et al, editors: *Manual of clinical microbiology*, ed 10, Washington, DC, 2011, American Society for Microbiology, pp 885–899.
Fox KK, Knapp JS, Holmes KK, et al: Antimicrobial resistance in *Neisseria gonorrhoeae* in the United States 1988–1994: The emergence of decreased susceptibility to the fluoroquinolones, *J Infect Dis* 175:1396–1403, 1997.
Frey AB, Wilson DA, LaSalvia MM, et al: The detection and differentiation of methicillin-resistant and methicillin-susceptible *Staphylococcus aureus* endocarditis by using the BD GeneOhm StaphSR Assay, *Am J Clin Pathol* 136:686–689, 2011.
Friedland I, Gallagher G, King T, et al: Antimicrobial susceptibility patterns in *P. aeruginosa*: Data from a multicenter intensive care unit surveillance study (ISS) in the United States, *J Chemother* 16:437–441, 2004.
Funke G, Bernard KA: Coryneform Gram-positive rods. In Versalovic J, Carroll KC, Funke G, et al, editors: *Manual of clinical microbiology*, ed 10, Washington, DC, 2011, American Society for Microbiology, pp 413–442.
Gaastra W, Lipman LJ: *Capnocytophaga canimorsus, Vet Microbiol* 140:339–346, 2010.
Gales AC, Jones RN, Forward KR, et al: Emerging importance of multidrug-resistant *Acinetobacter* species and *Stenotrophomonas maltophilia* as pathogens in seriously ill patients: Geographic patterns, epidemiological features, and trends in the SENTRY antimicrobial surveillance program (1997–1999), *Clin Infect Dis* 32:104–113, 2001.
Garcia LS, editor: *Clinical microbiology procedures handbook*, ed 3, Washington, DC, 2010, ASM Press.
Gasch O, Fernandex N, Armisen A, et al: Community-acquired *Capnocytophaga canimorsus* meningitis in adults: Report of one case with a subacute course and deafness, and literature review, *Enferm Infecc Microbiol Clin* 27:33–36, 2009.
Giormezis N, Kolonitsiou F, Foka A, et al: Coagulase-negative staphylococcal bloodstream and prosthetic device-associated infections: The role of biofilm formation, adhesin and toxin genes distribution, *J Med Microbiol* 2014. pii: jmm.0.075259-0. doi: 10.
Gisselsson-Solen M, Bylander A, Wilhelmsson C, et al: The Binax NOW test as a tool for diagnosis of severe acute otitis media and associated complications, *J Clin Microbiol* 45:L3003–L3007, 2007.
Giuliano S, Caccese R, Carfagna P, et al: Endocarditis caused by nutritionally variant streptococci: A case report and literature review, *Infez Med* 20:67–74, 2012.
Gorton RL, Ramnarain P, Barker K, et al: Comparative analysis of Gram's stain, PNA-FISH and Sepsityper with MALDI-TOF MS for the identification of yeast direct from positive blood cultures, *Mycoses* 57:592–601, 2014.
Granato PA, Chen L, Holiday I, et al: Comparison of premier CAMPY enzyme immunoassay (EIA), ProSpecT Campylobacter EIA, and ImmunoCard STAT! CAMPY tests with culture for laboratory diagnosis of *Campylobacter* enteric infections, *J Clin Microbiol* 48: 4022–4027, 2010.
Gray JW, Milner PJ, Edwards EH, et al: Feasibility of using microbiology diagnostic tests of moderate or high complexity at the point-of-care in a delivery suite, *J Obstet Gyn* 32:458–460, 2012.
Hageman JC, Uyeki TM, Francis JS, et al: Severe community-acquired pneumonia due to Staphylococcus aureus, 2003–04 influenza season, *Emerg Infec Dis* 12(6):894–899, 2006.
Hale YM, Melton ME, Lewis JS, et al: Evaluation of the Pace 2 *Neisseria gonorrhoeae* assay by three public health laboratories, *J Clin Microbiol* 31:451–453, 1993.
Halket G, Dinsdale AE, Logan NA: Evaluation of the VITEK2 BCL card for identification of *Bacillus* sp. and other aerobic endosporeformers, *Lett Appl Microbiol* 50:120–126, 2010.
Han SH, Chin BS, Lee HS, et al: Vancomycin-resistant enterococci bacteremia: Risk factors for mortality and influence of antimicrobial therapy on clinical outcome, *J Infect* 58:182–190, 2009.
Harris AM, Beekmann SE, Polgreen PM, et al: Rapid urine antigen testing for *Streptococcus pneumoniae* in adults with community-acquired pneumonia: Clinical use and barriers, *Diagn Microbiol Infect Dis* 79:454–457, 2014.
Hassan F: Molecular mechanisms of *Moraxella catarrhalis*-induced otitis media, *Curr Allergy Asthma Rep* 13:512–517, 2013.
Hauser AR, Siriam P, Severe P: aeruginosa infections: Tracking the conundrum of drug resistance, *Postgrad Med* 117:41–48, 2005.
Hecht DW: Anaerobes: antibiotic resistance, clinical significance, and the role of susceptibility testing, *Anaerobe* 12:115–121, 2006.
Heelan JS, Struminsky J, Lauro P, et al: Evaluation of a new selective enrichment broth for detection of Group B Streptococcus in pregnant women, *J Clin Microbiol* 43:896–897, 2005.
Hernandez-Milian A, Payeras-Cifre A: What is new in listeriosis?, *Biomed Res Int* 2014:358051, 2014.
Horneman AJ, Ali A: Aeromonas. In Versalovic J, Carroll KC, Funke G, et al, editors: *Manual of clinical microbiology*, ed 10, Washington, DC, 2011, American Society for Microbiology, pp 658–665.
Huang ST, Lee HC, Lee NY, et al: Clinical characteristics of invasive *Haemophilus aphrophilus* infections, *J Microbiol Immunol* 38:271–276, 2005.
Ibler K, Truberg Jensen K, et al: Six cases of *Aerococcus sanguinicola* infection: Clinical relevance and bacterial identification, *Scand J Infect Dis* 40:761–765, 2008.
Janda JM, Abbott SL: The genus *Aeromonas*; Taxonomy, pathogenecity, and infection, *Clin Microbiol Rev* 23:35–73, 2010.
Jans C, Meile L, Lacroix C, et al: Genomics, evolution, and molecular epidemiology of the *Streptococcus bovis/Streptococcus equines* complex (SBSEC), *Infect Genet Evol* 2014. pii: S1567-1348(14)00345-1.
Johansson A, Ekelöf J, Giske CG, et al: The detection and verification of carbapenemases using ertapenem and matrix assisted laser desorption ionization—Time of flight, *BMC Microbiol* 14:89, 2014.
Jousimies-Somer HR, Summanen P, Citron DM, et al: *Wadsworth-KTL anaerobic bacteriology manual*, Belmont, Calif., 2002, Star Publishing.
Kaplan EL: Pathogenesis of acute rheumatic fever and rheumatic heart disease: Evasive after half a century of clinical, epidemiological, and laboratory investigations, *Heart* 91:3–4, 2005.
Kitchel B, Sundin DR, Patel JB: Regional dissemination of KPC-producing *Klebsiella pneumoniae, Antimicrob Agents Chemother* 53:4511–4513, 2009.
Kononen E, Wade WG, Citron DM: *Bacteroides, Porphyromonas, Prevotella, Fusobacterium*, and other anaerobic gram-negative rods. In Versalovic J, Carroll KC, Funke G, editors: *Manual of clinical microbiology*, ed 10, Washington, DC, 2011, American Society for Microbiology, pp 858–880.
Kotb M, Norrby-Teglund A, McGeer A, et al: An immunogenetic and molecular basis for differences in the outcome of invasive Group A streptococcal infections, *Nat Med* 8:1398–1404, 2002.
Kvach EJ, Ferguson D, Riska PF, et al: Comparison of BD GenOhm *Cdiff* Real-Time PCR assay with a two-step algorithm and a Toxin A/B ELISA for diagnosis of toxigenic Clostridium difficile infection, *J Clin Microbiol* 2009. epub Oct 28.
Lagergård T, Bölin I, Lindholm L: On the evolution of the sexually transmitted bacteria *Haemophilus ducreyi* and *Klebsiella granulomatis, Ann N Y Acad Sci* 1230:E1–E10, 2011.
Lappin E, Ferguson AJ: Gram positive toxic shock syndromes, *Lancet Infect Dis* 9:281–289, 2009.
Lawson AJ: Helicobacter. In Versalovic J, Carroll KC, Funke G, et al, editors: *Manual of clinical microbiology*, ed 10, Washington, DC, 2011, American Society for

Microbiology, pp 900–915.
Lean WL, Arnup S, Danchin M, et al: Rapid diagnostic tests for group A streptococcal pharyngitis: A meta-analysis, *Pediatrics* 134:771–781, 2014.
Leber AL: Pertussis: Relevant species and diagnostic update, *Clin Lab Med* 34:237–255, 2014.
Ledeboer NA, Doern GV: Haemophilus. In Versalovic J, Carroll KC, Funke G, et al, editors: *Manual of clinical microbiology*, ed 10, Washington, DC, 2011, American Society for Microbiology, pp 588–602, 648.
Levi AW, Harigopal M, Hui P, et al: Comparison of Affirm VPIII and Papanicolaou tests in the detection of infectious vaginitis, *Am J Clin Pathol* 135:442–447, 2011.
Limberger RJ, Biega R, Evancoe A, et al: Evaluation of culture and the Gen-Probe Pace 2 assay for detection of *Neisseria gonorrhoeae* and *Chlamydia trachomatis* in endocervical specimens transported to a state health laboratory, *J Clin Microbiol* 30:1162, 1992.
LiPuma JJ, Currie BJ, Peacock SJ, et al: *Burkholderia, Stenotrophomonas, Ralstonia, Cupriavidus, Pandoraea, Brevundimonas, Comomonas, Delftia*, and *Acidovorax*. In Versalovic J, Carroll KC, Funke G, et al, editors: *Manual of clinical microbiology*, ed 10, Washington, DC, 2011, American Society for Microbiology, pp 692–713.
Loonen AJ, Jansz AR, Bergland JN, et al: Comparative study using phenotypic, genotypic, and proteomics methods for identification of coagulase-negative staphylococci, *J Clin Microbiol* 50:1437–1439, 2012.
Lopez R, Cima MD, Vazquez F, et al: Epidemiologic studies *of S. pneumoniae* carriage in healthy primary school aged children, *Eur J Clin Microbiol Infect Dis* 18:771–776, 1999.
Low DE: Toxic shock syndrome: Major advances in pathogenesis, but not treatment, *Crit Care Clin* 29: 651–675, 2013.
Lu PL, Hseuh PR, Hung CC, et al: Infective endocarditis complicated with progressive heart failure due to a β-lactamase producing *Cardiobacterium hominis*, *J Clin Microbiol* 38:2015–2017, 2000.
MacDonald PD, Whitwam RE, Boggs JD, et al: Outbreaks of listeriosis among Mexican immigrants as a result of consumption of illicitly produced Mexican-style cheese, *Clin Infect Dis* 40:677–682, 2005.
Mackey JR, Melendez EL, Farrell JJ, et al: Direct detection of indirect transmission of *Streptobacillus moniliformis* rat bite fever infection, *J Clin Microbiol* 52:2259–2261, 2014.
Madhubashini M, George S, Chandrasekaran S: *Streptobacillus moniliformis* endocarditis: Case report and review of literature, *Indian Heart J* 65:442–446, 2013.
Maetz B, Abbou R, Andreoletti JB, et al: Infections following the application of leeches: Two case reports and review of the literature, *J Med Case Rep* 6:364, 2012.
Mancini F, Monaco M, Pataracchia M, et al: Identification and molecular discrimination of toxigenic and nontoxigenic diphtheria *Corynebacterium* strains by combined real-time polymerase chain reaction assays, *Diagn Microbiol Infect Dis* 73:111–120, 2012.
Mandell GL, Bennett JE, Dolin R, editors: *Principles and practice of infectious diseases*, ed 5, New York, 2000, Churchill Livingstone.
Manickam K, Walkty A, Lagacé-Wiens PR, et al: Evaluation of MRSASelect™ chromogenic medium for the early detection of methicillin-resistant *Staphylococcus aureus* from blood cultures, *Can J Infect Dis Med Microbiol* 24:e113–e116, 2013.
Manji R, Bythrow M, Branda JA: Multi-center evaluation of the VITEK® MS system for mass spectrometric identification of non-Enterobacteriaceae gram-negative bacilli, *Eur J Clin Microbiol Infect Dis* 33:337–346, 2014.
Martinez RM, Bauerle ER, Fang FC, et al: Evaluation of three rapid diagnostic methods for direct identification of microorganisms in positive blood cultures, *J Clin Microbiol* 52:2521–2529, 2014.
Masoero G, Lombardo L, DellaMonica P, et al: Discrepancy between *H. Pylori* stool antigen assay and urea breath test in the detection of *H. pylori* infection, *Dig Liver Dis* 32:285–290, 2000.
Mattos-Guaraldi AL, Moreira LO, Damasco PV, et al: Diphtheria remains a threat to health in the developing world—An overview, *Mem Inst Oswaldo Cruz* 98:987–993, 2003.
McBride SJ, Upton A, Roberts SA: Clinical characteristics and outcomes of patients with vancomycin-susceptible *Enterococcus faecalis* and *Enterococcus faecium* bacteremia in a five-year retrospective review, *Eur J Clin Microbiol Infect Dis* 2009. epub Nov. 15.
McCollum JT, Cronquist AB, Silk BJ, et al: Multistate outbreak of listeriosis associated with cantaloupe, *N Engl J Med* 369:944–953, 2013.
McGuiness CB, Hill J, Fonseca E, et al: The disease burden of pertussis in adults 50 years old and older in the United States: A retrospective study, *MC Infect Dis* 13:32, 2013.
Miller JM, Krisher K, Holmes HT: General principles of specimen collection. In Murray PR, Baron EJ, Jorgensen JH, et al, editors: *Manual of clinical microbiology*, ed 9, Washington, DC, 2007, American Society for Microbiology, p 44.
Mirrett S, Lauer BA, Miller GA, et al: Comparison of acridine orange, methylene blue, and gram stain for blood cultures, *J Clin Microbiol* 14:562–566, 1982.
Mirsaeidi M, Schraufnagel DE: Pneumococcal vaccines: Understanding centers for disease control and prevention recommendations, *Ann Am Thorac Soc* 11:980–985, 2014.
MMWR: Methicillin resistant S. aureus infections among competitive sports participants, 2000–2003, *Morbid Mortal Wkly Rep* 52:793–798, 2003.
MMWR: Vancomycin resistant *S. aureus*—New York, 2004, *Morbid Mortal Wkly Rep* 53:322–323, 2004.
MMWR: Severe methicillin-resistant *Staphylococcus aureus* community-acquired pneumonia associated with influenza—Louisiana and Georgia, December 2006–January 2007, *Morb Mort Wkly Rep* 56:325–329, 2007a.
MMWR: Update to CD's sexually transmitted diseases treatment guidelines, 2006: Fluoroquinolones no longer recommended for treatment of gonococcal infections, *Morbid Mort Wkly Rep* 56:332–336, 2007b.
MMWR: Prevention of perinatal group B streptococcal disease—Revised guidelines from CDC, 2010, *Morb Mort Wkly Rep* 59(RR–10):1–31, 2010.
MMWR: Recommendations for the laboratory-based detection of Centers for Disease Control and Prevention. 2014. *Chlamydia trachomatis* and *Neisseria gonorrhoeae*—2014, *MMWR Recomm Rep* 63(RR–02): 1–19, 2014.
Montiero L, de Mascarel A, Sarrasqueta AM, et al: Diagnosis of *Helicobacter pylori* infection: Noninvasive methods compared to invasive methods and evaluation of two new tests, *Am J Gastroenterol* 96:353–358, 2001.
Montiero L, Oleastro M, Lehours P, et al: Diagnosis of *Helicobacter pylori* infection, *Helicobacter* 14(S1):8–14, 2009.
Moon HW, Lee SH, Chung HS, et al: Performance of the Vitek MS matrix-assisted laser desorption ionization time-of-flight mass spectrometry system for identification of gram-positive cocci routinely isolated in clinical microbiology laboratories, *J Med Microbiol* 62:1301–1306, 2013.
Moskowitz SM, Wiener-Kronish JP: Mechanisms of bacterial virulence in pulmonary infections, *Curr Opin Crit Care* 2009. epub.
Mossad SB, Tomford JW, Stewart R, et al: Case report of *Streptomyces* endocarditis of a prosthetic aortic valve, *J Clin Microbiol* 33:3335–3337, 1995.
Muder RR, Yu VL: Infection due to *Legionella* species other than *L. pneumophila*, *Clin Infect Dis* 35:990–998, 2002.
Munford RS: Severe sepsis and septic shock: The role of gram-negative bacteremia, *Annu Rev Pathol* 1:467–496, 2006.
Murphy TF, Parameswaran GI: *Moraxella catarrhalis*—A human respiratory tract pathogen, *Clin Infect Dis* 49:124–131, 2009.
Murray PR: Matrix-assisted laser desorption ionization time-of-flight mass spectrometry: Usefulness for taxonomy and epidemiology, *Clin Microbiol Infect* 16: 1626–1630, 2010.
Nataro JP, Bopp CA, Fields PI, et al: *Escherichia, Shigella*, and *Salmonella*. In Versalovic J, Carroll KC, Funke G, et al, editors: *Manual of clinical microbiology*, ed 10, Washington, DC, 2011, American Society for Microbiology, pp 603–626.
Nebreda-Mayoral T, Munoz-Bellido JL, Garcia-Rodriguez JA: Incidence and characteristics of urinary tract infections caused by *Corynebacterium urealyticum* (Corynebacterium group D2), *Eur J Clin Microbiol Infect Dis* 13:600–604, 1994.
Nonhoff C, Roisin S, Hallin M, et al: Evaluation of Clearview Exact PBP2a—A new immunochromatographic assay for detection of low-level methicillin-resistant *Staphylococcus aureus* (LL-MRSA), *J Clin Microbiol* 50:3359–3360, 2012.
Norskov-Lauritsen N, Kilian M: Reclassification of *Actinobacillus actinomycetemcomitans, Haemophilus aphrophilus, H. paraprophilus* and *H. segnis* as *Aggregatibacter actinomycetemcomitans* gen. nov., comb. nov., *Aggregatibacter aphrophilus* comb. nov. and *Aggregatibacter segnis* comb. nov., and emended description of *Aggregatibacter aphrophilus* to include V factor-dependent and V factor-independent isolates, *Int J Syst Evol Microbiol* 56:2135–2146, 2006.
Noskin GA, Suriano T, Collins S, et al: *Paenibacillus macerans* pseudobacteremia resulting from contaminated blood culture bottles in a neonatal intensive care unit, *Am J Infect Control* 29:126–129, 2001.
Nugent RP, Krohn MA, Hillier SL: Reliability of diagnosing bacterial vaginosis is improved by a standardized method of Gram stain interpretation, *J Clin Microbiol* 29:297–301, 1991.
Oehler RL, Velez AP, Mizrachi M, et al: Bite-related and septic syndromes caused by cats and dogs, *Lancet Infect Dis* 9:439–475, 2009.
O'Farrell N, Moi H: IUSTI/WHO European STD Guidelines Editorial Board. European guideline for the management of donovanosis, 2010, *Int J STD AIDS* 21:609–610, 2010.
Ozdemir O, Sari S, Terzioglu S, et al: *Plesiomonas shigelloides* sepsis and meningoencephalitis in a surviving neonate, *J Microbiol Immunol Infect* 43:344–346, 2010.
Pan ES, Diep BA, Carlton HA, et al: Increasing prevalence of MRSA infections in California jails, *Clin Infect Dis* 37:1384–1388, 2003.
Papastergiou V, Georgopoulos SD, Karatapanis S: Treatment of *Helicobacter pylori* infection: Past, present and future, *World J Gastrointest Pathophysiol* 5:392–399, 2014.
Patel R, Piper K, Cockerill FR, et al: The biopesticide *Paenibacillus popilliae* has a vancomycin resistance gene cluster homologous to the enterococcal VanA vancomycin gene cluster, *Antimicrob Agents Chemother* 44:704–709, 2000.
Patel JB, Wallace RJ, Brown-Elliott BA, et al: Sequence-based identification of aerobic actinomycetes, *J Clin Microbiol* 42:2530–2540, 2004.
Paterson GK, Morgan FJ, Harrison EM, et al: Prevalence and characterization of human mecC methicillin-resistant *Staphylococcus aureus* isolates in England, *J Antimicrob Chemother* 69:907–910, 2014.
Peel TN, Cole NC, Dylla BL, et al: Matrix-assisted laser desorption ionization time of flight mass spectrometry and diagnostic testing for prosthetic joint infection in the clinical microbiology laboratory, *Diagn Microbiol Infect Dis* 2014. pii: S0732-8893(14)00486-6.
Peirano G, Bradford PA, Kazmierczak KM, et al: Global incidence of carbapenemase-producing Escherichia coli ST131, *Emerg Infect Dis* 20:1928–1931, 2014.
Perez F, Hujer AM, Hujer KM, et al: Global challenge of multidrug-resistant *Acinetobacter baumannii, Antimicrob Agent Chemother* 51:3471–3484, 2007.
Perry JD, Davies A, Butterworth LA, et al: Development and evaluation of a chromagar media for methicillin resistant *S. aureus*, *J Clin Microbiol* 42:4519–4523, 2004.
Petersen JM, Schriefer ME, Araj GF: *Francisella* and *Brucella*. In Murray PR, Baron EJ, Jorgensen JH, et al, editors: *Manual of clinical microbiology*, ed 10, Washington, DC, 2011, American Society for Microbiology, pp 751–769.
Picard FJ, Bergeron MG: Laboratory detection of Group B streptococci for prevention of perinatal disease, *Eur J Clin Microbiol Infect Dis* 23:665–671, 2004.
Queipo-Ortuno MI, Colmenero JD, Baeza G, et al: Comparison between LightCycler Real-Time Polymerase Chain Reaction (PCR) assay with serum and PCR-enzyme-linked immunosorbent assay with whole blood samples for the diagnosis of human brucellosis, *Clin Infect Dis* 40:260–264, 2005.
Ramanan P, Deziel PJ, Wengenack NL: *Gordonia* bacteremia, *J Clin Microbiol* 51:3443–3447, 2013.
Rantala S: *Streptococcus dysgalactiae* subsp. *equisimilis* bacteremia: An emerging infection, *Eur J Clin Microbiol Infect Dis* 33:1303–1310, 2014.
Rasmussen M: Aerococci and aerococcal infections, *J Infect* 66:467–474, 2013.
Reglinski M, Sriskandan S: The contribution of group A streptococcal virulence determinants to the pathogenesis of sepsis, *Virulence* 5:127–136, 2014.
Richter SS, Sercia L, Branda JA, et al: Identification of Enterobacteriaceae by matrix-assisted laser desorption/ionization time-of-flight mass spectrometry using the VITEK MS system, *Eur J Clin Microbiol Infect Dis* 32:1571–1578, 2013.
Rodríguez-Baño J, García L, Ramírez E, et al:

Long-term control of hospital-wide, endemic multidrug-resistant *Acinetobacter baumannii* through a comprehensive "bundle" approach, *Am J Infect Control* 37:715–722, 2009.
Ruoff KL: *Aerococcus, Abiotrophia*, and other aerobic catalase-negative, gram-positive cocci. In Versalovic J, Carroll KC, Funke G, et al, editors: *Manual of clinical microbiology*, ed 10, Washington, DC, 2011, American Society for Microbiology, pp 365–376.
Sabe MA, Shrestha NK, Gordon S, et al: *Staphylococcus lugdunensis*: A rare but destructive cause of coagulase-negative staphylococcus infective endocarditis, *Eur Heart J Acute Cardiovasc Care* 3:275–280, 2014.
Salerno A, Čižnár I, Krovacek K, et al: Phenotypic characterization and putative virulence factors of human, animal and environmental isolates of *Plesiomonas shigelloides, Folia Microbiol (Praha)* 55:641–647, 2010.
Salgado-Pabón W, Breshears L, Spaulding AR, et al: Superantigens are critical for *Staphylococcus aureus* infective endocarditis, sepsis, and acute kidney injury. Superantigens are critical for *Staphylococcus aureus* infective endocarditis, sepsis, and acute kidney injury, *MBio* 4:2013. pii: e00494-13.
Salimnia H, Fairfax MR, Lephart P, et al: An international, prospective, multi-center evaluation of the combination of the AdvanDx Staphylococcus Quick-FISH BC with the mecA XpressFISH for the detection of methicillin-resistant *Staphylococcus aureus* from positive blood cultures, *J Clin Microbiol* 2014.
Savini V, Fazii P, Favaro M, et al: Tuberculosis-like pneumonias by the aerobic actinomycetes Rhodococcus, Tsukamurella and Gordonia, *Microbes Infect* 14:401–410, 2012.
Schlaberg R, Fisher MA, Hanson KE: Susceptibility profiles of *Nocardia* isolates based on current taxonomy, *Antimicrob Agents Chemother* 58:795–800, 2014.
Schuchat A, Lizano C, Broome CV, et al: Outbreak of neonatal listeriosis associated with mineral oil, *Pediatr Infect Dis* 10:183–189, 1991.
Schulthess B, Brodner K, Bloemberg GV, et al: Identification of gram-positive cocci by use of matrix-assisted laser desorption ionization-time of flight mass spectrometry: Comparison of different preparation methods and implementation of a practical algorithm for routine diagnostics, *J Clin Microbiol* 51:1834–1840, 2013.
Sena AC, Seed P, Nicholson B, et al: *Kingella kingae* endocarditis and a cluster investigation among daycare attendees, *Pediatr Infect Dis* 2009. epub Oct 30.
Senneby E, Petersson AC, Rasmussen M: Epidemiology and antibiotic susceptibility of aerococci in urinary cultures, *Diagn Microbiol Infect Dis* 81:149–151, 2015.
Shahin M, Jamal W, Verghese T, et al: Comparative evaluation of Anoxomat and conventional anaerobic GasPak jar systems for the isolation of anaerobic bacteria, *Med Princ Pract* 12:81–86, 2003.
Shelton-Dodge K, Vetter EA, Kohner PC, et al: Clinical significance and antimicrobial susceptibilities of *Aerococcus sanguinicola* and *Aerococcus urinae, Diagn Microbiol Infect Dis* 70:448–451, 2011.
Shepard CW, Daneshvar MI, Kaiser RM, et al: *Bordetella holmesii* bacteremia: A newly recognized clinical entity among asplenic patients, *Clin Infect Dis* 38:799–804, 2004.
Simmon KE, Mirrett S, Reller LB, et al: Genotypic diversity of anaerobic isolates from bloodstream infections, *J Clin Microbiol* 46:1596–1601, 2008.
Simmons C, Stasiewicz MJ, Wright E, et al: *Listeria monocytogenes* and *Listeria* spp. contamination patterns in retail delicatessen establishments in three U.S. states, *J Food Prot* 77:1929–1939, 2014.
Skalsky K, Yahav D, Bishara J, et al: Treatment of human brucellosis: Systematic review and meta-analysis of randomised controlled trials, *BMJ* 336:701–704, 2008.
Smith MD, Sheppard CL, Hogan A, et al: Diagnosis of *S. pneumoniae* infections in adults with bacteremia and community acquired pneumonia: Clinical comparison of pneumococcal PCR and urinary antigen detection, *J Clin Microbiol* 47:1046–1049, 2009.
Song Y, Finegold SM: *Peptostreptococcus, Finegoldia, Anaerococcus, Peptoniphilus, Veillonella*, and other anaerobic cocci. In Versalovic J, Carroll KC, Funke G, editors: *Manual of clinical microbiology*, ed 10, Washington, DC, 2011, American Society for Microbiology, pp 803–816.
Spector TB, Maziarz EK: Pertussis, *Med Clin North Am* 97:537–552, 2013.
Spellberg B, Bonomo RA: The deadly impact of extreme drug resistance in *Acinetobacter baumannii, Crit Care Med* 42:1289–1291, 2014.
Spellerberg B, Brandt C: Streptococcus. In Versalovic J, Carroll KC, Funke G, editors: *Manual of clinical microbiology*, ed 10, Washington, DC, 2011, American Society for Microbiology, pp 331–349.
Speziale P, Pietrocola G, Rindi S, et al: Structural and functional role of *Staphylococcus aureus* surface components recognizing adhesive matrix molecules of the host, *Future Microbiol* 4:1337–1352, 2009.
Steiner DJ, Furuya Y, Metzger DW: Host-pathogen interactions and immune evasion strategies in *Francisella tularensis* pathogenicity, *Infect Drug Resist* 7:239–251, 2014.
Stevens DL, Bryant AE, Berger A, et al: *Clostridium*. In Versalovic J, Carroll KC, Funke G, editors: *Manual of clinical microbiology*, ed 10, Washington, DC, 2011, American Society for Microbiology, pp 833–857.
Stevens MP, Elam K, Bearman G: Meningitis due to *Bacillus cereus*: A case report and review of the literature, *Can J Infect Dis Med Microbiol* 23:e16–e19, 2012.
Stingu CS, Rodloff AC, Jentsch H, et al: Rapid identification of oral anaerobic bacteria cultivated from subgingival biofilm by MALDI-TOF-MS, *Oral Microbiol Immunol* 23:372–376, 2008.
Summanen PH, McTeague M, Vaisanen ML, et al: Comparison of recovery of anaerobic bacteria using the Anoxomat, anaerobic chamber, and GasPak jar systems, *Anaerobe* 5:5–9, 1999.
Sweeney DA, Hicks CW, Cui X, et al: Anthrax infection, *Am J Respir Crit Care Med* 184:1333–1341, 2011.
Tai AS, Kidd TJ, Whiley DM, et al: Molecular surveillance for carbapenemase genes in carbapenem-resistant *Pseudomonas aeruginosa* in Australian patients with cystic fibrosis, *Pathology* 47:156–160, 2015.
Teixeira LM, Carvalho MGS, Shewmaker PL, et al: Enterococcus. In Versalovic J, Carroll KC, Funke G, et al, editors: *Manual of clinical microbiology*, ed 10, Washington, DC, 2011, American Society for Microbiology, p 442.
Testerman TL, Morris J: Beyond the stomach: An updated view of *Helicobacter pylori* pathogenesis, diagnosis, and treatment, *World J Gastroenterol* 20:12781–12808, 2014.
Thomas JG: Routine CSF antigen detection for agents associated with bacterial meningitis: Another point of view, *Clin Microbiol Newsl* 16:89–95, 1994.
Tille PM, editor: *Bailey and Scott's diagnostic microbiology*, ed 13, St Louis, 2014, Mosby.
Toro CM, Janvier J, Zhang K, et al: Community-associated methicillin-resistant *Staphylococcus* aureus necrotizing pneumonia without evidence of antecedent viral upper respiratory infection, *Can J Infect Dis Med Microbiol* 25:e76–e82, 2014.
U.S. Preventive Services Task Force: Ocular prophylaxis for gonococcal ophthalmia neonatorum: Reaffirmation recommendation statement, *Am Fam Physician* 85:195–196, 2012.
Valve K, Vaalasti A, Anttila VJ, et al: Disseminated *L. pneumophila* infection in an immunocompromised patient treated with tigecycline, *Scand J Infect Dis* 2009. epub Nov. 17.
Van den Velde S, Lagrou K, Desmet K, et al: Species identification of corynebacteria by cellular fatty acid analysis, *Diagn Microbiol Infect Dis* 54:99–104, 2006.
Vaneechouette M, Dijksoorn L, Nemec A, et al: *Acinetobacter, Chryseobacterium, Moraxella*, and other nonfermentative gram-negative bacteria. In Versaolvic J, Carroll KC, Funke G, et al, editors: *Manual of clinical microbiology*, ed 10, Washington, DC, 2011, American Society for Microbiology, pp 714–738.
Vaska VL, Faoagali JL: *Streptococcus bovis* bacteraemia: Identification within organism complex and association with endocarditis and colonic malignancy, *Pathology* 41:183–186, 2009.
Veenemans J, Verhulst C, Punselie R, et al: Evaluation of brilliance MRSA 2 agar for detection of methicillin-resistant *Staphylococcus aureus* in clinical samples, *J Clin Microbiol* 51:1026–1027, 2013.
Velasco D, del Mar Tomas M, Cartelle M, et al: Evaluation of different methods for detection of methicillin (oxacillin) resistance in Staphylococcus aureus, *J Antimicrob Chemother* 55:379–382, 2005.
Verani JR, McGee L, Schrag SJ: Prevention of perinatal group B streptococcal disease—Revised guidelines from CDC, *MMWR Recomm Rep* 59:1–36, 2010.
Versalovic J, Carroll KC, Funke G, et al, editors: *Manual of clinical microbiology*, ed 10, Washington, DC, 2011, American Society for Microbiology.
Vucicevic Z, Bencic IJ, Kruslin B, et al: Toxic shock syndrome due to group A streptococcal pharyngitis and bacteremia in an adult, *J Microbiol Immunol Infect* 41:351–354, 2008.
Wade WG, Kononen E: *Propionibacterium, Lactobacillus, Actinomyces*, and other non-spore-forming anaerobic gram positive rods. In Versalovic J, Carroll KC, Funke G, editors: *Manual of clinical microbiology*, ed 10, Washington, DC, 2011, American Society for Microbiology, pp 817–833.
Wang Q, Chang BJ, Riley TV: *Erysipelothrix rhusiopathiae, Vet Microbiol* 140:405–417, 2010.
Warren DK, Liao RS, Merz LR, et al: Detection of methicillin resistant *S. aureus* directly from nasal swab specimens by a real-time PCR assay, *J Clin Microbiol* 42:5578–5581, 2004.
Weinstock DM, Brown AE: Rhodococcus equi: An emerging pathogen, *Clin Infect Dis* 34:1379–1385, 2002.
Wellinghausen N: *Listeria* and *Erysipelothrix*. In Versalovic J, Carroll KC, Funke G, et al, editors: *Manual of clinical microbiology*, ed 10, Washington, DC, 2011, American Society for Microbiology, pp 403–412.
Westhoff C: IUDs and colonization or infection with *Actinomyces, Contraception* 75:S48–S50, 2007.
Wilkie IW, Harper M, Boyce JD, et al: *Pasteurella multocida*: Diseases and pathogenesis, *Curr Top Microbiol Immunol* 361:1–22, 2012.
Williams MM, Taylor TH Jr, Warshauer DM, et al: Harmonization of *Bordetella pertussis* real-time PCR diagnostics in the United States in 2012, *J Clin Microbiol* 53:118–123, 2015.
Williams-Bouyer N, Reisner BS, Woods GL: Comparison of gen-probe AccuProbe group B streptococcus culture identification test with conventional culture for the detection of group B streptococci in broth cultures of vaginal-anorectal specimens from pregnant women, *Diagn Microbiol Infect Dis* 36:159–162, 2000.
Wilson BA, Ho M: Cellular and molecular action of the mitogenic protein-deamidating toxin from *Pasteurella multocida, FEBS J* 278:4616–4632, 2011.
Wilson JW: Nocardiosis: Updates and clinical overview, *Mayo Clin Proc* 87:403–407, 2012.
Winn W, Allen S, Janda W, et al: *Koneman's color atlas and textbook of diagnostic microbiology*, ed 6, Philadelphia, 2006, JB Lippincott.
Wirsing von Konig CH, Riffelmann M, Coenye T: *Bordetella* and related genera. In Versalovic J, Carroll KC, Funke G, et al, editors: *Manual of clinical microbiology*, ed 10, Washington, DC, 2011, American Society for Microbiology, pp 739–750.
Woo PC, Ngan AH, Lau SK, et al: *Tsukamurella conjunctivitis*: A novel clinical syndrome, *J Clin Microbiol* 41:3168–3171, 2003.
Woods GL, Gutierez Y: *Diagnostic pathology of infectious diseases*, Philadelphia, 1993, Lea & Febiger.
Xu Y, Wang Y, Tan Y, et al: Production and characterization of recombinant pertactin, fimbriae 2 and fimbriae 3 from *Bordetella pertussis, BMC Microbiol* 9:274, 2009.
Yagupsky P: *Kingella kingae*: Carriage, transmission, and disease, *Clin Microbiol Rev* 28:54–79, 2015.
Yew HS, Chambers ST, Roberts SA, et al: Association between HACEK bacteraemia and endocarditis, *J Med Microbiol* 63:892–895, 2014.
Zbinden R, von Graevenitz A: *Actinobacillus, Capnocytophaga, Eikenella, Kingella, Pasturella*, and other fastidious or rarely encountered gram negative rods. In Versalovic J, Carroll KC, Funke G, et al, editors: *Manual of clinical microbiology*, ed 10, Washington, DC, 2011, American Society for Microbiology, pp 574–587.

第59章 抗微生物药物体外试验

Angella Charnot-Katsikas, Kathleen G. Beavis

要点

1. 最小抑菌浓度(minimum inhibitory concentration, MIC)指体外抑制微生物肉眼可见生长的最低抗生素浓度。它不同于折点。折点是将分离株确定为敏感、中介或耐药的抗生素浓度。

2. MIC值在实验室通过抑制性试验方法检测,包括肉汤稀释法、琼脂稀释法和梯度扩散法(使用Epsilometer,也称为E试验)。纸片扩散试验是一种定性而非定量试验,它不直接获得MIC值,而是通过抑菌圈大小反映MIC值。分子检测也不能直接获得MIC值,而是越来越多地用于快速检测微生物体内耐药基因的存在。无论选择何种检测方法,均须明白耐药机制是复杂且快速发展的,因此,实验室负责人必须实时掌握最新的文献和指南。

3. 无论采用何种药物敏感性试验方法,必须采用相应标准化的培养基、接种浓度、孵育时间、培养环境和温度,以保证结果的准确性和可重复性。这些变量的标准由美国临床和实验室标准化协会(Clinical and Laboratory Standards Institute, CLSI)出版并代表微生物实验室的实践标准(译者注:除CLSI标准外,也可遵循欧洲临床微生物和感染病学会药敏委员会(European Committee on Antimicrobial Susceptibility Testing, EUCAST)等机构制订的相应标准)。

4. 市售自动化仪器系统可实现快速、高通量的敏感性检测。尽管这些系统有速度和效率的优势,但必须认识到他们的缺点。除费用高以外,还存在特殊耐药表型检测准确性的问题。可以将专家规则编入软件来简化部分问题,以获得更准确的报告。实验室负责人有责任了解所使用系统的缺点,并寻找合适的替代试验或补充试验。

5. 每个实验室应该根据CLSI所发布的指南,与实验室所服务机构的医疗和传染病工作人员充分协商确定敏感性试验的适应证以及试验和报告药物的选择。通常,根据鉴定结果不能可靠预测所分离微生物的敏感性时就需要进行敏感性试验。

6. 实验室应根据CLSI指南,至少每年一次公布累积药敏报告(即抗菌谱)。这些信息对临床医生在获得检验报告前开展适当的经验性治疗有重要作用,而且有助于药师监测特定抗菌药物的应用和需求、控制药品费用、了解一定时间内特定医院或地区的敏感性趋势。

临床医生在选择抗生素治疗感染患者时需考虑多个因素,包括但不限于感染已知或最可能的病原体、当地该病原体的耐药谱、感染部位、药物的药效学和药代动力学特性、患者的健康状况以及抗生素成本。虽然,抗微生物药物的初始选择常常是经验性的,但是,抗生素的体外敏感性试验对患者后续治疗具有重要帮助。以下情况需要调整治疗:①病原体对当前治疗药物耐药;②抗生素剂量不恰当;③存在同样有效但价格较低的药物;④抗生素降阶梯治疗(例如该微生物敏感性高于预期)。

引言和术语

临床实验室主要采用表型方法进行体外抗菌药物敏感性试验(antibiotic susceptibility testing, AST)。传统的表型方法需要分离待测病原菌,再将病原菌暴露于抗微生物药物,观察其生长状况,从而评价病原菌对抗生素的耐药性。这一过程费力、耗时,在某些情况下,对患者、实验室,或对两者均无益处。尽管如此,表型方法,包括肉汤稀释法、琼脂稀释法、纸片扩散法和梯度扩散法(E-test),仍是目前最普遍,也常常是最经济有效的敏感性试验方法。基于表型方法的商品化系统减少了耐药表型检测所需的人力和时间,已在实验室中广泛应用。此外,新的检测方法(主要是分子学方法)正在兴起,有些方法直接检测患者标本,避免了分离病原菌引起的延迟。

抗菌药物敏感性试验可依据判断终点即生长抑制或杀灭进行分类。大多数情况下,实验室以生长抑制作为参数,只在少数特定情况下以杀灭作为终点。

大部分表型敏感性试验的抑制参数采用最小抑菌浓度(MIC),即在体外抑制微生物肉眼可见生长的最低抗生素浓度(图59-1)。MIC值不仅取决于抗微生物药物与微生物之间的相互作用,还取决于试验条件。这些条件包括培养基的 pH 值和离子浓度、孵育温度、孵育环境、孵育时间、微生物浓度。为了实验室内和实验室间结果的可重复性,这些试验条件已经标准化。世界上多个标准化组织已在不同场合建立并发布了这些参数,在美国,临床和实验室标准化协会(CLSI)履行该职责。

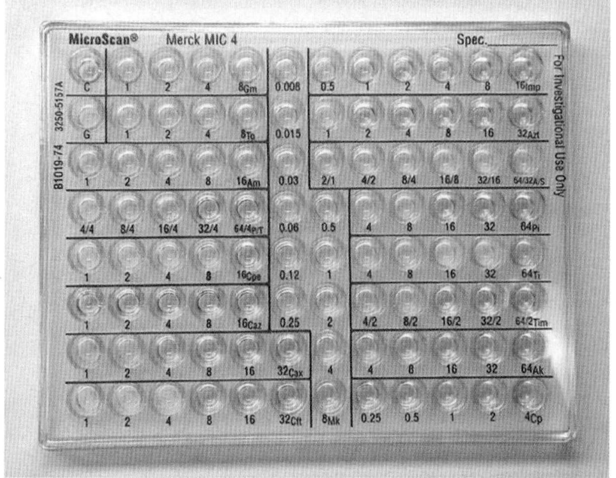

图 59-1 微量肉汤稀释法检测 MIC 值。图中所示是一个商品化微孔板,各孔含不同浓度的抗生素,单位为 mcg/ml,抗生素浓度以数字标注于各孔下方,抗微生物药物名称以缩写形式标注于最高浓度旁。手工接种菌液至各孔,肉眼判读结果。浑浊表明有生长(上图中也可见色素),微生物会在耐药的浓度孔中生长。无肉眼可见生长的最低浓度确定为 MIC 值。如果某抗生素系列稀释孔均为阴性,则 MIC 值为低于该抗生素最低稀释浓度;相反,当系列稀释孔均有生长时,则 MIC 值为高于该药的最高稀释浓度。上图中,最后一排抗生素右侧是环丙沙星(Cp),其 MIC 值为≤0.25mcg/ml;左侧是头孢替坦(Cft),在标记为 1、2 和 4 的孔中出现明显生长,标记为 8 的孔中无生长,该药物的 MIC 值为 8mcg/ml。左上方设置了阴性对照孔(C)和阳性对照孔(G)用于比对(也用于指示实验的有效性)

虽然在反映抗生素和特定微生物相互作用时 MIC 是一个非常有用且可重复的指标,但它本身提供给医生的关于感染患者的信息有限。MIC 值是在体外特定条件下,浓度恒定的抗生素与微生物在特定时间点相互作用的一个"快照式"评估。MIC 值只有与患者复杂多变的生理环境相联系,医生才能够用它预测特定抗生素治疗成功与否。这是通过折点实现某种抗微生物药物对微生物杀灭或生长抑制效能的评估。折点有多种类型,包括微生物学、药动学/药效学和临床折点。旨在通过对所分离微生物的分类以预测患者治疗有效性的临床折点,是与本文相关也是此处讨论的唯一折点类型。临床折点的确定是一个复杂、困难、主观的过程,包括大量的临床试验。临床折点可能因确定标准的机构不同而异,也可能根据最新的指导性文献重新评估和修订后发生改变。折点也因感染部位而异。例如,肺炎链球菌(*S. pneumoniae*)引起的脑膜炎与同样由该菌引起的肺炎折点不同。在美国,临床实验室使用的特定抗生素与微生物组合的临床折点由 CLSI 确定和发布,并且每年更新(CLSI document M100-S24,2014)。由于各种各样的原因,CLSI 建立的折点可能不同于欧洲临床微生物和感染病学会药敏委员会(European Committee on Antimicrobial Susceptibility Testing, EUCAST)或者其他标准化组织所建立的折点。原因之一是同一药物在不同国家的给药剂量和方案不同。在美国,当 CLSI 与美国食品药品管理局(Food and Drug Administration,FDA)的折点不相同时,同样存在挑战。因为自动化检测系统制造商必须遵循 FDA 制订的折点和解释标准,而 CLSI 的折点及解释标准是临床微生物学家所遵循的指南,它基于最新和最相关的文献且定期更新。此外,折点不能完全预测临床结局的原因还包括存在患者自身特点和免疫力,微生物毒力、型别和感染部位的差异。关于折点及其确定、修订和相关性的探讨可参照一些综述(Doern & Brecher,2011;Jenkins & Jerris,2011)。

解释分类的建立使实验室药敏结果报告简单并易于理解。许多实验室除 MIC 外,还报告相应的分类,或在某些情况下取代 MIC 报告。尽管知识丰富的传染病科医生能够根据 MIC 做出有效的诊疗决策,但其他专科医生则不然,他们主要依据实验室提供的解释分类开展治疗。基本的解释分类包括敏感、中介和耐药,以及不敏感类、剂量依赖性敏感(susceptible dose dependent,SDD)。后者是 AST 最近提出的新类型(CLSI,2014)。敏感意味着用特定抗生素的推荐剂量治疗可能有效地清除感染,而耐药表明合适剂量的抗生素临床治疗成功的可能性不大。

中介这一解释分类有几种含义:表明常规剂量抗生素对该分离株的抑制作用小于解释分类为敏感的分离株;意味着高剂量抗生素治疗可能有效,抗生素浓集解剖部位的治疗也可能有效。后一种状况的范例是β-内酰胺类抗生素用于治疗尿路感染。中介也是一个缓冲区,目的是防止技术原因造成结果的大错误。SDD 意味着分离株的敏感性依赖于比常规更高的剂量(更高剂量和(或)更短的给药间隔),此时患者暴露的药物浓度高于敏感株感染时的药物浓度。SDD 已被用于抗真菌药物的 AST,但现在也运用于抗细菌药物的 AST。因为,临床医生常常将中介错误地解释为耐药,从而限制了他们对治疗药物的选择。

不敏感这一分类用于尚未发现中介和耐药株,或中介和耐药尚未界定的情况。主要用于新抗生素。如果某分离株 MIC 值高于确定的敏感折点浓度,实验室可报告该菌株为不敏感。这并不一定意味着该菌株对该抗生素耐药,只是表明用该水平决定抗生素 MIC 值的经验有限,故不能明确评估。

尽管分离株的抗菌药物敏感性试验结果及其敏感性分类报告有助于医生管理感染患者,但必须注意,体内抗微生物药物活性取决于多种因素。除药物剂量、给药途径、药代动力学/药效学特性、感染部位,患者特点如免疫状况、肝肾功能、饮食外,合并治疗药物也决定患者对治疗的反应,治疗计划中必须考虑这些因素。因此,抗微生物药物敏感性试验是患者管理的辅助手段,其本身并不能预测治疗效果。

抑制性敏感性试验方法

稀释法

稀释法是将标准浓度的微生物接种至含系列浓度抗生素

的试管、微孔或平皿的介质中，如肉汤或琼脂，抗生素浓度通常从 2 的整倍数（如 128μg/ml）开始，然后以 $\log_2$ 倍比稀释至检测的最低浓度。为了方便和经济，公认的做法是，每种药物仅检测包含敏感和耐药折点范围的浓度。

宏量肉汤稀释法使用标准试管，通过肉眼观察确定存在生长。宏量肉汤稀释法因其耗费人力而不再被大多数实验室采用，但它是大多数现代药物敏感性试验系统的基础。将待测抗生素溶入培养皿中琼脂进行试验的琼脂稀释法，同样是一种陈旧而耗费人力的方法，很少在现代实验室常规应用。然而，由于所测试的分离株在琼脂上单点接种，所以琼脂稀释法可以在单个平皿上检测多个分离株。此外，对于在肉汤中生长不良，或者肉汤法重复性不理想的菌种，可以采用琼脂稀释法检测。例如，琼脂稀释法是 CLSI 推荐的除脆弱拟杆菌（*Bacteroides fragilis*）以外的厌氧菌敏感性试验参考方法（CLSI，2012a）。

微量肉汤稀释法是现代微生物实验室最常用的稀释法，它是大多数商品化系统的基础。商品化一次性微量抗生素板条是独立体系，可以手工接种和读板（图 59-1）。由于自制微量板条耗费人力而且需要进行大量的质量保证工作，商品化板条和系统深受实验室喜爱。然而，商品化板条和系统可能存在价格昂贵、抗生素种类不符合实验室需要，定制板条通常需要额外付费等缺点。含抗生素的微量板条也可通过分光光度法和荧光法自动判读，组成自动化系统。现有的几个系统已使用多年，拥有丰富的数据库，提供计算机软件处理抗菌谱数据，并包括帮助解释敏感性试验结果的“专家”系统。自动化仪器中的专家系统允许将规则编程到软件中，使 AST 报告尽可能自动化和准确。还包括根据药敏结果采取后续措施的规则。它们整合了临床折点及其他重要信息，如已知的微生物固有耐药机制、特有耐药谱和解释规则（从 AST 结果推断耐药机制）（Leclercq et al，2013）。

EPSILOMETER

Epsilometer，又称 E 试验（E-test，bioMérieux SA，Marcy-l'Etoile，France），是在稀释法和扩散法两者相结合的基础上发展起来的。E 试验试条是一个塑胶条带，一面含有梯度浓度的抗生素，另一面是相应的连续的 MIC 刻度。因此，可以像肉汤稀释法一样测定 MIC 值。将 E 试条放在接种了待测分离株的琼脂平板表面，像纸片扩散法一样，E 试条中抗生素向周围琼脂扩散，区别在于，扩散形成的浓度梯度与 E 试条上的梯度相对应。如果待测株敏感，则细菌生长过程中在琼脂平皿表面形成椭圆形抑菌圈，其边缘与 E 试条交点的刻度即为 MIC 值（图 59-2）。对于许多抗生素和细菌组合而言，E 试验与琼脂或肉汤稀释法获得的 MIC 值有很好的相关性（Baker et al，1991）。E 试验非常实用，因为它可用于检测分离株对单一抗生素的敏感性，特别适用于检测分离株对实验室已设定抗生素组合以外药物的敏感性，或者需要特殊培养基的苛养菌（如流感嗜血杆菌（*Haemophilus influenzae*））对一种或几种药物的敏感性。

纸片扩散法

纸片扩散法（又称 Kirby-Bauer 法），主要用于快速生长的需氧菌和兼性厌氧菌。将含特定量（非浓缩）抗微生物药物的纸片贴在已接种标准浓度待测菌的琼脂表面。在直径为

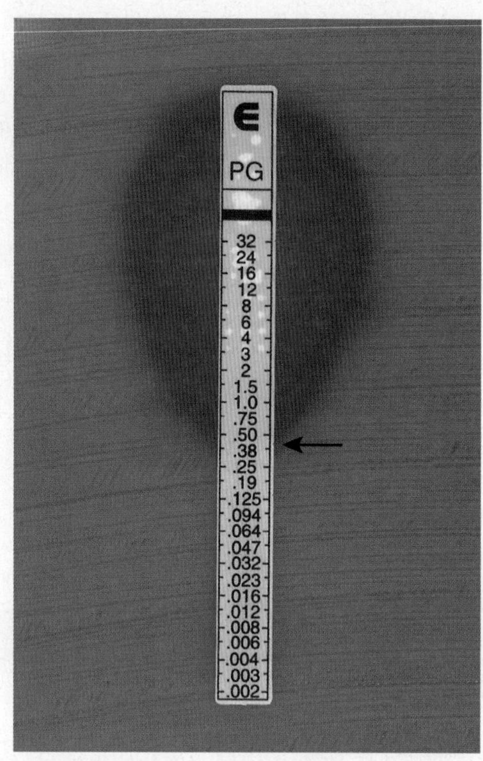

图 59-2 Epsilometer（E 试验）。将含梯度浓度抗生素（以青霉素为例）的塑料试条置于涂布待测菌株（肺炎链球菌）的琼脂表面。抑菌圈边缘与试条交点的刻度即为 MIC 值（图箭头所示）

150mm 的琼脂平皿上同时检测多达 12 种抗生素。抗生素从药敏纸片扩散到琼脂培养基中，经过标准时间的孵育（16～24 小时），抗微生物药物在培养基中临界浓度处抑制细菌生长，形成抑菌圈（图 59-3）。抑菌圈直径与 MIC 值呈负相关。两者之间的关系可以用线性回归表示，敏感、中介和耐药对应的抑菌圈直径可以理解为与其 MIC 值相对应的回归线的截距。值得注意的是，相同直径的不同抗生素和病原菌组合所对应的解释折点不同，例如直径为 13mm 对某种组合可以解释为敏感，而另一种组合可能为耐药。

纸片扩散法是一种提供定性药敏结果的简单方法，可以方便地调整所测抗生素的种类，与其他方法相比价格也不贵。虽然视频辅助读板器作为药敏数据管理系统 BIOMIC 系统（Giles Scientific，Santa Barbara，Calif）的组成部分，已投入使用数年，纸片扩散法仍主要依靠手工。耗费人力这一缺点妨碍了纸片扩散法成为标本量大的实验室的常规药敏试验方法。此外，某些苛养菌需要特殊的培养基或培养条件，这也妨碍了纸片扩散法在某些实验室中常规运用。为了极少的应用机会而始终配备特殊的培养基，经济效益低下。在这种情况下，将待测菌送到参考实验室进行药物敏感性试验有时是一种更为有效的方法。

β-内酰胺酶直接检测法

β-内酰胺酶直接检测法并非抑制试验，而是检测微生物产生的 β-内酰胺酶产物的表型试验。之所以和抑制试验一起讨论是因为它们和抑菌试验一样，在临床实验室中被广泛运用。这些试验对检测革兰氏阳性菌和少数革兰氏阴性菌的青霉素

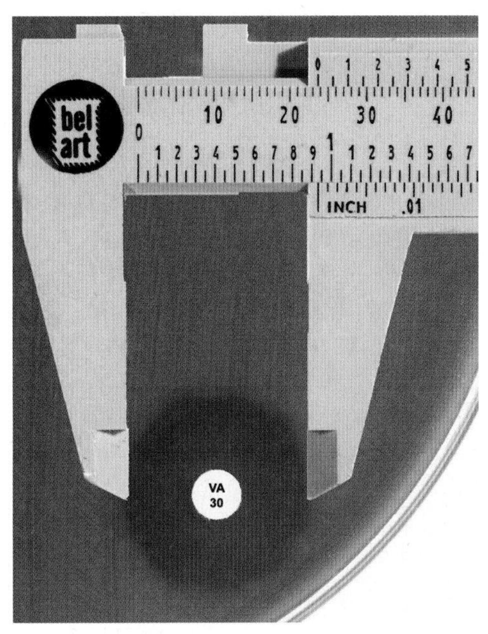

图 59-3 纸片扩散法。测量已涂布待测菌(肺炎链球菌)的琼脂表面抗生素纸片(本图为万古霉素)周围的抑菌圈。根据抑菌圈大小,结果可能为敏感、中介或耐药

酶很有效。常用的三种β-内酰胺酶直接检测法为:酸测定法、碘测定法和显色法。显色法是最敏感、最特异和最简单的方法,在常规实验室中取代了其他方法,也是本节唯一讨论的方法。显色法使用的是含有产色头孢菌素(头孢硝噻酚(nitrocefin))的纸片。取一环待测菌涂抹于纸片,如果待测菌产β-内酰胺酶则产色头孢菌素会发生水解,纸片通常在1分钟内从黄色变成红色;有些反应比较缓慢,需15分钟后再观察纸片颜色变化。该方法可以用于检测多个菌种产生的β-内酰胺酶,包括嗜血杆菌属(*Haemophilus* species)、卡他莫拉菌(*Moraxella catarrhalis*)、葡萄球菌属(*Staphylocomlus* species)、肠球菌属(*Enterocomlus* species)和革兰氏阴性厌氧菌(不包括被认为固有产β-内酰胺酶的脆弱拟杆菌群)。阳性结果表明受试菌不被对青霉素酶敏感的青霉素类药物抑制。流感嗜血杆菌或卡他莫拉菌头孢硝噻酚试验阳性表明氨苄西林(ampicillin)或阿莫西林(amoxicillin)治疗该菌所致感染无效。许多革兰氏阳性菌,需经暴露于β-内酰胺类抗生素后诱导产生该酶方可检出。例如,一种检测葡萄球菌菌株产β-内酰胺酶的简单且实用的方法是从纸片扩散法平皿上挑取β-内酰胺类抗生素纸片边缘的生长菌株。此外,对金黄色葡萄球菌(*S. aureus*)而言,诱导的头孢硝噻酚试验敏感性不如其他检测青霉素酶试验;因此,当该法为阴性结果时,应选用更敏感的检测方法,如青霉素抑菌圈边缘试验(CLSI,2014)。青霉素抑菌圈边缘试验中,青霉素抑菌圈边缘清晰表示β-内酰胺酶试验阳性,而边缘"模糊"或渐变则意味着对青霉素敏感(CLSI,2014)。应该指出的是,β-内酰胺酶直接检测法不适用于预测某些革兰氏阴性需氧菌或兼性厌氧菌对β-内酰胺类抗生素的敏感性,如假单胞菌属(*Pseudomonas* spp)或肠杆菌科细菌(*Enterobacteriaceae*)。此外,待测菌β-内酰胺酶试验阴性不排除其耐青霉素,因为β-内酰胺类抗生素还有其他耐药机制,如在淋病奈瑟菌(*Neisseria gonorrhoeae*)中发现的青霉素结合蛋白修饰。

敏感性试验中的技术要求

实验室无论选用稀释法还是纸片扩散法(实验室通常选择不同方法的组合以满足需要),使用标准化程序对结果的准确性和可重复性至关重要。世界各地的各种标准化组织发布了这些操作的执行标准。在美国,由专业组织(如美国微生物学会(American Society for Microbiology),美国感染性疾病学会(Infectious Disease Society of America))、私营企业和政府组织共同组成的抗菌药物敏感试验分委员会建立了必要的标准,该分委员会隶属于CLSI微生物学领域委员会。CLSI已经发表了一系列敏感性试验的标准化程序文件:需氧和兼性厌氧菌(CLSI documents M100-S24,2014 and M45-A2,2010)、厌氧菌(CLSI M11-A8,2012a)、分枝杆菌(mycobacteria)和需氧菌放线菌(CLSI M24-A2,2012b)、丝状真菌(filamentous fungi)(CLSI M38-A2,2008b)和酵母菌(yeasts)(CLSI M27-A3,2008 和 M27-S4,2012c)。抗菌药物敏感试验分委会每3年修订大部分文件,且每年对MIC折点或抑菌圈直径折点进行详细的审核和修订。CLSI发布的标准化程序代表了美国实验室的实践标准,实验室应确保获得最新的表格和文件,并且在方法和规程中及时纳入最新的修定表格和文件。

检测培养基

已经证明,敏感性试验试剂成分影响检测结果。关于检测培养基,目前CLSI推荐Mueller-Hinton琼脂或肉汤,因为它们有较好的批间重复性,磺胺(sulfonamide)、甲氧苄啶(trimethoprim)和四环素(tetracycline)类抗生素抑制剂含量低,而且支持大部分非苛养菌生长(CLSI,2012d,2012e)。使用商品化培养基或实验室自制培养基时必须执行严格的质量控制,因为培养基的许多物理特性直接影响检测结果。离子浓度和pH值变化会影响检测结果(CLSI,2012d,2012e)。例如,过量的钙离子和镁离子使铜绿假单胞菌(*Pseudomonas aeruginosa*)对氨基糖苷类(aminoglycosides)表现得更加耐药,不足时可能表现为假敏感。钙离子水平影响待测菌株对达托霉素(daptomycin)的敏感性结果,锌离子水平影响碳青霉烯类(carbapenem)的结果。另外,培养基的pH值也直接影响检测结果,必须在7.2~7.4之间才能获得准确结果。偏酸性的pH值使一些抗生素如氨基糖苷类、喹诺酮类(quinolones)和大环内酯类(macrolides)失活,而一些抗生素如青霉素活性增加。pH值偏高可能出现相反效果。

对于一些苛养菌,Mueller-Hinton培养基中必须补充添加剂或使用含必需生长因子的特殊培养基。例如,链球菌在不含添加剂的Mueller-Hinton培养基中或表面生长不良,这个问题可以在纸片扩散法中通过添加终浓度为5%的去纤维蛋白羊血,或肉汤稀释法中添加终浓度为2.5%~5%的裂解马血来解决。流感嗜血杆菌采用肉汤稀释法时要用嗜血杆菌检测培养基,而淋病奈瑟菌需使用含生长性添加剂的GC琼脂基础培养基(CLSI,2010)。对于厌氧菌的敏感性试验,需用添加了裂解绵羊血、氯化血红素和维生素K_1(Wadsworth method)的布氏琼脂(CLSI,2012a),采用琼脂稀释法检测。但脆弱拟杆菌群例外,它可用含氯化血红素、维生素K_1和5%裂解马血的布氏肉汤采

用微量肉汤稀释法检测。

培养基的其他参数可能影响检测结果。例如,纸片扩散法中平皿中琼脂厚度必须为4mm,否则,抗生素的扩散梯度将受影响。如果琼脂太厚可能出现假耐药,而厚度不足可能出现假敏感。添加了血液的 Mueller-Hinton 琼脂,相较于未添加的琼脂,抑菌圈可能小2~3mm。

接种物

显然,在敏感性试验过程中抗生素浓度一定时,细菌接种量将影响检测结果。为确保试验过程中接种菌量一致,CLSI 规定制备的菌液浊度必须为0.5标准麦氏浊度,相当于含 1×10^8cfu/ml 到 4×10^8cfu/ml 菌落浓度。标准比浊管可以购买,实验室也可自制 $BaSO_4$ 标准悬液,具体操作指南详见 CLSI 文件(CLSI,2012d,2012e)。

菌悬液制备有几种方法:可直接将已在非选择培养基上孵育了18~24小时的菌落悬浮于肉汤或生理盐水中配成0.5麦氏浊度菌悬液,或在营养肉汤中接种待测菌的几个纯菌落并孵育几个小时直至浊度相当于0.5麦氏浊度。虽然孵育生长法对难以均匀悬浮以及培养18~24小时菌落也未形成的细菌而言是较好的方法,但对需要特别添加剂或者培养基才能生长的苛养菌而言只能用菌落直接悬浮法。对于大多数常见的分离菌种,两种方法均可采用。

孵育条件

实验过程中必须在标准温度和气体条件下孵育,以确保结果的一致性。这些条件已由 CLSI 制订和发表,供美国实验室使用。纸片扩散法和肉汤稀释法的一般条件为温度35℃±2℃,环境空气中孵育16~24小时(CLSI,2012d,2012e)。然而,有许多情况例外。例如,纸片扩散法中,链球菌属和嗜血杆菌属需要在5%CO_2 中孵育,嗜血杆菌属孵育16~18小时后测量抑菌圈,而链球菌属孵育20~24小时才能确定。同样,虽然葡萄球菌属和肠球菌属对大多数抗生素的敏感性试验需16~18小时,但葡萄球菌属对苯唑西林(oxacillin)和万古霉素(vancomycin)的敏感性试验以及肠球菌属对万古霉素的敏感性试验必需孵育整整24小时。关于需氧菌、兼性厌氧菌、厌氧菌、分枝杆菌、丝状真菌和酵母菌的检测和孵育参数差异,需要在试验前仔细学习相应的 CLSI 文件。

商品自动化仪器系统

大多数美国微生物实验室使用自动的商品化微量肉汤稀释系统作为其主要的检测系统(Jones,2001)。可通过平行接种于细菌鉴定和药敏的联合系统来提高效率,而整合于大多数仪器中的数据管理软件也提供了很多便利,如前所述的专家系统。另一个优点是这些仪器能够直接与实验室信息系统(laboratory information system,LIS)连接,这样试验结果可以在没有过多人工干预的情况下自动传入患者病历。这提高了大实验室的工作效率,使因手工输入 AST 结果发生的文字错误概率降至最低。此外,这些系统扩展的抗微生物药物组套和报告 MIC 值,可能优于纸片扩散法简单地报告解释分类。虽然统计学上抑菌圈大小与 MIC 值相关,但除了传染病专家之外的大多数医生都不知道如何利用 MIC 值。药敏试验方法的选择,是使用自动化或是手工方法,可以根据工作流程、简便性、经济效益或操作人员的喜好等因素考虑,结果的准确性没有显著差异。

目前有多种系统可供选择。在决定购买一个系统前,实验室负责人应考虑清楚,相比于纸片扩散法的经济和简便,商品化系统可平行接种和数据管理系统带来的好处与商业系统的成本(包括前期的购买费用和后续的系统耗材费用)相比,是否值得。目前普遍认为纸片扩散法对现代实验室实践而言古老且过于简单。但是,这种方法提供的准确结果易于被卫生保健人员理解,而且多数能满足临床需要,并且经济、灵活。然而,与自动化系统相比,该方法耗费人力,可能限制其在标本量大的实验室中运用。

选择一个特定的自动化系统需要基于一系列考虑。不同系统在某些参数上有所不同,实验室负责人有责任找到最适合本实验室的系统。评价的参数包括:系统的样本处理量;系统操作的专业技术需求;数据管理系统的实用性和可用性;硬件的成本;一次性耗材、试剂和服务合同的成本;系统占用的空间。当然,系统性能特征信息是必要的。在 Vitek 系统(Vitek bioMérieux Inc.,Durham,N.C)中,抗生素包被在塑胶卡的微孔中,待测菌悬液接种至填充封口模块后,放入孵化阅读器孵育、读板,最后计算机模块进行数据处理,结果显示在数据终端或打印,或两者同时进行。在临床实验室,原系统(Legacy system,bioMérieux)曾很受欢迎,但现已被 Vitek 2 系统取代。原系统中一些需手动操作的程序在更新的系统中实现了自动化,并且采用了光学比浊法每15分钟监测一次细菌的生长以保证结果每小时更新。

Microscan(Siemens Medical Solutions USA,Inc.,Malvern,Pa)是一套系统,可以采用手工模式接种冷冻或冻干板条,过夜培养后人工读取结果。半自动版本的 MicroScan WalkAway 可以执行传统的过夜 MIC 检测,通过分光光度计读取结果,或以待测微生物利用底物产生荧光的方法更快速地获得结果。

Phoenix 系统(Becton,Dickinson,Sparks,Md)采用氧化还原指示剂评估接种孔中细菌的生长。类似于 Vitek 2 和 MicroScan WalkAway,这个系统能够在几小时内提供结果。

自动化药敏系统更快速地报告抗微生物药物敏感性试验结果的能力被制造商作为优势而大力推广。其背后的理论是患者治疗及早调整为体外药敏试验显示为敏感的抗生素将改善治疗结果。一些研究显示,医生倾向于依据更快的药敏报告调整抗生素治疗。在一项非随机研究中,Matsen(1985)给医生提供了快速(2~5小时)药敏系统和纸片扩散法的结果,然后询问医生快速结果是否影响了他们治疗的选择。本研究中32%医生指出,他们基于快速药敏报告选择了初始治疗药物,否则就选其他抗生素了。最近一项包含1498例住院感染患者无菌体液(70%为血流感染)的研究有相同的发现。Kerremans 等(2008)研究表明,与传统 Vitek Legacy 系统的结果报告相比,使用 Vitek2 系统(平均早于传统组20小时)得到的快速报告结果可以更快速的调整治疗方案,包括减少抗生素的剂量(限定日剂量)。与以前的研究相似,两组之间的死亡率并没有降低。

尽管 Barenfanger 等(1999)未能证明快速鉴定及药敏报告患者组相比于传统报告患者组死亡率减少,但这项有意义的研究表明,除了死亡率,快速鉴定及药敏报告在其他转归方面有重要贡献,包括显著缩短住院时间。获得快速检查结果的患者平均住院天数减少2天($p<0.0006$),同时住院总费用显著下降($p<0.04$)。在先前的一个研究中,人口统计学相同的住院患者被随机分配到快速鉴定/药敏试验组和常规测试对照组,Doern等(1994)未能证明住院时长及费用减少,但在以下方面显著降低具有统计学意义:抗生素调整时间、医疗过程和影像学表现、住院总成本。最重要的是,这项研究表明快速检测组的死亡率降低具有统计学意义。

从理论上讲,抗生素药敏结果越快,有效治疗的可能性就越大,因此改善预后的可能性就越大。这种可能性因疾病、特定病原菌、患者人群和环境而异。在对2731名内科和外科重症监护病房感染性休克患者的回顾性队列研究中,Kumar等(2006)发现,从出现临床表现到实施适当的抗微生物药物治疗的时间是影响预后的主要因素。出现低血压后的6小时内,适当的抗生素治疗每推迟一小时,存活率下降7.6%。快速药敏检测在采用其他预后评估指标的情况下已显示潜在的优势(例如降低住院费用),包括促进快速调整或重点关注最有效和(或)最便宜替代抗微生物药物。这在目前国家控制医疗成本的策略中极为重要,在减少机构中耐药株的流行和防止耐万古霉素肠球菌(vancomycin-resistant enterocomlci,VRE)或艰难梭菌(*Clostridium difficile*)等特殊医院感染菌株的出现发挥作用。随着新的分子和蛋白质组学技术的广泛应用,药敏结果的报告速度更快,是否依据这快速可用的结果采取行动,管理层无疑具有重要作用。使用这些新技术(如分子和质谱法)快速获得AST结果对患者预后的影响将在本章"抗微生物敏感试验分子学方法和新技术"中进一步讨论。

虽然在某些环境中自动化药敏系统存在诸多益处,但应注意,如同所有的系统一样,这些系统并非万无一失,而且确实存在缺陷。除了购买系统及其耗材的相关费用外,自动化系统对特殊的抗微生物药物和病原菌组合可能难以得到准确的结果。这可能是特定系统的具体问题,也可能是许多自动化系统常见的问题。Tenover等(2006)的研究显示,Phoenix系统、Microscan系统和Vitek 2都难以检测耐碳青霉烯的肺炎克雷伯菌株(*Klebsiella pneumoniae*),虽然Phoenix系统和Microscan系统优于Vitek 2。同样,Wiegand等(2007)比较了这些系统检测产超广谱β-内酰胺酶(extended-spectrum β-lactamase,ESBL)肠杆菌科细菌的能力,发现所有的系统都存在问题,但各系统间差异略有不同。Phoenix系统具有高灵敏度(99%)但特异性较低(52%),而Vitek 2具有较高的特异性(78%)但灵敏度较低(86%)。所有系统的性能差异取决于肠杆菌科细菌的种类和所检测的抗微生物药物,也与并非所有系统的板条含有相同的抗微生物药物有关。这些研究的差异也与选用的参考方法或对比方法,以及所用折点解释标准(如CLSI与EUCAST)不同有关。由于存在与复杂多样耐药机制相关的这样和那样的问题,不建议单独使用自动化系统检测ESBL和其他耐药机制,而且必须做确证试验。然而,自从2010年CLSI降低了许多肠杆菌科细菌对抗微生物药物折点后,这个问题又被重新审视,这将在本章的"试验药物的选择和重要耐药表型"部分进行详细讨论。尽管存在缺陷,但是这些系统在许多实验室的抗微生物药物敏感性试验中发挥了重要作用,尤其是在标本量大,并且实验室负责人清楚系统的缺陷并通过补充实验或复核的方法进行弥补的实验室。

抗菌药物敏感性试验分子学方法和新技术

分子检测方法(例如核酸扩增试验(NAAT))在临床实验室一些病原菌的检测和鉴定方面有很好的应用。检出限低、检测速度快(多数情况下数小时内出结果,尤其在直接检测患者标本时)、易于实现大批量检测的特点使分子学方法在检测培养生长缓慢的病原菌,如结核分枝杆菌复合群(*Mycobacterium tuberculosis* complex,MTBC)或检测速度对患者的治疗很关键时,如脓毒血症(sepsis)每小时对患者的预后都有价值,尤其有帮助。因此,快速鉴定病原体并确定其敏感谱的能力对患者管理、感染-控制措施及抗微生物药物管理工作极为重要。

因多种原因,NAAT及其他用于检测病原菌耐药性的分子学方法比病原菌鉴定方法更复杂。首先,鉴定可以通过扩增和检测一段种属特异性基因片段来完成,而某种抗生素耐药可能有多种机制,因此为了排除潜在的耐药可能需要检测一系列的基因。革兰氏阴性菌的耐药性尤其如此。第二,靶向耐药基因的存在并不一定意味着该基因被表达并表现出耐药表型。第三,许多NAAT需要使用特异性引物和探针,因此只能检测已知的耐药机制而不能检测新的耐药机制。

革兰氏阳性菌中存在的抗生素耐药机制较少,在某些情况下,对特定药物的耐药性几乎完全是由单个基因的表达导致。这类细菌更易于使用正在研究的和已经建立的分子生物学方法进行检测。用于检测耐苯唑西林或甲氧西林(methicillin)金黄色葡萄球菌商品化试剂盒就是最好的例子。例如,葡萄球菌耐苯唑西林最常见的原因是青霉素结合蛋白(penicillin binding protein,PBP)变为PBP 2a或PBP2',这是*mecA*基因的产物。检测靶向*mecA*耐药基因或金黄色葡萄球菌染色体片段*mec*(SCC*mec*),即一个携带*mecA*基因的可移动基因片段的分子学方法被越来越多地应用于临床实验室,其可以用于MRSA与耐甲氧西林的凝固酶阴性葡萄球菌(coagulase-negative staphylocomli,CoNS)的鉴别,也可用于MRSA与甲氧西林敏感金黄色葡萄球菌(methicillin-sensitive *Staphylocomlus aureus*,MSSA)间的鉴别。对临床标本,有许多可用的商品化分子检测方法,它们多数采用实时聚合酶链反应(PCR)的方法。有两种方法,StaphSR(BD GeneOhm,Becton,Dickinson,Franklin Lakes,N.J)和XpertMRSA(Cepheid,Sunnyvale,Calif),已经被批准用于MRSA感染的诊断或MRSA鼻腔定植患者的筛选。这两种检测方法都可以直接检测患者标本。有文献对StaphSR和Xpert MRSA/SA(一种检测软组织和血液标本的方法)检测血培养中的MRSA进行了评估,直接从血培养瓶中快速鉴定相比于非分子学方法使抗生素的合理化使用提前了48小时,并且两者都有较好的性能。在一篇研究患者阳性血培养的文章(Stamper et al,2007a)中,StaphSR的敏感性和特异性分别为100%和98.4%。从血培养中检测时,Xpert MRSA/SA的敏感性和特异性分别为98.3%和99.4%(Wolk et al,2009)。此外,它是在全自动封闭系统GeneXpert Dx(Cepheid Inc.,Sunnyvale,Calif)上运行的,采用一次性试剂盒,手动时间很短,类似于一个床旁检测设备。

各种分子方法检测金黄色葡萄球菌的性能研究已经说明

一些分子学方法用于耐药检测的相关问题（如是否通过种属特异的基因片段或耐药表型来鉴定）。特别是有 SCC*mec* 残余末端但没有功能性 *mecA* 基因的 MRSA 回复突变株会被鉴定为假阳性（Blanc et al，2011），混有耐甲氧西林的 CoNS 和 SCC*mec* 空盒突变菌株也是如此（Wolk et al，2009；Blanc et al，2011）。增加靶向测定可减少假阳性的错报风险，如 Xpert MRSA/SA SSTI assay（Cepheid，Sunnyvale，Calif）不仅靶向检测 *SCCmec* 还特异检测 *mecA* 基因。不同的 *SCCmec* 变异都可导致假阴性结果，*orfX-SCCmec* 连接片段（*orfX* 在金黄色葡萄球菌 *SCCmec* 的插入处作为一个保守的开放阅读框）的多种变异以及表达与 *mecA* 同源的 *mecC* 的罕见菌株，都可导致苯唑西林耐药，而针对 *mecA* 基因或 PBP 2a 的方法均不能检出。有鉴于此，必须定期评估分子方法，以确保其检测性能。

Verigene 革兰氏阳性血培养的核酸检测（BC-GP）（Nanosphere，Northbrook，Ill）是一种基于微阵列的定性分析新方法，可直接从阳性血培养瓶同时检测包括 MRSA 在内的多种病原体和三种耐药机制。据报道该法对金黄色葡萄球菌的检测敏感性大于 95%（Liesenfeld et al，2014）。

BD GeneOhm VanR assay（BD Diagnostics，Spark，Md）通过扩增试验检测肠球菌糖肽类耐药相关的 *vanA* 和 *vanB* 基因很好地解决了特定基因的特异性检测问题。该试验用于筛查万古霉素耐药肠球菌（vancomycin-resistant enterocomli，VRE）定植的患者。在携带 *vanA* 基因 VRE 流行率高的机构中，该法能非常有效地筛查流行菌株，而当 *vanB* 基因流行时其特异性不能保证，因其他菌种，如梭状芽孢杆菌，易获得该基因（Stamper et al，2007b）。XpertvanA/vanBassay（Cepheid，Sunnyvale，Calif）检测 *vanB* 基因时也出现假阳性，但采用肉汤增菌并调整中断周期阈值后，该方法的检测性能大大提高，假阳性率也得到控制（Zhouet al，2014）。两种方法都能在几个小时内检出基因，Birgand 等（2013）发现，这在一所法国医院中对感染控制措施和节约成本方面具有重大影响。

多重 PCR 方法的创新和发展，使得运用多种引物同时扩增多个核酸片段成为可能，它是 Xpert MRSA/SA SSTI 等检测方法的核心，对革兰氏阴性菌的耐药评估尤为重要。相对于革兰氏阳性菌，革兰氏阴性菌抗生素耐药机制复杂，耐药性可能是由于多个基因，以及细胞膜孔蛋白、药物外排泵、药物灭活酶或药物靶蛋白的改变。这种耐药机制的多样性使得基于分子生物学方法检测革兰氏阴性菌抗生素耐药性的快速检测方法的研发变得复杂，而且限制了这些方法在实验室中的广泛应用。然而，通过使用多重 PCR 对多个靶位点进行检测，或通过对传统表型方法难以识别的特定耐药机制检测，或通过使用简便的 DNA 微阵列系统进行检测，一些研究者已经发现，分子诊断技术有可能改善革兰氏阴性菌耐药性检测。Zhu 等（2007）用这些技术检测临床分离肠杆菌科细菌中 10 个不同的超广谱 β 内酰胺酶（ESBL）和 AmpC β-内酰胺酶耐药基因（在本章后面的“试验药物的选择和重要耐药表型”部分有详细介绍）的表达情况。他们的试验显示“与互补序列完全吻合的结果”，并且在肺炎克雷伯菌和大肠埃希菌分离株中与表型敏感性试验结果的一致性>95%，但作者指出，此表型分析和分子检测的相关性低于携带染色体 *AmpC* 基因的阴沟肠杆菌（*Enterobacter cloacae*）。此外，该试验显示携带 ESBL 耐药基因的 4 株肺炎克雷伯菌对“所有测试的抗生素敏感”，该结果再次表明耐药机制基因检测与耐药表型存在偶尔不一致的现象。此外，Zhu 等（2007）的 ESBL 筛查表明，在某一区域存在不同的 ESBL 酶时，检测性能可能更差。

近年来，用于检测肠杆菌科细菌 AST 的分子学方法在临床实验室中得到越来越广泛的应用。Lupo 等（2013）发表了一篇介绍分子方法检测肠杆菌科细菌耐药机制的综述。具体而言，作者认为当选择最快速的分子 AST 法检测肠杆菌科细菌时，根据流行病学报告中的流行情况，某些耐药基因应比其他基因更受关注。这些基因包括 ESBL 检测时的 *blaCTX-M*，*blaSHV* 和 *blaTEM* 基因；AmpC 检测时的 *blaCMY* 基因；检测耐碳青霉烯肠杆菌科细菌（carbapenem-resistant *Enterobacteriaceae*，CRE）时的 *blaKPC*，*blaNDM* 和 *blaOXA-48* 基因，以及喹诺酮耐药检测时的 *gyrA* 和 *parC* 基因。

在这类试验的优化方面，作者强调需要快速、准确、廉价、简便、一次试验包括多重反应，并在一定的时间内对耐药基因和模式的改变保持一定的包容性。该类方法也应该能够检测低表达水平的耐药基因。

最近肠杆菌科细菌的快速分子 AST 检测已有商品化产品可用。NucliSENS EasyQ KPC assay（bioMérieux SA，Marcy-l’Etoile，France）是一种实时核酸序列扩增（nucleic acid sequence-based amplification，NASBA）试验，可用于检测粪便和肛拭子中 CRE 菌株的 *blaKPC* 基因；可在数小时内得到结果。一项研究将它与表型检测法进行比较，其敏感性和特异性分别为 93.3% 和 99.0%（McEwan et al，2013）。其他的检测方法使用多重技术同时检测多个基因。其中，Hyplex series（Amplex Diagnostics，Gars，Germany）采用多重 PCR 反向探针杂交和固相 ELISA 微孔板直接从患者标本中快速检测常见的编码 ESBL（hyplex ESBL ID）、KPC（hyplex SuperBug ID）、金属-β-内酰胺酶（hyplex MBL ID）和 *OXA* 基因（hyplex CarbOXA ID）。它们的性能评估研究显示总体的敏感性和特异性良好，均高达 90% 及以上（Avlami et al，2010；Gazin et al，2012）。基于 DNA 扩增和管状微阵列技术的 Check-Pointsassay（Check-Points Health，Wageningen，the Netherlands）可以在几小时内检出编码 ESBL 和肺炎克雷伯菌碳青霉烯酶（KPC）的基因。有些检测方法多次更新，如 Check-KPC/ESBL 和 CheckMDR CT103（101 和 102 为其早期版本，每个新版本都增加了新的耐药基因），据报道，后者所测每个基因的敏感性和特异性均为 100%（Cuzon et al，2012；Lascols et al，2012）。

最后，肠杆菌科细菌耐药基因检测的新方法包括 BioFire FilmArray（BioFire，Salt Lake City，Utah）和 Verigene 革兰氏阴性血培养检测（Nanosphere，Northbrook，Ill），两者均是 FDA 批准的系统，能够从血培养标本中直接鉴定细菌。BioFire FilmArray 是一个封闭的系统，运用多重 PCR 对多种病原菌进行检测并同时检测 KPC 和 *mecA* 耐药基因。Verigene 革兰氏阴性血培养检测是微阵列系统，除了检测众多的病原体以外，还检测 *KPC*、*NDM*、*OXA*、*VIM*、*IMP* 和 *CTX-M* 基因。对均能够检测的病原菌及耐药基因，两系统在一对一比较中都表现良好（Bhattiet al，2014）。Xpert MDRO 也是采用多重 PCR 技术在一个封闭系统中检测 *KPC*，*NDM* 和 *VIM* 基因，有报道显示，其检测 *KPC* 基因的敏感性和特异性分别为 100% 和 99.0%（Bhattiet al，2014）。

这些方法均仅需几分钟操作时间，可在 1 小时或更短时间内得到结果。

关于肠杆菌科细菌耐药机制的详细讨论，读者可参考本章后面的“试验药物的选择和重要耐药表型”一节。

除耐药机制的变化以外，流行株的地理差异可能影响基于分子的敏感性试验方法的性能。商品化的结核分枝杆菌耐药性的分子检测方法（MTBC）即出现了这种情况。有商品化且标准化的试验存在，其中包括 INNOLiPA Rif. TB（Innogenetics，Ghent，Belgium）和 Genotype MTBDRplus assay（Hain LifeScience，Nehren，Germany），这二种线性探针试验（LPA）均包含了 DNA 扩增技术，通过固定在硝酸纤维素条带上的标准探针反向杂交进行检测。两种方法都是通过检测 *rpoB* 基因突变预测利福平（rifampin，RIF）耐药性，但 Genotype MTBDRplus assay 还通过检测 *katG* 和 *inhA* 基因突变检测异烟肼（isoniazid，INH）耐药。在已发表的研究中 Genotype MTBDRplus 检测利福平耐药的敏感性均较高（95%～100%），而检测异烟肼耐药的敏感性波动较大（72%～92%）（Hillemann et al，2007；Huang et al，2009；Nikolayevskyy et al，2009；Kalokhe et al，2013）。大多数（约 95%）利福平耐药是由于 *rpoB* 基因少数几个密码子突变所致，而引起异烟肼耐药的相关位点突变变异较大。虽然最常见的导致异烟肼耐药的突变是在 *katG* 基因的 315 序列位点，但 *inhA*，*aphC-oxyR* 基因间区的突变或者其他突变也可导致异烟肼耐药（Hillemann et al，2007）。一些作者指出，该法检测异烟肼耐药的敏感性波动较大是由于特定基因突变频率的地理差异造成的（Huang et al，2009；Nikolayevskyy et al，2009）。

目前，MTBC 分子 AST 方法是基于培养的表型药敏试验的重要补充，已被世界卫生组织（WHO，2014b）批准使用。WHO 尤其支持使用 Xpert MTB/RIF（Cepheid，Sunnyvale，Calif），该法可在几个小时内直接从患者标本中同时检测 MTBC 和利福平耐药性。虽然无论涂片结果如何都可以使用该方法，据报道，涂片阳性病例中该法的敏感性为 98%；涂片阴性但培养阳性的病例中其敏感性较低（55%～76.9%）（Rufai et al，2014）。然而，在 MTBC 高负担国家印度的一项研究显示，Xpert MTB/RIF 检测利福平耐药的敏感性较低，仅为 64%，可能是由于（至少是部分原因），该法无法完全覆盖该地区流行的 MTBC 菌株（Rufai et al，2014）。此外，虽然该法不检测 INH 的耐药性，RIF 的耐药性可作为耐 INH 的标志，因为分离株如果 RIF 耐药，很可能同时耐 INH（Rufai et al，2014）。对于 MTBC 感染，快速结果对采取适当治疗、临床预后和感染控制措施均有积极影响（Kipiani et al，2014）。一些快速方法使用的局限性包括成本高、不能检出特定目标区域外的突变、无法区分同义突变、对菌量依赖以及特定地区有特定的流行 MTBC 菌株（Kalokhe et al，2013）。最后，虽然 WHO 认可在特定情况下可用该法进行治疗监测（WHO，2014a），但由于这些方法对培养阴性标本中没有活力的 MTBC DNA 也可检出，从而限制了它们在初始诊断和治疗监控中的作用。

总之，运用分子技术，特别是基于扩增和杂交的技术，快速检测抗生素耐药基因，是一项重要的创新，促进了可供临床实验室使用的标准化、商品化检测方法的产生。全基因组测序技术在 AST 的潜在应用也正在研究，目前，该技术主要用于暴发时流行菌株的分型，因为它能够快速测定和进行细菌基因组跟踪（Mellmann et al，2011）。虽然有研究表明其与表型方法有高度的一致性，这反映了基因决定耐药表型（Zankari et al，2013），与其他一些可用技术相比，测序技术需要强大的生物信息学分析能力、更高的成本和更长的检测时间，所以尚不能在临床实验室中常规运用于细菌鉴定和敏感性试验。

正在被评估和普及的其他 AST 技术包括荧光原位杂交（fluorescence in situ hybridization，FISH）技术以及分光光度法和蛋白质组学技术。相比于表型的药物敏感性试验，这些技术具有高敏感性、特异性以及快速检测的潜力。

基质辅助激光解吸电离飞行时间质谱法技术（matrix-assisted laser desorption ionization-time-of-flight，MALDI-TOF MS）在快速 AST 的应用正在被广泛探索。MALDI-TOF 是将分子的质荷比和飞行时间与参考数据库进行比对鉴定不同分子量的分子，可以检测包括耐药酶、抗生素及其水解产物、细菌细胞壁组分和抗生素靶点的各种分子。相对于潜在的耐药检测（即检测耐药基因），MALDI-TOF 的优点之一是检测耐药的实际表达。Hrabak 等（2011）利用 MALDI-TOF 检测降解的美罗培南（meropenem）来反映肠杆菌科细菌碳青霉烯酶活性，结果显示其敏感性和特异性分别为 96.67% 和 97.87%。同时，Kempf 等（2012）发现用亚胺培南（imipenem）来鉴定鲍曼不动杆菌（*A. baumannii*）碳青霉烯耐药的敏感性和特异性均为 100%。然而，这种方法无法检测碳青霉烯类抗生素的其他耐药机制，如外膜蛋白的改变和外排机制。尽管如此，它所提供的快速报告，可用于早期定向治疗，避免不适当的经验性用药，也能为流行病学感染控制提供有用的信息。

随着技术的进一步优化，以及成本的降低和标本周转时间（TAT）的缩短，AST 新方法已成为临床实验室越来越主流的方法。一些技术甚至不依赖于培养，直接检测患者标本，更快地获得结果。然而，除非特定分子技术所检出或未检出特定基因的含义明确，否则，在许多临床实验室中这些方法只能作为表型药物敏感性试验的补充。由于本部分所介绍可用的商品化技术有限，读者可参考 Pulido（2013）和 Liesenfeld 等（2014）关于 AST 新兴技术的进一步讨论。

极少数研究显示，运用这些新的药物敏感性试验快速获得结果可改善患者预后（Huang et al，2013，Beuving et al，2015）。然而，众所周知，某些感染时恰当抗生素治疗的延误与患者的高死亡率相关（Zarkotou et al，2011）。Huang 等（2013）发现使用 MALDI-TOF 快速鉴定病原菌并根据 AST 进行干预，可以快速制订有效且最佳的抗生素治疗方案。快速检测结果对临床真正的有效性需要更多的研究进行评估，如缩短检验结果报告时间需要配合相关干预才能真正影响患者转归，就如报告中所示，快速结果结合管理干预。

敏感性试验的适应证

分离菌株是否需要进行药物敏感性试验因感染菌种而异。如果分离菌对某抗生素的敏感性不可预知，则需要进行检测。如果敏感性可预知，通常不需要对分离株进行试验。例如，在美国尚未有引起咽炎的化脓性链球菌（*Streptocomlus pyogenes*）耐青霉素的报道，所以用青霉素治疗化脓性链球菌咽炎患者无需做药物敏感性试验。然而，如果患者对治疗特定病原体感染的首选抗生素过敏或不能使用,同时,替代选择的抗生素的敏感性不可预知时,必须进行敏感性试验。在前面的例子中,若患者对青霉素过敏,医生希望用阿奇霉素(azithromycin)等大环内酯类(macrolide)抗生素治疗时,需要做分离株对大环内酯类抗生素的敏感性试验,因为多年来化脓性链球菌对大环内酯类耐药率高(Jacobs et al,2003)。必须注意,只应对明确的致病菌进行药敏试验,因为对"污染菌"或"正常菌群"进行试验不但成本高、耗时长,还可能导致不必要的抗生素使用(Bates et al,1991)。然而,随着免疫功能严重低下的患者越来越多,通常被认为是正常菌群或污染的细菌也可能致病,在这些患者中,对这些菌株进行敏感性试验可能是必要的。此时,需要咨询传染科医生。

几年前,针对厌氧菌所致感染的抗生素治疗往往是经验性的,因为这些病原体的敏感性被认为是相对可预测的,并且敏感性试验不规范,仅有限的证据表明敏感性试验与患者转归相关。然而,近年已证明,许多厌氧菌的敏感性正在发生改变,至少一些菌株的体外药物敏感性试验结果与临床预后相关。此类情况尤其发生在脆弱拟杆菌及其密切相关的种属菌株中(Nguyen et al,2000;Boyanova et al,2015)。脆弱拟杆菌是厌氧菌感染中最常见的病原菌,拥有最多的耐药机制以及最高的耐药率(Boyanova et al,2015)。例如,拟杆菌(*Bacteroides*)和副拟杆菌(*Parabacteroides*)属对头孢菌素类(cephalosporins)、β-内酰胺类/β-内酰胺酶抑制剂复合物(β-lactam/β-lactamase inhibitor combinations)、莫西沙星(moxifloxacin)、克林霉素(clindamycin),甚至碳青霉烯类的耐药率正在全球范围内增长。其他一些革兰氏阴性厌氧菌也有该现象(Snydman et al,2011;Boyanova et al,2015)。某些梭菌(*Clostridium*)对莫西沙星的耐药率也在增加,许多不形成孢子的革兰氏阳性厌氧杆菌对甲硝唑(metronidazole)耐药。此外,多重耐药的脆弱拟杆菌也已经被发现(Boyanova et al,2015)。

拟杆菌群对青霉素耐药,不需要进行β-内酰胺酶试验,但其他厌氧菌可用产色头孢菌素检测β-内酰胺酶的产生,尽管它们可能存在其他的耐药机制。CLSI推荐对特定感染的厌氧菌分离株进行检测,包括脑脓肿、心内膜炎、骨髓炎、关节感染、假体或血管装置感染和菌血症(CLSI,2012a)。此外,对某些高耐药率或高毒性的菌株需要进行检测,其中包括拟杆菌属、普氏菌属(*Prevotella*)、梭杆菌属(*Fusobacterium*)、嗜胆菌属(*Bilophila*)、萨特菌属(*Sutterella*)和部分梭菌属。尽管如此,在美国只有21%开展厌氧培养的实验室在本实验室内进行厌氧菌的敏感性试验,另有20%的实验室送至参考实验室进行该试验(Boyanova et al,2015)。目前,CLSI推荐的厌氧菌敏感性试验方法为琼脂稀释法,但脆弱拟杆菌例外,后者也可以采用微量肉汤稀释法(CLSI,2012a)。因琼脂稀释法耗时耗力,实验室可以用替代方法,如E-test进行厌氧菌的敏感性试验(Jenkins & Schuetz,2012)。重要的是,不可使用纸片扩散法,因为其结果与CLSI参考方法相关性不好(CLSI,2012a)。

对于以上未提到的厌氧菌,根据计划定期(CLSI推荐每年)在本实验室或参考实验室对保存菌株批量进行药敏试验,以监测本地耐药谱的变化。在制订医院抗菌谱时,应尽量包含常见厌氧菌株,以供医生选择治疗方案时参考。

与厌氧菌不同,所有新确诊的结核患者的初始分离菌株应检测其对一线抗结核药物的敏感性。如果3个月后临床证据显示治疗失败或培养没有变为阴性,应重复进行药敏试验(CLSI,2012b)。初始分离株的药敏试验至关重要,因为对没有进行初始敏感性检测的菌株进行抗结核治疗会导致较差的临床转归,包括治疗失败、复发和初始耐药菌株的进一步耐药(Lewet al,2008)。据估计,2013年有45%的多重耐药结核(multidrug-resistant tuberculosis,MDR-TB)患者被检出耐药,比2009年(17%)大幅度上升,这在很大程度上应归功于快速诊断方法的运用(WHO 2014b)。此外,虽然基于培养的药敏试验被认为是金标准,但获得结果需要2个月,结果延迟将导致不良转归,增加疾病的传播。事实上,全世界每年仍有近50万MDR-TB新发病例,100个国家已出现广泛耐药结核(extensively drug-resistant TB,XDR-TB)(WHO 2014a)。MDR-TB是指耐一线结核药物异烟肼和利福平,XDR-TB是指在MDR-TB的基础上对至少一种氟喹诺酮(fluoroquinolone)类药物和二线抗结核药,如阿米卡星(amikacin)、卡那霉素(kanamycin)或卷曲霉素(capreomycin)耐药(WHO2014b)。这就是现在世界卫生组织(World Health Organization,WHO)(WHO 2014b)推荐结核分枝杆菌分子诊断方法的原因,读者可参阅本章节前面的"抗菌药物敏感性试验分子学方法和新技术"部分,其中有详细的介绍。

对一些生长缓慢(鸟型分枝杆菌复合群(*Mycobacterium avium* complex)、堪萨斯分枝杆菌(*Mycobacterium kansasii*)、海分枝杆菌(*Mycobacterium marinum*))和生长迅速的非结核分枝杆菌以及一些需氧放线菌(诺卡菌属(*Nocardia* spp.)、放线菌属(*Actinomadura* spp.)、红球菌属(*Rhodocomlus* spp.)、戈登菌属(*Gordona* spp.)、冢村属(*Tsukamurella* spp.)、链真菌属(*Streptomyces spp*))也有实验指南。通常,用肉汤稀释法检测非结核分枝杆菌和需氧放线菌存在可变性,可以用商品化系统检测。需要强调的是,这些菌有些是呼吸道暂时定植菌,或作为污染菌而被培养出来。由于这些原因,以及这些菌检测的药物和方法因菌种而变,强烈推荐遵循CLSI文件M24-A2(CLSI,2012b)。

同样,酵母菌和真菌也可能是暂时定植菌或污染菌。然而,在过去几十年中,随着免疫功能低下患者数量的增加,真菌感染的发病率有所增加。此外,已经有许多新的抗真菌药物可用。这些新药物和老药物的耐药性均已有报道。对已知的或固有的耐药模式,例如土曲霉菌(*Aspergillus terreus*)耐两性霉素B(amphotericin B),无需做敏感性试验。而其他菌株,如烟曲霉(*A. fumigatus*)则需要进行耐药性检测。在欧洲,由于对唑类的耐药性越来越高,并且与治疗失败甚至死亡相关,烟曲霉被认为是一个公共的健康危害(Pham et al,2014)。三唑类(triazole)耐药主要与*cyp51A*基因突变有关。获得性免疫缺陷综合征念珠菌(*Candida* spp)感染患者的抗真菌药物体外耐药性与治疗失败密切相关(Kanafani & Perfect,2008)。此外,尽早接受适当的抗真菌治疗对念珠菌血流感染患者的生存有显著效益(Grim et al,2012)。例如,许多国家报道,位居侵袭性念珠菌感染常见病原菌第二位的光滑念珠菌(*C. glabrata*)对氟康唑和棘白菌素(echinocandins)交叉耐药(Pfaller et al,2012a),因此需要进行敏感性试验。敏感性试验有助于初始治疗药物的选择,对降阶梯治疗也有帮助。当检测结果为敏感时,药物的选择是从棘白菌素到氟康唑。

酵母菌肉汤稀释法和纸片扩散法药敏试验已经标准化,其中不包括双相真菌，如皮炎芽生菌（*Blastomyces dermatitidis*）。已制订念珠菌属对两性霉素B、唑类和棘白菌素药敏结果的解释折点。在最近更新的版本中，一些常见念珠菌对棘白菌素和唑类药物的MIC值已被降低，折点进行了修订，这将使报道的耐药率增加（CLSI，2008a，2012c）。

真菌敏感性试验更为复杂。虽然肉汤稀释法和纸片扩散法的步骤均已标准化并由CLSI发表（CLSI，2008b），但仅有有限的证据表明AST与临床转归相关，且主要限于曲霉菌属（Pham et al，2014）。许多因素，包括患者免疫功能、治疗开始时的真菌量、感染部位以及患者的基础疾病都会影响全身性真菌感染患者抗真菌治疗的有效性（Kanafani & Perfect，2008）。此外，虽然EUCAST对曲霉菌属建立了部分折点，但CLSI尚未建立真菌的药敏折点（Arendrup et al，2013）。实验室通过使用已建立的某些抗真菌药物流行病学折点（epidemiologic cutoff values，ECV），可检出相对于野生型菌株敏感性降低的菌株或是没有可检测的获得性耐药表型的菌株。需要注意的是，ECV不是临床折点，即使菌株MIC值高于ECV，也可能治疗有效。尽管如此，传染病专家认为此信息有助于他们对全身性真菌感染患者的治疗，尤其是当他们能够将患者分离的病原菌与本机构患者分离的该病原菌敏感性结果进行比较时（如假设当地有该菌株的抗菌谱）。当抗真菌治疗效果不确定时，CLSI推荐测定真菌的MIC值，用以辅助侵袭性感染的治疗，或者建立该机构的抗菌谱（CLSI，2008b）。

试验药物的选择和重要耐药表型

因为可用的抗生素不断增加，并且致病菌中发现的耐药表型越来越多，试验中抗菌药物的选择变得很复杂。对一个机构处方中的所有药物进行试验既不实际也不必要。试验的抗菌药物组合应该由机构医护人员、传染病专家以及药学和治疗委员会共同协商建立，以使患者的治疗需求与该机构、药房和临床实验室的实际情况达到最好的协调。由于各种原因，这种协调非常重要。首先，许多实验室利用商品化自动测试系统进行敏感性试验，为了符合医院的处方，制造商设计提供了多种抗生素试验板。然而，试验板与医院处方不同的现象仍常常存在。实验室可能需要付额外费用修改预置试验板或者补充实验方法对需要增加的药物进行补充实验。其次，通常不需要对同类抗生素的多个药物进行试验，除非需要推测抗生素耐药机制或考虑到给药途径的多样性（如静脉注射和口服）。在许多情况下，通过某类抗生素的代表药物试验结果可以推测出该类其他药物的情况。与医护人员和传染病专家进行讨论，协调治疗患者需要的抗生素，可以节省实验室的这些额外费用。此外，对于某些药物-菌株的组合，目前还没有确定的解释标准，而这些药物可能仍被认为是治疗多重或泛耐药感染的最后手段。处理这些病例也需要与临床医生进行详细讨论。

CLSI每年的信息补充（CLSI文件M100S24，2014）对常见和重要的非苛养菌推荐检测的抗生素列在一个表中，其中包括肠杆菌科细菌、铜绿假单胞菌、葡萄球菌属、肠球菌属、不动杆菌属、洋葱伯克霍尔德菌（*Burkholderia cepacia*，）和嗜麦芽窄食单胞菌（*Stenotrophomonas maltophilia*）。针对苛养菌，如嗜血杆菌属、淋病奈瑟菌、肺炎链球菌、β-溶血性链球菌属（*Streptocomlus* β-hemolytic spp）和草绿色链球菌（*Streptocomlus* viridans）属，建议检测的抗生素列于单独的表中。抗生素被分为4组，A组包括对所有菌株都推荐试验和报告的药物，B组包括对所有菌株都推荐试验但只在某些情况下报告的药物（如当分离株对A组中的药物耐药时），C组列出了被认为是当分离出异常病原体或医院感染控制人员进行流行病学研究时，作为补充的抗生素和可用于机构中高度耐药株暴发流行时的抗生素。最后，U组列出了仅需对尿中分离菌株进行试验和报告的抗菌药物。

A、B、C或U每一组中列出的抗生素多于需要试验或报告的种类。表格的每一个单元格内，通常将有相似解释结果和临床疗效的药物组合在一起，如果一种药物与其他药物之间是用"或"间隔的，这意味着药物间有相同的交叉耐药或敏感性，其中一种药物的试验结果预示着另一种药物的药敏结果。若无"或"字，即使同一单元格内的抗生素有相似的临床疗效和解释结果，但用所列抗生素对大量分离株进行检测时，对比试验结果并不能满足严格的统计学标准，或者是数据不可用，或者是根据试验结果不能推断两者等效。例如，对肠杆菌科细菌而言，表2A（CLSI，2014）指出头孢噻吩的检测可预测对第一代头孢菌素的敏感性，而对于单纯性尿路感染，头孢唑啉（cefazolin）是预测口服头孢菌素效果的首选试验药物。相反，在B组中，第三代头孢菌素头孢噻肟（cefotaxime）和头孢曲松（ceftriaxone）被"或"间隔，表明它们的药物敏感性几乎是可互换的，而且如果分离株是肠杆菌科细菌，只需要检测其中一种。

在一些机构中，25%～50%的金黄色葡萄球菌和多达75%的CoNS是耐甲氧西林或苯唑西林的（Miller et al，2005）。除了一些较新的具有抗MRSA活性的头孢菌素类抗生素，这些菌株对目前所有可用的β-内酰胺类抗生素耐药（包括β-内酰胺类/β-内酰胺酶抑制剂复合药物）。因此，万古霉素常被经验性用作治疗葡萄球菌感染。所以，合理检测这些菌株的耐药性对治疗管理至关重要。葡萄球菌属耐苯唑西林最常见的原因是PBP蛋白（PBP 2a，也叫PBP2'）的改变，它是参与肽聚糖合成的*mecA*基因的产物。因此，检测β-内酰胺酶不能预测葡萄球菌对甲氧西林的敏感性。

甲氧西林耐药可以是同质性也可以是异质性的。虽然同质性表达分离株相对容易检出，但异质性表达菌株的检测可能更成问题，并且苯唑西林稀释法药敏试验可能表现为敏感（Sakoulas & Gold，2001；Swenson et al，2001；Felten et al，2002）。当采用稀释法检测时，通过添加2%NaCl（重量/体积比）可提高这些异质性耐药菌株检测的敏感性（CLSI，2012e）。头孢西丁（Cefoxitin）能够筛查葡萄球菌*mecA*基因介导的耐药性，并作为替代试验用于检测金黄色葡萄球菌和CoNS对苯唑西林的耐药性。值得注意的是，苯唑西林纸片扩散法是不可靠的（CLSI，2014）。此外，尽管缺乏*mecA*基因CoNS的苯唑西林MIC值可能升高，但在CoNS的稀释试验中头孢西丁优于苯唑西林。这种高性能同样存在于自动化药敏系统，它们将金黄色葡萄球菌的头孢西丁MIC试验加入了检测和专家系统。研究表明，其在MRSA的检测中和参考方法（例如*mecA*基因的检测）的一致性接近100%，（Junkins et al，2009；Kaase et al，2009）。头孢西丁稀释试验可用于金黄色葡萄球菌和路邓葡萄球菌（*S. lugdunensis*），但对于其他CoNS只有头孢西丁纸片扩散法可用于检测*mecA*基因介导的β-内酰胺类耐药。

显色培养基也可用于检测 MRSA。然而,在所有方法中,直接检测 *mecA* 基因或 PBP 2a 蛋白的试验方法最为准确,而且与培养方法相比可以更快地提供结果(CLSI,2014)。用于检测 *mecA* 基因的试验方法在本章前面"抗菌药物敏感性试验分子学方法和新技术"部分有详细介绍,不在这里进一步讨论。关于 PBP 2a 的检测,几种乳胶凝集(LA)试验方法(MRSAScreen, Denka Seiken Co., Tokyo, Japan; Oxoid PBP2′latex agglutination test, Oxoid, Basingstoke, United Kingdom)已被批准用于金黄色葡萄球菌检测,并且可从甲氧西林敏感株中区分出 MRSA 菌株。研究表明,检测 MRSA 的敏感性为 98.5%~100%,特异性为 100%(Louie et al, 2000; Arbique et al, 2001; Sakoulas & Gold, 2001)。由于基因表达的异质性,虽然 *mecA* 基因诱导表达后获得的检测结果更好,LA 同样能够用于 CoNS 对甲氧西林耐药性的检测(Hussain et al, 2000)。

MRSA 和耐甲氧西林 CoNS 已成为医院内的重大问题。在重症监护病房中,MRSA 占金黄色葡萄球菌的 59.5%,耐甲氧西林 CoNS 占 CoNS 的 89.1%(National Nosocomial InfectionsSurveillance, NNIS, 2004)。社区获得性 MRSA 患病率的升高使得检测金黄色葡萄球菌对甲氧西林的耐药性更加重要。PBP 改变导致青霉素和头孢菌素耐药的肺炎链球菌与此类似。纵向的 PROTEKT 监测研究表明,尽管在监测期间(2001~2004 年),高水平青霉素耐药肺炎链球菌(MIC≥2μg/ml)的发生率从 26.5%降到 16.5%,但中介耐药(MIC 为 0.12~1μg/ml)从 12.5%增加到 20%(Jenkins et al, 2008)。在此期间,多重耐药率(对青霉素和其他两类抗生素耐药)保持在 30%左右。据 CDC 估计,美国每年感染多重耐药性肺炎链球菌病例超过 120 万例,其中死亡病例有 7000 例(CDC, 2013)。

无菌部位分离的肺炎链球菌必须做药物敏感性试验。苯唑西林纸片扩散法可用于筛查。苯唑西林抑菌圈≥20mm 表明菌株对青霉素和其他列于 CLSI M100S24(2014)的 β-内酰胺类抗生素敏感。但这仅适用于非脑膜炎菌株,同样,MIC 法也被推荐用于非脑膜炎来源菌株。此外,苯唑西林抑菌圈<19mm 时需要补充进行 MIC 试验,因为对青霉素耐药、敏感和中介的菌株都可出现该种抑菌圈。有鉴于此,由于敏感性试验延迟可能存在潜在危险,对脑膜炎或血液分离株直接进行 MIC 试验可能是最有效的。应该指出的是,青霉素和第三代头孢菌素对 CSF 分离株的解释标准不同于其他部位分离株。CLSI 推荐两种解释标准均报告,除了脑脊液分离株只按脑膜炎的解释标准报告。肺炎链球菌试验方法的选择取决于所检测的抗生素,纸片扩散法不适用于某些药物,例如,氨苄西林、头孢噻肟、头孢曲松、亚胺培南、美罗培南(CLSI, 2014)。商品化自动系统 Phoenix(Becton, Dickinson Diagnostic Systems, Sparks, Md)、Vitek 2(bioMérieux Inc)和 MicroScan(Siemens Medical Solutions USA, Inc., Malvern, PA)有肺炎链球菌抗生素试验板。已发表的研究显示它们的性能良好(Ligozzi et al, 2002; Richter et al, 2007)。

肠球菌对青霉素或氨苄西林的耐药性具有重要意义。虽然青霉素敏感性检测可以预示氨苄西林的耐药性,反之则不然((CLSI, 2014)。大多数肠球菌青霉素耐药,常见于屎肠球菌(*Enterocomlus faecium*),是由于产生低亲和力的 PBP,所以对该种属细菌检测 β-内酰胺酶不能预示氨苄西林的敏感性(CLSI, 2014)。但是在某些情况下,β-内酰胺酶的产生是耐药的原因。需要注意的是,稀释法不能检测 β-内酰胺酶,这就是为何 CLSI 也推荐对血液或脑脊液中分离的菌株进行头孢硝噻吩 β-内酰胺酶试验的原因(CLSI, 2014)。此外,青霉素或氨苄西林与氨基糖苷类抗生素协同作用治疗严重感染往往有效。这种协同效应甚至出现于青霉素或氨苄西林 MIC 值处于高水平时(高于耐药解释分类折点时)(CLSI, 2014)。

肠球菌感染单独使用氨基糖苷类抗生素临床治疗是无效的。只有当联合使用青霉素、氨苄西林或糖肽类(glycopeptide)抗生素时,才需要做敏感性试验检测其协同效应。只能使用高浓度氨基糖苷类,500μg/ml 庆大霉素(gentamicin)或 1000μg/ml 链霉素(streptomycin),采用肉汤稀释法(纸片扩散法时药物浓度不同)。严重感染的肠球菌患者需要检测青霉素或氨苄西林,高水平氨基糖苷类和糖肽类(在美国通常是万古霉素)等抗生素的敏感性。

肠球菌对糖肽类耐药机制有两类。第一类是固有耐药,见于鹑鸡肠球菌(*Enterocomlus gallinarum*)和酪黄肠球菌/浅黄色肠球菌(*E. casseliflavus/E. flavescens*)的低水平万古霉素耐药。这是一种不可转导的耐药,因此不影响感染控制。第二类耐药基因由质粒介导的获得性耐药,主要见于屎肠球菌和粪肠球菌(*E. faecalis*),其他肠球菌少见。

肠球菌糖肽类耐药由五肽的肽聚糖前体改变所介导,这使结合万古霉素的亲和力下降了 1000 倍。万古霉素与五肽的结合防止了其与其他前体交联,从而阻止了稳定的细胞壁形成。前体改变是因为特定的基因,其中最相关的是 *vanA* 和 *vanB*。当检测到这些基因(通常是在屎肠球菌和粪肠球菌)时,这些菌株被称为耐万古霉素的肠球菌(VRE)。携带 *vanA* 基因的菌株对万古霉素和替考拉宁(teicoplanin)高水平耐药(高 MIC 值),携带 *vanB* 基因的菌株表现为低水平万古霉素耐药和替考拉宁敏感。其他基因 *vanD* 和 *vanE* 被认为介导对这些抗生素中度耐药。通常在酪黄肠球菌或鹑鸡肠球菌中检测到的 *vanC* 基因介导低水平万古霉素耐药,相比于 *vanA* 和 *vanB* 基因,它不可转移,较少引起严重感染且不引起大规模暴发。

筛选 VRE 可采用琼脂或肉汤稀释法,或含 6μg/ml 万古霉素的脑心浸液选择培养基。试验过程中,将前面提到的试验系统孵育整整 24 个小时很关键,因为在 16~20 小时读板可能会得到错误结果(CLSI, 2014)。现代商品化测试系统检测 VRE 的性能很好,在发表的研究中(Ligozzi et al, 2002; AbeleHorn et al, 2006; Carroll et al, 2006), the Phoenix(BD Diagnostic Systems)和 Vitek 2(bioMerieux)均检测出了所有 VRE 表型的菌株。

自检出对万古霉素敏感性降低的菌株(如 MIC 值介于 4~8μg/ml 的万古霉素中介金黄色葡萄球菌[VISA]和 MIC 值≥16μg/ml 的耐万古霉素金黄色葡萄球菌(VRSA)),金黄色葡萄球菌的万古霉素敏感性试验已成为临床微生物实验室关注的重点。虽然 VRSA 菌株的耐药机制可能与从携带 *vanA* 基因的肠球菌中获得该基因有关(CDC, 2014),MIC 值升高似乎与细胞壁厚度增加及万古霉素结合肽聚糖有关(Cui et al, 2000)。对这些菌株的检测至关重要,因为它们大部分同时也是 MRSA,常用万古霉素来治疗这类细菌。另外,万古霉素 MIC 值升高与达托霉素(daptomycin)MIC 值升高相关,这进一步限制了治疗药物的选择(Dhandand Sakoulas, 2012)。目前在美国,从 2002 年起已证实有 13 例耐万古霉素金黄色葡萄球菌(VRSA)

感染病例(CDC,2014)。即使少见,这仍是重要的耐药威胁。实际上,有报道指出,万古霉素试验结果为敏感但MIC值升高的MRSA菌株感染临床转归更差,这些菌株被称为MIC漂移(*MIC creep*)(CDC,2014)。关于MIC漂移对患者转归的真正影响需要更多的研究。

VRSA菌株可用微量肉汤稀释法或万古霉素选择性培养基鉴定。若使用含6μg/ml万古霉素的脑心浸液培养基,需要试验系统在35℃±2℃条件下培养整整24个小时(CLSI,2014)。对于VISA,该种方法不可行,因为纸片扩散法并非一种有效的筛选方法,且万古霉素选择性培养基对MIC值较低,接近临界范围的菌株不可靠(CLSI,2014;Swenson et al,2009)。商品自动化和非自动化的系统也很难检测某些VISA菌株,而且这些系统检测这些菌株都有各自的特点;如果使用某个特定的系统,实验室应注意这些特点(Swenson et al,2009;Riedel et al,2014)。在Swenson等的研究中(2009),检测VISA最可靠的方法是手工微量肉汤稀释法,但这也很难鉴定MIC值处于中介耐药范围下端的VISA菌株。VISA问题因异质性万古霉素中介的金黄色葡萄球菌(vancomycin heteroresistant *S. aureus*,hVISA)分离株的存在而更加复杂,其是在万古霉素敏感菌株中存在有MIC值在VISA和VRSA范围内的异质亚群。和VRSA与VISA一样,有报道称hVISA与万古霉素治疗失败有关(Tenover & Moellering,2007)。此外,虽然VRSA和VISA菌株很少见,有研究表明hVISA菌株并不罕见,在某些地区可高达18%(Tenover & Moellering,2007)。遗憾的是,目前没有非常可靠的敏感性试验方法来检测hVISA,使hVISA流行病学资料很难建立。

除肺炎链球菌或肠球菌以外的链球菌,选择试验和报告的抗菌药物因菌种而异。如前所述,化脓性链球菌(Lancefield A群)不需要进行青霉素以及其他β-内酰胺类抗生素和万古霉素的敏感性试验,因为尚未有耐药菌株报道(CLSI,2014)。只有当患者对青霉素过敏而考虑用大环内酯类药物治疗时才需要做药敏试验。此外,红霉素(erythromycin)药敏试验的结果可推广到阿奇霉素(azithromycin)、克拉霉素(clarithromycin)和地红霉素(dirithromycin)(CLSI,2014)。同样的,目前不建议进行无乳链球菌(*S. agalactaie*[Lancefield B群])的β-内酰胺类药敏试验,然而,最近有文献报道在远东和美国存在MIC值高于青霉素和头孢菌素敏感折点的菌株(Dahesh et al,2008;Kimura et al,2008)。与肺炎链球菌类似,用分子方法可以鉴定其PBP改变。在了解这些报告的临床相关性之前,需要从临床和实验室检测方面进行更多的研究以确定其影响。

B群链球菌定植和青霉素过敏的孕妇,建议对克林霉素和红霉素进行敏感性试验(CLSI,2014)。红霉素耐药但克林霉素敏感的菌株应进行克林霉素"诱导"耐药试验(MLS_B耐药:大环内酯类、林可酰胺(lincosamide)、链霉素B,streptogramin B),该耐药由*erm*基因介导,可采用微量肉汤稀释法或将克林霉素和红霉素纸片临近放置的"D"试验(D-zone approximation test)(CLSI,2014)(图59-4)。试验中只需报告克林霉素的结果。葡萄球菌、β-溶血性链球菌和肺炎链球菌也能发生克林霉素诱导耐药,且不同地区间流行程度各异(Desjardins et al,2004;Richter et al,2005)或不同来源的菌株流行程度不同,例如,医院获得性还是社区获得性的金黄色葡萄球菌分离株(Patelet al,2006)。

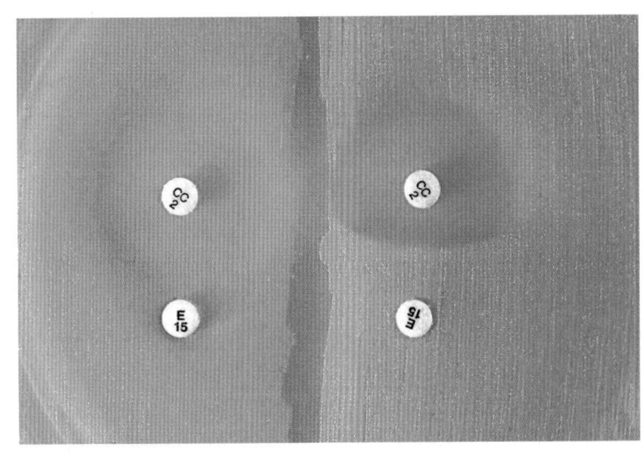

图59-4　纸片诱导或"D"试验。左侧金黄色葡萄球菌分离株显示红霉素(E)耐药,但对克林霉素(CC)敏感。右侧金黄色葡萄球菌分离株对克林霉素诱导性耐药,毗邻红霉素纸片的克林霉素纸片周围抑菌圈边缘模糊

从无菌部位分离且造成严重感染时,如引起心内膜炎和败血症的草绿色链球菌,应测定青霉素或氨苄西林敏感性(CLSI,2014)。草绿色链球菌没有青霉素和氨苄西林扩散试验的解释标准,因为该法不适用于检测这种病原体和抗生素的组合,所以需采用MIC法进行试验(CLSI,2014)。草绿色链球菌是引起中性粒细胞减少症和感染性心内膜炎患者脓毒血症的重要病原菌,已有研究表明其对青霉素和头孢菌素耐药率升高(Gordon et al,2002;Prabhu et al,2004)。氟喹诺酮类抗生素通常用于中性粒细胞减少者的预防用药,随着草绿色链球菌对氟喹诺酮类抗生素耐药性增加(Prabhu et al,2005),尽管在该类患者中草绿色链球菌对氟喹诺酮类抗生素耐药率总体较低(Gordon et al,2002),仍建议对其进行氟喹诺酮类抗生素的敏感性试验。这说明一个机构中应对特定患者群体进行特定抗生素药敏试验和报告。

很多情况下,革兰氏阳性菌耐β-内酰胺类抗生素是由于PBP的改变,而革兰氏阴性菌耐药通常是由于产生β-内酰胺酶。对某些革兰氏阴性菌,可用产色头孢菌素试验来检测β-内酰胺酶。在美国β-内酰胺酶阳性的流感嗜血杆菌接近30%,而即使已经关注到存在区域性变异,不能用β-内酰胺酶试验检测到的β-内酰胺酶阴性耐氨苄西林菌株(BLNAR)流行率仍然较低(Tomic & Dowzicky,2014)。流感嗜血杆菌引起的轻度感染,可以用头孢硝噻酚试验检测其对氨苄西林和阿莫西林的敏感性。因为流感嗜血杆菌的敏感性试验需要专门的培养基(*Haemophilus* test medium),且保质期短,这种情况下,实验室可以单独进行头孢硝噻试验以节省时间和金钱。然而这在BLNAR高流行地区并不适用。当感染危及生命时,如脑膜炎,CLSI推荐做药敏试验,并且只报告氨苄西林、一种第三代头孢菌素、氯霉素(chloramphenicol)和美罗培南(CLSI,2014)。

与流感嗜血杆菌相反,虽然偶尔有产β-内酰胺酶菌株(Jorgensen et al,2005),脑膜炎奈瑟菌(*Neisseria meningitidis*)耐青霉素主要是由于PBP的改变。脑膜炎奈瑟菌药敏试验的MIC值解释标准和纸片扩散法折点可参考CLSI文件(CLSI,2014)。虽然耐青霉素菌株在美国已有报道,但对用于脑膜炎奈瑟菌感染治疗的头孢噻肟(cefotaxime)和头孢曲松的耐药尚

未报道。对用于预防用药的利福平耐药极其罕见(Jorgensen et al,2005)。因此,这一特定菌种的药敏试验方案可由当地医务人员或感染病专家制订。如若进行试验,要采取适当的安全措施,其中包括生物安全柜的使用,且必须由专业人员进行,以避免具有较高病死率的实验室获得性脑膜炎奈瑟菌感染发生(CLSI,2014)。

β-内酰胺类抗生素常用于治疗革兰氏阴性肠杆菌科细菌引起的感染。然而这群细菌具有产生一系列β-内酰胺酶的能力来灭活抗生素。据统计,已鉴定的β-内酰胺酶有上百种;β-内酰胺酶可通过其结构进行分类(即酶活性中心的氨基酸序列),其被称为Ambler分类方法,或根据其耐药表型分类,又称为功能分类(Bush & Jacoby 2010)。Ambler方法将酶分为四组,即A到D组。A组、C组和D组在其活性中心有一个丝氨酸,而B组活性中心为含锌的金属酶(表59-1)。在肠杆菌科细菌中发现的一些更重要的β-内酰胺酶包括超广谱β-内酰胺酶(ESBL)、AmpC β-内酰胺酶和碳青霉烯酶。ESBL由质粒介导,因此是可高度转移的酶,对青霉素、第一到第三代头孢菌素和氨曲南耐药,但对β-内酰胺酶抑制剂(克拉维酸(clavulanate)、舒巴坦(sulbactam)、他唑巴坦(tazobactam)、阿维巴坦(avibactam))敏感并且不水解头霉素类(cephamycins)(Paterson & Bonomo,2005)。在美国,该酶主要见于肺炎克雷伯菌、产酸克雷伯菌(*K. oxytoca*)、大肠埃希菌和奇异变形杆菌(*P. mirabilis*)——即前面CLSI建议筛选ESBL的菌株。但该酶也可见于其他菌种,包括肠杆菌属、枸橼酸杆菌属(*Citrobacter* spp)、沙雷菌属(*Serratia* spp)和沙门菌属(*Salmonella* spp)(Paterson & Bonomo,2005;Moland et al,2006)。

表59-1 肠杆菌科细菌的β-内酰胺酶分类表

β-内酰胺酶分类	分子学(Ambler)分类	举例	分类的主要特点	发现于
ESBL	A(丝氨酸)	CTX-M、SHV、TEM	可水解青霉素、第一到第三代头孢菌素和氨曲南;对克拉维酸和头霉素敏感	肠杆菌科细菌;其他革兰氏阴性菌,如淋病奈瑟菌和流感嗜血杆菌
AmpC	C(丝氨酸)	ACC、FOX、LAT、MOX	可水解头霉素类抗生素(头孢西丁);耐克拉维酸;对头孢吡肟和碳青霉烯类抗生素敏感;可被硼酸和氯唑西林抑制;可被β-内酰胺类药物诱导	SPACE(讨论见文中);阴沟肠杆菌
碳青霉烯酶(对碳青霉烯类和头霉素有酶活性,并且耐克拉维酸抑制剂);都是感染控制的严重威胁	A(丝氨酸)	KPC、IMI、SME	弱碳青霉烯水解酶;可被硼酸抑制,被克拉维酸部分抑制	肠杆菌科,尤其是肺炎克雷伯菌和大肠埃希菌;沙雷菌属中的SME;鲍曼不动杆菌;铜绿假单胞菌
	B(金属β-内酰胺酶[MβL];锌活性中心)	NDM、VIM、IMP、GIM、SPM-1	强碳青霉烯水解酶;不能水解氨曲南;可被EDTA抑制,不能被克拉维酸和硼酸抑制	鲍曼不动杆菌;铜绿假单胞菌;肠杆菌科细菌
	D(丝氨酸)	OXA	弱碳青霉烯水解酶;强效水解苯唑西林和替莫西林;对氨曲南敏感;不能被EDTA、硼酸和克拉维酸抑制;体外可能对头孢菌素敏感(如果不是同时产ESBL)	鲍曼不动杆菌、铜绿假单胞菌、肠杆菌科细菌

改编自Bush K,Jacoby gA:Updated functional classification of beta-lactamases,*Antimicrob Agents Chemother* 54(3):969-976,2010.

注释:该表格没有包括所有的β-内酰胺酶,旨在涵盖Ambler分类中重要的酶型和更多的共同趋势。如文中所讨论的,各组中均有例外。由于一个分离株中可能存在多种耐药机制(如对亚胺培南耐药的AMPC不是因为产碳青霉烯酶而是由于膜孔蛋白突变,外排泵的存在等),有时也可能难以解释

ESBL有许多家族,虽然每种类型的流行率存在地理差异,但最常见的是CTX-M、SHV和TEM(Thomson,2010)。这些酶的作用具有双重性:首先,在体外试验中产酶菌株可表现为对该酶能水解的抗生素敏感;其次,即使采用MIC值在敏感范围内的抗生素治疗,临床上也有可能失败(Paterson & Bonomo,2005;Livermore et al,2012)。此外,不同的ESBL家族对不同底物的水解能力不同;例如,许多CTX-M酶水解头孢曲松和头孢噻肟能力更强,而TEM酶则水解头孢他啶(ceftazidime)能力更强(Bush & Jacoby,2010)。使情况更加复杂的是,该组的一些酶不能被β-内酰胺酶抑制剂抑制(Bush & Jacoby,2010)。

在美国的一项调查研究中，接近5%的肠杆菌科细菌产ESBL；目前估计每年有26 000例感染病例和1700例死亡病例（CDC，2013），其中ICU尤其高发。这与长期住院、医疗留置装置以及各种抗菌药物的前期治疗有关（Paterson & Bonomo，2005；Moland et al，2006）。产ESBL和其他β-内酰胺酶的革兰氏阴性菌在世界范围内不断增加，并且已有产ESBL菌株引起社区获得性感染暴发流行的报道（Kassakian & Mermel，2014）。

CLSI文件提供了纸片扩散法和肉汤稀释法的筛选流程，以及利用这些酶能被β-内酰胺酶抑制剂抑制的特性进行确证的流程（CLSI，2014）。直到几年前，CLSI才批准以下用于产ESBL肠杆菌科细菌（专门针对肺炎克雷伯菌、大肠埃希菌和奇异变形杆菌）筛选和确证的标准化程序：标准敏感性试验显示对广谱头孢菌素（头孢噻肟、头孢他啶、头孢曲松）或单环β-内酰胺类（monobactams）敏感性降低说明ESBL的筛选结果阳性，需进行确证试验。值得注意的是，即使MIC值高于野生型的菌株仍可能是敏感或中介。ESBL确证试验需要用头孢噻肟和头孢他啶，分别联用和不联用克拉维酸进行（Paterson & Bonomo，2005；CLSI，2009a）。确证试验是基于产ESBL菌株可被β-内酰胺酶抑制剂抑制的特性，因此，确证试验阳性结果为相比于单独使用第三代头孢菌素，β-内酰胺酶抑制剂存在时待测菌株的敏感性增加（MIC值下降）。试验过程中常联合多种药物，因为在筛选和确证试验中，联合多种抗生素比单种药物具有更高敏感性和特异性。

如在本章前面“商品自动化仪器系统”一节中所述，自动化药敏系统包括可以用来检测ESBL的试验。然而，由于部分系统敏感性和专家软件问题，建议临床微生物实验室保留手工方法作为ESBL确证试验的重要组成（Thomson et al，2007；Snyder et al，2008）。例如E-test（图59-5），这个试验的应用条件如前面所述：在克拉维酸存在的情况下，头孢噻肟或头孢他啶的MIC值降低≥2^3（或两者比率≥8）则表示产ESBL。值得注意的是，在实验室中表型确证试验可以在自动AST仪器中通过比较某种第三代头孢菌素联合和不联合β-内酰胺酶抑制剂的MIC值进行。ESBL筛选和确证可由仪器同时完成，使报告结果的周转时间比手工确证试验更短。

从前，如果筛选试验阴性，会根据其MIC值来解释和报告对β-内酰胺类的敏感性。如果ESBL确证试验阳性，不管MIC值为多少，所有青霉素类、头孢菌素类和单环β-内酰胺类均报告为耐药，这种改变可以通过手工方法实现，也可以利用仪器软件里的专家规则将这些药物的解释改为耐药而自动化。但是自从CLSI在2010年降低了很多肠杆菌科细菌对头孢菌素和碳青霉烯类抗生素的MIC折点后，临床上无需进行ESBL表型试验，且可以根据细菌的MIC值发报告，无需使用专家规则改变结果解释（CLSI，2014）。折点改变带来的影响将在本章后面接着碳青霉烯酶再继续讨论。

CLSI描述的ESBL表型确证试验假阴性可能是由于试验株产除ESBL之外的另一种β-内酰胺酶，即AmpC β-内酰胺酶。AmpC酶是以两种形式存在的重要超广谱头孢菌素酶，其第一种类型的基因位于染色体上。肠杆菌科细菌中产染色体介导的可诱导AmpC酶菌株有时被缩写为“SPACE”，其包括黏质沙雷菌（*Serratia marcescens*）、吲哚阳性变形杆菌（*indole-positive Proteae*）、普罗威登斯菌属（*Providencia* spp.）、摩氏摩根菌

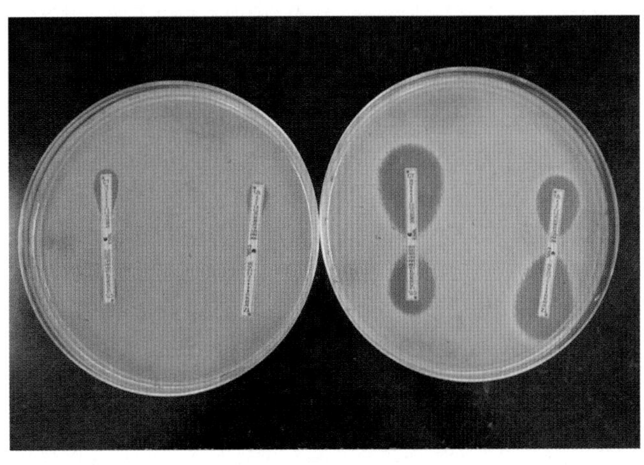

图59-5 E-test作为可检测ESBL的表型试验。左边琼脂平板显示产ESBL的肺炎克雷伯菌分离株。右边平板显示不产ESBL的大肠埃希菌。每个平板上，左边的E试验条的一端含头孢噻肟（CT），另一端含头孢噻肟和克拉维酸（CTL）。右边的试验条的一段含头孢他啶（TZ），另一端含头孢他啶和克拉维酸（TZL）。在克拉维酸的存在的情况下，CT或TZ的MIC值降低≥2^3倍浓度表明产ESBL。当CT或TZ的抑菌圈存在“模糊区”或者呈畸形的椭圆也表明结果阳性。左边的肺炎克雷伯菌，CT为0.75，CTL是0.25，两者比值为3，代表不产ESBL；然而，TZ>32，TZL是0.75，两者比值为43；因此这是ESBL阳性试验，因为TZ/TZL≥8，说明了β-内酰胺酶抑制剂影响了待测菌株的敏感性。右边的大肠埃希菌，克拉维酸没有这样的影响

（*Morganella morganii*）和普通变形杆菌（*Proteus vulgaris*）、气单胞菌（*Aeromonas* spp）、弗劳地枸橼酸杆菌（*Citrobacter freundii*）、阴沟肠杆菌和产气肠杆菌（*Enterobacter aerogenes*）；不过这并非全部，因为还有其他细菌表达染色体介导的AmpC β-内酰胺酶（Jacoby，2009）。虽然如此，SPACE菌株因天然产AmpC酶而被默认为对广谱青霉素、除头孢吡肟外的超广谱头孢菌素（在常规试验中检测）、单环β-内酰胺类和相比于ESBL的头霉素类如头孢西丁耐药。因此，没有必要检测这些细菌的AmpC酶，并且药敏报告可以自动反映对上述抗生素耐药。而且与ESBL相比，产AmpC酶菌株不被商品化的β-内酰胺酶抑制剂抑制；这是ESBL筛选试验阳性而ESBL确证试验阴性的原因之一（Thomson，2010）。此外，β-内酰胺类抗生素以及β-内酰胺酶抑制剂可诱导产生染色体AmpC酶，因此实验室负责人可在AST报告上增加警告声明——用β-内酰胺类抗生素和β-内酰胺酶抑制剂治疗可能会诱导该病原体产生AmpC酶。

AmpC也可由质粒介导，虽然在枸橼酸杆菌属、产气肠杆菌和奇异变形杆菌中也检测到，在克雷伯菌属、大肠埃希菌和沙门菌属中最为常见。需要注意的是，产这种酶的菌株与表达染色体酶的菌株对相同的抗生素耐药，但因其耐药性是质粒介导可转移给其他菌株，因此存在感染控制的风险。与产ESBL菌株类似，试验时产AmpC的菌株可能对前面所述抗生素表现为敏感，但用其治疗却会导致治疗失败，在某些情况下增加死亡率（Pai et al，2004）。AmpC β-内酰胺酶的详细综述，读者可以参阅Jacoby（2009）。

由于实验室的检测设施导致了监测受限，目前尚不知道

AmpC 的流行率。需要筛选产 AmpC β-内酰胺酶菌株的情况包括头孢西丁耐药和碳青霉烯类抗生素敏感时，ESBL 筛选试验阳性而 ESBL 确证试验阴性（Black et al,2005）。值得注意的是，筛选试验时头孢西丁优于头孢替坦（cefotetan）（另一种头霉素），头孢西丁筛选最好用纸片法而不是 MIC 法（Polsfuss et al,2012）。但是筛选试验并非特异，头孢西丁耐药也可能是由于膜孔蛋白丢失导致，AmpC 确证试验也存在问题，且一些产 AmpC 的菌株也有膜孔蛋白突变，膜孔蛋白突变也耐碳青霉烯类（Thomson,2010）。事实上，有报道称，ESBL 筛选试验阳性可能更多的是因为 AmpC 而不是 ESBL（Munier et al,2010）。很明显，β-内酰胺酶耐药的复杂性，及多种机制可产生类似的表型，使得实验室检测更加困难。可以通过几种不同的方法将耐头孢西丁但不产 AmpC β-内酰胺酶的菌株从产 AmpC β-内酰胺酶菌株中进行分离，一些方法利用产 AmpC 菌株可被硼酸（boronic acid）和氯唑西林（cloxacillin）抑制现象，如 AmpC E-test（bioMérieux SA，Marcy-l'Etoile，France）和 AmpC 头孢西丁-氯唑西林纸片法。或者使用 AmpC 头孢西丁-EDTA 双纸片试验，利用 Tris-EDTA 可渗透入待测菌内的特点，使细菌向琼脂中释放耐药酶导致头孢西丁失活（图 59-6）（Peter-Getzlaff et al,2011）。然而，这些试验有主观倾向性，而且可能因产碳青霉烯酶而出现假阳性。目前，没有 CLSI 的推荐试验来检测和确证产 AmpC

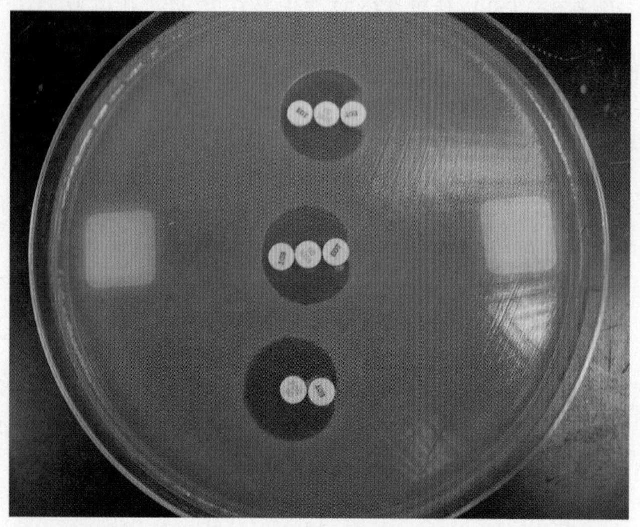

图 59-6 AmpC 头孢西丁-EDTA 试验。这个 AmpC 试验的操作如 Black 等（2005）所描述的。简而言之，将头孢西丁敏感的大肠埃希菌涂布接种到 Mueller-Hinton 琼脂平板表面。将待测菌株涂在湿润的 EDTA 纸片上，有菌株的一面朝下紧挨 30g 头孢西丁纸片放在琼脂上。EDTA 增加了待测菌株细胞壁的通透性，使得 β-内酰胺酶渗透进入琼脂。过夜孵育后，如果待测菌株产 AmpC β-内酰胺酶，则大肠埃希菌会朝着头孢西丁纸片生长，呈现出凹陷或扁平的抑制区则表明头孢西丁被酶解失活（阳性结果）。如果抑菌圈没有变形则说明头孢西丁没有失活（阴性结果）。在图中，最上面的一组纸片显示，头孢西丁纸片左边的 EDTA 纸片上为 AmpC 阴性大肠埃希菌，右边的为 AmpC 阳性阴沟肠杆菌。中间一组纸片显示头孢西丁纸片左边的 EDTA 纸片上为 AmpC 阴性肺炎克雷伯菌，右边为 AmpC 阳性大肠埃希菌。最下面的一组纸片显示头孢西丁纸片右边的 EDTA 纸片为 AmpC 弱阳性的肺炎克雷伯菌

β-内酰胺酶的菌株，而表型试验无法可靠地区分染色体和质粒介导的产 AmpC 菌株（在这种情况下，可以使用分子生物学方法，如 Pérez-Pérez & Hanson,2002 所述）。ESBL 和 AmpC β-内酰胺酶影响了抗菌药物的解释折点，CLSI 已将其影响进行修订来处理这些问题，但这些改变带来了新的困扰，更详细的讨论见于本章后面紧接碳青霉烯酶部分。

产 ESBL 或 AmpC β-内酰胺酶（或两者）的肠杆菌科细菌可用碳青霉烯类抗生素进行治疗，因为两者都不能导致碳青霉烯耐药。遗憾的是，革兰氏阴性菌可能获得了几类碳青霉烯酶和 β-内酰胺酶。肠杆菌科细菌中目前引起全球关注和有重要意义的碳青霉烯酶是一群丝氨酸碳青霉烯酶，即肺炎克雷伯碳青霉烯酶（KPC）。这些 β-内酰胺酶对所有的 β-内酰胺类抗生素耐药，包括超广谱头孢菌素和碳青霉烯类抗生素以及 β-内酰胺酶抑制剂，大大减少了治疗药物的选择性。除此之外，尽管体外药敏试验显示碳青霉烯类 MIC 值仅轻微升高但依然在敏感范畴内，用碳青霉烯类治疗感染可能导致治疗失败（Weisenberg et al,2009;Livermore et al,2012）。KPC 酶可在多种肠杆菌科细菌中发现，在美国，虽然在许多其他细菌包括产酸克雷伯菌和肠杆菌属中都有发现，但最常见的是肺炎克雷伯菌和大肠埃希菌。产这种酶的基因由质粒介导，可以很容易地通过无性传播。KPC 酶最早发现于美国纽约，在 2004 年历时 2 个月包含布鲁克林四家医院的一项研究显示，24%的肺炎克雷伯菌有一种或者两种 *KPC* 基因（Walther-Rasmussen & Høiby,2007）。自此以后，KPC 酶的流行遍布全球（Tzouvelekiset al,2012）。仅仅在美国，每年有超过 9000 例感染病例和 600 例死亡病例由耐碳青霉烯肠杆菌科细菌（CRE）引起（CDC,2013）。CRE 的发生率，尤其是 KPC 菌株，在流行地区占 20%～40%（Tzouvelekis et al,2012）。CRE 对全部或几乎全部可用的抗生素耐药，并且与住院时间的延长相关，可使死亡率增加 24%～70%（Tzouvelekis et al,2012）。而且 CRE 患者需要特定的感染控制措施，其中包括接触性预防和患者集中收治。一旦分离株鉴定为 CRE，这些措施必须执行。疾病预防和控制中心（The Centers for Disease Control and Prevention，CDC）就医疗机构控制 CRE 传播的措施发布了详细指南（CRE Toolkit，CDC，2012）。

2010 年以前，筛选和确证肠杆菌科细菌碳青霉烯酶的标准流程由 CLSI 发布（CLSI，2009a）：对一种或多种第三代头孢菌素耐药的菌株和一种或多种碳青霉烯类抗生素 MIC 值升高的菌株，实验室可用厄他培南（ertapenem）或美罗培南纸片来筛查碳青霉烯酶，或采用厄他培南、美罗培南或亚胺培南的微量肉汤稀释法。亚胺培南 MIC 不能用于变形杆菌、普罗威登斯菌和摩根菌属的筛选，因为这些细菌亚胺培南 MIC 值升高的耐药机制不是因为产碳青霉烯酶。筛选试验阳性，需进行确证试验，如改良 Hodge 试验（MHT）。试验内容包括在 Mueller-Hinton 琼脂平板上涂布大肠埃希菌的敏感菌株，在中间放一个碳青霉烯类抗生素（美罗培南）纸片，垂直纸片划线接种待测菌株，看是否融合生长。抑菌圈边缘的大肠埃希菌如果沿着接种的肠杆菌科待测菌株生长增强，则表示后者产碳青霉烯酶抑制了碳青霉烯类抗生素，使得正常情况下不生长的大肠埃希菌生长，如图 59-7 所示。

改良 Hodge 试验是一种灵敏的碳青霉烯酶检测试验，但是不能区分不同种类的碳青霉烯酶。MHT 也是一种主观性试

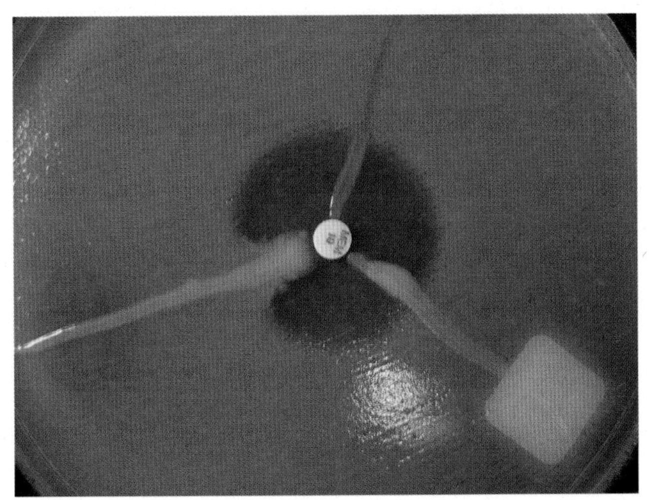

图 59-7 改良 Hodge 试验(MHT)。在 Mueller-Hinton 琼脂平板上涂布大肠埃希菌的敏感菌株,在中间放一个美罗培南纸片,待测菌株从美罗培南纸片向平板边缘沿着直线划线接种。如果待测菌产 KPC,则美罗培南被水解,使得大肠埃希菌敏感菌株向着美罗培南纸片呈苜蓿草样特征性的凹陷生长。图片中,位于美罗培南纸片左边的为产 KPC 的肺炎克雷伯菌(MHT 试验阳性)。另外两株是阴沟肠杆菌复合菌株,MHT 试验为阴性,因为没有向着美罗培南纸片的凹陷生长

验,且难以解释。与此同时,当 AmpC 或 ESBL 联合其他耐药机制,如膜孔蛋白缺失,会导致假阳性。值得注意的是,这种细菌的厄他培南 MIC 值增高,不能特异的表示产碳青霉烯酶(虽然它仍是筛选碳青霉烯酶很好的药物,如产 KPC 菌株可能对厄他培南耐药,而对其他碳青霉烯类抗生素敏感)。产 NDM-1 和其他金属 β-内酰胺酶(metallo β-lactamase)的菌株碳青霉烯酶活性较低,会出现假阴性。因此,通过碳青霉烯纸片联合或者不联合抑制剂检测菌株可以帮助区分碳青霉烯酶的类型。为了区分,用硼酸作为抑制剂可帮助检测 A 类酶,而同样,EDTA 可用于检测 B 类酶(Tsakris et al,2009;Stuart & Leversteinvan Hall,2010)。硼酸抑制 KPC 碳青霉烯酶,导致碳青霉烯-硼酸纸片周围的抑制圈直径相比于单独碳青霉烯的纸片增加。

检测碳青霉烯酶的其他表型方法包括显色法,如 Carba NP,一种基于亚胺培南水解的快速显色方法(Nordmann et al,2012)和 Rosco 纸片(KPC-MBL confirm kit,Rosco,Taastrup,Denmark),其将碳青霉烯类药物与抑制剂联用,可对碳青霉烯酶分类。显色筛选琼脂与确证试验联用的效能很好,一项为检测革兰氏阴性杆菌中的碳青霉烯酶而评估了多种显色筛选琼脂培养基和确证试验的研究显示,其联用具有 89.8%的敏感性和 100%的特异性(Simner et al,2015)。在其他发表的研究中,虽然结果略有不同,类似试验的效能也很好(Huang et al,2014)。检测 CRE 的分子学方法已在本章前面"抗菌药物敏感性试验的分子学方法和新技术"部分单独讨论。

2010 年以前,在常规敏感性实验中如果菌株耐某种碳青霉烯类抗生素,不论随后的确证试验结果如何,均会做出解释性报告。因为碳青霉烯类耐药还有其他机制。CLSI 推荐如果某菌株已经鉴定出一种碳青霉烯酶,而根据 CLSI 折点,对一些碳青霉烯类抗生素敏感,应报告 MIC 值而不附带解释(CLSI,2009a)。这种情况下,许多实验室会选择报告对所有的碳青霉烯类抗生素耐药。

2010 年,CLSI 降低了肠杆菌科细菌头孢菌素和碳青霉烯类的折点且修改了他们的推荐,例如,临床上无需进行该类细菌耐药机制的筛选和确证试验,仅在流行病学研究和感染控制时才需进行(CLSI,2014)。随着 MIC 值的降低,自动化系统检测 ESBL 和 CRE 会更加敏感,因此分离株可以依据试验的 MIC 值直接判断敏感或耐药,而不是依据确证试验和专家规则调整后的 MIC 值。因此,根据新的指南,如果检测到产碳青霉烯酶菌株对某些头孢菌素和碳青霉烯类抗生素敏感而对其他抗生素耐药将会如实进行报告。这种修改的临床意义尚不完全清楚,但可以想象,由于菌株产 ESBL 或碳青霉烯酶,医师选择 MIC 值在敏感范围内的抗生素用于临床感染治疗可能会导致治疗失败。

此外,并非所有的 MIC 值都进行了修订,否则问题将更加复杂。例如,头孢吡肟的 MIC 折点这次没有改变(值得注意的是,它已经降低了)(CLSI,2014)。因此,产 KPC 菌株 MIC 值可能在敏感范围,且报告其敏感;然而在过去,由于鉴定出碳青霉烯酶,会将报告解释改为耐药。新出现的困难是自动化系统和板条生产商不得不遵守且使用批准用于实验仪器的 FDA 折点,而它不同于新修订的 CLSI 折点。最后,对各种药物,EUCAST 和 CLSI 的折点并不一致,因此世界不同地区的流行病学报告可能一片混乱。

2010 年修改的理论基础包括 MIC 分布数据、药代动力学和药效学模型、临床上 MIC 值低于那些折点附近的产 ESBL 和 CRE 的细菌感染病例分别被某些头孢菌素和碳青霉烯类抗生素成功治疗的实例。这意味着 MIC 值比耐药机制更重要,因此用于指导治疗(Paterson et al,2001;Daikos et al,2009)。此外,产弱活性的 β-内酰胺酶并不总意味着临床药物无效。而且,不同类 ESBL 和 CRE 有多种耐药机制和不同的药物水解活性,即使同一类酶水解活性也不同。

然而,这种理论存在质疑。首先,其临床证据有限,尚未完全清楚为何感染病原菌耐药的抗生素可以成功地治愈感染患者。事实上,MIC 值明显敏感的抗生素临床治疗失败的案例已有文献报道(Paterson et al,2001;Livermore et al,2012)。那些反对修改折点的争论包括存在其他可影响 MIC 值的因素,如试验接种、精密度和可重复性。例如,MIC 值的评估允许有一个 2 倍稀释度的变化,即如果测定的 MIC 值是 2μg/ml 则意味着实际 MIC 值可介于 1~4μg/ml 之间(Doern & Brecher,2011;Livermore et al,2012)。而且,低 MIC 值相比于高 MIC 值更加不精确。这意味着低 MIC 值可能不像人们想的那样可靠,尤其是当试验 MIC 值临近折点时。进一步引起争议的是用自动化系统检测碳青霉烯酶有时存在争议,不同系统可能得到不同结果,而且,一些 AST 板上检测的 MIC 值不在修改后的折点范围(Bulik et al,2010;Thomsonet al,2011;Livermore et al,2012)。除此之外,还有其他可能的因素,例如可达到药物浓度、患病人群差异、毒力和感染类型以及体外试验表现为敏感细菌但体内可能是耐药菌株。

最后,发表的报告评估了新折点应用的影响和产 ESBL 和 CRE 菌株的相关规则。对于 ESBL,McWilliams 等(2014)报道,使用新的折点后超过 89%的产 ESBL 大肠埃希菌会被报告为对氨曲南(aztreonam)和(或)≥1 的头孢菌素敏感或中介。此

外，近68%的产ESBL肺炎克雷伯菌会被报告为对氨曲南和（或）≥1的头孢菌素敏感或中介，虽然随后2014年降低的头孢吡肟折点确实有助于增加两种细菌的耐药报告。另一份报告发现，大约21%的大肠埃希菌、25%的产酸克雷伯菌和79%的奇异变形杆菌菌株ESBL阳性但试验显示对头孢他啶敏感，这提示该药的CLSI折点对于检测ESBL可能仍然太高（Morrisseyet al，2014）。

修订后CRE检测的折点引起的问题不同于ESBL。运用修改后的折点可能会提高KPC阳性菌株鉴定的敏感性，因为使用旧的折点时产KPC菌株的亚胺培南和美罗培南MIC值经常在敏感范畴。然而，Landman等（2011）反对将修订后的折点用于厄他培南的筛选，因为有膜孔蛋白突变的产AmpC菌株也可能表现为厄他培南耐药；然而这种产AmpC酶细菌对其他碳青霉烯类抗生素依然敏感。这种情况下，没人愿意将这种菌错误地鉴定为产KPC菌株，并排除使用碳青霉烯酶类抗生素治疗。该团队还发现，运用新的药敏折点，虽然几乎所有产KPC菌株显示对厄他培南耐药，但绝大部分仍对亚胺培南和美罗培南敏感（Landman et al，2011）。Bulik等（2010）指出在碳青霉烯类抗生素中，自动化系统在检测美罗培南MIC值上出现了很大的方法间变异，产KPC菌株可能得到假的敏感结果。相反，Thomson等（2011）发现在Vitek2中用美罗培南检测产KPC菌株更灵敏。Ho等（2011）发现使用新的折点后总体敏感性会下降6.6%，但是这一数据依菌种而异，大肠埃希菌对亚胺培南敏感率稍微下降，克雷伯菌敏感率中度下降，而有些菌株，如普罗威登斯菌属和摩根菌属显著下降了61%（值得注意的是，这些细菌不一定产生了明显的耐药机制）。

总之，对肠杆菌科细菌而言，运用新的折点和取消耐药机制确证试验可能在某些情况下减少治疗失败现象，而在另一些情况下增加治疗失败，这取决于感染细菌、耐药机制和采用的检测系统。也有人担心，如果这些变化使越来越多的革兰氏阴性杆菌报告为多重耐药，会不必要地限制治疗药物的选择，甚至促进多重耐药菌（multi-drug-resistant organism，MDRO）的进展，疾病预防和控制中心（CDC）称之为“一个对公众健康最严重且不断增长的威胁”（CDC，2014）。因此，需要更多的研究来评估这种改变相关的临床和流行病学的后果，到目前为止，文献中的报道仍有争议。

碳青霉烯类抗生素是一类治疗厌氧菌感染的重要药物，针对引起脓毒症最常见的厌氧菌，脆弱拟杆菌群，这类药物的敏感性数据说明厌氧菌的敏感性存在很大的地域差异，甚至在同一地区的不同机构内也有差异。其可能是各地的流行株存在差异，也可能是各地抗生素使用种类差异。美国的多中心研究显示，虽然脆弱拟杆菌对碳青霉烯类耐药率很低（1.1%～2.5%），但随时间推移而有所增加，这种现象也出现在欧洲和亚洲（Liu et al，2008；Snydman et al，2011；Boyanova et al，2015）。有些细菌的耐药性可预测，如沃氏嗜胆菌（*Bilophila wadsworthia*），并且在很多菌种中耐药现象很常见，如普氏菌属（*Prevotella* spp），有近50%菌株对青霉素耐药。总体上，许多厌氧菌的抗生素敏感性不可预测且多变，耐药性在许多细菌中呈上升趋势（Wyboet al，2007；CLSI，2012a；Boyanova et al，2015）。除了研究结果，事实亦表明厌氧菌体外药敏试验结果与预后直接相关（Nguyen et al，2000），表明当实验室已分离出一种明确的厌氧菌时，对其进行药物敏感性试验至关重要，而非普遍采用的微生物的混合培养。CLSI推荐，厌氧菌所致的特殊感染才需做敏感性试验（CLSI，2012a）。考虑到试验方法的要求对一些实验室而言可能比较困难，可选择在特定病例时将其送至参考实验室进行检测。同时推荐对特定地区或机构收集的菌株进行监测以得到抗菌谱，使医生可依据其进行经验性治疗（Wybo et al，2007；Liu et al，2008）。

对于结核分枝杆菌（MTBC），所有新的分离株均需检测对四种主要抗结核药物的敏感性：异烟肼（INH）、利福平（RIF）、乙胺丁醇（ethambutol，ETH）和吡嗪酰胺（pyrazinamide，PZA）（CLSI，2012b）。此外，如果患者治疗无效，或者初始治疗3个月后培养没有转阴，应重复药敏试验。为尽快得到结果，建议实验室在接收初始标本的15～30天内报告结果。

MTBC的药物敏感性最初采用固体琼脂（Middlebrook 7H10or 7H11）的琼脂比例法来测定。这种方法是在加或者不加待测药物的琼脂平板上接种标准稀释菌株，然后比较加药和不加药培养基上的集落形成单位（colony-forming units，CFU）数量，结果用百分比表示。耐药定义为“在抗结核药物的临界浓度下大于1%的接种量细菌生长”。临界药物浓度是抑制95%的亲代野生型菌株生长的最低药物浓度，但不会抑制耐药菌株（CLSI，2012b）。使用临界药物浓度的情况下，主要药物体外敏感性试验结果与TB患者的临床转归有很好的相关性。然而，琼脂比例法检测PZA较慢且不够理想，公认的参考方法是放射法。然而，因为放射法的厂商不再供应试剂，方法的选择有可能改变。即使是PZA的检测，现已有替代方法，如改良琼脂稀释法和液体肉汤法可供选择。例如，BACTEC 460TB（Becton，Dickinson，Sparks，Md）报告时间短，但该系统为半自动且需处置放射性废物。无需使用放射性物质的自动液基系统现已广泛应用，其包括VersaTREK（Trek Diagnostic Systems，Westlake，Ohio）和BACTEC Mycobacteria Growth Indicator Tube（MGIT）960（Becton，Dickinon），后者利用荧光作为分枝杆菌生长的指标。比较肉汤比例法、BACTEC 460和其他自动化系统的研究显示它们存在良好的相关性，在美国实验室，自动化系统正越来越流行且系统的成本也不高（Garrigó et al，2007；Kalokhe et al，2013）。表型试验虽然被认为是MTBC敏感性试验的金标准，但耗费人力且不能快速提供结果。MTBC的快速AST试验的介绍，读者可参阅本章前面“抗菌药物敏感试验分子学方法和新技术”部分。

检测非结核分枝杆菌（nontuberculous mycobacteria，NTM）的推荐方法是微量肉汤稀释法。推荐只对从无菌部位分离的或那些被认为是与临床相关的NTM菌株做敏感性试验。对于鸟分枝杆菌复合群（MAC），只有大环内酯类（阿奇霉素和克拉霉素）的体外实验显示与临床疗效有相关性。其中克拉霉素是推荐的试验药物。对于快速生长分枝杆菌（rapidly growing mycobacteria，RGM），对大环内酯类抗生素的诱导性耐药可能由*erm*基因介导。因此，对这类耐药的检测是通过检测克拉霉素的敏感性。在第14天出现阳性结果表明诱导型大环内酯类抗生素耐药，其可能与脓肿分枝杆菌患者的疗效延迟和治疗失败相关（Koh et al，2011）。

抗真菌药物的敏感性试验主要针对酵母菌，根据现有CLSI折点，特定机构对常见念珠菌属检测氟康唑、伏立康唑（voriconazole)和棘白菌素敏感性(CLSI,2008a,2012c)。对两性霉素B,如果MIC>1μg/ml,可添加一个"可能耐药"的解释说明(CLSI,2012c)。虽然有侵袭性丝状真菌和真菌以及皮肤真菌的试验指南,但CLSI没有丝状真菌对抗真菌药物的解释折点,这是因为还没有评估体内、外数据的相关性。虽然如此,可反映临床相关耐药情况的MIC值可在结果中如实报告,例如曲霉菌属对两性霉素B或唑类的耐药情况。而且,CLSI不推荐常规测试,真菌的AST在每个机构必须被单独考虑(CLSI,2008b)。

对于抗真菌的AST,试验方法的选择局限于纸片扩散法,参考方法微量肉汤稀释法耗费人力,所以很多已转向商品化检测系统,例如手工比色微量稀释板Sensititre YeastOne(Trek Diagnostic Systems,Cleveland,Ohio);Etest(bioMérieux SA,Marcy-l'Etoile,France),或者提供酵母菌药敏检测卡的自动系统VITEK 2(Vitek bioMérieux Inc.,Durham,N.C)。Sensititre YeastOne是一个综合的手工系统,它提供了所有药物的CLSI折点,包括棘白菌素。其在已发表的评估研究中表现一直不错,Sensititre基本上相当于CLSI的参考方法微量肉汤稀释法(Pfaller et al,2012b)。VITEK 2酵母菌敏感性试验在念珠菌属也显示出良好性能,虽然可检测的药物有限,但有全自动化和12~15小时可提供结果的附加优势(Pfaller et al,2007a,2007b)。分子学以及其他方法如MALDI-TOF MS也越来越多地被用于酵母菌和真菌的敏感性试验来进行耐药检测。虽然在大多数临床实验室它们不是主流方法,但在不久的将来它们的实用性可能会增加。

报告药物的选择

分离株抗生素的报告策略不仅要考虑试验结果,还要考虑多种因素。例如,对治疗特定感染无效的抗菌药物,实验室不应报告其敏感性结果。许多药物(包括第一和第二代头孢菌素、大环内酯类、克林霉素、氟喹诺酮,四环素类(tetracyclines)和口服药物)不适用于脑脊液感染的治疗,中枢神经系统的分离菌株不应报告这些药物(CLSI,2014)。同样,对特定细菌体外试验敏感但已被证实体内无效的药物也不能报告,如头孢菌素和复方磺胺甲氧嘧唑(trimethoprimsulfamethoxazole)对肠球菌(CLSI,2014)。只对尿路感染有效的药物(如呋喃妥英(nitrofurantoin))在泌尿系统外的其他任何部位分离的菌株中不应报告。许多机构利用分级报告鼓励使用体内药敏试验有效的廉价抗菌药物,而非"最新"的或商业推广最多的药物,以此来降低医药费用。例如,除非有菌株来源等其他考虑,只有第一或第二代头孢菌素耐药时,才报告第三代头孢菌素。

临床微生物实验室和传染病服务中心之间密切的工作关系对进行抗生素有效管理非常重要,其可指导机构医护人员采用最适抗生素。创建这些流程是为了省钱或者,更重要的是,减轻日益严重的抗生素耐药问题;这可能涉及强制性处方和治疗指南的使用、报告或不报告敏感范围的特定抗生素、设立处方把关者,如特定抗生素获得传染病医生批准后方可使用。例如,一项前瞻性研究(ICARE项目:重症监护抗生素耐药性流行病学(Project ICARE:Intensive Care Antimicrobial Resistance Epidemiology))表明,万古霉素和第三代头孢菌素的频繁使用与ICU中的VRE流行增加有关,并通过限制万古霉素的使用可降低流行率(Fridkin et al,2001,2002)。同样,在一个多中心回顾性分析中,Pakyz等(2009)表明,与不限制碳青霉烯类抗生素使用的医院相比,限制碳青霉烯类抗生素的使用可降低耐碳青霉烯铜绿假单胞菌的发生。

最后,来自世界不同地区几个中心的报告详细报道了一种导致高发病率和病死率的高毒力艰难梭菌菌株的暴发流行。这些暴发流行已证实与特定抗生素的使用有关,特别是该菌株高度耐药的氟喹诺酮类药物。控制暴发需要一系列的措施,其中包括严格的抗生素管理流程,如在某些情况下完全禁止氟喹诺酮类药物的使用(Valiquette et al,2007;Labbé et al,2008;Debast et al,2009)。这些例子证明实验室知道如何报告抗生素和报告什么抗生素的重要性,以及临床实验室和传染病服务中心联合处理抗生素使用模式相关问题的重要性。一项美国医院的多中心调查显示,从2002年到2006年最常使用的抗生素是氟喹诺酮类,且碳青霉烯类抗生素的使用也显著增加(Pakyz et al,2008)。与这里所举例子直接相关的问题表明,医院的抗生素管理,包括临床实验室应该报告什么抗生素,在未来几年将持续存在并且越来越复杂。

累积药物敏感性报告

特定细菌对抗菌药物的敏感性依地域、医疗机构类型以及抗生素使用模式而变,监测抗菌药物敏感性和让医务人员了解当前模式是临床微生物实验室的职责。这通常需要随时监测分离株敏感性数据,整理特定时间段的数据,计算某特定菌株对给定药物敏感的百分比,将所有数据编成易于阅读的格式并提供给医护人员。这些报告,通常称为抗菌谱,当医务人员等待特定的培养及药敏结果时可用于经验性治疗感染。也可被医院流行病和感染控制机构用于监测耐药趋势,确定疫情和制订感染控制策略。本机构的药房和治疗委员会制订政策或处方时也可加以运用(Zapantis et al,2005)。相关机构可以通过在抗菌谱中加入抗生素的成本数据,鼓励医生使用廉价且有效的药物。

CLSI在CLSI document M39-A3(2009b)中就抗菌谱的编制给机构提供了指导,建议包括术语使用,数据获取、分析和呈现,统计方面的注意事项和抗菌谱的局限性。文件中还包含了举例和模板。Hindler and Stelling(2007)总结了许多在CLSI文件中讨论的重要注意事项,并且还讨论了一个机构建立抗菌谱时必须考虑和解决的问题。例如,统计数据时如何计数同一患者的多个分离株会显著影响特定菌株对某个抗生素的敏感率。如果计数所有的菌株,这将使结果偏向于在一段时间进行多次培养的患者分离菌株(如感染耐药菌的患者、长期住院患者或治疗无效的患者)(Hindler & Stelling,2007)。是否同一患者的重复分离株都计数(基于菌株的算法),是否舍弃其他只计数第一株(基于患者的算法),是否只计数新的临床案例(基于临床的算法),或是否只计数新的耐药表型(基于表型的算法),都直接影响某种抗生素的敏感百分比。对特定机构而言哪种算法最好应由医务人员和(或)药学和治疗委员会商讨决定,并在随后的汇编过程中遵守,所以单位时间段间的比较才有效。

抗菌谱的数据管理和从这些数据中获得的信息可能十分复杂且难以管理和操作。世界卫生组织(WHO)抗生素耐药监控合作中心已提供一个可免费下载和使用的软件程序来完成有用数据的管理(WHO,2006)。该软件程序(WHONET)有一个模块,允许实验室输入报告的抗生素和服务的病区,并允许发出重要细菌或表型警告。第二个模块允许临床报告的录入、检索、修改和打印。最后,第三模块允许机构数据的各种分析,包括但不限于细菌流行情况、抗菌药物敏感性分析、纸片扩散法抑菌圈直径或 MIC 直方图、抗生素散点图和回归曲线。此外,软件的一个组件,BacLink,可以将机构当前系统的数据直接上传 WHONET,避免手工录入数据。WHONET 和 BacLink 软件均可以直接从网上免费下载(WHO,2006)。目前全球有超过 90 个国家的实验室正在使用 WHONET 软件系统。

杀菌试验

临床实验室目前很少做抗生素杀菌试验。许多试验耗费人力而且复杂,直到现在,试验程序仍不规范。杀菌抗菌试验可分为三大类:①测定杀死 99.9%接种菌株的抗生素最低浓度,即最小杀菌或致死浓度(minimum bactericidal or lethal concentration, MBC 或 MLC);②抗生素杀死接种菌株时杀菌率的测定(时间-杀菌曲线或杀菌曲线);③测定抗生素治疗后患者血清杀死 99.9%接种菌株时的最高稀释度,称为血清杀菌效价(serum bactericidal titer,SBT)或血清致死效价(serum lethal titer)。

CLSI 批准发布的 MBC 操作指南解决了没有规范化实验操作的缺陷(National Committee for ClinicalLaboratory Standards, NCCLS,1999a,1998b)。与测定 MIC 的方式相同,为了测定 MBC,需在系列稀释(以 log_2 为基础)的抗生素肉汤中接种标准浓度的待测菌悬液。35℃孵育 24 小时后,将肉眼观察没有细菌生长的稀释液再转种到不含抗生素的琼脂平板上。孵育后,计数琼脂平板上的菌落,计算出每毫升抗生素稀释肉汤中的细菌数。MBC 或 MLC 是致死或杀死接种菌的抗生素的最低浓度,终点定义为最初接种的活菌减少 99.9%。

虽然从理论上而言,MBC 对于某些类型的感染很有用,但 MBC 的测定通常十分繁琐,且可能会被多种因素干扰。因素之一是少量接种细菌经过抗生素暴露("持留菌(persisters)")依然存活但再次检测时却保持对抗生素敏感。就细胞壁活性抗生素而言,如 β-内酰胺类抗生素和万古霉素,至少有一些持留菌可能是处于细胞周期的休眠期或非生长期。一些学者将这些细菌称为对抗生素无应答,而非耐药(Jayaraman,2008)。其次是矛盾作用(Eagle 现象),即在 MBC 浓度以上,随着抗生素浓度增加,存活的细菌数也不可思议地增加。第三是耐受性,这种现象是指杀菌剂对特定细菌菌株的杀菌活性降低。这种耐受机制目前尚不明确,但 Jayaraman(2008)已经指出,一个菌株的耐受性显然不同于无应答或休眠。一些学者对菌株的耐受性已经给出了一个更实际的(至少对实验室)定义,即如果 MBC/MIC≥32,便将分离株定义为对待测抗生素耐受(Sherris,1986)。

测定时间-杀菌曲线时,一个稀释度的待测抗生素,通常是在或接近患者体内可达到的最大浓度,与标准接种量的待测菌株一起接种。然后每间隔 24 小时做定量培养。将 24 小时内每个时间段的定量培养的细菌生长数用图表表示得到时间-杀菌曲线。该试验基本上决定了特定浓度抗生素的杀菌率和持续时间。本试验在特定感染动物模型和药理研究方面非常有用,但耗费人力是实验室难以将之作为临床试验的原因之一。

MBC 和时间-杀菌试验的基本理论设想可应用于血清杀菌效价研究,将接受了抗生素治疗的患者血清加入试验系统。与 MBC 一样,CLSI 已建立了血清杀菌试验的标准(NCCLS, 1999b)。试验需要获取患者两份血清标本——一份标本的抗生素浓度为其在体内的最低浓度("谷标本"["trough specimen"]),通常是在患者接受某一剂量的抗生素前;另一份标本为抗生素在体内的最高浓度("峰标本"["peak specimen"]),在给予某一剂量抗生素后的特定时间,具体时间取决于给药途径。血清以 log_2 系列稀释并接种标准浓度的待测菌,35℃孵育 24 小时。类似于 MBC,将肉眼观察没有细菌生长的稀释液再转种到定量培养琼脂平板上进行再孵育。血清杀菌效价是使原接种活菌减少 99.9%的最低抗生素浓度。SBT 的理论是它考虑了影响因素,如药物吸收和代谢的影响、抗生素代谢或分解产物对菌株影响、抗生素蛋白结合率和抗菌药物与患者正在服用的其他药物相互作用的影响(NCCLS,1999b)。SBT 可以通过测定 MBC 抗生素浓度来评估杀菌活性,也可以评估患者血清中抗生素杀菌活性可以维持多少个半衰期(NCCLS, 1999b)。最后,如果利用患者的血清进行时间-杀菌试验,可以测定血清杀菌率或杀菌速率,或者,如果检测曲线下面积,可确定杀菌活性的大小和持续时间(NCCLS,1999b)。

如果实验室决定要进行这些杀菌试验,除耗费人力外,还需考虑试验的临床相关性。在过去的不同时间里,推荐使用杀菌试验来预测治疗的成败,其中包括细菌性心内膜炎、骨髓炎、免疫缺陷患者的脓毒血症、假体植入感染以及相关治疗指南描述不详尽的感染(Petersen & Shanholtzer,1992)。在标准化操作规程制订之前,有许多研究赞成这些建议,但随后的研究未能证明这些实验可直接预测治疗成败(Petersen & Shanholtzer, 1992)。尽管如此,有关杀菌试验可预测特定感染或特定人群感染预后的研究一直没有间断。Liao 等(2007)认为,对于医院获得性多重耐药鲍曼不动杆菌感染,SBT 可用于预后判断和治疗方案调整。Cahen 等(1993)证明了 SBT 可直接预测肺部急性加重期囊性纤维化患者的疗效。该试验的临床效用仍有争议,但没有争议的是,临床微生物实验室必须为能准确进行这些试验而加强投入。在此基础上,Petersen and Shanholtzer (1992)和 CLSI(NCCLS,1999a,1999b)均发表意见指出,如果需要进行这项试验,临床微生物实验室负责人应商讨,确定该试验是否有助于患者康复,应该用什么方法,并且结果应该如何解释。

总之,据 CDC 估计"每年超过二百万人感染耐药菌,导致约 23 000 人死亡"(CDC,2014)。更多的患者死于耐药菌引起的其他复杂感染。MDRO 给患者和家属以及卫生保健系统增加了严重的经济负担。美国的卫生保健系统每年仅花在 MDRO 上的费用估计已接近 340 亿美元,而且额外增加的住院天数超过 800 万天(WHO,2014a)。由于抗生素的使用是导致抗生素耐药的最重要因素,而且据估计,一半的抗生素使用是不必要或不恰当的(CDC,2014),这是对抗抗生素耐药的关键时刻。因此,现在比以往任何时候都更需要准确的药敏试验和报告,以及贯彻落实强大的感染控制措施和抗生素管理程序,其中微生物实验室起着关键作用。

(孙自镛 译 马筱玲 校)

推荐阅读

Beuving J,Wolffs PF,Hansen WL,et al:Impact of same-day antibiotic susceptibility testing on time to appropriate antibiotic treatment of patients with bacteraemia:a randomised controlled trial,Eur J Clin Microbiol Infect Dis 34:831-838,2015.

这是一项有趣的研究,阐述了快速 AST 可以显著缩短菌血症患者接受靶向治疗的时间。尽管没有看到明确的与转归相关的临床效益,但这有助于强调一个事实,即我们需要的不仅仅是一个快速的结果,而是希望能够显著影响患者转归。快速的临床干预必须要有快速的结果,来使其更具重要意义。

Centers for Disease Control and Prevention(CDC):Antibiotic resistance threats in the United States,2013,U. S. Department of Health and Human Services,Centers for Disease Control and Prevention. Available at:http://www.cdc.gov/drugresistance/threat-report-2013/pdf/ar-threats-2013-508.pdf. Accessed on December 12,2014.

本出版物概述了美国 MDRO 当下的流行病学和统计数据。单独强调了疾控中心认为对公众健康构成最严重威胁的各种 MDRO 生物。

Doern GV,Brecher SM:The clinical predictive value(or lack thereof) of the results of in vitro antimicrobial susceptibility tests,J Clin Microbiol 49(9 Suppl):S11-S14,2011.

本文讨论了 AST 结果预测能力的问题。作者提问耐药性是否总预示着临床的失败,如果易感性总预示着对良好的疗效。讨论的重点是为何 AST 结果并非总具有临床预测性的复杂原因。

Kanafani ZA,Perfect JR:Resistance to antifungal agents:mechanisms and clinical impact,Clin Infect Dis 120:46,2008.

对酵母和真菌中抗真菌药物体外耐药分子机制的探讨。讨论了尽管真菌病原体在体外对抗真菌药物敏感时,它的临床耐药性和治疗失败现象,并描述了产生这种现象可能的机制。

Livermore DM,Andrews JM,Hawkey PM,et al:Are susceptibility tests enough,or should laboratories still seek ESBLs and carbapenemases directly?,J Antimicrob Chemother 67:1569-1577,2012.

作者提供了对肠杆菌科细菌 2010 年 CLSI 和 EUCAST 折点变化的详细评价。详细讨论了改变的原理,以及当前方法检测耐药存在的问题和后果。

Pulido MR,García-Quintanilla M,Martín-Peña R,et al:Progress on the development of rapid methods for antimicrobial susceptibility testing,J Antimicrob Chemother 68:2710-2717,2013.

本综述讨论了在临床微生物学中用于 AST 测试的新兴技术。作者解释了不同方法背后的技术原理,并对 AST 测试进行了展望。

Tzouvelekis LS,Markogiannakis A,Psichogiou M,et al:Carbapenemases in Klebsiella pneumoniae and other Enterobacteriaceae:an evolving crisis of global dimensions,Clin Microbiol Rev 25:682-707,2012.

本文对 CRE 的流行病学、检测方法、治疗方案、感染控制策略以及未来发展方向进行了深入评估。是对当今全球流行病学的全面回顾。

参考文献

Abele-Horn M, Hommers L, Trabold R, et al: Validation of VITEK 2 version 4.01 software for detection, identification, and classification of glycopeptides-resistant enterococci, *J Clin Microbiol* 71:44, 2006.

Arbique J, Forward K, Haldane D, et al: Comparison of the Velogene Rapid MRSA Screen Assay, Denka MRSA-Screen Assay, and BBL Crystal MRSA ID system for rapid identification of methicillin-resistant *Staphylococcus aureus*, *Diagn Microbiol Infect Dis* 5:40, 2001.

Arendrup MC, Cuenca-Estrella M, Lass-Florl C, et al: Breakpoints for antifungal agents: An update from EUCAST focussing on echinocandins against Candida spp. and triazoles against Aspergillus spp. Drug Resist, *Update* 16:81–95, 2013.

Avlami A, Bekris S, Ganteris G, et al: Detection of metallo-beta-lactamase genes in clinical specimens by a commercial multiplex PCR system, *J Microbiol Methods* 83:185–187, 2010.

Baker CN, Stocker SA, Culver DM, et al: Comparison of the E-test to agar dilution, broth microdilution, and agar diffusion susceptibility testing techniques by using a special challenge set of bacteria, *J Clin Microbiol* 533:29, 1991.

Barenfanger J, Drake C, Kacich G: Clinical and financial benefits of rapid bacterial identification and antimicrobial susceptibility, *J Clin Microbiol* 1415:37, 1999.

Bates DW, Goldman L, Lee TH: Contaminant blood cultures and resource utilization. The true consequences of false-positive results, *JAMA* 365:265, 1991.

Bhatti MM, Boonlayangoor S, Beavis KG, et al: Evaluation of FilmArray and Verigene systems for rapid identification of positive blood cultures, *J Clin Microbiol* 52:3433–3436, 2014.

Birgand G, Ruimy R, Schwarzinger M, et al: Rapid detection of glycopeptide resistant enterococci: impact on decision-making and costs, *Antimicrob Resist Infect Control* 2:30, 2013.

Black JA, Moland ES, Thomson KS: AmpC disk test for detection of plasmid-mediated AmpC β-lactamases in *Enterobacteriaceae* lacking chromosomal AmpC β-lactamses, *J Clin Microbiol* 3110:43, 2005.

Blanc DS, Basset P, Nahimana-Tessemo I, et al: High proportion of wrongly identified Methicillin-resistant Staphylococcus aureus carriers by use of a rapid commercial PCR assay due to presence of staphylococcal cassette chromosome element lacking the mecA gene, *J Clin Microbiol* 49:722–724, 2011.

Boyanova L, Kolarov R, Mitov I: Recent evolution of antibiotic resistance in the anaerobes as compared to previous decades, *Anaerobe* 31:4–10, 2015.

Bulik CC, Fauntleroy KA, Jenkins SG, et al: Comparison of meropenem MICs and susceptibilities for carbapenemase-producing Klebsiella pneumoniae isolates by various testing methods, *J Clin Microbiol* 48: 2402–2406, 2010.

Bush K, Jacoby GA: Updated functional classification of beta-lactamases, *Antimicrob Agents Chemother* 54:969–976, 2010.

Cahen P, Le Bourgeois M, Delacourt C, et al: Serum bactericidal test as a prognostic indicator in acute pulmonary exacerbations of cystic fibrosis, *Pediatrics* 451: 91, 1993.

Carroll KC, Borek AP, Burger C, et al: Evaluation of the BD Phoenix Automated Microbiology System for identification and antimicrobial susceptibility testing of staphylococci and enterococci, *J Clin Microbiol* 2072:44, 2006.

Centers for Disease Control and Prevention (CDC): Guidance for control of carbapenem-resistant *Enterobacteriaceae* (CRE). 2012 CRE Toolkit. Available at: http://www.cdc.gov/hai/organisms/cre/cre-toolkit/. Accessed Nov 6, 2015.

Clinical and Laboratory Standards Institute (CLSI): *Reference method for broth dilution antifungal susceptibility testing of yeasts*, Approved Standard. ed 3, CLSI document M27-A3, Wayne, Pa., 2008a, CLSI.

Clinical and Laboratory Standards Institute (CLSI): *Reference method for broth dilution antifungal susceptibility testing of filamentous fungi*, Approved Standard. ed 2, CLSI document M38-A2, Wayne, Pa., 2008b, CLSI.

Clinical and Laboratory Standards Institute (CLSI): *Performance standards for antimicrobial susceptibility testing*, 19th Informational Supplement. CLSI document M100-S19, Wayne, Pa., 2009a, CLSI.

Clinical and Laboratory Standards Institute (CLSI): *Analysis and presentation of cumulative antimicrobial susceptibility test data*, approved guideline. ed 3, CLSI document M39-A3, Wayne, Pa., 2009b, CLSI.

Clinical and Laboratory Standards Institute (CLSI): *Methods for antimicrobial dilution and disk susceptibility testing of infrequently isolated or fastidious bacteria*, Approved guideline. ed 2, CLSI document M45-A2, Wayne, Pa., 2010, CLSI.

Clinical and Laboratory Standards Institute (CLSI): *Methods for antimicrobial susceptibility testing of anaerobic bacteria*, Approved standard. ed 8, CLSI document M11-A8, Wayne, Pa., 2012a, CLSI.

Clinical and Laboratory Standards Institute (CLSI): *Susceptibility testing of mycobacteria nocardiae, and other aerobic actinomycetes*, Approved standard. ed 2, CLSI document M24-A2, Wayne, Pa., 2012b, CLSI.

Clinical and Laboratory Standards Institute (CLSI): *Reference method for broth dilution antifungal susceptibility testing of yeasts*, 4th informational supplement. CLSI document M27-S4, Wayne, Pa., 2012c, CLSI.

Clinical and Laboratory Standards Institute (CLSI): *Performance standards for antimicrobial disk susceptibility tests*, Approved standard. ed 11, CLSI document M02-A11, Wayne, Pa., 2012d, CLSI.

Clinical and Laboratory Standards Institute (CLSI): *Methods for dilution antimicrobial susceptibility tests for bacteria that grow aerobically*; Approved standard. ed 9, CLSI document M07-A9, Wayne, Pa., 2012e, CLSI.

Clinical and Laboratory Standards Institute (CLSI): *Performance standards for antimicrobial susceptibility testing*. 24th informational supplement. CLSI document M100-S24, Wayne, Pa., 2014, CLSI.

Cui L, Murakami H, Kuwahara-Arai K, et al: Contribution of a thickened cell wall and its glutamine nonamidated component to the vancomycin resistance expressed by *Staphylococcus aureus* Mu50, *Antimicrob Agents Chemother* 2276:44, 2000.

Cuzon G, Naas T, Bogaerts P, et al: Evaluation of a DNAmicroarray for the rapid detection of extended-spectrum β-lactamases (TEM, SHV and CTX-M), plasmid-mediated cephalosporinases (CMY-2-like, DHA, FOX, ACC-1, ACT/MIR and CMY-1-like/MOX) and carbapenemases (KPC, OXA-48, VIM, IMP and NDM), *J Antimicrob Chemother* 67:1865–1869, 2012.

Dahesh S, Hensler ME, Sorge NMV, et al: Point mutation in the Group B streptococcal *pbp2x* gene conferring decreased susceptibility to β-lactam antibiotics, *Antimicrob Agents Chemother* 2915:52, 2008.

Daikos GL, Petrikkos P, Psichogiou M, et al: Prospective observational study of the impact of VIM-1 metallo-b-lactamase on the outcome of patients with Klebsiella pneumoniae bloodstream infections, *Antimicrob Agents Chemother* 53:1868–1873, 2009.

Debast SB, Vaessen N, Choudry A, et al: Successful combat of an outbreak due to Clostridium difficile PCR ribotype 027 and recognition of specific risk factors, *Clin Microbiol Infect* 427:15, 2009.

Desjardins M, Delgaty KL, Ramotar K, et al: Prevalence and mechanisms of erthromycin resistance in Group A and Group B *Streptococcus*: implications for reporting susceptibility results, *J Clin Microbiol* 5620:42, 2004.

Dhand A, Sakoulas G: Reduced vancomycin susceptibility among clinical Staphylococcus aureus isolates ("the MIC Creep"): Implications for therapy, *F1000 Medicine Reports* 4:4, 2012.

Doern GV, Vautour R, Gaudet M, et al: Clinical impact of rapid in vitro testing and bacterial identification, *J Clin Microbiol* 1757:32, 1994.

Felten A, Grandry B, Lagrange PH, et al: Evaluation of three techniques for detection of low level methicillin-resistant *Staphylococcus aureus* (MRSA): a disk diffusion method with cefoxitin and moxalactam, the Vitek 2 system, and the MRSA-Screen latex agglutination test, *J Clin Microbiol* 2766:40, 2002.

Fridkin SK, Edwards JR, Courval JM, et al: The effect of vancomycin and third-generation cephalosporins on the prevalence of vancomycin-resistant enterococci in 126 US adult intensive care units, *Ann Intern Med* 175:135, 2001.

Fridkin SK, Lawton R, Edwards JR, et al: Monitoring antimicrobial use and resistance: comparison with a national benchmark on reducing vancomycin use and vancomycin-resistant enterococci, *Emerg Infect Dis* 702:8, 2002.

Garrigó M, Aragón LM, Alcaide F, et al: Laboratory evaluation of the MB/BacT *Mycobacterium* detection system and the BACTEC MGIT 960 system in comparison with the BACTEC 460TB system for susceptibility testing of *Mycobacterium tuberculosis*, *J Clin Microbiol* 1766:45, 2007.

Gazin M, Paasch F, Goossens H, et al on behalf of the MOSAR WP2 and SATURN WP1 Study Teams: Current trends in culture-based and molecular detection of extended-spectrum-lactamase-harboring and carbapenem-resistant Enterobacteriaceae, *J Clin Microbiol* 50:1140–1146, 2012.

Gordon KA, Beach ML, Biedenbach DJ, et al: Antimicrobial susceptibility patterns of beta-hemolytic and viridans group streptococci: report from the SENTRY Antimicrobial Surveillance Program (1997-2000), *Diag Microbiol Infect Dis* 157:43, 2002.

Grim SA, Berger K, Teng C, et al: Timing of susceptibility-based antifungal drug administration in patients with Candida bloodstream infection: correlation with outcomes, *J Antimicrob Chemother* 67:707–714, 2012.

Hillemann D, Rüsche-Gerdes S, Richter E: Evaluation of the Genotype MTBDRplus assay for rifampin and isoniazid susceptibility testing of *Mycobacterium tuberculosis* strains and clinical specimens, *J Clin Microbiol* 2635:45, 2007.

Hindler JF, Stelling J: Analysis and presentation of cumulative antibiograms: a new consensus guideline from the Clinical and Laboratory Standards Institute, *Clin Infect Dis* 867:44, 2007.

Ho PL, Lai EL, Chow KH, et al: Effect of applying the new CLSI imipenem susceptibility breakpoints for Enterobacteriaceae in Hong Kong, *J Antimicrob Chemother* 66:2671–2673, 2011.

Hrabak J, Walkova R, Studentova V, et al: Carbapenemase activity detection by matrix-assisted laser desorption ionization-time of flight mass spectrometry, *J Clin Microbiol* 49:3222–3227, 2011.

Huang AM, Newton D, Kunapuli A, et al: Impact of rapid organism identification via matrix-assisted laser desorption/ionization time-of-flight combined with antimicrobial stewardship team intervention in adult patients with bacteremia and candidemia, *Clin Infect Dis* 57:1237–1245, 2013.

Huang WL, Chen HY, Kuo YM, et al: Performance assessment of the GenoType MDBDRplus test and DNA sequencing in detection of multi-drug resistant Mycobacterium tuberculosis, *J Clin Microbiol* 2520:47, 2009.

Huang TD, Berhin C, Bogaerts P, et al: Comparative evaluation of two chromogenic tests for the rapid detection of carbapenemase in *Enterobacteriaceae* and in *Pseudomonas aeruginosa* isolates, *J Clin Microbiol* 58:3060–3063, 2014.

Hussain Z, Stoakes L, Garrow S, et al: Rapid detection of *mecA*-positive and *mecA*-negative coagulase-negative staphylococci by an anti-penicillin binding protein 2a slide latex agglutination test, *J Clin Microbiol* 38:2051–2054, 2000.

Jacobs MR, Felmingham D, Appelbaum PC, et al: The Alexander project, 1998-2000: susceptibility of pathogens from community-acquired respiratory tract infection to commonly used antimicrobial agents, *J Antimicrob Chemother* 229:52, 2003.

Jacoby JA: AmpC β-lactamases, *Clin Microbiol Rev* 22:161–182, 2009.

Jayaraman R: Bacterial persistence: some new insights into an old phenomenon, *J Biosci* 795:33, 2008.

Jenkins SG, Brown SD, Farrell DJ: Trends in antibacterial resistance among *Streptococcus pneumoniae* isolated in the USA: update from PROTEKT US Years 1-4, *Ann Clin Microbiol Antimicrob* 1:7, 2008.

Jenkins SG, Jerris RC: Critical assessment of issues applicable to development of antimicrobial susceptibility testing breakpoints, *J Clin Microbiol* 49:S5–S10, 2011.

Jenkins SG, Schuetz AN: Current concepts in laboratory testing to guide antimicrobial therapy, *Mayo Clin Proc* 87:290–308, 2012.

Jones RN: Method preferences and test accuracy of antimicrobial susceptibility testing: updates from the College of American Pathologists microbiology surveys, *Arch Pathol Lab Med* 1285:125, 2001.

Jorgensen JH, Crawford SA, Feibelkorn KR: Susceptibility of *Neisseria meningitidis* to 16 antimicrobial agents and characterization of resistance mechanisms affecting some agents, *J Clin Microbiol* 3162:43, 2005.

Junkins AD, Lockhart SR, Heilmann KP, et al: BD Phoenix and VITEK 2 detection of mecA-mediated resistance in *Staphylococcus aureus* with cefoxitin, *J Clin Microbiol* 2897:47, 2009.

Kalokhe AS, Shafiq M, Lee JC, et al: Multidrug-resistant tuberculosis drug susceptibility and molecular diagnostic testing, *Am J Med Sci* 345:143–148, 2013.

Kaase M, Baars B, Freidrich S, et al: Performance of Microscan Walkaway and Vitek 2 for detection of oxacillin resistance in a set of methicillin-resistant Staphylococcus aureus isolates with diverse genetic backgrounds, *J Clin Microbiol* 2623:47, 2009.

Kassakian SZ, Mermel LA: Changing epidemiology of infections due to extended spectrum beta-lactamase producing bacteria, *Antimicrob Resist Infect Control* 3:9, 2014.

Kempf M, Bakour S, Flaudrops C, et al: Rapid detection of carbapenem resistance in Acinetobacter baumannii using matrix-assisted laser desorption ionization-time of flight mass spectrometry, *PLoS ONE* 7:e31676, 2012.

Kerremans JJ, Verboom P, Stijnen T, et al: Rapid identification and antimicrobial susceptibility testing reduce antibiotic use and accelerate pathogen-directed antibiotic use, *J Antimicrob Chemother* 428:61, 2008.

Kimura K, Suzuki S, Wachino J, et al: First molecular characterization of Group B streptococci with reduced penicillin susceptibility, *Antimicrob Agents Chemother* 2890:52, 2008.

Kipiani M, Mirtskhulava V, Tukvadze N, et al: Significant clinical impact of a rapid molecular diagnostic test (Genotype MTBDRplus assay) to detect multidrug-resistant tuberculosis, *Clin Infect Dis* 59:1559–1566, 2014.

Koh WJ, Jeon K, Lee NY, et al: Clinical significance of differentiation of Mycobacterium massiliense from Mycobacterium abscessus, *Am J Respir Crit Care Med* 183:405–410, 2011.

Kumar A, Roberts D, Wood KE, et al: Duration of hypotension before initiation of effective antimicrobial therapy is the critical determinant of survival in human septic shock, *Crit Care Med* 1589:34, 2006.

Labbé AC, Poirier L, Maccannell D, et al: Clostridium difficile infections in a Canadian tertiary care hospital before and during a regional epidemic associated with the BI/NAP1/027 strain, *Antimicrob Agents Chemother* 3180:52, 2008.

Landman D, Salamera J, Singh M, et al: Accuracy of carbapenem nonsusceptibility for identification of KPC-possessing Enterobacteriaceae by use of the revised CLSI breakpoints, *Clin Microbiol* 49:3931–3933, 2011.

Lascols C, Hackel M, Hujer AM, et al: Using nucleic acid microarrays to perform molecular epidemiology and detect novel β-lactamases: a snapshot of extended-spectrum β-lactamases throughout the world, *J Clin Microbiol* 50:1632–1639, 2012.

Leclercq R, Canton R, Brown D, et al: EUCAST expert rules in antimicrobial susceptibility testing, *Clin Microbiol Infect* 19:141–160, 2013.

Lew W, Pai M, Oxlade O, et al: Initial drug resistance and tuberculosis treatment outcomes: systematic review and meta-analysis, *Ann Intern Med* 123:149, 2008.

Liao CH, Sheng WH, Chen YC, et al: Predictive value of the serum bactericidal test for mortality in patients infected with multidrug-resistant *Acinetobacter baumannii*, *J Infect* 149:55, 2007.

Liesenfeld O, Lehman L, Hunfeld KP, et al: Molecular diagnosis of sepsis: New aspects and recent developments, *Eur J Microbiol Immunol (Bp)* 4:1–25, 2014.

Ligozzi M, Bernini C, Bonora MG, et al: Evaluation of the VITEK 2 system for identification and antimicrobial susceptibility testing of medically relevant Gram-positive cocci, *J Clin Microbiol* 1681:40, 2002.

Liu CY, Huang YT, Liao CH, et al: Increasing trends in antimicrobial resistance among clinically important anaerobes and *Bacteroides fragilis* isolates causing nosocomial infections: emerging resistance to carbapenems, *Antimicrob Agents Chemother* 3161:52, 2008.

Louie L, Matsumura SO, Choi E, et al: Evaluation of three rapid methods for detection of methicillin resistance in *Staphylococcus aureus*, *J Clin Microbiol* 2170:38, 2000.

Lupo A, Papp-Wallace KM, Sendi P, et al: Non-phenotypic tests to detect and characterize antibiotic resistance mechanisms in Enterobacteriaceae, *Diagn Microbiol Infect Dis* 77:179–194, 2013.

Matsen JM: Means to facilitate physician acceptance and use of rapid test results, *Diagn Microbiol Infect Dis* 3(6 Suppl):S73, 1985.

McEwan AS, Derome A, Meunier D, et al: Evaluation of the NucliSENS EasyQ KPC assay for detection of Klebsiella pneumoniae carbapenemase-producing Enterobacteriaceae, *J Clin Microbiol* 51:1948–1950, 2013.

McWilliams CS, Condon S, Schwartz RM, et al: Incidence of extended-spectrum-β-lactamase-producing Escherichia coli and Klebsiella pneumoniae isolates that test susceptible to cephalosporins and aztreonam by the revised CLSI breakpoints, *J Clin Microbiol* 52:2653–2655, 2014.

Mellmann A, Harmsen D, Cummings CA, et al: Prospective genomic characterization of the German enterohemorrhagic Escherichia coli O104:H4 outbreak by rapid next generation sequencing technology, *PLoS ONE* 6:e22751, 2011.

Miller MB, Meyer H, Rogers E, et al: Comparison of conventional susceptibility testing, penicillin-binding protein 2a latex agglutination testing, and mecA real-time PCR for detection of oxacillin resistance in Staphylococcus aureus and coagulase-negative Staphylococcus, *J Clin Microbiol* 43:3450–3452, 2005.

Moland ES, Hanson ND, Black JA: Prevalence of newer β-lactamases in gram-negative clinical isolates collected in the United States from 2001 to 2002, *J Clin Microbiol* 3318:44, 2006.

Morrissey I, Bouchillon SK, Hackel M, et al: Evaluation of the Clinical and Laboratory Standards Institute phenotypic confirmatory test to detect the presence of extended-spectrum β-lactamases from 4005 Escherichia coli, Klebsiella oxytoca, Klebsiella pneumoniae and Proteus mirabilis isolates, *J Med Microbiol* 63(Pt 4):556–561, 2014.

Munier GK, Johnson CL, Snyder JW, et al: Positive extended-spectrum-b-lactamase (ESBL) screening results may be due to AmpC b-lactamases more often than to ESBLs, *J Clin Microbiol* 48:673–674, 2010.

National Committee for Clinical Laboratory Standards: *Methods for determining bactericidal activity of antimicrobial agents; approved guideline. CLSI document M26-A*, Wayne, Pa., 1999a, CLSI.

National Committee for Clinical Laboratory Standards: *Methodology for the serum bactericidal test; Approved guideline. CLSI document M21-A*, Wayne, Pa., 1999b, CLSI.

National Nosocomial Infections Surveillance (NNIS): System Report, data summary from January 1992 through June 2004, issued October 2004, *Am J Infect Control* 470:32, 2004.

Nguyen MH, Yu VL, Morris AJ, et al: Antimicrobial resistance and clinical outcome of *Bacteroides* bacteremia: findings of a multicenter prospective observational trial, *Clin Infect Dis* 870:30, 2000.

Nikolayevskyy V, Balabanova Y, Simak T, et al: Performance of the Genotype MTBDRplus assay in the diagnosis of tuberculosis and drug resistance in Samara, Russian Federation, *BMC Clin Pathol* 9:2, 2009.

Nordmann P, Poirel L, Dortet L: Rapid detection of carbapenemase-producing Enterobacteriaceae, *Emerg Infect Dis* 18:1503–1507, 2012.

Pai H, Kang CI, Byeon JH, et al: Epidemiology and clinical features of bloodstream infections caused by AmpC-type-β-lactamase-producing *Klebsiella pneumoniae*, *Antimicrob Agents Chemother* 3720:48, 2004.

Pakyz AL, MacDougall C, Oinonen M, et al: Trends in

antibacterial use in US academic health centers: 2002 to 2006, *Arch Intern Med* 2254:168, 2008.
Pakyz AL, Oinonen M, Polk RE: Relationship of carbapenem restriction in 22 university teaching hospitals to carbapenem use and carbapenem-resistant *Pseudomonas aeruginosa*, *Antimicrob Agents Chemother* 1983:53, 2009.
Patel M, Waites KB, Moser SA, et al: Prevalence of inducible clindamycin resistance among community- and hospital-associated *Staphylococcus aureus* isolates, *J Clin Microbiol* 2481:44, 2006.
Paterson DL, Ko WC, Von Gottberg A, et al: Outcome of cephalosporin treatment for serious infections due to apparently susceptible organisms producing extended-spectrum β-lactamases: implications for the clinical microbiology laboratory, *J Clin Microbiol* 39: 2206–2212, 2001.
Paterson DL, Bonomo RA: Extended-spectrum β-lactamases: a clinical update, *Clin Microbiol Rev* 657:18, 2005.
Pérez-Pérez FJ, Hanson ND: Detection of plasmid-mediated AmpC beta-lactamase genes in clinical isolates by using multiplex PCR, *J Clin Microbiol* 40:2153–2162, 2002.
Peter-Getzlaff S, Polsfuss S, Poledica M, et al: Detection of AmpC beta-lactamase in Escherichia coli: comparison of three phenotypic confirmation assays and genetic analysis, *J Clin Microbiol* 49:2924–2932, 2011.
Petersen LR, Shanholtzer CJ: Tests for bactericidal effects of antimicrobial agents: technical performance and clinical relevance, *Clin Microbiol Rev* 420:5, 1992.
Pham CD, Reiss E, Hagen F, et al: Passive surveillance for azole-resistant aspergillus fumigatus, United States, 2011-2013, *EID* 20:1498–1503, 2014.
Pfaller MA, Diekema DJ, Procop GW, et al: Multicenter comparison of the VITEK 2 antifungal susceptibility test with the CLSI broth microdilution reference method for testing amphotericin B, flucytosine, and voriconazole, *J Clin Microbiol* 3522:45, 2007a.
Pfaller MA, Diekema DJ, Procop GW, et al: Multicenter comparison of the VITEK 2 yeast susceptibility test with the CLSI broth microdilution reference method for testing fluconazole against *Candida* spp, *J Clin Microbiol* 796:45, 2007b.
Pfaller MA, Castanheira M, Lockhart SR, et al: Frequency of decreased susceptibility and resistance to echinocandins among fluconazole-resistant bloodstream isolates of Candida glabrata, *J Clin Microbiol* 50:1199–1203, 2012a.
Pfaller MA, Chaturvedi V, Diekema DJ, et al: Comparison of the Sensititre YeastOne colorimetric antifungal panel with CLSI microdilution for antifungal susceptibility testing of the echinocandins against Candida spp., using new clinical breakpoints and epidemiological cutoff values, *Diagn Microbiol Infect Dis* 73:365–368, 2012b.
Polsfuss S, Bloemberg GV, Giger J, et al: Comparison of European Committee on Antimicrobial. Susceptibility Testing (EUCAST) and CLSI screening parameters for the detection of extended-spectrum β-lactamase production in clinical Enterobacteriaceae isolates, *J Antimicrob Chemother* 67:159–166, 2012.
Prabhu RM, Piper KE, Baddour LM, et al: Antimicrobial susceptibility patterns among viridans group streptococcal isolates from infective endocarditis patients 1971 to 1986 and 1994 to 2002, *Antimicrob Agents Chemother* 4463:48, 2004.
Prabhu RM, Piper KE, Litzow MR, et al: Emergence of quinolone resistance among viridans group streptococci isolated from the oropharynx of neutropenic peripheral blood stem cell transplant patients receiving quinolone antimicrobial prophylaxis, *Eur J Clin Microbiol Infect Dis* 832:24, 2005.
Riedel S, Neoh KM, Eisinger SW, et al: Comparison of commercial antimicrobial susceptibility test methods for testing of Staphylococcus aureus and Enterococci against vancomycin, daptomycin, and linezolid, *J Clin Microbiol* 52:2216–2222, 2014.
Richter SS, Heilman KP, Beekmann SE, et al: Macrolide-resistant *Streptococcus pyogenes* in the United States, 2002-2003, *Clin Infect Dis* 599:41, 2005.
Richter SS, Howard WJ, Weinstein MP, et al: Multicenter evaluation of the BD Phoenix automated microbiology system for antimicrobial susceptibility testing of *Streptococcus* species, *J Clin Microbiol* 2863:45, 2007.
Rufai SB, Kumar P, Singh A, et al: Comparison of Xpert MTB/RIF with line probe assay for detection of rifampin-monoresistant Mycobacterium tuberculosis, *J Clin Microbiol* 52:1846–1852, 2014.
Sakoulas G, Gold HS, Venkataraman L, et al: Methicillin-resistant *Staphylococcus aureus*: comparison of susceptibility methods and analysis of *mecA*-positive susceptible strains, *J Clin Microbiol* 3946:39, 2001.
Sherris JC: Problems in the in vitro determination of antibiotic tolerance, *Antimicrob Agents Chemother* 633:30, 1986.
Snyder JW, Munier GK, Johnson CL: Direct comparison of the BD Phoenix with the MicroScan Walkaway System for identification and antimicrobial susceptibility testing of *Enterobacteriaceae* and nonfermentative gram-negative organisms, *J Clin Microbiol* 2327:46, 2008.
Simner PJ, Gilmour MW, DeGagne P, et al: Evaluation of five chromogenic agar media and the Rosco Rapid Carb Screen Kit for detection and confirmation of carbapenemase production in Gram-negative bacilli, *J Clin Microbiol* 53:105–112, 2015.
Snydman DR, Jacobus NV, McDermott LA, et al: Update on resistance of Bacteroides fragilis group and related species with special attention to carbapenems 2006-2009, *Anaerobe* 17:147–151, 2011.
Stamper PD, Cai M, Howard T, et al: Clinical validation of the molecular BD GeneOhm StaphSR assay for direct detection of *Staphylococcus aureus* and methicillin-resistant *Staphylococcus aureus* in positive blood cultures, *J Clin Microbiol* 2191:45, 2007a.
Stamper PD, Cai M, Lema C, et al: Comparison of the BD GeneOhm VanR assay to culture for identification of vancomycin-resistant enterococci in rectal and stool specimens, *J Clin Micro* 3360:45, 2007b.
Stuart JC, Leverstein-van Hall MA, Dutch Working Party on the Detection of Highly Resistant Microorganisms: Guideline for phenotypic screening and confirmation of carbapenemases in Enterobacteriaceae, *Int J Antimicrob Agents* 36:205–210, 2010.
Swenson JM, Williams PP, Kilgore G, et al: Performance of eight methods, including two rapid methods for detection of oxacillin resistance in a challenge set of *Staphylococcus aureus* organisms, *J Clin Microbiol* 3785:39, 2001.
Swenson JM, Anderson KF, Lonsway DR, et al: Accuracy of commercial and reference susceptibility testing methods for detecting vancomycin-intermediate *Staphylococcus aureus*, *J Clin Microbiol* 2013:47, 2009.
Tenover FC, Kalsi RK, Williams PP, et al: Carbapenem resistance in Klebsiella pneumoniae not detected by automated susceptibility testing, *Emerg Infect Dis* 1209:12, 2006.
Tenover FC, Moellering RC: The rationale for revising the clinical and laboratory standards institute vancomycin minimal inhibitory concentration interpretive criteria for *Staphylococcus aureus*, *Clin Infect Dis* 1208:44, 2007.
Tenover FC, Canton R, Kop J, et al: Detection of colonization by carbapenemase-producing Gram-negative Bacilli in patients by use of the Xpert MDRO assay, *J Clin Microbiol* 51:3780–3787, 2013.
Thomson KS, Cornish NE, Hong SG, et al: Comparison of Phoenix and VITEK 2 extended-spectrum-β-lactamase detection tests for analysis of *Escherichia coli* and *Klebsiella* isolates with well-characterized β-lactamases, *J Clin Microbiol* 2380:45, 2007.
Thomson KS: Extended-spectrum beta-lactamase, AmpC, and carbapenemase issues, *J Clin Microbiol* 48:1019–1025, 2010.
Thomson KS, Robledo IE, Vazquez GJ, et al: *KPC* screening by updated BD Phoenix and Vitek 2 automated systems, *J Clin Microbiol* 49:3386–3387, 2011.
Tomic V, Dowzicky MJ: Regional and global antimicrobial susceptibility among isolates of Streptococcus pneumoniae and Haemophilus influenzae collected as part of the Tigecycline Evaluation and Surveillance Trial (T.E.S.T.) from 2009 to 2012 and comparison with previous years of T.E.S.T. (2004-2008), *Ann Clin Microbiol Antimicrob* 13:52, 2014.
Tsakris A, Kristo I, Poulou A, et al: Evaluation of boronic acid disk tests for differentiating KPC-possessing *Klebsiella pneumoniae* isolates in the clinical laboratory, *J Clin Microbiol* 362:47, 2009.
Valiquette L, Cossette B, Garant MP, et al: Impact of reduction in the use of high-risk antibiotics on the course of an epidemic of *Clostridium difficile*-associated disease caused by the hypervirulent NAP1/027 strain, *Clin Infect Dis* 45(Suppl 2):S112, 2007.
Walther-Rasmussen J, Høiby N: Class A carbapenemases, *J Antimicrob Chemother* 470:60, 2007.
Wiegand I, Geiss HK, Mack D, et al: Detection of extended-spectrum beta-lactamase among *Enterobacteriaceae* by use of semi-automated microbiology systems and manual detection procedures, *J Clin Microbiol* 1167:45, 2007.
Weisenberg SA, Morgan DJ, Espinal-Witter R, et al: Clinical outcomes of patients with Klebsiella pneumoniae carbapenemase-producing K. pneumonaie after treatment with imipenem or meropenem, *Diagn Microbiol Infect Dis* 233:64, 2009.
Wolk DM, Struelens MJ, Pancholi P, et al: Rapid detection of *Staphylococcus aureus* and methicillin-resistant *S. aureus* (MRSA) in wound specimens and blood cultures: multicenter preclinical evaluation of the Cepheid Xpert/SA skin and soft tissue and blood culture assays, *J Clin Microbiol* 823:47, 2009.
World Health Organization (WHO): WHONET Software, 2006. Available at: http://www.who.int/drugresistance/whonetsoftware/en/. Accessed September 21, 2009.
World Health Organization (WHO): *Antimicrobial resistance global report on surveillance*, 2014a. Available at: http://apps.who.int/iris/bitstream/10665/112642/1/9789241564748_eng.pdf?ua=1. Accessed November 21, 2014.
World Health Organization (WHO): *Global tuberculosis Report 2014*, Geneva, Switzerland, 2014b, WHO Press. Available at: http://apps.who.int/iris/bitstream/10665/137094/1/9789241564809_eng.pdf?ua=1. Accessed Dec 18, 2014.
Wybo I, Pierard D, Verschraegen I, et al: Third Belgian multicentre survey of antibiotic susceptibility of anaerobic bacteria, *J Antimicrob Chemother* 132:59, 2007.
Zankari E, Hasman H, Kaas RS, et al: Genotyping using whole-genome sequencing is a realistic alternative to surveillance based on phenotypic antimicrobial susceptibility testing, *J Antimicrob Chemother* 68:771–777, 2013.
Zapantis A, Lacy MK, Horvat RT, et al: Nationwide antibiogram analysis using NCCLS M39-A guidelines, *J Clin Microbiol* 2629:43, 2005.
Zarkotou O, Pournaras S, Tselioti P, et al: Predictors of mortality in patients with bloodstream infections caused by KPC-producing *Klebsiella pneumoniae* and impact of appropriate antimicrobial treatment, *Clin Microbiol Infect* 17:1798–1803, 2011.
Zhou X, Arends JP, Kampinga GA, et al: Evaluation of the Xpert vanA/vanB assay using enriched inoculated broths for direct detection of vanB vancomycin-resistant Enterococci, *J Clin Microbiol* 52:4293–4297, 2014.
Zhu LX, Zhang ZW, Liang D, et al: Multiplex asymmetric PCR-based oligonucleotide microarray for detection of drug resistance genes containing single mutations in *Enterobacteriaceae*, *Antimicrob Agents Chemother* 3707:51, 2007.

第60章 螺旋体感染

P. Rocco LaSala，Michael Loeffelholz

要点

1. 螺旋体致病通常包括三个连续临床过程：①在原始部位早期、局部病原体增殖；②全身播散引起螺旋体血症；③在多部位尤其是免疫豁免部位持续存在少量病原体。

2. 直接检测致病性螺旋体有时需要微生物学培养、显微镜检查或基因扩增，但诊断一般依靠血清学检测。

3. 性病梅毒是由苍白密螺旋体苍白亚种引起的性传播疾病。

4. 在疾病的早期阶段，性病性梅毒可直接通过显微镜检查来诊断。

5. 血清学检测是迄今最常用的梅毒诊断方法，包括半定量测定抗脂质抗体及抗梅毒螺旋体抗原的特异性抗体等方法。血清学检测方法的选择可以先行非密螺旋体抗原试验，或者密螺旋体抗原特异试验（称为反向算法）。

6. 雅司病、地方性梅毒（非性病性梅毒）与品他病不是性传播疾病，主要在热带地区及中东地区流行，分别由苍白密螺旋体极细亚种（*subsp. pertenue*），地方亚种（*subsp. endemicum*），和品他密螺旋体（*T. carateum*）引起。

7. 地方性梅毒的拟诊可结合临床症状和流行病学资料；然而，性病梅毒则一般通过血清学和显微镜技术来诊断。

8. 最常见的蜱传播疾病常发生在北美和欧洲，狭义上，莱姆病主要由伯氏疏螺旋体（*Borrelia burgdorferisensu stricto*）、伽式疏螺旋体（*Borrelia garinii*）和阿式疏螺旋体（*Borrelia afzelii*）引起。

9. 莱姆病的典型临床表现包括迁移性红斑（早期局限期）、神经莱姆病（早期播散期或晚期），和（或）莱姆关节炎（晚期）。

10. 莱姆病的诊断不能依靠某一单一的实验室检测项目确诊，莱姆病的诊断必须进行联合检测来判断：①临床流行病学特征；②宿主血清学试验（以酶联免疫吸附试验/免疫荧光试验和免疫印迹进行检测）；③分子学证据，和（或）④培养结果。

11. 流行性虱传回归热具有全球分布和流行的特性，是由回归热疏螺旋体（*Borrelia recurrentis*）引起。

12. 流行性蜱传回归热具有地域局限性，是由多个伯氏疏螺旋体亚种引起，包括赫姆斯疏螺旋体（*Borrelia hermsi*）和墨西哥疏螺旋体（*Borrelia turicata*）。

13. 急起高热和全身症状、随后消失又复发的周期性变化是回归热的普遍规律。

14. 回归热的诊断通常是通过外周血涂片观察吉姆萨染色后螺旋体的性状来判断。

15. 作为世界上最常见的动物源性传染病之一，钩端螺旋体病是由钩端螺旋体属内各种血清型的不同亚种引起。

16. 尽管钩端螺旋体病通常是亚临床或轻微的流感样症状，然而小部分患者会发展为严重症状，比如胃肠道/肝脏疾病、脑膜炎、肾衰竭和（或）心肌炎（也称为威尔病）。

17. 尽管钩端螺旋体可以体外培养，诊断通常依靠血清学反应。

18. 短螺旋体（*aalborgi*）亚种和短螺旋体（*pilosicoli*）亚种已被证实存在于有腹泻患者的结肠，并且能从中分离到，但其致病性尚未充分研究。

19. 使用常规法、免疫组织化学法、原位杂交显微镜检查法从活检组织中检测结肠上皮细胞边缘的螺旋菌，这些方法通常比培养法或基因扩增法更为常用。

螺旋体英文名 spirochaete（“spiro”的意思是“盘绕”，“chaete”意思是“毛发”）是细长的螺旋状的细菌，包含一个或多个完全螺旋而形成螺旋状。它们是革兰氏阴性细菌，但只能在暗视野或相差显微镜、银染色和组织切片的免疫组织化学染色中被观察到。类似于鞭毛的细胞器，称为周质纤维或轴丝，附着在细菌的两极附近，使菌体可进行螺旋状的运动。有许多共生和非致病性的螺旋体存在，人类的疾病主要受三个属的成员感染：密螺旋体属、疏螺旋体属和钩端螺旋体属。从流行病学的角度来看，人感染这些属的螺旋体，表现出一定的致病性和相似的临床特征（Schmid，1989）。尽管目前认为短螺旋体亚种与胃肠道综合征有关联，但这些细菌是否真的导致疾病并没有定论。

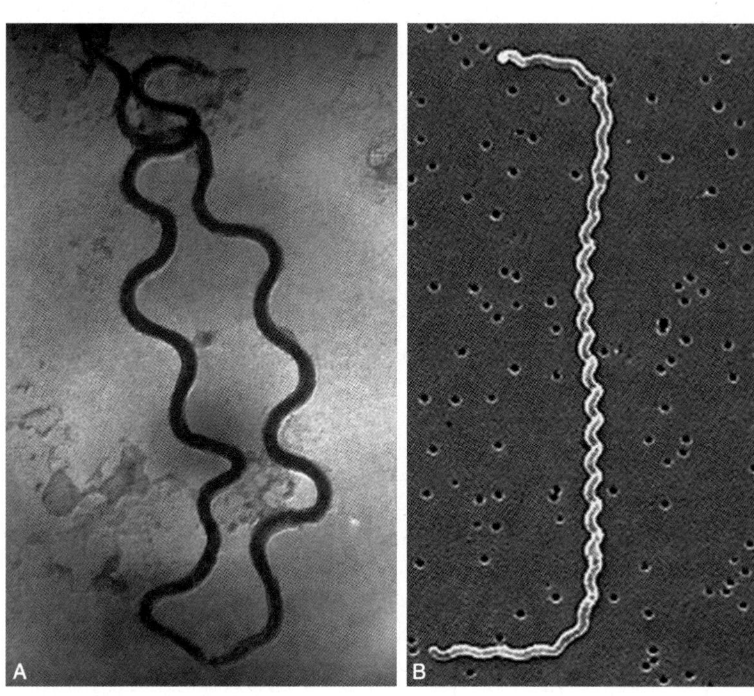

图 60-1 致病性螺旋体在电子显微镜下形态。A. 双螺旋形梅毒螺旋体菌（×36 000）。B. 置于 0.2μm 孔径滤膜上的钩端螺旋体菌株（CDC/PHIL 供图）

密螺旋体

密螺旋体中两个种可对人类致病，其中的苍白密螺旋体又分为三个亚种：苍白亚种，极细亚种和地方亚种，每个亚种均具有独特的临床致病性：三者分别为性病梅毒、雅司病和地方性梅毒（非性传播疾病）的病原体。品他是另一种与人类致病密切相关的种，斑点密螺旋体（*Treponema carateum*）引起的。关于性传播疾病的起源至今还存在争议。此前，争论的焦点主要集中在疾病发生的地理区域分布（例如旧大陆与新大陆），而这种推断是基于出土遗迹中存在可能因梅毒苍白亚种感染导致的骨骼形态异常。近期的研究工作多采用物理-系统发生的分子生物学方法，研究结果似乎更支持“哥伦比亚”理论，即性传播疾病在探索新大陆过程中获得，随后被传入欧洲（Harper et al，2008b）。

典型的密螺旋体病

梅毒

概述

梅毒螺旋体苍白亚种是引起性病梅毒的病原体，螺旋体直径 0.2μm，长 6～20μm，含 10～13 个螺旋（图 60-1A）。梅毒约在 16 世纪迅速蔓延整个欧洲，而在此之前的医学文献中鲜有记载，表明梅毒螺旋体可能来自新大陆。

流行病学

人类是梅毒螺旋体苍白亚种的唯一自然宿主，通过直接接触活动性病变部位传播，而其中大部分为性接触传播，其次是通过胎盘垂直传播，垂直传播可发生在潜伏感染的女性患者怀孕后，或者孕妇被感染后（Wicher & Wicher，2001）。有极少部分感染传播于非性行为接触活动性病灶，通过输入来自感染者的新鲜血液制品（虽然在血库常规储存条件下生物体无法生存>48 小时），因意外针刺伤，或因实验室操作感染性标本等途径。

二战后由于青霉素的问世，使性病梅毒在美国的发病率显著下降，且一直保持稳定。直至 20 世纪 80 年代中期，梅毒发病率再次上升，这可能与毒品静脉注射和性滥交的发生率升高有关。在 20 世纪 90 年代可观察到育龄妇女梅毒感染率持续下降，同时先天性梅毒的发生率也呈下降趋势（CDC，2004）。据史记载，美国梅毒发病率历史最低点在 2000 年间，之后病例数一直稳步上升，且主要发生在男-男性行为的患者中（图 60-2）（CDC，2012）。2006 年，美国开始实施新阶段的消灭梅毒国家计划，目标是至 2010 年原发性和继发性梅毒的发病率降低至<2.2/100 000 人，且先天性梅毒发生率降至<3.9/100 000 活产婴儿（CDC,2006）。然而，直到 2013 年底，这些目标仍未实现（5.3 例原发性和继发性梅毒病例/100 000 人）（CDC,2014）。

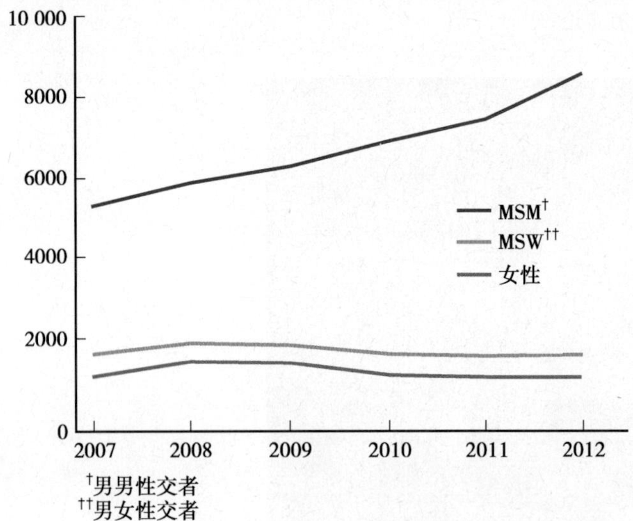

图 60-2　美国 2007～2012 年男-男同性恋和双性恋男性梅毒感染人数（数据来源于 2015 年 10 月 22 日发布的美国 2014 性传播性疾病监测报告，http://www.cdc.gov/std/stats12/图 ures/30.htm）

发病机制和病理学

梅毒螺旋体苍白亚种可穿透完整的皮肤黏膜或通过破损的皮肤到达组织，在该接种部位进行繁殖，随后进入淋巴循环系统并扩散至全身。通过动物实验发现仅需 4 个螺旋体即可导致感染（Cumberland & Turner,1949）。当局部螺旋体数目达到一个临界值（$\approx 10^7$ 螺旋体）时可出现临床病变，因此，疾病潜伏期的长度与初始接种量的多少直接相关，从 3 天到 3 个月不等（Magnuson et al,1956）。

宿主对梅毒螺旋体苍白亚种的免疫应答受菌体结构的影响。菌体细胞外膜为磷脂双分子层，其间缺少脂多糖，且少有明显的蛋白抗原。梅毒螺旋体苍白亚种缺乏暴露的外膜蛋白，以及抗原特异性个体的存在，是其逃避巨噬细胞调理作用和清除能力的关键因素（Cruz et al,2012）。

这种被延缓和削弱的免疫反应可使梅毒螺旋体在体内播散，并最终导致慢性感染。梅毒感染的病程可分为几个可预见的阶段。初级阶段，感染部位形成硬下疳，常发生于感染后 3 周，但并非所有患者均会出现此症状。此外，由于下疳常表现为无痛，因此这一病变在某些病例中常会被忽视。硬下疳在 2～8 周后可愈合，病程随之进入第二阶段。这一阶段通常出现在感染后约 6 周（2～12 周间），其特征是螺旋体通过血流广泛播散，伴随出现皮肤黏膜损害和器官病变等全身感染的症状。第二阶段后，机体感染进入潜伏期，患者在此期间极少表现出感染症状。这一阶段的第一年为潜伏早期，可出现偶尔复发，而潜伏晚期不常出现复发。10～25 年后，未经治疗的患者中约有 1/3 会发展为三期梅毒，其最严重的表现是累及心血管系统或中枢神经系统（CNS）。

不论疾病累及哪一脏器或进展期如何，梅毒的组织学特征是闭塞性动脉内膜炎，表现为同一部位血管内皮细胞和纤维细胞增生，并伴有富含浆细胞的单个核细胞的浸润（图 60-3A）。动脉内膜炎的发生源于螺旋体通过附着在菌体表面的纤连蛋白分子与内皮细胞进行结合（Thomas et al,1986）。尤其是在疾病的第一和第二阶段，我们通过浸银染色（图 60-3B）和免疫组化染色，可在组织中轻易找到密螺旋体（Martin-Ezquerea et al,2009）。随着病程的进展，浆细胞的浸润和螺旋体的浓度均逐渐减少。虽然在以往的治疗中梅毒树胶肿和广泛的脏器坏死性肉芽肿发展到第三阶段的现象较为常见，但现在已很少见（Fargen et al,2009）。

全基因组测序使我们能够深入了解梅毒螺旋体苍白亚种的发病机制和分子流行病学特征（Fraser et al,1998）。分子分型工具已经帮我们确定了特殊菌株的地理分布（Smajs et al,2012）。我们还在患者样本中发现了多种梅毒螺旋体重复蛋白

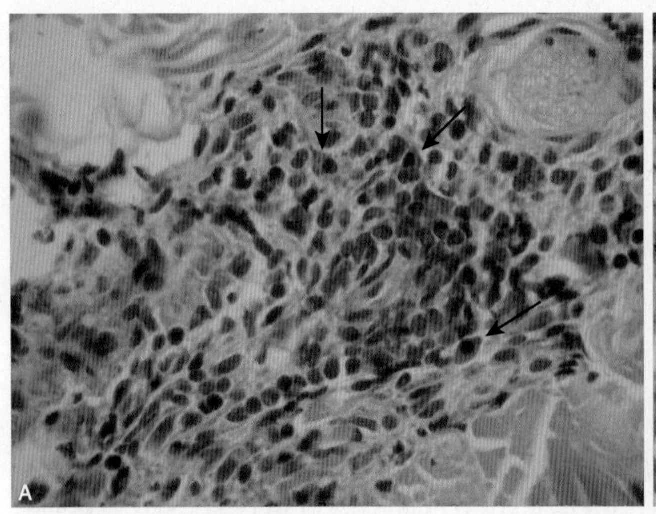

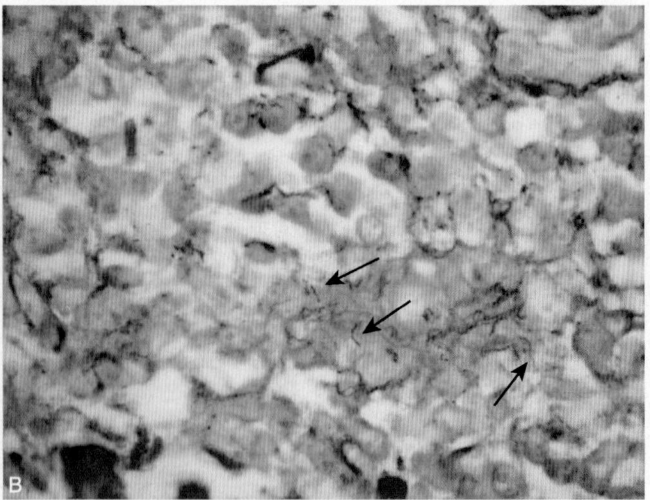

图 60-3　一例二期梅毒的组织学显微照片。A. 真皮处密集的血管周围淋巴单核细胞浸润，其中包含了很多浆细胞（箭头处）（HE，×400），在 B 中被证实含有很多嗜银螺旋体（箭头处）（Steiner 银浸渍技术，×400）。随后显示患者有很高的快速血浆反应素（RPR）滴度

K 的序列(tprK),这表明在感染机体中有多种梅毒螺旋体苍白亚种菌株的共存(Heymans et al,2009)。

临床表现

梅毒是一种具有多种临床表现的慢性感染性疾病,其临床症状与疾病的进展阶段密切相关。作为该病的一种主要症状,原发性下疳是一种典型的溃疡,其边缘突起坚硬,基底平滑,无渗出物和疼痛感(图 60-4A)。下疳通常表现为单一部位的皮肤损害,但约 1/3 的患者可出现多部位皮肤损害。既往感染患者可出现不典型病变,如小丘疹,或无任何临床表现。而某些患者中则会出现局部淋巴结肿大,表现为轻度肿大的、呈橡皮样感的非化脓性淋巴结炎。

疾病第二阶段的标志是病变播散,患者表现为全身性的症状和体征。超过 90%的患者会出现皮疹,这一症状常在初始时于躯干和四肢(可累及任何体表区域)出现小斑疹,进而在几周内进展为丘疹,甚至在部分患者中发展为脓疱。手掌和脚掌处的皮疹较为常见(图 60-4B),随着丘疹的扩大和融合会产生尖锐湿疣的淡斑(图 60-4C)。约有 90%的患者表现为全身淋巴结肿大,其中多达 3/4 的患者可能伴有发热、不适、畏食、关节痛、咽炎和体重减轻。1/3 的病例中可见黏液样斑块。在这一阶段约 40%的患者可表现出中枢神经系统症状,尤其是同时感染人类免疫缺陷病毒(HIV)的患者。只有 1%~2%的患者出现急性脑膜炎(Lukehart et al,1988;CDC,2007)。其余可能出现的神经系统症状还包括头痛、脑膜刺激征、葡萄膜炎、神经性听力受损和脑神经受累等。

梅毒患者通常在初始感染后几十年才出现明显的三期梅毒组织受损症状。心血管梅毒的发生是由血管中层被膜弱化所致,出现升主动脉瘤伴随主动脉瓣关闭不全,以及冠状动脉开口狭窄。梅毒性树胶肿可发生于皮肤、大脑、骨骼系统或皮肤黏膜组织中,任何器官均可受累及。但在接受抗生素治疗后,患者出现心血管梅毒和梅毒性树胶肿的概率大大降低。脑膜血管梅毒一般在初次感染 5~10 年后才出现,其临床表现为癫痫发作、卒中、失语等。由中枢神经系统动脉内膜炎所导致的多发小梗死的出现,是导致这一系列临床表现的原因。脑实质性神经系统梅毒常发生于初始感染 15~30 年后,是一种因神经元和髓鞘的大量损失而导致复杂神经精神症状的退行性过程,包括麻痹性痴呆、脊髓痨和瞳孔异常。有些患者无明显临床症状,但表现出脑脊液(cerebrospinal fluid,CSF)异常,如脑脊液淋巴细胞增多、蛋白增加,性病研究实验室(VDRL)检测或梅毒螺旋体抗体检测阳性,这均表明患者正在发生中枢神经系统的感染。

先天性梅毒在临床上分为两种形式:早期先天梅毒或婴儿期(<2 岁)梅毒和经过一段潜伏期(几年至几十年)后的晚期先天梅毒。尽管梅毒螺旋体可以在任何阶段经胎盘传播,但孕

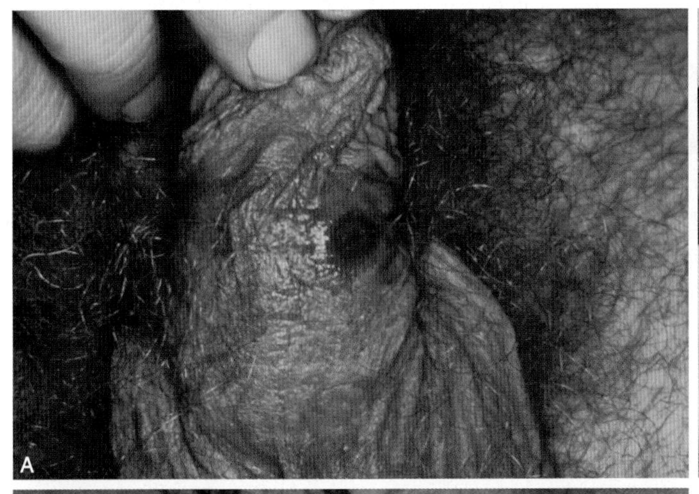

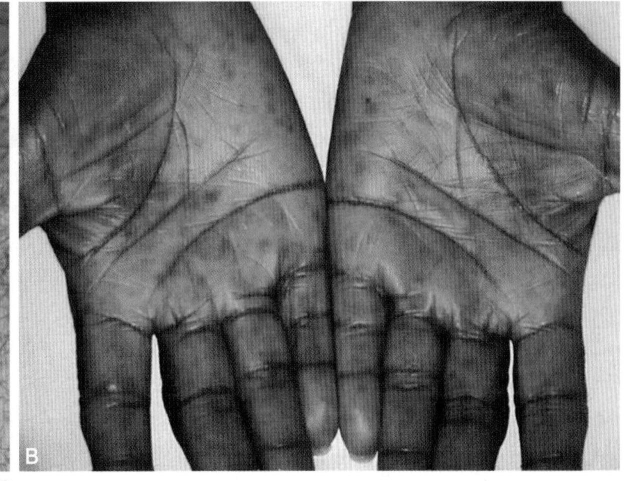

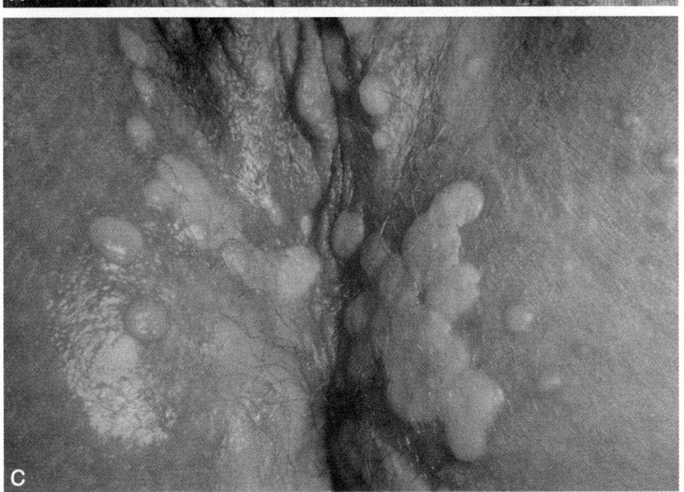

图 60-4 性病梅毒的临床表现。A. 阴茎下疳。B. 手掌继发性梅毒病变。C. 外阴和肛周区域扁平湿疣(CDC/PHIL 供图)

早期感染先天性梅毒的死胎率比晚期妊娠或分娩期更高(Harter & Bernischke,1976)。正如预期所料,在母亲感染的初期,二期及潜伏早期,先天性传播更为常见(Woods,2009)。脐带的炎症或坏死是先天性梅毒的特征,但是通常仅在最严重病例出现。婴儿期梅毒的特征性表现为伴随皮肤脱落的弥漫性皮疹,软骨炎和骨膜炎;然而,被感染的新生儿也可能表现为无症状(Dorfman & Glaser,1990)。也可见肝脏(分叶肝)和肺(白色肺炎)的弥漫性纤维化。在潜伏期后,晚期先天梅毒在儿童期或成年期呈现出各种各样的体征和症状;然而间质性角膜炎,锯齿形牙(Hutchinson teeth)和听神经性耳聋是经典的三联征。骨膜炎、胫骨前凸(军刀状胫 saber shins)和鼻鞍畸形也较为常见。

梅毒和 HIV 感染越来越多地被认为是共同感染,因为两者具有共同的危险因素,甚至可能相互增加感染机会。梅毒可通过多种机制增加艾滋病毒获得和传播的风险。硬性下疳处破坏的黏膜屏障有利于艾滋病毒的感染和传播。宿主的免疫细胞向梅毒感染部位的迁移增加了 HIV 可感染的靶细胞数量。此外,被招募的单核细胞上调 HIV 辅助受体 CCR5 的表达量(Sheffield et al,2007)。虽然 HIV 感染者其感染梅毒的临床表现通常与非 HIV 感染者相似,但是 HIV 感染有更严重的原发性和继发性病变以及一些异常临床表现(Stevenson & Heath,2006)。艾滋病患者的眼部病变发生率较高,前葡萄膜炎是梅毒螺旋体感染眼部病变最常见的症状(Stevenson & Heath,2006)。HIV 感染状况可能影响梅毒的实验室检查,反之亦然。早期梅毒感染与血液 HIV 病毒载量的增加和 CD4 细胞计数的减少有关(Buchacz et al,2004)。一项多中心前瞻性研究显示,HIV 感染者接受梅毒治疗后,较非 HIV 感染患者其 CSF 的非梅毒螺旋体血清学试验更有可能持续阳性("血清固定")(Marra,2004a)。这些提示治疗失败的实验室证据是否可真实反映临床复发还有待进一步确认。可以确认的是,如多项研究所证实的那样,在 HIV 阳性患者中抗梅毒治疗可以提高 HIV 治疗的血清反应性(Marra et al,2008;González-López et al,2009)。

雅司病

雅司病(也称为热带莓疮、pian、parangi、paru、buba 或 bouba)是由苍白密螺旋体雅司亚种引起的慢性疾病,也是最常见的非性传播螺旋体病。自古以来,热带地区的居民就饱受该疾病的折磨,流行于降雨丰富的热带国家农村地区。20 世纪 50 年代,由于大规模疾控活动的开展,雅司病发病率下降,但是目前在某些地区雅司病其发病率又有所上升(Engelkens et al,1991a;Antal et al,2002)。

雅司病主要在童年期间通过直接接触感染,雅司螺旋体经破损的皮肤侵入人体。早期病变一般出现在感染 3 周后,但也可能长达数月才出现病变。最常见于下肢出现一个或多个丘疹,然后进展成溃疡或乳头状瘤病变。在这些病变中可发现大量螺旋体。雅司病自发性的消退比较普遍;然而,以不适、发热和全身淋巴结肿大为前驱表现,继而出现播散性的皮肤病变为特征的复发也很常见。大部分患者会经历一段潜伏期,在此期间没有明显的临床症状或体征。绝大多数情况下,该疾病没有其他表现,但是约有 10% 的患者可发展为晚期雅司病,造成骨、软骨、软组织和皮肤不可逆的破坏性损伤(Engelkens et al,1991a;Antal et al,2002)。也有报道该病发生与梅毒相似的心血管和中枢神经系统病变(Roman & Roman,1986)。

地方性梅毒

地方性梅毒(非性病性梅毒)是一种由苍白球螺旋体地方亚种(*T. pallidum* subsp. *Endemicu*)引起的非性交传播的慢性感染。这种疾病由来已久,尽管现在已经不如曾经广泛流行,但仍可见于中东和非洲等干燥高温的地区。在非洲萨赫勒地区,这一疾病流行已呈上升之势(Engelkens et al,1991b)。地方性梅毒通过直接接触活动性病灶、被污染的手指和使用被污染的餐具而传播。拥挤的居住环境和不良的卫生水平是常见的相关因素。感染多发于 2~15 岁的儿童,与患病儿童生活的成人也可患病,因为儿童时期未患过此病的成人可被其子女传染。由于感染的病原体数量很少,早期地方性梅毒的临床症状不明显,原发病灶多位于口咽部黏膜。此病最初的临床表现常在病程第二阶段出现,表现为分泌黏液的斑块皮损,扁平湿疣,口角炎,广泛的淋巴结肿大,疼痛的骨膜炎。随后进入一段长短不一的潜伏期阶段。终末期以皮肤、骨及软骨组织损伤为特征,好发于鼻和上颚(即毁形性鼻咽炎),有时喉部亦可受累。

品他病

品他病(carate、mal de pinto、azul)由品他密螺旋体(*T. carateum*)感染引起。该病为一种地方性疾病,主要流行于中美及南美的热带农村地区,20 世纪 50 年代被消灭,现已在墨西哥和哥伦比亚死灰复燃((Engelkens et al,1991b)。5 岁以下儿童易感染。目前认为病原体通过非性交方式的皮肤和黏膜接触而感染。不同于其他密螺旋体病,该病原体仅对人类致病而难以获得动物模型,且密螺旋体不能连续培养,因此该病的发病机制尚难以阐述清楚。病原体感染后数周至数月,首先在接种部位出现丘疹及斑块,伴或不伴局部淋巴结肿大。原发性损伤自愈,在数月至数年后出现播散性的次级损伤,或称为品他疹,形似银屑病的鳞状斑块,出现并长期持续存在,或自愈后复发。品他病晚期,皮损处表现出色素消退,皮肤萎缩或过度角化,病变终生存在。该病中皮肤为唯一的受累器官。

密螺旋体病的实验室诊断

由于人类密螺旋体病的病原体无法通过常规培养方法分离,检测这一类疾病通常直接对病灶部分的取材进行直接观察,或通过免疫学手段间接检测。因此,通常需要特定的检验程序对不同阶段的密螺旋体病进行检测。病灶出现的早期阶段可用高度特异的显微镜检技术检查病原体。当病灶开始自愈时,可应用各类血清学检测进行诊断。但是目前,没有任何一项实验室检验可以区分相近种和亚种的密螺旋体病原体,须结合临床、流行病学信息进行亚种鉴定,若条件允许时可利用基因组分析(Harper et al,2008a)。

暗视野显微镜检测

当直接对病灶进行取样时,如初期、二期梅毒或早期的先天性梅毒(硬下疳,黏液斑块,或扁平湿疣),需先使用无菌水对病灶进行清洗(不可使用肥皂或灭菌剂)并轻轻刮取。可利用压力对病灶内的流动性分泌物进行采集。取一滴样本于载玻

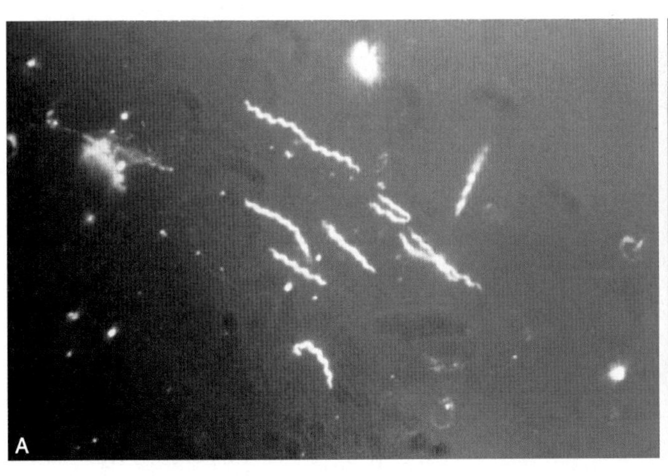

图 60-5 性病梅毒体外形态学检测。A. 暗视野显微镜检技术(×400)显示螺旋体具有动力。B. 梅毒患者中荧光密螺旋体抗体吸附试验(fluorescent treponemal antibody absorption test,FTA-ABS)阳性的抗体反应(CDC/PHIL 供图)

片上,并覆上盖玻片。因为形态学观察对病原体鉴别诊断有决定性价值,样品必须在 20 分钟内进行检测。由于密螺旋体十分细小,无法用传统的光学显微镜进行观察,使用暗视野显微镜十分必要。暗视野显微镜技术利用一小块障碍物,产生出观察者眼中的“暗视野”,然后通过一片聚光透镜对螺旋体从斜角投射光波,这一光线部分散射至观察者眼中,在暗视野内呈现出明亮的病原体外观(图 60-5A)。暗视野检测阳性可早于血清学阳性数周,在梅毒的诊断中其敏感性达 80%(Larsen et al,1995)。为避免假阳性,需要高技术水平的镜检人员。由于可能与口腔内共生的密螺旋体混淆,故不推荐将此项技术用于口腔标本的检验。此外,正常定植于生殖器局部的三类密螺旋体(*T. phagedensis*,*T. refringens*,*T. minutum*)可能对苍白球密螺旋体的暗视野检测造成潜在干扰。为减少干扰,采样前需认真清洁生殖器局部。苍白球密螺旋体的动力是将其与腐生螺旋体区分开的重要特点。

荧光显微镜检测

异硫氰酸荧光素(fluorescein isothiocyanate,FITC)标记的苍白球密螺旋体特异性抗体可用于直接检测病灶中的密螺旋体,无需观察菌体的动力。该方法可用于检测被干燥和固定在玻片上的组织液(直接荧光抗体(DFAT-TP))或石蜡包埋的组织切片(直接荧光抗体组织检测(DFAT-TP))。商品化的单克隆抗体因其易于获取,可用于这些检测中,替代传统的特异性较低的从梅毒感染的兔子和人体中获取的 Reiter 密螺旋体吸附多克隆抗体。当用新鲜病灶中的液体标本检测时,DFA-TP 和 DFAT-TP 的敏感性均可接近 100%(Larsen et al,1995)。荧光显微镜对致病性的密螺旋体具有特异性,可降低实验室感染梅毒的风险,是口腔病灶的优先检验方式。

免疫组织化学显微镜

免疫组织化学显微镜技术原理上类似于荧光显微镜检查的方法,具有螺旋体、密螺旋体或苍白螺旋体特异性的单克隆抗体和多克隆抗体已被病理学家用于石蜡包埋组织的检测(Martin-Ezquerr et al,2009)。与免疫荧光相比,免疫组织化学无需使用昂贵的荧光显微镜。经过一系列以具有生物特异性的生物素化抗体和酶标记的链霉亲和素复合物结合为基本过程的免疫反应,抗密螺旋体抗体与组织切片中的抗原结合。使用合适的酶显色底物之后,组织在淡色的复染背景中突出显示。该方法可方便地检测罕见的细菌,并可进行组织学定位。据报道,该方法在检测密螺旋体上比银染法具有更高的敏感性和特异性,但检测结果较大程度上取决于一抗的来源。

非梅毒螺旋体血清学试验

非梅毒螺旋体试验检测对象为由螺旋体损伤细胞释放的脂蛋白物质和心磷脂抗体。因此不具有针对梅毒螺旋体的特异性。这些检测可应用于传统意义上的疾病筛查和治疗后疾病的进程监测。标准测试包括 VDRL,快速血浆反应素试验(RPR),未加热的血清反应素试验(USR),甲苯胺红不加热血清试验(TRUST)和酶联免疫吸附测定(ELISA)。所有的这些测试使用的都是磷脂抗原,其中某些检测中添加了卵磷脂和胆固醇抗原。出现絮状产物是手动标准测试的终点,而 ELISA 的方法需要通过分光光度计计算吸光度值。血清是各种检测的首选标本。VDRL 需要加热血清以消除非特异性反应,而 RPR 和 USR 在进行检测时加入氯化胆碱后则不需要加热,因此后两者在诊断实验室中更受欢迎。通常使用 100 倍的显微镜观察 VDRL 和 USR 中的抗原抗体反应,将木炭加入到 RPR 中,或将染料加入到 TRUST 中,可使反应肉眼可见(图 60-6)。

通过这些试验检测到的抗体通常出现在一期硬下疳后的 1~4 周。因此,在病程初期标本采集的时间将影响检测的敏感

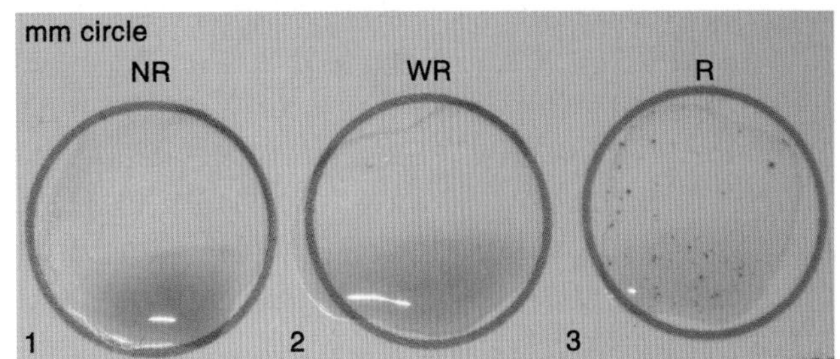

图 60-6 快速血浆反应素试验分别表现为无反应性(NR)、弱反应性(WR)和强反应性(R)凝集模式的血清样品(孔 1~3)

性。患者体内抗体滴度上升并在感染初持续一年的高水平，然后逐渐下降。在没有治疗的情况下，大多数患者的检测结果最终将转为阴性，特别是在潜伏后期。因此，这些测试结果可作为疾病活动的一般标志。非梅毒螺旋体血清学试验假阴性也可能与非常高的抗体滴度（前带现象）有关，该现象在二期梅毒中最常见。在测试之前，通过稀释样本可有效解决这个问题。肝炎、其他病毒感染等急性疾病，怀孕以及结缔组织疾病等慢性疾病可引起假阳性（Larsen et al，1995）。

标准化的非梅毒螺旋体血清学试验通过检测连续对倍稀释的样品（即滴度）可提供半定量的报告结果。随访滴度用于评价治疗的疗效，滴度降低到 1/4 即被认为有效（CDC，2010）。不同的非梅毒螺旋体血清学试验之间滴度结果不能直接进行比较，因而需使用相同的方法进行随访测试。早期梅毒患者比晚期梅毒患者经治疗后抗体更可能转为阴性（Brown et al，1985）。在少数患者中，尽管进行了有效的治疗，血清学检测仍为阳性的——这种情况称为血清固定反应。

文献报道记录了在合并感染人类免疫缺陷病毒和梅毒的患者中，非梅毒螺旋体血清学试验结果存在多种异常，其中包括延迟血清转换。然而，血清阴性的梅毒在艾滋病患者中似乎并不常见（Flores，1995）。据报道在艾滋病患者中的假阳性率升高（4%，非艾滋病患者为 1%）；然而，假阳性的增加可能与静脉滥用药物相关，而不是 HIV 感染本身造成的（Flores，1995；Larsen et al，1995；Hernandez-Aguado et al，1998）。感染梅毒的艾滋病患者也可出现假阴性结果，因为部分患者产生了强烈的非梅毒螺旋体抗体应答，导致检测的前带效应（Gourevitch et al，1993）。此外，如前所述，少数艾滋病患者接受有效的治疗后，非梅毒螺旋体抗体滴度仍不会下降，这可能与治疗开始阶段有关而与合并 HIV 感染无关（Larsen et al，1995）。非梅毒螺旋体血清学试验的敏感性因疾病阶段而异。在一期、二期、潜伏期和晚期梅毒中，敏感性分别为 75%～88%，100%，88%～100%，71%～73%。特异性因人群而异，但通常>96%（表 60-1）。

表 60-1 诊断各期梅毒血清学试验的敏感性

方法	各期梅毒敏感性（范围）/%				特异性（范围）/%
	一期	二期	潜伏期	晚期	
非梅毒螺旋体血清学试验					
VDRL	78（74～87）	100	95（88～100）	71（37～94）	98（96～99）
RPR	86（77～100）	100	98（95～100）	73	98（93～99）
梅毒螺旋体血清学试验					
FTA-ABS	84（70～100）	100	100	96	97（94～100）
MHA-TP	76（69～90）	100	97（97～100）	94	99（98～100）
TPPA	88（86～100）	100	100	NA	96（95～100）
IgG ELISA	100	100	100	NA	100
CIA	98	100	100	100	99

数据源于 Larsen SA，Steiner BM，Rudolph AH：Laboratory diagnosis and interpretation of tests for syphilis，*Clin Microbiol Rev* 8：1，1995；Sena AC，White BL，Sparling PF：NovelTreponemapallidum serologic tests：a paradigm shift in syphilis screening for the 21st century，*Clin Infect Dis* 51：700，2010

CIA，化学发光免疫测定；ELISA，酶联免疫吸附测定；FTA-ABS，荧光密螺旋体抗体吸收实验；MHA-TP，梅毒螺旋体抗体微量血凝实验；NA，不可得；RPR，快速血浆反应素实验；TPPA，梅毒螺旋体颗粒凝集试验；VDRL，性病研究实验室实验

梅毒螺旋体血清学试验

梅毒螺旋体血清学试验用于检测梅毒螺旋体的抗体，传统上用于确认非梅毒螺旋体血清学试验筛查阳性的结果，或非梅毒螺旋体血清学试验阴性的处于疾病晚期或潜伏期的感染者，其阴性结果在三期梅毒患者中可高达 30%（Larsen et al，1995）。最近，梅毒螺旋体血清学试验被更频繁地用作初筛试验（CDC，2008；Loeffelholz & Binnicker，2012；Marangoni et al，2009；Sena et al，2010；Sokolovskiy et al，2009）。荧光密螺旋体抗体吸收实验（FTA-ABS）是间接荧光抗体检测。该方法先用 Reiter 株非致病密螺旋体抗原处理血浆，以除去对其有交叉反应的非特异性抗体，加热后将血浆加于已固定有 Nichols 株梅毒螺旋体抗原的玻片上，随后加入 FITC 标记的抗人球蛋白。在荧光显微镜下可见螺旋体，表明患者血清中存在抗致病性螺旋体亚种的抗体（图 60-5B）。另一个实验，梅毒螺旋体抗体微量血凝试验（MHA-TP）因其相对简便而被一些实验室考虑为首选项目。吸取血清滴加于包被有被梅毒螺旋体（Nichols 株）超声碎片致敏的绵羊红细胞的微量滴定板孔中，特异性梅毒抗体可使红细胞凝集。梅毒螺旋体颗粒凝集试验（TPPA）是基于被梅毒螺旋体 Nichols 株抗原致敏的凝胶颗粒的凝集反应。在微量滴定板的孔中，抗梅毒螺旋体抗体与凝胶颗粒作用后形成一个光滑大团块。若缺乏抗梅毒螺旋体抗体，凝胶颗粒则在微量滴定板孔底部形成一个纽扣状小团块。利用密螺旋体特异性抗原（例如超声裂解蛋白，重组蛋白）检测螺旋体的 ELISA 和化学发光免疫分析法（CIA）已应用于临床实验室。这些方法具有大批量自动化的优势，同时提供一个客观且数字化的结果，有助于解释。通常情况下，MHA-TP、FTA-ABS 和 TPPA 实验是等价的，但在梅毒初期，TPPA 敏感性最高，FTA-ABS 比 MHA-TP 敏感性略高（Augenbraun et al，1998；Sena et al，2010）。检测 IgG 的 ELISA 和 CIA 方法至少与传统的密螺旋体检测方

法有着相同的敏感性和特异性。重要的是,它们在梅毒初期具有更高的敏感性(Sena et al,2010)。多种非梅毒螺旋体和梅毒螺旋体血清学检测方法的敏感性和特异性总结见表60-1(Larsen et al,1995)。

尽管有近20%患者最终会出现血清学转阴,大多数患者在梅毒初期产生梅毒螺旋体特异性抗体在并在体内持续存在(Romanowski et al,1991)。艾滋病患者已经表现出治疗后血清学转阴的大趋势(Haas et al,1990)。通常最先检出阳性的试验是FTA-ABS,其次是MHA-TP,最后是非密螺旋体试验。大约有1%~3%患者会出现FTA-ABS假阳性,通常为老年患者、有结缔组织疾病和感染类似微生物如伯氏疏螺旋体属的患者(Larsen et al,1995)。据报道MHA-TP假阳性率低于FTA-ABS和TPPA(Larsen et al,1995;Sena et al,2010)。

由于IgGELISA和CIA自动化的优势,在美国(CDC,2008;Loeffelholz & Binnicker,2012)和欧洲一些实验室已经作为初筛试验("逆向算法")(Marangoni et al,2009;Sokolovskiy et al,2009)。因为这些检测不能够区分活动期和既往感染,因此对阳性结果需进一步进行半定量非梅毒螺旋体试验。同所有的免疫检测法一样,密螺旋体ELISA和CIA也会偶尔出现假阳性结果。相对于所有的阳性结果,假阳性出现的比例取决于所检测患者数(CDC,2011b)。当后续的RPR无反应时,通常须采用传统的密螺旋体检测方法。ELISA和CIA可以得到一个精确的定量结果,其大小可以准确预测第二次密螺旋体检测是否阳性,因此减少了不必要的后续检测(Loeffelholz et al,2011;Yen-Lieberman et al,2011)。

特异性IgM免疫检测或许可用于诊断先天性梅毒和原发感染性梅毒(Stoll et al,1993;Larsen & Johnson,1998;Sena et al,2010)。此外,一些密螺旋体或非密螺旋体抗原的快速床旁检测试验已有报道(Greer & Wendel,2008)。它们主要用于患病率高以及患者随访可能性较低的地区,检出阳性结果的患者可以在检测的第一时间接受治疗。

更多复杂的检测,如免疫印迹和PCR可在一些参考实验室完成。免疫印迹已经被一些实验室用于先天性梅毒的诊断或者梅毒特异性抗体筛选的确证试验(Larsen et al 1995;Wang & Li,2009)。当血清学诊断经常为阴性时,PCR可能对原发感染的诊断很有用(Gayet-Agaron,2013)。尽管目前没有研究证明PCR检测优于其他检测方法,但PCR已经被提倡用于神经梅毒的诊断,特别是艾滋病患者(Marra et al,1996)。由于免疫印迹和PCR方法难以标准化,它们在临床诊断中并没未得到广泛应用(Wicher et al,1999)。

梅毒血清学筛查需要特定的标本和(或)者特定实验检测方法,这取决于人群和(或)疾病的临床症状。例如,在先天性梅毒中,产前母体血清是很理想的标本,每个妇女在孕期都应该至少做一次检查(U.S. Preventive Services Task Force,2009)。在高流行区域或者具有潜在危险因素的妇女人群中,在孕期后三个月进行重复检测也是有必要的。然而,先天性梅毒的确诊,可能需要结合临床和影像学检查、胎盘分析以及新生儿血清的检测。后者通常是使用非密螺旋体实验行半定量分析,再与母亲血清滴度比较来确定抗体的来源(即排除经胎盘转移的母源抗体)。另一个例子是神经梅毒的诊断,除了脑脊液VDRL阳性以及其他脑脊液异常检查结果(如脑脊液淋巴细胞增多、蛋白水平升高)以外,还需要血清梅毒检测的阳性结果(CDC,2002)。脑脊液VDRL检查在神经梅毒诊断中特异性很高但是敏感性较差。在神经梅毒活动期患者中会出现22%~69%诊断阴性,在非活动期患者中敏感性仅低至10%(MacLean & Luger,1996)。相比之下,有报道指出脑脊液FTA-ABS在诊断神经梅毒中具有较高的敏感性和阴性预测值,因此一些专家提倡采用这种方法进行排除诊断(Marra et al,2004b)。然而其较低的特异性限制了阳性预测值。

梅毒的治疗

梅毒螺旋体亚型和品他密螺旋体对青霉素和其他β-内酰胺类抗生素均敏感。对于一、二期和早期潜伏期的梅毒治疗可采用单次肌内注射苄星青霉素,注射剂量和治疗时间取决于感染的阶段。雅司病、品他病和地方性梅毒通常用较低剂量的苄星青霉素治疗(Engelkens et al,1991a,1991b),这三种疾病的家庭成员通常也要接受治疗。对青霉素过敏的患者可以采用多西环素或者四环素进行治疗。在性病梅毒患者治疗过程中可能见到一个明显的临床症状恶化反应,称为赫克斯海默反应(Jarisch-Herxheimer reaction),但其症状没有回归热螺旋体治疗过程中那么严重(Griffn,1998)。对于晚期潜伏梅毒或者分期不明的梅毒,可采用多重剂量的苄星青霉素进行治疗,疗程为数周。雅司病,品他病和地方性梅毒的分期并不影响治疗(Engelkens et al,1991a,1991b)。10~14天高剂量静脉注射青霉素被用于神经梅毒和先天性梅毒的治疗(CDC,2010)。对于合并感染HIV和梅毒螺旋体的患者,目前CDC指南并未推荐有意义的治疗方案(CDC,2010)。事实上,前瞻性的研究并未发现对于HIV感染合并早期梅毒和神经梅毒的患者能受益于任何"增强"或者替代疗法(Rolfs et al,1997;Marra et al,2000)。另一方面,一些权威人士认为,考虑到即使早期梅毒的治疗都可能发展为神经梅毒,艾滋患者应该用更高剂量的青霉素给予治疗(Musher,1991)。

其他梅毒螺旋体疾病

概述

许多螺旋体属于密螺旋体分子结构-1群,相比健康人群,病原体相关口腔螺旋体以及不同种类的密螺旋体(如齿垢梅毒螺旋体,索氏密螺旋体),在溃疡性牙龈炎和慢性牙周炎患者中出现频率和数量都有所增加(Riviere et al,1995,1996;Loesche & Grossman,2001)。采用高度敏感的核酸扩增-电喷雾电离质谱法分析发现,耻垢梅毒螺旋体基因在进行人工关节修复的患者中检出比例很高,但它的临床意义仍有待明确(Jacovides et al,2012)。虽然这些原始病原体在免疫交叉反应性和体外侵袭性的方面被认为与梅毒螺旋体相似,但随后发现它们在遗传学上存在多样性,与梅毒螺旋体亲缘关系较远(Choi et al,1996;Riviere et al,1999)。

发病机制

目前,螺旋体和这些疾病的关系尚未十分明确。但在牙龈炎或牙周炎疾病患者中,发现其病变组织比正常健康组织更常见螺旋体,且数量明显多于正常组织。许多其他的非密螺旋体菌属(如普氏菌属、放线杆菌属、单胞菌属)也与这些临床症状有关,但仍需进一步的研究来证实这些临床症状是与该菌属中的特异病原微生物有关,还是与牙菌斑的菌群多样性有关(Loesche & Grossman,2001)。

疾病诊断

在严格的厌氧条件下,口腔部位的某些密螺旋体与生殖器部位的密螺旋体属中的共生菌一样,可以在一些特定的营养肉汤培养基中培养(Choi et al,1996;Riviere et al,1999)。而包括大多数与牙周疾病相关的密螺旋体在内的其他螺旋体无法进行体外培养(Loesche & Grossman,2001)。这些微生物可以与抗苍白密螺旋体单克隆抗体发生交叉反应而被检测,一些研究者还通过应用各种基因扩增技术来鉴定和描述它们(Paster et al,2001;Hutter et al,2003)。这些分子技术使用细菌保守序列的靶向引物,通过 PCR 技术扩增 *rRNA* 基因或 RT-PCR 扩增 rRNA,然后可将反应产物在大肠埃希菌中进行克隆,并可通过测序明确其系统发育关系。

治疗

既往主要的治疗措施是通过物理方法来清除牙龈上下牙菌斑以减少细菌数量(如清创术)。近来开始应用一些抗菌药物作为辅助治疗手段,包括全身或局部应用抗生素(Loesche & Grossman,2001)

钩端螺旋体属

概述

钩端螺旋体属至少包括 20 个基因种,包括致病和非致病菌株,分为 260 多种血清型(Ko et al,2009;Brenner,1999)。钩端螺旋体属根据生物学特性曾被分为 3 个菌种,问号状钩端螺旋体(致病)、双曲钩端螺旋体(非致病)和短小螺旋体(非致病)。但其抗原性和致病性与遗传相似度预测并不一致(Levett,2001;Ko et al,2009)。钩端螺旋体属于螺旋体门,一般宽 0.1μm、长 6~20μm,呈紧密盘绕的螺旋状,可旋转运动。电镜下钩端螺旋体呈钩状或问号状(图 60-1B)。钩端螺旋体能在新鲜的碱性水和湿土中存活。

流行病学

钩端螺旋体病可能是在世界各地最广泛流行的人兽共患病,简称钩体病。钩体病虽然在 100 多年前就已经被发现,但它仍然被认为是一种重要的新现疾病。其血清型分布具有地理差异,与特定的生态环境有关。许多啮齿类动物、野生动物和家畜都携带钩端螺旋体,但鼠科动物是最常见携带者,是人类感染钩端螺旋体的重要媒介。储存宿主肾小管内含有高浓度钩端螺旋体,随尿液大量排出,但宿主可能不表现出任何临床症状。钩端螺旋体从被宿主尿液污染的水或土壤中通过皮肤伤口或黏膜侵入人体是最常见的感染方式。一些职业工作者(如矿工、农民、野外工作者、兽医、渔民和污水处理工人)和一些娱乐活动(如在被污染水域附近露营或游泳)都会增加螺旋体暴露风险。在美国,住院率低于 1/1 000 000 的情况下,每年有 40~120 人感染钩体病(Traxler et al,2014),但这很可能存在明显的低估(Farr,1995)。

病理与发病机制

钩端螺旋体侵入人体后,迅速进入血流,广泛扩散至中枢神经系统、眼、肝、肾、肺和(或)其他内脏。内脏器官被钩端螺旋体感染后,其组织内皮细胞受损,引起局部缺血、出血,炎性因子增多,并可能导致肝细胞、肾小管和肺泡等器官终末期损伤(Ko et al,2009)。肝脏损伤的特征性外观为肝脏呈黄绿色,但其组织病理改变无明显特异性,表现为肝细胞气球样变性、嗜酸小体形成、肝细胞再生重塑、胆汁淤积等(Ko et al,2009)。大约 25%的钩体病患者肝组织中可找到钩端螺旋体(Dooley & Ishak,1976)。肾脏病理改变为肾脏间质改变、肾脏近端小管坏死,可见颗粒管型或透明管型,约 65%的患者的肾小管内可找到钩端螺旋体(Arean,1962)。肺损伤表现有肺淤血、肺水肿、肺出血、渗出性胸膜积液、偶尔可有肺透明膜形成(Arean,1962;Ramachandran & Perera,1977)。此外,还可出现心肌炎、肌炎、脑炎和脑膜炎(Arean,1962)。组织内皮、肝脏和肾脏损伤的具体病理机制尚不明确,但可能与免疫介导有关。

临床表现

钩端螺旋体感染人体后 2~20 天,可无任何无症状或仅有轻微症状或类似于流行性感冒(无黄疸型)的表现。钩体病的疾病过程具有双相性,疾病起始表现为突发寒战、发热、头痛、肌肉痛、背痛、腹痛、畏食、恶心和呕吐等非特异性症状,这一过程大约持续 4~7 天,以螺旋体全身扩散并出现菌血症为特征。经过短暂几天的缓解后,开始进入以出现抗螺旋体抗体为特征的免疫反应时期,出现眼葡萄膜炎、皮疹和肝肾损伤症状。在这疾病的第二阶段,超过一半的患者出现脑膜炎症状,脑脊液淋巴细胞增多。少数患者表现为更严重的单相性疾病过程,即黄疸型或威尔病,在出现发热、黄疸和出血症状后,继而出现少尿、肾衰竭、休克和心肌炎等特征性临床表现。据报道,威尔病的病死率约为 5%~10%(Edwards & Olmm,1960;Arean,1962;Levett,2001)。

实验室诊断

目前,钩端螺旋体的实验室诊断技术尚未广泛普及。在菌血症期(发病初始 10 天内),患者脑脊液、血液和组织中可分离出钩端螺旋体。在免疫反应期(发病第二周至 30 天内),患者尿液中可分离出钩端螺旋体。钩端螺旋体需使用特定培养基(Fletcher 或 Ellinghausen-McCullough-Johnson-Harris 培养基)在 25~30℃条件下延长时间进行培养。钩端螺旋体在培养基表面下方生长,通过暗视野显微镜检查可观察到尾端呈钩状的特征性螺旋体。

大多数钩体病患者可通过血清学检测方法确诊。血清凝集抗体在发病第一周开始出现,约 3~4 周时达到高峰,之后可持续存在数年。通过使用钩端螺旋体抗原,应用肉眼或显微镜凝集试验、凝血试验或 ELISA 检测抗体。使用活菌抗原的显微镜凝集试验是成熟已久的血清学诊断方法。在小型实验室条件下,改良试纸免疫分析法可成功检测出钩端螺旋体特异性抗体(Gussenhoven et al,1997;Yersin et al,1999)。杂交技术和

PCR 技术等分子学方法也可以应用于钩体病患者钩端螺旋体 DNA 检测，但大多数临床实验室尚未开展（Vinetz et al,1996; Levett,2001）。

治疗

对于重症钩端螺旋体病患者，需静脉给予青霉素或氨苄西林治疗。少数重症患者，可口服给予氨苄西林、阿莫西林或多西环素治疗。对于在高度暴露风险环境下作业的工作者，可以给予多西环素进行预防（Farr,1995）。家畜和宠物免疫接种可以降低高风险人群如兽医和农民的感染风险。但无法完全消除风险，进行了免疫接种的动物仍可能感染钩端螺旋体，并传播给人类（Feigin et al,1973）。

疏螺旋体

疏螺旋体属包含多个种类，形成 2 个系统发育分支：莱姆疏螺旋体群（或广义伯氏疏螺旋体（*s. l.*））和回归热螺旋体群。通过分子生物学分析，前者被划分为多种基因型群，其中 3 种已明确与人类疾病相关：狭义伯氏疏螺旋体（*s. s*）、加里疏螺旋体及阿氏疏螺旋体。回归热群包含多个种类，可分离自软蜱（如赫姆斯疏螺旋体及墨西哥伯氏螺旋体）、硬蜱（如 lonestari 疏螺旋体及 miyamotoi 疏螺旋体）及人体体虱（回归热疏螺旋体）。疏螺旋体属的病原体呈螺旋状、长 5～30μm、宽 0.2～0.5μm，运动活泼，有 7～22 根周浆鞭毛，以二分裂方式繁殖。不同于密螺旋体属，疏螺旋体属可表达大量免疫原性蛋白分布于外膜上，其中许多种类可在人工培养基中生长。此外，疏螺旋体属具有一条 910kb 的线性染色体和 21 个线形、环形质粒，使其基因组较密螺旋体属更复杂（Brisson et al,2012）。

人类疏螺旋体病的两种主要临床疾病类型均为媒介传播疾病，因此，从流行病学和临床角度考虑，疏螺旋体常通过类似或同一媒介与其他致病原共同传播，如通过蜱传播引起脑炎的黄病毒病原体，原生生物微小巴贝虫，立克次体科、埃里希体科和弗郎西斯氏菌科的多种病原体。疏螺旋体病和其他媒介传播疾病的临床表现及诊断可见本书其他部分。

莱姆病及类莱姆病

莱姆病（莱姆疏螺旋体病）为北美洲和欧洲目前最常见的蜱源性疾病（Bacon et al,2008）。20 世纪 70 年代，美国康涅狄格州东部以莱姆镇为首的几个地区出现少关节型关节炎流行，莱姆病从而得名（Steere et al,1977a,1977b）。流行病学研究很快明确莱姆病（时称莱姆关节炎）的发生与肩突硬蜱（时称丹明尼硬蜱）存在某种关系（Steere et al,1978）。不到 4 年时间，Burgdorfer 和其团队从纽约收集的硬蜱中成功分离出一种新的螺旋体种类，并通过蜱饲兔模型诱导出莱姆病特征性皮损，同时阐明了兔模型及康复患者血清中存在的对新型螺旋体抗原发生的血清学反应（Burgdorfer et al,1982），因而符合科赫法则的同期免疫学变化（Fredricks & Relman,1996）。该微生物随后被归为疏螺旋体属，并命名为伯氏疏螺旋体以表彰其发现者。回顾分析发现，在先于康涅狄格州流行病之前，在欧洲（Afzelius,1910;Bannwarth,1941）和美国（Scrimenti,1970）就已经记载和描述过现普遍被称为莱姆病的多系统炎症性疾病的不同表现。然而，关于莱姆疏螺旋体病的现有知识体系主要来源于新英格兰大暴发中传染源的发现与确立。

流行病学与发病机制

目前已经发现有 18 种不同基因型群的疏螺旋体属组成了莱姆疏螺旋体群（Stanek & Reiter,2011）。其中，人类致病病原体包括在北美洲、欧洲及亚洲引起莱姆病的狭义伯氏疏螺旋体和在欧洲和（或）亚洲引起相似却略有不同的疾病的加里疏螺旋体、阿氏疏螺旋体、斯皮尔曼疏螺旋体及巴伐利亚疏螺旋体（Stanek et al,2012;Stanek & Reiter,2011）。已从多个地理区域的脊椎动物和无脊椎动物宿主中分离出其他广义伯氏疏螺旋体，其作为病原体在人类疾病中的作用仍处于不同研究阶段（Oliver et al,2008;Rudenko et al,2011）。

在美国，莱姆病的发病率因疏螺旋体属的地理分布和流行情况而异，而疏螺旋体的地理分布和流行情况又取决于该地区媒介蜱、动物宿主及偶然宿主的自然传播周期、数量、种类和分布密度。莱姆病的发病存在季节高峰，与当地主要的媒介蜱具有相似的高峰期（Falco et al,1999）。据报道，美国每年有近 30 000 例患者发病，然而最近美国疾病预防控制中心核查了 2008 年期间 7 家大型商业性实验室的检测结果，发现每年的实际发病率可能超过 240 000 例（Hinckley et al,2014）。绝大部分病例发生在美国东北部、上中西部及西北部地区，狭义伯氏疏螺旋体在这些地区呈地方性流行，其发病率为 10～100 例/100 000 人口（图 60-7）。西北部地区的发病率相对较低，可能与当地两种主要媒介蜱的不同食性有关，其中肩突硬蜱呈地方流行性传播，但极少叮咬或传播疏螺旋体至人类，而西部黑足蜱、太平洋硬蜱（图 60-8A）则通常叮咬人类，但在地方流行性疾病传播中作用极小，因而很少被感染（Girard et al,2009）。在美国中西部和东北部地区，黑足蜱（或"鹿蜱"）、肩突硬蜱（图 60-8B）则既在地方流行性疾病中有作用，又以叮咬人类为生。

肩突硬蜱混杂的进食习惯让伯氏疏螺旋体在其主要寄存宿主（白脚鼠）之间传播并传播到人。最近不少研究报道，肩突硬蜱地理分布范围扩大，同时伴有伯氏疏螺旋体的分离率增加和（或）莱姆病的发病率增加（Pepin et al,2012;Wang et al,2014;Brinkerhoff et al,2014）。在欧洲和亚洲，最重要的蜱媒介分别是蓖籽硬蜱（羊蜱）和全沟硬蜱，阿氏疏螺旋体和加里疏螺旋体的主要寄存宿主包括小型啮齿动物，野鼠和各种禽类（Parola & Raoult,2001）。

其他对伯氏螺旋体传播和莱姆病发病起重要作用的流行病学因素包括当地媒介的密度和感染率，储存宿主的丰富度和和感染性，以及人暴露于蜱媒介的可能性和持续时间（Parola & Raoult,2001）。扩增宿主，如美国东北部的白尾鹿，也可能增加媒介群体密度，从而地区性间接影响患病率（Steer,2005）。另一个关键的传播变量与蜱的发育阶段及其喂养期间的附着时间有关。硬蜱生命周期包括三个阶段（或称龄期）-幼虫，若虫和成虫。每个阶段需要进食单滴血蜕皮至下一阶段（成年雌性硬蜱是产卵）。因为伯氏疏螺旋体在硬蜱中不能有效地垂直传播，幼虫在进食时从受感染的宿主获得螺旋体，因此在人类传播中不发挥作用（Rollend et al,2013）。相反，只有在先前进食了血液而感染的若虫和成虫才可能将螺旋体传播给人类。因为若虫很小，并且在附着时可能无法识别，所以它们被认为是

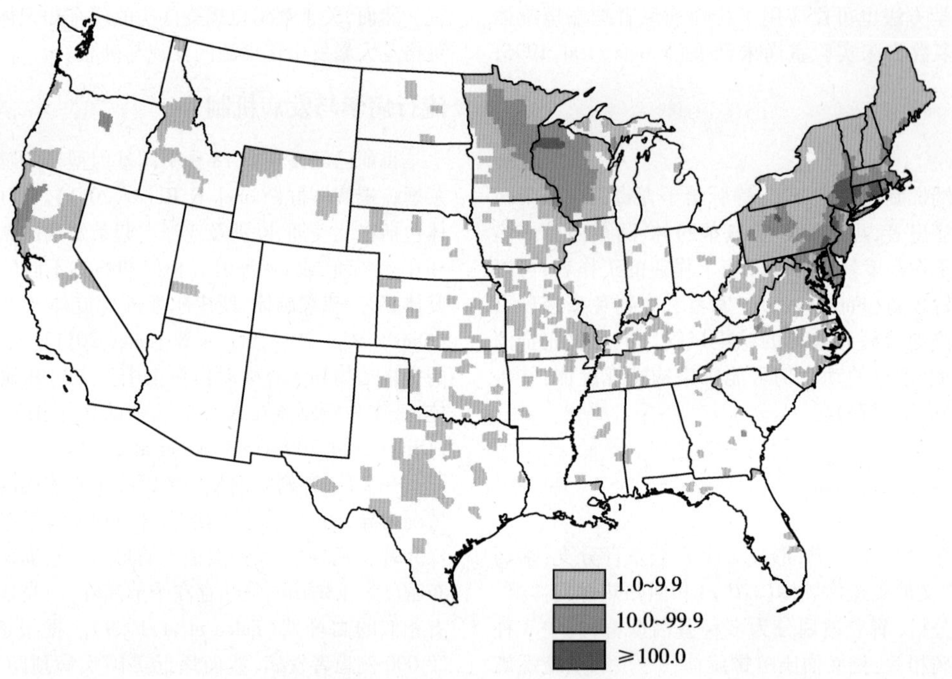

图 60-7 1998～2006 年美国各州莱姆病的平均发病率(每 100 000 人口)(源于 Bacon RM, Kugeler KJ, Mead PS: Surveillance for Lyme disease-United States, 1992～2006, MMWR Surveill-Summ 57:1～9,2008)

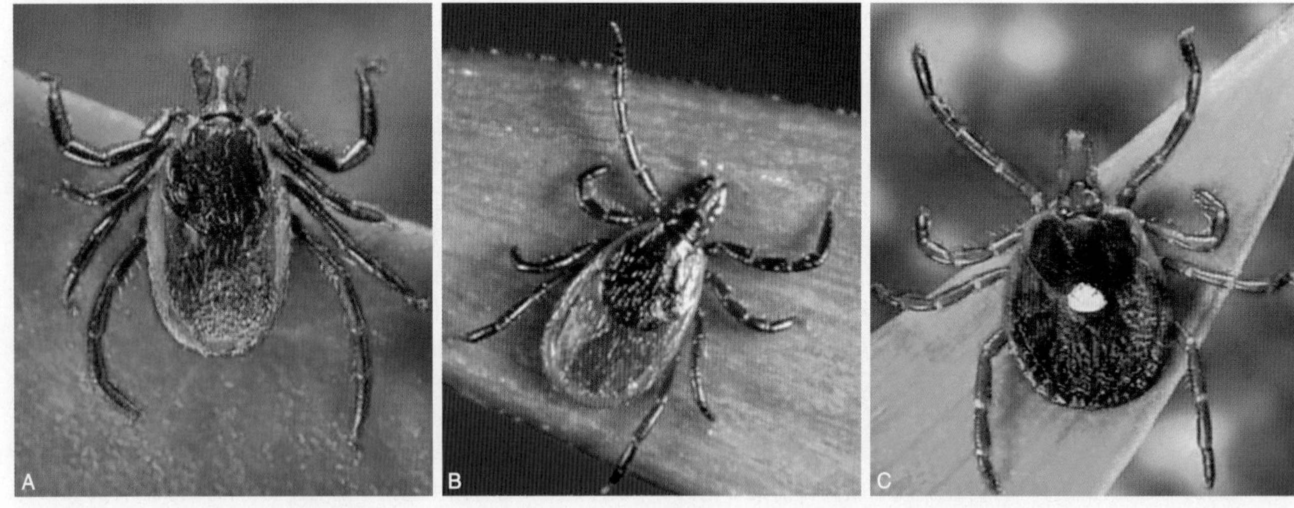

图 60-8 美国疏氏螺旋体的硬蜱媒介。A. 成年雌性,西方黑腿蜱,太平洋硬蜱。B. 成年雌性,黑腿蜱,肩突硬蜱。C. 成年雌性,孤星蜱,美洲花蜱(感谢 James Gathany 提供 CDC/PHIL 照片)

人类感染的主要原因(Falco et al,1999;Nadelman et al,2001)。进食时间超过 24 小时至 48 小时,蜱传播的过程效率最高(Piesman et al,1987;Hojgaard et al,2008),但已有记录显示存在更快速的传播(Cook,2014)。

与梅毒螺旋体一样,伯氏螺旋体的几个完整的基因组序列已经被描述和比较(Fraser et al,1997;Glöckner et al,2006),揭示了一些与生存,毒力,传播以及一些生物合成缺口相关的高度保守基因。前者包括一组质粒编码的外表面蛋白(Osp A-F),其在载体和哺乳动物环境中差异表达,并且具有高免疫刺激性(de Silva & Fikrig,1997;Porcella & Schwan,2001)。虽然针对脂蛋白 VlsE(表达的可变主要蛋白样序列)的保守部分形成了一些较新的血清学检测方法(见下文),但是ⅥsE 具有广泛抗原变异的能力(Zhang,1998;Porcella & Schwan,2001)。莱姆疏螺旋体病的动物模型已经被用来调查疏螺旋体的播散动力学(例如在心脏,皮肤和关节内的组织定位),特异性细胞相互作用,免疫反应和毒力机制的研究(Steere,2005;Munson et al,2012;Whooten & Weis,2001)。Embers 等(2012)最近在一项使用恒河猴研究抗微生物治疗后螺旋体感染持久性的研究中,描述了治疗后 7～11 个月,从喂养猴子的一些蜱中恢复了有活力的疏螺旋体(除持续性 DNA,RNA 和蛋白质抗原的证据外)(即所谓的动物接种诊断法,具体见下文)。虽然这些观察结果对将动物接种法用于人类疾病诊断,以及标准治疗方案对疏螺旋体的实际清除率提出了疑问，作者的研究设计，方法和解释却引起了尖锐的批评（Wormser et al，2012），所以确切的结论还需等待进一步的调查。

临床表现

与梅毒类似，莱姆疏螺旋体病可以分为三个主要阶段：①早期的局限性阶段，在接种部位发生原发性病变；②早期播散阶段，以螺旋体系统传播为标志，产生各种心脏、神经和（或）皮肤病学表现；以及③晚期阶段，表现为风湿病以及进一步的神经和（或）皮肤病学表现。据报道，在疾病流行地区有多达7%的人发生无症状血清学转换或亚临床疾病（Steer et al，2003）。

最早的临床阶段开始于感染的蜱叮咬之后的大约一周，此时在大约75%的患者中，在接种部位附近出现特征性皮疹，称为游走性红斑。病变表现为无痛的红斑或丘疹，随后扩张成红斑片，极端情况下测量长达70cm（Nadelman et al，1996）。中央苍白区可能发展，赋予“目标样”或“牛眼样”外观（图60-9）。病变通常伴有非特异性症状，如发烧，疲劳，头痛和肌痛，以及局部淋巴结肿大（Nadelman et al，1996；Smith et al，2002）。活组织检查，组织学分析显示浅表血管周围皮炎，可见淋巴细胞，巨噬细胞和丰富的浆细胞，偶尔可以通过银浸渍染色或免疫组织化学技术见到生物体（Duray & Chandler，1997）。与梅毒病变不同，血管炎不是红斑的典型组织学特征。

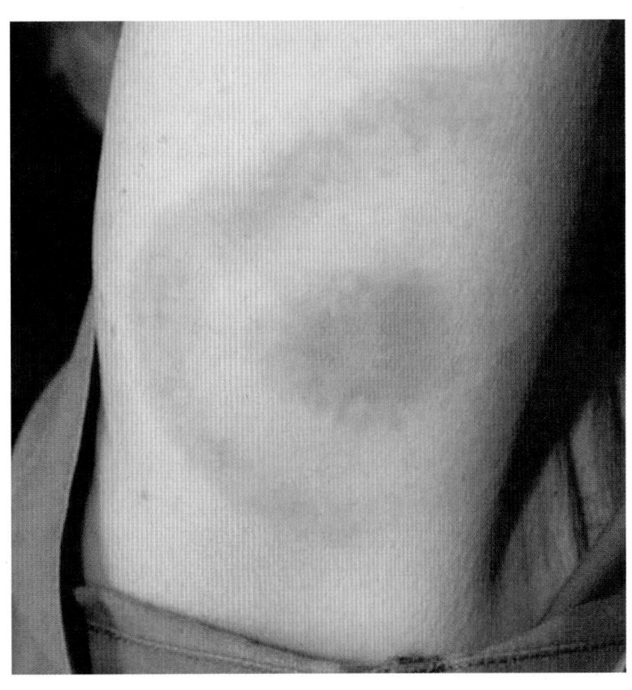

图60-9　约80%的莱姆病患者在螺旋体感染部位会出现特征性的“牛眼样”病变，游走性红斑（感谢James Gathany，CDC/PHIL供图）

疏螺旋体的播散预示着进入临床疾病的第二阶段，其中许多器官系统可能受到影响。在多个部位产生的较小的继发性游走红斑病变是早期传播的更常见的表现之一（Murray & Shapiro，2010）。神经表现（神经性血管形成中枢神经系统螺旋体病）影响15%的美国患者，其症状包括脑神经麻痹（通常为脑神经Ⅶ），淋巴细胞性脑膜炎和各种周围神经病（Steere，2001；Halperin，2008）。这些表现在一些欧洲国家被统称为Bannwarth综合征（Kaiser，1998）。约有5%的美国患者也报道有心脏受累，包括短暂性房室传导阻滞或心肌炎（Steere，2001）。潜在影响的其他部位包括肝脏（例如轻度、短暂性肝炎）和眼睛（例如结膜炎，神经性视网膜炎）（Lesser，1995；Steere，2005）。

在美国，未经治疗的莱姆病到了晚期最常见的临床表现为关节炎，超过一半的未治疗患者会有此症状（Steere，2005），病变常常累及大关节如膝关节等（Steere et al，1977a；Steere，2001）。疼痛和肿胀的症状在螺旋体接种数周或数月后开始加剧，并可能会持续数日到数月（中位数，1周）（Steere et al，1977b）。一些患者会反复出现迁移性关节炎间歇性的复发与长时间的无症状期（Puius & Kalish，2008；Nadelman & Wormser，1998）。相反，在欧洲，顽固性莱姆病的患者晚期症状更多的是累及神经系统及皮肤等器官的表现。累及神经系统时，临床上常伴发早期播散性神经莱姆病，包括淋巴细胞性脑膜炎和周围神经病（如感觉性多发神经炎，麻痹性痴呆）。此外，研究发现，一些神经系统症状如脊髓炎、痉挛性共济步态失调以及短暂认知障碍也可能出现（Kaiser，1998；Halperin，2008）。在欧洲，慢性肢端性皮炎也被认为与晚期莱姆病有关。这些出现在手、腕、肘及足部的病变通常为对称性，且以淋巴单核细胞或者粒细胞浸润伴表皮变薄、高度角化及真皮萎缩为组织学特征（Aberer et al，1991；Duray & Chandler，1997）。其他已经证实或者仍存在争议的长期皮肤病表现还包括疏螺旋体淋巴瘤、皮肤B细胞淋巴瘤、硬皮病以及硬化性萎缩性苔藓（Duray & Chandler，1997；McGinley-Smith & Tsao，2003）。

晚期临床症状出现不同可能是由于感染的疏螺旋体属亚种类不同所致。例如，在欧洲，从游走性红斑和慢性萎缩性肢端皮炎病变中分离的阿氏疏螺旋体则多于其他基因型（van Dam et al，1993；Balmelli & Piffaretti，1995；Wang et al，1999；Stanek & Reiter，2011）。相比之下，加里疏螺旋体更多见于神经性莱姆病（Stanek & Reiter，2011；Balmelli & Piffaretti，1995；Wang et al，1999）。也有研究表明，一些特殊的分子亚型（如*B. burgdorferis. s*）常与侵袭特性、螺旋体血症有关（Dykhuizen，2008；Wormser et al，1999）。另有一些实验观察研究证实莱姆病的病程长短受特定疏螺旋体菌株的毒力特性影响，包括：①特定的疏螺旋体菌株抗原在患者体内产生相应的血清学反应，倾向于产生一些特殊的临床症状。②某些特定基因型在体外似乎有着不同的特性（Dressler et al，1994；Norman et al，1996；Wang et al，1999）。

对大部分患者而言，合适的抗生素治疗即可缓解莱姆病的临床症状（Seltzer et al，2000；Wormser et al，2006；Aucott et al，2013）。然而，少部分患者治疗后仍会出现持续性肌痛、乏力和神经认知缺失等症状，这种情况被称之为莱姆后综合征、慢性莱姆病或难治性莱姆病（Klempner，2002；Halperin et al，2011）。无一例外的是，所有前瞻性的研究均显示，与安慰剂组相比，更长的抗生素治疗疗程对减轻此综合征的症状并无益处。除此之外，常不能从治疗无效的这部分患者中分离出疏螺旋体或者扩增出疏螺旋体基因（Klempner，2002）；回顾性病例对照研究显示此类患者客观症状的出现频率与按年龄匹配的无莱姆病病史的对照组之间并无显著性的差异（Seltzer et al，2000）。某一国际专家小组对支持伯氏疏螺旋体（*B. burgdorferi*）和此慢性综合征之间有关联的相关证据进行了总结(Feder et al,2007)。需指出的是,尽管只有这样一篇医学文献,与之相悖的观点仍然存在。异议不仅来自于许多引用 Feder 等(2007)文献的通讯稿件,同时国际莱姆病及相关疾病协会倡导团体下发了不同于美国感染性疾病协会(IDSA)的管理建议(Cameron et al,2014),IDSA 同意由独立仲裁者复审指南,并最终支持了最初的建议(Lantos et al,2010)。

一些研究者对居住在美国南部、中西部以及其他非莱姆病流行区域的游走性红斑样病变患者进行了报道(reviewed in Masters et al,2008),并称其为南方蜱相关出疹性疾病(STARI)或 Master 病,该病患者的皮肤病变出现之前常有过孤星蜱,美洲花蜱(*Amblyommaamericanum*)(图 60-8C)的叮咬,目前已明确该病不是由伯氏疏螺旋体(*B. burgdorferis. l*)感染所致(James et al,2001;Wormser et al,2005a;Masters et al,2008)。虽然从美洲花蜱中发现的 *B. lonestari* 是可引起回归热的潜在病原体,但在随后的多个研究中并未发现两者之间存在关联,因此 STARI 真正的病因仍然不明。鉴于 STARI 和莱姆病临床症状以及流行区域的部分重叠(Wormser et al,2005b),在没有确证诊断试验的情况下,这两种病的区分将会存在很大的问题(Feder et al,2011)。

实验室诊断

在美国,莱姆病是一种需法定上报的疾病,实验室和临床工作者若发现该病,需主动上报至公共卫生机构(Bacon et al,2008)。根据 2011 年 CDC 的监测指南,确诊的莱姆病病例需具备相关临床症状(如游走性红斑、关节炎、骨髓炎)以及以下任意一条:①感染相关的实验室证据(如培养或抗体试验阳性);②潜在莱姆病疫区的蜱虫接触史(CDC,2011)。缺乏临床症状、实验室数据和(或)流行病史的病例视为"疑似病例"。因此,并不能仅仅依靠实验室检查诊断莱姆病,而应将其作为协助或者排除诊断的工具(Tugwell et al,1997;Brown et al,1999)。基于流行病学和临床因素的验前概率,以及似然比和预测值,充分显示单独的实验室诊断方法是高成本而无实际价值的(Seltzer & Shapiro,1996;Tugwell et al,1997;Nichol,1998)。事实上,甚至是在流行地区,对仅有非特异症状如:乏力、头痛、肌肉痛的莱姆病患者使用精确的实验室检查方法也会得到较多假阳性结果(Tugwell et al,1997)。由于公众焦虑和医疗从业人员对该病存在误解,加剧了莱姆病的诊断难度,其诊断需对实验室检查方法的适应证及局限性进行全面分析。

培养

培养通常是作为诊断感染性疾病(除无症状定植于人类体内的病原体)的金标准,然而,尽管疏螺旋体属比其他病原微生物容易培养且不耗时(Reed,2002),但很多临床和商业诊断实验室都不提供此种检测。多种改良 Barber-Stoenner-Kelly 肉汤培养基可用于培养游走性红斑病灶活检组织和病程早期、急性期采集的大量血浆中的疏螺旋体(Nadelman et al,1996;Wormser et al,2001)。鉴于分离培养的病原微生物的特异性及大部分莱姆病患者在病程早期缺乏可检测的抗体,分离培养可能是非常实用的诊断方法。然而,由于阳性培养物的检测与鉴定依靠主观指标(如暗视野显微镜或荧光抗体)、培养基和试剂成本高、报告敏感性范围大、需对患者进行侵入性操作(如组织活检)等因素导致分离培养检测法在研究机构以外的机构应用较少。脑脊液、关节液以及非病程早期采集的其他标本通常无法培养出疏螺旋体属病原体,因此这类标本的分离培养不具有诊断价值。最近,美国康涅狄格州的一家实验室报道可从 94% 的患者血清中分离培养出疏螺旋体(Sapi et al,2013)。然而,美国疾病预防和控制中心随后对该实验室报道的序列数据进行调查,并质疑其检测方法的准确性(Johnson et al,2014),因此,其他实验检查方法仍为莱姆疏螺旋体病的重要辅助检查手段。

动物接种诊断法

除了从感染者收集的标本中分离培养狭义伯氏疏螺旋体以外,也可通过动物接种诊断法分离病原体。该方法通过将未受感染的蜱虫叮咬疑似感染者,然后检测分析蜱虫体内的活性病原体。尽管动物接种诊断法对于鼠科动物具有良好的诊断性能(Hua et al,2003),在人体临床试验中似乎亦具有安全性(Marques et al,2014),但由于鼠类和人类宿主的病原播散能力存在显著差异,因此该方法对于人类感染的诊断价值有待进一步明确(Bockenstedt & Radolf,2014)。

血清学试验

莱姆病患者产生的疏螺旋体特异性抗体可通过各种方法检测总的或类特异性抗体 IgG 或 IgM。20 世纪 80 年代间接免疫荧光法(immunofluorescent antibody assay,IFA)较常用,该方法通常将狭义伯氏疏螺旋体全菌抗原包被载玻片,目前已被更自动化及主观性更少的 ELISA 取代。ELISA 可结合全菌衍生物或识别伯氏疏螺旋体重组产生的抗原或部分纯化提取物抗原。

由于感染性病原体可引起宿主产生相应的血清学反应,因此病原体变异将影响试验方法的检测性能。在莱姆病的病程早期,患者血清抗体水平低于检测下限可产生假阴性结果。这一现象在某种程度上可通过特异性检测 IgM 得以规避,因为 IgM 的产生先于 IgG(Reed,2002)。抗体检测的敏感性随着病情进展而升高(Engstrom et al,1995;Brown et al,1999;Steere et al,2008)。采集标本时疾病的持续时间比血清学试验中检测方法及形式的选择更重要(Wormser et al,2008)。抗体与其他微生物和致病性螺旋体(如回归热疏螺旋体群和密螺旋体)、其他细菌(如幽门螺杆菌)、病毒(EB 病毒)以及系统性红斑狼疮等自身免疫性疾病患者体内的抗核抗原等宿主蛋白发生交叉反应可降低 IFA 和 ELISA 的特异性(Brown et al,1999;Reed,2002)。检测前免疫接种过莱姆病疫苗外膜蛋白 A(OspA)亚单位可引起 ELISA 和 IFA 出现假阳性结果(Steere et al,1998)。其他导致检测结果偏差的因素为:试验特定抗原的成分、质量控制的严格程度、光密度值或所用指标值的阈值、感染病原体以及患者免疫应答的个体差异。

为提高血清学试验的准确性,美国 CDC 推荐使用双份检测法,即所有 ELISA 或 IFA 检测结果阳性或灰区的标本均以免疫印迹技术进行再次检测(CDC,1995),此方法可识别针对疏螺旋体蛋白成分的抗体,但其结果的判读具有一定主观性。虽然 CDC 已给出判断阳性结果的严格标准定义(CDC,1995;图 60-10),但某些实验室仍使用改良标准进行判读以优化检测性能(Fallon et al,2014)。大部分莱姆病患者可在发病4周内产生IgG,因此,不建议病程超过4周的患者仅单独检测IgM进行诊断(CDC,1995)。

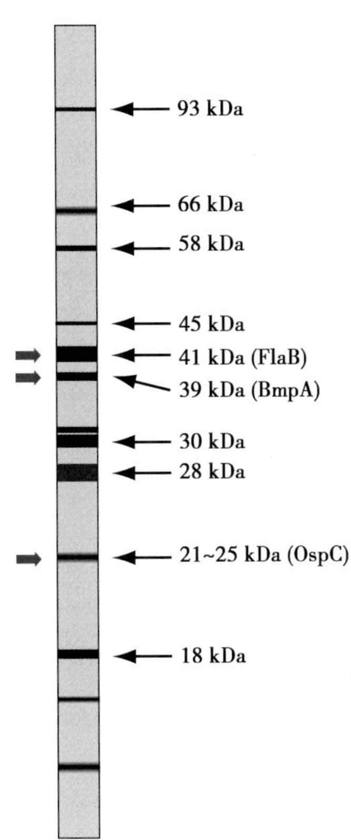

图 60-10　伯氏疏螺旋体免疫印迹试验检测的10条主要抗原带及其分子量。根据美国CDC推荐的标准,阳性:IgG特异性印迹需7~10条抗原带;IgM特异性试验需2~3条抗原带(红色箭头)。BmpA,基底膜蛋白A;FlaB,鞭毛蛋白;kDa,千道尔顿;OspC,外膜蛋白C

双份检测法利用高敏感性的初筛试验和后续的高特异性试验相结合,有助于排除假阳性结果(Dressler & Whalen,1993;Ledue et al,1996)。然而,其检测结果可出现较大的室间或室内偏差,报告性能范围大,因此这种方法并不完善(Engstrom et al,1995;Aguero-Rosenfeld,2005;Ledue et al,1996;Fallon et al,2014)。如前所述,免疫印迹最大的缺点在于其结果明显受检测时患者所处疾病阶段的影响(Engstrom et al,1995;Johnson et al,1996;Steere et al,2008)。此外,在患者体内螺旋体清除后,其血清疏螺旋体特异性IgG和IgM还可持续多年,因此无法通过检测恢复期抗体水平判断疾病活动度以及疗效,亦无法通过分析IgM水平判断感染的时间(Hilton,1997;Kalish,2001)。新ELISA使用高保守优势重组抗原VlsE或部分抗原(如第6恒定区[C6肽]的26肽)或将取代双份检测法,两者结合检测可提高试验准确性,尤其是在疾病早期阶段(Branda et al,2010,2011;Wormser et al,2013;Branda et al,2011;Embers et al,2007)。

其他一些免疫实验技术用于诊断莱姆病的潜在价值已被评估。有报道显示,IFA、ELISA和(或)免疫印迹检测脑脊液或关节液标本的疏螺旋体特异性抗体可用于诊断神经型莱姆病或莱姆关节炎,尤其与血清同时检测时其诊断价值更高(Cruz et al,1991;Hansen & Lebech,1991)。据笔者所知,目前尚无美国FDA批准的商品化检测试剂盒。新的荧光素酶免疫沉淀技术检测疏螺旋体特异性抗体具有和基于C6蛋白的ELISA相当的敏感性和特异性,并且该技术可提供更大的动态区间,将来或许能给出可重复的定量结果(Burbelo et al,2010)。最后,一项用于脑脊液或尿液的抗原捕获试验被报道(Coyle et al,1995;Klempner et al,2001),但在无额外的验证研究前不推荐用于诊断疾病。

分子学检测

鉴于传统培养和血清学试验对莱姆病早期诊断整体上敏感性均较低,其他替代检测方法一直处于研发之中。诊断莱姆的基因扩增技术于20世纪90年代初出现,被视为一项极具潜力的检测方法。此后,对于此多基因靶点扩增PCR进行了不断的完善,并用于多种标本类型的疏螺旋体属核酸检测,然而至今没有一项检查通过FDA认证获批应用于临床。

由于布氏疏螺旋体难于从标本中分离培养,因此PCR检测法的效用着重体现在早期监测。分析证实设计多对PCR引物检测莱姆关节炎患者关节抽取物标本时,具有较高的敏感性和特异性(Nocton et al,1994;Dumler,2001)。在将检测结果与临床信息进行比较后,很明显:①疏螺旋体属的检出更频繁地与缺乏或不充分的抗菌治疗相关;②在适当治疗后,PCR检测转阴(Nocton et al,1994)。有关针对基因组的引物(如*rRNA*基因)与质粒提取的DNA(如*OspA*、*OspB*基因)两者性能差异的进一步研究表明,后者在莱姆关节炎患者关节腔内的含量更高(Persing et al,1994)。该现象术语称之为“靶标不平衡”,似乎对于莱姆关节炎滑膜液的炎症螺旋体环境是独特的;同时,或许解释了使用针对*OspA*基因的引物检测时表现出的高敏感性(Lebech,2002)。相比之下,对于急性螺旋体病或晚期神经疾病患者脑脊液扩增试验的研究表明,相对于普通培养而言其敏感性仅有轻至中度的提升(Nocton et al,1996;Dumler,2001)。除了多变的研究纳入标准,广泛报道的敏感性范围也可能是由于疏螺旋体属基因拷贝数在感染患者脑脊液标本中含量较低的缘故(Schmidt,1997)。一般说来,在神经疾病患者早期扩增阳性率更高(Lebech,2002)。

PCR方法也应用于莱姆病早期和播散期采集的标本检测。游走性红斑病变组织的核酸检测被证实是成功的,同时该方法可能有助于提高敏感性和缩短培养周期(Dumler,2001)。有学者也曾尝试使用全血和血浆进行检测,但受制于标本采集时机(Schmidt,1997)。首次尿液标本PCR检测的报道振奋人心,但这些研究结果的重现性较差(Brettschneider et al,1998;Lebech,2002)。此外,从流行病学角度来看直接从硬蜱媒介抽提的疏螺旋体遗传物质检测具有一定价值,但不能依赖于诊断或管理蜱被去除的患者(Dumler,2001;Wormser et al,2006)。

与大多数扩增技术一样,使用PCR进行诊断莱姆病受许多因素的限制,包括聚合酶抑制剂、靶标浓度低、潜在的污染和选择引物等。分子学检测无论在应用、敏感性和特异性上均是不完美的。因此,单一的阴性结果不能用于排除诊断,独立的阳性结果也不能用于确认诊断。如果不能及早解决,这些错误解释可能会导致不良后果(Patel et al,2000;Molloy et al,2001)。值得注意的是,由于多数晚期莱姆病患者在呈现时具有血清反应性的证据(从而满足CDC病例定义),在血清转化之前,PCR研究可能最适用于早期莱姆病。最重要的是实验室数据与临床症状的相关性，无论这些数据是通过血清学还是分子手段得出的。

治疗及预防

IDSA 已经出版了关于疑似或确诊的莱姆病患者管理的指南（Wormser et al,2006）。总而言之，大量的证据证实，口服多西环素或氨苄西林 2~3 周的疗程对于治疗早期、无并发症的莱姆病是非常有效的。对于不能耐受或禁用这些方案的患者，大环内酯治疗可能是可接受的替代方案。在没有神经系统症状的情况下，目前认为这种标准口服方案的延长治疗方案在大多数莱姆关节炎患者中有效。然而，在关节炎复发的情况下可以使用头孢曲松（或青霉素作为替代）的肠胃外治疗。对于三度心脏阻塞和（或）神经性骨质疏松症的患者，建议采用相同的静脉注射方案。值得注意的是，IDSA 建议所依据的大多数前瞻性治疗试验都是根据临床反应定义终点（如临床症状消失），而不是以清除疏螺旋体属为终点。

围绕明确和去除喂食蜱后预防性使用抗生素治疗仍存在争议。早期前瞻性研究显示，预防性口服 10 天抗生素与安慰剂相比并不具有任何好处（Warshafsky et al,1996）。影响因素包括：①疏螺旋体传播给人类的概率非常低（1%~3%），即使在蜱感染率超过 50% 的超感染地区（Shapiro et al,1992;Nadelman et al,2001）；②莱姆病患者（高达 75% 的患者）不能明确蜱咬伤的频率（Nadelman et al,1996）；③蜱种识别的不准确和非昆虫学家对喂养持续时间的估计（Falco et al,1998）；④广泛使用抗生素的潜在成本（如经济、不可预期的副作用、细菌耐药性）。一项研究表明，去除肩甲硬蜱后使用单剂量多西环素 200mg 可显著降低其后红斑的发生率（Nadelman et al,2001）。虽然对该研究的解释是多样的（Bellovin,2001;Leenders,2001;Shapiro,2001），最近的 IDSA 指南指出，如果流行病学调查结果（如蜱种、饲养阶段和持续时间、确定采集区域）令人信服，其可提供相应的预防措施。

普遍认可的莱姆病主要预防策略包括降低载体附着和喂养的可能性和持续时间等干预措施。使用驱虫剂，杀螨剂和防护衣物，如长裤和长袖衬衫，以及进行每日“蜱检”，在降低人硬蜱传播疾病方面具有未经证实的理论依据（Poland,2001;Hayes et al,2003）。然而，人体接种疫苗这一最为广泛接受和经彻底测试的预防策略已不再商业化（Hitt,2002）。该亚单位疫苗含有一种脂质化、重组 OspA 抗原，在三步免疫程序中显示出明显降低莱姆病发生率的成效（Steere et al,1998）。由于销售量低下，也可能是对并发症的过度恐惧，该产品于 2002 年被淘汰。

回归热

基于微生物学和流行病学特征，回归热可分为两类。流行性斑疹伤寒回归热（LBRF）可发生在世界各地，反映了其传播载体——即人虱子的广泛分布（Rhee & Johnson,2005）。尽管大多数发达国家已经消除这种疾病，但在东非和南美的部分地区有发病报道（Cutler et al,2009;Raoult & Johnson,1999）。人类是回归热疏螺旋体唯一已知的宿主。相反，地方性斑疹伤寒回归热（TBRF）具有较窄的地理分布，与其首要传播载体钝缘蜱属的软蜱一致（图 60-11）。该疾病在北美流行地区包括太平洋西北地区，北部和中部的落基山脉，以及部分加利福尼亚州山脉（赫姆斯钝缘蜱栖息地），以及墨西哥、得克萨斯州和新墨西哥州（回归热钝缘蜱栖息地）的干旱平原（Dworkin,2008）（图 60-12）。该疾病在非洲和欧洲的部分地区也有较多报道，其中杜通螺旋体和麝鼩疏螺旋体是常见的病原体（Parola & Raoult,2001;Cutler,2010）。疏螺旋体属导致 TBRF，传统上以它们被分离的软蜱种类命名（如赫氏疏螺旋体和特里蜱疏螺旋体分别与赫氏纯绿蜱和特里纯绿蜱有关）（Davis,1942）；然而，通过检测几种新型的回归热疏螺旋体物种，一些来自硬蜱（如 *B. miyamotoi* 和 *B. lonestari*），这种做法不再常见（Barbour,2014）。

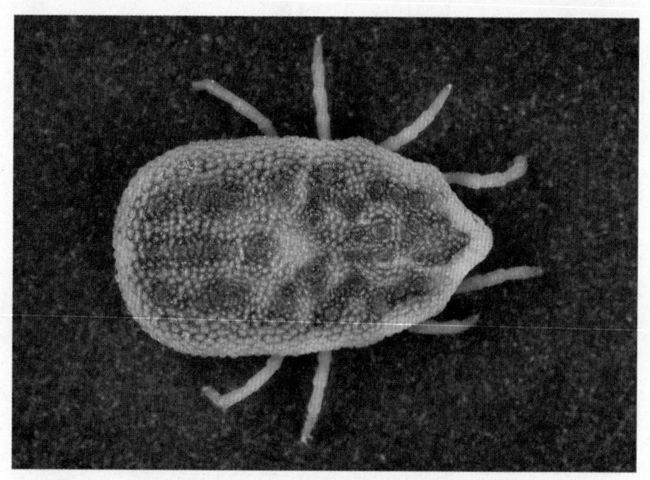

图 60-11　传播地方性回归热螺旋体的“软蜱”中的隐喙蜱科家族成员（感谢 James Gathany,CDC/PHIL 供图）

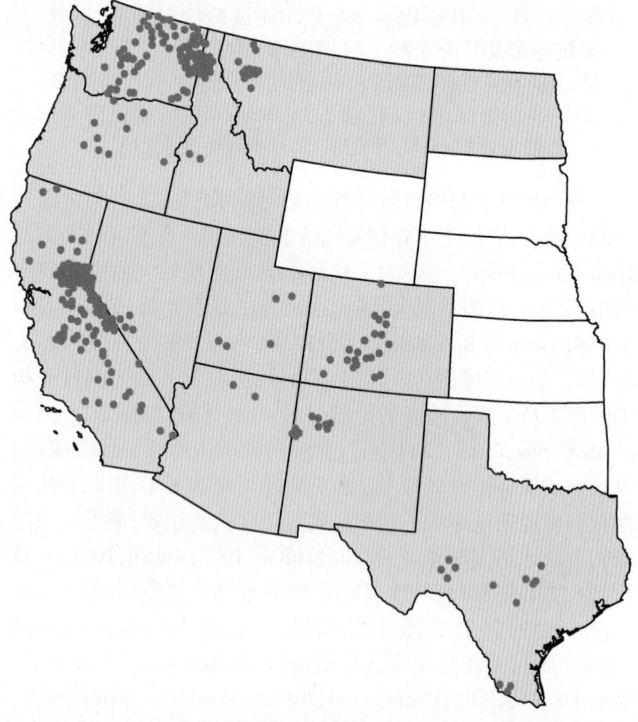

图 60-12　1990~2011 年间在美国报道的 504 例蜱传回归热病例的位置分布。所有 12 个阴影部分均有报道（源于 Forrester JD, Kjemtrup AM, Fritz CL, et al: Tick-borne relapsing fever-United States, 1990~2011, *Morb Mortal Wkly Rep* 64:58-60,2015）

TBRF相关的流行病学因素和传播动力学与莱姆病有显著差异。阿加西德蜱在夜间进食，持续时间比硬蜱更短（Parola & Raoult，2001）。结果，存在于蜱唾液分泌物中的TBRF疏螺旋体可在几分钟内成功接种到宿主中（Dworkin，2008）。虽然钝缘蜱不能有效地垂直传播疏螺旋体（经卵巢），但是由于它们的长寿性（长期维持原虫状态）、在没有吸食血液的情况下长时间存活的能力、叮咬多种宿主的习性，使螺旋体能够在自然条件下长期存在（Dworkin，2008）。感染常发生于因睡在乡村小木屋或长期无人居住的郊外住所或者洞穴而接触传播媒介的人群（Forrester et al，2015）。相比之下，由硬蜱传播的回归热伯氏疏螺旋体和莱姆病疏螺旋体许多流行病学特征可能一致（Crowder et al，2014），但它们对人类健康的整体影响仍未知。虽然有伯氏疏螺旋体引起人类感染的报道（Krause et al，2013；Hovius et al，2013），但是目前尚不清楚病例的缺乏是否与诊断方法不足或感染稀少有关。

LBRF和TBRF临床特点在许多方面具有相似性。感染患者经过5~7天的潜伏期后可出现急性高热（38.9~40℃），并伴有非特异性症状，如头痛、不适、关节痛和疲劳（Southern，1969；Dworkin，2008）。肉眼可以察觉的皮肤淤点、紫癜等小的出血症状，可能与短暂性血小板减少症有关。肝脾肿大在LBRF的患者中更常见（Southern，1969）。脑膜炎，第七神经麻痹、脊髓炎、脑炎等累及神经系统的疾病也有报道（Cadavid & Barbour，1998）。大多数患者3~6天后症状会突然消退，大约1周后再复发（（Rhee & Johnson，2005）。类似的症状复发可能持续多达13次，但通常在两次或三次复发后消退（Southern，1969）。这种频繁复发是由于生物在免疫选择压力下具有可临时改变其表面蛋白质抗原组成的非凡能力，进而进入新抗体生成与生物体抑制导致抗原表位改变与免疫逃逸的循环（Rich et al，2001；Dworkin，2008）。除了未经治疗的，LBRF似乎比蜱传播患者的死亡率更高，但LBRF经常伴随着营养不良、战争等高危因素，可能影响这种现象的判断；还有一些疑似TBRF的自限性病例报告（Dworkin，2008）。

发热期间，对外周血样本进行显微镜检查仍是诊断回归热的最佳实验室方法。疏螺旋体可以使用暗视野显微镜湿片观察，或者涂片固定后用瑞-吉复合染色液，吖啶橙或特定荧光抗体染色观察。显微镜的缺点包括：①样本中需含足够疏螺旋体基础数量，否则不一定可见，因此最好选择发热期间的标本镜检；②检验人员缺乏经验，不熟悉形态学以及临床鉴别；③无法将致病性疏螺旋体鉴定到种水平。螺旋体的培养很困难，临床很少用。使用IFA，ELISA和Western blot等技术进行血清学检测可获得很好的效果。伯氏疏螺旋体抗原变异性程度限制了血清学检测方法的敏感性，而与其他螺旋体的交叉反应性，特别是莱姆疏螺旋体组的交叉反应性影响血清学检测方法的特异性。使用34kDa重组蛋白GlpQ测定回归热螺旋体似乎有更高特异性（Schwan et al，2003；Porcella et al，2000）。目前，PCR等分子生物学方法在回归热的常规诊断中作用不大。然而，鉴于它们强大的鉴别病原菌株和（或）种的能力（Bunikis et al，2004），将来这些技术可能在回归热和莱姆病螺旋体领域对阐明螺旋体病的病因学起重要作用。

临床LBRF的治疗推荐单次口服四环素或红霉素，疗程5~10天，可获得治愈（Rhee & Johnson，2005）。合并脑膜炎或脑炎的情况下，考虑肠外给予β-内酰胺类抗生素（Cadavid & Barbour，1998）。无论使用何种抗生素，均须观察Jarisch-Herxheimer反应，并且该反应在以虱为媒介的疾病中可能特别严重。该反应通常在抗生素开始使用后的几小时内发生，典型症状是温度升高（0.5~1℃）、全身性低血压和白细胞减少症。与其他类似震颤的综合征一样，Jarisch-Herxheimer反应机制涉及细胞因子“风暴”，多种细胞因子增加，以肿瘤坏死因子-α，白细胞介素-6和白细胞介素-8作为主要成分（Griffin，1998）。

TBRF的预防策略包括在农村别墅或小木屋中灭鼠以避免软蜱迁徙和繁殖，在住宅周围使用杀虫剂，在睡觉时局部使用驱虫剂，总而言之，避免在已知有钝缘蜱的栖息地过夜。可通过良好的个人卫生和清洁习惯来预防LBRF（Rhee & Johnson，2005）。目前暂无相关疫苗可用。

肠螺旋体病病原菌

概述

目前已在人类胃肠道中鉴定两种螺旋体，黑腹果皮梭菌（*Brachyspira aalborgi*）和布氏梭菌（*Brachyspira pilosicoli*）（以前称为小蛇菌（*Serpulina*）属的成员）。均为革兰氏染色阴性，直径为0.2~0.4μm，长度为4~8μm。在细菌尖端附近的每一端都有四到六个鞭毛。

流行病学和临床表现

多毛短螺旋体和猪痢疾短螺旋体引起的猪肠道螺旋体病，是一种幼猪的腹泻性痢疾。类似的微生物已经从狗、鸟和其他动物体内找到（Korner & Gebbers，2003）。动物是否是人类感染的储存宿主还尚不清楚。相反，*B. allborgi*是从一位结肠患者的结肠中分离出来而被命名的（Hovind-Hougen et al，1982），但其特征知之甚少。肠道螺旋体与疾病的联系并没有完全确立，因为在有症状和无症状的个体中均已经鉴定出该细菌。同性恋男性和个别地理种群的患病率较高（Tsinganou & Gebbers，2010）。肠道螺旋体病经常导致的症状包括腹泻、腹痛、直肠出血和分泌（Tegl-bjaerg，1990；Tsinganou & Gebbers，2010）。另外，多毛短螺旋体可以从垂危患者和免疫力低下患者的血液中分离出来，但它的临床意义尚不明确（Trott et al，1997；Kanavaki et al，2002）。

病理与发病机制

螺旋体很容易在活检标本中作为结肠上皮细胞的深蓝色“边缘”而被观察到，同时还伴随着杯状细胞（图60-13A）。银染法可以很好地显示螺旋体（图60-13B）。正常上皮细胞的固有层无明显的炎性浸润，电子显微镜显示，附着于结肠上皮细胞表面末端的细菌呈垂直于管腔的方向分布（Teglbjaerg，1990）。在有症状和无症状患者中均有上皮的浸润和黏膜巨噬细胞的出现（Korner & Gebbers，2003）。致病机制尚未研究清楚。

实验室诊断

粪便中的螺旋体可以通过观察暗视野显微镜而被检测出

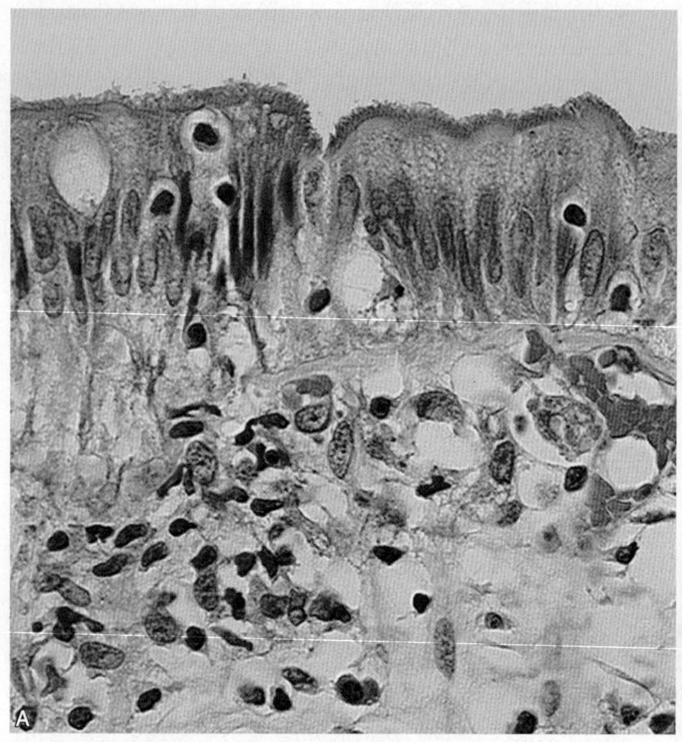

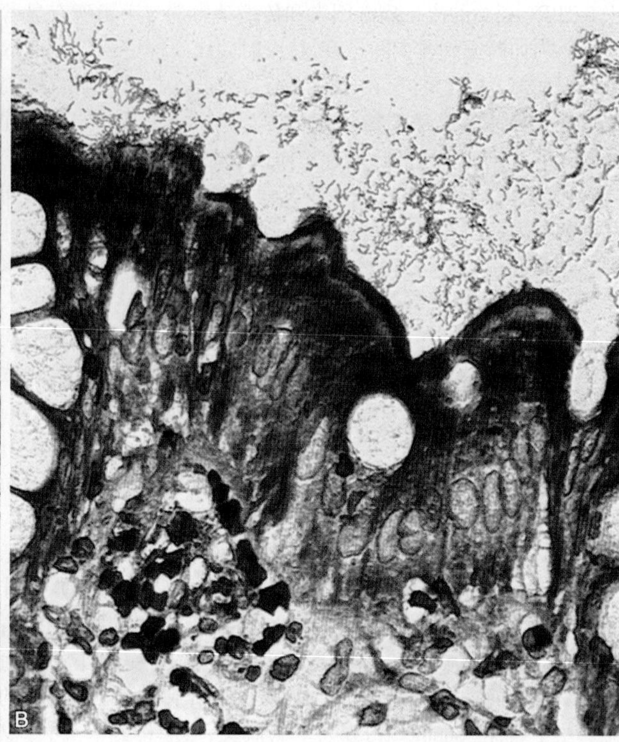

图 60-13 结肠上皮表现(A)沿肠腔表面的嗜碱性变色(HE,×400),在 B 中被证实为许多嗜银性螺旋体,符合肠螺旋体病表现(斯坦纳浸银技术,×400)(图片由 Hagen Blaszyk,MD 提供)

来,同时也可利用含 5%～10%马血或小牛血的胰蛋白酶大豆琼脂培养大便或活检标本来检测其中的螺旋体。阿奇霉素和多黏菌素 B 的加入可以让培养基具有选择性(Teglbjaerg,1990)。在厌氧培养的培养基上,3 天至 4 周内长出弱 β 溶血菌落,具体时间取决于菌株种类。荧光原位杂交测定和继 RFLP 分析后的扩增技术已被用于从组织活检样品中检测和(或)鉴定螺旋体(Calderaro et al,2003;Jensen et al,2004)。此外,还有报道从粪便、固定组织或感染的动物或患者的分离株中直接提取 DNA 进行短螺旋体基因的扩增来检测螺旋体(Atyeo et al,1998;Tsinganou & Gebbers,2010)。

治疗

虽然短螺旋体属对抗菌药物的敏感性已经发布,但是大量分离株的标准化检测尚未阐述(Karlsson et al,2003)。据报道,甲硝唑对有肠螺旋体病症状的患者有疗效(Tegl-bjaerg,1990)。

(刘文恩 译 孙自镛 校)

推荐阅读

Antal GM,Lukehart SA,Meheus AZ:The endemic treponematoses,Microbes Infect 4:83,2002.

这篇综述广泛描述了密螺旋体病的致病因素,诊断和治疗方法。它对每种疾病的描述及疾病对各种人群的个体影响,是非同寻常的。

Brown SL,Hansen SLH,Langone JJ:Role of serology in the diagnosis of Lyme disease,JAMA 281:62, 1999.

探讨血清学技术在莱姆病诊断中的表现特征,并证实临床和流行病学因素应发挥的作用。

Centers for Disease Control and Prevention:Sexually transmitted diseases treatment guidelines,2010, MMWR Recomm Rep 59:1,2010.

发展为指导许多性传播疾病的工具,这些建议还包括对许多病症的有价值的诊断参考。

Downloaded from ClinicalKey.com at Capital University of Medical Sciences February 20,2017.

成功地完成了组装大量不同分子数据的壮举,说明不同临床标本的扩增分析的整体性能特征和实用性。

Dworkin MS,Schwan TG,Anderson DE Jr,et al:Tickborne relapsing fever,Infect Dis Clin North Am 22:449, 2008.

指导性综述了流行性复发性发热。描述致病性螺旋体和流行病学,蜱载体生态学以及导致人类疾病的致病因素和复发性发热的临床表现。也强调了实验室诊断技术,治疗和预防问题。

Korner M,Gebbers JO:Clinical significance of human intestinal spirochetosis—a morphologic approach, Infection 5:341,2003.

重点集中于描述迄今为止仅与肠螺旋体病相关的病原体致病的一系列证据。

Levett PN:Leptospirosis,Clin Microbiol Rev 14:296, 2001.

对钩端螺旋体病的历史,流行病学,临床和诊断特征进行全面而简洁的综述。

Schmid GP:Epidemiology and clinical similarities of human spirochetal diseases,Rev Infect Dis 11(Suppl 6):S1460,1989.

一个简短的回顾主要螺旋体疾病之间有趣的发病和临床相关性。

Tugwell P,Dennis DT,Weinstein A,et al:Laboratory evaluation in the diagnosis of Lyme disease,Ann Intern Med 127:1109,1997.

探讨血清学技术在莱姆病诊断中的表现特征,并证实临床和流行病学因素应发挥的作用。

参考文献

Aberer E, Klade H, Hobisch G: A clinical, histological, and immunohistochemical comparison of acrodermatitis chronica atrophicans and morphea, *Am J Dermatopathol* 13:334, 1991.

Afzelius A: Verhanlungen der dermatologischen Gesellschaft zu Stockholm, *Arch Dermatol Syphilis* 101:405, 1910.

Aguero-Rosenfeld ME, Wang G, Schwartz I, et al: Diagnosis of lyme borreliosis, *Clin Microbiol Rev* 18:484, 2005.

Arean VM: The pathologic anatomy and pathogenesis of fatal human leptospirosis (Weil's disease), *Am J Pathol* 40:393, 1962.

Atyeo RF, Oxberry SL, Combs BG, et al: Development and evaluation of polymerase chain reaction tests as an aid to diagnosis of swine dysentery and intestinal spirochetosis, *Lett Appl Microbiol* 26:126, 1998.

Aucott JN, Crowder LA, Kortte KB: Development of a foundation for a case definition of post-treatment Lyme disease syndrome, *Int J Infect Dis* 17:e443, 2013.

Augenbraun M, Roits R, Johnson R, et al: Treponemal specific tests for the serodiagnosis of syphilis, *Sex Transm Dis* 25:549, 1998.

Bacon RM, Kugeler KJ, Mead PS: Surveillance for Lyme disease—United States, 1992-2006, *MMWR Surveill Summ* 57:1–9, 2008.

Balmelli T, Piffaretti JC: Association between different clinical manifestations of Lyme disease and different species of *Borrelia burgdorferi* sensu lato, *Res Microbiol* 146:329, 1995.

Bannwarth A: Chronische lymphocytäre Meningitis, entzundliche polyneuritis und "rheumatismus" *Arch Psychiatr Nervenkr* 113:284, 1941.

Barbour AG: Phylogeny of a relapsing fever Borrelia species transmitted by the hard tick Ixodes scapularis, *Infect Genet Evol* 27:551, 2014.

Bellovin SM: Correspondence, *N Engl J Med* 345:1349, 2001.

Bockenstedt LK, Radolf JD: Xenodiagnosis for posttreatment Lyme disease syndrome: resolving the conundrum or adding to it?, *Clin Infect Dis* 58:946, 2014.

Branda JA, Aguero-Rosenfeld ME, Ferraro MJ, et al: 2-tiered antibody testing for early and late Lyme disease using only an immunoglobulin G blot with the addition of a VlsE band as the second-tier test, *Clin Infect Dis* 50:20, 2010.

Branda JA, Linskey K, Kim YA, et al: Two-tiered antibody testing for Lyme disease with use of 2 enzyme immunoassays, a whole-cell sonicate enzyme immunoassay followed by a VlsE C6 peptide enzyme immunoassay, *Clin Infect Dis* 53:541, 2011.

Brenner DJ, Kaufmann AF, Sulzer KR, et al: Further determination of DNA relatedness between serogroups and serovars in the family Leptospiraceae with a proposal for *Leptospira alexanderi* sp. *nov.* and four new *Leptospira* genomospecies, *Int J Syst Bacteriol* 49:839, 1999.

Brettschneider S, Bruckbauer H, Klugbauer N, et al: Diagnostic value of PCR for detection of *Borrelia burgdorferi* in skin biopsy and urine samples from patients with skin borreliosis, *J Clin Microbiol* 36:2658, 1998.

Brinkerhoff RJ, Gilliam WF, Gaines D: Lyme disease, Virginia, USA, 2000-2011, *Emerg Infect Dis* 20:1661, 2014.

Brisson D, Drecktrah D, Eggers CH, et al: Genetics of *Borrelia burgdorferi*, *Annu Rev Genet* 46:515, 2012.

Brown ST, Zaidi A, Larsen SA, et al: Serological response to syphilis treatment, *JAMA* 253:1296, 1985.

Buchacz K, Patel P, Taylor M, et al: Syphilis increases HIV viral load and decreases CD4 cell counts in HIV-infected patients with new syphilis infections, *AIDS* 18:2075, 2004.

Bunikis J, Tsao J, Farmpo U, et al: Typing of *Borrelia* relapsing fever group strains, *Emerg Infect Dis* 10:1661, 2004.

Burbelo PD, Issa AT, Ching KH, et al: Rapid, simple, quantitative, and highly sensitive antibody detection for Lyme disease, *Clin Vaccine Immunol* 17:904, 2010.

Burgdorfer W, Barbour AG, Hayes SF, et al: Lyme disease—a tick-borne spirochetosis?, *Science* 216:1317, 1982.

Cadavid D, Barbour AG: Neuroborreliosis during relapsing fever: review of the clinical manifestations, pathology, and treatment of infections in human and experimental animals, *Clin Infect Dis* 26:151, 1998.

Calderaro A, Villanacci V, Conter M, et al: Rapid detection and identification of *Brachyspira aalborgi* from rectal biopsies and faeces of a patient, *Res Microbiol* 154:145, 2003.

Cameron DJ, Johnson LB, Maloney EL: Evidence assessments and guideline recommendations in Lyme disease: the clinical management of known tick bites, erythema migrans rashes and persistent disease, *Expert Rev Anti Infect Ther* 12:1103, 2014.

Centers for Disease Control and Prevention: Congenital syphilis—United States, 2002, *MMWR* 53:716, 2004.

Centers for Disease Control and Prevention: The national plan to eliminate syphilis from the United States, 2006. Available at: http://www.cdc.gov/stopsyphilis/SEEPlan2006.pdf. Accessed July 29, 2014.

Centers for Disease Control and Prevention: Tickborne relapsing fever—United States, 1990-2011, *MMWR* 64:58, 2015.

Centers for Disease Control and Prevention: Recommendations for test performance and interpretation from the Second National Conference on Serologic Diagnosis of Lyme Disease, *JAMA* 274:937, 1995.

Centers for Disease Control and Prevention: Key graphics from STD trends in the United States, 2012. Available at: http://www.cdc.gov/nchhstp/newsroom/2014/STD-Trends-Graphics.html. Accessed July 17, 2014.

Centers for Disease Control and Prevention: National Notifiable Diseases Surveillance System, 2011. Available at: <http://wwwn.cdc.gov/NNDSS/script/casedef.aspx?CondYrID=752&DatePub=1/1/2011%2012:00:00%20AM>. Accessed December 23, 2014.

Centers for Disease Control and Prevention: 2014 Sexually transmitted diseases surveillance. Available at: http://www.cdc.gov/std/stats12/figures/30.htm. Accessed October 22, 2015.

Centers for Disease Control and Prevention: Sexually transmitted diseases treatment guidelines, *MMWR Recomm Rep* 51:1, 2002.

Centers for Disease Control and Prevention: Symptomatic early neurosyphilis among HIV-positive men who have sex with men—four cities, United States, January 2002-June 2004, *Morb Mortal Wkly Rep* 56:625, 2007.

Centers for Disease Control and Prevention: Syphilis testing algorithms using treponemal tests for initial screening—four laboratories, New York, 2005-2006, *Morb Mortal Wkly Rep* 57:872, 2008.

Centers for Disease Control and Prevention: Primary and secondary syphilis—United States, 2005-2013, *Morb Mortal Wkly Rep* 63:402, 2014.

Centers for Disease Control and Prevention: Discordant results from reverse sequence syphilis screening—five laboratories, United States, 2006-2010, *Morb Mortal Wkly Rep* 60:133, 2011.

Choi BK, Wyss C, Gobel UB: Phylogenetic analysis of pathogen-related oral spirochetes, *J Clin Microbiol* 34:1922, 1996.

Cook MJ: Lyme borreliosis: a review of data on transmission time after tick attachment, *Int J Gen Med* 8:1, 2014.

Coyle PK, Schutzer SE, Deng Z, et al: Detection of *Borrelia burgdorferi*-specific antigen in antibody-negative cerebrospinal fluid in neurologic Lyme disease, *Neurology* 45:2010, 1995.

Crowder CD, Carolan HE, Rounds MA, et al: Prevalence of Borrelia miyamotoi in Ixodes ticks in Europe and the United States, *Emerg Infect Dis* 20:1678, 2014.

Cruz AR, Ramirez LG, Zuluaga AV, et al: Immune evasion and recognition of the syphilis spirochete in blood and skin of secondary syphilis patients: two immunologically distinct compartments, *PLoS Negl Trop Dis* 6:e1717, 2012.

Cruz M, Hansen K, Ernerudh J, et al: Lyme arthritis: oligoclonal anti-*Borrelia burgdorferi* IgG antibodies occur in joint fluid and serum, *Scand J Immunol* 33:61, 1991.

Cumberland MC, Turner TB: Rate of multiplication of Treponema pallidum in normal and immune rabbits, *Am J Syphilis* 33:201, 1949.

Cutler SJ: Relapsing fever—a forgotten disease revealed, *J Appl Microbiol* 108:1115, 2010.

Cutler SJ, Abdissa A, Trape JF: New concepts for the old challenge of African relapsing fever borreliosis, *Clin Microbiol Infect* 15:400, 2009.

Davis GE: Species unity or plurality of the relapsing fever spirochetes. In Moulton FR, editor: *A symposium on relapsing fever in the Americas*, Washington, DC, 1942, American Association for the Advancement of Science.

de Silva AM, Fikrig E: Arthropod- and host-specific gene expression by *Borrelia burgdorferi*, *J Clin Invest* 99:377, 1997.

Dooley JR, Ishak KG: Leptospirosis. In Binford CC, Conner DH, editors: *Pathology of tropical and extraordinary diseases*, vol 1, Washington, DC, 1976, Armed Forces Institute of Pathology, p 101.

Dorfman DH, Glaser JH: Congenital syphilis presenting in infants after the newborn period, *N Engl J Med* 323:1299, 1990.

Dressler F, Ackerman R, Steere AC: Antibody responses to the three genomic groups of *Borrelia burgdorferi* in European Lyme borreliosis, *J Infect Dis* 169:313, 1994.

Dressler F, Whalen JA, Reinhart BN, et al: Western blotting in the serodiagnosis of Lyme disease, *J Infect Dis* 167:392, 1993.

Duray PH, Chandler FW: Lyme disease. In Conner DH, Chandler FW, Schwartz DA, et al, editors: *Pathology of infectious diseases*, Stamford, Conn., 1997, Appleton & Lange, p 635.

Dykhuizen DE, Brisson D, Sandigursky S, et al: The propensity of different *Borrelia burgdorferi* sensu stricto genotypes to cause disseminated infections in humans, *Am J Trop Med Hyg* 78:806, 2008.

Edwards GA, Olmm BM: Human leptospirosis, *Medicine* 39:117, 1960.

Embers ME, Barthold SW, Borda JT, et al: Persistence of Borrelia burgdorferi in rhesus macaques following antibiotic treatment of disseminated infection, *PLoS ONE* 7:e29914, 2012.

Embers ME, Jacobs MB, Johnson BJ, et al: Dominant epitopes of the C6 diagnostic peptide of Borrelia burgdorferi are largely inaccessible to antibody on the parent VlsE molecule, *Clin Vaccine Immunol* 14:931, 2007.

Engelkens HJ, Judanarson J, Orange AP, et al: Endemic treponematoses. Part I. Yaws, *Int J Dermatol* 30:77, 1991a.

Engelkens HJ, Niemel PL, van der Sluis JJ, et al: Endemic treponematoses. Part II. Pinta and endemic syphilis, *Int J Dermatol* 30:231, 1991b.

Engstrom SM, Shoop E, Johnson RC: Immunoblot interpretation criteria for serodiagnosis of early Lyme disease, *J Clin Microbiol* 33:419, 1995.

Falco RC, Fish D, D'Amico V: Accuracy of tick identification in a Lyme disease endemic area, *JAMA* 280:602, 1998.

Falco RC, McKenna DF, Daniels TJ, et al: Temporal relation between *Ixodes scapularis* abundance and risk for Lyme disease associated with erythema migrans, *Am J Epidemiol* 149:771, 1999.

Fallon BA, Pavlicova M, Coffino SW, et al: A comparison of lyme disease serologic test results from 4 laboratories in patients with persistent symptoms after antibiotic treatment, *Clin Infect Dis* 59:1705, 2014.

Fargen KM, Alvernia JE, Lin S, et al: Cerebral syphilitic gummata: a case presentation and analysis of 156 reported cases, *Neurosurgery* 64:568, 2009.

Farr RW: Leptospirosis, *Clin Infect Dis* 21:1, 1995.

Feder HM, Hoss DM, Zemel L, et al: Southern Tick-Associated Rash Illness (STARI) in the North: STARI following a tick bite in Long Island, New York, *Clin Infect Dis* 53:e142, 2011.

Feder HM Jr, Johnson BJ, O'Connell S, et al: A critical appraisal of "chronic Lyme disease, *N Engl J Med* 357:1422, 2007.

Feigin RD, Lobes LA Jr, Anderson D, et al: Human leptospirosis from immunized dogs, *Ann Intern Med* 79:777, 1973.

Flores JL: Syphilis: a tale of twisted treponemes, *West J Med* 163:552, 1995.

Forrester JD, Kjemtrup AM, Fritz CL, et al: Tickborne relapsing Fever—United States, 1990-2011, *MMWR Morb Mortal Wkly Rep* 64:58–60, 2015.

Fraser CM, Casjens S, Huang WM, et al: Genomic sequence of a Lyme disease spirochete, *Borrelia burgdorferi*, *Nature* 390:580, 1997.

Fraser CM, Norris SJ, Weinstock GM, et al: Complete genome sequence of *Treponema pallidum*, the syphilis spirochete, *Science* 281:375, 1998.

Fredricks DN, Relman DA: Sequence-based identification of microbial pathogens: a reconsideration of Koch's postulates, *Clin Microbiol Rev* 9:18, 1996.

Gayet-Agaron A, Lautenschlager S, Ninet B, et al: Sensitivity, specificity and likelihood ratios of PCR in the diagnosis of syphilis: a systemic review and meta-analysis, *Sec Transm Infect* 89:251, 2013.

Girard YA, Travinsky B, Schotthoefer A, et al: Population structure of Lyme borreliosis spirochete *Borrelia burgdorferi* in the Western black-legged tick *(Ixodes pacificus)* in Northern California, *Appl Environ Microbiol* 75:7243, 2009.

Glöckner G, Schulte-Spechtel U, Schilhabel M, et al: Comparative genome analysis: selection pressure on the *Borrelia* vls cassettes is essential for infectivity, *BMC Genomics* 7:211, 2006.

González-López JJ, Guerrero ML, Luján R, et al: Factors determining serologic response to treatment in patients with syphilis, *Clin Infect Dis* 49:1505, 2009.

Gourevitch MN, Selwyn PA, Devanay K, et al: Effects of HIV infection on the serologic manifestations and response to treatment of syphilis in intravenous drug users, *Ann Intern Med* 118:350, 1993.

Greer L, Wendel GD: Rapid diagnostic methods in sexually transmitted infections, *Infect Dis Clin North Am* 22:601, 2008.

Griffin GE: Cytokines involved in human septic shock—the model of the Jarisch-Herxheimer reaction, *J Antimicrob Chemother* 41(Suppl A):25, 1998.

Gussenhoven GC, van der Hoorn MA, Goris MG, et al: Leptodipstick, a dipstick assay for detection of *Leptospira*-specific immunoglobulin M antibodies in human sera, *J Clin Microbiol* 35:92, 1997.

Haas JS, Bolan G, Larsen SA, et al: Sensitivity of treponemal tests for detecting prior treated syphilis during human immunodeficiency virus infection, *J Infect Dis* 162:862, 1990.

Halperin JJ: Nervous system Lyme disease, *Infect Dis Clin North Am* 22:261, 2008.

Halperin JJ, Baker P, Wormser GP. Lyme disease: the great controversy. In Halperin JJ, editor: *Lyme disease: an evidence-based approach*, 2011, CAB International.

Hansen K, Lebech AM: Lyme neuroborreliosis: a new sensitive diagnostic assay for intrathecal synthesis of *Borrelia burgdorferi*-specific immunoglobulin, *Ann Neurol* 30:197, 1991.

Harper KN, Liu H, Ocampo PS, et al: The sequence of the acidic repeat protein (arp) gene differentiates venereal from nonvenereal *Treponema pallidum* subspecies, and the gene has evolved under strong positive selection in the subspecies that causes syphilis, *FEMS Immunol Med Microbiol* 53:322, 2008a.

Harper KN, Ocampo PS, Steiner BM, et al: On the origin of the treponematoses: a phylogenetic approach, *PLoS Negl Trop Dis* 2:e148, 2008b.

Harter C, Bernischke K: Fetal syphilis in the first trimester, *Am J Obstet Gynecol* 124:705, 1976.

Hayes EB, Piesman J: How can we prevent Lyme disease?, *N Engl J Med* 348:2424, 2003.

Hernandez-Aguado I, Bolumar F, Moreno R, et al: False positive tests for syphilis associated with human immunodeficiency virus and hepatitis B virus infection among intravenous drug abusers, *Eur J Clin Microbiol Infect Dis* 17:784, 1998.

Heymans R, Kolader ME, van der Helm JJ, et al: *TprK* gene regions are not suitable for epidemiological syphilis typing, *Eur J Clin Microbiol Infect Dis* 28:875, 2009.

Hilton E, Tramontanno A, DeVoti J, et al: Temporal study of immunoglobulin M seroreactivity to *Borrelia burgdorferi* in patients treated for Lyme borreliosis, *J Clin Microbiol* 35:774, 1997.

Hinckley AF, Connally NP, Meek JI, et al: Lyme disease testing by large commercial laboratories in the United States, *Clin Infect Dis* 59:676, 2014.

Hitt E: Poor sales trigger vaccine withdrawal, *Nat Med* 8:311, 2002.

Hojgaard A, Eisen RJ, Piesman J: Transmission dynamics of *Borrelia burgdorferi* s.s. during the key third day of feeding by nymphal *Ixodes scapularis* (Acari: Ixodidae), *J Med Entomol* 45:732, 2008.

Hovind-Hougen K, Birch-Andersen A, Henrik-Neilsen R, et al: Intestinal spirochetosis: morphological characterization and cultivation of the spirochete *Brachyspira aalborgi* gen. *nov.*, sp. *nov*, *J Clin Microbiol* 16:1127, 1982.

Hovius JW, de Wever B, Sohne M, et al: A case of meningoencephalitis by the relapsing fever spirochaete Borrelia miyamotoi in Europe, *Lancet* 382:658, 2013.

Hua CM, Cheminade Y, Perret JL, et al: Early detection of *Borrelia burgdorferi* sensu lato infection in Balb/c mice by co-feeding Ixodes ricinus ticks, *Int J Med Microbiol* 293:421, 2003.

Hutter G, Schlagenhauf U, Valenza G, et al: Molecular analysis of bacteria in periodontitis: evaluation of clone libraries, novel phylotypes and putative pathogens, *Microbiology* 149:67, 2003.

Jacovides CL, Kreft R, Adeli B, et al: Successful identification of pathogens by polymerase chain reaction (PCR)-based electron spray ionization time-of-flight mass spectrometry (ESI-TOF-MS) in culture-negative periprosthetic joint infection, *J Bone Joint Surg Am* 94:2247, 2012.

James AM, Liveris D, Wormser GP, et al: *Borrelia lonestari* infection after a bite by an *Amblyomma americanum* tick, *J Infect Dis* 183:1810, 2001.

Jensen TK, Teglbjaerg PS, Lindboe CF, et al: Demonstration of *Brachyspira aalborgi* lineages 2 and 3 in human colonic biopsies with intestinal spirochaetosis by specific fluorescent in situ hybridization, *J Med Microbiol* 53:341, 2004.

Johnson BJ, Pilgard MA, Russel TM: Assessment of new culture method for detection of Borrelia species from serum of Lyme disease patients, *J Clin Microbiol* 52:721, 2014.

Johnson BJ, Robbins KE, Bailey RE, et al: Serodiagnosis of Lyme disease: accuracy of a two-step approach using flagella-based ELISA and immunoblotting, *J Infect Dis* 174:346, 1996.

Kaiser R: Neuroborreliosis, *J Neurol* 245:247, 1998.

Kalish RA, McHugh G, Granquist J, et al: Persistence of immunoglobulin M or immunoglobulin G antibody responses to *Borrelia burgdorferi* 10-20 years after active Lyme disease, *Clin Infect Dis* 33:780, 2001.

Kanavaki S, Mantadakis E, Thomakos N, et al: *Brachyspira (Serpulina) pilosicoli* spirochetemia in an immunocompromised patient, *Infection* 30:175, 2002.

Karlsson M, Fellstrom C, Gunnarsson A, et al: Antimicrobial susceptibility testing of porcine *Brachyspira (Serpulina)* species isolates, *J Clin Microbiol* 41:2596, 2003.

Klempner MS: Controlled trials of antibiotic treatment in patients with post-treatment chronic Lyme disease, *Vector Borne Zoonotic Dis* 2:255, 2002.

Klempner MS, Schmid CH, Hu L, et al: Intralaboratory reliability of serologic and urine testing for Lyme disease, *Am J Med* 110:217, 2001.

Ko AI, Goarant C, Picardeau M: Leptospira: the dawn of the molecular genetics era for an emerging zoonotic pathogen, *Nat Rev Microbiol* 7:736, 2009.

Krause PJ, Narasimhan S, Wormser GP, et al: Human Borrelia miyamotoi infection in the United States, *N Engl J Med* 368:291, 2013.

Lantos PM, Charini WA, Medoff G, et al: Final report of the Lyme disease review panel of the Infectious Disease Society of America, *Clin Infect Dis* 51:1, 2010.

Larsen SA, Johnson RE: Diagnostic tests. In Larson SA, Pope V, Johnson RE, et al, editors: *A manual of tests for syphilis*, ed 9, Washington, DC, 1998, American Public Health Association, p 1.

Larsen SA, Steiner BM, Rudolph AH: Laboratory diagnosis and interpretation of tests for syphilis, *Clin Microbiol Rev* 8:1, 1995.

Lebech AM: Polymerase chain reaction in diagnosis of Borrelia burgdorferi infections and studies on taxonomic classification, *Acta Pathol Microl Immunol Scand Suppl* 105:1, 2002.

Ledue TB, Collins MF, Craig WY: New laboratory guidelines for serologic diagnosis of Lyme disease: evaluation of the two-test protocol, *J Clin Microbiol* 34:2343, 1996.

Leenders AC: Correspondence, *N Engl J Med* 345:1349, 2001.

Lesser RL: Ocular manifestations of Lyme disease, *Am J Med* 24:60S, 1995.

Loeffelholz MJ, Wen T, Patel JA: Analysis of Bioplex Syphilis IgG quantitative results in different patient populations, *Clin Vaccine Immunol* 18:2005, 2011.

Loeffelholz MJ, Binnicker MJ: It is time to use treponema-specific antibody screening tests for diagnosis of syphilis, *J Clin Microbiol* 50:1, 2012.

Loesche WJ, Grossman NS: Periodontal disease as a specific, albeit chronic, infection: diagnosis and treatment, *Clin Microbiol Rev* 14:727, 2001.

Lukehart S, Hook EW, Baker-Zander SH, et al: Invasion of the central nervous system by *Treponema pallidum:* implications for diagnosis and therapy, *Ann Intern Med* 109:855, 1988.

MacLean S, Luger A: Finding neurosyphilis without the Venereal Disease Research Laboratory test, *Sex Transm Dis* 23:392, 1996.

Magnuson HJ, Thomas SW, Olansky S, et al: Inoculation syphilis in human volunteers, *Medicine (Baltimore)* 35:33, 1956.

Marangoni A, Moroni A, Accardo S, et al: Laboratory diagnosis of syphilis with automated immunoassays, *J Clin Lab Anal* 23:1, 2009.

Marques A, Telford SR 3rd, Turk SP, et al: Xenodiagnosis to detect Borrelia burgdorferi infection: a first-in-human study, *Clin Infect Dis* 58:937, 2014.

Marra CM, Boutin P, McArthur JC, et al: A pilot study evaluating ceftriaxone and penicillin G as treatment agents for neurosyphilis in human immunodeficiency virus-infected individuals, *Clin Infect Dis* 30:540, 2000.

Marra CM, Gary DW, Kuypers J, et al: Diagnosis of neurosyphilis in patients infected with human immunodeficiency virus type I, *J Infect Dis* 174:219, 1996.

Marra CM, Maxwell CL, Tantalo L, et al: Normalization of cerebrospinal fluid abnormalities after neurosyphilis therapy: does HIV status matter?, *Clin Infect Dis* 38:1001, 2004a.

Marra CM, Maxwell CL, Tantalo LC, et al: Normalization of serum rapid plasma reagin titer predicts normalization of cerebrospinal fluid and clinical abnormalities after treatment of neurosyphilis, *Clin Infect Dis* 47:900, 2008.

Marra CM, Tantalo LC, Maxwell CL, et al: Alternative cerebrospinal fluid tests to diagnose neurosyphilis in HIV-infected individuals, *Neurology* 63:85, 2004b.

Martin-Ezquerra G, Fernandez-Casado A, Barco D, et al: *Treponema pallidum* distribution patterns in mucocutaneous lesions of primary and secondary syphilis: an immunohistochemical and ultrastructural study, *Hum Pathol* 40:624, 2009.

Masters EJ, Grigery CN, Masters RW: STARI, or Masters disease: Lone Star tick-vectored Lyme-like illness, *Infect Dis Clin North Am* 22:361, 2008.

McGinley-Smith DE, Tsao SS: Dermatoses from ticks, *J Am Acad Dermatol* 49:363, 2003.

Molloy PJ, Persing DH, Berardi VP: False positive results of PCR testing for Lyme disease, *Clin Infect Dis* 33:412, 2001.

Munson E, Nardelli DT, du Chateau BK, et al: Hamster and murine models of severe destructive Lyme arthritis, *Clin Dev Immunol* 2012:504215, 2012.

Murray TM, Shapiro ED: Lyme disease, *Clin Lab Med* 30:311, 2010.

Musher DM: Syphilis, neurosyphilis, penicillin, and AIDS, *J Infect Dis* 163:1201, 1991.

Nadelman RB, Nowakowski J, Fish D, et al: Prophylaxis with single-dose doxycycline for the prevention of Lyme disease after *Ixodes scapularis* tick bite, *N Engl J Med* 345:79, 2001.

Nadelman RB, Nowakowski J, Forseter G, et al: The clinical spectrum of early Lyme borreliosis in patients with culture-confirmed erythema migrans, *Am J Med* 100:502, 1996.

Nadelman RB, Wormser GP: Lyme borreliosis, *Lancet* 352:557, 1998.

Nichol G, Dennis DT, Steere AC, et al: Test-treatment strategies for patients suspected of having Lyme disease: a cost effective analysis, *Ann Intern Med* 128: 37, 1998.

Nocton JJ, Bloom BJ, Rutledge BJ, et al: Detection of *Borrelia burgdorferi* DNA by polymerase chain reaction in cerebrospinal fluid in Lyme neuroborreliosis, *J Infect Dis* 174:623, 1996.

Nocton JJ, Dressler F, Rutledge BJ, et al: Detection of *Borrelia burgdorferi* DNA by polymerase chain reaction in synovial fluid from patients with Lyme arthritis, *N Engl J Med* 330:229, 1994.

Norman GL, Antig JM, Bigaignon G, et al: Serodiagnosis of Lyme borreliosis by *Borrelia burgdorferi* sensu stricto, *B. garinii*, and *B. afzelii* Western blots (immunoblots), *J Clin Microbiol* 34:1732, 1996.

Oliver JH, Gao L, Lin T: Comparison of the spirochete Borrelia burgdorferi S. L. isolated from the tick Ixodes scapularis in southeastern and northeastern United States, *J Parasitol* 94:1351, 2008.

Parola P, Raoult D: Ticks and tick-borne bacterial diseases in humans: an emerging infectious threat, *Clin Infect Dis* 32:897, 2001.

Paster BJ, Boshces SK, Galvin JL, et al: Bacterial diversity in human subgingival plaque, *J Bacteriol* 183:3770, 2001.

Patel R, Grogg KL, Edwards WD, et al: Death from inappropriate therapy for Lyme disease, *Clin Infect Dis* 31:1107, 2000.

Pepin KM, Eisen RJ, Mead PS, et al: Geographic variation in the relationship between human Lyme disease incidence and density of infected host-seeking *Ixodes scapularis* nymphs in the Eastern United States, *Am J Trop Med Hyg* 86:1062, 2012.

Persing DH, Rutledge BJ, Rys PN, et al: Target imbalance: disparity of *Borrelia burgdorferi* genetic material in synovial fluid from Lyme arthritis patients, *J Infect Dis* 169:668, 1994.

Piesman J, Mather TN, Sinsky RJ, et al: Duration of tick attachment and *Borrelia burgdorferi* transmission, *J Clin Microbiol* 25:557, 1987.

Poland GA: Prevention of Lyme disease: a concise review of the evidence, *Mayo Clin Proc* 76:713, 2001.

Porcella SP, Raffel SJ, Schrumpf ME, et al: Serodiagnosis of louse-borne relapsing fever with glycerophosphodiester phosphodiesterase (GlpQ) from *Borrelia recurrentis*, *J Clin Microbiol* 38:3561, 2000.

Porcella SF, Schwan TG: *Borrelia burgdorferi* and *Treponema pallidum:* a comparison of functional genomics, environmental adaptations, and pathogenic mechanisms, *J Clin Invest* 107:651, 2001.

Puius YA, Kalish RA: Lyme arthritis: pathogenesis, clinical presentation, and management, *Infect Dis Clin North Am* 22:289, 2008.

Ramachandran S, Perera MVF: Cardiac and pulmonary involvement in leptospirosis, *Trans R Soc Trop Med Hyg* 71:56, 1977.

Raoult D, Birtles RJ, Montoya M, et al: Survey of three bacterial louse-associated diseases among rural Andean communities in Peru: prevalence of epidemic typhus, trench fever, and relapsing fever, *Clin Infect Dis* 29:434, 1999.

Reed KD: Laboratory testing for Lyme disease: possibilities and practicalities, *J Clin Microbiol* 40:319, 2002.

Rhee KY, Johnson WD: *Borrelia* species (relapsing fever). In Mandell J, Bennett J, Dolin R, editors: *Principles and practice of infectious diseases*, 6th ed, New York, 2005, Churchill Livingstone, p 2502.

Rich SM, Sawyer SA, Barbour AG: Antigen polymorphism in *Borrelia hermsii*, a clonal pathogenic bacterium, *Proc Natl Acad Sci U S A* 98:15038, 2001.

Riviere GR, Smith KS, Carranza N, et al: Subgingival distribution of *Treponema denticola, Treponema socranskii*, and pathogen-related oral spirochetes: prevalence and relationship to periodontal status of sampled sites, *J Periodontol* 66:829, 1995.

Riviere GR, Smith KS, Tzagaroulaki E, et al: Periodontal status and detection frequency of bacteria at sites of periodontal health and gingivitis, *J Periodontol* 67:109, 1996.

Riviere GR, Smith KS, Willis SG, et al: Phenotypic and genotypic heterogeneity among cultivable pathogen-related oral spirochetes and *Treponema vincentii*, *J Clin Microbiol* 37:3676, 1999.

Rolfs RT, Joesoef MR, Hendershot EF, et al: A randomized trial of enhanced therapy for early syphilis in patients with and without human immunodeficiency virus infection. The Syphilis and HIV Study Group, *N Engl J Med* 337:307, 1997.

Rollend L, Fish D, Childs JE: Transovarial transmission of *Borrelia* spirochetes by *Ixodes scapularis*: A summary of the literature and recent observations, *Ticks Tick Borne Dis* 4:46, 2013.

Roman GC, Roman LN: Occurrence of congenital, cardiovascular, visceral, neurologic, and neuro-ophthalmologic complications in late yaws: a theme for future research, *Rev Infect Dis* 8:760, 1986.

Romanowski B, Sutherland R, Fich GH, et al: Serologic response to treatment of infectious syphilis, *Ann Intern Med* 114:1005, 1991.

Rudenko N, Golovchenko M, Grubhoffer L, et al: Updates on Borrelia burgdorferi sensu lato complex with respect to public health, *Ticks Tick Borne Dis* 2:123, 2011.

Sapi E, Pabbati N, Datar A, et al: Improved culture conditions for the growth and detection of Borrelia from human serum, *Int J Med Sci* 10:1, 2013.

Schmidt BL: PCR in laboratory diagnosis of human *Borrelia burgdorferi* infections, *Clin Microbiol Rev* 10:185, 1997.

Schwan TG, Battisti JM, Porcella S, et al: Glycerol-3-phosphate acquisition in spirochetes: distribution and biological activity of glycerophosphodiester phosphodiesterase (GlpQ) among Borrelia species, *J Bacteriol* 185:1346, 2003.

Scrimenti RJ: Erythema chronicum migrans, *Arch Dermatol* 102:104, 1970.

Seltzer EG, Gerber MA, Cartter ML, et al: Long-term outcomes of persons with Lyme disease, *JAMA* 283:609, 2000.

Seltzer EG, Shapiro ED: Misdiagnosis of Lyme disease: when not to order serologic tests, *Pediatr Infect Dis J* 15:762, 1996.

Sena AC, White BL, Sparling PF: Novel Treponema pallidum serologic tests: a paradigm shift in syphilis screening for the 21st century, *Clin Infect Dis* 51:700, 2010.

Shapiro ED: Doxycycline for tick bites—not for everyone, *N Engl J Med* 345:133, 2001.

Shapiro ED, Gerber MA, Holabird NB, et al: A controlled trial of antimicrobial prophylaxis for Lyme disease after deer-tick bites, *N Engl J Med* 327:1769, 1992.

Sheffield JS, Wendel GD Jr, McIntire DD, et al: Effect of genital ulcer disease on HIV-1 coreceptor expression in the female genital tract, *J Infect Dis* 196:1509, 2007.

Smajs D, Norris SJ, Weinstock GM: Genetic diversity in Treponema palidum: implications for pathogenesis, evolution and molecular diagnostics of syphilis and yaws, *Infect Genet Evol* 12:191, 2012.

Smith RP, Schoen RT, Rahn DW, et al: Clinical characteristics and treatment outcome of early Lyme disease patients with microbiologically confirmed erythema migrans, *Ann Intern Med* 136:421, 2002.

Sokolovskiy E, Frigo N, Rotanov S, et al: Guidelines for the laboratory diagnosis of syphilis in East European countries, *JEADV* 23:623, 2009.

Southern PMJ, Sanford JP: Relapsing fever: a clinical and microbiological review, *Medicine* 48:129, 1969.

Stanek G, Reiter M: The expanding Lyme Borrelia complex—clinical significance of genomic species?, *Clin Microbiol Infec* 17:487, 2011.

Stanek G, Wormser GP, Gray J, et al: Lyme borreliosis, *Lancet* 379:461, 2012.

Steere AC: *Borrelia burgdorferi* (Lyme disease, Lyme borreliosis). In Mandell J, Bennett J, Dolin R, editors: *Principles and practice of infectious diseases*, 6th ed, New York, 2005, Churchill Livingstone, p 2798.

Steere AC: Lyme disease, *N Engl J Med* 345:115, 2001.

Steere AC, Broderick TF, Malawista SE: Erythema chronicum migrans Lyme arthritis: epidemiologic evidence for a tick vector, *Am J Epidemiol* 108:312, 1978.

Steere AC, Malawista SE, Hardin JA, et al: Erythema chronicum migrans and Lyme arthritis: the enlarging clinical spectrum, *Ann Intern Med* 86:685, 1977a.

Steere AC, Malawista SE, Syndman DR, et al: Lyme arthritis: an epidemic of oligoarticular arthritis in children and adults in three Connecticut communities, *Arthritis Rheum* 20:7, 1977b.

Steere AC, McHugh G, Damle N, et al: Prospective study of serologic tests for Lyme disease, *Clin Infect Dis* 47:188, 2008.

Steere AC, Sikand VK, Meurice F, et al: Vaccination against Lyme disease with recombinant *Borrelia burgdorferi* outer-surface lipoprotein A with adjuvant. Lyme Disease Vaccine Study Group, *N Engl J Med* 339:209, 1998.

Steere AC, Sikand VK, Schoen RT, et al: Asymptomatic infection with *Borrelia burgdorferi, Clin Infect Dis* 37:528, 2003.

Stevenson J, Heath M: Syphilis and HIV infection: an update, *Dermatol Clin* 24:497, 2006.

Stoll BJ, Lee FK, Larsen S, et al: Clinical and serologic evaluation of neonates for congenital syphilis: a continuing diagnostic dilemma, *J Infect Dis* 167:1093, 1993.

Teglbjaerg PS: Intestinal spirochetosis, *Curr Top Pathol* 81:247, 1990.

Thomas DD, Baseman JB, Alderete JF, et al: Enhanced levels of attachment of fibronectin-primed *Treponema pallidum* to extracellular matrix, *Infect Immun* 52:736, 1986.

Traxler RM, Callinan LS, Holman RC, et al: Leptospirosis-associated hospitalizations, United States, 1998-2009, *Emerg Infect Dis* 20:1273, 2014.

Trott DJ, Jensen NS, Saint Girons I, et al: Identification and characterization of *Serpulina pilosicoli* isolates recovered from the blood of critically ill patients, *J Clin Microbiol* 35:482, 1997.

Tsinganou E, Gebbers JO: Human intestinal spirochetosis—a review, *Ger Med Sci* 8:1, 2010.

U.S. Preventive Services Task Force: Screening for syphilis infection in pregnancy: U.S. Preventive Task Force reaffirmation recommendation statement, *Ann Intern Med* 150:705, 2009.

van Dam AP, Kuiper H, Vos K, et al: Different genospecies of *Borrelia burgdorferi* are associated with distinct clinical manifestations of Lyme borreliosis, *Clin Infect Dis* 17:708, 1993.

Varela AS, Luttrell MP, Howerth EW, et al: First culture isolation of *Borrelia lonestari*, putative agent of southern-tick associated rash illness, *J Clin Microbiol* 42:1163, 2004.

Vinetz JM, Glass GE, Flexner CE, et al: Sporadic urban leptospirosis, *Ann Intern Med* 125:794, 1996.

Wang G, van Dam AP, Dankert J: Molecular typing of *Borrelia burgdorferi* sensu lato: taxonomic, epidemiological and clinical implications, *Clin Microbiol Rev* 12:633, 1999.

Wang LN, Li JM: Evaluation of immunoglobulin M and G Western blot and ELISA for screening antibodies to *Treponema pallidum* in blood donors, *Sex Transm Dis* 36:413, 2009.

Wang P, Glowacki MN, Hoet AE, et al: Emergence of *Ixodes scapularis* and *Borrelia burgdorferi*, the Lyme disease vector and agent, in Ohio, *Cell Infect Microbiol* 4:1, 2014.

Warshafsky S, Nowakowski J, Nadelman RB, et al: Efficacy of antibiotic prophylaxis for prevention of Lyme disease, *J Gen Intern Med* 11:329, 1996.

Whooten RM, Weis JJ: Host-pathogen interactions promoting inflammatory Lyme arthritis: use of mouse models for dissection of disease purposes, *Curr Opin Microbiol* 4:274, 2001.

Wicher K, Horowitz HW, Wicher V: Laboratory methods of diagnosis of syphilis for the beginning of the third millennium, *Microbes Infect* 1:1035, 1999.

Wicher V, Wicher K: Pathogenesis of maternal-fetal syphilis revisited, *Clin Infect Dis* 33:354, 2001.

Woods R: Congenital syphilis—persisting pestilence, *Pediatr Infect Dis J* 28:536, 2009.

Wormser GP, Baker PJ, O'Connell S, et al: Critical analysis of treatment trials of rhesus macaques infected with Borrelia burgdorferi reveals important flaws in experimental design, *Vector Borne Zoonotic Dis* 12:535, 2012.

Wormser GP, Bittker S, Cooper D, et al: Yield of large-volume blood cultures in patients with early Lyme disease, *J Infect Dis* 184:1070, 2001.

Wormser GP, Brisson D, Liveris D, et al: *Borrelia burgdorferi* genotype predicts the capacity for hematogenous dissemination during early Lyme disease, *J Infect Dis* 198:1358, 2008.

Wormser GP, Dattwyler RJ, Shapiro ED, et al: The clinical assessment, treatment and prevention of Lyme disease, human granulocytic anaplasmosis and babesiosis: clinical practice guidelines by the Infectious Disease Society of America, *Clin Infect Dis* 43:1089, 2006.

Wormser GP, Liveris D, Nowakowski J, et al: Association of species subtypes of *Borrelia burgdorferi* with hematogenous dissemination in early Lyme disease, *J Infect Dis* 180:720, 1999.

Wormser GP, Masters E, Liveris D, et al: Microbiologic evaluation of patients from Missouri with erythema migrans, *Clin Infect Dis* 40:423, 2005a.

Wormser GP, Masters E, Nowakowski J, et al: Prospective clinical evaluation of patients from Missouri and New York with erythema migrans-like skin lesions, *Clin Infect Dis* 41:958, 2005b.

Wormser GP, Nowakowski J, Nadelman RB, et al: Impact of clinical variables on *Borrelia burgdorferi*-specific antibody seropositivity in acute-phase sera from patients in North America with culture-confirmed early Lyme disease, *Clin Vaccine Immunol* 15:1519, 2008.

Wormser GP, Schriefer M, Aguero-Rosenfeld ME, et al: Single-tier testing with the C6 peptide ELISA kit compared with two-tier testing for Lyme disease, *Diagn Microbiol Infect Dis* 75:9, 2013.

Yen-Lieberman B, Daniel J, Means C, et al: Identification of false-positive syphilis antibody results using a semiquantitative algorithm, *Clin Vaccine Immunol* 18:1038, 2011.

Yersin C, Bovet P, Smits H, et al: Field evaluation of a one-step dipstick assay for the diagnosis of human leptospirosis in the Seychelles, *Trop Med Int Health* 4:38, 1999.

Zhang JR, Norris SJ: Genetic variation of the *Borrelia burgdorferi* gene vlsE involves cassette-specific, segmental gene conversion, *Infect Immunol* 66:3698, 1998.

第61章 分枝杆菌

Cail L. Woods

要点

1. 结核分枝杆菌复合群是唯一一种可在人之间传播的分枝杆菌，故而能严重危害公众健康。
2. 皮肤结核菌素试验和γ-干扰素释放试验(IGRA)常被用于诊断结核分枝杆菌潜伏感染。
3. 实验室检测临床标本中分枝杆菌的最佳方法有：荧光染色镜检和液体培养伴或不伴固体培养。
4. 核酸扩增法直接检测结核分枝杆菌复合群应用于怀疑为肺结核患者的呼吸道标本。
5. 应使用初次分离的结核分枝杆菌复合群进行主要的抗结核药物(异烟肼、利福平、乙胺丁醇和吡嗪酰胺)的敏感性试验。
6. 非结核分枝杆菌(*nontuberculous mycobacteria*, NTM)感染是通过与环境(如水)接触获得的。
7. 鸟分枝杆菌复合群是最常见的NTM感染病原菌，在免疫功能低下的患者中，它不但能引起肺部感染，还能导致全身播散性感染。快速生长型NTM，如龟分枝杆菌、脓肿分枝杆菌和偶发分枝杆菌群常引起皮肤和软组织感染，堪萨斯分枝杆菌可以引起肺部感染，而海分枝杆菌常引起皮肤和软组织感染。
8. 分子诊断逐渐成为分枝杆菌菌种鉴定的标准方法，并且是结核药敏表型检测的重要辅助方法。

分枝杆菌属是一类需氧的、无动力的、抗酸阳性的细菌，菌体呈略弯曲状或杆状。其细胞壁含有高分子量的分枝菌酸(60~90个碳原子)，在受热后，可裂解释放出含有22~26个碳原子的直链饱和长链酸。分枝杆菌DNA的G+C含量约为62%~70%(摩尔比)。分枝杆菌可分为2类：结核分枝杆菌复合群和非结核分枝杆菌。

结核分枝杆菌复合群

结核分枝杆菌复合群(*Mycobacterium tuberculosis complex*, MTBC)包括结核分枝杆菌(*Mycobactrerium tuberculosis*)、牛分枝杆菌(*Mycobactrerium bovis*)、卡介苗(*M. bovis Bacille Calmette-Guerin*, BCG)、山羊分枝杆菌(*Mycobactrerium caprae*)、海狮分枝杆菌(*Mycobactrerium pinnipedii*)、非洲分枝杆菌(*Mycobactrerium africanum*)、田鼠分枝杆菌(*M. microti*)、坎纳分枝杆菌(*M. canettii*)等。其中，结核分枝杆菌是人类结核病最常见的病原菌。牛分枝杆菌主要感染恒温动物(如牛、狗、猫、猪、獾、鹿、麋鹿和一些鸟类)以及灵长类动物和人类，其感染仅占结核病的一小部分。卡介苗由牛分枝杆菌减毒制成。目前，全球很多国家都将接种BCG作为预防结核病的重要手段，而仅有美国等少数国家没有将其列为计划免疫项目。向膀胱内注射BCG能被用来诱导免疫刺激治疗膀胱癌，而这种局部注射罕有能引起全身播散性感染的情况出现。非洲型菌株也可以引起肺结核，其疫区主要集中于非洲，但也有其他地区的人感染该型菌株的报道，包括美国(有非洲居住史)。山羊分枝杆菌主要感染山羊，但也有牛和部分人群出现感染(Kubica, 2003)。田鼠分枝杆菌最初从啮齿动物中分离出来，但其也能引起其他恒温动物和少数人群罹患结核病(Emmanuel et al, 2007)。坎纳分枝杆菌最初在1969年由Georges Canetti分离，在多年后因其有引起人类致病的潜在可能才被大家认识(Castets et al, 1968; van Soolingen et al, 1997; Pfyffer et al, 1998)。海狮分枝杆菌的天然宿主是海狮，但它还可以感染其他动物，并且传播给人类(Kiers et al, 2008)。

据世界卫生组织统计，在过去的几年里全球结核病负担正在缓慢减轻，但仍然很严重。2012年，全球约有860万(830万~900万)新发感染。其中50万为儿童，290万为女性，110万为艾滋病患者。据估计，这些感染者中有45万为耐多药结核感染者(MDR-TB)，表现为对利福平或者其他任意两个主要的抗结核药物耐药(后面章节会讨论)。约58%结核病病例发生在东南亚和西太平洋地区,28%在非洲地区,8%在地中海东部地区,4%在欧洲,3%在美洲。结核感染人数最多的五个国家依次是印度、中国、南非、印度尼西亚和巴基斯坦。而发病率最低的国家有美国、加拿大、西欧、日本、澳大利亚和新西兰。据估计,2012年约有130万人死于结核病,其中32万人为艾滋病患者,17万人为耐多药结核菌感染。

20世纪初,结核病在美国是导致死亡的主要原因。随后死亡率逐步下降,最初是因为公共卫生的改进,后来是因为抗结核药物的出现。1953~1984年期间,结核病须向国家上报,结核病感染率稳步下降(Rieder et al,1989)。1985~1992年,结核病卷土重来,主要是因为人类免疫缺陷病毒(HIV)的传播,卫生保健设施老化以及在国外出生人口增加。除了结核病的死灰复燃,耐多药结核菌也在此时出现,尽管相对于发展中国家是一个较小的增长但也仍是隐患。自1992年以来,结核病的发病率在美国逐年下降,耐多药结核菌也逐渐减少。2013年,有9588例新增结核病例被报道(发病率约3/10万人),较2012年下降了4.2%(美国疾病预防和控制中心,2014)。在国外出生人口的感染率是美国本土出生人口的13倍,而非西班牙裔亚洲人的感染率是非西班牙裔白人的26倍。超过半数(51.3%)的病例发生在加利福尼亚、得克萨斯、纽约和佛罗里达。2012年报道的86例耐多药结核中,88.4%发生在国外出生的人群(近几年药敏试验结果已经完成)。合理的治疗对于耐多药结核分枝杆菌至关重要,因为治疗不当会导致广泛耐药结核分枝杆菌(XDR-TB)的产生,表现为耐多药外,同时对所有氟喹诺酮类和二线注射用抗结核药物耐药(例如:阿米卡星、卡那霉素和硫酸卷曲霉素)。

结核杆菌主要通过空气中残留的感染小液滴(直径1~10μm)传播。也可通过直接接触破损皮肤感染,比如病理学家或其他需要处理感染组织的实验室人员。此外,牛分枝杆菌可以通过饮用生牛奶由牛传染给人类或通过与感染结核的牛或他们的尸体接触而经呼吸道感染。人类尿路感染牛分枝杆菌通过尿液传染给牛,然后牛再通过呼吸道分泌物在牛和其他野生宿主之间相互传播。

最重要的传染源是未经诊断的空洞型肺结核感染者(痰涂片阳性)。机体暴露于结核杆菌后发展为活动性疾病的风险较小,但当处于压力下或在受限的环境中重复暴露则风险增加,大多数人感染结核分枝杆菌不会发展为活动性疾病。免疫缺陷的患者患活动性疾病的风险是5%~10%。而同时感染MTBC和HIV的患者,每年有7%~10%发展为结核病。

密切接触已知或疑似活动性结核病患者的人感染风险逐步增加,结核病高发地区(如亚洲和非洲)出生的人、访问结核病高发国家的人、移民和人员聚集在结核病高发地(如监狱、收容所)的人群、照顾患结核患者的医药卫生工作者和滥用毒品或酗酒的人都面临着活动性结核病的巨大威胁。以下这些因素增加了感染发展为活动性结核病的风险,包括:HIV感染、年龄小于5岁、免疫抑制治疗、在过去的2年内感染过结核、治疗不当的活动性结核病史、硅肺病、糖尿病、慢性肾衰竭、癌症、胃切除术、空回肠旁路术、体重<90%标准体重、吸烟、滥用药物或酗酒。

结核分枝杆菌基因组序列分析中,未发现编码典型的细菌毒力因子(如毒素)。然而,某些确定的基因和基因产物已被证实为导致结核分枝杆菌致病的关键因素。*PhoP*基因已被证明在菌体毒力方面扮演重要角色,因为*PhoP*基因突变株在巨噬细胞和小鼠体内生长不佳(Ryndak,2008)。Phthiocerol dimycocerosates为存在于细胞被膜最外层的脂质,是结核分枝杆菌在小鼠肺内增殖和持续存在的必需物质,酚糖脂被认为参与促进某些结核分枝杆菌菌株的毒力增强(Gordon et al,2009)。此外,许多革兰氏阳性细菌的特殊分泌系统,在结核杆菌为ESX分泌系统,对于结核分枝杆菌致病相当重要,因为缺失该系统的突变株在感染培养的巨噬细胞和动物模型时毒力减弱。敲除*ESX-1*基因的突变体呈现出细胞间播散缺陷,细胞因子改变,在培养的细胞内不能抑制吞噬溶酶体融合(Tobin,2008)。

结核分枝杆菌感染宿主通常激活细胞介导的免疫系统。感染初期,吸入的细菌到达肺泡腔,被巨噬细胞吞噬。这些巨噬细胞不能杀死结核杆菌,在第一次感染后数天内菌体在细胞内迅速增殖。感染结核杆菌的巨噬细胞迁移至附近的支气管淋巴结并且将抗原呈递给具有免疫活性的T细胞,或者进入淋巴系统和血液最终返回到肺部(终点)或到达远端器官如淋巴结、肾脏、骨骺端、椎体和脑膜,在这些部位细菌继续繁殖,直至细胞免疫反应被激活。

具有免疫活性的T细胞从局部淋巴结迁移到肺部感染灶,然后释放趋化因子、迁移抑制因子和促有丝分裂的细胞因子,促进血液来源的单核细胞、巨噬细胞和淋巴细胞聚集,淋巴细胞分裂以及巨噬细胞活化。活化的巨噬细胞杀菌活性增强,分泌IL-1、INF-γ、TNF等细胞因子,刺激和调节免疫系统的其他成分控制感染。巨噬细胞释放的细胞因子和裂解酶导致局部组织破坏。随着时间的推移,活化的T细胞减少,记忆T细胞增加,保护机体免受结核分枝杆菌的二次感染和其他分枝杆菌的交叉感染。尽管分枝杆菌在原发性和转移性病灶的增殖被活化的巨噬细胞和记忆T细胞抑制,但是肺部残留感染灶仍然存在(最常见的部位是氧含量高的肺上叶),也有一些存在于远端其他部位。因此,隐匿性病灶的结核菌还有可能在患者免疫力低下时复燃。

肺部感染的原发病灶,称为Gohn病变,通常在上肺叶下部和下肺叶上部近胸膜处,相应的区域肺通气量最大。结核病灶(结节)边界清晰,直径约1~2cm,灰白区域中心是软化的坏死灶。类似结节灶通常还出现在气管支气管淋巴结,这些与原发感染病灶合称原发综合征。显微镜下,结节是由边界清楚的干酪样或非干酪样肉芽肿组成,菌体可以通过抗酸染色查见。随着时间的推移,这些病变被透明纤维组织所取代,最终钙化。粟粒性肺结核病灶较小(直径1至几毫米),层次分明,黄白相间的非干酪样病变,结构组织与结核结节相似。肉芽肿的形成能力主要依赖于宿主的免疫能力。例如,感染HIV的个体可能伴有广泛坏死,许多中性粒细胞,微小脓肿和大量抗酸杆菌,而无肉芽肿形成。

在美国,肺结核约占活动性结核感染的85%。临床表现可能是隐匿的,数月后逐渐出现感染症状:卡他型,由重感冒或迁延不愈的支气管炎引起的排痰性咳嗽;流感样肺炎,高烧、疼痛、咳嗽;咯血型,急性发作,痰中带血丝;胸膜炎型。肺外结核常累及多个器官伴或不伴肺部感染。多器官感染结核主要发生在婴幼儿、老年人和免疫力低下的人群,尤其是HIV和结核菌的合并感染。此外，在美国大多数牛分枝杆菌引起肺外感染，包括淋巴结、胃肠道、骨和肾脏，最常发生在西班牙裔儿童中（Hlavsa et al，2008；Rodwell et al，2008）。牛分枝杆菌卡介苗膀胱内灌注治疗浅表性膀胱肿瘤很少引起感染（Lamm et al，1992；Kristjansson et al，1993）。

非结核分枝杆菌

非结核分枝杆菌（NTM，也称结核杆菌之外的分枝杆菌）基于1957年Runyon描述的光照前后菌落颜色和在固体培养基上增长速度进行分类（Runyon，1959），见表61-1。然而，这个分类系统有一定的局限性。例如，堪萨斯分枝杆菌通常是一种光产色菌，少部分是不产色菌或暗产色菌。鸟分枝杆菌复合群在Runyon分类中是不产色菌，但延长培养后一些菌落产生少量色素，有可能错误地归类为暗产色菌。斯氏分枝杆菌在37℃是暗产色菌，而在25℃是光产色菌。此外，Runyon根据生长速度进行分类并不适用于分枝杆菌液体培养法（培养方法部分将讨论）。麻风分枝杆菌显然是特殊的，因为它尚未在体外培养出来。

表61-1 Runyon非结核分枝杆菌分类法

分类	菌落描述
光产色菌	除非暴露在光照下产色，否则不产色（最佳观测时间是生长早期，并且表面氧含量充足）
暗产色菌	在光照或暗处产色
不产色菌	在光照或暗处均不产色
快速生长分枝杆菌	7天内可在固体培养基上生长

总之，人们对非结核分枝杆菌的毒力相关抗原和感染的免疫应答知之甚少。随着分子生物学技术的发展，已有100多个NTM菌种被鉴定。筛选潜在病原体将在下面几部分中讲解。一篇不错的综述（Tortoli，2003）中全面地描述了最新分离到的少见分枝杆菌。戈登分枝杆菌通常被称为“自来水杆菌”，是一种常见的实验室污染菌，很少对人类致病。

鸟分枝杆菌复合群

鸟分枝杆菌复合群（*M. avium complex*，MAC）是一个异质性细菌构成的复合体，包括两类：鸟分枝杆菌，是临床上播散性疾病重要的病原体；胞内分枝杆菌，是呼吸道疾病重要的病原体。然而，随着分子生物技术的发展，新菌种和亚种逐渐被发现。目前，鸟分枝杆菌由3个亚种组成，包括鸟分枝杆菌亚种、鸟分枝杆菌森林土壤亚种和鸟分枝杆菌副结核亚种。新近发现的菌种有奇纳拉斯分枝杆菌亚种、哥伦比亚分枝杆菌亚种、伤口分枝杆菌亚种、马赛分枝杆菌亚种、蒂蒙斯分枝杆菌亚种和布切努伦斯分枝杆菌亚种。这些菌体具有相似的生长特性和生化反应，在临床微生物学实验室中通常不能很好地鉴别区分，因此常以鸟分枝杆菌复合群报告。

MAC在环境中普遍存在。目前已经从水、土壤、食物、屋内灰尘和一些动物中分离，但是能引起人感染的特定的环境来源尚属未知（Inderlied et al，1993；Falkinham，1996）。最常见的感染途径是胃肠道，也可通过呼吸道传播。菌体从局部病灶进入血液感染更多器官，特别是单核-巨噬细胞系统。MAC是美国的许多临床微生物实验室最常分离的分枝杆菌。

多年来，由MAC引起的肺部疾病多发生在患有慢性肺疾病或者接受过胃切除术的老年白人男性中；然而，自20世纪80年代中期以来，没有明显诱因的MAC引发的肺部疾病变得更加普遍，尤其是老年女性（Prince，1989；Dhillon & Watanakunakorn，2000；Griffith et al，2007）。MAC播散性感染多发生在免疫力低下的群体，特别是艾滋病晚期患者。20世纪80年代末和20世纪90年代初，MAC是美国最常见的导致艾滋患者全身细菌感染的病原菌（Horsburgh，1991）。随着高效抗逆转录病毒治疗的广泛应用，感染人数逐渐减少（美国疾病预防和控制中心，2009）。对艾滋病患者而言，播散性MAC感染最大的危险因素是免疫功能缺陷，主要通过CD4+淋巴细胞计数表现，因为CD4+淋巴细胞大于50个/μl的患者很少发生播散性感染。

由MAC感染引起的临床表现主要取决于感染的位置和程度。肺疾病可表现为支气管扩张或类结核症状。非艾滋病患者的播散性感染主要表现为发热、体重减轻、骨痛、淋巴结肿大、肝脾肿大和皮肤损伤。而那些艾滋病合并感染的患者主要表现为持续发烧，体重减轻和腹泻；畏食、乏力、淋巴结或肝脏肿大也可能发生（Inderlied et al，1993；Griffith et al，2007；Centers for Disease Control and Prevention，2009a）。重要的实验室检查异常有贫血和碱性磷酸酶升高。由MAC引起的颈部淋巴炎通常发生在儿童，也会发生在成人。其他感染症状有滑膜炎、生殖道疾病、皮肤病变、手部的深部感染、骨髓炎、脑膜炎、溃疡性结肠炎和心包炎（Wolinsky，1979；Woods & Washington，1987；Inderlied et al，1993）。

MAC感染引起的病理改变多样。包括与结核分枝杆菌感染难以区分的干酪样肉芽肿；肺间质纤维化合并机化性肺炎；类似Wegener肉芽肿病的坏死性肉芽肿性血管炎；尤其是在艾滋病患者中，可以看到细胞内有大量抗酸杆菌的泡沫样巨噬细胞。

堪萨斯分枝杆菌

堪萨斯分枝杆菌最早被认为是黄杆菌属细菌，1979年和1980年的分离株约占美国所有分枝杆菌的3%；在加利福尼亚州、得克萨斯州、路易斯安那州、伊利诺斯州和佛罗里达州报道的病例最多（Buhler & Pollack，1953；Good & Snider，1982）。该菌天然宿主未知，但可从水样中分离出来（Falkinham，1996）。肺部疾病最常见于城镇50~60岁男性，尤其是在某些特定的人群中（矿工、焊工、喷砂工和油漆工），以及患有肺尘埃沉着症和慢性阻塞性肺疾病的人群。播散性疾病主要发生在细胞免疫功能受损的人群。

堪萨斯分枝杆菌感染最常见的临床症状是慢性空洞性肺损伤，通常累及肺上叶（Griffith et al，2007）。肺外感染的表现包括：儿童的颈淋巴结炎、皮肤疾病、肌肉骨骼受累（腕管综合征、滑膜炎、关节炎、肌腱炎和筋膜炎以及骨髓炎）、播散性疾病、单纯的泌尿生殖道疾病和心包炎。由堪萨斯分枝杆菌引起的病理改变多样，包括干酪样或非干酪样的肉芽肿，尤其是在皮肤损伤、坏死或急慢性炎症灶不形成完整的肉芽肿。抗酸杆菌在肺和淋巴结组织中很常见，很少在其他部位的组织中出现。

蟾分枝杆菌

蟾分枝杆菌于 1957 年首次在蟾蜍体内分离，并于 1965 年被认定为病原菌(Costrini，1981)。它还可以从冷热水龙头、医院热水发生器和储存罐，以及其他环境中培养出来。鸟类可能是其天然宿主。大部分蟾分枝杆菌引起肺部感染的报道来源于加拿大、欧洲和英国，美国少见。感染主要发生在成人，男性比女性高发。大多数患者有原发的肺损伤或其他的危险因素，如肺外恶性肿瘤、酗酒、糖尿病、免疫抑制治疗。肺部疾病可能是慢性、亚急性或急性的，临床症状与堪萨斯分枝杆菌引起的感染难以区别。肺外感染灶(骨髓炎、关节炎、淋巴结炎)和播散性感染不常见，但后者在艾滋病患者有报道(Tecson-Tumang & Bright，1984)。

日内瓦分枝杆菌

1991 年，日内瓦分枝杆菌首次于瑞士一名艾滋病患者血液中分离(Bttger et al，1991)。随后实验室检测条件就有文章报道(Coyle et al，1992)。疾病主要发生在免疫功能低下的患者。最常见是艾滋病患者发生的播散性感染，其临床症状与播散性 MAC 感染相似(Maschek et al，1994；Tortoli et al，1998；Griffith et al，2007)。其他的症状包括肠炎、生殖器和软组织感染以及淋巴结炎。

海分枝杆菌

海分枝杆菌于 1951 年被认定为人类感染病原体(Norden & Linell，1951)。它可以引起皮肤和软组织的慢性肉芽肿感染，常被称为游泳池肉芽肿或鱼缸肉芽肿，偶尔也会引起骨组织感染(Lewis et al，2003；Aubry et al，2002；Griffith et al，2007)。人类通常因皮肤伤口接触污染的未氯化淡水或盐水而感染，但它也可能通过未接触水的伤口或者没有外伤时接触水而感染。通常在接触后 2~3 周出现丘疹性损伤，最常见的部位是肘部、膝盖、脚、脚趾或手指，并且常会形成疣或溃疡(Ang et al，2000)。有时也会在接触部位出现脓肿，继发性结节并沿淋巴管逐渐发展，类似于孢子丝菌病。在免疫功能低下的人群中，皮肤病变可能会扩散。真皮外病变不常见，包括滑膜炎、骨髓炎、眼部和喉部的损伤(Woods & Washington，1987)。

皮肤病理改变随感染阶段而异。早期中性粒细胞聚集体被组织细胞包围，随后可见淋巴细胞、上皮样细胞、偶见朗汉斯巨细胞和纤维蛋白坏死病灶。在病变超过 6 个月后，真皮中出现淋巴细胞。抗酸染色往往是阴性的，但在组织细胞内可能阳性。

嗜血分枝杆菌

嗜血分枝杆菌于 1978 年被首次报道，但其很可能是 1972 年和 1974 年报道的在皮肤溃疡中发现的无法培养的抗酸杆菌(Lomwardias & Madge，1972；Feldman & Hershfield，1974；Sompolinsky et al，1978)。嗜血分枝杆菌比较特殊，在其生长过程中需要血红蛋白。由嗜血分枝杆菌引起的人类感染比较少见，通常出现在有潜在免疫功能低下的患者身上，如淋巴瘤、器官移植后使用外源性免疫抑制剂、艾滋病，此外，在患淋巴结炎的免疫正常儿童中也有过该菌感染的报道(美国疾病控制和预防中心，1991 年；Lindeboom et al，2005)。疾病最常见的表现为多处皮肤结节、溃疡或疼痛的肿块，主要累及四肢，有时会形成脓肿和流出脓液的开放性瘘管。显微镜下，病变显示为坏死的病灶，没有干酪样坏死，周围出现多形性炎症浸润，在真皮层下，偶见朗汉斯巨细胞。抗酸杆菌可以单个或成堆分布，通常存在于细胞内。

溃疡分枝杆菌

溃疡分枝杆菌在扎伊尔、乌干达、尼日利亚、加纳、喀麦隆、马来西亚、新几内亚、圭亚那、墨西哥和澳大利亚等位于 25°N 和 38°S 之间的地区流行，15 岁以下的儿童更易患病，男性患者略多于女性(Debacker et al，2004；Piersimoni & Scarparo，2009)。溃疡分枝杆菌的天然宿主以及传播途径尚属未知。

溃疡分枝杆菌引起的疾病包括拜恩斯戴尔溃疡(在澳大利亚首次被发现)、布鲁力溃疡或布鲁力病(在乌干达地区报道病例数最多)(Amofah et al，2002)。这种疾病最初是在暴露的区域出现一处(偶可多处)无痛的疖或皮下肿块，最常见的部位是腿，此处可能有过创伤。几周后，肿块溃烂，卫星结节和溃疡出现，淋巴结节通常不再扩大。感染者一般不发热、没有全身症状，除非继发二次细菌感染。如果患者不及早治疗，并且依存性良好，那么感染会扩散到骨头，导致畸形。

快速生长分枝杆菌

快速生长分枝杆菌无处不在；它可以从土壤、淡水湖和河流、海水、医院的废水、医院的试剂和洗涤溶液、饮用水、生牛奶和灰尘中培养出来。常见的导致人类患病的快速生长分枝杆菌种类包括偶发分枝杆菌群(主要是偶发分枝杆菌)和龟/脓肿分枝杆菌群(主要为龟分枝杆菌和脓肿分枝杆菌)。偶发分枝杆菌群的菌株包括偶发分枝杆菌、外来分枝杆菌、塞内加尔分枝杆菌、赛特分枝杆菌、败血分枝杆菌、猪分枝杆菌、休斯顿分枝杆菌、伯尼克分枝杆菌、布里斯班分枝杆菌和新奥尔良分枝杆菌。鉴定到种需要依赖分子检测技术，但在大多数情况下没有临床意义；可能在流行病学研究中有价值。龟/脓肿分枝杆菌群包括龟分枝杆菌、免疫分枝杆菌、脓肿分枝杆菌脓肿亚种、脓肿分枝杆菌博氏亚种(以前的 Massiliense 分枝杆菌和博氏分枝杆菌)以及嗜鲑分枝杆菌。建议将龟分枝杆菌和脓肿分枝杆菌脓肿亚种区分开，因为后者对抗菌药物有更强的抵抗力(Brown-Elliott & Wallace，2001)。其他与人类疾病有关的快生速长分枝杆菌有：产黏液分枝杆菌群、古德分枝杆菌、美容品分枝杆菌、新金色分枝杆菌、外来分枝杆菌、加那利分枝杆菌以及耻垢分枝杆菌(Brown-Elliott & Wallace，2002；Griffith et al，2007)。

快速生长分枝杆菌最常引起的疾病是皮肤和软组织感染，通常伴随着被土壤或水污染的贯穿伤(外伤或手术)，但暴发通常与白喉-百日咳-破伤风-脊髓灰质炎疫苗接种，注射组胺，利多卡因喷射器给药，足浴和抽脂有关(Wallace，1983；Brown-Elliott，2002；Piersimoni & Scarparo，2009)。原发性皮肤/皮下损害可能表现为局部蜂窝织炎，脓肿排液或微小的软结节，通常在免疫健全患者穿透性损伤后 3 周至 12 个月(4~6 周多见)出现。骨髓炎是一种少见的并发症,主要发生在脚刺伤之后。术后感染的特点是患者全身症状较轻,但伤口不愈合或者愈合的伤口裂开并伴有浆液性渗出液。通常在手术后3周至3个月后出现,特别是胸骨切开术,丰胸手术或经皮导管插入术后。没有原发感染源的弥散性皮肤和软组织脓肿通常发生在免疫能力低下的成年人,特别是接受皮质类固醇治疗的群体。

快速生长分枝杆菌很少引起慢性肺部疾病。最常见于囊性纤维化或支气管扩张症的患者,通常由脓肿分枝杆菌引起,典型的病变类似于堪萨斯分枝杆菌或鸟分枝杆菌复合群感染,但空洞症状不常见。有报道称其引起的心内膜炎在植入人工瓣膜4~12周后出现临床症状。快速生长分枝杆菌偶可引起创伤后角膜炎和角膜溃疡以及颈部淋巴结炎。在Brown-Elliott和Wallace(2002)的一篇出色的综述中对快速生长分枝杆菌引起的疾病做了非常全面的描述。

由快速生长分枝杆菌引起的病变在病理组织上表现为小的坏死,以及由中性粒细胞和肉芽肿组成的混合炎症浸润,以及外来物或朗汉斯巨细胞;偶尔会看到含脂滴的巨噬细胞。在不到1/3的病例中,可在中性粒细胞聚集处发现有胞外的抗酸杆菌。在肺组织中,可以看到类似脂质性肺炎的特征性泡沫巨噬细胞。

麻风分枝杆菌

麻风分枝杆菌是麻风病的病原菌,又称汉森病(Scollard et al,2006)。它在分枝杆菌中的特别之处在于该菌尚不能被培养。最有效的动物感染模型是老鼠的脚垫模型和九带犰狳。在一段时期,世界上几乎每一个地方都发现了麻风分枝杆菌。据报道,世界各地每年新增的病例数仍在50万至70万之间(Lockwood & Suneetha,2005)。1994年至2011年期间,美国新增2.323例麻风病,平均发病率为0.45例/100万人(美国本土出生人群发病率为0.13例/100万人,而在外国出生人群为2081例/100万人)(美国疾病预防和控制中心,2014)。在大洋洲出生的人是美国麻风病发病率最高的人群,发病诊断率是其他地区的10倍以上。

麻风分枝杆菌主要感染人类,但在路易斯安那、阿肯色和得克萨斯也报道过野生犰狳的自然感染,并且在白眉猴(Hastings et al,1988)中也曾出现过自发性感染的病例。麻风杆菌的传播机制尚不清楚,但活动性麻风病患者呼出的带有病原菌的气溶胶接触其他人的鼻黏膜在人与人之间进行传播(见后)是最受认可的理论。传播也可能发生在完整的皮肤或穿透伤口,如刺伤或节肢动物咬伤。患有麻风病的哺乳期妇女的乳汁可将麻风分枝杆菌传染给婴儿,也有可能通过胎盘传播。已有与野生犰狳接触后人类感染麻风分枝杆菌的病例报道(Lumpkin et al,1983)。此外,自然发生的类似麻风感染和一些散发病例发生在没有接触已知病原体的人群中,表明可能存在非人类来源的麻风分枝杆菌(Blake et al,1987)。

大多数人能有效地抵抗麻风分枝杆菌感染。抵抗力取决于机体对麻风分枝杆菌的有效的细胞介导免疫反应,结核样麻风病也是如此。在对麻风杆菌抗原缺乏有效细胞介导免疫的人群,麻风分枝杆菌在巨噬细胞中增殖,最终导致播散性麻风分枝杆菌感染。细胞免疫功能缺陷包括T淋巴细胞功能或T淋巴细胞与巨噬细胞的相互作用功能的缺陷,显然是针对麻风分枝杆菌的抗原而不是一个普遍的缺陷。麻风通常在2~5年的潜伏期后发病,临床表现根据宿主的免疫反应而不同。麻风病通常侵犯周围神经,有时侵犯皮肤和黏膜。该疾病的三个主要症状是皮肤病变、皮肤麻木和周围受累逐步扩大。

Jopling和Jopling系统的概述(如下节所示)仍然用于对麻风病临床和组织病理学进行分类(Ridley & Jopling,1964)。未定型麻风早期表现为一处或几处有色素沉着的斑疹,伴有局部轻微感觉丧失;约75%的病例会自愈;其余的病例,常常很长时间后进展。

麻风感染表现为两种极端的临床形式:瘤型麻风-广泛病变,和结核型麻风-局部病变。瘤型麻风的特点是在皮肤广泛扩散的对称的结节(称为麻风结节),结节内充满了病原菌。病变通常累及身体表面温度较低的部分:眼睛的前1/3,鼻黏膜,以及浅表外周神经干。疾病晚期病变累及真皮神经纤维时,伴随感觉丧失。显微镜下,病变可以看见许多胞内含有抗酸杆菌的泡沫组织细胞;很少或没有淋巴细胞;轻微的神经内炎症;还有许多抗酸杆菌遍布神经,神经束膜,血管壁和肌肉。在结核型麻风中,有一个或少数几个边界清楚的麻木的斑点或斑块形成,通常伴随皮损部位附近的周围神经放大。组织学上,病变在神经和真皮中显示为非干酪样的肉芽肿,延伸到表皮的基层;可以查见少量抗酸杆菌。边缘性麻风是一种临床上不稳定的疾病,它包含了两种疾病类型。它可能会发展升级成为结核型麻风,也可能降级发展为瘤型麻风。

结核分枝杆菌潜伏感染检测

有两种试验可以用来检测结核分枝杆菌的潜在感染:结核菌素试验(TST)和γ-干扰素释放试验;然而,两者都不能将活动性疾病与潜伏感染区分开来。在结核菌素试验中,感染了结核分枝杆菌的人会对细菌蛋白产生超敏反应。皮肤测试的试剂中就含有结核分枝杆菌菌体纯化蛋白衍生物(PPD)。首选的皮肤测试方法是结核菌素试验,向皮内注射0.1ml中等强度(5结核菌素单位)的PPD-S。48~72小时之后通过测量硬结的直径来判断结果(Huebner et al,1993)。HIV感染者、近期与传染性肺结核患者有过密切接触的人以及胸片发现符合陈旧性结核病变的人,硬结直径≥5mm认为是阳性。不满足前面三个条件但有结核病其他危险因素的人群,硬结≥10mm被认为是阳性。包括出生在结核病流行率较高的国家(如亚洲、非洲或拉丁美洲);注射吸毒者;医疗水平欠发达地区,尤其是少数种族或民族地区;长住护理机构的患者;以及结核感染风险较高的疾病(如硅沉着病、胃切除术、空回肠旁路术、低于标准体重的10%以上,慢性肾衰竭,糖尿病,高剂量的皮质激素或其他免疫抑制药物治疗以及恶性肿瘤)。在其他所有人群中,≥15mm被认为是阳性。接种过BCG疫苗的检测者结果较难解释。

PPD试验假阳性见于非结核分枝杆菌感染和接种过BCG的人群。假阴性反应可能是由于技术不佳或试剂储存不当造成的。如果检测适当,假阴性反应在相对健康的人群中并不常见,但在已知结核感染人群的首次测试中高达20%。大部分的假阴性反应都是由全身性疾病造成的,在治疗2~3周恢复健康后试验会转变为阳性。导致免疫应答降低的疾病包括蛋白质营养不良、并发病毒感染、结节病、肿瘤(尤其是淋巴瘤)、免疫抑制或皮质类固醇治疗以及 HIV 感染等，都可能导致结核菌素反应假阴性。

只要活菌持续存在于静止病灶内，结核菌素试验一般均为阳性。然而，随着年龄的增长，这种反应可能会逐渐增强，55 岁以上的人群中最为常见。在这个人群中，如果在第一次测试后的 1 周内进行重新测试，反应将会增强（或变成阳性），称为加强效应。

γ-干扰素释放试验（IGRA）在 21 世纪早期就已经有商品化试剂（Madkukar et al，2008；Lalvani & Pareek，2009）。是基于检测 T 细胞对结核分枝杆菌蛋白（ESAT-6、CFP-10、TB7.7）反应而释放 γ-干扰素进行的体外试验，这些蛋白在牛分枝杆菌 BCG 或大多数非结核分枝杆菌体内均不存在（堪萨斯分枝杆菌、斯氏分枝杆菌和海分枝杆菌除外）。IGRA 仅需采集一次血液，24 小时内即可得到结果。IGRA 的优点包括对免疫力低下患者（尽管可能出现假阴性）和儿童的敏感性较高，在接种了卡介苗的人群中有更好的特异性（Mori，2009；Ruhwald & Ravn，2009）。美国疾病预防和控制中心（CDC）的专家们宣称，IGRA 可以在所有使用结核菌素试验的环境中使用，并且有以下优越性（Centers for Disease Control and Prevention，2010）。对于已经接种过卡介苗疫苗的人，以及读取 TST 结果可能性低的人群（如无家可归者和吸毒者），IGRA 效果更好。虽然 5 岁以下儿童首选 TST 测试，但是联合使用 TST 和 IGRA 可能会提高这个年龄组的诊断灵敏度。最近的数据显示，在卫生保健工作者中使用 IGRA 替代 TST 来筛查潜伏结核分枝杆菌感染是有疑议的。例如，Quantiferon Gold In-Tube 测试有较高的假阳性，重复性差，特别是在临界值附近的值，并且具有较低的转化预测值（如一年为阴性结果到下一年就变为阳性结果）（Joshi et al，2012，2014）。

实验室诊断

标本

表 61-2 列出了推荐用于诊断分枝杆菌感染的标本类型。非无菌部位标本，如痰液和其他呼吸道分泌物、胃液、尿液和粪便，这些标本在培养之前必须去除杂菌，以防止正常菌群过度生长，从而掩盖生长缓慢的分枝杆菌的存在。在去除杂菌后将标本浓缩集菌可以增加涂片和培养的灵敏性。通常无菌部位的标本如血液、脑脊液（cerebrospinal fluid，CSF）、胸水和腹水以及组织可以不去除杂菌，直接接种。

表 61-2 分枝杆菌病和诊断性标本

疾病	分枝杆菌	标本
肺炎	MTBC，堪萨斯分枝杆菌，MAC，脓肿分枝杆菌脓肿亚种	痰（晨痰，连续 3 天深咳痰），支气管肺泡灌洗液，肺组织，胸水，胃内容物
播散型	MTBC，MAC	血液，骨髓，相关组织
淋巴结炎	MTBC，MAC	淋巴结穿刺物，组织活检
皮肤，软组织	偶发分枝杆菌，脓肿/龟分枝杆菌，海分枝杆菌，嗜血分枝杆菌，溃疡分枝杆菌	病灶穿刺物，组织活检
	麻风分枝杆菌	鼻腔分泌物，皮肤裂缝，组织活检
肌肉骨骼	MTBC，偶发分枝杆菌，脓肿/龟分枝杆菌，海分枝杆菌，堪萨斯分枝杆菌	关节液，骨滑膜
脑膜炎	MTBC	脑脊液
脑脓肿	MTBC	脓肿组织
泌尿生殖道感染	结核分枝杆菌，牛分枝杆菌 BCG	尿液（晨尿），相关组织-肾，膀胱，子宫内膜，输卵管，前列腺，精囊，附睾
胃肠道感染	结核分枝杆菌，牛分枝杆菌 BCG，MAC	组织，排泄物
腹膜炎	MTBC	腹膜组织，腹膜液
肝炎	MTBC，MAC	肝脏组织
心包炎	MTBC	心包液，心包组织
导管相关感染	快速生长分枝杆菌	血液

MAC：鸟分枝杆菌复合群；MTBC：结核分枝杆菌复合群

Modified with permission from Woods GL：Mycobacteria. In：Woods GL，Gutierrez Y，editors：Diagnostic pathology of infectious diseases，Philadelphia，1993，Lea & Febiger，p 378.

分枝杆菌培养的标本处理和接种应在生物安全柜中进行。N-乙酰-L-半胱氨酸（NALC）-氢氧化钠（图 61-1）是临床实验室分枝杆菌检测最常用的液化、去除杂菌和浓缩标本处理剂。可能存在污染的标本如果不能及时处理，则需要将标本冷藏。在继续进行图 61-1 的步骤之前，需要对一些标本进行额外的处理。胃液标本应立即处理，但如果不能避免延迟，传统上建议加入 10%的氢氧化钠至样品的 pH 值为中性。然而，一项研究的数据表明，中和反应可能不是必要的（Parashar et al,2013）。如果收集了超过 10ml 的胃液标本，样本在 3000～3600g 离心 20～30 分钟，弃掉上清，沉淀物按图 61-1 所示处理。对于粪便标本，1～2g 成形标本或 5ml 的液体标本置于 50ml 离心管里，加入无菌蒸馏水至 10ml，涡旋振荡器上混匀，通过纱布过滤，然后按照概述操作。尿液标本可分装在 2～4 个 50ml 的离心管内，3000～3600g 离心 30 分钟，弃掉上清，每个离心管里留大约 2ml 沉淀，涡旋振荡混匀，如果有必要的话，还可以添加蒸馏水至 10ml，然后再去除杂菌，如图 61-1 所示。

取10ml痰液、尿液或其他标本置于50ml无菌管中

↓

加入等体积的NaCl-2%NaOH(每次使用前新鲜配制),盖紧盖子

↓

混匀,涡旋振荡15~30秒

↓

室温孵育15分钟(粪便标本需45分钟)

↓

加入30ml磷酸盐缓冲液(pH 6.8); 盖紧盖子,涡旋振荡

↓

3000~3600g离心15分钟(或2500g,20分钟)

↓

弃上清; 用1.5~2ml无菌缓冲液重悬沉淀

↓ ↓

涂片染色　　培养

图 61-1　使用 NaCl-2% NaOH 去除杂菌浓缩标本进行分枝杆菌涂片和培养的操作程序

微生物染色

在革兰氏染色的涂片中，大多数分枝杆菌为细长、着色不佳、串珠样的革兰氏阳杆菌，但有时分枝杆菌结晶紫或沙黄不着色，出现“革兰氏染色中性”或“革兰氏幽灵”（图 61-2）。类似的幽灵图像可能会出现在瑞氏和巴氏染色的巨噬细胞中。

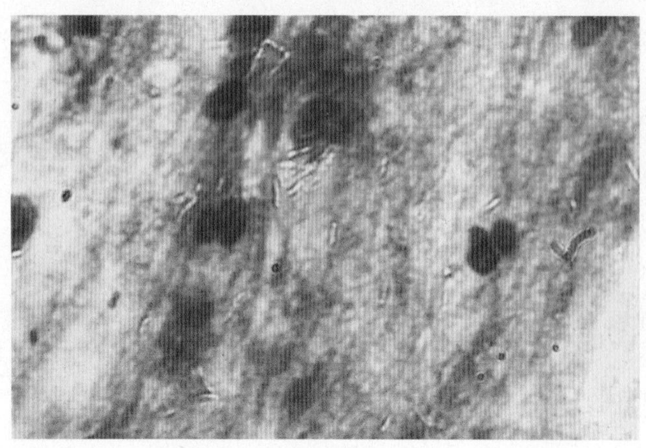

图 61-2　痰标本涂片革兰氏染色后呈现“幽灵细胞”（结核分枝杆菌，革兰氏染色，×400）

一般来说，从疑似分枝杆菌感染的患者采集的标本（除了血液）都应该对其进行显微镜检查找病原菌。然而，为了节约成本，许多实验室都不对很少看见抗酸杆菌的标本进行涂片镜检，如 CSF、尿液和骨髓等。涂片镜检需要两到三滴浓缩的沉积物均匀地涂布在显微镜载片上，然后在一个电热板上 80℃固定 15 分钟，或 65～70℃固定 1～2 小时。

抗酸杆菌涂片染色有两种方法：一种是苯酚品红染色（一种经典的抗酸染色，需要加热，然后用冷的 Kinyoun 染色），另一种是荧光染色（罗丹明和金胺-O），后者更加敏感。苯酚品红染色一般是放大 800～1000 倍检查（油镜），而另一种荧光染色则是较低的放大倍数（250～400 倍），因为荧光染色检查需要在较短的时间内查看更多视野。一些快速生长的分枝杆菌荧光染色效果不佳，可能不能被检测到；因此，当快速生长的分枝杆菌用荧光染色检测不到（例如：在术后伤口感染中）时，可用苯酚品红染色复染。结果在查看约 100 个视野后报告，同时应备注说明该涂片是直接用去除杂菌的浓缩标本制备的。表 61-3 中显示了抗酸杆菌涂片结果报告的行业标准（Kent & Kubica，1985）。

表 61-3　抗酸杆菌报告指南

抗酸杆菌苯酚品红染色（×1000）	抗酸杆菌荧光染色（×450）	报告
0	0	未查见抗酸杆菌
1～2/300 视野	1～2/70 视野	可疑；需复检
1～9/100 视野	2～18/50 视野	1+
1～9/10 视野	4～36/10 视野	2+
1～9/视野	4～36/视野	3+
>9/视野	>36/视野	4+

Modified with permission from Kent PT，Kubica GP：Public health mycobacteriology：A guide for the level Ⅲ laboratory，Atlanta，1985，Department of Health and HumanServices.

在苯酚品红染色中，抗酸杆菌通常被染成紫色到红色，略微弯曲的杆状（长：1～10μm，宽：0.2～0.6μm），通常是分枝或带状的（图 61-3），但也可能出现球状或丝状。一般来说，抗酸杆菌的形态并不能鉴定物种，然而某些菌种的细胞具有可诊断性的特征。结核分枝杆菌肉汤培养物涂片查见“线状物”是特

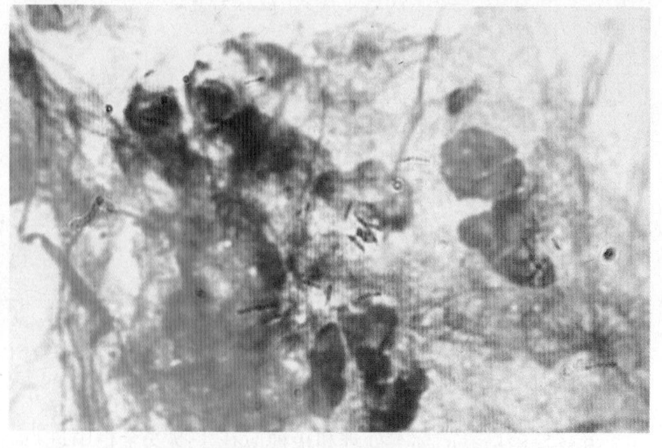

图 61-3　痰标本抗酸染色（结核分枝杆菌；Kinyoun，×400）

征性的(但不能用于诊断)。堪萨斯分枝杆菌菌体多为十字交叉的杆菌(图61-4),比结核分枝杆菌大,类似于"牧羊人的弯钩"。鸟分枝杆菌复合群的菌体通常是多形态的,偶尔会呈球杆状,过碘酸-雪夫染色呈阳性。海分枝杆菌的菌体通常比结核分枝杆菌的菌体更长更宽一些,有时会出现交叉带。麻风分枝杆菌的菌体比其他大多数分枝杆菌的染色要弱。

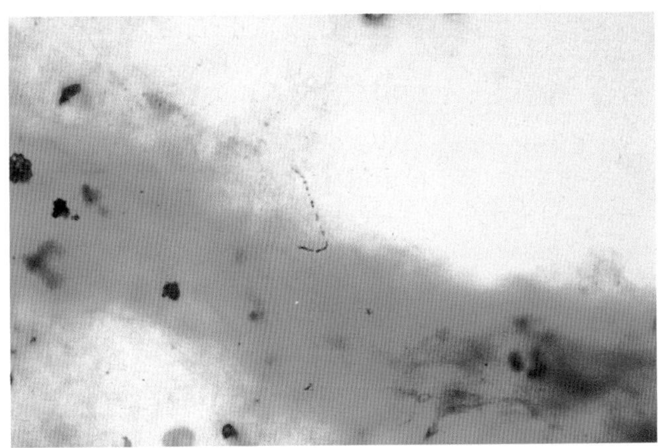

图61-4 颈肿大淋巴结抽出物涂片显示堪萨斯分枝杆菌为一种较大、交叉的抗酸杆菌(Kinyoun,×400)(Courtesy of Vicki J. Schnadig, MD, Department of Pathology, University of Texas Medical Branch, Galveston, Tex)

抗酸染色的特异性通常在99%以上,敏感性约为25%~75%(Strumpf et al,1979;Murray et al,1980;Rickman & Moyer,1980)。假阳性(涂片阳性,培养阴性)可能是由于菌体死亡造成的,可能发生在接受抗结核治疗的患者身上;去除杂菌时间较长,分枝杆菌被杀死;或者在染色过程中存在交叉污染。影响涂片结果的敏感性的因素包括:①患者(空洞型病变患者的痰标本比没有空洞型坏死患者的痰标本阳性率更高);②标本类型(呼吸道标本可能比其他类型的标本阳性率更高);③送检标本份数;④存在于标本中的抗酸杆菌数量(5000~10000病原体/ml更容易为阳性);⑤菌体类型(标本含有结核分枝杆菌或堪萨斯分枝杆菌比其他分枝杆菌更有可能出现阳性结果);⑥阅片者的经验;⑦所使用的染色剂。荧光染色更敏感,比苯酚品红染色更容易检出,这种方法被美国疾病防控中心的专家推荐(Tenover et al,1993)。美国疾病防控中心还建议,对于呼吸道标本,应在标本收到后24小时内报告涂片结果,这意味着每周要处理7天。

培养方法

将临床样本同时接种于肉汤培养基和固体培养基是分离分枝杆菌的最佳方法(Tenover et al,1993),相较于固体培养法,肉汤培养法更敏感,培养报阳的时间更短(Anargyros et al,1990;Stager et al,1991;Abe et al,1992)。但如果结果显示联合固体培养法不能提高检出率,那么也可以考虑单用液体培养基进行培养。

目前有两种固体培养基应用于分枝杆菌培养:罗氏培养基和琼脂培养基(Middlebrook 7H10、7H11和选择性7H11)。这些培养基可以置于带螺帽的管或细颈瓶内,也可置于培养皿内。相对于培养管,使用培养瓶培养除了更加安全外,还可以为分枝杆菌提供更大的生长空间。来源于皮肤病变的样本应使用罗氏培养基或琼脂培养基进行培养,以保证嗜血分枝杆菌的生长(见下文),此外,样本还应该同时接种于巧克力平板、含有5%羊血的哥伦比亚平板、含有Fildes增菌液的Mueller-Hinton平板和含有2%枸橼酸铁铵的罗氏培养基。为了方便从临床样本中分离出日内瓦分枝杆菌或从液体培养基向固体培养基转种,固体培养基必须加入结核菌素J。上述所有的培养应在37℃,5%~10%的CO_2的条件下进行,而在使用固体培养管时,培养管应倾斜放置至少1周以确保接种物均匀分布于培养基表面,且培养管螺帽应在拧死后放松半圈至1圈。由于一些能造成皮损的分枝杆菌,如海分枝杆菌、嗜血分枝杆菌、快生长分枝杆菌和溃疡分枝杆菌,在相对较低的温度条件下具有更佳的生长状态,对于部分皮肤来源的标本应在30℃条件下进行培养。所有的培养物应每周观察一次生长情况,并至少持续培养6周。

在固体培养基上进行培养的最大优势在于检验者可以对菌落形态和色素进行观察,这将有助于鉴别诊断,特别是在区分结核分枝杆菌和一些非结核分枝杆菌方面。分枝杆菌的菌落形态和生长特性见表61-4。然而传统固体培养也存在培养时间过长的缺点(在固体培养管内形成肉眼可见的菌落通常需要3~4周的时间,甚至更长)。此外,固体培养也存在检测灵敏度过低的问题。虽然,在Middlebrook琼脂平板上培养并进一步进行显微镜检,可以缩短菌落检测的时间(Welch et al,1993),但这种检测方法过于耗费人力,因此限制了其在临床微生物实验室的应用。

BACTEC TB460是第一款基于液体培养的分枝杆菌半自动培养仪器,其采用放射性核素技术对分枝杆菌的生长进行检测。但目前厂商已不再对该设备进行技术支持,而在绝大多数的实验室内,该设备已经被全自动非放射性培养仪替代。因此,不对该设备进行进一步讨论。

对于那些分枝杆菌培养量不大的实验室而言,使用MGIT人工阅读培养管是合适的选择,而MGIT培养管可以对除了血液和尿标本以外的所有标本进行培养。这种培养管内不但加入了改良的7H9培养基,而且在其底部固定了含有荧光指示剂的硅树脂。通常将临床样本加入该培养管,并加入杂菌抑制剂和营养添加剂,将培养管盖子盖好后放置于37℃培养至少6周时间。为了检测分枝杆菌生长,将培养管放置在365nm波长的紫外显影仪或伍氏灯前。如果在培养底部或底体交界处出现明亮的橘色荧光,则提示有细菌生长。而对于那些样本量大的实验室,则使用BACTEC 960或320全自动培养仪进行分枝杆菌培养更为合适,因为这些仪器不但可以连续监测MGIT培养管的荧光信号,而且可以自动报告阳性标本。此外,与BACTEC TB460相比,MGIT培养系统具有相同的灵敏度,但其报阳时间略长(Cornfield et al,1997;Pfyffer et al,1997;Hanna et al,1999)。

除了BACTECMGIT 960/320培养仪外,还有两款商业化的自动监测分枝杆菌生长的培养仪:MB/BacT系统(生物梅里埃)(Rohner et al,1997;Brunello et al,1999)和VersaTrek系统(Tholcken et al,1997;Woods et al,1997),VersaTrek系统的前一款产品叫做ESP-Ⅱ培养系统,目前该系统属于赛默飞世尔公司

表 61-4 分枝杆菌临床分离株的菌落形态与生长特性

分枝杆菌	菌落形态	色素	生长速度（周）	注释
慢生长型分枝杆菌				
结核分枝杆菌	粗糙	N(米色)	3~6	烟酸试验和硝酸盐还原试验阳性
牛分枝杆菌	粗糙、在罗氏培养基上生长变薄或透明	N(无色至米色)	4~6	烟酸试验和硝酸盐还原试验阴性、吡嗪酰胺耐药
MAC	光滑、小、薄、透明，或大、不透明、半球形；偶有粗糙型	N	3~6	衰老菌落可有色素沉着、42℃生长
堪萨斯分枝杆菌	粗糙、偶见光滑、β-红萝卜素结晶	P	3~6	很少有菌株着色 N 或 S
戈登分枝杆菌	光滑	S	3~6	通常为实验室污染，很少有菌株着色 N
海分枝杆菌	褶皱，细小；光滑，半球；偶见粗糙，干燥	P	2	最佳生长温度 30~33℃
蟾分枝杆菌	光滑、丝状生长(鸟巢状)	S	3~6	最佳生长温度 42℃
嗜血分枝杆菌	粗糙、偶见光滑	N	3~6	最佳生长温度 20~32℃；红素
斯氏分枝杆菌	光滑或粗糙	S，37℃；P，25℃	3~6	
快速生长型分枝杆菌				
脓肿分枝杆菌	光滑、偶见粗糙、褶皱	N	<1	
偶发分枝杆菌群	褶皱	N	<1	菌落边缘出现丝状分枝
龟分枝杆菌	光滑	N	<1	

MAC：鸟分枝杆菌复合群；N：非产色素型；P：光产色素型；S：暗产色素型。

旗下产品。对于每种培养系统，培养时均需向培养瓶中加入杂菌抑制剂和营养添加剂。MB/BacT 的培养瓶分两种：血培养瓶和其他标本培养瓶。每种培养瓶均需放入各自的培养仪内，这些仪器通过检测细菌生长的代谢产物，或代谢产物和空气各组分的消耗，以达到监测分枝杆菌或其他病原菌生长的目的。总之，这些培养仪器的性能与 BACTEC TB460 相当，但具有全自动、节省人力和非放射性的优点。

分枝杆菌鉴定试验

传统方法主要根据固体培养基上的生长速度、菌落形态(粗糙或光滑)、暴露在光线下是否产色素以及相应的生化试验(Kent & Kubica，1985)对分枝杆菌进行鉴定。然而，生化试验结果通常在几个星期甚至几个月后才出现，尤其是对结核分枝杆菌的鉴定(Tenover，1993)。此外，生化试验通常不能准确鉴定到种。

目前，诊断肺结核最快速的方法是使用核酸扩增试验(NAAT)直接检测临床标本(Piersimoni & Scarparo，2003)。然而，这些测试不能在菌种水平进行区分。目前在全球范围内有三种 NAAT 方法用于检测呼吸道标本，包括 *Mycobacterium tuberculosis* Direct Test(Gen-Probe，Inc.，San Diego)、AMPLICOR *Mycobacterium tuberculosis* Test(Roche Diagnostic Systems，Inc.，Branchburg，N. J)以及 Xpert MTB/RIF 检测(Cepheid，Sunnyvale，Calif)。BDProbeTec ET 系统(BD Biosciences)仅在美国以外地区应用。美国食品药品管理局(FDA)已经批准了 AMPLICOR 和 Xpert 的检测技术，仅用于检测痰涂片抗酸杆菌阳性的呼吸道标本。Gen-Probe 检测被批准用于涂片阳性和阴性的呼吸道标本。数据显示，NAAT 可能对涂片阴性的结核病高危人群具有很大的价值(例如：HIV 感染患者，被监禁的人)，他们需要更快的诊断和更早的治疗(Gamboa et al，1998；Bergmann et al，1999)。对于非呼吸道的标本，NAAT 的敏感性通常略低一些，但它们可能有助于诊断某些肺外结核，特别是抗酸杆菌涂片阳性患者。2009 年，CDC 更新了 NAAT 诊断肺结核的行业标准，推荐它用在具有持续症状和体征的可疑结核病但尚未确诊的患者，以及需要依据检测结果改变治疗方案和感控措施患者的呼吸道标本(CDC，2009b)。

Xpert MTB/RIF 检测比其他的 NAAT 的操作更为简单，还具有检测利福平耐药情况的优势。该技术有两个组成部分：①一部分是包含液体样品、PCR 缓冲液和冻干实时 PCR 试剂的反应盒；②另一部分是 Gene Xpert 仪器，自动进行样品处理和实时 PCR。它通过对结核分枝杆菌 *rpoβ* 基因的 81bp 片段进行扩增并随后检测与利福平耐药相关的突变来同时检测结核分枝杆菌和利福平耐药性。检测的标本类型为未处理的痰液和痰液沉积物。每个样本的实际操作时间少于 5 分钟，结果可在 2 小时内报告。与培养相比，其检测痰涂片抗酸阳性和阴性的呼吸道标本的敏感性分别为98%~100%和69%~72%；特异性已达到100%（Boehme et al,2010;Helb et al,2010;Zeka et al,2011）。

化学发光DNA探针技术可以用于在固体或液体培养基上充分生长的细菌，其可在1~2小时内鉴定出新型菌种和分枝杆菌复合群（Evans et al,1992;Goto et al,1992;Lebrun et al,1992;Reisner et al,1994）。目前市面上常见的试剂盒主要用于MTBC、MAC、鸟分枝杆菌、胞内分枝杆菌、戈登分枝杆菌和堪萨斯分枝杆菌。检测需要的设备较少（包括发光计、超声器和加热块等）。其缺点包括无法鉴定某些MAC，尤其是液体培养的细菌；MAC探针会出现假阳性；而MTBC检测很少出现假阳性结果（Bull & Shanson,1992;Lebrun et al,1992;Butler et al,1994）。

一些非FDA批准的方法已经被证明能够准确地识别出常见的分枝杆菌。最近推出的基质辅助激光解吸飞行时间质谱法能够快速鉴定出固体培养基上生长的细菌（Saleeb et al,2011）。这种技术需要昂贵的仪器，但是试剂成本非常低。此外，该仪器除了分枝杆菌之外还可用于细菌和真菌的鉴定，技术操作也非常简单。高效液相色谱法可以在2~4小时内鉴定出固体培养基或液体培养基里的分枝杆菌。这项技术曾主要用于公共卫生和一些参考实验室，但是近年来一些更精确费时少的技术，如反向杂交（线性探针）技术的出现使其用户不断减少（Wu et al, 2007; Hoffman-Thiel et al, 2011; Mitarai et al, 2012）。“线性探针”可用于固体和液体培养基培养阳性的菌落。线性探针技术，首先用生物素标记的引物PCR扩增目标序列，然后将扩增产物与固定在硝化纤维膜上的多个探针进行杂交，显色的条带与图谱对比后即可给出鉴定结果。最准确的鉴定方法是基因测序，最常用的是*16S rRNA*基因的高度可变区（Patel,2000;Cloud et al,2002;Hall,2003;Wu et al,2007）。分子生物学分型的方法，如间隔寡核苷酸分型方法（间隔式），通常可将结核分枝杆菌鉴定到种水平（Mostowy et al,2004）。这些方法操作复杂且仪器设备昂贵，主要用于研究和大型参考实验室。

敏感性试验

分枝杆菌敏感性试验应根据美国临床和实验室标准协会的指南（CLSI M24-A2,2011）进行。需要药物敏感性试验的一线和二线药物见表61-5。

表61-5 分枝杆菌进行药物敏感性试验的药物

分枝杆菌	表示	药物
MTBC	一线药物	异烟肼*，利福平，乙胺丁醇*，吡嗪酰胺
	二线药物	卷曲霉素，乙硫异烟胺，乙胺丁醇（高浓度），阿米卡星，卡那霉素，左氧氟沙星，莫西沙星，异烟肼（高浓度），对氨基水杨酸，利福布汀，链霉素
MAC	一线药物	克拉霉素
	二线药物	莫西沙星，利奈唑胺
堪萨斯分枝杆菌	一线药物	利福平
	二线药物	阿米卡星，环丙沙星，克拉霉素†，乙胺丁醇，异烟肼，莫西沙星，利福布汀，链霉素，复方磺胺甲噁唑
海分枝杆菌	一线药物	阿米卡星，环丙沙星，克拉霉素，多西环素，米诺环素，莫西沙星，利福布汀，利福平，复方磺胺甲噁唑
快生长分枝杆菌	一线药物	阿米卡星，头孢西汀，环丙沙星，克拉霉素，多西环素，米诺环素，利奈唑胺，美罗培南，莫西沙星，妥布霉素，复方磺胺甲噁唑

*临界浓度

†克拉霉素被认为是短疗程和（或）间歇治疗方案的一线药物，包括利福平、乙胺丁醇和克拉霉素；在经典的治疗方法（利福平、乙胺丁醇和异烟肼）中，克拉霉素是二线药物

初次分离的MTBC应该检测所有一线药物的敏感性。如果在经过3个月的合理治疗后标本培养仍为阳性，或者早期临床证据显示治疗失败的情况下，应重复进行药敏试验。可用单个菌落、肉汤培养阳性物（间接法）或涂片抗酸杆菌阳性的痰标本（直接法）进行药敏试验。琼脂倍比稀释法是检测MTBC对抗结核药物敏感性的标准方法。菌株对单一药物浓度的耐药比例大于1%就认为对该药耐药。然而，由于在实验室从接收标本到检测结果报告的平均周期是28天，所以FDA批准的一种与琼脂培养结果一致的液相系统被推荐使用（Tenover et al,1993;CLSI M24-A2,2011）。在现有的液相培养系统中，接种分枝杆菌后通常在5~7天内即可获得药敏结果（Bergmann & Woods 1998;Bergmann et al,2000;Scarparo et al,2004）。当出现利福平单药或任何两种一线药物耐药时，应该对所有二线药物进行药敏试验。如果临床的治疗方案包括氟喹诺酮类，那么出现对异烟肼临界浓度耐药时也应检测其对二线抗结核药物的敏感性。

鉴于对结核分枝杆菌耐药性快速检测的需求，分子生物学技术逐渐广泛应用于培养阳性（肉汤或菌落）及抗酸染色阳性标本的耐药相关基因突变检测（Santos,2012）。分子检测技术主要应用于直接检测耐药相关基因，包括痰标本抗酸染色阳性的可疑有结核病治疗史患者，来自耐药性上升的国家和族群的患者、标准治疗方案失败的患者和（或）暴露于耐多药结核的患者。该技术包括基于分子靶标的GeneXpert MTB/RIF技术和HAIN线性探针分析MTBDRplus和MTBDRsl技术。另外测序技术（如Sanger测序和焦磷酸测序）可以提供野生型或突变型的序列。常见的基因检测位点是*rpo β*、*emb β*和*gyrA*等耐药决

定区域,*inhA* 和 *eis* 启动子区域,*katG* 和 *rrs* 确定的突变区域以及 *tlyA* 和 *pncA* 完整的开放阅读框等(Campbell et al,2011)。耐药性可能是由于突变造成而这些方法检测不到,因此未能发现耐药突变并不一定等同于药敏结果表型敏感。由于突变并不总是与药物耐药性相关,因此,通过线性探针的方法检测到的突变可能并不能等同于表型药敏结果耐药。此外,由于并不是所有的耐药机制都是已知的,因此未能检测到突变并不能明确排除耐药。尽管分子生物学方法能迅速提供有用的药物敏感信息,但它们并不能代替药物表型敏感性检测,而仅仅是起辅助作用(Campbell et al,2011)。

GeneXpert MTB/RIF 检测技术在本章节前面已经进行了介绍。Zeka 等(2011 年)研究了结核分枝杆菌的利福平耐药的问题,在 429 个样本中,有 89 株结核分枝杆菌培养阳性,其中 88 株敏感,1 株耐药。相比之下,Marlowe 等(2011)报告了一些不同的耐药发现。在 217 个样本中,130 株结核分枝杆菌培养阳性,通过微量肉汤发检测发现都对利福平敏感;其中有三株最初由 Gene Xpert 检测时耐药基因阳性,一株在重新测试后仍为耐药。

HAIN 探针技术使用反向杂交来检测突变,在美国并未得到 FDA 批准,却在美国以外的其他国家使用。MTBDRplus 和 MTBDRsl 技术包含了野生型探针和几种常见的突变探针。野生型条带的缺失表明有突变存在。野生和突变条带同时存在表明在样本中存在一个特殊的突变。野生条带和突变条带同时缺失表明有突变存在,但没有提供关于突变的信息。这些技术检测表型的差异主要是由于药物的不同,效果最好的是利福平和喹诺酮类。除利福平外,对于这两种技术,特异性≥95%(线性探针检测和表型药物敏感性测试都显示敏感),比敏感性大(线性探针检测和表型药物敏感性测试都显示耐药性)(Mitarai et al,2012;Kiet et al,2010;Ignatyeva et al,2012;Crudu et al,2012)。

非结核分枝杆菌的敏感性试验使用临床分离出的单克隆菌落进行(Griffith et al,2007);然而,对于某些菌株来说,某些药物的敏感性试验结果与临床治疗的效果几乎没有相关性。对于 MAC 来说,乙胺丁醇和利福平的效果尤其如此。CLSI 推荐的针对快速和缓慢生长的 NTM 的药物敏感性试验是微量肉汤稀释法(Woods et al,1999;CLSI M24-A2,2011)。MAC、堪萨斯分枝杆菌、海分枝杆菌,对于培养基、培养时间和温度以及结果解释的行业标准(不在本章的介绍范围内),在最近一期 CLSI M24 中做了详细地描述(A2,2011)。推荐的测试药物在表 61-5 中列出。除了用于 MAC 的药物外,最近的数据还支持对阿米卡星和克拉霉素(Brown-Elliott et al,2013)的早期敏感性检测。除了前面提到的,对于缓慢生长的分枝杆菌 CLSI 建议按照堪萨斯分枝杆菌列出的一线和二线药物进行测试,并使用相同的解释标准。一般来说,应报告最低抑菌浓度(MIC)和药物敏感结果(敏感、中介、耐药)。

治疗

目前推荐的用于治疗结核病的药物(表 61-6)应该在药物敏感性试验结果报告之前进行,但是如果发现有耐药,应根据药敏结果对治疗进行调整。通常用于治疗 NTM 的感染的疗程方案也在表 61-6(Griffith et al,2007)中列出。然而,对于许多 NTM 来说,最佳治疗方案和治疗持续时间都是未知的。

表 61-6 用于治疗常见分枝杆菌感染的抗菌药物

分枝杆菌属	感染部位	抗菌药物
MTBC	任何部位	异烟肼,利福平,乙胺丁醇,吡嗪酰胺
MAC	肺部	克拉霉素*,利福平,利福布汀,乙胺丁醇,阿米卡星
	播散型	克拉霉素*,乙胺丁醇,利福布汀
	淋巴结炎†	无
堪萨斯分枝杆菌	肺部	利福平,乙胺丁醇,异烟肼,克拉霉素
龟/脓肿/偶发分枝杆菌‡	非肺部	克拉霉素(敏感),一种或多种其他药§
脓肿分枝杆菌¶	肺部	多种药物方案§,包括克拉霉素
海分枝杆菌	皮肤或软组织	克拉霉素,多西环素,复方磺胺甲嘧唑,利福平,乙胺丁醇

MAC:鸟分枝杆菌复合群;MTBC:结核分枝杆菌复合群

* 或阿奇霉素

† 推荐治疗是手术

‡ 外科手术通常是必要的

§ 尽管抗菌疗法可能使症状改善和疾病好转,但目前没有有效的药物治疗方案

¶ 如果疾病病灶是局限的,外科切除加多重药物治疗是最佳选择

预防

结核分枝杆菌复合群

结核分枝杆菌的感控有四种常见的方法。首先,最重要的是早期确诊和适当及时的治疗,可以使结核病患者在感染几周内无传染性,并得到治愈。第二种方法是对非传染性结核患者的确诊和治疗:肺外结核、儿童的原发性肺部疾病、未经证实的感染性肺部疾病以及 MTBC 的潜伏感染(即 TST 试验阳性或γ干扰素释放试验阳性,胸片正常无症状患者)。

第三种方法是传染风险较高的标本应在相应生物安全等

级实验室中进行，包括尸检、痰诱导试验、胸部诊所等候区、监狱、庇护场所，以及分枝杆菌实验室。要实现这一点，必须解决几个问题((Segal-Maurer & Kalkut,1994)。感染患者的病房或有可能感染标本的操作间应在负压条件下进行，而且有可能被感染污染的空气应该被排放在室外。我们推荐使用单通风系统(最好的方法是在天花板处定位空气送风口，并在地板附近安装吸风口)和每小时至少进行6次空气交换。在处理所有标本时必须遵循全面的预防措施，标本培养必须在经过认证的二级生物安全柜中进行处理。此外，应佩戴一种能够过滤直径1~5μm颗粒物的口罩，标准的外科口罩显然是不够的，并在呼吸科进行专业培训。

第四种方法是接种卡介苗疫苗，这是一种由法国卡尔梅特和古林分离得到的一种牛分枝杆菌减毒疫苗。这种疫苗被用于许多结核病发病率很高的国家，用于预防儿童结核性脑膜炎和粟粒性结核，但一般不推荐在美国使用，因为美国MTBC感染的风险很低，成人疫苗的有效性不确定。卡介苗不应用于免疫功能低下的人、免疫功能可能受损的人及孕妇。有报道称，艾滋患者接种BCG后可能出现播散性牛分枝杆菌感染；有临床症状的HIV感染婴儿接种BCG后出现淋巴结炎(Centers for Disease Control and Prevention,1985;Blanche et al,1986)。而在无艾滋病症状人群中没有报告过播散性牛分枝杆菌感染。在结核感染风险较高的人群中，世界卫生组织建议给刚出生或出生不久的HIV感染的儿童接种卡介苗，不建议给有症状的HIV感染的儿童、结核感染风险较低的人群或已知或疑似感染HIV的人接种(World Health Organization,1987)。

鸟分枝杆菌复合群

文献表明，艾滋病患者合并MAC发生播散性感染的发病率很高，生存期也会缩短(Horsburgh et al,1991;Nightingale et al,1992)；因此其预防是必不可少的。由于MAC在环境中无处不在，最有效的预防方法是药物治疗。目前，美国公共卫生服务和美国传染病协会建议在CD4+细胞计数低于50/μl的艾滋病患者中使用克拉霉素或阿奇霉素常规预防(Centers for Disease Control and Prevention,2009a)。如果这两种药物都不能被耐受，可选用利福布汀进行预防用药。在接受抗逆转录病毒治疗至少3个月以上的CD4+计数>100细胞/μl的患者中，应停止初级预防用药。

(郝晓柯 译　徐英春　杨启文 校)

推荐阅读

Brown-Elliott AB, Wallace RJ Jr: Clinical and taxonomic status of pathogenic nonpigmented or late-pigmenting rapidly growing mycobacteria, Clin Microbiol Rev 15:716-746,2002.

对快速生长分枝杆菌的分类进行了很好的综述。还包括实验室鉴定方法和常规抗菌药物敏感性试验的讨论。

Clinical and Laboratory Standards Institute: Susceptibility testing of Mycobacteria, Nocardia, and other aerobic actinomycetes, Wayne, Pa, 2003, National Committee for Clinical Laboratory Standards. Approved Standard M24-A2.

结核分枝杆菌复合群，快速生长分枝杆菌，以及缓慢生长的分枝杆菌(包括鸟分枝杆菌复合群，堪萨斯分枝杆菌和海分枝杆菌)的药敏试验指南。

Falkinham JO III: Epidemiology of infection by nontuberculous mycobacteria, Clin Microbiol Rev 9:177, 1996.

对常见的非结核分枝杆菌，包括鸟分枝杆菌复合群、堪萨斯分枝杆菌、海分枝杆菌、猿分枝杆菌以及蟾分枝杆菌的流行病学进行了深入的综述。

Griffth DE, Aksamit T, Brown-Elliott BA, et al: An offcial ATS/IDSA statement: diagnosis, treatment, and prevention of nontuberculous mycobacterial diseases, Am J Respir Crit Care Med 175:367,2007.

对常见的非结核分枝杆菌，包括鸟分枝杆菌复合群，堪萨斯分枝杆菌，海分枝杆菌和快速生长分枝杆菌的实验室诊断和治疗进行了很好的综述。

Madkukar P, Zwerling A, Menzies D: Systematic review: T-cell-based assay for the diagnosis of latent tuberculosis infection: an update, Ann Intern Med 149:1, 2008.

对T细胞检测技术诊断潜伏性结核感染的价值进行了很好的讨论。

Piersimoni C, Scarparo C: Relevance of commercial amplification methods for direct detection of Mycobacterium tuberculosis complex in clinical samples, J Clin Microbiol 41:5355-5365,2003.

对直接检测临床标本中的结核分枝杆菌复合群的商品化核酸扩增试验进行了很好的综述。

Runyon EH: Anonymous mycobacteria in pulmonary disease, Med Clin North Am 43:273,1959.

对不同组的非结核分枝杆菌进行了经典的描述。

Santos LC: Review: The molecular basis of resistance in Mycobacterium tuberculosis, Open Journal Med Microbiol 2:24-36,2012.

对结核分枝杆菌耐药的分子基础进行了很好的总结。

Scollard DM, Adams LB, Gillis TP, et al: The continuing challenges of leprosy, Clin Microbiol Rev 19:338, 2006.

麻风病最新的综述。

Tortoli E: Impact of genotypic studies on mycobacterial taxonomy: the new mycobacteria of the 1990s, Clin Microbiol Rev 16:319-354,2003.

对最新报道的缓慢生长和快速生长的分枝杆菌进行了极好的讨论。包括流行病学，临床表现，表型特征和抗菌药物敏感性的信息。

参考文献

Abe C, Hosojima S, Fukasawa Y, et al: Comparison of MB-Check, BACTEC, and egg-based media for recovery of mycobacteria, *J Clin Microbiol* 30:878–881, 1992.

Anargyros P, Astill DSJ, Lim ISL: Comparison of improved BACTEC and Lowenstein-Jensen media for culture of mycobacteria from clinical specimens, *J Clin Microbiol* 28:1288–1291, 1990.

Amofah G, Bonsu F, Tetteh C, et al: Buruli ulcer in Ghana: results of a national case search, *Emerg Infect Dis* 8:167, 2002.

Ang P, Rattana-Apiromyakij N, Goh CL: Retrospective study of *Mycobacterium marinum* skin infections, *Int J Dermatol* 39:343, 2000.

Aubry A, Chosidow O, Caumes E, et al: Sixty-three cases of *Mycobacterium marinum* infection, *Arch Intern Med* 162:1746, 2002.

Bergmann JS, Fish G, Woods GL: Evaluation of the BBL MGIT (Mycobacterial Growth Indicator Tube) AST SIRE system for antimycobacterial susceptibility testing of *Mycobacterium tuberculosis* to 4 primary antituberculous drugs, *Arch Pathol Lab Med* 124:82–86, 2000.

Bergmann JS, Woods GL: Evaluation of the ESP culture system II for testing susceptibilities of *Mycobacterium tuberculosis* isolates to four primary antituberculous drugs, *J Clin Microbiol* 36:2940–2943, 1998.

Bergmann JS, Yuoh G, Fish G, et al: Clinical evaluation of the enhanced Gen-Probe amplified mycobacterium direct test for rapid diagnosis of tuberculosis in prison inmates, *J Clin Microbiol* 37:1419–1425, 1999.

Blake LA, West BC, Lary CH, et al: Environmental nonhuman sources of leprosy, *Rev Infect Dis* 9:562–567, 1987.

Blanche S, LeDeist F, Fischer A: Longitudinal study of 18 children with perinatal LAV/HTLV III infection:

attempt at prognostic evaluation, *J Pediatr* 109:965–970, 1986.

Boehme CC, Nabeta P, Hillerman D, et al: Rapid molecular detection of tuberculosis and rifampin resistance, *N Engl J Med* 363:1005–1015, 2010.

Böttger EC, Teske A, Kirschner P, et al: Disseminated "Mycobacterium genavense" infection in patients with AIDS, *Lancet* 340:76, 1991.

Brown-Elliott BA, Wallace RJ Jr: Clarithromycin resistance to *Mycobacterium abscessus*, *J Clin Microiol.* 39:2745–2746, 2001.

Brown-Elliott AB, Wallace RJ Jr: Clinical and taxonomic status of pathogenic nonpigmented or late-pigmenting rapidly growing mycobacteria, *Clin Microbiol Rev* 15:716–746, 2002.

Brown-Elliott BA, Iakhiaeva E, Griffith DE, et al: In vitro activity of amikacin against isolates of *Mycobacterium avium* complex with proposed MIC breakpoints and finding of a 16S rRNA gene mutation in treated isolates, *J Clin Microbiol* 51:3389–3394, 2013.

Brunello F, Favari F, Fontana R: Comparison of the MB/BacT and BACTEC 460 TB systems for recovery of mycobacteria from various clinical specimens, *J Clin Microbiol* 37:1206–1209, 1999.

Buhler VB, Pollak A: Human infection with atypical acid-fast organisms, *Am J Clin Pathol* 23:363–374, 1953.

Bull TJ, Shanson DC: Rapid misdiagnosis by *Mycobacterium avium*-intracellulare masquerading as tuberculosis in PCR/DNA probe tests, *Lancet* 340:1360, 1992.

Butler WR, O'Connor SP, Yakrus MA, et al: Cross-reactivity of genetic probe for detection of *Mycobacterium tuberculosis* with newly described species *Mycobacterium celatum*, *J Clin Microbiol* 32:536, 1994.

Campbell PJ, Morlock GP, Sikes RD, et al: Molecular detection of mutations associated with first- and second-line drug resistance compared with conventional drug susceptibility testing of Mycobacterium tuberculosis, *Antimicrob Agents Chemother* 55:2032–2041, 2011.

Castets M, Boisvert H, Grumback F, et al: Les bacilles tuberculeux de type africaine, *Rev Tuberc Pneumol* 32:179, 1968.

Centers for Disease Control and Prevention: Disseminated *Mycobacterium bovis* infection from BCG vaccination of a patient with acquired immunodeficiency syndrome, *Morbid Mortal Wkly Rev* 34:227, 1985.

Centers for Disease Control and Prevention: *Mycobacterium haemophilum* infection—New York City Metropolitan Area, 1990-1991, *MMWR Morb Mortal Wkly Rep* 40:636, 1991.

Centers for Disease Control and Prevention: Guidelines for prevention of opportunistic infections in HIV-infected adults and adolescents. Recommendations from CDC, the National Institutes of Health, and the HIV Medicine Association of the Infectious Diseases Society of America, *MMWR Morb Mortal Wkly Rep* 58(RR–4):1, 2009a.

Centers for Disease Control and Prevention: Updated guidelines for the use of nucleic acid amplification tests in the diagnosis of tuberculosis, *MMWR Morb Mortal Wkly Rep* 58:7, 2009b.

Centers for Disease Control and Prevention: Updated guidelines for using interferon gamma release assays to detect *Mycobacterium tuberculosis* infection—United States, 2010, *MMWR Morb Mortal Wkly Rep* 59 (RR–5):1–25, 2010.

Centers for Disease Control and Prevention: Incidence of Hansen's Disease—United States, 1994-2011, *MMWR Morb Mortal Wkly Rep* 63:969–972, 2014a.

Centers for Disease Control and Prevention: Trends in tuberculosis—United States, 2013, *MMWR Morb Mortal Wkly Rep* 63:229–233, 2014b.

Cloud JL, Neal H, Rosenberry R, et al: Identification of *Mycobacterium* spp. by using a commercial 16S ribosomal DNA sequencing kit and additional sequencing libraries, *J Clin Microbiol* 40:400–406, 2002.

Cloud JL, Carroll KC, Cohen S, et al: Interpretive criteria for use of AccuProbe for identification of *Mycobacterium avium* complex directly from 7H9 broth cultures, *J Clin Microbiol* 43:3474, 2005.

Cornfield DB, Beavis KG, Greene JA, et al: Mycobacterial growth and bacterial contamination in the Mycobacteria Growth Indicator Tube and BACTEC 460 culture system, *J Clin Microbiol* 35:2068, 1997.

Costrini AM, Mahler DA, Gross WM, et al: Clinical and roentgenographic features of nosocomial pulmonary disease due to *Mycobacterium xenopi*, *Am Rev Respir Dis* 123:104, 1981.

Coyle MB, Carlson LC, Wallis CK, et al: Laboratory aspects of "*Mycobacterium genavense,*" proposed species isolated from AIDS patients, *J Clin Microbiol* 30:3206, 1992.

Crudu V, Stratan E, Romancenco E, et al: First evaluation of an improved assay for molecular genetic detection of tuberculosis as well as rifampin and isoniazid resistances, *J Clin Microbiol* 50:1264–1269, 2012.

Debacker M, Aguiar J, Steunou C, et al: *Mycobacterium ulcerans* disease: role of age and gender in incidence and morbidity, *Trop Med Int Health* 9:1297, 2004.

Dhillon SS, Watanakunakorn C: Lady Windermere syndrome: middle lobe bronchiectasis and *Mycobacterium avium complex* infection due to voluntary cough suppression, *Clin Infect Dis* 30:572, 2000.

Emmanuel F, Seager A-L, Doig C, et al: Human and animal infections with *Mycobacterium microti*, Scotland, *Emerg Infect Dis* 13:1924–1927, 2007.

Evans KD, Nakasone AS, Sutherland PA, et al: Identification of *Mycobacterium tuberculosis* and *Mycobacterium avium-Mycobacterium intracellulare* directly from primary BACTEC cultures by using acridinium-ester-labeled DNA probes, *J Clin Microbiol* 30:2427, 1992.

Falkinham JO III: Epidemiology of infection by nontuberculous mycobacteria, *Clin Microbiol Rev* 9:177, 1996.

Feldman RA, Hershfield E: Mycobacterial skin infection by an unidentified species. A report of 29 patients, *Ann Intern Med* 80:445, 1974.

Gamboa F, Fernandez G, Padilla E, et al: Comparative evaluation of initial and new versions of the Gen-Probe Amplified *Mycobacterium Tuberculosis* Direct Test for direct detection of *Mycobacterium tuberculosis* in respiratory and nonrespiratory specimens, *J Clin Microbiol* 36:684, 1998.

Good RC, Snider DE Jr: Isolation of nontuberculous mycobacteria in the United States, *J Infect Dis* 146:829, 1982.

Gordon SV, Bottai D, Simeone R, et al: Pathogenicity in the tubercle bacillus: molecular and evolutionary determinants, *Bioessays* 31:378, 2009.

Goto M, Oka S, Okuzumi K, et al: Evaluation of acridinium-ester-labeled DNA probes for identification of *Mycobacterium tuberculosis* and *Mycobacterium avium-Mycobacterium-intracellulare complex* in culture, *J Clin Microbiol* 30:2473, 1992.

Griffith DE, Aksamit T, Brown-Elliott BA, et al: An official ATS/IDSA statement: Diagnosis, treatment, and prevention of nontuberculous mycobacterial diseases, *Am J Respir Crit Care Med* 175:367, 2007.

Hall L, Doerr KA, Wohlfiel SL, et al: Evaluation of the MicroSeq System for identification of mycobacteria by 16S ribosomal DNA sequencing and its integration into a routine clinical mycobacteriology laboratory, *J Clin Microbiol* 41:1447–1453, 2003.

Hanna BA, Ebrahimzadeh A, Elliott LB, et al: Multicenter evaluation of the BACTEC MGIT 960 System for recovery of mycobacteria, *J Clin Microbiol* 37:748, 1999.

Hastings RC, Gillis TP, Krahenbuhl JL, et al: Leprosy, *Clin Microbiol Rev* 1:330, 1988.

Helb D, Jones M, Story E, et al: Rapid detection of *Mycobacterium tuberculosis* and rifampin resistance by use of on-demand, near-patient technology, *J Clin Microbiol* 48:229–237, 2010.

Hlavsa M, Moonan PK, Cowan LS, et al: Human tuberculosis due to *Mycobacterium bovis* in the United States, 1995-2005, *Clin Infect Dis* 47:168, 2008.

Hoffman-Thiel S, Turaev L, Alnour T, et al: Multicentre evaluation of the speed-oligo' mycobacteria assay for differentiation of *Mycobacterium* spp. in clinical isolates, *BMC Infect Dis* 11:353–359, 2011.

Horsburgh CR Jr: *Mycobacterium avium complex* infection in the acquired immunodeficiency syndrome, *N Engl J Med* 324:1332, 1991.

Horsburgh CR Jr, Havlik JA, Illis DA, et al: Survival of patients with acquired immune deficiency syndrome and disseminated *Mycobacterium avium complex* infection with and without antimycobacterial chemotherapy, *Am Rev Respir Dis* 144:557, 1991.

Huebner RE, Schein MF, Bass JB Jr: The tuberculin skin test, *Clin Infect Dis* 17:968, 1993.

Inderlied CB, Kemper CA, Bermudez LEM: The *Mycobacterium avium complex*, *Clin Microbiol Rev* 6:266, 1993.

Ignatyeva O, Kontsevaya I, Kovalyov A, et al: Detection of resistance to second-line antituberculosis drugs by use of the Genotype MTBDRsl assay: a multicenter evaluation and feasibility study, *J Clin Microbiol* 50:1593–1597, 2012.

Joshi M, Monson TP, Woods GL: Use of interferon-gamma release assays in a health care worker screening program: Experience from a tertiary care centre in the United States, *Can Respir J* 19:84–88, 2012.

Joshi M, Thomas TP, Joshi A, et al: IFN-γ release assay conversions and reversions: Challenges with serial testing in U.S. health care workers, *Ann Am Thorac Soc* 11:296–302, 2014.

Kent PT, Kubica GP: *Public health mycobacteriology: a guide for the level III laboratory*, Atlanta, 1985, Department of Health and Human Services.

Kiers A, Klareneck A, Mendelts B, et al: Transmission of *Mycobacterium pinnipedii* to humans in a zoo with marine animals, *Int J Tuberc Lung Dis* 12:1469–1473, 2008.

Kiet VS, Lan NTN, An DD, et al: Evaluation of the MTBDRsl test for detection of second-line drug resistance in *Mycobacterium tuberculosis*, *J Clin Microbiol* 48:2934–2939, 2010.

Kristjansson M, Green P, Manning HL, et al: Molecular confirmation of bacillus Calmette–Guérin as the cause of pulmonary infection following urinary tract instillation, *Clin Infect Dis* 17:228, 1993.

Kubica T, Rüsch-Gerdes S, Niemann S: *Mycobacterium bovis* subsp. *caprae* caused one-third of human *M. bovis*-associated tuberculosis cases reported in Germany between 1999 and 2001, *J Clin Microbiol* 41:3070–3077, 2003.

Lalvani A, Pareek M: A 100 year update on diagnosis of tuberculosis infection, *Br Med Bull* 93:69–84, 2010.

Lamm DL, Van Der Meijden APM, Morales A, et al: Incidence and treatment of complications of bacillus Calmette-Guerin intravesical therapy in superficial bladder cancer, *J Urol* 147:596, 1992.

Lebrun L, Espinasse R, Poveda JD, et al: Evaluation of nonradioactive DNA probes for identification of mycobacteria, *J Clin Microbiol* 30:2476, 1992.

Lewis FM, Marsh BJ, von Reyn CF: Fish tank exposure and cutaneous infections due to *Mycobacterium marinum*: tuberculin skin testing, treatment, and prevention, *Clin Infect Dis* 37:390, 2003.

Lindeboom JA, Prins JM, Bruijnesteijn van Coppenraet ES, et al: Cervicofacial lymphadenitis in children caused by *Mycobacterium haemophilum*, *Clin Infect Dis* 41:1569, 2005.

Lockwood DN, Suneetha S: Leprosy: too complex a disease for a simple elimination paradigm, *Bull World Health Organ* 83:230, 2005.

Lomwardias S, Madge GE: Chaetoconidium and atypical acid-fast bacilli in skin ulcers, *Arch Dermatol* 106:875, 1972.

Lumpkin LR III, Cox GF, Wolf JE: Leprosy in five armadillo handlers, *J Am Acad Dermatol* 9:899, 1983.

Madkukar P, Zwerling A, Menzies D: Systematic review: T-cell-based assays for the diagnosis of latent tuberculosis infection: an update, *Ann Intern Med* 149:1, 2008.

Marlowe EM, Novak-Weekley SM, Cumpio J, et al: Evaluation of the Cepheid Xpert MTB/RIF assay for direct detection of *Mycobacterium tuberculosis* complex in respiratory specimens, *J Clin Microbiol* 49:1621–1623, 2011.

Maschek H, Georgii A, Schmidt RE, et al: *Mycobacterium genavense* autopsy findings in three patients, *Am J Clin Pathol* 101:95, 1994.

Mitarai S, Kato S, Ogata H, et al: Comprehensive multicenter evaluation of a new line probe assay kit for identification of *Mycobacterium* species and detection of drug-resistant *Mycobacterium tuberculosis*, *J Clin Microbiol* 50:884–890, 2012.

Mori T: Usefulness of interferon-gamma release assays for diagnosing TB infection and problems with these assays, *J Infect Chemother* 15:143, 2009.

Mostowy S, Onipede A, Gagneux S, et al: Genomic analysis distinguishes *Mycobacterium africanum*, *J Clin Microbiol* 42:3594–3599, 2004.

Murray PR, Elmore C, Krogstad D: The acid-fast stain: a specific and predictive test for mycobacterial disease, *Ann Intern Med* 92:512, 1980.

Nightingale SD, Byrd LT, Southern PM, et al: Incidence of *Mycobacterium avium–intracellulare complex* bacteremia in human immunodeficiency virus–positive patients, *J Infect Dis* 165:1082, 1992.

Norden A, Linell F: A new type of pathogenic Mycobacterium, *Nature* 168:826, 1951.

Parashar D, Kabra SK, Lodha R, et al: Does neutralization of gastric aspirates from children with suspected intrathoracic tuberculosis affect mycobacterial yields on MGIT culture?, *J Clin Microbiol* 51:1753–1756, 2013.

Patel JB, Leonard DGB, Pan X, et al: Sequence-based identification of Mycobacterium species using the MicroSeq 500 16S rDNA bacterial identification system, *J Clin Microbiol* 38:246–251, 2000.

Pfyffer GE, Auchenthaler ER, van Embden JD, et al: *Mycobacterium canettii*, the smooth variant of *M. tuber-*

culosis, isolated from a Swiss patient exposed in Africa, *Emerg Infect Dis* 4:631, 1998.
Pfyffer GE, Welscher HM, Kissling P, et al: Comparison of the Mycobacteria Growth Indicator Tube (MGIT) with radiometric and solid culture for recovery of acid-fast bacilli, *J Clin Microbiol* 35:364, 1997.
Piersimoni C, Scarparo C: Relevance of commercial amplification methods for direct detection of *Mycobacterium tuberculosis* complex in clinical samples, *J Clin Microbiol* 41:5355–5365, 2003.
Piersimoni C, Scarparo C: Extrapulmonary infections associated with nontuberculous mycobacteria in immunocompetent persons, *Emerg Infect Dis* 15:1351, 2009.
Prince DS: Infection with *Mycobacterium avium complex* in patients without predisposing conditions, *N Engl J Med* 321:863, 1989.
Reisner BS, Gatson AM, Woods GL: Use of Gen-Probe AccuProbes to identify *Mycobacterium avium complex, Mycobacterium tuberculosis complex, Mycobacterium kansasii,* and *Mycobacterium gordonae* directly from BACTEC TB broth cultures, *J Clin Microbiol* 32:2995, 1994.
Rickman TW, Moyer NP: Increased sensitivity of acid-fast smears, *J Clin Microbiol* 11:618, 1980.
Ridley DS, Jopling WH: Classification of leprosy according to immunity: a five group system, *Int J Lepr* 34:255, 1964.
Rieder HL, Cauthen GM, Kelly GD, et al: Tuberculosis in the United States, *JAMA* 262:385, 1989.
Rodwell TC, Moore M, Moser KS, et al: Tuberculosis *from Mycobacterium bovis* in binational communities, United States, *Emerg Infect Dis* 14:909, 2008.
Rohner P, Ninet B, Metral C, et al: Evaluation of the MB/BacT system and comparison to the BACTEC 460 system and solid media for isolation of mycobacteria from clinical specimens, *J Clin Microbiol* 35:3127, 1997.
Ruhwald M, Ravn P: Biomarkers of latent TB infection, *Expert Rev Resp Med* 3:387, 2009.
Runyon EH: Anonymous mycobacteria in pulmonary disease, *Med Clin North Am* 43:273, 1959.
Ryndak M, Wang S, Smith I: PhoP, a key player in *Mycobacterium tuberculosis* virulence, *Trends Microbiol* 16:528, 2008.
Saleeb PG, Drake SK, Murray PR, et al: Identification of mycobacteria in solid-culture media by matrix-assisted laser desorption ionization-time of flight mass spectrometry, *J Clin Microbiol* 49:1790–1794, 2011.
Santos LC: Review: The molecular basis of resistance in *Mycobacterium tuberculosis, Open J Med Microbiol* 2:24–36, 2012.
Scarparo C, Ricordi P, Ruggiero G, et al: Evaluation of the fully automated BACTEC MGIT 960 for testing susceptibility of *Mycobacterium tuberculosis* to pyrazinamide, streptomycin, isoniazid, rifampin, and ethambutol and comparison with the radiometric BACTEC 460TB method, *J Clin Microbiol* 42:1109–1114, 2004.
Scollard DM, Adams LB, Gillis TP, et al: The continuing challenges of leprosy, *Clin Microbiol Rev* 19:338, 2006.
Segal-Maurer S, Kalkut GE: Environmental control of tuberculosis: continuing controversy, *Clin Infect Dis* 19:299, 1994.
Sompolinsky D, Lagziel A, Naveh D, et al: *Mycobacterium haemophilum* sp. nov., a new pathogen of humans, *Int J Sys Bacteriol* 28:67, 1978.
Stager CE, Libonati JP, Siddiqi SH, et al: Role of solid media when used in conjunction with the BACTEC system for mycobacterial isolation and identification, *J Clin Microbiol* 29:154, 1991.
Strumpf IJ, Tsang AY, Sayre JW: Re-evaluation of sputum staining for the diagnosis of pulmonary tuberculosis, *Am Rev Respir Dis* 119:599, 1979.
Tecson-Tumang FT, Bright JL: *Mycobacterium xenopi* and the acquired immunodeficiency syndrome, *Ann Intern Med* 100:461–462, 1984.
Tenover FC, Crawford JT, Huebner RE, et al: The resurgence of tuberculosis: Is your laboratory ready?, *J Clin Microbiol* 31:767, 1993.
Tholcken CA, Huang S, Woods GL: Evaluation of the ESP culture system II for recovery of mycobacteria from blood specimens collected in isolation tubes, *J Clin Microbiol* 35:2681, 1997.
Tobin DM, Ramakrishnan L: Comparative pathogenesis of *Mycobacterium marinum* and *Mycobacterium tuberculosis, Cell Microbiol* 10:1027, 2008.
Tortoli E, Brunello F, Cagni AE, et al: *Mycobacterium genavense* in AIDS patients, report of 24 cases in Italy and review of the literature, *Eur J Epidemiol* 14:219, 1998.
Tortoli E: Impact of genotypic studies on mycobacterial taxonomy: the new mycobacteria of the 1990s, *Clin Microbiol Rev* 16:319–354, 2003.
Van Soolingen D, Hoogenboezem T, de Haas PEW, et al: A novel pathogenic taxon of *M. tuberculosis complex, Canetti:* characterization of an exceptional isolate from Africa, *Int J Syst Bacteriol* 47:1236, 1997.
Wallace RJ Jr, Swenson JM, Silcox VA, et al: Spectrum of disease due to rapidly growing mycobacteria, *Rev Infect Dis* 5:657, 1983.
Welch DF, Guruswamy AP, Sides SJ, et al: Timely culture for mycobacteria which utilizes a microcolony method, *J Clin Microbiol* 31:2178, 1993.
Wolinsky E: Nontuberculous mycobacteria and associated diseases, *Am Rev Respir Dis* 119:107, 1979.
Woods GL: Mycobacteria. In Woods GL, Gutierrez Y, editors: *Diagnostic pathology of infectious diseases*, Philadelphia, 1993, Lea & Febiger, p 378.
Woods GL, Bergmann JS, Witebsky FG, et al: Multisite reproducibility of results obtained by the broth microdilution method for susceptibility testing of *Mycobacterium abscessus, Mycobacterium chelonae,* and *Mycobacterium fortuitum, J Clin Microbiol* 37:1676–1682, 1999.
Woods GL, Fish G, Plaunt M, et al: Clinical evaluation of Difco ESP culture system II for growth and detection of mycobacteria, *J Clin Microbiol* 35:121, 1997.
Woods GL, Washington JA II.: Mycobacteria other than *Mycobacterium tuberculosis*: review of microbiologic and clinical aspects, *Rev Infect Dis* 9:275, 1987.
World Health Organization: Special Programme on AIDS and Expanded Programme on Immunization—joint statement: consultation on human immunodeficiency virus (HIV) and routine childhood immunization, *Wkly Epidemiol Rep* 62:297, 1987.
Wu X, Zhang J, Liang J, et al: Comparison of three methods for rapid identification of mycobacterial clinical isolates to the species level, *J Clin Microbiol* 45:1898–1903, 2007.
Zeka AN, Tasbakan S, Cavusoglu C: Evaluation of the GeneXpert MTB/RIF assay for rapid diagnosis to tuberculosis and detection of rifampin resistance in pulmonary and extrapulmonary specimens, *J Clin Microbiol* 49:4138–4141, 2011.

第62章 真菌性疾病

Peter C. Iwen

要点

1. 条件致病性真菌已经成为免疫力低下人群发生侵袭性感染的常见病原体。
2. 深部组织的组织病理学检查，是快速检测和确诊侵袭性真菌感染的主要手段。
3. 临床实验室中形态和表型学鉴定仍是体外培养鉴定真菌病原体的常用方法。
4. 分子生物学技术已成为鉴定体外培养的真菌病原体的一种新技术，未来其有望在临床标本中直接进行真菌病原体的快速检测。
5. 白念珠菌仍是目前最常见的与人类疾病密切相关的真菌；然而，其他类型的酵母菌所导致的侵袭性疾病也呈现出增加趋势，并且这些真菌对标准的抗真菌治疗药物的耐药性增加。
6. 双相型真菌病原体常常引起流行区人群的轻度感染。然而，由于免疫低下人群的增加，双相型真菌导致的侵袭性感染（复发性感染或原发性感染）正变得越来越常见。
7. 近年来，随着新型抗真菌制剂的引入以及真菌与酵母菌耐药性的不断增加，抗真菌药物敏感度试验的开发及其标准化变得尤为重要。

医学真菌学致力于研究真菌及其与人类疾病的关系。该学科的研究对象包括可导致浅表皮肤感染（皮肤真菌病）甚至播散性深部内脏感染（系统性真菌病）的单细胞真菌——酵母菌和丝状真菌。真菌病原体包括严格意义上的致病性真菌（真正的致病菌），以及在患者罹患疾病或接受多种新型疗法治疗等状态下可导致其感染的腐生性真菌（条件致病性真菌）。癌症治疗和实体器官移植中的大剂量化学疗法等新型治疗手段以及抑制免疫系统的感染如获得性免疫缺陷综合征（AIDS），已成为人类感染真菌病的主要原因（Chen et al，2011；Miceli & Lee，2011；Petrikkos et al，2012；Pfaller & Diekema，2007；Shoham，2013；Tuite & Lacey，2013）。

虽然医学界普遍缺乏医学真菌学相关培训，但从事外科病理学的病理学家已对真菌病原体有了基本的认识。总体而言，医学领域普遍缺乏对真菌的认知，这非常麻烦。因为很多真菌的鉴定无法依靠机器，需要依赖于真菌形态学经验丰富的专家。

本章的目的是介绍医学真菌学的基础知识，并重点描述实验室中经常遇到的真菌病原体及相关操作问题。有关真菌感染组织病理学的综合图谱，请参阅 Chandler 与 Watts 撰写的书籍(1987)和 Guarner 与 Brandt 所发表的文章(Guarner & Brandt,2011)。另外，虽然无叶绿素藻类不属于真菌，但因其基本特征及所导致的疾病与真菌极为相似，所以本章也对其引起的感染进行了讨论。

本章侧重阐述真菌感染性疾病，未涉及其他类型的真菌性疾病。其他类型的真菌性疾病请参阅相关综述，包括真菌性非侵袭性真菌超敏反应(Duggal & Wise,2013;Schubert,2009;Taxy et al,2009)、有毒真菌摄入性中毒(蘑菇中毒或者真菌中毒)(Lima et al,2012)、真菌毒素摄入性中毒(真菌毒素中毒)(Etzel,2002)和真菌来源的精神类药物中毒(Stebeiska,2013)。

真菌的命名、分类和形态学

概述

真菌的命名和分类原则是成为真菌学家的第一道关卡。真菌是具有有性和无性繁殖能力的真核细胞。依据是否存在有性生殖结构将真菌分为不同的真菌门，对存在已知有性生殖结构的真菌(完全菌)根据其有性生殖结构的类型分为接合菌门(现在被分到球囊菌门和四个分类未定的亚门)、子囊菌门或者担子菌门。对缺少有性生殖结构的真菌，基于其无性生殖结构归为半知菌门，也称为不完全真菌(imperfect fungi)。但是这种分类法将真菌的命名和分类复杂化，因为这种双重命名法使真菌具有两个科学名称，一个是针对具有无性生殖结构(无性型)的物种名称，另外一个是针对具有有性生殖结构(有性型)的物种名称。2011 年 7 月召开的国际植物大会对真菌的系统分类法作出了重大修订，大会投票废除了原有的双重命名法，并根据国际藻类、真菌和植物命名法(此前被称为国际植物命名法规)对真菌名称进行调整(Hawksworth,2011;Hibbett & Taylor,2013)。这些新规定意味着自 2013 年 1 月 1 日起，一种真菌只能有一个名称，允许使用基于无性生殖结构的命名。但对于已有双重名称的真菌物种，如何确定真菌的有效名称仍然面临着许多挑战，目前正在多方协商以解决这一问题。

传统的将真菌鉴定到种的依据是真菌形态学和生理学特征。表 62-1 显示了临床实验室如今仍然常用的描述真菌特征的重要术语。近年来随着分子生物学方法应用于真菌鉴定，研究者发现了某些不能从形态学上分辨的真菌物种，称之为隐蔽物种(cryptic species)。鉴于这些最近发展的技术，建议联合多种方法对真菌种类进行鉴定。这些方法包括分子测序(使用至少两个基因组靶标)、真菌形态学与生理学特征。然而，由于许多真菌学实验室仍然依赖于形态特征来鉴定真菌，但相近的真菌种类难以用形态学鉴别。因此，指南建议基于这些方法鉴定真菌物种时，应使用真菌复合群(species complex)的概念和名称。在本章中，临床实验室常见病原体的名称统一使用命名原则简化后的名称。出于实用目的，表 62-2 所示的基本特征作为实验室中真菌鉴定的依据。

真菌菌落特征

真菌有两种形态学形式：酵母菌和真菌。酵母菌是单细胞生物体，通常通过产生芽生孢子(也称为出芽)的无性繁殖方式来产生子代细胞。酵母菌的菌落宏观上类似于琼脂表面的细菌菌落，是大量菌体增殖的集合。酵母菌落通常是光滑的，边缘整齐。当过度生长时，其形态与葡萄球菌菌落相似。而且，酵母菌也可以产生过氧化氢酶，所以未经过革兰氏染色或制备湿片观察的微生物技术人员可能会粗心地将酵母菌落误认为细菌菌落，并提供误导性的报告。不管是否具有假菌丝，显微镜下观察到"出芽酵母"即可鉴定为酵母菌。此外，酵母的假菌丝经常在菌落的边缘形成肉眼可见的丝状延伸，常称为"足"(图 62-1)。

表 62-1 医学真菌学常用术语词汇表

术语	定义
气生菌丝	生长于琼脂培养基表面以上的菌丝
无性型	真菌孢子形成的无性形式(不完全形态)
关节孢子	来自特殊菌丝片段的分生孢子
子囊果(囊实体)	一个包含子囊的结构(有多种形态)
子囊孢子	在子囊内通过减数分裂形成的有性孢子
子囊	包含子囊孢子的囊状结构，子囊菌纲的特征性结构
担孢子	担子产生的有性孢子
担子	包含担孢子的结构(如蘑菇)
芽生孢子	由菌丝、假菌丝或酵母出芽形成的无性孢子
厚壁孢子	厚壁的休眠期孢子或生存结构
闭囊壳	闭锁的子囊果，由菌丝壁包裹，内含散在的子囊
囊领	瓶梗顶端的漏斗状结构

表 62-1 医学真菌学常用术语词汇表(续)

术语	定义
囊轴	孢囊梗长入孢子囊底部的部分
产孢细胞	产生分生孢子的细胞
分生孢子梗	产生分生孢子的特殊菌丝结构
分生孢子	菌丝或分生孢子梗末端以及侧边产生的无性生殖结构
黑斑	因为暗色色素的存在而被着色的分生孢子、孢子或者菌丝
双相型	在环境中表现为真菌,在体内表现为酵母菌
光滑的	平滑的,用于菌落形态的描述
异宗配合的	有性生殖的完全依赖于两个不同菌体(交配株)的相互作用
全型(holomorph)	真菌生活史的各个阶段:包括真菌的无性期以及有性期
同宗配合的	有性生殖可以发生在同一株菌株内
透明的	清澈、无色或者透明的
菌丝	真菌的营养单位,有隔膜或无隔膜
间生的	产生于菌丝主干内部的
大分生孢子	由真菌产生的两类分生孢子中较大的一类
小分生孢子	由真菌产生的两类分生孢子中较小的一类
真菌	通过有性或无性繁殖的丝状真菌
菌丝体	大量菌丝组成的真菌菌体
子囊壳	封闭的子囊果,顶部有孔,子囊孢子可通过这个孔排出
瓶梗	连续产生分生孢子的一种特殊结构
假菌丝	一连串酵母细胞(芽生孢子)连接成菌丝样,但相邻的细胞间连接处有狭窄形成缢痕
硬壳小体(sclerotic body)	组织中发现的厚壁、暗色、砖状格排列的圆形细胞,用于着色芽生菌病的诊断
隔膜	菌丝中的横膈
小球体(spherule)	一种圆形结构,包含内孢子,是球孢子菌属在组织内的特征
孢囊梗	产生孢子囊的菌丝
孢子囊孢子	孢子囊产生的无性孢子
孢子囊	一种囊状结构,无性的孢子囊孢子在其中生长发育
小梗	产分生孢子细胞的细长分支
有性型	真菌的有性产孢方式(完全形态)
末端	菌丝的末端
叶状体	真菌的营养生长,包括大量交织的菌丝
嗜热性的	喜欢生长在高温条件下的真菌
营养菌丝	生长于琼脂培养基表面或伸入到培养基中的菌丝
顶囊(囊泡)	经常处于分生孢子梗或孢囊梗末端的增大或肿胀的细胞,也可能在菌丝内
酵母菌	单细胞真菌,通过出芽或者裂殖两种方式进行繁殖
接合孢子	由两个相似的细胞有性繁殖产生的毛霉菌孢子

表 62-2　用于真菌鉴定的特征表现

特征	举例
宏观生长类型	单细胞菌落(酵母菌) 丝状菌落(真菌)
酵母菌的形态学	出芽 出芽伴有假菌丝 圆形酵母菌,有荚膜 有囊领的出芽酵母
丝状结构的形态学	有隔菌丝 无隔菌丝(或者有稀疏隔膜的菌丝)
菌丝颜色	透明(有淡色素或无色素) 暗色(深色色素)
无性生殖结构的形态学	分生孢子 孢子
有性生殖结构的形态学	子囊孢子 闭囊壳 子囊壳
生长速率	慢(>10天) 中度(4~10天) 快(<4天)
被放线菌酮抑制	大多数腐生真菌
最佳生长温度	25~30℃ 35~37℃ 40~42℃ 50~58℃
生物化学试验	同化作用 发酵试验 酶促降解试验(如脲酶) 促生长作用
从真菌向酵母转化	在大多数实验室中已被DNA探针试验替代
免疫学检测抗原或抗体	隐球菌属,组织胞浆菌属,球孢子菌属,芽生菌属,曲霉属
DNA探针	组织胞浆菌属,球孢子菌属,芽生菌属

DNA:脱氧核糖核酸

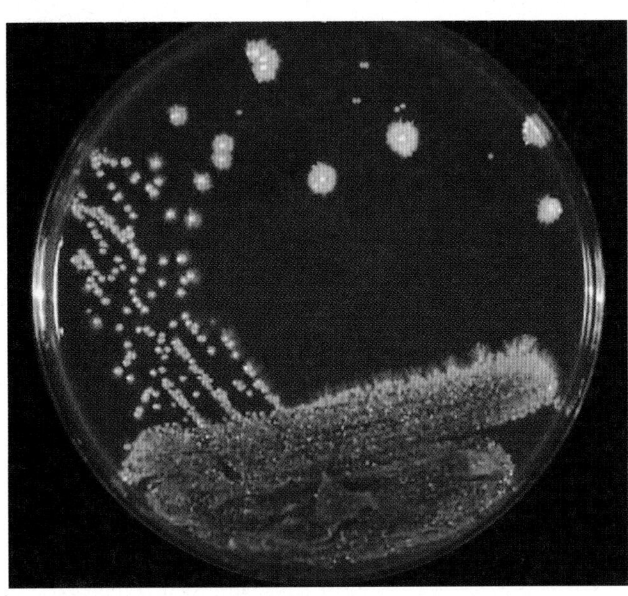

图 62-1　白念珠菌菌落周边的丝状延伸,俗称"足"

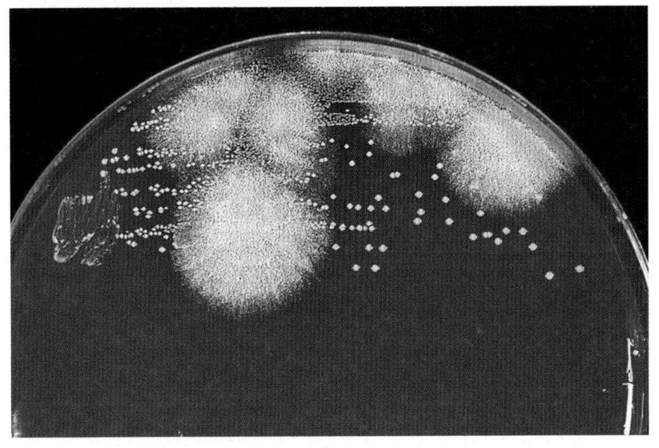

图 62-2　烟曲霉菌落:大多数白色菌丝上的粉末外观。相邻细菌菌落与丝状真菌的对比(羊血琼脂)

与酵母菌不同,真菌是多细胞结构的丝状真菌。尽管用"发霉"(mold)来描述这种形态特点,但历史上真菌学家广泛认可的用来描述形态学特征的其实是"真菌"(mould)。真菌的丝状特性使菌落具有羊毛状、蓬松或天鹅绒般的外观,有时可因产生无性繁殖结构而呈现颗粒或粉末状(图 62-2)。其他时候则有可能呈现为光滑的外观。

真菌与酵母菌之间的界限并不能严格区分。一些酵母菌也可生长出肉眼可见的丝状结构。例如,毛孢子菌属(*Trichosporon* spp)是一种菌落边缘会出现丝状延伸的酵母菌,而甄氏外瓶霉(*Exophiala jeanselmei*)是一种在成熟时会形成菌丝的暗色酵母菌。这种现象的极端案例是双相型真菌,即在某些条件下呈现真菌形态,而在其他情况下则表现为酵母或酵母样形态。临床上重要的双相型真菌可导致系统性感染,其在环境中和在25~30℃的琼脂培养基上常表现为真菌。而在组织中的存在形式可能是酵母,如皮炎芽生菌(*Blastomyces dermatitidis*)、荚膜组织胞浆菌(*Histoplasma capsulatum*)、申克孢子丝菌(*Sporothrix schenckii*),也可以称为"小球体"(spherule)的酵母样结构,如粗球孢子菌(*Comlidioides immitis*)和波萨达斯球孢子菌(*Comlidioides posadasii*)。在37℃条件下,利用适当的培养基进行体外培养时,可以重现真菌的组织相形态。临床实验室的部分少见真菌也可出现双相型,如暗色真菌中的裴氏着色真菌(*Fonsecaea pedrosi*)和疣状瓶霉(*Phialophora verrucosa*)可在组织中产生非菌丝细胞——硬壳小体(sclerotic bodies),但在常温固体培养基上,则呈现出真菌形态。逆双相型(reverse dimorphism)真菌如糠秕马拉色菌(*Malassezia furfur*),在花斑糠疹患者的皮损组织中同时出现酵母和菌丝两种形态。

酵母和菌丝结构

真菌的形态学是鉴别酵母菌和真菌的重要特征。真菌的丝状结构称为菌丝,大量的菌丝称为菌丝体。生长在琼脂表面或内部的菌丝体称为营养菌丝体,而菌落以上的丝状延伸称为气生菌丝体。真菌丝含有横膈膜,包括有孔隔膜,可用于菌丝内部信息交流;或者无孔的完整横膈膜,可将菌丝分隔成多个细胞。具有横膈膜的菌丝称为有隔菌丝,而没有横膈膜的菌丝称为无隔菌丝。一些具有横膈膜的真菌也可具有无隔菌丝,或生成无性繁殖结构的有隔的特殊菌丝(分生孢子梗)。相反,一些所谓无隔真菌的菌丝中偶尔会出现横膈膜,如果命名为疏隔真菌可能会更合适。

菌丝的宽度和分支的角度是真菌鉴定的重要线索。毛霉[(mucormycetes,也称接合菌纲(zygomycetes)和毛霉目(*Mucorales*)],如根霉菌属(*Rhizopus* spp),菌丝宽大、带状,分支处常呈直角(图 62-3),而透明真菌如曲霉属(*Aspergillus*)菌丝狭窄,分支处呈锐角(叉状分支)(图 62-4)。根据涂片或组织切片中的菌丝形态判断为曲霉属,实际上仅仅提示在一定程度上可能是该组病原体。更好的处理方法是在报告中描述观察到的菌丝特征。

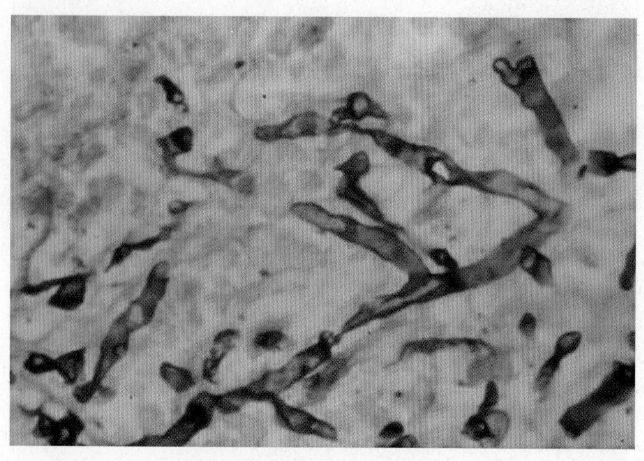

图 62-3 肺组织中毛霉特征性的宽大、无隔的菌丝(Gomori 六胺银染色,×400)

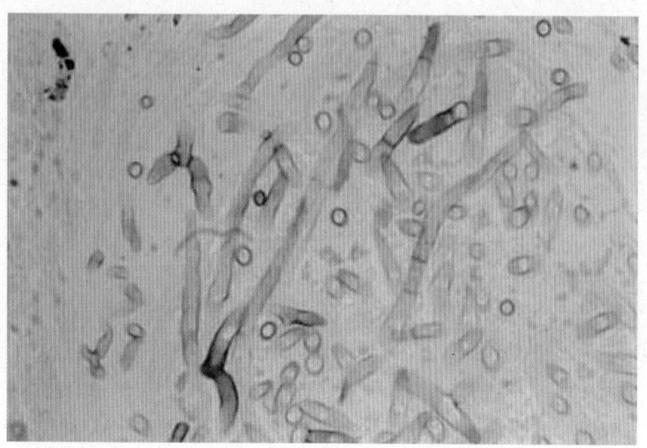

图 62-4 组织中透明霉菌特征性的有隔膜、细分支菌丝(Gomori 六胺银染色,×400)

酵母菌通过形成芽生孢子进行无性繁殖,其中子细胞通常出现在酵母细胞的一端,并最终膨大形成新的酵母细胞,这个过程常被称为出芽。如果一连串的子细胞不能从母细胞脱落分离,则会产生假菌丝(pseudohypha)。与真菌丝不同,假菌丝中相邻细胞的连接处以及子细胞和母细胞因大小不同会形成缢痕(constriction)(图 62-5)。相比之下,真菌丝的细胞壁平行无缢痕。白念珠菌和热带念珠菌在某些生长条件下可能会产生与真菌丝十分相似的假菌丝,这给在组织切片中鉴别念珠菌属和透明真菌如曲霉属造成一定困难。而隐球菌属(*Cryptocomlus* spp)只出芽形成酵母细胞,很少形成假菌丝,也不会形成真菌丝。

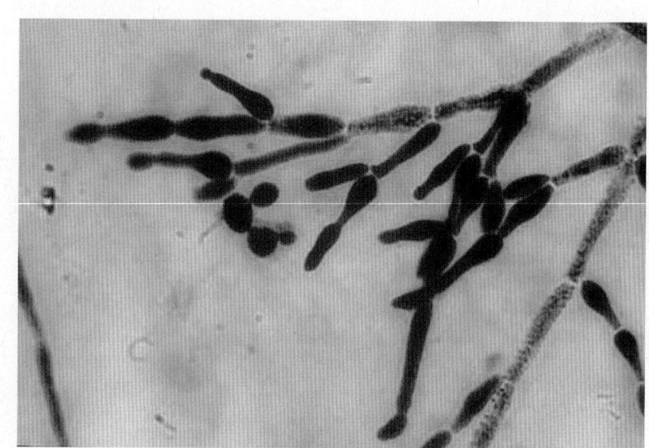

图 62-5 痰标本中观察到白念珠菌延长的出芽酵母连成一串,形成假菌丝(革兰氏染色,×1000)

真菌色素

一些真菌菌丝和酵母菌具有产生某种暗色色素的特点,这些真菌产生的黑色素使真菌在显微镜下呈棕色着色,并使菌落呈现深绿色、棕褐色或者黑色。术语"着色的"、"黑化的""深色的"和"暗色的"均用于描述可产生黑色素的真菌(Revankar & Sutton,2010)。着色性真菌压片中,在染色前其色素可能较明显,涂片、湿片或组织切片时因后期添加的染料可能会在一定程度上掩盖真菌原有的颜色,因此,在未染色制片中观察会更为明显。那些无暗色色素的真菌称为透明真菌(透明或无色)。该术语"透明真菌"可能无法完全反映其外观特征,因为在某些情况下,浅色素沉着可以使菌落呈现颜色,并且一些透明真菌的无性生殖结构可能含有绿色、棕色或黑色色素,一旦形成生殖结构便会在菌落表面着色。但通常这些透明真菌菌落的背面仍保持浅色,相反,暗色真菌菌落的正面和背面通常均呈现暗色。可利用这些特点进行鉴别。

生殖结构

特征性的无性繁殖结构是鉴别真菌的主要手段。对于酵母菌,表型研究是鉴别时的主要依据,无性生殖结构在鉴定过程中仅作为辅助线索。无性繁殖的两种主要的结构是孢子(也可以作为有性生殖结构存在)和分生孢子。无性孢子(称为孢子囊孢子)由一种称为孢子囊的包囊结构分裂后产生(图 62-6)。分生孢子的产生则更为多样,它可以分化自生育菌丝,如分生孢子梗的顶部或侧面,或者直接由菌丝分化而来。遗憾的是,文献中分生孢子和孢子术语的使用已经混乱。一般来说,“孢子形成”和“孢子”是无性繁殖中的通用术语,但有些情况下使用“分生孢子”会比“孢子”更为准确。

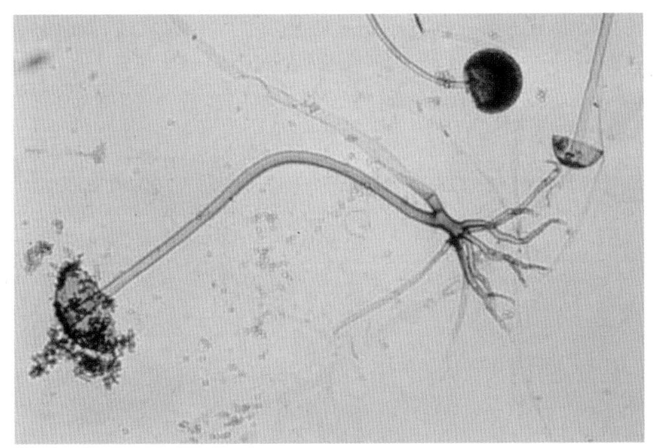

图 62-6 根霉属的孢囊梗支撑着含有孢子囊孢子的孢子囊。假根发生于接近孢囊梗起点的菌丝(乳酸酚棉蓝染色,×100)

酵母菌无性繁殖的主要途径是形成芽生孢子(即出芽)。出芽时,母细胞的细胞壁首先会软化,随后细胞壁膨出(像被吹出),细胞核和细胞质迁移到膨出区域。隔膜封闭并隔开子细胞和母细胞(图 62-7)。若子细胞和母细胞未能完全脱离,则会形成假菌丝。

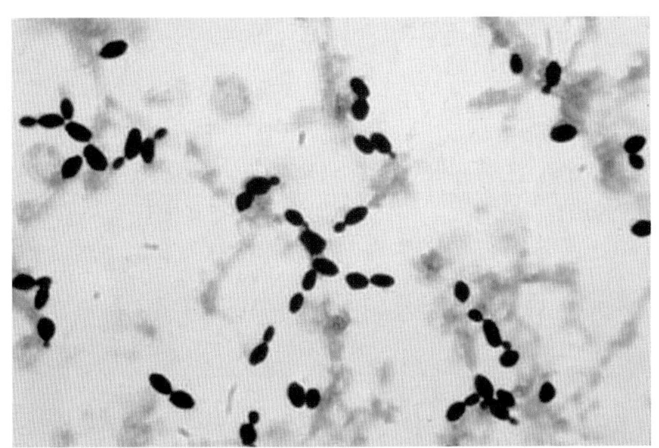

图 62-7 血培养瓶样本中观察到的出芽与无出芽的酵母细胞(革兰氏染色,×1000)

可分化成分生孢子的营养菌丝体被称为产孢细胞。产生分生孢子的特殊菌丝称为分生孢子梗,它可能是由营养菌丝体产生的产孢细胞,也可能是支撑菌丝。曲霉属中,无隔分生孢子梗顶部膨大形成肿大的顶囊(囊泡)(图 62-8)。产孢细胞,现称为为瓶梗,由顶囊(囊泡)产生以支撑分生孢子链。某些曲霉种会产生一排瓶梗,瓶梗位于一排称为梗基的不育细胞上,分生孢子产生于瓶梗的远端。毛霉形成一个称为孢囊梗的结构,用于支撑含有孢子囊孢子的孢子囊(图 62-6)。孢囊梗顶端延伸进入孢子囊的部分称为囊轴。

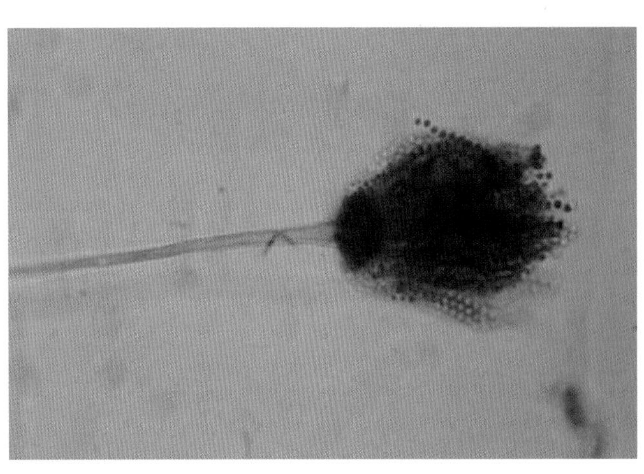

图 62-8 烟曲霉子实头。分生孢子梗顶部肿胀成顶囊,瓶梗从顶囊上半部长出,成串的分生孢子呈链状与分生孢子梗长轴平行排列(乳酸酚棉蓝染色,×400)

在丝裂型分生孢子的产孢过程中,分生孢子与母细胞之间形成隔膜后,开始发育并形成分生孢子。它源于原有菌丝母细胞的断裂。以丝裂型分生孢子发生的真菌中,对人类最重要的是皮肤癣菌和球孢子菌属的双相型真菌。这些真菌会产生一种筒状分生孢子称为关节孢子,关节孢子极易传播,感染性极高,是重要的致病性真菌(图 62-9)。皮肤癣菌的丝裂型分生孢子按体积大小分为两种,体积大、有隔膜的大分生孢子(图 62-10)和体积小、结构简单的单细胞小分生孢子(图 62-11)。

另外一种产孢方式称为芽殖型分生孢子形成,即:产孢细胞的原生质膨出形成分生孢子。芽殖型分生孢子形成最简单的方式是出芽,许多酵母包括念珠菌属都以此方式繁殖。与丝裂型菌丝孢子一样,根据细胞壁是否参与,芽殖型分生孢子被分为两种类型:一种是细胞壁参与的分生孢子发生过程,另一种则细胞壁不参与。细胞外壁不参与的产孢过程还可进一步分型,称为内生芽殖型产孢(enteroblastic conidiogenesis)。内生芽殖型产孢的方式有瓶梗(phialidic)产孢和环痕(annellidic)产孢。瓶梗是一种产孢细胞,其顶端一般有囊领,该结构是瓶梗第一次释放分生孢子时产生的囊领状结构。囊领在瓶霉属

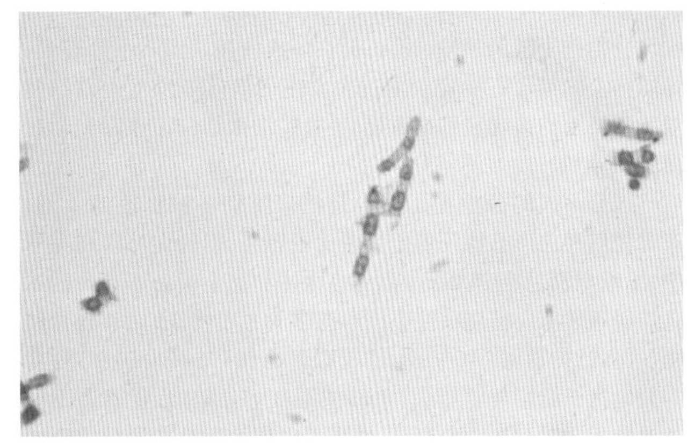

图 62-9 球孢子菌的关节孢子。菌丝中圆筒状关节孢子被薄壁、中空的菌丝连接体细胞间隔交替出现(乳酸酚棉蓝染色,×400)

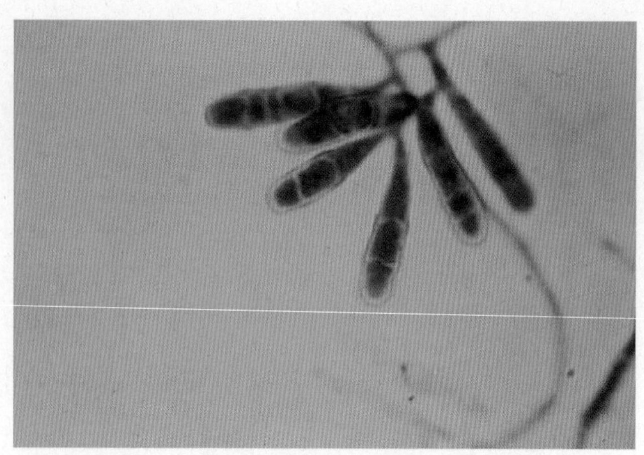

图 62-10 絮状表皮癣菌(*Epidermophyton floccosum*)的大分生孢子。典型的钝端大分生孢子沿菌丝聚集,无小分生孢子(乳酸酚棉蓝染色,×400)

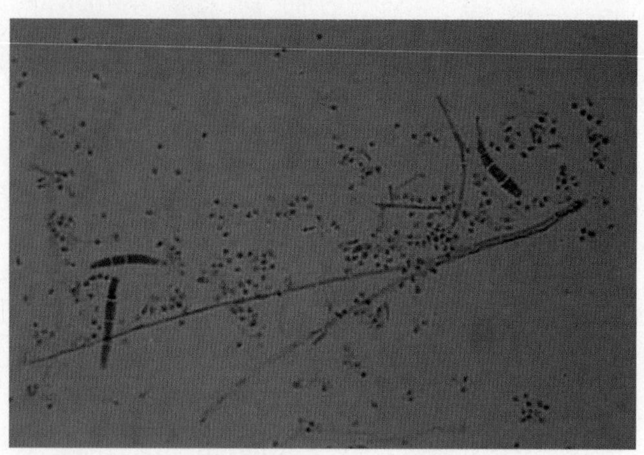

图 62-11 须发毛癣菌(*Trichophyton mentagrophytes*)的纤长大分生孢子与小分生孢子,沿菌丝表面排列(乳酸酚棉蓝染色,×400)

(*Phialophora* spp)中呈明显的杯状结构,而在曲霉属中则未见明显结构。与瓶梗产孢相比,环痕梗也是产孢细胞,破裂后产生分生孢子,并分离时在分生孢子基底部留下一圈明显的环痕。环痕梗产生一系列分生孢子,最早形成的分生孢子被向外推至分生孢子链的顶端,同时,会在环痕梗顶端留下系列环痕,如同树上的年轮一样记录着过去发生的事件。虽然生殖结构对某些真菌的微观鉴别很重要,但这些细微结构很难在光学显微镜下见到。

区分不同的分生孢子结构是正确鉴别各种真菌的关键。有时凭借相关形态特征鉴定真菌比较容易,但像在外科病理学中,图像识别是鉴定大部分常见病原体和腐生菌必不可少的工具。病理学家应特别关注整个形态学的主要特征,而非异常结构。例如,曲霉属(*Aspergillus*)或拟青霉属(*Paecilomyces*)发育的分生孢子结构与青霉属(*Penicillium*)十分相似,观察者不要被误导为同时存在两种真菌,但同时也需注意存在混合感染的可能性。首次观察真菌培养物时,真菌学家须使用低倍显微镜;但是研究真菌细胞亚单位细节时,须将低倍镜下的照片放大后再观察。

真菌学诊断依赖于对真菌细胞细节的观察和鉴别,某些情况下,需要敏锐的洞察力和丰富的经验。有时须选择合适的培养基诱导分离菌株产生必要的诊断结构(表 62-3)。一般情况下,增菌培养基用于形成营养菌丝体,而基础培养基(营养较低)用于诱导产生无性生殖结构。用水琼脂和马铃薯薄片琼脂传代培养是诱导分生孢子产生的常规技术。观察曲霉属菌落的颜色时最好选择察氏培养基,而红色毛癣菌(*Trichophyton rubrum*)的红色色素易在马铃薯葡萄糖琼脂或含 1% 葡萄糖的玉米粉琼脂上产生。

表 62-3 用于鉴定和分离真菌的培养基

培养基	主要功能
子囊孢子培养基, V-8 琼脂	发育子囊孢子
鸟食(尼日尔)琼脂	新生隐球菌在此培养基上产生黑色素
脑心浸膏血琼脂	用于促进双相型真菌的形态转换
Christensen 尿素琼脂	用于红色毛癣菌和须癣毛癣菌的鉴别
科马嘉念珠菌显色平板	利用显色原理鉴定不同的念珠菌种
含吐温 80 的玉米粉琼脂	用于观察酵母形态
察氏琼脂	用于鉴定不同的曲霉种
抑真菌琼脂	含氯霉素和庆大霉素的选择培养基
马铃薯葡萄糖琼脂	红色毛癣菌色素产生和真菌形态学研究
沙氏葡萄糖琼脂培养基(SAB)	真菌生长通用培养基(传统配方或 Emmon 改良)
加入放线菌酮的 SAB 琼脂	抑制腐生真菌的选择性培养基(同时含氯霉素或庆大霉素等抗生素)
玻片小培养(各种琼脂)	研究微观结构
毛癣菌属琼脂	鉴别不同的毛癣菌种

在判断传代培养的时间是否足以产生诊断性真菌结构时,经验也很重要。一些毛霉菌的重要鉴别特征是菌丝形成的根状结构(假根),但培养时间过短,则可能尚未形成假根结构而不能观察到。对大多数临床实验室而言,准确无误鉴定真菌所必需的技术很难实现,甚至超出其能力范围。如,暗色真菌皮炎外瓶霉(*Exophiala dermatitidis*)可通过瓶梗产孢和环痕产孢方式产生芽生孢子。但用光学显微镜无法观察到该真菌的环痕梗,因此,该菌曾一度被归类为皮炎瓶霉(*Phialophora dermatitidis*)。当认识到该菌的分离株可以产生环痕梗后,将其重新分配到一个新的属:外瓶霉属(*Exophiala*),该真菌属的特征是可同时产生瓶梗和环痕梗。

对一般真菌学实验室而言,有性生殖结构对真菌鉴定具有特殊价值。需异宗配合繁殖的真菌在体外很少会产生有性生殖结构,但检测时可与合适的交配株产生有性生殖结构以用于判断。而同宗配合的真菌,在培养过程中无需交配即可产生有性生殖结构。真菌学实验室同宗配合菌株中,两种最容易被识别的有性生殖结构结构是酿酒酵母(*Samlharomyces cerevisiae*)的裸子囊和波氏假阿利什霉(*Pseudallescheria. boydii*)(即尖端赛多孢(*Scedosporium apiospermum*)的有性阶段)、构巢曲霉或灰绿曲霉群(*Aspergillus glaucus* group)的闭囊壳。酿酒酵母的裸子囊形似椭圆形酵母,其内包含1~4个单倍体的子囊孢子(图62-12)。子囊孢子可以在湿片中见到,但经革兰氏染色或抗酸染色后观察到的结果更为可靠。闭囊壳是有性子实体(子囊果),里面完整包裹着子囊孢子,只有当闭囊壳壁破裂后才可将子囊孢子释放出来(图62-13)。闭囊壳的细胞壁由单层或多层特殊的菌丝壁组成。子囊壳是一种类似于闭囊壳的有性结构,但其梨形结构的顶端有一个开口。

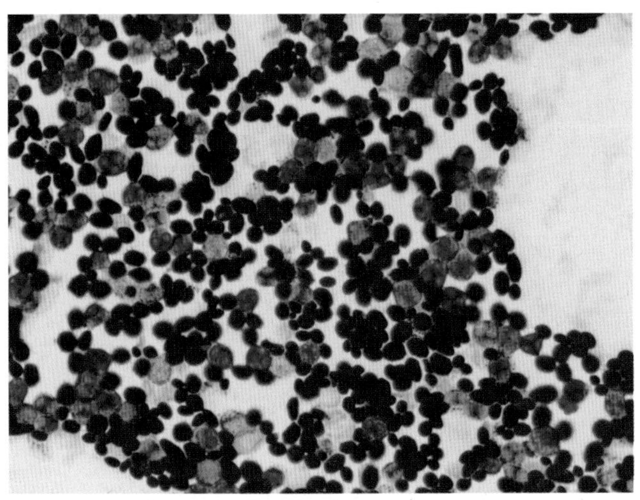

图62-12 包裹在子囊内的子囊孢子(浅染色)以及酿酒酵母出芽细胞(革兰氏染色,×1000)

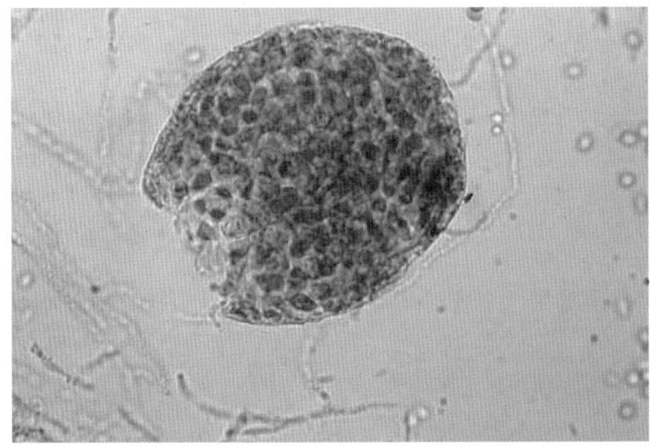

图62-13 波氏假阿利什霉(*Pseudallescheria boydii*)的闭囊壳。这种有性生殖结构特指含有子囊孢子的子囊(乳酸酚棉蓝染色,×400)

真菌尤其是真菌的鉴定主要依赖于无性生殖结构和极少数的有性生殖结构,但某些分离菌株不产生上述任何一种具有诊断价值的结构。其菌落仅由营养菌丝或气生菌丝组成,被称为不育菌丝(sterile hyphae)或者无孢菌类(mycelia sterilia)。此时,需依赖特殊的分子诊断方法进行鉴定,而大多数常规诊断实验室不具备这个条件(Gomez,2014;Griffin & Hanson,2014;Zhang,2013)。

双相型真菌

证明真菌的双相型是明确地方性致病真菌的传统方法。在大多数实验室,初代分离株通常在25~30℃培养,此时是真菌相。传代培养时,置于37℃培养进而转化到组织相(酵母或酵母样结构)。但是从真菌到酵母的形态转换较为困难,转换后常常同时混杂有菌丝与酵母。一些分离株甚至可能永远不发生形态转换。因此,初次分离培养,尤其是怀疑荚膜组织胞浆菌(*H. capsulatum*)时,应同时使用富含营养的培养基(如脑心浸膏血琼脂培养基)。半胱氨酸血红蛋白琼脂常用于皮炎芽生菌(*B. dermatitidis*)的形态转换。用于球孢子菌形态转换的培养基见前述内容,但使用较少。同样,接种动物虽然可以有效地将真菌转换为组织相,但临床实验室也很少使用。最近,分子探针的应用已经大大简化了地方性真菌的鉴定工作,且已无需实验室证明真菌存在双相型(Reiss et al,2000)。目前,已有快速脱氧核糖核酸(DNA)探针试验,可鉴定培养出的3种重要双相型真菌(如GenProbe AmluProbe,Hologic,Inc.,Bedford,Mass),其基础为核酸杂交技术。虽然组织中发现特征性的酵母相或酵母样真菌强烈支持双相型真菌的诊断,但进一步培养鉴定病原体对确诊疾病非常必要(Sangoi et al,2009)。

诊断技术

随着接受器官移植、服用免疫抑制剂和化学药物治疗患者的增加,免疫抑制人群急剧增加,导致侵袭性真菌感染患病率随之上升(Chandrasekar,2009)。随着真菌诊断技术的发展,及早诊断真菌感染以优化患者的治疗方案,变得切实可行。

实验室安全

生物安全意识在真菌学实验室非常重要,包括从标本收集到培养的整个过程(CLSI,2012a)。标本接种和对真菌菌落操作应始终在生物安全柜中进行,以防真菌分生孢子的播散。实验结束后,应严格对生物安全柜和培养箱表面进行清洁。研究真菌分离株时,应使用不同的生物安全柜,可以最大限度地减少对其他临床样品的污染。

对实验室人员最大的生物危害来源于处理双相型真菌的培养物,如粗球孢子菌/波萨达斯球孢子菌(*Comlidioides immitis/posadasii*)和荚膜组织胞浆菌(*H. capsulatum*)。这些真菌属于生物危害等级3级(RG3)病原体,转种和处理这类培养物以及可能含有感染性分生孢子的土壤或其他环境物质时,须在生物安全3级实验室并按照相关生物安全级别的要求操作(美国卫生及公共服务部(HHS),2009;HHS,2013)。如果怀疑分离物中可能含有以上病原菌,培养时应采用带螺旋盖的培养管。遗憾的是,有时只有培养出上述病原体,方能明确诊断。但无论如何,凡是涉及真菌的操作都应在合格的生物安全柜中进行。

值得特别注意的是，双相型真菌的组织相细胞不会通过空气传播，因此，处理芽生菌病、组织胞浆菌病或球孢子菌病患者的组织标本时，没有或者仅有极小的生物危害。但亦可存在例外，如球孢子菌属以真菌形式在肺空洞中生长，空洞内有孢子形成并通过支气管与外界相通，从而造成空气传播。

标本采集与运送

真菌学实验室的送检标本取决于患者的临床表现和感染累及的器官（CLSI，2012）。表 62-4 展示了真菌致病的主要类型及建议留取的标本类型。

表 62-4 主要临床综合征和常见相关真菌病原体

临床表现/累及器官	患者群体	可能的病原真菌	标本类型
皮肤，毛发或者指甲感染	所有人群	皮肤癣菌 念珠菌属 马拉色菌属	皮屑 毛发 指甲剪取物
皮下组织感染	所有人群	球孢子菌属 皮炎芽生菌 申克孢子丝菌	病变活检组织
	足菌肿患者	尖端赛多孢 马杜拉分支菌属 放线菌	
原发性肺炎	所有人群	组织胞浆菌 皮炎芽生菌 新生隐球菌 球孢子菌属	痰 支气管肺泡灌洗 经支气管活检组织 手术的肺活检组织 胸水 胸腔穿刺液
	免疫缺陷人群	曲霉属 镰刀菌属 接合菌纲 尖端赛多孢 耶氏肺孢子菌	
胃肠道感染	免疫缺陷人群	念珠菌属 曲霉属 接合菌纲	碎屑 刮取物 活检组织
尿道感染	所有人群	念珠菌属	尿液
心内膜炎	所有人群	念珠菌属 镰刀菌属	血液
脑膜炎	免疫缺陷人群	新生隐球菌 念珠菌属 球孢子菌属	脑脊液
脑炎和脑脓肿	免疫缺陷人群	接合菌纲 曲霉属 斑替枝孢瓶霉	脑活检组织
骨髓炎	所有人群	球孢子菌属 皮炎芽生菌新生隐球菌 曲霉属	活检组织 刮取物
角膜炎	所有人群	镰刀菌属	
外耳炎	所有人群	曲霉属	刮取物 拭子
鼻窦炎	所有人群	曲霉属 镰刀菌属 暗色真菌	活检组织 刮取物

表 62-4　主要临床综合征和常见相关真菌病原体(续)

临床表现/累及器官	患者群体	可能的病原真菌	标本类型
烧伤	所有人群	曲霉属 接合菌纲 镰刀菌属 尖端赛多孢	活检组织
阴道炎	所有人群	念珠菌属	阴道分泌物
静脉导管感染	留置导管患者	念珠菌属 马拉色菌属(新生儿)	导管尖 血液
播散性感染	所有人群	组织胞浆菌 皮炎芽生菌 球孢子菌属	血液,骨髓 组织活检
	免疫缺陷人群	念珠菌属 接合菌纲 曲霉属 镰刀菌属 尖端赛多孢 新生隐球菌 潜在的任何真菌	血液 组织活检

拭子标本,尤其是脓性病变拭子中有时可分离培养出酵母,特别是念珠菌属。因此,怀疑念珠菌病时,可采集口腔或阴道拭子;由于外耳道中通常存在大量的曲霉分生孢子,对慢性外耳道炎患者,可采集耳拭子。但对大部分感染,拭子样本并非最佳标本。而且,直接检查临床标本时,特别容易出现将拭子纤维误认为菌丝的问题。当拒收拟进行真菌培养的拭子标本时,应尽量积极耐心的告知拒收拭子的原因。

理想的真菌学诊断标本是皮屑、刮取物、气管抽取物和病变活检组织。皮肤癣菌[如犬小孢子菌(*Microsporum canis*)]感染的毛发在长波紫外线(伍德灯)下会产生荧光,可据此选择带荧光的毛发进行后续检查。皮肤癣菌病(金钱癣)的皮肤病变特征是中央痊愈而皮损边缘活跃,因此,可从皮损边缘刮取碎屑。用清洁、干燥的容器将头发、指甲、头皮和皮肤刮屑等送至实验室。组织样品用含少量无防腐剂的无菌盐水或运输培养基的无菌容器送检,以防止标本干燥。大多数标本可参照细菌镜检和培养的标本要求进行处理。

直接检查

大多数临床标本可以直接检查是否存在真菌病原体,但阴性结果不能排除真菌的存在。临床采用多种技术直接检查标本。须注意,临床标本经多种方式处理后已不能满足培养的要求,因此,须在直接检查前分出部分标本用于培养。

湿片

最简单的直接检查方法是,暗光下观察玻片上悬浮液中的临床标本。对于干燥或黏稠的样品,在观察之前需要加入润湿剂(如盐水)。对于含有分散的组织碎片和细胞(如阴道分泌物、指甲和皮肤刮屑)的样品,可以使用氢氧化钾(KOH)溶液溶解组织细胞,使真菌更易于观察(框 62-1)。

框 62-1　KOH 处理

1. 在洁净玻片上滴一滴 10%氢氧化钾(KOH)。
2. 将待检标本浸入载玻片上的 KOH 中。
3. 载玻片过本生灯火焰数次轻微加热混合物。不要让混合物沸腾。
4. 加盖玻片,暗光下分别用 100 倍、400 倍观察。若标本过于黏稠,需额外加热。
5. KOH 也可以用作简单的封片剂,无需加热(乳酸酚棉蓝或荧光增白剂与 KOH 一起使用,可增加真菌的可见度)。

革兰氏染色

这种常用的微生物染色法特别适合酵母菌的检测。大多数酵母菌染色后部分或全部为革兰氏染色阳性,与细菌的鉴别点是,酵母细胞一般体积较大,且常存在出芽细胞鉴别(图 62-5)。真菌菌丝可表现为革兰氏染色阳性或阴性,结果的可靠性不如酵母细胞,并且在临床标本检查时易被忽略。

瑞氏-吉姆萨染色

在怀疑组织胞浆菌病时,本染色方法可用于观察巨噬细胞内的酵母细胞。

印度墨汁染色

用印度墨汁负染法,可检测格特/新生隐球菌(*C. gattii/neoformans*)的荚膜多糖,特别适合检查脑脊液中的隐球菌感染。光学显微镜下,荚膜是真菌胞体周围明显的空白区,当发生布朗运动时,墨汁颗粒会从荚膜边缘弹回(图 62-14)。当患者脑脊液中发现有荚膜的出芽酵母时,可确诊为隐球菌脑膜炎。其他有荚膜的真菌如红酵母属(*Rhodotorula* spp)或其他隐球菌种等罕见真菌有潜在感染的可能,但结合临床实际情况,一般不考虑。临床标本直接检查时通常可以看到较大的透明夹膜,但经琼脂培养基分离培养后的隐球菌荚膜明显减小。遗憾的是,一些新生隐球菌菌株基本不产生荚膜,因此,印度墨汁染色的灵敏度通常小于 50%,而且在未感染人类免疫缺陷病毒(HIV)的患者中,无荚膜的新生隐球菌分离株尤为多见。但用乳胶凝集试验或酶联免疫吸附技术直接检测脑脊液或血清中的抗原,可将灵敏度提高到接近 100%。这些技术基本上已经取代印度墨汁染色作为直接的诊断技术。但当不能立刻进行抗原检测时,或者需要检测疑为格特/新生隐球菌的分离培养菌株中的荚膜时,印度墨汁染色技术仍然有用。

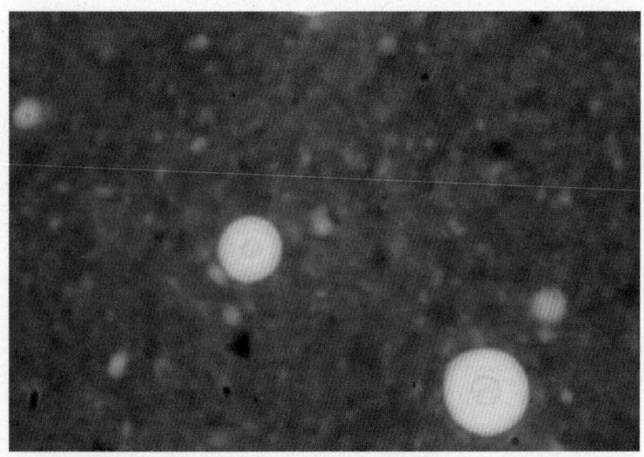

图 62-14 印度墨汁染色发现脑脊液中的新生隐球菌。这种酵母菌产生特征性的荚膜多糖,围绕在出芽酵母周围(×400)

组织病理学染色

当怀疑真菌感染时,常对活检组织进行外科病理学检查(Guarner & Brandt,2011)。有一系列染色方法可以识别组织中的真菌成分,并显示机体对感染的免疫反应。过碘酸-雪夫染色(PAS)可展示真菌内部细节。六胺银染色(GMS)被认为是较好真菌染色方法之一,因为它将浅染的背景和深染的真菌结合形成高对比度,便于在标本中发现散在的真菌片段。苏木精和伊红(HE)染色,最适合用于研究宿主反应以及确定真菌是透明(无色)真菌还是暗色(天然色素)真菌。其他特异性染色方法包括:展示新生隐球菌黏液型荚膜的黏蛋白胭脂红染色(Mayer mucicarmine stain);检测皮肤暗色丝孢霉病中的黑色素和黑色素样物质,以及检测格特/新生隐球菌细胞壁中微量黑色素的 Fontana-Masson 染色。组织中真菌染色方法的更多细节请查阅 Chandler 和 Watts 所著书籍(Chandler & Watts,1987)。

荧光增白剂染色

该荧光染料是纺织和造纸工业中的增白剂,与真菌细胞壁中的几丁质结合,在荧光显微镜的短波紫外光下发出白色(图 62-15)或苹果绿荧光(取决于所使用的滤光片)(框 62-2)(Hageage & Harrington,1984)。荧光增白剂也可以与氢氧化钾混合使用,使真菌结构更加清晰以便于观察。所有的荧光染色都如此,形似真菌的物质都有可能造成非特异性染色,因此,对结果进行解释时应特别小心。

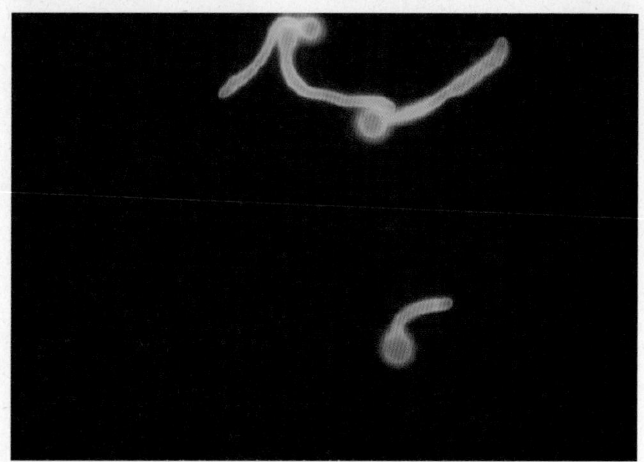

图 62-15 培养物中白念珠菌的荧光增白剂染色。荧光显微镜下观察时,可见含几丁质的真菌细胞壁发出荧光。图中所示为酵母在血清中孵育后形成的芽管(由 Dr. Brian Harrington 提供,CDC 公共卫生图库)

框 62-2 荧光增白剂染色

1. 将标本置于干净的玻片上。
2. 与荧光增白剂混合。
3. 使用荧光显微镜,分别用 10 倍和 40 倍物镜查找真菌(典型表现为:真菌为蓝白色,背景为黑色)(若需要观察分离株培养后的微观形态学,可用乳酸酚棉蓝染色剂替代荧光增白剂)。

免疫组化染色

免疫组织化学已被广泛用于鉴定新鲜组织、冷冻组织和石蜡包埋组织中的多种病原微生物,包括真菌(Eyzaguirre & Haque,2008)。虽然通过标准组织学染色可以较容易地鉴定多种真菌,但是有些真菌形态在组织切片上并不典型,有时难以从形态上进行区分。目前已有商品化的单克隆抗体和多克隆抗体可用于免疫组化试验,以区分曲霉菌种和白念珠菌(AbD Serotec);但目前这些抗体未经临床确认,因此尚未获得 FDA 批准。目前发现利用这些抗体进行免疫组化试验鉴定曲霉时,会与镰刀菌存在交叉反应(Lackner & Lass-Florl,2013)。

分离培养

培养基的选择

所有标本应接种到常规的真菌培养基上(表 62-3)。传统上使用的真菌培养基是沙氏葡萄糖琼脂培养基,pH 值为 5.5~5.6,用于分离皮肤癣菌。Emmons'改良沙氏葡萄糖琼脂培养基,含有较少的葡萄糖,pH 值为 6.8~7.0,可培养多种真菌,已作为常规的真菌生长培养基被广泛应用于临床真菌学实验室。抑真菌琼脂和马铃薯葡萄糖琼脂也是常规的真菌分离培养基。

对于有菌标本或可能被其他微生物菌群污染的标本，建议采用非选择性琼脂和选择性琼脂联合接种。最常用的选择性培养基中添加放线菌酮（500mg/L）来抑制腐生真菌和抗菌剂［通常是氯霉素（50mg/L）或庆大霉素（50mg/L）］以抑制细菌。对于组织标本，特别是怀疑双相型真菌感染时，可选择增菌培养基，如含5%～10%绵羊血的脑心浸膏琼脂（含氯霉素和庆大霉素）或添加抗生素的SABHI琼脂。

最新的临床标本中酵母的选择性和鉴定性培养基——科马嘉念珠菌培养基（CHROMagar公司，巴黎，法国），用于分离和鉴定临床上主要的念珠菌。该培养基使用显色底物以菌落颜色来区分主要的念珠菌属：白念珠菌，绿色；克柔念珠菌，粉红色；热带念珠菌，金属蓝色；其他菌种，白色到淡紫色。大量报告显示该培养基可用于酵母分离和初步判断，并利于临床标本中混合酵母菌感染的检测（Ozcan et al，2010；Perry & Freydiere，2007；Raut & Varaiya，2009）。

接种和培养

应小心处理待检临床标本，切勿采用培养细菌的标本处理方式（如研磨器中研磨），以防真菌被破坏。将碎屑或刮取物多点接种到琼脂表面，此法是一种可靠的培养技术。组织应切片或切碎，同样采用多点接种法。

培养板或培养管应置于温度可控的培养箱中，培养温度25～30℃。一般情况下没有必要同时在37℃平行培养，但若强烈怀疑地方性真菌感染，应考虑在该温度下平行培养以恢复双相型真菌的酵母相。大多数真菌在培养两周内即可生长，而在常见的分离真菌中，只有双相型真菌如荚膜组织胞浆菌（*H. capsulatum*）和皮炎芽生菌（*B. dermatitidis*）培养14天后方有菌落生长。一般推荐的真菌培养时间如下：检测口腔、咽喉或阴道标本中的酵母菌需培养7天；检测组织和除血液外的无菌体液中的真菌病原体需培养21天；检测呼吸道、骨髓、血液中的病原体或怀疑可能存在双相型真菌的标本，培养时间应长达28天。一般来说，其他类型的所有标本应培养14天。培养第一周时，生长迅速的真菌可能会出现，因此应至少检查两次培养平板，后续培养过程中，应每周至少观察一次。

血培养

血液标本中真菌的收集需要特别注意，可以通过接种双相肉汤琼脂或采用“溶解-离心法”（分离系统；Wampole，Cranbury，N. J）富集后接种至肉汤琼脂。“溶解-离心法”含一管红细胞和白细胞裂解液（Cockerill et al，1996；Reimer et al，1997）。将血液吸入含裂解液的真空管后，离心并将裂解后的沉淀物（含任何微生物）转移至琼脂平板进行培养。虽然分离系统被认为是检测真菌血症的敏感方法，但容易在操作过程中造成污染，包括：用样品管处理血液样品时以及接种沉淀物至平板的过程中空气中的孢子落入琼脂平板。由于真菌血症很大比例是由酵母菌感染引起，因此，连续监测的自动化培养系统已成为真菌检测的主要方法。常用的两种系统是BACTEC系统（Becton Dickinson Diagnostic Systems，Sparks，Md）和BacTAlert系统（bioMerieux，Inc，Durham，N. C）。因为酵母菌是需氧微生物，所以需使用有氧培养瓶。联合使用两种系统（即，BACTEC MYCO/F Lytic血液培养瓶和分离系统），可优化血液中真菌的收集（Vetter et al，2001）。

生长速度

真菌分离株的生长速率为诊断提供了有用的线索。一般来说，致病性双相型真菌和暗色真菌生长较慢，需要1周或更长时间才能出现菌落。真菌培养基长时间培养后，出现快速生长的真菌菌落疑为污染。但也有例外，实验室工作人员应注意某些真菌如球孢子菌属（*Comlidioides* spp）可在非真菌培养基上迅速生长。针对细菌培养基上可能生长高传染性致病真菌的情况，我们需制订相应的操作规程，以避免不必要的实验室暴露。

生长温度

大多数真菌的最佳生长温度为25～30℃。而大多数酵母则在35～37℃之间生长较好，且常在细菌实验室的增菌血琼脂平板上发现。某些真菌在高温条件下生长的特性有利于菌种鉴别。

形态学鉴定

形态学研究是真菌鉴定必需的手段，可利用真菌原始培养平板上的菌落完成。但通常需要挑取部分菌落至新的或不同的培养基（再培养）以显示诊断结构。表62-3介绍了一些真菌鉴定常用的培养基。其中较为常用的一种是含吐温80的玉米琼脂（CM-T80），用于观察酵母菌形态。若此培养基上形成假菌丝和厚壁孢子，则可以确定为白念珠菌（*C. albicans*）或都柏林念珠菌（*C. dubliniensis*）。依据其他形态学特征可将酵母分成不同组，并进一步鉴定到种。鉴定酵母分离株时，生物化学试验很重要，但形态学鉴定作为补充试验，为酵母鉴定尤其是使用商品化鉴定系统时，提供了必要的验证。

酵母菌形态学

芽管试验是初步鉴别酵母分离株的重要试验。芽管是细长、指状延伸的酵母细胞，代表开始形成真菌丝（图62-16）。芽管与假菌丝的区别在于：芽管的细胞壁平行，与酵母细胞的连

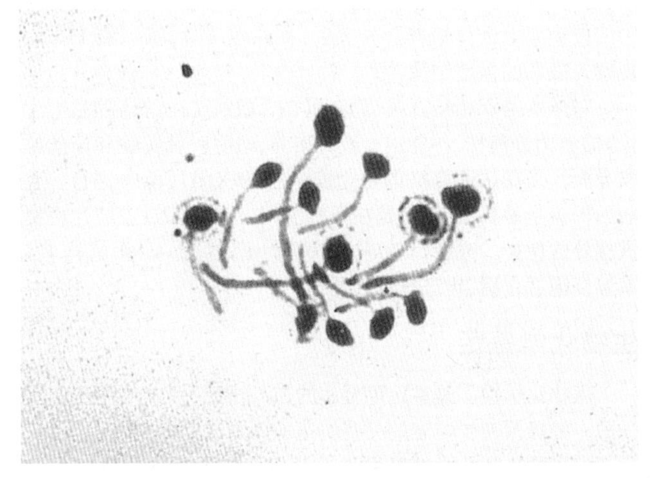

图62-16 芽管从白念珠菌细胞中延伸出去。酵母细胞与芽管之间无缢痕。芽管细胞壁相互平行。培养条件：酵母菌在37℃血清中孵育2小时（革兰氏染色，×400）

接处无缢痕。白念珠菌和都柏林念珠菌在37℃血清中孵育4小时后可形成芽管。在许多实验室中，训练有素的工作人员可结合芽管生成试验与CM-T80琼脂上的形态结构，鉴别白念珠菌或都柏林念珠菌。

传统的芽管试验需将酵母先接种一管血清（框62-3）。37℃下观察芽管后，继续在25~30℃下继续孵育以研究菌丝形态和厚壁孢子。因此，可以在一次培养中获得快速鉴定所需的所有信息。CM-T80琼脂可用其他培养基替代，但不管使用的培养基如何，培养条件必须严格控制，并设置对照试验以获得良好的结果。传统Dalmau技术可用玉米琼脂培养基观察厚壁孢子，具体操作见框62-4。

框62-3 血清芽管生成试验

1. 无菌条件下，挑取数个酵母菌落至含0.5ml血清（人、胎牛、牛或兔）的试管（12mm×75mm）中。
2. 35℃孵育3小时。
3. 取一滴混合物滴于干净的载玻片上，并盖上盖玻片。
4. 在高倍镜下（×400）用暗光观察芽管。

框62-4 酵母菌形态学检验

1. 将酵母菌少量接种在含有吐温80的玉米粉琼脂表面。
2. 使用盖玻片盖住培养的部分。
3. 25~30℃培养24~72小时。
4. 在100倍和400倍放大倍数下用暗光观察形态结构。

真菌形态学

一种检查真菌非常简单的方法，是用透明胶带采样后用乳酸酚棉蓝（LPCB）染色剂染色。若未观察到诊断结构，可以继续培养并重复上述过程。观察真菌形态时，用接种针挑取菌丝体，LPCB染色观察。

有时需要进行玻片培养，来观察易碎分生孢子的原始结构。经典的做法是切割一小块合适的方形琼脂培养基（通常是沙氏葡萄糖琼脂培养基或马铃薯葡萄糖琼脂），并置于载玻片上，盖上盖玻片。整个玻片置于培养皿（含无菌水以保持湿度）中的玻璃架上进行培养。数天后，移除盖玻片，滴一滴LPCB，观察未破坏的生殖结构。

对怀疑是双相型真菌（例如可在含放线菌酮的培养基上生长）的真菌分离株，不能进行玻片培养，透明胶带实验和菌丝挑取等操作须在认证合格的生物安全柜的密闭环境中进行。乳酸酚棉蓝是杀真菌剂，但是在观察前用指甲油密封盖玻片可提供额外的保护。或者，培养物用10%甲醛溶液（4%甲醛溶液）室温浸泡过夜后，再进行后续处理。

生物化学鉴定

生物化学检测是鉴定酵母菌的核心试验，偶尔可用于鉴定真菌。酵母菌初步鉴定的一些快速检测方法见表62-5。

酵母的生物化学特征可以通过发酵试验或同化试验来确定。同化试验，用于评估分离菌株利用碳水化合物作为生长所需的唯一碳源或硝酸盐作为唯一氮源的能力，被实验室广泛应用。目前已有许多商业化鉴定系统，鉴定时间从4小时到72小时不等，已成为酵母菌鉴定的主流工具。这些系统包括API 20C AUX系统和VITEK2系统（均来自bioMérieux，Hazelwood，Mo）、微扫描系统（Siemens Healthcare Diagnostics，West Sacramento，Calif）、UniYeastTek系统（Remel Laboratories，Lenexa，Kans）、RapID Yeast Plus系统（Innovative Diagnostics Systems，Norcross，Ga）和Phoenix Yeast ID Panel（Becton，Dickinson and Co.，Franklin Lakes，N. J）。据文献及美国病理学家协会的调查报告，以上鉴定系统性能良好（Bernal et al，1998；Crist et al，1996；Espinel-Ingroff et al，1998；Fenn et al，1994；Hata et al，2007；Ramani et al，1998；Riddle et al，1994；Gayibova et al，2014）。但没有一种系统可100%准确的将酵母鉴定到种，所以应考虑联合多种检测方法，尤其是罕见菌种（Pincus et al，2007）。

表62-5 菌落形成后酵母菌的快速检测与鉴定

脲酶生成	格特隐球菌/新生隐球菌
芽管生成	白念珠菌/都柏林念珠菌
存在假菌丝	念珠菌属
存在厚壁孢子	白念珠菌/都柏林念珠菌
菌落生长需要油脂	糠秕马拉色菌复合种
菌落产生红色色素	红酵母属
子囊孢子形成	酿酒酵母
海藻糖同化试验	光滑念珠菌

除了发酵试验和同化试验，利用生物化学成分刺激生长也可用于某些毛癣菌属（*Trichophyton* spp）的鉴定（Weitzman et al，1983）。琼脂培养基（毛癣菌琼脂）中添加不同比例的肌醇和维生素B_1，可用于评估真菌的生长特性。试验结束时，比较毛癣菌琼脂与基础培养基上真菌的相对生长，但结果判断很主观，因此，需要同时设置阳性对照和阴性对照。

临床实验室通常利用隐球菌产生脲酶试验与念珠菌属（*Candida* spp）进行鉴别（特别是呼吸道标本）（Canteros et al，1996）。新生隐球菌是肺部感染和系统性感染的病原体，而念珠菌属是上呼吸道常见定植菌，但不是原发性肺炎的常见病因。但脲酶也可由隐球菌属中的非致病种、红酵母菌属（*Rhodotorula* spp）、毛孢子菌属（*Trichosporon* spp）的某些分离株和克柔念珠菌（*C. krusei*）产生。可将酵母接种至Christensen尿素琼脂的斜面培养基上或尿素肉汤中检测尿素酶的产生。其原理是微生物分解尿素产生NH_3导致培养基碱化，系统中包含的pH值指示剂可反应这一变化。若菌落形成肉眼可见的假菌丝（足）或可在含有放线菌酮的琼脂上生长，则无需测试，因为隐球菌在体外不产生假菌丝，并且不能在放线菌酮平板上生长。

是否产生脲酶还可用于鉴别须毛癣菌（脲酶阳性）和红色毛癣菌（脲酶阴性）。传代培养时应将分离株接种至Christensen尿素琼脂斜面培养基，25~30℃培养至少3天。

虽然商业化生物化学测试系统鉴定酵母相当可靠，但也应结合琼脂培养基上酵母形态来确认鉴定。以形态学复核鉴定结果可避免因盲目信任自动化系统导致的一些不必要的错误。

血清学鉴定

免疫学试验可检测特定真菌病原体的抗原和抗体；可用于诊断感染和监测治疗反应（Lau et al，2009；Wheat，2006，2009b；Wheat & Walsh，2008）。尽管在某些情况下，真菌抗体检测历来被用于诊断，但由于敏感性和特异性低，不再被广泛接受。此外，对于受到免疫抑制或定植严重但未被感染的患者，则抗体检测的意义尚不清楚（Einsele &Loeffler，2008）。

另一方面，检测血清或其他体液中的真菌抗原或代谢产物更有利于真菌病的诊断和治疗。多种抗原检测方法用于各种疾病的特异性诊断，包括曲霉病、隐球菌病、组织胞浆菌病、芽生菌病、副球孢子菌病和马尔尼菲青霉（译者注：现更改为马尔尼菲篮状菌）引起的青霉病。应用最广泛的抗原检测试验之一是用于诊断隐球菌感染的隐球菌抗原检测（Perfect et al，2010）。新生隐球菌荚膜多糖溶解于血清和脑脊液中，可通过乳胶凝集试验或酶免疫分析法检测。虽有一定局限，但可通过定量脑脊液中荚膜多糖滴度，长期监测治疗（Babady et al，2009）。

检测血清、尿液或支气管肺泡灌洗液的抗原可用于组织胞浆菌病的诊断（Wheat，2009b；Wheat et al，2007）。组织胞浆菌抗原检测可用作浸润性和弥漫性急性肺组织胞浆菌病的筛选试验。研究表明，90%的浸润性感染和80%的急性组织胞浆菌病患者尿液中可检测到组织胞浆菌特异性抗原。支气管肺泡灌洗液中的抗原检测也可用于组织胞浆菌病的诊断，特别是当检测结果与细胞病理学结果一致时（Hage et al，2007）。

曲霉菌抗原检测试剂盒 Platelia *Aspergillus* Ag（Bio-Rad，Marnes-la-Coquette，France）利用酶免夹心微板法，检测靶标为侵袭性曲霉病（IA）的可靠标记物——半乳甘露聚糖抗原。可用于筛查IA高危患者的血清和支气管肺泡液。该诊断试剂盒敏感度中等，当联合其他临床指标用于IA的筛查诊断时具有较高的特异性和可靠性（Heng et al，2014；Morrissey et al，2013）。研究报道服用哌拉西林或他唑巴坦的患者中会出现假阳性结果，这是因为在这些抗生素的制备时存在半乳甘露聚糖抗原。虽然目前一些报道宣称新的制备方式将不会再有残留的半乳甘露聚糖（Mikulska et al，2012）。但FDA仍然建议，在报告阳性结果时，可告知临床医生：该测试存在一定的局限性，它与哌拉西林/他唑巴坦可能会产生反应。

商品化（1～3）-β-D-葡聚糖（BG）试剂盒可初步诊断侵袭性真菌感染（Fungitell Assay；Associates of Cape Cod，Inc.，East Falmouth，Mass）（（Pickering et al，2005）。该抗原存在于包括耶氏肺孢子菌（*P. jiroveci*）在内的大多数致病性真菌细胞壁中，隐球菌属和毛霉菌目除外。已有的研究表明BG可作为侵袭性曲霉病以及高危人群中其他侵袭性真菌感染的筛查试验（Marty & Koo，2009）。虽然高假阳性率限制其临床使用，但需要进一步的研究来明确其诊断价值（Onishi et al，2012）。

皮肤测试已被用于一些感染的流行病学研究，但其诊断价值有限。

分子鉴定

最新进展表明，分子检测技术对真菌感染的诊断有重要影响（Arvanitis et al，2014；Borman et al，2008；Griffin & Hanson，2014；Preuner & Loin，2009）。许多综述对此进行报道，达成共识：当今真菌种的鉴定方法应包括形态学和分子生物学方法（Hibbett & Taylor，2013）。

临床医学最大的需求之一，是能快速可靠的从临床标本中检测真菌。这不仅反映了当前实验室检测结果不及时，而且反映了免疫功能低下患者真菌感染通常出现突然、进展迅速，并且通常是致命的，除非及早预防性治疗。

基于探针和扩增技术的许多分子试验已用于真菌检测。这些方法的第一步是明确基因组内可用作分子靶标的基因位点。虽然真菌基因组中有多个区域被评估，但是最常用的靶基因区域位于核糖体DNA（rDNA）基因复合物中（表62-6）（Iwen et al，2002），包括18S和28S内的核苷酸序列可变区域，以及称为ITS1和ITS2的中间内转录间隔区（ITS）的DNA序列区域。*rDNA* 基因内的序列同源性和ITS区内的差异是将真菌分类到群的遗传基础。核 *rRNA* 基因的ITS区被提出作为真菌特征性基因座；然而，最近许多研究表明将真菌鉴定到种需要更多的遗传标记物（Balajee，2009a；Guarro，2013；Schoch et al，2012）。

表62-6 用于检测和鉴定真菌病原体的目的基因

目的基因	真菌物种
肌动蛋白	白念珠菌
β-微管蛋白	曲霉
钙调蛋白	曲霉，镰刀菌
几丁质合成酶	皮肤癣菌
细胞色素b	白念珠菌
二氢叶酸还原酶	肺孢子菌
延长因子（*EF*-1α基因）	镰刀菌
线粒体rRNA	肺孢子菌
rDNA复合体（*5S*基因）	白念珠菌，肺孢子菌
rDNA复合体（*18S*基因）	多种真菌
rDNA复合体（*28S*基因）	曲霉，念珠菌
rDNA复合体（IGS区域）	曲霉
rDNA复合体（ITS区域）	多种真菌
RNA聚合酶（RPB1和RPB2）	镰刀菌

IGS，转录间隔区（Intergenic spacer region）；ITS，内部转录间隔区（internal transcribed spacer region）；rDNA，核糖体脱氧核糖核酸（ribosomal deoxyribonucleic acid）

目前已有基于探针测定的商品化试剂盒，用于鉴定培养的组织胞浆菌、皮炎芽生菌和球孢子菌属（GenProbe Amlu-Probe，Hologic，Inc.，Bedford，Mass）。最近开发了另一种基于探针的称为肽核酸荧光原位杂交（PNA-FISH）测定法，已商品化，可用来检测血培养中的白念珠菌（Forrest，2007；Wilson et al，2005）。该荧光标记肽核酸探针的靶标为白念珠菌种特异性rRNA。

该试剂盒的灵敏度和特异性均>99%，用其快速鉴定血液中的白念珠菌可大大降低经验性抗真菌治疗的概率（Forrest，2007）。将白念珠菌 PNA-FISH 测试作为血液中初步检测酵母菌方法之一，可以为医院节省大量成本。该测定的主要缺点包括试剂高成本，以及在实验室中纳入该测试会导致工作流程的改变。

数种基于非序列和序列的扩增方法已被应用于真菌鉴定。大多数基于序列的分析方法为使用通用引物的常规聚合酶链反应（polymerase chain reaction，PCR），靶向基因为：28S rDNA、18S rDNA 或 ITS1～5. *8S-ITS2* 基因（Arvanitis et al，2014）。

序列分析比对鉴别真菌种类时，需要依赖涵盖全面的真菌系统进化和准确的真菌分类的核苷酸序列数据库。目前最大数据库是公开可用的 GenBank 数据库（National Center for Biotechnology Information，Washington，D. C）。遗憾的是，由于这是一个开放数据库，据称其中高达 20%的真菌序列鉴定错误（Balajee et al，2007）。另外，我们还需要一系列真菌的基因组靶基因序列信息，从而能够从系统进化上准确鉴定真菌种类。虽然已完成系列真菌的多基因位点测序和序列比对工作，但仍需进一步比对序列并选择真菌鉴定的最优靶基因。目前已完成对曲霉和镰刀菌多基因位点的评价，结果表明该方法用于真菌鉴定是可行的（O'Donnell et al，2009；Peterson，2008）。

最近开发了一种高级的多重 PCR 测定试剂盒，可直接检测血培养阳性培养基中的微生物病原体。FilmArray Blood Culture ID Panel（BioFire Diagnostics，Salt Lake City，Utah）可同时检测 24 种病原体，包括 5 种念珠菌［白念珠菌（*C. albicans*）、光滑念珠菌（*C. glabrata*）、克柔念珠菌（*C. krusei*）、近平滑念珠菌（*C. parapsilosis*）和热带念珠菌（*C. tropicalis*）］。该检测方法涉及的全部过程，从 DNA 提取到 PCR 数据的解读，都可以在一个密闭系统中自动完成。少量前瞻性研究表明，FilmArray panel 是从血培养阳性的培养瓶中鉴定大部分常见酵母的可靠替代方案（Altun et al，2013；Desoubeaux et al，2014）。后续应缩短诊断时间、住院时间，降低死亡率以进一步提高患者管理水平。

MALDI-TOF 质谱法分析法

基于基质辅助激光解吸电离飞行时间质谱法（MALDI-TOF-MS）的蛋白质组学已经成为快速鉴定微生物病原体的可靠方法（Chalupova et al，2014）。该技术包括将病原体与适当的化学基质液混合，涂布于固体靶板表面，用激光脉冲将标本进行消融和解吸，然后使用飞行时间技术进行电离以获得系列的标本质谱法。将标本质谱法与数据库中已知的质谱法数据比较进行微生物鉴定。真菌细胞壁成分和不同形态（如在营养菌丝和孢子之间以及幼稚和成熟菌落之间）的蛋白质组成非常复杂，因此，创建可靠的分析数据库是一个挑战。此外，如何选择合适的基质成分和最佳分离技术仍然在研究中。利用此技术对酵母和真菌进行了多项研究，并取得了不同程度的进展。MALDI-TOF-MS 也被用于从阳性血液培养瓶中直接鉴定酵母菌，其准确度>90%（Rosevinge et al，2013）。另外，该技术还有用于抗真菌药物敏感性试验的潜力（Vella et al，2013）。

药物敏感性试验

多年来，仅有少数有效的抗真菌化学药物，其中两性霉素 B 实际上是对大多数系统性真菌感染的唯一有效的药物。它虽然有毒副作用，但耐药性很少。随着最近新型抗真菌药物的出现和临床预防性用药的普遍，侵袭性真菌感染的流行病学发生了变化，非白念珠菌、非烟曲霉和除曲霉之外的真菌逐渐成为侵袭性真菌病的常见病原体（Baddley et al，2009；Lai et al，2008；Naggie & Perfect，2009；Rodriguez-Tudela et al，2008）。与其他真菌相比，这些新发真菌对现有的抗真菌药物具有耐药性或敏感性降低，因此更难以治疗。此外，尽管天然耐药的可预测性通常表示鉴别出真菌种类即足以提醒临床医生对该菌体内外的耐药性保持警惕，但在治疗过程中先前的敏感菌株中出现耐药性使治疗变得更加棘手（Arikan，2007；Johnson，2008）。

美国临床和实验室标准协会（CLSI）已经开发了参考肉汤稀释法作为酵母菌（CLSI，2008c）和真菌（CLSI，2008b）的抗真菌药物敏感性试验。也开发了酵母菌（CLSI，2009b）和非皮肤癣菌类丝状真菌的抗真菌药物纸片扩散敏感性试验（CLSI，2009a）。

CLSI M27-A3 方案已被批准用于念珠菌属和新生隐球菌药物敏感性试验（CLSI，2008c）。自本文发表以来，已经出版一个增刊，包括确认唑类（氟康唑和伏立康唑）的肉汤微量稀释法的 24 小时终点判定试验，建立了棘白菌素（阿尼芬净、卡泊芬净和米卡芬净）、氟康唑和伏立康唑对 5 种最常见的念珠菌（白念珠菌、光滑念珠菌、克柔念珠菌、近平滑念珠菌和热带念珠菌）的特异性药物折点（CLSI，2012b）。

CLSI M38-A2 方案用于导致侵袭性感染且生长迅速的常见丝状真菌的体外药敏试验（CLSI，2008b），包括曲霉菌属、镰刀菌属、米根霉（*Rhizopus oryzae*）/少根根霉（*R. arrhizus*）、波氏假阿利什霉（*Pseudallescheria boydii*）、多育赛多孢（*Scedosporium prolificans*）、申克孢子丝菌（*Sporothrix schenckii*）的菌丝体形态，以及皮肤癣菌（表皮癣菌属、小孢子菌属和毛癣菌属）。本方案是真菌对抗真菌药物敏感性试验的参考标准。丝状真菌药物敏感性试验的临床相关性尚不确定，相关的药物折点尚未被 CLSI 或任何监管机构确认或批准。

上述两种参考的肉汤法操作耗时，其简化替代方案包括药物纸片扩散法、E-test 琼脂梯度 MIC 法（bioMérieux，Inc.，Durham，NC）（Alexander et al，2007）、Sensititre YeastOne 法（TREK Diagnostic Systems，Inc.，Cleveland，Ohio）（Garcia-Agudao et al，2012；Pfaller et al，2012b）和 VITEK 2 方法（bioMérieux，Durham，NC）（Cuenca-Estrella et al，2010），这些方法目前已完成评估。纸片扩散法可用于酵母菌的药物敏感性试验，其效果与 CLSI 微量稀释法结果相当（Diekema et al，2007；Messer et al，2007；Pfaller et al，2003b）。

E-test 法使用一条预装有 15 个固定浓度梯度抗真菌剂的塑料条，用于确定抗真菌剂对真菌的 MIC 值。这些商品化的检测条含有的抗真菌药物包括：两性霉素 B、阿那普定、卡泊芬净、氟康唑、5-氟胞嘧啶、伊曲康唑、酮康唑、泊沙康唑和伏立康唑。E-test 检测真菌和酵母菌的体外药物敏感性试验结果与

CLSI 指南一样可靠(Alexander et al,2007;Diekema et al,2007;Pfaller et al,2003b)。

Sensititre YeastOne 法使用干燥的比色微量稀释试剂盒,以微量滴定法进行抗真菌测试。该试剂盒是目前唯一获得 FDA 批准,用于测试酵母菌对氟康唑、伊曲康唑、5-氟胞嘧啶和伏立康唑的敏感性。该试剂盒也可用于科学研究,但仅用于测试对两性霉素 B、阿尼芬净、卡泊芬净、米卡芬净和泊沙康唑的抗真菌敏感性。研究表明,该试剂盒对于真菌和酵母菌的检测都很可靠(Castro et al,2004;Pfaller et al,2012b)。

虽然选择合适的抗真菌药物需要综合考虑多个重要因素,包括患者的类型(如实体器官或干细胞移植)、免疫抑制的严重程度、长期暴露于抗真菌药物的病史以及所感染真菌的种属。但在某些情况下必须进行药敏试验,包括:①作为周期性调查研究的一部分,为研究机构中的分离菌株建立抗菌谱;②难治性口腔念珠菌病患者治疗失败,需进一步协助治疗时;③唑类抗真菌药物治疗侵袭性念珠菌病的效果不明确时(Cornely et al,2014)。目前关于体外药敏试验的临床意义的研究数据很少,真菌感染治疗后极易复发,这一特点使得进行药敏试验很有必要。例如,在曲霉感染治疗过程中出现了耐药性,这一现象进一步强调了体外药敏试验的必要性(Lass-Florl,2010)。

念珠菌病,隐球菌病和其他酵母菌导致的感染

念珠菌属

由于免疫抑制疗法的增加、广谱抗生素的使用及人口的老龄化,念珠菌成为公认最常见的酵母菌,也是院内感染的主要病原体(Guery et al,2009;Horn et al,2009;Pfaller et al,2012c)。念珠菌是美国医院获得性血流感染的第四常见的致病菌,同时在重症监护室血流感染病原菌中排名第三(Lewis,2009;Mean et al,2008)。尽管侵袭性念珠菌感染中约 50% 由白念珠菌导致,但非白念珠菌感染越来越常见(Lewis,2009;Mean et al,2008;Pfaller et al,2014)。近期的一项念珠菌血症患者多中心研究(前瞻性抗真菌治疗联盟中心)显示,白念珠菌感染占 42.1%,其次是光滑念珠菌(26.7%)、近平滑念珠菌(15.9%)、热带念珠菌(8.7%)以及克柔念珠菌(3.4%)(Pfaller et al,2012c)。

危险因素

念珠菌感染的范围和严重程度取决于宿主的免疫状态。念珠菌属是胃肠道、黏膜和皮肤的正常菌群,常常导致机会性感染。例如,广谱抗生素治疗时清除了口腔和胃肠道黏膜上的优势菌群,破坏了定植菌群的平衡,导致酵母菌过度生长(Lewis,2009;Pfaller & Diekema 2007;Singh et al,2014)。

当宿主免疫力受损时,念珠菌可导致侵袭性感染。常见的危险因素有:糖尿病、免疫抑制性疾病或疗法、疾病(如艾滋病)或者高剂量化疗所导致的中性粒细胞减少。住院患者常用的静脉置管,是血源性感染包括真菌性心内膜炎的常见原因(Kojic & Darouiche,2004;Pfaller et al,2014)。

临床疾病

尽管白念珠菌是念珠菌属中最常见的病原体,但非白念珠菌感染呈明显上升趋势(Pfaller et al,2014)。其导致的侵袭性感染已有多篇文献报道,包括热带念珠菌(Chai et al,2010;Kothavade et al,2010)、近平滑念珠菌(Pammi et al,2013)、光滑念珠菌(Pfaller et al,2012a;Silva et al,2012)、克柔念珠菌(Pelletier et al,2005)和葡萄牙念珠菌(Hawkins & Baddour,2003)。

伴随着新的抗真菌药物的出现,真菌耐药性成为一个新的问题,尤其在非白念珠菌中(Pfaller et al,2014,2009)。光滑念珠菌和克柔念珠菌的耐药最为严重:光滑念珠菌对咪唑类药物(氟康唑、伊曲康唑、泊沙康唑和伏立康唑)和棘白菌素类耐药,克柔念珠菌对伊曲康唑耐药。同时也存在天然耐药,如克柔念珠菌对氟康唑天然耐药,葡萄牙念珠菌对两性霉素 B 天然耐药。美国感染性疾病协会更新了侵袭性念珠菌病和黏膜念珠菌病的临床操作指南,其中最明显的变化是添加了新型抗真菌药物(Pappas et al,2009)。

皮肤念珠菌病

皮肤念珠菌病是念珠菌属导致的最常见的感染,通常表现为皮肤红斑,有时伴有奶白色分泌物或者鳞屑。婴儿尿布疹和成人皮肤褶皱感染(间擦疹)等湿润条件易于念珠菌感染。感染部位常见于腹股沟、手指脚趾之间、女性乳房下部及腋下。双手长期浸水的工人为高危人群,易感部位包括:手部皮肤、指甲(甲念珠菌病)、甲床(念珠菌性甲沟炎)。此外,慢性皮肤病(指慢性皮肤念珠菌病)是一种念珠菌感染细胞免疫缺陷患者导致的疾病,不常见(Lilic,2012)。

口腔念珠菌病

口腔念珠菌病常表现为覆盖在口腔黏膜红斑上的奶白色斑块(鹅口疮)(Singh et al,2014)。一般临床症状轻微,但感染严重时可导致吞咽困难。常见的临床表现是嘴角开裂,而且可能是最早的主诉症状。口腔念珠菌病常常是 HIV 感染者首次出现的感染,也是这些人群免疫缺陷的标志(Egusa et al,2008)。有两点需特别关注:HIV 感染者中都柏林念珠菌的感染率,及口腔携带和口腔感染的关系(Loreto et al,2010)。

胃肠道念珠菌病

胃肠道念珠菌病主要表现为食管炎,其次为胃炎(Bonacini,2001)。食管末端和胃部糜烂病变可导致胸骨后疼痛,吞咽时加重。内镜可见病损处的白斑。需与单纯疱疹病毒感染进行鉴别诊断,当然也可能同时存在两种感染。以前认为食管念珠菌病是 HIV 感染者常见的机会性感染,但经高效抗逆转录病毒治疗后,该病患病率明显下降(Raufman,2005)。念珠菌是下消化道的常见菌群,但目前粪便中酵母菌的意义尚不明确。虽然抗生素治疗会导致粪便中白念珠菌过度生长,但上消化道比下消化道更容易发生侵袭性念珠菌感染。

阴道念珠菌病

阴道念珠菌病困扰着青春期后的女性;糖尿病、抗生素治

疗、妊娠以及性行为都是诱发因素(Soong & Einarson,2009)。阴道灼热和瘙痒、性交疼痛以及典型的豆腐渣样分泌物是急性或慢性阴道念珠菌病的临床表现,且难以根治。

尿路感染

念珠菌导致的尿路感染诊断困难,这是由于尿中的酵母常来源于阴道污染或定植于导尿管上的念珠菌,尤其当患者使用全身性抗生素时(Bukhary,2008;Kauffman et al,2011)。尿路上段的严重感染(包括肾乳头坏死)是尿路梗阻患者的一种常见严重并发症。定量培养对于评估尿道中白念珠菌的意义不大。

侵袭性念珠菌病

侵袭性念珠菌病常来源于皮肤、黏膜以外的念珠菌感染。大部分念珠菌引起的侵袭性感染是血行性播散(Pfaller et al,2014,2012c)。念珠菌血症被定义为至少从一份血培养标本中分离到念珠菌,同时真菌经血行性播散到一个或多个器官。单个深层器官的非血行性念珠菌感染(也称为播散性或深层念珠菌病)并不常见,常被认为是血行性播散到单个器官。原发性局灶性侵袭性感染,一般因腹部手术和肠穿孔后念珠菌污染腹膜腔所致。其他形式的深层感染包括眼内炎、脑膜炎、肺炎、骨髓炎和肝炎。血源性感染的真菌性心内膜炎并不常见,多为念珠菌感染。其危险因素包括人工瓣膜手术、先天性瓣膜心脏病、使用静脉导管或广谱抗生素、静脉注射吸毒和免疫抑制。

病理学

念珠菌通常会造成组织脓肿,和细菌感染损伤形成的脓肿相似。有时会形成肉芽肿。大部分念珠菌在组织中为直径3~5μm的出芽酵母和假菌丝相混合(Guarner & Brandt,2011)。光滑念珠菌明显不同,它产生更小的酵母细胞(直径3μm),不产生假菌丝,需要与组织中的组织胞浆菌鉴别。曲霉和毛霉具有血管侵袭性,但这种血管侵袭性在酵母感染中并不常见。组织中的酵母一般可用HE染色,但六胺银染色(GMS)或PAS染色可更好辨别。研究表明,巴氏涂片(PAP)上发现念珠菌是诊断阴道炎的可靠指标(Heller et al,2008)。

实验室诊断

培养的标本应取自受累器官肉眼可见的病变处。现代化连续监测血培养系统可培养大部分临床重要的酵母分离株,并可利用已获批准的分子生物学方法直接鉴定血培养阳性瓶中5种最常见的念珠菌(Altun et al,2013;Desoubeaux et al,2014)。组织标本、刮取物以及口腔或阴道拭子,应接种于含或不含放线菌酮的真菌分离基础培养基。菌落边缘的丝状延伸部分(足)是形成假菌丝的宏观表现(图62-1)。光滑念珠菌(以前称光滑球拟酵母)和隐球菌属在体外不形成假菌丝,而其他的一些念珠菌(如葡萄牙念珠菌和季也蒙念珠菌)也无假菌丝。

致病性强弱的评估取决于临床背景和标本类型。念珠菌属常分离自呼吸道和尿道,但其临床意义难以解释。应与主管医生沟通后,从上述病变部位的分离株中选择并进行全面鉴定。

如果芽管形成试验阳性,可初步报告为白念珠菌或都柏林念珠菌(图62-16)。进一步补充酵母形态学结果,在玉米粉琼脂上形成厚壁孢子(chlamydoconidia),可在24~48小时内鉴定白念珠菌或都柏林念珠菌(图62-17)。由于白念珠菌和都柏林念珠菌都能形成芽管,且表型高度相似,两者的鉴别非常困难。但可以在42℃培养时,观察是否产生大量厚壁孢子以及糖同化作用对两者进行鉴别(Ellepoia & Khan,2012;Ells et al,2011;Loreto et al,2010)。

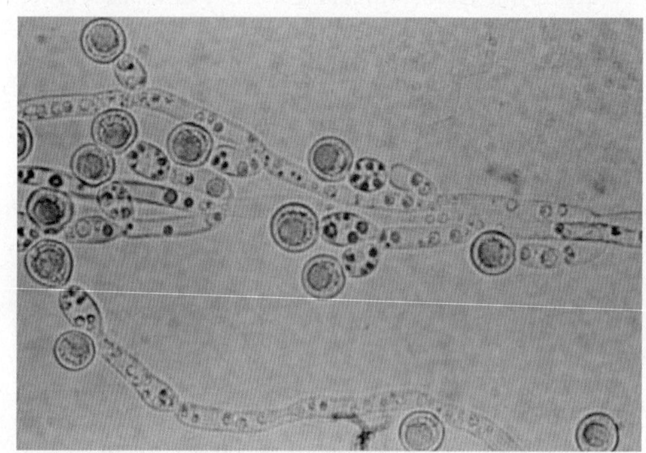

图62-17 白念珠菌产生的厚壁孢子。白念珠菌和都柏林念珠菌的特点是在菌丝末端常见厚壁无性生殖结构(玉米粉琼脂平板,×400)

若未产生芽管和厚壁孢子,只有存在假菌丝且无关节孢子时才能初步推测为念珠菌属。传统的念珠菌种鉴定方法依赖于形态学和生理学特性(表62-6)(Neppelenbroek et al,2014)。如,CLSI推荐使用一种快速的海藻糖同化试验(M35-A2方案)鉴定光滑念珠菌,它是侵袭性疾病的常见病因,且对标准的抗真菌治疗耐药(CLSI,2008a)。然而,准确的鉴定程序复杂、耗时,常需结合新技术如分子生物学分型来证实鉴别的准确性(Castanheira et al,2013;Neppelenbroek et al,2014)。

隐球菌属

隐球菌复合体由两个种组成:新生隐球菌种和格特隐球菌种(以前称"新生隐球菌格特变种")。两者都可以导致免疫功能正常和免疫缺陷人群的全身性感染(Perfect et al,2010)。新生隐球菌[有性型,新型线黑粉菌(*Filobasidiella neoformans*)]的环境宿主要为鸽子粪,呈全球性分布。而格特隐球菌最初主要发现于热带和亚热带区域,尤其是桉树生长区域,所以感染主要限于澳大利亚北部和巴布亚新几内亚(Chen et al,2014)。最近,在温哥华和美国西北地区,暴露后的感染个体增多,在这些地域之外的许多州最近也出现了这种病原体(Chen et al,2014;Harris et al,2013)。这两个隐球菌种都属于担子菌门,可在适宜的环境下产生担孢子。隐球菌的性阶段只有遇到交配株后才会出现,因此,临床实验室通常无法见到这个阶段。随着隐球菌属的有性生殖导致遗传多样性的增加,高毒性株和高耐药菌株出现的可能性也会增大(Huston & Mody,2009)。

危险因素

免疫抑制疗法或基础疾病是隐球菌病的危险因素(Perfect et al,2010)。HIV 出现之前,30%~50%的隐球菌感染患者测定各项指标后发现免疫功能是正常的。这些患者的危险因素为肿瘤、糖尿病、免疫抑制治疗和免疫疾病。HIV 感染的出现极大地增加了隐球菌病的发病率,尽管这些患者的抗逆转录病毒治疗、抗真菌治疗、颅内压管理上已取得一些进步,但隐球菌病的死亡率仍旧很高。一个关于隐球菌性脑膜炎的全球分布评估发现:在 HIV 高发病率的撒哈拉以南非洲地区的患病人数和死亡人数特别多(Veltman et al,2014)。

临床疾病

原发性隐球菌病通常发生在肺部,感染途径为呼吸道。疾病可局限性,也可以血液传播到其他组织,特别是中枢神经系统。疾病的严重程度取决于宿主的免疫反应,免疫缺陷患者病情一般较重。美国感染性疾病协会发布了隐球菌病操作指南(Perfect et al,2010)。

呼吸道

呼吸道的隐球菌感染有多种临床表现(Shirley & Baddley,2009)。免疫功能正常患者下呼吸道存在隐球菌感染,但无临床症状,感染灶呈弥漫性或局灶性的未钙化的小结节样病变。而免疫力低下患者可能出现严重感染,同时合并其他感染,尤其是卡氏肺孢子菌、巨细胞病毒。肺外疾病可能在肺部感染后数周出现。

皮肤病变

免疫缺陷患者呼吸道感染血行播散至皮肤导致皮肤病变(Negroni,2012)。表现为单发或多发丘疹,随病情发展丘疹增大、溃烂,产生含酵母的稀薄分泌物。原发性皮肤隐球菌病可发生在免疫正常个体中,但罕见(Revenga et al,2002)。

骨骼和关节感染

骨骼和关节感染通常是由于呼吸道的播散产生(Bariteau et al,2014)。临床表现为溶骨性病变,相邻软组织中会形成含大量隐球菌的稀薄渗出性脓肿。病变较少累及关节间隙。

中枢神经系统感染

隐球菌性脑膜炎是最常见、最严重的播散性隐球菌感染(Sloan,2014)。起病急,或潜伏感染、进展迟缓。头痛、精神状态和性格改变通常是主要的临床表现。基底部脑膜炎累及脑神经,侵入脑皮质下层造成脑积水和视力降低。如有发热,一般为低热,但一般不会出现急性脑膜刺激征典型的表现,如颈项强直、Kernig 征和 Brudzinski 征。

病理学

组织学应答取决于隐球菌荚膜形成情况。大多数患者未见或仅有轻微炎症反应。正常组织细胞被大量的产荚膜隐球菌分开。不产荚膜的新生隐球菌会引起肉芽肿性炎症反应,且酵母主要存在于巨噬细胞内。脑脊液检查时,唯一存在的细胞可能是酵母菌,未怀疑临床感染时可能误认为宿主的单个核细胞。大的荚膜通常印度墨汁染色阳性,但荚膜有时不明显,可能与皮炎芽生菌甚至粗球孢子菌不成熟的小球体混淆。

黏蛋白染色(可染色隐球菌黏多糖)和 Fontana-Masson 染色(出现黑色素着色)可用于组织切片中隐球菌的鉴别。当少见部位出现不典型感染时,黏蛋白卡红染色和 GMS 染色有助于隐球菌的诊断(Gazzoni et al,2009)。厚荚膜是隐球菌的特征性外观,HE 染色时可见组织切片中酵母细胞周围有明显空隙。组织中隐球菌的特点为:荚膜包裹的酵母细胞体积大小不一(直径 3~10μm),圆形,伴基底部狭窄的出芽(Guarner & Brandt,2011)。

实验室诊断

怀疑隐球菌感染时应鉴别到种复合体的水平。以下证据提示存在隐球菌:细菌实验室中 35~37℃ 培养时,血琼脂平板上生长良好,菌落呈黏液样外观(图 62-18)。湿片或染色时,显微镜下可见圆形无假菌丝酵母细胞,在含放线菌酮培养基上不生长。印度墨汁荚膜染色或者快呋塞米素酶试验可以迅速鉴别(图 62-14)。使用琼脂分离培养时,隐球菌(即使是大荚膜菌株)荚膜会明显变小;但传代培养中,黏多糖荚膜可能会恢复。隐球菌种复合体的明确鉴定可以借助生化试验完成。

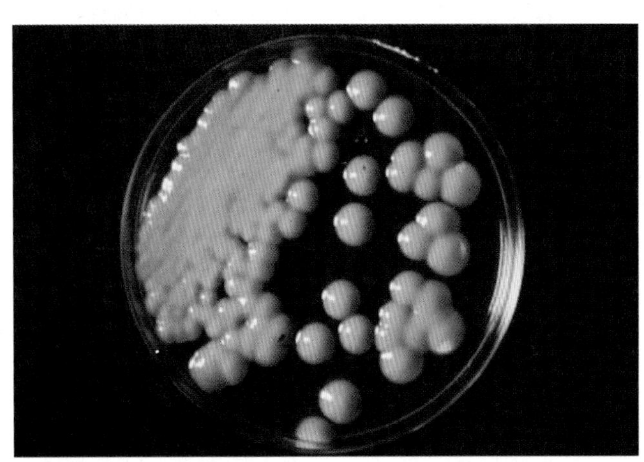

图 62-18 新生隐球球首次分离时常见的粘液样菌落。一些菌株几乎不产生荚膜且无粘液样外观(沙氏葡萄糖琼脂培养基)

标准的表型方法很难区分新生隐球菌和格特隐球菌,而且临床实验室一般不开展该项目(报告为新生隐球菌种复合体或格特隐球菌)。在特殊培养基[1-花青素-甘氨酸-溴百里酚蓝培养基(l-canavanine-glycine-bromthymol blue medium)]中添加甘氨酸是有效鉴别不同隐球菌的方法,格特隐球菌容易同化甘氨酸,而新生隐球菌则不能(Klein et al,2009)。另外,还可用真菌 28S rDNA 的 D1/D2 区域或者 *rRNA* 基因的 ITS 区域进行分子测序(Georgi et al,2009)。最近,基质辅助激光解吸电离飞行时间质谱法(MALDITOF MS)是一种可靠的快速鉴别隐球菌的方法(McTaggart et al,2011;Posteraro et al,2012)。

乳胶凝集试验可检测脑脊液和血清中的新生隐球菌种复

合体的荚膜多糖抗原(Perfect et al,2010)。其灵敏度大于90%,但是在不同商品化试剂盒之间差异很大。用链霉蛋白酶处理血清可以减少错误结果的产生。HIV 感染者中较少出现假阳性,可能与患者体内菌量较大有关。滴定阳性标本可用于评估患者预后以及监测治疗。治疗后仍有大量抗原或者抗原持续存在是预后不良的标志。对 HIV 感染者,抗原检测时血清比脑脊液更为灵敏。但为获得最佳灵敏度,应同时检测血清和脑脊液。脑脊液印度墨汁染色阴性,在非 HIV 感染者中表示预后良好,但对 AIDS 患者则不是。

马拉色菌属

马拉色菌属的命名过程比较复杂。目前马拉色菌属由1种非脂质依赖性马拉色菌种[厚皮马拉色菌(*Malassezia pachydermatis*)]和13种脂质依赖性马拉色菌种组成(Gaitanis et al,2012)。糠秕马拉色菌(*Malassezia furfur*)是人类致病菌中最常见的马拉色菌。由于马拉色菌鉴定到种依赖分子测序技术,因此,大多数临床实验室报告为"糠秕马拉色菌种复合体"或"马拉色菌"。

危险因素

马拉色菌是正常皮肤上的定植菌,可导致正常宿主的皮肤疾病。全身性感染的人群主要为新生儿,并且与静脉注射脂质相关营养液有关(Gaitanis et al,2012)。健康婴儿的皮肤上一般没有马拉色菌属定植,但重症监护室中超过35%的婴儿的皮肤中可发现该菌。

临床疾病

马拉色菌导致的感染包括正常人表皮上的无症状病变以及免疫缺陷个体的系统性感染。

皮肤感染

马拉色菌属是花斑癣和脂溢性皮炎的病因,有越来越多的证据表明,它们在特异性湿疹/皮炎综合征(以前称为特异性皮炎)的发病中起重要作用(Pedrosa et al,2014;Zisova,2009)。

花斑癣是免疫功能正常人群常见的表皮感染,会导致皮肤色素过度沉着或色素减退,常累及躯干和上肢。浅黄褐色斑是最常见的病变,但深色皮肤患者的脱色病变更为明显,浅色皮肤个体晒黑后病变可能会更为明显。病变主要影响外貌,但影响较严重。色素减退性病变必须与白癜风鉴别诊断。治疗首选抗真菌乳剂或洗剂。

脂溢性皮炎是一种受内源性和外源性多个因素共同作用诱发的疾病。疾病发生的基础是机体对马拉色菌的炎症反应。

全身性感染

全身性感染几乎都发生于接受血管内脂质注射的婴儿(这种疾病也称为马拉色菌导管相关性败血症)(Tragiannidis et al,2010)。稀释的脂质溶液和皮肤都可以提供嗜脂性马拉色菌生长必需的长链脂肪酸,实验室分离马拉色菌时同样必须提供。婴儿感染通常无临床症状,但可能出现发热、白细胞增多和血小板减少症。全身性感染常表现为肺炎,可能与静脉导管感染导致的栓塞有关。去除导致感染的导管也是一种治疗手段。

马拉色菌感染的病理表现

花斑癣的诊断主要依赖临床表现,或在 KOH 处理的皮屑中发现酵母和短菌丝(外观上类似于意大利面条和肉丸)(图 62-19)。由于真菌细胞很小,不染色时很难发现,因此,添加荧光增白剂或者染色可提高检出率。组织活检可见角化过度、棘皮症和真皮质单核细胞浸润。由于活检少而且致命性感染并不常见,所以马拉色菌系统性感染的病理学尚不清楚。在罕见的死亡病例中,可在肺、肝、肾等多个器官出现血管炎、化脓性梗死和肉芽肿。

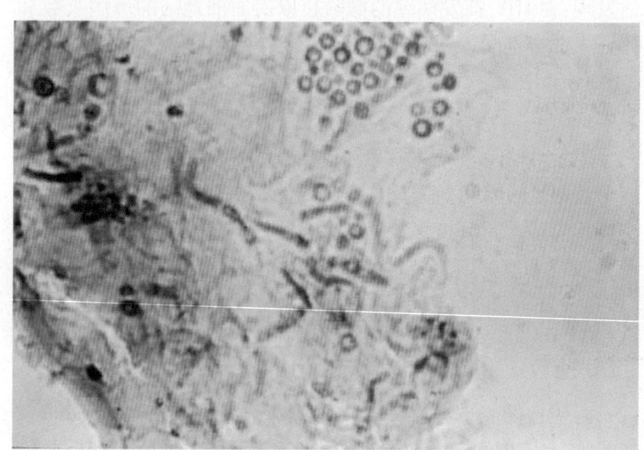

图 62-19 取自花斑癣病变处的皮屑。酵母相和短菌丝(意大利面和肉丸样外观)为糠秕马拉色菌复合体的特点(乳酸酚棉蓝染色,×400)

实验室诊断

皮肤病很少需要培养马拉色菌,医生通常可在办公室直接观察 KOH 湿片中的酵母菌。此种酵母菌应从新生儿的血培养和静脉注射导管尖端寻找。接种前,将一滴无菌橄榄油加入适宜的琼脂培养基表面,如沙氏葡萄糖琼脂培养基或绵羊红细胞琼脂培养基。在2~3天内,菌落表现为浅褐色,油覆盖后表面通常就比较干燥。确定该病原菌最初的线索是嗜脂性:无油脂时不能生长或在油脂覆盖的表面生长良好(图 62-20)。相比之

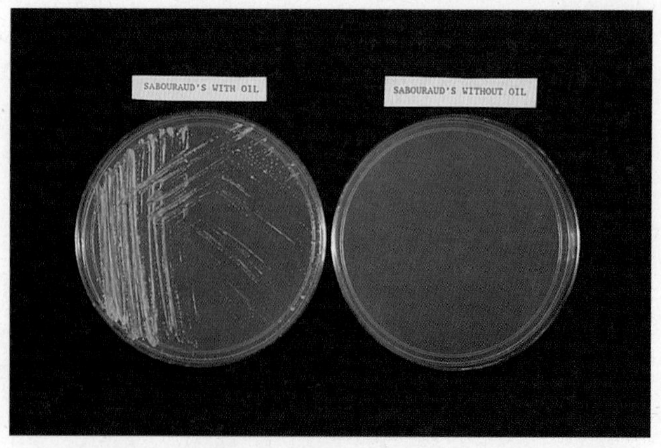

图 62-20 糠秕马拉色菌在接种前表面覆盖一层油的平板上会大量生长。在没有油的对照平板上则没有生长(沙氏葡萄糖琼脂培养基)

下，厚皮马拉色菌的生长不依赖长链脂肪酸。

显微镜下观察到直径在 3μm 至 7μm 酵母细胞，需怀疑马拉色菌属。马拉色菌的出芽方式不常见，因为它通常在内生芽殖阶段发生并形成瓶梗。马拉色菌出芽基底部较宽，在光学显微镜下可见瓶梗的囊领形成明显的黑色环状，分割母细胞及子细胞（图 62-21）。可通过分子技术检测 rDNA 复合体的靶序列来鉴定菌种（Cafarchia et al，2011）。

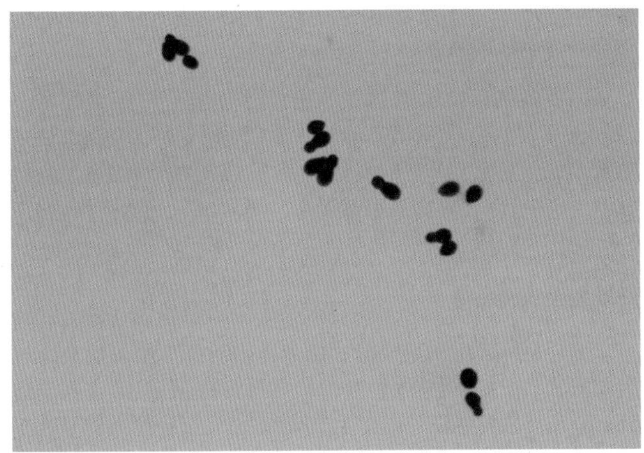

图 62-21　对培养物进行革兰氏染色显示：马拉色菌呈革兰氏阳性的酵母细胞样，有特征性的囊领（芽痕）（革兰氏染色，×1000）

其他酵母菌和类酵母病原体

罕见真菌病原体造成的侵袭性感染持续增多，部分原因是严重的免疫抑制使患者处于易感状态。最近，欧洲临床微生物学和感染性疾病学会（ESCMID）和欧洲临床真菌学联盟（ECMM）的专家小组承担了罕见侵袭性酵母菌感染数据回顾和诊断试验、检测程序和管理指南编撰工作（Arendrup et al，2014）。他们的评估表明，有大量非白念珠菌不断出现并引起疾病。与侵袭性疾病显著相关的真菌有毛孢子菌（*Trichosporon species*）、白地霉（*Geotrichum candidum*）以及黏质红酵母（*Rhodotorula mucilaginosa*）（图 62-22）。最近，有 50 种毛孢子菌被认为与 16 种人类疾病相关（Colombo et al，2011）。其中，阿萨希毛孢子菌（*T. asahii*）、黏状毛孢子菌（*T. mucoides*）和星型毛孢子菌（*T. asteroids*）与侵袭性感染关系最为密切。这些真菌黏附植入装置并形成生物膜的能力和侵袭性感染有关（Colombo et al，2011）。白地霉（*G. candidum*）和黏质红酵母（*R. mucilaginosa*）已成为导致严重免疫缺陷患者真菌血症的致病菌（Henrich et al，2009；Spiliopoulou et al，2012）。这些真菌以及其他罕见真菌对常规使用的抗真菌药物普遍耐药，因此，采取正确的治疗措施的前提是准确地识别病原菌。

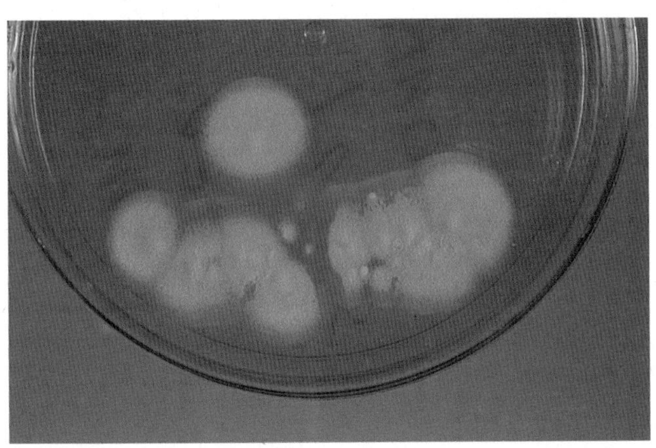

图 62-22　白地霉的类酵母相菌落产生的气生菌丝（沙氏葡萄糖琼脂培养基）

要研究一种罕见酵母菌在感染中的作用，需利用组织病理学从取自组织或无菌部位的多个标本中分离培养出此种罕见酵母菌。而将分离菌株鉴定到种则需依靠分子测序等手段。

双相型真菌引起的真菌病

温度双相型真菌是临床真菌学实验室遇到最重要的病原体。在美国，最重要的温度双相型病原体是荚膜组织胞浆菌荚膜变种（*Histoplasma capsulatum var. capsulatum*）、皮炎芽生菌（*Blastomyces dermatitidis*）、粗球孢子菌（*Comlidioides immitis*）、波萨达斯球孢子菌（*Comlidioides posadasii*）和申克孢子丝菌（*Sporothrix schenckii*）。孢子丝菌在世界范围内广泛分布，其他双相型真菌主要分布于北美，呈明显的地方性分布（图 62-23）。流行性疾病中最多见的是组织胞浆菌和球孢子菌，其次的是孢子丝菌和芽生菌。这些地方性真菌病的特点包括：①可感染健

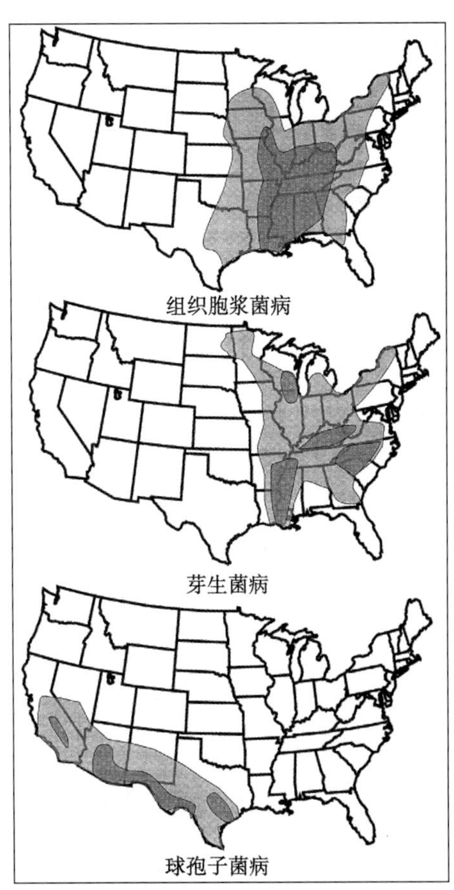

图 62-23　美国双相型真菌感染的地域分布。病情最严重的流行区域（黑色阴影）和病情稍轻的流行区域。流行区之外也可能出现散发病例

康宿主；②和环境中特定的生态区域有关；③都是温度双相型真菌（在25~30℃环境下呈真菌形态，在人体温度下呈酵母状或小球状，如球孢子菌）。

组织胞浆菌属

荚膜组织胞浆菌分为两个变种：荚膜组织胞浆菌荚膜变种［*H. capsulatum var. capsulatum*，以下简称为荚膜组织胞浆菌（*H. capsulatum*）］和荚膜组织胞浆菌杜波变种（*H. capsulatum* var. *duboisii*）。这两种真菌病原体都有严格的地域分布限制，在许多病例中，这两种感染不会重叠。荚膜组织胞浆菌荚膜变种主要沿俄亥俄州、密西西比河和圣劳伦斯河分布，但在世界范围内均有分布。而荚膜组织胞浆菌杜波变种仅限于非洲赤道附近，并导致非洲组织胞浆菌病（*African histoplasmosis*）。依靠差异显著的组织相细胞特征即可鉴别这两种真菌；然而，缺乏非洲流行区域的旅游史基本可以排除荚膜组织胞浆菌杜波变种感染。

危险因素

组织胞浆菌病的主要危险因素是在美国相关流行区域生活。在一些地区，90%以上的居民皮肤组织胞浆菌素试验阳性。虽然组织胞质菌不会感染鸟类，但鸟粪可促进该菌在土壤中的生长。土壤中的真菌产生分生孢子，在人类活动时形成气溶胶并被吸入肺部。由于发现了急性获得性组织胞浆病病例，美国HHS（U.S.HHS）出台了一份文件以保护有感染风险的工人，并制订相关措施（HHS，2004）。

暴露在这些真菌流行区域的人群可能会发生急性流行性感染。疾病预防和控制中心（CDC）曾报道来自18个州37所大学中的221例大学生组织胞质病，他们曾于2001年3月去墨西哥的阿卡普尔科度假，然后返回美国（CDC，2001a）。大部分感染者都曾暴露于孢子的疫区。另一次组织胞浆病暴发是发生在日间活动营参与者，在与营的辅导员和孩子之中有22个确证病例（血清或尿液检测阳性，具有特征性肺部症状）和14个可疑病例（到达营地后出现特征性肺部症状）。与职业相关的，一份CDC报告描述了在内布拉斯加州的一个农业加工厂中暴发的组织胞浆菌病：至少有25名工人在接触被组织胞浆菌污染的土壤后患病（CDC，2004）。

临床疾病

暴露程度和宿主免疫状态都会影响疾病的临床表现。从无症状到播散性感染威胁生命都有可能出现（Kauffman，2007；Wheat et al，2007）。正常人接触环境中的少量孢子一般无症状。因此，大部分疫区成人居民血清反应阳性，为感染的免疫学证据，但并没有出现相应的疾病症状。播散性感染的患病人群通常是免疫抑制个体。

急性肺部感染

接触大量分生孢子后机体可能会产生流感样综合征伴高热、寒战、疲劳、咳嗽、胸膜炎或胸骨后胸痛。更为严重的个体可能会持续数周，但对无临床症状的患者通常不用抗真菌治疗。如果产生局灶性肉芽肿性炎症，胸片可见病灶中心钙化，呈边界清楚的结节样病变。

肉芽肿和纤维性纵隔炎

该类型累及纵隔淋巴结（Hammoud et al，2009）。肉芽肿性疾病的特征为淋巴结增大，并可能会阻塞气管、肺部血管或食管。淋巴结与相邻的纵隔结构可形成瘘管。对组织胞浆菌抗原过度反应后纵隔膜常会纤维化。梗阻可能发生在气管上段、气道、肺动脉或肺静脉以及食管。通常认为肉芽肿和纤维化疾病的进展并无关联。

慢性肺组织胞浆菌病

患者多伴有慢性阻塞性肺疾病（COPD），中年男性居多（Kennedy & Limper，2007）。然而，研究表明这种疾病在女性中越发多见。在无COPD的女性患者中，由于吸烟者数量少，接触烟尘也少，形成的空洞也就更少。可形成气胸和空洞，与慢性肺结核和肺部肿瘤相似。

播散型组织胞质病

部分急性肺组织胞浆菌病患者体内的酵母菌可能会通过内皮网状系统播散，导致愈合的肉芽肿形成钙化灶，常见于脾脏。临床播散性感染一般发生于两种人群，第一种人群是处于未知的免疫抑制状态的老年人或婴幼儿，可能是免疫系统发育不完全或是免疫力随年龄降低。第二种人群由已知的免疫缺陷疾病或接受免疫抑制疗法的患者组成。在20世纪80年代前，主要是血液系统肿瘤；近年来，HIV感染已是主要的危险因素（Adenis et al，2014）。病情发展可迅猛，也可能迟缓。

免疫功能受损患者可有网状内皮系统的感染，造成淋巴结肿大、肝脾肿大或血小板减少症（Wheat et al，2007）。肉芽肿样变会损坏肾上腺皮质，损坏程度严重者会导致激素分泌不足。中枢神经系统感染可表现为慢性脑膜炎、脑肉芽肿或者两种病变同时出现。血管内感染包括含有较大赘生物的心内膜炎。整个胃肠道都可能被感染，形成的溃疡性病变易误诊为肿瘤。其特征性病变是口咽溃疡，可导致声音嘶哑、吞咽困难、舌痛以及牙龈痛（Psevdos & Tanowitz，2008）。

病理学

作为一种兼性胞内生长菌，组织胞浆菌主要位于巨噬细胞里面。病理损害包括巨噬细胞感染、非干酪样肉芽肿或干酪样肉芽肿。病理组织学病变与结核分枝杆菌（*Mycobacterium tuberculosis*）病变相似，当患者病情检查异常时应考虑这两种病原体混合感染的可能。HE染色能很好地观察胞内真菌（图62-24）。但是PAS染色和GMS染色更为灵敏，其中GMS染色可见已治愈的肉芽肿中的老化酵母细胞。死亡酵母细胞在形态上可能会增大和变形，使诊断十分困难。形态上需与以下酵母进行鉴别：皮炎芽生菌（*B. dermatitidis*）的小细胞形态、马尔尼菲青霉（*P. marneffei*，译者注，现分类为：马尔尼菲篮状菌）、利什曼原虫（*Leishmania* spp）、念珠菌属（尤其是光滑念珠菌）。干酪样肉芽肿发现典型的荚膜组织胞浆菌即可特异性诊断，但需与耶氏肺孢子菌（卡氏肺孢子菌）［*P.*（*carinii*）*jiroveci*］所致的肉芽肿相鉴别。通常确诊需要依赖培养，但对组织进行分子检测有望成为除培养以外的一种组织胞浆菌病确诊方法（Babady et al，2011；Koepsell et al，2012）。

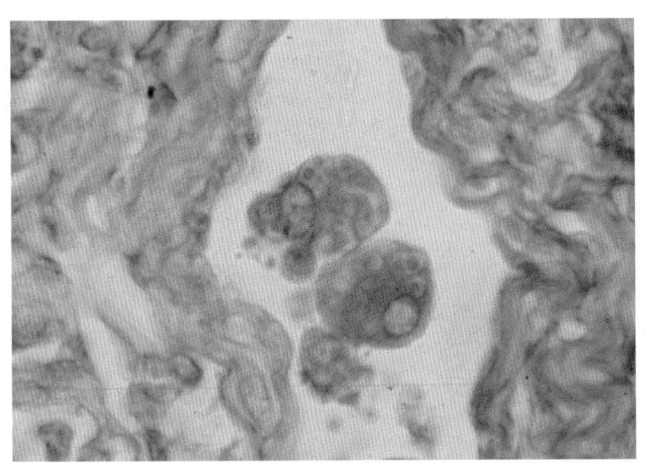

图 62-24 巨噬细胞中的酵母相组织胞浆菌。组织中细胞内出现小、圆形或椭圆形类酵母细胞是组织胞浆病的特异性病理表现(苏木精伊红染色,×1000)

实验室诊断

呼吸道分泌物、体液、外周血、骨髓、组织细胞湿片或者组织中可见到组织胞浆菌的酵母相形态。组织中的细胞形态可用湿片法和荧光增白剂观察,但为了可以观察胞核的具体形态,宜用吉姆萨染色。组织胞浆菌酵母相细胞直径 3~5μm,单个核,出芽时颈部狭窄。

如果怀疑播散性感染,应进行血培养。多种血培养系统可用于检测组织胞浆菌,但 Isolator 系统可从血中收集酵母细胞,而且更为敏感。其他临床样本应当先用增菌培养基(如含羊血的脑-心浸膏琼脂)25~30℃培养。

一般培养 10~14 天之后才会出现组织胞浆菌菌落,有时甚至需要培养 4 周。菌落为绒毛样,白色到浅棕色。具有诊断价值的无性生殖结构包括小分生孢子和大分生孢子。小分生孢子较早产生,形态类似于皮炎芽生菌(*B. dermatitidis*)。特征性的大分生孢子周围有粗糙突起,描述为小瘤体(*tuberculate*)(图 62-25)。瘤孢菌属(*Sepedonium*)的大分生孢子易于组织胞浆菌混淆,因此鉴别这两种真菌非常重要。菌落宏观形态、生长速度、组织胞浆菌可在含放线菌酮培养基上生长,组织中出现的酵母相细胞和病史都足以诊断组织胞浆菌病。确诊通常是对培养的分离株进行核酸杂交探针测试。从酵母相转变为真菌相也可以验证检测结果,但比较困难,大多数临床实验室已用分子探针技术(AmluProbe)取而代之。

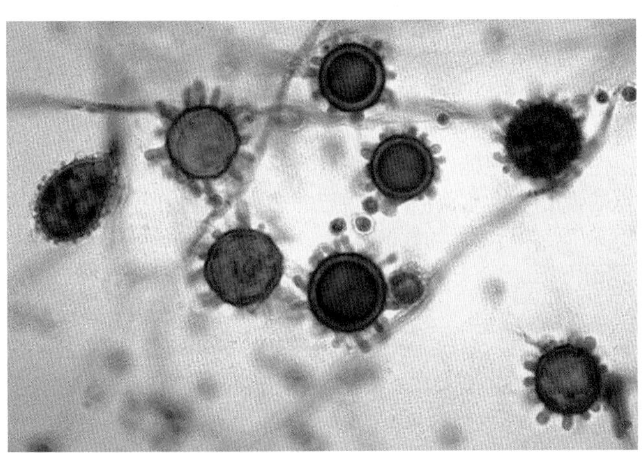

图 62-25 荚膜组织胞浆菌培养后有小瘤状突起的大分生孢及小分生孢子,为组织胞浆菌霉菌相的特征性结构(乳酸酚棉蓝染色,×400)(由 CDC 公共卫生图像库提供)

检测组织胞浆菌抗体的血清学试验(如免疫扩散试验和补体结合试验),存在一定局限性,难以用于组织胞浆菌病的诊断。暴露 2~6 周后机体才能产生抗体,因此,诊断急性感染的价值不大。曾经感染组织胞浆菌的患者,体内抗体水平可持续多年。组织胞浆菌抗体可与皮炎芽生菌存在交叉反应。此外,免疫功能缺陷患者不能产生足以检测的抗体水平,而曾经暴露过的个体则有高水平的抗体(Wheat,2006)。

相反,抗原检测可用于组织胞浆菌病的诊断和治疗监测(Wheat et al,2007,2009b)。播散性感染时,患者尿液中抗原检测的灵敏度最高(高达 92%),急性肺组织胞浆菌病检测灵敏度为 75%~80%。抗原检测可通过监测真菌载量判断治疗效果;治疗期间,尿液或血清中抗原浓度下降提示治疗失败(译者注:根据参考文献,应为"治疗期间,尿液或血清中抗原浓度不能下降提示治疗失败")。此外,曾经感染的患者中抗原水平增加,表示感染复发。检测支气管肺泡灌洗液液中的组织胞浆菌抗原,可与血清、尿液中的抗原检测互为补充,作为一种客观的诊断试验(Hage & Wheat,2010)。

荚膜组织胞浆菌素皮肤测试可用于流行病学研究,但不能用于诊断。因为疫区人群测试阳性率高,结果难以解释,而且皮肤测试可能导致机体血清中抗原检测转为阳性,进一步混淆结果。

芽生菌属

皮炎芽生菌(*Blastomyces dermatitidis*)是芽生菌属内唯一的菌种。该菌存在于土壤中,流行病区域包括美国东部(主要是毗邻密西西比河和俄亥俄河流域的地区)、加拿大五大湖区的西北部地区和非洲部分地区(Benedict et,2012)。科罗拉多州和内布拉斯加州居民的也有感染的报道(CDC,1999 Veligandla et al,2002),因此,芽生菌病的流行地区可能比原来描述的要大。

危险因素

大多数芽生菌病(也称北美芽生菌病)为散发病例,环境来源并不常见。曾有小规模暴发,而且已从暴发地区土壤中分离出相应真菌(McKinnell et al,2009)。虽然免疫缺陷患者易发生严重的播散性感染,但目前尚未发现明确的芽生菌病相关危险因素。疫区的 HIV 感染者发生严重感染的风险很高(Pappas & Dismukes,2002)。

临床疾病

与大多数其他地方性双相型真菌一样,芽生菌属感染途径为呼吸道,临床表现为无症状感染,或一过性感染,或进展迟缓性感染(Bariola et al,2011;Samlente et al,2010)。慢性肺芽生菌病伴低热、体重减轻和局部肺部浸润时,提示可能是肿瘤性疾病,需进行支气管肺泡灌洗、肺细针穿刺和肺活检作鉴别诊断。肺部真菌感染扩散时,最易累及皮肤或骨骼(Jain et al,

2014;Mason et al,2008)。中枢神经系统和泌尿生殖系统受到累及的概率较低。皮肤损伤一般表现为局限性增生或溃疡,可能被误认为皮肤鳞状细胞癌。骨骼感染时可能再次累及感染部位的皮肤。芽生菌病难以及时诊断,尤其对没有暴露于疫区的患者(Bradsher RW Jr,2014;Veligandla et al,2002)。

芽生菌病病理学

皮炎芽生菌的特征性组织学反应,是急性炎症伴微小脓肿形成和肉芽肿性炎症。皮肤病变中,炎症部位的表皮呈特征性的假性上皮瘤样增生。酵母细胞常见于微脓肿和多核巨细胞内。HE 染色可观察组织切片中特征性的酵母细胞,但 PAS 和 GMS 染色更易发现病原体。厚壁酵母细胞直径为 8~15μm,出芽时基底部较宽(图 62-26)。甲醛溶液固定过的样本中,人工分离细胞质和细胞壁时可能会出现双细胞壁现象。非出芽酵母细胞必须与隐球菌属酵母细胞、球孢子菌属(*Comlidioides* spp)的小球体进行鉴别,但经验丰富的病理学家可通过查找组织中特征性的酵母相细胞诊断芽生菌病(Patel,2010)。

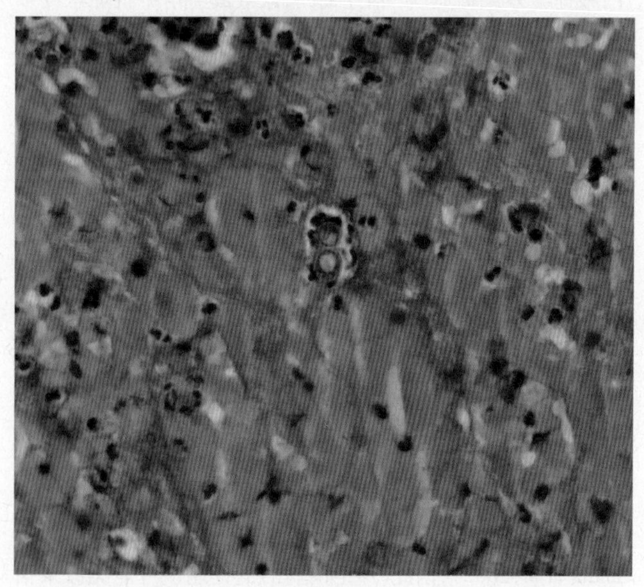

图 62-26 组织中的皮炎芽生菌的特征是体积大,基底部宽,厚而有折射性双层细胞壁的出芽酵母相细胞(苏木精伊红染色,×400)

由于皮炎芽生菌培养较为困难,因此,外科病理学和细胞病理学是诊断芽生菌病的主要手段。微生物培养和常规样本的形态学评估在诊断中价值不大,但通常需要依赖上述微生物学检测进行确诊(Taxy,2007)。分子生物学方法有望用于直接检测临床标本中是否存在皮炎芽生菌(Babady et al,2011)。

实验室鉴定

可从组织切片、吸入液湿片和组织印迹中查找芽生菌酵母相细胞。荧光增白剂染色或许能提高检出率。皮炎芽生菌的生长速度略快于组织胞浆菌,通常在 1 周至 2 周出现,菌落绒毛状,白色至浅黄不等,与荚膜组织胞浆菌难以区分。小分生孢子与荚膜组织胞浆菌类似(图 62-27),但不形成大分生孢子。一种称为金孢子菌属(*Chrysosporium*)的腐生真菌与芽生菌属相似,但没有酵母相,不能在含放线菌酮的培养基上生长。在 37℃下将皮炎芽生菌接种到含血红蛋白和半胱氨酸的专用培养基上,可能会转换成酵母相真菌(图 62-28)。组织中发现酵母相真菌可证明实验室发现双相型真菌。尽管存在假阳性,但核酸探针杂交仍是大多数实验室中确认鉴定分离株的首选方法(Iwen et al,2000)。

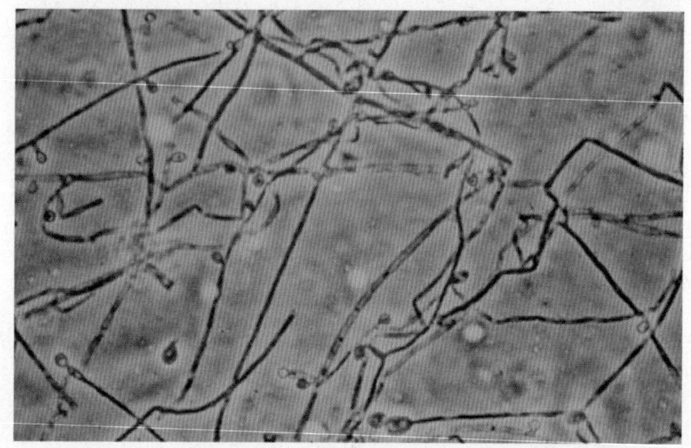

图 62-27 培养的皮炎芽生菌霉菌相。双相型真菌的霉菌相形态特征性表现:分生孢子梗上有棒棒糖状的分生孢子(乳酸酚棉蓝染色,×400)

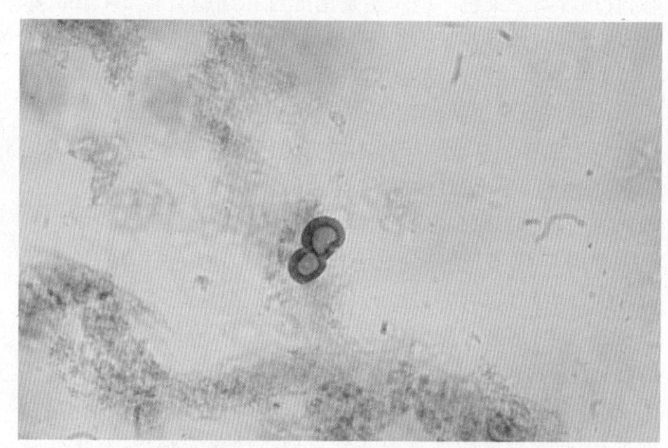

图 62-28 培养的皮炎芽生菌出芽酵母相细胞。37℃温育时,可见酵母相细胞的特征性表现:体积大、基底部宽的出芽酵母、有双层细胞壁(乳酚棉蓝染色,×400)

尽管补体结合试验已被用于血清学诊断芽生菌病,但其局限性相当大,只能作为真菌培养的辅助手段。和组织胞浆菌抗原试验相似,芽生菌抗原检测已被参考实验室使用,但是尚缺乏实用性和可靠性的数据。

球孢子菌属

直到最近,粗球孢子菌(*Comlidioides immitis*)还一直被认为是球孢子菌病(裂谷热、圣华金河谷热和沙漠热)的唯一病原体。系统发育学研究显示,现存两种遗传学差异的球孢子菌分支:一种叫做加利福尼亚分支[粗球孢子菌(*C. immitis*)],另一种叫做非加利福尼亚州分支[波萨达斯球孢子菌(*C. posadasii*)](Fisher et al,2002)。虽然两者之间的基因型差异显著,表型差异却很小,因此,绝大多数实验室难以区分(Ampel,2009;

Saubolle,2007)。

球孢子菌源于土壤,分布于加利福尼亚南部和美国西南部一些地区(特别是亚利桑那州、犹他州、内华达州和新墨西哥州南部以及得克萨斯州西部)、墨西哥北部、中南美洲(特别是委内瑞拉)(Nguyen et al,2013)。数年来,亚利桑那州的感染病例大幅增加,65岁以上人群和HIV感染者增加尤为明显(CDC,2013;Kim et al,2009)。虽然球孢子菌病流行地区为美国西南部和中美洲的炎热干旱地区,但卫生保健医生和兽医们也应当认识到在流行区以外的土壤也有被污染的可能。最近的一个例子是在华盛顿州本顿县的土壤中检测到了粗球孢子菌(CDC,2014b)。

危险因素

居住在流行地区是感染的主要危险因素,因为真菌相的关节孢子存在于土壤中并且容易通过空气播散(Johnson et al,2014;Parish & Blair,2008)。一个典型案例是2012年在加利福尼亚州参与室外拍摄的剧组成员中出现了流行性球孢子菌病(CDC,2014a)。剧组中的5名成员被确诊为患有肺球孢子菌病,另外在对这次拍摄事件进行大规模疫情调查后,还发现了5起疑似病例。其拍摄过程中大量土壤被破坏,包括分级和挖掘所形成的干燥、多尘的环境,提示在球孢子菌流行地区进行户外工作的工人存在危险。美国西南部的军事基地也出现过球孢子菌病,这对这些地区的军人培训产生了极大的影响(Crum-Cianflone,2007)。有人提出研发有效的裂谷热疫苗作为一种预防措施,来防止生活在流行区域的军人和居民患病(Hector & Rutherford,2007;Nguyen et al,2013)。

遗传因素会影响严重感染和播散性感染的发生概率,但是两者之间的联系尚未完全清楚(Cox & Magee,2004)。播散性感染在黑种人和菲律宾人中比白种人更常见。亚洲人、美洲原住民和墨西哥人患病风险似乎也有增加。

免疫抑制性感染或疾病是播散性感染的危险因素,HIV感染患者发生播散性疾病风险尤其高(Johnson et al,2014)。去流行地区旅行和暂居或常居流行地区的移植受者,都有初次感染和再次感染球孢子菌病的风险(Vikram & Blair,2009)。在非流行地区的临床医生应该意识到这种潜在的疾病,及早诊断并迅速抗真菌治疗可挽救患者的生命。

临床疾病

尽管在流行地区的球孢子菌抗原皮肤试验阳性率很高,但原发性球孢子菌病通常无症状。有症状的球孢子菌病常见临床表现为发热伴咳嗽或胸痛,或者两种症状都出现,类似细菌性肺炎(Parish & Blair,2008)。原发性感染可能伴有红斑结节和多形性红斑,是疾病预后良好的征兆。原发性肺部感染可能持续存在孤立性肺结节,外观上类似肿瘤或结核病中的肺部表现。

播散性感染最常影响皮肤、骨骼系统和脑膜。皮肤损伤包括丘疹、溃疡、窦道排液和皮下脓肿。病变累及相邻骨骼时通常会出现关节炎。脑膜炎可能是急性,但无痛性和慢性更为常见。

病理学

球孢子菌使组织产生肉芽肿变,伴或不伴干酪样坏死。可在巨噬细胞和多核巨细胞中发现发育中的小球体(图62-29)。小球内的内生孢子直径2~5μm(图62-30)。发育中的小球体大小不一,有些直径可高达250μm,发育中小球体需要和非出芽性皮炎芽生菌(*B. dermatitidis*)以及新生隐球菌(*C. neoformans*)鉴别诊断。小球体必须与大孢子菌病(adiaspiromycosis)和鼻孢子菌病(rhinosporidiosis)的真菌相鉴别,后两种病在美国都很罕见。在感染早期,不易观察到小球体,仅有内生孢子使球孢子菌病难以诊断。

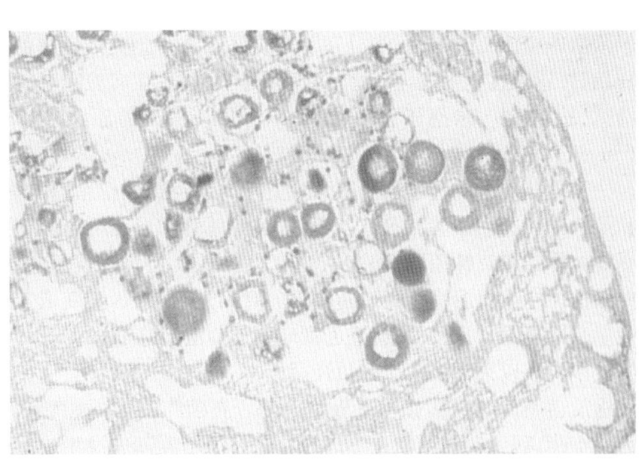

图62-29 组织中的球孢子菌小球体。在组织中观察到这些大的结构可初步诊断为球孢子菌病(苏木精伊红染色,×100)

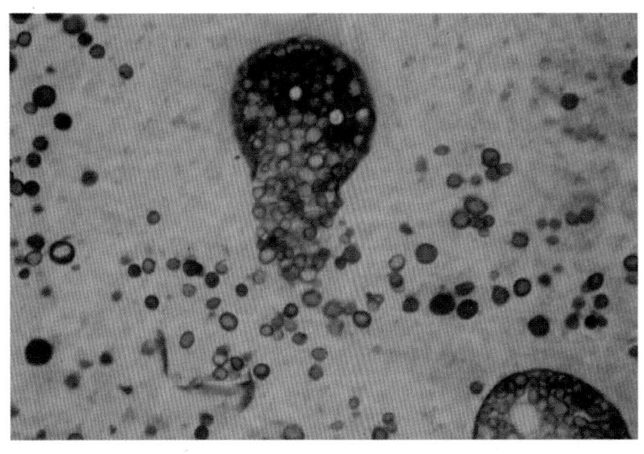

图62-30 组织中正在释放内生孢子的球孢子菌小球体。成熟时,小球体破裂并释放内生孢子,反过来,内生孢子成熟后会形成小球体。组织中不成熟的内生孢子可能与其他较小的酵母细胞混淆(六胺银染色,×1000)

实验室诊断

球孢子菌病的诊断涉及各种直接镜检方法(如对呼吸道样本进行荧光增白剂染色和组织病理学检查),以及与特定分子探针进行培养(Saubolle,2007)。痰液或支气管肺泡灌洗液中可见小球体,后者更多见,但直接镜检的检出率通常很低。在用氢氧化钾消化样本之后再用荧光增白剂染色可以提高检出率。有空洞时,临床标本中可能检测到菌丝,但较少见。相较于其他双相型真菌,关节孢子可以直接从标本中传染到医务人员身上。

球孢子菌生长速度很快，一周以内可在标准细菌培养基如血琼脂平板上出现菌落。球孢子菌的关节孢子具有很强的传染性，极易通过气溶胶传播。实验室工作者的感染是一个主要问题，所以接种的培养物应该在生物安全柜中小心处理（CLSI，2012a；Sutton，2007）。美国国立卫生研究院已将粗球孢子菌（*C. immitis*）、波萨达斯球孢子菌（*C. posadasii*）及荚膜组织胞浆菌（*H. capsulatum*）归类为生物安全危害三级微生物，即严重或致命性人类疾病相关的微生物，可能还不存在预防性或治疗性干预措施（HHS，2009）。当处理已知或可能含有此类微生物的样品时，建议按生物安全危害三级病原体处理。在实验室获得性感染调查中，球孢子菌病被列入十大最常见的感染名单（Singh，2009）。

不同分支的球孢子菌菌落外观上不同，有绒状、棉絮、颗粒状及粉末状。当菌落和关节孢子生长时，菌落的形态可能会改变。大多数分离株菌落为白色，也有可能观察到其他颜色，一些菌株可产生可溶性色素。随着培养时间延长，菌落会变成灰色。一些真菌学家建议，检查可疑球孢子菌菌落之前用10%甲醛浸泡过夜以灭活真菌。如果怀疑标本中含有球孢子菌，应使用螺旋盖斜面培养基代替平板培养基。真菌相一般不能转化为组织相，因为转变通常在专门的合成肉汤培养基中发生。最好利用专门的分子技术将菌种鉴定为粗球孢子菌或波萨达斯球孢子菌，但一般的临床实验室无法做到（Saubolle，2007）。通常实验室会将结果报告为"粗球孢子菌/波萨达斯球孢子菌（*Comlidioides immitis/posadasii*）"或"球孢子菌（*Comlidioides species*）"。

镜下观察发现依次排列的管状关节孢子伴有中空的连接细胞具有诊断意义（图62-9），但是必须与其他产关节孢子的微生物分开，如毛孢子菌属（*Trichosporon*）、地丝菌属（*Geotrichum*）以及裸囊菌科（*Gymnoascaceae*）的一些成员菌。一般说来，去过流行区域、培养物中检出含内生孢子小球体的个体，可初步诊断为球孢子菌病。基于分子的基因探针（AmluProbe）可鉴定粗球孢子菌或波萨达斯球孢子菌（McGinnis et al，2006）。

与组织胞浆菌病、芽生菌病相比，血清学分析及补体结合试验可用于评估球孢子菌病的严重程度和预后（Nguyen et al，2013）。现有的血清学技术中，补体结合试验应用非常广泛。感染后约2~6周可检测到抗体。抗体滴度的高度提示播散性感染的概率，滴度上升表示预后越差。与组织胞浆菌病不同，皮肤测试不会影响血清中抗体检测结果而混淆诊断，但皮肤试验的高阳性率提示该试验的价值有限。播散性感染患者可能对皮肤测试无应答。在诊断标准更新时，马洛等了提供球孢子菌病的经典临床病例和影像学图片，探讨血清学检测的实用性，并提供推荐的算法，这可能有助于球孢子菌病的诊断（Malo et al，2014）。

孢子丝菌属

既往认为孢子丝菌病的唯一病原体是申克孢子丝菌（*Sporothrix schenckii*）。但是，现在的分子学研究表明，申克孢子丝菌是一个复合体，至少包含五个不同的种：申克氏孢子丝菌（*S. schenckii*）、*S. albicans*、巴西孢子丝菌（*S. brasiliensis*）、球形孢子丝菌（*S. globosa*）、卢里孢子丝菌（*S. luriei*）和 *S. mexicana*（Oliveira et al，2014）。尽管已有鉴别菌种的方法，但大多数实验室不具备鉴定具体菌种的能力，仍将申克孢子丝菌当做孢子丝菌病的唯一病原体。实验室现在将其认定为多个物种的复合体更为恰当，并应将结果报告为"申克孢子丝菌复合体"。

申克孢子丝菌是全球分布的双相型真菌，主要存在于土壤、植物、腐败的蔬菜中。尽管被认为是地方性双相型真菌，但其流行病学偏差可将其与其他典型的地方性双相型真菌分开。其感染方式多为创伤性伤口感染（其他双相型真菌常为吸入性），导致局限性感染（其他双相型真菌常导致肺炎），很少发生全身性感染（Barros et al，2011）。

危险因素

尽管孢子丝菌属常见于全世界的蔬菜中，但对植物不产生危害；接触农产品可能会导致感染（Hay & Morris-Jones，2008）。在花农、苗圃和林业工作者中发生了一次大暴发，他们在威斯康星州处理过污染的泥炭藓（CDC，1988）。另一起大暴发与猫感染有关，巴西里约热内卢报告了759例猫传人的孢子丝菌病（Reis et al，2009）。佛罗里达州的一次大学生联谊会参与者中发生了一次不同寻常的流行，他们在用污染稻草包捆的砖块砌墙的房间里，喝了大量啤酒（Sanders，1971）。饮酒是唯一的诱因。人们对有孢子丝菌病感染风险的患者的印象是"好酒的园丁"。

临床疾病

绝大多数孢子丝菌病累及皮肤及皮下组织（Kauffman et al，2007）。感染部位的丘疹可能形成溃疡，并通过区域淋巴结播散，导致一系列病变累及整个患肢称为淋巴皮肤性孢子丝菌病（lymphocutaneous sporotrichosis）。播散到骨关节和内脏的情况并不常见，以有酗酒史或免疫抑制患者特别是AIDS患者中出现概率更高。

孢子丝菌病病理学

孢子丝菌属和芽生菌属的组织学反应相似，同时存在化脓性炎症（包括嗜酸性粒细胞）和肉芽肿性炎症（Guarner & Brandt，2011）。皮肤中常见表皮假性上皮瘤样增生。在组织中很难见到孢子丝菌酵母相细胞，观察到的细胞具有多形性，圆形或细长，类似雪茄，直径2~6μm，窄基出芽。组织对真菌的反应可能导致细胞周围出现厚达10μm的放射状嗜酸性物质，称之为Splendore-Hoeppli现象（星状体）（Hussein，2008）。特征性组织反应并不常见，但出现该反应不能直接诊断孢子丝菌病。皮肤损伤需与分枝杆菌皮肤感染进行鉴别诊断，尤其是美国的海洋分枝杆菌（*Mycobacterium marinum*）（导致游泳池肉芽肿）和热带地区的皮肤利什曼病。

实验室诊断

首选标本是抽吸液、皮肤损伤刮取物或皮肤活组织检查。25~30℃下，申克孢子丝菌在含放线菌酮的基础分离培养基上生长良好。菌落湿润、光滑（无毛），开始浅色，随着时间延长颜色变暗。可产生两种分生孢子：薄壁、透明的分生孢子，呈花环状排列在分生孢子梗顶端周围；黑色、厚壁、无柄孢子，直接连接在菌丝上。这些深色分生孢子使得培养基中真菌外观呈暗色(暗色真菌)。薄壁分生孢子长在从菌丝呈直角生长的分生孢子梗上。它们可能在分生孢子顶部膨胀的囊泡附近形成假轴状排列,即小花状(floret)(图62-31)。枝顶孢属(*Acremonium* spp)可产生类似的结构,但很少感染人类。该菌与孢子丝菌的鉴别点在于,枝顶孢属在含放线菌酮琼脂培养基上无法生长,不会出现酵母相细胞。孢子丝菌的真菌相转化为酵母相条件为:在37℃ 5% CO_2 的气体环境中,在增菌培养基(如含绵羊血的脑心浸膏琼脂培养基或巧克力琼脂培养基)上培养即可。表型学特征为无柄、着色的分生孢子;30℃、35℃及37℃都能生长;能同化蔗糖、棉子糖、核糖醇,以上特性都可用于鉴别不同的孢子丝菌种(Marimon et al,2006)。利用钙调蛋白基因序列、rRNA内部转录间隔区序列数据,以及β-微管蛋白序列的分子生物学研究,可准确鉴别不同种的孢子丝菌(Barros et al, 2011)。

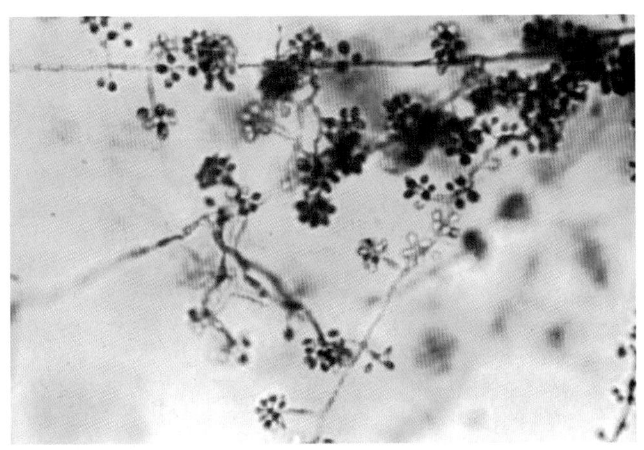

图62-31 申克孢子丝菌合轴生长的分生孢子,在分生孢子梗顶部侧边成簇生长(乳酸酚棉蓝染色,×400)

其他的双相型真菌

荚膜组织胞浆菌杜波变种(*H. capsulatum var. duboisii*)可以在非洲引起皮肤感染和全身性疾病(非洲组织胞浆菌病)。与荚膜组织胞浆菌荚膜变种相比,它的酵母相细胞体积更大,细胞壁更厚,和皮炎芽生菌(*B. dermatitidis*)相似,但无宽基出芽。脂肪酸分析可用于鉴别这两种荚膜组织胞浆菌(Zarnowski et al,2007)。荚膜组织胞浆菌杜波变种被认为是一种新兴的非洲HIV感染患者易感菌(Loulergue et al,2007)。

副球孢子菌病(又称南美芽生菌病)是墨西哥南部、中美和南美洲部分地区(主要是巴西、委内瑞拉、哥伦比亚、厄瓜多尔和阿根廷)相对常见的疾病,由双相型真菌巴西副球孢子菌(*Paracomlidioides brasiliensis*)引起(Marques,2012)。这种经呼吸道感染的病原体可以引起多种临床综合征,包括:急性感染(伴有进行性淋巴结病)和累及肺、皮肤黏膜、淋巴结、肾上腺的慢性感染(Bomla et al,2013)。临床表现与结核病、霍奇金病、数种全身或皮下真菌病以及鳞状细胞癌等相似。活检标本中发现病原体或真菌培养物中获得分离株即可诊断副球孢子菌病(Marques,2012)。副球孢子菌的组织相酵母细胞的特征是:细胞外周有多个出芽(出芽大小范围从4μm到60μm不等),外观形似航海轮(Guarner & Brandt,2011)。

马尔尼菲青霉[(*Penicillium marneffei*)译者注:现名称更改为:马尔尼菲篮状菌(*Talaromyces marneffei*)]是东南亚HIV阳性患者合并感染的常见病因(Ustianowski et al,2008)。该菌与竹鼠[中华竹鼠(*Rhizomys sinensis*)]有关,竹鼠是自然宿主(Cao et al,2011)。马尔尼菲青霉(译者注:马尔尼菲篮状菌)是青霉属中唯一一种双相型真菌,30℃时培养为真菌相,可产生青霉属典型的生殖结构;组织中形成有横膈(分裂所致)的小卵形酵母(直径2~5μm)(Guarner & Brandt,2011)。

皮肤癣菌病

皮肤癣菌是人类疾病中常见的重要致病菌(Andrews & Burns,2008;Seebacher et al,2008;Vermout et al,2008)。感染程度轻,很少引起侵袭性感染。其中3种菌属可导致皮肤癣菌病:小孢子菌属(*Microsporum*)、毛癣菌属(*Trichophyton*)和表皮癣菌属(*Epidermophyton*)。作为一个整体看,皮肤癣菌呈全球性分布,但单个菌种有明显的地域限制性分布。皮肤癣菌对人类(亲人性)、动物(亲动物性)、土壤(亲土性)也有严格的限制性。

危险因素

皮肤癣菌感染与相关真菌接触有关,这也可能为诊断提供线索。例如,经常挤奶的农民出现的面部感染通常是由疣状毛癣菌(*Trichophyton verrucosum*)引起的,该菌是一种在奶牛身上发现的亲动物性皮肤癣菌。皮肤癣菌的地区分布差异也很明显,如在发达国家,足癣(运动员脚)更为普遍,可能由亲人性真菌红色毛癣菌(*T. rubrum*)引起,而在较贫穷的国家,苏丹毛癣菌(*T. soudanense*)和奥杜盎小孢子菌(*M. audouinii*)造成的头皮菌感染(头癣)更为普遍(Havilickova et al,2008)。现在体育运动中相关皮肤癣菌造成的皮肤病被越来越多地被认识,因为运动员存在着直接接触,比如摔跤(Field & Adams,2008)。

临床疾病

皮肤真菌可以使表皮、头发和指甲发生感染(Seebacher et al,2008)。引发的感染用"癣"(ringworm或tinea)表示,这一名称源自病变的进展性,匐行性本质(在皮肤尤其明显)。临床术语使用拉丁单词癣(tinea)加上累及的身体部位,例如头癣(头皮)、须癣(胡须)、体癣(躯干和四肢)、足癣(脚)、股癣(腹股沟)和甲癣(指甲,也称为甲真菌病)。表皮癣菌(*Epidermophyton flomlosum*)主要感染皮肤,小孢子菌属(*Microsporum spp*)感染头皮和皮肤,以及毛癣菌属(*Trichophyton spp*)感染皮肤、头皮和指甲,偶尔有例外。在美国,断发毛癣菌(*Trichophyton tonsurans*)是头癣的最常见病原体,犬小孢子菌(*M. canis*)也是头癣,尤其是儿童头癣的常见病原体。毛囊发生深层感染时,会产生脓疱性炎症,称为脓癣(kerion)。须发毛癣菌(*T. mentagrophytes*)和疣状毛癣菌(*T. verrucosum*)感染易产生脓癣。须发毛癣菌(*T. mentagrophytes*)、红色毛癣菌(*T. rubrum*)和犬小孢子菌(*M. canis*)是体癣和足癣的常见病原菌,絮状表皮癣菌(*E. flomlosum*)是股癣的常见病原菌。

实验室诊断

虽然皮肤真菌感染的治疗不是由明确鉴定的分离株决定,

但真菌感染的诊断通常涉及显微镜检查和培养(Robert & Pihet,2008)。镜下观察皮肤刮拭标本(用KOH液制成湿片)中的菌丝通常是治疗开始前唯一的诊断手段(图62-32)。菌丝的大小和形态提示感染的皮肤癣菌类型。菌种的鉴定可用于确认菌丝为皮肤癣菌,从而评估感染的可能来源,以及发展为慢性、复发感染的可能性(尤其是红色毛癣菌)。皮屑、指甲和头发都可用KOH液制成湿片镜检,加入荧光增白剂可以提高菌丝的检出率。观察这类样本制成的湿片时必须注意,缺乏经验的观察者可能会将组织碎片、毛屑和胆固醇晶体误认为菌丝。

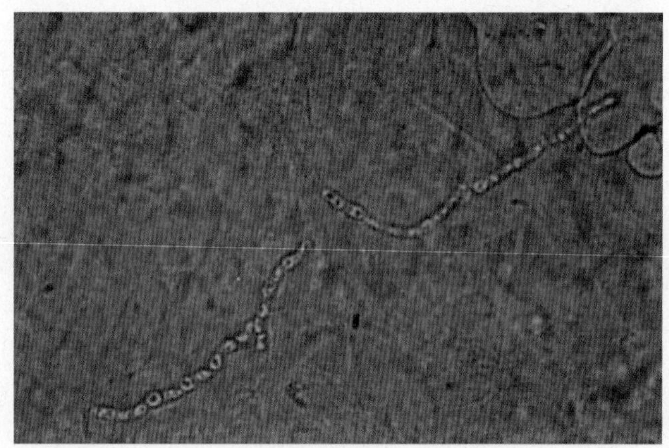

图62-32 图示为皮肤癣菌的菌丝,取自于癣灶边缘的刮取物。疾病状态下出现薄分段菌丝可以诊断皮肤癣菌病,但不能确定具体病原体(氢氧化钾湿片,×400)

奥杜盎小孢子菌(*M. audouinii*)、犬小孢子菌(*M. canis*)、铁锈色小孢子菌(*Microsporum ferrugineum*)与头发感染有关,感染后的头发在长波紫外光(伍德灯)照射下发出荧光。在美国,荧光真菌导致的头癣的主要病原体是犬小孢子菌(*M. canis*),因为其他两种菌在美国并不常见。由经验丰富的观察者对感染毛发进行显微镜检查,或许可以根据关节孢子的特点和位置来确定病原体。在毛外癣菌如犬小孢子菌和奥杜盎小孢子菌的定植中,关节孢子出现在毛干以外。当毛内癣菌(如断发癣菌)侵袭性感染时,关节孢子出现在毛干以内。在黄癣病中,发内外区域存在菌丝、气泡、气沟和脂肪滴。

感染的毛发、指甲屑或损伤边缘的皮屑应当放置在洁净、干燥的容器中转交实验室,或者接种于基础分离培养基表面。沙氏葡萄糖琼脂培养基可用于培养皮肤癣菌,也可用来分离念珠菌属,特别是白念珠菌,它也可以产生类似的皮肤和指甲感染。皮肤癣菌不被放线菌酮抑制,而许多腐生真菌会被抑制。所有皮肤癣菌都有隔膜、透明菌丝,并且可产生大分子孢子和(或)小分生孢子。关节孢子和厚壁孢子也有可能产生,大分生孢子和小分生孢子的形态,尤其是小分生孢子对诊断更有价值。已鉴定皮肤癣菌存在有性期,但临床实验室中难以见到。区分皮肤癣菌最常采用的方法是显微形态特征联合表型检测。

小孢子菌(*Microsporum*)可产生特征性大分生孢子,是诊断的关键结构。有时会产生一些无法用于诊断的小分生孢子。犬小孢子菌(*M. canis*)是小孢子菌中最常分离出的动物源性真菌,可在培养基中产生特征性柠檬黄色素(图62-33),这一现象在马铃薯焦糖琼脂培养基中更为明显。它产生的大分生孢子如图62-34所示。

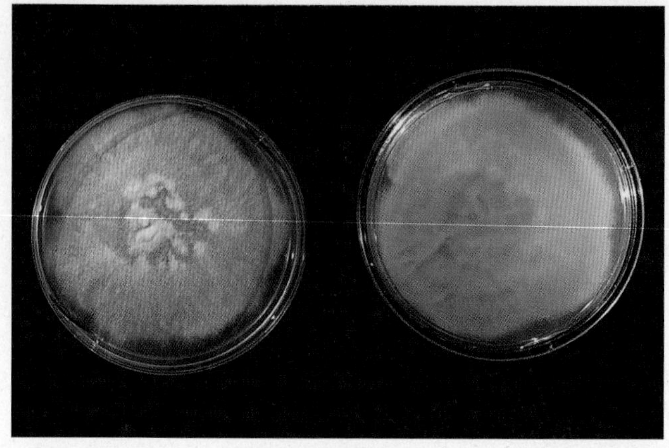

图62-33 犬小孢子菌(*Microsporum canis*)菌落的正面(左图),产生特征性的柠檬黄色素,也可以在菌落背面看到(右)(含放线菌酮的沙氏葡萄糖琼脂培养基)

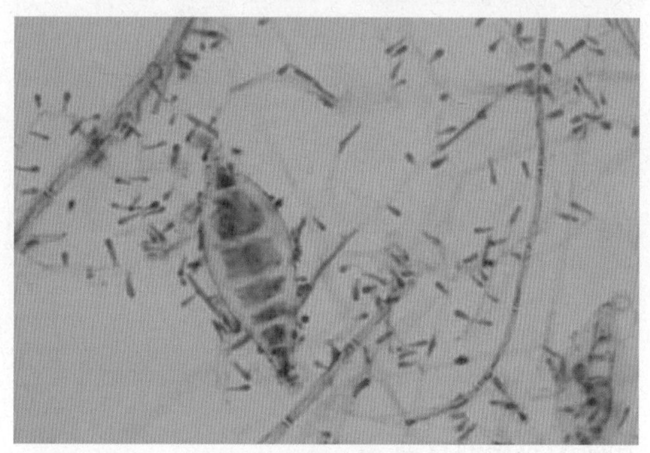

图62-34 犬小孢子菌(*Microsporum canis*)的大分生孢子和菌丝。大分生孢子:厚壁、粗糙、锥形或纺锤形;菌丝:壁薄,有隔(乳酸酚棉蓝染色,×400)

毛癣菌属(*Trichophyton*)包括重要的皮肤癣菌:红色毛癣菌(*T. rubrum*)(图62-35)、疣状毛癣菌(*T. verrucosum*)、须发毛癣菌复合体(*T. mentagrophytes* species complex)(图62-11)、断发癣菌(*T. tonsurans*)(图62-36)。菌落外观可能是绒毛状的、粒状的或者较少见的无毛状。毛癣菌属可能产生具有诊断价值的大分生孢子,尤其是形成粉状菌落的菌株,但很少见,小分生孢子更为常见。观察到的大分生孢子通常是薄壁、光滑的,内含数量不等的间隔。鉴别一些分离株中的小分生孢子形态往往是困难的,因为经常出现相同形态。用毛癣菌琼脂培养基测试表型有助于确定菌属成员的营养要求。有7种培养基可用,但最常用的诊断培养基有4种,包括:T1,基础琼脂培养基(用于作为其他培养基的对照);T2,加肌醇的基础培养基(肌醇可刺激生长);T3,加维生素 B_1 和肌醇的基础培养基(通过加入肌醇和维生素 B_1 刺激生长);T4,加维生素 B_1 的基础培养基(只有维生素 B_1 刺激生长)。总的说来,这些培养基可以用来评价毛癣菌生长对肌醇、维生素 B_1 或两种物质同时存在的依赖性。

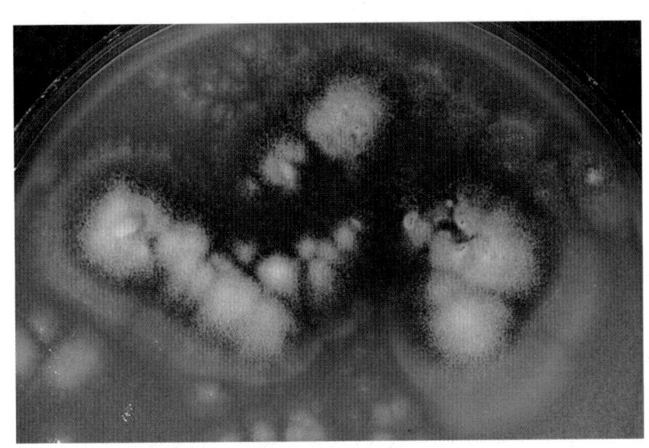

图 62-35 红色毛癣菌(*Trichophyton rubrum*)的蓬松白色菌落伴扩散的红色色素,菌落背面同样可见颜色(马铃薯葡萄糖琼脂)

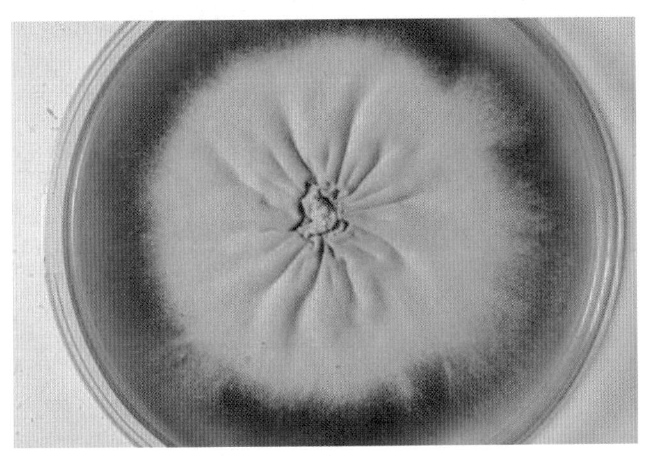

图 62-36 断发毛癣菌(*Trichophyton tonsurans*)菌落特征:菌落表面呈淡黄色,边缘有棕红色的色素沉着。菌落中央常见辐射状的褶皱(含放线菌酮的沙氏葡萄糖琼脂培养基)

须发毛癣菌(*T. mentagrophytes*)和红色毛癣菌(*T. rubrum*)的鉴别可借助一些非形态学检测(Ates et al,2008)。两者均可产生可溶性色素,但是用马铃薯葡萄糖琼脂培养基或含有1%葡萄糖的玉米面琼脂培养基可极大地促进红色毛癣菌产生红色素。培养3~5天后,须发毛癣菌可产生脲酶,而红色毛癣菌不会产生,这有助于两者的区分。最后,毛发穿孔试验也可用作两者的鉴别试验:体外,须发毛癣菌感染的毛发产生楔形缺陷,而红色毛癣菌仅生长在头发的外面,不会造成毛发的缺损。形态学和非形态学两种方法联合使用可以最为准确地鉴定分离株。

表皮癣菌属(Epidermophyton)中的唯一病原体是絮状表皮癣菌(*E. flomlosum*),一种亲人性真菌,是股癣的重要病原体,偶尔会导致足癣。菌落最初是棕黄色、灰色或卡其棕色,在成熟时会变成绒状并出现褶皱(图 62-37)。絮状表皮癣菌不产生小分生孢子,但产生特征性的大分生孢子可用于鉴定(图 62-10)。大分生孢子外壁光滑,最多可有4个横壁,棒形,且易发生"絮凝",因此而得名。

已有分子测定法可用于区别这些非常相似的皮肤癣菌。

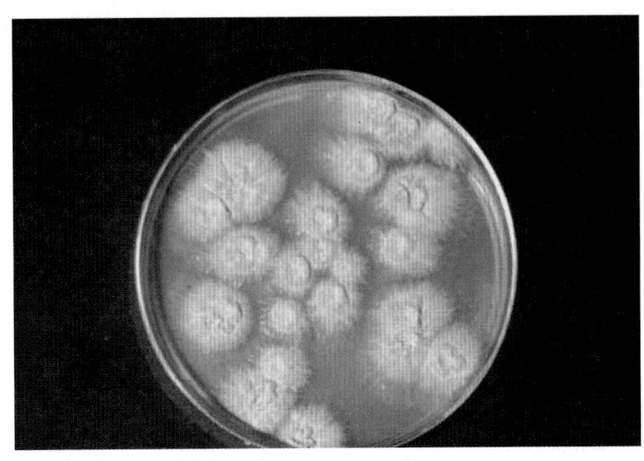

图 62-37 表皮癣菌属(*Epidermophyton floccosum*)菌落特征:霉菌相菌落具有类麂皮质感和黄绿色外观(含放线菌酮的沙氏葡萄糖琼脂培养基)

皮肤癣菌具有形态相似性、多变性和多态性,所以皮肤癣菌菌种鉴定耗时长,而且需要掌握专业的知识和技术(Graser et al,2012;Rich et al,2013;Westerberg & Voyack,2013)。对多种皮肤癣菌进行分子系统发育分析发现,虽然皮肤癣菌之间的形态和感染模式存在巨大差异,但分子分析的差异并不明显。因此,可考虑使用多种鉴定方法。目前已有许多PCR测定法可直接检测临床标本以提高诊断效率(Graser,et al 2012)。

暗色(黑化)真菌引起的真菌病

暗色真菌(也被称为黑化,黑暗或暗色)是一个神奇的真菌复合群,以真菌细胞壁生产黑色素使其深染为特征(Revankar & Sutton,2010)。这些真菌是土壤和植物的腐生菌,而且历来被认为是人类的罕见致病菌,但是它们也逐渐成为常见的病原真菌。

临床疾病

根据组织学及临床症状可分为真菌性足菌肿(也叫真足菌肿)、着色芽生菌病(又称着色真菌病)、暗色丝孢霉病(Garnica et al,2009;Seyedmousavi et al,2013,2014)。疾病的诊断常依赖组织中独特的形态学结构,以及随后从培养基中分离出单个菌落,并结合其生殖结构的形态学评价。近年来,暗色真菌的分类经历数次变化,从而增加了病原体鉴别的难度。

足菌肿

足菌肿是一种热带疾病,可形成局限性慢性肉芽肿。临床特征是形成慢性无痛性皮下肿块,并伴有大量蔓延至骨头的窦道并产生脓液和颗粒(也叫做小硬粒)(Garnica et al,2009)。病灶在免疫功能正常的人群,如农民、农场工人和接触污染性土地的人,往往局限于手或脚(也叫马杜拉足)。足菌肿可由细菌(导致放线菌病性足菌肿)或真菌(导致真菌性足菌肿)引起。这些真菌以产深色色素的暗色真菌为主,而不着色的透明真菌罕见。最近,足菌肿被世界卫生组织列为被忽视的热带病,为对抗感染需进行重点研究(van de Sande et al,2014)。

足菌肿常常为创伤性感染,发生在被污染的碎片、刺或其他尖锐性的物体刺伤后。超过25种真菌会导致真菌性足菌肿，其中最常见的是足马杜拉分枝菌（*Madurella mycetomatis*），其次是各种暗色真菌和透明真菌。尖端赛多孢（*Scedosporium apiospermum*）［有性型，波氏假阿利什霉（*Pseudallescheria boydii*）］是一种透明真菌，在美国是引起足菌肿最常见的原因。

鼻旁窦的非侵入性感染也被称作真菌性菌肿病（也被称为真菌球）（Grosjean & Weber，2007；Pagella et al，2007；Robey et al，2009）。多种真菌，包括暗色真菌均可致病，临床表现为鼻窦（常为上颌窦）内聚集大量致密的真菌结石。虽然有些分类将其归为足菌肿，但其他人更倾向于描述为真菌性鼻窦炎，因为它与足菌肿的描述并不吻合（无颗粒形成）。关于真菌性鼻窦炎的分类和定义存在争议，是因为此病的免疫学和病理学反应广泛。目前正在努力就该病的命名和疾病分类达成共识（Chakrabarti et al，2009）。

足菌肿的确诊依赖于在组织活检、窦道引流液和非开放性伤口的吸取物中发现颗粒（小硬粒）（图 62-38）。在显微镜下可以看到这些颗粒由宽大、交错、直径为 2~5μm 的有隔菌丝组成，与强嗜酸性物质排列在一起（Splendore-Hoeppli 现象）（图 62-39）。对于这些暗色真菌来说，由于黑色素的作用将这些颗粒统称为黑色颗粒；淡色并且产生无色菌丝的真菌叫做白色颗粒。对病原菌的鉴别需要在标准真菌培养基（如沙氏葡萄糖琼脂培养基）培养 4 周以上（图 62-40）。分离后真菌的鉴定主要依赖：颗粒样菌落形态、色素产生情况以及微观产孢生殖结构的形态学特征（图 62-41）。为了避免不产孢的情况，碳水化合物和硝酸盐利用等生理学实验也有助于鉴定。分子方法测定 rDNA 复合物中的靶基因可用于鉴定暗黑色真菌（Borman et al，2008；Revankar & Sutton，2010；Seyedmousavi et al，2014）。

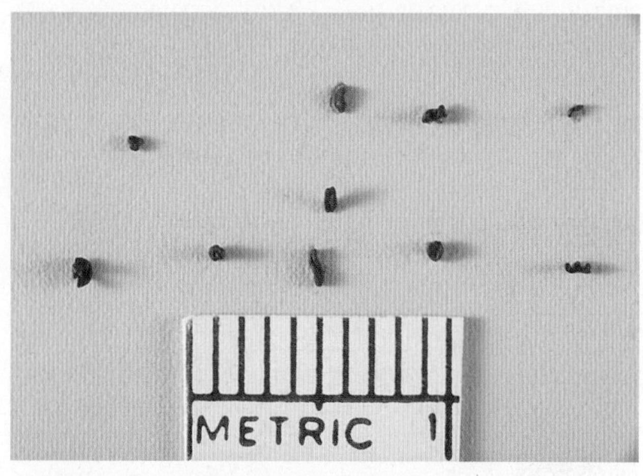

图 62-38 图像显示马杜拉分支菌产生的大小不一的颗粒（黑色颗粒）是由大量黑色菌丝组成的（由国家疾病预防控制中心公共卫生图像库提供）

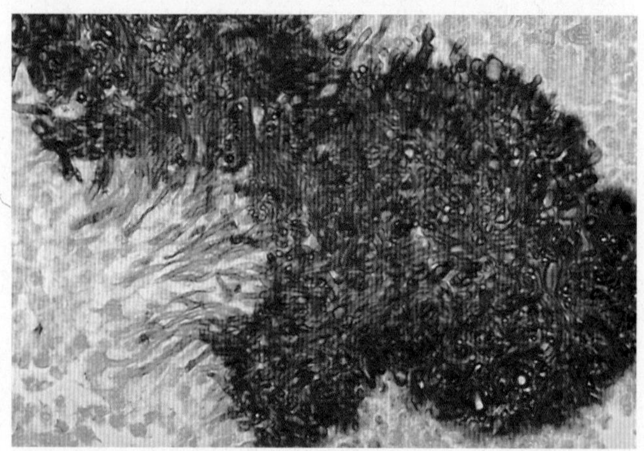

图 62-39 足菌肿马杜拉分枝菌的“黑色谷物样足菌肿”的组织学表现（Gridley 染色，×1000）（图片由国家疾病预防控制中心公共卫生图片库的 Libero Ajello 博士提供）

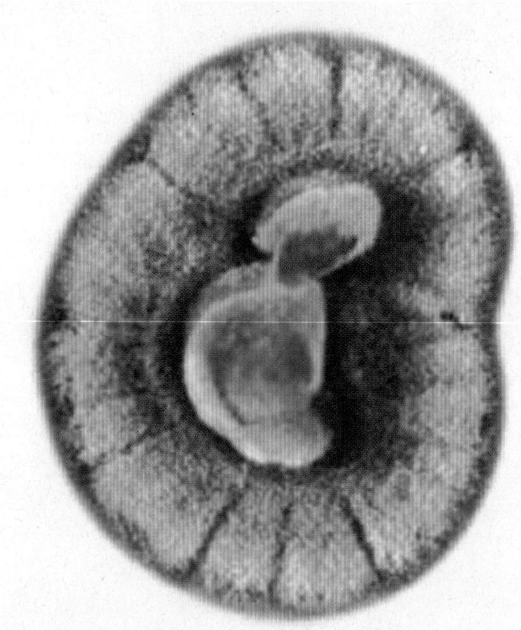

图 62-40 近距离观察沙氏葡萄糖琼脂平板上生长的暗色（变黑）真菌

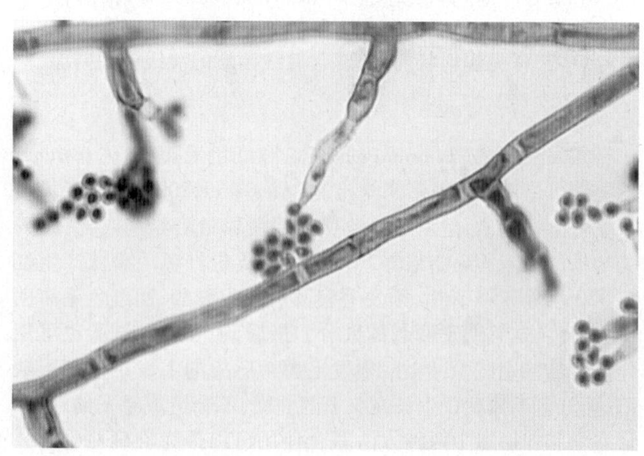

图 62-41 图片所示为足菌肿马杜拉分枝菌晚期菌丝的瓶梗结构（乳酸酚棉蓝染色，×400）（图片由疾病预防控制中心公共卫生的图片库 Lucille George 提供）

着色芽生菌病

着色芽生菌病（着色真菌病）是一种进展缓慢的慢性皮下真菌病，主要见于热带地区。其特点是组织内出现大的、砖格状、壁厚的暗色细胞称为硬壳小体（骨髓小体或“铜板”）（Krzysciak et al,2014;Revankar & Sutton,2010)。易感人群为在热带和亚热带生活的免疫功能正常人群。其表现为在穿透性损伤后的细菌定植部位形成无痛性斑块或结节,并且愈合后形成瘢痕(Queiroz-Telles et al,2009)。最常见的致病菌是裴氏着色霉(*Fonsecaea pedrosi*),次为疣状瓶霉(*Phialophora verrucosa*),卡氏枝孢瓶霉(*Cladophialophora carrioni*)、播水喙枝孢菌(*Rhinocladiella aquaspersa*)相对少见,但其他多种产黑色素真菌也会引发感染(Revankar & Sutton,2010)。主要特征是组织中出现圆形、无菌丝的棕色细胞(硬壳小体)(图62-42)。这些由横膈分开的结构可用于疾病的诊断,但不能作为种属鉴定依据。病原菌的鉴定需要结合培养和形态学特征。另一个特点是,足菌肿和暗色丝孢霉病都导致组织坏死,而着色芽生菌病则引起宿主过度增生(Seyedmousavi et al,2014)。

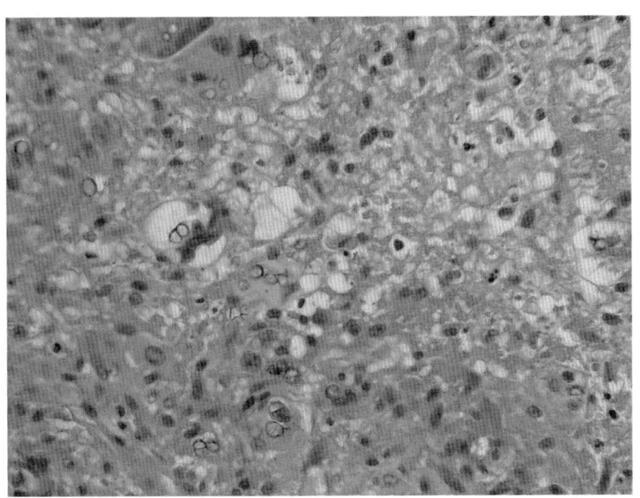

图62-42 组织中发现的硬壳小体是着色芽生菌病的特征性病原体(苏木精-伊红染色,×400)

暗色丝孢霉病

暗色丝孢霉病(来自希腊字 Phaeo,意思是"黑暗")最初是由 Ajello 提出作为组织病理学的一个术语,其内容涵盖所有"组织中形成暗色、有隔菌丝的真菌所引发的感染"(Ajello et al,1974)。多年来,暗色丝孢真菌病被视为一种皮下和系统性感染,典型表现为组织中形成棕色至橄榄色的菌丝(Seyedmousavi et al,2013)。虽然均由暗色真菌致病,但与暗色丝孢霉病的差异在于,着色芽生菌病和真菌性足菌肿的组织中分别出现硬壳小体和真菌性颗粒。

暗色丝孢霉病可人为的分为几类:过敏性疾病(包括过敏性真菌性鼻窦炎和过敏性支气管肺真菌病)、浅表感染(包括甲真菌病和掌黑癣)、局部深层感染(如皮下病变、角膜炎、骨关节感染和腹膜炎)、肺部感染、中枢神经系统感染和播散性感染(Revankar & Sutton,2010)。过敏性疾病表现为接触链格孢属(*Alternaria* spp)和枝孢霉属(*Cladosporium*)引起的哮喘,而支气管肺炎型则与离蠕孢属(*Bipolaris*)和弯孢霉属(*Curvularia*)感染有关。浅表感染部位为角化组织(如手指甲、脚趾甲)和角化层(如掌黑癣,一种出现在手掌或脚掌上的色素斑)。这些无症状感染一般由威尼克何德霉(*Hortaea werneckii*)[既往称之为威尼克暗环痕霉(*Phaeoannellomyces werneckii*)]、短帚霉(*Scopulariopsis brevicaulis*)、正核茎点霉(*Phoma euphyrena*)和球毛壳菌(*Chaetomium globosum*)引起。免疫功能正常的人群发生皮下感染时,其临床特征是形成单个、无症状皮下结节或囊肿(Naggie & Perfect,2009)。与皮下感染密切相关的暗色真菌包括:甄氏外瓶霉(*Exophiala jeanselmei*)、皮炎王氏霉(*Wangilla dermatitidis*)和离蠕孢属(*Bipolaris*)(Garnica et al,2009)。播散性感染是免疫抑制人群的罕见并发症。相关的常见真菌是多育赛多孢(*Scedosporium prolificans*),这是一种对现有抗真菌药都耐药的侵袭性真菌。

暗色丝孢真菌病临床表现多样,致病真菌种类繁多。最近,多地发生因注射被暗色真菌喙状明脐霉(*Exserohilum rostratum*)污染的乙酸甲泼尼龙,导致暗色丝孢真菌病暴发感染。这一事件让暗色丝孢真菌病引起大家的关注(Kainer et al,2012;Ritter et al,2013)。硬膜外和关节内注射污染药品,已导致700多例确认感染(包括局部硬膜外、椎旁和外周关节感染和致命的真菌性脑膜炎),并导致超过50人死亡。这次暴发之前,未见喙状明脐霉(*E. rostratum*)感染人类的报道。

暗色丝孢真菌病大部分诊断困难。因为培养阳性时,很多情况下被认为是污染。组织中发现肿胀、不规则有隔菌丝,伴有酵母样结构(黑色素特异性 Masson Fontana 染色阳性),可初步诊断为暗色丝孢霉病。

病态建筑综合征

暗色真菌与病态建筑综合征有关。相关性最强的真菌是纸葡萄穗霉(*Stachybotyrs chartarum*),虽然建筑内真菌污染与疾病的因果关系已被质疑,但室内真菌暴露可引起持续性过敏或哮喘样症状(Al-Ahmad et al,2010)。其他人也认为真菌(如纸葡萄穗霉)毒素暴露会影响人体健康(Straus,2009;Terr,2009)。国家职业安全与健康研究所(National Institute for Omlupational Safety and Health)就暴露在办公楼、学校和其他非工业建筑的潮湿环境中职业性呼吸系统疾病的预防做了综合性分析(National Institute for Omlupational Safety and Health,2012)。

毛霉菌病(接合菌病)

分子生物学技术的进展有助于将这类真菌正式重组分类归为接合菌门(*Zygomycota*),并认为其是引起接合菌病的原因(又称毛霉病和藻菌病)。系统发育分析认为毛霉菌是多源的,这就导致了新的球囊菌门(*Glomeromycota*)和其他4个分类未定(*incertae sedis*)亚门的诞生(Kwon-Chung,2012)。其中的一个亚门被鉴定为毛霉亚门(*Mucoromycotina*)(没有纲名称),包括毛霉目(*Mucorales*),其中原属于毛霉目的20种真菌被正式归类为接合菌纲(*zygomycetes*)(Gomes et al,2011;Iwen et al,2011)。最近的分类学变化表明,毛霉目内的真菌被称为毛霉菌,所引起的疾病为毛霉菌病(Kwon-Chung,2012)。

根霉是毛霉病患者体内最常分离出的真菌,以少根根霉[*R.*(*oryzae*)*arrhizus*)]和小孢根霉(*R. microsporus*)为主(Alvarez et al,2009)。其他少见真菌种属包括:伞枝横梗霉[*Lichtheimia*(*Absidia*)*corymbifera*]、雅致鳞质霉(*Apophysomyces elegans*)、灰色小克银汉霉(*Cunninghamella bertholletiae*)、卷枝毛霉(*Mucor circinelloides*)和微小根毛霉[*Rhizomucor*(*Mucor*)*pusillus*]。

危险因素

未控制的糖尿病、类固醇的使用、中性粒细胞减少症、早产儿、干细胞或器官移植和去铁胺的使用，都是毛霉病发展的危险因素(Freifeld et al,2004;Roden et al,2005)。这些情况大多与正常白细胞免疫功能受损有关。糖尿病酮症酸中毒是人类毛霉病最常见的危险因素。但无基础疾病的患者可发生穿透性伤口、手术和烧伤后的感染(Roden et al,2005)。

临床疾病

毛霉病的主要临床症状有两种：累及/不累及脑或眼眶的鼻窦感染和局限性肺部感染(可能播散至其他脏器)。还有一种较为罕见，是创伤后发生局部皮肤感染。造成两种不同临床表现的风险因素有所不同(Mantadakis & Samonis,2009)。

始于鼻旁窦的侵袭性毛霉感染，根据感染的播散范围，可分为鼻窦型、鼻脑型、鼻窦-眼眶型和颅内型毛霉病。感染开始为未分化型鼻窦炎，但菌丝可能迅速穿过鼻窦的薄壁，延伸到眼眶，向前侵入面部皮肤，再回到颅腔。鼻脑型感染进展迅速，常导致患者死亡。随着侵入深部组织，可形成颈动脉或海绵窦血栓。

毛霉病的第二种主要的临床表现为肺部感染，可血行播散至其他部位。感染开始时为未分化肺炎，可并发咯血和空洞。危险因素包括中性粒细胞减少和免疫抑制，特别是血液系统恶性肿瘤；播散性感染很常见，结果几乎是致命的(Pagano et al,2004)。

毛霉病的另一种少见临床表现为皮肤和软组织感染(Alsuwaida,2002)。菌丝可从深部组织或直接血行延伸到皮肤，或直接由外部感染导致。被污染的胶带是免疫受损患者原发性皮肤感染的来源(Alsuwaida,2002)。接合菌病较少累及的部位主要包括：胃肠道、心、脑或肾(Roden et al,2005)。由于毛霉在环境中常见，所以自然灾害后常会有真菌侵袭性感染：火山喷发[8例，哥伦比亚，少根根霉(*R. arrhizus*)]、海啸[2例，斯里兰卡和泰国，雅致节壶霉(*Apophysomyces elegans*)]、龙卷风(13例，美国，*Apophysomyces trapezoformis*)后都有软组织真菌感染的报道(Benedict & Park,2014;Fanfair et al,2012)。

病理学

毛霉病的诊断依赖于组织内特征性的组织病理学变化(Guarner & Brandt,2011)。任何感染部位，毛霉病的组织反应都以坏死为主。毛霉常侵入动、静脉血管壁，形成急性血栓，导致广泛性凝固性坏死。菌丝宽带状，常见折叠、扭曲，呈现5~20μm的变化(图62-3)。菌丝隔膜稀疏，在组织中通常观察不到，但折叠菌丝外壁可能被误认为是隔膜。横切面的菌丝和菌丝的膨大段可能被错误地认作酵母细胞。菌丝偶见分支，呈直角。如出现以上特征性的菌丝和血管侵袭性感染，即可高度怀疑为毛霉感染。通过表62-7对比了毛霉和组织中其他无色素真菌菌丝的特征，发现菌丝染色时，HE染色效果优于吉姆萨染色。

表 62-7 接合菌与组织中其他无色菌丝的真菌的组织病理学特征的比较*

特征	接合菌属†	曲霉属‡	镰刀菌属
菌丝特征			
宽度(μm)	可变(5~10)	不变(3~6)	不变(3~8)
分支模式	偶见	二分支	直角
分隔频率	很低	高	高
组织中的生殖结构	无	可能见于与空气接触的感染部位	有时可见厚壁孢子
侵袭能力	有	有	有

经授权同意修改，引自 Freifeld AG Iwen PC:Zygomycosis. Semin Respir Crit Care Med 25:221-231,2004

* 在任何情况下，明确诊断菌种需要依靠在合成培养基上的分离和鉴定

† 本组包括虫霉目(Entomophthorales)，组织中菌丝常被无定型嗜酸性 Splencore-Hoepple 物质包被，无血管侵袭性

‡ 由于菌丝的退化、宿主的免疫反应或两者同时发生，曲霉菌丝会表现不典型，这可能会导致鉴别诊断时出现问题

实验室诊断

毛霉被认为是真菌实验室的常见污染菌，分离时需注意其潜在的临床意义，以防误认为污染的腐生菌。病理学家和实验室之间的合作很重要，因为组织中出现菌丝是体内存在真菌感染的证据，而非环境污染物。在组织切片和印片中，用荧光增白剂可发现稀疏分隔的宽大菌丝。

大多数毛霉在真菌培养基上生长良好。虽然有毛霉感染的组织学证据，但难以从组织中培养出这些真菌，所以培养结果常为阴性(Roden et al,2005)。这可能是对标本的破坏性操作损坏真菌，因此，不能得到活的真菌，所以应切碎或挑取组织接种到原始隔离琼脂上，而不是研磨至均质化(Ribes et al,2000)。放线菌酮可抑制毛霉生长，所以培养时应使用非选择性培养基。单个菌落生长迅速(48~72小时)，产生大量的气生菌丝迅速达到培养皿盖子，俗称“盖器”(图62-43)。菌丝的特征是羊毛状白色，产生孢子后成灰色或黑色。

根霉属(*Rhizopus*)产生不分支的孢子囊梗，支撑包含孢子囊孢子的椭圆柱状的孢子囊(60~350μm)。孢子囊孢子呈椭圆形，常有棕色的色素(图62-6)。根霉的重要诊断特征是被称为假根(rhizoids)的透明褐色根状结构，在孢子囊产生时出现。相比根霉属，横梗霉属(犁头霉属)[*Lichtheimia*(*Absidia*)]的假根是从分生孢子中的匍匐枝中生长出来的。孢囊梗是梨形的而不是圆的，孢子囊分裂时可见囊柱周围的一个盘形囊领。

另一方面，毛霉菌不产生假根，分生孢子梗通常比其他毛霉菌有更多分支，并且在37℃以上不生长。根毛霉(*Rhizomucor*)在形态上介于根霉(*Rhizopus*)和毛霉(*Mucor*)之间，具有未

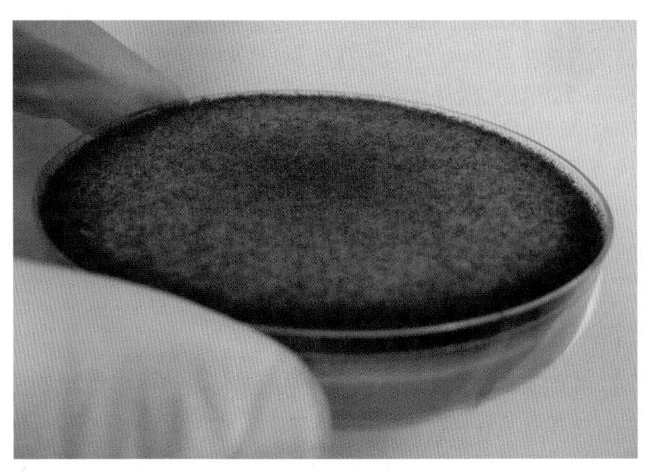

图 62-43 培养基中充满根霉属蓬松的灰色菌落(无盖)(沙氏葡萄糖琼脂培养基)

成熟的假根和分支的分生孢子梗,生长温度高达58℃。毛霉菌曾被公认为引起毛霉病的第二常见致病菌;然而,现在认为是人类疾病的一种罕见致病菌(Iwen et al,2007)。这是因为伞枝毛霉(*Mucor corymbifera*)重新归类为横梗霉属(犁头霉属),相应名称改为伞枝横梗霉(*L. corymbifera*);而微小毛霉(*M. pusillus*)重新归为根毛霉属(Iwen et al,2011),对应名称改微小根毛霉(*R. pusillus*)。

尽管真菌实验室鉴别毛霉属很容易,但很少实验室具备这种区分真菌具体种类的专业技术。根据该菌雌雄异株的特征,可以通过交配试验观察接合孢子来准确区分这些微生物(Weitzman et al,1995)。虽然这种方法应用成功,但研究出的匹配结果并不总是乐观的。此外,为了进行交配试验,需要一个细菌库来维持实验需要,这对于大多数实验室来说是不现实的。

许多利用各种分子靶点的分子方法已被用于毛霉属的鉴别(Iwen et al,2011)。利用 rDNA 复合体和 28*S* 基因的可变 D1/D2 序列进行序列比较已经成为识别大部分毛霉目(*Mucorales*)的最有效的方式(Balajee,2009a)。基于 PCR 对组织样品中毛霉病的诊断能增加检测的灵敏度,可以快速鉴别毛霉菌,优化治疗方案(Bialek & Zelck,2013)。

透明真菌引起的曲霉病、镰刀菌病和其他真菌病

临床实验室常见大量腐生真菌和一些非常重要的致病真菌。我们把这一类产生无色菌丝的真菌统一归类为透明菌,而且由此引起的疾病常被称作透明丝孢霉病(hyalohyphomycosis)。这一组微生物病原体中能够导致人类疾病的物种数量很多,并且随着免疫抑制疗法成为治疗的常用方法,其数量还在继续扩大。目前为止导致人类疾病的透明真菌主要被归类为散囊菌目(*Eurotiales*)[曲霉属(*Aspergillus*)、拟青霉属(*Paecilomyces*)、青霉属(*Penicillium*)]、小囊菌目(*Microascales*)[丝孢菌属(*Scedosporium*)和帚霉属(*Scopulariopsis*)]和肉座菌目(*Hypocreales*)[柱孢霉属(*Cylindrocarpon*)、镰刀菌属(*Fusarium*)、木霉属(*Trichoderma*)]。这一节将详细介绍曲霉属(*Aspergillus*. spp)和镰刀菌属(*Fusarium*. spp),这两种菌是引起人类侵袭性疾病最常见的透明真菌。

曲霉属

侵袭性曲霉病是最常见的危及免疫抑制治疗患者生命的机会致病性真菌病(Leeflang et al,2008)。曲霉属(*Aspergillus*)引起的疾病常被称为曲霉病(aspergillosis)。这类真菌有广泛的感染能力,其中包括真菌毒素中毒、过敏表现、正常宿主的浅表感染和无局部感染宿主的组织损伤或异物梗阻以及宿主的侵袭性感染。虽然不在这里进一步讨论,但是关于曲霉菌毒素摄入引起的毒性反应(Etzel,2002;Hedayati et al,2007)和曲霉分生孢子接触相关的过敏性反应(Agarwal et al,2013;Schubert,2009;Thia et al,2009)的相关信息已有大量的研究。

随着基因鉴定法的使用,与人类疾病相关的曲霉新种类的数量继续扩大(Balajee,2009a;Balajee et al,2009b;Geiser,2009;Geiser et al,2007)。过去对曲霉的鉴定是根据观察到的物种的形态(如生殖结构和培养特点)和生理特点(如温度对生长的影响)。然而通过分子测序的应用,证实许多真菌物种在形态上难以区分,从而将他们描述为同型物种(cryptic species)(Samson & Varga,2009)。目前多种方法已经被建议用于物种鉴定,包括形态学、生理学、分子生物学特征(通过结合多位点序列数据)。由于大多数临床实验室仍在利用形态学的鉴定方法,所以建议根据真菌的主要分类位点报告这些同型物种为"物种复合体(species complex)"(例如烟曲霉复合体(*Aspergillus fumigatus* species complex)、黄曲霉复合体(*A. flavus* species complex)、土曲霉复合体(*A. terreus* species complex)、焦曲霉复合体(*A. ustus* species complex)或黑曲霉复合体(*A. niger* species complex))(Balajee et al, 2009; Balajee, 2009a; Balajee et al, 2009b;Samson et al,2007)。然而,根据这些同型物种相关的抗真菌耐药性,在未来可以对种属有更精确的分型,从而对感染的患者进行合适的治疗(Howard, 2014; Nedel & Pasqualotto, 2014)。

与侵袭性曲霉病相关最常见的种属是烟曲霉复合体,其次是黄曲霉复合体和土曲霉复合体(Dagenais & Keller, 2009; Krishnan et al,2009)。然而,一些研究发现黄曲霉复合体已成为主要病原体,有些全球性机构发现对于真菌性鼻窦炎、真菌性角膜炎患者更为显著(Krishnan et al,2009)。可能是因为黄曲霉相较于烟曲霉有更大的孢子,所以更容易黏附于上呼吸道和眼睛(Pasqualotto,2009)。

土曲霉复合体作为公认的第三种最常见的曲霉复合体,通常对两性霉素 B 抗真菌的治疗无效而且易于传染(Balajee et al,2009;Lass-Florl et al,2009)。许多其他种类的曲霉则很少导致侵袭性疾病(Balajee et al,2009b;Florescu et al,2009)。

危险因素

曲霉是一种无处不在的真菌,所有人都会在日常环境中接触。这些真菌不仅存在于各种类型的植被中,环境中也无处不在。虽然院内感染不常见,但不乏有大量与医院建设相关的病例报道(Haiduven,2009;Karthaus & Buchheidt,2013)。为预防高危患者暴露于孢子,通过机构设计进行工程感染控制,从而为患者提供了更安全的环境。

侵袭性曲霉病最重要的危险因素是免疫抑制疾病、无论移植与否的大剂量化疗和实体器官移植（Ben-Ami et al，2009；Zilberberg & Shorr，2009）。中性粒细胞减少症是诱发疾病的一个突出因素，然而，严重的侵袭性疾病很少发生于无免疫抑制（由化疗或恶性肿瘤介导）的人。例如，伤口感染是大面积烧伤患者和个体暴露于各种含有分生孢子的包扎敷料的个体所面临的问题，这种感染可能会有毛霉感染。真菌球也可能存在于慢性阻塞性肺病或支气管扩张的患者的肺部和结核杆菌感染的管腔中（Riscili & Wood，2009）。

临床疾病

曲霉属可以引起多种侵袭性疾病。虽然这些真菌在人体是低致病性的，很少在免疫力正常的个体中引起疾病，但免疫功能低下的患者仍有侵袭性感染的风险。特别是对于那些长期粒细胞减低、移植物抗宿主病和正在接受免疫抑制或糖皮质激素治疗的患者。由于环境中通常都有曲霉孢子，而最常见的感染部位是下呼吸道，其次为鼻窦（Zmeili & Soubani，2007）。

眼部感染

真菌性角膜炎通常继发于眼部损伤，特别是经过类固醇局部治疗的患者。眼部外伤后常伴有疼痛或者视力模糊，若未及时处理，感染可能扩展到眼前房。如果感染一直未控制，就有必要进行眼球摘除术。在 15 例眼眶侵袭性曲霉病患者中，最常见的基础疾病是糖尿病，而且几乎所有患者均有一个原发性鼻窦感染（Choi et al，2008）。对于免疫抑制的患者眼部症状包括视力障碍、眶周肿胀和眶周疼痛。

耳部感染

耳真菌病是由于黑曲霉复合体或烟曲霉复合体感染外耳道所致。症状表现为耳部疼痛、听力下降，以及耳道中伴有绿色或黑色绒状物生长。虽然极少扩大到外耳但这可能发生在免疫抑制的患者（Parize et al，2009；Vennewald et al，2003）。

鼻窦感染

侵袭性真菌性鼻窦炎可分为急性暴发性和慢性无痛性（Duggal & Wise，2013）。从鼻窦到邻近组织的播散常常取决于宿主的免疫反应以及是否存在代谢性酮症酸中毒，但在健康的个体中也有侵袭性感染的报道（El Naderi et al，2013）。

皮肤感染

皮肤曲霉病可能继发于其他部位的感染，通常是肺部感染，或者是皮肤暴露于有直接污染源的环境中所导致的原发感染（Thomas et al，2008）。公认的危险因素包括免疫抑制，但缺失皮肤防御机制的局限性因素也很重要，例如烧伤和外科手术伤口，尤其是在包扎敷料存在的条件下就可能发生感染。免疫抑制患者的非原发性播散性皮肤感染难以治疗，且常会导致死亡。这种皮肤感染常表现为身体不同部位的多发皮损。

原发性肺部感染

原发性肺曲霉病是免疫功能低下患者最常见的侵袭性真菌感染，尤其是那些正在接受密集化疗的恶性血液病患者（Zmeili & Soubani，2007）。尽管这些疾病好发于免疫功能严重低下的患者，但也会发生侵袭力较低或者非侵袭性感染，如曲霉肿（真菌球）、慢性坏死性肺曲霉病、半侵袭性曲霉病（semi-invasive aspergillosis）、慢性侵袭性肺曲霉病和无症状性肺曲霉病，或者曲霉假结核病（Aspergillus pseudotuberculosis）（Denning et al，2003）。曲霉易侵犯血管可导致肺梗死、肺出血甚至可能经血行播散到其他器官（Thompson et al，2008；Zmeili & Soubani，2007）。

播散性感染

肺部或其他原发部位感染可播散至体内其他任何器官系统。菌丝有血管侵袭性，并导致血栓引起多器官的梗死和脓肿。单个或多个器官，包括大脑、皮肤、肾脏、胸膜、心脏、食管、肝脏或任何其他部位，都可能感染（Del Bono et al，2008；Denning，1998）。

曲霉病的病理学

曲霉组织表型与其他透明真菌组织表型相似，除非是偶然在组织管腔中发现孢子形成，否则难以鉴定到种属（Guarner & Brandt，2011）。组织反应最常见的是形成多形核巨细胞肉芽肿，除非是患者有严重的中性粒细胞减少。侵犯血管，形成血栓和梗死往往是突出的特征。曲霉菌菌丝较细（2～5μm）、有隔膜而且有锐角分支（树枝状）（图 62-4）。HE 染色可以使菌丝着色，但是 PAS 和 GMS 技术可以更好地表现形态学特征。曲霉与毛霉的组织学表型可以通过大小、菌丝特征和隔膜特征来区分（表 62-7）。

当病理过程为真菌球时，组织病理学对菌丝的染色效果很差。像肺或者鼻窦等接触空气的腔道可能会形成子实体，可以帮助区分属甚至种（图 62-44）。无隔分生孢子梗可能比营养菌丝更宽，不应与毛霉混淆。体内还发现了厚壁 Hülle（德语）细胞和闭囊壳。当患者免疫功能正常，组织学反应是肉芽肿时，菌丝可能发生断裂，被吞噬在巨噬细胞和多核巨细胞的细胞质中。肺部曲霉肉芽肿反应可能与过敏性患者的支气管中心性肉芽肿病混淆。

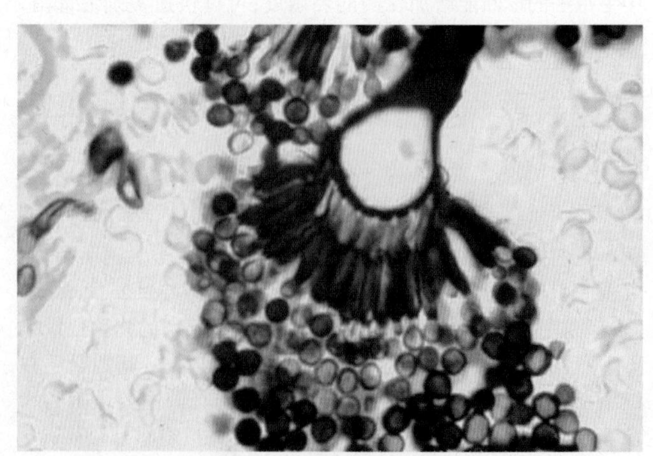

图 62-44　肺足菌肿（真菌球）患者中的曲霉子实体头部，瓶梗和分生孢子是很好的证明。虽然霉菌菌丝不足以诊断病因，但子实体的出现可以有助于诊断（Gomori 六胺银染色，×400）

实验室诊断

曲霉菌是腐生性真菌,不应该在未与主治医师沟通的情况下当作污染物处理。从无菌部位或呼吸道标本反复分离到才具有临床意义。直接观察临床标本压片或湿片可见菌丝。荧光增白剂染色标本可用于显示真菌。获取组织、液体、碎屑或刮片检查很重要。组织应研磨或切碎后,直接接种到分离培养基上。曲霉生长迅速,但大多数可被放线菌酮抑制或部分抑制。这些真菌的菌落富集大量的分生孢子,为了防止人工或其他培养条件造成的污染,在生物安全柜中应仔细操作,结束后需用杀菌剂彻底清洁安全柜表面。在塑料袋中持续培养单个真菌可以降低污染其他培养基的可能性。

需牢记的是,在大多数真菌群体中相似种属具有类似形态学特征,曲霉复合体的差异可以通过研究生殖结构和培养的肉眼表型来区别。区分种复合物需要仔细观察分生孢子的头部细节。烟曲霉复合体生长迅速,菌落呈蓝绿色绒毛状外观(图62-2)。通过解剖显微镜对菌落的检查,发现分生孢子上扩大的球状小囊泡能延伸到营养菌丝的上方。分生孢子梗光滑,相对较短(300~500μm),并扩展为一个瓶状囊泡。一个单排(单列)发展为瓶梗,最常见的上部2/3的囊泡,与分生孢子轴平行(图62-8)。分生孢子粗糙(有小棘),呈圆形至椭圆形。

黄曲霉种属复合体的菌落一旦形成子实体则呈柔软的黄色或绿色的外观(图62-45)。分生孢子梗很长(400~700μm),尾部为圆形或椭圆形囊泡。分生孢子梗粗糙,呈棘形。全部或上部3/4囊泡形成单排或双排(双列)的瓶形结构(图62-46)。孢子呈黄绿色的圆形或椭圆形,长3~4.5μm。土曲霉种复合体可以通过产生的肉桂棕色的菌落和其他的细微特征包括短小分生孢子梗(<250μm)和双列瓶梗与其他种属相区别。

诊断侵袭性曲霉病的金标准是无菌组织中培养阳性以及收集到有菌丝入侵的组织学证据,但诊断中会出现一系列问题,包括:获得组织样本的操作具有侵入性、培养时间长延迟诊断和曲霉感染播散迅速。血清学试验可检测半乳甘露聚糖从而快速诊断侵袭性曲霉病(Aquino et al,2007;Del Bono et al,2008;Foy et al,2007;Husain et al,2007;Leeflang et al,2008;Wheat,2009a),而且检测(1,3)-β-D-葡聚糖可用于非特异性诊

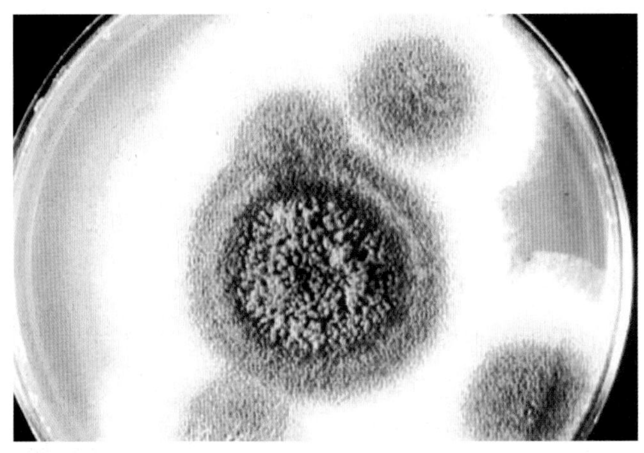

图62-45 黄曲霉产生子实体后形成的绒毛状颗粒物。特点为白色菌落中有黄色或绿色染色(沙氏葡萄糖琼脂培养基)

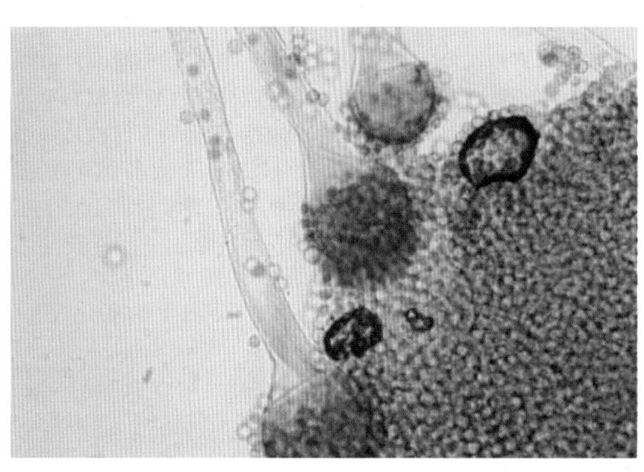

图62-46 黄曲霉的子实体头部呈单列和双列。瓶梗外周有很多散在的囊泡和粗糙(棘形)的分生孢子(乳酸酚棉蓝染色,×400)

断侵袭性真菌感染(Marty & Koo,2009;Onishi et al,2012)。所有这些检查在侵袭性曲霉病患者的治疗中都有实用价值,但同时需要了解各种检测方法的局限性。

虽然分子生物学方法已经导致曲霉属分类发生巨大变化,但它们仍将被作为快速诊断临床标本中真菌感染的方法。通过评估识别曲霉的多个分子靶点,相关性最强的靶点可能是部分β微管蛋白和钙调素基因序列(Geiser,2009)。目前的共识是,准确鉴定曲霉需要结合表型和分子测试(Samson & Varga,2009)。

直接检测临床标本中的曲霉DNA,已取得了不同程度的成功(Hummel et al,2009;Klingspor & Loeffler,2009;Logotheti et al,2009;Wengenack & Binnicker,2009)。最近一篇关于用PCR方法直接检测血液、血浆和血清样本来诊断侵袭性曲霉病的系统评价和荟萃分析指出:PCR阴性结果可以充分排除确诊或拟诊的曲霉病(Mengoli et al,2009)。但由于多份标本检测可提高特异性,因此,需要结合两种或更多实验方法检测阳性方能确诊曲霉病。随着分子检测的进展,需评估明确PCR在诊断中的价值以充分发挥其作用。

镰刀菌属

镰刀菌(*Fusarium*)与系列感染性疾病有关,包括角膜感染、烧伤、免疫功能低下患者的侵袭性疾病(Jossi et al,2010)。镰刀菌病是除了曲霉病之外的最常见的人类真菌感染性疾病(Guarro,2013)。虽然仍被认为是人类疾病的罕见病因,但最近报道了130例确诊感染的严重的镰刀菌性角膜炎的暴发(CDC 2006;O'Donnell et al,2007)。流行病学调查显示,大多数感染者佩戴同一家制造商生产的隐形眼镜片。这项调查导致了厂家主动召回并销毁全球市场上被污染的相关的隐形眼镜产品。

镰刀菌病组织病理学表现与侵袭性曲霉病基本一致(血管侵袭性和锐角分枝的有隔菌丝)。可在组织中产孢,因此,组织病理学可能同时存在酵母样结构和菌丝(Numli et al,2007)。不同于侵袭性曲霉病的显著特征是,镰刀菌病患者更容易出现真菌血症。播散性感染时,镰刀菌血培养常为阳性,但极少在血液中检测到曲霉(Lionakis et al,2004)。

在培养基中，镰刀菌菌落生长迅速，产生一种蓬松的气生菌丝，通常有粉红色、淡紫色或橙红色。在附近琼脂中可以看到可溶性色素。菌丝直接发育为单一或分枝的瓶梗，没有单独的分生孢子。可能会产生椭圆形的短孢子，但特有结构是一个独木舟形或新月形大分生孢子，它可以有一个或多个间隔（图62-47）。真菌学实验室很难进行物种鉴定，通常依赖于对生殖结构中的亚显微结构有识别经验的参照实验室。

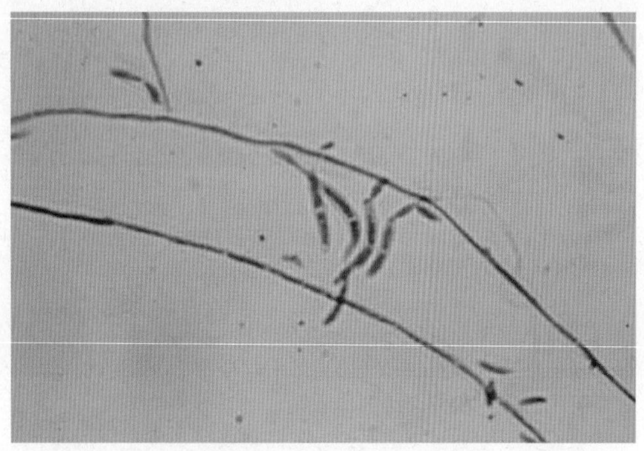

图 62-47　镰刀菌的分生孢子呈独木舟状。分生孢子有分隔（乳酸酚棉蓝染色，×400）

使用多基因组位点分子序列分析进行镰刀菌分类，已被广泛评估（Guarro，2013；O'Donnell et al，2009）。人类致病性镰刀菌主要是茄病镰刀菌（*Fusarium solani*）和尖孢镰刀菌复合体（*Fusarium oxysporum* species complex）；然而，传统的分类是指这些复合体的成员作为单一物种（如茄病镰刀菌和尖孢镰刀菌）。最近的分子系统进化研究已经开始区分包含人类病原体的镰刀菌进化谱系中的物种界限。然而，虽然识别该物种对流行病学研究很重要，但对治疗决策没有影响，因此许多实验室继续将它们称为“镰刀菌”。已经有三种不同的位点被建议用于镰刀菌的分子鉴定，包括翻译延伸因子 1α（*EF*-1α），RNA 聚合酶大亚基（RBP1）与 RNA 聚合酶的第二大亚基（RPB2）（Balajee，2009a；Guarro，2013；O'Donnell et al，2009）。

丝孢菌属

该种属与医学相关的主要是尖端赛多孢（*Scedosporium apiospermum*）（（有性型，波氏假阿利什霉（*Pseudallescheria boydii*），以前称为波伊德霉样真菌（*Allescheria boydii*）和鲍氏霉样真菌（*Petriellidium boydii*））和多育赛多孢（*Scedosporium*（*inflatum*）*prolificans*）（Cortez et al，2008），这些真菌是一种无处不在的腐生菌，可见于土壤和腐烂的植物中。多育赛多孢（*S. prolificans*）引起播散性感染非常罕见，而尖端赛多孢（*S. apiospermum*）常引起皮下感染（真菌性足菌肿），但主要与免疫功能低下患者的侵袭性疾病相关。免疫功能正常个体的呼吸道和中枢神经系统感染一个显著的临床特点是，它们都接触过波氏假阿利什霉（*P. boydii*）病原体污染的水域（Gilgado et al，2009）。

尖端赛多孢（波氏假阿利什霉）在 25℃ 分离培养基中增长迅速，孵育几天后产生棕灰色到深灰色（灰褐色）的绒毛状菌落。随孵育时间的延长，菌落颜色也会加深（图 62-48）。无性阶段的特点是从透明菌丝发育来的直链或支链分生孢子上的单个或小群的环痕分生孢子。分生孢子淡褐色、圆形、类似精子状（图 62-49）。有性阶段［波氏假阿利什霉（*P. boydii*）］会产生棕色的闭囊壳（含有子囊孢子）（图 62-13）。菌落边缘容易发现闭囊壳，直径 100～300μm，在乏营养培养基上生长最好，如玉米粉琼脂，V-8 汁琼脂、马铃薯葡萄糖（或土豆片）琼脂。由于这些真菌是同宗配合，所以在检验科经常发现棕色闭囊壳。严格说来，观察到闭囊壳的分离菌应报告为波氏假阿利什霉，如果无性孢子是观察到的唯一诊断性结构就要报告为尖端赛多孢。

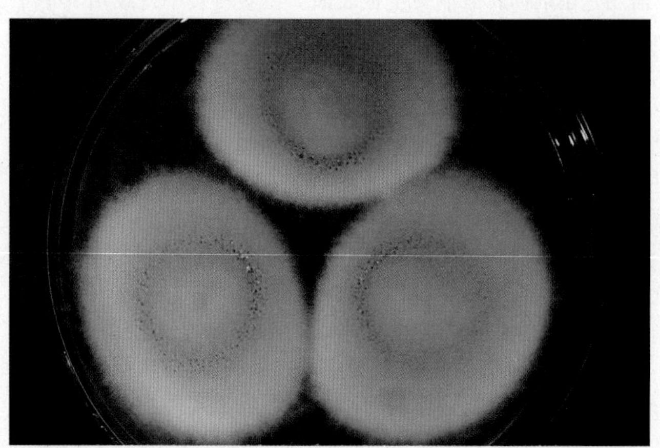

图 62-48　尖端赛多孢的菌落呈鼠黑色（沙氏葡萄糖琼脂培养基）

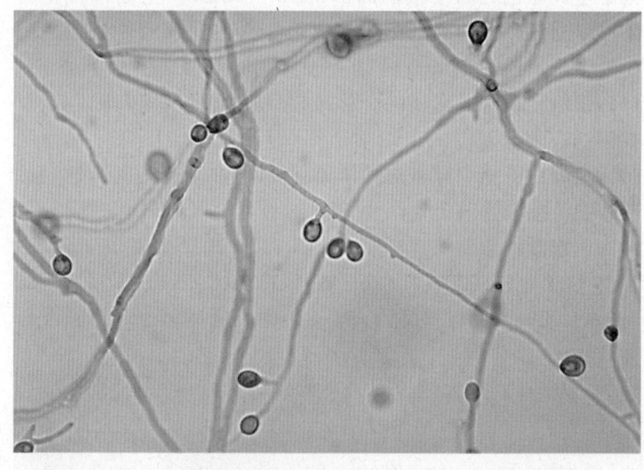

图 62-49　蝌蚪或精子状的小分生孢子提示该菌为尖端赛多孢（乳酸酚棉蓝染色，×400）

虽然可以通过宏观和微观特征来区分丝孢菌属的种群，但目前的分子研究表明波氏假阿利什霉是一个多物种复合体（Gilgado et al，2009）。

其他透明真菌

透明真菌是一类从真菌实验室分离出的腐生菌，它包括许多与临床疾病无关的低毒性真菌（Walsh et al，2004b）。然而，任何一种真菌在适当的情况下都可能致病。在大多数情况下，是由于宿主防御机制在某种程度上受到损害，或者真菌通过创伤或医疗操作进入人体。越来越多的文献报告罕见腐生真菌感染深部组织和器官。组织中发现菌丝对于证明这些群落的致病性和种属鉴定都非常重要。序列比较分析的分子方法正在成为鉴别这些异常病原体的标准方法(Balajee et al,2007)。

肺孢子菌肺炎

耶氏肺孢子菌(卡氏)[*P.*(*carinii*)*jiroveci*]的生物学分类经历了多年来无数的变化。这种生物最初被描述为原生动物,形态学上包括滋养体(trophozoites)、包囊(cysts)和子孢子(sporozoites)。在DNA分析发现这种微生物与真菌更密切相关之前,认为该微生物归类于原生动物的假说始终占据主导地位(Edman et al,1988)。最近分子信息研究发现,可应用DNA序列分析与多种哺乳动物宿主进行鉴别。1994年,为了解决这个问题,肺孢子菌工作组(Pneumocystis Working Group)提出将引发人类卡氏肺孢子菌肺炎的这一特殊型(*Formae specialis*)命名为*P. carinii F. sp. Hominis*(Pneumocystis Working Group,1994)。后来,2001年原生生物国际研讨会重新将该物种命名为耶氏肺孢子菌(*P. jiroveci*)(发音为"yee row vet zee")(Stringer et al,2002)。尽管这一名称最初引起争议,但现在已被广泛接受为"引起人类肺孢子菌肺炎的微生物",缩写为PCP,代表"肺孢子菌肺炎(*Pneumocystis pneumonia*)"(Hughes,2003)。

危险因素

耶氏肺孢子菌(*P. jiroveci*)(人源肺孢子菌)引起的感染有多种临床表现。这种微生物首次在第二次世界大战期间及战后东欧地区营养不良婴儿暴发的肺部疾病中发现(称为间质性浆细胞肺炎)(Cushion,2003)。在美国和西欧,肺孢子菌引起的肺炎成为威胁60%~80%成年HIV感染者生命的主要病因,随后也被明确为艾滋病相关性疾病(Travis et al,2009)。虽然PCP对于HIV感染人群仍是个严峻的问题,随着高活性抗逆转录病毒疗法(HAAR)的实施、PCP预防性治疗以及对PCP认识的提高,AIDS人群中PCP患病率已经降到10%以下(D'Avignon et al,2008)。任何免疫抑制患者若出现发热、呼吸道症状、胸片有渗出性表现时,都需要考虑这种疾病(Morris & Norris,2012)。最初,这种疾病被认为是由于免疫抑制患者儿童期潜伏感染被再次激活,现研究表明该病原体也可以通过空气在人群中传播。在免疫系统受损的患者(如HIV感染、化疗、器官移植)中,可能发生严重且致命的肺炎(Catherinot et al,2010)。播散性感染也可通过淋巴和血液途径传播,但很罕见。尽管罕见,但在无基础疾病的患者,也有感染的报道(Morris & Norris,2012)。

临床疾病

肺炎是耶氏肺孢子菌感染最常见的临床表现(Catherinot et al,2010)。虽然发病可能是急性或隐匿的,有症状的成年人常表现为呼吸困难、干咳、不能深呼吸、胸闷、盗汗等。PCP的典型影像特征呈双侧肺门出现明显的间质阴影,但也可能出现其他影像学表现(Barry & Johnson,2001)。胸片渗出浸润的程度一般比临床表现更严重,该病常并发其他感染,特别是巨细胞病毒和新生隐球菌。感染部位除肺之外,还有甲状腺、肝、骨髓、淋巴结、脾(Wazir & Ansari,2004)。

病理表现

PCP的确诊需要在临床标本中发现包囊和滋养体(图62-50)。过去因为其他呼吸道样本中存在的肺孢子菌数量较少,且缺乏敏感的诊断试验,所以需要通过开胸活检获得样本。虽然开放式肺活检仍被认为是检测此疾病最敏感的方式,但其他标本如诱导痰液和支气管肺泡灌洗液也被认为是可靠的检测样本。PCP患者肺组织HE染色典型的病理改变为肺泡膜增宽内有单核细胞浸润和肺泡内泡沫状渗出物(有时被称为蜂巢状的分泌物)(Woods & Schnadig,2003)。这种渗出物由聚集的包囊和滋养体组成。六胺银染色可见组织中被染成棕色至黑色的耶氏肺孢子的囊泡,直径2~6μm,在形态学上呈杯状或月牙状。肺孢子菌囊泡不出芽,这种特征可以用来与组织中发现的其他真菌进行区分。

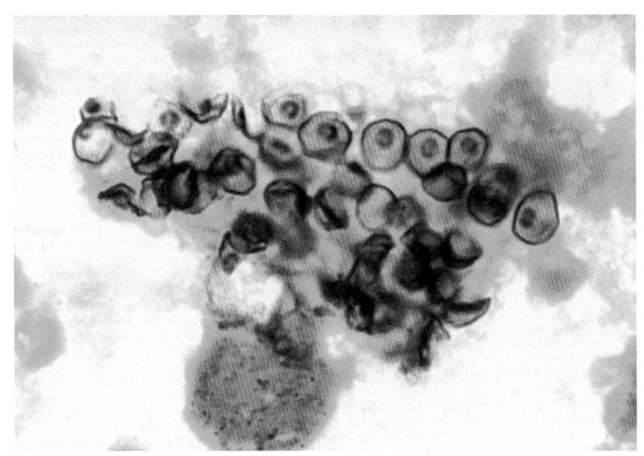

图62-50 肺泡灌洗液中的耶氏肺孢子菌(Pneumocystis jiroveci)的包囊(六胺银染色,×400)(图片由临床疾病预防控制中心公共卫生图像库的Russell K. Brynes博士提供)

实验室诊断

耶氏肺孢子菌可在细胞培养,但尚不能进行持续的传代培养。诊断标准是应用免疫荧光标记的单克隆抗体直接识别支气管肺泡灌洗液中肺孢子菌包囊和滋养体的表面抗原(Cushion,2003)。耶氏肺孢子菌的生命周期涉及包囊释放后内部孢子生长的过程。HIV感染患者中,由熟练的呼吸科医生用生理盐水诱发的痰可收集足够数量的致病菌,有助于诊断。然而,不同医院经验性诱发的痰差异较大,而且除了艾滋病以外,潜在疾病患者中病原菌含量也很低。用荧光素标记的单克隆抗体检测临床标本中耶氏肺孢子菌已是一种特异性强、敏感度高的方法(图62-51)(Kovacs et al,2001)。有些报道指出免疫荧光技术在组织化学染色中更敏感,但观察者的技术无疑对技术的相对灵敏度有影响。最近的研究表明,通过检测血清中(1,3)-β-D-葡聚糖对于诊断耶氏肺孢子病的准确性很高,这种方法已经成为了该病的筛查手段(Onishi et al,2012)。虽然革兰氏染色不是一个敏感的检测手段,但偶尔也会发现耶氏肺孢子菌的包囊。

各种聚合酶链反应(PCR)技术已经被用于检测临床标中的耶氏肺孢子菌(Gupta et al,2009;Rober-Gangneux et al,2014)。

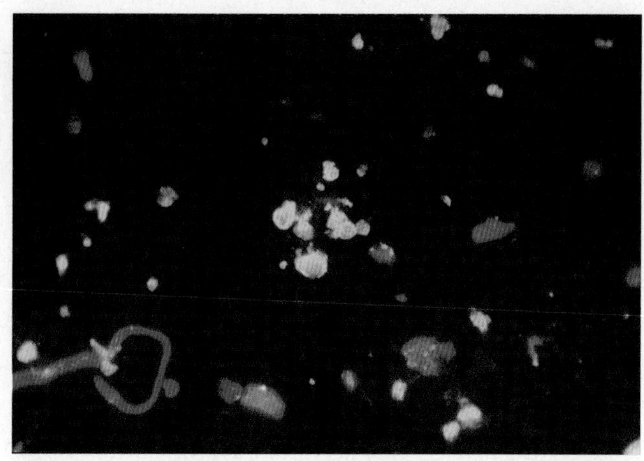

图 62-51 免疫荧光显微镜显示的耶氏肺孢子菌(*Pneumocystis jiroveci*)(×561)(图片由疾病预防控制中心公共卫生图像库 Lois Norman 提供)

在对 9 种不同的分子检测评估中,嵌套 PCR 技术检测线粒体大亚基 rRNA 位点最为敏感,与组织学检查结果的一致性最高(Robberts et al,2007)。此外,研究表明这种检测方法对于鉴别处于感染早期的患者很有用(Gupta et al,2009)。

无绿藻病

无绿藻病(protothecosis)是由无缘藻属(*Prototheca*)的无叶绿素藻类引起的感染(Hillesheim & Bahrami,2011;Seok et al,2013;Todd et al,2012)。大多数人类感染是由于威克海姆无缘藻(*Prototheca wickerhamii*)感染引起,然而,也有极少部分感染由祖菲无绿藻(*Prototheca zopfii*)所致。虽然这些物种被归类为藻类,但由于其与真菌感染性疾病相似,所以被列入本章。无绿藻存在于淡海水中,并且可能通过浅表伤口进入人体。免疫力正常但患有严重的基础疾病(如糖尿病或免疫抑制治疗)的患者,往往会感染这些病原体。其他接受糖皮质激素注射的部位或累及肌腱的肌肉也会受到感染。感染通常累及皮肤和皮下组织,随后累及肌腱下部。

组织中发现的无绿藻(*Prototheca*)为易见的、大的、不发芽的细胞。外观为有突起状的圆形或卵圆形细胞,并且呈包含厚壁孢子的桑葚样结构(LassFlorl & Mayr,2007)。虽然 HE 染色很难鉴别无绿藻属,但可用六胺银染色或糖原染色进行鉴别。然而,这些结构必须与双相型真菌区分(图 62-52)。藻类在不含放线菌酮的真菌分离培养基中生长迅速,且菌落与念珠菌相似(图 62-53)。无绿藻属的种类也可以用商业酵母鉴定系统进行鉴定,例如 API 20C 系统和 VITEK 2 系统(bioMérieux)。

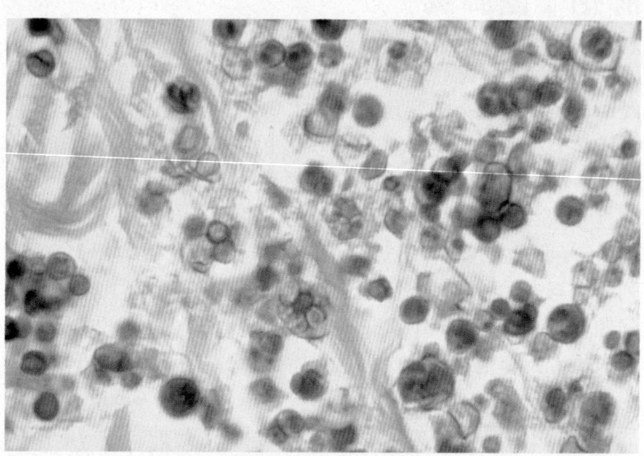

图 62-52 威克海姆无绿藻(*Prototheca wickerhamii*)感染后原藻病患者皮肤和鼻黏膜的组织病理学变化。藻细胞分隔形成的多胞体结构称为桑葚胚(图片由疾病预防控制中心公共卫生的图像库 William Kaplan 博士提供)

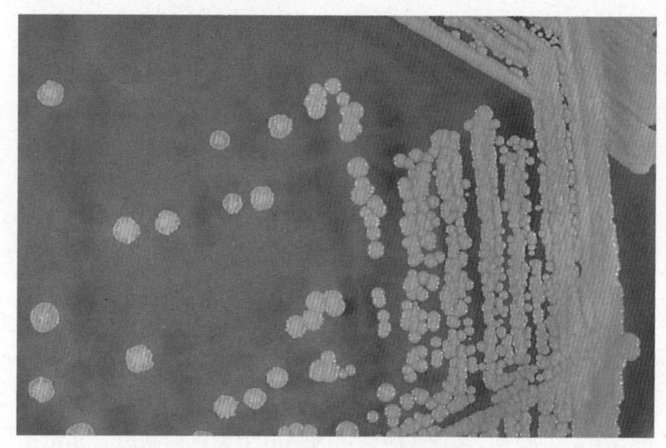

图 62-53 威克海姆无绿藻(Prototheca *wickerhamii*)菌落呈酵母样外观(沙氏葡萄糖琼脂培养基)

(周宏伟 译 刘文恩 校)

推荐阅读

Arvanitis M, Anagnostou T, Fuchs BB, et al: Molecular and nonmolecular diagnostic methods for invasive fungal infections, Clin Microbiol Rev 27: 490-526, 2014.

一篇关于不同侵袭性真菌感染诊断方法综述,这些方法正在应用或者正处于研发阶段,该综述侧重于其性能评价及其在应用中所面临的挑战。

Balajee SA, Borman AM, Brandt ME, et al: Sequencebased identification of Aspergillus, Fusarium, and Mucorales species in the clinical mycology laboratory: where are we and where should we go from here?, J Clin Microbiol 47:877-884, 2009.

一篇侧重于评价曲霉属、镰刀菌属和毛霉目等医学重要真菌鉴定相关分子策略的小综述。

Chandler FW, Watts JC: Pathologic diagnosis of fungal infections, Chicago, 1987, ASCP Press.

该图集提供了真菌、放线菌纲、藻类相关感染疾病的病理诊断操作基础。

Cornely OA, Cuenca-Estrella M, Meis JF, et al: European Society of Clinical Microbiology and Infectious Diseases (ESCMID) Fungal Infection Study Group (EFISG) and European Confederation of Medical Mycology (ECMM) 2013 joint guidelines on diagnosis and management of rare and emerging fungal diseases, Clin Microbiol Infect 20(Suppl 3):1-4, 2014.

关于罕见和新发真菌感染,包括:毛霉菌病、透明丝孢菌病、暗色丝孢菌病和新发酵母感染诊断和治疗的推荐指南。

Griffn AT, Hanson KE: Update on fungal diagnostics, Curr Infect Dis Rep 16:415-425, 2014.

一篇侧重于侵袭性念珠菌病、隐球菌病、机会性真菌感染和地方性真菌感染最新实验室诊断研究进展的综述。

Guarner J, Brandt ME: Histopathologic diagnosis of fungal infections in the 21st century, Clin Microbio Rev 24:247-280, 2011.

该报告侧重于甲醛溶液固定、石蜡包埋病理组织中酵母菌和真菌的特异性诊断方法，可用于协助真菌感染患者的诊断和治疗。

Hibbett DS, Binder M, Bischoff JF, et al: A higher-level phylogenetic classification of the fungi, Mycol Res 111:509-547, 2007.

该文参考最近旨在真菌分类的分子系统发生分析方法，对真菌界进行全面的系统分类。

Perfect JR: Fungal diagnosis: how do we do it and can we do better? Cur Med Res Opin 29(Suppl 4):3-11, 2013.

本文分析了目前现有真菌感染诊断方法的优缺点，并进一步提出单独或者联合诊断应用的相关策略，以提高对侵袭性真菌感染的早期准确诊断和提高成功治疗的概率。

Naggie S, Perfect JR: Molds: hyalohyphomycosis, phaeohyphomycosis, and zygomycosis, Clin Chest Med 30:337-353, 2009.

该综述侧重于新发真菌病原体，重点介绍其微生物学、发病机制、临床表现、诊断、治疗和预后。

Pfaller MA, Diekema DJ: Epidemiology of invasive candidiasis: a persistent public health problem, Clin Microbiol Rev 20:133-163, 2007.

该文综述了侵袭性念珠菌病的发病率、相关危险因素和治疗策略。

Queiroz-Telles F, Esterre P, Perez-Blanco M, et al: Chromoblastomycosis: an overview of clinical manifestations, diagnosis and treatment, Med Mycol 47:3-15, 2009.

该文概述了着色芽生菌的诊断和治疗。

Revankar SG, Sutton DA: Melanized fungi in human disease, Clin Microbiol Rev 24:884-928, 2010.

该综述旨在提供广泛、深度概括目前对人类致病的产色素类真菌，认为随着对这些临床真菌认知和处理经验的增加，该领域的研究将继续发展壮大。

参考文献

Adenis AA, Aznar C, Couppie P: Histoplasmosis in HIV-infected patients: a review of new developments and remaining gaps, *Curr Trop Med Rep* 28:119–128, 2014.

Agarwal R, Chakrabarti A, Shah A, et al: Allergic bronchopulmonary aspergillosis: review of literature and proposal of new diagnostic and classification criteria, *Clin Exp Allergy* 43:850–873, 2013.

Ajello L, Geortg LK, Steigvigel RT, et al: A case of phaeohyphomycosis caused by a new species of *Phialophora*, *Mycologia* 66:490–498, 1974.

Al-Ahmad M, Manno M, Ng V, et al: Symptoms after mould exposure including *Stachybotyrs chartarum*, and comparison with darkroom disease, *Allergy* 65:245–255, 2010.

Alexander BD, Byrne TC, Smith KL, et al: Comparative evaluation of Etest and Sensititre YeastOne panels against the Clinical and Laboratory Standards Institute M27-A2 reference broth microdilution method for testing *Candida* susceptibility to seven antifungal agents, *J Clin Microbiol* 45:698–706, 2007.

Alsuwaida K: Primary cutaneous mucormycosis complicating the use of adhesive tape to secure the endotracheal tube, *Can J Anaesth* 49:880–882, 2002.

Altun S, Almuhayawi M, Ullberg M, et al: Clinical evaluation of the FilmArray blood culture identification panel in identification of bacteria and yeasts from positive blood culture bottles, *J Clin Microbiol* 51:4130–4136, 2013.

Alvarez E, Sutton DA, Cano J, et al: Spectrum of zygomycete species identified in clinically significant specimens in the United States, *J Clin Microbiol* 47:1650–1656, 2009.

Ampel NM: Coccidioidomycosis: a review of recent advances, *Clin Chest Med* 30:241–251, 2009.

Andrews MD, Burns M: Common tinea infections in children, *Am Fam Physician* 77:1415–1420, 2008.

Aquino VR, Goldani LZ, Pasqualotto AC: Update on the contribution of galactomannan for the diagnosis of invasive aspergillosis, *Mycopathologia* 163:191–202, 2007.

Arendrup MC, Boekhout T, Akova M, et al: ESCMID and ECMM joint clinical guidelines for the diagnosis and management of rare invasive yeast infections, *Clin Microbiol Infect* 20(Suppl 3):76–98, 2014.

Arikan S: Current status of antifungal susceptibility testing methods, *Med Mycol* 45(7):569–587, 2007.

Ates A, Ozcan K, Ilkit M: Diagnostic value of morphological, physiological and biochemical tests in distinguishing *Trichophyton rubrum* from *Trichophyton mentagrophytes* complex, *Med Mycol* 46:811–822, 2008.

Babady NE, Bestrom JE, Jespersen DJ, et al: Evaluation of three commercial latex agglutination kits and a commercial enzyme immunoassay for the detection of cryptococcal antigen, *Med Mycol* 47:336–338, 2009.

Babady NE, Buckwalter SP, Hall L, et al: Detection of *Blastomyces dermatitidis* and *Histoplasma capsulatum* from culture isolates and clinical specimens by use of real-time PCR, *J Clin Microbiol* 49:3204–3208, 2011.

Baddley JW, Marr KA, Andes DR, et al: Patterns of susceptibility of *Aspergillus* isolates recovered from patients enrolled in the Transplant-Associated Infection Surveillance Network, *J Clin Microbiol* 47:3271–3275, 2009.

Balajee SA: *Aspergillus terreus* complex, *Med Mycol* 47(Suppl 1):S42–S46, 2009a.

Balajee SA, Kano R, Baddley JW, et al: Molecular identification of *Aspergillus* species collected for the Transplant-Associated Infection Surveillance Network, *J Clin Microbiol* 47:3138–3141, 2009b.

Balajee SA, Sigler L, Brandt ME: DNA and the classical way: identification of medically important molds in the 21st century, *Med Mycol* 45:475–490, 2007.

Bariola JR, Vyas KS: Pulmonary blastomycosis, *Semin Respir Crit Care Med* 32:746–753, 2011.

Bariteau JT, Waryasz GR, McDonnell M, et al: Fungal osteomyelitis and septic arthritis, *J Amer Acad Orthop Surg* 22:390–401, 2014.

Barros MB, de Almeida Paes R, Schubach AO: *Sporothrix schenckii* and sporotrichosis, *Clin Microbiol Rev* 24:633–654, 2011.

Barry SM, Johnson MA: *Pneumocystis carinii* pneumonia: a review of current issues in diagnosis and management, *HIV Med* 2:123–132, 2001.

Ben-Ami R, Lewis RE, Kontoyiannis DP: Invasive mould infections in the setting of hematopoietic cell transplantation: current trends and new challenges, *Curr Opin Infect Dis* 22:376–384, 2009.

Benedict K, Park BJ: Invasive fungal infections after natural disasters, *Emerg Infect Dis* 20:349–355, 2014.

Benedict K, Roy M, Chiller T, et al: Epidemiologic and ecologic features of blastomycosis: a review, *Curr Fungal Infect Rep* 6:327–335, 2012.

Bernal S, Martin Mazuelos E, Chavez M, et al: Evaluation of the new API *Candida* system for identification of the most clinically important yeast species, *Diagn Microbiol Infect Dis* 32:217–221, 1998.

Bialek R, Zelck UE: PCR-based diagnosis of mucormycosis in tissue samples, *Pathologe* 34:511–518, 2013.

Bocca AL, Amaral AC, Teixeira MM, et al: Paracoccidioidomycosis: eco-epidemiology, taxonomy and clinical and therapeutic issues, *Future Microbiol* 8:1177–1191, 2013.

Bonacini M: Medical management of benign esophageal disease in patients with human immunodeficiency virus infection, *Diag Liver Dis* 33:294–300, 2001.

Borman AM, Linton CJ, Miles SJ, et al: Molecular identification of pathogenic fungi, *J Antimicrob Chemother* 61(Suppl 1):i7–i12, 2008.

Bradsher RW Jr: The endemic mimic: blastomycosis an illness often misdiagnosed, *Trans Amer Clin Climatol Assoc* 125:188–202, 2014.

Bukhary ZA: Candiduria: a review of clinical significance and management, *Saudi J Kidney Dis Transpl* 19:350–360, 2008.

Cafarchia C, Gasser RB, Figueredo LA, et al: Advances in the identification of *Malassezia*, *Mol Cell Probes* 25:1–7, 2011.

Canteros CE, Rodero L, Rivas MC, et al: A rapid urease test for presumptive identification of *Cryptococcus neoformans*, *Mycopathologia* 136:21–23, 1996.

Cao C, Liang L, Wang W, et al: Common reservoirs for *Penicillium marneffei* infection in humans and rodents, China, *Emerg Infect Dis* 17:209–214, 2011.

Castanheira M, Woosley LN, Diekema DJ, et al: *Candida guilliermondii* and other species of *Candida* misidentified as *Candida famata*: assessment by Vitek 2, DNA sequencing analysis, and matrix-assisted laser desorption ionization-time of flight mass spectrometry in two global antifungal surveillance programs, *J Clin Microbiol* 51:117–124, 2013.

Castro C, Serrano MC, Flores B, et al: Comparison of the Sensititre YeastOne colorimetric antifungal panel with a modified NCCLS M38—A method to determine the activity of voriconazole against clinical isolates of *Aspergillus* spp, *J Clin Microbiol* 42:4358–4360, 2004.

Catherinot E, Lanternier F, Bougnoux ME, et al: *Pneumocystis jiroveci* pneumonia, *Infect Dis Clin North Amer* 24:107–138, 2010.

Centers for Disease Control and Prevention (CDC): Blastomycosis acquired occupationally during prairie dog relocation—Colorado, 1998, *Morb Mortal Wkly Rpt* 48:98–100, 1999.

Centers for Disease Control and Prevention (CDC): Coccidioidomycosis among cast and crew members at an outdoor television filming event—California, 2012, *Morb Mortal Wkly Rpt* 63:321–324, 2014a.

Centers for Disease Control and Prevention (CDC): Epidemiologic notes and reports multistate outbreak of sporotrichosis in seedling handlers, 1988, *Morb Mortal Wkly Rpt* 37:652–653, 1988.

Centers for Disease Control and Prevention (CDC): Fungal keratitis—multiple states, 2006, *Morb Mortal Wkly Rep* 55:400–401, 2006.

Centers for Disease Control and Prevention (CDC): Increase in reported coccidioidomycosis—United States, 1998-2011, *Morb Mortal Weekly Rpt* 62:217–221, 2013.

Centers for Disease Control and Prevention (CDC): Notes from the field: *Coccidioides immitis* identified in soil outside of its known range—Washington, 2013, *Morb Mortal Weekly Rpt* 63:450, 2014.

Centers for Disease Control and Prevention (CDC): Notes from the field: histoplasmosis outbreak among day camp attendees—Nebraska, June 2012, *Morb Mortal Weekly Rpt* 61:747–748, 2012.

Centers for Disease Control and Prevention (CDC): Outbreak of acute respiratory febrile illness among college students—Acapulco, Mexico, March 2001, *Morb Mortal Wkly Rpt* 50:261, 2001.

Centers for Disease Control and Prevention (CDC): Outbreak of histoplasmosis among industrial plant workers—Nebraska 2004, *Morb Mortal Wkly Rep* 53:1020–1022, 2004.

Chai LY, Denning DW, Warn P: *Candida tropicalis* in human disease, *Crit Rev Microbiol* 36:282–298, 2010.

Chakrabarti A, Denning DW, Ferguson BJ, et al: Fungal rhinosinusitis: a categorization and definitional schema addressing current controversies, *Laryngoscope* 119:1809–1818, 2009.

Chalupova J, Raus M, Sedlarova M, et al: Identification of fungal microorganisms by MALDI-TOF mass spectrometry, *Biotech Adv* 32:230–241, 2014.

Chandrasekar P: Invasive mold infections: recent advances in management approaches, *Leuk Lymphoma* 50:703–715, 2009.

Chen SC, Blyth CC, Sorrell TC, et al: Pneumonia and lung infections due to emerging and unusual fungal pathogens, *Semin Respir Crit Care Med* 32:703–716, 2011.

Chen SCS, Meyer W, Sorrell TC: *Cryptococcus gattii* infections, *Clin Microbiol Rev* 27:980–1024, 2014.

Choi HS, Choi JY, Yoon JS, et al: Clinical characteristics and prognosis of orbital invasive aspergillosis, *Ophthal Plast Reconstr Surg* 24:454–459, 2008.

Clinical and Laboratory Standards Institute (CLSI). Abbreviated identification of bacteria and yeast; Approved Guideline, 2nd edition (M35-A2). Wayne, Pa.; 2008a.

Clinical and Laboratory Standards Institute (CLSI). Method for antifungal disk diffusion susceptibility testing of filamentous fungi; Proposed Guideline (M51-P). Wayne, Pa.; 2009a.

Clinical and Laboratory Standards Institute (CLSI). Method for antifungal disk diffusion susceptibility testing of yeasts: Approved Guideline, 2nd edition (M44-A2). Wayne, Pa.; 2009b.

Clinical and Laboratory Standards Institute (CLSI). Principles and procedures for detection of fungi in clinical specimens—direct examination and culture; Approved Guideline (M54-A). Wayne, Pa.; 2012a.

Clinical and Laboratory Standards Institute (CLSI). reference method for broth dilution antifungal susceptibility testing of filamentous fungi; Approved Standard, 2nd edition (M38-A2). Wayne, Pa.; 2008b.

Clinical and Laboratory Standards Institute (CLSI): *Reference method for broth dilution antifungal susceptibility testing of yeasts: Fourth Informational Supplement (M27-S4)*, Wayne, Pa., 2012b, CLSI.

Clinical and Laboratory Standards Institute (CLSI): *Reference method for broth dilution antifungal susceptibility testing of yeasts; Approved Standard, 3rd edition (M27-A3)*. Wayne, Pa.; 2008c.

Cockerill FRI, Torgerson CA, Reed GS, et al: Clinical comparison of Difco ESP, Wampole Isolator, and Becton Dickinson Septi-Chek aerobic blood culturing systems, *J Clin Microbiol* 34:20–24, 1996.

Colombo AL, Padovan ACB, Chaves GM: Current knowledge of *Trichosporon* spp. and trichsporonosis, *Clin Microbiol Rev* 24:682–699, 2011.

Cortez KJ, Roilides E, Quiroz-Telles F, et al: Infections caused by *Scedosporium* spp, *Clin Microbiol Rev* 21:157–197, 2008.

Cox RA, Magee DM: Coccidioidomycosis: host response and vaccine development, *Clin Microbiol Rev* 17:804–839, 2004.

Crist AE Jr, Johnson LM, Burke PJ: Evaluation of the microbial identification system for identification of clinically isolated yeasts, *J Clin Microbiol* 34:2408–2410, 1996.

Crum-Cianflone NF: Coccidioidomycosis in the U.S. Military: a review, *Ann N Y Acad Sci* 1111:112–121, 2007.

Cuenca-Estrella M, Gomez-Lopez A, Alastruery-Izquierdo A, et al: Comparison of the Vitek 2 antifungal susceptibility system with the Clinical and Laboratory Standards Institute (CLSI) and European Committee on Antifungal Susceptibility Testing (EUCAST) broth microdilution reference methods and with the Sensititre YeastOne and Etest techniques for in vitro detection of antifungal resistance in yeast isolates, *J Clin Microbiol* 48:1782–1786, 2010.

Cushion MT: Pneumocystis. In Murray PR, Baron EJ, Jorgansen JH, et al, editors: *Manual of clinical microbiology*, vol 2, ed 8, Washington, D.C., 2003, ASM Press, pp 1712–1725.

Dagenais TR, Keller NP: Pathogenesis of *Aspergillus fumigatus* in invasive aspergillosis, *Clin Microbiol Rev* 22:447–465, 2009.

D'Avignon LC, Schofield CM, Hospenthal DR: *Pneumocystis* pneumonia, *Semin Respir Crit Care Med* 29(2):132–140, 2008.

Del Bono V, Mikulska M, Viscoli C: Invasive aspergillosis: diagnosis, prophylaxis and treatment, *Curr Opin Hematol* 15:586–593, 2008.

Denning DW: Invasive aspergillosis, *Clin Infect Dis* 26:781–803, 1998.

Denning DW, Riniotis K, Dobrashian R, et al: Chronic cavitary and fibrosing pulmonary and pleural aspergillosis: case series, proposed nomenclature change, and review, *Clin Infect Dis* 37(Suppl):S265–S280, 2003.

Department of Health and Human Services (HHS): Richmond JY, McKinney RW, editors: *Biosafety in Microbiological and Biomedical Laboratories*, ed 5, Washington, D.C., 2009, U.S. Government Printing Office, p 403.

Department of Health and Human Services (HHS): *Histoplasmosis: protecting workers at risk*, ed 2. Washington, D.C., 2004.

Department of Health and Human Services (HHS): *NIH guidelines for research involving recombinant or synthetic nucleic acid molecules*, Washington, D.C., 2013.

Desoubeaux G, Fanck-Martel C, Bailly E, et al: Prospective assessment of FilmArray technology for the rapid identification of yeast isolated from blood cultures, *J Microbiol Methods* 106:119–122, 2014.

Diekema DJ, Messer SA, Hollis RJ, et al: Evaluation of Etest and disk diffusion methods compared with broth microdilution antifungal susceptibility testing of clinical isolates of *Candida* spp. against posaconazole, *J Clin Microbiol* 45:1974–1977, 2007.

Duggal P, Wise SK: Chapter 8: Invasive fungal rhinosinusitis, *Am J Rhinol Allergy* 27(May–June):S28–S30, 2013.

Edman JC, Kovacs JA, Masur H, et al: Ribosomal RNA sequence shows *Pneumocystis carinii* to be a member of the fungi, *Nature* 334:519–522, 1988.

Egusa H, Soysa NS, Ellepola AN, et al: Oral candidosis in HIV-infected patients, *Curr HIV Res* 6:485–499, 2008.

Einsele H, Loeffler J: Contribution of new diagnostic approaches to antifungal treatment plans in high-risk haematology patients, *Clin Microbiol Infect* 14(Suppl 4):37–45, 2008.

El Naderi S, Rodriguez C, Devars Du Mayne M, et al: Invasive fungal rhinosinusitis in an apparently immunocompetent patient, *Ann Pathol* 33:410–413, 2013.

Ellepoia AN, Khan ZU: Rapid differentiation of *Candida dubliniensis* from *Candida albicans* by early D-xylose assimilation, *Med Pric Pract* 21:375–378, 2012.

Ells R, Kock JL, Pohl CH: *Candida albicans* or *Candida dubliniensis?*, *Mycoses* 54:1–16, 2011.

Espinel-Ingroff A, Stockman L, Roberts G, et al: Comparison of RapID yeast plus system with API 20C system for identification of common, new, and emerging yeast pathogens, *J Clin Microbiol* 36:883–886, 1998.

Etzel RA: Mycotoxins, *JAMA* 287:425–427, 2002.

Eyzaguirre E, Haque AK: Application of immunohistochemistry to infections, *Arch Pathol Lab Med* 132:424–431, 2008.

Fanfair RN, Benedict K, Bos J, et al: Necrotizing cutaneous mucormycosis after a tornado in Joplin, Missouri, in 2011, *N Engl J Med* 367:2214–2225, 2012.

Fenn JP, Segal H, Barland B, et al: Comparison of updated Vitek yeast biochemical card and API 20C yeast identification systems, *J Clin Microbiol* 32:1184–1187, 1994.

Field LA, Adams BB: Tinea pedis in athletes, *Int J Dermatol* 47:485–492, 2008.

Fisher MC, Koenig G, White TJ, et al: Molecular and phenotypic description of *Coccidioides posadasii* sp. nov., previously recognized as the non-California population of *Coccidioides immitis*, *Mycologia* 94:73–84, 2002.

Florescu DF, Iwen PC, Hill LA, et al: Cerebral aspergillosis caused by *Aspergillus ustus* following orthotropic heart transplantation: case report and review of the literature, *Clin Transplant* 23:116–120, 2009.

Forrest GN: PNA FISH: present and future impact on patient management, *Expert Rev Mol Diagn* 7:231–236, 2007.

Foy PC, van Burik JA, Weisdorf DJ: Galactomannan antigen enzyme-linked immunosorbent assay for diagnosis of invasive aspergillosis after hematopoietic stem cell transplantation, *Biol Blood Marrow Transplant* 13:440–443, 2007.

Freifeld AG, Iwen PC: Zygomycosis, *Sem Resp Care Med* 25:221–231, 2004.

Gaitanis G, Magiatis P, Hantschki M, et al: The *Malassezia* genus in skin and systemic diseases, *Clin Microbiol Rev* 25:106–141, 2012.

Garcia-Agudao L, Garcia-Martos P, Martos-Canadas J, et al: Evaluation of the Sensititre Yeast One microdilution method for susceptibility testing of *Candida* species to anidulafungin, caspofungin, and micafungin, *Rev Esp Quimioter* 25:256–260, 2012.

Garnica M, Nucci M, Queiroz-Telles F: Difficult mycoses of the skin: advances in the epidemiology and management of eumycetoma, phaeohyphomycosis and chromoblastomycosis, *Curr Opin Infect Dis* 22:559–563, 2009.

Gayibova U, Dalyan CV, Agca H, et al: Comparison of Phoenix Yeast ID panel and API ID 32C commercial systems for the identification of *Candida* species isolated from clinical samples, *Mikrobiyol Bul* 48:438–448, 2014.

Gazzoni AF, Severo CB, Barra MB, et al: Atypical micromorphology and uncommon location of cryptococcosis: a histopathologic study using special histochemical techniques (one case report), *Mycopathologia* 167:197–202, 2009.

Geiser DM: Sexual structures in *Aspergillus*: morphology, importance and genomics, *Med Mycol* 47(Suppl 1):S21–S26, 2009.

Geiser DM, Klich MA, Frisvad JC, et al: The current status of species recognition and identification in *Aspergillus*, *Stud Mycol* 59:1–10, 2007.

Georgi A, Schneemann M, Tintelnot K, et al: *Cryptococcus gattii* meningoencephalitis in an immunocompetent person 13 months after exposure, *Infection* 37:370–373, 2009.

Gilgado F, Cano J, Gene J, et al: Different virulence of the species of the *Pseudallescheria boydii* complex, *Med Mycol* 47:371–374, 2009.

Gomes MZ, Lewis RE, Kontoyiannis DP: Mucormycosis caused by unusual mucormycetes, non-*Rhizopus*, -*Mucor*, and -*Lichtheimia* species, *Clin Microbiol Rev* 24:411–445, 2011.

Gomez BL: Molecular diagnosis of endemic and invasive mycoses: advances and challenges, *Rev Iberroam Micol* 31:35–41, 2014.

Graser Y, Czaika V, Ohst T: Diagnostic PCR of dermatophytes: an overview, *J Dtsch Dermatol Ges* 10:721–726, 2012.

Grosjean P, Weber R: Fungus balls of the paranasal sinuses: a review, *Eur Arch Otorhinolaryngol* 264:461–470, 2007.

Guarro J: Fusariosis, a complex infection caused by a high diversity of fungal species refractory to treatment, *Eur J Clin Microbiol Infect Dis* 32:1491–1500, 2013.

Guery BP, Arendrup MC, Auzinger G, et al: Management of invasive candidiasis and candidemia in adult non-neutropenic intensive care unit patients: Part I. Epidemiology and diagnosis, *Intensive Care Med* 35:55–62, 2009.

Gupta R, Mirdha BR, Guleria R, et al: Diagnostic significance of nested polymerase chain reaction for sensitive detection of *Pneumocystis jiroveci* in respiratory clinical specimens, *Diagn Microbiol Infect Dis* 64:381–388, 2009.

Hage CA, Davis TE, Egan L, et al: Diagnosis of pulmonary histoplasmosis and blastomycosis by detection of antigen in bronchoalveolar lavage fluid using an improved second-generation enzyme-linked immunoassay, *Respir Med* 101:43–47, 2007.

Hage CA, Wheat LJ: Diagnosis of pulmonary histoplasmosis using antigen detection in the bronchoalveolar lavage, *Expert Rev Respir Med* 4(4):427–429, 2010.

Hageage GJ, Harrington B: Use of calcofluor white in clinical mycology, *Lab Med* 15:109, 1984.

Haiduven D: Nosocomial aspergillosis and building construction, *Med Mycol* 47(Suppl 1):S210–S216, 2009.

Hammoud ZT, Rose AS, Hage CA, et al: Surgical management of pulmonary and mediastinal sequelae of histoplasmosis: a challenging spectrum, *Ann Thorac Surg* 88:399–403, 2009.

Harris JR, Lockhart SR, Sondermeyer G, et al: *Cryptococcus gattii* infections in multiple states outside the US Pacific Northwest, *Emerg Infect Dis* 19:1620–1626, 2013.

Hata DJ, Hall L, Fothergill AW, et al: Multicenter evaluation of the new VITEK 2 advanced colorimetric yeast identification card, *J Clin Microbiol* 45:1087–1092, 2007.

Havilickova B, Czaika VA, Friedrich M: Epidemiological trends in skin mycoses worldwide, *Mycoses* 51 (Suppl 4):2–15, 2008.

Hawkins JL, Baddour LM: *Candida lusitaniae* infections in the era of fluconazole availability, *Clin Infect Dis* 36:14–18, 2003.

Hawksworth DL: A new dawn for the naming of fungi: impacts of decisions made in Melbourne in July 2011 on the future publication and regulation of fungal names, *IMA Fungus* 2:155–162, 2011.

Hay RJ, Morris-Jones R: Outbreaks of sporotrichosis, *Curr Opin Infect Dis* 21:119–121, 2008.

Hector R, Rutherford GW: The public health need and present status of a vaccine for the prevention of coccidioidomycosis, *Ann N Y Acad Sci* 1111:259–268, 2007.

Hedayati MT, Pasqualotto AC, Warn PA, et al: *Aspergillus flavus*: human pathogen, allergen and mycotoxin producer, *Microbiology* 153(Pt 6):1677–1692, 2007.

Heller DS, Pitsos M, Skurnick J: Does the presence of

vaginitis on a Pap smear correlate with clinical symptoms in the patient?, *J Reprod Med* 53:429–434, 2008.
Heng SC, Chen SC, Morrissey CO, et al: Clinical utility of Aspergillus galactomannan and PCR in bronchoalveolar lavage fluid for the diagnosis of invasive pulmonary aspergillosis in patients with haematological malignancies, *Diagn Microbiol Infect Dis* 79:322–327, 2014.
Henrich TJ, Marty FM, Milner DA Jr, et al: Disseminated *Geotrichum candidum* infection in a patient with relapsed acute myelogenous leukemia following allogeneic stem cell transplantation and review of the literature, *Transpl Infect Dis* 11:458–462, 2009.
Hibbett DS, Taylor JW: Fungal systematics: Is a new age of enlightenment at hand?, *Nature Rev* 11:129–133, 2013.
Hillesheim PB, Bahrami S: Cutaneous protothecosis, *Arch Pathol Lab Med* 135:941–944, 2011.
Horn DL, Neofytos D, Anaissie EJ, et al: Epidemiology and outcomes of candidemia in 2019 patients: data from the prospective antifungal therapy alliance registry, *Clin Infect Dis* 48:1695–1703, 2009.
Howard SJ: Multi-resistant aspergillosis due to cryptic species, *Mycopathologia* 178:435–439, 2014.
Hughes WT: *Pneumocystis carinii* vs. *Pneumocystis jiroveci*: another misnomer (response to Stringer et al.), *Emerg Infect Dis* 9:276–277, 2003.
Hummel M, Spiess B, Roder J, et al: Detection of Aspergillus DNA by a nested PCR assay is able to improve the diagnosis of invasive aspergillosis in paediatric patients, *J Med Microbiol* 58(Pt 10):1291–1297, 2009.
Husain S, Paterson DL, Studer SM, et al: *Aspergillus* galactomannan antigen in the bronchoalveolar lavage fluid for the diagnosis of invasive aspergillosis in lung transplant recipients, *Transplantation* 83:1330–1336, 2007.
Hussein MR: Mucocutaneous Splendore-Hoeppli phenomenon, *J Cutan Pathol* 35:979–988, 2008.
Huston SM, Mody CH: Cryptococcosis: an emerging respiratory mycosis, *Clin Chest Med* 30:253–264, 2009.
Iwen PC, Hinrichs SH, Rupp ME: Utilization of the internal transcribed spacer regions as molecular targets to detect and identify human fungal pathogens, *Med Mycol* 40:87–109, 2002.
Iwen PC, Sigler L, Noel RK, et al: *Mucor circinelloides* was identified by molecular methods as a cause of primary cutaneous zygomycosis, *J Clin Microbiol* 45:636–640, 2007.
Iwen PC, Sigler L, Tarantolo S, et al: Pulmonary infection caused by *Gymnascella hyalinospora* in a patient with acute myelogenous leukemia, *J Clin Microbiol* 38:375–381, 2000.
Iwen PC, Thapa I, Bastola D: Review methods for the identification of zygomycetes with an emphasis on advances in molecular diagnostics, *Lab Med* 42:260–266, 2011.
Jain R, Singh K, Lamzabi I, et al: Blastomycosis of bone: a clinicopathologic study, *Amer J Clin Path* 142:609–616, 2014.
Jayatilake JA, Tilakaratne WM, Panagoda GJ: Candidal onychomycosis: a mini-review, *Mycopathologia* 168: 165–173, 2009.
Johnson EM: Issues in antifungal susceptibility testing, *J Antimicrob Chemother* 61(Suppl 1):i13–i18, 2008.
Johnson L, Gaab EM, Sanchez J, et al: Valley fever: danger lurking in a dust cloud, *Microbes Infect* 16:591–600, 2014.
Jossi M, Ambrosioni J, Macedo-Vinas M, et al: Invasive fusariosis with prolonged fungemia in a patient with acute lymphoblastic leukemia: case report and review of the literature, *Inter J Infect Dis* 14:e354–e356, 2010.
Kainer MA, Reagan DR, Ngyuen DB, et al: Fungal infections associated with contaminated methylprednisolone in Tennessee, *N Engl J Med* 367:2194–2203, 2012.
Karthaus M, Buchheidt D: Invasive aspergillosis: new insights into disease, diagnostic and treatment, *Curr Pharm Des* 19:3569–3594, 2013.
Kauffman CA: Histoplasmosis: a clinical and laboratory update, *Clin Microbiol Rev* 20:115–132, 2007.
Kauffman CA, Bustamante B, Chapman SW, et al: Clinical practice guidelines for the management of sporotrichosis: 2007 update by the Infectious Diseases Society of America, *Clin Infect Dis* 45:1255–1265, 2007.
Kauffman CA, Fisher JF, Sobel JD, et al: *Candida* urinary tract infections—diagnosis, *Clin Infect Dis* 52(Suppl 6): s452–s456, 2011.
Kennedy CC, Limper AH: Redefining the clinical spectrum of chronic pulmonary histoplasmosis: a retrospective case series of 46 patients, *Medicine (Baltimore)* 86:252–258, 2007.
Kim MM, Blair JE, Carey EJ, et al: Coccidioidal pneumonia, Phoenix, Arizona, USA, 2000-2004, *Emerg Infect Dis* 15:397–401, 2009.
Klein KR, Hall L, Deml SM, et al: Identification of *Cryptococcus gattii* by use of L-canavanine glycine bromothymol blue medium and DNA sequencing, *J Clin Microbiol* 47:3669–3672, 2009.
Klingspor L, Loeffler J: *Aspergillus* PCR formidable challenges and progress, *Med Mycol* 47(Suppl 1):S241–S247, 2009.
Koepsell SA, Hinrichs SH, Iwen PC: Applying a real-time PCR assay for *Histoplasma capsulatum* to clinically relevant formalin-fixed paraffin-embedded human tissue, *J Clin Microbiol* 50:3395–3397, 2012.
Kojic EM, Darouiche RO: *Candida* infections of medical devices, *Clin Microbiol Rev* 17:255–267, 2004.
Kothavade RJ, Kura MM, Valand AG, et al: *Candida tropicalis*: its prevalence, pathogenicity and increasing resistance to fluconazole, *J Med Microbiol* 59:873–880, 2010.
Kovacs JA, Gill VG, Meshnick S, et al: New insights into transmission, diagnosis and drug treatment of *Pneumocystis carinii* pneumonia, *JAMA* 286:2450–2460, 2001.
Krishnan S, Manavathu EK, Chandrasekar PH: *Aspergillus flavus*: an emerging non-*fumigatus Aspergillus* species of significance, *Mycoses* 52:206–222, 2009.
Krzysciak PM, Pindycka-Piaszczynska M, Piaszczynski M: Chromoblastomycosis, *Postepy Dermatol Alergo* 31:310–321, 2014.
Kwon-Chung KJ: Taxonomy of fungi causing mucormycosis and entomophthoramycosis (zygomycosis) and nomenclature of the disease: molecular mycologic perspectives, *Clin Infect Dis* 54(S1):S8–S15, 2012.
Lackner M, Lass-Florl C: Up-date on diagnostic strategies of invasive aspergillosis, *Cur Pharm Design* 19:3595–3614, 2013.
Lai CC, Tan CK, Huang YT, et al: Current challenges in the management of invasive fungal infections, *J Infect Chemother* 14:77–85, 2008.
Lass-Florl C: In vitro susceptibility testing in *Aspergillus* species: an update, *Future Microbiol* 5:789–799, 2010.
Lass-Florl C, Alastruey-Izquierdo A, Cuenca-Estrella M, et al: In vitro activities of various antifungal drugs against *Aspergillus terreus*: Global assessment using the methodology of the European committee on antimicrobial susceptibility testing, *Antimicrob Agents Chemother* 53:794–795, 2009.
Lass-Florl C, Mayr A: Human protothecosis, *Clin Microbiol Rev* 20:230–242, 2007.
Lau A, Chen S, Sleiman S, et al: Current status and future perspectives on molecular and serological methods in diagnostic mycology, *Future Microbiol* 4:1185–1222, 2009.
Leeflang MM, Debets-Ossenkopp YJ, Visser CE, et al: Galactomannan detection for invasive aspergillosis in immunocompromised patients, *Cochrane Database Syst Rev* (4):CD007394, 2008.
Lewis RE: Overview of the changing epidemiology of candidemia, *Curr Med Res Opin* 25:1732–1740, 2009.
Lilic D: Unravelling fungal immunity through primary immune deficiencies, *Curr Opin Microbiol* 15:420–426, 2012.
Lima AD, Costa Fortes R, Carvalho Garbi Novaes MR, et al: Poisonous mushrooms: a review of the most common intoxications, *Nutr Hosp* 27:402–408, 2012.
Lionakis MS, Kontoyiannis DP: *Fusarium* infections in critically ill patients, *Pulmon Fungal Infect* 25:159–170, 2004.
Logotheti M, Kotsovili-Tseleni A, Arsenis G, et al: Multiplex PCR for the discrimination of *A. fumigatus*, *A. flavus*, *A. niger* and *A. terreus*, *J Microbiol Methods* 76:209–211, 2009.
Loreto ES, Scheid LA, Nogueira CW, et al: *Candida dubliniensis*: epidemiology and phenotypic methods for identification, *Mycopathologia* 169:431–443, 2010.
Loulergue P, Bastides F, Baudouin V, et al: Literature review and case histories of *Histoplasma capsulatum* var. *duboisii* infections in HIV-infected patients, *Emerg Infect Dis* 13:1647–1652, 2007.
Malo J, Luraschi-Monjagatta C, Wolk DM, et al: Update on the diagnosis of pulmonary coccidioidomycosis, *Ann Am Thorac Soc* 11:243–253, 2014.
Mantadakis E, Samonis G: Clinical presentation of zygomycosis, *Clin Microbiol Infect* 15(Suppl 5):15–20, 2009.
Marimon R, Gene J, Cano J, et al: Molecular phylogeny of *Sporothrix schenckii*, *J Clin Microbiol* 44:3251–3256, 2006.
Marques SA: Paracoccidioidomycosis, *Clin Dermatol* 30:610–615, 2012.
Marty FM, Koo S: Role of (1->3)-beta-D-glucan in the diagnosis of invasive aspergillosis, *Med Mycol* 47(Suppl 1):S233–S240, 2009.
Mason AR, Cortes GY, Cook J, et al: Cutaneous blastomycosis: a diagnostic challenge, *Int J Dermatol* 47:824–830, 2008.
McGinnis MR, Smith MB, Hinson E: Use of the *Coccidioides posadasii* chs5 strain for quality control in the ACCUPROBE culture identification test for *Coccidioides immitis*, *J Clin Microbiol* 44:4250–4251, 2006.
McKinnell JA, Pappas PG: Blastomycosis: new insights into diagnosis, prevention, and treatment, *Clin Chest Med* 30:227–239, 2009.
McTaggart LR, Lei E, Richardson SE, et al: Rapid identification of *Cryptococcus neoformans* and *Cryptococcus gattii* by matrix-assisted laser desorption ionization-time of flight mass spectrometry, *J Clin Microbiol* 49:3050–3053, 2011.
Mean M, Marchetti O, Calandra T: Bench-to-bedside review: *Candida* infections in the intensive care unit, *Crit Care* 12:204, 2008.
Mengoli C, Cruciani M, Barnes RA, et al: Use of PCR for diagnosis of invasive aspergillosis: systematic review and meta-analysis, *Lancet Infect Dis* 9:89–96, 2009.
Messer SA, Diekema DJ, Hollis RJ, et al: Evaluation of disk diffusion and Etest compared to broth microdilution for antifungal susceptibility testing of posaconazole against clinical isolates of filamentous fungi, *J Clin Microbiol* 45:1322–1324, 2007.
Miceli MH, Lee SA: Emerging moulds: epidemiological trends and antifungal resistance, *Mycoses* 54:e666–e678, 2011.
Mikulska M, Furfaro E, Del Bono V, et al: Piperacillin/tazobactam (Tazocin) seems to be no longer responsible for false-positive results of the galactomannan assay, *J Antimicrob Chemother* 67:1746–1748, 2012.
Morris A, Norris KA: Colonization by *Pneumocystis jirovecii* and its role in disease, *Clin Microbiol Rev* 25:297–317, 2012.
Morrissey CO, Chen SC, Sorrell TC, et al: Galactomannan and PCR versus culture and histology for directing use of antifungal treatment for invasive aspergillosis in high-risk hematology patients: a randomized controlled trial, *Lancet Infect Dis* 13:519–528, 2013.
National Institute for Occupational Safety and Health. Preventing occupational respiratory disease from exposures caused by dampness in office buildings, schools, and other nonindustrial buildings. EPA 402-K-01-001 ed: Department of Health and Human Services, Publication No. 2013-102; 2012.
Nedel WL, Pasqualotto AC: Treatment of infections by cryptic *Aspergillus* species, *Mycopathologia* 178:441–445, 2014.
Negroni R: Cryptococcosis, *Clin Dermatol* 30:599–609, 2012.
Neppelenbroek KH, Seo RS, Urban VM, et al: Identification of *Candida* species in the clinical laboratory: a review of conventional, commercial, and molecular techniques, *Oral Dis* 20:329–344, 2014.
Nguyen C, Barker BM, Hoover S, et al: Recent advances in our understanding of the environmental, epidemiological, immunological, and clinical dimensions of coccidioidomycosis, *Clin Microbiol Rev* 26:505–525, 2013.
Nucci M, Anaissie E: *Fusarium* infections in immunocompromised patients, *Clin Microbiol Rev* 20:695–704, 2007.
O'Donnell K, Sarver BA, Brandt M, et al: Phylogenetic diversity and microsphere array-based genotyping of human pathogenic Fusaria, including isolates from the multistate contact lens-associated U.S. keratitis outbreaks of 2005 and 2006, *J Clin Microbiol* 45:2235–2248, 2007.
O'Donnell K, Sutton DA, Rinaldi MG, et al: Novel multilocus sequence typing scheme reveals high genetic diversity of human pathogenic members of the *Fusarium incarnatum-F. equiseti* and *F. chlamydosporum* species complexes within the United States, *J Clin Microbiol* 47:3851–3861, 2009.
Oliveira MM, Almeida-Paes R, Gutierrez-Galhardo MC, et al: Molecular identification of *Sporothrix schenckii* complex, *Rev Iberoam Micol* 31:2–6, 2014.
Onishi A, Sugiyama D, Kogata Y, et al: Diagnostic accuracy of serum 1,3-beta-D-glucan for *Pneumocystis jirovecii* pneumonia, invasive candidiasis, and invasive aspergillosis: systematic review and meta-analysis, *J Clin Microbiol* 50:7–15, 2012.
Ozcan K, Ilkit M, Ates A, et al: Performance of chromogenic *Candida* Agar and CHROMagar *Candida* in recovery and presumptive identification of monofun-

gal and polyfungal vaginal isolates, *Med Mycol* 48:29–33, 2010.

Pagano L, Offidani M, Fianchi L, et al: Mucormycosis in hematologic patients, *Haematologica* 89:207–214, 2004.

Pagella F, Matti E, De Bernardi F, et al: Paranasal sinus fungus ball: diagnosis and management, *Mycoses* 50:451–456, 2007.

Pammi M, Holland L, Butler G, et al: *Candida parapsilosis* is a significant neonatal pathogen: a systematic review and meta-analysis, *Pediatr Infect Dis J* 32:e206–e216, 2013.

Pappas PG, Dismukes WE: Blastomycosis: Gilchrist's disease revisited, *Curr Clin Top Infect Dis* 22:61–77, 2002.

Pappas PG, Kauffman CA, Andes D, et al: Clinical practice guidelines for the management of candidiasis: 2009 update by the Infectious Diseases Society of America, *Clin Infect Dis* 48:503–535, 2009.

Parish JM, Blair JE: Coccidioidomycosis, *Mayo Clin Proc* 83:343–348, quiz 8-9, 2008.

Parize P, Chandesris MO, Lanternier F, et al: Antifungal therapy of *Aspergillus* invasive otitis externa: efficacy of voriconazole and review, *Antimicrob Agents Chemother* 53:1048–1053, 2009.

Pasqualotto AC: Differences in pathogenicity and clinical syndromes due to *Aspergillus fumigatus* and *Aspergillus flavus*, *Med Mycol* 47(Suppl 1):S261–S270, 2009.

Patel AJ: Diagnosis of blastomycosis in surgical pathology and cytopathology: correlation with microbiologic culture, *Amer J Surg Pathol* 34:256–261, 2010.

Pedrosa AF, Lisboa C, Goncalves-Rodreques A: *Malassezia* infections: a medical conundrum, *J Amer Acad Dermatol* 71:170–176, 2014.

Pelletier R, Alarie I, Lagace R, et al: Emergence of disseminated candidiasis caused by *Candida krusei* during treatment with caspofungin: case report and review of literature, *Med Mycol* 43:559–564, 2005.

Perfect JR, Dismukes WE, Dromer F, et al: Clinical practice guidelines for the management of cryptococcal disease: 2010 update by the Infectious Diseases Society of America, *Clin Infect Dis* 50:291–322, 2010.

Perry JD, Freydiere AM: The application of chromogenic media in clinical microbiology, *J Appl Microbiol* 103:2046–2055, 2007.

Peterson SW: Phylogenetic analysis of *Aspergillus* species using DNA sequences from four loci, *Mycologia* 100:205–226, 2008.

Petrikkos G, Skiada A, Lortholary O, et al: Epidemiology and clinical manifestations of mucormycosis, *Clin Infect Dis* 54(Suppl 1):S23–S34, 2012.

Pfaller MA, Andes DR, Diekema D, et al: Epidemiology and outcomes of invasive candidiasis due to non-*albicans* species of *Candida* in 2,496 patients: data from the Prospective Antifungal Therapy (PATH) Registry 2004-2008, *PLoS ONE* 9:e101510, 2014.

Pfaller MA, Castanheira M, Lockhart SR, et al: Candida glabrata: multidrug resistance and increased virulence in a major opportunistic fungal pathogen, *Curr Fungal Infect Rep* 6:154–164, 2012a.

Pfaller MA, Chaturvedi V, Diekema KJ, et al: Comparison of the Sensititre YeastOne colorimetric antifungal panel with CLSI microdilution for antifungal susceptibility testing of the echinocandins against *Candida* spp, using new clinical breakpoints and epidemiological cutoff values, *Diagn Microbiol Infect Dis* 73:365–368, 2012b.

Pfaller MA, Diekema DJ, Boyken L, et al: Evaluation of the Etest and disk diffusion methods for determining susceptibilities of 235 bloodstream isolates of *Candida glabrata* to fluconazole and voriconazole, *J Clin Microbiol* 41:1875–1880, 2003b.

Pfaller MA, Diekema DJ, Gibbs DL, et al: Results from the ARTEMIS DISK Global Antifungal Surveillance Study, 1997 to 2007: 10.5-year analysis of susceptibilities of noncandidal yeast species to fluconazole and voriconazole determined by CLSI standardized disk diffusion testing, *J Clin Microbiol* 47:117–123, 2009.

Pfaller MA, Neofytos D, Diekema D, et al: Epidemiology and outcomes of candidemia in 3648 patients: data from the Prospective Antifungal Therapy (PATH Alliance) registry, 2004-2008, *Diagn Microbiol Infect Dis* 74:323–331, 2012c.

Pickering JW, Sant HW, Bowles CA, et al: Evaluation of a (1->3)-beta-D-glucan assay for diagnosis of invasive fungal infections, *J Clin Microbiol* 43:5957–5962, 2005.

Pincus DH, Orenga S, Chatellier S: Yeast identification—past, present, and future methods, *Med Mycol* 45:97–121, 2007.

Pneumocystis Working Group: Nomenclature of Pneumocystis, *Eukaryot Microbiol* 41:1215–1225, 1994.

Posteraro B, Vella A, Cogliati M, et al: Matrix-assisted laser desorption ionization-time of flight mass spectrometry-based method for discrimination between molecular types of *Cryptococcus neoformans* and *Cryptococcus gattii*, *J Clin Microbiol* 50:2472–2476, 2012.

Preuner S, Lion T: Towards molecular diagnostics of invasive fungal infections, *Expert Rev Mol Diagn* 9:397–401, 2009.

Psevdos G Jr, Tanowitz HB: Oral histoplasmosis, *AIDS Read* 18:217–218, 2008.

Ramani R, Gromadzki S, Pincus DH, et al: Efficacy of API 20C and ID 32C systems for identification of common and rare clinical yeast isolates, *J Clin Microbiol* 36:3396–3398, 1998.

Raufman JP: Declining gastrointestinal opportunistic infections in HIV-infected persons: a triumph of science and a challenge for our HAARTs and minds, *Am J Gastroenterol* 100:1455–1458, 2005.

Raut SH, Varaiya A: Differentiation of *Candida dubliniensis* on CHROM agar and Pal's agar, *Indian J Med Microbiol* 27:55–58, 2009.

Reimer LG, Wilson ML, Weinstein MP: Update on detection of bacteremia and fungemia, *Clin Microbiol Rev* 10:444–465, 1997.

Reis RS, Almeida-Paes R, Muniz M, et al: Molecular characterisation of *Sporothrix schenckii* isolates from humans and cats involved in the sporotrichosis epidemic in Rio de Janeiro, Brazil, *Mem Inst Oswaldo Cruz* 104:769–774, 2009.

Reiss E, Obayashi T, Orle K, et al: Non-culture based diagnostic tests for mycotic infections, *Med Mycol* 38(Suppl 1):147–159, 2000.

Revenga F, Paricio JF, Merino FJ, et al: Primary cutaneous cryptococcosis in an immunocompetent host: case report and review of the literature, *Dermatology* 204:145–149, 2002.

Ribes JA, Vanover-Sams CL, Baker DJ: Zygomycetes in human disease, *Clin Microbiol Rev* 13:236–301, 2000.

Rich P, Elewski B, Scher RK, et al: Diagnosis, clinical implications, and complications of onychomycosis, *Semin Cutan Med Surg* 32(2 Suppl 1):S5–S8, 2013.

Riddle DL, Giger O, Miller L, et al: Clinical comparison of the Baxter MicroScan Yeast Identification Panel and the Vitek Yeast Biochemical Card, *Am J Clin Pathol* 101:438–442, 1994.

Riscili BP, Wood KL: Noninvasive pulmonary *Aspergillus* infections, *Clin Chest Med* 30:315–335, vii, 2009.

Ritter JM, Muehlenbachs A, Blau DM, et al: *Exserohilum* infections associated with contaminated steroid injections: a clinicopathologic review of 40 cases, *Am J Pathol* 183:881–892, 2013.

Robberts FJ, Liebowitz LD, Chalkley LJ: Polymerase chain reaction detection of *Pneumocystis jiroveci*: evaluation of 9 assays, *Diagn Microbiol Infect Dis* 58:385–392, 2007.

Rober-Gangneux F, Belaz S, Revest M, et al: Diagnosis of *Pneumocystis jiroveci* pneumonia in immunocompromised patients by real-time PCR: a 4-year prospective study, *J Clin Microbiol* 52:3370–3376, 2014.

Robert R, Pihet M: Conventional methods for the diagnosis of dermatophytosis, *Mycopathologia* 166:295–306, 2008.

Robey AB, O'Brien EK, Richardson BE, et al: The changing face of paranasal sinus fungus balls, *Ann Otol Rhinol Laryngol* 118:500–505, 2009.

Roden MM, Zaoutis TE, Buchanan WL, et al: Epidemiology and outcome of zygomycosis: a review of 929 reported cases, *Clin Infect Dis* 41:634–653, 2005.

Rodriguez-Tudela JL, Alcazar-Fuoli L, Cuesta I, et al: Clinical relevance of resistance to antifungals, *Int J Antimicrob Agents* 32(Suppl 2):S111–S113, 2008.

Rosevinge FS, Dzajic E, Knudsen E, et al: Performance of matrix-assisted laser desorption-time of flight mass spectrometry for identification of clinical yeast isolates, *Mycoses* 56:229–235, 2013.

Saccente M, Woods GL: Clinical and laboratory update on blastomycosis, *Clin Microbiol Rev* 23:367–381, 2010.

Samson RA, Varga J: What is a species in Aspergillus?, *Med Mycol* 47(Suppl 1):S13–S20, 2009.

Samson RA, Varga J, Witiak SM, et al: The species concept in *Aspergillus*: recommendations of an international panel, *Stud Mycol* 59:71–73, 2007.

Sanders E: Cutaneous sporotrichosis. Beer, bricks, and bumps, *Arch Intern Med* 127:482–483, 1971.

Sangoi AR, Rogers WM, Longacre TA, et al: Challenges and pitfalls of morphologic identification of fungal infections in histologic and cytologic specimens: a ten-year retrospective review at a single institution, *Anatomic Pathol* 131:364–375, 2009.

Saubolle MA: Laboratory aspects in the diagnosis of coccidioidomycosis, *Ann N Y Acad Sci* 1111:301–314, 2007.

Schoch CL, Seifert KA, Huhndorf S, et al: Nuclear ribosomal internal transcribed spacer (ITS) region as a universal DNA barcode marker for fungi, *Proc Nati Acad Sci U S A* 109:6241–6246, 2012.

Schubert MS: Allergic fungal sinusitis: pathophysiology, diagnosis and management, *Med Mycol* 47(Suppl 1): S324–S330, 2009.

Seebacher C, Bouchara JP, Mignon B: Updates on the epidemiology of dermatophyte infections, *Mycopathologia* 166:335–352, 2008.

Seok JY, Lee Y, Lee H, et al: Human cutaneous protothecosis: report of a case and literature review, *Korean J Pathol* 47:575–578, 2013.

Seyedmousavi S, Guillot J, De Hoog GS: Phaeohyphomycosis: emerging opportunistic diseases in animals, *Clin Microbiol Rev* 26:19–35, 2013.

Seyedmousavi S, Netea MG, Mouton JW, et al: Black yeasts and their filamentous relatives: principles of pathogenesis and host defense, *Clin Microbiol Rev* 27:527–542, 2014.

Shirley RM, Baddley JW: Cryptococcal lung disease, *Curr Opin Pulm Med* 15:254–260, 2009.

Shoham S: Emerging fungal infections in solid organ transplant recipients, *Infect Dis Clin North Am* 27:305–316, 2013.

Silva S, Negri M, Henriques M, et al: *Candida glabrata*, *Candida parapsilosis*, and *Candida tropicalis:* biology, epidemiology, pathogenicity and antifungal resistance, *FEMS Microbiol Rev* 36:288–305, 2012.

Singh A, Verma R, Murari A, et al: Oral candidiasis: an overview, *J Oral Maxillofac Pathol* 18(Suppl 1):s81–s85, 2014.

Singh K: Laboratory-acquired infections, *Clin Infect Dis* 49:142–147, 2009.

Sloan DJ: Cryptococcal meningitis: epidemiology and therapeutic options, *Clin Epidemiol* 6:169–182, 2014.

Soong D, Einarson A: Vaginal yeast infections during pregnancy, *Can Fam Physician* 55:255–256, 2009.

Spiliopoulou A, Anastassiou ED, Christofidou M: *Rhodotorula* fungemia of an intensive care unit patient and review of published cases, *Mycopathologia* 174:301–309, 2012.

Stebeiska K: Fungal hallucinogens psilocin, ibotenic acid, and muscimol: analytical methods and biologic activities, *Ther Drug Monit* 35:420–442, 2013.

Straus DC: Molds, mycotoxins, and sick building syndrome, *Toxicol Ind Health* 25:617–635, 2009.

Stringer JR, Beard CB, Miller RF, et al: A new name *(Pneumocystis jiroveci)* for *Pneumocystis* from humans, *Emerg Infect Dis* 8:891–896, 2002.

Sutton DA: Diagnosis of coccidioidomycosis by culture: safety considerations, traditional methods, and susceptibility testing, *Ann N Y Acad Sci* 1111:315–325, 2007.

Taxy JB: Blastomycosis: contributions of morphology to diagnosis: a surgical pathology, cytopathology, and autopsy pathology study, *Am J Surg Pathol* 31:615–623, 2007.

Taxy JB, El-Zayaty S, Langerman A: Acute fungal sinusitis: natural history and the role of frozen section, *Amer J Clin Path* 132:86–93, 2009.

Terr AI: Sick Building Syndrome: Is mould the cause?, *Med Mycol* 47(Suppl 1):S217–S222, 2009.

Thia LP, Balfour Lynn IM: Diagnosing allergic bronchopulmonary aspergillosis in children with cystic fibrosis, *Paediatr Respir Rev* 10:37–42, 2009.

Thomas LM, Rand HK, Miller JL, et al: Primary cutaneous aspergillosis in a patient with a solid organ transplant: case report and review of the literature, *Cutis* 81:127–130, 2008.

Thompson GR 3rd, Patterson TF: Pulmonary aspergillosis, *Semin Respir Crit Care Med* 29:103–110, 2008.

Todd JR, King JW, Oberle A, et al: Protothecosis: report of a case with 20-year follow-up and review of previously published cases, *Med Mycol* 50:673–689, 2012.

Tragiannidis A, Bisping G, Koehler G, et al: Minireview: *Malassezia* infections in immunocompromised patients, *Mycoses* 53:187–195, 2010.

Travis J, Hart E, Helm J, et al: Retrospective review of *Pneumocystis jiroveci* pneumonia over two decades, *Int J STD AIDS* 20:200–201, 2009.

Tuite NL, Lacey K: Overview of invasive fungal infections, *Methods Mol Biol* 968:1–23, 2013.

Ustianowski AP, Sieu TP, Day JN: *Penicillium marneffei* infection in HIV, *Curr Opin Infect Dis* 21:31–36, 2008.

van de Sande WW, Maghoub el S, Fahal AH, et al: The mycetoma knowledge gap: identification of research

priorities, *PLoS Negl Trop Dis* 27:e2667, 2014.
Veligandla SR, Hinrichs SH, Rupp ME, et al: Delayed diagnosis of osseous blastomycosis in two patients following environmental exposure in nonendemic areas, *Am J Clin Pathol* 118:536–541, 2002.
Vella A, De Carlois E, Vaccaro L, et al: Rapid antifungal susceptibility testing by matrix-assisted laser desorption ionization–time of flight mass spectrometry analysis, *J Clin Microbiol* 51:2964–2969, 2013.
Veltman JA, Bristow CC, Klausner JD: Meningitis in HIV-positive patients in sub-Saharan Africa: a review, *J Inter AIDS Soc* 17:19184, 2014.
Vennewald I, Schonlebe J, Klemm E: Mycological and histological investigations in humans with middle ear infections, *Mycoses* 46:12–18, 2003.
Vermout S, Tabart J, Baldo A, et al: Pathogenesis of dermatophytosis, *Mycopathologia* 166:267–275, 2008.
Vetter E, Torgerson C, Feuker A, et al: Comparison of the BACTEC MYCO/F Lytic bottle to the isolator tube, BACTEC Plus Aerobic F/bottle, and BACTEC Anaerobic Lytic/10 bottle and comparison of the BACTEC Plus Aerobic F/bottle to the Isolator tube for recovery of bacteria, mycobacteria, and fungi from blood, *J Clin Microbiol* 39:4380–4386, 2001.
Vikram HR, Blair JE: Coccidioidomycosis in transplant recipients: a primer for clinicians in nonendemic areas, *Curr Opin Organ Transplant* 14:606–612, 2009.
Walsh TJ, Groll A, Hiemenz J, et al: Infections due to emerging and uncommon medically important fungal pathogens, *Clin Microbiol Infect* 10(Suppl 1):48–66, 2004b.
Wazir JF, Ansari NA: *Pneumocystis carinii* infection. Update and review, *Arch Pathol Lab Med* 128:1023–1027, 2004.
Weitzman I, Salkin IF, Rosenthal SA: Evaluation of *Trichophyton* agars for identification of *Trichophyton soudanense*, *J Clin Microbiol* 18:203–205, 1983.
Weitzman I, Whittier S, McKitrich JC, et al: Zygospores: the last word in identification of rare or atypical zygomycetes isolated from clinical specimens, *J Clin Microbiol* 33:781–783, 1995.
Wengenack NL, Binnicker MJ: Fungal molecular diagnostics, *Clin Chest Med* 30:391–408, viii, 2009.
Westerberg DP, Voyack MJ: Onychomycosis: current trends in diagnosis and treatment, *Am Fam Physician* 88:762–770, 2013.
Wheat LJ: Antigen detection, serology, and molecular diagnosis of invasive mycoses in the immunocompromised host, *Transpl Infect Dis* 8:128–139, 2006.
Wheat LJ: Approach to the diagnosis of invasive aspergillosis and candidiasis, *Clin Chest Med* 30:367–377, viii, 2009a.
Wheat LJ: Approach to the diagnosis of the endemic mycoses, *Clin Chest Med* 30:379–389, viii, 2009b.
Wheat LJ, Freifeld AG, Kleiman MB, et al: Clinical practice guidelines for the management of patients with histoplasmosis: 2007 update by the Infectious Diseases Society of America, *Clin Infect Dis* 45:807–825, 2007.
Wheat LJ, Walsh TJ: Diagnosis of invasive aspergillosis by galactomannan antigenemia detection using an enzyme immunoassay, *Eur J Clin Microbiol Infect Dis* 27:245–251, 2008.
Wilson DA, Joyce MJ, Hall LS, et al: Multicenter evaluation of a *Candida albicans* peptide nucleic acid fluorescent in situ hybridization probe for characterization of yeast isolates from blood cultures, *J Clin Microbiol* 43:2909–2912, 2005.
Woods GL, Schnadig VJ: Histopathology of fungal infections. In Anaissie E, McGinnis MR, Pfaller MA, editors: *Clinical mycology*, Philadelphia, 2003, Churchill Livingstone, pp 80–95.
Zarnowski R, Miyazaki M, Dobrzyn A, et al: Typing of *Histoplasma capsulatum* strains by fatty acid profile analysis, *J Med Microbiol* 56:788–797, 2007.
Zhang SX: Enhancing molecular approaches for diagnosis of fungal infections, *Future Microbiol* 8:1599–1611, 2013.
Zilberberg MD, Shorr AF: Fungal infections in the ICU, *Infect Dis Clin North Am* 23:625–642, 2009.
Zisova LG: *Malassezia* species and seborrheic dermatitis, *Folia Med (Plovdiv)* 51:23–33, 2009.
Zmeili OS, Soubani AO: Pulmonary aspergillosis: a clinical update, *QJM* 100:317–334, 2007.

第63章

医学寄生虫学

Thomas Richard Fritsche, Bobbi S. Pritt

要点

1. 寄生虫感染的确诊通常取决于标本的正确采集和保存,以及宏观或微观检查。厚薄血膜法及浓集法适用于检测及鉴定血液中寄生虫。粪便标本可新鲜采集(用于快速检查),或者置入甲醛溶液、聚乙烯醇或其他商品化固定液中进行固定。

2. 寄生虫的免疫诊断方法包括检测抗体和抗原。已建立的酶免疫测定包括针对血液中的疟原虫,粪便中的贾第鞭毛虫、隐孢子虫和溶组织内阿米巴,阴道拭子中的阴道毛滴虫的抗原检测。直接荧光测定法也适用于鉴定原始标本中的寄生虫。血清学检测是重要的辅助手段,用于鉴定深部组织、器官和体腔中常规形态学检测不易查见的寄生虫感染。

3. 分子扩增法可提高寄生虫病诊断和监测的敏感性和特异性。该法大多数为实验室自建方法,也有商品化检测试剂,例如胃肠道病原体多重检测。

4. 在不明原因发热的鉴别诊断中,疟疾的诊断应结合流行区的旅游史。由于该病致死率高,应以 STAT 为基础进行检测。厚、薄血液涂片法相互补充检测疟原虫在不同发育阶段的形态、疟疾色素以及感染红细胞上的彩色点状物(薛氏点、茂氏点)有助于疟原虫的鉴定。

5. 其他原虫感染包括血液中巴贝斯虫病和锥虫病,利什曼病(皮肤、皮肤黏膜和内脏利什曼病),以及先天性感染导致中枢神经系统疾病和获得性免疫缺陷综合征(AIDS)患者并发的弓形虫病。

6. 食入阿米巴包囊可致肠道阿米巴感染,通过粪便排出包囊和滋养体。大多数阿米巴是非致病性的,但溶组织内阿米巴具有致病性,可致阿米巴痢疾、阿米巴结肠炎和肝脓肿。通过粪便镜检、粪便抗原或核酸检测,以及血清学抗体检测可进行诊断。

7. 人误食鞭毛虫(包括蓝氏贾第鞭毛虫)包囊污染的食物或饮水导致腹泻,在粪便中可检测滋养体、包囊和(或)抗原。阴道毛滴虫通过性接触传播,可通过阴道分泌物直接涂片,观察其典型的运动方式,也可通过更敏感的核酸扩增技术进行检测。

8. 球虫(囊等孢球虫,隐孢子虫和环孢子虫)和微孢子虫(特指寄生真菌)可引起免疫功能正常和受损者腹泻。免疫功能低下者(如艾滋病患者)通常症状迁延不愈。此时可使用特殊染色法提高诊断的敏感性,也可对隐孢子虫抗原和核酸分子进行检测。

9. 蠕虫包括线虫、绦虫和吸虫。其成虫寄生于胃肠道或其他部位(肝、肺、血液)。了解蠕虫生活史和中间宿主的地理分布,对于解释其临床表现和阻断传播非常重要。可从粪便、尿液或痰液中检测到虫卵、幼虫或成虫(长度从 1mm 至>10m 不等,因虫种而异)。

10. 组织内寄生蠕虫包括丝虫(血液中或皮肤活检可发现幼虫)、旋毛虫(肌肉内寄生),粪类圆线虫(播散感染)和棘球绦虫(棘球蚴病、肝或肺中显著的囊性病变)等。

11. 节肢动物通过直接侵袭组织、毒螯、起疱、失血、传播病原体、引起超敏反应和精神症状等致病。用乙醇保存节肢动物(蜱、螨、蚤、虱、蛆)可以保持虫体特征以利鉴定;有翅的节肢动物可采用有机溶剂的挥发将其灭活,并干燥处理;蝇蛆可用热水烫杀后储存在乙醇中,也可以直接保存在乙醇中。

便利的交通使世界变小,人口频繁流动,往来寄生虫病流行区的旅行者和移民增多,由各种原因所致免疫功能低下患者感染了新现和再现传染病,因此寄生虫学重新受到重视。人类和家畜的寄生虫病对有限的医疗资源造成巨大负担,对世界许多国家的经济、社会发展产生不利影响。虽然寄生虫是一大类生物种群,但感染人体的种类有限,主要有原虫,蠕虫和节肢动物(表 63-1)。

美国和其他各地临床医生面临着日益增加的寄生虫感染的诊断问题。同样,实验室也面临着开发新技术,以准确快速诊断隐孢子虫、环孢子虫、弓形虫以及微孢子虫(高度特化的寄生真菌)等见于免疫力正常和免疫受损者感染的寄生虫。全球的疟疾和其他寄生虫病的再现,要求检验人员强化鉴别血液、肠道和组织内常见原虫和蠕虫的专业知识。

TABLE 63-1 Summary of the More Commonly Found Human Parasites and Their Primary Sites of Infection(常见的人体寄生虫及其主要感染部位)

Kingdom Protozoa	原生动物界	Kingdom Animalia	动物界
Phylum Amoebozoa (amebae)	阿米巴门(阿米巴)	Phylum Platyhelminthes (flatworms)	扁形动物门(扁形虫)
Entamoeba histolytica(I)*	溶组织内阿米巴(I)*	*Class Cestoidea (Cestodes: tapeworms)*	绦虫纲(多节绦虫亚纲:绦虫)
E. dispar(I)	迪斯帕内阿米巴(I)	*Diphyllobothrium spp.* (I)*	裂头绦虫(I)属*
E. hartmanni(I)	哈氏内阿米巴(I)	*Dipylidium caninum*(I)*	犬复殖孔绦虫(I)*
E. coli(I)	结肠内阿米巴(I)	*Echinococcus granulosus*(H)*	细粒棘球绦虫(H)*
E. polecki(I)	波列基内阿米巴(I)	*E. multilocularis*(H)*	多房棘绦虫(H)*
Iodamoeba bütschlii(I)	布氏嗜碘阿米巴(I)	*Hymenolepis nana*(I)*	微小膜壳绦虫(I)*
Endolimax nana(I)	微小内蜒阿米巴(I)	*H. diminuta*(I)*	缩小膜壳绦虫(I)*
Naegleria fowleri(T,C)*‡	福氏纳格里阿米巴(T,C)*‡	*Taenia saginata*(I)*	肥胖带绦虫(I)*
Acanthamoeba spp. (T,C,E)*	棘阿米巴(T,C,E)*	*T. solium*(I,T)*	链状带绦虫(I,T)*
Balamuthia mandrillaris(T,C)*	狒狒巴拉姆希阿米巴(T,C)*	Class Trematoda (Trematodes: flukes)	吸虫纲(Trematodes 吸虫:flukes 吸虫)
Sappinia diploidea(T,C)	双核匀变虫(T,C)	*Clonorchis sinensis*(H)	华支睾吸虫(H)
Phylum Metamonada (flagellates)	后滴门(鞭毛虫)	*Fasciola hepatica*(H)*	肝片形吸虫(H)*
Giardia lamblia(I)*	蓝氏贾第鞭毛虫(I)*	*Fasciolopsis buski*(I)	布氏姜片虫(I)
Dientamoeba fragilis(I)*	脆弱双核阿米巴(I)*	*Heterophyes*(I)	异性吸虫(I)
Chilomastix mesnili(I)	迈氏唇鞭毛虫(I)	*Metagonimus yokagawai*(I)	横川后殖吸虫(I)
Retortamonas intestinalis(I)	肠旋滴虫(I)	*Nanophyetus salmincola*(I)*	鲑隐孔吸虫(I)*
Enteromonas hominis(I)	人肠滴虫(I)	*Opisthorchis viverrini*(H)	麝猫后睾吸虫(H)
Pentatrichomonas hominis(I)	人五毛滴虫(I)	*Paragonimus spp.* (L)*	并殖吸虫(L)*
Trichomonas vaginalis(G,V)*	阴道毛滴虫(G,V)*	*Schistosoma haematobium*(B)	埃及血吸虫(B)
T. tenax(M)	口腔毛滴虫(M)	*S. japonicum*(B)	日本血吸虫(B)

第七部分 医学微生物学

TABLE 63-1 Summary of the More Commonly Found Human Parasites and Their Primary Sites of Infection(常见的人体寄生虫及其主要感染部位)(续)

Kingdom Protozoa	原生动物界	Kingdom Animalia	动物界
Phylum Euglenozoa (hemoflagellates)	眼虫门(血鞭毛虫)	*S. mekongi*(B)	湄公血吸虫(B)
Leishmania tropica(T)	热带利什曼原虫(T)	*S. mansoni*(B)	曼氏血吸虫
L. major(T)	硕大利什曼原虫(T)	Phylum Nemathelminthes (Nematodes: roundworms)	线形动物门(线虫)
L. aethiopica(T)	埃塞俄比亚利什曼原虫(T)	*Class Adenophorea (Aphasmidia)*	有线纲(无尾感器纲)
L. mexicana(T) *	墨西哥利什曼原虫(T) *	*Trichinella spiralis*(I,T) *	旋毛形线虫(I,T) *
L. braziliensis(T)	巴西利什曼原虫(T)	*Trichuris trichiura*(I) *	毛首鞭形线虫(I) *
L. donovani(T)	杜氏利什曼原虫(T)	*Capillaria philippinensis*(I)	菲利宾毛细线虫(I)
Trypanosoma brucei gambiense (B,C)	布氏锥虫冈比亚亚种(B,C)	Class Secernentia (Phasmidia)	分肠纲(尾感器纲)
T. b. rhodesiense(B,C)	布氏锥虫罗德西亚亚种(B,C)	*Enterobius vermicularis*(I) *	蠕形住肠线虫(I) *
T. cruzi(B,T) *	克氏锥虫(B,T) *	*Ascaris lumbricoides*(I) *	似蚓蛔线虫(I) *
T. rangeli(B)	蓝氏锥虫(B)	*Ancylostoma duodenale*(I)	十二指肠钩口线虫(I)
Phylum Ciliophora (ciliates)	纤毛虫门(纤毛虫)	*Necator americanus*(I) *	美洲板口线虫(I) *
Balantidium coli(I) *	结肠小袋纤毛虫(I) *	*Strongyloides stercoralis*(I)	粪类圆线虫(I)
Phylum Apicomplexa (apicomplexans)	顶复门(顶复虫类)	*Trichostrongylus spp.* (I) *	毛圆线虫(I) *
Class Coccidea (sporozoans)	球虫纲(孢子虫)	*Anisakis spp.* (I) *	异尖线虫(I) *
Babesia spp. (B) *	巴贝斯虫属(B) *	*Wuchereria bancrofti*(B,T)	班氏吴策线虫(B,T)
Plasmodium falciparum(B)	恶性疟原虫(B)	*Brugia malayi*(B,T)	马来布鲁线虫(B,T)
P. malariae(B)	三日疟原虫(B)	*Loa*(B,T)	罗阿罗阿丝虫(B,T)
P. ovale(B)	卵形疟原虫(B)	*Onchocerca volvulus*(T)	旋盘尾丝虫(T)
P. vivax(B)	间日疟原虫(B)	*Mansonella perstans*(B,T)	常现曼森线虫(T)
P. knowlesi(B)	诺氏疟原虫(B)	*M. ozzardi*(B,T)	欧氏曼森线虫
Cryptosporidium parvum(I) *	微小隐孢子虫(I) *	*M. streptocerca*(T)	链尾曼森线虫(T)
C. hominis(I)	人隐孢子虫(I)	*Dracunculus medinensis*(T)	麦地那龙线虫(T)
Cyclospora cayetanensis(I) *	卡耶塔环孢子虫(I) *	*Angiostrongylus cantonensis*(T)	广州管圆线虫(T)
Cystoisospora belli(I) *	贝氏囊等孢球虫(I) *	*A. costaricensis*(T)	哥斯达黎加管圆线虫(T)
Sarcocystis spp. (I,T)	肉孢子虫属(I,T)	*Gnathostoma spinigerum*(T)	棘颚口线虫(T)
Toxoplasma gondii(T) *	刚地弓形虫(T) *	Phylum Acanthocephala (thorny- or spiny-headed worms)	棘颚纲(头部多刺蠕虫)
Phylum Chromista	色混门	*Moniliformis*(I)	念珠棘头虫(I)
Blastocystis hominis(I)	人芽囊原虫(I)	*Macracanthorhynchus hirudinaceus*(I)	猪巨吻棘头虫(I)

TABLE 63-1 Summary of the More Commonly Found Human Parasites and Their Primary Sites of Infection(常见的人体寄生虫及其主要感染部位)(续)

Kingdom Protozoa	原生动物界	Kingdom Animalia	动物界
Kingdom Fungi[†]		真菌界	
Phylum Microspora(microsporidia, at least 8 genera)		微孢子门(微孢子虫,至少8种)	
Encephalitozoon spp.(E,H,T)*		脑炎微孢子虫(E,H,T)*	
E. intestinalis(I,T)*		肠炎微孢子虫(I,T)	
Enterocytozoon bieneusi(I)*		比氏肠细胞内微孢子虫(I)	

B,血液;C,脑脊液;E,眼睛;G,泌尿生殖器;H,肝脏;I,肠;L,肺脏;M,口腔;N,鼻咽;T,组织;V,阴道

Adapted from Cox FEg. Taxonomy and classification of human parasitic protozoa and helminths. In Jorgenson JH, Pfaller MA, et al, editors: Manual of clinical microbiology. ed 11. Washington, DC, 2015, ASM Press. B, Blood; C, spinal fluid; E, eye; G, genitourinary; H, liver; I, intestine; L, lung; M, mouth; N, nasopharynx; T, tissue; V, vagina

* Pathogenic parasite that occurs naturally in the United States

*在美国流行的致病性寄生虫

‡ Naegleria fowleri has been more recently grouped with the flagellates (Phylum Percolozoa) due to the presence of a flagellated form in nature. Only the ameba form is found in humans

‡福氏耐格里阿米巴在外界生活阶段为鞭毛体,最近被归类为鞭毛虫(透色动物门)。在人类仅发现阿米巴状体

† Microsporidia were previously classifed as parasites but are now known to be highly specialized fungi

†微孢子虫以前被归类为寄生虫,但现在认为其属于真菌

本表根据版权要求保留原文

即使这些寄生虫病得以诊断,由于缺乏有效的治疗和对传统药物的抗性,处置也会遇到许多问题。许多寄生虫需要节肢动物作为传播媒介。由于不合理的控制导致了传播媒介对杀虫剂出现抗性。疟疾疫情在许多地区反复出现,多因控制不力而致疟原虫耐药和媒介蚊虫对杀虫剂出现了抗性。人口的增长需要扩大农业生产,增加灌溉设施,由此出现了许多新的血吸虫病疫区。尽管全球的努力使得某些疾病的流行和死亡率大幅下降,但这些努力必须继续加强,以保护人类免受多种致命的寄生虫感染。

由于许多寄生虫病通常是慢性感染,潜伏时间(即感染和诊断期之间时间)较长,除非患者主动提供信息,或者进行患者旅行史或感染暴露的问卷调查,否则医生不进行鉴别诊断。疟疾是一种急性发热性寄生虫病,如果不根据患者的流行区旅行史而进行鉴别诊断,将会引起严重的后果。

表63-2列出了世界各地寄生虫病的流行和死亡率。美国寄生虫感染的真实发病率不明,原因是多数感染并未报予公共卫生机构。据各地实验室报告,蓝氏贾第鞭毛虫、其他肠道原虫和肠道蛔虫最多(分别为7.2%、10%和3.5%)。但其他寄生虫,包括隐孢子虫、环孢子虫和微孢子虫,可能感染率更高,但却被低估了(Kappus et al, 1994; Garcia, 2007)。

本章概述了检验人员从人体标本中获得和鉴定寄生原虫和蠕虫的常规方法。对各种寄生虫的讨论主要集中在有助于疾病诊断和治疗的基本临床和生物信息方面(Beaver et al, 1984; Warren & Mahmoud, 1990; Lane et al, 1993; Guerrant et al, 1999; Garcia, 2007, 2009; John & Petri, 2006; Strickland, 2000; Cook, 2002; Mullen & Durden, 2002; among others)。有些参考文献因陈旧而不易获得,但是这些文献对疾病的临床表现和溯源,有时是新文献所不及的。寄生虫学图谱也是实验室参考的重要资源,随时可用(Spencer & Monroe, 1982; Brooke & Melvin, 1984; Ash & Orihel, 1987, 2007; Sun, 1988; Peters & Gilles, 1989; Garcia, 2010; Murray et al, 2007)(Marcial-Rojas, 1971; Binford &

表63-2 预计全球寄生虫感染率

寄生虫病	感染人数	每年死亡人数
原虫		
阿米巴病	高达世界人口的1%;3400万~5000万例/年	40 000~110 000
非洲锥虫病	目前感染2万人	9000
美洲锥虫病	目前感染700万~800万人	12 500
贾第鞭毛虫病	250万例/年	
利什曼病	130万例/年	20 000~30 000
疟疾	1.24亿~2.83亿/年	367 000~755 000
蠕虫		
蛔虫病	10亿	20 000
绦虫病	6500万	
肝吸虫病	1350万	
麦地那龙线虫病	115例/年	
布氏姜片虫病	240万	
淋巴丝虫病	1.2亿	
钩虫病	7.4亿	
盘尾丝虫病	2600万	
肺吸虫病	2000万	
血吸虫病	>2.07亿	50万~100万
类圆线虫病	0.3亿~1亿	
毛圆线虫病	550万	
鞭虫病	8亿	

Connor, 1976; Sun, 1982; Von Lichtenberg, 1991; Woods et al, 1993; Orihel & Ash, 1995; Connor et al, 1997; Gutierrez, 2000)。有学者对免疫功能低下患者的寄生虫感染进行了阐述(Walzer & Genta, 1989)。

寄生虫分类学

寄生虫类属于两个界(Kingdom),亦即动物界(蠕虫)和原生动物界。每个界的寄生虫根据形态特征和物候(生活史及其与环境因素的关系)进行分类(即门,纲,目,科等)。传统的分类模式并不能反映出物种之间系统发育的相关性。生化和分子生物学方法(包括全基因组测序)已经用来揭示系统发育相关性的递阶(如超群体,第一阶元,第二阶元)来修正传统分类的不足(Adl et al,2012)。许多熟知的分类,如顶复亚门、阿米巴目和锥虫科已被保留,但它们不再与分级名称如科、纲相关联。然而这种新的分类方法较复杂,主要用于原虫学家研究自由生活的微生物。因此,本章仅介绍传统分类模式的更新版本(Cox,2015)。

实验室方法

有多种方法用于采集和鉴定临床寄生虫标本,有些方法可用于检测多种寄生虫,有些仅检测特定的种类。实验室宜提供常用的合适的检测步骤。血液和粪便标本的检查对于寄生虫感染的诊断最为常用。另外一些标本较少提供实验室检查,包括泌尿生殖道标本、痰液、吸出物和活检标本。当疑有新现的寄生虫感染时,实验室需要开发使用其他高度特异性的检测方法,或转诊至有能力的实验室检测。

采集实验室检查标本取决于怀疑感染的寄生虫种类和感染阶段。掌握寄生虫的生活史有助于确定诊断所需标本的类型,数量和采集次数。免疫和分子诊断方法常用于寄生虫病诊断。获取常见或罕见的寄生虫及其鉴定方法,可参考相关文献(Beaver et al,1984;Ash & Orihel,1987;Balows et al,1988;Price,1994;Garcia,2003,2007,2009,2010;Murray et al,2007)。

实验室寄生虫检验人员必须熟悉目镜测微尺的校准和使用。通过测量原虫滋养体和包囊以及蠕虫卵和幼虫的大小可对寄生虫进行准确鉴定。可通过测量大小来确定致病和非致病性的阿米巴(特别是组织内阿米巴和哈氏阿米巴)。同样可以在准确测量的基础上,鉴别裂头绦虫、卫氏并殖吸虫和片形吸虫/姜片吸虫卵(Smith,1979;CLSI,2005)。

血液检查

可在血液标本中检测到的寄生虫有疟原虫(疟疾),巴贝斯虫(巴贝斯虫病),锥虫(锥虫病),利什曼原虫(利什曼原虫病)和丝虫(班氏丝虫病、马来丝虫病、罗阿丝虫病和奥氏丝虫病)。临床实验室进行血液寄生虫检查的最重要的技术包括标本的制备、染色和厚薄血膜制作。另外包括血沉棕黄层涂片和各种用来检获微丝蚴的浓集技术(National Committee for Clinical Laboratory Standards(NCCLS),2000)。

厚薄血膜法

鉴定大多数血液寄生虫需要永久染色的血液涂片。血液以薄层分布在载玻片上,产生完整的不重叠的细胞。血膜的完整性对于确定感染为细胞内或细胞外以及受感染的红细胞的大小很重要。在厚血膜中血液集中,多层细胞重叠,红细胞去血红蛋白,只可见白细胞核,血小板和寄生虫(如果存在)。厚血膜法适合于诊断,因为它含有比薄血膜多16~30倍的血液,因此增加了检测轻度寄生虫血症和减少检查所需的时间。使用100倍油镜5分钟内在厚血膜中检查的血液量在薄血膜中检查时至少需要30分钟。虽然厚血膜法提高了检测的敏感性,但一般常用薄血膜法进行虫种鉴定。因为后者易鉴别形态,特别适合于疟原虫。常规检查时应制备厚、薄血膜两种血片。

血片的制备

通过手指、耳垂穿刺或静脉采血。手指采血时,手指血液应自由流动,以防止被组织液稀释。为了防止血液被乙醇污染,应先将乙醇晾干。如果通过静脉取血,则应使用所采的第一滴血液(抗凝血)在床边制备血片。疑有疟疾时,勿使用抗凝剂,否者会引起寄生虫变形并干扰染色。血液通常以抗凝血的形式送往实验室,这可能是唯一可以确保制备高质量涂片的方法。在这种情况下,优选乙二胺四乙酸(EDTA)的静脉血作为抗凝剂,并应在采血后一小时内送至实验室,以防止虫体形态改变。抗凝剂不会干扰微丝蚴的染色。

厚薄血膜均应用洁净、无脂的玻片制备。厚血膜涂片时,将1~2小滴血液蘸在载玻片上,用推片的一角将血滴自内向外铺展成直径为1.5cm的区域。将血膜在室温下干燥,将载玻片放置在层流罩中减少干燥时间。合适的厚血膜应该可通过血膜看清报纸的字迹,血膜过厚则易脱落。通过推片的一角轻轻地推动,同时铺展血滴,从而在载玻片上产生微小的划痕,为血膜提供额外的表面积,可以改善黏附性(Norgan et al,2013)。该方法不影响微观形态,并且允许薄血膜在干燥(30~60分钟)内被染色。不宜加热载玻片以加快干燥,因为过热会固定红细胞并阻碍红细胞脱去血红蛋白。

染色

血液置放3天左右易失去对染色剂的亲和力,陈旧的厚血膜不易脱去血红蛋白。使用吉姆萨染色对宿主细胞和寄生虫染色质的染色效果较好,红细胞中的血红蛋白仅为淡红色。因此使用吉姆萨染色可以获得最佳的染色结果,这是唯一可以观察到疟原虫感染致红细胞出现的包含物(如薛氏小点)的染色方法。瑞氏染色适用于薄血膜涂片,对寄生虫的染色效果并非优于吉姆萨,且观察不到红细胞内的薛氏点。因为瑞氏染色必须用乙醇固定,而吉姆萨染色必须在染色前进行溶血。

与常规自动化的瑞氏染色相比,吉姆萨染色过程需要更多地注意试剂制备和染色方案。通常每天应使用新鲜的吉姆萨染色剂,用磷酸盐缓冲液对储存液进行稀释。为了实现将薛氏小点和茂氏小点染到最佳的效果,缓冲液必须保持在pH 7.0~7.2,故必须检查每个新批次的吉姆萨染液,以确定最佳染色时间和稀释度,因为每个新批次的性质有一些小的变化(NCCLS,2000)。

涂片检查

在低倍镜下(×10)对厚薄血片进行镜检可查见微丝蚴,特别应检查薄血膜涂片的羽毛状的边缘,因为微丝蚴通常在制备涂片时被推倒边缘。随后可以使用50倍油镜对血涂片进行原虫筛查。然而如需彻底检查,仍然需要100倍油镜来检测最小的寄生虫,如疟原虫和巴贝斯虫。用于检查薄膜的最佳位置是羽状边缘的区域,其中细胞的重叠很少,并且红细胞中心苍白。一个常见的错误是检查血液太厚或太薄血膜的区域,因为此处的寄生虫形态发生变形。经验丰富的检验人员应该在发出阴性报告之前,使用100倍油镜在厚血膜涂片上至少检查100个视野(约需5分钟),薄血膜涂片上至少检查200个视野(需要至少15分钟)(Ash & Orihel,1987)。

浓集技术

浓集技术主要用于浓集血液寄生虫,特别是利什曼原虫,锥虫和微丝虫(Beaver et al,1984;Ash &Orihel,1987;Garcia,1999,2001,2010;NCCLS,2000)。

大多数临床实验室可用现有资源制备血沉棕黄层涂片,该法有助于检测杜氏利什曼原虫、锥虫和微丝蚴。在抗凝血液标本离心后,取出血浆与沉积的红细胞之间的细胞层,用于制备染色片或制备湿片以检测活动的虫体(Ash & Orihel,1987;Strickland,2000)。

当外周血中微丝蚴密度非常低时,Knott浓集或微孔膜过滤适宜于微丝蚴的检查。用2%甲醛溶液裂解抗凝血,离心分离沉淀物中的微丝蚴,然后将其制备湿片用于检查,或用吉姆萨或苏木素染色。在膜过滤过程中,将血液裂解并通过5μm的膜过滤器,随后用苏木素染色可以显示微丝蚴(Ash & Orihel,1987;NCCLS,2000)。

使用荧光染料吖啶橙以微量比积离心测定法((QBC blood parasite detection method;QBC Diagnostics,Philipsburg,Pa.)对血液寄生虫的检测比传统的厚薄血膜涂片更敏感。然而,不常进行疟疾诊断的实验室难以使用这种方法,而需使用传统厚薄血膜法(NCCLS,2000)。

粪便标本的检查

肠道内寄生虫主要通过直接检查粪便来鉴定。主要方法有湿片法,浓集法,永久染色涂片,以及较不常用的培养法,常用特异性抗体检测蓝氏贾第鞭毛虫,隐孢子虫和溶组织阿米巴。偶尔可能看到完整的蠕虫或其部分,但通常获得的肠道蠕虫的诊断期包括卵和幼虫,通过检测滋养体,包囊或卵囊来诊断肠道原虫感染。用于鉴定卵和寄生虫的常规方法(O&P检查)应包括如何获取原虫和蠕虫标本,对一些特殊的需求则使用特殊的方法。寄生虫检验实验室应能采用浓集步骤和永久性染色法,否则许多原虫感染将被漏诊(Garcia et al,1979;Garcia & Shimizu,1997,2003,2010;Price,1994;CLSI,2005)。

标本收集、处理和保存

适当收集和处理标本对于获取和鉴定寄生虫非常重要。陈旧保存不良或被污染的标本无诊断价值。在患者服用任何产生结晶残留物的药物(如不易吸收的止泻药、抗酸药、铋剂、钡剂或抗疟药)后1周内,不应收集标本。油性泻药如矿物油也会干扰检查。使用抗生素或造影剂可能减少肠道原虫的数量,并持续数周(Ash & Orihel,1987;Garcia,2007)。

所有的标本在送交实验室检查时均应新鲜并恰当保存。所有新鲜标本应在1小时内检查,液体标本应在30分钟内检查,或立即放置在防腐剂中以保持最佳状态。这种方法可以确保脆弱的原虫滋养体不会破坏。不能立即处理的样品应在室温或冷藏下保存,不应放置在培养箱中,因为这会加速寄生虫的裂解。样品可以直接置入洁净且干燥的容器中,或者放置在专门设计的蜡或塑料收集片上。腹泻样本也可以收集在干净的便盆中。容器应具有紧密的盖子,并在运送到实验室前放置在塑料袋中。应该避免无意中尿液或厕所水污染标本,否者易破坏原虫滋养体。此外,水或土壤的自由生物污染易被误诊为寄生虫。用于直接检查、浓集法和涂片染色制备的试剂盒(包含小瓶防腐剂)可通过许多商业渠道以低成本获得。新鲜排出的粪便的等分样本应立即放入这些小瓶中并充分混合。

这些防腐试剂盒常用于不能及时提供新鲜标本,或者在数日内需要收集若干标本。使用双瓶的方法,将一部分标本固定在5%~10%的缓冲甲醛溶液中,另外一部分分为三份固定在聚乙烯醇(PVA)固定剂中。其他保存液包括硫柳汞-碘-甲醛溶液(MIF)和乙酸钠-甲醛溶液(SAF)(表63-3)。SAF具有以下优点:用于永久性染色、直接湿片和浓集法,并且不含存在于Schaudinn液和PVA固定液中的汞。汞具有毒性,且难以处理。然而,当使用SAF作为固定剂时,永久染色的质量逊于Schaudinn或PVA固定剂。在不宜使用含有氯化汞的化合物时,可以使用基于硫酸锌的PVA和其他新的商品,如单瓶多用途固定剂(Garcia et al,1993;Garcia & Shimizu,1997,2007,2010;CLSI,2005)。

表63-3 常用的粪便固定剂和检测技术*

固定剂	检测技术		
	直接湿片	浓集法	永久性染色涂片
无固定剂(新鲜粪便)	是	是	是
10%甲醛溶液	是	是	否
绍丁液	否	否	是
聚乙烯醇(PVA)	否	否**	是
改良的聚乙烯醇(PVA)†	否	否**	是
硫柳汞碘甲醛溶液	是	是	否‡
乙酸钠-甲醛溶液(SAF)	是	是	是

* 商品化的单瓶固定剂(例如TOTAL FIX,PROTOFIX,ECOFIX)可用于浓缩检查和永久染色涂片

** 虽然PVA浓缩技术亦有介绍,但由于其对某些病原体固定效果不佳而未被广泛应用

† 硫酸铜或硫酸锌代替氯化汞

‡ 由MIF保存的标本制成的涂片可能会被polychrome IV染色

在进行充分O&P评估时,至少需每隔天采集一次标本,并送检三次(Garcia,2003;CLSI,2005),以确保间歇排出的寄生虫不被漏检。对于某些寄生虫,例如蓝氏贾第鞭毛虫和粪类圆线虫,最佳检测为多达7次的O&P检查。使用抗原检测方法,浓集技术(稍后讨论)或催泻方法可以更敏感地检测溶组织内阿米巴。实验室必须在开始催泻前进行准备,样品应收集在单独

的容器中,并在收集后数分钟内送交实验室。建议使用盐类泻药如硫酸钠或磷酸钠缓冲液。

肉眼检查

应仔细检查粪便标本的基本性状(成形、柔软度、松散度或含水)。在水样或松散的标本中更易查到黏液、血液、幼虫或成虫及(绦虫)节片、原虫滋养体。而包囊主要在成形的或松软的粪便中查到。蠕虫或其卵可在任何类型的粪便标本中检查到。大多数寄生虫由于肠道的混合作用而均匀分布在粪便中,尽管一些虫卵(特别是血吸虫)可能见于下段结肠和直肠的粪便,并且分布不均匀,此外有蛲虫和绦虫卵。原虫滋养体在粪便排泄的最后部分可能更多,应尽量在黏液中检查(Garcia,2003)。

显微镜检查

显微镜检查适用于新鲜或保存的标本直接涂片、浓集标本涂片或永久染色片。每种方法都有其优点和局限性。新鲜粪便直接生理盐水湿片法可检查到活动的原虫滋养体和蠕虫幼虫。保存的标本直接湿片法可用来检查不需浓集标本的寄生虫。浓集法可提高原虫包囊和蠕虫卵、幼虫的检出率,但对原虫滋养体检测效果不佳。永久染色法适用于原虫滋养体和包囊的检测和形态学观察。

技术方法的应用因标本类型而异(成形,柔软度,松散度或含水)。一般而言,新鲜松软或水样标本应该使用所有3个方法(Garcia,2003,2007)。水样便可以简单地离心而非采用漂浮法或甲醛溶液-乙酸乙酯浓集。如果标本置于防腐剂(CLSI,2005)送检则不用做直接湿片法。成形的标本应该通过浓集法进行检查,永久染色法可提高寄生虫检测水平(Garcia et al,1979;Garcia,2007)。

直接湿片法

直接湿片法是简便常用的寄生虫检查方法之一。检查新鲜标本,特别是稀便或十二指肠吸出物中活动的滋养体或蠕虫幼虫时最为有效。小块粪便与一滴0.85%盐水混合,盖上盖玻片。涂片的密度应该刚好可以通过粪膜看清报纸。

整个涂片应该在低倍镜(×10)下全部检查,需调小显微镜光圈以增加对比度。然后用高倍镜(×40)检查可疑物和折射物(如原虫包囊)。检测缓慢移动的阿米巴活动时,需要观察一个目标至少15秒。在无可疑目标时,应使用40倍检查1/3以上的涂片。通常不使用油镜,除非盖玻片用指甲油或vaspar密封(50:50混合的石油和石蜡)。

同上制备第二种涂片,不同之处在于加入1滴1:5稀释的Lugol碘液或相应的制剂而不是盐水。直接使用Lugol或Gram碘液会引起标本聚集,故不推荐使用。碘有助于提高原虫包囊核结构的可见性和检测糖原泡。然而缺点是丧失了滋养体活动性和包囊折射性,并难以识别拟染色体。

浓集技术

对于新鲜或保存的标本(表63-3),浓集法比直接湿片法更适用于原虫的包囊和蠕虫卵、幼虫的检测。同时可对病原体进行富集。虽然有多种方法可用,但仅有部分被用于特定的寄生虫检查(Melvin,1982;Ash & Orihel,1987;CLSI,2005;Garcia,2007)。在常规使用中应选择可靠检测原虫包囊和蠕虫卵的方法。浓集法是基于沉淀或漂浮的原理。在沉淀中,较重的寄生虫由于离心而沉降到底部。在漂浮中,较轻的寄生虫包囊和卵上升到高比重的溶液表面。美国两个最广泛使用的浓集法是Faust硫酸锌浮聚法和Ritchie醛醚沉淀法(或改良方法)。实际上,由于乙醚具有危险性,因此乙酸乙酯已经替代了乙醚,并且获得了同样的效果(Truant et al,1981)。

醛醚沉淀法是一种双相沉淀技术,可有效地沉淀大多数原虫包囊和蠕虫卵及幼虫,包括有卵盖的虫卵,并对血吸虫卵有一定效果。相对于硫酸锌浮聚法,该方法不会过分导致原虫包囊变形。然而,该方法不能用于检测微小膜壳绦虫卵,且对蓝氏贾第鞭毛虫和嗜碘阿米巴包囊的浓集效果不佳。为了较好浓集球虫和微孢子虫的孢子,必须注意推荐的离心速度和时间(CLSI,2005;Garcia,2010)。由于该技术简单适用,故在大多数实验室得以使用。

硫酸锌浮聚法是使用比重为1.18的硫酸锌处理新鲜粪便,用比重为1.20的溶液处理甲醛溶液粪便。离心后从溶液的表膜获取寄生虫。该方法比醛醚沉淀法清洁,但用于检查线虫幼虫,蛔虫未受精卵以及大多数吸虫和大型绦虫卵时可靠性较差。在含有脂肪的粪便标本中也会出现浓集问题。甲醛溶液保存的粪便标本比新鲜粪便更清楚,同时可防止卵盖的脱落和寄生虫变形(Bartlett et al,1978)。

永久性染色

染色玻片标本可为患者提供永久记录,并在鉴定困难时用于核查。只有永久性染色的粪便标本需使用油镜(×100)。永久性染色对于检测原虫滋养体和包囊最为有用。对直接和浓集法阴性的标本,采用永久性染色法可能检测到病原体。虽然该方法通常不用于蠕虫卵或幼虫检查,但永久性染色本身对于检测原虫感染更为敏感(CLSI,2005)。

各种染色技术及改良方法具有其优点和缺点。Wheatley三色染色剂和铁苏木素染色常用于检查阿米巴和鞭毛虫。但是球虫和微孢子虫感染的检查需要使用特殊染色方法。使用任何染色方法都可能会面临技术问题,与标本的保存时间、正确的涂片制备和固定,以及试剂的质量有关。对于每一批标本染色均应进行阳性对照染色。尤其是球虫和微孢子虫的特殊染色。MIF保存标本的polychrome IV染色和用于新鲜标本的chlorazol black E染色应用较少(CLSI,2005;Garcia,2007)。

Wheatley三色染色法

在美国,由于Wheatley三色染色法操作简单,可靠和高性价比,改良的Wheatley三色法被普遍应用。操作步骤详见文献(Melvin,1982;Price,1994;CLSI,2005;Garcia,2010)。三色染色虽可用于Schaudinn或PVA中固定的标本,以及SAF或MIF固定的标本,但结果欠佳。使用小瓶分装的商品化固定剂保存的样品,也可以用该法或稍作修改的方案进行染色。

铁苏木素染色法

铁苏木素染色比三色染色在技术上更难操作,但由于前者更能凸显关键的核和细胞质的特征,染色效果要优于三色染色法(Price,1994)。结合了卡红的改良铁苏木素染色法可同时对抗酸微生物进行染色，如隐孢子虫、环孢子虫和囊等孢球虫（Palmer，1991；CLSI，2005），效果良好。用 Schaudinn、PVA 或 SAF 固定的标本，可用铁苏木素染色（SAF 的优选染色）。

改良抗酸染色

隐孢子虫、环孢子虫和囊等孢球虫的卵囊难以用三色或苏木素染色检查，此时可用抗酸染色，例如改良的 Kinyoun 法，改良的抗酸二甲基亚砜或金胺-O（Ma & Soave，1983；Bronsdon，1984；Current & Garcia，1991；CLSI，2005）。抗酸染色对原虫的检测敏感性和性价比高，但缺乏特异性。当使用这些染色方法时，必须密切注意明确的形态学标准，且须使用阳性对照。对于很少遇到隐孢子虫的实验室，建议使用高度特异和敏感的市售免疫检测试剂。可以对粪便、痰液、胆汁和其他新鲜标本，甲醛溶液固定或 SAF 固定的标本进行抗酸染色。

微孢子虫染色

在免疫功能低下的患者中，微孢子虫（毕氏肠上皮细胞微孢虫和肠脑胞内原虫及一些其他物种）被认为是引起腹泻的常见病原体，然而对其检测仍属不易。虽然活检和电子显微镜常用于明确诊断，但临床实验室仍需染色检查。高浓度（10 倍）的色素 2R 与增加染色时间相结合的改良的三色染色，被认为是鉴定微孢子虫孢子的特异性试验（Weber et al，1992，1994；Murray et al，2007）。虽然真菌感染也常呈阳性，但是对于微孢子虫，可使用 Uvitek-2B 和 Calcofluor 荧光增白剂的荧光染色方法可用于粪便和其他临床标本的快速和敏感筛查（van Gool et al，1993；DeGirolami et al，1995；Didier et al，1995；Luna et al，1995）。由于这些微生物较小（1.5～3μm），难以检查，如果缺少对照的合适质控品，则不应进行检查。

其他的肠道寄生虫检查技术

透明胶带法检测蛲虫

雌性蛲虫从盲肠移行到肛周皮肤，产出典型的含完全发育的胚胎的虫卵。利用透明胶带法或商品采集试剂盒可在肛周皮肤上检测到虫卵，偶尔也可查到成虫。蛲虫检查不宜取粪便标本，标本应在清晨洗澡或排便前进行收集。数个标本应在不同时间进行收集、检测，否则不能排除感染。例如 SWUBE（（Becton Dickinson，Franklin Lakes，N. J.）的装置，其使用黏合剂进行收集，并且极大地简化标本的收集和检查过程。

虫卵检查

估计蠕虫负荷有助于评估疗效及肠道线虫（蛔虫、鞭虫和钩虫）和血吸虫的再感染率。方法包括 Beaver 标准直接涂片法，Stoll 虫卵稀释计数法，加藤厚涂片法和各种改良的方法（Beaver et al，1984；Ash & Orihel，1987；CLSI，2005）。虫卵孵化法已被用于分析轻度感染血吸虫患者的虫卵及其活力。当血吸虫卵排出体外时，虫卵内的毛蚴可在无氯水中数小时内孵出。在实际操作中，将尿或粪便混合在约 10 倍体积的水中，然后将其放入侧臂或锥形瓶中。除了侧臂或瓶的顶部外都有箔包裹物，置于台灯下。孵出的毛蚴具有向光性，向光亮方向聚集。通过检查焰细胞（排泄）中的纤毛运动，可以直接检查虫卵的活力（CLSI，2005）。

线虫的培养与采集技术

培养技术（粪便培养）有助于检测和鉴定某些线虫感染，包括 Harada-Mori 滤纸条培养，滤纸/倾斜培养和木炭培养法（Beaver et al，1984；Ash & Orihel，1987；CLSI，2005；Garcia，2007）。通过虫卵形态难以鉴别钩虫和毛圆线虫，而感染期幼虫则易鉴别。该培养方法也可用于获取粪类圆线虫的幼虫，因为其卵数量少，且不易与钩虫鉴别。所有培养法都是将粪便在潮湿的环境中孵育以促进虫卵孵化。使用 Harada-Mori 滤纸条培养和滤纸/倾斜培养技术，幼虫从粪便移行到水中而被检查。在木炭培养法中，幼虫首先迁移到置于水中的湿润的纱布垫中，使幼虫沉淀。这些方法最常用于流行区的临床实验室。

贝尔曼漏斗法和琼脂培养法是从粪便标本中获取粪类圆线虫和其他线虫幼虫的敏感且可靠的方法。该法是将粪便放置在悬挂在漏斗中的丝网顶部的几层纱布上，将漏斗的底部夹紧，并将水加入到纱布平面上。活跃的幼虫通过纱布迁移到漏斗的底部，可以将其抽出来进行检查。虽然这种方法比传统的 O&P 检测方法敏感性高，但由于费时费力，故在临床实验室中少用。琼脂培养法简便灵敏，易用于检测粪便中的粪类圆线虫。将粪便涂在营养琼脂上，并在室温下温育数日。随着时间的推移，幼虫将从粪便中移行到琼脂中，并携带粪便中细菌。细菌在幼虫移行通道中生长可帮助对幼虫的鉴定。在潜在的粪类圆线虫感染中，粪便中只有少数幼虫，需要使用浓集技术进行多次检查（Ash & Orihel，1987；Garcia，2007）。因粪类圆线虫和钩虫的丝状蚴具有高度传染性，因此在检测过程中必须戴手套。

类似肠道寄生虫的异物

对粪便和其他标本进行 O&P 检查可能会发现与不同寄生虫生活史阶段非常相似的各种异物。必须仔细鉴定这些异物与真正寄生虫，以防止误诊误治。白细胞、巨噬细胞、鳞状上皮细胞和柱状上皮细胞可能类似于阿米巴；酵母和淀粉颗粒可能类似于原虫的包囊；花粉和真菌分生孢子可能类似于蠕虫卵；植物纤维可能类似于线虫幼虫；蔬菜或蔬菜皮可能与蠕虫成虫或节片相类似（表 63-4）。有文献对类似于寄生虫的污物和假寄生虫进行了综述（Ash & Orihel，2007；CLSI，2005；Garcia，2007，2010）。

泌尿生殖道和其他标本的检测（痰液、吸出物、活检标本）

阴道和尿道分泌物、前列腺分泌物或尿液可提送实验室检测阴道毛滴虫。最快速和经济有效的方法是使用一滴生理盐水稀释一滴标本（尿液应该离心），然后用盖玻片覆盖，制备数个湿片。在低倍镜下（×10），使用弱光可检测到滋养体的急速运动，高倍镜检查可观察到摆动的鞭毛和波动膜的特征。但显微镜检查阴道毛滴虫不甚敏感，推荐使用最佳的检测方法为核酸扩增方法（Workowski & Bolan，2014）。体外培养以及荧光抗体染色或商品化 DNA 探针可提高检测的敏感度（Briselden & Hillier，1994，Workowski & Berman，2010）。阴道毛滴虫体外培养适用于咪唑类药物的耐药性检测（Meri et al，2000）。

表 63-4 粪便中常见的肠道寄生虫类似物

可见物体	类似物体
嗜中性粒细胞	溶组织内阿米巴包囊
巨噬细胞	溶组织内阿米巴滋养体
柱状上皮细胞	阿米巴滋养体
鳞状上皮细胞	阿米巴滋养体
酵母菌	原虫包囊（特别是微小内蜒阿米巴）
真菌分生孢子	蠕虫卵
蘑菇孢子	蠕虫卵
植物细胞	原虫包囊，蠕虫卵
植物纤毛	线虫幼虫
花粉	蠕虫卵（蛔虫或绦虫）
硅藻	蠕虫卵
淀粉颗粒，脂肪球，气泡，黏液	原虫包囊
摄入的螨虫卵	蠕虫卵
摄入的植物线虫卵	蠕虫卵
摄入的植物线虫幼虫	线虫幼虫

源自 Garcia LS，editor：Clinical Microbiology Procedures Handbooked 3. Washington，DC，2010，American Society for Microbiology

痰液中可能会检测到一些原虫和蠕虫。一般常规感染部位检测寄生虫所需的技术方法均可应用于痰液检测，常见的方法为湿片法。疑诊阿米巴感染时，应进行永久性染色法检测，抗酸或基于特异性的抗体的染色适用于隐孢子虫卵囊检查，而改良的三色或荧光染色法适用于微孢子虫的孢子检测。针对耶氏肺孢子菌（以前称为卡氏肺孢子虫）的鉴别技术另有描述。

吸出物的检查需要针对可能感染的寄生虫进行染色。除了用于检测痰液的方法外，当检查原虫特别是血鞭毛虫时，吉姆萨染色最为合适。活检材料在压印涂片后用吉姆萨进行永久性染色后，常规组织学检查。该检查方法通常限于公共卫生实验室，如疾病预防和控制中心（CDC）。用于盘尾丝虫或曼森丝虫检查的皮肤活组织检查，应在盐水中分散 30~60 分钟后检查微丝蚴。可用两张玻片挤压新鲜标本，或用常规组织学方法，在肌肉活检标本中检查旋毛虫幼虫。同样，可以用直肠或膀胱活组织检查血吸虫卵。

寄生虫培养技术

原虫培养有多种方法，因为培养需求较少和对方法的不熟悉，很少有临床实验室应用。阴道毛滴虫、利什曼原虫、克氏锥虫、溶组织内阿米巴、棘阿米巴或福氏纳格里阿米巴的检查常需要培养。培养方法如文献所述（Ash & Orihel，1987；Fritsche，1989；CLSI，2005；Garcia，2007，2010；Murray et al，2007）。CDC 可提供培养方法的咨询。

免疫学诊断方法

免疫学诊断可以用来鉴定寄生虫感染而产生的相应的抗原或抗体。免疫学方法可以放大信号，可直接检测。一般实验室检测主要采用酶联免疫试验（EIA）、间接免疫荧光试验（IFA）、直接荧光抗体试验（DFA）、免疫印迹、放射免疫测定和免疫扩散等。

抗原检测

抗原检测主要用于检测以下几种寄生虫病，包括阿米巴病、隐孢子虫病、贾第虫病、疟疾和毛滴虫病（表 63-5）。抗原检测可用于高度疑诊但传统检查结果阴性的患者。抗原检测适用于现症感染，且通常不需要由经验丰富的形态学家进行操作（Wilson et al，1995；Garcia，2010）。粪便的免疫检测通常是检测样本中的抗原。已知与常规虫卵和寄生虫检查相比，抗原测定具有良好或优异的敏感性和特异性（Aldeen et al，1995；Kehl et al，1995；Zimmerman & Needham，1995；Maraha & Buiting，2000；Hanson & Cartwright，2001；Garcia，2007）。免疫学检测方法方便快捷，可批量处理，且不需要操作人员有丰富的显微镜使用经验。由于目前医疗技术人员和具有寄生虫专业培训的人数不足，使用免疫学检测似乎是一个有吸引力的替代方案。然而，在使用快速免疫检测试剂盒时，应该注意其潜在的假阳性结果，应密切监测检测性能。目前，粪便免疫测定法主要用于蓝氏贾第鞭毛虫、微小隐孢子虫/人隐孢子虫、溶组织内阿米巴/迪斯帕内阿米巴诊断。使用血液或血清的抗原检测可用于疟原虫和班氏丝虫检查。乳胶凝集试验适用于阴道拭子中阴道毛滴虫抗原检测。有些商品化的试剂盒可用于检测脆双核阿米巴和微孢子虫。免疫学检测通常有三种技术：EIA，DFA（直接荧光抗体测定）和免疫层析。大多数抗原检测试剂盒都可用于检测新鲜或保存的粪便样品（Fedorko et al，2000）。虽然每个试剂盒都具有独特的操作，但多数是相似的（Garcia & Shimizu，2000，2007；Katanik et al，2001）。

表 63-5 寄生虫抗原检测试验

目标检测物	检测系统	制造商/销售公司	检测形式
隐孢子虫（属）	Xpect 隐孢子虫检测试剂盒	Remel（Thermo Scientific）	Cartridge
	Crypto Cel 隐孢子虫间接免疫荧光检测试剂盒	CeLLabs	DFA
	Prospect 隐孢子虫微孔板检测试剂盒	Remel（Thermo Scientific）	EIA plate
	隐孢子虫Ⅱ二代检测试剂盒	Tech-lab	EIA plate
蓝氏贾第鞭毛虫	Xpect 贾第虫检测试剂盒	Remel（Thermo Scientific）	Cartridge
	ProSpecT 贾第虫酶免微孔板检测试剂盒	Remel（Thermo Scientific）	EIA plate

表 63-5 寄生虫抗原检测试验(续)

目标检测物	检测系统	制造商/销售公司	检测形式
	Giardia Cel 贾第虫直接免疫荧光检测试剂盒	CeLLabs	DFA
	PROSPECT GIARDIA 贾第虫微孔板检测试剂盒	Remel(Thermo Scientific)	EIA plate
	GIARDIA Ⅱ二代酶免疫测定试剂盒	Tech-lab	EIA plate
	Giardia CELISA 检测试剂盒	CeLLabs	EIA plate
	Giardia lamblia Ⅱ二代检测试剂盒	Tech-lab	EIA plate
溶组织内阿米巴	*E. histolytica* QUIKCHEK 溶组织阿米巴快速检测试剂盒	Tech-lab	Cartridge
	Entamoeba CELISA PATH 溶组织阿米巴免疫检测试剂盒	CeLLabs	EIA plate
	ProSpect™ 溶组织内阿米巴微孔板分析	Remel(Thermo Scientific)	EIA plate
	E. histolytica Ⅱ二代酶免疫测定试剂盒	Tech-lab	EIA plate
隐孢子虫/贾第鞭毛虫	Xpect™ 贾第鞭毛虫/隐孢子虫控制试剂盒	Remel(Thermo Scientific)	Cartridge
	ImmunoCard STAT! 贾第鞭毛虫/隐孢子虫快速固相定性免疫层析法	Meridian Bioscience	Cartridge
	MERIFLUOR 隐孢子虫/贾第虫单克隆抗体免疫荧光染色试剂盒	Meridian Bioscience	DFA
	Crypto Giardia DFA 直接免疫荧光检测试剂盒	IVD Research Inc.	DFA
	Crypto/Giardia Cel 贾第鞭毛虫和隐孢子虫免疫荧光检测试剂盒	CeLLabs	DFA
	PARA-TECT 贾第鞭毛虫/隐孢子虫直接荧光试验	Medical Chemical Corp.	DFA
	ColorPAC 贾第虫/隐孢子虫快速检测试剂盒	Becton Dickinson(BD)	Cartridge
	贾第虫/隐孢子虫 CHEK 抗原检测试剂盒	Tech-lab	EIA plate
	QUIKCHEK 贾第虫/隐孢子虫快速检测试剂盒	Tech-lab	Cartridge
	ProSpecT 贾第虫/隐孢子虫微孔板检测试剂盒	Remel(Thermo Scientific)	EIA plate
蓝氏贾第鞭毛虫,隐孢子虫,溶组织阿米巴和迪斯帕阿米巴	Alere Triage Parasite Panel	Alere	Cartridge
贾第鞭毛虫属,隐孢子虫属和组织溶组织内阿米巴	TRI-COMBO Parasite Screen	Tech-lab	EIA plate
疟原虫*	BinaxNOW 疟原虫快速检测试剂盒	Alere	Cartridge
	OptiMAL 检测法	BIO-RAD	Cartridge
	疟疾快速诊断试剂盒	Premier Medical Corp.	Cartridge
	CareStart 疟疾检测试剂盒	Apacor	Cartridge
	SD BIOLINE 韩国 SD 疟原虫抗原快速检测卡	Alere	Cartridge
班氏丝虫	BinaxNOW 丝虫病快速检测卡	Alere	Cartridge
	CELISA 丝虫抗体酶联免疫检测试剂盒	CeLLabs	EIA plate
阴道毛滴虫	Light Diagnostic 阴道毛滴虫检测试剂盒	Chemicon	DFA
	OSOM 阴道毛滴虫快速检测试剂盒	Genzyme	Dipstick
	XenoStrip-Tv	Xenotope Diagnostics	Cartridge

Cartridge,侧流墨盒;DFA,直接免疫荧光抗体检测;EIA,酶免疫分析法;Dipstick,试纸条酶免疫检测

* 列出世卫组织和创新性新诊断产品测试基金会对检测恶性疟原虫评分很高的试验(FIND,2012)。列出检测恶性疟原虫和所有疟原虫抗原的试验

为疟疾开发的快速抗原检测方法可检测外周血中富含组氨酸蛋白Ⅱ(HRP-Ⅱ),寄生虫乳酸脱氢酶(pLD),寄生虫醛缩酶或这些抗原的组合。HRP-Ⅱ可用于特异性检测恶性疟原虫,pLD和醛缩酶检测可用于检测四种疟原虫。这些方法性能不稳定,但对于中度至重度恶性疟原虫感染的诊断仍较可靠。对于低负荷恶性疟原虫感染和其他疟原虫感染,以上方法不甚敏感。美国食品药品管理局(FDA)仅认为BinaxNow检测试剂盒适用于疟疾临床诊断(Alere,Waltham,Mass),效果可靠(Murray & Bennett,2009)。

快速抗原试剂盒也可以检测阴道标本中的阴道毛滴虫抗原,适用于快速检测阴道毛滴虫感染,可替代湿片检查。后者通常敏感性较低,且依赖检验者对显微镜的熟练操作。虽然敏感性仍然低于核酸扩增试验(NAAT),但阴道毛滴虫抗原快速检测与培养法具有相同的敏感性(Miller et al,2003)。

酶联免疫检测多采用微孔板,可以检测冷冻、新鲜或10%甲醛溶液保存的粪便样品中的抗原。浓集的或PVA(聚乙烯醇)样本不适合用EIA试剂盒检测。包被在微孔上的固定抗体可以特异性结合寄生虫抗原,然后通过特异性的酶标二抗与底物产生显色反应。虽然微孔的显色可用肉眼或使用光谱分析仪进行判定,但使用后者分析较为可靠,因为颜色反应在视觉观察上可能会存在偏差(Kehl et al,1995)。一般情况下,EIA检测具有良好的敏感性和特异性。Garcia等评估了9种酶联免疫检测试剂盒,用于检测鞭毛虫和隐孢子虫。与直接在样品中检测寄生虫的DFA(金标免疫渗滤法)相比,所有试剂盒的敏感性都高达94%以上,特异性为100%(Garcia & Shimizu,1997;2007)。然而研究表明,有些EIA试剂盒可能会出现假阳性结果(Doing et al,1999)。因此,有效的质量控制(quality control,QC)和熟练地实验操作技能可确保可信的实验结果。寄生虫病流行的地区局限性有助于判定是否需要额外的检查进行确诊,咨询当地公共卫生部门有利于了解该地寄生虫感染的特点。另外,对于某些疾病如贾第虫病,可能需要通过EIA或显微镜检查两个标本,诊断敏感性大于90%(Hanson & Cartwright,2001)。

胶体金免疫层析法逐渐成为免疫学测定的流行方法,该法易于操作且快速得到检测结果。试剂盒可常温储存,可用于单次或分批使用。样品中的寄生虫抗原通过膜迁移并结合特异性捕获抗体,使用显色剂导致显色反应,以获得检测结果。该试剂盒还具有内部控制,以确保胶体染料螯合物的可靠性。为了保证标本中待测物完全迁移,宜使用混合均匀的粪便样品的上清液。此外,其他样品在测试之前可能需要稀释至液体状态以保证实验顺利进行。在试剂测试区(通常为条带)见显色时为阳性。有研究经证明,胶体金免疫层析法比EIA的敏感性稍低(Truant et al,1981;CLSI,2005;Garcia,2007,2010)。如果方法敏感性低,且患者的症状持续存在,则需要进行替代性的O&P诊断。

DFA主要使用偶联荧光染料的抗体结合粪便中的寄生虫进行检测。与传统染色方法(Zimmerman & Needham,1995;Garcia,2007)相比,DFA易于操作,可对玻片标本进行快速筛选。该实验需用荧光显微镜,因此限制了某些实验室的使用。目前,该试剂盒可用于检测蓝氏贾第鞭毛虫的包囊和隐孢子虫的卵囊,也可检测固定的粪便标本(10%甲醛溶液,SAF或一种不含汞或甲醛溶液的产品)(Fedorko et al,2000)。虽然可以直接用于检测新鲜的粪便样品,但是为了提高敏感性,在检测之前可对粪便样品进行离心(500g,10分钟)处理。有时可见荧光细菌和酵母,但根据其大小和形状,易与蓝氏贾第鞭毛虫和隐孢子虫区分。在检测时应仔细检查孔的边缘,以避免轻度感染时遗漏罕见的寄生虫。对于最近发现的人新型隐孢子虫,需要关注免疫检测的特异性和敏感性(Graczyk et al,1996;Coupe et al,2005)。

血清学诊断

表63-6总结了公共卫生、医院或第三方实验室的寄生虫病免疫检测。由于寄生虫抗原复杂,可能存在交叉反应,免疫诊断的敏感性和特异性一直受到关注。明确抗原组分并采用新的检测技术将使检测结果更为准确,具有可靠的诊断价值。尽管IFA、间接血凝(IHA)、补体固定(CF)和皂土絮凝反应(BF)方法仍可应用,但是最近EIA或免疫印迹(Western blot)技术被广泛采用。寄生虫感染血清学诊断只能作为辅助手段,主要用于那些不易获取寄生虫(例如寄生于深部组织的弓形虫、囊尾蚴病和棘球蚴病等)或其核酸的感染者,无法进行形态学诊断,以及早期诊断中不宜使用侵入性的手段。此外用于丝虫、血吸虫以及线虫等轻度的亚临床感染者,或潜伏期感染。血清学诊断可用于肠外阿米巴病(如阿米巴肝脓肿)和旋毛虫病的诊断。慢性锥虫病可优先选用血清学诊断。血清学方法还有助于诊断隐性感染,如内脏幼虫移行症、囊尾蚴病和丝虫病。此外,血清学方法也是对血吸虫病、弓形虫病、阿米巴病、美洲锥虫病、疟疾和巴贝斯虫病等流行病学调查的有力工具。如果患者血清抗体水平较高,在发病前未接触过寄生虫,无流行区旅行史,可采用免疫诊断。然而,流行区的人群中阳性抗体水平通常不能作为临床诊断的标准。虽然IgG的检测提示感染,但无法区分现症感染和既往感染。有些寄生虫病患者被成功治疗或自愈后,抗体水平可能缓慢下降。除了弓形虫病和巴贝斯虫病外,一般寄生虫病的血清学检查需要评估IgG水平,而IgM和IgA特异性抗体有助于判定感染时间(NCCLS,2004)。但是,IgM和IgA可能在初次感染后长达2年的时间内持续存在,此时难以解释血清阳性结果。当患者弓形虫IgG抗体阳性时,抗体亲和力测试可区分最近与既往感染,特别是在怀孕期间。初次感染宿主产生低亲和力的抗体;随着时间的推移以及宿主免疫应答增强,抗体亲和力逐渐升高。

寄生虫的血清学检测并未普遍应用,标本一般只在CDC或第三方参考实验室检测。有些较常用的寄生虫检测商品化试剂盒,包括弓形虫病,阿米巴病和旋毛虫病,在当地较易获得。

这些试剂盒大都为自主研发,因此与通用标准有差异。试剂盒的判定标准是由试剂制造商或检测中心制订,因此机构不同可能存在差异。需要检测时应了解其性能特点,包括敏感性和特异性,并注意交叉反应的可能性。例如,已知针对锥虫病的抗体检测可与利什曼原虫感染产生交叉反应。抗原同源性高,与其诱导的抗体反应更强烈。通常慢性锥虫病的血清学与分子诊断的结果一致性高(Weinberg,2001)。众所周知,由于系统发育的原因,蠕虫具有相似的抗原性,用粗抗原制备的诊断抗原在血清学检测上具有交叉反应。

表 63-6 参比实验室寄生虫的血清学检测实例

疾病	检测虫体	标本类型	检测方法
阿米巴病	溶组织内阿米巴	血清	EIA,ID,IHA
巴贝斯虫病	田鼠巴贝虫,巴贝斯虫属	血清	IFA
美洲锥虫病	克氏锥虫	血清	IFA,EIA,CF
猪囊虫病	猪带绦虫	血清,CSF标本	EIA,IB
棘球蚴病	细粒棘球绦虫	血清	EIA,IB,IHA,IFA
肝吸虫病	肝片形吸虫	血清	EIA,IB
丝虫病	班氏丝虫	血清	EIA
利什曼病	利什曼原虫,杜氏利什曼原虫,热带利什曼原虫	血清	IFA,EIA,CF
疟疾	疟原虫	血清	IFA
肺吸虫病	肺吸虫	血清	EIA,IB
血吸虫病	血吸虫	血清	EIA,IB
类圆线虫病	粪类圆线虫	血清	EIA
弓形虫病	刚地弓形虫	血清,CSF标本	IFA,EIA
旋毛虫病	旋毛形线虫	血清	EIA,BF

BF,皂土絮凝反应;CF,补体结合;CSF,脑脊液;EIA,酶免疫分析法;IB 免疫印迹;ID,免疫扩散;IFA,间接免疫荧光法;IHA 间接血凝试验

可能影响血清学检测结果的因素包括:疾病临床表现、检测方法、试剂和寄生虫的活力等。例如,在侵袭性阿米巴病的患者中免疫检测的敏感性高,但在组织侵袭力弱的肠道阿米巴病,则敏感性较低,不能用于无症状携带者的诊断。血清学检测方法决定其敏感性,例如弓形虫病诊断(NCCLS,2004)。已知双抗体夹心 IgM-ELISA 比用于新近感染的弓形虫病的 IgM 免疫荧光法具有更高的敏感性和特异性。IHA 一直是阿米巴病血清诊断的主要方法。检测的敏感性还取决于所用的寄生虫抗原的类型或生活史阶段。例如在 IFA 试验中,使用无鞭毛体抗原代替前鞭毛体抗原可以提高对皮肤利什曼病的检测敏感性。血清学检测也受寄生虫生存力的影响,在肺内死亡或钙化的棘球蚴包囊比肝脏中有活性的棘球蚴包囊更难检测。

分子诊断方法

大多数常见寄生虫病可使用 DNA、RNA 扩增和核酸探针技术进行诊断,这些方法敏感性高,特异性强(Weiss,1995;Wilson et al,1995;Persing et al,2011;Espy et al,2006;Vasoo & Pritt,2013)。分子诊断具有独特的优势,如易自动化,快速获得结果,敏感性和特异性强,且可区分变异,不受患者免疫状态的影响。检测时应注意严格的预防处理措施,因为分子诊断技术易发生交叉污染。

商业化检测极大地提高了分子诊断的实用性,有些已获得 FDA 批准用于体外诊断,例如阴道毛滴虫、鞭毛虫、隐孢子虫、溶组织内阿米巴和环孢子虫的检测。实验室开发的 NAAT 也被用于疟原虫、巴贝虫、利什曼原虫、刚地弓形虫和锥虫的诊断,可通过参比实验室和公共卫生实验室获得(表 63-7)。大部分核酸检测都可以实时获得结果,一般是通过分析核酸扩增反应的动力学及检测扩增产物。该技术可以实现快速检测,封闭检测也降低了交叉污染的风险。一些等温的扩增方法也被用于寄生虫的分子诊断,如链置换扩增,转录介导扩增和环介导等温扩增(LAMP)等。由于分子诊断方法的基础在于基因组,PCR 检测具有根据靶向基因准确检测物种水平的能力(Vallejo et al,1999;Mahboudi et al,2002)。分子诊断方法也可用于评价寄生虫病的疗效考核(Lee et al,2002;Bossolasco et al,2003)或检测治疗后的复发(Costa et al,2000)。最后,分子诊断方法用于鉴定带虫宿主具有重要意义,可通过控制该宿主来预防寄生虫疾病(Weiss,1995)。

表 63-7 寄生虫核酸扩增检测实例

寄生虫	共同目标	标本类型	FDA 批准检测(方法,厂商)
利什曼原虫	rDNA,kinetoplasid DNA,ITS1 和 *ITS2* 基因	血、皮肤碎屑,组织	是*(SMART Leish PCR,U. S. Army)
疟原虫	rDNA	全血	否
弓形虫	*RE and B1* 基因	羊水,血,脑脊液,组织,全血,眼内液	否
溶组织内阿米巴	rDNA	粪便	是†(FilmArray GI panel,BioFire Diagnostics;xTAG Gastrointestinal Pathogen Panel,Luminex Corporation)
蓝氏贾第鞭毛虫	rDNA,β-*Giardin* 基因	粪便	是†(FilmArray GI panel,BioFire Diagnostics;xTAG Gastrointestinal Pathogen Panel,Luminex Corporation)
隐孢子虫	rDNA	粪便	是†(FilmArray GI panel,BioFire Diagnostics;xTAG Gastrointestinal Pathogen Panel,Luminex Corporation)

表 63-7 寄生虫核酸扩增检测实例(续)

寄生虫	共同目标	标本类型	FDA 批准检测(方法,厂商)
环孢子虫	rDNA	粪便	是[†](FilmArray GI panel,BioFire Diagnostics)
阴道毛滴虫	rDNA,β-*Tubulin* 基因	阴道,宫颈和尿道(男性)的样本,尿液,精液	是[‡](Aptima Trichomonas vaginalis assay,Gen-Probe,Hologic)

PCR,聚合酶链反应;rDNA,核糖体 DNA
[*] 表示限于美国国防部使用
[†] 表示胃肠道病原体的多重检测
[‡] 表示 FDA 唯一批准的检测女性的方法

质量保证,质量改进和生物安全

实验室内寄生虫学检测的质量控制与其他实验室检测类似,涵盖了所有重要操作方面,其中包括编写完整的操作手册,且每年审查一次,保存实验样本和检测结果记录,同时应具有技术管理和审查的质量控制,并获得实验室认可资格。实验室还需要关注患者满意度,采取各种措施,组建专家合作团队,明确问题并提出解决方案。这些都是持续质量改进过程的一部分(Garcia,2007,2010)。

应该通过内外部审查,对负责管理寄生虫检测的个人表现进行定期的能力测评,尤其是对不经常遇到阳性标本的实验室。各种参考材料应在实验台上随手可得,包括阳性涂片和粪便标本,印刷图谱和幻灯片。

寄生虫检查时,无保护措施的标本应被认为具有潜在的传染性。所有血液和体液都应按照"联邦公报"中公布的"职业安全与健康管理局血液病原体最终规则"所规定的标准及注意事项进行处理。除了血源性病毒外,疟疾和蓝氏贾第鞭毛虫具有感染的可能性。新鲜粪便标本中的各种寄生虫具有感染性,包括肠道原虫的包囊、猪带绦虫卵、蛲虫和微小膜壳绦虫、粪类圆线虫的幼虫等。鞭虫、蛔虫和钩虫卵在保存时间较长样本中也具有感染性。蛔虫卵可以在 5%甲醛溶液中存活并且发育成胚胎。粪便标本中也可能含有沙门菌、志贺菌或病毒等病原体。严格遵守适当的标本处理技术规范进行处置是至关重要的。除此之外,还需要注意个人卫生。在浓集技术操作中应该使用乙酸乙酯代替乙醚,以防爆炸(Truant et al,1981;CLSI,2005;Garcia,2007,2010)。

血液和组织原虫

疟原虫(疟疾)

疟疾(来自于意大利诗 mal'aria,意思是"浊气")是一种由顶复门孢子虫纲的疟原虫通过血液传播的一种的急性的,偶尔慢性感染的寄生虫疾病,临床上多表现为发热、贫血、脾肿大。疟疾发作的典型临床特征为寒战、高热(可达 40℃以上)和出汗退热三个连续阶段。间歇性发作的时间超过 6~10 小时,是由裂殖子胀破红细胞并释放出的新的裂殖子所引发。该病由雌性按蚊叮咬传播,并主要在北纬 45°到南纬 40°(世界卫生组织(WHO),1987)区域流行。寄生于人类的疟原虫有 4 种,即间日疟原虫、恶性疟原虫、三日疟原虫和卵形疟原虫(译者注:另有诺氏疟原虫(*P. knowlesi*)也可感染人类,见下文)。

恶性疟主要发生在热带地区,而间日疟主要在热带和温带地区。三日疟在世界各地都有发生,但范围较小。卵形疟原虫不常见,见于非洲西部,印度或南美洲。近来报道在东南亚出现人类感染诺氏疟原虫病例,这是一种来自旧大陆猴子的疟原虫,可危及生命,但在镜下难与其他疟原虫区分,易误诊。PCR 方法有助于鉴别(Cox-Singh et al,2008)。

恶性疟原虫感染可致死,因此在不明原因发热的鉴别诊断中必须考虑其可能性,且要了解患者的旅行史。在全球旅行日益畅通的时代,感染疟疾的风险不可忽视,而且耐药虫株的快速传播给预防或治疗带来了挑战。

对于疑有疟疾持续感染的患者,实验室诊断依赖于及时的厚、薄血膜检查红细胞内的寄生虫。虽然这种方法结果直观,但仍可能存在问题。严格的专业培训对于病原体的准确鉴别非常重要。因此,对于很少检测出阳性结果的实验室,可将标本提供给相关实验室进行处理检查。

更先进的实验室方法,包括吖啶橙染色(见前文,实验室方法)和检测寄生虫特异性 DNA(Lanar et al,1989;Weiss,1995;CLSI,2005),都具有高度的敏感性和特异性。但一般来说小型实验室不具备这样的技术条件。免疫学诊断的发展比如对疟原虫特异性抗原如乳酸脱氢酶或 HRP-Ⅱ的检测,似乎为恶性疟原虫的诊断提供了高度的敏感性和特异性。这些测试可在基层实验室中使用(Palmer et al,1998;Piper et al,1999;Marx et al,2005;Murray & Bennett,2009)。但是这些方法对于检测低负荷寄生虫感染和非恶性疟原虫感染敏感性欠佳。因此,对于恶性疟原虫的诊断,建议先进性特异性抗原的测定,然后进行常规的厚、薄血膜法确诊。

生活史

疟原虫在按蚊体内的有性生殖阶段(孢子生殖)产生感染性子孢子,而在人体内进行无性生殖(裂体生殖)产生裂殖体和裂殖子(图 63-1)。在血液中,一些裂殖子最终发育成配子体(配子生殖)。当雌性按蚊摄入时,配子体发育为成熟的雄配子和雌配子。雌雄配子受精后产生活动性卵母细胞,迁移到胃壁外侧形成卵囊。卵囊内包含许多纺锤形子孢子。成熟的卵囊破裂释放子孢子,然后通过组织移行到蚊的唾液腺。当受染蚊再吸血时,子孢子即可随唾液进入人体。疟原虫在按蚊体内发育成熟所需要的时间为 8~21 天。

注入到脊椎动物宿主体内的子孢子在数分钟内到达肝实质细胞,并由此引发红细胞内期的裂体增殖。肝细胞胀破后释

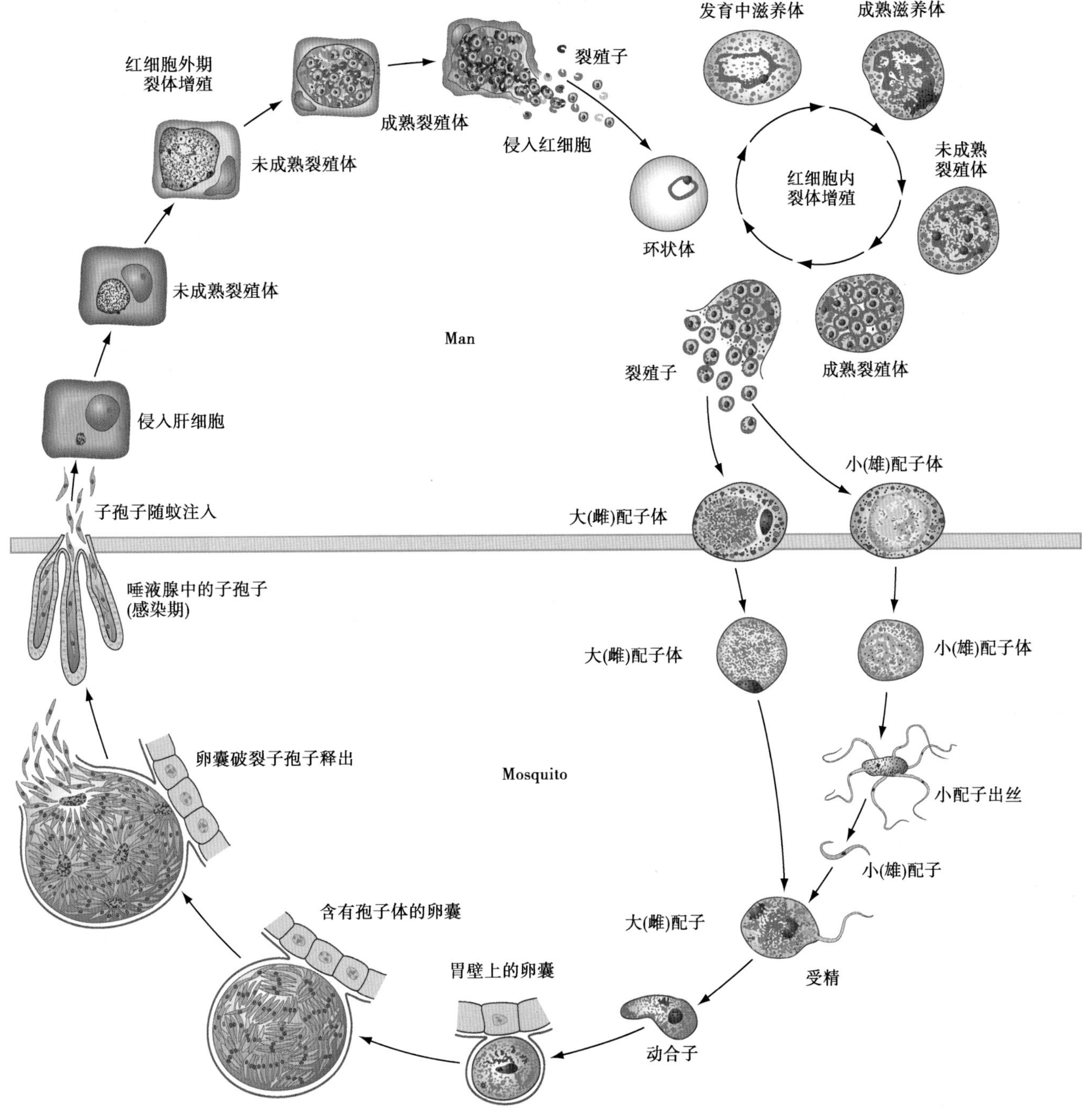

图63-1 疟原虫生活史(Courtesy of Centers for Disease Control and Prevention, Parasitology Training Branch, Atlanta)

放的裂殖子可以引起红细胞感染或者红细胞破裂,并最终导致临床症状。间日疟原虫和卵形疟原虫不同于恶性疟原虫和三日疟原虫,前者可在疟疾发作后数周再次发作。原因是由于肝细胞内的休眠子复苏,再次释放裂殖子进入红细胞,引起的疟疾复发(Krotoski et al,1982)。恶性疟和三日疟的再次发作称为复燃,是由于体内残存的少量红细胞内期的疟原虫在一定条件下重新大量繁殖而引起,而非由肝细胞内的迟发型的子孢子引起。肝细胞仅可以通过雌性按蚊的叮咬而感染。因此,因输血而感染的间日疟和卵形疟不存在复发的可能。

裂殖子胀破肝细胞后部分会侵入红细胞,在血液中经过一段时间的发育引起一系列的临床症状,导致疟疾发作。间日疟原虫和卵形疟原虫主要寄生于网织红细胞,三日疟原虫多寄生于较衰老的红细胞,而恶性疟原虫可寄生于各发育期红细胞。

疟原虫在红细胞内发育各期形态主要有滋养体(生长型),裂殖体(分裂型)和配子体(有性生殖型)(图63-2~图63-5)。早期滋养体多呈环状,中间有空泡,胞核红色,胞质淡蓝色。在血膜染色片中可见早期滋养体似戒指,故称环状体。以后虫体长大,胞核仍然是一个,但是胞质增多,出现疟色素,有时伸出伪足(形态不规则)。成熟的滋养体仍然只含有一个细胞核但是胞质增多。疟色素是虫体分解血红蛋白的产物,是虫体发育成熟之后红细胞所表现出的特征,一般不出现在环状体阶段。不成熟的裂殖体通常含有两个或更多的细胞核,但胞质尚未分

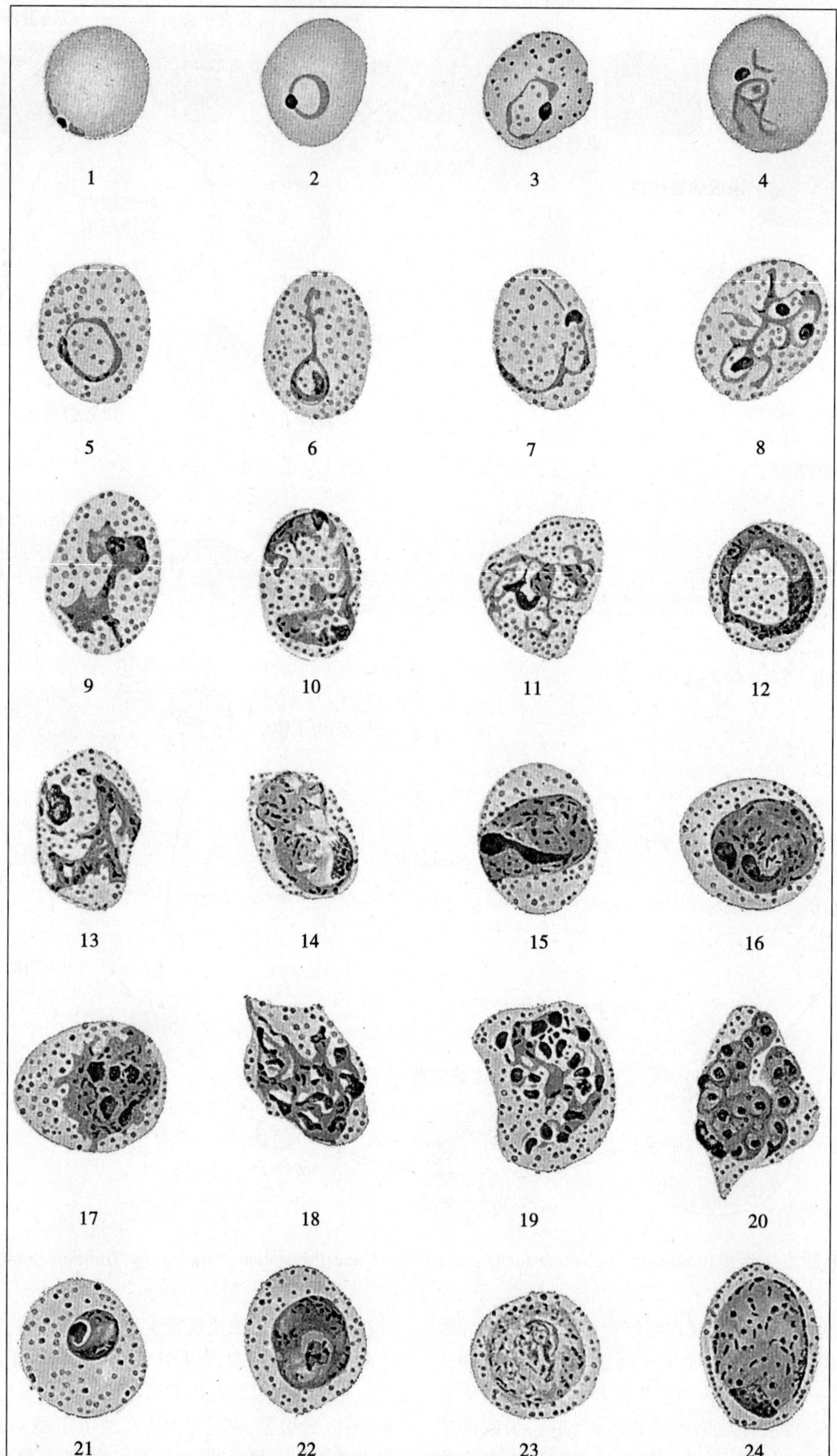

图 63-2 间日疟原虫。1. 正常大小的红细胞与边缘体。2. 大红细胞中的早期环状体。3. 呈现嗜碱性点彩的红细胞中较成熟的环状体。4. 含早期带有伪足的间日疟原虫的嗜多染红细胞。5. 变大的红细胞胞质中呈现薛氏点疟色素的环状体,薛氏点不出现在寄生有生长旺盛和衰老的间日疟原虫的红细胞中,但可以在较早期的环状体任何阶段中出现。6 和 7. 非常纤细的中期滋养体。8. 融合细胞质的三种阿米巴样滋养体。9～13. 发育过程中的成熟的阿米巴样滋养体。10. 一个细胞中有两个 ameboid 滋养体。14. 成熟滋养体。15. 染色质正在分裂过程中的成熟滋养体。16～19. 逐步分裂的裂殖体(早期裂殖体)。20. 成熟的裂殖体。21 和 22. 正在发育的配子体。23. 成熟的小配子体。24. 成熟的大配子体(From Wilcox A:Manual for the microscopical diagnosis of malaria in man. Bulletin No. 180. Bethesda,Md. ,1942,National Institutes of Health)

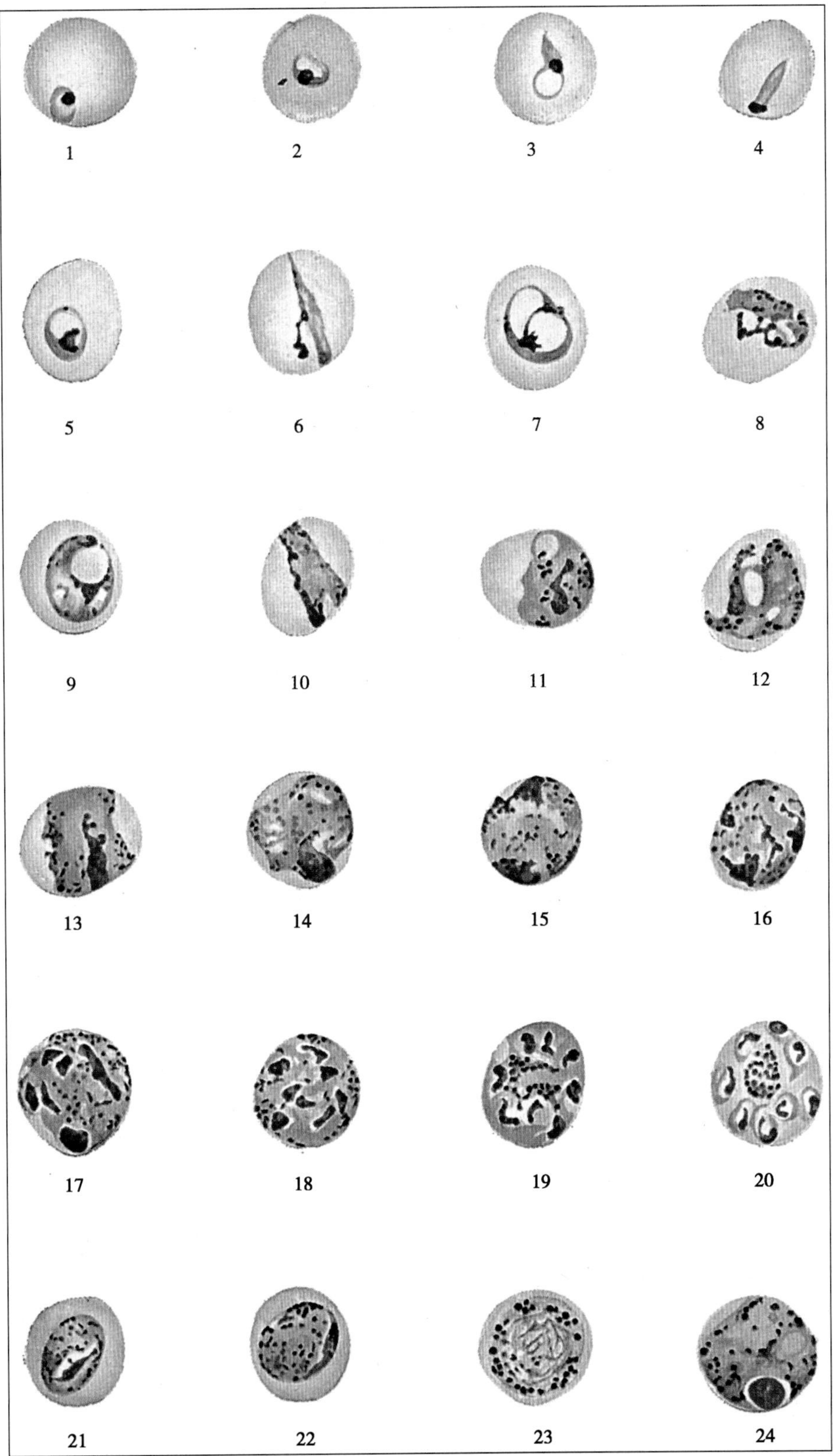

图 63-3 疟原虫。1. 三日疟早期的环状体。2～4. 染色质和细胞质逐渐增多的早期滋养体。5. 呈现疟色素颗粒的正在发育的环状体。6. 早期带状滋养体-染色质较长，呈现部分疟色素。7～12. 正在发育中的三日疟滋养体部分形式。13 和 14. 成熟的滋养体——一个带状体。15～19. 裂殖体发育阶段（早期裂殖体）。20. 成熟裂殖体。21. 不成熟小配子体。22. 不成熟大配子体。23. 成熟小配子体。24. 成熟大配子体（From Wilcox A. Manual for the microscopical diagnosis of malaria in man. Bulletin No. 180. Bethesda, Md. , 1942, National Institutes of Health）

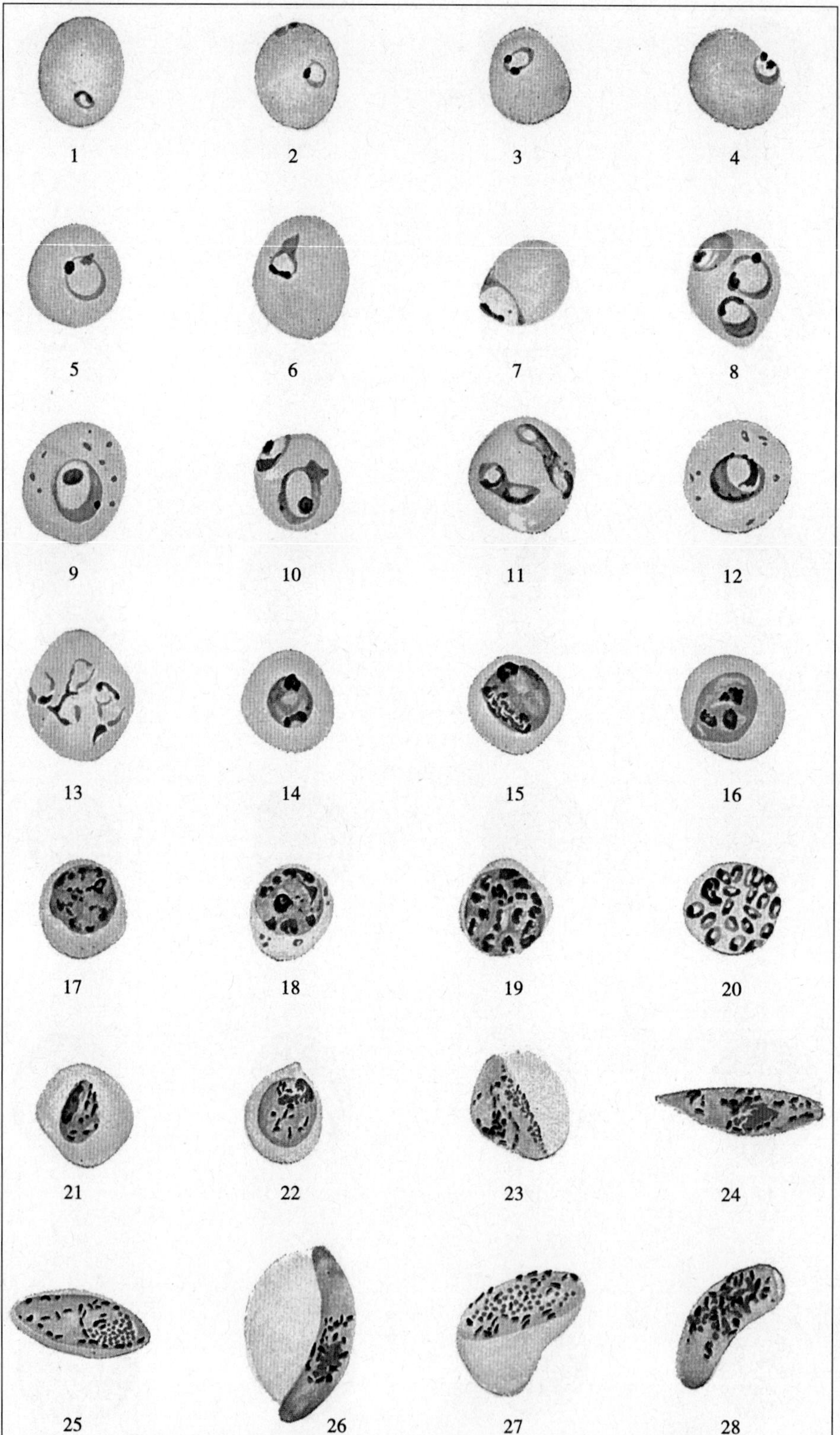

图 63-4　恶性疟原虫。1. 非常早期的环状体。2. 含有两个疟原虫的细胞，一个是“边缘体”，另一个是“环状体”。3 和 4. 显示双染色质(核)早期滋养体。5~7. 正在发育的滋养体。8. 一个细胞中三个中期滋养体。9. 含有茂氏点疟色素的细胞中的滋养体。10 和 11. 两个细胞中的两个滋养体，显示疟原虫呈现不同的形式。12. 胞质中呈现一片模糊疟色素的几乎成熟的滋养体，茂氏点也在其中。13. 夏秋季“细长形”。14. 成熟的滋养体，呈现聚集的疟色素。15. 在初始染色质分裂过程中的疟原虫。16~19. 裂殖体发育的各个阶段(早期裂殖体)。20. 成熟的裂殖体。21~24. 配子体连续发育的形态，通常在外周循环中检测不到。25. 未成熟大配子体。26. 成熟大配子体。27. 未成熟的小(雄)配配子体。28. 成熟的小配子体(Courtesy of National Institutes of Health，USPHS)

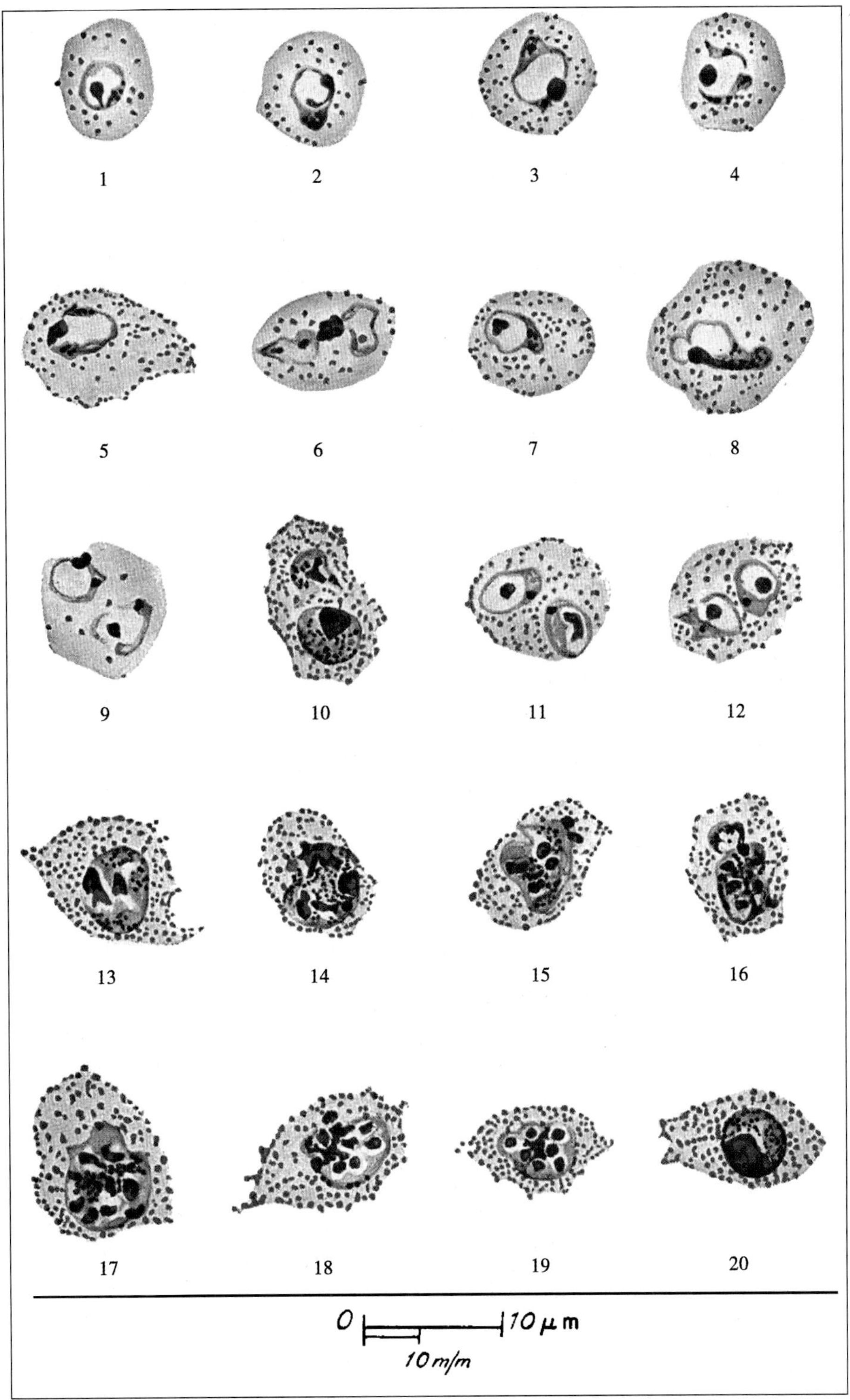

图63-5 卵形疟原虫。1. 早期环状体。2～5. 成熟的环状体。6～8. 成熟阿米巴样滋养体。9、11和12. 双重感染细胞，滋养体。10. 双重感染细胞，早期配子体。13. 第一阶段裂殖体。14～19. 逐渐发育的裂殖体。20. 成熟配子体（Reproduced with permission from Biologie Medicale Supplement，1935. Courtesy of Aimee Wilcox，National Institutesof Health Bulletin No. 180，USPHS）

裂;而成熟的裂殖体胞核和胞质完全分裂,形成裂殖子。成熟的裂殖体胀破红细胞,裂殖子释出,再侵入其他正常红细胞,重复其红细胞内期的裂体增殖过程。完成一代红细胞内期裂体增殖,恶性疟原虫约需 48 小时,卵形疟原虫和间日疟原虫约需 72 小时。在感染的某个阶段,一部分裂殖子可以发育成配子体。间日疟原虫,三日疟原虫和卵形疟原虫的配子体为圆形,而恶性疟原虫的配子体为细长形(香肠或香蕉形)。雌性配子体的胞质致密,而雄配子体胞质松散。发育中的配子体比滋养体胞质更致密。

流行

疟疾的传播需要水体、传播媒介按蚊以及易感宿主。疟疾的防治主要是灭蚊、现症患者的治疗和易感人群的预防。然而蚊虫出现了对杀虫剂的抗性。恶性疟原虫以及近年来出现的间日疟原虫也出现了耐药虫株,加上资金的缺乏,导致对于该病的防控在各个方面均存在困难。

镰状红细胞病患者对恶性疟原虫不易感,而缺乏达菲血型决定簇的人在某种程度上不易感染间日疟原虫(Miller et al, 1976)。葡萄糖-6-磷酸脱氢酶(G-6-PD)缺乏症与疟疾保护有关,但与其他遗传异常相比,证据不明显。

输血引起的疟疾可能发生在献血者现症感染的情况下,可致受体死亡。同样,先天性疟疾患者可能发生在流行地区母亲生出的婴儿中。婴儿出生时胎盘血管破裂,母亲的血液输入到胎儿体内导致母婴传播。输血引起的疟疾和先天性疟疾均不会引起复发,因为不存在红细胞外期的裂体增殖阶段。美国报道的居民疟疾病例数从 1970 年的 151 个增加到 1980 年的 1838 个,但在 1993 年下降到 1411 个(Centers for Disease Control and Prevention(CDC),1988,1993)。CDC 最新的监测报告,2012 年共有 1687 例(Cullen & Arguin,2014)。感染的疟原虫比例分别为恶性疟原虫(58%),间日疟原虫(17%),三日疟原虫(3%),卵形疟原虫(3%)和未确定种类(17%)。还有 1%的患者同时感染两种疟原虫。报告病例中,14%与严重疾病有关,其中 6 人死亡。只有 6%的疟疾患者采用了 CDC 推荐的化学预防疟疾方案。42%的间日疟和 81%的恶性疟病例在到达美国之后的 1 个月内发病。到达后一年以上只有 0.9%的患者发病。在世界各地的感染率分别是非洲 77%,亚洲 12.2%,西半球 6.8%或大洋洲 0.5%。患者有明确的旅行史,66%为探亲访友。有些旅行者有获得疟疾的高风险,因为他们不寻求预先咨询,不采取化学预防措施,前往农村地区并作长时间的停留。

致病

大多数恶性疟患者在感染后 1 个月以内发病,而一些潜伏期达 6 个月以上者可能同时感染了其他种类的疟原虫。疟疾症状包括寒战、发热、脾肿大。在疾病的早期,发热不规则,但逐渐呈现一定的规律性。例如间日疟原虫、恶性疟原虫和卵形疟原虫会隔日发作 1 次,而三日疟原虫隔 2 天发作 1 次。疟疾感染者还会有贫血以及其他相关症状,包括腹泻、腹痛、头痛和肌肉疼痛等。恶性疟原虫可导致寄生虫血症,红细胞感染率高达 50%,可引起血红蛋白尿和贫血,甚至严重溶血。感染红细胞内的滋养体和恶性疟原虫裂殖体可阻塞微血管,导致血管闭塞,引起组织缺氧等。感染上行至大脑可引起脑型疟,患者可出现意识障碍、惊厥、昏迷、甚至死亡。虫血症达 10%以上的重症恶性疟患者,可采取输血治疗(Nielson et al,1979;Powell & Grima,2002)。

未经治疗的疟疾,其病程取决于疟原虫种类。大多数致命的疟疾病例都是由于恶性疟原虫引起,但是诺氏疟原虫也可致死。在非致命病例中,发热的发作时间随着时间的推移而延长,病情逐渐减轻。间日疟或卵形疟患者可能在数月后,或偶尔数年后复发。恶性疟原虫感染者可无症状,而持续存在的低度寄生虫血症可导致患者出现再燃。复发和再燃可能与宿主的防御机制的变化或感染疟原虫的抗原性变异有关。

外周血涂片可显示白细胞含有疟色素。网织红细胞增加。在外周血血膜涂片可见巨大的血小板。感染疟疾可能会干扰某些血清学检测,从而产生假阳性,特别是对梅毒的检测。

由于恶性疟原虫对氯喹和其他抗疟药物的抗性出现,间日疟原虫在一定程度上也对氯喹产生抗性,防治疟疾已成为非常复杂的问题。此外,在疟疾高度流行区,间日疟或卵形疟患者需要长时间的伯氨喹治疗,目的是为消除肝休眠子以防止复发。G-6-PD 缺乏症患者中使用伯氨喹较危险,治疗开始之前需行风险筛查。

诊断

对有去往或居住流行区病史的发热患者中,应始终将疟疾纳入鉴别诊断。鉴于感染可威胁生命,检测必须在 STAT 基础上进行。首先通过厚薄血膜法检测疟原虫。理想的血液标本采集时间为在下一次预期发热高峰之前或者发作开始时。有时可能需要间隔数小时,多次抽取标本检查疟原虫或虫种,因为寄生虫的数量和形态阶段可周期性变化。仔细检查厚血膜可见到几乎所有疟疾患者血液中的疟原虫。

在薄血膜上鉴别疟原虫应考虑三个主要因素:被感染红细胞的形态;疟原虫的形态以及发现的阶段。表 63-8 总结了不同疟原虫的诊断特征。如图 63-2~图 63-5 所示,被感染红细胞的大小是确定虫种的关键特征。间日疟原虫或卵形疟原虫所感染的红细胞通常比相邻未感染红细胞大,而三日疟原虫和恶性疟原虫所寄生的红细胞大小正常。20%以上感染卵形疟原虫的红细胞通常为椭圆形或有毛缘的(具有不规则的细胞边缘突起),而不到 6%的感染间日疟原虫红细胞为椭圆形的。薛氏点通常在感染间日疟原虫和卵形疟原虫的红细胞中可见,为细胞中出现的许多小且均匀的粉红色颗粒。尽管在早期环状体感染的红细胞或未在合适 pH 值下对涂片进行染色,如广泛用于血液学实验室 Wright-Giemsa 染色(参见本章前面的“实验室方法”部分)情况下,红细胞中薛氏点显示不明显。检测薛氏点有助于鉴别虫种,因为在三日疟原虫或恶性疟原虫感染的红细胞无薛氏点。

随着滋养体在红细胞中的发育,红细胞血红蛋白含量减少,疟色素积聚。不同虫种的疟色素形态和数量不同。所有疟原虫的环状可能形态相似,如果只偶尔发现环状体,则无法对该疟原虫进行虫种鉴别。早期恶性疟原虫的环状体小于其他疟原虫(红细胞的 1/6,而其他疟原虫为红细胞直径的 1/3)。恶性疟原虫环状体的大小与其他疟原虫相似。位于红细胞表面或突出表面的滋养体称为 appliqué(镶饰体)或 accolé,最常见于恶性疟原虫感染。双环状体或双染色质(核)的环状体最常见于恶性疟原虫感染,但其他疟原虫偶可出现。

表 63-8 人体疟原虫的形态比较

种类	红细胞形态和大小	细胞质内含物*	疟原虫细胞质	疟色素的形态	裂殖体的数目	在循环血液中可检查到阶段
间日疟原虫	增大，最大（含有成熟滋养体和配子体）可达正常红细胞的两倍	薛氏点出现在除早期环状体的所有期	不规则的阿米巴样滋养体，具有伸展的形态	金黄色，不连续	12~24个；平均为16个	所有阶段，大部分阶段均可以在任何血膜中查到
三日疟原虫	正常或者缩小	很少见到齐氏点	圆形，滋养体核致密，偶见带状滋养体	深棕色，粗糙，明显	6~12个；平均为6个，偶尔可见玫瑰花环状的配子体	所有阶段，大部分阶段通常查不到，可见相对较少的环状体和配子体
卵形疟原虫	增大，最大可达正常红细胞直径的1.5~1.25倍；约20%为卵圆形和边缘不规则的突起	薛氏点出现在除早期环状体的所有期	圆形，滋养体核致密，偶尔可见似阿米巴样的滋养体，成熟滋养体具有大量的团块状染色质	深棕色，连续	6~14个；平均为8个	所有阶段
恶性疟原虫	正常；重复感染的红细胞大小也正常	偶尔可见茂氏点	早期环状体小而纤细、常具有双核；配子体为新月形或长形	黑色，配子体里粗糙且明显	6~32个；平均为20~24个	环状体和（或）配子体；其他阶段均在内脏毛细血管中，除非严重的感染，一般在外周血中查不到

采自 Smith JW, Melvin DM, Orihel TC, *et al*: Diagnostic Parasitology—Blood and Tissue Parasites. Chicago, 1976, American Society of Clinical Pathologists

* 最适合观察胞质内含物的 pH 值为 7.0~7.2

间日疟原未成熟的滋养体形状不规则，称为阿米巴样滋养体。三日疟原虫和卵形疟原虫未成熟的滋养体胞体致密。恶性疟原虫的成熟滋养体和裂殖体通常黏附于毛细血管床的内皮细胞中。除严重感染外，一般在外周血中见不到。当外周血中鉴定出裂殖体时，确定裂殖子的数量有助于鉴定不同疟原虫。恶性疟原虫配子体呈特征性的腊肠形。恶性疟原虫、三日疟原虫和卵形疟原虫的配子体形状相似难以区分。被感染的红细胞的特征也有助于鉴定。

外周血液中不同疟原虫发育期的种类有助于诊断。在恶性疟原虫感染中，外周血液中出现的主要为环状体，发现大量未成熟的环状体即为恶性疟原虫的感染证据。在恶性疟原虫、三日疟原虫和卵形疟原虫感染中，可发现疟原虫的各个期，各期的密度大小主要取决于其发育阶段。

检查疟疾感染应优选厚血膜，因为用血液量较大（见前文，实验室方法）。环状体有时呈标点符号形态而非完整的环状，且需要红色染色质和蓝色细胞质去鉴定。薛氏点为有用的鉴别特征。在早期滋养体周围见粉红色的环，而非在薄血膜中可看到的明显的颗粒。间日疟原虫滋养体的阿米巴特征在厚血膜中不明显，但成熟裂殖体中的裂殖子数量有助于鉴别。大配子体和小配子体通常不易区分。恶性疟原虫配子体的特有腊肠形较明显，比薄血膜看起来更加粗短。其他虫种的配子体可通过有折光性疟色素易与宿主细胞核鉴别。

混合感染偶可发生（大约5%的情况）。但是除非有明确的证据显示两种独立的疟原虫，否则应谨慎做出混合感染诊断。最常见的混合感染是恶性疟原虫和间日疟原虫。在间日疟患者中检查恶性疟原虫的配子体具有重要诊断性价值。

在厚薄血膜上，疟原虫可与多种物质混淆。薄膜上最常见的混淆物是血小板叠加在红细胞上。这些血小板应该容易识别，因为它们不是真正的环状体，不能区分染色质和细胞质，并且不含疟色素。细菌或血小板聚集可能与裂殖体混淆。有时大量融合血小板可能类似与恶性疟原虫的配子体，但无染色差异或疟色素。沉淀的染色剂和污染的细菌，真菌或孢子也可能与疟原虫相混淆。

针对疟疾特异性血清学检测对急性感染的诊断无益，但可用于流行病学调查和献血者感染的检测。这些检测不能可靠地区分现症与既往感染。使用来自四种感染人类的疟原虫抗原 IFA 检测的敏感和特异性可以从 CDC 获得（Wilson et al，1995）。用于直接检测血液中疟疾抗原的检测方法更加有用（见前文，实验室方法；Murray & Bennett，2009）。

巴贝斯虫(巴贝斯虫病)

与疟原虫类似,巴贝斯虫是一种感染红细胞顶复门原虫,并可致全球流行的巴贝斯虫病。该虫通常产生发热性疾病,严重程度不等。巴贝斯虫病有时称为梨形虫病,其被归类为梨形虫目。与疟疾不同,巴贝斯虫病为经蜱传播,各种动物都可以作为它的保虫宿主,主要流行与温带地区(Krause,2002)。经血液和胎盘传播并不常见。

在美国,人体感染主要集中在东北部和中西部各州,主要为啮齿类宿主的微小巴贝斯虫感染(Homer et al,2000)。肩突硬蜱,又称"黑腿蜱"或"鹿蜱"是常见的媒介。利福尼亚北部、俄勒冈州和华盛顿有人感染 Duncani 巴贝斯虫,被认为是西方黑腿蜱(太平洋硬蜱)传播(Quick et al,1993;Persing et al,1995;Vannier & Krause,2012)。在欧洲,巴贝斯虫病主要是由分歧巴贝斯虫所致,其中较少的病例归因于猎人巴贝斯虫和微小巴贝斯虫。这些病原体的感染是由蓖麻硬蜱所传播。最近,在肯塔基州,密苏里州和华盛顿州都有感染分歧巴贝斯虫和类分歧巴贝斯虫的病例报告,扩大了在美国已知病例的报告范围(Herwaldt et al,2004)。

巴贝斯虫病临床表现从潜伏的亚临床感染到暴发性溶血性疾病。特别是脾切除或免疫受损的患者可致患者死亡。免疫功能正常的人可能具有与疟疾相似的症状,包括发烧、出冷汗、不适和贫血,而无明显的周期性。针对新英格兰楠塔基特岛上微小巴贝斯虫暴发流行调查显示,一些有症状患者可携带巴贝斯虫数月,无临床疾病史其他人也有被感染的血清学证据(Ruebush,1980)。其他证据表明慢性亚临床感染可能并不罕见(Persing et al,1995)。

巴贝斯虫在红细胞内通过二分裂法进行增殖,产生形态学上难以区分的滋养体和配子体。虽然多种巴贝斯虫在发育的某一时刻为梨形,但微小巴贝斯虫通常表现为纤细的环形,可能容易与疟原虫,特别是恶性疟原虫相混淆(图 63-6A)(Healy & Rubush,1980;Homer et al,2000)。可通过下述特征将巴贝斯虫滋养体与疟原虫鉴别,一个红细胞中巴贝斯虫环状体可成四分体(马耳他十字),缺乏成熟的滋养体和可区分的配子体;且

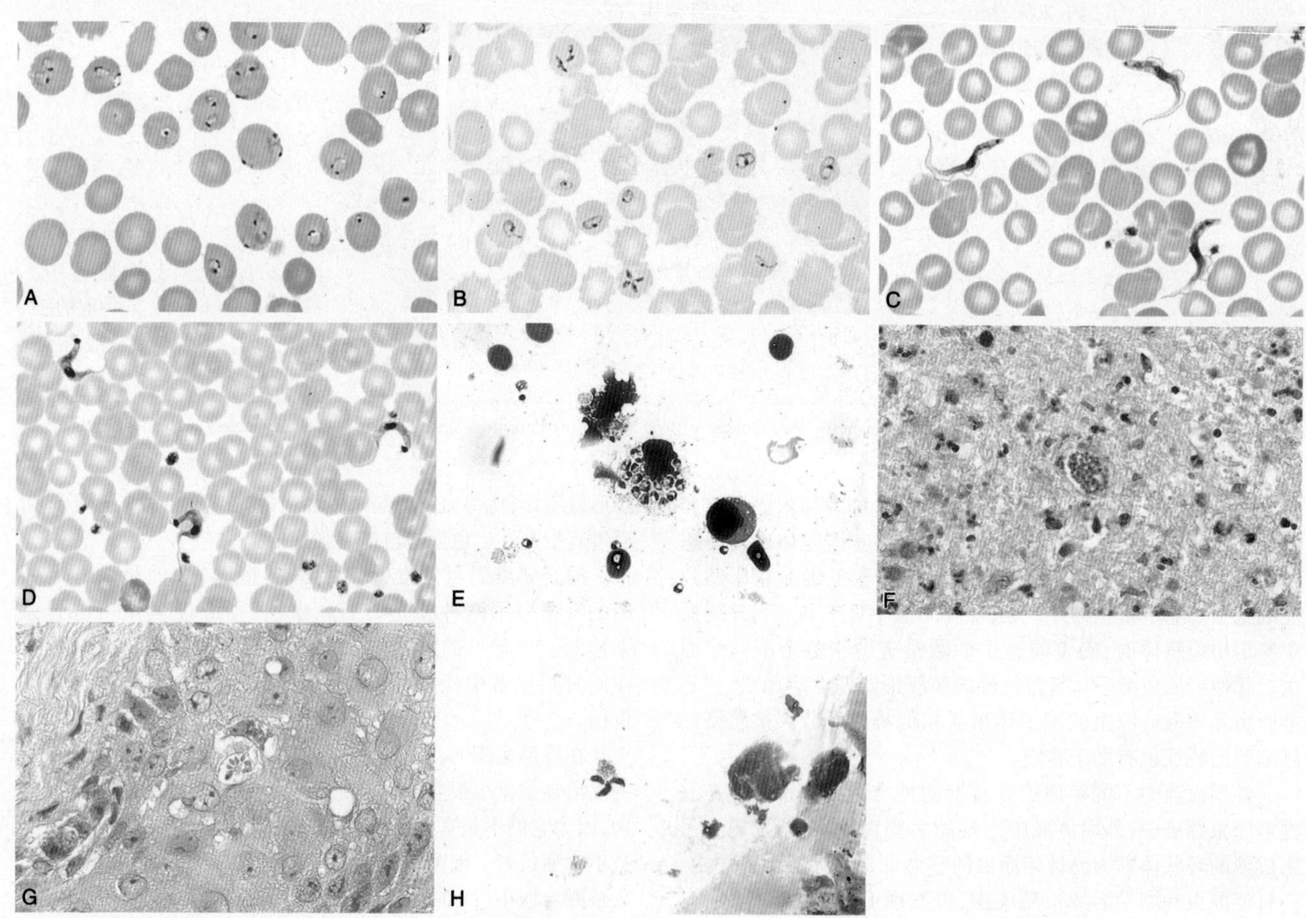

图 63-6 A. 恶性疟原虫在薄血膜中的吉姆萨染色镜下观察;注意内含多个原虫、呈现多重感染的血红细胞,以及恶性疟原虫呈现纤细的指环样、贴花样和耳机样的结构特征(×1000)。B. 田鼠巴贝斯虫在薄血膜中的吉姆萨染色镜下观察;注意内含多个原虫、呈现多重感染的血红细胞,以及田鼠巴贝斯虫呈现不规则的或马耳他十字样的结构特征(×1000)。C. 布氏锥虫在薄血膜中的吉姆萨染色镜下观察;注意它的核、小动基体、前鞭毛和波动膜(×1000)。D. 克氏锥虫在薄血膜中的吉姆萨染色镜下观察;注意它的核、大动基体、前鞭毛和波动膜。克氏锥虫的锥鞭毛体呈特征状的 C 字形(×1000)。E. 取自于大腿病变处的墨西哥利什曼原虫的印压涂片(×1000)。F. 脑组织中刚地弓形虫的假包囊(苏木精和伊红染色;×1000)。G. 取自于免疫功能受损的患者中弓形虫速殖子的玫瑰花环结成实验(苏木精和伊红染色;×1000)。H. 从感染人类免疫缺陷病毒的患者的支气管肺泡灌洗液标本中复苏的刚地弓形虫速殖子(吉姆萨染色;×1000)

在重度感染中出现细胞外滋养体。此外，巴贝斯型通常具有与同一外周血涂片共存的圆形，椭圆形，旋转和"球拍"形的异质外观。被巴贝斯虫感染的红细胞缺乏类似存在于疟原虫感染的红细胞的疟色素。流行区的居住或旅行史，又或最近蜱叮咬史可能提示巴贝斯虫感染。国家卫生部门推荐的CDC和某些商业实验室可对巴贝斯虫进行核酸扩增检测。血清学检测(如IFA)也可能可用，但通常对于急性感染检测无效。尽管疟疾患者可能在巴贝斯亚血清学检测中发生交叉反应，然而针对疟疾血清学检测对于巴贝斯虫病是阴性的(Wilson et al，1995)。

血鞭毛虫

寄生于人和动物的血鞭毛虫属于动基体纲，其特征在于存在有大量动基体(含有大量环状DNA复合体的大线粒体)，可对血鞭毛虫吉姆萨染色，然后用光学显微镜观察。引起人类疾病中的两个重要的属是锥虫和利什曼原虫。两个属的成员都被节肢动物传播，并有动物宿主作为保虫宿主。

根据在脊椎动物宿主(包括人类)或昆虫媒介中的寄生，动基体纲的原虫呈现不同的形态(图63-7)。无鞭毛体阶段是直径为2~5μm球形，并显示核和动基体。无鞭毛体很明显缺乏外部鞭毛，而在超微结构水平上明显可见轴丝(鞭毛的细胞内部分)。可在感染了克氏锥虫或利什曼原虫的人或动物体内发现无鞭毛体，它们完全寄生在细胞内并增殖。前鞭毛体是具有中心核的细长的生物体，动基体和轴丝位于前端，游离的鞭毛从前端伸出。这个阶段出现在利什曼原虫的昆虫媒介中，也可在培养过程中检测到。上鞭毛体类似于前鞭毛体，但动基体更接近细胞核，并具有成为游离鞭毛的小波动膜。感染人类的所有的锥虫在昆虫媒介或培养基中都呈现上鞭毛体阶段。而在人体中没有发现前鞭毛体和上鞭毛体。

在锥鞭毛体中，动基体位于后端，鞭毛形成一个波动膜，延伸出细胞，在前端成为游离的鞭毛。锥鞭毛体主要出现在感染不同锥虫的哺乳动物的血液中。在适当的昆虫媒介中可发现锥虫的感染阶段，其为从前鞭毛体转化为的循环后期锥鞭毛体。

锥虫

具有感染能力的锥虫包括布氏锥虫(*Trypanosoma brucei*，主要在非洲及东半球引起锥虫病)和枯氏锥虫(*Trypanosoma cruzi*，主要在美国及西半球引起锥虫病，又称为美洲锥虫病)。从其在流行区域的肆虐程度来看，这两种疾病都很重要。第三种锥虫为让氏锥虫(*Trypanosoma rangeli*)，已报道在美洲有人体感染病例，但并不引起临床症状。血液中布氏锥虫复合体的锥鞭毛体长度可以达到30μm(图63-6B)，其具有优美的曲线形体并能观察到一个小的动基体。枯氏锥虫的锥鞭毛体长度相对较短(20μm)并且其动基体要更大一些。枯氏锥虫的锥鞭毛体通常呈现字母C的形状，然而用这种观察方法将它们与布氏锥虫的锥鞭毛体进行区分并不是特别的可靠。

在赤道非洲的布氏锥虫复合体即能感染动物也能感染人，它们通过舌蝇属的采采蝇叮咬进行传播。在咬伤部位常产生短暂的疮痂。东非的锥虫病主要是由布氏罗得西亚锥虫(*Trypanosoma brucei rhodesiense*)引起的，这种寄生虫有一些动物储存宿主。这种锥虫病的主要病理状况以急性发热性疾病伴淋巴结肿大为特征。患者在中枢神经系统严重受创之前就会死亡。

在非洲西部的感染主要是由布氏冈比亚锥虫(*Trypanosoma*

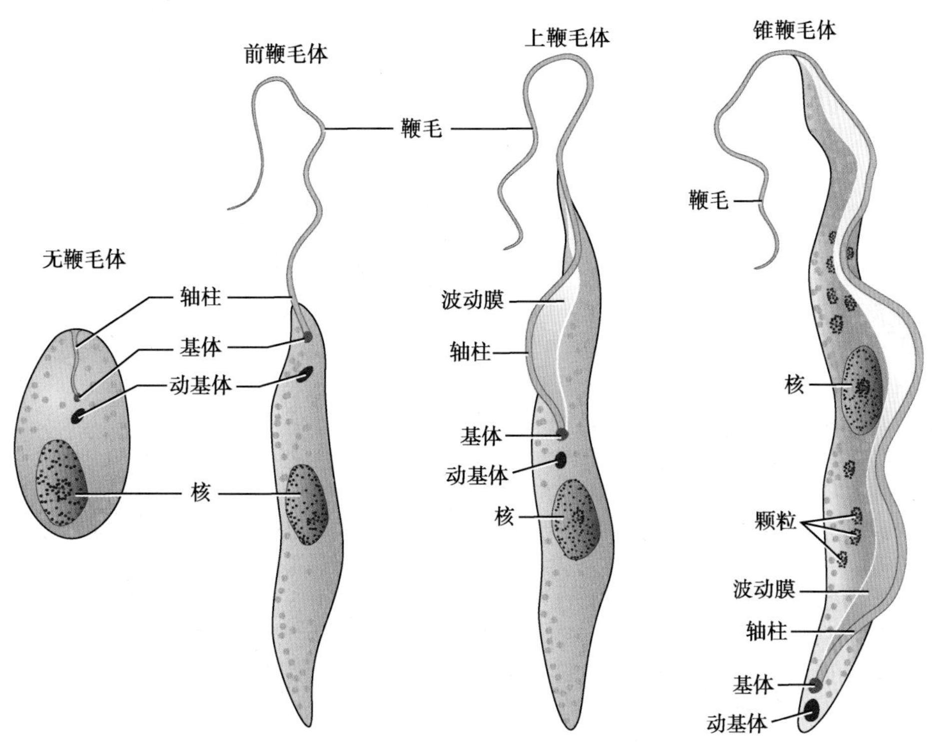

图63-7 血液鞭毛虫的形态学

brucei gambiense）引起的，这种感染会引起经典的非洲昏睡病。这种疾病有一个更为慢性的发展过程，它起始于间歇性发热、盗汗和不适。淋巴结肿大，尤其是颈后淋巴结（温特波顿征）很可能会成为明显的病征。随着时间的推移，中枢神经系统的病变变得突出。嗜睡、神志不清和疲劳，最终导致昏迷，昏厥，并最终死亡。人类是这种疾病的主要宿主（WHO，1986；Garcia，2007）。

对这种疾病的诊断主要基于地理病史和临床发现。患者的血液和脑脊液中总 IgM 水平升高。每微升脑脊液中单核细胞的数量增加到 50~500 个之间。诊断主要通过厚、薄血膜、血沉棕黄层制备或抽吸淋巴或骨髓进行吉姆萨染色，再对寄生虫直接观察鉴定（Van Meirvenne & le Ray，1985；Cattand et al，1988；NCCLS，2000）。条件许可的情况下，对血液或抽出物进行体外培养或动物接种对诊断也会有较大帮助，此外还有一些被证明可行的分子生物学鉴定手段可供使用。

美洲锥虫病，或称为南美洲锥虫病，是由枯氏锥虫的感染引起的。在森林型中，这种寄生虫主要存在于美国、墨西哥、美洲中部、大部分的美洲南部。人类的感染病例在墨西哥、美洲中部和南部的地区是很常见的，在这些地区主要通过猎蝽介导感染。相比之下，在美国本地的感染病例，只有极少数的被记录在案。然而，克氏锥虫是目前公认的在美国的一种需要警惕的重要寄生虫，原因是美国接收了大量来自于流行病区的移民。疾病预防控制中心估计目前在美国居住的感染者超过 30 万人。

在不同的生态环境中，物种的传播方式在不同的国家各不相同。猎蝽科的一些猎蝽对锥虫在动物储存宿主中寄生的森林期生活史阶段扮演关键角色，然而另一些猎蝽已适应家居环境，通常在农村地区的简陋房屋中滋生。猎蝽在进食的同时排便。虫粪中含有的感染期锥鞭毛体，通过抓挠或咬伤的皮肤部位，甚至通过完好的口腔或结膜的黏膜侵入人体。锥鞭毛体可以积极地侵入附近的组织细胞中，在那里它们转变为可分裂增殖的无鞭毛体。当被感染的细胞中充满了无鞭毛体，无鞭毛体会转化成锥鞭毛体，之后是被感染细胞的破裂。锥鞭毛体释放进入外周血，到达更远处的组织，在那里它们可以再次开始新一轮的繁殖周期。

美洲锥虫病可引起急性或慢性感染症状。急性感染症状主要出现在小于 5 岁的儿童中，最为常见的病征特点是全身乏力、畏寒、发热、肝脾肿大及心肌炎。如果感染的部位发生在脸上，那么患者可能会出现眼睛周围组织的肿胀。被携带有寄生虫的猎蝽所叮咬引起的其他部位的组织肿胀被称为美洲锥虫肿。在高龄患者中，急性病程往往较轻甚至没有症状，患者会终生感染。慢性的感染症状，包括食管、结肠和心脏中传导系统的病变，是由自身效应细胞分泌的抗体破坏副交感神经系统所引起。输血也可传播感染，而且患者的免疫抑制可能会加重感染症状。

对锥虫感染的急性期诊断主要通过对厚、薄血膜、血沉棕黄层涂片，或美洲锥虫肿、肿大淋巴结中的吸出物，进行镜检观察寄生虫。患者的血液、抽吸和活检标本，也可以使用 Novy-MacNeal-Nicolle 培养液进行培养（Ash & Orihel，1987；NCCLS，2000；Garcia，2007；Visvesvara，2010b）。在流行地区，异种接种诊断法（对吸食患者血液的实验室猎蝽的肠内容物进行检验诊断）可被使用。对慢性期感染的诊断，主要选用血清学诊断方法。可行的测试包括 EIA、IFA 和 CF 测试，但是这些测试方法不能区分急性感染和慢性感染，此外可能会在利什曼病患者的测试中出现交叉反应的假阳性结果。

利什曼原虫（利什曼病）

利什曼病是由利什曼原虫属的动基体目原虫所引起的网状内皮系统疾病。所有能够感染人类的种属都有其动物储存宿主，并通过东半球的白蛉属和西半球的罗蛉属媒介传播。这种寄生虫在哺乳动物宿主体内呈现无鞭毛体形态，在传播媒介的昆虫体内呈现前鞭毛体形态。无法通过对无鞭毛体或前鞭毛体的形态学检验来区分利什曼原虫属中的不同种。利什曼病可能有许多不同的临床表现形式，最有名的是皮肤、黏膜和内脏的病征。疾病的表现形式和严重程度随感染物种、特定宿主的免疫状态和之前对利什曼原虫的暴露程度而变化（Peters & Killick-Kendrick，1987；Cook，2002）。

皮肤利什曼病

东半球的皮肤利什曼病（又称东方疮）主要发生在南欧、北非和东非、中东、伊朗、阿富汗、印度和俄罗斯南部。疾病是由热带利什曼原虫（*Leishmania tropica*）、硕大利什曼原虫（*Leishmania major*）和埃塞俄比亚利什曼原虫（*Leishmania aethiopica*）感染引起的，尽管杜氏利什曼原虫（*Leishmania donovani*）和婴儿利什曼原虫（*Leishmania infantum*）也可能引起皮肤病变。热带利什曼原虫感染产生的是城市性或干性溃疡，它们比硕大利什曼原虫产生的农村性或湿性溃疡存在的更长久。由这两种利什曼原虫引起的溃疡通常发生在身体裸露的部位，并自行愈合。感染会引发持久的免疫力。热带利什曼原虫也可能会引起内脏型利什曼病，在参加过沙漠风暴行动（Magill et al，1993）的军事人员中也证明过这一点。埃塞俄比亚利什曼原虫会引发更严重的皮肤病变，在一些感染者中会转移产生黏膜病变或弥漫性皮肤利什曼病，后者的特征是出现多发性皮肤结节，类似麻风病。

西半球的皮肤利什曼病可以由许多种利什曼原虫引发，其中包括墨西哥利什曼原虫（*Leishmania mexicana*）、巴西利什曼原虫（*Leishmania braziliensis*）、亚马逊利什曼原虫（*Leishmania amazonensis*）、委内瑞拉利什曼原虫（*Leishmania venezuelensis*）、加哈米利什曼原虫（*Leishmania garnhami*）、皮式利什曼原虫（*Leishmania pifanoi*）、秘鲁利什曼原虫（*Leishmania peruviana*）、巴拿马利什曼原虫（*Leishmania panamensis*）、圭亚那利什曼原虫（*Leishmania guyanensis*）等（Garcia，2007）。墨西哥利什曼原虫产生的病灶常涉及耳垂，并且是自我限制性的，不会转移到黏膜。但是，墨西哥利什曼原虫和亚马逊利什曼原虫可能会产生类似于埃塞俄比亚利什曼原虫所产生的弥漫性皮肤病变。德克萨斯州南部是皮肤利什曼病的多发区，那里的感染是由多种利什曼原虫造成的（Gustafson et al，1985）。秘鲁利什曼原虫在安第斯山脉西部山坡区域引发了一种被称为 uta 的良性皮肤病变，主要发生在当地儿童身上。患者在家中感染秘鲁利什曼原虫，主要的储存宿主是家养狗。这种流行病学的情况与其他皮肤利什曼病形成了鲜明的对比，后者通常是在森林中获得的，并由野生动物作为储存宿主。

黏膜利什曼病

黏膜利什曼病主要是由巴西利什曼原虫和维尼亚(*Viannia*. sp)亚属下的利什曼原虫感染引起，患者出现典型的皮肤病变，持续时间更长，且经常会播散到黏膜，特别是鼻腔、口腔或咽部区域。在这些黏膜部位可造成继发性的损伤，引发对软组织和软骨的侵蚀破坏。巴西利什曼原虫分布在墨西哥、中美洲和南美洲。

内脏利什曼病

内脏利什曼病在东半球广泛的地理区域散在流行，主要由杜氏利什曼原虫和婴儿利什曼原虫引起。杜氏利什曼原虫在非洲、印度和亚洲占据主导地位，而婴儿利什曼原虫主要分布在地中海地区和中东地区，尽管两者在活动区域上出现了一定的重叠范围。在西半球，内脏利什曼病是由恰氏利什曼原虫(*Leishmania chagasi*)引起的，并在中美洲和南美洲偶尔发生。一些导致皮肤疾病的利什曼原虫有时也会引起内脏疾病，一些参与过沙漠风暴行动的部队(Magill et al,1993)证明了这一点。在有些地区，除了人类可以作为引发内脏疾病的利什曼原虫的宿主外，各种各样的动物，包括狗和猫，都能作为储存宿主。

这种感染通常是良性的或临床症状不明显，但是有些患者，特别是年幼的儿童和营养不良的人，在肝脏、脾脏、骨髓和淋巴结都有明显的病征。在某些情况下，感染后的几个月到几年的时间里可能会引发死亡，除非患者得到适当的治疗。这种感染在印度被称为 kala-azar，意思是皮肤的颜色变暗。内脏利什曼病也会在感染了人类免疫缺陷病毒(HIV)的患者中机会性感染，在这种情况下，对内脏利什曼病的治疗效果不佳(Medrano et al,1992;Strickland,2000,Garcia,2007)。

利什曼病的诊断

对于利什曼病的诊断方法通常是进行涂片、印迹、活检或在培养液中培养前鞭毛体进行观察。在皮肤利什曼病中，可以对最活跃病灶的边界区域进行活检，将新鲜的活检应用于印迹实验。采取涂片手段需要用手术刀在溃疡边界处做一个 2~3毫米的切口，之后从切口处获取少量的组织。印迹和涂片都要使用吉姆萨染色。对于被怀疑为内脏利什曼病的患者做诊断时，可以进行检测的标本包括血沉棕黄层制备物，淋巴结和骨髓的吸出样本，以及脾脏和肝的活组织检查(Garcia,2007)。

体外培养是一种有效的诊断方法，因为它可以更敏感的鉴定利什曼原虫的种类或亚种类，有助于患者的临床管理。利什曼原虫可以在 Novy-MacNeal-Nicolle 培养液或 Schneider 果蝇培养液外加胎牛血清进行培养(Visvesvara,2010b)。其通常会在 2~5 天开始显示出前鞭毛体的形态特征，但应该持续培养 4周。疾病预防控制中心在被咨询后提供利什曼原虫的培养液收集试剂盒，并开展 PCR 和测序来进行种类的鉴定。

在印迹、涂片和组织切片的实验中，鉴别无鞭毛体是依据其大小(2~4μm)和较纤细的细胞质，一个细胞核，和一个动基体的结构特征(图 63-6C)。在组织切片中，因为固定时的收缩，使其看起来更小。无鞭毛体必须在鉴定时与其他胞内生物区分开来，包括荚膜组织胞浆菌的酵母细胞和刚地弓形虫的滋养体。利什曼原虫的动基体不会被六胺银或过碘酸雪夫染色。相反，荚膜组织胞浆菌缺乏动基体，而且细胞壁上的成分可以被六胺银或过碘酸雪夫染色。根据一项研究表明(Weigle et al,1987)，对利什曼原虫的诊断，组织切片使用苏木精和伊红染色的检查敏感性为 14%；印迹实验为 19%；体外培养为 58%；综合所有方法所得的敏感性为 67%。

刚地弓形虫

刚地弓形虫(*Toxoplasma gondii*)是一种顶复门原虫，能够广泛的寄生于人类、家养动物和野生动物中，特别是食肉类动物。免疫力健全患者的感染通常无或只有轻度的症状；但免疫缺陷患者可能会出现严重的并发症。子宫内感染可能导致严重的先天性感染或死产(Remington et al,2005)。

刚地弓形虫的有性生殖阶段在猫和其他猫科动物的肠道上皮细胞内完成，因此猫科动物是弓形虫的终宿主。在肠上皮的生活史阶段中，弓形虫的无性生殖和性配子都会发生，最终产生未成熟的卵囊随粪便排出。在外界适宜的环境中 2~21 天，卵囊发育成熟到感染阶段(含有 4 个子孢子的 2 个孢子囊)。误食感染性卵囊可以导致多种动物宿主感染。增殖活跃的速殖子可以感染任何有核类细胞。速殖子的增殖在急性感染时会对宿主造成细胞死亡和组织损伤。一旦免疫力形成，弓形虫可在组织中形成包囊，最终在其中产生成百上千的缓殖子。包囊的存在是慢性感染的特征。刚地弓形虫生活史的所有阶段都可以发生在猫科动物中，但在人类和其他中间宿主中只会出现滋养体和包囊。

人类通过摄入未充分煮熟的肉中的包囊，尤其是羊肉或猪肉，来感染弓形虫，或者是从被猫粪便污染的物质中摄取具有感染性的卵囊。吸入受污染的灰尘(Teutch et al,1979)，以及饮用受污染的水或未经巴氏灭菌的羊奶(Benenson et al,1982;Sacks et al,1982;Bowie et al,1997)也可能暴发感染。通过输血、器官移植感染，或透过胎盘感染发育中的胎儿也可能会发生。

大多数急性感染是无症状的，或有类似于其他传染病的症状，如传染性单核细胞增多症等。当母体在妊娠期间出现急性感染时，可能会引发胎儿的先天性感染。新生儿受感染的风险与母体的症状无相关性，但感染的严重程度取决于受感染时的胎龄。如果是在妊娠期的前半部分感染，胎儿可能会出现宫内死亡，小头畸形，或颅内钙化的脑积水；在怀孕后期受感染的新生儿通常无症状，也可出现发烧，肝脾肿大，以及黄疸。脉络膜视网膜炎，精神运动性阻滞，以及抽搐障碍可能会在新生儿出生几个月或几年之后发生(Remington et al,2005;Wilson et al,2007)。

在免疫系统受到抑制的患者中，特别是艾滋病患者，感染刚地弓形虫通常会引发中枢神经系统的病变(Luft & Remington,1988)。其他可能出现的临床和病理表现包括肺炎、心肌炎、视网膜炎、胰腺炎或睾丸炎(Luft, 1989;Schnapp et al,1992)。弓形虫病在临床上很难诊断，在尸检中经常会发现(Gutierrez,2000)。这些感染通常是由于在几个月或几年前被感染后的弓形虫从潜伏状态重新激活，但有时是由原发性感染引起的。

通过检查组织、血液或体液的方法可以用于诊断弓形虫病(Wilson et al,2007)。若能直接发现速殖子或包囊会是非常明确的诊断结果，但可能很难通过苏木精-伊红染色、荧光染色或免疫组化的手段去直接鉴定。吉姆萨有利于体液染色和组织印迹的染色。也可以通过生物接种，将适当的物质置入组织培养或未感染的小鼠来观察和证明，虽然这种方法并不是很普及。用常规病毒培养体系培养弓形虫也被报道过，但需要较长的培育时间（Shepp et al，1985）。从血液或体液中分离出弓形虫可以作为急性感染的证据，而从组织中获取弓形虫可能是慢性感染的证据。在涂片中，速殖子是新月形或椭圆形的，约3μm×7μm，包囊的直径通常是 30μm 并且是球形的，如果其寄生在肌肉纤维则会出现拉长的情况（图 63-6D～H）。

PCR 技术在检测弓形虫脑炎、弥散性疾病、宫内感染等方面具有很高的敏感性和特异性。这种检测可以在大多数相关实验室、疾病控制中心和选择性研究实验室中完成。PCR 技术现在是孕妇、新生儿和免疫缺陷宿主中检测弓形虫感染的重要手段之一（Grover et al，1990；Cazenave et al，1991；Parmley et al，1992；Weiss，1995；Wilson et al，2007；Vasoo & Pritt，2013）。

血清学检测仍然是针对具备正常免疫能力宿主的弓形虫病诊断的主要方法（NCCLS，2004；Wilson et al，2007）。Sabin-Feldman 染料检测和 IFA 检测是对其他方法进行比较的标准，尽管前者只能在少数几个中心进行。EIA 检测有商业服务，通常能提供类似于 IFA 检测的结果。抗体会在感染后 1～2 周内出现，在 6～8 周时达到峰值。对 IgM 特异性抗体的检测对于诊断先天性和急性感染特别有用，但对这种检测局限性的认识，特别是假阳性反应的认识，是非常必要的。IgM 特异性抗体在体内的持续性，有时会达到 1 年或更长的时间，这会对诊断评估有错误的影响，必须与 IgG 抗体的检测结果综合在一起进行解释。由于许多人都有无症状感染，低 IgG 滴度没有什么诊断意义。在慢性眼部感染患者中，其滴度也很低。免疫功能不全的患者，如有活跃弓形虫感染的患者，几乎总是有预先存在的特异性 IgG 抗体，尽管滴度可能较低，而且 IgM 抗体不常被检测到。正如在本章早期的“血清学诊断”一节中所讨论的，IgG 病毒检测可能有助于区分急性和慢性感染。IgG 和 IgM 抗体滴度的解释因试验方法和试剂盒制造商的不同而有所不同。执行该检测的实验室应提供必要的解释标准（NCCLS，2004）。

机会致病性的自由生活阿米巴原虫

耐格里属（*Naegleria*. sp），棘阿米巴属（*Acanthamoeba*. sp），巴氏虫属（*Balamuthia*. sp），塞氏虫属（*Sappinia*. sp）的阿米巴原虫存在于土壤、水和其他环境中，以其他微生物尤其是细菌和酵母菌为食。这四种类型均与中枢神经系统的机会性感染有关。棘阿米巴属的原虫感染可引起角膜炎（Martinez，1985；Marciano-Cabral，1988；Ubelaker，1991；Kilvington & White，1994；Visvesvara，2007；Qvarnstrom et al，2009）。

原发性阿米巴脑膜脑炎是由阿米巴鞭毛虫——福氏耐格里阿米巴（*Naegleria fowleri*）感染引起的，其感染的对象通常是在温暖的淡水湖或池塘中游泳、跳水或潜水的儿童和年轻人。阿米巴鞭毛虫通过筛状板和嗅球进入大脑，到达额叶，引发急性出血性脑炎。患者通常在症状出现后 1 周内死亡。尽管可以施加积极的治疗干预，这种疾病预后极差。通常可以在尸检的组织切片中发现滋养体（包囊很少出现）（图 63-8A）。在患者生前的诊断中，偶尔可以通过培养和染色观察到典型的滋养体。滋养体的大小为 10～35μm；有大而圆的中央核仁；如果滋养体暴露在温暖的蒸馏水里，在 1～2 小时内会转化为鞭毛形态。包囊为球形，直径在 7～15μm 之间。通常可以将其在非营养琼脂培养基的基础上（1.5% 琼脂，0.5% 氯化钠，pH 6.6～7.0），铺以热灭活或活的大肠埃希菌再进行接种培养（Visves-

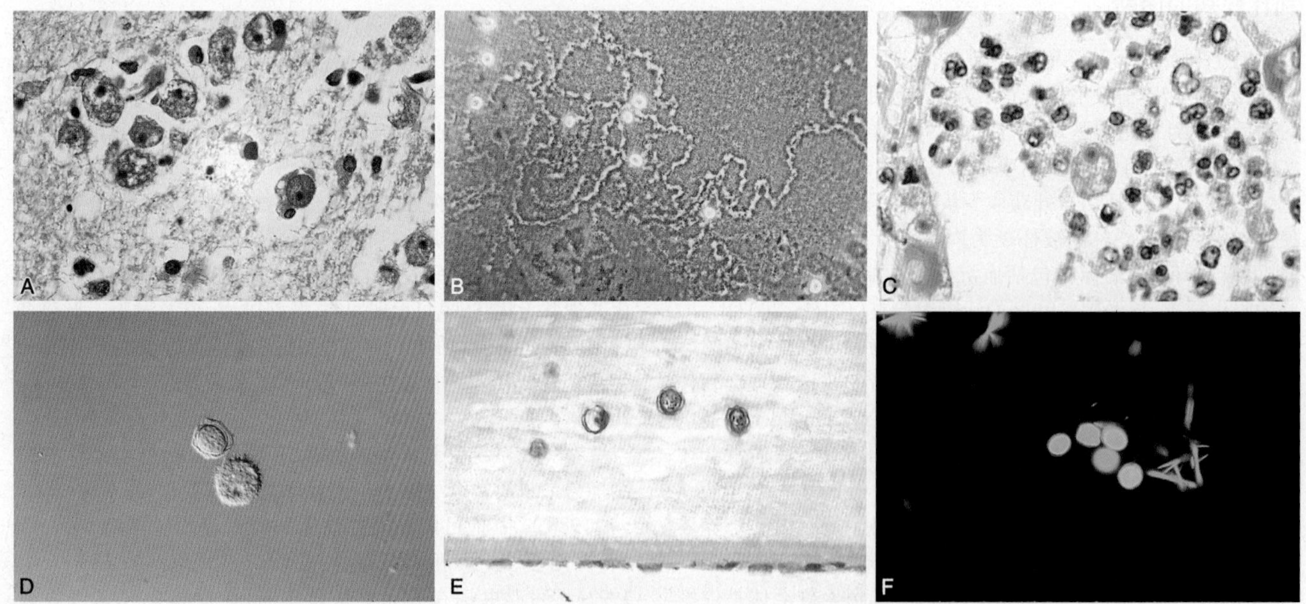

图 63-8 A. 原发性阿米巴脑膜脑炎病理标本中的耐格里阿米巴（苏木精和伊红染色；×100）。B. 棘阿米巴属阿米巴培养，在大肠埃希菌的铺层上留下了滋养体噬菌时所造成的痕迹（相差显微镜；×100）。C. 感染人类免疫缺陷病毒的患者的皮肤损伤中的棘阿米巴属阿米巴（吉姆萨染色；×1000）。D. 棘阿米巴属阿米巴的滋养体和包囊（相差显微镜；×400）。E. 在角膜基质中棘阿米巴属阿米巴的双层囊壁结构（苏木精和伊红染色；×1000）。F. 使用荧光增白剂染色的棘阿米巴的包囊（荧光显微镜；×400）

vara,2010c)。阿米巴会吞噬细菌,在细菌层上留下痕迹,使用显微镜在低光以及低放大倍数的条件下可以观察到(图63-8B)。

肉芽肿性阿米巴脑炎可能是由多种棘阿米巴属的阿米巴引起的,包括卡式棘阿米巴(*Acanthamoeba castellani*)、库式棘阿米巴(*Acanthamoeba culbertsoni*)、多食棘阿米巴(*Acanthamoeba polyphaga*)和阿斯特罗尼棘阿米巴(*Acanthamoeba astronyxis*)等(Marciano-Cabral & Cabral,2003)。它们通常会造成一种亚急性或慢性的机会性感染,对于长期患病、虚弱和免疫抑制的患者,会在出现症状后数周至数月死亡。感染通常被认为是经由皮肤、咽部或呼吸道的原发病灶远程传播所致。全身性的感染会发生在患有艾滋病的患者身上,可能会出现溃疡性皮肤病变、皮下脓肿或红斑结节的症状(图63-8C)(Tan et al,1993)。感染不一定需要接触淡水,因为棘阿米巴的包囊很容易在空气中传播,可以在喉部和鼻腔中的原发病灶增殖再传播(Wang & Feldman,1967;Lawande et al,1979)。组织病理反应为肉芽肿,以滋养体为主,在坏死区占主要比重。诊断通常是通过尸检来确认的,但通过脑活组织检查中也可能会发现阿米巴,或者可以用对耐格里阿米巴体外培养的方法来培养棘阿米巴。棘阿米巴的滋养体比耐格里阿米巴略大,15~45μm,包囊大小在10~25μm并且是双囊壁的,呈现出一个皱缩的外囊壁和一个多边形、星状或圆形的内囊壁(图63-8D)。目前尚无理想方法有效鉴别18个以上的棘阿米巴属下的各个种类,临床上也无必要。目前基因分型为首选方法(Marciano-Cabral & Cabral,2003)。免疫荧光和免疫过氧化物酶技术有助于识别和区分棘阿米巴属下的种类,可在疾病预防控制中心进行检测(Visvesvara,2007)。

肉芽肿性阿米巴脑炎也可能是由细胶丝阿米巴,特别是狒狒巴拉姆希阿米巴(*Balamuthia mandrillaris*)引起的(Visvesvara et al,1993)。不能通过常规的组织学手段从形态上区分出棘阿米巴和狒狒巴拉姆希阿米巴,尽管它们在超微结构水平上可以发现差异。狒狒巴拉姆希阿米巴和棘阿米巴具有不同的抗原性,可以使用特异性单克隆或多克隆抗血清,或免疫氧化物酶检测的方法进行区分(Visvesvara,2007)。狒狒巴拉姆希阿米巴不能生长在用于培养耐格里阿米巴和棘阿米巴的琼脂板上,但它们可以通过在哺乳动物细胞株中进行组织培养来增殖。

棘阿米巴角膜炎对患者来说是十分痛苦的。感染是由于患者使用当天佩戴或长期佩戴的软材隐形眼镜,或者曾经受过角膜创伤所致(Anuran et al,1987;Kilvington & White,1994;Marciano-Cabral & Cabral,2003)。对隐形眼镜不完全或不经常的消毒或使用自制的盐溶液和多用途消毒液是感染的主要危险因素(Stehr-Green & Bailey,1990;Verani et al,2009)。这种疾病的症状特征是患者眼睛的角膜基质形成了一个围绕中心的环状浸润,会逐步进展形成溃疡,甚至可能穿孔,最后失明。这种感染可能与真菌、细菌或疱疹性角膜炎混淆,但其对常用的抗菌剂具有顽固的抗性。近年治疗该病有一定的进展,但最常用为角膜成形术(Varga et al,1993;Dart et al,2009)。诊断通过在角膜擦伤或活组织检查中发现阿米巴滋养体或包囊(图63-8E)。可以使用多种永久性染料进行染色,包括吉姆萨染料、PAS染料和三色染料。使用荧光增白剂尤其有助于识别阿米巴的包囊(图63-8F)(Marines et al,1987;Garcia,2010)。虽然体外培养比染色方法的鉴定敏感性要高,并且通常可以在相关临床实验室完成,但PCR方法鉴定的敏感性更高(Boggild et al,2009)。

肠道和泌尿生殖道的原虫和微孢子虫

生活在人类肠道内的原虫包括阿米巴、鞭毛虫、纤毛虫和球虫,而且不是所有的原虫都是病原体。微孢子虫也栖息于人类的肠道。它们在过去曾被认为与肠道原生动物类同,但现在被认为是高度特化的真菌。由于对微孢子虫的检测仍然在寄生虫学实验室中完成,所以本章将会涉及微孢子虫的内容。

在国家卫生部门实验室进行的粪便样本审查的一份综合报告中,蓝氏贾第鞭毛虫(*G. lamblia*)、溶组织内阿米巴(*E. histolytica*)、脆双核阿米巴(*D. fragilis*)和隐孢子虫(*Cryptosporidium*)的样本检出率分别为7.2%、0.9%、0.5%以及0.2%。在大约10.7%的标本中发现了非致病原生动物(Kappus et al,1994)。大多数肠道内感染的原虫和微孢子虫被认为是直接经粪-口污染,或间接通过污染的饮水。

多数实验室对肠道原虫和微孢子虫的鉴定显得较为困难。这些微生物很小,致病的物种必须与非致病物种,以及宿主的炎症细胞、上皮细胞、酵母菌、花粉和其他令人困惑的物体区别开来。许多特征有助于识别肠道原虫,其大小是要点之一(图63-9),但必须借助于正确校准的目镜测微仪。在潮湿的新鲜材料中,区分阿米巴和鞭毛虫相对容易,因为阿米巴运动时有典型的伪足伸展运动,而鞭毛虫的移动更迅速,且具有落叶式的、投射性或翻滚性的运动方式。

通过细胞核的数目和大小以及染色质分布的模式进行观察鉴别。最好是使用经过永久染色处理的样本,对于区分物种也很有用。细胞质特征包括纤维和其他特殊结构,典型的如鞭毛虫的鞭毛,或是在阿米巴的滋养体中吸收消化的物质,或是在阿米巴包囊中的糖原体和拟染色体。鞭毛虫通常是拉长形的以及呈锥状,在胞质的一端有个细胞核。

对于任何方法的检查,都应该从细胞核和细胞质这两者的特征对虫体进行鉴定。当在一个样本中报告有两个或更多虫种存在时,检验者应该能够定义不同的物种的差异,以防止偶尔出现的非典型物种的混淆。

在液态的粪便中滋养体占多数,如果不放入防腐剂中,一小时之内虫体将衰减退化。成形的粪便中包囊多见,而且对变性更有抵抗力。两种形态都可以从新鲜粪便中直接观察到。甲醛溶液不能很好地保存滋养体,除非对涂片样本使用永久染色,否则它们很可能在观察过程中被忽视。在检查永久性染色的样本时,应对于样本微生物的种属进行最终的确定。

阿米巴原虫和人酵母菌

共栖于人类肠道内的三种阿米巴包括内阿米巴属(*Entamoeba*spp)、内蜒阿米巴属(*Endolimax*spp)和嗜碘阿米巴属(*Iodamoeba*spp)。在小肠内,包囊的囊壁被消化,滋养体逸出。滋养体在结肠腔内以二分裂的方式增殖。包囊和滋养体都可以在粪便中传播,但只有成熟的包囊具有感染性。溶组织内阿米巴是唯一一种能够入侵组织并引起疾病的阿米巴。

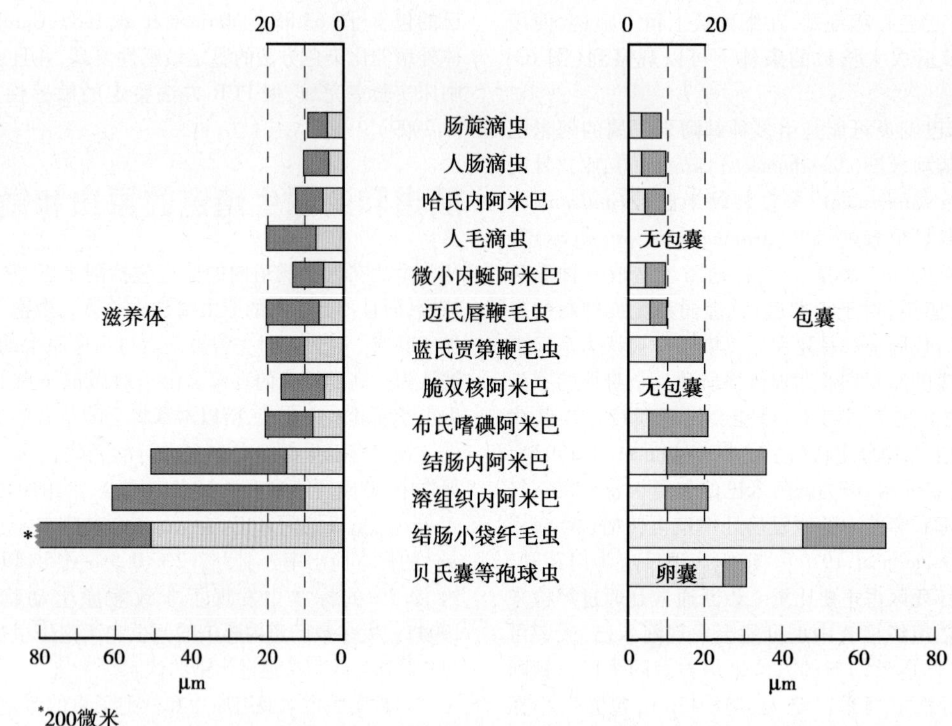

图 63-9 肠道内原虫大小比较（结肠小袋纤毛虫的滋养体可达 200μm）

内阿米巴属的特征是染色质集中在核膜附近，包括溶组织内阿米巴，是阿米巴病的病原体；迪斯帕内阿米巴（*E. dispar*）形态与溶组织内阿米巴，哈特曼尼内阿米巴（*E. hartmanni*），结肠内阿米巴（*Entamoeba coli*）很相似且共生，却并不致病；波氏内阿米巴（*Entamoeba polecki*）在与猪有接触的人中偶尔能够发现（图 63-10）（Levin & Armstrong，1970；Gay et al，1985）。最近，莫氏内阿米巴（*E. moshkovskii*）和孟加拉内阿米巴（*E. bangladeshi*）也已在人粪便中被检测到，与溶组织内阿米巴没有形态区别。目前它们的潜在致病性尚不得而知。齿龈内阿米巴（*Entamoeba gingivalis*）能够生活在口腔卫生较差的人群的口腔中，而且

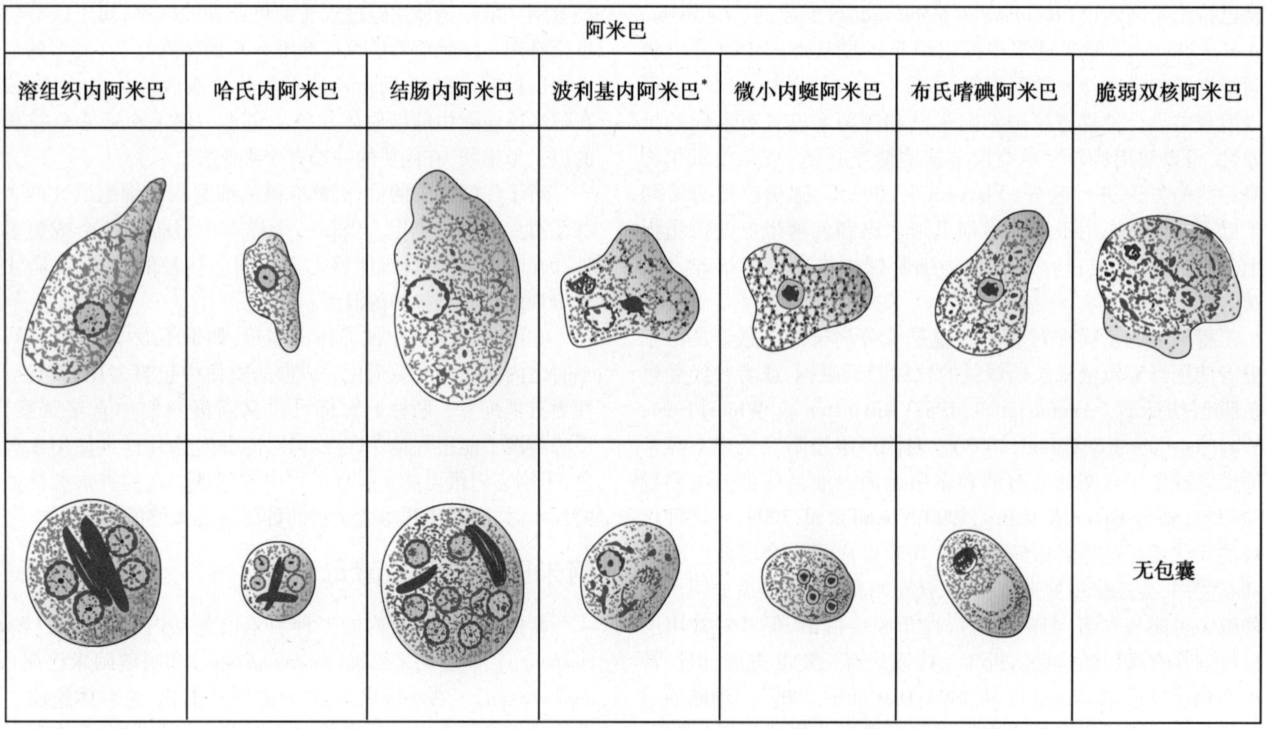

	阿米巴						
	溶组织内阿米巴	哈氏内阿米巴	结肠内阿米巴	波利基内阿米巴*	微小内蜒阿米巴	布氏嗜碘阿米巴	脆弱双核阿米巴
滋养体							
包囊							无包囊

*稀少，可能动物来源

图 63-10 在人粪便样本中发现的阿米巴（脆双核阿米巴实际上是一种鞭毛虫）

它是一种无包囊阶段的内阿米巴(Dao et al,1983)。人们很少见到波氏内阿米巴、莫氏内阿米巴、孟加拉内阿米巴和龈内阿米巴,也缺少对它们的进一步的研究。脆双核阿米巴(*Dientamoeba fragilis*)现在被认为是鞭毛虫,虽然它缺乏外部鞭毛。关于脆双核阿米巴的内容将在鞭毛虫的章节讨论,但关于它的图表将放在阿米巴部分,因为它的形态与阿米巴更相似(Garcia,2007)。

溶组织内阿米巴

溶组织内阿米巴可引起各种临床疾病,最常见的是阿米巴痢疾、阿米巴性结肠炎和阿米巴肝脓肿(Beaver et al,1984;Ravdin,1988;Strickland,2000)。宿主的防御机制、感染史、饮食和溶组织内阿米巴虫株都会影响感染的严重程度。

阿米巴痢疾在美国是常见的急性病,其症状为血性腹泻和腹部绞痛。病程包括病原体对肠黏膜的侵入,产生溃疡,并可能导致穿孔和腹膜炎。在美国更常见的是阿米巴结肠炎,类似溃疡性结肠炎和其他炎症性肠病。症状一般不像阿米巴痢疾那么严重,但可能包括非血性腹泻、便秘、腹部绞痛和体重减轻。大小如针尖般的黏膜溃疡可能会在黏膜下层发展和扩张,逐渐形成烧瓶状的溃疡。所有的结肠部位都有可能被波及,最常见的部位是盲肠、直肠乙状结肠或升结肠。

阿米巴肝脓肿是一种最常见的肠外变型阿米巴病,其中大约5%的患者有肠道阿米巴病史。症状包括发烧和右上腹疼痛。这些肝脓肿通常是通过影像学检查、超声和血清学检查来诊断的。约半数肝脓肿患者的粪便中可检测到阿米巴。在某些情况下,可能会出现阿米巴性肝炎,其特征是肠内阿米巴病患者的肝脏变大、变长以及变的柔软。关于阿米巴性肝炎的发病机制的研究甚少。其他比如肺、脑、皮肤等器官也可能出现阿米巴脓肿,但较为罕见,脓肿是由肠道或肝脏的脓肿播散引起。可能是机体免疫系统为了抵抗阿米巴的破坏,大量肉芽肿组织,亦即所谓的阿米巴瘤,产生自肠道中所谓的"餐巾环损伤"(napkin ring lesion)。这些阿米巴瘤可能会被误诊为癌症。

流行病学

大多数溶组织内阿米巴的感染是因摄入受污染的食物或水而获得的,尽管有一次暴发是由被污染的结肠灌洗机引起的(Istre et al,1982)。实验室有时会因为对炎性细胞、其他阿米巴原虫和粪便碎片误认的情况下,误诊断溶组织内阿米巴病(Krogstad et al,1978;CDC,1985)。阿米巴病在美国比较少见,主要见于旅行者和移民。但在形态学上无法区分的迪斯帕内阿米巴的感染者数大于溶组织内阿米巴,比例大约为9:1(Pritt & Clark,2008)。

诊断

在大多数情况下,对一系列粪便样本的检查应该足以诊断肠道阿米巴病,尽管将溶组织内阿米巴与迪斯帕内阿米巴、莫氏内阿米巴、孟加拉内阿米巴区分开来还需要额外的检测。在滋养体中发现被摄取的红细胞是侵袭性溶组织内阿米巴感染的唯一重要特征。如果患者服用了抗生素或造影剂,阿米巴感染可能会被掩盖。肝脏脓肿抽出物可用显微镜观察,以检测滋养体。新鲜的抽出物更有可能含有滋养体,可以显微镜直接检查或永久性染色检查。如果可行,组织切片可显现明显的被PAS染色的原虫(图63-11C)。

体外培养并未被广泛用于诊断,但有助于研究,并且在确定基于酶株群的致病性上是非常关键技术。EIA抗原检测在区分溶组织内阿米巴和迪斯帕内阿米巴上具有良好的特异性、敏感性,而且已有相应的商业服务(表63-5)(CLSI,2005;Garcia,2007)。使用扩增技术和DNA探针对区分溶组织内阿米巴和迪斯帕内阿米巴也很有效(Samuelson et al,1989;Bendall & Chiodini,1993;Weiss,1995),但目前还没有被广泛采用。

血清学检查(表63-6)对诊断肠外变型阿米巴病最有帮助,大约95%的阿米巴肝脓肿患者的血清检测结果是阳性的。在处于活动期肠道感染的患者和无症状的携带者中,这一比例分别下降到70%和10%。在成功治疗后可检测到阳性的血清滴度会持续数月至数年(Rosenblatt et al,1995;Wilson et al,1995)。

溶组织内阿米巴的滋养体的直径大小范围在10~60μm,在共生状态下通常是15~20μm,入侵状态下通常大于20μm直到最大尺寸(表63-9;图63-9~图63-12)。在直接湿片标本中,滋养体通过快速形成的透明伪足表现出渐进性的运动,能够观察到其中内质与外质之间的明显分界;未染色的核不可见。在侵袭性疾病中,一些滋养体中含有被吸收的红细胞(图63-11C),这是溶组织内阿米巴感染的诊断特征。在染色制备中,核染色质呈细颗粒状均匀分布于核膜周围。核仁较小,通常位于中心位置,有细纤维的结构将其附着在核膜上,但一般是不可见的。核结构可能会发生变化,比如一些核仁位于偏中心的位置和外围染色质的不规则分布。正如前面所提到的,溶组织内阿米巴的致病性的唯一特征是对红细胞的吞噬,这种现象很少发生于其他阿米巴。其细胞质是呈细颗粒状的,在侵入性的个体中,见不到其他夹杂物或只有红细胞内含物。非侵入性个体可能含有吞食的细菌。在退化衰亡的个体中,细胞质可能会产生空泡,细胞核会显示出异常的染色质结块。

溶组织内阿米巴的包囊是球形的,直径一般在10~20μm(通常是12~15μm)(表63-10;图63-9,图63-10和图63-12)。圆形的前包囊期有一个单一的细胞核,但还没有产生具有光折射特点的细胞壁。当它成熟时,包囊会产生四个核,每个核大约是包囊直径的1/6。包囊的核与滋养体的细胞核相似,但因为它们较小,所以在作为区别特征的作用上用处不大。包囊细胞质可能包含糖原空泡和具有钝圆形末端的拟染色体。核的数目和大小以及拟染色体的形态是鉴别包囊的重要诊断标准。

对于一些不使用免疫或分子方法来区分溶组织内阿米巴和迪斯帕内阿米巴,仅仅依靠形态学区分的实验室,必须使用一种合适的书写格式来体现鉴别技术手段的有限性。因此,使用"溶组织内阿米巴/迪斯帕内阿米巴"这种格式是最合适的。

非致病性阿米巴原虫

检验者必须能够从溶组织内阿米巴/迪斯帕内阿米巴和脆双核阿米巴(一种鞭毛虫)中区分潜在致病以及非致病性或共生的肠道阿米巴。最好是通过永久性染色的切片观察,相应的鉴别特征见表63-9和表63-10以及图63-9、图63-10和图63-12。对滋养体的鉴定需基于大小、细胞核和细胞质特征;对包囊的鉴定基于核大小、数量和核型特征,以及拟染色体和糖原体的有无和特性。

表 63-9 肠道阿米巴滋养体形态比较

虫种	大小(直径或长度)	运动特点	核数目*	核周染色质	核仁	胞质外观	内含物
溶组织内阿米巴/迪斯帕内阿米巴	10~60μm;通常共生型 15~20μm[†];侵袭型大于 20μm[‡]	以透明指状的伪足渐进型运动	一个,在未染色的标本中不可见	呈细小颗粒状,通常大小一致并均匀分布于核周	小而疏松,常居中,偶尔偏位	细颗粒状	侵袭型虫体偶见红细胞;非侵袭型可见细菌
哈门内阿米巴	5~12μm;通常 8~10μm	通常非渐进型运动,偶尔可渐进型运动	一个,在未染色的标本中不可见	与溶组织内阿米巴相似	小而疏松,常偏位	细颗粒状	细菌
结肠阿米巴	15~50μm;通常 20~25μm	伪足短钝,非渐进型运动迟缓	一个,在未染色的标本中常可见	呈粗大颗粒状,大小不一致且分布不均匀	大而疏松,常偏位	粗糙,常含空泡	细菌、酵母或其他物质
微小内蜒阿米巴	6~12μm;通常 8~10μm	通常以短钝的伪足做迟缓的非渐进型运动	一个,在未染色的标本中偶尔可见	无	大而不规则	颗粒状,含空泡	细菌
布氏嗜碘阿米巴	8~20μm;通常 12~15μm	通常做迟缓的非渐进型运动	一个,在未染色的标本中不常见	无	大而居中,外被无色折光的颗粒;但在染色标本中这些颗粒也常不明显	粗糙的颗粒状,含空泡	细菌、酵母或其他物质
脆弱双核阿米巴[§]	5~15μm;通常 9~12μm	伪足呈角、锯齿或宽叶状,几乎全透明	两个(大约有 20% 的该滋养体只见一个核),未染色标本中不可见	无	核中央可见由 4~8 个染色质粒组成的大团块	细颗粒状,含空泡	细菌

采自 Brooke MM, Melvin DM: Morphology of Diagnostic Stages of Intestinal Parasites of Man. PHS Publication No. 1966. Bethesda, Md., 1969, U. S. Department of Health, Education and Welfare

* 未固定标本可见,有时固定标本中也可见核

[†] 常见于无症状或慢性病例;胞质中可见细菌

[‡] 常见于急性病例;胞质中常见红细胞

[§] 是一种鞭毛虫(见文本),其包囊最近被认为属于鞭毛虫,但尚需证实(Stark D, Garcia LS, Barratt JL, *et al*: Description of *Dientamoeba fragilis* cyst and precystic forms from human samples. *J Clin Microbiol* 52:2680-2683, 2014)

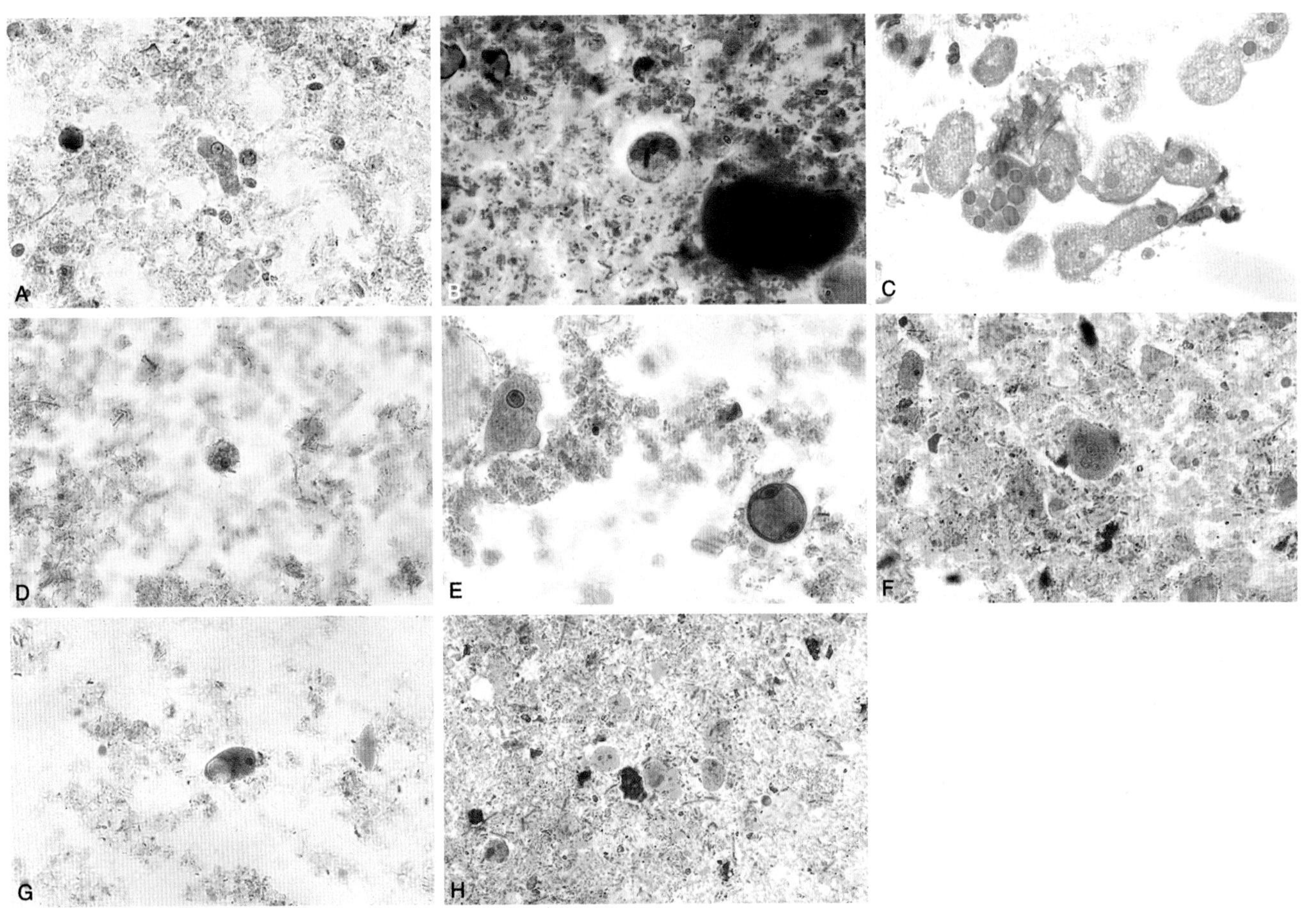

图 63-11 三色染色法处理的油浸片在1000倍视野下对肠道原生动物的观察，其他特殊标注处除外。A. 溶组织内阿米巴的滋养体。B. 溶组织内阿米巴的四核包囊，其中包含棒状圆末端的拟染色体。C. 从结肠病灶中获取的溶组织内阿米巴的滋养体，其中包含有摄取的红细胞（苏木精和伊红染色）。D. 哈特曼尼内阿米巴的滋养体。E. 结肠内阿米巴的滋养体和双核包囊。F. 结肠内阿米巴的多核包囊。G. 嗜碘阿米巴的包囊中有典型的糖原泡。H. 脆双核阿米巴的典型的双核滋养体结构（B，照片由 David Bergeron 提供）

表 63-10 肠道阿米巴包囊形态比较

虫种	大小	形态	核数目	核周染色质	核仁	胞质拟染色体	糖原
溶组织内阿米巴/迪斯帕内阿米巴	10~20μm；通常12~15μm	常呈圆球形	成熟包囊四个核；未成熟包囊偶见1~2个核	呈细小颗粒状，大小一致并均匀分布于核周	小而疏松，常居中	长棒状，两端圆钝	通常散在；未成熟包囊中呈致密块状；碘染后呈浅棕红色
哈门内阿米巴	5~10μm；通常6~8μm	常呈圆球形	成熟包囊四个核；未成熟包囊常见1~2个核	与溶组织内阿米巴相似	与溶组织内阿米巴相似	长棒状，两端圆钝	与溶组织内阿米巴相似
结肠内阿米巴	10~35μm；通常15~25μm	常呈圆球形；偶见卵圆形、三角形或不规则形态	成熟包囊8个核；巨核包囊16个或更多的核；未成熟包囊偶见2个或更多的核	呈粗大颗粒状，大小不一致且分布不均匀，但大小一致的颗粒比在滋养体中多见	大而疏松，常偏位，偶居中	碎片状，具尖锐末端	通常分散存在；在未成熟卵囊中偶呈界限清晰的块状；经碘染色后呈浅棕红色

表 63-10 肠道阿米巴包囊形态比较(续)

虫种	大小	形态	核数目	核周染色质	核仁	胞质拟染色体	糖原
微小内蜒阿米巴	5~10μm;通常6~8μm	圆球形、卵圆形或椭圆形	成熟包囊4个核;未成熟包囊罕见少于4个核	无	大,常居中	偶呈颗粒状或小卵圆形块状,无类似内阿米巴中的拟染色体	通常分散存在;在未成熟包囊中偶呈浓缩的块状;碘染色后呈浅棕红色
布氏嗜碘阿米巴	5~20μm;通常10~12μm	卵圆形、椭圆形、三角形或不规则形态	成熟包囊1个核	无	大而居中,核仁一侧可见无色折光颗粒	偶呈颗粒状,无类似内阿米巴中的拟染色体	致密而界限清晰的块状;碘染色后呈深褐色

采自 Brooke MM, Melvin DM: Morphology of Diagnostic Stages of Intestinal Parasites of Man. PHS Publication No. 1966. Bethesda, Md., 1969, U. S. Department of Health, Education and Welfare

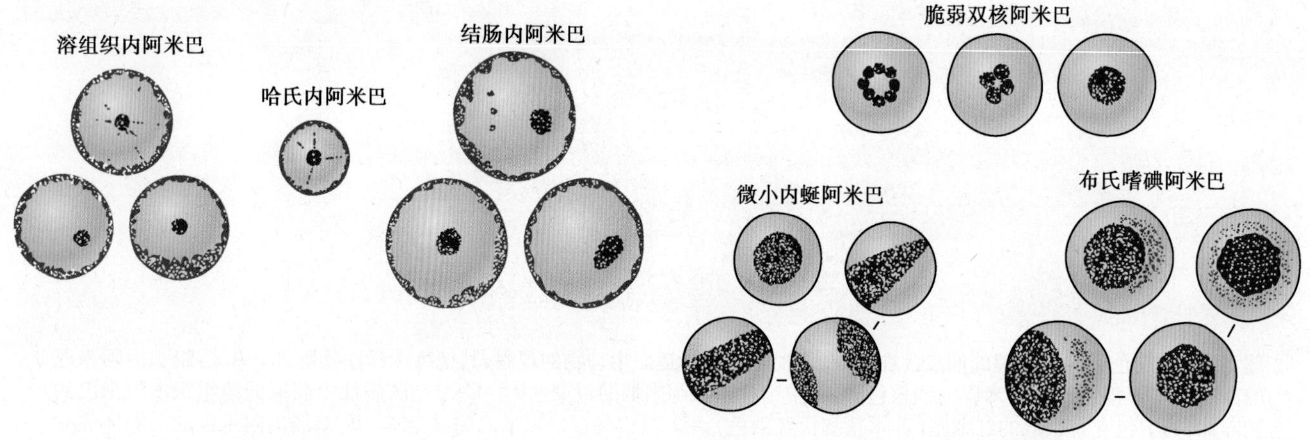

图 63-12 阿米巴核型显示染色标本中阿米巴核不同的形态(脆双核阿米巴属于鞭毛虫)

哈特曼尼内阿米巴的形态学特征类似于溶组织内阿米巴,不一样的部分在于其滋养体的最大直径为 12μm 以及其包囊的最大直径为 10μm,而且其包囊通常只有一个核。历史上,哈特曼尼内阿米巴曾被误认为是溶组织内阿米巴的小个体亚种。对它们的区分需要使用调适过的目镜测微仪仔细测量生物体的代表性样本。

结肠内阿米巴,一种常见的在肠道中寄生的阿米巴原虫,与溶组织内阿米巴之间很难区分。它的细胞质比溶组织内阿米巴染的更暗,而且有更多空泡,其中含有大量摄入的细菌、酵母菌和其他物质。虽然其核特征不同于溶组织内阿米巴(图 63-12),但也可能在观察中出现明显的重叠的特性,特别是在没有及时保存的样本中。结肠内阿米巴的成熟包囊包含 8 个核,偶尔会有 16 个或更多的核。不成熟的包囊并不常见,有 4 个核,且比溶组织内阿米巴包囊的核要大(前者是包囊直径的 1/4,后者是 1/6),并可能含有糖原。在鉴定时不要特别倚重于其外周染色质和核仁的分布。结肠内阿米巴包囊的拟染色体呈现出不规则的形状,具有分裂或较尖的末端,而不是在溶组织内阿米巴包囊中所见的圆形末端。

微小内蜒阿米巴(*Endolimax nana*)是可以感染人类的最小的阿米巴。其滋养体通常包含不典型的核,其中包含一个三角形的染色质块,和一个穿过细胞核的染色质带,或有两个在核膜上呈对立分布的离散的染色质块(图 63-12)。一个清晰的光晕或核空泡围绕着核仁部分,延伸到核膜。微小内阿米巴的包囊通常有 4 个核,虽然有时可以看到更少的数目。糖原在其细胞质中通常呈弥散的分布而不是像一个浓缩的块。其包囊很容易与其他的阿米巴原虫区别开来,但可能与人酵母菌混淆。然而,人酵母菌的细胞核没有微小内阿米巴包囊中所见的典型的光晕特征。

嗜碘阿米巴滋养体和包囊的核中都有一个大的,处于中心位置的核仁。它的核仁也经常被不明显的无色颗粒所包围,但呈现出一个模糊的核空泡或光晕。但在一些核中,光晕是明显的,却没有无色颗粒,使嗜碘阿米巴无法与微小内阿米巴区分开来。但是嗜碘阿米巴的包囊中只有一个核,在这个核中,核仁常常处于偏中心的位置且周围有一个新月形的无色颗粒(图 63-9,图 63-10,图 63-12)。它的包囊的特点是包含一个明显的糖原液泡,在碘湿染色下会被染成棕红色,这也是它得名的原因。因为糖原溶于亲水的固定剂,在长期保存的样本中可能观察不到上述特征。

人芽囊原虫

人芽囊原虫寄生于结肠,常见于无症状患者的粪便标本。虽然染色形态为类似于阿米巴的原虫,但现在已知它是一种原生藻菌(一类包含硅藻和藻类的生物),并被置于一个单独的界。有报告其重度感染与肠道疾病有关,但致病性尚存争议(Markell & Udkow,1986;Sheehan et al,1986;Miller & Minshew,1988;Zierdt,1991;Stenzel & Boreham,1996;Garcia,2007)。人芽囊原虫可呈现以下三种形式之一:空泡化(最常见)虫体,阿米巴样虫体或颗粒状虫体。空泡形虫体,也称为中心液泡形,通常是球形的,大小可变(5~20μm),并具有中央透明区域和两至四个周边核(图 63-13A 和图 63-14G)。具有奇异形的阿米巴样虫体可能在重度感染中多见。重度感染(×400,5 个或以上/视野)时应报告芽囊原虫病(Sheehan et al,1986;Stenzel & Boreham,1996)(图 63-13A,图 63-14G)。在重度感染中以形态怪异的类阿米巴形芽囊原虫为主。当在显微镜中见大量的这种形态的原虫(×400,大于 5 个/视野),即应当报告(Sheehan et al,1986;Stenzel & Boreham,1996)。

鞭毛虫

脆双核阿米巴

脆双核阿米巴是一种阿米巴样的病原体,尤其可感染儿童结肠并引起腹泻(Yang & Scholten,1977;Spencer et al,1979;Turner,1985;Preiss et al,1991;Johnson et al,2004)。虽然在形态上双核阿米巴与阿米巴相似,但根据超微结构特点和抗原相似性,该原虫被重新分类为鞭毛虫。该种原虫长期以来被归类于阿米巴原虫(表 63-9 和图 63-9,图 63-10,图 63-11H,图 63-12)。

脆双核阿米巴感染所致的症状包括腹泻和腹胀。最近的

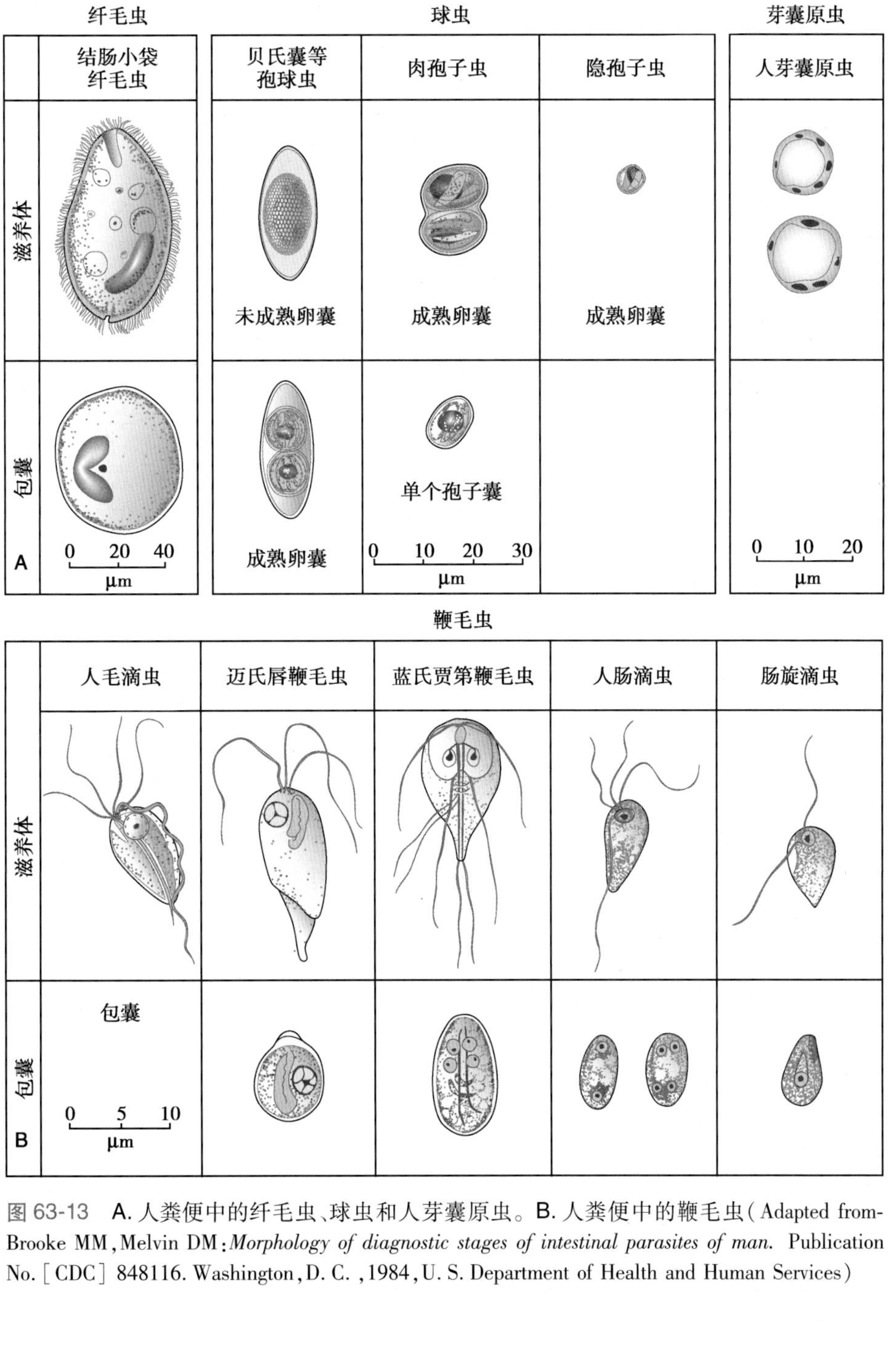

图 63-13 A. 人粪便中的纤毛虫、球虫和人芽囊原虫。B. 人粪便中的鞭毛虫(Adapted from Brooke MM,Melvin DM:*Morphology of diagnostic stages of intestinal parasites of man.* Publication No.[CDC] 848116. Washington,D. C. ,1984,U. S. Department of Health and Human Services)

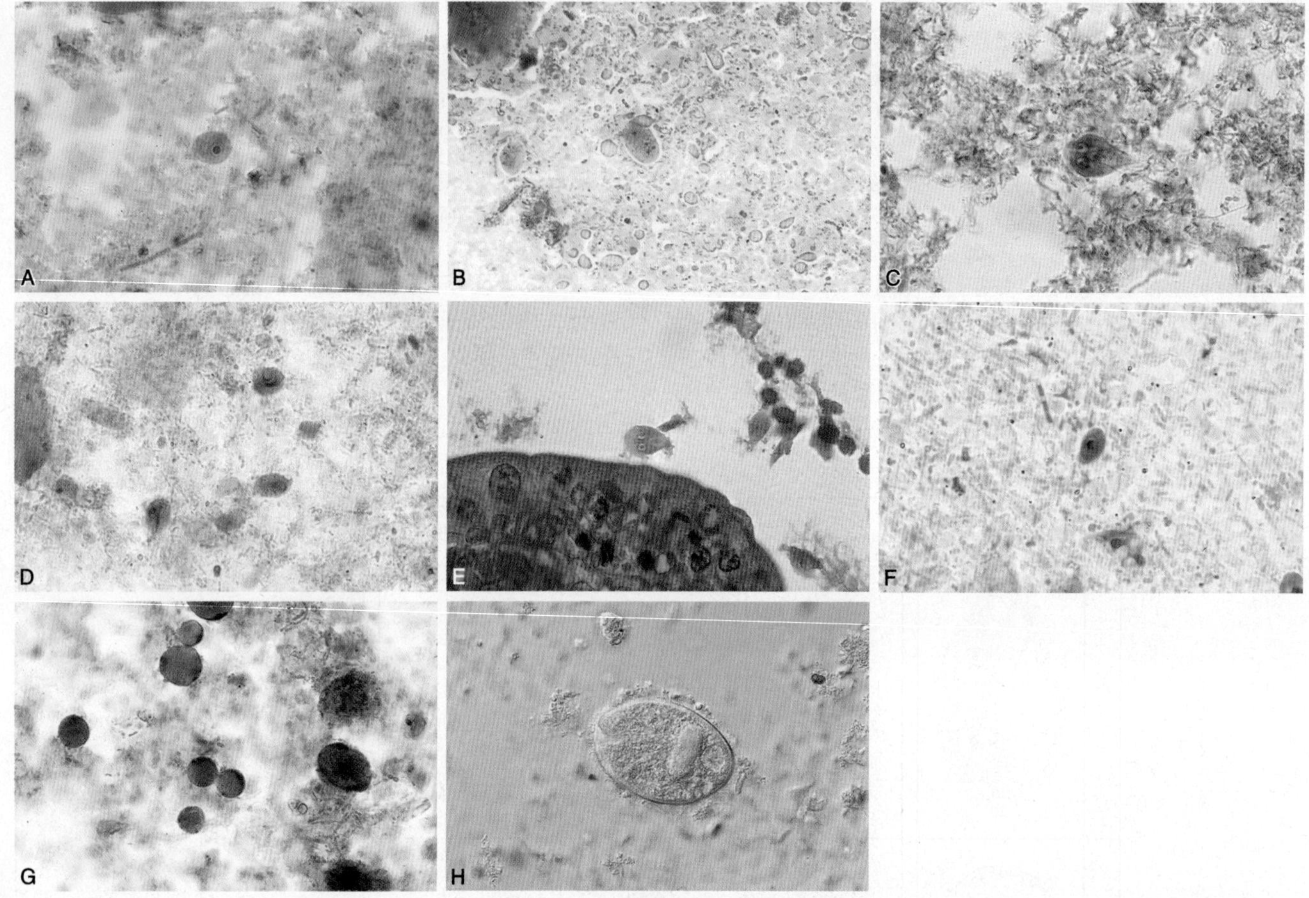

图 63-14 肠道原虫，三色染色法，除非另有注明，皆为油镜×1000。A. 微小内蜒阿米巴滋养体。B. 微小内蜒阿米巴滋养体四核包囊。C. 蓝氏贾第鞭毛虫滋养体，可见明显的核、中体、鞭毛和一个呈圆锥状的尾端。D. 蓝氏贾第鞭毛虫包囊，可将核和纤维丝。E. 十二指肠活检示蓝氏贾第鞭毛虫滋养体（HE 染色）。F. 迈氏唇鞭毛虫包囊，呈柠檬状，可见核和透明盖。G. 人芽囊原虫，示多样的中央泡。H. 结肠小袋纤毛虫滋养体，湿涂片中可见纤毛覆盖的胞体以及胞质和大核

证据表明，双核阿米巴病所致的腹泻比以往想象的更常见，在一项调查中发现 4.3%的腹泻患者携有这种原虫（Spencer et al，1979；Murray et al，2007）。大约 25% 感染该原虫的患者表现出症状。与阿米巴病相反，双核阿米巴感染与粪便中的其他原虫无关，但与蛲虫感染有 10～20 倍的相关性。

上述的相关性及一些实验均表明可能通过摄入携带脆双核阿米巴的蛲虫卵而使感染得到扩散（Burrows & Swerdlow，1956；Johnson et al，2004）。除非对标本进行长期染色固定检查，否则脆双核阿米巴很容易被漏检。需要反复送检，因为脆双核阿米巴的排出量时多时少。在涂片时，应当注意检查末端粪便，因该部分往往含有更多的脆双核阿米巴。2/3～4/5 的脆双核阿米巴滋养体含有两个核，每个核含有一个由 4～8 个核仁颗粒组成的团块，该团块看似像一个大而不规则的核仁（图 63-12）。单核脆双核阿米巴可能会和微小内蜒阿米巴或布氏嗜碘阿米巴弄混淆。单核脆双核阿米巴胞质呈细颗粒状并常含吞噬的细菌。单核脆双核阿米巴滋养体娇弱，镜下很容易被忽视，因此必须仔细镜检染色标本。过去认为，脆双核阿米巴没有包囊期。然而最近有人查到了包囊并对它的形态进行了描述。包囊可能是解释该病原体如何从一个宿主传播到另一个宿主的重要环节（Stark et al，2014）。已经有一种能帮助检测该寄生虫的免疫荧光法，但还没有商业化（Chan et al，1993）。

蓝氏贾第鞭毛虫

蓝氏贾第鞭毛虫（*Giardia lamblia*），也称为肠贾第虫（*Giardia intestinalis*）和十二指肠贾第虫（*Giardia duodenalis*）。它是一种致病性的肠道原虫，能在世界范围内引起地方性、流行性疾病。在美国，该原虫已成为旅游者、露营者、日托儿童和男子同性恋的健康威胁（Wolfe，1992）。蓝氏贾第鞭毛虫经常在饮用被污染水的个体中引起疾病。世界各地已经有大量因水传播该原虫而暴发蓝氏贾第鞭毛虫病的报道，例如美国科罗拉多州的阿斯彭、俄罗斯的列宁格勒、意大利罗马、美国纽约（Craun，1986）。城市自来水里的氯浓度一般杀不死致病的原虫。因此，除非对水进行过滤，否则被污染的水就可能成为感染源而引起疾病暴发，例如暴发于罗马、纽约的蓝氏贾第鞭毛虫病。

蓝氏贾第鞭毛虫滋养体在小肠繁殖，并以其腹部凹陷处的吸盘附着在肠黏膜表面。感染者可能不表现出症状，也可能出现从轻度腹泻伴腹部不适，到中、重度腹泻或脂肪泻伴吸收不良综合征。虽然病原体可以直接或间接破坏肠绒毛缘完整性并由此引起二糖酶缺陷，但该病的发病机制尚不清楚（Wolfe，1992）。患者腹泻若超过 10 天，均应疑诊蓝氏贾第鞭毛虫病。

一般粪检可对蓝氏贾第鞭毛虫滋养体或包囊进行诊断。滋养体多出现在稀便中，而包囊多出现在成形粪便中。病原体的排出量每日不均，故有必要不定期收集粪便送检。对稀水便或穿刺液进行直接湿涂片法镜检，可以发现滋养体呈"树叶飘零"样运动。通过直接湿涂片法和浓缩法可镜检到包囊，而通过固定染色法即可镜检到滋养体也可镜检到包囊。粪便中未查见病原体时，需用小肠抽取物标本（即所谓的吞线试验标本）镜检。此时应提前通知实验室，以便实验员对标本立即进行直接湿涂片镜检（Garcia，2007）。

许多基于直接免疫荧光试验（DFA）或酶免疫分析（EIA）的抗原检测法已有商品化供应（CLSI，2005；Garcia，2007，2010），具有良好的敏感性和特异性，能够检测到粪便标本形态学检查而不易发现的感染，尤其有助于流行病学调查。但在疑有其他致病寄生虫同时存在的情况下，抗原检测不能替代传统的形态学检查。由于抗原检测法可替代费力而带主观性的镜检法，所以有助于检查那些无出国旅游史的腹泻患者，例如常用镜检法结合抗原法来检查隐孢子虫。重要的是，抗原检测只需很少的标本就能敏感地检测到蓝氏贾第鞭毛虫（最少2个），而相比之下，镜检法却需要多达7份标本（Hanson & Cartwright，2001）。

正面观时，贾第鞭毛虫滋养体呈梨形，有一个圆锥状的尾端、两个核和一对中体，像一张具有一双大眼睛的笑脸（表63-11；图63-13B，图63-14C~E）。侧面观时，该虫厚实的头端逐渐向尾端变细薄，虫体腹面前1/2~3/4有一个吸盘。在湿涂片或染色涂片中往往看不清四条侧鞭毛、两条腹鞭毛和两条尾鞭毛。包囊呈卵圆形，常含四个核。核下方有一对深染的中体与纵向的纤维丝相交，赋予包囊特有的内部特征。胞质常回缩而与囊壁分离。

表63-11 肠道鞭毛虫形态

虫种	大小（长度）	形状	运动	细胞核数目	鞭毛数目	其他特征
滋养体						
人五毛滴虫	8~20μm；常见大小，11~12μm	梨形	快速，突发性运动	1个，未染色标本不可见	前端3~5根；后端1根	波动膜与虫体等长
唇形鞭毛虫	6~24μm；常见大小，10~15μm	梨形	僵直，旋转运动	1个，未染色标本不可见	前端3根；胞口处1根	胞口突起，约占虫体长度1/3~1/2；腹侧可见螺旋状槽
蓝氏贾第鞭毛虫	10~20μm；常见大小，12~15μm	梨形	落叶式运动	2个，未染色标本不可见	侧面4根；腹侧2根；尾部3根	吸盘占据虫体腹侧面积的1/2~3/4
人肠滴虫	4~10μm；常见大小，8~9μm	卵圆形	突发性运动	1个，未染色标本不可见	前端3根；后端1根	虫体一侧扁平；后端鞭毛向后或两侧游离伸出
肠内滴虫	4~9μm；常见大小，6~7μm	梨形或卵圆形	突发性运动	1个，未染色标本不可见	前端1根；后端1根	突起的胞口约占虫体长度的1/2
包囊						
唇形鞭毛虫	6~10μm；常见大小，8~9μm	柠檬状，前端有透明结节或"乳突"		1个，未染色标本不可见	前端3根；胞口处1根	胞口有丝状支持物，常见于染色样本
蓝氏贾第鞭毛虫	8~13μm；常见大小，11~12μm	卵圆形或椭圆形		常见4个，未染色标本不明显；常位于包囊一端	侧面4根；腹侧2根；尾部3根	纤丝或鞭毛纵向分布于包囊。胞质常在囊壁处收缩，与囊壁形成间隙
人肠滴虫	4~10μm；常见大小，6~8μm	长条形或卵圆形		1~4，常见2个分别位于包囊两端；未染色标本不可见	前端3根；后端1根	与微小肠滴虫包囊类似；纤丝或鞭毛常不可见
肠内滴虫	4~9μm；常见大小，4~7μm	梨形或略微呈柠檬状		1个，未染色标本不可见	前端1根；后端1根	胞口轮廓与纤丝延伸于细胞核上方

迈氏唇鞭毛虫

迈氏唇鞭毛虫(表 63-11,图 63-13B,图 63-14F)是一种非致病性的人类肠道鞭毛虫,需要在染色涂片中将其与阿米巴及贾第虫滋养体区分开来。虫体头端有一个位置固定的单核,而在核的对侧是圆锥状的尾端,这对鉴别该虫很有帮助。如果镜检多个虫体的话,有时可见胞质和螺旋状沟槽。在染色或甲醛溶液固定标本中虫体三根外鞭毛常不易见。柠檬状的包囊含有呈各种弯曲的、看似像别针样的胞口纤维丝。

人五毛滴虫

人五毛滴虫,也称人毛滴虫(表 63-11 和图 63-13B),是一种少见的非致病性肠道鞭毛虫,常与哈门内阿米巴或溶组织内阿米巴小滋养体混淆。虫体染色不佳,在永久玻片标本中,常呈扭曲状。所以需要在染色标本中检查好几个虫体,看看是否有单个的阿米巴样的核、波动膜、与膜相连的肋和鞭毛。一根明显的轴柱贯穿虫体前后并从尾端伸出。目前还没有发现包囊期。

阴道毛滴虫

阴道毛滴虫是阴道炎的常见病原体。该病以局部炎症、瘙痒、阴道分泌物增多以及偶然伴有的尿痛为特征。阴道毛滴虫的感染常通过性交而扩散,经常经无临床症状的男性感染者传播。男性偶尔可出现前列腺炎或尿道炎症状。阴道毛滴虫感染通常在医生诊疗室通过直接湿涂片法对阴道分泌物、前列腺液或新鲜尿液沉淀物镜检而获得诊断。阴道毛滴虫与人五毛滴虫形态相似,但体态较大些(达 23μm),波动膜也仅达体长的一半。因为这两种虫体感染部位不一样,所以没有必要对它们进行形态学鉴别。

直接湿涂片法可能不敏感(用阴道分泌物检查,其敏感性为 60%~70%),目前推荐核酸杂交及核酸扩增法(NAAT)来检测阴道毛滴虫(Garcia,2007;Murray et al,2007)。Aptima 阴道毛滴虫检测法(Gen-Probe Hologic,Bedford,Mass.)检测无症状和有症状的女性效果很好。据报道,使用该检测法对阴道和宫颈内拭子进行检测,其临床敏感性和特异性≥99%,对女性尿液进行检测,其临床敏感性和特异性>95%(Schwebke et al,2011)。其他测试方法包括培养、抗原检测和染色涂片镜检(如巴氏染色、吉姆萨染色)。培养法,包括便捷的"pouch"系统的使用,在引进 NAAT 方法前被认为是检测阴道毛滴虫的金标准,其检测的敏感性大约为 75%~96%(Krieger et al,1988;Schmid et al,1989;Beal et al,1992;Levi et al,1997)。抗原检测,如使用单克隆抗体的 DFA 和 EIA 技术,也具有相对高的敏感性(82%~95%)并可在约 10 分钟左右出检测结果(Krieger et al,1988;Lisi et al,1988;Wilson et al,1995)。妇科巴氏染色涂片中偶可检测到阴道毛滴虫,但该方法敏感性和特异性都低。

其他鞭毛虫

人肠滴虫与肠内滴虫均为小型、非致病性肠道鞭毛虫,较为罕见。形态学特征见表 63-11(图 63-13B)。口腔毛滴虫是一种偶见于人体口腔的毛滴虫,但并不致病。

纤毛虫

结肠小袋纤毛虫

结肠小袋纤毛虫(图 63-23A,图 63-14H)可引起痢疾样症状,伴有与阿米巴病类似的结肠溃疡,但很少向肠外组织侵袭。人感染结肠小袋纤毛虫在美国比较罕见,常源于被感染的猪。结肠小袋纤毛虫是最大的原虫,也是唯一感染人的纤毛虫。结肠小袋纤毛虫滋养体最小 40μm,最大的可大于 200μm,常见范围 50~100μm,全身披有纤毛。在虫体前端接近胞口处,纤毛略长。染色后可见明显大核一个,小核不常见。胞质可见大量食物泡和伸缩泡。包囊呈圆形,直径 50~70μm。新鲜包囊内可见纤毛,胞核形态与滋养体胞核相似。粪便样本可能因污水污染含有自由生活的鞭毛虫,可通过鞭毛特征与结肠小袋纤毛虫加以区分。

球虫

球虫是一大类顶复门寄生原虫。此类寄生虫在脊椎动物和非脊椎动物的肠道营有性生殖。某些种类的球虫还能在宿主肠外组织进行无性繁殖。对于免疫功能正常的人群,肠道感染如囊等孢虫属、肉孢子虫属、隐孢子虫属和环孢子虫属球虫可引发自限性腹泻;而对于免疫缺陷宿主,感染诸如等孢虫属、隐孢子虫属和环孢子虫属球虫可引起严重的持续性腹泻。

贝氏囊等孢虫

贝氏囊等孢虫(曾名贝氏等孢子虫)在小肠上皮细胞的胞质进行有性生殖和无性生殖(图 63-15A)。有性生殖后卵囊形成,后者随粪便排出体外,在环境中发育成熟到感染阶段。人感染常引发腹泻和营养吸收不良,但通常呈自限性。如若患者患有艾滋病或者其他免疫抑制疾病,病情会持续数月至数年,甚至导致死亡(DeHovitz et al,1986;Mannheimer & Soave,1994;Murray et al,2007)。诊断以在粪便样本中检出未孢子化卵囊为确诊依据,卵囊大小 12μm×30μm。可以直接湿粪检查,也可以进行虫卵浓集检查。如果样本未经固定在室温放置 24~48 小时,卵囊将发生孢子化。感染性卵囊中含有两个孢子囊,每个孢子囊各含有四个子孢子(图 63-13A)。这些卵囊与抗酸染色的隐孢子虫孢子化卵囊特征相似。

肉孢子虫属

肉孢子虫属球虫是典型的双宿主型球虫,在食肉动物的肠道黏膜进行有性生殖;肠外生殖期,即无性生殖发生在中间宿主的肌肉和其他组织。根据感染肉孢子虫的种类不同,人可以作为中间宿主,也可以是终末宿主。通过食入生的或者未经充分烹饪的带有组织包囊(肉孢子囊)的牛肉和猪肉,人可分别获得性感染人肉孢子虫和猪人住肉孢子虫。肉孢子虫感染常无明显临床表现,少数患者呈现一过性腹泻、腹痛和畏食等症状。肉孢子虫在中间宿主体内的进行无性繁殖,而在终末宿主体内,肉孢子虫只进行一次有性生殖,因此,肠道感染肉孢子虫常具有自限性。卵囊产出与宿主吞食的肉孢子囊数量有关。临床诊断以粪便中检出孢子化的孢子囊为确诊依据,孢子囊大小 25μm×33μm,各含四个子孢子(图 63-13A)。卵囊壁常不可见,

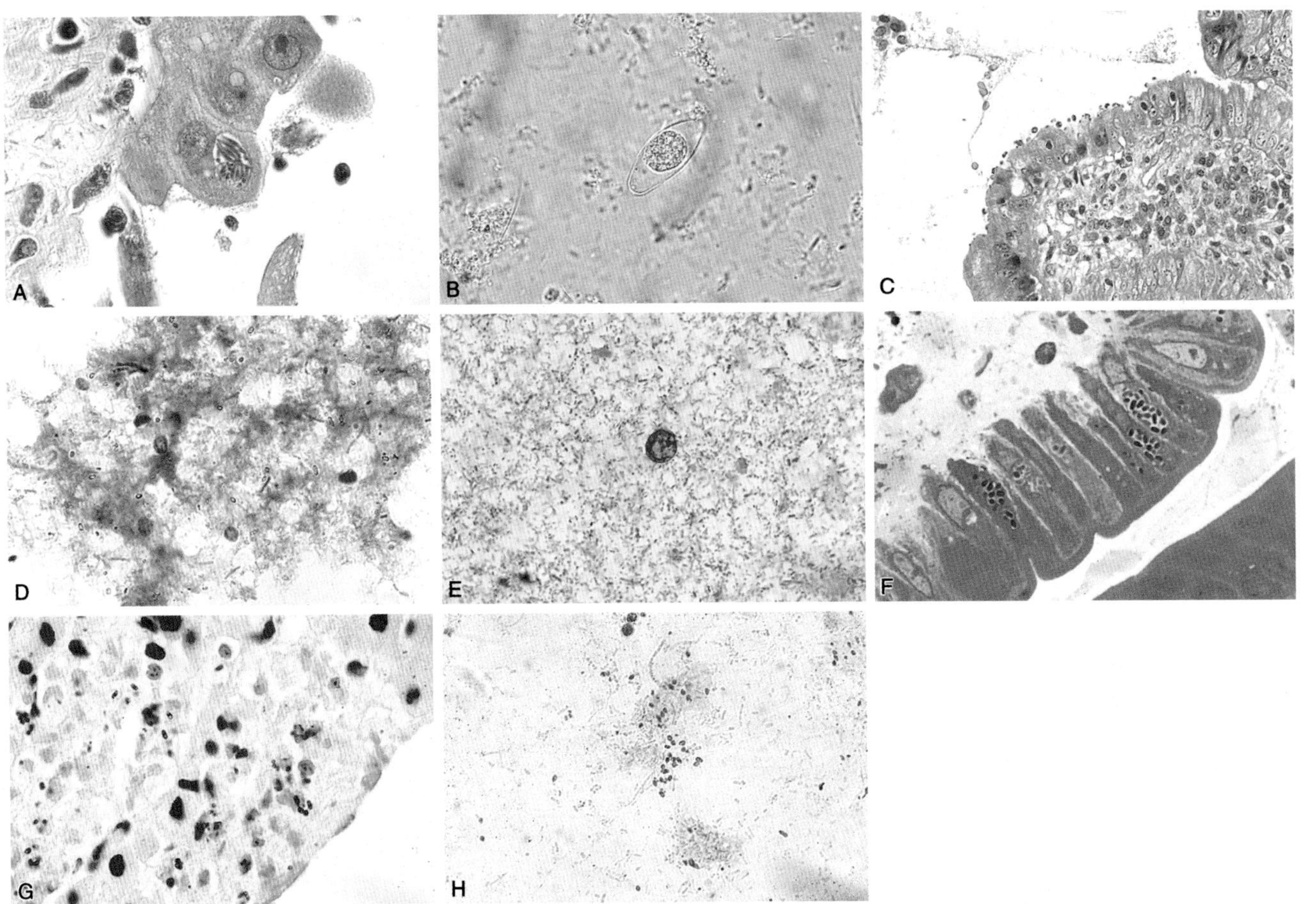

图63-15 A. 胆囊上皮细胞中的贝氏囊等孢虫裂殖体，内含大量裂殖子(HE，×1000)。B. 粪便中的贝氏囊等孢虫卵(湿粪，×1000)。C. 小肠活检检出的肠细胞刷状缘中的微小隐孢子虫卵囊(HE，×400)。D. 改良抗酸染色检出的粪便中的微小隐孢子虫卵囊(×1000)。E. 改良抗酸染色检出的粪便中的卡晏环孢子虫卵囊(×1000)。F. 小肠活检检出的肠细胞中的微孢子虫孢子(甲苯胺蓝染色，×1000)。G. HIV 感染患者肝实质中的微孢子虫孢子(Brown and Brenn 染色，×1000)。H. 改良/加强三色染色检出的粪便中大量的微孢子虫孢子(×1000)

薄而易碎，释放两个孢子囊。孢子囊常检出于湿粪样本或抗酸染色样本中，较隐孢子虫卵囊偏大。三色染色法在肉孢子虫检测中价值不大。此外，人感染某些动物类肉孢子虫(统称林氏肉孢子虫)后可在骨骼肌和心肌组织检出组织包囊。此类病例中，人是肉孢子虫的中间宿主(Beaver et al，1979；Strickland，2000)。

隐孢子虫属

隐孢子虫属球虫是单宿主型球虫，但可以感染人(人隐孢子虫和微小隐孢子虫)和包括牛羊在内的多种动物(Coupe et al，2005)。隐孢子虫在宿主小肠和大肠上皮细胞的刷状缘中进行发育，偶有散布于胆囊、胰腺和呼吸道等部位(图 63-13A 和图 63-15C、D)。对正常人群，尤其是托儿所儿童，隐孢子虫常导致急性、自限性腹泻。隐孢子虫病和贾第虫病的流行学特征相似。1993 年，在威斯康星州密尔沃基市发生一起因饮水传播的隐孢子虫病暴发流行，是迄今已知的该病最大规模的暴发之一。在该事件中，大雨导致民用自来水被农场污水污染，约有 40 万人患病(MacKenzie et al，1994)。与贾第虫包囊相似，隐孢子虫包囊对饮用水中的加氯消毒有很强抵抗力。居民饮用的地表水经过有效过滤可避免隐孢子虫病的流行。艾滋患者感染隐孢子虫后可表现为慢性分泌性腹泻，持续数月至数年，甚至导致死亡。隐孢子虫病潜伏期约 8 天，健康人感染后病程持续 9~23 天。临床表现为精神不振、发热、畏食、痉挛性腹痛和腹泻(Current & Garcia，1991；Mannheimer & Soave，1994)。

常用诊断方法包括粪便检查或抗原检测。甲醛溶液-乙酸乙酯沉淀法和饱和蔗糖溶液漂浮法等多种方法均可很好的用于卵囊富集(CLSI，2005；Garcia，2007)。甲醛溶液-乙酸乙酯沉淀法因其可操作性强在诊断中较为常用，增加离心转速和延长离心时间可使检出率最大化(CLSI，2005；Garcia，2010)。取沉淀涂片，进行抗酸染色或免疫荧光染色镜检。多种抗酸染色法可用于隐孢子虫的检测，例如金胺-O 染色，而改良冷 Kinyoun 法最为常用。隐孢子虫卵囊呈椭圆形，直径 4~6μm，经改良冷 Kinyoun 法染色后呈深紫色，颜色深浅不一。检测中必须设置阳性对照组。

具有较高灵敏度和特异性的直接免疫荧光试剂和酶免疫检测试剂已经上市(CLSI，2005；Garcia，2007；Murray et al，2007)。这类试剂对于隐孢子虫罕见实验室以及缺乏隐孢子虫卵囊抗酸染色鉴定经验的实验室用途较大。和贾第虫一样，对于未在美国以外国家旅行的腹泻患者，抗原检测显得尤为有用。对于这类患者，抗原检测(常与贾第虫抗原检测同时进行)

是传统抗酸染色检验虫卵和寄生虫的补充，甚至可以替代传统检验方法。

隐孢子虫粪便检测是否需要进行取决于检测人群、检测目的、检测重点和实验室检测能力。一些实验室因为某些特定需求而进行隐孢子虫检验；而另外一些实验室对所有免疫缺陷人群送检样本进行检验。

卡晏环孢子虫

与其他球虫一样，卡晏环孢子虫（*Caryan ring sporozoa*）可造成免疫正常人群和免疫缺陷人群腹泻症状（Ortega et al，1994；Murray et al，2007）。此类寄生虫已在包括美国在内的多个国家患者体内检出，起初被描述成一种蓝绿藻、一类古细菌样生物、一类球虫样生物及其他多种形态（Ortega et al，1993；Shields & Olson，2003）。卡晏环孢子虫感染后患者出现类似感冒症状，表现为恶心、呕吐、体重下降和喷射性水样便，持续1～3周。未孢子化卵囊在光镜下呈椭圆形，不具折光性，直径8～10μm，内含一簇有外膜包裹的折光颗粒。1～2周后，卵囊孢子化完成，内含两个孢子囊，每个孢子囊各含两个子孢子。在三色染色涂片中，卵囊为透明、圆形、微褶皱样。在紫外光照射下，卵囊可自发荧光，呈现亮绿色至深蓝色。用改良抗酸染色法或者金胺-O染色法时，卵囊呈现抗酸性。卡晏环孢子虫卵囊必须与隐孢子虫卵囊加以区分，两者染色特点相同，但是后者偏小（4～6μm）（图63-15E）

微孢子虫科

微孢子虫科寄生虫是一类属于微孢子虫门的专性细胞内、可产生孢子的真菌，可感染包括人在内的多种动物（Shadduck & Greely，1989；Franzen & Müller，1999）。它们是免疫缺陷患者，尤其是艾滋患者的主要致病原，导致高比例（有报道称高于30%）的无名腹泻症状（Curry & Caning，1993）。比氏肠胞虫和肠脑炎微孢子虫这两种常感染人肠道的微孢子虫可使艾滋患者出现持续性腹泻和消瘦，与艾滋患者的隐孢子虫病临床表现类似。许多虫种是包括器官移植患者在内的免疫缺陷人群发病和死亡的重要诱因（Cali et al，1993；Willson et al，1995；Murray et al；2007；Ramanan & Pritt，2014）。

微孢子虫在细胞内增殖（裂殖生殖），形成抗性孢子（孢子生殖），破碎宿主细胞后感染邻近细胞或被排出体外。孢子含有一个卷曲的极丝，可以在适宜环境刺激下用力展开，刺入宿主细胞膜。孢子原生质可通过极丝注入宿主细胞质，随后增殖。迄今未发现微孢子虫的保虫宿主。微孢子虫科其他属的寄生虫也偶发性感染人，例如肠胞虫属（肝炎、眼部感染和中枢神经疾病）、微孢子虫属（转移性感染）和具褶孢虫属（肌炎）（Shadduck & Greeley，1989；Curry & Caning，1993）等（Franzen & Müller，1999；Garcia，2007）。

此前诊断微孢子虫感染需要将待检组织置于常规光镜和电镜下观察（图63-15F、G）。改良三色染色法检测粪便中的孢子是临床检测微孢子虫感染的一大进步（Weber et al，1992；Garcia，2007）。运用此法检测，染色样本背景浅绿，孢子呈红色，某些孢子中间有一道中板（图63-15H）。这种方法的改良版已经出现。运用Uvitex 2B、Calcofluor白等对孢子进行荧光染色的方法更加敏感，常用于检测样本的初筛。这类方法也用于对酵母进行染色（van Gool et al，1993；DeGirolami et al，1995；Luna et al，1995）。孢子的微小形态给检测带来很大挑战（CLSI，2005）。

多种PCR方法应用于检测微孢子虫。相比于传统依靠显微镜的检测手段，PCR方法具有更高的灵敏性和特异性（Vasoo & Pritt，2013）。遗憾的是，迄今仍没有一项经过FDA批准的检测方法，分子检测仅限于评估标准实验室和疾控中心。

肠道蠕虫

肠道蠕虫包括成虫寄生于人胃肠道或幼虫寄生在人体其他部位（肝脏、肺或者血液）的线虫、绦虫、吸虫。肠道蠕虫虫卵通过肠道排出体外。成虫大小从1mm～10m不等；虫卵大小为25～150μm（图63-16）。

了解蠕虫的生活史和地域分布对于寄生虫感染期、感染器官和组织、诊断期的确定至关重要。虽然临床诊断通常依赖于检出和确定虫体特定的发育阶段（卵、幼虫或成虫），但一些寄生虫感染也可通过临床症状、血清学证据或者两者兼有进行确定。

某些虫种的生活史中感染期可直接在人际间传播（蛲虫和微小膜壳绦虫）。另有一些虫种（鞭虫，蛔虫和毛圆线虫）需要在宿主体外进行特定时间的发育后，虫卵或幼虫（毛圆线虫）才具备感染能力。误食带有寄生虫感染期的虫媒动物（复孔绦虫、膜壳绦虫）、植物（姜片虫、片形吸虫）或动物组织（旋毛虫、带绦虫、裂头绦虫、支睾吸虫、后睾吸虫、并殖吸虫、异形吸虫、后殖吸虫和侏形吸虫）的情况也偶有发生。在某些情况下，幼虫阶段可直接穿透皮肤（钩虫、圆线虫和血吸虫）感染。

从粪便、尿液或痰液中获得寄生虫卵和幼虫，并进行鉴定需要一套系统的方法，操作人员需要进行适当的培训。虫卵和幼虫的大小是一个特别重要的特征，测量通常需要一个经过精确校准的目镜微尺。虫卵的外部特征需要重点关注，包括虫卵形状、卵壳厚度、是否有突起包被、卵盖、肩峰、小疣、卵塞、小棘。同时还应注意绦虫虫卵的发育（胚胎化，未胚胎化）阶段和是否带有小钩。检验员还需要对在人类粪便中发现的大量人工制品进行甄别，这些东西和寄生虫卵、幼虫较为相似。

线虫

线虫是生活在人类肠道、血液和组织中的常见蠕虫。世界上1/3的人口被感染。有些线虫通过虫体前端的特殊结构黏附在肠道黏膜（钩虫和鞭虫），有些则在肠腔自由运动（如蛲虫和蛔虫）。线虫虫体呈圆柱形，不分节，体表覆盖有非细胞的角质层，具有完整的消化管。与绦虫和吸虫雌雄同体不同，线虫雌雄异体。除鉴定粪类圆线虫需要检测粪便中的幼虫外，所有肠道蠕虫都以鉴定粪便中的虫卵作为诊断依据。本部分主要讲解肠道线虫，而寄生在组织的线虫在本章后面的“组织蠕虫”部分进行描述。

蠕形住肠线虫（蛲虫感染）

蛲虫病是美国社会各阶层的儿童中常见的蠕虫病。虽然它主要感染年幼儿童，但因其虫卵的成熟所需时间很短，蛲虫能够在家庭和幼儿园的儿童之间以及儿童和成人间快速传播。

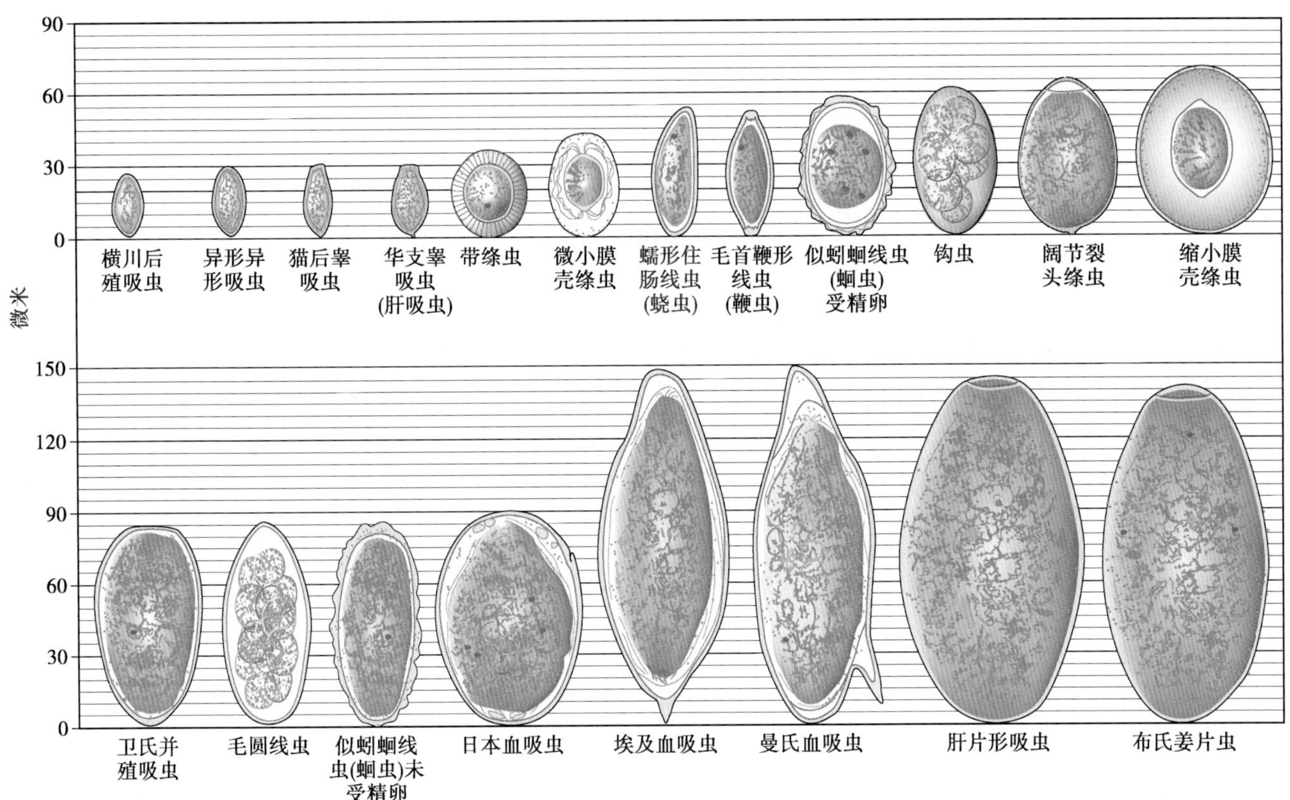

图 63-16　蠕虫卵的大小比较(Courtesy of Centers for Disease Control and Prevention, Parasitology Training Branch, Atlanta)

雄虫和雌虫主要分布在盲肠和邻近区域。雌虫长度可达13mm,后端尖锐,形如其名。在雌虫和雄虫的纵切面均可见侧翼,有食管球(图 63-17A 到 C)。

雄虫较为罕见,而雌虫可见于粪便样本表面或肛周皮肤,特别是在夜间雌虫产卵时。蛲虫卵无色透明,卵圆形,一侧扁平,大小(20~40)μm×(50~60)μm。虫卵排出数小时后具有感染性,从食入感染期虫卵至虫体发育成熟产卵约需 1 个月(潜伏期)。

蛲虫感染可能无明显症状,患儿常表现焦躁不安、瘙痒、易怒及失眠。患者遗尿应排除蛲虫感染。蛲虫成虫也可能移行至非常见寄生部位,如阴道、输卵管或腹腔。虫体在这些部位死亡后可引起炎症性肉芽肿反应(Symmers, 1950; Garcia, 2007)。

可用透明胶纸法于清晨排便和洗澡前在患者肛周皮肤收集虫卵或者成虫,相比而言,成虫并不常见(Ash & Orihel, 1987; Garcia, 2007)。只有 5%~10%的病例运用常规粪便检查进行鉴定。临床诊断需要多天多样本检测,提高虫卵检出率。

毛首鞭形线虫(鞭虫感染)

毛首鞭形线虫病,即鞭虫病是热带和亚热带常见的寄生虫病。鞭虫成虫常寄生于大肠,尤其是盲肠。严重感染时,虫体也可见于结肠和直肠。雌虫和雄虫长度均可达到 50mm,虫体前端细长柔韧,钻入肠黏膜,后端较为粗大,游离于肠腔。雌虫细长,雄虫尾部卷曲(图 63-17D)。鞭虫的生活史属于直接发育型,未经胚胎发育的虫卵随粪便排出,在适宜的土壤条件下经过数周发育成熟到感染阶段。人误食胚胎化虫卵后,幼虫释放,在结肠中发育到成虫,依附存活达 10 年。

鞭虫轻度感染通常无明显症状,但大量虫体(>300 条)感染时患者会出现腹泻或痢疾症状,伴有脱水和贫血(Beaver et al, 1984; Strickland, 2000)。儿童感染严重时可导致直肠脱垂(Cooper & Bundy, 1988)。

临床诊断可通过直接粪便涂片或虫卵浓集法,以检出典型鞭虫卵为确诊依据。虫卵呈纺锤状,两端有折光性卵塞,大小(50~55)μm×(22~24)μm(图 63-17E)。人可能偶发性感染寄生于犬的鞭虫(狐毛首线虫)。与毛首鞭形线虫卵相比,狐毛首线虫卵更大、更宽、形态更似纺锤。为了评估感染强度、治疗功效和寄生虫获得率,虫卵有时需要计数。

菲律宾毛细线虫

菲律宾毛细线虫常见于食鱼鸟体内,人主要是通过食入生的或未经充分烹饪的且带有感染性幼虫的鱼肉而感染。虽然菲律宾毛细线虫感染首先发现于菲律宾,而后在泰国,但在亚洲、中东和南美洲也偶有病例报告(Cross, 1992; Murray et al, 2007)。菲律宾毛细线虫可引起慢性腹泻,感染者可能将虫卵、幼虫甚至成虫随粪便排出。虫卵和鞭虫卵相似,大小(36~45)μm×21μm,有较厚的带辐射条纹的卵壳,具不明显的黏性卵塞。

似蚓蛔线虫(蛔虫病)

似蚓蛔线虫是最大的肠道寄生虫,也是最常见的肠道线虫,全球约有 13 亿人感染(John & Petri, 2006)。蛔虫感染主要发生在卫生设施较差甚至无卫生设施的地区,和鞭虫一样,儿

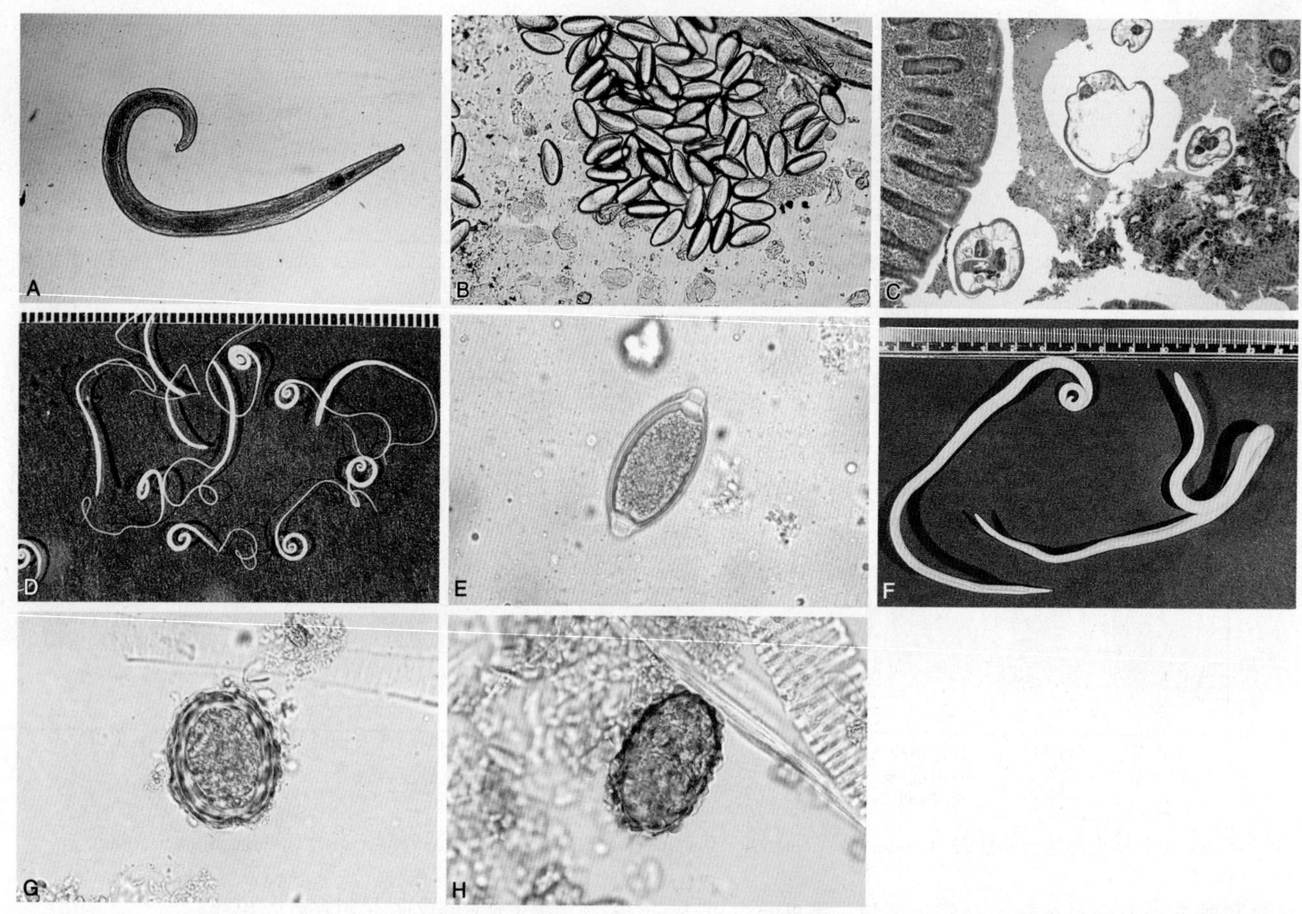

图 63-17　除个别说明，图片均是光镜下直接检测。A. 蛲虫雄性成虫，尾部卷曲，有咽管球（×4）。B. 透明胶带法检测到的大量蛲虫卵（×400）。C. 蛲虫成虫横切面，可见侧翼（HE，×100）。D. 鞭虫成虫，雄虫可见尾部卷曲，雌虫尾部纤直。E. 鞭虫卵（×400）。F. 蛔虫雌雄成虫。G. 未胚胎化的受精蛔虫卵（×400）。H. 未受精蛔虫卵（×400）（D 和 F 选自 Zaiman H，editor. A pictorial presentation of parasites：a cooperative collection；http://www.astmh.org/Zaiman_Slides/1271.htm）

童感染尤其常见，并且感染严重。

蛔虫成虫主要寄生于十二指肠和空肠近端。雌虫的长度可达 35cm，直径为 6mm。雄虫较小，尾部垂直卷曲（图 63-17F），成虫和未成熟的幼虫虫体前端均可见三个突出的唇瓣。

蛔虫雌虫每天可产大约 20 万个未成熟卵，在适宜的环境中，经 4~6 周发育到感染阶段。感染期虫卵被人误食后，在肠内孵化，幼虫穿透黏膜进入血液，并随血液进入肺，在肺泡毛细血管里短暂成熟，进入肺泡。幼虫借宿主呼吸运动移行至会厌，最后随人的吞咽动作进入消化道发育成熟。蛔虫从未胚胎化卵发育到成虫大约需要 2 个月。

蛔虫病的临床表现从无症状到严重致病均有。大量的幼虫移行至肺部会引起蛔虫性肺炎或 Loeffler 综合征（Loeffler syndrome，吕夫勒综合征），表现为双侧弥漫性、斑驳性肺浸润和轻度支气管炎，伴有外周血嗜酸性粒细胞增多。这种综合征很少见，通常发生于曾经接触过蛔虫抗原的患者。

蛔虫在肠道轻度感染无明显临床症状，重度感染常引发不同程度的腹痛和腹泻。大量蛔虫感染也可引发肠梗阻，尤其在儿童患者。即使是少量的蛔虫感染也需引起足够重视，因为虫体较强的运动能力能使它们钻入诸如胆总管、肝脏、阑尾和胃等身体其他部位。发热或药物治疗可以刺激虫体移行。在蛔虫流行地区，在进行选择性手术麻醉时，医生通常会先开一些抗蠕虫药物。

感染确定主要依据从粪便中查见虫卵，或患者呕出或排除的成虫。由于成虫每天产出大量的虫卵，单一蛔虫感染也可被检测到。每张玻片（2mg 粪便）上的虫卵数少于 20 个表明轻度感染，每张玻片上多于 100 多个虫卵表明严重感染。

蛔虫受精卵呈圆形或卵圆形，棕黄色，被不规则蛋白质膜，卵壳较厚。失去蛋白质膜的蛔虫卵被称为无膜卵，与钩虫卵极为相似。新鲜排除的蛔虫卵未经胚胎发育，大小（55~75）μm×（35~50）μm（图 63-17G、H）。单个雌虫可直接产出较大较长的非受精卵，卵壳较薄，被有不规则蛋白质膜。这些虫卵中充满大小不规则的脂肪颗粒。

毛圆线虫

毛圆线虫属寄生虫感染引发的人类疾病属于人兽共患病，因为此类寄生虫常感染诸如山羊、牛、绵羊等的大型食草动物。该属多个虫种可感染人类，例如蛇形毛圆线虫、东方毛圆线虫、艾克毛圆线虫和短毛圆线虫，并呈世界性分布。毛圆线虫成虫寄生在小肠内，虫卵排出体外后发育成熟。幼虫可在土壤和植被上游走，被终末宿主吞食。

与钩虫不同，毛圆线虫不是经皮肤直接感染，也没有经肺移行阶段。感染症状通常较轻，无明显临床表现，重度感染可导致腹痛和腹泻,伴有嗜酸性粒细胞增多。毛圆线虫卵与钩虫卵类似,略长略窄,大小(78~98)μm×(40~50)μm,一端略呈锥形。

美洲板口线虫和十二指肠钩口线虫(钩虫感染)

钩虫是已知的最常见的感染人的蠕虫之一,分布于热带、亚热带和某些温带地区。美洲板口线虫和十二指肠钩口线虫的地理分布特征相似,但是美国没有十二指肠钩口线虫。

钩虫雌性成虫长度可达 12mm,雄虫略短。雌雄钩虫鉴别特征明显,雄性尾部有扇形的交合伞。钩虫前端有口囊,具钩齿或板齿。雌虫雄虫均黏附在小肠黏膜,可存活 18 年(Beaver,1988;Garcia,2007)。

钩虫卵随宿主粪便排出,发育成熟所需时间很短,与环境状况有关。杆状蚴从虫卵孵出后经过约 7 天发育成感染性丝状蚴,后者与人体接触后可穿透皮肤进入人体循环系统,移行至肺、气管细支气管树,最后随人体吞咽动作到达肠道。钩虫在小肠发育成熟后便开始产卵。美洲板口线虫和十二指肠钩口线虫的生活史相似,不同之处在于人若误食十二指肠钩口感染期幼虫,该幼虫可在肠道直接发育至成虫。

钩虫可在幼虫侵入部位对皮肤造成伤害。这种情况被称为"地痒疹",其特征是炎症、发红、丘疹,伴有强烈的瘙痒。与蛔虫相似,大量的钩虫幼虫移行至肺可导致 Loeffler 综合征。根据虫荷量不同,肠道感染钩虫可导致腹痛、腹泻和恶心等肠胃炎症状。钩虫的最主要特点是引起宿主慢性失血,伴有继发性缺铁性贫血。每条十二指肠钩口线虫可导致宿主日均失血 0.15~0.25 ml,每条美洲板口线虫可导致宿主日均失血 0.03 ml。钩虫慢性感染可严重影响儿童发育。患者失血量、钩虫感染量和克粪便中的虫卵数呈正相关性,这有助于临床医生确定流行地区患者的起始治疗时间(Layrisse et al,1964;Layrisse & Roche,1964;Cook,2002)。

临床诊断主要依赖于粪便检查中发现卵壳较薄的虫卵为准。这些虫卵部分已经完成胚胎发育,大小(58~76)μm×(36~40)μm(图 63-18A)。如果粪便样本未经及时检查,虫卵可能会完成胚胎发育,甚至有杆状蚴孵出。钩虫杆状蚴需要与粪类圆线虫杆状蚴加以区分,前者口囊较长,生殖原基不透明(图 63-19)。钩虫的杆状蚴可以继续发育至具有感染能力的丝状蚴,后者后端尖细,咽管细长,约占虫体的 1/4。钩虫卵需要与毛圆线虫属和植物寄生线虫(尤其是异皮线虫属)的虫卵加以区分,毛圆线虫属虫卵更长,两端更尖;异皮线虫属虫卵更长、两端较钝圆,通常不对称(图 63-18B)。

虽然可以根据口囊和雄性的交合伞对两种钩虫成虫进行区分,但两种钩虫卵形态一样。在直接湿片计数时,若虫卵数

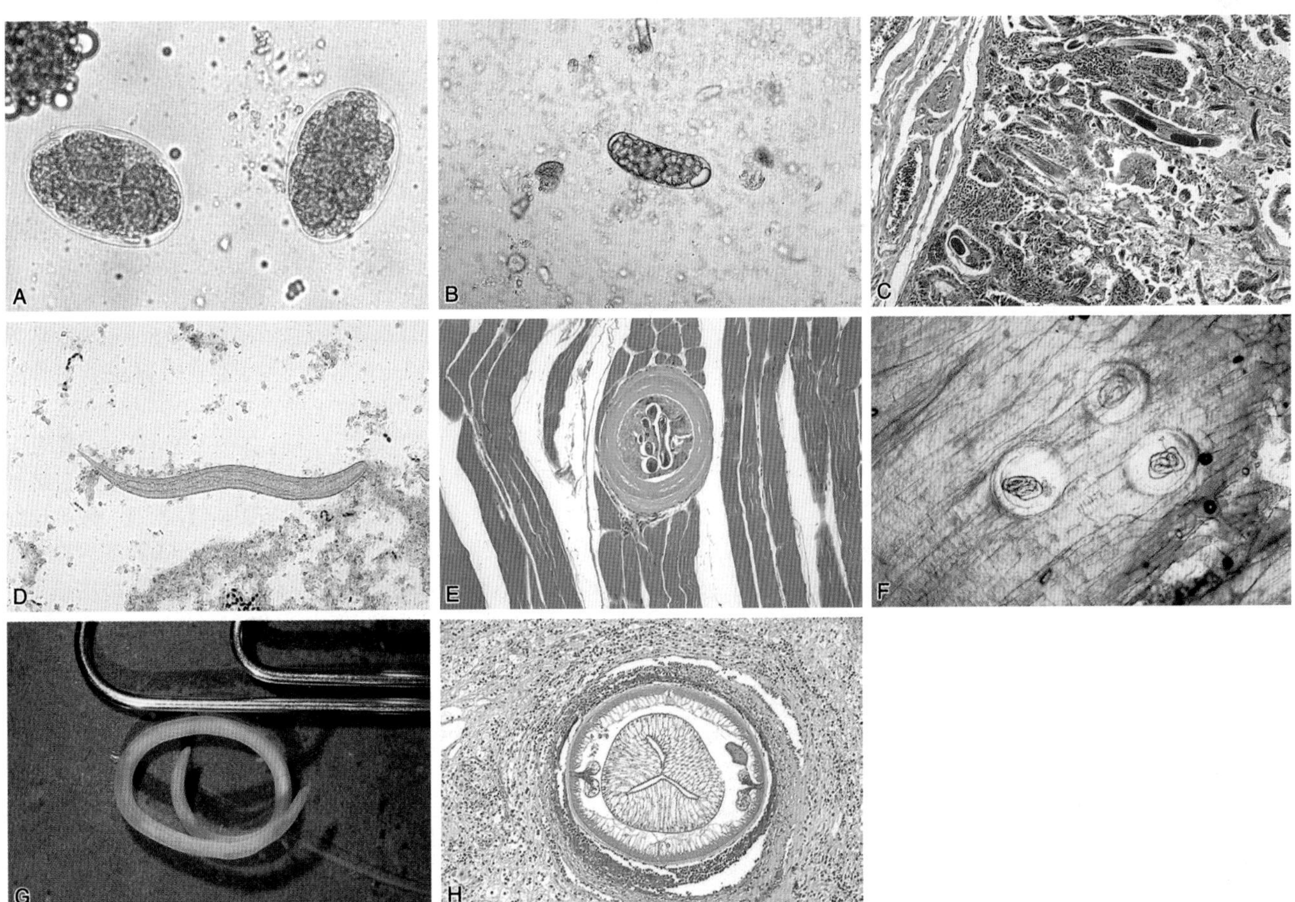

图 63-18 A. 钩虫(美洲板口线虫和十二指肠钩口线虫)卵(×400)。B. 异皮线虫卵,人食用感染的植物后,这种卵偶见于人的粪便(×400)。C. 大量粪类圆线虫在十二指肠黏膜感染,可见成虫、虫卵和幼虫(HE,×100)。D. 粪类圆线虫非感染性杆状蚴(碘染色,×100)。E. 肠道肌肉横切可见的旋毛虫(HE,×100)。F. 熊肉中的旋毛虫幼虫(肌肉压片,×100)。G. 食用鱼后呕出的假新地线虫属寄生虫(×4)。H. 异尖线虫横切面,检出于急性肠梗阻患者小肠(HE,×400)

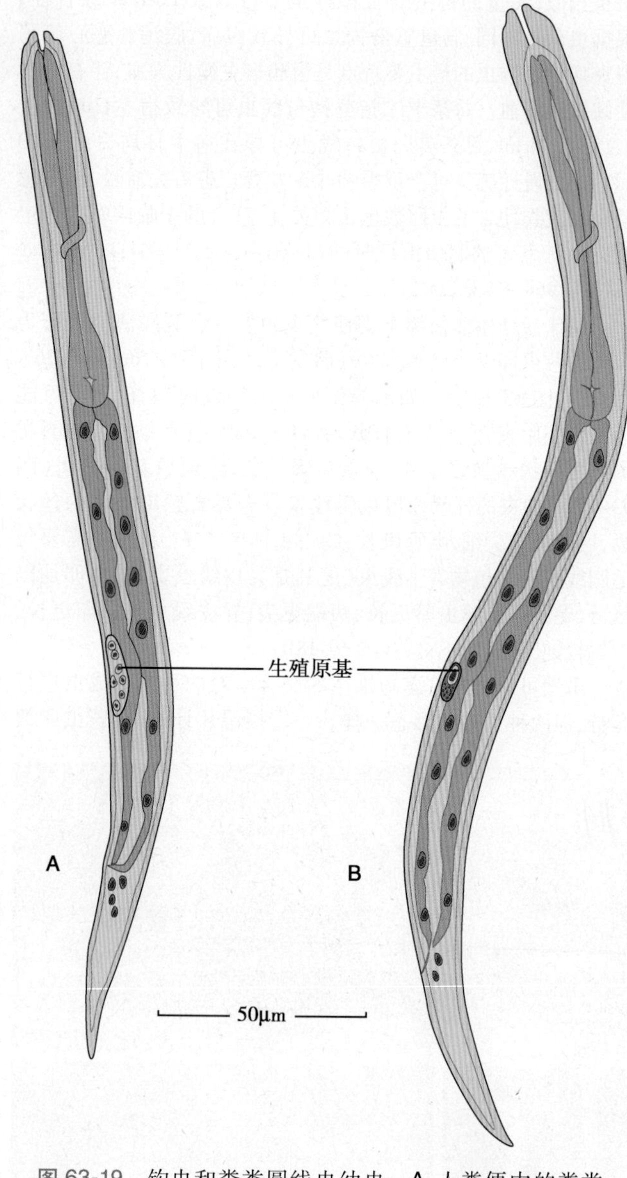

图 63-19　钩虫和粪类圆线虫幼虫。A. 人粪便中的粪类圆线虫幼虫，口囊较短，有突出的生殖原基。B. 人粪便放置 24 小时后检出的钩虫杆状蚴，口囊较长，生殖原基小

少于 5 个/玻片，表明是轻度感染，导致贫血的可能性较小；若虫卵数目超过 25 个/玻片，说明是严重感染，可引发相关临床症状。

粪类圆线虫(类圆线虫病)

类圆线虫病主要流行于热带和亚热带的地区，在温带地区也有报道，美国东南部地区也有该病流行的历史记载。雌性成虫长 2~3mm，寄生于十二指肠黏膜中，进行孤雌生殖(图 63-18C)。雄性类圆线虫不寄生在脊椎动物体内。虫卵主要在小肠孵化，释放出第一期幼虫或杆状蚴，后者随粪便排出(粪便中罕见虫卵)。在直接型生活史过程中，杆状蚴在土壤中变态发育到具有感染性的第三期的丝状蚴。丝状蚴穿透暴露的人体皮肤，并通过循环系统迁移到肺部，然后向上移动至支气管树并被吞食，在小肠发育到成虫。在适宜的高湿度土壤条件下，粪类圆线虫可能出现短暂的间接发育，即新排出的幼虫发育到营自生生活的、有生殖能力的雌虫和雄虫。这些成虫产出的虫卵可以发育到丝状蚴，进而感染人。粪类圆线虫的第三种生活史是自体感染，丝状蚴可在肠道完成发育成熟，并再次感染肠道黏膜或肛周皮肤。

类圆线虫病临床表现不一，可能与感染虫株有关(Genta & Walzer, 1989)。丝状蚴的早期迁移可能会引起皮肤刺激、发红和瘙痒，后期迁移到肺可能导致 Loeffler 综合征(Purtilo et al, 1974)。肠道症状与感染强度有关。患者可表现为消化性溃疡、腹痛和腹泻的症状。据报道，慢性感染也可导致营养吸收不良症状。

类圆线虫的自体感染可能导致虫体在人体存活数十年。二战期间在东南亚被当作战俘的盟军就出现这类情况(Gill & Bell, 1979)。在其他健康的患者中，自体感染可能引起肛周匍行疹(线性荨麻疹皮损)。在免疫缺陷、酗酒或营养不良的患者中，自体感染寄生虫快速繁殖可能引起致命的超度感染综合征(Maayen et a, 1987; Genta, 1992)。超度感染表现为严重的肺炎，伴有明显的腹泻、肠炎和败血症。在流行地区生活的患者在进行免疫抑制治疗之前，应该接受类圆线虫感染筛查(Strickland, 2000)。

虽然常规的虫卵和寄生虫学检查不易检测到类圆线虫杆状蚴的存在，甚至检测 7 个粪便标本才能调整好检测灵敏度以检出杆状蚴，但是临床诊断仍以粪便标本中检出并鉴定出典型的杆状蚴为鉴定类圆线虫感染的依据(图 63-18D)(Pelletier et al, 1988; Genta & Walzer, 1989; Garcia, 2007)。类圆线虫杆状蚴口囊较短，有突出的生殖原基，须与钩虫加以区别(图 63-19)。类圆线虫丝状蚴尾部分叉，咽管约为身体长度的一半。低倍镜观测新鲜生理盐水处理的湿片粪便标本，可见各期幼虫。如若在新鲜粪便标本中检测到感染性丝状蚴，需要诊断患者是否存在超度感染情况(Eveland et al, 1975; Murray et al, 2007)。

如果对疑似病例进行常规的粪便检查无效，可考虑十二指肠穿刺引流检验。琼脂培养方法或粪便培养技术(见本章早期的"实验室方法"部分)也可以证明是否存在感染，是检测粪便样本中类圆线虫的灵敏度最高的方法(Ash & Orihel, 1987; Genta & Walzer, 1989; CLSI, 2005; Garcia, 2007)。幼虫也可发现于痰液或其他肺标本，尤其是在超度感染综合征患者中。当疑似感染而其他方法无法确诊时，可以应用血清学检查。虽然丝虫病和其他线虫感染可能存在交叉反应，但是 EIA 和其他检测仍显示出良好的敏感性和特异性。这些测试一般不能确定感染的具体时间，但可应用于监测治疗进程和效果(Wilson et al, 1995)。

异尖线虫

见本章"组织蠕虫"部分。

绦虫

绦虫是一种带状的、雌雄同体的寄生虫，成虫寄生在脊椎动物的肠道，幼虫寄生在各类中间宿主的组织或体腔中。他们通过头节吸附在肠黏膜，头节有吸盘、吸槽或带有小钩的喙。虫体，或链体，由一个具生发功能的颈部和一系列节片组成。节片按照发育顺序分为不成熟节片、成熟节片和虫体末端的孕节。每个节片都有一套完整的雄性和雌性生殖器官，并且能够产生受精卵。大多数感染人的绦虫的虫卵(裂头绦虫例外)中

含有带有6个小钩的六钩蚴，可以与其他蠕虫卵加以区分。根据虫种不同，有些绦虫卵可从孕节释放，直接随宿主粪便排除，有些则仍随完整孕节排出。某些绦虫的较长的链体会随宿主粪便被完整排出，有节片也会主动从患者肛门逸出。带绦虫属和裂头绦虫属的大型绦虫长度可超过762cm（25ft）或更长，可存活20年。

根据虫种不同，绦虫幼虫可以在无脊椎动物或脊椎动物宿主中发育到感染期，后者被终末宿主吞食后完成整个生活史。多种绦虫的幼虫可以感染人类，引发囊虫病、棘球蚴病、裂头蚴病和多头蚴病。这些疾病在本章后面的“组织蠕虫”一节中将得到了更充分的描述。

肥胖带绦虫（带绦虫病）

人是肥胖带绦虫（又称牛带绦虫）唯一的终宿主。该绦虫呈世界性分布，尤其常见于中东、非洲、欧洲、亚洲和拉丁美洲，在美国很少见，病例呈散发性。牛食入被含有肥胖带绦虫卵的人粪便污染的牧草后，组织中可见肥胖带绦虫囊尾蚴（牛囊尾蚴）。当人摄入生的或未完全煮熟的感染的牛肉后，囊尾蚴在小肠发育至成虫，历时2~3个月。肥胖带绦虫病临床症状不明显，可表现为腹部不适和腹泻。与链状带绦虫不同，肥胖带绦虫的卵对人没有传染性，摄入肥胖带绦虫的卵不会导致囊虫病。

临床诊断以通过直接法或富集法在粪便中检出虫卵为依据。虫卵呈椭圆形，直径31~43μm（图63-20A）。卵壳厚，有径向条纹，内含有一六钩蚴。所有带绦虫属绦虫卵形态均相同，统称带绦虫卵。

虫种鉴定可根据节片或头节形态，后者较为罕见（服用抗寄生虫药后排出）。带绦虫节片侧面有一突出的生殖孔。用结核接种针或注射器小心地从节片生殖孔注入印度墨水后可成功地勾勒出子宫轮廓。肥胖带绦虫的孕节子宫有15~20个侧支（单侧数目），而链状带绦虫有7~13个侧支（图63-20B，图63-21）。将节片浸入甘油过夜或者用文献报道的胭脂红或红细胞染色法可使节片更加清楚（Ash & Orihel，1987）。肥胖带绦虫头节有四个吸盘，顶突无小钩。

链状带绦虫（带绦虫病）

链状带绦虫，即猪带绦虫，是欧洲最常见的绦虫，尤其在东欧、拉丁美洲、中国、巴基斯坦和印度。该种绦虫偶见于美国，主要发现于近期移民中。人通过生吃或食用未完全煮熟的含有囊尾蚴（猪囊尾蚴）的猪肉引发成虫感染（绦虫病）。链状带绦虫病症状与肥胖带绦虫病症状相同。更为的重要的，意外摄入同一成虫排出的虫卵或被虫卵污染的食物可引发囊虫病（Schantz et al，1992）。关于囊虫病的更多细节将在这一章后面的“组织蠕虫”部分进行详细描述。

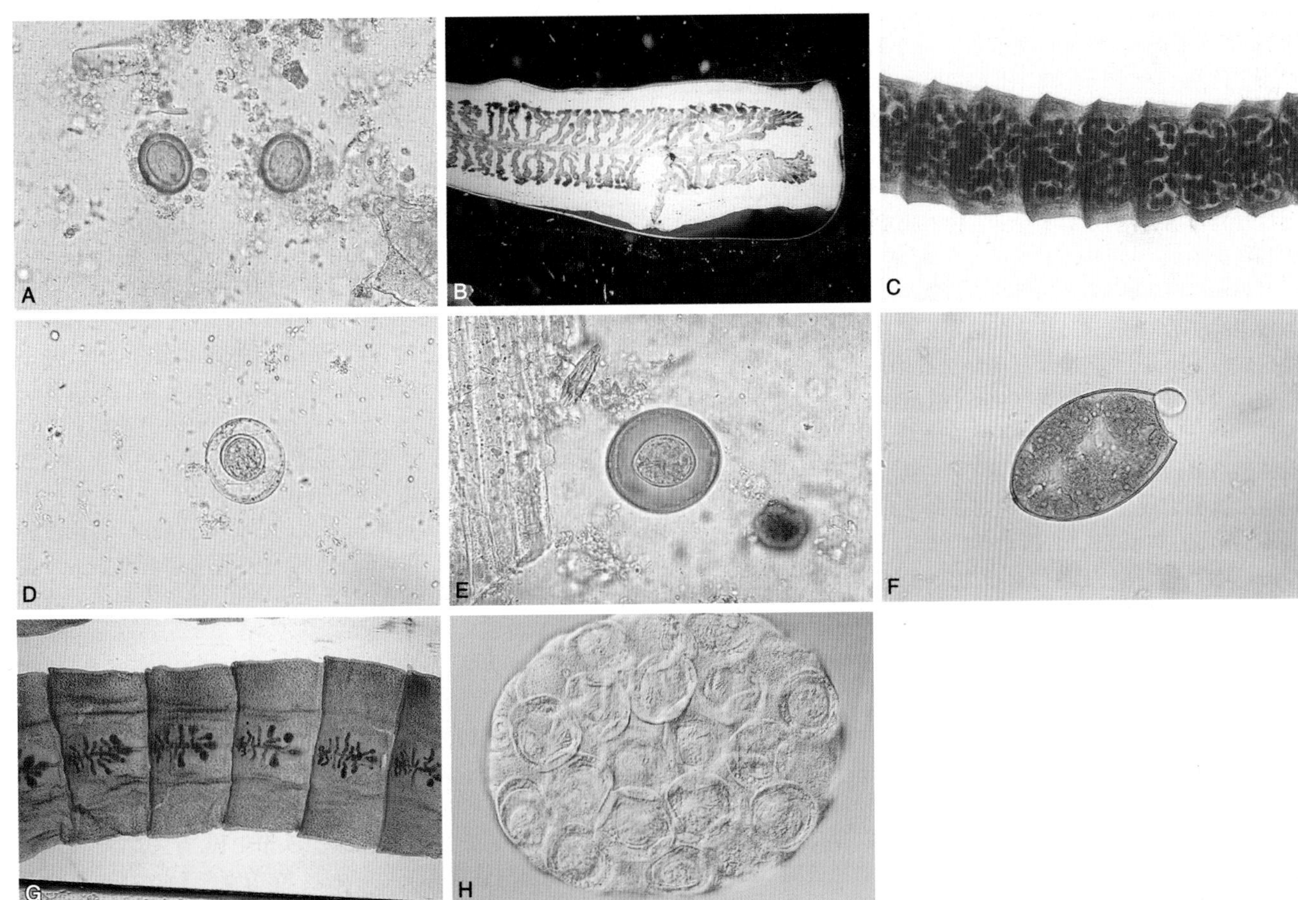

图63-20 A. 肥胖带绦虫卵（与链状带绦虫卵相同，×400）。B. 从生殖孔注入墨水后的肥胖带绦虫孕节。C. 染色后的微小膜壳绦虫孕节（×100）。D. 微小膜壳绦虫卵，有小钩和极丝（×400）。E. 缩小膜壳绦虫卵，无极丝（×400）。F. 阔节绦虫属虫卵，卵盖打开，末端有小棘（×400）。G. 染色后的阔节绦虫孕节（×2）。H. 犬复孔绦虫卵（相差显微镜，×400）

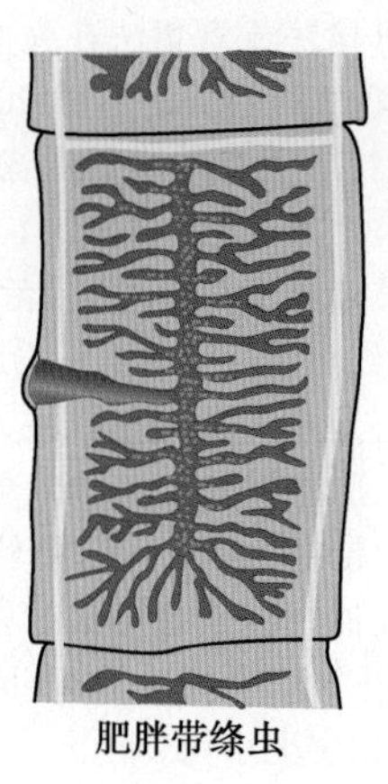

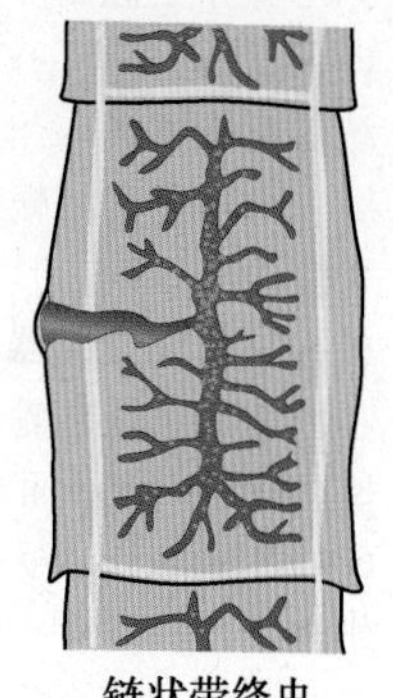

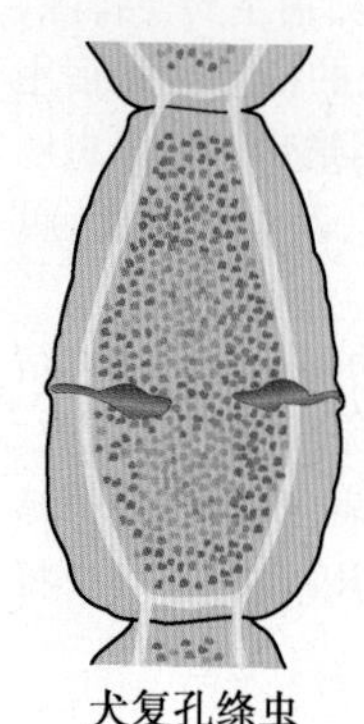

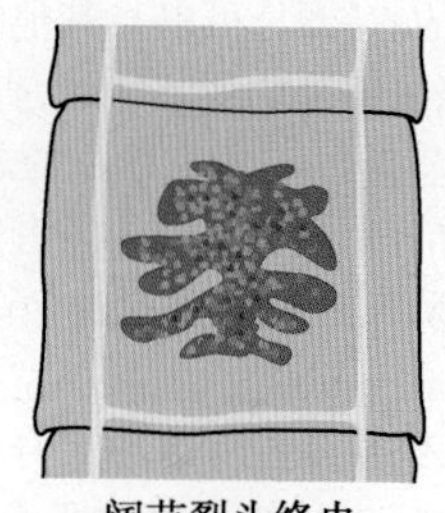

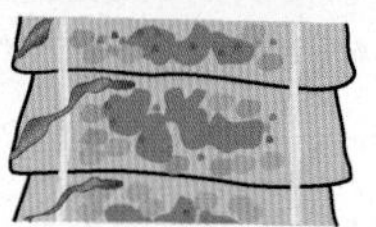

图 63-21　寄生在人的不同绦虫的孕节

虽然链状带绦虫感染与肥胖带绦虫在形态学上差异明显，但两者的诊断方法相同。链状带绦虫头节有四个吸盘，顶突有两圈小钩，这点和肥胖带绦虫不同。孕节子宫有 7～13 个侧支（图 63-21）。

微小膜壳绦虫（膜壳绦虫病）

微小膜壳绦虫，又称为侏儒绦虫，呈世界范围分布，是美国最常见的绦虫。它是小鼠常见的寄生虫，是感染人的最小的绦虫，长度达 4.0cm。该绦虫头节顶突带小钩，各节片生殖孔都位于链体同一侧（图 63-20C，图 63-21）。生活史可以是直接发育型，即人食入感染性虫卵，也可以是间接发育型，即人食入含有似囊尾蚴的中间宿主（主要是谷物甲虫）。在以前病例中，虫卵可在人际间直接传播，通常是儿童之间（可能性最高），或可通过食物传播，特别是那些受到谷物甲虫或啮齿动物粪便污染的谷物产品。

虫卵在肠道孵化，六钩蚴穿透黏膜，发育成熟为似囊尾蚴。似囊尾蚴随后进入肠腔，并重新附着在肠壁上，经过 2～3 周发育至成虫。因此，人是微小膜壳绦虫的中间宿主和终末宿主。在一些患者体内，微小膜壳绦虫可进行自体感染，成虫排出虫卵后，虫卵迅速孵化，六钩蚴不离开人体而是迅速侵入肠壁。自体感染被认为是偶发性大规模感染的原因。

虫体的大量感染可能引起明显的临床症状，表现为腹痛、腹泻、畏食症和易怒。临床诊断以在粪便中检出直径 30～47μm、椭圆形、薄壳、无色的虫卵为依据（图 63-20D）。虫卵中央为带有六个小钩的胚膜（六钩蚴），与卵壳之间间隙明显。胚膜两端增厚凸起，并由该处各发出数根丝状物，弯曲延伸至胚膜与卵壳之间。如果仔细检查大便，偶尔可见完整的链体。

缩小膜壳绦虫

大鼠绦虫，即缩小膜壳绦虫，是一种广泛分布的绦虫，但很少感染人，因为缩小膜壳绦虫似囊尾蚴幼虫发育必须以节肢动物作为中间宿主。人感染通常是由于误食了被感染的甲虫污染的谷物或谷物产品。成虫在小肠发育，长度达 60cm。与微小膜壳绦虫类似，缩小膜壳绦虫生殖孔分布于链体同一侧。但缩小膜壳绦虫头节没有带钩的顶突。尽管偶有报告缩小膜壳绦虫会引起肠道症状，但人体感染量常较少，无明显临床表现。临床上以粪便检出大小（70～85）μm×（60～80）μm、卵壳薄厚适中、略显卵圆形、黄褐色虫卵为诊断依据（图 63-20E）。虫卵易与微小膜壳绦虫虫卵混淆，但前者胚膜与卵壳之间无细丝。

裂头绦虫（裂头绦虫病）

人可能被某些种类的鱼绦虫（裂头绦虫）感染，它们通常感染鱼类哺乳动物和鸟类（Curtis & Bylund，1991；Connor et al，1997）。裂头绦虫广泛分布在温带，特别是北欧、斯堪的纳维亚、前苏联和日本。此类绦虫感染也发生在加拿大、美国北部中部各州、太平洋沿岸各州和阿拉斯加。虽然阔节裂头绦虫是已知能感染人的最常见虫种之一，但不能以虫卵形态作为虫种鉴定的依据。

裂头绦虫寄生于小肠，长度可达 10m 或更长，存活数年。虫卵随粪便排出时未发生胚胎化，必须进入淡水溪流或湖泊才能继续发育。在经历数周的胚胎发育后，身披纤毛、有六个小钩的钩球蚴孵化，并被剑水蚤吞食。钩球蚴继续发育到原尾蚴阶段，感染第二中间宿主鱼类。在鱼体内，原尾蚴移行到各个组织，发育到裂头蚴。裂头蚴可以在食物链中暂停发育，并在较大的鱼体内积累。人通过食用生的或未完全煮熟的含有裂头蚴的鱼而感染。

人感染约 1 个月后，裂头绦虫成虫成熟并开始产卵。成虫感染可能无明显症状，患者常在排出一定长度的链体后引起注意。另外，患者可能出现不同程度的腹部不适和腹泻，肠梗阻较为少见。在欧洲北部的流行地区，一小部分患者因裂头绦虫在空肠内吸收维生素 B_{12} 而出现维生素 B_{12} 缺乏症和相关的巨红细胞贫血症。

临床诊断以常规检验技术在粪便检出典型的黄褐色、卵圆形虫卵为依据。虫卵大小（58～76）μm×（40～51）μm，有卵盖，一端有棘状突起（图 63-20F）。裂头绦虫卵是感染人的绦虫虫卵中唯一有卵盖的，同时要注意与吸虫卵，尤其是并殖吸虫或侏形吸虫属吸虫卵的区别。患者排出一定长度的链体或完整的成虫可作为裂头绦虫鉴定是依据。头节细长，有一对纵向凹槽，即吸槽，功能类似其他绦虫的吸盘。孕节宽大于长，生殖孔位于腹中部，邻近节片中央的玫瑰花样子宫（图 63-20G，图 63-21）。

犬复孔绦虫

犬复孔绦虫是犬和猫的常见绦虫，呈世界性分布，常感染人，尤其是儿童。在常规生活史中，犬复孔绦虫卵被犬猫常活动区域的跳蚤幼虫吞食。随着跳蚤幼虫变态发育至成虫，寄生在跳蚤体内犬复孔绦虫发育到似囊尾蚴阶段。人误食含有感染性似囊尾蚴的跳蚤而引发感染。儿童由于常和宠物亲密接触，因此感染的风险最高。犬复孔绦虫在小肠发育成熟，长度可达70cm。临床症状不明显，通常在见到主动运动的节片时引起关注。

临床检测基于在粪便中发现特征性虫卵、卵包或节片。虫卵呈椭圆形，内含一个六钩蚴，直径24~40μm，单独或成团出现(图63-20H)。头节细长，有四个吸盘和一个小的、可伸缩的顶突。节片呈筒状，有两个生殖孔，各位于一侧，形如其名(图63-21)，像一粒"大米"或"黄瓜种子"。

吸虫

吸虫是一种背腹扁平的寄生虫(扁形动物门)，它包括雌雄同体(肠、肝、肺吸虫等)和雌雄异体(血吸虫或裂体吸虫)两大类。所有感染人的吸虫都有一个口吸盘，即消化道的开口，以及一个用于附着的腹吸盘。吸虫成虫的长度从1mm(后殖吸虫)到70mm(巨片形吸虫)不等。

根据虫种不同，虫卵可随宿主粪便、痰液或尿液等进入环境。雌雄同体的吸虫虫卵有卵盖，未发生胚胎化(支睾吸虫和后睾吸虫除外)。血吸虫卵无卵盖，从宿主体内排出时内含成熟幼虫。吸虫幼虫，或毛蚴，具纤毛，能够穿透软体动物的组织。每种吸虫均以特定的淡水螺作为第一个中间宿主。吸虫幼虫在淡水螺体内经过复杂的无性繁殖过程后产生大量的自由游动的幼虫，即尾蚴。血吸虫尾蚴能直接穿透人皮肤，导致血吸虫病。根据吸虫种类不同，雌雄同体的吸虫幼虫可在水生植物表面结囊或者入侵第二中间宿主，例如淡水鱼或蟹。人误食结囊的幼虫即后尾蚴后，可引发感染。

人类的吸虫感染主要发生在热带和亚热带的多个地区，种类比本书描述的更加繁多(大部分是罕见和散发性肠道感染)。污水处理不完善、适宜中间宿主的存在均可导致吸虫病流行。而且，食用生的或未煮熟的含有感染性后尾蚴的植物或肉类也可使人感染雌雄同体型吸虫。在流行地区，灌溉的大量使用增加了软体动物中间宿主的数量，扩大了血吸虫病的分布范围。临床表现取决于特定时间内虫体感染量、感染的组织和器官以及宿主反应，通常是无症状的。

吸虫病临床诊断以在粪便、痰液、尿液或宿主组织中检出并鉴定出特征性虫卵为依据。直接粪检和甲醛-乙酸乙酯浓集法有利于虫卵检出，而硫酸锌浮法效果欠佳。

布氏姜片虫(姜片虫病)

布氏姜片虫是寄生于人肠道的最大的吸虫，大小(20~75)mm×(8~20)mm，主要分布于中国的多个地区、东南亚和印度，常检出于猪体内。猪是布氏姜片虫的天然保虫宿主。人通过误食含有感染性后尾蚴的水生植物，如水栗子和菱角而感染。幼虫附在十二指肠和空肠肠壁，在3个月的时间里发育至成虫并产卵。布氏姜片虫的大量感染可导致肠道表面黏膜溃疡，进而引发腹泻、上腹疼痛和恶心等症状。无明显临床症状的患者也常伴有嗜酸性粒细胞增多。

临床诊断以检出虫卵为依据，虫卵较大，(130~140)μm×(80~85)μm，黄褐色，椭圆形，卵壳薄(图63-22A)。卵盖不明显，虫卵未胚胎化。布氏姜片虫感染和片形吸虫感染的地理分布和临床症状不同，但两种吸虫虫卵形态无差异。偶尔感染人的棘孔吸虫虫卵与布氏姜片虫虫卵相似，但较小(Beaver et al, 1984)。

异形吸虫属和后殖吸虫属

这两个属的吸虫虫体较小(1~3mm)，寄生于人的肠道。异形吸虫属吸虫和横川后殖吸虫是亚洲常见的寄生虫，但与其

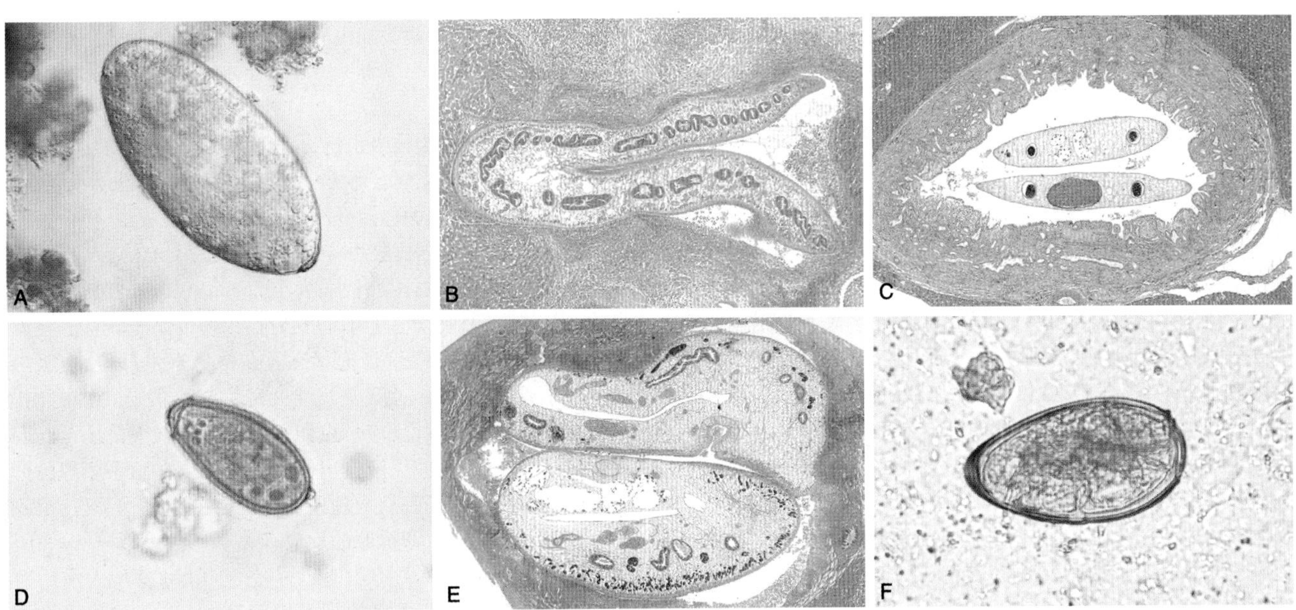

图63-22 A.粪便中的布氏姜片虫卵，与肝片形吸虫卵相同(×400)。B.肝脏中的肝片形吸虫(HE，×40)。C.胆管中的两个华支睾吸虫(HE，×100)。D.粪便中的华支睾吸虫卵，有肩峰，有卵盖，末端有小棘，芝麻粒状(×1000)。E.肺中被炎性反应包围的一对并殖吸虫成虫(HE，×20)。F.粪便中的并殖吸虫卵，有肩峰，有卵盖，末端卵壳较厚(×100)

他物种一样，也见于世界其他地方。人通过误食生的或不完全煮熟的含有后尾蚴的淡水鱼感染。虽然在医学领域不甚重要，两个属的吸虫感染也可引发腹泻和腹痛。异形吸虫属和后殖吸虫属吸虫的寿命只有几个月，因此感染常具有自限性。

临床诊断以检出胚胎化虫卵为依据。虫卵有卵盖，大小(20~30)μm×(15~17)μm(图 63-22B)，与支睾属和后睾属吸虫卵区别不大。后睾属吸虫卵卵盖更深。这些异同在医学鉴定上比较重要。

鲑隐孔吸虫

鲑隐孔吸虫(*Troglotrema salmincola*)是一种小型吸虫(0.8~1.1mm)，寄生在人小肠，见于在远东西伯利亚以及美国太平洋西北海岸(Eastburn et al,1987;Fritsche et al,1989)。人主要通过食用生的、不完全煮熟的或自家熏制的含有传染性后尾蚴的鲑鱼或鳟鱼而感染。临床症状与虫体感染数量有关，可表现为腹痛和腹泻，偶有嗜酸性粒细胞增多。虫卵大小(60~80)μm×(34~50)μm，卵圆形，有卵盖，黄棕色(Eastburn et al,1987)。与裂头绦虫卵不同，鲑隐孔吸虫虫卵末端卵壳较厚，无棘状突起。鲑隐孔吸虫是立克次体的传播媒介，后者可引发犬科动物致死性鲑鱼中毒病。

肝片形吸虫(片形吸虫病)

世界上许多地方的牛、羊和山羊都感染有肝片形吸虫，但与其种属相近的大型片形吸虫的感染较为少见。肝片形吸虫成虫寄生在胆管树，虫卵随宿主粪便排出。尾蚴从螺类中间寄主排出后在水生植物结囊，食草动物食入后尾蚴后感染。人通过食入生豆瓣菜而感染。幼虫被人吞食后穿过肠壁进入腹腔，移行到肝脏。虫体在胆囊和肝实质游窜，寄生于胆管，并在两个月的时间内开始产卵。幼虫在肝脏移行可引起组织和胆管的疼痛性炎症反应，甚至造成纤维化。临床表现包括绞痛、阻塞性黄疸、腹痛和压痛、胆结石和嗜酸性粒细胞增多。

临床诊断以粪便检出虫卵为依据。虫卵未发生胚胎化，黄褐色，有卵盖，(130~150)μm×(63~90)μm，与姜片虫卵区别不大(图 63-22A)。人误食被感染的牛或羊的肝脏后可引发假性感染，确诊依据患者的虫体接触史以及是否从粪便检出虫卵为准。

华支睾吸虫和麝后睾吸虫

华支睾吸虫(东方肝吸虫)以及与其种属相近的麝后睾吸虫寄生在人和其他食鱼动物，例如猫和犬的胆管系统。华支睾吸虫常见于中国(包括台湾)、韩国、日本和越南，而麝后睾吸虫主要分布在东南亚，特别是泰国北部。在欧洲和厄瓜多尔，人也可分别感染猫后睾吸虫和伪猫后睾吸虫。

人通过食用生的或未煮熟的带有感染性后尾蚴的淡水鱼而感染这两种寄生虫。幼虫可从较大的胆管移行至肝胆管，寄生时间可达 20 年，长度 25mm(图 63-22C)。成虫产出虫卵，虫卵随胆汁进入消化道，然后通过宿主粪便排出。

华支睾吸虫病和麝后睾吸虫病临床症状不明显，虫体大量感染和反复感染可能会引起胆管炎症，导致胆管增生、纤维化和肝硬化。重要的是，在流行病学上，胆管癌的发生与两种吸虫的长期感染有关联。

临床诊断以粪便中检出小黄棕色、胚胎化、有卵盖的虫卵为依据(图 63-22D)。支睾吸虫卵和后睾吸虫卵类似，大小(25~35)μm×(12~20)μm，有卵盖和肩峰，一端有小棘，与异形吸虫卵/后殖吸虫卵难以区分，后两种虫卵无卵盖和小棘。当无法进行具体的鉴定时，检测报告应该特别注明(即"支睾吸虫/后睾吸虫/异形吸虫/后殖吸虫卵")。

并殖吸虫(并殖吸虫病)

并殖吸虫属多个虫种可寄生于包括人、猫和犬在内的多种食肉动物的肺。卫氏并殖吸虫分布在亚洲的多个地区，而在中美洲和南美洲主要是墨西哥并殖吸虫、曼谷并殖吸虫和厄瓜多尔并殖吸虫。猫肺并殖吸虫偶见于北美，非洲也有多种并殖吸虫被发现(Pachucki et al,1984;Mariano et al,1986;Strickland,2000;Cook,2002;Murray et al,2007)。

并殖吸虫成虫大小 12mm×6mm，通常发现于双侧肺实质，寄生在宿主反应形成的纤维囊中(图 63-22E)。纤维囊与支气管联通，虫卵可随痰或粪便排出。特定的螺类是并殖吸虫的第一中间宿主，淡水蟹和虾是第二中间宿主，产出感染性后尾蚴。人若食用未煮熟或腌制的甲壳类动物(蟹和虾)便可导致感染。幼虫在胃中孵出，穿过肠壁进入腹腔，甚至穿透隔膜进入肺。虫体成熟需要 5~6 周，可在宿主体内存活数年。

幼虫在组织移行或成虫在肺部寄生均可能引起临床症状。虫体异位寄生较为常见，例如腹膜、皮下组织和大脑。肺部感染发作时常伴有发热、气促以及嗜酸性粒细胞增多。一旦感染，临床症状包括慢性咳嗽和大量的黏液产生，伴随咯血发作。影像检测可显示结节状阴影，钙化，或斑片状浸润。肺组织或异位寄生组织中的虫卵可引起广泛的肉芽肿反应。

临床诊断以在粪便、痰液或组织中检出典型虫卵为依据。并殖吸虫属虫卵难以相互区分，但可依据检出地区加以鉴定。虫卵有卵盖，未发生胚胎化，大小(80~120)μm×(45~70)μm，卵壳中等厚度，呈黄褐色(图 63-22F)。卵盖扁平，有肩峰(即有肩峰卵盖)。虫卵后端卵壳较厚，无棘状突起。并殖吸虫卵、片形吸虫卵/姜片虫卵、裂头绦虫卵大小类似，但仍可以做出鉴别。

血吸虫(血吸虫病)

血吸虫病，或称裂体吸虫病，是全世界最重要的寄生虫病之一，全球超过 2 亿人患病。雌雄成虫寄生在肠系膜静脉或膀胱。感染人的最重要的虫种包括曼氏血吸虫、日本血吸虫、湄公血吸虫、埃及血吸虫和间插血吸虫等；其他血吸虫很少感染人。

血吸虫雌性成虫体型纤细，大小 26mm×0.5mm，雄性略短，身体的侧缘卷曲(抱雌沟)与雌虫合抱，以协助精子转移。在原位检查时，血吸虫经常呈合抱状态。在常见寄生部位，血吸虫激发较小或不激发炎症反应。雌虫寄生在小静脉，并在此排卵，引起强烈的肉芽肿反应。虫卵被肠壁或膀胱壁挤压至肠腔或膀胱，分别随粪便或尿液排出体外。血吸虫在肠系膜静脉产的虫卵也常沉集在肝脏。病理损伤主要与虫卵沉积部位、沉积的数量以及宿主对虫卵抗原的反应有关。

血吸虫虫卵随粪便排出时已经完成胚胎发育，入水后孵化。毛蚴孵出后钻入适宜的螺类中间宿主，进行数代无性繁殖。大约 4 周后，被感染的螺类释放大量的叉尾型尾蚴，后者在水中主动游动数小时，很容易穿透包括人在内的易感宿主的皮肤。自皮肤入侵后，尾蚴，即血吸虫童虫，进入血液循环，移行过肺，最后到达肠系膜-门静脉血管。

尾蚴入侵皮肤（尾蚴性皮炎）、成虫排卵（急性血吸虫病或钉螺热）以及感染后期宿主组织增生和修复（慢性血吸虫病）均可引起临床症状。在尾蚴穿透皮肤后数小时，感染部位会出现丘疹，伴有瘙痒。这是由于宿主先前接触过尾蚴抗原引起的一种过敏。人反复接触非人类（主要是鸟类）血吸虫的尾蚴可引起严重的皮炎。尾蚴性皮炎或游泳者瘙痒呈世界性分布，在美国是一个常见疾病（Hoeffler，1974）。

在感染后5~7周，成虫开始产卵，导致急性血吸虫病，或称钉螺热。严重的原发性感染（尤其是日本血吸虫感染）可引发血清病样症状。抗原在宿主体内会形成免疫复合物（Boros，1989）。

慢性感染导致持续性虫卵沉积，并留在宿主体内。在肠道和膀胱的虫卵被肉芽肿包围，后者逐渐被胶原所取代，导致纤维化和瘢痕形成。肝脏中的虫卵可能会导致干性纤维化，阻塞门脉血流。虫卵偶尔会沉积在诸如脊髓、肺或大脑等异位位点（Cook，2002；Garcia，2007）。

临床诊断以在粪便或尿液中检出虫卵为依据，粪便直接湿片检测或甲醛-乙酸乙酯浓集法均可应用。硫酸锌浓集对检测比重较大的血吸虫卵效果欠佳。通过组织压片或组织学切片也可在直肠、膀胱和肝脏检出虫卵（图63-23）。虫卵孵化法偶尔用于确定虫卵活力或血吸虫轻度感染。用适量蒸馏水稀释待检粪便，放置在烧瓶里，上覆盖着锡箔纸遮光，仅留瓶颈或侧臂透过光照。毛蚴孵出后将主动游到光线明亮处，用手持放大镜即可观测。

血清学检查可能有助于筛查曾前往流行地区，以及尿或粪便虫卵检查阴性但感染风险高的人群，或者用于监测治疗效果。血清学检查应用不广，但某些参考实验室或疾控中心可提供相关服务。通常来说，血清检测因使用抗原和测试方法不同而不同。疾控中心使用动态酶联免疫吸附测定（快速ELISA）的Falcon检测进行筛查。筛查所获阳性血清将进一步进行免疫印迹实验，以提高检测特异性（Wilson et al，1995）。

曼氏血吸虫

曼氏血吸虫主要分布在非洲，尤其是在热带地区、尼罗河三角洲、南非、马达加斯加，也见于巴西、委内瑞拉、苏里南和包括波多黎各在内的一些加勒比岛屿。成虫寄生在门静脉和中肠系膜静脉。虫卵在大肠沉积可引起腹痛和痢疾，粪便带有大量血液和黏液。此时可以在粪便中检出虫卵。慢性感染与虫体感染量有关，可引起肝纤维化和门脉高压。虫卵在慢性感染患者粪便中难以检出。

虫卵大小（116~180）μm×（45~58）μm，椭圆形，近末端有大的侧棘（图63-23A、B）。如果侧棘不可见，轻轻移动盖玻片可使虫卵发生旋转。如果待检样本未固定，幼虫已孵化，可见毛蚴在虫卵中运动。如果患者感染量较低或已经进入慢性感染从而虫卵排出量低，则需要运用浓集技术获得虫卵。

日本血吸虫

日本血吸虫主要分布在中国、东南亚和菲律宾。日本血吸虫病和曼氏血吸虫病的临床症状相似，但是日本血吸虫病更严重，因为该虫成虫产出更多的虫卵（10倍于曼氏血吸虫）。日本血吸虫病已在日本被消除，但仍有保虫宿主存在。成虫主要寄生在上肠系膜静脉，虫卵易进入肝脏，诱发慢性感染，表现为肝脏纤维化和门脉高压。虫卵较小，容易异位沉积，尤其在大脑和脊髓。虫卵呈椭圆形，大小（75~90）μm×（60~68）μm，一端有不明显的侧棘（图63-23C、D）。

湄公血吸虫

湄公血吸虫主要分布在湄公河沿线国家，特别是柬埔寨和老挝，感染人类和动物宿主（Bruce & Sornmani，1980）。湄公血吸虫与日本血吸虫形态相似，但仍能根据多个生物学特征进行

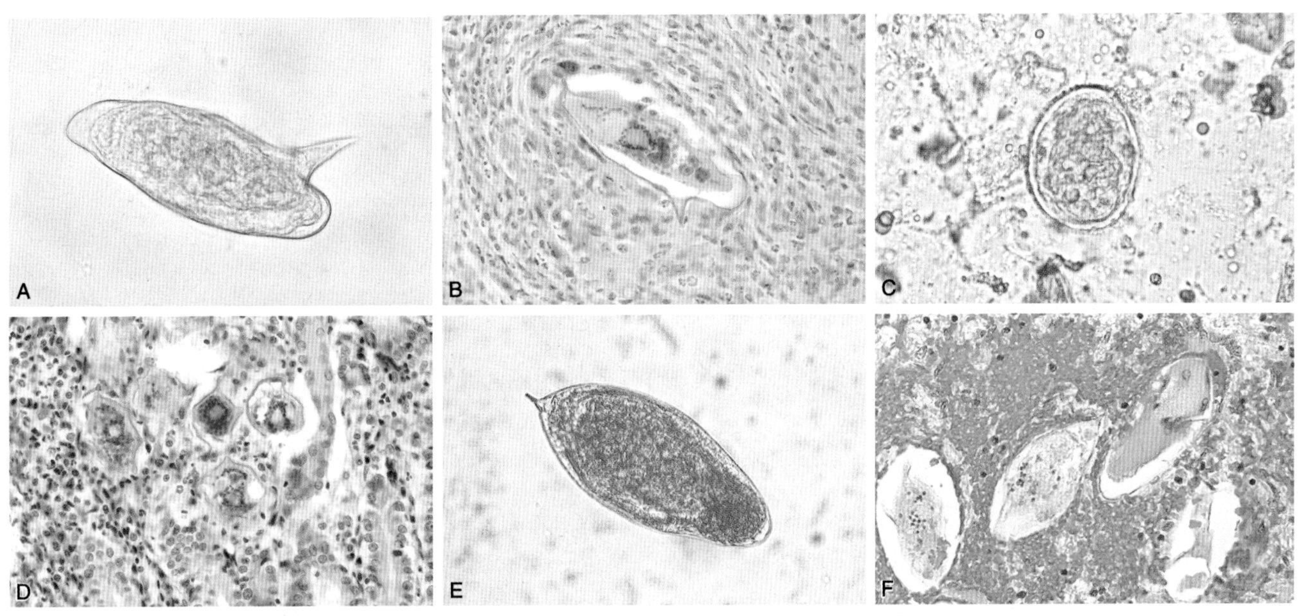

图63-23 A. 曼氏血吸虫卵，有侧棘（×400）。B. 肠道活检检出曼氏血吸虫卵，有侧棘（HE，×400）。C. 日本血吸虫卵，有不明显侧棘（×400）。D. 小肠活检检出日本血吸虫卵（HE，×200）。E. 尿液检出的埃及血吸虫卵，末端有小棘（×400）。F. 瓣膜肉芽肿中的埃及血吸虫卵，末端有小棘（HE，×400）

鉴别。该虫虫卵较小，(60～70) μm×(52～61) μm，与日本血吸虫卵难以区分。

埃及血吸虫

埃及血吸虫病主要发生在非洲的多个地区、中东和马达加斯加。虫体穿过痔静脉进入膀胱静脉丛、前列腺、子宫和阴道。埃及血吸虫病最早期和最常见的症状是血尿，特别是在宿主排尿后期。慢性感染可能导致骨盆疼痛和膀胱绞痛，伴有尿意增加。组织中的虫卵累积可导致膀胱上皮肥大、鳞状化，纤维化明显，最终可造成尿路阻塞，导致肾衰竭。埃及血吸虫病和膀胱鳞状细胞癌也有关联性(Badawi et al,1992)。

通过尿液离心或者过滤可检出虫卵。虫卵细长，大小(112～180) μm×(40～70) μm，末端有小棘(图 63-23E、F)，偶见于粪便或直肠活检中。

间插血吸虫

间插血吸虫主要分布在非洲中部和西部地区，造成肠道血吸虫病。虫卵与埃及血吸虫卵相似，末端有小棘，大小(140～240) μm×(50～85) μm，主要检出于粪样中。

组织蠕虫

线虫

丝虫属(丝虫病)

丝虫是常见的节肢动物媒介传播寄生虫，可感染脊椎动物。雌雄成虫长而纤细，长度可达 100mm，寄生于各种组织，包括皮下组织、淋巴管、血管、腹腔、胸腔、心脏和大脑。丝虫所有虫种均产微丝蚴，以虫种不同，可检出于血液或者皮肤。有些丝虫的微丝蚴在血液中的出现有明确的周期性(昼或夜)。微丝蚴只在合适的节肢动物媒介，如蚊或蝇中继续发育成熟到感染阶段。节肢动物媒介吸血时将丝虫幼虫释放到终末宿主组织中。

因为丝虫成虫寄生在宿主组织，所以丝虫病的诊断通常以在血液或皮肤中检出微丝蚴为依据。常规检测方法包括厚血涂片的吉姆萨染色和苏木素染色，更敏感的方法包括薄膜过滤浓集法、诺氏浓集法或皂素裂解法(NCCLS,2000)。有时通过直接观察可见微丝蚴在血液或组织液中移动。

因为不同丝虫的致病性不同，所以虫种鉴别显得尤为重要。微丝蚴的主要鉴定特征是鞘膜、染色特点、尾部形态、体核分布规律、头间隙的大小以及核柱的外观。因为吴策线虫微丝蚴和布鲁线虫微丝蚴具有夜现周期性，疑似患者采血应在晚上 10 点到凌晨 2 点之间。罗阿微丝蚴呈昼现周期性，所以最好在中午前后采血。奥氏微丝蚴和常现微丝蚴则是典型的非周期性。链尾丝虫和盘尾丝虫的微丝蚴存在于皮肤中，通过对皮肤组织的切除或穿刺活检来检测。

血清学检查有助于诊断淋巴丝虫患者，特别是对那些不是流行地区原住民的患者。然而，此方法不能确定感染时段，且易与其他线虫感染产生交叉反应。抗原检测对淋巴丝虫病的诊断同样具有应用价值，但在非流行区域此方法操作性不强(Wilson et al,1995)。

班氏吴策线虫(淋巴丝虫病)

班氏吴策线虫(简称班氏丝虫)是感染人的最常见的丝虫，导致班氏丝虫病。该病流行地区包括非洲中部和北部、印度、东南亚、一些南太平洋岛屿以及中美洲、南美洲和西印度群岛的部分地区。成虫寄生于淋巴系统，慢性感染和再感染可导致淋巴结病和淋巴管炎，引起淋巴水肿和阻塞性纤维化(图 63-24A)。

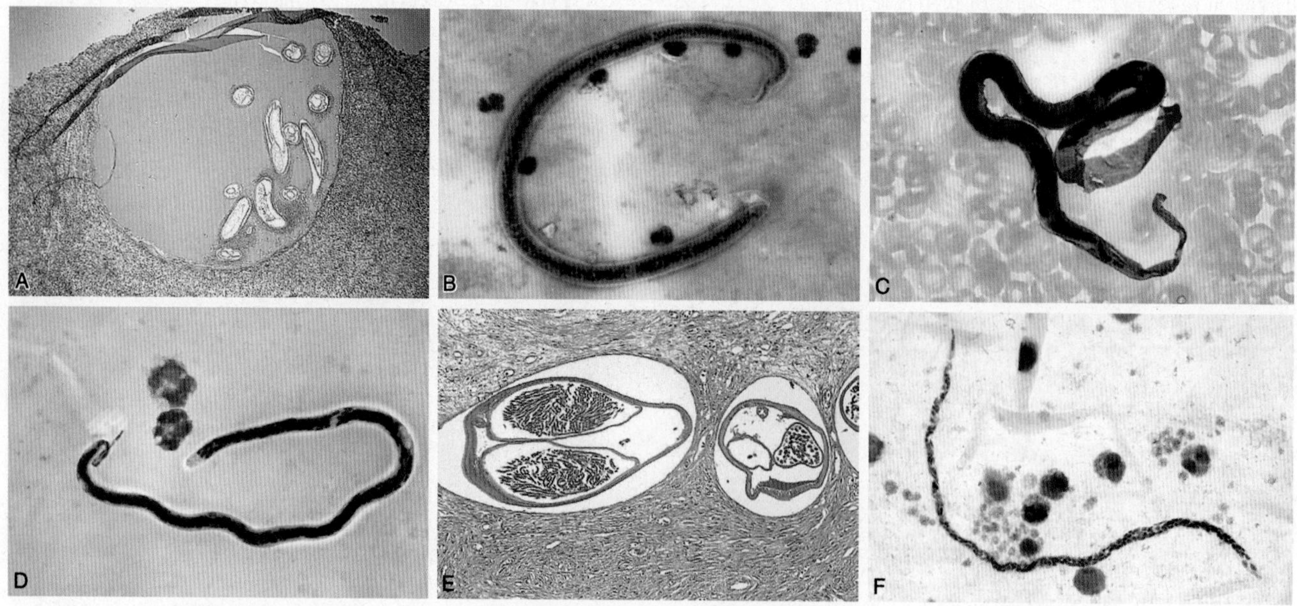

图 63-24 A. 人淋巴结中班氏吴策线虫(班氏丝虫)成虫横切面，可见明显炎性反应(HE,×100)。B. 班氏丝虫有鞘膜的微丝蚴，尾部末端无体核(吉姆萨染色,×1000)。C. 马来布鲁线虫(马来丝虫)有鞘膜的微丝蚴，尾部末端有两个体核，鞘膜染色明显(吉姆萨染色,×1000)。D. 罗阿丝虫有鞘膜的微丝蚴，尾部末端有体核，鞘膜无染色，但明显可见(吉姆萨染色,×1000)。E. 皮肤结节中的旋盘尾线虫横切面(HE,×100)。F. 常现曼森丝虫无鞘膜的微丝蚴，尾部末端有体核(吉姆萨染色,×1000)

严重感染可使下肢和生殖器出现象皮肿。

在大多数流行区域，班氏微丝蚴外周血中呈夜现周期性，与库蚊、伊蚊和按蚊等蚊虫媒介的吸血活动时间一致。而南太平洋地区的丝虫感染基本上没有周期性。班氏微丝蚴有鞘膜，吉姆萨染色不明显，仅显示鞘膜轮廓。尾部尖锐，无尾核。头间隙宽大于长，体核相互不重叠（图63-24B，图63-25）。微丝蚴在外周血数量较少，必要时需要经过富集后检测。

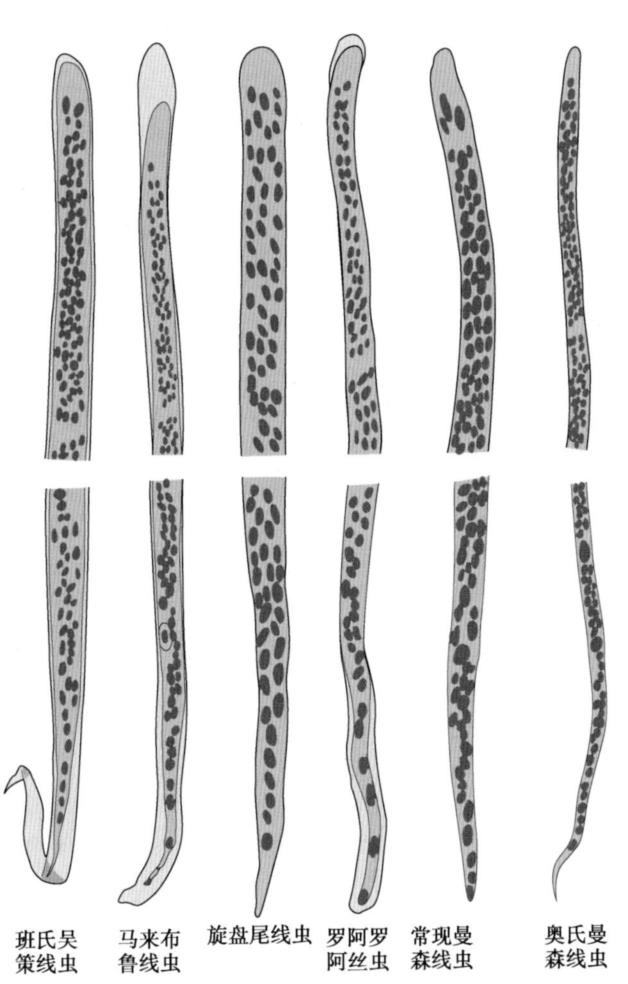

图63-25 人体常见微丝蚴前后末端比较

马来布鲁线虫（淋巴丝虫病）

马来布鲁线虫病与班氏丝虫病类似，但前者症状通常较轻，常侵犯上淋巴管。马来丝虫主要分布在印度、东南亚、韩国、菲律宾和日本。在美国会周期性出现人感染马来丝虫相关虫种的病例。

马来微丝蚴在血液中循环，呈夜现周期性。吉姆萨染色可清晰看到马来微丝蚴鞘膜。虫体尾部膨大，有两个独立的细胞核（称为次尾核和尾核）。头间隙长大于宽（图63-24C和图63-25）。东帝汶布鲁丝虫是一种独特的寄生虫，分布于印度尼西亚群岛的东端，尤其是在东帝汶和弗洛雷斯。东帝汶布鲁丝虫微丝蚴与马来微丝蚴形态非常相似，略大。

罗阿罗阿丝虫（罗阿丝虫病）

罗阿罗阿丝虫，又称为眼虫，成虫寄生在皮下组织。虫体持续性游走引起短暂（2~3天）局部炎性反应，称为卡拉巴或游走性肿块。罗阿罗阿丝虫偶尔出现在结膜，可行手术切除。罗阿罗阿丝虫病主要发生在非洲西部和中部，鹿蛳虫属的蝇是其传播媒介。

罗阿罗阿丝虫可引起强烈的嗜酸性粒细胞增多症。有非洲旅行史的美国人也偶发罗阿丝虫病。罗阿丝虫微丝蚴在血液中循环，呈日现周期性。虫体有鞘膜，吉姆萨染色不可见，体核不重叠，分布至尾尖部，头间隙短（图63-24D，图63-25）（NCCLS，2000；Garcia，2007）。

旋盘尾线虫（盘尾丝虫病）

盘尾丝虫主要分布于中非、中美洲（墨西哥和危地马拉）和南美洲北部，常引起患者失明。其传播媒介是蚋属的昆虫。成虫寄生于坚硬的纤维结节（盘尾丝虫结节）中，常出现在皮下和更深的组织，直径可达40mm（图63-24）。在中美洲，结节往往出现在患者的上半身；在非洲，结节却出现在患者的下半身。成虫产微丝蚴，不断在皮肤移行，引起严重的皮炎。微丝蚴在眼睛表面游走可能会导致角膜炎、角膜混浊、前后室和虹膜损伤，长时间重复感染最终导致失明。

临床诊断是以皮肤剪取物或皮肤活检发现典型的微丝蚴为依据。最佳检测部位是肩胛区或髂骨，组织应当放置在生理盐水中。另外，结痂皮肤引流或结节引流物也可用于检查（Beaver et al，1984；Garcia，2007）。在染色标本中，微丝蚴鞘膜和尾部体核不可见（图63-25）。

曼森线虫属

曼森线虫属有多种寄生虫感染人，但一般致病性不强。曼森线虫微丝蚴必须与致病性丝虫微丝蚴加以区分。奥氏曼森线虫见于在中、南美洲和加勒比海部分地区。成虫寄生在皮下组织。常现曼森线虫见于热带非洲，南美洲散发。成虫主要寄生于体腔和肠系膜。两种曼森线虫微丝蚴都没有鞘膜，在外周血液循环无周期性。奥氏曼森线虫微丝蚴有一个薄的尖尾，没有尾核，而常现曼森线虫微丝蚴尾部又宽又钝，细胞核延伸至尾部末端（图63-24F，图63-25）。链尾曼森线虫分布在非洲热带地区，可能与旋盘尾线虫相混淆，因为两种线虫的成虫和微丝蚴阶段都发生于皮肤和皮下组织。此外，链尾曼森线虫可导致皮炎。链尾曼森线虫微丝蚴可在皮肤剪取物中检出，无鞘膜，尾部弯曲，细胞核延伸至虫体末端。所有种类的曼森线虫属都通过库蠓属蠓传播。

人兽共患丝虫

恶丝虫属和布鲁线虫属的丝虫主要寄生在野生动物和家畜体内，偶尔感染人。犬心丝虫是一种广泛分布的寄生虫，人类感染屡有记载。幼虫靠蚊子传播，移行到心脏的右侧。虫体死亡后进入肺小动脉，形成肉芽肿性结节，胸部X线片上显示硬币样损伤。临床诊断通常靠组织学检查此类结节。

其他恶丝虫属寄生虫包括细弱恶丝虫、匐行恶丝虫、厄氏恶丝虫，通常引起患者皮下结节，但不产生微丝蚴。这些结节可出现在身体多个部位，包括面部、结膜、乳房，通常行手术切除。组织学检查常显示在死亡虫体周围有明显的混合炎症反应。人兽共患丝虫病的组织学检验标准可参见其他文献（Mac-

Dougall et al,1992;Orihel & Ash,1995;Connor et al,1997;Gutierrez,2000)。

其他线虫

麦地那龙线虫(麦地那龙线虫病)

麦地那龙线虫成虫,也称几内亚虫(Guinea worm),成虫寄生在皮下组织中。雌虫会迁移到皮肤表面并产生水疱,通常是在下肢。当人皮肤触及水时,水疱破裂,雌虫释放运动能力较强的幼虫入水。幼虫被特定的浮游动物(即剑水蚤)吞食后,发育成熟到感染阶段。人误食含有感染期幼虫的剑水蚤后感染。

这种疾病流行于非洲、中东和亚洲地区,可能会导致皮肤损伤产生瘢痕甚至继发性细菌感染。近年来,人类已经作出了大量的努力根除这种寄生虫,并取得了成功。最近在乍得发现了被感染的犬,犬可能是麦地那龙线虫一个重要的保虫宿主(CDC,1992;Cairncross et al,2002;Garcia,2007)。

临床诊断以发现皮肤表面的雌虫为依据,雌虫分泌液中有幼虫存在。取虫手法要温和,可能需要几天时间,注意不要破坏虫体。如果虫体在原位死亡,炎症反应和继发细菌感染可使人致残。

广州管圆线虫和哥斯达黎加管圆线虫(管圆线虫病)

由广州管线虫引起的人类嗜酸性粒细胞增多性脑炎常流行或散发于南太平洋、东南亚和中国台湾。成虫通常发现于大鼠的肺动脉。幼虫移行至气管并随粪便排出。幼虫在蛞蝓或陆地蜗牛等中间宿主体内发育到感染阶段。当中间宿主被啮齿类动物吞食时,幼虫移行到大脑,最终在肺动脉成熟。人类通过食用大型可食用蜗牛、生的或不完全煮熟的虾或蟹、被感染的软体动物污染的蔬菜等途径感染。虾或蟹可作为转续寄主。人感染后,广州管圆线虫幼虫移行到中枢神经系统,造成非致命性脑膜炎,脑脊液嗜酸性粒细胞增多(Alicata,1991)。诊断主要通过临床症状和病史判断,脑脊液中偶有幼虫检出(Kubersky et al, 1979; Strickland, 2000; Cook, 2002; Garcia, 2007)。

哥斯达黎加管圆线虫广泛分布在中美洲和南美洲(Loria-Cortez,1980),通常寄生于啮齿类动物回肠和盲肠的肠系膜动脉,引起肠道管圆线虫病。人类感染也发生在相同部位,常导致肉芽肿性炎症和急腹症等症状。临床诊断可通过组织学检查手术标本和在组织中的发现成虫或虫卵确诊(Strickland, 2000)。

旋毛形线虫(旋毛虫病)

人类旋毛虫病呈世界范围分布,尽管它在美国的发病率一直在稳步下降,每年报告的病例数不到25。人通过食入生的或不完全煮熟的感染猪肉、猪肉制品、含有传染性幼虫的熊和海象肉(不常见)而感染。吞食的虫体在肠道成熟,妊娠雌虫会产出新的幼虫,持续2~3周。在此阶段,患者会出现胃肠道症状,持续数天。幼虫随后进入淋巴管和静脉,随血液循环。它们主要侵犯骨骼肌肉,并进一步发育形成囊包。在移行以及成囊阶段,患者表现为发热、肌肉疼痛、呼吸困难,眶周水肿,可能会有嗜酸性粒细胞增多症。临床症状与感染虫体量有关。虫体形成囊包后,患者几乎不再有临床症状。囊内幼虫可存活数年,最终钙化。

临床诊断通常基于病史和临床症状,以骨骼肌活检中,特别是腓肠肌或三角肌检出旋毛虫囊包为确诊依据(图63-18E、F)。间接检测包括肌酸激酶(升高),检测抗体的皂土凝集试验或EIA。在这些检测方法中,肌酸激酶很敏感,但缺乏特异性,而EIA更特异(Wilson et al,1995)。

幼虫移行症

野生动物或家畜的钩虫、蛔虫以及类圆线虫的幼虫在宿主组织的持续移行可引起幼虫移行症。幼虫移行症的轻重与感染的虫种、寄生的数量以及寄生的组织有关。

犬和猫钩口线虫幼虫穿透皮肤,但不能正常发育成熟,在皮下移行游走,引起皮肤幼虫移行症,又称地痒疹。与地面接触的皮肤明显可见浆液性、红斑性和痒性痕迹。在温暖潮湿的气候条件下,钩虫卵和幼虫存活的时间更长,皮肤幼虫移行症更是一大问题。一些寄生在野生动物身上的类圆线虫也可引起类似的皮炎(Beaver et al,1984)。

内脏幼虫移行症(VLM)主要是由犬弓首蛔虫的随机移行引起的,来自家猫的猫弓首蛔虫和浣熊贝利蛔线虫引起的症状较轻。孩童常通过误食被犬、猫或浣熊粪便污染的含有虫卵的土壤而感染。虫卵孵化后,幼虫无法完成正常发育,而是在各种组织和器官长时间移行。患儿精神委靡,可能出现发热、肝大、肺炎、高嗜酸性粒细胞增多症和高血脂症等症状。幼虫在眼部移行可造成视网膜炎症反应,须与视网膜母细胞瘤这种恶性肿瘤加以区分。VLM的诊断通常基于临床表现,因为虫体很少检出。血清学检查可用于辅助确诊,目前推荐使用幼虫分泌抗原做EIA(Wilson et al,1995;Garcia,2007)。

颚口线虫属感染哺乳动物的胃,可引起VLM样综合征。人感染常见于东南亚,墨西哥和厄瓜多尔也有病例报道。此类寄生虫利用剑水蚤作为第一个中间宿主,鱼类和两栖动物作为第二中间宿主。各种爬行动物、鸟类和哺乳动物都可以作为转续寄主。幼虫可在皮下组织移行,引起短暂的肿胀,并进入更深的组织,甚至侵入中枢神经系统。幼虫移行损伤表现和生鱼片食用史有助于最终确诊。

肝毛细线虫(毛细线虫病)

肝毛细线虫常见于啮齿动物,偶尔感染人,特别是儿童。临床症状类似VLM、肝炎、阿米巴肝脓肿等疾病。啮齿类动物食入虫卵,幼虫孵出,移行到肝脏,并发育成熟,成虫在肝脏组织产卵。当肝脏被其他动物吞食后,虫卵就会随粪便排出,污染土壤。如果儿童误食疫土,就有可能感染虫卵。在肝毛细线虫病流行区,诊断主要通过肝脏活检或尸检。虫卵很容易通过组织活检鉴别,卵壳厚,有条纹,两端有卵塞。

异尖线虫、假新地线虫和真圆线虫(异尖线虫病)

生鱼片常被认为是一种美味,但因食用生鱼片感染鱼线虫的病例数逐年增加。异尖线虫和假新地线虫是海洋哺乳动物常见的消化道寄生虫,感染阶段存在于各种咸水鱼、鲑鱼和鱿鱼等中间宿主(图63-18G、H)。小虾类甲壳类动物(磷虾)是第一中间宿主。幼虫被吞食后会穿透胃壁或小肠,引起急性腹痛。临床诊断主要基于病史和临床表现。通过内镜检查发现完整的虫体，或在手术标本中检出包裹线虫的嗜酸性粒细胞性肉芽肿均可作为确诊依据。异尖线虫属常引发浸润性疾病，而假新地线虫属常被呕出或咳出。幼虫难以进行虫种鉴别（Binford & Connor, 1976）。

据报道，食用活小鱼或自制寿司（sushi）的人偶有感染真圆线虫属。这些寄生虫通常感染食鱼鸟，亮红色幼虫可侵入人腹腔，需要手术取虫（Wittner et al, 1989）。

绦虫

多种绦虫在幼虫期感染人，并可引起严重的疾病。这些绦虫彼此易于区分，传播模式迥异。在组织切片中，绦虫幼虫和成虫含嗜碱性的层状体，称为钙颗粒，这是虫体识别的重要辅助特征。

链状带绦虫（囊虫病）

人感染链状带绦虫（猪带绦虫）的幼虫呈世界性分布。误食虫卵也可引起囊虫病。囊虫病在墨西哥和拉丁美洲、欧洲、非洲、印度和亚洲其他地区尤其普遍。在美国近年来局部病例有所增加，但大多是输入性病例（Richards et al, 1985; Carabin et al, 2005; Murray et al, 2007）。

虫卵污染食物或水，被人误食后在胃肠道中孵化。六钩蚴穿透肠黏膜，通过血液进入身体其他部位，特别是骨骼肌，以及心脏、大脑或眼睛。感染和炎症的特征特别明显。在该病流行区，癫痫发作是常见的并发症，临床症状突出（图 63-26A）。

在流行地区，诊断主要依据临床表现，但在非流行区诊断较为困难。CT 检查非常有用，但大多数流行区可能无此项检查。放射影像学有助于鉴定钙化囊肿的存在，但不能诊断近期感染。手术摘除完整的囊尾蚴可用于确诊。囊尾蚴（囊虫），是一种半透明的、充满液体的卵形囊，内含一个直径 5mm 或更大的倒置头节（图 63-26B）。

在血清学检验中，CDC 使用的糖蛋白免疫印迹检测具有高敏感性和特异性，比 EIA（Diaz et al, 1992）表现更好。遗憾的是，这种检验不能区分主动感染和被动感染，因此不能用于监测治疗反应。

如果患者无流行区居住史或旅行史，应调查其是否意外接触厨师等人，或可能感染其他带绦虫（Schantz et al, 1992）。

棘球绦虫（棘球蚴病）

人类感染棘球绦虫幼虫可能有三种形式：由细粒棘球绦虫引起的单房性棘球蚴病，多房棘球绦虫引起的多房性棘球蚴病（或称泡球蚴病，或由沃氏棘球绦虫引起的多囊性棘球蚴病（Thompson & Lymbery, 1995）。犬科动物是这些小型绦虫的终末宿主。它们体型较小但数量庞大，成百上千的成虫在宿主体内产出大量的虫卵。虫卵随粪便排出，被包括羊、牛、猪、啮齿动物和其他食草动物在内的中间宿主吞入。人，尤其是儿童，通过误食环境中的虫卵感染。

虫卵在肠道内孵化，幼虫穿透肠壁进入血液。大多数的棘球蚴病发生在肝脏，但有些也散播到身体其他部位。棘球蚴囊发育缓慢，可能需要数年才能形成一个直径 10～15cm 的囊。在通常继发宿主中，棘球蚴囊中含有大量的原头蚴，这些原头蚴自生发层增殖而来。

细粒棘球绦虫是最重要的人类病原体，在世界各地的牛羊饲养区很常见，其中包括美国的部分地区。犬是常见的终末宿主。单房性包虫形成的单细胞囊常发部位是肝脏，其次是肺或其他器官。囊内充满清澈的液体，可能含有较小的子囊。

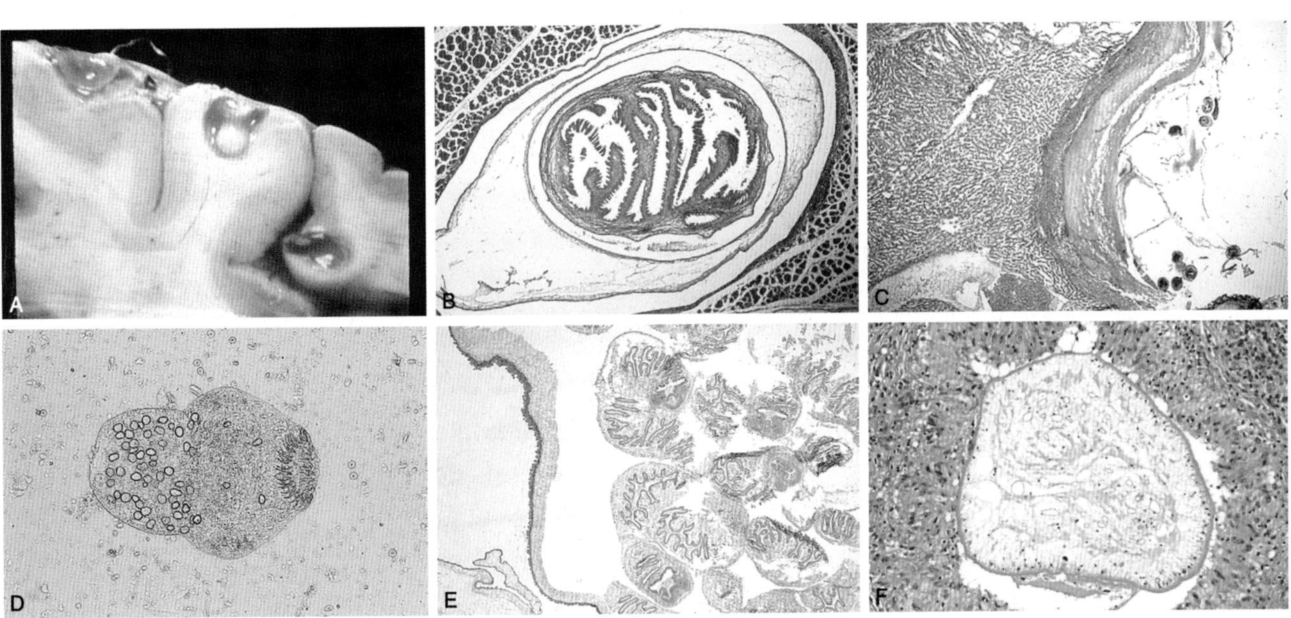

图 63-26 A. 神经囊虫病。B. 肌肉囊虫（链状带绦虫囊尾蚴）（HE，×10）。C. 肝脏中的棘球蚴囊，内含原头蚴，有一薄的生发膜，厚的角皮质，伴宿主纤维化反应（×10）。D. 肝脏棘球蚴囊穿刺液中的原头蚴，有带钩顶突和钙颗粒（×400）。E. 多头蚴感染，可见囊膜和大量原头蚴（×10）。F. 淋巴结中的裂头蚴，可见周围肉芽肿反应（吉姆萨染色，×100）（A, Photograph from Zaiman H. A pictorial presentation of parasites: a cooperative collection; http://www.astmh.org/Zaiman_Slides/1271.htm; E, Courtesy of Dr. Heike Duebner）

母囊和子囊中含有数千个生发囊和原头蚴(图 63-26C、D)。临床症状包括缓慢增长的实质病灶,在空间有限的部位,如骨头和 CNS 中症状出现的较早。诊断依据临床表现和病史,辅助手段包括影像学、CT 扫描和超声检查。血清学检查对于确诊比较重要,常见的筛选方法包括 EIA 和 IHA。如果血清学阳性,可进行确认试验,如免疫印迹或凝胶扩散(Wilson et al,1995)。根据病例不同,敏感度从 60%~90%不等,可与囊虫病发生假阳性反应。囊虫病和棘球蚴病的临床表现不同,可避免诊断混淆。囊肿穿刺操作存在很大风险,因为囊液可能导致疾病向其他组织散播,并有可能引发过敏性休克;但如果穿刺,囊液中常有棘球蚴砂,是一种含有原头蚴、生发囊、钙颗粒的混合物。超声或 CT 引导下进行穿刺风险较低,是常见的治疗病情简单的肝脏棘球蚴病的方法。

多房棘球绦虫引起多房性棘球蚴病或泡型棘球蚴病,主要分布在欧洲北部和俄罗斯、阿拉斯加、加拿大和美国北部各州。中间宿主包括几个属的小型啮齿动物;狐狸、狼和犬是终末宿主。人感染好发部位是肝脏。多房性棘球蚴病是一种浸润性囊肿,在组织内呈泡状,没有外囊包裹。虽然胚膜在人的肝脏中增殖,但无原头蚴。病理性切片特征类似肝癌。使用沃氏棘球绦虫抗原进行血清学检测对该病的诊断有帮助。分别使用沃氏棘球绦虫和多房棘球绦虫抗原做检测可以区分两种疾病(Wilson et al,1995)。

沃氏棘球绦虫与多房棘球绦虫不同,前者在人体内产生一种浸润性的多囊性囊肿,有原头蚴和生发囊。该病仅分布于拉丁美洲。在啮齿动物,尤其是豚鼠和丛林犬体内完成生活史(D'alessandro et al,1979)。南美洲多囊性棘球蚴病也可能是由少节棘球绦虫引起的。这种寄生虫寄生在猫科动物和啮齿动物体内,形态与沃氏棘球绦虫类似,常被误诊(D'alessandro et al,1995)。

迭宫绦虫(裂头蚴病)

裂头蚴病由迭宫绦虫属绦虫的幼虫引起。迭宫绦虫属与裂头绦虫属亲缘关系较近。在亚洲(曼氏迭宫绦虫)和北美地区(类曼氏迭宫绦虫),迭宫绦虫属成虫常寄生在犬猫等动物体内,生活史与裂头绦虫相似。剑水蚤是第一中间宿主,被原尾蚴感染,鱼类是第二中间宿主,感染裂头蚴。人通过误饮水中的剑水蚤或食用生的或不完全煮熟的鱼感染幼虫(裂头蚴)。敷贴生蛙肉和蛇肉也可能导致幼虫移入人体。裂头蚴病通常表现为局部或游走性皮下肿胀,伴有红斑和疼痛,可感染脑部。外科手术可检出柔细的白色虫体,长度数厘米不等。横截面显示虫体表皮较厚,有深褶和肌肉束,无体腔,有大量钙颗粒(图 63-26F)(Orihel & Ash,1995;Gutierrez,2000;Garcia,2007)。

多头绦虫和锯齿状绦虫(多头蚴病)

猫和犬的肠道带绦虫(主要是多头绦虫和锯齿状绦虫)的幼虫阶段,即多头蚴,可以感染中间宿主。多头蚴是一个大的(达 10cm)、透明的囊,充满囊液,内含大量从生发膜脱落的头节(图 63-26E)。绵羊是多头绦虫的常见中间宿主,啮齿动物、野兔和兔子是锯齿状绦虫的主要中间宿主。人通过意外食人犬猫粪便中的虫卵被多头蚴感染。与囊尾蚴类似,多头蚴可能会出现任何器官,导致相似的临床症状。诊断通常是通过检查切除囊肿或组织切片进行确定。多头蚴与其他绦虫幼虫区别是单个囊中含有多个头节。

吸虫类

所有的肝脏、肺和血液寄生吸虫,在人体中产出的成熟虫卵可随粪便、尿液或痰液排出体外。因为是肠外寄生,这些吸虫和虫卵可能偶见于组织,并引发疾病。

肝吸虫、肝片形吸虫和麝后睾吸虫的成虫可寄生在肝脏和胆囊组织,偶尔异位寄生。确诊主要依据是在组织检出游离虫卵或在虫体子宫检出虫卵。并殖吸虫成虫主要寄生在肺,偶有异位寄生于大脑和皮下等部位,引发脓肿,内有大量虫卵。血吸虫成虫寄生在血管中,主要是肠系膜下静脉(曼氏血吸虫)、肠系膜上静脉(日本血吸虫和湄公血吸虫)和膀胱静脉丛(埃及血吸虫)。血吸虫成虫很少感染组织,但虫卵可在肠道,肝脏、膀胱等组织中大量检出(图 63-23B、D 和 F)。虫卵可能会通过血液播散到其他部位,包括大脑、脊髓、肺、心脏、肾脏和脾脏。日本血吸虫卵体型较小,数量庞大,特别容易传播。虫卵的鉴定依据其大小和在组织中的形态特征。

医学节肢动物

节肢动物是一个庞大而多样的生物群体,其中很少有临床或经济意义。然而,这些动物是人及家畜疫病和死亡的重要原因,并给农业生产造成严重的经济损失。尽管临床医生最熟悉的是节肢动物能传播包括病毒、细菌(立克次体、螺旋体等)、原虫和某些蠕虫等各种传染性,但节肢动物也会通过直接组织入侵、释放毒液、穿孔、吸血和导致过敏反应等引起宿主严重的疾病。对节肢动物的异常恐惧(昆虫恐惧症)和寄生虫癔症等精神疾病并非罕见,可能会使人丧失活动能力。直接或间接导致人类疾病的节肢动物主要种类见表 63-12。

表 63-12 重要医学节肢动物的分类

昆虫纲	蛛形纲
吸虱亚目(吸虱)	蝎亚纲(毒蝎)
蚤目(蚤)	蜘蛛亚纲(蜘蛛)
网翅目(蜚蠊)	蜱螨亚纲(蜱、螨、恙螨)
半翅目(臭虫、猎蝽)	**倍足纲(千足虫)**
膜翅目(蚂蚁、黄蜂、蜜蜂)	**唇足纲(蜈蚣)**
鞘翅目(甲虫)	**甲壳纲(甲壳动物)**
鳞翅目(飞蛾、蝴蝶、毛虫)	桡足目(剑水蚤)
双翅目(蝇、蚊、蠓)	十足目(蟹、龙虾)
	五口纲(舌形虫)

本节描述了临床实验室在检测节肢动物标本时可能用到的方法,并对每种医学节肢动物进行了简短讨论。现在已经有多种关于医学昆虫学的普通和专业的介绍和指南出版物(National Communicable Disease Center,1969;Beaver et al,1984;Lane et al, 1993; Strickland, 2000; Mullen & Durden, 2002; Garcia,

2007；Goddard，2007；Murray et al，2007）。最近有综述特别讨论了临床微生物实验室中对节肢动物的鉴定（Mathison & Pritt，2014）。

生物学特性

节肢动物的特征是两侧对称、身体分节；有多对分节的附肢；具几丁质外骨骼，在生长过程中不断蜕皮。从虫卵到成虫的发育过程分两种：不完全变态发育（卵、若虫和成虫）或完全变态发育（卵、幼虫、蛹和成虫）。臭虫、接吻虫、虱和蟑螂都经历不完全变态发育。蝇和蚊、蚤、蚂蚁、蜜蜂、黄蜂、甲虫经历完全变态发育。蠕虫状幼虫形成蛹后继续发育为成虫。蛛形纲动物的发育变化与不完全变态发育相似。那些经历完全变态的节肢动物的幼虫期通过临床实验室鉴别较难，如果临床管理需要，则应将其交予医学昆虫学家进行鉴定。

损伤机制

直接组织入侵

多种节肢动物可能会侵袭人体表面组织（被称为骚扰），包括疥螨、蚤和一些蝇类幼虫（蛆）等。身体深部组织和体腔（被称为感染）的侵入主要发生在蛆和舌虫的幼虫。蝇类幼虫的组织入侵被称为蝇蛆病。因入侵虫种不同，此病可发生在活的或脱皮的组织中。

蜇刺和毒害

许多节肢动物能通过叮咬或蜇刺向宿主体内注入唾液或毒液。对多数患者来说，这些化合物只会引起局部的组织反应。但如果引起严重过敏反应，也可危及生命，这种情况通常是由于患者之前曾对特定毒素的致敏。膜翅目昆虫（蚂蚁、蜜蜂、黄蜂）和蝎子导致的症状最严重（Reisman，1994）。某些节肢动物的咬伤，尤其是蜈蚣、蚊、蝇和蠓、臭虫、亲吻虫和猎蝽、虱、蚤、蜱和螨也可能有毒性，引起局部或全身的反应。几乎所有的蜘蛛都是有毒的，但只有少数群体（寡妇蜘蛛、小提琴蜘蛛和某些狼蛛）对人类健康构成重大威胁。由于接触某些毛毛虫和甲虫幼虫的痒毛引起中毒的情况不太常见。

起泡

某些较大的热带千足虫可以从体节的腺体中喷射出能引起水疱的化学物质。这些物质接触到结膜时令人烦躁。人接触相关甲虫时，它们就从身体中释放出囊液（斑蝥素，一种取自西班牙苍蝇的性欲刺激剂的活性成分），水疱虫因此得名。

失血

许多节肢动物包括臭虫、接吻虫、虱、跳、蝇、蚊、猎蝽、蜱和螨可对人和家畜造成重大刺激或失血。虽然很少危及生命，但可能传播病原体。

传播传染性病原体

许多节肢动物在感染性疾病的机械或生物传播中起着不可或缺的作用。常见的家蝇，舍蝇，可机械性传播杆菌性痢疾、霍乱、伤寒、病毒性腹泻、阿米巴痢疾、贾第虫、蛲虫和绦虫（某些果蝇也可传播疾病，例如冈田绕眼果蝇可传播结膜吸吮线虫病——译者注）。节肢动物对感染性病原体的生物传播机制有两种，一是简单的数量扩增，二是参与复杂的生活史。蜱和螨参与了某些细菌（立克次体、埃里克体、微孢子虫、螺旋体等）、原虫（巴贝斯虫）和病毒的传播。在昆虫中，虱与细菌的传播有关（立克次体、二巯丙醇通氏体、螺旋体）；猎蝽（kissing bug）传播锥虫；蚤传播鼠疫、斑疹伤寒和犬绦虫；而双翅类昆虫传播虫媒病毒、疟原虫、锥虫、利什曼原虫、丝虫和细菌。

过敏反应

节肢动物叮咬引起的最严重反应是过敏。节肢动物致死的主要原因是膜翅类昆虫蜇刺，通常是由于人反复接触毒液而引起了过敏反应（Reisman，1994）。过敏可能是由于接触了螨、蜱、虱、臭虫、毛毛虫、飞蛾和蝴蝶的唾液、排泄物或身体部位造成的。环境中的屋螨、尘螨和动物寄生螨也可导致哮喘和花粉热（Frazier & Brown，1980）。

心理疾病

昆虫恐惧症是指对看到或触摸节肢动物时的一种不适的甚至过度的恐惧。尽管这种恐惧偶尔会影响人的正常行为，但很少致残。妄想性寄生虫病（癔症）是一种更为严重的精神障碍，患者认为自己感染了寄生虫或节肢动物，但始终得不到确凿的感染证据。随着疾病的进展，患者可能失业、离婚、重复使用杀虫剂和频繁搬家。患者会多次咨询医师，但结果不令其满意。这种问题可能发生在家中或工作场所，也可以从一个患者转移到另一患者。患者其他家庭成员或朋友可能会相信这种错觉，并同时患病。患者可能会向实验室提供许多标本，如皮肤、织物、棉绒、头发、黏液等。实验室人员需检查这些材料，排除真正的节肢动物侵扰。这种神秘的刺激和瘙痒症状可能是由于未知的疥螨、虱、蚤、臭虫，或啮齿动物或鸟窝的昆虫和屋里的螨虫引起的。在致病原因被否定前，必须寻找病原并极力排除（Lynch，1993；Goddard，2007；Murray et al，2007）。寄生虫妄想症患者很难治疗，尽管使用抗精神病药物可能对症状有一些缓解。由于缺乏清晰的症状、病因和诊断依据，对患者和医保部门的管理显得比较困难。

节肢动物鉴定的实验室方法

节肢动物标本通常由临床医生和患者直接送到临床实验室，并期望能做出准确鉴定，但很少有实验室人员接受过准确的昆虫学培训。尽管如此，实验室工作人员可利用手册对医学上更常见的重要节肢动物，尤其是外寄生虫（蚤、虱、螨和蜱）进行鉴定。更重要的是，对于罕见虫体，实验室人员应该寻求专家进行检测。这对于临床治疗策略的制订和预后判断尤为重要。国家或地方公共卫生实验室通常有专业人员或了解医学昆虫学专业人员的联系地址，地方教育机构、博物馆或其他公共或私人机构、疾病预防控制中心可提供相应服务。

实验室提交的标本通常是完整的生物、皮肤刮取物、组织、痰、尿或粪便。其他物品还包括食物、水、衣服、被褥、地毯等物体。患者也常提交一些排尿或排便后从抽水马桶中获得的节肢动物。在大多数情况下，这种生物的出现只是巧合，与感染无关。

对节肢动物的合理解剖和保存对于鉴定很重要。体型较小的无翅动物,尤指体外寄生虫(虱、蚤、扁虱和螨)、幼虫(蛆虫、蛆、毛虫)、蜘蛛和蝎子,都应该直接放入70%~80%乙醇溶液中。大型幼虫最好先放入热(不沸腾的)水中,使其身体展开,防止收缩,而后浸在乙醇里。附着的组织或其他碎片应该是在样本保存前轻轻地取出或洗掉。小型体外寄生虫(螨、幼蜱、跳蚤、沙蝇)可制成长久标本保存。

有翅昆虫例如成蚊、蠓和蝇,用乙酸乙酯或氯仿烟雾熏蒸致死,并保持干燥以保留虫体和翅膀,以便显示分类学特征。这些节肢动物经固定和干燥后,储存在用萘或二氯苯保护的密封盒中。有关收集、保存和制作待检节肢动物标本的其他细节可参考相关文献(Beaver et al,1984;Steyskal et al,1987;Lane et al,1993;Garcia,2007)。

昆虫

尽管很少具有对人类的致病性,但昆虫占了本书所描述的节肢动物物种的90%以上。昆虫纲动物与其他节肢动物不同,身体分节(头、胸、腹部),有一对触角,三对足,无翅或具1~2对翅。昆虫是唯一能飞行的医学节肢动物。

虱

虱背腹扁平,无翅,各足末端具爪,可以附着在体毛或者衣服上(图63-27A、B),所有虱均断续吸血,引起不明原因的皮炎。虫卵因虱种类不同可排列在发根或衣服上。虱以主要寄生部位命名。非专业人员无法区分人体虱和人头虱,最新的分子数据显示这两种虱代表了同一物种的两种生态类型。它们长大于宽,体长大约3mm。生物学差异明显;只有人体虱传播流行性斑疹伤寒、战壕热和回归热(Kim et al,1986)。因为不能正常洗澡,战争、贫穷和流浪者易受人体虱骚扰。相比之下,人头虱更常见,特别是在学龄儿童中。儿童可通过共用帽子、衣服和梳子而被感染(Orkin & Maibach,1985)。头虱主要在发根排卵,体虱在衣服上。因为毛发、头皮屑、发胶和真菌感染等物体与虫卵类似,所以鉴别区分很重要。卵通常有1mm长,未孵化时有卵盖(图63-27C)。体虱传播主要是通过共用受感染的衣服和床上用品,因为体虱常将卵产在衣物毛团,特别是在衣缝或褶皱。耻阴虱与其他虱明显不同,体型更圆(直径2mm),腹侧观像螃蟹,第一对足腿更小、更细(图63-27B)。耻阴虱和卵主要分布在阴毛,但检出于胸部、腋窝和面部毛发。主要通过性交传播。

蚤

蚤较小(1~2mm),两侧扁平,无翅,吸血(图63-27D)。足长而发达,善跳跃。攻击人的蚤通常寄生在其他哺乳动物或家禽,包括吸血(许多种)和组织穿透两种。与家养动物和宠物接触可感染蚤,骚扰最强的是犬蚤、猫蚤和人蚤。对蚤叮咬后的敏感性因人而异。猫和犬蚤是犬复孔绦虫的中间宿主,偶尔传播微小膜壳绦虫和缩小膜壳绦虫。因为蚤的幼虫通常生长在动物窝穴中,或地毯和家具中,因此灭蚤需要熏蒸和清理这些物品。东方鼠蚤是非常重要的蚤类,学名印度客蚤,传播鼠疫杆菌和鼠斑疹伤寒的病原体。虽然这种蚤多寄生于鼠类,但如果啮齿类动物宿主死亡,它就会随时攻击人类。穿皮潜蚤常见于美国中南部和非洲热带地区。雌蚤如豌豆大小,附着在皮肤上,尤其常见于脚趾和趾甲之间。雌蚤产卵后死亡,引发炎症反应并可导致继发细菌感染。蚤腹部从膨大的损伤部位突出,呈黑色螺旋状,是潜蚤病诊断的依据(Beaver et al,1984;Lane et al,1993;Garcia,2007;Goddard,2007)。

蜚蠊

蜚蠊(俗称蟑螂——译者注)与人类的生活紧密相连,共享食物、住所和温暖。蜚蠊不仅令人厌恶,而且是粪便病原体的潜在携带者。蜚蠊能迅速沿下水道移动到厨房等食物存放处,除了传播致病菌,还可传播肝炎和脊髓灰质炎病毒、肠道原虫,

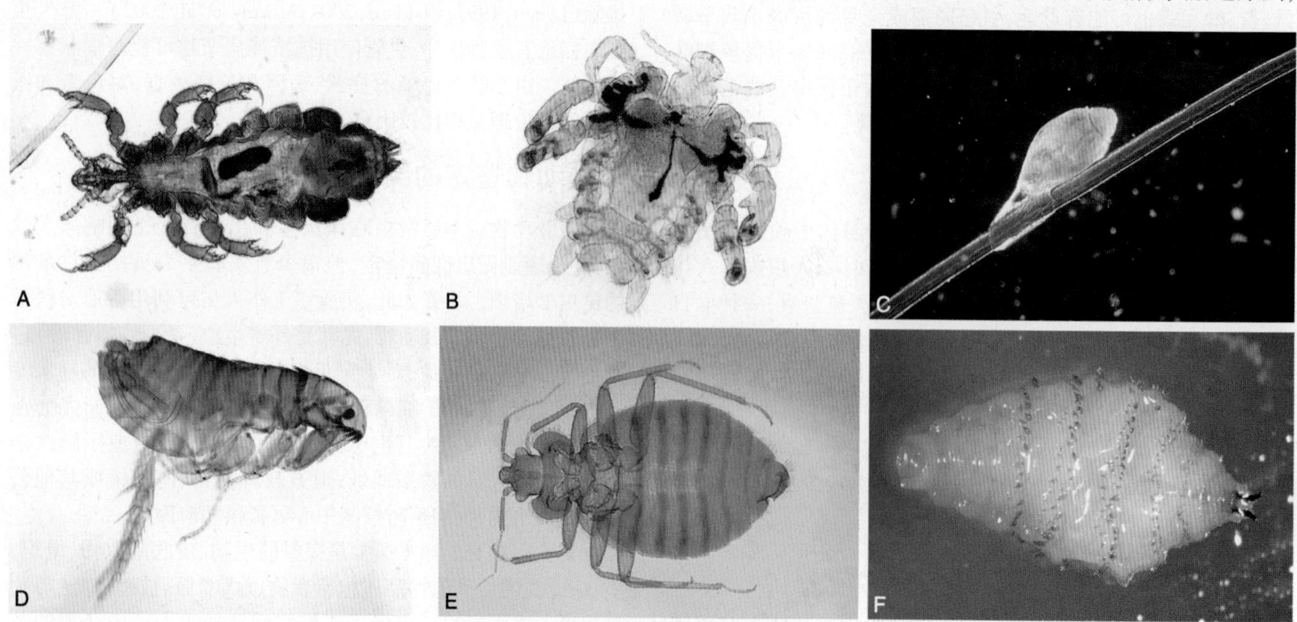

图63-27 重要的医学昆虫。A. 人头虱,一只足抓住头发。B. 耻阴虱。C. 人头虱卵。D. 犬蚤。E. 温带臭虫。F. 家蝇幼虫,前端有一对硬化的钩,身体多棘

包括溶组织肠阿米巴，以及肠道线虫。人接触蜚蠊排泄物、皮肤或虫体可引起过敏和哮喘(Goddard,2007)。

臭虫和猎蝽

臭虫(臭虫科)和猎蝽(kissing bug,猎蝽科)是吸血昆虫，有长而窄的喙，在不使用时折叠在身体下面。臭虫(温带臭虫和热带臭虫)呈红棕色，背腹扁平，无翅，约5mm长(图63-27E)，呈世界性的分布，攻击大多数哺乳动物，主要在夜间进食，白天躲在床垫下、宽松的墙纸和地板上。虽然臭虫不传播疾病，但臭虫叮咬导致疼痛，取决于个体对唾液的敏感性。

猎蝽(锥蝽属，长红猎蝽)头部呈锥形，颈部和腹部两端窄，中间宽。虫体多为黑色或棕色，有些在腹部有橙色和黑色标记。虫体平均长度为1~3cm，与臭虫不同，它们的飞行翅膀很发达。与臭虫相似，猎蝽叮咬脊椎动物不产生痛觉，产生类似的皮肤反应。在墨西哥、中美洲和南美洲，他们通过粪便中传播恰加斯病，即枯氏锥虫病，人在挠痒时诱发继发感染(Lane et al,1993;Goddard,2007)。猎蝽在美国南部地区也被发现。恰加斯病罕见自体传播。

蜜蜂、黄蜂和蚂蚁

膜翅目昆虫是一种群居昆虫，当受到干扰时，它们会奋起保护巢穴。在非繁殖雌性中，排卵器有毒刺，能注射毒液用于捕获猎物或防御。蜜蜂、黄蜂、大黄蜂和黄色甲壳虫的毒液对于多数人中只会引起短暂的肿胀和不适，但如果人在此前被致敏，毒液可能会引起全身反应，包括过敏反应(Reisman,1994)。在美国，每年有多达100人死于膜翅类蜇刺。在1956年引入巴西后，非洲蜜蜂现在在北美也已经出现。这些蜜蜂比其他蜜蜂更容易被激怒，表现出疯狂的刺蜇行为。许多种蚂蚁叮咬、蜇刺人体，例如收割蚁和火蚁，这些对人类都具有一定的危害性。

甲虫

虽然多数甲虫被认为是农作物害虫，但有些品种可能会给人造成叮咬之苦。其他一些物种，尤其是泡泡甲虫，可渗出能引起皮炎或水疱形成的液体(斑蝥素)。某些甲虫的幼虫可导致皮炎，误食后可刺激消化道。谷物甲虫的幼虫和成虫也可作为啮齿动物和人类绦虫(微小膜壳绦虫和缩小膜壳绦虫)的中间宿主。

飞蛾和蝴蝶

鳞翅目的某些幼虫(毛毛虫)具有痒毛或刺，与人皮肤接触后注射毒液。虽然毒素仅局限于皮肤，但也有报告会引发全身反应(Goddard,2007)，如休克和麻痹。成年的草丛蛾和舞毒蛾的毒毛能引起皮炎、眼睛刺激或呼吸道刺激，特别是从事林业劳动者中(Shama et al,1982)。

蝇、蚊、蠓

双翅目的特点是有一对膜翅。在所有节肢动物中，它们通过吸血生物或机械传播感染性病原体，以及幼虫直接侵入而致病。蝇、蚊和蠓的叮咬往往会因虫体唾液造成局部刺激，偶有全身反应。除了吸血，蚊虫反复骚扰对身体和心理造成伤害。某些吸血物种还能传播重要的人类病原体，包括疟疾、丝虫病和蚊传播的虫媒病毒性疾病、蚋传播盘尾丝虫病、鹿蝇传播罗阿丝虫病、砂蝇(即白蛉，译者注)传播利什曼病和巴氏通体病；采采蝇传播非洲锥虫病。其他的病毒、细菌和寄生虫易被不叮人的蝇类机械地传播，例如苍蝇、肉蝇等，很容易污染人类食物。

蝇蛆病分为偶然、兼性或专性三种。舍蝇是一种家蝇，它不需要在哺乳动物组织中发育，但偶尔会出现在死亡组织或石膏绷带里。此类偶发性蝇蛆病时而可见。兼性蝇蛆病通常是由肉蝇和苍蝇引起，通常以死亡组织为食，可进入周围组织。某些蝇类只在活体组织中生长发育，引起专性蝇蛆病。感染人的蝇类通常来源于动物。人肤蝇在煮沸样皮下病变中发育，蛆虫末端出现于皮肤表面(图63-27F)，最常见于中南美洲旅行者，其虫卵通过其他昆虫(蚊)机械传播。在撒哈拉以南非洲发现瘤蝇(嗜人瘤蝇)引起一种疖样蝇蛆病。瘤蝇卵通常被排在地上或晾晒的衣服上，人体一旦接触幼虫很快就会穿透皮肤。最严重的是旧大陆的蛆症金蝇和新大陆的嗜人锥蝇。这些物种将卵直接产在牛身上，通常位于伤口或鼻孔附近。幼虫主动进食并在活组织内移行。如果幼虫侵入眼、鼻或嘴巴，人体感染可特别严重。其他蝇类也可能对人造成创伤性的蝇蛆病(Lane et al,1993)。

蛛形纲节肢动物

医学上重要的蛛形纲动物包括蝎子、蜘蛛、蜱和螨。蝎子和蜘蛛身体分为两部分：头胸部和腹部；而蜱和螨则为一整体。蛛形纲动物若虫和成虫有四对足，蜱和螨的幼虫有三对足，无触角、口下板和翅。蝎子和蜘蛛可以注射毒液，蜱和螨可以作为病毒、细菌和原虫的传播媒介。

蝎子

与其他蛛形纲动物不同，蝎子有一对正向导向的钳钩状的爪，虫体呈蟹形，尾部呈分节球状，尖端有刺(图63-28A)。蝎是掠食性动物，用毒刺麻痹猎物和用于防御。对人的毒性视蝎的种类而定，有些痛感不及蜜蜂蜇伤，有些则甚至致死。蝎子蜇刺每年造成超过1000人死亡。毒蝎多分布在西半球、欧洲、非洲和中东(Beaver et al,1984;Goddard,2007)。

蜘蛛

蜘蛛无带毒刺的尾部，但其口器中有尖牙样的齿，可输出毒液。大多数蜘蛛有毒，但很少具有穿透人皮肤的毒牙。多数蜘蛛咬伤只会引起短暂的刺痛。寡妇蜘蛛(毒蛛属)可释放强效神经毒素，引起全身性蛛形症，表现为虚弱、肌痛、麻痹、抽搐，甚至死亡。死亡率从1%~6%不等。在美国已发现五种相关蜘蛛，其中黑寡妇蛛(美国毒蛛)最常见。雌性黑寡妇蛛呈亮黑色，腹部下部有红色或橙色的沙漏形标记，肢宽3~4cm，活动在木棚、地下室和户外等地方(Strickland,2000)。

小提琴蛛(斜蛛属)引发坏死性蛛形症或斜蛛刺咬中毒。在美国，棕色的斜蛛或小提琴蛛(褐皮斜蛛)最常见。这种蜘蛛长1~2cm，棕褐色，头胸部有一黑色的小提琴形的标记。在人房内小提琴蜘蛛常隐遁于栖息地，不受干扰，如壁橱、地下室和门廊等。小提琴蜘蛛叮咬无痛，经常不被发现，几小时后，叮咬区域变得红肿、疼痛。毒液能使皮肤坏死和溶血，数日后脱皮，损伤很难愈合，并易合并继发感染。全身症状诸如溶血和急性肾衰竭等反应较为罕见。

蜱

蜱是一种比较常见的节肢动物，常在临床寄生虫学实验室进行鉴定。与蜘蛛和蝎不同的是，蜱分为颚体和躯体两部分，口下板有齿。蜱的发育有四个阶段：卵、幼虫、若虫和成虫。孵化后需要饱血进入下一个发育阶段。人类通常在靠近动物宿主常活动的草地或灌木被蜱虫叮咬。蜱是专性吸血的体外寄生虫，也是病毒、细菌和原虫等人类和家畜病原体重要传播媒介。蜱吸血可造成局部组织损伤和失血，特别是对家畜和野生动物，也可造成蜱瘫。蜱瘫是由蜱的唾液腺分泌的神经毒素引起的证候综合征，可引发上行性肌肉麻痹和毒血症。临床症状与吉兰-巴雷综合征、脊髓灰质炎或肉毒中毒相似。去除附着的蜱后，症状通常会在数小时到数天内消失。

医学上重要的蜱包括硬蜱科(硬蜱)和软蜱科(软蜱)。硬蜱前端有颚体，背部有硬化的盾板，或称背板。雄蜱背板覆盖整个背部，雌蜱只覆盖前半部，饱血时虫体膨胀(图 63-28B、C)。软蜱身体柔软坚韧，无背板，口器从背部观不可见(图 63-28D)。未饱血蜱通常是 2～5mm，饱血后身体可扩大数倍。饱血后的硬蜱与软蜱形态相似，应注意鉴别(Sonenshine，1991，1993)。

在人皮肤上爬行或嵌入的蜱多数是硬蜱。软蜱吸血时间短，常在夜间吸血。在北美，重要的硬蜱种类包括：变异革蜱(美国犬蜱)，安氏革蜱(落基山木蜱)，美洲钝眼蜱(孤星蜱)，扇头蜱属(棕犬蜱)，肩突硬蜱(黑腿蜱或鹿蜱)，以及太平洋硬蜱(西部黑脚蜱或鹿蜱)。由于革蜱和钝眼蜱的背板上有白色的标记，所以被称为丽饰蜱。其他蜱种无标记。

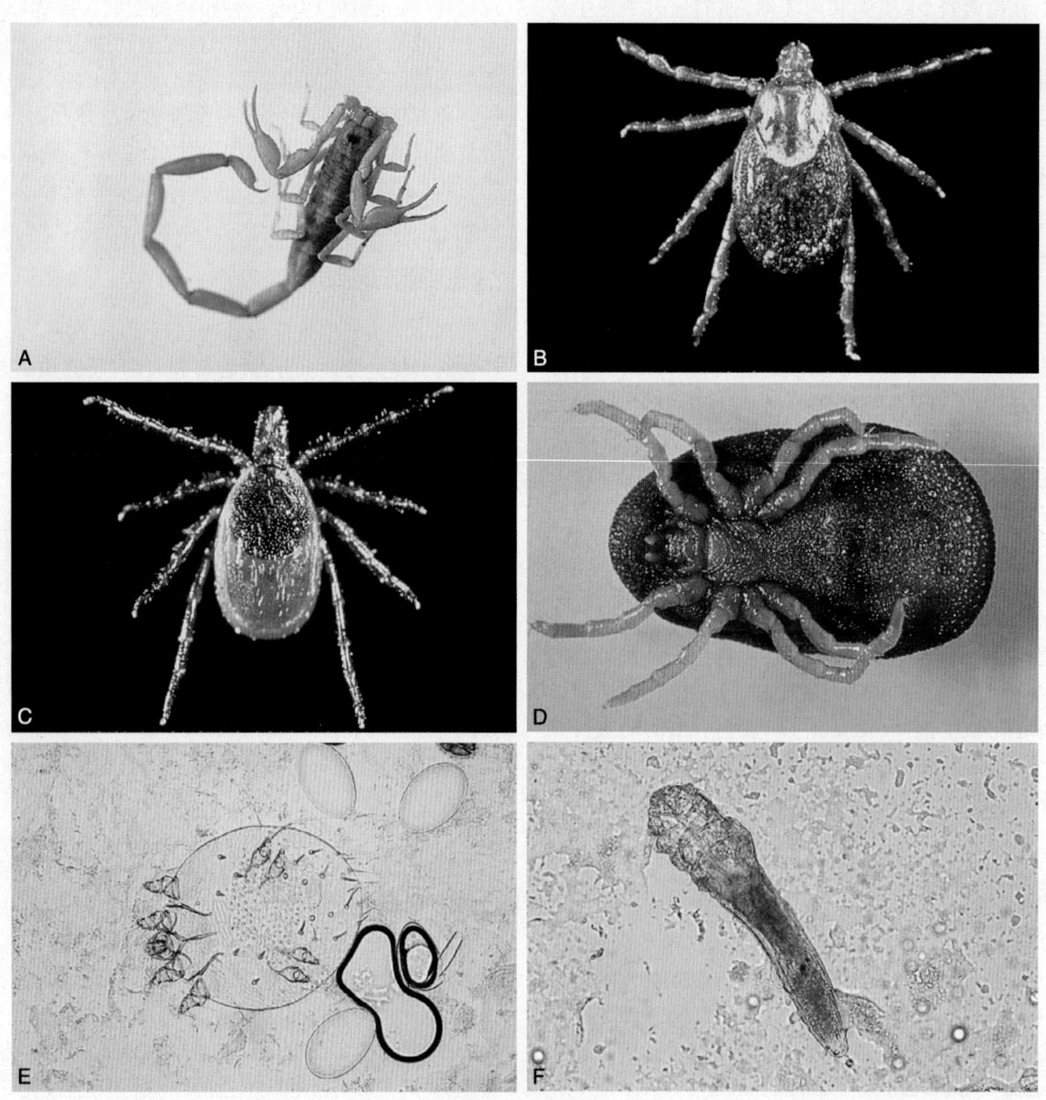

图 63-28 医学蛛形纲。A. 毒蝎，有一对向前的爪，尾部有毒针。B. 未饱血雌性变异革蜱(犬蜱)成虫。C. 未饱血雌性肩突硬蜱(黑腿蜱或鹿蜱)成虫。D、E. 疥螨成螨，皮肤刮取物中有卵。F. 毛囊蠕形螨成虫(A，With permission from Murray PR，Barron EJ，Pfaller MA，et al，editors：*Manual of clinical microbiology*. ed 6. Washington，DC，1995，ASM Press. B and C，With permission from Northwest Infectious Disease Consultants. E，With permission from Spach DH，Fritsche TR：Norwegian scabies in a patient with AIDS. *N Engl J Med* 331：777，1994)

革蜱会传播落基山斑疹热，也可传播兔热症、Q热病和科罗拉多蜱虫热。硬蜱是莱姆病、巴贝斯虫病、无形体病和埃尔利希病的传播媒介。在世界其他地方，这些蜱虫传播某些虫媒病毒。钝眼蜱可传播落基山斑疹热，也能传播兔热症和莱姆病。所有这些蜱都能引起蜱瘫。扇头蜱可能在北美传播落基山斑疹热和埃尔利希病，在地中海地区传播马赛热。纯绿蜱属的软蜱分布在世界各地，包括美国，是回归热螺旋体（回归热包柔螺旋体和相关病原）的重要传播媒介（Spach et al，1993；Murray et al，2007；Ismail et al，2010）。

螨

螨是环境中广泛分布的蛛形纲动物，体型小（通常<1mm）。医学上重要的螨可直接攻击人类，作为传染病的媒介，或引起粉尘过敏。人通常被毛囊蠕形螨、皮脂蠕形螨和疥螨骚扰。毛囊蠕形螨体小（0.1～0.4mm），体型较长，有粗短的腿，可从毛囊和皮脂腺中检出（图63-28F）。毛囊蠕形螨常偶见于皮肤标本中。虽然蠕形螨与皮肤病有关，但在健康人中也经常被发现，难以确定其致病性（Burns，1992）。

疥螨在医学上更为重要，因为它们能够通过表皮产生匐行隧道。疥螨通过人体之间的接触而传播，主要分布在身体交叉部位、手腕和前臂的屈部表面。其他部位包括乳房、臀部和外生殖器较少见。疥螨挖掘隧道、卵和排泄物的沉积可引起炎症和强烈的瘙痒。临床表现因人的敏感程度而异。病灶常发生继发感染。大量螨虫感染可导致皮炎，通常发生在老年人或免疫系统受损者，被称为疥疮或“挪威疥疮”。

将患处皮肤刮取物置于20%氢氧化钾或矿物油，在显微镜下进行检查。诊断以检出卵、六足幼虫和八足若虫或成虫为依据，但有时很难鉴定（图63-28E，图63-29）。在机关学校进行疥疮的诊断不甚可靠，其中许多人在无疾病的情况下表现瘙痒，必须正确诊断以确定真实病例，并将其与寄生虫瘾症鉴别（Orkin & Maibach，1985；Lynch，1993）。

一些动物螨虫的幼虫或成虫，在无适宜宿主时可能会攻击人类，吸取血液。恙螨幼虫（恙螨科）唾液可以使皮肤产生茎口，危及人健康。恙螨幼虫呈红色，三对足，通常附着在衣物紧的区域，比如脚踝、腰、腋窝和手腕。在亚洲和澳大利亚的部分地区，恙螨传播灌木斑疹（Lane et al，1993）。

某些不叮咬人的螨可引起过敏性鼻炎、哮喘和一些皮肤病（Frazier & Brown，1980）。屋尘螨和粉尘螨的分泌物或虫体可使家庭环境中出现大量过敏原。专科医生的常规检测可以鉴别出这些过敏原。

螨外观与蜱非常相似，特别是幼虫形态，但螨缺少有齿的口下板（蜱的附属器官），无哈氏腺。

其他的医学相关节肢动物

千足虫

千足虫是蠕虫样节肢动物，身体分节明显，每节有两对足，通常鉴于腐烂的植被。虽然缺少口器叮咬，但许多千足虫会通过分布于各体节的腺体分泌囊泡。当不慎处理时，大型热带千足虫可以在数厘米的距离喷射液体。皮肤或黏膜暴露于这些液体可能产生灼烧感和形成水疱。

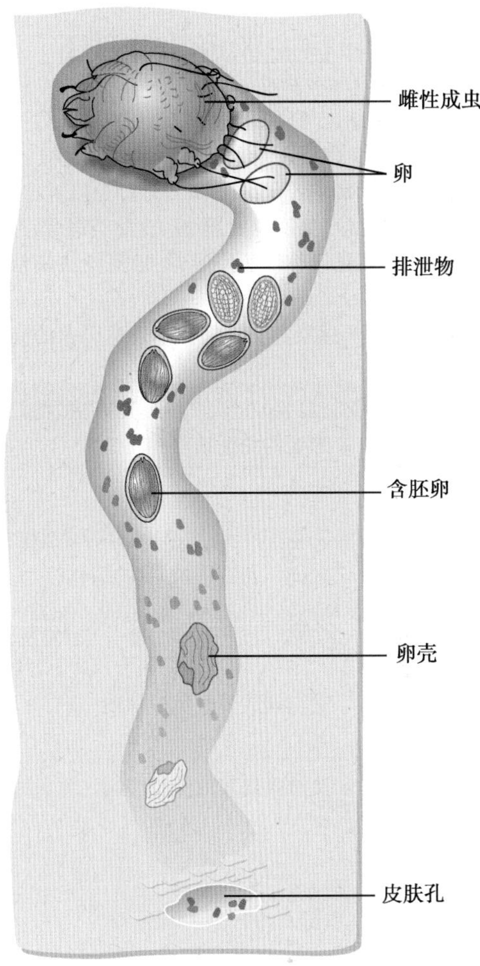

图63-29 疥螨。皮下隧道简图

蜈蚣

蜈蚣比千足虫平坦，每节有一对足，触角长。蜈蚣行动迅速，用第一对足前部的钳子叮刺。尽管蜈蚣很少对人类造成伤害，但在美国南部和热带地区发现的更大的蜈蚣（26～45cm）能够穿透人类皮肤，造成灼热感疼痛和局部组织反应。虽然全身反应可能见于以前致敏者，但致死者罕见（Goddard，2007）。

甲壳类动物

在医学上，甲壳类动物主要作为一些蠕虫的中间宿主。有些蟹类和小龙虾是肺吸虫（并殖吸虫）后尾蚴（囊蚴）中间寄主。剑水蚤是常见的微型浮游动物，某些种类的剑水蚤是麦地那龙线虫、棘颚口线虫、裂头绦虫和迭宫绦虫的第一中间宿主。

舌形虫

舌形虫（或舌虫）由于缺乏典型的形态特征，其进化亲缘关系不明。成虫形态像蠕虫，生活在某些食肉的爬行动物，鸟类和哺乳动物的鼻腔。幼虫期像螨虫，寄居于啮齿动物、食草动物和淡水鱼类。蛇舌形虫属幼虫可感染人肝脏和肺，见于亚洲和非洲地区。在中东和非洲曾在患者鼻咽发现锯齿状舌形虫成虫，该虫引发哈尔宗病（Beaver et al，1984；Strickland，2000；Garcia，2007）。

寄生虫感染和宿主免疫功能低下

宿主的体液或细胞免疫由于疾病、治疗或先天性原因而受损。严重的营养不良也可能危及宿主的免疫防御。在大多数情况下,宿主免疫异常主要是细胞(T 细胞)免疫异常,多见于艾滋病、恶性肿瘤化疗、免疫抑制、移植、皮质类固醇疗法,或几种兼有;贾第虫病多见于体液免疫异常;巴贝斯虫病常见于脾切除术患者。

全球蔓延的 HIV 感染和艾滋病在不发达国家的高发病率逐年加重。疟疾、血吸虫病、蛔虫病、阿米巴病、丝虫病的感染率也有上升。所幸这些感染并不是艾滋病患者的严重并发症,然而治疗所需的医疗费用巨大。

有些寄生虫感染,如隐孢子虫病、弓形虫病和类圆线虫病在免疫系统损伤的宿主中病情更严重,但也取决于免疫抑制的类型。例如隐孢子虫病和弓形虫病在艾滋病患者中比例较高,而类圆线虫病则常见于器官移植受体和接受抗肿瘤化疗的患者。

表 63-13 列出了更严重和(或)更频繁感染免疫功能低下患者的寄生虫。如上描述,其临床表现可能与免疫正常人群不同。

表 63-13 免疫缺陷患者的寄生虫感染

感染	患者的免疫缺陷病	表现	参考文献
肠道原虫			
隐孢子虫	艾滋病(尤其是 CD4+ <200/μl)、器官移植、抗肿瘤化疗	严重的长期腹泻(高达 17 升/天),可累及肠外组织,包括胰腺、胆道、肺,难以治愈	Wittner et al,1993 Thielman & Guerrant,1998
囊孢子虫	艾滋病、器官移植、抗肿瘤化疗	严重的长期腹泻;局部淋巴结受累;可有效治疗	Wittner,1993 Thielman,1998
环孢子虫	艾滋病或其他免疫抑制	与隐孢子虫病和等孢子虫病症状类似;复方磺胺甲噁唑治疗有效	Wittner,1993 Thielman,1998
微孢子虫	艾滋病或其他免疫抑制	多种症状: 1. 多系统疾病 2. 严重腹泻,肠炎(最常见) 3. 眼部感染 4. 肝胆管肉芽肿、肝坏死、胆管炎 5. 骨骼肌疾病 特定染色法检测尿液沉淀物可用于诊断非肠道症状或一些肠道疾病	Wittner,1993 Thielman,1998 Ramanan & Pritt,2014
贾第虫	常见的多种免疫缺陷、X 连锁无丙种球蛋白血症	长期腹泻伴有营养不良,艾滋病并非其诱发因素	Thielman,1998
血液和组织原虫			
肉芽肿性阿米巴脑炎	艾滋病或其他免疫缺陷	通常由棘阿米巴或阿米巴引起,导致亚急性或慢性中枢神经系统感染,但在严重免疫抑制宿主出现急性表现,并向其他组织播散	Martinez,1997
弓形虫病	艾滋病(CD4+ <100/μl)或其他免疫缺陷;心脏移植,供体血清学阳性,受体血清学阴性	通常由于以前的隐性感染引起的包囊重新激活引起。多器官或多灶性中枢神经系统病变,常向其他组织扩散。可能引起类似于肺孢子菌的肺炎。可导致脉络膜视网膜炎。骨髓移植后可发生,但通常症状温和。心脏移植供体血清阳性和受体血清阴性可能导致严重的甚至致死性形虫病	McCabe & Chirurgi,1993
利什曼原虫病	艾滋病或其他免疫抑制	对皮肤利什曼病无显著影响;但可增加内脏利什曼病的易感性,临床表现不严重。治疗后易复发	Herwaldt,1999
美洲锥虫病	艾滋病、淋巴母细胞性淋巴瘤、心脏移植或其他免疫抑制	艾滋病患者容易感染,中枢神经系统常累及,心肌炎,皮肤损伤	Mileno & Bia,1998 John & Petri,2006

表 63-13 免疫缺陷患者的寄生虫感染(续)

感染	患者的免疫缺陷病	表现	参考文献
巴贝斯虫病	脾切除	免疫正常的宿主通常呈现亚临床感染;脾切除患者临床表现明显,可致死	Mileno,1998 John,2006
蠕虫			
类圆线虫病	免疫抑制,癌症化疗或肾上腺皮质激素治疗或淋巴瘤;艾滋病并非致病诱发因素	内源性自体感染,超度感染或传播感染可发展为肺炎或严重的肠道疾病。入侵幼虫携带肠道细菌可引起革兰氏阴性菌败血症或革兰氏阴性菌脑膜炎。在高流行区,患者免疫抑制治疗之前应检查其是否有类圆线虫病	Mileno,1998 John,2006
节肢动物			
疥螨	恶性肿瘤、器官移植免疫抑制、抗肿瘤治疗	艾滋病导致疥疮,表现为广泛出现的硬痂。有时有严重的瘙痒。可查见螨虫,因此传染性强。通常对治疗不敏感	Mileno,1998 John,2006

(沈继龙 刘森 译 郝晓柯 校)

推荐阅读

Adl SM, Simpson AG, Lane CE, et al: The revised classification of eukaryotes, J Eukaryot Microbiol 59:429-514, 2012.

该篇论文为国际原生生物学会最新提出的真核生物分类系统的版本,它对2005年发表的系统分类进行了修订,引入了相关的系统发育,而不仅是主观形态特征和物候学的概念。

Clinical and Laboratory Standards Institute (CLSI): Procedures for the recovery and identification of parasites from the intestinal tract; approved guideline. CLSI Document M28-A2. Wayne, Pa.; 2005.

该文提供了最新且详细的胃肠道寄生虫感染的标本处理法方法,包括免疫分析和检测特征。

Foundation for Innovative New Diagnostics (FIND), Special Programme for Research and Training in Tropical Diseases (TDR) and World Health Organization (WHO): Malaria rapid diagnostic test performance. Results of WHO product testing of malaria RDTs: Round 4 (2012). TDR/World Health Organization, Geneva, Switzerland: 2012.

该研究比较了商品化快速疟疾诊断方法的效能,并指出了不同检测方法的性能特点的差异。

Franzen C, Müller A: Molecular techniques for detection, species differentiation, and phylogenetic analysis of microsporidia, Clin Microbiol Rev 12: 243, 1999.

已知感染人类的微孢子虫种类正在迅速增加,该综述重点介绍了采用传统和分子分类技术已经明确的种类。

Garcia LS, Smith JW, Fritsche TR: Selection and use of laboratory procedures for diagnosis of parasitic infections of the gastrointestinal tract. Cumitech 30A, Washington, DC, 2003, ASM Press.

临床微生物学技术操作大全——译者注)介绍了胃肠道寄生虫实验室检查技术的选择及某些方法固有的局限性。

Homer MJ, Aguilar-Delfin I, Telford SR III, et al: Babesiosis, Clin Microbiol Rev 13:451, 2000.

该文综述了巴贝斯虫病的常见虫种、临床特征和诊断模式,包括诊断和流行病学所用的分子生物学研究。

Lynch PJ: Delusions of parasitosis, Semin Dermatol 12:39, 1993.

寄生虫妄想症是一组常见而复杂的精神疾病,临床治疗较困难。该文介绍了本病的表现和治疗策略。

MacKenzie WR, Hoxie NJ, Proctor ME, et al: A massive outbreak in Milwaukee of Cryptosporidium infection transmitted through public water supply, N Engl J Med 331:161, 1994.

这是一份有史以来最大的隐孢子虫病暴发的详细流行病学研究。

Marx A, Pewsner D, Egger M, et al: Meta-analysis: accuracy of rapid tests for malaria in travelers returning from endemic areas, Ann Intern Med 142:836, 2005.

"试纸条"免疫层析法正被广泛用于疟疾感染的快速检测。该文总结了21篇文献,介绍了各种诊断方法的优缺点。

Mathison BA, Pritt BS: Laboratory identification of arthropod ectoparasites, Clin Microbiol Rev 27:48-67, 2014.

该综述详细描述了临床微生物实验室中节肢动物的采集、正确处理、鉴定和报告。

National Committee for Clinical Laboratory Standards (NCCLS): Clinical use and interpretation of serologic tests for Toxoplasma gondii; approved guideline, CLSI Document M36-A. Wayne, Pa.; 2004.

该指南系统地介绍了目前弓形虫病血清学诊断方法的选择、解读及其局限性。

Persing DH, Tenover FC, Tang Y, et al, editors: Molecular microbiology: diagnostic principles and practice, ed 2, Washington, DC, 2011, American Society for Microbiology.

该书的若干章节简要介绍了寄生虫感染的分子诊断进展。

Shields JM, Olson BH: Cyclospora cayetanensis: a review of an emerging parasitic coccidian, Int J Parasitol 33:371, 2003.

该文描述了一种新现的动物寄生球虫环孢子虫成为严重危害人类的病原体。

Vasoo S, Pritt BS: Molecular diagnostics and parasitic disease, Clin Lab Med 33:461-503, 2013.

该文介绍了商品化和实验室开发的寄生虫病分子诊断方法,并比较了方法设计、性能特征及其与常规诊断技术的优点。

参考文献

Aldeen WE, Hale D, Robison AJ, et al: Evaluation of a commercially available ELISA assay for detection of Giardia lamblia in fecal specimens, *Diagn Microbiol Infect Dis* 21:77, 1995.

Alicata JE: The discovery of Angiostrongylus cantonensis as a cause of human eosinophilic meningitis, *Parasitol Today* 7:151, 1991.

Anuran JD, Starr MB, Jakobiec FA: Acanthamoeba keratitis: a review of the literature, *Cornea* 6:2, 1987.

Ash LR, Orihel TC: *Parasites: a guide to laboratory procedures and identification*, Chicago, 1987, ASCP Press.

Ash LR, Orihel TC: *Atlas of human parasitology*, ed 5, Chicago, 2007, ASCP Press.

Badawi AF, Mostafa MH, O'Connor PJ: Involvement of alkylating agents in schistosome-associated bladder cancer: the possible basic mechanisms of induction, *Cancer Lett* 63:171, 1992.

Balows A, Hausler WJ Jr, Ohashi M, et al: *Laboratory diagnosis of infectious diseases: principles and practice*, vol 1, Bacterial, mycotic and parasitic diseases, New York, 1988, Springer-Verlag.

Bartlett MS, Harper K, Smith N, et al: Comparative evaluation of a modified zinc sulfate flotation technique, *J Clin Microbiol* 7:524, 1978.

Beal C, Goldsmith M, Kotby M, et al: The plastic envelope method, a simplified technique for culture diagnosis of trichomoniasis, *J Clin Microbiol* 30:2265, 1992.

Beaver PC: Light long-lasting Necator infection in a volunteer, *Am J Trop Med Hyg* 39:369, 1988.

Beaver PC, Gadgil RK, Morera P: Sarcocystis in man: a review and report of five cases, *Am J Trop Med Hyg* 28:819, 1979.

Beaver PC, Jung RC, Cupp EW: *Clinical parasitology*, ed 9, Philadelphia, 1984, Lea & Febiger.

Bendall RP, Chiodini PL: New diagnostic methods for parasitic infections, *Curr Opin Infect Dis* 6:318, 1993.

Benenson MW, Takafuji ET, Lemon SM, et al: Oocyst-transmitted toxoplasmosis associated with ingestion of contaminated water, *N Engl J Med* 307:666, 1982.

Binford CH, Connor DH: *Pathology of tropical and extraordinary diseases*, Washington, DC, 1976, Armed Forces Institute of Pathology.

Boggild AK, Martin DS, Lee TY, et al: Laboratory diagnosis of amoebic keratitis: comparison of four diagnostic methods for different types of clinical specimens, *J Clin Microbiol* 47:1314, 2009.

Boros DL: Immunopathology of Schistosoma mansoni infection, *Clin Microbiol Rev* 2:250, 1989.

Bossolasco S, Gaiera G, Olchini D, et al: Real-time PCR assay for clinical management of human immunodeficiency virus-infected patients with visceral leishmaniasis, *J Clin Microbiol* 41:5080, 2003.

Bowie WR, King AS, Werker DH, et al: Outbreak of toxoplasmosis associated with municipal drinking water. The BC Toxoplasma Investigation Team, *Lancet* 350:173, 1997.

Briselden AM, Hillier SL: Evaluation of Affirm VP microbial identification test for Gardnerella vaginalis and Trichomonas vaginalis, *J Clin Microbiol* 32:148, 1994.

Bronsdon MA: Rapid dimethyl sulfoxide-modified acid-fast stain of Cryptosporidium oocyst in stool specimens, *J Clin Microbiol* 19:952, 1984.

Brooke MM, Melvin DM: *Morphology of diagnostic stages of intestinal parasites of man*, Washington, DC, 1984, U.S. Department of Health and Human Services. Publication No. CDC 848116.

Bruce JI, Sornmani S: *The Mekong schistosome*, Whitmore Lake, Mich., 1980, Malacol Rev. (Suppl 2).

Bruckner DA: Amebiasis, *Clin Microbiol Rev* 5:356, 1992.

Burns DA: Follicle mites and their role in disease, *Clin Exp Dermatol* 17:152, 1992.

Burrows RB, Swerdlow MA: Enterobius vermicularis as a probable vector of Dientamoeba fragilis, *Am J Trop Med Hyg* 5:258, 1956.

Cairncross S, Muller R, Zagaria N: Dracunculiasis (Guinea worm disease) and the eradication initiative, *Clin Microbiol Rev* 15:223, 2002.

Cali A, Kotler DP, Orenstein JM: Septata intestinalis N.G. N.Sp., an intestinal microsporidian associated with chronic diarrhea and dissemination in AIDS patients, *J Eukaryot Microbiol* 40:101, 1993.

Carabin H, Budke CM, Cowan LD, et al: Methods for assessing the burden of parasitic zoonoses: echinococcosis and cysticercosis, *Trends Parasitol* 21:327, 2005.

Cattand P, Miezan BT, de Raadt P: Human African trypanosomiasis: use of double centrifugation of cerebrospinal fluid to detect trypanosomes, *Bull WHO* 66:83, 1988.

Cazenave J, Cheyrou A, Blouin P, et al: Use of polymerase chain reaction to detect Toxoplasma, *J Clin Pathol* 44:1037, 1991.

Centers for Disease Control and Prevention (CDC): Pseudooutbreak of intestinal amebiasis, California, *Morbid Mortal Wkly Rep* 34:125, 1985.

Centers for Disease Control and Prevention (CDC): *Malaria surveillance*, Atlanta, CDC. 1988 Annual Summary, 1987.

Centers for Disease Control and Prevention (CDC): Surveillance for dracunculiasis, *Morb Mortal Wkly Rep* 41:1, 1992.

Centers for Disease Control and Prevention (CDC): Summary of notifiable diseases, United States, 1993, *Morb Mortal Wkly Rep* 42:1, 1993.

Chan FT, Guan MX, MacKenzie AMR: Application of indirect immunofluorescence to detection of Dientamoeba fragilis trophozoites in fecal specimens, *J Clin Microbiol* 31:1710, 1993.

Connor DH, Chandler FW, Schwartz DA, et al: *Pathology of infectious diseases*, Stamford, Conn., 1997, Appleton & Lange.

Cook GC, editor: *Manson's tropical diseases*, ed 21, Philadelphia, 2002, Saunders.

Cooper ES, Bundy DAP: Trichuris is not trivial, *Parasitol Today* 4:301, 1988.

Costa JM, Ernault P, Gautier E, et al: Prenatal diagnosis of congenital toxoplasmosis by duplex real-time PCR using fluorescence resonance energy transfer hybridization probes, *Prenat Diagn* 21:85, 2001.

Costa JM, Pautas C, Ernault P, et al: Real-time PCR for diagnosis and follow-up of Toxoplasma reactivation after allogeneic stem cell transplantation using fluorescence resonance energy transfer hybridization probes, *J Clin Microbiol* 38:2929, 2000.

Coupe S, Sarfati C, Hamane S, et al: Detection of Cryptosporidium and identification to the species level by nested PCR and restriction fragment length polymorphism, *J Clin Microbiol* 43:1017, 2005.

Cox FEG: Taxonomy and classification of human parasitic protozoa and helminths. In Jorgenson JH, Pfaller MA, et al, editors: *Manual of clinical microbiology*, ed 11, Washington, DC, 2015, ASM Press.

Cox-Singh J, Davis TM, Lee KS, et al: Plasmodium knowlesi malaria in humans is widely distributed and potentially life threatening, *Clin Infect Dis* 46:165, 2008.

Craun G: Waterborne giardiasis in the United States 1965-1984, *Lancet* 2:513, 1986.

Cross JH: Intestinal capillariasis, *Clin Microbiol Rev* 5:120, 1992.

Cullen KA, Arguin PM: Malaria Surveillance—United States, 2012, *MMWR* 63(SS12):1–22, 2014.

Current WL, Garcia LS: Cryptosporidiosis, *Clin Microbiol Rev* 4:325, 1991.

Curry A, Caning E: Human microsporidiosis, *J Infect* 27:229, 1993.

Curtis MA, Bylund G: Diphyllobothriasis: fish tapeworm disease in the circumpolar north, *Arctic Med Res* 50:18, 1991.

D'Alessandro A, Ramirez LE, Chapadeiro E, et al: Second recorded case of human infection by Echinococcus oligarthrus, *Am J Trop Med Hyg* 52:29, 1995.

D'Alessandro A, Rausch RL, Cuello C, et al: Echinococcus vogeli in man, with a review of polycystic hydatid disease in Colombia and neighboring countries, *Am J Trop Med Hyg* 28:303, 1979.

Dao AH, Robinson DP, Wong SW: Frequency of Entamoeba gingivalis in human gingival scrapings, *Am J Clin Pathol* 80:380, 1983.

Dart JKG, Saw VPJ, Kilvington S: Acanthmaoeba keratitis: diagnosis and treatment update 2009, *Am J Ophthalmol* 148:487, 2009.

DeGirolami PC, Ezratty CR, Desai G, et al: Diagnosis of intestinal microsporidiosis by examination of stool and duodenal aspirate with Weber's modified trichrome and Uvitex 2B stains, *J Clin Microbiol* 33:805, 1995.

DeHovitz JA, Pape JW, Boncy J, et al: Isosporiasis in AIDS, *N Engl J Med* 315:87, 1986.

Diamond LS: Cultivation of Entamoeba histolytica in vitro. In Ravdin JI, editor: *Amebiasis: human infection by Entamoeba histolytica*, New York, 1988, John Wiley & Sons, p 27.

Diamond LS, Clark CG: A redescription of Entamoeba histolytica Schaudinn, 1903 (Emended Walker, 1911), separating it from Entamoeba dispar Brumpt, 1925, *J Eukaryot Microbiol* 40:340, 1993.

Diaz JF, Verastegui M, Gilman RH, et al: Immunodiagnosis of human cysticercosis (Taenia solium): a field comparison of an antibody-enzyme-linked immunosorbent assay (ELISA), an antigen-ELISA, and an enzyme-linked immunoelectrotransfer blot (EITB) assay in Peru, *Am J Trop Med Hyg* 46:610, 1992.

Didier ES, Orenstein JM, Aldras A, et al: Comparison of three staining methods for detecting microsporidia in fluids, *J Clin Microbiol* 33:3138, 1995.

Doing KM, Hamm JL, Jellison JA, et al: False-positive results obtained with the Alexon ProSpecT Cryptosporidium enzyme immunoassay, *J Clin Microbiol* 37:1582, 1999.

Eastburn RL, Fritsche TR, Terhune CA Jr: Human intestinal infection with Nanophyetus salmincola from salmonid fishes, *Am J Trop Med Hyg* 36:586, 1987.

Espy MJ, Uhl JR, Sloan LM, et al: Real-time PCR in clinical microbiology: applications for routine laboratory testing, *Clin Microbiol Rev* 19:165, 2006.

Eveland LK, Kenney M, Yermakov V: Laboratory diagnosis of autoinfection in strongyloidiasis, *Am J Clin Pathol* 63:421, 1975.

Fedorko DP, Williams EC, Nelson NA, et al: Performance of three enzyme immunoassays and two direct fluorescence assays for detection of Giardia lamblia in stool specimens preserved in ECOFIX, *J Clin Microbiol* 38:2781, 2000.

Fisher RG: Necrotic arachnidism, *West J Med* 160:570, 1994.

Frazier CA, Brown PA: *Insects and allergy and what to do about them*, Norman, Okla., 1980, University of Oklahoma Press.

Fritsche TR: Pathogenic protozoa: an overview of in vitro cultivation and susceptibility to chemotherapeutic agents, *Clin Lab Med* 9:287, 1989.

Fritsche TR, Eastburn RL, Wiggins LH, et al: Praziquantel for treatment of human Nanophyetus salmincola (Troglotrema salmincola) infection, *J Infect Dis* 160:896, 1989.

Garcia LS: *Diagnostic medical parasitology*, ed 5, Washington, DC, 2007, American Society for Microbiology.

Garcia LS: *Practical guide to diagnostic parasitology*, ed 2, Washington, DC, 2009, American Society for Microbiology.

Garcia LS: *Clinical microbiology procedures handbook*, vol 1–3, ed 3, Washington, DC, 2010, American Society for Microbiology.

Garcia LS, Brewer TC, Bruckner DA: A comparison of the formalin-ether concentration and trichrome-stained smear methods for the recovery and identification of intestinal protozoa, *Am J Med Technol* 45:932, 1979.

Garcia LS, Shimizu RY: Evaluation of nine immunoassay kits (enzyme immunoassay and direct fluorescence) for detection of Giardia lamblia and Cryptosporidium parvum in human fecal specimens, *J Clin Microbiol* 35:1526, 1997.

Garcia LS, Shimizu RY: Detection of Giardia lamblia and Cryptosporidium parvum antigens in human fecal specimens using the ColorPAC combination rapid solid-phase qualitative immunochromatographic assay, *J Clin Microbiol* 38:1267, 2000.

Garcia LS, Shimizu RY, Shum A, et al: Evaluation of intestinal protozoan morphology in polyvinyl alcohol preservative: comparison of zinc sulfate- and mercuric chloride–based compounds for use in Schaudinn's fixative, *J Clin Microbiol* 31:307, 1993.

Gay JD, Abell TL, Thompson JH Jr, et al: Entamoeba polecki infection in southeast Asian refugees: multiple cases of a rarely reported parasite, *Mayo Clin Proc* 60:523, 1985.

Genta RM: Dysregulation of strongyloidiasis: a new hypothesis, *Clin Microbiol Rev* 5:345, 1992.

Genta RM, Walzer PD: Strongyloidiasis. In Walzer PD, Genta RM, editors: *Parasitic infections in the compromised host*, New York, 1989, Marcel Dekker, p 463.

Gill GV, Bell DR: Strongyloides stercoralis infection in former Far East prisoners of war, *Br Med J* 2:572, 1979.

Goddard J: *Physician's guide to arthropods of medical importance*, ed 5, Boca Raton, Fla., 2007, CRC Press.

Graczyk TK, Cranfield MR, Fayer R: Evaluation of commercial enzyme immunoassay (EIA) and immunofluorescent antibody (FA) test kits for detection of Cryptosporidium oocysts of species other than

Cryptosporidium parvum, *Am J Trop Med Hyg* 54:274, 1996.

Grover CM, Thulliez P, Remington JS, et al: Rapid prenatal diagnosis of congenital Toxoplasma infection by using polymerase chain reaction and amniotic fluid, *J Clin Microbiol* 28:2297, 1990.

Guerrant RL, Walker DH, Weller PF, editors: *Tropical infectious diseases: principles, pathogens and practice*, Philadelphia, 1999, Churchill Livingstone.

Gustafson RL, Reed CM, McGreevy PB, et al: Human cutaneous leishmaniasis acquired in Texas, *Am J Trop Med Hyg* 34:58, 1985.

Gutierrez Y: *Diagnostic pathology of parasitic infections with clinical correlations*, ed 2, New York, 2000, Oxford University Press.

Hanson KL, Cartwright CP: Use of an enzyme immunoassay does not eliminate the need to analyze multiple stool specimens for sensitive detection of Giardia lamblia, *J Clin Microbiol* 39:474, 2001.

Healy GR, Rubush TK: Morphology of Babesia microti in human blood smears, *Am J Clin Pathol* 73:107, 1980.

Herwaldt BL: Leishmaniasis, *Lancet* 335:1191, 1999.

Herwaldt BL, de Bruyn G, Pieniazek NJ, et al: Babesia divergens-like infection, Washington State, *Emerg Infect Dis* 10:622, 2004.

Hoeffler DF: Cercarial dermatitis, its etiology, epidemiology, and clinical aspects, *JAMA* 29:225, 1974.

Ismail N, Bloch KC, McBride JW: Human ehrlichiosis and anaplasmosis, *Clin Lab Med* 30:261, 2010.

Istre GR, Kreiss K, Hopkins RS, et al: An outbreak of amebiasis spread by colonic irrigation at a chiropractic clinic, *N Engl J Med* 307:339, 1982.

John DT, Petri WA: *Markell and Voge's medical parasitology*, ed 9, Philadelphia, 2006, Saunders Elsevier.

Johnson EH, Windsor JJ, Clark CG: Emerging from obscurity: biological, clinical and diagnostic aspects of Dientamoeba fragilis, *Clin Microbiol Rev* 17:553, 2004.

Johnston SP, Ballard MM, Beach MJ, et al: Evaluation of three commercial assays for detection of Giardia and Cryptosporidium organisms in fecal specimens, *J Clin Microbiol* 41:623, 2003.

Kappus KD, Lundgren RG, Juranek DD, et al: Intestinal parasitism in the United States: update on a continuing problem, *Am J Trop Med Hyg* 50:705, 1994.

Katanik MT, Schneider SK, Rosenblatt JE, et al: Evaluation of ColorPAC Giardia/Cryptosporidium rapid assay and ProSpecT Giardia/Cryptosporidium microplate assay for detection of Giardia and Cryptosporidium in fecal specimens, *J Clin Microbiol* 39:4523, 2001.

Kehl KS, Cicirello H, Havens PL: Comparison of four different methods for detection of Cryptosporidium species, *J Clin Microbiol* 33:416, 1995.

Kilvington S, White DG: Acanthamoeba: biology, ecology and human disease, *Rev Med Microbiol* 5:12, 1994.

Kim KC, Pratt HD, Stojanovich CJ: *The sucking lice of North America*, University Park, Pa., 1986, Pennsylvania State University Press.

Krause PJ: Babesiosis, *Med Clin North Am* 86:361, 2002.

Krieger JN, Tam MR, Stevens CE, et al: Diagnosis of trichomoniasis: comparison of conventional wet-mount examination with cytologic studies, cultures, and monoclonal antibody staining of direct specimens, *JAMA* 259:1223, 1988.

Krogstad DJ, Spencer HC, Healy GR, et al: Amebiasis: epidemiologic studies in the United States, *Ann Intern Med* 88:89, 1978.

Krotoski WA, Garnham PCC, Krotoski DM, et al: Observations on early and late post-sporozoite tissue stages in primate malaria. I. Discovery of a new latent form of Plasmodium cynomolgi (the hypnozoite), and failure to detect hepatic forms within the first 24 hours after infection, *Am J Trop Med Hyg* 31:24, 1982.

Kubersky T, Bert RD, Briley JM, et al: Recovery of Angiostrongylus cantonensis from cerebrospinal fluid of a child with eosinophilic meningitis, *J Clin Microbiol* 9:629, 1979.

Lanar DE, McLaughlin GL, Wirth DF, et al: Comparison of thick films, in vitro culture and DNA hybridization probes for detecting Plasmodium falciparum malaria, *Am J Trop Med Hyg* 40:3, 1989.

Lane RP, Crosskey RW: *Medical insects and arthropods*, London, 1993, Chapman & Hall.

Lawande RV, Abraham SN, John I, et al: Recovery of soil amebas from the nasal passages of children during the dusty Harmattan period in Zaria, *Am Soc Clin Pathol* 71:201, 1979.

Layrisse M, Blumenfeld N, Carbonell L, et al: Intestinal absorption tests and biopsy of the jejunum in subjects with heavy hookworm infection, *Am J Trop Med Hyg* 13:297, 1964.

Layrisse M, Roche M: The relationship between anemia and hookworm infection: results of surveys of rural Venezuelan population, *Am J Hyg* 79:279, 1964.

Lee MA, Tan CH, Aw LT, et al: Real-time fluorescence-based PCR for detection of malaria parasites, *J Clin Microbiol* 40:4343, 2002.

Levi MH, Torres J, Pina C, et al: Comparison of the InPouch TV culture system and Diamond's modified medium for detection of Trichomonas vaginalis, *J Clin Microbiol* 35:3308, 1997.

Levin RL, Armstrong DE: Human infection with Entamoeba polecki, *Am J Clin Pathol* 54:611, 1970.

Lisi PJ, Dondero RS, Kwiatkoski D, et al: Monoclonal-antibody based enzyme-linked immunosorbent assay for Trichomonas vaginalis, *J Clin Microbiol* 26:1684, 1988.

Loria-Cortez R, LoboSanahuja JF: Clinical abdominal angiostrongylosis: a study of 116 children with intestinal eosinophilic granuloma caused by Angiostrongylus costaricensis, *Am J Trop Med Hyg* 29:538, 1980.

Luft BJ: Toxoplasma gondii. In Walzer PD, Genta RM, editors: *Parasitic infections in the compromised host*, New York, 1989, Marcel Dekker, p 179.

Luft BJ, Remington JS: Toxoplasmic encephalitis, *J Infect Dis* 157:1, 1988.

Luna VA, Stewart BK, Bergeron DL, et al: Use of the fluorochrome Calcofluor white in the screening of stool specimens for spores of microsporidia, *Am J Clin Pathol* 103:656, 1995.

Ma P, Soave R: Three-step stool examination for cryptosporidiosis in 10 homosexual men with protracted watery diarrhea, *J Infect Dis* 147:824, 1983.

Maayen S, Wormser GP, Widernorn J, et al: Strongyloides stercoralis hyperinfection in a patient with acquired immune deficiency syndrome, *Am J Med* 83:945, 1987.

MacDougall LT, Magoon CC, Fritsche TR: Dirofilaria repens manifesting as a breast nodule: diagnostic problems and epidemiologic considerations, *Am J Clin Pathol* 97:625, 1992.

McCabe R, Chirurgi V: Issues in toxoplasmosis, *Infect Dis Clin North Am* 7:587, 1993.

Magill AJ, Grogl M, Gasser RA, et al: Visceral infection caused by Leishmania tropica in veterans of Operation Desert Storm, *N Engl J Med* 328:1384, 1993.

Mahboudi F, Abolhassani M, Tehrani SR, et al: Differentiation of Old and New World Leishmania species at complex and species levels by PCR, *Scand J Infect Dis* 34:756, 2002.

Mannheimer SB, Soave R: Protozoal infections in patients with AIDS: cryptosporidiosis, isosporiasis, cyclosporiasis, and microsporidiosis, *Infect Dis Clin North Am* 8:483, 1994.

Maraha B, Buiting AG: Evaluation of four enzyme immunoassays for the detection of Giardia lamblia antigen in stool specimens, *Eur J Clin Microbiol Infect Dis* 19:485, 2000.

Marcial-Rojas RA: *Pathology of protozoal and helminthic diseases with clinical correlation*, Baltimore, 1971, Williams & Wilkins.

Marciano-Cabral F: Biology of Naegleria spp, *Microbiol Rev* 52:114, 1988.

Marciano-Cabral F, Cabral G: Acanthamoeba spp. as agents of disease in humans, *Clin Microbiol Rev* 16:273, 2003.

Mariano EG, Borja SR, Vruno MJ: A human infection with Paragonimus kellicotti (lung fluke) in the United States, *Am J Clin Pathol* 86:685, 1986.

Marines HM, Osato MS, Font RL: The value of Calcofluor white in the diagnosis of mycotic and Acanthamoeba infections of the eye and ocular adnexa, *Ophthalmology* 94:23, 1987.

Markell EK, Udkow MP: Blastocystis hominis: pathogen or fellow traveler?, *Am J Trop Med Hyg* 35:1023, 1986.

Martinez AJ: *Free-living amebas: natural history, prevention, diagnosis, pathology, and treatment of disease*, Boca Raton, Fla, 1985, CRC Press.

Martinez AJ, Visvesvara GS: Free living amphizoic and opportunistic amebas, *Brain Pathol* 7:583, 1997.

Medrano FJ, HernandezQuero J, Jimenez E, et al: Visceral leishmaniasis in HIV-infected individuals: a common opportunistic infection in Spain?, *AIDS* 6:1499, 1992.

Melvin DM, Brooke MM: *Laboratory procedures for the diagnosis of intestinal parasites*, ed 3, DHEW Publication CDC 828282, Atlanta, Ga, 1982, Laboratory Training and Consultation Division, Centers for Disease Control and Prevention.

Meri T, Sakari Jokiranta T, Suhonen L, et al: Resistance of Trichomonas vaginalis to metronidazole: report of the first three cases from Finland and optimization of in vitro susceptibility testing under various oxygen concentrations, *J Clin Microbiol* 38:763, 2000.

Mileno MD, Bia FJ: The compromised traveler, *Infect Dis Clin North Am* 12:369, 1998.

Miller GA, Klausner JD, Coates TJ, et al: Assessment of a rapid antigen detection system for Trichomonas vaginalis infection, *Clin Diagn Lab Immunol* 10:1157, 2003.

Miller LH, Manson SJ, Clyde DF, et al: The resistance factor to Plasmodium vivax in blacks, the Duffy-blood-group genotype, FyFy, *N Engl J Med* 295:302, 1976.

Miller RA, Minshew BH: Blastocystis hominis: an organism in search of a disease, *Rev Infect Dis* 10:930, 1988.

Mullen G, Durden L: *Medical and veterinary entomology*, London, 2002, Academic Press.

Murphy GS, Basri H, Purnomo B, et al: Vivax malaria resistant to treatment and prophylaxis with chloroquine, *Lancet* 341:96, 1993.

Murray WJ, Ash LR: Delusional parasitosis, *Clin Microbiol Newslett* 26:73, 2004.

Murray PR, Baron EJ, Jorgensen JH, et al: *Manual of clinical microbiology*, ed 9, Washington, DC, 2007, ASM Press.

Murray CK, Bennett JW: Rapid diagnosis of malaria, *Interdiscip Perspect Infect Dis* 415:953, 2009.

National Committee for Clinical Laboratory Standards (NCCLS): *Laboratory diagnosis of blood borne parasitic diseases; approved guideline. NCCLS Document M15-A*, Wayne, Pa., 2000, NCCLS.

National Communicable Disease Center: *Pictorial keys: arthropods, reptiles, birds, and mammals of public health significance*, Atlanta, 1969, Communicable Disease Center.

Nielson RL, Kohler RB, Chin W, et al: The use of exchange transfusions: a potentially useful adjunct in the treatment of fulminant Falciparum malaria, *Am J Med Sci* 277:325, 1979.

Norgan AP, Arguello HE, Sloan LM, et al: A method for reducing the sloughing of thick blood films for malaria diagnosis, *Malaria J* 12:231, 2013.

Orihel TC, Ash LR: *Parasites in human tissues*, Chicago, 1995, ASCP Press.

Orkin M, Maibach HI: *Cutaneous infestations and insect bites*, New York, 1985, Marcel Dekker.

Ortega YR, Gilman RH, Sterling CR: A new coccidian parasite (Apicomplexa: Eimeriidae) from humans, *J Parasitol* 80:625, 1994.

Ortega YR, Sterling CR, Gilman RH, et al: Cyclospora species: a new protozoan pathogen of humans, *N Engl J Med* 328:1308, 1993.

Pachucki CT, Levandowski RA, Brown VA, et al: American paragonimiasis treated with praziquantel, *N Engl J Med* 311:582, 1984.

Palmer J: Modified iron hematoxylin/Kinyoun stain (letter), *Clin Microbiol Newslett* 13:39, 1991.

Palmer CJ, Lindo JF, Klaskala WI, et al: Evaluation of the OptiMAL test for rapid diagnosis of Plasmodium vivax and Plasmodium falciparum malaria, *J Clin Microbiol* 36:203, 1998.

Parmley SF, Goebel FD, Remington JS: Detection of Toxoplasma gondii in cerebrospinal fluid from AIDS patients by polymerase chain reaction, *J Clin Microbiol* 30:3000, 1992.

Pelletier LL Jr, Baker CB, Gam AA, et al: Diagnosis and evaluation of treatment of chronic strongyloidiasis in ex-prisoners of war, *J Infect Dis* 157:573, 1988.

Persing DH, Herwaldt BL, Glaser C, et al: Infection with a Babesia-like organism in northern California, *N Engl J Med* 332:298, 1995.

Peters W, Gilles HM: *A colour atlas of tropical medicine and parasitology*, ed 3, London, 1989, Wolfe Medical.

Peters W, Killick-Kendrick R: *The Leishmaniases in biology and medicine*, London, 1987, Academic Press.

Pillai DR, Kain KC: Immunochromatographic strip-based detection of Entamoeba histolytica–E. dispar and Giardia lamblia coproantigen, *J Clin Microbiol* 37:3017, 1999.

Piper RC, LeBras J, Wentworth L, et al: Immunocapture diagnostic assays for malaria utilizing Plasmodium lactate dehydrogenase (pLDH), *Am J Trop Med Hyg* 60:109, 1999.

Powell VI, Grima K: Exchange transfusion for malaria and Babesia infection, *Transfus Med Rev* 16:239, 2002.

Preiss U, Ockert G, Boremme S, et al: On the clinical importance of Dientamoeba fragilis infections in childhood, *J Hyg Epidemiol Microbiol Immunol* 35:27, 1991.

Price DL: *Procedure manual for the diagnosis of intestinal parasites*, Boca Raton, Fla., 1994, CRC Press.
Pritt BS, Clark CG: Amebiasis, *Mayo Clinic Proc.* 83:1154–1160, 2008.
Purtilo DT, Meyers WM, Connor DH: Fatal strongyloidiasis in immunosuppressed patients, *Am J Med* 56:358, 1974.
Quick RE, Herwaldt BL, Thomford JW, et al: Babesiosis in Washington State: a new species of Babesia?, *Ann Intern Med* 119:284, 1993.
Qvarnstrom Y, da Silva AJ, Schuster FL, et al: Molecular confirmation of Sappinia pedata as a causative agent of amoebic encephalitis, *J Infect Dis* 199:1139, 2009.
Ramanan P, Pritt BS: Extraintestinal microsporidiosis, *J Clin Microbiol* 52:3839–3844, 2014.
Ravdin JI, editor: *Amebiasis: human infection by Entamoeba histolytica*, New York, 1988, John Wiley & Sons.
Reisman RE: Insect stings, *N Engl J Med* 331:523, 1994.
Remington JS, Klein JO, Baker C, et al, editors: *Infectious diseases of the fetus and newborn infant*, ed 6, Philadelphia, 2005, Saunders.
Richards FO, Schantz PM, RuizTiben E, et al: Cysticercosis in Los Angeles County, *JAMA* 254:444, 1985.
Rosenblatt JE, Sloan LM, Bestrom JE: Evaluation of an enzyme-linked immunoassay for the detection in serum of antibodies to Entamoeba histolytica, *Diagn Microbiol Infect Dis* 22:275, 1995.
Ruebush TK: Human babesiosis in North America, *Trans R Soc Trop Med Hyg* 74:149, 1980.
Sacks JJ, Roberto RR, Brooks NF: Toxoplasmosis infection associated with raw goat's milk, *JAMA* 248:1728, 1982.
Sadun EH, Melvin DM: The probability of detecting infections with Enterobius vermicularis by successive examination, *J Pediatr* 48:438, 1956.
Sakanari JA, McKerrow JH: Anisakiasis, *Clin Microbiol Rev* 2:278, 1989.
Samuelson J, Acuma-Soto R, Reed S, et al: DNA hybridization probe for clinical diagnosis of Entamoeba histolytica, *J Clin Microbiol* 27:672, 1989.
Schantz PM, Moore AC, Munoz JL, et al: Neurocysticercosis in an orthodox Jewish community in New York City, *N Engl J Med* 327:692, 1992.
Schmid GP, Matherny LC, Zaidi AA, et al: Evaluation of six media for the growth of Trichomonas vaginalis from vaginal secretions, *J Clin Microbiol* 27:1230, 1989.
Schnapp LM, Geaghan SM, Campagna A, et al: Toxoplasma gondii pneumonitis in patients infected with the human immunodeficiency virus, *Arch Intern Med* 152:1073, 1992.
Schwebke JR, Hobbs MM, Taylor SN, et al: Molecular testing for Trichomonas vaginalis in women: results from a prospective U.S. clinical trial, *J Clin Microbiol* 49:4106–4111, 2011.
Shadduck JA, Greeley E: Microsporidia and human infections, *Clin Microbiol Rev* 2:158, 1989.
Shama SK, Etkind PH, Odell TM, et al: Gypsy-moth-caterpillar dermatitis, *N Engl J Med* 306:1300, 1982.
Sheehan DJ, Raucher BG, McKitriak JC: Association of Blastocystis hominis with signs and symptoms of human disease, *J Clin Microbiol* 24:548, 1986.
Shepp DH, Hackman RC, Conley FK, et al: Toxoplasma gondii reactivation identified by detection of parasitemia in tissue culture, *Ann Intern Med* 103:218, 1985.
Smith JW: Identification of fecal parasites in the special parasitology survey of the College of American Pathologists, *Am J Clin Pathol* 72(2 Suppl):371, 1979.
Sonenshine DE: *Biology of ticks*, vol 1, New York, 1991, Oxford University Press.
Sonenshine DE: *Biology of ticks*, vol 2, New York, 1993, Oxford University Press.
Spach DH, Liles WC, Campbell GL, et al: Tickborne diseases in the United States, *N Engl J Med* 329:936, 1993.
Spencer MJ, Garcia LS, Chapin MR: Dientamoeba fragilis, an intestinal pathogen in children, *Am J Dis Child* 133:390, 1979.
Spencer FM, Monroe LS: *The color atlas of intestinal parasites*, ed 2, Springfield, Ill., 1982, Charles C Thomas.
Stark D, Garcia LS, Barratt JL, et al: Description of Dientamoeba fragilis cyst and precystic forms from human samples, *J Clin Microbiol* 52:2680–2683, 2014.
Stehr-Green JK, Bailey TM, Visvesvara GS: The epidemiology of Acanthamoeba keratitis in the United States, *Am J Ophthalmol* 107:331, 1990.
Stenzel DJ, Boreham PFL: Blastocystis hominis revisited, *Clin Microbiol Rev* 9:563, 1996.
Steyskal GC, Murphy WL, Hoover EM: *Insects and mites: techniques for collection and preservation*, Washington, DC, 1987, U.S. Department of Agriculture. USDA Misc Publication No. 1443.
Strickland GT, editor: *Hunter's tropical medicine and emerging infectious diseases*, ed 7, Philadelphia, 2000, Saunders.
Sun TE: *Pathology and clinical features of parasitic diseases*, New York, 1982, Masson.
Sun TE: *Color atlas and textbook of diagnostic parasitology*, New York, 1988, Igaku-Shoin.
Symmers WC Sr: Pathology of oxyuriasis, with special reference to granulomas due to the presence of Oxyuris vermicularis (Enterobius vermicularis) and its ova in tissues, *Arch Pathol* 50:475, 1950.
Tan B, WeldonLime CM, Rhone DP, et al: Acanthamoeba infection presenting as skin lesions in patients with the acquired immunodeficiency syndrome, *Arch Pathol Lab Med* 117:1043, 1993.
Teutch SM, Juranek DD, Sulzer A, et al: Epidemic toxoplasmosis associated with infected cats, *N Engl J Med* 300:695, 1979.
Thielman NM, Guerrant RL: Persistent diarrhea in the returned traveler, *Infect Dis Clin North Am* 12:489, 1998.
Thompson RCA, Lymbery AJ, editors: *Echinococcus and hydatid disease*. Wallingford, Oxfordshire, England, 1995, CAB International.
Truant AL, Elliott SH, Kelly MT, et al: Comparison of formalin-ethyl ether sedimentation, formalin-ethyl acetate sedimentation, and zinc sulfate flotation techniques for detection of intestinal parasites, *J Clin Microbiol* 13:882, 1981.
Turner JA: Giardiasis and infections with Dientamoeba fragilis, *Pediatr Clin North Am* 32:865, 1985.
Ubelaker HE: Acanthamoeba spp: "opportunistic pathogens", *Trans Am Microsc Soc* 110:289, 1991.
Vallejo GA, Guhl F, Chiari E, et al: Species specific detection of Trypanosoma cruzi and Trypanosoma rangeli in vector and mammalian hosts by polymerase chain reaction amplification of kinetoplast minicircle DNA, *Acta Trop* 72:203, 1999.
van Gool T, Snijders F, Reis P, et al: Diagnosis of intestinal and disseminated microsporidial infections in patients with HIV by a new rapid fluorescent technique, *J Clin Pathol* 46:694, 1993.
Van Meirvenne N, le Ray D: Diagnoses of African and American trypanosomiases, *Br Med Bull* 41:156, 1985.
Vannier E, Krause PJ: Human babesiosis, *N Engl J Med* 366:2397–2407, 2012.
Varga JH, Wolf TC, Jensen HG, et al: Combined treatment of Acanthamoeba keratitis with propamidine, neomycin, and polyhexamethylene biguanide, *Am J Ophthalmol* 115:466, 1993.
Verani JR, Lorick SA, Yoder JS, et al: National outbreak of Acanthamoeba keratitis associated with use of a contact lens solution, United States, *Emer Inf Dis* 15:1236, 2009.
Visvesvara GS: Pathogenic and opportunistic free-living amebae. In Murray PR, Barron EJ, Joregenson JH, et al, editors: *Manual of clinical microbiology*, ed 9, Washington, DC, 2007, ASM Press, p 2082.
Visvesvara GS: Parasite culture: Entamoeba histolytica. In Garcia LS, editor: *Clinical microbiology procedures handbook*, ed 3, Washington, DC, 2010a, American Society for Microbiology, p 9.9.1.1.
Visvesvara GS: Parasite culture: Leishmania spp. and Trypanosoma cruzi. In Garcia LS, editor: *Clinical microbiology procedures handbook*, ed 3, Washington, DC, 2010b, American Society for Microbiology, p 9.9.5.1.
Visvesvara GS: Parasite culture: Acanthamoeba and Naegleria spp. In Garcia LS, editor: *Clinical microbiology procedures handbook*, ed 3, Washington, DC, 2010c, American Society for Microbiology, p 9.9.2.1.
Visvesvara GS, Schuster FL, Marinez AJ: Balamuthia mandrillaris N.G., N. Sp., agent of amebic meningoencephalitis in humans and animals, *J Eukaryot Microbiol* 40:504, 1993.
Von Lichtenberg F: *Pathology of infectious diseases*, New York, 1991, Raven Press.
Walzer PD, Genta RM: *Parasitic infections in the compromised host*, New York, 1989, Marcel Dekker.
Wang SS, Feldman HA: Isolation of Hartmanella species from human throats, *N Engl J Med* 277:1174, 1967.
Warren KS, Mahmoud AAF, editors: *Tropical and geographical medicine*, ed 2, New York, 1990, McGraw-Hill.
Weber R, Bryan RT, Owen RL, et al: Improved light-microscopical detection of microsporidia spores in stool and duodenal aspirates, *N Engl J Med* 326:161, 1992.
Weber R, Bryan RT, Schwartz DA, et al: Human microsporidial infections, *Clin Microbiol Rev* 7:426, 1994.
Weigle KA, Davalos M, Heredia P, et al: Diagnosis of cutaneous and mucocutaneous leishmaniasis in Colombia: a comparison of seven methods, *Am J Trop Med Hyg* 36:489, 1987.
Weinberg GA: Laboratory diagnosis of ehrlichiosis and babesiosis, *Pediatr Infect Dis J* 20:435, 2001.
Weiss JB: DNA probes and PCR for diagnosis of parasitic infections, *Clin Microbiol Rev* 8:113, 1995.
Willson R, Harrington R, Stewart B, et al: Human immunodeficiency virus 1 associated necrotizing cholangitis caused by infection with Septata intestinalis, *Gastroenterology* 108:247, 1995.
Wilson M, Jones JL, McAuley JB: Toxoplasma. In Murray PR, Barron EJ, Joregenson JH, et al, editors: *Manual of clinical microbiology*, ed 9, Washington, DC, 2007, ASM Press, p 2070.
Wilson M, Schantz P, Pieniazek N: Diagnosis of parasitic infections: immunologic and molecular methods. In Murray PR, Barron EJ, Pfaller MA, et al, editors: *Manual of clinical microbiology*, ed 6, Washington, DC, 1995, ASM Press, p 1159.
Wittner M, Tanowitz HB, Weiss LM: Parasitic infections in AIDS patients, *Infect Dis Clin North Am* 7:569, 1993.
Wittner M, Turner JW, Jacquette G, et al: Eustrongylidiasis—a parasitic infection acquired by eating sushi, *N Engl J Med* 320:1124, 1989.
Wolfe MS: Giardiasis, *Clin Microbiol Rev* 5:93, 1992.
Woods GLY, Gutierrez DH, Walker DT, et al: *Diagnostic pathology of infectious diseases*, Philadelphia, 1993, Lea & Febiger.
Workowski KA, Berman S: Sexually transmitted diseases treatment guidelines, 2010, *Morb Mortal Weekly Rep* 59(RR-12):1–110, 2010.
Workowski KA, Bolan G: Sexually Transmitted Diseases Treatment Guidelines, 2014 (Draft for Public Comment): Retrieved on January 17, 2015 from http://www.cdc.gov/std/treatment/2014/2014-std-guidelines-peer-reviewers-08-20-2014.pdf.
World Health Organization: The epidemiology and control of African trypanosomiasis. WHO Tech Rep Ser No 739. Geneva; 1986.
World Health Organization: The biology of malaria parasites. WHO Tech Rep Ser No 743. Geneva; 1987.
Yang J, Scholten T: Dientamoeba fragilis: a review with notes on its epidemiology, pathogenicity, mode of transmission, and diagnosis, *Am J Trop Med Hyg* 26:16, 1977.
Zierdt CH: Blastocystis hominis past and future, *Clin Microbiol Rev* 4:61, 1991.
Zimmerman SK, Needham CA: Comparison of conventional stool concentration and preserved-smear methods with Merifluor Cryptosporidium/Giardia direct immunofluorescence assay and ProSpecT Giardia EZ microplate assay for detection of Giardia lamblia, *J Clin Microbiol* 33:1942, 1995.

第64章 用于感染性疾病诊断的标本采集和处理

Kathleen G. Beavis, Angella Charnot-Katsikas

要点

1. 开始治疗之前对感染部位进行标本采集；
2. 采集足够量的样本进行测试；
3. 组织、液体或吸取物优于拭子标本，除外从咽喉或子宫颈等难以触及的部位采集培养物；
4. 使用指定的采集和转运材料，以保持标本完整性；
5. 表达明确的申请单与源信息；
6. 迅速将标本运送到实验室，不要让其在采集区滞留。

正确的标本采集、转运和处理是影响感染性疾病准确诊断的重要分析前步骤。本章节将讨论标本处理的准则。首先讨论一般原则，其次讨论临床微生物实验室送检的最常见标本类型。

一般原则

标本采集时机

为了检测引起感染性疾病的病原体，标本采集应在最可能获得可疑病原体的时机进行。例如，疾病急性期获得大多数病毒的可能性最大。需要获得细菌的样本，应在抗微生物治疗开始前采集。

标本量

采集的标本必须足量以满足微生物研究的要求。如果所获得的样本量不足，需要告知患者的医护人员；或者送检额外的标本，或者必须由医师决定送检标本的检测优先顺序。

通过拭子获得的标本量非常少，并且大部分标本会吸附于拭子尖端内。一般不使用拭子作为采集装置，除非标本来源于咽喉、子宫颈或其他难以取样的部位。如果使用拭子采集标本，塑料柄聚酯头拭子适用于大多数微生物。应避免使用藻酸钙拭子采集用于病毒培养的标本，因其可能会灭活单纯疱疹病毒（HSV）；棉拭子可能对淋病奈瑟菌有毒性；并且应避免使用木质柄拭子，因其可能对沙眼衣原体有毒性。检测厌氧菌、分枝杆菌或真菌时，拭子并非最佳，怀疑这类微生物感染时应避免使用。对于病原微生物的复苏，组织或液体吸取出物标本优于拭子标本。

标本采集

从感染部位获得的标本应最小限度地受到毗邻组织和器官分泌物的污染，并使用无菌容器采集，除外粪便标本。所有标本应标注所采集患者的姓名、标志号、标本来源以及采集日期和时间。

标本转运

标本采集完毕应放置于生物危害品袋内，尽快转运至实验室。如果延迟无法避免，尿液、痰和其他呼吸道标本、粪便和用于检测沙眼衣原体或病毒的标本应冷藏，以防止正常菌群过度生长。脑脊液(cerebrospinal fluid,CSF)和其他体液,血液和用于复苏淋病奈瑟菌的标本应在室温下保存,因为冷藏不利于这些标本中潜在病原体的分离。

拒收标本

每个实验室主管必须制订不适合进行培养的标本拒收标准。大多数临床微生物专家认为下列标本应该被拒收:

- 甲醛溶液固定的任何标本
- 24 小时收集的痰标本
- 标本容器破损、泄漏
- 接种于干燥或过期琼脂平板的标本
- 受钡剂、化学染料或油性化学物污染的标本
- 导尿管尖端
- 24 小时内重复送检的标本(血培养除外)
- 同一患者送检的血管内导管尖端,但无附随的阳性血培养结果

以下拟进行厌氧培养的标本应被拒收:

- 洗胃的液体
- 非耻骨联合上穿刺采集的尿标本
- 粪便(除外复苏用于流行病学研究的难辨梭菌或诊断食物中毒相关细菌)
- 口咽标本,除外手术过程中获得的深部组织样本
- 痰
- 回肠造口术或结肠造口术部位采集的拭子
- 浅部皮肤标本

标准预防措施

根据"临床实验室修正法规(CLIA)",安全是实验室主管的责任,不能将其委托给他人。实验室主管应与医院和部门内的感染控制、机构安全委员会、环境服务、工程和其他机构合作,以确保有现行和必要的政策和程序、工程控制、个人防护设备和训练有素的工作人员。实验室主管还应负责确保政策和程序得到遵守。样本处理可能会带来额外的挑战,因为这部分工作人员通常很少接受过正规技术教育。

通用预防措施旨在避免工作人员受血液和体液中传染性物质感染。身体物质隔离预防措施旨在避免工作人员潮湿身体表面的微生物传播。1996 年,美国医院感染控制实践顾问委员会将其统一为"标准预防措施"。如"微生物和生物医学实验室生物安全(BMBL)"一文所述,标准预防措施适用于:①血液;②除汗液外的所有体液、分泌物和排泄物,无论是否含有可见的血液;③非完整皮肤;④黏膜(Wilson & Chosewood,2009)。处理所有标本时,必须遵守标准预防措施。实验室的每个区域应进行风险评估,详细说明每个操作程序的特定风险。针对工程控制,个人防护设备和工作实践的安全建议可以根据风险进行调整(Callihan et al,2014)。使用适当的屏障来防止皮肤和黏膜暴露于标本。处理患者标本时必须始终穿戴手套和实验服,并且当有溅出或液滴形成的风险时必须穿戴面罩、护目镜(或塑料护板背后操作)以及防水工作服或围裙。所有的标本容器,至少是盛放呼吸道分泌物和专门申请分枝杆菌或真菌检测的容器,最好在生物安全柜内打开。用于病毒分离的标本应在生物安全柜中处理,以防止细胞培养物的污染。

参比检测

当标本或培养物必须运往参比实验室时,必须根据危险货物运输指南进行包装(见国际航空运输协会网站:http://www.iata.org/whatwedo/cargo/dgr/Pages/index.aspx)。标本体积必须限制在 40ml 以内。细菌和真菌培养物应在含有固体培养基的培养管保存。主容器(管或小瓶)的盖子应用防水胶带密封并装入第二级容器中,并包裹足量的包装材料以吸收主容器泄漏或破裂时漏出的全部培养物或标本。如果几个标本管置于二级容器中,它们必须单独包装或分离以防止互相接触,并且必须覆有防漏的二次包装。第二级容器应盖好并放置在由瓦楞纸板或硬塑料制成的运输容器中。必须在二级和外包装之间附上逐项登记的包装内容列表。二级和外部容器应具有足够的强度,以保持其在将要经受的温度和气压下的完整性。如果样品必须在干冰(被认为是危险物质)上运输,则必须标明"干冰,冷冻医学标本"。干冰应放置在第二级容器的外侧并包裹包装材料,这样即使干冰挥发后主要容器不会在外部容器内发生松动。所有感染性运输包装必须有注明地址、包装内容物以及装运负责人员姓名和电话的正式标签。所有负责对明确或预期含有病原体物质进行包装和运输的实验室工作人员必须具有培训证明文件。多个商业和政府资源可实施培训。

血液

检测血源性病原体是微生物实验室最重要的任务之一。血液培养对于诊断引起菌血症、败血症、自体瓣膜和植入瓣膜假体感染、化脓性血栓性静脉炎、真菌性动脉瘤和血管移植物感染的病原菌至关重要。血液培养物也可用于诊断特定细菌或真菌,特别是新型隐球菌、念珠菌属、镰刀菌属和荚膜组织胞浆菌引起的侵袭性或播散性感染。通过显微镜检查外周血液涂片检测血液中的寄生虫。一般来说,如果存在以下任意一种或多种症状时,如发热(38℃或更高)、低体温(36℃或更低)、白细胞增多(特别是核左移)、粒细胞减少症或低血压,在开始抗微生物治疗之前应先采集血培养。

标本采集

及时检测和准确诊断血液中的微生物取决于标本的正确采集、转运和处理。静脉抽血技术用于检测血液中的所有微生物。为了尽量减少皮肤菌群对血液标本的污染,静脉穿刺部位应使用杀菌剂消毒。皮肤首先用乙醇(70%异丙醇或乙醇)消毒,然后用 1%~2%碘溶液,碘伏或氯己定消毒。选择穿刺的外周静脉区域应干燥 1~2 分钟以达到最好的消毒效果。抽血者需要知晓皮肤菌群不会立即死亡,1~2 分钟的等待期可降低污染率。每套外周血培养必须通过不同的静脉穿刺抽取,以便通常被视为污染的微生物即使存在,也可以评估微生物引起菌血症的风险。

当血液培养物经血管留置装置抽取时,其污染的风险较静脉穿刺相比增加了一倍。尽管前者似乎使患者免受静脉穿刺的不适,但其造成的血培养污染导致需要更多的诊断性培养、不必要的抗生素使用和住院时间延长。如果必须通过静脉内

导管进行血培养采集，应同时通过静脉穿刺采集另一套血培养，以辅助解释导管血培养污染(Baron et al,2005)。

检测细菌血症和真菌血症的合适采集时机

当怀疑细菌血症或真菌血症时，采集血培养的最佳时间应在寒战发生前，但由于寒战发生无法预测，因此大多数血培养是在发烧和寒战开始后采集的。血液用针头和注射器抽出，不更换针头并直接注入到瓶内培养基中或其他血液培养系统中(Krumholz et al,1990)。采集后，接种的培养瓶立即颠倒多次确保混匀，然后尽快在室温下转运到实验室。血培养不可冷藏。

标本量

患菌血症的成人每毫升血液中的菌落形成单位(CFU)数量通常较低。因此，强烈建议成年人每套血培养采集20~30ml血液(Ilstrup & Washington,1983;Washington & Ilstrup,1986;Cockerill et al,2004)。婴儿和儿童血液中的微生物浓度较高，每套血培养采集1~5ml血液即为足量。

标本抽取

关于血液标本采集数量的建议基于菌血症的性质：一过性、间歇性或持续性菌血症。一过性菌血症发生于感染灶(例如脓肿、疖或蜂窝织炎)处理，在污染的黏膜表面进行仪器操作(如牙科手术、膀胱镜检查、导尿术、吸引式流产或乙状结肠镜检查期间发生的)，或受污染部位进行外科手术操作(例如经尿道前列腺切除术、经阴道子宫切除术、结肠切除术和烧伤感染部位清创术)之后。一过性菌血症在大多数全身和局部感染如脑膜炎、肺炎、化脓性关节炎和骨髓炎发病早期也可发生。大多数间歇性菌血症与无法引流的脓肿相关，而持续性菌血症是血管内感染的标志，例如细菌性心内膜炎、真菌性动脉瘤或血管内导管感染。持续性菌血症也发生在伤寒和布鲁菌病的最初几个星期。

非心内膜炎患者的菌血症检测所需的血培养最佳数量存在争议。多数权威专家认为24小时内抽取两或三套20ml血液样本并平均分配到需氧和厌氧血液培养瓶中可以检出大多数血流感染。一项研究证实，两套血培养可检出80%的菌血症，三套血培养检出率达96%。尽管四套血培养可检出所有菌血症，但常规采集四套血培养(高达80ml血液)应权衡贫血的风险(Cockerill et al,2004)。关于血培养采集的最佳时间间隔没有定论，但建议前两套采集的时间间隔为30~60分钟；如果败血症症状持续存在，则随后的24小时再采集一到两套血培养(Cockerill et al,2004)。然而，如果迫切需要开始抗微生物治疗，应在开始治疗前并在数分钟内从不同的部位采集血培养。

凝固酶阴性葡萄球菌、草绿色链球菌、棒状杆菌属、芽孢杆菌属和丙酸杆菌属等微生物是常见的血培养污染菌，但也可能是真正的病原菌。每次发热时采集两套血培养有助于区分可能的病原菌与污染菌。如果从不同的静脉穿刺部位抽取两套血培养，其被皮肤菌群污染的可能性非常低。如果同时抽取两套血培养，并且仅有一套存在皮肤菌群污染，则可以放心地认为培养在收集过程中受到污染。如果仅抽取单套并存在皮肤菌群污染，特别是如果患者近期接受手术，则很难不对微生物进行治疗。

微生物复苏

宿主因素如抗体、补体、发挥吞噬作用的白细胞和抗微生物药物可阻止微生物在血液中复苏，因此人们使用多种方法来中和这些因素。将血液标本以肉汤培养基1:10稀释可有效中和血清杀菌活性(Washington & Ilstrup,1986)。在血液培养基中加入0.02%~0.05%聚茴香磺酸钠可抑制凝血、吞噬和补体活化，并使氨基糖苷类抗生素失活。中和存在的抗菌药物的方法包括使用抗生素吸附树脂或裂解-离心系统。

血培养系统

目前有多种血培养系统，每一种各有优劣(Baron et al,2005)。连续监测的自动检测系统基本上取代了手动系统。所有系统都使用营养丰富的液体培养基，能支持大多数细菌的生长。传统上，两种类型的培养瓶，包括需氧和厌氧瓶，用于接种。

手动血培养系统

美国有两种商业手动血培养系统。Septi-Chek系统(BBL:BD Diagnostic Systems,Sparks,Md.)包含肉汤培养基的成人或儿童培养瓶。接种后，用双侧包被三种不同琼脂的载玻片装置代替瓶盖。颠倒培养瓶使血液肉汤混合物包被琼脂培养基进行接种。琼脂培养基上的菌落用于鉴定和药物敏感性试验。该系统可以复苏酵母样真菌和需氧及兼性厌氧细菌，但无法复苏厌氧菌(Baron et al,2005)。Isolator系统(Wampole Laboratories,Cranbury,N.J.)是裂解-离心的血培养系统。培养管内含有抑制凝血和补体级联反应的试剂，以及裂解血细胞的试剂，并在离心过程中为微生物提供缓冲。将血液加入管中后将其颠倒数次以防止凝血，并尽可能快地运送到实验室。理想情况下，标本应立即进行处理，而处理时间可延长至8小时且不会对微生物的复苏产生不利影响。为了处理培养物，培养管以3000g离心30分钟后弃去上清液，并将沉淀物在涡旋混合器上混匀并接种于琼脂培养基上。同时还提供针对婴幼儿较少血量的小型培养管。裂解离心系统的优势包括：对金黄色葡萄球菌、某些肠杆菌科细菌和真菌(特别是荚膜组织胞浆菌)的复苏效果很好；可获得用于鉴定和药物敏感性试验的菌落；以及能够进行定量培养。此外，该系统较为灵活，可以接种特殊培养基以复苏具有特定生长需求的微生物如军团菌属和分枝杆菌。然而，该系统依赖手工操作，对肺炎链球菌、流感嗜血杆菌或厌氧菌的复苏效果不好，并且污染的风险较高。

自动血培养系统

在美国主要有三种市售自动连续监测血液培养系统(Baron et al,2005)。所有这样的系统相比上文介绍的“手动”系统较少依赖手工操作。此外，通过这些系统的应用使常规培养周期从7天缩短至5天(Woods,1994;Reisner & Woods,1999)。BacT/ALERT 3D系统(bioMerieux,Inc.,Lille,France and St.Louis,Mo.)是基于对微生物生长期间产生二氧化碳(CO_2)的比色检测。每个血液培养瓶底部附着一个CO_2传感器，并且通过一张薄膜与肉汤培养基相分离，薄膜对大多数离子、培养基和血液成分无法通透，但 CO_2 可自由通透。接种后的培养瓶放置在仪器内格中，对需氧和厌氧瓶进行连续振摇。如果有细菌存在，它们产生 CO_2 释放到肉汤培养基中，并使其 pH 值降低使传感器颜色由绿色变为黄色。比色检测器每 10 分钟监测一次颜色变化。该系统支持需氧和厌氧菌的生长，也有支持分枝杆菌生长的培养瓶。该系统已经通过 FDA 批准用于监测血小板的细菌污染。

BACTEC 连续监测系统(BD Diagnostics, Sparks, Md.)基于荧光技术。每个血液培养瓶底部附着一个对离子、培养基成分和血液无法通透，但 CO_2 可自由通透的 CO_2 传感器。如果有微生物存在，它们将 CO_2 释放到培养基中，然后扩散到传感器矩阵中并产生氢离子。随后造成的 pH 值降低会增加传感器的荧光输出，改变传输到仪器光学和电子元件的信号。计算机生成生长曲线，并根据生长算法分析数据。接种后的培养瓶放置在仪器内格中并得到连续振摇。可以使用成人和儿童的需氧和厌氧培养瓶，还有用于复苏酵母样真菌和分枝杆菌的培养瓶。VersaTREK 系统(Trek Diagnostic Systems, Cleveland, Ohio)通过测量气体消耗量和(或)气体产生量来检测肉汤中微生物生长。每个接种瓶配有含内嵌式针的一次性连接器。针穿过瓶塞并将瓶顶部空间与传感器探头相连。传感器监测接种瓶顶部空间内微生物生长所消耗和(或)生产所有气体(CO_2、N_2 和 H_2)的变化，并在计算机内部创建数据点。现有的介质可用于需氧和厌氧细菌，以及分枝杆菌的检出。

罕见或苛养细菌的检测

某些细菌的检出需要延长孵育时间或特殊培养基。例如，尽管布鲁菌属使用自动化系统培养通常在 1 周之内生长，当怀疑布鲁菌病时，应该在疾病早期采集血液并孵育培养 2~3 周(Bannatyne et al, 1997)。除伯氏疏螺旋体(莱姆病的病原体，常用血清学诊断方法)外，可在发热期检测外周血中的螺旋体来诊断疏螺旋体属感染。将 1 滴血液与 1 滴枸橼酸钠混合制成的湿涂片在明/暗视野显微镜下检查，经瑞氏-吉姆萨染色的薄、厚血涂片在光学显微镜下检查，可查见螺旋体。为从血液中分离问号钩端螺旋体，需采集患者第一周病程内的数滴新鲜或抗凝血液加入每一套 3~4 管钩端螺旋体半固体培养基(Fletcher 培养基或 Ellinghausen-McCollough-Johnson-Harris 培养基)中。一些临床医师要求延长布鲁菌属和其他细菌的培养方案，包括 HACEK 细菌群(嗜血杆菌属、凝聚杆菌属(原称放线杆菌属)、心杆菌属、艾肯菌属和金氏杆菌属)。以手工检测方法为主时这些微生物的检出需要延长孵育时间，而自动化仪器检测时常规孵育时间内即可检出。

有两种方法可用于血液标本中分枝杆菌的复苏。通过裂解离心技术，①制备标本浓缩物；②将沉淀物接种到固体和(或)液体培养基中；③将培养物孵育至 8 周。另一种可能更快速的方法是将标本直接接种于复苏分枝杆菌专用的全自动和半自动肉汤培养系统。

阳性血培养的检测和报告

含有常见分离的需氧微生物的血培养通常可在孵育 12~36 小时内检测阳性。直到目前，初级报告仅限于革兰氏染色；鉴定和药敏结果可以在革兰氏染色报告后 24~48 小时内报告。FilmArray 血培养鉴定测试卡(BioFire Diagnostics, Salt Lake City, Utah)和 Verigene 系统(Nanosphere, Northbrook, Ill.)利用分子检测方法可在革兰氏染色报告的时间内鉴定超过 90% 的微生物。这些系统还可以检测 *mecA* 基因是否存在，允许经验性治疗转为个体化治疗(Bhatti et al, 2014a)。基质辅助激光解吸电离-飞行时间质谱法(MALDI-TOF MS)的使用缩短了鉴定时间。尽管大多数实验室考虑到成熟菌落检测之前需进行过夜孵育，但可将等份阳性培养物离心并将沉淀物接种到经预热的培养基平板上。经 4 小时孵育后，约 95% 的分离株可通过 MALDI-TOF 方法鉴定(Bhatti et al, 2014b)。尽管这种方法耗费较多的手工操作，但相比分子检测方法的成本要低得多。有厌氧菌生长的培养物通常在 48~72 小时后方能检出，得到鉴定结果往往需要 3~4 天。苛养微生物如 HACEK 菌群，需要 3~5 天才可能被检出。

少数情况下，阳性血培养物经革兰氏染色后无法查见微生物，培养基的接种和监测是非常重要的。经验不足的工作人员难以查见经革兰氏染色的布鲁菌属，几天后才能观察到固体培养基上的菌落生长。相反，某些微生物如营养缺陷链球菌在革兰氏染色下可见，但在常规培养基上不生长。这类微生物可在巧克力琼脂培养或划有金黄色葡萄球菌菌落的绵羊血琼脂培养基上生长(Baron et al, 2005)。

病毒检测

对于病毒，最常采集血液标本并通过定量聚合酶链反应(PCR)检测病毒载量，以监测人类免疫缺陷病毒(HIV)、丙型肝炎病毒(HCV)、乙型肝炎病毒(HBV)或巨细胞病毒(CMV)感染的抗病毒治疗反应。针对上述各种病毒的检测试剂盒可在市场上购得，并且应遵循制造商制订的指南进行标本采集与转运。采集的血液标本可以用于 HIV 和 HCV 基因分型(可购买商品化检测)，PCR(定性或定量 PCR)检测通常用来确证初始阳性 HCV 抗体结果。如同病毒载量检测，应遵循制造商关于标本采集与转运指南。

除了评估对抗病毒治疗的反应，测量血液标本的病毒载量适用于特定情况下的疾病监测与诊断。对免疫功能受损患者特别是患有获得性免疫缺陷综合征(AIDS)移植受者进行血液 CMV DNA 水平检测，用于预测其罹患 CMV 疾病的风险程度并指导抢先治疗(Herrmann et al, 2004; Kalpoe et al, 2004; Meyer-Koenig et al, 2004; Lugert et al, 2009)。通过定量 PCR 监测血清或血浆 Epstein-Barr 病毒(EBV)DNA 水平，用以提示移植受者罹患 EBV 相关淋巴增殖性疾病的风险程度(Rowe et al, 2001)。来自全血或外周血单核细胞的定量 PCR 适用于诊断移植受者 HHV-6 或 HHV-7 引起的疾病，并可用于诊断细小病毒 B19 引起免疫抑制患者或胎儿疾病。如果使用商业化定量 PCR 检测方法，应遵循标本采集和转运指南。另一方面，如果使用实验室自建和验证的检测方法，则应遵循该实验室发布的指南。

寄生虫检测

血液标本可用于诊断疟疾、巴贝西虫病、锥虫病和某些丝虫病(Rosenblatt, 2009)。血液标本应收集在含抗凝血剂的采集管中，并迅速运送到实验室。如果必须将血涂片送到参比实验室，则应在制成涂片之后遵照参比实验室的说明立即进行固定。实验室用于检测上述寄生虫的技术是相同的，本文将按照由简至繁的顺序进行讨论。

制备涂片和镜检新鲜（未固定）涂片时，需要遵守标准预防措施。根据患者的旅行史可以推荐额外的甲醇固定时间。在血液样本中检测寄生虫的最简单的方法是直接制片，通过滴一滴血液在玻璃载玻片上，用盖玻片覆盖并立即检查。直接制片是诊断锥虫病或丝虫病的极好方法，因为在低倍或中倍视野下通常可以容易地观察到移动的锥虫和微丝蚴。涂片经染色后可做出明确诊断。

按照血液学检测制备血液薄涂片并按相同方式染色是区分疟原虫、巴贝西虫、锥虫和微丝蚴的标准制备方法。用于寄生虫检测的薄涂片先进行固定，然后最好手工行吉姆萨染色，自动血液涂片染色也可行。镜检涂片时首先在低倍视野下查找微丝蚴，通常在涂片的侧边缘处容易发现，为尺寸较大的物体（100~200μm 之间）。定位好以后，应在浸油物镜下观察微丝蚴并进行鉴定。在低倍视野下镜检涂片后，更换高倍干燥物镜检查寻找锥虫，最后在浸油物镜下寻找并鉴别疟原虫、巴贝西虫和锥虫。

血液厚涂片可用于检测前文提及的所有寄生虫，并且是诊断寄生虫最简单的实验方法之一。将一滴血滴在洁净载玻片上，用另一片载玻片的一边轻轻地使其摊开为边长 1cm 的正方形。考虑到标本的去血红蛋白化，制好的涂片干燥后无需固定即可进行吉姆萨染色。

体液

脑脊液

脑脊液（cerebrospinal fluid，CSF）采集用于诊断脑膜炎，偶尔用于诊断病毒性脑炎。感染性脑膜炎是需要早期治疗以预防死亡或严重神经系统后遗症的临床急症，根据症状持续时间分为急性、亚急性和慢性临床综合征。潜在病原体如表 64-1 所列。肠道病毒是引起脑膜炎最常见的病原体，夏末和秋初时儿童或青少年脑膜炎的鉴别诊断应作以首先考虑。引起脑膜炎的化脓性细菌随受累者年龄发生变化（表 64-2）。

表 64-1 感染性脑膜炎

综合征	发病时间/持续时间	可能的病原体
急性	<24 小时	化脓性细菌
亚急性	1~7 天	肠道病毒、化脓性细菌
慢性	持续至少 4 周	结核分枝杆菌
		梅毒螺旋体
		布鲁菌属
		问号钩端螺旋体
		伯氏疏螺旋体
		新型隐球菌
		粗球孢子菌
		荚膜组织胞浆菌

表 64-2 引起不同年龄患者急性脑膜炎的常见细菌

年龄	微生物
新生儿~3 个月婴儿	B 群链球菌
	大肠埃希菌
	产单核细胞李斯特菌*
	肺炎链球菌
3 个月~6 岁幼儿†	肺炎链球菌
6~45 岁	脑膜炎奈瑟菌
>45 岁	肺炎链球菌
	产单核细胞李斯特菌
	B 群链球菌

* 可能引起所有年龄组免疫功能受损患者的脑膜炎

† 由于疫苗接种，在美国由 b 型流感嗜血杆菌引起的脑膜炎发病率已显著下降

标本采集与转运

脑脊液通常通过腰椎穿刺获得，但有时从脑室抽出或通过脑室分流采集。如同采集血液培养，仔细的皮肤消毒对于脑脊液采集至关重要，通常采集三管或偶尔采集四管标本递送给实验室。对每个管中脑脊液进行的测试建议如下：第 1 管，蛋白质和葡萄糖；第 2 管，制备革兰氏染色或其他染色的涂片和培养；第 3 管，细胞计数；第 4 管，特殊检测如隐球菌抗原、梅毒血清学检测、分子检测或其他血清学检测，以及细胞学检查。正常脑脊液参数和不同微生物引起脑膜炎的参数常见变化见表 64-3。

表 64-3 正常脑脊液参数和感染性脑膜炎改变

疾病	WBC/（细胞数/μl）*	蛋白/（mg/dl）	葡萄糖/（mg/dl）
正常	5（淋巴细胞）	14~45	45~100（2/3 血清）
脑膜炎 急性/亚急性细菌性	>500PMN	↑	↓
慢性细菌性	200~2000	↑	↓
结核性、真菌性	（淋巴细胞）	↑	↓
肠病毒性	200~2000（早期 PMN，晚期淋巴细胞）	↑	正常

↑，升高；↓，降低；PMN，中性粒细胞；WBC，白细胞

* 所列细胞类型数量占主导

采集的脑脊液标本应及时运送至实验室并尽快处理。如果处理过程中有不可避免的短暂延迟，样本应在室温下保存；

除非需要做病毒培养，可将部分标本（最好 1ml，但不低于 0.5ml）短暂冷藏保存。针对细菌、真菌、病毒和寄生虫检测的标本处理方式不同，将分别进行讨论。

用于细菌和真菌培养的标本处理

用于常规细菌培养的脑脊液处理包括浓缩（如果接收到 1ml 或更多标本）、用细胞离心法制备涂片并行革兰氏染色，以及培养。通过至少 1500g 离心 15 分钟将液体浓缩。将上清液倒入无菌管中，留下约 0.5ml 的沉淀物和液体，将其在涡旋振荡器上或使用无菌移液管用力上下抽吸使其充分混匀。

慢性细菌性脑膜炎的诊断需要特定的申请，针对每种申请的脑脊液处理方式不同。为诊断布鲁菌病，按前文所述的常规细菌培养进行脑脊液处理，但培养基需孵育 2~3 周。对于钩端螺旋体病，可能在发病前几个星期内从脑脊液中培养出问号钩端螺旋体。按第 57 章所述方法将数滴脑脊液接种于特殊培养基（在本章前文“血液标本”部分所列）进行孵育。诊断神经梅毒需基于脑脊液中的以下发现：脑脊液细胞增多，蛋白质浓度升高以及性病研究实验室（VDRL）试验阳性（CSF VDRL），后者是检测脑脊液中梅毒螺旋体抗体目前唯一可用的方法（见第 59 章）。只有梅毒血清学检测阳性时，CSF VDRL 检测才会显示（Albright et al，1991b）。标本应冷藏直至试验开始。伯氏疏螺旋体（莱姆病）造成中枢神经系统受累也可通过血清学诊断，通过检测脑脊液和血清中的特异性 IgM 和 IgG 抗体。

仅当脑脊液标本出现细胞增多、葡萄糖降低或蛋白质增高，表明需要进行分枝杆菌检查（Albright et al，1991a）。为获得最佳的复苏效果，推荐留取不少于 5ml 标本进行培养。将脑脊液在 3000~3600g 下离心 30 分钟，倒去上清液，并将沉淀物在涡旋振荡器上充分混合，并用于制备染色涂片并接种于合适的培养基上（见第 60 章）。使用商品化或自建并验证的检测方法进行核酸扩增，可用于直接检测脑脊液中结核分枝杆菌复合群（Cloud et al，2004）。

检测真菌的脑脊液处理方式与前文描述的检测细菌方式相似。通过过滤或离心方法浓缩微生物。对细胞离心样本或沉淀物涂片进行革兰氏染色镜检，并接种于合适的培养基（例如不含抗生素的脑心浸液琼脂或 SABHI 琼脂）进行培养。

其他诊断性测试

除了革兰氏染色涂片和细菌培养之外，可以使用离心上清液或原始液体进行乳胶凝集试验以检测无乳链球菌、肺炎链球菌、脑膜炎奈瑟菌的某些血清型、大肠埃希菌（其 K1 荚膜抗原与 B 型脑膜炎奈瑟菌抗原存在交叉反应）和 b 型流感嗜血杆菌。这些乳胶凝集试验在部分治疗过的脑膜炎的诊断（Bhisitkul et al，1994；Maxson et al，1994）和有阳性发现的革兰氏染色涂片的确证等方面最为有用。然而，不鼓励使用乳胶凝集试验，因为与革兰氏染色涂片相比其敏感性并无显著增加，而且价格昂贵（Kiska et al，1995；Perkins et al，1995）。虽然乳胶凝集试验对于细菌性脑膜炎的诊断价值存在争议，但当进行脑脊液检测时，针对所有血清型肺炎链球菌共有的细胞壁抗原 C 多糖的免疫层析测试已被证明对于肺炎链球菌性脑膜炎的快速诊断非常有用（Werno & Murdoch，2008）。

诊断新型隐球菌引起的脑膜炎有两种快速检测方法：针对荚膜抗原（乳胶凝集试验和酶联免疫吸附试验（ELISA））的特异性检测和显示有荚膜酵母细胞的非特异检测-印度墨汁染色（图 64-1）。印度墨汁染色法是将 1 滴脑脊液沉淀物与 1 滴印度墨水（艺术用品商店可购得）混合，除 HIV 感染患者之外，其敏感性都比较低。因此，推荐隐球菌乳胶凝集试验或 ELISA 方法用于诊断，两者均具有较高特异性，且灵敏度高于 90%。上述后两种检测方法可用于离心标本的上清液或未离心脑脊液。当存在阿萨希毛孢子菌或将微量的琼脂带入了检测液体，会造成乳胶凝集试验结果假阳性。为避免这一问题，胶乳测试应在培养之前进行，或者最好使用单独的标本（Heelan et al，1991）。

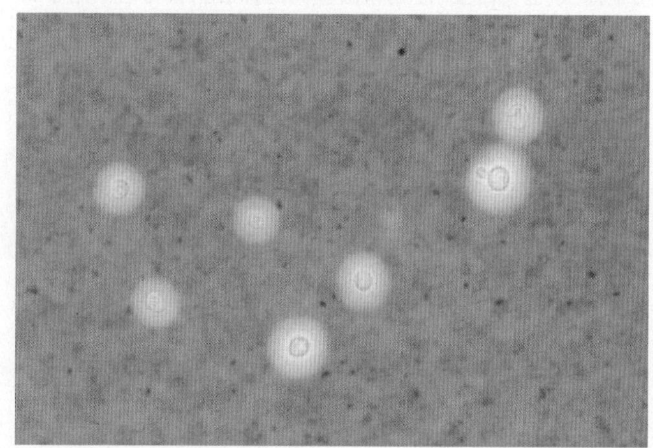

图 64-1　印度墨汁脑脊液染色标本显示有荚膜酵母形态的新型隐球菌（×400）

用于诊断病毒和寄生虫感染的标本处理

目前，核酸扩增检测最常用于中枢神经系统病毒感染的诊断。其他诊断方法包括常规细胞培养（主要用于检测肠道病毒，但是首选 PCR 法）和引起脑炎（西方马脑炎、东方马脑炎、委内瑞拉马脑炎、圣路易斯脑炎、日本脑炎及拉克罗斯和西尼罗河脑炎）病毒的血清学检测。

脑脊液偶尔用于非洲锥虫病（冈比亚锥虫和罗德西亚锥虫）或自生生活阿米巴原虫（福氏纳格里阿米巴原虫和棘阿米巴属）感染的实验室诊断。一旦实验室接收标本，应立即进行处理。从标本和沉淀物直接制备湿片，首先轻轻振动管子（必要步骤，由于寄生虫经常黏附在管壁上），然后 250g 离心 10 分钟。将显微镜聚光器位置调低，在镜下查找滋养体，首选相差显微镜进行观察。

脑脊液中的自生生活阿米巴原虫可用涂布有大肠埃希菌或产气肠杆菌菌悬液的无营养琼脂平板进行培养。将液体以 250g 离心 10 分钟，用无菌移液管吸去上清液，将沉淀物与 0.5ml 生理盐水混合并倒入平板中心。将培养物在 37℃ 进行孵育，10 天内每日在显微镜 10 倍物镜下检查阿米巴原虫（Martinez & Visvesvara，1991）。

其他体液

用针头和注射器从心包、胸腔或腹膜腔或关节间隙抽吸收集液体。大多数细菌分离所需液体量为 1~5ml；由于分枝杆菌和真菌含量较少，用以该类病原体重获的最佳液体量是 10~

15ml。此外,为诊断长期非卧床腹膜透析相关腹膜炎,至少采集 50ml 液体可以提高病原体的检出率(Dawson et al,1985)。转运液体时,将其吸入无菌容器中并及时送到实验室。或者,可在患者床旁将腹腔液直接接种于血培养瓶中;然而,注入血培养瓶后,腹腔液将无法进行直接革兰氏染色,并造成分离病原体的鉴定和药物敏感性试验的延迟。建议临床医师将部分腹腔液移入无菌容器,部分注入血培养瓶中一并送检,以便进行革兰氏染色和培养阳性后的快速鉴定。

肠道病毒,主要是 A 和 B 型柯萨奇病毒,是引起感染性心包炎的常见原因。通过常规细胞培养方法可在心包液中检测到这些病毒,但并非所有情况下都能分离出病毒,所以除心包液之外,强烈建议采集疑似肠病毒性心包炎患者的咽嗽液和粪便(病毒排出可能性大)。其他病毒(HSV、水痘-带状疱疹病毒(VZV)、CMV、EBV、HBV、腮腺炎病毒和流感病毒)是引起心包炎的罕见病原体,通常在心包液中无法检出。

用于细菌培养的标本处理

用于细菌检测的体腔液处理包括制备革兰氏染色涂片和接种于合适培养基。如前文所述,样本可在床旁接种于血培养瓶(不是最佳处理),也可以送往实验室进行处理。在实验室中,将液体以 1500~2500g 离心 20~30 分钟,去除上清液,剩余 0.5ml 液体与沉淀物充分混匀,用以制备涂片和培养基接种。或者,可在离心前移取少量无浑浊非黏性液体(约 0.1ml)制备细胞离心涂片。

用于分枝杆菌检测的液体标本处理按前文所述的脑脊液处理方法进行。用于真菌培养的液体应按细菌培养所述方法进行离心浓缩。去除上清液,将 1.5~2.0ml 包含沉淀物的液体充分混匀。将沉淀物制成涂片,行革兰氏染色或钙荧光白染色。将 0.5~1.0ml 的沉淀物接种到基础真菌培养基较为理想(对于脑脊液),稍少的液体量也可接受。

寄生虫检测

采集的体液很少用于寄生虫检测;然而,由于肝脏(进入腹膜腔、胸膜腔或心包腔)或肺(进入胸膜腔或心包腔)脓肿破裂,或阿米巴溃疡发生穿孔(进入腹膜腔),可在心包、胸膜腔或腹膜腔中检出溶组织内阿米巴。罕有通过检查体腔液查到棘球蚴,除非包囊破裂进入与该体腔相邻的脏器中。采集的液体通常清澈并含棘球蚴砂(见第 62 章),但很少合并细菌感染而出现浑浊。罕见的丝虫感染患者的体腔液标本湿涂片检查可能查见微丝蚴;类圆线虫属高度传染患者的体腔液中可能会检出幼虫。

组织

通过手术获得组织标本的代价巨大,并对患者造成相当大的风险。因此,外科医师有必要获得足量的组织进行组织病理学和微生物学检查。拭子标本不适合这些检查。病损部位的组织病理学检查不仅可以区分感染和恶性肿瘤,还可以区分化脓性和肉芽肿性病变。在某些情况下,特殊染色有助于明确病变发生的原因。由放线菌、布鲁菌属、分枝杆菌和真菌引起的慢性病变中所含病原菌数量较少,为进行鉴别诊断,必须获得足够标本用于检测和培养。

标本采集和处理

通过手术获得需要进行培养的组织应置于无菌宽口的螺旋盖容器中。一般情况下,外科医师在手术室内将组织进行无菌二次分割,具有典型病理变化的组织材料应同时申请组织病理学和微生物检查。在不明原因发热的情况下,进行探查性剖腹术并采集多个活检标本时,解剖病理学家和微生物学家之间的良好沟通尤为重要。

实验室接收的组织用无菌剪刀或手术刀切碎,加入到少量肉汤中,然后在组织研磨器、研钵及研杵或匀浆器中进行匀浆制备,制成 20% 的悬浮液。该悬浮液接种于所有必需的培养基,然后冷藏储存至少 2 周后弃去。

眼

结膜标本

收集结膜刮取物或拭子标本以确定结膜炎的病原体。细菌是导致感染性结膜炎的最常见病原体,肺炎链球菌和金黄色葡萄球菌最常引起成人感染性结膜炎,而流感嗜血杆菌、肺炎链球菌和金黄色葡萄球菌常引起儿童感染性结膜炎。由沙眼衣原体引起的沙眼是全球范围引起失明的主要原因。沙眼衣原体也可引起新生儿包涵体结膜炎,在成人中并不常见。约 15%~20% 急性感染性结膜炎病例由病毒所致,而在美国,大多数病毒性结膜炎(红眼病)的流行是由腺病毒或单纯疱疹病毒引起的。寄生虫极少造成结膜炎。

标本采集和处理

使用以肉汤浸湿的拭子或无菌铂刮刀从上、下睑结膜获取结膜细胞。理想情况下,如怀疑细菌或真菌感染时,采集者应将标本直接接种于培养基并制备涂片。如果不能直接制备涂片和进行培养基接种时,可以采集拭子标本。涂片应风干,并与接种好的培养基一并及时转运到实验室。如果要求做病毒培养,则收集第二份样品(拭子或刮取物)置于病毒转运培养基中,并迅速送达实验室,或短暂冷藏后用冰盒运输。结膜细胞行病毒特异性抗体的直接或间接免疫荧光染色可以提供快速诊断,而细胞培养是检测潜在病毒性病原体的最灵敏方法,应进行检测。

为了检测沙眼衣原体,直接从结膜刮取物制备的涂片可行吉姆萨染色,并查找诊断沙眼衣原体的含有嗜碱性胞质包涵体上皮细胞,或最好使用比吉姆萨染色更敏感和特异的单克隆抗体。为获得最佳的直接荧光抗体检测结果,应使用制造商提供的采集试剂盒(见第 56 章)。将采集拭子在试剂盒所提供的载玻片的表面滚动并进行固定,将载玻片及时转运到实验室,并在室温存放或短暂冷藏。根据制造商的说明对载玻片进行染色,并用荧光显微镜检查衣原体(见第 56 章)。当标本中含有少于 10 个柱状细胞或化生型鳞状细胞时被认为是不合格的,在结果报告中应该报告为"无法确定"并附相关说明,并要求再次送检标本。沙眼衣原体培养是其检测的参考方法,当强烈怀疑衣原体结膜炎并且直接荧光抗体检测为阴性时,应进行培养。

角膜标本

角膜刮取物和活检标本可用于确定引起角膜炎的病原体,角膜炎需要立即重视,这种感染可能会导致视力丧失。65%~90%的角膜炎由细菌感染引起,在美国最常见金黄色葡萄球菌、肺炎链球菌、铜绿假单胞菌以及莫拉菌属引起角膜炎。隐形眼镜储存盒污染是诱发角膜炎的因素,镰刀菌属和棘阿米巴属很少造成暴发流行。病毒性角膜炎通常与阳光暴露、压力和患病有关,以1型单纯疱疹病毒感染复发引起的病毒性角膜炎最为常见,而水痘-带状疱疹病毒、EB病毒和腺病毒引起的角膜炎较为少见。金黄色葡萄球菌、凝固酶阴性葡萄球菌和龟/脓肿分枝杆菌可引起手术后角膜感染。当发生创伤后角膜炎,除了金黄色葡萄球菌、凝固酶阴性葡萄球菌、肺炎链球菌和丙酸杆菌属等人体正常菌群之外,实验室还应该考虑诺卡菌属、真菌和铜绿假单胞菌等环境污染菌的培养(Gray et al,2011)。

标本采集和转运

用无菌铂刮刀收集角膜刮取物,直接将其转移到载玻片上制成涂片用以染色,并接种于合适的培养基。如果要求进行病毒培养,应将刮取物直接置于病毒转运培养基中并及时送达实验室,或短暂冷藏后用冰盒运输。通常,将受累眼和未受累眼结膜和眼睑同时进行培养以确定正常菌群,可用于判定角膜培养的结果。当疑为角膜溃疡刮取物的培养为阴性时,眼科医师采集表层角膜切除术或角膜活检标本,这是一种特别适用于检测真菌和棘阿米巴原虫的方法。

呼吸道

鼻咽标本

随着呼吸系统感染性疾病快速分子诊断方法的大量出现,许多传统的病毒培养实验室因此关闭。FilmArray 呼吸道感染测试卡(Salt Lake City,Utah)可在1个多小时同时检测20种病毒和细菌靶标。它简单易用,将专业细菌学或病毒学实验室的诊断工作转移至标本处理区域。目前,鼻咽吸出物、冲洗液和拭子标本的采集主要用于诊断病毒性呼吸系统感染,以及诊断百日咳、由沙眼衣原体或肺炎衣原体引起的肺炎,偶尔用于诊断白喉。鼻部标本也可用于筛查耐甲氧西林金黄色葡萄球菌(MRSA)携带者。

标本采集,转运和处理

鼻咽吸出物和冲洗液的病毒复苏效果明显优于拭子,但由于拭子使用方便,其送检频率更高。检测百日咳杆菌,可以采集鼻咽冲洗液或拭子标本;检测沙眼衣原体、肺炎衣原体以及白喉棒状杆菌,首选拭子标本。采集鼻咽吸出物时,可以使用带有1ml注射器的塑料软管(如喂食早产儿使用的软管)或带有黏液收集器的吸管。采集冲洗液标本时,可先用橡胶吸球缓慢灌入3~7ml的无菌磷酸盐缓冲盐水然后吸回。使用拭子采集鼻咽细胞时,先清除鼻腔内所有黏液,然后将一根柔软的细鼻咽拭子沿鼻中隔插入至后咽并在黏膜处旋转数次。

检测病毒时,鼻咽标本要放置在合适的含有或不含有抗生素的转运培养基中,立刻送达实验室或短暂冷藏后尽快加冰转运。病毒检测方法在第55章作详细讨论。

检测沙眼衣原体时,使用聚酯头拭子采集的鼻咽拭子标本可用于衣原体培养或制备直接荧光抗体染色的涂片。检测方法将在第56章中讨论。为了培养沙眼衣原体或者肺炎衣原体,拭子应保存在适当的转运介质中,并且尽快送到实验室或暂存在冷藏柜里。

通过培养方法检测百日咳杆菌,鼻咽冲洗液或拭子标本(最好用藻酸钙拭子采集)最好在床旁接种。如果不能做到,可以把样本置于无菌的水解酪蛋白氨基酸肉汤内并尽快送达实验室进行培养,1~2小时内处理完毕。如果样本必须送到参比实验室进行培养,采样拭子应接种并留置于固体转运培养基中,如 Regan-Lowe 或 Jones-Kendrick 培养基,37℃孵育48小时后室温运输。鼻咽拭子或冲洗液制备的涂片可行直接荧光抗体染色,虽然该方法检测速度快,但存在假阳性或假阴性结果(Friedman,1988)。目前,推荐的培养基为 Regan-Lowe 琼脂(由 Oxoid 炭琼脂、10%马血和头孢氨苄构成),而不是传统的 Bordet-Gengou 琼脂(含20%羊血的马铃薯浸液琼脂)。然而,PCR 方法是检测百日咳杆菌最敏感的方法,最佳样本是使用 Dacron 拭子(海藻酸纤维和拭子柄所含铝元素有抑制作用)采集的鼻咽拭子标本。如果样本必须送到参比实验室做 PCR 检测,拭子应置于干燥的地方或放在生理盐水里运输。

MRSA 携带者通过商品化核酸扩增检测在数小时内检出,或使用 MRSA 显色琼脂培养基,24~48小时后检出(Tamlonelli et al,2009;Bischof et al,2009;Bocher et al,2008)。使用聚酯头拭子在前鼻孔采集鼻腔分泌物,然后置于管状转运装置内并立即送达实验室。如果采用核酸扩增检测法,则必须使用制造商推荐的拭子进行标本采集。

咽喉标本

咽喉拭子可用于诊断咽炎、会厌炎、淋病、樊尚咽峡炎(Vincent angina)和白喉等疾病。尽管不到1/3的咽炎病例是由A群链球菌(GAS)引起的,但是必须给予鉴定和治疗以避免出现急性风湿热、化脓后遗症、传染给他人,以及出现症状加重等情况。引起咽炎的其他细菌如白喉棒状杆菌和淋病奈瑟菌,其抗菌药物治疗有效。其他链球菌(C群和G群)也可引起咽炎,但通过培养方法来区分这些细菌仍存在争议。尽管人们使用抗生素以期缩短症状的持续时间,但相关对照研究显示仍然缺乏临床反应的证据(Shulman et al,2012)。

咽喉拭子标本也有助于确诊会厌炎——一种病情进展迅速且能造成呼吸道阻塞的蜂窝织炎(几乎全部由b型流感嗜血杆菌引起,偶尔由金黄色葡萄球菌或肺炎链球菌引起)的病原体,还有助于淋病、肺炎支原体肺炎、白喉以及樊尚咽峡炎的诊断。咽嗽液或拭子标本也可用于检测口腔分泌物中病毒(HSV、CMV 或肠道病毒)的排出,这类病毒并不引起咽炎。

标本采集与转运

采集咽喉拭子标本时要用压舌板压住舌头,将拭子伸入扁桃体之间和悬雍垂后部,不要碰触口腔侧壁,并在咽后部来回擦拭。用于病毒检测的拭子标本应置于转运管中,而用于细菌检查的拭子标本要置于含改良 Stuart 培养基的管状转运装置中。用于诊断病毒感染的咽嗽液，可通过 5ml 含抗生素的病毒转运培养基漱口获得。咽嗽液及拭子标本应立即送达实验室，如果无法及时送达可短暂冷藏标本。

标本处理

培养是诊断 A 群链球菌咽喉炎最为敏感的方法，但需要过夜孵育。GAS 在羊血琼脂培养基上生长良好。GAS 产生的溶血素在琼脂上形成特征性的完全溶血（β 溶血）；其中有些溶血素在有氧环境里能保持稳定，而有些则不行。因为某些菌株只产生对氧不稳定的溶血素，技师在进行标本接种时应对琼脂刺戳几次，以形成厌氧环境并产生溶血现象。使用选择性培养基可以抑制正常菌群的过度生长并增加化脓性链球菌培养阳性的概率；但选择性培养基上生长 24 小时的化脓性链球菌的数量不足以用于后续检测，需要对平板额外孵育一天再进行确证试验。目前市场上有多种即时检测可用于快速诊断。这些检测特异性高，因此检测结果为阳性后不必进行后续的咽喉标本培养。它们的敏感度较低，因此推荐链球菌喉炎快速检测为阴性后应通过细菌培养确认结果。在所有快速检测方法中有一种商品化直接探针检测方法最敏感，但这种方法通常不用于即时检测（Shulman et al，2012；Waites et al，2006）。

其他 A 群链球菌的快速直接检测方法（有些市场有售）敏感度不高（低至 70%）；因此，如使用其中某种方法，应采集两份咽喉拭子标本。如果直接检测的结果为阳性，可将第二个拭子丢弃；但如果针对儿童的直接检测结果为阴性，则必须用另一个拭子进行培养以便确诊。由于成人感染链球菌概率和患风湿热风险较低，基于快速直接检测方法诊断 A 群链球菌咽炎也是可接受的，可以不使用培养来确定阴性结果（Shulman et al，2012）。

为明确会厌炎的病原体，患者需紧急进行气管插管的情况下，医师应采集拭子标本。检测咽喉部淋病奈瑟菌，采集的拭子标本应在床旁接种，或在 2 小时内送达实验室并尽快在选择培养基上接种，如改良 Thayer-Martin 琼脂。如果无法避免标本处理延迟，应将拭子在室温中保存。诊断白喉所采集的鼻咽以及咽喉拭子标本都要立即送达实验室。如果实验室工作人员在白喉棒状杆菌培养和鉴定方面的经验不足，标本应存放于半固体转运培养基（如 Amies 培养基）中送到参比实验室。培养白喉棒状杆菌的最佳培养基是一种含亚碲酸钾的鉴别抑制性培养基，如 Tinsdale 培养基。不过这种培养基价格昂贵、储存期短，难以在商业渠道获得，因此临床实验室中很少使用。黏菌素-萘啶酮酸血琼脂培养基（CNA）可作为培养白喉棒状杆菌的一种可接受的替代培养基，但由于其不属于鉴别培养基，因此当怀疑白喉棒状杆菌存在时必须对所有似白喉型菌落进行鉴别排除。此外，A 群链球菌的检查还需要接种羊血琼脂平板。

樊尚咽峡炎是一种可能由坏死梭形杆菌和其他厌氧菌引起的急性坏死性溃疡性扁桃体炎。当在溃疡性病损上采集拭子标本制备的涂片经革兰氏染色可查见革兰氏阴性梭形杆菌和螺旋体时，这种具有此类临床表现的疾病可假定称为樊尚咽峡炎。由于口腔中存在多种厌氧菌，受累部位的病原培养通常意义不大。然而本病常常伴随败血症，因此应采集血液进行培养。

痰和气管吸出物

对痰液（咳痰或诱导痰）与气管吸出物标本进行微生物学研究主要是为确定肺炎的病原体。美国传染病学会和美国胸科协会发布了社区获得性肺炎诊断指南。尽管对许多社区获得性肺炎病例进行常规痰培养的意义存在质疑，但如果怀疑某种非寻常病原体感染时就应该进行，因为如果这种病原体一旦存在，将会改变抗菌药物管理。痰培养的临床适应证包括 ICU 收治、门诊治疗失败和浸润性空洞等（Mandell et al，2007）。通过 Lukens 收集器采集气管造口术患者的气管吸出物代表下呼吸道分泌物。气管造口术患者会迅速出现革兰氏阴性细菌和其他潜在的院内病原体的定植，而且由于无法通过气管吸出物培养区分呼吸道定植细菌与引起侵袭性感染的细菌，导致常规培养结果难以解释。军团菌、分枝杆菌和真菌培养需要与常规培养独立分离，因为每一种培养方法都要求特殊培养基。

标本采集与转运

咳痰的最佳采集时间为清晨饭前。个人可先用水清洗口腔，然后咳出痰液，最好用力咳出 5~10ml 标本。如果采集的标本是用于分枝杆菌培养，采集标本之前患者无需清洗口腔。自来水中可发现环境中的分枝杆菌，如戈登分枝杆菌或鸟-胞内分枝杆菌，这些会随饮用自来水而混入标本内。对于无法咳痰的患者，标本可通过诱导法获得。让患者吸入经雾化的 15% 氯化钠和 10% 甘油溶液约 10 分钟，或直到引出咳嗽反应为止。痰和气管吸出物标本应及时送达实验室，如果无法及时送达可短暂冷藏标本。

标本处理

痰和气管吸出物标本在进行常规细菌培养接种之前要进行筛选，以确定其是否代表下呼吸道分泌物还是唾液。将部分包含脓性物质的标本制备为涂片，进行革兰氏染色。通常每个低倍视野中含有超过 10 个上皮细胞的标本（图 64-2）被认为已被唾液严重污染，应予以拒收。每个低倍视野中少于 25 个上皮细胞和超过 25 个中性粒细胞的标本可被接受（Murray &

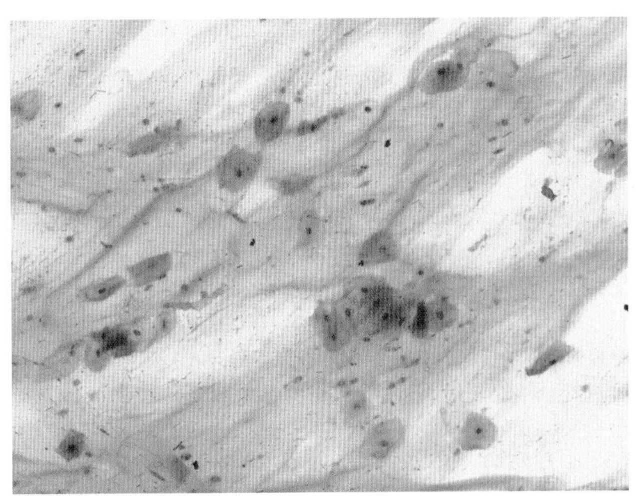

图 64-2 痰标本革兰氏染色示每低倍视野超过 10 个鳞状上皮细胞，不适合培养（×10）

Washington,1975)。在确定标本质量时,通常不会考虑中性粒细胞的数量,因为痰液采集的个体可能患有中性粒细胞缺乏症。检测肺炎支原体、军团菌属和分枝杆菌时,通常不要求评估诱导痰和咳痰的质量(Ingram & Plouffe,1994;Havlik & Woods,1995;McCarter & Robinson,1996)。将适用于培养的标本进行革兰氏染色涂片,浸油视检以确定微生物的相对数量。估算每种细菌(如革兰氏阳性球菌成对(图 64-3)、链状或簇状排列;革兰氏阳性杆菌;革兰氏阴性双球菌;革兰氏阴性杆菌)的微生物数量(极少量、少量、中量或大量),并注意它们是否在细胞内。气管吸出物,如革兰氏染色涂片中观察不到任何微生物存在,应予以拒收(Gilligan,1999)。第 57 章概述了部分包含脓性物质的可接收标本的接种方法。囊性纤维化患者的标本推荐接种洋葱伯克霍尔德菌选择性培养基。

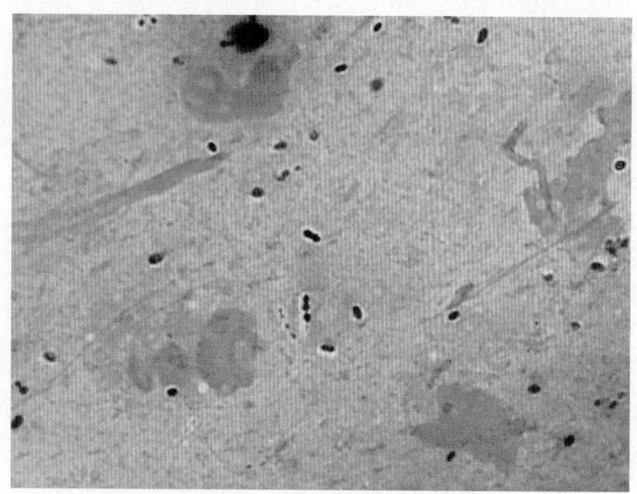

图 64-3 痰标本革兰氏染色示有荚膜、柳叶刀状革兰氏阳性双球菌,符合肺炎链球菌特征(×100)

如怀疑感染军团菌病,推荐行军团菌培养和快速直接检测(呼吸道标本的荧光抗体或尿液标本军团菌抗原)。直接荧光抗体染色方法可在数小时之内得到结果,应作为培养的补充方法而无法代替后者,而培养方法需要 3~7 天。也可采用 PCR 方法,但其相比培养、直接荧光抗体(DFA)或尿抗原检测方法昂贵许多。培养是这些方法中最为灵敏的,应常规开展。将数滴标本接种于含木炭酵母提取物的选择性和非选择性琼脂平板。使用选择性琼脂可抑制绝大多数其他呼吸道菌群的生长;但有部分军团菌菌株对培养基抑制剂敏感。因此,应始终包含非选择性培养基。

为了最准确检测痰液中的分枝杆菌,推荐采集三份样本,其中至少有一份样本在清晨采集。痰等呼吸道分泌物必须清除污染,以防止正常呼吸道菌群的过快增殖而减缓分枝杆菌生长。关于处理过程和检测方法在第 60 章进行讨论。所有送检分枝杆菌染色、培养和分子检测的标本处理都应在生物安全柜中进行,最好在有负压的隔离室中(生物安全防护水平 3 级实验室)。

所有送检真菌培养的标本也应遵循分枝杆菌标本的处理方法。标本的质量应通过革兰氏染色涂片的视检来确定(如前文细菌部分所述)。可接受的咳痰、诱导痰以及气管吸出物标本应接种于真菌培养基。通常培养真菌时,应使用含有和不含血液的增菌培养基以及含抗菌药物的培养基。然而,在选择培养基时,实验室主管也应考虑成本和实验室送检患者标本经常分离到的真菌种类。

支气管镜检查标本

支气管肺泡灌洗液和保护性毛刷标本可用于尚未接受抗菌药物治疗的机械通气患者细菌性肺炎的诊断,以及免疫功能受损的肺炎患者机会性病原体的检测(Baselski & Wunderink,1994;Carroll,2002)。有数据表明支气管肺泡灌洗液标本培养也可用于急性细菌性肺炎的诊断(Baselski & Wunderink,1994)。尽管许多人主张应用定量培养以提高下呼吸道培养的特异性,但最新的评论认为相比定性培养,定量培养对于气管插管患者的预后无任何改善(Caliendo et al,2013)。只有保护性毛刷标本适合厌氧菌培养(Baselski & Wunderink,1994)。痰标本更加适用于军团菌属培养,因为支气管肺泡灌洗液样本被盐水稀释,并可能含有少量会抑制微生物生长的局部麻醉剂。

标本采集与转运

保护性毛刷样本是通过一个放置在双层套管内导管里的小毛刷采集,可以保存 0.001~0.01ml 分泌物。外层套管的顶部有一个可分离的聚乙二醇栓。采集标本时,套管借助支气管镜插入到取样部位,将内层套管推出,除去保护栓(水溶性),将毛刷子向外移出超过内层套管。取样后,将毛刷拉回到内层套管中,并将刷子和内层套管同时拉回外层套管,防止在抽出导管时使毛刷污染。然后将毛刷置于 1ml 无菌盐水或肉汤中。标本应立即送达实验室并尽快处理。如果无法及时送达,应将标本冷藏。

采集支气管肺泡灌洗液时,支气管镜的顶端要仔细插入气管腔内。将生理盐水(通常大于 140ml)分成三到四等份,通过气管内腔注入,采样范围覆盖约 100 万肺泡。回收的样品总体积,根据灌入的盐水体积而有所不同,但通常是 10~100ml。标本送达实验室的时间应尽可能短(小于 30 分钟),而且一旦送达实验室应尽快处理。如果无法及时送达,应将标本冷藏。

标本处理

处理保护性毛刷标本时,用涡旋搅拌器震荡保存毛刷的液体,将悬浮液用于制备细胞离心涂片和培养接种。关于定量培养的使用目前存在争议,应由病理学家与临床人员一同探讨。该类培养方法的使用目的是为了提高培养的特异性。用标有 0.01ml 的接种环将悬浮液接种于合适的培养基上,并仔细划线进行分离。如果潜在的病原菌菌落计数超过 1000CFU/ml(相当于原始标本中含有 10^6 微生物/ml),提示可能存在感染(Baselski & Wunderink,1994)。应观察支气管肺泡样本中是否存在小块组织碎片;如果存在,应将其置于无菌容器中,用无菌生理盐水保湿,与样本液体一并处理(Sharp et al,2004)。使用标有 0.001ml 刻度的接种环(与用于尿培养的接种环一致,将在后文中描述),将支气管肺泡灌洗液接种到琼脂培养基上。液体标本菌落数若超过 10 000CFU/ml,说明与疾病有关。建议对液体细胞离心标本行革兰氏染色;单个浸油视野中可见一个或多个细菌而无鳞状上皮细胞,提示急性细菌性肺炎的可能性很大(Kahn & Jones,1987;Baselski & Wunderink,1994)。

用于检测病毒的支气管肺泡灌洗液标本处理方法包括直接显微镜检查和常规细胞培养。对液体细胞离心标本行巴氏染色并镜检，可以检测细胞性病理变化，尤其是可用于诊断CMV肺炎(图64-4)(Woods et al,1990)。细胞离心标本也可进行抗酸染色;或行特异性抗体染色，如用于军团菌属或耶氏肺孢子菌抗体的检测;或使用非特异性染色(如银染色、钙荧光白染色或吉姆萨染色)来检测耶氏肺孢子菌或其他真菌。检测分枝杆菌时，标本应参照第60章所述方法进行去污净化处理。复苏真菌时，离心标本的沉淀物应接种于基础真菌培养基上。

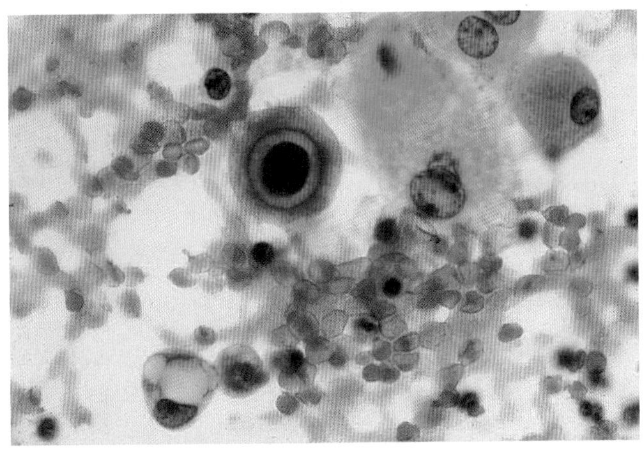

图64-4　支气管肺泡灌洗液细胞标本，显示一个具有核内和胞质内包含体增大的细胞，符合巨细胞病毒改变(巴氏染色，×250，得克萨斯州加尔维斯敦德州大学医学分布病理学系医学博士 Vicki J. Schnadig 提供)

泌尿道

健康人的尿道以上的泌尿道为无菌的，但尿道通常会定植许多不同的细菌，所以使用非侵入性方式采集的尿液标本(如清洁中段尿标本)会在流出时受到污染。使用最先由Kass提议的尿定量培养法可以区分共生细菌与潜在病原菌(Kass,1956)。最初，每毫升尿液中生长的菌落数大于或等于10^5CFU时高度提示尿路感染，但这一标准已根据不同情况加以修改。例如，对于有急性尿道综合征(尿痛、尿频、尿急)、性行为活跃的年轻女性，即使其尿液菌落数仅为10^2CFU/ml，但在伴有脓尿的情况下被认为有临床意义(Stamm et al,1982)。尿液菌落数少于10^5CFU/ml的尿路感染可见于婴幼儿与儿童，成年男性，以及留置导尿管、近期接受抗菌药物治疗、饮用大量液体(造成尿液稀释)、有尿道综合征伴脓尿、尿路阻塞或血行播散引发的肾盂肾炎(特别是由酵母样真菌、金黄色葡萄球菌引起的感染)的患者。因此，临床医生和实验室工作人员需要沟通以恰当解释尿培养的结果。

标本采集与转运

尿液采集的可行方法包括留取清洁中段尿(最好是首次晨尿标本)、导尿采集和耻骨上穿刺。一般而言，除非是针对埃及血吸虫的检测，否则24小时尿液标本应予以拒收。最常用的方法是采集清洁中段尿。对女性来说，先用涂有肥皂的无菌纱布块对尿道周围区域和会阴部位由前到后清洁，再用蘸湿的无菌纱布块清洗干净，最后用干燥的无菌纱布块擦干。对男性而言，清洗生殖器部位可能不会为菌尿症的检测带来显著改观，或许没必要清洗(Lipsky et al,1984)。排尿时，女性应分开阴唇，而未做包皮环切术的男性则应翻起包皮。先将前几毫升尿液排入马桶或便盆里以便将尿道中正常定植的细菌冲走，中段部分的尿液用无菌的广口容器收集好后盖紧盖子。

导尿采集会带来院内感染的风险，因此该方法仅限于无法取清洁中段尿液标本的患者使用，例如感觉中枢异常、神经系统或泌尿系统原因而无法排尿的患者。在严格消毒后将导尿管插入尿道，弃掉前段几毫升流出的尿液，以清除在插管过程中进入导尿管尖端的微生物，留取中段部分标本用于培养。留置导尿管的尿液可以用装有28口径针头的注射器从导尿管和收集管之间的橡胶接头处刺入吸出，应注意先对穿刺部位进行消毒。不要从集尿袋中采集尿液，也不要把福氏导尿管尖端用于培养，因为它们几乎都被尿道微生物污染。

耻骨上穿刺抽取法主要用于新生儿尿液标本采集。这个过程要求膀胱充盈，消毒表面皮肤后用22口径针头注射器在耻骨联合处刺入膀胱，抽取约10ml尿液。

所有尿液标本应尽快运送至实验室，并在采集后2小时内处理。如果无法及时运输或处理，样品可冷藏至24小时。市售的含防腐剂的采集试剂盒可使标本菌群在室温下24小时内保持稳定，但与冷藏相比不具备任何优势。

标本处理

尿液标本细菌定量培养是将一定容量的尿液接种于合适的培养基(见第57章)，常用设计用于蘸取已知体积标本的标有刻度的塑料或金属接种环。0.001ml接种环可用于接种所有尿液标本，除外疑似患有急性尿道综合征的女性尿液标本和耻骨上穿刺抽取标本，这两种标本要使用0.01ml接种环进行接种。将合适的接种环垂直插入混合均匀的尿液样本中，取出一整环尿液，以图64-5所示的方法涂布于琼脂平板表面。然后将接种环再次垂直插入尿液中，将取出的样本接种到另一个平板上。

一些细菌不能通过常规的尿液培养来检测，当怀疑这些病原体时应进行特定检查。例如，尿液标本可用核酸扩增方法检测淋病奈瑟菌和沙眼衣原体。必须按制造商的说明进行尿液采集和处理。患者发病后第一周直至数月之后都可在尿液中检出问号钩端螺旋体。为检测尿液中的问号钩端螺旋体，标本在采集好之后应尽快处理，因为酸性环境可能对于该微生物有害。取一或两滴未稀释尿液，用肉汤以1∶10比例稀释，接种于5ml Fletcher培养基或含氟尿嘧啶的Ellinghausen-McCollough-Johnson-Harris培养基。分枝杆菌的尿培养在第60章已有讨论。用于尿液常规细菌培养的培养基可复苏酵母样真菌，但如果要求行真菌培养，应将尿标本离心沉淀物接种于含抗菌药物的抑制性真菌琼脂或SABHI琼脂培养基。

用于病毒培养的尿液标本应加入含抗生素(如青霉素、庆大霉素和两性霉素B)的液体培养基后送检，或在实验室接收标本时添加抗生素以减少细胞培养的细菌污染概率。用于接种的细胞系应根据最常分离出病毒的种类进行选择，如CMV、腺病毒和HSV。有时会要求检测尿液的BK病毒，推荐使用

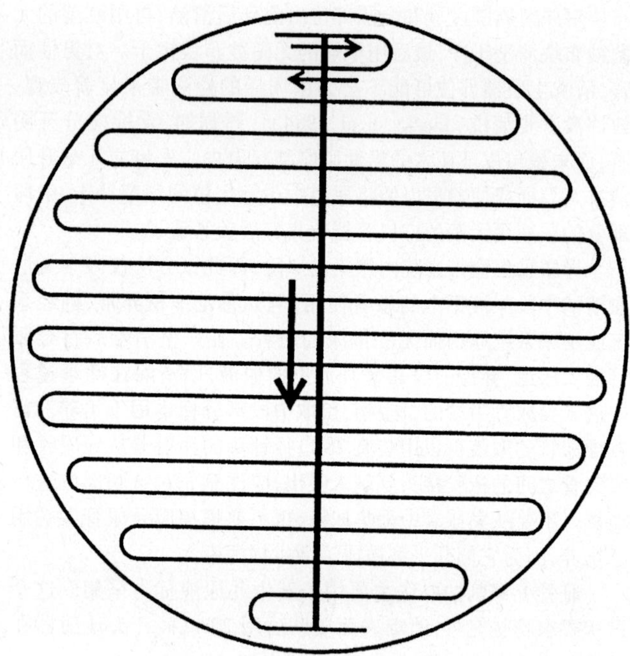

图 64-5 琼脂平板的尿液接种方法(重绘自 Woods GL, Gutierrez Y, editors: Diagnostic pathology of infectious diseases. Philadelphia, 1993, Lea & Febiger, p. 602)

PCR 方法而非培养方法。因为 BK 病毒的 PCR 检测主要由参比实验室提供,最好联系该实验室了解标本采集与转运的相关要求。

转送到临床实验室进行培养的尿液标本中超过一半数量的无细菌生长或生长菌落数不具有临床意义。因此,能快速检测尿液标本并获得“阴性”培养结果的筛选实验,是一种提供快速结果的方法,剔除阴性标本后可为阳性标本留出更多时间,从而改善效率和成本。一般而言,当以菌落数 10^5CFU/ml 或更大值作为基准时,尿液筛查和培养结果相关性好,但在菌落数较低情况下两者吻合度较差。已开发的商品化自动筛选方法已经不再使用或市场活跃度较低。尽管尿液标本的革兰氏染色筛查方法价格低廉,但由于涂片检查繁琐、费时,该方法很少被临床实验室采用。复合硝酸盐还原酶(引起尿路感染的革兰氏阴性杆菌大多表达的一种酶)和白细胞酯酶(中性粒细胞产生的一种酶)的商品化试纸条测试速度快捷、价格低廉、操作简单,特别是针对两种标记物均为阴性的有症状患者,是排除尿路感染非常有用的方法(Deville et al, 2004; St. John et al, 2006)。

生殖道

取自生殖器部位的标本用以检测造成多种临床综合征的微生物,每种综合征与某些病原体具有相关性。每一种综合征都有独特的临床表现,需要特定的标本采集、运输和检测流程。对许多测试而言,为了优化相关病原体的检出,必须使用制造商的采集和运送装置。

阴道分泌物

阴道分泌物有助于判断外阴阴道炎、细菌性阴道病(如此命名是因为该病为非侵袭性)的病原体。青春期后女性阴道疾病最常见的病原菌是阴道加德纳菌(与厌氧菌如动弯杆菌属合并感染)、念珠菌属以及阴道毛滴虫。湿涂片标本是最有价值的诊断检查,可由主治医师操作,无需进行培养诊断。将单个分泌物拭子置于含有约 1ml 生理盐水的试管内送到实验室。在实验室中,从盐水中取出拭子,将拭子头在载玻片表面挤压,挤出液体和细胞物质。将载玻片盖上盖玻片,放置在低倍或高倍显微镜下观察,寻找符合非特异性阴道病诊断的“线索细胞”(被较小的球杆菌覆盖的上皮细胞,图 64-6),提示阴道念珠菌病的假菌丝以及运动的毛滴虫。所有三种病原体的检测也通过商品化阴道病原体 PCR 检测来完成(Briselden & Hillier, 1994)。必须使用试剂生产商提供的拭子和转运管。

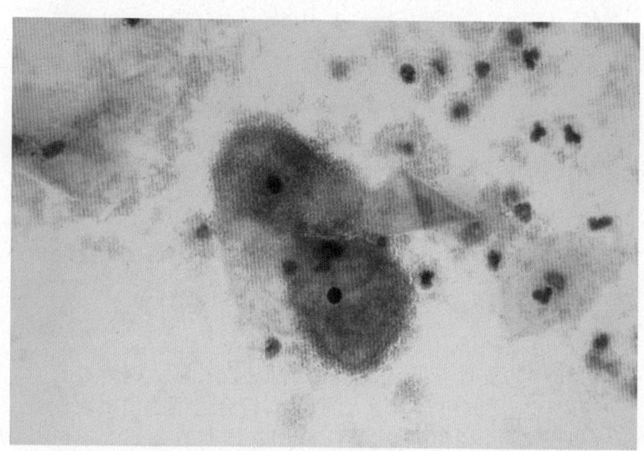

图 64-6 阴道分泌物涂片中的“线索细胞”(巴氏染色,×400,得克萨斯州加尔维斯敦德州大学医学分布病理学系医学博士 Vicki J. Schnadig 提供)

其他有用的诊断测试包括阴道 pH 值和胺臭味试验,这两种检查都可由患者的主检医师来完成。外阴阴道念珠菌病女性患者的阴道 pH 值通常约为 4.5,而细菌性阴道病或毛滴虫患者阴道 pH 值大于 4.5。当在含有一滴阴道分泌物的载玻片或阴道窥器上加入 10%氢氧化钾时产生一种刺鼻的腥味,即为胺臭味试验阳性。其主要与细菌性阴道病有关,偶见于阴道毛滴虫病。

宫颈和尿道标本

采集宫颈标本用于明确宫颈炎病原体以及鉴定无症状患者的可引发性传播疾病的病原体。宫颈标本获取之前要借助窥器观察子宫颈,内镜需用温水湿润,因润滑剂可能含有抗菌剂。需做巴氏涂片的标本应优先采集。

用于微生物学研究的标本通常用拭子采集。如前文所述,推荐使用塑料柄聚酯头拭子。如果使用非培养检测试剂盒检测微生物,标本必须用制造商提供或指定的拭子采集。在采集用于淋病奈瑟菌和沙眼衣原体检测的标本之前,必须将宫颈口的所有分泌物和排出物清除干净。然后将拭子或毛刷插入宫颈管内 1~2cm(经过鳞状和柱状上皮交界处),贴紧宫颈管内壁转动 10~30 秒,取出时不要触碰阴道表面,置于合适的转运培养基或转运管中,用以制备直接荧光抗体染色涂片(用于沙眼衣原体检测)或用于琼脂培养基即刻接种以复苏淋病奈瑟菌。

标本处理方式依据所发现的微生物的不同而变化。为分离淋病奈瑟菌,最佳方法是直接接种于选择性琼脂培养基,如改良 Thayer-Martin 琼脂,并置于含有 CO_2 发生片的容器中。或者,拭子标本可放置于转运管中并在 2 小时内送达实验室。如果无法及时送达,拭子需在室温下保存而无需冷藏。如果使用 DNA 探针或核酸扩增试验检测淋病奈瑟菌,必须使用制造商提供的采集试剂盒,并遵循相关储存和运输说明。

检测沙眼衣原体可采用培养和非培养方法(见第 56 章)。要进行衣原体培养,标本应在含有抑制细菌和真菌过度生长的抗生素的合适转运培养基(例如 M4 培养基)中运输。为了保持衣原体生物体的活力,标本应立即送到实验室,无法转运时应将标本冷藏。在实验室里,标本应尽快处理。如果无法及时处理,则应将标本冷藏,不得超过 48 小时。用 DFA 染色法检测衣原体原生小体,必须使用制造商提供的采集试剂盒并依照说明。拭子标本要在显微镜载玻片上滚动,让其干燥,并使用制造商提供的固定液。如进行酶免疫分析法、DNA 探针和核酸扩增法检测,必须使用制造商提供的采集试剂盒和转运装置,除非制造商特别声明可以使用替代的转运装置。同时要遵循制造商关于运输条件、储存要求和处理时效的规定。

为优化 HSV 检出,推荐使用核酸扩增法或细胞培养法。使用核酸扩增法时,必须遵守制造商或样本需送达的参比实验室的标本采集与运输指南。用于培养的拭子标本应置于病毒转运培养基如 M4 培养基中,并尽快送达实验室。如果无法立即运送,标本应保存在冰箱内。如患者宫颈存在可见病变,从病损部位基底部刮取制备的涂片中可见病毒性细胞病理改变。涂片应立刻固定并进行染色,瑞-吉(Tzanck 制片)染色无法区分 HSV 和 VZV,或可使用单克隆抗体染色。

人类乳头瘤病毒(HPV)引起的生殖道感染被认为是美国最常见的性传播疾病,其高危型感染是宫颈癌发生的重要危险因素。因为该病毒无法在体外培养,必须使用其他诊断方法。在脱落细胞样本(巴氏涂片)上可以观察到鳞状上皮细胞变化,但分子方法(例如信号放大的核酸杂交和 PCR 方法)更为敏感。必须遵循试剂盒制造商的标本采集和运输规定。

检测男性患者沙眼衣原体和淋病奈瑟菌时,应根据检测方法的不同,获取尿道拭子标本或首次晨尿样本。尿道拭子标本的最佳采集时间是在患者排尿至少 2 小时之后。应首先采集用于淋病奈瑟菌检测的标本。有关拭子类型和标本转运的条件与宫颈拭子标本所述的条件相同,但使用的拭子稍小。将拭子插入尿道 2~4cm,沿同一方向转动 5 秒,取出后放入合适的转运培养基中,或制备用于检测沙眼衣原体的直接荧光抗体染色涂片,或制备用于淋病诊断的革兰氏染色涂片(在有症状男性尿道分泌物涂片中查见细胞内革兰氏阴性双球菌可作为初步诊断)。

水疱

在水疱性生殖器病变处取样是为了确定 HSV 感染。水疱液要用带有小口径针头的结核菌素注射器抽吸。如果只有一个小水疱,要打开水疱外膜,用涤纶拭子或压舌板对水疱基底部用力刮擦以确保收集到细胞。水疱液或拭子标本应置于病毒转运培养基中,并进行常规细胞培养处理,或进行核酸扩增检测(Strick & Wald,2006)。也可通过涂片直接染色方法直接检测临床标本中的 HSV,但敏感性不及核酸扩增或培养法,因此涂片结果阴性并不能排除病毒感染的诊断。制作涂片时,把压舌板或涤纶拭子收集的细胞均匀涂抹在载玻片上,用丙酮固定。涂片可进行巴氏、瑞氏-吉姆萨染色以检测 HSV 引起的典型细胞病变(VZV 具有相同的病变表现;图 64-7),或使用特定的单克隆抗体染色。

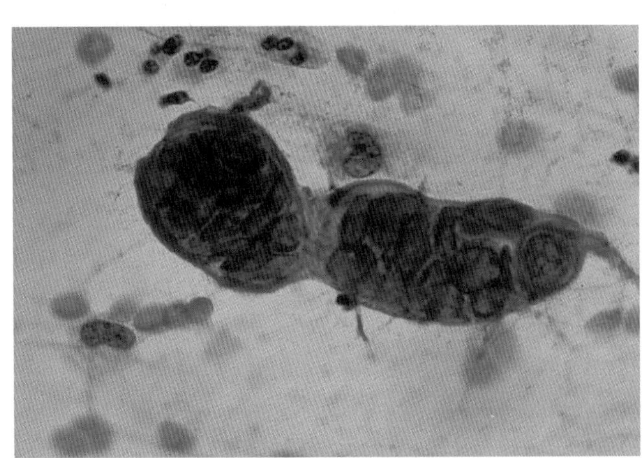

图 64-7 具有核内包含体的多核巨细胞,符合宫颈细胞涂片中的单纯性疱疹病毒(巴氏染色,×400,得克萨斯州加尔维斯敦德州大学医学分布病理学系医学博士 Vicki J. Schnadig 提供)

溃疡

采集生殖器溃疡物样本的目的是为鉴定病原体;鉴别诊断中应考虑 HSV、杜克雷嗜血杆菌、梅毒螺旋体、沙眼衣原体(L1、L2、L3 血清型)和肉芽肿克雷伯杆菌(原称为肉芽肿荚膜杆菌)。用以检测 HSV 的溃疡病损标本的采集、转运与处理方案与水疱性病变一致。一般来说,在溃疡性病变中,使用前文所述的直接检测法的敏感性和病毒复苏率都较低。

如果怀疑杜克雷嗜血杆菌感染,用两支棉拭子或涤纶拭子采集溃疡基底部的物质。一支拭子用于床旁接种巧克力琼脂平板。如果无法进行床旁接种,应将拭子放入改良 Stuart 培养基中运送至实验室,室温下保存直到被处理。另一支拭子用于制备革兰氏染色涂片。如果观察到许多较小多形态的革兰氏阴性球杆菌,呈链状排列类似"鱼群"样,提示杜克雷嗜血杆菌感染。不过培养法更加敏感,是确证感染的必要手段。

梅毒螺旋体可在生殖器病变或其他病变中检出,但梅毒通常需要进行血清学诊断。在检查疑似梅毒病损,以及处理取自病损部位标本时,应穿戴手套。采集标本时,用生理盐水清洗病损表面(如果存在多个病损,应选择新发病损)并擦干,如有痂皮应去除。摩擦病损表面直至轻微出血,轻按按压病损基底部。可用载玻片轻触从破损表层渗出的透明血清或使用毛细吸管将液体吸取至载玻片上进行采集。把盖玻片置于其上,立刻用暗视野显微镜检查。亦可用 26 口径针头插入病损基底部吸取物质,随后用针抽取一滴生理盐水。将吸取的物质挤到载玻片上,盖上盖玻片,立刻用暗视野显微镜检查。梅毒螺旋体长 10~13μm,宽约 0.15μm,呈规则的紧密卷曲,末端尖直。

L1、L2、L3 血清型沙眼衣原体的检测可通过溃疡病损活检物，或通过擦除表面渗出物后用拭子（塑料柄）紧贴溃疡基底部旋转采集的细胞成分进行细胞培养。标本的转运和处理方法与宫颈拭子标本所述方法相同。检测肉芽肿克雷伯杆菌的最好方法是对增生活跃的肉芽组织部位进行活检，取下其浅层组织置于无菌干燥的容器或含少量无菌生理盐水、不含防腐剂的容器中立即送达实验室。将一小块组织碾碎制备涂片，并进行姬姆萨或 Dieterle 染色。根据在巨噬细胞内找到典型的有荚膜的肉芽肿克雷伯杆菌，即可确诊。

粪便

粪便以及某些情况下的直肠拭子标本，可用于判断感染性腹泻或食物中毒的病原体，确诊由艰难梭菌或肉毒中毒引起的腹泻，用于诊断由腺病毒、肠道病毒、某些性传播病原体、肠道原虫和蠕虫，以及某些情况下呼吸道、胆道蠕虫等引起的感染。这类标本的采集、运输和处理方式会因病毒、细菌和寄生虫等对象有所不同，每个类别都将单独讨论。然而，正如分子和质谱法技术改变了血液和呼吸道标本的处理和诊断方法一样，它们对粪便标本也有同样的影响。多种商品化的分子检测方法可用于艰难梭菌的鉴定；另外还有 FilmArray 胃肠道病原测试卡（BioFire Diagnostics，Salt Lake City，Utah），可同时进行 23 个引起腹泻病因的细菌、原生虫和病毒靶标的快速鉴定。理论上，这可以淘汰常规粪便培养以及虫卵和寄生虫检查。然而，当众多实验室抛弃培养方法转向使用快速分子方法时，他们必须意识到当地关于将具有公共卫生意义的标本或分离菌株送检至公共卫生实验室的法规，以及进行某些病原菌（如某些所选年龄段人群分离的志贺菌属和沙门菌属）抗菌药物敏感性试验的需求。许多司法管辖区要求实验室在必要时持续转送患者标本进行流行病学分析。

这些不同类型的测试卡可常规应用，导致实验室对一些关于标本采集的传统建议产生质疑。这包括对住院治疗 3 天之内的患者无需进行细菌培养的建议。

病毒

标本采集与转运

粪便是检测肠道病毒和引起胃肠炎病毒的首选标本。标本应采集到干净容器中并盖紧盖子。如果采集不到粪便，可将拭子插入肛门括约肌上方旋转取出，置于病毒转运培养基中。将标本迅速送达实验室；如果无法转运，可短暂冷藏，放置在冰盒中运输。如果必须寄往参比实验室，标本应在-70℃条件下存储，并在干冰上运输。

标本处理

推荐使用细胞培养方法检测肠道病毒。ELISA 或分子方法最常用于轮状病毒、肠道腺病毒的检测。乳胶凝集试剂盒也有销售，但似乎敏感性较低。标本处理应按照制造商的说明进行。粪便标本的电子显微镜直接检查是检测轮状病毒的参考方法，可用于杯状病毒、星状病毒和诺如病毒的检测。诺如病毒和札幌病毒也可进行 PCR 方法检测。

细菌病原体

标本采集和转运

粪便也是检测引起感染性腹泻细菌的首选标本，此外直肠拭子标本也可接受。住院治疗超过 3 天的患者不适合做粪便培养，除非患者一直食用外带入医院的食品。粪便标本应采集到干净容器中并盖紧盖子，应避免被尿液、钡剂或厕纸污染。采集直肠拭子标本的方法如前文病毒检测所述，采集后置于含改良 Stuart 培养基的转运管装置中。两种标本都应迅速送达实验室（2 小时内）并尽快处理，因为粪便冷却后 pH 值下降可能会抑制某些病原体的生长，特别是志贺菌属。如果标本无法及时处理，或标本必须寄送到参比实验室，建议将部分标本移入转运培养基如 Cary-Blair 转运培养基中。为了诊断艰难梭菌病，需将 20~50ml 的液体粪便移入无菌容器中送检。粪便标本可在 2 天内保持稳定，冷藏或冷冻条件下可保持稳定一周。

标本处理

根据预期可能出现的某种或一类微生物对粪便或直肠拭子标本进行细菌检测的处理。为“常规”细菌培养而接收的标本，处理时应接种于合适的鉴定、抑制性以及非抑制性培养基中以复苏志贺菌、沙门菌和空肠/大肠弯曲菌（见第 57 章）。微生物实验室主管也可根据疾病的流行程度，考虑常规检测粪便中产志贺毒素大肠埃希菌（STEC）和气单胞菌属。由小肠结肠炎耶尔森菌、霍乱弧菌、其他弧菌属或类志贺邻单胞菌引起的肠胃炎发病率在美国大部分地区都很低；因此，针对这类病原体检测的特殊需求所带来的成本效益最高。不同的实验室根据患者群体、季节和地点查找不同的病原体。为此，每一份粪便培养的报告都应按实验室协议列出鉴定出或排除的微生物。

为检测 STEC，将粪便标本接种于山梨醇麦康凯琼脂培养基（含 1%的山梨糖醇替代乳糖）上，该培养基能将不发酵山梨醇的 STEC 分离株与几乎所有其他山梨醇发酵试验阳性的大肠埃希菌区分开来。比培养更敏感的 STEC 检测方法是使用酶免疫分析法或 PCR 法检测粪便或粪便滤液中的毒素（Gavin et al，2004；Pulz et al，2003）。当需要分离小肠结肠炎耶尔森菌时，标本要接种于耶尔森菌选择性（CIN）琼脂并在室温下孵育。这种微生物的复苏也可接种在通常用于常规细菌培养的培养基（见第 57 章），麦康凯平板需在室温下孵育 48 小时。小肠结肠炎耶尔森菌菌落呈紫色，针尖大小。弧菌属通常可在常规粪便培养基上生长，而接种于硫代硫酸枸橼酸胆汁酸盐蔗糖琼脂可达到最佳培养效果。类志贺邻单胞菌也可在常规培养基上生长，但由于多达 30%分离株可发酵乳糖，其在常规培养基生长的菌落外观差异不明显因而难以辨别，在所有菌落中筛查邻单胞菌的意义不大。为此，使用粪便或直肠拭子标本来培养类志贺邻单胞菌应单独申请。建议使用肌醇亮绿胆酸盐琼脂选择性鉴别培养基，但并非必须使用。

用于沙眼衣原体检测的直肠拭子标本要置于转运培养基内，迅速送达实验室或短暂冷藏。诊断淋病的直肠拭子标本的处理方式与前文所述的宫颈标本的处理方式相同。

从短潜伏期食物中毒患者采集的粪便标本或胃内容物应

进行金黄色葡萄球菌和蜡样芽孢杆菌毒素的评估,中毒长潜伏期食物中毒患者采集的标本应进行产气荚膜梭状芽孢杆菌毒素的评估。该检测通常在公共卫生实验室专家的指导下进行,应听取他们关于标本采集和转运的建议。食源性肉毒中毒和婴儿肉毒中毒的诊断可通过检测粪便中肉毒毒素、肉毒梭状芽孢杆菌,或两者来确诊。大多数临床实验室不具备处理疑似肉毒中毒患者标本的能力。在美国,当发现肉毒中毒病例时,应通知疾病预防和控制中心的研究人员以确保采取合适的标本采集、转运、诊断、治疗以及对潜在暴发流行的调查。

艰难梭菌相关疾病如伪膜性结肠炎和抗生素相关性腹泻,是由该细菌产生的毒素所引起,可通过检测粪便中毒素A和(或)B,或毒素B基因来诊断。检测毒素存在的最敏感方法是通过艰难梭菌培养后对菌落产生的毒素进行检测。检测细胞毒素的参考方法是细胞培养试验。为提取毒素,大便标本需要以2000g离心20分钟或10 000g离心10分钟,然后以0.45μm滤膜过滤进行净化。制备连续稀释液并接种至单层细胞,孵育24~48小时。或者通过ELISA方法检测粪便标本中的毒素A或毒素A和B,在数小时内可提供结果。但不同的商品化ELISA方法的敏感度和特异性存在差异(Eastwood et al,2009)。检测共同抗原谷氨酸脱氢酶(GDH)的试验也有商业应用。这类检测跟细菌培养一样,无法区分产生毒素和不产生毒素的分离菌株。即便如此,共同抗原检测的周转时间为15~45分钟,已证明其在某些机构作为一种有用的筛选试验。检测结果为阴性的标本无需进一步检测,而GDH阳性的标本应做毒素检测。最近,检测毒素B基因的商品化PCR测试已被证明比ELISA方法更为敏感(Eastwood et al,2009;Kvach et al,2010)。尽管许多实验室因为其较高的敏感性而使用PCR方法,但临床医师必须认识到该方法检测毒素B基因的存在,而非毒素产物。

为进行流行病学研究,艰难梭菌可以从置于厌氧转运装置中的粪便或直肠拭子标本里分离出来。由于粪便中存在多种细菌,必须使用筛选艰难梭菌的流程。对此最有效的培养基是含或不含马血的环丝氨酸头孢西丁果糖琼脂(CCFA)。含马血的配方会使该微生物快速而丰富地生长。将培养基在无氧环境中孵育48小时,然后检查平板并观察是否有毛状边缘、"马厩"气味的菌落。另外,艰难梭菌的分离可以通过使用乙醇芽孢筛选流程,将1ml的原始标本与1ml纯乙醇混合。使混合物在室温下放置1小时,在CCFA传代培养并在厌氧条件下孵育。

对于分枝杆菌培养,粪便标本通常用于分离鸟分枝杆菌复合群(主要来自艾滋病患者),此外结核分枝杆菌复合群及其他分枝杆菌属等也可能会被培养。标本(1~2g成形大便或5ml液体粪便)处理涉及去污染和浓缩、制备涂片和培养基接种,如第60章所述。

寄生虫

在临床实验室中,诊断寄生虫学的关键是检查粪便样本,寻找寄生原生动物、蠕虫卵或幼虫。从事这类化验的实验室应具备足够的设施用来处理粪便样本和一台带有校准测微尺的显微镜来测量所发现微生物。同样需要具备用来鉴别肠道原虫的粪便涂片染色方法。

标本采集与转运

标本(通常由患者采集)可以采集到干净、干燥、广口的容器中。取部分标本等分移入两只含防腐剂的小瓶内,一瓶含变性聚乙烯醇(PVA),另一瓶含10%甲醛溶液。不要从马桶里采集粪便标本,标本不要被尿、水、矿物油或蓖麻油、止泻化合物或放射造影剂污染。一旦标本采集保存完毕,应在患者方便时送到实验室。新鲜粪便是检查溶组织内阿米巴滋养体的最佳样本;不过若要查见活动滋养体,需要在标本采集好之后30~60分钟内交到实验室微生物学专家手上,这点很难做到。虽然新鲜粪便不太可能制备成湿涂片用于观察活动滋养体,但后者依然可在标本染色涂片中被辨别,而且在检查时使用保存好的标本可以最大限度地减少实验室人员暴露于活体微生物的概率。

市面上可购得多种针对粪便样本的采集与转运的试剂盒,有的包含单只标本收集瓶,有的包含两只(一瓶装有甲醛溶液,用于保存蠕虫卵和原虫包囊的,另一瓶装有PVA,用于染色涂片的制备)。关于对所有肠道原虫和蠕虫感染患者进行鉴定所需要的粪便标本份数,目前尚无定论。曾有人建议至少需要三份隔天采集的标本进行检查(Garcia et al,2003;CLSI,2005)。为控制成本,临床医生只要求对一个标本进行检查,这是由于约90%的感染可通过首个样本就可完成诊断(Montessori & Bischoff,1987)。如果首个样本未检出寄生虫,则需要第二或第三个样本。如果实验室同时接收到两个或两个以上不同时间采集的标本,建议将它们混合作为一个标本检测(Peters et al,1988)。然而,这种做法存在争议。住院超过3天的患者不适合做粪便寄生虫检查(Siegel et al,1990),除非该患者免疫功能不全。

标本处理

粪便标本的寄生虫检查,首先要准备盐水溶液和由新鲜采集(采集后数小时内进行检查)样本制成的(鲁戈)碘染色湿涂片。随后对原虫包囊和蠕虫卵进行浓缩富集,最后制备三色染色涂片。如需准备湿涂片,应在浓缩和三色染色前制好并完成检查。即使在湿涂片查见寄生虫,也建议对浓缩标本进行检查,因为用于寄生虫卵和虫体检查的标本中通常含有多个寄生虫。特别是蠕虫卵通常仅在浓缩标本中才能发现。

标准粪便涂片包含约2mg粪便,以新鲜采集的粪便按以下方法制成:在一个洁净的载玻片上滴加一滴盐水溶液,用一根涂布棒挑取少量粪便放入盐水中划圆搅拌充分混合(直到足量样本溶解),然后盖上22mm方形盖玻片。如前所述,制作良好的湿涂片,如果放在一张印有小字号字体的纸上,则能够透过涂片看清字迹。碘染色涂片的制备方法同前。盐溶液和碘溶液的湿涂片均可在同一载玻片上制作,制备时先将粪便与盐水溶液混合,后与碘溶液混合。盐溶液涂片会显示滋养体和原虫包囊,以及所有寄生虫卵和幼虫。碘溶液染色涂片不显示滋养体,因为他们已被碘剂破坏,除非标本事先已进行固定。碘染色涂片的主要优势在于它会增强包囊某些形态学特征的视觉效果。盐溶液涂片可显示运动状态的滋养体,因此有助于鉴定。制备甲醛溶液固定材料的湿涂片时,先将样本充分混合,取一滴直接滴在载玻片上,再取一滴与一滴碘溶液混合。

首先在显微镜中倍视野(10倍物镜)下检查盐溶液涂片。从盖玻片的左上角开始,然后由右至左水平移动玻片。重复此操作,直到把整个22mm的方形盖玻片检查完毕。要注意所有蠕虫卵或幼虫以及所有原虫包囊。随后使用高倍物镜对原虫进行检查和鉴别，对每一份样本应随机观察 5~10 分钟。

浓缩技术可用于新鲜或固定标本，由于该方法可检出较低数量存在的微生物，因此特别有用。用于常规检测的浓缩方法在第 62 章进行详细介绍。该章还探讨检测隐孢子虫、微孢子虫和环孢子虫检测所需要的特殊染色技术。

皮肤和皮下病变

水疱、大疱、脓疱

标本采集与转运

液体为最佳标本，采集时可用针头和注射器抽取水疱或大疱，然后取下针头，盖好注射器并送达实验室。如需做病毒培养，将一部分液体接种到合适的转运培养基中。水疱和大疱取样也可剥开外膜后用拭子用力摩擦病损基底部，然后将拭子送检。

对于脓疱，也可采用相同方式，在去除硬痂后用拭子采样。建议使用革兰氏染色和培养方法来鉴定脓疱病和脓疮皮肤病损的链球菌和耐甲氧西林金黄色葡萄球菌。也推荐脓肿和痈的脓液进行革兰氏染色和培养以指导治疗（Stevens et al, 2014）。应至少采集两个拭子标本，一个用于培养，另一个用于染色涂片的制备。然而，如果需要检测不止一种微生物（例如病毒和细菌，或细菌和真菌），最好采集至少三个拭子标本。如果怀疑病毒感染，标本采集者应在床旁制备涂片，将整个拭子表面在载玻片上滚动，然后晾干涂片。

所有用于细菌或真菌检测的拭子都可置于含改良 Stuart 培养基的转运管装置中；如果需要进行厌氧培养，应将一个拭子放入厌氧输送装置中。涂片、液体和拭子标本要迅速送达实验室。

标本处理

用于病毒检测的水疱或脓疱标本处理包括细胞培养；对于 VZV 和可能的 HSV 检测，染色涂片检查的效果更好。用于培养的标本在处理之前可短暂冷藏。置入病毒转运培养基中的拭子标本要在涡旋振荡器上剧烈震荡，然后将拭子取出并丢弃。用于细菌和（或）真菌检测的标本处理，包括制备涂片的革兰氏染色（用于细菌）或钙荧光白染色（用于真菌），然后接种于合适的培养基，如第 57 章和 61 章所讨论。

皮肤溃疡

从皮肤溃疡处采集的抽出物和拭子标本用于微生物学研究。损伤可为原发的（如由病毒、炭疽芽孢杆菌、白喉棒状杆菌、土拉热弗朗西斯菌、铜绿假单胞菌、分枝杆菌或真菌引起），或由于需氧菌和厌氧菌继发性定植或感染造成的压疮性溃疡。

用于病毒检测的皮肤溃疡拭子标本的采集、运输和处理方法与上文所述水疱和脓疱标本的方法相同。用于细菌检测和真菌检测的皮肤溃疡标本处理方法存在差别，将会根据每种导致原发病变微生物以及导致慢性溃疡细菌而分别讨论。

炭疽芽孢杆菌可引起炭疽病，该病在美国极其罕见，仅限于工作中接触受炭疽芽孢杆菌污染的进口羊毛原料及其他动物制品的人群，以及在生物恐怖袭击中接触炭疽芽孢的人群。皮肤炭疽病发病初期为无痛性丘疹，但随后变成水疱，发生出血、坏死，最后为焦痂所覆盖。为达到最佳诊断效果，建议将标本送到能进行核酸扩增检测的公共卫生实验室。应遵循公共卫生实验室关于标本采集和转运的说明。如果要在临床实验室处理此类标本，则必须在生物安全柜中进行。将用于培养的拭子接种于羊血琼脂培养基，并在环境空气中孵育。

白喉棒状杆菌引起皮肤白喉，其溃疡性病损处被覆一层类似于假膜的坏死组织碎屑。为达到最佳诊断效果，先将从假膜边缘采集的组织制备涂片进行亚甲基蓝染色，再采集两个假膜拭子标本。一个拭子用于常规细菌培养，另一个拭子接种白喉棒状杆菌选择性培养基（例如半胱氨酸亚碲酸盐琼脂）。

坏死性脓疮是一种溃疡性皮肤病变，多在铜绿假单胞菌菌血症发生时出现，而在其他革兰氏阴性杆菌菌血症时很少出现。最好从溃疡基底部采集两个拭子标本，一个拭子用于革兰氏染色涂片的制备，一个拭子用于培养基接种。

诊断溃疡-腺型土拉热弗朗西斯菌病，需要在溃疡基底部采集溃疡物拭子标本。用于常规细菌培养的拭子处理要在生物安全柜中进行，由于土拉热弗朗西斯菌是一种生长缓慢的细菌，3~5 天内在巧克力琼脂上生长形成针尖大小菌落，但在羊血琼脂上不生长，接种的平板应存放满 7 整天。发现的可疑分离菌株应立即送到最近的公共卫生实验室进行鉴定。

皮肤溃疡分离的常见分枝杆菌包括偶发分枝杆菌、脓肿分枝杆菌、龟分枝杆菌、海分枝杆菌和嗜血分枝杆菌。在世界某些地区，溃疡分枝杆菌是造成皮肤病变的常见原因，但却很难培养。用针头和注射器抽出的渗出物或组织样本是重获分枝杆菌的最佳方法。转运时，将抽出物挤入无菌管，盖紧盖子，立即送达实验室。组织样本置于无菌湿纱布上，并放入无菌容器中，盖紧盖子。不接受拭子标本用以处理分枝杆菌，因为拭子纤维会包裹分枝杆菌使其难以分离。标本可短暂冷藏直至被处理（见第 60 章）。由于一些感染皮肤和四肢的分枝杆菌属在较低温度或添加生长因子时生长良好，标本采集者应清楚知晓标本的来源。

许多需氧、兼性厌氧和厌氧细菌会定植在慢性皮肤溃疡处。为鉴定可能的病原体，深部组织或用针头和注射器在深部抽出的脓性物质的培养可提供最有用的细菌学信息。转运抽取脓液时，取下针头并弃掉，盖好注射器，迅速送达实验室。如果无法及时转运，可将部分抽出物注入到厌氧凝胶转运管内。运送组织样本时，应置于含有无菌湿纱布的无菌杯中以防止组织干燥。标本处理包括制备革兰氏染色涂片，以及在合适的需氧和厌氧培养基的接种。

真菌检测的最佳标本是溃疡活动边缘渗出液（转运方式同前文细菌所述）或组织样本。渗出物的拭子标本并非最理想的，不鼓励使用。用于真菌检测的标本处理包括直接镜检涂片的制备（氢氧化钾或钙荧光白涂片），以及在合适培养基的接种，如脑心浸液琼脂、抑制性真菌琼脂或含抗生素和环己酰亚胺的 SABHI 琼脂。

伤口感染和脓肿

在理想情况下，脓性物质可用针头和注射器抽取，并参照前文所述的溃疡物标本转运的方式运送。如果无法获得抽出物，从病变深部采集的渗出物拭子标本也可接受。对于常规细菌培养，最好采集两个拭子标本：一个用于革兰氏染色涂片制备，另一个用于培养。若要培养厌氧菌，还需额外采集一个拭子标本置于厌氧转运装置中。所有标本应迅速送达实验室并尽快处理。如果无法及时处理，可将标本冷藏，用于厌氧菌培养的标本除外，其应在室温下存放。

（郝晓柯 译　徐英春　杨启文 校）

推荐阅读

Carroll KC：Laboratory diagnosis of lower respiratory tract infections：controversy and conundrums，J Clin Microbiol 40：3115-3120，2002.

对急性支气管炎、社区获得性肺炎以及医院获得性肺炎等下呼吸道感染的微生物检测方法进行综述。

Cockerill FR III，Wilson JW，Vetter EA，et al：Optimal testing parameters for blood cultures，Clin Infect Dis 38：1724-1730，2004.

提供关于自动化血培养系统使用的血培养最佳检测参数的数据。

Mandell LA，Wunderink RG，Anzueto A，et al：Infectious Diseases Society of America/American Thoracic Society consensus guidelines on the management of community-acquired pneumonia in adults，Clin Infect Dis 44：S27-S72，2007.

由美国感染性疾病协会和美国胸科协会共同制订的成人社区获得性肺炎管理指南。同时提供了推荐的诊断测试。

Shulman ST，Bisno AL，Clegg HW，et al：Clinical practice guideline for the diagnosis and management of Group A streptococcal pharyngitis：2012 update by the Infectious Diseases Society of America，Clin Infect Dis 55：10，2012.

由美国感染性疾病协会制订的指南。对咽喉炎病原学诊断的目标进行综述，并介绍成人与小儿群体发病的区别。

参考文献

Albright RE Jr, Graham CB III, Christenson RH, et al: Issues in cerebrospinal fluid management. Acid-fast bacillus smear and culture, *Am J Clin Pathol* 95:418, 1991a.

Albright RE Jr, Christenson RH, Emlet JL, et al: Issues in cerebrospinal fluid management. CSF Venereal Disease Research Laboratory Testing, *Am J Clin Pathol* 95:397, 1991b.

Bannatyne RM, Jackson MC, Memish S: Rapid diagnosis of Brucella bacteremia by using the BACTEC 9240 system, *J Clin Microbiol* 35:2673, 1997.

Baron EJ, Weinstein MP, Dunne WM, et al: Baron EJ, editor: *Cumitech 1C, Blood Cultures IV. Coordinating*, Washington, DC, 2005, ASM Press.

Baselski VS, Wunderink RG: Bronchoscopic diagnosis of pneumonia, *Clin Microbiol Rev* 7:533, 1994.

Bhatti MM, Boonlayangoor S, Beavis KG, et al: Evaluation of FilmArray and Verigene systems for rapid identification of positive blood cultures, *J Clin Microbiol* 52:3433, 2014a.

Bhatti MM, Boonlayangoor S, Beavis KG: Rapid identification of positive blood cultures by matrix-assisted laser desorption ionization-time of flight mass spectrometry using prewarmed agar plates, *J Clin Microbiol* 52:4334, 2014b.

Bhisitkul DM, Hogan AE, Tanz RR: The role of bacterial antigen detection tests in the diagnosis of bacterial meningitis, *Pediatr Emerg Care* 10:67, 1994.

Bischof LJ, Lapsley L, Fontecchio K, et al: Comparison of chromogenic media to BD GeneOhm methicillin-resistant *Staphylococcus aureus* (MRSA) PCR for detection of MRSA in nasal swabs, *J Clin Microbiol* 47:2281–2283, 2009.

Bocher S, Smyth R, Kahlmeter G, et al: Evaluation of four selective agars and two enrichment broths in screening for methicillin-resistant *Staphylococcus aureus*, *J Clin Microbiol* 46:3136–3138, 2008.

Briselden AM, Hillier SL: Evaluation of Affirm VP microbial identification test for Gardnerella vaginalis and Trichomonas vaginalis, *J Clin Microbiol* 32:148–152, 1994.

Callihan DR, Gile TJ, Beavis KG, et al: *Protection of laboratory workers from occupationally acquired infections; Approved Guideline*, 4th ed, Wayne, Pa., 2014, Clinical and Laboratory Standards Institute. CLSI Document M29-A4.

Caliendo AM, Gilbert DN, Ginocchio CC, et al: Better tests, better care: Improved diagnostics for infectious diseases, *Clin Infect Dis* 57(Suppl 3):2013.

Clinical and Laboratory Standards Institute (CLSI). Procedures for the recovery and identification of parasites from the intestinal tract; approved guideline. CLSI Document M28-A2. Wayne, Pa.; 2005.

Cloud JL, Shutt C, Aldous W, et al: Evaluation of a modified Gen-Probe Amplified Direct Test for detection of mycobacterium tuberculosis complex organisms in cerebrospinal fluid, *J Clin Microbiol* 42:5341, 2004.

Dawson MS, Harford AM, Garner BK, et al: Total volume culture technique for the isolation of microorganisms from continuous ambulatory peritoneal dialysis patients with peritonitis, *J Clin Microbiol* 22:391, 1985.

Deville WLJM, Yzermans J, van Duijn NP, et al: The urine dipstick test useful to rule out infections. A meta-analysis of the accuracy, *BMC Urol* 4:4, 2004.

Eastwood K, Else P, Charlett A, et al: Comparison of nine commercially available *Clostridium difficile* toxin detection assays, a real-time PCR assay for *Clostridium difficile tcdB*, and a glutamate dehydrogenase detection assay to cytotoxin testing and cytotoxigenic culture methods, *J Clin Microbiol* 47:3211–3217, 2009.

Friedman RL: Pertussis. The disease and new diagnostic methods, *Clin Microbiol Rev* 1:365, 1988.

Garcia LS, Smith JW, Fritsche TF: *Selection and use of laboratory procedures for diagnosis of parasitic infections of the gastrointestinal tract. CUMITECH 30A*, Washington, DC, 2003, ASM Press.

Gavin PJ, Peterson LR, Pasquariello AC, et al: Evaluation of performance and potential clinical impact of ProSpecT Shiga toxin Escherichia coli microplate assay for detection of Shiga toxin-producing *E. coli* in stool samples, *J Clin Microbiol* 42:1652–1656, 2004.

Gilligan PH: Endotracheal aspirates: to screen or not to screen, is that even the question?, *Clin Microbiol Newslet* 21:44, 1999.

Gray LD, Gilligan PH, Fowler WC: Snyder JW, editors: *Cumitech 13B, Laboratory diagnosis of ocular infections*, Washington, DC, 2011, ASM Press.

Havlik D, Woods GL: Screening sputum specimens submitted for mycobacterial culture, *Lab Med* 26:411, 1995.

Heelan JS, Corpus L, Kessimian N: False-positive reactions in the latex agglutination test for Cryptococcus neoformans antigen, *J Clin Microbiol* 29:1260, 1991.

Herrmann B, Larsson VC, Rubin CJ, et al: Comparison of a duplex quantitative real-time PCR assay and the COBAS Amplicor CMV Monitor test for detection of cytomegalovirus, *J Clin Microbiol* 42:1909–1914, 2004.

Ilstrup DM, Washington JA II.: The importance of volume of blood cultured in the detection of bacteremia and fungemia, *Diagn Microbiol Infect Dis* 1:107, 1983.

Ingram JG, Plouffe JF: Danger of sputum purulence screen in culture of Legionella species, *J Clin Microbiol* 32:209, 1994.

Kahn FW, Jones JM: Diagnosing bacterial respiratory infection by bronchoalveolar lavage, *J Infect Dis* 155:862, 1987.

Kalpoe JS, Kroes AC, de Jong MD, et al: Validation of clinical application of cytomegalovirus plasma DNA load measurement and definition of treatment criteria by analysis of correlation to antigen detection, *J Clin Microbiol* 42:1498–1504, 2004.

Kass EH: Asymptomatic infections of the urinary tract, *Trans Assoc Am Physicians* 69:56, 1956.

Kiska DL, Jones MC, Mangum ME, et al: Quality assurance study of bacterial antigen testing of cerebrospinal fluid, *J Clin Microbiol* 33:1141, 1995.

Krumholz HM, Cummings S, York M: Blood culture phlebotomy: switching needles does not prevent contamination, *Ann Intern Med* 113:290, 1990.

Kvach EJ, Ferguson D, Riska PF, et al: Comparison of BD GeneOhm Cdiff real-time PCR assay with a two-step algorithm and a toxin A/B enzyme-linked immunosorbent assay for diagnosis of toxigenic *Clostridium difficile* infection, *J Clin Microbiol* 48:109–114, 2010.

Lipsky BA, Innuni TS, Plorde JJ, et al: Is the clean-catch midstream void procedure necessary for obtaining urine culture specimens from men? *Am J Med* 76:257, 1984.

Lugert R, Reichard U, Hufert FT, et al: Comparison between pp65 antigenemia assay and quantitative real-time polymerase chain reaction for detection of active cytomegalovirus infection in routine diagnostics, *Diag Microbiol Infect Dis* 65:192–195, 2009.

McCarter YS, Robinson A: Quality evaluation of sputum specimens for mycobacterial culture, *Am J Clin Pathol* 105:769, 1996.

Martinez AJ, Visvesvara GS: Diagnosis of pathogenic free-living amebas, *Clin Lab Med* 11:861, 1991.

Maxson S, Lewno MJ, Schutze GE: Clinical usefulness of cerebrospinal fluid bacterial antigen studies, *J Pediatr* 125:235, 1994.

Meyer-Koenig U, Weidmann M, Kirste G, et al: Cytomegalovirus infection in organ-transplant recipients: diagnostic value of pp65 antigen test, qualitative polymerase chain reaction (PCR) and quantitative Taqman PCR, *Transplantation* 77:1692–1698, 2004.

Montessori GA, Bischoff L: Searching for parasites in stool: once is usually enough, *Can Med Assoc J* 137:702, 1987.

Murray PR, Washington JA II.: Microscopic and bacteriologic analysis of expectorated sputum, *Mayo Clin Proc* 50:339, 1975.

Perkins MD, Mirrett S, Reller LB: Rapid bacterial antigen detection is not clinically useful, *J Clin Microbiol* 33:1486, 1995.

Peters CS, Hernandez L, Sheffield N, et al: Cost containment of formalin-preserved stool specimens for ova and parasites from outpatients, *J Clin Microbiol* 26:1584, 1988.

Pulz M, Matussek A, Monazahian M, et al: Comparison of a Shiga toxin enzyme-linked immunosorbent assay and two types of PCR for detection of Shiga toxin-producing *Escherichia coli* in human stool specimens, *J Clin Microbiol* 41:4671–4675, 2003.

Reisner BS, Woods GL: Times to detection of bacteria and yeasts in BACTEC 9240 blood culture bottles, *J Clin Microbiol* 37:2024–2026, 1999.

Rosenblatt JE: Laboratory diagnosis of infections due to blood and tissue parasites, *CID* 49:1103–1108, 2009.

Rowe DT, Webber S, Schauer EM, et al: Epstein-Barr virus load monitoring; its role in the prevention and management of post-transplant lymphoproliferative disease, *Transpl Infect Dis* 3:79–87, 2001.

Sharp SE, Robinson A, Saubolle M, et al: *Cumitech 7B, Lower respiratory tract infections*, Washington, DC, 2004, ASM Press.

Shulman ST, Bisno AL, Clegg HW, et al: Clinical practice guideline for the diagnosis and management of Group A streptococcal pharyngitis: 2012 update by the Infectious Diseases Society of America, *CID* 55:10,

2012.
Siegel DL, Edelstein PH, Nachamkin I: Inappropriate testing for diarrheal diseases in the hospital, *JAMA* 263:979, 1990.
St John A, Boyd JC, Lowes AJ, et al: The use of urinary dipstick tests to exclude urinary tract infection, *Am J Clin Pathol* 126:428–436, 2006.
Stamm WE, Counts GW, Running KR, et al: Diagnosis of coliform infection in acute dysuric women, *N Engl J Med* 307:463, 1982.
Stevens DL, Bison AL, Chambers HF, et al: Practice guidelines for the diagnosis and management of skin and soft tissue infections: 2014 update by the Infectious Diseases Society of America, *CID* 59:147, 2014.
Strick LB, Wald A: Diagnostics for herpes simplex virus: is PCR the new gold standard?, *Mol Diagn Ther* 10:17–28, 2006.
Tacconelli E, De Angelis G, deWaure C, et al: Rapid screening tests for methicillin-resistant *Staphylococcus aureus* at hospital admission: systematic review and meta-analysis, *Lancet* 9:546–554, 2009.
Waites KB, Saubolle MA, Talkington DF, et al: Sharp SE, editor: *Cumitech 10A, Laboratory diagnosis of upper respiratory tract infections*, Washington, DC, 2006, ASM Press.
Washington JA II, Ilstrup DM: Blood cultures: issues and controversies, *Rev Infect Dis* 8:792, 1986.
Werno AM, Murdoch DR: Laboratory diagnosis of invasive pneumococcal disease, *CID* 46:926–932, 2008.
Wilson DE, Chosewood LC: Biosafety in microbiological and biomedical laboratories. U.S. Department of Health and Human Services; 2009. HHS Publication No. (CDC) 21-1112.
Woods GL: Optimal protocol for processing high-volume and Peds Plus blood cultures by the BACTEC NR860, *Am J Clin Pathol* 101:162, 1994.
Woods GL, Thompson AB, Rennard SL, et al: Detection of cytomegalovirus in bronchoalveolar lavage specimens: spin amplification and staining with a monoclonal antibody to the early nuclear antigen for diagnosis of cytomegalovirus pneumonia, *Chest* 98:568, 1990.

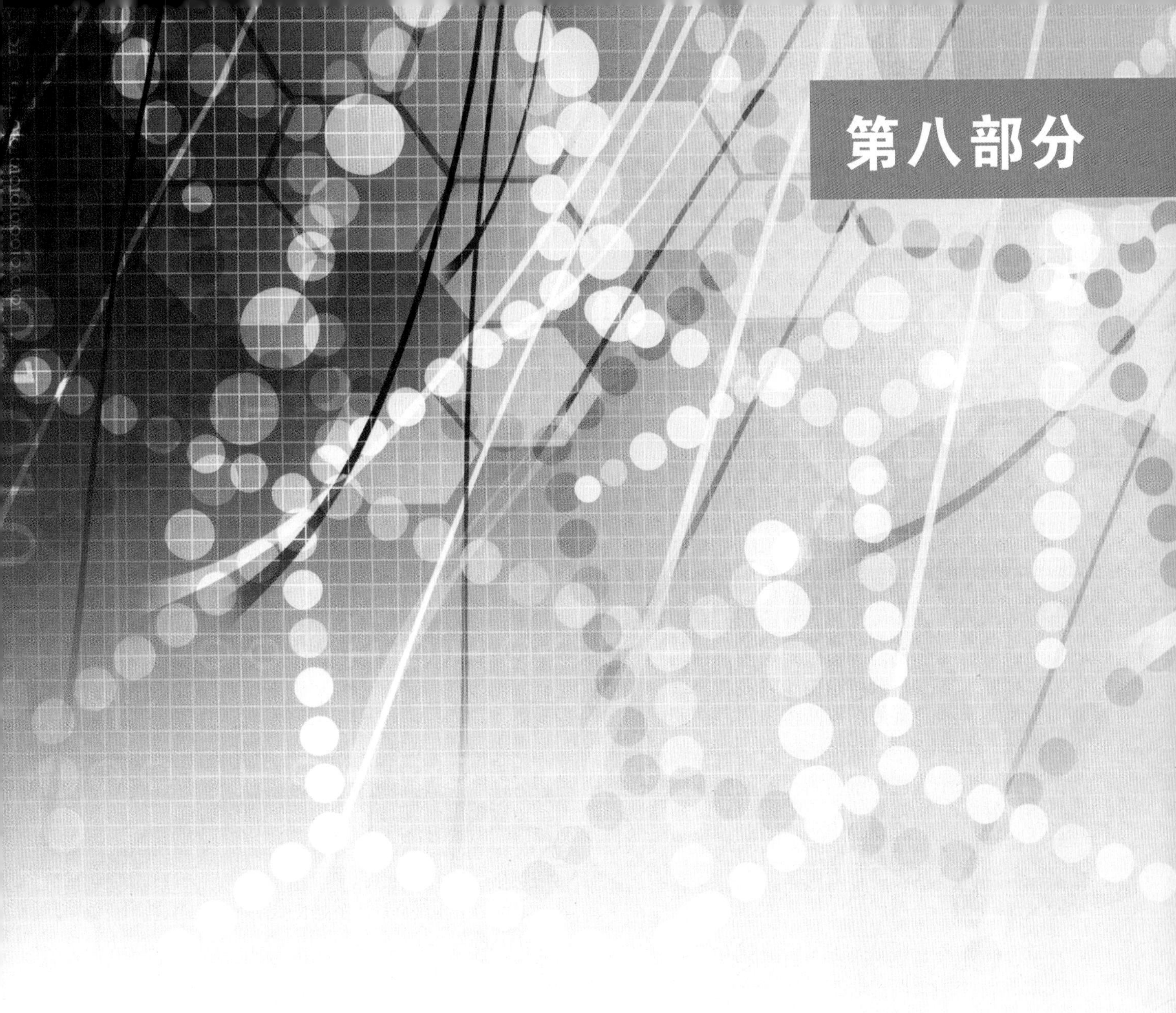

分子病理学

EDITED BY | Martin H. Bluth
Elizabeth R. Unger
Matthew R. Pincus

第65章 分子病理学概论

Elizabeth R. Unger, Martin H. Bluth, Matthew R. Pincus

要点

1. 分子生物学的革新在解剖学和临床病理学(诊断医学)领域中持续产生深远的影响。
2. 各种用于分析组织或体液微量DNA的技术,如聚合酶链反应(PCR)及其他扩增和杂交技术,可以用来诊断各种疾病,包括癌症。
3. 人类基因组计划已经创造了强大的高通量和高敏性的基因学方法,用来检测患者样本中的异常基因,建立特定疾病的特征性基因表达模式。
4. 蛋白组学方法可检测患者血清中蛋白表达,用来诊断不同类型的肿瘤。
5. 基因阵列的高通量测序以及蛋白组学方法需要复杂的数学方法进行模型辨别,进而诊断疾病。

分子生物学的革新以及对病理实践的影响

分子病理学通过分析核酸和蛋白质来诊断疾病、预测疾病的发生、推测已确诊疾病的预后,以及指导疾病的治疗。分子生物学最新的进展已经彻底革新了医学实践,尤其是诊断医学。这些革命性的变化主要源于我们有能力直接克隆致病性基因以及它编码的蛋白,我们还可以在患者的组织和体液中检测是否存在这些基因和蛋白,即使只有微量表达。井喷式涌现出的众多高敏新技术使检测变得更容易实现,如聚合酶链反应(polymerase chain reaction, PCR)技术,分支DNA(BDNA)技术,荧光原位杂交(FISH)技术以及可以高效辨别致病相关蛋白的质谱技术(Pincus & Friedman, 2003)。这些技术大部分已经发展到高通量的阶段,也就是说,可以对单个患者标本进行多种基因和蛋白分析。部分流程已经进入了完全自动化阶段。

分子生物学革新的一个主要成果就是人类基因组计划已经完成了人类基因图谱和许多其他物种基因图谱的绘制(Venter et al, 2001)。这些项目鉴定出很多功能不明的新基因,现在它们的功能已经被确定了,其表达水平也在不同的疾病状态中监测到了。另外,这些项目中使用的技术已被证实在研究不同疾病状态的基因表达模式方面非常有用(Golub et al, 1999)。

诊断分子病理学的讨论

这些方法在本书中的第8,9部分做了详细的描述。在第8部分,我们首先讨论临床分子生物学中使用的主要诊断方法的原理。第66章描述了一些基因杂交技术的基本原理,包括DNA印迹(Southern),RNA印迹(Northern),基因克隆技术。第67章则讨论了PCR,BDNA等基因扩增技术,这些技术可以进行基因定性和定量分析。在接下来的第68章节,我们讨论了如何在微阵列中分析多基因表达水平,事实上,目前该方法也可以分析全基因组的表达水平。

在特定疾病中检测基因异常的目的之一,是为了发现在许多类似疾病状态中存在一些明确的、可重现的染色体异常。事实上,荧光原位杂交(FISH)技术可以在很多疾病中,特别是在癌症中,检测到基因重排以及基因缺失。使用FISH技术,发现染色体上越来越多的基因跟疾病的发生密切相关。因此,我们在第69章节探讨了人类疾病的细胞遗传学并且展示了FISH技术在疾病诊断中取得的重大进展。所有的这些诊断技术构成了诊断学、临床分子生物学和分子诊断学。在第70章,我们还讨论了如何建立一个分子诊断实验室。在随后的第71章,我们说明了如何将分子生物学技术用于诸多疾病的诊断。

基因技术的革新所带来的成果之一,就是让我们有能力辨别患者DNA的单基因突变,是导致了疾病还是仅仅只是产生基因多态性。基因多态性有利于亲子鉴定以及犯罪研究。因此,分子诊断实验室越来越广泛的应用于司法鉴定。在第72章节中,我们描述了在亲子鉴定以及鉴别受害者和犯罪者身份时,如何应用单核苷酸多态性(single nucleotide polymorphisms, SNP)。

人类基因组图谱揭示了基因多态性的发生频率,大概每1000对碱基中就有一对碱基产生基因多态性。在这些基因多态性中,其中一些主要是集中在细胞色素P450编码基因上,我们已在第21、23章节进行了讨论。细胞色素P450在患者的治疗反应性方面发挥了重要作用(Evans & Relling,1999;Rodriguez-Antona et al,2010)。

编码药物代谢酶活化和失活的基因,以及编码受体和配体的基因,其多态性表现在可能会提升或降低某些广泛使用药物的疗效或毒性,或出现一些不明了和不可预见到的特异反应。目前,检测患者这些亚型基因的表达情况从而预测哪种药物疗效最好已经取得了重大进展。这一进展彻底改变了医学实践,并催生了所谓的"个性化医疗"——通过对患者进行基因学检测,选择恰当的药物;并且还促成了药物基因组学的诞生。这一新兴领域已经应用于抗凝和抗血小板治疗中,并且相当成功(Gurbel & Tantry,2012;Roberts et al,2012)。我们在第73章中描述有效药物疗法的技术和筛选。而药物基因组学和个体化医学将在本篇最后一章进行介绍。

随着越来越多的多态性被发现,并且这些多态性与患者治疗反应性相关联,病理学家也越来越需要对常见疾病如冠状动脉疾病、充血性心力衰竭、糖尿病、血栓、高血压、癌症和感染进行常见基因多态性的检测。实验室鉴定的患者个体的基因型与表型将决定适合患者特定的药物以及剂量。这种革新使病理学家能更肯定地选择最合适的方案,而不再是传统地通过病灶的形态学变化或感染性微生物的培养特性来对疾病的发展进行推测。

在感染性微生物方面,病理学家通过诊断性医疗设备应用各种各样的分子病理学技术对传染原,如人类免疫缺陷病毒(HIV)进行基因分型,从而进行鉴别(Farifax,2013)。由于不同菌株药物敏感性具有显著差异,感染性微生物的基因分型除了便于诊断,对治疗也有重大的指导性意义。

分子病理学在肿瘤检测中的应用

本书的第9部分重点介绍利用分子致癌学说进行肿瘤检测的最新进展。癌基因及其编码的蛋白质(癌基因蛋白),在致癌过程中是都处于活化状态。致癌物和致癌病毒所引起的这些基因的突变,可能导致其编码蛋白的异常激活或过表达。

这些癌基因蛋白很多都是信号转导途径的关键成分,其配体,如生长因子,与细胞膜受体结合可启动蛋白激活的级联反应并最终传导到细胞核中,从而增加转录并最终增加促有丝分裂蛋白,如细胞周期蛋白的表达。当有丝分裂信号转导通路中的一个或多个蛋白发生突变时,表达这些蛋白的细胞转化为癌细胞。一旦恶变,癌细胞除了突变或过表达癌基因蛋白,还大量表达其他蛋白质,这些蛋白是正常细胞在生长期也不会表达的。

这些成果已转化为新的临床诊断方法,这些方法使患者可以在癌症早期检测这些异常蛋白。因此,这本书的第9部分,致力于介绍这些蛋白如何用于肿瘤的早期检测及促进有效的癌症治疗。在这一领域的一项重要发现是多个癌基因蛋白联合对癌症的筛查是最有效的。新的质谱技术能够检测特定癌症患者血清中蛋白质的独特表达模式,也被称为蛋白质组学,在多种人类常见癌症筛查方面有着巨大的前景(Khadir & Tiss,2013)。筛查特定肿瘤中特征性基因的特异表达模式的差异表达,再结合蛋白质组学,有可能改善许多不同类型肿瘤的诊断和筛查。

许多癌基因和癌基因蛋白可以在血清、尿液或其他体液中被检测出来,并作为非常有效的肿瘤标记物。在第74章中,我们将讨论在特定组织中优势表达的蛋白如何用于癌症诊断和抗癌治疗疗效的监测。这些肿瘤标志物包括前列腺癌的前列腺特异性抗原(prostate-specific antigen,PSA),结肠癌和其他消化道肿瘤的癌胚抗原(carcinoembryonic antigen,CEA),和肝癌的甲胎蛋白(α-fetoprotein,AFP)。随后在第75章,我们将讨论如何参与有丝分裂的信号转导通路的蛋白质,如表皮生长因子受体(epidermal growth factor receptor,EGFR)、*HER2/neu*、*ras-p21*、*Raf*、*myc* 以及 *p53* 都可作为非常有效的肿瘤标记物。第76章介绍了造血系统肿瘤的分子生物学和诊断的主要进展。在过去的几年中,各种实体(上皮细胞)肿瘤和肉瘤的遗传学及分子生物学信息的激增,填补了一些关于这些肿瘤血清诊断标志物的信息。第77章讨论了这些肿瘤的分子遗传学机制和这些肿瘤主要遗传学成果的汇总,我们希望读者有一个方便的参考。

测序技术的快速进步正在迅速将下一代测序方法带入临床实验室。我们将在第78章中讨论绘制基因组的方法学,这些方法可用于不同疾病的筛查。随着更多基因的功能被发现,筛查患者的基因组以寻找异常基因变得越来越可行,尤其是那些致癌基因或易感基因。

分子诊断学对病理学和医学实践的影响

重新定义疾病

随着对人类基因组、蛋白质编码基因和基因调控信息日益详细的了解,我们对健康、疾病易感性、疾病和疾病前兆的理解也持续变化着(Pandey & Mann,2000)。越来越多的基于形态学或其他传统实验室数据的诊断需要采用分子分析技术(Heller et al,1997;Golub et al,1999;Talaulikar & Dahlstrom,2009)。目前最明显的例子是白血病和淋巴瘤的诊断,识别特定的基因重排和基因表达模式可以区分不同的亚型。

基因测序和对突变的检测也使人们认识到,从之前未被确认的轻微症状到疾病的全面表现,有些疾病具有更广泛的临床表现形式。例如,目前公认的囊性纤维化基因(cystic fibrosis gene)的突变造成的囊性纤维化与先天性双侧输精管缺如、慢性胰腺炎相关,支气管扩张并不总与肺功能异常的严重程度相关,胰腺功能障碍长期被视作囊性纤维化(见第72章)。基于特定外显子和内含子突变来鉴别疾病和定义病理生理学,可发现新的疾病综合征,改善症状较轻或不典型的疾病患者的管理。

分子生物学在疾病治疗中的应用

如前所述,对细胞色素P450亚型和与药物代谢相关蛋白的基因筛查,感染性微生物基因分型,使患者能够有效地进行个性化治疗。同样,检测癌症的蛋白质组学方法也促进了新疗法的发展。例如,许多乳腺癌患者采用免疫分析法可检测到血清中的 *neu/HER2* 生长因子受体。*neu/HER2* 阳性的乳腺癌患者现在采用针对这一受体的细胞毒性抗体赫赛丁进行治疗(见第74章)。

数据分析

分子技术正在产生成千上万个基因的数据，包括它们的表达和序列，形成了规模和复杂性空前的数据库，将我们带入了"大数据时代"。在第78章中，数据分析的挑战是组织数据形成疾病或患者的档案，并将这些档案与有效的临床决策相关联，导致了生物信息学的急速发展，以及数学算法在模式识别中的应用，如神经网络理论（Klee，2008；Khan et al，2001）。

质量保证

和其他所有实验室方法一样，分子病理学也需要重视质量保证，以确保结果准确可靠。正如第70章所讨论的，方法的标准化和实验室之间测试结果的比对，作为质量保证的两个重要部分，正用于分子病理学实验室。最常见的临床分子病理检测性能的标准化方法是由美国临床实验室标准化协会（CLSI）发布的对目前优秀实践的标准指南。实验室之间的测试比对标准是由美国病理学家协会（CAP）（www. cap. org）提供的，目前包括分子微生物学、遗传学、血液学、亲子鉴定，和常规法医学应用等。

将质量保证标准化体系和分子病理技术应用于实验室质量管理中，就需要全面了解每种检测方法的优点和局限性。该章介绍的内容重点在于分子病理学让病理学家有机会利用现有的分子病理学技术改善患者管理，以及对基础病理学的理解。

注意事项

虽然分子学技术将持续更新我们对疾病的认识，但它往往需要与传统的实验室检测相结合，而不是完全替代，方能达到最佳效果。例如，在白血病的诊断过程中，传统的形态学和免疫组化检测仍是必做项目。但当白血病需要进行分型或需要了解基因重排的具体特征时，基因分析就变得至关重要。在组织病理学检测中，组化病理和细胞病理的形态学技术合理使用才能确保分子学层面分析的是恰当的细胞和组织。否则，不同于靶向细胞/组织的分析，尽管有高质量的技术支持和熟练的技巧，也可能导致错误的发生，甚至是非常严重的误导。

总之，就像20多年前的免疫病理学一样，分子病理学正慢慢地渗透至整个临床实验室。在这个不断变化的前景下，病理学家将越来越多地被要求作为"分子侦探"（Bluth，2013）。受细胞和分子生物学不断发展的影响，部分界限或障碍将继续被打破、并在实验医学的转变中消失。

（王琳 译　胡丽华 校）

推荐阅读

Golub TR，Slonim DK，Tamayo P，et al：Molecular classification of cancer：class discovery and class prediction by gene expression monitoring，Science 286：531-537，1999.

这是一篇开创性论文，将多种基因表达分析用来区分不同类型的白血病。

Khadir A，Tiss A：Proteomics approaches towards early detection and diagnosis of cancer，J Carcinogen Mutagen S14：2-16，2013. open access：doi：10. 4172/2157-2518. S14-002.

这是一篇关于肿瘤生物标记物发展现状的极好的综述，不仅对当前存在的问题进行了很好的评价，还展望了未来的发展方向。

Pincus MR，Friedman FK：Oncoproteins in the detection of human malignancies. In Molecular diagnostics，vol 1，New York，2003，Reed Business Information Publishers，pp23-38.

该篇综述：用于血清诊断的多个癌基因蛋白不仅可用于筛查不同类型的肿瘤，在某些情况下还可预测肿瘤的发生。

参考文献

Anbazhagan R, Tihan T, Bornman DM, et al: Classification of small cell lung cancer and pulmonary carcinoid by gene expression profiles, *Cancer Res* 59:5119–5122, 1999.

Bacher U, Kohlmann A, Haferlach T: Current status of gene expression profiling in the diagnosis and management of acute leukaemia, *Br J Haematol* 145:555–568, 2009.

Bitner M, Meltzer P, Trent J: Data analysis and integration: of steps and arrows, *Nat Genet* 22:213–214, 1999.

Bluth MH: Molecular pathology in the modern era: revisiting Jacob's spotted sheep, *Clin Lab Med* 33:xi–xiii, 2013.

Evans WE, Relling MV: Pharmacogenomics: translating functional genomics into rational therapeutics, *Science* 286:487–491, 1999.

Ferrari M, Cremonesi L: Genotype-phenotype correlation in cystic fibrosis patients, *Ann Biol Clin (Paris)* 54:235–241, 1996.

Friedman KJ, Silverman LM: Cystic fibrosis syndrome: a new paradigm for inherited disorders and implications for molecular diagnostics, *Clin Chem* 45:929–931, 1999.

Gurbel PA, Tantry US: Do platelet function testing and genotyping improve outcome in patients treated with antithrombotic agents? Platelet function testing and genotyping improve outcome in patients treated with antithrombotic agents, *Circulation* 125:1276–1287, 2012.

Heller RA, Schena M, Chai A, et al: Discovery and analysis of inflammatory disease-related genes using cDNA microarrays, *Proc Natl Acad Sci U S A* 94:2150–2155, 1997.

Khan J, Wei JS, Ringner M, et al: Classification and diagnostic prediction of cancers using gene expression profiling and artificial neural networks, *Nat Med* 7:673–679, 2001.

Klee EW: Data mining for biomarker development: a review of tissue specificity analysis, *Clin Lab Med* 28:127–143, viii, 2008.

Pandey A, Mann M: Proteomics to study genes and genomes, *Nature* 405:837–846, 2000.

Roberts JD, Wells GA, Le May MR, et al: Point-of-care genetic testing for personalisation of antiplatelet treatment (RAPID GENE): a prospective, randomised, proof-of-concept trial, *Lancet* 379:1705–1711, 2012.

Rodriguez-Antona C, Gomez A, Karlgren M, et al: Molecular genetics and epigenetics of the cytochrome P450 gene family and its relevance for cancer risk and treatment, *Hum Genet* 127:1–17, 2010.

Talaulikar D, Dahlstrom JE: Staging bone marrow in diffuse large B-cell lymphoma: the role of ancillary investigations, *Pathology* 41:214–222, 2009.

Tozzi V: Pharmacogenetics of antiretrovirals, *Antiviral Res* 85:190–200, 2010.

Venter JC, Adams MD, Myers EW, et al: The sequence of the human genome, *Science* 291:1304–1351, 2001.

分子诊断:基本原理和技术

第66章

Martin Steinau, Margaret Piper, Elizabeth R. Unger

要点

1. 熟悉核酸的生物化学和生物学的基础知识,有助于理解分子诊断检测。
2. 相对于不稳定的 RNA,双链 DNA 的化学稳定性。
3. 核酸的碱基配对遵从能量最有利的原则,是 DNA 复制、RNA 转录和杂交分析的基础。
4. 由于不同来源的核酸分子的化学相似性,其提取、存储和处理方法是相似的。
5. 合成和修饰核酸的酶(如聚合酶、转录酶、核酸酶、连接酶)可作为分子生物学和分子诊断的工具。
6. 核酸分析包括电泳技术、杂交分析、扩增技术、测序和多态性检测。完整的核酸分析或诊断检测常结合其中的几种技术,如扩增、电泳和杂交技术。
7. 如今分子诊断学是实验室诊断的重要部分。

核酸是生命的关键分子。脱氧核糖核酸(DNA)存在于真核细胞的细胞核内,它携带维持生物所需要的全部信息,并将信息传递给下一代。核糖核酸(RNA)将 DNA 信息带入细胞质并指导器官功能必需蛋白质的合成。正常的健康状态取决于 DNA 的稳定和准确的 DNA 复制以及蛋白质的翻译。现代细胞生物学旨在确定细胞结构和功能的基本机制,越来越多的研究集中在基因水平,即蛋白质编码的 DNA 单位。因此,诊断方法也转向了核酸的分析。本章的目的是提供核酸分析的诊断应用中的概念框架。

核酸生物化学和生物学

核酸生物化学是现代细胞生物学的核心,决定了诊断应用中的许多方面。与体内核酸的合成、降解和修复相关的多种酶已成为基本的实验室工具,用于 DNA 和 RNA 的操作与分析。指导和控制 DNA 复制、转录和翻译的细胞机制指出了细胞在健康和疾病状态下的基本生物学。诊断、治疗和研究都越来越集中在细胞功能的分子水平上。第一部分概述了理解分子生物学在现代诊断应用中所需要的核酸生物化学和生物学方面的内容。更多细节可从细胞生物学教科书中获取(如 Alberts et al,2014)。

分子组成和结构

DNA 是一种长的双链聚合物分子(double-stranded polymeric molecule,dsDNA),主要以右手双螺旋结构存在。每个单链 DNA 分子(ssDNA)是由一小部分构建模块所组成。ssDNA 聚合物的骨架是由磷酸基团连接的脱氧核糖(图 66-1A)。连接一个糖的 3′碳和下一个糖的 5′碳之间的磷酸二酯键使骨架有了不变的结构和从 5′到 3′方向性。与单个糖中 1′碳相连的是四个可能的碱基中的一种:胸腺嘧啶(T)、胞嘧啶(C)和腺嘌呤(A)和鸟嘌呤(G)。碱基可以以任何序列顺序存在,从而形成了 ssDNA 的可变部分。单链聚合物的构建块是四种脱氧核苷酸腺苷三磷酸(dTTP dCTP,dATP dGTP),糖分子,三磷酸基团和一个碱基。在 DNA 合成中,核苷酸首先被剥夺了两个磷酸基,然后由磷酸二酯键酶连接在一起形成一个链。

DNA 是一种非常稳定的分子,只有在极端热、pH 值或去稳定剂存在的情况下才会失去正常的构象结构。DNA 最有利的形态是双链螺旋结构,对 DNA 组成部分地检查能解释这个现象。糖基和磷酸基都是亲水的,在溶液中与周围的水分子形成稳定的氢键。然而,碱基是疏水基团,在中性的 PH 值中不溶于水。稳定的 DNA 分子必须确保碱基不与水分子接触。当两个反向平行的 ssDNA 聚合物(一个从 3′到 5′方向,另一个从 5′到 3′方向)围绕相同的轴扭曲的时候能使碱基不与水接触。这种排列使得腺嘌呤与胸腺嘧啶、鸟嘌呤与胞嘧啶之间形成平面的氢键(图 66-1B)。只要两条链有互补的碱基序列,螺旋的链就会有阶梯状的结构,其中的阶梯(碱基对(bp))是大小一致的。在磷酸二酯键中碳-氧连接的灵活性允许梯子发生扭曲,

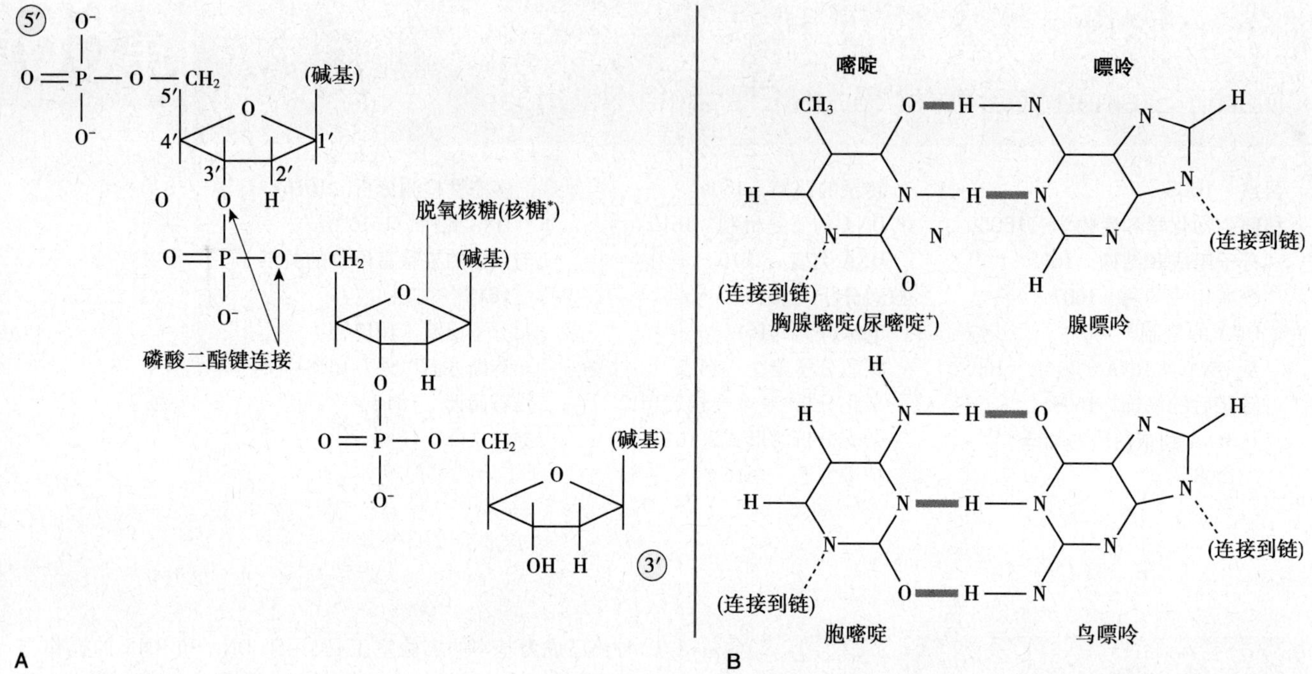

A

(碱基)
脱氧核糖(核糖*)
磷酸二酯键连接

B

嘧啶 嘌呤
(连接到链)
胸腺嘧啶(尿嘧啶+)
腺嘌呤
胞嘧啶
鸟嘌呤

图 66-1 DNA 重复的支柱和互补碱基对。A. 一个单链 DNA 链。重复的核苷酸单位是由连接一个糖的 5′碳和下一个糖的 3′碳的磷酸二酯键结合起来的。B. 嘌呤和嘧啶碱基以及互补碱基对的形成。阴影横线表示氢键的形成。* 在 RNA 中，糖是核糖，其中 2′羟基加到脱氧核糖。+在 RNA 中，胸腺嘧啶被尿嘧啶所取代，不同点在于尿嘧啶缺乏甲基(Adapted from Piper MA，Unger ER：*Nucleic acid probes*：*A primer for pathologists*，Chicago，1989，ASCP Press，with permission)

形成常规螺旋结构，使得平面的碱基对彼此堆积，不给水分子留空间。一系列聚合的碱基对氢键使 ssDNA 链紧密在一起，螺旋构象使得碱基对与水分子隔绝，只暴露亲水的骨干。

螺旋的 dsDNA 在 pH 值为 4~9 的条件下是稳定的；当 PH 值在这个范围之外的时候会破坏碱基对，进而使 DNA 变性，分解为两个独立的随机单链。极高温和氢键裂解物如甲酰胺，也有同样的效果。这种从双螺旋结构到单链结构的变化可以用分光光度法在 A_{260} 检测到(图 66-2)。碱基在这个波长下能最大吸收紫外光但在 dsDNA 中有较低的摩尔吸收率；当 dsDNA 变为 ssDNA 时吸收率增加 20%~30%。因为温度可以影响这种改变，这个过程被称为解链(*melting*)，当 50%的 dsDNA 转化为 ssDNA 时，此时的温度叫解链点(*melting point*)或 DNA 的 Tm。DNA 分子的 Tm 值取决于 G-C 与 A-T 碱基对的相对含量，因为 G-C 碱基对的三个氢键相对于 A-T 碱基对的两个氢键需要更多的能量来破坏。降低温度能逆转解链过程，如果碱基对重构正确的线性构象，这两个互补链会变回原来的双螺旋结构。

真核生物基因组完全伸展的 DNA 分子长度约 3 米，比细胞本身长得多。未降解的纯化 DNA 会形成黏液结构，反映基因组 DNA 是极长的(图 66-3)。然而真实情况下 DNA 在体内被高度压缩成规则的单位，被称为染色体(chromosome)。染色体是由它的 DNA 链缠绕高度结构化的 DNA 相关的蛋白质(染色质)组成的。染色体结构涉及几个层次的染色质包装，从一个"串珠链样"的核小体(146 个核苷酸对缠绕核心的组蛋白)到高度浓缩的环，每个都包含大约 100 000 个 bp 的 DNA。每一个人类细胞核含有两组有特征长度和唯一的碱基对序列的 23 条染色体。这些染色体一起构成了人类基因组。由 30 亿化学碱基对构成的人类基因组的全基因组测序已经在 2001 年完成(见第 78 章，人类基因组计划)。

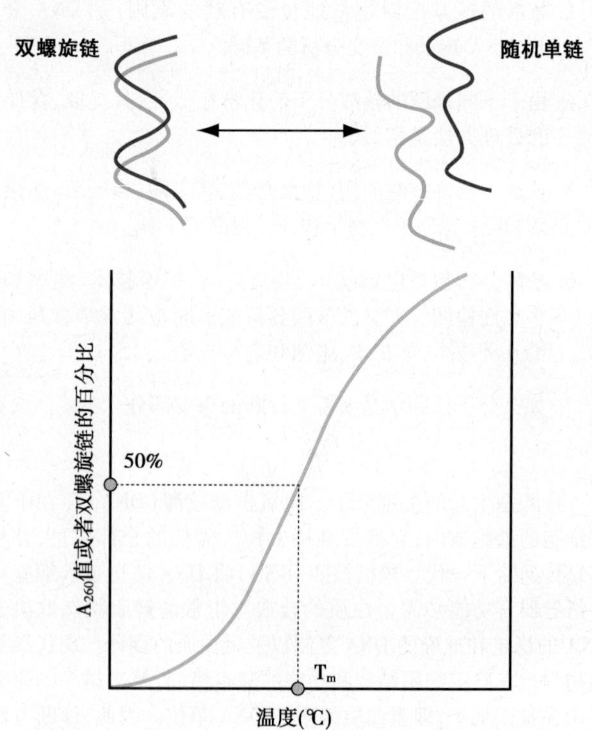

图 66-2 双螺旋核酸链的熔解曲线(Adapted from Piper MA，Unger ER：Nucleic acid probes：*A primer for pathologists*. Chicago，1989，ASCP Press，with permission)

RNA 在化学组成、结构和功能上与 DNA 是不同的(表 66-1)。

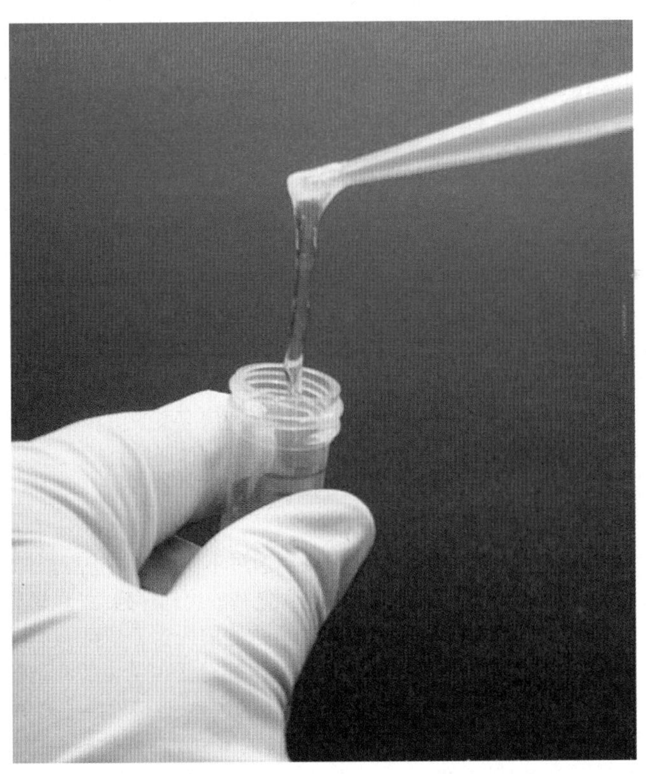

图 66-3 纯化 DNA 的照片显示了最小限度剪切的基因组 DNA 的黏性特质

在 RNA 中，糖是核糖，2′位置含有一个羟基，胸腺嘧啶替换为甲基尿嘧啶（U）。RNA 主要以单链分子存在，比 DNA 短得多。由于单链分子的特性，RNA 的结构更不规则，但它包含许多螺旋部分和发夹环。然而基于采用能量最优构象这一原则，相同碱基序列的 RNA 分子将形成相同的三维结构。这些一致的三维结构是 RNA 发挥功能所必需的。与 DNA 相比，RNA 更不稳定，不仅是因为单链结构，还因为核糖部分的 2′羟基对碱性水解很敏感。无处不在的 RNA 酶也能迅速降解 RNA。

表 66-1 DNA 和 RNA 核心特征的区别

特征	DNA	RNA
糖	脱氧核糖	核糖
碱基对	胸腺嘧啶-腺嘌呤 胞嘧啶-鸟嘌呤	尿嘧啶-腺嘌呤 胞嘧啶-鸟嘌呤
3D 结构	双链 α 螺旋	单链可变，取决于碱基对（见下文）
稳定性	稳定 由脱氧核糖核酸酶降解	容易碱基水解 由核糖核酸酶降解
功能	保存细胞核内的遗传信息	将遗传信息传递到细胞质中

核酸相关的酶

DNA 的复制必须在细胞分裂之前，以保证子细胞保留一个精确含有亲代染色体遗传信息的拷贝。RNA 必须由所有的功能细胞合成来指导必要蛋白质的合成。DNA 在损伤修复期间必须要降解，而 RNA 被不断降解和再合成。核酸特异性酶在这些及其他方面发挥作用。表 66-2 列出了核酸特异性酶的主要类别和他们在体内的功能。在体外，纯化酶已成为分子生物学家的实验室工具，它能使基因工程和许多核酸分析用于研究和临床应用。

表 66-2 核酸酶和相关的功能

酶	体内功能
聚合酶 DNA 聚合酶 RNA 聚合酶	聚合酶用一段单链母分子作为模板将 DNA 或者 RNA 核苷酸连接到一起形成单链子分子，这些酶合成遵循碱基互补配对原则，从 5’到 3’方向进行
逆转录酶	大部分来源于病毒，逆转录酶以 RNA 或者 DNA 模板催化合成 DNA
DNA 连接酶	将 DNA 复制中非连续合成或者 DNA 修复途径中形成的 DNA 片段连接到一起
核酸酶 DNA 核酸酶，RNA 核酸酶	核酸酶通过破坏磷酸二酯键“消化”核酸分子
核酸内切酶 核酸外切酶	核酸内切酶消化来自分子中间的核酸，而核酸外切酶从一个自由末端开始，需要 3’或 5’末端。核酸酶有单链，双链，DNA 或者 RNA 特异性。一些聚合酶也有核酸酶活性
限制性核酸内切酶	细菌的限制性内切酶能识别特异性短 DNA 碱基对序列，只能将 DNA 分子在识别位点剪切

核酸特异性酶包括聚合酶和核酸酶。聚合酶能催化 DNA 合成中磷酸二酯键的形成，而核酸酶能水解这些键。RNA 特异性的核酸酶（RNases）实际上无处不在。正因为如此，在实验室体外操作 RNA 时比 DNA 更需要小心。限制性内切酶是一类特殊的核酸酶，它只存在于细菌中，它的功能是破坏外来 DNA。限制性内切酶的识别位点可以位于 DNA 分子内任何地方，有序列特异性，长度大约从 4～12bp 不等。在识别序列或附近，限制内切酶特异性的不对称末端或钝性末端剪切 DNA 分子（图 66-4）。现已发现超过 3000 种限制内切酶，根据相应的序列识别位点的结构来进行分类（Pingoud & Jeltsch，2001）。下文将会讨论这些酶在体内的功能和在体外的应用。

DNA 的复制

DNA 的复制过程，称为半保留复制（semiconservative replication），使用每一个亲代母链指导合成一个子链（Virshup，1990）。因为母链的碱基序列决定了子链的碱基序列，所以复制是可靠的。复制的产物包含两个 dsDNA 分子，每个 dsDNA 分子由碱基对序列完全相同的一个母链和一个子链组成。虽

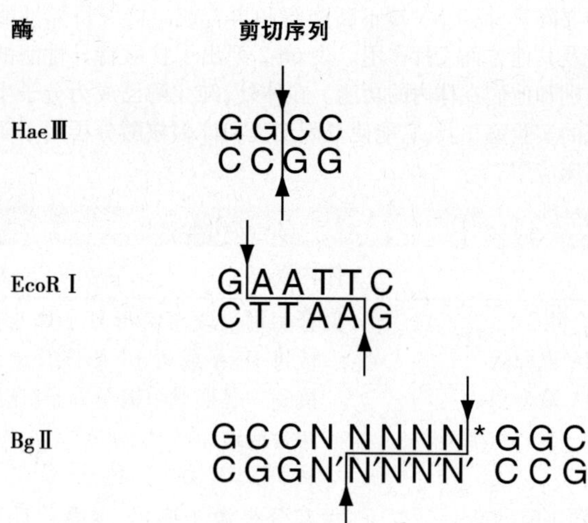

图 66-4　DNA 限制性内切酶及其特异性的例子。酶是以分离它们的细菌命名的(*N 是任异碱基,N′是其配对对应部分)

然在概念上很简单,复制的过程却很复杂,它涉及许多辅助蛋白质和酶。首先,合成必须在基因组上一个小的单链区域开始,叫做起始位点(origin)。这在能耗上并不是最优的,必须由解螺旋酶来解开螺旋 DNA 的链。接下来,在每个起点上会合成短的 RNA 引物,与单链序列互补。DNA 聚合酶Ⅲ进行 DNA 的合成,然后通过 DNA 聚合酶Ⅰ,RNA 引物被切除,取而代之的是 DNA。染色体 DNA 包含许多复制的起点,这个 DNA 复制过程会在染色体上同时发生。有趣的是,DNA 聚合酶Ⅲ是定向酶只能从 5′到 3′方向合成 DNA,因为它需要一个游离的 3′羟基末端。这意味着只有一个子链可以不断合成,称为前导链(leading strand)。相反链,称为后随链,由 RNA 引发酶启动,不需要游离的 3′羟基末端。它是间断地在短片段上(冈崎片段)合成,每个片段需要一个 RNA 引物,因为复制叉是开放的。然后在每个引物切除后用 DNA 连接酶将这些片段连接在一起。DNA 聚合酶Ⅲ也是独一无二的,因为它有校对及核酸外切酶活性。如果错误的核酸被添加在延长链上,它会被酶的核酸部分发现并切除,然后正确的核苷酸添加上去。这有助于解释 DNA 复制过程的极高的保真性。合成后的修复机制也有助于复制的准确性(见下文,DNA 的修复机制)。最后,端粒酶将 DNA 重复序列添加到每个染色体的 3′末端(端粒),以防止后随链每个复制周期的缩短。

从 DNA 到 RNA 的转录

决定蛋白质氨基酸序列的 DNA 片段称为基因;一个基因包含一个蛋白质的氨基酸序列代码,蛋白质产生的调节过程也需要 DNA 序列。在人类基因组的 60 亿个核苷酸,大约有 20 000~25 000 个编码蛋白质的基因。虽然这些编码序列对细胞和生物体整体的功能是至关重要的,但它们实际只占不到 2%的核苷酸。绝大多数的人类基因组是由非编码 DNA 组成,之前被称为垃圾 DNA(junk DNA)。尽管非编码 DNA 的功能仍然是未知的,但它的其他作用的生物重要性已被证实,如调节基因表达、DNA 复制的起点和 RNA 的编码(参见后面的一节由小 RNA 介导的基因调节 Cech & Steitz,2014)。

蛋白质合成是从适当基因的激活开始的。首先基于 DNA 产生一个相应的 RNA 形式的基因拷贝。因为 RNA 拷贝可以从细胞核中的 DNA 携带编码密码子到细胞质中,细胞质是氨基酸合成场所,因此这种类型的 RNA 称为信使 RNA(messenger RNA,mRNA)。mRNA 的合成只使用一个 DNA 基因的链(编码链);互补 DNA 链没有被使用。这是通过被称为转录(transcription)的过程来完成的。位于基因翻译起始位点附近的启动子序列启动 RNA 聚合酶和相关蛋白识别 RNA 合成起始处的核苷酸。mRNA 的合成过程与 DNA 复制相似,ssDNA 序列决定 mRNA 序列,使用相同的碱基对互补原则(尿嘧啶碱基与腺嘌呤配对)。当到达基因末端时,mRNA 的合成终止。一些基因总是表达,而另一些则只在某些生理情况下激活。在不同的细胞内,转录的速度也不同(见下文,转录的调控)。

转录后的修饰

在到细胞质之前,mRNA 分子会通过不同的途径进行修饰(Rosenthal,1994)。mRNA 同时包含氨基酸编码序列(外显子)和非编码序列(内含子);在蛋白质合成之前内含子是要从 mRNA 分子上切除的。一种称为剪接体的分子复合物(Sharp,1988)能识别 mRNA 序列,明确内含子的边界,连接外显子的侧翼,然后释放内含子。它由低分子量的 RNA(在催化核心中,包含核糖酶;见于 Fica et al,2013)和蛋白质组成。剪接必须准确,因为在剪接过程中单个核苷酸的加入或减少会改变随后核苷酸序列的 3-核苷酸阅读框。

对 mRNA 分子的进一步修饰包括在唯一的 5′-5′磷酸二酯键的 5′末端添加 7-甲基鸟嘌呤核苷残基。这叫做加帽,有利于在蛋白质合成起始过程中核糖体对 mRNA 的绑定。对稳定性和胞质转运所必需的 polyA 尾被添加到 3′末端,部分多聚腺苷酸定位于 AAUAAA 序列,此序列多出现于 RNA 转录本的 3′非翻译区。此时,mRNA 分子已准备好指导相应蛋白质的合成了。

从 RNA 到蛋白质的翻译

蛋白质合成需要从核苷酸到相应氨基酸的翻译语言。21 种不同的氨基酸在蛋白质合成中被使用;每个氨基酸都和一个或多个 mRNA 核苷酸三联体是特别对应的。这种三联体被称为密码子。例如 AAG 是赖氨酸的密码子,UCG 是丝氨酸的密码子。因此一种氨基酸编码序列是从 5′到 3′方向按三个核苷酸为一组进行读取的;这就是蛋白质编码序列的阅读框。三个特异性的密码子-UAG,UGA 或 UAA-并没有编码氨基酸,而是基因终止信号(终止密码子)。因为一种氨基酸可以由多个密码子编码,这种密码称为简并密码。

从 mRNA 的核苷酸密码到蛋白质的翻译是由细胞质中的核糖体介导的。核糖体结合到 mRNA 的 5′末端并为所有参与蛋白质合成的分子提供了一个稳定的化学环境。氨基酸通过一种小的转接 RNA 分子的作用按正确的顺序排列,这种转接 RNA 称为转运 RNA(tRNA)。每个 tRNA 分子包含一个与特定的 mRNA 密码子互补的区域:反密码子。与 tRNA 的一端相连的是氨基酸,它与互补 tRNA 的 mRNA 密码子对应。携带正确互补反密码子的 tRNA 与 mRNA 序列的第一个密码子相结合,而第一个密码子总是 AUG。当另一个特异性的 tRNA 与下一个密码子相结合的时候，核糖体酶催化两个氨基酸之间肽键的形成，去除第一个氨基酸与其 tRNA 分子之间的连接。第一个 tRNA 移出核糖体后，新的 tRNA 与下一个密码子相结合。蛋白质合成从 N-端到 C-端进行。随着这一过程的继续，核糖体沿着 mRNA 分子，完成氨基酸链的合成。当到达终止密码子时，核糖体从 mRNA 上分离出来。实际上，几个核糖体可以沿着相同的 mRNA 分子移动，每个都将 mRNA 密码翻译成一个新的蛋白质分子。

转录的调控

为了应对细胞分化和对环境刺激的反应，必须存在控制基因转录和蛋白质翻译的机制。其中一些机制是在 DNA 水平起作用并控制 mRNA 的转录（Rosenthal，1994）。如上所述，启动子对 mRNA 转录的起始反应有重要作用，启动子位于蛋白质编码起始位点上游（5′末端方向）相对较稳定的距离位置。有几种不同的启动子共序列（已发现很多例的核苷酸序列）。最常见的启动子富含腺嘌呤和胸腺嘧啶，被称为 TATA 盒。因为 A-T 碱基对的化学键弱于 G-C 碱基对，所以在一个重复的 A-T 序列上 DNA 展开更容易。转录激活后，通过 RNA 聚合酶复合物和通用转录因子的装配，局部会产生稳定 ssDNA 的区域（图 66-5）。局部区域的 ssDNA 会合成 mRNA。当 DNA 变回其更加积极有利的双链螺旋状态时，mRNA 也会被迅速清除。

增强子是可以增强 mRNA 转录的 DNA 序列。不同于它影响的基因，它可以出现在不同的位置。基因特异性的转录因子是可以与增强子和启动子结合，并选择性地刺激或抑制 mRNA 的转录的蛋白质（Papavassiliou，1995）。在真核生物中，增强子通常包含多个转录因子的多种结合位点，所以这些影响因子结合到 DNA 元件上会产生网络效应，进而决定其激活和表达的速率。相反，转录因子也可被细胞事件比如磷酸化或其他蛋白质如激素和生长因子等调控。因此细胞内和细胞外的化学通讯网络可以选择和控制必要的蛋白质的合成。

因为 mRNA 稳定性远低于 DNA，所以 mRNA 的半衰期非常短。新的 mRNA 分子不断从 DNA 转录而来。随着细胞应答转录信号的改变，转录成 mRNA 的基因可以快速改变，导致新的蛋白质立即合成。因此，细胞有能力迅速调整其蛋白质产出以应对环境变化。

由小核糖核酸（小 RNA）介导的基因调控

由另一类 RNA-小 RNA 介导的基因的另一种调控机制很重要。小 RNA 是短链、非编码核糖核酸，功能是基因表达的转录后调控物。1990 年首次被发现，现已知其存在于多种真核生物的细胞内，包括哺乳动物（Fire et al，1998）。小 RNA 被分成几个不同的亚类，其中最重要的是小干扰 RNA（siRNA）和 micro RNA（miRNA）。最近新一代测序已经发现了大量的更长的非编码 RNA（>200nt）。这些长链非编码 RNA（lncRNA）的功能是当前研究领域的热点（Cech & Steitz，2014）。

siRNA 和 miRNA 的 DNA 序列通常位于基因之间的非编码区域。它们一般有自己的启动子，转录是由聚合酶Ⅱ介导的。最直接的产物是一种形成双链发夹结构的 mRNA 前体（图 66-6）。一种叫 Dicer 的酶将其变为短 RNA 复合物分子，并进一步变为长度为 22~26 个核苷酸的 RNA。小 RNA 链附着于 RNA 诱导的沉默复合物（RNA-induced silencing complex，RISC）上，

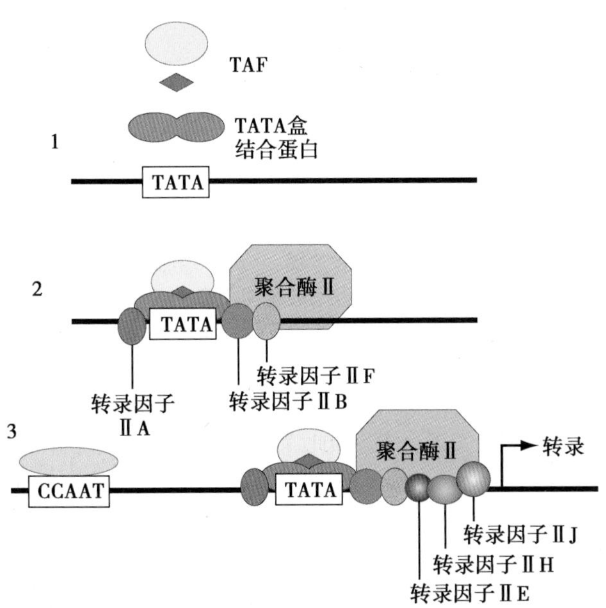

图 66-5 聚合酶Ⅱ转录起始复合物的组装。①TATA 盒结合蛋白（TBP）和相关因子（TAF）在启动子区 TATA 盒上组装成基底的 TFⅡD 复合物。②附加转录因子 TFⅡA 和 TFⅡB 被募集来使聚合酶Ⅱ与 TFⅡF 结合。③复合物又被 TFⅡE，TFⅡH，TFⅡJ 稳定。通常情况下，有效的 RNA 转录需要额外因子结合到上游启动子位点如 CCAAT 或 GGGCGG 上

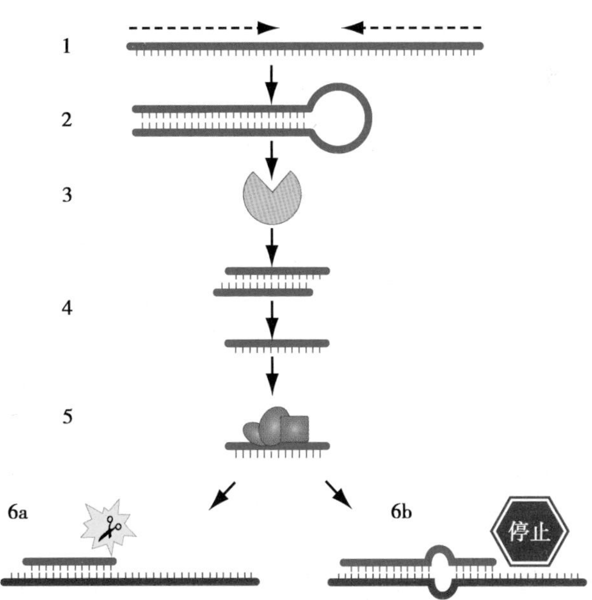

图 66-6 RNAi 途径的图（1）。正反义转录子用发夹结构形成一个 dsRNA（2）。这个分子被 Dicer 复合物识别（3）并加工成更小的 21~24 个核苷酸的片段（4）。RNA 诱导沉默复合物（RISC），组装这些分子并将它们展开成单链寡核苷酸（5）。活跃的 RISC 结合目标 mRNA 通过任意完全互补的序列（6a），它将启动剪切和降解，或不完全的序列匹配（6b），导致 RNA 膨胀，干扰翻译，以及随后的沉默

该复合物介导了互补序列 mRNA 的结合。siRNA 与目标 mRNA 配对,然后引发一系列的分子机制,导致其降解。这个过程也被称为 RNA 干扰(RNAi)。miRNA 与其目标 mRNA 不完全结合,导致构象变化,膨胀,随后阻断核糖体上蛋白质的翻译。小 RNA 在真核细胞上含量丰富(几百种),有观点认为每一个小 RNA,不管是 siRNA 还是 miRNA 都可以作用于多种 mRNA。它们经常是组织特异性的,与所有重要的细胞过程如增殖、分化、代谢和细胞死亡相关。siRNA 也被认为是一个新的基于 RNA 的对抗病毒的免疫系统,因为它是通过 RNAi 机制来沉默病毒。此外,许多恶性肿瘤中可发现 miRNA 的表达模式的改变,在某些肿瘤中会发现特异性 miRNA(Iorio & Croce,2009)。

表观遗传学和基因调控

表观遗传学是指不依赖于 DNA 序列变化的基因表达的改变。在大多数情况下,这涉及染色质结构的改变,进而促进或阻断基因转录。这是一个动态的过程,涉及化学修饰 DNA 或组蛋白酶。将甲基添加到胞嘧啶的第五个碳上会产生 5-甲基胞嘧啶。这通常发生在鸟嘌呤旁的胞嘧啶(CpG)上,这种结构在位于启动子区域的岛或斑上经常重复。DNA 甲基化可导致染色质的浓缩和转录的减少。DNA 甲基转移酶催化 DNA 的甲基化过程。染色质蛋白可能是乙酰化、去乙酰基或甲基化的。有证据表明,小的调节 RNA 可以直接与多种表观遗传机制反应(Moazed,2009)。表观遗传的改变在组织特异性的基因转录中非常重要,而且这种改变也是癌症,衰老和应激反应的影响因子。

DNA 的修复机制

在正常细胞的一生中,DNA 复制中的错误和 DNA 损伤必须降到最低以保护整个机体的健康。一些机制可维持正常的 DNA 序列。第一种是发生在 DNA 复制时的错误避免机制。DNA 聚合酶合成新的 DNA 聚合物,根据对模板链上核苷酸的互补性来选择每一个连续的核苷酸单体。在这个水平保真度很高而且在这个阶段大多数合成中的错误是被避免的。然而,也有偶然的碱基会错误地添加到延长链上。为了校正这种情况,聚合酶的校对活性可以识别错误,去除不正确的碱基,并再次进行合成。总之,错误避免机制将碱基错配减少到 1000 万之一(Radman & Wagner,1988)。这意味着与体外固相寡核苷酸合成过程中 1/160 的错误比相比,体内纠错率高出 100 000 倍。

尽管 DNA 复制中的错误被大幅避免,偶尔的错误仍会发生。另外,DNA 会被正常的生化反应和非生理介质如紫外线和环境致癌物质损伤。几种 DNA 修复机制可以修复受损的 DNA(Yu et al,1999)(表 66-3)。

在单步反应中直接修复机制能修复损伤。比如,O^6-甲基鸟嘌呤 DNA 甲基转移酶能修复烷基化病变,它是将病变的烷基转移到酶的活性部分。其他在大肠埃希菌上的直接修复机制可能也存在于人类细胞(Yu et al,1999)。

在 DNA 复制后错配修复机制(mismatch repair,MMR)立即发挥功能,将错配的碱基用正确的碱基替代(Modrich,1994)。几种 MMR 蛋白质识别新合成的子链内的错误并将包含错配碱基的区域剪切掉。DNA 聚合酶Ⅲ和连接酶能恢复正确的序列和子链的完整性。最近的研究发现 Lynch 综合征与 MMR 蛋白质的缺陷相关,表明这种机制在稳定基因组方面的重要性。

表 66-3 DNA 修复途径

直接修复	在单步反应中修复 DNA 损伤的特定类型
错配修复	检查 DNA 复制过程中的错误,子链任意错配的碱基都会被移除并被正确配对的碱基所取代
碱基切除修复	修复小的非螺旋-变异的产物如由甲基化、氧化、还原或电离辐射产生的碱基碎片
核苷酸切除修复	修复大的 DNA 产物如胸腺嘧啶二聚体和特定光照产物,还有化学产物和交联
双链断裂修复	修复由生理产生或者离子辐射和紫外损伤产生的双链断裂

碱基切除修复作用在小的非螺旋变异的产物上,如由甲基化、氧化、还原或电离辐射产生的碱基碎片。碱基切除会留下三到四个核苷酸序列空隙,然后用正确的核苷酸补上;缺口由连接酶连接上。可能是由于紫外线辐射、致癌物质和治疗药物的影响,其他介质产生的大的 DNA 产物或二聚体会破坏 DNA 螺旋结构。这种损害是可通过核苷酸切除修复(nucleotide excision repair,NER)通路来移除,它用一个由许多蛋白质组成的酶系统切除包含损伤部位的单链寡核苷酸(Sancar,1994)。缺隙由 DNA 聚合酶补充并连接。NER 途径有两种:一种是阻止转录的损伤并迅速清除(转录耦联修复;Hanawalt,1994),另一种是整体通路,修复大部分 DNA,包括活性基因的非转录链。缺少 NER 活性的一些可能的后果,其典型例子是着色性干皮病(XP),由 NER 突变造成。XP 会产生对阳光的极度敏感性,伴随早期皮肤癌的发生(Weeda et al,1998)。

双链断裂很少发生,由电离辐射和氧化损伤造成,会产生重要的修复问题。如果未解决的,相关序列的复制和转录会被阻断。为保持局部和整体基因组完整性,双链的断裂由非同源或等位基因重组修复机制来修复。一种与乳腺-卵巢癌综合征相关的基因,*BRCA1* 基因,编码的蛋白质参与修复 DNA 双链的断裂。该例说明了这一过程的重要性。

现在清楚的是,DNA 修复在细胞周期中扮演核心作用。最近的证据也表明,一些主要的修复蛋白质也在细胞周期的转录和调节过程中发挥功能。因此,涉及 DNA 的过程似乎高度完整,被越来越多地作为一个整体,及与人类疾病的相关性进行研究。

DNA 突变

尽管存在广泛的修复机制,DNA 碱基序列的改变(突变)仍会发生。然而,对于个体来说,有些变异显然是有害的,可能与癌症和遗传性疾病相关。根据对这些疾病的研究,我们已经对人类基因组中各种类型的突变进行描述(Weatherall,1987)。突变可以分为几大类(表 66-4)。镰刀细胞性贫血的患者可以发现在 β-球蛋白基因上有点突变(Kan,1992)。一个胸腺嘧啶碱基替代了腺嘌呤,导致血红蛋白结构的关键改变。如 71 章所述，肌营养不良症是由于肌营养不良蛋白的基因缺失导致的。在贝克型肌营养不良症中，基因的缺失并没有破坏阅读框，但在大多数情况下更严重的杜氏肌营养不良症中，基因缺失改变了阅读框，实质性地破坏了蛋白质的功能(Liechti-Gallati et al,1989)。

表 66-4　DNA 突变的类型和相关疾病的例子

突变	描述	疾病
点突变	单个碱基对的置换	镰状细胞贫血
缺失/插入	氨基酸密码子以三倍的形式减少或增加，阅读框仍保留	贝克型肌营养不良症
伴随移码的缺失/插入	氨基酸密码子不是以三倍的形式减少或增加，导致阅读框有移动，产生完全不同的氨基酸编码序列	杜氏肌营养不良症
扩增/三核苷酸重复	在微卫星 DNA 中重复序列的增加，导致基因表达的破坏	脆性 X 染色体综合征
易位	大的染色体片段在染色体之间的交换，导致异常蛋白产生，伴随功能异常	慢性粒细胞性贫血病

人类 DNA 包含许多短核苷酸序列(微卫星 DNA)，它们有时以串联方式成组存在，而且多次重复出现在整个人类基因组中。在特定位点上串联的数量是一个遗传特征。一些三核苷酸的重复增加和疾病相关(Sutherland & Richards,1994)。在脆性 X 染色体综合征中(见第 71 章)，疾病的表达与基因内的三核苷酸重复序列的增加有关。三核苷酸重复序列的数量超过一定的临界值破坏了基因的表达。

易位，是不同染色体之间大量染色体物质之间的交换。当两个不同基因在易位的位点上异常的地连接到一起时，可能会创造一个融合基因。这不仅改变了一个基因的转录，也可能在其他基因的转录控制下产生这个基因的表达产物。例如，就像在 75 章中有较详细的阐述，在大多数情况下的慢性粒细胞白血病中的费城染色体，是 9 号染色体上 *c-abl* 基因和 22 号染色体上断点簇群区域(*bcr*)相互易位的结果。染色体重排产生的这个融合基因，由大部分 *c-abl* 基因和小部分 *bcr* 组成，能编码 *c-abl* 蛋白。这种蛋白比正常的蛋白产物更大，有更强的酶活性，能干扰参与控制细胞死亡和增殖的常见信号转导通路。

与基因相关突变的类型和位点决定了对蛋白质产物的最终影响。突变可能对蛋白表达或功能活性没有影响；许多人类蛋白质可以发现与疾病无关的变异。突变发生在内含子区域不会产生什么影响。然而，在关键功能域(外显子)的编码区，即使很小的突变也可能大幅改变或清除功能。"无义突变"是将一种氨基酸密码子变为终止密码子，或者相反突变，会产生异常短或长的蛋白质产物。错义突变，是从一种氨基酸的密码子变为另一种氨基酸密码子的突变。它可能改变，也可能不改变蛋白质的功能，这取决于氨基酸的功能和改变。同样，突变发生在指示内含子-外显子拼接位点的序列可以消除外显子或者使内含子转录 mRNA。突变也可能出现在调控序列，如启动子或增强子上，会引起转录水平的明显变化。

核酸分析

核酸的独特生化性质已被用于开发生物学或生物化学系统的信息。尽管一些分析如电泳，适用于其他生化物质，如蛋白质和脂质，但大多数分析是针对核酸的。以下部分简要描述了用于 DNA 和 RNA 特性相关分析方法的基本分类原理：电泳分离，杂交分析，扩增技术，测序和多态性分析。实际上，同一个项目下，不同类别的分析方法常常结合起来可产生新的变化。比如一个完整的分析可能涉及扩增、电泳和杂交。

电泳分离

核酸的重复糖磷酸支柱导致净负电荷均匀分布在这些线性分子上。因此，在电场下 DNA 或 RNA 向正电荷迁移。通过电泳分离的方法，利用核酸的负电荷属性确定其分子大小。将样本放到位于一端坚实且互相分开的各孔中。通电后，样品以线性的方式向正电极移动，每个样本孔形成一个迁移带。比较未知样本和已知标准品迁移距离，可以进行样本大小的测定。

改变凝胶的密度和长度，以及电流的强度可以获得不同的分辨率从而检测不同的 DNA 片段大小。商业电泳系统提供标准化的条件以保证重复性。传统的凝胶电泳是浸没在缓冲液中，但现在的系统提供封闭式凝胶盒，不需要额外的液体(图 66-7)。最简单的观察电泳分离条带的方法是染料(如溴化乙锭)染色(通过插入碱基对)，在紫外线透照下观察。直接观察要求条带达到一定的浓度。用放射性或荧光标记标记核酸可以使灵敏度增加。

毛细管电泳已经解决了传统凝胶电泳需要一定样品浓度和检测灵敏度的限制。凝胶基质被填充到直径为 25～100μm 的两端有电极的毛细管内。核酸样本从毛细管的阴极进入，在凝胶内泳动过程中根据碱基大小得到分离。照相机测量通过管末端的碎片所吸收的光强。自动化系统生成一个可见的色谱图的大小和峰值的相对浓度。毛细管电泳可以足够精确地

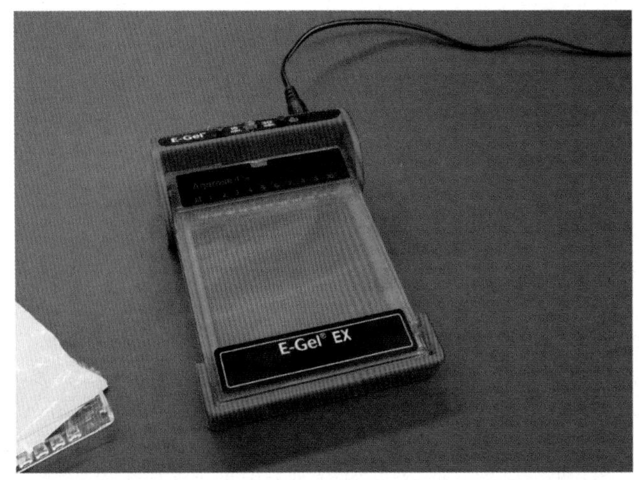

图 66-7　DNA 电泳中预制琼脂糖凝胶不需要添加缓冲液的图片

检测单个碱基的差异,通常用于 Sanger 测序(见下文,DNA 测序)。

这一原理进一步发展就是将毛细血管集成在一个小盒或芯片上。DNA 或 RNA 分子可以被加载到指定的孔表面,一旦仪器内部电路关闭,可以通过芯片内部聚合物填充的微通道驱动(如生物分析仪)。用色谱仪或电位记录仪(电子图像显示片段大小和分离速度)测量和记录核酸。该系统还可以用 260 和 280nm 波长来检测纯度和核酸降解,可以提供核酸样品的数量和质量等一些参数。

电泳分辨高分子量基因组 DNA 需要通过限制酶消化控制分子大小。相对简单的识别序列的限制性内切酶产生不到 50 千碱基对(kb)的碎片。用复杂识别序列的酶消化产生的超大 DNA 片段,必须利用脉冲电场在特殊电泳系统下进行分离。大多数的 DNA 电泳方法是利用非变性条件(即碎片变为条带是双链的)。与此相反,大多数 RNA 分离利用变性条件(甲酰胺或乙二醛)来消除单链分子的二级结构。作为 DNA 的转录产物,RNA 分子是相对较小的,因此电泳前不需要消化。

核酸分子杂交

杂交是核酸生物化学的基本概念;定义为两个单链核酸分子之间通过碱基序列互补作用形成双链分子。杂交是稳定的 DNA 双链结构在生理条件下的直接结果。如前所述,双螺旋结构是两个反向平行 DNA 链通过多个互补碱基对之间特异性氢键以及碱基的疏水作用而结合在一起的。杂交反应的核心在于独立和互补分子(链)间的结合是可逆且序列特异的。

当两条 DNA 链均未被标记时,稳定的双链结构重新形成的过程被称为退火。如果标记了一条链(即含有可通过一定方式检测到的标记物),被标记的链称为探针,这一过程叫做杂交,因为一个标记的和未标记的链之间形成了杂合分子。RNA 分子也可以参与杂交的过程。碱基配对可以发生在互补的 DNA 链之间、DNA 和 RNA 之间,以及 RNA 的互补链之间,产生 DNA-DNA、DNA-RNA 和 RNA-RNA 的双链结构。碱基序列完全互补的双链分子形成最稳定的结构,但因条件的不同,不同程度碱基错配时也可形成双链结构。这些存在错配的双链结构的相对不稳定性反映在降低的解离温度上(Tm 低;图 66-2)。

可以通过操控环境条件来控制形成双链结构所能容忍的错配率(即序列匹配的严格性)(图 66-8)。低严格性指的是,即使没有严格碱基配对但有利于在水相中形成疏水屏障的环境如高盐、低温和甲酰胺;碱基不需要完全的匹配。高严格性条件指高温(接近 Tm),低盐、高甲酰胺-仅保留最完美匹配的双链结构以维持稳定的螺旋构象。

杂化分析:基本要素

当用杂交反应分析未知样本中的核酸时,这个过程称为杂交分析。杂交分析包括 Southern 印迹杂交、northern 印迹杂交、原位杂交(如使用荧光检测,即 FISH)、线性阵列和微阵列("DNA 芯片")。互补碱基配对的特性是使已知成分(探针)可以检测未知的匹配(互补)的序列。因此,所有杂交分析需要几个基本要素:探针,样本,达到预期的互补碱基配对的可控条件,特定探针-样本杂合子的检测方法。下面将讨论每一个要素,以及杂交样式的变化。

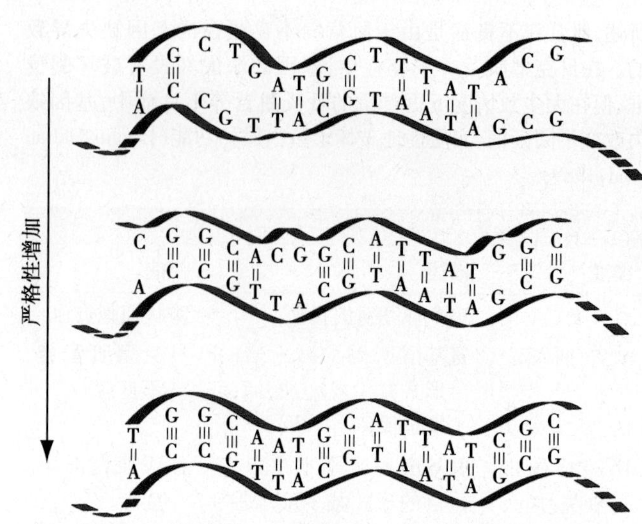

图 66-8 严格性的图示。随着杂交反应溶液的严格性增加,在杂合双链中发生越来越少的错配。在非常高的严格性下,即使一个碱基错配也会破坏双链结构

探针

探针,是一个性质明确的核酸片段,是杂交分析的核心,因为它决定了杂交反应的特异性。在大多数分析方法中探针将用于检测杂交分子的报告基团引入反应。报告基团可以是放射性或非放射性的(即亲和标记)。

许多探针是通过核酸重组技术获得的,如图 66-9。质粒-短,环形,双链的 DNA-作为载体在细菌中扩增目标序列。使用限制性内切酶消化,将目标片段连接到质粒上,产生一个新的"重组"分子。这个分子一方面保留了在细菌中增殖的能力,另一方面又包含目的 DNA 序列。包含重组质粒的细菌可以在培养基中生长。根据大小,小环形质粒可以很容易地从细菌基因组中分离出来。许多相同的拷贝可被得到;因此,这些 DNA 通常被称为克隆。当载体序列不干扰反应的特异性时,纯化的质粒可以用作探针。在许多应用中,插入的 DNA 序列通过使用构建质粒时的同种限制性内切酶消化质粒而分离出来。限制性内切酶就是最初用于构建重组分子的同一种酶。这两种方法产生的探针都是一个双链 DNA 分子。双链探针使用前必须变性。探针的再次退火限制了探针与目标杂化的程度。不包含克隆 DNA 的质粒载体是这种类型探针常用的阴性对照。

构建的质粒载体包括毗邻插入 DNA 序列的 RNA 启动子区域。这些重组质粒用于生产插入 DNA 的 RNA 转录产物。结果是得到一种不会自身杂化的单链 RNA 探针。控制对与 RNA 启动子的 DNA 插入方向可以产生正义(和 mRNA 一样)方向或反义(与 mRNA 互补)方向的转录产物。在许多方法中,正义的转录产物是反义探针杂交反应最为理想的阴性对照。用特异性的核糖核酸酶可以将非特异性的 RNA 探针(即不是稳定双链结构的 RNA)从单链 RNA 上去除。RNA 的不稳定性要求处理时要极端小心,防止其降解(无菌技术,处理过的水和玻璃器皿)。

重组探针,不管是 DNA 或 RNA,都是基因复合物。也就是

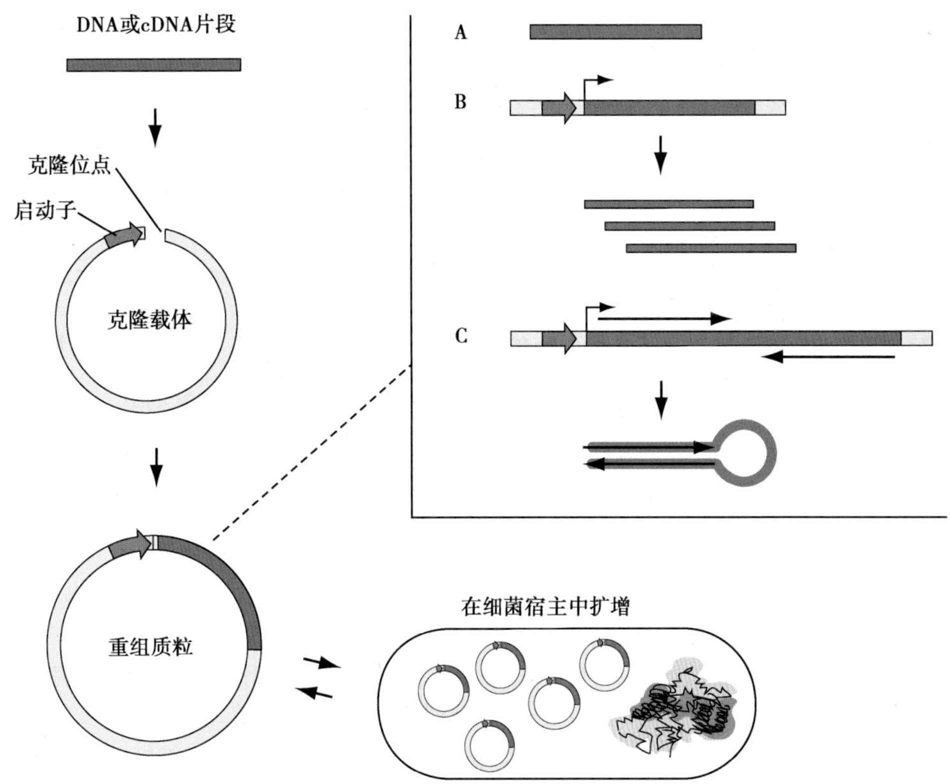

图 66-9 克隆 DNA 或 RNA 的产生。DNA 或 RNA 片段转变为 cDNA，可以插入到克隆载体上。重组质粒转染到细菌宿主中，然后迅速扩增到数百万的拷贝。增加的 DNA 片段可以在插入位点通过限制性内切酶识别而被切除（A）或可以通过质粒中的启动子序列启动 RNA 体外转录（B）。这样的系统也用于生产双链 RNA，通过克隆两个互补序列以正义和反义方向，通常使用间隔区以形成一个稳定循环的 dsRNA 片段（C）

说，它们可能包括几千个碱基的遗传信息。相比之下，合成方法产生的探针是相对较短的 DNA 片段。自动化学反应产生的寡核苷酸探针通常长度为 15~45 个碱基，用于合成产生特定的碱基序列。在序列信息基础上可设计与杂交反应高特异性的探针。它们可以通过相对较低的成本按照正义方向或者反义方向生产。这些单链短探针体积小，可迅速与目标片段杂交，而且它们对单碱基错配也极其灵敏。用寡核苷酸探针得到的产物最终灵敏度低于重组探针，因为它们基因复杂性是有限的。在有些情况下使用对同一目标的不同区域的多个寡核苷酸探针可以提高灵敏度，是因为探针复合物提高了目标序列的代表性。这种方法类似于使用混合单克隆抗体识别同一复合物抗原的不同表位。

用聚合酶链反应或其他扩增技术产生的探针比直接化学合成的探针要长（见第 67 章）。这些探针可以使用单链或双链，这取决于使用的条件。它们可能和扩增反应的产物一样长——大多数情况下，长度为 100bp 到 1kb。

样本

尽管探针的选择和准备是决定杂交分析的灵敏度和特异度的关键，样品的准备对分析的作用也不能忽视。在临床应用中，样品可能相当多样化。例如，一个微生物实验室能够检测血液、尿液、粪便和痰液的标本。在这种情况下，很难保证 RNA 的完整性，甚至 DNA 也会因不当操作而降解。样品准备的目的是保持核酸的完整性并使目标遗传信息能和探针相互反应。对于某些情况，需要立即快速冻存或添加含 RNase 和 DNase 抑制剂的裂解液来保证样本的完整性。在其他情况下，更多的常规样本收集方法足以保护目标。

不论样本来源，核酸物理化学相似性使我们有统一的提取和纯化方法。很多分析中倾向通过不添加酶抑制物（如限制性内切酶或聚合酶）来进一步纯化 DNA 或 RNA，使靶分子能最大限度与探针结合。然而完全的纯化方案耗时长，需要样本的初始含量高。在许多应用中，采用了相对简单的样本纯化方法。纯化通常采用细胞裂解物（机械，化学或两者结合）和蛋白酶处理，有机或无机物抽提。自动化方法使样本提取标准化和简单化。

互补碱基配对的控制条件

杂交反应的灵敏度和特异度受反应过程中的物理化学环境和随后的杂交分子检测和信号收集的巨大影响。在实践中，杂交混合液用于控制杂交反应的环境。传统设计方法，杂交混合液是有利于核酸分子通过序列特异性的氢键而不是电荷产生相互作用的试剂混合液。其成分变化很大，但包括缓冲液、盐、变性剂如甲酰胺、高分子量聚合物、载体 DNA 或 RNA 和多种能降低背景的组分（如洗涤剂，胎牛血清蛋白，Ficoll）。这样一个复杂的混合物通常被称为杂交液（cocktail）。杂交液和随后清洗液的离子浓度通常是由浓缩的枸橼酸钠缓冲液（SSC）调节的，该缓冲液是由 0.15mol/L 氯化钠、0.015mol/L 枸橼酸三钠组成，pH 值为 7.0。如此条件的混合物通常被简写为 SSC，如 2×SSC，0.1×SSC。杂交反应最后的严格性是由杂交液中的甲酰胺和盐的浓度、杂交反应温度以及清洗步骤时的温度和盐浓度控制的。

杂交分子的检测

各种各样的技术已经用于收集和分析特定的核酸杂交分子，此内容将在杂交分析方式（hybridization assay formats）章节简述。一旦收集了特定的杂交分子，检测方法则与标记方法相关。第一种方法是用放射自显影法或闪烁计数检测放射性的标记物，这些标记物有磷-32（^{32}P）、碘-125（^{125}I），硫-35（^{35}S），碳-14（^{14}C）和氚（^{3}H）。放射性探针半衰期短，不稳定，而且会危害实验室人员，并产生昂贵的废物处理问题，已经被非放射性方法所取代。非同位素标记探针试剂稳定，极大地促进了商业生产，而且它们是标准化的，能保证测定的重复性。

核酸非同位素标记和检测方法和非同位素蛋白免疫化学分析方法相似。在某些应用中，核酸和信号发生组分直接连接。信号发生组分通常为荧光染料，但偶尔也可以是酶。这种情况与标记一抗的免疫分析类似。更常见的情况是，核酸是通过多级分析间接检测的，类似于间接抗体反应的概念。生物素，通常为免疫分析的亲和标记物，是第一个引入到核酸的亲和标记物（Langer et al，1981）。许多其他功能基团也被开发成非同位素标记物如溴脱氧尿苷、地高辛和砜。检测是通过针对功能基团的高亲和性抗体或者针对生物素的亲和素或链霉生物素来完成的。抗体或亲和素/链霉生物素与信号发生酶或荧光染料相连，这种信号发生酶功能上类似于免疫组化反应中标记的二抗。因为亲和标记物可以被大的蛋白质检测到，标记物对检测介质的有效性是决定灵敏度的一个关键因素。增加亲和标签的数量并不一定能增加结合到核酸分子上的被检测分子的数量。另外，因为亲和标记物本身也很大，过多的标记物结合到核酸分子上可能导致杂交反应有空间位阻。由于以上原因，亲和标记物特异性活性不能直接影响检测的灵敏度。

亲和标记物间接检测的一个优点是多种检测方法可以用相同的标记物（图 66-10）。比如，亲和标记的生物素可以通过与连接化学发光酶的亲和素相结合而被检测，也可以通过与连接荧光标记的亲和素或者抗生物素抗体的亲和素相结合而被检测。对所有非同位素方法来说，整个分析过程中的检测部分是获得理想灵敏度的关键。较差的背景和次优信号生成的检测试剂会破坏有效的杂交反应。酶标记物的选择（过氧化物酶与碱性磷酸酶），酶的底物（比色与化学发光），甚至试剂的来源对获得理想的结果都很重要。

杂交分析的形式

现在已经开发出了各种各样的杂交分析的形式，每一种都旨在解决杂交分析的方法学问题：允许特异性碱基配对的条件，检测杂交分子的方法以及结果的解释。每个方法都有特定的优缺点、临床情况和特定的诊断需求决定了对方法学的选择，没有一个完美的检测方法。这里简要介绍几种基本的杂交

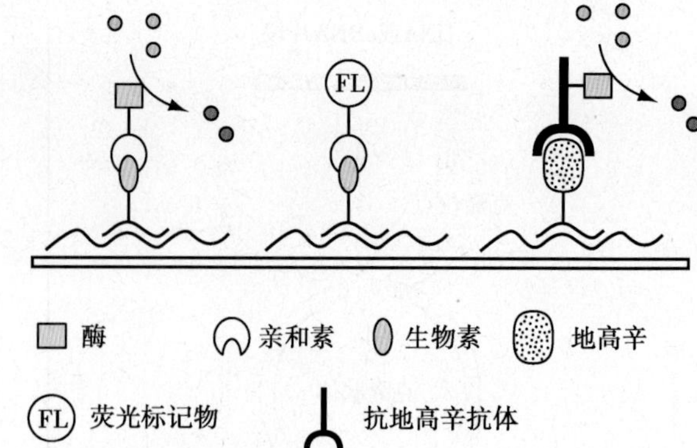

图 66-10 亲和标记探针检测系统的例子（From Unger ER，Piper MA：Nucleic acid biochemistry and diagnostic applications. In Burtis CA，Ashwood ER，editors：Tietz *textbook of clinical chemistry*，ed 2. Philadelphia，1994，WB Saunders，with permission）

分析方法，及其优缺点。

每个杂交试验都需要阳性对照和阴性对照来进行验证。阳性样本对照是已知包含与探针互补的序列。这是为了使准备的样本能释放足够的杂交分析目标以及确保在实验条件下探针可以与特异性目标进行杂交反应。如果阳性对照选在接近检测下限附近，样品对照也可以用来灵敏度分析。阴性样本对照（即已知不包含与探针互补序列的试剂）是用于检测探针与目标的杂交反应的特异度。探针的对照包括载体序列或者在同一实验条件下标记、杂交和检测的非相关探针。后一种对照可用于监测杂交探针因非杂交作用而产生的背景信号，如电荷作用或者捕获而产生的背景信号。在临床实践中，额外的对照也可用来监控杂交试验的每一步反应。

液相杂交

在液相杂交分析中，样本和探针在杂交液中进行反应，可以使反应充分进行。样品核酸通常是从污染的蛋白质和脂质中纯化而来，这可能会干扰分析后期杂交分子的收集，此分析也可接受样品在某种程度上的降解。在无自杂交能力的单链探针加入之前，样本被变性且随机剪切。

杂交反应可通过杂交分子特异性结合到固相载体如羟磷灰石上来检测，这种固相载体仅结合双链结构。一旦杂交体形成，未杂交的探针可以通过洗涤有效去除。检测结合探针的标记物可对杂交反应定量。这种方法的商品体检测试剂盒（Digene Hybrid-Capture，Qiagen USA，Valencia，Calif.）使用 RNA-DNA 杂交分子特异性的抗体来结合 DNA 目标和 RNA 探针形成的双链结构。另一种检测方法是用 S1 核酸酶消化杂交反应混合物，S1 核酸酶只在单链核酸上发挥作用。对双链杂交体经三氯乙酸处理后沉淀。在杂交保护分析中，只有当探针包含在双链结构上时，探针上的标记物才不会被化学降解。

最佳动力学纯化步骤的简化，可接受样品一定程度的降解使得杂交分析适用于临床应用。因反应系统的不同，可以实现对反应产物的定量。液相的形式让分析不能识别杂交产物的

大小。弱阳性反应很难解释，因为低水平的特异性核酸和高水平的弱交叉反应的核酸将产生相似的结果。液相杂交反应可改进为96孔模式以酶联免疫吸附测定的方式读取结果，并且能增强自动化和基于微流设备的小型化分析。

固相杂交

多种固相杂交分析包括点或线性阵列杂交、Southern杂交和northern杂交、微阵列杂交（"DNA芯片"或"微球阵列"）和原位杂交。在这些实验中，杂交发生在双相环境下-固相（通常是样本）和液相（通常是探针）。结合到固相支持物的核酸分子杂交反应非常缓慢而且杂交反应的程度是有限的。它的优点是固相的支持物便于在实验的各个步骤中进行操作。

斑点或线性阵列杂交

在这种杂交分析的形式中，多个样品按几何阵列的方式固定在硝化纤维或尼龙膜上。杂交分析的名称来源于膜上的每个样本的形状。固体基质可以使多种样本同时进行实验所有步骤。所有样本和对照使用完全相同试剂和条件增加了测定的标准化。

该杂交分析的样品可以是完全纯化的核酸，也可以直接使用未纯化的标本，且样本在一定程度上的降解是可接受的。纯化核酸的优点是最容易与探针发生杂交反应，而且背景的问题最小。然而，单个样品的纯化是需要耗费时间和精力的。直接使用未纯化样本的杂交实验在整个阵列中有简化的纯化步骤，通常包括裂解、变性、蛋白质消化和去污剂洗涤。这种方法的优点是适用于初始量很少的样本，而且能最大限度地减少样品制备时间。然而，杂交反应最终的灵敏度较低，来自非特异性探针反应的背景可能使分析不可靠。

斑点/印迹杂交实验结果的解释相对简单。如果发生杂交反应，特定位点就会出现杂交信号。根据产生信号的标记物，结果可以量化。然而，通常只能给出简单的是/否的解释（即样品比阳性对照或阴性对照的信号更强或者更弱）。信号弱，可能是因为样本特定核酸含量少或弱交叉反应的核酸样本含量多，这给结果解释带来困难。这种杂交分析不能给出杂交碎片大小的信息。

当用很多不同的探针检测样本时，反向性杂交技术（reverse line blot）是一个重要的杂交分析变化的形式。在这种形式中，携带标记物的样本被加入到反应中，未标记的探针或靶分子，是以线性或矩阵阵列形式排列在固体支持物上。特定杂交分子形成的区域被识别并像标准斑点分析一样解释结果。这种实验形式是一种简单的识别扩增产物的方式（见下文及第67章），如人类白细胞抗原分析（Bugawan et al，1994）或人类乳头瘤病毒分型（Gravitt et al，1998）。

Southern和Northern杂交

Southern和northern杂交都是结合待测核酸电泳分离和转移到固体支持物及随后杂交分析的过程。因此这两种杂交分析，不仅给出杂交反应产生的信息，也能确定杂交样本的分子量。

最初的过程称为Southern印迹杂交（*Southern blot hybridization，Southern blotting*），是根据其发明者E. M. Southern而命名的（Southern，1975）。在这种杂交分析中，样本是DNA。同理northern印迹杂交是使用的RNA样本。两种杂交分析的样品制备是费时且费力的。实验中不能有核酸的降解，而且需要相对较多的初始样本量。Southern杂交中DNA必须以最小剪切的方式纯化，这是因为DNA大小是通过一个或多个限制酶消化而产生的。剪切和降解会使样本随机破坏，减少了限制性内切酶识别序列被特异性剪切的数量。样本中的杂质会干扰限制酶的活性和序列特异性。部分或不恰当消化的样本可产生假条带或特异性条带含量的减少，以致其不再能被检测到。对于northern杂交，起始原料是RNA，须极其小心地处理，避免样本收集和准备过程中RNA的降解，因为RNA酶随处可见。RNA包含的不同大小由转录、转位过程和核糖体RNA决定。RNA在电泳前不需要消化，但要用变性条件来分离以去除其二级结构。

在琼脂糖凝胶电泳中根据大小分离的片段随后被转移到尼龙或硝酸纤维膜上。根据最初的设计，转移是被动地通过毛细管作用产生的，但可以使用真空或压力加快转移。转移后，烘干或紫外线交联固定核酸，整个膜与标记的探针进行杂交反应，随后检测识别包含与探针序列互补的条带。结果的解释包括检测和确定杂交分子的分子量。这些需要技术的杂交分析要几天来完成，但在扩增方法完全替代它们之前一直在临床实验室中应用。

微阵列杂交（DNA芯片技术或者微球阵列）

微阵列杂交过程可以认为是斑点印迹杂交形式的变异，斑点材料以常规的网格样模式排列，每个特征性的点缩少到非常小的尺寸所以成百上千的特征性的点可以放置在一个固体表面。目前最常用的是显微镜盖玻片。按照惯例，样品会被标记，排列的特征性点被称为探针。微阵列可以在一个实验中进行全基因组的转录分析或序列测定。探针也可以绑定到嵌入荧光的微磁珠上，然后用流式技术检测，类似于磁珠免疫测定。这项技术的更多细节会在第67章中介绍。

原位杂交

原位杂交是在形态学背景下简单检测特定的遗传信息。这种固体支持物分析的专业化类型包括将形态完整的组织、细胞或染色体通过杂交过程黏附到显微镜盖玻片上。使用了放射自显影、比色和荧光的检测方法。最终产物的测定非常类似于免疫组织化学的测定，需要组织病理学的经验。此方法的有效性在于微观形态学评估和杂交检测的结合。

该方法也应用在中期染色体扩散和间期细胞核的细胞遗传学分析中（见第68章）。在这种背景下，通常是荧光检测，这种技术被称为FISH。使用针对特异性目标的探针可以快速地检测染色体区域数量上的变异和易位。FISH可以避免一些常规细胞遗传学的困难，对某些目标的灵敏度更高。虽然FISH不能完全取代核型分析，它可以补充和减少需要细胞遗传学分析的频率。新形式的FISH（Luke & Shepelsky，1998）正在探索自动化(快速-FISH)和一个分析中获得更多信息的可能性。FICTION(以荧光/免疫表型和间期细胞遗传学作为研究肿瘤的工具)结合了免疫表型和FISH;纤维FISH可以同时检测和确定染色体断点在染色体上的位置。原位杂交非常费时,操作繁琐。最近的技术进步使分析中可以自动化处理玻片,因此这项技术有更广泛的应用前景。

扩增方法

如果没有了解至少一种聚合酶链反应(PCR)技术,几乎不可能阅读任何医学杂志。PCR已经彻底改变了研究问题的范围,它几乎解决了样本量有限的问题。这个概念的重要性已经得到认可,诺贝尔化学奖在PCR第一次实际应用发表后不到10年授予给了它的发明者-Kary Mullis(Saiki et al,1985)。现在已经有其他可以使核酸、探针或信号放大的方法。这些方法可以统一叫做扩增技术,会在第67章详细介绍。

多态性检测分析

尽管所有个体内人类基因组中超过99%是相同的,还有数以百万计的DNA序列区域在个体间有一些变化。虽然大多数多态性并没有被鉴定出来的功能,启动子或增强子区域的改变可能导致转录调节的改变,如果多态性出现在内含子-外显子结合点则可导致mRNA剪接体的改变,如果影响了外显子则产生氨基酸序列的改变。例如,5-羟色胺转运体基因存在于两种等位基因变异特征,在启动子区域44-bp插入/缺失的多态性。这种多态性与重度抑郁症有关,而且两个等位基因的类型可以通过相关的DNA区域的PCR扩增来区别,产生两个不同大小的产物((图66-11)。大部分的变化形式以单个碱基的改变发生,称为单核苷酸多态性(single nucleotide polymorphisms,SNP)。比如DNA片段ACGT变为ACTT,其中第三碱基是从鸟嘌呤变为胸腺嘧啶。两个不相关的个体可有大约300万个SNP的不同。

因为多态分析在预测遗传变异和药物相互作用方面的巨大潜能(见第73章),近年来耗费巨大的努力用于提升方法的速度、精确度和成本效益。2001年完成的人类基因组计划为其他测序数据提供了用于对比的参照。研究人员正系统地筛选基因组以发现新的SNP。在成千上万的样品中同时扫描成千上万的SNP的高产量的SNP分析方法已经开发出来。个体SNP模式的全面绘图也被定义为基因分型。基因分型比较简单,一种已知的基因序列(等位基因)在特定的预先选择的位点上可以与另一种形式的基因进行比较。目前有各种各样的方法区分等位基因,通常结合分子技术。更多的信息,请参见Chen和Sullivan(2003)。

DNA测序

在1970年出现了第一个直接确定DNA碱基序列的方法。直到最近,几乎所有的测序都是基于Sanger方法,该方法利用双脱氧链终止法(图66-12)。最初诊断应用的方法耗时而且昂贵,自动化和小型化仪器使得DNA片段测序更快、更便宜。使用Sanger法,人类基因组计划于2001年完成了第一例人类基因组序列。

"下一代"测序("next-generation" sequencing,NGS)领域的快速发展(NGS)产生了各种不同的平台和测序的化学方法,能够进行基于在流动池的大规模平行测序的高通量测序(Voelkerding et al,2009;见第78章)。因此,NGS技术增加产量和降低成本的优势彻底改变了基因的研究。为临床所接受的整个基因组的测序现在已成为可能。目前完整的人类基因组测序的诊断性临床效用仍在评估,但遗传学知识和基因组测序的改变很可能影响临床病理学。直接测序正用来确定病毒类型(如人类乳头状瘤病毒)、细菌和其他病原体。肿瘤学的最大的进步是在肿瘤中识别关键性的突变(如*BRCA1*和*BRCA2*)以确定遗传性肿瘤的病因,或应用全基因组突变分析用于个体化医学(Ashley et al,2010)。NGS方法也可应用于测定转录组,而且在许多应用中已经开始与微阵列技术相媲美。

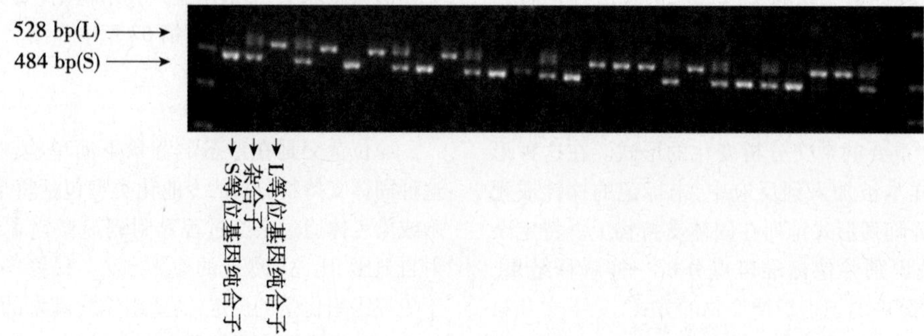

图66-11 通过凝胶电泳的多态性分析的例子(5-羟色胺转运体基因(*5-HTTLPR*))的等位基因分型)。由在5′调控区域一个44-bp插入/缺失的组成的多态性,与重度抑郁症有关。两个不同的等位基因的存在可以用PCR引物的上游和下游位点来筛选,产生不同长度的片段。扩增产物通过凝胶电泳分开和经溴化乙锭染色。一个个体要么是长的纯合子(L等位基因纯合子=上面的条带),两个等位基因杂合子(两个条带),或短的纯合子(S等位基因=下面的条带)。PCR,聚合酶链反应(照片由Drs. I. Dimulescu和M. Rajeevan提供)

1

G G
T C A T
C* A A

引物 5′-TGCAATCGATGGACGTAA
DNA模板 3′-ACGTTAGCTACCTGCATTAGAGATCAGGCCTACGTGGATCGATAGC-5′

2

产物 5′-TGCAATCGATGGACGTAATCTCTAC*
DNA模板 3′-ACGTTAGCTACCTGCATTAGAGATGAGGCATATGTGGATCGCAGGTTAGACTAGGCT-5′

3

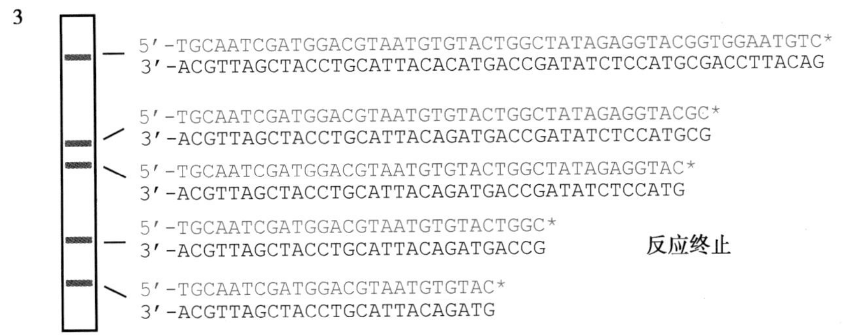

4

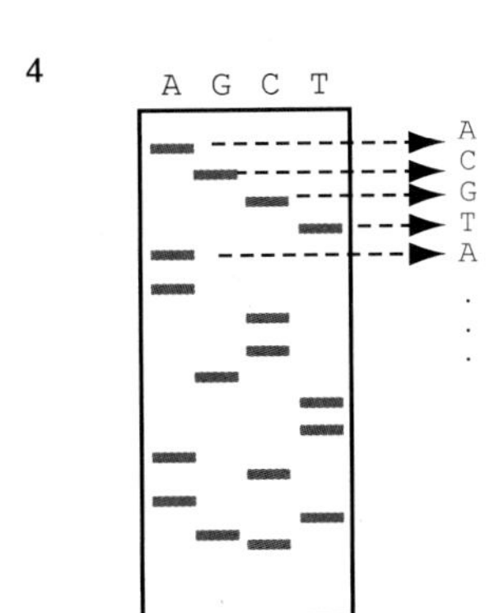

5

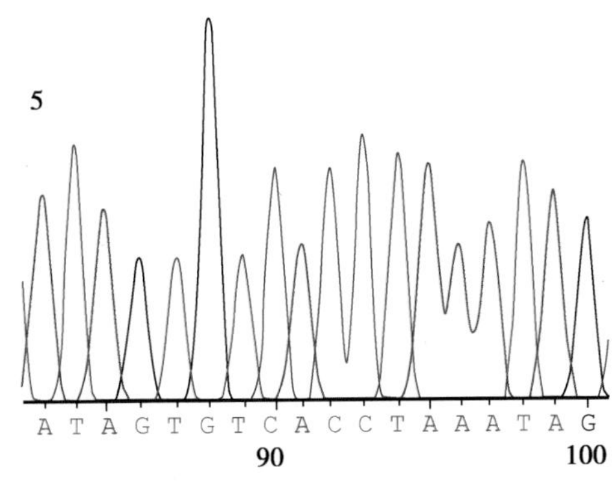

图 66-12 Sanger DNA 测序方法的原理。

1. 短引物(蓝色)退火到一个 DNA 模板上的已知序列。存在四个“正常”脱氧核苷酸(dATP、dCTP、dGTP 和 dTTP)和一个额外的低浓度双脱氧核苷酸，这里 ddCTP(带星号)，DNA 聚合酶启动合成
2. 当 ddCTP 合并，进一步地聚合不可能发生，因为它缺乏容纳另一个核苷酸所需的 3′-羟基(图 66-1)，然后链终止
3. ddCTP 的随机整合生成一系列不同大小的 DNA 链，都在“C”处结束。这些产物以相同的引物序列开始，由电泳来测量大小以确定每个“C”的位置
4. 将反应分为四管，每一个都有不同的双脱氧核苷酸，然后平行进行所有的四个反应的电泳，可以按每个轨道上的梯度条带的顺序读取完整的序列
5. 目前大多数应用使用荧光标记 ddNTP，每个标记不同颜色的染料。使用这种方法，反应可以在一个管中进行和产品分离在一个轨道上。用激光记录波长和条带的顺序

与疾病的实验室评价的关系

随后的章节会描述当前分子诊断的应用。很明显，这些新技术已经影响了实验室诊断的所有方面。分子方法也有可能重新定义疾病的实验室评价，包括了疾病诊断以外的问题。

分子诊断

分子诊断方法的优点在当前应用的每个方面详细描述。自动化和商业设计方法的增加降低了成本和进行实验的专业技术水平。越来越多的分子技术被整合起来成为实验室检测的主流。

基因突变的检测，并将它们与疾病联系，是当前医学信息爆炸和分子诊断应用的关键。在分子遗传学上，最重要的一个变革结果是在不知道蛋白质产物的情况下定位与疾病紧密相关的基因。通过疾病家族基因图谱和连锁分析逐步靠近致病基因直到最后定位，这个过程称为定位克隆。即使在基因被完全描述和蛋白质产物最终确认之前，与疾病相关的密切连锁基因变化标签也可用于临床诊断实验。在这种情况下，分子诊断实验首先被开发和使用，当基因突变的结果充分理解后取而代之的是针对基因产物水平的简单但更具成本效益的方法。

诊断方面以外

分子检测有可能大大增加实验室在除疾病诊断以外领域的应用。在肿瘤中体细胞突变的分子检测有可能提供预后信息,指导最佳治疗方法的选择,以及疗效监测。在缺乏临床和形态学证据的情况下,应用分子标志物检测肿瘤细胞即微小残留病变(minimal residual disease),正在各种恶性肿瘤类型中进行探索(见第 74 章)。这种利用分子标志物检测疾病的方法还可以用于癌症的预防/筛查,手术切除的可行性评估及切除范围评估。在对疾病详细了解的基础上,遗传疾病和癌症的基因治疗已被引入。随着个性化的应用在医学的不断发展,监测患者治疗基因的出现和活性是疾病实验室评估的另一个方面(见第 73 章)。

(王琳 译 胡丽华 校)

推荐阅读

Alberts B, Johnson A, Lewis J, et al: Molecular biology of the cell, ed 6, New York, 2014, Garland Publishing.

一本优秀的分子生物学的教科书。通过 NCBI 书架的网站可以搜到第四版格式:http://www.ncbi.nlm.nih.gov/entrez/query.fcgi? db = Books。

Cech TR, Steitz JA: The noncoding RNA revolution— Trashing old rules to forge new ones, Cell 157:77-94, 2014.

非编码 RNA 的综述。

Fire A, Xu S, Montgomery MK, et al: Potent and specific genetic interference by double-stranded RNA in Caenorhabditis elegans, Nature 391:806-811, 1998.

在动物细胞中首次对 RNAi 描述。

Langer PR, Waldrop AA, Ward DC: Enzymatic synthesis of biotin-labeled polynucleotides: Novel nucleic acid affinity probes, Proc Natl Acad Sci U S A 78:6633-6637, 1981.

对亲和标记核苷酸的首次描述。这种核苷酸获得了灵敏度检测方法,能最终替代放射性方法。

Papavassiliou AG: Transcription factor, N Engl J Med 332:45-47, 1995.

来自《英格兰医学杂志》上的"分子医学"系列,对转录因子及其在医学上的重要性的简要综述。

Rosenthal N: Regulation of gene expression, N Engl J Med 331:931-933, 1994.

来自《英格兰医学杂志》上的"分子医学"系列,对基因表达的调控及其与疾病的相关性的简要综述。

Saiki RK, Scharf S, Faloona F, et al: Enzymatic amplification of β-globin genomic sequences and restriction site analysis for the diagnosis of sickle-cell anemia, Science 230:1350-1354, 1985.

对聚合酶链反应的原创性的描述。

Southern EM: Detection of specific sequences among DNA fragments separated by gel electrophoresis, J Mol Biol 98:503-517, 1975.

对 DNA 片段的电泳分离,转移到滤膜和杂交识别的原创性的描述。

参考文献

Ashley EA, Butte AJ, Wheeler MT, et al: Clinical assessment incorporating a personal genome, *Lancet* 375:1525–1535, 2010.

Bugawan TL, Apple R, Erlich H: A method for typing polymorphism as the HLA-A locus using PCR amplification and immobilized oligonucleotide probes, *Tissue Antigens* 44:137–147, 1994.

Chen X, Sullivan PF: Single nucleotide polymorphism genotyping: Biochemistry, protocol, cost and throughput, *Pharmacogenomics J* 3:77–96, 2003.

Fica SM, Tuttle N, Novack T, et al: RNA catalyses nuclear pre-mRNA splicing, *Nature* 503:229–234, 2013.

Gravitt PE, Peyton CL, Apple RJ, et al: Genotyping of 27 human papillomavirus types by using L1 consensus PCR products by a single-hybridization, reverse line blot detection method, *J Clin Microbiol* 36:3020–3027, 1998.

Hanawalt PC: Transcription-coupled repair and human disease, *Science* 266:1957–1958, 1994.

Iorio MV, Croce CM: MicroRNAs in cancer: Small molecules with a huge impact, *J Clin Oncol* 27:5848–5856, 2009.

Kan YW: Development of DNA analyses for human diseases: Sickle cell anemia and thalassemia as paradigm, *JAMA* 267:1532–1536, 1992.

Liechti-Gallati S, Koenig M, Kunkel LM, et al: Molecular deletion patterns in Duchenne and Becker type muscular dystrophy, *Hum Genet* 81:343–348, 1989.

Luke S, Shepelsky M: FISH: Recent advances and diagnostic aspects, *Cell Vis* 5:49–53, 1998.

Moazed D: Small RNAs in transcriptional gene silencing and genome defence, *Nature* 457:413–420, 2009.

Modrich P: Mismatch repair, genetic stability, and cancer, *Science* 266:1959–1960, 1994.

Pingoud A, Jeltsch A: Structure and function of type II restriction endonucleases, *Nucleic Acids Res* 29:3705–3727, 2001.

Radman M, Wagner R: The high fidelity of DNA duplication, *Sci Am* 259:40–46, 1988.

Sancar A: Mechanisms of DNA excision repair, *Science* 266:1954–1956, 1994.

Sharp PA: RNA splicing and genes, *JAMA* 260:3035–3041, 1988.

Sutherland GR, Richards RI: Dynamic mutations, *Sci Am* 82:157–163, 1994.

Virshup DM: DNA replication, *Curr Opin Cell Biol* 2:453–460, 1990.

Voelkerding KV, Dames SA, Durtschi JD: Next-generation sequencing: From basic research to diagnostics, *Clin Chem* 55:641–658, 2009.

Weatherall DJ: Molecular pathology of single gene disorders, *J Clin Pathol* 40:959–970, 1987.

Weeda G, de Boer J, Donker I, et al: Molecular basis of DNA repair mechanisms and syndromes, *Rec Results Cancer Res* 154:147–155, 1998.

Yu Z, Chen J, Ford BN, et al: Human DNA repair systems: An overview, *Environ Mol Mutagen* 33:3–20, 1999.

聚合酶链反应和其他核酸扩增技术

第67章

Frederick S. Nolte, Julie Woolworth Hirschhorn, Charles E. Hill

要点

1. 核酸扩增技术为临床实验室影响患者管理创造了新的机会。

2. 虽然聚合酶链反应(polymerase chain reaction, PCR)是最成熟、应用最广泛的核酸扩增方法,但其他方法仍具有诊断价值。

3. 该技术的临床应用跨越了检验医学的传统学科。

4. 理解核酸扩增技术的基本原理、相对优势和局限性,对于所有参与临床病理实践的人来说都很重要。

5. Mullis(Saiki et al, 1988)等开发的 PCR 是生物技术的一个里程碑,预示着分子诊断的开始。尽管 PCR 是应用最广泛的核酸扩增方法,但其他方法也被不断开发,而且有一些具有独特的性质和优势。这些方法是基于靶分子、探针或信号放大。本章将对每个类别的例子进行讨论。这些技术在检验医学中具有无与伦比的分析灵敏度,为临床实验室提供了影响患者管理的新机会。

目的基因扩增方法

聚合酶链反应(polymerase chain reaction, PCR)、基于转录的扩增和链置换扩增都是靶基因的扩增方法。这些方法具有一定的共同基本特征。它们都是酶介导的过程,通过一种或多种酶合成靶核酸的拷贝。两条寡核苷酸引物通过与靶分子双链的特异性互补结合决定发挥对靶分子产物的决定性作用。PCR 可以在几个小时内产生数百万到数十亿个目标序列的拷贝,每一扩增循环后的产物都可以作为后续扩增的模板。因此,这些技术都对先前扩增产物的污染敏感,造成假阳性反应。不过,改进后的特殊实验室设计、操作和工作流程可将假阳性反应的可能性降至可接受的水平。

聚合酶链反应

PCR 是一种简单的体外化学反应,它允许合成几乎无限的目标核酸序列。脱氧核糖核酸(DNA)聚合酶在合适的条件下引导了 DNA 的复制。一般情况下,PCR 反应体系由模板 DNA、一对过量的寡核苷酸引物、热稳定的 DNA 聚合酶、等摩尔单位的脱氧核糖核苷酸三磷酸(dATP、dCTP、dGTP 和 dTTP)混合物、$MgCl_2$、KCl 和 Tris-HCl 缓冲液组成。引物位于被扩增序列的两侧,与靶基因的两条相反链互补结合,一般为 18~30 碱基长度。

PCR 的启动需通过加热反应混合体系以解离靶 DNA 双链(变性),然后降温使引物以序列特异性方式与靶 DNA 结合(退火)(图 67-1)。然后 DNA 聚合酶在引物 3' 末端引发其延伸(延伸)。引物延伸产物通过加热与靶 DNA 分离。每个延伸产物以及原始靶 DNA,都可以作为后续引物退火和延伸的模板。

一次 PCR 循环包括三个步骤:变性、退火和延伸。每次循环后 PCR 产物在理论上是倍增的。因此,在 n 个 PCR 循环后,靶序列可以被扩大 2^n 倍。PCR 反应的整个过程可在一个可编程的热循环仪中进行,热循环仪可精确控制 PCR 每一步骤过程中的温度、时间以及循环次数。理想情况下,经过 20 个 PCR 循环后,可实现百万倍的靶序列扩增,30 个循环后,可达十亿倍。现实中由于不能达到最有效的反应条件或 DNA 酶抑制剂的存在,扩增产量并非理想。在这种情况下,总扩增倍数最好由表达式 $(1+e)^n$ 描述,其中 e 是扩增效率($0<e<1$),n 是总循环次数。

逆转录聚合酶链反应

PCR 最初是一种侧重于 DNA 扩增的技术。而逆转录聚合酶链反应(reverse transcriptase polymerase chain reaction, RT-PCR)则被开发用于核糖核酸(RNA)为模板的扩增。逆转录 PCR 首先通过逆转录靶 RNA 产生互补 DNA(cDNA),然后通过 PCR 扩增 cDNA。如最初所述,RT-PCR 使用两种酶:热不稳定的逆转录酶(reverse transcriptase, RT),如禽成髓细胞瘤病毒逆转录酶(AMV-RT)和热稳定的 DNA 聚合酶。由于热不稳定酶的温度要求,cDNA 的合成必须在较低的温度下进行。较低的温度会造成引物的非特异性退火以及因 RNA 二级结构的形成而导致的低效扩增。这些问题在很大程度上被源于栖热菌属的热稳定性 DNA 聚合酶的发展所克服,在适宜的条件下,它可以作为逆转录酶(RT)和 DNA 聚合酶有效地发挥作用(Myers & Gelfand, 1991; Schönbrunner et al, 2006)。使用这些酶的 RT-PCR 比使用常规的热不稳定 RT 的先前方案更精确和有效。

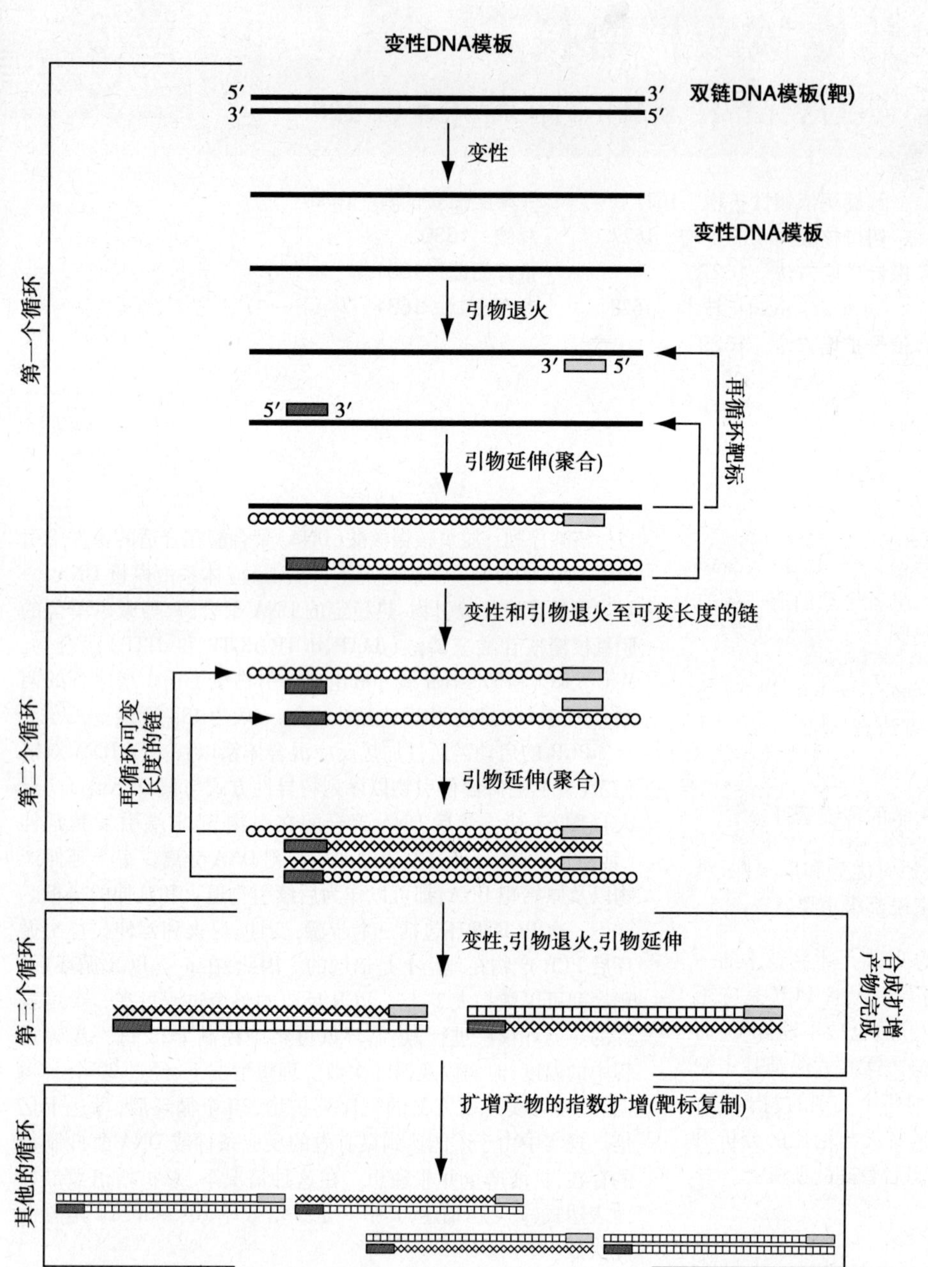

图 67-1 聚合酶链反应(Redrawn from Wolk D, Mitchell S, Patel R: Principles of molecular microbiology testing methods. Infect Dis Clin NAm 15:1157-1204, 2008)

使用这种单酶 RT-PCR 的市售试剂盒可用于检测临床标本中的各种靶 RNA。RNA 的二级或三级结构可能降低扩增效率,此时需要建立特殊的反应条件或采用替代靶点。

虽然单酶 RT-PCR 已经提高了对异常靶标的特异性和效率,但双酶系统的 RT-PCR 依然应用广泛。目前提高了特异性和效率的热不稳定 RT 和优化的逆转录酶混合物已经商业化。采用随机序列引物进行单独 RT 反应后,通过 PCR 可对多个靶序列进行 PCR 分析。如果仅提供信使 RNA 的 cDNA,RT 反应可以用 oligo-dT 引物进行。该方案同样允许从单个 RT 反应对多个目标进行 PCR。

巢式聚合酶链反应

巢式 PCR 的开发,使 PCR 的灵敏度和特异性都得到了提高(Haqqi et al, 1988)。它采用两套扩增引物和两轮 PCR。通常,第一轮 PCR 的 15~30 个循环使用一对引物。然后使用第二对引物对第一轮扩增产物进行第二轮扩增,该第二对引物与第一对引物扩增片段内部的序列进行退火。灵敏度的提高源于总循环数的增加,而特异性的提高则是因为第二对引物仅与第一轮产物中的序列退火,从而验证第一轮产物的特性。巢式 PCR 的主要缺点是在将第一轮产物转移到第二轮扩增的管中时可能造成污染率。通过在上层覆盖蜡或油物理分离第一轮和第二轮扩增混合物,或通过设计单管扩增方案可有效避免这种污染。实际应用中较少需要巢式 PCR 方案提供的高敏感性,而扩增产物通常采用杂交探针来确认。

多重聚合酶链反应

在多重PCR中，设计用于扩增不同靶标的两个或多个引物在同一反应混合液中(Chamberlain et al,1988)。使用这种技术，临床标本中的多个靶序列可以在单个管中扩增。多重反应中使用的引物必须仔细选择以具有相似的退火温度，并且必须彼此不互补，以避免引物二聚体和低效反应。多重PCR更复杂，并且通常比单引物PCR反应灵敏度低，但是它允许从单个标本一个反应中检测多个靶标。根据产物大小在表面或者微球上通过凝胶电泳分离，或通过实时PCR中对探针进行颜色标记。实时PCR通常限于2~6种颜色，然而将颜色与探针的解链温度组合可实现更多的特异性靶分子检测。下文将介绍近年来多重PCR反应的技术进展。

xMAP系统(Luminex Corp.,Austin,Tex.)是一种基于PCR分析的多重检测平台。xMAP系统采用其专有的不同荧光染料聚苯乙烯微球工艺。通过使用这些荧光染料的不同配比，创建由具有不同荧光编码的100个不同微球体组成的芯片。每一类微球表面的反应不同。为了核酸分析，寡核苷酸探针将通过碳二亚胺偶联共价结合到微球表面。由于每类微球可通过其荧光地址来区分，因此可以将不同类微球组合，允许在单个反应容器中同时检测多达100种不同的分析物。耦合了第三种荧光染料的报告分子能够量化在微球表面发生的生物分子相互作用。

在Luminex xMAP流式细胞仪中微球在快速流动的液体流中通过两个单独的激光器时，被单独测量。高速数字信号处理根据其荧光地址对每个微球进行分类，并量化其表面上的反应。每秒钟数以千计的微球被检测，从而使分析系统能够在几秒钟内分析和报告一个反应容器内多达500种不同的反应。

在Luminex平台上运行的多重检测通常包括三个主要步骤：通过PCR进行的核酸扩增，靶特异性扩增以及液相芯片解码(Merante et al,2007)。PCR扩增后，将扩增产物与靶标性特异的第二组标记引物混合。如果目标存在，标记的引物将通过称为靶特异性扩增的过程延伸。在此延伸过程中，标签被整合到延伸产物中。颜色编码的微球被添加并用以识别被标记的延伸产物。附着于每个不同颜色微球上的是与每个靶标的标签序列互补的寡核苷酸。然后将样品置于Luminex xMAP流式细胞仪中，样品中的微球由两种颜色的激光器读取。一个激光器识别微球的颜色，另一个激光器检测该微球上是否存在标记的延伸产物。FDA批准的囊性纤维化基因突变检测、HLA检测、呼吸道病毒和胃肠道病原体以及药物遗传学检测都源于Luminex该技术的使用。

另一个前景广阔的高阶多重PCR技术是由BioFire Diagnostics(Salt Lake City,Utah)开发的FilmArray。它是一个完全自动化、集成的、独立的袋状实验室系统(Poritz et al,2011)。小袋的薄膜部分有用于细胞裂解、核酸纯化、用于检测RNA靶标的逆转录，多重PCR的第一阶段PCR和多达120种的第二阶段巢式PCR阵列(图67-2)。从未处理的样本中提取和纯化核酸后，FilmArray进行分两个阶段执行的巢式多重PCR。在第一阶段PCR，FilmArray会进行一个单一的、大体积的、大规模的多重反应。然后将来自第一阶段PCR的产物稀释并与新鲜的无引物的反应混合物混合。将这种反应混合液等分分配到阵列的每个孔中。阵列的每个孔中都预先渗入了单对引物。在第二阶段，在阵列的每个孔中以单一方式进行小体积PCR。虽然该试验使用了巢式PCR，但整个试验在密封袋内进行，从而消除了携带污染的影响。使用扩增和熔解曲线数据，FilmArray软件会自动为每个目标生成一个结果。用于检测呼吸道、胃肠道和血液病原体的FilmArray panel已被FDA批准临床使用。此外，作为Biothreat panel的一部分，用于检测埃博拉病毒的FilmArray已被FDA在2014年埃博拉暴发期间提供紧急使用授权。

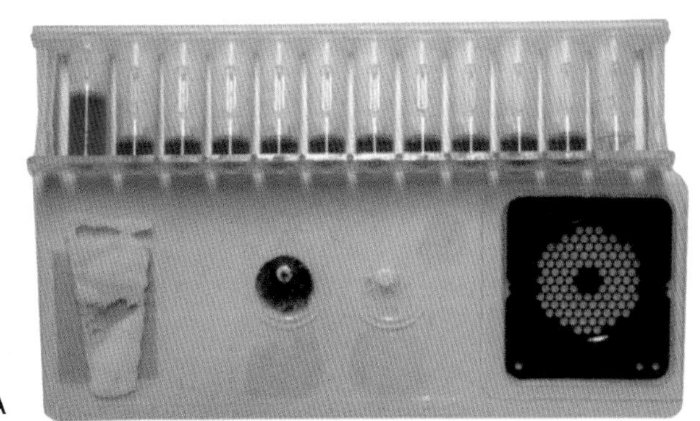

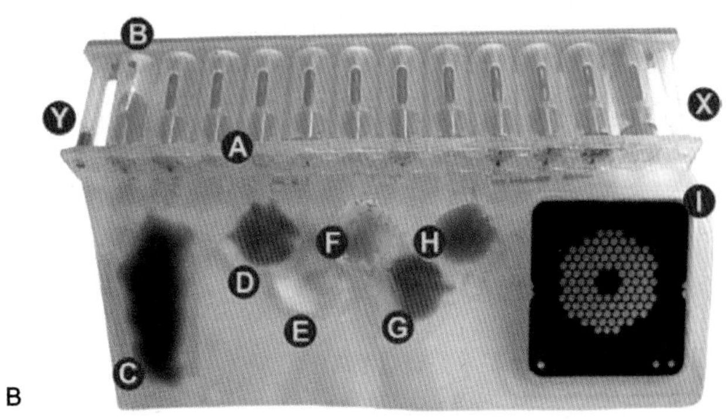

加样槽
细胞裂解
DNA/RNA纯化
第一阶段PCR
第二阶段PCR
C

图67-2 FilmArray口袋 A.袋内的右侧进样口被注入了模拟标本(蓝色)，左侧进样口被注入了水化液(红色)。B.袋里的水疱用不同的着色填充，水疱之间的通道是热密封的。C.小袋的示意图示出了水疱、通道和阵列孔迹。小袋的功能区域以红色突出显示。(Reproduced with permission from Poritz, MA, Blaschke AJ, Byinhton CL, et al: FilmArray, an automated nested multiplex PCR system for multi-pathogen detection: Development and application to respiratory tract infection. PLoS One 6: e2606047, 2011. doi: 10. 1371/journal. pone. 0026047)

GenMark Diagnostics(Carlsbad,Calif.)将多重 PCR 与二茂铁标记的靶特异性信号探针和镀金电极微阵列进行溶液杂交,每个电极都涂有针对靶标的不同捕获探针(Pierce & Hodinka,2012)。存在于样品中的目标 DNA 信号探针复合物与捕获探针杂交,使二茂铁标记物紧邻金电极。对每个电极施加电流,并且通过伏安法电化学检测来分析捕获的 DNA 靶标,具有 3nA 或更大的信号的特定分析物被认为是阳性的。

终点定量聚合酶链反应

扩增产物数量与模板数量之间应存在线性关系。然而,由于 PCR 产物的最终量源于模板初始量的指数扩增,因此扩增效率的微小差异可能会导致最终产物产量的非常大和不可预测的差异(Clementi et al,1993)。管间的差异可能取决于样品制备和核酸纯化程序,抑制剂的存在和热循环仪性能。由于这些原因,在反应结束时积累产物的简单量化和外部标准曲线的使用不能为样品中最初存在的模板量提供可靠的定量。

针对临床标本中 DNA 和 RNA 靶分子的几种基于 PCR 策略的准确定量方法已被开发,临床应用中,竞争性 PCR(competitivePCR,cPCR)方法已被证明是可靠和稳定的(Gilliland et al,1990;Piatak et al,1993)。cPCR 是在同一管中共同扩增具有相同或相似长度,并具有相同引物结合序列的两个不同模板。由于两个模板用同一对引物扩增,因此确保了相同的热力学和扩增效率。该方法必须知道其中一个模板的数量,并且在扩增后,来自两个模板的产物必须是可区分的。

在临床实验室中用于产物检测的终点 PCR 迅速被均相反应动力学(实时)方法替代(Barbeau et al,2004)(见下一节)。这些方法提供了对初始模板浓度的更精确的测量,因为分析是在产物积累的早期对数期进行的,因此,由于样本与样本扩增效率的差异而导致的误差较小。

实时(均相,动态)聚合酶链反应

实时 PCR 描述了目标扩增和检测步骤同时在同一管中(均相)进行的方法。这些方法需要具有精密光学部件的特殊热循环仪,以监测样品孔的荧光。支持热循环仪的计算机软件在每个循环下的整个 PCR 期间监测数据(动态),并为每个反应生成一个扩增曲线。典型的扩增曲线如图 67-3 所示。扩增曲线显示了每个循环数下来自报告器的归一化荧光信号(Rn)。在最初的数个循环里,荧光量几乎没有变化,这是反应的基线。PCR 累积产物的检测信号随着循环数增加而增强。可以将固定的荧光阈值设置在基线以上以调用阳性样本。荧光到达阈值时所经历的 PCR 循环数被定义为循环阈值(C_T)。起始目标浓度的对数与 C_T 值之间存在反比线性关系。另外,循环数对应着荧光最大速率变化,即二阶导数最大值与起始目标浓度有类似的关系。

使用结合双链 DNA(dsDNA)的荧光染料嵌入 PCR 产物是 PCR 产物检测的最简单形式。SYBR Green I 就是在这个应用中使用的一种染料(Morrison et al,1998)。在游离状态下,荧光相对较低,但一旦与 dsDNA 结合后,荧光大大增强。DNA 结合染料将黏附到任何 dsDNA 上,因此同样能很好地结合特异性和非特异性 PCR 产物。通过熔解曲线分析可以明确检测的特异性。

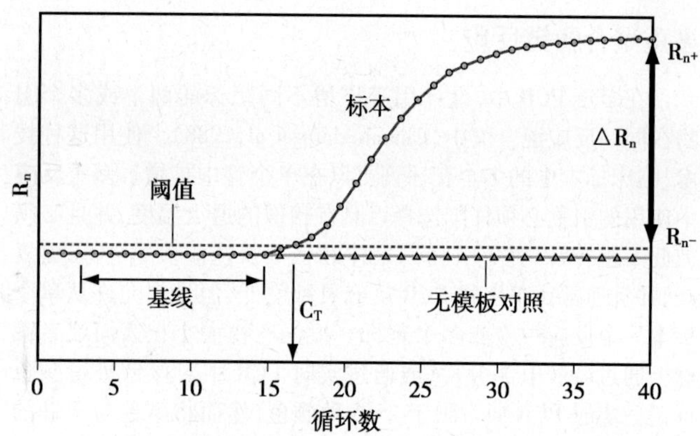

图 67-3 实时 PCR 扩增曲线(Courtesy Applied Biosystem)

熔解曲线分析是一种通过缓慢升高温度来解离 dsDNA 以评估扩增序列或互补性的方法。熔解曲线分析过程中两种核酸之间氢键断裂的难易取决于扩增产物的长度、GC 含量,以及其互补性。熔解曲线分析可以用染料染色和荧光标记的探针进行测量,它们在 PCR 反应过程中不会被降解。嵌入式染料,如 SYBR green,插入 dsDNA 的小沟,dsDNA 解离导致荧光减少。通过在熔解曲线反应中缓慢升高温度,扩增产物序列的特征可以从解离温度推断出,此时主要表现为荧光信号的陡然降低。基于构成扩增产物的核酸碱基,扩增产物的熔解温度是可预测的,因此扩增产物或探针的解离曲线和温度是可靠和可重复的。扩增产物序列中的突变将导致不同的熔解温度。通过绘制荧光的一阶导数为 y 轴和温度为 x 轴对数据进行变换和分析。特异性扩增产物在其可预测的熔解温度(Tm)下将具有特征的熔解峰,而引物二聚体和其他非特异性产物应具有不同的 Tm 或产生较宽的峰(Ririe et al,1997)。

在反应混合液中加入杂交探针也可以提高实时 PCR 的特异性。这些探针用荧光染料或荧光和淬灭染料的组合标记。在 5′核酸酶(TaqMan)PCR 试验中,Taq DNA 聚合酶的 5′至 3′核酸外切酶活性用于在 PCR 引物延伸期间切割不扩增的杂交探针(Holland et al,1991)。该方法使用双标记的荧光杂交探针。一种荧光染料用作报告基团,其发射光被第二荧光(淬灭基团)染料淬灭掉。杂交探针被核酸酶降解从而释放了报告染料,使其荧光发射峰强度增强(图 67-4)。荧光信号的增强表明特定 PCR 产物的生成,荧光强度与产物量有关(Heid et al,1996)。由于只有当引物和探针结合到相同的模板链时才产生信号,因此该策略增强了特异性。

荧光共振能量转移(Fluorescence resonance energy transfer,FRET)探针也可用于检测 PCR 产物(Lay & Wittwer,1997)。该方法需要两个特别设计的序列特异性寡核苷酸探针。这些杂交探针在产物分子上彼此相互杂交。如图 67-5 所示,一个探针的 3′末端用供体染料标记,另一个探针的 5′末端用受体染料标记。供体染料被外部光源激发后不是发射光,而是通过称为 FRET 的过程将其能量转移到受体染料。激发的受体染料发射比未结合的供体染料更长波长的光,受体染料发光的强度与 PCR 产物的量成正比。

PCR 产物的实时检测和定量也可使用分子信标完成(Tyagi et al,1998)。分子信标是内部具有淬灭的荧光基团的发夹型寡核苷酸探针,当其与靶核酸结合时其荧光被恢复(图

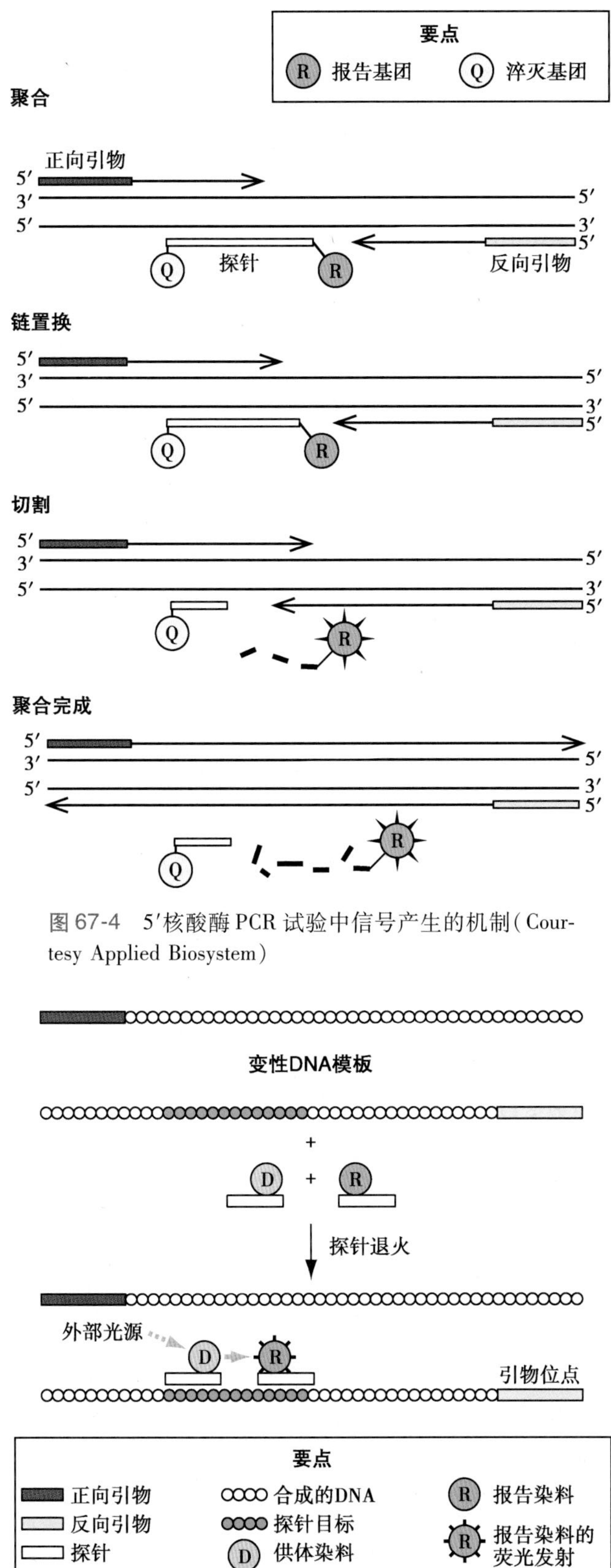

图 67-4 5′核酸酶 PCR 试验中信号产生的机制(Courtesy Applied Biosystem)

图 67-5 荧光共振能量转移探针(Redrawn from Wolk D, Mitchell S, Patel R: Principles of molecular microbiology testing methods. Infect Dis Clin NAm 15:1157-1204, 2008)

67-6)。它们被设计成使得探针分子的环部分与靶序列互补。茎是由在探针端部的互补臂序列的退火而形成的。荧光染料附着在一个臂的一端,淬灭分子附着在另一个臂的末端。茎保持荧光基团和淬灭基团紧密接近,因此没有发射光。当探针遇到目标分子时,它形成了比茎更长且更稳定的杂交体,并发生构象变化,这种变化迫使茎分开,并使得荧光基团和淬灭基团彼此远离,荧光得以恢复。

在实时 PCR 应用中,茎环结构并非是水解探针原理的必须。暗淬灭剂探针在 5′末端含有一个荧光基团,在 3′末端含有一个非荧光淬灭剂分子(Afonina et al,2002)。当探针处于随机卷曲构型时,荧光被淬灭,当探针退火到目标序列时,将发出荧光。因为暗淬灭剂不是荧光的,因此不会产生背景信号。该法具有提高检测系统的信噪比进而增强灵敏度的优点。这些探针还结合了称为小沟结合剂的杂交稳定化合物。它是一个小的月牙形分子,以共价键连接到探针的 3′端,跨越约为 3~4 核苷酸,并且紧密地结合到 DNA 的小沟中,与模板之间形成氢键。小沟结合剂允许使用较短的探针并且能够提高其 Tm 值,从而提高了检测反应的特异性(Kutyavin et al,2000)。

Scorpion(蝎形)探针是将 PCR 引物与分子信标结合在一起(Thelwell et al,2000)。环结构与扩增产物的下游部分的分子内杂交使报告染料和淬灭染料分离。由于 Scorpion 探针中引物和探针位于同一分子上,其杂交动力学通常比分子信标的杂交动力学更快。部分双链(ds)线性探针由用荧光探针标记的杂交探针和较短的互补淬灭剂组成。双链探针链长度的不对称与增加错配耐受性的能力相关,并且杂交探针和淬灭剂链的长度影响错配耐受效率(Luk et al,2007)。与其他探针类型(例如分子信标或 TaqMan 探针)相比,这种双链探针设计可用于评估遗传多态性靶标,其中核苷酸错配可导致探针杂交效率降低。可以设计这些探针以耐受或区分多态性靶标,如 HIV-1 和 HCV。扩增产物不存在的情况下,双链探针将仍处于双链结构,使荧光基团紧邻淬灭剂,防止荧光信号产生。但当靶存在时,探针将与扩增产物杂交,置换互补淬灭剂从而导致荧光信号的发射。由于杂交探针在扩增过程中不会被破坏,因而可以进行后续的熔解曲线分析。

另一种方法检测、鉴定和定量实时 PCR 扩增产物使用了由 isoG 和 isoC 构建的非标准 DNA 碱基对(Sherrill et al,2004)。这些合成碱基可以彼此相互配对但不与天然碱基鸟嘌呤和胞嘧啶配对,并且它们可以共价偶联到各种各样的报告基团。在 MultiCode-RTx 试验(Luminex)中,使用在 5′端具有荧光标记的单个 isoC 核苷酸的正向引物和未标记的标准碱基反向引物扩增靶基因。扩增在偶联了荧光淬灭分子的 isoG 存在的情况下进行。通过 DNA 聚合酶的位点特异性引入 isoG 分子,而使淬灭剂置于荧光基团附近,从而导致随着每个 PCR 循环荧光降低。可以检测到荧光变化的循环数取决于反应中目标分子的初始数目。荧光的降低很容易被许多标准实时荧光定量 PCR 仪监测到。随后还可进行扩增产物熔解曲线分析以确认扩增产物并检测序列变异体。

由于不存在 PCR 的后续处理步骤,实时 PCR 方法减少了核酸测定所需的时间。此外,由于扩增和检测在同一封闭管中进行,因此这些方法消除了扩增后操作可能导致的扩增产物实验室污染问题。此外,实时 PCR 方法也能很好地应用于定量,

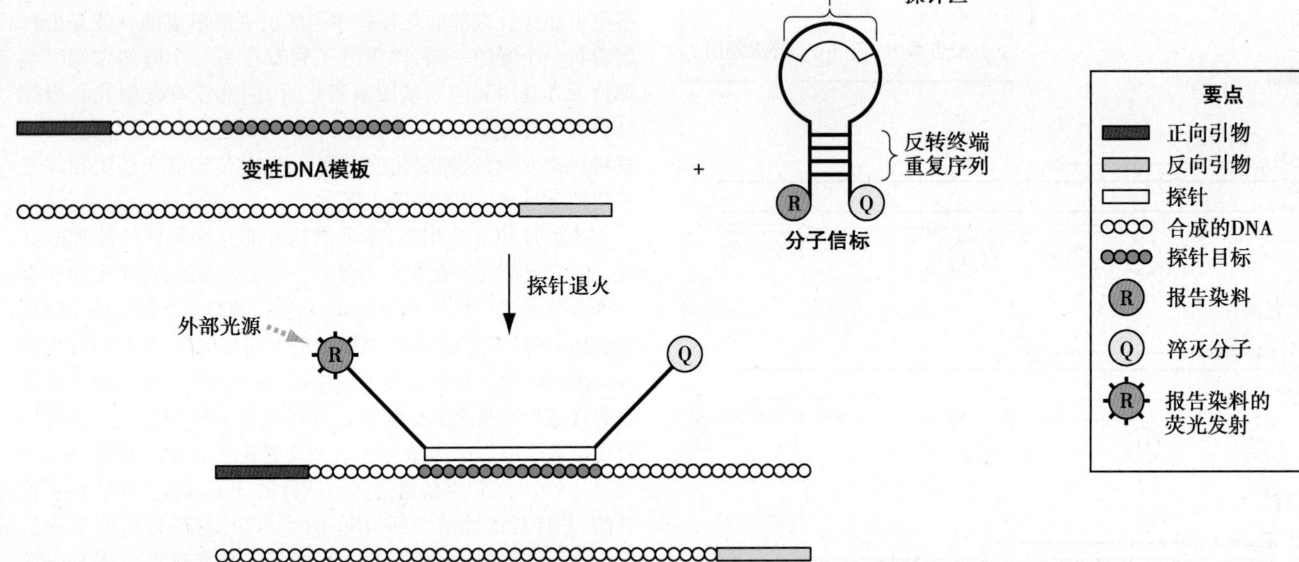

图 67-6 分子信标探针(Redrawn from Wolk D, Mitchell S, Patel R: Principles of molecular microbiology testing methods. Infect Dis Clin NAm 15:1157-1204,2008)

因为在产物积累的对数阶段进行分析,所以样品间的扩增效率差异而导致误差的可能较小。

反应指数期 DNA 的相对浓度是由对数尺度上的荧光与反应循环数相结合确定的(因此对数增加期是呈直线的)。确定了在背景荧光及阈值,以及 C_T 值后,由于所有的引物组工作效率都不一样,所以必须首先计算反应效率。反应效率是 PCR 产物生成的速率。完全倍增的 PCR 反应具有 2 的效率,因为 DNA 的数量理论上在指数期内每个扩增循环后加倍,据此可计算出 DNA 的相对量(如一个样本其 C_T 值比其他样本的早三个循环,那么它较其他样本有 $2^3=8$ 倍的模板)。确定反应效率的方程式是 $E=10^{(-1/斜率)}$。计算效率的一种方法是使用稀释系列的标准曲线的斜率。这可以通过绘制 C_T 值与连续稀释度的 log10 值进行线性回归得到斜率。该稀释系列应至少包含 5 个记录,并设置重复实验。PCR 扩增效率的第二种计算方法可以通过在对数尺度上绘制荧光,并在指数阶段进行线性回归以获得斜率。在测量精度方面,两种测定效率的方法已被证明是可比较的,尽管发现第二种方法比第一种方法更强大,需要更少的 PCR 反应(Karlen et al,2007)。如果反应效率为 1.96,并且我们使用之前的 C_T 值早 3 个循环的例子,则起始模板将高出 $1.96^3=7.53$ 倍。

通过将结果与已知量的 RNA 或 DNA 的连续稀释(例如未稀释,1:4,1:16,1:64)的实时 PCR 产生的标准曲线进行比较来确定 RNA 或 DNA 的量。如前所述,为了准确量化基因表达,将来自目标基因的 RNA 的测量量除以相同样品中测量的管家基因的 RNA 量,以标准化样本间 RNA 在量和质方面的可能变化。只要标准化中使用的参照(管家)基因的表达在所有样品中非常相似,这种归一化允许在不同样品之间精确比较目的基因的表达。因此,选择一个符合这一标准的参照基因非常重要,而且往往是具有挑战性的,因为只有极少数的基因在不同的条件或组织中表现出相同的表达水平。

实时 PCR 可用两种策略量化核酸:相对定量和绝对定量(VanGuilder et al,2008)。相对定量测量目标量的倍差(2×,3×等)。对于基因表达分析,可以通过 $2^{-\Delta\Delta CT}$ 方法测定相对浓度,其中对于每个样品,计算目的基因和内源对照基因的 CT 值的差异(ΔCT)。接下来,从处理条件下的 ΔCT 中减去控制条件下的 ΔCT 得到 ΔΔCT。该减法的负值,-ΔΔCT,在公式中用作 2 的指数,并且表示校正循环次数与阈值之间的差。该值通常被称为相对数量值。

通过与已知标准比较,绝对定量给出了存在的靶分子的确切数目。标准品的质量对于准确的量化是很重要的。

快速循环聚合酶链反应

虽然实时 PCR 方法已经显著节省了检测时间,然而各种 PCR 方法仍然注重时间的节省。快速循环 PCR 与任何标准形式的 PCR 化学方法上都没有区别(Wittwer & Garling,1991)。PCR 中使用的聚合酶能够每秒渗入 35~100 个核苷酸。在进行 PCR 时消耗的大部分时间在于进行有效退火和延伸过程中溶液温度的平衡,以及进行温度改变调节。通过使用薄壁管或毛细管将反应溶液压制成薄柱或流体片来减少溶液的热分布,可以提高热传递速率以及平衡速率,使得热循环时间可以显著降低。在高度优化的系统中,可以接近聚合酶理想的持续速率,使得可以使用标准或实时 PCR 化学成分在 30 分钟内进行 40 个循环的 PCR。事实上,通过将薄层反应毛细管中的引物和聚合酶浓度提高到典型浓度的十到二十倍,温度循环为 0.4~2.0 秒,高效、特异和高产量的 PCR 是可能在 15~60 秒内的(Farrar et al,2015)。这种所谓的"极端 PCR"强调了如果可以设计合适的仪器,PCR 技术未来在床边检验应用的前景将相当可观。

数字聚合酶链反应

基于 PCR 指数方式扩增核酸,通过扩增的循环数以及扩增产物量可以估算靶分子核酸的起始量。然而,许多因素可能使这个计算复杂化，例如标准曲线的质量和来源材料，信号阈值的选择和实验室间变异。这些因素往往会产生不确定性和不准确性，特别是当起始浓度较低时。数字PCR尝试通过将常规PCR的指数数据转换为数字信号以指示是否发生扩增的方法来克服这些困难(Vogelstein & Kinzler,1999)。

数字PCR是通过将核酸模板均分成不同的反应单元，混合反应液中至多包含1个DNA分子的反应，从而准确地计算出阴性和阳性反应的数量。PCR扩增后，含有PCR产物的各个反应单元的计数是对样品中核酸绝对量的直接测定。单个核酸分子的捕获或分离可以在毛细管、微乳液、微缩室的阵列或与核酸结合的表面上进行。数字PCR具有许多应用，包括检测和绝对定量低水平病原体或病毒载量、罕见基因变异、单细胞或循环核酸中的基因表达，以及用于克隆扩增测序混合核酸样品中的核酸。使用数字PCR的靶扩增可以作为"下一代"测序方法的一部分。微流控或微滴技术可与数字PCR结合使用，以自动化和改善高通量和(或)低体积反应水平(Taly et al,2012)。

基于转录的扩增

基于转录的扩增包括转录介导扩增(transcription-mediated amplification,TMA)和核酸序列扩增(nucleic acid sequence-based amplification,NASBA)。TMA和NASBA都是等温核酸扩增技术，尽管在实践中略有不同，但在概念上是相同的，经常合在一起描述(Kwoh et al,1989;Compton,1991)。TMA和NASBA的知识产权分别属于Hologic/Gen-Probe,San Diego和bioMérieux,Durham,N.C.。这些技术基本上体现了逆转录病毒的体外复制，将RNA转化为DNA，然后将DNA作为多拷贝RNA转录的模板。

该过程始于RNA靶，其在大多数情况下作为单链实体存在，去除了在扩增之前对模板的热变性的需求(图67-7)。序列

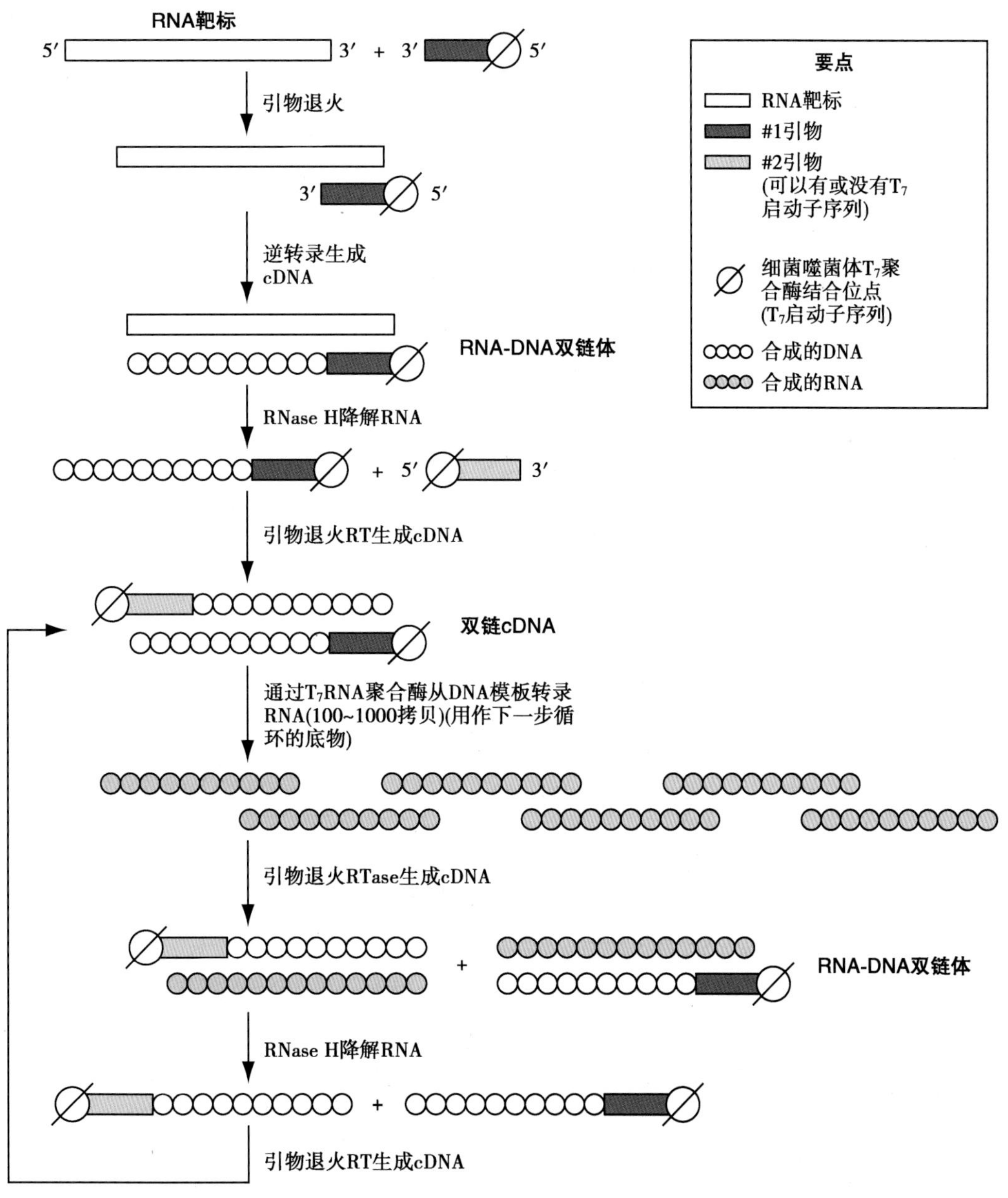

图67-7 基于转录的扩增(Redrawn from Wolk D,Mitchell S,Patel R:Principles of molecular microbiology testing methods. Infect Dis Clin NAm 15:1157-1204,2008)

特异性的 DNA 引物与 RNA 靶标结合，然后引物在逆转录酶的作用下延伸，产生 DNA-RNA 异源双链体。序列特异性引物的 5′末端含有 T7 噬菌体聚合酶的启动子。引物 5′末端 T7 启动子的存在导致在其 5′末端合成含有 T7 启动子的与起始 RNA 靶标互补的 DNA 链。在 TMA 中，当合成互补 DNA 时，逆转录酶本身会降解初始 RNA 模板。在 NASBA 中，一种单独的酶，RNAse H 降解了初始 RNA 模板。RNAse H 选择性切割 DNA-RNA 异源双链体中的 RNA，而不是单独的 RNA。在这两种情况下，所得到的具有 T7 启动子序列的单链互补 DNA 均在其 3′端与第二引物结合。DNA 聚合酶从该第二引物延伸，从而合成含有完整 T7 启动子的 dsDNA 分子。该 DNA 分子此时可作为 T7 聚合酶的模板，T7 聚合酶是特异性识别 T7 启动子并合成 RNA 多重拷贝的噬菌体酶。这些新合成的 RNA 分子均与初始靶反义，可与第二引物杂交。逆转录酶、第二引物、RNAse H 和 DNA 聚合酶之后使用该反义 RNA 分子作为模板合成新的 dsDNA 模板，进而制备更多的 RNA 模板。使用这些方法可以在 2 小时或更短时间内完成 10^9 倍的靶 RNA 扩增。

较之其他 RNA 扩增技术，TMA 和 NASBA 具有几个明显的优势。重要的一点在于不需要初始的变性来进行扩增。因 dsDNA 序列不变性，从而在反应中不能与引物结合。当使用诸如 PCR 的技术来测定逆转录病毒或不含内含子的真核基因的 RNA 转录物时，DNA 污染可能特别成问题。NASBA 和 TMA 消除了由于 DNA 污染问题而导致的 RNA 假性升高。第二个优点是，该技术使用等温过程，因为整个过程发生在单个温度，从而避免了对复杂热循环器的需求。将该技术与可以直接加入扩增混合物的分子信标或其他序列特异性探针结合，形成封闭管系统，有助于预防实验室扩增产物的交叉污染。

NASBA 和 TMA 已成功应用于各种临床定性和定量应用，主要用于感染性疾病。Hologic/Gen-Probe 具有 FDA 批准的基于 TMA 用于检测淋病奈瑟球菌、沙眼衣原体、阴道毛滴虫和人乳头状瘤病毒（HPV）的测试试剂。他们还进行对 HIV-1 和 HCV 病毒载量测试的开发。BioMerieux 具有基于 NASBA 的 FDA 批准的 HIV-1 定量测试试剂。

TMA 和 NASBA 是等温 RNA 扩增技术，具有广泛的适用性和优于其他扩增方法的几个独特优势。将这些技术与荧光探针相结合，可实现一步式、封闭式、无需热循环的实时扩增。

链置换扩增

链置换扩增（strand-displacement amplification，SDA）是一种等温模板扩增技术，可用于检测特定序列的微量 DNA 或

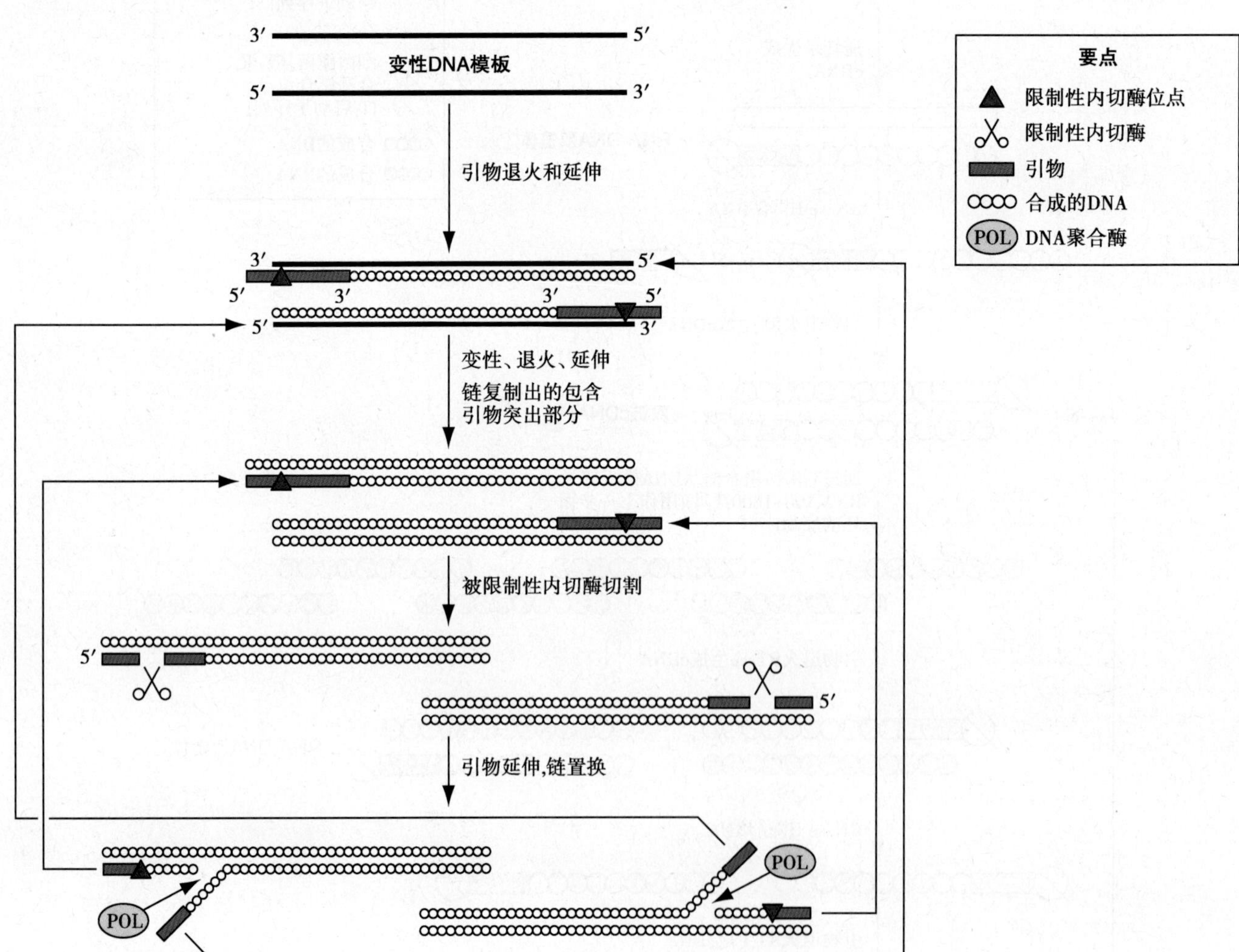

图 67-8 链置换扩增（Redrawn from Wolk D，Mitchell S，Patel R：Principles of molecular microbiology testing methods. Infect Dis Clin NAm 15：1157-1204，2008）

RNA。SDA首次被描述为概念性的直接的扩增过程，具有一些技术缺陷(Walker et al,1992a;1992b)。然而，自初始描述以来，它已经发展成为一种非常通用的工具，在技术上很简单，但在概念上很复杂。在其当前的循环中，SDA发生在两个不连续的阶段：目标生成和指数目标扩增(Little et al,1999)。目标扩增阶段如图67-8所示。在目标生成阶段，dsDNA靶变性并与两个不同的引物对杂交，称为缓冲器和扩增引物。扩增引物包含位于靶结合序列5′末端的BsoB1的单链限制性内切核酸酶序列。缓冲器引物较短，与靶DNA待扩增区域上游退火。在BsoB1、不含核酸外切酶的DNA聚合酶和由dUTP，dATP，dGTP和硫醇化dCTP(Cs)组成的dNTP混合物存在下，同时生成缓冲器和扩增引物的延伸产物。该方法将扩增引物产物置换为可用于与反义链缓冲器和扩增引物的反义链产物杂交。

反义链引物的同时延伸产生了与第一扩增引物延伸形成的渗入了Cs的BsoB1切割位点的产物互补的链。该产物进入反应的指数目标扩增阶段。BsoB1酶识别双链位点，但是由于一条链含有Cs，所以它只是产生切口，而不是被酶切断。然后DNA聚合酶结合到切口并开始合成新的链，同时置换下游链。该步骤重新构建了具有半自由限制性内切核酸酶识别序列的双链物种，并重复循环切口和置换过程。置换的链能够与反义链引物结合，从而产生靶序列的指数扩增。

这些单链产物还可以与检测探针结合进行实时检测。检测探针是具有荧光素和罗丹明标记的单链DNA(ssDNA)分子。标签之间的区域包括一个茎环结构。该环包含BsoB1酶的识别位点。靶特异性序列位于罗丹明标签的3′端。不存在特异性靶标时，茎环结构使荧光素和罗丹明标签紧密接近。净效应是在激发后检测到荧光素的微小发射。在SDA之后，探针被转化为双链，并被BsoB1切割。裂口导致荧光素和罗丹明标签的物理分离，这导致荧光信号的增强。

SDA的主要优点在于它是一个等温过程，与PCR不同，可以在初始目标变性后在单一温度下进行。这就消除了对昂贵的热循环仪的需求。此外，样品可以在单管中进行SDA，扩增时间为30分钟至2小时。SDA的主要缺点在于，与PCR不同，相对较低的温度进行SDA(52.5℃)会导致引物与复杂混合物如基因组DNA中发现的序列非特异性杂交。因此，当目标与背景DNA相比处于较低丰度时，非特异性扩增产物可以淹没系统，降低该技术的灵敏度。然而，使用有机溶剂来提高低温下的严密性以及最近引入更多能够进行链置换的热稳定性聚合酶已经缓解了这个问题。BD Diagnostics(Franklin Lakes, N.J.)Viper™系统上具有使用SDA检测方法用于检测淋病奈瑟球菌、沙眼衣原体、1型和2型单纯疱疹病毒和阴道弧菌的FDA批准的测试。

环介导扩增

环介导扩增(loop-mediated amplification, LAMP)是一种依赖于Bst DNA聚合酶和一组四至六种引物的自循环链置换DNA合成的等温方法(Notomi et al,2000)。两种内部和两种外部引物定义靶序列，并且添加另外一组环引物以增加反应的灵敏度。LAMP反应的最终产物是DNA分子，它有一个类似于花椰菜状结构的多环，由重复的靶序列组成。可以通过监测在DNA扩增期间由于焦磷酸镁沉淀物的产生而引起的反应管中的浊度变化来实时分析产物。扩增产物也可以在电泳后用溴化乙锭或SYBR Green染色而在琼脂糖凝胶中显影。

因为LAMP是一个等温过程，阳性反应可以通过简单的浊度测量或直接用肉眼观察到，因此不需要昂贵的设备。这些属性使它成为一种有吸引力的资源匮乏地区和野外使用的技术。然而，LAMP的引物设计比PCR的更复杂，其设计需要专门的培训和软件。Meridian Bioscience, Inc.(Cincinnati, Ohio)已经向日本的荣研化学公司获得了LAMP技术的授权，用于在美国发展包括艰难梭菌芽孢杆菌、A组和B组β溶血性链球菌、肺炎支原体和百日咳博德特菌的诊断。

解旋酶依赖性扩增

解旋酶依赖性扩增(helicase-dependent amplification, HDA)是由BioHelix(Beverly, Mass.)开发的等温过程，其使用解旋酶来分离dsDNA并生成用于与引物杂交的单链模板并随后通过DNA聚合酶扩增(Vincent et al,2004)。随着解旋酶酶促解旋dsDNA，PCR所需的初始热变性和随后的热循环步骤都可以省略。在HDA中，dsDNA链被DNA解旋酶和ssDNA包被的ssDNA结合蛋白所分离。两条序列特异性引物与靶序列的每个边界杂交，DNA聚合酶催化退火至靶序列的引物的延伸以生成dsDNA。这两个新合成的产物在下一轮扩增中被解旋酶用作底物。因此，链式反应同时进行，所选靶序列指数扩增。

HDA与多种检测技术相兼容，包括定性和定量荧光技术以及实时荧光定量PCR仪(Tong et al,2008)。此外，HDA已经显示了在野外或在床边检测中使用简单便携式DNA诊断设备的潜力。Quidel(San Diego, Calif.)具有基于HDA的FDA批准的用于检测1型和2型HSV、艰难梭菌芽孢杆菌、A组和B组β溶血性链球菌的测试。

切口核酸内切酶扩增

切口核酸内切酶扩增是一个等温过程，其通过切口酶切割双链DNA模板开始(Nie et al,2014)，然后DNA聚合酶在切口位点结合并解开模板。包含切口酶识别位点的T2引物松散地结合模板，并通过聚合酶延伸。第二个T2引物结合相同的靶并延伸，进而置换第一个T2。T1引物的模板特异性区域与释放的链上的其互补序列结合并延伸至5′末端，生成双链NEAR扩增双链体。引物内的缺口位点允许重复进行产物的快速扩增过程。

Alere(Waltham, Mass.)具有基于NEAR的FDA批准的直接检测呼吸道标本中甲型和乙型流感病毒的测试，用于非实验室人员的床边检测。因此，作为第一个免于CLIA的核酸扩增测试，它代表了分子诊断中的一个里程碑。

探针扩增方法

探针扩增方法不同于靶扩增，因为扩增产物含有仅存在于初始探针中的序列。Cleavase/invader 技术是目前作为重要诊断应用的探针扩增方法的一个例子是检测宫颈样本中的人乳头状瘤病毒(HPV)高危基因型(Ginomlhio et al,2008)。

Cleavase/invader 技术

Cleavase/invader 技术是一种探针扩增方法,其依赖于瓣状内切核酸酶-1 家族 DNA 聚合酶的成员对特定的 DNA 结构的特异性识别和切割(Lyamichev et al,1999)。这些聚合酶切割支链碱基配对双链体的 5′单链瓣,称为 cleavase 酶。这种酶活性可能在消除体内 DNA 复制和修复期间出现的复杂核酸结构中发挥重要作用。因为这些结构可能发生在复制基因组中的任何地方,酶会识别底物的分子结构,而不考虑构成 DNA 复合物的核酸序列(Lieber,1996)。这种酶活性已被证明是 DNA 分析非常有用的工具,也是 Cleavase/invader 技术的基础。

在 cleavase/invade 试验中,设计了两种以重叠的方式与目标序列杂交的引物(图 67-9)。在适当的退火条件下,信号和侵入探针结合靶序列,使得侵入探针与信号探针的上游,侵入探针的 3′端和信号探针的 5′端之间的重叠区域进行杂交。在适当的条件下,引物的结合位点的重叠导致引物之间的置换平衡。Cleavase 只能切割 5′瓣,因此信号探针的 5′端被释放。靶序列作为支架,其上可以形成适当的 DNA 结构。因为用作 cleavase 底物的 DNA 结构仅在靶序列存在下才出现,所以裂解产物的生成表明靶的存在。切割的产物通过与 FRET 探针结合并作为其侵入探针而被检测。FRET 探针的 5′末端被 cleavase 切割,以与释放信号探针 5′末端相同的方式释放报告分子。

使用热稳定的 cleavase 酶可以使反应在足够高的温度下运行,使得存在引物交换平衡。这允许从单个靶分子形成多个裂解酶产物。因此,invader 试验可以在等温条件下运行,消除了对热循环仪的需求。该技术已被用于检测、定量和鉴定各种微生物和人类核酸靶标(Rosetti et al,1997;Ryan et al,1999;Wong et al,2008)。

Cleavase/invader 技术具有优于其他扩增策略的几个固有优点。因为侵入探针中的重叠仅需要一个碱基对,所以该技术可以很容易地适应于通过设计重叠区域包含待检测的突变来检测感兴趣的点突变。此外,与目标序列本身扩增的靶扩增技术不同,invader 试验不增加靶序列的量。因此,invader 试验不太容易由于扩增产物交叉污染而出现假阳性结果。

除了 invader 试验之外,cleavase 还可以用于生成片段长度多态性(以类似于限制性片段长度多态性的方式)。通过熔解基因组 DNA 并快速冷却,在 DNA 中将形成高度可再生的发夹环二级结构,其可以作为 cleavase 的底物。DNA 的消化形成了一种独特的模式,已经成功应用于筛选干扰素-α 抗性丙型肝炎

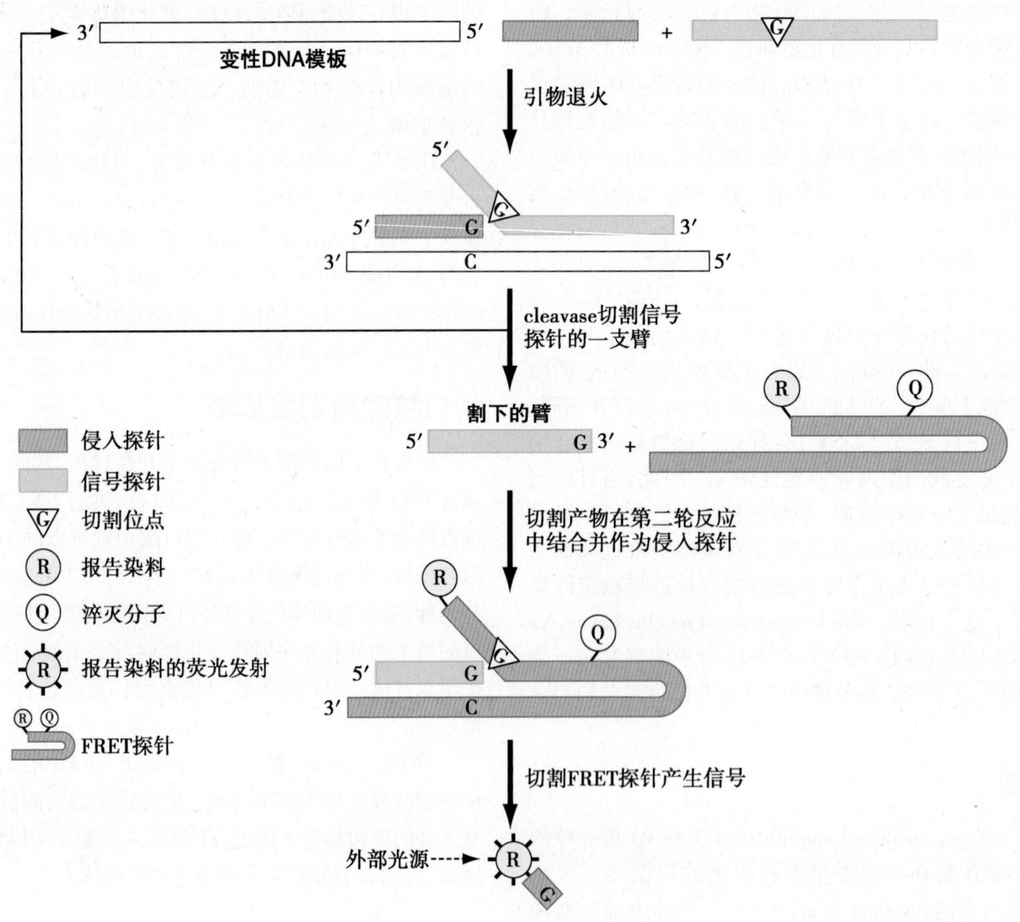

图 67-9　使用瓣状内切核酸酶-1DNA 聚合酶侵入切割和检测寡核苷酸探针。FRET,荧光共振能量转移(Redrawn from Wolk D,Mitchell S,Patel R:Principles of molecular microbiology testing methods. Infect Dis Clin NAm 15:1157-1204,2008)

(Sreevatsan et al,1998)和检测人类基因特异性突变(Rosetti et al,1997)。因为发夹环比大多数限制酶识别位点具有更大的多样性,因此它提供了一种多用途的碎裂模式分析方法。

结构特异性核酸内切酶可用于检测点突变试验中的特定序列的核酸靶标,并应用于生成能够区分复杂基因型的不同碎裂模式。这些酶是核酸分析的强大工具。Hologic/Gen-Probe具有基于cleavase/invader技术的FDA批准的HPV检测和与血栓形成相关的各种突变(因子Ⅱ,因子Ⅴ,MTHFR 677和MTHFR 1298)的检测试剂。

信号扩增方法

在信号扩增方法中,探针或靶分子的浓度不增加。增加的分析灵敏度来自于增加附着于靶核酸的标记分子的浓度。多重酶、多重探针、多层探针以及降低背景噪声已被用于增强目标检测(Kricka,1999)。目标扩增系统通常具有比信号扩增方法更大的分析灵敏度,但是随着技术发展,特别是在分支DNA(bDNA)试验中,已经将检测限降低到可能与某些应用中的靶扩增试验相匹的水平(Kern et al,1996)。

信号扩增试验具有优于靶扩增试验的几个优点。在信号扩增系统中,目标分子的数量没有改变,因此,信号与临床样本中存在的靶序列的量成正比。这减少了由于交叉污染而导致假阳性的担忧,并简化了定量分析。由于信号扩增系统不依赖酶扩增靶序列,因此它们不受临床样本中酶抑制剂的影响。可以使用较简便的核酸提取方法。一般来说,信号扩增系统比目标扩增系统使用更大的探针或更多的探针,因此更不易受目标序列异质性引起的错误的影响。最后,可以直接测量RNA,而不需要合成cDNA中间体。分支DNA和杂交捕获是已经发展成为诊断测试的信号扩增系统的实例。

分支DNA

bDNA是包含多组合成寡核苷酸探针的固相夹心杂交试验(Nolte,1998)。该技术的关键是放大器分子,具有15个相同分支的DNA分子,每个分支可以结合三个标记探针。

多个靶标特异性探针用于将靶核酸捕获到微量滴定孔的表面上(图67-10)。第二组靶标特异性探针也与靶标结合。前置放大器分子结合第二组靶标探针和多达八个的bDNA放大器。三个碱性磷酸酶标记的探针与放大器的每个分支杂交。结合的标记探针的检测通过将复合物与酶促底物,二氧杂环丁烷孵育,然后通过光度计测量发射光来实现。所得到的信号与标本中的靶标量成正比,该值由外部标准曲线确定。

任何放大探针和非靶标核酸的非特异性杂交都会导致背景信号的放大。为了降低所有非靶标的杂交潜能,将非天然碱基异胞嘧啶(isoC)和异鸟嘌呤(isoG)渗入第三代bDNA试验的放大探针中(Collins et al,1995)。isoC和isoG碱基彼此配对,但不与四种天然存在的碱基中的任一种碱基配对(Pimlirilli et al,1990)。在bDNA试验中使用isoC和isoG探针增加了靶标特异性放大,而没有伴随背景的增加,从而大大提高了检测限。HIV-1RNA的第三代bDNA试验检出限为50copies/ml(Kern et al,1996)。基于bDNA试验用于定量检测HBV DNA、HCV RNA和HIV-1RNA的试剂均有市售(Bayer Diag-

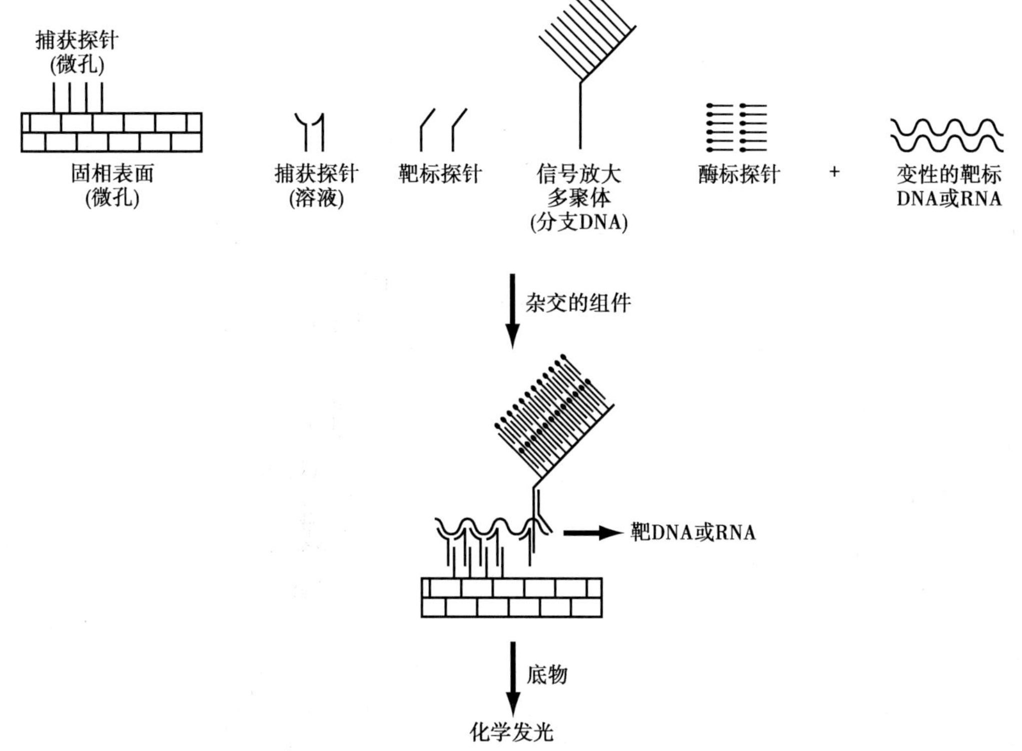

图67-10 分支DNA扩增(Redrawn from Wolk D,Mitchell S,Patel R:Principles of molecular microbiology testing methods. Infect Dis Clin NAm 15:1157-1204,2008)

nostics)。用于 bDNA 试验的仪器平台使孵化、洗涤、读数和数据处理自动化。

杂交捕获试验

杂交捕获系统是使用化学发光检测的液相杂交抗体捕获试验。标本中的靶 DNA 变性并与特异性 RNA 探针杂交(图 67-11)。DNA-RNA 杂交体被包被在试管表面上的 DNA-RNA 杂交体特异性抗体捕获。碱性磷酸酶修饰的抗杂交抗体与固定的杂交体结合。通过化学发光底物检测结合的酶-抗体复合物,并且在光度计测量光发射。由于大量的抗体结合位点和酶-底物反应的高效性引起信号放大。发射光的强度与标本中靶 DNA 的量成正比。基于杂交捕获试验的用于检测临床标本中 HPV(Cope et al,1997)和 CMV(Mazzulli et al,1999)的试剂均有市售(Digene,Gaithersburg,Md.)。

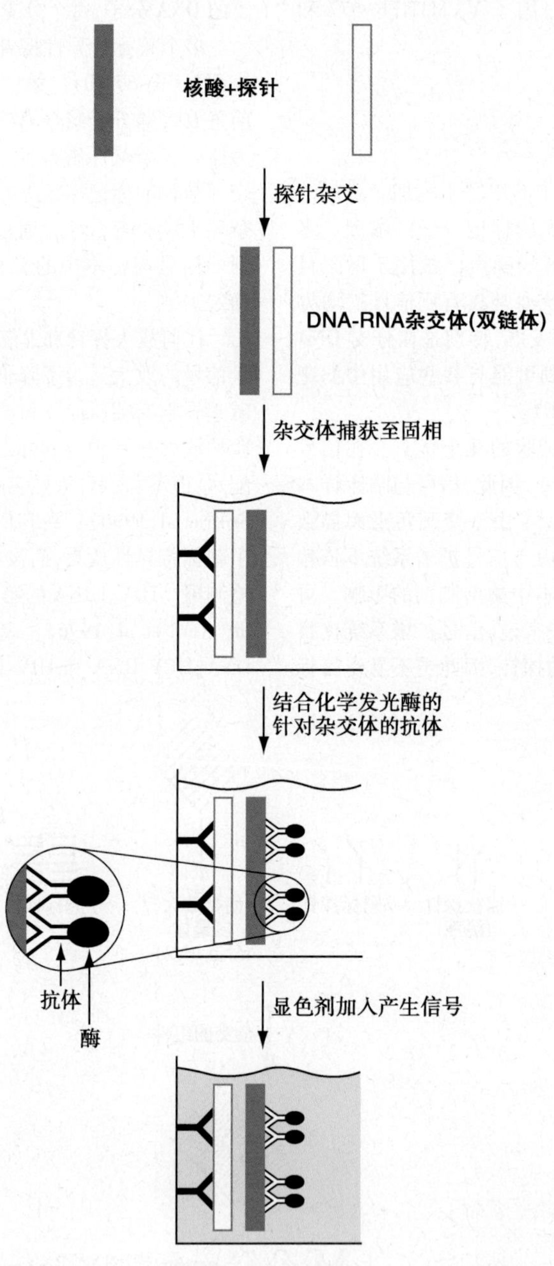

图 67-11 杂交捕获扩增(Redrawn from Wolk D,Mitchell S,Patel R:Principles of molecular microbiology testing methods. Infect Dis Clin NAm 15:1157-1204,2008)

总结

本章为理解各种核酸扩增方法的基本原理及其相对优势和局限性提供了基础。该技术已经对感染性疾病和遗传性疾病的诊断产生了巨大的影响,并且可能对肿瘤患者的诊断和治疗进行革新。该技术的真正实力在于其跨越实验医学传统学科的能力。因此,掌握核酸扩增技术的基本原理对于所有参与实验医学实践的人来说都很重要。

(王琳 译 王征 校)

推荐阅读

Afonina IA, Reed MW, Lusby E, et al: Minor groove binder-conjugated DNA probes for quantitative DNA detection by hybridization-triggered fluorescence, Biotechniques 32:940-944, 2002.

该文介绍了使用DNA小沟结合剂和暗淬灭剂的第二代实时PCR探针的发展及其在单核苷酸多态性检测、病毒载量测定和基因表达分析中的应用。

Holland PM, Abramson RD, Watson R, et al: Detectionof specific polymerase chain reaction product by utilizing the 5′ to 3′ exonuclease activity of Thermus aquaticus DNA polymerase, Proc Natl Acad Sci U S A 88:7276-7280, 1991.

该文介绍了DNA聚合酶的5′核酸外切酶活性如何用于检测PCR产物,这是实时PCR发展的关键因素。

Myers TW, Gelfand DH: Reverse transcription and DNA amplification by a Thermus thermophilus DNA polymerase, Biochemistry 30: 7661-7666, 1991.

该文是PCR酶学的另一个里程碑,描述了使用单一的热稳定酶来完成逆转录酶和cDNA扩增,促进了RNA靶标的一步式、闭管RT-PCR的发展。

Ririe K, Rasmussen RP, Wittwer CT: Product differentiation by analysis of DNA melting curves during the polymerase chain reaction, Anal Biochem 245:154-160, 1997.

该文介绍熔解曲线分析如何利用与热循环仪整合的微量荧光光度计,通过监测双链DNA结合染料SYBR green来鉴别和鉴定PCR产物。

Saiki RK, Gelfand DH, Stoffel S, et al: Primer-directed enzymatic amplification of DNA with a thermostable DNA polymerase, Science 239:487-491, 1988.

这篇开创性的论文描述了使用热稳定的DNA聚合酶催化聚合酶链反应。这使得PCR更加"用户友好",并为流程的自动化铺平了道路。

参考文献

Barbeau JM, Goforth J, Caliendo AM, et al: Performance characteristics of a quantitative TaqMan hepatitis C virus RNA analyte-specific reagent, *J Clin Microbiol* 42:3739–3746, 2004.

Chamberlain JS, Gibbs RA, Rainer JE, et al: Detection screening of the Duchenne muscular dystrophy locus via multiplex DNA amplification, *Nucleic Acids Res* 16:1141–1156, 1988.

Clementi M, Menzo S, Bagnarelli P, et al: Quantitative PCR and RT-PCR in virology, *PCR Methods Appl* 2:191–196, 1993.

Collins ML, Zayati C, Detmer JJ, et al: Preparation and characterization of RNA standards for use in quantitative branched-DNA hybridization assays, *Anal Biochem* 226:120–129, 1995.

Compton J: Nucleic acid sequence-based amplification, *Nature* 350:91–92, 1991.

Cope JJ, Hildesheim A, Schiffman MH, et al: Comparison of the hybrid capture tube test and PCR for detection of human papillomavirus DNA in cervical specimens, *J Clin Microbiol* 35:2262–2265, 1997.

Farrar JS, Wittwer CT: Extreme PCR: Efficient and specific DNA amplification in 15-60 seconds, *Clin Chem* 61:145–153, 2015.

Gilliland G, Perrin S, Blanchard K, et al: Analysis of cytokine mRNA and DNA: Detection and quantitation by competitive polymerase chain reaction, *Proc Natl Acad Sci U S A* 887:2725–2729, 1990.

Ginocchio CC, Barth D, Zhang F: Comparison of the Third Wave Invader human papillomavirus assay and the Digene HPV hybrid capture assay for detection of high-risk HPV, *J Clin Microbiol* 46:1641–1646, 2008.

Haqqi TM, Sarkar G, David CS, et al: Specific amplification with PCR of a refractory segment of genomic DNA, *Nucleic Acids Res* 16:11844, 1988.

Heid CA, Stevens J, Livak KJ, et al: Real-time quantitative PCR, *Genome Res* 6:986–994, 1996.

Karlen Y, McNair A, Perseguers S, et al: Statistical significance of quantitative PCR, *BMC Bioinformatics* 8:131, 2007.

Kern D, Collins M, Fultz T, et al: An enhanced-sensitivity branched-DNA assay for quantification of human immunodeficiency virus type 1 RNA in plasma, *J Clin Microbiol* 34:3196–3202, 1996.

Kricka LJ: Nucleic acid detection technologies—labels, strategies, and formats, *Clin Chem* 45:453–458, 1999.

Kutyavin IV, Afonina IA, Mills A, et al: 3¢-minor groove binder-DNA probes increase sequence specificity at PCR extension temperatures, *Nucleic Acids Res* 28:655–661, 2000.

Kwoh DY, David GR, Whitfield KM, et al: Transcription-based amplification system and detection of amplified human immunodeficiency virus type 1 with a bead-based sandwich hybridization format, *Proc Natl Acad Sci U S A* 86:1173–1177, 1989.

Lay MJ, Wittwer CT: Real-time fluorescence genotyping of factor V Leiden during rapid cycle PCR, *Clin Chem* 43:2262–2267, 1997.

Lieber MR: The FEN-1 family of structure-specific nucleases in eukaryotic DNA replication, recombination, and repair, *Bioessays* 19:233–240, 1996.

Little MC, Andrews J, Moore R, et al: Strand displacement amplification and homogeneous real-time detection incorporated in a second-generation DNA probe system, BDProbeTecET, *Clin Chem* 45:777–784, 1999.

Luk KC, Devare SG, Hackett JR Jr: Partially double-stranded linear DNA probes: Novel design for sensitive detection of genetically polymorphic targets, *J Virol Methods* 144:1–11, 2007.

Lyamichev V, Mast A, Hall JG, et al: Polymorphism identification and quantitative detection from genomic DNA by invasive cleavage of oligonucleotide probes, *Nature Biotech* 17:292–296, 1999.

Mazzulli T, Drew LW, Yen-Lieberman B, et al: Multicenter comparison of the Digene hybrid capture CMV DNA assay (version 2.0), the pp65 antigenemia assay, and cell culture for detection of cytomegalovirus viremia, *J Clin Microbiol* 37:958–963, 1999.

Merante F, Yaghoubian S, Janeczko R: Principles of the xTAG respiratory viral panel assay, *J Clin Virol* 40: S31–S35, 2007.

Morrison T, Weiss JJ, Wittwer CT: Quantification of low copy transcripts by continuous SYBR green I dye monitoring during amplification, *Biotechniques* 24: 954–958, 1998.

Nie S, Roth RB, Stiles J, et al: Evaluation of Alere i Influenza A&B for rapid detection of influenza virus A and B, *J Clin Microbiol* 52:3339–3344, 2014.

Nolte FS: Branched DNA signal amplification for direct quantitation of nucleic acid sequences in clinical specimens, *Adv Clin Chem* 33:201–235, 1998.

Notomi T, Okayama H, Masubuchi H, et al: Loop-mediated isothermal amplification of DNA, *Nucleic Acid Res* 28:e63, 2000.

Piatak M Jr, Luk K-C, Williams B, et al: Quantitative competitive polymerase chain reaction for accurate quantitation of HIV DNA and RNA species, *Biotechniques* 14:70h80, 1993.

Piccirilli JA, Krauch T, Moroney SE, et al: Enzymatic incorporation of a new base pair into DNA and RNA extends the genetic alphabet, *Nature* 343:33–37, 1990.

Pierce VM, Hodinka RL: Comparison of GenMark Diagnostics eSensor respiratory viral panel to real-time PCR for detection of respiratory viruses in children, *J Clin Microbiol* 50:3458–3465, 2012.

Poritz MA, Blaschke AJ, Byinhton CL, et al: FilmArray, an automated nested multiplex PCR system for multi-pathogen detection: Development and application to respiratory tract infection, *PLoS ONE* 6:e2606047, 2011. doi: 10.1371/journal.pone.0026047.

Rosetti S, Englisch S, Bresin E, et al: Detection of mutations in human genes by a new rapid method: Cleavage fragment length polymorphism analysis (CFLPA), *Mol Cell Probes* 11:155–160, 1997.

Ryan D, Nuccie B, Arvan D: Non-PCR dependent detection of the factor V Leiden mutation for genomic DNA using a homogeneous invader microtiter plate assay, *Mol Diagn* 4:13597;11, 1999.

Schönbrunner NJ, Fiss EH, Budker O, et al: Chimeric thermostable DNA polymerases with reverse transcriptase and attenuated 3′-5′exonuclease activity, *Biochemistry* 12786–12795, 2006.

Sherrill CB, Marshall DJ, Moser MJ, et al: Nucleic acid analysis using an expanded genetic alphabet to quench fluorescence, *J Am Chem Soc* 126:4550–4556, 2004.

Sreevatsan S, Bookout JB, Ringplis FM, et al: Algorithmic approach to high-throughput molecular screening for alpha interferon-resistant genotypes in hepatitis C patients, *J Clin Microbiol* 36:1895–1901, 1998.

Taly V, Pekin D, El Abed A, et al: Detecting biomarkers with microdroplet technology, *Trends Mol Med* 18:405–416, 2012.

Thelwell N, Millington S, Solinas A, et al: Mode of action and application of Scorpion primers to mutation detection, *Nucleic Acid Res* 28:3752–3761, 2000.

Tong Y, Tang W, Kim H, et al: Development of isothermal TaqMan assays for detection of biothreat organisms, *Biotechniques* 45:543–557, 2008.

Tyagi S, Bratu DP, Kramer FR: Multicolor molecular beacons for allele discrimination, *Nature Biotech* 16:49–53, 1998.

VanGuilder HD, Vrana KE, Freeman WM: Twenty-five years of quantitative PCR for gene expression analysis, *Biotechniques* 44:619–626, 2008.

Vincent M, Xu Y, Kong H: Helicase-dependent isothermal DNA amplification, *EMBO Rep* 5:795–800, 2004.

Vogelstein B, Kinzler KW: Digital PCR, *Proc Nat Acad Sci U S A* 96:9236–9241, 1999.

Walker GT, Little M, Nadeau J, et al: Strand displacement amplification—An isothermal, in vitro DNA amplification technique, *Nucleic Acid Res* 20:1691–1696, 1992a.

Walker GT, Little MC, Nadeau JG, et al: Isothermal in vitro amplification of DNA by a restriction enzyme/DNA polymerase system, *Proc Natl Acad Sci U S A* 89:392–396, 1992b.

Wittwer CT, Garling DJ: Rapid cycle DNA amplification: Time and temperature optimization, *Biotechniques* 10:76–83, 1991.

Wong AK, Chan RC, Nichols WS, et al: Human papillomavirus (HPV) in atypical squamous cervical cytology: The Invader HPV test as a new screening assay, *J Clin Microbiol* 46:869–875, 2008.

第68章 杂交阵列技术

Martin H. Bluth

要点

1. 阵列技术为单样本同时筛查几十到数千个基因提供了一个独特而有效的方法。
2. 当前的阵列制作技术让多种检测平台达到更好的检测结果且降低了高密度应用的成本。
3. 当标记的核酸与其互补的探针在固相载体(例如芯片)上杂交时会产生阳性信号。
4. 由于存在多种影响因素,开展微阵列实验以及解释结果时必须谨慎。
5. 近几年推出了大量的阵列技术的应用,覆盖了从肿瘤分子分期到微生物的鉴定与特性研究等方面。
6. 不断提高从固定和冷冻组织中提取核酸的质量和产量,持续微阵列化及降低平台成本,使阵列技术更为普及且方便。

短短几年,杂交阵列技术已从理论到实践,在固相基质上通过单一的分析程序同时进行成千上万的杂交反应。从基因测序和基因多态性检测到癌细胞基因表达谱的测定,这种大规模并行检测为诊断应用提供了以前难以想象的机会。微阵列系统为同时量化成千上万个基因的表达提供了一个平台。因此,这种技术的一个前所未有的优点是它能分析整个基因组件或基因的完整表达模式,而不需逐一进行多次的基因分析。微阵列的一般过程包括与目标基因互补的核酸探针的合成、并将其在固相表面相应位置按微阵列排列、再将从样本中提取的核酸(基因组 DNA 或 cDNA)加到固相表面、最后用激光激发荧光检测已与核酸探针互补结合的靶核酸的存在(综述见 Friend & Stoughton,2002)。

显然,杂交阵列技术革命性地改变了我们研究疾病的方式。单基因-单蛋白-单功能的方法不再是科学研究设计的主体。阵列技术引入了上述方法的复杂镜像-也就是多功能、多蛋白、多基因。这种技术的优势在于它提供了“筛选”的功能。在固定的实验条件下,我们现在有能力确定基因模式的变化和鉴定多基因的协同作用。然后,这些模式可以通过各种计算机算法“挖掘”出来,按功能类别分组(如呼吸基因、炎性基因),用于提取疾病的诊断特征或提出关于发病机制和细胞功能的新假说。这些基因之间的相互关系(表达的升高与降低)的确定一般表示为倍数变化。基因表达差异的微阵列结果需要通过其他技术如定量逆转录聚合酶链反应(RT-PCR)或其他单独的微阵列研究来证实。

一旦发现候选基因或基因组,经典基因功能检测方法(即基因敲除或基因敲减)可以用来阐明或验证基因功能。更重要的是,随着数据的继续挖掘,杂交阵列技术让我们能够注意到先前未知的疾病相关基因,为以后的研究树立新的方向。类似的平台可以用来对大的基因进行测序,并扫描基因组来检测单核苷酸多态性和甲基化位点。本章回顾了各种基质杂交平台的理论基础,并对它们目前和将来的临床应用前景进行了展望。

阵列技术

杂交阵列是以电子表格形式展现的分子当量,其中每个小格显示一个特定的数据片段,一般通过与之结合的配体推断出特定目标。第一个利用基于阵列的方法是免疫测定(Ekins & Jackson,1987;Ekins & Chu,1999),阵列技术也用于并行研究不同的目标,如蛋白质、脂类、碳水化合物以及小分子(Fodor et al,1991;Pirrung et al,1992;Southern,1996a;Guschin et al,1997;Schena et al,1998)。类似于免疫阵列中抗原-抗体的相互作用,核酸阵列的基本原理是检测互补链之间的特异性杂交。核酸杂交的原理和各种平台的概述在第 66 章内容已做阐述。最初采用硝酸纤维素膜作为固相杂交的载体(Gillespie & Spiegelman,1965)用于斑点印迹(Kafatos et al,1979)、线性探针、DNA 印迹(Southern,1975)。将标记的实体从探针转换为样品最初被称为反向印迹(或斑点印记)杂交法,开启了一个样本中多种潜在目标的发现之旅。在过去的几年里,得益于微细加工、机器人学和生物信息学技术的独特汇聚以及人类基因组计划对高通量遗传分析需求的驱动,检测范围从几十个发展到了数千个。

许多研究人员预测微阵列技术在肿瘤分类、化疗反应性、病原体检测、抗生素耐药性监测和表征炎症反应方面的诊断和预后的应用领域充满潜力。阵列技术让个体化分子治疗由梦想成为现实,可用来评估患者个体的基因是否为危险基因以及其对疾病的易感性,并预测对治疗的反应。研究利用基因表达谱预测疾病,包括识别出哪些创伤和烧伤的患者会发展为败血症和多器官功能衰竭(www. gluegrant. org);慢性阻塞性肺疾病发病相关基因的研究进展(Wang et al,2008);以及哪些患者更容易癌症复发(Potti et al,2006)。然而,在实现这一巨大潜力之前,可重复性和实验室质量控制仍是巨大的挑战。

大阵列

大阵列一词用于指代探针定位的区域,也称作特写,无须放大可直接观察。它是在尼龙或硝化棉纤维膜或是塑料带上线性排列其靶向目标制作而成的。因为其尺寸大,比起可以包含几十到成百上千的探针的微阵列来说,大阵列的密度要低得多。它们通常通过印刷或点印迹法结合在膜上,然后干燥保存备用。

尼龙、塑料和玻璃(硅晶片)是制作大阵列的标准载体。与硅相比,尼龙有一些缺点,因此硅是杂交阵列的首选基质。尼龙除了具有多孔性外,还具有较高的自发荧光,由于其背景值高,限制了基于荧光检测的灵敏度,也排除了尼龙用作双色阵列的可能性。这种阵列可以使用两个靶标,每个标记不同的荧光。通常情况下,一个是常用的内参,直接与未知样品比较,结果显示为两个发射荧光信号的比值(Duggan et al,1999)。

目前大阵列用于特定的靶向目标,例如,一些商品化阵列以所有已知的细胞因子基因或那些在感染和炎症过程中被激活的特定信号转导通路中的基因为目标。还有一些阵列以肿瘤发生过程中改变的基因为目标,用于癌症研究(例如 Atlas HumanArrays,Clontech,Palo Alto,Calif. ,or GeneFilters,Research Genetics,Huntsville,Ala.)。一些其他商品化试剂盒,被用于检测和分型,如囊性纤维化突变筛查、人类白细胞抗原分型或人乳头瘤病毒分型。此外,尼龙阵列已被用来检测细菌菌落的基因表达(Barsalobres-Cavallari et al,2006)以及甲状腺癌的检测(Durand et al,2008)。大阵列优点包括使用标准化的杂交设备,成本相对更低并简化结果判读。

一些团队出于发掘基因的目的成功地制作了高密度尼龙阵列(Gress et al,1992;Takahashi et al,1995;Granjeaud et al,1996;Pietu et al,1996;Clark et al,1999;Durand et al,2008)。即使在高密度的配置中,尼龙阵列也需要相当大体积的杂交流体,存在着通过少量诊断材料合成探针的现实局限性。因为代表高密度、高通量的选择是微阵列,而不是大阵列,本章节主要讨论的也是微阵列的应用。

微阵列

阵列小型化在生物医学诊断应用和研究中节省时间的同时也减少了成本。小体积的操作减少了试剂消耗,增加了样品浓度,提高了反应速率。这些改进使研究者能够在以前单一实验所需的时间内完成成百上千个结果。微阵列目前可以从一些商业供应商获得,同时还有特定阵列的结果判读和制作设备,以用于特定的研究或诊断应用。

微阵列基质

微阵列和大阵列之间的主要区别在于是否选择无孔的固相载体。无孔的表面(塑料、玻璃或硅基质)可以防止靶核酸的扩散,杂交速率更快,表面更易清洗。为了在同一空间同时进行很多反应,分子探针被固定在阵列中的固相表面上。在固相基质上探针的沉积更易于自动化的推行,使阵列密度更高并具有最佳清晰度。这些功能适用于从寡核苷酸的合成到 cDNA 或 PCR 产物的克隆等任何类型的微阵列(Southern et al,1999)。现在大多数微阵列都是在玻璃上研发的,与塑料衍生物相反,玻璃的高透明度和缺乏自发荧光使之背景值低和易于进行荧光检测。然而,随着材料科学越来越多地涉及阵列技术,日后可能会使用镀膜玻璃和塑料等可替代的基质。

微阵列的制作

寡核苷酸、cDNA、PCR 产物或多肽核酸寡聚体的 3′端官能化(即化学修饰)对于共价固定在玻璃或聚丙烯表面是必需的(Matson et al,1995;Beier & Hoheisel,1999)。例如,用二醛或异硫氰酸等双功能分子处理硅烷玻片使氨基覆盖玻璃,进而结合氨基连接的探针(Case-Green & Southern,1994;Guo et al,1994)。另外,用聚阳离子玻璃涂层(例如多聚赖氨酸)可以直接耦合聚阴离子 DNA 探针(Maskos & Southern,1993a);紫外线光交联步骤增加了离子相互作用的共价结合。共价结合对于彻底清洗以准确区分杂交后的分子是必要的。已经出版了几个操作手册来解决表面活化的问题(Maskos & Southern,1992;Beattie et al,1995;Matson et al,1995;Beier & Hoheisel,1999)。一个有趣的替代方法是通过显微注射连接预先合成的寡核苷酸与活化的聚丙烯酰胺斑沉积(Khrapko et al,1991;Yershov et al,1996;Guschin et al,1997)。

附着在固相表面上探针的堆积密度将极大地影响杂交矩阵的性能。玻璃基质耦合效率较低,可能导致探针密度低及信噪比低。另一方面,固体表面上过于密集的寡核苷酸造成空间障碍,尤其是遇到长的生物分子如 cDNA,这个问题可能更严重。通过引入载体表面和寡核苷酸之间的垫片,杂交产率可以提高两个数量级(Southern et al,1999)。垫片越长,杂交效果越好,但一旦超过最佳长度,杂交产率又会下降(Shchepinov et al,1997;Duggan et al,1999)。例如,一个 40-碳原子的垫片可增加 150 倍的杂交效率(Shchepinov et al,1997)。玻璃表面上寡核苷酸的密度约为 0. 1pmol/mm^2,比胺化聚丙烯表面上的小两个数量级。因此,目前玻璃较塑料基质的潜在优势是拥有较低的空间位阻及最佳的寡核苷酸密度(Southern et al,1999)。改良表面化学特性可能实现在塑料片或薄膜上生产阵列,这一举措可大大降低生产成本。为此,最近已经有了基于薄膜的芯片阵列的介绍(Erali et al,2009)。

寡核苷酸的末端(5′末端)的结构会影响双链体产量,可通过相对强度来测量。正如预期的那样,G:C 富集的 5′端比他们的同系物(相同的组成,不同的序列)有更高的产量(Maskos & Southern,1993b)。因此,可以考虑修饰 5′末端的寡核苷酸(如加入变性的共价连接键)来减弱这一作用。另一方面,考虑到末端错配的不稳定性,通过杂交区分更加困难(Southern et al,1999),因此巧妙改进了杂交的检测方法。既然聚合酶和连接酶对末端(而不是中间)错配最敏感,可以开发更为严格的酶检测法来提高检测效率[固相微测序(Pastinen et al,1997;1998;Syvanen,1999),遗传点分析(Nikiforov et al,1994),或连接试验(Landegren et al,1988;Nickerson et al,1990)]。

Marshall 和 Hodgson(1998)曾对商用阵列进行了综述评价。微阵列的制造可分为两大类:探针直接传递到固相表面的芯片以及原位合成制备的芯片。第三个方法,是由 Nanogen(San Diego)发明的,硅晶片上的电活性点捕获预制的寡核苷酸(Edman et al,1997;Sosnowski et al,1997;Cheng et al,1998;Heller et al,1998;Jang et al,2009)。通过独立的、空间可寻址的电极来改变电场可以加速杂交,当极性反转时又可以提供严格的洗脱。最近,以环状单链的大分子作为 DNA 微阵列探针,较 PCR 扩增的 cDNA 探针展现出更强的结合信号(Doh et al,2010)。

传送技术

预制生物分子的沉积方法是由 Pat Brown 等开创的(Schena et al,1995;Shalon et al,1996)。生化原料(如蛋白质、多肽、寡核苷酸、cDNA)被预处理、纯化、并储存在微孔板中。使用不同的精密机器系统,可将少量的分子机械地运送到载体表面精确的位置。这种方法在生化组成、微阵列拓扑结构(例如斑点的大小和密度、每个分子的复制点)和易于成型等方面都非常灵活,允许不同应用程序的设计变更。机械法可以合成中等至高密度微阵列(最多 16 000 个探针/cm^2(Graves,1999))。当需要大量相同组成的微阵列时可以选择机械法合成,就像 PCR 扩增长序列一样。有几家公司正在制作及销售预制阵列(如 Micromax、NEN Life Science,Boston)或基于沉积技术制作的阵列(Brown et al,2000)。

传送程序由不同的微缩系统构成。大多数芯片采用钢笔样微量加量枪头技术(如 Cartesian Technologies,Irvine,Calif.),但是一些原始系统也开发了诸如针-环的技术(Genetic MicroSystems,Woburn,Mass.)。在一般情况下,由于表面张力、静电干扰等因素,打印阵列的可重复性低于原位合成,且必须由单独的重复实验、重复点(同一张片子上)、多色荧光检测、和/或其他特定的检测算法(Chen et al,1997;Jang et al,2009)来进行校正。由于它的灵活性和可用性,打印阵列技术可能在未来几年对研究和临床实验室产生最大的影响。

原位合成

原位合成有着更高的产率,更低的芯片到芯片的变异,以及更高的探针密度。这一方法还允许制造真正的"随机存取"阵列,这意味着每个位置的寡核苷酸都可以是选择的任何序列(Southern et al,1999)。组合策略指的是开发出包含所有给定长度序列的微阵列(也称为通用阵列)的方法。组合阵列主要用于研究大规模杂交行为(Southern et al,1994)或固态核酸测序(Macevicz,1991;Strezoska et al,1991;Drmanac & Crkvenjakov,1993;Drmanac et al,1993;Lipshutz,1993;Drmanac et al,1998;Drmanac & Drmanac 1999)。

制造技术包括通过光脱保护反应控制化学活性的光刻掩模法、喷墨沉积法和连续喷涂前体的物理屏障法。Affymetrix 通过改良半导体工业技术来耦合光化学脱保护和固相 DNA 合成(Pease et al,1994;Lockhart et al,1996;Lipshutz et al,1999)。可移动光化学保护基团修饰的合成交联剂被连接到硅晶片上。通过光刻掩模照射紫外线,使局部发生光脱保护并允许特定的化学结构单元(羟基保护脱氧核苷与脱保护基反应(Fodor et al,1991)(图 68-1)。光脱保护反应及与不同化学成分孵育的交替循环让多聚脱氧核苷酸的光引导合成作用顺利进行(图 68-2)。由于有限的光脱保护效率(每个周期 80%~95%),合成的寡核苷酸的实际长度有上限(Forman et al,1999)。因此,20 聚体能够显示预定序列的比例在 1%~36%之间(0.8E20 和 0.95E20)。

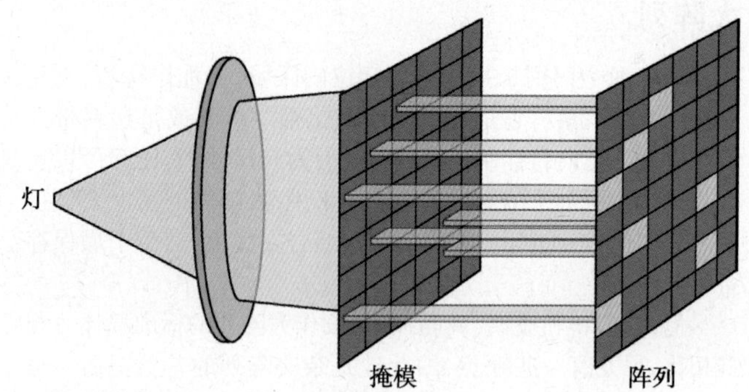

图 68-1 光刻合成。紫外线通过光刻掩模传输,可以让特定的化学基本成分局部发生光脱保护反应(Courtesy Affymetrix)

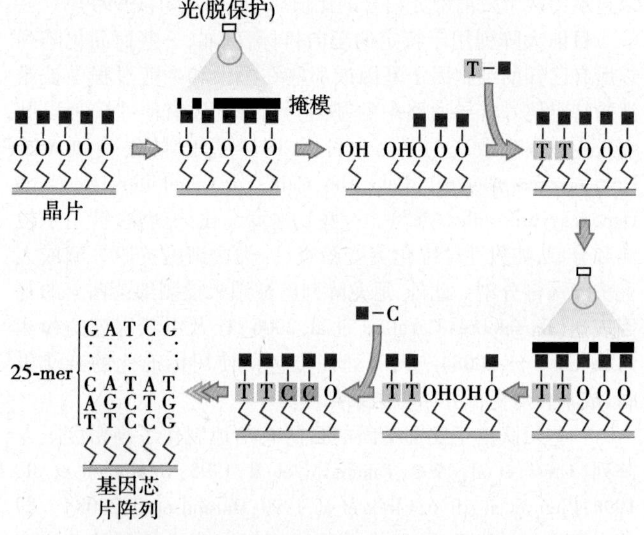

图 68-2 采用独特的光刻和组合化学方法结合制作基因芯片阵列(Courtesy Affymetrix)

机械掩模或障碍法可以在制备好的前体喷涂之前对表面区域进行限制。可在已知位置使用不同形状的物理掩模(圆形、菱形)原位合成特定的前体。大型组合脱氧核苷酸阵列的制备采用掩膜连续位移紧接着另一前体的喷涂方法(Southern et al,1992;Southern,1996b;Maskos & Southern,1993c)。到目前为止,Affymetrix 公司能够在 1.6cm^2 面积内合成 400 000 种不同的脱氧核苷酸(Fodor et al,1991)。这一步的关键是在每个合成步骤之前精确地对准掩模与晶片。为了确保准确完成这一关键步骤，晶片上的铬标和掩模必须完全对齐。尽管这个过程是高效的，还是有一些活化的分子不能连接新的核苷酸。为了防止探针缺少核苷酸，可使用加盖步骤。此外，核苷酸的侧链是受到保护的，防止分支寡核苷酸的形成（www. affymetrix. com）。由于敏感性、可重复性和信息冗余性方面的优势，尽管成本高，这仍然是研究大规模基因差异表达的首选方法。喷墨技术的发展归功于打印行业，并正由如 Incyte Pharmaceuticals（Palo Alto，Calif.）、Protogene（Palo Alto，Calif.）以及 Rosetta Inpharmatics（Kirkland，Wash.）这些公司持续研发中（Blanchard et al，1996）。这一技术也已商业化（Ink-Jet，Packard Instruments，Meriden，Conn.；Piezoelectric pump，GeSiM，Grosserkmannsdorf，Germany）。喷墨技术使得可在二维空间中放置寡核苷酸或其他实体（即小分子或标签分子）。这种方法提供了生物分子的多重功能，消除了与阵列表面物理接触的需要；最后一个特性可能与涂有金属薄层的阵列的发展及使用不同的检测方法有关（Heyse et al，1998；Schmid et al，1998）。玻璃表面上标记了目标序列的微粒的光散射可以被检测为倏逝波，可在非常低的背景下进行实时亲和力检测（Stimpson & Gordon，1996）。

寡核苷酸芯片

热动力学、杂交动力学和寡核苷酸杂交定量已被广泛研究（Wetmur，1991；Hoheisel，1996；Pozhitkov et al，2007）。寡核苷酸阵列用于检测罕见序列或杂交靶点的敏感性较 cDNA 阵列更低，且杂交特征的可预测性更差，因此预期的信号强度与 G：C 含量或熔解温度相关性不强（Lockhart et al，1996；Graves，1999）。另一方面，通过合成产物的沉积或原位合成更容易构建寡核苷酸阵列。此外，只要阵列是采用相同大小的寡核苷酸设计的，寡核苷酸芯片的杂交可以比 cDNA 阵列更均匀。

寡核苷酸阵列在基因表达谱和 DNA 测序中有着广泛的应用。对于测序，它们可以分为两个领域：通用阵列（代表随机寡核苷酸矩阵）或专用阵列（用于预定目标的分子变体）。通用阵列已作为一种廉价的测序替代方法。多聚物所有可能的结合方式使得其可在核酸序列任一位置游走。这是唯一能够检测大型电子数据库中缺少序列的阵列。相反，专用阵列用于检测同一目标重复序列（重复测序）的单核苷酸多态性或功能性突变。意味着对靶向目标及其最常见的变体有足够的了解，以便在诊断阵列中纳入预定的寡核苷酸集。这种方法已被用于和人类免疫缺陷病毒（HIV）耐药性及其他多态性相关的遗传多态性的检测。寡核苷酸阵列也可以用于检测单核苷酸多态性（Guo et al，1994），甚至是比较两个多色荧光样品（Chee et al，1996）。本章后文和第 73 章会有更多的关于多态性在疾病治疗和管理方面应用的描述。

为了寻求更高亲和力的低聚物，出现了对寡核苷酸探针与模板进行化学修饰来改善结合热动力学的方法。由于 PNA-DNA 双链的稳定性高（Corey，1997），且能以反向平行的方式识别特定的单股 DNA 和核糖核酸（RNA）（Moggio et al，2007），肽核酸探针（PNA）杂交以更严格的方式进行。甲基化的 RNA 探针（Corey，1998）显示出相对类似的亲和力。然而因为它们的中性主链结构，PNA 比相应核酸显示出更快的杂交速度（Freeman & Gioia，1999）。总的来说，虽然杂交时间从几个小时减少到几分钟是一个显著的优点，但这些高亲和力寡聚体熔点不可预测的问题必须在微阵列推行之前解决（Weiler et al，1997）。除了探针外，还可以对目标进行化学修饰以增强局部信号。富含嘧啶的目标区域可以通过在体外转录结合 5-甲基尿苷产生更强的杂交信号。

cDNA 微阵列

cDNA 序列的微阵列可以检测基于杂交技术的同源基因的表达。因此，这种策略意味着获得克隆或产生 PCR 产物的可能性。迄今为止，最好的策略是使用双色荧光检测来区分样品及其对照品，检测其差异表达水平。这一方法是斯坦福大学的 Pat Brown 等首创，他们也对此进行了验证（Schena et al，1995；1996；Shalon et al，1996）。这种方法的优点是计算每个探针的比例以控制探针的质量、每对目标/探针的特定杂交特性以及标记效率。Synteni 公司出于这一目的（a subsidiary of Incyte，Palo Alto，Calif.）开发了基因表达微阵列（Schena et al，1998）。NEN Life Science 则销售预装 2400 个已知人类基因（微-大阵列）的玻璃芯片，连续的微型化可以在一个较小的区域呈现更多的基因。

虽然 cDNA 微阵列芯片不太容易复制，但目前在探针沉积技术以及技术的可行性方面有最大的便利。现在已有几家公司提供阵列制造和杂交矩阵数据读取的设备。在未来几年中，cDNA 阵列和高密度寡核苷酸阵列可能在研究实验室中发挥互补作用；高密度阵列将主要用于发掘诊断相关的基因位点，专用阵列将被更多地用于对高密度阵列分析发现的诊断相关位点进行中等至低密度的分析。

测序阵列

核酸序列数据是现代分子生物学的基础。传统的方法（Maxam and Gilbert，1977；Sanger et al，1977）费时、费力、费钱。在这些方法发现的 15 年内（Southern，1975），又在理论基础上提出了利用固相杂交作为测序的替代方法（Bains & Smith，1988；Khrapko et al，1989）。理论性文章随后不久就得到了实验数据的证明，证实了可采用阵列法对人造短模板序列进行测序（Southern et al，1992；Pease et al，1994；Parinov et al，1996）。有一篇写得很好的关于基因芯片测序方法的综述发表于 1999 年（Hacia，1999）。然而，读者可能会注意到，在这一领域发表和引用的许多工作由与一个或多个专有设备有一些经济利益的研究人员完成。本章节旨在让读者熟悉阵列涉及的基本原理，而不是仅仅支持一个特定的设备或方法。

从理论上讲，任何核酸序列都可以分解成不同长度的子集。所有长度为 n（n 聚体）的寡核苷酸都可以被放置在固相表面的固定位置上。如有必要可扩增待测序核酸（模板），直接（荧光、冷光、放射性）标记或间接（亲和）标记，并可以和 n 聚体杂交结合。检测标记信号可以核实待测序列与在载体表面位点上 n 聚体匹配的情况。该位点的信号强度与相应位点上 n 聚体模板的数量成正比。本章前面章节概述了所有这些步骤的方法。

关于测序应用，通过分析 n 聚体重叠序列，与 n 聚体相匹配的模板被按照固定的顺序进行组装，这一点与大规模测序项目检测重叠序列的原理类似。考虑到九核苷酸模板在严格的条件下，只能与包含下列四种四聚体（所有 256 个可能的四聚

物中)的位点结合:

四聚体	信号强度
5'ACTG	2
5'CTGA	2
5'TGAC	15'
5'GACT	1

很容易就能根据重叠区域的序列推断九核苷酸模板为5'ACTGACTGA。这种计算分析是很简单的。得益于计算机化,通过扫描阵列来检测标记信号、标记本身,甚至DNA的提取和扩增都可以某种程度上实现自动化,想象一个"黑匣子"在一个下午就能完成这一切是很令人兴奋的。然而考虑到一个九核苷酸结合到包含以下四聚体的位点时:

四聚体	信号强度
5'TACT	1
5'CTAC	1
5'TACT	1
5'ACTT	1
5'CTTC	1
5'TTCT	1

它可能代表序列为5'TCTACTTCT或5'TTCTACTTC;并没有相应的计算程序来解决这一问题。当n小于模板长度的一半时,与n/2相同长度的重复序列可能会导致数据模棱两可。随着模板长度变得比n的倍数越来越高时,计算变得越来越困难,因此希望尽可能使用长的n来对未知区域进行测序。因为n=10时4^n(代表全部的位点所需的数量)超过了100万,n的实际长度仍然受技术的限制。这一数量接近于当前可以在光刻芯片上进行区分的寡核苷酸数量的上限(Lipshutz et al,1999)。

杂交捕获

杂交捕获是一种核酸分子杂交技术,可进行信号的扩增且多使用荧光或化学发光法来检测。迄今为止,人类乳头瘤病毒(HPV)不能在体外进行培养,而且免疫检测无法确定是否存在宫颈HPV感染。肛门与生殖器HPV的感染可以通过体检或者巴氏涂片或活检标本中发现病毒复制相关的细胞变化特征来间接证实。另外,活检可以通过核酸杂交分析直接检测HPV DNA的存在。以现代分子生物学为基础的HPV检测中,含有目标DNA的标本与一个特定的HPV病毒的RNA探针混合物杂交。将合成的RNA:DNA杂交体捕获到固体介质的表面(即包被有RNA:DNA杂交体的特异性抗体的微孔板,或共价连接的玻璃珠)。固定的RNA:DNA杂交体与碱性磷酸酶-标记的特异性抗体起反应,接着捕获抗体识别杂交体上不同的无重复位点并通过底物的化学发光特性来检测。

几种碱性磷酸酶分子与每个抗体相连接。多种标记抗体结合每个捕获的杂交体,引起信号实质性放大。底物被结合的碱性磷酸酶裂解后,用分光光度计测量相对光强度。光强度的强弱意味着样品中目标DNA的存在或缺失。对于HPV检测,虽然这种技术可以说明病毒的存在及其载量,但它不能确定HPV的分型。而想要确定其分型,就需要HPV病毒株特异性的引物来进行PCR反应(Bluth & Bluth,2013)。

反向线性杂交

反向线性杂交也称为"间隔区寡核苷酸分型",是一种根据特定病原体基因是否存在并进行比较来检测和鉴别病原体的方法,有助于确定特定病原体的存在及针对潜在的多重耐药性选择合适的治疗方法。例如,野生型结核杆菌M型是一种生长缓慢的细菌,需要2~6周的培养且对利福平(RIF)治疗敏感。*rpoB*基因突变可能出现利福平耐药。根据这些信息,首先对*rpoB*基因的突变热点区域采用mpPCR法进行扩增,使用多达20种不同的生物素标记的引物,产生标记好的扩增产物。PCR产物与一系列野生型和突变型寡核苷酸探针杂交,这些寡核苷酸探针通过反向印迹法与膜共价结合。之所以被称为"反向",是因为与Southern或northern印迹(样品先被转移到膜上然后探针检测)不同,首先探针被系统地结合到膜上,然后才是样品与之进行杂交。

链亲和素-过氧化物酶孵育和增强化学发光法可以检测到膜上的杂交阳性信号。利福平敏感株只与野生型探针结合,而耐药菌株不能与一个或多个野生型探针结合,但能显示突变探针的杂交信号。此杂交模式可以阐明结核分枝杆菌的基因型,并提示合适的治疗方案(Bluth & Bluth,2013)。

杂交,检测,图像分析

微阵列检测的一个关键组成部分是探针的质量和标记。由于样本带有标记,因此在探针制备和标记过程中样本间的变异是可预知的。当微阵列用于基因表达谱分析时,由于获得高质量信使RNA(mRNA)很困难,这一步尤其关键。RNA含量不足、降解或质量差会传递错误的结果,导致挖掘数据后得出不正确的结论(Russo et al,2003)。虽然有很多RNA高产量的操作规程,使用少量的RNA,随后cDNA的中间体结合RNA启动子及RNA聚合酶进行扩增,但每次实验最终都能获得至少几微克的mRNA还是不容易的。以前的做法是通过掺入荧光标记的核苷酸将mRNA转换成带荧光的cDNA探针(Auffray & Rougeon,1980)。目前,大多数方法使用总RNA,将cDNA或RNA探针掺入一个多重变化的标记,包括采用间接的亲和素标记再利用抗体/抗生物素蛋白/链霉亲和素标记的荧光或光散射的金粒子来检测(图68-3和图68-4)。从提取到标记的探针制备的每一步都必须小心控制,以确保结果的可重复性。

通常考虑时间、温度、核苷酸互补严格性和探针浓度来确定芯片的杂交条件。阵列通常包含阴性对照探针,以确保最佳的严格性。因为基因表达谱分析中所用探针极其复杂,杂交时间一般延长至允许低丰度杂交信号产生。洗脱的目的是除去非特异性结合的探针和降低背景。所有步骤都需要优化和标准化。杂交成功后,标记的核酸就结合上了固定在阵列上的互补序列(图68-5)。某些形式的图像分析是用来捕捉信号的。在大多数的方法中,整个载玻片都会被扫描(荧光、放射自显影或光散射),然后用一个特定的算法将特征与信号强度和基因列表相对应起来。与扫描仪相关的软件可以生成一个"掩码",使图像与用于构造阵列的网格对应。数据采集生成大数据集(一个图像通常使用10~50兆)必须以标准格式存储(例如BMP、GIF、JPG)。图像处理软件将越来越自动化,确保适当的

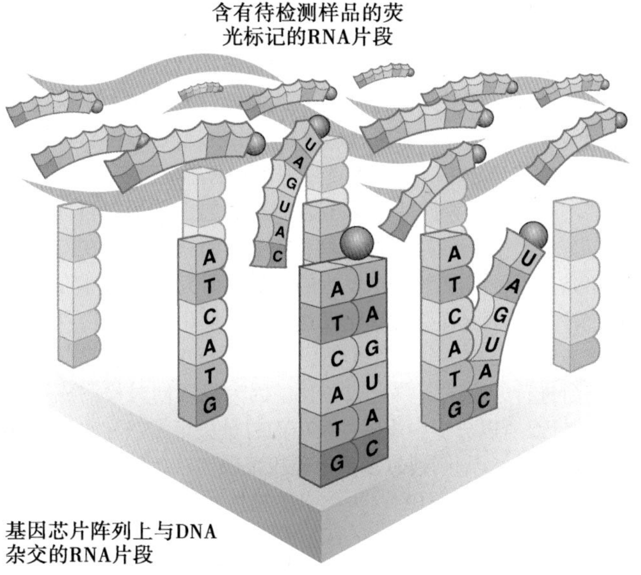

图 68-3 Affymetrix 基因芯片微阵列中标记探针杂交示意图

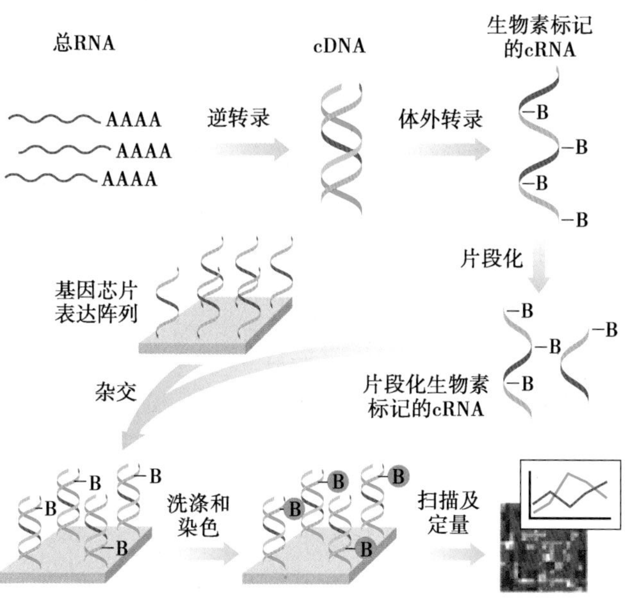

图 68-4 标准的真核基因表达分析。从实验样品的信使 RNA(mRNA)中衍生的带标记互补 DNA 或目标 RNA 与附着在固相载体上的核酸探针杂交。通过监测与每个 DNA 位置相关联的标记数量,可以推断出每种 mRNA 的丰度值(Courtesy Affymetrix)

网格调整、检测伪像和识别特性以提取有意义的信息。

微阵列技术在过去的十年中发展起来,包括制造平台的微型化、高通量自动化的增强(见第 78 章)和成本的降低。很多平台都会满足个人用户的需求,不论是咨询整个基因组,外显子 mRNA 的表达,还是参与特定通路的多种基因。Affymetrix 公司(www.affymetrix.com)率先将阵列技术的大规模应用引入到科学界,并继续作为该领域的领导者。随着 cDNA 介导的退火、选择、延伸、连接(DASL)试验的研发(Fan et al,2004),Illumina 公司(www.illumina.com)促进了对特定基因或目标区域的 RNA 分析的发展。这一试验利用福尔马林固定、石蜡包埋

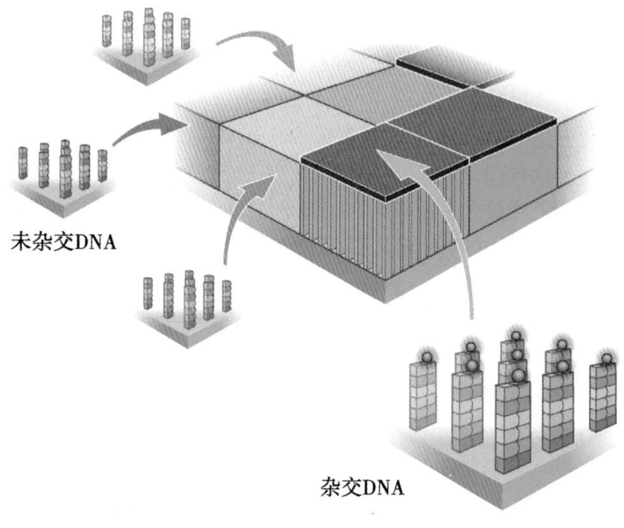

图 68-5 Affymetrix 基因芯片扫描标记和未标记的探针示意图(Courtesy Affymetrix)

的(FFPE)样本中提取的已经部分降解的 RNA,可进行多达 1536 个目标 RNA 表达谱分析。阵列技术也已经被用于检测不同的个人和群体之间的单核苷酸多态性和拷贝数变异、结构变异(Coulombe-Huntington et al,2009; Stankiewicz & Lupski,2010)。这种变异影响个体在疾病风险和治疗反应方面的差异(见第 73 章)。整个行业的其他提升包括检测低丰度转录本的能力、降低对样品总 RNA 的含量需求至几百纳克或更少(与微克级别相比较)、样品低单价自动化以及提高方法和质量控制的一致性(Yauk et al,2005)。由于阵列技术的变化和样品处理和信号加工方面的差异,关于微阵列实验的基本信息(MIAME)准则已经开始执行,以确保实验的所有相关信息以一个完整一致的方式呈现,同时发布的数据和已公开的微阵列数据集可以准确地解释。

生物信息学

微阵列最具挑战性的一点在于当大型数据集被汇总,清除伪像和背景噪声并等待分析的时候(Draghici,2003;Parmigiana et al,2003;Gopalappa et al,2009;Zhang et al,2009)。该方法取决于问题的性质和实验的设计。对数据集的初步探索是用来评估质量的,通常包括对阵列背景和平均强度的评估。为了便于阵列之间的统计比较,强度通常采用 log 转换,阵列之间是标准化(归一化)的。

标准化基因表达的一种常用方法是与假设条件相比(如正常与肿瘤或感染与非感染)只会影响相对较少的基因的表达,大多数不受影响。在没有系统性偏差的情况下,阵列上所有特性的平均强度应保持不变。因此,一种常见的归一化方法是将阵列上的每个测量值除以阵列强度中位值来表示(Kano et al,2003)。当阵列含有大量代表多种生物学功能的基因时,这些假设就是合理的。

总强度归一化的方法来源于它隐含的假设,即系统误差在整个阵列的强度变化范围内是恒定的。然而,复制阵列技术数据显示,系统误差往往是强度依赖的,或非线性的。换句话说,

在低表达强度下观察到的系统误差不同于中高强度观测到的系统误差(Simon,2005)。因此,线性调整,例如将阵列上每个测量值都除以阵列强度中位值,对于某些基因是不合适的。对于80%的阵列而言,系统误差足够接近线性,因此总强度归一化方法就足够了。然而,对剩下20%的阵列,应使用非线性归一化方法(Genomics and BioinformaticsGroup,2005)。

分位数归一化是一种非线性归一化方法,经常用于微阵列。除了假设大多数基因在实验条件下的表达不变外,分位数归一化还假设基因表达强度的分布在阵列中也保持不变(Irizarry et al,2003)。因此,不仅每个阵列的中位值强度相同,而且阵列每个分位数的强度也应该相同。基于这一假设,分位数归一化通过增加并调整强度值来对阵列上的所有强度值进行分类,使得每个阵列上的最小强度值相同,第二最小值也是相同的,依此类推。在一个阵列上具有最小强度值的基因可能与在另一个阵列上具有最小强度值的基因不同。

强度依赖的系统误差在双色技术阵列中同样存在。强度依赖的染料偏倚是由Terry Speed实验室首先发现的,低丰度的基因在Cy5通道是上调的,而中等表达的基因似乎在Cy3通道表达上调(Yang et al,2002)。这一系统伪像可以通过局部加权线性回归有效纠正(lowess)(图68-6)。在过去的几年里,采用管家基因归一化法的有效性遭到质疑。在这种方法中,假设管家基因的表达水平在实验条件下是恒定的。因此阵列的强度测量可以归一到这些基因的平均强度。然而,一些管家基因的表达水平在某些实验条件下表现出很大的差异(Thellin et al,1999)。

一旦数据标准化,质量控制就在样本水平和基因水平上进行。样本水平的质量控制可全面评价样本数据以鉴别出离群值,或者如果发现样本间存在多次重复,那么一个或少量样本可能为离群值。潜在离群值可以被识别为那些不与复制样本聚集或不与复制样本高度相关的。分级聚类法、主成分分析法、级别预测法和相似性检测常用于样本水平的质量控制(Grewal et al,2003)。

基因水平的质量控制过滤掉了在噪声范围内大部分测量值下降的基因,从而产生一组限制性的基因用于后续分析。被去除的基因,是那些被认为在组织中没有表达的基因或其表达水平非常低以至于无法检测到表达差异的基因。去除这些基因通常会降低噪声和差异表达过滤器中出现假阳性的可能性,以及下游统计分析所需的多重测试校正的严重程度。

一旦对导入数据进行标准化和质量控制,即可对目标基因进行分析。微阵列实验中的一个基本目的就是识别在不同的实验条件下可能产生差异表达的基因。研究人员依靠许多常见统计检验方法来鉴别差异表达基因。使用统计学检验识别差异表达基因的一个注意事项是,统计分析中假阳性反应的数量与所进行的测试的数量成正比。因为经常同时检测成百上千的基因,所以分析中假阳性反应的数量决定了差异表达的候选基因列表。因此,通过多重检验校正限制在统计分析的假阳性反应数量是很重要的。两类多重检验校正分别是决定总Ⅰ型错误率(family-wise error rate,FWER)和决定错误发现率(false discovery rate,FDR)。FWER检验决定了在统计分析和多重测试校正后至少一个基因被错误地识别为差异表达基因的总体概率(Grewal et al,2003)。FWER检验的例如Bonferroni,Holms-Bonferroni向下逐步检验法、Westfall、Young排列法。FDR检验限制假阳性反应出现的概率是假阳性数与通过统计检验的基因数而不是统计分析总基因数的比例。FDR检验的一个例子是Benjamini和Hochberg错误发现率(Benjamini & Hochberg,1995)。几个优秀的统计软件包可在线下载(如BRBTools,SAM,Focus,D Chip,R Bioconductor Library,PAM)。

聚类分析(图68-7)适用于在同一实验多重实验条件下中表现类似的一组基因。聚类分析在表达数据分析中有广泛的应用。它允许人们根据这群基因已知的功能来推断出一个基因以前未知的功能。这是基于相似功能的基因在实验条件下具有相似的表达行为的假设。聚类可以发现协同基因,正是基于协同基因具有相似的表达谱基因这样的假设。因此,分析聚

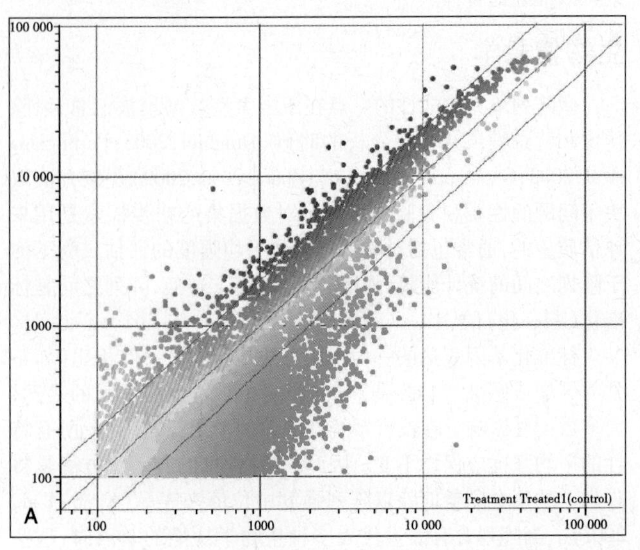

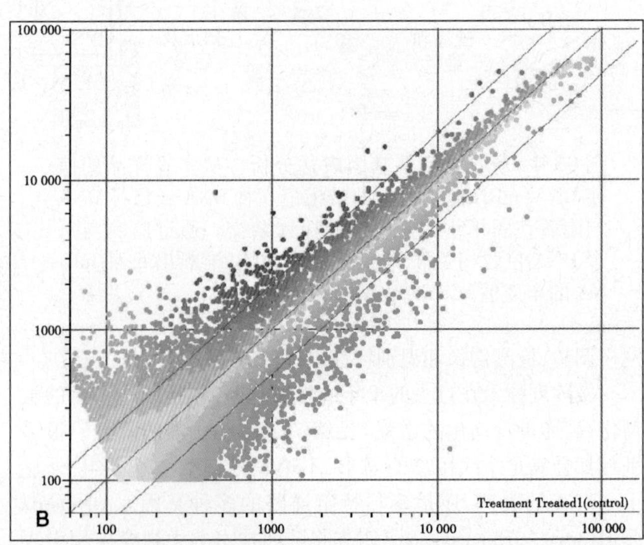

图68-6 Lowess强度依赖归一化用于双色阵列数据。它是一种根据染料性质引起的强度依赖误差来调整的内部归一化方案。染料的偏差是由于Cy5和Cy3之间相对荧光强度不同导致的。这些不一致常常导致两种染料之间的非线性关系,散点图以曲线形式展现。A.归一化之前的数据。B.通过采用Lowess归一化,对数据进行局部加权回归,以调整每次测量的对照值。因此,信号值与控制值的图呈线性(Courtesy Agilent Technologies)

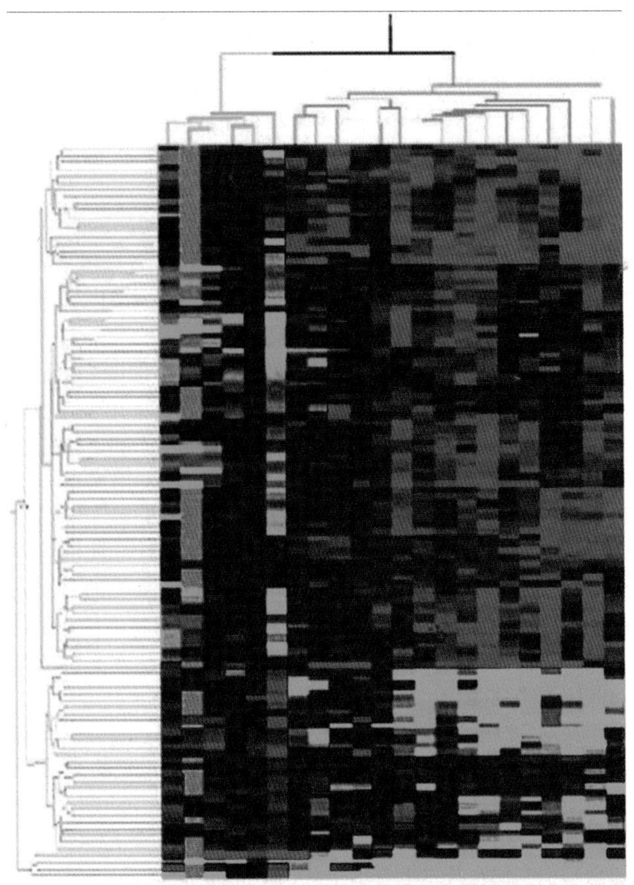

图 68-7 不同乳糜泻(橙色条)以及对照(蓝色条)组织的活检标本关于十二指肠基因的分级聚类分析树状图。在 22 个样本中 109 个基因的聚类分析,7 个对照样本(蓝色条)与 15 个乳糜泻患者(橙色条)。每一列代表一例乳糜泻或对照样本,每一行代表单个基因。对于每个基因,绿色信号代表低表达,黑色信号表示表达情况相似的基因,红色的信号代表高表达的基因,灰色的信号表示数据缺失(经 BMJ 出版集团许可同意:Diosdado B,Wapenaar MC,Franke L,et al. A microassay screen for novel candidate genes in coeliac disease pathogenesis. Gut 53:944,2004)

集在一起的基因的启动子区域以发现共同的调控元件可能是有用的(Grewal et al,2003;Gollub & Sherlock,2006)。

发现的目标基因可以与已知的生物学信息相结合。差异表达分析和/或聚类分析获得共有(cross-reference)基因列表,用来进行 GO(gene ontology)和其他功能分析,从而确定共有基因集合的生物学意义,这些可以通过一些软件工具来实现(例如 Agilent/GeneSpring))。其他广泛应用的软件包括 Bioconductor——为分析和理解基因组数据,基于 R 语言的开源软件(Zhang et al,2009);寡核苷酸中心 DChip(www. Dchip. org);TIGRsuite(www. tigr. org),以及 BeadStudio(阵列平台-和特定制造商;www. illumina. com)(综述见 Gollub & Sherlock,2006;Platts et al,2006)。此外,基因可以参考已知的生物学途径和(或)公共数据库(GenBank,LocusLink,UniGene,基因表达的系列分析(SAGE))。

因此,由于模式识别、多维数据阐释和跨平台比较的迫切需要,微阵列技术将与生物信息学密切相关,而硬件和软件的共同进化似乎是不可避免的(见第 77 章)。

知识产权问题

微阵列技术是一个迅速发展、竞争激烈的领域。因此,必须强调的是,已经有许多专利被批准,其中一些与临床诊断直接相关。因此,知识产权在这个不断发展的领域仍然是一个重要的问题(Rouse & Hardiman,2003)。例如,不论他们的制作方式如何,Affymetrix(www. affymetrix. com,Santa Clara,Calif.)在高密度寡核苷酸阵列方面拥有广泛的专利权(Chee et al,1998;Holmes,1998)。假设一个实验室决定内部开发中等密度阵列进行肿瘤检测并收取这种服务费用,无论合成方法如何,只要超过 400 个特征/cm^2,这一阵列可能就侵犯了 Affymetrix 的专利(Fodor et al,1998)。利用聚丙烯酰胺凝胶垫微矩阵(三维凝胶原素)阵列技术代表了一种新的方法,声称未侵犯 Affymetrix 的专利(Khrapko et al,1991;Yershov et al,1996;Guschin et al,1997)。此外,用来识别天然药物有益药用成分及毒性成分,物种特异性指纹图谱以及鉴定未知 DNA 的方法学、DNA 阵列技术应用相关的知识产权已经申请了另外的专利(Shaw et al,2009)。人们希望,随着核酸扩增技术的出现,制造商之间的竞争将降低高密度和中等密度阵列的成本,并允许这种强大技术的自由发展。

阵列技术的临床应用

近年来,微阵列技术得到了广泛应用,包括从肿瘤的分子分期到微生物的鉴定和特性研究。这使得许多人推测,阵列技术作为仅次于 PCR 的临床分子诊断实验室核心技术,代表了下一波技术的进步,对人类疾病的诊断有实际影响。本节重点介绍当前和未来阵列技术的应用。

阵列技术在临床实验室的应用

虽然目前还不普及,但阵列技术在临床实验室的应用似乎即将出现。Roth 等(2004)采用阵列分析法对常见呼吸道病原体进行检测,并与中耳积液常规培养标本进行比较。该阵列检测的灵敏度与对流感嗜血杆菌、卡他莫拉菌、化脓性链球菌和肺炎双球菌常规培养的灵敏度相比分别为是 96%(培养 93%),73%(培养 93%),93%(培养 80%),以及 100%(培养 78%)。此外,组织芯片已被用作内部质量控制的工具,以改善免疫组化染色的结果判读(Packeisen et al,2002;Gulmann et al,2004)。美国食品药品管理局已授予罗氏分子系统 501(K)许可,采用 Affymetrix 仪器系统进行 AmpliChip CP450 基因分型试验,以确定细胞色素 P450 2D6 和 2C19 的基因型(Malone,2005)。由于细胞色素基因编码的肝酶在药物代谢中起重要作用,临床医生将利用这些结果来优化药物剂量,并根据个体基因型将副作用最小化。这是微阵列芯片作为临床检验诊断设备首次获得营销许可,预示着个性化医疗新时代的到来。此外,最近的报道显示了将杂交阵列技术应用于产前、围产期和产后筛查及儿科诊断的前景(Kang & Koo,2012;Wei et al,2013)。

小型自动化微流控芯片设备有技术的识别能力和动态范围要求,即低频检出 RNA(1:100 000),运行周期短和变异系数小(0.09~0.11)(Baum et al,2003)。然而检验科将其作为常规检测实施前,必须解决方法的一致性、质量控制、和疾病特异性应用等方面的问题。

阵列技术在临床疾病中的应用

微阵列技术提供了在实验中和临床疾病中筛选差异表达的基因的能力,还可以进一步研究特定基因与其功能的相关性。例如,Ji 等(2003)使用微阵列技术利用两种不同的实验模型筛选了早期急性胰腺炎上调的基因。许多基因在这两个实验系统中都表达上调,提示它们在人体内环境中的重要性。然而,一个特殊的基因 EGR1,通过经典方法(基因敲除)进一步分析,被证明可能是早期急性胰腺炎进展的关键调节子,发挥着重要的调节作用。其他研究(Iacobuzio-Donahue et al,2003)对 39 个胰腺癌样本的基因表达谱进行了全面的评估和比较,采用多种方法进行检测发现有 6~40 个基因的高表达(寡核苷酸阵列、cDNA 阵列或 SAGE)。这些最终都可能转化为临床有用的诊断或治疗靶点。

细胞和组织的微阵列分析作为验证关键治疗方法的一种手段正在继续发展。恶性肿瘤或其组织成分用于寻找重要靶点、诊断或预后的指标(Ma et al,2009),或新的途径,其中包括黑色素瘤(Nambiar et al,2004)、白血病(Moos et al,2002;Jaakson et al,2003;Shivarov & Bullinger,2014)、淋巴瘤(Hedvat et al,2002;Kobayashi et al,2003;Azambuja et al,2009)、骨髓增生异常综合征(Pellagatti et al,2004;Ahmad & Iqbal,2012)、前列腺癌(Pettus et al,2004)、膀胱癌(Dyrskjot,2003)、肾癌(Moch et al,1999)、结直肠癌(Frederiksen et al,2003)、乳腺癌(Jeffrey et al,2002;Wilson & Dering,2004),卵巢癌(Rosen et al,2004;Yang et al,2009)、子宫内膜癌(Saidi et al,2004;DeRycke et al,2009)。

利用基因芯片技术进行基因筛选的其他临床应用包括电离辐射效应的研究;微生物(Dunbar et al,2013)、病毒(Sun et al,2004;Striebel et al,2003)及其他病原体的检测(Hanson et al,2004);羊水中游离 DNA 核型分析(Larrabee et al,2004);提供过敏性疾病(Jahn-Schmid et al,2003)、泌尿道疾病(Cheung et al,2009)、心脏疾病(Bostjancic et al,2009)和炎性疾病的分子标志物(Bennett et al,2003);阿尔茨海默病(Pasinetti,2001);多发性硬化症(Whitney et al,1999);肌张力障碍(Walter et al,2010);糖尿病(Sreekumar et al,2002;Mootha et al,2003);移植排斥(Flechner et al,2004)以及肺动脉高压(Geraci et al,2001)。基因芯片技术在预测药物不良反应(Guzey & Spigset,2002)、治疗反应(Sotiriou et al,2002)、药物敏感性(Stein et al,2004)、药物毒副作用(Waring et al,2001)以及其他方面(Cox,2001;Day et al,2009;Stankiewicz & Lupski,2010)都已经被报道了。

局限性

尽管微阵列技术的潜在临床应用不断增多、令人振奋,但在判读结果的时候必须引起重视。临床应用需要质量控制和质量保证程序。确保微阵列中高密度数据可重复性的挑战在临床实验室是前所未有的。从样品提取、标记、杂交、图像分析到数据分析,大量步骤中的每一步都会增加数据可重复性的困难,并且与商业系统可能有所不同(Kothapalli et al,2002;Yauk et al,2004;Pozhitkov et al,2007)。此外,如用于核酸分子的分离方法不同(Feezor et al,2004)、检测方法等因素的影响,组织类型(固体,腺体,或血源)(Penland et al,2007)、标本类型(FFPE 标本与冰冻组织),以及处理时间等因素可能影响基因表达谱的结果。

进一步验证和确认阵列结果的途径包括打印微阵列前每一克隆序列的验证;尽可能重复实验两到三次;采用经典方法(如 PCR、northern 杂交、RNA 酶保护法)对候选基因进行验证。一些研究者(Rajeevan et al,2001)表明,采用实时定量 PCR 的交叉验证实验中,大多数阵列的结果在定性上是准确的。然而,在阵列上显示不到四倍差异的基因中,实时定量 PCR 与交叉验证的结果没有达成一致。同样重要的是确定 mRNA 表达的差异是否能够转化为相应蛋白产物表达水平的差异。目前,mRNA 水平的差异转化为蛋白表达水平的差异的频率还不清楚。

在定性肿瘤进展过程中的差异表达基因时也必须很谨慎(分期微阵列)。后者都是由许多不同的细胞群组成的,只有在肿瘤体积达到足够大(即晚期)时,才可能代表同质组织。虽然某些方法可用来分离较小肿瘤中的特定细胞(如激光捕获显微切割),但它们在技术上要求很高,耗时,而且不普及。

尽管新的平台和分析方法声称改进了这方面的检测,但像所有的测序方法一样,微阵列对少数等位基因的灵敏度还是有限的(Coulombe-Huntington et al,2009;Stankiewicz & Lupski,2010)。基于测序结果鉴定的 HIV 耐药性将是极其有指导意义的。临床分离株的微阵列测序可以根据特定突变(Race et al,1998)正确地预测某些耐药性,并正在向标准实践发展(Perez-Olmeda et al,1999)。即使乐观地假设测序可以在 1%或者更多的病毒人群中检测到一个耐药等位基因,我们仍有理由怀疑这一试验的阴性预测值。一些病毒学家认为,对于每天产生了超过十亿拷贝数的病毒,0.5%的耐药率是不重要的。因此,应该理解的是,这项技术的优势在于它能够在规定的参数中(Russo et al,2003),通过纳入适当的标准化,筛选基因的调控(Enkemann,2010)。

在不久的将来,基于微阵列的方法在诊断、分期和预后方面的进一步进展尚待发掘。正如前面所强调的,不仅仅是设备的改进使之成为可能,而且是更为复杂的分析策略、检测灵敏度、通量、自动化、小型化、易用性和成本也要更新以匹配这些设备产生的更为复杂的数据。

(王征　译　王琳　校)

推荐阅读

Bluth MJ, Bluth MH: Molecular pathology techniques, Clin Lab Med 33: 753-772, 2013.

本文为一篇全面的综述,评论了临床实验室中常规应用的分子病理学技术,这些技术不仅可用于患者的疾病诊断、预后判断和治疗监测,还可用于阐明疾病的病理生理学机制。

Ji B, Chen XQ, Misek DE, et al: Pancreatic gene expression during the initiation of acute pancreatitis: Identification of EGR-1 as a key regulator, Physiol Genomics 14:59, 2003.

该篇论文为一个例子：如何用微阵列从两种实验性胰腺炎模型筛选出表达异常的基因，随后采用常规方法验证选择的基因（EGR-1）。

Kothapalli R，Yoder SJ，Mane S，et al：Microarray results：How accurate are they?，BMC Bioinformatics 3：22，2002.

该篇论文详细讨论了微阵列相关的问题，并评估了从两种不同的商用系统中获得的数据。

Russo G，Zegar C，Giordano A：Advantages and limitations of microarray in human cancer，Oncogene 22：6497，2003.

该篇论文重点介绍了微阵列技术的一些最新进展和临床应用，并讨论了与此技术相关的潜在问题。

Stein WD，Litman T，Fojo T，et al：A serial analysis of gene expression (SAGE) database analysis of chemosensitivity：Comparing solid tumors with cell lines and comparing solid tumors from different tissue origins，Cancer Res 64：2805，2004.

该篇论文是关于一种既定类型的肿瘤中基因表达谱与药物敏感性/耐药性的关系的研究，为了解肿瘤化疗耐药提供了分子基础。

参考文献

Ahmad A, Iqbal MA: Significance of genome-wide analysis of copy number alterations and UPD in myelodysplastic syndromes using combined CGH–SNP arrays, *Curr Med Chem* 19:3739–3747, 2012.

Amundson SA, Bittner M, Chen Y, et al: Fluorescent cDNA microarray hybridization reveals complexity and heterogeneity of cellular genotoxic stress responses, *Oncogene* 18:3666, 1999.

Auffray C, Rougeon F: Purification of mouse immunoglobulin heavy-chain messenger RNAs from total myeloma tumor RNA, *Eur J Biochem* 107:303, 1980.

Azambuja D, Lossos IS, Biasoli I, et al: Human germinal center-associated lymphoma protein expression is associated with improved failure-free survival in Brazilian patients with classical Hodgkin lymphoma, *Leuk Lymphoma* 50:1830–1836, 2009.

Bains W, Smith GC: A novel method for nucleic acid sequence determination, *J Theor Biol* 135:303, 1988.

Barsalobres-Cavallari C, De Rosa Júnior V, Nogueira F, et al: A novel system for large-scale gene expression analysis: Bacterial colonies array, *Appl Microbiol Biotechnol* 71:963–969, 2006.

Bassett DE Jr, Eisen MB, Boguski MS: Gene expression informatics—It's all in your mine, *Nat Genet* 21:51–55, 1999.

Baum M, Bielau S, Rittner N, et al: Validation of a novel, fully integrated and flexible microarray benchtop facility for gene expression profiling, *Nucleic Acids Res* 31:e151, 2003.

Beattie WG, Meng L, Turner SL, et al: Hybridization of DNA targets to glass-tethered oligonucleotide probes, *Mol Biotechnol* 4:213, 1995.

Beier M, Hoheisel JD: Versatile derivatisation of solid support media for covalent bonding on DNA-microchips, *Nucl Acids Res* 27:1970, 1999.

Benjamini Y, Hochberg Y: Controlling the false discovery rate: A practical and powerful approach to multiple testing, *J R Statist Soc B* 57:2889, 1995.

Bennett L, Palucka AK, Arce E, et al: Interferon and granulopoiesis signatures in systemic lupus erythematosus blood, *J Exp Med* 197:711, 2003.

Blanchard AP, Kaiser RJ, Hood LE: High-density oligonucleotide arrays, *Biosens Bioelectron* 11:687, 1996.

Bostjancic E, Zidar N, Glavac D: MicroRNA microarray expression profiling in human myocardial infarction, *Dis Markers* 27:255–268, 2009.

Brown MP, Grundy WN, Lin D, et al: Knowledge-based analysis of microarray gene expression data by using support vector machines, *Proc Natl Acad Sci U S A* 97:262–267, 2000.

Case-Green SC, Southern EM: Studies on the base pairing properties of deoxyinosine by solid phase hybridisation to oligonucleotides, *Nucl Acids Res* 22:131, 1994.

Chee M, et al: Arrays of nucleic acid probes on biological chips. Nov 17, 1998; Patent US1995000441887.

Chee M, Yang R, Hubbell E, et al: Accessing genetic information with high-density DNA arrays, *Science* 274:610, 1996.

Chen Y, Dougherty ER, Bittner ML: Ratio-based decisions and the quantitative analysis of cDNA microarray images, *Biomed Optics* 2:364, 1997.

Cheng J, Sheldon EL, Wu L, et al: Preparation and hybridization analysis of DNA/RNA from *E. coli* on microfabricated bioelectronic chips, *Nat Biotechnol* 16:541, 1998.

Cheung W, Bluth MJ, Johns C, et al: Peripheral blood mononuclear cell gene array profiles in patients with overactive bladder, *Urology* 2009, Sep 22. [Epub ahead of print].

Cheung VG, Morley M, Aguilar F, et al: Making and reading microarrays, *Nat Genet* 21(Suppl 1):1, 1999.

Clark MD, Panopoulou GD, Cahill DJ, et al: Construction and analysis of arrayed cDNA libraries, *Methods Enzymol* 303:205, 1999.

Corey DR: Peptide nucleic acids: Expanding the scope of nucleic acid recognition, *Trends Biotechnol* 15:224, 1997.

Corey DR: *DNA/RNA Diagnostics*, Washington, DC, May 1998, Cambridge Healthtech Institute, pp 19–21.

Coulombe-Huntington J, Lam KC, Dias C, et al: Fine-scale variation and genetic determinants of alternative splicing across individuals, *PLoS Genet* 5:e1000766, 2009.

Cox JM: Applications of nylon membrane arrays to gene expression analysis, *J Immunol Meth* 250:3, 2001.

Day A, Dong J, Funari VA, et al: Disease gene characterization through large-scale co-expression analysis, *PLoS ONE* 4:e8491, 2009.

DeRycke MS, Andersen JD, Harrington KM, et al: S100A1 expression in ovarian and endometrial endometrioid carcinomas is a prognostic indicator of relapse-free survival, *Am J Clin Pathol* 132:846–856, 2009.

Diosdado B, Wapenaar M, Franke L, et al: A microarray screen for novel candidate genes in coeliac disease pathogenesis, *Gut* 53:944, 2004.

Doh KO, Lee YH, Han KH, et al: Fabrication of a microarray using a combination of the large circular sense and antisense DNA, *Int J Mol Med* 25:113–120, 2010.

Draghici S: *Data analysis tools for DNA microarrays*, Boca Raton, Fla., 2003, Chapman & Hall/CRC Press.

Drmanac R, Crkvenjakov R: Method of sequencing of genomes by hybridization of oligonucleotide probes, Apr 13, 1993. Patent US5667972; Available on line at: http://www.freepatentsonline.com/5667972.html.

Drmanac R, Drmanac S: cDNA screening by array hybridization, *Methods Enzymol* 303:165–178, 1999.

Drmanac R, Drmanac S, Strezoska Z, et al: DNA sequence determination by hybridization: A strategy for efficient large-scale sequencing, *Science* 260:1649, 1993.

Drmanac S, Kita D, Labat I, et al: Accurate sequencing by hybridization for DNA diagnostics and individual genomics, *Nat Biotechnol* 16:54, 1998.

Duggan DJ, Bittner M, Chen Y, et al: Expression profiling using cDNA microarrays, *Nat Genet* 21:10, 1999.

Dunbar SA, Zhang H, Tang YW: Advanced techniques for detection and identification of microbial agents of gastroenteritis, *Clin Lab Med* 33:527–552, 2013.

Durand S, Ferraro-Peyret C, Selmi-Ruby S, et al: Evaluation of gene expression profiles in thyroid nodule biopsy material to diagnose thyroid cancer, *J Clin Endocrinol Metab* 93:1195–1202, 2008.

Dyrskjot L: Classification of bladder cancer by microarray expression profiling: Towards a general clinical use of microarrays in clinical diagnostics, *Expert Rev Mol Diagn* 3:635, 2003.

Edman CF, Raymond DE, Wu DJ, et al: Electric field directed nucleic acid hybridization on microchips, *Nucl Acids Res* 25:4907, 1997.

Ekins RP, Chu FW: Microarrays: Their origins and applications, *Trends Biotechnol* 17:217, 1999.

Ekins RP, Jackson TM: Free ligand assay. UK Patent no CA1227425 8 803 000. 1987.

Enkemann SA: Standards affecting the consistency of gene expression arrays in clinical applications, *Cancer Epidemiol Biomarkers Prev* 19:1000–1003, 2010.

Erali M, Pattison DC, Wittwer CT, et al: Human papillomavirus genotyping using an automated film-based chip array, *J Mol Diagn* 11:439–445, 2009.

Fan JB, Yeakley JM, Bibikova M, et al: A versatile assay for high-throughput gene expression profiling on universal array matrices, *Genome Res* 14:878–885, 2004.

Feezor RJ, Baker HV, Mindrinos M, et al: Whole blood and leukocyte RNA isolation for gene expression analysis, *Physiol Genomics* 19:247, 2004.

Flechner SM, Kurian SM, Head SR, et al: Kidney transplant rejection and tissue injury by gene profiling of biopsies and peripheral blood lymphocytes, *Am J Transplant* 4:1475, 2004.

Fodor SP, Read JL, Pirrung MC, et al: Light-directed, spatially addressable parallel chemical synthesis, *Science* 251:767, 1991.

Fodor SP, Stryer L, Read J, et al: Arrays of materials attached to a substrate. Apr 28, 1998, Patent US1995000466632; Available on line at: http://www.freepatentsonline.com/5744305.html.

Forman JE, Walton ID, Stern D, et al: *Molecular modeling of nucleic acids*, Washington, DC, 1999, American Chemical Society.

Frederiksen CM, Knudsen S, Laurberg S, et al: Classification of Dukes' B and C colorectal cancers using expression arrays, *J Cancer Res Clin Oncol* 129:263, 2003.

Freeman WM, Gioia L: The maturation of nucleic acid technologies, *Trends Biotechnol* 17:44, 1999.

Friend SH, Stoughton RB: The magic of microarrays, *Sci Am* 286:44, 2002.

Genomics and Bioinformatics Group: *Microarray data analysis. low-level analysis of Affymetrix chips*, Bethesda, MD, 2005, National Institute of Health. Available on line at: http://discover.nci.nih.gov/microarrayAnalysis/Affymetrix.Preprocessing.jsp.

Geraci MW, Moore M, Gessell T, et al: Gene expression patterns in the lungs of patients with primary pulmonary hypertension: A gene microarray analysis, *Circ Res* 88:555–562, 2001.

Gillespie D, Spiegelman SA: A quantitative assay for DNA-RNA hybrids with DNA immobilized on a membrane, *J Mol Biol* 12:829, 1965.

Gollub J, Sherlock G: Clustering microarray data, *Methods Enzymol* 411:194–213, 2006.

Gopalappa C, Das TK, Enkemann S, et al: Removal of hybridization and scanning noise from microarrays, *IEEE Trans Nanobioscience* 8:210–218, 2009.

Granjeaud S, Nguyen C, Rocha D, et al: From hybridization image to numerical values: A practical, high-throughput quantification system for high-density filter hybridizations, *Genet Anal* 12:151, 1996.

Graves DJ: Powerful tools for genetic analysis come of age, *Trends Biotechnol* 17:127, 1999.

Gress TM, Hoheisel JD, Lennon GG, et al: Hybridization fingerprinting of high-density cDNA-library arrays with cDNA pools derived from whole tissues, *Mamm Genome* 3:609, 1992.

Grewal A, Lambert P, Stockton J: *Current protocols in informatics*, New York, 2003, John Wiley, p 7.1.1.

Gulmann C, Loring P, O'Grady A, et al: Miniature tissue microarrays for HercepTest standardisation and analysis, *J Clin Pathol* 57:1229, 2004.

Guo Z, Guilfoyle RA, Thiel AJ, et al: Direct fluorescence analysis of genetic polymorphisms by hybridization with oligonucleotide arrays on glass supports, *Nucl Acids Res* 22:5456, 1994.

Guschin D, Yershov G, Zaslavsky A, et al: Manual manufacturing of oligonucleotide, DNA, and protein microchips, *Anal Biochem* 250:203, 1997.

Guzey C, Spigset O: Genotyping of drug targets: A method to predict adverse drug reactions?, *Drug Saf* 25:553, 2002.

Hacia JG: Resequencing and mutational analysis using oligonucleotide microarrays, *Nat Genet* 21:42, 1999.

Hanson EH, Neimeyer DM, Folio L, et al: Potential use of microarray technology for rapid identification of central nervous system pathogens, *Mil Med* 169:594, 2004.

Hedvat CV, Hegde A, Chaganti RS, et al: Application of tissue microarray technology to the study of non-Hodgkin's and Hodgkin's lymphoma, *Hum Pathol* 33:968, 2002.

Heller MJ, O'Connell JP, Juncosa RD, et al: Methods for hybridization analysis utilizing electronically controlled hybridization. Dec 15, 1998; Patent US5849486; Available on line at: http://www.freepatentsonline.com/5849486.html.

Heyse S, Ernst OP, Dienes Z, et al: Incorporation of rhodopsin in laterally structured supported membranes: Observation of transducin activation with spatially and time-resolved surface plasmon resonance, *Biochemistry* 37:507, 1998.

Hoheisel JD: Sequence-independent and linear variation of oligonucleotide DNA binding stabilities, *Nucl Acids Res* 24:430, 1996.

Holmes CP: Cyclic nucleic acid and polypeptide arrays. Jun 23, 1998; Patent US1996000647618.

Iacobuzio-Donahue CA, Ashfaq R, Maitra A, et al: Highly expressed genes in pancreatic ductal adenocarcinomas: A comprehensive characterization and comparison of the transcription profiles obtained from three major technologies, *Cancer Res* 63:8614, 2003.

Irizarry RA, Bolstad BM, Collin F, et al: Summaries of Affymetrix GeneChip probe level data, *Nucleic Acids Res* 31:e15, 2003.

Jaakson K, Zernant J, Kulm M, et al: Genotyping microarray (gene chip) for the ABCR (ABCA4) gene, *Hum Mutat* 22:395, 2003.

Jahn-Schmid B, Harwanegg C, Hiller R, et al: Allergen microarray: Comparison of microarray using recombinant allergens with conventional diagnostic methods to detect allergen-specific serum. Immunoglobulin E, *Clin Exp Allergy* 33:1443, 2003.

Jang H, Cho M, Kim H, et al: Quality control probes for spot-uniformity and quantitative analysis of oligonucleotide array, *J Microbiol Biotechnol* 19:658–665, 2009.

Jeffrey SS, Fero MJ, Borresen-Dale AL, et al: Expression array technology in the diagnosis and treatment of breast cancer, *Mol Interv* 2:101, 2002.

Kafatos FC, Jones CW, Efstratiadis A: Determination of nucleic acid sequence homologies and relative concentrations by a dot hybridization procedure, *Nucl Acids Res* 7:1541, 1979.

Kang JU, Koo SH: Evolving applications of microarray technology in postnatal diagnosis, *Int J Mol Med* 30:223–228, 2012.

Kano M, Kashima H, Shibuya T, et al: A method for normalization of gene expression data, *Genome Informatics* 14:336, 2003.

Khrapko KR, Lysov YP, Khorlyn AA, et al: An oligonucleotide hybridization approach to DNA sequencing, *FEBS Lett* 256:118, 1989.

Khrapko KR, Lysov YP, Khorlin AA, et al: A method for DNA sequencing by hybridization with oligonucleotide matrix, *DNA Seq* 1:375, 1991.

Kobayashi T, Yamaguchi M, Kim S, et al: Microarray reveals differences in both tumors and vascular specific gene expression in de novo CD5+ and CD5–' diffuse large B-cell lymphomas, *Cancer Res* 63:60, 2003.

Landegren U, Kaiser RJ, Sanders J, et al: A ligase-mediated gene detection technique, *Science* 241:1077, 1988.

Larrabee PB, Johnson KL, Pestova E, et al: Microarray analysis of cell-free fetal DNA in amniotic fluid: A prenatal molecular karyotype, *Am J Hum Genet* 75:485, 2004.

Lipshutz RJ: Likelihood DNA sequencing by hybridization, *J Biomol Struct Dyn* 11:637, 1993.

Lipshutz RJ, Fodor SP, Gingeras TR, et al: High density synthetic oligonucleotide arrays, *Nat Genet* 21:20, 1999.

Lockhart DJ, Dong H, Byrne MC, et al: Expression monitoring by hybridization to high-density oligonucleotide arrays, *Nat Biotechnol* 14:1675–1680, 1996.

Ma S, Huang J, Moran MS: Identification of genes associated with multiple cancers via integrative analysis, *BMC Genomics* 10:535, 2009.

Macevicz SC: Nucleic acid sequence determination by multiple mixed oligonucleotide probes. Mar 26, 1991; Patent US5002867. Available on line at: http://www.freepatentsonline.com/5002867.html.

Malone B: FDA clears first gene chip for pharmacogenomics, *Clin Lab News* 31:14, 2005.

Marshall A, Hodgson J: DNA chips: An array of possibilities, *Nat Biotechnol* 16:27, 1998.

Maskos U, Southern EM: Oligonucleotide hybridizations on glass supports: a novel linker for oligonucleotide synthesis and hybridization properties of oligonucleotides synthesised in situ, *Nucl Acids Res* 20:1679, 1992.

Maskos U, Southern EM: A novel method for the parallel analysis of multiple mutations in multiple samples, *Nucl Acids Res* 21:2269, 1993a.

Maskos U, Southern EM: A study of oligonucleotide reassociation using large arrays of oligonucleotides synthesised on a glass support, *Nucleic Acids Res* 21:4663, 1993b.

Maskos U, Southern EM: A novel method for the analysis of multiple sequence variants by hybridisation to oligonucleotides, *Nucl Acids Res* 21:2267, 1993c.

Matson RS, Rampal J, Pentoney SLJ, et al: Biopolymer synthesis on polypropylene supports: Oligonucleotide arrays, *Anal Biochem* 224:110, 1995.

Maxam AM, Gilbert W: A new method for sequencing DNA, *Proc Natl Acad Sci U S A* 74:560, 1977.

Moch H, Schraml P, Bubendorf L, et al: High-throughput tissue microarray analysis to evaluate genes uncovered by cDNA microarray screening in renal cell carcinoma, *Am J Pathol* 154:981, 1999.

Moggio L, Romanelli A, Gambari R, et al: Alternate PNA-DNA chimeras (PNA-DNA)(n): Synthesis, binding properties and biological activity, *Biopolymers* 88:815–822, 2007.

Moos PJ, Raetz EA, Carlson MA, et al: Identification of gene expression profiles that segregate patients with childhood leukemia, *Clin Cancer Res* 8:3118, 2002.

Mootha VK, Lindgren CM, Eriksson KF, et al: PGC-1alpha-responsive genes involved in oxidative phosphorylation are coordinately downregulated in human diabetes, *Nat Genet* 34:267, 2003.

Nambiar S, Mirmohammadsadegh A, Bar A, et al: Applications of array technology: Melanoma research and diagnosis, *Expert Rev Mol Diagn* 4:549, 2004.

Nickerson DA, Kaiser RJ, Lappin S, et al: Automated DNA diagnostics using an ELISA-based oligonucleotide ligation assay, *Proc Natl Acad Sci U S A* 87:8923, 1990.

Nikiforov TT, Rendle RB, Goelet P, et al: Genetic Bit Analysis: A solid phase method for typing single nucleotide polymorphisms, *Nucl Acids Res* 22:4167, 1994.

Packeisen J, Buerger H, Krech R, et al: Tissue microarrays: A new approach for quality control in immunohistochemistry, *J Clin Pathol* 55:613, 2002.

Parinov S, Barsky V, Yershov G, et al: DNA sequencing by hybridization to microchip octa- and decanucleotides extended by stacked pentanucleotides, *Nucl Acids Res* 24:2998, 1996.

Parmigiana G, Garret ES, Irizarry RA, et al, editors: *The analysis of gene expression data: Methods and software*, New York, 2003, Springer-Verlag.

Pasinetti GM: Use of cDNA microarray in the search for molecular markers involved in the onset of Alzheimer's disease dementia, *J Neurosci Res* 65:471, 2001.

Pastinen T, Kurg A, Metspalu A, et al: Minisequencing: A specific tool for DNA analysis and diagnostics on oligonucleotide arrays, *Genome Res* 7:606, 1997.

Pastinen T, Perola M, Niini P, et al: Array-based multiplex analysis of candidate genes reveals two independent and additive genetic risk factors for myocardial infarction in the Finnish population, *Hum Mol Genet* 7:1453, 1998.

Pease AC, Solas D, Sullivan EJ, et al: Light-generated oligonucleotide arrays for rapid DNA sequence analysis, *Proc Natl Acad Sci U S A* 91:5022, 1994.

Pellagatti A, Esoof N, Watkins F, et al: Gene expression profiling in the myelodysplastic syndromes using cDNA microarray technology, *Br J Haematol* 125:576, 2004.

Penland SK, Keku TO, Torrice C, et al: RNA expression analysis of formalin-fixed paraffin-embedded tumors, *Lab Invest* 87:383–391, 2007.

Perez-Olmeda M, Rodriguez-Rosado R, Gomez-Cano M, et al: Usefulness of genotypic analysis of resistance to nucleoside analogues in the clinical setting, *Eur J Clin Microbiol Infect Dis* 18:448, 1999.

Pettus JA, Cowley BC, Maxwell T, et al: Multiple abnormalities detected by dye reversal genomic microarrays in prostate cancer: A much greater sensitivity than conventional cytogenetics, *Cancer Genet Cytogenet* 154:110, 2004.

Pietu G, Alibert O, Guichard V, et al: Novel gene transcripts preferentially expressed in human muscles revealed by quantitative hybridization of a high density cDNA array, *Genome Res* 6:492, 1996.

Pirrung MC, Read JL, Fodor SPA, et al: Large scale photolithographic solid phase synthesis of polypeptides and receptor binding screening thereof. Sep 1, 1992; Patent US51438542. Available on line at: http://www.freepatentsonline.com/5143854.html.

Platts AE, Dix DJ, Krawetz SA: Considerations when using array technologies for male factor assessment. In Carrell DT, editor: *The genetics of male factor infertility*, Totowa N.J., 2006, Humana Press, pp 37–54.

Potti A, Mukherjee S, Petersen R, et al: A genomic strategy to refine prognosis in early-stage non-small-cell lung cancer, *N Engl J Med* 355:570–580, 2006.

Pozhitkov AE, Tautz D, Noble PA: Oligonucleotide microarrays: Widely applied—poorly understood, *Brief Funct Genomic Proteomic* 6:141–148, 2007.

Race E, Gilbert SM, Sheldon JG, et al: Correlation of response to treatment and HIV genotypic changes during phase III trials with saquinavir and reverse transcriptase inhibitor combination therapy, *AIDS* 12:1465, 1998.

Rajeevan MS, Vernon SD, Taysavang N, et al: Validation of array-based gene expression profiles by real-time (kinetic) RT-PCR, *J Mol Diagn* 3:26, 2001.

Rosen DG, Huang X, Deavers MT, et al: Validation of tissue microarray technology in ovarian carcinoma, *Mod Pathol* 17:790, 2004.

Roth SB, Jalava J, Ruuskanen O, et al: Use of an oligonucleotide array for laboratory diagnosis of bacteria responsible for acute upper respiratory infections, *J Clin Microbiol* 42:4268, 2004.

Rouse R, Hardiman G: Microarray technology—An intellectual property retrospective, *Pharmacogenomics* 4:623–632, 2003.

Saidi SA, Holland CM, Kreil DP, et al: Independent component analysis of microarray data in the study of endometrial cancer, *Oncogene* 23:6677, 2004.

Sanger F, Nicklen S, Coulson AR: DNA sequencing with chain-terminating inhibitors, *Proc Natl Acad Sci U S A* 74:5463, 1977.

Schena M, Heller RA, Theriault TP, et al: Microarrays: Biotechnology's discovery platform for functional genomics, *Trends Biotechnol* 16:301, 1998.

Schena M, Shalon D, Davis RW, et al: Quantitative monitoring of gene expression patterns with a complementary DNA microarray, *Science* 270:467–470, 1995.

Schena M, Shalon D, Heller R, et al: Parallel human genome analysis: Microarray-based expression monitoring of 1000 genes, *Proc Natl Acad Sci U S A* 93:10614, 1996.

Schmid EL, Tairi AP, Hovius R, et al: Screening ligands for membrane protein receptors by total internal reflection fluorescence: The 5-HT3 serotonin receptor, *Anal Chem* 70:1331, 1998.

Shalon D, Smith SJ, Brown PO: A DNA microarray system for analyzing complex DNA samples using two-color fluorescent probe hybridization, *Genome Res* 6:639, 1996.

Shaw PC, Wong KL, Chan AW, et al: Patent applications for using DNA technologies to authenticate medicinal herbal material, *Chin Med* 4:21, 2009.

Shchepinov MS, Case-Green SC, Southern EM: Steric factors influencing hybridisation of nucleic acids to oligonucleotide arrays, *Nucl Acids Res* 25:1155, 1997.

Shivarov V, Bullinger L: Expression profiling of leukemia patients: Key lessons and future directions, *Exp Hematol* 42:651–660, 2014.

Simon S: STATS—Steve's attempt to teach statistics: Normalization for microarray data. 2005. Available on line at: http://www.cmh.edu/stats/model/datamining/arrayNormalization.htm.

Sosnowski RG, Tu E, Butler WF, et al: Rapid determination of single base mismatch mutations in DNA hybrids by direct electric field control, *Proc Natl Acad Sci U S A* 94:1119, 1997.

Sotiriou C, Powles TJ, Dowsett M, et al: Gene expression profiles derived from fine needle aspiration correlate with response to systemic chemotherapy in breast cancer, *Breast Cancer Res* 4:R3, 2002.

Southern EM: Detection of specific sequences among DNA fragments separated by gel electrophoresis, *J Mol Biol* 98:503, 1975.

Southern EM: High-density gridding: Techniques and applications, *Curr Opin Biotechnol* 7:85, 1996a.

Southern EM: DNA chips: Analysing sequence by hybridization to oligonucleotides on a large scale, *Trends Genet* 12:110, 1996b.

Southern EM, Case-Green SC, Elder JK, et al: Arrays of complementary oligonucleotides for analysing the hybridisation behaviour of nucleic acids, *Nucl Acids Res* 22:1368, 1994.

Southern EM, Maskos U, Elder JK: Analyzing and comparing nucleic acid sequences by hybridization to arrays of oligonucleotides: Evaluation using experimental models, *Genomics* 13:1008, 1992.

Southern EM, Mir KU, Shchepinov MS: Molecular interactions on microarrays, *Nat Genet* 21:5, 1999.

Sreekumar R, Halvatsiotis P, Schimke JC, et al: Gene expression profile in skeletal muscle of type 2 diabetes and the effect of insulin treatment, *Diabetes* 51:1913, 2002.

Stankiewicz P, Lupski JR: Structural variation in the human genome and its role in disease, *Annu Rev Med* 61:437–455, 2010.

Stimpson DI, Cooley PW, Knepper SM, et al: Parallel production of oligonucleotide arrays using membranes and reagent jet printing, *Biotechniques* 25:886, 1998.

Stimpson DI, Gordon J: The utility of optical waveguide DNA array hybridization and melting for rapid resolution of mismatches, and for detection of minor mutant components in the presence of a majority of wild type sequence: Statistical model and supporting data, *Genet Anal* 13:73, 1996.

Strezoska Z, Paunesku T, Radosavljevic D, et al: DNA sequencing by hybridization: 100 bases read by a non-gel-based method, *Proc Natl Acad Sci U S A* 88:10089, 1991.

Striebel HM, Birch-Hirschfeld E, Egerer R, et al: Virus diagnostics on microarrays, *Curr Pharm Biotechnol* 4:401, 2003.

Sun ZH, Zheng WL, Zhang B, et al: Detection of hepatitis D virus by cDNA microarray method, *Hepatobiliary Pancreat Dis Int* 3:423, 2004.

Syvanen AC: From gels to chips: "Minisequencing" primer extension for analysis of point mutations and single nucleotide polymorphisms, *Hum Mutat* 13:1, 1999.

Takahashi N, Hashida H, Zhao N, et al: High-density cDNA filter analysis of the expression profiles of the genes preferentially expressed in human brain, *Gene* 164:219, 1995.

Thellin O, Zorzi W, Lakaye B, et al: Housekeeping genes as internal standards: Use and limits, *J Biotechnol* 75:291, 1999.

Walter M, Bonin M, Pullman RS, et al: Expression profiling in peripheral blood reveals signature for penetrance in DYT1 dystonia, *Neurobiol Dis* 2010 Jan 4. [Epub ahead of print].

Wang I-M, Stepaniants S, Boie Y, et al: Gene expression profiling in patients with chronic obstructive pulmonary disease and lung cancer, *Am J Respir Crit Care Med* 177:402–411, 2008.

Waring JF, Jolly RA, Ciurlionis R, et al: Clustering of hepatotoxins based on mechanism of toxicity using gene expression profiles, *Toxicol Appl Pharmacol* 175:28, 2001.

Wei Y, Xu F, Li P: Technology-driven and evidence-based genomic analysis for integrated pediatric and prenatal genetics evaluation, *J Genet Genomics* 40:1–14, 2013.

Weiler J, Gausepohl H, Hauser N, et al: Hybridisation based DNA screening on peptide nucleic acid (PNA) oligomer arrays, *Nucl Acids Res* 25:2792, 1997.

Wetmur JG: DNA probes: Applications of the principles of nucleic acid hybridization, *Crit Rev Biochem Mol Biol* 26:227, 1991.

Whitney LW, Becker KG, Tresser NJ, et al: Analysis of gene expression in multiple sclerosis lesions using cDNA microarrays, *Ann Neurol* 46:425, 1999.

Wilson CA, Dering J: Recent translational research: Microarray expression profiling of breast cancer-beyond classification and prognostic markers?, *Breast Cancer Res* 6:192, 2004.

Woski SA, Fidanza J, McGall G, et al: Enhanced high density oligonucleotide array-based sequence analysis using modified nucleoside triphosphates, *Nucl Acids Res* 26:4975, 1998.

Yang YH, Dudoit S, Luu P, et al: Normalization for cDNA microarray data: A robust composite method addressing single and multiple slide systematic variation, *Nucl Acids Res* 30:e15, 2002.

Yang GF, Li XM, Xie D: Overexpression of clusterin in ovarian cancer is correlated with impaired survival, *Int J Gynecol Cancer* 19:1342–1346, 2009.

Yauk CL, Berndt ML, Williams A, et al: Comprehensive comparison of six microarray technologies, *Nucleic Acids Res* 32:e124, 2004.

Yauk C, Berndt L, Williams A, et al: Automation of cDNA microarray hybridization and washing yields improved data quality, *J Biochem Biophys Methods* 64:69–75, 2005.

Yershov G, Barsky V, Belgovskiy A, et al: DNA analysis and diagnostics on oligonucleotide microchips, *Proc Natl Acad Sci USA* 93:4913, 1996.

Zhang Y, Szustakowski J, Schinke M: Bioinformatics analysis of microarray data, *Methods Mol Biol* 573:259–284, 2009.

第69章 细胞遗传学在现代病理学中的应用

Constance K. Stein

要点

1. 染色体异常往往与疾病和表型异常相关,因而对染色体异常的鉴定将有助于疾病的临床诊断和治疗。
2. 检测癌症中的细胞遗传异常能够为疾病的诊断、预后、治疗和发展提供有用的信息。
3. 目前,人类所有染色体都建立了标准形态和特殊的条带模式,使用各种不同的技术来特异性的鉴别染色体并确定其是否异常。这些技术包括核型分析,荧光原位杂交、微阵列分析和 DNA 测序。
4. 细胞遗传学异常的两种基本类型是染色体数量异常和结构异常。
5. 许多综合征都与特定的染色体异常有关。例如唐氏综合征/21 三体综合征;45,X 特纳综合征;腭心面综合征(velocardiofacial syndrome)22q11.2 缺失。
6. 细胞遗传学异常可能是后天获得的也可能是遗传导致的。从出生前到成年的任何时期都可能发生。
7. 荧光原位杂交(FISH)是一种结合了细胞遗传学和分子遗传学技术的靶向测定方法。它能针对特定基因提供重要的诊断信息。
8. 细胞遗传学分析几乎可以用在各种医学专业中,它是临床检验医学的重要组成部分。
9. 微阵列分析和 DNA 测序技术能鉴定出新的遗传综合征。这些技术将是未来优化基因检测技术的关键。

遗传学被广泛定义为对先天遗传的某些特性的科学研究。但在临床检验医学中最受关注的是人类遗传学(即研究人类先天遗传)和医学遗传学(即研究人类遗传变异的医学意义)。医学遗传学可以进一步细分为五个部分,其中属于临床范畴的两个部分是临床遗传学和遗传咨询。其次与医学检验相关的三个部分包括细胞遗传学,分子遗传学和生化遗传学。

近年来,在医学领域的突破性进展可部分归功于遗传学的进步。新技术在分子遗传学和细胞遗传学方面有深入的研究和发展,这些新技术能够鉴定出与疾病直接相关的新基因和突变。遗传学的发展有助于了解疾病的本质并确定诊断。它为治疗提供了新的选择,并对未来某些遗传疾病的治愈提供了可能。本章重点介绍细胞遗传学;分子诊断的讨论见第 71 章。

定义

在所有医学领域中,需要对遗传学的基本词汇做一个准确的定义。以下为本章中可能用到的专业词汇的详细定义:

基因:具有遗传效应的核苷酸序列,或编码 RNA 或蛋白质的 DNA 区域。

染色体:由 DNA 和蛋白质组成的携带遗传信息的高度有序的遗传物质,人类共有成对排列的 46 条染色体。

常染色体:除 X、Y 性染色体之外的所有染色体。

同源染色体:指减数分裂时发生配对的姐妹染色体。一个来自母方一个来自父方。

位点:即基因在染色体上所处的位置。

等位基因:位于一对同源染色体的相同位置上的基因。每对同源染色体最多有两个等位基因(每条染色体一个等位基因),但一个群体内可能存在多个等位基因。

突变:基因组 DNA 序列中永久性的遗传变化。在分子和细胞两个水平上都可以体现。不是所有的突变都会产生负面的影响,许多突变都是无害的(例如蓝色的眼睛),并且有一些突变具有积极效应(例如在疟疾高发国家中携带镰状红细胞性状)。具有结构突变的个体(身体每个细胞中存在突变)或许可以通过种系传播使其后代产生某种突变。在某些病例中,特别是癌症,一个获得的突变可出现在单个细胞中,这种突变仅局限于某一克隆而并不会播散于个体的其他组织细胞。在罕见的性腺嵌合体病例中,重新获得的突变可出现于性腺中,产生一个兼具正常细胞和突变细胞的混合体。正由于后代接收了新的突变从而显示了与亲代不一样的表型。

核型:个体的染色体构成。

染色体组型:能够显示一个细胞中全部染色体的形态特征的模式图。

二倍体:每个细胞存在两个染色体组。在人类中,染色体成对出现(2N)共 46 条。

单倍体:仅有一组染色体的细胞或个体称为单倍体。在人类中，配子是单倍体($n=23$)。

纯合子：指同一位点上的两个等位基因相同的基因型个体(在ABO血型系统中AA表示纯合子)。

杂合子：指同一位点上的两个等位基因不相同的基因型个体(在ABO血型系统中，AO代表杂合子)。

半合子：虽然具有二组相同的染色体组，但有一个或多个基因是单价的，没有与之相对应的等位基因，称为半合子，例如男性的X染色单体。

基因型：某一生物个体全部基因组合的总称(在ABO血型系统中AA、AO、BB、BO、AB和OO就属于基因型)。

表型：指基因决定的性状在环境作用下的具体表现(在ABO血型系统中ABO血型代表特定表型)。

显性等位基因：指决定杂合子中表型的等位基因，它比其他的等位基因显示更主导的作用(在ABO血型系统中A比O占主导，所以AO基因型表现出A血型的表现型。类似地，在白化病中，T(颜色)相对于t(白化)占主导地位，Tt会导致色素沉积)。

隐性等位基因：在二倍体生物中，仅在纯合子时才显现出表型的等位基因(在ABO血型系统中O血型只有在OO时才显现；O对于A和B是隐性的。类似地，t对于T是隐性的，白化病仅在tt基因型时才发生)。

共显性等位基因：在二倍体生物中，两个等位基因不显示优势或者相互隐性，当它们同时存在时它们两者都充分的表达(在ABO系统中，A和B是共同主导的，AB基因型表达A和B抗原)。

自由组合：指染色体随机分配。配子(父系和母系)中一条染色体从父或母遗传给下一代的概率是50∶50。

连锁：遗传时，同一条染色体上两个或多个基因同时传代的现象。

染色体互换：遗传物质在同源染色体之间的物理交换。重组在染色体上产生新的等位基因组合。通常源于染色单体的交叉和移位。

有丝分裂：在体细胞分裂中，DNA复制并均匀分配到两个子代细胞中。

减数分裂：是生殖细胞产生配子的分裂。包括两次连续的有丝分裂，形成4个单倍体的子细胞。单个DNA复制伴随着两次细胞分裂过程，使每个子代配子中DNA数量由2N变成了N。重组发生从而增加了人群遗传多样性。

(染色体)不分离：染色体或染色单体在细胞分裂中不能正常分离到两极。通常会导致一个或多个细胞中几条染色体出现。

细胞遗传学

细胞遗传学是遗传学与细胞学相结合的一个遗传学分支学科，它运用细胞学和遗传学的方法在细胞水平上对机体进行各种探索。包括对由双链DNA、组蛋白和非组蛋白组成的染色体的详细评估。在孟德尔遗传定律被揭示的16年后，1882年瓦尔特·弗莱明首次从肿瘤细胞中观察到了染色体。因此，细胞遗传学是最早的遗传学分支之一。仅仅过了一个世纪，性染色体的重要性也被人们所揭示。同时，在1959年细胞遗传学被首次引入到临床检验诊断研究中。在个体诊断中，能够通过检测染色体结构变化而直接与相应疾病和表现型相联系，被认为是临床诊断中一次巨大的进步。随着被纳入研究的疾病种类和数量不断增多，许多遗传学诊断方法已经成为诊断该类疾病的金标准。随着越来越多的基因与相关疾病的关系被揭示，分子检测(直接突变分析、芯片技术和测序技术)正在成为疾病诊断的常规诊断方法(见第68和71章)。然而，细胞遗传学仍然是检测染色体结构和数量异常的最经济直接的方法。因此，细胞遗传学分析的临床应用可以涉及从胚胎起的各个年龄段和各种遗传背景，从产前诊断到癌症评估。

染色体

为了识别异常染色体，我们首先需要了解一套正常染色体是怎样组成的。人类染色体组包括46条染色体(23对染色单体)(图69-1)。每对染色体中的其中一条来自于母方，另一条来自于父方，其中的22对称之为常染色体。这22对染色体为同源染色体，第23对染色体称为性染色体。在女性中该对染色体同源(XX)，而在男性中为非同源(XY)(图69-1)。编码基因沿染色体规则排列。在细胞周期中，各条染色体的绝对长度不同。在分裂中期，染色体都是以最紧密的形式存在，在该阶段最容易观察到染色体。因此，分裂中期的染色体是细胞遗传学研究的基础。对一整套完整的染色体组的分析被称作染色体核型分析。一个细胞全部染色体规则排列的图像叫做染色体组型。

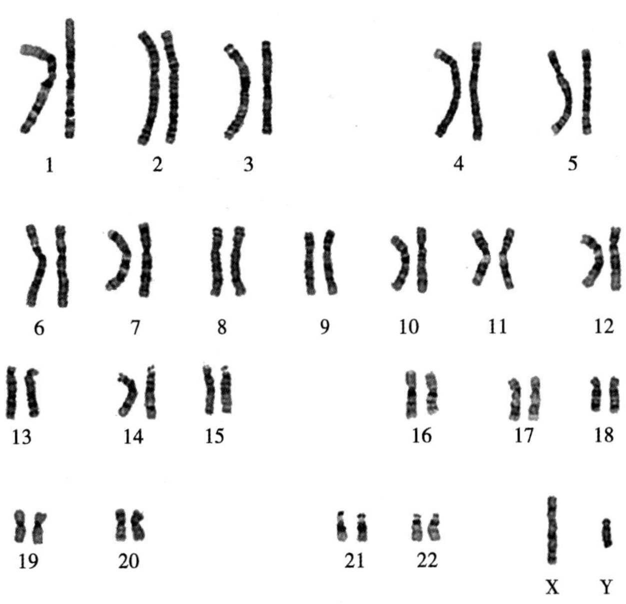

图69-1 人类男性染色体组型图，总共有成对排列的46条染色体。图右下角有一对非同源染色体，即为X和Y性染色体

染色体结构

每条M期染色体由两股双螺旋DNA和蛋白质所组成。每条双螺旋结构组成一个染色单体。两条染色单体由不参与复制的DNA区域相连，该区域被称作着丝粒或主缢痕。着丝粒除了在细胞分裂中起重要作用外，还将染色体分成两个部分，

每个部分称为染色体臂(图 69-2A)。其中较短的臂称为 p 臂,较长的称为 q 臂。当着丝粒距离染色体的两端相等时,称为中间着丝粒。当其距离一端较近而离另一端较远时叫亚着丝粒(图 69-2B)。有些染色体的着丝粒位于染色体的一端,其短臂极短仅含有多个 rRNA 的拷贝(图 69-2A)称为近端着丝粒染色体,染色体组中有五条属于该类型。

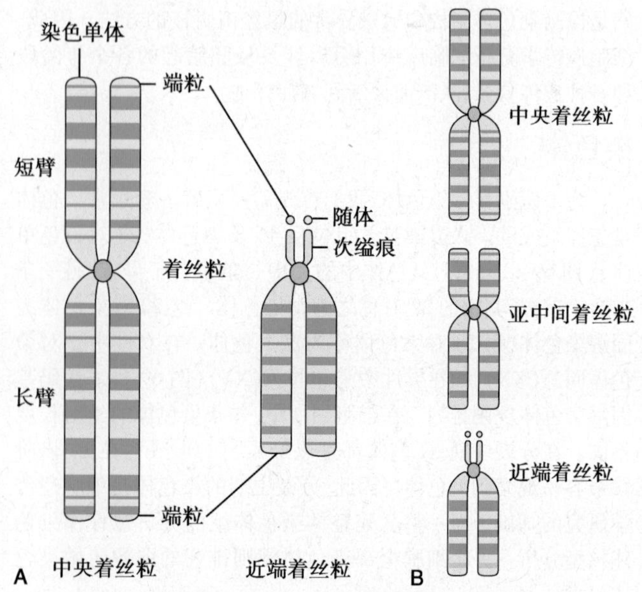

图 69-2 染色体结构。A. 细胞分裂中期染色体主要结构标志的示意图。每个染色体由着丝粒连接的两条染色单体组成。端粒是染色体的末端结构。典型的中央着丝粒染色体是由具有近端着丝点的短臂结构和次级缢痕及随体组成。一般情况下,短臂(p)方向朝上;长臂(q)方向朝下。B. 着丝粒的相对位置会变化,会形成中心型(中心附近的着丝粒)、亚中心型(更接近一端的着丝粒)和偏心型(修饰的短臂)染色体

染色体的末端称为端粒。这些区域被认为是由 TTAGGG 串联重复的 DNA 序列组成,其功能是稳定染色体。DNA 复制有如下特点:并不是所有端粒 DNA 在每次分裂中都会被复制,故随着有丝分裂次数的增加端粒逐渐缩短。并提出如下假说:端粒丢失到一定程度可能导致染色体异常,其可能与肿瘤发生、衰老等相关(Harley et al, 1990; Wright & Shay, 1992; De Lange, 1998; Raynaud et al, 2008)。

细胞培养

为获得用于染色体分析的 M 期细胞,需对来源于患者的细胞进行体外培养。人细胞体外传代时间平均约 24 小时,任一时间点只有 1%的细胞处于分裂期。然而,某些细胞如淋巴细胞在体内不分裂。针对该类细胞设计特殊细胞培养方法以刺激细胞分裂,并增加处于 M 期细胞的数量。

样品

几乎任何种类的有核细胞样品均可用于细胞遗传学分析。然而,某些类型的细胞更容易获得和培养,且利于染色体的制备。对于成人和儿童常规细胞遗传学研究,首选肝素抗凝的外周血标本。通过标准采血取得患者样本,对于患者来说是最容易和相对无痛的方式。在血液系统疾病中,最好取骨髓样本进行分析,因为这些病起源于骨髓。对从皮肤活检组织或皮肤穿刺组织中获得的成纤维细胞进行体外培养,可收获足够多的处于 M 期的成纤维细胞。然而肝、肾、肺和肌肉组织不经常使用此方法,因为要用侵入性的方法获得该类组织。然而,该类组织特别适用于评价病态妊娠或进行尸检。受孕样本可能含有孕妇和胎儿的混合组织,因此在培养该类细胞时应格外小心(De Martinville et al, 1984)。

产前分析最常用的标本是通过羊膜穿刺收集的羊水。在超声引导下医生用取样针穿过孕妇的腹膜及子宫,进入羊膜囊取样,该取样方法适用于妊娠 16 周至 18 周的孕妇,此时抽取 20ml 至 30ml 羊水(胎儿尿液)一般不会危及胎儿。羊水样本中的细胞来自于胎儿,多用于细胞遗传、分子遗传和生化检测。羊水本身含有甲胎蛋白(AFP)以及其他蛋白质和酶类,这些成分为其他产前检测提供了可靠保障。羊膜穿刺术引起孕妇流产的风险大约为 0.2%~0.3%。

产前诊断的另一样本是绒毛膜绒毛。它(绒毛)属于发育中的胎盘组织(Blakemore, 1988; Rhoads et al, 1989)。该样本经腹膜或经阴道取样的适宜时间约在妊娠第 10~14 周,导致流产的概率约为 1%。该方法由于没有收集羊水,故不能进行 AFP 及相关检测,但可用于细胞遗传学、生物化学和分子生物学分析。

应用脐静脉穿刺或经皮脐血采样(percutaneous umbilical blood sampling, PUBS)取到的样本,可用于胎儿快速核型分析或分子研究。该方法适用于妊娠后期(≥20 周),流产风险也相应增高(2%~5%)。

用于细胞遗传学分析所使用的临床样本必须在无菌条件下进行采集。细菌或真菌的存在会严重影响分析检测,因为在同等条件下原核细胞生长速度优于人类体细胞。为保证所采集的标本含有尽可能多的活细胞,标本应在采集后尽快送往实验室进行检测。血液、骨髓、羊水和绒毛膜绒毛样本应在室温条件下运输,而固体组织则需在冰上运输。样本运输温度因样本类型而定。血液、骨髓和羊水细胞作为存在于体液中的细胞,维持在它们适宜生存的温度条件时,这些细胞才能相对更长久的存活。然而,在收集如皮肤等组织细胞时要求剥离样本外周的破损组织和死细胞,溶酶体酶的释放可以促进死细胞的降解,但也会降解相邻的活细胞。如果温度下降到 4℃ 左右时,酶活性将被抑制,但样本的活性亦能维持。

细胞培养技术

根据细胞生长特性不同,可将细胞培养分为悬浮细胞培养和贴壁细胞培养。由于血细胞和骨髓细胞生长于悬浮液中,因此样本中的细胞可直接置于适宜的培养基中培养。骨髓细胞通常培养 24~48 小时,然而淋巴细胞需培养 3~4 天才可获得足够的细胞数量。此外,由于淋巴细胞通常情况下不分裂,必须使用有丝分裂原如外源凝集素诱导使其分裂增殖,然后通过加入有丝分裂抑制剂,如秋水仙碱从而收集到淋巴细胞的 M 期细胞。羊水细胞、绒毛膜绒毛细胞和固体组织细胞均是贴壁生长,先用温和的胶原酶处理组织和绒毛膜绒毛,然后将单个细胞接种于载玻片上并置于培养基进行培养。对于羊水样本,

首先需对羊水进行离心然后将羊水细胞接种于培养皿中,随后细胞在皿中形成集落。对于绒毛膜绒毛细胞和羊水细胞的标准培养周期是 5~7 天,而固体组织细胞培养要持续两周。

一旦获得了最佳生长条件,之后所有类型的细胞均可以使用类似的方法进行收集。当细胞膨胀到最大时用甲醇:乙酸固定液将其固定(细胞膜膨胀到最大但没有破损)。轻轻吹打包含了固定细胞的盖玻片,使细胞膜破裂,中期染色体释放。对于悬浮培养细胞,将固定好的细胞置于干净的显微镜载玻片上,物理性破碎细胞使染色体分离(图 69-3)。经空气干燥后,对玻片进行适宜染色,部分情况下,细胞经 65℃,30~60 分钟的人工老化处理,可提高染色质量和效果。虽然大多数实验室仍然实施手工操作,但已有自动化的仪器可以实现大批量操作。

染色

染色体的常规染色是使用瑞氏-吉姆萨染色,从而使带正电的染料与染色体上带负电的 DNA 分子相结合。在染色之前用温和的胰酶消化可减弱 DNA 与蛋白质间的相互作用,染色后产生明暗相间的条带,即带型(G-带型用吉姆萨染色)(Yunis & Sanchez, 1973; Burkholder & Weaver, 1977; Holmquist et al, 1982)。每对染色体具有独特的带型图,每个带型代表了特定物种(ISCN, 2013)(图 69-4)。并可用来识别每条染色体和染色体亚区。

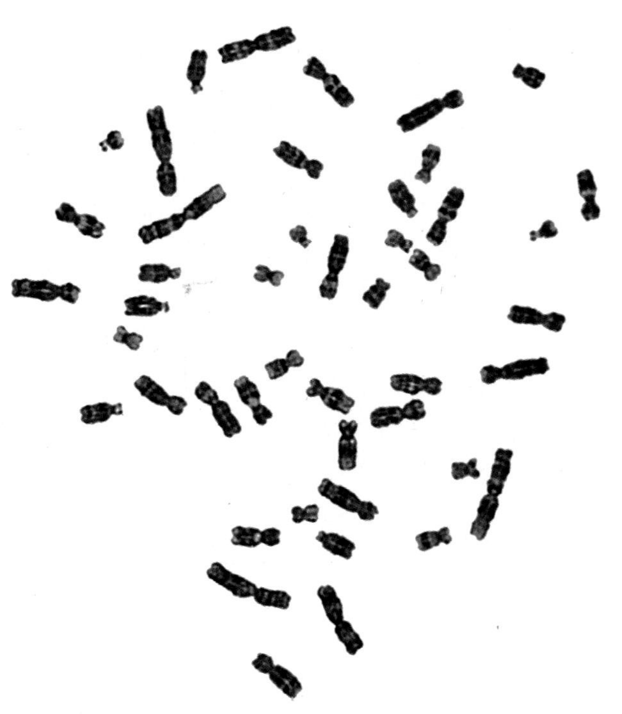

图 69-3 分散的 M 期染色体。在显微镜载玻片上观察到的单个细胞的染色体

虽然 G-显带适合于大多数情况,但如果想获得染色体结构的更多信息就需要结合其他染色技术。常见的特殊染色包括 Q-带、C-带和 R-带。Q-带(奎纳克林荧光染色)最初用于常规染色体分析(Comings et al, 1975)。然而,因为 Q-带荧光衰减快,因此它被永久显色的 G-显带所替代(Sumner et al, 1973)。目前主要应用 Q 带染色进行快速鉴定 Y 染色体。Y 染色体长臂末端含有异染色质,且是人类中期细胞染色后最亮的区域(图 69-5A)。在生殖器性别不明情况下,运用 Q 带快速染色通常可以确定患者是否存在 Y 染色体。C-带即主带或称为着丝粒带,是用来评价结构异染色质或用以确定是否该染色体有两个着丝粒。通常情况下,着丝粒染色后以一个黑点的形式存在于整体淡染的染色体上(Holmquist, 1979)。在双着丝粒染色体中,能够清晰地发现两个暗区域的存在(图 69-5B)。R-带又称为反带,它染色后的情况和染色体 G-带很相似,但明带和暗带

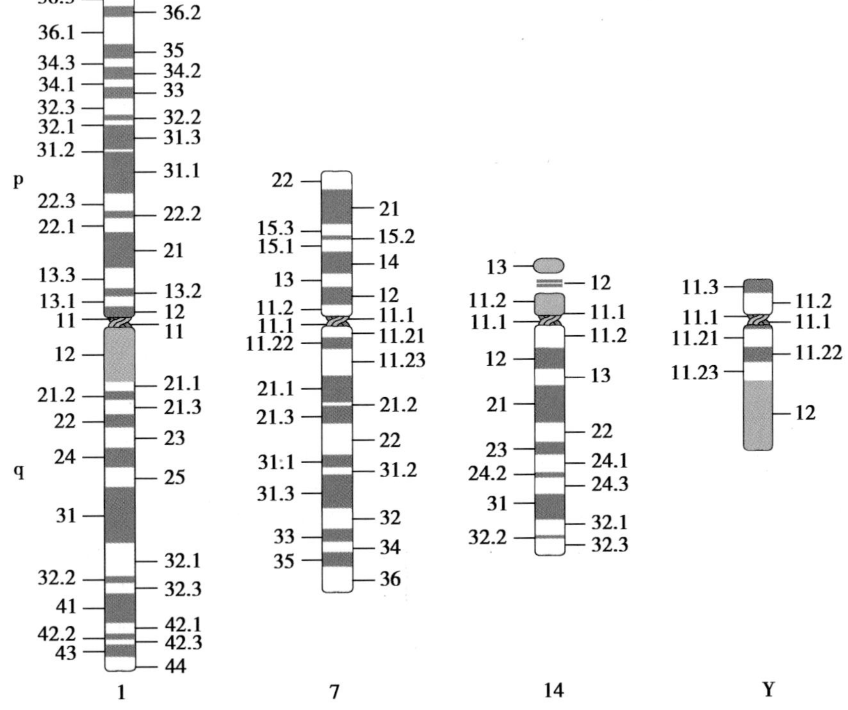

图 69-4 染色体 1,7,14 和 Y 的核型模式示例图,展现了预期的亮带与暗带的变化

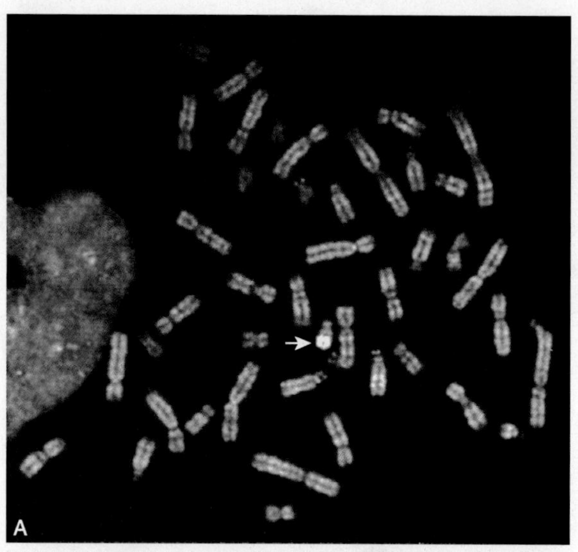

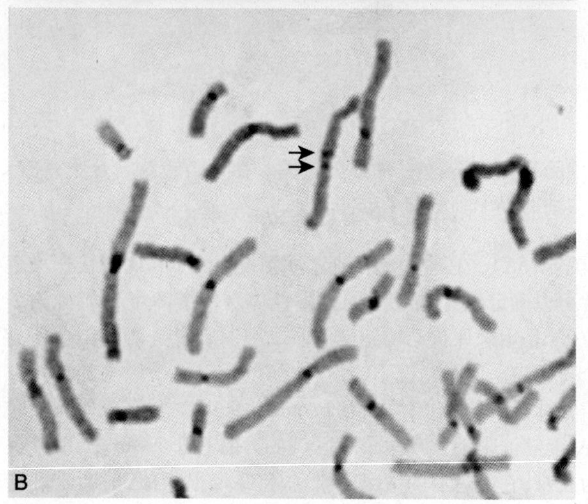

图 69-5 A. Q 带在细胞分裂中期显示 Y 染色体的荧光（如箭头所示）。B. C 带显示染色体着丝点深染。双着丝粒染色体出现两条暗带（如箭头所示）

正好相反。因为染色体端粒在不断缩短，用 G 带染色很难辨别出亮带的缩短。然而 R-带染色时端粒被染成深色，很容易发现其缩短。

核型分析

对于细胞遗传学分析（核型）来说，能够快速、准确地识别每条染色体并确定其是否存在异常才是关键。第一步是对待检细胞进行染色体计数以确定其数量是否异常。通常用活跃着丝粒的数量来定义染色体数量。对于正常人二倍体细胞来讲总数为 46 个。染色体数目过多或过少都属于染色体异常。由于用于检测的细胞是在体外培养获得的，故不能仅用单个细胞的结果去定义是否发生染色体数量异常。典型的临床分析需要检测 15~20 个细胞。单个细胞发生的异常可视为是人为培养因素造成的。如果三个或更多细胞出现特定的某些染色体减少或两个或更多细胞出现染色体增多等同样的状况，此时可认为发生了染色体数量异常。嵌合体或其他特殊情况，需要检测 10~30 个细胞才能做出判断。

每条染色体是通过衡量该条染色体的整体大小、着丝粒的位置和色带情况来确定的。染色体结构发生的任何变化都要在这个阶段进行检测。在大多数情况下，运用常规 G-显带染色足够满足临床诊断的要求。然而，某些机体功能紊乱性疾病与染色体小片段缺失有关，这时就需要用到高分辨率分析技术了。此时细胞要在特殊环境下培养，使细胞处在前中期阶段（细胞分裂前的一个阶段）。在细胞周期的这个阶段染色体处于未高度浓缩的更长的状态，因此此时更容易检测出比较微小的染色体异常状况。即使用高分辨率的检测方法有些很小的染色体异常也是不容易检测到的。当增加或缺失至少 3MB 以上时，利用染色体核型分析才能辨别出染色体异常。

技术员通过显微镜对染色标本进行检测以确定是否发生了染色体异常。在镜下观察有代表性的中期细胞来进行核型分析，核型图存档（图 69-1）。同源染色体被从大到小依次排列并把两条性染色体单独排列出来。按照惯例，把 p 臂（短臂）方向朝上，q 臂（长臂）朝下。

计算机辅助成像

为了更好地获取目标图像，目前细胞遗传学实验室运用了计算机辅助成像技术。CCD（电荷耦合器件）摄像机与专门设计的数字化软件相结合用于捕获中期细胞并显示在计算机显示器上。可以通过调节明暗变化或更改对比度来修改图像，实现对染色体的修饰和各种操作。这些操作包括矫直和从其他区域导入染色体。利用这种软件可以形成一套完整的核型分析程序使其可以自动的对染色体进行排列分类从而高效地完成核型分析。根据软件和图像的质量，核型分析的准确性可以从 10% 升高到 85%。在计算机进行精准预测后，再让细胞遗传学技术专家进行适当的修正，人为验证计算机的结果。最后用高分辨率打印机打印出最终确认的结果归档。这样从捕获细胞到打印结果，一个技术员平均花费 15~20 分钟即可完成一个常规的核型分析。

荧光原位杂交

荧光原位杂交，是一种结合了分子和遗传学的新技术，它丰富了染色体异常研究的技术。该技术需要用荧光探针标记 DNA 分子片段。构建一个探针首先需要选择一段目标 DNA 序列并分离相关 DNA，用荧光标记 DNA 单链。这种探针可以与中期和间期细胞中的 DNA 结合，通过与相应染色体中相结合的对应片段区域来推测其来源。使用荧光显微镜即可看到该标记信号的位置（Ledbetter & Cavenee，1989）。

临床上主要用荧光原位杂交确定基因是否发生突变或染色体是否发生重排。因此，选用的分子探针必须能特异且高效的定位到染色体的具体位置上。目前常用三种探针：染色体标记探针，它结合在染色体 DNA 许多独特的区域，与整个染色体交联，使染色体被标记发出荧光（图 69-6A）。重复序列探针，该法常用于染色体计数，从而检测染色体是否增多或者缺失（Lichter et al，1990）。特异性染色体着丝粒端粒探针通常用于检测 21 三体综合征（图 69-6C、D）。往往某个特异性的探针可以区分出与某种疾病相关的特定的 DNA 或 DNA 编码片段。这些探针用于确认基因及基因的某些区域是否缺失，以及染色体是否发生重排（Cherif et al，1989；Lindsay et al，1993）。亚端粒探针，其被用来确定亚端粒的缺失或重排，这些亚端粒的重

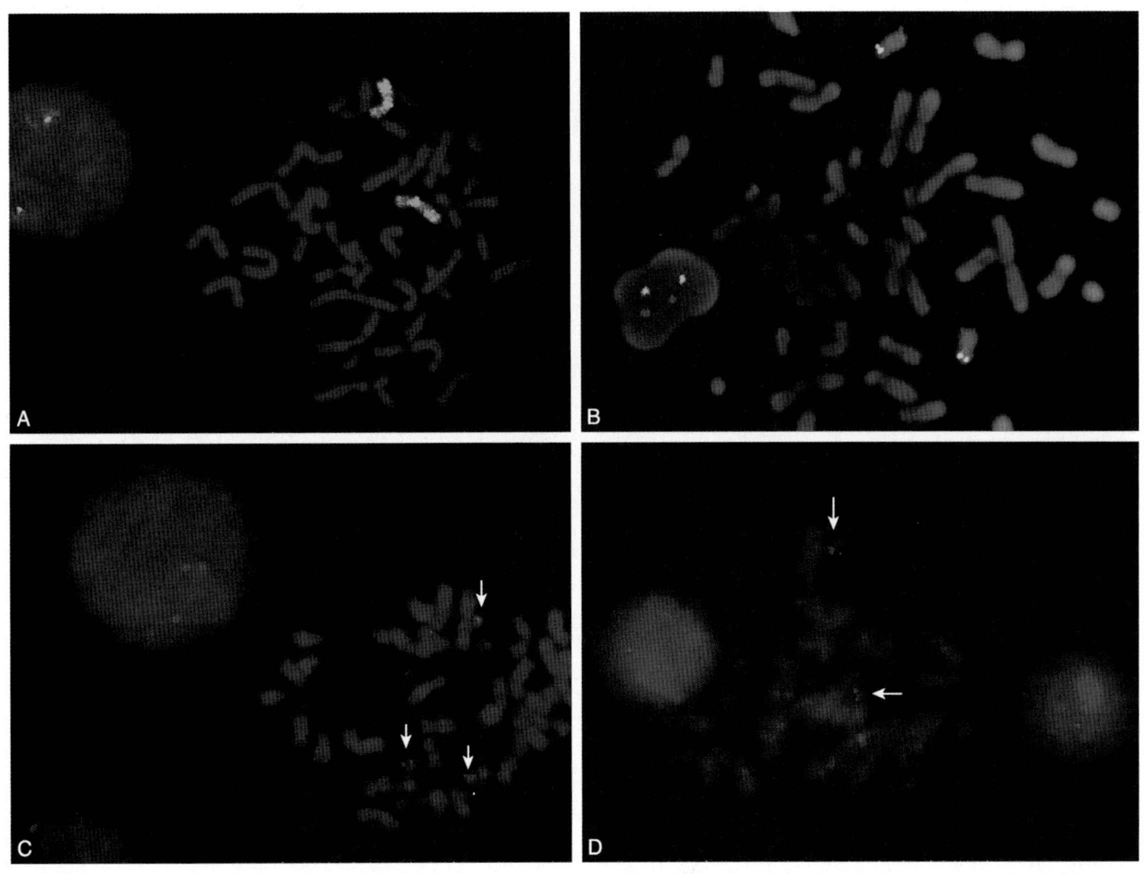

图 69-6 荧光原位杂交。A. 全染色体荧光探针突出显示了女性体细胞中的两条 X 染色体。B. 染色体与亚端粒探针杂交。短臂亚端粒用绿色信号表示，长臂亚端粒用红色信号表示。左侧成对的红色和绿色荧光信号为分裂间期细胞核。C 和 D. 21 号染色体重复序列着丝粒探针。C. 左侧为 21 三体在分裂间期细胞核，右侧为 21 三体分裂中期状态（如箭头所示）。D. 正常 21 号染色体二倍体（如箭头所示）在分裂间期（见左右）及分裂中期（见中间）

排可能与某些不明原因的精神发育迟滞相关（图 69-6B）（Flint et al，1995；Flint & Knight，2003；National Institutes of Health and Institute of Molecular Medicine Collaboration，1996；Rosenberg et al，2001；Irons，2003）。尽管这种亚端粒探针诊断的准确性和可操作性都很高，但目前该技术已逐渐被染色体微阵列所取代。

技术

荧光原位杂交可以应用于分裂的中期细胞或者间期细胞。与核型分析时一样，荧光原位杂交也需要对中期细胞进行培养和收集，荧光原位杂交则不需要对间期细胞进行培养，只需要收集固定细胞，并按核型分析步骤制片。然后将载玻片上的 DNA 变性，采用适宜的退火温度有利于荧光标记的单链分子探针与同源区域的 DNA 杂交（图 69-7A）。杂交后，洗去多余的探针，用另一种荧光染料对非杂交 DNA 进行复染，以便显示整个染色体。由 100 瓦汞灯和一套合适的激发滤光片组成的荧光显微镜适用于对细胞进行分析。由于玻璃滤光片的光学限制，在经典的荧光显微镜下最多可以看到三种颜色。利用计算机辅助系统捕获图像收集资料。

FISH 最重要的技术基础是选择一个或多个探针，其有助于回答临床问题。例如，FISH 最有用的临床应用之一是可检测到传统细胞遗传学无法检测到的微缺失（图 69-7B-D）。但基因必须是已知的，并且所用的探针必须与常见缺失的基因的关键区域同源。与探针杂交后仅在靶位点上产生荧光信号。如果荧光信号出现，说明与探针互补的 DNA 存在，即没有缺失（图 69-7B）。反之，如果荧光信号不存在，则表明存在缺失（即染色体上不存在与探针互补的 DNA 序列，所以不与探针杂交）（图 69-7D）。实验中需使用根据被测染色体不同区域设计的对照探针，以便进行杂交质量控制（图 69-7C）。因此，当评估一个疾病相关的探针时，正常个体的每个细胞常染色体基因应该有两个信号，每个信号对应同源染色体中的一条染色单体（图 69-8A）。而存在基因缺失的受影响的个体每个细胞应该只有一个信号，这表明存在一条正常染色体，存在一条基因缺失的染色体（图 69-8B）。对于正常或者异常个体，所有细胞中的质控探针均应该有两个信号。中期细胞中，染色体短而致密，每条染色单体清晰可见，每条染色单体均产生一个不连续的 FISH 信号。在这些细胞中，每条染色体会出现两个信号，即每个细胞会出现四个信号，但实际记录时，考虑的是完整的染色体，因此，在一条或者两条染色单体上出现一个信号就会被记录为阳性信号。

这个检测系统的问题之一是未检测到即提示缺失存在，而杂交失败也会导致信号缺失。为排除这种错误，至少需对 20 个细胞进行评估，且所有细胞的信号记录需标准化。如果怀疑

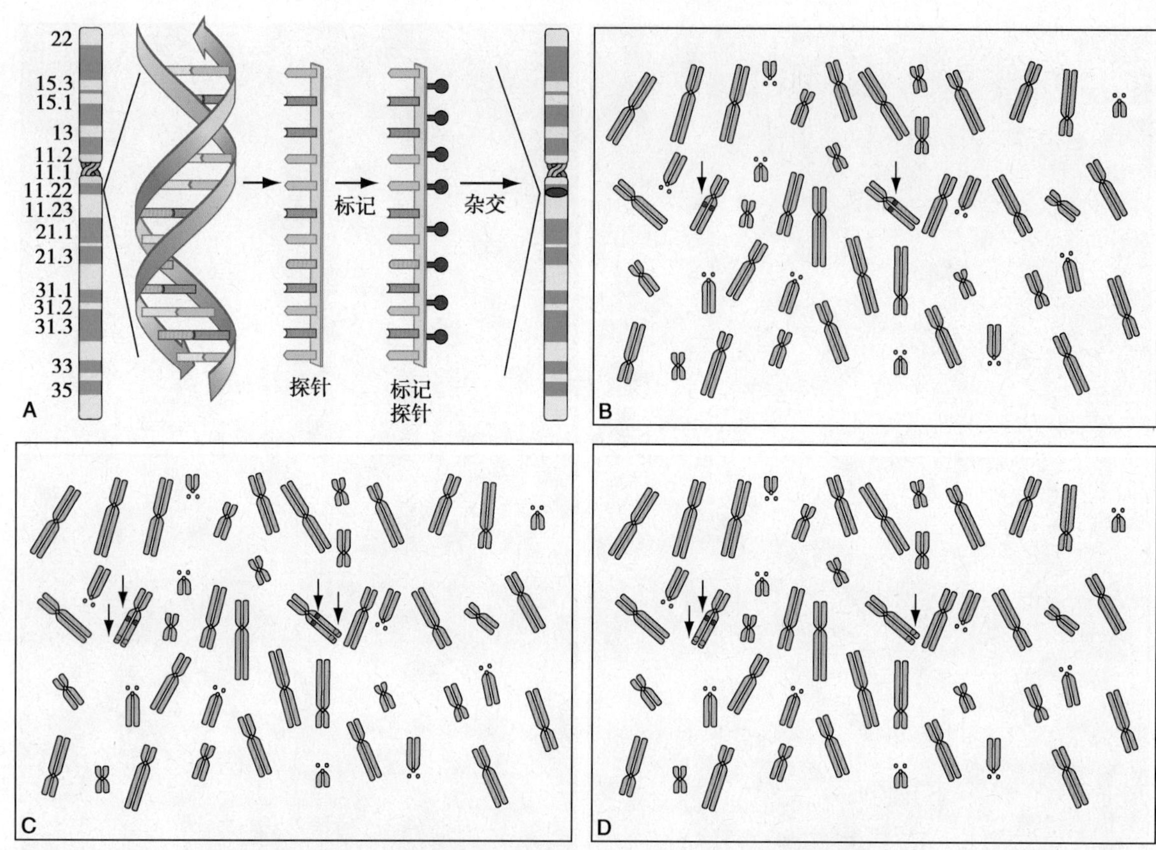

图 69-7 A. 荧光原位杂交(FISH)技术原理图。用荧光探针标记来自已知基因的单链 DNA,然后让它与分裂中期细胞的染色体进行杂交。B~D. 描述了使用 FISH 技术处理的具有 46 条染色体的分裂中期细胞。箭头所指的为与靶基因杂交的标记探针。B. 双信号表明标记探针与靶基因的两个等位基因杂交。C. 靶基因用红色信号表示和对照探针用绿色信号表示。与所有等位基因完全杂交。D. 两个对照探针杂交(绿色),但仅能与单个靶基因杂交,表明染色体上缺失一个等位基因

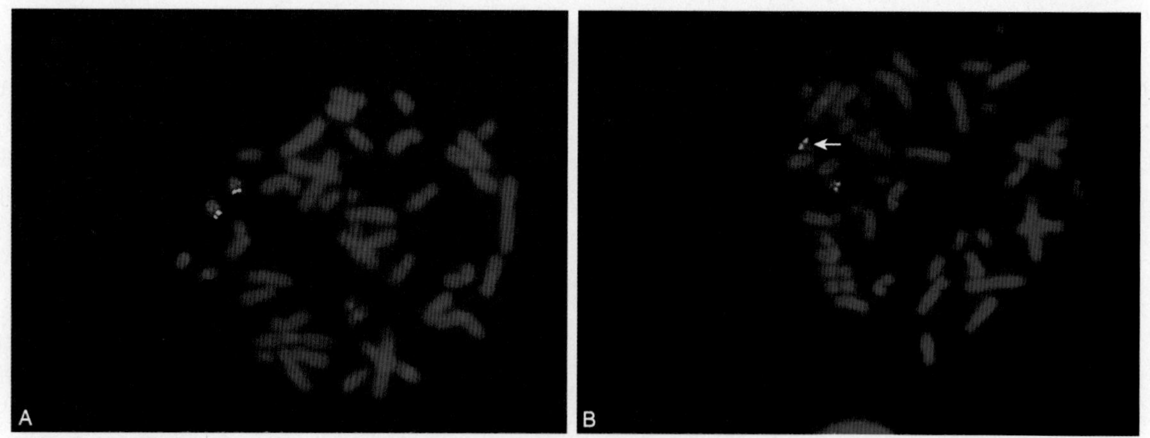

图 69-8 荧光原位杂交检测与腭心面综合征相关的 22 号染色体的微缺失。A. 无缺失个体的每条 22 号染色体都存在一个红色(基因座)和一个绿色(对照基因座)信号。B. 缺失患者的染色体上仅有一个绿色(对照)信号。具有一个红色和一个绿色信号的 22 号同源染色体是"正常的"

是嵌合体(有镶嵌现象),就需要评估更多的细胞。此外,特异性探针应与质控探针结合使用,后者位于相同染色体的不同位点(图 69-7C)。这两个探针通常用不同颜色的荧光标记,在所有被评估的细胞中,须看到两个清晰的质控信号,然后才能记录疾病位点的相应信号。本文提供了该杂交技术的质控方法和目标染色体的标志物(图 69-7D)。如果使用双色系统,可同时获得间期以及中期细胞的结果。

染色体染色探针在鉴别染色体重排和标记染色体时较常使用。如果一个个体有异常染色体,该异常染色体带有额外的未知来源的物质,则可用染色体染色法来鉴别额外 DNA 来源,对个体化诊断和预后均有帮助。例如,一个患者只有一条可识别的 X 染色体和一条小的、未被识别的标记染色体,确定该标

记的来源是X染色体还是Y染色体是至关重要的，使用X或Y染色体特异荧光染料对染色体进行染色，即可以确定该标志的来源。

FISH是一种靶向检测方法，探针仅提供其来源位点的信息。因此，在解释结果时，知道所用的探针信息是很关键的。当分析中期细胞时，至少应该观察20个细胞。大样本的间期细胞样品(200~500个)相关数据才具有统计学意义。

原位杂交中的多色荧光

FISH的另一优势是在一张硅片上点样多个探针(Schrock et al,1996;Speicher et al,1996)，大多数荧光显微镜最多能够识别二种FISH探针颜色(目标序列，质控序列，复染)。如果需要超过三种颜色，就需要用计算机辅助成像系统。这是因为荧光图像是高压汞灯发出的激发光穿过激发滤光片，打在载玻片的荧光染料上，并且将相应颜色的图像传递到目镜而形成的。每种荧光染料都有其独自的滤光片，所以想要得到其他颜色，必须添加相应的滤光片。由于玻璃和光线的光学特性的限制，可视的颜色只有三种。但在计算机辅助系统的帮助下，可以探测多种多样的颜色。计算机实际上不能“看到”更多颜色，但它比眼睛能更好地识别出暗视野下的细微差别。举一个相对简单的例子，将两种染料以不同比例混合，从而可以得到不同的色谱。在图69-9A提供的例子中，红色和黄色染料混合，产生一种红与黄之间的颜色。这样可以看到八种信号，但是通过显微镜观察，并不能确定每个信号所对应的染色体。虽然用肉眼很难辨清，但计算机可以记录每种颜色不同的灰度，然后通过软件转换成一种独特的颜色呈现到电脑屏幕上。图69-9B展示了最后的多彩图像，图像与原图(图69-9A)不同，用了许多辨识度高的颜色。通过左侧的图例可以看出该细胞具有以下染色体：两条13、21和X染色体，三条18号染色体，以及一条Y染色体。因此，该细胞是一个带有XXY性染色体的18三体。这是一个产前基因诊断(PGD)的例子。在PGD时，从8细胞期胚胎取出单个卵裂球。用一个细胞只能进行有限的检测，但通过多色原位杂交技术，就可以进行单点杂交来检测常见的染色体异常例如13,18,21号染色体及性染色体非整倍体。在癌症研究中，发展出了荧光染料的组合，其可以通过计算机进行独特的颜色分配从而检测24种染色体中的任意一种。

微阵列技术

虽然FISH技术极大地提高了染色体异常的检出率，但一些有染色体缺陷的个体却显示出有正常的核型和FISH检验结果。采用微阵列分析患者染色体的详细信息，已被证实为非常重要的基因学诊断方法。在2010年，出版了一份共识文件，该文件支持染色体微阵列分析作为“发展性残疾或先天性异常患者的一级临床诊断试验”(Miller et al,2010)。随后，许多发表的论文也表明微阵列分析无论是在产前诊断还是肿瘤学基因异常案例中都有重要意义(Kolquist et al,2011;Morrissette et al,2011;Shaffer et al,2012;Wapner et al;2012)。

细胞遗传学微阵列分析是一种检测基因序列拷贝数变化(CNV)的全基因组筛选试验(参阅第68章，微阵列分析技术的深入讨论)。当前应用最多的是寡核苷酸阵列和单核苷酸多态性(SNP)阵列。寡核苷酸阵列通常用于检测已知的疾病基因，但添加背景序列，对基因组进行全面覆盖，探针间隔为50~100KB。

SNP阵列能进行更精细的覆盖，每个探针平均间隔100~1000个碱基对。当执行正确时，一个微阵列分析将可以检测缺失、重复、异倍体和获得或丢失序列的不平衡易位(图69-10)。SNP阵列也能识别甲基化模式，因此在评估单亲双体和血缘鉴定时有很大的作用(血缘同源;血缘关系，近亲通婚，近亲繁殖)。运用微阵列分析技术可以诊断其他方法无法检测到的太小或太隐蔽的基因组病变，使得很多原因不明的疾病患者得到正确诊断。另外，有许多新的遗传综合征被广泛认识，并被添加到已知的遗传病目录中。

然而，与所有技术一样，微阵列分析技术并不能解决所有的问题。微阵列分析不能查明平衡染色体重排，包括易位和倒位。一些CNV的发现将呈现多种形式的变化，其临床意义尚不清楚。因此，无法确定的是，这种异常发现是否与患者的临床表现相关。为了收集尽可能多的数据，并共享遗传学家之间的研究信息，建立了国际数据库，并鼓励那些已经开展微阵列分析的临床实验室来报道他们的研究。这些可搜索的数据库将有助于更好地解释拷贝数变异。

染色体异常

临床细胞遗传学检测是临床医学的一个重要组成部分。

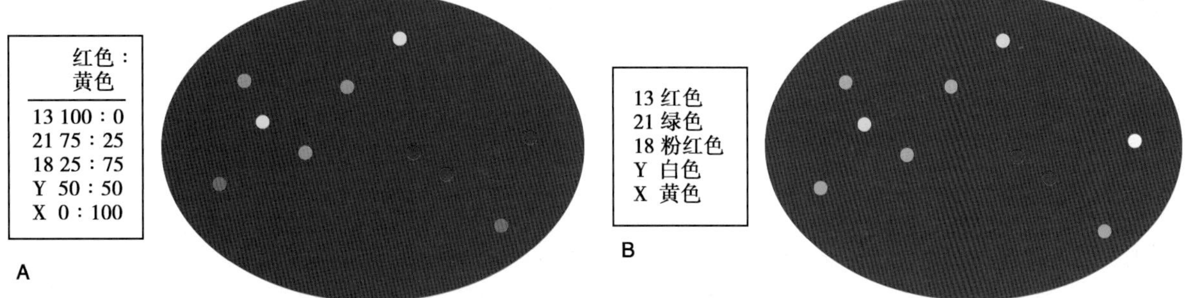

图69-9 多色荧光原位杂交。A.细胞分裂间期中，五种颜色探针(13号、18号、21号、X和Y染色体)的染色模式图。左侧的列表显示了每个探针中红色和黄色荧光剂的相对比例。B.与A中所示的细胞相同，显示了电脑中指定的颜色分配(按左图所示)。现在我们可以认为该细胞的13号，21号和X染色体均为二倍体;18号染色体为三倍体;还有一个Y染色体

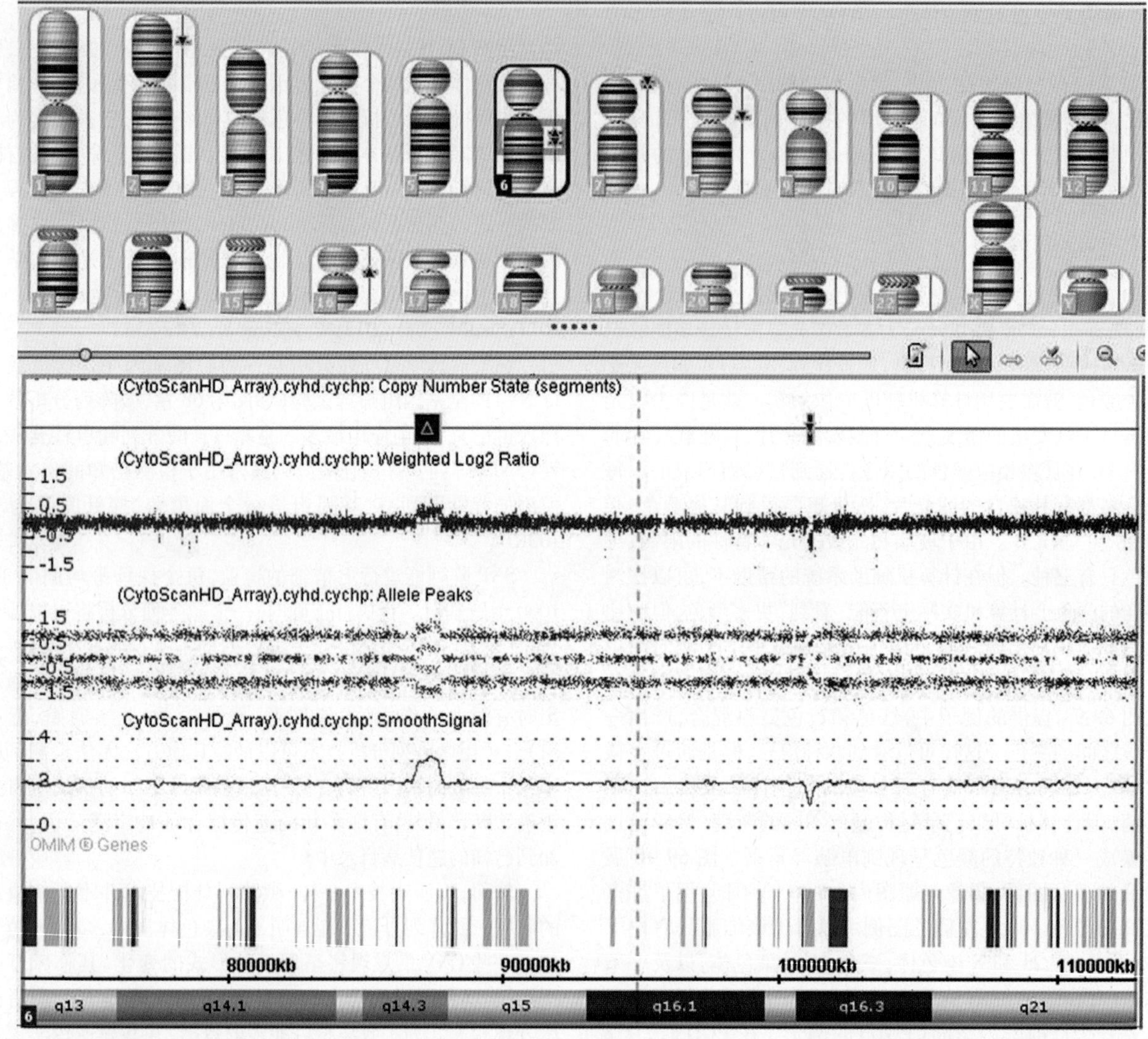

图 69-10 微阵列分析数据示例。上图显示我们从一组染色体中选择对 6 号染色体进行详细的检测。该染色体的条带在底部显示。在这种情况下,6 号染色体的近端长臂出现两个异常:重复和缺失。重复由染色体组正下方的蓝色框表示,红色条表示较小的缺失。顶部的粗线证实了这些改变(加权对数比),中间的三个中线(等位基因峰)和在下面的单线(平滑信号)。对于重复,平滑信号向上表示在该区域出现三个拷贝,对于等位基因峰则表示四个拷贝。对于缺失,平滑信号向下,表示在该位点是单个拷贝。这些数据用 Affymetrix CytoScan HD 系统收集

找到某一条染色体的异常或许能够直接诊断相关疾病,或者解释一种临床表现,或者某一表型的异常。因此,确定患者是否具有与已知形态的 23 对染色体的标准模式不同的染色体是非常关键的。细胞遗传学变异的检测有两种基本类型:数量改变和结构改变。

数量异常

在人类和其他哺乳动物中,染色体是成对出现的。人类的每个细胞中都有 46 条染色体,但只有 24 种不同的染色体。单倍体(N)及配子中染色体的数量是 23 条。在受精过程中,两个单倍体组合形成具有 46 条染色体的受精卵,即二倍体(2N)。减数分裂错误将产生多于或少于 46 条染色体的染色体组。体细胞的染色体数为单倍体整数倍的个体称为整倍体。整倍体染色体组中缺少或额外增加一条或若干条染色体,称为非整倍体。

整倍体

人类细胞的正常形态是二倍性,是一种整倍体。异常的整倍体包括三倍体(3N=69 条染色体)和四倍体(4N=96 条染色体),这些情况都不符合生命规律,主要在肿瘤和自发性流产儿组织中检测出。三倍体(图 69-11A)可能是由于减数分裂时配子形成错误,一个 2N 配子与一个单倍体配子组合,产生了三倍体受精卵。或者由于双精受精,即有两个单倍体精子与一个卵子结合,这种情况通常形成不能存活的部分性葡萄胎。四倍体通常是减数分裂后产生的异常,表现为二倍体染色体组成倍出现(XXXX 或 XXYY),可能是由于受精卵早期有丝分裂的异常。此外,三倍体和四倍体还可见于体细胞分裂错误引起的肿瘤中。

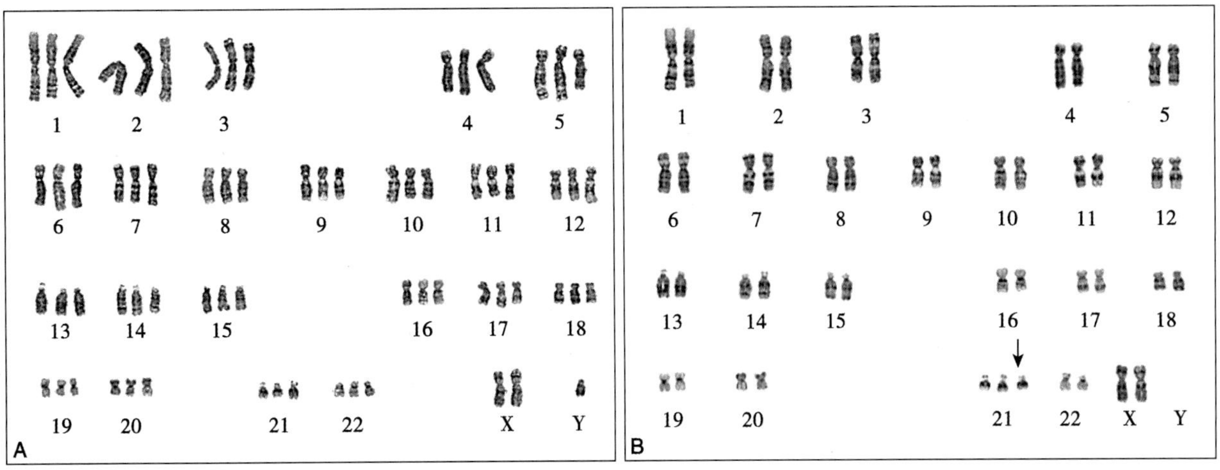

图 69-11 染色体数量异常。A. 三倍体（3N）为每条染色体都有三个拷贝（69，XXY）。B. 21 三体（47，XX，+21）有一条额外的 21 号染色体（如箭头所示）

非整倍体

染色体不分离错误是导致非整倍体最常见的原因。某对染色体分离异常时，就会出现细胞中多一条或少一条染色体。偶然也会出现多对染色体的异常，但这种情况在正常组织细胞中极少出现。不分离错误可能发生在减数分裂或有丝分裂中。受精卵在早期有丝分裂不分离将引起个体所有的细胞都产生异常染色体，但在后期的有丝分裂错误通常产生嵌合体，即一个只有一条染色体不同的两种不同细胞系的个体。肿瘤细胞有丝分裂错误将产生多倍体。

在正常减数分裂中，染色体只复制一次，细胞连续分裂两次，产生四个单倍体（N）配子（每条染色体一个副本）（图 69-12A）。第一次减数分裂是数量减少的分裂，每个细胞的染色体数量减半。第二次减数分裂是简单的有丝分裂，伴随着着丝粒点分离，染色体向子细胞分配。减数分裂错误将会引起配子中增多或减少一条染色体（Angell et al，1994）。第一次减数分裂不分离将形成两个二倍体的配子和两个无染色体的配子（缺对染色体）。在受精过程中，前者将形成一个三倍体（如 21 三体，

A. 正常的减数分裂　　B. 减数分裂Ⅰ期不分离　　C. 减数分裂Ⅱ期不分离

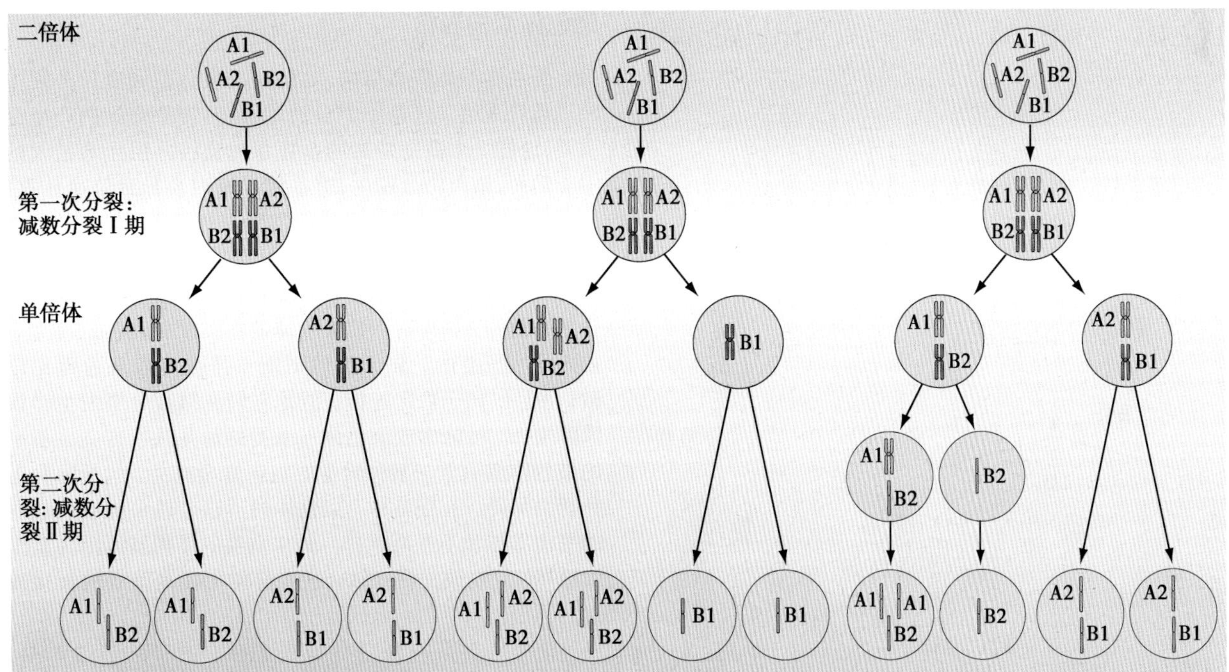

图 69-12 减数分裂和减数分裂不分离错误，导致非整倍体配子产生的示意图。A. 正常减数分裂产生具有单倍体染色体组的四个配子。B. 减数分裂Ⅰ期的不分离错误，会导致两个配子（左）的染色体 A（单亲异二体）的额外拷贝，但剩余两个配子中缺少 A 染色体（缺对染色体）（右）。C. 减数分裂Ⅱ期的不分离错误，产生具有正常染色体补体（右），它的两个配子中，一个配子缺失 A 染色体（左中）；一个具有额外重复的染色体配子（A1 的两个拷贝），导致染色体 A1 产生单亲同二体（左）

图 69-11B),而后者将导致单倍体形成。正如图 69-12C 所示,当第二次减数分裂发生错误时,将会产生两个正常的单倍体配子,一个二倍体配子和一个缺对的配子。

三体或单体型可以发生在任何染色体中,但其大多数是无法存活的,通常会自发终止。例如,16 三体是自发性流产胚胎中最常被检测出的三体型染色体,但却很少在活胎产儿中检出。活胎产儿常染色体三体型常见于 13,18 和 21 号染色体,而嵌合型 8,9 或者 22 三体的患者比较少见。性染色体三体是可存活的,并且有文献支持(见下文)。X 染色体(45,X)是唯一的一种可存活性染色体单体型。具有临床意义的非整倍体将在后面的章节讨论。

由于三体型和单体型在很大程度上与生命是不可兼容的,因此认为这种胎儿通常都会死亡。然而,分子检测表明,一小部分非整倍体是能够挽救并存活下来的。在单体型中,通过单个染色体的复制进行挽救,产生一种单亲同二体(来自同一亲体的同一染色体)(图 69-13,右)(Ledbetter & Engel,1995)。其中一个典型的例子是有很多文献报道的囊性纤维化患者,这种患者是 ΔF508 突变的纯合子,虽然其双亲的分子检测显示只有一方是 ΔF508 的携带者(Spence et at,1988;Voss et al,1989)。这类患者的 7 号染色体单体通过复制携带囊性纤维化突变的 7 号染色体来挽救。三体型也是一样,大部分三体型胎儿是无法存活的,但是如果三个染色体中的一个丢失,变成了一个二倍体,则胎儿将能够存活(图 69-13,左)。在三体型个体中,缺失一条染色体,有 2/3 的可能性,遗留的两条染色体一条来自母体,一条来自父亲(双亲异二体)。有 1/3 的可能性,两条染色体均来自于父母单方(如单亲二倍体)。在这种情况下,减数分裂错误将会产生差异。第一次分裂时的不分离产生了单亲异二体,这是两个同源但杂合的染色体(一个来自祖母,一个来自祖父);然而,第二次分裂错误将形成单一染色体复制的单亲同二体(图 69-12B、C;图 69-14)。

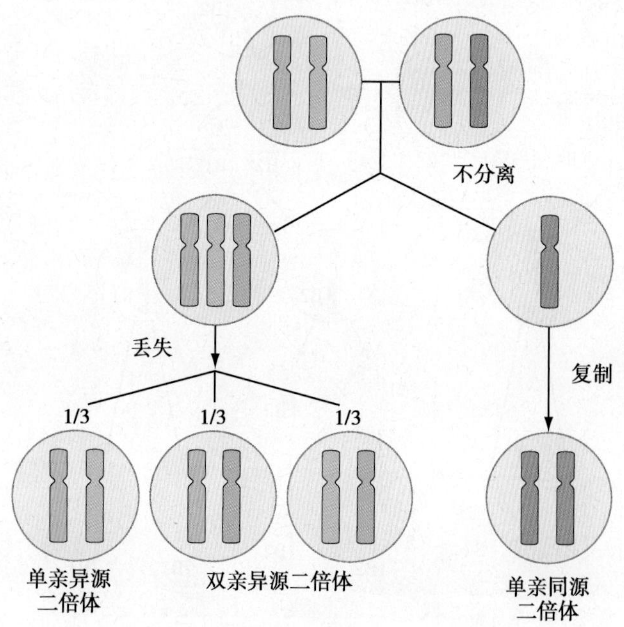

图 69-13 减数分裂不分离性错误产生的单亲同二体。在左侧,展示了由于将三倍体减少到二倍体造成的异源二体畸形。在右侧,我们可以看到单倍体恢复的结果是单亲同源二倍体(现有的单个染色体的重复)

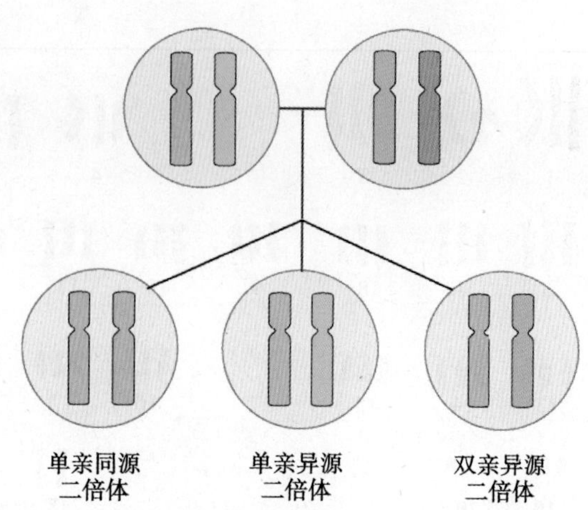

图 69-14 同源二倍体与异源二倍体的比较。细胞预期的结构是双亲异源二倍体(右),即每个亲本提供一条染色体。分裂异常可能会导致父母染色体异常分配的发生,比如来自一个亲本的一个染色体的两个拷贝(单亲二倍体)(左)或来自同一亲本的两条不同的染色体(单亲异源二倍体)(中)

过去认为,只要每对染色体中含有两条染色单体即可,但现在有些问题说明,每对染色体必须有一条来自母亲,一条来自父亲。这些问题包括,单亲与双亲二体的问题,单亲同二体与单亲异二体的问题,他们在理解印迹的问题上是非常重要的,印迹在第 71 章会进行详细讨论(Nicholls et al,1998;Hall,1990;Petersen et al,1992;Lobo,2008)。

染色体结构异常

染色体不是静态结构,而是在减数分裂和有丝分裂中不断进行着重组。这是一个自然过程,对物种变异的产生至关重要,这样一个高度发展的监管系统监控并阻止着错误的发生。然而,错误仍会发生,这些错误有时会导致染色体重排,从而使一条或多条染色体结构发生改变。这种异常的种类特别多,而且通常具有个体特异性。如果染色体是完整的并且是具有功能的,只是简单地以不同的形式排列,那么这种重排是平衡的,如果有一些染色体的物质缺失和(或)重复,重排则是不平衡的。先天性的平衡重排临床表现通常比较轻微,并且倾向于稳定遗传,但是它们在减数分裂发生错误的风险增加,可能生成染色体不平衡的胎儿或活产儿。不平衡的染色体组通常与某种异常的临床表型有关,包括发育迟缓和智力障碍。在癌症中,染色体的不稳定性可能会引起明显的平衡重排和不平衡重排。如果重要的结构基因因为重排而被破坏、复制或失活,那么这些异常可能是该病的直接或间接的原因。

缺失是指某一染色体或染色单体的部分丢失(图 69-15B)。缺失大小不定,缺失可以发生在染色体末端,也可以发生在染色体内部的某一段。染色体断裂、不等交换或染色体重排的不分离错误都可能导致缺失的发生。一般来说,缺失越多临床症状越严重,因为缺失的基因位点数量也越多。

重复是指染色体部分片段复制异常,可引起部分三倍体

(图 69-15C)。重复可以发生在染色体的末端或者中间区域，与缺失发生的机制相同。研究表明，许多重复是与缺失相互作用的产物（即在一个染色体上缺失的 DNA 序列可以以重复的形式转移到另一条染色体上）(图 69-25)。同缺失一样，基因重复程度越高，则失衡程度越大，临床症状也越严重。随着微阵列检测技术的兴起，重复异常的检出率也显著提高。

倒位是基因排列顺序发生部分倒转的一类突变，在一条染色体中至少需要两个断点(图 69-15D)。倒位分为臂内倒位（发生在染色体一条臂上不包含着丝粒的倒位）和臂间倒位（断裂发生在着丝粒的两端，涉及染色体的两条臂）(图 69-15D，图 69-16A)。大部分倒位是平衡的，但如果染色体断裂干扰了正常基因产物的生成，则可能检测到临床异常。在生殖过程中，倒位携带者减数分裂发生错误的概率增加，也可能因为染色体不平衡而出现不孕或者早期自发性流产。

对于臂内倒位携带者，减数分裂开始于配对的同源染色体对和相应基因座，形成倒位环结构(图 69-16B)。如果环内不发生重组，则染色体分离产生正常的配子。但是，如果倒位环

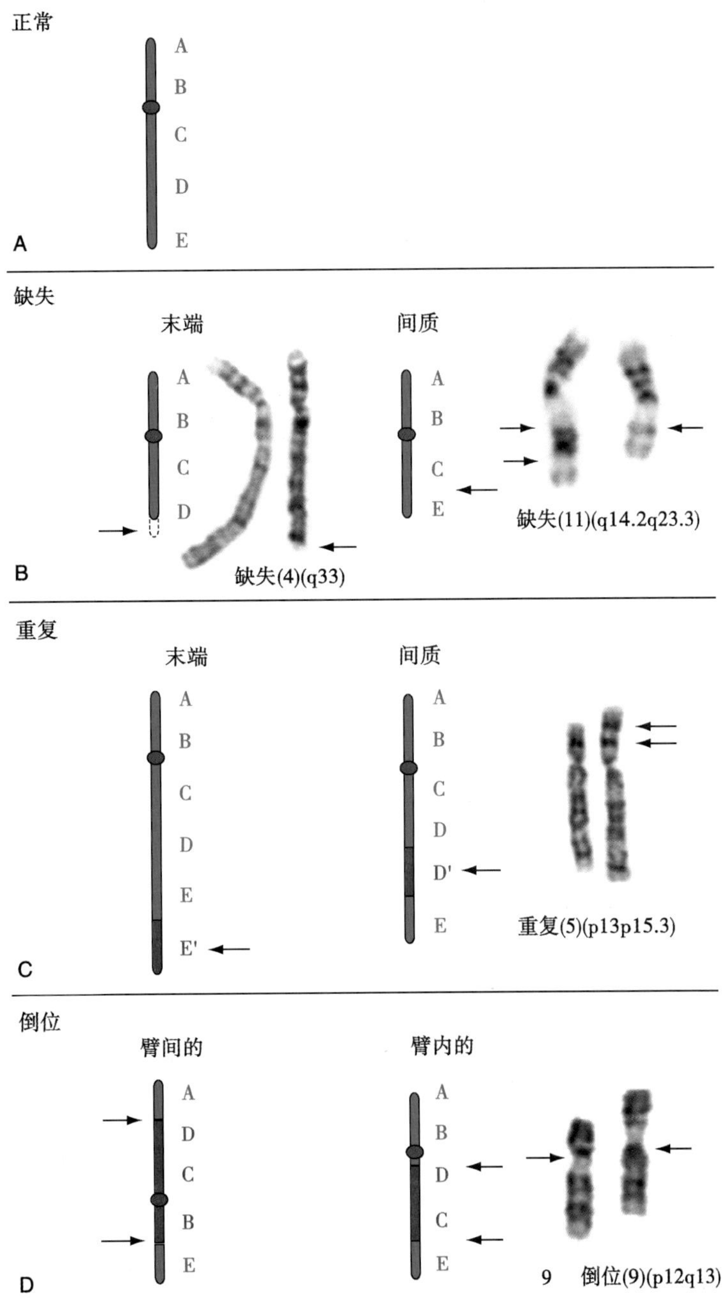

图 69-15　文章中每个与异常病例相关的不同染色体结构异常示意图。A. 通常情况下染色体的正常构型图，其中 A 至 E 表示不同的基因座，着丝粒由位于 B 和 C 位点之间的点表示。B. 缺失：染色体末端结构缺失（缺失 E 基因座）和间质缺失（缺失 D 基因座）。示例：4 号染色体长臂的末端缺失和 11 号染色体长臂的间质缺失。C. 重复：染色体结构末端重复（E′重复）和间质重复（D′重复）。示例：5 号染色体短臂的末端重复（双箭头表示重复的条带）。D. 倒位：染色体倒位有臂间和臂内两种形式。示例：9 号染色体的臂内倒位（箭头表示着丝粒）

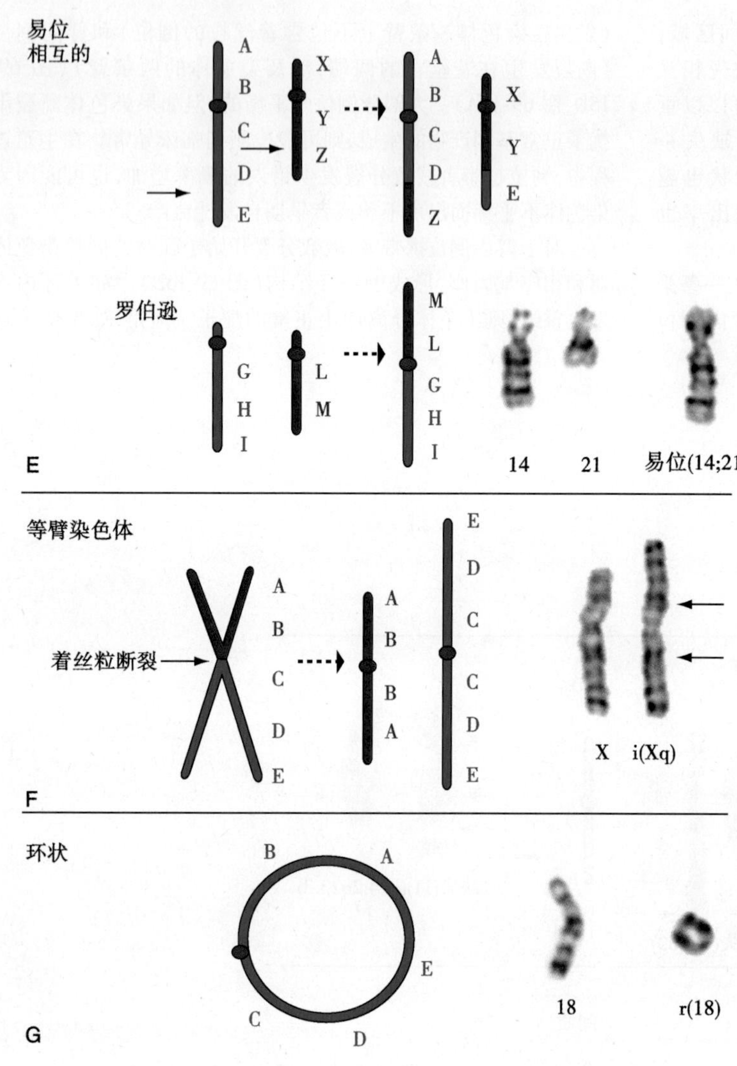

图 69-15(续)　E. 易位:相互易位,E 和 Z 基因座交换位置。下面是两个中心染色体着丝粒融合的罗伯逊易位。例如:14 号和 21 号染色体发生 14;21 罗伯逊易位。F. 等臂染色体:由着丝粒错误分裂产生,导致原始染色体的长臂和短臂的反向重复。示例:X 染色体长臂的等臂染色体。G. 环状染色体。例如:18 号染色体和 18 号环状染色体

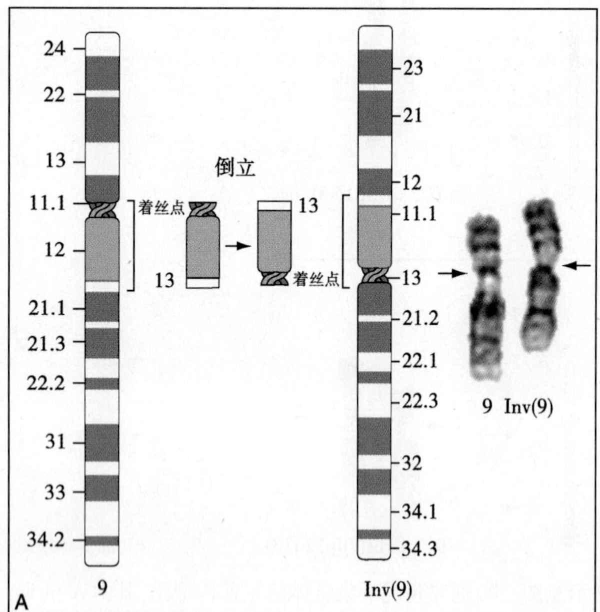

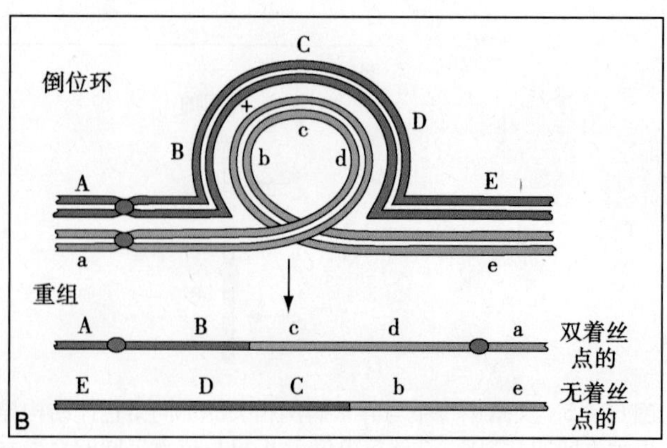

图 69-16　染色体倒位。A. 9 号染色体等臂倒位图解,阐述了倒位的机制。这种倒位的带状染色体显示在右边。B. 倒位环显示了一对减数分裂期的同源染色体,一个正常染色体(深绿色)和一个臂内倒位(浅绿色)。如果重组发生在环上+所指示的位置,那么产生的重组染色体就如底部的图所示。臂内倒位时,产生的重组染色体要么是双着丝点的,要么是无着丝点的

内发生染色体互换，则可产生无着丝粒或双着丝粒的染色体，这样的个体是不能存活的，是不平衡减数分裂的产物。由于具有生育能力的配子来源于非重组染色体，因此机体存在着明显的重组抑制（图 69-16B）。对于臂间倒位而言，如果倒位环内发生重组，则可能产生具有染色体重复或缺失的配子。一般来说，臂间倒位越大产生重复/缺失程度越小，但是生出染色体不平衡和表型异常孩子的风险增加。一旦确诊是倒位携带者，可以通过产前诊断来评估未来孩子染色体的情况。

易位是涉及两条或者多条非同源染色体的重排。每当染色体断裂一次，无着丝粒片段相互交换形成两条（或多条）新的衍生染色体（图 69-15E）。同染色体倒位一样，大多数易位是平衡的。只有当一个或多个重要的结构基因被破坏时，易位才会导致相应临床症状。

平衡易位的主要危险在于携带者生出染色体异常的孩子的风险增加。在第一次减数分裂时，易位染色体呈现十字形结构，以便所有等位基因准确配对（图 69-17）。在细胞分裂后期，交替的染色体必须同时分离以产生平衡的配子。有高达 1/3 的染色体不以这种方式分离，其所产生的配子为不平衡配子。其中最常见的错配是相邻分离-1 和相邻分离-2。尽管这两种模式都导致配子中染色体的重复或者缺失，但相邻-2 危害性更大。因为它的特点在于单个细胞中的同源着丝粒出现异常改变。接受了不平衡配子的胎儿的生存能力取决于涉及易位的染色体和基因以及重复或缺失片段的大小。染色体还可能遵循 3∶1的分离模式（图 69-17，右），其中三个染色体分离到一个细胞，其余的染色体在第二个细胞中，这将导致染色体严重的不平衡，并且通常引起胎儿宫内死亡。一旦确诊是易位携带者，未来怀孕应进行产前诊断。

罗伯逊易位是经典易位的变异。它仅发生在有近端着丝粒的染色体之间，当两个近端着丝粒染色体在着丝粒部位或着丝粒附近部位发生断裂后，两者的长臂在着丝粒处接合在一起，形成一条由长臂构成的衍生染色体；两个短臂则构成一个小染色体，小染色体往往在第二次分裂时丢失（图 69-15E）。罗伯逊易位携带者有 45 条染色体，因为其中两条染色体形成功能共同体，共用一个着丝点。着丝点短臂的缺失不是有害的，因为多拷贝的 *rRNA* 基因也存在于其他的着丝粒染色体上。但是，罗伯逊易位携带者减数分裂不分离的风险增加，这将会生成一个携带重排染色体的三体后代。最常见的例子是 13 三体孩子的 13 号和 14 号染色体罗伯逊易位的个体（图 69-18）。这个孩子有 46 条染色体，包括两条复制的 13 号染色体，和一条罗伯逊易位的 13 号染色体。另一种常见的重排是 14 号和 21 号罗伯逊易位（图 69-15E），其可能产生 21 三体的后代。

虽然罗伯逊易位最常发生在非同源的近端着丝粒染色体之间，但是同源染色体之间也会有重排。例如 21 号染色体罗伯逊易位者有 45 条染色体，包括两条 21 号染色体在着丝粒位置上的融合易位。这种类型的重排通常是自发形成的，因为这种易位的携带者有正常后代的可能性较小。这种易位携带者可能产生具有罗伯逊易位的配体细胞（两条 21 号染色体），若受精，会生成唐氏综合征患儿；或者是没有 21 号染色体的配体细胞，若受精，将会产生一个 21 单体，这是不可能存在的。

等臂染色体是由细胞分裂期间着丝粒的错误分裂产生的，一条染色体臂复制成两个，另一条臂缺失（图 69-15F）。这种机制可能产生两条衍生染色体：一条具有短臂的倒位重复，一条具有长臂的倒位重复。如果两条衍生染色体都保留在细胞中，该染色体将是三体性的，这种情况通常是致命的。因此，在活体中，最常见的是两条衍生染色体中的一条缺失，产生一个只有一条臂拷贝，另一个臂单体的三体携带者。最著名的例子是 X 染色体长臂等臂染色体。特纳综合征患者（后见性染色体非整倍体）可能具有一条完整的 X 染色体和一条等臂 Xq 染色体

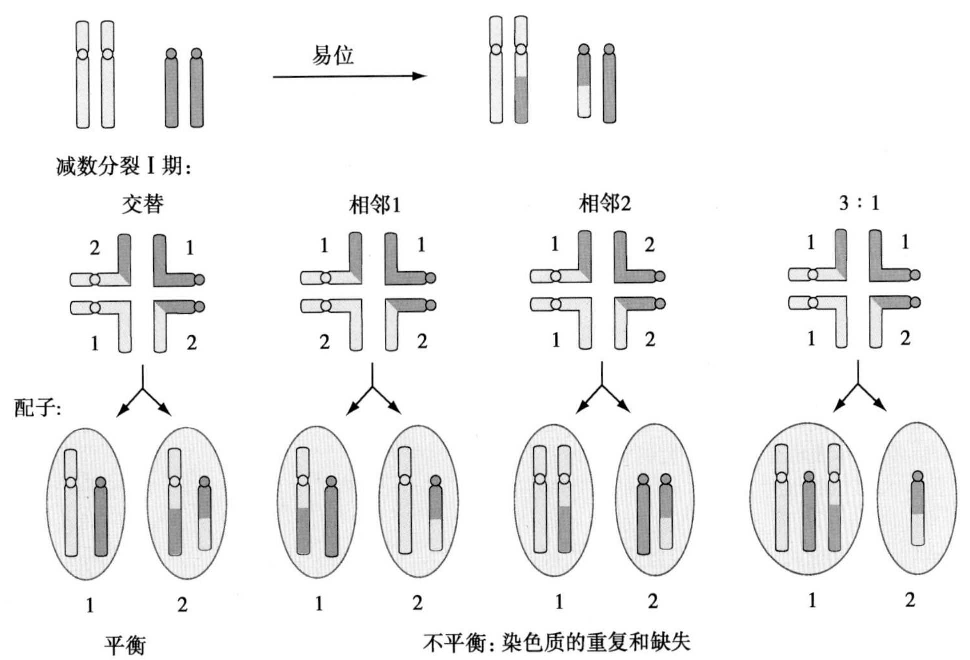

图 69-17　染色体易位。图解如果在减数分裂中发生易位时产生的配子。成对的染色体在减数分裂 I 期中成十字形结构。交替分离将产生平衡配子。相邻的 1，相邻的 2 或 3∶1分离将产生不平衡配子，这可能导致异常新生儿的产生。（仅显示几种可能的 3∶1分离中的一种。）

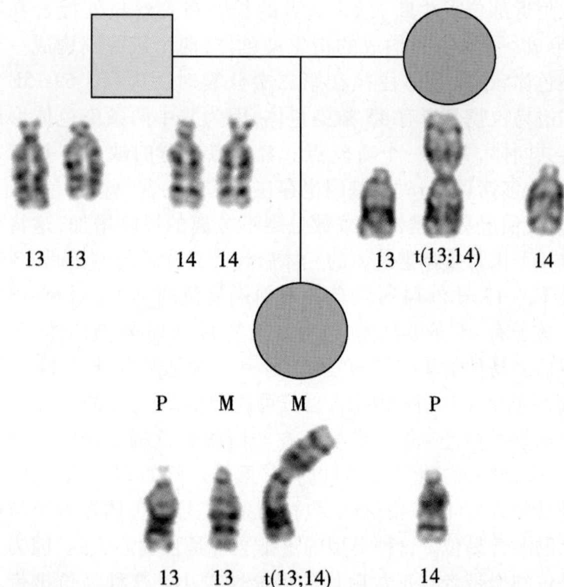

图 69-18 13 和 14 号染色体罗伯逊易位遗传的家系和带状染色体图。母亲携带 13;14 染色体平衡易位，但减数分裂异常导致罗伯逊易位染色体和 13 号染色体从母亲传递给孩子。孩子就会有 13 三体和罗伯逊易位。注意：14 号染色体的第二个拷贝没有丢失，它作为罗伯逊重排的一部分。M，母体染色体；P，父系染色体

（对 X 染色体短臂上的基因而言是单体型，而长臂上的基因则是三体型）。因为 X 短臂的两个功能性拷贝是正常女性发育所必需的，这种染色体排列将导致发育异常。近端着丝粒染色体也可能形成等臂染色体（长臂的倒位重复），但形成的纯合性位点可能导致隐性疾病的发生，反之将不会表现。

当染色体的端粒都缺失，剩余部分循环重新建立染色体稳定性，将会形成一个环形染色体（图 69-15G）。但是，这种结构通常不稳定，当同源染色体在细胞分裂后期尝试分开时，复制可能产生引起染色体断裂和损失的连接环。然而，在某些情况下，环形染色体也可以在细胞系中稳定遗传。这通常发生在环形染色体中含有对正常细胞功能至关重要的遗传物质的时候。

标记染色体是具有着丝粒的染色体，能够稳定地传递到子细胞中，但不容易识别，因为它要么太小要么条带太模糊了。在固有核型上，一个标记通常是一个良性的发现，虽然它可能代表部分三体型而产生异常的临床表型。在癌症中，标记染色体可能由染色体不稳定而产生。

结论

染色体异常，无论是数目还是结构上的，不平衡的染色体组通常与很多类型的异常临床表现有关，不平衡的大小通常与问题的严重性成正比。大多数先天性染色体异常的人通常只有一条染色体缺陷，但也会有少数两个及两个以上的染色体异常。获得性染色体异常（在癌细胞中可见）可能更复杂，并且一个细胞系中可能具有多种数目和结构的改变。

命名法

由于广泛的染色体变异，因此建立一个方便简洁、世界通用的分类系统是很有必要的。第一个细胞遗传学命名法提供了一个基础，而且“语言”一直在发展。目前，国际细胞遗传学命名系统是公认的标准命名方法（ISCN，2013）。

描述染色体的命名可以分为三个基本部分：染色体总数，性染色体和染色体异常。这些部分按顺序列出，用逗号分隔。故正常的女性将被命名为 46，XX，而正常男性为 46，XY。如果存在两个或两个以上的细胞系，则将其按顺序列出，并用斜线分开，克隆按大小排序，最大的克隆放在第一位。如果有正常的二倍体克隆，最后列出（45，X/46，XX）。每一类克隆的细胞数目标记于其后的方括号中（45，X（15）/47，XXX（3）/46，XX（12））。对于数量异常，染色体总数的增加或减少表示总体变化，在最后标明增加或减少的染色体。例如，女性中的 13 三体写为 47，XX，+13。男性 8 号单体写成 45，XY，-8。但是，对于先天性性染色体的变化，则不必使用+或-符号，因为变化的性染色体可以直接看到。X 染色体单体性，写成 45，X。某个性染色体的增加是 47，XXY，47，XXX 或 47，XYY。但是，如果性染色体变化是后天获得的，就像一些癌细胞系，a+或-则是必需的（如 45，X，-Y 表示 Y 染色体因疾病而丧失的男性）。

染色体结构的平衡性变化通常不会影响染色体的总数，但应用术语在结尾注明重排的染色体的情况。为了使命名法更为简洁，一系列常见染色体结构的异常的缩略语应运而生（表 69-1），这些缩略语使整个命名法更为短小精湛。结构异常表示为异常的缩写，紧接着是相关的染色体及其断点。对于两条染色体的重排，第一组括号给出染色体（编号从小到大，性染色体在前），其次是重排断点。例如 t（4;9）（q21.2;p22）是具有 4q21.2 和 9p22 断点的 4 号和 9 号染色体易位。

例子如下：

缺失	46，XX，del（4）（p15）	4 号染色体短臂 15 带末端缺失
复制	46，XX，dup（11）（q13q23）	11 号染色体长臂 13 带到 23 带的间期复制
易位	46，XY，t（4；9）（q21.2p22）	4 号染色体长臂的 2 区 1 带的第 2 亚带与 9 号染色体短臂 2 区 2 带之间的易位
倒位	46，XY，inv（9）（p11q21.1）	9 号染色体短臂 1 区 1 带与长臂 2 区 1 带第 1 亚带之间的臂间倒位

表 69-1 染色体异常的常见缩写

缩写词	意思
cen	着丝点
del	缺失
dup	重复
ins	插入
inv	倒位
i	等臂染色体
mar	标记
r	环
rob	罗伯逊易位
t	异位

临床应用

基础细胞遗传学

细胞遗传学异常可能出现在表型正常、异常和有遗传疾病或其他疾病如癌症的个体中。可在生命的任何阶段诊断此类疾病。当几个不相关的个体中出现同一种特征时，这可能是一种综合征的表现型。如果说这些特征具有共同的基础，这通常是特定的染色体异常。虽然一种综合征是由某些特征定义的，但并非所有患这种综合征的人都具有这种特征，这就是综合征患者的表型变异性。

产前诊断

研究表明，13 个孕体中有 1 个具有染色体异常，但 1000 个染色体异常的孕体中，只有 6 个可以存活，这表明大多数异常是能被生物识别并消除的。例如，在所有 45X 的孕体中，95%发生自发停孕。三体性的胚胎也有相似频率的停孕现象（90%的 13 三体，80%的 18 三体，65%的 21 三体会发生胚胎停孕）。平均而言，已经确诊妊娠中有 15%出现自发性流产，其中 80%发生在妊娠前期。在所有自发性流产中，60%为染色体异常（表 69-2），其中 52%为常染色体三体性，最常见的三体异常是 16 三体，但最常见的染色体异常是 45X。

产妇的年龄与染色体异常妊娠发生率有直接的相关性。人口研究表明，35 岁以上的妇女受孕时，染色体异常风险增加（Hassold & Chiu，1985），其中最常见的异常是唐氏综合征（21 三体）（图 69-11B，图 69-19）。因此产前诊断在当今晚孕的社会中十分重要，且已经成为临床细胞遗传学研究的主要领域。除了筛查年龄相关风险外，其他常见的参考因素还包括染色体异常的家族史或染色体异常的胎儿史，甲胎蛋白（AFP）筛查异常或超声检测异常等。

产前检查最常见的染色体异常是胎儿三体性和性染色体非整倍体。因为这些通常是因为减数分裂不分离造成的，复发的风险很低。有时候，也会有一些平衡的或不平衡的结构染色体异常的孩子。在这种情况下，通常对其双亲进行染色体核型分析来判断这个孩子是遗传性的重排还是自发形成的异常。

表 69-2 各种染色体异常的自发性流产率和存活率

异常	染色体	自发流产率	存活率
45，X		18.0	1/4000
三倍体性		17.0	1/60 000
四倍体		6.0	0
三体性	16	16.4	0
	22	5.7	0
	21	4.7	1/830
	15	4.2	0
	14	3.7	0
	18	3.0	1/7500
	13	2.0	1/5000
	其他	12.3	1/10 000
不平衡重排		3.0	1/2000
平衡重排		4.0	3/1000

Data from Hook & Hamerton，1977；Jacobs et al，1992；Nussbaum et al，2007；Turnpenny & Ellard，2011.

如果，是一个遗传性平衡易位的孩子，染色体重排的相关风险将小于 1%。但是，如果父母中都没有检测到明显平衡易位，那肯定是自发形成的，那这个孩子将会有 5%～10%的相关损害风险。如果很不幸是个不平衡易位的孩子，无论父母是否是携带者，都很严重，通常都会引起孩子某种遗传缺陷。总之，确定父母是否是平衡易位携带者将会为未来怀孕的再发风险提供信息。

除了核型分析外，荧光原位杂交（FISH）也可用于产前诊断染色体异常。对于常见的非整倍体异常（染色体 13，18，21，X 和 Y）的产前检测，多年前荧光原位杂交就已经是主要工具。而在 1997 年，FDA 审批了这种分析用于一般使用的方法（Aneuvysion by Abbott Molecular，Des Plaines，Ⅲ。）。此外，对于超声发现的某些遗传综合征，如心脏异常相关的腭心面综合征（VCFS；见图 69-8），荧光原位杂交可用于确认或排除诊断。

自 2012 年以来，用于检测非整倍体的 FISH 在很大程度上被称为无创产前筛查（NIPS）的新替代检测。无创性是因为检

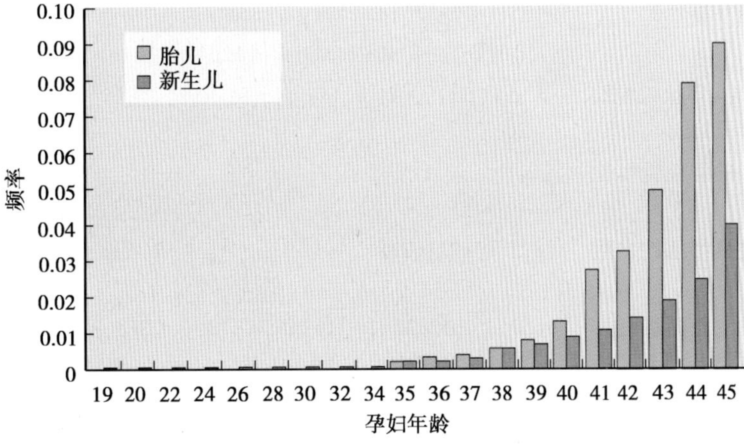

图 69-19 随着怀孕年龄增加唐氏综合征发生风险增加。由于产前诊断对异常妊娠的干预，导致高龄产妇胎儿的出生率降低

验样本是妊娠10~22周的母体血（Wright & Burton，2009）。它是从母体血分离出无细胞的胎盘DNA（cfpDNA：自由漂浮的DNA，而不是分离细胞中的DNA）。其中约10%~15%的DNA为胎盘/胎儿来源，其余为母体DNA。然后对cfpDNA的每个片段进行DNA测序，确定其染色体来源，并计算每个染色体的片段总数。再用已知的算法计算每个标本的来源染色体的预期片段频率（母体和胎儿DNA），当某个染色体总预期值增加或减少时将表明胎儿染色体是非整倍体。这种方法不是诊断性研究，它只是一种针对染色体异常进行风险评估的筛选检查。例如，非常重要的18和21号染色体三倍体检测，准确率约99%，只有0.2%的假阳性率，但13号染色体三倍体的检测就相对有较多的问题，实验表明，它只有72%准确率和高达1%的假阳性率（Chiu et al，2011；Norton et al，2012）。因此，当用这种方法发现任何异常时必须通过适当的检测，例如羊水穿刺抽羊水进行核型分析，荧光原位杂交等来确诊。

婴儿期

大约0.6%的新生儿有染色体异常。如果一个婴儿出现某种综合征的特点或症状时，可以用核型或FISH分析来确诊。如果婴儿出现与某种综合征无关的临床异常，核型或微阵列分析可能提供与临床特点有关的染色体异常信息。外阴性别不明可能与异常的性染色体组有关，但是如果染色体显示正常，那么医生必须寻找出现这种异常的其他原因。如果孩子出生后不久就死亡，细胞遗传学分析可能会为死亡原因提供重要信息，这些数据应与尸体解剖结果相关联以证实诊断。如果发现孩子染色体异常，应考虑对其生身父母进行检测，以确定异常是否是遗传的。

儿童和成人时期

关于遗传疾病的一个常见的误解是，由于它们是遗传性的，所以认为出生时就能很容易诊断。但事实上，许多疾病需要时间发展，全面的临床特征直到生命后期才能完全表现。因此，对于儿童和青年人的诊断是最困难的。除了进行细胞遗传的全面分析外，还必须考虑分子和生物化学因素。

癌症遗传学

细胞遗传学另一个越来越重要的领域是肿瘤学（Heim & Mitelman，2009）。虽然大多数实体肿瘤很难进行培养和细胞遗传学分析，但白血病和淋巴瘤提供了特别好的临床数据，例如与肿瘤发生直接相关的特异性染色体重排（表69-3）（Block，1999）（见第75章）。这些研究大多数是在骨髓或外周血中进行的。核型分析最初主要用于临床诊断的确认，但是当世界卫生组织（WHO）发布了对白血病和淋巴瘤的修订分类时，遗传学在患者管理中的作用发生了巨大变化（Swerdlow et al，2008）。研究数据表明在基因突变疾病中，某种特定的染色体异常和治疗反应之间存在直接相关性。因此，在修订的分类系统中，遗传学表现（细胞遗传学或分子）成为大多数血液学疾病最终诊断的关键因素。细胞遗传学检测技术成为肿瘤患者检测的前沿技术。

表69-3 白血病和淋巴瘤中的常见细胞遗传学重排

疾病	染色体重排	涉及的基因	FAB分类
慢性骨髓增生疾病			
慢性粒细胞白血病	t(9;22)(q34.1;q11.2)	*BCR*;*ABL1*	
慢性粒细胞白血病（加速期或急变期）	+8，i(17q)，+19，+Ph'		
真性红细胞增多症	+8，+9，del(20q)，del(13q)		
慢性特发性骨髓纤维化	+8，-7del(7q)，del(11q)，del(13q)，del(20q)		
原发性血小板增多症	+8，del(13q)		
骨髓增生异常综合征			
孤立性del(5q)骨髓增生异常综合征	del(5)(q13q33)，del(5)(q22q33)		5q-syndrome
慢性骨髓单核细胞白血病	-7，del(7q)，+8，abnormalities of 12p		
难治性贫血，难治性贫血伴有环状铁粒幼细胞增多，难治性贫血伴原始细胞增多	-5，del(5q)，-7，del(7q)，+8，del(20q)		
伴有周期性细胞遗传异常的急性骨髓性白血病（AML）			
8，21号染色体易位的急性髓细胞性白血病	t(8;21)(q22;q22)	*RUNX1*;*RUNX1T1*	AML-M2
16号染色体倒位或异位的急性髓细胞性白血病	inv(16)(p12q22)，t(16;16)(p13;q22)	*CBFβ*;*MYH11*	AML-M4Eo
急性早幼粒细胞白血病	t(15;17)(q22;q12)	*PML*;*RARα*	AML-M3
AML具有11q23(MLL)异常	t(9;11)(p21;q23)，t(11;19)(q23;p13.1)，t(11;19)(q23;p13.3)	*AF9*;*MLL* *MLL*;*ENL*	AML-M5

表 69-3 白血病和淋巴瘤中的常见细胞遗传学重排(续)

疾病	染色体重排	涉及的基因	FAB 分类
多发性发育不良的急性髓细胞性白血病	-5, del(5q), -7, del(7q), +8, del(11q), del(20q), +21, translocations involving 3q21and 3q26, t(9;22)(q34.1;q11.2)		*AML-M1*, *AML-M6*
前B细胞型急性淋巴细胞白血病/淋巴瘤	t(1;19)(q23;p13.3)	*PBX1*;*TCF3*	ALL-L1/L2
	t(9;22)(q34;q11.2)	*ABL1*;*BCR*	
	11q23rearrangements, including	*MLL*	
	t(1;11)(p32;q23)	*AF1P*;*MLL*	
	t(4;11)(q21;q23)	*AF4*;*MLL*	
	t(11;19)(q23;p13)	*MLL*;*ENL*	
	t(12;21)(p13q22)	*ETV6*;*RUNX1*	
	Hyperdiploidy(modal number 50~56)		
前T细胞型急性淋巴细胞白血病/淋巴瘤	Rearrangements at 14q11.2, 7q35, and 7p14-15	T-cell receptor loci	ALL-L1/L2
	del(9p)	*CDKN2A*	
	Translocations at 1p32	*TAL1*	
成熟B细胞瘤			
慢性淋巴细胞白血病/小淋巴细胞白血病	+12, del13q, del11q23~24, 14q+, del17p13		
浆细胞淋巴瘤/Waldenström巨球蛋白血症	t(9;14)(p13;q32)	*PAX5*;*IGH*	
多发性骨髓瘤	t(11;14)(q13;q32)	*CCND1*;*IGH*	
边缘区B细胞淋巴瘤(MALT)	t(11;18)(q21;q21), +3	*BIRC3*;*MALT1*	
滤泡性淋巴瘤	t(14;18)(q32;q21), +7, +18, t(18;22)(q21;q11.2)	*IGH*;*BCL2BCL2*;*IGL*	
弥漫大B细胞淋巴瘤	del(6q), del/t(3)(q27)	*BCL6*	
套细胞淋巴瘤	t(11;14)(q13;q32)	*CCND1*;*IGH*	
伯基特淋巴瘤	(8;14)(q24;q32)	*MYC*;*IGH*	
	t(2;8)(p12;q24)	*IGK*;*MYC*	
	t(8;22)(q24;q11.2)	*MYC*;*IGL*	

除了诊断之外,核型分析还可以为癌症患者的病情提供其他有价值的信息。一般来说,疾病的预后和严重程度与染色体异常的数量和类型直接相关。此外,一旦检测到染色体异常,就可以监测疾病进展。如果治疗成功,骨髓中的大多数染色体异常就不明显了,只要核型看上去是"正常的",则可以说该患者处于细胞遗传学缓解期。然而,如果治疗不能完全消除异常细胞系,则缓解可能仅仅是间歇期的表现,在这个时期致病细胞被抑制到不能通过常规分析检测出的低水平。然而在复发时,同样的染色体异常将重新出现,并且可能伴有其他的异常和(或)更复杂的细胞系,这与疾病进展是一致的。随着时间的推移,复杂程度的增加被称为核型进化。

随着很多商业化探针的运用,FISH 已经成为临床肿瘤学研究的重要工具。(Cremer et al, 1988; Anastasi, 1991; Abbott Molecular, Inc. (www.abbottmolecular.com); Cytocell, Ltd. (www.cytocell.com))。它可以对间期或中期细胞进行研究,对于细胞的选择取决于所需的数据类型。通常优先选择使用间期细胞,因为它可以提供更多能够进行快速测定的样品,给出具有更高水平统计学意义的结果(Werner et al, 1997)。

对于易位,已经开发了与易位断点相对侧杂交的 FISH 探针。检测易位有两种常用的方法。一种是易位引起两个探针分离,原始单色信号变成两个不同颜色的信号,即可能会发生信号分离。另一种是易位引起探针重新定位,两个不同的探针接近并产生双色融合的新颜色,即可能发生信号融合。

FISH 融合技术应用的一个主要例子是白血病中的9;22染色体易位。这种重排的特征是9号染色体(9q34.1)上的 ABL1 原癌基因与22号染色体上的 *BCR* 基因(22q11.2)(图 69-20A)易位产生一种具有疾病相关嵌合基因的衍生22号染色体,也称为费城染色体(Ph′)(见第76章)。易位也可在慢性髓细胞性白血病(CML),急性髓细胞性白血病(AML)和急性淋巴细胞性白血病(ALL)中见到(表 69-3)。在细胞遗传学上,所有疾病

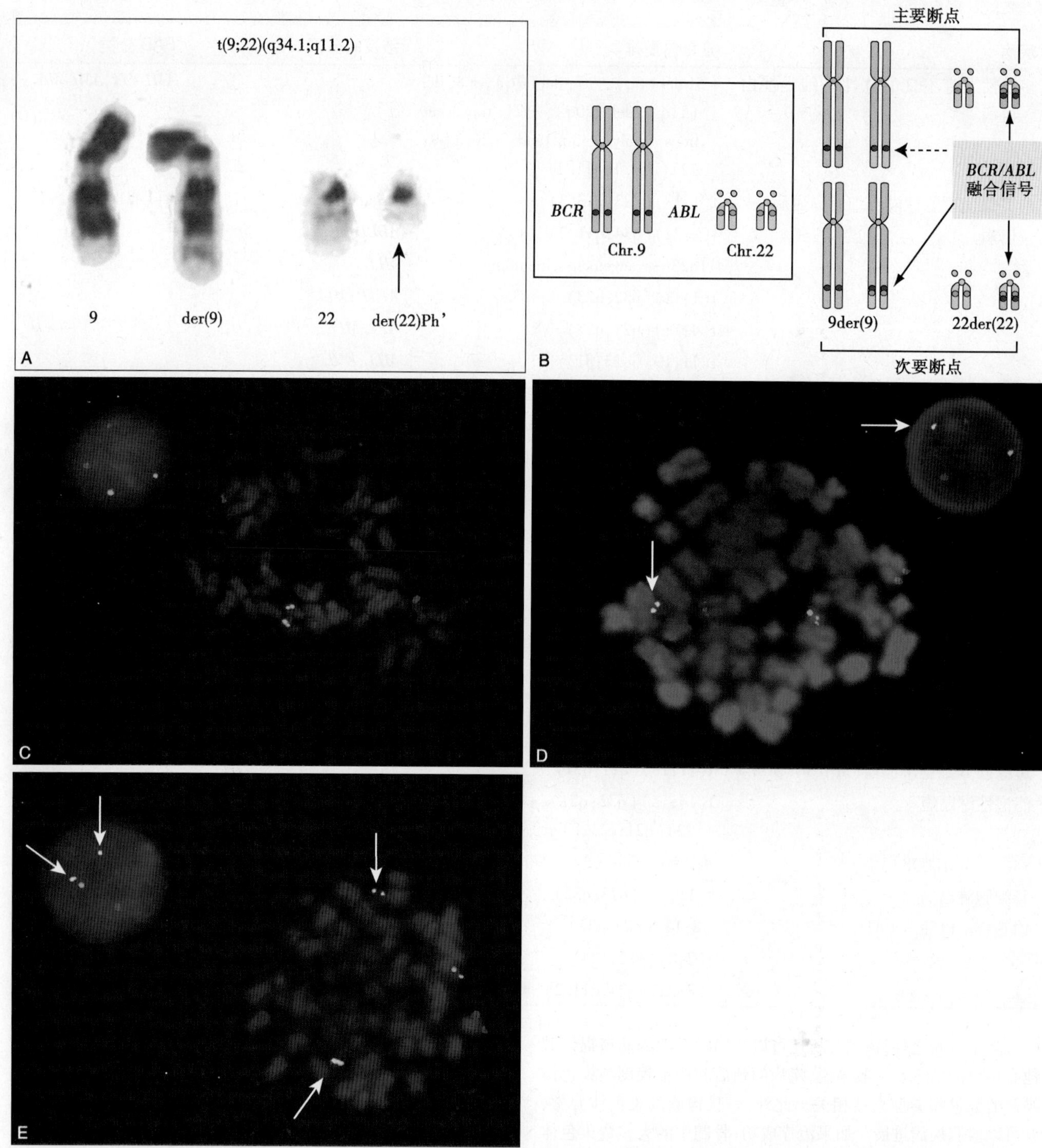

图 69-20　荧光原位杂交(FISH)检测 CML(慢性髓细胞性白血病)中 9;22 易位。A. 带状染色体显示 9;22 易位。衍生的 22 号染色体被称为 Ph′或费城染色体。B. 无易位(左)和主要(M-BCR)和次要(m-BCR)断点重排的正常细胞内的 FISH 检测图。右上方显示 M-BCR 易位的信号模式:9 号染色体:红色信号,衍生 9 号染色体:部分红色信号下方有黄色的 22 号染色体(虚线箭头),22 号染色体-绿色信号,衍生 22 号染色体,具有绿-红 BCR-ABL 融合信号的 Ph′染色体和下面的 9 号染色质。右下方显示 m-BCR 信号模式:9 号染色体:红色信号,衍生 9 号染色体:红绿色融合信号和下方的 22 号染色质,22 号染色体-绿色信号,衍生 22 号染色体:绿-红色融合信号和下方的 9 号染色质。C 和 D,实际的 FISH 图像。C. 无易位存在,只有 9 号(红色)和 22 号(绿色)染色体在间期(左)和分裂期(右)的两个拷贝。D. 通过单个黄色融合信号(箭头)加上一个绿色,一个大红色和一个小红色信号(分裂中期在左侧,分裂间期位于右侧)检测到具有 M-BCR 易位的细胞。E. 通过两个黄色融合信号(箭头)加上一个绿色和一个红色信号(右侧的中期和左侧的间期)检测到具有 m-BCR 易位的细胞。CML,慢性髓细胞性白血病

的易位似乎都是相同的，但在分子水平上，它可以分为两类：产生210kD的嵌合蛋白的主要断点（M-BCR）重排（最常见于CML）和产生190kD嵌合蛋白（见于一些成年人和约50%的儿童ALL）的次要断点（m-BCR）重排。FISH技术可以用来检测这两种重排（Abbott Molecular）。使用一对探针：红色，定位于9号染色体上的*ABL1*基因座，绿色位于包围m-BCR断点但接近M-BCR断点的22号染色体*BCR*基因座。当不存在易位时，每个细胞应存在两个绿色信号（检测每个ABL1等位基因）和两个红色信号（检测每个BCR等位基因）（图69-20B、C）。当发生M-BCR重排时，易位使得22号染色体远离探针识别位点，整个绿色信号停留在22号染色体上。9号染色体上的易位分裂红色ABL1信号，使得一小部分红色信号留在9号衍生染色体，其余部分的红色信号移动到22号染色体上。这样在22号衍生染色体（Ph′）上就有相邻的一个绿色信号和一个红色信号，在光学显微镜下，两个信号合并，变成单个黄色融合信号。因此，具有M-BCR易位的细胞将具有四个信号：一个绿色（22号染色体），一个大红色（9号染色体），一个小红色（重排染色体9）和一个检测Ph染色体的黄色融合信号（图69-20B、D）。m-BCR重排略有不同。22号染色体在绿色探针识别位点被破坏，使得一部分绿色信号留在22号染色体上，但远端部分将移动到9号衍生染色体上。9号染色体上的红色探针位点如前所述分裂，其中一部分留在9号染色体上，远端部分移动到22号染色体上。这种相互易位产生两个黄色融合信号（9号衍生物红色融合于绿色，22号衍生物是绿色融合于红色）。m-BCR FISH测定的最终结果是四个探针信号：一个绿色（22号染色体），一个红色（9号染色体）和两个黄色融合信号检测9;22易位（图69-20B、E）。确定患者存在的哪一种染色体重排是进行正确诊断的关键，并且能为个体提供最适合的治疗方法。FISH检测还可以使用针对其他疾病基因特异性探针来评估各种不同的癌症相关的染色体重排。

此外，FISH可以很容易地检测出癌细胞中的染色体非整倍体-例如，12号染色体特异性着丝粒探针可以筛选间期细胞群中指示CLL的12三体；7号染色体探针可以检测骨髓增生异常综合征和AML中的7号单体；8号染色体探针来鉴别在急慢性疾病中的8号三体性。当捐赠者和受体是异性时，使用不同颜色的X和Y探针可以有效评估骨髓移植是否成功。移植后，接受女性供体细胞的男性应该有XX补体。如果出现高频率的XY细胞，则移植失败。FISH可以定期监测疾病进展情况，如果患者的白血病细胞群开始增殖，它还可以提供早期预警。

最初，临床医生担心同一患者样本的核型分析和FISH结果有差异。例如，通过核型分析显示CML患者所有细胞都有t(9;22)，而通过间期FISH检测只有30%的细胞易位阳性。但是这些结果实际上是一致的。这是因为核型分析只能在分裂期细胞上进行，由于癌细胞往往分裂频繁，核型分析将显示100%的白血病细胞。然而，FISH检测的是所有有核细胞，但骨髓样品中并不是的所有细胞都来自相同的克隆，因为患者通常同时具有异常和正常细胞两种细胞群。间期细胞FISH可以确定正常和疾病细胞的相对数量，从而提供相对准确的疾病细胞预测值。这还可以有效的监测患者对治疗的反应。随着时间的推移，连续监测序列样品可以显示出疾病细胞的减少，而白血病细胞的增多反映了疾病的复发。因此，对一个诊断标本同时进行染色体核型分析和FISH是非常重要的。核型分析可以确诊是否存在染色体异常，FISH则可以确定白血病细胞克隆的基线频率。这些数据将成为患者未来检测的参考点。

多色FISH也被用于评估白血病细胞系，并且数据表明癌细胞有更多未知的染色体重排（Veldman et al，1997）。我们现在用微阵列分析来更好地了解疾病克隆的复杂性并辅助性诊断不同肿瘤（Kolquist et al，2011；Morrissette & Bagg，2011）。

细胞遗传学疾病

染色体非整数倍性综合征

常染色体非整倍性

智力障碍的最常见原因是21三体，即唐氏综合征。这种疾病的出生率为1/700，其特征为肌张力减退，平坦相，斜睑裂，小耳朵，舌常伸出口外，通贯手，心脏畸形，性腺功能减退，不育的可能性极大。唐氏症患儿易患各种感染、癌症以及早发性阿尔茨海默病。92.5%的唐氏综合征患者具有47条染色体，包括由父母减数分裂中不分离产生的三条21号染色体。只有少于3%的患者表型较轻，是具有两种细胞系（47，XX，+21/46，XX或47，XY，+21/46，XY）的嵌合型，约5%的唐氏综合征患者仅具有46条染色体，因为另外一条21号染色体是罗伯逊或其他易位的一部分。易位的患儿通常说明其父母是易位携带者，在这种情况下，对其双亲进行核型分析有助于评估以后怀有唐氏综合征患儿的风险是否会增加。尽管唐氏综合征患者最常见的是具有三条21号染色体，但对21号染色体重排的患者进行分子研究表明，只有21号染色体上21q22.12~21q22.3这一段的三个拷贝区是唐氏综合征致病的关键区（图69-21）（Korenberg et al，1990；Delabar et al，1993）。

另外两个三体型活产儿是13三体和18三体。13三体或称为帕陶综合征，出生率为1∶10 000~1∶4000，其特征在于小头，唇裂和（或）腭裂，独眼畸形，断掌畸形，手和（或）脚的多指（趾）畸形，足跟突出，心室间隔缺损和前额、前脑发育缺陷。18三体或称为爱德华综合征（图69-22A）出生率大概是1∶8000，其特征包括出生体重轻，异常的小颚畸形，小型口腔，室间隔缺损，肌肉发育不全，枕骨突出，耳朵下垂、变形，足部向内弯曲和手指重叠、扭曲。

尽管唐氏综合征常有严重的临床表现，但通常是可以控制的，患者可以活到二三十岁。13三体和18三体的患者比较难以存活，通常在出生后一个月死亡。如果一个人在第一年幸存下来，他的未来也是惨淡凄凉的，因为他不会说话，不会走路更不能照顾自己。正因为如此，对产前诊断为13三体和18三体的建议包括了终止妊娠的选项。

性染色体非整倍体

性染色体非整倍体是比较常见的（出生率1∶500），并且比常染色体非整倍体表型轻，因为X染色体失活而存在于Y染色体上的基因数量又有限。其中三种三倍体和一种单倍体占这种疾病的大部分。这些都是减数分裂不分离的结果，除了唯一来自父系错误的XYY之外，其他疾病可能是由于母体或者

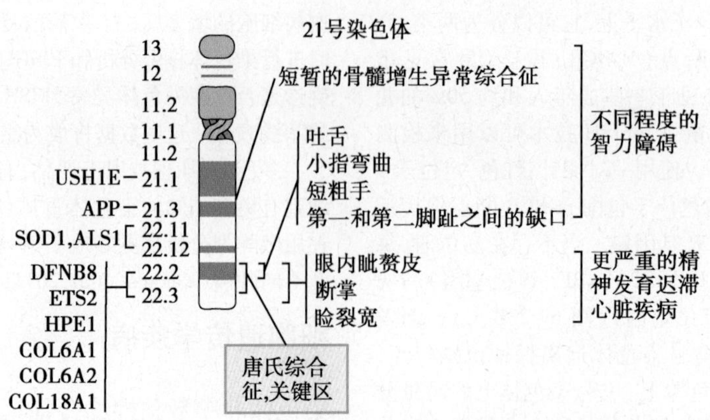

图 69-21 21 号染色体图,显示了与唐氏综合征有关的关键位点和右侧多种临床症状相关的基因座的相对位置。左侧显示了其他的映射位点。ALS1,肌萎缩侧索硬化;APP,β-淀粉样前体蛋白(与阿尔茨海默病相关);COL6A1/COL6A2/COL18A1,胶原基因;DFNB8:常染色体隐形遗传性耳聋;ETS2,致癌基因 ETS-2;HPE1,1 型前脑无叶无裂畸形;SOD1,超氧化物歧化酶-1;USH1E,先天性聋视网膜色素变性综合征(来自 Korenberg et al 的数据,1990;Delabar et al,1993;OMIM,网站)

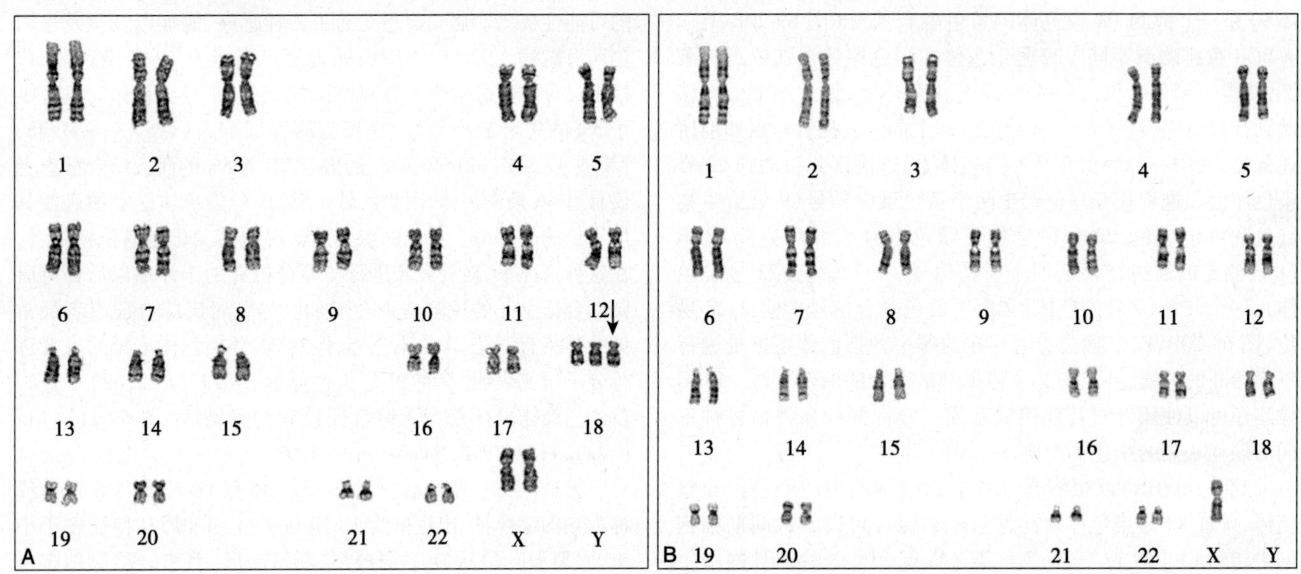

图 69-22 染色体数量异常综合征的核型分析。A. 爱德华综合征(18 三体):47,XX,+18。B. 特纳综合征(单倍体 X):45,X

父体的错误分裂的结果。

具有三个 X 染色体(47,XXX 女性)或一个 X 和两个 Y 染色体(47,XYY 男性)的个体通常一生中都不会发现核型异常。这种异常个体的出生率相对较高(1∶1000),但除身高比一般人略高以外,没有其他明显的特征能够说明存在核型异常。这些个体普遍存在学习困难,因此可能在学校疾病筛查项目中查出。XXX 女性和 XYY 男性也可能在不育检测时查出,尽管细胞遗传学异常通常与转诊的原因无关。XYY 男性有行为障碍的高风险,早期研究表明他们也有犯罪倾向,因为刑事监禁所中囚犯的 XYY 发生率超出了预期(Jacobs et al,1968;Price & Jacobs,1970)。然而,后续的研究表明:①因为抽样误差的影响,之前的研究数据是有偏倚的;②犯罪可能是由于多种原因综合而产生的;③XYY 男性并不比其他男性更容易犯罪(Witkine et al,1976;Pitcher,1982;Theilgaard,1984)。

克兰费尔特综合征(47,XXY)的男性往往比较高,腿细长,虽然早期很难通过这些特征将他们与同伴区分。有些人可能因为学习困难在学校被发现,但最常见的原因是青春期后的性腺功能减退,女性化乳腺发育障碍和小睾丸引起的不孕不育,透明睾丸小管和无精子症。有些嵌合型染色体的克兰费尔特综合征症状较轻,睾丸发育正常,是有潜在生育能力的,他们细胞中的染色体有正常的 46,XY(47,XXY/46,XY)。早期受精卵和睾丸中起性别决定作用的 XY,XXY 细胞的相对比例是有无生育能力的关键。当有过多的 XXY 细胞时,则克兰费尔特综合征的症状比较明显,而 XY 细胞较多时,克兰费尔特综合征的症状较轻,生育的可能性增加。

最常见的呈现女性表型的性染色体非整倍体为 45,X:特纳综合征(图 69-22B)。这个也是人类唯一可存活的单体型。在性别决定中,女性的正常发育依赖于两条活动性 X 染色体的存在。女性分化的关键区域已经缩小到位于 X 染色体着丝粒附近的短臂区域。如果这个区域缺少或无活性,那就会造成特纳综合征。所有特纳综合征患者中有一半患有经典的 45,X 染色体,单个 X 染色体通常是来源于母亲,表明父亲细胞的减数分裂不分离是最常见的错误原因。除了 45,X,可能还有更多的复杂核型(表 69-4)(Palmer & Reichmann,1976)。最令人担忧的是至少一个细胞系中有完整的或部分 Y 染色体的患者,因为这些患者患生殖腺细胞瘤的风险会增加。

表 69-4 特纳综合征染色体异常的分布情况

发生率(%)	染色体异常
50	45,X
20	46,X,i(Xq)
15	X 染色体缺失或成环,或存在 Y 染色体
10	嵌合型:45,X/46,XX;45,X/46,XY

特纳综合征的表型有很大的异质性。这种患者通常身材矮小(<150cm),伴有性腺发育不全和学习困难。其他常见的特征包括由母体内囊性水瘤引起的颈蹼,后发际线低,心脏和肾脏异常,肘外翻(肘部承载角度增加)和胸廓桶状或盾形。在出生时,患者可能会出现手脚水肿。虽然有些特纳综合征患者有学习障碍,但是智力通常正常。尽管不孕不育通常被认为是特纳综合征的诊断标准,有一些嵌合型核型的患者也可以成功的生育。而且,生殖问题主要与有无功能性卵巢有关。如果子宫的功能正常,使用供卵技术,特纳综合征患者则可以完成受孕并生产一个正常的孩子。由于表型的异质性,因此确诊怀特纳综合征胎儿的夫妇的产前咨询是非常困难的。然而,一般来说,大多数存活的特纳综合征患者可以过着正常的生活,而且轻型患者可能直到青春期都不知道他们有这种疾病。

其他的性染色体异常

人类的性别是由常染色体和 X、Y 染色体基因产生的蛋白质之间的复杂生物化学反应的结果。人类的默认性别是女性,所以如果没有男性决定性刺激作用,则会发展成女性。男性发育的主要触发因素是位于 Y 染色体短臂上的基因,称为 TDF,睾丸决定因子位于 Y 染色体(SRY)的性别决定区域(图 69-23)。

由 TDF 产生的蛋白质启动男性发育过程。该过程中的不同基因突变引起的很多疾病都已经被鉴定出来,而且可能导致外阴性别不明或基因型/表型错配(表型男性具有 XX 性染色体补体或表型女性具有 XY 补体)。

XX 男性通常可归因于两种原因。两者中更常见的是由于常染色体隐性遗传性先天性肾上腺增生(congenital adrenal hyperplasia,CAH)引起的女性男性化。CAH 的缺陷是缺乏 21-羟化酶。没有这种酶,正常的生物合成途径被阻断,雄激素在体内积累。尽管具有女性染色体补体,循环中过多的雄性激素可能引起婴儿男性化的。此外,由于雄激素能够穿过胎盘,正常的女性胎儿由于受 CAH 的母亲产生的过量激素的影响也可能产生外阴性别不明确的生殖器。

具有 XX 性染色体但表型为男性的患者也可能由 X 和 Y 染色体之间的隐性易位引起。X 和 Y 染色体的短臂末端是同源的,由所谓的拟常染色体区组成(图 69-23)。这是减数分裂期间 X 和 Y 染色体配对的主要位点,该位点也可能发生 X 和 Y 等位基因之间的重组。拟常染色体区域之外的重组较罕见,能引起唯一的 *Y* 基因座包括 SRY 转移到 X 染色体的末端。涉及

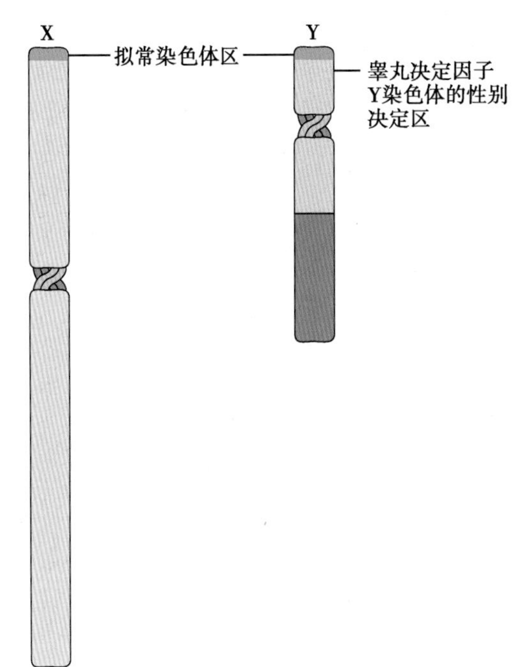

图 69-23 TDF,SRY 和 X,Y 染色体上的拟常染色体区域的相对位置图

这种交换的染色质的量非常小,细胞遗传学方法检测不到。具有这种平衡易位的男性,不存在临床异常,因为尽管在替代位置,但基因全部存在。然而,如果这个男性将重新排列的 X 染色体传递给从母体接收到 X 的后代,由于触发男性发育过程 TDF 蛋白的存在,所生后代将具有明显的 XX 染色体补体,但是表型为男性或克兰费尔特综合征男性。

上述易位的反向转换则可能产生具有明显 XY 补体的特纳综合征女性。如果重排的 Y 染色体传递给后代,因为没有 TDF/SRY,无法激发男性发育过程,性别将默认为女性。遗憾的是,这些个体也缺少近端 X 短臂的两个完整拷贝基因,这将阻止正常的女性发育,产生特纳综合征个体。这种情况很少见。XY 女性更常见的是雄激素不敏感,也称为睾丸女性化。在这些个体中,Y 染色体是完整的,TDF 是存在而且有功能的。她的问题在于位于 X 染色体(Xq21.3)的长臂上的雄激素受体基因的突变引起的雄激素受体蛋白缺失。TDF 蛋白能够促进雄性发育,但是雄激素受体蛋白质在睾酮和二氢睾酮之间形成复合物的过程将被阻断。没有这一关键步骤,进一步的男性分化是不可能的,那么表型将默认回到女性。然而,由于没有任何功能性的内生殖器,这些个体是不能生育的,并且通常在腹部或腹股沟中存在闭锁的阴道和睾丸。

染色体结构异常

已经发现很多与结构性染色体异常直接相关的综合征。其中大部分是非常罕见的。以下是对一些相对常见的综合征的探讨(Jones & Jones,2013)。这种染色体结构性异常可以通过核型分析,荧光原位杂交或微阵列分析来检测。

Wolf-Hirschhorn 综合征也称为 4p 综合征,是由于 4 号染色体的短臂(del(4)(p16)末端的缺失引起的。临床表现包括小头畸形,小颌畸形,肌张力减退,内眦赘皮和发育延迟等。由于弯曲的眉毛和长鼻子,这种典型的外貌特征被称作希腊头盔脸。

这种患儿需要进行特殊教育，并且他们癫痫发作的风险增加。

Cri-du-chat，或5p综合征，是由5号染色体短臂缺失（del(5)(pl5)）引起的，其特征是在婴儿期声调高，哭声像猫叫。其他特征还包括出生时体重偏低和出生后的生长缓慢，肌张力减退，小头畸形，眼距过宽，内眦赘皮，心脏异常和智力迟钝等。该病患儿生长延迟，成年可能达到五岁至六岁的社会认知水平。

微缺失综合征和邻接基因综合征

根据定义，微缺失是指非常小的缺失，通常只是单个染色体带中的一小部分缺失。细胞遗传性微缺失可能与分子缺失的概念混淆，因此尽管细胞遗传学的微缺失小，但它们比典型的分子缺失意义大很多，这一点是非常重要的（1碱基对（bp）到几百bp）（>500kb），这种观点只能用分子技术来证明（见第71章）。虽然一些染色体微缺失能够通过核型分析鉴定，但大多数还是需要荧光原位杂交或微阵列分析进行检测。虽然某些综合征最初被认为是由单一基因的缺失引起的，但现在研究表明实际上还包括几个相邻的不相关基因的部分缺失。临床特征可能是多个不同基因缺失产生的综合表现。基因缺失的数目大小不同，个体之间的表型表现也不同。这些被统称为邻接基因综合征。该组包括许多微缺失综合征（表69-5），以及更大的经典缺失综合征如Wolf-Hirschhorn和cri-du-chat。

表69-5 微缺失及邻接基因综合征

疾病	位置	基因	临床症状
天使人综合征	15q11.2	*UBE3A*	严重的智力障碍，发育迟缓，大嘴，凸颌畸形，共济失调，癫痫，迪格奥尔格综合征
先天性胸腺发育不全	22q11.2，10p	*DGS1*，*DGS2*	特征相，腭裂，心脏缺损，胸腺和甲状旁腺发育不全，严重低钙血症，癫痫发作
鱼鳞病	Xp22.32	*STS*	皮肤有鳞屑，身材矮小，性腺功能减退，智力障碍
卡门综合征	Xp22.3	*KAL1*	性腺功能减退，嗅觉缺失
Langer-Giedion syndrome	8q24.11-q24.13	*TRPS1*，*EXT1*	颅面畸形，骨骼异常，轻度至重度智力低下
无脑回畸形	17p13.3	*LIS1*	平滑脑，重度阻滞，癫痫
米勒-迪克综合征	17p13.3	*LIS* 等	无脑回畸形，小脑畸形，前额高大，小鼻子，小颌畸形，低拉耳
普拉德-威利综合征	15q11.2	*SNRPN*，*NDN* 等	出生时肌张力减退，杏仁状眼，中度至重度智力减退，饱腹感缺失导致暴饮暴食，小手脚，性腺功能减退
视网膜母细胞瘤	13q14.1-q14.2	*RB1*	眼睛的成视网膜细胞肿瘤
鲁宾斯坦-泰比综合征	16p13.3	*CREBBP*	喙鼻，鼻小柱延长，上颌骨发育不全，下睑睑裂，大拇指和第一脚趾宽大，智力障碍，语言发展迟缓
史密斯综合征	17p11.2	*RAI1*	短头畸形，面中部发育不良，鼻梁宽，下颌突出，短粗手，多动，语言迟缓，自杀倾向，智力障碍
腭心面综合征	22q11.2	T*BX1* 等	腭裂，鼻翼发育不良及高鼻梁，学习障碍，先天性心脏疾病
WAGR	11p13.3	*WT1*，*PAX6*	肾母细胞瘤，无虹膜畸形，泌尿生殖系统缺陷，智力减退
威廉斯综合征	7q11.2	*ELN*	低智商，对声音极度敏感，蓝眼睛，虹膜中具有星状图案，嘴唇肥厚，声音嘶哑，主动脉瓣狭窄或其他心脏缺陷，高钙血症，皮肤过早老化

米勒-迪克综合征清楚地说明了微缺失和邻接基因综合征之间的交叉关系。这种疾病与17号染色体远端短臂的微缺失有关（17p13.3），并且主要临床特征是无脑回（平滑脑）和颅面畸形。孤立的无脑畸形也被认为是一个独立的疾病，如果将大脑缺陷与特征性面部特征相结合分析，米勒-迪克综合征更为复杂。分子分析显示米勒-迪克综合征至少与两个基因有关，这是一个真正的由微量缺陷引起的连续基因综合征。只有较小的*LIS1*基因缺失将导致孤立的无脑畸形（Ledbetter et al，1992）。

普拉德-威利综合征和Angelman综合征是最常见的微缺失综合征。这两种综合征都有相同的15染色体近长臂端的中间缺失（del(15)(q11.2q11.2)），但他们的临床表现却显著不同。普拉德-威利综合征患者在出生时身形小而张力减退，但是他在出生一年内体重快速增长。如果不控制饮食，他们将会暴饮暴食而变得相当肥胖。其他特点包括小手小脚，性腺功能减退，脾气暴躁。虽然发育迟缓，但大多数人在特殊教育方面做得很好。由于脾气暴躁，以及难以控制饮食，普拉德-威利综合征患者是可以在能提供合适环境的家庭里生活。然而，Angelman综合征患者却有严重的智力障碍。虽然他们很友善，但他们通常不能进行正常对话，谈话常常被突然暴发的笑声打断。这种疾病通常还具有多动症，身材矮小，小头症，癫痫发作和共济失调的特征。

通过常规或高分辨率细胞遗传学分析，15q缺失在普拉德-威利综合征个体的检出率大约是60%，但在安格曼综合征患者检出率只有10%~20%。使用荧光原位杂交可以进行更好的诊断，对于这两种综合征，缺失的检测率可以达到80%~85%。虽然我们知道并不是所有的缺失都能在细胞遗传学水平上看到，但是荧光原位杂交无法100%检测出患者的缺失。普拉德-威利综合征和Angelman综合征有相同的缺失但具有完全不同的表型,这表明可能还存在其他的病因。我们现在已经知道普拉德-威利综合征和Angelman综合征是遗传印记的实例,疾病的突变过程比简单的DNA缺失复杂得多(Nicholls et al,1989; Robinson et al,1991)(见第71章关于印记基因的印记和分子检测的讨论)。

威廉斯综合征与在7号染色体近端长臂上(7q11.23)弹性蛋白基因(ELN)的缺失有关。这种疾病的特征是心脏畸形,高血压,声音嘶哑,皮肤过早老化和行为异常。因为弹性蛋白是一种向组织如心脏,血管,皮肤和声带提供弹性的重要的蛋白质,其缺失解释了与该综合征相关的许多身体异常现象。然而,行为问题不能归因于弹性蛋白的缺乏,而且进一步调查显示,威廉斯综合征实际上是连续的基因综合征,表型的异质性与*ELN*基因相邻基因缺失的数目有关。

一个很有特点的连续基因综合征是位于11号染色体(11p13)的短臂,被称为WAGR(肾母细胞瘤,无虹膜畸形,泌尿生殖器缺陷和智力迟钝)。除了可能是由于Wilms肿瘤基因突变引起的泌尿生殖器缺陷以外,其他三个异常中的每一个都与特定基因有关,并且这些异常在11号染色体的短臂上排列在一起(图69-24)。基因缺失的大小不同,患者的表型也有所不同。据统计,大约1/3无虹膜畸形的孩子会发生肾母细胞瘤。相反,只有1/50的肾母细胞瘤患者患有无虹膜畸形。随着缺失的增多,将会出现精神发育迟滞和泌尿生殖器缺陷。

腭心面综合征可能是人类中最常见的微缺失综合征,但这种疾病很难诊断,因为它的临床表现比较多,而且临床症状比较轻。它通常在新生儿期由于喂养困难,心脏缺陷,典型的面部畸形而被诊断出。随着年龄的增长,会表现出学习障碍,身材矮小和感觉神经性耳聋。有趣的是,10%~15%的患者有具有缺失特别轻微的相同表型的父母。22号染色体(22q11.2q11.2)近端长臂上的1.5~3Mb缺失被认为是由于在共同缺失区域侧面的同向重复之间的重组错误。重复序列的相似性可导致染色体之间的滑脱和错配(图69-25)。如果重组发生在两个错位的染色体,则可能有两种重组产物:一个缺失与腭心面综合征诊断有关的区域的染色体或者是与具有完全不同临床表现的22q11.2微缺失综合征有关的1.5~3Mb区域重复的染色体(McDermid & Morrow,2002)。

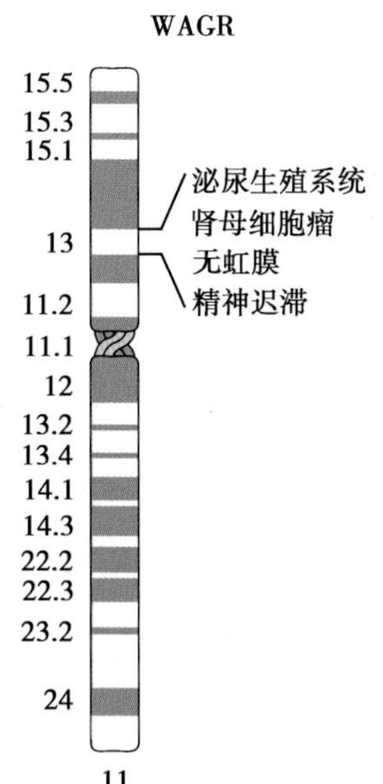

图69-24 邻接基因综合征WAGR染色体图,显示了不同基因在11号染色体短臂上的相对位置。WAGR:肾母细胞瘤,无虹膜畸形,泌尿生殖系统缺陷,智力减退

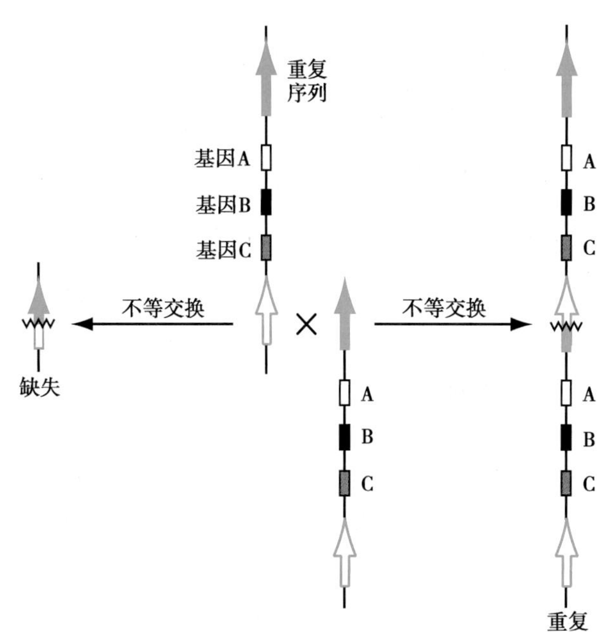

图69-25 腭心面综合征在22号染色体(22q11.2)可能出现的错配和重组情况的图解。在中间的图可以看到可能发生重复序列的关联错配的两个染色体。重组可能发生也可能不会发生。如果确实发生,一个结果是原始染色体(表示为基因A-C)两个基因序列的完全丧失所导致的缺失(见左图)。互惠的是两组基因序列的串联重复,基因源自每个原始染色体(见右图)

引起经典的威廉斯综合征缺失的相似机制也有报道(Bayes et al,2003)。染色体错配后的重组是公认的突变原因策略,它解释了各种其他疾病中的缺失和重组。

其他的细胞遗传学疾病

脆性X染色体综合征

脆性X综合征是智力迟钝的第二大原因,是遗传性智力障碍的主要原因。1969年赫伯特·鲁布斯(Herbert Lubs)注意到智力减退与"标记的X染色体"之间的相关性时,他首先描述了这种疾病(Lubs,1969)。标记X染色体随后被称为脆性X染色体,其特征在于可以通过适当的诱导培养基培养细胞进行细胞遗传学检测,能够检测到X染色体的结构中的断裂或间隙(图69-26)。然而,不是所有患者都会在细胞遗传学上表达脆性X,在1991年脆性X基因(FMR1)被克隆出来并且发现三核苷酸重复序列的扩增为致病突变时,临床诊出率才显著提高。这种突变在分子水平上是可检测的,因此细胞遗传学分析已被脆性X综合征的直接突变分析所取代(Rousseau et al,1991; Verkerk et al,1991)(见第71章)。

表 69-6 染色体破裂综合征

疾病	临床表现	基因位点	细胞遗传学表现	癌症的类型	DNA 修复缺陷	其他
范可尼贫血	全血细胞减少,产前或产后生长缓慢,发育不全,拇指缺失,手臂变形,褐色的皮肤色素沉着	1. Group A:16q24.3 2. Group C:9q22.3 3. Group D:-3p22-p26 4. Group E:-6p21-p22 5. Groups B,F,Hunmapped	经丝裂霉素 C 和环氧丁烷诱变后染色体破损风险增加	急性粒细胞白血病及进行性骨髓衰竭的风险增加		目前的治疗方法:移植
布卢姆综合征	生长迟缓,面部蝴蝶斑,也可能出现恶性肿瘤	15q26.1	在紫外线或溴脱氧尿苷的联合作用下,同源染色体的交换率增加		DNA 连接酶 1 的活性异常	德系犹太人发生率高:1/110 的携带率
失调性毛细血管扩张症	中枢神经系统退化,共济失调 面部毛细血管扩张,细胞免疫缺陷,退行性生长迟缓	11q22.3	染色体自发性破裂增加,用博来霉素或电离辐射诱导的环,三环和易位增加,特别是 7 和 14 号染色体	各种各样的白血病和实体瘤		
着色性干皮病	对太阳敏感,神经异常,共济失调,痉挛状态	发生率:1∶250 000 1. A:9q22.3 2. C:653p25 3. D:19q13.2-q13.3 4. E:11p11-p12 5. F:16p13.1~13.2,16p13.13-p13.3 6. G:13q33	同源染色体互换增加,在紫外线刺激下染色体重排增加	皮肤癌的发生率增加	缺乏胸腺嘧啶二聚体 DNA 修复异常	
科克因综合征	侏儒症,早衰,小头症,神经功能缺损,色素变性,耳聋,对光敏感,智力低下	Chr. 5	紫外线敏感	皮肤癌发生率增加	DNA 连接酶缺陷,转录修复偶联因子缺陷	

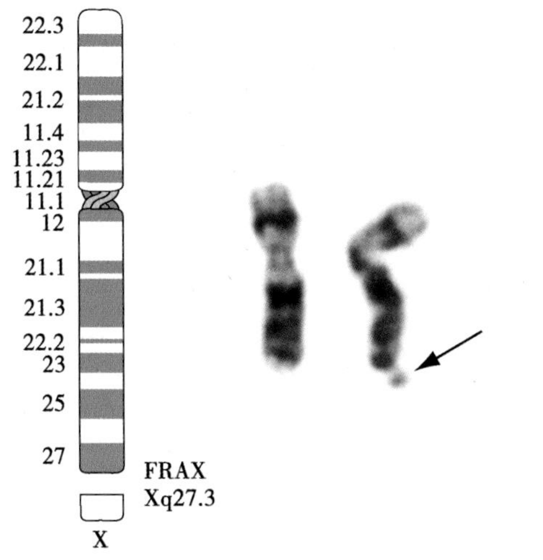

图 69-26 脆性 X 染色体。脆性 X 染色体的表意图(左)和一对具有代表性的显示脆性 X 染色体的 G 带染色体(右)

破裂综合征

染色体断裂综合征(表 69-6)是一组常染色体隐性遗传病,最初发现是由于染色体不稳定性或脆性的原因(Arlett & Lehmann,1978)。因此,细胞遗传学的检测可能帮助诊断。分子研究显示了疾病之间的其他的共同之处,因为每一种疾病的初步突变都是 DNA 修复基因的缺陷。这有助于解释综合征的其他特征,因为无法修复 DNA 可导致染色体断裂或重组增加,并且 DNA 序列中的广泛突变和缺陷可能导致癌症。

总结

细胞遗传学是目前仍在广泛使用的最古老的临床实验室科学之一。随着时间的推移,它已经发生了变化,与遗传学领域的变化保持同步。荧光原位杂交和微阵列技术弥补了细胞遗传学和分子诊断之间的差距,使得两个领域在许多情况下提供互补信息。尽管细胞遗传学不再是唯一可以提供整个人类基因组快速回顾的临床检测方法,但染色体核型分析在评估染色体数量和结构异常方面仍是临床上重要的工具,是诊断许多肿瘤形成和遗传病的金标准。

(王培昌 译 吕建新 校)

推荐阅读

Abbott Molecular. http://www.abbottmolecular.com/us/home.html.

FISH 探针的开发商和制造商。该网站提供有关探针的信息以及检测分析背后的生物学信息。

Block AW: Cancer cytogenetics. In Gersen S, Keagle M, editors: The principles of clinical cytogenetics, Totowa, N. J., 1999, Humana Press, p 345.

关于肿瘤学细胞遗传学的一个很好的参考文献。其中的数据和表格对于解释患者结果是非常有价值的。

Heim S, Mitelman F: Cancer cytogenetics, ed 3, Hoboken, NJ, 2009, Wiley-Liss.

这是涵盖癌症遗传学各个方面的一个很好的资料。它包括所有已知白血病,淋巴瘤和实体瘤的分子,细胞遗传学和临床方面的资料。

ISCN 2013: Shaffer L, McGowan-Jordan J, Schmid M, editors: An international system for human cytogenetic nomenclature, Basel, 2013, S Karger.

该参考文献提供了标准的表意文字,公认的细胞遗传学术语以及如何应用,还给出了术语的使用示例。

Nussbaum RL, McInnes RR, Willard HF: Thompson and Thompson—Genetics in medicine, ed 7, Philadelphia, 2007, WB Saunders.

优秀的教科书涵盖了医学遗传学的各个方面。它首先对该领域进行了基本介绍,接着是分专业的详细描述,这些专业包括细胞遗传学,分子遗传学,癌症遗传学,免疫遗传学,产前遗传学和遗传咨询的。

OMIM(Online Mendelian Inheritance in Man). http://www.ncbi.nlm.nih.gov/Omim/.

有关基因相关疾病的最佳资料。它对于每一个疾病的介绍都包括基因发现的相关数据,细胞遗传学和分子方面的资料,相关的基因检测以及科学报道。

Swerdlow SH, Campo E, Harris NL, et al: WHO classification of tumours of haematopoietic and lymphoid tissues, Lyon, 2008, IARC Press.

该文是重要的指南,介绍了与白血病和淋巴瘤有关的病理学(即描述和发现)。它还包括目前世界卫生组织对血液疾病的分类。

参考文献

Anastasi J: Interphase cytogenetic analysis in the diagnosis and study of neoplastic disorders, *Am J Clin Pathol* 95(Suppl 1):S22–S28, 1991.

Angell RR, Xian J, Deith J, et al: First meiotic division abnormalities in human oocytes: Mechanism of trisomy formation, *Cytogenet Cell Genet* 65:194–202, 1994.

Arlett CF, Lehmann AR: Human disorders showing increased sensitivity to the induction of genetic damage, *Ann Rev Genet* 12:95–115, 1978.

Bayes M, Magano LF, Rivera N, et al: Mutation mechanisms of Williams-Beuren syndrome deletions, *Am J Hum Genet* 73:131–151, 2003.

Blakemore KJ: Prenatal diagnosis by chorionic villus sampling, *Obstet Gynecol Clin North Am* 15:179–213, 1988.

Burkholder GC, Weaver MG: DNA–protein interactions and chromosome banding, *Exp Cell Res* 110:251–262, 1977.

Cassidy SB, Lai L-W, Erickson RP, et al: Trisomy 15 with loss of the paternal 15 as a cause of Prader-Willi syndrome due to maternal disomy, *Am J Hum Genet* 51:701–708, 1992.

Cherif D, Bernard O, Berger R: Detection of single-copy genes by nonisotopic in situ hybridization on human chromosomes, *Hum Genet* 81:358–362, 1989.

Chiu RWK, Akolekar R, Zheng YWL, et al: Non-invasive prenatal assessment of trisomy 21 by multiplexed materal plasma DNA sequencing: Large-scale validity study, *BMJ* 342:c7401, 2011.

Comings DE, Kovacs BW, Avelino E, et al: Mechanism of chromosome banding. V. Quinacrine banding, *Chromosoma* 50:111–145, 1975.

Cremer T, Lichter P, Borden J, et al: Detection of chromosome aberrations in metaphase and interphase tumor cells by in situ hybridization using chromosome-specific library probes, *Hum Genet* 80:235–246, 1988.

Delabar J-M, Theophile D, Rahmani Z, et al: Molecular mapping of the twenty-four features of Down syndrome on chromosome 21, *Eur J Hum Genet* 1:114–124, 1993.

De Lange T: Telomeres and senescence: Ending the debate, *Science* 279:334–335, 1998.

De Martinville B, Blakemore KJ, Mahoney MJ, et al: DNA analysis of first-trimester chorionic villous biopsies: Test for maternal contamination, *Am J Hum Genet* 36:1357–1368, 1984.

Divane A, Carter NP, Spathas DH, et al: Rapid prenatal diagnosis of aneuploidy from uncluttered amniotic fluid cells using five-colour fluorescence in situ hybridization, *Prenat Diagn* 14:1056–1069, 1994.

Flint J, Knight S: The use of telomere probes to investigate submicroscopic rearrangements associated with mental retardation, *Curr Opin Genet Devel* 13:310–316, 2003.

Flint J, Wilke AOM, Buckle VJ, et al: The detection of subtelomeric chromosomal rearrangements in idiopathic mental retardation, *Nat Genet* 9:132–139, 1995.

Hall JG: Genomic imprinting: Review and relevance to human diseases, *Am J Hum Genet* 46:857–873, 1990.

Harley CB, Futcher AB, Greider CW: Telomeres shorten during ageing of human fibroblasts, *Nature* 345:458–460, 1990.

Hassold T, Chiu D: Maternal age-specific rates of numerical chromosome abnormalities with special reference to trisomy, *Hum Genet* 70:11–17, 1985.

Holmquist G: The mechanism of C-banding: Depurination and beta-elimination, *Chromosoma* 72:203–224, 1979.

Holmquist G, Gray M, Porter T, et al: Characterization of Giemsa dark- and light-band DNA, *Cell* 31:121–129, 1982.

Hook EB, Hamerton JL: The frequency of chromosome abnormalities detected in consecutive newborn studies—differences between studies—results by sex and by severity of phenotypic involvement. In Hook EB, Porter IH, editors: *Population cytogenetics*. New York State Department of Health, Birth Defects Institute Symposium 1975, New York, 1977, Academic Press, p 63.

Irons M: Use of subtelomeric fluorescence in situ hybridization in cytogenetic diagnosis, *Curr Opin Pediatr* 15:594–597, 2003.

Jacobs PA, Browne C, Gregson N, et al: Estimates of the frequency of chromosome abnormalities detectable in unselected newborns using moderate levels of banding, *J Med Genet* 29:103–108, 1992.

Jacobs PA, Price WH, Court Brown WM: Chromosome studies on men in a maximum security hospital, *Ann Hum Genet* 31:339–358, 1968.

Jones KL, Jones MC, editors: *Smith's recognizable patterns of human malformation*, ed 7, Philadelphia, 2013, WB Saunders.

Kolquist KA, Schultz RA, Furrow A, et al: Microarray-based comparative genomic hybridization of cancer targets reveals novel, recurrent genetic aberrations in the myelodysplastic syndromes, *Canc Genet* 204:603–628, 2011.

Korenberg JR, Kawashima H, Pulst S-M, et al: Molecular definition of a region of chromosome 21 that causes features of the Down syndrome phenotype, *Am J Hum Genet* 47:236–246, 1990.

Ledbetter DH, Cavenee WK: Molecular cytogenetics: Interface of cytogenetics and monogenic disorders. In *The metabolic basis of inherited disease*, ed 6, New York, 1989, McGraw-Hill, pp 343–371.

Ledbetter DH, Engel E: Uniparental disomy in humans: Development of an imprinting map and its implications for prenatal diagnosis, *Hum Mol Genet* 4:1757–1764, 1995.

Ledbetter SA, Kuwano A, Dobyns WB, et al: Microdeletions of chromosome 17p13 as a cause of isolated lissencephaly, *Am J Hum Genet* 50:182–189, 1992.

Lichter P, Jauch A, Cremer T, et al: Detection of Down syndrome by in situ hybridization with chromosome 21 specific DNA probes. In Patterson D, editor: *Molecular genetics of chromosome 21 and Down syndrome*, New York, 1990, Wiley-Liss.

Lindsay EA, Halford S, Wadey R, et al: Molecular cytogenetic characterization of the DiGeorge syndrome region using fluorescence in situ hybridization, *Genomics* 17:403–407, 1993.

Lobo I: Genomic imprinting and patterns of disease inheritance, *Nature Education* 1:66, 2008.

Lubs HA: A marker X chromosome, *Am J Hum Genet* 31:231–244, 1969.

McDermid HE, Morrow BE: Genomic disorders on 22q11, *Am J Hum Genet* 70:1077–1088, 2002.

Miller DT, Adam MP, Aradhya S, et al: Consensus statement: Chromosomal microarray is a first-tier clinical diagnostic test for individuals with developmental disabilities or congenital anomalies, *Am J Hum Genet* 86:749–764, 2010.

Morrissette JJD, Bagg A: Acute myeloid leukemia: Conventional cytogenetics, FISH, and moleculocentric methodologies, *Clin Lab Med* 31:659–686, 2011.

National Institutes of Health and Institute of Molecular Medicine Collaboration: A complete set of human telomeric probes and their clinical application, *Nat Genet* 14:86–89, 1996.

Nicholls RD, Knoll JHM, Butler MG, et al: Genetic imprinting suggested by maternal heterodisomy in non-deletion Prader-Willi syndrome, *Nature* 342: 281–285, 1989.

Nicholls RD, Saitoh S, Horsthemke B: Imprinting in Prader-Willi and Angelman syndromes, *Trends Genet* 14:194–198, 1998.

Norton ME, Brar H, Weiss J, et al: Non-invasive chromosomal evaluation (NICE) study: Results of a multicenter prospective cohort study for detection of fetal trisomy 21 and trisomy 18, *Am J Obstet Gynecol* 207:1.e1–1.e8, 2012.

Palmer CG, Reichmann A: Chromosomal and clinical findings in 110 females with Turner syndrome, *Hum Genet* 35:35–49, 1976.

Petersen MB, Bartsch O, Adelsberger PA, et al: Uniparental isodisomy due to duplication of chromosome 21 occurring in somatic cells monosomic for chromosome 21, *Genomics* 13:269–274, 1992.

Pickering DL, Eudy JD, Olney AH, et al: Array-based comparative genomic hybridization analysis of 1176 consecutive clinical genetics investigations, *Genet Med* 10:262–266, 2008.

Pitcher DR: Chromosome and violence, *Practitioner* 226:497–501, 1982.

Price WH, Jacobs PA: The 47,XXY male with special reference to behavior, *Semin Psychol* 2:30–39, 1970.

Raynaud CM, Sabatier L, Philipot O, et al: Telomere length, telomeric proteins and genomic instability during the multistep carcinogenic process, *Crit Rev Oncol Hematol* 66:99–117, 2008.

Reid T, Baldini A, Rand TC, et al: Simultaneous visualization of seven different DNA probes by in situ hybridization using combinatorial fluorescence and digital imaging microscopy, *Proc Natl Acad Sci U S A* 89:1388–1392, 1992a.

Reid T, Landes G, Dackowski W, et al: Multicolor fluorescence in situ hybridization for the simultaneous detection of probe sets for chromosomes 13, 18, 21, X and Y in uncultured amniotic fluid cells, *Hum Mol Genet* 1:307–313, 1992b.

Rhoads GG, Jackson LG, Sachlesselman SE, et al: The safety and efficacy of chorionic villus sampling for early prenatal diagnosis of cytogenetic abnormalities, *N Engl J Med* 320:609–617, 1989.

Robinson WP, Bottani A, Yagang X, et al: Molecular, cytogenetic and clinical investigations of Prader-Willi syndrome patients, *Am J Hum Genet* 49:1219–1234, 1991.

Rosenberg MJ, Killoran C, Dziadzio L, et al: Scanning for telomeric deletions and duplications and uniparental disomy using genetic markers in 120 children with malformations, *Hum Genet* 109:311–318, 2001.

Rousseau F, Heitz D, Biancalana V, et al: Direct diagnosis by DNA analysis of the fragile X syndrome of mental retardation, *N Engl J Med* 325:1673–1681, 1991.

Saam J, Gudgeon J, Aston E, et al: How physicians use array comparative genomic hybridization results to guide patient management in children with developmental delay, *Gen Med* 10:181–186, 2008.

Schrock E, du Manoir S, Veldman T, et al: Multicolor spectral karyotyping of human chromosomes, *Science* 273:494–497, 1996.

Shaffer LG, Dabell MP, Fisher AJ, et al: Experience with microarray-based comparative genomic hybridization for prenatal diagnosis in over 5000 pregnancies, *Prenat Diagn* 32:976–985, 2012.

Speicher MR, Ballard SG, Ward DC: Karyotyping human chromosomes by combinatorial multi-fluor FISH, *Nat Genet* 12:368–375, 1996.

Spence EJ, Perciaccante RG, Greig GM, et al: Uniparental disomy as a mechanism for human genetic disease, *Am J Hum Genet* 42:217–226, 1988.

Sumner AT, Evans HJ, Buckland RA: Mechanisms involved in the banding of chromosome with quinacrine and Giemsa I. The effects of fixation in methanol–acetic acid, *Exp Cell Res* 81:214–222, 1973.

Theilgaard A: A psychological study of the personalities of XYY- and XXY-men, *Acta Psychiatr Scand Suppl* 315:1–133, 1984.

Turnpenny P, Ellard S: *Emery's elements of medical genetics*, ed 14, Edinburgh, 2011, Churchill Livingstone.

Veldman T, Vignon C, Schrock E, et al: Hidden chromosome abnormalities in haematological malignancies detected by multicolour spectral karyotyping, *Nat Genet* 15:406–410, 1997.

Verkerk AJMH, Pieretti M, Sutcliffe JS, et al: Identification of a gene (FMR-1) containing a CGG repeat coincident with a breakpoint cluster region exhibiting length variation in fragile X syndrome, *Cell* 65:905–914, 1991.

Voss R, Ben-Simon E, Avital A, et al: Isodisomy of chromosome 7 in a patient with cystic fibrosis: Could uniparental disomy be common in humans?, *Am J Hum Genet* 45:373–380, 1989.

Wapner RJ, Martin CL, Levy B, et al: Chromosomal microarray versus karyotyping for prenatal diagnosis, *N Engl J Med* 367(23):2175–2184, 2012.

Werner M, Ewig M, Nasarek A. Value of fluorescence in situ hybridization for detecting the *bcr/abl* gene fusion in interphase cells of routine bone marrow specimens, *Diagn Mol Pathol* 6:282–287, 1997.

Witkin HA, Mednick SA, Schulsinger F, et al: Criminality in XYY and XXY men, *Science* 193:547–555, 1976.

Wright CF, Burton H: The use of cell-free fetal nucleic acids in maternal blood for non-invasive prenatal diagnosis, *Hum Reprod Update* 15:139–151, 2009.

Wright WE, Shay JW: Telomere positional effects and the regulation of cellular senescence, *Trends Genet* 8:193–197, 1992.

Yunis JJ, Sanchez O: G-banding and chromosome structure, *Chromosoma* 44:15–23, 1973.

分子诊断实验室的建立

第70章

Michael Weindel, Martin H. Bluth

要点

1. 自动化技术可用于应对感染性疾病分子检测量的增加。
2. 肿瘤分子检测可用于临床诊断、预后判断和治疗决策。
3. 遗传性疾病的分子检测必须考虑到对患者和家庭成员的潜在影响。
4. 以诊断、预防或治疗疾病为目的而对人体标本进行检测的实验室须遵守 1988 年临床实验室改进法案(CLIA1988)和 2003 年修正案规定的联邦法规。
5. 2008 年的"遗传信息非歧视法案"也被称为 *GINA*,是一项禁止基于遗传信息而在卫生保健和就业方面受到歧视的联邦法律。
6. 分析物特异性试剂(ASR)是指 FDA 规定的实验室自建试剂(LDT)或体外诊断(IVD)试验组分的试剂。
7. 由于分子检测的潜在高灵敏度,特别是基于核酸扩增的检测,要求对气流、人员流动以及扩增前后实验室空间的隔离进行严格控制。
8. CLIA 认可的实验室工作人员,包括实验室主任、技术主管和分子技术专家必须符合 CLIA 要求的任职资格和其他适用规定。
9. 随着适用于新兴技术的医保覆盖范围、法规和支付方式的确定,分子诊断试验的费用报销正在发生着变化。
10. 最高法院明确规定天然存在的 DNA 是不可以申请专利的。
11. 与生物信息学流程相关的新兴基因组技术对实验室信息系统的要求日益增加。
12. 分子病理实验室的检测项目可能会有明显变化,并由三个主要因素决定:临床要求和实用性、实验室检测能力和检测成本。
13. 质量保证计划应监测整个试验过程,包括分析前、分析中和分析后阶段。它不仅监测试验本身,而且还监测标本周转时间、能力测试、设备性能和人员继续教育培训。
14. 试验设计和开发包括临床有效性的评价、检测性能的验证、确认以及分析和临床性能特征两方面的评价。
15. 质量控制计划应包括分析检测的所有阶段,以涵盖试剂和仪器的性能监测。

在过去十年中,人们已经获得了大量有关基因、基因产物及其在人类疾病中的作用的知识。这些知识使我们能够更好地了解许多疾病发生过程,并根据分子发病机制来定义疾病和疾病发生过程。分子诊断检测是相对较新的检验医学专业,并且在许多层面仍然处于一种不断变化的状态,比如试验、技术、自动化和费用报销的选择。自 20 世纪 80 年代末推出以来,分子诊断的范围迅速扩大。目前已开发出许多新的用于疾病诊断、预后判断、治疗方式选择和病情监测的分子诊断试验。用于分子诊断的技术,包括第一代扩增、下一代 DNA 测序、脱氧核糖核酸(DNA)探针、荧光原位杂交(fluorescence in situ hybridization, FISH)、第二代生物芯片和微流体、下一代信号检测、生物传感器和分子标签技术,正在影响着药物靶标的发现、患者的筛查和诊断以及药物治疗的优化。在过去几年里，这个迅速发展的领域已经取得了许多突破性进展。分子诊断技术在临床实验室的不同领域都有广泛的应用。而遗传性疾病、肿瘤、病毒载量和感染性疾病的检测仍然占主导地位，药物基因组学对分子诊断的影响仍在不断演变，并影响疾病的诊断和预后。临床分子病理实验室的运作需要整合三个方面：医学、科学和临床分子病理学的专业知识；资源，包括设施、设备和人员；以及组织、行政、管理和沟通方面的技能。

分子诊断实验室的特殊要求

尽管所有分子诊断试验共享核酸技术的使用，但是不同的临床应用可能需要不同的管理要求。

感染性疾病

随着分子技术越来越被人们认可，越来越多的微生物通过分子方法被检测或鉴别，这在许多情况下已经成为实践标准，特别是对于难以培养的微生物或当需要进一步培养以鉴定耐药性时。随着检测量的增长，出现了对自动化检测以及标准化检测试剂盒的需求。同时大量的自动化检测平台被开发出来，如用于不同类型样本的核酸提取自动化平台、配制反应的自动化液体处理系统及实时技术监测和容量被扩增的核酸。此外，分子定量方法已经成为监测治疗反应的实践标准，特别是在人类免疫缺陷病毒（HIV）、乙型肝炎病毒（HBV）和丙型肝炎病毒（HCV）感染者中。接受 HIV 检测的患者信息保密的需求，促使联邦和州政府制订出保护患者及其家属的具体规定。此外，每个州可能都有不同的病原体上报清单，如果检测到相关病原体，必须向国家卫生部门报告。

肿瘤

目前分子检测方法用于血液系统肿瘤和实体瘤。核酸（脱氧核糖核酸 DNA 或核糖核酸 RNA）的改变仅存在于受影响的体细胞中，而不是个体遗传构成的一部分。目前的分子技术，如实时聚合酶链反应（polymerase chain reaction，PCR）、下一代 DNA 测序和微阵列分析，为疾病诊断、预后判断、治疗选择、监测治疗反应和检测微小残留病灶提供了更好的诊断灵敏度和特异性。此外，这些高灵敏度的分子检测方法可以从各种类型样本中检测出极少量核酸。从甲醛溶液固定、石蜡包埋的组织中可以提取出高质量和足够数量的 DNA 和 RNA；然而，对于这类标本的 DNA 或 RNA 提取必须遵循特定的操作流程。与一生只需要做一次的遗传性基因检测不同，分子肿瘤学检测通常需要进行多次检测（如初次诊断、治疗期间和监测治疗反应时）。鉴定特殊肿瘤类型存在的重排或突变的分子检测方法也可用于评估微小残留病灶。分子检测结果的解释应当参考其他结果，如组织病理学、流式细胞分析和临床表现。肿瘤细胞中特异性突变的检测也可用于确定最适的治疗方案。例如转移性结肠癌，许多研究表明选用抗表皮生长因子受体（EGFR）单克隆抗体是治疗转移性结直肠癌的有效方案，但这种治疗方案仅在患者携带野生型致癌基因 *KRAS* 时才有效。抗 EGFR 单克隆抗体帕尼单抗和西妥昔单抗在美国被批准用于化疗失败的转移性结直肠癌患者，但不推荐用于携带 *KRAS* 密码子 12 或 13 突变的患者。同样地，在欧洲和加拿大帕尼单抗也只被批准用于治疗携带野生型 *KRAS* 的转移性结直肠癌患者。显然，*KRAS* 突变分析已经成为制订转移性结直肠癌患者疾病治疗方案的一个重要方面。

针对血液系统肿瘤和实体肿瘤检测的实验室问题包括基于 RNA 的检测需要新鲜或冷冻组织，使用显微切割来减少标本中的非恶性细胞群，以及需要使用微量组织标本如细针穿刺活检。

遗传性疾病

所有疾病都有遗传因素的影响，无论是遗传病，还是具有遗传易感性的疾病。遗传性疾病主要由胚系突变或存在于个体每个细胞中的突变所引起。因此，遗传检测具有深远的意义，因为它可能会影响携带了相同遗传突变的家族成员。目前分子遗传检测用于疾病诊断、携带者状态评价以及产前和症状前 DNA 检测。通过对患病个体进行分子诊断，以建立或确认临床诊断。

携带者检测是在无症状的健康个体中进行的，以确定该个体是否为常染色体或 X 染色体连锁隐性遗传病的携带者，以及该个体是否有生育遗传病患儿的风险。携带者检测可用于具有遗传病家族史的个体或用于群体筛查，比如囊性纤维化的筛查。携带者筛查可以首先通过检测受影响的家庭成员，从而鉴定出家族中携带的特定突变。一旦确定了特定的突变，就可对家族成员进行特定突变检测，从而提高家族中检测结果为阴性的个体风险评估的准确性。相比之下，人群筛查集中在最常见或最普遍的突变，大多数时候不同种族人群的突变检出率不同。产前检查主要用于鉴定具有遗传疾病或症状的胎儿。产前检查分析通过羊膜穿刺术或绒毛取样术获得的胎儿细胞。新兴的基因组技术，如无创产前检测（noninvasive prenatal testing，NIPT）能够检测母体血液标本中胎儿 DNA 的异常（Daley et al，2014）。NIPT 通常适用于有家族史或母体高危因素的筛查。此外，一些实验室为具有特殊遗传病家族史夫妇的体外受精过程提供胚胎植入前遗传学检测。症状前检测主要用于确定迟发遗传病的成年发病，如亨廷顿舞蹈病。对个体心理效应而言，症状前检测是最棘手和最具挑战性的检测类型，因此遗传检测前后都需要进行广泛的咨询。

其他几个问题至关重要。遗传检测需要特别注意知情同意、适当性和紧迫性。虽然没有关于知情同意程序的联邦条例，但是许多州都有具体的法律来规定知情同意程序。每个实验室主任应对州法律进行评估，以明确法规的规定。进行遗传检测前，许多实验室需要签署知情同意书。知情同意可以通过几种方式获得，例如要求实际签署的知情同意书或其副本，或由医生或医疗保健提供者确认申请人已知情同意并记录在患者病历中。在获得患者的知情同意书之前，实验室可以稳定保存患者标本并提取和储存核酸。一旦收到所需的知情同意书，实验室就可以开始检测。除了知情同意书外，实验室还应审查检测的临床适应证以确定该检测是否适合于特定患者。尽管对人类基因组的认知取得了巨大进步，但对特定患者进行遗传检测的全部益处并不完全清楚。即使检测结果不确定或没有预防策略或治疗方法，也可能需要进行检测。遗传信息为检测个体及其家庭成员提出了重要的道德、法律和社会问题。应特别注意未成年人的遗传检测。例如,未成年人的携带者筛查应该延迟到成年吗? 类似地,对于无症状个体,申请遗传检测应安排适当的遗传咨询。此外,实验室应清楚遗传检测的灵敏度和局限性,并向卫生保健提供者传达,以便后者能就预期检测及其结果的意义给患者提供适当的咨询。

遗传检测结果通常需要使用复杂的风险评估计算进行解释。卫生保健专业人员必须正确解释特定患者的实验室检测结果,并能够将检测结果及其解释传达给患者及其家属。将遗传检测结果告知给患者和家属是一项复杂和耗时的工作。接受过医学遗传学培训的临床医生及遗传咨询人员都能很好地解释这些复杂的信息。该方法的好处在文献中有详细的记载。未经过严格培训的医生可能会错误地解释遗传检测的阴性结果,从而不恰当地建议患者停止对遗传病进行积极有效的监测。因此,大多数遗传检测应由通过遗传学培训的卫生保健提供者进行申请,从而确保在知情同意的过程中检测的益处和风险已向患者解释。

监管和监管机构

1988 年和 2003 年美国临床实验室改进法案

进行临床检测的实验室必须遵守许多法规。为诊断、预防或治疗疾病而对人体标本进行检测的实验室必须遵守由 1988 年临床实验室改进法案(CLIA1988)规定的联邦条例。CLIA1988 制订了旨在提高实验室检测质量的标准,并扩展了对美国几乎所有临床实验室的联邦监督。以研究为目的的实验室不受 CLIA1988 的约束,除非该实验室向受试者、家属和(或)治疗医师出具检测报告,即使最终报告中有免责声明说检测结果仅用于研究目的和(或)检测是免费的。CLIA1988 描述了检测过程、人员培训、能力验证(PT)、质量控制(QC)和质量保证(QA)等各个领域的具体标准。联邦条例规定了注册、制裁和执行程序,以确保维护联邦法规中定义的标准。美国卫生公共服务部通过公共卫生服务部门制订了执行 CLIA1988 的规定。同时,美国疾病预防控制中心(CDC)负责对分析物进行分类并监督标准的执行。美国食品药品管理局(FDA)负责审查和保证检测的安全性和有效性。医疗保险和补助服务中心(CMS),以前称为医疗保健财务管理局,负责收取费用、发放许可证、调查实验室并在必要时对其进行制裁。在 CLIA1988 中,检测被分类为简易、中等复杂、高度复杂的项目。根据数字评分系统将检测放置在中等和高复杂性的测试类别中。评分系统主要考虑以下因素:执行检测所需的知识、培训和专业知识、校准品的适用性、QC、PT、操作特性、解释程度和判断等。2003 年,发布了新修订的 CLIA 法规,也称为 CLIA2003。其主要变化包括根据患者标本在实验室内流动的要求进行法规的主要重组和整合,并更新适应新技术的要求。

执行临床检测的所有实验室都必须通过 CLIA 认证。分子诊断实验室被认为是高度复杂的实验室,因此必须符合 CLIA 对高度复杂实验室检测的要求。其中一些要求包括执行人员的资格和监督程序手册规范、性能的方法学验证、PT、QA、患者检测管理和检查。然而,CLIA 没有为分子检测提供具体的指南,因此每个分子诊断实验室需要根据 CLIA 开发一套检测管理程序。最近,CDC 发布了名为"遗传性疾病的分子遗传学检测最佳实践"的发病率和死亡率周报,为确保遗传病分子遗传学检测的高质量提供了有关优秀实验室运行实践的详细建议。推荐的做法涉及整个检测过程,包括分析前、分析中和分析后,授权人员的实验室职责、患者信息的机密性、人员能力、引入新检测之前的考虑因素以及分子遗传检测的质量管理体系。报告可以在 www.cdc.gov 中找到。

分子诊断检测被认为是高度复杂的检测,并且执行该检测的实验室必须获得 CMS 认证。CLIA 法规允许 CMS 批准具有与 CLIA 相当或更严格的实验室检测和检验标准的非营利性专业机构,以临床实验室检查代替 CLIA 检查。提供 CLIA 检查的两个主要组织分别是联合委员会(其授权超过 80%的美国医疗机构)和美国病理学家协会实验室认可计划(Laboratory Accreditation Program of College of American Pathologists, LAP-CAP)。大多数分子诊断实验室是通过 LAP-CAP 项目获得 CLIA1988 认证。当试验场地符合认证委员会的要求时,经检查评估后,实验室符合 CLIA 要求并获得 CLIA 认证证书。1993 年 CAP 引入了分子病理检查表,从那以后每年都有更新。所有实验室必须遵循实验室通用检查表和特定实验室检查表的要求。此外,分子病理学检查表在建立分子诊断实验室时是一个很好的资源,特别是开发 QC、QA 方案、样品申请和报告。

遗传信息非歧视法案

2008 年的"遗传信息非歧视法案"也被称为 GINA,是一项禁止基于遗传信息在卫生保健和就业中受到歧视的联邦法律。法律有两个主题:第一主题涉及健康保险,第二主题涉及就业。GINA 于 2009 年 11 月生效,它禁止团体和个人健康保险公司在确定资格或保险费时使用某人的遗传信息;它还禁止保险公司请求或要求某人进行遗传检测。另外,GINA 禁止雇主使用某人的遗传信息作出雇佣决定,比如雇用、解雇、工作任职或任何其他雇佣条件,并禁止雇主请求、要求或购买个人或家庭成员的遗传信息。GINA 并不阻止医务人员向患者推荐遗传检测;没有要求强制覆盖任何特殊的检测或治疗;并不禁止基于目前健康状况的医疗承保;不包括寿命、残疾或长期护理保险以及不适用于军人。

GINA 中使用的一个关键术语是遗传信息,其中包括个人的遗传检测信息(包括作为研究的一部分进行的遗传检测)、亲属的遗传检测信息(包括四级亲属),家庭成员中的疾病表现及个人或家庭成员参与的遗传检测、咨询或教育研究。GINA 将遗传检测定义为评估基因型、突变或染色体改变的检测。受保护的检测实例包括:BRCA1/BRCA2(乳腺癌)或 HNPCC(结肠癌)的突变检测,根据肿瘤的遗传性质分类以帮助确定治疗的检测,亨廷顿舞蹈病的突变检测以及诸如囊性纤维化(CF)、镰状细胞贫血、脊髓性肌肉萎缩症和脆性 X 综合征的携带者筛查。另一方面,常规检查如全血细胞计数、胆固醇检测和肝功能检查不受 GINA 的保护。

虽然 GINA 保护患者信息不被保险公司、雇主和其他行政机构滥用,但重要的是要认识到不好的遗传检测结果可能对患者造成的影响。与公众普遍接受的用于疾病分层或管理的常规检测(例如胆固醇)不同,但由于存在携带基因等同于患病的错误认识,携带基因常常带有不祥的预测。遗传咨询对于患者了解“携带者”的意义至关重要。相关问题如疾病外显率、等位基因变异性、多态性和给定基因相关的混杂因素,必须与医师-患者-咨询师小组进行恰当地解释,否则患者的心理健康会受到严重影响。这种疾病的例子包括 Tay-Sachs、CF 和 BRCA1/BRCA2 的突变基因携带者,可能影响患者的结婚、生育计划、外科手术选择和社会接受等决定。

美国食品药品管理局

作为美国卫生及公共服务部的一部分,美国食品药品管理局(FDA)参与了联邦食品、药品和化妆品(FD & C)法案对医疗器械制造商的监管。国会在 1976 年颁布了“医疗器械修正案(medical device amendments,MDA)”,它是修订了“FD & C 法案”,涵盖了对体外诊断设备(in vitro diagnostic devices,IVD)的监管监督。FDA 已经对实验室自建检测方法(laboratory-developed tests,LDT)执行了自由裁量权。根据临床实验室修正法规(CLIA),通过医疗保险和补助服务中心(Centers for Medicare & Medicaid Services,CMS)实施 LDT。最近,FDA 已经表示有意放宽 LDT 的自由裁量权,并于 2014 年 10 月形成“实验室自建检测方法监管监督框架”草案。在撰写本文时,草案旨在将 LDT 视为医疗设备,并将根据患者的风险确定监管级别。草案目前正在进行公开听证程序。包括分子病理学协会(Association for Molecular Pathology,AMP)在内的几个组织提供了指导,强调了实验室专业人员的重要性,认识到需要对现有的 LDT 监管系统进行调整,以充分适应 LDT 领域的快速变化,特别是在基因组学中。

分析物特异性试剂

术语分析物特异性试剂(analyte-specific reagent,ASR)是由 FDA 为临床检测中使用的试剂设计的,这些试剂赋予了目标分析物检测的特异性。FDA 将 ASR 定义为“抗体(包括单克隆抗体和多克隆抗体)、特异性受体、蛋白质、配体、核酸序列和类似试剂,它们可特异性地与样品中的底物相互结合或发生化学反应,其目的在于诊断应用以识别和定量生物标本中的单个化学底物或配体”。用于任何实验室自建检测方法中的针对某种 DNA 或 RNA 靶标的特异性引物和探针通常被认为是 ASR。在此定义下,ASR 既不是诊断试验,也不是用来进行诊断试验的试剂、对照、一次性的实验室耗材或仪器的组合。准确地说,ASR 是关键的单个组件,如探针或引物对,在世界任何地方的任何诊断试验中(包括临床实验室、体外诊断(IVD)设备制造商和法医或研究实验室)。然而,ASR 只有在临床实验室购买用于实验室自建检测方法或某些 IVD 检测时,它才会作为医疗设备进行监管。截至 1998 年 11 月,临床实验室使用含有 ASR 的实验室自建检测方法必须遵守 FDA 在联邦公报上公布的 ASR 最终条例。作为这个最终条例的一部分,实验室需要在报告中包含一个非常特殊的免责声明,说明“本检测的开发和性能特征是由(实验室名称)完成的,它还没有被美国 FDA 批准。”但与此同时,FDA 允许实验室在报告中增加 ASR 不需要 FDA 批准,使用特定 ASR 的检测可用于临床目的,该实验室已通过 CLIA1988 认证能进行高复杂度的检测。

除了 ASR 的定义外,FDA 还提出了一套控制和限制措施,以确保它们的质量和一致性,并阐明开发自己试验的实验室需要对试验的性能负责。有趣的是,这些控制条例不仅适用于使用 ASR 开发自己试验的实验室,也适用于这些试剂的制造商。实验室必须符合 CLIA1988 高复杂度的认证要求,并根据 CLIA1988 的规定确定实验室自建检测方法的性能特征。ASR 制造商需要向 FDA 注册,遵循良好的制造规范,并将此类试剂的销售限制在通过 CLIA 高度复杂检验项目认可的实验室。制造商还负责向 FDA 报告任何由于制造过程失败导致的不良事件。

为了控制 ASR 的使用,FDA 实施了一整套限制措施。例如,ASR 只能出售给:①诊断设备制造商;②通过 CLIA 认可根据 42CFR 第 493 项开展高度复杂检验项目的临床实验室,或根据退伍军人健康管理局指令 1106 规定的临床实验室;③使用试剂进行法医、学术、研究和其他非临床(非医疗)用途检测的组织。此外,ASR 只能在处方基础上订购的 LDT 中销售。

体外诊断多元指数分析或 IVDMIA 指导草案

体外诊断多元指数分析(in vitro diagnostic devices multivariate index assay,IVDMIA)被认为是 LDT 的子集,它使用解释函数(如算法)联合多个变量(如性别、年龄、体重、临床实验室结果),产生患者特异性结果(如评分、风险水平、分类),用于诊断、治疗疾病或减轻症状。另外,它提供了一个结果,其导出是不透明的,不能被终端用户独立地导出或验证。这些类型的检测是根据观察到的多变量数据与临床结果之间的相关性进行开发的,因此这些声明的临床有效性对患者、实验室工作人员和选择这些检测的临床医师来说是不透明的。此外,IVDMIA 经常具有高风险的预期用途。FDA 担心,当 FDA 不能确保 IVDMIA 已得到临床证实并且医疗保健从业人员无法临床证实检测本身时,患者依靠具有高风险目标用途的 IVDMIA 来作出关键的医疗保健决定。这个定义的第二点很可能会引起最多的关注,随着时间的推移,新信息的出现而重新审视。虽然个体基因和蛋白质组学标志物具有诊断和预后相关性,但从理论上说多个标志物的联合结果应该比一个或几个标志物结果的诊断、预后或治疗效能更好。IVDMIA 以简化的形式为治疗医师提供了多个结果的综合。在这个蓬勃发展的信息时代,那些做出治疗决定的人们急切地寻求简化和精练最有效治疗患者所需的重要事实。FDA 的 IVDMIA 指导草案第一稿于 2006 年 9 月 7 日发布,经过多次批评和评论后,FDA 于 2007 年 7 月 26 日发布了修订草案。第一稿草案的主要批评之一是 IVDMIA 的定义。确定结果是否“不透明”或“不能独立导出或验证”将受到行业的质疑。FDA 提供了一些它们认为是 IVDMIA 的例子,但几乎肯定会有关于某一特定检测是否属于 FDA 的 IVDMIA 定义的争议。新的指南包括对该机构认为 IVDMIA 的更为详细的描述,并去掉了在第 1 版中被批评为过于模糊的术语检测系统和算法。此外,该指南澄清了该机构基于风险的方法,提供了一个过渡期以评价开发商,在此期间,该机构将根据特定要求执行自由裁量权,并包括对罕见疾病检测的规定。通过本指南草案,FDA 力求将 IVDMIA 识别为离散类别的设备,并澄清,即使作为 LDT 提供,IVDMIA 也必须符合联邦食品、药品和化妆品法案以及 FDA 规定的上市前和上市后设备要求,包括大多数Ⅱ类和Ⅲ类设备情况下的上市前审查要求。机构不会考虑 IVDMIA 的设备包括解释多个变量的检测，但医疗保健提供者可以自行解释。FDA 认定的不在指导草案范围内的产品的例子是确定基因型和染色体拷贝数，进行常规临床计算，存储临床信息和计算常见的公共人口风险的设备。当前版本的指南强调了 FDA 基于风险的方法，以及与其他实验室自建检测方法相比 IVDMIA 相关的风险增加。

实验室设计与要求

当使用核酸作为分析物时，分子诊断的优势在于超高的灵敏度和特异性。高灵敏度来源于患者标本中存在的特异性核酸靶序列的体外扩增。体外扩增产生数百万或数十亿个目标序列的拷贝，从而可检测到患者标本中的单个靶分子。然而，与此同时，在临床实验室中高灵敏度对该技术的使用提出了重大挑战。因此，核酸扩增技术的主要优势也是其主要局限性之一。打开和关闭含有扩增产物的微量离心管可以雾化产生携带 10~100 个拷贝的扩增靶序列的气溶胶。这些气溶胶可随后沉积在工作台面、仪器、家具、地板、灰尘、头发、暴露的皮肤或几乎任何表面上。另一个重要的污染源是目的核酸本身。样品处理过程必须始终防止患者标本的交叉污染。另一种核酸污染的来源，有时被忽视，发生在通过克隆或培养细胞或微生物而在生物学上扩增目的核酸的环境中处理患者样品。因此，有必要仔细设计分子诊断实验室，以确保人员和设备的足够空间，同时最大限度地减少来自体外扩增（扩增产物）的核酸和（或）天然核酸/模板污染标本的潜在问题。

实验室设计

设计实验室空间时，应尽量减少污染的风险并最大限度地减少工作量。通过使用物理上分开的工作区域进行试剂制备、标本加入、核酸提取和扩增产物分析，是非常可行的。理想的实验室由三个完全独立的房间或区域组成。其中两个房间是清洁间，负责进行体外扩增之前的所有任务和职责，又称为扩增前房间。第三个房间是一个污染间，专门用于体外扩增和分析，又称为扩增后房间。每个房间的空气处理系统应完全独立。如果不可能，强烈建议前两个实验室中的扩增前实验室最靠近空气源。扩增前实验室应处于正气压，当门打开时，阻止任何空气污染物进入扩增前实验室。此外，扩增后实验室应处于负气压，防止任何物质从本实验室出来，污染周围环境。在每个实验室建造一个缓冲间是一种便宜的方式，可为实验室创造压力差。可以通过在缓冲间的天花板上使用风扇形成一个用于扩增前实验室的正压力缓冲间，从而从实验室吸入空气并将其吹入缓冲间。这个正压力缓冲间与整个实验室的正压有相同的目的。类似地，通过用风扇将空气从缓冲间抽出并将其吹入实验室，可以容易地将扩增后实验室的缓冲间制成负压室。缓冲间应该有一个周围有密封的门，将缓冲间与实验室分开，以避免实验室内的空气回到缓冲间。重点要强调的是，从外面进入缓冲间和进入到实验室内部的门不应该同时开放。另一个安全装置是在每个缓冲间或实验室的入口处添加黏性垫。缓冲间的大小取决于将在里面进行哪些活动。此外，如果使用一次性专用实验室外套、帽子和靴子，则需要有存储这些物品的空间。

三个房间/区域的每一个都进行不同的活动。两个扩增前实验室绝不允许进行体外扩增。这两个房间中的一个专用于试剂制备，另一个用于样品放入、样品制备和反应设置。如果空间有限，两个扩增前实验室可以合并为一个实验室。强烈推荐使用防污染工作罩进行试剂制备和反应设置，当两个实验室合并使用时，就更为关键。防污染工作罩提供严格控制的环境，可以进行试剂和反应准备。在低流量的实验室区域内放置这个防污染工作罩是很重要的。不要将基因组或质粒 DNA、RNA 或患者标本放到进行试剂制备的防污染工作罩中。防污染工作罩应配有连接到记时器的紫外线（UV）灯。防污染工作罩的表面区域应用紫外线照射，然后用新鲜配制的 10%次氯酸钠溶液擦拭，最后用 75%乙醇溶液在工作前后对此区域进行擦拭。这些区域应包含不与任何其他区域共享的专用设备和仪器（例如移液器、涡旋器、吸头、离心管）。在此环境下开始工作之前，应穿戴专用的实验室服装和手套。

扩增前实验室中的第二个清洁间或区域主要进行样品加入、样品处理和向合适的反应管加入核酸。除了仅用于此目的的专用实验室设备之外，该区域应至少配备一个用于样品处理和核酸提取的环境生物安全柜。如果在本实验室进行任何组织培养，则应该提供另外一个完全独立的环境生物安全柜，并且应该为此配备专用的实验室设备。此外，如果在实验室中使用有机核酸提取物，则应该提供一个在提取过程中能处理酚和氯仿的化学品安全柜。如果 DNA 和 RNA 提取都在同一个扩增前实验室中进行，则应在实验室的不同区域进行操作，并配备专用的仪器、移液器和带滤芯的吸头。如果空间是一个主要问题，当不可能拥有两个完全独立的区域时，DNA 和 RNA 的提取应在彻底清洁工作区域后分不同时间段或不同日期进行。如前所述，所有区域都应用每日制备的 10%次氯酸钠溶液和 75%乙醇溶液擦拭。

扩增后实验室主要进行核酸的体外扩增和分析。本实验室使用的仪器不应与扩增前区域共用。如果用热循环仪进行核酸的体外扩增，则应将其置于该实验室中。如果将热循环仪放在扩增前实验室中，则在这个房间内扩增后，在任何情况下都不能打开反应管。此外，应将热循环仪插入自带断路器的专用电线，以避免电力的任何波动，从而影响其性能。通常，该实验室比扩增前实验室需要更大的空间，因为用于扩增产物分析的仪器比试剂准备和核酸提取的仪器更广泛。例如，凝胶电泳，经常使用显著的开放式工作空间。强烈推荐准备一个带有专用自动胶片处理器和冰箱的暗室。然而，更好的做法是将暗室放置在扩增后实验室外面，以便进入暗室而不必进入扩增后实验室。

实时技术可以在进行体外扩增的同时检测扩增产物。该技术允许检测和定量特异性的核酸序列，而无需进一步操作或打开反应管，从而显著降低扩增产物污染的风险。对于使用这些类型的仪器进行开发和执行的检验项目，扩增产物污染的风险将显著降低。然而，在此时，分子诊断实验室必须继续依靠标准的“开放式”平台进行许多检测，特别是那些使用分析物特异性试剂开发出的内部项目。此外，随着下一代 DNA 测序技术的出现（见第 66 和 76 章），取决于平台的某些步骤可能会产生大量和多样化的扩增产物。对于这些检测，扩增产物污染的风险仍然是必须解决的重要问题，通过实验室设计和实践可以尽量降低这种风险。

控制污染的具体做法

在日常工作中引入简单的做法可以帮助控制扩增产物和靶核酸的污染。必须严格遵循单向的工作流程，即人员首先在清洁区内执行任务，只有在完成该区域的任务之后才能到扩增后实验室。人员在扩增后实验室工作完，只有在洗澡和换衣服后才能返回到扩增前区域。推荐使用一次性实验室工作服、鞋子和帽子。如果实验室工作服是用布制作的，每个实验室应有专用的实验室工作服，并保存在每个实验室内，不要放在办公室内。每个区域使用不同颜色的实验室工作服是提醒人员严格遵循工作流程的一种方法。控制清洁人员的工作流程同样重要。最安全的方法是让实验室工作人员从每个实验室清理垃圾，并把它放在实验室外面，由清洁人员负责运走。如果这样做，清洁人员必须按照扩增前房间、扩增间、扩增后房间的顺序清除垃圾。

不推荐使用吸收性塑料背衬纸保护台面，如果不经常更换纸张，会收集灰尘和扩增产物。如果使用的话，这种类型的纸张应在每次使用后立即丢弃。使用漂白剂似乎是最普遍接受的表面去污的方法。应使用新鲜配制的10%漂白剂溶液对台面、实验室设备和家具进行去污，然后用75%乙醇溶液甚至是水进行擦拭，以稀释可能腐蚀表面的漂白剂。所有移液器吸头应有疏水性滤芯，以防止核酸模板或扩增产物污染移液器的尖端。可以通过将移液器设置在其上限之外，并将液体从有色溶液中抽吸到含有疏水屏障的一次性吸头以评估疏水性滤芯的有效性。如果移液器的尖端被流体弄脏，则屏障不足。通过这种方式，常常要采取常规的质量控制措施如平均体积和相关的变异系数，以确定移液器吸取的准确性，从而发现可能影响结果的有故障的移液器。使用后，一次性移液器吸头应放在拉链锁袋中，在丢弃之前应确保袋子完整密封。手套应定期更换或只要怀疑有任何污染就立刻更换。

防止扩增产物污染的另一种方法是化学处理不需要的扩增产物，这样即使不小心添加到另一个标本中也不扩增。破坏扩增产物最广泛应用的方法是紫外线照射。UV诱变两条DNA链的交联并形成胸腺嘧啶二聚体。这种交联的DNA就不能再作为有效的模板。紫外线照射的一个缺点是，它对于扩增产物长度超过700个核苷酸的序列是最有效的。在大多数临床试验中，扩增产物的长度小于700个碱基对。一种钝化或灭活扩增产物的化学手段是在扩增过程中使用脱氧尿苷三磷酸代替脱氧胸苷三磷酸。在该方法中，将脱氧尿苷单磷酸酯代替胸苷单磷酸渗入扩增产物。扩增后，通过用尿嘧啶-N-糖基化酶(UNG)处理样品，可以破坏含有尿嘧啶的扩增产物。含尿嘧啶的扩增产物是UNG的底物，而含胸腺嘧啶的模板则不是。UNG除去扩增产物的尿嘧啶残基后仍然保留了完整的磷酸二酯骨架。在扩增过程的第一个变性步骤期间，磷酸二酯键在尿嘧啶残基所在位点处断裂。此扩增产物片段将不能再作为模板。如果每个反应里含尿嘧啶的扩增产物不超过$10^6 \sim 10^7$个拷贝，则使用脱氧尿苷三磷酸酯和UNG可有效控制污染。异补骨脂素控制污染也具有一定的效果。扩增后，扩增物质中的胞嘧啶在暴露于长波紫外线后能与异补骨脂素形成复合物，使它们成为无效的扩增模板。

诸如书面程序或关于实验室和办公室之间的具体样品说明笔记等文件的转移也是一个问题。应尽可能地减少，特别是在扩增后实验室使用的文书工作。强烈建议在实验室内安置计算机网络，使其在不同实验室和办公区域都有计算机终端，以减少或消除文件在整个实验室的移动并返回到办公区域。每天备份网络服务器也是很重要的。

设备

在一般的标准临床实验室中并不包含成功进行当前标准分子诊断检测所需的实验室设备。即使所使用的设备类型有重叠，分子诊断实验室也必须有自己的设备以控制污染，这点很重要。根据检验项目所涉及的范围可能需要一些专门的设备，包括自动DNA测序仪，实时热循环仪，毛细管电泳仪和高效液相色谱法。这些专门的仪器是昂贵的，从而使需要这些仪器进行的检测变得困难。最近，通过一些体外诊断检测和分析物特异性试剂的制造商，以试剂租赁协议获取仪器的新策略已成为可能。这种资助机制多年来一直在临床实验室的其他领域得到应用，但对于分子诊断来说却是新的。

人员

根据CLIA1988实验室法规，开展分子诊断检测的实验室被列为高复杂性检测实验室，该实验室对人员的教育和培训制订了特定的标准。相比于标准实验室检测，这些检测更复杂且许多都是由内部研发的。随着新技术的推出，这些检测不断被修改，以提高特异性、灵敏度、周转时间(TAT)和工作流程。

实验室主任

根据CLIA1988实验室法规，高复杂性检测实验室的主任必须是医学博士(MD)或经临床或病理解剖学培训的骨科博士(DO)；具有2年以上指导或监督高复杂性检测实验室经验的MD或DO；或在生物科学某个领域获得博士学位，并得到认证，且继续获得由卫生和公共服务部批准的委员会认证。

实验室主任的职责是检测的选择、实施和解决技术难题。实验室主任还负责新分子检测分析和临床验证的实验室项目研发、制订管理指导方针和实践以确保临床检测的可靠性能。此外，实验室主任还必须负责实验室质量保证和质量控制程序的制订、实施和审查。

技术主管

根据CLIA1988实验室法规，技术主管必须是在高复杂性检测实验室具有1年工作经验的MD或DO；或具有2年工作经验的硕士；或具有4年工作经验的学士。然而，CLIA1988指南没有详细说明高复杂性分子遗传学/病理学实验室的技术主管应该具备的资格。根据CAP分子检查表(04.21.14)，MOL.49650："分子病理实验室的科主任/技术主管须为病理学家，除病理专业外的注册专科医师，或化学、物理或生物科学的博士，经过专业培训和(或)具有适当的分子病理学经验。"CDC MMWR："针对遗传疾病的分子遗传学检测的最佳实验室管理规范"还建议4年遗传学经验，包括2年的专业遗传疾病经验。因此，仍需审慎注意指导方针的变化。

医学技术人员和分子生物学技术人员

医学技术人员和分子生物学技术人员负责实验室日常运作所必需的工作和职责。包括负责标本接收和处理，进行日常检测，维护适当的检测和质量控制记录，遵守书面程序和质量控制条款，确定问题并记录设备维护。实验室程序记录是复杂的，因为内部开发的试验方法不断被修改以改进试验过程。此外，一些实验室仪器仅用于分子诊断检测，而这些技术人员几乎没有临床实验室经验。技术人员，特别是高级技术人员必须具有很高的职业责任感，并对提高他们的教育和培训表现出持续的兴趣和努力，这是非常重要的。对于技术人员来说，获得尽可能多的先进的实验室技能，以及在实验室中使用的绝大多数或全部检测项目中进行交叉培训也很重要。充分了解方法学的科学基础、不同分子检测项目的临床应用及其意义对技术人员来说至关重要。

伴随下一代 DNA 测序和微阵列这些基因组技术的到来，凸显了专业从事数据分析和管理的人员的重要性。生物信息学家是通常在分子生物学与计算机科学相结合的领域具有高级学位（MS 或 PhD）的科学家。这些人通常与研发人员和临床人员交流，以进行检测方法研发和临床实践（见第 68 章）。

住院医师，研究员和研究生的参与大大有助于分子诊断实验室的成功。这些人的价值来自于他们高水平的专业承诺和对个体检测的临床实用性的洞察。如果这些个人有时间在分子诊断实验室工作，他们通常能够快速研发和验证新的分子检测。作为回报，这些人在快速发展的实验室医学领域获得了专业知识，这可能为未来就业提供了一个优势。对于住院医师，研究员和研究生来说，作为他们分子诊断培训的一部分，在包括传染病、遗传疾病和癌症的每一个不同检测领域获得经验是非常重要的。培训应包括分子生物学的基本原理；优化、验证和开展分子诊断检测的实践经验；检测结果的解释；以及审查报告的准备。实验室主管还应使受训人员熟悉实验室管理中的不同问题。

分子诊断中的人员资格认证

根据博士学位类型和其他培训经验，在分子诊断实验室工作的博士水平人员的认证可遵循几种不同的路线。美国病理学委员会（American Board of Pathology，ABP）和美国医学遗传学委员会（American Board of Medical Genetics，ABMG）提供了分子遗传病理学（molecular genetic pathology，MGP）的联合附属专业认证。ABP 和 ABMG 是美国医学专业委员会的成员，该委员会是提供病理学，儿科，内科，外科和其他医学专业认证委员会的母体组织。认证包括所需的认证培训，然后是亚专业考试。MGP 认证的申请人必须持有 MD 或 DO 学位，拥有病理学或遗传学的初级认证，具有在美国行医或治疗骨病的无限制的有效许可证，并在研究生医学教育认证委员会（Accreditation Council for Graduate Medical Education，ACGME）完成 1 年的培训-认证计划。至少有 31 个 MGP 项目获得了 ACGME 的全面认证。其他项目将来可能会寻求认证。分子遗传病理学培训标准已由参与认证的不同组织发布。这项工作的核心是涉及课程具体学习目标的能力本位教育。研究员需要评估新从业者的六种一般能力的水平：患者护理，医学知识，实践学习和进步，人际沟通技巧，专业精神和由分子病理学协会和其他专业机构提供的系统实践。申请人必须出示 150 份临床分子病例记录。每隔一年举行一次考试。

另一个向具有医学博士或博士学位的人开放的途径由 ABMG 提供，旨在为那些在医学遗传学领域提供服务的个人提供服务。ABMG 提供临床遗传学，医学遗传学，临床细胞遗传学，临床生物化学遗传学和临床分子遗传学的认证。这里仅讨论临床分子遗传学认证的要求。除了具备应有的博士学位之外，临床分子遗传学的申请人还必须在一个完全认证的项目中完成 2 年的培训。申请人必须出示 150 份临床分子病例记录和由实验室主管签名的方法胜任素质表，其中有一半的培训时间是在实验台上完成。考试每 3 年举行一次。

此外，美国临床化学委员会（American Board of Clinical Chemistry，ABCC）自 2000 年 6 月起提供分子诊断认证。ABCC 是一个独立的非营利性的，进行临床和毒理化学博士水平专业认证的机构。ABCC 的分子诊断认证要求申请人具有医学博士或博士学位，或者生物化学、分子生物学或其他自然科学的同等学力。申请人必须在临床分子诊断方面具有 5 年丰富的专业经验或至少 2 年丰富的临床分子诊断学经验，并且必须在以下委员会中的一个有初级认证记录：ABCC、美国医学微生物学委员会、美国病理学委员会、美国医学实验室免疫学委员会、美国生物分析委员会或美国组织相容性和免疫遗传学委员会。申请人必须符合教育及经验要求，并持有三封推荐信，以证明申请人熟悉该专业的专业知识及在该领域的经验。考试每年举行一次。美国生物分析委员会也为高复杂性临床实验室主任提供了分子诊断学的认证（http://www.aab.org/aab/Certifications_Qualifications.asp）。

美国临床病理学会（American Society for Clinical Pathology，ASCP）认证委员会也向非博士人员（包括医学技术专家和分子生物学技术人员）提供分子诊断的亚专业认证。ASCP 认证委员会是国家认证机构和 ASCP 注册管理机构的联合机构。ASCP 认证委员会是一个行政独立的认证机构，制订相关标准和程序以确保医学实验室非医师人员的能力。医学技术人员和分子生物学技术人员被认证为分子生物学技术专家，有四条路线：

①ASCP 认证为技术人员（MT，MLS，CG，CT，HTL，BB，C，H，I 或 M）或专家（SBB，SC，SCT，SH，SI，SM 或 SV）以及来自区域认可的大学或学院的学士学位。

②5 年内获得区域认可的学院/大学的学士学位，包括生物科学、化学和数学课程，以及成功完成国家临床实验科学鉴定局批准的分子诊断学学位项目。

③5 年内获得区域认可的大学/学院的生物或化学科学学士学位以及在 CLIA 监管认可的临床实验室内有 12 个月的分子诊断学临床实验室实习经验。

④5 年内获得化学、生物学、免疫学、微生物学、综合医疗保健、临床实验室科学或区域认可的学院/大学的相应的相关领域的研究生学位（硕士或博士学位）以及在 CLIA 监管认可的临床实验室内有 6 个月的分子诊断学临床实验室经验。

财务管理

分子诊断检测的报销

实验室检测的报销是一个复杂的过程，可以分为三个阶段-保险,编码和付款。保险政策通常由每个不同的医疗保健计划决定。在美国,健康保险由医疗保险和医疗补助等公共项目提供,或由单独购买或通过雇主购买的私人健康保险提供。一般来说,健康计划提供的保险范围在广泛的福利类别中有概述;有关具体服务的决定是在处理索赔的过程中逐案进行的。健康计划可制订正式的保险政策,以描述特定服务是否被涵盖以及涵盖的条件。医务主管、联邦和州政府、医疗政策咨询委员会、雇主和工会是参与保险决策的部分实体。虽然医疗必要性的定义有不同的解释,但医疗必要性是健康计划在作出保险决定时所使用的主要标准。另一个标准是服务必须获得相应的政府监管机构的批准。第三,科学依据必须许可有关技术对健康结果影响的结论。

用于分子诊断检测的计费遵循与其他实验室检测相同的程序。通常,计费过程需要现行程序术语(current procedural terminology,CPT)代码(记录程序)和国际疾病分类诊断代码(记录必要程序的医疗状况),以传达执行哪些服务或程序以及为什么执行。除此之外,报销过程通常是机构特定的,并且依赖于计算机控制和手动计费程序。预先确定生成账单所需要的文档和计算机访问是很重要的。

分子病理学 CPT 代码(MoPath)最近经历了重大变化,于 2013 年 1 月生效。2014 年和 2015 年进行了进一步的修改。新的 MoPath 代码被分为两个大类,分别称为 1 级和 2 级。这些代码根据医学临床实验室费用表进行支付。1 级代码是最常见的单项分析检测。2 级代码为不常见的检测,并且基于检测和解释部分的复杂性被组织成 9 个级别。1 级和 2 级代码不包括分子微生物学检测,对于微生物学检测主要使用不断增加的病原体特异性代码列表。组织白细胞抗原(HLA)分型的代码被单独列出。对于未包含在第 1 或第 2 级中的检测项目,将使用未列出的代码 81479。添加了新的小节:使用算法分析(multi-analyte assay with algorithmic analyses,MAAA)进行多组分测定,指的是纳入结合不同分析类型的结果程序。后来又增加了一个小节来涵盖基因组服务和其他分子多组分测定。此外,CMS 创建了医疗通用程序编码系统(healthcare common procedures coding system,HCPCS)代码 G0452~26,根据医生的收费表,用于医生报销的医疗保险的解释和报告。

1 级和 2 级代码包含所有测定技术组件,如:细胞裂解和核酸提取,扩增和检测。这些代码不包括提取前的程序,如显微切割。这些代码涵盖用于检测生殖系统或体细胞变异的程序。在提供指导的地方,基因和变异是根据人类基因组组织(Human Genome Organization,HUGO)和人类基因组变异学会(Human Genome Variation Society,HGVS)描述的。1 级和 2 级代码示例见表 70-1。1 级代码基于特定基因命名。2 级代码基于 9 个级别的复杂度命名。几个基因/靶标与每个级别相关。复杂程度范围从第 1 级的单个种系变异到第 9 级单个基因大于 50 个外显子的 DNA 序列分析。最近加入了基因组测序程序和使用诸如下一代 DNA 测序技术同时分析多个基因或遗传区域的其他分子多组分分析测定程序。这个程序包括整个外显子和基因组分析以及生殖系和体细胞变异检测。不同的代码组涵盖了细胞基因组芯片分析和多组分分析算法。

单个检测的报销级别由第三方付款人设定,与执行检测的实际成本几乎无关。一些第三方付款人可能会以高水平进行

表 70-1 用于分子检测的 CPT 计费代码示例

检测	CPT 代码	过程
第 1 级		
APC	81201	全长基因序列
EGFR	81235	基因分析常见变异(如外显子 19LREA 区域,L858R,T790M,G719A,G719S,L861Q)
因子 2(凝血酶原)	81240	基因分析,20210G>A 变异
JAK2	81270	p. Val617Phe(V716F)变异
第 2 级		
水平 1	81400	鉴定单个胚系变异(例如 SNP) 因子 2,1199G>A 变异 *SMN1*,外显子 7 缺失
水平 2	81401	2~10 个 SNP,1 种甲基化变异或 1 种体细胞变异或 1 种三联体重复疾病的检测 *ABL*,T315I 变异 VWF 常见变异(T791M,R816W,R854Q)
水平 9	81408	通过 DNA 序列分析对单个基因中的>50 个外显子进行分析 *ATM* 全长基因序列

注:ABL,酪氨酸激酶受体 *c-abl* 癌基因 1;APC,腺瘤性结肠息肉病;ATM,毛细血管扩张性共济失调突变;CPT,现行程序术语;EGFR,表皮生长因子受体;JAK2,Janus 激酶 2;SMN1,运动神经元 1 的存活;SNP,单核苷酸多态性;VWF,血管性血友病因子;HCV,丙型肝炎病毒;HIV,人类免疫缺陷病毒;RT-PCR,逆转录酶聚合酶链反应

报销,但其他第三方付款人可能会根据具体 CPT 代码的医疗保险的临床实验室收费表或医生收费表进行报销。对于这些检测的结算,不需要 FDA 批准,并且用来反映非 FDA 批准检测这个问题的免责声明应该添加到最终报告中(见下文)。一些第三方付款人将拒绝对带有这种免责声明的检测进行报销,因为他们认为进行此类检测的成本应由研究基金承担,即使该检测的性能特征和临床效用已由临床实验室验证。

专利问题

专利可以涵盖对分析物的特定检测方法,对分析物的任何检测方法,或一般的疾病相关基因突变。绝大多数的体外扩增程序是获得专利的,使用这些程序须获得许可协议,否则使用该程序的实验室为专利侵权负责。传统上,通过购买 FDA 批准的由持有该专利的制造商出售的特定试剂,可以获得特定程序的许可证。FDA 认证/批准的检测有限,不能完全涵盖目前在分子诊断实验室进行的所有分子检测。因此,使用特定专利过程的实验室必须首先与专利持有人协商许可协议。重要的是,根据寻求协议的机构的复杂性和协议的复杂性,可能需要 3 个月至 1 年的时间才能获得操作许可证,然后进行用作临床用途的付账程序。

对于特定的基因和(或)疾病的检测方法研发,必须进行类似的考虑。2013 年 6 月 13 日是一个具有里程碑意义的日子,

在分子病理学协会等与万基遗传公司的案例里，最高法院为基因专利的探讨提供了力度。最高法院认为“天然存在的 DNA 片段是自然的产物，不能仅仅因为分离出来就成为专利，而 cDNA 具有专利性”。该判决的主体是 *BRCA1* 和 *BRCA2* 基因，这些基因突变与遗传性乳腺癌和卵巢癌有关。很明显，这项裁决适用于所有人类基因。需要强调这一裁决并不适用于合成或非天然存在的 DNA。因此，在检测研发之前考虑疾病或基因独特性专利是很重要的。专利持有人提供的条款和条件差异很大。美国专利和商标局提供的互联网资源（http://www.uspto.gov）允许实验室在美国对已授权或正在进行申请的专利进行检索。

实验室信息系统

临床实验室是首批积极利用计算机和软件用于报告结果，管理内部工作流程和质量的医院部门之一。现在大多数病理实验室需要一个计算机化的实验室信息系统（LIS）来处理接收和报告的大量数据。这个系统支持当代临床和专业实验室的所有方面，帮助技术人员管理检测样品的质量和完整性（分析前），检测和结果审核过程的所有方面（分析中），以及最终结果的报告、解释和诊断（分析后）。LIS 已经超越了部门工作职能，现在通常还包括高级功能，例如实验室特定的医疗记录，临床医生通过安全的 Web 连接直接访问，完整的计费模块以及用于将医嘱和结果传送到外部系统的复杂的接口引擎。最近分子诊断方法的激增，已经将分子和基因的检测扩展到常规的实验室检测，迫使供应商和用户将现有的 LIS 功能适应新的测试模式或开发全新的子系统。

迄今为止，一些商业 LIS 供应商提供基因测试模块，并且出现了几个佼佼者。基因组/蛋白质组学实验室检测的数据管理方面是病理信息学研究中最活跃的领域之一。这将对未来的实验室信息系统和电子病历设计产生重大影响，将被用作基因数据，成为患者医疗记录的核心部分。LIS 必须足够灵活，以应对新的实验室检测和技术所带来的需求。特别是遗传检测涉及的标本量和检测类型对 LIS 构成重大挑战。分子诊断和基因检测要求提高数据存储需求，管理诸如重排等遗传变异和与恶性疾病和遗传基因畸形相关异常情况的报告能力，以及访问包含个人基因数据库和家谱信息的患者记录的能力。决策支持，标本追踪和 QC 及 QA 文档功能的自动化也必须适应基因检测的要求。将数据管理扩展到基因方面后发现需要 LIS 来规范信息并支持基于基因组学的推断。当前的词汇不足以描述一些新的分子检测产生的结果。Cerner 公司开发的临床生物信息学本体论等词汇已被设计用于临床分子诊断和细胞遗传学。为了让 LIS 处理基因组检测的性质和数量，必须解决文献中描述基因突变的方式与互联网数据库中描述的基因突变的差异。分子诊断中的实验室过程目前非常复杂，已被证明难以标准化和自动化。可检测的各种各样的组织标本类型，材料制备中涉及的众多步骤，新技术平台的频繁启用导致可变的和不可预测的分析性能，以及复杂的测试后分析方法，造成了这种复杂性。复杂性的另一个原因，特别是在分子肿瘤学方面，是不同的肿瘤样品需要不同的检测套餐，包括多步骤连锁检测。分子诊断实验室独特的工作流程需求之一是需要记录在样品处理期间产生的大量非临床信息（例如在 DNA 或 RNA 分离或 PCR 分析期间）。随着基因组技术的到来，这种信息的负担已经增加，导致 CAP 在下一代 DNA 测序的最新目录中解决了湿式工作台和生物信息学文档。另一个要求是需提供显著的灵活性，使其在应对劣质标本或其他程序故障作出反应时能够重新排序或取消测试和程序。

检测管理

检测项目/选择

与任何其他临床实验室一样，分子诊断实验室的主要目标是提供医疗界认为必要的、可靠和及时的检测结果，便于患者治疗。在实验室的检测项目中选择适当的检测，对于分子诊断实验室的成功至关重要。选择检测时需要考虑几个关键因素。临床需求以及基础和转化研究的进展常能促进新分子检测的发展。在检测选择过程中，事先与目标用户进行讨论，以确定他们的兴趣程度和理解水平是非常有用的。

任何新的检测都应该为患者的诊断和（或）管理提供比较便宜或更有效的途径。很重要的是，检测选择不仅要考虑成本，而且还要考虑新的检测是如何影响患者的整体治疗和管理的。尽管为特定的临床情况添加一项昂贵的新检测似乎最初会增加患者管理的成本，但从长远来看，新的检测可能会使患者的管理更加划算和有效。例如，HIV-1 病毒载量检测以监测感染个体的疾病进展和药物治疗的有效性。感染 HIV-1 的许多患者目前使用不同药物组合进行治疗，包括蛋白酶抑制剂、非核苷类和核苷逆转录酶抑制剂。这些药物非常昂贵，并且病毒可能会变得对它们耐药。因此，尽管添加 HIV-1 病毒载量检测增加了管理 HIV-1 感染患者的成本，但该检测为快速准确地确定昂贵药物治疗方案的有效性提供了手段。在这方面，分子诊断极大地影响药物基因组学和个体化治疗的出现（见第 72 章）。

分子检测可能比现有的实验室检测更具成本效益，并且可能被引入以替代现有的检测。即使分子检测的直接成本超过了被替换的检测的直接成本，但灵敏度、特异性的增加或 TAT 的减少可能会显著的节约患者总体管理成本。例如，在一例疑似结核分枝杆菌感染而不能排除该诊断期间，患者使用可能有肝毒性的药物进行治疗或进行隔离。直接观察患者痰液的抗酸染色涂片，看是否有结核分枝杆菌存在的标准实验室检测，出结果很快，但敏感性低。培养是非常敏感的，但可能需要长达 6 周的时间。分子检测以高灵敏度和特异性进行更加快速的诊断，可使未感染结核分枝杆菌的人终止药物治疗或隔离。

确定在医疗中心可能有用的分子检测是医疗和技术主管的责任。临床医师和病理学医师可成为医疗中心确定检测需求的宝贵来源，但实验室主任必须确定哪些方面需要改进。获悉有趣新检测的临床医生可能要求分子实验室提供新检测，无论该检测是否经过分析或临床验证。每个实验室应该有一个正式的，系统的过程来制订一个战略项目单。分子病理实验室的项目单可能会非常多样化，这由三个主要因素决定：临床需求和实用性，实验室能力和检测成本。在考虑哪些检测需添加到实验室项目中时，实验室技术能力与真实的临床需求的检测量、TAT和相关成本是要考虑的现实问题。任何新测试的引入应包括临床试验阶段，以评估检测的临床效用，并可能提供有用的营销机会。如果精心设计，这种方法允许让实验室直接与最终用户进行检测，并为最终用户提供一种途径来了解该检测的临床效用及其局限性。明确定义临床试验结束时评估的指标是非常重要的，以证明该实施检测的合理性。

方法

一旦某一特定的分析物被确定为通过分子手段进行检测，考虑可能可用的各种方法就显得很重要。可用于分子诊断检测的技术比临床实验室其他领域复杂得多。面临的挑战是技术变革的迅速发展。

在临床实验室的常规部门，可用于进行检测的平台通常包括从原始标本的处理到结果。相比之下，分子诊断实验室通常需要将几种不同的方法相结合才能获得相同的结果。事实上，很少有分子测定的制造商考虑了标本采集和核酸提取同等重要的问题，这对于每种代表性标本类型往往是必需的。成功的整合计划将通过这些前端需求解决样品前处理所需的程序组合。有助于研发战略检测菜单的一次练习是将提议的检测分类为组，并将此类检测按疾病的基本遗传学定义。通常，只有几种类型的检测方法可用于检测核酸序列，特定突变或单核苷酸多态性或特定序列的定量分析。目标是在一个或两个技术平台上实施战略检测菜单。考虑几个辅助问题来确定是否可以使用更少的技术：

- 所选择的平台是否适用于实验室菜单上用于检测的全部样品类型？
- 解决检测量或分析结果的复杂性哪个更为重要？
- 这些平台是否足够灵活，能够处理可能被添加到实验室检测菜单中的检测产品？
- 实验室真的需要定量或实时技术吗？

拥有较少的平台将有助于利用信息技术从这些系统中获得更多的价值。例如，有些分析物可以使用Southern印迹杂交，体外核酸扩增，细胞遗传学或FISH等方法进行检测。在选择特定方法之前，重要的是考虑临床状况以及用于管理特定临床状况的每种方法学的优缺点。

临床检测的形式

检测形式有两种基本类型。一种类型由IVD制造商进行商业开发和销售，另一种由各实验室内部研发（即LDT）。在第一类中，开发完整的试剂盒以提供质量受控的试剂，对确定的临床病症进行一个完整的分子检测（如通过血浆HIV-1RNA定量来监测HIV-1感染患者的试剂盒）。这些试剂盒通常包括核酸分离，扩增和检测或定量所需的所有试剂。这些完整的试剂盒包含对特定临床状况的灵敏度、特异性和检测限制的信息。它们可能被制造商标记为FDA认证的、FDA批准的、仅用于研究，或仅供临床实验的使用。

对于没有商业试剂盒的检测项目也存在显著需求。因此，临床实验室必须经常研发自己的检测以适应当地的需求。LDT由开展它们的实验室完全建立和验证。他们也被称为“家庭酿造”检测。通常情况下，这些检测使用组合试剂，而这些试剂是通过不同厂家分开购买的。每个实验室都确定了特定临床状况和特定患者群体的检测的性能特征。有许多由制造商开发的商用试剂盒提供质量受控的试剂来进行分子检测中的特定步骤。例如，各种用于核酸提取，包括对照的扩增和检测系统的商用试剂盒。实验室可以通过组合来自相同甚至不同制造商的两个或更多个试剂盒来开发特定的分子测试。整个测试过程的分析和临床验证是各实验室的责任。

自动化分子检测平台

近年来，用于分子诊断检测的自动化平台的开发和引进变得越来越普遍。消耗时间更少，处理体积小，理论上精密度更好的自动化设备已经取代了许多手动分子诊断程序。许多这些平台已经由不同的制造商开发，为检测过程的单个或几个步骤提供自动化。分子诊断自动化的发展是分阶段发生的。在本章中，设备根据功能进行分组。

单功能自动化仪器已经在分子诊断实验室中使用了一段时间。单功能自动化仪器的典型实例是热循环仪，因为它通过执行扩增核酸所需的所有步骤来提供核酸的自动扩增。核酸提取仪是另一个单功能仪器的早期示例，它将六步程序转换成单步过程。这些早期核酸提取仪是基于酚/氯仿提取，并通过使用几乎相同的试剂和方案模拟相应的手动方法。这些和其他单步骤自动化仪器，包括用于试剂制备和分装的机器人以及自动DNA测序仪已被广泛地纳入分子诊断实验室。磁珠的使用已经极大地改变了实验室如何日处理和分离患者标本中的核酸样本。分子诊断实验室正在迅速囊括这些自动核酸提取仪，因为检测过程中的这一特定步骤是整个检测过程中最为劳动密集的步骤之一。这些设备提供了更高的通量，更大的精密度和更少的人员需求。

最近，多功能的自动化仪器已研发，并将其引入分子诊断实验室。罗氏分子系统COBAS Ampliprep/COBAS TaqMan分析仪是多功能自动化平台的一个例子。该仪器包含一个自动提取模块，反应装置和实时PCR仪，允许在单个仪器中处理患者标本-核酸提取，扩增和定量。实时PCR技术同时获取扩增信号，允许在PCR反应发生时定性和定量分析，从而不需要在扩增后检测和定量靶序列。该功能使分子诊断检测的TAT从数天降至数小时。这些设备的通量大大提高，分子诊断实验室现在可以常规使用它们进行大量的诊断检测。

这些自动化设备的大量应用为临床实验室提供了许多机会。这个决策的一个核心问题是成本。尽管手动进行分子检测的成本是相当大的，但是采购自动化仪器来执行这些步骤/检测的成本也是很高的。实验室必须明智地评估这些自动化设备与预期收入相关的成本/收益。许多制造商已经开始为这些自动化平台提供试剂租赁计划。实验室须认真比较手动检测成本与自动化成本。

检测过程的质量保证和质量控制

质量保证

每个分子诊断实验室应制订一个全面的书面质量保证计划。质量保证计划的目标是系统地监测和评估检测结果的质量和适用性。质量保证计划应包括临床检测的各个方面，这些方面不直接影响检测结果的分析准确性,因此通常不是质量控制程序的一部分。其中一些参数就包括定期检查TAT、正常和异常结果、标本拒收标准、标本拒收记录和其他影响检测质量的指标。质量保证计划应覆盖检测过程的各个方面,包括分析前、分析中和分析后。质量保证计划必须有书面的程序文件和记录,包括人员教育和培训、继续医学教育、PT、内审和外审(包括不符合项的纠正措施记录)、临床检测的质量控制程序、设备性能和安全性。建立分子诊断检测;特别是扩增试验,在每个阶段都需要许多考量,包括试剂制备、标本采集、标本分装和实际测定的性能。许多考量适用于所有分子测定,并且对于保证结果的可靠性是很重要的。对任何分子测定进行的QA和QC的量取决于检测的类型。

作为分析前阶段的一部分,应特别注意标本采集,运输和储存,因为标本处理常常影响结果。可影响治疗决策的检测结果应能反映患者状态,而不是标本处理不当。

任何质量保证计划的主要组成部分是PT和替代评估(alternative assessment,AA)。PT和AA性能反映了实验室检测过程的准确性,也可以作为实验室工作人员的一项教育活动。将实验室对未知标本的检测性能与外部标准进行比较。外部标准通常是使用相同检测方法的其他实验室所获得的平均值,但它也可以通过参考方法或其他一些程序指定。实验室每年参与PT两到三次。PT计划可从多个供应商处获得,包括CAP。对CLIA规定的分析物有特殊要求,因此CMS必须批准PT计划。然而,通常在分子诊断实验室中检测的分析物都不是CLIA规定的。实验室必须有一个QA计划,以保证检测结果的准确性和可靠性,每年至少两次。当PT不可用时,AA就成为实验室每年两次的检测性能评估。AA是两个或更多的实验室之间的分样检测,而这些实验室与所有参与者共享检测结果,重复检测先前分析的标本,实验室技术人员并不知道其早期结果,并以不同的方法进行检测。PT的持续监测使实验室能够评估和监测其检测结果的质量,并发现其他质量监控不会表露的检测问题。这些信息使得实验室能够采取预防措施,并避免患者检测中出现未来不可接受的或不准确的结果。同样,对无法接受的结果的调查也可以发现出文书错误、方法问题、设备问题、技术问题、PT材料的问题以及检测解释的问题。PT提供商为各实验室提供未知"挑战"标本进行检测。定量检测通常预期在均值的2倍标准差范围内或在均值的特定百分比偏差之内,被认为是可接受的。可接受的性能标准可能因分析物而不同。一般来说,定性检测应该与80%的同级实验室或80%参考实验室提供的答案一致。如果至少80%的实验室对一次邮寄中的未知"挑战"标本的回应是可以接受时,邮寄上的表现被认为是"满意的"。然而,对于许多分子检测,每年只有两次发货,每次三个检测,所以标准可能不同。当为新的分析物或新的检测方法/技术进行PT调查时,整个调查可能被认为是有教育意义的,而不是在1年或更长时间内被评分,以确保现场验证。CLIA至少要求实验室对PT的结果进行审查和评估。对于任何不满意的检测结果,CLIA还要求实验室记录并将他们的整改措施保留2年。在现场实验室检查期间对文件进行审查。未执行AA、未记录结果、未有审查结果或对不可接受的检测结果未采取纠正措施,将导致实验室检查时缺乏引证。

性能良好的参考物质是实验室质量保证计划的基础,包括PT的外部评估和诸如QC和检测研发/验证等内部质量监控。PT计划供应商通常请求大型医疗中心或商业供应商从患者处获得血液和组织标本,以支持PT计划。这些材料必须在使用前进行验证。对于一些基因检测,包括CAP PT调查中的许多疾病,充足且适当的材料并不是公开的。例如,直到最近,代表重要表型等级的等位基因重复长度的基因组DNA资料和脆性X染色体的诊断阈值都不是公开的。在常规QC,PT和检测研发中这些材料的缺乏,可能已经解释了最近的CAP PT脆性X调查中所出现实验室性能的差异。CDC与遗传学界合作建立了遗传学检测参考物质(GeT-RM)协调计划。其目标是提高公共可用性和良好特征的基因组DNA的供应,使这些DNA可以作为PT、QC、检测研发/验证和研究的参考物质。GeT-RM方案最近已经将57种细胞系用作诸如脆性X综合征,亨廷顿舞蹈病和Ashkenazi犹太人组群疾病(如Bloom综合征,脑白质海绵状变性综合征,范可尼贫血症,家族性失能症,戈谢病,黏液脂肪病Ⅳ,Neimann Pick病和泰-萨二氏病)的参考物质。这些参考物质或将很快能从柯瑞尔细胞库中公开获得,该储库拥有多个美国国立卫生研究院(NIH)资助的必需研究试剂。目前正在六个合作临床实验室进行一项与囊性纤维化相关的14种DNA重要突变参考物质的鉴定研究。此外,GeT-RM协作组正在鉴定一组携带有已知基因突变的DNA标本,以用于国家新生儿疾病筛查的确认试验。这些疾病包括先天性肾上腺皮质增生症、中链酰基辅酶A脱氢酶缺乏症、枫糖尿病、囊性纤维化和半乳糖血症。戈谢病、泰-萨二氏病和脑白质海绵状变性综合征中发现的基因突变,其参考物质也在研发中。遗传性乳腺癌(由*BRCA1*或*BRCA2*突变引起)、α_1-抗胰蛋白酶缺乏症以及2型多发性内分泌肿瘤的参考物质研发也将很快启动。目前,GeT-RM协作组的工作重心是基于遗传性疾病的DNA检测。然而,其他遗传学领域,如分子肿瘤学、感染性疾病分子检测和生化遗传学检测,也正面临着缺乏参考物质和能力验证物质的问题。为了解决这些问题,GeT-RM协作组联合遗传学界、专业组织以及除CDC之外的其他政府机构,正在试图评估目前可用于实验室质量保证计划的参考物质,并开始为紧缺参考物质的收集和鉴定制订计划。

第二代DNA测序(NGS)技术除了需要质量保证和质量控制外,还引入了其他质量管理要求。必须针对每个测序平台制订相应的措施,以监测测序平台的运行情况。这些措施能发现样本制备和测序运行期间关键步骤的故障问题。随着患者样本分子条形码的出现,通过其追踪样本信息尤为重要。此外,还需要开发一个能监控工作流程和生物信息学/数据分析流程的质量管理程序,且要求生物信息学分析需有严格的版本控制和验证。

与任何实验室检测一样,一份考虑周详、编写规范的实验室操作规程是保证检测结果可重复性的关键因素。实验室操作规程是新进员工培训期间最重要的参考文件,也是不常用检测程序最重要的标准操作文件。临床实验室操作技术手册应根据CLSI的具体指南编写,基于核酸的方法学性能检测通常需要有特定的方案和(或)工作流程。

试验设计与开发

一份考虑周详的试验设计与研发计划对于确保新项目的成功开发与实施至关重要。一旦确定了具体的分析物、分析技术和标本类型,就可以开始试验的设计与开发。表 70-2 列举了在设计 LDT 时检测流程的不同阶段所需要考虑的因素。试验设计的首要任务是优化分子检测流程中的各个步骤,包括核酸提取、核酸扩增、检测、定量以及结果解释。目前针对标准 PCR、单通道或多通道 PCR(McNeil,2015)的体外核酸检测方法,已有多篇综述和研究论文详细描述了影响这些方法性能的关键参数。当试验得以优化后,需要评估和记录分析前变量,因为这些变量可能会影响试验的性能。常见的分析前变量有标本类型、运输、储存和处理及干扰物质如脂质、血红蛋白和胆红素。

表 70-2 临床检测流程的实施

操作类型	注意事项
试剂准备	1. 在清洁的环境中进行 2. 工作储备液储存为一次性使用的小份 3. 临床检测前,应对每一批新试剂进行质量控制;使用低拷贝数标本进行灵敏度评价 4. 制备反应混合物可降低变异性和误差
标本采集	1. 为每个标本类型建立可接受的容许限(如贮存温度、运输时间、抗凝剂) 2. 为所有潜在用户提供标本正确采集和处理的操作手册 3. 获取关于检验申请单的临床和分析信息
标本处理	1. 必须在扩增前(清洁的)实验室中接收和储存标本 2. 制订指导方针,以防止标本的混合和保持靶核酸序列的完整性
标本检测	
a. 提取过程	1. 评估提取过程中存在的抑制剂和降低靶核酸产量的因素 2. 提取时,内标添加到标本中,以确定由抑制剂引起的假阴性反应,或通过其他方法确定这个比例。如果没有对每个患者标本进行内标评价,那么就应该在报告中声明检测的假阴性率,以防出现阴性结果
b. 试验设置、扩增和检测	1. 优化引物、氯化镁($MgCl_2$)、脱氧核苷三磷酸(dNTP)的浓度;反应体积;循环条件和检测系统 2. 制订指导方针,尽量减少模板核酸或扩增产物污染的可能性(见质量控制部分) 3. 用相同的方式处理对照标本和患者标本 4. 制订建立试验的指导方针,以避免标本和对照的交叉污染
解释和报告	1. 制订解释和报告的指导方针 2. 解释应该由至少两个人独立完成 3. 制订报告发送程序

建立分子诊断试验,特别是核酸扩增试验,需要针对检测流程中的试剂准备、标本采集、样本分装以及实际操作设计相应的质控。质控品的合理选择对检测结果的正确解读至关重要。整个检测过程需使用多种类型的质控品,以确保良好的检测性能。对于定性检测,CLIA1988 规定每一次临床检测必须同时设有阴性和阳性质控品。当任何一种质控品无法获得正确的检测结果,则整个检测无效,需重新检测所有标本。阳性质控品和阴性质控品的要求是应尽可能地类似于患者样本。同时要求,阳性对照应代表阴性核酸靶序列背景中的核酸靶序列的临床相关水平;而阴性对照也应出现可能存在于患者标本中的“背景”核酸序列。除了阴性和阳性对照外,每一个试验还应有空白对照,即含有除核酸以外的反应混合物所有组成成分。除此之外,某些情况下还需使用内参照,目的是检查个别患者标本中是否有抑制剂的存在。假如没有使用内参照,那么在得到一个阴性结果时,我们将无法判断是患者标本中不存在靶核酸序列,还是存在抑制扩增反应的物质。为了避免这个问题,建议扩增时增加一个内参照标准品。内参照标准品可以是与临床试验的靶序列无关,但却存在于待检标本中的内源性核酸序列。或者,是在检测过程的某一阶段被渗入到临床标本中的外源性序列。内源性内参照标准品的扩增通常需要一对单独的引物,并且可能需要单独的反应。而外源性内参照标准品的扩增通常是与临床靶序列共用相同引物,而且通常和临床标本在同一个反应管内进行。与外部临床阳性对照一样,内参照标准品应使用一个与临床检测流程相关的浓度。内参照标准品对于判断待检标本中是否存在靶核酸序列或抑制剂很有价值,同时也能评价核酸扩增和检测反应是否按照规范进行。

使用一系列不同浓度的靶序列的阳性对照有助于监测随时间而变化的试验灵敏度。此外,如果包含靶序列浓度低于试验的检测阈值的阳性对照时,将有助于检出低浓度的扩增产物。

研发内参照的一种常见方法是体外合成,例如体外合成的质粒,在检测前将其加入到标本中。最常见的内参照是与靶序列共用相同引物的体外合成核酸片段。内参照与引物的结合位点是唯一的,因此可对靶序列和内参照序列进行独立的检测和定量。此外,内参照还可用于内部校准。内部校准物为确定数量的修饰靶基因序列,可直接添加到患者标本中并与靶基因序列同时检测。需要注意的是,内参照与靶序列应具有相同或非常相近的扩增效率。因此，当检测不出内参照时，就难以判定是检测标本里有抑制剂，还是本身的扩增出现了问题。还需注意的是，为了避免与患者标本中的靶序列竞争，需使用少量的内参照。当在组织或细胞中检测和(或)定量 RNA 时，可扩增管家基因(如 *GAPDH*、*β-actin*)作为内参照。但大多数管家基因呈现高丰度表达，有可能不是最合适的内参照，应选择与靶基因具有相似表达丰度的基因 RNA 作为内参照。

对于 NGS 试验的开发，必须给予特殊考虑。应最大限度地优化整个工作流程，包括试验条件、测序深度、标本池、数据分析/生物信息学。关于细胞基因组微阵列的特殊考虑，应包括建立拷贝数变异(copy number variation, CNV)的评价标准。而评价标准的建立依赖于临床预期用途、制造商的建议和测序平台的能力。

新试验的验证/确认

与临床实验室的其他领域一样，新试验的引入需要适当的验证。FDA 批准的试验与未批准的试验，在实施上存在很大的不同。CLIA1988 为新试验的验证提供了具体的指南。开展 FDA 批准试验的实验室必须验证并记录试验的性能特征，以便在与制造商已经建立的性能相似的人群中使用。实施内部开发的试验需要一个更复杂的过程，需要大量的文档记录试验性能和质量控制程序，以确保试验的可重复性。表 70-3 列举了一些分子诊断试验相关的指南和标准，可以为新试验的开发和验证提供参考。表 70-4 描述了试验确认过程的文档检查清单。

表 70-3 分子诊断试验的指南和标准

组织或机构	指南或标准
Clinical and Laboratory Standards Institute (CLSI), www.clsi.org	MM1-A2 Molecular Diagnostic Methods for Genetic Diseases MM2-A2 Immunoglobulin and T-Cell Receptor Gene Rearrangement Assays MM3-A2 Molecular Diagnostic Methods for Infectious Diseases MM-5A Nucleic Acid Amplification Assays for Molecular Hematology MM-6 A2 Quantitative Molecular Diagnostics for Infectious Diseases MM-7 A2 Fluorescence in Situ Hybridization Methods for Medical Genetics MM-9 A2 Nucleic Acid Sequencing Methods in Diagnostic Laboratory Medicine MM-10-A Genotyping for Infectious Diseases: Identification and Characterization; Approved Guideline MM-11-A Molecular Methods for Bacterial Strain Typing; Approved Guideline MM-12-A Diagnostic Nucleic Acid Microarrays; Approved Guideline MM-13-A Collection, Transport, Preparation, and Storage of Specimens for Molecular Methods; Approved Guideline MM-14 A2 Proficiency Testing for Molecular Methods MM-16-A Use of External RNA Controls in Gene Expression Assays; Approved Guideline MM-17-A Verification and Validation of Multiplex Nucleic Acid Assays; Approved Guideline MM-18-A Interpretive Criteria for Identification of Bacteria and Fungi by DNA Target Sequencing; Approved Guideline
American College of Medical Genetics and Genomics, www.ACMG.net	Technical standards and guidelines for reproductive screening in the Ashkenazi Jewish population, Genet Med 10:57-72, 2008. American College of Medicine and Genomics technical standards and guidelines: microarray analysis for chromosomal abnormalities in neoplastic disorders, Genet Med 15:484-494, 2013. ACMG standard and guidelines for constitutional cytogenomic microarray analysis, including postnatal and prenatal applications: revision 2013, Genet Med 15:901-909, 2013. Population based cystic fibrosis carrier screening, Genet Med 3:149-154, 2001. CFTR mutation testing, 2008; update to 2001, e-publication ACMG standards and guidelines for documenting consanguinity as an incidental finding of genomic testing, Genet Med 15:150-152, 2013. Venoust thromboembolism (factor VLeiden and prothrombin 20210G>A) testing, Genet Med 7:444-453, 2005. ACMG standards and guidelines for fragile Xtesting: a revision to the disease-specific supplements to the standards and guidelines for clinical genetic laboratories of the American College of Medical Genetics and Genomics, Genet Med 15:575-586, 2013. Technical standards and guidelines for Huntington disease testing, 2014 revision, Genet Med 16:12, 2014 (online only). ACMG technical standards and guidelines for genetic testing for inherited colorectal cancer (Lynch syndrome, familial adenomatous polyposis, and MyH-associated polyposis), Genet Med 16:101-116, 2014.

表 70-3 分子诊断试验的指南和标准(续)

组织或机构	指南或标准
	ACMG clinical laboratory standards for next-generation DNA sequencing, Genet Med 15:9:733-747, 2013.
	American College of Medical Genetics and Genomics recommendations for the design and performance expectations for clinical genomic copy number microarrays intended for use in the postnatal setting for the detection of constitutional abnormalities, Genet Med 13:676-679, 2011.
	American College of Medical Genetics and Genomics standards and guidelines for interpretation and reporting of postnatal constitutional copy number variants, Genet Med 13:680-685, 2011.
	Standards and Guidelines for the interpretation of sequencing variants: a joint consensus recommendation from the American College of Medical Genetics and Genomics and the Association of Molecular Pathology. ACMG and AMP, 2015; published ahead of print.
	ACMG recommendations for standards for interpretation and reporting of sequence variations revisions 2007, Genet Med 8:294-300, 2007.
	Technical standards and guidelines for spinal muscular atrophy testing, Genet Med 13:686-694, 2011.
	Laboratory guideline for Turner syndrome, Genet Med 12:52-55, 2010.
	Turner syndrome corrigendum, Genet Med 14:281, 2012.
	A practice guideline from the American College of Medical Genetics and Genomics and the National Society of Genetic Counselors: referral indications for cancer predisposition assessment, Genet Med 17:70-87, 2015.
	ACMG position statement on prenatal/preconception expanded carrier screening, Genet Med 15:482-483, 2013.
	Carrier screening for spinal muscular atrophy, Genet Med 10:840-842, 2008.
	Carrier screening in individuals of Ashkenazi Jewish descent, Genet Med 10:1:54-56, 2008.
	Cystic fibrosis population carrier screening: 2004 revision of American College of Medical Genetics and Genomics Mutation Panel, Genet Med 6:5:387-391, 2004.
	American College of Medical Genetics and Genomics consensus statement on factor VLeiden mutation testing, Genet Med 3:139-148, 2001.
	Fragile Xsyndrome: diagnostic and carrier testing, Genet Med 7:584-587, 2005.
	American College of Medical Genetics and Genomics guideline for the clinical evaluation and etiologic diagnosis of hearing loss, Genet Med 16:347-355, 2014.
	Evaluation of the adolescent or adult with some features of Marfan syndrome, Genet Med 14:171-177, 2012.
	Clinical genetic evaluation in identifying the etiology of the autism spectrum disorders: 2013 guideline revisions, Genet Med 15:399-407, 2013.
	Array-based technology and recommendations for utilization in medical genetic practice for detection of chromosomal abnormalities, Genet Med 12:742-745, 2010.
	American College of Medical Genetics and Genomics statement on diagnostic testing for uniparental disomy, 2006; e-publication.
	FISH2: technical and clinical assessment of FISH: an ACMG/ASHG position statement. I: Technical Consideration, Genet Med 2:356-361, 2000.
	Clinical utility of genetic and genomic services: a position statement of the American College of Medical Genetics and Genomics. 2015.
	ACMG policy statement: updated recommendations regarding analysis and reporting of secondary findings in clinical genome-scale sequencing, Genet Med 17:68-69, 2015.
	American College of Medical Genetics and Genomics recommendations for the design and performance expectations for clinical genomic copy number microarrays intended for use in the postnatal setting for detection of constitutional abnormalities, Genet Med 13:676-679, 2010.
	Statement on noninvasive prenatal screening for fetal aneuploidy, Genet Med 15:5:395-398, 2013.
Food and Drug Administration, www.fda.gov	Guidance for Industry and FDA Staff-In Vitro Diagnostic 2009 H1N1 Tests for use in the 2009 H1N1 Emergency
	Guidance for Industry and FDA Staff-Class Ⅱ Special Controls Guidance Document: Cardiac Allograft Gene Expression Profiling Test Systems.

表 70-3 分子诊断试验的指南和标准(续)

组织或机构	指南或标准
	Guidance for Industry and FDA Staff-Class Ⅱ Special Controls Guidance Document:Testing for Detection and Differentiation of Influenza AVirus Subtypes using Multiplex Assays. Guidance for Industry and FDA Staff-Class Ⅱ Special Controls Guidance Document:Testing for Human Metapneumovirus(hMPV) using Nucleic Acid Assays. Guidance for Industry and FDA Staff-Class Ⅱ Special Controls Guidance Document:Respiratory Viral Panel Multiplex Nucleic Acid Assay. Guidance for Industry and FDA Staff-Establishing the Performance Characteristics of In-Vitro Diagnostic Devices for the Detection or Detection and Differentiation of Human Papillomaviruses. Class Ⅱ Special Controls Guidance Document:Nucleic Acid Amplification Assay for the Detection of Enterovirus RNA. Guidance for Industry and FDA Staff-Commercially Distributed Analyte Specific Reagents(ASR):Frequently Asked Questions. Draft Guidance for Industry,Clinical Laboratories,and FDA Staff-In Vitro Diagnostic Multivariate Index Assays. Framework for Regulatory oversight of Laboratory Developed Tests(LDT)-Draft Guidance. Guidance on Pharmacogenetic Tests and Genetic Tests for Heritable Markers. Guidance for Industry and FDA Staff-Class Ⅱ Special Controls Guidance Document:Gene Expression Profiling Test System for Breast Cancer Prognosis. Guidance for Industry and FDA Staff-Class Ⅱ Special Controls Guidance Document:Quality Control Material for Cystic Fibrosis Nucleic Acid Assays. Informed Consent for In Vitro Diagnostic Device Studies using Leftover Human Specimens That Are Not Individually Identifiable. Guidance for Industry and FDA Staff-Class Ⅱ Special Controls Guidance Document:CFTR Gene Mutation Detection Systems. Guidance for Industry and FDA Staff-Class Ⅱ Special Controls Guidance Document:RNA Preanalytical Systems(RNA Collection,Stabilization,and Purification Systems for RT-PCR used in Molecular Diagnostic Testing). Guidance for Industry and FDA Staff-Format for Traditional and Abbreviated 510(k)s. Guidance for Industry and FDA Staff-Class Ⅱ Special Controls Guidance Document-Automated Fluorescence In Situ Hybridization(FISH) Enumeration Systems. Class Ⅱ Special Controls Guidance Document:Instrumentation for Clinical Multiplex Test Systems-Guidance for Industry and FDA Staff. Class Ⅱ Special Controls Guidance Document:Drug Metabolizing Enzyme Genotyping System-Guidance for Industry and FDA Staff. Guidance for Industry in the Manufacture and Clinical Evaluation of In Vitro Tests to Detect In Vitro Nucleic Acid Sequences of Human Immunodeficiency Viruses Types 1and 2.
Association for Molecular Pathology,www. amp. org	Recommendations for In-House Development and operation of Molecular Diagnostic Tests. Laboratory practice guidelines for detecting and reporting JAK2 and MPL mutations in myeloproliferative neoplasms:a report of the Association for Molecular Pathology,J Mol Diagn 15:733-744,2013. The role of MGMT testing in clinical practice:a report of the Association for Molecular Pathology,J Mol Diagn 15:539-555,2013. Molecular testing guideline for selection of lung cancer patients for EGFR and ALK tyrosine kinase inhibitors:guideline from College of American Pathologists,International Association for the Study of Lung Cancer,and Association for Molecular Pathology,J Mol Diagn 15:415-453,2013. Certification in molecular pathology in the united States:an update from the Association for Molecular Pathology Training and Education Committee,J Mol Diagn 14:541-549,2012. opportunities and challenges associated with clinical diagnostic genome sequencing:a report of the Association for Molecular Pathology,J Mol Diagn 14:525-540,2012. Relevance,pathogenesis,and testing algorithm for mismatch repair-defective colorectal carcinomas:a report of the Association for Molecular Pathology,J Mol Diagn 14:91-103,2012.

表 70-3 分子诊断试验的指南和标准(续)

组织或机构	指南或标准
	AMP position statement on population carrier screening for spinal muscular atrophy, J Mol Diagn 13: 3-6, 2011. Laboratory guidelines for detection, interpretation and reporting of maternal cell contamination (MCC) in prenatal analyses: a report of the Association for Molecular Pathology, J Mol Diagn 13: 7-11, 2011. CpG methylation analysis-current status of clinical assay and potential applications in molecular diagnostics: a report of the Association for Molecular Pathology, J Mol Diagn 11: 266-278, 2009. Multi-site PCR-based CMV viral load assessment-assay demonstrate linearity and precision, but lack numeric standardization: a report of the Association for Molecular Pathology, J Mol Diagn 11: 87-92, 2009. Laboratory practice guidelines for detecting and reporting BCR-ABL drug resistance mutations in chronicmyeloid leukemia and acute lymphoblastic leukemia: a report of the Association for Molecular Pathology, J Mol Diagn 11: 4-11, 2009. Consensus characterization of 16 FMR1 reference materials: a consortium study, J Mol Diagn 10: 2-12, 2008. Inter-laboratory comparison of chronic myeloid leukemia minimal residual disease monitoring: summary and recommendations, J Mol Diagn 9: 421-430, 2007. Guidance for fluorescence in situ hybridization testing in hematologic disorders, J Mol Diagn 9: 134-143, 2007. Standard mutation nomenclature in molecular diagnostics: practical and educational challenges, J Mol Diagn 9: 1-6, 2007. FDA proposal for classification of "analyte-specific reagents," J Mol Diagn 1: 153-154, 1996.

注:ABMG,美国医学遗传协会;ACMG,美国医学遗传学会;ABL,Abelson 鼠白血病病毒癌基因;ABGC,美国遗传咨询协会;ALK,变性淋巴瘤受体酪氨酸激酶;ASHG,美国人类遗传学会;AMP,美国分子病理学会;BCR,断裂点丛集区;CFTR,囊性纤维化跨膜传导调节蛋白;CMV,巨细胞病毒;EGFR,表皮生长因子受体;FDA,美国食品药品管理局;FMR1,脆性 X 智力低下 1;JAK2,Janus 激酶 2;MGMT,甲基鸟嘌呤-DNA 甲基转移酶;MPL,骨髓白血病病毒致癌基因;RNA,核糖核酸;RT-PCR,逆转录酶-聚合酶链反应

表 70-4 试验确认的文档检查清单

试验名称	试验名称包括使用的技术,应明确检测的特定生物体和(或)疾病/症状
预期用途	检测的措施和目的,确定所试验的特定生物体和参数,并说明试验的用途(如诊断、预后判断、监测治疗反应、指导治疗)
使用适应证	提供临床条件-使用在线人类孟德尔遗传病数据库中的参考标准定义,www.ncbi.nlm.nih.gov/omim
方法类别	识别用于检测的方法
检测程序	关于标本类型、标本处理和运输程序、核酸分离和储存、检测程序的描述、数据报告、预期结果和结果的技术解释-所有这些参数应包括在特定检测的策略和程序中
检测结果	结果举例
分析验证	分析灵敏度、特异性、精密度、动态范围、交叉反应性、干扰物质
质量控制和质量保证	描述质量控制和质量保证程序-如果没有美国卫生与人力资源服务部批准的程序,请确定非正式的操作程序
试验的局限性	清楚地解释和(或)讨论试验的潜在局限性
临床数据	研究的主要目标,临床疾病评估,患者人数,人口统计学和样本大小的估计
临床验证	临床灵敏度、特异性、阳性和阴性预测值
检测结果的报告	临床解释
临床效用	对患者的潜在临床效益

新试验的验证是一个复杂的过程,可分为两个阶段:分析验证和临床验证。分析验证提供了试验的分析性能;临床验证提供了试验的预期临床用途。确定预期临床用途就是明确试验可能适用的人群和疾病状态。在本文中,"预期用途"一词指的是分子试验检测或定量的 DNA 或 RNA 靶标,而"使用适应证"指的是试验可用于诊断、治疗或监测的临床综合征/症状。

对于 NGS,需要对标本类型、核酸提取、文库制备、靶序列富集、测序和生物信息学分析进行全程验证。如果条件允许,

验证过程还应包括 NGS 结果的正交试验分析。如要汇集样本，则必须验证汇集过程，以确保患者的身份标志得以保存。针对每种变异类型（如单核苷酸变异、插入/缺失、同聚物、拷贝数变异、结构变异），都需要评价其分析灵敏度和特异性、准确度和精密度。验证过程可能还需要考虑与靶序列有同源性的区域（如假基因对准确度的影响）。如果待检样本含有不同基因型（如肿瘤/正常组织及线粒体样本），则需明确检测的局限性。NGS 生物信息学分析的主要流程包括但不限于：参考基因组/序列、测序产生的原始数据、比对到参考序列以及变异识别。变异识别指标包括但不限于：最低覆盖深度、碱基/变异质量分数和等位基因读取百分比。如果可以，需要一种用于解释和报告测序变异（包括偶然发现的测序变异）的程序。此外，数据存储策略/程序也应纳入到验证过程。数据存储策略应明确文件保存类型和保存时间，同时也应考虑地方、州和国家的法规以及 HIPAA 法律。

针对细胞基因组微阵列，验证过程需综合考虑检测平台、临床目的、生殖细胞与体细胞分析等因素。对于 SNP 分析平台，确定等位基因的变异潜能是很重要的。SNP 基因分型能用于检测杂合性缺失（absence of heterozygosity，AOH），并能提示需进一步研究的潜在目标区域。因此，SNP 分析平台的验证过程应说明该平台检测 AOH 的能力，包括无拷贝的 AOH。验证过程还需明确平台检测嵌合体的能力。用于产前检测的平台，验证过程须考虑到培养的或未培养的（直接的）羊水细胞和绒毛膜绒毛取样细胞两者的不同；还必须考虑到需要进行母体细胞污染（MCC）的研究，除非可以通过其他方法排除污染；还需要确定导致 CNV 机制的检测和（或）确认性检测的适应证。当检测体细胞/癌组织时，需要考虑到肿瘤与正常组织的不同，以及不同标本类型的 DNA 质量差异。

分析验证

在引入新的或改进的试验之前，需要仔细评估现有实验室条件下试验的性能特征。分析验证过程不但提供了试验的检测性能信息，也可为试验的日常运行提供实用信息。长期以来，由于很多核酸靶序列均缺乏标准物质和参考物质，分析验证程序一直颇具挑战性。这些材料的短缺已经影响了实验室验证试验灵敏度和准确度的能力。表 70-5 列出了商品化参考物质的供应商，这些参考物质可用于分析验证和作为质控品的来源。

表 70-5　质控品和参考物质的商业来源

公司	质控品和参考物质
Seracare（www. seracare. com）	定量和定性质控品，外部质控品，HCV、HIV、HBV 的鉴定、验证和性能测评试剂，CMV、HSV、EBV、HPV、沙眼衣原体、结核分枝杆菌、CFTR、MTHFR 的外部质控品
Advanced Biotechnology（www. abionline. com）	DNA 对照、病毒和细胞系（HIV、HTLV、EBV、CMV、HSV、VZV、HCV、SIV、风疹）。天然和重组产品，纯化病毒，抗原，蛋白质和抗体
Life Technologies-AcroMetrix（www. lifetechnologies. com）	外部质控品，二级参考质控品；HIV、HCV 和 HBV 验证试剂；HIV 基因分型。用于肿瘤标志物（肿瘤热点控制）的 NGS 检测质控品
National Institute for Biological Standards and Controls（www. nibsc. org）	评估/统计服务，HIV-1RNA、HCV、HBV、HAV、微小病毒 B19 的工作试剂
American Type Culture Collection（www. attc. org）	细菌，噬菌体，细胞系，杂交瘤，丝状真菌和酵母，组织培养，病毒
Corriel Repository（http://mlr. coriell. org）	通过建立、验证、维护、供应细胞培养物和从不同临床相关基因突变的培养物衍生的 DNA，为科学界提供必需的试剂
Maine Molecular（www. mmqci. com）	质控品用于监测凝血因子Ⅱ（凝血酶原）突变 G20210A 和因子Ⅴ基因突变 G1691A，*CFTR* 基因，细胞色素 P450 2C9（CYP2C9）基因，细胞色素 P450 4F2（CYP4F2）和维生素 K 环氧还原酶复合体亚基 1（VKORC1）基因定性检测的核酸提取、扩增、检测系统的分析性能

注：CFTR，囊性纤维化跨膜传导调节蛋白；CMV，巨细胞病毒；DNA，脱氧核糖核酸；EBV，Epstein-Barr 病毒；HAV，甲型肝炎病毒；HBV，乙型肝炎病毒；HCV，丙型肝炎病毒；HIV，人类免疫缺陷病毒；HTLV，人 T 淋巴细胞病毒；MTHFR，亚甲基四氢叶酸还原酶；NGS，第二代 DNA 测序；RNA，核糖核酸；VZV，水痘-带状疱疹病毒；SIV，猴免疫缺陷病毒

作为分析验证的一部分，实验室必须确定试验的分析灵敏度、分析特异性、准确度和精密度。对于定量试验，线性范围或可报告范围确定了分析物含量的测定或变化是与临床相关还是应归于固有的试验误差。一些国家和国际组织正在积极研发标准参考物质。美国国家标准与技术研究院研发了第一个用于个体识别的核酸标准参考物质。最近，世界卫生组织（WHO）引进了 HIV、HCV 和 HBV 的标准参考物质，用于血液和血制品中核酸筛查试验的验证。溯源到 WHO 标准参考物质的参考品可通过商业途径购买（SeraCare Life Sciences，Milford，Mass）。

当标准参考物质无法购买时，实验室必须依靠替代物质来进行验证试验。实验室可以研发自己的参考物质来进行试验的分析验证和日常性能监测。这些参考物质可以从实验室内部获得，或从合作实验室、政府机构（CDC、FDA、NIH）或供应商（SeraCare Life Sciences；AcroMetrix Thermo-Fisher Scientific）等外部来源获得。参考物质可以是完整的病毒颗粒、细菌基因组中天然存在的靶序列、含有特定基因变异的细胞系、质粒、胞内 RNA 或 DNA。当难于获得天然的参考物质时，实验室也可以

研发合成的参考物质。体外合成的参考物质可能是单链或双链的DNA或RNA,并可通过多种物理和(或)生物化学的方法精确定量。例如,合成的寡核苷酸DNA、克隆重组噬菌体产生的单链DNA、质粒等克隆载体产生的双链DNA或者由化学或物理方法产生并纯化后的大片段DNA分子。以DNA为模板,通过体外转录可合成RNA参考物质。

试验验证需要用另一种独立的检测方法来确认新的检测结果。或者,实验室也可将检测结果与另一个进行类似分子检测的实验室的检测结果进行比对研究。

试验的精密度评价是必不可少的,它能够确定分析物生物学变异与实验室检测的预期分析变异之间的关系。精密度评价应考虑到整个检测过程,包括核酸提取、扩增、检测和定量;所使用的测试样品或参考物质应类似于或接近于预期的患者标本。参考物质或测试样品可通过对检测阳性的患者标本进行连续稀释至检测下限来获得;如果没有检测阳性的患者标本,也可以通过将细胞系或纯化的病毒颗粒混合到检测阴性的患者标本池中来获得。这些材料也可用于试验性能的日常监测。定性方法的日常质控至少应包含一个浓度接近检测下限的阳性标准品;定量试验的日常质控则至少应包含两个浓度以覆盖试验的线性范围,如果可以,还应包含医学决定水平。

相比于许多成熟的检测方法,甚至是标准(金标准)的方法,分子检测更为敏感,因而分子检测的准确度的确定颇具挑战。一般来说,在评价新试验时,获得的检测结果需与标准方法的既定检测结果进行比较。如果没有标准方法,实验室可以购买参考物质进行分析验证。

定量试验的线性的确定可以通过检测至少4个不同水平的分析物来进行。测试样品的制备可通过将分析物加入到阴性患者标本中,或对一份已知含有高浓度分析物的标本进行连续稀释来获得。分析灵敏度表示检测方法与参考方法得到一致阳性结果的能力。对于定量的分子检测方法,该方法所能检测到的最低含量可能与特定核酸或微生物的定量下限不同。分子检测的定量下限是指在可接受的精密度下能检测到核酸序列的最低含量。分析灵敏度也可通过对含有不同浓度分析物的一定量样本进行连续稀释来确定。分析特异性是指一种分析方法检测和(或)定量特定分析物的能力。分析特异性易于评价的部分原因是分析物与相关的核酸序列或生物体间不存在交叉反应。此外,对于感染性疾病的特异性评价,重要的是确定正常菌群或患者标本中的核酸与分析物之间不存在交叉反应。

确定可能会影响试验检测和(或)定量目标分析物的能力的干扰物质也很重要。干扰物质的来源可以是内源性的,也可以是外源性的。外源性干扰物质包括药物、肠外营养或抗凝剂,因为一些抗凝剂(如肝素)可能会干扰扩增过程。内源性干扰物质(如脂质、胆红素)通常是病理条件下产生的。有几种检测干扰物质的方法:一种是将靶核酸(如纯化的核酸、细胞或微生物)加入到含有各种干扰物质的标本中;另一种是将特定的靶核酸加入到伴有各种病理状况(如黄疸)或接受特殊药物治疗的患者标本中。

恰当的标本处理,包括标本采集和运输,对于确保标本的完整性至关重要。不恰当的标本处理可能使核酸降解,从而导致假阴性结果或不准确的定量结果。恰当的标本处理对真核细胞RNA和病毒RNA的检测尤为重要。分子检测适用于多种标本类型,应确定最适宜的标本类型和标本量。标本类型的合理选择取决于多种因素,包括研究的临床疾病和检测所需的核酸类型。分子检测的方式可能会极大地影响所需的标本量。例如,重复运行的检测就比单个运行所需的标本量多。不同检测和核酸类型的标本运输和储存条件也需评估。不同标本类型、不同分析物(RNA vs DNA)、不同的细胞和微生物,其标本的运输和储存条件不同,因此必须由每个实验室来确定标本的运输和储存条件。RNA标本的运输和储存有特殊的要求,因为它很容易受到无处不在的RNA酶的降解。不同于室温下储存,RNA标本的运输储存必须尽快离心,分离血浆或血清,并储存在-80℃直到检测。

临床验证

实验室检测为患者的管理和解决相关临床问题提供了重要信息。试验的分析性能和临床性能(临床灵敏度、特异性和预测值)决定了检测方法的用途。试验的临床意义应该以检测对象的疾病或综合征来定义,具体包括疾病患病率、可能的预后及错误结果(假阳性或假阴性结果)对患者和其他人的成本花费。确认试验的临床用途是一个复杂并充满挑战的过程。临床用途在这里特指使用的适应证,例如,试验的目的是定量一种核酸(分析物),但只适用于特定的临床疾病。

临床验证的第一步是制订临床问题并确定适用的目标人群。临床问题的定义有三个部分:①描述受试者人群;②明确临床管理决策;③确定试验在临床决策中所起的作用。在考虑每个试验的临床应用时,假设试验的分析性能特征是比较明确的。在确定每个特定试验的临床应用时,应该考虑到分析局限性(如定量试验的可报告范围、非临床标本的精密度)。临床验证需要评价试验的临床灵敏度,而临床灵敏度可通过对适量已知某种疾病或症状的患者标本进行检测而获得。标本的种群和类型也应充分描述,因为在特定的人群中使用指定标本类型获得的检测结果可能不适用于另一个群体,或者即使对同一人群中的另一种标本类型也可能是不适用的。在开始临床验证之前,确定检测目的(即试验检测的是什么)和适应证(即试验将会用于的临床疾病是什么)是很重要的。例如,某种试验的适应证可以是诊断、在人群中筛查疾病、确认另一试验的结果、疾病的治疗监测或预后判断。临床验证还需要评价试验的临床特异性,而临床特异性可通过分析已诊断为不同疾病的患者标本来确定,因为这些疾病可能与指定的疾病容易混淆。此外,临床特异性还可通过检测健康供体的标本来确定。其他还需要明确的临床参数有阳性和阴性预测值,以及在疾病或治疗过程中试验的预测价值。再则,为了确定新LDT的临床效用,还应考虑可能影响结果及结果解释的因素。例如,对于感染性疾病,影响结果及结果解释的因素可能为微生物-宿主相互作用、微生物动力学、变异和突变或微生物菌剂的复制适应性。

应收集并整理保存每个试验临床验证过程中产生的数据,以满足不同监管机构的要求。在文件中,实验室应提供已经验证过的检测适应证列表(表70-4)。

检测过程的质量控制

为了确认检测过程中每个关键试剂的浓度、纯度和性能,对 LDT 实施质量控制程序是非常重要的。临床试验获批之前，需验证每个关键试剂并建立容许限。若条件允许，应采用定量方法建立容许限，以避免主观评价关键试剂的质量。

设备的质量控制

分子诊断实验室所有使用的仪器必须有书面的维护保养程序和校准。与其他临床实验室的仪器一样，需明确定义仪器的可接受性能和校准容许限，并定期监督，以确保持续获得准确可靠的检测结果。当仪器的性能或校准超出了规定的容许限时，应立即对仪器进行维修保养。仪器维修后，使用前需重新校准。作为质量保证程序的一部分，仪器的维护、性能检查、校准或维修记录需依照每个实验室的文件保存规定来储存和保管。

热循环仪是分子诊断实验室的关键仪器设备。热循环仪性能的任何变化都直接影响到临床检测的灵敏度和精密度。所有仪器设备的维护、校准和质量控制应遵循制造商的建议。简言之，热循环仪的部分性能监测包括：确定和记录循环时间、验证定点误差、记录所有报警消息。不同运行之间的循环时间不应该相差超过几分钟。循环时间的波动是一个警告信号，表明热循环仪需要调整并恢复到出厂状态。此外，推荐冷却器、加热器和模块温度的均一性检查按照厂家的建议进行。采用温度探头热耦合器可完成模块温度的均一性检查。

分子诊断实验室每天使用的另一个重要设备是移液器。检测过程的每一步都需要使用移液器。移液器可能是检测结果误差的主要来源，因此需重点维护。所有其他的设备都应该按照制造商的建议来维护。若条件允许，应使用有证的标准或参考物质进行设备的校准。

结论

分子诊断实验室为患者的管理作出了重要的贡献。分子检测的特异性、灵敏度、质量、解释、局限性、仪器性能、耗材、知识产权、患者的保密性和报销等问题将随着学科的发展而逐渐得到完善。一个令人担忧的问题是，已经出现了直接面向消费者进行非处方检测提供套餐营销和收费服务的公司。他们根据 DNA 分型结果（如脸颊拭子），预测患者携带或者获得一种或几种疾病的“风险”，并向客户提供报告，而这些报告可能会使患者本人和他/她的医生感到困惑，同时会给患者带来不必要的恐慌和病耻感。事实上，这些公司的检测结果应提供详细的结果解释和遗传咨询。随着个体化医疗的逐步实现以及更有效的患者管理，分子诊断领域的未来发展将会毋庸置疑地进一步改善患者的诊断和预后。

（段勇 译 王琳 校）

推荐阅读

Centers for Disease Control and Prevention：Good laboratory practices for molecular genetic testing for heritable diseases and conditions，MMWR 58（RR06）：1-29，2009.

本报告为分子遗传检测实验室提供了详细的实验室管理规范。

College of American Pathologists Commission on Laboratory Accreditation. Molecular pathology checklist；2014.

美国病理学家学会为那些选择通过 CAP 进行 CLIA 调查的实验室提供了一份具体的分子病理学检查表。

Ledbetter DH，Faucett WA：Issues in genetic testing for ultra-rare diseases：background and introduction，Genet Med 10：309-313，2008.

本综述提供了对遗传性疾病进行遗传检测的具体要求。

Rehm HL，Bale SJ，Bayrak-Toydemir P，et al：ACMG clinical laboratory standards for next-generation DNA sequencing，Genet Med 15：733-747，2013. Available at：www. acmg. net/docs/ACMG_Lab_Standards_Next_Generation_Sequencing_Sept2013. pdf.

本报告为下一代 DNA 测序技术提供了详细的实验室管理规范。

Secretary's Advisory Committee on Genetics，Health，and Society：U. S. system of oversight of genetic testing：a response to the charge of the secretary of Health and Human Services，Bethesda，Md.，2008，Department of Health and Human Services. Available at：http://osp. od. nih. gov/sites/default/files/SACGHS_oversight_report. pdf.

本报告全面概述了关于美国遗传检测的分析、临床有效性和临床效用的监管环境。

Supreme Court of the United States，Slip Opinion，Association For Molecular Pathology Et Al. v. Myriad Genetics，Inc，et al，Decided June 13，2013. Available at：http://www. supremecourt. gov/opinions/12pdf/12-398_1b7d. pdf.

最高法院的这一判决简报概述了基因专利的裁决。

参考文献

American College of Medical Genetics: *ACMG standards and guidelines for clinical genetic laboratories*, Bethesda, MD, 2008, American College of Medical Genetics. Available at: https://www.acmg.net/ACMG/Publications/Laboratory_Standards___Guidelines/ACMG/Publications/Laboratory_Standards___Guidelines.aspx?hkey=8d2a38c5-97f9-4c3e-9f41-38ee683bcc84.

American College of Obstetrics and Gynecology Committee on Genetics: ACOG committee opinion. Number 298, August 2004. Prenatal and preconceptional carrier screening for genetic diseases in individuals of Eastern European Jewish descent, *Obstet Gynecol* 104:425–428, 2004.

American Medical Association. Current Procedural Terminology – CPT 2015.

Association for Molecular Pathology statement: Recommendations for in-house development and operation of molecular diagnostic tests, *Am J Clin Pathol* 111:449–463, 1999.

Bachner P, Hamlin W: Federal regulation of clinical and the Clinical Laboratory Improvement Amendments of 1988, part II, *Clin Lab Med* 13:987–994, 1993.

Burke W, Psaty BM: Personalized medicine in the era of genomics, *JAMA* 298:1682–1684, 2007.

Carter MA: Ethical aspects of genetic testing, *Biol Res Nurs* 3:24–32, 2001.

Centers for Disease Control and Prevention. Current CLIA regulations (including all changes through January 24, 2004). Available at: www.cdc.gov/ophss/csels/dipss/CLIA.html.

Centers for Medicare & Medicaid Services. Clinical Laboratory Improvement Amendments (CLIA): Proficiency testing; 2008. Available at: http://www.cms.gov/Regulations-and-Guidance/Legislation/CLIA/Proficiency_Testing_Providers.html.

Centers for Medicare & Medicaid Services: *Proficiency testing providers*, Baltimore, Md., 2008, Centers for Medicare & Medicaid Services. Available at: www.cms.hhs.gov/clia/14_proficiency_testing_providers.asp.

Centers for Medicare and Medicaid Services, Centers for Disease Control and Prevention. 42 C.F.R. Part 493: Medicare, Medicaid, and CLIA programs; laboratory requirements relating to quality systems and certain personnel qualifications. Final rule; 2003: 3640-3714.

Cooley LD, Lebo M, Li MM, et al: American College of Medical Genetics and Genomics technical standards and guidelines: microarray analysis for chromosome abnormalities in neoplastic disorders, *Genet Med* 15:484–494, 2013. Available at: https://www.acmg.net/docs/Microarray_for_chromosome_abnormalities_in_neoplastic_disease_GIM_June_2.pdf.

Daley R, Hill M, Chitty LS: Non-invasive prenatal diagnosis: progress and potential, *Arch Dis Child Fetal Neonatal Ed* 99:F426–F430, 2014.

Dequeker E, Ramsden S, Grody WW, et al: Quality control in molecular genetic testing, *Nat Rev Genet* 2:717–723, 2001.

Food and Drug Administration Modernization Act. Public Law 105-15, 111 Statute 2296, 1997.

Forman MS, Valsamakis A: Comparison of automated and manual nucleic acid extraction methods for detection of enterovirus RNA, *J Clin Microbiol* 41:3532–3536, 2003.

Germer JJ, Harmsen WS, Mandrekar JN, et al: Evaluation of the COBAS TaqMan HCV test with automated sample processing using the MagNA pure LC instrument, *J Clin Microbiol* 43:293–298, 2005.

Grody WW: Quest for controls in molecular genetics, *J Mol Diagn* 5:209–211, 2003.

Hirschhorn K, Fleisher LD, Godmilow L, et al: Duty to re-contact, *Genet Med* 1:171–172, 1999.

Kaul K, Leonard DGB, Gonzalez A, et al: Oversight of genetic testing: an update, *J Mol Diagn* 3:85–91, 2001.

Kessler HH, Clarici AM, Stelzl E, et al: Fully automated detection of hepatitis C virus RNA in serum and whole-blood samples, *Clin Diagn Lab Immunol* 9:1385–1388, 2002.

Killeen AA, Leung WC, Payne D, et al: Certification in molecular pathology in the United States (Training and Education Committee, The Association for Molecular Pathology). Training and Education Committee, The Association for Molecular Pathology, *J Mol Diagn* 4:181–184, 2002.

Manning M, Hudgins L: Array-based technology and recommendations for utilization in medical genetics practice for detection of chromosomal abnormalities, *Genet Med* 12:742–745, 2010. Available at: https://www.acmg.net/StaticContent/PPG/CMA_2010.pdf.

McGovern MM, Benach MO, Wallenstein S, et al: Quality assurance in molecular genetic testing laboratories, *JAMA* 281:835–840, 1999.

McGovern MM, Elles R, Beretta I, et al: Report of an international survey of molecular genetic testing laboratories, *Community Genet* 10:123–131, 2007.

McNeil C: Regulating laboratory-developed tests: devil will be in details, *J Natl Cancer Inst* 107:2015. pii: djv113.

Medical Device Amendments of 1976. Public Law 94-295, 90 Statute 539, 1976.

Medical devices: classification/reclassification; restricted devices; analyte specific reagents, *Fed Regist* 62:62243–62260, 1997.

Mulcahy GM: The integration of molecular diagnostic methods into the clinical laboratory, *Ann Clin Lab Sci* 29:43–54, 1999.

National Institutes of Health: *National Cancer Institute best practices for biospecimen resources*, Bethesda, Md., 2007, National Institutes of Health. Available at: http://biospecimens.cancer.gov/global/pdfs/nci_best_practices_060507.pdf.

National Newborn Screening and Genetics Resource Center. Available at: http://genes-r-us.uthscsa.edu.

Neumaier M, Braun A, Wagener C: Fundamentals of quality assessment of molecular amplification methods in clinical diagnostics. International Federation of Clinical Chemistry Scientific Division Committee on Molecular Biology Techniques, *Clin Chem* 44:12–26, 1998.

Niesters HG: Clinical virology in real time, *J Clin Virol* 25(Suppl 3):3–12, 2000.

Niesters HG: Quantitation of viral load using realtime amplification techniques, *Methods* 25:419–429, 2001.

Prence EM: A practical guide for the validation of genetic tests, *Genet Test* 3:201–205, 1999.

Richards S, Aziz N, Bale S, et al: Standards and guidelines for the interpretation of sequence variants: a joint consensus recommendation of the American College of Medical Genetics and Genomics and the Association for Molecular Pathology, *Genet Med* 17:424–425, 2015. Available at: www.acmg.net/docs/Standards_Guidelines_for_the_Interpretation_of_Sequence_Variants.pdf. advanced online publication March 5.

Richards CS, Grody WW: Alternative approaches to proficiency testing in molecular genetics, *Clin Chem* 49:717–718, 2003.

Safe Medical Device Act of 1990. Public Law 101-629, 104 Statute 4523, 1990.

Schwartz MK: Genetic testing and the clinical laboratory improvement amendments of 1988: present and future, *Clin Chem* 45:739–745, 1999.

Schrijver I, Aziz N, Farkas DH, et al: Opportunities and challenges associated with clinical diagnostic genome sequencing: a report of the Association for Molecular Pathology, *J Mol Diagn* 14:525–540, 2012.

South ST, Lee C, Lamb AN, et al: ACMG Standards and Guidelines for constitutional cytogenomic microarray analysis, including postnatal and prenatal applications: revision 2013, *Genet Med* 15(11):901–909, 2013. Available at: https://www.acmg.net/docs/ACMG_Lab_Standards_and_Guidelines_CMA_Revision_2013_GIM_112013.pdf.

Spector EB, Grody WW, Matteson CJ, et al: Technical standards and guidelines: venous thromboembolism (factor V Leiden and prothrombin 20210G>A testing): a disease-specific supplement to the standards and guidelines for clinical genetics laboratories, *Genet Med* 7:444–453, 2005.

Stemmer C, Beau-Faller M, Pencreac'h E, et al: Use of magnetic beads for plasma cell-free DNA extraction: toward automation of plasma DNA analysis for molecular diagnostics, *Clin Chem* 49:1953–1955, 2003.

Swanson PE: Labels, disclaimers, and rules (oh my!). Analyte-specific reagents and practice of immunohistochemistry, *Am J Clin Pathol* 111:445–448, 1999.

ten Bosch JR, Grody WW: Keeping up with the next generation: massively parallel sequencing in clinical diagnostics, *J Mol Diagn* 10:484–492, 2008.

The Food and Drug Administration. Workshops and Conferences. Ultra high throughput sequencing for clinical diagnostic applications—approaches to assess analytical validity, June 23, 2011. Available at: http://www.fda.gov/MedicalDevices/NewsEvents/WorkshopsConferences/ucm255327.htm.

Vernet G: Molecular diagnostics in virology, *J Clin Virol* 31:239–247, 2004.

遗传性疾病的分子诊断

第71章

Wayne W. Grody

要点

1. 由于人类基因组计划以及后续的相关研究鉴定了大量的疾病相关基因,遗传性疾病的分子诊断很有可能成为分子病理学中发展最快的一个领域。

2. 无论是显性还是隐性的单基因遗传病的基因突变,均可通过一系列的分子诊断技术进行检测。其中,已知的基因突变可采用特定的基因检测方法,未知的基因突变则可通过全面的基因测序和突变筛查等方法进行测定。

3. 某些疾病(如囊性纤维化等)由于在人群中具有较高的突变频率,因而被纳入到大规模的人群突变筛查计划中。

4. 在充分重视遗传咨询和伦理问题的前提下,迟发性的显性疾病,如亨廷顿舞蹈病和家族性肿瘤等已经成为疾病早期检测的重要方向。

5. 随着全外显子测序或者全基因组测序技术等技术的出现,这些大规模并行测序技术将对常规的单基因检测领域产生重大的影响。

6. 分子诊断技术应用引起的伦理问题涉及基因隐私权、知情同意权、终止妊娠、潜在污名化与保险歧视的理论风险等。

分子遗传学诊断可能是分子病理学中发展最快且最具争议的一个领域,并且有望成为 21 世纪最有力的临床诊断和筛查工具。人类基因组计划完成后,随着新的疾病基因鉴定步伐的加快,人们认识到包括肿瘤甚至是传染性疾病在内的几乎所有疾病,都有一定的遗传成分,这就使得分子遗传学诊断的临床应用范围会继续扩大。此外,当今控制医疗成本的需求日趋紧迫,分子遗传学诊断作为其中一个焦点领域,凭借其产前诊断和遗传预测性检测的能力,在预防医学中发挥着重要的作用。除此之外,分子遗传学诊断引出了基于分子遗传而产生的分子遗传学治疗。因为从本质上讲,常规的基因测序是通过脱氧核糖核苷酸(deoxyribonucleic acid,DNA)杂交的手段来检测分子遗传性缺陷,所以理论上,这些基因缺陷也可以通过基因替代疗法来纠正。然而,治疗分子遗传学的进展依然缓慢,但可以肯定的是,它将成为本世纪的一个重要治疗方法。将来,它将与分子诊断实验联系得更加紧密,也将担负起确认基因是否正确插入和监测置换基因是否恰当表达的责任。

然而,分子遗传学诊断的发展并非一帆风顺。除了程序和技术的复杂性之外,它还与一些棘手的伦理问题也有着千丝万缕的联系。分析患者最基本的基因构成和其中的缺陷,会引发对遗传缺陷患者的歧视、侮辱,以及患者的种族差异、隐私权、知情同意与保密性等诸多问题,虽然基因检测所带来的保险歧视和就业歧视的实例不多(Hall & Rich,2000),但已有相关的报道(Billings et al,1992)。在美国,私人保险的医疗保健最容易受到侵犯。但是,现在已有联邦立法和基因歧视法案禁止基于遗传试验结果对就业以及办理健康保险的歧视,尽管这些法案仍然存在一些局限性(Baruch & Hudson,2008)。此外,个体中的任何遗传性突变的发现都具有深远的意义,因为这不仅仅能了解要求做 DNA 检测的直接患者(先证者)的信息,还能从该个体延伸到其他家庭成员——可能他们并未同意探索或者揭示这类信息。事实上,通过聚合酶链反应(polymerase chain reaction,PCR)和高通量基因组分析技术(见第 67 章和第 78 章)所提供的强大的 DNA 检测技术,并且这类检测只需极少量的组织或体液样本即可进行,因而在未经患者同意甚至不知情的情况下,很容易就可以进行基因分析。产前诊断,乃至进行夫妻孕前基因携带者的筛查，也引发了针对流产的伦理和宗教方面的激烈讨论。尽管人们普遍认为基因治疗应该只针对体细胞而非生殖细胞（甚至这个观念也开始改变），但还是引起了优生学者的担忧。

分子遗传学诊断中有很多方面涉及对个人、家庭疾病发生或复发的风险评估。相关原因将在下文中进行全面的分析，其中一点是分子遗传学诊断中所获得的测试结果通常不表示为数字浓度或是/否答案，而是表示为概率，这些概率大多通过多因素贝叶斯分析的统计方法得出（Ojino & Wilson, 2004a）。要向患者与相关医师准确且恰当的传达这种复杂的不确定性是相当困难又耗时的，同时也因为前面提到的分子遗传诊断检测伴随的严重伦理问题，同医学检验的其他领域相比，遗传性疾病分子的诊断需要与临床医生或遗传咨询师进行更为密切的沟通。事实上，一些遗传病的分子诊断检测，特别是一些受情绪控制的预测性检测，只能通过遗传学家或遗传咨询师进行预约咨询，因为这些专家最有资格评估检测的适当性并向患者解释结果。一些专门从事此类检测的大型学术机构和商业实验室甚至雇佣了遗传咨询师，进一步与不熟悉此领域的初级保健医生进行有效沟通，以确保分子诊断检测的恰当应用。

技术选择

随着人们对众多遗传疾病的基因、基因座和突变机制的逐渐了解，分子遗传学诊断可以利用现有分子生物学技术的全部技术手段。包括以下各项及其他技术（见第66~69章）：

聚合酶链反应

- DNA印迹法
- 等位基因特异性探针杂交
- DNA测序（Sanger测序法）
- 实时聚合酶链反应
- 核酸微阵列
- 侵入物分析测试
- 突变扩增阻滞系统（amplification refractory mutation system, ARMS）
- 寡核苷酸连接分析（oligonucleotide ligation assay, OLA）
- 多重连接探针扩增技术（multiplex ligation-dependent probe amplification, MLPA）
- 突变检测技术，如变性梯度凝胶电泳（denaturing gradient gel electro-phoresis, DGGE）
- 单链构象多态性（single-strand conformation polymorphism, SSCP）检测
- 质谱法
- 大规模并行（下一代）DNA测序（massively parallel（next-generation）DNA sequencing, NGS）

选用何种技术对样本进行检测的依据各不相同，在多数情况下，基于以下两个因素：①对所述疾病相关基因的现有了解程度；②其基因分子的异质性程度。根据对疾病基因的了解程度，大致将所有遗传疾病分为两类：已经分离出致病基因的遗传疾病与尚未分离出致病基因的遗传疾病。前者通常可以通过直接的基因/突变分析来处理；后者只能利用位于同一染色体附近的多态性DNA标记的连锁分析来处理，前提是该疾病相关基因位置已粗略地映射到染色体水平。第二个因素是分子的异质性程度。异质性是指不同基因的数目或单个基因的多种突变，均能够导致相同的疾病。异质性越大，DNA检测就越难，越费力，成本越高，结果报告和遗传咨询也越复杂。在其他疾病中，即使忽略许多已报道的稀有突变，筛选到少数在特定的种族/民族中可能具有的高频率的单个或多个突变，也可以提供足够的测试结果来证明目标方法的合理性。

为了使这些检测实用且成本合理，人们设计出了可同时检测突变的多种方法。不过，所有这些检测方法都受灵敏度低的限制。事实上，在分子遗传学检测领域中，许多筛查试验的灵敏度明显低于其他的临床检测，不过这被认为是可接受的。人们需要从公共卫生的角度来考虑这个可接受的灵敏度界值应该多低。虽然筛查试验的灵敏度不佳，但大多数遗传学家认为它廉价且技术上可行，可为公共卫生带来好处。只要给患者提供足够的科普和咨询，他们就能了解到阴性检测结果中包含的潜在遗传风险。值得注意的是，我们这里所讨论的分子遗传学筛查试验的灵敏度是指临床检测灵敏度，而非检测本身的灵敏度。假设一种检测方法任何时候都能够检测到特定的突变，但总有一些罕见的突变不能被靶向测定，造成一部分携带者被漏检，即"临床假阴性"（Palomaki et al, 2004）。20世纪80年代中期，PCR的出现使得直接突变的检测变得轻而易举。PCR通过巧妙地引物设计使得实验室能够使用微量的原始材料来准确地研究感兴趣的突变或"热点"（基因中包含多个高频率突变位点的区域）。一旦含有疑似突变的区域被扩增，就可以通过凝胶电泳、毛细管电泳、测序或DNA探针杂交进行分析。缺失或插入会改变扩增片段的长度，通过电泳就能对PCR产物片段的大小进行准确的测定。此外，如果基因缺失或点突变破坏或产生了限制性核酸内切酶位点，可以通过用该酶消化后的PCR产物进行电泳分析来检测（图71-1）。另一种方法是将PCR产物与等位基因特异性寡核苷酸（allele-specific oligonucleotide, ASO）探针杂交，ASO是一段能与正常及突变靶序列精确互补的短DNA片段。如第68章所述，在严格条件下进行斑点杂交或线性杂交，含有突变的目的DNA只能与突变型探针杂交，野生型的目的DNA只能与正常基因序列的探针杂交。基因中的多个突变热点可通过多重PCR同时扩增。作为该方法的变体，可以将多种ASO探针点在固相支持物上，随后以微阵列或悬浮微珠的形式与标本DNA（或扩增产物）杂交。目前已有多种商业化的试剂和仪器进行基于示差探针/淬灭杂交、毛细管电泳或其他复杂技术的突变检测，详见第68和78章。

为了筛选疾病基因中某一位置的未知突变，可以运用范围更广泛的突变扫描技术。理论上，单链构象多态性分析、变性梯度凝胶电泳、变性高效液相色谱法和一些原理类似的方法均可以通过核苷酸改变引起的单链或错配双链DNA拓扑结构的改变来检测基因内任一位置的点突变。虽然这些方法只能在有限基因（多为单个外显子或部分外显子）的PCR扩增片段上进行，且并非100%敏感的，但这些方法的应用避免了针对不同的突变制备多种特异性ASO探针。蛋白质截短试验可检测导致多肽合成提前终止的突变，该方法涉及体外的转录/翻译，但是它只能检测出"终止"即无义突变（及部分移码突变、剪接变异体）而忽视常见的碱基替换（错义突变）。尽管全基因组测

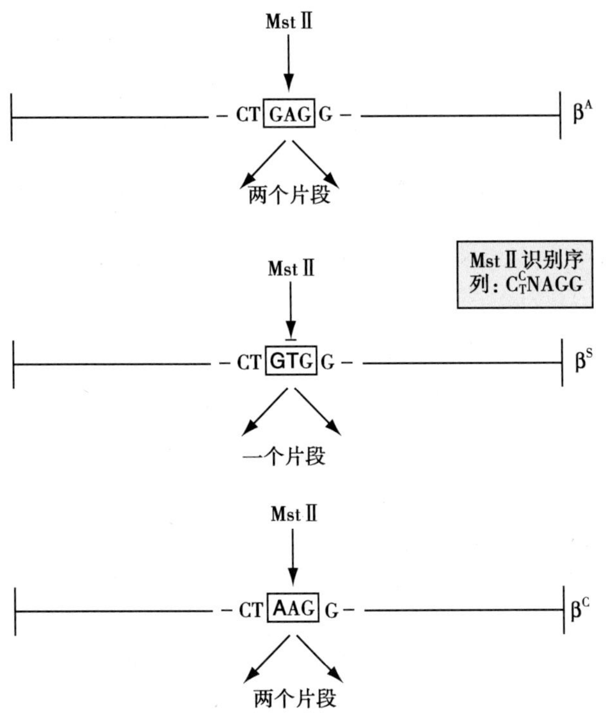

图 71-1 运用限制性核酸内切酶来检测点突变的示意图。该例中镰状细胞突变，β-珠蛋白基因的第六个密码子中的碱基 A 被置换为 T，破坏了限制性核酸内切酶 MstⅡ的切割位点。正常情况下，来自该区域的 PCR 产物被切割后产生两个 DNA 片段，但在镰状血红蛋白 HbS 中仅产生一个片段。但是在血红蛋白 C 病中点突变发生在该密码子的首个核苷酸处，不会破坏限制性核酸内切酶 MstⅡ的酶切位点，因此不能通过该方法检测

序会漏掉一些位于编码区之外的突变（例如内含子、启动子或增强子区域），但从理论上讲，它仍是唯一一项 100%敏感，可检测到所有点突变的技术。近年来 DNA 测序技术已经变得更加成熟和便宜，突变扫描技术和蛋白质截短技术都已较少使用了。

三核苷酸重复序列扩增所引起的疾病可用 Southern blot 或 PCR 技术进行直接诊断，只要观察到大于正常片段的目的基因即可诊断。对于大片段缺失所引起的疾病，可用 Southern blot 技术检测目的片段是否消失或变小来进行诊断，我们也可以使用 PCR 技术对缺失区域进行扩增，缺失的发生可通过观察缺失区域的扩增情况或该区域两侧的 DNA 是否形成新的 DNA 连接来确定，MLPA 也可用于此类疾病的诊断。值得注意的是，第二代测序技术的不足之处是它无法识别重复扩增序列和一些大片段的缺失（除外男性 X 染色体上的缺失）。

对于许多未知突变或未知致病基因的疾病，在某些家族中可以通过连锁分析进行预测性诊断。此种方法需要与其他受累和未受累的同胞、父母进行对比试验，因而并非每个家庭都可以使用这种方法获取有用信息。该方法还需要借助致病基因侧翼区或是基因内的多态性遗传标记进行连锁分析，这些遗传标记的共分离需与家族内的正常表型或疾病表型一致。以往常使用 Southern blot 技术检测限制性片段长度多态性（restriction fragment length polymorphism，RFLP）。但是近年来，由于微卫星多态性（一种可变数目的短串联重复序列）在基因组中具有较高的冗余度和多等位基因特性，通常使用 PCR、凝胶电泳或毛细管电泳等相对简便的方法即可检出，因而微卫星多态性的检测相对容易。对于那些与杜氏肌营养不良（Duchenne muscular dystrophy，DMD）和神经纤维瘤病等疾病发生相关的较大基因，其基因内微卫星位点可显著降低突变和遗传标记间的重组，但是下一代测序技术的出现可以在不使用遗传连锁分析的情况下直接对突变进行检测。

相比突变位点的直接检测技术，连锁分析技术的缺点在于连锁分析需要对多个家族成员进行检测，并且基因和遗传标记之间的减数重组会破坏亲本和子代之间明显的连锁，导致假阳性或者假阴性的结果。两个基因座遗传图距间每单位厘摩（1cM＝1000 000bp）存在 1%的交换率。如图 71-2 中，可以对胎儿是否受累进行预测，因为胎儿遗传了与先前受累儿子相同的上游 RFLP 片段。但是，如果被检测的多态性限制酶位点距疾病基因 5cM 及以上，那么只能得出胎儿有 95%的受累风险的结论。人类基因组计划的完成，为我们提供了富含多态性标记（包括短串联重复序列和单核苷酸多态性）的完整基因组序列，使我们不再依赖于那些远离疾病基因的连锁标记进行诊断。

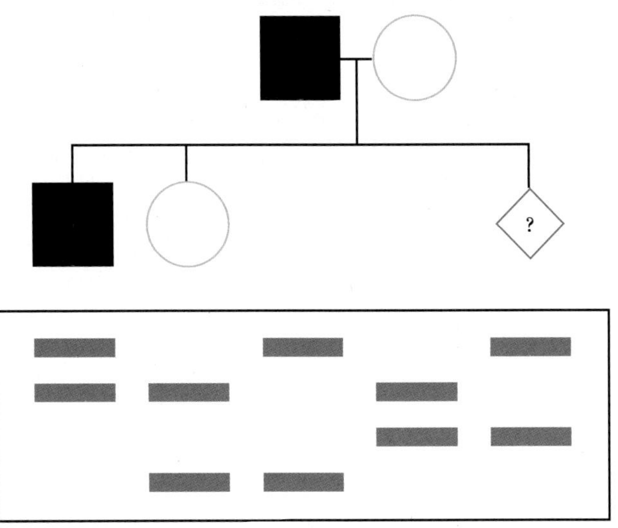

图 71-2 染色体显性遗传病产前诊断的限制性片段长度多态性分析实例。Southern blot 中，从受影响的儿子的结果可以看出，父亲上方的条带与疾病表型是共分离的。由于胎儿（？所示）也遗传了这一条带，因而预计胎儿会受累。确切的风险取决于疾病基因与限制性片段长度多态性（RFLP）标记之间的图距

虽然本章主要涉及的是遵循孟德尔遗传规律的单基因遗传病的分子检测，但也不能忽视现今用于全基因组分析的新技术。全基因组分析可以使用高通量寡核苷酸微阵列测序、大规模平行基因组测序及“第二代”DNA 测序来进行检测。其中高通量寡核苷酸微阵列以阵列比较基因组杂交的形式最先应用于临床遗传学，现今通常称为染色体微阵列（chromosomal micro-array，CMA）。该技术在阵列中采用了大量的 DNA 探针（50 万~100 万以上），使其互补的基因组序列以规则的间隔跨越整个基因组。将患者的全基因组 DNA 阵列杂交与对照样品“正常”全基因组（即没有杂交信号的病理性增加或缺失）阵列杂交产生的结果进行比较，如果患者的 DNA 在某条染色体上有

缺失，则跨越该区域的探针的杂交信号将会减少或消失（图 71-3）。相反，如果患者的 DNA 含有染色体区域的重复（插入），则该区域将出现过强的杂交信号。该法检测基因拷贝数变异（copy number variants，CNV）的分辨率远高于使用传统的光学显微镜进行的核型分析，随着越来越多的探针被添加到阵列中，碱基对之间的间隔不断缩小，该技术的分辨率将会不断提高。而且，与以往需要使用许多不同探针的荧光原位杂交（fluorescence in situ hybridization，FISH）技术相比，该技术更全面且更经济。因此，染色体微阵列技术已经迅速成为检测先天性患有基因缺失/重复疾病的主流技术。这些先天性疾病并非是某种特定的基因综合征，它包括非特异性的畸形、发育迟缓、自闭症等。事实上，这些指征正是染色体微阵列的应用标准，而核型分析并不适用于这些疾病的诊断（Manning et al，2010；Miller et al，2010）。然而，染色体微阵列技术也有一定局限性。首先，因为它只是检测全基因组 DNA 杂交强度的差异，所以不能检出遗传物质无增减的平衡易位和倒位；其次，人类基因组中包含了大量的非病理 CNV，这类 CNV 有许多尚未得到广泛认识和研究，是具有挑战性的"临床意义不明的 CNV"，其中一些 CNV 具有较高的多态性，若在患者中检测到这些 CNV 则会影响病因的判断。另外，除了直接检测患者特定基因所包含的缺失或插入外，检测父母的基因也有助于诊断。如果检测结果显示正常的父母也携带了相同的缺失，那么该缺失可能是非病理性的（也有例外）。

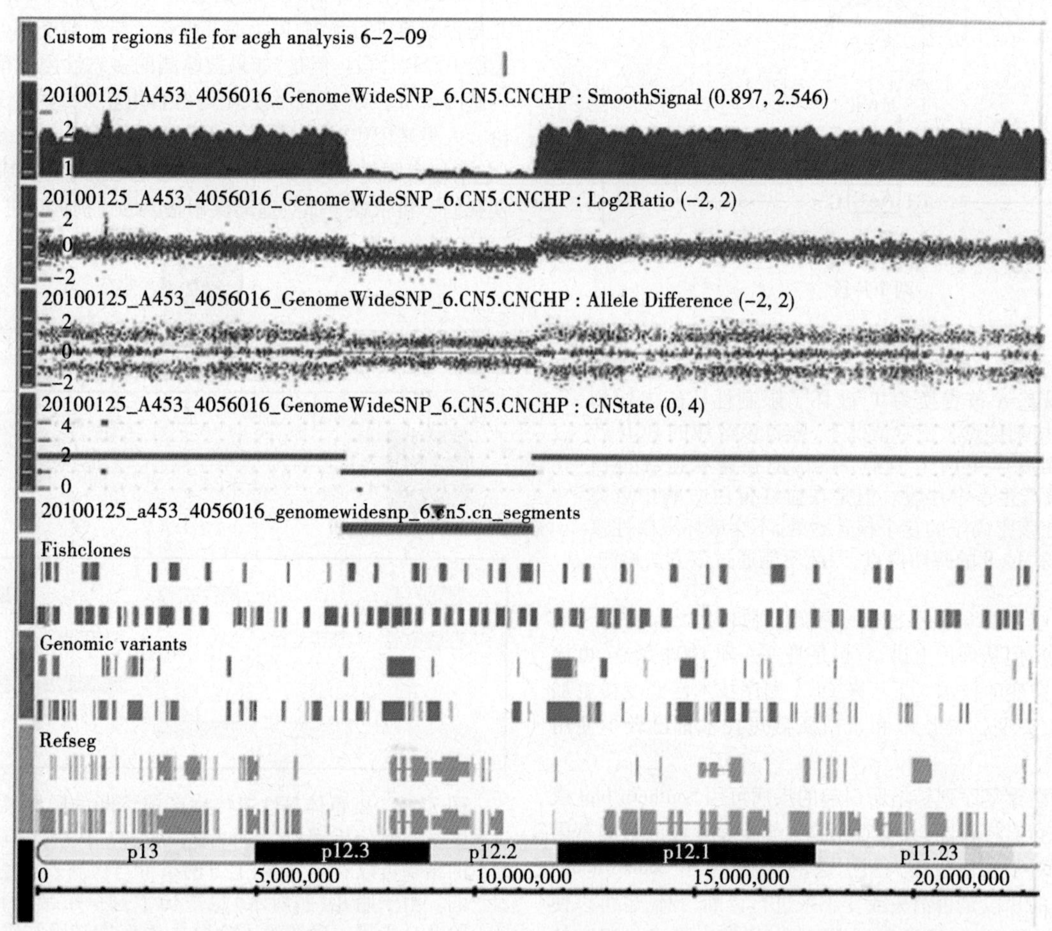

图 71-3 典型缺失的微阵列比较基因杂交技术检测结果实例。红线所示的杂交信号间隙表示染色体 20p12.2-12.3（6975661bp-11304543bp）上 4.329Mb 半合子缺失，包括了与 Alagille 综合征相关的 *JAG1* 基因在内的多个基因缺失，被检患者的临床诊断正是 Alagille 综合征（由 Dr. Xinmin Li 提供）

确定所有可能突变的金标准当然是全基因组测序。人类基因组计划利用传统的 Sanger 测序平台，耗时 13 年最终完成，获得了完整的人类基因组序列图谱。现在我们有了新一代自动化 DNA 测序仪，它使用了完全不同于以往的化学测序法，能平行的读取患者基因组中数百万计的基因组短片段序列，然后通过生物信息学软件进行分析组装，最终得到全基因组序列。这些测序仪能够以相对合理的成本（在撰写本文时为数千美元）每天对数十亿个碱基进行测序，最后将整个人类基因组进行常规分析。目前，在遗传学中，该技术主要应用于诊断单基因遗传病和其他临床实验室检测无结果的遗传综合征（具体过程见后文）。当然，该技术也被应用于肿瘤学中，利用新一代测序技术检测肿瘤 DNA，从而来寻找所谓的"耐药性"体细胞突变（见第 73 章）。

应用选择

在某种程度上，技术的选择也取决于实际应用和临床指征。在医学遗传学中，这些应用分为五大领域：携带者基因筛查、新生儿筛查、诊断性检查、症状前DNA检测和产前筛查。

携带者的基因筛查是用于检测健康个体隐性基因突变的一项技术,主要用于遗传咨询和计划生育。该应用进一步细分为两部分,一部分是具有家族病史的个体筛查;另一部分是基于人群的大规模个体筛查,他们没有家族病史,但由于在种族群体或大量人群中流行,因而具有较高患病风险。在任何一种情况下,最终目的是确定那些处于风险中的夫妻(即男方和女方基因内的突变都是杂合的),这些夫妻每次怀孕都有25%的概率生出患病的孩子。但两组不同个体的检查方法的选择会有所不同。一方面,患者的兄弟姐妹比一般人更容易成为患病基因的携带者,因此,相对于一般人而言,这些人就需要进行更进一步的检测(例如筛选更多的突变基因或进行可能的连锁分析,甚至进行完整的基因测序)。另一方面,对患者的兄弟姐妹进行DNA检测或许可以事先鉴定家族性基因突变,这将使其他家庭成员的后续检测更为简便。相比之下,基于人群的基因筛查通常力求使检测手段尽量快速和廉价,这种检查方法主要用于一些更为普遍的突变筛查,为了成本效益和便利性而牺牲了临床试验的灵敏度。对于阴性家族史成员,在没有任何受影响的家庭成员情况下,可以选择单一位点的突变检测或者连锁分析。

与基于普通人群的基因携带者筛查一样,新生儿筛查旨在确定相对普遍的(作为遗传疾病)无症状的具有遗传缺陷的个体。事实上,最重要的目标疾病,如苯丙酮尿症、半乳糖血症、镰状细胞病和囊性纤维化(CF),都是常染色体隐性遗传。然而,新生儿筛查的目标是在生命早期确定受影响的婴儿,以便在不可逆的损害发生之前开始治疗(饮食或药物)。目前,新生儿基因筛查采用便宜且全面的生物化学或者酶法检测,如果其检测结果呈现阳性,再用分子遗传学方法进行确认。但由于分子生物学方法越来越便宜、全面并且具有高通量的优势,这种情况可能会颠倒过来。随着二代测序成本越来越低,或许会有这么一天,全基因组分析将作为初筛方法对所有新生儿进行预测。

根据定义,诊断性遗传检查是针对有症状的个体进行的。单基因DNA检测完全是疾病特异性的,且这些疾病也相当罕见,同时这些疾病症状需要充分显示出来,才能证明这些检测试验的合理性,因此,这种方法难以被广泛地用于鉴别诊断。此外,在成本、便利性和效用方面,必须将DNA检测与传统的方法进行比较,例如,血红蛋白(Hb)电泳可能比检测单独的镰状细胞病突变的特异性DNA更方便,并且能全面地排除其他疑似血红蛋白病。另一方面,分子检测对于早期或非典型的临床表现可能更有利。例如,当传统的汗液氯化物分析不方便或不可靠时,可以在新生儿期间进行CF突变的分子检测。在这种情况下,确定检测的突变谱表示适当的人口统计学也很重要。如果没有突变谱,那么"阴性"检测可能不是十分的准确。但是在尸检工作中,当不能再运用经典的生物化学分析方法时,DNA检测就有更大的优势。

症状前DNA检测主要应用于迟发型的疾病,其中受影响的子代知道他们有50%的风险携带遗传疾病基因,并希望在其临床症状出现之前知道其状态,从而决定生育、就业和生活方式,或进行监督和预防性干预。尽管如神经纤维瘤病、马方综合征、成人多囊肾病和结节性硬化症也是与此相关的迟发型疾病,但典型疾病是亨廷顿病和遗传性癌症综合征。但是从社会心理学以及伦理学的角度来说,检查报告结果可能带来自杀等严重不良后果,所以这一类的检测是分子遗传学诊断中最棘手的问题。正因如此,有必要建立规范的知情同意、协同的临床评估、大量的预备调查、后续的基因咨询和社会心理支持等来解决这个问题(Huntington Disease Society of America, 1989; American College of Medical Genetics, 1999)。

最后,我们来探讨一下医学遗传学中一种最为广泛的临床应用——产前诊断或胎儿遗传性疾病的检测。除了一些特殊个例外,如纯合β-地中海贫血中的胎儿水肿、致死性的侏儒症、I型成骨不全,大多数孟德尔遗传病,特别是先天性代谢紊乱,并不能在胚胎时期通过可见的(超声波)或生物化学检测,所以只能在DNA水平进行预测诊断。从产科的角度来看,即使对于那些能通过生物化学方法检测出的疾病,我们通常还是认为DNA水平的检测是较蛋白质水平或代谢物水平更为可行的方法。除非是检测仅在成纤维细胞(羊膜细胞)中表达的蛋白质产物,我们需要对深层胎儿组织进行侵袭性活检或对胎儿取血进行生化分析;其余不管是为特定需要专门收集的样本或常规方法收集的样本,我们都可以取其中少量羊水或绒毛膜绒毛进行分子分析。例如,用于诊断苯丙酮尿症的苯丙氨酸羟化酶测定就需要胎儿肝组织活检或胎儿的血样;诊断DMD的定量肌营养不良蛋白测定也需要胎儿肌肉活检。

产前诊断的主要目标是通过某种检测方法及时地诊断出患病的胎儿,并给其父母提供切实可行的终止妊娠措施。产前诊断虽然存在很多争议,但仍具有许多优点。它可以使胎儿在出生时及时得到治疗,也是对怀孕夫妇的一种心理保障,如果胎儿被发现未受影响,若发生流产很难判断是否因羊膜穿刺和绒毛膜绒毛取样导致(尽管风险极低)。对于患病的胎儿,应在子宫内开始治疗,或在新生儿检查确诊后及时治疗。

虽然产前遗传咨询总是非指导性的,并且在道德和(或)宗教层面上反对堕胎,但是无论是临床医生还是DNA检测实验室,他们有合法的权利以及责任去要求终止妊娠的夫妇(这同样适用于在怀孕晚期提出终止妊娠的夫妇)提出产前检测要求的合理性,而且产前诊断还有一定的风险和费用。正是因为这些问题的存在,对于没有家族疾病史或已知致病基因携带者的普通女性,侵入性产前诊断并不是一种合适的筛查手段。在单细胞疾病遗传分析中,通过进行体外受精以及对来自早期胚胎的单个卵裂球进行显微切割,PCR技术为胚胎植入前诊断开辟了新的道路。这个方法最初适用于有CF以及其他遗传紊乱的风险评估(Handyside et al, 1992),也可能提供给任何有患病风险的夫妇,对于他们来说,尽管没有道德和经济顾虑,也不会选择堕胎。最近这项技术已经开始被用来诊断成年发病的疾病,如家族性乳腺癌/卵巢癌(*BRCA1*和*BRCA2*基因),因为这些属于迟发型、不完全显性和可治疗疾病,否则这项应用会引起人们对传统羊膜穿刺术和终止妊娠的反对(Sagi et al, 2009)。

抛开上述的诸多医学困难和道德阻碍,对于那些高风险的夫妇,尤其是那些已经生下一个患儿的夫妇,在合适的条件下进行产前分子遗传检测毫无疑问是一个所有临床医学中最有价值并能改善生活质量的医学服务。

分子遗传疾病的特殊概念

本章讨论了一些遗传病诊断所采用的DNA分析技术,通常它们与诊断癌症或传染病的分子生物学方法是相同的,但是在分析特殊的遗传性疾病时我们需要牢记前者的技术中揭示的某些特殊现象。其中一些现象在孟德尔时期就已经被发现，但直到现在才在DNA水平上解释其机制；另外在特定疾病基因的分子分析中还出现了许多意想不到的副产物。

分子异质性

在已证实的所有患病案例中，遗传性疾病很少由单一突变所致（如β-珠蛋白基因第6个密码子的错义突变引起镰刀状细胞病）。绝大多数遗传病可以由存在于一个致病基因中的多个甚至是数百数千个不同突变所导致（如囊性纤维化的*CFTR*基因），有时甚至由多个基因所致（如结节性硬化症的*TSC1*和*TSC2*基因和家族性乳腺癌/卵巢癌的*BRCA1*和*BRCA2*基因）。显然，从技术水平上确定这类疾病致病基因的突变位点很难，甚至不可能实现。关于分子异质性的一个假说认为，不是所有的突变都会导致严重疾病：有些疾病的突变所引起的临床症状可能不明显，或者与典型的临床表型有所差异（如*CFTR*基因中的某些突变可引起输精管的分离缺失，*RET*中的某些突变可引起多发性内分泌瘤形成或希尔施普龙病）。所有的这些变异性大大增加了遗传咨询和基因检测的复杂性。

可变外显率与表现度

外显率指的是遗传了某种突变基因的患病个体在人群中的比例，表示疾病表型。通常适用于显性遗传疾病，在疾病家谱中显著地表现为隔代遗传。这可能使分子诊断和遗传咨询变得复杂化，因为不清楚是由祖辈遗传给父母还是家族中出现了新突变。例如Marfan综合征和神经纤维瘤病这些相对常见的遗传疾病就有这样的一个特点。

表型变异是指遗传相同突变的个体出现不同的体征和症状。就像外显率，可能是不同的遗传背景中基因效应差异的反映（换句话说，表型变异是由其他非等位基因或修饰基因调节）。这也造成了基因筛查和遗传咨询中的困难，以及由于疾病的变异和不可预测的严重性而考虑堕胎所涉及的伦理问题。

单亲二倍体

这种不寻常的隐性单基因病的病因首先发现于CF患者中，其父母中只有一人是携带者（Spence et al,1988）。多态性标记的DNA单倍型分析显示，患者遗传了父母中一方携带者所含有的*CFTR*基因突变的7号染色体的两个拷贝，而没有遗传另一方的7号染色体。在其他的CF病例中也出现了这种现象，涉及其他染色体的疾病也是一样的情况。对于如Prader-Willi和Angelman综合征（见下文）的某些疾病，在分子病原学中，经典突变机制的单亲双盲研究的发病率，证明了这种现象是很常见的。

印迹

印迹是指在后代中基因的差异表达，其取决于它遗传自母亲还是父亲，抑或其他表观遗传影响。一些基因只有通过卵母细胞谱系时表达或沉默，另一些只有当通过精母细胞谱系时才表达或沉默。如果一个人遗传父母一方不表达的正常等位基因，则不能抵消来从另一方遗传的隐性突变。至少在一些情况下，其分子机制似乎是因为染色体区域和调控元件出现有差异的甲基化。这就是Prader-Willi和Angelman综合征的缺失和单亲二倍体病例的理论基础（Gurrieri & Amladia,2009）。

遗传早现

遗传早现是指患病家族后代的遗传性疾病发病年龄逐渐提前和（或）病情严重程度逐渐增加的现象。它通常与三核苷酸重复失调有关，例如强直性肌营养不良和亨廷顿病，疾病严重程度的增加与重复区域的进一步扩展有关。在强直性肌营养不良中，特别是儿童期或婴儿期发病的严重病例，其遗传来自患病母亲；而在亨廷顿病中，这种现象仅仅发生在来自父体的遗传中，引起类似于印记的父体起源效应（Koshy & Zoghbi,1997）。正是由于这些原因，精确的三核苷酸重复长度的分子量大小对这些疾病的诊断、预后和遗传咨询至关重要。

表观遗传的影响以及非孟德尔遗传

表观遗传的改变是可遗传的，可使基因表达产生可逆的变化，但这不代表细胞基因组DNA序列的变化。表观遗传最引人注目的例子是基因组印记（先前讨论过）和哺乳动物X染色体失活，两者都涉及通过甲基化胞嘧啶的CpG二核苷酸使基因转录沉默。DNA复制后，甲基化酶维持DNA的甲基化状态，其作用于半甲基化双链DNA使新合成的DNA链甲基化。通过细胞分裂中无限地延续下去。我们现在知道，成对CpG的从头甲基化可以发生在一些肿瘤抑制基因的启动子中，使这些基因沉默，在本质上成为引起肿瘤发展的肿瘤抑制基因中的一个或两个“靶点”（Jacinto & Esteller,2007）。

另一类表观遗传作用机制还不清楚，涉及一些以自我维持的方式影响新合成或组装蛋白质构象的蛋白质的性质。哺乳动物中最典型的例子是朊病毒病，包括动物中的羊瘙痒病和牛海绵状脑病，以及人类中的库鲁病和克罗伊茨费尔特-雅各布病。可能是由于家族性病例中编码序列突变导致疾病的朊病毒蛋白折叠成异常构象，并对新合成的朊病毒产生影响，这种异常的蛋白质构象，能够自我维持并增殖进而导致疾病的发生（Cobb & Surewicz,2009）。

等位基因频率以及大规模人群筛查

已有文献报道在人群基础上隐性突变携带者筛选的应用。从公共卫生的角度看，为了证明对数千万人进行DNA检测所需的努力和支出是合理的，无论是在整个人群还是在特定的种族或民族群体中所做的有针对的筛查，都要求疾病的发病率必须足够高。根据哈迪-温伯格平衡定律预测，对于任何发病率相当可观的常染色体隐性遗传性疾病，携带频率将远远高于受影响个体的患病率。此外，这些候选疾病必须足够严重和（或）能在疾病确诊后有明确的医疗干预手段。似乎有几种疾病符合这些标准。5%~10%的高加索人群中存在与遗传性血红蛋白沉着症（hereditary hemochromatosis）和活化蛋白C抵抗（因子V Leiden）相关的基因突变，而镰刀状细胞病突变的携带者频率在非洲裔美国人群中接近10%。遗憾的是，由于前两个疾病外显率具有争议而第三个疾病存在复杂的社会、经济问题，限制了这些基因在筛查中的应用（Grody,2003；Imperatore et al,2003）。在地中海和亚洲人群中筛查地中海贫血，以及在阿什肯纳兹犹太人群体中进行一系列隐性疾病如泰萨克病（Tay-Sachs disease）和戈谢病（Gaucher disease）等的筛查，同样也是基于目标群体中的等位基因频率。虽然CF突变频率较低，但北美地区大量的夫妇可能有怀患病胎儿的风险，因此CF突变被美国选为常规分子遗传群体筛查的第一个靶点（见下文）。另外,提出进行大规模针对性筛查的其他疾病还包括脊髓性肌萎缩症、脆性X综合征和遗传性听力损伤。将分子遗传筛查目标从罕见或疑难疾病转移到具有共同特征的疾病,这将对预防医学和公共卫生产生深远的影响,并将在未来几年持续推动DNA检测自动化的发展。

预测性遗传检测

分子遗传学检测在分子病理学检测以及临床实验室检测中独树一帜,在于它能在个体还没有症状或体征的时期检测,并且能够预测其发病。这种预测能力比其他一些检测方法要强大。例如人们对没有患艾滋病(获得性免疫缺陷综合征症状)的个体进行人类免疫缺陷病毒抗体的检测,或检测胆固醇水平预测动脉粥样硬化风险。对于这些实验人们认为,即使患者尚未出现任何症状,但疾病的血清学、微生物学或生物化学疾病指标已经存在。相比之下,分子遗传学检测即使在没有任何生物化学或生理异常的情况下也可以预测疾病:如可以在出现任何脑部退行性病变的前几十年就可以预测亨廷顿病;甚至在单个乳腺上皮细胞恶化前的几年甚至几十年就可以预测乳腺癌罹患风险。然而,必须要考虑的是,将这些信息透露给一个健康的个人所带来的潜在的社会和心理影响是不容忽视的。因此,如前所述,预测性或症状出现前进行的遗传检测必须有预检查、检查后的遗传咨询和心理支持。此外,这些测试应限于真正具有需求的人,因为就阳性DNA检测结果的意义而言,其可以促进早期监测或预防性干预,或者至少能够建议人们做出一些生活方式的改善或生活规划的变化。一个孩子被检测出有不可预防的成年发病疾患,这种情况是难以想象的,因此在该领域应当有一个强有力的规范制度,除非有证据表明童年时期需要采取预防性干预措施,否则不能为年龄小于18岁的健康儿童提供预测成年发病的基因检测,以避免由于泄露无医学用途的遗传信息可能使儿童受到歧视或造成其他的不良心理和社会影响(Holtzman et al,1997)。

特殊疾病实例

囊性纤维化(CYSTIC FIBROSIS,CF)

由于囊性纤维化(cystic fibrosis,CF)在北美和北欧地区的携带者频率高、临床症状严重、孟德尔遗传模式(常染色体隐性遗传)单一且是研究较为透彻的复杂基因病,已成为大规模分子遗传筛查的典型疾病。该疾病有一套完整适用的分子遗传学技术,并且由于该疾病的临床变异性、致病突变的极端分子异质性以及包括突变特异性靶向药物和基因替代疗法在内的新型治疗方法的出现而产生了广泛的科学和伦理困境。在拥有欧洲北部血统的高加索人中,由于CF携带者频率高达1/29(在南欧人、西班牙裔、非洲裔美国人和亚洲人中逐渐减少),因此有充分的动机进行人群普查,以鉴定每次怀孕有1/4风险怀有患病孩子的夫妇。但是由于携带者无症状且汗液中氯水平正常,所以该项普查活动在1989年分离出致病基因后才开始进行(Kerem et al,1989;Riordan et al,1989)。即使在几年前就已知这些基因定位于7号染色体,并在有记录的家庭中通过连锁分析进行产前诊断,或在无家族病史的其他人群中进行检测和监测,但直到这种基因被克隆并明确其突变后才被考虑用于分子遗传筛查。

即使取得了可喜的成就,CF的DNA检测的历史仍充满了挑战和争议。该基因长度超过250 000bp,编码一种名为囊性纤维化穿膜传导调节蛋白(cystic fibrosis transmembrane conductance regulator,CFTR)的大离子通道蛋白(Collins,1992)。最值得注意的是,观察到的突变谱是非常不均一的。尽管苯基丙氨酸密码子508位三个核苷酸缺失(称为ΔF508或F508del)大约占非西班牙裔白种人突变的70%(在其他种族/种族群体中较少),但至今已有1900多种其他突变被报道。其中大多数突变非常罕见,因此将它们纳入基因检测既不可行也不具成本优势。除了ΔF508,大多数高加索人群中仅有约7个突变,占CF突变的1%以上(Tsui,1992)(表71-1)。在6~25个等位基因突变系列内进行携带者筛查,其在阿什肯纳兹犹太人中的灵敏度高达97%(Abeliovich et al,1992),在非阿什肯纳兹北美高加索人中达75%~90%,在西班牙裔美国人中约60%,在非洲裔美国人中有50%,而在亚裔人少于10%(Ober et al,1992;Grebe et al,1994;Macek et al,1997)。在美国这样包含多样性种族的群体中,不同的灵敏度和次高灵敏度,以及在建议患者时面临的困难——如关于阴性结果导致的未检出携带者的风险,这些方面都促使基于群体的CF突变携带者筛查成为一个具有争议的话题(Grody,1999)。经过多次辩论和几项试点筛查研究,终于在一次会议中达成共识并建议,仅对所有已经怀孕的夫妇和计划怀孕的人进行筛查工作(NIH Consensus Statement Online,1997)。

表71-1 对普通人群进行囊性纤维化携带者筛查的推荐核心突变

ΔF508	ΔI507	G542X	G551D	W1282X	N1303K
R553X	621+1G>T	R117H	1717~1G>A	A455E	R560T
R1162X	G85E	R334W	R347P	711+1G>T	1898+1G>A
2184delA	1078delT*	3849+	2789+5G>A	3659delC	I148T*
10kbC>T3120+1G>A					

American College of Medicla Genetics 建议突变系列(Grody et al,2001a)

* 此突变已从该系列中移除(Watson et al,2004)

指导委员会代表美国医学遗传学学院(ACMG)、妇产科学院(ACOG)和国家医学院人类基因组研究所决定将人群中最常见的25种突变基因组合起来建立一个核心筛查体系(Grody et al,2001a)。委员会还出版了一系列教材,有指导产科医生筛查患者的指南,患者教育的手册,以及阴性结果残留风险评估表。

随着2001年这些指南的推出,*CFTR*突变分析立刻成为最大容量、最高端的分子诊断技术之一。考虑到这样的市场,试剂和仪器供应商很快就推出了各种检测方法和平台,现在已在很大程度上取代了以前独立实验室所采用的内部方法。商业方法至少包含了25个突变基因的核心模块(沃森等在2004年下调至23个),有时更多,包括ASO探针、ARMS、OLA、侵入物分析测试、微珠阵列、微阵列芯片以及最近的二代测序(Richards & Grody,2004;Grosu et al,2014)。另外,少数的实验室能够提供全基因测序,尽管这项检测对于一般的携带者筛查而言价格偏高,全基因测序主要用于协助诊断非典型CF病例或者带有突变基因的父母以便进行产前诊断(Strom et al,2003)。

即使在这项工作开展几年后,CF携带者的筛查对于产科医生和遗传检测实验室来说仍具有挑战性,问题在于取样、对结果合适的沟通、扩展突变模板的应用(特别是对于那些在初始筛查中出现阴阳性结果的夫妇)、甚至哪些基因的突变应该包括在核心基因筛查模块中也是筛查中出现的问题。基因筛查中心的早期数据表明,其中一个突变1078delT比以前想象的更为罕见,另外一个I148T不是一个致病性突变,而是一个不致病突变(多态性)。在此之后,突变模块已经被修改了一次(Watson et al,2004)。另一个方面,实验室受市场驱动被迫提供更多的突变筛查模块,添加的突变中会包括一些有临床意义的突变(Grody et al,2007)。诸多系列的实验表明,核心的突变模块可以识别绝大多数基因,已经很少有其他的突变基因可以被纳入到扩大的模块中。

CF遗传咨询的另一个问题在于临床上的疾病严重程度和基因型-表型的不一致性。除了发现ΔF508纯合子有胰腺功能不全的倾向,很少有通过受影响个体的两个突变来预测疾病严重程度或并发症的报道(Moskowitz et al,2008)。即使被认为具有典型意义的纯合突变的ΔF508,也显示出不同程度的肺部受损(Burke et al,1992)。相反,也有突变引起肺部疾病而汗水氯化物浓度正常(Highsmith et al,1994),这就是突变与多态性的关系(如R117H与特定长度的内含子多胸苷束连接),其不会根本的导致CF,而是由于先天性输精管不全而导致的男性不育(Anguiano et al,1992;Gervais et al,1993)。随着CF患者寿命的不断延长和有效的基因替代疗法的出现,这些因素都将导致遗传咨询及是否再次生殖的决定变得困难。

在大多数国家,囊性纤维化和其他一系列代谢项目是新生儿筛查的项目之一(Centers for Disease Control and Prevention,2008)。地域不同,筛查项目也不同,但大多数情况是从免疫反应性胰蛋白酶原的生化指标筛选开始,随后在阳性标本中进行分子检测,从1个基因的突变检测到超过30个基因的突变检测。重要的是,新生儿筛查项目是由个别国家决定的,与对人群携带者的筛查所建立专业指南定义和规定的ACMG/ACOG无关。同样地,在对有症状患者的诊断处理过程中,突变的检测也是灵活的(在某种意义上,专业指南定义和规定从未对它们进行规定),并且可以仅从几个种族特异性突变基因到完全基因序列的检测)。囊性纤维化是首批进行突变靶向治疗的遗传性疾病之一,这种治疗方法已经得到推广。这些药物,作用机制都是规避由突变引起的生化指标的改变或蛋白翻译后的缺陷,统称为CFTR调节剂(Derichs,2013),由于治疗是针对患者的特定个体突变而定制的,因此它们是"个性化医学"的典范。所以,准确识别患者的突变位点尤为重要。虽然目前还处于初级阶段,但随着这些方法扩展应用于更多突变的位点,携带者夫妻开始将CF看作是可治疗的疾病时,能够影响他们对产前筛查和检测的态度(Massie et al,2014)。

杜氏肌营养不良

杜氏肌营养不良(Duchenne muscular dystrophy,DMD)作为一种X连锁进行性肌病是第一种通过位置克隆分离基因的方法找到致病基因的疾病(Rowland,1988)。在这一发现之前,提供给高风险家庭检测的单一方法是通过血清来检测一些女性携带者的肌酸激酶水平,其次是产前性别诊断,对于男性胎儿可以选择终止妊娠(即使其中有50%怀有的男性胎儿是正常的)。但大约1/3的DMD病例是由于基因的新突变所致,因此该病的遗传咨询是有争议的。

在这一发现之后,临床应用并不广泛,因为编码肌营养不良蛋白(dystrophin)的基因是迄今为止发现的最大的基因,由超过240万个碱基对,79个外显子组成(Ahn & Kunkel,1993)。使用全长或部分cDNA探针检测这些缺失,发现有2/3的病例是由多种缺失导致的,这需要做大量的工作,并且十分耗时(Darras et al,1988;Prior,1991)。直到我们在第67章中描述的多重PCR的出现,这是一种可以快速和低廉地鉴定超过98%的肌营养不良蛋白缺失及该基因定位在特定外显子的方法(Beggs et al,1990;Multicenter Study Group,1992)。在多重PCR中,通过观察在溴化乙锭染色的电泳凝胶或毛细管电泳仪上是否丢失一个或多个预期扩增子来鉴定缺失,因为靶基因缺失将消除一个或多个引物的杂交位点,造成PCR检测的失败(图71-4)。这种精细结构图与测序的结合也揭示了DMD发病的分子机制和该病的变体疾病,贝克肌营养不良(Becker muscular dystrophy,BMD)。DMD和BMD两者通常都是由大量肌营养不良蛋白缺失引起的,但BMD中常在所得到的转录物中保留正确的阅读框,而DMD中的缺失会产生频繁的移码突变和更截短的蛋白质产物(Monaco et al,1988)。

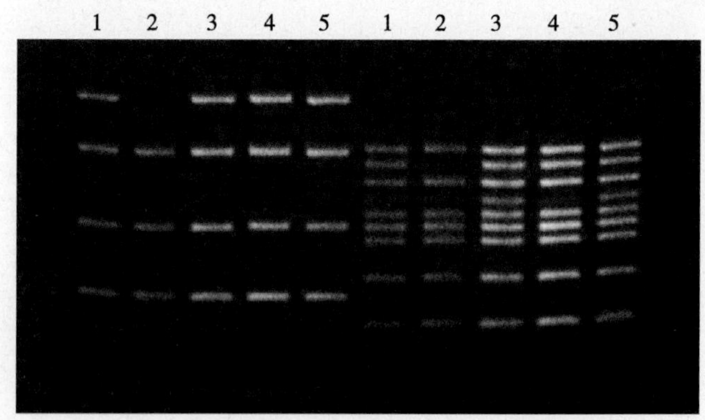

图71-4　进行性假肥大营养不良基因缺失的多重聚合酶链反应(polymerase chain reaction,PCR)分析。来自5个患者的DNA样品与5对引物(左半部分凝胶)和9个引物(右半部分凝胶)同时扩增,产物用聚丙烯酰胺凝胶电泳分析。没有预期的指示缺失的PCR产物谱带。患者2缺乏5对引物扩增的第一条带,以及9对引物扩增的第五条和第二条带(Katyryn E. Kronquist)

其余1/3的DMD患者和15%的未检测到缺失的BMD患者通常都有点突变或少量的基因缺失/插入。由于基因很大,直到最近通过构象分析(SSCP,DGGE)进行基因扫描随后进行测序才鉴定了这些病变。尽管这种方法得到了有效利用,但直接鉴定这些病变并不容易(Prior et al,1995;Torella et al,2010)。如果该方法失败,则必须回到连锁分析。然而,现在通过下一代测序技术能够检测某个基因的全基因序列(Nallamilli et al,2014);对于DMD中减少或不存在的营养不良蛋白以及BMD中分子量异常的肌营养不良蛋白,可以通过蛋白印迹技术或肌肉活检以及组织的免疫组织化学来进行蛋白质水平的检测(Hoffman et al,1988)。因为需要对胎儿进行肌肉活检,所以该项检测在产前诊断中有严格限制,但可用于先证者诊断。因此,DMD的分子诊断已经形成了一个完整的环路:从识别基因而不知道蛋白质产物("反向遗传学"),到使用已知基因表达的蛋白质产物进行鉴定和诊断。对基因产物功能的研究比在DNA水平上追踪无数个体突变更为全面,因此这种进化在许多遗传疾病的实验室诊断中是可以预期的。这也是"蛋白质组学"新生领域的一个主要目标。

镰状细胞贫血和其他血红蛋白病

虽然研究蛋白质产物的历史悠久,但是对编码球蛋白基因缺陷的分子诊断却不是通过反向遗传学技术得出的。而是通过经典的分子克隆方法诊断球蛋白基因的缺陷,可使用抗球蛋白抗体进行多聚体沉淀来分离相关的信使核糖核酸(mRNA)。因此,Hb突变,特别是造成镰刀状细胞性贫血的突变是首个在DNA水平上被诊断的疾病。β-珠蛋白基因第6个密码子的点突变位于限制性核酸内切酶切割位点之内(用于MstⅡ,MnⅡ或DdeⅠ),因此也破坏了限制性核酸内切酶的消化作用。这也提供了对β-珠蛋白PCR产物快速检测的方法,包括southern印迹和经限制性核酸内切酶消化β-珠蛋白PCR产物(Hatcher et al,1992)(图71-1)。此外,可以通过使用与正常或突变序列互补的等位基因特异性寡核苷酸探针的斑点印迹来区分HbS和HbA序列(Conner et al,1983)。近来,高通量技术已经占据主导地位,例如实时定量PCR和熔解曲线分析(Traeger-Synodinos et al,2008)。这些基于DNA的技术可用于诊断、载体筛选或羊膜细胞的产前诊断。在后一种情况下,不再需要对胎儿进行侵入性血液取样和经典Hb电泳。此外,随着越来越多的国家启动新生儿镰刀状细胞贫血的筛查计划,虽然可以运用生物化学的方法,但DNA检测对于确定阳性和模糊的检测结果也很重要,如对涉及HbS和珠蛋白生成障碍性贫血突变的复合杂合状态的检测(Hoppe,2013)。一些研究表明,这些用于新生儿筛查的DNA检测可以在同一份滤纸血斑上进行(McCabe & McCabe,2004)。导致HbC疾病的第6位密码子中的不同突变位点不会消除MstⅡ限制性核酸内切酶识别序列(因为它发生在酶的柔性核苷酸的位置),因此必须通过ASO探针进行鉴别(Maggio et al,1993)。

珠蛋白生成障碍性贫血涉及一个或多个球蛋白数百个已知基因序列变异引起的定性和定量的变化,并且该病在分子水平上的诊断比镰刀状细胞贫血更为复杂。α-珠蛋白生成障碍性贫血则更直接,它通常由16号染色体上两个α基因中的一个或两个基因缺失引起,可以通过Southern印迹或定量PCR检测的方法,将携带者的基因静止状态从非常严重的胎儿水肿状态(四个基因全部缺失)和两个中间状态(一个缺失的α基因)中加以区分(Zhou et al,2013)。β-珠蛋白生成障碍性贫血的分子诊断更复杂,因为导致该病的因素包括启动子、转录终止、缺失、剪接位点和移码突变。然而,在高危人群(地中海、亚洲和非洲)中,有限的基因突变亚组(通常为10个或更少)存在于绝大多数发病者和携带者中。因此,可以按照CF筛选方法,用一组有突变位点的特异性探针/引物进行检测(Naja et al,2004;Patrinos et al,2005)。此外,β-珠蛋白基因不大,也可以进行测序或基因扫描检测。

遗传性血栓形成倾向

CF不是唯一一个可以用分子学方法进行群体筛查的高频率基因突变疾病,已经发现其他几种疾病基因有高于CF几倍的突变频率。包括编码抗凝血系统的基因,其如第5部分所述,即参与凝血级联检查的基因。最显著的等位基因的变化是凝血因子Ⅴ的突变,凝血因子Ⅴ中单核苷酸变化引起氨基酸的改变(R506Q),导致其对活化蛋白C的切割具有抗性(Bertina et al,1994)。等位基因突变的携带者人群占高加索人口的5%~7%,并且超过90%的人群有临床活化蛋白C(aPC)抗性,导致其特发性静脉血栓栓塞的倾向(Ridker et al,1997a)。它在杂合状态下会使血栓形成的相对风险较无基因突变者升高7倍,在纯合状态下则使风险升高约80倍;此外,还与怀孕并发症如复发性流产有关。如镰刀状细胞贫血突变一样,它破坏了限制性核酸内切酶切割位点,因此检测突变是最直接的方法,现在已经有了高自动化、高通量的方法,如实时PCR(Louis et al,2004)(图71-5)与利用荧光共振能量转移和限制酶来进行信号放大的侵入物分析测试,如第67章所述(Ryan et al,1999)。

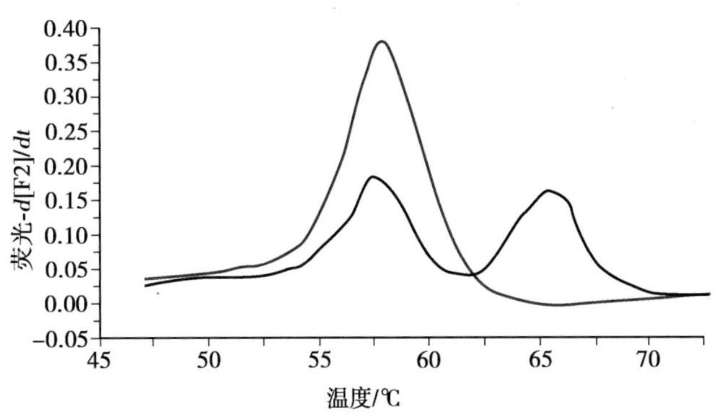

图71-5 通过实时聚合酶链反应(polymerase chain reaction,PCR)和熔解曲线分析检测因子Ⅴ突变。当与野生型DNA探针杂交时,扩增的突变体等位基因的不匹配降低了解链温度。黑线表示R506Q杂合子的解链曲线,而红色曲线表示纯合突变体样品

然而,对于CF来说,有争议的是应该对哪些患者进行筛查。尽管血栓形成的相对风险大大增加,但这种突变所承担的绝对风险相当低,血栓形成症状的终生外显率约为10%。大多数有出血和卒中症状的患者不会使用抗凝疗法,这就无法确定筛查对患者的治疗有无意义。有些人提出,筛选具有已知的与因子Ⅴ点突变协同的环境风险因素的个体,如口服避孕药的妇女。然而强迫检测结果呈现阳性的妇女转向不太有效的避孕可能会弊大于利,而且伴随的并发症增加了怀孕的概率,而其

中一些并发症在本质上就是血栓形成(Kupferminc et al,1999),这都是颇具争议的问题。目前,大多数在分子遗传学实验室要求做因子V检测的患者往往都发生过其他不明原因的血栓形成。美国医学遗传学与基因组学学会(ACMG)和美国病理学家(CAP)一致认为要将因子V作为血栓形成的主要指标(Grody et al,2001b;Press et al,2002)。

除了因子V点突变外,还有其他较高频率的等位基因的遗传突变也会增加血栓形成风险。凝血酶原20210A变异体,即在基因3′端单个核苷酸的改变,导致循环凝血酶原水平的升高以及出现因子V相似表型。这个突变在人群中携带率为1%~2%(Poort et al,1996)。与同型半胱氨酸叶酸循环代谢有关的亚甲基四氢叶酸还原酶的677C→T变体,其在人群中携带率为30%~40%。该突变与升高的血浆同型半胱氨酸水平以及血管(包括冠状动脉)血栓形成的风险有关。不过,这种检测测试的适应证并不十分明确,因为并不是含有这个变体的每个人都有高半胱氨酸血症,也并不是所有的高同型半胱氨酸血症都是由这个变体引起的。因此,血浆中同型半胱氨酸的生化可能是一个更有效的筛查方法。此外,富含叶酸的食物可以降低人群中同型半胱氨酸的水平,从而使同型半胱氨酸与遗传因子的相关性减低。最近的研究甚至怀疑同型半胱氨酸水平和血栓形成相关(Ducros et al,2009)。尽管如此,这些因素中的任何一个突变都可以彼此协同地产生作用,所以携带两种甚至三种这些缺陷的患者,包括罕见的蛋白质S和C缺陷,患病风险都会显著增加(Koeleman et al,1994;Ridker et al,1997b)。对包含几个血栓形成突变基因的DNA检测可以整合在一次检测中进行(Louis et al,2004)。

三核苷酸重复异常扩增疾病

1991年发现的X染色体连锁的脊髓延髓肌萎缩症(肯尼迪病(Kennedy disease,SBMA)和脆(性)X综合征(fragile X syndrome,FRAXA))是一类重要的基因突变,他们分别与雄激素受体和FMR1(脆性X智力迟钝)基因中不稳定的三核苷酸重复序列的扩增有关。从那时起,人们发现类似突变还与许多其他的神经和肌肉疾病相关(表71-2),并在此过程中对脊髓小脑共济失调的分子进行了分类。这些疾病中的每一个受影响的基因通常包含3bp的重复序列,例如在*FMR1*基因中的$(CGG)_n$,其中n是可变的,但通常在一定范围内变化。而在疾病状态下,三核苷酸重复次数超出正常范围,有时病情轻微,而在某些情况下则病情显著。这些扩增的重复序列致病的机制是多种多样的,其中包括突变体的基因沉默和突变蛋白的毒性作用。

表71-2 以DNA三核苷酸重复序列不稳定扩增为特征的疾病

疾病类型	染色体定位	正常等位基因,中间等位基因	扩展等位基因	遗传早现	遗传的性别倾向	重复区域	基因产物
脆性部位/精神发育迟缓与CGG或GCC扩展有关(X连锁)							
脆(性)X综合征(CGG) FRAXA	Xq27	6~54 55~200	>200	是	母系, 前突变	5′-UTR	FMRP
脆(性)X综合征(GCC) FRAXE	Xq28	6~35	>200			5′-UTR	FMR-2
与CAG重复扩张相关的疾病(除了X连锁肯尼迪病的常染色体显性遗传病)							
脊髓肌肉萎缩症(肯尼迪病)	Xq11~12	11~33	36~62		编码	雄激素接收器	
亨廷顿病	4p16	6~35 36~39	40~250	多为少年发病	父系,早发病	编码区	Huntingtin
齿状核苍白球萎缩	12p13	3~35	49~85	是	父系	编码区	Atrophin
脊髓小脑性共济失调1	6p23	6~35	40~88	多为少年发病	父系,早发病	编码区	Ataxin 1
脊髓小脑性共济失调2	12q24	16~31	36~64	是	父系	编码区	Ataxin 2
脊髓小脑性共济失调3(马查多-约瑟夫病)	14q24-q31	12~41	55~84	是	父系	编码区	Ataxin 3
脊髓小脑性共济失调6	19p13	6~17	21~30	是	父系	编码区	CACNA1A
脊髓小脑性共济失调7	3p21-p12	7~17	37->200	是	父系	编码区	Ataxia-7
脊髓小脑性共济失调12	5q31-q33	7~28	66~78	是	父系	5′-UTR	PPP2R2B
脊髓小脑性共济失调17	6p27	25~42	45~63	是	父系	编码区	TBP
与CTG扩展相关的疾病(常染色体显性)							
强直性肌营养不良	19q13	5~35	50->200	是	母亲的先天形式	3′-UTR	Myotonin proteinkinase
脊髓小脑性共济失调8	13q21	16~92	110~250	是	母系	非编码区	
与GAA扩展相关的疾病(常染色体隐性)							
弗里德赖希共济失调	9q13	6~36	200->900	否		内含子区	Frataxin

脆性 XA 综合征和脆性 XE 综合征

FRAXA 是最常见的导致不同程度精神发育迟缓的单基因缺陷病，这种 X 连锁紊乱疾病的男性患者通常表现出畸形的特征：大耳朵、长脸、突出的下巴和大睾丸。女性 FRAXA 突变携带率为 1/2500，1/3 男性患者表现为精神或学习障碍。

如前第 69 章所述，FRAXA 的细胞遗传学特征为有丝分裂期间 X 染色体上的正常的染色质凝聚失败形成脆性位点 Xq27.3，很显然，虽然这种疾病的遗传方式是 X 连锁，但它不同于基因隐性或者显性表达的直接遗传的方式。在分子机制阐明之前，表型正常男性（男性传播者）的存在最让人费解，因为他们是遗传变异的唯一携带者。上述表型正常的男性是已经证实的 FRAXA 携带者的儿子，他们将这种携带状态传给他们的女儿，他们的女儿反过来又将这种疾病以较高的概率传给她们的儿子。

科学家在 1991 年发现了导致 FRAXA 遗传异常的机制，该机制立即解释了这种与众不同的遗传方式（Fu et al，1991）。位于染色体 Xq27.3 上 *FMR1* 基因的 5′非翻译区携带了一个大小可变的$(CGG)_n$三核苷酸重复。在正常人群中，n 的范围大约为 54，但在具有明显临床症状的 FRAXA 个体中，n 大于 200（称为完全突变）。n 在 55 至约 200~230 之间（被称为前突变）的 X 染色体的男性或女性携带者，不会出现典型的脆（性）X 综合征的症状，但是具有更大将 n 的等位基因传给他们的后代的风险。这是因为前突变等位基因的不稳定，且它们在细胞减数分裂期能产生更大的雄性和雌性配子。虽然现今认为 46~54 间所谓的重复灰色区域轻微扩张到前突变区域的风险很低（Kronquist et al，2008），但人们仍然认为正常大小的等位基因是稳定的，也能够稳定地传给下一代。因而，在古代的人群中，似乎存在大量的小前突变（和灰色区域）等位基因库，随着种族一代又一代繁衍，该区域进一步扩张，危险性增加。当前突变等位基因的大小增加时，下一代进一步扩增的可能性就会增加，从小概率重复 60 到几乎 100% 重复 100 以上（Nolin et al，2003）。此外，一个或多个 AGG 单位破坏 CGG 的重复可，稳定前突变并阻止其扩展至完全突变（Nolin et al，2015）。对于这个变化的检测需要进行 DNA 测序而不是简单的看重复片段的大小，而且这个结果通常不是由分子诊断实验室提供。令人费解的是，前突变发展到完全突变仅发生在女性减数分裂中，在男性中从未发生过，这和我们观察到的正常男性的女儿的表型总是正常是一致的。图 71-6B 描述了一个有 FRAXA 突变的家庭：一个前突变等位基因从第一代传给第二代，然后在第三代人中发展成完全突变。

FMR1 基因 5′ 非编码区域中扩增的三联体重复产生 FRAXA 表型的机制还在进一步的研究当中，随着重复的范围增加，*FMR1* 基因调控区进一步甲基化，FMR-1 蛋白的表达降低。这种 RNA 结合蛋白在发育中的大脑和其他组织广泛表达，FRAXA 的表达缺失可能会干扰正常大脑的发育并引起智力下降。很少有患者具有典型的脆（性）X 综合征的特征而不存在多重重复扩增或基因的超甲基化，但也的确存在使蛋白不表达的致病性点突变或缺失。与此相反的是，很少有表型正常或功能正常的男性具有 *FMR1* 基因的重复扩增和细胞遗传可见的突变位点，但是却没有基因的超甲基化和 FMR1 蛋白的正常表达（Hagerman et al，1994；Smeets et al，1995）。这些发现都支持这样一个假说：基因转录水平的甲基化下调导致的 FMR1 蛋白表达的缺乏是这种疾病表型产生的原因。

由于前突变未甲基化且男性“正常”传播的现象十分常见，长期以来人们认为，这些等位基因没有直接的表型效应。因此，最近研究记录的女性卵巢早衰，女性和男性前突变携带者中的异常的震颤-共济失调-痴呆综合征的病例，令人非常震惊。前者的外显率约 20%（Sherman，2000），而后者高达 75%（Jacquemont et al，2004），但是在没有对正常人进行分子筛选的情况下难以准确地确定这些数字。分子机制可能与前突变的 FMR1 的 mRNA 翻译的低效、干扰正常等位基因的翻译或者其他相互作用基因有关。出于这些的考虑使得脆（性）X 综合征的遗传咨询更加复杂。尽管没有专业的指导方针告诉人们必须要这样做（Grody，2011），但他们仍提出脆（性）X 综合征前突变的人口筛查或怀孕妇女的常规检测的伦理观念。因为没有已知的预防性干预措施，女性生出患有潜在成年发病的疾病的婴儿是有可能的，的在本章前面“预测性基因检测”部分进行了讨论，在此就不做儿童其他迟发性疾病的预测性基因检测的讨论。

少数具有 X 连锁精神发育迟钝的家族家系在染色体 Xq 27~28 处可见脆性位点，但 FMR1 中并没有超甲基化或$(CGG)_n$重复扩增，这导致了另一个更远端的脆性位点的发现，它位于 X28 上，与超甲基化和一个$(GCC)_n$的重复扩增（FRAXE）有关。另外，由于大部分受影响的男性仅显示轻度精神障碍而没有 FRAXA 畸形表现的。对患者在何种临床表型下进行检测和筛查的条件仍有争论（Brown，1996），因而鲜有针对这一疾病的筛查。

神经退行性疾病：亨廷顿病、X 连锁脊髓延髓肌萎缩症、脊髓小脑性共济失调、齿状核红核苍白球下丘脑核萎缩

亨廷顿病、X 连锁脊髓延髓肌萎缩症（SBMA）、脊髓小脑性共济失调和齿状核红核苍白球下丘脑核萎缩（dentatorubral-pallidoluysian atrophy，DRPLA）是常染色体显性遗传或 X 连锁（SBMA）疾病，主要表现为中枢神经中神经元的选择性变性。其中，任何一种疾病，是由疾病相关基因的编码区内$(CAG)_n$三核苷酸重复序列异常重复扩增，导致其编码的多聚谷氨酰胺链异常延长，产生异常蛋白质，进而形成神经元核内包含体。据推测，这些任何一种能够扩增多聚谷氨酰胺序列的蛋白都会导致其折叠和结合特征的改变，使神经元选择性损伤损害，从而引起细胞凋亡（Everett & Wood，2004）。已经证实，在多种疾病中这些异常蛋白质可形成神经元核内包含体。

与其他三核苷酸重复疾病一样，神经退行性疾病中的重复是不稳定的，并且在随后几代人的遗传过程中其范围有增加的趋势。重复次数的增加与早期发病以及临床严重程度呈正相关，但也不是绝对的。与脆（性）X 综合征和强直性肌营养不良相反，在母体减数分裂过程中重复序列增加最为显著，在外显子区域包含重复序列的神经退行性疾病中，父系遗传过程中增多最明显。因此，亨廷顿病、齿状核红核苍白球下丘脑核萎缩（DRPLA）和脊髓小脑性共济失调的少年发病的患者通常是由受影响的父亲遗传所致。

鉴于这些疾病迟发性的特征，分子诊断技术可协助这些疾病的预防和诊断。值得注意的是，由于这些疾病不能被治愈，在检测过程中我们需要关注患者的情绪以及他们对阳性结果的畏惧心态。

强直性肌营养不良

强直性肌营养不良是一种常染色体显性遗传的多系统疾病，临床表现广泛。在患者童年或成年早期，最典型的特征为进行性肌强直、四肢远端无力和面部肌肉萎缩。此外，白内障、心脏传导缺陷和睾丸萎缩在病患者中也较为常见。然而，该类疾病在不同人群中的临床症状不一，有些患者仅在老年时发生白内障；而另外一些患者在出生时就出现明显的肌肉退化和精神发育迟滞从而导致早逝。有时在同一个家系中可以观察到这个疾病所有的临床表现，遗传模式表现为明显的遗传早现。当然，几乎所有的三核苷酸重复异常扩增都存在着同样的发病模式，而这一模式在强直性肌营养不良中最为突出，其中临床表型在三代内可从白内障进展为严重的先天性疾病。

强直性肌营养不良是由位于19q13.3上肌钙蛋白激酶基因的3′非翻译区$(CTG)_n$重复序列增加引起的（Fu et al，1992；Mahadevan et al，1992）。在正常个体中，该重复的次数处于5～35之间在遗传上是稳定的，而n大于50在遗传上则不稳定，容易在传给下一代时发生增长；n在50～100时，通常无症状或产生最轻微的症状；n超过100时，就很有可能出现典型的强直性肌营养不良症状。虽然重复的次数和临床严重程度大体相关，但在个别情况下，重复的范围不是一个可靠的预后指标。在先天性强直性肌营养不良中发现1000～2000次的极大重复次数，而且这些不稳定的重复只发生在女性传播者，所以说先天性强直性肌营养不良总是由患病母亲遗传得来。

肌钙蛋白激酶基因的三核苷酸重复数异常导致强直性肌营养不良发生的机制尚不清楚。由于重复异常不发生在基因的编码区，因此其极有可能通过影响RNA的后续加工或者蛋白质的表达来影响疾病的发生。

弗里德赖希共济失调

弗里德赖希共济失调（Friedreich ataxia）是最常见的遗传性共济失调，其发病率约为2/100 000。与其他三核苷酸重复疾病不同的是，弗里德赖希共济失调是一种没有先兆症状的常染色体隐性遗传病。GAA三核苷酸重复发生于*FRDA*基因的1号内含子内，可能通过干扰转录或RNA加工的方式致使共济蛋白表达减少。共济蛋白作为一种线粒体靶向蛋白，能够参与线粒体呼吸、铁离子的平衡和氧化应激反应过程。97%的FRDA等位基因突变表现为GAA三核苷酸重复次数增多，其余等位基因突变则由其他失活突变例如点突变等引起（Lodi et al，1999）。

三核苷酸重复序列异常扩增疾病的实验室检测

根据重复片段的长度差异，实验室利用Southern杂交或聚合酶链反应技术（PCR）可以很容易鉴定出三核苷酸重复序列扩增突变。PCR并利用凝胶和毛细管电泳方法将不同长度的PCR产物区分开，因这个方法快速、简单且只需一个重复单元就能区分大小不等的等位基因，故其通常成为大多数疾病的检测首选。当我们有必要将等位基因的大小与较小的前突变等位基因或致病等位基因区分开来时，这项检测技术就显得尤为重要。例如，在亨廷顿病诊断中，其40个重复单元和39个重复单元区分开来是非常重要的，因为这两者的临床意义和阳性结果带来的心理、社会影响是截然不同的。PCR也是准确确定FRAXA前突变等位基因大小的选择方法之一，它可以为女性携带者提供疾病等级的风险咨询。而当患者基因的三核苷酸重复数量很大时，如充分表达FRAXA或强直性肌营养不良症，PCR并利用凝胶和毛细管电泳方法确定PCR产物的长度。在这种情况下，一般需要用Southern印迹杂交检测。通过使用甲基化敏感的限制性核酸内切酶，Southern印迹杂交用于鉴定FRAXA全突变的甲基化状态，并确保患者在PCR结果显示正常时，对于表型正常的纯合子亨廷顿病或FRAXA等位基因患者也不会漏诊。同样，它可以更加可靠的检测出既含有前突变等位基因又含有全突变等位基因的男性患者。然而，近年来随着商业试剂的普及，仅用PCR检测分析前突变甚至是FMR1的全突变已经变成了常规的检验手段（Hantash et al，2010）。图71-6说明Southern印迹杂交和PCR技术检测FRAXA全突变和FRAXA前突变等位基因。

普拉德-威利综合征及安格曼综合征

虽然普拉德-威利综合征和安格曼综合征是由两个不同的基因引起的，并且几乎没有共同的表型，但是这两个基因在15号染色体上的位置大致相同，因此这两种疾病基本都被放在一起进行讨论和研究。普拉德-威利综合征以肥胖、精神发育迟缓、生殖器发育不良、畸形为特征，而安格曼综合征表现为共济失调、类似傀儡面容、精神发育迟滞、阵发性笑声和癫痫。值得注意的是，它们都有一个强大的发病机制决定疾病的发生，这两种疾病几乎都是散发的。导致普拉德-威利综合征的基因仍然未知，通常只由父系遗传的染色体15q12缺失造成，因为只有父亲的*PWS*基因才会表达，因此是致病的。安格曼综合征正好相反，它往往是由一个已知的仅存在于母系遗传的染色体上的（UBE3A）基因缺失引起，这是唯一的正常表达的等位基因（Knoll et al，1989；Matsuura et al，1997）。另外，普拉德-威利综合征可由母亲15号染色体的单亲二倍体引起，它仅仅携带不表达的基因拷贝；同样，安格曼综合征可由父本15号染色体的单亲二倍体引起。这些现象可以通过FISH技术（已在69章介绍）、微卫星标记的染色体单体型或Southern印迹杂交进行检测。Southern印迹杂交运用能够区分甲基化的母本临界区域和非甲基化的父系临界区甲基化敏感的限制性核酸内切酶。此外也可用不同的PCR策略进行检测，该方法是基于甲基化胞嘧啶对硫酸氢钠的化学修饰抗性原理（Kosaki et al，1997），放大临界区域内的*SNRPN*基因附近的甲基化或非甲基化的等位基因（图71-7）。但无论是Southern杂交还是PCR方法都无法区分缺失或单亲遗传机制，也不会发现由于致病基因点突变所引起的病例（在安格曼综合征中更频繁）。这些方法也无法区分由原印迹缺陷引起的安格曼综合征或普拉德-威利综合征的罕见案例（因15号染色体印迹中心突变导致异常甲基化所造成的疾病）（Burger et al，1997），这将导致更高的复发风险。

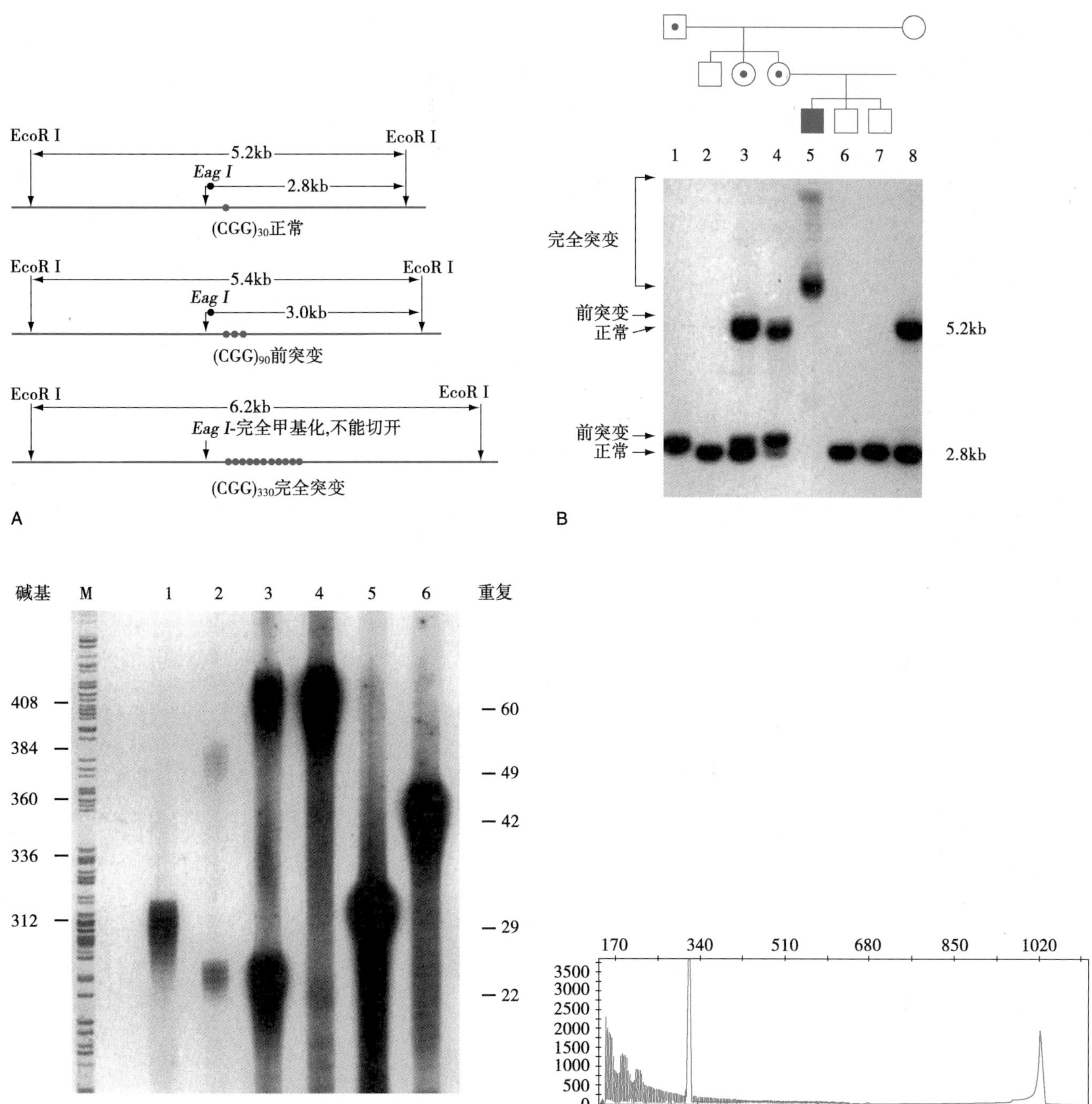

图71-6 脆性X综合征(CGG)n重复扩张的检测。A. FRAXA位点正常,前突变和完全突变等位基因图。当重复扩增至完全突变时,Eag I限制酶位点甲基化并且不能被酶切开。B. 脆性综合征的患者(灰色方框)。使用标记的能与重复序列3′端杂交的DNA探针检测来自系谱中每个个体的由EcoRI/Eag I消化的DNA的Southern印迹。在右边的三个人是正常的(开放的方框和圆圈)。注意,两个男性每个都有一个单独的2.8kb的条带,而女性同时拥有2.8和5.2kb的条带。这是我们预期的结果。女性中的5.2kb的条带来自其正常的无活性(甲基化的)的每个细胞的X染色体。因为染色体上的DNA是甲基化的,所以不能被EagI切开。但是,男性和女性中2.8kb的条带来自正常的非甲基化的有活性X染色体(在这种情况下EagI能将DNA切开)。受影响的男性的带宽大大增加。这是三核苷酸重复显著增加以及EagI限制酶位点甲基化的结果。用粗点标记的三个人是前等位基因的携带者。在女性中,正常的和扩增的等位基因之间的区别能够在来自她们有活性的(未甲基化的)X染色体的DNA上清楚地看到。这里有明显的2.8kb和3kb的条带。在凝胶中无较高的分辨率,5.2和5.4kb等位基因几乎没有分离。注意,在这种来自受影响患者母亲的外周血样中,X染色体失活使其更容易发生重复扩增:与携带前突变等位基因的X染色体相比,在该细胞群体中的正常X染色体随机失活的比例更大。C. 通过聚合酶链反应(polymerase chain reaction,PCR)扩增位点后,通过凝胶电泳测定三核苷酸重复序列。泳道1~6代表六个不同的个体;条带M指maker。PCR产物通过在扩增反应期间渗入32P-dCTP进行标记,将干燥的凝胶暴露于X线。女性杂合子显示两个等位基因;男性和纯合女性显示单个等位基因。每个等位基因产生的多个条带是由于PCR反应期间DNA聚合酶的“滑移”;用最强的条带表示等位基因的实际大小。D. 在女性杂合子中正常(左峰,30个CGG重复)和完全突变(右峰)等位基因的成功的PCR扩增,(使用来自Asuragen、Austin、Texas的试剂)(C,由Anne Maddalena博士提供;D,由Joshua Deignan博士提供)

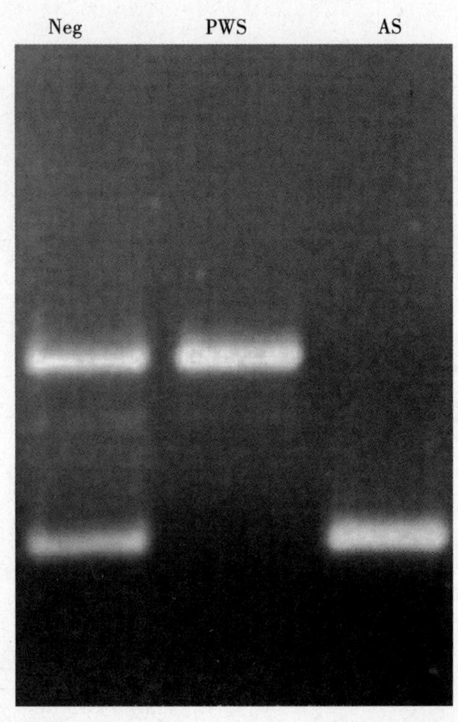

图 71-7 利用 Kosaki 等(1997)开发的基于聚合酶链反应-电泳分析的亚硫酸氢钠修饰的方法检测在安格曼综合征和普拉德-威利综合征中的甲基化情况。Prader-Willi 综合征，由于父本等位基因的缺失或母本单亲二倍体等位基因的存在，只有母本等位基因(上层条带)是存在的。Angelman 综合征，由于母本等位基因的缺失或父本单亲二倍体等位基因的存在，只有未甲基化的父本等位基因(下层条带)是存在的。用甲基化敏感的限制酶进行 Southern 杂交也可以进行类似的检测

家族性癌症

所有的癌症都是细胞水平上的遗传疾病，是由控制细胞增殖和分化的基因突变引起的。这些基因可大致分为两类：促进增殖的基因(原癌基因或癌基因)和抑制生长的基因(肿瘤抑制基因)。这两类基因将在 77 章介绍。通常，这些基因的突变发生在体细胞中，在癌症发生前，癌基因或抑癌基因在多次细胞周期中大量的变异积累从而导致肿瘤的发生。然而，在一些个体中，他们体内的癌症进展的最初突变可能来源于生殖细胞变异，自母体遗传就存在于身体的每个细胞中。

遗传性致癌突变最常出现在抑癌基因中，包括一些具有 DNA 修复功能的蛋白质编码基因，但也会出现在少量癌基因中(表 71-3)。这些遗传性突变被认为是触发肿瘤的导火索，但并不是指它们本身足以导致癌症，而是说其是最终导致细胞生长失控的一系列突变中的第一步，类似于引发散发性肿瘤发生的第一个前体细胞的突变。大部分引发癌症的可遗传性突变没有被发现，并且难以解决，原因在于其本身外显率不高，而且需要与其他遗传因素和环境因素相互作用才能启动癌症发生。然而，那些已经被发现的高外显率的基因则是公认的遗传性癌症综合征发展过程中的主要起始因子(表 71-3)。

与散发性癌症相比，遗传性癌症的发病年龄往往更小，且多为多灶性，成对地发生在双侧器官上。克努森注意到了散发性视网膜母细胞瘤和家族性视网膜母细胞瘤的这些特点，认为至少需要两个突变事件才能产生肿瘤(Knudson，1971)。对于散发性肿瘤而言，在同一个细胞中存在两个独立的突变对于启动肿瘤的发展是必要的，而遗传性肿瘤，第一次突变在出生时就已经存在于每个细胞中，因此二次突变就更有可能发生在较

表 71-3 遗传性癌症综合征

疾病(OMIM 条目)	相关肿瘤	人群发病率	基因	染色体位置
抑癌基因(常染色体显性遗传)				
基底细胞痣(Gorlin)综合征(109400)	基底细胞癌、髓母细胞瘤	1/40 000	*PTCH*	9q22
多发性错构瘤综合征(158350)	乳腺癌、甲状腺癌	1/200 000	*PTEN*	10q23
家族性腺瘤性结肠息肉病(175100)	大肠癌、十二指肠癌	1/10 000	*APC*	5q21
遗传性乳腺和卵巢癌综合征(113705，600185)	乳腺癌、卵巢癌、胰腺癌，前列腺癌	1/300~1/500	*BRCA1*、*BRCA2*	17q21、13q12
遗传性弥散性胃癌(137215)	胃癌	罕见	*CDH1*	16q22
家族遗传性平滑肌瘤病和肾细胞癌(150800，605839)	皮肤和子宫平滑肌瘤、乳头状肾细胞癌	罕见	*FH*	1q42
遗传性黑色素瘤(600160，606719)	黑色素瘤、胰腺癌	未知	*CDKN2A*、*CDK4*	9p21、12q14.1
遗传性嗜铬细胞瘤(602690，185470，602413)	副神经节瘤、嗜铬细胞瘤	罕见	*SDHD*、*SDHB* *SDHC*、*SDHAF2*	11q23、1p35-36 1q21、11q12.2
幼年性息肉病综合征(174900)	胃肠癌	1/10 000	*SMAD4*、*BMPR1A*	18q21、10q22
李弗劳明综合征(151623)	肉瘤、乳腺癌、白血病、脑瘤	罕见	*p53*	17p13
多发性内分泌肿瘤Ⅰ型(MEN1)(131100)	胰岛细胞肿瘤、垂体肿瘤、甲状旁腺肿瘤	1/100 000	*MEN1*	11q13
神经纤维瘤病Ⅰ型(162200)	神经纤维瘤/肉瘤、嗜铬细胞瘤	1/3000	*NF1*	17q11
神经纤维瘤病Ⅱ型(101000)	听神经瘤、脑膜瘤	1/40 000	*NF2*	22q12

表 71-3 遗传性癌症综合征(续)

疾病(OMIM 条目)	相关肿瘤	人群发病率	基因	染色体位置
波伊茨-耶格综合征波伊茨-耶格综合征(175200)	胃肠道肿瘤	1/200 000	*STK11*	19p13
遗传性视网膜母细胞瘤(180200)	视网膜母细胞瘤、骨肉瘤	1/20 000	*RB1*	13q14
脑视网膜血管瘤病(193300)	血管母细胞瘤、肾细胞癌、嗜铬细胞瘤	1/40 000	*VHL*	3p25
原癌基因(常染色体显性遗传)				
遗传性黑色素瘤(123829)	黑素瘤	罕见	*CDK4*	12q13
多发性内分泌腺瘤 2A 型和 2B 型(171400、162300)	甲状腺髓样癌、嗜铬细胞瘤、甲状旁腺增生或腺瘤,多发性黏膜神经瘤(2B 型)	1/30 000	*RET*	10q12
遗传性乳头状肾癌(605074)	乳头状肾细胞癌	罕见	*MET*	7q31
DNA 修复基因(常染色体显性遗传)				
遗传性非息肉性结直肠癌(Lynch 综合征)(114500)	大肠癌、子宫内膜、卵巢癌	1/400~1/700	*MSH2*、*MLH*1 *MSH6*、*PMS*2	2p16、3p21 2p16、7p22
DNA 修复基因(常染色体隐性遗传)				
共济失调毛细血管扩张症(208900)	淋巴瘤,其他	1/40 000~1/100 000	*ATM*	11q22
布卢姆综合征(210900)	多种多样	罕见	*BLM*	15p26
范可尼贫血(607139,300515,227645,605724,227646,600901,603467,602956)	急性髓细胞性白血病	1/100 000	*FANCAG*	多种多样的
MYH 相关性息肉病(608456)	大肠癌,十二指肠息肉病	1/10 000	*MYH*	1p34
着色性干皮病(278700,133510,278720,278730, 278740, 133520, 133530,603968)	皮肤基底癌与鳞状细胞癌	罕见	*XPA-G*,*POLH*	多种多样的

数据来源:Garber JE,Offt K:Hereditary cancer predisposition syndrome,J Clin Oncol 23:276-292,2005;OMIM

小的年龄并且发生在不止一个细胞中。Knudson"二次打击假说"指引了许多关于癌症遗传基础的研究。这一重要概念阐明了遗传性癌症综合征遗传突变,其不仅有助于理解这些罕见疾病,而且对了解常见散发性恶性肿瘤的基本变化有极大的参考价值。

下面的论述将解释遗传性癌症综合征的一些基本概念。例如,视网膜母细胞瘤是一种抑癌基因引起的疾病,以及 2 型多发性内分泌瘤病是一种致癌基因引起的疾病。接着描述最常见的遗传性肿瘤综合征——遗传性乳腺癌和卵巢癌综合征(hereditary breast-ovarian cancer,HBOC)和遗传性结直肠癌,在美国有超过 100 万人有罹患这些疾病的风险。表 71-3 列出了这些疾病和许多其他遗传性癌症综合征。本节最后讨论了目前对这些疾病进行基因检测的方法。

肿瘤抑制基因:以视网膜母细胞瘤为例

虽然肿瘤抑制基因突变引起的家族性癌症综合征表现为显性遗传,但是在细胞水平却常表现为隐性。因为大多数情况下只有当肿瘤抑制基因的两个拷贝都失活才发生肿瘤。由于大片段的缺失(在某些分子检测中为杂合性丢失)染色体不分离或有丝分裂重组,使无突变的基因被遗传自患病父母的重复性致病突变基因所替代;或者由于超甲基化导致基因沉默等机制,进而导致遗传自健康父母正常基因的缺失。以上这些突变事件发生在视网膜母细胞瘤中,一种由 *RB1* 基因的两个拷贝功能丧失引起的视网膜肿瘤,该基因编码的 RB 蛋白参与细胞周期和转录调控。在散发性病例中,两个突变事件发生于体细胞中,同时肿瘤呈孤立、散发性发展。但在遗传性病例中,继承自患病父母一个突变基因或者在配子形成过程中产生的新的突变,作为第一个 *RB1* 基因突变已经存在于发育成患儿的受精卵细胞中。如果是这种情况,那另一个正常的 *RB1* 基因拷贝在至少一个视网膜前体细胞突变的可能性大于 90%。正如 Knudson 所发现,大多数家族遗传性患者,肿瘤呈双侧多发的(Knudson,1971)特征,这意味着一些细胞(而非单个)发生了额外的 *RB1* 基因突变。目前尚不知仅 *RB1* 基因突变是否足以导致这种肿瘤发生,但它们无疑是这种肿瘤发生中的起始或关键事件。

利用家族性视网膜母细胞瘤这个指导性癌症研究的重要模型,我们已发现了大量肿瘤抑制基因。这些基因是遗传性乳腺癌和卵巢癌综合征和大肠癌等几种遗传性癌症综合征发病机制中的关键因素,对许多常见散发性癌症的发生同样也至关重要。

癌基因:以 2 型多发性内分泌瘤病为例

目前,人们认识到仅有少数家族性肿瘤综合征由原癌基因的可遗传变异引起(表 71-3)。其中,最广为人知的有 2A 型多发性内分泌瘤病(MEN2A)和它的变体,家族性甲状腺髓样癌(familial medullary thyroid carcinoma,FMTC)和 2B 型多发性内分泌腺瘤病(MEN2B)。原癌基因 RET 一个等位基因的单一激活突变就足以引起这些疾病的肿瘤形成(Eng,1999)。

这三种疾病都以甲状腺 C 细胞增生和甲状腺髓样癌为特征。在 MEN2A 家族中,患者也存在嗜铬细胞瘤、甲状旁腺腺瘤或甲状旁腺增生。MEN2B 则表现为唇、口、胃肠道多发性黏膜神经瘤以及马方(Marfan)综合征,马方由于新的 RET 突变使得患病个体比例更高，临床表现为侵袭性更高。

RET 是一种含有胞外受体和胞内酪氨酸激酶结构域的信号分子。除了少数例外，已知的 FMTC 和 MEN2A 突变是胞外结构域五个密码子中的一个密码子发生了单碱基置换，导致胱氨酸被另一种氨基酸所替代。超过 95%的 MEN2B 病例具有相同的突变，即一个单碱基替换导致酪氨酸激酶域发生错义突变。

遗传性乳腺癌和卵巢癌综合征

遗传性乳腺癌和卵巢癌综合征（hereditary breast-ovarian cancer，HBOC）患病率较其他遗传性肿瘤更高，它由 BRCA1 和 BRCA2 的胚系突变引起，这两个常染色体肿瘤抑制基因在 DNA 修复、转录调控和细胞周期控制中起作用，其异常突变的组合携带者频率在美国一般人群中为 1/500～1/300，在德系犹太人群中，三个起源突变导致了这个族群携带频率上升了 10 倍（1/40）。在遗传性乳腺癌和卵巢癌综合征中，女性乳腺癌病例占 5%～10%，卵巢癌病例占 12%。在一般人群中，妇女患乳腺癌或卵巢癌的终身发病风险分别为 11%和 1%，而突变携带者乳腺癌的风险是 56%～87%（其次，对侧癌症的风险接近 60%），卵巢癌的风险为 23%～45%。与女性乳腺癌和卵巢癌的发病率不同，在其他癌症中，尤其是男性乳腺癌、胰腺癌、结肠癌和前列腺癌，突变携带者的发病风险的增加更为普遍。通常，相较于散发的病例，他们的肿瘤发生在较早的年龄，乳腺癌的平均年龄在 40 岁，而散发性乳腺癌则为 65 岁左右。乳腺癌发生在较早的年龄时期是遗传性乳腺癌和卵巢癌综合征一个最强的预测因子。

BRCA1 和 *BRCA2* 基因都是大基因，分别编码 1863 个氨基酸和 3418 个氨基酸的蛋白质。这两个基因分布广泛，其引起疾病的突变主要是导致蛋白质截短的移码突变或无义突变。目前，我们已经鉴定了上千种不同的有害突变和变异，德系犹太人对原始突变的鉴定有了一个针对性的方法（BRCA1 常见的突变有两个，BRCA2 有一个），但对于种族多样的美国人群突变而言，全基因测序仍是必要的。它可以高效率的检测突变位点（只要它们存在于基因的编码区内）。但是，类似于前面所讨论的 CMA 测试，全基因测序也发现了许多临床意义不明的新错义突变。此外，一些遗传性乳腺癌和卵巢癌综合征患者并非发生了点突变而是发生了大片段的缺失。检测这些变异需要另一种方法，如 Southern blot 或 MLPA（Palma et al，2008）。

高危患者及家属 *BRCA1* 和 *BRCA2* 基因的突变检测是目前临床遗传学和肿瘤学中备受瞩目的检测项目。对突变携带者进行有效的癌症干预策略（加强监测、预防、预防性手术）能够明显降低卵巢癌和原发性或继发性乳腺癌的发病率（nelson et al，2014）。通过女性卵巢癌或早发性乳腺癌和男性乳腺癌的个人史及这些癌症的父系或母系的家族史，我们可以鉴定出高风险人群。由于遗传性乳腺癌和卵巢癌综合征是一种常染色体显性遗传病，基因突变携带者的直系亲属有 50%的可能性携带相同突变。一旦家族性突变已知，高风险亲属检测则不再需要全基因测序，而是可以针对特定的核苷酸进行检测，这样可以节约大量的时间和成本（Nelson et al，2014）。随着下一代 DNA 测序技术的发展，越来越多的基因能被分析，实验室已经开始提供基因检测板用于诊断遗传性乳腺癌和卵巢癌综合征，并且这个检测板除含有 *BRCA1* 和 *BRCA2* 的两个基因外，还包含更多的基因位点如 CHEK2、CDH1、PTEN 等（Aloraif et al，2015）。

遗传性结直肠癌综合征

遗传性非息肉性结直肠癌（HNPCC 或 Lynch 综合征），顾名思义，是一种与大量腺瘤性息肉无关的遗传性大肠癌综合征。相比之下，家族性腺瘤性息肉病（FAP）和 MYH 相关性息肉病（MAP）是一种遗传疾病，并且存在不同数量的，有时甚至是大量的腺瘤性息肉。这种虽不完美但其实很有用的临床差异主要应用于指导个人患病情况的评估。

遗传性非息肉性结直肠癌（HNPCC）

遗传性非息肉性结直肠癌（hereditary nonpolyposis colorectal cancer，HNPCC）是第二大常见的遗传性肿瘤综合征，影响人数几乎和 HBOC 一样。然而，因为它几乎是男女同等发病，所以对公共健康产生了与遗传性乳腺癌和卵巢癌综合征同等程度的影响。值得注意却没有被认识到的是，子宫内膜癌是该综合征的一个突出的特点，妇女患子宫内膜癌的比例较结直肠癌更高。HNPCC 中所有结直肠癌占 3%～5%，子宫内膜癌占 2%～3%。该疾病是由五个 DNA 错配修复基因中的至少一个突变引起（MSH2、MSH6、PMS2、MLH1 和 PMS1），对疾病的总体发病率而言，各基因分别占约 50%，40%，10%，<1%和<1%。MSH2 和 MSH1 异常变异携带者约占 HNPCC 的 90%，人群携带率预计在 1/700 和 1/400 之间。HNPCC 中的结直肠癌以发病年龄早（平均发病年龄为 44 岁，相比于散发性结直肠癌的发病年龄 72 岁），主要在右半结肠的位置，多以与原发肿瘤同时发生或在一段时间频繁发生（同步或异时）为特征。男性和女性突变携带者发生结直肠癌的终身风险约为 80%（与 2%的总人口风险相比），而发生子宫内膜癌的终身风险为 40%～60%（与 1. 5%的终生总人口风险相比），发生胃癌（13%）和卵巢癌（12%）的终身风险也增加了（相对于一般人群的 1%）。

如今，我们可以看到许多通过结合癌症个人史和家族史来识别 HNPCC 高危人群的指南（如历经几次修改的阿姆斯特丹标准和 Bethesda 指南）（lipton et al，2004）。

我们并不需要教条主义般的严格遵循这些方案，因为详细的个人史和家族史通常会提示哪些患者存在患病风险，过度依从传统的标准会导致遗漏一定比例的 Lynch 综合征家族（Moreira et al，2012）。早发性结肠直肠癌和（或）子宫内膜癌是该疾病的最强预测因子，特别是当它们在一个个体或家庭中同时出现，伴随该疾病相关的其他肿瘤也发生在一代以上的家庭。

遗传性非息肉性结肠直肠癌（HNPCC）患者的另一个预测因素是在该个体中存在的 DNA 微卫星不稳定性（MSI）。MSI 描述了在肿瘤中，由于 DNA 复制过程中的错配修复引起短串联重复 DNA 序列（微卫星）长度的改变。微卫星不稳定性对鉴定结直肠肿瘤具有高度敏感性，但对于 HNPCC 来说特异性不高，因为约 15%的散发性结肠癌也表现 MSI。DNA 错配修复的基因是中等大小的基因，其中 MSH2 编码 935 个氨基酸，MLH1 编码 757 个氨基酸。虽然有些突变由于建立者效应在部分人群中相对流行率很高，但是绝大多数广泛分布在两个基因之间。大多数突变是移码或无义突变引起 RNA、蛋白质不稳定或蛋白质截短从而导致基因表达的缺失。此外，单个或多个外显子的大量缺失约占 MSH2 突变的 1/3，在 MLH1 突变中则只有较小部分。

对高危患者及其家族成员的 MSH2 和 *MLH1* 基因突变遗传检测已经类似于遗传性乳腺卵巢癌（HBOC）的 BRCA1 和 BRCA2 的基因检测一样运用到临床实践当中。对于那些被认定为确定携带有害突变的个体,从早期开始定期进行完全的结肠镜检查,这对于鉴别恶变前腺瘤性息肉非常有效(不应该将HNPCC视为该综合征中的无息肉状态),而子宫内膜活检和阴道超声可用于鉴定早期子宫内膜癌。由于HNPCC患者的伴随和继发性肿瘤发生率高,若结肠直肠癌进展,可采用小肠结肠切除术作为节段切除术的替代方案。已婚妇女可以考虑预防性子宫-双侧输卵管卵巢切除术。如所有常染色体显性疾病一样,突变携带者的一级家族成员有50%携带相同突变的风险,因此其检测也变得相对简单。

家族性腺瘤性息肉病和衰减型家族性腺瘤性息肉病

家族性腺瘤性息肉病(familial adenomatous polyposis,FAP)是一种遗传性结直肠癌综合征,其典型临床特征为具有数千个腺瘤性息肉的结肠-多灶性结直肠癌。现在公认的FAP表型是多样化的,且结肠息肉的数量也会显著变化。因此,现在认为经典FAP个体在其一生中发展至少100个腺瘤性息肉,而衰减FAP(AFAP)则是指患者终生发生息肉数量在20~100个的范围内。这种区别是完全从临床考虑,因为这两种疾病都是由*APC*(腺瘤性息肉病大肠埃希菌)基因的种系突变引起的,*APC*是一个具有多种重要细胞功能的抑癌基因,并且是散发性结直肠癌发展的一个可能的诱发因素。1/10 000~1/5000个体携带*APC*种系突变;这些突变大多遗传自患病父母,但是也有20%~30%是新的突变。因此,需特别注意的是,FAP或AFAP不能因为缺乏阳性家族史而被排除,这对评估低息肉负荷患者十分重要。

早发性结直肠癌(FAP平均为39岁,AFAP约为50岁)需要对具有家族史和(或)遗传检测确定为危险的个体进行早期诊断和密切的临床监测。结肠镜筛查应在10岁开始,并在息肉进展期进行预防性结肠切除术。对于风险较低的AFAP患者,筛查可在十几岁后开始,但建议结肠镜检查,因为息肉优先发生在结肠右侧。结肠切除术应在不能通过息肉切除术治疗时选择。由于胃和小肠息肉的发展,上消化道监测也有预示作用。特别是在十二指肠,壶腹区域尤为重要,其终身癌症发展风险可达5%~12%。

FAP和AFAP患者患其他癌症(胃、胰腺、胆道、甲状腺)的风险也要更高,并常伴有其他临床症状:纤维瘤、骨瘤、牙齿异常、表皮样囊肿和先天性视网膜色素上皮肥厚(CHRPE)。其中最重要的是纤维瘤,影响约10%的FAP患者。这些肌成纤维细胞克隆增殖形成于腹壁或腹腔并局部浸润,压迫腹部器官,可能导致很高的发病率和死亡率。

*APC*是一个大型基因,编码一个由2843个氨基酸组成的蛋白,大多数致病突变是移码或无义突变产生的蛋白质截短。这些突变在该基因上广泛分布,除非已知家族性突变,否则需要全基因测序。其可能存在一些基因型-表型相关:产生肠外特征的突变往往定位于该基因的特定区域,而那些与AFAP群相关的突变大多在该基因的5′和3′区域。

MYH相关性息肉病

MYH相关性息肉病是由细菌突变基因MYH(Wang et al, 2004)的人类同源基因突变引起的常染色体隐性遗传性癌症综合征。临床表现与AFAP或较少突变的FAP非常相似:即息肉个数达数十到数百,但不到数千。与FAP/AFAP一样,患者存在十二指肠息肉病的患病风险,并有一些被报道有肠外表现如CHRPE和骨瘤。由于这种疾病的常染色体隐性遗传,MAP家族通常没有显示该疾病垂直传播的证据,常染色体显性FAP/AFAP也是如此,但可能影响兄弟姐妹。MYH等位基因突变的携带频率约为2%,这意味着等位基因(受影响)个体频率为1/10 000。这与已有FAP/AFAP的患者数量十分相近。MAP和FAP/AFAP表型非常相似,并且由于30%FAP患者携带*APC*新突变而无家族垂直传播,这就使鉴别诊断更困难,特别是在息肉数量不多时。在许多情况下,为了诊断疾病,有必要进行*APC*和*MYH*突变分析。

家族性癌症突变的实验室诊断

遗传性、癌症易感性突变的DNA分析具有预防疾病和早期治疗的巨大潜力。如果特定基因或种族群体中致癌突变的比例非常高,并且这些突变的数量相对较少,那么直接分析这些突变更为简单、便宜。如果幸运,有时可能是癌基因,因为癌基因的激活方式并不多。如前所述,导致MEN2的RET突变频谱相当小,只有少数明确鉴定的突变占总数的95%以上。

另一方面,如果基因很大且致癌突变多且分布广泛(通常是肿瘤抑制基因的情况,因为它们可以以许多不同的方式失活),那么突变分析必须具有更少的目标并且能够筛选大片段DNA。在这种情况下,必须使用直接DNA测序。此外,通过测序不能检测到全外显子缺失或重复,以及全基因缺失其可能构成特定基因中有害突变的显著百分比。在这种情况下,必须使用能够评估基因剂量的技术,例如Southern印迹、某些突变的定量PCR、多重连接探针扩增技术(MLPA)以及能够以比较的方式测量序列剂量的杂交平台。图71-8阐明了DNA序列追踪BRCA1中Ashkenazi-Jewish始祖突变185delAG,它是突变异质性抑癌基因中常见的种族特异性突变实例。

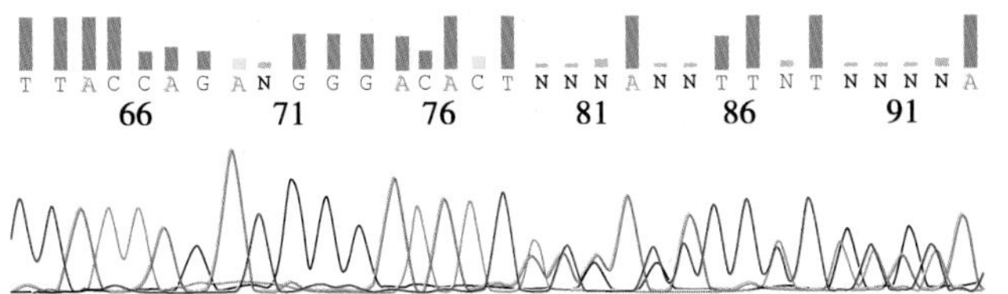

图71-8 通过DNA测序检测BRCA1基因中的Ashkenazi Jewish始祖突变185delAG。由于家族性乳腺癌是一种显性疾病,突变是杂合性的,并且因为导致其中一个等位基因中的两个核苷酸缺失,因此序列谱从突变位点开始就是"离帧"(从这个特定的核苷酸79开始读出)。这导致两个等位基因之间不同核苷酸的重叠,自动测序仪难以识别(因此核苷酸调用的频率符号"N")

血红蛋白沉着症

遗传性血红蛋白沉着症,其完整的临床表现为肝硬化、糖尿病和古铜色皮肤三联征,最初认为它是一种铁超负荷的罕见疾病,其影响大约5000个白种人或者更少。然而,当遗传研究将致病基因和6号染色体上的*HLA*基因座相连接,并且利用铁超负荷(主要是运铁蛋白饱和度)的生物化学法进行检测时,发现铁超负荷的潜在遗传倾向非常常见。事实上,遗传性血红蛋白沉着症现在被视为常染色体隐性遗传病,其载体频率在北欧血统人群中高达1/8,使其成为美国白种人中最常见的遗传疾病。危险性纯合子的发生率为1/250,其中仅有一部分积累了足够的过量铁,引起与经典疾病相关的组织损伤。

我们对遗传性血红蛋白沉着症的认识进入了一个新时代，现在认为主要组织相容性位点中 *HFE* 基因（最初称为 HLA-H）位于 6 号染色体上（Feder et al,1996）。虽然 HFE 蛋白是主要的组织相容性复合物类 Ⅰ 类分子，但其不结合和呈递内源肽，因此被认为不具有免疫功能。相反，如第 50 章所述，有证据表明 HFE 蛋白与运铁蛋白受体相互作用并调节膳食铁的肠道吸收（Waheed et al,1999）。HFE 中的突变会损害这种调节功能，导致过量的铁吸收和储存在组织中。

如第 50 章所述，HFE 中的单个错义突变，C282Y，导致在 HFE 蛋白质 282 位氨基酸由酪氨酸替代胱氨酸，在 80%～90% 患有血红蛋白沉着症的白种人中以纯合状态存在。另外一小部分血红蛋白沉着症患者是复合杂合子，携带一个 C282Y 和另一个 H63D 突变的染色体。H63D 是一种常见的变体，其携带频率约为 20%，与杂合状态下铁超负荷相关性非常低（1%～2%），纯合时甚至更低（Gochee et al,2002）。自发现多年以来，C282Y 纯合状态的外显率也受到质疑，可能明显低于早期引用的 80%，或低至 10% 甚至 1%（Beutler et al,2002；Pietrangelo,2004）。因此，尚不推荐在没有血红蛋白沉着症临床或生化指征的个体中进行这些突变的群体筛查。类似于之前所讨论的因子Ⅴ点突变，DNA 检测最适用于已经出现临床症状或生化方法检测到运铁蛋白饱和度升高患者的鉴别诊断。C282Y 和 H63D 突变方式是单核苷酸替代，可通过各种 PCR、定量 PCR、芯片、微孔板或测序方法进行分析。此外，还有许多参与铁代谢的其他基因，如铁调节蛋白、铁转运蛋白和铁调素调节蛋白，但这些基因的突变并不常见，还不足以用目前的方法检测（Babitt & Lin,2011）。

脊髓性肌肉萎缩症/脊髓性肌萎缩

脊髓性肌萎缩是常染色体隐性运动神经元疾病，其特征为近端肌肉无力和消瘦。Ⅰ型（也称为 Werdnig-Hoffmann 病）是最严重的形式，在婴儿期和儿童早期会由于呼吸衰竭出现低血压。此外，还有中间和非典型形式。该病由 5 号染色体长臂（5q13）上的 *SMN1* 基因突变引起，携带频率为 1/50。该病是最常见的致死性隐性疾病之一，接近 CF 的发生率。

大多数（95%）受影响的患者显示 *SMN1* 基因的缺失，通过完整的基因缺失或相邻 *SMN2* 基因中序列转换引起，与第 7 个外显子中单个核苷酸突变不同。人们认为 *SMN2* 基因是非必需的，因为两个等位基因在 5%～10% 的正常个体缺失，但在较不严重的患者中却发现更高的 SMN2 拷贝数，这证明了其存在部分保护性增高模式（Mailman et al,2002）。由于这种高度同源假基因的存在，需要精心设计等位基因特异性 PCR/限制性核酸内切酶实验来确定在 SMN2 存在的情况下，SMN1 是否为纯合缺失（Prior,2010）。基于 *SMN1* 基因剂量分析的载体鉴定更具挑战性，需要使用定量或实时 PCR 方法（Ojino & Wilson,2004b）；这个问题以及关于基因型-表型相关性问题引发了一些争议，其焦点是 SMA 是否应该作为筛查的目标，就如 CF 系的一般人群载体筛查的目标那样（Prior,2008；ACOG,2009）。目前已有大量的病例报道，少数没有显示 *SMN1* 基因丢失或转化的患者，通常在一个等位基因中携带小的基因突变。这些可以通过测序或多重等位基因特异性 PCR 来检测（Mailman et al,2002）。

线粒体 DNA 病

除了人类细胞核中二倍体基因组 60 亿个 bp 的 DNA 之外，细胞质中线粒体携带的 DNA 分子也编码重要的遗传信息。单个细胞中有数百个线粒体，每个线粒体存在 2～10 个拷贝，每个双链环状 DNA 分子约为 16 500bp。线粒体 DNA 编码呼吸链复合体 13 个亚基和腺苷三磷酸（ATP）合成酶的蛋白质，以及翻译所需的 22 个转运 RNA（tRNA）和 2 个核糖体 RNA（rRNA）。因为受精卵受精后，精子的线粒体不会进入受精卵，因此线粒体 DNA 能进行自我复制，并严格遵循母系遗传。

线粒体 DNA 异常所导致的疾病可能有多种不同的发病机制（Ruiz-Pesini et al,2007）。Kearns-Sayre 综合征，一种进行性外部眼肌麻痹和色素性视网膜病变的疾病，典型特征是卵子发生过程中偶然发生单一大片段的缺失。许多疾病有多个小片段缺失，并表现为典型的孟德尔常染色体显性遗传或隐性遗传，这是由于某些对线粒体 DNA 复制起作用的核基因缺陷所致。从遗传学角度来看，这些疾病严格遵循母系遗传，女性患者同等概率地遗传给她的儿子和女儿，从未显示男性患者可以传递。它们通常是由于编码转运 RNA（tRNA）基因的点突变引起（如肌阵挛性癫痫伴破碎红纤维（MERRF）、线粒体肌病、脑病、乳酸性酸中毒和卒中样发作（MELAS）），或线粒体蛋白（例如 Leber 遗传性视神经病变（LHON））。除遗传性脑肌病外，越来越多的证据表明，组织特异性积累的体细胞线粒体突变可能加速许多常见晚期发作性退行性疾病的进展，也可能加速自身衰老。

通常，由于一些与某些主要症状相关的特定突变（如 LHON 与错义突变 G11778A，T14484C 和 G3460A 相关），临床表现将逐步引导选择突变集合检测。如果测试结果呈阴性，即可以进行二级集合或完整的 mtDNA 测序。当一些突变出现在多种综合征和出现异质现象即不同组织中，突变与正常线粒体的比例不同，情况会变得复杂。对于后一种原因，线粒体 DNA 测试可能需要活体组织检查（例如肌肉），因为突变异质率可能太低而不能被检测到。最近，二代测序的出现规避了其中的一些难题，因为它允许在短时间内对完整的 *mtDNA* 基因组进行测序，即使是在受影响的组织之外，也能检测到小群体的突变线粒体（Dames et al,2015）。

分子遗传检测和筛选的其他分子靶点

本章所列举的疾病检测实例均为临床分子遗传学实验室的常规检测项目，这些实验室均已通过 CAP/ACMG 专业认证。从另一个角度来说，这些特定检测项目主要依据人群中的突变携带频率或疾病流行率以及它们的临床严重程度而定。如前所述，如果隐性突变的携带频率在目标群体中足够高，则一般筛查是合理的。对于其他疾病，该检测的应用对于鉴别诊断、产前诊断或症状前诊断也是有价值的。现在已有 20 000 多种遗传病编录在案，显然，还有很多其他疾病同样需要考虑。目前，在线数据库 GeneTests（*www. genetests. org*）已罗列了 4000 多种可行的分子遗传病检测方法（GeneTests,2015），但是有些检测方法很复杂，且仅由一个或几个实验室可以实施。对于一些罕见遗传病的检测，只有在科研实验室中克隆出这些基因或者从分子机制水平上研究其致病机制时，这些方法才可行。即便如此，仍存在一些问题，虽然这些实验室能为少数患病风险家庭提供重要的检测服务，但其并没有经过临床实验室修正法规（CLIA）的认证，并且从法律层面讲，为了医学管理，这些实验室也不能公布测试结果。为解决这一问题，目前提出了多个方案，如对 CLIA 要求作某些修改，允许在研究机构间建立临床实验室与研究实验室的合作或罕见疾病实验室网络（Grody & Richards,2008）。

一些疾病在普通人群中很罕见,但在某些特定的种族群体中却非常普遍,这也说明了人口筛查作用的局限性。例如,许多实验室为德系犹太人设定了一个特定疾病突变筛查集合,该集合主要针对携带频率为1/100~1/15的一种或者多种常染色体隐性遗传疾病,其中包括:泰萨克斯病、戈谢病、卡纳万病、CF,家族性失神症、尼曼-皮克病A、范科尼贫血C、布卢姆综合征和连接蛋白-26相关的听力减退。仅筛查上述疾病的前四种,该人群的1/6检测结果为阳性(Eng et al,1997)。

除了检测特定的原始患者人群外,随着已知致病基因库的不断扩大,分子遗传检测项目的选择越来越取决于知识和经济因素(Amos & Grody,2004)。临床同僚对某些特定疾病的兴趣,且他们能在患者和有患病风险亲属的研究中有所收获时,可推动了分子遗传学检测的发展。对于血红蛋白病、α_1抗胰蛋白酶缺乏症或基于串联质谱法在全州范围内的新生儿筛查,同一机构可能需要进行分子检测来补充和验证生化检测结果(CDC,2008)。当然,稳健的市售平台和可用试剂是强大的动力,反之,这个动力也将由供应商所认知疾病的潜在市场所驱动。携带者筛查检测总是比诊断性检测具有更大的市场,这也是为什么经ACMG/ACOG筛查建议之后,用于CF突变检测的商业试剂和仪器增加的原因。当然,任何备选的新的检测方法,无论是商业销售还是实验室开发的,首要的要求就是具有临床实用性与分析有效性。

分子遗传学诊断的前沿:基因组水平的DNA测序

在当代教科书中关于分子遗传学检测的章节,都应提及二代DNA测序(NGS)技术对那些新型、罕见或不明显表型症状的患者分子诊断方法的影响,否则,这样的教科书是不合格的。的确,自20世纪80年代中期PCR分子检测技术问世以来,NGS在测序速度、成本效益和高通量上取得了显著进步,很大程度上代表了分子诊断领域的巨变。这些新的仪器平台结合完整的人类基因组序列知识形成一种具有可信力的手段,最终打开了真正的"个体化医学"的门户,尤其是在遗传学和肿瘤学领域。NGS或大规模并行DNA测序远远超出了以特异性靶向单个基因的单个区域为特征的Sanger测序。与此不同的是,NGS或大规模并行DNA测序是使用一系列明确的步骤(图71-9)靶向测序整个基因组。首先,分离患者的基因组DNA,将其剪切成数百万个短片段(通常为50~100bp),然后将它们连接到接头(图71-10),此类接头提供用于测序的通用引物位点,"条形码"(通过计算机分析软件对每个片段进行准确的编目)附着到固体底物(微阵列样表面或微珠)。这些带有接头的所有片段的聚合称为"文库"。大多数临床NGS实验室还包括外显子捕获这一步骤(在某些类型的固相支持物上使用外显子探针),对只含编码区的基因组(约占总基因组含量的1.5%)进行测序,这种方法被称为外显子测序而非基因组测序。究其原因,其一,编码区域(23 000个基因中约有23万个外显子)可能占造成孟德尔疾病的大多数突变位点;其二,非外显子区的群体变异程度极高且无特征,所以目前很难解读。然而,大多数专家预测,全基因组测序终将作为标准程序取代外显子测序。

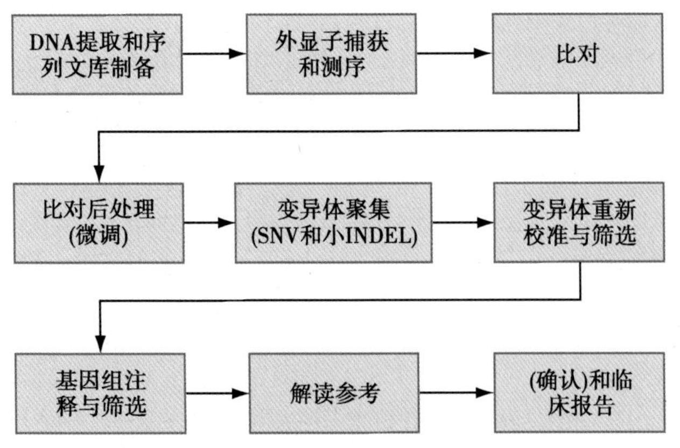

图71-9 从DNA分离到最终解读和报告的临床外显子测序工作流程

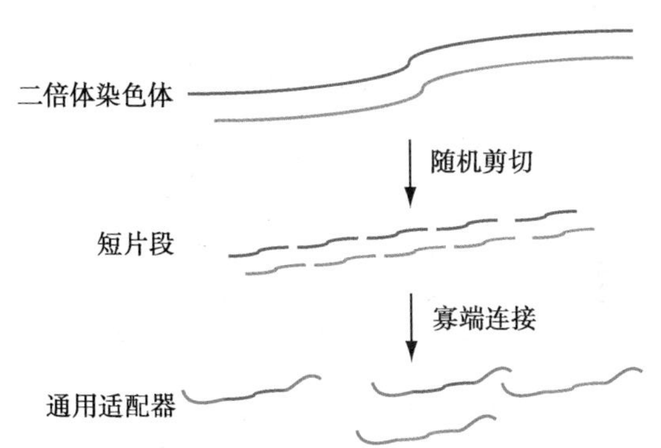

图71-10 将基因组DNA剪切成小片段,然后与接头连接,这是二代测序中文库准备的第一步(由Dr. Sam Strom提供)

实际测序过程的技术细节因仪器制造商而异,但目前大多数采用的是重复测序循环的"快照",即每次添加一个核苷酸,通过某种荧光颜色或其他化学方法确定四个核苷酸的其中一个(图71-11)。多次测序文库中每个片段的两端,称为末端配对测序,测序次数通常为×10到×100,甚至更多,因此也叫大规模并行测序。"序列"读取的越多,输出越准确,因为单个反应可能具有随机误差,但如果存在足够多的一致性序列,这些误差从统计学角度可以忽略。

所有测序完成后,计算机软件必须先将每个读取的片段与人类基因组参考序列进行比对,以此来确定它来自哪个基因或外显子,以及它是否含有与参考序列不匹配的序列变异体(即"变异体召集")。接着评估每个变异体的潜在生物学或临床意义(注释步骤),最后根据预设的软件标准进行"过滤",从而将大量的序列变异体(每个外显子有20 000~30 000个,每个基因组有300万~400万个)减少到更易管理的数量。"同义"核苷酸替代物,即不改变编码氨基酸的密码子,是用于消除疑似变异体的典型参数,也称作群体中的良性多态性和隐性症状的杂合变异体。必须指出的是,"过滤"该步骤中的一些因素是随机的,因为谁也无法手动地评估这么多变异体。

变异体一旦被过滤至几千或几百个可潜在地引起致病性变化时,就要开始最难的"解读"过程了。这可能是外显子/基因组测序最困难的部分,因为该过程相当复杂且需要广泛的专业知识。大多数中心聘请一些实验室主任、遗传学家、生物信息学家和临床医生,组建一个多学科小组,他们经过讨论并得出结论,报告哪些是变异体以及是否将其定义为致病性、可能

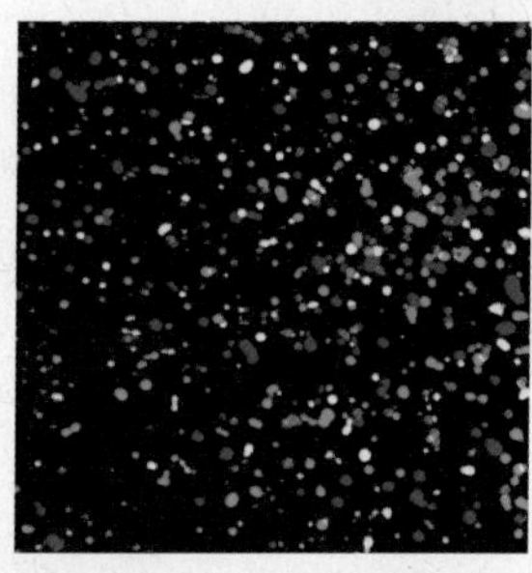

图 71-11 群集阵列示例，二代 DNA 测序的原始数据。该图显示了四个碱基中每个核苷酸添加的信号快照，然后经仪器读取后合并在一起（由 Dr. Sam Strom 提供）

致病或未知（通常称为不确定意义的变异体（variant of uncertain significance，VUS））。ACMG 和其他小组已经颁布了协助临床解读新序列变异体的指南（Richards et al，2015）。

在临床外显子测序应用的短短几年，它就已实现高诊断率（大多数中心报告 25%～50%（Lee et al，2014）），以更经济的方式结束了许多罕见疾病患者所要忍受的“诊断的艰难历程”，并发现了许多新的致病基因。但同时也遇到了以“偶然”或“偏离靶标”为形式结果的重大伦理挑战。这些在测序过程中鉴定了的致病性突变与实验的临床指征无关，但是潜在地危及生命或“可引起诉讼的”（如一个 4 岁的孤独症患者，在进行外显子测序时偶然鉴定出 BRCA1 突变）。这一结果颇受争议，一些人认为，在成年人和儿童中所有这些可引来诉讼的调查结果都应该被强制报告，而另一些人认为，患者或其父母应该有“不参与”接受这些结果的权利。ACMG 已经提供了一个包含有约 25 种疾病的列表，这些疾病被认为具有足够高的外显率、严重性和可操作性，因此也要考虑到常规报告中偶然发现的突变（Green et al，2013）。虽然该列表也受到评论或修改，但它也是一个有益的开端，有些健康人群期望应用外显子测序以评估疾病风险，该列表也可为健康人群应该报告何种结果奠定基础。类似的注意事项将适用于非侵入性产前诊断，通过获取怀孕母亲的血液进行大规模并行测序，使胎儿游离 DNA 测序变为可能。虽然这种方法目前主要应用于非整倍体检测（Gregg et al，2014），但理论上可以通过该方法来评估胎儿基因组中的所有基因（Lo，2013），这将不可避免地带来成千上万的 VUS 和偶发的脱靶突变。

为了避免脱靶突变，其中一种方法是将基因测序局限于与患者表型相关的已知基因。基因家族引起的遗传疾病相当多，仅凭临床表现难以区分各种亚型；如心肌病、听力减退和框 71-1 中列出的其他疾病。这些疾病由 10～100 个甚至更多不同基因所致，而 NGS 能针对这种大量 DNA 进行有效测序。但令人遗憾的是，使用现有基因组合检测这些疾病，会有一半患者被漏查，这仅仅是因为这些基因组合无法与所有新发现的或与病症相关的候选基因（或到目前为止未知）同步（Lee et al，2014），因此，外显子组测序开始取代基因组合测序。

框 71-1 基因组合 NGS 检测疾病

肥厚型心肌病
扩张型心肌病
遗传性心律失常（通道病）
视网膜色素变性
白化病
精神发育迟缓
DNA 修复缺陷
骨骼发育异常
性发育障碍
听力减退

本章介绍的应用都是针对单基因缺陷疾病，因为这些是我们凭借目前所掌握的知识和技术都能处理的。希望分子遗传检测在未来将应用于更多的常见慢性疾病，它们都是多基因病，如动脉粥样硬化、糖尿病、高血压和精神分裂症。由于这些疾病可能是由多基因（除环境因素）引起的，而每个基因都可能逐步增加总体风险，NGS 可以被马上用于检测出每一个致病基因。为此，我们付出了巨大的努力来确定单核苷酸多态性和候选基因内的其他变异体，它们可能对稳态、血管紧张度和脂质代谢等产生很大的影响。希望这些决定因素的发现能够实现人口风险筛查项目的靶向治疗和预防性干预。正因如此，分子遗传检测将成为二十一世纪医学实践中愈加重要的检测方法，不论是健康的还是患病的个体，都将从中获益。

（吕建新 译 陈葳 校）

推荐阅读

GeneTests. https://www. genetests. org.

这个有用的网站提供了对主要遗传病的遗传学和临床方面的学术和最新的综述，同时还提供了一个全球范围内可搜索的实验室目录，列出了每种疾病的具体检测位点。

Green RC，Berg JS，Grody WW，et al，American College of Medical Genetics and Genomics：ACMG recommendations for reporting of incidental findings in clinical exome and genome sequencing，Genet Med 15：565-574，2013.

这篇文章发表了由美国医学遗传学和基因组学发布的指南，当在外显子或基因组测序过程中“偶然”发现突变时，哪些情况应该报告。

Grody WW，Cutting G，Klinger K，et al：Laboratory standards and guidelines for population-based cystic fibrosis carrier screening，Genet Med 3：149-154，2001.

本文介绍了美国医学遗传学学院和美国妇产科学院的建议，采用 25 个 CFTR 突变的核心组合，对全国范围的囊性纤维化人群进行筛查。

Lee H，Deignan JL，Dorrani N，et al：Clinical exome sequencing for genetic identification of rare Mendelian disorders，JAMA 312：1880-1887，2014.

为数众多的出版物之一，展示了对罕见或未确诊的疾病患者的基因组水平 DNA 测序的高诊断率。

Lo YM：Noninvasive fetal whole-genome sequencing from maternal plasma：feasibility studies and future directions，Clin Chem 59：601-603，2013.

本文证明，NGS 可以用于非侵袭性产前诊断，不仅可以识别染色体的非整倍体，也可用于识别单基因缺陷。

Miller DT，Adam MP，Aradhya S，et al：Consensus statement：chromosomal microarray is a frst-tier clinical diagnostic test for individuals with developmental disabilities or congenital anomalies，Am J Hum Genet 86：749-764，2010.

该专家指南首次推荐使用染色体微阵列代替标准核型来识别发育迟缓、自闭症或先天性畸形的患者的染色体缺失和复制。

Richards S，Aziz N，Bale S，et al：Standards and guidelines for the interpretation of sequence variants：a joint consensus recommendation of the American College of Medical Genetics and Genomics and the Association for Molecular Pathology，Genet Med 17：405-423，2015.

该指南提供了一种详细的方法，用于评估传统检测或基因组测序确定 DNA 序列变异的致病性。

参考文献

Abeliovich D, Lavon IP, Lerer I, et al: Screening for five mutations detects 97% of cystic fibrosis (CF) chromosomes and predicts a carrier frequency of 1:29 in the Jewish Ashkenazi population, *Am J Hum Genet* 51: 951–956, 1992.

ACOG Committee on Genetics: ACOG committee opinion No. 432: spinal muscular atrophy, *Obstet Gynecol* 113:1194–1196, 2009.

Ahn AH, Kunkel LM: The structural and functional diversity of dystrophin, *Nat Genet* 3:283–291, 1993.

Aloraifi F, Boland MR, Green AJ, et al: Gene analysis techniques and susceptibility gene discovery in non-BRCA1/BRCA2 familial breast cancer, *Surg Oncol* 24:100–109, 2015.

Amaral MD: Novel personalized therapies for cystic fibrosis: treating the basic defect in all patients, *J Intern Med* 277:155–166, 2015.

American College of Medical Genetics: *Genetic susceptibility to breast and ovarian cancer: assessment, counseling and testing guidelines—executive summary*, Albany, N.Y., 1999, American College of Medical Genetics and New York State Department of Health.

Amos J, Grody WW: Development and integration of molecular genetic tests into clinical practice: the US experience, *Expert Rev Mol Diagn* 4:465–477, 2004.

Anguiano A, Oates RD, Amos JA, et al: Congenital bilateral absence of the vas deferens: a primarily genital form of cystic fibrosis, *JAMA* 267:1794–1797, 1992.

Babitt JL, Lin HY: The molecular pathogenesis of hereditary hemochromatosis, *Semin Liver Dis* 31:280–292, 2011.

Baruch S, Hudson K: Civilian and military genetics: nondiscrimination policy in a post-GINA world, *Am J Hum Genet* 83:435–444, 2008.

Beggs AH, Koenig M, Boyce FM, et al: Detection of 98% of DMD/BMD gene deletions by polymerase chain reaction, *Hum Genet* 86:45–48, 1990.

Bertina RM, Koeleman BPC, Koster T, et al: Mutations in blood coagulation factor V associated with resistance to activated protein C, *Nature* 343:1535–1536, 1994.

Beutler E, Felitti VJ, Koziol JA, et al: Penetrance of 845G-A (C282Y) HFE hereditary haemochromatosis mutation in the USA, *Lancet* 359:211–218, 2002.

Billings PR, Kohn MA, de Cuervas M, et al: Discrimination as a consequence of genetic testing, *Am J Hum Genet* 50:476–482, 1992.

Brown WT: The FRAXE syndrome: is it time for routine screening? *Am J Hum Genet* 58:903–905, 1996.

Burger J, Buiting K, Dittrich B, et al: Different mechanisms and recurrence risks of imprinting defects in Angelman syndrome, *Am J Hum Genet* 61:88–93, 1997.

Burke W, Aitken ML, Chen S-H, et al: Variable severity of pulmonary disease in adults with identical cystic fibrosis mutations, *Chest* 102:506–509, 1992.

Centers for Disease Control and Prevention (CDC): Impact of expanded newborn screening—United States, 2006, *MMWR Morb Mortal Wkly Rep* 57:1012–1015, 2008.

Cobb NJ, Surewicz WK: Prion diseases and their biochemical mechanisms, *Biochemistry* 48:2574–2585, 2009.

Collins FS: Cystic fibrosis: molecular biology and therapeutic implications, *Science* 256:774–780, 1992.

Conner BJ, Reyes AA, Morin C, et al: Detection of sickle beta-globin allele by hybridization with synthetic oligonucleotides, *Proc Natl Acad Sci U S A* 80: 278–282, 1983.

Dames S, Eilbeck K, Mao R: A high-throughput next-generation sequencing assay for the mitochondrial genome, *Methods Mol Biol* 1264:77–88, 2015.

Darras BT, Koenig M, Kunkel LM, et al: Direct method for prenatal diagnosis and carrier detection in Duchenne/Becker muscular dystrophy using the entire dystrophin cDNA, *Am J Med Genet* 29:713–726, 1988.

Derichs N: Targeting a genetic defect: Cystic fibrosis transmembrane conductance regulator modulators in cystic fibrosis, *Eur Respir Rev* 22:58–65, 2013.

Ducros V, Barro C, Yver J, et al: Should plasma homocysteine be used as a biomarker of venous thromboembolism? A case-control study, *Clin Appl Thromb Hemost* 15:517–522, 2009.

Eng C: RET proto-oncogene in the development of human cancer, *J Clin Oncol* 17:380–393, 1999.

Eng CM, Schechter C, Robinowitz J, et al: Prenatal genetic carrier testing using triple disease screening, *JAMA* 278:1268–1272, 1997.

Everett CM, Wood NW: Trinucleotide repeats and neurodegenerative disease, *Brain* 127:2385–2405, 2004.

Feder JN, Gnirke A, Thomas W, et al: A novel MHC class I-like gene is mutated in patients with hereditary haemochromatosis, *Nat Genet* 13:399–408, 1996.

Fu Y-H, Kuhl DPA, Pizzuti A, et al: Variation of the CGG repeat at the fragile X site results in genetic instability: resolution of the Sherman paradox, *Cell* 67:1047–1058, 1991.

Fu Y-H, Pizzuti A, Fenwick RG, et al: An unstable triplet repeat in a gene related to myotonic muscular dystrophy, *Science* 255:1256–1258, 1992.

Garber JE, Offit K: Hereditary cancer predisposition syndromes, *J Clin Oncol* 23:276–292, 2005.

GeneTests. https://www.genetests.org. Accessed May 16, 2015.

Gervais R, Dumur V, Rigot J-M, et al: High frequency of the R117H cystic fibrosis mutation in patients with congenital absence of the vas deferens (letter), *N Engl J Med* 328:446–447, 1993.

Gochee PA, Powell LW, Cullen DJ, et al: A population-based study of the biochemical and clinical expression of the H63D hemochromatosis mutation, *Gastroenterology* 122:646–651, 2002.

Grebe TA, Seltzer WK, DeMarchi J, et al: Genetic analysis of Hispanic individuals with cystic fibrosis, *Am J Hum Genet* 54:443–446, 1994.

Green RC, Berg JS, Grody WW, et al, American College of Medical Genetics and Genomics: ACMG recommendations for reporting of incidental findings in clinical exome and genome sequencing, *Genet Med* 15:565–574, 2013.

Gregg AR, Van den Veyver IB, Gross SJ, et al: Noninvasive prenatal screening by next-generation sequencing, *Annu Rev Genomics Hum Genet* 15:327–347, 2014.

Grody WW: Cystic fibrosis: molecular diagnosis, population screening, and public policy, *Arch Pathol Lab Med* 123:1041–1046, 1999.

Grody WW: Molecular genetic risk screening, *Annu Rev Med* 54:473–490, 2003.

Grody WW: Expanded carrier screening and the law of unintended consequences: from cystic fibrosis to fragile X, *Genet Med* 13:996–997, 2011.

Grody WW, Cutting G, Klinger K, et al: Laboratory standards and guidelines for population-based cystic fibrosis carrier screening, *Genet Med* 3:149–154, 2001a.

Grody WW, Griffin JH, Taylor AK, et al: American College of Medical Genetics consensus statement on factor V Leiden mutation testing, *Genet Med* 3:139–148, 2001b.

Grody WW, Cutting GR, Watson MS: The cystic fibrosis mutation "arms race": when less is more, *Genet Med* 9:739–744, 2007.

Grody WW, Richards CS: New quality assurance standards for rare disease testing, *Genet Med* 10:320–324, 2008.

Grosu DS, Hague L, Chelliserry M, et al: Clinical investigational studies for validation of a next-generation sequencing in vitro diagnostic device for cystic fibrosis testing, *Expert Rev Mol Diagn* 14:605–622, 2014.

Gurrieri F, Accadia M: Genetic imprinting: the paradigm of Prader-Willi and Angelman syndromes, *Endocr Dev* 14:20–28, 2009.

Hagerman RJ, Hull CE, Safanda JF, et al: High functioning fragile X males: demonstration of an unmethylated fully expanded FMR-1 mutation associated with protein expression, *Am J Med Genet* 51:298–308, 1994.

Hall MA, Rich SS: Laws restricting health insurers—use of genetic information: impact on genetic discrimination, *Am J Hum Genet* 66:293–307, 2000.

Handyside AH, Lesko JG, Tarin JJ, et al: Birth of a normal girl after in vitro fertilization and preimplantation diagnostic testing for cystic fibrosis, *N Engl J Med* 327:905–909, 1992.

Hantash FM, Goos DG, Tsao D, et al: Qualitative assessment of FMR1 (CGG)n triplet repeat status in normal, intermediate, premutation, full mutation, and mosaic carriers in both sexes: Implications for fragile X syndrome carrier and newborn screening, *Genet Med* 12:162–173, 2010.

Hatcher SL, Trang QT, Robb KM, et al: Prenatal diagnosis by enzymatic amplification and restriction endonuclease digestion for detection of haemoglobins A, S and C, *Mol Cell Probes* 6:343–348, 1992.

Highsmith WE, Burch LH, Zhou Z, et al: A novel mutation in the cystic fibrosis gene in patients with pulmonary disease but normal sweat chloride concentrations, *N Engl J Med* 331:974–980, 1994.

Hoffman EP, Fischbeck KH, Brown RH, et al: Characterization of dystrophin in muscle-biopsy specimens from patients with Duchenne's or Becker's muscular dystrophy, *N Engl J Med* 318:1363–1368, 1988.

Holtzman N, Murphy P, Watson M, et al: Predictive genetic testing: from basic research to clinical practice, *Science* 278:602–605, 1997.

Hoppe CC: Prenatal and newborn screening for hemoglobinopathies, *Int J Lab Hematol* 35:297–305, 2013.

Huntington's Disease Society of America: *Guidelines for predictive testing for Huntington's disease*, New York, 1989, Author.

Imperatore G, Pinsky LE, Motulsky A, et al: Hereditary hemochromatosis: perspectives of public health, medical genetics, and primary care, *Genet Med* 5:1–8, 2003.

Jacinto FV, Esteller M: Mutator pathways unleashed by epigenetic silencing in human cancer, *Mutagenesis* 22:247–253, 2007.

Jacquemont S, Hagerman R, Leehey MA, et al: Penetrance of the fragile X-associated tremor/ataxia syndrome in a premutation carrier population, *JAMA* 291:460–469, 2004.

Kerem B-S, Rommens JM, Buchanan JA, et al: Identification of the cystic fibrosis gene: genetic analysis, *Science* 245:1073–1080, 1989.

Knoll JHM, Nicholls RD, Magenis RE, et al: Angelman and Prader-Willi syndromes share a common chromosome 15 deletion but differ in parental origin of the deletion, *Am J Med Genet* 32:285–290, 1989.

Knudson AG: Mutation and cancer: statistical study of retinoblastoma, *Proc Natl Acad Sci U S A* 68:820–823, 1971.

Koeleman BPC, Reitsma PH, Allaart CF, et al: Activated protein C resistance as an additional risk factor for thrombosis in protein C-deficient families, *Blood* 84: 1031–1035, 1994.

Kosaki K, McGinniss MJ, Veraksa AN, et al: Prader-Willi and Angelman syndromes: diagnosis with a

bisulfite-treated methylation-specific PCR method, *Am J Med Genet* 73:308–313, 1997.
Koshy BT, Zoghbi HY: The CAG/polyglutamine tract diseases: gene products and molecular pathogenesis, *Brain Pathol* 7:927–942, 1997.
Kronquist KE, Sherman SL, Spector EB: Clinical significance of tri-nucleotide repeats in fragile X testing: a clarification of American College of Medical Genetics guidelines, *Genet Med* 10:845–847, 2008.
Kupferminc MJ, Eldor A, Steinman N, et al: Increased frequency of genetic thrombophilia in women with complications of pregnancy, *N Engl J Med* 340:9–13, 1999.
Lee H, Deignan JL, Dorrani N, et al: Clinical exome sequencing for genetic identification of rare Mendelian disorders, *JAMA* 312:1880–1887, 2014.
Lipton LR, Johnson V, Cummings C, et al: Refining the Amsterdam Criteria and Bethesda Guidelines: testing algorithms for the prediction of mismatch repair mutation status in the familial cancer clinic, *J Clin Oncol* 22:4934–4943, 2004.
Lo YM: Noninvasive fetal whole-genome sequencing from maternal plasma: feasibility studies and future directions, *Clin Chem* 59:601–603, 2013.
Lodi R, Cooper JM, Bradley JL, et al: Deficit of in vivo mitochondrial ATP production in patients with Friedreich ataxia, *Proc Natl Acad Sci U S A* 96:11492–11495, 1999.
Louis M, Dekairelle AA, Gala JL: Rapid and combined genotyping of factor V, prothrombin and methylenetetrahydrofolate reductase single nucleotide polymorphisms using minor groove binding DNA oligonucleotides (MGB probes) and real-time polymerase chain reaction, *Clin Chem Lab Med* 42:1364–1369, 2004.
Macek M, Mackova A, Hamosh A, et al: Identification of common cystic fibrosis mutations in African-Americans with cystic fibrosis increases the detection rate to 75%, *Am J Hum Genet* 60:1122–1127, 1997.
Maggio A, Gianbona A, Cai SP, et al: Rapid and simultaneous typing of hemoglobin S, hemoglobin C, and seven Mediterranean beta-thalassemia mutations by covalent reverse dot blot analysis: application to prenatal diagnosis in Sicily, *Blood* 81:239–242, 1993.
Mahadevan M, Tsilfidis C, Sabourin L, et al: Myotonic dystrophy mutation: an unstable CTG repeat in the 3′ untranslated region of the gene, *Science* 255:1253–1255, 1992.
Mailman MD, Heinz JW, Papp AC, et al: Molecular analysis of spinal muscular atrophy and modification of the phenotype by SMN2, *Genet Med* 4:20–26, 2002.
Manning M, Hudgins L, ACMG Professional Practice and Guidelines Committee: Array-based technology and recommendations for utilization in medical genetics practice for detection of chromosomal abnormalities, *Genet Med* 12:742–745, 2010.
Massie J, Castellani C, Grody WW: Carrier screening for cystic fibrosis in the new era of medications that restore CFTR function, *Lancet* 383:923–925, 2014.
Matsuura T, Sutcliffe JS, Fang P, et al: De novo truncating mutations in E6-AP ubiquitin-protein ligase gene (UBE3A) in Angelman syndrome, *Nat Genet* 15:74–77, 1997.
McCabe LL, McCabe ERB: Genetic screening: carriers and affected individuals, *Annu Rev Genomics Hum Genet* 5:57–69, 2004.
Miller DT, Adam MP, Aradhya S, et al: Consensus statement: chromosomal microarray is a first-tier clinical diagnostic test for individuals with developmental disabilities or congenital anomalies, *Am J Hum Genet* 86:749–764, 2010.
Monaco AP, Bertelson CJ, Liechti-Gallati S, et al: An explanation for the phenotypic differences between patients bearing partial deletions of the DMD locus, *Genomics* 2:90–95, 1988.
Moreira L, Balaguer F, Lindor N, et al, EPICOLON Consortium: Identification of Lynch syndrome among patients with colorectal cancer, *JAMA* 308:1555–1565, 2012.
Moskowitz SM, Chmiel JF, Sternen DL, et al: Clinical practice and genetic counseling for cystic fibrosis and CFTR-related disorders, *Genet Med* 10:851–868, 2008.
Multicenter Study Group: Diagnosis of Duchenne and Becker muscular dystrophies by polymerase chain reaction: a multicenter study, *JAMA* 267:2609–2615, 1992.
Naja RP, Kaspar H, Shbaklo H, et al: Accurate and rapid prenatal diagnosis of the most frequent East Mediterranean beta-thalassemia mutations, *Am J Hematol* 75:220–224. 2004.
Nallamilli BR, Ankala A, Hegde M: Molecular diagnosis of Duchenne muscular dystrophy, *Curr Protoc Hum Genet* 83:9–25, 2014.
National Comprehensive Cancer Network: Genetic/familial high-risk assessment: breast and ovarian. Clinical Practice Guidelines in Oncology—v.1, 2005. Available at: http://www.nccn.org/professionals/physician_gls/PDF/genetics_screening.pdf.
NIH Consensus Statement Online: Genetic testing for cystic fibrosis, 1997. Available at: http://text.nlm.nih.gov/nih/cdc/www/106txt.html.
Nelson HD, Pappas M, Zakher B, et al: Risk assessment, genetic counseling, and genetic testing for BRCA-related cancer in women: a systematic review to update the U.S. Preventive Services Task Force recommendation, *Ann Intern Med* 160:255–266, 2014.
Nolin SL, Brown WT, Glicksman A, et al: Expansion of the fragile X CGG repeat in females with premutation or intermediate alleles, *Am J Hum Genet* 72:454–464, 2003.
Nolin SL, Glicksman A, Ersalesi N, et al: Fragile X full mutation expansions are inhibited by one or more AGG interruptions in premutation carriers, *Genet Med* 17:358–364, 2015.
Ober C, Lester LA, Mott C, et al: Ethnic heterogeneity and cystic fibrosis transmembrane regulator (CFTR) mutation frequencies in Chicago-area CF families, *Am J Hum Genet* 51:1344–1348, 1992.
Ojino S, Wilson RB: Bayesian analysis and risk assessment in genetic counseling and testing, *J Mol Diagn* 6:1–9, 2004a.
Ojino S, Wilson RB: Spinal muscular atrophy: molecular genetics and diagnostics, *Expert Rev Mol Diagn* 4:15–29, 2004b.
Palma MD, Domchek SM, Stopfer J, et al: The relative contribution of point mutations and genomic rearrangements in BRCA1 and BRCA2 in high-risk breast cancer families, *Cancer Res* 68:7006–7014, 2008.
Palomaki GE, FitzSimmons SC, Haddow JE: Clinical sensitivity of prenatal screening for cystic fibrosis via CFTR carrier testing in a United States panethnic population, *Genet Med* 6:405–414, 2004.
Patrinos GP, Kollia P, Papadakis MN: Molecular diagnosis of inherited disorders: lessons from hemoglobinopathies, *Hum Mutat* 26:399–412, 2005.
Pietrangelo A: Hereditary hemochromatosis—a new look at an old disease, *N Engl J Med* 350:2383–2397, 2004.
Poort SR, Rosendaal FR, Reitsma PH, et al: A common genetic variation in the 3′-untranslated region of the prothrombin gene is associated with elevated plasma prothrombin levels and an increase in venous thrombosis, *Blood* 88:3698–3703, 1996.
Press RD, Bauer KA, Kujovich JL, et al: Clinical utility of factor V Leiden (R506Q) testing for the diagnosis and management of thromboembolic disorders, *Arch Pathol Lab Med* 126:1304–1318, 2002.
Prior TW: Genetic analysis of the Duchenne muscular dystrophy gene, *Arch Pathol Lab Med* 115:984–990, 1991.
Prior TW: Professional Practice and Guidelines Committee. Carrier screening for spinal muscular atrophy, *Genet Med* 10:840–842, 2008.
Prior TW: Perspectives and diagnostic considerations in spinal muscular atrophy, *Genet Med* 12:145–152, 2010.
Prior TW, Bartolo C, Pearl DK, et al: Spectrum of small mutations in the dystrophin coding region, *Am J Hum Genet* 57:22–23, 1995.
Richards S, Aziz N, Bale S, et al: Standards and guidelines for the interpretation of sequence variants: a joint consensus recommendation of the American College of Medical Genetics and Genomics and the Association for Molecular Pathology, *Genet Med* 17:405–423, 2015.
Richards CS, Grody WW: Prenatal screening for cystic fibrosis: past, present and future, *Expert Rev Mol Diagn* 4:49–62, 2004.
Ridker PM, Hennekens CH, Selhub J, et al: Interrelation of hyperhomocyst(e)inemia, factor V Leiden, and risk of future venous thromboembolism, *Circulation* 95:1777–1782, 1997b.
Ridker PM, Miletich JP, Hennekens CH, et al: Ethnic distribution of factor V Leiden in 4047 men and women: implications for venous thromboembolism screening, *JAMA* 227:1305–1307, 1997a.
Riordan JR, Rommens JM, Kerem B-S, et al: Identification of the cystic fibrosis gene: cloning and characterization of complementary DNA, *Science* 245:1066–1073, 1989.
Rowland LP: Dystrophin: a triumph of reverse genetics and the end of the beginning (editorial), *N Engl J Med* 318:1392–1394, 1988.
Ruiz-Pesini E, Lott MT, Procaccio V, et al: An enhanced MITOMAP with a global mtDNA mutational phylogeny, *Nucleic Acids Res* 35:D823–D828, 2007.
Ryan D, Nuccie B, Arvan D: Non-PCR-dependent detection of the factor V Leiden mutation from genomic DNA using a homogeneous invader microtiter plate assay, *Mol Diagn* 4:135–144, 1999.
Sagi M, Weinberg N, Eilat A, et al: Preimplantation genetic diagnosis for BRCA1/2—a novel clinical experience, *Prenat Diagn* 29:508–513, 2009.
Smeets HJM, Smits APT, Verheij CE, et al: Normal phenotype in two brothers with a full FMR1 mutation, *Hum Mol Genet* 4:2103–2108, 1995.
Sherman SL: Premature ovarian failure in the fragile X syndrome, *Am J Med Genet* 97:189–194, 2000.
Spence JE, Perciaccante RG, Greig GM, et al: Uniparental disomy as a mechanism for human genetic disease, *Am J Hum Genet* 42:217–226, 1988.
Strom CM, Crossley B, Buller-Buerkle A, et al: Cystic fibrosis testing 8 years on: lessons learned from carrier screening and sequencing analysis, *Genet Med* 13:166–172, 2011.
Strom CM, Huang D, Chen C, et al: Extensive sequencing of the cystic fibrosis regulator gene: assay validation and unexpected benefits of developing a comprehensive test, *Genet Med* 5:9–14, 2003.
Torella A, Trimarco A, Blanco Fdel V, et al: One hundred twenty-one dystrophin point mutations detected from stored DNA samples by combinatorial denaturing high-performance liquid chromatography, *J Mol Diagn* 12:65–73, 2010.
Traeger-Synodinos J, Vrettou C, Kanavakis E: Rapid detection of fetal mendelian disorders: thalassemia and sickle cell syndromes, *Methods Mol Biol* 444:133–145, 2008.
Tsui L-C: The spectrum of cystic fibrosis mutations, *Trends Genet* 8:393–398, 1992.
Waheed A, Parkkila S, Saarnio J, et al: Association of HFE protein with transferrin receptor in crypt enterocytes of human duodenum, *Proc Natl Acad Sci U S A* 96:1579–1584, 1999.
Wang L, Baudhuin LM, Boardman LA, et al: MYH mutations in patients with attenuated and classical polyposis and with young onset colorectal cancer without polyps, *Gastroenterology* 127:9–16, 2004.
Watson MS, Cutting GR, Desnick RJ, et al: Cystic fibrosis couple carrier screening: 2004 revision of ACMG's mutation panel, *Genet Med* 6:387–391, 2004.
Zhou W, Wang G, Zhao X, et al: A multiplex qPCR gene dosage assay for rapid genotyping and large-scale population screening for deletional α-thalassemia, *J Mol Diagn* 15:642–651, 2013.

识别诊断：利用 DNA 分析进行亲子鉴定、司法鉴定和失踪人员调查

第72章

Rhonda K. Roby

要点

1. 具有已知等位基因多态性的标准化标记系统现已用于检测体系当中。含有短串联重复序列的等位基因为商业试剂盒的研制提供了理论基础。
2. 司法鉴定要求记录所有的实验步骤，包括采样、提取和检测，因此结果具有法律效力。
3. DNA 可以从所有含有细胞的样本中提取并且 DNA 具有良好的稳定性使其能经受恶劣的环境条件，在机体或细胞死亡后的很长一段时间可以稳定存在。
4. 必须要注意保证 DNA 证据的完整性，避免直接暴露在可能被污染或降解的环境中。
5. 由于线粒体 DNA 在每个细胞中有成百上千的拷贝数，因此可以从几百甚至上千年前的骨头或者牙齿中提取出线粒体 DNA，由于其具有母系遗传的特点，因而可以用来识别残骸。
6. DNA 能够用来辨别遗迹，可以用做犯罪证据，排除错误指控，协助侦破犯罪案件，辨别模仿犯罪，还原事件真相（如通过驾驶员位置前挡风玻璃上的血迹中的 DNA 判断驾驶员的身份）。
7. 病理实验室利用 DNA 检测来解决样本混杂问题，比如当样本混乱或者病理物质混杂至组织或细胞玻片时。
8. 美国血库协会（致力于亲子鉴定）、美国司法部联邦调查局工作组、法医科学标准委员会及国际社会司法标准（致力于司法鉴定）已经为各个诊断实验室制订了统一的诊断操作标准。

在亲子鉴定中，利用来自多个个体的样本比较遗传相似性；在司法鉴定中，犯罪地点的样本用来和犯罪嫌疑人匹配。遗传相似性比较和直接匹配都可以用于确定尸体和走失人员的身份。

早期在圣经中（1Kings 3:16to 27）就已经有记载关于亲权纠纷的案例。在圣经中，所罗门威胁将小孩子劈成两半分给两个均声称自己是孩子母亲的妇人，而最终，那位不舍得小孩子被劈成两半的妇人最终被认定为孩子的生母。当孩子所谓的亲人在争论的时候，审判人员与所罗门面临的问题是一样的，那就是：缺乏事实依据，当事人所描述的事情的可信度无从考证。同样，在缺乏目击者和罪犯供认的情况下，很难确定犯罪现场的人员，大多数的证据仅仅是一个怀疑线索。因而有效的生物学证据比如 DNA 就为那些争议性事件提供了明确的方向。

历史背景

1900 年，Landsteiner 发现了 ABO 血型系统（Landsteiner，1901）。Gregor Mendel（Mendel，1866）发现了一些可检测的、遵循遗传定律的特征，并提供了用于法庭上帮助法官判断亲子关系的客观实验室依据。1935 年，美国颁布了强调使用遗传标记检测非亲子关系的法律（Schatkin，1952）。接下来的一年里，遗传标记检测系统的技术迅猛发展。到 1976 年，美国医学会和美国律师协会联合颁布了指南，提出了检测亲子关系的七个遗传标记系统：ABO、Rh、MNS、Kell、Duffy、Kidd 和 HLA（Miale et al，1976）。其他的遗传系统，例如多形性血清蛋白和红细胞酶也具有应用价值。大部分犯罪现场的遗传标记证据可以用来匹配嫌疑人或受害者。现如今，DNA 检测技术已经被普遍应用。

1980 年，Botstein 等发现了 DNA 限制性片段长度多态性（restriction fragment length polymorphism，RFLP）（Botstein et al，1980）。Sir Alec Jeffreys 的第一篇报道就认为 DNA 分型可能对

司法鉴定有帮助，且在1985年的NATURE期刊中提出DNA指纹图谱(Jeffreys et al,1985a,1985b)。1986年，商业化的实验室开始将DNA检测应用于亲子鉴定和刑事案件中。1989年，政府科学搜查研究所开始使用DNA检测(Weedn & Roby,1993)。现在，全球范围内的几百个实验室都使用DNA检测进行刑事审判。1990年，第1版《实验室亲子鉴定标准》(AABB,1990)发行，书中提及了限制性片段长度多态性的检测和分类系统(红细胞表面抗原、人类白细胞抗原、红细胞酶和血清蛋白遗传标记)的一些具体要求。DNA检测逐渐代替了传统的血清学检测。司法DNA鉴定经历了DNA检测方法和技术的多次变革，使用了一系列核心的短串联重复位点，使测试标准化，从而建立了国际罪犯数据库。DNA联合索引系统(combined DNA index system,CODIS)从13个核心位点扩大到现在包含7个新增位点在内的20个。扩大核心位点是为了减少偶然性，增加必然性，以及提高刑事案件和走失人员案件的鉴别能力(Hares,2015,2012a,2012b)。核心基因位点还可通过其他的DNA检测、性别分析、Y染色体标记物和线粒体DNA(mtDNA)测序补充，毛细管电泳则是主要的荧光检测平台。

这些技术被用来识别战争或大规模灾害的受害者，无论灾难是自然的、人为的还是工业的(Budowle et al,2005)。此外，DNA测试也可应用于事故重现。原有的检测技术应该被保留下来，而较新的技术也会被采纳，因其具有更高鉴定力，更低成本，更强灵敏度和更高效率，甚至可以辨认体征的信息(如眼睛和头发颜色)和祖先起源的遗骸或遗留在犯罪现场的生物材料。随着新技术的不断发展，法医科学也在与时俱进。

DNA检测的优势

DNA检测能够直接识别个体来源，表现出强大的个体差异和生物差异。人类基因组在不同个体之间约99.9%相同，也就是说，法医科学家通过查询人类基因组这0.1%的差异来鉴别生物学痕迹、事故、大规模灾害的残骸以及生物学亲属。DNA作为鉴定标志物是非常有用的，它具备以下优点：①存在于机体除成熟红细胞外的所有细胞中；②在机体的所有细胞中均是相同的；③在生命的各个时期一样；④所有个体间不同。但也有例外，依次是：①不能从成熟红细胞中回收DNA；②与机体其他细胞相比，生殖细胞只有一半的DNA；③干细胞移植可能导致供体DNA的存在，而不是受体的DNA；④同卵双胞胎有相同的DNA。DNA检测的敏感度远远高于传统的血清标志物，基于聚合酶链反应(PCR)实验，微小样本甚至不可见的微量DNA沉积物都可以得到结果。DNA还可以耐受一定的强酸、碱、去污剂和各种环境因素(Kobilinsky,1992)。DNA的分型信息表现在核苷酸的不同排列序列中，因此，对于一些陈旧的、受到环境污染的标本，DNA检测比血清学检测更精确。

美国犯罪实验室的大部分案件都是性侵犯。阴道拭子含有细菌和女性上皮细胞以及男性精子，由于精子的保护性外壳，通过差异裂解过程可将来自精子的DNA从非精子DNA中分离出来(见下文，DNA提取和量化)，这样可以使精液来源个体化，而不需要渗入其他的混杂数据。

此外，DNA检测的另一优点是Y染色体检测，即在一个女性和男性的混合物中可以通过Y染色体检测男性的DNA核型，尤其是当以女性DNA为主存在于样品中时，这种检测男性Y染色体的测试技术非常有用。

遗传学标志物

多基因系统被用于亲子鉴定和身份认证，理想情况下，该系统应该有多个分布在群体中的等位基因，这样就有很高的排除率，最不常见的表型也具有可靠的检测率。系统中的所有标记物都应该作为共显性基因表达(不包括无效等位基因)，突变率应该已知，并且在常用的储存条件下，表型应该稳定。检测标记物的方法对于大多数实验室来说应该是可靠的、可重复的、可行的。该遗传学系统必须是已知的，并遵循已建立的遗传模式(孟德尔定律)，这个系统应与其他常规的标记物无关。如果该系统被用于亲子鉴定或身份认证，则必须建立各种群体的基因频率(Budowle et al,2001)。

由于个体间DNA多态性的差异，每个人的DNA(除了同卵双生)都是独一无二的。然而，个体之间的DNA序列大部分相同。一般情况下，在个体之间每1300核酸碱基只有1个不同，尽管如此，这相当于任何两个个体间平均有300万个碱基差异，说明个体间存在巨大的遗传变异。基因编码区的多态性很显著，非编码区也提供了大量的多态性。

重复DNA中也发现了基于长度的多态性。超过90%的人类基因组是由非编码DNA或“垃圾”DNA组成，其中近20%~30%由重复区域组成，个体间许多重复区域之间的核心重复数目有所不同，也就是所谓的可变数目串联重复(VNTR)基因座。由于包含VNTR的DNA片段长度不同，因此可利用这一特点进行分析，尽管双核苷酸重复是最常见的，但较大的核心重复序列更有助于司法鉴定，因为它比双核苷酸重复序列更容易分析。RFLP、扩增的DNA片段长度多态性及STR是基于片段长度分析技术的实例。序列多态性存在于相似DNA片段大小的序列中，由基因组中特定位置的DNA序列中的一个或多个碱基差异组成。序列多态性可以表现为等位基因或碱基的替换、增加或缺失，大多数序列多态性仅仅是重复和非重复序列中的点突变，也称为单核苷酸多态性(SNP)。单核苷酸多态性、特异性寡核苷酸序列及线粒体DNA(mtDNA)检测及法医基因检测中所引入的第二代测序技术均是基于序列检测的范例。虽然身份测试还没有采用人类基因组中200多万个SNP的能力，但这显然是该技术的最前沿。

样品和标本收集

一些样品如咽拭子、滤纸上的血迹和新鲜全血，最常用于亲子鉴定和建立数据库。在犯罪现场、突发事件和尸检中采集的法医证据，确定合适的样本和标本采集非常重要。为了看到生物液体和渍迹，通常会使用化学品或备用光源。血溅模式分析也被用来帮助调查人物身份和有效地收集大量血液和血液样本血迹。当生物体液已经沉积在地面或无法收集的物品上时，可用无菌拭子对体液进行采样。对于较大物品上干燥的生物体液，应先用无菌蒸馏水润湿无菌拭子，再用其擦拭证据，然后在包装前进行空气干燥。双重拭子技术(Sweet et al,1997)常用于身体咬痕中的DNA收集，该技术使用湿无菌拭子擦拭咬痕区域，然后用干无菌拭子擦拭采集，对照拭子可以从体液毗邻的无污染区域收集。这些物品（如衣服上的血液，采集拭子）应该一次收集一个物品，分开包装，明确标记。

虽然成熟红细胞中不含核DNA和线粒体DNA，但血液中的白细胞可以提取DNA用于检测。血红素会抑制PCR反应，但其抑制作用易被降低和消除，所以血液中的DNA能很好的用于PCR检测。在DNA检测过程中，常用乙二胺四乙酸（EDTA）和枸橼酸磷酸葡萄糖（CPD）作为抗凝剂，不推荐使用肝素抗凝血进行DNA检测。

尸检时，如果有显著的腐败，则优选血液以外的DNA来源。事实上，任何组织都可以成功的用于DNA分析检测。一些组织由于细胞密集，可能由于DNA含量高而被认为是较好的来源，但实际上，这些组织在尸检过程中易降解，因而很少被选择用于DNA分析检测（Kobilinsky，1992）。在软组织中，从肝组织中取得的DNA由于DNA自溶酶的作用而被迅速降解，相对而言，在尸检中期脑组织是较好的DNA来源。骨和牙齿来源的DNA是尸检组织DNA的稳定来源，因此在几十年前的骨骼遗骸中都可以获得有用的DNA。一般来说，身体腐烂越严重，死后时间越长，尸体组织中的DNA降解就越严重。

注意防止样品污染。应该用手套和原始仪器收集标本，如条件允许，应通过切取活检技术收集未暴露的组织。样本应冷藏或优选冷冻（尽管反复冻融会破坏DNA片段）。干燥，甚至简单的空气干燥也可以作为一些DNA标本（如血迹和骨骼）的储存方法。把组织放在甲醛溶液中浸泡并不是最佳的储存方法。虽然标本保存方法不同，但通常都是通过PCR检测技术获得结果。如果未对样本DNA进行检测，不应将组织或体液视为不合格而丢弃。

大多数的DNA会逐步随机碎片化或降解，使高分子量DNA变为较低分子量DNA（Kobilinsky，1992）。随着时间的推移，新鲜组织和体液中的高分子量DNA甚至在短期内也会降解。同样，高分子量的DNA也可能在冷冻或干燥多年的标本中获得，尽管会大量降解，残留的较小的DNA片段仍然存在。由于线粒体DNA在细胞中有成百上千的高拷贝数，当回收不到核DNA时，线粒体DNA仍存在，因此，常用线粒体DNA来鉴定陈旧骨骼遗骸（Ivanov et al，1996；Núnéz et al，2011）。

在特定条件下，DNA会快速的降解或损伤（Parsons & Weedn，1997），而其化学水解通常很慢，分析表明，当与离子去污剂、油、气油以及其他混合物混合后，DNA并不会受到较大的损害。然而，金属离子可能会催化DNA氧化水解，紫外线辐射会引起胸腺嘧啶二聚化，远古DNA序列的碎片化主要是由于脱嘌呤造成无脱碱基位点而最终导致DNA断裂。

这些样品检测结果常常用于法律诉讼。因此，为避免当事人对证据法律效力的质疑，程序的各个方面都应有充分的文件记录，对被测试人员的身份证明、证据的收集和样品的标签进行存档很重要。虽然许多亲子纠纷属于民事诉讼，但有些司法管辖区要求有与刑事案件类似的样本监管链存档证据。AABB认可实验室要求获得近期输血（3个月内）或造血干细胞移植的既往史，每个样本必须附有照片认证和相应的知情同意书，未成年人应取得其合法监护人同意。同样，法医样本必须妥善收集、包装、密封和储存，并表明相应的监管存档证据。

DNA提取和量化

证据的第一步也是最关键的一步是从血液，生物污渍或其他生物来源中提取DNA。血迹、阴道拭子或其他来源的DNA必须从其他细胞成分和环境污染物中分离出来。亲子鉴定中心和司法鉴定实验室都使用多种提取方法：经典的有机氯仿/酚萃取与乙醇沉淀提取法，虽然不是自动化的，但是能有效地将蛋白质及其他细胞成分与DNA分子分离；固相柱提取法（例如Qiagen柱）和磁性树脂颗粒也被用于DNA提取，特别是与自动化技术相结合。柱提取和磁珠颗粒法可以除去诸如在烟头和某些染料中发现的污染物，得到高度纯化的DNA样本。当需要去除抑制剂时，硅珠是纯化DNA的另一种极好的方法。对于大多数参照样品，许多实验室直接省去提取步骤，直接对血迹物品或口腔收集物进行PCR。

如前所述，由于需要将男性精液中的DNA与女性上皮细胞中的DNA分离，阴道拭子需在特殊条件下使用差异裂解步骤进行提取（Crouse et al，1993）。依据标准提取步骤分离女性阴道上皮细胞DNA，然后通过离心或二硫苏糖醇溶液移除、破坏精子保护外壳的二硫键来提取男性（精子）DNA。敏感的PCR系统能在男性部分中显示女性来源的DNA，产生混合的DNA谱。

样品提取之后需要进行定量。司法鉴定标准要求证据尽可能量化。当对样本DNA进行定量、明确DNA含量，扩增结果通常会更成功。在PCR实验中，DNA含量过高或过低都可能产生失败的结果。此外，已知人类男性DNA和对人类总DNA的定性评估对于确定在下游分析中执行哪些测定非常有用。现在，实时定量PCR可以在一次实验中同时获得全人类和人类男性DNA的定量和定性评估。此外，它也可用于线粒体DNA定量（Sprouse et al，2014），这是一种更加敏感、客观的检测方法（Green et al，2005）。一些早期定量方法，比如使用分光光度计测260nm处的吸光度；琼脂糖凝胶电泳和可视化螯合剂染料，如溴化乙锭；将DNA结合在尼龙膜上与人特异性探针进行杂交（Walsh et al，1992）等，都不如实时定量PCR技术灵敏度高。

检测方法和标记系统

短串联重复序列

基因组中贯穿了含有3～7个核苷酸的重复单元的位点（Weber & May，1989），这些STR位点的等位基因通过PCR扩增产物中重复单元的数目进行定义。第67章讨论了基本PCR技术。将提取的样品DNA加入到含有水栖栖热菌（Taq）聚合酶、测试位点的特异性正向和反向引物、脱氧核苷三磷酸、镁、缓冲溶液以及牛血清白蛋白的PCR反应体系中，使用规定的参数在热循环仪中进行扩增，以充分检测等位基因。为了在单次扩增中检测多个位点的等位基因，通常在多重反应中使用多种不同荧光标记的引物。不同长度的PCR产物可以通过毛细管电泳分离。使用激光进行检测以激发引物中包含的荧光标记基团，多重反应中的位点因大小和颜色而异（图72-1）。STR的长度分析可通过将标准品与每个待检样品混合后同时进样进行毛细管电泳，随后通过相应的分析软件分析完成；通过将样本峰与能够代表大多数等位基因型的对照标准峰进行比较，同时结合复杂的基因型软件算法来校准进样带来的微小差异，可获得每个待检样本峰的基因分型（图72-2）。

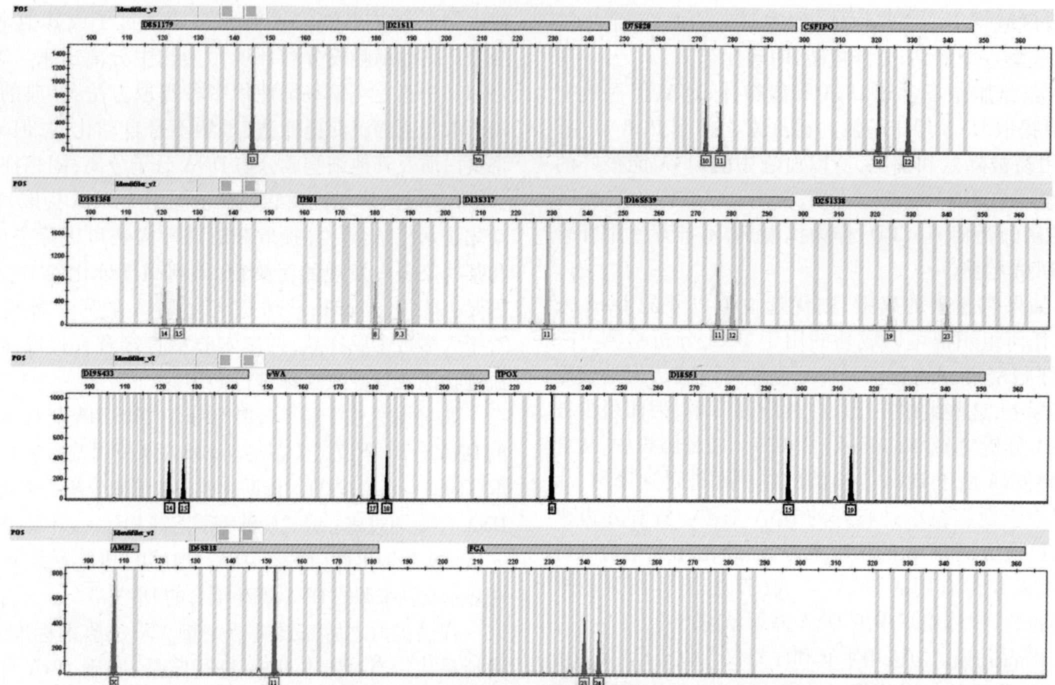

图 72-1　含有用 AmpFLSTR Identifiler PCR 扩增试剂盒扩增的阳性对照 9947A 的试剂盒(Applied Biosystem,Foster City,Calif)(Collins et al,2004),在 ABI PRISM 3130xl Genetic 分析仪(Applied Biosystem)上电泳,并使用 GeneMapper ID Software v. 3. 1. 2(Applied Biosystem)分型得到的结果。可看到 15 个常染色体 STR 基因座和一个性别标记物 Amelogenin。该图像显示多重扩增后的阳性对照表型。基因座的名称显示在峰图上的灰色条中;每个基因座的等位基因在峰图下方

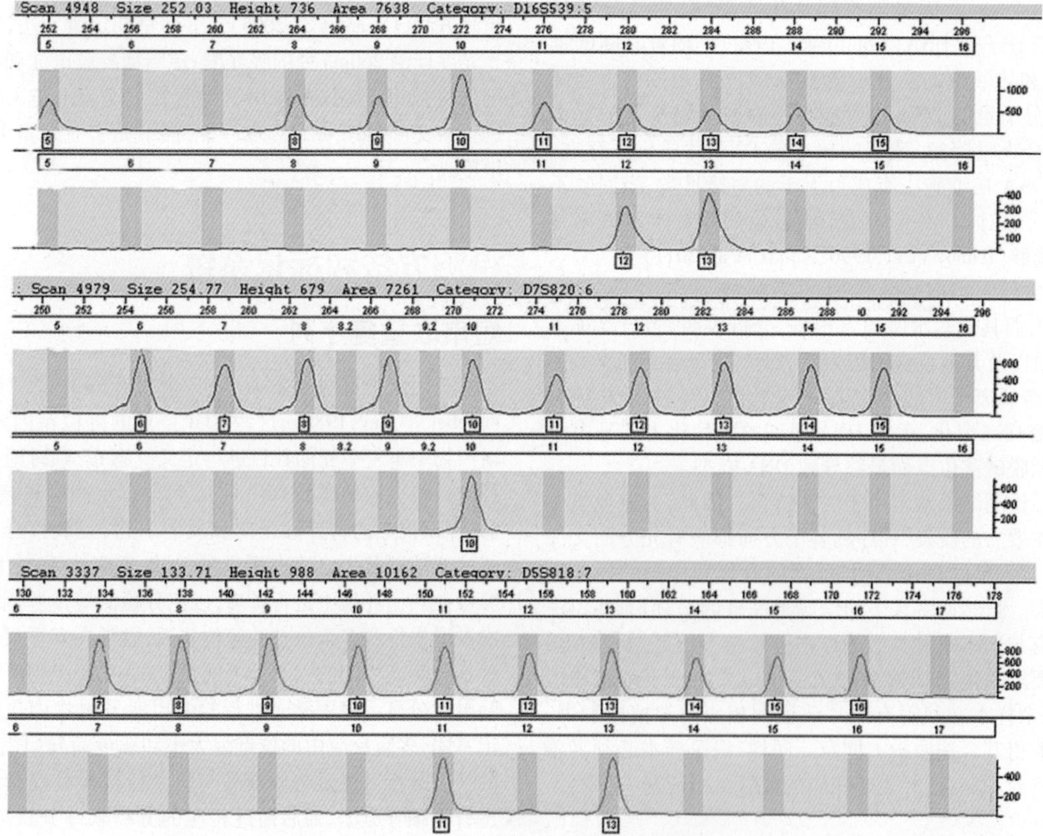

图 72-2　ABI PRISM 3100Genetic Analyzer(Applied Biosystem)电泳和用 AmpFLSTR Identifiler PCR 扩增试剂盒进行扩增的结果。图片中可以看到三个位点 D16S539(等位基因 12,13),D7S820(等位基因 10)和 D5S818(等位基因 11,13)的梯度和伴随结果。图像显示电泳分辨率极佳

在美国，亲子鉴定中心和法医实验室最常用的标记是13个STR位点（CSF1PO、D3S1358、D5S818、D7S820、D8S1179、D13S317、D16S539、D18S51、D21S11、FGA、TH01、TPOX、VWA），它们已被标准化用于获得有犯罪行为个体的遗传谱，这些已被联邦调查局（FBI）资助的科学家联盟认证并用于CODIS。现在，CODIS实验室正在准备实施另外7个位点（D1S1656、D2S441、D2S1338、D10S124、D12S391、D19S433和D22S1045）（Hares，2015）。STR标记系统包含离散等位基因，并不像RFLP标记系统那样多态性。一个STR位点包含三个或四个常见等位基因（频率为0.15~0.25）和几个罕见等位基因（频率<0.01）。因此，为了获得高累积非父排除概率（CPE）和累计亲权指数（PI），通常需要测试至少六个或更多STR位点。Alford等们指出（Alford et al，1994），在50例亲子鉴定中，同时检测RFLP和9个STR基因座，两种方法都排除了同样的13名所谓的父亲（基于两个或更多位点）。在36例亲子鉴定中，用STR系统检测37名未排除男性其亲子可能性超过99%。当获得13个CODIS STR基因位点时，在1万亿个不相关的个体中，平均随机匹配概率低于1个（Chakraborty et al，1999）。

MiniSTR是多重试剂盒中的常染色体STR，其引物更靠近串联重复序列，以获得较小的扩增产物。miniSTR试剂盒与标准试剂盒相比，通常包含较少的标记物（图72-3和图72-4）。当样品严重降解时，标准试剂盒可能无法检测包含miniSTR结果的样本（Mulero et al，2008）。此外，在出现等位基因丢失或者较大扩增子进行多重扩增出现检测灵敏度下降的情况下，miniSTR能够提供更好的等位基因检测相关的帮助（Butler et al，2003）。

X和Y染色体标签

现在通常使用*Amelogenin*基因位点进行性别鉴定（图72-1）。该位点的引物可以扩增出X（Xp22.1-22.3）和Y染色体特异条带，并且与许多STR系统共同扩增和分析。性别鉴定与其他常规的身份鉴定标记物完全不同，它为个体的身份鉴定提供了一些特定的表型信息。此外，性别鉴定在对潜在嫌疑人的调查以及对受害人或嫌疑犯的标本分类中也很重要。

虽然多态Y染色体标签（图72-3）不用于性别鉴定，但是当有男女或男男混合物时，它们对案件分析极为有用。例如，Y-STR很好地应用于性侵证据，它能够显示女性上皮细胞DNA和男性精子DNA混合物。当男性DNA量远低于女性时，由于Y-STR仅来自于男性，没有女性受试者的干扰，Y-STR分析在获得男性受试者表达谱方面是极好的。同时，Y-STR也可用于人类遗骸鉴定中描绘父系家谱，Thomas Jefferson家族谱系就是使用Y染色体标记（Foster et al，1998）完成的。大量Y-STR分型数据表明，某些单体型指示种族来源，可用于人类迁移和进化研究。单体型来自Y-STR，而表型来自常染色体STR；单体型不具有与常染色体STR相同的识别水平。

线粒体DNA测序

当样品DNA含量极少或极度降解时，例如脱落的毛发（其几乎没有可检测的核DNA）和骨骼残留物中的DNA，可以用线粒体DNA（mtDNA）进行测序（Butler & Levin，1998；Holland & Parsons，1999）。在单个细胞中，mtDNA有成百上千个拷贝，而核DNA只有一个拷贝，因此，当不能获得核DNA谱时，通常可

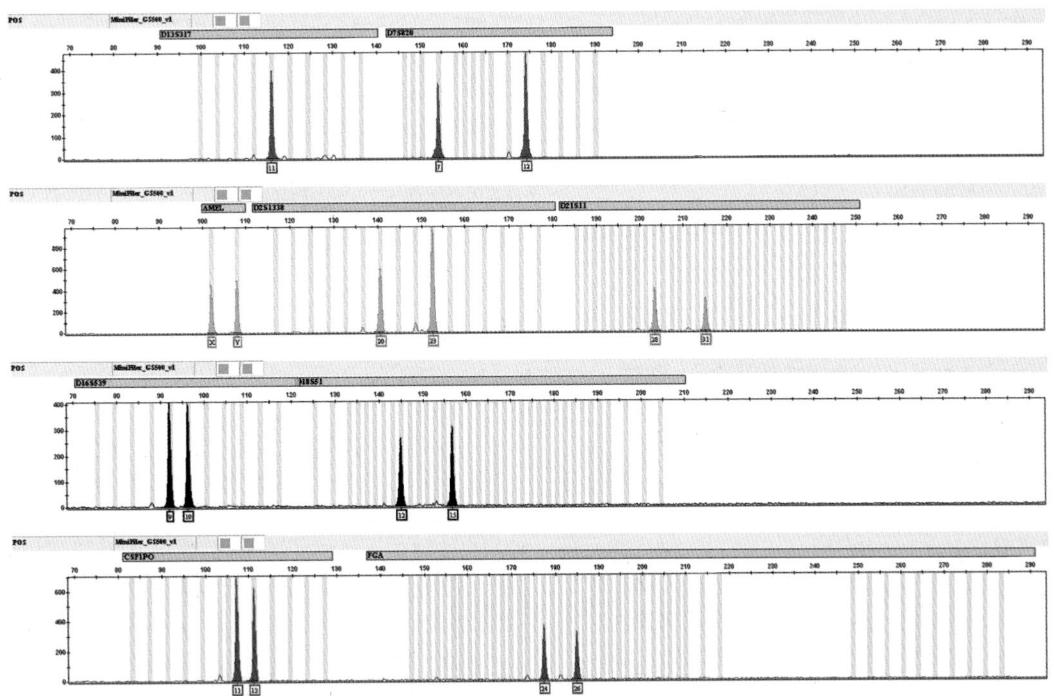

图72-3 阳性对照007试剂盒与AmpFLSTR MinFiler PCR试剂盒（Applied Biosystem）（Mulero et al，2008）的扩增结果，ABI PRISM 3130xl Genetic Analyzer上进行电泳，用GeneMapper ID 3.1.2软件分型。8个STR基因座的可视化结果。基因座名称显示在峰图灰色条中；每个基因座的等位基因显示在峰图下方。与AmpFLSTR鉴定子PCR扩增试剂盒中的相应基因座相比，该试剂盒中的基因座较小（峰值大小可在x轴上测量）（图72-1）

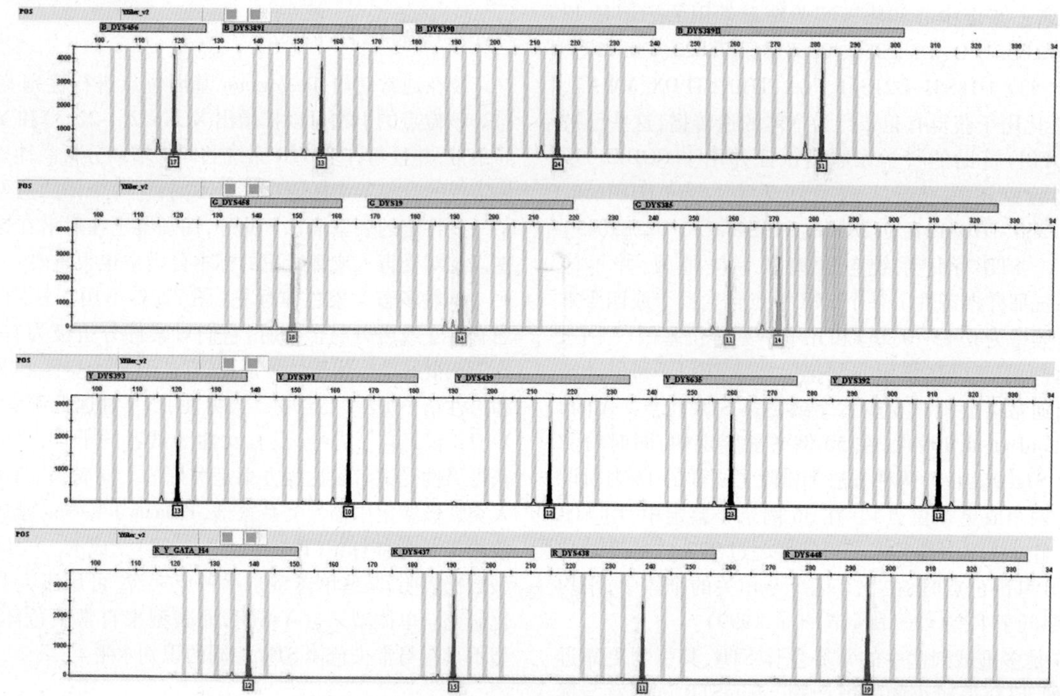

图 72-4 用 AmpFLSTR Yfiler PCR 扩增试剂盒，包括阳性对照 9948 的结果（Applied Biosystem，Foster City，Calif。）（Mulero et al，2006），在 ABI PRISM 3130xl Genetic Analyzer 上进行电泳，使用 GeneMapper ID Software v. 3. 1. 2. 进行分析。17 个 Y-STR 基因座的结果如图所示。此图像显示阳性对照的扩增结果。基因座名称显示在上方的灰色栏中；每个基因座的等位基因名称突出显示在峰值之下

以获得 mtDNA 谱。此外，当用远亲作为样品参照时，可用 mtDNA 检测。当参照样品受限时，可以用母系中的单个远亲属 mtDNA 作参照，因为核 DNA 检测通常需要多个近亲属。

线粒体 DNA 由长度为 16 569bp 的环形片段组成。由于 mtDNA 中不存在显著的 DNA 重复区域，因此只报告序列差异。用于分析人类身份的 mtDNA 区域是非编码替代环（D-loop），也称为控制区，该区域约 1100bp，包含两个高变区。目前，直接测序是获得 mtDNA 结果的方法。

线粒体是母系遗传，所以 mtDNA 没有父系成分。与成对出现在染色体的细胞核 DNA 不同，细胞中仅存在单个 mtDNA 序列（均质），因此不会发生基因重组。精确的 mtDNA 序列匹配可以追溯至母亲谱系的很多代。然而，mtDNA 测序的鉴别能力是有限的，几千个才能鉴定一个，同时费用昂贵且耗时。

其他系统

单核苷酸多态性（single nucleotide polymorphisms，SNP）检测方法已经被用于确定特定序列中特定位置中的单个碱基变化。同多重短串联重复序列（short tandem repeat，STR）分型相比，由于 SNP 区域特定位点碱基的变化有限，需要对多达 70 个 SNP 位点进行检测，才能获得相应水平的相关性、辨识度和分辨力。每个个体中都有数百万个 SNP 位点（单核苷酸多态性），这些单核苷酸多态性对于身份的测定具有十分重要的作用。传统的 STR 无法对较少拷贝数的基因进行分析，而通过 SNP 位点检测，设计相应的引物可以扩增拷贝数较少的扩增子以提供更多信息。此外，特定的 SNP 位点还可提供个体的身体特征信息，并可用来预测种族起源（Wollstein & Lao，2015）。

二代测序（NGS）技术（见第 78 章）在十年前被引入基因研究应用。现在，全基因组测序技术测序速度更快、成本更低（Venter et al，2001）。随着 NGS 测序技术，仪器和测序质量的发展，其在法医学领域如 SNP 检测，基于尺寸毛细管电泳精确度不适用的 STR 检测以及分子水平的尸检中的应用得以实现。例如，Illumina 公司（加利福尼亚州圣地亚哥）推出了 NGS 系统，ForenSeq DNA 试剂盒与 MiSeqFGxForenicic 基因组系统结合使用，来分析 STR（常染色体，Y-STR 和 X-STR）和 173 个 SNP。这些 SNP 包括眼睛和头发颜色以及祖先信息等表型信息。

检测数据的分析与使用

犯罪实验室的 DNA 分析

DNA 经常作为有效的直接证据出现在法庭的证物中。在美国，大部分的罪犯 DNA 测试涉及性侵犯和杀人案。通过 DNA 检测能够排除 1/3 的嫌疑犯（图 72-5），1/4 的嫌疑犯证据不足，嫌疑犯与真正罪犯的匹配率小于 50%。只有少部分通过 DNA 检测的案件提起诉讼，大多数情况下犯罪嫌疑人都主动认罪。在犯罪学的背景下，DNA 可以用来将嫌犯与犯罪联系起来，排除被诬告的犯罪嫌疑人，识别连环犯罪，区别模仿犯罪行为，DNA 检测还可以协助事故重建（如通过对驾驶员面前挡风玻璃上的血迹来判断驾驶汽车的人）。除了在犯罪现场使用 DNA 以找到罪犯证据，DNA 还可用于人类残骸的鉴定。

病理学实验室的 DNA 分析

DNA 测试可以用来解决标本混乱的问题（Weedn，1993），

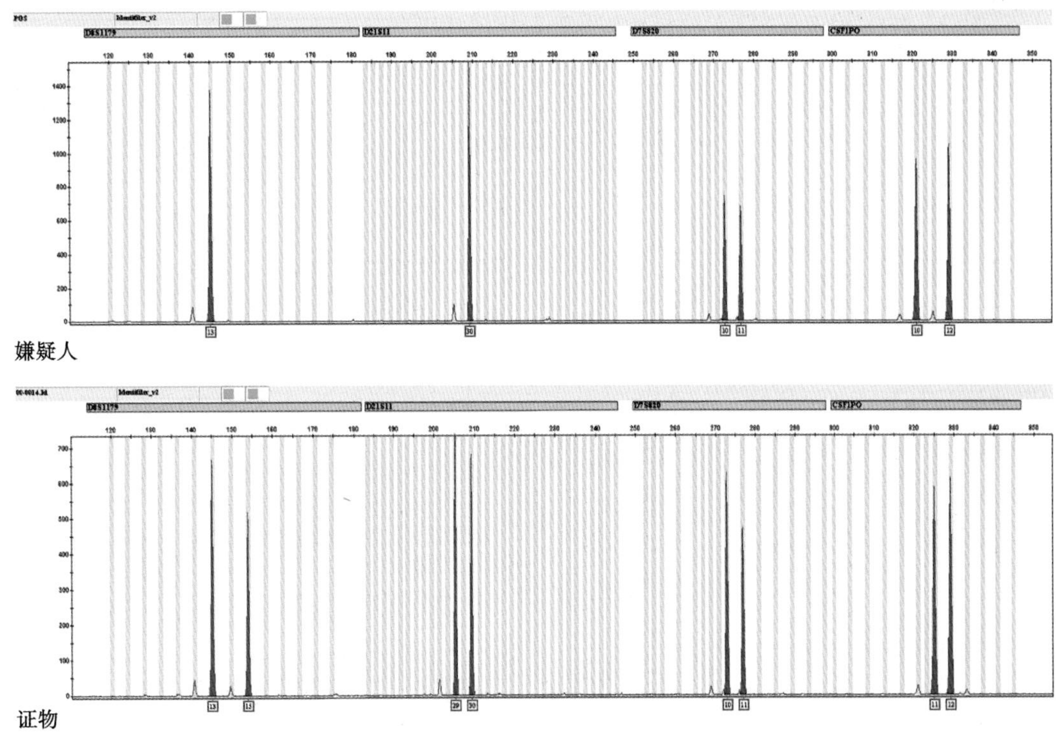

图 72-5 通过与犯罪现场证据比较，排除疑犯。D8S1179，D21S11 和 CSF1PO 的证据资料显示排除该嫌疑人

例如当样品被互换或病理材料出现混乱时，可以通过样品的一小片组织来确定该组织的来源（表 72-1），亦可用来确认被错误标记的样本。此外，在尿液药物测试中存在着尿液替换的弊病，通过 DNA 检测就可以确认所检尿液样本是否被替换（Weedn et al，1996）。

表 72-1 不明组织的鉴定

STR 基因位点	不明样本	组织块	患者样本	患者样本的概率
CSF1PO	10，12	10，12	10，12	0.191
D3S1358	15，16	16，17	16，17	0.099
DSS818	11	11，12	11，12	0.024
D7S820	9，11	11，17	11	0.0529
D8S1179	13	12，14	12，14	0.0976
D13S317	11	11	11	0.0798
D16D539	9，11	11，12	11，12	0.1764
D18SS1	14，15	14，15	14，15	0.0477
D21S11	30	28，31.2	28，31.2	0.0341

阴影部分的结果表明样本组织的 DNA 结果不同于患者或组织块的 DNA。与随机白种人相比，组织块与患者共有的遗传标记的概率大于 1.86×10^{10}

STR 标记也被用来评估骨髓移植后的移植效果（Scharf et al，1995），当供体与受体骨髓匹配时，由于供体与受体中的相关基因座中的多个等位基因是相同的，因此需要进行多重标记的检测来寻找有意义的位点。

排除亲子关系

在亲缘关系存在争议的情况下，遗传标记测试的主要目的是确定生物学上的亲子关系。虽然这不是绝对的，但通过遗传标记测试可以提供相对客观的证据。通过使用多个基因系统，可以排除超过 99% 的非亲缘关系。

在遵循孟德尔遗传学的规则系统下，通过寻找预期遗传模式的异常来排除。对亲子鉴定的测试结果的解释通常取决于假设的母亲的样本是否来自于孩子的生物学母亲，孩子和母亲的表型一一比较，确定结果是否符合预期的遗传模式。在孩子中存在而母亲中不存在的等位基因，被称为父系必需基因（obligatory paternal gene，OG），或父系必需等位基因。如果孩子和母亲的两个等位基因都是相同的，那么对于父系基因有其他（两种）可能性。

如果受试者并无 OG，并且在其推定的母亲基因中也并没有找到相关基因标记，这种情况下排除的对象被称为直接排除（direct exclusion）（表 72-2）。由于 DNA 测试中观察到的突变率，单个位点的排除不足以建立非亲子证据（AABB，2013）。当孩子或被测试的男性是杂合的（存在两个等位基因），且另一个人中不存在这两个标记时，也可以直接排除。这种类型的直接排除有时被称为双单倍型排除（two-haplotype exclusion）。当只有孩子和一个所谓的父母可以进行测试时，如果被测试的个人或孩子有两个单倍体，且两者都不在另一方存在时，则可以建立非亲属关系。

当疑似亲本是基因纯合子（存在一个等位基因）时，而小孩基因中没有预期的遗传标记，这种情况被称为间接排除（indirect exclusion），有时也被称为反向纯合子（reverse homozygosity）。一

表 72-2 亲子关系排除鉴定：表型(基因型)

排除类型	儿童	母亲	测试人	固有基因
直接型	AB(ab)	A(aa,a?)	C(cc,c?)	b
	AC(ac)	AB(ab)	AD(ad)	c
	AB(ab)	C(cc,c?)	AC(ac)	b(母亲)
双单倍型	A(aa,a?)	A(aa,a?)	BC(bc)	a 或?
	A(aa,a?)	AB(aa,ab)	BC(bc)	a 或?
	AB(ab)	AB(ab)	CD(cd)	a 或 b
	AB(ab)	暂无	CD(cd)	a 或 b
间接型*	A(aa,a?)	A(aa,a?)	B(bb,b?)	a 或?
	B(bb,b?)	AB(ab)	A(aa,a?)	b 或?
	B(bb,b?)	C(cc,c?)	AB(ab)	b 或?(母亲)
	B(bb,b?)	暂无	A(aa,a?)	b 或?

受测人直接，双单倍型和间接排除的举例。大写字母表示表型，括号中的小写代表可能的基因型。问号(?)表示可能的无效或沉默的等位基因

*必须考虑突变

个间接排除不足以证明测试个体不是父母，将反向纯合子作为间接排除的前提是假设所测试的受试者在该位点具有两个相同的等位基因。在 STR 的 PCR 检测中，如果在一个测试个体中存在结合位点的突变(Harrison et al,2004；Leibelt et al,2003)，或者可能存在罕见的无效等位基因(或其他未检测到的等位基因)或突变在所述小孩及其亲本中，则可能发生预期等位基因的缺失。至少在两个独立的系统中都被排除，才能有足够的证据来证明非亲子关系的结论。

可排除的概率

在测试之前，如果被告不是父母，则可以提供测试以证明非父母的可能性概率，这被称为排除概率(PE)，意即排除随机个体中存在测试儿童和母亲等位基因的概率，但不考虑被测试人员的遗传信息。对于每个遗传系统，可以基于系统中等位基因的基因频率(p 和 q)计算平均 PE。Weiner 报道了两个等位基因系统的一般方程(Wiener et al,1930)，当系统具有多个等位基因时，则需要更复杂的方程(Walker,1978)。与仅有少量等位基因的系统，或仅有一两个常见等位基因和许多罕见等位基因的系统相比，高度多态性的系统拥有更强大的排除功能。

排除的联合性概率

针对分析的每个遗传系统(每个基因座)计算个体排除概率(PE)。整体排除概率(CPE)或排除特定案件中虚假被告人的概率可以通过以下公式计算：

$$CPE=1-[(1-PE_1)\times(1-PE_2)\times(1-PE_3)\times\cdots\times(1-PE_N)]$$

其中 PE 是每个使用的系统的排除概率。如图 72-6 所示，随着越来越多系统的使用，越来越少的个体被错误地排除。使用合适的 DNA 标记系统，易于实现 0.995 或更高的 CPE。

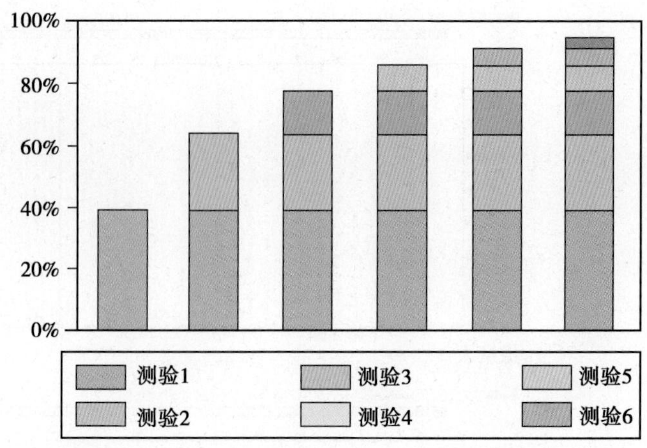

图 72-6 排除的组合概率(每次添加试验；PE=0.4)。每次额外测试排除的人口百分比变得越来越少。六项测试的总排除概率为 95.3%。如果第七个测试 PE=0.5，那么只有 2.4%的人口可以进行排除((1-0.953)×0.5=0.0235)

亲子关系的确认

如果在测试多个独立的系统后仍无法排除有争议的父母(图 72-7)，则应计算出该测试人员是亲生父母的可能性。如果没有排除被测试人，则可能是测试的量不足，或者应该进行其他遗传测试找排除证据，也可能是被测试人与其亲生父母存在一定的亲缘关系。只有当被测试人是假的时候，这种推理才可能正确。除了先前排除的平均概率之外，还可以根据观察到的母亲与孩子的表型，计算一个随机的男性不被排除的频率(Salmon,1983)，该值与测试的实际排除概率有关。

在提供亲子鉴定的评估报告时，应使用适当的基因频率表。一般来说，这意味着同一种族的随机人群已被表型化，当样本量足够大，可以为系统中等位基因频率提供最小的误差，证明测试男性和生物学父亲是同一个人。当已经测试了多个系统时，不同地理位置的群体基因频率的差异在计算亲子关系时就变得不那么重要了(Hummel and Claussen,1981)。当被测试的男性具有混合的种族背景，或者来自不明确基因频率的群体时，则可能无法提供亲子鉴定的精确估计。然而，当使用具有高排除概率的多个系统且参考人群的 PI 值较大时，不同群体的基因频率对亲子鉴定的影响较小。在这些情况下，对于不同种族群体基因频率的比较是有帮助的。

父权指数的计算

当进行三联体亲子鉴定时，通常采用精子比较的方法(Walker,1978)。该方法比较了被测男子的精子与特定卵子受精生成这个孩子的概率(x)和随机男人与特定卵子受精生成这个孩子的概率(y)。每个独立遗传系统似然比(x/y)是被测父亲具备必需等位基因成为生物学父亲的机会(X)与随机男人具备等位基因成为生物学父亲机会(Y)的比率，然后将各个基因座的值相乘得出 PI，该 PI 值可以反映亲子关系的概率。表 72-3 显示了用各种表型组合计算的公式。表 72-4 是使用这些公式确定强奸案中胎儿父亲的实例。该例中，受试者 2 被明确排除不是胎儿的生物学父亲。

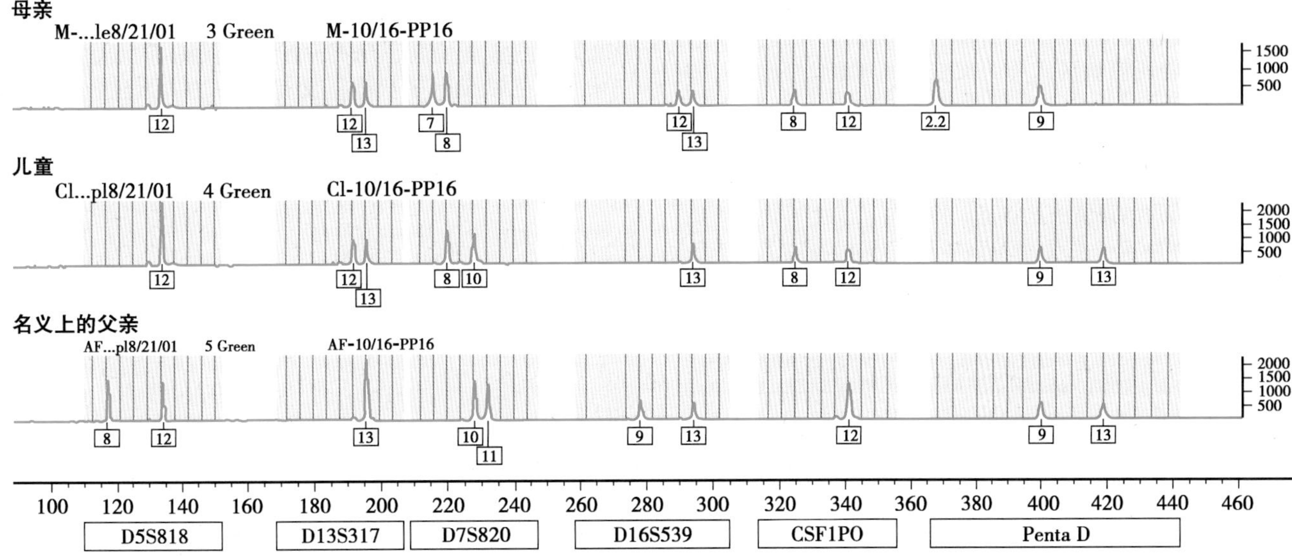

图 72-7 用短串联重复序列试验进行家系分析的实例。注意母子之间共有的等位基因，母亲（上面板块）和儿童（中间板块）。受试者（底部板块）的等位基因也与儿童相匹配。测试人不被排除为该孩子的生物学父亲

表 72-3 系统*的计算（亲子鉴定指数）

母代	子代	必须基因	受试者	X	Y	Y 频率公式	似然比
A	A	a	A	1	0.25	p	4
A	A	a	AB	0.5	0.25	p	2
A	AB	b	B	1	0.4	q	2.5
A	AB	b	AB	0.5	0.4	q	1.25
AB	AB	a 或 b	A	1	0.65	p+q	1.54
AB	AB	a 或 b	B	1	0.65	p+q	1.54
AB	AB	a 或 b	AB	1	0.65	p+q	1.54
AB	AC	c	AC	0.5	0.3	r	1.67
BC	BC	b 或 c	BC	1	0.7	q+r	1.43
AC	AD	d	BD	0.5	0.05	s	10

X，测试男性是生物学上父亲的概率；Y，随机人口中未经测试的男性是生物学上父亲的概率

* 具有四个共显性等位基因 a、b、c 和 d 的假设基因座

表 72-4 从胎儿组织确定亲子关系

STR 位点	胎儿组织*	母代	TM 1	TM 2	TM 1 亲子指数	TM 2 亲子指数
CSF1PO	10	10	10	10,12	3.74	1.87
D3S1358	15,16	15	16	14	4.49	0†
D5S818	11,12,13	12,13	10,11	10	1.27	0†
D7S820	8,9	8,9	8,9	10,11	3.31	0†
D8S1179	11,15	11,15	12,15	11,15	2.60	5.19
D13S317	10,12,13	12,13	10	11,12	14.81	0†
D16S539	9,13	13	9,12	9,14	4.65	4.65
D18S51	12,17	12	12,17	17	4.76	9.52
D21S11	31	31	31	31	18.18	18.18
vWA31/A	16,17,18	16,18	14,17	14,18	2.0	0†
				CPI	2.19×10^6	0†

TM，受试者；STR，短串联重复

* 胎儿组织样本被母体组织污染；存在混合物

† 受试者不存在该位点

PI值的数值可能在零到无穷大之间。根据目前AABB标准(2013)要求,为确定亲子关系,测试结果的PI值应至少为100,这意味着所测试的人作为父亲的概率(似然比)是99比1。

亲子关系的概率

另一个有用的评估法是将基因检测与已发生事件的可能性相结合以评估亲子关系。Essen-Moller(1938)描述了基于贝叶斯定理的这种计算方法(框72-1)。该评估以PI来总结遗传信息和p(一种预先验证概率的值)来解释以下假设:

框72-1 亲子关系概率的公式(W)

贝叶斯定理用于将p与PI组合

$$W=\frac{(p)(PI)}{[(p)(PI)+(1-p)]}$$

其中p=非遗传事件的先验概率,PI(亲子关系指数)=测试结果的总结

1. 受检者有生育能力。
2. 受检者在受孕期有同房。
3. 受检者不是父亲近亲(第一级)。
4. 其他可能的父亲来自具有相似基因频率的群体

如果使用$p=0.5$,意味着测试者和未测试者有相同的概率,假如是这个值,那么父亲的可能性(W)等于PI/PI+1。也可以使用其他的先验概率值计算,但如果超过0.5,则不偏向受试者;小于0.5,则不偏向母亲。通过计算PI或似然值得到的数值具有特殊意义,因为在许多司法管辖区,报告的价值可能会改变当事人的法律地位。例如,明尼苏达州法规第257.55节(Parentage Act,2004)如果测试表明他是父亲的可能性大于99%,男方必须提供证据才能否定亲子关系。

评估仅有父母任意一方的亲子关系

如果父母双方有一方无法进行检测,仍可进行亲子关系评估。最常见的情况是样本来自小孩和尚未证实的父亲,而缺乏母亲的样本,在这种情况下,孩子必须与受试者在每个位点至少共有一个基因。评估父权指数和亲子关系概率的公式(表72-5)与父母子代样本三者均有的公式(表72-3)相似,当受试者中缺乏母亲的数据时,必须对子代等位基因来自母亲的可能性进行校正(Brenner,1993)。如果失踪的母亲和未受试者不是同一种族,那么计算将更为复杂(Traver,1996)。如果受试者或小孩在一个位点有两个等位基因,这两个基因都不存在于对方中,那么受试者被排除。如果孩子和受试男性存在反向纯合子,这也表明非亲子关系。

家庭重建

建立人与人之间的关系非常重要。当人们试图获得移民身份或者需要查证他们是否来自同一个父母,或者有遗产问题时,就会发生这种情况。DNA检测有助于辨别在垃圾箱中发现的胎儿或由于强奸而出生的婴儿的父母是谁。在巨大灾难发生后,识别尸体或身体部位也是非常重要的。因为只有亲子才能在每个位点有至少一个共同的等位基因,亲属可能不共有任

表72-5 系统的计算*似然比(亲子指数)当父母只有一方受试

子代	受试父亲(母亲)	子代中的亲缘基因	父母任一方中的固有基因	系统比率计算公式
A	A	a	a	1/p
A	AB	a	a	1/2p
A	BC		a	Exclusion
AB	B	b	a或b	1/2q
AB	AB	a或b	a或b	(p+q)/4pq
AC	AB	a	a或c	1/4p
BC	A		b或c	Exclusion
AD	BD	d	a或d	1/4秒

*具有四个等位基因A,B,C和D的假设基因座(基因频率a=p,b=q,c=r,d=s)

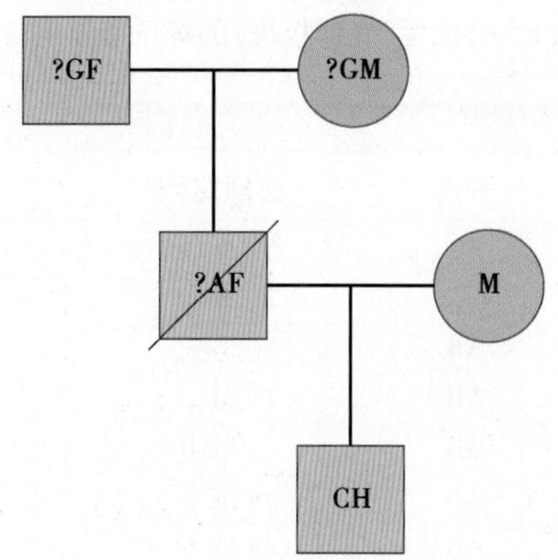

系统	子代	母代	OG	?GF	?GM*	被指控父亲可能的表型	公式计算系统指标
CSF1PO	10,12	9,12	*10*	10,13	10,11	10;10,11;10,13;11,13	0.5/p
D3S1358	14,15	14,17	*15*	15,16	16,17	15,16;15,17;16,17;16	0.25/p
D7S820	10,11	10,11	*10 or 11*	8,9	11	8,11; 9,11	0.5/p+q
D16S539	9,12	9,13	*12*	10,12	12	10,12;12	0.75/p
TPOX	8	8, 11	*8*	8	8	8	1/p
vWA31/A	18	18	*18*	18	18	18	1/p

图72-8 家庭测试建立亲子关系。解释假定死者?AF是被测试人员的孩子(?GF,?GM),p和q是保守父系基因的频率。在这种情况下,可通过检测该死者父母样本来重建他可能的表型。在所测试的每个系统中,固有父系基因(OG)存在于孩子的假定祖父母之一中。注意:对于D7S820,小孩中的等位基因可能是母系固有基因。通过将个体系统的值相乘可获得亲子鉴定指数和亲子关系的概率。?GF,可能的祖父;?GM,可能的祖母;?AF,被指控父亲;M,母亲;CH,小孩;OG,保守父系基因

何等位基因。用于评估等位基因在血缘关系中分布的公式可被用于推断个体间关系的密切程度(Wenk et al,1986)。直系兄弟姐妹在系统中不能共享一个等位基因的机会为0.25,而旁系兄弟姐妹、阿姨或叔叔则为0.5。在名义上的父亲死亡的情况下,如果与他的生物学父母进行测试,则可以重建其可能的表型(Mayr,1983)。孩子和推定的祖父母必须在所有系统中共有固有父系基因。考虑到死者可能传递等位基因的情况,可以使用x的频率计算PI(图72-8),也可以通过使用多个假定亲属的数据进行重建,如图72-9所示。

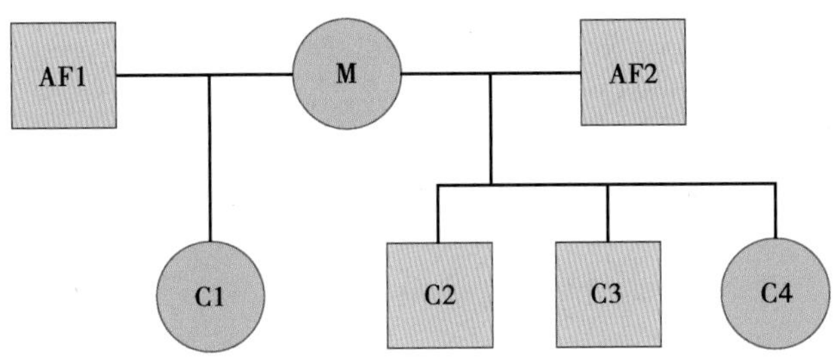

系统	AF1	AF2	子代1	子代2	子代3	子代4
CSF1PO	10,11	11,12	10,14	12,14	9,12	11,14
D3S1358	15,17	15,17	14,17	17	14,16	14,15
D5S818	13,14	11,12	10,14	10,12	12	12
D7S820	8,9	10,13	8,11	10,11	10,14	13,14
D13S317	11,12	8,10	12,14	8,10	10,14	10
D16S539	12,15	9,12	8,15	8,11	11,13	9,13
vWA31/A	14,20	16,17	15,20	15,17	16,18	17,18
TH01	8,9	6,9	8,9.3	6,9.3	8,9.3	9,9.3
TPOX	8,11	8,10	8	8,12	8,12	8
Amelogenin	男性	男性	女性	男性	男性	女性
DYS390	23	23		23	23	
DYS391	10	11		11	11	

图72-9 家庭研究-假定母亲(M)死亡。这个家庭研究中的四个孩子都拥有同一个母亲。每个系统中可能的母体等位基因以粗体显示。注意:在某些系统中,任一个标记可能是其中一个孩子的母亲(孩子1中的D3S1358)。被指控的父亲1(AF1)与所有系统中的小孩1共享等位基因,并被排除为一些系统中2,3和4号孩子的父亲。在除了D3S1358和TPOX系统之外,AF2被排除为其余每个系统中1号孩子的父亲。AF2在两个系统(D3S1358和TH01)中也被排除为3号孩子的父亲。在11个系统的9个(包括两个Y-STR)中可能的匹配表明,3号孩子的真正父亲可能是AF2的亲属,或者发生了两个突变。AF,被指控父亲;M,母亲;C,小孩

软件系统

软件系统用于法医和亲子鉴定实验室。这些软件系统所包含的专业程序能够为那些尚不能达到特定实验室检测阈值的检测结果提供一些特定的排除规则和标志。目前,实验室已经使用专家系统进行单一来源参考标准样品的审查。此外,一些法医实验室使用混合卷积分析软件来帮助法医分析师审查混合数据,在这些数据中经常能够观察到性侵犯的证据。世界各地的身份测定实验室已经运用了复杂的软件程序来进行亲属关系分析。实验室信息管理系统(LIMS)也用于协助实验室管理工作。

质量保证标准

执行法医(亲子和犯罪)DNA测试的实验室必须遵循适当的标准,获得认证,并参加能力测试计划。对从样品收集到结果报告中所采用的每一步程序和做法都进行严格的司法审查。方法学的验证、统计报告中所使用的数据库及人员准入等所面临的挑战并不少见。针对DNA测试中应使用适当的实验室程序已达成一致,尽管其分型方法没有特别标准化,但程序非常统一。

联邦调查局DNA分析方法技术工作组,现在被称为DNA分析方法科学工作组,颁布了DNA分析程序的早期指导方针,已经成为业界标准(Technical Working Group,1989,1995)。这些标准由联邦调查局的DNA咨询委员会修改,并由联邦调查局局长根据1994年通过的"犯罪法案"中的DNA鉴定法所批准,适用于将DNA结果提交给联邦调查局国家DNA指数体系或接受某些联邦拨款的犯罪实验室。美国犯罪实验室理事-实验室授权委员会拥有犯罪实验室认证计划。美国刑事委员会认证犯罪分子,并为DNA分析人员提供亚专业类别。从事个案工作样本的分析师必须在遗传学、生物化学和分子生物学方面具有学士学位(或同等学力)和1年的法医生物学经验,这些标准要求每个分析师每年进行两次业务熟练能力测试。

AABB于1984年开始制订标准和血缘认证实验室。第十一版"关系测试实验室标准"于2013年发布(AABB,2013)。涵盖从实验室组织到过程控制和改进的亲子鉴定测试的所有方面。标准包括文件和记录的要求、报告内容和结果的解释。实验室需要参加分级能力测试。

结论

科学证据有助于解决有争议的亲子与亲缘关系,身份识别可以通过检测多个DNA系统得到解决。现有技术所提供的测试结果能够排除在亲子鉴定和刑事案件中超过99.9%的错误被告人。虽然我们不能仅仅通过实验室测试来证明亲子关系或犯罪,但在没有发现排除对象或样本和可疑人员之间存在匹配时,从遗传标记测试中得到的数学估计是可用于确定亲属关系或犯罪的重要数据来源。

(方合志 译 王培昌 校)

推荐阅读

American Association of Blood Banks: Standards for relationship testing laboratories, ed 11, Arlington, Va, 2013, AABB.

AABB 定期为已经认可的亲子鉴定实验室提供标准,其中包括质量保证/质量控制,测试,报告和验证要求的关键要素。每个版本的标准颁布时,都会伴随发布一个标准指南,其中会有相关要求的详细解释和附录中有用的表格和公式。

Budowle B, Shea B, Niezgoda S, et al: CODIS STR loci data from 41 sample populations, J Forensic Sci 46:453-489, 2001.

一个用于计算亲本结果以及匹配样本来自随机个体的机会频率的频率数据参考。一些制造商也有基于试剂结果得出的频率表的网站。

Butler JM, Reeder DJ: Short Tandem Repeat DNA Internet DataBase. Available at: http://www.cstl.nist.gov/strbase/.

这个由国家标准及技术协会(NIST)支持的网站已经更新了关于 STR 基因座的新突变体信息。它也包含其他有用的网站链接。

DNA Advisory Board: Quality assurance standards for forensic DNA testing laboratories (approved July 1998). Forensic Sci Comm 2000; 2. Available at: https://www.fbi.gov/about-us/lab/forensic-sciencecommunications/fsc/july2000/codis2a.htm.

法医检测实验室的基本质量保证/质量控制要求。

National Research Council: The evaluation of forensic DNA evidence, Washington, DC, 1996, National Academy of Sciences.

这本专题是对用于合法诉讼的测试和统计数据评估的综合判定。

Walker RH: Probability in the analysis of paternity test results. In Silver H, editor: Paternity testing, Washington, DC, 1978, American Association of Blood Banks, pp69-135.

Airlie 会议的议程包含了许多有关亲子鉴定中使用经典系统计算数据方法的论文。虽然在 DNA 测试前,但这些原则也适用于 STR 系统。

参考文献

Alford RL, Hammond HA, Coto I, et al: Rapid and efficient resolution of parentage by amplification of short tandem repeats, *Am J Hum Genet* 55:190–195, 1994.

American Association of Blood Banks: *Standards for parentage testing laboratories*, Arlington, Va., 1990, AABB.

Botstein D, White RL, Skolnick M, et al: Construction of a genetic linkage map in man using restriction fragment polymorphisms, *Am J Hum Genet* 32:314–331, 1980.

Brenner CH: A note on paternity computation in cases lacking a mother, *Transfusion* 33:51–54, 1993.

Budowle B, Bieber FR, Eisenberg AJ: Forensic aspects of mass disasters: Strategic considerations for DNA-based human identifications, *Legal Med* 7:230–243, 2005.

Butler JM, Levin BC: Forensic applications of mitochondrial DNA, *Trends Biotechnol* 16:158–162, 1998.

Butler JM, Shen Y, McCord BR: The development of reduced size STR amplicons as tools for analysis of degraded DNA, *J Forensic Sci* 48:1054–1064, 2003.

Chakraborty R, Stivers DN, Su B, et al: The utility of short tandem repeat loci beyond human identification: implications for development of new DNA typing systems, *Electrophoresis* 20:1682–1696, 1999.

Collins P, Hennessy L, Leibelt C, et al: Developmental validation of a single-tube amplification of the 13 CODIS STR loci, D2S1338, D19S433 and Amelogenin: the AmpFLSTR Identifiler PCR Amplification Kit, *J Forensic Sci* 49:1265–1277, 2004.

Crouse CA, Ban JD, D'Alessio JK: Extraction of DNA from forensic-type sexual assault specimens using simple, rapid sonication procedures, *Biotechniques* 15:641–646, 1993.

Essen-Möller E: Die Beweiskraft der Ähnlichkeit in Vaterschaftsnachweis: theoretische Grundlagen, *Mitt Anthrop Ges (Wien)* 68:9–53, 1938.

Foster EA, Jobling MA, Taylor PG, et al: Jefferson fathered slave's last child, *Nature* 396:27–28, 1998. Also see Nature 396:13–14, 1998.

Green RL, Roinestad IC, Boland C, et al: Developmental validation of the quantifiler real-time PCR kits for the quantification of human nuclear DNA samples, *J Forensic Sci* 50:809–825, 2005.

Hares DR: Expanding the CODIS core loci in the United States, *Forensic Sci Int Genet* 6:e52–e54, 2012a.

Hares DR: Addendum to expanding the CODIS core loci in the United States, *Forensic Sci Int Genet* 6:e135, 2012b.

Hares DR: Selection and implementation of expanded CODIS core loci in the United States, *Forensic Sci Int Genet* 17:33–34, 2015.

Harrison C, Allen R, Eisenberg A, et al: Phenotype versus genotype reporting for DNA polymorphisms, *Prog Forensic Genet* 10:526–528, 2004.

Holland MM, Parsons TJ: Mitochondrial DNA sequence analysis—validation and use for forensic casework, *Forensic Sci Rev* 11:21–50, 1999.

Hummel K, Claussen M: Exclusion efficiency and biostatistical value of conventional blood group systems in European and non-European populations; suitability of Central European tables from non-German speaking populations. In Hummel K, Gerchow J, editors: *Biomathematical evidence of paternity*, Berlin, 1981, Springer-Verlag, pp 97–108.

Ivanov P, Wadhams M, Roby R, et al: Mitochondrial DNA sequence heteroplasmy in the Grand Duke of Russia Georgij Romanov establishes the authenticity of the remains of Tsar Nicholas II, *Nat Genet* 12:417–420, 1996.

Jeffreys AJ, Wilson V, Thein SL: Hypervariable "minisatellite" regions in human DNA, *Nature* 314:67–73, 1985a.

Jeffreys AJ, Wilson V, Thein SL: Individual specific "fingerprints" of human DNA, *Nature* 316:76–79, 1985b.

Kobilinsky L: Recovery and stability of DNA in samples of forensic science significance, *Forensic Sci Rev* 4:67–87, 1992.

Landsteiner K: Über Agglutinationserscheinungen normalen menschlichen Blutes, *Wien Klin Wochenschr* 14:1132–1134, 1901.

Leibelt C, Budowle B, Collins P, et al: Identification of a D8S1179 primer binding site mutation and the validation of a primer designed to recover null alleles, *Forensic Sci Int* 133:220–227, 2003.

Mayr WR: Paternity testing with unavailable putative father or mother. In Walker RH, editor: *Inclusion probabilities in parentage testing*, Arlington, Va., 1983, American Association of Blood Banks, pp 373–379.

Mendel G: Versuche über Pflanzen-Hybriden, *Verhandlung Nat Forsch Verein Brunn* 4:3–47, 1866.

Miale JB, Jennings ER, Rettberg WAH, et al: Joint AMA-ABA guidelines: present status of serologic testing in problems of disputed parentage, *Family Law Q* 10:247–285, 1976.

Mulero JJ, Chang CW, Calandro LM, et al: Development and validation of the AmpFLSTR Yfiler PCR Amplificaiton Kit: a male specific, single amplification 17 Y-STR multiplex system, *J Forensic Sci* 51:64–75, 2006.

Mulero JJ, Chang CW, Lagacá RE, et al: Development and validation of the AmpFLSTR MiniFiler PCR Amplification Kit: a miniSTR multiplex for the analysis of degraded and/or PCR inhibited DNA, *J Forensic Sci* 53:838–852, 2008.

Núñez C, Sosa C, Baeta M, et al: Genetic analysis of 7 medieval skeletons from the Aragonese Pyrenees, *Croat Med J* 52:336–343, 2011.

Parentage Act. Minnesota Statutes 2004, 257.55 Presumption of paternity.

Parsons TJ, Weedn VW: Preservation and recovery of DNA in postmortem specimens and trace samples. In Haglund WD, Sorg MH, editors: *Forensic taphonomy: the postmortem fate of human remains*, Boca Raton, Fla., 1997, CRC Press.

Salmon D: The random man not excluded expression in paternity testing. In Walker RH, editor: *Inclusion probabilities in parentage testing*, Arlington, Va., 1983, American Association of Blood Banks, pp 281–292.

Scharf SJ, Smith AG, Hansen JA, et al: Quantitative determination of bone marrow transplant engraftment using fluorescent polymerase chain reaction primers for human identity markers, *Blood* 85:1954–1963, 1995.

Schatkin SB: *Disputed paternity proceedings*, ed 3, Albany, NY, 1952, Banks & Co, pp 233–234.

Sprouse M, Kavlick M, Phillips N, et al: Internal validation of a real-time quantitative polymerase chain reaction assay for human mitochondrial DNA, *J Forensic Sci* 59:1049–1056, 2014.

Sweet D, Lorente M, Lorente JA, et al: An improved method to recover saliva from human skin: the double swab method, *J Forensic Sci* 42:320–322, 1997.

Technical Working Group on DNA Analysis Methods: Guidelines for a quality assurance program for DNA restriction fragment length polymorphism analysis, *Crime Lab Dig* 17:40–59, 1989.

Technical Working Group on DNA Analysis Methods: Guidelines for a quality assurance program for DNA Analysis, *Crime Lab Dig* 22:21–43, 1995.

Traver M: Paternity calculations: special situations. In *Statistics workshop*, Madison, Wisc, 1996, Promega Corporation.

Venter JC, Adams MD, Myers EW, et al: The sequence of the human genome, *Science* 291:1304–1351, 2001.

Walsh PS, Varlaro J, Reynolds R: A rapid chemiluminescent method for quantitation of human DNA, *Nucleic Acids Res* 20:5061–5065, 1992.

Weber JL, May PE: Abundant class of human DNA polymorphisms which can be typed using the polymerase chain reaction, *Am J Hum Genet* 44:388–396, 1989.

Weedn VW: Where did this come from? Identification of sample mix-ups by DNA testing, *Am J Clin Pathol* 100:592–593, 1993.

Weedn VW, Lee DA, Roby RK, et al: DNA analysis. In Wong SHY, Sunshine I, editors: *Handbook of analytical therapeutic drug monitoring and toxicology*, Boca Raton, Fla., 1996, CRC Press, pp 35–50.

Weedn VW, Roby RK: Forensic DNA testing, *Arch Pathol Lab Med* 117:486–491, 1993.

Wenk RE, Traver M, Chiafari FA: Determination of sibship in any two persons, *Transfusion* 36:259–262, 1986.

Wiener AS, Lederer M, Polayes SH: Studies in isohemagglutination. IV: On the chances of proving nonpaternity: with special reference to blood groups, *J Immunol* 19:259–282, 1930.

Wollstein A, Lao O: Detecting individual ancestry in the human genome, *Investig Genet* 6:7, 2015.

药物基因组学和个体化医学

第73章

Jing Li, Martin H. Bluth

要点

1. 基因组学和蛋白质组学等高通量阵列技术在特定疾病状态下的生物标志物的个体化选择方面展现了前所未有的能力。
2. 作为诊断疾病个体化治疗方案的相关分子标志物的基因多态性位点,能够被一些新的药物基因组学技术检测到。
3. 阐明独特的或个人的反应可以调整个体的治疗,从而使药物的选择、剂量和效果最优化。由于涉及多种基因型和表型差异,对药物基因组反应的解释可以是多样的。

概论

药物基因组学是研究不同个体的遗传变异对药物的疗效及其不良反应的影响。这一相对较新的领域结合了药理学(对药物及其用途、疗效和作用方式的研究)和基因组学(对基因及其功能的研究)这两种学科,目的在于为不同遗传背景的个体量身定做研发出有效安全的药物以及合适的药物剂量。药物反应的遗传变异影响因素一般可以分为生殖系基因多态性和肿瘤组织中的体细胞突变两大类。其中编码药物代谢酶,药物转运体,药物靶点,以及最近的人类白细胞抗原(human leukocyte antigen,HLA)等基因的基因多态性与个体药代动力学,药物疗效以及对许多药物的不良反应相关。而肿瘤组织中的体细胞突变,如表皮生长因子受体(epidermal growth factor receptor,EGFR)突变,是影响癌症靶向治疗效果和毒性的重要决定因素。对基因的遗传差异如何影响药物的机体反应的了解有助于发展个体化药物,这为药物开发和疾病治疗提供更大的效力和安全性。本章对近年来药物基因组学的重要发现进行了总结,如药物代谢酶,转运体,药物靶点(包括生殖系基因多态性与体细胞突变)和 HLA 等,并讨论了它们对个性化医学发展在解决更广泛的健康问题上的启示。

基本概念

关于一种物质和它对基因的作用之间的关系的概念,即最初的药物基因组学概念,出现于 20 世纪早期。Archibald Garrod 博士描述当摄入某种化学物质,遗传变异可能会带来不良的生物反应(Garrod,1902)。Garrod 对尿黑酸尿症的研究构成人类孟德尔遗传学的第一个证据。根据这些研究,他进一步提出了遗传决定的生理生化过程差异可能影响给药效果的假说(Mancinelli et al,2000)。药物基因组学(pharmacogenomics)的概念,也被称为毒性基因组学(toxogenomics),被认为来自于包括遗传学、药理学、生物化学等学科的药物遗传学(pharmacogenitics),而其更融合了药物遗传学和基因组学。药物遗传学一般研究遗传对药物作用的影响,而药物基因组学拓展了药物遗传学的范畴,其包括由许多基因的改变加上环境因素引起的多因素的药物反应(Kalow,2008)。对这些复杂的相互作用的认知,以及通过基因演算法高通量的分析使遗传学发展到了基因组学并上升为个性化药物应用于群体或个人的一种手段。个性化医学(personalized medicine)的术语的提出是为了保证治疗更加安全有效,并按照个体基因不同给以不同的药物治疗。

药物摄取后过程可分为两个阶段,药代动力学阶段和药效动力学阶段。药代动力学研究药物浓度随时间的变化;它涉及药物的吸收、分布、代谢和排泄。药效动力学阶段与达到期望的药物浓度或产生不良反应的时间有关;它涉及药物靶相互作用、下游信号事件和药物反应。每种药物进入体内后会都与载体蛋白、转运蛋白、代谢酶和靶受体等许多蛋白质相互作用。这些蛋白质相互作用决定药物的药动学(即吸收、分布、代谢和排泄)和药效学(即靶点作用和药理作用)。因此,对药物的总体反应是由涉及药代动力学和药效动力学途径的多个基因相互作用决定的(图 73-1)。以下主题总结了最近有关药物代谢酶、转运蛋白、药物靶点和 HLAS 遗传变异对药物的药代动力学的影响,以及疗效和药物不良反应风险的研究结果。

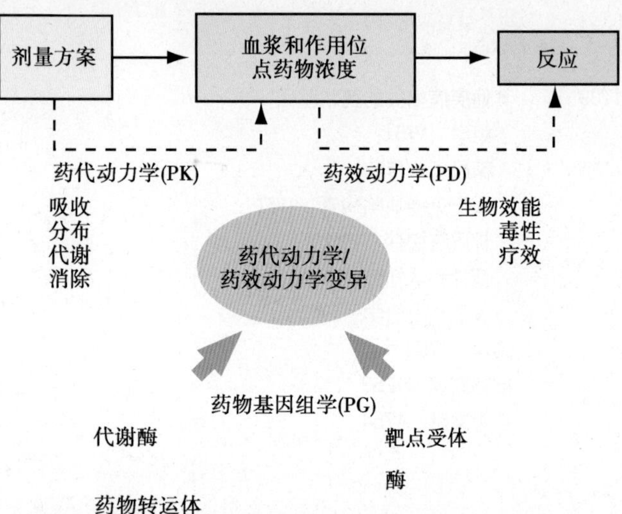

图 73-1　药代动力学(PK)和药效动力学(PD)相互作用和药物基因组学的示意图。PK 涉及体内药物浓度-时间过程的剂量方案,而 PD 与达到期望量级的药物浓度或不良反应产生有关。参与药物代谢的基因(如药物代谢酶,转运体基因)和药物作用的基因(靶点受体,酶)的遗传变异导致个体间的 PK/PD 变异

药物代谢酶的药物基因组学

药物代谢酶是一类能够催化药物等外源性物质和激素、神经递质等内源性化学物质的蛋白质。药物代谢可导致化学物质的活化或失活,产生或者失去毒性。即使两种反应会同时发生,但大多数药物的代谢还是会使产物失活。广义上,药物代谢酶分为两类:Ⅰ相代谢酶(官能化),可以通过氧化、还原或水解在药物中引入或除去官能团;Ⅱ相代谢酶(共轭),可以将基团从辅因子转移给药物。基本上所有主要的代谢酶在基因组水平上都表现出基因多态性,而且许多酶的基因多态性与临床相关(图 73-2)。当特定群体中等位基因的突变频率到达 1%时,即认为该基因具有多态性。

Ⅰ相代谢酶

Ⅰ相代谢酶包括三类酶:细胞色素 P450 酶(CYP)、醇脱氢酶、醛脱氢酶、二氢嘧啶脱氢酶、单胺氧化酶以及含黄素的单加氧酶等参与氧化的酶,烟酰胺腺嘌呤二核苷酸磷酸(NADPH)-细胞色素 P450 还原酶和还原型细胞色素等参与还原的酶以及环氧化物水解酶,酯酶和酰胺酶等参与水解的酶。

CYP 超家族是最重要的Ⅰ相代谢酶,其具有与临床相关的基因多态性。它是催化大量内源化合物和药物、毒素和致癌物质等外源化合物氧化的重要系统。在这个超家族中,已经发现了的 57 个基因和 58 个假基因,可将其分为 18 个家族和 43 个亚家族(http://ghr.nlm.nih.gov/geneFamily/cyp)。其中,*CYP1*、*CYP2*、*CYP3* 这三个主要的 CYP 亚家族成员参与 90%以上的临床药物的氧化代谢。

由于基因缺失、错义突变、剪接异常、产生不成熟终止密码子以及基因复制,人类 *CYP* 基因呈现高度遗传多态性。这种多态性可使表达的 CYP 酶活性发生改变,如缺失、降低或增强。根据 CYP 酶活性水平不同,可将患者分为四型:代谢不良(活性缺失),中间代谢(活性降低),广泛代谢(正常活性)和超强代谢(活性增强)。代谢不良者体内经该酶途径灭活的药物灭活的少,相对的血药浓度较高,为避免不良反应,需减少用药剂量;同理而言超强代谢者酶活性强,灭活的药物多,需要较正常

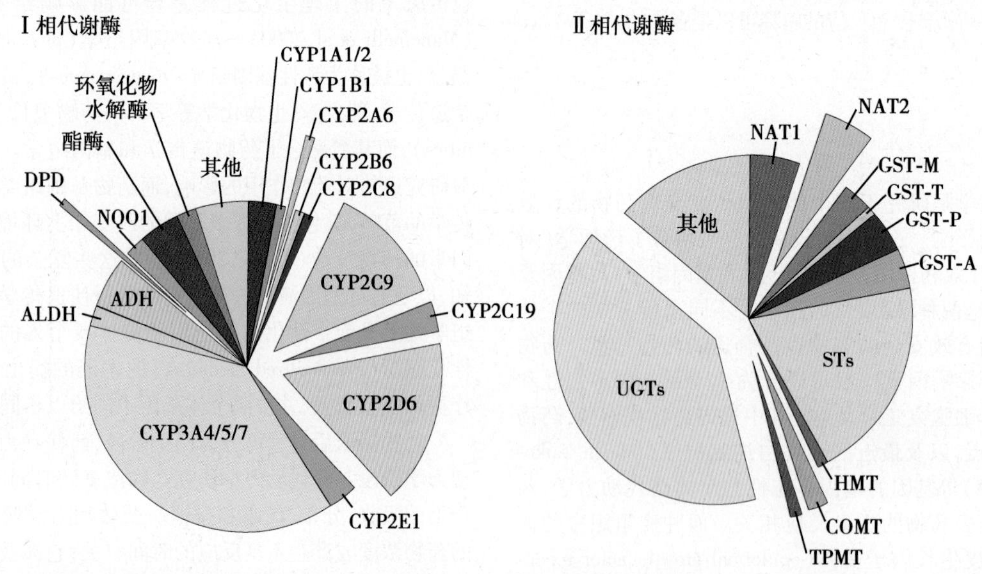

图 73-2　具有遗传多态性的Ⅰ相和Ⅱ相药物代谢酶。每个酶对药物Ⅰ相和Ⅱ相代谢作用的百分比与相应图中每个部分的大小相对应;与药物作用改变相关的酶的多态性已经从饼图中剔除。*ADH*,醇脱氢酶;*ALD*,醛脱氢酶;*CYP*,细胞色素 P450 酶;*DPD*,二氢嘧啶脱氢酶;*NQO1*,NAD(P)H 脱氢酶,醌 1;*COMT*,邻苯二酚 O-甲基转移酶;*GST*,谷胱甘肽 S-转移酶;*HMT*,组胺甲基转移酶;*NAT*,N-乙酰转移酶;*STs*,磺基转移酶;*TPMT*,硫嘌呤甲基转移酶;*UGTs*,尿苷 5'-三磷酸葡糖醛酸基转移酶(改编自 Evans WE,Relling MV:Pharmacogenomics:Translating functional genomics into rational therapeutics,Science 286:487~491,1999)

用量更高的剂量才能达到有效的治疗浓度。另外，如果药物需要该酶代谢激活才能发挥药理作用，则具有相反作用模式，即常规水平用药在低代谢者中可能疗效甚微，然而在超强代谢者中可能已达到毒性水平。

越来越多的证据表明，*CYP* 基因的基因多态性对药物在体内的分布和产生效用具有显著影响。人 *CYP* 基因常见的功能多态性及临床相关性总结在表 73-1 中。目前已经发表了大量关于 CYP 的药物遗传学/基因组学的综述(Ingelman-Sundberg，2004；Andersson et al，2005；van Schaik，2005；Rodriguez-Antona & Ingelman-Sundberg，2006；Zhou et al，2009)。值得注意的是，已经发现 *CYP2D6*，*CYP2C9* 和 *CYP2C19* 的多态性与药理学和临床相关性最强。美国食品药品管理局(FDA)批准的药物标签是指人类基因组生物标志物，62%的标志物与 CYP 酶的多态性有关，其中 CYP2D6(35%)，CYP2C19(17%)和 CYP2C9(7%)的多态性最常见(Frueh et al，2008)。有关的综述，请参阅 Li & Bluth，2011。

与其他 CYP 不同，CYP2D6 不能外界诱导生成。因此，酶表达量和活性的变化主要来自于基因多态性。*CYP2D6* 基因具有高度多态性，目前已确定的功能变异体超过 63 种(http://www.cypalleles.ki.se)。这些等位基因的差异可导致 CYP2D6 酶活性的缺失，降低，正常或增强。其中最重要的无效等位基因有 *CYP2D6 * 4*(剪接异常)和 *CYP2D6 * 5*(基因缺失)；常见的使酶活性严重降低的等位基因有 *CYP2D6 * 10*，* *17* 和 * *41*。然而 *CYP2D6* 基因(例如 *CYP2D6 * 1*×N(N≥2))的复制或多重复制可激活基因，使酶活性增强(表 73-1)。*CYP2D6* 等位基因的分布显示出明显的种族差异。无功能的等位基因 *CYP2D6 * 4* 在白种人中较多(等位基因频率，约 25%)；功能减低的等位基因 *CYP2D6 * 10* 在亚洲人中较常见(等位基因频率，约 40%)；*CYP2D6 * 17* 在非洲人中较常见(等位基因频率，约 34%)(Bradford，2002)。因此，CYP2D6 代谢不良者主要由无效等位基因 *CYP2D6 * 4* 造成，在白种人(5%～14%)中的发生频率高于非洲人(0%～5%)和亚洲人(0%～1%)。相反，CYP2D6 超强代谢者，由基因复制或多重复制引起，在埃塞俄比亚黑人(20%)和沙特阿拉伯人(29%)中发生的频率高于白种人(1%～10%)(Bradford，2002)。*CYP2D6* 基因型的种族间差异可能导致药物体内分布以及药效存在种族间差异。虽然 CYP2D6 大约只占肝脏总 CYP 酶含量的 2%，但它却参与 25% 的临床所用药物代谢。*CYP2D6* 基因型对三环抗抑郁药，抗心律失常药，精神地西泮药，镇痛药，止吐药和抗癌药等多种药物的药物代谢动力学和反应具有重要意义(Zhou et al，2009)。CYP2D6 的表型对他莫昔芬(一种经 CYP2D6 才能代谢活化的药物前体)的药代动力学和临床疗效的影响是一个具有代表性的例子。他莫昔芬的药物基因组学将在后面详细讨论。

表 73-1 最常见的自然发生的主要人类细胞色素 *P450* 基因功能性多态性：等位基因频率，功能效应和临床相关的要点

常见的等位基因变异	多态性/置换	等位基因频率/%[*]			功能效应[†]	临床相关的要点[‡]
		Ca	As	Af		
CYP1A1						主要表达在肝外组织
CYP1A1 * 2A	3698T>C(MspI)	6.6～19	33～54	22～28	↑诱导性	CYP1A1，1A2 和 1B1 在各种致癌物的生物活化中起重要作用
CYP1A1 * 2B	I462V；3698T>C(MspI)	-	-	-	↑诱导性	↑肺癌风险一般与高度诱导或活性 CYP1A1 的多态性如 CYP1A1 * 2C 相关
CYP1A1 * 2C	I462V	2.2～8.9	28～31	0～2.7	↑活性	CYP1A1 基因型也与可能与雌激素活化相关的乳腺癌，前列腺癌和卵巢癌的风险相关
CYP1A1 * 3	3204T>C	0	0	7.6～14	正常	
CYP1A1 * 4	T461N	2.0～5.7	-	-	正常	
CYP1A2						CYP1A2 占肝 CYP 总含量的约 13%
CYP1A2 * 1C	-3860G>A				↓诱导性	高诱导性 * 1F 基因型与吸烟或奥美拉唑治疗后，CYP1A2 底物(例如咖啡因)的↑清除率相关
CYP1A2 * 1F	-163C>A	33	68		↑诱导性	* 1K 与↓体内咖啡因代谢相关
CYP1A2 * 1K	单倍型(-63C>A，-739T>G，-729C>T)	0.5			↓诱导性 ↓活性	CYP1A2 基因型与癌症风险相关
CYP2A6						CYP2A6 占肝脏总 CYP 的 1%～10%
CYP2A6 * 1×2	基因复制	1.7		0.4 <1	↑活性 ↓活性	CYP2A6 等位基因的频率具有显著的种族差异。大部分亚洲人有基因型 CYP2A6 * 4
CYP2A6 * 2	L160H	1～3	7～22	15～20	活性缺失	由于尼古丁被 CYP2A6 转化为可替宁，CYP2A6 的高表达/活性，可以增加对尼古丁成瘾性和患烟碱相关的癌症的风险。因此，CYP2A6 遗传变异在尼古丁成瘾和与烟草有关的癌症中起作用
CYP2A6 * 4	基因缺失	0.5～1				

表 73-1 最常见的自然发生的主要人类细胞色素 *P450* 基因功能性多态性：等位基因频率，功能效应和临床相关的要点（续）

常见的等位基因变异	多态性/置换	等位基因频率/%*			功能效应†	临床相关的要点‡
		Ca	As	Af		
CYP2B6						CYP2B6 主要在肝脏表达，占总CYP 的 6%
CYP2B6＊4	K262R	5			↑活性	抗癌药物环磷酰胺（CPA）可由CYP2B6 生物活化。CYP2B6 多态性可能会影响 CPA 的 PK（药代动力学）和（或）PD（药效动力学）。例如，CYP2B6＊6 表现出↑清除率和 CPA 4-羟基化活性
CYP2B6＊5	R487C	11~14	1		↓表达	CYP2B6 的多态性可能影响抗艾滋病毒药物如依法韦仑和奈韦拉平的 PK 和治疗结果。例如，CYP2B6Q172H 突变体与依法韦仑和奈韦拉平的↑血浆浓度相关
CYP2B6＊6	Q172H；K262R	16~26	16		↑活性	
CYP2B6＊7	Q172H；K262R；R487C	13	0		↑活性	
CYP2C8						CYP2C8 占肝脏总 CYP 含量的 7%
CYP2C8＊2	I269F	0.4	0	18	↓活性	CYP2C8＊3 与 R-和 S-布洛芬的↓清除率有关
CYP2C8＊3	R139K；K399R	13		2	↓活性	
CYP2C8＊4	I264M	7.5			↓活性	
CYP2C9						CYP2C9 占肝脏 CYP 总含量的 20%左右
CYP2C9＊2	R144C	13~22	0	3	↓活性	已证实 CYP2C9＊2 和＊3 至少影响 17 种不同 CYP2C9 底物药物（例如 S-华法林，塞来昔布，布洛芬和苯妥英）的口服清除率
CYP2C9＊3	I359L	3~16	3	1.3	↓活性	
CYP2C9＊5	D360E	0	2	0	↓活性	
CYP2C19						CYP2C19 的 PM 表型在亚洲人口的发生率是 12%~23%，白种人中的发生率是 1%~6%，非洲人中的发生率是 1%~7.5%
CYP2C19＊2	剪接缺失；I331V	15	30	17	活性缺失	已知 CYP2C19 基因的多态性影响质子泵抑制剂（例如奥美拉唑）和巴比妥类等几类药物的 PK 和/效应或反应
CYP2C19＊3	W212X；I331V	0.04	5	0.4	活性缺失	
CYP2C19＊17	I331V	18	4		↑转录	
CYP2D6						CYP2D6 占肝脏总 CYP 含量的 2%。涉及所有临床药物中 25%的药物代谢
CYP2D6＊3	移码突变	1~2	<1		活性缺失（PM）	与其他 CYP 不同的是，CYP2D6 不可诱导生成，因此遗传多态性是酶表达量和活性差异的主要原因
CYP2D6＊4	剪接缺失	20~25	1	6~7	活性缺失（PM）	CYP2D6 基因型表现出很大的种族差异：与高加索人（5%~14%）相比，亚洲人（约 1%）和非洲人（0%~5%）的 PM 频率较低
CYP2D6＊5	基因缺失	4~6	4~6	4~6	活性缺失（PM）	CYP2D6 基因型对于许多药物，包括三环抗抑郁药，抗心律失常药，精神地西泮药，镇痛药，止吐药和抗癌药物的 PK 和反应都是非常重要的
CYP2D6＊10	P34S；S486T	<2	50	3~9	↓活性（IM）	
CYP2D6＊17	T107I；R296C；S486T	<1		20~34	↓活性（IM）	
CYP2D6＊41	R296C；剪接缺失；S486T	1.3	2	5.8	↓活性（IM）	

表 73-1 最常见的自然发生的主要人类细胞色素 *P450* 基因功能性多态性:等位基因频率,功能效应和临床相关的要点(续)

常见的等位基因变异	多态性/置换	等位基因频率/%*			功能效应†	临床相关的要点‡
		Ca	As	Af		
CYP2D6 * 1×N, N ≥2	基因扩增				↑活性(UM)	
CYP2D6 * 2×N, N ≥2	基因扩增				↑活性(UM)	
CYP3A4						CYP3A4 在人肝脏中的含量最高(约40%),参与了50%以上的现有药物的代谢
CYP3A4 * 1B	5′侧翼区域	2~9	0	35~67	表达量改变	CYP3A4 的遗传多态性在白种人中似乎比亚洲人更为普遍
CYP3A4 * 2	S222P	2.7~4.5	0	0	底物依赖性活性改变	CYP3A4 多态性的直接功能或临床关联尚未达成共识。CYP3A4 多态性可能有轻微或中度的临床相关性
CYP3A4 * 3	M445T	1.1			↓活性	
CYP3A4 * 17	F189S	2.1			↓活性	
CYP3A4 * 18	L293P	0		1	↑活性	
CYP3A5						CYP3A5 多态性的临床相关性可通过免疫抑制药物他克莫司的 PK 与 CYP3A5 基因型相关联得到证实
CYP3A5 * 3	剪接缺失	90	75	50	活性缺失	
CYP3A5 * 6	剪接缺失	0	0	7.5	严重↓活性	
CYP3A5 * 7	346 移码突变	0	0	8	严重↓活性	
CYP3A7						CYP3A7 是主要存在于胎儿中的酶
CYP3A7 * 1C	启动子	3	28	6	↑表达	
CYP3A7 * 2	T409R	8		62	↑活性	CYP3A7 多态性的体内功能效应由 CYP3A7 * 1C 等位基因的携带者内源性硫酸脱氢表雄酮硫酸盐(CYP3A7 的特异性底物)显著降低来证实

Af,非洲人;*As*,亚洲人;*Ca*,白种人;↑,增加;↓,下降

* 等位基因频率数据来自 Xie et al.,2001;Bradford,2002;Mizutani,2003;Solus et al.,2004;Roy et al.,2005;Suarez-Kurtz,2005;Sistonen et al.,2007

† 功能效应数据来自 the Human Cytochrome P450(CYP) Allele Nomenclature Committee website(http://www.cypalleles.ki.se/)

‡ 详细综述参见 Ingelman-Sundberg,2004;Bozina et al.,2009;Zhou et al.,2009

人类 *CYP2C9* 和 *CYP2C19* 基因在核苷酸水平上具有高度同源性。最常见的非同义 *CYP2C9* 多态性(*CYP2C9 * 2* 和 *CYP2C9 * 3*)可导致酶对不同底物表现出不同的亲和力和内在清除率。其中,*CYP2C9 * 2* 对底物特异性好,而 *CYP2C9 * 3* 对大多数底物的催化活性降低。根据 *CYP2C9* 基因型指导口服抗凝血剂华法林的剂量证明了 *CYP2C9* 多态性的临床意义。与携带野生型 *CYP2C9* 的患者相比,携带 *CYP2C9 * 2* 或 *CYP2C9 * 3* 异构体的患者仅需要较小的华法林日剂量就能维持理想的治疗效果,并避免产生严重的毒性反应(Higashi et al,2002)。对于 *CYP2C19*,外显子 *4* 的剪接位点突变(*CYP2C19 * 2*)和外显子 *4* 的不成熟终止密码子(*CYP2C19 * 3*)产生了两个最主要的无效等位基因。据估计,通过对 CYP2C19 的代谢缺陷者的 *CYP2C19 * 2* 和 ** 3* 的基因分型检测发现,这两种基因型在白种人、亚洲人和非洲人中的检出率分别是约84%,约100%和>90%。而 CYP2C19 的代谢缺陷的分布,在亚洲人中占12%~23%,白种人中占1%~6%,非洲人中占1%~7.5%。*CYP2C19* 基因型与质子泵抑制剂(例如奥美拉唑)和巴比妥类等几类药物的药物代谢动力学和机体的反应具有临床相关性(Zhou et al,2009)。

Ⅱ相代谢酶

尿苷二磷酸葡糖醛酸基转移酶(uridine diphosphate glucuronosyltransferase,UGT),磺基转移酶(sulfotransferase,SULT),谷胱甘肽 S-转移酶(glutathione S-transferases,GST),N-乙酰转移酶(N-acetyltransferase,NATase)和硫嘌呤甲基转移酶(thiopurine methyltransferase,TPMT)是具有功能性和临床相关基因多态性的最重要的Ⅱ相代谢酶(图 73-2)。表 73-2 总结了这些Ⅱ相代谢酶常见的功能多态性,并描述了其临床意义。

尿苷二磷酸葡糖醛酸基转移酶

人 UGT 超家族是一组络合酶,可催化尿苷二磷酸葡萄糖醛酸的葡糖醛酸基团转移到特定底物的官能团(例如羟基、羧基、氨基、硫)(Guillemette,2003)。UGT 是定位在肝脏和其他肝外组织内质网中的膜结合酶。已经发现出 17 个人类 *UGT* 基因并将其分为两个亚家族(*UGT1* 和 *UGT2*)。葡萄糖醛酸化增加了底物的极性并促进了它们在胆汁或尿液中的排泄。几乎所有 UGT 家族成员都发现了基因多态性。这些遗传变异可能改变酶的功能或表达,因此改变了酶对特定药物,致癌物质和内源化合物的葡萄糖醛酸化能力。有证据表明 *UGT* 基因的遗传变异会导致对疾病的易感性不同(例如癌症)并影响底物药物的药代动力学和临床疗效(Guillemette,2003;Nagar & Remmel,2006)。代表性的例子是 *UGT1A1* 低启动子活性等位基因(即 *UGT1A1 * 28*)降低了 SN-38(伊立替康的活性代谢物)的葡萄糖醛酸化能力,导致伊立替康诱导的毒性风险增加。伊立替康的药物基因组学在后面详细讨论。UGT 酶常见的功能多态性及其临床相关性总结在表 73-2(更完整的综述参见 Guillemette,2003;Nagar & Remmel,2006)。

磺基转移酶

胞质 SULT 是Ⅱ相代谢酶,其催化磺酰基从辅因子 3′-磷酸腺苷 5′-磷酸硫酸转移到多种底物包括激素和外源性物质的亲核位点。外源性物质的磺化偶联可导致极性的形成,排出的产物是具有反应性及潜在致突变和致癌性的代谢物(Glatt & Meinl,2004)。人类中已经发现了 10 种基因编码的 11 种 SULT 蛋白。它们在底物特异性和组织分布方面不同。已经发现了大多数人类 *SULT* 基因的单核苷酸多态性(SNP)。*SULT* 中导致酶活性改变的功能性 SNP 具有影响治疗反应和改变癌症易感性的潜力(表 73-2)(Glatt & Meinl,2004;Nowell & Falany,2006)。最常发生的 SNP 是 *SULT1A1 * 2*(Arg213His),表现为酶活性和热稳定性降低。

谷胱甘肽 S-转移酶

人类 GST 超家族催化谷胱甘肽(GSH)与大量各种内源性代谢物和外源性物质(包括烷基化和产生自由基的抗癌药物)的结合(Lo & Ali-Osman,2007)。人类 GST 被分为三个主要的家族:细胞质/核,线粒体和微粒体 GST。细胞质 GST 进一步分为七类:α、μ、ω、π、σ、θ 和 ξ。除了酶功能之外,GST 还具有非酶功能,它们作为细胞信号转导和翻译后修饰途径的调节因子,以应对应激,生长因子和脱氧核糖核酸(DNA)损伤,以及细胞增殖,细胞死亡,和其他最终导致肿瘤生长和药物耐受的生物过程。GST 的多重功能使其可以作为癌症易感性,预后以及治疗反应的决定因素(McIlwain et al,2006;Lo & Ali-Osman,2007)。大多数人 GST 具有单核苷酸多态性,缺失比较少见。GST 多态性与癌症发病率,治疗结果和预后相关(表 73-3)(更完整的综述参见 McIlwain et al,2006;Lo & Ali-Osman,2007)。

N-乙酰转移酶

人类 NATase 催化乙酰基从乙酰辅酶 A 转移到芳基胺,芳基羟胺和芳基肼(Blum et al,1990)。两个人类 *NAT* 基因,*NAT1* 和 *NAT2*,携带影响酶活性的功能多态性。基于 NATase 活动的水平,患者可以分为两种表型:快速乙酰化(野生型 NATase 乙酰化活性)和缓慢乙酰化(NATase 活性降低)。例如,*NAT1* 中(如 *NAT1 * 14*,* *15*,* *17*,* *19* 和 * *22*)和 *NAT2*(如 *NAT2 * 5*,* *6*,* *7*,* *10*,* *14* 和 * *17*)的多态性或单倍型导致缓慢乙酰化表型(表 73-3)(Sim et al,2008)。全面的 NAT1/2 等位基因列表可以在 http://louisville.edu/medschool/pharmacology/NAT.htlm 上获得。NAT2 在临床上经常使用的多种芳香胺和肼药物的活化和(或)失活中起重要作用,因此 *NAT2* 基因型与对这些药物的反应相关。一个代表性的例子是 NAT2 缓慢乙酰化表型与抗结核药物(异烟肼)诱导的肝炎患病风险增加相关(Huang et al,2002)。此外,由于 NAT1 和 NAT2 催化芳香族和杂环胺致癌物质的生物活化(通过 *O*-乙酰化),*NAT1/2* 基因的遗传变异可能会改变暴露于这些致癌物质相关癌症的患癌风险(Hein,2002)。例如,NAT2 缓慢乙酰化表型使膀胱癌的患癌风险增高,特别是吸烟人群(Cartwright et al,1982;Garcia-Closas et al,2005)。

硫嘌呤 *S*-甲基转移酶

TPMT 在硫代嘌呤药物(如巯嘌呤(6-mercaptopurine),硫唑嘌呤(azathiopurine)和 6-硫鸟嘌呤(azathiopurine))的代谢中起重要作用,以 *S*-腺苷-L-甲硫氨酸(*S*-adenosyl-L-methionine)作为甲基供体催化硫代嘌呤药物的 *S*-甲基化。临床上,这些药物可用于治疗癌症或作为免疫抑制剂。*TPMT* 基因表现出显著的遗传多态性,迄今为止,在所有研究的种群中,确定了 18 个 *TMPT* 等位基因。三个主要的 *TPMT* 等位基因分别是,*TMPT * 2*(活性降低),* *3A*(活性缺失)和 * *3C*(活性降低),占中等和低代谢者的 80%~95%(表 73-2)(译者注:原书为表 73-3,应为表 73-2)(Zhou,2006)。遗传 *TPMT* 等位基因缺失或 *TPMT* 缺乏症(即两个非功能性等位基因)的患者硫嘌呤诱导毒性(例如骨髓抑制)的风险显著增加。实际上,TMPT 活性缺失(约 0.3%的患病率)或低(约 10%的患病率)的患者只能耐受巯嘌呤平均剂量的 5%~50%。临床诊断试验现可以检测导致人酶活性降低或缺失的 *TPMT* 基因的 SNP。用硫唑嘌呤,巯嘌呤,和硫鸟嘌呤治疗患者前要进行 *TPMT* 突变体药物遗传学检测。

表 73-2 人类主要Ⅱ相药物代谢酶中最常见的自然发生的功能多态性：等位基因频率，功能效应和临床相关要点

等位基因突变	多态性/替换	等位基因频率/%			功能效应	临床相关要点
		Ca	As	Af		
UGT1A1*						UGT1A1 低启动子活性等位基因(如 UGT1A1*28)与 SN-38(伊立替康的活性代谢物)的↓葡萄糖醛酸化是显著相关的，从而增加伊立替康诱导的毒性的风险
UGT1A1*6	G71R	0	13~23	-	↓活性	UGT1A1 的遗传变异可能改变类固醇相关癌症易感性，包括乳腺癌，卵巢癌，子宫内膜癌和前列腺癌
UGT1A1*28	启动子(TA)6>(TA)7	2~9~40	13~16	36~43	↓表达	
UGT1A1*33	启动子(TA)6>(TA)5	0~0.7	0	3~8	↑表达	
UGT1A1*34	启动子(TA)6>(TA)8	0~0.7	0	0.9~7	↓表达	
UGT1A6*						UGT1A6 催化阿司匹林和对乙酰氨基酚的葡萄糖醛酸化
UGT1A6*2	T181A,R184S	30	23		↓活性	"低活性"UGT1A6 突变体导致阿司匹林服用者的水杨酸盐水平升高，与结肠癌的低风险相关
UGT1A6*3	R184S	1~2	1.6		未知	
UGT1A6*4	T181A	2.4			未知	
UGT1A7*						UGT1A7 是一种重要的肝外 UGT，可以使多种致癌物失活
UGT1A7*2	N129K,R131K	24~34	15	39	活性不变	低活性 UGT1A7 变体增加了与烟草有关的癌症的风险，特别是口咽癌
UGT1A7*3	N129K,R131K,W208R	23~36	26	23	↓活性	
UGT1A7*4	W208R	1~1.7	0	1	↓活性	
UGT2B7*						UGT2B7 对于多种葡萄糖醛酸化的临床药物(如吗啡喃衍生物，表柔比星，和齐多夫定)具有重要意义
UGT2B7*2	H268Y	49~54	27		活性相近或降低	需要进一步的研究来阐明 UGT2B7 多态性的临床影响
UGT2B15*						UGT2B15 是最有效的 UGT2B，参与类固醇激素，主要是雄激素的灭活
UGT2B15*2	D85Y	52~55	36~49	39	↑活性	UGT2B15 多态性有改变前列腺癌风险的潜在作用
SULT1A1†						SULT1A1 是肝脏表达最高的 SULT
SULT1A1*2	R213H	25~36	4.5~17	27~29	↓活性或者↓热稳定性	SULT1A1 在代谢物他莫昔芬，4-羟基-他莫昔芬和内昔芬的硫酸化中起重要作用。SULT1A1*2 与他莫昔芬治疗的乳腺癌患者的存活率下降相关
SULT1A1*3	M223V	1.2	0.6	23	活性相似	
GST‡						
GSTA1*B	启动子点突变(T-631G，T-567G，C-69T,G-52A)	40		41	↓表达	GSTA1 参与了谷胱甘肽结合环磷酰胺(CPA)的活性代谢物。GSTA1*B 等位基因与 CPA 治疗的乳腺癌患者较高的存活率有关
GSTM1*0	基因缺失	42~58		27~41	活性缺失	GSTM 无效基因型会增加肺癌、结肠癌和膀胱癌症风险 携带 GSTM*0 的 AML 患者对阿霉素和环磷酰胺的治疗反应性较好

表 73-2 人类主要Ⅱ相药物代谢酶中最常见的自然发生的功能多态性:等位基因频率,功能效应和临床相关要点(续)

等位基因突变	多态性/替换	等位基因频率/%			功能效应	临床相关要点
		Ca	As	Af		
GSTP1 * B	I105V	6~40		54	↓活性	GSTP1 * B 等位基因与依托泊苷低清除率相关,并且可减少儿童 ALL 患者的复发风险 GSTP1 * B 等位基因与晚期结肠直肠癌或乳腺癌患者增加的生存率相关
GSTT1 * 0	基因缺失	2~42			活性缺失	GSTT1 缺失与儿童 ALL 患者的低复发风险相关 GSTT1 缺失是成人 ALL 的不良预后因素
NAT[§]						NAT1 * 14 和 * 17 与缓慢乙酰化酶表型相关
NAT1 * 4	野生型				正常	NAT2 * 5, * 6, * 7, * 10, * 14 和 * 19 导致缓慢乙酰化酶表型
NAT1 * 14	R187Q	1.3~3.7			↓活性	
NAT1 * 14	R187Stop				↓活性	NAT2 缓慢乙酰化酶表型与肼屈嗪和异烟肼诱导的毒性的敏感性增加相关
NAT1 * 17	R64W				↓活性	
NAT1 * 19	R33Stop				↓活性	
NAT1 * 22	D251V				↓活性	NAT2 缓慢乙酰化酶表型与膀胱癌风险增加有关
NAT2 * 4	野生型				正常	
NAT2 * 5	I114T				↓活性	
NAT2 * 6	R197Q				↓活性	
NAT2 * 7	G286E				↓活性	
NAT2 * 10	E167K				↓活性	
NAT2 * 14	R64Q				↓活性	
NAT2 * 17	Q145P				↓活性	
NAT2 * 19	R64W				↓活性	
TPMT[¶]						TPMT 参与巯基嘌呤的甲基化反应,巯基嘌呤是用于治疗儿童 ALL 的抗癌药物
TPMT * 2	A80P	0~0.5	0	0~0.4	↓活性	TPMT 基因型与体内酶活性良好相关,并且与巯嘌呤诱导的毒性的风险明显相关。TPMT 活性差或中等程度的患者只能耐受巯基嘌呤平均剂量的十分之一到一半
TPMT * 3A	A154Y,Y240C	0~0.6	0~1	0~0.8	活性缺失	
TPMT * 3B	Y240C	-	0	-	9 倍↓活性	
TPMT * 3C	A154Y	0.2~3.3	0~0.2	2.4~7.6	1.4 倍↓活性	

Af,非洲人;ALL,急性淋巴细胞白血病;AML,急性骨髓性白血病;As,亚洲人;Ca,白种人;GST,谷胱甘肽 S-转移酶;NAT,N-乙酰转移酶;SULT,磺基转移酶;TPMT,硫嘌呤甲基转移酶;UGT,尿苷二磷酸葡萄糖醛酸转移酶;↑,增加;↓,下降

[*] UGT SNP 等位基因频率,功能效应和临床相关性的数据摘自 Guillemette,2003;Nagar & Remmel,2006

[†] SULT1A1SNP 等位基因频率,功能效应和临床相关性的数据,来自 Glatt & Meinl,2004;Nowell & Falany,2006

[‡] GST SNP 等位基因频率,功能效应和临床相关性的数据来自 Mcllwain et al,2006;Lo & Ali-Osman,2007

[§] NAT SNP 等位基因频率,功能效应和临床相关性的数据来自 Hein,2002;Agundez,2008;Sim et al,2008

[¶] TPMT SNP 等位基因频率,功能影响和临床相关性的数据来自 Hamdy et al,2003;Zhou,2006

药物转运体的药物基因组学

除了药物代谢酶之外,促进细胞摄取和外排药物的转运蛋白是药物体内分布和应答的重要决定因素。一般来讲,药物转运蛋白被分为两个家族:ATP 结合盒(adenosine-5'-triphosphate(ATP)-binding cassette,ABC)类载体蛋白家族的外排转运蛋白和溶质载体(solute carrier,SLC)家族的摄取转运蛋白。在 ABC 转运家族中,已经发现了 49 个基因,并且基于序列同源性将其分为 7 个亚家族从 ABCA 到 ABCG(http://nutrigene.4t.com/humanabc.htm)。ABC 转运蛋白使用 ATP 作为能源,将多种底物转运到细胞内。其中,*ABCB1*,*ABCC1/2* 和 *ABCG2* 在药物体内分布和应答中的作用得到了很好的研究。在 SLC 家族中,已经发现了 360 个基因并将其分为 46 个亚家族(http://www.bioparadigms.org/slc/menu.asp)。与药物体内处置尤为相关的是有机阴离子转运多肽(OATP),有机阳离子转运蛋白(OCT)和有机阴离子转运蛋白(OAT)。

药理学上最重要的 ABC 转运蛋白(包括 ABCB1、ABCC1/2 和 ABCG2)和 SLC 转运蛋白(包括 OATP、OCT 和 OAT 家族),其组织分布和代表性药物底物总结在表 73-3 中。这些转运蛋白在肠道吸收、胆汁排泄、肾脏排泄和各种治疗药物的组织/细胞穿透中起关键作用,因此它们是系统和作用部位的药物暴露的重要决定因素(图 73-3)。转运蛋白基因的基因多态性可能会影响转运蛋白的表达,亚细胞定位,底物特异性和转运蛋白的内在转运活性,从而可能影响底物药物的体内分布和反应。下文将会重点阐述药理学上最重要的 ABC 和 SLC 转运蛋白中最常见的天然存在的基因多态性的功能和临床意义。有关 ABC 和 SLC 转运蛋白基因变异的综合列表及相关信息,请访问药物遗传学研究网络数据库 http://www.pharmGKB.org。

表 73-3 药理学上最重要的流出和摄取药物转运蛋白,组织分布和代表性底物药物*

基因	蛋白	组织分布	极性	代表性药物底物
ABC 转运蛋白				
ABCB1	MDR1(P-gp)	肝,肠,肾,血脑屏障,淋巴细胞,胎盘	AP	蒽环类,紫杉烷,长春花生物碱,伊马替尼,依托泊苷,左氧氟沙星,红霉素,环孢素,他克莫司,地高辛,奎尼丁,维拉帕米,地尔硫䓬,利托那韦,沙奎那韦,塔非洛尔,苯妥英,西咪替丁,辛伐他汀,吗啡,氢化可的松
ABCC1	MRP1(GS-X)	普遍存在	BL	蒽环类,长春花生物碱,伊立替康,SN-38,甲氨蝶呤,喜树碱,沙奎那韦,利托那韦,二氟沙星,药物-葡萄糖醛酸盐/-谷胱甘肽/硫酸盐共轭物
ABCC2	MRP2(cMOAT)	肝,肾,肠	AP	蒽环类,长春花生物碱,甲氨蝶呤,喜树碱,利福平,普伐他汀,和药物-葡萄糖醛酸盐/-谷胱甘肽/硫酸盐缀合物
ABCG2	BCRP	肝,肠,胚胎,乳腺	AP	蒽环类,伊立替康,SN38,SN38G,伊马替尼,他莫昔芬
SLC 转运蛋白				
***OATP* 家族**				
SLC21A3	OATP1A2(OATP-A)	普遍存在,脑和睾丸高表达	BL	罗苏伐他汀,甲氨蝶呤,哇巴因,D-青霉胺
SLC21A6	OATP1B1(OATP-C)	肝	BL	他汀,普伐他汀,非索非那定,瑞格列奈,瑞舒伐他汀,哇巴因,D-青霉胺,利福平
SLC21A8	OATP1B3(OATP8)	肝	BL	地高辛,利福平,哇巴因,甲氨蝶呤,D-青霉胺,瑞舒伐他汀,环孢素
SLC21A9	OATP2B1(OATP-B)	普遍存在	BL	青霉素,瑞舒伐他汀
***OCT* 家族**				
SLC22A1	OCT1	肝	BL	甲福明,顺铂,奥沙利铂,伊马替尼,普鲁卡因胺,西酞普兰,西咪替丁,奎尼丁,维拉帕米,阿昔洛韦
SLC22A2	OCT2	肾	BL	甲福明,顺铂,奥沙利铂,伊马替尼,普鲁卡因胺,西酞普兰,西咪替丁,奎尼丁,金刚烷胺
SLC22A3	OCT3	脑,肝,肾,心脏,肌肉,胎盘和血管	BL	西咪替丁,丁胺,阿德福韦酯,儿茶酚胺
***OAT* 家族**				
SLC22A6	OAT1	肾,脑	BL	甲氨蝶呤,水杨酸酯,抗病毒剂(例如阿昔洛韦)
SLC22A7	OAT2	肝,肾	BL	甲氨蝶呤,水杨酸,四环素
SLC22A8	OAT3	肾,脑,肌肉	BL	甲氨蝶呤,抗病毒剂(例如阿昔洛韦),西咪替丁,普伐他汀,水杨酸
SLC22A11	OAT4	肾,胎盘	AP	甲氨蝶呤,西咪替丁,水杨酸酯,四环素

AP,顶端;BCRP,乳腺癌抗性蛋白;BL,基底外侧;GS-X,谷胱甘肽 S-共轭泵;MDR1,多药耐药 1;MOAT,多特异性有机阴离子转运蛋白;MRP,多药耐药相关蛋白;OAT,有机阴离子转运蛋白;OATP,有机阴离子转运肽;OCT,有机阳离子转运蛋白;P-gp,P-糖蛋白

* 有关组织分布,底物和其他转运蛋白相关的综合信息,请访问 www.tp-search.jp,http://www.bioparadigms.org/slc/menu.asp,和 http://nutrigene.4t.com/humanabc.htm

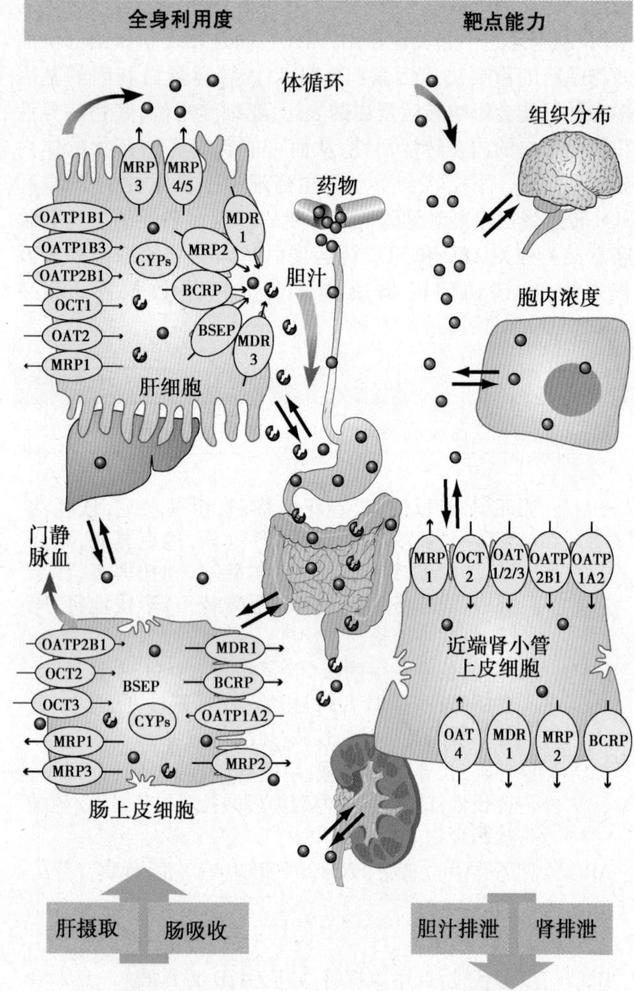

图 73-3 药物摄取和外排转运蛋白作为药物分配决定因素的示意图（修改自 Curb R：Implications of genetic polymorphisms in drug transporters for pharmacotherapy，Cancer Lett 234：4～33，2006）

ATP 结合盒（ABC）转运体

ABCB1

ABCB1 基因，也被称为多重耐药 1（*MDR1*）基因，编码具有两部分的多肽（P-糖蛋白），每一部分含有六个疏水跨膜结构域和一个 ATP 结合结构域。ABCB1 在肠上皮细胞、肝细胞胆管侧细胞膜、肾小管的刷状缘、胰腺韧性细胞、胎盘滋养层，脑和睾丸的毛细血管内皮细胞以及外周血淋巴细胞中表达（表 73-3）。位于上皮细胞顶端或腔表面的 ABCB1 作为限制肠吸收的外排转运蛋白，促进肝胆排泄和肾脏排泄，并保护脑和胎儿免受异种生物的损害（图 73-3）。此外，ABCB1 在癌细胞中的过表达涉及对化疗药的多重耐药（Gottesman et al，2002）。ABCB1 运输广泛的结构和功能不同的药物，包括抗癌剂、抗生素、免疫抑制剂、心脏药物、钙通道拮抗剂和人类免疫缺陷病毒（HIV）蛋白酶抑制剂（表 73-3）。值得注意的是，ABCB1 和 CYP3A4/5 的底物特异性和组织分布存在很大的重叠（Wacher et al，1995）。

在人 *ABCB1* 编码区已经发现了 50 多个 SNP。最常见的 SNP 是同义的 *1236C>T* 和 *3435C>T* 以及非同义的 *2677G>T*（Ala899Ser）。这三种 SNP 的等位基因频率在不同种族人群中不同（表 73-4）。*3435C>T* SNP 与 *ABCB1* 基因中的其他 SNP 具有强烈的连锁不平衡性，产生由 *3435C>T* 与 *2677G>T* 和（或）*1236C>T* 组合的常见单倍体。

鉴于 ABCB1 在药物吸收和体内分布中的重要作用，*ABCB1* 基因的基因多态性可能会影响药物治疗的结果。关于 *ABCB1* 多态性的功能和临床疗效的第一次调查研究被报告是在 2000 年，沉默 SNP *3435C>T*，其与 ABCB1 的十二指肠表达降低相关，升高了人口服给药后的地高辛（digoxin）血浆浓度（Hoffmeyer et al，2000）。在过去十年中，已经进行了许多临床前和临床研究，调查了 *ABCB1* 基因型与其组织表达和功能，以及各种底物药物的药代动力学和药效学的相关性（表 73-4）（Ieiri et al，2004）。然而，关于 ABCB1 多态性的功能和临床疗效的数据通常不一致（Ieiri et al，2004；Marzolini et al，2004a；Pauli-Magnus & Kroetz，2004；Sakaeda，2005；Kerb，2006）。差异可能是由于不同研究之间缺乏标准化的方法。此外，特定的 SNP 通常可能会导致非常微妙的功能性结果。已证明 3435C>T SNP 影响了 ABCB1 共翻译折叠和 ABCB1 嵌入膜的时间，从而改变了底物的特异性（Kimchi-Sarfaty et al，2007）。有趣的是，*1236C>T-2677G>T-3435C>T* 单倍体并没有导致底物转运本身的变化，但是影响了一小部分调节剂对转运的抑制性（Kimchi-Sarfaty et al，2007）。此外，矛盾的结果可归因于源自其他转运蛋白或代谢酶的混杂因素，使给定底物药物具有多重体内分布途径。例如，常用的体内 ABCB1 探针药物（如地高辛（digoxin），非索非那定（fexofenadine）和塔尼洛尔（talinolol））是 ABCB1 和 OATP 转运蛋白的双重底物；环孢素（cyclosporine）不仅被 ABCB1 转运，而且被 CYP3A4 代谢。因此，*ABCB1* 多态性对这些底物药物的药代动力学的影响可能被 OATP 或 CYP3A4 的活性所掩盖。因此，对已知或涉嫌有助于药物体内分布和反应的多个基因的多态性进行系统分析，对于更好地了解药物治疗的遗传影响至关重要。此外，ABCB1 具有多重多态性，其中一些位于连锁不平衡，因此单体型方法将能更精确地预测临床表型。

ABCC1 和 ABCC2

ABCC1/2，也被称为多重耐药相关蛋白（multidrug resistance-related proteins），其在有机阴离子包括生理代谢物，致癌物质和药物的运输和排泄中起重要作用。它们也与化疗药物的多重耐药相关（Hinoshita et al，2000）。ABCC1 和 ABCC2 具有重叠的底物特异性，通常是谷胱甘肽，葡萄糖醛酸盐和硫酸盐共轭和非共轭的药物，包括许多抗癌剂（例如长春新碱（vincristine）和多柔比星（doxorubicin）），HIV 蛋白酶抑制剂（例如利托那韦（ritonavir）和沙奎那韦（saquinavir））和抗生素（例如二氟沙星（difloxacin）和格帕沙星（grepafloxacin））（表 73-3）。ABCC1 和 ABCC2 均需要协同转运来减少还原型谷胱甘肽以运输它们的一些底物（Rothnie et al，2006）。ABCC1 位于极化细胞的基底膜外侧，而 ABCC2 位于顶端区域。ABCC1 普遍表达，而 ABCC2 主要在肝，肾近端小管，肠和脑中表达（表 73-3）。

人 *ABCC1* 基因似乎是一个保守的基因，因为 *ABCC1* 中的许多天然存在的遗传变异是比较罕见的。在 *ABCC1* 的非编码和编码区域中发现的SNP中，已知16个会导致氨基酸变化，并且其中一些会对蛋白质的表达或功能产生功能性影响（表73-4）（Gradhand & Kim，2008）。然而，关于*ABCC1*多态性对体内生理功能，临床耐药性或毒性的影响的数据相当有限。值得注意的是，一项研究已经证实阿霉素治疗的非霍奇金淋巴瘤（non-Hodgkin lymphoma）患者中，*ABCC1 2012G>T*（Gly671Val）和*ABCC2*的单倍型与蒽环类诱导的心脏毒性之间存在显著关联性（Wojnowski et al，2005）。

表73-4 人类*ABCB1*，*ABCC1/2*和*ABCG2*中最常见的功能多态性：等位基因频率和功能效应

等位基因变异体	多态性/置换	等位基因频率/%*			功能效应
		Ca	As	Af	
ABCB1					
1236C>T	沉默	34~42	60~72	15~21	影响ATP结合和ATP水解所必需的附近氨基酸的共翻译（Fung & Gottesman，2009）
2677G>T/A	A893S/T	38~47/1~10	32~62/3~22	15/ND	影响ABCB1表达或功能，但数据不一致（Marzolini et al，2004a）
3435C>T	沉默	48~59	37~66	10~27	影响附近氨基酸中的共翻译折叠，从而改变底物特异性（Kimchi-Sarfaty et al，2007）
ABCB1*13	1236C>T/2677G>T/3435C>T单倍体型	23~42	28~56	4.5~8.7	通过一小部分调节剂影响ABCB1的抑制作用（Kimchi-Sarfaty et al，2007）
ABCC1					
128G>C	C43S		1		降低质膜定位，↓转染细胞中的长春新碱抗性（Leslie et al，2003）
1299G>T	R433S	1.4			转运和抵抗的变化（Conrad et al，2002）
2012G>T	G671V	2.8			与蒽环霉素诱发的心脏毒性有关（Wojnowski et al，2005）
ABCC2					
1271A>G	R412G				DJS；↓在甲氨蝶呤消除（Hulot et al，2005）
1249G>A	V417I	22~26	13~19	14	ABCC2表达和定位的变化（Vogelgesang et al，2004；Merino et al，2005；Meyer zu Schwabedissen et al，2005）
3563T>A	V1188E	4~7	1		与蒽环霉素诱发的心脏毒性有关（Wojnowski et al，2005）
4544G>A	C1515Y	4~9			与蒽环霉素诱发的心脏毒性有关（Wojnowski et al，2005）
ABCG2					
34G>A	V12M	2~10	15~18	4~6	转运和抵抗的变化（Mizuarai et al，2004；Tamura et al，2007）
376C>T	Q126终止	0	0.9~1.7	0	转运活动丧失（Tamura et al，2006）
421C>A	Q141K	9~14	27~35	1~5	影响ATP结合域，从而导致转运活动减少（Mizuarai et al，2004；Tamura et al，2007）
ABCB1					
1236C>T	沉默	34~42	60~72	5~21	影响ATP结合和ATP水解所必需的附近氨基酸的共翻译折叠（Fung & Gottesman，2009）
2677G>T/A	A893S/T	38~47/1~10	32~62/3~22	15/ND	影响ABCB1表达或功能，但数据不一致（Marzolini et al，2004a）
3435C>T	沉默	48~59	37~66	10~27	影响附近氨基酸中的共翻译折叠，从而改变底物特异性（Kimchi-Sarfaty et al，2007）
ABCB1*13	1236C>T/2677G>T/3435C>T单倍体型	23~42	28~56	4.5~8.7	通过一小部分调节剂影响ABCB1的抑制作用（Kimchi-Sarfaty et al，2007）

表 73-4 人类 *ABCB1*,*ABCC1/2* 和 *ABCG2* 中最常见的功能多态性:等位基因频率和功能效应(续)

等位基因变异体	多态性/置换	等位基因频率/%*			功能效应
		Ca	As	Af	
ABCC1					
128G>C	C43S		1		降低质膜定位,↓转染细胞中的长春新碱抗性(Leslie et al,2003)
1299G>T	R433S	1.4			转运和抵抗的变化(Conrad et al,2002)
2012G>T	G671V	2.8			与蒽环霉素诱发的心脏毒性有关(Wojnowski et al,2005)
ABCC2					
1271A>G	R412G				杜宾约翰逊综合征;↓在甲氨蝶呤消除(Hulot et al,2005)
1249G>A	V417I	22~26	13~19	14	ABCC2 表达和定位的变化(Vogelgesang et al,2004;Merino et al,2005;Meyer zu Schwabedissen et al,2005)
3563T>A	V1188E	4~7	1		与蒽环霉素诱发的心脏毒性有关(Wojnowski et al,2005)
4544G>A	C1515Y	4~9			与蒽环霉素诱发的心脏毒性有关(Wojnowski et al,2005)
ABCG2					
234G>A	V12M	2~10	15~18	4~6	转运和抵抗的变化(Mizuarai et al,2004;Tamura et al,2007)
376C>T	Q126 终止	0	0.9~1.7	0	转运活动丧失(Tamura et al,2006)
421C>A	Q141K	9~14	27~35	1~5	影响 ATP 结合域,从而导致转运活动减少(Mizuarai et al,2004;Tamura et al,2007)

Af,非洲人;*As*,亚洲人;*ATP*,5'-腺苷三磷酸;*Ca*,白种人;↑,增加;↓,下降

* 等位基因频率的数据来自 Marzolini C,Paus E,Buclin T,Kim RB:Polymorphisms in human MDR1(P-glycoprotein):recent advances and clinical relevance,Clinical Pharmacol Ther 75:13-33,2004;Gradhand U,Kim RB:Pharmacogenomics of MRP transporters(ABCC1~5) and BCRP(ABCG2),Drug Metab Rev 40:317-354,2008

ABCC2 基因的突变最初是在杜宾-约翰逊综合征(Dubin-Johnson syndrome)中被发现,这是一种比较罕见的隐性遗传病,其特征是由于肝脏中 ABCC2 的表达和功能丧失而引起的共轭高胆红素血症(conjugated hyperbilirubinemia)(见第 21 章)。然而,这种肝脏 ABCC2 介导的转运损失对人类基质药物的药代动力学的影响仍有待确定。在更常见的 *ABCC2*SNP 中,最广泛研究的是 *1249G>A*(Val417Ile)。该 SNP 对 ABCC2 表达的影响存在组织差异性。例如,*1249G>A* 与早产胎盘中较低的 *ABCC2*mRNA 和蛋白质水平相关,但在十二指肠和肝脏中不具有相关性(Meyer zu Schwabedissen et al,2005;Meier et al,2006)。值得注意的是,已经证明了 *1249G>A* 变异体与替诺福韦(tenofovir)诱导的近端肾小管病变关联的可能性,表明该 SNP 可能影响一些 ABCC2 底物的肾脏排泄(Izzedine et al,2006)。此外,*1249G>A* 与神经上皮肿瘤中 ABCC2 定位的变化相关(Vogelgesang et al,2004)。已经研究了许多其他非同义和同义 SNP 对 ABCC2 表达和转运活性的潜在的功能性影响(表 73-4)。*ABCC2*SNP 似乎对不同器官或底物,或在体外和体内研究之间具有不同的影响(Gradhand & Kim,2008)。

ABCG2

ABCG2(也称为 BCRP)蛋白是具有六个跨膜结构域和一个 ATP 结合结构域的 ATP 结合盒(ABC)半转运蛋白。蛋白质主动地从细胞中排出各种与化学无关的疏水或部分疏水的化合物,包括细胞毒性化合物(例如米托蒽醌(mitoxantrone),托泊替康(topotecan),7-乙基-10-羟基喜树碱(SN-38),夫拉平度(flavopiridol)和甲氨蝶呤(methotrexate)),荧光染料(例如 Hoechst 33342)和正常食物中发现的毒性化合物(如偏硼酸 A(pheophorbide A))(表 73-3)。ABCG2 在肝细胞胆管侧细胞膜、小肠、结肠、胎盘、肺、肾、肾上腺和汗腺的上皮,以及中枢神经系统脉管系统的内皮中表达。它负责宿主解毒并使其免受外源性物质的潜在毒性(Jonker et al,2000,2002;Krishnamurthy & Schuetz,2005)。ABCG2 转运蛋白介导的外排可导致耐药性并且调节药物吸收和体内分布(Burger & Nooter,2004;Hirano et al,2005;Kondo et al,2005;Merino et al,2005;Sparreboom et al,2005)。

已经在不同种族人群中发现了 *ABCG2* 基因的 80 多个多态性(Iida et al,2002;Imai et al,2002;Zamber et al,2003;Ishikawa et al,2005)。已发现 ABCG2 中几种天然存在的 SNP 影响其编码蛋白的功能和(或)表达(Imai et al,2002;Mitomo et al,2003;Kobayashi et al,2005;Lepper et al,2005),从而可能改变底物药物的药代动力学和药效学。特别是,*ABCG2* 基因外显子 5 中的

一个功能性SNP,其421位的C核苷酸转变为A核苷酸(*ABCG2* 421C>A),作用于141密码子使谷氨酰胺替代了赖氨酸的非同义变体蛋白(Q141K)(Imai et al,2002)。*ABCG2* 421C>A变异体与低ABCG2表达水平和改变的底物特异性相关(Imai et al,2002),并且也被证实可改变底物药物如二氟替康(diflomotecan)和拓扑替康(topotecan)的药代动力学(Sparreboom et al,2004,2005)。这种多态性的临床相关性被进一步例证,最近的研究结果表明,与携带野生型*ABCG2 421A*的患者相比,经表皮生长因子受体(EGFR)酪氨酸激酶抑制剂吉非替尼(gefitinib)治疗的携带*ABCG2 421A*等位基因的癌症患者,在稳定期间具有更大的药物系统积累,吉非替尼诱发的腹泻的发病率也更高(Cusatis et al,2006;Li et al,2007b)。

溶质载体转运体

有机阴离子转运多肽

OATP是一种膜内流转运蛋白,可以促进细胞摄取多种内源性化合物(如胆汁盐,激素和类固醇结合物)和临床上的重要药物(如羟甲基戊二酰辅酶A还原酶抑制剂(HMG-CoA-reductase inhibitors),强心苷(cardiac glycosides),抗癌剂和抗生素)(表73-3)。在人类11种OATP转运蛋白中,OATP1A2、OATP1B1、OATP1B3和OATP2B1在药物代谢动力学中的作用研究的较为深入。OATP1A2在小肠的肠上皮细胞和血脑屏障上表达,有助于其底物的肠吸收和脑渗透。OATP1B1、OATP1B3和OATP2B1主要在肝细胞的窦状隙膜上表达,有助于肝脏摄取其底物药物用于代谢和胆汁排泄(Niemi,2007)。

目前已经在*SLCO1B1*基因(编码OATP1B1)中发现了许多SNP和一些其他遗传变异体,并且它们的等位基因频率在不同人群之间变化显著(表73-5)(Meyer zu Schwabedissen & Kim,2009)。一些*SLCO1B1*SNP和单倍型,它们与体外不同底物的转运活性受损相关(Tirona et al,2001;Kameyama et al,2005;Nozawa et al,2005)。这些功能受损的OATP1B1变异体可能限制肝细胞摄取底物药物,从而导致胆汁排泄或肝脏代谢减少,最终使得全身性暴露增加。例如,常见的变异体*521T>C*与全身OATP1B1底物药物的暴露强度增加有关,这些药物包括瑞格列奈(repaglinide)和他汀类药物(statins)(如普伐他汀(pravastatin))(Niemi et al,2005,2006)。全基因组关联研究已经确定了与*SLCO1B1 521T>C*几乎完全连锁不平衡的非编码SNP,rs4363657,其成为了辛伐他汀(simvastatin)诱导肌病的预测标记物(Link et al,2008)。*OATP1B1 * 15*(*388A>G*和*512T>C*的单倍型)与普伐他汀(Nishizato et al,2003)和SN-38(Xiang et al,2006;Han et al,2008)的暴露强度增加有关。*OATP1B1 * 17*(*-11187G>A*、*388A>G*和*512T>C*的单倍型)使得普伐他汀对胆固醇合成有更好的药效学作用。

在*SLCO1A2*基因(编码OATP1A2)中已经发现了几个非同义的多态性,其中一些使OATP1A2底物的体外转运活性降低(表73-5)(Franke et al,2009)。然而,这些功能性SNP对所使用的治疗药物的药物代谢动力学和临床结果的影响仍然有待探讨。对于OATP1B3和OATP2B1,虽然已发现*SLCO1B3*和*SLCO2B1*基因的一些遗传变异与蛋白质的体外转运活性改变相关,但是*SLCO1B3*和*SLCO2B1*多态性的临床相关性数据依然很少(表73-5)(Nozawa et al,2002;Letschert et al,2004)。

表73-5 人类OATP,OCT和OAT转运蛋白基因中最常见的自然发生的非同义SNP:等位基因频率和功能效应

等位基因变异	多态性/置换	等位基因频率/%*			功能效应†
		Ca	As	Af	
OATP					
SLCO1A2(OATP1A2)					
38T>C	I3T	11.1	0	2.1	↑转运活性
516A>C	E172D	5.3	0	2.1	↓转运活性
833A	N278del	0	0	0.6	↓转运活性
SLCO1B1(OATP1B1)					
217T>C	F73L	2	0	0	↓转运活性
388A>G	N130D	30	54	74	↓转运活性
463C>A	P155T	16	0	2	未改变
521T>C	V174A	14	0.7	2	↓转运活性
1463G>C	G488A	0		9	↓转运活性
2000A>G	E667G	2		34	↓转运活性
SLCO1B3(OATP1B3)					
334T>G	S112A	74			未知
699G>A	M233I	71			未知
1564G>T	G522C	1.9			影响定位,↓转运活性
SLCO2B1(OATP2B1)					
1457C>T	S486F	1.2	30.9		↓转运活性

表 73-5　人类 OATP,OCT 和 OAT 转运蛋白基因中最常见的自然发生的非同义 SNP:等位基因频率和功能效应(续)

等位基因变异	多态性/置换	等位基因频率/%*			功能效应†
		Ca	As	Af	
OCT					
SLC22A1(OCT1)					
41C>T	S14F	0	0	3.1	↓转运甲福明运转运 MPP
480C>G	G160L	0.65	8.6~13	0.5	未改变
1022C>T	P341L	0	16	8.2	↓转运 MPP 不转运甲福明
1201G>A	G401S	1.1	0	0.7	↓转运活性
1222A>G	M408V	60	74~81	74	未改变
1256delATG	M420del	18	0	2.9	↓转运甲福明不转运 MPP
1393G>A	G465R	4	0	0	↓转运活性
SLC22A2(OCT2)					
596C>T	T199I	0	1	0	↓转运活性
602C>T	T201M	0	1.3~2	0	↓转运活性
808G>T	A270S	16	14~17	11	↓转运活性
1198C>T	R400C	0	0	1.5	↓转运活性
1294A>C	K432Q	0	0	1	↓转运活性
OAT					
SLC22A6(OAT1)					
20T>C	L7P	1	<1	1	
149G>A	R50H	1	1	1	↑转运活性
1361G>A	R454Q	0	0	<1	↓转运活性
SLC22A7(OAT2)					
329C>T	T110I	1	1	1	未知
571G>A	V192I	1	1	1	未知
1520G>A	G507D	1	1	1	未知
SLC22A8(OAT3)					
523A>G	I175V	1	1	1	未知
829C>T	R277W				↓转运活性
SLC22A11(OAT4)					
37G>A	V13M	1	1	1	未知
142C>T	R48Ter	1	1	1	未知
185C>G	T62R	1	1	1	未知
463G>A	V155M	1	1	1	未知
732C>T	A244V	1	1	1	未知
832G>A	E278K	1	1	1	未知
1015G>A	V339M	1	1	1	未知
1175C>T	T392I	1	1	1	未知

Af,非洲人;As,亚洲人;Ca,白种人;MPP,1-甲基-4-苯基吡啶鎓;OAT,有机阴离子转运蛋白;OATP,有机阴离子转运多肽;OCT,有机阳离子转运蛋白;SNP,单核苷酸多态性;↑,增加;↓,下降

* 等位基因频率数据来自 Xu G,Bhatnagar V,Wen Get al:Analyses of coding region polymorphisms in apical and basolateral human organic anion transportertransportertransportertransporter(OAT)genes(OAT1(NKT),OAT2,OAT3,OAT4,URAT(RST),Kidney Int 68:1491-1499,2005;Kerb R:Implications of genetic polymorphisms in drug transporters for pharmacotherapy,Cancer Lett 234:4-33,2006;Konig J,Seithel A,Gradhand U,et al:Pharmacogenomics of human OATP transporters,Naunyn Schmiedebergs Arch Pharmacol 372:432-443,2006;Choi MK,Song IS:Organic cation transporters and their pharmacokinetic and pharmacodynamic consequences,Drug Metab Pharmacokinet 23:243-253,2008

† 功能效应数据摘自 Pharmacogenomics of the OATP and OAT families,Pharmacogenomics 5:273-282,2004b;Zhou F,You G:Molecular insights into the structure-function relationship of organic anion transporters(OAT),Pharm Res 24:28-36,2007;Choi MK,Song IS:Organic cation transporters and their pharmacokinetic and pharmacodynamic consequences,Drug Metab Pharmacokinet 23:243-253,2008;Zair ZM,Eloranta JJ,Stieger B,et al:Pharmacogenetics of OATP(SLC21/SLCO),OAT and OCT(SLC22)and PEPT(SLC15)transporters in the intestine,liver and kidney,Pharmacogenomics 9:597-624,2008;Franke RM,Scherkenbach LA,Sparreboom A:Pharmacogenetics of the organic anion transporting polypeptide 1A2,Pharmacogenomics 10:339-344,2009

有机阳离子转运蛋白(OCT)

OCT属于溶质载体SLC22A家族,广泛介导细胞摄取结构多样化的小有机阳离子(分子量<400)。在人体中发现了具有部分重叠底物谱的三种亚型OCT1、OCT2和OCT3(表73-3)。OCT1主要表达于肝细胞的窦状隙膜;OCT2主要在肾近端小管的基底外侧膜中表达;OCT3在许多组织中表达,这些组织包括胎盘,心脏,肝脏和骨骼肌(表73-3)。在癌细胞系和肿瘤组织样本中也检测到OCT的表达(Hayer-Zillgen et al,2002;Zhang et al,2006)。

在不同种族的*SLC22A1*基因(编码OCT1)和*SLC22A2*基因(编码OCT2)中发现了许多非同义SNP,并且证实其中一些在体外能够改变转运功能(主要是损害转运功能)(表73-5)(Choi & Song,2008)。然而,在*SLC22A3*基因(编码OCT3)中发现了几个同义SNP,但是,它们的功能影响仍有待确定。*OCT*基因的功能多态性可能影响底物药物的临床药代动力学和应答,例如,用于2型糖尿病的主要治疗药物甲福明(metformin)。

因为甲福明不进行代谢,所以以原形由尿排出。其在人体中消除的主要途径是经肾脏的肾小管主动分泌(Pentikainen et al,1979)。OCT2主要表达于肾小管中的基底外侧膜,它能促进肾上皮细胞从循环系统中摄取甲福明。肾小管细胞向管腔排出甲福明通过MATE1(*SLC47A1*)和MATE2-K(*SLC47A2*)介导,其在肾近端小管细胞的顶膜中表达。OCT1也在肾的近端和远端小管的顶端和近顶端结构域表达,其可能在肾小管的甲福明重吸收中起重要作用(Tzvetkov et al,2009)。人类研究表明OCT1和OCT2中的遗传变异体调节了甲福明的肾清除率和药代动力学。低功能OCT1变异体R61C、G401S、M420del和G465R与甲福明较高的肾清除率相关(Tzvetkov et al,2009)。在健康的中国参与者中,与参考基因型相比,*OCT2*(c.596C>T、c.602C>T和c.808G>T(rs316019))的遗传变异与甲福明全身药物暴露强度的增加以及肾清除率的降低相关(Choi & Song,2008;Wang et al,2008)。此外,在肝细胞的基底膜上表达的OCT1,在介导肝摄取甲福明中起关键作用。低活性OCT1等位基因,包括R61C(rs12208357)、G401S(rs34130495)、420del(rs142448543或rs34305973或rs35191146)和G465R(rs34059508),它们与肝脏摄取减少相关,并因此降低肝脏中甲福明的药效学作用(如降糖作用)(Shu et al,2007;Christensen et al,2011)。然而,目前尚无有效的遗传因素可用于预测甲福明药代动力学或应答。鉴于多种转运蛋白和靶蛋白参与甲福明的药代动力学和药效学途径,通过对基因-基因和基因-环境相互作用的研究调查可以使我们更好地了解甲福明的药代动力学和反应的个体差异。

有机阴离子转运蛋白(OAT)

OAT属于溶质载体SLC22家族,广泛介导细胞摄取结构多样化的小亲水有机阴离子。OAT底物包括许多临床重要的阴离子药物,如β内酰胺抗生素、利尿剂、非甾体抗炎药、核苷/核苷酸抗病毒药物和抗癌剂(表73-3)。OAT至少有六个成员(OAT1~6)。OAT1~3定位于肾近端小管的基底外侧膜,介导药物底物从血液吸收到近端小管细胞中,OAT4定位于肾近端小管的顶端,将药物底物分泌到尿液中。这些转运蛋白共同负责将药物底物从血液转运到尿液。编码OAT的基因的遗传变异体可能会改变底物药物的肾清除率。目前已有报道人*SLC22A6*(编码OAT1),*SLC22A7*(编码OAT2),*SLC22A8*(编码OAT3)和*SLC22A11*基因(编码OAT4)所在的5'调控区和编码区的多态性(表73-5)。其中的一些基因多态性导致体外转运活性的改变(Xu et al,2005;Bhatnagar et al,2006)。值得注意的是,这些基因的编码区多态性是罕见的(约1%),而这些基因,特别是*SLC22A8*(OAT3)的调节区多态性对于解释肾清除底物药物的变化是重要的(Bhatnagar et al,2006)。这些编码和调控区域多态性的功能和临床相关性仍需被探索。

靶向药物的药物基因组学

DNA修复基因

DNA修复(DNA repair)机制对于机体维持其基因组的完整性和功能至关重要。多种DNA修复机制参与了由DNA损伤剂或放射物所致的DNA损伤(DNA damage)或基团嵌入(adducts)修复过程。主要的DNA修复方式包括:甲基鸟嘌呤甲基转移酶(methylguanine methyl transferase,MGMT)对错误甲基化(alkyl adducts)的直接修复,碱基切除修复系统(base excision repair)对单碱基损伤和单链断裂(single-strand breaks)进行修复,核苷酸切除修复(nucleotide excision repair,NER)系统对大片段DNA嵌入进行修复,通过同源重组(homologous recombination)和非同源末端连接(nonhomologous end-joining repair)的方式修复断裂的DNA双链,以及通过DNA错配修复方式对错配和插入/缺失环(insertion/deletion loops)的修复(图73-4)。

化学疗法和放射疗法的目的是诱导DNA损伤,进而导致细胞周期停滞和死亡。然而由癌细胞自身识别并修复DNA损伤的修复机制,将削弱基于DNA损伤诱导的治疗效果。另一方面,DNA修复能力可能会影响正常组织对DNA损伤剂或放射物的耐受性。正常细胞的无效DNA修复将引起损伤的DNA的去除效率降低,从而导致正常组织内DNA损伤的积累,并增加正常组织的毒性效应。

目前,在DNA修复途径中被发现的人类基因至少有130种(Wood et al,2001),与人类DNA修复相关的关键基因如图73-4所示。其中,被广泛报道的,基因多态性与放化疗效果密切相关的DNA损伤修复相关基因有:无嘌呤核酸内切酶1(apurinic endonuclease1,*APEX1*);X线修复交叉互补基因1(x-ray repair cross-complementing group 1,*XRCC1*);切除修复交叉互补基因1(excision repair cross-complementing enzyme group 1,*ERCC1*);切除修复交叉互补基因2(excision repair cross-complementing enzyme group 2,*ERCC2*);乳腺癌1号基因,早发型(breast cancer 1,*BRCA1*);和X线修复交叉互补基因3(x-ray repair cross-complementing group 3,*XRCC3*)(表73-6)(Gossage & Madhusudan,2007)。

DNA修复基因的遗传变异可能会改变癌细胞和正常细胞的DNA修复能力,从而影响放疗和化疗的治疗耐药和正常组

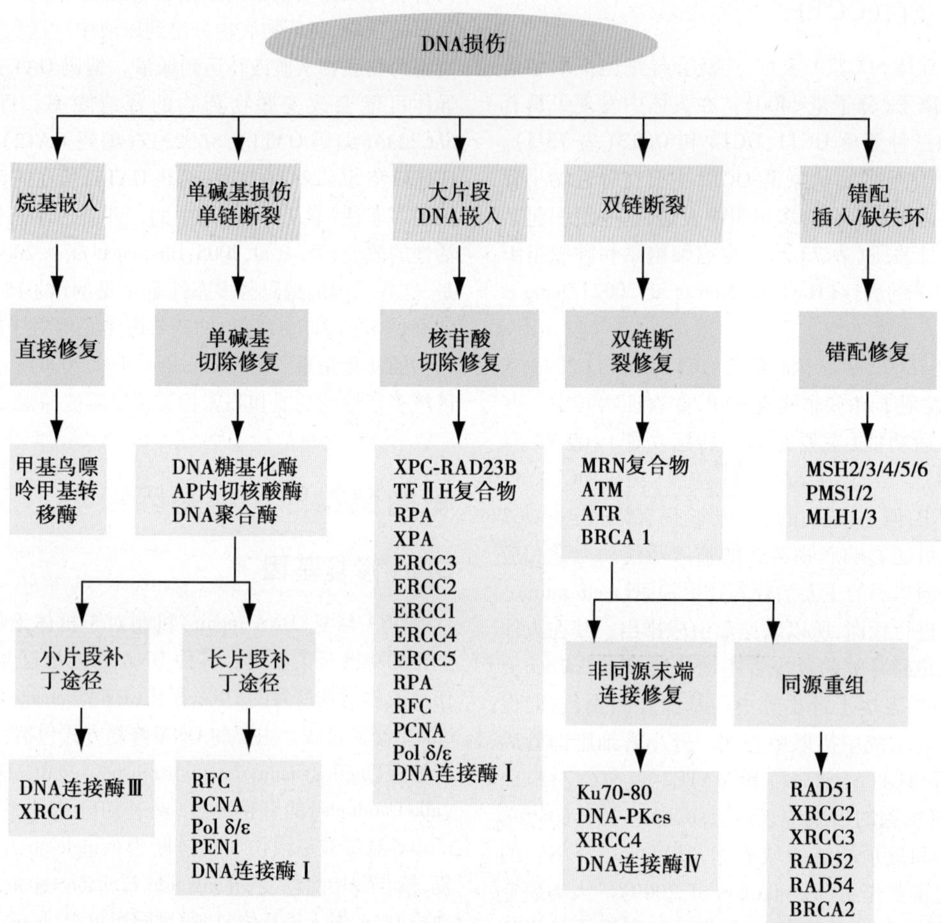

图 73-4 哺乳动物 DNA 修复方式的关键作用分子。AP，无嘌呤/无嘧啶位点；ATM，毛细血管扩张共济失调突变基因；ATR，与 RAD3 相关的毛细血管扩张共济失调基因；BRCA1/2，早发型乳腺癌相关基因 1/2；DNA-PKcs，DNA 依赖型蛋白激酶催化亚基；ERCC1/2/3/4/5，内切修复交叉补体组基因 1/2/3/4/5；FEN1，瓣状结构特异性内切核酸酶 1；Ku70～80，Ku 抗原，70 和 80KDa 亚基（XRCC6 和 XRCC5）；MSH2/3/4/5/6，mutS 同源基因；PCNA，增殖细胞核抗原；PMS1/2，减数分裂后分离增强蛋白 1/2；Polδ/ε，DNA 聚合酶 δ/ε；RAD23B/51/52/54，酿酒酵母 RAD（重组蛋白）基因同系物基因；RFC，复制因子 C；RPA，复制蛋白 A；TFⅡH，转录因子ⅡH；XPA，A 型着色皮萎缩症相关基因；XRCC1/2/3/4，X 线修复互补基因（修改自 Gossage L，Madhusudan S：Cancer pharmacogenomics：role of DNA repair genetic polymorphisms in individualizing cancer therapy，*Mol Diagn Ther* 11：361-380，2007）

织的耐受（表 73-6）。具体来说，低功能修复基因的变异体导致 DNA 修复不足，进而可能会增强治疗手段对癌细胞的细胞毒性，但同时也可降低正常细胞的耐受性。然而，研究数据显示 DNA 修复基因多态性的功能与临床表型并不完全一致，在某些情况下甚至存在矛盾（Gossage & Madhusudan，2007）。导致这种矛盾的原因可能是：①研究对象的异质性（例如不同的肿瘤类型或分级，不同的治疗方案或不同的患者群体）；②存在其他未检测出的 SNP 干扰了数据分析的结果；③样本量小。需要大量的前瞻性临床试验来系统评估 DNA 修复基因多态性对临床疗效的影响。

胸苷酸合成酶

胸苷酸合成酶（thymidylate synthase，TSs）可催化脱氧尿苷酸（dUMP）和 5，10-亚甲基四氢叶酸转化为脱氧胸苷单磷酸（dTMP）和 7，8-二氢叶酸，此反应是 DNA 胸腺嘧啶唯一的从头合成途径。由于 TSs 在 DNA 合成中发挥重要作用，通过药物如氟尿嘧啶和卡培他滨（口服的生物可利用的氟尿嘧啶前体药物）抑制 TSs 可以有效治疗多种人类癌症（Danenberg，1977）。氟尿嘧啶是结直肠癌和其他人类恶性肿瘤的治疗方案的首选药物，但是基于氟尿嘧啶的化疗方案的临床效果（疗效和毒性）存在明显的个体差异。

充足证据表明肿瘤内 TSs 的表达（mRNA 或蛋白质）与基于氟尿嘧啶的化疗方案的临床效果呈负相关（Johnston et al，1995；Leichman et al，1997；Aschele et al，1999；Salonga et al，2000）。对最近的一项包括 887 例转移性结直肠癌患者和 2610 例局限性结直肠癌患者的研究结果进行荟萃分析显示，与 TSs 低表达的肿瘤患者相比，TSs 高表达的肿瘤患者总体生存情况较差（Popat et al，2004）。

表 73-6 报道最广泛的化疗或放疗的疗效(有效性或毒性)相关的 DNA 修复基因多态性

DNA 修复方式/基因	基因功能	SNP	效应相关	毒性相关
碱基切除修复(BER)				
无嘌呤核酸内切酶 1(*APEX1*)	APEX1 是参与 BER 的关键蛋白,在 DNA 糖基化酶去除损伤的碱基后,快速水解 5′磷酸二酯骨架成为无嘌呤/无嘧啶(AP)位点	Asp148Glu(APEX1 最常见的 SNP)	148Glu/Glu 纯合型胰腺癌(化疗/放疗/两者)患者的总生存期下降(Li et al,2007a)	正常体重的乳腺癌患者(辅助放疗)148Glu 同源型急性皮肤反应风险降低(Chang-Claude et al,2005)
X 线修复交叉互补基因 1(*XRCC1*)	XRCC1 与 DNA 连接酶Ⅲ,聚合酶 β 和聚腺苷二磷酸核糖聚合酶相互作用,并在 DNA 聚合酶 β 作用下完成其单核苷酸间隙填充反应之后填补 DNA 的剩余切口。XRCC1 参与 DNA 单链断裂的有效修复	Arg194Trp	晚期 NSCLC 患者(铂化疗)194Trp 变异型铂化疗有效率增加(Wang et al,2004) 194Trp/Trp 纯合突变型胰腺癌患者(化疗/放疗/两者)生存率提高(Li et al,2007a)	存在 194Arg/Arg 纯合子的 NSCLC(吉西他滨和多西紫杉醇化疗)患者的血液毒性风险增加(Petty et al,2007) 194Trp 等位基因型乳腺癌患者辅助放疗所致的早期/晚期不良反应的风险增加(Moullan et al,2003) 194Trp 等位基因型宫颈癌或子宫内膜癌患者(放疗)晚期反应的风险降低(De Ruyck et al,2005)
		Arg399Gln	399Arg/Arg 纯合型 mCRC(FOLFO X),晚期 NSCLC(铂化疗)以及食管癌患者(铂化疗、放疗和手术)有效率和存活率增加(Stoehlmacher et al,2001;Gurubhagavatula et al,2004;Wu et al,2006) Gln399 等位基因型转移性乳腺癌患者(高剂量化疗和干细胞移植)无乳腺癌生存期和无进展生存期缩短(Bewick et al,2006)	399Glu 等位基因型正常体重乳腺癌患者(辅助 RT)急性皮肤反应风险降低(Chang-Claude et al,2005)。 399Arg/Arg 纯合型乳腺癌患者(辅助放疗)晚期皮肤毒性风险增加(Andreassen et al,2003)
核苷酸切除修复(NER)				
切除修复交叉互补基因 2(ERCC2)	ERCC2 是 ATP 依赖的 5’-3’ DNA 解旋酶,是核心-TFⅡH 基础转录因子的组成部分。它通过在受损位点周围将 DNA 链从 5’至 3’方向打开参与 NER	Asp312Asn	312Asn 等位基因型晚期 NSCLC 患者(铂化疗)存活率降低(Gurubhagavatula et al,2004) 与晚期 NSCLC(铂)反应无关(Camps et al,2003)	
		Lys751Gln	751Lys/Lys 纯合突变型 3 期和 4 期胃癌患者(手术和放化疗)复发率增加(Zarate et al,2006) 751Lys/Lys 纯合型 mCRC 患者(FOLFOX)有效率增加、中位生存期延长(Park et al,2001) 751Lys/Lys 纯合型 AML 患者(化疗)无病期、1 年生存期延长(Allan et al,2004) 与晚期 NSCLC(铂化疗)的反应无关(de las Penas et al,2006)	*ERCC2* 基因型/单倍型 AML 患者(柔红霉素和胞嘧啶阿拉伯糖苷化疗)与 GI、GU、肝脏毒性相关(Kuptsova et al,2007) 751Gln/Gln 纯合型 NSCLC 患者(吉西他滨和多西紫杉醇化疗)中性粒细胞减少风险降低(Petty et al,2007)

表 73-6 报道最广泛的化疗或放疗的疗效(有效性或毒性)相关的 DNA 修复基因多态性(续)

DNA 修复方式/基因	基因功能	SNP	效应相关	毒性相关
切除修复交叉互补基因 1(ERCC1)	ERCC1 是具有双重结构域的无催化活性的蛋白,与 ERCC4(XPF)核酸内切酶结合形成 ERCC1-XPF 异源二聚体,其作用是切割 DNA 5'端。ERCC1-XPF 是哺乳动物 NER 切割复合物的最终因素,参与重组 DNA 修复以及链间交联修复	19007T>C	19007C/C 纯合型晚期 NSCLC(铂或顺铂/多西紫杉醇化疗)和 mCRC(FOLFOX)患者有效率或存活率增加(Isla et al,2004;Ryu et al,2004;Park et al,2003) 19007T/T 纯合型 CRC 患者(基于辅助 FU 化疗)预后良好(Moreno et al,2006) 19007T/C 和 *T/T* 基因型卵巢癌患者对铂类药物耐受风险降低(Kang et al,2006)	
		8092C>A	8092C/C 纯合型 NSCLC 患者(铂化疗)生存期延长(Zhou et al,2004)	8092A 等位基因型 NSCLC 患者(铂化疗)GI 毒性风险增加(Suk et al,2005) 8092C/A 杂合型 AML 患者(柔红霉素和胞嘧啶阿拉伯糖苷 Cx)代谢毒性风险降低;8092A/A 纯合型 AML 患者肺毒性风险降低(Kuptsova et al,2007)
双链断裂修复(DSB)				
乳腺癌 1 号基因,早发型(BRCA1)	BRCA1 是一种细胞核磷蛋白,在维持基因组稳定性中发挥重要作用,并且具有抑癌功能。BRCA1 与其他抑癌基因、DNA 损伤传感器和信号转导器相关联,形成多亚基蛋白复合物,被称为 BRCA1 相关的基因组监测复合体(BASC)。它在转录、双链断裂的 DNA 修复和重组中发挥作用	BRCA1 突变体	BRCA1 突变型乳腺癌患者(基于蒽环类的放疗)临床和病理完全有效率增加(Chappuis et al,2002) BRCA 杂合型卵巢癌患者(基于铂的化疗)有效率增加(Cass et al,2003)	
X 线修复交叉互补蛋白 3(XRCC3)	XRCC3 参与同源重组以维持染色体稳定性和 DNA 损伤修复,参与 DSB 修复及中国仓鼠株细胞 irs1SF 的功能性互补。Irs1SF 是一个修复缺陷突变体,对大量不同 DNA 损伤试剂高度敏感	Thr241Met	*241Met* 基因突变型多发性骨髓瘤患者(自体骨髓移植)治疗失败时间延长(Vangsted et al,2007) 241Met/Met 纯合型晚期 NSCLC 患者(铂化疗)生存期延长(delas Penas et al,2006) 241Met 变异基因型乳腺癌患者(高剂量化疗和干细胞移植)生存期缩短(Bewick et al,2006) 与晚期胃癌(铂化疗)无关(Ruzzo et al,2006)	214Met 变异型 AML 患者(柔红霉素和胞嘧啶阿拉伯糖苷化疗)风险降低(Kuptsova et al 2007) 241Thr/Thr 纯合型乳腺癌患者(辅助放疗)晚期皮肤毒性风险增加(Andreassen et al,2003)

Af,非洲人;AML,急性髓系白血病;As,亚洲人;Ca,白种人;CRC,结肠直肠癌;Cx,化疗;FOLFOX,氟尿嘧啶/奥沙利铂化疗;FU,氟尿嘧啶;GI,胃肠道;GU,泌尿生殖器;mCRC,转移性结肠直肠癌;NSCLC,非小细胞肺癌;RT,放疗;SNP,单核苷酸多态性;↑,增加;↓,下降

TSs 表达受 *TS* 基因的 5'和 3'非翻译区(5'UTR 和 3'UTR)中三个重要的基因多态性功能调控,包括多态短串联重复型(TSER 2R>3R 多态型):28 个碱基对(bp)序列以二重(2R)或三重(3R)形式存在于 *TS* 启动子增强子区域;短串联重复 SNP 型,当存在 3 个重复时,在第二个重复处存在一个 SNP(G>C),即(TSER 3R G>C SNP);缺失型,*TS* 基因 3'UTR 区存在 6-bp 缺失(TS 1494del6bp)(图 73-5)。28-bp 的 TSER 串联重复包含了结合上游刺激因子的成分,从而增强 *TS* 基因的转录活性。研究显示,TSER 3R/3R 型转移性结直肠癌患者的肿瘤内 *TS* 基因高表达(Kawakami et al,1999;Pullarkat et al,2001)。相反,TSER 3R G>C SNP 型削弱了上游刺激因子的结合,从而降低了转录活性(Mandola et al,2003)。TS 1494del6bp 型与 TS mRNA 稳定性降低和患者瘤体内 TS mRNA 水平较低相关(Mandola et al,2004)。值得注意的是,这些多态性的等位基因在不同种族出现的频率有所不同(表 73-7)。

TS 基因的基因多态性不仅影响无病生存期和总体生存期,并且可用来评估氟尿嘧啶化疗疗效(Lurje et al,2009)。尽管异质性研究结果不一致,但是大多数研究提示相较于 TS 低表达型(即 TSER-2R/2R,-2R/3C,-3C/3C,3'-UTR+6bp/-6bp,-6bp/-6bp(译者注:此处应为-6bp,原书为-bp)),TS 高表达型(即 TSER-2R/3G,-3C/3G,-3G/3G,3'-UTR+6bp/+6bp)结肠直肠癌患者临床预后以及氟尿嘧啶的化疗反应效果较差(Lurje et al,2009)。

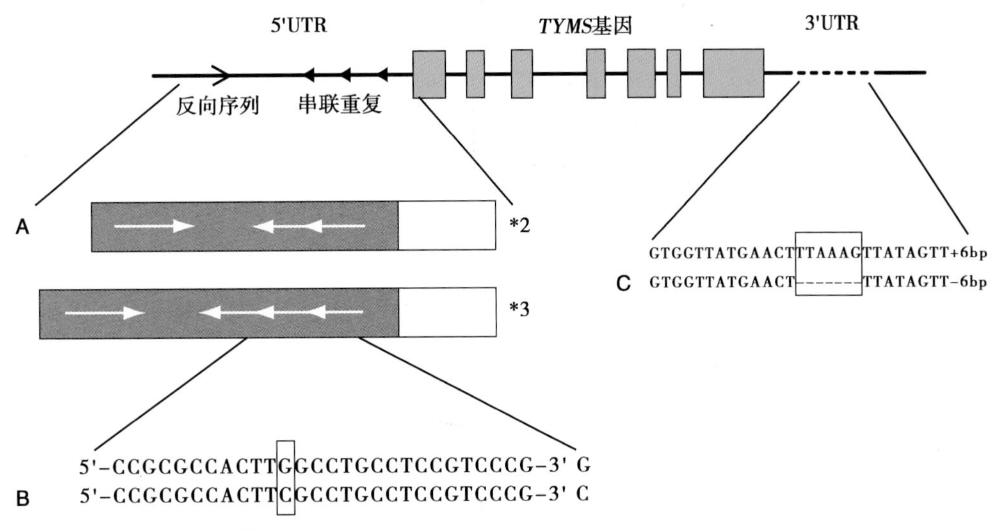

图 73-5 胸苷酸合酶(*TS*)基因的 5'和 3'非翻译区(5'UTR 和 3'UTR)的三种功能相关的多态性,包括:A. 28-bp 短串联重复型,在以双重(2R)或三重(3R)形式存在 *TS* 启动子增强子区域中(TSER 2R>3R 多态性)。B. 当存在三个重复时,位于第二重复元件的 G 突变为 C 的 SNP(TSER 3R G>C SNP)。C. *TS* 基因的 3'UTR 中的 6-bp 缺失(TS 1494del6bp)(改编自 Marsh S:Thymidylate synthase pharmacologetics,Invest New Drugs 23:533~537,2005)

表 73-7 胸苷酸合酶(*TS*)基因的功能多态性

多态性	等位基因频率*			功能效应
	Ca	As	Af	
TSER 2R>3R 重复	52~69	62~82	52	↑3*R* 基因基因型 TS mRNA 水平
TSER 3R G>C SNP	56	37	28	↓含 C 等位基因的 TS 的转录活性
TS 1494del6b	27~29			↓-6bp 缺失的 TS mRNA 稳定性

Af,非洲人;As,亚洲人;Ca,白种人;mRNA,信使核糖核酸;TSER,TS 启动子增强子区;↑,增加;↓,下降

* 摘自 Marsh S:Thymidylate synthase pharmacogenetics,*Invest New Drugs* 23:533-537,2005;Lurje G,Manegold PC,Ning Y,et al:Thymidylate synthase gene variations:predictive and prognostic markers,*Mol Cancer Ther* 8:1000-1007,2009

表皮生长因子受体

表皮生长因子受体(epidermal growth factor receptor,EGFR)的激活在细胞增殖和肿瘤生长中发挥关键作用,参与肿瘤细胞运动、黏附、侵袭、存活和血管生成(Woodburn,1999;Raymond et al,2000)。EGFR 是跨膜的酪氨酸激酶型细胞表面受体,主要存在于大多数上皮组织。EGFR 与胞外配体(例如表皮生长因子或转化生长因子-α)结合形成二聚体:两个 EGFR 结合形成同源二聚体,与人类 EGFR 家族其他成员形成异源二聚体,激活胞质酪氨酸激酶(tyrosine kinase,TK)(图 75-1 和图 75-2)。TK 激活引起 EGFR 胞内结构域的自磷酸化,进而激活下游的信号通路(例如 Ras/丝裂原活化蛋白激酶通路和 PI3K/Akt 通路和 Janus 激活的激酶信号转导子和转录激活因子),参与肿瘤的生长和转移。受体二聚化和信号转导通路在第 75 章进一步

讨论。可逆的EGFR TK抑制剂(如吉非替尼和厄洛替尼)可使腺苷-5'-三磷酸(ATP)从EGFR-TK脱离,阻止受体的自磷酸化,抑制肿瘤生长和转移(Anderson et al,2001;Ciardiello et al,2001)。用吉非替尼或厄洛替尼治疗非小细胞肺癌(NSCLC),约10%~30%的患者出现剧烈的临床反应,与种族、性别和吸烟史相关(Fukuoka et al,2003;Kris et al,2003;Shepherd et al,2005;Thatcher et al,2005)。显然特殊类型的*EGFR*体细胞突变可使机体对EGFR TK抑制剂敏感或耐药(Kumar et al,2008;Gazdar,2009)。

TK结构域的前四个外显子(18~21)中发现了体细胞EGFR激活突变(图73-6)(Lynch et al,2004;Paez et al,2004;Pao et al,2004)。这些突变分为三大类:第一类突变是第19号外显子的框内缺失,大部分为氨基酸残基亮氨酸-747突变为谷氨酸-749(ΔLRE),约占所有EGFR TK激活突变的44%。第二类突变是单核苷酸置换引起的氨基酸改变,最常见的单点突变是第21号外显子的L858R(858位密码子精氨酸突变为亮氨酸),约占EGFR TK激活突变的41%;此外还包括第18号外显子中G719(甘氨酸突变为丝氨酸、丙氨酸或半胱氨酸)(占所有EGFR TK激活突变的4%)和其他错义突变。第三类突变是第20号外显子的框内重复和(或)插入,约占EGFR TK激活突变的5%。总之,EGFR TK激活突变的频率为5%~20%,这取决于所研究的人群,如EGFR TK激活突变在东亚人、女性、从不吸烟及腺癌患者中更为常见(Janne & Johnson,2006)。这反映了那些最有可能对EGFR TK抑制剂作出反应的临床定义的亚群。EGFR TK激活突变型NSCLC患者与非突变型患者相比,在接受长期的吉非替尼或厄洛替尼治疗后总体疗效好,无进展生存期和总生存期长(Gazdar,2009)。

需要指出的是,TK结构域的二次点突变会导致几乎所有早期应用EGFR TK抑制剂有效的NSCLC患者出现获得性耐药。最值得注意的是,在50%的病例中可检测到第20号外显子中的临床相关突变T790M,作为二次突变,与吉非替尼和厄洛替尼获得性耐药相关(Sharma et al,2007)。有人提出T790M突变会影响TK的催化结构域的管家残基来减少抑制剂与其靶标的相互作用(Blencke et al,2004)。另外,位于EGFR第19号

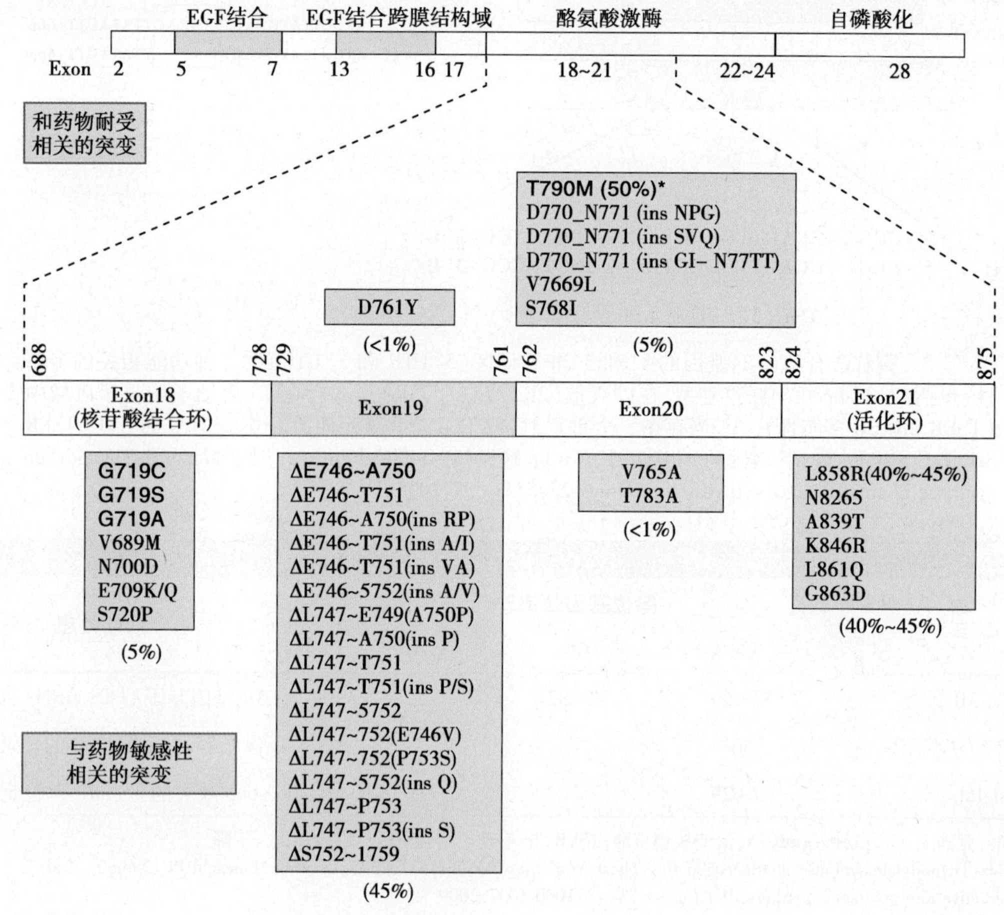

图73-6 表皮生长因子受体(EGFR)酪氨酸激酶(TK)结构域突变作为对EGFR TK抑制剂的敏感性或耐药性的重要决定因素的示意图。非小细胞肺癌(NSCLC)中最普遍的激酶EGFR激酶结构域突变包括第19号外显子的框内缺失(占EGFR突变的45%),第21号外显子中的L858R替代(占EGFR突变的40%~45%),第18号外显子中的核苷酸突变(例如G719C或G719S)(5%)和第20号外显子的框内插入(<1%)。最值得注意的是,与EGFR TK抑制剂耐药相关的临床相关突变包括第20号外显子中的T790M和第19号外显子中的T790M样突变D761Y。每种类型的主要突变以粗体显示(改编自Sharma SV,Bell DW,Settleman J,et al:Epidermal growth factor receptor mutations in lung cancer,Nat Rev Cancer 7:169-181,2007)

外显子(接近第19号和20号外显子)的突变D761Y(T790M样的二次突变),也被报道与NSCLC细胞中*EGFR*基因的L858R突变所产生的对吉非替尼和厄洛替尼的耐药有关(Balak et al,2006)。

总之,EGFR激酶结构域的体细胞突变是EGFR TK抑制剂敏感性和耐药性的重要决定因素。EGFR突变检测已经商品化,目前的研究旨在将EGFR突变的遗传学评估应用于常规的NSCLC个体化治疗。

人类白细胞抗原药物基因组学

人类白细胞抗原系统(HLA)是由位于6号染色体的多个基因位点编码的细胞表面抗原递呈蛋白组成,负责调节人体免疫系统。*HLA*基因属于主要组织相容性复合体基因(MHC)家族。HLA的生理作用是将抗原呈递给T细胞受体,诱发T细胞介导的免疫反应(Rudolph et al,2006)。MHC Ⅰ类分子(HLA-A,HLA-B,HLA-C)负责将胞内多肽/抗原呈递给杀伤性T细胞(亦称*CD*8阳性或细胞毒性*T*细胞)。MHCⅡ类分子(HLA-DP,HLA-DQ,HLA-DR)主要负责将胞外抗原呈递给辅助T细胞(简称*CD4*阳性*T*细胞)。

B型药物不良反应(adverse drug reactions,ADR)主要与HLA系统相关,约占药物不良反应的15%,具有无法预测性、非剂量依赖性、特异质反应及药物诱发的超敏反应的特征。B型药物不良反应表现为严重的皮肤不良反应:包括史蒂文斯-约翰逊综合征(Stevens-Johnson syndrome,SJS),中毒性表皮坏死溶解症(toxic epidermal necrolysis,TEN),药物超敏反应综合征(drug-induced hypersensitivity syndrome)(表现为药物相关的嗜酸性粒细胞增多及全身中毒症状),或单器官药物超敏反应(如药物引发的肝损伤、胰腺炎、肾小管间质肾炎)等四种不良反应。已经有确凿证据证实,获得性免疫系统介导药物超敏反应,其中包括HLA限制性的药物呈递,活化和T细胞克隆扩增等步骤。

科学家们提出了多个反应模型来解释小分子化合物如何诱导T细胞活化继而导致药物超敏反应。其中包括:半抗原模型、*p-i*模型(药物与免疫受体的直接药理学相互作用)及变构模型(Pavlos et al,2012)这三种。根据半抗原模型原理,小分子、化学反应性药物以及代谢物可作为半抗原与内源蛋白共价结合,然后经过胞内处理形成半抗原多肽复合物(新的MHC配体)。这些多肽复合物递呈到HLA分子,随后活化抗原特异性T细胞。当敏感个体再次接触致敏小分子时,会刺激记忆T细胞,使其快速增殖,并在24~72小时内诱发免疫反应。半抗原模型最具代表性的例证是,盘尼西林衍生物与血清白蛋白赖氨酸残基共价结合后,引发的盘尼西林过敏反应(Padovan et al,1997)。与之相反是,p-i模型提出小分子药物可以和T细胞受体直接结合,在没有特异性多肽配体参与的情况下,直接形成HLA-药物复合物,产生激活T细胞的免疫反应。例如,卡马西平(carbamazepine)不需经过药物-多肽复合物形成,可与HLAB*15:02直接作用并诱发细胞毒性T细胞活化,是p-i模型的代表例证(Wei et al,2012)。变构模型则提出:药物分子通过空间互补和非共价结合两种方式,与HLA抗原结合结构域相互作用,重塑了HLA抗原结合结构域的构象和化学性质,从而使一个变构的自身多肽递呈到T细胞,最终导致了同种反应性T细胞的免疫应答。最新的证据表明,变构模型是阿巴卡韦(abacavir)引发的超敏反应综合征的潜在机制(Illing et al,2012;Norcross et al,2012;Ostrov et al,2012),并且该模型也是卡马西平诱发严重的皮肤不良反应的一个重要机制(Ko et al,2011;Illing et al,2012;Wei et al,2012)。

过去十年,对于药物引起超敏反应的相关候选基因,以及全基因组关联(genome-wide association,GWA)展开了许多研究,这些研究成果为HLA等位基因与药敏反应的易感性联系提供了强大的证据。目前,对于HLA相关的药物超敏反应的作用机制来说,研究最为明确的药物包括阿巴卡韦(abacavir)、卡马西平(carbamazepine)、奈韦拉平(nevirapine)和别嘌醇(allopurinol)。

阿巴卡韦是一种有效的核苷逆转录酶抑制剂,这种药物广泛应用于治疗HIV-1感染。在接受阿巴卡韦治疗的患者中,约5%~8%会产生超敏反应综合征,主要表现为皮疹、发热,胃肠不适或其他脏器损伤(Cutrell et al,2004)等不良反应。尽管在停药后不良反应可减轻或停止,但再次接触可能会导致更严重的症状甚至有生命危险(Shapiro et al,2001)。2002年两组独立研究分别报道了这一问题,在澳大利亚与英国人群中Ⅰ型HLA等位基因*HLA-B*57:01*基因型与阿巴卡韦超敏反应综合征相关(Hetherington et al,2002;Mallal et al,2002)。值得注意的是,高加索人群对阿巴卡韦过敏的发生频率较高,但是亚裔与非裔美国人中发生过敏反应的频率相对较低(Cao et al,2001)。这一现象与*HLA-B*57:01*基因型在高加索人群中的占比(5%~8%)较亚裔与非裔美国人占比(2.4%)高一致。另外一项有2000名患者参与的随机双盲对照研究中,进一步证明了*HLA-B*57:01*基因型与阿巴卡韦过敏的相关性。*HLA-B*57:01*基因型对阿巴卡韦超敏反应综合征的阴性预测为100%(Mallal et al,2008)。这些研究为*HLA-B*57:01*基因筛查有利于临床预防阿巴卡韦超敏反应综合征的发生提供了强有力的证据。美国FDA指南推荐,在使用阿巴卡韦治疗前需进行*HLA-B*57:01*基因筛查。筛查后显著减少了阿巴卡韦超敏反应综合征的发生,并具有很高的经济效益(Hughes et al,2004;Mallal et al,2008;Schackman et al,2008)。

卡马西平(Carbamezepine,CBZ)是一种芳香烃抗痉挛剂,用于治疗癫痫和其他癫痫症状。卡马西平相关的药物不良反应表现主要包括:嗜酸性粒细胞增多和全身中毒症状(drug reaction with eosinophilia and systemic symptoms,DRESS),通常发生于用药2~8周后,主要症状有高烧、皮疹、内脏受损和淋巴结病变。另外约10%的患者不出现发热和内脏受损,而皮肤表现为轻到中度的斑丘疹暴发(*maculopapular eruption*)的药物不良反应。卡马西平引发的严重皮肤不良反应的频率在不同人种中也不相同(如SJS和TEN),在美国人群发生率约为0.2/10 000,在中国台湾人群发生率约为5.9/10 000。原因可能是几个不同的HLA等位基因与不同种族的卡马西平超敏反应相关,最常见的两个是HLA-B*15:02和HLAB*31:01。在中国及其他东南亚人群(泰国,马来西亚,印度,越南和柬埔寨)中*HLA-B*15:02*基因型与卡马西平相关SJS/TEN的发生有很强的相关性(Chung et al,2004;Mehta et al,2009;Tassaneeyakul et al,2010;Then et al,2011;Kulkantrakorn et al,2012)。然而在发生卡马西平相关 SJS/TEN 的日本、韩国以及非亚裔的欧州或北美人群中没有发现 *HLA-B*15:02* 基因型（Lonjou et al,2006）。造成这种差异的原因可能是由于 *HLA-B*15:02* 基因型在欧州和北亚人群（如日本和韩国）中发生率较低。鉴于 *HLA-B*15:02* 基因型与卡马西平引发 SJS/TEN 的强烈相关性证据，美国 FDA 推荐有亚洲血统特别是东南亚裔人群在接受卡马西平治疗前进行 *HLA-B*15:02* 基因型筛查，可以有效降低卡马西平引发的 SJS/TEN 不良反应。与 *HLA-B*15:02* 基因型不同，*HLA-B*31:01* 基因型在不同的种族中均有较高的携带率，特别是在中国（7%），日本（7%~12%），韩国（5%）和欧洲（2%~5%）。现在已经可以确定 *HLA-B*31:01* 基因型对于不同人种，所有卡马西平引发的超敏反应（斑疹皮疹、SJS/TEN）来说都是重要的遗传因素（Hung et al,2006；Kim et al,2011；McCormack et al,2011；Ozeki et al,2011；Genin et al,2014）。

另一种药物别嘌醇，是黄嘌呤氧化酶抑制剂，长期以来用于治疗痛风患者，降低血清尿酸水平。在接受这个药物治疗的患者中，约 0.1%~0.4%发生了别嘌醇引起的 SJS/TEN（Hetherington et al,2002）。这种药物不良反应同样具有种族特异性，中国人群中最早发现了 *HLA-B*58:01* 基因型与别嘌醇引起的 SJS/TEN 具有极强的相关性（Chan and Tan,1989；Hung et al,2005）。并进一步在其他亚洲人种（日本，泰国和韩国）中证实了这种相关性（Dainichi et al,2007；Kaniwa et al,2008；Tassaneeyakul et al,2009；Kang et al,2011）。最近的一项关于 *HLA-B*58:01* 基因型与别嘌醇引起的 SJS/TEN 相关性的 META 分析研究表明：两者的相关性在亚洲和非亚洲人口以及亚洲和非亚洲人口的亚群分析中都十分显著（Somkrua et al,2011）。值得注意的是 *HLA-B*58:01* 基因型与别嘌醇引起的 SJS/TEN 之间的相关性在高加索人群中远不如亚洲人群。造成这一现象的可能原因是高加索人群中 *HLA-B*58:01* 基因型的比例（<6%）明显低于亚洲人群（约 15%），但不排除高加索人群中存在其他的危险因素。除发生别嘌醇的 SJS/TEN 不良反应之外，约 2%~3%的患者使用别嘌醇治疗后会引起轻度皮肤不良反应，斑丘疹暴发（Hetherington et al,2002）。在中国人群中发现 *HLA-B*58:01* 和别嘌醇诱导的斑丘疹暴发之间有很强的相关性（Cao et al,2012）。基于 *HLA-B*58:01* 基因型与别嘌醇药物不良反应的相关性的证据，美国风湿病学学会推荐亚裔人群在接受别嘌醇治疗前进行 *HLA-B*58:01* 的基因检测（Khanna et al,2012），以降低别嘌醇引起的药物不良反应。

奈韦拉平（nevirapine，NVP）是一种非核苷逆转录酶抑制剂药物，与其他药物联合使用以治疗 HIV 感染。然而接受奈韦拉平治疗的前 6 周，近 5%的患者出现药物相关的超敏反应，综合表现为皮疹、高烧和（或）肝脏炎症等症状，当再次接触药物时，表现为更严重的症状（Pollard et al,1998；Gangar et al,2000）。同样在不同人群中，奈韦拉平超敏反应也与不同的 HLA Ⅰ类和Ⅱ类等位基因相关，其关联性具有人种和表型特异性。例如在高加索人种中，奈韦拉平引发的肝炎和皮肤反应与 HLA Ⅱ类分子 *HLA-DRB1*01:01* 基因型相关（Martin et al,2005；Vitezica et al,2008；Yuan et al,2011）。同时在非裔美洲人与中国人群中 HLA Ⅰ类分子 *HLA-B*35:05*、*HLA-Cw*04* 基因型与奈韦拉平引起的皮肤反应相关，并且在泰国人群中这两种基因型与奈韦拉平引起的皮疹相关（Chantarangsu et al,2009；Likanonsakul et al,2009；Yuan et al,2011；Gao et al,2012）。另外在萨蒂尼亚人群中，*HLA-Cw8-HLADRB1:01:01* 单体型与奈韦拉平超敏反应相关（Littera et al,2006），并且在日本人群中 *HLA-Cw8* 的相关性也值得注意（Gatanaga et al,2007）。除了 HLA 等位基因参与了奈韦拉平免疫反应外，*MHC* 基因以外的其他基因也可能成为奈韦拉平超敏反应的危险因子。例如，在非裔美洲人中同时携带 *HLA-Cw*04* 和 *CYP2B6 516TT* 基因型的个体使用奈韦拉平后发生不良皮肤反应的风险是最高的（Yuan et al,2011）。其中 CYP2B6 是奈韦拉平代谢的主要同工酶。因为 *CYP2B6 516TT* 基因型与 CYP2B6 的表达和活性降低相关，所以其表达会导致奈韦拉平在体内的蓄积（Mahungu et al,2009）。因此许多参与药物免疫和代谢反应的基因，因其在不同人种中基因型的不同，会从表型与人群特异性方面影响奈韦拉平产生的超敏反应。

综上所述，在了解 *HLA* 基因型作为一种免疫介导的特殊药物不良反应的遗传风险因素方面已经取得了相当大的进展。因此将 *HLA* 基因型筛查用于临床诊疗以预防药物相关的超敏反应，是非常重要的。目前，通过对 *HLA-B*57:01* 基因型的筛查来预防阿巴卡韦的药物不良反应及对 *HLA-B*15:02* 的筛查来预防卡马西平的药物不良反应已经得到应用。

肿瘤化疗相关的药物基因组学

氟尿嘧啶

自 50 多年前开始引进氟尿嘧啶以来（Heidelberger et al,1957），氟尿嘧啶（5-fluorouracil，氟尿嘧啶）一直是治疗包括结直肠癌和胃癌在内的胃肠道恶性肿瘤最常用的抗癌药物。氟尿嘧啶是氟嘧啶类似物药物，是一种前体药，它的代谢经历多种代谢途径，从而导致药物的活化，并发挥药效作用同时包括药物的解毒与消除（图 73-7）。

氟尿嘧啶活化的主要机制是转化为氟脱氧尿苷单磷酸（fluorodeoxyuridine monophosphate，FdUMP），可以抑制胸苷酸合成酶（thymidylate synthase，TSs），它是叶酸-同型半胱氨酸循环以及嘌呤和嘧啶合成过程中的重要组成部分。氟尿嘧啶转化为 FdUMP 可以通过三种途径产生：乳清酸磷酸核糖基转移酶（orotate phosphoribosyltransferase，OPRT）（途径 1），尿苷磷酸化酶（uridine phosphorylase）（途径 2）和胸苷磷酸化酶（thymidine phosphorylase，TP）（途径 3）（图 73-7）（Omura，2003）这三种。这些途径中酶的表达或活性可以影响氟尿嘧啶的活化和药效作用。OPRT（mRNA 或蛋白水平）的高表达表明转移性结直肠癌患者对氟尿嘧啶的化疗效果有更好的临床反应（Ichikawa et al,2003）。此外，*OPRT* 基因的基因多态性可以改变 OPRT 酶活性，从而影响临床疗效。例如，如果同时拥有 *OPRT* Gly213Ala 突变体和 *TS 2R/2R* 基因型，就会使 3/4 级氟尿嘧啶所诱导的中性粒细胞减少和腹泻的发生率增加（Ichikawa et al,2006）。

另一方面，氟尿嘧啶分解代谢和解毒作用的限速步骤是在二氢嘧啶脱氢酶（dihydropyrimidine dehydrogenase，DPD）催化下实现转化，使氟尿嘧啶转化成二氢氟尿嘧啶（dihydrofluorouracil，FUH_2），然后通过二氢嘧啶酶（dihydropyrimidinase，DHP）转

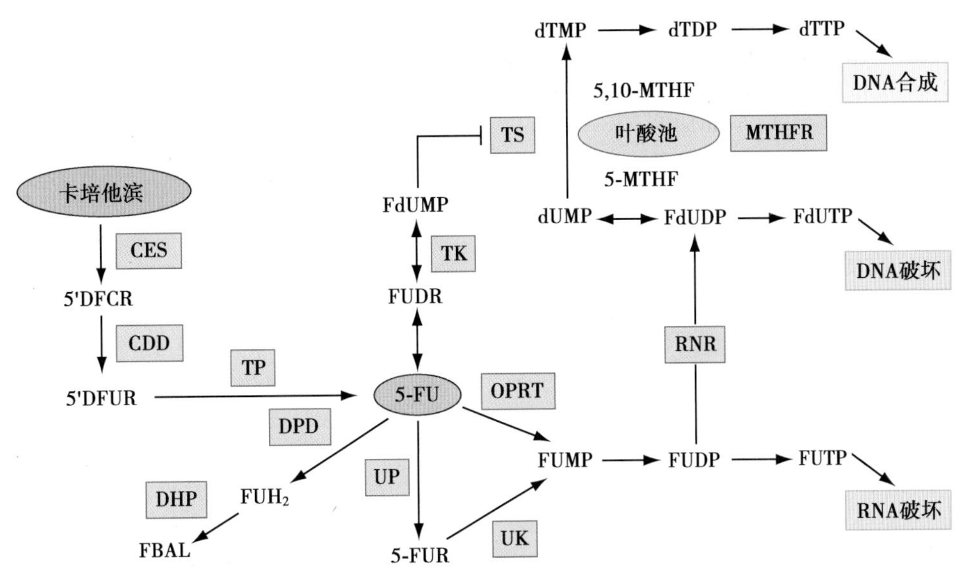

图 73-7 影响氟尿嘧啶(氟尿嘧啶)功效的药代动力学和药效动力学途径的示意图。涉及氟尿嘧啶代谢活化(例如 OPRT),解毒(例如 DPD)和靶相互作用(例如 TSs)的基因多态性是氟尿嘧啶治疗的有效性和安全性的重要决定因素。5' DFCR,5' 脱氧-5-氟胞苷;5' DFUR,3' 脱氧-5-氟尿苷;氟尿嘧啶 R,5-氟尿苷;CDD,胞嘧啶脱氨酶;CES,羧酸酯酶;DHP,二氢嘧啶酶;DPD,二氢嘧啶脱氢酶;FBAL,氟-β-丙氨酸;FUH_2,二氢-氟尿嘧啶;MTHFR,亚甲基四氢叶酸还原酶;OPRT,透明磷酸核糖基转移酶;RNR,核糖核苷酸还原酶;TK,胸苷激酶;TP,胸苷磷酸化酶;TS,胸苷酸合酶;UK,尿苷-胞苷激酶 2;UP,尿苷磷酸化酶 1(改编自 Walther A,Johnstone E,Swanton C,et al:Genetic prognostic and predictive markers in colorectal cancer,Nat Rev Cancer 9:489~499,2009)

化成氟-β-丙氨酸(fluoro-beta-alanine,FBAL)(图 73-7)。该途径中的酶缺陷可导致氟尿嘧啶的代谢出现问题,产生严重甚至致命的氟尿嘧啶毒性。DPD 表达量与患者对氟尿嘧啶的化疗耐受性和反应性有关。具体来说,DPD 低表达或缺失导致氟尿嘧啶在体内累积,因此增加了患者出现严重毒性的风险,而 DPD 高表达水平或活性与对氟尿嘧啶的敏感性降低有关(Salonga et al,2000;Soong et al,2008)。约 3%~5%的患者部分或完全缺乏 DPD 酶活性(Lu et al,1993)。当这些患者接受基于氟尿嘧啶的化疗时,化疗药物可能会对这些患者有致命毒性。另外 *DPD* 基因的基因变异,包括外显子跳跃,缺失和错义突变,都可能导致 DPD 缺陷表型。所以 DPD 的几种突变体与药物毒性相关,包括:IVS14+1G>A,2846A>T,1679T>G 和 85T>C(Morel et al,2006)。特别是外显子 14 跳跃突变 IVS14+1G>A,即在内含子 14 的剪接点内发生一个 G 到 A 的点突变,导致 DPD 突变,使 DPD 突变体缺少 581~635 的氨基酸,最终失去催化活性。这一突变的等位基因频率在荷兰白种人中为 0.91%(Vreken et al,1996)。存在 IVS14+1G>A 等位基因杂合突变的患者具有约 50%的 DPD 正常活性,可能面临严重的氟尿嘧啶诱导的毒性。而该位点纯合突变型的患者 DPD 的活性完全缺失,在这种情况下,氟尿嘧啶对其可能具有致命毒性(Wei et al,1996;Van Kuilenburg et al,1997)。此外,*DHP* 的突变体也显示会影响氟尿嘧啶毒性。例如外显子 5 的 *DHP* 833G>A(Gly278Asp)突变是一个罕见的突变型,这种突变型被证明是荷兰患者中产生氟尿嘧啶严重毒性的决定性突变(van Kuilenburg et al,2003)。

除了涉及氟尿嘧啶药代动力学途径的基因外,参与氟尿嘧啶药效动力学的基因的基因多态性也影响氟尿嘧啶治疗的临床疗效。特别是,*TS* 基因的突变类型与其 TSs 表达和氟尿嘧啶化疗的应答相关(参见前面的详细讨论)。尽管不同的研究结果存在矛盾,但是大多数研究都支持这样一种观点,即体内有 TSs 高表达基因型的结肠直肠癌患者对氟尿嘧啶化疗普遍预后不良,反应较差,但这些患者相较于 TSs 低表达基因型患者化疗的毒性反应较轻(Lurje et al,2009)。最近对结直肠肿瘤样本中 *TS* 的基因拷贝数变异的研究表明,存在高拷贝数的 *TS* 基因的患者,容易导致疾病的复发和死亡(Jensen et al,2008),表明简单的基因分型可能无法提供完整的解释。此外,还有一些文章提出与氟代嘧啶代谢相关药物基因组还包括以下几种:亚甲基四氢叶酸还原酶(methylenetetrahydrofolate reductasereductase,MTHFR),DNA 修复酶和细胞周期途径的变异型(Huang et al,2008;Ruzzo et al,2008;De Mattia & Toffoli,2009)。

综上所述,氟尿嘧啶代谢活化(例如 OPRT),解毒(例如 DPD)和靶相互作用等过程(例如 TSs)中的几种候选基因中都显示出这些基因的不同突变体对临床疗效的影响。然而,由于不同研究的发现存在矛盾,临床应用尚未制订明确的预后或预测性检测策略。鉴于氟尿嘧啶的药代动力学和药效学途径涉及多种基因,因此以通路为基础的多基因检测可能是预测氟嘧啶药物反应最有效的方法。

伊立替康

伊立替康(irinotecan)是一种拓扑异构酶 I 抑制剂药物,它是从喜树(蓝果树科)分离的植物生物碱,是喜树碱的一种水溶性半合成衍生物。它广泛用于治疗转移性结肠直肠癌,可与氟尿嘧啶联合使用,作为治疗转移性结肠直肠癌的一线方案,或作为单一化疗药应用于二线治疗中(Saltz et al,2000)。伊立替康是一种前体药物，在人体中要经历复杂的代谢途径（图 73-8）。具体来说，首先伊立替康经人羧酸酯酶 1 和 2（human car 框 ylesterase 1and 2，hCE1 和 hCE2）这两种酶代谢形成靶向拓扑异构酶 I 的 7-乙基-10-羟基喜树碱（7-ethyl-10-hydroxycamptothecin，SN-38），它的作用是抑制癌细胞中的 DNA 复制并导致癌细胞死亡。SN-38 也会产生剂量限制性毒性，包括骨髓毒性，中性粒细胞减少症，以及最显著的腹泻。SN-38 被葡萄糖醛化成 SN-38 葡萄糖醛酸（SN-38glucuronic acid，SN-38G），并通过 UGT1A1 在肝脏中解毒（Slatter et al，1997）。最后 SN-38G 通过胆汁排泄到肠内进行消除，而细菌 β-葡糖醛酸苷酶（beta-glucoronidases）可逆转反应并将无活性的 SN-38G 转化回有活性的 SN-38，从而导致严重的延迟性腹泻。同时，伊立替康经过 CYP3A4 介导的氧化，形成 7-乙基-10-（4-N-（5 氨基戊酸）-1-哌啶子基）羰氧基喜树碱（7-ethyl-10-（4-N-（5-aminopentanoic acid）-1-piperidino）carbonyloxycamptothecin）和 7-乙基-10-（4-氨基-1-哌啶子基）羰氧基喜树碱（7-ethyl-10-（4-amino-1-piperidino）carbonyloxycamptothecin，NPC）；后者可以通过 hCE1 和 hCE2 进一步代谢为 SN-38（Rivory et al，1996；Dodds et al，1998）。此外，包括 OATP1B1，ABCB1，ABCC1/2 和 ABCG2 在内的摄取和外排转运蛋白，都参与了伊立替康代谢产物 SN-38 和 SN-38G 的肝摄取和胆汁排泄（图 73-8）（Schellens et al，2000；Luo et al，2002）。

伊立替康的药物代谢动力学，药物功效和药物毒性等特征在不同癌症患者中呈现明显的个体差异（Mathijssen et al，2001）。产生这种个体差异的原因，很大程度上是由于编码参与伊立替康代谢和转运相关酶/蛋白分子的基因具有遗传多样性。

例如 UGT1A 家族负责将活性 SN-38 转化为无活性的 SN-38G。UGT1A1 * 28（rs8175347）等位基因型以 *UGT1A1* 启动子的 TATA 序列中存在 7 个二核苷酸重复序列为特征，与具有 6 个重复序列的 UGT1A1 * 1 等位基因型相反。由于 UGT1A1 * 28 型酶的表达和活性降低，从而降低 SN-38 葡糖苷酸化和解毒水平。因此，纯合或杂合 UGT1A1 * 28 等位基因型患者通常更易发生与药物剂量相关的严重中性粒细胞减少和腹泻（Iyer et al，2002；Tukey et al，2002；Innocenti et al，2004）等不良反应。UGT1A1 * *28* 基因型在白种人和非裔美国人群中普遍存在，频率分别为 0.26~0.31 和 0.42~0.56。相反，在东亚人群中这一基因型的频率只有 0.09~0.16，另一种突变体 UGT1A1 * 6（rs4148323）在韩国和中国人群中频率为 0.23。而这两种突变 UGT1A1 * 28，UGT1A1 * 6 会导致酶活性降低（Premawardhena et al，2003）。纯合型 UGT1A1 * 6 患者发生 4 级中性粒细胞减少的风险增加（Han et al，2006）。此外，与非裔美国人和亚洲人相比较，在白种人中，UGT1A1 * 28 强连锁不平衡的两种启动子突变体（即 *UGT1A1~3263T>G* 和 *-3156G>A*）与伊立替康所诱导的 4 级中性白细胞减少和腹泻的发生率较高有关联（Innocenti et al，2004；Kitagawa et al，2005）。

此外，UGT1A7 和 *UGT1A9* 基因的基因多态性也会导致患者间的毒性差异（Carlini et al，2005）。*UGT1A7* 位于肠道，负责 *SN-38* 解毒。与 UGT1A7 * 3 和 UGT1A7 * 1 等位基因携带者相比，UGT1A7 * 2 纯合子的患者酶活性较高。相比之下，UGT1A7 * 3 和 UGT1A7 * 4 单倍体型的患者酶活性较低，从而使 SN-38 转化受阻。*UGT1A9* 主要在肝脏中表达，它是催化 *SN-38* 葡糖醛酸化成为无活性 *SN-38G* 的主要酶。与携带 UGT1A9 * 9 或 UGT1A9 * 22（rs3832043）的患者相比，UGT1A9 * 1 纯合子型患者发生严重腹泻的风险较高。其中 UGT1A9 * 22 主要在东亚人群中发现，其与酶的高表达和葡糖苷酸化率增加相关。

除了 UGT1A1 之外，编码药物转运蛋白（*ABCB1*，*ABCC1*，*ABCG2* 和 *OATP*）的基因的基因多态性与伊立替康药代动力学或毒性之间的联系也已经被报道，尽管研究数据有限（de Jong et al，2006）。ABCB1 参与促进伊立替康和 SN-38 的胆汁排泄。其中 *ABCB1* 3435C>T 突变型与伊立替康药物在中国人群血浆中高积蓄是相关的（Zhou et al，2005），另外高加索人群中伊立替康和 SN-38 的高系统性暴露风险与 *ABCB1* 1236C>T 突变型相关（Mathijssen et al，2003）。然而，单一的 *ABCB1*SNP 与伊立替康治疗的真正临床相关性仍有待阐明。*ABCC2* 在促进伊立替康及其代谢物（SN-38 和 SN-38G）从肝细胞分泌至肠道中起着关键作用。其中 ABCC2 * 2 单倍型与伊立替康诱导的腹泻的发生率较低有关，而 ABCC2 3972C>T（rs3740066）突变型与高系统性暴露于伊立替康及其代谢物和发生 3 级腹泻的风险较高相关（Kim，2002）。ABCG2 在肠和结肠中负责运输伊立替康和 SN-38。其中 ABCG2 *34G>A*（rs2231137）突变型会使 SN-38 外排活性降低，因此导致肠内 SN-38 暴露时间延长。与 G 基因型携带者相比，任一 ABCG2 34A 突变型患者发生 3 级腹泻风险都较高（Han et al，2007）。另外 OATP1B1 是一个重要的摄取转运蛋白，其促进肝细胞摄取外周血中的 SN-38。*OATP1B1* 基因的基因多态性，如 521T > C，-11187G > A，388A > G 和 *OATP1B1 * 15* 单倍型，都与 SN-38 和伊立替康的低清除率和较高系统性暴露风险相关（Xiang et al，2006；Han et al，2008）。

除了参与伊立替康药物代谢动力学的基因所产生的药物遗传学影响之外，还有编码药物靶点如拓扑异构酶 I（TOP1）的基因多态性，以及导致 DNA 修复或细胞死亡的下游效应物也可能影响患者对伊立替康治疗的预后。一项涉及 107 例晚期结肠直肠癌患者的研究表明，TOP1 和 TDP1 单倍体型标记的 SNP（htSNP）分别与伊立替康 3/4 级中性粒细胞减少和反应相关，同时 DNA 修复基因 *XRCC1* 单倍体型也与伊立替康药物反应相关（Hoskins et al，2008）。

综上所述，*UGT1A1 * 28* 与伊立替康引起的胃肠道和血液毒性的易感性相关。建议对于纯合型 *UGT1A1 * 28* 等位基因患者，减少伊立替康的初始剂量。另外，对于其他参与伊立替康药物代谢动力学和药效动力学的基因的遗传变异的临床意义仍有待证实。

他莫昔芬

他莫昔芬（tamoxifen）是一种选择性雌激素受体（estrogen receptor，ER）调节剂药物，是用于治疗和预防 ER 阳性乳腺癌的标准内分泌疗法。ER 阳性乳腺癌通常依赖雌激素来生长。选择性的 ER 调节剂与 ER 的配体结合域所结合，从而阻断雌激素的结合。两者的结合可以阻断 ER 与共激活因子结合引起的构象变化，从而阻断 ER 的转录激活功能，进而减少或消除雌激素驱动下 ER 阳性肿瘤的增殖。

他莫昔芬可以被认为是一种前体药，需要代谢活化来发挥其药理作用。他莫昔芬被肝 I 相代谢酶（包括 CYP3A4、

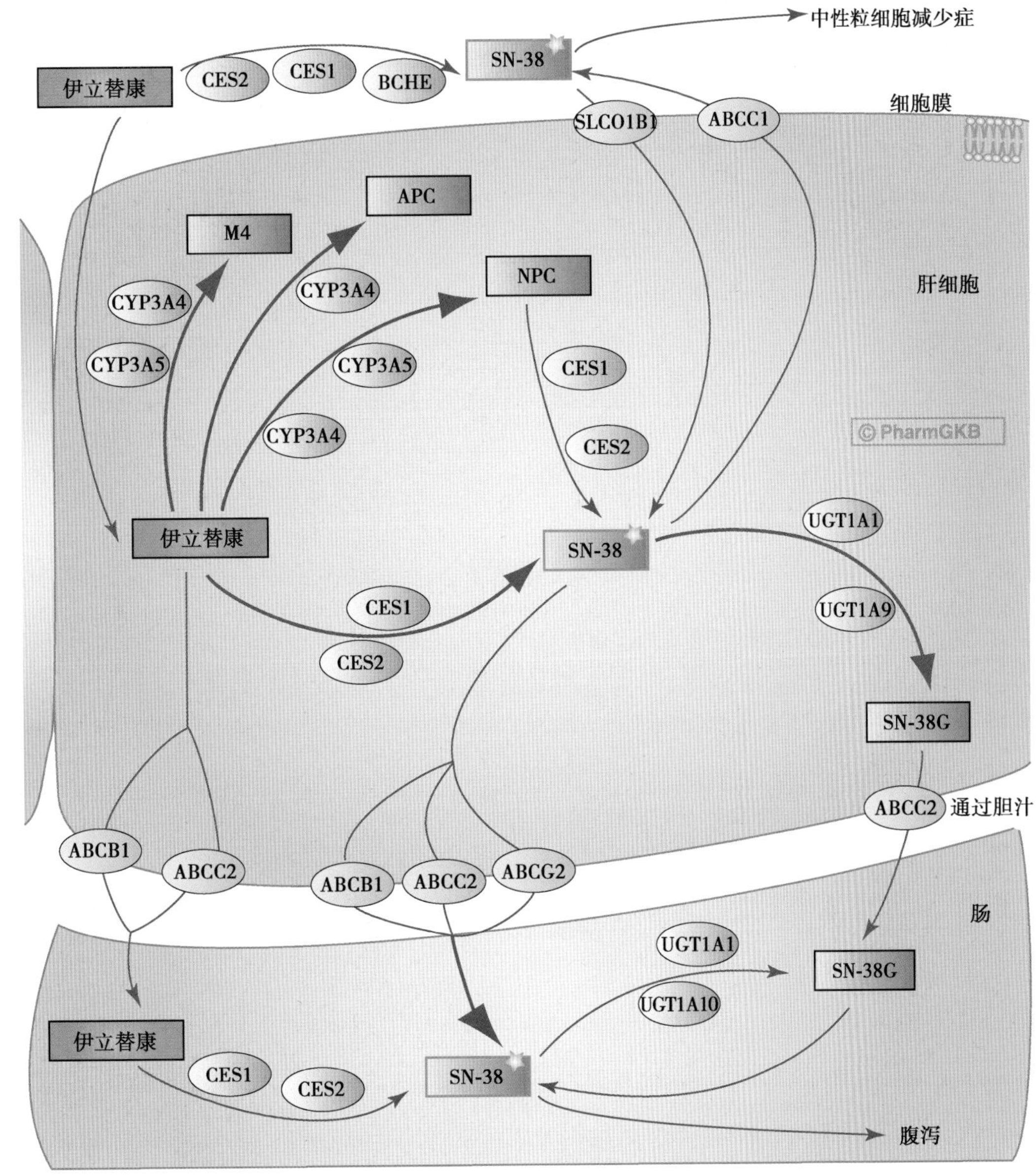

图73-8 伊立替康药代动力学途径的示意图。通过人羧酸酯酶1和2(hCE1和hCE2)将伊立替康活化成7-乙基-10-羟基喜树碱(SN-38),随后通过UGT1A1将SN-38解离成β-葡糖苷酸衍生物SN-38G。另外,伊立替康经过CYP3A4介导的氧化,形成失活的代谢物7-乙基-10-(4-N-(5-氨基戊酸)-1-哌啶子基)羰氧基喜树碱和7-乙基-10-(4-氨基-1-哌啶子基)羰氧基喜树碱(NPC),而NPC随后也被ChCE2转化为SN-38。伊立替康及其代谢物(即SN-38和SN-38G)也由ABC转运蛋白(包括ABCB1,ABCC1/2或ABCG2或有机阴离子转运多肽1B1(OATP1B1))转运(改编自PharmGKB(https://www.pharmgkb.org/pathway/PA2001,并获得许可)

CYP3A5、CYP2C9、CYP2C19、CYP1A2、CYP2B6和CYP2D6以及含黄素单加氧酶1和3)和Ⅱ相代谢酶(包括SULT和UGT)广泛代谢(图73-9)。(Dehal & Kupfer,1997;Desta et al,2004;Parte & Kupfer,2005)。他莫昔芬代谢主要通过两种途径进行:4-羟基化(主要由CYP2D6催化)和N-去甲基化(主要由CYP3A4/5催化),分别约占他莫昔芬代谢的7%和92%(Desta et al,2004;Della-Morte et al,2004)。4-羟基-他莫昔芬和N-去甲基他莫昔芬进一步代谢,主要由CYP3A4和CYP2D6催化,形成非常有效的次级代谢物,内昔芬(endoxifen)(Desta et al,2004)。与他莫昔芬相比,内昔芬和4-羟基-他莫昔芬对雌激素受体的亲和性显著增加。虽然4-羟基-他莫昔芬和内昔芬在抗雌激素活性方面具有相似的效力(Desta et al,2004;Crewe et al,2002),但那些接受他莫昔芬治疗的患者,其血浆的内昔芬浓度比可变性较大的4-羟基-他莫昔芬浓度平均高10倍(Stearns et al,2003),这提示内昔芬是他莫昔芬在体内发挥药理活性的主要和关键的活性代谢物。

鉴于CYP2D6对催化N-去甲基他莫昔芬羟化生成内昔芬起着关键作用,*CYP2D6*的遗传变异可能会直接影响内昔芬的浓度,从而影响他莫昔芬的治疗效果。如前所述,*CYP2D6*功能等位基因导致其有四种程度的酶活性:缺失,降低,正常或增强

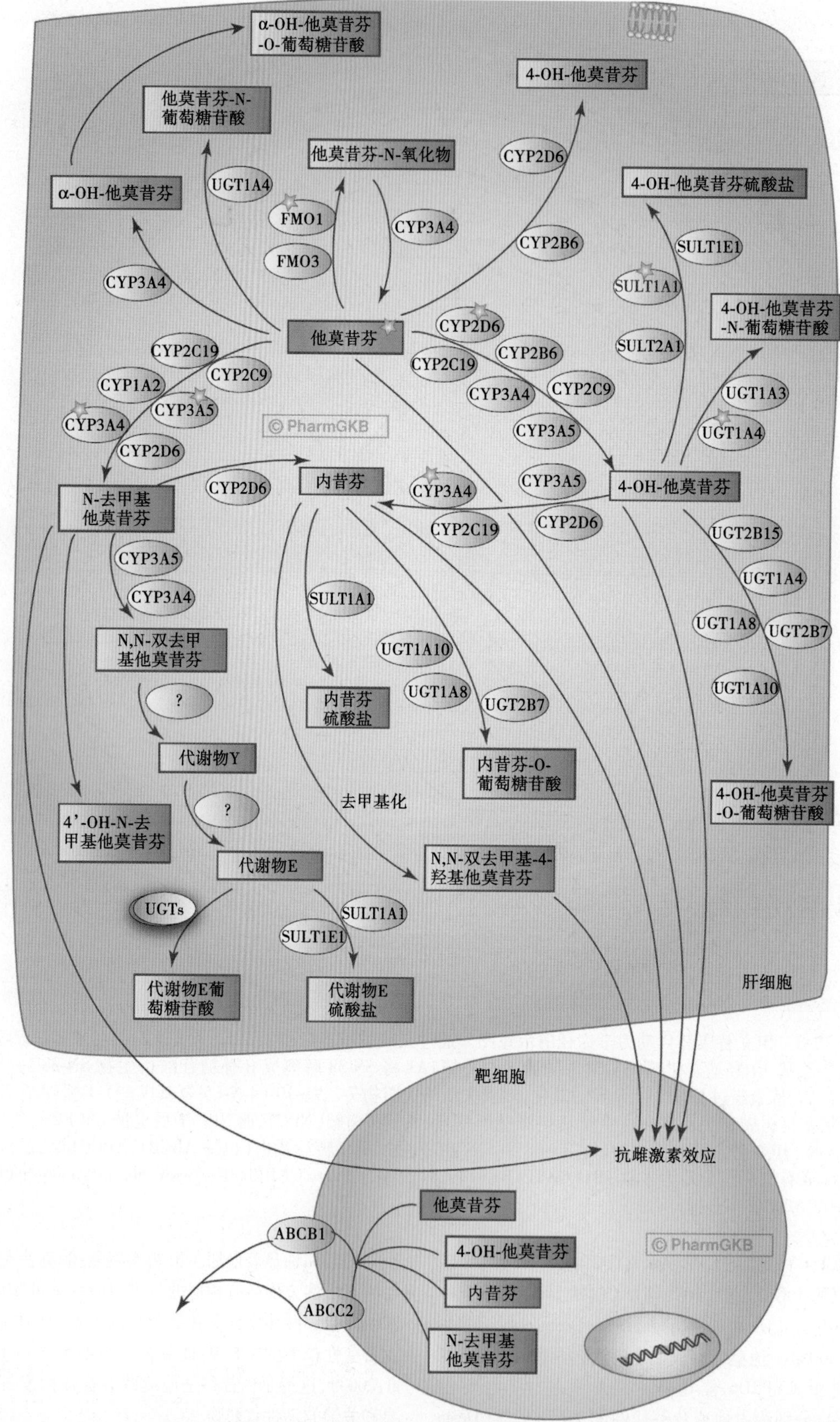

图 73-9　他莫昔芬药代动力学途径的示意图。他莫昔芬被肝Ⅰ相酶广泛代谢，包括 CYP3A4，CYP3A5，CYP2C9，CYP2C19，CYP1A2，CYP2B6，CYP2D6 和含黄素单加氧酶（FMO）1 和 3 以及Ⅱ相酶（包括 SULT 和 UGT）。他莫昔芬代谢主要通过两个途径，4-羟基化（主要由 CYP2D6 催化）和 N 去甲基化（主要由 CYP3A4/5 催化），并且两者进一步被代谢形成非常有效的次级代谢物内昔芬（改编自 PharmGKB（https://www.pharmgkb.org/pathway/PA145011119，获得许可）

的酶活性(表 73-1)。因此,患者可被归类为四种表型:代谢不良(PM)(活性缺失),中间代谢(IM)(活性降低),广泛代谢(EM)(正常活性)和超强代谢(UM)(活性增强)。

在过去几十年中,许多已发表的研究已经调查了 *CYP2D6* 基因型或表型与他莫昔芬治疗效果之间的关系。关于 CYP2D6 状态的临床相关性仍然存在很多争议(Brauch et al,2013;Province et al,2014)。一些研究表明,与正常酶活性的患者相比,CYP2D6 代谢不良的患者在他莫昔芬治疗后具有较差的临床疗效,而当使用他莫昔芬作为预防剂时,乳腺癌发病率较高(Hoskins et al,2009;Higgins & Stearns,2010;Goetz et al,2005;Bonanni et al,2006;Borges et al,2006;Lim et al,2007;Wegman et al,2007;Schroth et al,2009)。这些研究支持 *CYP2D6* 基因型在他莫昔芬活化中的作用以及对 *CYP2D6* 基因型进行检测可获得治疗益处的可能性。相反,另外一些研究提出了相矛盾的证据(Nowell et al,2005;Wegman et al,2005;Wegman et al,2007)。特别是,最近发表的两项大型研究提供了不利于该关联的证据,并声明在治疗前检测 *CYP2D6* 基因分型没有临床益处(Rae et al,2012;Regan et al,2012)。

许多因素会导致难以将 *CYP2D6* 基因型作为他莫昔芬反应的预测因子。首先,*CYP2D6* 基因型或表型被错误分类。例如,由于并不总是评估拷贝数,这可能导致代谢物被错误分类。CYP2D6 还有既可改变酶活性又难以被检测到的假基因(Skierka et al,2012)。第二,环境因素,如绝经状态或存在与 CYP2D6 抑制剂相互作用的潜在药物时,虽然并不总是被考虑,但可能会导致表型发生重大变化(Brauch et al,2013)。第三,除 CYP2D6 外,其他代谢酶的遗传变异也会导致他莫昔芬药物代谢动力学的个体差异。

CYP2C19＊17 这种较高功能的突变体与提高治疗效果,降低不良反应和增加无病生存率有关(Schroth et al,2007;Gjerde et al,2010)。此外,I 相代谢酶的突变体也与他莫昔芬治疗效果相关。有趣的是,较低功能的等位基因 SULT1A1＊2 与较高功能的等位基因 SULT1A1＊1 相比具有更差的临床疗效(Nowell et al,2002)。对于这一观察的一个可能的解释是,SULT1A1 使他莫昔芬的代谢物(4-羟基-他莫昔芬和内昔芬)硫酸化形成高反应性产物,导致 DNA 加合物(Dasaradhi & Shibutani,1997;Davis et al,1998),因此,具有低活性 *SULT1A1* 基因型的个体临床疗效差。已知 UGT2B15 的突变体是代谢类固醇也是有害异物,已经发现它也可以影响他莫昔芬治疗后的存活率和疾病复发率。UGT2B15＊2 是较高功能的突变体,它与总生存率降低和疾病复发升高有关(Nowell et al,2005)。当同时评估 SULT1A1 和 *UGT2B15* 基因型时,这种关联性更强(Nowell et al,2005)。除了代谢酶之外,靶基因(ESR1 和 ESR2)的遗传变异与他莫昔芬诱发的脸潮红和激素抵抗的易感性改变有关(Zhang et al,1997;Jin et al,2008)。

总之,他莫昔芬被认为是一种前体药,经过多种 Ⅰ 相和 Ⅱ 相代谢酶复杂代谢活化。鉴于 CYP2D6 在他莫昔芬代谢活化中的关键作用,*CYP2D6* 的遗传变异可能对他莫昔芬临床疗效有显著影响。然而,由于缺乏统一的数据,通过使用 *CYP2D6* 基因型检测来指导他莫昔芬的选择和使用剂量这一结论为时过早。在未来研究的设计中,最重要的是:①检查所有途径基因中突变体的网络效应;②包含有明确定义和严格控制的表型的研究组(绝经状态,适应证,剂量和持续时间,联合疗法,疗效和随访);③具有严格的基因型/代谢状态分组。

其他疾病相关的药物基因组学

糖尿病

糖尿病药物基因组学的研究已证实有多种基因位点的变异,包括与疾病易感性、疾病临床病程以及对标准治疗反应有关的常见突变位点。这对未来日益增加,将在 2025 年超过 3 亿的 2 型糖尿患者(type 2 diabetes,T2D)来说,具有重要意义(Jiang,2008;Zimmet et al,2001)。为此,积极研究包括 β 细胞功能,葡萄糖耐受性,胰岛素摄取和糖代谢有关的其他方面的基因多态性,有助于获得有效的药物设计和个性化反应。其中一类抗糖尿病的药物是格列酮类(如噻唑烷二酮(TZD),它能够单独使用还可以与磺脲,甲福明或胰岛素联合用药。TZD 药物基因组学的作用是通过干扰核过氧化物酶体增殖物激活受体 γ(peroxisome proliferator-activated receptor gamma,PPAR-γ)与维 A 酸 X 受体(RXR)来形成异二聚体,其可以结合 PPAR 反应元件并且调控靶基因转录。PPAR-γ2 具有多态性,Prol2Ala 在人群中的频率大约为 12%~15%,是最常见的 PPAR-γ 变异体。一项荟萃分析证实 Ala12 等位基因有对 T2D 进展的保护作用,可使携带者的患病风险降低了 19%(Ludovico et al,2007)。虽然有研究表明接受格列酮治疗 12 周的 *Pro12Al* 基因型的患者比纯合子 Pro12(PPAR-γ2)基因型的患者明显好转(分别为 86.7%和 43.7%)(Kang et al,2005),但其他研究与之矛盾(Bluher et al,2003)。最近,包括吡格列酮,罗格列酮和曲格列酮在内的 TZD 被证实在减少血管危险因素和动脉粥样硬化方面有作用。然而,值得注意的是,由于其肝毒性,曲格列酮从市场上被淘汰,而罗格列酮和吡格列酮都有特别的警告,因为它们与心脏病有关。与 TDZ 调控通路有关的特异性遗传变异可能会导致这些药物治疗的差异性(Della-Morte et al,2014)。与格列酮(TZD)毒性相关的基因多态性包括 CYP2C19、CYP2D6、CYP2C8、CYP2C9 和 CYP3A4(Aquilante,2007);然而,这些相关性的优势各不相同。Avery 等(2009)以及其他学者(Holstein & Biel,2009;Pearson,2009;Pawlyk et al,2014)总结了与其他抗糖尿病药物反应有关的多态性,例如磺脲(甲苯磺丁脲(甲糖宁)、格列吡嗪(瑞易宁)、格列苯脲(格列本脲)和格列美脲(亚莫利),双胍类药物(甲福明)和吕茴苯酸类药物(那格列奈(使糖立释锭)和瑞格列奈(诺和隆锭))。此外,几种膜转运体的基因变异,包括 *SLC22A1/2* 和 *SLC47A1/2* 基因,被认为参与对甲福明极其可变的血糖反应,并且细胞色素 P450 酶被认为参与磺脲和美各里替尼代谢的变化(Semiz et al,2013)。

人类免疫缺陷病毒

由于病毒突变的特性,人类免疫缺陷病毒(Human immunodeficiency virus,HIV)变得越来越难治疗(Wolinski et al,1996)。为此,HIV 突变体和毒株共同的退化途径一直是药物设计的目标,例如高效抗逆转录病毒(highly active antiretroviral therapy,HAAR)疗法,它代表了直接针对病毒生命周期各个步骤的药物组合。药物基因组学提供了更多的信息来设计治疗方法，以降低HIV感染相关的发病率和死亡率。Liu等（1996）的早期研究描述了从多重暴露个体获得的细胞对HIV感染的抗性。这些研究发现，这些患者都是纯合子缺失CC-CKR5并且因此对感染有抵抗力。细胞色素P450系统多态性已被证实与药物清除有关。*CYP3A4*＊*20*无效等位基因包含一个提前终止密码子，产生一个截短蛋白。这种基因型的患者可能在用CYP3A4底物或抑制剂的药物治疗过程中有副作用，这可能将药物动力学和药效动力学应用于对抗逆转录病毒的药物设计中（Lakhman et al，2009；Westlind-Johnsson et al，2006）。抗病毒药物的不良反应也与多态性有关。HLA-DRB1＊0101单倍型可能决定对奈韦拉平（nevirapine，NPV）超敏反应的易感性并且*MDR1*基因上的3434T等位基因与NPV诱导肝毒性的低风险性相关。人白细胞抗原（HLA）单倍型HLD HLA-B＊5701，HLA-DR7，和（或）HLA-DQ3的基因多态性与阿巴卡韦（abacavir，ABC）过敏反应的易感性相关。由于TA插入到UGT1A1启动子（Gilbert综合征）中，这可能与阿扎那韦（ATZ）和茚地那韦（IDV）的高胆红素血症发生率增加有关。*APOC3*基因多态性与抗逆转录病毒诱导的高脂血症相关，并且在胰腺腺泡细胞的细胞质中编码胰蛋白酶抑制剂和囊性纤维化穿膜传导调节蛋白（CFTR）的丝氨酸蛋白酶激酶抑制剂Kazal-1（SPINK-1）的多态性与一些治疗方案有关。此外，这些反应在不同种族间有所不同（摘自综述，见Clarke & Mousa，2009）。特定的等位基因多态性也可能因种群而异。在非洲种群中CYP2B6，CYP2A6和UGT2B7等位基因被报道对HIV-1抑制剂依法韦仑和奈韦拉平的代谢有影响（Čolić et al，2015）；并且CYP2B6c.983T>C多态性被报道在马拉维和乌干达HIV人群中与奈韦拉平诱导的超敏反应相关，该超敏反应一般表现为史蒂文斯约翰综合征和中毒性表皮坏死（Carr et al，2014）。

骨质疏松症

骨质疏松症是一种越来越常见的疾病，常发于老年患者。这是由于骨密度（bone mineral density，BMD）降低引起的，伴随着骨脆性的增加，从而导致骨折的发生率也增加。遗传易感性和激素以及环境因素被认为可影响骨质量，因此积极寻求基因多态性及其对治疗干预的相互作用将可能设计出最有效的药物。*VDR*基因编码维生素D受体，它是维生素D，1，25-二羟维生素D_3（1，25（OH）$_2$$D_3$）活性形式的靶点。*VDR*基因多态性可以影响其mRNA的稳定性和表达。限制性片段长度多态性（restriction fragment length polymorphism，RFLP）和连锁不平衡分析突出显示了*VDR*基因多态性（TaqI，ApaI，BsmI和FokI），其中一些与某些患者服用抗骨吸收的药物，阿仑膦酸盐，或雷洛昔芬作为激素替代治疗（Massart et al，2008），他们的骨密度增加相关，这些反应均具有等位基因特异性（Nguyen et al，2008）。骨密度调控，如雌激素，也受到基因多态性和等位基因变异的影响。雌激素受体ERα（estrogen receptors α）和ERβ（estrogen receptors β），分别被*ESR1*和*ESR2*基因编码，被证明有特定多态性（Xba1）的女性有更大的脊柱和髋关节BMD并且*ESR1*基因变异体与骨结构和强度相关（Ferrari，2008）。*CYP19*基因编码一种催化雄烯二酮到雌酮和睾酮转化为雌二醇的酶（芳香化酶）。该基因的突变被发现与BMD下降有关。此外，参与雌酮和雌二醇合成的酶以及Ⅰ型胶原基因*COLIA1*调控区的多态性引起了人们的关注，可影响转录因子特性蛋白（specificity protein 1，Sp1）的结合位点（Thijssen，2006）。其他与骨质疏松相关通路相关的新基因及其与治疗干预的关系也被报道（Marini & Brandi，2014；Riancho & Hernández，2012）。

精神和认知障碍

治疗精神疾病的药物通常是在试错法基础上进行的（Lin et al，2006）。此外，虽然抑郁等疾病与某些遗传倾向有关，但这一类疾病的多因素致病特性有助于更好的理解因果关系。因此，采用SNP和连锁研究等方法进行临床相关性的研究，可以提高抗抑郁药/抗精神病药相关遗传变异的检出率（Hamilton，2015；Lin & Chen，2008）。例如，脑源性神经营养因子（brain-derived neurotrophic factor，*BDNF*）基因编码神经生长因子家族的一种蛋白质，它可调节大脑突触的可塑性和连通性。该基因的变异体，密码子66位甲硫氨酸（methionine，Met）替代缬氨酸（valine，Val），与大脑解剖和记忆改变相关（Chen et al，2006）。携带该基因多态性的抑郁症患者被证实可对特定人群中的抗抑郁症药物如西酞普兰，米那普仑和氟伏沙明产生更有效的反应（Choi et al，2006；Yoshida et al，2007）。此外，BDNF刺激乙酰胆碱（acetylcholine，ACH）的释放。阿尔茨海默病（Alzheimer disease，AD）与缺陷的ACH相关，并且最近研究数据表明在AD患者中BDNF及其受体*trk B*的表达下降。因此，正在研究上调BDNF和（或）trk B表达药物的基因多态性以及对选择药物类别的反应（Fumagalli et al，2006）。同样在双相情感障碍中，遗传因素和多态性被认为是对药物如锂和氯氮平产生有效反应的因素。这些包括5-羟色胺转运体基因（serotonin transporter，SERTPR）变异以及对选择性5-羟色胺再摄取抑制剂（serotonin reuptake inhibitors，SSRI）的应答（Mansour et al，2002）。此外，Glubb等（2010）调查肾上腺髓质素基因（*adrenomedullin*，*Adm*）启动子SNP（rs11042725）是否与情绪障碍或者选择性5-羟色胺再摄取抑制剂（SSRI）抗抑郁药应答相关。他们发现唯一显著的结果是C/C基因型与帕罗西丁应答有较低可能性的相关性（Glubb et al，2010）。其他参与情感障碍，与选择性治疗相关的基因包括色氨酸羟化酶，5-HT2a受体，G-蛋白beta3和多磷酸肌醇1-磷酸酶的变异体（Serretti et al，2002）。此外，药物代谢酶如CYP2C19，TPMT和CYP2D6活性的改变对药物使用剂量非常重要，因为它们可以影响稳定状态的药物水平和效力，并且对于拥有“弱代谢者”表型的患者显著减少剂量（Hamilton，2015）。多态性如*CYP450*基因型（CYP2D6，CYP2C9和CYP2C19）基因变异在其他变量（底物药物和剂量，同时开处方的抑制剂和诱导剂以及患者年龄）中引人关注，由于其被报道与服用抗抑郁药物后的失静症/血清素毒性，杀人或暴力行为，或者其他副作用相关（Lucire & Crotty，2011）。这些担忧促使FDA在某些药物上发布“黑盒”警告，以提醒医生在开药方前确定他们的患者是否携带特定的多态性，以避免这种副作用（http://www.fda.gov/Drugs/ScienceResearch/ResearchAreas/Pharmacogenetics/ucm083378.htm）。

表观基因组学

表观遗传学术语（*epi*-（希腊语：以上；之上）-*genetics*）指的

是发生在基因 DNA 序列范围之外的变化。相反，这些变化会导致表型（外观）或基因表达调控的改变，其机制不是由 DNA 序列变化引起的（Russo et al，1996）。表观遗传学现象的例子包括 DNA 甲基化状态，组蛋白编码，单核苷酸多态性，拷贝数变异和染色质重塑，这可以影响某个特定基因的转录及随后的翻译，而不管其序列如何。因此，表观遗传学可以用来描述影响生物体发育的 DNA 序列以外的任何方面。表观基因组学被认为是这一概念的延伸，以表达整个基因组中细胞的整体表观遗传状态。因此，Zhang 等（2008）的数据对于一种药物反应是受许多不同的遗传和非遗传因素影响并且每个因素对应答中变异体的影响程度尚未完全清楚的观念发起了挑战（图 73-10）。这些担忧使得开发可以预测个体对特定药物的反应的诊断测试变得相当困难。分析 DNA 甲基化变化可以为基因表达调控以及在一个新复杂水平个体药物应答机制提供新的见解。为此，美国国立卫生研究院公布了一个路线图，以更好地理解针对临床市场的表观遗传学关系（http://nihroadmap.nih.gov/epigenomics/initiatives.asp）。他们提议研究各种人类细胞类型，包括人类胚胎干细胞，分化细胞，代表人类疾病的选定分化细胞系，以及选择与人类复杂疾病相关的人类原代细胞。来自这些研究的表观基因组将作为参考和资源，以确定潜在的治疗靶点，增强对疾病机制的理解，为疾病遗传易感性提供更多的见解，寻求基于干细胞和组织再生策略的治疗机会，并理解正常的分化、发育和老化/衰老。该倡议旨在阐明特定疾病的基本表观基因组变化或机制；发展或老化的条件，或对暴露的反应（物理，化学，行为和社会因素）。

为此，表观基因组学有潜力揭示精神障碍（认知衰退，老年痴呆症和精神分裂症）（Bennett et al，2015；Yu et al，2015；Gomase & Tagore，2008）；药物依赖（Coller et al，2009）；糖尿病（Berná et al，2014；Maier & Olek，2002）；前列腺癌（Gu et al，2015）；和自身免疫疾病（Jeffries & Sawalha，2015）以及呼吸系统疾病（Bowman et al，2009）。作为药物依赖方面的一个例子，μ 阿片受体参与内源性和外源性阿片的镇痛和有益效应（Glatt et al，2007）。这些受体中最常被研究的是 *OPRM1* 变异体-外显子 1 中的单核苷酸多态性（SNP）A118G（最近更名为 *304A/G10*），其导致胞外结构域的一个假定的糖基化位点发生 Asn40Asp 置换并且根据不同种族发生在等位基因的频率为 10%～40%，表观遗传学研究已阐明了种族间潜在的差异在个体化药物开发中的作用。因此，需要注意的是，虽然对这些研究的荟萃分析可能不会产生决定性的差异（Coller et al，2009），有可能在性别或者某些种族存在差异（Gelernter et al，1999；Hoehe et al，2000；Kapur et al，2007），当结合其他研究时这种差异可能并不明显。

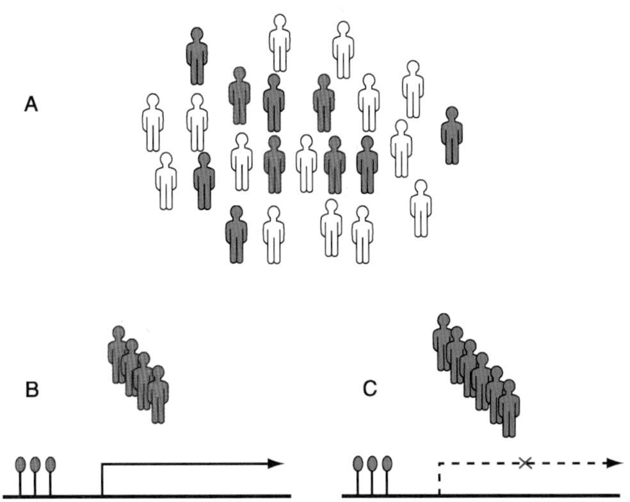

图 73-10　DNA 甲基化状态可以影响基因表达变异和药物应答。A. 对于一个特定药物应答相关基因，在人群中可能有不同的表观遗传标记。橙色，敏感人群；蓝色，非应答人群；白色，其他人群。B. 敏感的人有表观遗传标记可导致基因过表达。C. 相反，非应答人群有一种表观遗传标记可抑制基因表达（摘自 Zhang W，Huang RS，Dolan E：Integrating epigenomics into pharmacogenomicsstudies，Pharmgenomics Pers Med 1：7-14，2008，经许可）

结论

显然，药物基因组学领域已经预示了一种新的思考方式，即疾病与个体的关系以及个体对包括疾病病理生理学，诊断，预后和治疗范围的疾病状态的反应。因此，所采用的方法如单核苷酸多态性（SNP），限制性片段长度多态性（RFLP），杂合性缺失（LOH），全基因组关联研究（GWAS），和基于杂交阵列的分析（见第 68 章）等等，与研究设计，患者的人口统计资料、表征、分层、并发症及资料解释同等重要。然而，药物基因组学为研究、鉴别以及治疗性服务个体患者提供了一个独特的方法。药物基因组学在临床医学中的持续研究和调整将可能为人类提供更好的关于疗效和副作用的风险利益比，以及在研发新药和特异性治疗的药物设计的有效再评价。

（陈葳 译　方合志 校）

推荐阅读

Choi MK，Song IS：Organic cation transporters and their pharmacokinetic and pharmacodynamic consequences，Drug Metab Pharmacokinet 23：243-253，2008.

这篇文章对我们现有的关于有机阳离子转运体在药代动力学和药效动力学的角色的知识提供了更新。

Gossage L，Madhusudan S：Cancer pharmacogenomics：role of DNA repair genetic polymorphisms in individualizing cancer therapy，Mol Diagn Ther 11：361-380，2007.

本文提供了 DNA 修复途径的概述和 DNA 修复基因多态性对 DNA 损伤剂和放射治疗临床结局的影响（效果和毒性）。

Gradhand U，Kim RB：Pharmacogenomics of MRP transporters（ABCC1-5）and BCRP（ABCG2），Drug Metab Rev 40：317-354，2008.

本文提供了 ABCC1～5 和 ABCG2 转运体在功能和临床遗传多态性的临床相关性的概述。

Kumar A，Petri ET，Halmos B，et al：Structure and clinical relevance of the epidermal growth factor receptor in human cancer，J Clin Oncol 26：1742-1751，2008.

本文对表皮生长因子受体（EGFR）的结构，在肿瘤治疗中的意义，和基因突变作为小分子 EGFR 抑制剂敏感或耐受的决定因素进行了全面综述。

Zhang W, Huang RS, Dolan E: Integrating epigenomics into pharmacogenomic studies, Pharmgenomics Pers Med 1:7-14, 2008.

本文概述了表观基因组学-遗传和非遗传因素间的作用和关系,以及它们如何影响药物基因组学及临床疗效。

Zhou SF, Liu JP, Chowbay B: Polymorphism of human cytochrome P450 enzymes and its clinical impact, Drug Metab Rev 41:89-95, 2009.

本文提供了关于人类 CYP 酶的分布,底物,基因多态性与临床相关性的全面的综述。

参考文献

Agundez JA: Polymorphisms of human N-acetyltransferases and cancer risk, *Curr Drug Metab* 9:520–531, 2008.

Allan JM, Smith AG, Wheatley K, et al: Genetic variation in XPD predicts treatment outcome and risk of acute myeloid leukemia following chemotherapy, *Blood* 104:3872–3877, 2004.

Anderson NG, Ahmad T, Chan K, et al: ZD1839 (Iressa), a novel epidermal growth factor receptor (EGFR) tyrosine kinase inhibitor, potently inhibits the growth of EGFR-positive cancer cell lines with or without erbB2 overexpression, *Int J Cancer* 94:774–782, 2001.

Andersson T, Flockhart DA, Goldstein DB, et al: Drug-metabolizing enzymes: evidence for clinical utility of pharmacogenomic tests, *Clin Pharmacol Ther* 78:559–581, 2005.

Andreassen CN, Alsner J, Overgaard M, et al: Prediction of normal tissue radiosensitivity from polymorphisms in candidate genes, *Radiother Oncol* 69:127–135, 2003.

Aquilante CL: Pharmacogenetics of thiazolidinedione therapy, *Pharmacogenomics* 8:917–931, 2007.

Aschele C, Debernardis D, Casazza S, et al: Immunohistochemical quantitation of thymidylate synthase expression in colorectal cancer metastases predicts for clinical outcome to fluorouracil-based chemotherapy, *J Clin Oncol* 17:1760–1770, 1999.

Avery P, Mousa SS, Mousa SA: Pharmacogenomics in type II diabetes mellitus management: Steps toward personalized medicine, *Pharmgenomics Pers Med* 2:79–91, 2009.

Balak MN, Gong Y, Riely GJ, et al: Novel D761Y and common secondary T790M mutations in epidermal growth factor receptor-mutant lung adenocarcinomas with acquired resistance to kinase inhibitors, *Clin Cancer Res* 12:6494–6501, 2006.

Bennett DA, Yu L, Yang J, et al: Epigenomics of Alzheimer's disease, *Transl Res* 165:200–220, 2015.

Berná G, Oliveras-López MJ, Jurado-Ruíz E, et al: Nutrigenetics and nutrigenomics insights into diabetes etiopathogenesis, *Nutrients* 6:5338–5369, 2014.

Bewick MA, Conlon MS, Lafrenie RM: Polymorphisms in XRCC1, XRCC3, and CCND1 and survival after treatment for metastatic breast cancer, *J Clin Oncol* 24:5645–5651, 2006.

Bhatnagar V, Xu G, Hamilton BA, et al: Analyses of 5' regulatory region polymorphisms in human SLC22A6 (OAT1) and SLC22A8 (OAT3), *J Hum Genet* 51:575–580, 2006.

Blencke S, Zech B, Engkvist O, et al: Characterization of a conserved structural determinant controlling protein kinase sensitivity to selective inhibitors, *Chem Biol* 11:691–701, 2004.

Bluher M, Lubben G, Paschke R: Analysis of the relationship between the Pro12Ala variant in the PPAR-gamma2 gene and the response rate to therapy with pioglitazone in patients with type 2 diabetes, *Diabetes Care* 26:825–831, 2003.

Blum M, Grant DM, McBride W, et al: Human arylamine N-acetyltransferase genes: isolation, chromosomal localization, and functional expression, *DNA Cell Biol* 9:193–203, 1990.

Bonanni B, Macis D, Maisonneuve P, et al: Polymorphism in the CYP2D6 tamoxifen-metabolizing gene influences clinical effect but not hot flashes: data from the Italian Tamoxifen Trial, *J Clin Oncol* 24:3708–3709; author reply 3709, 2006.

Borges S, Desta Z, Li L, et al: Quantitative effect of CYP2D6 genotype and inhibitors on tamoxifen metabolism: implication for optimization of breast cancer treatment, *Clin Pharmacol Ther* 80:61–74, 2006.

Bowman RV, Wright CM, Davidson MR, et al: Epigenomic targets for the treatment of respiratory disease, *Expert Opin Ther Targets* 13:625–640, 2009.

Bozina N, Bradamante V, Lovric M: Genetic polymorphism of metabolic enzymes P450 (CYP) as a susceptibility factor for drug response, toxicity, and cancer risk, *Arh Hig Rada Toksikol* 60:217–242, 2009.

Bradford LD: CYP2D6 allele frequency in European Caucasians, Asians, Africans and their descendants, *Pharmacogenomics* 3:229–243, 2002.

Brauch H, Schroth W, Goetz MP, et al: Tamoxifen use in postmenopausal breast cancer: CYP2D6 matters, *J Clin Oncol* 31:176–180, 2013.

Burger H, Nooter K: Pharmacokinetic resistance to imatinib mesylate: role of the ABC drug pumps ABCG2 (BCRP) and ABCB1 (MDR1) in the oral bioavailability of imatinib, *Cell Cycle* 3:1502–1505, 2004.

Camps C, Sarries C, Roig B, et al: Assessment of nucleotide excision repair XPD polymorphisms in the peripheral blood of gemcitabine/cisplatin-treated advanced non-small-cell lung cancer patients, *Clin Lung Cancer* 4:237–241, 2003.

Cao K, Hollenbach J, Shi X, et al: Analysis of the frequencies of HLA-A, B, and C alleles and haplotypes in the five major ethnic groups of the United States reveals high levels of diversity in these loci and contrasting distribution patterns in these populations, *Hum Immunol* 62:1009–1030, 2001.

Cao ZH, Wei ZY, Zhu QY, et al: HLA-B*58:01 allele is associated with augmented risk for both mild and severe cutaneous adverse reactions induced by allopurinol in Han Chinese, *Pharmacogenomics* 13:1193–1201, 2012.

Carlini LE, Meropol NJ, Bever J, et al: UGT1A7 and UGT1A9 polymorphisms predict response and toxicity in colorectal cancer patients treated with capecitabine/irinotecan, *Clin Cancer Res* 11:1226–1236, 2005.

Carr DF, Chaponda M, Cornejo Castro EM, et al: CYP2B6 c.983T >C polymorphism is associated with nevirapine hypersensitivity in Malawian and Ugandan HIV populations, *J Antimicrob Chemother* 69:3329–3334, 2014.

Cartwright RA, Glashan RW, Rogers HJ, et al: Role of N-acetyltransferase phenotypes in bladder carcinogenesis: a pharmacogenetic epidemiological approach to bladder cancer, *Lancet* 2:842–845, 1982.

Cass I, Baldwin RL, Varkey T, et al: Improved survival in women with BRCA-associated ovarian carcinoma, *Cancer* 97:2187–2195, 2003.

Chan SH, Tan T: HLA and allopurinol drug eruption, *Dermatologica* 179:32–33, 1989.

Chang-Claude J, Popanda O, Tan XL, et al: Association between polymorphisms in the DNA repair genes, XRCC1, APE1, and XPD and acute side effects of radiotherapy in breast cancer patients, *Clin Cancer Res* 11:4802–4809, 2005.

Chantarangsu S, Mushiroda T, Mahasirimongkol S, et al: HLA-B*3505 allele is a strong predictor for nevirapine-induced skin adverse drug reactions in HIV-infected Thai patients, *Pharmacogenet Genomics* 19:139–146, 2009.

Chappuis PO, Goffin J, Wong N, et al: A significant response to neoadjuvant chemotherapy in BRCA1/2 related breast cancer, *J Med Genet* 39:608–610, 2002.

Chen ZY, Jing D, Bath KG, et al: Genetic variant BDNF (Val66Met) polymorphism alters anxiety-related behavior, *Science* 314:140–143, 2006.

Choi MJ, Kang RH, Lim SW, et al: Brain-derived neurotrophic factor gene polymorphism (Val66Met) and citalopram response in major depressive disorder, *Brain Res* 1118:176–182, 2006.

Choi MK, Song IS: Organic cation transporters and their pharmacokinetic and pharmacodynamic consequences, *Drug Metab Pharmacokinet* 23:243–253, 2008.

Christensen MM, Brasch-Andersen C, Green H, et al: The pharmacogenetics of metformin and its impact on plasma metformin steady-state levels and glycosylated hemoglobin A1c, *Pharmacogenet Genomics* 21: 837–850, 2011.

Chung WH, Hung SI, Hong HS, et al: Medical genetics: a marker for Stevens-Johnson syndrome, *Nature* 428:486, 2004.

Ciardiello F, Caputo R, Bianco R, et al: Inhibition of growth factor production and angiogenesis in human cancer cells by ZD1839 (Iressa), a selective epidermal growth factor receptor tyrosine kinase inhibitor, *Clin Cancer Res* 7:1459–1465, 2001.

Clarke H, Mousa SA: The implications of pharmacogenomics in the treatment of HIV-1-infected patients of African descent, *Pharmgenomics Pers Med* 2:93–99, 2009.

Čolić A, Alessandrini M, Pepper MS: Pharmacogenetics of CYP2B6, CYP2A6 and UGT2B7 in HIV treatment in African populations: focus on efavirenz and nevirapine, *Drug Metab Rev* 47:111–123, 2015.

Coller JK, Beardsley J, Bignold J, et al: Lack of association between the A118G polymorphism of the mu opioid receptor gene (OPRM1) and opioid dependence: A meta-analysis, *Pharmgenomics Pers Med* 2:9–19, 2009.

Conrad S, Kauffmann HM, Ito K, et al: A naturally occurring mutation in MRP1 results in a selective decrease in organic anion transport and in increased doxorubicin resistance, *Pharmacogenetics* 12:321–330, 2002.

Crewe HK, Notley LM, Wunsch RM, et al: Metabolism of tamoxifen by recombinant human cytochrome P450 enzymes: formation of the 4-hydroxy, 4'-hydroxy and N-desmethyl metabolites and isomerization of trans-4-hydroxytamoxifen, *Drug Metab Dispos* 30:869–874, 2002.

Cusatis G, Gregorc V, Li J, et al: Pharmacogenetics of ABCG2 and adverse reactions to gefitinib, *J Natl Cancer Inst* 98:1739–1742, 2006.

Cutrell AG, Hernandez JE, Fleming JW, et al: Updated clinical risk factor analysis of suspected hypersensitivity reactions to abacavir, *Ann Pharmacother* 38:2171–2172, 2004.

Dainichi T, Uchi H, Moroi Y, et al: Stevens-Johnson syndrome, drug-induced hypersensitivity syndrome and toxic epidermal necrolysis caused by allopurinol in patients with a common HLA allele: what causes the diversity?, *Dermatology* 215:86–88, 2007.

Danenberg PV: Thymidylate synthetase—a target enzyme in cancer chemotherapy, *Biochim Biophys Acta* 473:73–92, 1977.

Dasaradhi L, Shibutani S: Identification of tamoxifen-DNA adducts formed by alpha-sulfate tamoxifen and alpha-acetoxytamoxifen, *Chem Res Toxicol* 10:189–196, 1997.

Davis W, Venitt S, Phillips DH: The metabolic activation of tamoxifen and alpha-hydroxytamoxifen to DNA-binding species in rat hepatocytes proceeds via sulphation, *Carcinogenesis* 19:861–866, 1998.

de Jong FA, de Jonge MJ, Verweij J, et al: Role of pharmacogenetics in irinotecan therapy, *Cancer Lett* 234:90–106, 2006.

de las Penas R, Sanchez-Ronco M, Alberola V, et al: Polymorphisms in DNA repair genes modulate survival in cisplatin/gemcitabine-treated non-small-cell lung cancer patients, *Ann Oncol* 17:668–675, 2006.

De Mattia E, Toffoli G: C677T and A1298C MTHFR polymorphisms, a challenge for antifolate and fluoropyrimidine-based therapy personalisation, *Eur J Cancer* 45:1333–1351, 2009.

De Ruyck K, Van Eijkeren M, Claes K, et al: Radiation-induced damage to normal tissues after radiotherapy in patients treated for gynecologic tumors: association with single nucleotide polymorphisms in XRCC1, XRCC3, and OGG1 genes and in vitro chromosomal radiosensitivity in lymphocytes, *Int J Radiat Oncol Biol Phys* 62:1140–1149, 2005.

Dehal SS, Kupfer D: CYP2D6 catalyzes tamoxifen 4-hydroxylation in human liver, *Cancer Res* 57:3402–3406, 1997.

Della-Morte D, Palmirotta R, Rehni AK, et al: Pharmacogenomics and pharmacogenetics of thiazolidinediones: role in diabetes and cardiovascular risk factors, *Pharmacogenomics* 15:2063–2082, 2014.

Desta Z, Ward BA, Soukhova NV, et al: Comprehensive evaluation of tamoxifen sequential biotransformation by the human cytochrome P450 system in vitro: prominent roles for CYP3A and CYP2D6, *J Pharmacol Exp Ther* 310:1062–1075, 2004.

Dodds HM, Haaz MC, Riou JF, et al: Identification of

a new metabolite of CPT-11 (irinotecan): pharmacological properties and activation to SN-38, *J Pharmacol Exp Ther* 286:578–583, 1998.
Ferrari S: Human genetics of osteoporosis, *Best Pract Res Clin Endocrinol Metab* 22:723–735, 2008.
Franke RM, Scherkenbach LA, Sparreboom A: Pharmacogenetics of the organic anion transporting polypeptide 1A2, *Pharmacogenomics* 10:339–344, 2009.
Frueh FW, Amur S, Mummaneni P, et al: Pharmacogenomic biomarker information in drug labels approved by the United States food and drug administration: prevalence of related drug use, *Pharmacotherapy* 28: 992–998, 2008.
Fukuoka M, Yano S, Giaccone G, et al: Multi-institutional randomized phase II trial of gefitinib for previously treated patients with advanced non-small-cell lung cancer (The IDEAL 1 Trial) [corrected], *J Clin Oncol* 21:2237–2246, 2003.
Fumagalli F, Racagni G, Riva MA: The expanding role of BDNF: a therapeutic target for Alzheimer's disease?, *Pharmacogenomics J* 6:8–15, 2006.
Fung KL, Gottesman MM: A synonymous polymorphism in a common MDR1 (ABCB1) haplotype shapes protein function, *Biochim Biophys Acta* 1794: 860–871, 2009.
Gangar M, Arias G, O'Brien JG, et al: Frequency of cutaneous reactions on rechallenge with nevirapine and delavirdine, *Ann Pharmacother* 34:839–842, 2000.
Gao S, Gui XE, Liang K, et al: HLA-dependent hypersensitivity reaction to nevirapine in Chinese Han HIV-infected patients, *AIDS Res Hum Retroviruses* 28:540–543, 2012.
Garcia-Closas M, Malats N, Silverman D, et al: NAT2 slow acetylation, GSTM1 null genotype, and risk of bladder cancer: results from the Spanish Bladder Cancer Study and meta-analyses, *Lancet* 366:649–659, 2005.
Garrod AE: The incidence of alcaptonuria: a study in chemical individuality, *Lancet* ii:1616–1620, 1902.
Gatanaga H, Yazaki H, Tanuma J, et al: HLA-Cw8 primarily associated with hypersensitivity to nevirapine, *AIDS* 21:264–265, 2007.
Gazdar AF: Activating and resistance mutations of EGFR in non-small-cell lung cancer: role in clinical response to EGFR tyrosine kinase inhibitors, *Oncogene* 28(Suppl 1):S24–S31, 2009.
Gelernter J, Kranzler H, Cubells J: Genetics of two mu opioid receptor gene (OPRM1) exon 1 polymorphisms: population studies, and allele frequencies in alcohol- and drug-dependent subjects, *Mol Psychiatry* 4:476–483, 1999.
Genin E, Chen DP, Hung SI, et al: HLA-A*31:01 and different types of carbamazepine-induced severe cutaneous adverse reactions: an international study and meta-analysis, *Pharmacogenomics J* 14:281–288, 2014.
Gjerde J, Geisler J, Lundgren S, et al: Associations between tamoxifen, estrogens, and FSH serum levels during steady state tamoxifen treatment of postmenopausal women with breast cancer, *BMC Cancer* 10:313, 2010.
Glatt H, Meinl W: Pharmacogenetics of soluble sulfotransferases (SULTs), *Naunyn Schmiedebergs Arch Pharmacol* 369:55–68, 2004.
Glatt SJ, Bousman C, Wang RS, et al: Evaluation of OPRM1 variants in heroin dependence by family-based association testing and meta analysis, *Drug Alcohol Depend* 90:159–165, 2007.
Glubb DM, McHugh PC, Deng X, et al: Association of a functional polymorphism in the adrenomedullin gene (ADM) with response to paroxetine, *Pharmacogenomics J* 10:126–133, 2010.
Gomase VS, Tagore S: Epigenomics, *Curr Drug Metab* 9:232–237, 2008.
Goetz MP, Rae JM, Suman VJ, et al: Pharmacogenetics of tamoxifen biotransformation is associated with clinical outcomes of efficacy and hot flashes, *J Clin Oncol* 23:9312–9318, 2005.
Gossage L, Madhusudan S: Cancer pharmacogenomics: role of DNA repair genetic polymorphisms in individualizing cancer therapy, *Mol Diagn Ther* 11:361–380, 2007.
Gottesman MM, Fojo T, Bates SE: Multidrug resistance in cancer: role of ATP-dependent transporters, *Nat Rev Cancer* 2:48–58, 2002.
Gradhand U, Kim RB: Pharmacogenomics of MRP transporters (ABCC1-5) and BCRP (ABCG2), *Drug Metab Rev* 40:317–354, 2008.
Gu L, Frommel SC, Oakes CC, et al: BAZ2A (TIP5) is involved in epigenetic alterations in prostate cancer and its overexpression predicts disease recurrence, *Nat Genet* 47:22–30, 2015.
Guillemette C: Pharmacogenomics of human UDP-glucuronosyltransferase enzymes, *Pharmacogenomics J* 3:136–158, 2003.
Gurubhagavatula S, Liu G, Park S, et al: XPD and XRCC1 genetic polymorphisms are prognostic factors in advanced non-small-cell lung cancer patients treated with platinum chemotherapy, *J Clin Oncol* 22: 2594–2601, 2004.
Hamdy SI, Hiratsuka M, Narahara K, et al: Genotype and allele frequencies of TPMT, NAT2, GST, SULT1A1 and MDR-1 in the Egyptian population, *Br J Clin Pharmacol* 55:560–569, 2003.
Hamilton SP: The promise of psychiatric pharmacogenomics, *Biol Psychiatry* 77:29–35, 2015.
Han JY, Lim HS, Shin ES, et al: Comprehensive analysis of UGT1A polymorphisms predictive for pharmacokinetics and treatment outcome in patients with non-small-cell lung cancer treated with irinotecan and cisplatin, *J Clin Oncol* 24:2237–2244, 2006.
Han JY, Lim HS, Shin ES, et al: Influence of the organic anion-transporting polypeptide 1B1 (OATP1B1) polymorphisms on irinotecan-pharmacokinetics and clinical outcome of patients with advanced non-small cell lung cancer, *Lung Cancer* 59:69–75, 2008.
Han JY, Lim HS, Yoo YK, et al: Associations of ABCB1, ABCC2, and ABCG2 polymorphisms with irinotecan-pharmacokinetics and clinical outcome in patients with advanced non-small cell lung cancer, *Cancer* 110: 138–147, 2007.
Hayer-Zillgen M, Bruss M, Bonisch H: Expression and pharmacological profile of the human organic cation transporters hOCT1, hOCT2 and hOCT3, *Br J Pharmacol* 136:829–836, 2002.
Heidelberger C, Chaudhuri NK, Danneberg P, et al: Fluorinated pyrimidines, a new class of tumour-inhibitory compounds, *Nature* 179:663–666, 1957.
Hein DW: Molecular genetics and function of NAT1 and NAT2: role in aromatic amine metabolism and carcinogenesis, *Mutat Res* 506-507:65–77, 2002.
Hetherington S, Hughes AR, Mosteller M, et al: Genetic variations in HLA-B region and hypersensitivity reactions to abacavir, *Lancet* 359:1121–1122, 2002.
Higashi MK, Veenstra DL, Kondo LM, et al: Association between CYP2C9 genetic variants and anticoagulation-related outcomes during warfarin therapy, *JAMA* 287:1690–1698, 2002.
Higgins MJ, Stearns V: CYP2D6 polymorphisms and tamoxifen metabolism: clinical relevance, *Curr Oncol Rep* 12:7–15, 2010.
Hinoshita E, Uchiumi T, Taguchi K, et al: Increased expression of an ATP-binding cassette superfamily transporter, multidrug resistance protein 2, in human colorectal carcinomas, *Clin Cancer Res* 6:2401–2407, 2000.
Hirano M, Maeda K, Matsushima S, et al: Involvement of BCRP (ABCG2) in the biliary excretion of pitavastatin, *Mol Pharmacol* 68:800–807, 2005.
Hoehe MR, Kopke K, Wendel B, et al: Sequence variability and candidate gene analysis in complex disease: association of mu opioid receptor gene variation with substance dependence, *Hum Mol Genet* 9:2895–2908, 2000.
Hoffmeyer S, Burk O, von Richter O, et al: Functional polymorphisms of the human multidrug-resistance gene: multiple sequence variations and correlation of one allele with P-glycoprotein expression and activity in vivo, *Proc Natl Acad Sci U S A* 97:3473–3478, 2000.
Holstein A, Beil W: Oral antidiabetic drug metabolism: pharmacogenomics and drug interactions, *Expert Opin Drug Metab Toxicol* 5:225–241, 2009.
Hoskins JM, Carey LA, McLeod HL: CYP2D6 and tamoxifen: DNA matters in breast cancer, *Nat Rev Cancer* 9:576–586, 2009.
Hoskins JM, Marcuello E, Altes A, et al: Irinotecan pharmacogenetics: influence of pharmacodynamic genes, *Clin Cancer Res* 14:1788–1796, 2008.
Huang YS, Chern HD, Su WJ, et al: Polymorphism of the N-acetyltransferase 2 gene as a susceptibility risk factor for antituberculosis drug-induced hepatitis, *Hepatology* 35:883–889, 2002.
Huang ZH, Hua D, Li LH, et al: Prognostic role of p53 codon 72 polymorphism in gastric cancer patients treated with fluorouracil-based adjuvant chemotherapy, *J Cancer Res Clin Oncol* 134:1129–1134, 2008.
Hughes DA, Vilar FJ, Ward CC, et al: Cost-effectiveness analysis of HLA B*5701 genotyping in preventing abacavir hypersensitivity, *Pharmacogenetics* 14:335–342, 2004.
Hulot JS, Villard E, Maguy A, et al: A mutation in the drug transporter gene ABCC2 associated with impaired methotrexate elimination, *Pharmacogenet Genomics* 15:277–285, 2005.
Hung SI, Chung WH, Jee SH, et al: Genetic susceptibility to carbamazepine-induced cutaneous adverse drug reactions, *Pharmacogenet Genomics* 16:297–306, 2006.
Hung SI, Chung WH, Liou LB, et al: HLA-B*5801 allele as a genetic marker for severe cutaneous adverse reactions caused by allopurinol, *Proc Natl Acad Sci U S A* 102:4134–4139, 2005.
Ichikawa W, Takahashi T, Suto K, et al: Orotate phosphoribosyltransferase gene polymorphism predicts toxicity in patients treated with bolus 5-fluorouracil regimen, *Clin Cancer Res* 12:3928–3934, 2006.
Ichikawa W, Uetake H, Shirota Y, et al: Both gene expression for orotate phosphoribosyltransferase and its ratio to dihydropyrimidine dehydrogenase influence outcome following fluoropyrimidine-based chemotherapy for metastatic colorectal cancer, *Br J Cancer* 89:1486–1492, 2003.
Ieiri I, Takane H, Otsubo K: The MDR1 (ABCB1) gene polymorphism and its clinical implications, *Clin Pharmacokinet* 43:553–576, 2004.
Iida A, Saito S, Sekine A, et al: Catalog of 605 single-nucleotide polymorphisms (SNPs) among 13 genes encoding human ATP-binding cassette transporters: ABCA4, ABCA7, ABCA8, ABCD1, ABCD3, ABCD4, ABCE1, ABCF1, ABCG1, ABCG2, ABCG4, ABCG5, and ABCG8, *J Hum Genet* 47:285–310, 2002.
Illing PT, Vivian JP, Dudek NL, et al: Immune self-reactivity triggered by drug-modified HLA-peptide repertoire, *Nature* 486:554–558, 2012.
Imai Y, Nakane M, Kage K, et al: C421A polymorphism in the human breast cancer resistance protein gene is associated with low expression of Q141K protein and low-level drug resistance, *Mol Cancer Ther* 1:611–616, 2002.
Ingelman-Sundberg M: Pharmacogenetics of cytochrome P450 and its applications in drug therapy: the past, present and future, *Trends Pharmacol Sci* 25:193–200, 2004.
Innocenti F, Undevia SD, Iyer L, et al: Genetic variants in the UDP-glucuronosyltransferase 1A1 gene predict the risk of severe neutropenia of irinotecan, *J Clin Oncol* 22:1382–1388, 2004.
Ishikawa T, Tamura A, Saito H, et al: Pharmacogenomics of the human ABC transporter ABCG2: from functional evaluation to drug molecular design, *Naturwissenschaften* 92:451–463, 2005.
Isla D, Sarries C, Rosell R, et al: Single nucleotide polymorphisms and outcome in docetaxel-cisplatin-treated advanced non-small-cell lung cancer, *Ann Oncol* 15:1194–1203, 2004.
Iyer L, Das S, Janisch L, et al: UGT1A1*28 polymorphism as a determinant of irinotecan disposition and toxicity, *Pharmacogenomics J* 2:43–47, 2002.
Izzedine H, Hulot JS, Villard E, et al: Association between ABCC2 gene haplotypes and tenofovir-induced proximal tubulopathy, *J Infect Dis* 194:1481–1491, 2006.
Janne PA, Johnson BE: Effect of epidermal growth factor receptor tyrosine kinase domain mutations on the outcome of patients with non-small cell lung cancer treated with epidermal growth factor receptor tyrosine kinase inhibitors, *Clin Cancer Res* 12:4416s–4420s, 2006.
Jeffries MA, Sawalha AH: Autoimmune disease in the epigenetic era: how has epigenetics changed our understanding of disease and how can we expect the field to evolve?, *Expert Rev Clin Immunol* 11:45–58, 2015.
Jensen SA, Vainer B, Witton CJ, et al: Prognostic significance of numeric aberrations of genes for thymidylate synthase, thymidine phosphorylase and dihydrofolate reductase in colorectal cancer, *Acta Oncol* 47:1054–1061, 2008.
Jiang WJ: Sirtuins: novel targets for metabolic disease in drug development, *Biochem Biophy Res Commun* 373:341–344, 2008.
Jin Y, Hayes DF, Li L, et al: Estrogen receptor genotypes influence hot flash prevalence and composite score before and after tamoxifen therapy, *J Clin Oncol* 26:5849–5854, 2008.
Johnston PG, Lenz HJ, Leichman CG, et al: Thymidylate synthase gene and protein expression correlate and are associated with response to 5-fluorouracil in human colorectal and gastric tumors, *Cancer Res* 55:1407–1412, 1995.
Jonker JW, Buitelaar M, Wagenaar E, et al: The breast cancer resistance protein protects against a major chlorophyll-derived dietary phototoxin and protoporphyria, *Proc Natl Acad Sci U S A* 99:15649–15654, 2002.

Jonker JW, Smit JW, Brinkhuis RF, et al: Role of breast cancer resistance protein in the bioavailability and fetal penetration of topotecan, *J Natl Cancer Inst* 92:1651–1656, 2000.

Kalow W: Pharmacogenomics: historical perspective and current status. In Innocenti F, editor: *Methods in molecular biology, vol. 311: pharmacogenomics: methods and protocols*, Totowa, NJ, 2008, Humana Press, pp 3–15.

Kameyama Y, Yamashita K, Kobayashi K, et al: Functional characterization of SLCO1B1 (OATP-C) variants, SLCO1B1*5, SLCO1B1*15 and SLCO1B1*15 +C1007G, by using transient expression systems of HeLa and HEK293 cells, *Pharmacogenet Genomics* 15: 513–522, 2005.

Kang HR, Jee YK, Kim YS, et al: Positive and negative associations of HLA class I alleles with allopurinol-induced SCARs in Koreans, *Pharmacogenet Genomics* 21:303–307, 2011.

Kang S, Ju W, Kim JW, et al: Association between excision repair cross-complementation group 1 polymorphism and clinical outcome of platinum-based chemotherapy in patients with epithelial ovarian cancer, *Exp Mol Med* 38:320–324, 2006.

Kang ES, Park SY, Kim HJ, et al: Effects of Pro12Ala polymorphism of peroxisome proliferator-activated receptor gamma2 gene on rosiglitazone response in type 2 diabetes, *Clin Pharmacol Ther* 78:202–208, 2005.

Kaniwa N, Saito Y, Aihara M, et al: HLA-B locus in Japanese patients with anti-epileptics and allopurinol-related Stevens-Johnson syndrome and toxic epidermal necrolysis, *Pharmacogenomics* 9:1617–1622, 2008.

Kapur S, Sharad S, Singh RA, et al: A118G polymorphism in mu opioid receptor gene (OPRM1): association with opiate addiction in subjects of Indian origin, *J Integr Neurosci* 6:511–522, 2007.

Kawakami K, Omura K, Kanehira E, et al: Polymorphic tandem repeats in the thymidylate synthase gene is associated with its protein expression in human gastrointestinal cancers, *Anticancer Res* 19:3249–3252, 1999.

Kerb R: Implications of genetic polymorphisms in drug transporters for pharmacotherapy, *Cancer Lett* 234:4–33, 2006.

Khanna D, Khanna PP, Fitzgerald JD, et al: American College of Rheumatology guidelines for management of gout. Part 2: therapy and antiinflammatory prophylaxis of acute gouty arthritis, *Arthritis Care Res* 64:1447–1461, 2012.

Kim RB: MDR1 single nucleotide polymorphisms: multiplicity of haplotypes and functional consequences, *Pharmacogenetics* 12:425–427, 2002.

Kim SH, Lee KW, Song WJ, et al: Carbamazepine-induced severe cutaneous adverse reactions and HLA genotypes in Koreans, *Epilepsy Res* 97:190–197, 2011.

Kimchi-Sarfaty C, Oh JM, Kim IW, et al: A "silent" polymorphism in the MDR1 gene changes substrate specificity, *Science* 315:525–528, 2007.

Kitagawa C, Ando M, Ando Y, et al: Genetic polymorphism in the phenobarbital-responsive enhancer module of the UDP-glucuronosyltransferase 1A1 gene and irinotecan toxicity, *Pharmacogenet Genomics* 15:35–41, 2005.

Ko TM, Chung WH, Wei CY, et al: Shared and restricted T-cell receptor use is crucial for carbamazepine-induced Stevens-Johnson syndrome, *J Allergy Clin Immunol* 128:1266–1276.e11, 2011.

Kobayashi D, Ieiri I, Hirota T, et al: Functional assessment of ABCG2 (BCRP) gene polymorphisms to protein expression in human placenta, *Drug Metab Dispos* 33:94–101, 2005.

Kondo C, Onuki R, Kusuhara H, et al: Lack of improvement of oral absorption of ME3277 by prodrug formation is ascribed to the intestinal efflux mediated by breast cancer resistant protein (BCRP/ABCG2), *Pharm Res* 22:613–618, 2005.

Konig J, Seithel A, Gradhand U, et al: Pharmacogenomics of human OATP transporters, *Naunyn Schmiedebergs Arch Pharmacol* 372:432–443, 2006.

Kris MG, Natale RB, Herbst RS, et al: Efficacy of gefitinib, an inhibitor of the epidermal growth factor receptor tyrosine kinase, in symptomatic patients with non-small cell lung cancer: a randomized trial, *JAMA* 290:2149–2158, 2003.

Krishnamurthy P, Schuetz JD: Role of ABCG2/BCRP in biology and medicine, *Annu Rev Pharmacol Toxicol* 46:381–410, 2005.

Kulkantrakorn K, Tassaneeyakul W, Tiamkao S, et al: HLA-B*1502 strongly predicts carbamazepine-induced Stevens-Johnson syndrome and toxic epidermal necrolysis in Thai patients with neuropathic pain, *Pain Pract* 12:202–208, 2012.

Kumar A, Petri ET, Halmos B, et al: Structure and clinical relevance of the epidermal growth factor receptor in human cancer, *J Clin Oncol* 26:1742–1751, 2008.

Kuptsova N, Kopecky KJ, Godwin J, et al: Polymorphisms in DNA repair genes and therapeutic outcomes of AML patients from SWOG clinical trials, *Blood* 109:3936–3944, 2007.

Lakhman SS, Ma Q, Morse GD: Pharmacogenomics of CYP3A: considerations for HIV treatment, *Pharmacogenomics* 10:1323–1339, 2009.

Leichman CG, Lenz HJ, Leichman L, et al: Quantitation of intratumoral thymidylate synthase expression predicts for disseminated colorectal cancer response and resistance to protracted-infusion fluorouracil and weekly leucovorin, *J Clin Oncol* 15:3223–3229, 1997.

Lepper ER, Nooter K, Verweij J, et al: Mechanisms of resistance to anticancer drugs: the role of the polymorphic ABC transporters ABCB1 and ABCG2, *Pharmacogenomics* 6:115–138, 2005.

Leslie EM, Letourneau IJ, Deeley RG, et al: Functional and structural consequences of cysteine substitutions in the NH2 proximal region of the human multidrug resistance protein 1 (MRP1/ABCC1), *Biochemistry* 42:5214–5224, 2003.

Letschert K, Keppler D, Konig J: Mutations in the SLCO1B3 gene affecting the substrate specificity of the hepatocellular uptake transporter OATP1B3 (OATP8), *Pharmacogenetics* 14:441–452, 2004.

Li D, Li Y, Jiao L, et al: Effects of base excision repair gene polymorphisms on pancreatic cancer survival, *Int J Cancer* 120:1748–1754, 2007a.

Li J, Bluth MH: Pharmacogenomics of drug metabolizing enzymes and transporters: implications for cancer therapy, *Pharmgenomics Pers Med* 4:11–33, 2011.

Li J, Cusatis G, Brahmer J, et al: Association of variant ABCG2 and the pharmacokinetics of epidermal growth factor receptor tyrosine kinase inhibitors in cancer patients, *Cancer Biol Ther* 6:432–438, 2007b.

Likanonsakul S, Rattanatham T, Feangvad S, et al: HLA-Cw*04 allele associated with nevirapine-induced rash in HIV-infected Thai patients, *AIDS Res Ther* 6:22, 2009.

Lim HS, Ju Lee H, Seok Lee K, et al: Clinical implications of CYP2D6 genotypes predictive of tamoxifen pharmacokinetics in metastatic breast cancer, *J Clin Oncol* 25:3837–3845, 2007.

Lin E, Hwang Y, Tzeng CM: A case study of the utility of the HapMap database for pharmacogenomic haplotype analysis in the Taiwanese population, *Mol Diagn Ther* 10:367–370, 2006.

Lin E, Chen PS: Pharmacogenomics with antidepressants in the STAR*D study, *Pharmacogenomics* 9:935–946, 2008.

Link E, Parish S, Armitage J, et al: SLCO1B1 variants and statin-induced myopathy–a genomewide study, *N Engl J Med* 359:789–799, 2008.

Littera R, Carcassi C, Masala A, et al: HLA-dependent hypersensitivity to nevirapine in Sardinian HIV patients, *AIDS* 20:1621–1626, 2006.

Liu R, Paxton WA, Choe S, et al: Homozygous defect in HIV-1 coreceptor accounts for resistance of some multiply-exposed individuals to HIV-1 infection, *Cell* 86:367–377, 1996.

Lo HW, Ali-Osman F: Genetic polymorphism and function of glutathione S-transferases in tumor drug resistance, *Curr Opin Pharmacol* 7:367–374, 2007.

Lonjou C, Thomas L, Borot N, et al: A marker for Stevens-Johnson syndrome ... : Ethnicity matters, *Pharmacogenomics J* 6:265–268, 2006.

Lu Z, Zhang R, Diasio RB: Dihydropyrimidine dehydrogenase activity in human peripheral blood mononuclear cells and liver: population characteristics, newly identified deficient patients, and clinical implication in 5-fluorouracil chemotherapy, *Cancer Res* 53: 5433–5438, 1993.

Lucire Y, Crotty C: Antidepressant-induced akathisia-related homicides associated with diminishing mutations in metabolizing genes of the CYP450 family, *Pharmgenomics Pers Med* 4:65–81, 2011.

Ludovico O, Pellegrini F, Di Paola R, et al: Heterogeneous effect of peroxisome proliferator-activated receptor gamma2 Ala12 variant on type 2 diabetes risk, *Obesity (Silver Spring)* 15:1076–1081, 2007.

Luo FR, Paranjpe PV, Guo A, et al: Intestinal transport of irinotecan in Caco-2 cells and MDCK II cells overexpressing efflux transporters Pgp, cMOAT, and MRP1, *Drug Metab Dispos* 30:763–770, 2002.

Lurje G, Manegold PC, Ning Y, et al: Thymidylate synthase gene variations: predictive and prognostic markers, *Mol Cancer Ther* 8:1000–1007, 2009.

Lynch TJ, Bell DW, Sordella R, et al: Activating mutations in the epidermal growth factor receptor underlying responsiveness of non-small-cell lung cancer to gefitinib, *N Engl J Med* 350:2129–2139, 2004.

Mahungu T, Smith C, Turner F, et al: Cytochrome P450 2B6 516G–>T is associated with plasma concentrations of nevirapine at both 200 mg twice daily and 400 mg once daily in an ethnically diverse population, *HIV Med* 10:310–317, 2009.

Maier S, Olek A: Diabetes: a candidate disease for efficient DNA methylation profiling, *J Nutr* 132:2440S–2443S, 2002.

Mallal S, Nolan D, Witt C, et al: Association between presence of HLA-B*5701, HLA-DR7, and HLA-DQ3 and hypersensitivity to HIV-1 reverse-transcriptase inhibitor abacavir, *Lancet* 359:727–732, 2002.

Mallal S, Phillips E, Carosi G, et al: HLA-B*5701 screening for hypersensitivity to abacavir, *N Engl J Med* 358:568–579, 2008.

Mancinelli L, Cronin M, Sadée W: Pharmacogenomics: The promise of personalized medicine, *AAPS PharmSci* 2:E4, 2000.

Mandola MV, Stoehlmacher J, Muller-Weeks S, et al: A novel single nucleotide polymorphism within the 5' tandem repeat polymorphism of the thymidylate synthase gene abolishes USF-1 binding and alters transcriptional activity, *Cancer Res* 63:2898–2904, 2003.

Mandola MV, Stoehlmacher J, Zhang W, et al: A 6 bp polymorphism in the thymidylate synthase gene causes message instability and is associated with decreased intratumoral TS mRNA levels, *Pharmacogenetics* 14:319–327, 2004.

Mansour HA, Alda M, Nimgaonkar VL: Pharmacogenetics of bipolar disorder, *Curr Psychiatry Rep* 4:117–123, 2002.

Marini F, Brandi ML: Pharmacogenetics of osteoporosis, *Best Pract Res Clin Endocrinol Metab* 28:783–793, 2014.

Marsh S: Thymidylate synthase pharmacogenetics, *Invest New Drugs* 23:533–537, 2005.

Martin AM, Nolan D, James I, et al: Predisposition to nevirapine hypersensitivity associated with HLA-DRB1*0101 and abrogated by low CD4 T-cell counts, *AIDS* 19:97–99, 2005.

Marzolini C, Paus E, Buclin T, et al: Polymorphisms in human MDR1 (P-glycoprotein): recent advances and clinical relevance, *Clinical Pharmacol Ther* 75:13–33, 2004a.

Marzolini C, Tirona RG, Kim RB: Pharmacogenomics of the OATP and OAT families, *Pharmacogenomics* 5:273–282, 2004b.

Massart F, Marcucci G, Brandi ML: Pharmacogenetics of bone treatments: the VDR and ERalpha gene story, *Pharmacogenomics* 9:733–746, 2008.

Mathijssen RH, Marsh S, Karlsson MO, et al: Irinotecan pathway genotype analysis to predict pharmacokinetics, *Clin Cancer Res* 9:3246–3253, 2003.

Mathijssen RH, van Alphen RJ, Verweij J, et al: Clinical pharmacokinetics and metabolism of irinotecan (CPT-11), *Clin Cancer Res* 7:2182–2194, 2001.

McCormack M, Alfirevic A, Bourgeois S, et al: HLA-A*3101 and carbamazepine-induced hypersensitivity reactions in Europeans, *N Engl J Med* 364:1134–1143, 2011.

McIlwain CC, Townsend DM, Tew KD: Glutathione S-transferase polymorphisms: cancer incidence and therapy, *Oncogene* 25:1639–1648, 2006.

Mehta TY, Prajapati LM, Mittal B, et al: Association of HLA-B*1502 allele and carbamazepine-induced Stevens-Johnson syndrome among Indians, *Indian J Dermatol Venereol Leprol* 75:579–582, 2009.

Meier Y, Pauli-Magnus C, Zanger UM, et al: Interindividual variability of canalicular ATP-binding-cassette (ABC)-transporter expression in human liver, *Hepatology* 44:62–74, 2006.

Merino G, Jonker JW, Wagenaar E, et al: The breast cancer resistance protein (BCRP/ABCG2) affects pharmacokinetics, hepatobiliary excretion, and milk secretion of the antibiotic nitrofurantoin, *Mol Pharmacol* 67:1758–1764, 2005.

Meyer zu Schwabedissen HE, Jedlitschky G, Gratz M, et al: Variable expression of MRP2 (ABCC2) in human placenta: influence of gestational age and cellular differentiation, *Drug Metab Dispos* 33:896–904, 2005.

Meyer zu Schwabedissen HE, Kim RB: Hepatic OATP1B transporters and nuclear receptors PXR and CAR: interplay, regulation of drug disposition genes, and single nucleotide polymorphisms, *Mol Pharm* 6:1644–1661, 2009.

Mitomo H, Kato R, Ito A, et al: A functional study on polymorphism of the ATP-binding cassette transporter ABCG2: critical role of arginine-482 in metho-

trexate transport, *Biochem J* 373:767–774, 2003.
Mizuarai S, Aozasa N, Kotani H: Single nucleotide polymorphisms result in impaired membrane localization and reduced ATPase activity in multidrug transporter ABCG2, *Int J Cancer* 109:238–246, 2004.
Mizutani T: PM frequencies of major CYPs in Asians and Caucasians, *Drug Metab Rev* 35:99–106, 2003.
Morel A, Boisdron-Celle M, Fey L, et al: Clinical relevance of different dihydropyrimidine dehydrogenase gene single nucleotide polymorphisms on 5-fluorouracil tolerance, *Mol Cancer Ther* 5:2895–2904, 2006.
Moreno V, Gemignani F, Landi S, et al: Polymorphisms in genes of nucleotide and base excision repair: risk and prognosis of colorectal cancer, *Clin Cancer Res* 12:2101–2108, 2006.
Moullan N, Cox DG, Angele S, et al: Polymorphisms in the DNA repair gene XRCC1, breast cancer risk, and response to radiotherapy, *Cancer Epidemiol Biomarkers Prev* 12:1168–1174, 2003.
Nagar S, Remmel RP: Uridine diphosphoglucuronosyltransferase pharmacogenetics and cancer, *Oncogene* 25:1659–1672, 2006.
Nguyen TV, Center JR, Eisman JA: Pharmacogenetics of osteoporosis and the prospect of individualized prognosis and individualized therapy, *Curr Opin Endocrinol Diabetes Obes* 15:481–488, 2008.
Niemi M: Role of OATP transporters in the disposition of drugs, *Pharmacogenomics* 8:787–802, 2007.
Niemi M, Backman JT, Kajosaari LI, et al: Polymorphic organic anion transporting polypeptide 1B1 is a major determinant of repaglinide pharmacokinetics, *Clin Pharmacol Ther* 77:468–478, 2005.
Niemi M, Pasanen MK, Neuvonen PJ: SLCO1B1 polymorphism and sex affect the pharmacokinetics of pravastatin but not fluvastatin, *Clin Pharmacol Ther* 80:356–366, 2006.
Nishizato Y, Ieiri I, Suzuki H, et al: Polymorphisms of OATP-C (SLC21A6) and OAT3 (SLC22A8) genes: consequences for pravastatin pharmacokinetics, *Clin Pharmacol Ther* 73:554–565, 2003.
Norcross MA, Luo S, Lu L, et al: Abacavir induces loading of novel self-peptides into HLA-B*57: 01: an autoimmune model for HLA-associated drug hypersensitivity, *AIDS* 26:F21–F29, 2012.
Nowell S, Falany C: Pharmacogenetics of human cytosolic sulfotransferases, *Oncogene* 25:1673–1678, 2006.
Nowell S, Sweeney C, Winters M, et al: Association between sulfotransferase 1A1 genotype and survival of breast cancer patients receiving tamoxifen therapy, *J Natl Cancer Inst* 94:1635–1640, 2002.
Nowell SA, Ahn J, Rae JM, et al: Association of genetic variation in tamoxifen-metabolizing enzymes with overall survival and recurrence of disease in breast cancer patients, *Breast Cancer Res Treat* 91:249–258, 2005.
Nozawa T, Minami H, Sugiura S, et al: Role of organic anion transporter OATP1B1 (OATP-C) in hepatic uptake of irinotecan and its active metabolite, 7-ethyl-10-hydroxycamptothecin: in vitro evidence and effect of single nucleotide polymorphisms, *Drug Metab Dispos* 33:434–439, 2005.
Nozawa T, Nakajima M, Tamai I, et al: Genetic polymorphisms of human organic anion transporters OATP-C (SLC21A6) and OATP-B (SLC21A9): allele frequencies in the Japanese population and functional analysis, *J Pharmacol Exp Ther* 302:804–813, 2002.
Omura K: Clinical implications of dihydropyrimidine dehydrogenase (DPD) activity in 5-FU-based chemotherapy: mutations in the DPD gene, and DPD inhibitory fluoropyrimidines, *Int J Clin Oncol* 8:132–138, 2003.
Ostrov DA, Grant BJ, Pompeu YA, et al: Drug hypersensitivity caused by alteration of the MHC-presented self-peptide repertoire, *Proc Natl Acad Sci U S A* 109:9959–9964, 2012.
Ozeki T, Mushiroda T, Yowang A, et al: Genome-wide association study identifies HLA-A*3101 allele as a genetic risk factor for carbamazepine-induced cutaneous adverse drug reactions in Japanese population, *Hum Mol Genet* 20:1034–1041, 2011.
Padovan E, Bauer T, Tongio MM, et al: Penicilloyl peptides are recognized as T cell antigenic determinants in penicillin allergy, *Eur J Immunol* 27:1303–1307, 1997.
Paez JG, Janne PA, Lee JC, et al: EGFR mutations in lung cancer: correlation with clinical response to gefitinib therapy, *Science* 304:1497–1500, 2004.
Pao W, Miller V, Zakowski M, et al: EGF receptor gene mutations are common in lung cancers from "never smokers" and are associated with sensitivity of tumors to gefitinib and erlotinib, *Proc Natl Acad Sci U S A* 101:13306–13311, 2004.
Park DJ, Stoehlmacher J, Zhang W, et al: A Xeroderma pigmentosum group D gene polymorphism predicts clinical outcome to platinum-based chemotherapy in patients with advanced colorectal cancer, *Cancer Res* 61:8654–8658, 2001.
Park DJ, Zhang W, Stoehlmacher J, et al: ERCC1 gene polymorphism as a predictor for clinical outcome in advanced colorectal cancer patients treated with platinum-based chemotherapy, *Clin Adv Hematol Oncol* 1:162–166, 2003.
Parte P, Kupfer D: Oxidation of tamoxifen by human flavin-containing monooxygenase (FMO) 1 and FMO3 to tamoxifen-N-oxide and its novel reduction back to tamoxifen by human cytochromes P450 and hemoglobin, *Drug Metab Dispos* 33:1446–1452, 2005.
Pauli-Magnus C, Kroetz DL: Functional implications of genetic polymorphisms in the multidrug resistance gene MDR1 (ABCB1), *Pharm Res* 21:904–913, 2004.
Pavlos R, Mallal S, Phillips E: HLA and pharmacogenetics of drug hypersensitivity, *Pharmacogenomics* 13: 1285–1306, 2012.
Pawlyk AC, Giacomini KM, McKeon C, et al: Metformin pharmacogenomics: current status and future directions, *Diabetes* 63:2590–2599, 2014.
Pearson ER: Pharmacogenetics and future strategies in treating hyperglycaemia in diabetes, *Front Biosci* 14: 4348–4362, 2009.
Pentikainen PJ, Neuvonen PJ, Penttila A: Pharmacokinetics of metformin after intravenous and oral administration to man, *Eur J Clin Pharmacol* 16:195–202, 1979.
Petty WJ, Knight SN, Mosley L, et al: A pharmacogenomic study of docetaxel and gemcitabine for the initial treatment of advanced non-small cell lung cancer, *J Thorac Oncol* 2:197–202, 2007.
Pollard RB, Robinson P, Dransfield K: Safety profile of nevirapine, a nonnucleoside reverse transcriptase inhibitor for the treatment of human immunodeficiency virus infection, *Clin Ther* 20:1071–1092, 1998.
Popat S, Matakidou A, Houlston RS: Thymidylate synthase expression and prognosis in colorectal cancer: a systematic review and meta-analysis, *J Clin Oncol* 22: 529–536, 2004.
Premawardhena A, Fisher CA, Liu YT, et al: The global distribution of length polymorphisms of the promoters of the glucuronosyltransferase 1 gene (UGT1A1): hematologic and evolutionary implications, *Blood Cells Mol Dis* 31:98–101, 2003.
Province MA, Goetz MP, Brauch H, et al: CYP2D6 genotype and adjuvant tamoxifen: meta-analysis of heterogeneous study populations, *Clin Pharmacol Ther* 95:216–227, 2014.
Pullarkat ST, Stoehlmacher J, Ghaderi V, et al: Thymidylate synthase gene polymorphism determines response and toxicity of 5-FU chemotherapy, *Pharmacogenomics J* 1:65–70, 2001.
Rae JM, Drury S, Hayes DF, et al: CYP2D6 and UGT2B7 genotype and risk of recurrence in tamoxifen-treated breast cancer patients, *J Natl Cancer Inst* 104:452–460, 2012.
Raymond E, Faivre S, Armand JP: Epidermal growth factor receptor tyrosine kinase as a target for anticancer therapy, *Drugs* 60(Suppl 1):15–23; discussion 41-42, 2000.
Regan MM, Leyland-Jones B, Bouzyk M, et al: CYP2D6 genotype and tamoxifen response in postmenopausal women with endocrine-responsive breast cancer: the breast international group 1-98 trial, *J Natl Cancer Inst* 104:441–451, 2012.
Riancho JA, Hernández JL: Pharmacogenomics of osteoporosis: a pathway approach, *Pharmacogenomics* 13:815–829, 2012.
Rivory LP, Riou JF, Haaz MC, et al: Identification and properties of a major plasma metabolite of irinotecan (CPT-11) isolated from the plasma of patients, *Cancer Res* 56:3689–3694, 1996.
Rodriguez-Antona C, Ingelman-Sundberg M: Cytochrome P450 pharmacogenetics and cancer, *Oncogene* 25:1679–1691, 2006.
Rothnie A, Callaghan R, Deeley RG, et al: Role of GSH in estrone sulfate binding and translocation by the multidrug resistance protein 1 (MRP1/ABCC1), *J Biol Chem* 281:13906–13914, 2006.
Roy JN, Lajoie J, Zijenah LS, et al: CYP3A5 genetic polymorphisms in different ethnic populations, *Drug Metab Dispos* 33:884–887, 2005.
Rudolph MG, Stanfield RL, Wilson IA: How TCRs bind MHCs, peptides, and coreceptors, *Ann Rev Immunol* 24:419–466, 2006.
Russo VEA, Martienssen RA, Riggs AD: *Epigenetic mechanisms of gene regulation*, Plainview, N.Y., 1996, Cold Spring Harbor Laboratory Press.
Ruzzo A, Graziano F, Kawakami K, et al: Pharmacogenetic profiling and clinical outcome of patients with advanced gastric cancer treated with palliative chemotherapy, *J Clin Oncol* 24:1883–1891, 2006.
Ruzzo A, Graziano F, Loupakis F, et al: Pharmacogenetic profiling in patients with advanced colorectal cancer treated with first-line FOLFIRI chemotherapy, *Pharmacogenomics J* 8:278–288, 2008.
Ryu JS, Hong YC, Han HS, et al: Association between polymorphisms of ERCC1 and XPD and survival in non-small-cell lung cancer patients treated with cisplatin combination chemotherapy, *Lung Cancer* 44: 311–316, 2004.
Sakaeda T: MDR1 genotype-related pharmacokinetics: fact or fiction?, *Drug Metab Pharmacokinet* 20:391–414, 2005.
Salonga D, Danenberg KD, Johnson M, et al: Colorectal tumors responding to 5-fluorouracil have low gene expression levels of dihydropyrimidine dehydrogenase, thymidylate synthase, and thymidine phosphorylase, *Clin Cancer Res* 6:1322–1327, 2000.
Saltz LB, Cox JV, Blanke C, et al: Irinotecan plus fluorouracil and leucovorin for metastatic colorectal cancer. Irinotecan Study Group, *N Engl J Med* 343: 905–914, 2000.
Schackman BR, Scott CA, Walensky RP, et al: The cost-effectiveness of HLA-B*5701 genetic screening to guide initial antiretroviral therapy for HIV, *AIDS* 22: 2025–2033, 2008.
Schellens JH, Maliepaard M, Scheper RJ, et al: Transport of topoisomerase I inhibitors by the breast cancer resistance protein. Potential clinical implications, *Ann N Y Acad Sci* 922:188–194, 2000.
Schroth W, Antoniadou L, Fritz P, et al: Breast cancer treatment outcome with adjuvant tamoxifen relative to patient CYP2D6 and CYP2C19 genotypes, *J Clin Oncol* 25:5187–5193, 2007.
Schroth W, Goetz MP, Hamann U, et al: Association between CYP2D6 polymorphisms and outcomes among women with early stage breast cancer treated with tamoxifen, *JAMA* 302:1429–1436, 2009.
Semiz S, Dujic T, Causevic A: Pharmacogenetics and personalized treatment of type 2 diabetes, *Biochem Med* 23:154–171, 2013.
Serretti A, Lilli R, Smeraldi E: Pharmacogenetics in affective disorders, *Eur J Pharmacol* 438:117–128, 2002.
Shapiro M, Ward KM, Stern JJ: A near-fatal hypersensitivity reaction to abacavir: case report and literature review, *AIDS Read* 11:222–226, 2001.
Sharma SV, Bell DW, Settleman J, et al: Epidermal growth factor receptor mutations in lung cancer, *Nat Rev Cancer* 7:169–181, 2007.
Shepherd FA, Rodrigues Pereira J, Ciuleanu T, et al: Erlotinib in previously treated non-small-cell lung cancer, *N Engl J Med* 353:123–132, 2005.
Shu Y, Sheardown SA, Brown C, et al: Effect of genetic variation in the organic cation transporter 1 (OCT1) on metformin action, *J Clin Invest* 117:1422–1431, 2007.
Sim E, Lack N, Wang CJ, et al: Arylamine N-acetyltransferases: structural and functional implications of polymorphisms, *Toxicology* 254:170–183, 2008.
Sistonen J, Sajantila A, Lao O, et al: CYP2D6 worldwide genetic variation shows high frequency of altered activity variants and no continental structure, *Pharmacogenet Genomics* 17:93–101, 2007.
Skierka JM, Walker DL, Peterson SE, et al: CYP2D6*11 and challenges in clinical genotyping of the highly polymorphic CYP2D6 gene, *Pharmacogenomics* 13:951–954, 2012.
Slatter JG, Su P, Sams JP, et al: Bioactivation of the anticancer agent CPT-11 to SN-38 by human hepatic microsomal carboxylesterases and the in vitro assessment of potential drug interactions, *Drug Metab Dispos* 25:1157–1164, 1997.
Solus JF, Arietta BJ, Harris JR, et al: Genetic variation in eleven phase I drug metabolism genes in an ethnically diverse population, *Pharmacogenomics* 5:895–931, 2004.
Somkrua R, Eickman EE, Saokaew S, et al: Association of HLA-B*5801 allele and allopurinol-induced Stevens Johnson syndrome and toxic epidermal necrolysis: a systematic review and meta-analysis, *BMC Med Genet* 12:118, 2011.
Song IS, Shin HJ, Shim EJ, et al: Genetic variants of the organic cation transporter 2 influence the disposition of metformin, *Clin Pharmacol Ther* 84:559–562, 2008.
Soong R, Shah N, Salto-Tellez M, et al: Prognostic significance of thymidylate synthase, dihydropyrimidine

dehydrogenase and thymidine phosphorylase protein expression in colorectal cancer patients treated with or without 5-fluorouracil-based chemotherapy, *Ann Oncol* 19:915–919, 2008.

Sparreboom A, Gelderblom H, Marsh S, et al: Diflomotecan pharmacokinetics in relation to ABCG2 421C>A genotype, *Clin Pharmacol Ther* 76:38–44, 2004.

Sparreboom A, Loos WJ, Burger H, et al: Effect of ABCG2 genotype on the oral bioavailability of topotecan, *Cancer Biol Ther* 4:650–658, 2005.

Stearns V, Johnson MD, Rae JM, et al: Active tamoxifen metabolite plasma concentrations after coadministration of tamoxifen and the selective serotonin reuptake inhibitor paroxetine, *J Natl Cancer Inst* 95:1758–1764, 2003.

Stoehlmacher J, Ghaderi V, Iobal S, et al: A polymorphism of the XRCC1 gene predicts for response to platinum based treatment in advanced colorectal cancer, *Anticancer Res* 21:3075–3079, 2001.

Suarez-Kurtz G: Pharmacogenomics in admixed populations, *Trends Pharmacol Sci* 26:196–201, 2005.

Suk R, Gurubhagavatula S, Park S, et al: Polymorphisms in ERCC1 and grade 3 or 4 toxicity in non-small cell lung cancer patients, *Clin Cancer Res* 11:1534–1538, 2005.

Tamura A, Wakabayashi K, Onishi Y, et al: Re-evaluation and functional classification of non-synonymous single nucleotide polymorphisms of the human ATP-binding cassette transporter ABCG2, *Cancer Sci* 98: 231–239, 2007.

Tamura A, Watanabe M, Saito H, et al: Functional validation of the genetic polymorphisms of human ATP-binding cassette (ABC) transporter ABCG2: identification of alleles that are defective in porphyrin transport, *Mol Pharmacol* 70:287–296, 2006.

Tassaneeyakul W, Jantararoungtong T, Chen P, et al: Strong association between HLA-B*5801 and allopurinol-induced Stevens-Johnson syndrome and toxic epidermal necrolysis in a Thai population, *Pharmacogenet Genomics* 19:704–709, 2009.

Tassaneeyakul W, Tiamkao S, Jantararoungtong T, et al: Association between HLA-B*1502 and carbamazepine-induced severe cutaneous adverse drug reactions in a Thai population, *Epilepsia* 51:926–930, 2010.

Thatcher N, Chang A, Parikh P, et al: Gefitinib plus best supportive care in previously treated patients with refractory advanced non-small-cell lung cancer: results from a randomised, placebo-controlled, multicentre study (Iressa Survival Evaluation in Lung Cancer), *Lancet* 366:1527–1537, 2005.

Then SM, Rani ZZ, Raymond AA, et al: Frequency of the HLA-B*1502 allele contributing to carbamazepine-induced hypersensitivity reactions in a cohort of Malaysian epilepsy patients, *Asian Pac J Allergy Immunol* 29:290–293, 2011.

Thijssen JH: Gene polymorphisms involved in the regulation of bone quality, *Gynecol Endocrinol* 22:131–139, 2006.

Tirona RG, Leake BF, Merino G, et al: Polymorphisms in OATP-C: identification of multiple allelic variants associated with altered transport activity among European- and African-Americans, *J Biol Chem* 276:35669–35675, 2001.

Tukey RH, Strassburg CP, Mackenzie PI: Pharmacogenomics of human UDP-glucuronosyltransferases and irinotecan toxicity, *Mol Pharmacol* 62:446–450, 2002.

Tzvetkov MV, Vormfelde SV, Balen D, et al: The effects of genetic polymorphisms in the organic cation transporters OCT1, OCT2, and OCT3 on the renal clearance of metformin, *Clin Pharmacol Ther* 86:299–306, 2009.

van Kuilenburg AB, Meinsma R, Zonnenberg BA, et al: Dihydropyrimidinase deficiency and severe 5-fluorouracil toxicity, *Clin Cancer Res* 9:4363–4367, 2003.

Van Kuilenburg AB, Vreken P, Beex LV, et al: Heterozygosity for a point mutation in an invariant splice donor site of dihydropyrimidine dehydrogenase and severe 5-fluorouracil related toxicity, *Eur J Cancer* 33:2258–2264, 1997.

van Schaik RH: Cancer treatment and pharmacogenetics of cytochrome P450 enzymes, *Invest New Drugs* 23:513–522, 2005.

Vangsted A, Gimsing P, Klausen TW, et al: Polymorphisms in the genes ERCC2, XRCC3 and CD3EAP influence treatment outcome in multiple myeloma patients undergoing autologous bone marrow transplantation, *Int J Cancer* 120:1036–1045, 2007.

Vitezica ZG, Milpied B, Lonjou C, et al: HLA-DRB1*01 associated with cutaneous hypersensitivity induced by nevirapine and efavirenz, *AIDS* 22:540–541, 2008.

Vogelgesang S, Kunert-Keil C, Cascorbi I, et al: Expression of multidrug transporters in dysembryoplastic neuroepithelial tumors causing intractable epilepsy, *Clin Neuropathol* 23:223–231, 2004.

Vreken P, Van Kuilenburg AB, Meinsma R, et al: A point mutation in an invariant splice donor site leads to exon skipping in two unrelated Dutch patients with dihydropyrimidine dehydrogenase deficiency, *J Inherit Metab Dis* 19:645–654, 1996.

Wacher VJ, Wu CY, Benet LZ: Overlapping substrate specificities and tissue distribution of cytochrome P450 3A and P-glycoprotein: implications for drug delivery and activity in cancer chemotherapy, *Mol Carcinog* 13:129–134, 1995.

Wang ZH, Miao XP, Tan W, et al: Single nucleotide polymorphisms in XRCC1 and clinical response to platin-based chemotherapy in advanced non-small cell lung cancer, *Ai Zheng* 23:865–868, 2004.

Wang ZJ, Yin OQ, Tomlinson B, et al: OCT2 polymorphisms and in-vivo renal functional consequence: studies with metformin and cimetidine, *Pharmacogenet Genomics* 8:637–645, 2008.

Wegman P, Elingarami S, Carstensen J, et al: Genetic variants of CYP3A5, CYP2D6, SULT1A1, UGT2B15 and tamoxifen response in postmenopausal patients with breast cancer, *Breast Cancer Res* 9:R7, 2007.

Wegman P, Vainikka L, Stal O, et al: Genotype of metabolic enzymes and the benefit of tamoxifen in postmenopausal breast cancer patients, *Breast Cancer Res* 7:R284–R290, 2005.

Wei CY, Chung WH, Huang HW, et al: Direct interaction between HLA-B and carbamazepine activates T cells in patients with Stevens-Johnson syndrome, *J Allergy Clin Immunol* 129:1562–1569, e1565, 2012.

Wei X, McLeod HL, McMurrough J, et al: Molecular basis of the human dihydropyrimidine dehydrogenase deficiency and 5-fluorouracil toxicity, *J Clin Invest* 98:610–615, 1996.

Westlind-Johnsson A, Hermann R, Huennemeyer A, et al: Identification and characterization of CYP3A4*20, a novel rare CYP3A4 allele without functional activity, *Clin Pharmacol Ther* 79:339–349, 2006.

Wojnowski L, Kulle B, Schirmer M, et al: NAD(P)H oxidase and multidrug resistance protein genetic polymorphisms are associated with doxorubicin-induced cardiotoxicity, *Circulation* 112:3754–3762, 2005.

Wolinski SM, Korber BTM, Neumann AU, et al: Adaptive evolution of human immunodeficiency virus-type 1 during the natural course of infection, *Science* 272: 537–542, 1996.

Wood RD, Mitchell M, Sgouros J, et al: Human DNA repair genes, *Science* 291:1284–1289, 2001.

Woodburn JR: The epidermal growth factor receptor and its inhibition in cancer therapy, *Pharmacol Ther* 82:241–250, 1999.

Wu X, Gu J, Wu TT, et al: Genetic variations in radiation and chemotherapy drug action pathways predict clinical outcomes in esophageal cancer, *J Clin Oncol* 24:3789–3798, 2006.

Xiang X, Jada SR, Li HH, et al: Pharmacogenetics of SLCO1B1 gene and the impact of *1b and *15 haplotypes on irinotecan disposition in Asian cancer patients, *Pharmacogenet Genomics* 16:683–691, 2006.

Xie HG, Kim RB, Wood AJ, et al: Molecular basis of ethnic differences in drug disposition and response, *Annu Rev Pharmacol Toxicol* 41:815–850, 2001.

Xu G, Bhatnagar V, Wen G, et al: Analyses of coding region polymorphisms in apical and basolateral human organic anion transporter (OAT) genes [OAT1 (NKT), OAT2, OAT3, OAT4, URAT (RST), *Kidney Int* 68:1491–1499, 2005.

Yoshida K, Higuchi H, Kamata M, et al: The G196A polymorphism of the brain-derived neurotrophic factor gene and the antidepressant effect of milnacipran and fluvoxamine, *J Psychopharmacol* 21:650–656, 2007.

Yu L, Chibnik LB, Srivastava GP, et al: Association of brain DNA methylation in SORL1, ABCA7, HLA-DRB5, SLC24A4, and BIN1 with pathological diagnosis of Alzheimer disease, *JAMA Neurol* 72:15–24, 2015.

Yuan J, Guo S, Hall D, et al: Toxicogenomics of nevirapine-associated cutaneous and hepatic adverse events among populations of African, Asian, and European descent, *AIDS* 25:1271–1280, 2011.

Zair ZM, Eloranta JJ, Stieger B, et al: Pharmacogenetics of OATP (SLC21/SLCO), OAT and OCT (SLC22) and PEPT (SLC15) transporters in the intestine, liver and kidney, *Pharmacogenomics* 9:597–624, 2008.

Zamber CP, Lamba JK, Yasuda K, et al: Natural allelic variants of breast cancer resistance protein (BCRP) and their relationship to BCRP expression in human intestine, *Pharmacogenetics* 13:19–28, 2003.

Zarate RN, Arias F, Bandres E, et al: Xeroderma pigmentosum group D 751 polymorphism as a predictive factor in resected gastric cancer treated with chemo-radiotherapy, *World J Gastroenterol* 12:6032–6036, 2006.

Zhang QX, Borg A, Wolf DM, et al: An estrogen receptor mutant with strong hormone-independent activity from a metastatic breast cancer, *Cancer Res* 57:1244–1249, 1997.

Zhang S, Lovejoy KS, Shima JE, et al: Organic cation transporters are determinants of oxaliplatin cytotoxicity, *Cancer Res* 66:8847–8857, 2006.

Zhang W, Huang RS, Dolan E: Integrating epigenomics into pharmacogenomic studies, *Pharmgenomics Pers Med* 1:7–14, 2008.

Zhou F, You G: Molecular insights into the structure-function relationship of organic anion transporters OATs, *Pharm Res* 24:28–36, 2007.

Zhou Q, Sparreboom A, Tan EH, et al: Pharmacogenetic profiling across the irinotecan pathway in Asian patients with cancer, *Br J Clin Pharmacol* 59:415–424, 2005.

Zhou S: Clinical pharmacogenomics of thiopurine S-methyltransferase, *Curr Clin Pharmacol* 1:119–128, 2006.

Zhou SF, Liu JP, Chowbay B: Polymorphism of human cytochrome P450 enzymes and its clinical impact, *Drug Metab Rev* 41:89–295, 2009.

Zhou W, Gurubhagavatula S, Liu G, et al: Excision repair cross-complementation group 1 polymorphism predicts overall survival in advanced non-small cell lung cancer patients treated with platinum-based chemotherapy, *Clin Cancer Res* 10:4939–4943, 2004.

Zimmet P, Alberti KG, Shaw J: Global and societal implications of the diabetes epidemic, *Nature* 414: 782–787, 2001.

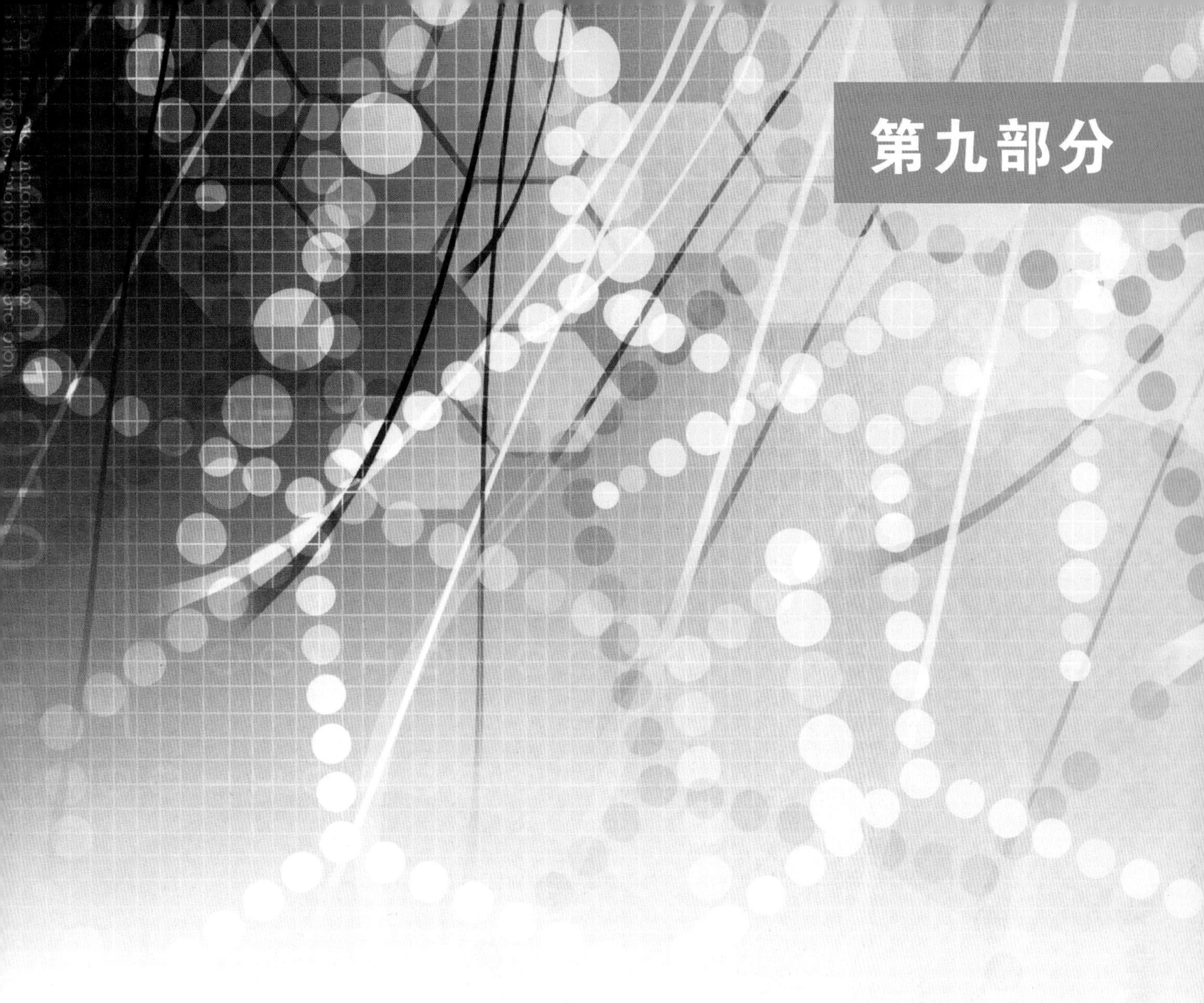

癌症的临床病理学

EDITED BY

Matthew R. Pincus
Martin H. Bluth
Richard A. McPherson
Wilbur B. Bowne

第74章 血清学与其他体液标志物在肿瘤诊断和监测中的应用

Shilpa Jain, Matthew R. Pincus, Martin H. Bluth, Richard A. McPherson, Wilbur B. Bowne, Peng Lee

要点

1. 本章讨论恶性肿瘤患者血清高表达蛋白在肿瘤诊断和监测中的应用。
2. 肿瘤胚胎性抗原,即仅表达于胚胎发育过程中的胚胎组织,而在成人组织中无法检测到的蛋白质。此类蛋白包括甲胎蛋白和癌胚抗原,其血清水平往往分别在肝癌和结肠癌中升高。
3. 其他蛋白,如 CA19-9、CA125 和 CA15-3,表达于上皮细胞,可分别见于胰腺癌、卵巢癌和乳腺癌患者血清。
4. 由于这类"肿瘤标志物"蛋白缺乏组织特异性,而且可表达于除肿瘤以外的其他疾病,它们的敏感性和特异性不够高,因而不能用于肿瘤筛查,而是主要用于已知恶性肿瘤患者的治疗监测。
5. 这类蛋白标志物中有一个例外就是前列腺特异性抗原(PSA),它是一种具有糜蛋白酶活性的酶,几乎仅表达于前列腺组织,在大部分前列腺癌患者血清中都升高。因此,血清 PSA 水平升高对诊断前列腺癌有很高的敏感性。尽管 PSA 在其他前列腺疾病如良性前列腺增生中也会升高,但其特异性不是很高,故 PSA 仍可用于前列腺癌的有效筛查。
6. 本章还介绍了血清标志物在肿瘤早期发现这一领域的新进展。包括促有丝分裂蛋白的应用,比如 HER2/Neu,其作为信号转导蛋白在多种肿瘤中均表达升高;体液中编码上述蛋白的基因检测;蛋白组学方法涉及特定肿瘤类型的多种蛋白质表达模式。这些特异性方法在第 75 章进行了深入的讨论。
7. 以循环肿瘤细胞作为标志物是又一飞速发展的研究领域。本章更新了已应用于临床或即将应用于临床的循环肿瘤细胞在肿瘤诊断和预后监测中的新进展。
8. 循环核酸是肿瘤标志物研究及临床转化应用飞速发展的另一领域,包括突变和甲基化状态的变化。

过去 50 年,尽管多学科治疗方式取得了进步,但是肿瘤的死亡率并没有明显降低;相反,心血管疾病和感染性疾病引起的死亡率显著下降。研究表明,肿瘤早期发现可以显著延长患者的长期生存率,这就迫切需要寻找可用于肿瘤早期诊断、有效治疗和降低死亡率的高敏感性和高特异性的肿瘤标志物。因此,为了早期发现肿瘤的存在,我们在肿瘤标志物的发现,表征和临床应用方面做出了巨大的努力。越来越多的生物分子被发现并作为潜在的可用于肿瘤患者日常临床筛查和预后监测的标志物,这些生物分子主要包括特异的蛋白质和一些特异的 RNA 和 DNA,不仅可用于肿瘤的分类,还可以监测肿瘤患者对新辅助疗法的疗效反应。例如,乳腺癌手术标本中雌激素受体(estrogen receptor,ER)、孕激素受体(progesterone receptor,PR)和 *HER2/neu* 癌基因蛋白检测可用于乳腺癌的诊断和治疗。ER 已被证实是乳腺癌的预后标志物和激素治疗的预测标志物(Jensen & Jordan,2003)。HER2/neu 扩增和过表达被证实与乳腺癌不良预后有关,且是乳腺癌治疗反应的预测因素(Wilmanns et al,2004)。PR 已被证实与卵巢癌的良好预后相关(Munstedt et al,2000;Lee et al,2005)。

这些标志物很多存在于包括血液在内的循环体液中。概括地说,体液中的肿瘤标志物(主要是血清和尿液)分为 3 类:肿瘤相关蛋白,如肿瘤胚胎性抗原,其被发现在多种肿瘤中都有表达,但在其他非肿瘤条件下也有所表达;癌基因蛋白,参与调节细胞周期,几乎在所有的肿瘤条件下都出现过表达或者突变;近期发现的对于特定肿瘤有特异的血清蛋白表达模式(如蛋白质组学)。本章主要介绍前两种肿瘤标志物的应用。第 75 章主要讨论体液中癌基因蛋白和多种蛋白表达谱或蛋白组学作为肿瘤标志物在肿瘤早期诊断中的应用。

血清标志物是肿瘤诊断和疗效监测的有效工具

理想状态下,肿瘤标志物水平应仅在恶性肿瘤患者的血清中升高,而不在良性病变患者(如炎症或传染病)和健康人群的血清中升高。同时,肿瘤标志物在肿瘤早期就应出现血清浓度增高,从而使肿瘤在发生的早期阶段即可被检测到,并进行适当的治疗。尽管至今临床上还没有发现能满足上述所有要求的肿瘤标志物,但是对理想肿瘤标志物的探索一直没有停止。

事实上,研究表明肿瘤患者的血清中可出现一种或多种肿瘤标志物,包括 DNA、蛋白质、肿瘤细胞等。这些发现为应用血清标本进行肿瘤早期诊断提供了有力的支持。任何循环血中的细胞产物,包括 DNA、RNA(包括微小 RNA)、蛋白质(酶、血清蛋白、代谢产物、受体、癌胚蛋白、癌蛋白以及抑癌基因编码的蛋白质)和肿瘤细胞,只要与肿瘤形成和肿瘤生长等生物过程有关,都可以被用作肿瘤标志物(图 74-1)。这些生物过程包括肿瘤的恶性转化、增殖、分化和转移。血清肿瘤标志物在血液中的浓度由肿瘤细胞增殖速度、肿瘤体积变化、肿瘤细胞中蛋白酶活性等因素决定,从坏死肿瘤细胞中释放。近年来检测仪器不断更新升级,尤为突出的是多个专业测试仪器的联合使用,如将多个免疫测定分析仪联合为一种更通用的化学分析仪,可对多种肿瘤标志物进行同一水平准确性、特异性和精确性的分析。方法学灵敏度的提高使得血清学检测远远优于其他基于物理学方法的临床检查。血清学检测相对组织学检测的优势是无创性,以及更准确的量化过程,并且避免了由检测者主观因素导致的误差。由于这些优势,血清标志物常用于多种肿瘤的筛查、诊断和预测。

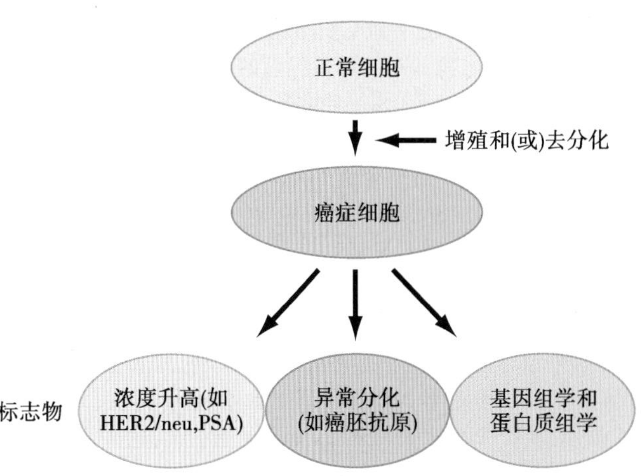

图 74-1　用于肿瘤检测的不同类型血清肿瘤标志物。HER2、PSA 反映细胞增殖,CEA 代表肿瘤去分化过程,现有的基因组学和蛋白组学关注恶性细胞的集体变化

任何已发现的肿瘤标志物的临床价值都取决于其特异性、敏感性及临床实用性。例如,PSA 可以用于前列腺癌的筛查,进而可早期发现和治疗;血清 HER2/*neu* 基因被视为乳腺癌预后判断和疗效监测的标志物。两者的效用不同取决于它们在组织特异性和肿瘤敏感性上的差异:PSA 具有器官特异性而非肿瘤特异性,而 HER2/*neu* 基因具有肿瘤特异性而非器官特异性,例如 HER2/*neu* 基因可在乳腺癌、肺癌和其他上皮细胞肿瘤中出现。近年来,肿瘤标志物作为预后判断和风险预测因子的应用越来越普遍,对风险因素的度量在评估肿瘤侵袭性和选择治疗策略方面都有一定的价值。肿瘤标志物在恶性肿瘤的内外科治疗中具有辅助作用,有助于监测复发和判断预后。

肿瘤标志物的功能分类

为了解如何识别、选择和运用肿瘤标志物来辅助肿瘤患者的诊断和治疗,我们必须熟悉每一个或每一类血清肿瘤标志物的功能。本章强调了三种常用于诊断人类恶性肿瘤的标志物的作用:胚胎性抗原,如甲胎蛋白(α-fetoprotein,AFP)和癌胚抗原(carcinoembryonic antigen,CEA),通常在胎儿发育过程中表达,但在正常儿童和成人的组织或血清中不表达;上皮细胞表达的蛋白质,如 CA19-9、CA125 和 CA15-3,在腺鳞癌和鳞状细胞癌的组织和血清中浓度升高;多肽激素,如人绒毛膜促性腺激素(human chorionic gonadotropin,hCG)β 链;特定酶如碱性磷酸酶(alkaline phosphatase,ALP)的胎盘同工酶,在特异性肿瘤患者血清中浓度升高,β hCG 与 ALP 同工酶在生殖细胞肿瘤患者血清中经常升高。此外,在不同肿瘤患者的血清中都能发现激素样蛋白,如在肾细胞癌中,甲状旁腺激素样蛋白会诱发高钙血症,这就是所谓的副肿瘤综合征的部分症状。

大多数标志物都是在不同类型的特异性肿瘤患者血清中

被发现的。然而,多数肿瘤标志物也可出现在诸如炎症等非恶性疾病患者的血清中。此外,在已确诊的肿瘤患者血清中,这些肿瘤标志物表达为阴性。因此,这些肿瘤标志物的敏感性和特异性通常都较低,这导致它们不能用于肿瘤的筛查。但是另一方面,这些标志物却对特异性肿瘤的监测非常有效。例如,结肠癌患者血清中 CEA 水平经常升高,因此,如果发现手术后结肠癌患者血清 CEA 水平升高,可作为肿瘤复发的依据。本文后面会讲到,PSA 是一个例外,PSA 是一种几乎只出现在前列腺中的糜蛋白酶样酶,可有效地应用于前列腺癌筛查和疗效监测。

此类蛋白的标准分析现在已取得长足发展,并且美国食品药品管理局(Food and Drug Administration,FDA)已经批准其应用于肿瘤治疗监测,但不应用于肿瘤的筛查,PSA 除外。目前我们研究的重点是寻找仅在肿瘤细胞中表达的蛋白质(见第 75 章)。本章总结了一些近年来发现的蛋白质,这些蛋白质几乎仅在肿瘤患者中表达,而在非肿瘤患者中较少出现,在肿瘤复发和治疗监测方面具有良好的应用前景。

细胞增殖标志物——癌基因蛋白

癌基因蛋白能直接或间接控制细胞的有丝分裂,当其发生变异时能使肿瘤细胞进行不断地的分裂。这些蛋白质要么定位于信号转导通路上,将细胞膜的生长因子传递到细胞核进行有丝分裂信号的传递,要么参与转录调控,激活基因从而诱导有丝分裂和细胞生长(见第 75 章)。例如在第 75 章所述的 HER2/*neu* 是一种跨膜受体,具有一个胞外域(extracellular domain,ECD)、一个跨膜域以及一个包含酪氨酸激酶的胞质内域。在与细胞外生长因子结合后,细胞内激酶被激活,引起受体的二聚反应并与胞质衔接蛋白 Grb-2 相结合,将信息传递给鸟嘌呤核苷酸交换因子 SOS,接下来 SOS 结合于 Ras-p21,引起一系列的反应(Barbacid,1987)。癌基因 c-Myc 是另一种类型的致癌基因转录因子,其作用是通过激活其靶基因,诱导有丝分裂蛋白的合成。

通常来说,此类蛋白质可以在细胞生长异常(如癌症或癌前状态)的患者血清中检测到。癌基因蛋白的广泛检测证实,许多癌基因蛋白可在肿瘤患者血清和(或)其他体液中检测出来。第 75 章中将对每一种癌基因蛋白进行详细讨论。

抑癌基因/细胞分化

抑癌基因与癌基因不同,但具有相同的重要性。由抑癌基因编码的蛋白质可抑制细胞生长,引起细胞周期阻滞或细胞凋亡。通常,这些抑癌基因会发生缺失或突变,导致非活性基因产物的生成。在抑癌基因中,抑癌基因蛋白 p53 已被广泛研究,在多种肿瘤中都可体现其作用。*p53* 基因与细胞凋亡、细胞周期阻滞、细胞衰老和 DNA 损伤应答等都密切相关。*p53* 基因缺失或突变可极大地促进细胞发生恶性转化。在将近 50% 的人类恶性肿瘤中,都发现了 *p53* 基因突变(Soussi & Beroud, 2001)。分子生物学方法可用于检测抑癌基因血清 DNA 突变的水平,此外,异常肿瘤抑制蛋白的抗体可被用作肿瘤标志物。

聚合酶链反应单链构象多态性分析(polymerase chain reaction single strand conformation polymorphism,PCR-SSCP)和变性高效液相色谱法(denaturing high performance liquid chromatography,DHPLC)等分子生物学方法可用于检测肿瘤患者血清中的 *p53* 基因突变。目前,异常肿瘤抑制因子 p53 蛋白的抗体已在肿瘤患者血清中检测出来(Soussi,2000)。更有意义的是,p53 抗体的存在与 *p53* 基因突变密切相关(Guinee et al,1995;Hammel et al,1999)。多项研究表明,乳腺癌中血清 p53 抗体的存在与增殖抗原(ki-67)增加和 *ER* 基因表达缺失有关,这表明 p53 抗体可作为判断乳腺癌预后的标志物(Schlichtholz et al, 1992;Sangrajrang et al,2003)。

两种乳腺癌易感基因(或抑癌基因)*BRCA1* 和 *BRCA2* 的发现引起了研究者极大的兴趣。研究表明,*BRCA1* 基因突变是约 50%遗传性乳腺癌的病因(Easton et al,1993;Miki et al, 1994;Wooster et al,1994)。此外,*BRCA1* 基因突变携带者也会增加其患卵巢癌、结肠癌和前列腺癌的风险(Futreal et al, 1994)。研究者认为,与 *BRCA1* 基因突变无关的遗传性乳腺癌病例中,约有 70%是由乳腺癌的第二个易感基因 *BRCA2* 造成的。此外,*BRCA2* 基因与男性患乳腺癌的风险增加也有关联。

抑癌基因及其产物是潜在可应用于筛查和鉴别高危人群或家族的肿瘤标志物。*BRCA1* 和 *BRCA2* 编码蛋白的免疫学检测方法正在不断发展之中,可用于高危个体及高危家族的鉴别。

黏附分子和肿瘤转移

肿瘤转移包括多个主要步骤(Liotta,1987)。首先肿瘤细胞必须穿透邻近的环境,然后侵入血管或淋巴管。随后肿瘤细胞被带到远距离部位,直至附着在某个远处器官的静脉或毛细血管床上。在新环境中,这些肿瘤细胞必须再次穿透血管壁,以便在远处生长。细胞黏附分子,包括整合素、选择素、钙黏蛋白和免疫球蛋白基因家族的细胞黏附分子,调控着肿瘤转移的多个步骤。细胞黏附分子表达水平的变化反映了肿瘤细胞的恶性程度。例如,乳腺癌患者,尤其是在晚期阶段,血清中 E-选择素、细胞间黏附分子(intercellular adhesion molecule,ICAM)和血管细胞黏附分子(vascular cell adhesion molecule,VCAM)浓度明显升高(O' Hanlon et al,2002;Sheen-Chen et al,2004)。血清中 VCAM 水平升高可用于预测更短的生存期。另一项研究显示,化疗后血清 E-选择素和 ICAM 表达水平与霍奇金病患者的疗效密切相关(Syrigos et al,2004)。此外,E-选择素、ICAM-1 和 VCAM 浓度升高也被认为是判断胃癌患者生存率的预后因素(Alexiou et al,2003)。因此,在血液循环中出现这些细胞黏附分子可能预示着肿瘤已发生转移,或肿瘤预后不良。

单克隆抗体作为肿瘤标志物

杂交瘤技术的发展极大地促进了肿瘤标志物的鉴别(Milstein & Cuello,1983)。目前,临床上可以只需通过使用单克隆抗体识别抗原表位或抗原决定簇,而不需要通过处理整个已知结构的蛋白质分子。现在已经没有必要通过纯化抗原来制备动物的多克隆抗体,也没有必要对携带抗原表位的整个分子进行特征描述和鉴定。通过向小鼠体内注射高浓度肿瘤细胞膜或完整的肿瘤细胞即可制备出杂交瘤,然后通过后续过程筛选出能产生单克隆抗体的杂交瘤。一旦杂交瘤成功建立,就会产生大量的可供各种用途的单克隆抗体(monoclonal antibody, MAb)。

通过将MAbs与固相夹心法相结合的新的分析方法消除了多克隆方法的许多弊端,如重复性较差、批间变异、特异性低和和非特异性交叉反应等(Diamond et al,1981)。同时也降低了不同试剂盒之间的差异,并扩大了方法的线性浓度范围。目前临床上在MAb可用的情况下都推荐使用MAb。多个MAb联合使用可改善固相吸附多重MAb与可溶性抗原之间的亲和力,提高方法灵敏度。

与使用多克隆抗体相比,单克隆抗体作为肿瘤标志物具有更高的敏感性和特异性。例如,CA19-9、CA125和CA15-3对胰腺癌、卵巢癌和乳腺癌的诊断比CEA的敏感性和特异性更高。在上述多种肿瘤的诊断和治疗方面,推荐将这些标志物取代多克隆CEA检测应用于临床。来自不同肿瘤的肿瘤标志物可能具有相同的肿瘤相关抗原表位,例如,CA19-9、CA15-3和CA125几乎在所有种类的肿瘤中都有不同程度的表达。除多种肿瘤具有相同的抗原表位外,单个分子也可有多个表位(Yu et al,1991),如CA15-3和CA125可能由相同的黏蛋白分子表达。

其他肿瘤标志物

由于肿瘤细胞的高度增殖,许多激素(如hCG、肾上腺素、多巴胺和血清素)、血清蛋白、酶(乳酸脱氢酶、碱性磷酸酶ALP)及其代谢产物如神经内分泌激素的代谢产物(香草基苦杏仁酸、高香草酸、5-羟吲哚乙酸)等物质可能会出现浓度升高。当良性肿瘤恶变并发生转移时,它们的血清浓度就会上升到更高的水平。良性和非恶性疾病状态下此类标志物浓度也会升高,因此会产生大量的假阳性结果,所以这些标志物不适合用于肿瘤的筛查或诊断,而更适用于在治疗期间监测患者对治疗的反应情况。

在第20章讨论的碱性磷酸酶(ALP)是一个例外。此酶有多种同工酶,其中一种是胎盘同工酶——胎盘ALP(placental ALP,PLAP)。PLAP在生殖细胞肿瘤患者血清中浓度升高。PLAP的一个重要用途是,血清中PLAP可对在松果体区域的生殖细胞肿瘤和松果体瘤患者进行鉴别诊断,脑脊液中的PLAP诊断价值更高。如果在松果体区有肿块的患者脑脊液中PLAP升高,就可以诊断为生殖细胞肿瘤。当这种情况发生时,应选用放射疗法,无需手术。

在肿瘤细胞中,多种具有组织特异性的糖基转移酶的酶活性发生了改变。某些浓度升高的糖基转移酶已被用作肿瘤标志物。许多血清糖蛋白(包括血型蛋白和黏蛋白,如CA19-9)的糖序列和组成成分,由于糖基转移酶活性改变而成为肿瘤标志物。例如肝癌细胞中的岩藻糖转移酶活性改变,使原发性肝细胞癌患者血清中分离出来的AFP比良性肝病患者的AFP多了一个额外的岩藻糖(Wu,1990)。

异位蛋白也常在肿瘤中表达。癌胚蛋白是一种在胎儿和肿瘤组织中都可以检测到,但在正常的成人组织中却没有的异位蛋白,通常缺乏任何已知的生理功能,浓度水平为ng/ml级别。因此,在血液循环中必须通过免疫学方法检测癌胚蛋白。这些蛋白质的敏感性和特异性虽然不是100%,但也比过去用作肿瘤标志物的酶和代谢物要高得多。这些癌胚蛋白的血清浓度不仅与肿瘤活性相关,还可用于判断预后。然而一般情况下,由于与癌胚蛋白结合的多克隆抗体通常也和其他蛋白及正常蛋白发生交叉反应,因此癌胚蛋白并不适用于肿瘤筛查。另外,癌胚蛋白在肿瘤患者早期阶段并没有明显升高,所以不能用于肿瘤早期诊断。然而,癌胚蛋白常被用作肿瘤诊断的辅助手段,对于监测治疗是否成功和检测肿瘤复发意义重大。

临床应用

目前,血清肿瘤标志物已经广泛用于筛查、诊断、预后判断和疗效监测。由于阳性预测值取决于疾病的患病率,即使是具有高度敏感性和特异性的标志物,在用于疾病筛查时,也应尽可能地限制在疾病风险人群中。由于本章所描述的大多数肿瘤标志物在肿瘤和良性条件下均表达,所以它们的应用仅限于特定类型肿瘤患者治疗后可能出现的肿瘤复发监测。

筛查

由于PSA(Wu,1994)的高组织特异性和前列腺癌的高患病率,建议50岁以上男性将血清PSA检测与直肠指检(DRE)结合进行前列腺癌筛查。PSA和DRE的结合为前列腺癌的早期诊断提供了最便宜的方法(Littrup et al,1993)。对非裔美国人来说,PSA筛查是一个非常好的方法,因为非裔美国人的前列腺癌发病率几乎是普通人群的两倍,而且死亡率要高出三倍。PSA筛查可使男性中发现的器官局限性、可被治愈的、预期寿命超过10年的前列腺癌患者接受治疗。

尽管AFP在美国尚未批准用于肝细胞癌筛查,但由于中国肝癌发病率高,AFP已在中国被用于筛查原发性肝细胞癌。卵巢癌的诊断传统上依赖于影像技术和手术探查(如开腹探查术)。然而,在大多数情况下,当检测出肿瘤的时候肿瘤已经发展到治愈可能性较低的阶段。通过检测血清CA125筛查女性卵巢癌的可行性正在研究中。

诊断

近年来,临床已经研究出多种提高肿瘤标志物诊断价值的方法。其中,肿瘤标志物联合检测是一种被广泛接受的方法。正如在第74章所指出的,多个肿瘤标志物特定表达模式似乎与个别恶性肿瘤有关。另一提高肿瘤标志物的灵敏度和特异性的方法,就像血清PSA检测一样,包括速度(PSA浓度随时间增加的速率)和密度(如通过将血清PSA浓度除以直肠超声下前列腺的体积)的测量(本森等,1992)。这些努力旨在更好地区分疾病的良性和恶性状态。例如,血清PSA水平轻度升高而前列腺体积不大提示前列腺癌的可能,而同样浓度水平的PSA对于前列腺体积较大的患者可能仅仅是良性前列腺增生(BPH)。

预后:肿瘤的复发、转移和生存分析

近年来,对肿瘤的侵袭性和预后的评估受到了广泛的关注,肿瘤的侵袭性研究有助于为患者进行适当的治疗。因此,与肿瘤恶性程度和转移高度相关的肿瘤标志物的检测将有助于更严格和系统的治疗。在肿瘤切除手术后,通过监测肿瘤标志物检测肿瘤的复发是肿瘤标志物另外一个重要的应用。众所周知,多数循环肿瘤标志物出现的时间可比物理学方法检测肿瘤早3~6个月。这一应用并不存在特异性问题。血液样本易于获得,肿瘤标志物检测灵敏度高,这些都使其作为无创的检测手段而被临床广泛接受。

当肿瘤转移时,大多数肿瘤标志物含量升高,很少有肿瘤标志物在良恶性阶段有清晰的分界线。而反映与肿瘤转移过程相关的蛋白质,如蛋白酶和黏附分子,通常是更好的用作预后的标志物。然而,这些标志物大多数仍然从肿瘤组织和组织裂解物中进行测量。肿瘤患者血清中的 *c-erb*B-2 蛋白胞外片段(图 74-2),以及血清 ECD 与其他血清肿瘤标志物水平的相关性的发现令人鼓舞。另一个深入研究的领域是探索使用血清标志物替代物进行肿瘤患者生存预测。

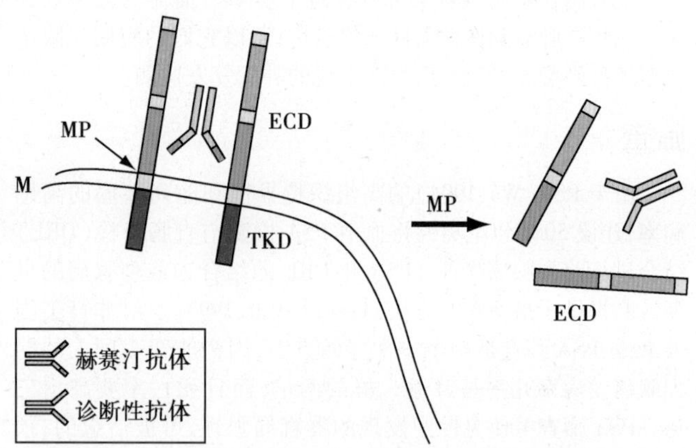

图 74-2 HER2/neu 单克隆抗体用于治疗和诊断乳腺癌。人源化 HER2 单克隆抗体曲妥珠单抗(赫塞汀),呈深蓝色互补决定区域(CDR),与 HER2 抗原表位(深蓝色)的特定区域发生反应,导致恶性乳腺细胞死亡,并常用于治疗乳腺癌。另一方面,不同的单克隆抗体与曲妥珠单抗的决定区域不发生交叉反应,在通过金属蛋白酶对其生长因子受体进行裂解后,识别出 HER2/*neu* 在血清中的胞外域(ECD)(图中的橙色部分)。因为曲妥珠单抗和诊断单抗分别识别 HER2 的不同表位,因此对检测经过赫塞汀治疗的患者血清中 HER2 的水平并无干扰。*M*,细胞膜;*MP*,金属蛋白酶;*TKD*,酪氨酸激酶结构域

肿瘤疗效监测

肿瘤标志物最有效的应用之一就是监测病程,特别是在治疗期间。血清肿瘤标志物水平反映了手术成功或化疗效果。手术后肿瘤标志物水平升高表明肿瘤切除不完全、复发或转移的存在。化疗期间血清肿瘤标志物的测定也可用于提示抗肿瘤药物的有效性,并为个性化药物治疗提供指导。

肿瘤标志物检测应用建议

当选择肿瘤标志物检测指标为肿瘤患者进行辅助诊断时,应牢记以下建议,以避免对检测结果的错误解读:

1. 决不要依赖单次指标检测结果。由于多数肿瘤标志物特异性较低,因此很难依据单个检测结果区分恶性疾病和良性疾病。在非恶性疾病中发现的肿瘤标志物升高可能只是暂时的,而在肿瘤中却会保持高水平或者持续上升。选择连续检测可以帮助发现因一过性升高出现的假阳性结果。如在原发性肝癌或良性肝病患者中可以检测到血清 AFP 升高,但两周后再次检测,肿瘤患者血清 AFP 仍将升高,而在良性的情况下,患者血清 AFP 可能会恢复正常水平。

2. 申请连续检测时,应确保每次检测都在同一个实验室并使用相同的检测试剂。尽管所有试剂盒都是为同一种肿瘤标志物设计的,但不同的试剂盒可能会产生不同的结果,在同一个实验室检测可以确保更一致的性能。确保在检测过程中观察到的任何变化都是由于肿瘤体积或其他肿瘤活动的改变造成,而不是实验室变化引起的。

3. 确保所选择的用于肿瘤复发监测的肿瘤标志物在术前已经升高。因为没有一个肿瘤标志物对某个肿瘤的检测是100%敏感的,所以在手术前确保用来监测复发的肿瘤标志物水平升高很重要。否则,应在手术前检测多个标志物,以选择最敏感的肿瘤标志物用于监测疾病活动。多个标志物同时检测可以提高疗效监测的敏感性。

4. 在解释检验结果时,应考虑肿瘤标志物的半衰期。术前,根据肿瘤标志物的半衰期,估计该标志物下降到正常水平或无法检测水平(如 PSA)的时间。重要的是,不应在术后 2 周内通过肿瘤标志物的浓度评估手术摘除肿瘤成功与否。如果可能的话,最好先等一个月,让血清中现有的肿瘤标志物有充分的时间下降到较低的水平。例如,血清 PSA 半衰期大约为3~4 天。因此,在手术成功后,血清 PSA 在 50ng/ml 水平下降到无法检测到的水平需要 30 天。

5. 应综合考虑肿瘤标志物是如何从血液循环中去除或代谢的。肾脏或肝脏疾病患者的血清肿瘤标志物可以很容易检测到,这取决于肿瘤标志物是通过肾脏清除还是由肝脏代谢。例如,肝病患者血清 CEA 常升高,这是因为受损的肝脏无法有效地将 CEA 从血液循环中清除。而肾衰竭患者血清 β_2M 异常升高,在肾衰患者中甚至小 β_2M 分子都难以通过肾小球滤过膜正常滤过。

6. 可检测多个肿瘤标志物,以提高诊断的敏感性和特异性。肿瘤是由异质细胞组成的。部分细胞可能仍为正常细胞,而其他细胞则为不同序列的多重突变产生的异质性肿瘤细胞。每一种细胞都可以表达单个标志物,或多个特征肿瘤标志物,如表 74-1 所示。相同的标志物也可以由不同类型的细胞产生。有些细胞可能永远不会产生某些特异的标志物,并且某些类型的肿瘤在细胞成分上是异质的。因此,可能需要不止一个肿瘤标志物来提高诊断灵敏度。细胞成分的异质性和每个肿瘤细胞分布的百分比解释了为什么需要多个肿瘤标志物联合检测才能获得较高的(>90%)检测灵敏度,以及在不同肿瘤患者中单个标志物的敏感性不同的原因。表 74-2 列出了与个别恶性疾病相关的多个肿瘤标志物,表 74-3 列出了各种恶性肿瘤特有的肿瘤标志物。这就解释了为什么目前使用的肿瘤标志物中没有一个是 100%敏感和特异的以及为什么使用多个标志物可以提高检测的灵敏度。具有相同特征的肿瘤标志物谱可以鉴别一组来源于相同组织的癌症,因此,联合应用多个肿瘤标志物同样可以提高检测特异性。例如,在一个与结肠、乳房、卵巢和胰腺癌有关的特定诊断模型中,四个单克隆抗体-肿瘤标志物 CEA、CA19-9、CA15-3 和 CA125 被同时检测。因为超

过60%被确诊的人类肿瘤是由上皮细胞衍生出来的(Wu, 1989),所以这一信息在临床上非常重要。多个标志物联合检测已被用于建立更为特异的卵巢癌筛查策略。CA15-3和CA72-4联合CA125可以增加CA125分析的表观特异性,以区分良恶性卵巢疾病(Bast et et al,1991)。另一个例子是CEA、CA19-9和CA72-4的组合,利用这种组合提高了胃肠道肿瘤的诊断准确性(Carpelan-Holmstrom et al,2002)。当选择多个肿瘤标志物时,应选择相互补充的标志物。许多肿瘤标志物,在与肿瘤活动相关的情况下相互平行,不应选择这类标志物。

表74-1 单克隆抗体定义的肿瘤标志物

肿瘤标志物	主要恶性疾病
CA125	卵巢癌
CA19-9	胰腺癌
CA15-3	乳腺癌
CA72-4	胃癌
HER2/*neu*	乳腺癌

表74-2 与个别恶性疾病相关的血清学肿瘤标志物

恶性疾病	主要标志物	其他标志物
神经元肿瘤		
脑肿瘤	脱氢胆固醇	多胺
神经母细胞瘤	VMA	HVA,NSE,胱硫醚,铁蛋白,3-甲氧基肾上腺素
头颈部肿瘤		
鳞状细胞癌	CYFRA 21-1	
内分泌系统		
脑垂体瘤	生长激素	IGF-I
肾上腺垂体肿瘤	皮质醇	游离儿茶酚胺,DHEA,17-类固醇,催乳素
库欣综合征	ACTH	脑内啡,促脂解素
恶性高钙血症	PTH相关肽	
内分泌胰腺肿瘤	胰多肽	嗜铬粒蛋白AC,IGF-I结合蛋白I
胃泌素瘤	促胃液素	
高血糖素瘤	高血糖素	
胰岛瘤	胰岛素	
甲状腺髓样癌	降钙素	NSE
微腺癌(垂体)	催乳素	
多发性内分泌瘤病	嗜铬粒蛋白A	
甲状腺乳头状和滤泡癌	甲状腺球蛋白	
甲状旁腺肿瘤	全段PTH	
卓-艾综合征	促胃液素	
嗜铬细胞瘤	3-甲氧基肾上腺素嗜铬粒蛋白A,血浆儿茶酚胺	
垂体肿瘤	游离β hCG	FSH,LH,催乳素,TSH
骨骼肌肉系统		
骨肉瘤	碱性磷酸酶	
乳腺癌		
乳腺癌	HER2/*neu*,CA15-3	CYFRA 21-1,CEA,降钙素
呼吸系统		
支气管癌	催乳素	
肺癌(非小细胞肺癌)	CYFRA 21-1,NSE	ACTH,CK-BB,降钙素,CA72-4,CEA,AFP,铁蛋白,LASA-P,TPA
类癌肿瘤	组胺,ADH,缓激肽	
燕麦细胞癌	ACTH,ADH,CEA,CK-BB,NSE,铃蟾肽,降钙素	
胃肠消化系统		
结直肠癌	CEA	CA19-5,CA19-9,CA72-4,NSE

表 74-2 与个别恶性疾病相关的血清学肿瘤标志物(续)

恶性疾病	主要标志物	其他标志物
胃癌	CA72-4	CA19-9,CA50,CEA,铁蛋白,hCG,CK-BB,LASA-P,胃蛋白酶原Ⅱ
肝癌	AFP	CEA,铁蛋白,ALP,TPA,GGT
胰腺癌	CA19-9	CA19-5,CA50,CA72-4,CEA,CK-BB,ADH,ALP
血管活性肠态瘤	VIP	
泌尿生殖系统		
膀胱癌	T抗原,尿激酶抑制剂,TPA,细胞角蛋白	葡糖氨基葡聚糖,尿空斑蛋白
非精原细胞型睾丸肿瘤	AFP	hCG
前列腺癌	PSA	PAP,消旋酶
肾脏细胞肿瘤	肾素,红细胞生成素IL-4,PGA	
睾丸癌	hCG	PLAP,Oct3/4
妇科肿瘤		
宫颈癌	SCC	CA125,CEA,TPA
卵巢癌	CA125	UGF,抑制素,AFP,淀粉酶同工酶,CEA,CK-BB,hCG
绒毛膜癌	hCG	
胎盘肿瘤	hCG	游离 αhCG,CA15-3,PTH,NSE,催乳素
子宫癌	SCC	
畸胎样瘤	AFP	hCG,铁蛋白
血液系统恶性肿瘤和淋巴瘤		
慢性B淋巴细胞白血病	TdT	血清 β_2M,LASA-P
B细胞恶性肿瘤	β_2M	
慢性髓细胞性白血病	TdT	
毛细胞白血病	IL-2受体	
霍奇金病	LASA-P,铁蛋白	
白血病	TdT	ALP,β_2M,铁蛋白,LD,PNP,髓鞘碱性蛋白,腺苷脱氨酶
淋巴瘤	β_2M	TdT,Ki-67,LASA-P
多发性骨髓瘤	Ig重链和轻链	本-周蛋白,β_2M,IgA
瓦尔登斯特伦病	IgM	β_2M
黑色素瘤		
黑色素瘤抗原	黑色素瘤相关LASA-P,左旋多巴	C反应蛋白
网状内皮系统		
脾脏肿瘤	铁蛋白	
其他		
肉瘤	β_2M	

ACTH,促肾上腺皮质素;ADH,抗利尿激素;AFP,甲胎蛋白;ALP,碱性磷酸酶;β_2M,β_2微球蛋白;CEA,癌胚抗原;CK-BB,肌酸激酶同工酶;CYFRA21-1,细胞角蛋白亚基;DHEA,脱氢异雄酮;FSH,促卵泡激素;hCG,人绒毛膜促性腺激素;HVA,高草香酸;Ig,免疫球蛋白;IGF,胰岛素生长因子;IL,白介素;ki67,细胞增生标志物;LASA-P,脂类相关唾液酸;LD,乳酸脱氢酶;LH,黄体生成素;NSE,神经元特异性烯醇化酶;Oct3/4,多能干细胞和生殖细胞的转录因子;PAP,前列腺酸性磷酸酶;PGA,前列腺素A;PLAP,胎盘碱性磷酸酶;PNP,嘌呤核苷磷酸化酶;PTH,甲状旁腺激素;SCC,鳞状细胞癌;TdT,脱氧核苷酸转移酶;TPA,组织纤溶酶原激活物;TSH,促甲状腺素;UGF,子宫生长因子;VIP,血管活性肠多肽;VMA,香草扁桃酸

表 74-3 与个体血清肿瘤标志物相关的恶性疾病

肿瘤标志物	相关恶性疾病	
	常见疾病	其他疾病
甲胎蛋白	原发性肝细胞癌	卵巢与睾丸畸胎样瘤
β-hCG	垂体瘤	
β_2 微球蛋白	B 细胞肿瘤	多发性骨髓瘤、B 细胞淋巴瘤、慢性 B 淋巴细胞白血病、网状细胞肉瘤、Waldenström 的巨球蛋白血症
β-hCG	绒毛膜癌	睾丸癌(非神经性)、滋养细胞肿瘤
本周蛋白	多发性骨髓瘤	
铃蟾肽	燕麦细胞癌	
C 反应蛋白	黑色素瘤	
CA15-3	乳腺癌	多种癌
CA19-9	胰腺癌、胃癌	多种癌
CA72-4	胃癌	多种癌
CA125	卵巢癌	多种癌
CA549	乳腺癌	
CA M26	乳腺癌	
降钙素	髓样癌	甲状腺癌,肝癌,肾癌
癌胚抗原	结直肠癌	多种癌
c-*erb*B-2 癌蛋白	乳腺癌	多种癌
嗜铬粒蛋白 A	嗜铬细胞瘤、神经母细胞瘤	多发性内分泌肿瘤、小细胞肺癌、类癌
CYFRA 21-1	肺鳞状细胞癌	
DHEA	肾上腺/垂体癌	
铁蛋白	急性髓细胞性白血病	霍奇金淋巴瘤、神经母细胞瘤和多种癌、畸胎瘤
半乳糖基转移酶	卵巢癌	
半乳糖基转移酶同工酶Ⅱ	胰腺癌	
促胃液素	胃泌素瘤	Zollinger-Ellison 综合征
Her2/*neu*	见 c-*erb*B-2 癌蛋白	
人绒毛膜促性腺激素	绒毛膜癌	胃癌、卵巢癌和乳腺癌、滋养细胞或生殖细胞肿瘤、睾丸癌
透明质酸	间皮瘤	
免疫球蛋白 A	多发性骨髓瘤	
胰岛素样生长因子-1	垂体瘤	胰岛瘤
白介素-2 受体	白血病	
免疫球蛋白	多发性骨髓瘤	地中海淋巴瘤、Waldenström 巨球蛋白血症、恶性淋巴瘤
抑制素	颗粒细胞瘤	
17-酮类固醇	肾上腺/垂体癌	

β-hCG,人绒毛膜促性腺激素 β 链;*CYFRA 21-1*,细胞角蛋白亚基 19;*DHEA*,脱氢表雄酮;*hCG*,人绒毛膜促性腺激素

7. 注意异位肿瘤标志物的存在。肿瘤标志物的表达受基因调控。对于良性肿瘤,肿瘤细胞产生的蛋白质具有细胞特异性,且与正常细胞产物浓度有关(图 74-1)。然而,当良性肿瘤变为恶性时,这些细胞特异性蛋白质可能不会在恶性细胞中出现。相反,通常在胚胎早期出现,而不在正常细胞或良性肿瘤细胞中出现的蛋白质可能会在恶性肿瘤细胞中持续表达。这就是癌胚蛋白和异位肿瘤标志物通常在恶性肿瘤晚期中表达的原因。因此,通常情况下,异位肿瘤标志物的出现提示患者预后差或发生了肿瘤转移。例如,即使肝功能正常,在胃肠道转移肿瘤患者中也可以检测到 AFP 的血清浓度升高。表 74-4 列出了一些已知的异位标志物及其相关的恶性疾病。

表 74-4 异位肿瘤标志物

标志物	肿瘤
甲胎蛋白	胃肠癌、肾癌、膀胱癌和卵巢癌
降钙素	内分泌肿瘤(胰岛细胞癌、类癌、甲状腺髓质癌、嗜铬细胞瘤)、肺癌、乳腺癌和卵巢癌
嗜铬粒蛋白 A	内分泌肿瘤(胰岛细胞癌、类癌、甲状腺髓质癌、嗜铬细胞瘤)、前列腺癌
游离 α-hCG	结直肠癌和胰腺内分泌肿瘤
hCG	胃癌和胰腺癌、肝癌、卵巢癌、睾丸生殖细胞肿瘤
PTH	肾细胞癌、乳腺癌、鳞状细胞癌、膀胱和卵巢癌
甲状腺球蛋白	分化型甲状腺癌

hCG,人绒毛膜促性腺激素;PTH,甲状旁腺激素

我们已经了解到美国临床肿瘤协会(Smith et al,1999)最近发表的关于胃肠道和乳腺癌标志物的使用指南。指南建议每月进行乳房自检,每年进行乳房 X 线检查,每 3~6 个月进行病史和体格检查,为期 3 年,然后每 6~12 个月进行一次,持续 2 年,此后每年进行一次。指南并不建议使用肿瘤标志物(如 CEA、CA15-3 和 CA 27.29),也不推荐常规的骨扫描、胸片、血液细胞计数、肝超声或计算机断层扫描进行筛查。美国医师学会也发表了关于早期发现前列腺癌的临床指南。指南强调了 PSA 筛查和进行直肠指检(DRE)对于前列腺癌早期诊断的重要性。尽管 DRE 不像 PSA 筛查那样敏感,但它可以检测到 PSA 测量中遗漏的肿瘤(Coley et al,1997a,1997b)。

8. 异嗜性的抗体。免疫学方法中 MAbs 的使用,以及针对靶向成像和免疫治疗的小鼠 MAbs 的临床应用的增加,造成了一个新的问题。治疗个体显然会产生抗鼠源性抗体的异嗜性的抗体,尽管这不是很常见,但这些抗体会干扰许多肿瘤标志物的免疫测定(Nahm & Hoff,mann,1990)。人血清中异嗜性抗体的干扰可能造成免疫学检测结果的增加或减少。这些抗体与固相结合抗原和标记抗体的反应模式类似。这些异嗜性抗体可能与分析-结合位点以外的位点结合,将信号抗体与捕获抗体交联,从而产生错误的化学反应。多达 15%~40%的人可能有一个或多个异嗜性抗体,而减少异嗜性抗体干扰的标准方法是在免疫测定中加入过量的小鼠血清或非特异性小鼠免疫球蛋白。

个体肿瘤标志物

甲胎蛋白

AFP 是主要的胎儿血清蛋白,也是主要的癌胚蛋白之一。AFP 的许多理化性质和白蛋白相似。在胎儿期,AFP 主要由卵黄囊和胎儿肝细胞合成,小部分在胎儿胃肠道和肾脏内合成。原发性肝细胞癌和卵黄囊来源的生殖细胞肿瘤(主要是内胚层窦瘤)患者可出现 AFP 的升高,AFP 正是这些肿瘤中最有效的血清标志物(Lamerz,1997)。但 AFP 在妊娠期和许多良性肝脏疾病中也可出现短暂性升高。AFP 检测已成功应用于中国和东南亚等肝癌高发国家的肝癌筛查。AFP 和 hCG 的联合检测可减少睾丸肿瘤患者的临床分期误差,有助于各种生殖细胞肿瘤的鉴别诊断。由于原发性肝细胞癌中 AFP 的岩藻糖基化增加(血清 AFP 的扁豆凝集素反应性),检测血清 AFP 的扁豆凝集素反应性将有助于区分原发性肝细胞癌和良性肝脏疾病,同时也可作为预测肝病患者是否转化为肝细胞癌的早期参考指标。虽然常规进行 AFP 筛查的必要性仍需进一步研究,但已有的研究显示,联合 AFP 和超声检查可将乙型肝炎和丙型肝炎患者中肝细胞癌(HCC)的检测敏感性由 75%提高到接近 100%(Izzo et al,1998;Gebo et al,2002)。AFP 目前应用于神经管缺陷的产前筛查,当联合游离 β-HCG 和游离雌三醇时,可在产前进行针对唐氏综合征的筛查(Cuckle,2000;Yamamoto et al,2001)。

血管生成因子

血管生成即原位血管的形成,涉及细胞的有序迁移、增殖和分化。血管生成在实体瘤快速生长和转移的发病机制中也具有重要作用。目前已经确认的几种血管生成因子包括第 74 章所述的酸性和碱性成纤维细胞生长因子(bFGF)、血管生成素和血管内皮生长因子(VEGF)(Folkman & Shing,1992)。在恶性疾病患者的血清中发现有血管生成因子和抗血管生成因子(Morelli et al,1998)。bFGF 和 VEGF 的血清水平可反映两者在个体肿瘤中的表达情况(Poon et al,2003;Granato et al,2004)。已有多项研究评估了血清 VEGF 的升高对癌症如乳腺癌、卵巢癌、肝细胞癌、结直肠癌、肾细胞癌和软组织肉瘤患者的重要意义。卵巢癌患者血清 VEGF 水平升高与肿瘤分化、转移相关,尤其与患者的平均生存时间相关(Alvarez Secord et al,2004;Harlozinska et al,2004;Li et al,2004)。此外,血清 VEGF 高表达水平与肾细胞癌(Ljungberg et al,2003)和结肠癌(De Vita et al,2004)的较短生存期有关。

β_2 微球蛋白

β_2M 是大多数有核细胞表面表达的人类组织相容性位点抗原的恒定轻链,分子量仅为 11.8kDa。β_2M 可脱落到细胞外液中,在实体瘤和淋巴组织增生性疾病(包括慢性 B 淋巴细胞白血病,非霍奇金淋巴瘤,尤其是多发性骨髓瘤)中含量增加(Wu et al,1986)。β_2M 的血清浓度与淋巴细胞活性有关,这使

其成为B细胞系恶性淋巴肿瘤的良好标志物,应用于患者的疗效评估中(Haferlach & Loffler,1997)。脑脊液中 β_2M 含量有助于检测肿瘤细胞在中枢神经系统的转移情况。据报道,75%的多发性骨髓瘤患者中均有血清 β_2M 水平的升高(Kyle et al,2003)。尽管目前血清游离轻链(FLC)在评价多发性骨髓瘤患者的疗效上更加有效,但血清 β_2M 对多发性骨髓瘤的监测仍具有重要指导意义(见下文)。

血清游离轻链测定

在第19章关于血清特定蛋白的研究中,血清蛋白电泳是检测单克隆丙种球蛋白病的重要方法。单克隆丙种球蛋白病的特征是B细胞或浆细胞单个异常克隆增殖并分泌过量的特异性单克隆免疫球蛋白,电泳图中在Ig区域内出现单克隆尖峰,通过免疫固定电泳可进一步判断过表达的免疫球蛋白的类型。IgG和IgA型的单克隆丙种球蛋白病可引起多发性骨髓瘤的症状。多发性骨髓瘤是一类B细胞或浆细胞肿瘤,其中B细胞或浆细胞的增殖可引起骨髓的溶解性损伤,造成病理性骨折、高钙血症和血清碱性磷酸酶的升高(见第20章)。IgM型的单克隆丙种球蛋白病可引起Waldenström巨球蛋白血症。Waldenström巨球蛋白血症也是一类B细胞或浆细胞肿瘤,血清中可见大量IgM。IgM免疫球蛋白是具有10个抗原结合位点的Ig五聚体,相对分子量较大。IgM型单克隆蛋白的高度聚集性,易造成患者的血液相对黏度较正常个体显著升高,可达正常血液黏度的五倍,引起高黏滞综合征。高黏滞综合征易导致毛细血管内血液淤积,造成组织梗死。此外,单克隆丙种球蛋白病不涉及B细胞或浆细胞的恶性转化,但涉及单克隆免疫球蛋白和轻链的过量合成。大多数的此类情况被称为意义不明的单克隆丙种球蛋白病或MGUS;但也有部分会引起沉积在多处组织中的单克隆轻链发生聚合,导致原发性或AL型淀粉样变性。无论具体情况如何,以定量方式检测血清游离轻链对诊断和监测单克隆丙种球蛋白病都至关重要。

所有的免疫球蛋白均由两条重链和两条轻链组成,分为κ和λ两种类型。轻链由位于2号染色体上的基因编码且含量多于重链。在大多数单克隆丙种球蛋白病中,轻链的合成较大程度上超过了重链,并呈现单克隆性,即合成的轻链具有单一特异的氨基酸序列。轻链具有恒定区、可变区的和高变区,高变区形成与抗原识别的互补决定结构域。不同类型的轻链具有其特定的序列。当轻链与相对应的重链结合时,轻链序列中的一部分将被"隐藏"。目前已开发出针对隐藏位点、能够特异性识别每种链型的单克隆和多克隆抗体,且该抗体仅和未与重链连接的游离轻链结合。这有助于实现对血清中游离κ链和λ链的定量检测。

血清κ链的参考区间为0.33~1.94mg/dl,血清λ链的参考区间为0.57~2.63mg/dl。当一种轻链的含量超过参考区间上限,而对应链的水平保持在参考区间内或轻度升高,提示单克隆丙种球蛋白病。游离轻链(FLC)定量的另一种方法是检测κ链与λ链的比值。轻链κ/λ比值的参考区间为0.57~2.63。低于0.57提示λ型丙种球蛋白病,而超过2.63则提示κ型丙种球蛋白病。

目前,血清FLC检测已经取代血清蛋白电泳、免疫固定电泳以及 β_2 微球蛋白的定量检测成为监测特异性单克隆丙种球蛋白病治疗过程的最敏感方法。也是特异性单克隆丙种球蛋白病和MGUS患者预后良好的预测因子(Rajkumar et al,2005)。

最近一项研究发现,不同方法进行血清FLC检测对单克隆丙种球蛋白病的敏感性为64%~72%,特异性为93%~100%(Kim et al,2014)。免疫固定电泳是血清FLC检测的参考方法。然而在慢性肾脏疾病、多克隆丙种球蛋白病、双克隆丙种球蛋白病、IgM型丙种球蛋白病以及单克隆蛋白含量极低情况下,血清FLC的检测存在一定局限性。尽管如此,FLC的敏感性和特异性较高,使其对早期检测B细胞和浆细胞肿瘤具有重要价值。

癌胚抗原

CEA是分子量约200kDa的糖蛋白,于1965年由Gold和Freedman首次发现,是第一个所谓的癌胚胎蛋白。目前,CEA仍是应用最广泛的胃肠癌肿瘤标志物,现多采用单克隆抗CEA抗体替代多克隆抗体对CEA进行检测。

CEA最初被认为是结直肠癌的特异性标志物,但进一步的研究证实其为一种非特异性肿瘤标志物。CEA可在乳腺癌、肺癌和肝癌等肿瘤中升高。多项研究表明,CEA作为肿瘤标志物,可用于监测肿瘤患者的治疗效果并预测术后肿瘤复发情况。研究证实血清CEA的升高多与肿瘤转移以及预后不良有关。结肠癌术前CEA水平升高可提示患者预后较差;治疗期间,CEA下降提示肿瘤治疗有效,若CEA水平升高则提示病情进展。然而,疾病管理的临床决策不能仅基于CEA浓度水平(Mitchell,1998)。由于CEA在肝脏中代谢,故肝脏损伤将影响CEA清除率,使CEA在血液循环中含量增加。放射治疗和化学药物治疗后的部分患者中也可观察到CEA浓度升高。有学者建议CEA应该纳入美国联合委员会肿瘤分期系统中(Compton et al,2000)。CEA可作为监测结直肠癌的标志物(Bast et al,2001),但由于其在无症状人群中的阳性预测值较低,因而限制了CEA在结直肠癌筛查中的应用。

目前,其他基因相关肿瘤标志物的应用也日益频繁。例如,转化生长因子-α、成纤维细胞生长因子和Ras癌蛋白均可在结直肠癌中增加,手术切除后则相应下降。近期,DNA错配修复基因(如*hMSH2*、*hMLH1*和*hMSH6*)突变与遗传性非息肉性结直肠癌有关。进一步开展针对血清中基因表达水平与这些基因突变的相关性研究,有望促使此类基因成为结直肠癌更有效的诊断和预后标志物。

CA15-3与CA27.29

此类抗原和多形上皮黏蛋白(PEM)的黏蛋白序列一致,通常在乳腺癌等恶性腺细胞的细胞表面上过度表达,高浓度的CA15-3和CA27.29被释放到外周循环中,可在循环水平上对其进行检测,因而CA15-3和CA27.29可作为肿瘤标志物。PEM的多肽核心含有69个氨基酸长度的胞质结构域和一个由多个20个氨基酸残基串联重复序列组成的巨大胞外结构域,胞外结构域串联重复序列的数量在不同个体间存在差异。人类*MUC1*基因的不同等位基因可编码25~100个甚至更多的串联重复序列。PEM中大部分是碳水化合物,其糖基化程度是可变的,这使得PEM的结构出现异质性(Klee & Schreiber,

2004)。

CA15-3决定簇可被两种不同的单克隆抗体识别。检测中使用固相化的MAb-MAb 115D8捕获人血浆中的MAM-6抗原,以标记的MAb DF3作为检测抗体。MAb 115D8是抗人乳脂球膜单抗,MAb DF3为抗乳腺癌细胞系MCF-7的单抗。CA15-3抗原存在于包括乳腺癌、结肠癌、肺癌、卵巢癌和胰腺癌在内的各种腺癌中。

CA15-3是监测转移性乳腺癌患者临床病程的更灵敏和更特异的标志物(Canizares et al,2001)。CA15-3随乳腺癌分期升高而升高(Bast et al,2001)。此外,CA15-3可用于预测乳腺癌患者的不良预后(Gion et al,2002;Kumpulainen et al,2002;Duffy et al,2004)。然而,CA15-3检测乳腺癌的敏感性(23%)和特异性(69%)相对较低(Chan & Sell,2001),限制了其在乳腺癌筛查中的应用。慢性肝炎、肝硬化、结节病、结核病、系统性红斑狼疮以及吸烟患者中,CA15-3也会出现升高(Tondini et al,1988)。CA27.29,作为另一种MUC1相关的黏蛋白抗原,是比CA15-3稍微敏感的乳腺癌标志物。FDA已批准CA15-3和CA27.29用于晚期或复发性乳腺癌的治疗监测。与具有高变异性的良性卵巢疾病患者相比,卵巢癌患者的MUC1血清浓度显著升高。免疫组织化学结果表明,当VU4H5抗体阳性时,黏蛋白-1与卵巢癌预后具有相关性(Engelstaedter et al,2012)。

CA19-9、CA50与CA19-5

CA19-9是由单克隆抗体识别定义的新抗原表位组的第一个肿瘤标志物,这组标志物还包括CA125、CA15-3和CEA。这些新的单克隆试剂盒可以检测到更多新发现的表位,旨在替代不同癌症的多克隆CEA检测。CA19-9检测依赖于高分子量黏蛋白上表达的糖类抗原决定簇。CA19-9定义为由MAb 1116NS-199识别的唾液酸化的乳-N-戊糖二糖Ⅱ表位。携带CA19-9表位的分子在肿瘤患者的血清中表现为黏蛋白,但在肿瘤细胞中表现为神经节苷脂。CA19-9也与Lewis血型物质有关。仅$Le(a^-b^+)$或$Le(a^+b^-)$血型的肿瘤患者血清抗原可能为CA19-9阳性。除了CA19-9,CA19-5和CA50也由单克隆抗体识别定义,但与CA19-9略有不同。CA19-9在结直肠癌、胃癌和胰腺癌患者中均可升高。与CA50相关的表位与CA19-9的表位非常相似,但缺少岩藻糖残基,此表位出现于Lewis阴性$Le(a^-b^-)$个体中。血清CA19-9浓度不仅多在胃癌和胰腺癌中升高,还可用于监测这些肿瘤患者的治疗效果和肿瘤的复发。然而,据报道,CA19-9和CA50在胰腺癌和其他肿瘤的诊断中相互补充:同时检测CA19-9和CA50可以提高诊断这些恶性肿瘤的灵敏度。CA19-9是研究最广泛的并且是FDA唯一批准的胰腺导管癌生物标志物(Winter et al,2013)。围术期升高的血清CA19-9水平是切除胆管癌患者预后不良的独立预测因素(Kondo et al,2014)。CA19-5由小鼠MAb CC3C-195检测,并与Le^a和唾液酸化的Le^a表位反应。CC3C-195以高亲和力结合唾液酸化的Le^a血型抗原,但对非唾液酸化的Le^a血型抗原表现出较低亲和力。结肠癌、胰腺癌和肝细胞癌患者血清CA50和CA19-5水平可升高。良性肝病患者由于胆汁淤积可出现假阳性结果(Wu & Carlisle,1992)。

CA125

CA125是由MAb识别定义的另一种抗原决定簇,并且与高分子量(>200kDa)黏蛋白样糖蛋白结合。CA125在超过80%的非黏液性上皮卵巢癌中表达,且在大多数浆液性卵巢癌、子宫内膜样癌和透明细胞癌中也有表达(Jacobs & Bast,1989)。然而,接受化疗的患者可能会出现CA125抗原的假性下降,阴性结果并不总是可以排除肿瘤复发。CA125在临床也应用于子宫肿瘤(>60%的患者出现升高)和良性肿瘤(包括子宫内膜异位症)的随访。最近的研究表明,血清CA125与蛋白质组学技术(见下文)的其他标记物联合可大幅提高检测的敏感性(Jacobs & Menon,2004;Lu et al,2004;Zhang et al,2004)。将血清CA125应用于其他肿瘤(例如非霍奇金淋巴瘤,肺癌)和良性疾病(例如肝硬化)发现这些患者的血清CA125水平升高(Ando et al,2003;Xiao & Liu,2003;Zidan et al,2004)。

最近,开展了对人类附睾蛋白4(HE4)的研究,用以提高卵巢癌诊断的敏感性和特异性。HE4主要在生殖道和呼吸道细胞表达(Bingle et al,2002;Galgano et al,2006),并且在上皮性卵巢癌中过表达(Schummer et al,1999)。*HE4*基因产物是N-糖基化的蛋白质,其被分泌到细胞外环境中并且可以在卵巢癌患者的血液中检测到(Moore et al,2008)。研究发现HE4在超过半数的不表达CA125的卵巢肿瘤患者中升高(Moore et al,2008)。这一发现促进了双标志物算法的发展,这种双标志物算法将HE4和CA125与患者的绝经前和绝经后状态相结合,又称为卵巢恶性肿瘤风险模型(ROMA)(Moore et al,2009)。多项研究显示,与其他标志物相比,ROMA能高灵敏度、高特异性地预测卵巢恶性肿瘤(Moore et al,2009)。

CA72-4

CA72-4检测测定的黏蛋白样人腺癌相关抗原(TAG-72),TAG-72是高分子($>10^6$kDa)黏蛋白样复合分子。因为TAG-72可以在胎儿上皮细胞和来自不同肿瘤患者的血清中检测到,因此也被认为是一种癌胚蛋白。然而,在大多数肿瘤患者血清中CA72-4仅中度升高。目前,CA72-4被认为是可用于胃癌和结直肠癌患者临床监测的标志物。CA72-4已经作为胃癌切除术后复发的特异性标志物(Marrelli et al,2001)和生存预后指标(Gaspar et al,2001)。CA72-4与β hCG和CEA的多变量分析显示,CA72-4是结直肠癌的独立预后指标(Louhimo et al,2002)。

降钙素

降钙素是循环多肽类激素之一,其在骨骼转移相关的骨转换率升高的患者中可能升高。降钙素在支气管癌和甲状腺髓样癌中异常升高(表74-4)。血清降钙素原具有较高的诊断准确性,且不需要在冰上冷却或冷冻条件下保存,更容易在社区医疗条件下使用,有望替代血清降钙素作为甲状腺髓样癌的新的管理护理标准(Machens et al,2014)。

嗜铬粒蛋白A

嗜铬粒蛋白A是嗜铬颗粒的主要可溶性蛋白质。嗜铬粒蛋白A和儿茶酚胺在内脏神经的刺激下，从肾上腺髓质中释放。然而，嗜铬粒蛋白A不限于肾上腺髓质和交感神经元的嗜铬细胞，它也存在于各种神经内分泌器官中。嗜铬细胞瘤(Giovanella & Ceriani,2002)、甲状腺髓样癌和小细胞肺癌(Ma et al,2003)患者的血清中可以检测到嗜铬粒蛋白A升高。有趣的是，发生在前列腺、乳腺、卵巢、胰腺和结肠等部位具有神经内分泌分化的上皮癌中也可检测到血清嗜铬粒蛋白A水平升高(Wu et al,2000)。

具有神经内分泌分化的前列腺癌一直是研究的活跃领域。较高水平的血清嗜铬粒蛋白A与分化不良的前列腺癌有关(Isshiki et al,2002)。雄激素阻断治疗和全身放射性核素治疗后(Ferrero-Pous et al,2001)的前列腺癌患者血清中嗜铬粒蛋白A含量也有所升高。此外，嗜铬粒蛋白A表达升高与前列腺癌转移存在相关性(Tarle et al,2002)。间歇性雄激素剥夺治疗可以降低嗜铬粒蛋白A的水平，从而降低前列腺癌的神经内分泌分化(Sciarra et al,2003)。嗜铬粒蛋白A不仅是胰腺神经内分泌肿瘤的可靠血清学诊断生物标志物，而且可以预测患者特别是亚洲患者的总体生存期和治疗效果(Chou et al,2014)。

细胞角蛋白19片段

细胞角蛋白19片段(CYFRA 21-1)是血清中发现的细胞角蛋白19中间丝的片段。它是在单层上皮细胞及其恶性组分中表达的细胞角蛋白中间丝的亚单位。关于血清CYFRA 21-1升高的研究主要集中在乳腺癌和肺鳞状细胞癌。据报道，CYFRA 21-1检测Ⅳ期乳腺癌及其复发和转移的灵敏度分别为60%、64.2%和89%。原发性乳腺癌患者的生存率、手术后复发和化疗后的反应与患者术前血清CYFRA 21-1升高相关(Nakata et al,2000;2004)。在对早期阶段疾病手术治疗中的肿瘤分期、生存期、预测作用以及晚期非小细胞肺癌化疗有关的多项研究中，证明CYFRA 21-1可以反映肿瘤大小。一项关于头颈部鳞状细胞癌(SCC)的研究发现，CYFRA 21-1在放疗或化疗后的升高可以作为远处转移的早期指标(Kuropkat et al,2002)。在肺尘埃沉着病和阻塞性气道疾病等非恶性肺部疾病患者中，CYFRA 21-1含量不增加(Schneider et al,2003)。

人绒毛膜促性腺激素

人绒毛膜促性腺激素(hCG)是糖蛋白激素家族成员，由胎盘的滋养层细胞合成和分泌，是由二硫键通过非共价键连接的α和β亚基组成的异二聚体激素。目前使用单克隆抗体试验可用于检测完整的hCG，"缺口"hCG或hCGn(部分降解的hCG，在44和45或47和48位氨基酸之间缺失肽键)；hCGα亚基；hCGβ亚基；和hCGβ核心片段(残留hCGβ，6~40残基，通过二硫键连接到hCGβ的55~92残基)(Berger et al,2002;Birken et al,2003)。恶性和非恶性滋养层细胞不仅合成和分泌具有生物活性的α和β二聚体，还合成和分泌未结合的(或游离的)α和β亚基。除了完整的二聚体之外，在孕早期和恶性肿瘤患者的血清中可以检测到hCG的游离β亚基(见第25章)。

当完整的hCG含量正常时，游离β亚基的检测可用于诊断绒毛膜癌的复发或转移。血清hCG亚基的分析对于生殖细胞肿瘤患者的管理尤其有效(Von Eyben,2003)。然而，在滋养细胞肿瘤、绒毛膜癌和睾丸肿瘤的患者中，可能会出现HCG升高。超过60%的非精原细胞型生殖细胞肿瘤患者和10%~30%的精原细胞瘤患者出现游离βhCG升高。

精原细胞睾丸癌患者血清中含有同等水平的完整的hCG和βhCG或游离α亚基。因此，只需要测定其中一种物质来监测患者的状态。另一方面，只有hCG或βhCG亚基可能在非精原细胞睾丸癌患者中发现。游离亚基和完整的hCG的检测将增加这些非精原细胞睾丸癌患者的诊断敏感性。

在其他肿瘤患者(包括尿路上皮癌)中，约30%的患者存在异位游离βhCG，但在这些临床样本中仅检测到游离βhCG及其分解产物、β核心片段。异位αhCG是恶性胰腺内分泌肿瘤的标志物(Ma et al,2003)。最近制备的hCG(HCG,hCG-α和hCG-β)及其相关分子的世界卫生组织参考试剂，可能降低非特异性反应，同时提高临床hCG检测的准确性(Bristow et al,2005)。

HER2/*neu*(*c-erb*B-2)癌蛋白

HER2/*neu*(*c-erb*B-2)致癌基因是大小为185kDa的酪氨酸激酶受体家族的跨膜蛋白，将在第75章中详细讨论。它与表皮生长因子受体(EGFR)(包括细胞内、跨膜和ECD)的结构和功能具有同源性(图74-2)。已发现HER2/*neu*在包括乳腺癌在内的许多不同的上皮细胞癌患者血清中升高(Mori et al,1990;Leitzel et al,1992;Ali et al,2002;Tsigris et al,2002a,2002b)。血清HER2/*neu*是乳腺癌患者重要预后和预测标志物。初诊时，仅有5%~10%的乳腺癌患者血清HER2/*neu*水平升高。辅助治疗前血清HER2/*neu*升高与肿瘤大小、肿瘤分级和淋巴结转移有关。血清HER2/*neu*检测可用于初始血清HER2/*neu*水平大于15ng/ml的转移性乳腺癌患者的随访和治疗监测。Schippinger等(2004)发现，在疾病过程中，升高的血清HER2/*neu*浓度降低至15ng/ml以下且其浓度水平持续在15ng/ml或以下，预示患者存活时间较长。与CEA和CA15-3相比，通过化学发光免疫测定检测的血清HER2浓度水平是HER2阳性转移性乳腺癌最敏感的标志物(Kan et al,2009)。化疗前和化疗后HER2/*neu*水平可作为患者无病生存期和总体生存期的预后指标(Hayes et al,2001;Saghatchian et al,2004)。此外，血清HER2/*neu*水平与化疗效果(包括化学和激素)以及赫赛汀(曲妥珠单抗)治疗相关。较高水平的HER2/*neu*预示不完全反应，而低水平预示更长或完全的治疗反应(Colomer et al,2000;Harris et al,2001;Lipton et al,2002;Bethune-Volters et al,2004;Luftner et al,2004)。

循环*c-erb*B-2构成胞外域，被称为p105或血清HER2，可使用酶联免疫吸附试验(ELISA)检测其水平(图74-2)。已有三种使用单克隆抗体的ELISA方法被FDA批准用于血清循环HER2检测：一种是微量滴定板法(Oncogene Science/Siemens)；另外两种是自动化仪器法，包括拜耳Immuno 1HER2/neu分析法(西门子)和ADVIA Centaur HER2/neu免疫分析法(西门子)。ADVIA Centaur HER2/neu免疫分析试剂盒在使用说明、格式、性能特征和结果方面与拜耳/西门子 Immuno1HER2/neu 试剂盒相似。两者主要区别在于信号系统，ADVIA 使用化学发光系统而 Siemens/ADVIA Immuno 1 使用 ALP 标记的催化显色反应信号系统。由于不同抗体识别的抗原表位不同，血清异嗜性抗体和治疗性单抗曲妥珠单抗并不干扰 HER2/*neu* 检测（图 74-2）。

在口腔鳞状细胞癌（Chen et al，2007）、非小细胞肺癌（Papila et al，2009）、胃癌（Tsigris et al，2002b）、结直肠癌（Tsigris et al，2002a）、尿路上皮癌（Hussain et al，2007）、前列腺癌（Kehinde et al，2008）和卵巢癌中，HER2/*neu* 过度表达与肿瘤晚期和预后不良相关，因此可用作这些肿瘤的治疗靶点（Agus et al，2000）。近期研究表明，HER2 细胞外结构域的血清水平与转移性胃癌的组织 HER2 表达状态高度相关，并且该试验被认为是评估组织 HER2 表达状态的潜在替代方案（Peng et al，2014）。

p53

p53（见第 75 章）是一个 53kDa 的细胞核磷蛋白，是细胞生长的负性调节因子。作为肿瘤抑制因子，它诱导基因产物的表达，抑制或阻止细胞生长和增殖。p53 蛋白调节靶基因转录能力是基于其序列特异性 DNA 结合活性和与 p53 靶蛋白的 DNA 结合域连接时可以激活转录的结构域。该 DNA 结合结构域对突变引起的破坏很敏感，并且与人类肿瘤相关的大多数病变发生在该结构域。在不同组织来源的几乎所有类型的肿瘤中，大约有一半发生 p53 编码基因突变。由于其半衰期短（20 分钟），野生型 p53 蛋白质在血液循环中无法检出（Malkin et al，1990；Harris & Hollstein，1993）。但目前的分子技术如 PCR/SSCP（详见第 8 部分），可检测血清 *p53* 基因突变。血清中 p53 抗体的存在有助于血清学异常 p53 检测。血清中 p53 抗体的存在与 p53 突变表达有关，同时与肿瘤恶性程度呈正相关（第 75 章讨论）。

甲状旁腺激素相关肽

甲状旁腺激素相关肽（parathyroid hormone-related peptide，PTH-RP）的血浆浓度在大多数与肿瘤相关的高钙血症患者中升高。PTH-RP 由与高钙血症相关的肿瘤分泌。这些患者中 PTH-RP 的循环形式包括大的氨基末端肽和与甲状旁腺激素（parathyroid hormone，PTH）具有密切序列同源性的羧基末端肽。PTH-RP 诱导高钙血症发生的机制包括结合和激活受体，该受体也可结合 PTH。PTH-RP 浓度检测可用于恶性肿瘤相关的高钙血症的诊断及与原发性甲状旁腺功能亢进、结节病、维生素 D 毒性或各种恶性肿瘤（包括鳞状细胞癌、肾癌、膀胱癌、卵巢癌）的鉴别诊断。肾功能受损但没有高钙血症或肿瘤的患者其血浆 PTH-RP 浓度也可能升高（Burtis et al，1990）。

前列腺癌血清标志物

血清前列腺特异性抗原

前列腺特异性抗原是丝氨酸蛋白酶激肽释放酶家族的一员，由前列腺上皮细胞特异性合成，其在这些细胞中的表达受到雄激素受体调控。前列腺抗原具有高度组织特异性，是目前发现的应用最广泛的肿瘤标志物。它的正常参考区间为 0～4ng/ml。前列腺特异性抗原的肿瘤敏感性和组织特异性使之成为筛查和治疗前列腺癌最有效的肿瘤标志物。PSA 的主要缺陷在于鉴别前列腺癌和非恶性前列腺病变时缺乏特异性。一些良性疾病如前列腺增生、急性期前列腺炎和梗死也可能出现血清前列腺特异性抗原升高。

前列腺特异性抗原已有效运用于前列腺癌的筛查、诊断、癌症风险预测和复发监测。自 1980 年在前列腺癌患者血清中发现前列腺特异性抗原以来（Papsidero et al，1980），人们便不断对其进行深入研究，并应用于临床前列腺癌的筛查、诊断和疗效监测。前列腺特异性抗原及其他存在形式可用于指导临床进一步进行组织活检，使之有更多的前列腺癌患者尤其是青年男性患者被检测出。前列腺特异性抗原在检测前列腺癌方面的应用，使前列腺癌转移的发生率从晚期患者占新诊断病例的 30%下降到 10%（Cooperberg et al，2004）。美国泌尿协会和美国肿瘤协会建议对 50 岁以上的男性进行年度前列腺特异性抗原筛查。在第 104 届年会上，美国泌尿协会（American Urological Association，AUA）发布了新的指南（Greene et al，2009）。新指南已经将进行前列腺特异性抗原（prostate-specific antigen，PSA）筛查的相对健康且知情的男性测试者年龄降到了 40 岁。另外，由于其组织特异性，前列腺特异性抗原的测定对于监测外科前列腺切除手术的成功具有十分重要的作用。前列腺的完全切除会使前列腺特异性抗原水平下降到无法检出的水平，而不完全的腺体切除（非持续性疾病）则仍可检测到前列腺特异性抗原。而且，在后续的检测过程中前列腺特异性抗原水平应保持不变。在成功的根治性前列腺切除术后，任何前列腺特异性抗原水平的增加都提示着前列腺癌的复发或转移。在放射治疗的过程中，前列腺特异性抗原水平可能会发生暂时且小幅的上升，这不应该被误诊为疾病进展。

多项研究表明，血清前列腺特异性抗原水平大于 4ng/ml 的前列腺癌患者，前列腺癌诊断率大于 80%（在一些研究中，甚至大于 90%（DeSoto-LaPaix et al，2003））。前列腺增生和急性前列腺炎也会导致血清前列腺特异性抗原水平增高，约一半的前列腺特异性抗原水平超过 4ng/ml，甚至有明显升高（>10ng/ml）的患者，在组织活检时并未发现前列腺癌。因而，这些研究表明，前列腺特异性抗原至少具有 80%的灵敏度和约 50%的特异性。然而，人们也发现，约有 20%的前列腺癌活检最初为阴性的患者，在三年后再次检查时转为阳性（DeSoto-LaPaix et al，003）。因此 PSA 的实际检测特异性会更高。假设组织活检发生了漏检且 3 年并没有新的恶性肿瘤出现，这导致了目前常进行的饱和组织活检技术。

另一方面，4ng/ml 这一临界值不能有效区分患者是否患有前列腺癌，也不能区分侵袭性更强的类型（Schröder et al，2000；Horninger et al，2002；Punglia et al，2003；Thompson et al，2004）。某前列腺癌的预防试验对 2950 名前列腺特异性抗原水平从未超过 4ng/ml 或 DRE 水平正常的男性在 7 年后进行了前列腺特异性抗原测定及前列腺组织活检（Thompson et al，2004）。活检证实，前列腺特异性抗原水平不超过 4ng/ml 的男性患前列腺癌的概率约为 15.2%(n=449)。在这些人中,约有 15.8%(n=71)为高分级前列腺癌(格列森评分≥7),但是该实验并没有报道肿瘤的大小。在前列腺癌预防试验的安慰剂组中,我们没有得到一个同时具有高灵敏度和高特异性的、用来检测健康男性是否患有前列腺癌的前列腺特异性抗原切点,而是所有前列腺特异抗原水平和前列腺癌风险的连续统一体(Thompson et al,2005)。这些研究似乎证实了其他研究所得出的结论,即前列腺特异性抗原诊断前列腺癌的敏感性在 80%~85%之间(使用 4ng/ml 作为临界值),用前列腺特异性抗原水平为 4ng/ml 作为临界值来诊断前列腺癌时,会导致患者活组织检查出现 15.2%的假阴性率。这一发现与上述结论相符(即 84.2%的前列腺癌患者血清前列腺特异性抗原水平大于 4ng/ml)。

人们已进一步探讨了使用更低的血清前列腺特异性抗原水平作为临界值来检测出更多的前列腺癌患者的问题(Punglia et al,2003),尤其探讨了更敏感的检测前列腺特异性抗原的技术发展问题。使用目前商品化前列腺特异性抗原检测试剂盒,人们能够检测到小于 0.1ng/ml 的血清前列腺特异性抗原。基于对前列腺癌预防实验的考虑,2008 年发布的欧洲指南建议前列腺特异性抗原临界值为 2.5ng/ml,或者满足前列腺特异性抗原水平每年升高 0.6ng/ml 作为组织活检指征(Heidenreich et al,2008)。

除了探讨在诊断前列腺癌时前列腺特异性抗原的临界值问题,像其他肿瘤包括乳腺癌,人们还提出了前列腺特异性抗原诊断疾病的效能问题。即,早期诊断前列腺癌是否可以挽救患者的生命。为了解决这个问题,在过去约十年的时间里,欧洲前列腺癌筛查随机研究组织(European Randomized Study of Screening for Prostate Cancer,ERSPC)进行了一项主要研究,18.2 万来自欧洲 7 个国家的年龄在 50~74 岁之间的男性,被随机分为两组,其中一组每四年进行一次前列腺特异性抗原筛查,另一组作为对照组,按照现行实践标准不进行常规筛查程序。参与本次研究的大多数机构使用较低的前列腺特异性抗原值作为临界值,而不是常规的 4ng/ml(即 3ng/ml 而不是 4ng/ml)。在筛查组中,8.2%的男性被检出前列腺癌,对照组 4.8%的男性被检出前列腺癌。对照组和筛查组之间的绝对死亡风险差异为每 1000 例患者出现 0.71 例,这就意味着强制对 1410 例患者进行筛查能预防 1 例因前列腺癌出现的患者死亡。总之,这项研究证明,筛查可以使前列腺癌的死亡率降低 20%(Schröder et al,2008;2009)。经研究得出,前列腺癌死亡人数的明显减少也伴随着过度诊断的高风险,尽管如此,与前列腺癌生存人数的大量增加相比,这似乎是一个很小的代价。

与这项调查结果相反是,在另一项前列腺癌、肺癌、结直肠癌和卵巢癌的筛查试验中,应用前列腺特异性抗原和 DRE 对筛查组和对照组进行筛查。尽管筛查组前列腺癌的诊断率比对照组高 20%,但两组的死亡率是一样的(Grubb et al,2008)。这项研究得出的结论是,前列腺癌的筛查实验并不能挽救生命,只是使患者进行一项并不会改变结局的检查。然而,人们意识到,延长研究时间可能会使两组之间的死亡率差异显示出来。在 ERSPC 研究中,许多研究中心使用的 3ng/ml 的临界值也可能使确诊重大疾病的患者人数增加。

为前列腺癌早期发现提高血清 PSA 效能的方法

目前,在检测前列腺癌时已发现几种增强 PSA 敏感性和特异性的方法。首先,如前所述,血清前列腺特异性抗原与经直肠超声检查或直肠指诊的结合使用能提高其灵敏度和特异度(Catalona et al,1991;Brawer et al,1992)。此外,前列腺特异性抗原分数(游离分数和结合分数)已被用于提高血清前列腺特异性抗原在前列腺癌诊断中的敏感性和特异性。

游离 PSA,复合 PSA 和游离 PSA 百分比

PSA 能与包括 α_1-抗糜蛋白酶(ACT),α_2-巨球蛋白(共价结合的)和 α-蛋白酶抑制剂(API)在内的各种内源性蛋白酶抑制剂形成络合物,包括 α_1-抗糜蛋白酶(ACT),α_2-巨球蛋白(共价结合的)和 α-蛋白酶抑制剂(API)。这些稳定存在的形式统称为复合前列腺特异性抗原(cPSA)。血清中的 PSA 大多以 PSA-ACT(前列腺特异性抗原-α_1-抗糜蛋白酶)复合物(Vessella & Lange,1997)的形式存在(占总前列腺特异性抗原的 90%)(Christensson et al,1993),这些复合物可以被大多数的免疫学方法检测到,但与 α_2 巨球蛋白络合的前列腺特异性抗原不能被商业化 PSA 试剂盒检出。我们把那些未结合的前列腺特异性抗原称为游离前列腺特异性抗原(fPSA),游离前列腺特异性抗原不与蛋白酶抑制剂结合。在前列腺癌患者血清中,复合前列腺特异性抗原的浓度通常升高,未结合或游离前列腺特异性抗原相应降低(Parsons et al,2004)。另一方面,前列腺增生的患者体内游离前列腺特异性抗原的相对量比前列腺癌患者高。因此,人们开发出定量检测 cPSA 或 fPSA 的免疫测定方法。游离前列腺特异性抗原表面可以暴露复合前列腺特异性抗原表面没有的抗原表位,因此人们开发了能够特异性测量游离前列腺特异性抗原或复合前列腺特异性抗原的检测方法,以此来作为传统方法的补充,而传统方法只能测定总的前列腺特异性抗原(tPSA)含量(Lilja et al,1991;Stenman et al,1991)。在这些测定方法的基础上,人们发现直接测定与 ACT 络合的复合前列腺特异性抗原(PSA-ACT)可以解决很多与测定前列腺特异性抗原相关的技术难题,而且可以更明显的发现前列腺增生和前列腺癌之间的差异(Wu,1994;Wu & Liu,1998),从而增加测试的特异性(Parsons et al,2004)。通过测定分子形式的 PSA 和 fPSA(例如游离前列腺特异性抗原的百分比(%fPSA))、proPSA、完整前列腺特异性抗原或良性前列腺增生相关前列腺特异性抗原)和(或)新的血清标记物可以增强前列腺特异性抗原测定的特异性(Stephan et al,2009)。

相反,游离前列腺特异性抗原的测定以及计算游离前列腺特异性抗原的百分比(%fPSA=(fPSA/tPSA)×100)都与前列腺癌的患病风险成反比,这一结论可以帮助人们鉴别诊断前列腺增生和前列腺癌(Polascik et al,1999),提高检测的特异性,避免前列腺增生患者进行不必要的组织活检。更重要的是,对于前列腺特异性抗原水平在 4~10ng/ml 之间的男性患者,检测游离前列腺特异性抗原比值可以提高前列腺癌检测的特异性,并使前列腺增生的患者免于做不必要的活检。此外,游离前列腺特异性抗原可以作为前列腺癌发病率的预测因子。还有一些

研究表明，对于前列腺特异性抗原水平低于 4ng/ml 的患者，游离前列腺特异性抗原百分比可以用来预测他们患前列腺癌的风险（Polascik et al，1999；Ito et al，2003）。值得注意的是，游离前列腺特异性抗原在 4℃或更高温度下会快速降解。因此，推荐样品采集时间和测定时间的间隔小于 3 小时，样品应储存在 -70℃的环境中（Woodrum et al，1996）。总而言之，前列腺癌与复合前列腺特异性抗原升高和游离前列腺特异性抗原百分比降低（<6%）相关（Catalona et al，1995），高水平的游离前列腺特异性抗原百分比（>23%）通常与前列腺增生相关。

检测 PSA-ACT 以及 PSA-API 的 Bayer 复合前列腺特异性抗原检测法，最初是用来替代测定游离前列腺特异性抗原和总的前列腺特异性抗原的一个独立测定方法（Brawer et al，1998；Mitchell et al，2001）。然而，只有复合前列腺特异性抗原占总前列腺特异性抗原的比例可以得到与游离前列腺特异性抗原百分比相同的结果（Lein et al，2003；Roddam et al，2005）。

最近，人们发现，fPSA 至少存在三种分子形式：proPSA（Mikolajczyk et al，1997），BPSA（Mikolajczyk et al，2000）和无活性的“完整”前列腺特异性抗原（iPSA）。近日，FDA 批准了 Dimension FPSA Flex 和 AxSYM 游离前列腺特异性抗原检测进入临床，这两项检查通常与总前列腺特异性抗原（tPSA）和直肠指诊一起进行。对于血清中总的前列腺特异性抗原值为 4～10ng/ml 的 50 岁以上男性，它们能帮助临床医生决定是否需要通过做前列腺活检来排除他们患有前列腺癌的可能。游离前列腺特异性抗原的百分比越小，患者就越有可能患有前列腺癌。

在 2007 年，美国食品药品管理局批准了一项新的检测方法，西门子化学发光法 1000/2000 游离前列腺特异性抗原检测，该方法将作为定量测量游离前列腺特异性抗原的固相顺序化学发光免疫法的第三代检测技术与总前列腺特异性抗原结合使用。常规采集的样本，在 2～8℃的条件下冷藏储存 24 小时的样品或冷冻储存在-70℃的样品均可用于游离前列腺特异性抗原检测。

测量原理 目前有多种方法可用于测定游离前列腺特异性抗原和复合前列腺特异性抗原，图 74-3 总结了其中一种。当前列腺特异性抗原与其他物质结合时，前列腺特异性抗原的某些抗原决定簇被与其结合的蛋白质（主要是 ACT）“掩埋”。这些抗原决定簇也暴露于游离前列腺特异性抗原的表面，所以那些与复合前列腺特异性抗原表面被掩盖的抗原决定簇结合的抗体只能检测到游离前列腺特异性抗原。另一方面，有的抗原决定簇在游离前列腺特异性抗原和复合前列腺特异性抗原表面都存在，与这种抗原决定簇结合的抗体可以检测到总的前列腺特异性抗原。最后，那些与前列腺特异性抗原的抗原隐藏决定簇结合的抗体也阻断了共同的暴露决定簇。这些抗体通过结合隐藏决定簇，仅与游离前列腺特异性抗原反应，但也阻断了常见位点的暴露。现在，在这种阻断抗体存在的前提下，加入仅与常见的暴露决定簇反应的另一种抗体（唯一可用的常见暴露决定簇在复合前列腺特异性抗原上），使用阻断抗体和检测抗体的双抗体方法可以定量检测复合前列腺特异性抗原的水平。

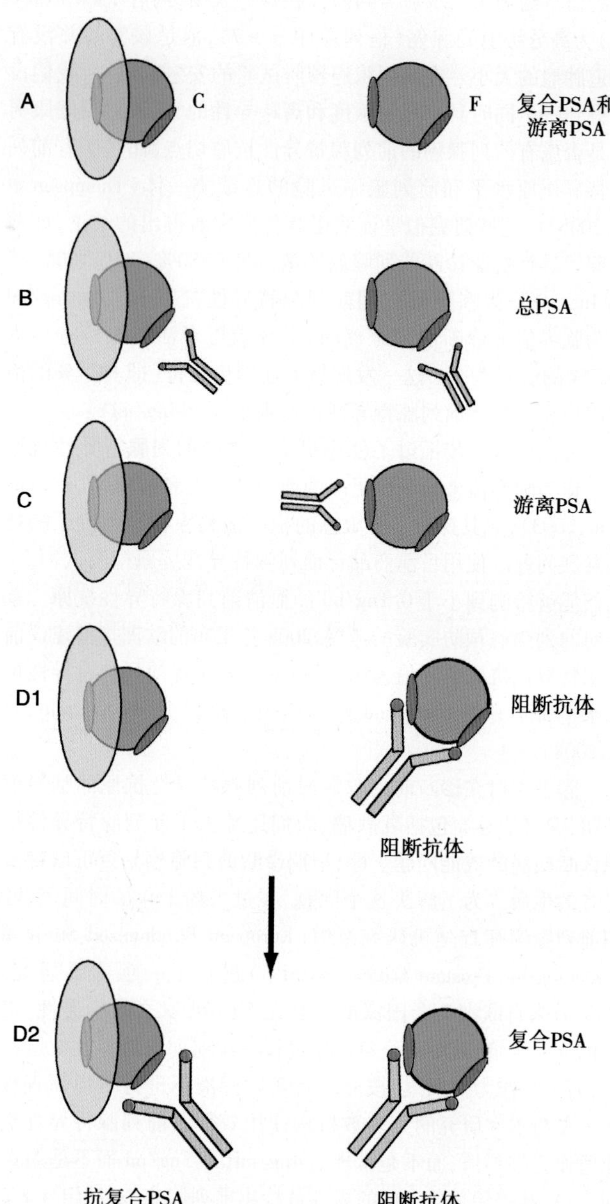

图 74-3 三种不同的前列腺特异性抗原（PSA）检测方法。A. 经证明，前列腺特异性抗原存在复合和游离两种状态。在复合前列腺特异性抗原中的一些表面抗原决定簇（在图中为蓝色）被掩盖。而在游离前列腺特异性抗原中，这些抗原决定簇则被暴露。另一方面，如 B 所示，在复合前列腺特异性抗原和游离前列腺特异性抗原表面存在一些共同的抗原决定簇（在图中为红色）。使用针对共同抗原决定簇的抗体可以检测总前列腺特异性抗原（游离前列腺特异性抗原+复合前列腺特异性抗原）。如 C 所示，因为蓝色的抗原决定簇只暴露于游离前列腺特异性抗原的表面，与这些抗原结合的抗体只能检测到游离前列腺特异性抗原。如 D1 所示，针对游离前列腺特异性抗原蓝色抗原的抗体同时也可阻断红色抗原。因此，如 D2 所示，与红色抗原（即游离前列腺特异性抗原和复合前列腺特异性抗原共有的抗原）结合的抗体，只能与复合前列腺特异性抗原发生反应。这是西门子/拜耳测定复合前列腺特异性抗原的基本原理

前列腺特异性抗原前体和前列腺健康指数

含有7个氨基酸前导肽的前列腺特异性抗原前体是游离前列腺特异性抗原的一种分子形式,并且更有可能与前列腺癌相关。这种前列腺特异性抗原前体也存在于血清中,与前列腺特异性抗原相比多两个、四个或者五个氨基酸。有研究发现,在肿瘤提取物中,前列腺特异性抗原前体(p2PSA)是最主要的存在形式,提示前列腺特异性抗原的这些分子形式可以用于前列腺癌早期检测和鉴别侵袭性前列腺癌(Hori et al,2013;Lazzeri et al,2013,2014;Loeb et al,2013;Scattoni et al,2013;Heidegger et al,201)。由Beckman Coulter公司与NCI早期检测研究网络合作开发的前列腺健康指数(phi)于2012年被FDA认可。这个新测试实际上是由三个生物标志物组成的数学公式:(p2前列腺特异性抗原/f前列腺特异性抗原)×1/2前列腺特异性抗原。通过这个计算公式,临床医生可以通过分析每个患者的结果提出更好的治疗建议。phi指数的预期用途是在血清总前列腺特异性抗原值为4~10ng/ml,年龄大于50岁以及直肠指诊阴性的男性患者中进行前列腺癌和良性前列腺病变的鉴别诊断(Sokoll et al,2010)。Lazzeri等(2013;2014)最近发表的两项研究表明,p2PSA和phi检测的运用显著提高了前列腺癌预测的准确性。在第一项研究中,来自欧洲5个研究中心的约650名男性患者的前列腺特异性抗原水平在2~10ng/ml之间。研究者指出对于Gleason评分大于或等于7的患者,相比于前列腺特异性抗原和游离前列腺特异性抗原,使用p2PSA和phi能更好地检测出前列腺癌。在第二项研究中,在具有前列腺癌家族史的150名男性队列中,phi对侵袭性前列腺癌的诊断性能显著优于tPSA和%fPSA(AUC分别为0.73、0.55和0.60)。

前列腺特异性抗原倍增时间,速率和密度

肿瘤是一个渐进的过程,我们可以做出如下的合理假设:在检测恶性病变方面,肿瘤标志物的变化率是比肿瘤标志物的绝对值更敏感的疾病侵袭标志,所以,近十年,人们提出了前列腺特异性抗原倍增时间和前列腺特异性抗原速率的概念。前列腺特异性抗原的含量加倍所需要的时间称为前列腺特异性抗原倍增时间。研究表明,前列腺特异性抗原倍增时间可以预测雄激素非依赖性前列腺癌患者在根治性前列腺癌术后的复发情况(Lee,2003;Loberg et al,2003)。

前列腺特异性抗原随着时间变化的增长率称为前列腺特异性抗原速率或PSAV(Carter et al,1992),由前列腺特异性抗原的差值除以年数获得,通常以纳克/毫升每年的形式给出。研究证明,前列腺特异性抗原速率大于或等于0.75ng/年是肿瘤的强预测因子,具有95%的特异性(Carter et al,1992)。最近,人们发现,当前列腺特异性抗原浓度在2~4ng/ml之间时(Fang et al,2002),前列腺特异性抗原速率可以用来预测患前列腺癌的风险。对于前列腺特异性抗原值低于或者等于前列腺特异性抗原正常值(2~4ng/ml)的患者,前列腺特异性抗原速率在前列腺癌风险预测和指导前列腺组织活检的必要性方面具有重要价值。近期一项研究表明(Moul et al,2007):类比血清前列腺特异性抗原水平的年龄相关性,前列腺特异性抗原速率也应该进行年龄标化。研究指出:组织活检指征阈值水平(前列腺特异性抗原≥4ng/ml或前列腺特异性抗原V≥0.75ng/ml每年)低估了50~59岁男性的患癌风险,对这个年龄段的活检指征阈值应分别下降到2ng/ml和0.40ng/ml每年。前列腺特异性抗原水平的急剧上升加强了人们对快速发展的肿瘤的怀疑,但是有一个重要的干扰因素,即前列腺炎。因此应在抗生素试验后再次进行前列腺特异性抗原检测。2006年的研究发现,那些前列腺特异性抗原速率每年升高大于0.35ng/ml的男性比每年升高小于0.35ng/ml的男性具有更高的死于前列腺癌的风险(Carter et al,2006)。国家综合癌症网络(www.nmln.org)2007版前列腺癌检查指南建议,对于那些前列腺特异性抗原变化速率每年增长大于0.35ng/ml的男性,即使他们的前列腺特异性抗原水平较低,也应考虑进行组织活检。这是一个重要的发现,尽管大多数的前列腺癌患者死于其他原因,但前列腺癌仍导致了极高的死亡率。这些研究说明了一种鉴别侵袭性前列腺癌的方法,需要进行较大的随机队列研究来验证这些观察结果。前列腺特异性抗原速率不是判断前列腺癌分级,分期或复发的良好参数(Freedland et al,2001)。前列腺特异性抗原密度是总前列腺特异性抗原和经尿道超声检查测量前列腺体积的比。前列腺特异性抗原密度大于0.15表明患者患有前列腺癌的概率较大而不是前列腺炎(Polascik et al,1999)。

前列腺特异性抗原仍然是检测前列腺癌的金标准。通过与其他方法(如DRE)联合使用,并通过量化前列腺特异性抗原分数(复合状态和游离状态)或尿液中的各种分子标志物,可以使其具有更高的诊断效能。

外周血循环肿瘤细胞

血源播散是肿瘤转移的主要途径(Emlles & Welch,2007)。因此,对外周血中这些传播性的癌细胞进行检测不仅可以作为监测肿瘤早期转移的工具,也可以用来预测预后和评价新的治疗方法的效果。

成功检测外周血液循环肿瘤细胞(circulating tumor cell,CTC)的主要困难在于其在外周血中数量稀少,大约每10^5~10^6个单个核细胞中存在一个或几个CTC。因此,各种基于细胞大小的富集技术被用来收集CTC。这些技术包括薄膜微孔滤过装置和微机电系统,根据上皮肿瘤细胞的大小、细胞密度(密度梯度离心)以及针对细胞表面蛋白质的特异性抗体为基础的免疫磁珠分离技术(见第44章)和流式细胞分选技术(见第34章)。这些被富集起来的CTC可以通过其他的检测手段进行进一步的分类。检测CTC的两种主要方法包括利用单克隆抗体通过荧光显微技术和流式细胞技术对特定蛋白质进行免疫测定的技术手段以及使用基于PCR的分子生物技术(例如RT-PCR、甲基化DNA PCR)测定组织特异性转录产物(Molnar et al,2003)。Cellsearch(Johnson & Johnson)系统作为第一个被FDA批准用于CTC检测的基于免疫学方法的检测技术获得了广泛关注,它利用包被有抗上皮细胞黏附分子(EpCAM)特异性抗体的免疫磁珠对细胞进行标准化和自动化富集,随后通过特异性抗上皮细胞(细胞角蛋白8、18和19)和白细胞(CD45)荧光抗体标记CTC(Cristofanilli et al,2004;Emlles & Welch,2007;Riethdorf et al,2007;Pantel & Riethdorf,2009)。该系统可为转移性乳腺癌、结肠癌和前列腺癌患者提供临床预后信息

(Moreno et al,2005;Cohen et al,2006;Hayes et al,2006),并且有可能在新的靶向药物的药效学研究中评估 CTC 的作用(Moreno et al,2005;de Bono et al,2007)。最近,一种新的微流控芯片技术已经被开发出来,它是一种排列有数千个包被 EpCAM 特异性抗体的微位点的硅芯片(CTC-芯片)。当全血在微流体的推动下流经 CTC 芯片的表面时,EpCAM 阳性的 CTC 被捕获并通过荧光显微镜进行确认(Nagrath et al,2007;Uhr,2007)。CTC 芯片几乎能够在所有检测的肺癌、前列腺癌、胰腺癌、乳腺癌和结肠癌患者中识别出大量细胞角蛋白阳性 CTC,包括没有发生转移的患者。令人惊讶的是,局限性前列腺癌患者的 CTC 数量比发生明显转移的患者多。这些细胞是否具有肿瘤特异的基因组特征有待进一步研究(Uhr,2007)。

肿瘤细胞 EpCAM 的表达量根据肿瘤类型发生变化(Thurm et al,2003)。因此,基于光纤阵列扫描技术(active secretion via amicrovesiclefree protein-dependent route)的替代设备:具有激光打印技术的超高速自动化数字显微镜被开发用以解决罕见细胞检测问题(He et al,2007)。通过这种方法,激光打印机的光学器件每秒可激发 30 万个细胞,而这些细胞与荧光染料标记的抗体结合直接固定于玻片上。另一种完全不同的基于抗体的检测方法是用酶联免疫斑点测定(EPISPOT)方法检测循环肿瘤细胞释放出的蛋白质,但使用 EPISPOT 只能检测分泌蛋白质的细胞。然而,所有这些新方法的临床实用性都需要在肿瘤患者的大规模研究中进行验证(Alix-Panabières et al,2007a;2007b)。

综上所诉,各种临床研究证明,乳腺癌、前列腺癌、肺癌和胃肠道肿瘤患者在切除肿瘤时检测到 CTC 与术后转移复发存在一定的相关性。目前的研究数据明显表明 CTC 可以作为肿瘤进展转移的指标并可用来调整治疗方式。最近的一项研究表明,CTC 检测能够在临床上预测早期乳腺癌患者的预后(Ignatiadis et al,2007)。最近发表的关于 CTC 检测在早期乳腺癌和转移性乳腺癌(MBC)患者预后相关性 Meta 分析文献清楚地表明,CTC 是该类肿瘤的可靠预测指标(Zhang et al,2012)。基于这一点,美国癌症联合委员会提出了一个新的分类,M0(i+),定义为“无临床或放射学证据的远处转移,患者没有转移的症状或体征,但分子技术或显微技术检测到肿瘤细胞(不大于 0.2mm)沉积在血液、骨髓或其他非区域性淋巴结组织中。尽管一般认为只有侵袭性肿瘤可以散播肿瘤细胞进入血液并渗入淋巴结,但最新研究表明,肿瘤细胞的播散可能发生在细胞基质侵袭之前,即在导管内原位癌(DCIS)阶段。原因是这些细胞已经从原位癌开始扩散或者代表了癌前病变开始浸润的早期阶段(Banys et al,2012;Sanger et al,2011)。这些细胞的临床相关性必须进一步评估。

此外,在其他肿瘤如胃肠癌中,发生明显骨髓转移的概率很低。CTC 分析可以提供预后信息,可能会因此成为机体肿瘤细胞扩散到肝、肺等其他远处器官的早期指标。最近的一篇基于 12 项研究包含 1329 例患者资料和病例的系统综述和 Meta 分析显示,可手术的结直肠癌肝转移患者或存在广泛转移的结直肠癌患者外周血中 CTC 与疾病进展和不良预后相关(Groot et al,2013)。Gazzaniga 等(2013)最近得出结论,通过 FDA 批准的 CellSearch 系统对 CTC 计数可协助高风险Ⅱ期结直肠癌患者选择进行辅助化疗。他们在 22%的患者中发现 CTC 与区域淋巴结受累情况和疾病分期有显著相关性。

Resel 等(2012)分析了激素敏感性转移性前列腺癌患者的 CTC 与前列腺特异性抗原(PSA)水平、Gleason 评分和 TNM 分期的相关性,并提出外周血 CTC 计数为前列腺癌准确分期和评估转移性激素敏感的肿瘤预后提供了一种方法。在系统性辅助化疗期间和之后监测骨髓和外周血 CTC 可能为肿瘤患者的临床管理提供独特的信息,并可以在出现明显的转移信号前对治疗时机做出早期调整。对 CTC 分子特性的进一步研究将为识别治疗靶点和理解治疗过程中的耐药性提供重要信息。尽管将 CTC 的分子特性用作临床决策工具仍然缺乏大规模临床数据支持,但是这种分析对于改善患者分级处理和精准靶向治疗的个体化发展具有广阔前景。

外周血循环核酸

肿瘤游离核酸检测

蛋白质类肿瘤标志物和组织病理学分期已经成为恶性肿瘤诊断和预后的基础。在过去十年中,在血清、血浆、尿液或其他体液中游离核酸的发现促进了癌基因的相关研究,这些癌基因编码的癌蛋白作为一种检测手段在各种恶性肿瘤的检测中可能更为灵敏(Schmidt et al,2004),这些肿瘤包括黑素瘤(Kopreski et al,1999;Board et al,2009)、肺癌(Fleischhacker,2001;Schmidt et al,2004;He et al,2009;Ulivi & Silvestrini,2013)、胃癌(Park et al,2009)、结肠癌(Silva et al,2002;Mansour,2014)、乳腺癌(Chen et al,2000;Gal et al,2001;Joosse et al,2014)、前列腺癌(Goessl et al,2000,2002a,2002b;Sita-Lumsden et al,2013)、卵巢癌(Hickey et al,1999)、EB 病毒阳性淋巴瘤(Lechowicz et al,2002;Lei et al,2002)、白血病(Schwarz et al,2009)、颅内肿瘤(Rhodes et al,1994)和膀胱癌(Goessl et al,2000,2002a,2002b;Utting et al,2002;Guo et al,2009)。

通常认为使用 RT-PCR 或其他检测方法进行扩增可以在血清、血浆、尿液、灌洗液等无细胞体液中检测肿瘤细胞来源的核酸(Goldshtein et al,2009;Lou et al,2015)。通常使用酚氯仿提取的标准方法从组织中分离 DNA 再用乙醇进行沉淀。然而,也可以通过离心的方法使其与细胞和血小板分离进而从血清、血浆或其他体液中直接获得 DNA。有假说认为游离核酸实际上通过促进细胞癌变从而在肿瘤进展过程中发挥生物活性作用(García-Olmo & García-Olmo,2013)。最近的数据表明,从凋亡组织和癌细胞中获得的核酸在大小、完整性和肿瘤亚克隆方面存在差异,这可能影响其作为生物标志物(El Messaoudi et al,2013;Marzese et al,2013;Yu et al,2014;Devonshire et al,2014)的临床效用。除基因水平(包括 miRNA)的检测外,还存在以游离核酸检测为基础的其他检测方法包括检测 miRNA、基因突变、微卫星标记和启动子超甲基化。

基因芯片检测异常肿瘤蛋白

在肿瘤患者的血清中可以很容易地检测到来自突变癌基因的循环 DNA(Sorenson et al,1994;de Kok et al,1997),使用 PCR 技术可以成功鉴定结直肠癌患者粪便中的 *p21ras*、膀胱癌患者尿液中的 *p53*(Sidransky et al,1991)、胆管癌患者胆汁中的

ras、*HER2/neu* 和血小板源性生长因子(PDGF)(Su et al,2001)。鉴于目前有包含整个基因组的微芯片,该芯片可以通过与总 RNA 进行杂交来检测不同基因的表达水平。使用这种芯片检测不同的癌基因表达的研究能有效地从不同肿瘤患者的体液中检测特异性原癌基因的表达。

研究表明,这类的研究在 20 例食管鳞状细胞癌组织的研究中是可行的(Arai et al,2003)。芯片上共存在 57 个原癌基因,其中包括许多已经讨论的如 FGF,*erb*-B2(HER2/*neu*)和 myc。20 个标本中有 9 个表达 8 个致癌基因,其中 erb-B2 和 myc 两个基因的表达比正常对照组织高 2~4 倍。与常规杂交方法所得结果相比,这种基因的表达上调常常不是由拷贝数的增加而引起的。综上所述,*p53* 基因在食管鳞状细胞癌和头颈鳞状细胞癌中常常过表达和(或)发生突变。遗憾的是,*p53* 基因没有包含在这个芯片中,而这项研究也不包括突变基因的杂交测定。

尽管如此,这些研究表明原癌基因在人类肿瘤中经常过表达,并且可以通过基因芯片进行检测。早期对体液的 PCR 研究表明,这些体液中也可以轻松地检测到基因的扩增和突变。因此,含有大量不同原癌基因并且能够进行快速检测的基因芯片在肿瘤的体液检测中具有广阔前景。

循环 microRNA

miRNA 由小的非编码 RNA 分子(约 19~25 个核苷酸)组成,并可以在大多数生物体中被发现,已被证明可以通过转录后效应和 RNA 沉默作为基因表达的调节因子。游离 miRNA 分子在体液中高度稳定。最近的数据表明,癌细胞也分泌特有的游离 miRNA 到细胞外环境并促进肿瘤进展。它们通过破裂、受损和死亡细胞的被动释放、囊泡主动分泌和(或)非囊泡蛋白质依赖途径等机制进入体液(Javidi et al,2014)。多种致癌 miRNA 在肿瘤中的表达量升高,而抑癌 miRNA 在恶性肿瘤中的表达量降低。通过几种新型高通量测序技术在多种患者样品如血液、血清、组织(新鲜和甲醛溶液固定的石蜡包埋的组织)和脑脊液(Sethi et al,2013)中的应用,增强了 miRNA 在临床上的转化。

miRNA 作为生物标志物可用于疾病诊断、预后、治疗期间的监测和随访,此外在靶向治疗中也具有很大前景,例如 *MET* 的调节因子 miR-27,表皮生长因子受体(EGFR)(肺癌)、miR-215(骨肉瘤)、miR-205BP/S3(黑色素瘤)和 miR-34a(肝细胞癌)。一些 miRNA 似乎在许多组织中具有广泛致癌潜能,并且它们似乎与肿瘤预后有一定的相关性,这些 miRNA 包括但不限于 miR-21、miR-155 和 miR-17~92(Sethi et al,2013;Yang et al,2013)。

基因突变

基因突变通常涉及核酸顺序的改变并可以在基因组或线粒体 DNA(gDNA 和 mtDNA)中检测单个碱基的改变。与 gDNA 的两个 DNA 拷贝数相比,mtDNA 具有 20~200 拷贝数的 DNA。在所有前列腺癌患者中均可检测到突变的 mtDNA(Jeronimo et al,2001a),而在结直肠癌患者中其检出率则较低(Anker et al,1997;Hibi et al,2001)。对 25 例乳腺癌或小细胞肺癌患者的肿瘤和血浆 DNA 进行 *p53* 基因突变分析,其中 6 例患者组织中检测到 p53 突变,这 6 例患者中有 3 例血浆 DNA 中存在突变(Silva et al,1999)。此外,虽然从恶性肿瘤患者和健康人组织中可以检测到基因突变,但对于血浆情况来说却不同。血浆的基因突变检测对于恶性肿瘤而言具有高度特异性(Johnson & Lo,2002)。为此,最近通过限制性片段长度多态性分析技术检测肝细胞癌(HCC)患者血浆 *DNA p53* 基因 249 位密码子,来自 HCC 患者的 79 个样品中有 6 个(7.6%)存在可以扩增的血浆 DNA,而 73 个不能扩增的患者样品中没有检测到这种突变(Igetei et al,2008)。除此之外,最近的研究已经证明了游离 DNA(cfDNA)在监测治疗效果方面的重要作用。Spindler 等(2014)表示,在西妥昔单抗和伊立替康治疗期间,可以通过 KRAS 和 BRAF 两个基因突变型 cfDNA 的血浆水平来监测患者情况。其他报道称,*BRAF* 基因 V600E 位点突变的 cfDNA 分析具有 100%的特异性和敏感性,而使用基于 PCR 的检测方法中七个 KRAS 点突变表现出 98%的特异性和 92%的灵敏度,一致性为 96%(Thierry et al,2014)。

微卫星变异

微卫星序列是由 2~6 个核苷酸构成的多态重复核酸序列,这种形式表现出杂合缺失(LOH)的 DNA 多样性,并且可以通过 PCR 进行分析。用于检测这些微卫星序列的四到六个标记物可适当组合起来用于分析肿瘤。杂合性缺失是指正常 DNA 中至少存在 20%的肿瘤 DNA。微卫星序列的不稳定性是指 PCR 出现异常产物并且肿瘤 DNA 与正常 DNA 的比例大于 0.5%(Goessl et al,2000,2002a,2002b)。在肺癌患者的支气管灌洗液标本上进行的微卫星分析显示,如果以 DNA 作为源材料($n=30$),47%存在肿瘤相关基因,如果使用 RNA($n=25$)则 100%出现肿瘤相关基因(Schmidt et al,2004)。另外,在 34 例乳腺癌患者中有 17 例血清中检测到 4 个微卫星位点,其中有 16 例存在各种位点的杂合性缺失,1 例存在微卫星不稳定(Schwarzenbach et al,2002)。然而,循环肿瘤 DNA 与肿瘤相关蛋白标志物如 CA15-3 之间并没有明显联系。在复发性膀胱癌患者血浆中也发现了杂合性缺失,这可能会成为可靠的标志物(Dominguez et al,2002)。此外,恶性黑色素瘤患者的血浆 DNA 可检测到微卫星改变(Nakamoto et al,2008),17 例患者中有 3 例(17.6%)被确诊为转移或复发。这些病例都存在四个微卫星标志物 LOH,进一步支持了使用这种基因标记作为肿瘤筛查的工具。

启动子甲基化

许多基因启动子区域的 CpG 岛的甲基化与其转录失活有关。因此,关键抑癌基因的异常超甲基化可以使得生理状态下静止的癌基因表达。启动子超甲基化可通过甲基化特异性 PCR(MSP)进行检测,蛋白质表达的下降可以通过免疫组织化学方法进行检测。MSP 要求肿瘤 DNA 与正常 DNA 的比例为 0.1%~0.001%(Goessl et al,2000,2002a,2002b;Bearzatto et al,2002)。另外一种方法是重亚硫酸盐转化后微量 DNA 定量甲基化分析(qMAMBA)(Vaissière et al,2009)检测体液中存在的微量 DNA。在 22 例非小细胞肺癌患者的组织活检样本中有 15 例(68%)检测到 4 种抑癌基因中至少存在一种异常甲基化(Esteller et al,1999)。15 例阳性非小细胞肺癌患者中有 11 例

(73%)血清样本中存在DNA的异常甲基化。另外,27例膀胱癌患者中有17例(63%)表现出细胞和血清来源的抑癌基因DNA的改变(Dominguez et al,2002)。

游离DNA检测结果需要谨慎解读,因为根据检测方法(启动子高甲基化、基因重排、微卫星改变、PCR、RT-PCR)、测试样品(Lee et al,2001)和使用的核酸源(RNA、DNA)的不同,结果可能会有所不同(Fleischhacker,2001;Garcia et al,2001;Johnson & Lo,2002;Schmidt et al,2004)。尽管如此,这仍然是对早期肿瘤检测具有重要意义的新方法(Chan & Lo,2002;Lechowicz et al,2002;Board et al,2009;Goldshtein et al,2009)。

利用荧光原位杂交对肿瘤细胞进行DNA检测

这项技术在第69章细胞遗传学中已有描述。简而言之,就是将包含特定染色体序列信息的DNA寡核苷酸探针与富集于体液(包括血液和尿液)的细胞共同进行孵育反应。探针为专门构建,这使得它们与特定染色体上特定正常DNA序列或已知的异常剪接的染色体序列(通常由易位产生)杂交。后者通常产生促有丝分裂蛋白过表达或突变的持续活化型促有丝分裂蛋白。该方法可以应用于包括恶性肿瘤在内的多种疾病(Goldshtein et al,2009)。

这种技术应用的一个例子是在最近的一项测试中,Vysis-Abbott Urovision检测系统已开发成功并获得FDA批准用于膀胱癌诊断。膀胱癌中染色体损伤的关键在于9p21纯合子缺失,这可能是该疾病中最常发生的基因突变。这种突变导致编码p16抑癌基因蛋白的抑癌基因的缺失,再次导致有丝分裂率的失控(Halling,2003)。

针对9p21序列的金色荧光染料标记的寡核苷酸探针已开发研究出。此外,已经制备了标记其他有色荧光染料的寡核苷酸探针,与其他"对照"染色体着丝粒中的特定序列杂交。将这些探针的混合物与从患者尿沉渣获得的细胞孵育并进行荧光显微镜检查。如果细胞正常,则在这些细胞中出现来自二倍体正常染色体的重复的有色斑点。

另一方面,染色体9p21的一个或两个黄色荧光斑的缺失,且对照探针出现重复荧光斑点,强烈提示9p21缺失和尿路上皮肿瘤(最可能是膀胱)的存在。应该注意的是,这种杂交过程也能直接检测出恶性的非整倍性膀胱上皮细胞(多倍染色体)。

该方法对1级肿瘤的敏感性为36%,2级为76%,3级肿瘤为100%,总体特异性为97%(Halling,2002;2003)。因此,如前面膀胱癌标志物部分所述,原位荧光杂交技术在检测膀胱癌方面具有很大的潜力,特别是如果它与已知发生在该疾病中的其他遗传病变的探针相结合。此外,已经制备了用于多种淋巴瘤和白血病中的已知染色体病变的多个探针,并且有望通过体液和组织检测这些疾病。

其他体液中的标志物

前列腺癌的尿液标志物

最近发现了许多有前景的前列腺癌生物标志物,这些标志物可形成一种基于识别癌细胞或前列腺指检后获得的尿液脱落物的新诊断方法(Fradet,2009;Ploussard & de la Taille,2010)。

尿前列腺癌抗原3

前列腺癌抗原3(PCA3)是前列腺特异性基因,与正常前列腺细胞相比,前列腺癌细胞的表达量平均高出66倍(de Kok et al,2002)。研究人员利用定量逆转录PCR或直接RNA扩增法(Hessels et al,2003;Fradet et al,2004)来检测PCA3RNA相对于PSA RNA的相对含量。GeneProbe Inc.提供的商品化检测方法,被称为Aptima PCA3试验,是基于目标捕获后进行转录介导扩增,并使用校准物定量PCA3和PSA RNA拷贝数,以获得PCA3评分(PCA3RNA/PSA RNA)。(Groskopf et al,2006)。欧洲一项大型前瞻性多中心研究显示高PCA3评分的患者的重复活检阳性的可能性更大(Haese et al,2008)。事实上,随着PCA3评分的增加,活检阳性患者的比例也呈线性升高,从低至10%至高达70%。此外,使用PCA3评分(临界值为35)诊断前列腺癌与使用血清PSA(≤4ng/ml,4~10ng/ml,>10ng/ml)得到相似的诊断性能,敏感性为50%~61%,特异性为71%~80%(Hoque et al,2005)。此外,与PSA相比,PCA3的优点为:其不依赖于于前列腺体积(Hoque et al,2005),但是与肿瘤体积相关(Nakanishi et al,2008;Whitman et al,2008),甚至可以预测肿瘤囊外扩张(Roupret et al,2007)。

Progensa PCA3检测是一种体外核酸扩增试验。该方法检测前列腺癌基因3(PCA3)和PSA RNA分子的浓度,并计算直肠指数检查(DRE)尿标本中PCD3RNA分子与PSA RNA分子的比例(PCA3评分)。Gen-probe公司于2012年获得FDA的批准,其预期用途在于对PSA水平和(或)DRE和(或)一个或多个阴性活检结果的男性进行前列腺癌筛查。PCA3评分低于25,则患前列腺癌(vlaeminck-guillem et al,2010;Auprich et al,2011;Crawford et al,2012)的可能性降低。共有7项研究使用了FDA批准的Progensa检测试剂盒,其AUC值为0.66~0.75,灵敏度为53%~69%,特异性为71%~83%。对之前阴性活检的患者,平均敏感度为52.6%,平均特异性为71.6%,PPV约为40%,NPV为80%左右,总体准确度约66%。总体而言,PCA3分析的标本在DRE后较易获得,故PCA3似乎更有应用前景。

尿液TMPRSS2:ERG和Mi-Prostate评分

通过一种新的被称为肿瘤离群剖面分析的生物统计学方法(kumar-sinha et al,2008),发现了一种新的基因家族,这一基因由雄激素调节的跨膜丝氨酸蛋白酶基因(TMPRSS2)与E26特异转录序列(ETS)致癌基因家族成员基因融合产生。目前已在40%~80%的前列腺癌中检测到TMPRSS2-E26特异转录序列相关基因(ERG)融合转录物(见第76章)。近期研究发现TMPRSS2是雄激素和雌激素共同调节基因,且其与Gleason评分大于7(41%vs 12%)、较高的前列腺癌相关死亡和(或)转移性疾病进展密切相关(53% vs 23%)(Demichelis et al,2007;Bhavsar et al,2013;Falzarano & Magi-Galluzzi 2013;Truong et al,2013)。TMPRSS2-ERG(或T2-ERG)融合物检测灵敏度较低(仅为37%),但特异性高达93%,这使得其在DRE后具有94%的PPV。尽管特异性很高,但大多数前列腺肿瘤有多个病灶,这使得T2-ERG更加异质性。克服这种异质性的方法是将T2-ERG与其他标记物联合使用(Cornu et al,2013;Salami et al,

2013;Leyten et al,2014)。一些研究检测了 T2-ERG 与前列腺癌侵袭性之间的关系。一项研究发现,在 1180 名接受根治性前列腺切除术治疗的男性中,49% 的病例中发现 T2-ERG (Leyten et al,2014)。研究显示 T2-ERG 与高分级肿瘤显著相关($p<0.01$),但与 Gleason 评分($p=0.58$),致死率($p=0.99$)和生化复发($p=0.60$)无显著相关性。早期在一组较小样本队列($n=111$)且患者均为低分级前列腺癌的研究中发现,T2-ERG 与高 Gleason 评分($p=0.01$)和致死率($p<0.01$)显著相关。在另一项研究中,T2-ERG 在 T3-T4 期患者和 Gleason 评分大于或等于 7 的患者中高表达($p=0.003$ 和 $p<0.01$)。

Mi-Prostate 评分(密歇根大学)将尿液 PCA3 检测、T2-ERG 和血清 PSA 水平相结合,产生提示前列腺癌侵袭性的风险评估指标。该试验已在约 2000 例尿液标本中得到验证(Cornu et al,2013;Salami et al,2013;Leyten et al,2014)。

Prostarix

Prostarix 是由 Metabolon 公司的 CLIA 实验室开展的 LDT 方法,该方法由 Boswick 实验室提供。这项测试旨在帮助临床医生对 DRE 阴性和 PSA 轻度升高的男性判断是否进行初始或重复前列腺活检。Prostarix DRE 尿液检测是基于通过液相色谱-质谱法(LC-MS)从离心尿液标本获得的沉淀物测定的四种代谢物的特定代谢标记。类似于 PCA3 测试,尿液需要在剧烈 DRE 后立即收集(Saylor et al,2012;Jung et al,2013;McDunn et al,2013)。McDunn 等(2013)使用气相色谱-质谱法和 LC-MS/MS 方法分析了超过 500 个前列腺组织样本(331 个前列腺肿瘤和 178 个正常对照),发现前列腺癌组织和正常对照组织之间显著差异的代谢产物谱。这种代谢物谱能够提高对器官部位(AUC 为 0.53~0.62)和 5 年复发率(AUC 为 0.53~0.64)的预测能力。

尿液超甲基化谷胱甘肽 S-转移酶 *pi 1* 基因

DNA 超甲基化已被证明是前列腺癌最常见的分子生物学改变之一,超过 90% 的肿瘤中出现一个或多个基因的启动子超甲基化(Jeronimo et al,2001b;Woodson et al,2004;Yegnasubramanian et al,2004;Bastian et al,2005)。2001 年,Cairns 等使用 DNA 测定法检测前列腺按摩后尿沉渣中谷胱甘肽 S-转移酶 pi 1(GSTP1)基因的超甲基化水平,并发现其在小队列患者中总体敏感度为 73%,特异性为 98%(Cairns et al,2001)。已有多个课题组通过在前列腺按摩、射精、直接取样的前列腺分泌物后尿液标本和血清标本中检测基因超甲基化的存在对基因超甲基化作为标志物的应用价值进行了评估(Goessl et al,2000;Gonzalgo et al,2003 年,2004;Gonzalgo et al,2004;Hoque et al,2005;Roupret et al,2007)。最近,Woodson 等(2008)发现尿液标本中 GSTP1 的甲基化对前列腺癌的敏感度为 75%,特异性为 98%,活检标本的 GSTP1 甲基化敏感度为 88%,特异性为 91%。此外,研究发现Ⅲ期肿瘤患者尿液中 GSTP1 甲基化的频率高于Ⅱ患者(100% vs 20%;$p=0.05$),提示 GSTP1 超甲基化与肿瘤的进展程度密切相关。本研究和其他初步研究表明,在尿液中 GSTP1 甲基化和其他基因可能对提高 PSA 筛查的敏感性没有太大的影响,但可能提高 PSA 的特异性,并有助于鉴别前列腺癌患者与 BPH 患者。

结肠腺瘤息肉的尿液代谢检测

最近发现一项基于代谢技术的尿液抽检试验,可以将结肠腺瘤息肉患者与无息肉者区分开来。该测试的诊断性能优于粪便测试。将正常对照者与结肠腺瘤息肉患者鉴别区分开的前十名代谢物是丁酸盐,丝氨酸,甲醇,β-丙氨酸,π-甲基组氨酸,3-羟基丁酸盐,天冬酰胺,葫芦巴碱,3-羟基苯基乙酸盐和组氨酸(wang et al,2014)。

大便潜血试验和突变蛋白标志物

也许最常见筛查肿瘤的试验是大便隐血试验,从 DRE 获得的粪便样本中即可进行。作为年度体检的一部分,大多数患者均进行检测。在医院门诊时,患者在大便后获得粪便样本是比较常见的。如果粪便出现血液,可能是由于结肠肿瘤引起,所以强烈推荐进行结肠镜等进一步的检查。潜血试验的原理为血红蛋白的血红素部分在过氧化氢存在下,将无色化合物愈创木酚酸(因此命名为愈创木酚试验)氧化为高度缀合的蓝色醌。通常,将愈创木酚酸浸渍在条状或固体支持体上,并将粪便样品放置在条带的离散部分上。在这项非特异性测试中,粪便中的血液可能由许多非恶性原因引起,如痔疮,结肠炎,憩室炎和肛周区域的局部创伤,从而降低了该测试的特异性。该测试的假阳性结果也是由外源性因素引起的,例如存在于抗酸制剂如 Pepto-Bismol,肉摄取肉纤维或铋的存在。此外,这种方法检测结肠癌存在与否取决于肿瘤出血程度、肿瘤位置(越靠近直肠,检测到的可能性越大)以及生长模式(例如:外生型肿瘤比非外生肿瘤更容易被发现)等因素。大便潜血试验的敏感度在 15%~30% 之间,它比结肠镜检查(结肠癌最佳诊断方式)效果要差得多。但它具有无创性的优势,尽管这一优势被基于计算机断层扫描的"虚拟结肠镜检查"削弱了。

因此,有必要寻找新的非侵入性的粪便检测方法,其灵敏度和特异性都高于粪便潜血试验。正如在第 75 章中所讨论的,一些编码与控制细胞周期相关的蛋白质的突变基因被认为是结肠癌重要的致病因素。其中包括突变型 *ras*(柯尔斯顿或 k-变种)、突变型 *p53*、腺瘤性息肉病变(*APC*)基因,以及与微卫星不稳定相关的基因产物 BAT-26。这些突变基因都是结肠癌的致癌基因。在第 66 章中讨论的标准化的逆转录聚合酶链反应(RT-PCR)技术可以检测出任何或所有这些蛋白质的突变。另外,结肠癌中的癌细胞的无序凋亡引起的"长"DNA 出现在多种结肠癌中。如果结肠癌细胞中有足够数量的癌细胞脱落到到内腔,就可以发现一种或多种突变基因(和(或)长 DNA),从而可以对结肠癌进行非侵入性检测。

一项结直肠癌研究小组的合作研究采用了这种方法,该研究纳入超过 5000 名患者,并且使用大便潜血试验、粪便多致癌基因检测和结肠镜检查对 2000 多名患者进行了结肠癌的全面评估。所有患者均为 50 岁以上(平均年龄,69.5 岁)。结果表明,基于 RT-PCR 技术的遗传学方法检出率明显高于大便潜血试验。总体而言,遗传学筛查检测腺癌的检出率为 51.6%,而大便潜血试验的检出率则为 12.9%。有趣的是,基因筛查和大便潜血试验分别可以检出 15.1%和 10.7%的晚期腺瘤。由于这种情况可能被认为是恶性肿瘤的前兆，所以这两种方法似乎具有相似的早期检测率。另一方面，基因筛查对 TNMI 期结肠癌的检测率为 53.3%，而大便潜血试验检出率为 6.7%，这表明基因筛查在早期发现结肠癌中更有效。令人惊讶的是，两种方法检测轻微息肉病变有相似的假阳性率（分别是基因筛查 7.6%，大便潜血试验 4.8%），同时对于结肠镜检查中无息肉的患者，两种检测方法也具有相似的假阳性率（分别是基因筛查 5.6%，大便潜血试验 4.8%。虽然这项研究有一些缺点，例如几乎没有重度异型增生的肿瘤患者和晚期腺瘤患者、研究队列患者年龄超过 65 岁者居多、基因筛查的适当间隔时间不明，但是该研究的结果令人鼓舞且急需深入系统研究。

M2 是丙酮酸激酶（M2-PK）的异构体，在糖酵解过程中起着重要作用。M2-PK 可以在大便中分离。大多数寻找 CRC 筛查标志物的研究都在已知肿瘤患者或 CRC 高风险患者中进行。这些研究表明 CRC 的检测灵敏度为 80%（Tonus et al，2012），但是对晚期腺瘤的敏感度较低，一项前瞻性研究中显示仅为 22%（Haug et al，2008）。由于缺乏无症状人群的研究，目前尚不清楚这项检测对 CRC 的确切效能。

结论

总之，只要分子、蛋白质或核酸的浓度变化能够反映肿瘤细胞的活性，就可作为肿瘤标志物。个体肿瘤标志物的临床应用评估是基于其敏感性和特异性。并且已证实可通过分类多个肿瘤标志物来提高其检测的特异性和敏感性。然而，肿瘤诊断标志物谱应包括哪几个肿瘤标志物尚有争议。第 75 章讨论的几种新型肿瘤标志物现在正处于探索阶段。这些肿瘤标志物包括癌前蛋白、抑制蛋白、黏附分子、细胞周期因子和血管生成因子。他们与目前使用的肿瘤标志物的不同之处主要体现在其与特定代谢途径或生理反应相关。目前大多数用于患者的肿瘤标志物与已知的特定生物反应无关。可以想象，测量这些新的肿瘤标志物将提供更为具体的缺陷信息，从而帮助临床医生选择更好的治疗方案。最好的例子是赫赛汀（一种针对 c-*erb*B-2 受体胞外结构域的人源化单克隆抗体）在转移性乳腺癌患者中的成功应用。

（王传新 译　王华梁 校）

推荐阅读

Djavan B，Zlotta A，Kratzik C，et al：PSA，PSA density，PSA density of transition zone，free/total PSA ratio，and PSA velocity for early detection of prostate cancer in men with serum PSA 2.5 to 4.0 ng/mL，Urology 54：517-522，1999.

前列腺特异性抗原（PSA）的使用改变了对前列腺癌患者的监测方法。该文章指出了当前 PSA 临界值在使用时的局限性，并且总结了不同的 PSA 参数从而提高 PSA 诊断的特异性。

Lipton A，Ali SM，Leitzel K，et al：Elevated serum Her-2/neu level predicts decreased response to hormone therapy in metastatic breast cancer，J Clin Oncol 20：1467-1472，2002.

血清 Her-2/neu 水平可以为乳腺癌患者预后及监测乳腺癌患者治疗效果提供依据。

Rouprêt M，Hupertan V，Yates DR，et al：Molecular detection of localized prostate cancer using quantitative methylation-specific PCR on urinary cells obtained following prostate massage，Clin Cancer Res 13：1720-1725，2007.

作为当前血清蛋白质组学技术寻找血清标志物以及这类标志物如何成为未来标志物发展趋势的例子和总结。

Saghatchian M，Gueppratte S，Hacene K，et al：Serum HER-2 extracellular domain：Relationship with clinicobiological presentation and prognostic value before and after primary treatment in 701 breast cancer patients，Int J Biol Markers 19：14-22，2004.

血清 Her-2/neu 水平可以为乳腺癌患者预后及监测乳腺癌患者治疗效果提供依据。

Zhang Z，Bast RC Jr，Yu Y，et al：Three biomarkers identified from serum proteomic analysis for the detection of early stage ovarian cancer，Cancer Res 64：5882-5890，2004.

作为当前血清蛋白质组学技术寻找血清标志物以及这类标志物如何成为未来标志物发展趋势的例子和总结。

参考文献

Agus DB, Bunn PA Jr, Franklin W, et al: HER-2/neu as a therapeutic target in non–small cell lung cancer, prostate cancer, and ovarian cancer, *Semin Oncol* 27(Suppl 11):53–63, 2000.

Alexiou D, Karayiannakis AJ, Syrigos KN, et al: Clinical significance of serum levels of E-selectin, intercellular adhesion molecule-1, and vascular cell adhesion molecule-1 in gastric cancer patients, *Am J Gastroenterol* 98:478–485, 2003.

Ali SM, Leitzel K, Chinchilli VM, et al: Relationship of serum HER-2/neu and serum CA 15-3 in patients with metastatic breast cancer, *Clin Chem* 48:1314–1320, 2002.

Alix-Panabières C, Müller V, Pantel K: Current status in human breast cancer micrometastasis, *Curr Opin Oncol* 19:558–563, 2007a.

Alix-Panabières C, Vendrell JP, Pellé O, et al: Detection and characterization of putative metastatic precursor cells in cancer patients, *Clin Chem* 53:537–539, 2007b.

Alvarez Secord A, Sayer R, Snyder SA, et al: The relationship between serum vascular endothelial growth factor, persistent disease, and survival at second-look laparotomy in ovarian cancer, *Gynecol Oncol* 94:74–79, 2004.

Ando S, Kimura H, Iwai N, et al: Positive reactions for both Cyfra21-1 and CA125 indicate worst prognosis in non–small cell lung cancer, *Anticancer Res* 23:2869–2874, 2003.

Anker P, Lefort F, Vasioukhin V, et al: K-ras mutations are found in DNA extracted from the plasma of patients with colorectal cancer, *Gastroenterology* 112:1114–1120, 1997.

Arai H, Ueno T, Tangoku A, et al: Detection of amplified oncogenes by genome DNA microarrays in human primary esophageal squamous cell carcinoma: comparison with conventional comparative genomic hybridization analysis, *Cancer Genet Cytogenet* 146:16–21, 2003.

Auprich M, Bjartell A, Chun FK-H, et al: Contemporary role of prostate cancer antigen 3 in the management of prostate cancer, *Eur Urol* 60:1045–1054, 2011.

Banys M, Gruber I, Krawczyk N, et al: Hematogenous and lymphatic tumor cell dissemination may be detected in patients diagnosed with ductal carcinoma in situ of the breast, *Breast Cancer Res Treat* 131:801–808, 2012.

Barbacid M: *ras* genes, *Annu Rev Biochem* 56:779–827, 1987.

Bast RC Jr, Knauf S, Epenetos A, et al: Coordinate elevation of serum markers in ovarian cancer but not in benign disease, *Cancer* 68:1758–1763, 1991.

Bast RC Jr, Ravdin P, Hayes DF, et al: 2000 update of recommendations for the use of tumor markers in breast and colorectal cancer: Clinical practice guidelines of the American Society of Clinical Oncology, *J Clin Oncol* 19:1865–1878, 2001.

Bastian PJ, Ellinger J, Wellmann A, et al: Diagnostic and prognostic information in prostate cancer with the help of a small set of hypermethylated gene loci, *Clin Cancer Res* 11:4097–4106, 2005.

Bearzatto A, Conte D, Frattini M, et al: $p16^{INK4A}$ hypermethylation detected by fluorescent methylation-specific PCR in plasmas from non–small cell lung cancer, *Clin Cancer Res* 8:3782–3787, 2002.

Benson MC, Whang IS, Pantuck A, et al: Prostate specific antigen density: A means of distinguishing benign prostatic hypertrophy and prostate cancer, *J Urol*

147:815–816, 1992.
Berger P, Sturgeon C, Bidart JM, et al: The ISOBM TD-7 Workshop on hCG and related molecules. Towards user-oriented standardization of pregnancy and tumor diagnosis: Assignment of epitopes to the three-dimensional structure of diagnostically and commercially relevant monoclonal antibodies directed against human chorionic gonadotropin and derivatives, *Tumour Biol* 23:1–38, 2002.
Bethune-Volters A, Labroquere M, Guepratte S, et al: Longitudinal changes in serum HER-2/neu oncoprotein levels in trastuzumab-treated metastatic breast cancer patients, *Anticancer Res* 24:1083–1089, 2004.
Bhavsar T, McCue P, Birbe R: Molecular diagnosis of prostate cancer: Are we up to age?, *Semin Oncol* 40: 259–275, 2013.
Bingle L, Singleton V, Bingle CD: The putative ovarian tumor marker gene HE4 (WFDC2) is expressed in normal tissues and undergoes complex alternative splicing to yield multiple protein isoforms, *Oncogene* 21:2768–2773, 2002.
Birken S, Yershova O, Myers RV, et al: Analysis of human choriogonadotropin core 2 o-glycan isoforms, *Mol Cell Endocrinol* 204:21–30, 2003.
Board RE, Ellison G, Orr MC, et al: Detection of BRAF mutations in the tumour and serum of patients enrolled in the AZD6244 (ARRY-142886) advanced melanoma phase II study, *Br J Cancer* 101:1724–1730, 2009.
Brawer MK, Chetner MP, Beatie J, et al: Screening for prostatic carcinoma with prostate specific antigen, *J Urol* 147:841–845, 1992.
Brawer MK, Meyer GE, Letran JL, et al: Measurement of complexed PSA improves specificity for early detection of prostate cancer, *Urology* 52:372–378, 1998.
Bristow A, Berger P, Bidart JM, et al: Establishment, value assignment, and characterization of new WHO reference reagents for six molecular forms of human chorionic gonadotropin, *Clin Chem* 51:177–182, 2005.
Burtis WJ, Brady TG, Orloff JJ, et al: Immunochemical characterization of circulating parathyroid hormone-related protein in patients with humoral hypercalcemia of cancer, *N Engl J Med* 322:1106–1112, 1990.
Cairns P, Esteller M, Herman JG, et al: Molecular detection of prostate cancer in urine by GSTP1 hypermethylation, *Clin Cancer Res* 7:2727–2730, 2001.
Canizares F, Sola J, Perez M, et al: Preoperative values of CA 15-3 and CEA as prognostic factors in breast cancer: A multivariate analysis, *Tumour Biol* 22:273–281, 2001.
Carpelan-Holmstrom M, Louhimo J, Stenman UH, et al: CEA, CA 19-9 and CA 72-4 improve the diagnostic accuracy in gastrointestinal cancers, *Anticancer Res* 22:2311–2316, 2002.
Carter HB, Ferrucci L, Kettermann A, et al: Detection of life-threatening prostate cancer with prostate-specific antigen velocity during a window of curability, *J Natl Cancer Inst* 98:1521–1527, 2006.
Carter HB, Pearson JD, Metter EJ, et al: Longitudinal evaluation of prostate-specific antigen levels in men with and without prostate disease, *JAMA* 267:2215–2220, 1992.
Catalona WJ, Smith DS, Ratliff TL, et al: Measurement of prostate-specific antigen in serum as a screening test for prostate cancer, *N Engl J Med* 324:1156–1161, 1991.
Catalona WJ, Smith DS, Wolfert RL, et al: Evaluation of percentage of free serum prostate-specific antigen to improve specificity of prostate cancer screening, *JAMA* 274:1214–1220, 1995.
Chan DW, Sell S: *Tumor markers*, Philadelphia, 2001, WB Saunders.
Chan KC, Lo YM: Circulating nucleic acids as a tumor marker, *Histol Histopathol* 17:937–943, 2002.
Chen XQ, Bonnefoi H, Pelte MF, et al: Telomerase RNA as a detection marker in the serum of breast cancer patients, *Clin Cancer Res* 6:3823–3826, 2000.
Chen CH, Tsai TL, Yang YS, et al: Studies of the serum HER-2/neu and squamous cell carcinoma-related antigen expression in patients with oral squamous cell carcinoma, *J Oral Pathol Med* 36:83–87, 2007.
Chou WC, Chen JS, Hung YS, et al: Plasma chromogranin A levels predict survival and tumor response in patients with advanced gastroenteropancreatic neuroendocrine tumors, *Anticancer Res* 34(10):5661–5669, 2014.
Christensson A, Bjork T, Nilsson O, et al: Serum prostate specific antigen complexed to alpha 1-antichymotrypsin as an indicator of prostate cancer, *J Urol* 150:100–105, 1993.
Cohen SJ, Alpaugh RK, Gross S, et al: Isolation and characterization of circulating tumor cells in patients with metastatic colorectal cancer, *Clin Colorectal Cancer* 6:125–132, 2006.
Coley CM, Barry MJ, Fleming C, et al: Early detection of prostate cancer. Part II: Estimating the risks, benefits, and costs. American College of Physicians, *Ann Intern Med* 126:468–479, 1997a.
Coley CM, Barry MJ, Fleming C, et al: Early detection of prostate cancer. Part I: Prior probability and effectiveness of tests. American College of Physicians, *Ann Intern Med* 126:394–406, 1997b.
Colomer R, Montero S, Lluch A, et al: Circulating HER2 extracellular domain and resistance to chemotherapy in advanced breast cancer, *Clin Cancer Res* 6:2356–2362, 2000.
Compton C, Fenoglio-Preiser CM, Pettigrew N, et al: American Joint Committee on Cancer Prognostic Factors Consensus Conference: Colorectal Working Group, *Cancer* 88:1739–1757, 2000.
Cooperberg MR, Broering JM, Litwin MS, et al: The contemporary management of prostate cancer in the United States: Lessons from the cancer of the prostate strategic urologic research endeavor (CapSURE), a national disease registry, *J Urol* 171:1393–1401, 2004.
Cornu JN, Cancel-Tassin G, Egrot C, et al: Urine TMPRSS2:ERG fusion transcript integrated with PCA3 score, genotyping, and biological features are correlated to the results of prostatic biopsies in men at risk of prostate cancer, *Prostate* 73:242–249, 2013.
Crawford ED, Rove KO, Trabulsi EJ, et al: Diagnostic performance of PCA3 to detect prostate cancer in men with increased prostate specific antigen: A prospective study of 1962 cases, *J Urol* 188:1726–1731, 2012.
Cristofanilli M, Budd GT, Ellis MJ, et al: Circulating tumor cells, disease progression, and survival in metastatic breast cancer, *N Engl J Med* 351:781–791, 2004.
Crocitto LE, Korns D, Kretzner L, et al: Prostate cancer molecular markers GSTP1 and hTERT in expressed prostatic secretions as predictors of biopsy results, *Urology* 64:821–825, 2004.
Cuckle H: Biochemical screening for Down syndrome, *Eur J Obstet Gynecol Reprod Biol* 92:97–101, 2000.
de Bono JS, Attard G, Adjei A, et al: Potential applications for circulating tumor cells expressing the insulin-like growth factor-I receptor, *Clin Cancer Res* 13: 3611–3616, 2007.
de Kok JB, van Solinge WW, Ruers TJ, et al: Detection of tumor DNA in serum of colorectal cancer patients, *Scand J Clin Lab Invest* 57:601–604, 1997.
de Kok JB, Verhaegh GW, Roelofs RW, et al: DD3 (PCA3)—A very sensitive and specific marker to detect prostate tumors, *Cancer Res* 62:2695–2698, 2002.
Demichelis F, Fall K, Perner S, et al: TMPRSS2:ERG gene fusion associated with lethal prostate cancer in a watchful waiting cohort, *Oncogene* 26:4596–4599, 2007.
DeSoto-LaPaix F, Bluth MH, Rong Y, et al: Detecting prostate cancer: How useful is prostate specific antigen testing?, *Fed Pract* 20:84–90, 2003.
De Vita F, Orditura M, Lieto E, et al: Elevated perioperative serum vascular endothelial growth factor levels in patients with colon carcinoma, *Cancer* 100:270–278, 2004.
Devonshire AS, Whale AS, Gutteridge A, et al: Towards standardisation of cell-free DNA measurement in plasma: Controls for extraction efficiency, fragment size bias and quantification, *Anal Bioanal Chem* 406: 6499–6512, 2014.
Diamond BA, Yelton DE, Scharff MD, et al: Monoclonal antibodies—A new technique for producing serologic reagents, *N Engl J Med* 304:1344–1349, 1981.
Dominguez G, Carballido J, Silva J, et al: p14ARF promoter hypermethylation in plasma DNA as an indicator of disease recurrence in bladder cancer patients, *Clin Cancer Res* 8:980–985, 2002.
Duffy MJ, Duggan C, Keane R, et al: High preoperative CA 15-3 concentrations predict adverse outcome in node-negative and node-positive breast cancer: Study of 600 patients with histologically confirmed breast cancer, *Clin Chem* 50:559–563, 2004.
Easton DF, Bishop DT, Ford D, et al: Genetic linkage analysis in familial breast and ovarian cancer: Results from 214 families. The Breast Cancer Linkage Consortium, *Am J Hum Genet* 52:678–701, 1993.
Eccles SA, Welch DR: Metastasis: Recent discoveries and novel treatment strategies, *Lancet* 369:1742–1757, 2007.
El Messaoudi S, Rolet F, Mouliere F, et al: Circulating cell free DNA: Preanalytical considerations, *Clin Chim Acta* 424:222–230, 2013.
Engelstaedter V, Heublein S, Schumacher AL, et al: Mucin-1 and its relation to grade, stage and survival in ovarian carcinoma patients, *BMC Cancer* 12:600–608, 2012.
Esteller M, Sanchez-Cespedes M, Rosell R, et al: Detection of aberrant promoter hypermethylation of tumor suppressor genes in serum DNA from non-small cell lung cancer patients, *Cancer Res* 59:67–70, 1999.
Falzarano SM, Magi-Galluzzi C: ERG protein expression as a biomarker of prostate cancer, *Biomarkers Med* 7:851–865, 2013.
Fang J, Metter EJ, Landis P, et al: PSA velocity for assessing prostate cancer risk in men with PSA levels between 2.0 and 4.0 ng/mL, *Urology* 59:889–893, 2002.
Ferrero-Pous M, Hersant AM, Pecking A, et al: Serum chromogranin-A in advanced prostate cancer, *BJU Int* 88:790–796, 2001.
Fleischhacker M: The 2nd International Symposium on Circulating Nucleic Acids in Plasma and Serum (CNAPS-2), Hong Kong, February 20-21, 2001, *Eur J Med Res* 6:364–368, 2001.
Folkman J, Shing Y: Angiogenesis, *J Biol Chem* 267: 10931–10934, 1992.
Fradet Y: Biomarkers in prostate cancer diagnosis and prognosis: Beyond prostate-specific antigen, *Curr Opin Urol* 19:243–246, 2009.
Fradet Y, Saad F, Aprikian A, et al: uPM3, a new molecular urine test for the detection of prostate cancer, *Urology* 64:311–316, 2004.
Freedland SJ, Dorey F, Aronson WJ: Preoperative PSA velocity and doubling time do not predict adverse pathologic features or biochemical recurrence after radical prostatectomy, *Urology* 57:476–480, 2001.
Futreal PA, Liu Q, Shattuck-Eidens D, et al: BRCA1 mutations in primary breast and ovarian carcinomas, *Science* 266:120–122, 1994.
Gal S, Fidler C, Lo YM, et al: Detection of mammaglobin mRNA in the plasma of breast cancer patients, *Ann N Y Acad Sci* 945:192–194, 2001.
Galgano MT, Hampton GM, Frierson HF Jr: Comprehensive analysis of HE4 expression in normal and malignant human tissues, *Mod Pathol* 19:847–853, 2006.
Garcia JM, Silva JM, Dominguez G, et al: Heterogeneous tumour clones as an explanation of discordance between plasma DNA and tumor DNA alterations, *Genes Chromosomes Cancer* 31:300, 2001.
García-Olmo DC, García-Olmo D: Biological role of cell-free nucleic acids in cancer: The theory of genometastasis, *Crit Rev Oncog* 18:153–161, 2013.
Gaspar MJ, Arribas I, Coca MC, et al: Prognostic value of carcinoembryonic antigen, CA 19-9 and CA 72-4 in gastric carcinoma, *Tumour Biol* 22:318–322, 2001.
Gazzaniga P, Gianni W, Raimondi C, et al: Circulating tumor cells in high-risk nonmetastatic colorectal cancer, *Tumour Biol* 34:2507–2509, 2013.
Gebo KA, Chander G, Jenckes MW, et al: Screening tests for hepatocellular carcinoma in patients with chronic hepatitis C: A systematic review, *Hepatology* 36(Suppl 1):S84–S92, 2002.
Gion M, Boracchi P, Dittadi R, et al: Prognostic role of serum CA15.3 in 362 node-negative breast cancers. An old player for a new game, *Eur J Cancer* 38:1181–1188, 2002.
Giovanella L, Ceriani L: Serum chromogranin-alpha immunoradiometric assay in the diagnosis of pheochromocytoma, *Int J Biol Markers* 17:130–134, 2002.
Goessl C, Krause H, Müller M, et al: Fluorescent methylation-specific polymerase chain reaction for DNA-based detection of prostate cancer in bodily fluids, *Cancer Res* 60:5941–5945, 2000.
Goessl C, Muller M, Heicappell R, et al: DNA-based detection of prostate cancer in blood, urine, and ejaculates, *Ann N Y Acad Sci* 945:51–58, 2002a.
Goessl C, Muller M, Straub B, et al: DNA alterations in body fluids as molecular tumor markers for urological malignancies, *Eur Urol* 41:668, 2002b.
Gold P, Freedman SO: Specific carcinoembryonic antigens of the human digestive system, *J Exp Med* 122:467–481, 1965.
Goldshtein H, Hausmann MJ, Douvdevani A: A rapid direct fluorescent assay for cell-free DNA quantification in biological fluids, *Ann Clin Biochem* 46:488–494, 2009.
Gonzalgo ML, Nakayama M, Lee SM, et al: Detection of GSTP1 methylation in prostatic secretions using combinatorial MSP analysis, *Urology* 63:414–418, 2004.
Gonzalgo ML, Pavlovich CP, Lee SM, et al: Prostate cancer detection by GSTP1 methylation analysis of

post biopsy urine specimens, *Clin Cancer Res* 9:2673–2677, 2003.

Granato AM, Nanni O, Falcini F, et al: Basic fibroblast growth factor and vascular endothelial growth factor serum levels in breast cancer patients and healthy women: Useful as diagnostic tools?, *Breast Cancer Res* 6:R38–R45, 2004.

Greene KL, Albertsen PC, Babaian RJ, et al: Prostate specific antigen best practice statement: 2009 update, *J Urol* 182:2232–2241, 2009.

Groot KB, Rahbari NN, Buchler MW, et al: Circulating tumor cells and prognosis of patients with resectable colorectal liver metastases or widespread metastatic colorectal cancer: A metaanalysis, *Ann Surg Oncol* 20(7):2156–2165, 2013.

Groskopf J, Aubin SM, Deras IL, et al: APTIMA PCA3 molecular urine test: Development of a method to aid in the diagnosis of prostate cancer, *Clin Chem* 52:1089–1095, 2006.

Grubb RL 3rd, Pinsky PF, Greenlee RT, et al: Prostate cancer screening in the Prostate, Lung, Colorectal and Ovarian Cancer Screening Trial: Update on findings from the initial four rounds of screening in a randomized trial, *BJU Int* 102:1524–1530, 2008.

Guinee DG Jr, Travis WD, Trivers GE, et al: Gender comparisons in human lung cancer: Analysis of p53 mutations, anti-p53 serum antibodies and C-erbB-2 expression, *Carcinogenesis* 16:993–1002, 1995.

Guo B, Luo C, Xun C, et al: Quantitative detection of cytokeratin 20 mRNA in urine samples as diagnostic tools for bladder cancer by real-time PCR, *Exp Oncol* 31:43–47, 2009.

Haese A, de la Taille A, van Poppel H, et al: Clinical utility of the PCA3 urine assay in European men scheduled for repeat biopsy, *Eur Urol* 54:1081–1088, 2008.

Haferlach T, Loffler H: Prognostic factors in multiple myeloma: Practicability for clinical practice and future perspectives, *Leukemia* 11(Suppl 5):S5–S9, 1997.

Halling KC: Vysis UroVysion for the detection of urothelial carcinoma, *Expert Rev Mol Diagn* 3:507–519, 2003. Erratum in *Expert Rev Mol Diagn* 4:266, 2004.

Hammel P, Leroy-Viard K, Chaumette MT, et al: Correlations between p53-protein accumulation, serum antibodies and gene mutation in colorectal cancer, *Int J Cancer* 81:712–718, 1999.

Harlozinska A, Sedlaczek P, Kulpa J, et al: Vascular endothelial growth factor (VEGF) concentration in sera and tumor effusions from patients with ovarian carcinoma, *Anticancer Res* 24:1149–1157, 2004.

Harris CC, Hollstein M: Clinical implications of the p53 tumor-suppressor gene, *N Engl J Med* 329:1318–1327, 1993.

Harris LN, Liotcheva V, Broadwater G, et al: Comparison of methods of measuring HER-2 in metastatic breast cancer patients treated with high-dose chemotherapy, *J Clin Oncol* 19:1698–1706, 2001.

Haug U, Hundt S, Brenner H: Sensitivity and specificity of faecal tumour M2 pyruvate kinase for detection of colorectal adenomas in a large screening study, *Br J Cancer* 99:133–135, 2008.

Hayes DF, Cristofanilli M, Budd GT, et al: Circulating tumor cells at each follow-up time point during therapy of metastatic breast cancer patients predict progression-free and overall survival, *Clin Cancer Res* 12:4218–4224, 2006.

Hayes DF, Yamauchi H, Broadwater G, et al: Circulating HER-2/erbB-2/c-neu (HER-2) extracellular domain as a prognostic factor in patients with metastatic breast cancer: Cancer and Leukemia Group B Study 8662, *Clin Cancer Res* 7:2703–2711, 2001.

He C, Liu M, Zhou C, et al: Detection of epidermal growth factor receptor mutations in plasma by mutant-enriched PCR assay for prediction of the response to gefitinib in patients with non–small-cell lung cancer, *Int J Cancer* 125:2393–2399, 2009.

He W, Wang H, Hartmann LC, et al: In vivo quantitation of rare circulating tumor cells by multiphoton intravital flow cytometry, *Proc Natl Acad Sci U S A* 104:11760–11765, 2007.

Heidegger I, Klocker H, Steiner E, et al: [–2]proPSA is an early marker for prostate cancer aggressiveness, *Prostate Cancer and Prostatic Disease* 17:70–74, 2014.

Heidenreich A, Aus G, Bolla M, et al: European Association of Urology. EAU guidelines on prostate cancer, *Eur Urol* 53:68–80, 2008.

Hessels D, Klein Gunnewiek JM, van Oort I, et al: DD3(PCA3)-based molecular urine analysis for the diagnosis of prostate cancer, *Eur Urol* 44:8–15, 2003.

Hibi K, Nakayama H, Yamazaki T, et al: Detection of mitochondrial DNA alterations in primary tumors and corresponding serum of colorectal cancer patients, *Int J Cancer* 94:429, 2001.

Hickey KP, Boyle KP, Jepps HM, et al: Molecular detection of tumour DNA in serum and peritoneal fluid from ovarian cancer patients, *Br J Cancer* 80:1803, 1999.

Hoque MO, Topaloglu O, Begum S, et al: Quantitative methylation-specific polymerase chain reaction gene patterns in urine sediment distinguish prostate cancer patients from control subjects, *J Clin Oncol* 23:6569–6575, 2005.

Hori S, Blanchet JS, McLoughlin J: From prostate-specific antigen (PSA) to precursor PSA (proPSA) isoforms: A review of the emerging role of proPSAs in the detection and management of early prostate cancer, *BJU Int* 112:717–728, 2013.

Horninger W, Cheli CD, Babaian RJ, et al: Complexed prostate-specific antigen for early detection of prostate cancer in men with serum prostate-specific antigen levels of 2 to 4 nanograms per milliliter, *Urology* 60(Suppl 1):31–35, 2002.

Hussain MH, MacVicar GR, Petrylak DP, et al: National Cancer Institute. Trastuzumab, paclitaxel, carboplatin, and gemcitabine in advanced human epidermal growth factor receptor-2/neu-positive urothelial carcinoma: Results of a multicenter phase II National Cancer Institute trial, *J Clin Oncol* 25:2218–2224, 2007.

Igetei R, Otegbayo JA, Ndububa DA, et al: Detection of p53 codon 249 mutation in Nigerian patients with hepatocellular carcinoma using a novel evaluation of cell-free DNA, *Ann Hepatol* 7:339–344, 2008.

Ignatiadis M, Xenidis N, Perraki M, et al: Different prognostic value of cytokeratin-1 mRNA positive circulating tumor cells according to estrogen receptor and HER2 status in early-stage breast cancer, *J Clin Oncol* 25:5194–5202, 2007.

Imperiale TF, Ransohoff DF, Itzkowitz SH, et al; Colorectal Cancer Study Group: Fecal DNA versus fecal occult blood for colorectal-cancer screening in an average-risk population, *N Engl J Med* 351:2704–2714, 2004.

Isshiki S, Akakura K, Komiya A, et al: Chromogranin-A concentration as a serum marker to predict prognosis after endocrine therapy for prostate cancer, *J Urol* 167:512–515, 2002.

Ito K, Yamamoto T, Ohi M, et al: Free/total PSA ratio is a powerful predictor of future prostate cancer morbidity in men with initial PSA levels of 4.1 to 10.0 ng/mL, *Urology* 61:760–764, 2003.

Izzo F, Cremona F, Ruffolo F, et al: Outcome of 67 patients with hepatocellular cancer detected during screening of 1125 patients with chronic hepatitis, *Ann Surg* 227:513–518, 1998.

Jacobs I, Bast RC Jr: The CA 125 tumour-associated antigen: A review of the literature, *Hum Reprod* 4:1–12, 1989.

Jacobs IJ, Menon U: Progress and challenges in screening for early detection of ovarian cancer, *Mol Cell Proteomics* 3:355–366, 2004.

Javidi MA, Ahmadi AH, Bakhshinejad B, et al: Cell-free microRNAs as cancer biomarkers: The odyssey of miRNAs through body fluids, *Med Oncol* 31:295, 2014.

Jensen EV, Jordan VC: The estrogen receptor: A model for molecular medicine, *Clin Cancer Res* 9:1980–1989, 2003.

Jeronimo C, Nomoto S, Caballero OL, et al: Mitochondrial mutations in early stage prostate cancer and bodily fluids, *Oncogene* 20:5195, 2001a.

Jeronimo C, Usadel H, Henrique R, et al: Quantitation of GSTP1 methylation in non-neoplastic prostatic tissue and organ-confined prostate adenocarcinoma, *J Natl Cancer Inst* 93:1747–1752, 2001b.

Johnson PJ, Lo YM: Plasma nucleic acids in the diagnosis and management of malignant disease, *Clin Chem* 48:1186, 2002.

Joosse SA, Müller V, Steinbach B, et al: Circulating cell-free cancer-testis MAGE-A RNA, BORIS RNA, let-7b and miR-202 in the blood of patients with breast cancer and benign breast diseases, *Br J Cancer* 111:909–917, 2014.

Jung K, Reszka R, Kamlage B, et al: Tissue metabolite profiling identifies differentiating and prognostic biomarkers for prostate carcinoma, *Int J Cancer* 133:2914–2924, 2013.

Kan N, Yoshikawa S: Serum HER-2 determination using a centauer HER-2/neu kit (CLIA method) in metastatic breast cancer, *Gan to Kagaku Ryoho* 36:779–783, 2009.

Kehinde EO, Maghrebi MA, Anim JT: The importance of determining the aggressiveness of prostate cancer using serum and tissue molecular markers, *Can J Urol* 15:3967–3974, 2008.

Kim H-S, Kim HS, Sin K-S, et al: Clinical comparisons of two free light chain assays to immunofixation electrophoresis for detecting monoclonal gammopathy, *BioMed Research International* 2014:1–7, 2014.

Klee GG, Schreiber WE: MUC1 gene-derived glycoprotein assays for monitoring breast cancer (CA 15-3, CA 27.29, BR): Are they measuring the same antigen?, *Arch Pathol Lab Med* 128:1131–1135, 2004.

Kondo N, Murakami Y, Uemura K, et al: Elevated perioperative serum CA 19-9 levels are independent predictors of poor survival in patients with resectable cholangiocarcinoma, *J Surg Oncol* 110(4):422–429, 2014.

Kopreski MS, Benko FA, Kwak LW, et al: Detection of tumor messenger RNA in the serum of patients with malignant melanoma, *Clin Cancer Res* 5:1961, 1999.

Kumar-Sinha C, Tomlins SA, Chinnaiyan AM: Recurrent gene fusions in prostate cancer, *Nat Rev Cancer* 8:497–511, 2008.

Kumpulainen EJ, Keskikuru RJ, Johansson RT: Serum tumor marker CA 15.3 and stage are the two most powerful predictors of survival in primary breast cancer, *Breast Cancer Res Treat* 76:95–102, 2002.

Kuropkat C, Lippert BM, Werner JA: Follow-up with serum Cyfra 21-1 in patients with squamous cell carcinomas of the head and neck, *Oncology* 63:280–285, 2002.

Kyle RA, Gertz MA, Witzig TE, et al: Review of 1027 patients with newly diagnosed multiple myeloma, *Mayo Clin Proc* 78:21–33, 2003.

Lamerz R: AFP isoforms and their clinical significance (overview), *Anticancer Res* 17:2927–2930, 1997.

Lazzeri M, Abrate A, Lughezzani G, et al: Relationship of chronic histologic prostatic inflammation in biopsy specimens with serum isoform [–2]proPSA (p2PSA), %p2PSA, and prostate health index in men with a total prostate-specific antigen of 4 to 10 ng/mL and normal digital rectal examination, *Urology* 38:606–612, 2014.

Lazzeri M, Haese A, Abrate A, et al: Clinical performance of serum prostate specific antigen isoform [–2] proPSA (p2PSA) and its derivatives %p2PSA and the prostate health index (phi) in men with a family history of prostate cancer: Results from a multicenter European study, the PROMEtheuS project, *BJU Int* 112:313–321, 2013.

Lechowicz MJ, Lin L, Ambinder RF: Epstein-Barr virus DNA in body fluids, *Curr Opin Oncol* 14:533, 2002.

Lee D: Prostate-specific antigen doubling time predicts disease progression and survival, *Clin Prostate Cancer* 1:208–211, 2003.

Lee TH, Montalvo L, Chrebtow V, et al: Quantitation of genomic DNA in plasma and serum samples: Higher concentrations of genomic DNA found in serum than in plasma, *Transfusion* 41:276, 2001.

Lee P, Rosen DG, Zhu C, et al: Expression of progesterone receptor is a favorable prognostic marker in ovarian cancer, *Gynecol Oncol* 96:671–677, 2005.

Lei KI, Chan LY, Chan WY, et al: Diagnostic and prognostic implications of circulating cell-free Epstein-Barr virus DNA in natural killer/T-cell lymphoma, *Clin Cancer Res* 8:29, 2002.

Lein M, Kwiatkowski M, Semjonow A, et al: A multicenter clinical trial on the use of complexed prostate specific antigen in low prostate specific antigen concentrations, *J Urol* 170:1175–1179, 2003.

Leitzel K, Teramoto Y, Sampson E, et al: Elevated soluble c-erbB-2 antigen levels in the serum and effusions of a proportion of breast cancer patients, *J Clin Oncol* 10:1436–1443, 1992.

Leyten GH, Hessels D, Jannick SA, et al: Prospective multicentre evaluation of PCA3 and TMPRSS2:ERG gene fusions as diagnostic and prognostic urinary biomarkers for prostate cancer, *Eur Urol* 65:534–542, 2014.

Li L, Wang L, Zhang W, et al: Correlation of serum VEGF levels with clinical stage, therapy efficacy, tumor metastasis and patient survival in ovarian cancer, *Anticancer Res* 24:1973–1979, 2004.

Lilja H, Christensson A, Dahlén U, et al: Prostate-specific antigen in serum occurs predominantly in complex with alpha 1-antichymotrypsin, *Clin Chem* 37:1618–1625, 1991.

Liotta LA: Biochemical mechanisms of tumor invasion and metastases, *Clin Physiol Biochem* 5:190–199, 1987.

Littrup PJ, Goodman AC, Mettlin CJ: The benefit and cost of prostate cancer early detection. The Investigators of the American Cancer Society–National Prostate Cancer Detection Project, *CA Cancer J Clin* 43:134–149, 1993.

Ljungberg B, Jacobsen J, Haggstrom-Rudolfssson S, et al: Tumour vascular endothelial growth factor (VEGF) mRNA in relation to serum VEGF protein levels and tumour progression in human renal cell carcinoma, *Urol Res* 31:335–340, 2003.

Loberg RD, Fielhauer JR, Pienta BA, et al: Prostate-specific antigen doubling time and survival in patients with advanced metastatic prostate cancer, *Urology* 62(Suppl 1):128–133, 2003.

Loeb S, Sokoll L, Broyles DL, et al: Prospective multi-center evaluation of the Beckman Coulter prostate health index using WHO calibration, *J Uro* 189:1702–1706, 2013.

Lou X, Hou Y, Liang D, et al: A novel Alu-based real-time PCR method for the quantitative detection of plasma circulating cell-free DNA: Sensitivity and specificity for the diagnosis of myocardial infarction, *Int J Mol Med* 35:72–80, 2015.

Louhimo J, Carpelan-Holmstrom M, Alfthan H, et al: Serum HCG beta, CA 72-4 and CEA are independent prognostic factors in colorectal cancer, *Int J Cancer* 101:545–548, 2002.

Lu KH, Patterson AP, Wang L, et al: Selection of potential markers for epithelial ovarian cancer with gene expression arrays and recursive descent partition analysis, *Clin Cancer Res* 10:3291–3300, 2004.

Luftner D, Henschke P, Flath B, et al: Serum HER-2/neu as a prediction and monitoring parameter in a phase II study with weekly paclitaxel in metastatic breast cancer, *Anticancer Res* 24:895–906, 2004.

Ma PC, Blaszkowsky L, Bharti A, et al: Circulating tumor cells and serum tumor biomarkers in small cell lung cancer, *Anticancer Res* 23:49–62, 2003.

Machens A, Lorenz K, Dralle H: Utility of serum procalcitonin for screening and risk Machens stratification of medullary thyroid cancer, *J Clin Endocrinol Metab* 99(8):2986–2994, 2014.

Malkin D, Li FP, Strong LC, et al: Germ line p53 mutations in a familial syndrome of breast cancer, sarcomas, and other neoplasms, *Science* 250:1233–1238, 1990.

Mansour H: Cell-free nucleic acids as noninvasive biomarkers for colorectal cancer detection, *Front Genet* 5:182, 2014.

Marrelli D, Pinto E, De Stefano A, et al: Clinical utility of CEA, CA 19-9, and CA 72-4 in the follow-up of patients with resectable gastric cancer, *Am J Surg* 181:16–19, 2001.

Marzese DM, Hirose H, Hoon DS: Diagnostic and prognostic value of circulating tumor-related DNA in cancer patients, *Expert Rev Mol Diagn* 13:827–844, 2013.

McDunn JE, Li Z, Adam KP, et al: Metabolomic signatures of aggressive prostate cancer, *Prostate* 73:1547–1560, 2013.

Miki Y, Swensen J, Shattuck-Eidens D, et al: A strong candidate for the breast and ovarian cancer susceptibility gene BRCA1, *Science* 266:66–71, 1994.

Mikolajczyk SD, Grauer LS, Millar LS, et al: A precursor form of PSA (pPSA) is a component of the free PSA in prostate cancer serum, *Urology* 50:710–714, 1997.

Mikolajczyk SD, Millar LS, Wang TJ, et al: "BPSA," a specific molecular form of free prostate-specific antigen, is found predominantly in the transition zone of patients with nodular benign prostatic hyperplasia, *Urology* 55:41–45, 2000.

Milstein C, Cuello AC: Hybrid hybridomas and their use in immunohistochemistry, *Nature* 305:537–540, 1983.

Mitchell EP: Role of carcinoembryonic antigen in the management of advanced colorectal cancer, *Semin Oncol* 25(Suppl 11):12–20, 1998.

Mitchell ID, Croal BL, Dickie A, et al: A prospective study to evaluate the role of complexed prostate specific antigen and free/total prostate specific antigen ratio for the diagnosis of prostate cancer, *J Urol* 165:1549–1553, 2001.

Molnar B, Sipos F, Galamb O, et al: Molecular detection of circulating cancer cells. Role in diagnosis, prognosis and follow-up of colon cancer patients, *Dig Dis* 21:320–325, 2003.

Moore RG, Brown AK, Miller MC, et al: The use of multiple novel tumor biomarkers for the detection of ovarian carcinoma in patients with a pelvic mass, *Gynecol Oncol* 108:402–408, 2008.

Moore RG, McMeekin DS, Brown AK, et al: A novel multiple marker bioassay utilizing HE4 and CA125 for the prediction of ovarian cancer in patients with a pelvic mass, *Gynecol Oncol* 112:40–46, 2009.

Morelli D, Lazzerini D, Cazzaniga S, et al: Evaluation of the balance between angiogenic and antiangiogenic circulating factors in patients with breast and gastrointestinal cancers, *Clin Cancer Res* 4:1221–1225, 1998.

Moreno JG, Miller MC, Gross S, et al: Circulating tumor cells predict survival in patients with metastatic prostate cancer, *Urology* 65:713–718, 2005.

Mori S, Mori Y, Mukaiyama T, et al: In vitro and in vivo release of soluble erbB-2 protein from human carcinoma cells, *Jpn J Cancer Res* 81:489–494, 1990.

Moul JW, Sun L, Hotaling JM, et al: Age adjusted prostate specific antigen and prostate specific antigen velocity cut points in prostate cancer screening, *J Urol* 177:499–503, 2007.

Munstedt K, Steen J, Knauf AG, et al: Steroid hormone receptors and long-term survival in invasive ovarian cancer, *Cancer* 89:1783–1791, 2000.

Nagrath S, Sequist LV, Maheswaran S, et al: Isolation of rare circulating tumour cells in cancer patients by microchip technology, *Nature* 450:1235–1239, 2007.

Nahm MH, Hoffmann JW: Heteroantibody: Phantom of the immunoassay, *Clin Chem* 36:829, 1990.

Nakamoto D, Yamamoto N, Takagi R, et al: Detection of microsatellite alterations in plasma DNA of malignant mucosal melanoma using whole genome amplification, *Bull Tokyo Dent Coll* 49:77–87, 2008.

Nakanishi H, Groskopf J, Fritsche HA, et al: PCA3 molecular urine assay correlates with prostate cancer tumor volume: Implication in selecting candidates for active surveillance, *J Urol* 179:1804–1809, 2008.

Nakata B, Ogawa Y, Ishikawa T, et al: Serum CYFRA 21-1 is one of the most reliable tumor markers for breast carcinoma, *Cancer* 89:1285–1290, 2000.

Nakata B, Takashima T, Ogawa Y, et al: Serum CYFRA 21-1 (cytokeratin-19 fragments) is a useful tumour marker for detecting disease relapse and assessing treatment efficacy in breast cancer, *Br J Cancer* 91:873–878, 2004.

O'Hanlon DM, Fitzsimons H, Lynch J, et al: Soluble adhesion molecules (E-selectin, ICAM-1 and VCAM-1) in breast carcinoma, *Eur J Cancer* 38:2252–2257, 2002.

Pantel K, Riethdorf S: Pathology: Are circulating tumor cells predictive of overall survival?, *Nat Rev Clin Oncol* 6:190–191, 2009.

Papila C, Uzun H, Balci H, et al: Clinical significance and prognostic value of serum sHER-2/neu levels in patients with solid tumors, *Med Oncol* 26:151–156, 2009.

Papsidero LD, Wang MC, Valenzuela LA, et al: A prostate antigen in sera of prostatic cancer patients, *Cancer Res* 40:2428–2432, 1980.

Park KU, Lee HE, Park do J, et al: MYC quantitation in cell-free plasma DNA by real-time PCR for gastric cancer diagnosis, *Clin Chem Lab Med* 47:530–536, 2009.

Parsons JK, Brawer MK, Cheli CD, et al: Complexed prostate specific antigen (PSA) reduces unnecessary prostate biopsies in the 2.6 to 4.0 ng/mL range of total PSA, *BJU Int* 94:47–50, 2004.

Peng Z, Liu Y, Li Y, et al: Serum HER2 extracellular domain as a potential alternative for tissue HER2 status in metastatic gastric cancer patients, *Biomark Med* 8(5):663–670, 2014.

Ploussard G, de la Taille A: Urine biomarkers in prostate cancer, *Nat Rev Urol* 7:101–109, 2010.

Polascik TJ, Oesterling JE, Partin AW: Prostate specific antigen: a decade of discovery—What we have learned and where we are going, *J Urol* 162:293–306, 1999.

Poon RT, Lau CP, Cheung ST, et al: Quantitative correlation of serum levels and tumor expression of vascular endothelial growth factor in patients with hepatocellular carcinoma, *Cancer Res* 63:3121–3126, 2003.

Punglia RS, D'Amico AV, Catalona WJ, et al: Effect of verification bias on screening for prostate cancer by measurement of prostate-specific antigen, *N Engl J Med* 349:335–342, 2003.

Rajkumar SV, Kyle RA, Therneau TM, et al: Serum free light chain ratio is an independent risk factor for progression in monoclonal gammopathy of undetermined significance, *Blood* 106:812–817, 2005.

Resel FL, San Jose ML, Galante RI, et al: Prognostic significance of circulating tumor cell count in patients with metastatic hormone-sensitive prostate cancer, *Urology* 80:1328–1332, 2012.

Rhodes CH, Honsinger C, Sorenson GD: Detection of tumor-derived DNA in cerebrospinal fluid, *J Neuropathol Exp Neurol* 53:364, 1994.

Riethdorf S, Fritsche H, Müller V, et al: Detection of circulating tumor cells in peripheral blood of patients with metastatic breast cancer: A validation study of the CellSearch system, *Clin Cancer Res* 13:920–928, 2007.

Roddam AW, Duffy MJ, Hamdy FC, et al: Use of prostate-specific antigen (PSA) isoforms for the detection of prostate cancer in men with a PSA level of 2-10 ng/mL: Systematic review and meta-analysis, *Eur Urol* 48:386–399, 2005.

Roupret M, Hupertan V, Yates DR, et al: Molecular detection of localized prostate cancer using quantitative methylation-specific PCR on urinary cells obtained following prostate massage, *Clin Cancer Res* 13:1720–1725, 2007.

Salami SS, Schmidt F, Laxman B, et al: Combining urinary detection of TMPRSS2:ERG and PCA3 with serum PSA to predict diagnosis of prostate cancer, *Urol Oncol* 31:566–571, 2013.

Sanger N, Effenberger KE, Riethdorf S, et al: Disseminated tumor cells in the bone marrow of patients with ductal carcinoma in situ, *Int J Cancer* 129:2522–2526, 2011.

Sangrajrang S, Arpornwirat W, Cheirsilpa A, et al: Serum p53 antibodies in correlation to other biological parameters of breast cancer, *Cancer Detect Prev* 27:182–186, 2003.

Saylor PJ, Karoly ED, Smith MR: Prospective study of changes in the metabolomics profiles of men during their first three months of androgen deprivation therapy for prostate cancer, *Clin Cancer Res* 18:3677–3685, 2012.

Scattoni V, Lazzeri M, Lughezzani G, et al: Head to head comparison of prostate health index and urinary PCA3 for predicting cancer at initial or repeat biopsy, *J Urol* 190:496–501, 2013.

Schippinger W, Regitnig P, Bauernhofer T, et al: The course of serum HER-2/neu levels as an independent prognostic factor for survival in metastatic breast cancer, *Oncol Rep* 11:1331–1336, 2004.

Schlichtholz B, Legros Y, Gillet D, et al: The immune response to p53 in breast cancer patients is directed against immunodominant epitopes unrelated to the mutational hot spot, *Cancer Res* 52:6380–6384, 1992.

Schmidt B, Carstensen T, Engel E, et al: Detection of cell-free nucleic acids in bronchial lavage fluid supernatants from patients with lung cancer, *Eur J Cancer* 40:452, 2004.

Schneider J, Philipp M, Velcovsky HG, et al: Pro-gastrin-releasing peptide (ProGRP), neuron specific enolase (NSE), carcinoembryonic antigen (CEA), and cytokeratin 19-fragments (CYFRA 21-1) in patients with lung cancer in comparison to other lung diseases, *Anticancer Res* 23:885–893, 2003.

Schröder FH, Carter HB, Wolters T, et al: Early detection of prostate cancer in 2007. Part 1: PSA and PSA kinetics, *Eur Urol* 53:468–477, 2008.

Schröder FH, Hugosson J, Roobol MJ, et al: Screening and prostate-cancer mortality in a randomized European study, *N Engl J Med* 360:1320–1328, 2009.

Schröder FH, van der Cruijsen-Koeter I, de Koning HJ, et al: Prostate cancer detection at low prostate specific antigen, *J Urol* 163:806–812, 2000.

Schummer M, Ng WV, Bumgarner RE, et al: Comparative hybridization of an array of 21,500 ovarian cDNAs for the discovery of genes overexpressed in ovarian carcinomas, *Gene* 238:375–378, 1999.

Schwarz AK, Stanulla M, Cario G, et al: Quantification of free total plasma DNA and minimal residual disease detection in the plasma of children with acute lymphoblastic leukemia, *Ann Hematol* 88:897–905, 2009.

Schwarzenbach H, Muller V, Stahmann N, et al: Detection and characterization of circulating microsatellite DNA in blood of patients with breast cancer, *Ann NY Acad Sci* 1022:25, 2002.

Sciarra A, Monti S, Gentile V, et al: Variation in chromogranin A serum levels during intermittent versus continuous androgen deprivation therapy for prostate adenocarcinoma, *Prostate* 55:168–179, 2003.

Sethi S, Ali S, Kong D, et al: Clinical implication of microRNAs in molecular pathology, *Clin Lab Med* 33:773–786, 2013.

Sheen-Chen SM, Eng HL, Huang CC, et al: Serum levels of soluble E-selectin in women with breast cancer, *Br J Surg* 91:1578–1581, 2004.

Sidransky D, Von Eschenbach A, Tsai YC, et al: Identification of p53 gene mutations in bladder cancers and urine samples, *Science* 252:706–709, 1991.

Silva JM, Gonzalez R, Dominguez G, et al: TP53 gene mutations in plasma DNA of cancer patients, *Genes Chromosomes Cancer* 24:160, 1999.

Silva JM, Rodriguez R, Garcia JM, et al: Detection of epithelial tumour RNA in the plasma of colon cancer patients is associated with advanced stages and circulating tumour cells, *Gut* 50:530, 2002.

Sita-Lumsden A, Fletcher CE, Dart DA, et al: Circulating nucleic acids as biomarkers of prostate cancer, *Biomark Med* 7:867–877, 2013.

Smith TJ, Davidson NE, Schapira DV, et al: American Society of Clinical Oncology 1998 update of recommended breast cancer surveillance guidelines, *J Clin Oncol* 17:1080–1082, 1999.

Sokoll LJ, Sanda MG, Feng Z, et al: A prospective, multicenter, National Cancer Institute Early Detection Research Network study of [-2]proPSA: Improving prostate cancer detection and correlating with cancer aggressiveness, *Cancer Epidemol Biomarkers Prev* 19:1193–1200, 2010.

Sorenson GD, Pribish DM, Valone FH, et al: Soluble normal and mutated DNA sequences from single-copy genes in human blood, *Cancer Epidemiol Biomarkers Prev* 3:67, 1994.

Soussi T: p53 Antibodies in the sera of patients with various types of cancer: A review, *Cancer Res* 60:1777–1778, 2000.

Soussi T, Beroud C: Assessing TP53 status in human tumours to evaluate clinical outcome, *Nat Rev Cancer* 1:233–240, 2001.

Spindler KL, Pallisgaard N, Andersen RF, et al: Changes in mutational status during third-line treatment for metastatic colorectal cancer—Results of consecutive measurement of cell free DNA, KRAS and BRAF in the plasma, *Int J Cancer* 135:2215–2222, 2014.

Stenman UH, Leinonen J, Alfthan H, et al: A complex between prostate-specific antigen and alpha 1-antichymotrypsin is the major form of prostate-specific antigen in serum of patients with prostatic cancer: Assay of the complex improves clinical sensitivity for cancer, *Cancer Res* 51:222–226, 1991.

Stephan C, Rittenhouse H, Cammann H, et al: New markers and multivariate models for prostate cancer detection, *Anticancer Res* 29:2589–2600, 2009.

Su WC, Shiesh SC, Liu HS, et al: Expression of oncogene products HER2/Neu and Ras and fibrosis-related growth factors bFGF, TGF-beta, and PDGF in bile from biliary malignancies and inflammatory disorders, *Dig Dis Sci* 46:1387–1392, 2001.

Syrigos KN, Salgami E, Karayiannakis AJ, et al: Prognostic significance of soluble adhesion molecules in Hodgkin's disease, *Anticancer Res* 24:1243–1247, 2004.

Tarle M, Ahel MZ, Kovacic K: Acquired neuroendocrine-positivity during maximal androgen blockade in prostate cancer patients, *Anticancer Res* 22:2525–2529, 2002.

Thierry AR, Mouliere F, El Messaoudi S, et al: Clinical validation of the detection of KRAS and BRAF mutations from circulating tumor DNA, *Nat Med* 20:430–435, 2014.

Thompson IM, Ankerst DP, Chi C, et al: Operating characteristics of prostate-specific antigen in men with an initial PSA level of 3.0 ng/mL or lower, *JAMA* 294:66–70, 2005.

Thompson IM, Pauler DK, Goodman PJ, et al: Prevalence of prostate cancer among men with a prostate-specific antigen level < or = 4.0 ng per milliliter, *N Engl J Med* 350:2239–2246, 2004.

Thurm H, Ebel S, Kentenich C, et al: Rare expression of epithelial cell adhesion molecule on residual micrometastatic breast cancer cells after adjuvant chemotherapy, *Clin Cancer Res* 9:2598–2604, 2003.

Tondini C, Hayes DF, Gelman R, et al: Comparison of CA15-3 and carcinoembryonic antigen in monitoring the clinical course of patients with metastatic breast cancer, *Cancer Res* 48:4107–4112, 1988.

Tonus C, Sellinger M, Koss K, et al: Faecal pyruvate kinase isoenzyme type M2 for colorectal cancer screening: A meta-analysis, *World J Gastroenterol* 18: 4004–4011, 2012.

Truong M, Yang B, Jarrad DF: Toward the detection of prostate cancer in urine: A critical analysis, *J Urol* 189:422–429, 2013.

Tsigris C, Karayiannakis AJ, Syrigos KN, et al: Clinical significance of soluble c-erbB-2 levels in the serum and urine of patients with gastric cancer, *Anticancer Res* 22:3061–3065, 2002a.

Tsigris C, Karayiannakis AJ, Zbar A, et al: Clinical significance of serum and urinary c-erbB-2 levels in colorectal cancer, *Cancer Lett* 184:215–222, 2002b.

Uhr JW: Cancer diagnostics: One-stop shop, *Nature* 450:1168–1169, 2007.

Ulivi P, Silvestrini R: Role of quantitative and qualitative characteristics of free circulating DNA in the management of patients with non–small cell lung cancer, *Cell Oncol* 36:439–448, 2013.

Utting M, Werner W, Dahse R, et al: Microsatellite analysis of free tumor DNA in urine, serum, and plasma of patients: A minimally invasive method for the detection of bladder cancer, *Clin Cancer Res* 8:35, 2002.

Vaissière T, Cuenin C, Paliwal A, et al: Quantitative analysis of DNA methylation after whole bisulfitome amplification of a minute amount of DNA from body fluids, *Epigenetics* 4:221–230, 2009.

Vessella RL, Lange PH: Issues in the assessment of prostate-specific antigen immunoassays: An update, *Urol Clin North Am* 24:261–268, 1997.

Vlaeminck-Guillem V, Ruffion A, André J, et al: Urinary prostate cancer 3 test: Toward the age of reason?, *Urology* 75:447–453, 2010.

Von Eyben FE: Laboratory markers and germ cell tumors, *Crit Rev Clin Lab Sci* 40:377–427, 2003.

Wang H, Tso V, Wong C, et al: Development and validation of a highly sensitive urine-based test to identify patients with colonic adenomatous polyps, *Clin Transl Gastroenterol* 5(3):e54, 2014.

Whitman EJ, Groskopf J, Ali A, et al: PCA3 score before radical prostatectomy predicts extracapsular extension and tumor volume, *J Urol* 180:1975–1978, 2008.

Wilmanns C, Grossmann J, Steinhauer S, et al: Soluble serum E-cadherin as a marker of tumour progression in colorectal cancer patients, *Clin Exp Metastasis* 21: 75–78, 2004.

Winter JM, Yeo CJ, Brody JR: Diagnostic, prognostic, and predictive biomarkers in pancreatic cancer, *J Surg Oncol* 107(1):15–22, 2013.

Woodrum D, French C, Shamel LB: Stability of free prostate-specific antigen in serum samples under a variety of sample collection and sample storage conditions, *Urology* 48(Suppl):33–39, 1996.

Woodson K, Hanson J, Tangrea J: A survey of gene-specific methylation in human prostate cancer among black and white men, *Cancer Lett* 205:181–188, 2004.

Woodson K, O'Reilly KJ, Hanson JC, et al: The usefulness of the detection of GSTP1 methylation in urine as a biomarker in the diagnosis of prostate cancer, *J Urol* 179:508–511, 2008.

Wooster R, Neuhausen SL, Mangion J, et al: Localization of a breast cancer susceptibility gene, BRCA2, to chromosome 13q12–13, *Science* 265:2088–2090, 1994.

Wu JT: Expression of monoclonal antibody-defined tumor markers in four carcinomas, *Ann Clin Lab Sci* 19:17–26, 1989.

Wu JT: Serum alpha-fetoprotein and its lectin reactivity in liver diseases: A review, *Ann Clin Lab Sci* 20:98–105, 1990.

Wu JT: Assay for prostate specific antigen (PSA): Problems and possible solutions, *J Clin Lab Anal* 8:51–62, 1994.

Wu JT, Carlisle P: Low frequency and low level of elevation of serum CA 72-4 in human carcinomas in comparison with established tumor markers, *J Clin Lab Anal* 6:59–64, 1992.

Wu JT, Clayton F, Myers S, et al: A simple radial immunodiffusion method for assay of β2-microglobulin in serum, *Clin Chem* 32:2070–2073, 1986.

Wu JT, Erickson AJ, Tsao KC, et al: Elevated serum chromogranin A is detectable in patients with carcinomas at advanced disease stages, *Ann Clin Lab Sci* 30:175–178, 2000.

Wu JT, Liu GH: Advantages of replacing the total PSA assay with the assay for PSA-alpha 1-antichymotrypsin complex for the screening and management of prostate cancer, *J Clin Lab Anal* 12:32–40, 1998.

Xiao WB, Liu YL: Elevation of serum and ascites cancer antigen 125 levels in patients with liver cirrhosis, *J Gastroenterol Hepatol* 18:1315–1316, 2003.

Yamamoto H, Lambert-Messerlian GM, Silver HM, et al: Maternal serum levels of type I and type III procollagen peptides in preeclamptic pregnancy, *J Matern Fetal Med* 10:40–43, 2001.

Yang M, Shen H, Qiu C, et al: High expression of miR-21 and miR-155 predicts recurrence and unfavourable survival in non–small cell lung cancer, *Eur J Cancer* 49:604–615, 2013.

Yegnasubramanian S, Kowalski J, Gonzalgo ML, et al: Hypermethylation of CpG islands in primary and metastatic human prostate cancer, *Cancer Res* 64:1975–1986, 2004.

Yu J, Gu G, Ju S: Recent advances in clinical applications of circulating cell-free DNA integrity, *Lab Med* 45:6–12, 2014.

Yu YH, Schlossman DM, Harrison CL, et al: Coexpression of different antigenic markers on moieties that bear CA 125 determinants, *Cancer Res* 51:468–475, 1991.

Zhang L, Riethdorf S, Wu G, et al: Meta-analysis of the prognostic value of circulating tumor cells in breast cancer, *Clin Cancer Res* 18:5701–5710, 2012.

Zidan J, Hussein O, Basher W, et al: Serum CA125: A tumor marker for monitoring response to treatment and follow-up in patients with non-Hodgkin's lymphoma, *Oncologist* 9:417–421, 2004.

癌基因蛋白和早期肿瘤检测

第75章

Matthew R. Pincus, Paul W. Brandt-Rauf, Martin H. Bluth, Elizabeth Gleeson, Mohammad F. Shaikh, Wilbur B. Bowne, Charles LaDoulis

要点

1. 最近在人类全基因组测序和肿瘤发生相关途径的认知方面取得了巨大进展，很明显，突变蛋白的功能异常是人类癌症的主要原因。

2. 这些蛋白-生长因子、生长因子受体、G 蛋白如 ras-p21，丝裂原活化蛋白激酶和核蛋白如 Myc、Fos、Jun 和 p53，在胞膜的生长因子增殖信号转导至细胞核并刺激细胞分裂的信号转导途径中至关重要。

3. 蛋白质突变导致氨基酸置换或缺失，从而引起它们被永久激活。编码这些蛋白质的基因调节区域的突变可导致蛋白质过表达，这也可导致有丝分裂信号的持续传导。

4. 这些蛋白质和抗体可用于早期癌症患者的检测，甚至可用于预测其未来的发病情况。

5. 虽然突变的信号转导蛋白与多种人类癌症的发生相关，但显示存在着代表特定癌症的突变蛋白质表达模式。

概述

近年来，人类全基因组测序和肿瘤发生相关通路的研究取得了巨大进展，现已明确突变蛋白的功能异常是人类癌症发生发展的主要原因。由此产生了一个全新的蛋白质组学领域-即在患者的血液和其他体液中检测这些异常蛋白质。本章介绍了这些新理念，重点阐明这些异常蛋白质参与信号转导途径中增殖信号的真实传递过程，并讨论其中典型的例子。本章介绍细胞增殖中的信号转导途径；阐明这些途径上不同突变蛋白质如何引起增殖信号异常连续转导，并最终导致细胞转化；明确如何利用这些蛋白质和抗体检测患者是否存在癌症，甚至预测其癌症的未来发展趋势；阐明如何发现与不同类型癌症密切相关的新蛋白质，并用于早期阶段癌症的检测。

细胞生物学和细胞分裂

在高等生物中，控制真核细胞的细胞分裂过程对细胞增殖和细胞分化至关重要。这两个过程之间的良好平衡由细胞中有相互作用的多种蛋白质共同调节。事实上，几乎所有这些蛋白质，包括许多在调节细胞周期中至关重要的蛋白，均由癌基因编码。癌基因突变可导致刺激细胞生长和增殖的永久激活蛋白的产生（如 *ras* 基因编码的 p21 蛋白）。抑癌基因（如 p53 蛋白）表达产物可抑制细胞增殖，但存在表达沉默或表达减低的情况。上述两种情况都会导致恶性肿瘤细胞的产生。

关于原癌基因和原癌蛋白及其作用机制的相关研究催发了一系列新的高灵敏度检测实验的应用。使用扩增方法，如实时聚合酶链反应（RT-PCR）检测突变致癌基因已在第 8 章中讨论，在本章我们进行进一步讨论。然而，本章的重点是讨论如何在恶性肿瘤患者血清中，尤其在肿瘤发展的早期阶段，检测可以诊断恶性肿瘤的癌基因蛋白或癌蛋白。在人血清中，任何癌蛋白或突变形式的蛋白质水平升高都提示可能存在恶性肿瘤，这些蛋白质在本章中也称为肿瘤标志物。另外，PCR 和其他分子技术对于微量异常 DNA 的检测已经取得了巨大的进步，根据最近的研究，本章中我们还讨论了关于癌症患者血清和其他体液中存在致癌 DNA 检测的新方法，以期进一步发现早期肿瘤。

肿瘤的形成，正常细胞变成恶性的过程可分为肿瘤启始和肿瘤发展等多个阶段。有丝分裂的发生是由于细胞膜上生长因子受体被激活，然后激活膜上其他分子和胞质蛋白以及第二信使分子，从而将有丝分裂“信号”转导到细胞核的多步骤过程。这种有序的、依次的、从细胞膜到细胞核的蛋白质活化（主要是激酶）途径被称为信号转导途径。

信号转导途径

前面阐述了从生长因子启动到细胞核内的信号转导途径的过程，但是其中涉及的许多步骤仍然未完全清楚。目前已明确的关于 *ras* 癌基因诱导的促有丝分裂信号通路的途径，概述在图 75-1 中。该图显示，当生长因子受体被其生长因子如表皮生长因子（EGF），HER2/*neu* 或胰岛素激活时，受体依次激活数个中间蛋白（图 75-1 所示的 Grb-2 和 SOS），随后激活所有重要的 G 蛋白（如三磷酸鸟苷（GTP）-结合蛋白）、ras-p21。当 SOS 蛋白诱导 ras-p21 结合 GTP 而不是二磷酸鸟苷（GDP）时，这个含有 189 个氨基酸的 21kDa 膜结合蛋白被激活。在其激活（与 GTP 结合）状态下，ras-p21 直接激活 Raf（Moodie et al, 1993；Stokoe et al, 1994），随后诱导、活化由 MEK 激酶（以前称为 MAP 激酶）和 *ERK* 基因编码的丝裂原活化蛋白（MAP）激酶连续介导的蛋白激酶级联反应，如图 75-1 所示。

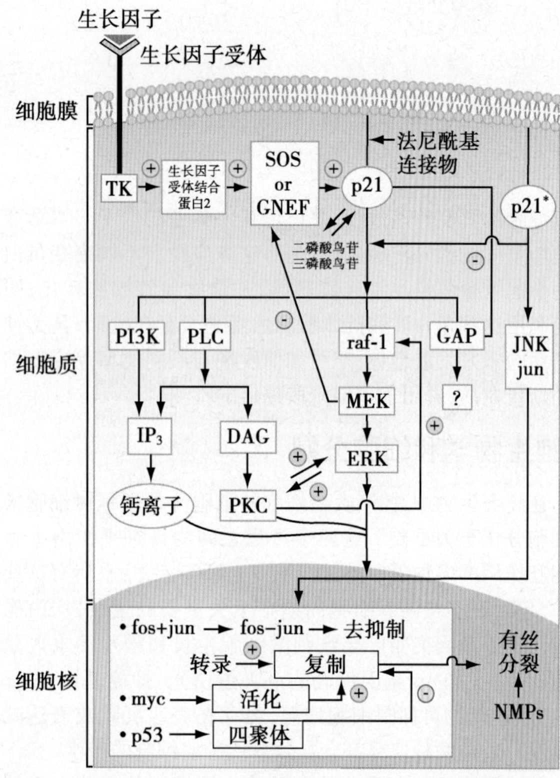

图 75-1 当生长因子与细胞膜上相应受体结合时（上，左），关于 ras 信号转导通路上一些已知起始因子的图解。其中提到的过程将在文中阐述。DAG，二酰基甘油；GAP，GTP 酶激活蛋白，促进 GTP 水解为 GDP 并与 p21 结合；grb-2，同时结合 p21 和鸟嘌呤核苷酸交换蛋白或因子，SOS 的衔接蛋白；PI3K，磷酸肌醇-3-羟基激酶，是一种诱导 IP3 合成并参与多种有丝分裂信号转导的激酶；IP3，三磷酸肌醇；MAP-2 激酶，丝裂原活化蛋白激酶或微管相关蛋白激酶-2（图中的 ERK 也称为 MAP-2K）；myc，fos 和 jun，编码核蛋白的核癌基因；NMP，核基质蛋白；PKC，蛋白激酶 C；PLC，磷脂酶 C；Raf-1，癌基因编码的 p74 蛋白，其功能是作为激酶磷酸化另一种分子量 43kDa、称为 MAP-2 激酶激酶、MEK（图所示，MAP-KK；ras-p21 蛋白，或 ras-p21，具体定义参考文本）

MAP 激酶直接激活核转录因子，Fos 是其中之一。这种重要蛋白与另一种直接被 JNK（Jun 激酶）激活的核转录因子 Jun 形成异二聚体复合物。这种被称为 AP1 的 Fos-Jun 复合物与基因组 DNA 的特定区域结合，诱导有丝分裂蛋白如细胞周期蛋白的转录。这些蛋白质的转录被抑癌基因 p53 蛋白阻断（图 75-1），其进一步诱导对细胞凋亡过程至关重要的抗有丝分裂蛋白如 Bax 和凋亡蛋白酶的转录。

如图 75-1 显示，其他几种重要的细胞核癌基因编码的蛋白，如 Myc，一种在 Burkitt 淋巴瘤中过表达的 75kDa 蛋白。这种致癌基因蛋白不直接参与 ras 信号转导途径。有趣的是，当用 *ras* 癌基因或 *myc* 癌基因单独转染一些细胞系时，均不诱导细胞转化，但当同时使用上述两个基因进行转染时，则会诱导细胞转化。这些结果表明 ras 和 myc 可能相互依赖，是肿瘤发生多阶段特性的一个典型例子。

图 75-1 还显示，在正常的有丝分裂信号转导中，抗增殖蛋白（也被称为肿瘤抑制基因蛋白），即抑癌基因（如 *p53*）的产物被激活并下调有丝分裂过程。如果这些蛋白质中多肽链的关键位置出现突变，则该蛋白会失活，从而导致不受抑制和调控的有丝分裂发生。其他许多抑癌基因蛋白突变亦与肿瘤发生有关，如 p16 被认为是膀胱癌的主要致病因子；Rb（视黄素母细胞瘤基因蛋白）突变可致人视网膜母细胞瘤；APC（结肠腺瘤病变性息肉病）蛋白突变可引起家族性腺瘤性息肉病和结肠癌。

图 75-1 中概述的信号转导活动其核心特征是有序且处于严格调控之下的级联激活反应。因此，当 SOS 激活 ras-p21 时，活化的 GTP 酶诱导与 Ras-p21 结合的 GTP 水解，导致其失活（图 75-1）。活化的 MEK 下调 SOS，减少通过 Ras-p21 的 GDP/GTP 转换（Holt et al, 1996）。

如果图 75-1 所示通路上有一种或多种蛋白质发生突变，使得它们不能被下调，则可能发生连续的有丝分裂信号转导，最终导致瘤形成。这种突变发生的越多，细胞进行恶性转化可能性越大。因此，一种或多种有丝分裂过程中渐进性的损伤可能与肿瘤发生中的多个步骤相对应。该模型已被用于解释结直肠癌（Vogelstein et al, 1988）和胰腺癌（Hruben et al, 2001）的发病机制。

这些见解对癌症的诊断和治疗具有至关重要的现实意义。在大肠癌中，表皮生长因子受体（EGFr）的过度表达将导致持续的有丝分裂信号转导。此外，*ras* 基因编码的 ras-p21 蛋白出现突变，可导致 ras-p21 致癌蛋白的表达和连续的促有丝分裂信号转导。在图 75-1 中，ras 出现在生长因子受体（在这里为 EGFr）的下游。如果在结直肠癌患者的血清和（或）组织中发现 EGFr 水平升高，用抗 EGFr 药物例如单克隆抗体（例如西妥昔单抗和帕尼单抗）治疗患者不失为一种有效的治疗方法。遗憾的是，EGFr 抑制剂的治疗对致癌 ras-p21 信号转导没有效果。因此，在治疗前有必要确定患者血清或组织中是否存在致癌 ras-p21（Normanno et al, 2009）。如果不存在，EGFr 抑制剂给药是有效的。如果存在致癌性 ras-p21，则不能使用该药物治疗。

表75-1总结了现已发现的诱导细胞转化的各类信号转导成分,从生长因子开始,进而是生长因子受体,再到G蛋白和激酶的级联机制,最后到核蛋白。这些针对不同信号转导蛋白的相关机制将在本章各节进行更详细的讨论。

表75-1 通过有丝分裂途径诱发癌变的机制

途径	作用机制
1. 生长因子	a. 细胞过度生产 b. 生长因子与高亲和力受体相互作用
2. 生长因子受体	a. 过度表达产生大量二聚体 b. 细胞外结合域的丢失导致生长因子形成永久的二聚体及持续的信号表达 c. 跨膜域的氨基酸的替换导致永久的二聚体形成
3. 胞质蛋白	a. G蛋白和蛋白激酶的过度表达 b. 氨基酸替换导致结构改变 c. 激酶调控域的缺失突变
4. 核癌基因蛋白	a. 转录和复制蛋白的过度表达 b. 抗癌基因蛋白突变导致其失活 c. 调控域的缺失突变

癌基因蛋白在肿瘤检测中的应用

当在血清或体液中检测到突变信号转导蛋白或高水平的野生型蛋白则强烈提示肿瘤。因此,现在很多公司生产出了许多可检测不同肿瘤蛋白的试剂盒,例如酶联免疫吸附试验(ELISA)可检测生长因子、转化生长因子(TGF)-α、转化生长因子(TGF)-β和纤维原细胞生长因子(FGF);生长因子受体蛋白质EGFr和HER2/*neu*,Ras-p21;以及核蛋白p53,Myc和NMP22。对于核蛋白p53,Myc和NMP22,一些公司例如西门子公司的分公司Oncogene Science公司(Cambridge,Mass)、Berlex公司的分公司Triton Bioscience公司(Alameda,Calif)、佛罗里达州医学创新有限公司的Matritech公司(Newton,Mass)等都在致力于研究用免疫印迹法或蛋白印迹法来检测这些肿瘤蛋白。

大量研究发现,肿瘤组织中的致癌基因、肿瘤蛋白或生长因子mRNA/蛋白的表达与正常组织比较都会有所改变(Pimentel, 1989; Brandt-Rauf & Pincus1998, Pincus & Friedman, 2003)。一些研究在体液中(如尿液、漏出液)也检测到了肿瘤蛋白或生长因子,证实了目前使用这些多肽和蛋白质作为肿瘤标志物的可行性(Niman et al,1985;Yeh & Yeh,1989)。随后的研究也证实了在临床上可使用这些标志物来检测肿瘤的存在。

最近的研究表明,可以在不同类型的肿瘤患者的体液中检测出致癌基因。随着基因表达和蛋白质探测的微阵列技术的出现(见第67章),现在我们可以对体液尤其是癌症患者的血清,进行多种致癌基因和肿瘤蛋白检测分析。随着蛋白质组学的发展,我们可以应用此方法对血清样本进行光谱学和模式分析,以检测癌症患者血液中独特的蛋白质表达模式。最近应用此技术,显示在特定类型的癌症患者中,我们不仅发现了肿瘤蛋白,而且还发现了其他表达异常升高或降低的特殊蛋白质。事实上,我们也正在应用此技术从体液中检测类似的癌基因蛋白。例如,关于乳腺癌的尿生物标志物的研究仍在继续,且指日可待(Beretov et al,2014)。

本章重点是介绍癌症患者或高风险癌症患者血清、血浆或尿液中不同的肿瘤蛋白和生长因子,以及各自的基因。同时也介绍一些特殊类型癌症患者中异常升高或降低的其他蛋白质。表75-2总结了一些已知的致癌基因和它们在细胞中的功能。已经商品化的用星号(*)标示。

表75-2 一些重要的致癌基因的总结以及蛋白质产品

致癌基因	蛋白质	功能
1. *erbB**	EGF受体	与EGF结合;形成二聚体信号转导中激活酪氨酸激酶;通过ras作用
2. *erbB-2**	GF受体	与EGF受体的作用非常相似,通过ras作用
3. *sis**	PDGF的β链	生长因子受体,可能通过ras作用
4. *src*	酪氨酸激酶	通过ras转导信号
5. *ras**	p21蛋白;H-,K-,N-形式	G蛋白;与细胞膜结合和通过第二信使和Raf,GAP(?)、JNK、PKC和PLC传递信号
6. *rap-1A*	*Anti-ras*致癌基因属于*ras*家族	阻止ras对细胞的作用
7. *raf**	74kDa蛋白	磷酸化MAP激酶激酶(MEK),然后磷酸化MAP激酶
8. *erk-1*和*erk-2**	MAP激酶家族43kDa蛋白质	参与细胞骨架重组和核信号转导
9. *myc**	62/64kDa核蛋白质	打开复制的转录因子
10. *jun*	核内蛋白	与fos形成复合体
11. *fos*	核内蛋白	与jun形成fos-jun复合体,激活转录因子
12. *p53**	53kDa核抗癌基因蛋白	形成四聚体,结合DNA片段阻止转录和复制
13. *NMP22**	236kDa核基质蛋白	参与有丝分裂的纺锤体形成

带*的癌基因所编码的蛋白均可在人类血清中检测到。其试剂盒已商业化

这张表中只列出了一小部分(超过50个)癌基因。这里列出的癌基因其编码的蛋白质或关系密切的编码蛋白的检测均已经开发

生长因子

由于各种不同的生长因子在肿瘤的发生发展中起到重要作用,而且生长因子能被分泌到细胞外环境中,因此它们成为了肿瘤患者血液的重要检测目标。一些研究已经证明癌症患者和非癌症患者血液中的生长因子存在差异。

转化生长因子α和β

TGF-α 是含有 50 个氨基酸的多肽,与 EGF 受体结合,后者能结合 TGF-α 或 EGF 形成二聚体。TGF-β 是编码从 β_1 到 β_5 的一个蛋白家族。TGF-β_1 是由两个 12kDa 亚基通过二硫键连接在一起的二聚体。尽管许多不同类型的人恶性肿瘤都能够产生 TGF-β,但是血清中这种生长因子的升高主要见于肝癌(Jeng et al,2014)和膀胱癌(见下文)。有意思的是,在细胞培养中发现 TGF-β 能抑制特定细胞株的有丝分裂,如貂支气管上皮细胞。目前尚不清楚 TGF-β 是如何由肿瘤抑制因子转化为肿瘤促进因子。不过诱发肿瘤的途径已经有了一些阐明。TGF-β 与转录调节因子 DNA 结合抑制剂 1(ID1)结合,从而导致上皮细胞钙黏蛋白(E-cadherin)水平下降(Pickup et al,2013),减少细胞间紧密连接的数量,导致接触抑制的丧失。这种生长因子与上皮细胞转化为间质细胞有关,反之亦然。这些相互转化现象(称为 EMT-上皮细胞到间质细胞转化,或 MET-与 EMT 相反过程)被认为是与肿瘤发生有关的步骤(Polyak & Weinberg,2009)。

Shirai 等发现在肝细胞癌患者(HCC)血清中 TGF-β 明显升高,但年龄相匹配的对照组中未发现 TGF-β 升高(Shirai et al,1992)。在已经接受外科手术切除肿瘤的患者血清中,几乎检测不到 TGF-β,表明肿瘤是血清中生长因子升高的来源。有意思的是,在许多肝癌患者的尿液中也发现 TGF-β 升高(Tsai et al,1997)。在这一方面,有一篇关于丙型肝炎肝癌的研究(见第 21 章),发现丙型肝炎患者(包括因丙型肝炎引起肝纤维化和肝硬化的患者)血清中 TGF-β_1 升高,但是在随后发展成为肝细胞癌的患者血清中 TGF-β_1 没有再升高。因此 TGF-β_1 可能是肝癌的早期标志物,但低水平的 TGF-β_1 可能与疾病进展有关(Ali et al,2004)。然而,另有研究发现,在肝癌直径<3cm 的患者中,TGF-β_1 的升高比经典的肝细胞癌标志物甲胎蛋白更为常见(见第 73 章,Song et al,2002)。将 800pg/ml 作为 TGF-β_1 的 cutoff 值,200pg/ml 作为 AFP 的 cutoff 值,这两种标志物诊断小肝细胞肝癌的特异性均为 95%,而 TGF-β_1 的敏感性是 68%,甲胎蛋白的敏感性为 24%。因此 TGF-β_1 可作为诊断小肝细胞癌的可靠标志物。在肝细胞癌的研究中也得出了同样的结论,23%肝癌患者的血清中 TGF-β_1 呈阳性,而甲胎蛋白阴性(Samlo et al,2000)。

研究发现在转移性前列腺癌患者血清中 TGF-β_1 水平也升高(Adler et al,1999),并且 TGF-β 的升高水平与肿瘤的扩散转移相关。联合检测血清 TGF-β 水平和白细胞介素-6 可溶性受体(IL-6)水平可用于预测术后病情的进展(Kattan et al,2003)。

应用针对 TGF-β_2 的单克隆抗体 ELISA 法检测 TGF-β_2,发现侵袭性膀胱癌患者血清的 TGF-β_2 水平升高的比例明显高于非侵袭性膀胱癌患者和无癌症患者(Klocker et al,1994;Brandt-Rauf & Pincus,1998;Pincus & Friedman,2003)。最近研究发现一个新的膀胱癌肿瘤标志物,即在尿液中检测核基质蛋白 NMP22 能够更精确鉴别诊断非侵袭性和侵袭性膀胱癌。

因此,血清 TGF-β 水平在肝细胞癌的诊断和随访中非常有用。但在诊断膀胱癌症方面价值不大,尽管 TGF-β 对于侵袭性膀胱癌诊断有很高的敏感性和特异性。

TGF-α 水平在大量上皮细胞肿瘤患者中有所升高(Katoh et al,1990;Chakrabarty et al,1994),主要是乳房(几乎 100%)、肺、胃、结肠、肝脏和卵巢。在大部分胃癌患者的血清中可发现 TGF-α 水平升高(Choi et al,1999)。相比之下,正常人血清 TGF-α 水平非常低。在肝脏,肝癌患者血清 TGF-α 水平升高,而在肝硬化患者血清中 TGF-α 水平未见升高。在肝细胞癌患者治疗中,血清 TGF-α 水平又会有所降低(Tomiya & Fujiwara,1996)。

最近研究发现,TGF-α 可作为预测早期恶性肿瘤发生的有效指标。例如,在 36 个由石棉沉着病发展为肺癌的患者中(主要是肺腺癌或肺鳞状细胞癌),发现有 1/3 以上患者血清 TGF-α 呈阳性。在诊断为石棉沉着病及未发展为恶性肿瘤之前,收集并储存所有这些患者的血液样本,有意义的是,除了一位患者,其余所有血清反应阳性的患者,其储存样本中 TGF-α 水平均升高(Brandt-Rauf & Pincus,1998)。

因此,TGF-α 看起来是一个很好的肿瘤标志物。但与 TGF-β 不同的是,TGF-α 的升高并非是肿瘤特异性的。尽管如此,TGF-α 在筛查恶性实体肿瘤中是极其有用的。

血小板生长因子

血小板生长因子(PDGF),一种分子质量为 28kDa 的蛋白质,以 A 链和 B 链的二聚体形式存在,如 A-A、A-B、B-B 二聚体形式。任何一种链都可以被糖基化,其分子质量增加到 30kDa。血小板生长因子最初从血小板中发现,与一种跨膜生长因子受体结合。B 链是由 sis 致癌基因编码,在淋巴细胞、骨髓和成纤维细胞中它是有效有丝分裂原。在肺和胸膜肿瘤患者中均发现 PDGF 过度表达。在其他癌症患者的血液中也能检测 PDGF。总的来说,超过 15%的癌症患者、肉瘤和淋巴瘤患者中能发现这个生长因子明显升高,但在正常人中未见升高。乳腺癌患者中,血小板生长因子的血清水平与癌症发展的不同阶段密切相关(Ariad et al,1991)。血清学水平越高预示着患者的生存时间越短。此外,乳腺组织中 PDGF-B(Sis)出现与细胞增殖有关,因为不管在非恶性和恶性的状态下只要有细胞增殖,它的表达就会增加,而当经绝后它的表达就会减少。在恶性肿瘤中 PDGF-B 水平与 p53 的表达、雌激素/黄体酮状态及肿瘤的分级没有相关性(Coltrera et al,1995)。与正常患者、良性患者、边界型患者相比,PDGF-A 和 PDGF-B 的水平在卵巢癌患者中最高(Madsen et al,2012)。PDGF-B 在结直肠癌中的作用还不太清楚(Lindmark et al,1993)。胆管癌患者血清 PDGF-A 水平比正常对照组高出 1.4 倍($p=0.014$)(Boonjaraspinyo et al,2012)。

PDGF-受体 A(PDGFRA)的突变与胃肠道间质肿瘤的发病机制有关。最近的基因研究分析表明,编码序列的外显子 18

是最常见的突变位点，此外外显子 12 也参与其中（Ahmad et al，2015）。

正如后面所讨论的，在癌症患者血清中肿瘤蛋白和肿瘤蛋白抗体都会升高。对于有接触石棉史的患者，血清中抗 PDGF 抗体（PDGF-Ab）的升高对胸膜间皮瘤的诊断具有一定的价值。PDGF-Ab 的血清水平与病情的严重程度呈正相关，与生存期呈负相关，也就是说，PDGF-Ab 的血清学水平越高，那患者的生存时间越短（Filiberti et al，2005）。

成纤维细胞生长因子

成纤维细胞生长因子（bFGF）是一种含有 155 个氨基酸的蛋白质。它是间充质细胞的生长因子，但在中枢神经系统（CNS）中也具有相对较高的浓度。有意思的是，在上皮细胞肿瘤患者的血清中存在较高的浓度 bFGF，尤其是在肾细胞癌。用 ELISA 法或增强化学发光法测定 bFGF，发现超过 50% 的肾细胞癌患者其血清 bFGF 水平明显升高（Fujimoto et al，1991；Ii et al，1993）。超过 50% 的中枢神经系统肿瘤患者和超过 90% 的肺癌患者（Ii et al，1993），以及超过 60% 的淋巴瘤患者（Kurobe et al，1993）其血清 bFGF 都有所升高。然而，在大量正常人体（对照人群）的血清中，它并不升高。

在肿瘤为 30mm 或更小的结直肠癌患者中，血清 bFGF 水平为 7.65±1.11pg/ml，而在肿瘤大小超过 30mm 的患者中，其 bFGF 水平为 8.53±3.22pg/ml。虽然这些都是很小的差异，但研究发现血清 bFGF 水平可以用来预测大肠癌的肿瘤大小（Jibiki et al，2014）。

在非小细胞肺癌中，bFGF 血清水平可用来评估患者预后（Brattstrom et al，1998）。在大量上皮细胞肿瘤患者血清中，TGF-α、TGF-β、PDGF 和 bFGF 都有所升高，但这并不完全具有肿瘤特异性。TGF-α 对于乳腺癌有一定特异性，TGF-β 对肝癌也有一定的特异性。bFGF 在大多数恶性肿瘤中都有所升高，包括非上皮细胞肿瘤，如中枢神经系统肿瘤和淋巴瘤。PDGF 对肿瘤类型无特异性，但其较高血清水平提示恶性肿瘤的存在。

随着蛋白质/抗体和基因芯片的发展，我们可以对一些由职业暴露等因素而罹患癌症风险的患者血液和体液进行多种致癌基因蛋白的检测。如果发现患者血清或体液中有突变致癌基因蛋白的存在或升高，那么预示这个患者已经患有癌症或在不久的将来发展成为癌症。最近，用 ELISA 方法检测长期接触石棉的工人 TGF-β 和 PDGF 血清学水平，发现 PDGF 能预测非小细胞肺癌的病情，而非 TGF-β。PDGF 水平与影像学诊断疾病的严重程度及与癌症本身肺纤维化相关联，这与其他的研究结果相似。有研究报道，那些受职业和（或）环境影响而致患癌风险的患者在发展为癌症之前，血清中一种或多种致癌基因蛋白及 TGF-α 出现阳性。

表皮生长因子和肝细胞生长因子

研究证实，在一些胃癌（Pawlikowski et al，1989）和舌癌（Bhatavdekar et al，1993）患者血清中发现 EGF 升高，但在其他癌症患者中未发现改变或减少（Nedvidkova et al，1992）。肝细胞生长因子血清水平的升高已在肝细胞癌报道。然而，这种生长因子的升高并非是独特的，因为在非恶性肝脏疾病中也会出现这种生长因子的升高（Hioki et al，1993），因此这就大大减弱了将其作为肿瘤标记物的应用意义。

生长因子受体

一般来说，生长因子通常与生长因子受体结合形成受体二聚体，从而激活受体。在生长因子受体水平，有几种机制可以使有丝分裂不受控制（图 75-2 对此进行了总结）。EGF 受体和 *neu*（HER）编码的-p185 生长因子受体蛋白，都与乳腺癌密切相关（Slamon et al，1989；Brandt-Rauf & Pincus，1998；Pincus & Friedman，2003）。受体二聚化激活与蛋白磷酸化有关的酪氨酸激酶，进而启动有丝分裂信号转导至细胞核。有三种病理机制可导致异常长时间的受体二聚体形成，从而导致持续的有丝分裂信号转导。由于细胞外结合域（ECD）的丢失，这种跨膜域的突变促使二聚作用（brandt-rauf et al，1990；Pincus & Friedman，2003）以及受体的过度表达。

跨膜生长因子受体由 erbB 家族的致癌基因编码（erbB 编码 EGF 受体因此又被称为 EGFr 和 HER2/*neu*（*erb*B-2））。在癌症发展过程中，它成为癌症患者血液检测的重要目标，因为在由这些受体引发的癌症中，由于胞外受体结合域的蛋白水解（图 75-2，第三插图）。被释放的细胞外域，称为 ECD，随后进入血液循环，可以利用传统的免疫测定技术在血清中快速检测到（Brandt-Rauf et al，1994a，1994b；Brandt-Rauf & Pincus，1998；Pincus & Friedman，2003）。

表皮生长因子受体

EGFr 和 HER2/*neu* 受体的氨基酸序列过表达和/或其被致癌氨基酸序列替换是引起人体上皮细胞肿瘤包括结肠癌、乳腺癌、肺癌和卵巢癌发生的主要原因（Baron et al，2009）。这一发现已扩展至中枢神经肿瘤，尤其是多形性胶质母细胞瘤（Quaranta et al，2007）。正如前面所讨论的，血清 EGFr 不仅对诊断有重要意义，而且还为其提供了治疗策略，即表皮生长因子抑制剂的使用，可以通过对血清 EGFr 的检测来监测其疗效。

血清 EGFr 的另一特别重要的用途是用于对已知暴露于可引起特定肿瘤环境的患者筛查。研究发现长期接触石棉且其循环中 ECD 受体水平较高的患者更易发展为恶性肿瘤（Brandt-Rauf et al，1992）。如果患者血清 ECD 水平高于 636fmol/ml 极可能会患上与石棉相关的恶性肿瘤（肺癌的恶性肿瘤或者间皮瘤）。正常人中的 ECD 血清学水平很低。因此，EGFr 可能是一种极好的诊断石棉诱发疾病的肿瘤标记物。这些结果也很有趣，因为它们认为石棉作为致癌物的主要原因是由于石棉引起 *EGFr* 基因的突变（Brandt-Rauf & Pincus，1998）。

如前所述，许多结肠癌都是用 EGFr 抑制剂治疗。监测患者循环中 EGFr 水平是评估治疗效果的一个重要指标。最近发现血清 EGFr 水平与治疗效果密切相关，血清 EGFr 水平越高，应用 EGFr 抑制剂治疗的效果就越好（Zampino et al，2008）。

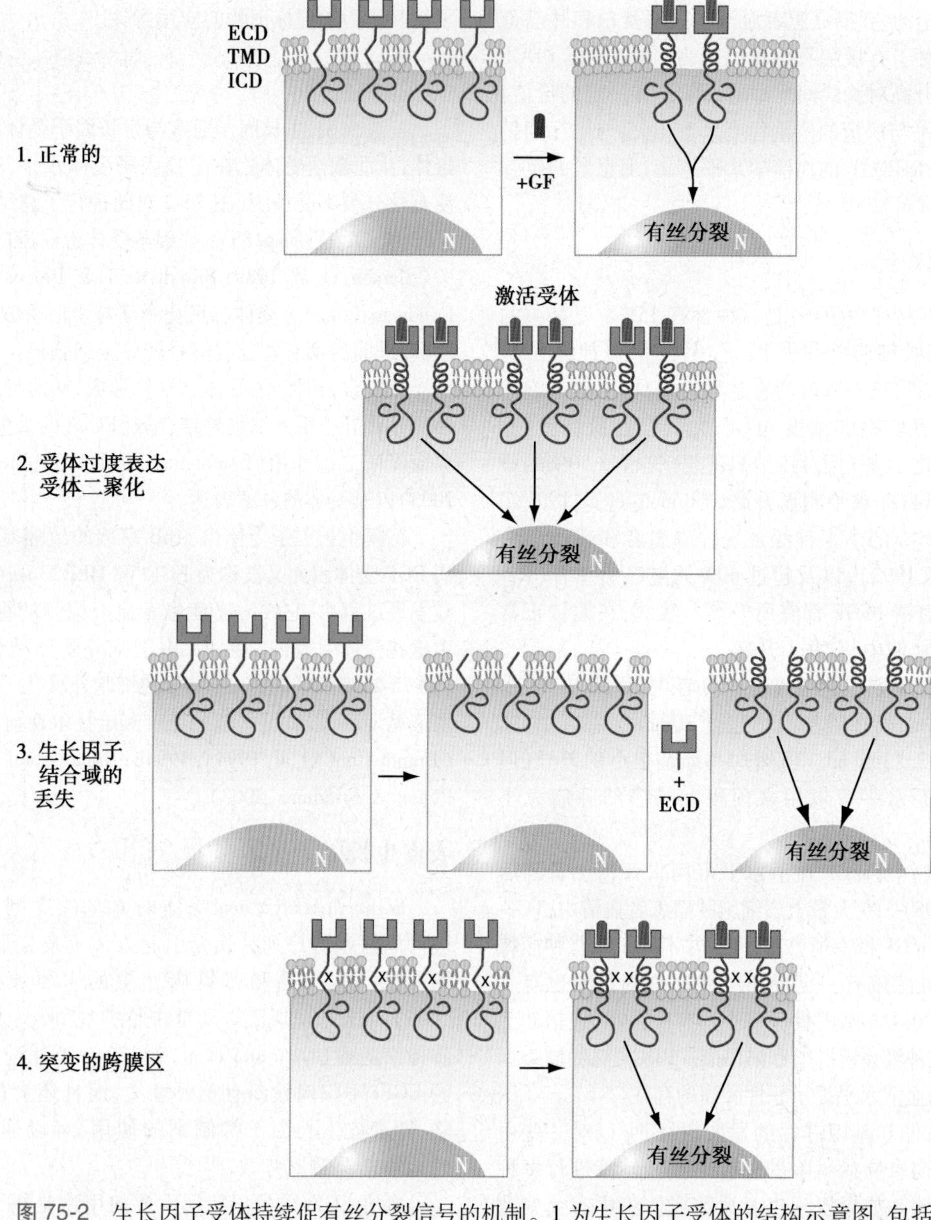

图 75-2 生长因子受体持续促有丝分裂信号的机制。1 为生长因子受体的结构示意图，包括三个部分：一个细胞外域，即生长因子结合区（ECD）；一个跨膜区（TMD）；和一个胞质内结合区（ICD）。如图 75-1 所描述，生长因子（GF）与受体结合，使其二聚化，启动细胞内的信号级联反应传导到细胞核（N）。有三种已知的机制使生长因子受体可以产生连续的细胞信号，从而导致细胞的恶性转化。2 为第一种机制示意图：受体的过度表达，导致许多活化过程和连续信号转导到核内。3 为第二种机制示意图：ECD 缺失或被细胞内蛋白酶裂解，导致自发的二聚反应发生。4 为第三种机制示意图：生长因子受体基因的突变导致受体跨膜区氨基酸被替代（图中的 X），导致 α 螺旋的形成，（Brandt-Rauf et al，1990），最终可以在配体缺失或存在时发生自发的二聚作用

最近研究发现在前列腺癌患者中能检测到 EGFr（Milanese et al，2009）。EGFr 的过度表达或者 EGFr 氨基酸序列中关键氨基酸被替换与前列腺癌发生密切相关。将 67.9ng/ml 作为诊断 cutoff 值，其敏感性和特异性分别是 93.3% 和 98%。在这项研究中进一步发现，尿激酶型纤溶酶原激活物受体是用于检测前列腺癌有无转移（如有无转移到精囊）的最好血清学诊断标记物。因此这种生物标记物可为诊断和监测前列腺癌提供一种新的方法。

HER2/*neu* 受体

在第 73 章中我们已对此蛋白作为乳腺癌和其他一些癌症的标志物展开讨论。这里，我们要讨论它作为不同分期乳腺癌及其他人类上皮细胞肿瘤标记物的潜在应用。目前美国临床肿瘤协会（ASCO）指南建议对原发性肿瘤患者都需对 her2/*neu*

状态进行评估以确定是否需要用曲妥珠单抗治疗(Harris et al,2007)。因为乳腺癌与 *her2/neu* 基因突变密切相关,许多研究已开始检测癌症患者,特别是乳腺癌患者血液中 p185 *erb*B-2 ECD 的表达。在先前对 *neu* 致癌基因诱导的 p185 蛋白质过度表达的研究中,发现乳腺癌活检组织的 *neu* 致癌基因的表达与肿瘤的分期密切相关,并且它可作为患者预后及生存率最佳的预测指标,甚至超过了淋巴结受累程度这个预后指标。

乳腺癌患者血清中 p185 ECD 的定量结果与基因检测结果相似。25%~50%的Ⅲ期或Ⅳ期乳腺癌患者血清中 p185 ECD 的含量显著升高(比正常对照者高 40~190 倍)(Mori et al,1990;Carney et al,1991;Kath et al,1993)。并且肿瘤活检组织中 ECD 水平和血清学水平有良好的相关性(Breuer,1993,1994;Ludovini et al,2008)。血清学 ECD 水平与癌症复发也有很好的相关性(Brandt-Rauf & Pincus,1998)。

血清学 ECD 水平也是预测乳腺癌预后的良好指标(Molina et al,1996)。最近,对Ⅰ期至Ⅲ期乳腺癌患者进行研究发现,术前血清 ECD 水平可作为预测早期乳腺癌预后的独立标记物。这是一个很重要的发现,因为它能识别出那些完全手术切除后的还有很高复发风险的早期乳腺癌患者(Ludovini et al,2008)。最近的一项研究发现,44%的 HER2 阳性乳腺癌患者血清中 ECD 水平升高,更重要的是,15.8%的 HER2 阴性的乳腺癌患者发生了复发,提示 HER2 状态可能随着病情的发展而发生改变(Kim et al,2014)。

由于 p185 ECD 血清学水平与肿瘤负荷和肿瘤分期相关,通过检测血清 p185 ECD 水平来诊断早期乳腺癌敏感性并不高。总的来说,应用常规的 ELISA 法检测血清 ECD 水平来诊断Ⅰ期和Ⅱ期乳腺癌敏感性为 10%~15%。然而,如果使用敏感的 ELISA 法对乳腺癌患者进行 p185 ECD 血清学检测,结果发现有 43%的患者 p185 ECD 血清学水平升高。这一结果显示检测 p185 ECD 血清学水平的方法越敏感,诊断出癌症的患者人数也会随之增加,尤其是对早期的癌症患者。

HER2/*neu* 在肺部肿瘤中的应用

p185 ECD 在大部分肺癌患者中也会升高。大约 1/4 的非小细胞肺癌(NSCLC)患者可检测到 HER2 表达(Bellezza et al,2013)。最近有一个包括了超过 6000 名患者的 40 项研究荟萃分析,结果表明 HER2 过度表达与肺癌患者的预后不佳有关(Liu et al,2011)。

检测 EGFr 血清学水平可用于对有癌症风险的患者(如肺尘埃沉着症患者)早期肿瘤的筛查。70%的肺尘埃沉着症患者,血清学 p185 ECD 水平升高早于恶性肿瘤的发病。几乎 100%的由肺尘埃沉着症诱发的肺癌患者,其血清 p185 ECD 水平显著升高。因此很显然,这种蛋白质是诊断肺癌的高敏感性标记物。相比之下,很多正常人血清中并未发现 p185 ECD 升高(Brandt-Rauf & Pincus,1998;Pincus & Friedman,2003)。

HER2/*neu* 在肝细胞癌中的应用

如前所述,TGF-β 是诊断肝细胞癌较好的标志物。现在,众多研究表明 p185 ECD 也是一个非常敏感的诊断肝细胞癌的标志物。在东亚地区有发展成肝细胞癌风险的人群中,几乎 100%能够检测到血清 p185 ECD 的升高(Luo et al,1993;Yu,1994a,1994b)。然而,用 FISH 或者免疫组化法检测肝细胞癌患者和腺癌患者的活检组织中 c-*erb*B-2 的表达,却未发现其过度表达和扩增(Vlasoff et al,2002)。此外,在相同年龄和种族的正常人群或者那些具有患肝细胞癌风险因素但并未发展成此病的人群中,也未发现其升高。

通过观察肝细胞癌患者群体,IHC 检测 HER2/*neu* 可能会更有意义。HER2/*neu* 在感染乙型肝炎病毒的患者中表达上调,乙型肝炎抗体(HBxAg)是肝细胞增殖和恶性转化最终发展成肝细胞癌的重要调节器。肝组织 HER2/*neu* 阳性的乙型肝炎患者更易发展为 HCC,并且其生存率较差。HER2/*neu* 是这部分患者转化成恶性肿瘤的前兆(Liu et al,2009)。

p185 *erb*B-2 ECD 在其他肿瘤中的应用

目前发现,在结直肠癌、胰腺癌、前列腺癌、肝癌和卵巢癌患者中检测到升高的血清 *erb*B-2 ECD 比率不高,仅 15%~20%(Wu et al,1993);在鼻咽癌患者中检测到升高的血清 *erb*B-2 ECD 比率较高(Yazici et al,2001)。而且血清学水平和和组织水平紧密相关。血清 p185 *erb*B-2 ECD 水平与口腔鳞状细胞癌的分期和治疗效果也密切相关(Chen et al,2004)。但是与肿瘤大小、淋巴结转移状态或是否远处转移不相关。p185 ECD 的血清学水平与由结肠腺瘤演变而来的恶性肿瘤的大小有直接联系。因为结肠恶性肿瘤通常由腺瘤发展而成,随着病程发展腺瘤肿块也随之增大,因此监测血清 *erb*B-2 ECD 水平可以对整个恶化过程起监控作用。在由 Barrett 食管炎发展而来的食管腺癌中也发现 c-*erb*B-2 基因扩增和蛋白质的过度表达(Geddert et al,2002)。另外,在预测转移性前列腺癌复发时,血清 ECD 水平比组织 p185 水平更可靠(Tambo et al,2009)。

E-钙黏蛋白

上皮细胞钙黏蛋白,是一种细胞黏附的跨膜蛋白,负责间质-上皮转化(mesenchymal-to-epithelial transitions,MET)和上皮-间质的转化(epithelial-to-mesenchymal transitions,EMT)活动,这些活动能使肿瘤稳定在局部环境。参与这些转化活动的其中一种主要蛋白质为 β-链蛋白,它通过核膜运输,稳定编码 EMT 促进因子的 mRNA 的转录。然而,如果 E-钙黏蛋白与 β-链蛋白结合,就会抑制 β-链蛋白进入细胞核的能力。E-钙黏蛋白下调导致其与 β-链蛋白的结合减少,使得进入到细胞核的 β-链蛋白的数量增加,从而激活了 EMT。现在尚未明确 MET 的调节机制,有可能通过上调 E-钙黏蛋白进而增加和 β-链蛋白的结合,从而减少 EMT(Polyak & Weinberg,2009)。因此 E-钙黏蛋白是 EMT 和细胞转化的负调节因子。

E-钙黏蛋白在细胞内被裂解为可溶性 E-钙黏蛋白,即 sE-cad,后者从细胞中释放。我们发现小鼠乳腺肿瘤细胞中这类 E-钙黏蛋白破坏了细胞与细胞间的连接,这也说明了 sE-cad 能够减少细胞生长的接触抑制,从而导致了不受控制的细胞增殖。在癌症患者血清中可检测到 sE-cad。

在膀胱癌,直肠癌、非小细胞肺癌、卵巢癌、前列腺癌、皮肤癌、食管癌、胃癌和肝细胞癌中可检测到高水平的 sE-cad

(Katayama et al,1994;Grabowska & Day,2012)。在血液循环中,这些细胞黏附分子的出现,不仅可以显示出肿瘤的存在,而且可以被看做是转移或预后不良的标志。的确,高水平的 sE-cad 已经成为预测胃癌预后的良好标志物,且高水平的 sE-cad 往往也提示是结直肠癌的晚期(Chan,2006;Weiss et al,2011)。最近发现,它还可作为预测乳腺癌术前化疗反应的良好标志物(Hofmann et al,2013)。本研究发现,在病理完全缓解(pCR)患者中 sE-cad 水平比无病理完全缓解 pCR 患者要明显降低,且这两组患者 sE-cad 降低的水平有明显差异。这可能使得 sE-cad 在鉴别乳腺癌患者方面有很大的潜力。需要注意的是:在疾病引起炎症阶段 sE-cad 也有所升高,比如糖尿病和艾滋病(Katayama et al,1994;Grabowska & Day,2012)。

金属蛋白酶在胰腺癌中的应用

基质金属蛋白酶(matrix metalloproteases,MMP)由许多不同的酶构成,负责 E-钙黏蛋白的 ECD 的裂解(Grabowska & Day,2012)。与正常对照组血清相比,在胰腺导管腺癌(PDAC)患者血清中 MMP 的水平明显升高,特别是 MMP-1、-3、-7、-9、-10 和 -12。MMP-7 和 MMP-12 的特异性和敏感性超出 90%。然而,MMP-2 在 PDAC 患者血清中明显下降(Kahlert et al,2014)。另一个有用的测试是尿 MMP-2(uMMP-2)测定和尿金属蛋白酶抑制剂(TIMP-1)的测定,它们在胰腺神经内分泌肿瘤患者(pNET)和 PDAC 患者尿液中的含量显著高于正常对照组。

G 蛋白

Ras-p21 蛋白

对于生长因子受体,其下游的信号蛋白致癌主要是由于其多肽链中的关键位置氨基酸过度表达或者被另一氨基酸替代。对于一些不太常见的蛋白质,如 Raf(图 75-1 和表 75-2),结构域缺失也可能会导致肿瘤的形成。信号转导蛋白中的氨基酸替换使蛋白质构象发生改变,导致其永久激活进而刺激细胞分裂(Pincus et al,1992;2000;2007;Pincus,2004)。

这一机制可用来解释致癌性 *ras* 基因编码的 p21 蛋白,其位于 12 位的甘氨酸或位于 61 位的谷氨酰胺能被其他大多数氨基酸替换,使其成为致癌蛋白。大量克隆这种致癌蛋白,将其显微注入正常细胞中进行培养,如 NIH 3T3 细胞(Barbacid,1987)。细胞经历恶性转化,直到这种致癌的突变蛋白被完全代谢并从细胞中清除。现在,已经在约 1/3 人类上皮细胞瘤、超过 90%人类胰腺肿瘤和 75%的人类结肠癌中发现了 *ras* 基因及其编码的 p21 蛋白的致癌突变体(Forester et al,1987;Almoguera et al,1988)。

在 p21 和其他信号转导蛋白中的氨基酸被替代的后果之一就是不受调控的信号转导途径的异常激活。已经发现致癌性的 ras-p21 突变蛋白可以(图 75-1 中的 p21)和核转录因子 Jun 及 Jun 激酶(JNK)直接相互作用,导致这些核转录诱导蛋白绕开了正常的细胞调控而被直接活化。图 75-1 右侧显示了 p21 的这种旁路或短路途径(Adler et al,1995;Amar et al,1997;Pincus et al,2007)。此外,致癌性的 ras-p21 蛋白需要激活蛋白激酶 C 作为其信号转导途径的下游物质(Pincus et al,1992),如图 75-1 所示。

如前所述,致癌基因 ras 编码的 p21 蛋白是一种大小为 21kDa 的膜相关 G 蛋白,它与从细胞膜到细胞质的激酶生长信号转导过程相关。p21 蛋白的定性(即点突变)和定量(即过度表达)变化已经被证实为人类致癌的原因(Barbacid,1987)。通过不确定的机制,p21 蛋白可进入细胞外环境。因此,取已知过表达 p21 或表达突变 p21 的培养细胞上清液,用单克隆抗体进行免疫印迹检测,可以检测到 p21 蛋白或 p21 突变蛋白的增量(Brandt-Rauf,1991;Brandt-Rauf & Pincus,1998;Pincus & Friedman,2003)。

相同地,通过免疫印迹法检测小鼠血清中 p21 蛋白或 p21 突变蛋白的增量可以发现有过表达 p21 或表达 p21 突变蛋白的患肿瘤小鼠(Hamer et al,1991)。这些结果表明检测人类血液中增加的 p21 蛋白或 p21 突变蛋白是可能的。

由于 p21 蛋白在促有丝分裂信号转导中的中心作用,所以过表达或突变的 p21 蛋白可能存在于多种人类肿瘤中。事实上,在 68%的患有不同癌症的患者血清中可检测出高表达的 p21,包括乳腺癌、前列腺癌、结肠癌、肺癌和肝癌。另一方面,只有一小部分的正常个体被发现具有可检测的血清 p21 水平(Weissfeld et al,1994)。在人类胰腺癌和结肠癌中,K-*ras* 基因具有较高的致病率。利用逆转录-聚合酶链反应法(RT-PCR)在大部分结肠癌患者粪便中检测到 ras 致癌基因(Pincus,2004)。

ras-p21 在肺癌和结肠癌方面的应用

使用肺癌患者的痰液,用 RT-PCR 法检测,*ras* 致癌基因呈高检出率。使用肺癌和结肠癌患者的血清,用 ELISA 法对肺癌和结肠癌患者血清中 p21 蛋白进行检测得到相似结果。高达 83%的肺癌患者发现血清 ras-p21 的水平升高(比对照组高 5 倍),而在正常个体血清中只发现了低水平的 ras-p21(Brandt-Rauf,1991;Brandt-Rauf & Pincus,1998)。最近对 7000 例患者的 41 项实验进行荟萃分析发现,*K-ras* 突变与非小细胞肺癌(non-small cell lung cancers,NSCLC)患者的不良预后有相关性(Meng et al,2013)。

此外,研究还表明,取不同阶段的结肠直肠癌患者的肿瘤组织和血清,同时进行 PCR 检测,观察 *K-ras* 突变基因在密码子 12 和 13 处的碱基变化(De Kok et al,1997)。密码子 13 的变化和 Dukes 分期、淋巴结状态以及高 S 期分数呈显著的负相关(Bazan et al,2002)。超过 90%的患者可在肿瘤组织中发现特异性突变 *ras* 基因,且在血清中也发现了相同突变的 *ras* 基因,与肿瘤的阶段无关。

在先前关于 *HER2/neu* 癌基因编码的 p185 蛋白的讨论中,我们发现由肺尘埃沉着症发展为进行性 Frank 恶性肿瘤的患者血清中这种蛋白质水平的升高。对肺尘埃沉着症患者进行平行研究,取血清进行 ras-p21 的测定。通过 western blotting 发现 39%的具有这种易感性疾病的患者其血清中 ras-p21 水平都有所升高,而且几乎所有观察到 p21 蛋白升高的患者之后都发展成了恶性肺肿瘤。因此,像 p185 ECD 一样,血清中升高的

p21 蛋白是已知易感倾向患者早期恶性疾病的生物标志物。同时测定这些患者血清中 HER2/*neu* 和 ras-p21 的含量以提高检测的敏感性尚未开展研究。

上述关于检测血清中 p21 蛋白升高水平作为恶性肿瘤指标的研究，如前所述，ras-p21 蛋白诱导致癌的主要机制是其序列中的氨基酸被取代，使其永久激活。已有研究从胰腺癌患者血清或血浆中通过 PCR 和 DNA 测序来测定突变 *ras* 基因（Sorenson et al，1994），但是，直到现在还没有在人类血液中直接测定突变型 p21 蛋白的方法（De Kok et al，1997）。然而，现在可以通过使用单克隆抗体，识别特异性致癌的替换氨基酸来测定突变型 p21 蛋白，包括替换 12、13、59、61 位点氨基酸的突变蛋白。用这些抗体检测具有已知危险因素的患者的血清，可以为早期肿瘤检测提供很大的前景。

ras-p21 在血管肉瘤方面的作用

在暴露于致癌物氯乙烯的已知病史患者的血清中已发现突变型 p21。且这些化学物质能促使个体发生血管肉瘤（Brandt-Rauf & Pincus，1998；Brandt-Rauf et al，2012）。对血管肉瘤组织的研究表明，突变型 *ras* 基因编码的天冬氨酸代替了原来在多肽链中的第 13 位甘氨酸，此基因存在于肿瘤组织。用能识别 p21 蛋白中 Asp13 的单克隆抗体检测（Oncogene Science/Siemens），发现这种突变型的 p21 蛋白存在于 80% 的氯乙烯诱导的肝脏血管肉瘤患者血清中，而正常个体的血清中不存在（DeVivo et al，1994）。此外，患者与氯乙烯的接触程度与在血清中发现的致癌突变型蛋白的组成存在直接联系。

ras-p21 在胰腺癌方面的作用

致癌性 k-ras-p21 蛋白与胰腺癌存在明确关联。K-ras 突变型存在于 90% 的所有类型胰腺癌中（Almoguera et al，1988），并且在早期前体病变中也经常发现，甚至在低度恶性胰腺上皮肉瘤样病变（PanIN 1A）中也可发现（Morris et al，2010；Kanda et al，2012）。研究的重点在于寻找这种疾病患者血清中的 ras 致癌基因的检测方法。在最近的研究中，以胰腺炎患者为对照，用 RT-PCR 法检测胰腺癌患者血清中的突变型 ras DNA，并结合 CA19-9（一种胰腺癌标志物）生物血清学检测，具体方法见第 73 章节（Dabritz et al，2009）。使用 DNA 扩增技术检测血清中的癌基因的方法会在之后详述。在这项研究中，胰腺炎患者的血清中没有发现致癌性的 *ras* 基因，而 36% 的胰腺癌患者血清中发现该致癌基因。总而言之，测定这两种标志物，发现 91% 的胰腺癌患者具有明显升高的 CA19-9 或致癌性的 ras-p21 蛋白或者两种都有。其中 35% 被发现具有明显升高的致癌性 *ras* 基因，但是无明显升高或只有轻度升高的 CA19-9。使用 RFLP-PCR 法检测放化疗（CRT）前后的胰腺癌患者的血清样本，发现在放化疗后，血清致癌性 ras 阴性的患者的存活率明显升高（Olsen et al，2009）。

胞质有丝分裂激酶

Raf

如图 75-1 和表 75-2 所示，Raf 是一种 74kDa 蛋白，是 ras-p21 的关键靶标。它直接激活 MEK，MEK 反过来激活 MAPK（EPK）（图 75-1 和表 75-2）。它参与细胞生长、增殖、分化和凋亡。Raf 有几种不同类型，如 Raf A 和 Raf B，他们具体的细胞功能不同。现在已经确定了 30 多个与人类癌症相关的 *B-raf* 基因突变。Western blot 分析显示活化的 *Raf* 在肝硬化和肝癌患者组织中过度表达（分别是 91.2% 和 100%）（Hwang et al，2004）。*B-raf* 突变在结肠癌中也有发现，但是比 *K-ras* 少。在膀胱或者子宫内膜癌患者的组织中没有发现 Raf（Mutch et al，2004；Stoehr et al，2004）。在黑色素瘤中频繁出现突变型 Raf（V600E），但在大多数良性痣中也有同样的突变型 *Raf*（Wellbrock et al，2004）。90% 的突变体是由于谷氨酸取代了原来位于 600 的缬氨酸。*B-raf*（V600E）的单克隆抗体现已用于诊断一些血液恶性肿瘤，特别是毛细胞白血病。具有这种突变特异性抗体的免疫组织化学技术（IHC）具有 88% 的灵敏性和 97% 的特异性（Uppal et al，2015）。这些结果表明该抗体可用于检测血清中的突变体 Raf 蛋白。由于 Raf 位于 ras 信号转导通路的下游（图 75-1），*Raf* 的致癌突变可能会降低抗-EGFr 药物在癌症尤其是结肠直肠癌上的功效，这一点在转移性结肠癌上已被证实（Di Nicolantonio et al，2008）。

癌基因核蛋白

如前所述，在细胞生长和分裂的调控中发挥关键作用的两种重要的核蛋白：抑癌基因蛋白 p53 和由 *c-myc* 癌基因编码的 p62/75 蛋白，这两种蛋白均已建立了血清学分析方法。此外，核骨架或基质蛋白是信号转导激酶（如 MAP 激酶）的靶标，如图 75-1 所示。

p53 和 c-myc 蛋白

已知 p53 蛋白以同源四聚体的形式发挥其功能，这种四聚体蛋白特异性地结合到 DNA 序列可抑制有丝分裂过程。此外，在转化细胞中，活化的 p53 蛋白会通过激活促凋亡蛋白（如 Bax 和 Caspases）而导致细胞凋亡。因此，*p53* 是一种抑癌基因蛋白。*p53* 基因发生突变会丧失其活性。这种失活本身可能是致癌的，因为这种失活的蛋白丧失了对有丝分裂的重要调控作用。失活的突变像在一些结肠癌中发现的那样，包括整个基因的缺失，以及基因突变导致编码 p53 蛋白中的氨基酸发生替换。这些替换引起蛋白质的构象改变，从而导致其不能在细胞中执行抑癌功能（Brandt-Rauf et al，1996）。

p53 基因中许多不同的点突变已经在人类肿瘤中得到了证实（Soussi et al，1994）。这些突变会导致 p53 抑制生长功能的丧失。同时，一些突变会导致 p53 蛋白质的半衰期大幅增加，因此突变蛋白质就会在转化细胞中累积（Soussi et al，1994）。

c-myc 癌基因蛋白激活导致其过度表达引起细胞转化，所以 c-myc 蛋白在转化细胞中累积（Field & Spandidos，1990）。因此，可在转化细胞和人类肿瘤中检测到 p53 和 p62/75myc 蛋白含量显著升高（Field & Spandidos，1990；Soussi et al，1994）。这种过度表达显然会导致这些蛋白质分泌到细胞外环境中。这些蛋白质不仅可以在血清和其他体液中被检测出来，而且这些游离型蛋白通常被认为是外来蛋白，因此癌症患者机体会产生针对 p53 或 p62/75myc 的抗体。所以,血液中 p53 或 p62/75 蛋白以及这些蛋白的相应抗体浓度的增加是肿瘤检测非常好的靶标,可用于疗效和预后评估。

p53 蛋白检测在恶性肿瘤发现中的价值

肝细胞癌 应用 ELISA 方法检测发现 20%的肝细胞癌(hepatocellular carcinoma,HCC)患者和 30%的肝硬化患者的血清中 p53 蛋白突变体表达水平显著增高(>0. 3ng/ml,100 个健康人的上限),而肝硬化患者被认为在肝癌的发生中具有更高的风险(Virji et al,1992)。因为肝硬化患者的血清中含有高水平的 p53 蛋白,而 p53 蛋白是已知的肝癌风险因素,所以 p53 蛋白水平的升高可能是肿瘤发生的早期征兆。

2012 年的一项荟萃分析结果显示(Liu et al,2012),血清中高表达 p53 突变体的肝癌患者比非高表达的患者复发率高,生存率低。这表明,突变 p53 蛋白水平也可以作为一个预后评估的指标(Liu et al,2012)。

乳腺癌和肺癌 在乳腺癌和肺癌患者中,很少有关于血清中 p53 蛋白作为肿瘤标志物的研究。据报道,利用 ELISA 技术检测发现,8%的乳腺癌患者血清中 p53 突变体蛋白水平明显升高,而在手术切除肿瘤后,其水平下降(Rosanelli et al,1993),这表明升高的 p53 蛋白来源于肿瘤。在正常人的血清中都没有发现 p53 蛋白的升高。浸润性导管癌低分化期的血清中 p53 的水平高于高分化期的水平,在高表达 p53 的患者中:Ⅰ期 63%,Ⅱ期 71%,Ⅲ期 53%。这一发现表明,血清 p53 蛋白水平可以用于早期乳腺癌的检测(Balogh et al,2010)。

在肺癌中的研究,利用 ELISA 和免疫印迹法检测发现在 34%肺癌患者血清的中 p53 突变体蛋白水平明显升高,而在正常个体中未见升高(Fontanini et al,1994)。对于这些患者,进行组织活检检测,结果发现 p53 水平与血清中检测结果一致。

结直肠癌 正常的 *p53* 基因的缺失或突变导致其抑癌功能缺失是结直肠癌发展过程中的一个重要机制。利用 ELISA 技术,在大约 1/5 的结肠癌患者和大约 1/10 的结肠腺瘤患者中发现升高的血清突变型 p53 蛋白。正常人群血清 p53 蛋白检测是阴性的。这些结果显示,p53 蛋白对结肠癌的敏感度相对较低,这可能是因为 *p53* 基因在所研究的肿瘤中发生了缺失。

膀胱癌 应用 PCR 技术检测膀胱癌患者的尿液样本中脱落细胞内的 *p53* 基因,发现很多患者的 *p53* 基因发生突变(Sidransky et al,1991),这种疾病筛查中支持 *p53* 的检测是因为这是一种完全的非侵入性的方式。正如稍后所讨论的那样,p53 联合其他一些有价值的标记物可作为一组具有较高阳性预测值的测试。

白血病 在 B 细胞慢性淋巴细胞白血病(B-cell chronic lymphocytic leukemia,B-CLL)中发现可溶性 p53 蛋白可预测疾病的分期和进展。在最近的一项研究中,检测了 197 名 B-CLL 患者血浆中的 p53 水平。以 3. 5U/ml 为临界值,结果发现低水平、中等水平和高水平的 Rai 期患者之间存在明显的差异,p53 表达水平越高,患者的分期越高。同样地,这一临界值对于预测疾病的进展也有意义。有意义的是在使用上述临界值的情况下,对于血清值低于这个临界值的患者,9 年的无进展生存期为 67%,而血清值大于这个临界值的患者 9 年的无进展生存期仅为 5%。此外,B-CLL 患者的可溶性 p53 蛋白水平低于临界值的,其 11 年的总生存率为 97%,而其血清值大于临界值的患者只有 15%(p<0. 0001)(Del Principe et al,2004)。

循环 p53 抗体检测在肿瘤中的应用

据报道,p53 的血清抗体在某些类型的癌症患者中经常被发现。p53 和其他肿瘤蛋白抗体的产生,是因为这些蛋白在坏死细胞中积累,随后又被释放到血液循环中,且被作为外来抗原被识别(Pincus & Friedman,2003)。p53 抗体的产生还有另一个原因。就像癌基因 *ras-p21*,突变的 p53 蛋白质在多肽链的关键位置出现单个氨基酸的替换,从而自身突变成了致癌基因。这些氨基酸的替换导致 p53 蛋白的构象发生重大改变(Brandt-Rauf et al,1996;Adler et al,1998)。这些变化引起一些隐蔽的特殊抗原决定簇暴露(Pincus & Friedman,2003;Pincus et al,2007)。如果蛋白质扩散到血液循环中,就会产生针对这些抗原决定簇的抗体。在一个系统性回顾分析中发现,含有循环 p53 抗体的患者比没有循环抗体的患者更容易患癌(概率为 6:1)(Zhang et al,2014)。

p53 的负向调节蛋白 S100,可作为恶性黑色素瘤的肿瘤标记物 S100 是一种低分子量钙结合蛋白,表达于多种神经嵴细胞谱系,它由 α 和 β 两个亚基组成。钙结合蛋白 S100 结合野生型 p53,通过促进 p53 四聚物的解离而干扰 p53 的肿瘤抑制作用(Baudier et al,1992)。S100 的 αβ 二聚体形式在黑色素瘤中被发现。血清 β 亚基含量与多种脑病及炎症过程相关;除脑部疾病外,S100β 水平在恶性黑色素瘤中特异性升高,尤其是骨骼肌和肝脏转移者。S100β 的灵敏度虽然低但预后评估的价值高。S100β 与疾病严重程度、肿瘤质量,对治疗有反应的疾病的进展和消退相关(Al-Shaer et al,2010)。

在黑色素瘤肿瘤标记物中,S100 被乳酸脱氢酶(lactate dehydrogenase,LDH)取代。虽然 LDH 不是严格意义上的肿瘤蛋白,但它具有很大的临床应用价值。血清中 LDH 水平升高与晚期恶性黑色素瘤的不良预后相关,且被写进 AJCC 分期指南(Gogas et al,2009)。此外,根据对特定药物的易感性,LDH 水平可以对黑色素瘤患者进行分期(Kelderman et al,2014)。

上皮细胞肿瘤和淋巴瘤患者血清中 p53 抗体 在几个主要的研究(包括 1392 名癌症患者的大型研究)中,血清 p53 抗体水平阳性率:卵巢癌、结肠癌患者(15%)、肺癌包括小细胞肿瘤(高达 25%)、乳腺癌包括导管内癌(高达 15%)。正常人中该抗体的血清水平并未升高(Angelopoulou et al,1994)。在一项随访的研究中发现患者的血清中出现 p53 抗体,这些抗体在恶性肿瘤发生之前就被检测到阳性。超过 20%的膀胱癌患者(主要是晚期阶段)检测到血清 p53 抗体,在胰腺癌、肝细胞癌和儿童淋巴瘤患者血清中该抗体阳性的比例更高。

一项最近的研究显示,在 569 名癌症患者和 879 名正常人群中,15%癌症患者的 p53 抗体阳性,而 1%正常人群阳性。4%的癌症患者血清 p53 蛋白阳性,而仅有 0. 34%正常人群阳性。癌症患者中血清 p53 抗体检测的敏感性和特异性分别为 15%

和99%，而血清p53蛋白的敏感性和特异性分别是4%和100%（Wu et al，2010）。如前所述，某些特定的癌症，如乳腺导管癌，血清p53水平显著升高。

卵巢癌中p53抗体 试验进一步研究了卵巢癌患者中血清p53抗体的表达（Tsai-Turton et al，2009）。在一种浸润型的2型卵巢癌患者血清中可检测到p53抗体，而在很少浸润的1型癌症患者血清中未检测到这种抗体。所有这些血清中含有p53抗体的患者均发现p53突变，而血清中没有p53抗体的患者均未发现p53突变，这些表明突变型p53是引发免疫反应的关键。在所有的血清抗体阳性的患者中，大量细胞因子的分析显示血清白介素（IL）-4和IL-12持续性升高，而IL-8持续性降低。

肝细胞癌中p53抗体 持续的随访研究显示，在不同分期的癌症患者中，不管肿瘤的大小，超过50%肝细胞癌患者的血清p53抗体水平显著升高（Ryder et al，1996）。这种抗体水平的升高与已报道的该类型癌症患者的血清p53抗体水平的升高相符合。

肝细胞癌患者的血清p53抗体检测的敏感性和特异性分别是91.5%和84.6%。血清p53抗体水平与甲胎蛋白（AFP，肝癌肿瘤标记物）进行相关性分析显示，r^2值（r为相关系数）在病毒性HCC和非病毒性HCC患者中分别为0.70和0.88（El Azm et al，2013）。

口腔癌和食管癌中p53抗体 口腔病变患者的血清p53抗体同样被检测到，且许多这样的患者被发现有癌前病变（Kaur et al，1997），表明血清p53抗体可作为口腔癌的早期检测指标。50%以上食管鳞状细胞癌患者的血清p53抗体水平升高，表明p53抗体可作为该病的一个非常有价值的诊断指标（Shimada et al，1998）。在一篇荟萃分析中，发现食管癌的血清抗p53抗体的综合诊断率为9.65（95%可信区间：7.04～13.22）（Zhang，2012）。

肺癌中p53抗体 一项肺癌的前瞻性研究显示，大细胞肺癌患者血清p53抗体检出率为100%，肺腺癌为28%，鳞状细胞癌为55%，和小细胞肺癌为71%（Segawa et al，1998）。这些结果表明，p53抗体在血清中的高表达与肺癌的类型相关，特别是大细胞和小细胞肺癌的检出率较高。

对于石棉接触史患者，p53抗体可预测癌症的发生 一项回顾性研究（Li et al，2004）显示，在1980年到1988年之间，收集并检测103例已知长期接触石棉的患者血清的p53抗体，最终随访到2001年。49例发现癌症的患者中，13（26.5%）例患者的血清p53抗体显著升高，54例非癌症患者中的4（7.4%）例也在血清中检测到p53抗体。这4例患者的初始的血清样本中p53抗体水平略大于临界值，而后续的随访中发现该抗体为阴性。

相反，13个癌症患者的多个样本中，血清p53抗体均为阳性。统计分析显示，血清p53抗体的存在是癌症发生的一个独立的预测因子，p53抗体阴性患者的生存率比p53抗体阳性患者要高很多。

结直肠癌中p53抗体 血清p53抗体被认为是可靠的结直肠癌术后复发的指标（Tang et al，2009）。患者术前血清p53抗体浓度升高。血清p53抗体在反映术后肿瘤复发方面被认为是比血清癌胚抗原（CEA）更好的检测指标。传统的结直肠癌血清标志物在73章中讨论。最近的一次系统性回顾分析显示，结直肠癌患者的血清p53抗体联合CEA检测的敏感性达到51%，而单独应用p53抗体或CEA检测的敏感性分别为17%和42%（Suppiah et al，2013）。

*myc*癌基因编码的蛋白检测在肿瘤中的应用

*myc*基因编码的蛋白质是一种分子质量75kDa的转录因子，其激活后可抑制其他基因编码蛋白复制。这种癌基因在多种肿瘤中过表达，如Burkitt淋巴瘤，8号染色体上的*myc*基因被转移到长末端重复区域，就像14号染色体的免疫蛋白编码区一样。长末端重复区域允许与它们相邻的基因组成型表达。

和被检测到的p53及其抗体一样，癌症患者的血清中也已经检测到c-myc的相关蛋白及抗体。这种62/75kDa蛋白质的检测由于其在血清中的半衰期短而受到限制。然而，在这些患者的血清中，通过免疫印迹法可检测出一种特定的c-myc相关的p40蛋白质。在人类血清中发现myc蛋白质最频繁出现在乳腺癌（约20%）和结肠癌中。这两种癌症的治疗结果都是该蛋白血清水平的显著降低。肿瘤的复发导致myc蛋白水平升高，因此，在恶性肿瘤的发展过程中，c-myc蛋白质是很有意义的，而在正常个体的血清中没有检测到c-myc阳性。

血清c-myc抗体检测在乳腺癌，卵巢癌，白血病和淋巴瘤等肿瘤中的应用

高浓度的c-myc抗体已在结直肠癌（55%～65%）、髓系白血病和Burkitt淋巴瘤患者的血清中检测到。较低的c-myc抗体检出率已在乳腺癌（约10%）和卵巢癌患者（10%）中报道，而c-myc抗体并未在正常个体的血清中检测到。

在一项对546名癌症患者血清的研究中，12%的患者检测到c-myc抗体。c-myc抗体在25%的HCC，19%乳腺癌，12%食管癌，15%胃癌患者中均被检测到阳性（Megliorino et al，2005）。

联合检测癌基因蛋白标记物在结直肠癌中的应用

正如后来所讨论的，由于基因、mRNA和蛋白质阵列的发展，有可能同时筛选多个癌基因蛋白。然而，目前临床指南不建议对多个致癌基因进行常规检测（Locker et al，2006）。唯一被ASCO认可的肿瘤标记物是CEA，用于肿瘤的分期和治疗，以及监测治疗反应。最近，在一项对不同分期的结直肠癌患者和对照组的研究中，分析了他们的外周血淋巴细胞中ras-p21、myc和p53蛋白的过度表达情况。与对照组相比，这三个肿瘤蛋白在所有的结直肠癌患者中均显著性过表达（Csontos et al，2008）。这项研究意义在于，因为这三种蛋白在这种疾病中持续性过表达，并且它使用是淋巴细胞而不是血清来区分肿瘤蛋白的表达，因此这为结直肠癌的诊断提供新的方法。

核基质蛋白和膀胱癌检测

癌基因编码蛋白的重要靶标是核基质蛋白（nuclear matrix proteins，NMP）（图75-1），也被称为核骨架蛋白和核有丝分裂

器蛋白。这些 236kDa 蛋白质对于正确的有丝分裂纺器的形成是至关重要的。它们包含一个球状的头部和尾巴，中间由一个棒状的α-螺旋状核心域组成的七个重复序列。这些蛋白质因细胞类型、分化阶段和细胞周期而变化。至关重要的是，许多肿瘤相关 NMP 已经确定，每一种都有五种肿瘤类型（膀胱癌、前列腺癌、乳腺癌、结肠癌和骨癌）。NMP-22 是一个与膀胱移行细胞癌密切相关的，它是一种核有丝分裂器蛋白，参与有丝分裂过程中染色体分离（Hughes & Cohen，1999）。这种蛋白质在恶性移行上皮细胞内的数量是正常细胞的 10～20 倍。

NMP-22 是个优秀的膀胱移行细胞癌的生物标志物

特异性 NMP 抗体已经被开发出来，现在生产了商业化 ELISA 试剂盒，并应用于尿液检测中（Matritech/Berlex，Newton，Mass.）。因为膀胱癌患者的恶性尿道上皮细胞经常会脱落到尿液中，这些癌细胞裂解出来的蛋白被检测到高表达。对膀胱癌患者各种不同阶段的多项研究表明，NMP-22 在恶性、浸润性癌症中敏感性接近 90%，在原位癌中敏感性接近 75%。后一种结果是非常令人鼓舞的，因为这一阶段是最早可检测到的。对于恶性的乳头状瘤，非浸润性癌，NMP-22 敏感性为 62%。特异性研究显示，这一标志物的总体特异性大约为 73%～90%。NMP-22 ELISA 与细胞学的敏感性比较发现，这两种方法对浸润性癌的敏感性均为 83%，但是对于Ⅰ型移行细胞癌，NMP-22 的敏感性为 61%，而细胞学的敏感性只有 17%（Landman et al，1998）。在Ⅱ型和Ⅲ型癌症中，NMP-22 ELISA 的敏感性分别为 78%和 93%，而细胞学的敏感性分别为 50%和 87%，因此，在这两型肿瘤中，NMP-22 ELISA 的敏感性优于细胞学（Landman et al，1998）。

近年来，研究比较了 NMP-22 的总敏感性和特异性，以及尿液细胞学在移行细胞癌的各种类型和阶段筛查中的敏感性和特异性。一项对 103 名患者的前瞻性研究发现，NMP-22 和细胞学的敏感性和特异性也大致相同，即 NMP-22 的敏感性和特异性分别为 69%和 76%，而尿液细胞学的敏感性和特异性分别为 75%和 73%（Hautmann et al，2007）。另一方面，对 93 名膀胱癌患者，42 名尿液移形细胞正常的患者和 50 名正常志愿者的大型研究发现 NMP-22 的敏感性和特异性分别为 78% 和 73%，而细胞学的敏感性和特异性分别为 24%和 97%（Tsui et al，2007）。针对复发性膀胱癌人群的一项队列研究发现，NMP-22 的敏感性（85.7%）、特异性（77.5%）、阳性预测值（70.6%）和阴性预测值（89.6%）与尿液细胞学的研究结果几乎相同，可能是因为 NMP-22 的敏感性高于尿液细胞学（Gupta et al，2009）。这些发现再次表明，NMP-22 对膀胱癌的筛查比尿液细胞学更加有效。

NMP-22 检测已经得到美国食品药品管理局（FDA）的批准，用于膀胱癌的筛查和已接受膀胱癌治疗的患者随访。对于膀胱癌患者治疗进行随访研究，经过 20～60 天治疗后的患者，在 2～6 个月内接受膀胱镜检查。另一方面，用 NMP22 ELISA 检测膀胱移行细胞癌患者尿液中的 NMP22 蛋白。使用 10U/ml 作为临界值，结果发现，86%患者的 NMP22 值为阴性（<10U/ml），71%患者的 NMP22 值高于 10U/ml，且这些结果与膀胱镜检查结果相一致。这些结果与其他研究结果相结合，可以避免对许多随访的肿瘤患者进行膀胱镜检查的必要性（Miyanaga et al，1997）。

NMP-22 可用于监测肿瘤切除后的复发或膀胱癌。然而，由于复发性肿瘤体积小于初始的肿瘤，在这些情况下的临界值应该改变，因为当临界值减少到 5.0U/ml，这种检测的敏感性将从 19%增加到 49%（Miyanaga et al，2003）。

膀胱肿瘤抗原

也有一些其他的生物标记物被用于膀胱癌的协助诊断和随访。其中最突出的是所谓的膀胱肿瘤抗原，它可以检测由恶性肿瘤上皮细胞产生的人补体 H 蛋白，后者并不能由正常移行上皮细胞产生。这一蛋白的敏感性低于 NMP-22（Tsui et al，2007），且由于泌尿系统的创伤易导致假阳性结果，因此其特异性也较低。然而，联合应用 NMP-22、膀胱肿瘤抗原以及其他一些标记物包括尿激酶型纤溶酶原激活剂，可提高膀胱癌检测的灵敏度（Shariat et al，2003）。需要进一步指出的是，关于尿液的其他检测也有较高的诊断率，如早前讨论的 *p53* 基因的突变或缺失，以及后面讨论的 9p21 染色体纯合子缺失。由于这些测试相对简单，所以可以将它们放在一个允许同时进行评估的芯片上。一个或多个检测的阳性结果提示膀胱癌的发生。

微小染色体维持蛋白

微小染色体维持蛋白（MCM2-7）在复制过程期间存在于细胞核内，所有的 6 种蛋白质对于复制来说都是必需的。它们在中期结束时形成了一个异源性六聚体，当细胞衰老时其表达就会下调。它们已经在癌症患者的血清和体液中被检测到。膀胱癌患者尿液中的 MCM5 蛋白具有较高的敏感性和特异性。ROC 曲线下 MCM5 和 NMP-22 的面积分别为 0.75 和 0.72。当两者联合应用时，发现所有的肌肉浸润性膀胱癌，46%的 1 级，64%的 2 级和 96%的 3 级膀胱癌中均可检测到（Kelly et al，2012）。

在胆道狭窄的患者中，常用胆道穿刺来检查胰胆道恶性肿瘤。采用免疫荧光分析法对穿刺物中的 MCM5 进行检测，其敏感性和特异性分别为 66%和 94%，而细胞学刷检则分别为 20%和 100%（Ayaru et al，2008）。

在 HCC 检测中，MCM6 蛋白测定的敏感性为 67%，特异性为 89.9%。在 AFP 阴性患者中，MCM6 蛋白联合 MCM6 mRNA 可以在 76.9%的 HCC 中检测到。当与 AFP 联合应用时，MCM6 作为一个肿瘤标志物，可将小肝癌的检出率从 71.4%提高到 85.7%（Zheng et al，2014）。

多种癌蛋白标志物在肿瘤诊断中的应用

将癌蛋白用于癌症的早期诊断已在以下两个新发展方向中得以提升：癌蛋白和癌基因阵列的应用（即多种癌蛋白和多种癌基因的使用）及蛋白质组学（即将有特定癌症的患者与对

照组作比较，鉴别出他们血清和体液中不同蛋白的表达情况）。蛋白质组学方法已被进一步改进，包括那些在特定癌症患者血清或体液中高表达或低表达但在良性疾病或者正常个体中不表达的主要差异蛋白的识别。

肺尘埃沉着病患者肿瘤发生风险的多重癌基因蛋白分析

在一次前瞻性研究中，46名有致癌物暴露史并伴随发生肺尘埃沉着患者的血清被用于研究ras-p21，Fes，Myb，PDGF，以及Int-1这5种癌基因蛋白表达水平的升高情况，在实验进展过程中，这些患者中有18名被发现患有癌症，包括13名肺癌或间皮瘤患者。在这18个患者中，有13名患者在实验过程中被发现其上述5种癌基因蛋白中至少有一种表达水平显著升高。这些患者中有8名被发现有至少两种上述癌蛋白水平的升高。另外有7名患者虽然也被发现至少有两种上述癌基因蛋白的升高，却未发现其患有癌症。虽然一些晚期的患者没能后续跟进，但长期的随访表明所有剩余的患者后续都发展为癌症。更为重要的是，在许多只有一个标志物升高的患者血清中发现了不同的肿瘤标志物升高，这强调了尽可能同时分析多个不同癌基因蛋白的重要性。（Qin & Tang，2002）。

癌基因蛋白阵列在检测血清抗癌蛋白抗体方面同样具有前景

基于许多肿瘤患者被证实有多种如*p53*和*Myc*癌基因抗体的发现，用于探测患者血清中一种或者更多此类抗体的研究得以被展开。在一项此类研究中，（研究者们）准备了一个拥有7个完整重组癌蛋白包括诸如Myc和p53癌蛋白的小阵列。这个阵列被用于检测患有六种不同癌症的527名患者血清中的抗体（Zhang et al，2003），某一种癌蛋白抗体的检测概率为15%～20%，但是若将所有7种癌蛋白包含到一起检测可致概率高达68%。进一步研究发现，乳腺癌，肺癌和前列腺癌患者中可发现特定模式的抗体表达，而在胃癌，结直肠癌和肝细胞癌患者中则未发现独立模式的抗体表达。这一鼓舞人心的结论被更多癌蛋白的研究所证实。鉴于单个蛋白质的关联性研究，用肿瘤患者中大量的已知癌蛋白抗体构成阵列来分析那些癌基因蛋白和（或）其突变体水平持续升高的现象似乎更有效率。

蛋白质组学方法在癌症早期血清检测中的应用

前面提到的肿瘤检测方法是基于检测已知的在不受控制的细胞增殖中表达的癌蛋白，或者在第77章中描述的过去几年中开发的其他的蛋白质组学方法，这些技术用以寻找在人类癌症细胞中特异表达，而在正常和非恶性细胞中不表达的多种蛋白质（术语为蛋白质组学）。这些蛋白质被用于肿瘤的早期检测。这些技术包括双向聚丙烯酰胺凝胶电泳，该技术首先将来自组织和血清的蛋白质提取物进行不同的荧光染料标记（Wulfkuhle et al，2003），将来自癌症患者的凝胶条带与正常对照个体的凝胶条带进行比较，以检测荧光标记的差异。不同的条带被洗脱并进行质谱法分析以确定分子量和组成片段。

肿瘤样品的磷酸化蛋白质组学分析是这种方法的一个分支。以依赖于小激酶抑制剂和单克隆抗体的临床肿瘤治疗实践为例，该磷酸化蛋白质组学方法旨在阐明蛋白质组学中关键生物标志物的磷酸化状态。主要的检测平台是平面微球阵列、反相蛋白微阵列、磷光体特异性流式细胞术和自动定量分析（AQUA）（Pierobon et al，2014）。最近的一项乳腺癌研究证实了这种方法的巨大潜能，该研究调查了近3500种蛋白质中的逾8000个磷酸化位点，鉴定了在高危复发组和低危复发组之间差异表达的133种磷酸肽。其中15个使用先进的高选择性质谱法技术（如选择性反应监测）成功定量。进一步的调查是必要的，但初步结果表明，磷酸化蛋白质组学方法非常适合基于磷酸化状态的癌蛋白和更多生物标志物的鉴定和验证（Shi et al，2012）。

最终，第4章、第23章和第77章描述的质谱法学原理可用于获得关于这些蛋白质序列的信息。通过这种技术，调节蛋白质-RNA相互作用的RS/DI-1蛋白已被确定为乳腺癌患者血清中的循环蛋白，而正常个体血清中不存在。同样，已经有研究发现蛋白质PGP9.5出现在肺癌患者的血清中（Wulfkuhle et al，2003）。

因而，这种方法在确定不同类型癌症独特标记物领域展现出很好的前景。但是，利用双向凝胶电泳检测需要较高的蛋白浓度，并且非常耗时。尽管如此，它仍然是一种发现特定类型肿瘤特异蛋白的强有力的方法。

当前，已经有另外一种更直接和更灵敏的方法用于检测癌症患者血清。该方法直接应用芯片对患者血清样品的部分分离成分进行检测。正如第4章和第77章所述，将芯片纳入表面增强激光解吸离子化飞行时间质谱法（SELDI-TOF），这产生了具有不同质荷比的蛋白质和蛋白离子片段复合物（Wulfkuhle et al，2003）。

使用计算机模式识别算法（其中一些基于神经网络理论）将癌症患者的血清组分与正常人的血清组分进行比较，可以区分癌症患者和正常个体。更重要的是，一组正常血清提供了定义正常个体的“检测组合”模式，而来自已知癌症患者的另一组血清定义了癌症的“检测组合”模式（Wulfkuhle et al，2003）。对不同肿瘤类型的患者进行分析的想法与我们先前的讨论一致，值得注意的是血清中某些抗癌蛋白抗体的出现似乎预示特定的癌症发生。

蛋白质组学技术在癌症诊断中的应用

卵巢癌

蛋白质组学模式识别方法应用于25例各期卵巢癌患者和一组对照组个体。采用盲法实验分析血清。该方法可以检测到100%的卵巢癌患者，其中18例是Ⅰ期（早期）患者。而来自对照组个体的所有血清均鉴定为卵巢癌阴性（Wulfkuhle et al，2003）。另一方面，来自其他类型癌症患者的血清不能被算法归类，这也表明卵巢癌具有独特的蛋白质“特征”。

前列腺癌

目前，对于乳腺癌和前列腺癌患者也有类似的结果。在一项研究中发现，使用纳入决策树分类系统的算法，该方法在区分前列腺癌患者血清和良性前列腺肥大（BPH）等非癌症患者血清或正常人群血清具有83%的敏感性和97%的特异性。通过并入更高级的算法可以将灵敏度提高到100%（Wulfkuhle et al，2003）。

如第73章所述，前列腺特异性抗原（PSA）是用于诊断前列腺癌的标记物；PSA的正常上限为4ng/ml，但4～10ng/ml的范围中存在许多假阳性结果。因此，该方法适用于血清PSA水平为4～10ng/ml的患者。该方法可以准确预测95%的PSA值在该范围内患者的癌症发生率，并且可以检测血清PSA水平大于4ng/ml的70%（107/153）的良性患者（Wulfkuhle et al，2003）。

蛋白质组学在早期肿瘤检测中展现前景

蛋白质组学技术看起来有着美好的前景。但缺点包括检测组合中许多蛋白质的缺失。在前列腺癌检测中，通过分析前列腺癌患者和对照组个体的血清获得了不同的蛋白质诊断模式，但是其中没有一个含有PSA蛋白（Diamandis，2003）。然而，PSA蛋白实际在超过90%的前列腺癌患者中升高。目前已经提出了重要蛋白质分子（如PSA等）是否以足够高的浓度存在于该方法检测的血清样品中，以及实际模式是否能够真正表征前列腺组织等问题。通过识别检测组中的蛋白质，这些问题应该可以解决。

特定类型癌症蛋白质阵列

为了鉴定特定类型癌症中血清水平明确增加或降低的特异性关键蛋白，蛋白质组学技术已经做了改进。使用含有这些蛋白质的阵列筛选患者是否存在特定的癌症，如下所述。

头颈部鳞状细胞癌

为了鉴定在口腔鳞状细胞癌（oral squamous cell carcinomas，OSCC）中表达的蛋白质，将人口腔鳞状癌细胞（OSCC）异种移植入小鼠中。将这些小鼠血清中的蛋白质表达与非移植小鼠的对照血清中的蛋白质表达进行比较（Bijian et al，2009）。上述实验在两组之间鉴定出一定数目的表达差异显著的蛋白质。移植有人口腔鳞状癌细胞（OSCC）的小鼠血清中表达量大幅增加的蛋白包括EGFr、细胞角蛋白、G蛋白偶联受体、Rab11GTP酶和其他几种蛋白质，含有这些蛋白质抗体的阵列可用于筛选这种疾病。

如第73章讨论中所述，在一种改进的蛋白质组学方法中，使用由多个癌蛋白、细胞因子、趋化因子和肿瘤标志物组成的蛋白表达阵列，可作为头颈部癌症的最佳诊断组合（Linkov et al，2007）。如果使用以下组合的生物标志物，头颈部癌症诊断的敏感性可达到84.5%，特异性可达到98%，该组合包括：EGF、EGFr、IL-8、组织纤溶酶原激活物抑制剂-1、AFP、基质金属蛋白酶-2、基质金属蛋白酶-3、IFN-α、IFN-γ、干扰素诱导蛋白-10、调节活化正常T细胞表达和分泌（RANTES）蛋白、巨噬细胞炎症蛋白-1α、IL-7、IL-17、IL-1受体α、IL-2受体、粒细胞集落刺激因子、间皮素、胰岛素样生长因子结合蛋白1、E-选择蛋白、细胞角蛋白-19、血管细胞黏附分子和癌抗原-125。将这种阵列用于一组已知患有头颈部癌症的患者和一组没有该疾病的个体进行检测，92%的患者被正确诊断为患有该疾病。

乳腺癌

使用类似的方法可以进行乳腺癌检测。使用50种不同的蛋白质标记物筛选4500例不同癌症类型的患者（包括非转移性乳腺癌）的血清，其中35种蛋白质标记物被选择（Kim et al，2009）。与对照组相比，EGF、可溶性CD40-配体和前载脂蛋白A1在乳腺癌患者中表达增加，而高分子量激肽原、载脂蛋白A1、可溶性血管细胞黏附分子-1、纤溶酶原激活剂tor抑制剂-1、维生素D结合蛋白和纤连蛋白表达降低。使用这些蛋白质的诊断准确度大约为90%，表明乳腺癌阵列有望早期检出该疾病。

肺癌

蛋白质组学已被应用于肺鳞状细胞癌和对照组血清的大量队列比对检测（Dowling et al，2007）。为了提高该方法的诊断灵敏度，所有血清均免疫清除主要常见血清蛋白如白蛋白等，然后进行高分辨率2-D电泳和质谱法。已经发现一组可重复升高的蛋白质：载脂蛋白A-IV前体、F链，人补体成分C3c，结合珠蛋白，血清淀粉样蛋白A蛋白前体，Ras相关蛋白Rab-7b。此外，另一组可重复降低的蛋白质：α-2-HS糖蛋白，血红蛋白前体，前载脂蛋白，抗凝血酶Ⅲ和SP40。这种肺癌阵列似乎在筛选这种疾病方面非常有用。

血清癌基因蛋白的诊断效能

通过对几千例患者的检测结果研究，我们总结出了患者早期血清和尿液中的不同癌基因蛋白表达水平与不同肿瘤类型的相关性（图75-3）。在这三维图中，X轴代表癌基因蛋白，Y轴代表肿瘤类型，百分比代表各种癌基因蛋白在不同肿瘤中检出的比率。各癌基因蛋白的结果都在三维条图中用不同的颜色进行了区分。在图75-3中，我们可以清晰地发现，不同癌基因蛋白在不同肿瘤其灵敏度有较大差别，最低远小于30%（*myc*癌基因蛋白诊断乳腺癌的灵敏度仅为8%），而最高甚至高于80%（如ras在血管肉瘤中的灵敏度）。然而，这些癌基因蛋白在正常对照组中的检出率非常低，大多数检出率甚至为零。因此，虽然这些癌基因蛋白的检测灵敏度差别较大，但它们的特异性都是非常高的，都在95%～100%之间。因此，如果在患者的血清或者其他体液中检测到癌基因蛋白高表达或是出现突变，那么很有可能说明该患者可能是出现了某种相关的恶性肿瘤。在诊断癌症时，肿瘤蛋白的敏感性和特异性超过了癌胚抗原和甲胎蛋白等癌前抗原。

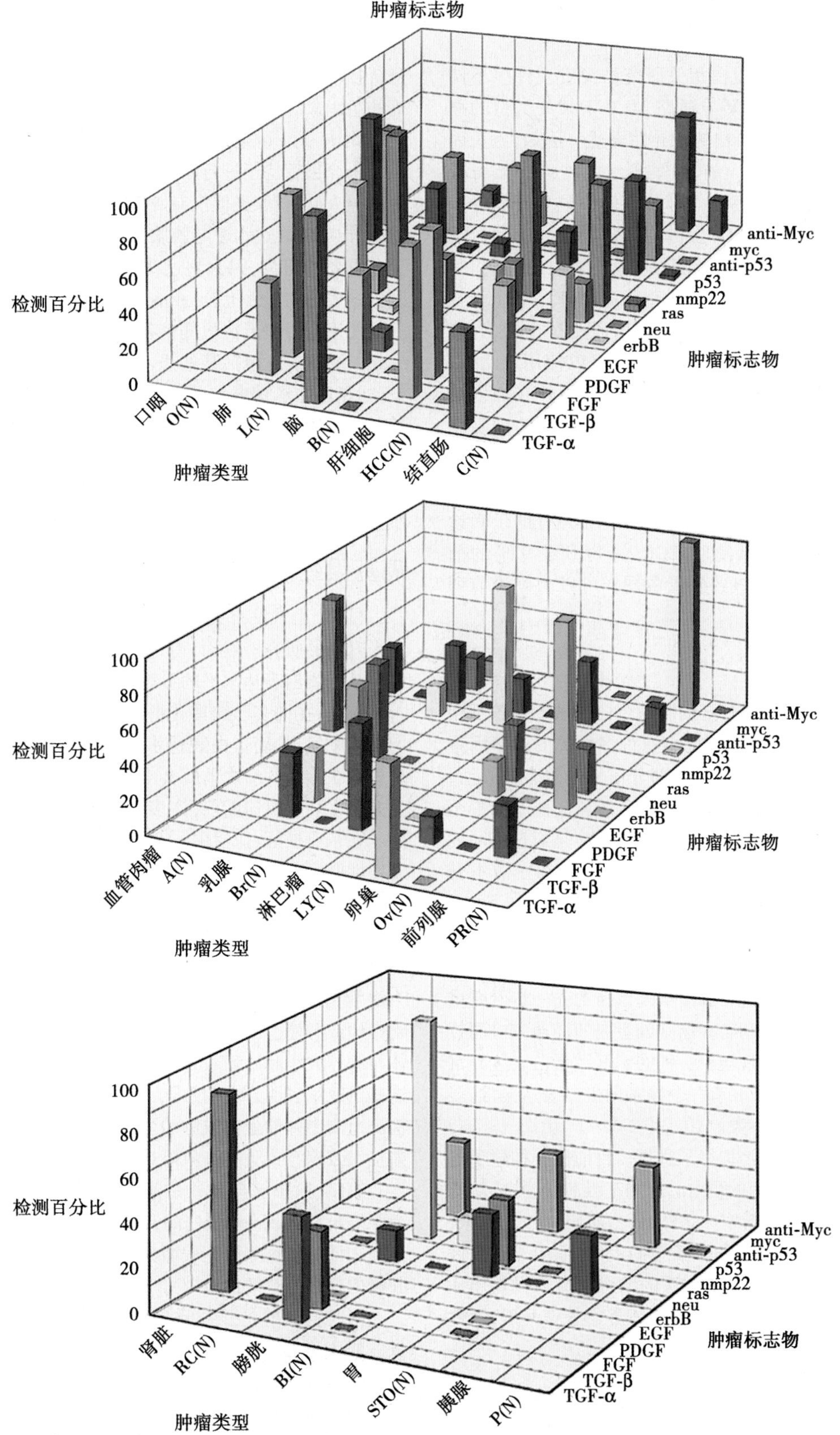

图 75-3 血清中有丝分裂信号通路不同成分检测结果总结。X 轴代表肿瘤类型，Y 轴代表通路组分，垂直的 Z 轴代表每种肿瘤类型的患者的血清中检测到每种通路成分的百分比或发现每种通路成分升高的频率。在每种肿瘤类型的结果旁边，对照组的结果被标记为“正常”的“N”——即年龄和性别匹配的无肿瘤对照。每种肿瘤类型的患者的对照组都用单个字母缩写（括号中有“N”）表示，例如“B”代表大脑。anti-Myc，Myc 蛋白的抗体；anti-p53，anti-p53 抗体；EGF，表皮生长因子；erbB，表皮生长因子（EGF）受体；FGF，成纤维细胞生长因子；*myc*，编码 Myc 蛋白的核癌基因；Neu，与 erbB 蛋白相似的 p185 蛋白也被称为 erbB-2 和 HER2；NMP-22，核基质蛋白 22 号；p53，抑癌基因蛋白 PDGF，血小板衍生生长因子；Ras，p21 蛋白；TGF-α，转化生长因子-α；TGF-β，转化生长因子-β

癌基因蛋白在不同肿瘤中的特异性

有趣的是，虽然癌基因蛋白相关研究已经发现许多不同类型细胞都存在相同的信号转导通路，但对于某些类型的癌症，似乎有一些特定的致癌蛋白的特异性表达。例如，生长因子 TGF-α 在大部分结直肠、大脑、卵巢等组织肿瘤中显著升高，而 TGF-β 在肝细胞，肺、膀胱等部位肿瘤中显著升高。如图 75-3B 所示，p185 ECD（NEU）蛋白在许多乳腺癌患者血清中显著升高。ras-p21 蛋白在结肠直肠癌、肝细胞癌、肝和肺癌血管肉瘤中显著升高。p53 在结肠直肠癌和肺癌中显著升高，并且在口咽癌中特异性的升高，正如前面所讨论的，为诊断这些癌症而设计的蛋白质阵列现在已经可以使用。此外，p53 在大部分的淋巴瘤患者中也会升高。myc 抗体在许多结肠癌患者血清中显著升高，更值得注意的是，在很多前列腺癌中 myc 抗体也显著上升。这研究说明我们还需要进一步探讨癌基因蛋白表达水平上升的意义。例如，在血清前列腺特异性抗原上升的患者中，血清抗 myc 抗体水平上升有助于确诊前列腺癌。进一步查阅文献发现，EGFr 的 ECD 在 93% 的前列腺癌患者血清显著升高，该致癌蛋白同样可以为确诊前列腺癌发挥重要作用。

癌基因蛋白表达的灵敏度

如前所述，用于诊断特定癌症的肿瘤蛋白的敏感性各不相同。由于致癌因素多、步骤多，因此会有许多相关的癌基因蛋白表达异常。在某些类型的癌症中，部分信号通路会被激活，该信号通路在其他类型的癌症中并不被激活。这种现象甚至发生在同一种癌症中。例如，由于肺癌和淋巴瘤是通过不同的信号转导导致癌症，因此，ras 和 neu 在肺癌患者的血清中升高，但在淋巴瘤患者中没有变化，特别需要注意的是，ras 和 neu 并不能在所有的肺癌中都能检测到，因为不同患者是通过不同的信号转导影响蛋白表达。

因此，运用癌基因蛋白进行肿瘤早期诊断的先一步研究重点，是建立一种检测患者血清各种癌基因蛋白的高通量检测技术，因为信号转导通路中发现至少一种的癌基因蛋白表达异常的可能性较大。如果发现至少有一个癌基因蛋白表达异常，就可以追踪患者肿瘤的发展迹象。

如前所述，这一领域已经取得了进展。目前已经构建了可检测多种癌蛋白和致癌基因的蛋白芯片和基因芯片，并成功地提高了癌症患者的阳性诊断率。此外，蛋白质组/模式识别法在卵巢癌、前列腺癌和乳腺癌的诊断中的运用，证明了它在诊断肿瘤中是切实可行的。这两种方法的结合将显著提高癌症的早期诊断能力，此外，由于这两种方法都能够快速开展，因此同时运用这两种技术是切实可行的。

恶性肿瘤的起源

图 75-3 表明，在患者血清中发现肿瘤蛋白的表达水平升高，并不能肯定患哪种恶性肿瘤。例如，尽管 ras-p21 被发现在结肠癌、肺癌、肝血管肉瘤中表达升高，而 HER2/neu（c-erbB-2）p185 ECD 也被发现在结肠癌、肺癌、乳腺癌中表达上升，因此出现癌基因蛋白的表达异常升高并不能完全识别恶性肿瘤的起源组织。由于大多数细胞的信号转导通路都非常相似，因此任何一种肿瘤蛋白的增加都可能引起不同细胞类型的恶性肿瘤。另一方面，利用蛋白质组学方法，通过 SELDI-TOF 质谱法分析技术检测肿瘤患者血清中癌蛋白的独特特征，能够识别肿瘤的组织来源。

此外，关于肿瘤发生与血清癌基因蛋白表达水平之间相关性的研究仍有待于进行。例如，目前还没针对年龄和性别匹配的对照人群，胰腺炎但没有肿瘤的患者以及胰腺癌患者进行血清中 ras-p21 表达水平与胰腺癌发生的相关性研究。这是一个至关重要的研究，因为超过 90% 的胰腺癌患者的 *ras-p21* 癌基因蛋白表达均显著上升（Almoguera et al，1988）。

使用血清癌蛋白检测能够在特殊人群中尽早发现是否罹患相关肿瘤。这包括某些患者可能有致癌物或致突变物暴露史，如氯乙烯暴露史与肝血管肉瘤发生相关。此外，患者长期暴露在石棉和二氧化硅中，可导致与肺癌和间皮瘤相关的肺尘埃沉着症。这两种情况都会导致血清中 ras-p21 蛋白的表达水平显著升高和（或）突变率显著升高。肺尘埃沉着症病患者的血清中 p185neu 蛋白表达水平也会显著升高。

癌基因蛋白表达水平与肿瘤大小的相关性

目前，几乎没有关于在肿瘤起始阶段，血清中癌蛋白表达水平升高的研究。然而，有迹象表明，小的病变可能会引起某些癌基因蛋白表达水平的显著升高。

首先，在许多已知具有患癌风险的患者中，癌变之前，在他们血清中发现，癌蛋白表达水平有显著升高。因此，石棉沉着病患者在诊断肿瘤之前就会出现 p185erbB 蛋白 ECD 水平明显上升。在乳腺癌诊断前，许多患者也会出现 p185 ECD 的高表达。在东亚地区，血清中 p185 ECD 过度表达的患者将发展成原发性肝癌。在肺尘埃沉着病患者中，先会出现患者血清的 p185 ECD 和（或）ras-p21 蛋白表达水平显著升高，随后进一步进展为肺癌。大量氯乙烯暴露的患者血清中能检测到大量第 13 位点出现天门冬氨酸突变的 p21 蛋白，这类患者随后可进展为血管肉瘤。抗 p53 抗体过度表达的患者可在随后发展为血管肉瘤或肺癌。对于与病毒相关的原发性肝癌患者，抗 p53 抗体与肿瘤大小和肿瘤数量有显著相关性（El Azm，2013）。所有这些研究都表明，传统技术无法检测到的恶性病变，可以通过检测血清中肿瘤蛋白或肿瘤蛋白抗体水平来实现，特别是在已知接触致癌物或具有高风险患癌症风险的患者。

第二，原位癌会导致血清中致癌蛋白含量升高，这可以从乳腺癌早期 p185neu 蛋白的升高和膀胱原位癌 NMP-22 的水平升高来证明。这些研究表明，血清癌基因蛋白水平在早期发现肿瘤的存在是有效的。

同时明显的是，随着肿瘤的发展，肿瘤严重程度与癌基因蛋白的表达水平具有较高的相关性，至少在一些患者中，血清中癌基因蛋白的表达水平与肿瘤大小和/或肿瘤组织中该癌基因蛋白的表达水平高度相关。一些小腺瘤（<1cm）患者血清中能检测到 p185 ECD 或 ras-p21 表达水平的显著升高。对于 ras-p21 蛋白和 p185erbB ECD，这些标志物的血清表达水平与患者治疗后的临床转归有很好的相关性。尽管如此，肿瘤大小和血清蛋白水平之间的相关性研究仍有待进一步研究。一个混杂因素是由于肿瘤病变部位的变异影响到癌蛋白的突变和（或）高表达，从而导致小的肿瘤病灶可以产生大量的癌基因蛋白，

而大的肿瘤病灶却产生少量的癌基因蛋白。

评价与结论

在细胞膜与细胞核之间，存在明确的有丝分裂信号转导途径。这些转导途径主要由蛋白质组成，蛋白的突变与过表达都会引起不受控制的有丝分裂和癌症。最近，基于蛋白质组学方法，与对照血清中相比，筛选在特定类型癌症患者血清中存在的，表达水平过高或过低的特征蛋白。

尽管关于上述癌蛋白在血清中的表达水平以及异常表达形式的检测需要进一步的研究，但是检测血清中的癌蛋白对于恶性肿瘤的早期筛查、病程监控、疗效观察、症状缓解和复发诊断等都有重要意义。

（陈瑜 译　王传新 校）

推荐阅读

Brandt-Rauf PW，Pincus MR：Molecular markers of carcinogenesis，Pharmacol Ther 77：135-148，1998.

这是一篇关于已被证明是早期肿瘤检测的标志物或有很大希望作为早期癌症检测的生物标志物的相关癌蛋白的综述。

Pincus MR，Friedman FK：Oncoproteins in the detection of human malignancies，Mol Diagn 1：23-38，2003.

这是一篇关于癌蛋白作为早期肿瘤检测标志物，并且重点是癌蛋白作为信号转导途径的元件的综述。

Segawa Y，Kageyama M，Suzuki S，et al：Measurement and evaluation of serum anti-p53 antibody levels in patients with lung cancer at its initial presentation：A prospective study，Br J Cancer 78：667-672，1998.

这是一项关于使用抗-p53 抗体作为检测肺癌的手段的有价值的研究。

Slamon DJ，Godolphin W，Jones LA，et al：Studies on the HER-2/neu proto-oncogene in human breast and ovarian cancer，Science 244：707-712，1989.

这篇具有里程碑意义的论文将 Her2/*neu* 确定为发生乳腺癌的重要因素，并将其作为疾病进展的预后因素。

Wulfkuhle JD，Liotta LA，Petricoin EF：Proteomic applications for the early detection of cancer，Nat Rev Cancer 3：267-275，2003.

这篇综述清楚地回顾了在血液样本中检测癌症的不同蛋白质组方法，解释了这些方法的基础，使我们能够很好地理解每种方法。

Zhang JY，Casiano CA，Peng XX，et al：Enhancement of antibody detection in cancer using panel of recombinant tumor-associated antigens，Cancer Epidemiol Biomarkers Prev 12：136-143，2003.

这篇重要的论文表明，在血液和体液中使用癌蛋白组合比单独使用单一癌蛋白检测癌症更有效。

参考文献

Adler HL, McCurdy MA, Kattan MW, et al: Elevated levels of circulating interleukin-6 and transforming growth factor-beta1 in patients with metastatic prostatic carcinoma, *J Urol* 161:182–187, 1999.

Adler V, Pincus MR, Brandt-Rauf PW, et al: Complexes of ras-p21 with jun-N-kinase and c-jun proteins, *Proc Natl Acad Sci U S A* 92:10585–10589, 1995.

Adler V, Pincus MR, Minamoto T, et al: Conformation-dependent phosphorylation of p53, *Proc Natl Acad Sci U S A* 94:1686–1691, 1998.

Ahmad F, Lad P, Bhatia S, et al: Molecular spectrum of c-KIT and PDGFRA gene mutations in gastrointestinal stromal tumor: Determination of frequency, distribution pattern and identification of novel mutations in Indian patients, *Med Oncol* 32(1):424, 2015.

Ali MA, Koura BA, el Mashad N, et al: The Bcl-2 and TGF-beta1 levels in patients with chronic hepatitis C, liver cirrhosis, and hepatocellular carcinoma, *Egypt J Immunol* 11:83–90, 2004.

Almoguera C, Shibata D, Forrester K, et al: Most human carcinomas of the endocrine pancreas contain mutant c-K-ras genes, *Cell* 53:549–554, 1988.

Al-Shaer M, Gollapud D, Papgeorgio C: Melanoma biomarkers: Vox clamantis in deserto, *Oncol Lett* 1(3): 399–405, 2010.

Amar S, Glozman A, Chung DL, et al: Selective inhibition of oncogenic ras-p21 in vivo by agents that block its interaction with jun-N-kinase (JNK) and jun proteins: Implications for the design of selective chemotherapeutic agents, *Cancer Chemother Pharmacol* 41: 79–85, 1997.

Angelopoulou K, Diamandis EP, Sutherland DJ, et al: Prevalence of serum antibodies against the p53 tumor suppressor gene protein in various cancers, *Int J Cancer* 58:480–487, 1994.

Ariad S, Seymour L, Bezwoda WR: Platelet-derived growth factor (PDGF) in plasma of breast cancer patients: Correlation with stage and rate of progression, *Breast Cancer Res Treat* 20:11–17, 1991.

Ayaru L, Stoeber K, Webster GJ, et al: Diagnosis of pancreaticobiliary malignancy by detection of minichromosome maintenance protein 5 in bile aspirates, *Br J Cancer* 98(9):1548–1554, 2008. doi: 10.1038/sj.bjc.6604342.

Balogh GA, Mailo D, Nardi H, et al: Serological levels of mutated p53 protein are highly detected at early stages in breast cancer patients, *Experimental and Therapeutic Medicine* 1(2):357–361, 2010. doi: 10.3892/etm_00000056.

Barbacid M: Ras genes, *Ann Rev Biochem* 56:779–827, 1987.

Baron AT, Wilken JA, Haggstrom DE, et al: Clinical implementation of soluble EGFR (sEGFR) as a theragnostic serum biomarker of breast, lung and ovarian cancer, *IDrugs* 12:302–308, 2009.

Baudier J, Delphin C, Grunwald D, et al: Characterization of the tumor suppressor protein p53 as a protein kinase C substrate and a S100b-binding protein, *Proc Natl Acad Sci U S A* 89:11627–11631, 1992.

Bazan V, Migliavacca M, Zanna I, et al: Specific codon 13 K-ras mutations are predictive of clinical outcome in colorectal cancer patients, whereas codon 12 K-ras mutations are associated with mucinous histotype, *Ann Oncol* 13(9):1438–1446, 2002.

Bellezza G, Del Sordo R, Colella R, et al: Co-expression of receptors of the HER family correlates with clinical outcome in nonsmall cell lung cancer (NSCLC), *Virchows Arch* 463(5):663–667, 2013. http://www.ncbi.nlm.nih.gov/pubmed/24013863.

Beretov J, Wasinger VJ, Graham PH, et al: Proteomics for breast cancer urine biomarkers, *Adv Clin Chem* 63:123–167, 2014. http://www-ncbi-nlm-nih-gov.ezproxy2.library.drexel.edu/pubmed/24783353.

Bhatavdekar JM, Patel DD, Vora HH, et al: Circulating markers and growth factors as prognosticators in men with advanced tongue cancer, *Tumour Biol* 14:55–58, 1993.

Bijian K, Mlynarek AM, Balys RL, et al: Serum proteomic approach for the identification of serum biomarkers contributed by oral squamous cell carcinoma and host tissue microenvironment, *J Proteome Res* 8:2173–2185, 2009.

Boonjaraspinyo S, Boonmars T, Wu Z, et al: Platelet-derived growth factor may be a potential diagnostic and prognostic marker for cholangiocarcinoma, *Tumour Biol* 33(5):1785–1802, 2012. doi: 10.1007/s13277-012-0438-8.

Brandt-Rauf PW: Oncogene proteins as biomarkers in the molecular epidemiology of occupational carcinogenesis: The example of the ras oncogene-encoded p21 protein, *Int Arch Occup Environ Health* 63:1–8, 1991.

Brandt-Rauf PW, Chen JM, Marion M-J, et al: Conformational effects in the p53 protein of mutations induced during chemical carcinogenesis: Molecular dynamic and immunologic analyses, *J Protein Chem* 15:367–375, 1996.

Brandt-Rauf PW, Li Y, Long C, et al: Plastics and carcinogenesis: The example of vinyl chloride, *J Carcinog* 11:5, 2012.

Brandt-Rauf PW, Luo JC, Carney WP, et al: The detection of increased amounts of the extracellular domain of the c-erbB-2 oncoprotein in serum during pulmonary carcinogenesis in humans, *Int J Cancer* 56:383–386, 1994a.

Brandt-Rauf PW, Pincus MR, Carney WP: The c-erbB-2 protein in oncogenesis: Molecular structure to molecular epidemiology, *Crit Rev Oncog* 5:313–329, 1994b.

Brandt-Rauf PW, Rackovsky S, Pincus MR: Correlation of the transmembrane domain of the neu oncogene-encoded p185 protein with its function, *Proc Natl Acad Sci U S A* 87:8660–8675, 1990.

Brandt-Rauf PW, Smith S, Hemminki K, et al: Serum oncoproteins and growth factors in asbestosis and silicosis patients, *Int J Cancer* 50:881–885, 1992.

Brattstrom D, Bergvist M, Larsson A, et al: Basic fibroblast growth factor and vascular endothelial growth factor in sera from non–small cell lung cancer patients, *Anticancer Res* 18:1123–1127, 1998.

Breuer B, DeVivo I, Luo JC, et al: erbB-2 and myc oncoproteins in sera and tumors of breast cancer patients, *Cancer Epidemiol Biomarkers Prev* 3:63–66, 1994.

Breuer B, Luo JC, DeVivo I, et al: Detection of elevated c-erbB-2 oncoprotein in the serum and tissue in breast cancer, *Med Sci Res* 21:383–384, 1993.

Carney WP, Hamer PJ, Petit D, et al: Detection and quantitation of the human neu oncoprotein, *Tumor Marker Oncol* 6:53, 1991.

Chakrabarty S, Huang S, Moskal TL, et al: Elevated serum levels of transforming growth factor-alpha in breast cancer patients, *Cancer Lett* 79:157–160, 1994.

Chan AO: E cadherin in gastric cancer, *World J Gastroenterol* 12(2):199–203, 2006.

Chen CH, Lin YS, Lin CC, et al: Elevated serum levels of a c-erbB-2 oncogene product in oral squamous cell carcinoma patients, *J Oral Pathol Med* 33(10):589–594, 2004.

Choi JH, Kim HC, Lim HY, et al: Detection of transforming growth factor-alpha in the serum of gastric carcinoma patients, *Oncology* 57:236–241, 1999.

Coltrera MD, Wang J, Porter PL, et al: Expression of platelet-derived growth factor B-chain and the platelet-derived growth factor receptor beta subunit in human breast tissue and breast carcinoma, *Cancer Res* 55:2703–2708, 1995.

Csontos Z, Nádasi E, Csejtey A, et al: Oncogene and tumor suppressor gene expression changes in the peripheral blood leukocytes of patients with colorectal cancer, *Tumori* 94:79–82, 2008.

Däbritz J, Preston R, Hänfler J, et al: Follow-up study of K-ras mutations in the plasma of patients with pancreatic cancer: Correlation with clinical features and carbohydrate antigen 19-9, *Pancreas* 38:534–541, 2009.

De Kok JB, van Solinge WW, Ruers TJ, et al: Detection of tumor DNA in serum of colorectal cancer patients, *Scand J Clin Lab Invest* 57:601–604, 1997.

Del Principe MI, Del Poeta G, Venditti A, et al: Clinical significance of soluble p53 protein in B-cell chronic lymphocytic leukemia, *Haematologica* 89(12):1468–1475, 2004.

DeVivo I, Marion MJ, Smith SJ, et al: Mutant c-Ki-ras p21 protein in chemical carcinogenesis in humans exposed to vinyl chloride, *Cancer Causes Control* 5:273–278, 1994.

Diamandis EP: Point: Proteomic patterns in biological fluids—Do they represent the future of cancer diagnostics?, *Clin Chem* 49:1272–1275, 2003.

Di Nicolantonio F, Martini M, Molinari F, et al: Wild-type BRAF is required for response to panitumumab or cetuximab in metastatic colorectal cancer, *J Clin Oncol* 26:5705–5712, 2008.

Dowling P, O'Driscoll L, Meleady P, et al: 2-D difference gel electrophoresis of the lung squamous cell carcinoma versus normal sera demonstrates consistent alterations in the levels of ten specific proteins, *Electrophoresis* 28:4302–4310, 2007.

El Azm ARA, Yousef M, Salah R, et al: Serum anti-P53 antibodies and alpha-fetoprotein in patients with non-B non-C hepatocellular carcinoma, *SpringerPlus* 2(1):69, 2013. doi: 10.1186/2193-1801-2-69.

Field JK, Spandidos DA: The role of ras and myc oncogenes in human solid tumours and their relevance in diagnosis, *Anticancer Res* 10:1–22, 1990.

Filiberti R, Marroni P, Neri M, et al: Serum PDGF-AB in pleural mesothelioma, *Tumor Biol* 25:221–226, 2005.

Fontanini G, Fiore L, Bigini D, et al: Levels of p53 antigen in serum of non–small lung cancer patients correlate with positive p53 immunohistochemistry on tumor sections, tumor necrosis and nodal involvement, *Int J Oncol* 5:553, 1994.

Forester K, Almoguera C, Han K, et al: Detection of high incidence of K-ras oncogenes during human colon tumorigenesis, *Nature* 327:298–303, 1987.

Fujimoto K, Ichimori Y, Kakizoe T, et al: Increased serum levels of basic fibroblast growth factor in patients with renal cell carcinoma, *Biochem Biophys Res Commun* 180:386–392, 1991.

Geddert H, Zeriouh M, Wolter M, et al: Gene amplification and protein overexpression of c-erb-b2 in Barrett carcinoma and its precursor lesions, *Am J Clin Pathol* 118:60–66, 2002.

Goessl C, Muller M, Heicappell R, et al: DNA-based detection of prostate cancer in blood, urine, and ejaculates, *Ann N Y Acad Sci* 945:51–58, 2001.

Goessl C, Muller M, Straub B, et al: DNA alterations in body fluids as molecular tumor markers for urological malignancies, *Eur Urol* 41:668–676, 2002.

Gogas H, Eggermont AM, Hauschild A, et al: Biomarkers in melanoma, *Ann Oncol* 20(Suppl 6):vi8–vi13, 2009.

Grabowska MM, Day ML: Soluble E-cadherin: More than a symptom of disease, *Frontiers in Bioscience (Landmark Edition)* 17:1948–1964, 2012.

Gupta NP, Sharma N, Kumar R: Nuclear matrix protein 22 as adjunct to urine cytology and cystoscopy in follow-up of superficial TCC of urinary bladder, *Urology* 73:592–596, 2009.

Hamer PJ, LaVecchio J, Ng S, et al: Activated Val-12 ras p21 in cell culture fluids and mouse plasma, *Oncogene* 6:1609–1615, 1991.

Harris L, Fritsche H, Mennel R, et al: American Society of Clinical Oncology 2007 update of recommendations for the use of tumor markers in breast cancer, *J Clin Oncol* 25(33):5287–5312, 2007.

Hautmann S, Eggers J, Meyhoff H, et al: Tumor markers for bladder cancer: Up-to-date study by the Kiel Tumor Bank, *Urologe A* 46:1508–1513, 2007.

Hioki O, Watanabe A, Minemura M, et al: Clinical significance of serum hepatocyte growth factor levels in liver diseases, *J Med* 24:35–46, 1993.

Hofmann G, Balic M, Dandachi N, et al: The predictive value of serum soluble E-cadherin levels in breast cancer patients undergoing preoperative systemic chemotherapy, *Clin Biochem* 46(15):1585–1589, 2013. doi: 10.1016/j.clinbiochem.2013.06.010.

Holt KH, Kasson BG, Pessin JE: Insulin stimulation of MEK-dependent but ERK-independent SOS protein kinase, *Mol Cell Biol* 16:577–583, 1996.

Hruben, et al: Pancreatic intraepithelial neoplasia: A new nomenclature and classification system for pancreatic duct lesions, *Am J Surg Pathol* 25(5):579–586, 2001.

Hughes JH, Cohen MB: Nuclear matrix proteins and their potential applications to diagnostic pathology, *Am J Clin Pathol* 111:267–274, 1999.

Hwang YH, Choi JY, Kim S, et al: Over-expression of c-raf-1 proto-oncogene in liver cirrhosis and hepatocellular carcinoma, *Hepatol Res* 29:113–121, 2004.

Ii M, Yoshida H, Aramaki Y, et al: Improved enzyme immunoassay for human basic fibroblast growth factor using a new enhanced chemiluminescence system, *Biochem Biophys Res Commun* 193:540–545, 1993.

Jeng JE, Tsai MF, Tsai HR, et al: Urinary transforming growth factor α and serum α-fetoprotein as tumor markers of hepatocellular carcinoma, *Tumour Biol* 3689-3698:2014. doi: 10.1007/s13277-013-1488-2. [Epub 2013 Dec 30].

Jibiki N, Saito N, Kameoka S, et al: Clinical significance of fibroblast growth factor (FGF) expression in colorectal cancer, *Int Surg* 99(5):493–499, 2014. doi: 10.9738/INTSURG-D-14-00044.1.

Kahlert C, Fiala M, Musso G, et al (2014). Prognostic impact of a compartment-specific angiogenic marker profile in patients with pancreatic cancer. Oncotarget.

Kanda M, Matthei H, Wu J, et al: Presence of somatic mutations in most early-stage pancreatic intraepithelial neoplasia, *Gastroenterology* 142:730–733, e9, 2012.

Katayama M, Hirai S, Kamihagi K, et al: Soluble E-cadherin fragments increased in circulation of cancer patients, *Br J Cancer* 69(3):580–585, 1994.

Kath R, Hoffken K, Otte C, et al: The neu-oncogene product in serum and tissue of patients with breast carcinoma, *Ann Oncol* 14:585–590, 1993.

Katoh M, Inagaki H, Kurosawa-Ohsawa K, et al: Detection of transforming growth factor alpha in human urine and plasma, *Biochem Biophys Res Commun* 167:1065–1072, 1990.

Kattan MW, Shariat SF, Andrews B, et al: The addition of interleukin-6 soluble receptor and transforming growth factor beta1 improves a preoperative nomogram for predicting biochemical progression in patients with clinically localized prostate cancer, *J Clin Oncol* 21(19):3573–3579, 2003. doi: 10.1200/JCO.2003.12.037.

Kaur J, Srivastava A, Ralhan R: Serum p53 antibodies in patients with oral lesions: Correlation with p53/HSP70 complexes, *Int J Cancer* 74:609–613, 1997.

Kelderman S, Heemskerk B, van Tinteren H, et al: Lactate dehydrogenase as a selection criterion for ipilimumab treatment in metastatic melanoma, *Cancer Immunol Immunother* 63(5):449–458, 2014.

Kelly JD, Dudderidge TJ, Wollenschlaeger A, et al: Bladder cancer diagnosis and identification of clinically significant disease by combined urinary detection of Mcm5 and nuclear matrix protein 22, *PLoS ONE* 7(7):e40305, 2012. doi: 10.1371/journal.pone.0040305.

Kim H-A, Lee JK, Kim E-K, et al: Serum human epidermal growth factor receptor 2 levels as a real-time marker for tumor burden in breast cancer patients, *J Surg Oncol* 109(5):421–425, 2014.

Kim BK, Lee JW, Park PJ, et al: The multiplex bead array approach to identifying serum biomarkers associated with breast cancer, *Breast Cancer Res* 11:R22, 2009.

Klocker EI, Stenzl A, Cronauer MV, et al: Quantitative determination of transforming growth factor-alpha in serum and urine in patients with bladder cancer and its expression in malignant and non-malignant primary epithelial cells, *Proc Am Assoc Cancer Res* 35:A261, 1994.

Kurobe M, Takei Y, Ezawa H, et al: Increased level of basic fibroblast growth factor (bFGF) in sera of patients with malignant tumors, *Horm Metab Res* 25:395–396, 1993.

Landman J, Chang Y, Kavaler E, et al: Sensitivity and specificity of NMP-22, telomerase and BTA in the detection of human bladder cancer, *Urology* 52:398–402, 1998.

Li Y, Karjalainen A, Koskinen H, et al: p53 autoantibodies predict subsequent development of cancer, *Int J Cancer* 114:157–160, 2004.

Li Y, Karjalainen A, Koskinen H, et al: Serum growth factors in asbestosis patients, *Biomarkers* 14:61–66, 2009.

Lindmark G, Sundberg C, Glimelius B, et al: Stromal expression of platelet-derived growth factor beta-receptor and platelet-derived growth factor B-chain in colorectal cancer, *Lab Invest* 69:682–689, 1993.

Linkov F, Lisovich A, Yurkovetsky Z, et al: Early detection of head and neck cancer: Development of a novel screening tool using multiplexed immunobead-based biomarker profiling, *Cancer Epidemiol Biomarkers Prev* 16:102–107, 2007.

Liu L, Ahiekpor A, Li L, et al: Increased expression of ErbB-2 in liver is associated with hepatitis B x antigen and shorter survival in patients with liver cancer, *Int J Cancer* 125(8):1894–1901, 2009.

Liu J, Ma Q, Zhang M, et al: Alterations of TP53 are associated with a poor outcome for patients with hepatocellular carcinoma: Evidence from a systematic review and meta-analysis, *Eur J Cancer* 48(15):2328–2338, 2012. PMCID: PMC3395767.

Liu L, Shao X, Gao W, et al: The role of human epidermal growth factor receptor 2 as a prognostic factor in lung cancer, *J Thorac Oncol* 5:1922–1932, 2011.

Locker GY, Hamilton S, Harris J, et al: ASCO 2006 update of recommendations for the use of tumor markers in gastrointestinal cancer, *J Clin Oncol* 24(33):5313–5327, 2006.

Ludovini V, Gori S, Colozza M, et al: Evaluation of serum HER2 extracellular domain in early breast cancer patients: Correlation with clinicopathological parameters and survival, *Ann Oncol* 19:883–890, 2008.

Luo JC, Yu MW, Chen CJ, et al: Serum c-erbB-2 oncopeptide in hepatocellular carcinogenesis, *Med Sci Res* 21:305, 1993.

Madsen CV, Steffensen KD, Olsen DA, et al: Serum platelet-derived growth factor and fibroblast growth factor in patients with benign and malignant ovarian tumors, *Anticancer Res* 32(9):3817–3825, 2012.

Megliorino R, Shi F-D, Peng X-X, et al: Autoimmune response to anti-apoptotic protein survivin and its association with antibodies to p53 and c-myc in cancer detection, *Cancer Detect Prev* 29(3):241–248, 2005. doi: 10.1016/j.cdp.2005.03.002.

Meng D, Yuan M, Li X, et al: Prognostic value of K-RAS mutations in patients with non–small cell lung cancer: A systematic review with meta-analysis, *Lung Cancer* 81(1):1–10, 2013.

Milanese G, Dellabella M, Fazioli F, et al: Increased urokinase-type plasminogen activator receptor and epidermal growth factor receptor in serum of patients with prostate cancer, *J Urol* 181:1393–1400, 2009.

Miyanaga N, Akaza H, Ishikawa S, et al: Clinical evaluation of nuclear matrix protein 22 (NMP22) in urine as a novel marker for urothelial cancer, *Eur Urol* 31:163–168, 1997.

Miyanaga N, Akaza H, Tsukamoto S, et al: Usefulness of urinary NMP22 to detect tumor recurrence of superficial bladder cancer after transurethral resection, *Int J Clin Oncol* 8:369–373, 2003.

Molina R, Jo J, Filella X, et al: C-erb-B oncoprotein in the sera and tissue of patients with breast cancer: Utility in prognosis, *Anticancer Res* 16:2295–2300, 1996.

Monstein HJ, Fransen K, Dimberg J, et al: K-ras and B-raf gene mutations are not associated with gastrin- and CCK2-receptor mRNA expression in human colorectal tumour tissues, *Eur J Clin Invest* 34:100–106, 2004.

Moodie SA, Willumsen BM, Weber MJ, et al: Complexes of Ras-GTP with Raf-1 and mitogen-activated protein kinase kinase, *Science* 260:1658–1661, 1993.

Mori S, Mori Y, Mukaiyama T, et al: In vitro and in vivo release of soluble erbB-2 protein from human carcinoma cells, *Jpn J Cancer Res* 81:489–494, 1990.

Morris JP, Wang SC, Hebrok M, et al: KRAS, Hedgehog, Wnt and the twisted developmental biology of pancreatic ductal adenocarcinoma, *Nat Rev Cancer* 10:683–695, 2010.

Mutch DG, Powell MA, Mallon MA, et al: RAS/RAF mutation and defective DNA mismatch repair in endometrial cancers, *Am J Obstet Gynecol* 190:935–942, 2004.

Nedvidkova J, Nemec J, Stolba P, et al: Epidermal growth factor (EGF) in serum of patients with differentiated carcinoma of thyroids, *Neoplasma* 39:11–14, 1992.

Niman HL, Thompson AM, Yu A, et al: Anti-peptide antibodies detect oncogene-related proteins in urine, *Proc Natl Acad Sci U S A* 82:7924–7928, 1985.

Normanno N, Tejpar S, Morgillo F, et al: Implications for KRAS status and EGFR-targeted therapies in

metastatic CRC, *Nat Rev Clin Oncol* 6:519–527, 2009.
Olsen CC, Schefter TE, Chen H, et al: Results of a phase I trial of 12 patients with locally advanced pancreatic carcinoma combining gefitinib, paclitaxel, and 3-dimensional conformal radiation: Report of toxicity and evaluation of circulating K-ras as a potential biomarker of response to therapy, *Am J Clin Oncol* 32: 115–121, 2009.
Pawlikowski M, Cicslak D, Stepien H, et al: Elevated blood serum levels of epidermal growth factor in some patients with gastric cancer, *Endokrynol Pol* 40:149–153, 1989.
Pickup M, Novitskiy S, Moses HL: The roles of TGFβ in the tumour Pickup microenvironment, *Nat Rev Cancer* 13(11):788–799, 2013. doi: 10.1038/nrc3603.
Pierobon M, Wulfkuhle J, Liotta L, et al: Application of molecular technologies for phosphoproteomic analysis of clinical samples, *Oncogene* 34:805–814, 2015.
Pimentel E: *Oncogenes*, 2nd ed, Boca Raton, Fla, 1989, CRC Press.
Pincus MR: Development of new anti-cancer peptides from conformational energy analysis of the oncogenic Ras-p21 protein and its complexes with target proteins, *Front Biosci* 9:3486–3509, 2004.
Pincus MR, Brandt-Rauf PW, Michl J, et al: ras-p21-induced cell transformation: Unique signal transduction pathways and implications for the design of new chemotherapeutic agents, *Cancer Invest* 18:39–50, 2000.
Pincus MR, Chung D, Dykes DC, et al: Pathways for activation of the ras-oncogene-encoded p21 protein, *Ann Clin Lab Sci* 22:323–342, 1992.
Pincus MR, Michl J, Bowne W, et al: Anti-cancer peptides from the ras-p21 and p53 proteins: research advances in cancer. In Mohan RM, editor: *Research advances in cancer*, Kerala, India, 2007, Global Research Network Publishers, pp 65–90.
Polyak K, Weinberg RA: Transitions between epithelial and mesenchymal states: Acquisition of malignant and stem cell traits, *Nat Rev Cancer* 9(4):265–273, 2009. doi: 10.1038/nrc2620.
Qin LX, Tang ZY: The prognostic molecular markers in hepatocellular carcinoma, *World J Gastroenterol* 8:385–392, 2002.
Quaranta M, Divella R, Daniele A, et al: Epidermal growth factor receptor serum levels and prognostic value in malignant gliomas, *Tumori* 93:275–280, 2007.
Rosanelli GP, Wirnsberger GH, Purstner P, et al: DNA flow cytometry and immunohistochemical demonstration of mutant p53 protein versus TPS and mutant p53 protein serum levels in human breast cancer, *Proc Am Assoc Cancer Res* 34:A1353, 1993.
Roy R, Zurakowski D, Wischhusen J, et al: Urinary TIMP-1 and MMP-2 levels detect the presence of pancreatic malignancies, *Br J Cancer* 111(9):1772–1779, 2014. doi: 10.1038/bjc.2014.462.
Ryder SD, Rizzi PM, Volkmann M, et al: Use of a specific ELISA for the detection of antibodies directed against p53 protein in patients with hepatocellular carcinoma, *J Clin Pathol* 4:295–299, 1996.
Sacco R, Leuci D, Tortorella C, et al: Transforming growth factor beta1 and soluble Fas serum levels in hepatocellular carcinoma, *Cytokine* 12:811–814, 2000.
Shariat SF, Casella R, Monoski MA, et al: The addition of urinary urokinase-type plasminogen activator to urinary nuclear matrix protein 22 and cytology improve the detection of bladder cancer, *J Urol* 170: 2244–2247, 2003.
Shi T, Fillmore TL, Sun X, et al: Antibody-free, targeted mass-spectrometric approach for quantification of proteins at low picogram per milliliter levels in human plasma/serum, *Proc Natl Acad Sci U S A* 109: 15395–15400, 2012.
Shimada H, Nakajima K, Ochiai T, et al: Detection of serum p53 antibodies in patients with esophageal squamous cell carcinoma: Correlation with clinicopathological features and tumor markers, *Oncol Rep* 5:871–874, 1998.
Shirai Y, Kawata S, Ito N, et al: Elevated levels of plasma transforming growth factor-beta in patients with hepatocellular carcinoma, *Jpn J Cancer Res* 83:676–679, 1992.
Sidransky D, Von Eschenbach A, Tsai YC, et al: Identification of p53 gene mutation in bladder cancers and urine samples, *Science* 252:706–709, 1991.
Song BC, Chung YH, Kim JA, et al: Transforming growth factor-beta1 as a useful serologic marker of small hepatocellular carcinoma, *Cancer* 94:175–180, 2002.
Sorenson GD, Pribish DM, Valone FH, et al: Soluble normal and mutated DNA sequences from single-copy genes in human blood, *Cancer Epidemiol Biomarkers Prev* 3:67–71, 1994.
Soussi T, Legros Y, Lubin R, et al: Multifactorial analysis of p53 alteration in human cancer: A review, *Int J Cancer* 57:1–9, 1994.
Stoehr R, Brinkmann A, Filbeck T, et al: No evidence for mutation of B-RAF in urothelial carcinomas of the bladder and upper urinary tract, *Oncol Rep* 11:137–141, 2004.
Stokoe D, MacDonald SG, Cadwallader K, et al: Activation of Raf as a result of recruitment to the plasma membrane, *Science* 275:1463–1467, 1994.
Suppiah A, Greenman J: Clinical utility of anti-p53 autoantibody: Systematic review and focus on colorectal cancer, *World J Gastroenterol* 19(29):4651–4670, 2013. PMCID: PMC3732838.
Tambo M, Higashihara E, Terado Y, et al: Comparison of serum HER2/neu with immunohistochemical HER2/neu expression for the prediction of biochemical progression in metastatic prostate cancer, *Int J Urol* 16:369–374, 2009.
Tang R, Yeh CY, Wang JY, et al: Serum p53 antibody as tumor marker for follow-up of colorectal cancer after curative resection, *Ann Surg Oncol* 16:2516–2523, 2009.
Tomiya T, Fujiwara K: Serum transforming growth factor-alpha level as a marker of hepatocellular carcinoma complicating cirrhosis, *Cancer* 77:1056–1060, 1996.
Tsai JF, Jeng JE, Chuang LY, et al: Urinary transforming growth factor-beta 1 in relation to serum alpha-fetoprotein in hepatocellular carcinoma, *Scand J Gastroenterol* 32:254–260, 1997.
Tsai-Turton M, Santillan A, Lu D, et al: p53 autoantibodies, cytokine levels and ovarian carcinogenesis, *Gynecol Oncol* 114:12–17, 2009.
Tsui KH, Chen SM, Wang TM, et al: Comparisons of voided urine cytology, nuclear matrix protein-22 and bladder tumor associated antigen tests for bladder cancer of geriatric male patients in Taiwan, China, *Asian J Androl* 9:711–715, 2007.
Uppal G, Ly V, Wang ZX, et al: The utility of BRAF V600E mutation-specific antibody VE1 for the diagnosis of hairy cell leukemia, *Am J Clin Pathol* 143(1): 120–125, 2015.
Virji MA, Rosendale B, Piper M, et al: Circulating levels of a mutant p53 protein in patients with hepatocellular carcinoma, *Proc Am Assoc Cancer Res* 33:A1508, 1992.
Vlasoff DM, Baschinsky DY, De Young BR, et al: C-erb B2 (Her2/neu) is neither overexpressed nor amplified in hepatic neoplasms, *Appl Immunohistochem Mol Morphol* 10:237–241, 2002.
Vogelstein B, Fearon ER, Hamilton SR, et al: Genetic alterations during colorectal-tumor development, *N Engl J Med* 319(9):525–532, 1988.
Wan PT, Garnett MJ, Roe SM, et al: Mechanism of activation of the RAF-ERK signaling pathway by oncogenic mutations of B-RAF, *Cell* 116:855–867, 2004.
Weiss JV, et al: Soluble E-cadherin as a serum biomarker candidate: Elevated levels in patients with late-stage colorectal carcinoma and FAP, *Int J Cancer* 128(6): 1384–1392, 2011.
Weissfeld JL, Larsen RD, Niman HL, et al: Evaluation of oncogene-related proteins in serum, *Cancer Epidemiol Biomarkers Prev* 3:57–62, 1994.
Wellbrock C, Ogilvie L, Hedley D, et al: V599EB-RAF is an oncogene in melanocytes, *Cancer Res* 75:2338–2342, 2004.
Wu JT, Astill ME, Zhang P: Detection of the extracellular domain of c-erbB-2 oncoprotein in sera from patients with various carcinomas: Correlation with tumor markers, *J Clin Lab Anal* 7:31–40, 1993.
Wu M, Mao C, Chen Q, et al: Serum p53 protein and anti-p53 antibodies are associated with increased cancer risk: A case-control study of 569 patients and 879 healthy controls, *Mol Biol Rep* 37(1):339–343, 2010. doi: 10.1007/s11033-009-9744-7.
Yazici H, Altun M, Hafiz G, et al: Serum and tissue c-erb B2, bcl-2, and mutant p53 oncoprotein levels in nasopharyngeal cancer, *Cancer Invest* 19:773–778, 2001.
Yeh J, Yeh JC: Transforming growth factor-alpha and human cancer, *Biomed Pharmacother* 43:651–659, 1989.
Yu MW, Chen CJ, Luo JC, et al: Correlations of chronic hepatitis B virus infection and cigarette smoking with elevated expression of neu oncoprotein in the development of hepatocellular carcinoma, *Cancer Res* 54:5106–5110, 1994a.
Yu MW, Luo JC, Brandt-Rauf PW, et al: Correlations of chronic hepatitis B virus infection and cigarette smoking with elevated expression of the neu oncoprotein in the development of hepatocellular carcinoma, *Proc Am Assoc Cancer Res* 35:A1754, 1994b.
Zampino MG, Magni E, Santoro L, et al: Epidermal growth factor receptor serum (sEGFR) level may predict response in patients with EGFR-positive advanced colorectal cancer treated with gefitinib?, *Cancer Chemother Pharmacol* 63:139–148, 2008.
Zhang J, Xu Z, Yu L, et al: Assessment of the potential diagnostic value of serum p53 antibody for cancer: A meta-analysis, *PLoS ONE* 9(6):e99255, 2014. PMCID: PMC4049633.
Zhang J, Xv Z, Wu X, et al: Potential diagnostic value of serum p53 antibody for detecting esophageal cancer: a meta-analysis, *PLoS ONE* 7:e52896, 2012.
Zheng T, Chen M, Han S, et al: Plasma minichromosome maintenance complex component 6 is a novel biomarker for hepatocellular carcinoma patients, *Hepatol Res* 44(13):1347–1356, 2014. doi: 10.1111/hepr.12303.

第76章 造血与淋巴系统肿瘤的分子诊断

Ali Gabali, Martin H. Bluth

要点

1. 分子生物学在造血与淋巴系统肿瘤的诊断、分类、预后和监测中的作用概述。
2. 急性白血病和慢性骨髓增殖性肿瘤的主要遗传学异常和分子诊断。
3. 慢性髓系白血病和急性早幼粒细胞白血病的分子微量残留病的监测在靶向治疗方案中的应用和详述。
4. 儿童急性淋巴细胞白血病的风险分层治疗决策概述。
5. 儿童白血病的分子病理起源。
6. 抗原受体基因重组和克隆性分析技术在确定单克隆淋巴细胞增殖中的应用。
7. 非霍奇金淋巴瘤和慢性淋巴细胞白血病的主要遗传异常和分子诊断。
8. 造血与淋巴系统肿瘤分子诊断和预后的研究进展及技术前沿。

临床分子诊断学在造血与淋巴系统肿瘤中的作用

随着新兴技术的发展和应用,造血与淋巴系统肿瘤的诊断方法经历了巨大的转变。虽然传统的形态学(光镜下)检查仍然占据病理学诊断的中心位置,辅助方法的合理应用使得诊断的重复性和精确性得到了很大改善。这些辅助方法包括特殊细胞化学染色、免疫组织化学、流式细胞术、细胞遗传学(包括荧光原位杂交(fluorescence in situ hybridization, FISH))和分子遗传学。2008 年世界卫生组织(World Health Organization, WHO)公布的造血与淋巴系统肿瘤分类(Swerdlow et al, 2008)将遗传学异常和临床信息加入到分类中,并进一步细化了已描述过但未分类的疾病的诊断标准。由于淋巴结和骨髓易于取样,而且提供了容易分离的活细胞,使得这种诊断模式得以不断发展。造血与淋巴系统的特性也有益于在治疗中监测病情。对于这些患者而言,这是疾病管理中一个很重要的方面。

众多的诊断工具中,分子诊断学又扮演着怎样的角色?分子诊断对明确造血与淋巴系统异常增殖的重要性主要体现在以下四个方面。第一,分子诊断可为形态学以及其他实验室检查不能明确良恶性的肿瘤提供诊断依据。特异的遗传学异常或肿瘤细胞群的基因"同质性"(如细胞受体基因重组的研究)的检出可以明确克隆性病理过程的存在。第二,分子诊断可对单个疾病进行亚分类。因此,目前 WHO 造血与淋巴系统肿瘤的分类将决定性的分子生物学特性作为许多白血病和淋巴瘤的分类依据(Swerdlow et al, 2008; Vardiman et al, 2009)。第三,特异的遗传学异常对评估造血与淋巴系统恶性肿瘤的预后以及制订最佳初始治疗方案有重要价值。第四,其潜在的高灵敏度有利于对初治患者进行微量残留病(minimal residual disease, MRD)及其程度的监测。表 76-1 总结了分子诊断在血液病理学应用中的重要实例,基础生物信息和实验技术的协同发展将为未来的病理实验室提供更多的分子诊断方法,包括基于多基因因素对疾病易感性、严重程度和治疗反应的预测;决定药物敏感性和毒性的患者药物基因组分析;以及评估多种靶向性治疗方案的个体反应。

本章着重介绍用于造血和淋巴系统肿瘤的诊断和病情监测的分子诊断学背景、临床原理和基本技术。大部分实验方法均以聚合酶链反应(polymerase chain reaction, PCR)为基础,所以 DNA 或 RNA 相关的(即逆转录)PCR 将是我们关注的重点。值得注意的是,细胞遗传学,FISH 或者 PCR 均可检出肿瘤特异的遗传学异常。尽管这些不同的方法看起来是多余的,但这些实验技术却是互补的,而方法的选择是由许多因素决定的,包括检出率、各种技术的灵敏度以及局限性;对疾病病理的理解;对这些方法的专业知识和结果解读的经验;标本类型;现阶段的病情。表 76-2 比较了用于检测造血与淋巴系统肿瘤相关的基因异常的主要方法的分析灵敏度。

表76-1 分子诊断学在造血和淋巴系统肿瘤中的应用

种类	实例
诊断和亚分类	骨髓增殖性肿瘤中的 *JAK2* 突变
	套细胞淋巴瘤中的 *CCND1-IGH@*
	APL 中的 *PML-RARA*
	正常核型 AML 中的 *FLT3*,*NPM1* 和 *CEPBA* 突变
肿瘤克隆性分析	B 和 T 淋巴细胞异常增殖的评估
预后和(或)治疗监测	定量 PCR 监测酪氨酸激酶抑制剂(如伊马替尼)治疗的 CML 患者的 *BCR-ABL1* mRNA
	定量 PCR 监测 APL 患者 *PML-RARα* mRNA
	慢性淋巴细胞白血病的多参数细胞遗传学和分子生物学评估
	儿童急性淋巴细胞白血病的复发风险预测
	通过基因表达谱分析评估弥漫性大 B 细胞淋巴瘤的预后

ALL,急性淋巴细胞白血病(acute lymphoblastic leukemias);APL,急性早幼粒细胞白血病(acute promyelocytic leukemia);CML,慢性髓系白血病(chronic myeloid leukemia);PCR,聚合酶链反应(polymerase chain reaction)

表76-2 用于检测白血病或淋巴瘤相关异常的主要技术的相对敏感性

方法	灵敏度(%)*	说明
细胞遗传学	5	基因组整体评估
		要求新鲜无菌的细胞
		检测染色体数目和结构畸变
		很难或不可能检测到带分辨率以下的 DNA 改变
FISH	1~5	针对相对较大范围基因异常的靶向评估
		技术上简便、快捷;可以直接对间期细胞核进行检测
		适用于各种组织来源
		需要严格的质量标准以避免出现异常低水平的假阳性结果
SBH	5~10	基因组 DNA 结构异常的靶向评估
		技术上费力且耗时
		需要保存完好的高分子量 DNA 样本(如新鲜或冷冻的细胞)
PCR	10^{-2}~10^{-4}	针对异常小基因组或 mRNA 的靶向评估
		对独特的嵌合融合基因 mRNA 的检测灵敏度高
		技术上简便、快捷,但可能需要 post-PCR 检测程序
		适用于广泛的样品类型,包括石蜡包埋的组织
		优化后可用于高灵敏度检测,微量残留病监测(实时定量 PCR),或其他特定的应用,如检测等位基因特异性
DNA 测序(Sanger 法)	20~30	靶向评估模板(DNA 或 RNA)序列中单核苷酸或小碱基对的改变
		需要 PCR 扩增产物
		改良或特殊的方法(如焦磷酸测序)可以提高 5%的灵敏度

DNA,脱氧核糖核酸(Deoxyribonucleic acid);FISH,荧光原位杂交(fluorescence in situ hybridization);PCR,聚合酶链反应(polymerase chain reaction);RNA,核糖核酸(ribonucleic acid);SBH,印迹杂交(Southern blot hybridization Southern)

* 通常可通过特定的方法来实现,但一些技术或生物因素可能会影响检测下限

日渐增长的造血与淋巴系统肿瘤的分子遗传学诊断需求推进了实验室间的标准化进程,这些努力也有助于改善检测方法的灵敏度和特异度。需要强调的一点是,在分子诊断学试验的应用和结果解释过程中不能只考虑分子诊断的结论,而应与患者的临床表现、形态学以及其他实验室数据相结合。由于造血与淋巴系统肿瘤的复杂性,分子标记的高特异性和灵敏度尚且无法全面反映肿瘤情况。因此,为了减少误诊的可能性,我们需要全面而综合的方法用于造血与淋巴系统肿瘤的诊断。

白血病的分子诊断

白血病融合基因和逆转录聚合酶链反应基础

白血病是具有多种发病机制和病理类型,以非随机的、通常是平衡染色体易位产生融合或嵌合基因为特征的一类血液系统肿瘤。尽管这种异常(每个相互交换的染色体上有一个)产生两个融合,但通常只有其中一个产生白血病融合基因。虽

然有证据表明白血病相关重组基因的特定类型中存在断裂丛集区——"热点"，但相同类型白血病患者分子水平上的内含子断点和融合位点高度多变。尽管相关基因断裂位点多变，但产生嵌合 mRNA 是白血病基因融合的恒定特征。该异常融合进一步表达产生融合蛋白，可能起到破坏调节未成熟骨髓干细胞或祖细胞正常增殖和分化等细胞通路的作用。

易位融合基因的形成，如众所周知的 *BCR-ABL1* 异常，对于疾病发生是必要的。但是动物模型结果表明，至少在某些白血病中，仅有易位融合基因不足以致病，还需要一些次要的、尚未完全描述清楚的遗传损伤。一般认为，引起白血病的遗传异常分为Ⅰ类或Ⅱ类，分别取决于是否增殖异常或对造血和淋巴系统分化成熟的复杂过程产生干扰。由此看来，当Ⅰ类和Ⅱ类异常共同改变细胞的命运时更有可能发展为白血病（Ishikawa et al，2009）。在分子血液病理学实验室，大多白血病相关分析都是针对Ⅱ类嵌合基因融合的鉴定。然而，近来针对Ⅰ类突变的检测（如 *FLT3* 基因内部串联重复）与全面评估紧密相关。因此，分子血液病理学实验室面临的挑战是，根据对疾病分子发病机制的理解来整合一系列用于检测Ⅰ类和Ⅱ类遗传异常的试验。

嵌合基因概念很实用的一个方面是，无论基因（DNA 水平）断裂点在特定易位基因融合的哪个位置，都可以通过检测对应固定的嵌合 mRNA 种类来确定突变异常的存在。在分子诊断实验室，因此我们可以利用逆转录聚合酶链反应（RT-PCR）方法，首先将融合 mRNA 转化为其互补脱氧核糖核酸（cDNA），然后扩增特定的分子。RT-PCR 分析解决了基因组断裂融合位点周围的大段 DNA 内含子区域引起的问题，通常基于 DNA 的标准 PCR 方法不能扩增这些断裂融合位点。此外，该异常 mRNA 对疾病诊断高度特异，因为理论上它不存在于正常细胞中。表 76-3 表列出了常见白血病相关易位及其产生的融合基因和 mRNA 产物。还有两个相关概念对于进一步理解嵌合基因及其转录本十分重要。断点异质性指的是两个（或更多）常见断裂位点存在于特定基因中，可以作为易位靶点。某些情况下，不同断裂位点可能与疾病表型或特定临床特征有关（如 *BCR-ABL* 融合与慢性髓系白血病 CML 和急性淋巴细胞白血病 ALL 相关），但情况并非总是如此。其次，可能会出现单嵌合体转录的外显子选择性剪接，所以可能在 PCR 扩增特定靶点时观察到额外的 mRNA 产物（如急性早幼粒细胞白血病的 *PML-RARA* 融合）。尽管低温保存的组织或细胞能用于 RNA 有效分离，但 RT-PCR 试验要求新鲜骨髓或血细胞（Gabert et al，2003）。虽然有过从石蜡包埋组织样本中提取 RNA 以及进行 RT-PCR 的成功案例；但是，DNA 降解以及固定细胞材料中的 PCR 抑制剂导致更高的 PCR 检测失败率。最后，鉴于 PCR 扩增灵敏度高，实验室检测必须严格质控以避免人工污染造成的假阳性。下面几节描述了最常见的分子遗传和诊断特性，能对白血病等疾病进行重要预后评估。

表 76-3　髓系肿瘤常见的白血病相关易位和基因突变

遗传异常	相关疾病	基本分子发病机制	诊断性检测*
t(9;22)/BCR-ABL1	慢性髓系白血病（100%） Ph+成人急性淋巴细胞白血病（20%~25%） Ph+儿童急性淋巴细胞白血病（3%）	嵌合融合蛋白 Abl 酪氨酸激酶活性下调；干扰细胞增殖、凋亡和黏附	RT-PCR；FISH
JAK2 V617F	真性红细胞增多（>95%） 原发性骨髓纤维化（75%） 原发性血小板增多症（50%）	细胞信号酪氨酸激酶异常激活；*JAK-STAT* 通路激活	DNA PCR
t(15;17)/PML-RARA	急性早幼粒细胞白血病（100%）	嵌合融合蛋白；干扰骨髓成熟分化	RT-PCR；FISH
t(8;21)/RUNX1-RUNX1T1	AML（10%）	嵌合融合蛋白干扰 CBF 转录	RT-PCR；FISH
inv（16）or t（16；16）/CBFB-MYH11	伴异常嗜酸性粒细胞的急性粒-单核细胞白血病（AMML-Eo）		
FLT3	正常核型 AML（20%~25%）	ITD 或点突变导致 *FLT3* 酪氨酸激酶和细胞增殖持续激活	DNA PCR
NPM1	正常核型 AML（50%）	突变 *NPM1* 细胞核/细胞质转运蛋白的复杂效应	DNA PCR
KIT	系统性肥大细胞增多症	造血干细胞因子受体异常激活	DNA PCR
PDGFRA，PDFRB 和 *FGFR1*	伴嗜酸性粒细胞增多的髓系和淋系肿瘤	生长因子受体酪氨酸激酶活性下调	FISH>RT-PCR
t(12;21)/ETV6-RUNX1	儿童 B 系急性淋巴细胞白血病（20%）	嵌合融合蛋白；干扰 CBF 转录	RT-PCR；FISH
11q23/MLL	儿童（主要是婴儿）B-ALL（5%） 成人原发性 AML，通常是单核细胞类 继发性 AML（暴露于 DNA 拓扑异构酶Ⅱ试剂后）	嵌合 *MLL* 融合蛋白；干扰正常造血 MLL 介导的调节	FISH；RT-PCR

ALL，急性淋巴细胞白血病（Acute lymphoblastic leukemia）；AML，急性髓系白血病（acute myeloid leukemia）；CBF，核心结合因子（core binding factor）；DNA，脱氧核糖核酸（deoxyribonucleic acid）；FISH，荧光原位杂交（fluorescence in situ hybridization）；ITD，内部串联重复（internal tandem duplication）；MLL，混合细胞白血病（mixed lineage leukemia）；PCR，聚合酶链反应（polymerase chain reaction）；RT-PCR，逆转录聚合酶链反应（reverse-transcriptase polymerase chain reaction）

* PCR 包括特殊方法的使用（如等位基因特异 PCR 或实时定量平台）以及适当的后扩增检测技术（如凝胶/毛细管电泳，熔解曲线分析，测序）

急性髓系白血病

目前的 WHO 分类(Swerdlow et al,2008)体现了肿瘤遗传标志物的重要性。在 WHO 分类中,更多通过与免疫表型特点、预后和临床结果相关的典型遗传异常来定义急性髓系白血病。因此,鉴定特异遗传标志物可以建立明确的 AML 亚分类,提供重要的预后信息,指导治疗干预,并揭示肿瘤生物学的真谛(Patel et al,2012)。

根据平衡易位类型、肿瘤细胞遗传复杂程度或特异肿瘤遗传标志物性质,AML 分为"好"、"中等"或"差"等不同预后类型。例如,染色体数目和结构的大量异常或存在"病态造血"遗传发现(例如:染色体 5 或 7 异常)预示着 AML 极具侵袭性的亚型。AML 另一个重要亚型以非随机重复染色体易位为特征,并可通过 PCR 分子诊断技术检测。这些易位通常不伴随其他细胞遗传学特征,并常表现为明显的基因型-表型相关性,而且很多易位都与好的预后相关。t(15,17)、t(8,21)和 inv(16)或相关 t(16,16)易位在成人和儿童原发性 AML 中大约占到 25%~30%。除了这三种易位,目前 WHO 分类还包括另外四种罕见的重现性细胞遗传学定义的 AML 亚型:t(9;11) *MLLT3-MLL*、t(6;9) *DEK-NUP214*、inv(3) *RPN1-EVI1* 和 t(1;22) *RBM15-MKL1*(Swerdlow et al,2008;Lugthart et al,2010;Ramchandren et al,2013)。

从以往看来,染色体数目和结构异常往往是 AML 亚分类的主要考虑因素,毕竟对"细胞遗传学正常"病例知之甚少。此外,在随后要介绍的 AML 亚型中,典型基因突变可能携有重要病因和预后信息。这些基因突变包括 *CEBPA*、*NPM1* 和 *FLT3*。这些突变的关联在正常核型 AML 中得到最好的阐释,但某些遗传突变(如 *FLT3*)也可能伴随典型易位(如 t(15,17))或其他细胞遗传学异常。因此,尽管 *NPM1* 和 *CEBPA* 突变的 AML 在 2008 年 WHO 分类中指定为"暂定类型",但 *FLT3* 改变由于在 AML 中分布相对普遍仍然是不针对特定疾病亚分类的预后辅助根据(Marcumli et al,2005;Swerdlow et al,2008;Green et al,2010;Balusu et al,2011;Parmar et al,2011;Patel et al,2012;Man et al,2012)。

这一节重点介绍 AML 相关的常见分子遗传异常。目前认为,由于高发生率以及对治疗预后的影响,这些分子遗传异常与临床紧密相关。表 76-3 总结了 AML 主要异常。

急性早幼粒细胞白血病:t(15;17)(q22;q21)/*PML-RARA*

急性早幼粒细胞白血病(APL),即 AML-M3(根据 AML FAB 分类)占原发性 AML 5%~10%。患者通常表现为外周血细胞减少症(如贫血、绝对中性粒细胞减少症和血小板减少症),并且高度倾向发生危及生命的凝血病。形态学上,APL 表现为早幼粒细胞和原始粒细胞增殖;然而也经常遇到微颗粒变体形式(Mantadakis et al,2008)。免疫表型上,细胞缺乏 CD34 和 HLA-DR。APL 遗传上定义为存在 t(15;17)(q22;q12~21)异常,该异常导致维 A 酸受体 α 基因,RARα(亦 RARA)(17(q21))和 *PML* 基因(15(q22))融合形成衍生染色体 15q 上的 PML-RARA 融合基因(Grignani et al,1994;Jurcic et al,2007)。

RARA 基因产物是针对天然配体维 A 酸(即维生素 A)的细胞核受体异二聚体亚基。维 A 酸类细胞核受体通路在正常细胞增殖分化等多方面发挥作用(Chambon,1996;Collins,2008;Mark et al,2009)。*PML* 编码 DNA 结合锌指蛋白,与大分子复合物中的其他蛋白质结合,形成离散的核体(Dyck et al,1994;Weis et al,1994;Reineke & Kao,2009)。这种有趣的蛋白质似乎具有多种细胞功能,包括转录调节、细胞凋亡以及免疫监视(Quignon et al,1998;Wang et al,1998;Grimwade,1999;Zhong et al,2000;Borden & Culjkovic,2009;Reinecke & Kao,2009;Gabali,2013)。PML-RARα 融合蛋白参与破坏许多细胞内过程,主要导致早幼粒细胞阶段之后的肿瘤髓系前体细胞缺乏终末分化。尽管如此,APL 作为白血病"治疗模式"的意义仍然在于全反式维 A 酸(atRA)在药理学剂量下体内诱导白血病细胞分化的能力。当与细胞毒性化疗联合使用时,全反式维 A 酸的协同使得 90%~98%的患者获得完全缓解,超过 80%的患者获得长期缓解(Tallman et al,1997;2002;Clavio et al,2009;Licht,2009;Sanz et al,2009;Patel et al,2012)。这一重大发现促使人们努力寻找其他"促细胞分化"治疗 AML 的途径。尽管表面看来,atRA 的作用似乎与异常 *PML-RARα* 蛋白中的 *RARα* 部分相互作用有关,但进一步研究揭示了 atRA 成功背后的基础分子机制。当不与维 A 酸配体结合时,正常的维 A 酸受体与核蛋白辅阻遏物复合体中的组蛋白脱乙酰酶(HDAC)结合(Guidez et al,1998;Melnick & Licht,1999;Lefebvre,2001;Wei,2004)。这种相互作用降低了染色质对转录因子的可及性(因而也降低了特定位点的转录活性),但当正常骨髓细胞暴露于生理浓度维 A 酸时,效果可逆。*PML-RARα* 癌蛋白对转录抑制状态起到稳定并增强的作用;然而,atRA 治疗剂量似乎能克服这种异常状态,缓解细胞分化阻滞(Melnick & Licht,1999;Hormaeche & Licht,2007;Collins,2008;Licht,2009)。而一些证据表明 *PML-RARα* 癌蛋白也可能破坏 PML 正常促凋亡功能,从而通过涉及易位(*PML-RARA* 和 *RARA-PML*)双方成分的通路增强转化,但变异的 *PML* 对促进白血病生成的直接贡献仍然存在争议(Strudwick & Borden,2002;Collins,2008;Brown et al,2009)。*PML* 基因单一等位基因功能不足可能在 APL 病理学中也很重要。

图 76-1A 简要总结了 APL 中 *PML-RARA* 融合基因和 mRNA 产物的分子解析。*PML* 基因具有断点异质性,三种可能的断裂位点中任意一个都可能发生在每个患者身上,这三种断裂位点发生在内含子 3,内含子 6 或外显子 6 中(Grignani et al,1994;Gallagher et al,1995;Reiter et al,2003)。与此相反,*RARA* 断点一致分布在该基因内含子 2 中。因此,三种可能的 *PML-RARα* 嵌合 mRNA 可能是以下基因融合中的一种:PML 外显子 6/RARα 外显子 3(long(L)-型,即 BCR 1)、PML 外显子 3/RARα 外显子 3(short(S)-型,即 BCR 3)和 PML 外显子 6Δ/RARα 外显子 3(variable(V)-型,即 BCR 2)。尽管可能添加或丢失额外核苷酸,但 V 型的独特之处在于 PML 断裂发生在外显子 6 中而保留了可变比例的外显子(Gallagher et al,1995;Reiter et al,2003)。值得注意的是,每个 APL 都产生一种框内融合 mRNA,这强调了 *PML-RARα* 蛋白在白血病生成中的必要性。L 型(BCR 1)和 S 型

(BCR 3)*PML-RARα* 融合在 APL 中最常见(分别占 45%~50% APL),而 V 型(BCR 2)非常罕见(约占 5%APL)。图 76-1B 描述了 RT-PCR 扩增 *PML-RARα* 策略。图 76-1C 描述了具有代表意义的诊断 PCR 分析方法。值得注意的是,L 型(BCR1)和 V 型(BCR 2)在外显子 5 和 6 外存在选择性剪接,从而当使用 PML 外显子 3 引物时检测出 3 种主要扩增产物。

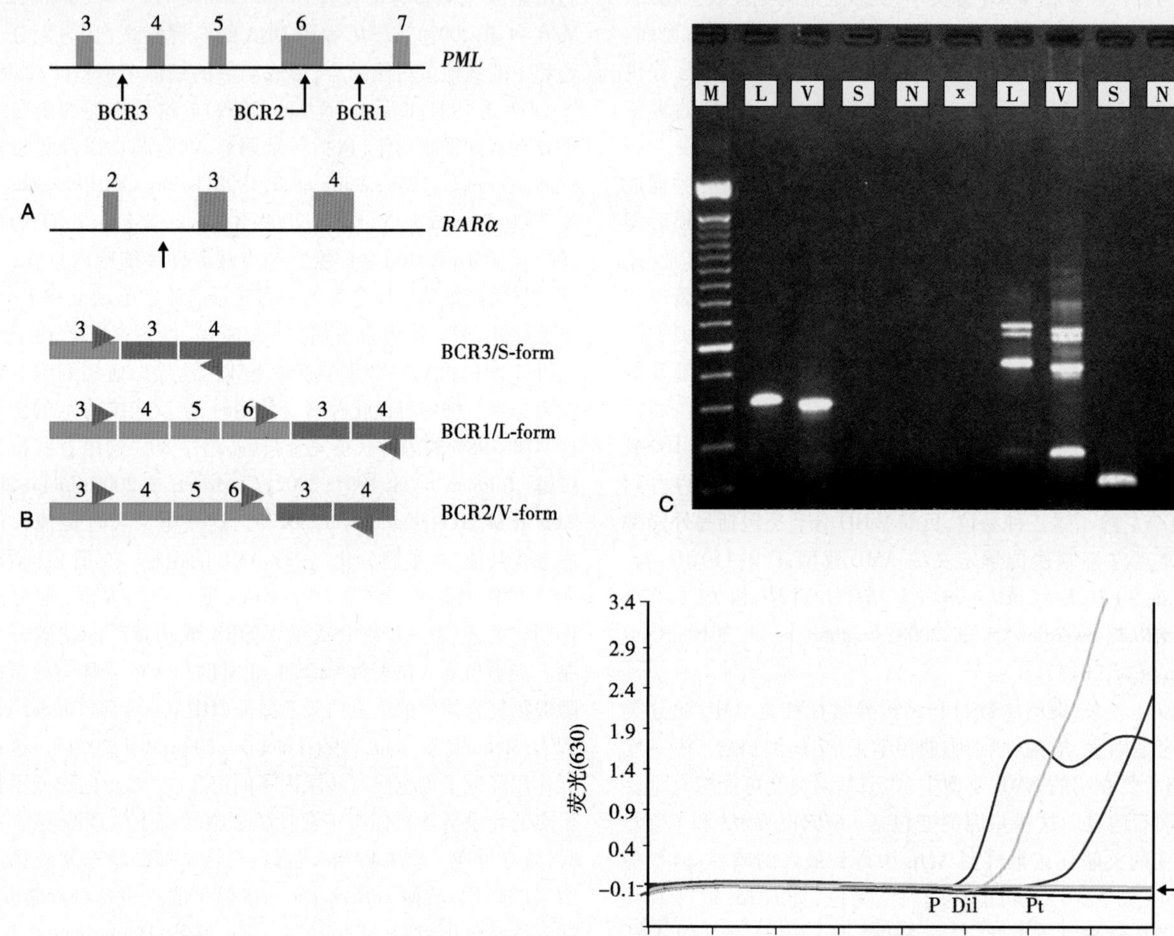

图 76-1　急性早幼粒细胞白血病中的 t(15;17)/*PML-RARA*。A. *PML* 和 *RARA* 部分基因构造。垂直黑色箭头表示 *PML* 基因中三个断裂位点(BCR1、BCR2、BCR3)和 *RARA* 基因中的内含子 2 断点区域。注意,BCR2 断点发生在 *PML* 基因外显子 6 中。B. 每个断裂融合形成的不同 *PML-RARα* mRNA 代表。三种断裂融合分别根据嵌合长度命名:long(L)-型是 BCR1,short(S)-型是 BCR3,variable(V)-型是 BCR2。尽管为了保持完整的 *PML-RARA* 阅读框在连接处增加或剔除了其他核苷酸,但 BCR2/V 型只包括 PML 外显子 6 的一部分。橙色箭头表示用 RT-PCR 技术检测这些嵌合体的 PCR 引物相对位置。C. 定性 RT-PCR 分析检测 *PML-RARα* 的代表性结果。左侧凝胶带(到空白带 X)表示用位于 PML 外显子 6 和 RARα 外显子 4 引物的 L 型/BCR1 和 V 型/BCR2PCR 扩增产物。由于 S 型/BCR3 中没有外显子 6,所以正如相应的条道中显示的那样没有得到 PCR 扩增产物。空白带 X 右侧的凝胶带表示用 PML 外显子 3 引物和相同的 RARA 引物获得的结果。由于 PML 外显子 5 和外显子 5、6 外的选择性剪接,L 型/BCR1 和 V 型/BCR2 扩增产物使带型等复杂(通道中偏中下的 PCR 扩增产物带)。在该引物设置下,可以很容易检测出 S 型/BCR3。值得注意的是,对于罕见的 V 型/BCR2 型 *PML-RARα* 来说,由于缺少 PML 外显子 6 而使其 PCR 扩增产物比 L 型/BCR1 型略小。D. RQ-PCR 监测治疗后 *PML-RARα*。每个样本的 *PML-RARα* 量通过质控扩增产物(没有表示出来)进行标准化。短箭头表示阴性,空白对照。当 PCR 阳性结果与白血病复发高风险相关时,最具信息量的测试间隔发生在巩固治疗结束的时候。Dil,稀释的阳性对照(Dilute positive control);L,L 型/BCR1;M,分子大小标准参照物(100b)(molecular size marker);N,空白对照(no template control);P,阳性对照(positive control);Pt,患者样本(patient sample);RQ-PCR,实时定量 PCR 方法(real-time quantitative PCR methods);RT-PCR,逆转录聚合酶链反应(reverse-transcriptase polymerase chain reaction);S,S 型/BCR3;V,V 型/BCR2;x,空白带(empty lane)

检测疑似 APL 患者的 *PML-RARα* 融合异常的临床意义在于通过特效药疗法(atRA 联合蒽环类药物进行诱导和巩固)很有可能实现长期缓解和存活。因此,尽管 t(15;17)/*PML-RARα* 和 APL 形态学紧密相关,但也存在其他罕见的 APL 样髓系白血病。这些形态学相似的白血病含有 *RARα* 基因和除 *PML* 以外其他融合基因的选择性易位,包括 t(11;17)/*ZBTB16*

(*PLZF*)-*RARA*、t(11;17)/*NUMA1-RARA*、t(5;17)/*NPM1-RARA* 和 t(17;17)*STAT5B-RARA* 急性髓系白血病(Melnick & Licht,1999;Grimwade et al,2000;Sainty et al,2000;Zelent et al,2001;Redner,2002,Balusu et al,2011)。值得注意的是,*ZBTB16*(*PLZF*)-*RARA* 和 *STAT5B-RARA* 阳性的白血病对 atRA 促分化作用没有反应,同时与不好的预后结果也有关(Jansen & Löwenberg,2001;Redner,2002)。针对常见 *PML-RARα* 融合的分子试验检测不到上述变体。早幼粒细胞增加的其他形态的 AML 亚型同样对 atRA 没有反应,需要与真正 *PML-RARα* 阳性的 APL 进行鉴别。几项研究对 APL 患者 *PML-RARα* 类型的临床意义进行评估。S 型(BCR 3)和罕见的 V 型(BCR 2)*PML-RARα* 融合与不良特征相关,例如白细胞计数增加,atRA 反应差以及可能较短的缓解期(Vahdat et al,1994;Gallagher et al,1995;1997;Jurcic et al,2001;Gupta et al,2004;Patel et al,2012);然而,APL 分子亚分类的独立预后价值尚未确定。

最后,*PML-RARα* 可作为有价值的疾病分子标志物来跟踪治疗反应(图 76-1D)。使用联合化疗和 atRA 治疗的 APL 患者的预后相对较好,但疾病复发频繁。检测 *PML-RARα* 融合 mRNA(10^{-3}~10^{-4} 的灵敏度)的定性 RT-PCR 方法最初被认为是一个非常有力的工具来预测不同患者的复发风险(Jurcic et al,2001;Grimwade & LoCoco,2002;Lo Coco et al,2002)。时机,即疾病治疗阶段对这种白血病来说非常重要。患者诱导期结束时 *PML-RARα* 评估结果通常是阳性的,但这个时间点的预测价值并不重要。然而,巩固治疗结束时,PCR 阳性对那些明显已经达到临床完全缓解患者的复发具有很强的预测意义,这是因为几乎所有这样的患者在几个月内就会血液病复发。相反,巩固治疗结束时仅凭 PCR 阴性结果并不一定说明预后较好,这是因为许多这样的患者都有可能会复发。于是便提出使用敏感准确的实时定量 PCR(RQ-PCR)方法进行更频繁的治疗后监测的建议。为此,几个 APL 研究小组报告了使用 RQ-PCR 技术监测 *PML-RARα* 的结果,这些研究结果显示了在检测低水平分子疾病以及预测复发风险方面的价值(Grimwade & Lo Coco,2002;Gallagher et al,2003;Grimwade et al,2009;2010;Borthakur et al,2011)。此外,几项研究验证了"抢救"或再治分子残留病患者的概念,并呈现出良好的临床结果。考虑到 APL 一系列额外的治疗选择,包括高效的二线三氧化二砷(As2O3)干预和自体或同种异体干细胞移植,分子残留病变评估因此成为所有 APL 患者管理的重要部分(Santamaria et al,2007;Kohno et al,2008;Lo Coco et al,2008;Grimwade et al,2009;Paschka et al,2012;Patel et al,2012)。虽然没有正式的指导方针确立使用 RQ-PCR 监测 APL 的 *PML-RARα*,但常用评估采样时间点包括诱导期结束,巩固期结束以及治疗后第一年每 2~3 个月,因为这是大多复发的窗口期。常用骨髓样本评估 MRD,这是因为治疗后检测外周血不那么敏感。

核心结合因子相关的急性髓系白血病:t(8;21)(q22;q22)/RUNX1-RUNX1T1、Inv(16)(p13q22)或 t(16;16)(p13;q22)/CBFB-MYH11

t(8;21)(q22;q22)、(16)(p13q22)或相关 t(16;16)(p13;q22)细胞遗传学异常的急性髓系白血病总共大约占原发性病例的 11%~18%(Schnittger et al,2007;Cheng et al,2009)。核心结合因子(CBF)相关的 AML 大致均等分布在 t(8;21)和 inv(16)/t(16;16)的 AML 中(Dombret et al,2009)。t(8;21)通常与成熟 AML(FAB 分类 AML-M2)有关,而 inv(16)和 t(16;16)与异常嗜酸性粒细胞增多的急性粒-单核细胞白血病(FAB 分类 AML-M4Eo)密切相关(Le Beau et al,1983;Cheng et al 2009)。临床上,这些遗传上定义的 AML 亚型对化疗(尤其是高剂量阿糖孢苷疗法)敏感,并且与一般 AML 相比预后较好(Appelbaum et al,2006;Dombret et al,2009;Paschka et al,2012;Patel et al,2012)。

尽管不同白血病表型都源于这些易位,但干扰 CBF 转录调节通路是 t(8;21)、inv(16)或 t(16;16)白血病显著而常见的病理学特征(Speck et al,1999;Paschka,2008)。CBF 是由与 DNA 结合的 α 亚基(CBFα)和与肽相互作用的 β 亚基(CBFβ)(其作是在与 DNA 相互作用的位点稳定 CBFα)组成的异质二聚体转录因子(图 76-2)。正常细胞中,CBF 作用于大量髓系和淋系进行细胞分化和(或)成熟所需的基因的"核心"增强子序列。部分通过组蛋白乙酰转移酶促进 DNA 结合组蛋白乙酰化,CBF 结合促进了其他转录因子复合物和这些染色质位点的结合(Lorsbach & Downing,2001;Yamagata et al,2005)。t(8;21)的人类急性髓系白血病中,编码 CBFα 异形体的 *RUNX1* 基因(原来称作 *AML1* 或 *CBFA2*)与推定的转录因子 *RUNX1T1*(原来称作 *ETO* 或 *MTG8*)形成 *RUNX1-RUNX1T1* 融合(Downing,1999;Peterson et al,2007;Patel et al,2012)。在 inv(16)或 t(16;16)病例中,CBFβ(即 *CBFB*)与平滑肌肌球蛋白重链基因 *MYH11* 形成 *CBFB-MYH11*(Liu et al,1995;Mrózek et al,2008;Pratcorona et al,2012)。这两种情况,严重干扰正常细胞分化被认为是急性白血病病因的核心。在一些其他类型白血病和骨髓发育不良中发现 *RUNX1* 基因易位(包括儿童 ALL 最常见的单基因异常 t(12;21)/ETV6-RUNX1)更强调了 CBF 通路改变在白血病生成中的重要性(图 76-2)。

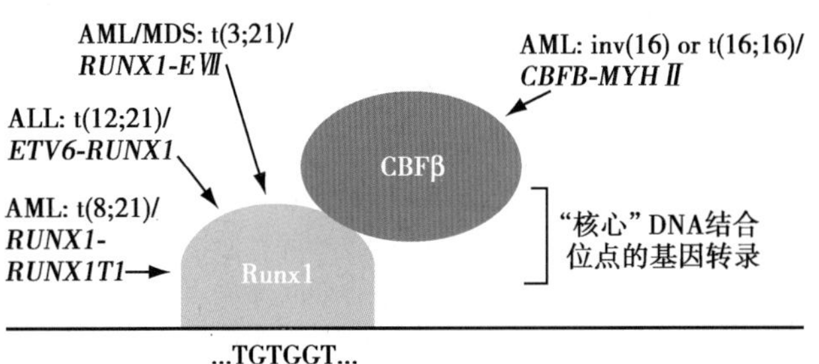

图 76-2 白血病发生中 CBF 转录通路受到干扰。核心结合因子转录通路在白血病发生中的重要作用。在一系列急性淋系和髓系白血病中,异质二聚体 CBF 的两个亚基都受到针对性干扰。t(8;21)/*RUNX1-RUNX1T1* 和 inv(16)或 t(16;16)/*CBFB-MYH11* 约占原发性 AML 近 20%,而 t(12;21)/*ETV6-RUNX1* 约占儿童急性淋巴细胞白血病的 20%(替代基因命名:*RUNX1*=*AML1*=*CBFA2*;*RUNX1T1*=*ETO*=*MTG8*;*ETV6*=*TEL*)。AML,急性髓系白血病;CBF,核心结合因子

从机制观点来看,RUNX1-RUNX1T1 白血病融合蛋白通过稳定 DNA 关键位点上包括组蛋白脱乙酰酶复合物在内的转录抑制元件,对正常 RUNX1(即 CBFα)主要起到一种显性负效作

用(Lorsbach & Downing,2001;Yamagata et al,2005)。针对特定核心增强序列亲和力改变的异常融合蛋白破坏了正常基因表达,包括增强这样的重复序列与位点结合的可能(Okumura et al,2008)。CBFβ-MYH11 嵌合蛋白在胞质中隔绝了正常的 CBFα 蛋白,从而阻止了异质二聚体 CBF 在细胞核中组装,但也可能产生类似于 *RUNX1-RUNX1T1* 的异常抑制性转录复合体(Shigesada et al,2004;Pratcorona et al,2012)。在任何一种情况下,抑制关键基因转录对造血与淋巴系统干细胞或祖细胞的正常增殖和分化造成影响。

与之前提出的个体遗传异常本身并不足以致癌的概念相同,条件性表达 *RUNX1-RUNX1T1* 癌基因的转基因小鼠只有在暴露于诱变剂才能发展为急性髓系白血病(Lorsbach & Downing,2001;Peterson et al,2007;Müller et al,2008)。CBF 白血病中,特殊性易位阻碍了细胞分化(Ⅱ类突变),但受影响的细胞通常会获得增殖能力更强的次级Ⅰ类突变。实际上,CBF 白血病与编码调节细胞生长的 c-KIT 酪氨酸激酶(干细胞因子受体)基因次级突变密切相关。多达一半的 CBF 白血病携带有 *KIT* 突变;相比之下,约 5%AML 携带有这种突变(Müller et al,2008)。许多 *KIT* 突变发生在 D816"热点"氨基酸(在系统性肥大细胞增生症中也有此突变),但也有突变发生在其他外显子中。CBF 白血病 *KIT* 突变与高复发风险和整体低存活率有关(目前存在争议)(Cairoli et al,2006;Paschka et al,2006;Mrózek et al,2008;Müller et al,2008;Faderl et al,2011)。到目前为止,CBF 白血病 *KIT* 突变检测的常规临床应用尚需进一步大规模临床验证。值得注意的是,CBF 白血病患者 5 年存活率比一般 AML 好但只略高于 50%,由于这些白血病 *KIT* 突变导致 c-KIT 表达失调可能会成为合理的治疗靶点。

尽管存在由于选择性剪接和不同启动子产生的异形体,但 *RUNX1-RUNX1T1* 融合的分子重组是这样的,断裂融合位点总是发生在两个基因相同有限的内含子区域,从而每个这种 AML 类型患者体内形成相同的框内 RUNX1-RUNX1T1mRNA 分子(Zhang et al,2002;Lafiura et al,2007;Pratcorona et al,2012)。与此相反,由于主要位于 *MYH11* 基因的标记断点异质性以及 *CBFB* 中罕见的选择性断点,标准 RT-PCR 检测 CBFβ-MYH11 嵌合变得很复杂。迄今为止已经确定了超过 10 个 CBFB-MYH11 融合(Liu et al,1995;Viswanatha et al,1998;Kadkol et al,2004;Schnittger et al,2007)。尽管如此复杂,RT-PCR 可以轻易检测出 *CBFB-MYH11* 基因融合,这是因为约 90%肿瘤都有所谓的"A 型"嵌合 mRNA,该嵌合 mRNA 以 *CBFB* 核苷酸 495 和 *MYH11* 核苷酸 1921 形成相对较短融合为特征(Schnittger et al,2007)。同时也出现了更全面的 PCR 策略,用来检测大多数其他罕见的 *CBFB-MYH11* 融合类型,每种都能解释其他 inv(16)或 t(16;16) AML 病例(Kadkol et al,2004)。由于某些病例中标准细胞遗传学解释不够充分,RT-PCR 分析检测 *CBFB-MYH11* 异常通常有优势(Merchant et al,2004;Monma et al,2007)。如果核型分析不能检测出隐蔽易位以及 RT-PCR 技术只针对 A 类嵌合,那么有可能(虽然可能性不大)传统的细胞遗传学和分子分析真正的非 A 类 *CBFB-MYH11* 融合都是假阴性结果;这种可能性强调了对特异性分子分析局限性认知以及形态学评估在分子时代必须发挥核心作用的重要性。尽管如此,由于这两种 AML 亚型的临床结果通常较好,分子诊断在最初诊断和治疗后疾病监测中扮演着重要角色(Pratcorona et al,2012)。

其他易位的急性髓系白血病

AML 伴 11q23/MLL

重组 *MLL* 基因在 AML、B-ALL(随后会讨论)和骨髓增生异常综合征中均被发现,在 AML 中被认为是不良预后指标。约 3%~4%原发性 AML 和治疗相关急性髓系白血病(t-AML)报道发现易位 *MLL* 基因。据报道,许多基因都与 *MLL* 基因发生易位,但约 80%包括 t(4;11)(q21;q23)/*AF4-MLL*、t(9;11)(q21;q23)/*MLLT3-MLL* 或 t(11;19)(q23;p13)/*MLLT1-MLL*。后两种是 t-AML 中最常见的平衡易位,尤其是在接受过短期拓扑异构酶Ⅱ抑制剂治疗的患者中。易位 *MLL* 基因最常见断点发生在该基因外显子 5~11 之间。一些易位/插入可能太小太隐蔽,从而限制了传统核型分析的检测。利用分离探针的 FISH 分析广泛用于检测 *MLL* 异常,当对应的易位基因未知时也可以检测基因扩增或 *MLL* 突变。当对应易位基因已知时,RT-PCR 是用于检测 *MLL* 重组特异亚型最敏感的方法(Ramchandren et al,2013)。

AML 伴 t(6;9)(p23;q34)/*DEK-NUP214*

急性髓系白血病伴 t(6;9)(p23;q34)/*DEKNUP214* 是 2008 年 WHO 淋巴与造血系统恶性肿瘤分类中独特的一类,大约占急性髓系白血病 1%~2%。这些 AML 的典型特征是,发生在儿童和年轻人身上,与多系显著发育不良、骨髓和(或)外周血绝对嗜碱性粒细胞增多有关,原始粒细胞可能表达末端脱氧核苷酸转移酶(TdT)蛋白。AML 存在这种易位被认为是不良预后的指标,而且往往伴随 *FLT3-ITD* 突变。由于基因断点恒定,RT-PCR 可以轻易检测这种易位(Ramchandren et al,2013)。

AML 伴 inv(3)(q21q26.2)或 t(3;3)(q21;q26.2)/*RPN1-EVI1*

约 1%~2%急性髓系白血病中发现能形成损害细胞增殖分化的 *RPN1-EVI1* 的融合基因(由 inv(3)(q21q26.2)或 t(3;3)(q21;q26.2)导致)。这种易位约 10%~20%患者存在外周血小板增多症和粒系巨核系发育不良。这类白血病可能由伴或不伴随染色体异常(7 号染色体比 5 号染色体更常见)的骨髓增生异常发展而来。因此,该易位对诊断这类白血病至关重要。然而,t(1;3)(p36.3;q21.1)、t(3;21)(q26.2;q22.1)、t(2;3)(p15;q26.2)和 t(3;12)(q26.2;p13)排除在外,因为它们与骨髓增生异常综合征密切相关。该基因易位可以通过 RT-PCR 和 FISH 分析进行检测(Ramchandren et al,2013)。

AML(急性巨核细胞白血病)伴 t(1;22)(p13;q13)/*RBM15-MKL1*

这类 AML 占原发性 AML 约 1%。这类 AML 的分类十分严格,它只发生在非唐氏综合征和 3 岁以下儿童中。易位形成了巨核细胞增殖分化缺陷的 RBM15-MKL1 融合。骨髓 CD41 和 CD61 阳性的巨核细胞增加以及骨髓纤维化增加。这类 AML 与不良结果有关,大多数患者表现为肝脾肿大。可以用传统细胞遗传学或 FISH 分析来检测 t(1;22)。然而,一些实验室使用 RT-PCR 来鉴定嵌合 mRNA(Ramchandren et al,2013)。

急性髓系白血病伴 FLT3,NPM1 和 *CEBPA* 基因突变

目前 WHO 对 AML 分类已经扩展到包括以特异性基因突变为特征的其他类别(Swerdlow et al,2008)。这些突变中与诊断和临床意义相关的主要是 *FLT3*,*NPM1* 和 *CEBPA*。这些基因突变涉及相对小规模修饰特定 DNA 序列,包括短插入、缺失或单碱基对改变,因此不能用传统细胞遗传学或 FISH 技术进行检测。AML 伴随基因突变通常具有正常肿瘤核型特征;然而,类似突变也可以发生在重现易位或其他细胞遗传学异常的 AML 中。值得注意的是,在形态学、临床和遗传研究之间的"基因型-表型"相关性在携带有 *FLT3*,*NPM1* 或 *CEBPA* 的 AML 中不像在携带有重现易位的 AML 中那样常见。基因突变的 AML 亚型中,*FLT3* 是不良预后因子,而 *NPM1* 和 *CEBPA* 突变比一般 AML 结果略好(Dufour et al,2012)。这类核型正常的 AML 中相当一部分可能有两个或更多基因突变,对肿瘤预后产生不同的影响(Grossman et al,2011)。最重要的是,*FLT3* 和 *NPM1* 突变可能同时发生,这种情况下,*FLT3* 突变消除了 *NPM1* 突变带来的相对有益的结果。此外,如果在细胞遗传学异常或其他罕见组合中检测到这些突变,预后意义将不那么明显。目前虽然在细胞遗传学正常的 AML 中检测出 *FLT3*、*NPM1* 和 *CEBPA* 基因突变,但在理想状态下不应该只考虑分子遗传分析这些基因突变。如前所述,2008 年 WHO 分类并没有将 *FLT3* 突变指定为特异 AML 亚型,而 *NPM1* 或 *CEBPA* 突变的 AML 目前仍只是暂时诊断分类(Green et al,2010;Taskesen et al,2011;Balusu et al,2011)。

AML 中的 *FLT3* 突变

FLT3 基因(亦称为 *FLK2* 和 *STK1*)表达产生受体酪氨酸激酶(RTK)Ⅲ类家族中的跨膜信号转导蛋白,其家族成员还包括血小板源性生长因子受体(PDGFR)基因和 *KIT* 基因(Agnes et al,1994;Small,2008;Fischer et al,2010)。*FLT3* 受体-配体相互作用对于正常髓系和淋巴系造血中早期祖细胞的生长和增殖十分重要。大多数 AML 和 B-ALL 也表达野生型受体蛋白,这突出表现出它在未成熟造血细胞生长增殖过程中的重要作用(Gilliland & Griffin,2002;Stirewalt & Radich,2003)。AML 中 *FLT3* 突变最常见的形式是该酪氨酸激酶近膜部分编码区域的内部串联重复序列形成(*FLT3*-ITD),从而产生异常而具有自发活性的 *FLT3* 蛋白。尽管引入其他核苷酸,但所有 ITD 都保留完整阅读框,从而产生功能基本正常且异常活化的蛋白质。第二类激活损伤包括发生在蛋白质"激活环"域的 D835 或 I836 氨基酸位点的 *FLT3* 点突变,即 *FLT3*-TDK(Yamamoto et al,2001;Bacher et al,2008)。自发激活的 *FLT3* 酪氨酸激酶增强其下游信号级联活性,这反过来为骨髓细胞提供促增殖刺激(Kontzias et al,2012)。因此,*FLT3* 属于 AML 相关遗传异常"Ⅰ类"。据估计,这些 *FLT3* 基因突变在 20%～40%的成人 AML 中发生(也发生在小部分儿童 AML、治疗相关的 AML 和骨髓增生异常中),并且似乎分布在所有形态学亚型中。因此,*FLT3* 突变是 AML 中最常见的重现异常基因发现之一(Pozdnyakova et al,2008)。*FLT3*-ITD 突变最常见于包括 t(15;17) *PML-RARA* 和 t(6;9) *DEK-NUP214* 相关的 AML,以及在许多细胞遗传学正常的病例中;这显示了该基因突变在这些 AML 亚型病理生理学中的关键作用(Schnittger et al,2002;Thiede et al,2002;Green et al,2010)。

一般来说,AML 中 *FLT3* 基因突变与不良预后有关,其预后影响在细胞遗传学正常情况下尤其明显(Kottaridis et al,2001;Zwaan et al,2003;Schlenk et al,2008;also reviewed in Stirewalt & Radich,2003)。更精确的预后信息似乎源于"基因剂量"评估,即 *FLT3*-ITD 相对于野生型等位基因比值(*FLT3*-ITD:WT),高比率与较差临床结果相关(Thiede et al,2002;Baldus et al,2006;Meshinchi et al,2006;Green et al,2010)。高 *FLT3*-ITD:WT 比值可能是由于 ITD 等位基因的基因扩增,双等位基因突变或 *FLT3*-ITD 白血病细胞普遍存在的亚克隆引起的(Stirewalt & Radich,2003)。然而,仍要对 *FLT3* 突变留有警惕。尽管已经确定了 *FLT3*-ITD 突变的预后意义,但 *FLT3*-TKD 突变的意义仍然存在争议(Fröhling et al,2002;Moreno et al,2003;Yanada et al,2005;Mead et al,2007)。最近数据显示,*FLT3*-TKD 突变对总体 AML 预后没有意义,但可能对特定 AML 亚型的结果有不同的影响(即或更好或更差)(Bacher et al,2008)。*FLT3*-ITD 和 *FLT3*-TKD 突变的 AML 有不同的基因表达谱,这表明,这两类突变尽管发生在相同基因中,但可能在生物学或预后上表现不同。因此,在分子血液病理实验室对 *FLT3*-TKD 突变进行补筛的价值需要对这个分子靶点的临床意义更清晰的理解。第二,清楚认识到 APL 中 *FLT3* 突变的作用,其与增殖特性相关,如白细胞增多症(Callens et al,2005);然而,具有 *FLT3* 突变的 APL 患者与没有突变的患者的结果并没有明显差异,因此不推荐 APL 突变分析作为常规分析。

与产生嵌合 mRNA 的易位融合基因不同,*FLT3*-ITD 可以通过基因组 DNA PCR 扩增进行检测。扩增 *FLT3* 外显子 14 和 15 可以鉴定 ITD,这是因为这些扩增的片段大小比该区域野生型基因预期的大。通常通过分析 PCR 产物大小来确定 ITD,例如,使用荧光 PCR 扩增子的毛细管电泳。采用不同分子方法检测 TKD 突变,包括 DNA PCR 后用限制性内切酶处理扩增子、直接测序或其他序列特异性方法。

AML 中的 NPM1 突变

编码核仁磷酸蛋白的 *NPM1* 突变发生约占正常核型 AML 的 50%～60%(Falini et al,2005;Balusu et al,2011;Falini et al,2013)。许多这类白血病的特征是缺乏 CD34 抗原表达和单核细胞分化。*NPM1* 也是不相关的血液恶性肿瘤-间变性大细胞淋巴瘤(ALCL)易位的合作基因,这表明它在基本造血与淋巴系统信号通路中的普遍意义。正常细胞核仁磷酸蛋白主要存在于细胞核内,但该蛋白质像"梭子"一样,在细胞核和细胞质之间护送各种蛋白、特别是核糖体亚基(Yun et al,2003;Yu et al,2006)。通过直接和间接机制激活 p53 和其他参与细胞周期调节的蛋白质,核仁磷酸蛋白也参与了细胞周期调节(Falini et al,2007;Balusu et al,2011;Falini et al,2011;2013)。该多功能蛋白质的另一个任务是调节有丝分裂前中心体的复制(Tsou & Stearns,2006),实验中 *NPM1* 产生错误的染色体排列,中心体异常和有丝分裂纺锤体解体(Amin et al,2008)。AML 的 *NPM1* 突变包括可变长度的小片段插入至 5q35 该基因特定区域的序列,从而产生改变蛋白质 C 端氨基酸序列的框移。核仁磷酸蛋

白C端携带有对核保留很重要的核定位信号(NLS)。突变的蛋白质,由于缺乏NLS以及增加了细胞核输出信号,异常地定位在细胞质中(Chen et al,2006;Balusu et al,2011)。细胞质核仁磷酸蛋白导致白血病的确切机制还不清楚,但缺失核仁磷酸蛋白、细胞周期调节蛋白和肿瘤抑制蛋白(如p19Arf)之间常见的细胞核内相互作用可能在转化过程中起重要作用(Falini et al,2007)。只有在*FLT3*未突变情况下,突变*NPM1*与正常核型AML的良好预后密切相关(Schlenk et al,2008)。然而,近40%*NPM1*突变的AML伴随着*FLT3*突变,这些患者预后较差,本质上类似于仅有*FLT3*突变的AML(Baldus et al,2007)。

尽管*NPM1*突变的AML中核仁磷酸蛋白细胞质定位是免疫组织化学检测的潜在靶点,但由于缺乏定量标准和肿瘤异质性问题,该技术可能不足以进行准确预后(Konoplev et al,2009)。因此,鉴定*NPM1*突变常用分子分析方法。超过25个已经鉴定出超过25种影响外显子12的突变(所有都是杂合子)(Konoplev et al,2009)。最常见的A型突变出现在80% *NPM1*阳性的病例中,在该基因956~959位点插入四核苷酸序列TCTG(Falini et al,2007;Balusu et al,2011)。因为这些*NPM1*外显子12突变改变了DNA序列相对于野生型的长度,以及*NPM1*突变在疾病病程中很稳定,所以通过毛细管电泳分析基因组区域标准PCR扩增产物和荧光产物大小足以检测出这些突变。这种策略一个明显的优势是,同样的方法可以应用于*FLT3*-ITD突变的检测,从而简化了检测这些遗传异常的技术方法;*NPM1*分析应该始终与*FLT3*检测一起进行,以提供准确的预后信息(Didier et al,2008;Falini et al,2011;Dolnik et al,2012)。

AML中的CEBPA突变

带有位于19q13.1的CCAAT/增强序列结合蛋白α(也称为CEBPA)基因突变的急性髓系白血病是2008年WHO AML分类中第三种特征性分类。CEBPA编码粒细胞分化必需的转录因子,当它缺失时就不能产生成熟粒细胞(Koschmieder et al,2009)。正常CEPBA蛋白的功能可能包括相关非造血程序基因转录抑制和促进末端分化细胞周期阻滞。虽然目前认为*CEPBA*突变通过阻滞粒细胞分化增殖促进白血病发生,但确切的致病机制仍有待阐明。值得注意的是,一些具有遗传易感性发展为AML的家族携带有*CEBPA*突变(Renneville et al,2009a,2009b;Dufour et al,2012)。近15%~20%细胞遗传学正常的AML发生*CEBPA*突变(Baldus et al,2007;Taskesen et al,2011)。*CEBPA*突变与相对较好预后相关(Fröhling et al,2004;Bienz et al,2005;Schlenk et al,2008)。尽管*CEBPA*突变在其他类型AML中的意义尚不清楚,数据表明,*CEBPA*突变的有益预后效应仅出现在正常核型以及*FLT3*-ITD未突变病例中(Renneville et al,2009a,2009b;Grossman et al,2011)。然而,矛盾的是,同时存在的*FLT3*-TKD突变可能不会影响*CEBPA*突变的积极影响(Bacher et al,2008;Taskesen et al,2011)。此外,研究表明,*CEBPA*突变阳性AML的良好结果似乎只局限于那些携带双等位基因突变的病例中(Dufour et al,2012)。单一*CEBPA*等位基因突变的AML发生*FLT3*-TKD突变的风险更大(Wouters et al,2009b;Green et al,2010;Taskesen et al,2011)。

典型*CEBPA*突变普遍分散于基因N和C端区域,这与*FLT3*和*NPM1*突变分布集中相反。N末端突变阻止翻译全长p42亚型,但是突变N末端位点下游的选择性起始位点允许继续翻译较短的p30亚型(Wouters et al,2009b;Dufour et al,2012)。与之相反,C末端突变发生在框内,且损害蛋白质的功能。其他突变也发生在整个中间区域。因此,分子检测策略必须能够检测出潜在范围内的许多突变。无论是否使用高分辨率熔解曲线分析进行初筛,对RT-PCR扩增*CEBPA* mRNA进行直接测序已经成功应用于这个领域(Ahn et al,2009;Rázga et al,2009;Taskesen et al,2011;Dufour et al,2012)。

急性髓系白血病中的其他基因突变

涉及许多其他基因的突变与AML的预后和生物学意义有关,包括*WT1*(见下文)、*MLL*、*TET2*、*JAK2*、*IDH1*/*IDH2*、*EZH2*、*PLK1*、*NRAS*和*KRAS*。此外,*BAALC*、*ERG*和*MN1*的异常基因表达模式也与预后有关(Baldus et al,2007;Ernst et al,2010;Dang et al,2010;Abbas et al,2010;Hart et al,2011;Chotirat et al,2012;Ernst et al,2012;Weissman et al,2012;Benetatos et al,2013)。随着这个列表不断扩展,对于诊断专家和临床医生来说,主要挑战是对潜在的许多相互作用的遗传因素给出合理的解释,以便确定AML患者恰当的风险分层和治疗方案。正如同时评估通常认为三个相对常见突变(*FLT3*、*NPM1*和*CEBPA*)的遗传复杂性表明,多个合作基因的影响要求复杂的生物信息学分析应用于设计良好且足够统计功效的临床研究中。这些突变是通过PCR扩增、测序再将这些序列与已公布未突变序列进行比较进行检测的(Ramchandren et al,2013)。当其他临床数据出现时,评估*AML*基因突变的最佳策略将会持续更新(Hatzimichael et al,2013)。

AML中的WT1突变

Wilms'肿瘤*1*基因(WT1)是位于11p13等位基因的锌指转录因子,正常情况下由造血干细胞和胚肾细胞表达产生。野生型WT1具有抑制肿瘤的特性,并且在不同恶性肿瘤中发现不同的基因突变。WT1突变约占AML 10%~14%,而大多数突变发生在"热点"半胱氨酸-组氨酸锌指域的外显子7和9中。细胞遗传学正常的AML中的WT1突变与较差预后和高诱导失败率相关,若伴有*FLT-3*或*cKIT*等其他突变情况更加严重。获得完全缓解后,WT1突变可能会消失;然而,也有证明复发时可能会获得新的或额外突变(Hou et al,2010;Chou et al,2010,Duncan et al,2012)。先采用等位基因特异性PCR检测是否存在WT突变,若存在,则进一步测序分析。

急性淋巴细胞白血病/淋巴瘤-B细胞系和T细胞系

B淋巴母细胞性白血病/淋巴瘤(前体B细胞急性淋巴细胞白血病,B-ALL)

ALL在成人和儿童之间存在显著生物学和临床差异。相对而言,对成人ALL发病机制的了解相对较少,只知道与不良结果有关。因此,除了预后很差的t(9;22)/*BCR-ABL1*(即Ph+ALL),成人ALL细胞遗传学和分子遗传异常特征描述不完整。除了检测*BCR-ABL1*融合基因,分子诊断目前在成人ALL的管理中很局限。与之形成鲜明对比的是,分子诊断评估儿童ALL对施行"风险分层"治疗决策的患者意义重大。在过去20年里,由于对这些儿童治疗方案进行改进以及对ALL肿瘤生物学更深入的了解,使得治愈率达到80%甚至更高(Pui et al,2004;

O' Leary et al, 2008; Pui et al, 2008; Vrooman & Silverman, 2009)。这也依次产生了个体化治疗概念来明确定义基于包括早期治疗效应和肿瘤遗传学的临床和生物学特征的患者亚型。儿童ALL的目标因此发展为平衡最高长期缓解和最低治疗相关副作用。尽管临床特征(如年龄,白细胞增多程度和是否侵袭CNS)最初用以区分"标危"和"高危"个体,肿瘤遗传学也是儿童ALL患者早期(即治疗前)评估的重要组成部分。广义上说,也包括染色体数目和结构异常(表76-4)。"超二倍体"(即染色体超过52条),尤其是当某些染色体(如+4,+10,+17)三体出现时,与良好治疗效应和结果有关(Harris et al,1992; Heerema et al,2000; Moorman et al,2003; Sutcliffe et al,2005; Schultz et al,2007)。相反,肿瘤亚二倍体,特别是染色体少于44条,与高治疗失败率相关(Heerema et al,1999; Nachman et al,2007; Schultz et al,2007)。结构重组中,四种染色体易位约占儿童ALL的1/3,每种都具有预后意义,分别是t(9;22)/*BCR-ABL1*、t(1;19)/*TCF3-PBX1*、t(12;21)/*ETV6-RUNX1*和涉及11q23/*MLL*位点的重组(Bartolo & Viswanatha,2000; Harrison,2001; Pui et al,2004; Armstrong & Look,2005)。一般来说,任何儿童ALL中数目和结构变异都是相互排斥的;然而有时候可以共存。虽然在这一节没有正式讨论,但是治疗后特定时间点检测微量残留病(如诱导治疗后)也成为儿童ALL预测结果的重要组成部分(Cave et al,1998; Van Dongen et al,1998; Nyvold et al,2002; Campana,2008; Flohr et al,2008; Campana,2009)。

表76-4 儿童急性B淋巴细胞白血病的风险分层/结果预测*

异常	预后意义	说明
超二倍体(超过52条染色体)	好	特定染色三体(如+4、+10、+17)的超二倍体肿瘤与非常好的预后相关
t(12;21)/*ETV6-RUNX1*	好	非常好的预后,但迟发性复发发病率很高
t(1;19)/*TCF3-PBX1*	一般	加强疗法有好的治疗结果
t(9;22)/*BCR-ABL1*	差	复发风险很高/难治性疾病
11q23/*MLL*基因重组	差	婴儿ALL的高危因素;也是较大儿童高危因素
亚二倍体(少于44条染色体)	差	复发风险很高/难治性疾病
诱导治疗结束高水平分子MRD	差	MRD超过10^{-2}~10^{-3}(分子或流式细胞学方法检测)的患者复发风险很高

ALL,急性淋巴细胞白血病(acute lymphoblastic leukemia);MRD,微量残留病(minimal residual disease)

*肿瘤遗传特征和早期MRD与临床和实验结果相结合,包括年龄、目前发作计数和髓外疾病证据。因此,这些风险因素对预测治疗效应的传统参数进行了调整和改进

B-ALL中主要易位融合基因异常

t(9;22)(q34;q11.2)/*IBCR-ABL1*约占儿童B-ALL的3%~4%,而约占成人B-ALL的20%~25%(Armstrong & Look,2005)。这些患者表现出淋巴母细胞计数明显升高和其他不良临床特征。在这两种与*BCR-ABL1*融合基因相关的常见断裂-融合中,大部分儿童B-ALL(80%~90%)都有位于小断裂丛集区(m-BCR)的*BCR*断点,产生e1-a2型嵌合*BCR-ABL1*mRNA(p190)。e1-a2mRNA型也发生于许多*BCR-ABL1*阳性的成人B-ALL中,但近1/3成人病例是以*BCR*基因(p210)主要断裂丛集区(M-BCR)为特点的e13-a2或e14-a2型。在接下来讨论CML的章节中更详细地介绍了*BCR-ABL1*基因融合的结构和分子诊断。儿童ALL存在*BCR-ABL1*是一个独立不良预后因素,将这些患者置于初期治疗失败和复发的最高危分类中(Fletcher et al,1991; Gaynon et al,1997; Jones & Saha,2005; Yanada et al,2009)。大部分*BCR-ABL1*阳性的ALL患者适合更积极疗法,包括早期异基因造血干细胞移植。酪氨酸激酶抑制剂甲磺酸伊马替尼的引进可能为治疗这种疾病提供其他治疗益处;虽然很难维持持久效应,成人Ph+ALL患者使用伊马替尼和常规化疗结合疗法会获得非常高的(95%)初始完全缓解率(Jones & Saha,2005; Gökbuget & Hoelzer,2009; Ribera et al,2009; Vrooman & Silverman,2009; Yanada et al,2009; reviewed in Gruber et al,2009; Shabbir & Stuart,2010)。伊马替尼治疗儿童Ph+ALL患者有效性的研究是有希望的(Jones & Saha,2005; Vrooman & Silverman,2009),因此,2013年,美国食品药品管理局(FDA)批准了使用伊马替尼来治疗新诊断为Ph+ALL的儿童患者。用RT-PCR技术对*BCR-ABL1*进行分子分析对在儿童ALL中预测风险至关重要,同时也为残留病监测提供标记。编码转录因子Ikaros的*IKZF1*基因缺失在许多*BCR-ABL1*ALL中被发现(Mullighan et al,2008;2009; Iacobumli et al,2009; Martinelli et al,2009),Ikaros的突变在这种ALL亚型中似乎是重要的促损伤因素,强烈影响*BCR-ABL1*ALL的恶性行为(Martinelli et al,2009; Mullighan et al,2009)。

以t(1;19)(q23;p13.3)异常为特征的B-ALL少见,占儿童病例少于5%,成人中罕见(Armstrong & Look,2005)。这种易位与以肿瘤细胞中存在细胞质IgM为典型特征的"pre-B"免疫表型特征密切相关。除了对儿童ALL的早期认知,t(1;19)和不良结果相关。然而,现在很明显更强化的治疗方案在很大程度上消除了这种基因型的不良作用,从而使大多数这类患者获得稳定缓解。因此,对这种易位的认知是适当治疗所必需的(Schultz et al,2007)。尽管相同融合产物的平衡易位也会发生,但t(1;19)最常发生不平衡易位(导致某些遗传物质丢失),并产生嵌合*TCF3*(之前叫做*E2A*)-*PBX1*基因融合(Hunger et al,1991; Paulsson et al,2007)。*TCF3*基因编码一系列参与肌细胞和B淋巴细胞发育的碱性螺旋-环-螺旋转录因子。*PBX1*是DNA结合转录因子,通常在正常淋巴细胞中不表达。*TCF3-PBX1*蛋白用*PBX1*DNA结合区取代了*TCF3*的DNA结合和蛋白二聚体结构域,诱导B祖细胞向肿瘤方向增殖。*TCF3*和*PBX1*内含子中的基因断点位置在几乎所有病例中是恒定的,从而形成单个*TCF3-PBX1*转录本(Hunger et al,1991; Wiemels et al,2002a),仅有少数报道的变体(Paulsson et al,2007)。这种融合mRNA很容易通过RT-PCR检测出,也可以作为骨髓中敏感检测疾病的特异性标志物。值得注意的是,罕

见的细胞遗传学可检测的t(1;19)ALL缺乏*TCF3-PBX1*融合，并且似乎与不良临床结果相关(Privitera et al,1992;Prima & Hunger,2007);相反，这些变体t(1;19)(6q23;p13.3)易位产生致癌融合蛋白，*DAZAP1/MEF2D*和*MEF2D/DAZAP1*(Prima & Hunger,2007)。

总的来说，20%~25%儿童ALL患者的特征是t(12;21)(p13;q22)异常，所以将这种病变确立为这个患者群体最常见的复发易位(Armstrong & Look,2005)。这一基因发现基本不存在于B-ALL成年患者中。几乎所有病例中t(12;21)在细胞遗传学上是隐秘的(Karrman et al,2006)，相反，通常显示缺失一条12号染色体的短臂。尽管t(12;21)ALL患者分布在不同临床危险组，但一般来说这些患者年龄2~7岁并且有二倍体核型肿瘤(Rubnitz et al,1997a;Forestier & Schmiegelow,2006;Forestier et al,2007)。t(12,21)导致12p上的*ETV6*基因(也称*TEL*)和21q上的*RUNX1*(*AML1*,*CBFA2*)基因融合在衍生染色体12上形成嵌合基因融合*ETV6-RUNX1*(Romana et al,1995;Zelent et al,2004)。*ETV6-RUNX1*阳性的ALL儿童患者结果良好，无疾病缓解率近80%(与前面提到的有特定染色体三体的超二倍体类相似)(Shurtleff et al,1995;Borkhardt et al,1997;Rubnitz et al,1997a;1997b;Forestier et al,2008)。然而，尽管许多这样的复发患者仍然对“挽救治疗”方案有效，但一些*ETV6-RUNX1*ALL患者的高迟发性复发率要求更清楚地定义该类疾病风险特征(Harbott et al,1997;Seeger et al,1998;Ford et al,2001;Forestier et al,2008)。*ETV6-RUNX1*ALL患者分子病理学与破坏正常CBF活性有关，导致许多靶基因的转录抑制加剧，正如AML中*RUNX1-RUNX1T1*异常中讨论的一样(图76-3)(Zelent et al,2004)。近90%*ETV6-RUNX1*ALL病例中，不同比例的肿瘤细胞部分或完全缺失剩下的*ETV6*等位基因，这表明通过使正常ETV6功能完全丧失的这种突变可能是白血病转化的重要次级因素(Raynaud et al,1996;Tsuzuki et al,2007;Wiemels et al,2008)。DNA水平上，ALL中*ETV6*和*RUNX1*断裂点最常发生在*ETV6*内含子5和*RUNX1*内含子1的相同基因区域(Romana et al,1995;Von Goessel et al,2009)，同时也有证据显示断点呈群集趋势。另外，还发现位于*RUNX1*内含子2断点的第二种较少见变体。框内转录的*ETV6-RUNX1*mRNA包含新的区域:连接*ETV6*外显子5与*RUNX1*外显子2(大多情况)或连接*ETV6*外显子5与*RUNX1*外显子3(少数情况)(Nakao et al,1996a;Von Goessel et al,2009)。由于*RUNX1*外显子2和(或)3外的选择性剪接使这种基因融合变得额外复杂，可以用RT-PCR检测出最多4种*ETV6-RUNX1*扩增形式。由于其隐蔽特性用标准细胞遗传学方法无法诊断t(12;21)，所以经常用分子(RT-PCR)或FISH检测儿童ALL的*ETV6-RUNX1*。嵌合mRNA也是残留病评估的高度特异性分子标志物。

染色体11q23上的“混合细胞白血病”(MLL)基因易位约占儿童ALL病例的5%~9%，但在1岁以下的婴儿中比例不相称(Kaneko et al,1986;Bartolo & Viswanatha,2000;Armstrong & Look,2005;Silverman,2007;Chowdhury & Brady,2008;Ramchandren et al,2013)。*MLL*基因易位与这些非常年幼儿童的不良结果有关，对年长儿童也认为是有害因素，泼尼松反应差的情况下更甚(Pui et al,2003;Chowdhury & Brady,2008)。婴儿*MLL*阳性白血病是B系的，缺乏CD10，并表现出一些髓系相关标志物的异常表达，特别是CD13和CD33(Chen et al,1993;Burmeister et al,2009)。临床上，这些患者白细胞计数很高、器官肿大以及有侵袭中枢神经系统的倾向。11q23/*MLL*易位也发生在原发性AML和继发性(治疗相关的)AML中，具有单核细胞形态学特征(即，FAB分类的AML-M4或M5)。原发性成人AML中，*MLL*基因重组，特别是t(9;11)*MLLT3-MLL*异常，可能不代表高危肿瘤基因型。与此相反，使用DNA拓扑异构酶Ⅱ抑制剂(如表鬼臼毒素和蒽环类药物)强化化疗的儿童和成人患者出现继发性AML;这些肿瘤在暴露后几个月到几年时间突发并且非常难治疗(Godley & Larson,2008)。

这些不同类型的原发性和继发性急性淋系和髓系白血病中，*MLL*基因易位病理机制正逐渐被人们认识。*MLL*蛋白是一种具有几个功能域的大型(约430kD)DNA结合蛋白，表明它作为多功能转录因子具有组蛋白甲基转移酶活性的作用(Hess,2004;Li et al,2005;Krivtsov et al,2007;Wang et al,2009)。*MLL*调节参与哺乳动物胚胎形成过程中骨骼发育协调的若干个*HOX*(同源框)基因(Yu et al,1995;Soshnikova & Duboule,2008)。一些*HOX*基因也似乎是髓系和淋系祖细胞发育和稳定的关键，因此MLL与正常造血遗传控制紧密相连(Hess,2004;Ernst et al,2004a;2004b;McGonigle et al,2008)。*MLL*各种基因易位导致该蛋白功能改变;但是*MLL*中N末端“A-T钩”DNA结合序列均保留在嵌合蛋白中，通常与另一转录因子的一部分融合(Waring & Cleary,1997;Chowdhury & Brady,2008;Ramchandren et al,2013)。积累的数据表明，*MLL*融合蛋白异常表达可以持续下调某些*HOX*基因，从而导致造血祖细胞永生化促进白血病生成(Armstrong et al,2003;Hess,2004;Ono et al,2009)。事实上，使用染色质免疫沉淀技术鉴定与MLL蛋白结合的基因组序列进一步发现它与众多启动子区域结合，这表明*MLL*在转录调控中具有重要作用。

白血病不同亚型*MLL*基因断点的结构分析产生一些重要的生物学见解。大多数伴*MLL*易位的原发性AML有位于*MLL*5′端断裂丛集区的断裂位点，而大多数继发性AML断点发生在该位点的远端(3′)片段(StisselBroeker et al,1996;Zhang et al,2006)。婴儿ALL明显也与3′基因组区相关，这表明其发病机制与继发性AML相同。这3′“热点”区域包含DNA拓扑异构酶Ⅱ结合位点以及邻近的非常容易被内切酶剪切的“支架附着区”。虽然拓扑异构酶Ⅱ位点为发展的继发性AML的发病机制提供极具吸引力的解释(如通过拓扑异构酶Ⅱ抑制剂和*MLL*易位重组的双链断裂诱导)，但该基因内切酶高敏感的3′支架位点获得更多关注，这是因为在实验模型中似乎也特别容易出现双链断裂(Stissel-Broeker et al,1996)。实际上，继发性AML *MLL*区域在不同的促凋亡刺激下(如细胞压力或DNA损伤刺激)被内切酶选择性剪切。(Betti et al,2001;2003;2005;Sim & Liu,2001;Greaves & Wiemels,2003a)。这些研究表明，暴露于能诱发该位点特异性*MLL*断裂的试剂可能为*MLL*基因融合奠定了基础，从而导致婴儿和特定类型化疗后的人群极具侵袭性白血病的产生。反过来，由于已经确定伴*MLL*易位的继发性AML的病因，所以目前婴儿ALL的研究渴望寻找可能的外源性或自然发生的穿越胎盘屏障的因子，这些因子可能会使胎儿造血干细胞发生*MLL*基因断裂和非常规重组(Spector et al,2005;Pombo-de-Oliveira & Koifman,2006)。

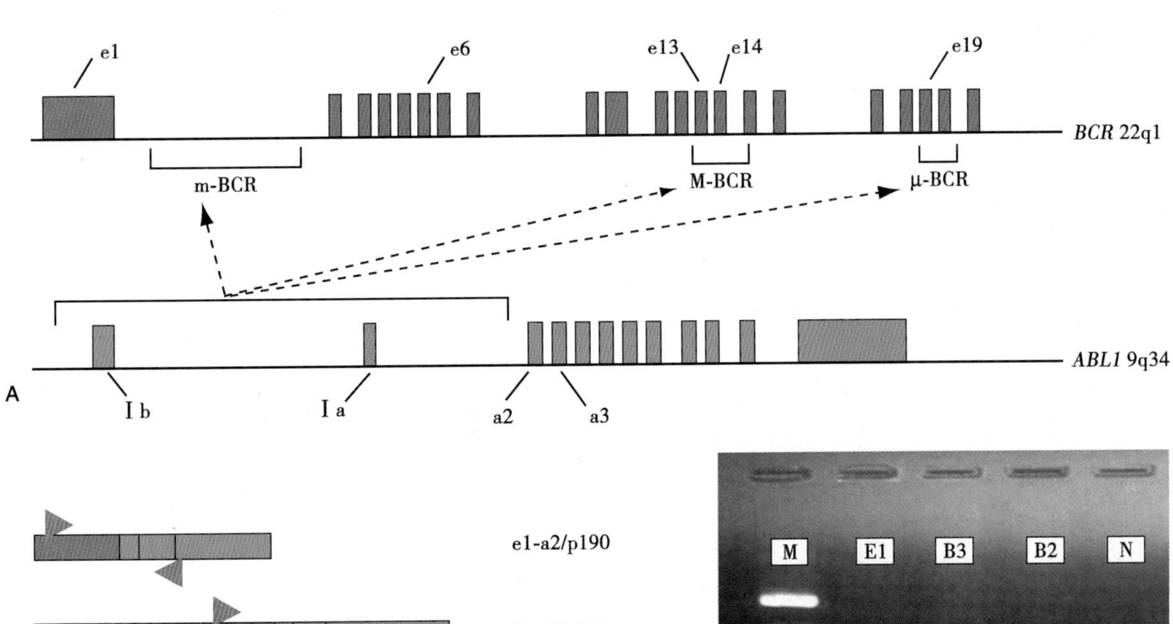

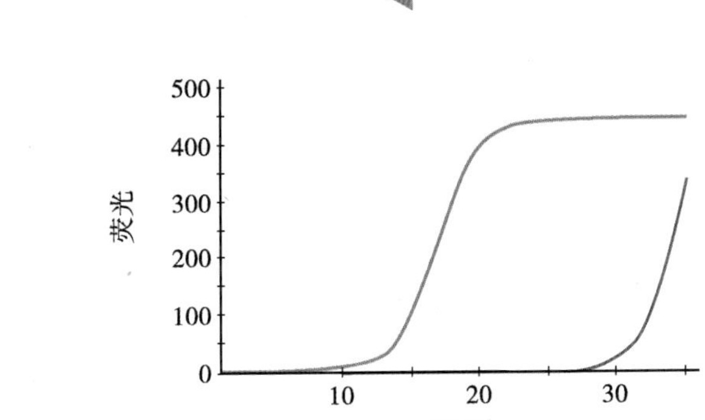

M
E1
B3
B2
N
C

500
400
300
200
100
0
荧光
10
20
30
循环数

迄今检测样品中
BCR-ABL1/ABL1比率

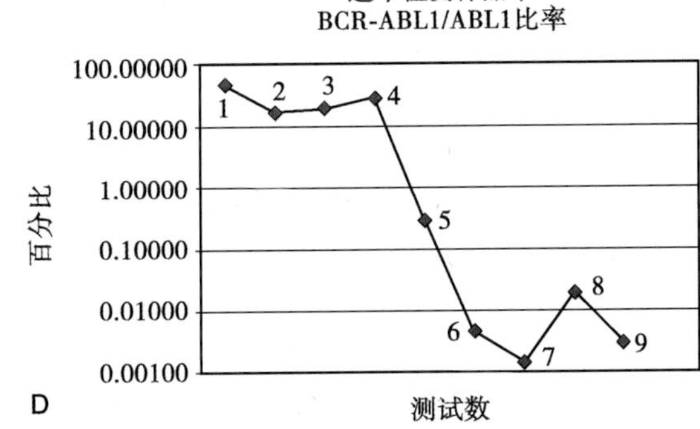

图76-3 慢性髓系白血病和Ph+急性淋巴细胞白血病中的t(9;22)/*BCR-ABL1*。A. *BCR*和*ABL1*基因部分基因组成。*BCR*基因中有三个主要断点区域:小断裂丛集区(m-BCR)、主要断裂丛集区(M-BCR)和μ-BCR。所有CML和近1/3原发性成人Ph+急性淋巴细胞白血病(Ph+ALL)都涉及M-BCR。部分儿童Ph+ALL患者也可能在这个位点有BCR断裂点。m-BCR与绝大部分儿童Ph+ALL和大部分成人Ph+ALL患者密切相关。μ-BCR断点与罕见的嗜中性粒细胞几乎成熟的CML有关。*ABL1*基因断点分布贯穿于包含第一个外显子区域外显子2(a2)的5′大区域。B. 由这些不同的易位融合基因断点产生的*BCR-ABL1*嵌合。显示了外显子-外显子融合,而相应的嵌合蛋白大小用KD表示(如e1-a2/p190)。橙色箭头表示RT-PCR检测这些不同形式的PCR引物的相对位置。C. 检测m-BCR和M-BCR的典型RT-PCR凝胶电泳结果。D. RQ-PCR监测甲磺酸伊马替尼治疗的CML患者的*BCR-ABL1* mRNA。上面的图显示RQ-PCR扩增曲线,*BCR-ABL1*(紫色)和ABL1标准(绿色)。*BCR-ABL1*数量用*BCR-ABL1*/ABL1标准化比率表示。下面的图显示该患者几个月内定量*BCR-ABL1*水平监测2。CML中达到低于0.1% *BCR-ABL1*/ABL1结果的治疗水平与良好的预后和极低的复发风险一致。CML,慢性髓系白血病(chronic myeloid leukemia);E1,e1-a2;E13,e13-a2;E14,e14-a2;M,分子大小标准参照物(100bp)(molecular size marker);N,无模板对照(no template control);RQ-PCR,实时定量聚合酶链反应(real-time quantitative polymerase chain reaction);RT-PCR,逆转录聚合酶链反应(reverse-transcriptase polymerase chain reaction)

MLL 基因与 60 多个已知基因发生易位(Liu et al,2009);然而,t(4;11)(q21;q23)/*MLL-AF4* 异常在婴儿 ALL 中最常见(占 75%)。*MLL* 基因点断点分布在包括外显子 5~11 的 DNA 约 8.3-kb 区域(Chowdhury & Brady,2008)。这种显著的断点异质性也可能发生在易位基因中(如 AF4),产生几种 *MLL* 杂交基因,任何这种白血病患者都会表达其中一种。RT-PCR 方法可用于识别个体 *MLL* 融合基因,如 *MLL-AF4* 嵌合 mRNA;然而,这些白血病多重组基因元素和潜在的大量基因组断点多样性的结合需要全面的技术上具有挑战性的实验室方法,比如多重 PCR 检测或者长距离反向 PCR(Pallisgaard et al,1998;Andersson et al,2001;Meyer & Marschalek,2009;Meyer et al,2009)。Southern 印记分析已成功检测出 *MLL* 基因点重组,但是 FISH 技术现在能提供快速而高效的替代方法(Cuthbert et al,2000;Cavazzini et al,2006)。FISH 分析可以快速确认 *MLL* 基因断裂,但是它不能提供关于特定易位的信息。因此,RT-PCR 即使有局限性,也能在诊断和监测这些白血病中起到重要作用,特别是与其他分析方法相比可以更明确、更敏感地识别融合基因的类型。此外,只能通过 RT-PCR 检测 *MLL* 基因部分串联重复突变(*MLL*-PTD)。

儿童白血病产前起源

对于儿童急性白血病分子基础的理解取得重大进展。包括基础科学、转化和临床研究领域以及越来越多的基于人群的方法。同卵双胞胎都患 ALL 的研究首先证实每对双胞胎患的白血病基于对 *MLL*、*ETV6-RUNX1* 或克隆型免疫球蛋白或 T 细胞受体基因重组的基因组断点序列的分子分析是相同的(summarized in Greaves et al,2003b;Taub & Ge,2004)。值得注意的是,在双胞胎研究中,不同的白血病亚型发展为一致性的白血病的倾向是不同的,*MLL* 易位的 ALL 是 100%,而 *ETV6-RUNX1* 的 ALL 则只有 10%。这些发现表明,体内这些不同基因融合存在不一样的转化潜力,从而提出了继发性基因损伤的特质和发生时间的问题。这些研究结果通过搜集患有遗传上定义为 ALL 或 AML 亚型的不同年龄非双胞胎孩子的新生儿血液样本,使用类似实验技术"回溯"白血病特异的 DNA 异常已经得到证实(Gale et al,1997;Wiemels et al,1999;Fasching et al,2000;Yagi et al,2000;Wiemels et al,2002a;Greaves & Wiemels,2003a;Greaves et al,2003b;Taub & Ge,2004;Ross,2008)。总之,这些数据有力表明许多儿童 ALL(和一些 AML)是在子宫内产生的;也就是说,可以在活跃的胎儿造血期间对潜在的白血病易位或其他基因异常进行产前检查,但在大多数病例中,易感个体后期发生的基因改变产生白血病。*MLL* 相关 ALL 快速演变与 *ETV6-RUNX1*ALL 长期潜伏(年龄大一点发病)相比显示,尽管确定的白血病亚型中现在有可能更好地阐明肿瘤发生的分子途径,但原发性基因突变的生物学效应和继发性损害的时间与类型是复杂的。然而,并不是所有类型的儿童 ALL 都可以追溯到产前克隆细胞起源。t(1;19)/*TCF3-PBX1*ALL 回顾性新生儿血液数据支持大多数患者在出生后形成这种遗传异常(Wiemels et al,2002a)。

对来自健康新生儿血液样本进行前瞻性 RT-PCR 和 FISH 筛查,结果显示 *ETV6-RUNX1* 异常的检测率为 1%,*RUNX1-RUNX1T1* 融合的检测率为 0.2%,比儿童中这两种白血病亚型的发病率要高得多(Mori et al,2002;Olsen et al,2006)。这些数据证明在子宫内出现至少一些染色体易位融合基因很常见;然而,这种异常显然不足以引起绝大多数个体产生白血病。尽管易位型急性白血病大多数情况下核型特征是"单基因异常",但越来越明显的是,这些肿瘤也符合 Knudson 提出的实体组织癌症的"二次打击"学说(Knudson,1992;Schindler et al,2009;Ramchandren et al,2013)(详细讨论见 75 章)。在该学说中原发性易位必须在长期存活的造血祖细胞中足够稳定来提供生存增殖优势;易感个体发生一个或多个连续遗传毒性突变将会导致完全恶性转化。因此,这种静默的"易位阳性"细胞的命运是理解疾病发病机制和检测微量残留病时对分子诊断分析进行合理解释的重要参数。

有趣的是,基因组关联分析研究已经确定了可能会增加发展为儿童 ALL 易感性的 *IKZF1*(以及其他基因)的某些低外显率基因变异(Papaemmanuil et al,2009)。尽管很多研究仍然集中于儿童急性白血病基础分子和细胞生物学,分子流行病学方法将在确定环境因素与导致某些人患该病的宿主遗传多样性的相互作用中越来越重要(Clavel et al,2005;Spector et al,2005;Lafiura et al,2007;reviewed in Pui et al,2008)。事实上,产前相对短时间的潜在环境暴露使对特定危险因素进行检测变得可能,而这一方式对成人白血病来说是不可能的(Kim et al,2006;Ross,2008);降低儿童白血病风险的缓解策略是所有这些努力的目标。

BCR-ABL1 样急性 B 淋巴细胞白血病

BCR-ABL1 样(或 Ph 样)B-ALL 定义为 B-ALL 亚型,其缺乏 *BCR-ABL1* 融合蛋白但有与 *BCR-ABL1* 阳性 B-ALL 患者相似的基因表达谱。*BCR-ABL1* 样 B-ALL 占儿童 B-ALL 10%~15%,占年轻成年人 B-ALL 约 27%(Den Boer et al,2009)。该疾病年轻人和儿童预后不良,没有突出的典型形态学特征或明确的免疫表型谱。大多数属于 B-ALL、NOS 和亚二倍体类别,其中一小部分可能具有复杂核型。然而,*BCR-ABL1* 阳性 B-ALL 和 *BCR-ABL1* 样 B-ALL 都有相似的激活酪氨酸激酶信号通路的基因表达谱(约占 90%),包括编码早期淋巴转录因子 IKAROS 的 *IKZF1* 基因突变(Mullighan et al,2009)。约 50% *BCR-ABL*1 阳性 B-ALL 和 *BCR-ABL1* 样 B-ALL 都显示由于 IGH 重组(*IGH-CRLF2*/14q32;Xp22.3)或 *CRLF2* 基因短片段缺失引起 *CRLF2* 基因上调,形成 *P2RY8-CRLF2* 融合蛋白(Roberts et al,2014)。*JAK-STAT* 信号通路激活的 JAK1 和 JAK2 突变出现在约 50%*CRLF2* 基因改变的 B-ALL 病例中。这两种疾病常见基因突变包括:*ABL1*,*ABL2*,*CSF1R*,*EPOR*,*NTRK3*,*PDGFRB*,*PTK2B*,*TSLP*,*TYK2*,*FLT3*,*IL7R* 和 *SH2B3* 基因突变(Roberts et al,2014)。*BCR-ABL1* 样 B-ALL 分子发病机制的进展促进了不同临床试验的进行,以评估应用 TKI 疗法是否可以提高这类白血病患者的生存率(传统疗法复发率高)。

T淋巴母细胞性白血病/淋巴瘤

与相对容易理解的B-ALL病因学不同，T淋巴母细胞性肿瘤（T-ALL）的遗传基础一直都不清楚。与B-ALL相比，T-ALL（分别占儿童和成人的15%和25%）相对稀缺程度可以部分解释这一现象（Chiaretti & Foà，2009）。然而，分子遗传技术揭示了在T-ALL中反复出现的多种异常。尽管目前这些研究结果并没有明确与患者临床预后分组或微量残留病检测应用相关，但这些研究已经开始阐明以前未知的白血病机制（Baldus et al，2009；Mansour et al，2009）。T细胞受体基因易位约占T-ALL的35%，该易位将TCR区域和许多编码转录因子的合作基因（包括*HOX11*、*HOX11L2*、*HOXA*和*TAL1*）并置（Chiaretti & Foà，2009；Zhang et al，2012；Larmonie et al，2013）。1p32的隐蔽间隙缺失，*TAL1*癌基因也经常（占25%）与它相邻的*SIL*融合（Van der Burg et al，2002；Zhang et al，2012）。超过50%T-ALL发生编码生理条件下T细胞发育调控中很重要的跨膜受体的*NOTCH1*激活突变。某种程度上类似于*FLT3*在一些AML中所扮演的角色，*NOTCH1*突变产生持续激活下游信号通路的受体，从而导致包括癌基因*MYC*的靶基因选择性表达（Pui et al，2008）。在某些情况下，*FBXW7*（*NOTCH1*负调节因子）的错义突变可以达到相同致病效果（Park et al，2009；Pui，2009）。T-ALL亚型中也发现有异常酪氨酸激酶激活。经常在9q34形成的染色体外游离基因上发现的*NUP214*（*CAN*）-*ABL1*基因融合约占6%（Graux et al，2004；Zhang et al，2012）。*JAK1*突变约占T-ALL 18%，可能与较差预后有关（Flex et al，2008）。

骨髓增殖性肿瘤的分子诊断

t(9;22)(q34;q11)/*BCR-ABL1*阳性的慢性髓系白血病

慢性髓系白血病（CML）是一种克隆性骨髓干细胞疾病，其主要表现为大量不同成熟阶段的粒细胞增殖。CML自然病程是典型的持续慢性过程，通常持续数年，随后迅速转化为致命的急性髓系或淋系疾病。对该疾病数十年的研究和治疗已经从核型异常与疾病表型的关系到阐明分子遗传发病机制，再到目前广泛应用一种非常有效的靶向药物甲磺酸伊马替尼（格列卫，诺华）进行治疗（Faderl et al，1999；Goldman & Melo，2003；Pavlovsky et al，2009；Widemann et al，2011；Ramchandren et al，2013）。CML特征是t(9;22)(q34;2Dq11.2)染色体易位，最初认为是叫做费城染色体（Ph）的22q-异常（Nowell & Hungerford，1960；Rowley，1973）。该易位使*ABL1*（Abelson鼠白血病病毒致癌基因同系物1）酪氨酸激酶基因（9q34）和衍生染色体22号上*BCR*基因（22q11）形成*BCR-ABL1*融合基因和mRNA以及*BCR-ABL1*融合蛋白（Melo，1996；Deininger et al，2000）。如前所述，t(9;22)/*BCR-ABL1*不能确诊CML，因为它也出现在具有高侵袭性的20%~25%成人和约3%儿童B-ALL中（即Ph+ALL）。

尽管对*BCR-ABL1*研究有相当长的历史（费城染色体是第一个被发现与肿瘤相关的易位），但CML的详细发病机制仍有待充分阐明。正常ABL1是高度被调控的酪氨酸激酶，参与肌动蛋白组织、细胞分化、凋亡和T细胞受体信号转导等细胞过程。正常*BCR*基因功能还不完全清楚；它有包括丝氨酸/苏氨酸激酶在内的几个功能域，还参与血管内膜信号转导来应对损伤和炎症（Alexis et al，2009；Ramchandren et al，2013）。一般来说，异常基因融合干扰ABL1酪氨酸激酶的定位和调节活性，对细胞信号转导通路、增殖、凋亡控制和细胞黏附产生复杂影响（Deininger et al，2000；Quintás-Cardama & Cortes，2009；Widemann et al，2011）。一直认为是*BCR-ABL1*融合产生的不重要副产品*ABL1-BCR*融合基因，在编码p96和p40融合蛋白时，可能也会产生细胞增殖独立效应。对于正常造血祖细胞的*BCR*和*ABL1*基因结构的研究和许多健康受试者血液中低水平*BCR-ABL1*的惊人结果，表明t(9,22)可能在正常人类骨髓细胞中发生得相对频繁（Brassesco，2008）。对这些异常基因重组宿主反应的复杂相互作用以及导致发展为CML（或Ph+ALL）的其他原发性或增强性基因损伤都还没有最终确定。尽管随着伊马替尼以及其他二代类似酪氨酸激酶抑制剂的出现，CML一线治疗已经发生显著改变，但明确治疗CML患者只能通过异基因骨髓或干细胞移植来实现。该疾病现在虽然不能根治但可以长期控制（Druker et al，2001；O'Brien et al，2003；Pavlovsky et al，2009；Widemann et al，2011）。

DNA水平上，*BCR-ABL1*基因融合具有*BCR*基因三种主要已识别的断点位点和一些选择性剪接变异体（图76-3A、B）（Melo，1996；Deininger et al，2000；Foroni et al，2009）。几乎所有CML的*BCR*基因断点位于所谓的主要断裂丛集区，即M-BCR。这些位点发生在相对较小的5.8-*kb*基因组区域，横跨*BCR*外显子e12到e16（也称为外显子b1到b5），特别e13和e14之间或e14和e15之间。相比之下，*ABL1*基因断点分布在从内含子DNA 5′端到外显子a2之间非常大的区域内。因此，CML两种*BCR-ABL1*融合mRNA可以由M-BCR位点基因融合，即e13-a2或e14-a2类型产生而来。这两种产物编码一种210kD新蛋白（p210）。虽然大多数CML不是e13-a2就是e14-a2，但也有肿瘤会出现e14-a2剪接，同时产生两种产物；这种现象可归因于影响剪接效率的*BCR*多态性。伊马替尼时代之前，CML中M-BCR位点*BCR-ABL1*融合类型被认为没有临床或预后意义；然而数据表明，不同融合类型伊马替尼敏感性可能存在差异，这需要进一步研究（Lucas et al，2009）。*BCR*基因第二常见断点位置指定为小断裂丛集区，即m-BCR。该位点易位形成e1-a2型*BCR-ABL1*融合，编码190-kD *BCR-ABL1*蛋白（p190）。e1-a2型*BCR-ABL1*是Ph+B-ALL的典型特征。尽管*BCR-ABL1*断点融合位置与疾病表型存在一定相关性，但细分M-BCR和m-BCR融合作为CML和ALL相关并不那么简单。绝大多数儿童Ph+B-ALL都是e1-a2（m-BCR）类型，约30%~40%成人Ph+B-ALL是e14-a2或e13-a2（M-BCR）型*BCR-ABL*融合。后一种在急淋变时区别真正原发性Ph+B-ALL和CML十分重要。另外，众所周知，由于较长M-BCR源性融合最小限度的选择性剪接，可能是e14-a2或e13-a2型的大部分典型CML也将出现低含量e1-a2mRNA（Saglio et al，1996；Van Rhee et al，1996）。可能更令人困惑的是发现罕见 e1-a2 融合(p190)的 Ph+慢性白血病,它表现为单核细胞表型优势(而不是 CML 典型的粒细胞优势)。这些观察结果强调了在不同的髓系和淋系祖细胞中 *BCR-ABL1* 表达的病理多样性。*BCR-ABL1* 基因融合第三种集群区域被称为 μ-BCR,形成 e19-a2 融合。这种融合可以翻译为 230-kd 大小蛋白(p230),该类型 *BCR-ABL1* 与表现为嗜中性粒细胞增多症的骨髓增殖性肿瘤有关。历史上看来,这些病例曾经被认为是慢性中性粒细胞白血病,但目前观点认为这些罕见的 e19-a2 融合阳性的才是真正的 CML(Swerdlow et al,2008)。罕见的涉及使用交替的相邻的 BCR 或 ABL 外显子的 CML 和 Ph+B-ALL 发生了,产生 e13-a3,e1-a3 或 e6-a2 形式(Melo,1996;Deininger et al,2000;Foroni et al,2009)。

图 76-3B 显示寡核苷酸 PCR 引物的位置,全 mRNA 逆转录后特异性扩增 M-BCR(e14-a2,e13-a2)、m-BCR(e1-a2)和 μ-BCR(e19-a2)融合;这些分子检测可以被设计成定性或定量。检测 *BCR-ABL1* 的定性分析可能依赖于 PCR 扩增产物的凝胶电泳分型,如图 76-3 所示,PCR 分析后通常进行确认试验,例如,用连接特异的标记寡核探针的 Southern 印迹杂交或其他相关方法。鉴于 CML 患者 *BCR-ABL1* 水平长期监测的重要性(稍后讨论),许多实验室也会进行 RQ-PCR。在这样一种分析策略中,逆转录 *BCR-ABL1* 含量相对取决于标准曲线,结果报告为 *BCR-ABL1* 拷贝数与相同方法测量的正常表达的 mRNA 拷贝数(通常是正常 BCR 或 ABL1)的标准化比值,以纠正不同样本不同的细胞数量和 RNA 质量(图 76-3)(Foroni et al,2009)。虽然 PCR 方法灵敏度高,但 FISH 分析可以鉴定衍生 9q 或 22q 染色体大基因组缺失,这与该类 CML 亚型不良结果有关(Sinclair et al,2000;Lee et al,2006;Vaz de Campos et al,2007;Ramchandren et al,2013);然而,这些发现在伊马替尼治疗时代可能不那么重要(Kim et al,2008)。

这些异常 *BCR-ABL1*mRNA 的分子检测对诊断 CML 和 Ph+B-ALL 很有价值。例如,尽管近 98% CML 都是 *BCR-ABL1* 阳性,但少数形态学相似的病例缺少该遗传异常。这些白血病属于未明确分类亚型,包括非典型 CML,慢性粒-单核细胞白血病或其他慢性骨髓增生性或骨髓增生异常性疾病,这些患者的治疗选择和结果和真正 CML 不同。相反,CML 非典型骨髓增殖性报告并不罕见,这些情况中描述 *BCR-ABL1* 对于正确诊断和管理至关重要。类似地,检测成人和儿童 *BCR-ABL1* 异常可以鉴定出常规化疗失败风险高的一类患者,他们可能从强化后的治疗方案中受益。

异基因干细胞移植(ASCT)、化学免疫疗法(如使用 Ara-C 和干扰素 α(IFN-α)治疗)或酪氨酸激酶抑制剂疗法(TKI)(如甲磺酸伊马替尼)后的连续分子 MRD 监测时,*BCR-ABL1* 分子诊断评价确定特异 *BCR-ABL1* 融合 mRNA 类型也很重要。例如,早期移植后,ASCT 患者的 *BCR-ABL1* 转录水平与复发风险密切相关(Olavarria et al,2001;Faderl et al,2004)。其他数据也表明,使用 RQ-PCR 技术可以更准确地预测移植更长时间后、PCR 阳性的患者的预后(Radich et al,2001)。尽管使用该药物后分子缓解非常罕见,但 RQ-PCR 检测 BCR-ABL1 在评估 IFN-α 治疗效应方面也很有价值。然而,TKI(如伊马替尼和相关药物)靶向治疗的广泛应用对 RQ-PCR 监测 CML *BCR-ABL1* 造成的影响最大。TKI 治疗的 CML 患者治疗效果应该用临床(即血液学)、细胞遗传学和分子 MRD 标准的综合方式进行评估。单剂伊马替尼(以前叫做 STI-571)12 个月内使得大多数接受治疗的 CML 患者获得血液学和细胞遗传学完全缓解(Hughes et al,2003;Hughes & Branford,2009)。里程碑式的干扰素和 STI-571 国际随机研究(IRIS)的临床试验报道了这些数据(Hochhaus et al,2008;2009)。

更重要的是,从这些和其他研究中得到的数据表明,*BCR-ABL1* 减少动力学与无进展生存期密切相关。虽然标准在不断完善,但已经确定了几个伊马替尼最佳反应的关键阈值。绝大多数 CML 患者 3 个月内实现血液学完全缓解。达到完全细胞遗传学反应(CCyR,定义为细胞遗传分析的分裂中期 Ph 染色体缺失)以及主要分子效应(MMR)说明 TKI 治疗效应良好。IRIS 分组定义 MMR 水平为 *BCR-ABL1* 基线水平减少 3-log,相当于 0.1%*BCR-ABL* 标准化比值(即,*BCR-ABL1*/ABL1)。分子血液病理学实验室面临的重大挑战是标准化 RQ-PCR 检测 *BCR-ABL1* 需要达到足够的技术灵敏度以及保证用国际标度(IS)报告患者结果的再现性。TKI 治疗后在 12~18 个月的窗口期内达到 MMR 的患者长期预后很好,复发风险很低(图 76-3D)(Hughes & Branford,2009;Widemann et al,2011)。部分患者可能也会持续深化分子效应,最终达到 PCR 阴性。同样地,骨髓细胞遗传学和外周血 RQ-PCR 联合检测 *BCR-ABL1* 水平也可以预测治疗失败和复发风险增加。未达到主要细胞遗传学反应的患者(分裂中期 Ph 染色体低于 35%),或者 6 个月时保持高于 10%*BCR-ABL1* 标准化比值水平的患者,或者 12 个月时 *BCR-ABL1*/ABL1 超过 1%的 t(9;22)没有达到细胞遗传学阴性(CCyR)的患者,这些患者的疾病进一步发展的风险很高。这些时间点已经纳入为欧洲白血病网的基准策略,用来监测 CML 患者 TKI 治疗的不理想反应(Bamlarani et al,2013)。

尽管伊马替尼治疗的 CML 患者超过 80% 6 年内无不良事件存活(Hochhaus et al,2008;2009;Hughes & Branford,2009),但是一个重要的亚型表现出对伊马替尼的耐药性。伊马替尼治疗失败通常表现为丧失之前获得的 CCyR,丧失 MMR 或之前描述的时间点上的不理想反应。尽管 TKI 耐药性很复杂,但约 50% CML 患者在对伊马替尼或第二代药物具有不同程度不敏感性的嵌合 *BCR-ABL1* 基因的 ABL1 激酶域发生点突变。有趣的是,这些突变可能在这些药物存在时得到自然选择,这样一来,在药物治疗的持续刺激下,含有 *ABL1* 激酶域突变(KDM)的细胞获得生存优势并扩增。激活诱导的胞苷脱氨酶(AID)(该酶是生发中心 B 细胞中体内超突变过程中很重要的酶)的异常活性可能对 CML 患者获得 *ABL1* KDM 很重要(Klemm et al,2009)。RQ-PCR 监测至少两个连续样本都是 *BCR-ABL1* 水平标准化比值升高 0.5~1log,这通常能够说明存在获得性 *ABL1*KDM。不断变化的精确定量标准存在争议,其他研究人员建议使用高优化 RT-PCR 分析时将增加 2.6 倍结果作为检测 KDM 的最优结果(Press et al,2009)。激酶域任何地方都可能

发生 *ABL1* 突变,但倾向于发生在磷酸化环(p 环)、激活环(a 环)和药物接触位点相对应几个区域中的关键氨基酸中。值得注意的是,p 环和一些直接接触位点的突变与伊马替尼高度耐药性相关。常见 p 环突变包括 Q252H、Y253F/H、E255K/V 和 G250E。尽管如此,通过增加伊马替尼剂量或改用第二代 TKI(比如达沙替尼,尼洛替尼或波苏尼特)可以克服大量伊马替尼抗性突变体。最麻烦的是接触位点突变 T315I,该突变发生相对频繁,对伊马替尼和所有其他目前批准的第二代 TKI 药物表现出体内和临床耐药性(Quintás-Cardama & Cortes,2008)。因此,对于某些 CML 患者来说,分子诊断评估 *ABL1* KDM 日益重要(Jones et al,2009)。最常见的是,对扩增源于 *BCR-ABL1* 融合的 ABL1 区域进行直接测序可以检测 ABL1KDM。这种方法在技术上相对不灵敏,但在可以成功检测可能发生耐药性的 MMR 水平相同或者之上时候的 *BCR-ABL1*/ABL1mRNA。ABL1 KDM 分析范围已经发展到可以对临床使用的不同 TKI 药物效应进行预测,因此,当某患者出现对某种药物的突变耐药性时,为管床医生提供合理的方法选择其他 TKI 药物(Branford et al,2009;Widemann et al,2011)。随着新 TKI 或相关小分子激酶抑制剂进入临床,改进该类型实时治疗效果评估的工作将持续进行。克服泛耐药性 T315I 副作用是主要目标。最后,需要注意的是,在起初伊马替尼治疗效果较好的 CML 患者的慢性期,使用非常灵敏的靶向分子技术可以鉴定低水平突变。这种小亚群的预测价值尚不清楚,目前还没有对伊马替尼开始治疗的 CML 患者进行"早期"突变检测的理论依据;然而,随着更多数据的出现,检测小突变克隆的重要性可能会增加(Quintás-Cardama et al,2008)。

Ph 阴性的骨髓增殖性肿瘤:真性红细胞增多症、原发性血小板增多症和原发性骨髓纤维化——*JAK2*、*MPL* 基因和 CALR 突变

非 CML,即 Ph 阴性的骨髓增殖性肿瘤(MPN),包括真性红细胞增多症(PV),原发性血小板增多症(ET)以及原发性骨髓纤维化(PMF)。这些疾病分别具有明确的临床、实验室和形态学特征,但在几个方面具有明显共性。直到最近人们对 Ph 阴性 MPN 的分子发病机制还知之甚少;然而,由于发现编码造血祖细胞中配体诱导细胞信号通路重要的酪氨酸激酶的 *JAK2*(Janus 激酶 2)基因突变,这种情况有了很大改善。2005 年,四个研究小组分别报告除了 CML 的经典定义慢性 MPN 发生 *JAK2* 新的单位点突变异常(Baxter et al,2005;James et al,2005;Kralovics et al,2005;Levine et al,2005;Ramchandren et al,2013)。该突变产生 V617F 氨基酸替代(苯丙氨酸替代缬氨酸),持续激活 *JAK2* 酪氨酸激酶。这些研究和其他研究随后在 95% PV,75% PMFS 和 50% ET 中检测出 *JAK2* V617。在其他 MPN(如慢性中性粒细胞白血病)、骨髓增生异常综合征(MDS)以及 MDS/MPN 中很少检测到 *JAK2* 突变。*JAK2* 是结构相关酪氨酸激酶家族成员,包括酪氨酸激酶域和临近的通过抑制来自动调节真正激酶域的"伪激酶"域(Ihle & Gilliland,2007);因此,这些毗邻位置的激活和自动调节解释了为什么用罗马两面神 Janus 来命名这类基因(图 76-4)。正常的细胞功能中,JAK 蛋白通过与 STAT 蛋白(信号传感器和转录激活因子)相互作用能够在缺乏催化活性的特定细胞表面受体之间启动细胞信号通路;激活的 STAT 蛋白转移到细胞核并在不同初始细胞表面信号作用下分别对相应靶基因进行调控(Pfeifer et al,2008)。值得注意的是,这些疾病中一致鉴定的 V617F 突变影响该蛋白中起抑制作用的伪激酶域,导致 JAK2 不依赖配体酪氨酸激酶持续激活以及细胞增殖倾向增加(Ihle & Gilliland,2007)。JAK2 与细胞表面红细胞生成素受体密切相关,通过与 EPO 结合而被激活,从而一定程度上解释了 V617F 突变在 PV 发病机制中的意义。

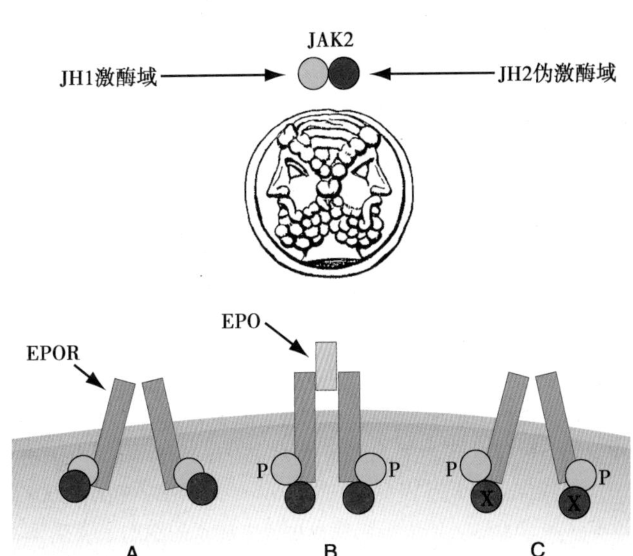

图 76-4 *JAK2* 突变在 *BCR-ABL1*(Ph)阴性的骨髓增殖性肿瘤中的作用。Janus 激酶 2(JAK2)"双头"蛋白用两个圆圈表示,对应 JH1 酪氨酸激酶域(绿色)和抑制的 JH2 伪激酶域(红色)。A. JAK2 结合促红细胞生成素受体(EPOR)。在没有配体结合的情况下,JH2 域阻止 JH1 域的激活。B. 促红细胞生成素配体与受体结合,诱导构象变化,允许 JH1 酪氨酸激酶域的激活。C. *JAK2*V617F 突变(用"X"表示)阻止 JH2 和 JH1 域相互作用,从而使酪氨酸激酶在配体很少甚至没有配体结合的情况下激活(Adapted from KlippE,Liebermeister W:Mathematical modeling of intracellular signaling pathways,BMC Neurosci 7(Suppl 1):10,2006;Bennett M,Stroncek DF:Recent advances in the bcr-abl negative chronic myeloproliferative diseases,J Transl Med 4:41,2006)

虽然目前还没有透彻理解存在单个常见基因突变的不同 Ph 阴性 MPN 的疾病表型多样性,但是已经提出几个假说来解释 *JAK2* V617F 突变在三种主要 MPN 亚型的中心地位(James,2008)。首先,发生 *JAK2* 突变的造血祖细胞的性质可能导致疾病的特殊表型。例如,红细胞或巨核细胞完全或部分分化细胞中发生 V617F 突变可能在转化细孢子(真菌)代中诱导产生分别与 PV 或 ET 一致的表型特征。第二,突变激活蛋白的数量似乎与疾病表型有一定关系。PV 患者和携带 PMF 的亚型更可能是 V617F 突变纯合子,因此比 ET 患者具有更高的突变"等位基因负荷"。有趣的是,通常通过突变 *JAK2* 等位基因有

丝分裂复制的单亲二倍体过程(拷贝数不变的杂合缺失)选择出纯合子突变状态(Kralovics et al,2002;Vannumlhi et al,2008)。第三,突变发生的大遗传背景可能一定程度上影响疾病的表达。例如,将 V617F 突变引入不同老鼠种系会产生不同疾病表型(James,2008)。一些证据表明,像 *JAK2* 和 *EPOR* 这些基因的多态性只与特定 MPN 相关(Pardanani et al,2008)。此外,尽管取得了一些重大进展,如在 MPN 中发现 *JAK2 V617F* 突变,但这种基因损伤并没有出现在所有 MPN 中,而且许多 MPN(尤其是 ET 和一些 PMF)与该基因下调无关。于是形成这样一个观点,即 *JAK2* 突变在转化过程中发生时间相对较晚(Kralovics et al,2006,Nussenzveig et al,2007;Ramchandren et al,2013),转化过程中其他未知基因早期突变可能为特定 MPN 发展提供基础,*JAK2* 突变是不依赖生长因子增殖所必需的最终因子。然而,*JAK2* 小分子抑制剂的临床应用表明该靶点在疾病生物学和管理方面的重要性。

虽然激活 *JAK2* 在 MPN 中很重要,但这种关系在 PV 中最一致。现在看来,缺乏 *JAK2* V617F 突变的少数 PV 患者(约 5%)含有不同的 *JAK2* 突变,最常涉及外显子 12(Scott et al,2007;Pietra et al,2008)。*JAK2* 外显子 12 突变的 PV 患者与 *JAK2* V617F 突变患者发展为血小板增多症的倾向性不同,但除此之外,尽管突变位点不同,疾病临床表现相似(Kilpivaara & Levine,2008)。最后,除了 *JAK2* 突变,其他遗传异常在生物学和诊断上也很重要。在 *JAK2* 阴性的 ET 和 PMF 亚型中(小于 10%)鉴定出 *MPL* 基因突变(Pikman et al,2006;Tefferi,2008;Beer et al,2008)。*MPL* 编码促血小板生成素的细胞表面受体,该突变诱导产生类似突变 *JAK2* 一样的异常信号效应。*MPL* 突变包括几种可能的氨基酸替换(W 替换 L、K 或 S),都发生在密码子 515。

虽然 *JAK2* 和 *MPL* 突变一般对于诊断为 Ph 阴性的 MPN 既不是必要条件也不是充分条件,但检测出其中任意一种就可以确定克隆性骨髓肿瘤的存在,并有助于区分容易混淆的细胞反应性增生。MPN 中 *JAK2 V617F* 基因突变可以通过很多方法进行检测,包括等位基因特异性 PCR(也叫做突变扩增系统,ARMS PCR)、PCR 产物熔解曲线分析、等位基因特异性荧光探针杂交、焦磷酸测序、PCR 扩增产物限制酶切法和 PCR 扩增 DNA 直接测序。后两种方法可能由于分析灵敏度有限而不能用于检测特定情况下少量 *JAK2* 突变细胞。*JAK2* V617F 分析的建议分析灵敏度小于或等于 1%(Wang et al,2008;Ramchandren et al,2013)。一些研究表明,当用这种技术或高灵敏度技术进行分析时,少数随机测试健康个体显示出低水平 *JAK2* 突变(Xu et al,2007)。虽然这可能类似于在明显健康个体中发现白血病相关的低水平易位,但这一发现的意义尚未确定。更重要的是,*JAK2* V617F 突变也可以在骨髓增生异常综合征的某些亚型、骨髓增生异常/骨髓增殖性肿瘤(如慢性粒-单核细胞白血病)以及罕见淋巴瘤和急性白血病中检测到。因此,*JAK2* V617F 阳性结果必须始终与临床和完整的病理数据联系在一起;相反,在具有典型骨髓增殖性肿瘤的临床和(或)形态学特征的患者中检测出该基因突变可以基本确认该病程。为了扩大 MPN 分子分析范围,越来越多的实验室用实验室开发的测试与 *JAK2* V617F 分析联合来检测 *MPL* 或 *JAK2* 外显子 12 的突变。可以通过使用等位基因特异性 PCR,等位基因特异性荧光探针杂交或对 PCR 扩增产物进行直接测序来进行 *MPL* 分析(Pancrazzi et al,2008;Daly et al,2009)。相比之下,*JAK2* 外显子 12 是一个相对较大的突变分散的基因组区域。使用包括高分辨率熔解曲线分析在内的筛选技术来筛选标本,区分是野生型还是需要直接测序进一步检测的突变型(Jones et al,2008;Rapado et al,2009)。

JAK2 和 *MPL* 突变在 Ph 阴性 MPN 的部分亚型中是阴性的,该亚型最终与 JAK2 和 MPL 突变阳性的 MPN 都自然发展为继发性骨髓纤维化和急性髓系白血病。这表明,第二种基因突变亚组可能引起 MPN 或参与其克隆性发展和疾病进程。2013 年,利用全基因组测序,两个研究小组各自鉴定出编码高度保守的内质网蛋白(钙网蛋白)的 *CALR* 基因突变(Nangalia et al,2013;Klampfl et al,2013)。据报道,*CALR* 基因约有 19 种突变,所有这些突变都影响到外显子 9 并形成移码突变,从而形成缺失经典 KDEL 内质网信号的新突变型钙网蛋白。然而,与野生型相比,突变蛋白的亚细胞定位发生显著变化,在内质网中观察到突变钙网蛋白,但在细胞表面或高尔基体中却没有发现钙网蛋白上升(Nangalia et al,2013)。

CALR 突变主要是在 *JAK2* 和 *MPL* 基因未突变的骨髓增殖性肿瘤中检测到。PMF 患者比 ET 有更多突变负荷,检出率约在 67%~88%之间,这使得 CALR 突变成为 MPN 中第二常见突变。与 *JAK2* 和 *MPL* 阳性的 MPN 相比,CALR 突变在临床上血红蛋白水平较低和血小板数量较多的男性患者中更为常见。Klampfl 等(2013 年)报道,与 *JAK2* 基因突变患者相比,*CALR* 基因突变患者患血栓症风险低,总体生存时间更长。然而,在另外一项研究中,CALR 突变的 MPN 与 JAK2 和 MPL 阳性的 MPN 相比总体生存率和疾病发展没有显著差异(Nangalia et al,2013)。鉴别 *CALR* 基因突变可能为诊断上具有挑战的 JAK2 和 MPL 阴性的 MPN 提供重要工具,然而,它对治疗决策的影响仍在研究中(Rotunno et al,2014;Tefferi et al,2014;Passamonti et al,2014)。

慢性中性粒细胞白血病和伴 *CSF3R* 基因突变的非典型慢性髓系白血病

慢性中性粒细胞白血病(CNL)是一种罕见的、发展缓慢的 Ph 阴性 MPN 亚型,其特征是持续非反应性外周中性粒细胞增多,与髓系骨髓增生和肝脾肿大有关。患者生存情况多变,该疾病很少进展为骨髓增生异常综合征或急性髓系白血病。另一方面,非典型慢性髓系白血病(aCML)属于骨髓增生性/骨髓增生异常性肿瘤(MDS/MPN)分类,其特征是骨髓增生伴相关发育不良(Swerdlow et al,2008)。与 CNL 相比,aCML 更具侵袭性,其存活率约为 15%~40%,约一半 aCML 患者发展为急性髓系白血病。CNL 和 aCML 没有特异性细胞遗传学异常,大多数病例显示出非特异性细胞遗传学结果。然而,部分 aCML 发现有 *JAK2* 突变,而 CNL 没有相关报道,这可能表现出该疾病单克隆性质。*CSF3R* 基因编码对中性粒细胞和髓细胞的增殖、分化和存活至关重要的集落刺激因子 3 蛋白,早期研究已经阐明

患者 *CSF3R* 基因突变与先天中性粒细胞减少和急性白血病转化的关联(Dong et al,1995;Germeshausen et al,2007)。CSF3R 突变蛋白(T618I)缺乏被内化的能力,使 JAK-STAT 和 SRC 酪氨酸激酶通路信号受损(Futami et al,2011)。随着最近基因测序技术不断发展,*CSF3R* 基因外显子 14 和 17 突变在 CNL 和 aCML 患者中很常见(59%),这可能对这些疾病的分子发病机制有重要意义(Maxson et al,2013;Gotlib et al,2013)。CSF3R 突变的 CNL 患者使用 JAK2 抑制剂后,临床上很有可能有所改善(Maxson et al,2013)。

肥大细胞增生症和 KIT *D816V* 基因突变

肿瘤肥大细胞增生临床和病理表现多变,因此形成一个相对复杂的分类系统(Swerdlow et al,2008)。一般来说,肥大细胞肿瘤分为两种主要临床类别:主要侵犯局部皮肤的皮肤肥大细胞增生症和广泛侵犯骨髓和其他器官、肥大细胞源性血清胰蛋白酶升高的系统性肥大细胞增生症(Horny,2009;Ramchandren et al,2013)。酪氨酸激酶基因 *KIT* 的突变(特别是常见密码子 D816V 异常)与肥大细胞增生症有很强但不是完全固定的关系。*KIT* 是干细胞因子的胞膜受体,干细胞因子是促进干细胞再生和造血细胞增殖至关重要的胞外配体。黑色素细胞,生殖细胞和胃肠起搏细胞也表达 *KIT*(Metcalfe,2008)。激活 KIT 突变破坏正常受调控的配体-受体机制,产生不依赖生长因子的细胞增殖。尽管 KIT 突变经常在肥大细胞增生症中检测出,但对肥大细胞增生症的诊断并不是 100% 敏感或特异。检测率很大程度上取决于所使用的分析方法。使用适当灵敏技术分析未分离骨髓细胞时,多达 30% 系统性肥大细胞增生症没有 D816V 突变,但使用高灵敏度检测方法(如巢式 PCR 和(或)通过细胞分类或微分离来富集肥大细胞)时,检测率提高到大约 95%(Akin,2006)。D816V 阴性病例在皮肤肥大细胞增生症中占较高比例,这很可能是由于样本容量小的缘故(Lanternier et al,2008)。更重要的是,*KIT* 突变并不是肥大细胞增生症所特有,因为某些情况下也可以在 CBF 急性白血病(前述),胃肠间质瘤以及黑色素瘤某些亚型中检测到(Orfao et al,2007)。在这些不同肿瘤中,*KIT* 突变基因组分布是可变的。尽管如此,检测 *KIT* D816V 突变需要满足"轻微"系统性肥大细胞增生症"最低"诊断标准四条中的一条,从而对临床、形态学或免疫表型等方面疑似的病例提供诊断支持。

D816V 外显子 17 是肥大细胞增生症最常见的 *KIT* 突变,在阳性病例中占 90% 以上;这种一致性为检查特异性序列变化的分子诊断方法学提供具有吸引力的靶点,检测方法包括限制酶切片段长度多态性分析、等位基因特异性 PCR 和焦磷酸测序。值得注意的是,尽管对使用甲磺酸伊马替尼作为广谱酪氨酸激酶抑制剂治疗 BCR-ABL 阳性以外的肿瘤看法乐观,但这种药对 D816V 突变不起作用(Vega-Ruiz et al,2009)。基因中其他位置发生的 *KIT* 突变的分子分析(如在许多皮肤侵袭性肥大细胞增多症或非肥大细胞恶性肿瘤中),需要一种包括对几个外显子区域进行 post-PCR 测序的更全面方法。

与嗜酸性粒细胞增多相关的肿瘤疾病

2008 年 WHO 分类中,造血与淋巴系统恶性肿瘤的一类新亚型是几乎完全是在分子基础上定义的,这显示了分子分型的趋势。伴嗜酸性粒细胞增多(MLNE)和 PDGFRA、PDGFRB 或 FGFR1 异常的髓系和淋系肿瘤包括髓系和淋系异质性分组,该分组以前是主要由形态学,临床和某些细胞遗传学特征定义的独立分组(Swerdlow et al,2008)。这些肿瘤的统一特征是,异常基因重组导致的特定的酪氨酸激酶生长因子受体活性失调和以嗜酸性粒细胞及其前体产物过多为特征的肿瘤表型。因此,这些肿瘤起初被粗糙地归类于慢性嗜酸粒细胞白血病/特发性嗜酸性粒细胞增高综合征(*CEL/IHES*)分类中;然而,根据现有的基因定义的疾病亚群,谱系特异性或潜在的肿瘤的分类与之前有所不同。尽管检测遗传学异常的实验室检查主要由 FISH 和常规核型分析完成,但一小部分新类别的纳入很好地代表了基于分子特征的恶性血液病的重构。

血小板源性生长因子受体 α(PDGFRA)基因重组是嗜酸性粒细胞单克隆扩增(即,CEL)的造血与淋巴系统恶性肿瘤的诊断指标,但在某些情况下,AML 或 T-ALL 也有该基因重组。因此,无论细胞成分异质性,*PDGFRA* 重组在分子层面上对该诊断实体进行定义。最常见的 *PDGFRA* 重组是 4q12 核型隐秘中间缺失,使得 *PDGFRA* 与邻近基因 *FIP1L1* 并置。*FIP1L1-PDGFRA* 融合蛋白的合成表达干扰 *PDGFRA* 自抑制作用域并持续激活此蛋白的酪氨酸激酶活性(Stover et al,2006)。4q12 重组中,基因 *CHIC2* 缺失;因此,FISH 技术评估 *CHIC2* 位点是鉴别染色体微缺失和证明 *PDGFRA* 重组的有效方法(Pardanani et al,2003;Fink et al,2009;Ramchandren et al,2013)。值得注意的是,*PDGFRA* 重组 CEL 亚型也表现出骨髓异常肥大细胞扩增,但这些病例并没有出现 *KIT* D816V 异常。因此,容易混淆的肿瘤髓细胞增殖需要综合分子方法对这些疾病进行亚分类。最重要的是,*PDGFRA* 阳性 CEL 患者对即使剂量很低的伊马替尼也非常敏感,这再次强调分子靶向治疗的潜力(Pardanani et al,2003)。理论上讲,血小板源性生长因子受体 β(PDGFRB)基因重组的髓系肿瘤是相似的。尽管有不同的表现形式,这些肿瘤通常在形态学上具有嗜酸性粒细胞增多的慢性粒-单核细胞白血病的特征。通过形成嵌合 *ETV6(TEL)-PDGFRB* 融合基因蛋白,t(5;12)(q33;p13)核型异常通常与 *PDGFRB* 失调有关;然而也发现其他几个与 *PDGFRB* 易位的基因。FISH 分析可以检测到 *PDGFRB* 位点的变化,但是在微小 *ETV6-PDGFRB* 基因融合时 FISH 结果是阴性的,这表明综合检测需要结合 PCR 和分子细胞遗传学方法。*PDGFRB* 重组的肿瘤患者也被认为可以从伊马替尼治疗中获益(David et al,2007)。与 *PDGFRA* 或 *PDGFRB* 重组的 MLNE 相比,过度表达成纤维细胞生长因子受体 1(FGFR1)的肿瘤患者在某些关键方面存在差异。首先,易位基因编码参与不同细胞信号通路的酪氨酸激酶受体。其次,这些病例与淋系(T-ALL)或混合表型急性白血病以及常见的肿瘤性质的嗜酸性粒细胞增多的表现密切有关。最后,有效的酪氨酸激酶抑制剂疗法治疗 *FGFR1* 重组患者有待建立。细胞遗传学和 FISH 分析可以用来诊断 *FGFR1* 基因重组。

非霍奇金淋巴瘤的分子诊断

分子遗传分析淋巴疾病的基本原理

非霍奇金淋巴瘤(NHL)和慢性淋巴细胞白血病是相对

常见的成人恶性肿瘤，这些疾病的发病率逐年增加（Chiu & Weisenburger，2003；Liu et al，2003；Fisher & Fisher，2004）。淋巴瘤诊断的关键是对与恶性程度密切相关的单克隆性进行检测。很多情况下，可以通过免疫表型研究来鉴定单克隆淋巴细胞增殖——例如，B 细胞肿瘤中的轻链限制性或非典型 T 细胞增殖背景下的异常抗原表达。然而有例子表明上述分析可能不够充分，淋巴细胞群克隆性的确定仍然是诊断的关键问题。在缺乏表型信息的样本，小组织切片或部分降解的标本和石蜡包埋组织中，抗原受体基因重组的分子评估非常有价值。通常采用标准分子克隆性检测方法来确定具有类似良性增生特征的淋巴肿瘤的最终诊断（如滤泡性淋巴瘤或外边缘区 B 细胞淋巴瘤），确定未分化造血与淋巴系统肿瘤的细胞谱系（即 B 与 T 细胞），辅助诊断肿瘤性 T 淋巴细胞增生。

除了典型的光镜下肿瘤细胞特征和免疫表型细胞标志物谱（如通过流式细胞术和免疫组织化学），鉴定重复发生、非随机肿瘤遗传异常（最常见的是染色体易位）也从根本上改善 NHL 亚分类。实际上，该类型的细胞遗传和分子遗传数据构成 2008 年 WHO 淋巴瘤分类的重要组成部分（Swerdlow et al，2008）。下面章节详细介绍了确定 B 细胞和 T 细胞克隆性的分子方法以及常见的复现性淋巴瘤易位的检测和意义。微阵列基因表达谱分析和阵列基因组研究等新近研究成果的应用进一步改变淋巴瘤亚的分类及预后，如此，这些努力将发展为新的分子靶点（Andrulis et al，2012；Balatti et al，2012；2013）甚至是未来诊断应用的技术平台。这些新进展的主要含义也将在 NHL 特异类型中进行简要介绍。

抗原受体基因重组确定克隆性

抗原受体基因重组机制

在骨髓和胸腺中，B 细胞和 T 细胞分别在发育早期发生抗原受体基因重组。DNA 重组过程（即基因重组）本质上包括多个可变（V）基因片段中的一个和连接（J）外显子的剪接融合。在一些位点，特别是免疫球蛋白重链和 T 细胞受体 β 基因，在 V 和 J 片段之间插入一个额外的多样化（D）片段。V-J 或 V-D-J 片段随后与抗原受体基因的恒定（C）区结合，生成完整的能转化为功能抗原受体蛋白的编码序列（图 76-5A、B）（Macintyre & Delbesse，1999；Bassing et al，2002）。无法产生功能受体蛋白的免疫细胞通过细胞凋亡清除掉。未成熟 B 细胞中，染色体 14（q32）免疫球蛋白重链基因（IGH@）首先发生该片段重组，然后染色体 2（p12）κ 轻链基因（IGK@）发生重组。如果后者两个等位基因重组均无效，那么选择染色体 22（q11）λ 位点（IGL@）生成四聚体免疫球蛋白分子。对 T 细胞来说，T 细胞受体 δ（TRD@）（14（q11））和 γ（TRG@）（7（p15））位点在胸腺中启动该过程；然而，许多这些基因重组并不能产生功能异二聚体受体蛋白。因此，重组同时发生在分别位于染色体 14（q11）和 7（q34）的 T 细胞受体 α（TRA@）和 β（TRB@）位点上，从而在绝大多数（90%）T 细胞中产生 Tαβ 受体。几乎所有成熟 Tαβ 细胞仍保留 γ（TRG@）位点基因重组，这是分子分析的关键点（随后讨论）（Rawlings et al，2012）。

免疫球蛋白和 T 细胞受体具有高度多样性，这在一定程度上是由这些位点的许多 V、（D）和 *J* 基因片段基因重组产生的。此外，末端脱氧核苷酸转移酶（TdT）活性使得在未成熟 B 细胞和 T 细胞重组基因片段连接处添加非模板（“N”）核酸碱基，进一步增加序列多样性。由于该过程基本上是随机的，B 细胞和 T 细胞个体具有特异性基因重组序列并在细胞表面表达相应特异性抗原受体免疫蛋白。因此，在多克隆淋巴细胞增生中经常发现抗原受体基因重组分布高度多变，而单克隆细胞的特征是每一个子代细胞中都有单个相同的基因重组。Southern 印记杂交（SBH）分析和 PCR 技术利用这一概念来区分多克隆（良性）和单克隆（恶性）淋巴细胞增殖。

检测抗原受体基因重组的方法：Southern 印记杂交

基因组 SBH 技术是一种相对“大规模”分子方法，包括对高分子量 DNA 样品进行限制性内切酶消化，片段分离，固定在尼龙膜或硝化纤维膜上和特异性放射性核素（或非同位素）标记探针检测一个或多个相对较大的目标 DNA 片段

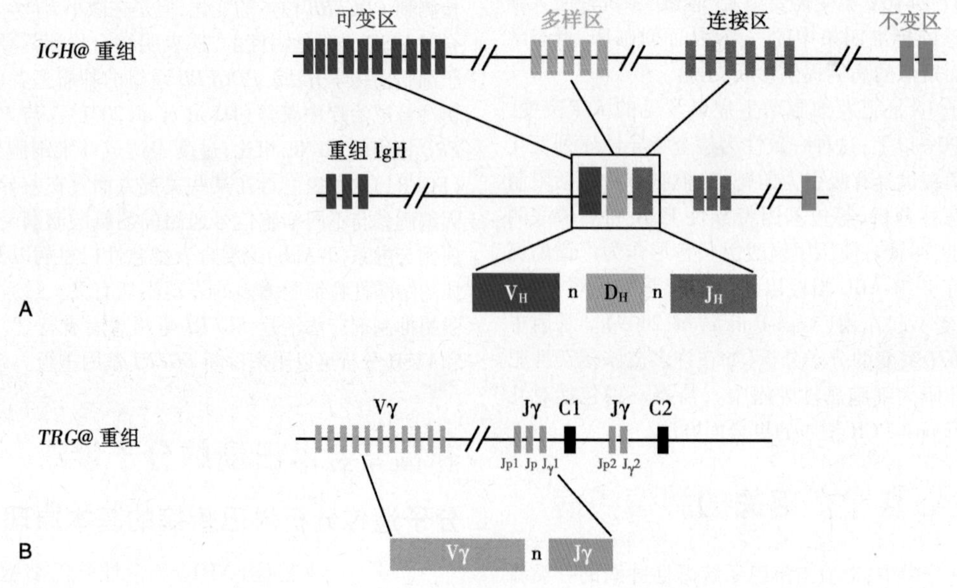

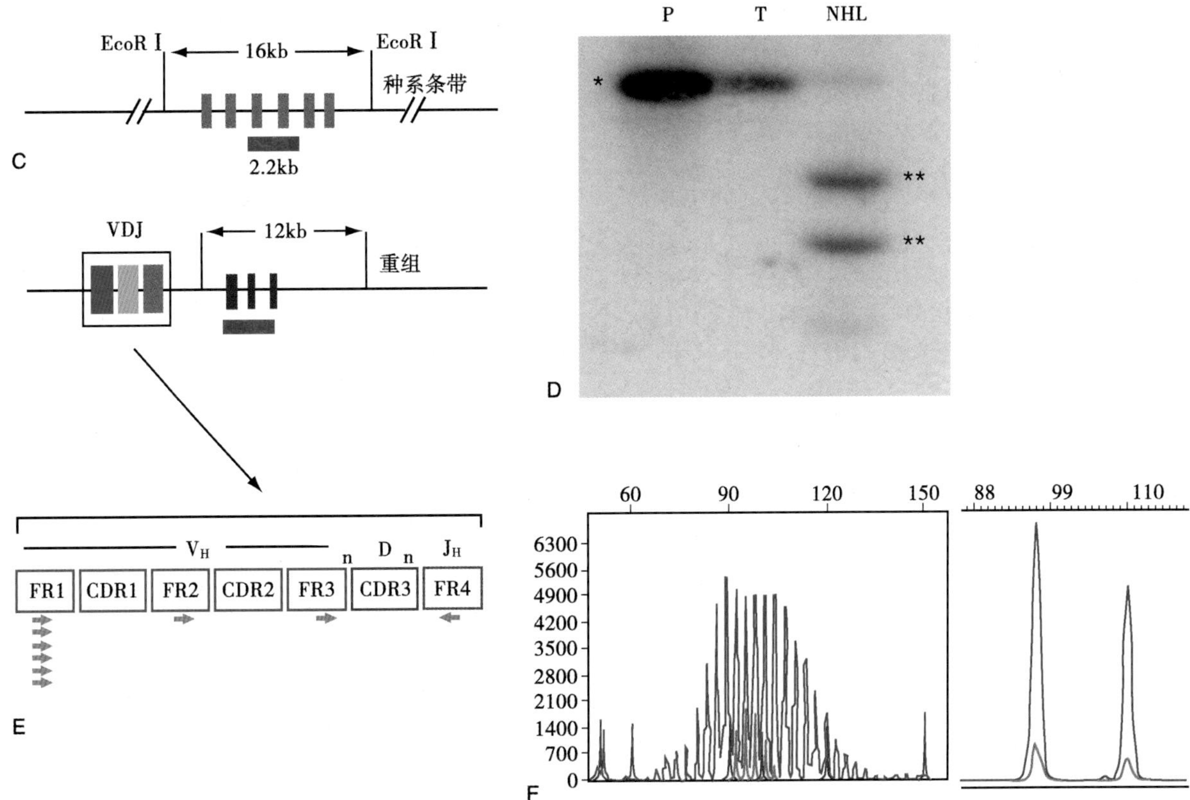

图76-5　免疫球蛋白和T细胞受体基因重组：Southern印迹杂交（SBH）和聚合酶链反应（polymerase chain reaction，PCR）技术确定淋巴细胞克隆性的原理和应用。A. 早期出现在发育B细胞染色体14q32上的免疫球蛋白重链（IGH@）位点体内重组基本过程的原理。IGH@多样性（D_H）的选择和重组与连接基因片段覆盖DNA中间区域的大部分，随后开始募集可变区（V_H）的外显子，形成VDJ编码盒。因为许多V、D和J片段的重组潜力，以及末端脱氧核苷转移酶（TdT）活性使得在重组连接处插入随机数量的"非模板"（N）核苷酸，从而在核苷酸水平上产生了大量多样性。B. T细胞受体伽马基因（TRG@）位于染色体7p15，具有相似的结构和重组特性，但是没有D片段。TRG@基因不太复杂，只有11个功能重组的功能Vγ片段，有两个J片段位点（Jp和Jγ）和两个不变区。C. 14q32染色体免疫球蛋白重链基因（IGH）位点的J区域示意图。J_H外显子用方框表示。J_H区的两端是EcoRi限制性内切酶位点，DNA消化时，将会产生约16千碱基（kb）大小的J_H区片段。该DNA打片段可以通过SBH使用克隆或PCR生成的放射性核素标记探针进行检测（图中，该2.*2kb*基因片段被描述为探针）。相反，B细胞基因重组改变J_H区时，限制性酶切位点也将发生改变，这样酶切消化产生的DNA片段与预期大小不同。图中显示为新的12kb J_H片段。单克隆B细胞群中，所有B细胞重组相同，这可以通过SBH技术检测出与原来不同的新条带。D. SBH检测IGH@位点基因重组的典型结果。"P"和"T"分别表示胎盘和扁桃体DNA样本，用EcoRi进行酶切，SBH进行分析，显示只存在种系条带（16kb）（单个星号）。"NHL"带是B细胞淋巴瘤样本，它显示的是一种大小与种系结构有明显区别的克隆性重组带。NHL样本中的两个新条带（两个星星）表明双等位基因IGH@位点重组。E. IGH@基因重组的"微位点"特征，显示连接的VDJ外显子编码区。V_H片段编码大部分免疫蛋白重链可变区。3个支架区（FR Ⅰ～Ⅲ）和两个互补决定区（CDR Ⅰ和Ⅱ）位于V片段。第三个高变区核苷酸序列由V、D和J片段连接以及插入的非模板（n）核苷酸（由酶TdT介导）组成；该区域被称为CDR Ⅲ，代表每个B细胞独特的核苷酸序列。因为存在抗原受体基因位点许多V区片段存在序列同源性以及J片段高度同源性，可以通过PCR方法应用两端"通用"寡核苷酸引物对B细胞或T细胞中大多数基因重组进行检测。该理念用橙色箭头表示。使用针对不同抗原受体位点的多重引物增加在淋巴细胞中发现罕见免疫球蛋白或T细胞基因重组的机会。F. 用荧光标记通用引物和毛细管电泳分析IGH@ PCR的典型结果。多克隆B细胞VDJ重组大小不同，以使用的V、D和J片段性质和限量插入的n-核苷酸进行界定。该片段大小范围正常分布，如左侧所示。相反，单克隆B细胞的特征是单一重组（或双重组，如果是双等位基因），如右侧所示

(Cossman et al, 1988; Beishuizen et al, 1993; Langerak et al, 1999; Macintyre & Delbesse, 1999; Medeiros & Carr, 1999; Arber, 2000)。图 76-5C、D 显示基因组 SBH 用于诊断淋巴瘤的原理。检测原理是从感兴趣组织中收集大量 DNA,用特异性限制性酶进行消化,然后寻找一种特异的非种系的克隆模式。阳性对照通常是细胞系,阴性对照例如水或缓冲液。消化的 DNA 在凝胶上运行,分离出 DNA 片段,然后转移到硝化纤维膜上。通过与放射性物质、显色染料或荧光染料标记的探针杂交显现 DNA 片段。由于在表 76-5 表中列出的原因,Southern 印记杂交分析经常被 PCR 试验所取代。Southern 印记杂交比 PCR 突出的一个优点是酶消化和多态限制性位点的低假阳性和假阴性结果。

表 76-5 比较 Southern 印记杂交和聚合酶链反应(polymerase chain reaction,PCR)方法:淋巴克隆性分析

	优点	缺点
Southern 印记杂交	基本上没有假阴性结果 可以检测不常见重组(如部分 D-J) 可以检测单克隆基因重组存在	耗成本、费力、技术困难 费时(需要 1~2 周) 可能使用到放射性核素标记探针 要求高分子量 DNA 要求大量 DNA(每次酶消化 5μg) 有限的分析灵敏度(可以在背景细胞中检测出 5%~10%单克隆细胞)
PCR	快速(24~48 小时)、便宜、技术上简单 DNA 来源很广,包括固定的石蜡包埋组织 需要 DNA 量少(每次反应 0.5~1μg) 灵敏度高(理论上 1%~5%,可以扩增) 可以结合不同 PCR 位点策略增加检出率	假阳性风险(污染、偏态 T 细胞基因重组) 假阴性风险(检测率不是 100%) 可能会漏掉单克隆细胞 使用通用引物时,由于多克隆淋巴细胞背景而影响分析灵敏度

DNA,脱氧核糖核酸(Deoxyribonucleic acid);PCR,聚合酶链式反应(polymerase chain reaction)

Southern 印记杂交和 PCR 进行淋巴克隆性评估的优缺点

使用 PCR 还是 SBH 取决于一些因素,如组织来源、研究的淋巴增殖性疾病类型、检验灵敏度、假阳性率和假阴性率。表 76-5 总结了各自的优点和缺点。一般来说,由于检测相对简单快速,PCR 技术在鉴定克隆性方面广受欢迎。相反,SBH 方法费力昂贵;还可能涉及放射性探测器的使用,需要大约 1~2 周时间才能完成。SBH 另一缺点是需要高质量新鲜或冷冻组织(高分子量 DNA),灵敏度相对较低(约 5%~10%)。与 SBH 相比,PCR 更具优势,检验周期 2~3 天内,更便宜,而且需要很少起始 DNA 量(如 0.5~1μg)。此外,PCR 使用新鲜样本或固定的石蜡包埋组织来源的样本,尽管某些固定剂(如 B5)或淋巴结或骨髓处理时常用化学物质可能会抑制 PCR。尽管多克隆 B 细胞或 T 细胞背景可能会显著降低该技术检测单克隆淋巴细胞的能力,但 PCR 检测克隆性的灵敏度理论上是 1%~5%。

尽管 PCR 方法似乎比 SBH 更有优势,但该技术偶尔也会受到假阴性试验结果的影响,因为不可能设计出通用引物来捕捉所有可能的抗原受体基因重组;B 细胞超突变是其中一个例子,尽管很大程度上可以通过多引物策略和增加 IGK@ 位点来解决。更重要的是,用 PCR 方法来解读 T 细胞基因重组时,假阳性风险不罕见。该情况最常发生于 TRG@ 位点,由于有限的 *V* 和 *J* 基因片段重组潜力,在显著的反应性 T 细胞增殖过程中会导致非特异性("伪克隆")扩增产物产生。以下情况都可能发现存在异常 T 细胞,包括自身免疫性疾病、同种异体器官移植或正常老化。因此,用 PCR 对 T 细胞克隆性研究的诊断性解释有时会更不确定,可能会出现"模棱两可"的结果。此外,"杂乱"位点重排的存在(如 B 细胞的 TRG 重组,反之亦然),尤其是在淋巴母细胞性白血病/淋巴瘤病例中,表明在一些淋巴肿瘤中,并没有严格遵循抗原受体基因重组的特异性(Szczepanski et al, 2002; Larmonie et al, 2013)。

总的来说,PCR 和 SBH 在 B 细胞和 T 细胞增殖过程中确定克隆性时互补。尽管优化后的 PCR 检测率略低于 100%,但目前基于 PCR 的方法提供快速有效的替代 SBH 检测 B 细胞和 T 细胞位点,但是假阳性结果风险(特别是 T 细胞受体基因重组)需要警惕。很明显,抗原受体基因重组 PCR 分析结果必须始终与临床及相关病理或其他实验室数据同步进行合理解释。基于 PCR 的方法改进(包括广泛覆盖多抗原受体位点)使其能在大部分情况下替代 SBH 检测淋巴细胞克隆性;然而,一些诊断实验室仍然保留 SBH 以解决疑难案例。最后,PCR 分析在某些情况下由于灵敏度而获益。由于不同淋巴肿瘤的克隆抗原受体基因重组是不同的,所以这些 DNA 标志物可用于高灵敏(例如 10^{-3}~10^{-5})高特异性检测治疗后血液或骨髓 MRD(Szczepanski et al, 2002; Van der Velden et al, 2003; Szczepanski, 2007; Van der Velden et al, 2007)。其中一个主要的例子是诱导治疗结束时定量 MRD 水平证明与儿童淋巴细胞白血病的无事件生存和总生存密切相关(Cave et al, 1998; Van Dongen et al, 1998; Nyvold et al, 2002; Campana, 2008; 2009; Flohr et al, 2008; Ramchandren et al, 2013)。这些数据现在正与其他肿瘤相关的分子遗传特征(如前所述)综合应用,来改善这些患者个人风险评估和治疗选择。

常见淋巴瘤相关染色体易位的分子检测和意义

通过鉴定与特定肿瘤相关的复现性染色体易位(表 76-6),我们对 NHL 生物学的认识取得很大进展(Vega & Medeiros, 2003)。鉴定这些遗传异常不仅对诊断意义重大,而且通常还能提供预后信息,特异性肿瘤标志物可用于检测残留灶。一般

来说，染色体易位在B细胞NHL中更普遍，形成两基因位点融合，IGH@位点最常涉及。该病理过程中，正常受高度调节的原癌基因通过与免疫球蛋白基因融合而被持续激活，从而导致Burkitt淋巴瘤（BL）和一些大B细胞淋巴瘤*MYC-IGH@*基因融合标记癌蛋白过度表达。少数情况产生嵌合融合基因并表达融合mRNA和蛋白质；这种情况发生于t(2;5)/*NPM1-ALK*异常的T细胞系ALCL。任何一种情况中，干扰正常淋巴细胞生长、平衡或细胞死亡（也就是细胞凋亡）在淋巴瘤发生过程中起中心作用（Morris et al，1995；Hernandez et al，1999；Takeuchi et al，2011；Chung et al，2012）。许多肿瘤中的淋巴瘤相关易位与重组酶激活基因（RAG）和DNA断裂修复酶系统的畸变相关，后者在正常抗原受体基因重排时或经过例如体细胞超突变（SHM）和需要酶AID类别转换重组的生发中心过程中处于活化状态（Pasqualumli et al，2008）。白血病和淋巴瘤易位的确切机制不完全清楚，但可能涉及细胞循环过程中的非随机空间相近性，脆性位点（如易碎和易重组的DNA单链中间体）以及其他因素（Roix et al，2003；Raghavan et al，2004；Schwartz & Murray，2011）。然而，大多数急性白血病相关易位都是通过鉴定其相应嵌合mRNA进行识别，而淋巴瘤基因融合异常则需要不同的分子诊断策略。由于两个合作基因都存在大量断点，所以可以通过使用基因组DNA的PCR方法检测部分淋巴瘤相关易位；然而，由于基因组断点在大范围的基因组区域存在异质性，很多时候不适合进行PCR检测。所以，FISH和免疫组化技术（检测过表达蛋白质）在NHL亚分类和特异性诊断中起到关键作用。评估全基因表达或调节的新研究技术正在提供更复杂但更全面的*NHL*基因失调通路图（带或不带易位）（见下文）。这些新一代平台已经开始进一步影响淋巴瘤瘤的亚分类和预后；这里简要讨论疾病特异性案例。

表76-6 淋巴瘤相关易位及其产生的基因重组

基因异常	相关疾病	基础分子发病机制	诊断性检测*
t(14;18)/*BCL2-IGH@*	90%FL 20%~30%DLBCL	FL中抗凋亡*BCL2*蛋白过表达；DLBCL不清楚	FISH>PCR
t(1114)/*CCND1-IGH@*	100%套细胞淋巴瘤	G1期细胞周期蛋白D1过表达	FISH≫PCR
3q27/*BCL6*	30%DLBCL	生发中心B细胞成熟时正常*BCL6*调节受到干扰	FISH
t(8;14)/*MYC-IGH@*和突变体*MYC*易位	100%BL；5%~10%DLBCL；*BCL2*或*BCL6*重组的高分级的B细胞淋巴瘤罕见	早期反应性促有丝分裂转录因子*MYC*过表达	FISH
t(11;18)/*API2-MALT1* t(14;18)/*MALT1-IGH@* t(1;14)/*BCL10-IGH@* t(3;14)/*FOXP1-IGH@*	淋巴结外边缘区淋巴瘤(约20%~30%)	上调NFκB信号转导通路活性	FISH；RT-PCR（检测API2-MALT1 mRNA）
t(2;5)/*NPM1-ALK*和突变体*ALK*易位	T细胞间变性大细胞淋巴瘤（约80%~90%）；*ALK*阳性大B细胞淋巴瘤罕见	*ALK*酪氨酸激酶持续激活和异常定位	FISH（所有变异型） RT-PCR（检测NPM1-ALK mRNA）
14q32/*TCL1A*	T细胞前淋巴细胞白血病(T-PLL)	转录因子过表达	FISH

BL，淋巴瘤（Burkitt lymphoma Burkitt）；DLBCL，弥漫性大B细胞淋巴瘤（diffuse large B cell lymphoma）；FISH，荧光原位杂交（fluorescence in situ hybridization）；FL，滤泡性淋巴瘤（follicular lymphoma）；PCR，聚合酶链反应（polymerase chain reaction）；RT-PCR，逆转录聚合酶链反应（reverse-transcriptase polymerase chain reaction）

*表示分子技术检测；特异性诊断也可以通过检测特异性蛋白过表达来建立（如细胞周期调节蛋白D1和套细胞淋巴瘤，ALK和间变性大T细胞淋巴瘤。PCR包括使用适当的后扩增检测技术（如凝胶/毛细管电泳、熔解曲线分析和测序）

滤泡性淋巴瘤和弥漫性大B细胞淋巴瘤中的t(14;18)/BCL2-IGH@异常

t(14;18)(q21;q32)是B系淋巴瘤常见易位。分子水平上，该易位导致*BCL2*基因与免疫球蛋白重链位点（IGH@）J区融合。因此，18q21上的*BCL2*基因在14q32高度活跃的IGH@增强子调节下，导致*BCL2*蛋白过度表达。*BCL2*基因产物是典型抗凋亡蛋白，能抑制暴露于基因毒性或代谢应激状态的细胞发生程序性死亡。因此，*BCL2*过度表达可以保护肿瘤细胞免受各种致命细胞毒性影响，并促进形成有利于获得其他进展相关遗传异常的背景环境（Cory & Adams，2002；Reed，2008；Green et al，2013）。*BCL2*基因重组发生约占滤泡性淋巴瘤85%~90%，约占弥散性大B细胞淋巴瘤（DLBCL）20%~25%，很少发生在其他B淋巴细胞增殖性疾病中。*BCL2*基因位点的部分基因结构如图76-6所示。大部分（50%~65%）*BCL2*基因断裂-融合位点发生于外显子3中3’非编码片段约150bp紧密聚集区，被称为主要断点区（MBR）。*BCL2*其他松散聚集断点区，包括小集群（mcr）、中间集群（icr）、MBR 3′区和mcr 5′区（Akasaka et

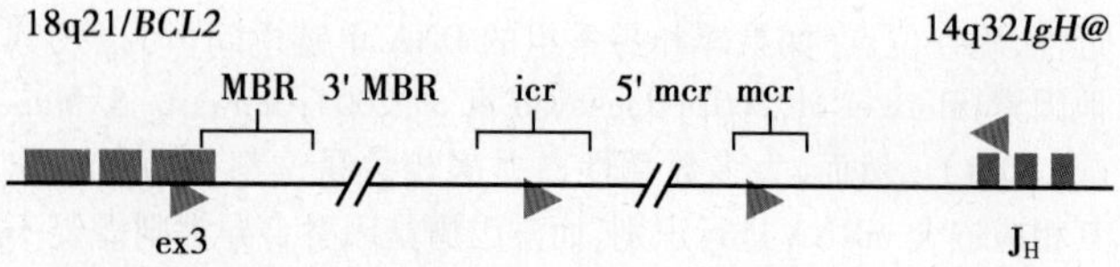

图 76-6 非霍奇金淋巴瘤中的 t(14;18)/*BCL2-IGH@*。*BCL2* 基因在大多数滤泡性淋巴瘤和大 B 细胞淋巴瘤亚型的 IGH@ 位点发生易位重组。大多数基因断点相对紧密地聚集在 *BCL2* 基因非编码第三个外显子的 3′区，称为主要断点区(MBR)。已经发现多达 4 个其他 *BCL2* 断点集群：小集群区(mcr)、中间集群区(icr)以及分别位于 MBR 和 mcr 远端和近端的两个区(即，3′MBR 和 5′mcr)。*IGH@* 基因断点发生在 J_H 片段区。由于断点聚集性以及重组 *BCL2* 和 J_H 之间相对较短的插入距离，*BCL2* 和 J_H PCR 通用引物(橙色箭头表示)可以用来检测 t(14;18)(q21;q32)引起的许多 *BCL2-IGH@* 基因融合。然而，BCL2 断点广泛分布阻碍 PCR 鉴定一系列重组，这使得荧光原位杂交分析成为检测选择的方法。密切相关的 t(14;18)变异发生在低度结外边缘区 B 细胞("MALT")淋巴瘤中，形成 *MALT1-IGH@* 基因融合。尽管它们核型相同，但 FISH 探针分析可以很容易分辨出与 *BCL2-IGH@* 异常的区别

al,1998;Albinger-Hegyi et al,2002;Caro et al,2012)。

MBR 的 *BCL2* 基因重组可以很容易通过 PCR 方法进行检测，该方法使用基因组 DNA 和 MBR 附近与 *IGH@*-JH 区的通用引物(Aster & Longtine,2002;Hsi et al,2002;Iqbal et al,2004;Gu et al,2008;Lam et al,2008)。由于分布不均，其他 *BCL2* 断点区更难作为 PCR 检测靶点；一些研究人员描述了使用特异性远距离 DNA PCR 技术(要求使用高分子量 DNA 模板)或多引物 RQ-PCR 来检测 *BCL2* 重组(Akasaka et al,1998;Albinger-Hegyi et al,2002;Weinberg et al,2007;Green et al,2013)。然而，与高度可靠的使用 *BCL2* 和 *IGH@* 双标位点特异性探针的 FISH 分析相比，这些 PCR 方法检测灵敏度有待提高(Vega & Medeiros,2003;Einerson et al,2005;Lam et al,2008)。FISH 是一种通用方法，可以在新鲜或石蜡包埋组织提取的细胞核中进行。许多分子诊断实验室仍在使用 PCR 技术进行 *BCL2-IGH@* 易位检测，尽管解释结果时需要认识到其检测灵敏度。

鉴定肿瘤淋巴细胞增殖 *BCL2* 基因重组对于临床上诊断和疾病分类十分有用。非典型或者典型的良性滤泡性增生病例在组织学上和表型上很难与滤泡性淋巴瘤区分，这种情况下，克隆性免疫球蛋白基因重组和(或)*BCL2-IGH@* 异常可以明确滤泡性淋巴瘤诊断。此外，鉴定 *BCL2-IGH@* 可以用来区分低度滤泡性淋巴瘤和其他形态学上容易混淆的小 B 细胞淋巴瘤类型，如：套细胞或边缘区类型。*BCL2* 基因重组对滤泡性淋巴瘤相对特异，而且几乎总是与 *BCL2* 蛋白过表达有关。相反，许多 B 细胞淋巴瘤和淋系白血病的 *BCL2* 蛋白质同样表达失调(如通过基因扩增或表观遗传机制)，但是缺少结构性 *BCL2* 基因易位，这表明蛋白质表达本身不能用于淋巴瘤特异分型(Green et al,2013)。少数滤泡性淋巴瘤缺少 t(14;18)/*BCL2-IGH@*。一些 *BCL* 重组阴性的滤泡性淋巴瘤表现出较高细胞学分级(如 3B 级)，与 *BCL6* 原癌基因易位相关(Katzenberger et al,2004;Gu et al,2009;Cheung et al,2010;Green et al,2013)。"*BCL2* 阳性"和"*BCL2* 阴性"滤泡性淋巴瘤之间没有发现显著生存差异，但是高分辨率基因组学和基因表达分析研究表明它们具有不同分子途径(Leich et al,2009)。

DLBCL 中，t(14;18)/*BCL2-IGH@* 与"生发中心"表型相关。虽然越来越多证据表明，生发中心型 DLBCL 临床结果相对较好，但 DLBCL 中 t(14;18)的预后价值仍然存在争议(Gascoyne et al,1997;Barrans et al,2003;Caro et al,2012)。

BCL2 位点的重组或基因增加与部分"非生发中心"表型的 DLBCL 病例的不良预后相关(Obermann et al,2009a;Pasqualumli et al,2011;Morin et al,2013)。更重要的是，*BCL2-IGH@* 和 *MYC* 基因突变共存的 B 细胞淋巴瘤亚型侵袭性极高(Compagno et al,2009;Witzig et al,2011;Chung et al,2012;Yang et al,2012;Morin et al,2013;Zhang et al,2013;Benetatos et al,2014)。

套细胞淋巴瘤中的 t(11;14)/*CCND1-IGH@*

当进行小 B 细胞肿瘤鉴别诊断时，t(11;14)(q13;q32)是套细胞淋巴瘤诊断的特征性病症。该异常也发现于多发性骨髓瘤(Chapman et al,2011;Egan et al,2012)。虽然先前认为存在于部分 B 细胞幼淋巴细胞白血病，脾边缘带淋巴瘤(也被称为伴绒毛淋巴细胞脾淋巴瘤)和慢性淋巴细胞白血病(CLL)，但对 MCL 临床和病理分型进行严谨再评估得出结论，这些实际上是 MCL 非典型表现(Salido et al,2010)。t(11;14)是 11q13 基因组区域 *BCL1* 和 *IGH@* 基因 J_H 区融合(Hartmann et al,2010)。编码细胞周期蛋白 *D1* 基因(CCND1)位于 *BCL1* 大部分断点的端粒方向部分，但由于易位还是 *IGH@* 转录失调的靶点。细胞周期蛋白依赖性激酶 4 和 6(cdk4,cdk6)的活性依赖细胞周期蛋白 D1，后者是 G1 早期细胞周期蛋白；这些全酶复合物主要通过视网膜母细胞瘤蛋白磷酸化来促进增殖细胞细胞周期 G1/S 转变(Sherr,2000)。细胞周期蛋白 D1(与其他相关细胞周期蛋白 D2 和 D3 不同)不在正常 B 细胞中表达。细胞周期蛋白 D1 致癌性过表达被认为在 MCL 发病机制中扮演关键角色，这在最近基因表达谱研究鉴定 MCL 整体"增殖性"转录特征中得到验证(Rosenwald et al,2003;Bertoni et al,2004;Pedro Jares,2008;Hartmann et al,2010)。在其他"小 B 淋巴细胞"肿瘤中，这种增殖和抗凋亡肿瘤表现型预示着 MCL 预后相对较差。

所采用方法不同，鉴别 MCL(11;14)或 *CCND1* 基因重组就不同。*BCL1* 位点断点区涵盖 11q13 的很大一部分区域。近一半 *BCL1* 断点发生于主要易位群集区(MTC)，断点集中于定位明确的小区域(Williams et al,1991;1993a;Chibbar et al,1998)。MTC 位于着丝粒方向离 *CCND1* 基因近 120 千碱基(kb)处。用 Southern 印记分析定义的其他断点位于 MTC 更远端，或者紧靠 *CCND1* 基因的 5′区域(Williams et al,1991;1993a;1993b)。SBH 使用针对 MTC 和其他基因组探针可以在 70%的 MCL 病例中检测到 *BCL1*；然而，技术复杂性以及在多个 *BCL1* 区缺乏常见基因探针，使得 SBH 不符合常规诊断要求。基于 DNA 的 PCR 技术已经成功应用于鉴别包含 MTC 区的 *BCL1-IGH@* 融合亚型，易位总检出率约 40%(Pinyol et al,1996;Chibbar et al,1998;Hartmann et al,2010;Green et al,2013)。很明显，*BCL1* 位点包含的广泛分布的断点区使得这些分子诊断方法检测难度增加。基于此，FISH 技术被随后发展成分析 MCL t(11;14)/

*CCND1-IGH@*基因异常的最佳方法，几乎可以100%检测出重组(Remstein et al,2000b;Belaud-Rotureau et al,2002)。一些研究人员还描述了利用RQ-PCR评估细胞周期蛋白D1mRNA水平辅助诊断MCL，尽管这并没有比基因组FISH分析更具明显优势(Elenitoba-Johnson et al,2002;Thomazy et al,2002;Jones et al,2004)。最后，通过免疫组织化学技术在固定的石蜡包埋的组织中发现细胞周期蛋白D1蛋白过表达，为MCL诊断提供一种快速、广泛适用的补充方法(Belaud-Rotureau et al,2002)。在其他B细胞淋巴瘤中(比如：一部分毛细胞白血病、罕见的慢性淋巴细胞白血病和大B细胞淋巴瘤)，即使没有*CCND1-IGH@*基因融合，cyclin D1蛋白会发生获得性过表达，这使得免疫组化分析偶尔会复杂化(Dietrich et al,2012)。在这点上，与临床表现、形态和免疫表型的相关性至关重要，分子或FISH研究基因组t(11;14)/*CCND1-IGH@*仍然是重要的辅助诊断手段。

尽管缺乏t(11;14)和细胞周期蛋白D1过表达，*MCL*基因表达研究数据也鉴定出一些罕见的形态学和表型典型的MCL病例(Rosenwald et al,2003;Ramchandren et al,2013)。转录谱研究揭示了这些淋巴瘤和细胞周期蛋白D1阳性MCL的相似特点(Fu et al,2005)。至少部分这些非常见类型MCL与涉及*CCND2*或*CCND3*基因易位，或D2、D3型细胞周期蛋白过表达相关(Wlodarska et al,2008;Hartmann et al,2010)。用免疫组织化学方法鉴定SOX11蛋白或许对这些病例有所帮助(Mozos et al,2009)。

结外边缘区B细胞淋巴瘤中的MALT1、BCL10和*FOXP1*基因异常

结外边缘区B细胞淋巴瘤(EN-MZL)，也被称为黏膜相关淋巴组织(MALT)淋巴瘤，是不常见的、生物学异常的淋巴肿瘤。除了在许多不同结外组织肿瘤性生长的(如胃、肺、唾液腺和胸腺)特征之外，这些肿瘤通常以存在诱发感染或自身免疫性的条件和预先存在的或共存的反应性淋巴组分为特征。胃EN-MZL是一个典型例子：大量这种淋巴瘤伴随幽门螺杆菌感染，这在早期疾病发病机制中起关键作用(Zumla et al,2000;Isaacson & Du,2004;Kiel et al,2012)。除了这些潜在状况外，一些重现性遗传异常与EN-MZL有关，甚至在一些情况下可以定义EN-MZL。这些淋巴瘤的一部分可能具有正常核型或最少染色体数量变化(如3或18三染色体)；然而，最近在一部分EN-MZL中发现特异性易位，其发生频率和组织位点分布多变(Du,2007)。首先发现的是t(11;18)(q21;q21)/*API2-MALT1*，其特征是凋亡抑制基因(*API2*或*IAP2*)与编码paracaspase样蛋白基因(*MALT1*，之前叫做*MLT1*)融合(Dierlamm et al,1999;Rosenwald et al,1999;Baens et al,2000;Kalla et al,2000;Motegi et al,2000;Remstein et al,2000a;Yonezumi et al,2001;Ye et al,2003a;2003b;Rossi et al,2011,2012b)。*API2-MALT1*阳性肿瘤好发于胃和肺，在其他部位很少出现。EN-MZL中第二种易位是t(14;18)(q21;q32)源性*MALT1-IGH@*基因融合(Murga Penas et al,2003;SanchezIzquierdo et al,2003;Streubel et al,2003;2004;Remstein et al,2004;Ye et al,2005)。值得注意的是，*MALT1*基因位于染色体18q *BCL2*位点偏着丝粒端，因此，这两个t(14;18)相关基因融合用标准细胞遗传学方法无法区分，因此需要使用FISH分析来进行精确诊断。*MALT1-IGH@*阳性淋巴瘤好发于眼眶、腮腺、肺、皮肤等部位，在胃中很罕见。EN-MZL其他罕见易位包括t(1;14)(p22;q32)/*BCL10-IGH@*和t(3;14)(p14.1;q32)/*FOXP1-IGH@*异常(Wotherspoon et al,1990;Willis et al,1999;Streubel et al,2005)。值得注意的是，一些报告的EN-MZL中*API2-MALT1*和*MALT1-IGH@*组织位点分布可能反映了其他因素，例如，地理差异，器官中与最初描述不同的MALT淋巴瘤的复发或其他致病因素(Remstein et al,2006;Kiel et al,2012)。尽管易位基因和组织分布极度复杂，但在EN-MZL发展过程中，基本发病机制将这些因素联系在一起。通过*MALT1*或*BCL10*蛋白过表达，或通过表达异常活跃的嵌合*MALT*1部分(即，由于*API2-MALT1*基因融合)，NF-κB信号转导通路持续激活，进而对细胞生长、免疫性和细胞凋亡调控产生巨大影响(Isaacson & Du,2004;Du,2007)。NF-κB通路的中心作用也为发展小分子抑制剂疗法提供靶点。基因表达谱研究结果进一步增加对MALT淋巴瘤通路下调的理解(Chng et al,2009)。

FISH对这些易位进行检测通常效果最好(Remstein et al,2006)。RT-PCR分析检测*API2-MALT1*也有报道，代表了检测t(11;18)的另一种方法(Zhang et al,2006)；然而，由于这两种基因存在大量断点异质性，因此需要多个引物和高质量RNA，而高质量RNA通常是小组织或石蜡包埋切片检测的一个限制因素。诊断MAIL淋巴瘤不一定需要其他研究来检测这些特异性易位。相反，某些情况下，通过FISH方法检测EN-MZL相关易位，对于诊断具有混合反应性或增生特征而形态学鉴定困难的淋巴瘤非常有用，对于区分真正MALT淋巴瘤和另一种低级别B细胞淋巴瘤亚型也很有用。更具体地说，发现胃EN-MZL *API2-MALT*对治疗管理具有潜在重要意义。在相当一部分非EN-MZL易位的胃癌中，使用广谱抗生素根除幽门螺杆菌可以诱导肿瘤消退。然而，*API2-MALT1*基因融合暗示一种独特发病机制，对这种非化疗药物不敏感(Liu et al,2001;2002)。

在EN-MZL诊断中，经常采用标准PCR分析免疫球蛋白基因重组来确认存在单克隆B细胞。使用PCR评估治疗后微量残留病可能存在更多问题。使用PCR技术在治疗后胃EN-MZL患者活检中发现了克隆B细胞，但其意义存在争议，一些报告显示，组织学上根除淋巴瘤后，单克隆性依然持续存在，而另一些报告却显示在良性胃淋巴细胞增殖中出现克隆性B细胞群(Bertoni et al,2002;Wundisch et al,2003;Kiel et al,2012)。虽然许多研究采用不同灵敏度PCR技术，但在成功治疗的患者中，PCR检测到克隆性B细胞减少通常远远滞后于胃组织学正常化。这些发现表明需要谨慎解读分子克隆性结果，在该临床背景下需要仔细与形态学结果联系分析。

慢性淋巴细胞白血病/小淋巴细胞淋巴瘤：分子和细胞遗传学预后标志物

慢性淋巴细胞白血病和小淋巴细胞淋巴瘤(CLL/SLL)总体上表现为B淋巴细胞增殖性疾病，通常早期不需要治疗干预。然而，经过十年的发展，可以不依赖于临床分期而对更明确的预后亚型进行定义，这反过来可以对那些面临早期疾病进行性发展和不良结果风险的患者进行鉴定(Seiler et al,2006;Zent et al,2006;Hamblin,2007;Moreno & Montserrat,2008,Byrd et al,2013)。恶性血液学这一领域综合了表型、细胞遗传学和分子遗传学肿瘤特征，以便为这些患者提供复杂预后预测方

法。常见的表型不良因子包括细胞表面 CD38 抗原高表达以及信号激酶 ZAP-70 过表达。在 CLL/SLL 中发现几种重现性细胞遗传学异常，都不具有疾病特异性。这些异常包括 13 号染色体或 13q 缺失、11q 缺失、17p 缺失和 12 三体。使用 FISH 技术靶向 DNA 探针检测细胞遗传学变化最可靠。只存在单独的 13q 与相对较好预后有关（Foa et al，2013）。相比之下，11q-和 17p-表示疾病更具侵袭性，早期需要化疗。后两种情况中，这些染色体位点最小缺失区分别包括 *ATM* 和 *TP53* 基因。大多数缺失 17p 的 CLL 中，遗留的等位基因发生 *TP53* 突变，表明抑癌基因 p53 表达的双等位基因缺失（Dicker et al，2009；Fabris et al，2008；Del Giudice et al，2012；Domenech et al，2012）。虽然 17p-CLL 病例占 10%甚至更少，但这些患者并发症发生率高，并且嘌呤核苷类化疗药物难以治疗。鉴定 SHM 肿瘤 *IGH@* V 区是 CLL/SLL 生物学上的主要进展。以前认为 CLL/SLL 是一种“幼稚”或前生发中心 B 细胞恶性疾病；SHM 涉及免疫球蛋白基因的发现表明，这些肿瘤细胞在生发中心环境中接受抗原刺激，并且功能上与记忆 B 细胞关系更密切。从预后角度看，CLL/SLL 患者 IGH@ V 区有突变（定义为>2%种系 DNA 序列核苷酸偏差）和未突变的临床结果明显不同（Hamblin et al，1999；Oscier et al，2002；Tobin & Rosenquist，2005；Del Giudice et al，2012）。目前分子血液病理实验室已经对 *IGH@* V 区等位基因突变进行分析，从技术上讲，大大促进抗原受体基因数据库的全面发展（e. g. ImmunoGenetics；http：//imgt. cines. fr）。这些不同的预测基因和表型参数可以共存于任何一个 CLL/SLL 病例中，从而在同一例患者中可出现一组复杂（通常）且矛盾的数据（Domenech et al，2012；Foa et al，2013）。17p-是例外，用 FISH 和分子筛选检测 TP53 突变（如通过 PCR 和测序）对于识别鉴定这些高风险 CLL/SLL 患者来说十分重要，替代疗法和早期治疗干预措施对这些患者可能有用（Zenz et al，2008；Rossi et al，2009；Byrd et al，2013；Foa et al，2013）。

弥漫性大 B 细胞淋巴瘤：*BCL6* 和 *MYC* 基因的异常的作用以及基于基因表达谱的分类

弥漫性大 B 细胞淋巴瘤（DLBCL）具有中度细胞学变异与一系列临床结果和生物学上的显著异质性。虽然在化疗免疫治疗（如“CHOP”+利妥昔单抗，即 R-CHOP）时代，近 50%原发性 DLBCL 患者临床上诊断为“治愈”疾病，但要鉴别疗效良好和预后不良患者还不是很容易。DLBCL 细胞遗传学研究揭示了一系列发现，包括正常核型，复杂核型和重现性基因重组异常。涉及 *BCL2*、*BCL6* 和 *MYC* 基因易位的重现性基因重组异常最常见、最重要。染色体 3q27 和 *BCL6* 基因细胞遗传学异常是约 20%～40%DLBCL 和更少滤泡性淋巴瘤的典型特征。与大多数其他淋巴瘤相关易位相反，*BCL6* 融合基因涉及大量合作基因，其中许多与抗原受体基因无关（Chen et al，1998；Ohno，2004；2006；Shi et al，2012）。然而，一组病例携带有 t(3；14)(q27；q32) 异常，将 *BCL6* 基因与 *IGH@* 位点连接，而另一些则可能涉及免疫球蛋白轻链基因位点。另外，60%～70% DLBCL 在 *BCL6* 5′非编码调节区发生体细胞突变（Davis et al，2010）。

BCL6 在正常生发中心淋巴细胞中进行表达（中心母细胞和中心细胞），而该基因产物对于形成正常生发中心反应，T 细胞依赖性抗体反应，以及控制 Th2 型细胞诱导炎症反应都至关重要（Dent et al，1997；Ye et al，1997；Polo et al，2004）。*BCL6* 转录程序在正常 B 细胞抑癌基因表达时显示激活，但它在大 B 细胞淋巴瘤细胞中活性下调（Ci et al，2009）。*BCL6* 也在功能上下调 p53 和 ATR 肿瘤抑制蛋白（Phan et al，2004；Jardin et al，2007；Ranuncolo et al，2007；Caro et al，2012）；BCL6 的功能是保护正常生发中心 B 细胞，以免受体细胞超突变时，生理 DNA 双链断裂诱导产生的凋亡信号，从而使得免疫球蛋白亲和力成熟化。由于这种环境，部分经历生发中心的正常 B 细胞在 *BCL6* 基因 5′非编码区中获得体细胞突变（Shen et al，1998）；然而，5′ *BCL6* 突变在 DLBCL 中的分布与在正常 B 细胞中分布不同，这意味着靶向作用于淋巴瘤的区域对基因调节有病理学上的影响（Pasqualumli et al，2003；Jardin & Sahota，2005；Saito et al，2007；Compagno et al，2009）。更重要的是，生发中心前体（幼稚的 B 细胞）不表达 *BCL6* 蛋白，B 细胞离开生发中心时，*BCL6* 蛋白在 B 细胞中迅速下调，意味着该标志物对于正常生发中心环境具有一定的相对特异性。因此，*BCL6* 蛋白表达存在于许多大 B 细胞淋巴瘤，大多数滤泡性淋巴瘤和 BLs 中，但不存在于其他 B 细胞淋巴瘤亚型中（Cattoretti et al，1995；Onizuka et al，1995；Pittaluga et al，1996；Falini et al，1997）。

FISH 分析是检测 *BCL6* 基因重组最敏感的技术。探针的选择很重要，因为 *BCL6* 断点包括一个主要断点区（MBR）和一个可替换的断点区（ABR）（Iqbal et al，2007）。DLBCL 中 *BCL6* 基因改变，无论是易位重组还是 5′调节突变，其临床意义仍未明确。一些研究揭示了来源于 *BCL6* 基因重组的大 B 细胞淋巴瘤的不良预后，可能与非免疫球蛋白基因易位肿瘤有关（Akasaka et al，2000；Barrans et al，2002），而其他研究则显示相反结果或者没有令人信服的预后影响（Jerkeman et al，2002）。Nodal DLBCL 中 *BCL6* 易位的作用也可能与其他不良肿瘤生物因素有关（Shustik et al，2009）。BCL6 结构改变的原发性中枢神经系统 DLBCL 预后似乎明显较差（Cady et al，2008）。如前所述，不存在 t(14；18)/*BCL2-IgH* 时，*BCL6* 改变也可能与滤泡型淋巴瘤的发病机制有关（Katzenberger et al，2004；Gu et al，2009；Cheung et al，2010）。*BCL6* 异常也见于并发 *MYC* 基因异常（见下文）的高度 B 细胞淋巴瘤，移植后大 B 细胞淋巴瘤，以及人类免疫缺陷病毒（HIV）/获得性免疫缺陷综合征（AIDS）继发出现的一些恶性淋巴瘤。尽管大 B 细胞淋巴瘤发展的确切分子机制仍在研究中，但很明显的是，*BCL6* 下调创造了一种有利于其他促淋巴瘤基因重组的细胞环境。

8q24 上 *MYC* 基因重组发生在约 5%～10%的 DLBCL 中，易位到 *IGH@*、免疫球蛋白轻链或非免疫球蛋白基因位点。*MYC* 是一种强效细胞生长因子和经典原癌基因。随后讨论中，将对 *MYC* 基因易位和功能进行更详细的描述。几项大型临床研究表明，未分类伴 *MYC* 基因重组的原发性 DLBCL 患者整体结果都较差（Klapper et al，2008；Obermann et al，2009b；Savage et al，2009；Chung et al，2012）。因为没有明显的表型或临床特征能可靠地确定形态学上典型的 DLBCL 病例中 *MYC* 重组，所以一些研究人员建议通过 FISH 分析对 *MYC* 位点进行常规诊断评估，尽管其患病率相对较低。具有所谓二次打击基因（如 *MYC* 加上 *BCL2* 或 *BCL6* 重组）患者疾病侵袭性很强，但其特征通常类似于 BL 的变异细胞形态学而不是中心母细胞常见类型，因此单独考虑（见接下来对 BL 的讨论）。

近年来见证了基于基因表达特征的 DLBCL 分类模式转变。使用微阵列芯片分析全球肿瘤 mRNA 表达的里程碑式出版物揭示了两个主要 DLBCL 亚型,包括生发中心样 B 细胞(GCB)亚型和激活 B 细胞样(ABC)亚型(Alizadeh et al,2000;Rosenwald et al,2002;Calado et al,2010)。引人注目的是,相对于 ABC 型患者而言,GCB 型患者的生存率要高得多(summarized in de Leval & Hasserjian,2009)。这一结果的有效性已得到其他研究的证实,包括对 GCB 或 ABC 型肿瘤较小基因集评估(Lossos et al,2004;Davis et al,2010)。例如,包括 *BCL6*、*LMO2*、*HGAL* 和 *CD10* 的一系列过表达基因与 GCB 表型密切相关,而 *MUM1/IRF4*、*CD44*、*XBP1* 和其他一些基因更常见于 ABC DLBCL。某些细胞遗传学特征似乎也在这些亚型之间分离,比如在 GCB 肿瘤中发现 t(14;18)/*BCL2-IGH@*,有趣的是,*BCL6* 基因易位在 ABC 淋巴瘤中更为普遍。结果表明,*BCL6* 蛋白过表达在 GCB DLBCL 的发病机制中很重要,但 *BCL6* 基因重组反映了 ABC DLBCL 不同的发病机制和不良特征。最有趣的是,ABC 肿瘤通过 CARD11、BCL10 和 MALT1 等上游通路蛋白异常下调 NF-κB 通路,选择性地针对此途径具有治疗效应,以便更好地管理这些相对难治的 DLBCL 病例(Compagno et al,2009)。目前,尽管有前景的技术发展可能使该方法在更小更有针对性的平台上更加可行,但使用微阵列芯片分析基因表达方法鉴别 GCB 和 ABC DLBCL 类型仍不在常规临床分子诊断领域内。由于缺乏严格基因表达水平到蛋白质的相关性,由于许多 DLBCL 中一些蛋白质标志物表达模式交叉,由于非定量技术缺乏重现性标准,所以试图通过免疫组织化学进行该分类并没有得到真正的成功。最后,值得注意的是,其他小组的基因表达研究揭示了 DLBCL 不同功能亚型(Shipp et al,2002;Monti et al,2005;Davis et al,2010),在这种疾病中,新的生物学和临床相关分类的发展需要彻底了解这些庞大而复杂的数据集。

Burkitt 淋巴瘤和"高分级"B 细胞淋巴瘤(未分类)中 *MYC* 基因的易位

染色体 8q24 上的 *MYC* 位点基因改变通常与 BL 有关;然而,这一基因也与其他几种恶性淋巴瘤的发病机制有关,包括高分化惰性淋巴瘤、HIV/AIDS 相关淋巴瘤、移植后单态性 B 淋巴细胞增殖性疾病。最常见的是,由于 t(8;14)(q24;q32)异常,*MYC* 基因移至 *IGH@* 位点。其他情况下,*MYC* 可能与 *IGK*(2(p12))或 *IGL*(22(q11))轻链基因相邻。在每种情况下,*MYC* 在免疫球蛋白增强序列增强转录作用下过度表达。*MYC*(或 cMyc)通常是一个高度调节转录因子,参与调节细胞周期早期和对有丝分裂信号进行 DNA 复制的细胞核反应通路。淋巴瘤 *MYC* 易位和失调反式激活多同源性靶向基因,最终导致细胞无限增殖(Hecht & Aster,2000)。同时消除促凋亡机制与快速的 Myc 诱导转化协同作用(Beverly & Varmus,2009;DominguezSola & Dalla-Favera,2012)。在伴 t(8;14)的 BL 中,对 *MYC* 区断点的分子结构进行了很好的研究(Hecht & Aster,2000;Blum et al,2004)。在与慢性 Epstein-Barr 病毒(EBV)感染密切相关的所谓地方性 BL 中,*MYC* 断点发生在基因上游,主要涉及 *IGH@* J_H 区。相反,散发型 BL 的 *MYC* 断点位于基因近 5′端,并且与融合到位于相应恒定区(C-)外显子上游的 *IGH@* 同型转换。酶 AID 在生发中心正常 B 细胞分类转换重组和 SHM 过程中至关重要,BL 中 *MYC-IGH@* 易位断裂证明不依赖 AID(Robbiani et al,2008;Chung et al,2012;Benetatos et al,2014)。散发性 BL 与 EBV(20%的病例)的关联少得多。这些数据表明,这些流行病学 BL 变体中涉及 *MYC* 的易位可能发生于发育中 B 细胞不同成熟阶段;然而,临床上,这些差异似乎微不足道。

常规实践中,通过结合临床、形态学和靶向免疫组织化学研究,通常很大程度上可以诊断 BL(Braziel et al,2001)。然而,确诊需要检测 *MYC* 基因重组。由于 *MYC* 基因显著的断点异质性,不能通过标准 PCR 方法确定 *MYC* 易位;目前,FISH 或核型分析仍然是鉴定这些异常的最佳选择。FISH 策略包括使用断裂-分离探针策略靶向 *MYC* 基因位点,然后用位点特异性探针鉴定 *MYC-IGH@* 融合。也提到使用新探针检测免疫球蛋白轻链基因易位(Einerson et al,2006;Dominguez-Sola & Dalla-Favera,2012)。

BL 中一种罕见的具有细胞形态学特征的非典型淋巴肿瘤极具侵袭性(Haralambieva et al,2005;McClure et al,2005)。值得注意的是,这些 B 细胞淋巴瘤通常与 *MYC* 基因重组和 *BCL2* 或 *BCL6* 相关基因易位有关。这些病被称为二次打击淋巴瘤,目前在 2008 年 WHO 淋巴瘤分类中属于"B 细胞淋巴瘤,无法分类,特征在弥漫性大 B 细胞淋巴瘤和 Burkitt 淋巴瘤之间"。该类 B 细胞淋巴瘤具有异质性,包括原发性二次打击病例,*BCL2* 和继发性 *MYC* 重组的转化滤泡性淋巴瘤以及具有复杂核型的 *MYC* 阴性病例(Dominguez-Sola & Dalla-Favera,2012;Richter et al,2012)。鉴于 DLBCL 治疗效应不足,通过形态学和分子遗传学标准对这些高度 B 细胞淋巴瘤的鉴定很重要(Nakamura et al,2002)。在这方面,经常使用 FISH 分析鉴定 *MYC* 和 *BCL2* 或 *BCL6* 二次打击遗传异常(Love et al,2012)。

非霍奇金 B 细胞淋巴瘤中 MYD88 的突变

血液病理学领域从基因测序参与鉴定淋巴肿瘤发病机制的重现性基因突变新信息的能力中明显获益,可能对诊断也有帮助。临床上,利用这类信息诊断淋巴浆细胞性淋巴瘤(LPCL)的意义很大,LPCL 是一种惰性 B 细胞淋巴瘤,由于骨髓受累,临床上表现为淋巴结病并伴全血细胞减少(如贫血,绝对嗜中性粒细胞或血小板减少症)。任何程度骨髓受累并伴分泌 IgM 的 LPCL 定义为 Waldenström 巨球蛋白血症(WM),其更具侵袭性,与冷球蛋白血症、神经病变和症状性高黏血症有关(Swerdlow et al,2008)。因此,确诊 LPCL/WM 对患者的管理和预后十分重要。然而,浆细胞分化的边缘带淋巴瘤(MZL)(一种惰性疾病)可能与 IgM 分泌有关,其组织学和免疫表型可能与 LPCL/WM 没有区别。尽管如此,在 90%WM 病例和 7%MZL 病例中鉴定出 MYD88(L265P)突变的知识(Treon et al,2012)为鉴别这两类疾病提供一种可靠的方法。

间变性大细胞淋巴瘤中 *ALK* 基因的异常

ALCL 是外周 T 细胞 NHL 的一种独特亚型,主要表现为皮肤疾病,或者涉及淋巴结、内脏器官和皮肤系统的疾病更为常见。几乎所有 ALCL 的表型特征都是 CD30(Ki-1)抗原统一表达,CD30(Ki-1)抗原是激活标志物和肿瘤坏死因子家族成员。虽然典型的 ALCL 肿瘤是 T 细胞系,但部分病例没有表达系相关T细胞标志物（“null”细胞表型），但这些病例通常可以根据T细胞受体基因克隆性研究确定为T细胞来源。ALCL一个主要亚型的特征是2p23染色体上间变性淋巴瘤激酶（ALK）基因易位。*ALK*编码通常不会在淋巴细胞中表达的酪氨酸激酶。约90% ALK重组的ALCL中有t（2;5）（p23;q35）异常，导致*ALK*基因与*NPM1*基因融合（Stein et al，2000；Bedwell et al，2011）。如前所述，*NPM1*基因也在许多核型正常的急性髓系白血病中发生突变。由于*NPM1-ALK*基因融合，酪氨酸激酶活性失调和ALK细胞内定位改变，通过增加靶向蛋白磷酸化和信号转导促进淋巴瘤生成（Falini，2001；Chiarle et al，2008）。不同于大多数淋巴瘤相关易位导致的更典型基因过表达结果，*NPM1-ALK*融合的不同之处在于产生嵌合mRNA和蛋白质，尽管T淋巴细胞中正常情况下沉默的*ALK*基因的过度生产似乎是恶性转化的主要机制。调查研究表明，*ALK*失调包括下调T细胞相关抗原、激活NF-κB靶基因活性、抑制正常p53抑癌基因活性以及实现STAT3信号调节的免疫抑制效应（Cui et al，2009；Eckerle et al，2009；Wasik et al，2009；Bedwell et al，2011；Cheng et al，2012）。除了*NPM1-ALK*，该淋巴瘤中也有几种不常见的变异基因重组，包括t（1;2）（q25;p23）/*TPM3-ALK*、t（2;3）（p23;q35）/*TFG-ALK*和inv（2）（p23q35）/*ATIC-ALK*，所有这些都导致*ALK*基因失调（Swerdlow et al，2008；Ferreri et al，2012）。更重要的是，部分融合蛋白可调节异常细胞亚定位中*ALK*激酶的活性。因此，*NPM1-ALK*癌蛋白定位于细胞核和细胞质，而*TPM3-ALK*产物则弥散性分布于细胞质，与*TPM3*基因产物原肌球蛋白3常见位点一致。一些临床研究已经证明*ALK*阳性ALCL的预后较好，无论是哪一种易位。*ALK*阳性ALCL更常见于年轻患者（如小于50岁）和儿童患者。相反，另一组具有相同形态特征和CD30抗原表达的T细胞淋巴瘤没有*ALK*基因重组或*ALK*蛋白表达失调。这些*ALK*阴性肿瘤的全基因组表达谱也不相同，表明其恶性转化的不同途径。最重要的是，*ALK*阴性ALCL具有未分类边缘性T细胞淋巴瘤典型的更具侵袭性的行为，肯定了对分子或免疫表型方法鉴定*ALK*阳性亚型的认可。（Falini et al，1999a；Gascoyne et al，1999；Savage et al，2008；de Leval & Hasserjian，2009；Fornari et al，2009；表bo et al，2012；Ramchandren et al，2013）。除了鉴别ALCL两种主亚型外，*ALK*基因重组还可以帮助区分ALCL和霍奇金淋巴瘤，以及罕见的表型典型的大细胞淋巴瘤之间的鉴别诊断。硅胶乳房假体的罕见并发症是指部分患者体内植入物位点ALCL（*ALK*阴性）的发展（De Jong et al，2008；Ferreri et al，2012）。值得注意的是，原发性皮肤ALCL与*ALK*基因异常或*ALK*异常表达不相关，其结果良好。

t（2;5）阳性ALCL病例中，基因组断点位于*NPM1*和*ALK*基因中的相同内含子区，产生单个独特的*NPM1-ALK*嵌合mRNA。因此，RT-PCR技术可以高特异性和灵敏度检测的融合转录本（Ladanyi et al，1994；Lamant et al，1996；Weiss et al，1995；Wellmann et al，1995；Yee et al，1996；Bedwell et al，2011）。另外，远距离DNA PCR也成功应用于鉴定基因组*NPM1-ALK*异常（Ladanyi & Cavalchire，1996；Sarris et al，1998；Cheng et al，2012）。后一种方法需要高分子量DNA，但不需要分离RNA和逆转录酶。尽管如此，FISH方法仍然是检测*ALK*基因重组最广泛使用的诊断方法（Schwartz & Murray，2011）。本质上，所有易位相关的改变都可以通过使用针对*ALK*位点的断裂-分离探针进行检测；由于其临床价值有限，因此不需要对特异性易位基因伴侣进行说明。就像NHL中其他基因过表达现象一样，也可以利用单克隆抗体针对癌蛋白*ALK*部分诊断ALK阳性ALCL。正如前面所提到的，*ALK*异常的免疫组织化学细胞定位某种程度上与易位类型相关，这反映了融合伴侣片段的影响（Falini et al，1999b；Stein et al，2000；Ferreri et al，2012；Benetatos et al，2014）。

为了完成对*ALK*阳性淋巴瘤的讨论，最近几份报告记录了非常罕见的具有浆母细胞特征的IgA重链阳性弥散性大B细胞淋巴瘤中存在t（2;17）（p23;q23）/*CLTC-ALK*或*NPM1-ALK*基因融合（De Paepe et al，2003；Gascoyne et al，2003；Ramchandren et al，2013）。这些肿瘤也可以通过浆细胞缺乏CD20表达和CD30阴性（与T细胞ALCL相比）的特性进行鉴定。*CLTC*基因编码网格蛋白，嵌合*CLTC-ALK*蛋白具有独特正性颗粒膜的细胞分布，与网格蛋白小窝定位相对应。*ALK*阳性大B细胞淋巴瘤与不良的预后相关（Laurent et al，2009；Ferreri et al，2012）。

T幼淋巴细胞白血病中*TCL1A*基因的异常

T幼淋巴细胞白血病（T-PLL）是一种表达CD4的成熟T细胞白血病。T-PLL经常通过细胞学和免疫表型进行检测，但在外周血和骨髓中有与其他T细胞肿瘤相互混淆的特征。然而，通过*TCL1A*基因重组确诊T-PLL（Pekarsky et al，2001；Krishnan et al，2006；Dearden，2012）。*TCL1A*是一种在正常B细胞中表达而不在正常成熟T细胞中表达的转录因子（该因子目前还没有完全理解）。由于*TCL1A*在前体T淋巴细胞中重组，该基因变得异常活跃，形成T-PLL的发病机制。*TCL1A*重组在其他T细胞淋巴瘤亚型中没有发现。*TCL1A*基因位于14q32号染色体上，通过插入（inv14（q11q32））或倒位（t（14;14）（q11;32），80% T-PLL病例的*TCL1A*基因与*TRA*基因位点并置。小部分T-PLL存在选择性易位t（X;14）（q28;q11）或t（X;7）（q28;q35），涉及TCL1A相关基因*MTCP1*分别与*TRA*、*TRB*基因位点融合（De Schouwer et al，2000；Gaudio et al，2013；Hsi et al，2014）。因此，通过FISH分析*TCL1A*重组或*MTCP1*相关易位的染色体研究，极大地促进和证实T-PLL诊断。TCL1表达也存在于母细胞性浆细胞样树突细胞肿瘤（BPDCN）中。组织切片中，*TCL1A*免疫组织化学可用于鉴定T-PLL和BPDCN疑似病例的过表达蛋白（Gaudio et al，2013）。

二代测序在造血与淋巴系统疾病中的意义

大多数研究和临床实验室中使用的二代测序步骤包括模板制备，核苷酸测序，成像和数据分析。这种方法由大多数二代测序（next generation sequencing，NGS）平台共享，并且经历着不断的发展以提供高准确性和低成本高通量测序。几个有着不同优缺点的NGS平台已经上市了，让更多企业和医院临床实验室能够进行测序。正如上面所讨论的，NGS在各种癌基因谱上提供高通量信息的能力为确定这些病变的发病机制所涉及的基因提供新的机遇。同样地，NGS在说明了不同造血与淋巴系统肿瘤中淋巴瘤的分子异质性，解释了其独特的临床结果，包括T和B急性淋巴细胞白血病（Neumann et al，2012；Gutierrez et al,2010;Coustan-Smith et al,2009;Den Boer et al,2009;Mullighan et al,2009;Mullighan,2012;Roberts et al,2014)、霍奇金淋巴瘤(Steidl et al,2011)、慢性淋巴细胞白血病/小淋巴细胞淋巴瘤(Rossi et al,2012a,Rossi et al,2013;Ramsay et al,2013)、套细胞淋巴瘤(Kridel et al,2012;Meissner et al,2013)、毛细胞白血病(Tiamli et al,2011;Arcaini et al,2012)、滤泡性淋巴瘤(Morin et al,2010)、淋巴母细胞性淋巴瘤/Waldenstrom 巨球蛋白血症(Treon et al,2012)、边缘区淋巴瘤(Kiel et al,2012)、弥漫大B细胞淋巴瘤不同亚型(Pasqualumli,2013;Zhang et al,2013;Morin et al,2010;Morin et al,2013)、Burkitt 淋巴瘤(Love et al,2012;Richter et al,2012)、BL 和 DLBCL 之间未明确分类的B细胞淋巴瘤(Gebauer et al,2015)、外周T细胞淋巴瘤(Weng et al,2004)和浆细胞骨髓瘤(Chapman et al,2011)。虽然造血与淋巴系统肿瘤中对 NGS 检测突变的全面讨论已经超出了本章范围,表 76-7 总结了一些可以通过 NGS 检测到的在发病机制和临床结果中有重要意义的相关突变。

表 76-7 总结 NGS 检测的基因突变及其重要意义

造血与淋巴系统肿瘤	相关基因突变	评论
CLL/SLL	*NOTCH1*, *SF3B1*, *ATM*, *POT1*, *BIRC3*, *MYD88* 和 *TLR2*	NOTCH1 与难治性疾病相关
MCL	*ATM*, *CCND1*, *TP53*, *BIRC3*, *TLR2*, *WHSC1*, *MLL2*,*MEF2B*,*NOTCH1* 和 *NOTCH2*	NOTCH1 和 NOTCH2 突变与预后不好的侵袭性疾病相关
FL	*EZH2*,*CREBBP*,*TNFSF14* 和 *MLL2*	CREBBP 突变主要发生在 1~2 级,而 MLL2 和 TNFSF14 突变是在 3 级中发现的并且可能预示着疾病进展
HCL	*BRAF*	这种激活突变(V600E)大多数情况下被检测到,是该病的致病因素之一,也表明该疾病对 BRAF 抑制剂 Vemurafenib(也称为 PLX4032)的潜在反应
LPCL/WM	*MYD88*	这种突变(L265P)在大多数 LPCL,以及约有一半 WM 病例,很少出现在 MZL 和 PCM 中,在难以确诊的病例中可用于诊断 LPCL
MZL	*NOTCH2*	25%脾 MZLl 病例中发现并与预后不良相关
DLBCL	*CD79B*, *CARD11*, *MYD88*, *CREBBP*, *EP300*, *EZH2*,*MEF2B*,*MLL2/3* 和 *CIITA*	被激活的 B 细胞样(ABC)的 DLBCL 亚型与 CD79B、CARD11 和 *MYD88* 基因突变有关,而生发中心(GC)B 细胞的 DLBCL 亚型与包含组蛋白修饰基因(CREBBP, EP300,EZH2,MEF2B,mll2/3)突变有关。在约 38%PM-BCL 中可以发现 CIITA 重组
BL	*TCF3*, *ID3*, *GNA13*, *RET*, *PIK3R1*, *ARID1A*, *SMARCA4* 和 *CCND3*	TCF3 和 *ID3* 基因突变分别在约 70%和 34%的 BL 中分别检测到。ID3 突变很少出现在 MYC 阴性淋巴瘤中
BL/DLBCL	*TP53*	在 MYC+/BCL2+淋巴瘤中比 MYC+/BCL6+淋巴里更常见
HL	*CIITA* 重组	15%病例中检测到
PTCL-NOS	*TNFAIP3*,*APC*, *CHD8*, *CELSR2*, *NOTCH1*, *FBXW7*, *EP300*, *CREBBP*, *MLL2*, *KDM6A*, *TET2*, *DNMT3A*,*TP53*,*ATM*,*RB1*,*CUL9* 和 *RKDC*	这种复杂突变的存在可能表明 PTCL-NOS 的异质性
B-ALL	*CRLF2*,*JAK1/2*,*ABL1*,*ABL2*,*EPOR* 和 *PDGFRB*	CRLF2,JAK1 or JAK2 和激酶基因(ABL1, ABL2, EPOR, PDGFRB)等的重组定义 BCR-ABL1 样 B-ALL 中的复发异常
	NF1, *PTPN11*, *NRAS*, *KRAS*, *iKZF2*, *TP53*, *NT5C2*,*CREBBP* 和 *PAX5*	在二倍体和复发的 B-ALL(NT5C2, CREBBP)中常见。*PAX5* 基因(G180S)突变在常染色体显性遗传的 B-ALL 中可见
T-ALL	*PHF6*,*CNOT3*,*RPL5/10*,*GATA3*,*RuNX1*,*ETV6*, *EZH2* 和 *SETD2*	PHF6 在成人 T-ALL 中比儿童 T-ALL 更常见
PCM	*NRAS*,*KRAS*,*TP53*,*CCND1*,*DIS3* 和 *BRAF*	*BRAF* 基因(G469A)的激活突变同样也出现在黑色素瘤中,对 Vemurafenib(PLX4032))有潜在的反应

B-ALL,B 急性淋巴细胞白血病(B acute lymphoblastic leukemias);BL,Burkitt 淋巴瘤(Burkitt lymphoma);BL/DLBCL,BCLBL 和 DLBCL 之间未明确分类的 B 细胞淋巴瘤;CLL/SLL,慢性淋巴细胞白血病/小淋巴细胞淋巴瘤;DLBCL,弥漫性大 B 细胞淋巴瘤(diffuse large B cell lymphoma);FL,滤泡性淋巴瘤(follicular lymphoma);HCL,毛细胞白血病(hairy cell leukemia);HL,霍奇金淋巴瘤(Hodgkin lymphoma);LPCL/WM,淋巴母细胞性淋巴瘤/Waldenstrom 巨球蛋白血症;MCL,套细胞淋巴瘤(mantle cell lymphoma);MZL,边缘区淋巴瘤(marginal zone lymphomas);PCM,浆细胞骨髓瘤(plasma cell myeloma);PMBCL,原发性纵隔 B 细胞淋巴瘤(primary mediastinal B cell lymphoma);PTCL-NOS,外周 T 淋巴细胞淋巴瘤(peripheral T cell lymphoma not otherwise specified);T-ALL,T 急性淋巴细胞白血病(T acute lymphoblastic leukemias)

影响造血与淋巴系统肿瘤分子诊断和预后的新兴技术

血液病理学的实践与分子遗传学的快速发展密切相关。分子的发现和应用的进展，改变了造血与淋巴系统肿瘤的诊断和管理，反过来，这些疾病为技术自身的发展提供了肥沃的、易于获取的生物材料。一些新的分子应用目前正准备进入临床实践，这一事件的影响可能与聚合酶链反应的影响一样深远。随着平台的转变和范式的改变，临床分子诊断实验室引用这些研究成果时，还要保证检验的高质量、重复性和成本效益。

在这些新技术中，最主要是所谓的“深度测序”、“高通量测序”和“下一代测序”(Tucker et al,2009;Hsi et al,2014)。尽管这样几个测序平台技术方法上有所不同，但它们中的许多都具有相同原理：大基因组靶点的多个副本随机分成若干小段，然后随机地固定并同时进行测序。这种明显杂乱的数据可以通过复杂的计算机软件程序进行重组，使用的原理是，每个随机生成的序列片段与相同基因组区域的许多其他片段共享一定程度的重叠(Flicek & Birney,2009,Dearden,2012;Ramchandren et al,2013)。这项技术是人类基因组计划的一个分支，它被称为“大规模并行测序”，它能够每天生成数百兆的序列数据。整个基因组可以以这种方式测序，但是，就近期分子血液病理学而言，具有诊断重要意义的基因可以通过将基因组DNA杂交到互补捕获探针或利用其他技术进行富集而预先选定。该技术还可应用于其他核糖核酸，包括mRNA和micro-RNA，即分别对转录组和“miRnome”进行大规模分析。当与染色质免疫沉淀和重亚硫酸盐处理等技术相结合时，下一代测序可以在全基因组范围内分析蛋白基因的相互作用和甲基化模式。因此，不远的将来，诊断学家可能能够对涉及数十到数百个基因的突变进行筛查，而不是仅仅对少数基因(如NPM1，CEBPA和AML中的FLT3)的变化进行检测。尽管下一代测序核心的计算机算法很复杂，但和这些数据所呈现的生物信息及结果阐释所面临的挑战相比更复杂(ten Bosch & Grody,2008)。因此，进行高通量测序的常规临床实验室应用首先需要许多临床相关研究来确定大量潜在核酸生物标志物和参数(如疾病的易感性，预后，或治疗效果)之间的有效联系(McPherson,2009;Gaudio et al,2013)。在这一点上，值得记住的是，目前2008年WHO分类所记录的在AML中发现的少数基因的方方面面(Swerdlow et al,2008)。在未来的几年中，诊断、临床、生物信息和基础研究之间的密切合作将是必要的，并且应以一种合理的方式使用这种强有力的新技术，以改善患者的预后。

随着分子诊断学和细胞遗传学的不断融合，诊断能力也有类似的突破性进展，如阵列比较基因组杂交(aCGH)和通过微阵列进行的单核苷酸多态性(SNP)基因型分析。这些技术允许全基因组分析，分辨率介于分子诊断的碱基对水平和常规细胞遗传学甚至FISH方法所提供的总体水平之间进行分析。aCGH首先将样本和作为对照的基因组DNA剪切为片断，然后利用不同颜色的荧光对片断进行标记，然后将标记的片段混合成一个微阵列，该微阵列中包含数百万个预先制备的寡核苷酸探针。为每个探针位置样本与对照组之间的荧光强度比值，传递的是样本相对于对照组在该位点的“拷贝数”的信息。一个获得拷贝数的替代策略利用了SNP，SNP在DNA的位置上，有相当比例的随机个体在他们的基因序列中会因单个碱基变化而不同。SNP阵列使从样品来源的标记基因组DNA与带有探针的微阵列杂交，这些探针被设计用来优先结合包含一个或另一个SNP序列。探针产生的总荧光强度会反映该位置的拷贝数，而一个探针的相对荧光强度反映了个体的SNP基因型(杂合子或纯合子)。这种基因型信息可以用来检测单亲的染色体或拷贝数中度杂合性损失(UPD/CN-LOH)，每一序列预期两份副本的情况，若每一份副本在整个DNA区域中都是相同的，这表明在肿瘤中，一段基因组异常的重复；aCGH无法检测到UPD/CN-LOH，而这是肿瘤抑制性沉默中的一种重要机制。除了记录先前人类遗传多样性的不确定性，这些技术已经革新了对遗传性畸形综合征和发育迟缓的基因检测(Redon et al,2006;Edelmann et al,2009;Zhang et al,2009)。使用这些技术后，血液淋巴肿瘤中的CLL因此获得最大关注(Gunn et al,2008;Higgins et al,2008;Patel et al,2008;Sargent et al,2009)。

与下一代测序和分子核型相比，微阵列基因表达谱(GEP)是一种技术，目前已将其作为生物医学研究的一种工具进行了长时间的跟踪记录。虽然微阵列分析还没有在临床实验室中常规使用，但它是一项强大的技术，可在急性白血病和淋巴瘤中进行很多重要的应用(Levene et al,2003;Hubank,2004;Winter et al,2007;Wouters et al,2009a)。微阵列包含“芯片”表面的寡核苷酸或cDNA靶点。这些靶点代表了表达基因组或整个基因组的主要组成部分，并被设计成专门代表单个样本中的基因信使RNA水平。关于阵列表达分析的各种可能应用的详细说明，以及分析和解释的技术，在本书的其他地方都有讨论。造血肿瘤的研究为“分类预测”(基于选择信息基因中特定基因表达谱来预测肿瘤型别)和“分类发现”(在以前被认为是同源实体肿瘤组内发现的新子实体)提供了新的见解。例如，分类发现不仅仅局限于识别白血病的新亚型，而且还包括对预后不同组的定义，进而影响治疗策略。GEP用于弥散大B细胞淋巴瘤(DLBCL)的应用前文已述，这是分类发现的一个例子(Dybkaer et al,2004;Ramchandren et al,2013)。类似于滤泡性淋巴瘤的研究已经揭示了两个多基因表达的特征，从而允许将患者分离成独立于目前可用的临床预后变量的子集(Dave et al,2004)。最有趣的是，这些滤泡性淋巴瘤患者的生存期与非恶性肿瘤浸润免疫细胞的分子谱有关，揭示了宿主背景对肿瘤生长的贡献。CLL的基因表达微阵列研究揭示了ZAP-70基因的表达可作为不良预后的替代标志物(Rosenwald et al,2001)。由流式细胞术评估的ZAP-70的蛋白质水平，已经成为CLL中的一个公认的预后标志，尽管在这个实验过程中存在一些技术问题。随着微阵列技术的成熟，这一方法的变化将在临床实验室中得到应用。

因此，在全基因组分析和靶向治疗的新时代，诊断血液病理学的未来看起来充满挑战，也令人兴奋，其目标是优化患者的个人管理，并实现“个体化医疗”。

(熊蕊　黄彬 译　丁春明 校)

推荐阅读

Baccarani M, Deininger MW, Rosti G, et al: European LeukemiaNet recommendations for the management of chronic myeloid leukemia, Blood 122: 872-884, 2013.

该论文是关于CML患者分子监测和治疗指南的最新进展。对处于加速期和急变期以及同种异体干细胞移植的患者也有针对性的建议。

Baldus CD, Mrózek K, Marcucci G, et al: Clinical outcome of de novo acute myeloid leukaemia patients with normal cytogenetics is affected by molecular genetic alterations: A concise review, Br J Haematol 137(5): 387-400, 2007.

这是一篇关于正常核型AML分子遗传学及其临床意义的优秀综述。

Breen KA, Grimwade D, Hunt BJ: The pathogenesis and management of the coagulopathy of acute promyelocytic leukaemia, Br J Haematol 156: 24-36, 2012.

这是一篇关于APL患者凝血功能障碍的潜在机制的优秀综述。

de Leval L, Hasserjian RP: Diffuse large B-cell lymphomas and Burkitt lymphoma, Hematol Oncol Clin N Am 23: 791-827, 2009.

这是一篇关于侵袭性淋巴瘤的优秀综述。

Dohner H, Estey EH, Amadori S, et al: Diagnosis and management of acute myeloid leukemia in adults: Recommendations from an international expert panel, on behalf of the European LeukemiaNet, Blood 115: 453-474, 2010.

这是一篇关于细胞遗传学和分子遗传学数据与急性髓系白血病临床数据相关性的新的标准化报告系统的优秀综述。

Downing JR, Wilson RK, Zhang J, et al: The Pediatric Cancer Genome Project, Nat Genet 44: 619-622, 2012.

该论文综合叙述了在通过全球癌基因组测序来识别导致儿童恶性肿瘤的体细胞突变方面所做出的国际努力。

Grimwade D, Jovanovic JV, Hills RK, et al: Prospective minimal residual disease monitoring to predict relapse of acute promyelocytic leukemia and to direct preemptive arsenic trioxide therapy, J Clin Oncol 27(22): 3650-3658, 2009.

该论文为急性早幼粒细胞白血病微小残留病的PCR监测提供了令人信服的数据，并说明了干预治疗能有效抑制分子复发。

Hochhaus A, Druker B, Sawyers C, et al: Favorable long-term follow-up results over 6 years for response, survival, and safety with imatinib mesylate therapy in chronic-phase chronic myeloid leukemia after failure of interferon-α treatment 10. 1182/blood-2007-07-103523, Blood 111: 1039-1043, 2008.

该论文展示了伊马替尼在慢性CML治疗中持久疗效的一项大型研究结果。

Ishikawa Y, Kiyoi H, Tsujimura A, et al: Comprehensive analysis of cooperative gene mutations between class I and class II in de novo acute myeloid leukemia, Eur J Haematol 83(2): 90-98, 2009.

该论文综合叙述了基因突变在急性髓系白血病发病机制中的协同作用。

Jones D, Kamel-Reid S, Bahler D, et al: Laboratory practice guidelines for detecting and reporting BCR-ABL drug resistance mutations in chronicmyeloid leukemia and acute lymphoblastic leukemia: A report of the Association for Molecular Pathology, J Mol Diagn 11: 4-11, 2009.

该论文是关于实验室检测BCR-ABL1耐药突变的共识文献。

Kantarjian HM, Larson RA, Cortes JE, et al: Current practices in the management of chronic myeloid leukemia, Clin Lymphoma Myeloma Leuk 13: 48-54, 2013.

该论文介绍了CML治疗相关的最新进展。

Langerak AW, Groenen PJTA, Bruggemann M, et al: EuroClonality/BIOMED-2 guidelines for interpretation and reporting of Ig/TCR clonality testing in suspected lymphoproliferations, Leukemia 26: 2159-2171, 2012.

该论文是基于PCR方法检测淋巴细胞增殖中B、T细胞克隆性的最新综述。

Loghavi S, Zuo Z, Ravandi F, et al: Clinical features of de novo acute myeloid leukemia with concurrent DNMT3A, FLT3, and NPM1 mutations, J Hematol Oncol 7: 74, 2014.

该论文是关于AML及相关突变的优秀综述。

Malcovati L, Hellström-Lindberg E, Bowen D, et al: Diagnosis and treatment of primary myelodysplastic syndrome in adults: Recommendations from the European LeukemiaNet, Blood 122: 2943-2964, 2013.

该论文是关于骨髓增生异常综合征及其治疗策略的优秀综述。

Pui CH, Mullighan CG, Evans WE, et al: Pediatric acute lymphoblastic leukemia: Where are we going and how do we get there? Blood 120: 1165-1174, 2012.

该论文是关于儿童急性淋巴细胞白血病预后因子的优秀综述和最新进展。

Ramchandren R, Jazaerly T, Gabali AM: Molecular diagnosis of hematopoietic neoplasms, Clin Lab Med 33: 817-833, 2013.

该论文综合叙述了分子检测方法在血液系统恶性肿瘤疾病管理中的作用，讨论了分子检测的实用性、优点和缺点。

Solh M, Yohe S, Weisdorf D, et al: Core-binding factor acute myeloid leukemia: Heterogeneity, monitoring, and therapy, Am J Hematol 89: 1121-1131, 2014.

该论文是关于急性髓系白血病核心结合因子的最近进展和综述，重点内容包括组织病理学、遗传、分子和临床异质性。

Van Dongen JJM, Langerak AW, Bruggemann M, et al: Design and standardization of PCR primers and protocols for detection of clonal immunoglobulin and T-cell receptor gene recombinations in suspect lymphoproliferations: Report of the BIOMED-2 Concerted Action BMH4-CT98-3936, Leukemia 17: 2257-2317, 2003.

这是一篇里程碑式的论文，系统评价了检测淋巴细胞增殖中克隆性B、T细胞群的两种方法——基于PCR的技术方法和Southern blot。

参考文献

Abbas S, Lugthart S, Kavelaars FG, et al: Acquired mutations in the genes encoding IDH1 and IDH2 both are recurrent aberrations in acute myeloid leukemia: Prevalence and prognostic value, *Blood* 116:2122–2126, 2010.

Adachi M, Tefferi A, Greipp PR, et al: Preferential linkage of BCL-2 to immunoglobulin light chain gene in chronic lymphocytic leukemia, *J Exp Med* 171:559, 1990.

Agnes F, Shamoon B, Dina C, et al: Genomic structure of the downstream part of the human FLT3 gene: Exon/intron structure conservation among genes encoding receptor tyrosine kinases (RTK) of subclass III, *Gene* 145:283–288, 1994.

Ahn JY, Seo K, Weinberg O, et al: A comparison of two methods for screening CEBPA mutations in patients with acute myeloid leukemia, *J Mol Diagn* 11(4):319–323, 2009. [Epub 2009 Jun 12].

Akasaka T, Akasaka H, Yonetani N, et al: Refinement of the BCL2/immunoglobulin heavy chain fusion gene in t(14;18) (q32;q21) by polymerase chain reaction amplification for long targets, *Genes Chromosomes Cancer* 21:17–29, 1998.

Akasaka T, Ueda C, Kurata M, et al: Nonimmunoglobulin (non-Ig)/BCL6 gene fusion in diffuse large B-cell lymphoma results in worse prognosis than Ig/BCL6, *Blood* 96:2907–2909, 2000.

Akin C: Molecular diagnosis of mast cell disorders: A paper from the 2005 William Beaumont Hospital Symposium on Molecular Pathology, *J Mol Diagn* 8(4):412–419, 2006.

Albinger-Hegyi A, Hochreutener B, Abdou M-T, et al: High frequency of t(14;18)-translocation breakpoints outside of major breakpoint and minor cluster regions in follicular lymphomas. Improved polymerase chain reaction protocols for their detection, *Am J Pathol* 160:823–832, 2002.

Alexis JD, Wang N, Che W, et al: Bcr kinase activation by angiotensin ii inhibits peroxisome proliferator-activated receptor γ transcriptional activity in vascular smooth muscle cells, *Circ Res* 104:69–78, 2009.

Alizadeh AA, Eisen MB, Davis RE, et al: Distinct types of diffuse large B-cell lymphoma identified by gene expression profiling, *Nature* 403:503–511, 2000.

Amin MA, Matsunaga S, Uchiyama S, et al: Nucleophosmin is required for chromosome congression, proper mitotic spindle formation, and kinetochore-microtubule attachment in HeLa cells, *FEBS Lett* 582(27):3839–3844, 2008. [Epub 2008 Oct 23].

Andersson A, Hoglund M, Johansson B, et al: Paired multiplex reverse-transcriptase polymerase chain reaction (PMRT-PCR) analysis as a rapid and accurate diagnostic tool for the detection of MLL fusion genes in hematologic malignancies, *Leukemia* 15:1293–1300, 2001.

Andrae J, Gallini R, Betsholtz C: Role of platelet-derived growth factors in physiology and medicine, *Genes Dev* 22:1276–1312, 2008.

Andrulis M, Penzel R, Weichert W, et al: Application of a BRAF V600E mutation-specific antibody for the diagnosis of hairy cell leukemia, *Am J Surg Pathol* 36(12):1796–1800, 2012.

Annunziata CM, Davis RE, Demchenko Y, et al: Frequent engagement of the classical and alternative NF-kappaB pathways by diverse genetic abnormalities in multiple myeloma, *Cancer Cell* 12(2):115–130, 2007.

Appelbaum FR, Kopecky KJ, Tallman MS, et al: The clinical spectrum of adult acute myeloid leukaemia associated with core binding factor translocations, *Br J Haematol* 135(2):165–173, 2006. [Epub 2006 Aug 25].

Arber DA: Molecular diagnosis approach to non-Hodgkin's lymphoma, *J Mol Diag* 2:178–190, 2000.

Arcaini L, Zibellini S, Boveri E, et al: The BRAF V600E mutation in hairy cell leukemia and other mature B-cell neoplasms, *Blood* 119:188–191, 2012.

Archambault V, Carmena M: Polo-like kinase-activating kinases: Aurora A, Aurora B and what else? *Cell Cycle* 11:1490–1495, 2012.

Armstrong SA, Golub TR, Korsmeyer SJ: MLL-rearranged leukemias: Insights from gene expression profiling, *Sem Hematol* 40:268–273, 2003.

Armstrong SA, Look AT: Molecular genetics of acute lymphoblastic leukemia, *J Clin Oncol* 23(26):6306–6315, 2005.

Aster JC, Longtine JA: Detection of BCL2 rearrangements in follicular lymphoma, *Am J Pathol* 160:759–763, 2002.

Bacher U, Haferlach C, Kern W, et al: Prognostic relevance of FLT3-TKD mutations in AML: The combination matters—An analysis of 3082 patients, *Blood* 111(5):2527–2537, 2008.

Baens M, Maes B, Steyls A, et al: The product of the t(11;18), an API2-MLT fusion, marks nearly half of gastric MALT type lymphomas without large cell proliferation, *Am J Pathol* 156:1433–1439, 2000.

Bain BJ: Relationship between idiopathic hypereosinophilic syndrome, eosinophilic leukemia, and systemic mastocytosis, *Am J Hematol* 77:82–85, 2004.

Balatti V, Bottoni A, Palamarchuk A, et al: NOTCH1 mutations in CLL associated with trisomy 12, *Blood* 119(2):329–331, 2012.

Balatti V, Lerner S, Rizzotto L, et al: Trisomy 12 CLLs progress through NOTCH1 mutations, *Leukemia* 27(3):740–743, 2013.

Baldus CD, Thibaut J, Goekbuget N, et al: Prognostic implications of NOTCH1 and FBXW7 mutations in adult acute T-lymphoblastic leukemia, *Haematologica* 94(10):1383–1390, 2009.

Baldus CD, Thiede C, Soucek S, et al: BAALC expression and FLT3 internal tandem duplication mutations in acute myeloid leukemia patients with normal cytogenetics: Prognostic implications, *J Clin Oncol* 24(5):790–797, 2006.

Balusu R, Fiskus W, Rao R, et al: Targeting levels or oligomerization of nucleophosmin 1 induces differentiation and loss of survival of human AML cells with mutant NPM1, *Blood* 118:3096–3106, 2011.

Barrans SL, Evans PAS, O'Connor SJM, et al: The t(14;18) is associated with germinal center-derived diffuse large B-cell lymphoma and is a strong predictor of outcome, *Clin Cancer Res* 9:2133–2139, 2003.

Barrans SL, O'Connor SJ, Evans PA, et al: Rearrangement of the BCL6 locus at 3q27 is an independent poor prognostic factor in nodal diffuse large B-cell lymphoma, *Br J Haematol* 117:322–332, 2002.

Bartolo C, Viswanatha DS: Molecular diagnosis in pediatric acute leukemias, *Clin Lab Med* 20:139–182, 2000.

Bassing CH, Swat W, Alt FW: The mechanism and regulation of chromosomal V(D)J recombination, *Cell* 109:S45–S55, 2002.

Baxter EJ, Scott LM, Campbell PJ, et al: Acquired mutation of the tyrosine kinase JAK2 in human myeloproliferative disorders, *Lancet* 365:1054–1061, 2005.

Bea S, Valdes-Mas R, Navarro A, et al: Landscape of somatic mutations and clonal evolution in mantle cell lymphoma, *Proc Natl Acad Sci USA* 110(45):18250–18255, 2013.

Beaubier NT, Hart AT, Bartolo C, et al: Comparison of capillary electrophoresis and polyacrylamide gel electrophoresis for the evaluation of T and B cell clonality by polymerase chain reaction, *Diagn Mol Pathol* 9:121–131, 2000.

Bedwell C, Rowe D, Moulton D, et al: Cytogenetically complex SEC31A-ALK fusions are recurrent in ALK-positive large B-cell lymphomas, *Haematologica* 96:343–346, 2011.

Beer PA, Campbell PJ, Scott LM, et al: MPL mutations in myeloproliferative disorders: Analysis of the PT-1 cohort, *Blood* 112:141–149, 2008.

Beishuizen A, Verhoeven M-AJ, Mol EJ, et al: Detection of immunoglobulin heavy-chain gene rearrangements by Southern blot analysis: Recommendations for optimal results, *Leukemia* 7:2045–2053, 1993.

Belaud-Rotureau MA, Parrens M, Dubus P, et al: A comparative analysis of FISH, RT-PCR, PCR, and immunohistochemistry for the diagnosis of mantle cell lymphomas, *Mod Pathol* 15:517–525, 2002.

Benetatos L, Vartholomatos G, Hatzimichael E: Polycomb group proteins and MYC: The cancer connection, *Cell Mol Life Sci* 71:257–269, 2014.

Benetatos L, Voulgaris E, Vartholomatos G, et al: Non-coding RNAs and EZH2 interactions in cancer: Long and short tales from the transcriptome, *Int J Cancer* 133(2):267–274, 2013.

Bertoni F, Conconi A, Capella C, et al: Molecular follow-up in gastric mucosa-associated lymphoid tissue lymphomas: early analysis of the LY03 cooperative trial, *Blood* 99:2541–2544, 2002.

Bertoni F, Zucca E, Cotter FE: Molecular basis of mantle cell lymphoma, *Br J Haematol* 124:130–140, 2004.

Betsholz C: Role of platelet-derived growth factors in mouse development, *Int J Dev Biol* 39:817–825, 1995.

Betti CJ, Villalobos MJ, Diaz MO, et al: Apoptotic triggers initiate translocations within the MLL gene involving the nonhomologous end joining repair system, *Cancer Res* 61:4550–4555, 2001.

Betti CJ, Villalobos MJ, Diaz MO, et al: Apoptotic stimuli initiate MLL-AF9 translocations that are transcribed in cells capable of division, *Cancer Res* 63:1377–1381, 2003.

Betti CJ, Villalobos MJ, Jiang Q, et al: Cleavage of the MLL gene by activators of apoptosis is independent of topoisomerase II activity, *Leukemia* 19(12):2289–2295, 2005.

Beverly LJ, Varmus HE: MYC-induced myeloid leukemogenesis is accelerated by all six members of the antiapoptotic BCL family, *Oncogene* 28(9):1274–1279, 2009. [Epub 2009 Jan 12].

Bienz M, Ludwig M, Leibundgut EO, et al: Risk assessment in patients with acute myeloid leukemia and a normal karyotype, *Clin Cancer Res* 11(4):1416–1424, 2005.

Blum KA, Lozanski G, Byrd JC: Adult Burkitt leukemia and lymphoma, *Blood* 104:3009–3020, 2004.

Borden KL, Culjkovic B: Perspectives in PML: a unifying framework for PML function, *Front Biosci* 14:497–509, 2009.

Borkhardt A, Cazzaniga G, Viehmann S, et al: Incidence and clinical relevance of TEL/AML1 fusion genes in children with acute lymphoblastic leukemia enrolled in German and Italian multicenter therapy trials, *Blood* 90:571, 1997.

Borthakur G, Kantarjian H, Ravandi F, et al: Phase I study of sorafenib in patients with refractory or relapsed acute leukemias, *Haematologica* 96:62–68, 2011.

Branford S, Melo JV, Hughes TP: Selecting optimal second-line tyrosine kinase inhibitor therapy for chronic myeloid leukemia patients after imatinib failure: Does the BCR-ABL mutation status really matter? *Blood* 114:5426–5435, 2009.

Branford S, Rudzki Z, Parkinson I, et al: Real-time quantitative PCR analysis can be used as a primary screen to identify patients with CML treated with imatinib who have BCR-ABL kinase domain mutations, *Blood* 104:2926–2932, 2004.

Brassesco MS: Leukemia/lymphoma-associated gene fusions in normal individuals, *Genet Mol Res* 7(3):782–790, 2008.

Braziel RM, Arber DA, Slovak ML, et al: The Burkitt-like lymphomas: A Southwest Oncology Group study delineating phenotypic, genotypic, and clinical features, *Blood* 97:3713–3720, 2001.

Brown NJ, Ramalho M, Pedersen EW, et al: PML nuclear bodies in the pathogenesis of acute promyelocytic leukemia: Active players or innocent bystanders? *Front Biosci* 14:1684–1707, 2009.

Bruggemann M, White H, Gaulard P, et al: Powerful strategy for polymerase chain reaction-based clonality assessment in T-cell malignancies: Report of the BIOMED-2 Concerted Action BHM4 CT98-3936, *Leukemia* 21:215–221, 2007.

Burmeister T, Meyer C, Schwartz S, et al: The MLL recombinome of adult CD10-negative B-cell precursor acute lymphoblastic leukemia: Results from the GMALL study group, *Blood* 113(17):4011–4015, 2009.

Byrd JC, Furman RR, Coutre SE, et al: Targeting BTK with ibrutinib in relapsed chronic lymphocytic leukemia, *N Engl J Med* 369(1):32–42, 2013.

Cady FM, O'Neill BP, Law ME, et al: Del(6)(q22) and BCL6 rearrangements in primary CNS lymphoma are indicators of an aggressive clinical course, *J Clin Oncol* 26:4814–4819, 2008.

Cairoli R, Beghini A, Grillo G, et al: Prognostic impact of c-KIT mutations in core binding factor leukemias: An Italian retrospective study, *Blood* 107(9):3463–3468, 2006.

Calado DP, Zhang B, Srinivasan L, et al: Constitutive canonical NF-kappaB activation cooperates with disruption of BLIMP1 in the pathogenesis of activated B cell-like diffuse large cell lymphoma, *Cancer Cell* 18(6):580–589, 2010.

Callens C, Chevret S, Cayuela JM, et al: Prognostic implication of FLT3 and Ras gene mutations in patients with acute promyelocytic leukemia (APL): A retrospective study from the European APL Group, *Leukemia* 19(7):1153–1160, 2005.

Campana D: Status of minimal residual disease testing in childhood haematological malignancies, *Br J Haematol* 143:481–489, 2008.

Campana D: Role of minimal residual disease monitoring in adult and pediatric acute lymphoblastic leukemia, *Hematol Oncol Clin North Am* 23:1083–1098, 2009.
Campo E, Raffeld M, Jaffe E: Mantle-cell lymphoma, *Semin Hematol* 36:115–127, 1999.
Caro P, Kishan AU, Norberg E, et al: Metabolic signatures uncover distinct targets in molecular subsets of diffuse large B cell lymphoma, *Cancer Cell* 22(4):547–560, 2012.
Cattoretti G, Chang CC, Cechova K, et al: BCL-6 protein is expressed in germinal-center B cells, *Blood* 86:45–53, 1995.
Cavazzini F, Bardi A, Tammiso E, et al: Validation of an interphase fluorescence in situ hybridization approach for the detection of MLL gene rearrangements and of the MLL/AF9 fusion in acute myeloid leukemia, *Haematologica* 91(3):381–385, 2006.
Cave H, Van der Werf ten Bosch J, Suciu S, et al: Clinical significance of minimal residual disease in childhood acute lymphoblastic leukemia, *N Engl J Med* 339:591–598, 1998.
Chambon P: A decade of molecular biology of retinoic acid receptors, *FASEB J* 10:940–954, 1996.
Chapman MA, Lawrence MS, Keats JJ, et al: Initial genome sequencing and analysis of multiple myeloma, *Nature* 471(7339):467–472, 2011.
Chasseriau J, Rivet J, Bilan F, et al: Characterization of the different BCR-ABL transcripts with a single multiplex RT-PCR, *J Mol Diag* 6:343–347, 2004.
Chen W, Iida S, Louie DC, et al: Heterologous promoters fused to BCL6 by chromosomal translocations affecting band 3q27 cause its deregulated expression during B-cell differentiation, *Blood* 91:603–607, 1998.
Chen W, Rassidakis GZ, Medeiros LJ: Nucleophosmin gene mutations in acute myeloid leukemia, *Arch Pathol Lab Med* 130(11):1687–1692, 2006.
Chen C-S, Sorensen PHB, Domer PH, et al: Molecular rearrangements on chromosome 11q23 predominant in infant acute lymphoblastic leukemia and are associated with specific biologic variables and poor outcome, *Blood* 81:2386, 1993.
Cheng M, Quail MR, Gingrich DE, et al: CEP-28122: A highly potent and selective orally active inhibitor of anaplastic lymphoma kinase with antitumor activity in experimental models of human cancers, *Mol Cancer Ther* 11:67–69, 2012.
Cheng Y, Wang Y, Wang H, et al: Cytogenetic profile of de novo acute myeloid leukemia: A study based on 1432 patients in a single institution of China, *Leukemia* 23(10):1801–1806, 2009.
Cheung KJ, Johnson NA, Affleck JG, et al: Acquired TNFRSF14 mutations in follicular lymphoma are associated with worse prognosis, *Cancer Res* 70(22):9166–9174, 2010.
Chiaretti S, Foà R: T-cell acute lymphoblastic leukemia, *Haematologica* 94(2):160–162, 2009.
Chiarle R, Voena C, Ambrogio C, et al: The anaplastic lymphoma kinase in the pathogenesis of cancer, *Nat Rev Cancer* 8:11–23, 2008.
Chibbar R, Leung K, McCormick S, et al: bcl-1 gene rearrangements in mantle cell lymphoma: A comprehensive analysis of 118 cases, including B-5 fixed tissue, by polymerase chain reaction and Southern transfer analysis, *Mod Pathol* 11:1089–1097, 1998.
Chiu BC, Weisenburger DD: An update of the epidemiology of non-Hodgkin's lymphoma, *Clin Lymphoma* 4:161–168, 2003.
Chng WJ, Remstein ED, Fonseca R, et al: Gene expression profiling of pulmonary mucosa-associated lymphoid tissue lymphoma identifies new biologic insights with potential diagnostic and therapeutic applications, *Blood* 113:635–645, 2009.
Choppa PC, Gomez J, Vall HG, et al: A novel method for the detection, quantitation, and breakpoint cluster region determination of t(15;17) fusion transcripts using a one-step real-time multiplex RT-PCR, *Am J Clin Pathol* 119:137–144, 2003.
Chotirat S, Thongnoppakhun W, Promsuwicha O, et al: Molecular alterations of isocitrate dehydrogenase 1 and 2 (IDH1 and IDH2) metabolic genes and additional genetic mutations in newly diagnosed acute myeloid leukemia patients, *J Hematol Oncol* 5:5, 2012.
Chou WC, Hou HA, Chen CY, et al: Distinct clinical and biologic characteristics in adult acute myeloid leukemia bearing the isocitrate dehydrogenase 1 mutation, *Blood* 115:2749–2754, 2010.
Chowdhury T, Brady HJ: Insights from clinical studies into the role of the MLL gene in infant and childhood leukemia, *Blood Cells Mol Dis* 40(2):192–199, 2008.
Chung EY, Psathas JN, Yu D, et al: CD19 is a major B cell receptor-independent activator of MYC-driven B-lymphomagenesis, *J Clin Invest* 122(6):2257–2266, 2012.
Ci W, Polo JM, Cerchietti L, et al: The BCL6 transcriptional program features repression of multiple oncogenes in primary B cells and is deregulated in DLBCL, *Blood* 113:5536–5548, 2009.
Clavel J, Bellec S, Rebouissou S, et al: Childhood leukaemia, polymorphisms of metabolism enzyme genes, and interactions with maternal tobacco, coffee and alcohol consumption during pregnancy, *Eur J Cancer Prev* 14(6):531–540, 2005.
Clavio M, Ghiso A, Ghiggi C, et al: Seventeen years of experience with ATRA-based therapy for acute promyelocytic leukaemia: Long-term follow-up of patients treated at S. Martino Hospital, Genoa, *Oncol Rep* 21(4):1045–1052, 2009.
Collins SJ: Retinoic acid receptors, hematopoiesis and leukemogenesis, *Curr Opin Hematol* 15(4):346–351, 2008.
Compagno M, Lim WK, Grunn A, et al: Mutations of multiple genes cause deregulation of NF-kappaB in diffuse large B-cell lymphoma, *Nature* 459(7247):717–721, 2009.
Cools J, DeAngelo DJ, Gotlib J, et al: A tyrosine kinase created by fusion of the PDGFRA and FIP1L1 genes as a therapeutic target of imatinib in idiopathic hypereosinophilic syndrome, *New Engl J Med* 348:1201–1214, 2003.
Cory S, Adams JM: The Bcl2 family: Regulators of the cellular life-or-death switch, *Nat Rev Cancer* 2:647–656, 2002.
Cossman J, Uppenkamp M, Sundeen J, et al: Molecular genetics and the diagnosis of lymphoma, *Arch Pathol Lab Med* 112:117–127, 1988.
Coustan-Smith E, Mullighan CG, Onciu M, et al: Early T-cell precursor leukaemia: a subtype of very high-risk acute lymphoblastic leukaemia, *Lancet Oncol* 10:147–156, 2009.
Cui YX, Kerby A, McDuff FK, et al: NPM-ALK inhibits the p53 tumor suppressor pathway in an MDM2 and JNK-dependent manner, *Blood* 113:5217–5227, 2009.
Curtis C, Dang R, Gardembas M, et al: Durable responses to imatinib in patients with PDGFRB fusion gene-positive and BCR-ABL-negative chronic myeloproliferative disorders, *Blood* 109(1):61–64, 2007.
Cuthbert G, Thompson K, Breese G, et al: Sensitivity of FISH in detection of MLL gene rearrangements, *Genes Chromosomes Cancer* 29:180–185, 2000.
Daly S, Conneally E, Langabeer SE: Identification of MPL W515L/K mutations in patients with primary myelofibrosis and essential thrombocythaemia by allele-specific polymerase chain reaction, *Acta Haematol* 121(4):221–222, 2009.
Dang L, White DW, Gross S, et al: Cancer-associated IDH1 mutations produce 2-hydroxyglutarate, *Nature* 465:966, 2010.
Dave SS, Wright G, Tan B, et al: Prediction of survival in follicular lymphoma based on molecular features of tumor-infiltrating immune cells, *N Engl J Med* 351:2159–2169, 2004.
David M, Cross NCP, Burgstaller S, et al: Durable responses to imatinib in patients with PDGFRB fusion gene-positive and BCR-ABL-negative chronic myeloproliferative disorders, *Blood* 109:61–64, 2007.
Davis RE, Ngo VN, Lenz G, et al: Chronic active B-cell-receptor signalling in diffuse large B-cell lymphoma, *Nature* 463(7277):88–92, 2010.
Dearden C: How I treat prolymphocytic leukemia, *Blood* 120:538–551, 2012.
De Boer CJ, Schuuring E, Dreef E, et al: Cyclin D1 protein analysis in the diagnosis of mantle cell lymphoma, *Blood* 86:2715–2723, 1995.
De Boer CJ, Van Krieken JM, Schuuring E, et al: Bcl-1/cyclin D1 in malignant lymphoma, *Ann Oncol* 8(Suppl 2):S109–S117, 1997.
Deininger MW, Goldman JM, Melo JV: The molecular biology of chronic myeloid leukemia, *Blood* 96:3343–3356, 2000.
De Jong D, Vasmel WL, de Boer JP, et al: Anaplastic large-cell lymphoma in women with breast implants, *JAMA* 300:2030–2035, 2008.
De Leval L, Gaulard P: Pathobiology and molecular profiling of peripheral T-cell lymphomas, *Hematology* 2008:272–279, 2008.
Del Giudice I, Rossi D, Chiaretti S, et al: NOTCH1 mutations in +12 chronic lymphocytic leukemia (CLL) confer an unfavorable prognosis, induce a distinctive transcriptional profiling and refine the intermediate prognosis of +12 CLL, *Haematologica* 97(3):437–441, 2012.
Den Boer ML, van Slegtenhorst M, De Menezes RX, et al: A subtype of childhood acute lymphoblastic leukaemia with poor treatment outcome: a genome-wide classification study, *Lancet Oncol* 10:125–134, 2009.
Dent AL, Shaffer AL, Yu X, et al: Control of inflammation, cytokine expression, and germinal center formation by BCL-6, *Science* 276:589, 1997.
De Paepe P, Baens M, Van Krieken H, et al: ALK activation by the CLTC-ALK fusion is a recurrent event in large B-cell lymphoma, *Blood* 102:2638–2641, 2003.
De Schouwer PJ, Dyer MJ, Brito-Babapulle VB, et al: T-cell prolymphocytic leukaemia: Antigen receptor gene rearrangement and a novel mode of MTCP1 B1 activation, *Br J Haematol* 110:831–838, 2000.
Dicker F, Herholz H, Schnittger S, et al: The detection of TP53 mutations in chronic lymphocytic leukemia independently predicts rapid disease progression and is highly correlated with a complex aberrant karyotype, *Leukemia* 23:117–124, 2009.
Didier C, Cavelier C, Quaranta M, et al: Evaluation of polo-like kinase 1 inhibition on the G2/M checkpoint in acute myelocytic leukaemia, *Eur J Pharmacol* 591:102–105, 2008.
Dierlamm J, Baens M, Wlodarska I, et al: The apoptosis inhibitor gene API2 and a novel 18q gene, MLT, are recurrently rearranged in the t(11;18)(q21;q21) associated with mucosa-associated lymphoid tissue lymphomas, *Blood* 93:3601–3609, 1999.
Dietrich S, Glimm H, Andrulis M, et al: BRAF inhibition in refractory hairy-cell leukemia, *N Engl J Med* 366(21):2038–2040, 2012.
Di Lisio L, Martinez N, Montes-Moreno S, et al: The role of mirnas in the pathogenesis and diagnosis of B-cell lymphomas, *Blood* 120(9):1782–1790, 2012.
Dolnik A, Engelmann JC, Scharfenberger-Schmeer M, et al: Commonly altered genomic regions in acute myeloid leukemia are enriched for somatic mutations involved in chromatin remodeling and splicing, *Blood* 120:e83–e92, 2012.
Dombret H, Preudhomme C, Boissel N: Core binding factor acute myeloid leukemia (CBF-AML): is high-dose Ara-C (HDAC) consolidation as effective as you think? *Curr Opin Hematol* 16(2):92–97, 2009.
Domenech E, Gomez-Lopez G, Gzlez-Pena D, et al: New mutations in chronic lymphocytic leukemia identified by target enrichment and deep sequencing, *PLoS ONE* 7(6):e38158, 2012.
Dominguez-Sola D, Dalla-Favera R: Burkitt lymphoma: Much more than MYC, *Cancer Cell* 22(2):141–142, 2012.
Dong F, Brynes RK, Tidow N, et al: Mutations in the gene for the granulocyte colony-stimulating-factor receptor in patients with acute myeloid leukemia preceded by severe congenital neutropenia, *N Engl J Med* 333:487–493, 1995.
Downing JR: The AML1-ETO chimaeric transcription factor in acute myeloid leukaemia: Biology and clinical significance, *Br J Haematol* 106:296–308, 1999.
Druker BJ, Talpaz M, Resta DJ, et al: Efficacy and safety of a specific inhibitor of the BCR-ABL tyrosine kinase in chronic myeloid leukemia, *N Engl J Med* 344:1031–1037, 2001.
Du MQ: MALT lymphoma: Recent advances in aetiology and molecular genetics, *J Clin Exp Hematop* 47:31–42, 2007.
Dufour A, Schneider F, Hoster E, et al: Monoallelic CEBPA mutations in normal karyotype acute myeloid leukemia: Independent favorable prognostic factor within NPM1 mutated patients, *Ann Hematol* 91:1051–1063, 2012.
Duncan CG, Barwick BG, Jin G, et al: A heterozygous IDH1R132H/WT mutation induces genomewide alterations in DNA methylation, *Genome Res* 22:2339–2355, 2012.
Dybkaer K, Iqbal J, Zhou G, et al: Molecular diagnosis and outcome prediction in diffuse large B-cell lymphoma and other subtypes of lymphoma, *Clin Lymphoma* 5:19–28, 2004.
Dyck J, Maul GG, Miller WH, et al: A novel macromolecular structure is a target of the promyelocytic-retinoic acid receptor oncoprotein, *Cell* 76:333–343, 1994.
Dyer MJS, Zani BJ, Lu WZ, et al: BCL2 translocations in leukemia of mature B cells, *Blood* 83:3682–3688, 1994.
Eckerle S, Brune V, Doring C, et al: Gene expression profiling of isolated tumour cells from anaplastic large cell lymphomas: insights into its cellular origin, pathogenesis and relation to Hodgkin lymphoma, *Leukemia* 23(11):2129–2138, 2009. [Epub 2009 Aug 6].
Edelmann L, Hirschhorn K: Clinical utility of array

CGH for the detection of chromosomal imbalances associated with mental retardation and multiple congenital anomalies, *Ann N Y Acad Sci* 1151:157–166, 2009.

Egan JB, Shi CX, Tembe W, et al: Whole-genome sequencing of multiple myeloma from diagnosis to plasma cell leukemia reveals genomic initiating events, evolution, and clonal tides, *Blood* 120(5):1060–1066, 2012.

Einerson RR, Kurtin PJ, Dayharsh GA, et al: FISH is superior to PCR in detecting t(14;18)(q32;q21)-IgH/bcl-2 in follicular lymphoma using paraffin-embedded tissue samples, *Am J Clin Pathol* 124:421–429, 2005.

Einerson RR, Law ME, Blair HE, et al: Novel FISH probes designed to detect IGK-MYC and IGL-MYC rearrangements in B-cell lineage malignancy identify a new breakpoint cluster region designated BVR2, *Leukemia* 20:1790–1799, 2006.

Elenitoba-Johnson KSJ, Bohling SD, Jenson SD, et al: Fluorescence PCR quantification of cyclin D1 expression, *J Mol Diagn* 4(2):90–96, 2002.

Ernst T, Chase AJ, Score J, et al: Inactivating mutations of the histone methyltransferase gene EZH2 in myeloid disorders, *Nat Genet* 42:722–726, 2010.

Ernst P, Fisher JK, Avery W, et al: Definitive hematopoiesis requires the mixed-lineage leukemia gene, *Dev Cell* 6:437–443, 2004a.

Ernst P, Mabon M, Davidson AJ, et al: An Mll-dependent Hox program drives hematopoietic expansion, *Curr Biol* 14:2063–2069, 2004b.

Ernst T, Pflug A, Rinke J, et al: A somatic EZH2 mutation in childhood acute myeloid leukemia, *Leukemia* 26:1701–1703, 2012.

Evans PA, Pott C, Groenen PJ, et al: Significantly improved PCR-based clonality testing in B-cell malignancies by use of multiple immunoglobulin gene targets. Report of the BIOMED-2 Concerted Action BHM4-CT98-3936, *Leukemia* 21:207–214, 2007.

Fabris S, Mosca L, Todoerti K, et al: Molecular and transcriptional characterization of 17p loss in B-cell chronic lymphocytic leukemia, *Genes Chromosomes Cancer* 47:781–793, 2008.

Faderl S, Bueso-Ramos C, Liu Z, et al: Kit inhibitor APcK110 extends survival in an AML xenograft mouse model, *Invest New Drugs* 29:1094–1097, 2011.

Faderl S, Hochhaus A, Hughes T: Monitoring of minimal residual disease in chronic myeloid leukemia, *Hematol Oncol Clin N Am* 18:657–670, 2004.

Faderl S, Talpaz M, Estrov Z, et al: The biology of chronic myeloid leukemia, *N Engl J Med* 341:164–172, 1999.

Falini B: Anaplastic large cell lymphoma: Pathological, molecular and clinical features, *Br J Haematol* 114: 741–760, 2001.

Falini B, Fizzotti M, Pileri S, et al: Bcl-6 protein expression in normal and neoplastic lymphoid tissue, *Ann Oncol* 8(Suppl 2):S101–S104, 1997.

Falini B, Gionfriddo I, Cecchetti F, et al: Acute myeloid leukemia with mutated nucleophosmin (NPM1): any hope for a targeted therapy? *Blood Rev* 25:247–254, 2011.

Falini B, Mecucci C, Tiacci E, et al: Cytoplasmic nucleophosmin in acute myelogenous leukemia with a normal karyotype, *N Engl J Med* 352(3):254–266, 2005.

Falini B, Mecucci C, Tiacci E, et al: Mutations and targeted therapies in AML 41, *Am J Blood Res* 3(1):29–51, 2013.

Falini B, Nicoletti I, Martelli MF, et al: Acute myeloid leukemia carrying cytoplasmic/mutated nucleophosmin (NPMc+ AML): biologic and clinical features, *Blood* 109(3):874–885, 2007.

Falini B, Pileri S, Zinzani PL, et al: ALK+ lymphoma: Clinico-pathological findings and outcome, *Blood* 93:2697–2706, 1999a.

Falini B, Pulford K, Pucciarini A, et al: Lymphomas expressing ALK fusion protein(s) other than NPM-ALK, *Blood* 10:3509–3515, 1999b.

Fasching K, Panzer S, Haas OA, et al: Presences of clone-specific antigen receptor gene rearrangements at birth indicates an in utero origin of diverse types of early childhood acute lymphoblastic leukemia, *Blood* 95:2722–2724, 2000.

Fathi AT, Chabner BA: FLT3 inhibition as therapy in acute myeloid leukemia: A record of trials and tribulations, *Oncologist* 16:1162–1174, 2011.

Ferreri AJ, Govi S, Pileri SA, et al: Anaplastic large cell lymphoma, ALK-positive, *Crit Rev Oncol Hematol* 83: 293–302, 2012.

Fink SR, Belomgie KJ, Paternoster SF, et al: Validation of a new three-color fluorescence in situ hybridization (FISH) method to detect CHIC2 deletion, FIP1L1/PDGFRA fusion and PDGFRA translocations, *Leuk Res* 33:843–846, 2009.

Fisher SG, Fisher RI: The epidemiology of non-Hodgkin's lymphoma, *Oncogene* 23:6524–6534, 2004.

Fischer T, Stone RM, Deangelo DJ, et al: Phase IIB trial of oral Midostaurin (PKC412), the FMS-like tyrosine kinase 3 receptor (FLT3) and multi-targeted kinase inhibitor, in patients with acute myeloid leukemia and high-risk myelodysplastic syndrome with either wild-type or mutated FLT3, *J Clin Oncol* 28:4339–4345, 2010.

Fletcher JA, Lynch EA, Kimball VM, et al: Translocation (9;22) is associated with extremely poor prognosis in intensively treated children with acute lymphoblastic leukemia, *Blood* 77:435, 1991.

Flex E, Petrangeli V, Stella L, et al: Somatically acquired JAK1 mutations in adult acute lymphoblastic leukemia, *J Exp Med* 205(4):751–758, 2008.

Flicek P, Birney E: Sense from sequence reads: Methods for alignment and assembly, *Nat Methods* 6(Suppl 11):S6–S12, 2009.

Flohr T, Schrauder A, Cazzaniga G, et al: Minimal residual disease-directed risk stratification using real-time quantitative PCR analysis of immunoglobulin and T-cell receptor gene rearrangements in the international multicenter trial AIEOP-BFM ALL 2000 for childhood acute lymphoblastic leukemia, *Leukemia* 22:771–782, 2008.

Foa R, Del Giudice I, Guarini A, et al: Clinical implications of the molecular genetics of chronic lymphocytic leukemia, *Haematologica* 98(5):675–685, 2013.

Ford AM, Fasching K, Panzer-Grümayer ER, et al: Origins of "late" relapse in childhood acute lymphoblastic leukemia with TEL-AML1 fusion genes, *Blood* 98:558–564, 2001.

Forestier E, Andersen MK, Autio K, et al: Cytogenetic patterns in ETV6/RUNX1-positive pediatric B-cell precursor acute lymphoblastic leukemia: A Nordic series of 245 cases and review of the literature, *Genes Chromosomes Cancer* 46(5):440–450, 2007.

Forestier E, Heyman M, Andersen MK, et al: Outcome of ETV6/RUNX1-positive childhood acute lymphoblastic leukaemia in the NOPHO-ALL-1992 protocol: Frequent late relapses but good overall survival, *Br J Haematol* 140(6):665–672, 2008. [Epub 2008 Feb 1].

Forestier E, Schmiegelow K: The incidence peaks of the childhood acute leukemias reflect specific cytogenetic aberrations, *J Pediatr Hematol Oncol* 28(8):486–495, 2006.

Fornari A, Piva R, Chiarle R, et al: Anaplastic large cell lymphoma: One or more entities among T-cell lymphoma? *Hematol Oncol* 27(4):161–170, 2009.

Foroni L, Gerrard G, Nna E, et al: Technical aspects and clinical applications of measuring BCR-ABL1 transcripts number in chronic myeloid leukemia, *Am J Hematol* 84:517–522, 2009.

Fröhling S, Schlenk RF, Breitruck J, et al: Prognostic significance of activating FLT3 mutations in younger adults (16 to 60 years) with acute myeloid leukemia and normal cytogenetics: A study of the AML Study Group Ulm, *Blood* 100:4372–4380, 2002.

Fröhling S, Schlenk RF, Stolze I, et al: CEBPA mutations in younger adults with acute myeloid leukemia and normal cytogenetics: Prognostic relevance and analysis of cooperating mutations, *J Clin Oncol* 22(4):624–633, 2004.

Fu K, Weisenburger DD, Greiner TC, et al: Cyclin D1-negative mantle cell lymphoma: A clinicopathologic study based on gene expression profiling, *Blood* 106:4315–4321, 2005.

Futami M, Zhu QS, Whichard ZL, et al: G-CSF receptor activation of the Src kinase Lyn is mediated by Gab2 recruitment of the Shp2 phosphatase, *Blood* 118:1077–1086, 2011.

Gabert J, Beillard E, Van der Velden VH, et al: Standardization and quality control studies of "real-time" quantitative reverse transcriptase polymerase chain reaction of fusion gene transcripts for residual disease detection in leukemia—A Europe Against Cancer program, *Leukemia* 17:2318–2357, 2003.

Gale KB, Ford AM, Repp R, et al: Backtracking leukemia to birth: Identification of clonotypic gene fusion sequences in neonatal blood spots, *Proc Natl Acad Sci USA* 94:13950–13954, 1997.

Gallagher RE, Li Y-P, Rao S, et al: Characterization of acute promyelocytic leukemia cases with PML-RARα break/fusion sites in PML exon 6: Identification of a subgroup with decreased in vitro responsiveness to all-trans retinoic acid, *Blood* 86:1540, 1995.

Gallagher RE, Willman CL, Slack JL, et al: Association of PML-RARα type with pretreatment hematologic characteristics but not treatment outcome in acute promyelocytic leukemia: An intergroup molecular study, *Blood* 90:1656–1663, 1997.

Gallagher RE, Yeap BY, Bi W, et al: Quantiative real-time RT-PCR analysis of PML-RARα mRNA in acute promyelocytic leukemia: Assessment of prognostic significance in adult patients from intergroup protocol 0129, *Blood* 101:2521–2528, 2003.

Gascoyne RD, Adomat SA, Krajewski S, et al: Prognostic significance of Bcl-2 protein expression and Bcl-2 gene rearrangement in diffuse aggressive non-Hodgkin's lymphoma, *Blood* 90:244–251, 1997.

Gascoyne RD, Aoun P, Wu D, et al: Prognostic significance of anaplastic lymphoma kinase (ALK) protein expression in adults with anaplastic large cell lymphoma, *Blood* 93:3913–3921, 1999.

Gascoyne RD, Lamant L, Martin-Subero JI, et al: ALK-positive diffuse large B-cell lymphoma is associated with Clathrin-ALK rearrangements: Report of 6 cases, *Blood* 102:2568–2573, 2003.

Gaudio E, Paduano F, Ngankeu A, et al: Heat shock protein 70 regulates Tcl1 expression in leukemia and lymphomas, *Blood* 121(2):351–359, 2013.

Gaynon PS, Crotty ML, Sather HN, et al: Expression of BCR-ABL, E2A-PBX1 and MLL-AF4 fusion transcripts in newly diagnosed children with acute lymphoblastic leukemia: A Children's Cancer Group initiative, *Leuk Lymphoma* 26:57, 1997.

Gebauer N, Bernard V, Gebauer W, et al: TP53 mutations are frequent events in double-hit B-cell lymphomas with MYC and BCL2 but not MYC and BCL6 translocations, *Leuk Lymphoma* 56:179–185, 2015.

Germeshausen M, Ballmaier M, Welte K: Incidence of CSF3R mutations in severe congenital neutropenia and relevance for leukemogenesis: results of a long-term survey, *Blood* 109:93–99, 2007.

Gilliland DG, Griffin JD: The roles of FLT3 in hematopoiesis and leukemia, *Blood* 100:1532–1542, 2002.

Godley LA, Larson RA: Therapy-related myeloid leukemia, *Semin Oncol* 35(4):418–429, 2008.

Gökbuget N, Hoelzer D: Treatment of adult acute lymphoblastic leukemia, *Semin Hematol* 46(1):64–75, 2009.

Goldman JM, Melo JV: Chronic myeloid leukemia—Advances in biology and new approaches to treatment, *N Engl J Med* 349:1451–1464, 2003.

Gotlib J, Cools J, Malone IIIJM, et al: The FIP1L1-PDGFRα fusion tyrosine kinase in hypereosinophilic syndrome and chronic eosinophilic leukemia: implications for diagnosis, classification, and management, *Blood* 103:2879–2891, 2004.

Gotlib J, Maxson JE, George TI, et al: The new genetics of chronic neutrophilic leukemia and atypical CML: implications for diagnosis and treatment, *Blood* 122:1707–1711, 2013.

Graux C, Cools J, Melotte C, et al: Fusion of NUP214 to ABL1 on amplified episomes in T-cell acute lymphoblastic leukemia, *Nat Genet* 36:1084–1089, 2004.

Greaves MF, Maia AT, Wiemels JL, et al: Leukemia in twins: Lessons in natural history, *Blood* 102:2321–2333, 2003a.

Greaves MF, Wiemels J: Origins of chromosome translocations in childhood leukemia, *Nature Rev Cancer* 3:1–11, 2003b.

Green CL, Evans CM, Hills RK, et al: The prognostic significance of IDH1 mutations in younger adult patients with acute myeloid leukemia is dependent on FLT3-ITD status, *Blood* 116:2779–2782, 2010.

Green MR, Gentles AJ, Nair RV, et al: Hierarchy in somatic mutations arising during genomic evolution and progression of follicular lymphoma, *Blood* 121(9): 1604–1611, 2013.

Green CL, Koo KK, Hills RK, et al: Prognostic significance of CEBPA mutations in a large cohort of younger adult patients with acute myeloid leukemia: impact of double CEBPA mutations and the interaction with FLT3 and NPM1 mutations, *J Clin Oncol* 28:2739–2747, 2010.

Greiner TC, Rubocki RJ: Effectiveness of capillary electrophoresis using fluorescent-labeled primers in detecting T-cell receptor γ gene rearrangements, *J Mol Diagn* 4:137–143, 2002.

Grignani F, Fagioli M, Alcalay M, et al: Acute promyelocytic leukemia: From genetics to treatment, *Blood* 83:10–25, 1994.

Grimwade D: The pathogenesis of acute promyelocytic leukaemia: Evaluation of the role of molecular diagnosis and monitoring in the management of the disease, *Br J Haematol* 106:591–613, 1999.

Grimwade D, Biondi A, Mozziconacci M, et al: Characterization of acute promyelocytic leukemia cases lacking the classic t(15;17): results of the European Working Party, *Blood* 96:1297–1308, 2000.

Grimwade D, Hills RK, Moorman AV, et al: Refinement of cytogenetic classification in acute myeloid leukemia: Determination of prognostic significance of rare recurring chromosomal abnormalities among 5876 younger adult patients treated in the United Kingdom Medical Research Council trials, *Blood* 116:354–365, 2010.

Grimwade D, Lo Coco F: Acute promyelocytic leukemia: A model for the role of molecular diagnosis and residual disease monitoring in directing treatment approach in acute myeloid leukemia, *Leukemia* 16: 1959–1973, 2002.

Grisolano JL, O'Neal J, Cain J, et al: An activated receptor tyrosine kinase, TEL/PDGFbetaR, cooperates with AML1/ETO to induce acute myeloid leukemia in mice, *Proc Natl Acad Sci U S A* 100(16):9506–9511, 2003. [Epub 2003 Jul 24].

Grossmann V, Tiacci E, Holmes AB, et al: Whole-exome sequencing identifies somatic mutations of BCOR in acute myeloid leukemia with normal karyotype, *Blood* 118:6153–6163, 2011.

Gruber F, Mustjoki S, Porkka K: Impact of tyrosine kinase inhibitors on patient outcomes in Philadelphia chromosome-positive acute lymphoblastic leukaemia, *Br J Haematol* 145(5):581–597, 2009.

Gu K, Chan WC, Hawley RC: Practical detection of t(14;18)(IgH/BCL2) in follicular lymphoma, *Arch Pathol Lab Med* 132:1355–1361, 2008.

Gu K, Fu K, Jain S, et al: t(14;18)-negative follicular lymphomas are associated with a high frequency of BCL6 rearrangement at the alternative breakpoint region, *Mod Pathol* 22:1251–1257, 2009.

Guidez F, Ivins S, Zhu J, et al: Reduced retinoic acid-sensitivities of nuclear receptor corepressor binding to PML- and PLZF-RARα underlie molecular pathogenesis and treatment of acute promyelocytic leukemia, *Blood* 91:2634–2642, 1998.

Gunn SR, Mohammed MS, Gorre ME, et al: Whole-genome scanning by array comparative genomic hybridization as a clinical tool for risk assessment in chronic lymphocytic leukemia, *J Mol Diagn* 10(5):442–451, 2008.

Gupta V, Yib QL, Brandwein J, et al: Clinico-biological features and prognostic significance of PML/RARalpha isoforms in adult patients with acute promyelocytic leukemia treated with all trans retinoic acid (ATRA) and chemotherapy, *Leuk Lymphoma* 45(3):469–480, 2004.

Gutierrez A, Dahlberg SE, Neuberg DS, et al: Absence of biallelic TCRgamma deletion predicts early treatment failure in pediatric T-cell acute lymphoblastic leukemia, *J Clin Oncol* 28:3816–3823, 2010.

Hamblin TJ: Prognostic markers in chronic lymphocytic leukaemia, *Best Pract Res Clin Haematol* 20:455–468, 2007.

Hamblin TJ, Davis Z, Gardiner A, et al: Unmutated Ig V(H) genes are associated with a more aggressive form of chronic lymphocytic leukemia, *Blood* 94:1848–1854, 1999.

Haralambieva E, Boerma EJ, Van Imhoff GW, et al: Clinical, immunophenotypic, and genetic analysis of adult lymphomas with morphologic features of Burkitt lymphoma, *Am J Surg Pathol* 29:1086–1094, 2005.

Harbott J, Viehmann S, Borkhardt A, et al: Incidence of TEL/AML1 fusion gene analyzed consecutively in children with acute lymphoblastic leukemia in relapse, *Blood* 90:4933–4937, 1997.

Harris MB, Shuster JJ, Carroll A, et al: Trisomy of leukemic cell chromosomes 4 and 10 identifies children with B-progenitor cell acute lymphoblastic leukemia with a very low risk of treatment failure: A Pediatric Oncology Group study, *Blood* 79:3316–3324, 1992.

Harrison CJ: The detection and significance of chromosomal abnormalities in childhood acute lymphoblastic leukaemia, *Blood Rev* 15:49–59, 2001.

Hart S, Goh KC, Novotny-Diermayr V, et al: Pacritinib (SB1518)—A JAK2/FLT3 inhibitor for the treatment of acute myeloid leukemia, *Blood Cancer J* 1:e44, 2011.

Hartmann EM, Campo E, Wright G, et al: Pathway discovery in mantle cell lymphoma by integrated analysis of high-resolution gene expression and copy number profiling, *Blood* 116(6):953–961, 2010.

Hatzimichael E, Georgiou G, Benetatos L, et al: Gene mutations and molecularly targeted therapies in acute myeloid leukemia, *Am J Blood Res* 3:29–51, 2013.

Hecht JL, Aster JC: Molecular biology of Burkitt's lymphoma, *J Clin Oncol* 18:3707–3721, 2000.

Heerema NA, Nachman JB, Sather HN, et al: Hypodiploidy with less then 45 chromosomes confers adverse risk in childhood acute lymphoblastic leukaemia: A report from the Children's Cancer Group, *Blood* 94:4036–4046, 1999.

Heerema NA, Sather HN, Sensel MG, et al: Prognostic impact of trisomies 10, 17 and 5 among children with acute lymphoblastic leukaemia and high hyperdiploidy (>50 chromosomes), *J Clin Oncol* 18:1876–1887, 2000.

Hernandez L, Pinyol M, Hernandez S, et al: TRK-fused gene (TFG) is a new partner of ALK in anaplastic large cell lymphoma producing two structurally different TFG-ALK translocations, *Blood* 94:3265–3268, 1999.

Hess JL: MLL: A histone methyltransferase disrupted in leukemia, *Trends Mol Med* 10:500–507, 2004.

Higgins RA, Gunn SR, Robetorye RS: Clinical application of array-based comparative genomic hybridization for the identification of prognostically important genetic alterations in chronic lymphocytic leukemia, *Mol Diagn Ther* 12(5):271–280, 2008.

Hochhaus A, O'Brien SG, Guilhot F, et al: Six-year follow-up of patients receiving imatinib for the first-line treatment of chronic myeloid leukemia, *Leukemia* 23:1054–1061, 2009.

Hormaeche I, Licht JD: Chromatin modulation by oncogenic transcription factors: New complexity, new therapeutic targets, *Cancer Cell* 11(6):475–478, 2007.

Horny HP: Mastocytosis: An unusual clonal disorder of bone marrow-derived hematopoietic progenitor cells, *Am J Clin Pathol* 132(3):438–447, 2009.

Hou HA, Huang TC, Lin LI, et al: WT1 mutation in 470 adult patients with acute myeloid leukemia: Stability during disease evolution and implication of its incorporation into a survival scoring system, *Blood* 115(25):5222–5231, 2010.

Hsi AC, Robirds DH, Luo J, et al: T-cell prolymphocytic leukemia frequently shows cutaneous involvement and is associated with gains of MYC, loss of ATM, and TCL1A rearrangement, *Am J Surg Pathol* 38(11):1468–1483, 2014.

Hsi ED, Tubbs RR, Lovell MA, et al: Detection of bcl-2/JH translocation by polymerase chain reaction: A summary of the experience of the Molecular Oncology Survey of the College of American Pathologists, *Arch Pathol Lab Med* 126:902–908, 2002.

Hubank M: Gene expression profiling and its application in studies of haematological malignancy, *Br J Haematol* 124:577–594, 2004.

Hughes TP, Branford S: Monitoring disease response to tyrosine kinase inhibitor therapy in CML, *Hematology* 2009:477–487, 2009.

Hughes TP, Kaeda J, Branford S, et al: Frequency of major molecular responses to imatinib or interferon alfa plus cytarabine in newly diagnosed chronic myeloid leukemia, *N Engl J Med* 349:1423–1432, 2003.

Hunger SP, Galili N, Carroll AJ, et al: The t(1;19)(q23;p13) result in consistent fusion of E2A and PBX1 coding sequences in acute lymphoblastic leukemias, *Blood* 77:687–693, 1991.

Iacobucci I, Storlazzi CT, Cilloni D, et al: Identification and molecular characterization of recurrent genomic deletions on 7p12 in the IKZF1 gene in a large cohort of BCR-ABL1-positive acute lymphoblastic leukemia patients: On behalf of Gruppo Italiano Malattie Ematologiche dell'Adulto Acute Leukemia Working Party (GIMEMA AL WP), *Blood* 114(10):2159–2167, 2009.

Ihle JN, Gilliland DG: Jak2: Normal function and role in hematopoietic disorders, *Curr Opin Genet Dev* 17(1):8–14, 2007.

Iqbal J, Greiner TC, Patel K, et al: Distinctive patterns of BCL6 molecular alterations and their functional consequences in different subgroups of diffuse large B-cell lymphoma, *Leukemia* 21:2332–2343, 2007.

Iqbal S, Jenner MJR, Summers KE, et al: Reliable detection of clonal IgH/Bcl2 MBR rearrangement in follicular lymphoma: Methodology and clinical significance, *Br J Hematol* 124:325–328, 2004.

Isaacson PG, Du M-Q: MALT lymphoma: From morphology to molecules, *Nature Rev Cancer* 4:644–653, 2004.

Jaffe ES, Harris N, Stein H, et al: *Pathology & genetics: Tumours of the haematopoietic and lymphoid tissues. World Health Organization Classification of Tumours*, Lyon, France, 2001, IARC Press.

James C: The JAK2V617F mutation in polycythemia vera and other myeloproliferative disorders: One mutation for three diseases? *Hematology Am Soc Hematol Educ Program* 69–75, 2008.

James C, Ugo V, Le Couedic JP, et al: A unique clonal JAK2 mutation leading to constitutive signalling causes polycythaemia vera, *Nature* 434:1144–1148, 2005.

Jansen JH, Löwenberg B: Acute promyelocytic leukemia with a PLZF-RARalpha fusion protein, *Semin Hematol* 38(1):37–41, 2001.

Jardin F, Ruminy P, Bastard C, et al: The BCL6 proto-oncogene: A leading role during germinal center development and lymphomagenesis, *Pathol Biol (Paris)* 55:73–83, 2007.

Jardin F, Sahota SS: Targeted somatic mutation of the BCL6 proto-oncogene and its impact on lymphomagenesis, *Hematology* 10:115–129, 2005.

Jerkeman M, Aman P, Cavallin-Stahl E, et al: Prognostic implications of BCL6 rearrangement in uniformly treated patients with diffuse large B-cell lymphoma—A Nordic Lymphoma Group study, *Int J Oncol* 20: 161–165, 2002.

Jones AV, Cross NC, White HE, et al: Rapid identification of JAK2 exon 12 mutations using high-resolution melting analysis, *Haematologica* 93(10):1560–1564, 2008.

Jones CD, Darnell KH, Warnke RA, et al: CyclinD1/CyclinD3 ratio by real-time PCR improves specificity for the diagnosis of mantle cell lymphoma, *J Mol Diagn* 6:84–89, 2004.

Jones LK, Saha V: Philadelphia positive acute lymphoblastic leukaemia of childhood, *Br J Haematol* 130(4): 489–500, 2005.

Jurcic JG, Nimer SD, Scheinberg DA, et al: Prognostic significance of minimal residual disease detection and PML/RAR-α isoform type: Long-term follow-up in acute promyelocytic leukemia, *Blood* 98:2651–2656, 2001.

Jurcic JG, Soignet SL, Maslak AP: Diagnosis and treatment of acute promyelocytic leukemia, *Curr Oncol Rep* 9(5):337–344, 2007.

Kadkol S, Bruno A, Dodge C, et al: Comprehensive analysis of CBFβ-MYH11 fusion transcripts in acute myeloid leukemia by RT-PCR analysis, *J Mol Diag* 6:22–27, 2004.

Kalla J, Stilgenbauer S, Schaffner C, et al: Heterogeneity of the API2-MALT1 gene rearrangement in MALT-type lymphoma, *Leukemia* 14:1967–1974, 2000.

Kaneko Y, Maseki N, Takasaki N, et al: Clinical and hematologic characteristics in acute leukemia with 11q23 translocations, *Blood* 67:484–491, 1986.

Karrman K, Forestier E, Andersen MK, et al: High incidence of the ETV6/RUNX1 fusion gene in paediatric precursor B-cell acute lymphoblastic leukaemias with trisomy 21 as the sole cytogenetic change: A Nordic series of cases diagnosed 1989–2005, *Br J Haematol* 135(3):352–354, 2006.

Katzenberger T, Ott G, Klein T, et al: Cytogenetic alterations affecting BCL6 are predominantly found in follicular lymphomas grade 3B with a diffuse large B-cell component, *Am J Pathol* 165:481–490, 2004.

Kiel MJ, Velusamy T, Betz BL, et al: Whole-genome sequencing identifies recurrent somatic NOTCH2 mutations in splenic marginal zone lymphoma, *J Exp Med* 209(9):1553–1565, 2012.

Kilpivaara O, Levine RL: JAK2 and MPL mutations in myeloproliferative neoplasms: Discovery and science, *Leukemia* 22(10):1813–1817, 2008.

Kim AS, Eastmond DA, Preston RJ: Childhood acute lymphocytic leukemia and perspectives on risk assessment of early-life stage exposures, *Mutat Res* 613(2–3):138–160, 2006.

Kim DH, Popradi G, Sriharsha L, et al: No significance of derivative chromosome 9 deletion on the clearance kinetics of BCR/ABL fusion transcripts, cytogenetic or molecular response, loss of response, or treatment failure to imatinib mesylate therapy for chronic myeloid leukemia, *Cancer* 113(4):772–781, 2008.

Klampfl T, Gisslinger H, Harutyunyan AS, et al: Somatic mutations of calreticulin in myeloproliferative neoplasms, *N Engl J Med* 369:2379–2390, 2013.

Klapper W, Stoecklein H, Zeynalova S, et al: Structural aberrations affecting the MYC locus indicate a poor prognosis independent of clinical risk factors in diffuse large B-cell lymphomas treated within randomized trials of the German High-Grade Non-Hodgkin's Lymphoma Study Group (DSHNHL), *Leukemia* 22:2226–2229, 2008.

Klemm L, Duy C, Iacobucci I, et al: The B cell mutator AID promotes B lymphoid blast crisis and drug resistance in chronic myeloid leukemia, *Cancer Cell* 16(3):232–245, 2009.

Knudson AG: Stem cell regulation, tissue ontogeny, and oncogenic events, *Semin Cancer Biol* 3:99–106, 1992.

Kohno A, Morishita Y, Iida H, et al: Hematopoietic stem cell transplantation for acute promyelocytic leukemia in second or third complete remission: A retrospective analysis in the Nagoya Blood and Marrow Transplantation Group, *Int J Hematol* 87(2):210–216, 2008.

Konoplev S, Huang X, Drabkin HA, et al: Cytoplasmic localization of nucleophosmin in bone marrow blasts of acute myeloid leukemia patients is not completely concordant with NPM1 mutation and is not predictive of prognosis, *Cancer* 115(20):4737–4744, 2009.

Kontzias A, Kotlyar A, Laurence A, et al: A new class of kinase inhibitors in cancer and autoimmune disease, *Curr Opin Pharmacol* 12:464–470, 2012.

Koschmieder S, Halmos B, Levantini E, et al: Dysregulation of the C/EBPalpha differentiation pathway in human cancer, *J Clin Oncol* 27(4):619–628, 2009.

Kottaridis PD, Gale RE, Frew ME, et al: The presence of a FLT3 internal tandem duplication in patients with acute myeloid leukemia (AML) adds important prognostic information to cytogenetic risk group and response to the first cycle of chemotherapy: Analysis of 854 patients from the United Kingdom Medical Research Council AML 10 and 12 trials, *Blood* 98(6): 1752–1759, 2001.

Kralovics R, Guan Y, Prchal JT: Acquired uniparental disomy of chromosome 9p is a frequent stem cell defect in polycythemia vera, *Exp Hematol* 30(3):229–236, 2002.

Kralovics R, Passamonti F, Buser AS, et al: A gain-of-function mutation of JAK2 in myeloproliferative disorders, *N Engl J Med* 352:1779–1790, 2005.

Kralovics R, Teo SS, Li S, et al: Acquisition of the V617F mutation of JAK2 is a late genetic event in a subset of patients with myeloproliferative disorders, *Blood* 108(4):1377–1380, 2006.

Kridel R, Meissner B, Rogic S, et al: Whole transcriptome sequencing reveals recurrent NOTCH1 mutations in mantle cell lymphoma, *Blood* 119:1963–1971, 2012.

Krishnan B, Matutes E, Dearden C: Prolymphocytic leukemias, *Semin Oncol* 33:257–263, 2006.

Krivtsov AV, Armstrong SA: MLL translocations, histone modifications and leukaemia stem-cell development, *Nat Rev Cancer* 7(11):823–833, 2007.

Ladanyi M, Cavalchire G: Detection of the NPM-ALK genomic rearrangement of Ki-1 lymphoma and isolation of the involved NPM and ALK introns, *Diagn Mol Pathol* 5:154–158, 1996.

Ladanyi M, Cavalchire G, Morris SW, et al: Reverse transcriptase polymerase chain reaction for the Ki-1 anaplastic large cell lymphoma-associated t(2;5) translocation in Hodgkin's disease, *Am J Pathol* 145:1296–1300, 1994.

Ladanyi M, Wang S: Detection of rearrangements of the BCL2 major breakpoint region in follicular lymphomas. Correlation of polymerase chain reaction results with Southern blot analysis, *Diagn Mol Pathol* 1:31–35, 1992.

Lafiura KM, Bielawski DM, Posecion NC Jr, et al: Association between prenatal pesticide exposures and the generation of leukemia-associated T(8;21), *Pediatr Blood Cancer* 49(5):624–628, 2007.

Lam LT, Wright G, Davis RE, et al: Cooperative signaling through the signal transducer and activator of transcription 3 and nuclear factor-κ B pathways in subtypes of diffuse large B-cell lymphoma, *Blood* 111(7):3701–3713, 2008.

Lamant L, Meggetto F, Saati TA, et al: High incidence of the t(2;5)(23;q35) translocation in anaplastic large cell lymphoma and its lack of detection in Hodgkin's disease. Comparison of cytogenetic analysis, reverse transcriptase-polymerase chain reaction, and P-80 immunostaining, *Blood* 87:284–291, 1996.

Langerak AW, Walvers-Tettero ILM, Van Dongen JJM: Detection of T cell receptor beta (TCRB) gene rearrangement patterns in T cell malignancies by Southern blot analysis, *Leukemia* 13:965–974, 1999.

Lanternier F, Cohen-Akenine A, Palmerini F, et al: Phenotypic and genotypic characteristics of mastocytosis according to the age of onset, *PLoS ONE* 3(4):e1906, 2008.

Larmonie NS, Dik WA, Meijerink JP, et al: Breakpoint sites disclose the role of the V(D)J recombination machinery in the formation of T-cell receptor (TCR) and non-TCR associated aberrations in T-cell acute lymphoblastic leukemia, *Haematologica* 98:1173–1184, 2013.

Laurent C, Do C, Gascoyne RD, et al: Anaplastic lymphoma kinase-positive diffuse large B-cell lymphoma: A rare clinicopathologic entity with poor prognosis, *J Clin Oncol* 27:4211–4216, 2009.

Lawnicki LC, Rubocki RJ, Chan WC, et al: The distribution of gene segments in T-cell receptor gamma gene rearrangements demonstrates the need for multiple primer sets, *J Mol Diagn* 5:82–87, 2003.

Le Beau MM, Larson RA, Bitter MA, et al: Association of an inversion of chromosome 16 with abnormal marrow eosinophils in acute myelomonocytic leukemia. A unique cytogenetic-clinicopathological association, *N Engl J Med* 309:630–636, 1983.

Lee YK, Kim YR, Min HC, et al: Deletion of any part of the BCR or ABL gene on the derivative chromosome 9 is a poor prognostic marker in chronic myelogenous leukemia, *Cancer Genet Cytogenet* 166(1):65–73, 2006.

Lefebvre P: Molecular basis for designing selective modulators of retinoic acid receptor transcriptional activities, *Curr Drug Targets Immune Endocr Metabol Disord* 1(2):153–164, 2001.

Leich E, Salaverria I, Bea S, et al: Follicular lymphomas with and without translocation t(14;18) differ in gene expression profiles and genetic alterations, *Blood* 114: 826–834, 2009.

Levene AP, Morgan GJ, Davies FE: The use of genetic microarray analysis to classify and predict prognosis in haematological malignancies, *Clin Lab Haem* 25: 209–220, 2003.

Levine RL, Wadleigh M, Cools J, et al: Activating mutation in the tyrosine kinase JAK2 in polycythemia vera, essential thrombocythemia, and myeloid metaplasia with myelofibrosis, *Cancer Cell* 7:387–397, 2005.

Li Z-Y, Liu D-P, Liang C-C: New insight into the molecular mechanisms of MLL-associated leukemia, *Leukemia* 19:183–190, 2005.

Licht JD: Acute promyelocytic leukemia—Weapons of mass differentiation, *NEJM* 360:928–930, 2009.

Limon JJ, Fruman DA: Akt and mTOR in B cell activation and differentiation, *Front Immunol* 3:228, 2012.

Liu H, Bench AJ, Bacon CM, et al: A practical strategy for the routine use of BIOMED-2 PCR assays for detection of B- and T-cell clonality in diagnostic haematopathology, *Br J Haematol* 138:31–43, 2007.

Liu H, Cheng EH, Hsieh JJ: MLL fusions: Pathways to leukemia, *Cancer Biol Ther* 8(13):1204–1211, 2009.

Liu PP, Hajra A, Wijmenga C, et al: Molecular pathogenesis of the chromosome 16 inversion in the M4Eo subtype of acute myeloid leukemia, *Blood* 9:2289–2302, 1995.

Liu J, Johnson RM, Traweek ST: Rearrangement of the BCL-2 gene in follicular lymphoma: Detection by PCR in both fresh and fixed tissue samples, *Diagn Mol Pathol* 2:241–247, 1993.

Liu H, Ruskon-Fourmestraux A, Lavergne-Slove A, et al: Resistance of t(11;18) positive gastric mucosa-associated lymphoid tissue lymphoma to Helicobacter pylori eradication therapy, *Lancet* 357:39–40, 2001.

Liu S, Semenciw R, Mao Y: Increasing incidence of non-Hodgkin's lymphoma in Canada, 1970–1996: Age-period-cohort analysis, *Hematol Oncol* 21:57–66, 2003.

Liu H, Ye H, Ruskone-Fourmestraux A, et al: t(11;18) is a marker for all stage gastric MALT lymphomas that will not respond to H. pylori eradication, *Gastroenterology* 122:1286–1294, 2002.

Lo Coco F, De Santis S, Esposito A, et al: Molecular monitoring of hematologic malignancies: Current and future issues, *Sem Hematol* 39(Suppl 1):14–17, 2002.

Lo Coco F, Ammatuna E, Montesinos P, et al: Acute promyelocytic leukemia: Recent advances in diagnosis and management, *Semin Oncol* 35(4):401–409, 2008.

Lorsbach RB, Downing JR: The role of the AML1 transcription factor in leukemogenesis, *Int J Hematol* 74:258–265, 2001.

Lossos IS, Czerwinski DK, Alizadeh AA, et al: Prediction of survival in diffuse large-B-cell lymphoma based on the expression of six genes, *N Engl J Med* 350:1828–1837, 2004.

Love C, Sun Z, Jima D, et al: The genetic landscape of mutations in Burkitt lymphoma, *Nat Genet* 44(12): 1321–1325, 2012.

Lucas CM, Harris RJ, Giannoudis A, et al: Chronic myeloid leukemia patients with the e13a2 BCR-ABL fusion transcript have inferior responses to imatinib compared to patients with the e14a2 transcript, *Haematologica* 94(10):1362–1367, 2009.

Lugthart S, Groschel S, Beverloo HB, et al: Clinical, molecular, and prognostic significance of WHO type inv(3)(q21q26.2)/t(3;3)(q21;q26.2) and various other 3q abnormalities in acute myeloid leukemia, *J Clin Oncol* 28:3890–3898, 2010.

Macintyre EA, Delbesse E: Molecular approaches to the diagnosis and evaluation of lymphoid malignancies, *Sem Hematol* 36:373–389, 1999.

Man CH, Fung TK, Ho C, et al: Sorafenib treatment of FLT3-ITD(+) acute myeloid leukemia: Favorable initial outcome and mechanisms of subsequent nonresponsiveness associated with the emergence of a D835 mutation, *Blood* 119:5133–5143, 2012.

Mansour MR, Sulis ML, Duke V, et al: Prognostic implications of NOTCH1 and FBXW7 mutations in adults with T-cell acute lymphoblastic leukemia treated on the MRC UKALLXII/ECOG E2993 protocol, *J Clin Oncol* 27(26):4352–4356, 2009.

Mantadakis E, Samonis G, Kalmanti M: A comprehensive review of acute promyelocytic leukemia in children, *Acta Haematol* 119(2):73–82, 2008.

Marcucci G, Mrózek K, Bloomfield CD: Molecular heterogeneity and prognostic biomarkers in adults with acute myeloid leukemia and normal cytogenetics, *Curr Opin Hematol* 12:68–75, 2005.

Mark M, Ghyselinck NB, Chambon P: Function of retinoic acid receptors during embryonic development, *Nucl Recept Signal* 7:e002, 2009.

Martinelli G, Iacobucci I, Storlazzi CT, et al: IKZF1 (Ikaros) deletions in BCR-ABL1-positive acute lymphoblastic leukemia are associated with short disease-free survival and high rate of cumulative incidence of relapse: A GIMEMA AL WP Report, *J Clin Oncol* 2009.

Maxson J, Gotlib J, Pollyea D, et al: Oncogenic CSF3R mutations in chronic neutrophilic leukemia and atypical CML, *N Engl J Med* 368:1781–1790, 2013.

McClure RF, Kaur P, Pagel E, et al: Validation of immunoglobulin gene rearrangement detection by PCR using commercially available BIOMED-2 primers, *Leukemia* 20:176–179, 2006.

McClure RF, Remstein ED, Macon WR, et al: Adult B-cell lymphomas with burkitt-like morphology are phenotypically and genotypically heterogeneous with aggressive clinical behavior, *Am J Surg Pathol* 29: 1652–1660, 2005.

McGonigle GJ, Lappin TR, Thompson A: Grappling with the HOX network in hematopoiesis and leukemia, *Front Biosci* 13:4297–4308, 2008.

McPherson JD: Next-generation gap, *Nat Methods* 6(Suppl 11):S2–S5, 2009.

Mead AJ, Linch DC, Hills RK, et al: FLT3 tyrosine kinase domain mutations are biologically distinct from and have a significantly more favorable prognosis than FLT3 internal tandem duplications in patients with acute myeloid leukemia, *Blood* 110:1262–1270, 2007.

Medeiros LJ, Carr J: Overview of the role of molecular methods in the diagnosis of malignant lymphomas, *Arch Pathol Lab Med* 123:1189–1207, 1999.

Meissner B, Kridel R, Lim RS, et al: The E3 ubiquitin ligase UBR5 is recurrently mutated in mantle cell lymphoma, *Blood* 121:3161–3164, 2013.

Melnick A, Licht JD: Deconstructing a disease: RARα, its fusion partners, and their roles in the pathogenesis of acute promyelocytic leukemia, *Blood* 93:3167–3215, 1999.

Melo JV: The diversity of BCR-ABL fusion proteins and their relationship to leukemia phenotype, *Blood* 88: 2375–2384, 1996.

Merchant SH, Haines S, Hall B, et al: Fluorescence in-situ hybridization identifies cryptic t(16;16)(p13;q22) masked by del(q22) in a case of AML-M4Eo, *J Mol Diagn* 6:271–274, 2004.

Meshinchi S, Alonzo TA, Stirewalt DL, et al: Clinical implications of FLT3 mutations in pediatric AML, *Blood* 108(12):3654–3661, 2006.

Metcalfe DD: Mast cells and mastocytosis, *Blood* 112(4):946–956, 2008.

Meyer C, Kowarz E, Hofmann J, et al: New insights to the MLL recombinome of acute leukemias, *Leukemia* 23(8):1490–1499, 2009.

Meyer C, Marschalek R: LDI-PCR: Identification of known and unknown gene fusions of the human MLL gene, *Methods Mol Biol* 538:71–83, 2009.

Migliazza A, Martinotti S, Chen W, et al: Frequent somatic hypermutation of the 5′ noncoding region of the BCL6 gene in B-cell lymphoma, *Proc Natl Acad Sci U S A* 92:12520–12524, 1995.

Monma F, Nishii K, Shiga J, et al: Detection of the CBFB/MYH11 fusion gene in de novo acute myeloid leukemia (AML): A single-institution study of 224 Japanese AML patients, *Leuk Res* 31(4):471–476, 2007.

Monti S, Savage KJ, Kutok JL, et al: Molecular profiling of diffuse large B-cell lymphoma identifies robust subtypes including one characterized by host inflammatory response, *Blood* 105:1851–1861, 2005.

Moorman AV, Richards SM, Martineau M, et al: Outcome heterogeneity in childhood high-hyperdiploid acute lymphoblastic leukemia, *Blood* 102:2756–2762, 2003.

Moreno I, Martin G, Bolufer P, et al: Incidence and prognostic value of FLT3 internal tandem duplication and D835 mutations in acute myeloid leukemia, *Hae-*

matologica 88:19–24, 2003.

Moreno C, Montserrat E: New prognostic markers in chronic lymphocytic leukemia, *Blood Rev* 22:211–219, 2008.

Mori H, Colman SM, Xiao Z, et al: Chromosome translocations and covert leukemic clones are generated during normal fetal development, *Proc Natl Acad Sci USA* 99:8242–8247, 2002.

Morin RD, Johnson NA, Severson TM, et al: Somatic mutations altering EZH2 (Tyr641) in follicular and diffuse large B-cell lymphomas of germinal-center origin, *Nat Genet* 42:181–185, 2010.

Morin RD, Mungall K, Pleasance E, et al: Mutational and structural analysis of diffuse large B-cell lymphoma using whole-genome sequencing, *Blood* 122(7): 1256–1265, 2013.

Morris SW, Kirstein MN, Valentine MB, et al: Fusion of a kinase gene, ALK, to a nucleolar protein gene, NPM, in non-Hodgkin's lymphoma, *Science* 267:316–317, 1995.

Motegi M, Yonezumi M, Suzuki H, et al: API2-MALT1 chimeric transcripts involved in mucosa-associated lymphoid tissue type lymphoma predict heterogeneous products, *Am J Pathol* 156:807–812, 2000.

Mozos A, Royo C, Hartmann E, et al: SOX11 expression is highly specific for mantle cell lymphoma and identifies the cyclin D1-negative subtype, *Haematologica* 94:1555–1562, 2009.

Mrózek K, Marcucci G, Paschka P, et al: Advances in molecular genetics and treatment of core-binding factor acute myeloid leukemia, *Curr Opin Oncol* 20(6): 711–718, 2008.

Müller AM, Duque J, Shizuru JA, et al: Complementing mutations in core binding factor leukemias: From mouse models to clinical applications, *Oncogene* 27(44):5759–5773, 2008.

Mullighan CG: Molecular genetics of B-precursor acute lymphoblastic leukemia, *J Clin Invest* 122:3407–3415, 2012.

Mullighan CG, Miller CB, Radtke I, et al: BCR-ABL1 lymphoblastic leukaemia is characterized by the deletion of Ikaros, *Nature* 453(7191):110–114, 2008.

Mullighan CG, Su X, Zhang J, et al: Deletion of IKZF1 and prognosis in acute lymphoblastic leukemia, *N Engl J Med* 360(5):470–480, 2009.

Murga Penas EM, Hinz K, Roser K, et al: Translocations t(11;18)(q21;q21) and t(14;18)(q32;q21) are the main chromosomal abnormalities involving MLT/MALT1 in MALT lymphomas, *Leukemia* 17:2225–2229, 2003.

Nachman JB, Heerema NA, Sather H, et al: Outcome of treatment in children with hypodiploid acute lymphoblastic leukemia, *Blood* 110(4):1112–1115, 2007.

Nakamura N, Nakamine H, Tamaru J, et al: The distinction between Burkitt lymphoma and diffuse large B-Cell lymphoma with c-myc rearrangement, *Mod Pathol* 15:771–776, 2002.

Nakao M, Yokota S, Horiike S, et al: Detection and quantification of TEL/AML1 fusion transcripts by polymerase chain reaction in childhood acute lymphoblastic leukemia, *Leukemia* 10:1463, 1996a.

Nakao M, Yokota S, Iwai T, et al: Internal tandem duplication of the flt3 gene found in acute myeloid leukemia, *Leukemia* 10:1911–1918, 1996b.

Nangalia J, Massie CE, Baxter EJ, et al: Somatic CALR mutations in myeloproliferative neoplasms with nonmutated JAK2, *N Engl J Med* 369:2391–2405, 2013.

Neben K, Schnittger S, Brors B, et al: Distinct gene expression patterns associated with FLT3- and NRAS-activating mutations in acute myeloid leukemia with normal karyotype, *Oncogene* 24:1580–1588, 2005.

Neumann M, Heesch S, Gokbuget N, et al: Clinical and molecular characterization of early T-cell precursor leukemia: a high-risk subgroup in adult T-ALL with a high frequency of FLT3 mutations, *Blood Cancer J* 2:e55, 2012.

Nowell PC, Hungerford DA: A minute chromosome in human chronic granulocytic leukemia, *Science* 132: 1497, 1960.

Nussenzveig RH, Swierczek SI, Jelinek J, et al: Polycythemia vera is not initiated by JAK2V617F mutation, *Exp Hematol* 35:32.e31–32.e39, 2007.

Nyvold C, Madsen HO, Ryder LP, et al: Precise quantification of minimal residual disease at day 29 allows identification of children with acute lymphoblastic leukemia and an excellent outcome, *Blood* 99:1253–1258, 2002.

Obermann EC, Csato M, Dirnhofer S, et al: BCL2 gene aberration as an IPI-independent marker for poor outcome in non-germinal-centre diffuse large B cell lymphoma, *J Clin Pathol* 62:903–907, 2009a.

Obermann EC, Csato M, Dirnhofer S, et al: A. Aberrations of the MYC gene in unselected cases of diffuse large B-cell lymphoma are rare and unpredictable by morphological or immunohistochemical assessment, *J Clin Pathol* 62:754–756, 2009b.

O'Brien SG, Guilhot F, Larson RA, et al: Imatinib compared with interferon and low-dose cytarabine for newly diagnosed chronic-phase chonic myeloid leukemia, *N Eng J Med* 348:994–1004, 2003.

Ohno H: Pathogenetic and clinical implications of non-immunoglobulin: BCL6 translocations in B-cell non-Hodgkin's lymphoma, *J Clin Exp Hematop* 46:43–53, 2006.

Ohno H: Pathogenetic role of BCL6 translocation in B-cell non-Hodgkin's lymphoma, *Histol Histopathol* 19:637–650, 2004.

Okumura AJ, Peterson LF, Okumura F, et al: t(8;21)(q22;q22) fusion proteins preferentially bind to duplicated AML1/RUNX1 DNA-binding sequences to differentially regulate gene expression, *Blood* 112: 1392–1401, 2008.

Olavarria E, Kanfer E, Szydlo R, et al: Early detection of BCR-ABL transcripts by quantitative reverse transcriptase-polymerase chain reaction predicts outcome after allogeneic stem cell transplantation for chronic myeloid leukemia, *Blood* 97:1560–1565, 2001.

O'Leary M, Krailo M, Anderson JR, et al: Progress in childhood cancer: 50 years of research collaboration—A report from the Children's Oncology Group, *Semin Oncol* 35(5):484–493, 2008.

Olsen M, Madsen HO, Hjalgrim H, et al: Preleukemic TEL-AML1-positive clones at cell level of 10(-3) to 10(-4) do not persist into adulthood, *J Pediatr Hematol Oncol* 28(11):734–740, 2006.

Onizuka T, Moriyama M, Yamochi T, et al: BCL-6 gene product, a 92- to 98-kD nuclear phosphoprotein, is highly expressed in germinal center B cells and their neoplastic counterparts, *Blood* 86:28–37, 1995.

Orfao A, Garcia-Montero AC, Sanchez L, et al: Recent advances in the understanding of mastocytosis: The role of KIT mutations, *Br J Haematol* 138:12–30, 2007.

Ono R, Kumagai H, Nakajima H, et al: Mixed-lineage-leukemia (MLL) fusion protein collaborates with Ras to induce acute leukemia through aberrant Hox expression and Raf activation, *Leukemia* 23(12):2197–2209, 2009.

Oscier DG, Gardiner AC, Mould SJ, et al: Multivariate analysis of prognostic factors in CLL: Clinical stage, IGVH gene mutational status, and loss or mutation of the p53 gene are independent prognostic factors, *Blood* 100:1177–1184, 2002.

Ou J, Vergilio JA, Bagg A: Molecular diagnosis and monitoring in the clinical management of patients with chronic myelogenous leukemia treated with tyrosine kinase inhibitors, *Am J Hematol* 83(4):296–302, 2008.

Pallisgaard N, Hokland P, Riishoj DC, et al: Multiplex reverse transcription-polymerase chain reaction for simultaneous screening of 29 translocations and chromosomal aberrations in acute leukemia, *Blood* 92:574–588, 1998.

Pancrazzi A, Guglielmelli P, Ponziani V, et al: A sensitive detection method for MPLW515L or MPLW515K mutation in chronic myeloproliferative disorders with locked nucleic acid-modified probes and real-time polymerase chain reaction, *J Mol Diagn* 10(5):435–441, 2008.

Papaemmanuil E, Hosking FJ, Vijayakrishnan J, et al: Loci on 7p12.2, 10q21.2 and 14q11.2 are associated with risk of childhood acute lymphoblastic leukemia, *Nat Genet* 41(9):1006–1010, 2009.

Pardanani A, Brockman SR, Paternoster SF, et al: FIP1L1-PDGFRA fusion: Prevalence and clinicopathologic correlates in 89 consecutive patients with moderate to severe eosinophilia, *Blood* 104:3038–3045, 2004.

Pardanani A, Fridley BL, Lasho TL, et al: Host genetic variation contributes to phenotypic diversity in myeloproliferative disorders, *Blood* 111(5):2785–2789, 2008.

Pardanani A, Ketterling RP, Brockman SR, et al: CHIC2 deletion, a surrogate for FIP1L1-PDGFRA fusion, occurs in systemic mastocytosis associated with eosinophilia and predicts response to imatinib therapy, *Blood* 102:3093–3096, 2003.

Park MJ, Taki T, Oda M, et al: FBXW7 and NOTCH1 mutations in childhood T cell acute lymphoblastic leukaemia and T cell non-Hodgkin lymphoma, *Br J Haematol* 145(2):198–206, 2009.

Parmar A, Marz S, Rushton S, et al: Stromal niche cells protect early leukemic FLT3-ITD+ progenitor cells against first-generation FLT3 tyrosine kinase inhibitors, *Cancer Res* 71:4696–4706, 2011.

Paschka P: Core binding factor acute myeloid leukemia, *Semin Oncol* 35(4):410–417, 2008.

Paschka P, Du J, Schlenk RF, et al: Secondary genetic lesions in acute myeloid leukemia with inv(16) or t(16; 16): A study of the German-Austrian AML Study Group (AMLSG), *Blood* 121:170–177, 2012.

Paschka P, Marcucci G, Ruppert AS, et al: Adverse prognostic significance of KIT mutations in adult acute myeloid leukemia with inv(16) and t(8;21): A Cancer and Leukemia Group B Study, *J Clin Oncol* 24(24): 3904–3911, 2006.

Pasqualucci L: The genetic basis of diffuse large B-cell lymphoma, *Curr Opin Hematol* 20:336–344, 2013.

Pasqualucci L, Bhagat G, Jankvoic M, et al: AID is required for germinal center-derived lymphomagenesis, *Nat Genetics* 40:108–112, 2008.

Pasqualucci L, Migliazza A, Basso K, et al: Mutations of the BCL6 proto-oncogene disrupt its negative autoregulation in diffuse large B-cell lymphoma, *Blood* 101:2914–2923, 2003.

Pasqualucci L, Trifonov V, Fabbri G, et al: Analysis of the coding genome of diffuse large B-cell lymphoma, *Nat Genet* 43(9):830–837, 2011.

Passamonti F, Caramazza D, Maffioli M, et al: JAK inhibitor in CALR-mutant myelofibrosis, *N Engl J Med* 370:1168–1169, 2014.

Patel JP, Gonen M, Figueroa ME, et al: Prognostic relevance of integrated genetic profiling in acute myeloid leukemia, *N Engl J Med* 366:1079–1089, 2012.

Patel A, Kang SH, Lennon PA, et al: Validation of a targeted DNA microarray for the clinical evaluation of recurrent abnormalities in chronic lymphocytic leukemia, *Am J Hematol* 83(7):540–546, 2008.

Paulsson K, Jonson T, Ora I, et al: Characterisation of genomic translocation breakpoints and identification of an alternative TCF3/PBX1 fusion transcript in t(1;19)(q23;p13)-positive acute lymphoblastic leukaemias, *Br J Haematol* 138(2):196–201, 2007.

Pavlovsky C, Kantarjian H, Cortes JE: First-line therapy for chronic myeloid leukemia: Past, present, and future, *Am J Hematol* 84(5):287–293, 2009.

Pedro Jares EC: Advances in the understanding of mantle cell lymphoma, *British J Hematol* 142:149–165, 2008.

Pekarsky Y, Hallas C, Croce CM: The role of TCL1 in human T-cell leukemia, *Oncogene* 20:5638–5643, 2001.

Peterson LF, Boyapati A, Ahn EY, et al: Acute myeloid leukemia with the 8q22;21q22 translocation: Secondary mutational events and alternative t(8;21) transcripts, *Blood* 110(3):799–805, 2007.

Pfeifer AC, Timmer J, Klingmüller U: Systems biology of JAK/STAT signalling, *Essays Biochem* 45:109–120, 2008.

Phan RT, Dalla-Favera R: The BCL6 proto-oncogene suppresses p53 expression in germinal center B cells, *Nature* 432:635–639, 2004.

Pietra D, Li S, Brisci A, et al: Somatic mutations of JAK2 exon 12 in patients with JAK2 (V617F)-negative myeloproliferative disorders, *Blood* 111(3):1686–1689, 2008. [Epub 2007 Nov 5].

Pikman Y, Lee BH, Mercher T, et al: MPLW515L is a novel somatic activating mutation in myelofibrosis with myeloid metaplasia, *PLoS Med* 3:e270, 2006.

Pinyol M, Campo E, Nadal A: Detection of the bcl-1 rearrangement at the major translocation cluster in frozen and paraffin-embedded tissues of mantle cell lymphomas by polymerase chain reaction, *Am J Clin Pathol* 105:532–537, 1996.

Pittaluga S, Ayoubi TAY, Wlodarska I, et al: BCL-6 expression in reactive lymphoid tissue and in B-cell non-Hodgkin's lymphomas, *J Pathol* 179:145–150, 1996.

Poetsch M, Weber-Matthison K, Plendl JJ, et al: Detection of the t(14;18) chromosomal translocation by interphase cytogenetics with yeast-artificial-chromosome probes in follicular lymphoma and nonneoplastic lymphoproliferation, *J Clin Oncol* 1996(14):963–969, 1996.

Polo JM, Dell'oso T, Ranuncolo SM, et al: Specific peptide interference reveals BCL6 transcriptional and oncogenic mechanisms in B-cell lymphoma cells, *Nat Med* 10:1329–1335, 2004.

Pombo-de-Oliveira MS, Koifman S: Infant acute leukemia and maternal exposures during pregnancy, *Cancer Epidemiol Biomarkers Prev* 15(12):2336–2341, 2006.

Pozdnyakova O, Miron PM, Tang G, et al: Cytogenetic abnormalities in a series of 1,029 patients with primary myelodysplastic syndromes: A report from the US with a focus on some undefined single chromosomal abnormalities, *Cancer* 113:3331–3340, 2008.

Pratcorona M, Abbas S, Sanders MA, et al: Acquired mutations in ASXL1 in acute myeloid leukemia: prevalence and prognostic value, *Haematologica* 97:388–392, 2012.

Press RD, Willis SG, Laudadio J, et al: Determining the rise in BCR-ABL RNA that optimally predicts a kinase domain mutation in patients with chronic myeloid leukemia on imatinib, *Blood* 114(13):2598–2605, 2009.

Prima V, Hunger SP: Cooperative transformation by MEF2D/DAZAP1 and DAZAP1/MEF2D fusion proteins generated by the variant t(1;19) in acute lymphoblastic leukemia, *Leukemia* 21(12):2470–2475, 2007.

Privitera E, Kamps MP, Hayashi Y, et al: Different molecular consequences of the 1;19 chomosomal translocation in childhood B-cell precursor acute lymphoblastic leukemia, *Blood* 79:1781–1788, 1992.

Pui CH: T cell acute lymphoblastic leukemia: NOTCHing the way toward a better treatment outcome, *Cancer Cell* 15(2):85–87, 2009.

Pui C-H, Chessels JM, Camitta B, et al: Clinical heterogeneity in childhood acute lymphoblastic leukemia with 11q23 rearrangements, *Leukemia* 17:700–706, 2003.

Pui C-H, Relling MV, Downing JD: Acute lymphoblastic leukemia, *N Engl J Med* 350:1535–1548, 2004.

Pui CH, Robison LL, Look AT: Acute lymphoblastic leukaemia, *Lancet* 371(9617):1030–1043, 2008.

Quignon F, De Bels F, Koken M, et al: PML induces a novel caspase-independent death process, *Nat Genet* 20:259–265, 1998.

Quintás-Cardama A, Cortes J: Therapeutic options against BCR-ABL1 T315I-positive chronic myelogenous leukemia, *Clin Cancer Res* 14(14):4392–4399, 2008.

Quintás-Cardama A, Cortes J: Molecular biology of bcr-abl1-positive chronic myeloid leukemia, *Blood* 113(8): 1619–1630, 2009.

Quintás-Cardama A, Gibbons DL, Kantarjian H, et al: Sequencing of subcloned PCR products facilitates earlier detection of BCR-ABL1(T315I) and other mutants compared to direct sequencing of the ABL1 kinase domain, *Leukemia* 22(4):885–888, 2008.

Radich JP, Gooley T, Bryant E, et al: The significance of bcr-abl molecular detection in chronic myeloid leukemia patients "late," 18 months or more after transplantation, *Blood* 98:1701–1707, 2001.

Raghavan SC, Swanson PC, Wu X, et al: A non-B-DNA structure at the Bcl-2 major breakpoint region is cleaved by the RAG complex, *Nature* 428:88–93, 2004.

Ramsay AJ, Rodrıguez D, Villamor N, et al: Frequent somatic mutations in components of the RNA processing machinery in chronic lymphocytic leukemia, *Leukemia* 27:1600–1603, 2013.

Ranuncolo SM, Polo JM, Dierov J, et al: Bcl-6 mediates the germinal center B cell phenotype and lymphomagenesis through transcriptional repression of the DNA-damage sensor ATR, *Nat Immunol* 8:705–714, 2007.

Rapado I, Grande S, Albizua E, et al: High resolution melting analysis for JAK2 Exon 14 and Exon 12 mutations: A diagnostic tool for myeloproliferative neoplasms, *J Mol Diagn* 11(2):155–161, 2009.

Rawlings DJ, Schwartz MA, Jackson SW, et al: Integration of B cell responses through Toll-like receptors and antigen receptors, *Nat Rev Immunol* 12(4):282–294, 2012.

Raynaud SD, Cave H, Baens M, et al: The 12;21 translocation involving TEL and deletion of the other TEL allele: Two frequently associated alterations found in childhood acute lymphoblastic leukemia, *Blood* 87:2891–2899, 1996.

Rázga F, Dvořáková D, Jurcek T, et al: CEBPA gene mutational status: A complete screening using high-resolution melt curve analysis, *Mol Diagn Ther* 13(3):195–200, 2009.

Redner RL: Variations on a theme: The alternate translocations in APL, *Leukemia* 16(10):1927–1932, 2002.

Redon R, Ishikawa S, Fitch KR, et al: Global variation in copy number in the human genome, *Nature* 444(7118):444–454, 2006.

Reed JC: Bcl-2-family proteins and hematologic malignancies: History and future prospects, *Blood* 111:3322–3330, 2008.

Reineke EL, Kao HY: Targeting promyelocytic leukemia protein: A means to regulating PML nuclear bodies, *Int J Biol Sci* 5(4):366–376, 2009.

Reiter A, Saussele S, Grimwade D, et al: Genomic anatomy of the specific reciprocal translocation t(15;17) in acute promyelocytic leukemia, *Genes Chromosomes Cancer* 36(2):175–188, 2003.

Remstein ED, Dogan A, Einerson RR, et al: The incidence and anatomic site specificity of chromosomal translocations in primary extranodal marginal zone B-cell lymphoma of mucosa-associated lymphoid tissue (MALT lymphoma) in North America, *Am J Surg Pathol* 30:1546–1553, 2006.

Remstein ED, James CD, Kurtin PJ: Incidence and subtype specificity of API2-MALT1 fusion translocations in extranodal, nodal, and splenic marginal zone lymphomas, *Am J Pathol* 156:1183–1188, 2000a.

Remstein ED, Kurtin PJ, Buno I, et al: Diagnostic utility of fluorescence in situ hybridization in mantle-cell lymphoma, *Br J Haematol* 110:856–862, 2000b.

Remstein ED, Kurtin PJ, Einerson RR, et al: Primary pulmonary MALT lymphomas show frequent and heterogeneous cytogenetic abnormalities, including aneupolidy and translocations involving API2 and MALT1 and IGH and MALT1, *Leukemia* 18:156–160, 2004.

Renneville A, Boissel N, Gachard N, et al: The favorable impact of CEBPA mutations in patients with acute myeloid leukemia is only observed in the absence of associated cytogenetic abnormalities and FLT3 internal duplication, *Blood* 113(21):5090–5093, 2009a.

Renneville A, Mialou V, Philippe N, et al: Another pedigree with familial acute myeloid leukemia and germline CEBPA mutation, *Leukemia* 23(4):804–806, 2009b.

Ribera JM, Oriol A, González M, et al: Concurrent intensive chemotherapy and imatinib before and after stem cell transplantation in newly diagnosed Philadelphia chromosome-positive acute lymphoblastic leukemia. Final results of the CSTIBES02 trial, *Haematologica* 2009.

Richter J, Schlesner M, Hoffmann S, et al: Recurrent mutation of the ID3 gene in Burkitt lymphoma identified by integrated genome, exome and transcriptome sequencing, *Nat Genet* 44(12):1316–1320, 2012.

Robbiani DF, Bothmer A, Callen E, et al: AID is required for the chromosomal breaks in c-myc that lead to c-myc/IgH translocations, *Cell* 135:1028–1038, 2008.

Roberts KG, Li Y, Payne-Turner D, et al: Targetable kinase-activating lesions in Ph-like acute lymphoblastic leukemia, *N Engl J Med* 371:1005–1015, 2014.

Roix JJ, McQueen PG, Munson PJ, et al: Spatial proximity of translocation-prone gene loci in human lymphomas, *Nat Genet* 34:287–291, 2003.

Romana SP, Mauchauffe M, Le Coniat M, et al: The t(12;21) of acute lymphoblastic leukemia results in a TEL-AML1 gene fusion, *Blood* 85:3662–3670, 1995.

Rosenwald A, Alizadeh AA, Widhopf G, et al: Relation of gene expression phenotype to immunoglobulin mutation genotype in B-cell chronic lymphocytic leukemia, *J Exp Med* 194:1639–1647, 2001.

Rosenwald A, Ott G, Stilgenbauer S, et al: Exclusive detection of the t(11;18)(q21;q21) in extranodal marginal zone B cell lymphomas (MZBL) of MALT type in contrast to other MZBL and extranodal large B cell lymphomas, *Am J Pathol* 155:1817–1821, 1999.

Rosenwald A, Wright G, Chan WC, et al: The use of molecular profiling to predict survival after chemotherapy for diffuse large-B-cell lymphoma, *N Engl J Med* 346:1937–1947, 2002.

Rosenwald A, Wright G, Wiestner A, et al: The proliferation gene expression signature is a quantitative integrator of oncogenic events that predicts survival in mantle cell lymphoma, *Cancer Cell* 3:185–3197, 2003.

Ross JA: Environmental and genetic susceptibility to MLL-defined infant leukemia, *J Natl Cancer Inst Monogr* 39:83–86, 2008.

Rossi D, Cerri M, Deambrogi C, et al: The prognostic value of TP53 mutations in chronic lymphocytic leukemia is independent of Del17p13: Implications for overall survival and chemorefractoriness, *Clin Cancer Res* 15:995–1004, 2009.

Rossi D, Deaglio S, Dominguez-Sola D, et al: Alteration of BIRC3 and multiple other NF-kappaB pathway genes in splenic marginal zone lymphoma, *Blood* 118(18):4930–4934, 2011.

Rossi D, Rasi S, Fabbri G, et al: Mutations of NOTCH1 are an independent predictor of survival in chronic lymphocytic leukemia, *Blood* 119:521–529, 2012a.

Rossi D, Trifonov V, Fangazio M, et al: The coding genome of splenic marginal zone lymphoma: Activation of NOTCH2 and other pathways regulating marginal zone development, *J Exp Med* 209(9):1537–1551, 2012b.

Rossi D, Rasi S, Spina V, et al: Integrated mutational and cytogenetic analysis identifies new prognostic subgroups in chronic lymphocytic leukemia, *Blood* 121:1403–1412, 2013.

Rotunno G, Mannarelli C, Guglielmelli P, et al: Impact of calreticulin mutations on clinical and hematological phenotype and outcome in essential thrombocythemia, *Blood* 123:1552–1555, 2014.

Rowley JD: A new consistent chromosomal abnormality in chronic myelogenous leukaemia identified by quinacrine fluorescence and Giemsa staining, *Nature* 243: 290–293, 1973.

Rubnitz JE, Downing JR, Pui CH, et al: TEL gene rearrangement in acute lymphoblastic leukemia: A new genetic marker with prognostic significance, *J Clin Oncol* 15:1150–1157, 1997a.

Rubnitz JE, Behm FG, Pui CH, et al: Genetic studies of childhood acute lymphoblastic leukemia with emphasis on p16, MLL, and ETV6 gene abnormalities: results of St Jude Total Therapy Study XII, *Leukemia* 11:1201–1206, 1997b.

Saglio G, Pane F, Gottardi E, et al: Consistent amounts of acute leukemia-associated P190BCR/ABL transcripts are expressed by chronic myelogenous leukemia patients at diagnosis, *Blood* 87:1075–1080, 1996.

Sainty D, Liso V, Cantu-Rajnoldi A, et al: A new morphological classification system for acute promyelocytic leukemia distinguishes cases with underlying PLZF-RARA rearrangements, *Blood* 96:1287–1296, 2000.

Saito M, Gao J, Basso K, et al: A signaling pathway mediating downregulation of BCL6 in germinal center B cells is blocked by BCL6 gene alterations in B cell lymphoma, *Cancer Cell* 12:280–292, 2007.

Salido M, Baro C, Oscier D, et al: Cytogenetic aberrations and their prognostic value in a series of 330 splenic marginal zone B-cell lymphomas: A multicenter study of the Splenic B-Cell Lymphoma Group, *Blood* 116(9):1479–1488, 2010.

Samaha H, Dumontel C, Ketterer N, et al: Mantle cell lymphoma: A retrospective study of 121 cases, *Leukemia* 12:1281–1287, 1998.

Sanchez-Izquierdo D, Buchonnet G, Siebert R, et al: MALT1 is deregulated by both chromosomal translocation and amplification in B-cell non-Hodgkin lymphoma, *Blood* 101:4539–4546, 2003.

Santamaria C, Chillon MC, Fernandez C, et al: Using quantification of the PML-RARα transcript to stratify the risk of relapse in patients with acute promyelocytic leukemia, *Haematologica* 92:315–322, 2007.

Sanz MA, Grimwade D, Tallman MS, et al: Management of acute promyelocytic leukemia: Recommendations from an expert panel on behalf of the European LeukemiaNet, *Blood* 113(9):1875–1891, 2009.

Sargent R, Jones D, Abruzzo LV, et al: Customized oligonucleotide array-based comparative genomic hybridization as a clinical assay for genomic profiling of chronic lymphocytic leukemia, *J Mol Diagn* 11(1): 25–34, 2009.

Sarris AH, Luthra R, Cabanillas F, et al: Genomic DNA amplification and the detection of t(2;5)(p23;q35) in lymphoid neoplasms, *Leuk Lymphoma* 29:507–514, 1998.

Saueracker EA, Kay PH, Spagnolo DV: Distinguishing between monoclonal rearrangements and allelic forms of the immunoglobulin lambda light chain constant region genes: Significance in the diagnosis of non-Hodgkin's lymphoma, *Diagn Mol Pathol* 1:109–117, 1992.

Savage KJ, Harris NL, Vose JM, et al: ALK- anaplastic large-cell lymphoma is clinically and immunophenotypically different from both ALK+ ALCL and peripheral T-cell lymphoma, not otherwise specified: report from the International Peripheral T-Cell Lymphoma Project, *Blood* 111:5496–5504, 2008.

Savage KJ, Johnson NA, Ben-Neriah S, et al: MYC gene rearrangements are associated with a poor prognosis in diffuse large B-cell lymphoma patients treated with R-CHOP chemotherapy, *Blood* 114(17):3533–3537, 2009. [Epub 2009 Aug 24].

Schindler JW, Van Buren D, Foudi A, et al: TEL-AML1 corrupts hematopoietic stem cells to persist in the bone marrow and initiate leukemia, *Cell Stem Cell* 5(1):43–53, 2009.

Schlenk RF, Döhner K, Kneba M, et al: Gene mutations and response to treatment with all-trans retinoic acid in elderly patients with acute myeloid leukemia. Results from the AMLSG Trial AML HD98B, *Haematologica* 94(1):54–60, 2009.

Schlenk RF, Döhner K, Krauter J, et al: Mutations and

treatment outcome in cytogenetically normal acute myeloid leukemia, *N Engl J Med* 358(18):1909–1918, 2008.
Schnittger S, Bacher U, Haferlach C, et al: Rare CBFB-MYH11 fusion transcripts in AML with inv(16)/t(16;16) are associated with therapy-related AML M4eo, atypical cytomorphology, atypical immunophenotype, atypical additional chromosomal rearrangements and low white blood cell count: a study on 162 patients, *Leukemia* 21(4):725–731, 2007.
Schnittger S, Schoch C, Dugas M, et al: Analysis of FLT3 length mutations in 1003 patients with acute myeloid leukemia: Correlation to cytogenetics, FAB subtype, and prognosis in the AMLCG study and usefulness as a marker for the detection of minimal residual disease, *Blood* 100:59–66, 2002.
Schultz KR, Pullen DJ, Sather HN, et al: Risk- and response-based classification of childhood B-precursor acute lymphoblastic leukemia: A combined analysis of prognostic markers from the Pediatric Oncology Group (POG) and Children's Cancer Group (CCG), *Blood* 109(3):926–935, 2007.
Schwartz PA, Murray BW: Protein kinase biochemistry and drug discovery, *Bioorg Chem* 39:192–210, 2011.
Scott LM, Tong W, Levine RL, et al: JAK2 Exon 12 mutations in polycythemia vera and idiopathic erythrocytosis, *N Engl J Med* 356:459–468, 2007.
Seeger K, Adams HP, Buchwald D, et al: TEL-AML1 fusion transcript in relapsed childhood actue lymphoblastic leukemia. The Berlin-Frankfurt-Munster Study Group, *Blood* 91:1716–1722, 1998.
Seiler T, Dohner H, Stilgenbauer S: Risk stratification in chronic lymphocytic leukemia, *Semin Oncol* 33:186–194, 2006.
Shabbir M, Stuart R: Lestaurtinib, a multitargeted tyrosine kinase inhibitor: From bench to bedside, *Expert Opin Investig Drugs* 19:427–436, 2010.
Shen HM, Peters A, Baron B, et al: Mutation of BCL-6 gene in normal B cells by the process of somatic hypermutation of Ig genes, *Science* 280:1750, 1998.
Sherr CJ: The Pezcoller lecture: cancer cell cycles revisited, *Cancer Res* 60:3689–3695, 2000.
Shi JQ, Lasky K, Shinde V, et al: MLN0905, a small-molecule plk1 inhibitor, induces antitumor responses in human models of diffuse large B-cell lymphoma, *Mol Cancer Ther* 11:2045–2053, 2012.
Shigesada K, Van de Sluis B, Liu PP: Mechanism of leukemogenesis by the inv(16) chimeric gene CBFB//PEBP2B-MHY11, *Oncogene* 23:4297–4307, 2004.
Shipp MA, Ross KN, Tamayo P, et al: Diffuse large B-cell lymphoma outcome prediction by gene-expression profiling and supervised machine learning, *Nat Med* 8:68–74, 2002.
Shurtleff SA, Buijs A, Behm FG, et al: TEL/AML1 fusion resulting from a cryptic t(12;21) is the most common genetic lesion in pediatric ALL and defines a subgroup of patients with an excellent prognosis, *Leukemia* 9:1985, 1995.
Shustik J, Han G, Farinha P, et al: Outcome correlations of BCL6 rearrangement in diffuse large B cell lymphoma treated with CHOP or R-CHOP, *Haematologica* 2009. doi: 10.3324/haematol.2009.007203. Epub.
Silverman LB: Acute lymphoblastic leukemia in infancy, *Pediatr Blood Cancer* 49(Suppl 7):1070–1073, 2007.
Sim SP, Liu LF: Nucleolytic cleavage region during apoptosis, *J Biol Chem* 276:31590–31595, 2001.
Sinclair PB, Nacheva EP, Leversha N, et al: Large deletions at the t(9;22) breakpoint are common and may identify a poor-prognosis subgroup of patients with chronic myeloid leukemia, *Blood* 95:738–744, 2000.
Small D: Targeting FLT3 for the treatment of leukemia, *Semin Hematol* 45(3 Suppl 2):S17–S21, 2008.
Snuderl M, Kolman OK, Chen Y-B, et al: B-cell lymphomas with concurrent IGH-BCL2 and MYC rearrangements are aggressive neoplasms with clinical and pathologic features distinct from Burkitt lymphoma and diffuse large B-cell lymphoma, *Am J Surg Pathol* 34(3):327–340, 2010.
Soshnikova N, Duboule D: Epigenetic regulation of Hox gene activation: The waltz of methyls, *Bioessays* 30(3):199–202, 2008.
Soverini S, Colarossi S, Gnani A, et al: Contribution of ABL kinase domain mutations to imatinib resistance in different subsets of Philadelphia-positive patients: By the GIMEMA Working Party on Chronic Myeloid Leukemia, *Clin Cancer Res* 12(24):7374–7379, 2006.
Speck NA, Stacy T, Wang Q, et al: Core-binding factor: A central player in hematopoiesis and leukemia, *Cancer Res* 59(Suppl):1789s–1793s, 1999.
Spector LG, Xie Y, Robison LL, et al: Maternal diet and infant leukemia: The DNA topoisomerase II inhibitor hypothesis—A report from the children's oncology group, *Cancer Epidemiol Biomarkers Prev* 14(3):651–655, 2005.
Steidl C, Shah SP, Woolcock BW, et al: MHC class II transactivator CIITA is a recurrent gene fusion partner in lymphoid cancers, *Nature* 471:377–381, 2011.
Stein H, Foss H-D, Dürkopp H, et al: CD30+ anaplastic large cell lymphoma: A review of its histopathologic, genetic and clinical features, *Blood* 96:3681–3695, 2000.
Stirewalt DL, Radich JP: The role of FLT3 in haematopoietic malignancies, *Nature Rev Cancer* 3:650–665, 2003.
Stissel-Broeker PL, Super HG, Thirman MJ, et al: Distribution of 11q23 breakpoints within the MLL breakpoints cluster region in de novo acute leukemia and in treatment-related acute myeloid leukemia: Correlation with a scaffold attachment regions and topoisomerase II consensus binding sites, *Blood* 87: 1912, 1996.
Stover EH, Chen J, Folens C, et al: Activation of FIP1L1-PDGFRalpha requires disruption of the juxtamembrane domain of PDGFRalpha and is FIP1L1-independent, *Proc Natl Acad Sci U S A* 103(21): 8078–8083, 2006.
Streubel B, Lamprecht A, Dierlamm J, et al: T(14;18) (q32;q21) involving IGH and MALT1 is a frequent chromosomal aberration in MALT lymphoma, *Blood* 101:2335–2339, 2003.
Streubel B, Simonitsch-Klupp I, Mullauer L, et al: Variable frequencies of MALT lymphoma-associated genetic aberrations in MALT lymphomas of different sites, *Leukemia* 18:1722–1726, 2004.
Streubel B, Vinatzer U, Lamprecht A, et al: T(3;14) (p14.1;q32) involving IGH and FOXP1 is a novel recurrent chromosomal aberration in MALT lymphoma, *Leukemia* 19:652–658, 2005.
Strudwick S, Borden KL: Finding a role for PML in APL pathogenesis: A critical assessment of potential PML activities, *Leukemia* 16(10):1906–1917, 2002.
Sutcliffe MJ, Shuster JJ, Sather HN, et al: High concordance from independent studies by the Children's Cancer Group (CCG) and Pediatric Oncology Group (POG) associating favorable prognosis with combined trisomies 4, 10, and 17 in children with NCI Standard-Risk B-precursor Acute Lymphoblastic Leukemia: A Children's Oncology Group (COG) initiative, *Leukemia* 19(5):734–740, 2005.
Swerdlow SH, Campo E, Harris NL, et al: *WHO classification of tumours of hematopoietic and lymphoid tissues*, Lyon, France, 2008, IARC Press.
Szczepanski T: Why and how to quantify minimal residual disease in acute lymphoblastic leukemia? *Leukemia* 21:622–626, 2007.
Szczepanski T, Flohr T, Van der Velden VH, et al: Molecular monitoring of residual disease using antigen receptor genes in childhood acute lymphoblastic leukaemia, *Best Pract Res Clin Haematol* 15:37–57, 2002.
Tabbó F, Barreca A, Piva R, et al; European T-Cell Lymphoma Study Group: ALK signaling and target therapy in anaplastic large cell lymphoma, *Front Oncol* 2:41, 2012.
Takeuchi K, Soda M, Togashi Y, et al: Identification of a novel fusion, SQSTM1-ALK, in ALK-positive large B-cell lymphoma, *Haematologica* 96:464–467, 2011.
Tallman MS, Andersen JW, Schiffer CA, et al: All-trans-retinoic acid in acute promyelocytic leukemia, *N Engl J Med* 337:1021–1028, 1997.
Tallman MS, Nabhan C, Feusner JH, et al: Acute promyelocytic leukemia: Evolving therapeutic strategies, *Blood* 99:759–767, 2002.
Taskesen E, Bullinger L, Corbacioglu A, et al: Prognostic impact, concurrent genetic mutations, and gene expression features of AML with CEBPA mutations in a cohort of 1182 cytogenetically normal AML patients: Further evidence for CEBPA double mutant AML as a distinctive disease entity, *Blood* 117:2469–2475, 2011.
Taub JW, Ge Y: The prenatal origin of childhood acute lymphoblastic leukemia, *Leuk Lymphoma* 45(1):19–25, 2004.
Tefferi A: JAK and MPL mutations in myeloid malignancies, *Leuk Lymphoma* 49(3):388–397, 2008.
Tefferi A, Guglielmelli P, Larson DR, et al: Long-term survival and blast transformation in molecularly annotated essential thrombocythemia, polycythemia vera, and myelofibrosis, *Blood* 124:2507–2513, 2014.
ten Bosch JR, Grody WW: Keeping up with the next generation: massively parallel sequencing in clinical diagnostics, *J Mol Diagn* 10(6):484–492, 2008.
Thiede C, Steudel C, Mohr B, et al: Analysis of FLT3-activating mutations in 979 patients with acute myelogenous leukemia: Association with FAB subtypes and identification of subgroups with poor prognosis, *Blood* 99:4326–4335, 2002.
Thomazy VA, Luthra R, Uthman MO, et al: Determination of cyclin D1 and CD20 mRNA levels by real-time quantitative RT-PCR from archival tissue sections of mantle cell lymphoma and other non-Hodgkin's lymphomas, *J Mol Diagn* 4:201–208, 2002.
Tiacci E, Trifonov V, Schiavoni G, et al: BRAF mutations in hairy-cell leukemia, *N Engl J Med* 364:2305–2315, 2011.
Tobin G, Rosenquist R: Prognostic usage of V(H) gene mutation status and its surrogate markers and the role of antigen selection in chronic lymphocytic leukemia, *Med Oncol* 22:217–228, 2005.
Treon SP, Xu L, Yang G, et al: MYD88 L265P somatic mutation in Waldenström macroglobulinemia, *N Engl J Med* 367:826–833, 2012.
Tsou MF, Stearns T: Controlling centrosome number: Licenses and blocks, *Curr Opin Cell Biol* 18(1):74–78, 2006.
Tsuzuki S, Karnan S, Horibe K, et al: Genetic abnormalities involved in t(12;21) TEL-AML1 acute lymphoblastic leukemia: Analysis by means of array-based comparative genomic hybridization, *Cancer Sci* 98(5): 698–706, 2007.
Tucker T, Marra M, Friedman JM: Massively parallel sequencing: The next big thing in genetic medicine, *Am J Hum Genet* 85(2):142–154, 2009.
Vahdat L, Maslak P, Miller WH Jr, et al: Early mortality and the retinoic acid syndrome in acute promyelocytic leukemia: Impact of leukocytosis, low-dose chemotherapy, PMN/RARα isoform, and CD13 expression in patients treated with all-trans retinoic acid, *Blood* 84:3843, 1994.
Van der Burg M, Smit B, Brinkhof B, et al: A single split-signal FISH probe set allows detection of TAL1 translocations as well as SIL-TAL1 fusion genes in a single test, *Leukemia* 16(4):755–761, 2002.
Van der Velden VH, Cazzaniga G, Schrauder A, et al: Analysis of minimal residual disease by Ig/TCR gene rearrangements: Guidelines for interpretation of real-time quantitative PCR data, *Leukemia* 21:604–611, 2007.
Van der Velden VHJ, Hochhaus A, Cazzaniga G, et al: Detection of minimal residual disease in hematologic malignancies by real-time quantitative PCR: Principles, approaches, and laboratory aspects, *Leukemia* 17:1013–1034, 2003.
Van Dongen JJM, Seriu T, Panzer-Grumayer ER, et al: Prognostic value of minimal residual disease in acute lymphoblastic leukaemia in childhood, *Lancet* 352: 1731–1738, 1998.
Van Krieken JH, Langerak AW, Macintyre EA, et al: Improved reliability of lymphoma diagnostics via PCR-based clonality testing: Report of the BIOMED-2 Concerted Action BHM4-CT98-3936, *Leukemia* 21:201–206, 2007.
Vannucchi AM, Antonioli E, Guglielmelli P, et al: Clinical correlates of JAK2V617F presence or allele burden in myeloproliferative neoplasms: A critical reappraisal, *Leukemia* 22(7):1299–1307, 2008.
Van Rhee F, Hochhaus A, Lin F, et al: p190 BCR-ABL mRNA is expressed at low levels in p210-positive chronic myeloid and acute lymphoblastic leukemias, *Blood* 87:5213–5217, 1996.
Vardiman JW, Thiele J, Arber DA, et al: The 2008 revision of the World Health Organization (WHO) classification of myeloid neoplasms and acute leukemia: Rationale and important changes, *Blood* 114:937–951, 2009.
Vaz de Campos MG, Montesano FT, et al: Clinical implications of der(9q) deletions detected through dual-fusion fluorescence in situ hybridization in patients with chronic myeloid leukemia, *Cancer Genet Cytogenet* 178(1):49–56, 2007.
Vega F, Medeiros J: Chromosomal translocations involved in non-Hodgkin lymphomas, *Arch Pathol Lab Med* 127:1148–1160, 2003.
Vega-Ruiz A, Cortes JE, Sever M, et al: Phase II study of imatinib mesylate as therapy for patients with systemic mastocytosis, *Leuk Res* 33(11):1481–1484, 2009. [Epub 2009 Feb 3].
Vendôme J, Letard S, Martin F, et al: Molecular modeling of wild-type and D816V c-Kit inhibition based on ATP-competitive binding of ellipticine derivatives to tyrosine kinases, *J Med Chem* 48(20):6194–6201,

2005.

Viswanatha DS, Chen IM, Liu PP, et al: Characterization and use of an antibody detecting the CBFB/SMMHC fusion protein in inv 16/t(16;16)-associated acute myeloid leukemias, *Blood* 91:1882–1890, 1998.

Von Goessel H, Jacobs U, Semper S, et al: Cluster analysis of genomic ETV6-RUNX1 (TEL-AML1) fusion sites in childhood acute lymphoblastic leukemia, *Leuk Res* 33(8):1082–1088, 2009.

Vrooman LM, Silverman LB: Childhood acute lymphoblastic leukemia: Update on prognostic factors, *Curr Opin Pediatr* 21(1):1–8, 2009.

Wang P, Lin C, Smith ER, et al: Global analysis of H3K4 methylation defines MLL family member targets and points to a role for MLL1-mediated H3K4 methylation in the regulation of transcriptional initiation by RNA polymerase II, *Mol Cell Biol* 29(22):6074–6085, 2009.

Wang ZG, Ruggero D, Ronchetti S, et al: Pml is essential for multiple apoptotic pathways, *Nat Genet* 20:266–272, 1998.

Wang YL, Vandris K, Jones A, et al: JAK2 Mutations are present in all cases of polycythemia vera, *Leukemia* 22(6):1289, 2008.

Waring PM, Cleary ML: Disruption of a homolog of trithorax by 11q23 translocations: Leukemogenic and transcriptional implications, *Curr Top Microbiol Immunol* 220:1, 1997.

Wasik MA, Zhang Q, Marzec M, et al: Anaplastic lymphoma kinase (ALK)-induced malignancies: Novel mechanisms of cell transformation and potential therapeutic approaches, *Semin Oncol* 36:S27–S35, 2009.

Wei LN: Retinoids and receptor interacting protein 140 (RIP140) in gene regulation, *Curr Med Chem* 11(12):1527–1532, 2004.

Weinberg OK, Ai WZ, Mariappan MR, et al: "Minor" BCL2 breakpoints in follicular lymphoma: Frequency and correlation with grade and disease presentation in 236 cases, *J Mol Diagn* 9:530–537, 2007.

Weis K, Rambaud S, Lavau C, et al: Retinoic acid regulates aberrant nuclear localization of PML-RARα in acute promyelocytic leukaemia cells, *Cell* 76:345–356, 1994.

Weisenburger DD, Armitage JO: Mantle cell lymphoma—An entity comes of age, *Blood* 87:4483–4494, 1999.

Weiss LM, Lopategui JR, Sun LH, et al: Absence of the t(2;5) in Hodgkin's disease, *Blood* 85:2845–2847, 1995.

Weissmann S, Alpermann T, Grossmann V, et al: Landscape of TET2 mutations in acute myeloid leukemia, *Leukemia* 26:934–942, 2012.

Wellmann A, Otsuki T, Vogelbruch M, et al: Analysis of the t(2;5)(p23;q35) translocation by reverse transcription-polymerase chain reaction in CD30+ anaplastic large-cell lymphomas, in other non-Hodgkin's lymphomas of T-cell phenotype, and in Hodgkin's disease, *Blood* 86:2321–2328, 1995.

Weng AP, Ferrando AA, Lee W, et al: Activating mutations of NOTCH1 in human T cell acute lymphoblastic leukemia, *Science* 306:269–271, 2004.

Widemann BC, Arceci RJ, Jayaprakash N, et al: Phase 1 trial and pharmacokinetic study of the farnesyl transferase inhibitor tipifarnib in children and adolescents with refractory leukemias: A report from the Children's Oncology Group, *Pediatr Blood Cancer* 56:226–233, 2011.

Wiemels JL, Cazzaniga G, Daniotti M, et al: Prenatal origin of acute lymphoblastic leukaemia in children, *Lancet* 354:1499–1503, 1999.

Wiemels JL, Hofmann J, Kang M, et al: Chromosome 12p deletions in TEL-AML1 childhood acute lymphoblastic leukemia are associated with retrotransposon elements and occur postnatally, *Cancer Res* 68(23):9935–9944, 2008.

Wiemels JL, Leonard B, Wang Y, et al: Site-specific translocation and evidence of post-natal origin of the t(1;19) E2A-PBX1 translocation in childhood acute lymphoblastic leukemia, *Proc Natl Acad Sci USA* 99:15101–15106, 2002a.

Wiemels JL, Xiao Z, Buffler PA, et al: In utero origin of t(8;21) AML1-ETO translocations in childhood acute myeloid leukemia, *Blood* 99:3801–3805, 2002b.

Williams ME, Meeker TC, Swerdlow SH: Rearrangement of the chromosome 11 bcl-1 locus in centrocytic lymphoma: Analysis with multiple breakpoint probes, *Blood* 78:493–498, 1991.

Williams ME, Swerdlow SH, Meeker TC: Chromosome t(11;14)(q13;q32) breakpoints in centrocytic lymphoma are highly localized at the bcl-1 major translocation cluster, *Leukemia* 7:1437–1440, 1993a.

Williams ME, Swerdlow SH, Rosenberg CL, et al: Chromosome 11 translocation breakpoints at the PRAD1/cyclin D1 gene locus in centrocytic lymphoma, *Leukemia* 7:241–245, 1993b.

Willis TG, Jadayel DM, Ju MQ, et al: Bcl10 is involved in t(1;14)(p22;q32) of MALT B-cell lymphoma and mutated in multiple tumor types, *Cell* 96:35–45, 1999.

Winter SS, Jiang Z, Khawaja HM, et al: Identification of genomic classifiers that distinguish induction failure in T-lineage acute lymphoblastic leukemia: A Children's Oncology Group Study, *Blood* 110:1429–1438, 2007.

Witzig TE, Reeder CB, LaPlant BR, et al: A phase II trial of the oral mTOR inhibitor everolimus in relapsed aggressive lymphoma, *Leukemia* 25(2):341–347, 2011.

Wlodarska I, Dierickx D, Vanhentenrijk V, et al: Translocations targeting CCND2, CCND3, and MYCN do occur in t(11;14)-negative mantle cell lymphomas, *Blood* 111:5683–5690, 2008.

Wotherspoon AC, Soosay GN, Diss TC, et al: Low-grade primary B-cell lymphoma of the lung. An immunohistochemical, molecular, and cytogenetic study of a single case, *Am J Clin Pathol* 94:655–660, 1990.

Wouters BJ, Lowenberg B, Delwel R: A decade of genome-wide gene expression profiling in acute myeloid leukemia: Flashback and prospects, *Blood* 113:291–298, 2009a.

Wouters BJ, Lowenberg B, Erpelinck-Verschueren CAJ, et al: Double CEBPA mutations, but not single CEBPA mutations, define a subgroup of acute myeloid leukemia with a distinctive gene expression profile that is uniquely associated with a favorable outcome, *Blood* 113:3088–3091, 2009b.

Wundisch T, Neubauer A, Stolte M, et al: B-cell monoclonality is associated with lymphoid follicles in gastritis, *Am J Surg Pathol* 27:882–887, 2003.

Xu X, Zhang Q, Luo J, et al: JAK2(V617F): Prevalence in a large Chinese hospital population, *Blood* 109(1):339–342, 2007.

Yagi T, Hibi S, Tabata Y, et al: Detection of clonotypic IGH and TCR rearrangements in the neonatal blood spots of infants and children with B-cell precursor acute lymphoblastic leukemia, *Blood* 96:264–268, 2000.

Yamagata T, Maki K, Mitani K: Runx1/AML1 in normal and abnormal hematopoiesis, *Int J Hematol* 82(1):1–8, 2005.

Yamamoto Y, Kiyoi H, Nakano Y, et al: Activating mutation of D835 within the activation loop of FLT3 in human hematologic malignancies, *Blood* 97:2434–2439, 2001.

Yanada M, Matsuo K, Suzuki T, et al: Prognostic significance of FLT3 internal tandem duplication and tyrosine kinase domain mutations for acute myeloid leukemia: A meta-analysis, *Leukemia* 19:1345–1349, 2005.

Yanada M, Ohno R, Naoe T: Recent advances in the treatment of Philadelphia chromosome-positive acute lymphoblastic leukemia, *Int J Hematol* 89(1):3–13, 2009.

Yang Y, Shaffer AL 3rd, Emre NC, et al: Exploiting synthetic lethality for the therapy of ABC diffuse large B cell lymphoma, *Cancer Cell* 21(6):723–737, 2012.

Ye BH, Cattoretti G, Shen Q, et al: The BCL-6 proto-oncogene controls germinal-centre formation and Th2-type inflammation, *Nat Genet* 16:161, 1997.

Ye H, Gong L, Liu H, et al: MALT lymphoma with t(14;18)(q32;q21)/IGH-MALT1 is characterized by strong cytoplasmic MALT1 and BCL10 expression, *J Pathol* 205:293–301, 2005.

Ye H, Liu H, Attygalle A, et al: Variable frequencies of t(11;18)(q21;q21) in MALT lymphomas of different sites: Significant association with CagA strains of H pylori in gastric MALT lymphomas, *Blood* 102:1012–1018, 2003a.

Ye H, Liu H, Raderer M, et al: High incidence of t(11;18)(q21;q21) in Helicobacter pylori-negative gastric MALT lymphomas, *Blood* 101:2547–2550, 2003b.

Yee HT, Ponzoni M, Merson A, et al: Molecular characterization of the (2;5)(p23;q35) translocation in anaplastic large cell lymphoma (Ki-1) and Hodgkin's disease, *Blood* 87:1081–1088, 1996.

Yonezumi M, Suzuki R, Suzuki H, et al: Detection of AP12-MALT1 chimaeric gene in extranodal and nodal marginal zone B-cell lymphoma by reverse transcription polymerase chain reaction (PCR) and genomic long and accurate PCR analyses, *Br J Haematol* 115:588–594, 2001.

Yu BD, Hell JL, Horning SE, et al: Altered Hox expression and segmental identity in MLL-mutant mice, *Nature* 378:505, 1995.

Yu Y, Maggi LB Jr, Brady SN, et al: Nucleophosmin is essential for ribosomal protein L5 nuclear export, *Mol Cell Biol* 26(10):3798–3809, 2006.

Yun JP, Chew EC, Liew CT, et al: Nucleophosmin/B23 is a proliferate shuttle protein associated with nuclear matrix, *J Cell Biochem* 90(6):1140–1148, 2003.

Zelent A, Greaves M, Enver T: Role of the TEL-AML1 fusion gene in the molecular pathogenesis of childhood acute lymphoblastic leukemia, *Oncogene* 23:4275–4283, 2004.

Zelent A, Guidez F, Melnick A, et al: Translocations of the RARalpha gene in acute promyelocytic leukemia, *Oncogene* 20(49):7186–7203, 2001.

Zent CS, Call TG, Hogan WJ, et al: Update on risk-stratified management for chronic lymphocytic leukemia, *Leuk Lymphoma* 47:1738–1746, 2006.

Zenz T, Krober A, Scherer K, et al: Monoallelic TP53 inactivation is associated with poor prognosis in chronic lymphocytic leukemia: Results from a detailed genetic characterization with long-term follow-up, *Blood* 112:3322–3329, 2008.

Zhang J, Ding L, Holmfeldt L, et al: The genetic basis of early T-cell precursor acute lymphoblastic leukaemia, *Nature* 481:157–163, 2012.

Zhang W, Garces J, Dong HY: Detection of the t(11;18) API2/MALT1 translocation associated with gastric MALT lymphoma in routine formalin-fixed, paraffin-embedded small endoscopic biopsy specimens by robust real-time RT-PCR, *Am J Clin Pathol* 126:931–940, 2006.

Zhang J, Grubor V, Love CL, et al: Genetic heterogeneity of diffuse large B-cell lymphoma, *Proc Natl Acad Sci USA* 110(4):1398–1403, 2013.

Zhang F, Gu W, Hurles ME, et al: Copy number variation in human health, disease, and evolution, *Annu Rev Genomics Hum Genet* 10:451–481, 2009.

Zhang Y, Strissel P, Strick R, et al: Genomic DNA breakpoints in AML1/RUNX1 and ETO cluster with topoisomerase II DNA cleavage and DNase I hypersensitive sites in t(8;21) leukemia, *Proc Natl Acad Sci USA* 99:3070–3075, 2002.

Zheng X, Oancea C, Henschler R, et al: Reciprocal t(9;22) ABL/BCR fusion proteins: Leukemogenic potential and effects on B cell commitment, *PLoS ONE* 4(10):e7661, 2009.

Zhong S, Salomoni P, Pandofi PP: The transcriptional role of PML and the nuclear body, *Nature Cell Biol* 2:E85–E90, 2000.

Zucca E, Bertoni F, Roggero E, et al: The gastric marginal zone B-cell lymphoma of MALT type, *Blood* 96:410–419, 2000.

Zwaan CM, Meshinchi S, Radich JP, et al: FLT3 internal tandem duplication in 234 children with acute myeloid leukemia: prognostic significance and relation to cellular drug resistance, *Blood* 102:2387–2394, 2003.

实体瘤分子遗传病理学

第77章

Shilpa Jain, David Y. Zhang, Ruliang Xu, Matthew R. Pincus, Peng Lee

要点

1. 实体组织(主要是上皮细胞)肿瘤主要包含三种分子病理:抑癌基因缺失或失活,癌基因突变或过表达(这些基因编码的蛋白在细胞周期调控中有重要作用)和启动子区高甲基化。

2. 这些分子病理可以通过以下技术进行检测:实时聚合酶链反应,荧光原位杂交,免疫组织化学和酶联免疫吸附测定等。

3. 检测实体组织肿瘤的分子病理,对于某些肿瘤的诊断、分类和预后判断有很大价值。一种常见突变是表皮生长因子受体(epidermal growth factor receptor, EGFR)过表达。鉴定该类遗传病理有助于抗 EGFR 治疗。然而,由于 ras-p21 是 EGFR 下游靶点以及该基因突变在很多癌症中都很常见,所以有必要检测 *ras* 基因致癌突变。如果存在这些突变,那么抗 EGFR 治疗效果就会有所下降。

4. 发生于 *ras-p21* 基因下游靶点的突变不太常见,比如 BRAF,同样会削弱抗 EGFR 治疗效果。

5. 很多实体瘤表达相同癌基因,比如黑色素瘤和甲状腺癌中的 *BRAF* 基因。但有些肿瘤有其特异性癌基因,比如甲状腺髓样癌中的 *RET* 基因。

6. 肉瘤虽然不算实体组织肿瘤,但其表现和实体组织肿瘤相同。这些癌症的起因是染色体相互易位。这些易位导致致癌基因融合(占 15%~20%)以及特异性癌基因突变(如胃肠道间质瘤的 *KIT* 和 *PDGFRA* 突变)。这两种类型的基因改变与特定类型的肉瘤有关。

7. 很多家族性癌症的基因改变是已知的,那么就可能筛查这些家族中儿童和患者近亲属中是否有这些基因改变,从而尽快发现这些癌症。

8. 二代测序(next generation sequencing, NGS)技术目前广泛应用于选择基于信号通路的治疗方式,预测许多肿瘤治疗的耐药性。

癌症很大程度上是基因编码的疾病。癌症的分子遗传学、表观遗传学和基因组学的研究及其应用,已经很大程度上改变了癌症的诊断、分类、预后和治疗方式。将分子遗传学应用到实体瘤中是诊断病理学上的一个里程碑。分子诊断技术最初用于确诊实体瘤(基于特异性遗传学知识)。如今分子诊断的应用已经大大超出预期,不仅仅作为辅助方法,它已经变成了必不可少的工具,广泛用于预测临床结果,包括疾病的预后、最佳治疗方式的选择和治疗效果的预期。分子遗传学不仅仅改变了实体瘤的诊断病理学理论和实践,也为个体化医疗打下了基础。

实体瘤的分子诊断原理和方法与其他领域相似。常用的技术包括检测或识别特定基因序列(DNA 和(或)其转录的 RNA)和基因产物(蛋白质)的修饰。这些技术有基于基因扩增的(如聚合酶链反应(polymerase chain reaction, PCR), RT-PCR 和支链 DNA 检测等);有基于杂交反应的(如原位杂交和荧光原位杂交(fluorescence in situ hybridization, FISH));有基于微阵列反应的(如比较基因组杂交(comparative genomic hybridization, CGH)、DNA、RNA、小 RNA 微阵列等);还有测序技术。PCR 和 FISH 目前最为常用,基于微阵列反应具有广阔的应用前景,但目前尚未广泛开展。本书中第八部分会详细介绍这些技术。

实体瘤分子病理学诊断材料中的组织来源包括石蜡包埋

组织，新鲜组织和细胞学标本。新鲜组织是保存 DNA，RNA 或蛋白质的首选。在大多数情况下，只有新鲜的组织样本可用于基于阵列的方法；然而，它通常不容易获得或存取。因此，石蜡包埋组织由于其易于获得和容易存取是最常使用的诊断材料，它还可以使用相应的苏木紫和伊红染色制成载玻片用于形态学研究。然而，核酸在甲醛溶液中的暴露与一些主要的固有问题相关，比如增加核酸碎片和降低 DNA，RNA 和蛋白质的完整性。组织在甲醛溶液中固定超过 24 小时很有可能降低高分子量核酸的产量。因此，长时间的甲醛溶液固定，石蜡包埋和在室温下长期储存均可导致假阴性结果。第二个问题是肿瘤细胞的纯度，肿瘤细胞通常与正常细胞和基质细胞混合。通过使用手动或仪器辅助方法，分离肿瘤细胞，甚至单个肿瘤细胞的显微切割，可以得到相对纯的肿瘤细胞。最常用的细胞学标本，包括穿刺活检（fine-needle aspiration，FNA），尿液和血液以及用于分子病理学的拭子，可以帮助准确诊断表皮实体瘤，如人表皮生长因子受体（*Her*）-*2/neu*（*ERBB2*）用于诊断乳腺癌，人乳头状瘤病毒（human papillomavirus，HPV）用于诊断宫颈癌以及用于膀胱癌诊断的 UroVysion（Abbott Laboratories，Abbott Park，Ill.）。

实体瘤的分子诊断依赖于我们对于分子机制的理解。基因的改变可能来自于遗传，也可能由致癌因素造成，本书第 75 章会详细介绍。某些肿瘤会发生多基因突变，但是往往在这些病例中，某些特定或特异基因的改变是导致肿瘤产生的原因。那些基因或表观基因的改变常见于下列情况：

1. 抑癌基因（tumor suppressor gene，TSG）（如 *Rb*、*SMAD*、腺瘤性结肠息肉病基因（adenomatosis polyposis coli，*APC*））。
2. 癌基因（*EWS*，*cKIT*，*Her2/neu*，*KRAS*，*BRAF*）。
3. 启动子区域的甲基化或失活。

实体瘤的分子诊断已经应用于以下临床方面：

1. **辅助疾病的诊断和分类** 比如小蓝细胞肿瘤包括 Ewing 肉瘤，淋巴瘤和横纹肌肉瘤等，可以通过特定基因的改变（如 Ewing 肉瘤特异性基因转位）进行诊断。在宫颈癌中，检测 HPV 有助于对宫颈组织活检或病理涂片的诊断。而且，肿瘤的 DNA 微阵列数据也能提供其基因指纹图谱。

2. **预后的判断** 随着对实体瘤的分子遗传学的理解越来越到位，大量的可反映疾病预后情况的标志物会被发现。因此，检测这些标志物将会成为一个常规项目，比如检测乳腺癌 *Her2/neu* 的过表达或扩增和脑瘤中 1p/19q 缺失突变，已经应用于预测疾病预后情况和临床治疗效果。

3. **治疗方案的选择** 很多药物是针对特定的靶基因和基因产物及相关通路而设计，比如酪氨酸激酶抑制剂（tyrosine kinase inhibitor，TKI），肺癌和结肠癌中 EGFR 的单克隆抗体。在有这样的基因的患者中，也仅有特定群体治疗有效。因此，正确的管理不仅仅会增加治愈率，也会提高患者的生活质量，避免不必要副作用。

4. **联合应用** 对于大多数病例，分子标志物的检测可以提供诊断和预后的信息，比如 UroVysion 技术发现的 *cKIT* 基因突变和染色体异常，基因扩增技术检测的 *Her2/neu*。

本章关注的是分子病理技术在常见实体瘤的诊断、预后和治疗预测方面的临床应用。每种肿瘤类型的相关基因见表 77-1。

表 77-1 实体瘤中常见的基因改变

肿瘤类型	主要的分子靶位*	主要检测方法	临床应用
实体瘤			
成神经胶质细胞瘤	*EGFR*，*TP53*，10q，MGMT，*TP53* 突变和 *PTEN*，*P16INK4a* 缺失	RT-PCR，甲基化特异性 PCR，FISH	预后，治疗反应
少突神经胶质细胞瘤	1p 和 19q 缺失，*EGFR*，*TP53*	FISH，RT-PCR，LOH	诊断，预后，治疗反应
散发性，非遗传性乳腺癌	*Her2/neu*，多种基因	FISH，IHC，RT-PCR，Oncotype，MammaPrint	分子分型，预后，治疗反应
遗传性乳腺癌	*BRCA1*，*BRCA2*，*EGFR*	高通量测序，多重 PCR，遗传咨询	诊断，遗传咨询
乳突状甲状腺癌	*BRAF*，*RET*，*PTC1*，*PTC3*	FISH，RT-PCR，直接测序	诊断，预后，治疗选择
滤泡型甲状腺癌	*PAX8-PPARγ*	IHC，FISH，RT-PCR	诊断，预后
甲状腺髓样癌	*RET*	测序，PCR	诊断，筛查，监测
非小细胞肺癌	*EGFR*，*RAS*	PCR，测序，FISH	诊断，治疗反应
肝脏（肝细胞癌）	*EEGFR*，*VEGFR*，glypican-3，*p53*，β-catenin，microRNA（miR-122a），多种基因	FISH，PCR，测序，微阵列	诊断，预后，靶向治疗
胃癌，肠型	*p73* 突变，*MSI*（*MLH1* 和 *MSH2*），*APC* 基因突变或 LOH，和 *Her2/neu*	FISH，PCR，IHC	诊断，预后
胃癌，弥散型	*CDH1*	FISH，PCR，IHC	诊断，预后

表 77-1 实体瘤中常见的基因改变(续)

肿瘤类型	主要的分子靶位*	主要检测方法	临床应用
结肠癌	1. 突变的癌基因:*EGFR*,*KRAS*,*BRAF* 和 *PI3K* 2. 突变的抑癌基因:*p53*,*APC*,*TGF-BRI*,*SMAD2*,*SMAD4* 3. 微卫星不稳定性基因(MSI)和 CpG 岛甲基化基因(CIMP)	FISH,PCR,测序,微阵列,甲基化特异性 PCR	诊断,预后
胰腺癌	大多数胰腺癌:*KRAS* 突变	PCR,测序	诊断
	TP53,*SMAD4*,*p16/CDKN2A* 编码基因的失活、缺失或甲基化	PCR,甲基化特异 PCR	诊断(不常用),预后
	miRNA(miR-196a,217,221,376a 和 301)	RT-PCR	诊断
肾细胞肿瘤(CCRCC)	染色体 3p 缺失,von Hippel-Lindau(*VHL*)基因缺失;缺氧诱导因子(*HIF*)的过表达	测序,FISH(用于 VHL)	诊断
易位相关性 CCRCC	t(X;17)(p11.2;q25);*RFPL-TFE3* 和 *PRCC-TFE3* 融合基因	RT-PCR,FISH,IHC 核 TFE3 的 C 端区域	诊断,分型
CCRCC,透明细胞癌	1. 碳酸酐酶 IX 2. 免疫应答和促血管生成基因 3. 近端肾单位标记标志物:巨蛋白,cubilin,亲脂素	基因表达阵列,IHC	诊断,预后,分型
CCRCC,乳头状癌	近端肾单位标志物:α-甲酰基辅酶 A 消旋酶	基因表达阵列,IHC	诊断,预后,分型
CCRCC,嫌色细胞癌	1. 丰富的线粒体 2. 远端肾单位标志物:β-防御素,小清蛋白,氯离子通道蛋白 Kb,封闭蛋白 7 和 8,EGF	基因表达阵列,IHC	诊断,预后,分型
CCRCC,大嗜酸性粒细胞瘤	1. 冗余线粒体 2. 远端肾单位标志物:β-防御素,小清蛋白,氯离子通道蛋白 Kb,封闭蛋白 7 和 8,EGF	基因表达阵列,IHC	诊断,预后,分型
膀胱癌	非整倍性染色体 3,7 和 17;9p21(编码 p16)缺失;*NMP 22*	FISH	诊断
前列腺癌	*TMPRSS2*(*21q22.3*)ETS 家族基因的转录:ETS 蛋白的过表达(e.g.,ERG,ETV1,ETV4,ETV5)	FISH,ELISA,RT-PCR,基因表达阵列	诊断,分型
宫颈癌	HPV-6 和 HPV-18	杂交捕获 DNA 阵列,RT-PCR,Southern 杂交,斑点杂交	诊断,宫颈巴氏涂片异常患者的随访
卵巢癌			
低级别浆液性癌	*KRAS*,*BRAF*	PCR,Southern 杂交	诊断,分型
高级别浆液性癌	*p53* 缺失或突变;Wnt/β-联蛋白或 PI3K/PTEN 信号通路缺陷	PCR,Southern 杂交	诊断,分型

表 77-1 实体瘤中常见的基因改变(续)

肿瘤类型	主要的分子靶位*	主要检测方法	临床应用
黏液癌	*KRAS*,*BRAF*	PCR,Southern 杂交	诊断,分型
透明细胞	*PI3K/PTEN* 突变	PCR,Southern 杂交	诊断,分型
子宫内膜样腺癌	*CTNNB1*(β-联蛋白)突变	PCR,Southern 杂交	诊断,分型
(恶性)黑素瘤	*CDKN2A*,*p14*,和 *p16* 失活;*NRAS*(G12V)和 *BRAF* 癌基因突变(V600E)	PCR,Southern 杂交	诊断,分型,治疗
肉瘤			
TET 基因相关融合基因肉瘤:尤因肉瘤	t(11;22)(q24;q12)易位;*EWSR1* 基因和 *ETS* 家族基因(*FLI1*)的融合	RT-PCR, FISH, Southern 杂交	诊断,预后
受体酪氨酸激酶相关基因融合肉瘤:先天性纤维肉瘤	t(12;15)(p13;q25)易位,导致 *ETS* 基因,*ETV6* 亲神经素受体基因(有酪氨酸激酶活性),*NTRK3* 基因融合	RT-PCR, FISH, Southern 杂交	诊断
染色质重建相关基因融合肉瘤:滑膜肉瘤(SS)	t(X;18)(p11.2;q11.2)易位,导致 *SS18*(*SYT*)基因融合(其中之一位于 X 染色体上),产生 *SS18-SSX1*,*SS18-SSX2*,或 *SS18-SSX4* 嵌合基因	FISH,RT-PCR,IHC	诊断,分型
	上述融合蛋白的下游靶点:*CCND1* 和编码转录共阻遏物的 *TLE1*		
生长因子相关基因融合基因的肉瘤:隆突性皮肤纤维肉瘤(DFSP)和巨细胞成纤维细胞瘤(GCF)	t(17;22)(q11;q13.1)易位,导致 17 号染色体上 *COL1A1* 基因和 22 号染色体上 *PDGFB* 基因融合,*PDGFRB* 过表达	RT-PCR	诊断,分型
具有其他融合基因的肉瘤:腺泡状横纹肌肉瘤(ARMS)	t(2;13)(q35;q14)易位导致 *PAX3* 与 *FOXO1A* 融合	FISH	诊断
具有致癌突变的肉瘤:胃肠道间质肿瘤(GIST)	*cKIT/PDGFRA*	PCR,测序,Southern 杂交	诊断
无基因损伤:平滑肌肉瘤	1p12-pter, 2p, 13q14-q21(Rb 通路靶向)丢失, 10q(*PTEN* 靶向),16q. 17p,8q,和 5p14pter 获得 PI3K-AKT 通路和 mTOR 激活	FISH	诊断
症候癌			
家族性腺瘤性息肉病综合征	腺瘤性结肠息肉病基因(*APC*)(5 号染色体长臂)或 DNA 氧化损伤的修复相关基因: MutY 人类同源基因(*MYH*)	PCR,测序,Southern 杂交	诊断
遗传性非息肉结直肠癌(HNPCC):Lynch 综合征	错配修复基因(*MMR*)的微卫星不稳性(MSI),包括 *MLH1*, *MSH2*, *MSH6*, *MLH3* 和 *PMS2*	IHC,PCR,测序	诊断,分型,基因咨询
家族性幼年性息肉综合征	*SMAD4*,*BMPR1A* 和 *ENG* 基因突变;10q22.3 染色体上参与 TGF-β 信号转导通路的激酶突变如 *BMPR1A*(骨形成蛋白受体 IA)	PCR,测序	诊断,分型

表 77-1 实体瘤中常见的基因改变(续)

肿瘤类型	主要的分子靶位*	主要检测方法	临床应用
Peutz-Jeghers 综合征(PJS):色素性皮肤黏膜色素沉着,胃肠道错构瘤,可见于胃部至肛门之间的任何部分;小肠多发性息肉	*STK11/LKB1* 基因	PCR,测序	诊断,分型
多发性内分泌瘤病(MEN)			
1 型 MEN:发生于甲状旁腺;胃部,胰腺和肠道;脑垂腺前叶;内分泌胰腺;十二指肠的肿瘤;及其他非内分泌肿瘤,如血管瘤,脑室膜瘤,平滑肌瘤,常常幼年发病	MEN 1 肿瘤抑制基因,*MEN 1*	PCR	诊断,分型
2 型 MEN:甲状腺髓样癌(MTC)和嗜铬细胞瘤和甲状旁腺功能亢进	*RET* 突变(染色体 10q11.2)(编码酪氨酸激酶受体)	PCR,测序	诊断,分型
von Hippel-Lindau 综合征(VHL):瘤综合征,中枢神经系统和视网膜中的血管母细胞瘤,嗜铬细胞瘤,肾囊肿,透明细胞肾细胞癌,胰腺囊肿,胰岛细胞瘤,内淋巴囊肿瘤,附睾和阔韧带的乳头状囊腺瘤	(3 个外显子)位于染色体 3p25 上的抑癌基因 *VHL*;编码 VHL 蛋白(调节缺氧诱导因子 HIF-α 和 HIF-β)	PCR,测序	诊断,分型
家族性副神经节瘤综合征	编码线粒体琥珀酸脱氢酶的三个基因突变:位于 1p36.1 的 *SDHB*(PGL4),位于 1q21 的 *SDHC*(PGL3),位于 11q23 的 *SDHD*(PGL1)	PCR	诊断,分型
Cowden 综合征(CS);乳腺癌,甲状腺癌和子宫内膜癌,和其他良性肿瘤,包括结肠多发性错构瘤、脂肪瘤和纤维瘤	*PTEN* 突变	PCR	诊断,分型
Li-Fraumeni 综合征;软组织肉瘤,乳腺癌,骨肉瘤,脑瘤,儿童白血病,肾上腺皮质癌	*p53* 基因突变	PCR,IHC	诊断,分型
神经纤维瘤病 1(NF1);纤维神经瘤和胶质瘤,其他异常(学习障碍,血管病变,骨骼异常)	*NF1* 位于染色体 17q11.2 上;降低 GTP 酶激活蛋白活性,激活 ras 信号转导通路	FISH,直接测序,长范围测序伴 Southern 杂交,和(或)细胞基因分析	诊断,分型
神经纤维瘤病 2(NF2)和神经鞘瘤病.NF2 包括神经鞘,脑膜瘤和第四脑室	*NF2* 基因(22 号染色体)	测序,突变扫描,重复或检测,PCR,定量 PCR,微阵列,比较基因组杂交或联合	诊断,分型

ELISA,酶联免疫吸附试验(enzyme-linked immunosorbent assay);FISH,荧光原位杂交(fluorescent in situ hybridization);IHC,免疫组化(immunohistochemistry);LOH,杂合性缺失(loss of heterozygosity);PCR,聚合酶链反应(polymerase chain reaction);RT-PCR,实时荧光定量 PCR(real-time PCR)

*第二列所列分子靶位的全称和功能可在本章描述该靶位的相应内容处和相应参考文献中找到

重要脏器实体瘤的分子遗传病理学

脑肿瘤

原发性中枢神经系统(central nervous system,CNS)胶质瘤起源于脑组织细胞,比如星形胶质细胞、少突细胞和室管膜细胞。脑瘤仅占所有肿瘤的1.35%,但是在神经性疾病的致死原因中排列第二。神经胶母细胞瘤是最常见的原发性CNS肿瘤,世界卫生组织(World Health Organization,WHO)根据组织特征,将其分为Ⅰ至Ⅳ期。随着新的治疗方式的到来,仅仅用显微镜观察难以准确组织病理分类和分期。

多形性胶质母细胞瘤

多形性胶质母细胞瘤(glioblastoma multiforme,GBM)包括了间变性恶性星形细胞肿瘤,特征为微血管增生和内皮增生。目前的治疗标准的是GBM的手术切除并辅以放疗。然而,分子遗传学不仅仅有助于诊断和预后,而且也导致了新的化疗方法的出现(如替莫唑胺)(Stupp et al,2005)。胶质母细胞瘤(WHO Ⅳ级)体内不断演化(原发性胶质母细胞瘤)或通过分级较低的新型胶质细胞瘤(继发性胶质母细胞瘤)演化而来。这两种类型显示了相似的组织学特征;然而它们在分子水平确有不同,原发性胶质母细胞瘤与EGFR通路激活相关,继发性胶质母细胞瘤与*TP53*基因突变有关。因此,这些肿瘤的分子遗传学特征,证明它们是不同的疾病,并且有不同的预后和对药物的反应(Ohgaki & Kleihues,2007)。酪氨酸激酶抑制剂,如埃罗替尼和吉非替尼,对于EGFR信号上调的原发性肿瘤,也是一种治疗的选择(Ohgaki & Kleihues,2007)。

近期对于GBM的综合遗传筛查发现基因缺失散布于整个基因组中,影响了很多染色体(Parsons et al,2008)。10号染色体上的杂合性缺失(loss of heterozygosity,LOH)是GBM中最常见的,发生率在60%~80%。1p和7q发生的等位基因的缺失也见于GBM,但是频率较低。1p缺失在GBM中占6%~20%,联合19q缺失,可表明更好的预后和治疗有效性;然而,1p/19q共同缺失在GBM中很罕见。

GBM中的基因表达增强体现为整个染色体组的复制,染色体内特定等位基因的扩增或染色体外扩增和激活突变。神经胶质瘤中的很多基因都见扩增,如*EGFR*、*CDK4*、*SAS*、*MDM2*、*GLI*、*PDGFRA*、*MYC*、*N-MYC*、*MYCL1*、*MET*、*GADD153*和*cKIT*。最常见的扩增基因是位于7号染色体的*EGFR*基因(约40%的病例可见),*CDK4*和*SAS*(约15%的病例可见)。

神经胶质瘤的其他致病因素包括DNA修复酶的缺失,如O(6)-甲基鸟嘌呤DNA甲基转移酶(O(6)-methyl guanine DNA methyltransferase,MGMT)。该酶特异性移除DNA鸟嘌呤O6位置上的烷基基团(Kanu et al,2009)。MGMT的表达保护了正常细胞免于恶性化;然而,也影响了化疗药物杀伤癌细胞。这是一种重要的耐药机制,因为它降低了烷基化化疗药物的细胞毒性。MGMT表达缺失可能由启动子CpG岛的甲基化造成,这见于70%的继发性GBM中,原发性GBM中只占36%。MGMT的免疫组化染色不能用于GBM分级(Kanu et al,2009),因此PCR分析是必需的。*TP53*是GBM的TSG中被广泛研究的基因之一。突变造成的*TP53*基因功能的缺失更常见于继发性GBM。因此,胶质母细胞瘤的主要分子靶标是EGFR,TP53,10q杂合性缺失和*MGMT*基因缺失。这些变化可通过RT-PCR,甲基化特异性PCR和FISH进行检测。主要的临床应用是预后和治疗效果。这些发现见表77-1,详细说明见表77-2。

表77-2 多形性成胶质细胞瘤中常见的基因改变

	原发性GBM	继发性GBM
LOH 10q	70%	63%
*EGFR*扩增	36%	8%
*P16INK4a*缺失	31%	19%
*TP53*突变	28%	65%
*PTEN*突变	25%	4%

数据来源:Ohgaki H,Kleihues P:Genetic pathways to primary and secondary glioblastoma,*Am JPathol* 170:1445-1453,2007

EGFR,上皮细胞生长因子受体(Epidermal growth factor receptor);LOH,杂合性缺失(loss of heterozygosity);PTEN,10号染色体缺失的磷酸酶及张力蛋白同源基因(phosphate and tensin homologue deleted on chromosome 10)

少突神经胶质细胞瘤

少突神经胶质细胞瘤是大脑皮质的浸润性胶质瘤,瘤细胞大小一致,形态单一,核圆形或椭圆形居中,有核周晕。细胞弥散排列,但有环绕神经元排列倾向。但是很多这些病灶中,显微镜镜检却不明晰,难以和其他扩散性胶质性病灶区分。1p和19q联合检测(图77-1A~C)可应用于少突神经胶质细胞瘤(Aldape et al,2007)。19q缺失发生于星形细胞瘤和混合型少突星形细胞瘤(Aldape et al,2007)。不同的研究中,少突神经胶质细胞瘤的1p/19q缺失的发生率在50%~80%,其他神经胶质细胞瘤中的发生率为1%~10%,可用于鉴别诊断。近期研究表明,同时缺失1p和19q片段可能继发(1;19)(q10;p10)易位,进而丢失衍生染色体(1;19)(q10;p10)(Aldape et al,2007)。1p/19q片段的缺失与2个肿瘤生物学特性有关:第一,肿瘤生长缓慢,未分化的也是如此;第二,预后和化疗效果亦较好(Kuo et al,2009)。从治疗效果角度看,早期研究表明1p/19q片段的缺失可以作为对PCV(procarbazine,lomustine/CCNUand vincristine,甲基苄肼,环己亚硝脲/CCNU和长春新碱)或者替莫唑胺化疗有效的标志(Kuo et al,2009)。因此,1p/19q片段是少突神经胶质细胞瘤诊断、预后和治疗效果预期的重要标志物。除了1p/19q片段改变外,*p53*和*p16*的LOH突变可能与生存期短或肿瘤侵袭有关(Kuo et al,2009)。

几乎所有1p/19q共缺失突变的少突神经胶质细胞瘤同时存在异柠檬酸脱氢酶(isocitrate dehydeogenases,IDH),IDH1或IDH2上的突变(Labussiere et al,2010)。星形胶质细胞,少突胶质细胞细胞瘤多数可见IDH1突变(WHO分级为Ⅱ至Ⅲ级),继发性胶质母细胞瘤也是如此(WHO分级为Ⅳ级)。然而,IDH1突变在原发性胶质母细胞瘤中非常罕见,毛状胶质细胞瘤中也无此突变。IDH1和IDH2是同源的,分别是$NADP^+$依赖的细胞质和线粒体酶。这些酶的作用是将异柠檬酸转化为α-酮戊二酸,同时将$NADP^+$还原为NADPH。最常见的突变就是杂合性点突变造成底物结合区域的第132位精氨酸置换为组氨酸。该突变的发生率为50%~93%(Parsons et al,2008;Yan et al,2009)。*IDH2*基因突变影响了172位的氨基酸,比IDH1更少见,发生率为3%~5%,见于胶质瘤的某些亚型中(缺少典型的IDH1突变)(Yan et al,2009)。*IDH1*和*IDH2*基因都是显性的,并且相互排斥。*IDH1*突变是弥散性胶质瘤,胶质母细胞瘤和少突神经胶质细胞瘤的独立的阳性预后生物标志物(Sanson et al,2009)。*IDH*突变也被认为是低分级胶质瘤对替莫唑胺治疗反应的标志物(Houillier et al,2010)。

横纹肌样瘤

横纹肌样瘤是婴幼儿高度恶性呈现出横纹肌样特征的(WHO Ⅳ级)胚胎性中枢神经系统肿瘤。与肾内和其他肾外横纹肌样肿瘤类似,超过90%非典型畸胎瘤/横纹肌瘤(atypical teratoid/rhabdoid tumor,AT/RT)显示22号染色体全部或部分的缺失,特别是22q11.2区段。据研究推断,抑制基因INI1(hSNF5/SMARCB1/BAF47)定位于22q11.2区域。而在大多数AT/RT病例中均检测到*INI1*缺失和(或)突变。同样几乎所有的AT/RT病例都证实存在核免疫组化INI1/BAF47蛋白表达缺失。因此通过荧光原位杂交(FISH)技术检测22单体,22q及其缺失或*INI1*基因通常作为AT/RT和其他小儿胚胎肿瘤诊断的辅助分子研究(Wei et al,2014)。

乳腺癌

乳腺癌是女性最常见的癌症,也是美国女性致死癌症中排名第二的。最近,根据乳腺癌的肿瘤类型(导管型和小叶型),组织学分级(Ⅰ~Ⅲ级),类固醇激素受体(ER和PR)和*Her2/neu*状态(阳性和阴性),以及对淋巴结和远端器官的转移情况,来分类和治疗。基因表达谱作为潜在的有用辅助办法也被用于乳腺癌的管理。

散发性,非遗传性乳腺癌

各种遗传,表观遗传和基因组的变化都与乳腺癌相关。通常,我们把雌激素受体(estrogen receptor,ER)和孕激素受体(progesterone receptor,PR)作为乳腺癌的预后和预测标志物。在过去十年中,*Her2/neu*(详见第75章)也被添加为乳腺癌预后和预测标志物。荧光原位杂交(FISH)技术主要用于确定的*HER2/neu*基因的拷贝数(图77-1D、E),选择Her2靶向疗法,

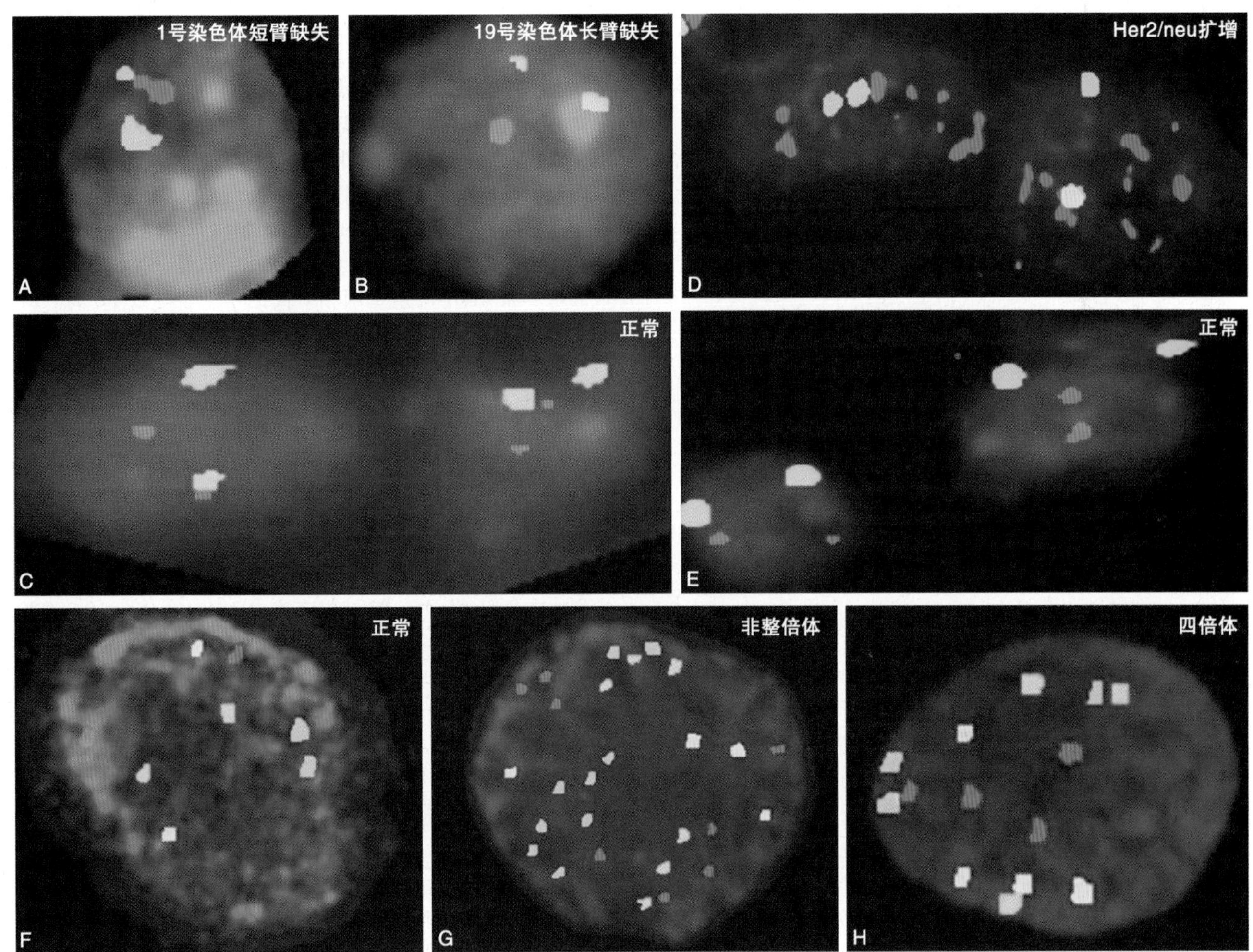

图77-1 癌症诊断荧光原位杂交示例。A.少突神经胶质细胞瘤,1p缺失。B.19q缺失突变。C.正常细胞。图A中绿色为1q探针,红色为1p探针;图B中绿色为19p探针,红色为19q探针。D.Her2/neu扩增。E.正常细胞;绿色,CEP17探针;红色,Her2/neu探针;UroVysion。F,正常。G.非整倍体。H.四倍体细胞。浅绿色,染色体17;黄色(金),9p21;红色,染色体3;绿色,染色体7

例如曲妥珠单抗和拉帕替尼两种治疗方案。据报道,在一定情况下,来自肿瘤细胞的20个间期核计数是平均 *Her2/neu* 拷贝数与染色体计数探针17对着丝粒CEP17的比值。扩增标本 *Her2/neu*:CEP17信号比≥2.0为异常值,正常值<2.0。近来,三色FISH检测技术已被商业化,可用于评估ER阳性和ER阴性Ⅰ期乳腺癌的独立进展(Ross,2009)。此外,HercepTest(Dako Corp,Carpinteria,Calif.)是一种使用多克隆抗体检测 *Her2/neu* 的免疫组化(immunohistochemistry,IHC)技术,是首个被美国食品药品管理局(Food and Drug Administration,FDA)批准进行的检测;随后,Pathway(Ventana Medical Systems,Tucson,Ariz.)为 *Her2/neu* 生产了一种单克隆抗体(CB11),用于同样的检测并得到FDA的批准,并且可以与FISH技术组合使用(图77-2)。IHC广泛用于检测乳腺癌的预后因子,包括ER,PR,Her2/neu和增殖标志物Ki-67,并预测其对激素的治疗和Her2靶向治疗的反应(Ross,2009)。

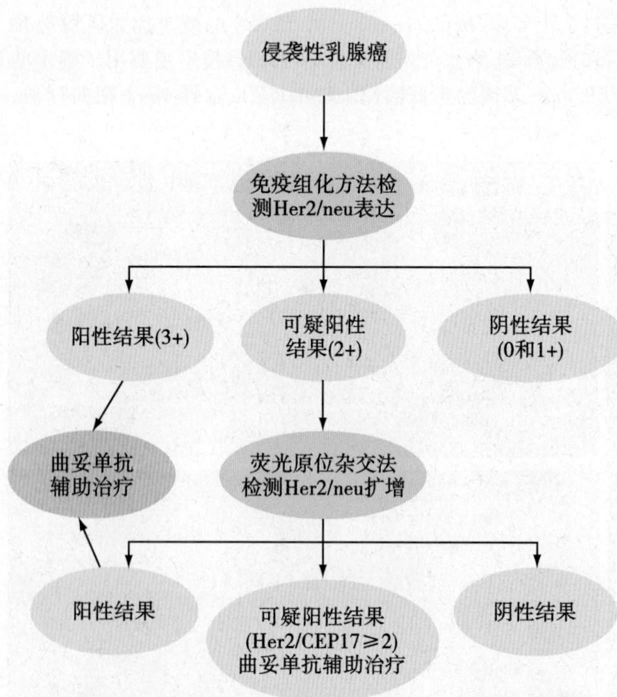

图77-2 Her2/neu表达在乳腺癌诊疗中的应用指导原则

基于IHC的方法可用于多种标志物检测。存在的问题有IHC染色的非线性特点,不同标志物在不同亚细胞结构中的定位问题,以及使用不同抗体时的不同评分标准。全基因组测序技术让我们更多地了解了乳腺癌发展和演化的基因通路。研究结果导致了一些商业化检测的产生。这些检测使用多基因多蛋白作为诊断和预测的工具,包括IHC、FISH、RT-PCR和基因微阵列技术,同时整合了生物信息学或统计学运算来评估疾病复发和患者生存期。

基于基因表达图谱的乳腺癌的分子分型包括管腔上皮型、正常乳腺样型、Her2过表达型和侵入性乳腺癌的基底样型。需要注意的是所有的管腔上皮型都是ER阳性,将近2/3为组织学低中分级;95%基底样型为ER阴性,这其中91%为组织学高分级。基于分子亚型的研究现实,管腔上皮型A型对抗雌激素治疗比管腔上皮型B型更敏感。曲妥单抗(一种抗Her2的抗体)对Her2过表达的效果好。基底样型比管腔上皮型更具破坏性,但是对蒽环类新辅助化疗敏感(Ross,2009)。基底型和Her2阳性与病理上的完全缓解和新辅助联合化疗有关(Ross,2009)。

市场上已经有一些试剂盒可以预测复发风险。NanoString Prosigna Breast Cancer Prognostic Gene Signature Assay试剂盒就是基于 *PAM50* 基因的标志。*PAM50* 基因标志检测了外科切除的乳腺癌样本中的50个基因的表达水平,据此将其分类为管腔上皮A型,管腔上皮B型,HER2过表达型和基底样型。这个检测会产生一个针对不同亚型的复发风险评分(risk of recurrence,ROR)。Prosigna使用复合基因特异性荧光标记探针来检测冷冻或甲醛溶液固定石蜡包埋(formalin-fixed paraffin-embedded,FFPE)组织中的基因表达情况(Nielsen et al,2014)也同样方便有效。临床试验证明了其在激素受体阳性患者,绝经后乳腺癌患者(Dowsett et al,2013)和淋巴结转移患者中(Gnant et al,2014)的功用。其他2种基于基因微阵列的方法是OncotypeDx和MammaPrint试剂盒(图77-3)(Kato,2009;Oakman et al,2009)。Oncotype Dx(Genomic Health,Inc.,Redwood City,Calif.)是一种 *21* 基因多重预后和预测RT-PCR试验,以FFPE乳腺癌样本为检测对象。在FFPE样本中,用于计算复发分数(RS)的16个信息基因通过转录图谱得以发现,然后使用FFPE RT-PCR方法检测。OncotypeDx通过使用连续变量运算和RS评分(17分,低风险;18~30分,中风险;30分以上,高风险),来判断ER阳性,淋巴结阴性的患者的10年复发风险。由该实验评估的多种通路中,增殖和ER通路是RS计算中影响最大的,其次是Her2通路。ER mRNA相对高的水平和Ki-67增殖基因相对低的水平会导致RS低;ER mRNA相对低的水平和Ki-67增殖基因相对高的水平会导致RS高。ER和Ki-67水平中等时,其他14个mRNA的水平在判断RS方面具有重要作用。OncotypeDx最适用于检测低复发风险的乳腺癌。MammaPrint试剂盒(Agendia BV,Amsterdam,The Netherlands)是首先商业化的基于基因微阵列的乳腺癌检测试剂盒。该检测仅用于预后判断,已经被FDA批准510(k),用于61岁以下女性,ER阳性或阴性,且无淋巴结转移。该检测也是FDA的新体外诊断多变量指数测定分类法第一个批准的。不同于OncotypeDx,该检测不能用于FFPE组织,而是需要新鲜冷冻肿瘤样本或组织,并放入RNA保存液中。MammaPrint试剂盒检测的70个基因主要是增殖方面;其他基因与侵袭,转移,基质完整性和血管再生有关。值得注意的是,OncotypeDx和MammaPrint仅有一个共同检测基因,即 *SCUBE2* 基因(ER通路成员基因)。不像OncotypeDx,RS结果为连续性,MammaPrint结果为"高风险或低风险"。MammaPrint在其70个基因微阵列中,不包括ER,PR或Her2。

用于疾病分类,预后和预测标志物等的多基因检测方法,如基于玻片的方法(如IHC,FISH)或分子平台(定量多重PCR)和基因微阵列已经广泛应用。基于组织切片或显微切割mRNA提取形态学的推荐用于肿瘤的原位分析,因为这些组织内含有大量侵袭性肿瘤细胞,而且并没有被良性组织的细胞稀释(Ross et al,2008)。体积较大肿瘤反映不同组织学分级重要mRNA的异质性表达产物,如ER,Her2,and Ki-67,会影响了转

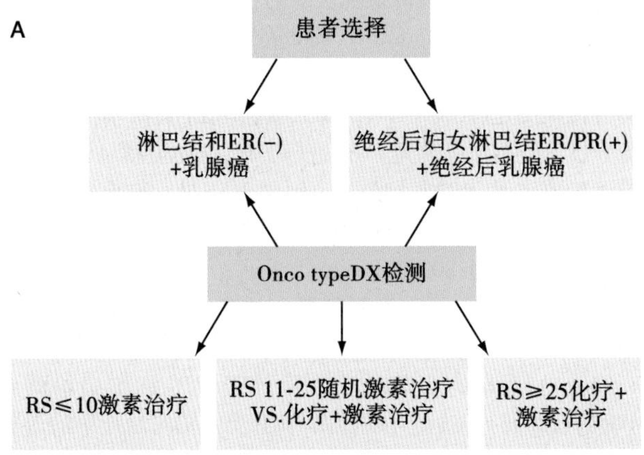

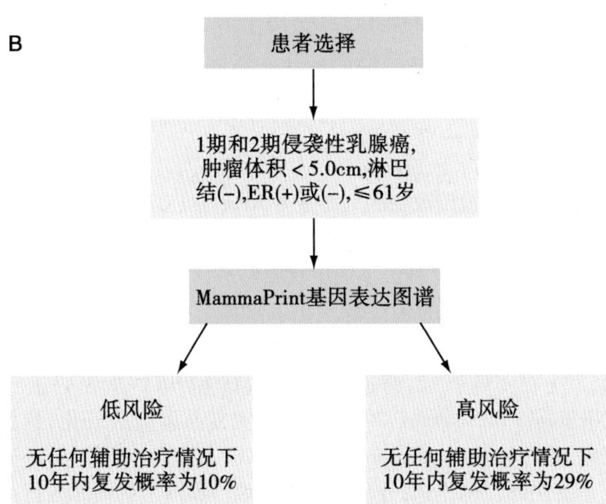

图 77-3　OncotypeDx（A）和 MammaPrint（B）检测在乳腺癌患者管理中的应用原则

录谱检测的预测准确性。需要警惕的是，尽管由多重 qRT-PCR 同时评估的基因数量明显高于 IHC 的，但多重 qRT-PCR 需要更复杂统计方法来分析基因表达谱。然而，RT-PCR 技术已经应用于预测整体的预后情况及对激素和细胞毒性治疗的反应上。

遗传性乳腺癌

遗传性乳腺癌（hereditary breast cancer，HBC）约占所有乳腺癌的 10%。家族成员患癌阳性是最强的风险因素，因为它占据约 20%的乳腺癌病例。基于人群的研究表明，15%的家族性风险可归因于 *BRCA* 基因突变，另外 10%涉及 *TP53*、*PTEN*、*ATM* 和 *CHEK2*；其余的可以通过多基因模型来解释。很多 HBC 易发家系的特征是多为遗传性乳腺癌和卵巢癌综合征综合征。*BRCA* 基因作为 TSG 起作用，影响 *BRCA1* 或 *BRCA2* 的一个等位基因的种系突变，增强对乳腺癌和卵巢癌的易感性。*BRCA1* 突变携带者 70 年累积风险，在乳腺癌占 50%～70%，在卵巢癌占 30%～40%（Venkitaraman，2009）。对于 *BRCA2* 突变携带者，乳腺癌的风险为 40%～50%，卵巢癌的风险为 10%～15%。而且，携带 *BRCA2* 突变的个体也增加其他癌症的风险，包括男性乳腺癌（约为 75 倍相对风险），胰腺癌（4 倍至 8 倍）和前列腺（2 倍至 4 倍）（Venkitaraman，2009）。染色体结构和数量的自发不稳定性是 *BRCA* 缺陷型细胞的标志，因为 BRCA1 和 BRCA2 蛋白在 DNA 修复和有丝分裂控制中，发挥不同细胞功能。自从发现 *BRCA* 基因和建立相应的突变筛选方法以来，临床上对家族性 *BRCA* 突变携带者癌症病例鉴定得以普及。基因表达谱分析显示，*BRCA1* 突变患者的肿瘤存在五个不同分子亚型（Venkitaraman，2009）。来自 *BRCA1* 突变携带者的肿瘤可能对基底细胞角蛋白 5/6 和 14 染色阳性，并呈现雌激素受体染色阴性。这些乳腺癌也常常 EGFR 染色阳性。*BRCA1* 相关的肿瘤通常分级较高，并且有 *p53* 突变。他们易发于年轻女性，且预后不佳（Venkitaraman，2009）。

甲状腺癌

甲状腺癌是最常见的内分泌肿瘤。甲状腺恶性肿瘤中最常见的两种类型是来自滤泡细胞的乳头状癌和滤泡状癌，分别占所有甲状腺癌的 80%和 15%。这些卵泡细胞衍生的肿瘤是高分化的，与分化不良和未分化癌相反，构成约 2%的病例。甲状腺的另一种恶性肿瘤是髓样癌，其来源于对滤泡 C 细胞，约占 3%。各种甲状腺肿瘤中的遗传改变已得到充分的证实，包括易位和点突变。甲状腺癌的遗传改变涉及 *RET*、*BRAF*、*RAS* 和 *PAX8* 等基因。

乳头状甲状腺癌

超过 70%的乳头状甲状腺癌（papillary thyroid carcinoma，PTC）病例发现了 *RET/PTC* 重排和 *RAF* 点突变（特别是 *BRAF* 形式）和 *RAS* 基因点突变（Nikiforova & Nikiforov，2008），这些突变是相互排斥。

RET/PTC 基因重排是一个重要的遗传改变，其在多达 20%的散发性 PTC 中发挥作用（Nikiforova & Nikiforov，2008）。*RET* 基因位于染色体 10q11.2 上，编码神经胶质来源生长因子的神经营养因子家族胞外配体结合结构域的酪氨酸激酶受体、富含半胱氨酸的区域、跨膜结构域和细胞内酪氨酸激酶结构域的酪氨酸激酶受体。*RET* 在甲状旁腺滤泡 C 细胞高度表达，在甲状腺滤泡细胞中呈非常低的水平（Nikiforov，2008）。*RET/PTC* 重排是甲状腺癌发展的一个非常早期的事件；这将解释其在隐性或微小 PTC 中的高发现率。迄今为止报道了 *RET/PTC* 重排的 12 种形式，与 PTC 家族各种不同基因的 5′端和 *RET* 基因 3′端相关（Nikiforova & Nikiforov，2008），其中两个最常见的是 *PTC1*（*H4*）和 *PTC3*（*ELE1*，*ARA70*，*NCOR4*），分别占散发性 PTC 重排的 70%和 30%（Nikiforova & Nikiforov，2008）。特别地，除了 *ELKS-RET*（ELKS 是富含谷氨酸（E）、亮氨酸（L）、赖氨酸（K）和丝氨酸（S）的多肽序列）和 *HOOK3RET* 融合片段（HOOK3 编码蛋白 Hook 同系物 3）外，*RET/PTC* 重排多出现在暴露于电离辐射的个体中（50%～80%）（Nikiforova & Nikiforov，2008）。与普通人群（15%～30%）相比，*RET/PTC* 重排在儿童也更为高发（40%～70%）（Nikiforova & Nikiforov，2008）。具有 *RET/PTC* 基因重排的乳头状癌通常存在于较年轻的个体中，并且在具有经典乳头状组织学和较低分级的淋巴结转移率高，特别是在 *RET/PTC1* 中尤甚（Nikiforova & Nikiforov，2008）。在放射线暴露产生的肿瘤患者中，*RET/PTC1* 与典型的乳头状组织学相关，而 *RET/PTC3* 型在实体瘤中更为常见（Nikiforova & Nikiforov,2008)。

已经使用TKI,如ZD6474等来研究活化的RET激酶作为治疗靶标(Nikiforova & Nikiforov,2008)。每个肿瘤患者中*RET/PTC*重排的分布率差异显著,存在于所有克隆*RET/PTC*细胞中,而仅有少部分非克隆*RET/PTC*细胞中检测到(Nikiforov,2008)。这种异质性是RET受体靶向治疗中的潜在难题。

人类*HRAS*、*KRAS*和*NRAS*基因编码ras-p21蛋白,这些基因从酵母到人序列高度保守,并且在氨基酸序列中彼此同源程度极高。如第75章所述,ras-p21蛋白是G蛋白,即GTP结合蛋白,当GTP结合GDP位点时被激活。SOS或鸟嘌呤核苷酸交换因子(guanine nucleotide exchange factor,GNEF)可促进转化,当含酪氨酸激酶的受体结合其生长因子时,激活该蛋白。活化的酪氨酸激酶与SOS-GNEF结合的生长因子受体结合蛋白(growth factor receptor-bound,grb)结合,激活ras-p21从而促进GTP-GDP交换。为了发挥作用,ras-p21必须与膜内法尼基和Cys186硫代基团之间的通过共价连接在细胞内膜上。在其活性形式情况下,ras-p21直接与raf结合,从而如第75章所述,激活raf-MEK-MAP激酶(或ERK)途径。同时激活AKT的磷脂酰肌醇-3-羟基激酶(phosphatidylinositol-3-hydroxy kinase,PI3K)。甲状腺癌中在*NRAS*和*HRAS*中几个特异性位点(密码子12、13和61)的点突变更为常见。存在于10%~20%乳头状癌,40%~50%滤泡癌,20%~40%低分化型和未分化癌中。在乳头状癌中,实际上所有发生RAS突变的肿瘤都生长,形成新生卵泡,无乳头状结构,因此被诊断为乳头状癌的滤泡型变体(Zhu et al,2003)。

在20%~40%的良性滤泡性腺瘤中也发现RAS突变(Motoi et al,2000)。这种在良性腺瘤以及滤泡化癌中发现的突变,表明RAS阳性滤泡良性腺瘤可能是RAS滤泡癌和乳头状癌滤泡样变的前期。此外,RAS突变可能使分化良好的癌症易于去分化,导致未分化癌。对于罕见但重要的筛状-桑椹状乳头状癌,核β-连环蛋白积累是诊断的重要特征。

如前所述(见第75章),*RAF*是ras-p21的直接作用目标。*BRAF*基因突变是乳头状癌中已知最常见的遗传改变,存在于约45%的该类肿瘤的中(Nikiforova & Nikiforov,2008)。大多数突变涉及基因外显子15中的T1799A颠换突变,由此导致600位氨基酸残基(valine to glutamine at amino acid residue 600,V600E)从缬氨酸变至谷氨酰胺,形成BRAF激酶的组成型激活,随后下游效应途径的MEK和ERK蛋白的激酶(见第75章)和丝裂原活化蛋白激酶(mitogen-activated protein kinase,MAPK)的磷酸化,详见第75章(图75-1)所述。*BRAF*激活的其他机制比较罕见,包括K601E点突变,密码子600周围的小段插入或缺失,以及*AKAP9-BRAF*重排,这些通常与放射线暴露类乳头状癌相关。*BRAF V600E*突变常见于典型组织学的乳头状癌和高细胞变体中,而具有K601E BRAF突变的肿瘤通常呈现乳头状癌组织学的滤泡变体(Nikiforov & Nikiforova,2011)。*BRAF V600E*突变与侵袭性特征相关,如甲状腺外扩散,出现于晚期肿瘤阶段、复发和淋巴结受染和(或)远处扩散(Xing et al,2005)。这种突变也发生在20%~40%的低分化甲状腺癌和30%~40%的未分化甲状腺癌。许多癌症也显示了分化良好的区域,BRAF V600E存在于两种肿瘤组分中,这表明这种突变是易于使肿瘤去分化的早期事件(Nikiforova,2011)。具有这些突变的癌症具有降低捕获放射性碘,导致治疗失败和更易于转移的能力(Nikiforova & Nikiforov,2008)。

*BRAF*突变的检测可以通过直接测序,基于末端移位比色的突变检测测定(Xing et al,2004),实时PCR,FNA样本等位基因特异性SYBR绿色荧光PCR进行实现,实际上就是诊断乳头状癌。随着各种BRAF抑制剂(例如BAY43~9006)的出现,*BRAF*突变成为有吸引力的乳头状癌治疗靶点(Wan et al,2004;Wilhelm et al,2004)。

TKI如ZD6474是激活RET激酶的靶向药物,每个肿瘤患者中*RET/PTC*重排的分布率差异显著,存在于所有克隆*RET/PTC*细胞中,而仅有少部分非克隆*RET/PTC*细胞中检测到(Nikiforov,2008)。这种异质性是RET受体靶向治疗中的潜在难题。

在乳头状癌的10%~20%中发现涉及NRAS、HRAS和*KRAS*基因中的几个特定位点(密码子12、13和61)的点突变。这些突变几乎总是在滤泡样变乳头状癌中发现(Nikiforova & Nikiforov,2008)。

滤泡状癌

滤泡状癌遗传改变的大多数是*RAS*点突变和*PAX8-PPARγ*重排,改变了PI3K/AKT信号通路。已经有几项研究报道了术前在FNA标本对这种类型的甲状腺癌进行分子检测。

在40%~50%的传统滤泡癌和20%~40%的腺瘤中发现*RAS*突变。有趣的是,最常见的*ras*突变,不是如大多数其他癌症,发生在密码子12,而是发生在*NRAS*和*HRAS*的密码子61(Nikiforova & Nikiforov,2008)。这些突变与肿瘤去分化,预后较差,骨转移有关(Nikiforova & Nikiforov,2008)。此外,RAS突变是潜在的转化,与低分化和未分化癌中20%~40%的流行率相关。

*PAX8-PPARγ*基因重排是t(2;3)(q13;p25)易位的结果。导致编码甲状腺特异性配对结构域转录因子的*PAX8*基因与*PPARγ*基因之间的融合。它发生于35%的传统滤泡癌中,并且在嗜酸细胞癌(Hürthle细胞)中的流行率较低(Nikiforova & Nikifororov,2008)。这种易位也可见于多达13%的滤泡性腺瘤和约5%的滤泡样变乳头状癌中。携带*PAX8-PPARγ*重排的肿瘤倾向于存在于较小年龄组中,体积较小,呈现实体或巢状,血管入侵频率更高。这种重排导致在IHC上可检测到的PPARγ蛋白的过度表达(Nikiforova et al,2003)。滤泡性腺瘤、滤泡性癌和滤泡样变乳头状甲状腺癌之间的这种分子重叠可能反映了生物学连续性。

甲状腺髓样癌

甲状腺髓样癌(medullary thyroid carcinoma,MTC)中的大多数病例(75%)是散发性恶性肿瘤,其余部分呈现三个家族性综合特征,包括多发性内分泌瘤(MEN 2A和MEN 2B)和家族性MTC(FMTC)。在MTC中,*RET*被点突变激活,与PTC中染色体重排的激活相反。在散发性髓质癌中,20%~80% *RET*的体细胞发现没有胚系突变。几乎所有患有家族性髓样癌的患者都发现*RET*中的胚系突变;这与MTC的侵袭性相关。然而,还必须指出,散发性肿瘤也可能存在RET突变(30%~66%)。散发性肿瘤也可能存在*HRAS*或*KRAS*变异

(高达25%)。

肺癌

肺癌仍然是全球男性和女性中癌症死亡相关的最常见原因。肺上皮肿瘤主要有四种:鳞状细胞癌、腺癌、大细胞癌和小细胞癌。在临床上,与小细胞癌相区分,其他细胞癌又可以统称为非小细胞肺癌(non-small cell lung cancers,NSCLC)。化疗对小细胞癌有效,NSCLC尽可能手术切除。近来发现不同组织类型的NSCLC具有特征性分子改变,因此需要病理学家对其更精确地分型。

已经在许多人类癌症如肺癌、乳腺癌、头颈部癌、结肠直肠癌、胰腺癌、膀胱癌、神经胶质瘤、鳞状细胞癌、Wilms瘤和某些NSCLC(腺癌)中发现了EGFR突变。EGFR为激活后诱导细胞增殖的膜蛋白。配体与受体的结合激活其酪氨酸激酶,多个磷酸化信号转导途径上几个底物,导致癌基因如*fos*和*jun*家族的DNA合成和表达以及此后的细胞增殖(见第75章)。增强的EGFR信号可使*EGFR*基因扩增、蛋白质过表达或*EGFR*基因中特异性激活突变的结果,如第75章所述。

部分NSCLC患者(10%~40%)(Coate et al,2009)的*EGFR*基因(图77-4)具有与TKI敏感性增加相关的特异性活化突变,可作为在肺癌中EGFR靶向药物的吉非替尼(Iressa)或厄洛替尼(Tarceva)作用位点。最常见的激活性*EGFR*突变聚集在外显子18~21这两个主要热点。据报道,编码酪氨酸激酶结构域的外显子21(40%的EGFR突变)中的原型突变*L858R*和外显子19(>50%)中的小的片段缺失可高达90%,并与EGFR的TKI治疗应答有关。外显子18和20中的突变占NSCLC中*EGFR*突变的其余10%(Sholl et al,2009)。

最近的指南认为,EGFR外显子19缺失的常规EGFR检测应设计不仅检测常见的15-bp和18-bp缺失,且还有不常见的9-bp、12-bp、24-bp和27-bp缺失,以及罕见的15-bp和18-bp插入。应分析EGFR外显子18的E709和G719突变;20号外显子的S768I、T790M和插入突变;外显子21的L858R、T854和L861Q突变。临床EGFR突变检测应能够检测所有1%以上突变频率的EGFR突变型肺腺癌(Lindeman et al,2013)。研究指出,*EGFR*基因突变在女性、亚洲人和非吸烟腺癌中更常见;这是与TKI的反应率最高的组一致(Sequist & Lynch,2008)。然而,最近的指南(Lindeman et al,2013)表明EGFR分子检测应在所有肺腺癌患者中进行。

根据最近的指南,不建议采用免疫组织化学(即FISH或显色原位杂交)测定总EGFR和EGFR拷贝数分析,以用于指导EGFR TKI治疗。最近的研究已经证明,在*EGFR*突变患者中,*EGFR*基因座经常被同时扩增。

在另外约5%的肺腺癌中发现*ALK*基因染色体重排,最常见的是以染色体内倒位导致过表达ALK蛋白相关的EML4-ALK融合。这种突变在没有或仅有轻度吸烟史的年轻肺腺癌患者比率更高(Kwak et al,2010;Shaw et al,2009);然而,最近的指南认为,ALK分子检测应在所有肺腺癌患者中进行。一些研究报道了具有实体瘤、黏蛋白和(或)印记组织学检测技术相结合(Yoshida et al,2011;Shaw et al,2009)。易位在纯鳞状细胞癌中不常见,但已报道存在于腺鳞状细胞癌(Chaft et al,2012)。

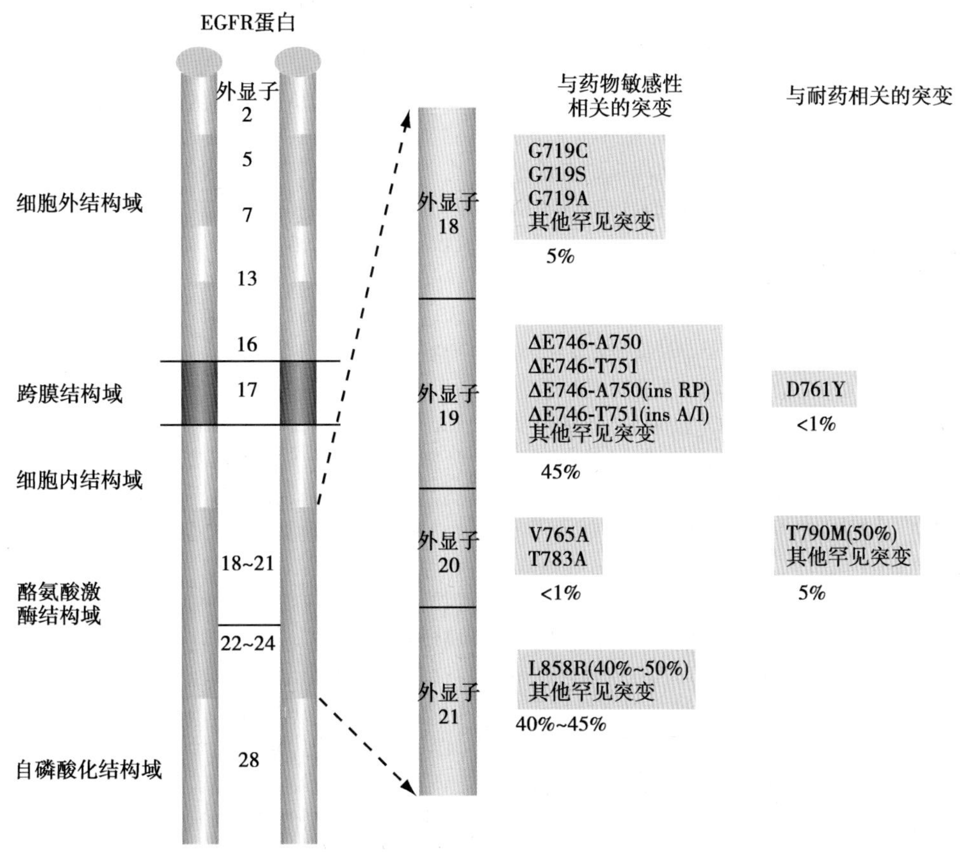

图77-4 癌症中表皮生长因子受体重要的临床突变

具有这种肿瘤类型的患者对多靶向酪氨酸激酶抑制剂克唑替尼的治疗有效(Takeuchi et al,2012)。目前,使用分离信号探针的原位荧光杂交(FISH)被认为是检测 ALK 重排的黄金标准(Febbo et al,2011)。在 *ALK* 基因座位的多位点(多拷贝)在肺腺癌中是常见的,并且已经通过 FISH 技术在肿瘤细胞群体中得到确认。经进一步验证,ALK 免疫组化技术可能被认为是 ALK FISH 检测筛选方法(Lindemann et al,2013)。目前的证据表明,它并不预测对靶向治疗的有无效力。不建议采用 RT-PCR 方法作为 FISH 替代技术,以此选择 ALK 抑制剂治疗(Lindeman et al,2013)。

最近对 EGFR 和 ALK 检测的建议如下:在没有任何腺癌组分的肺癌中,不建议使用 EGFR 和 ALK 检测,如"纯"鳞状细胞癌,"纯"小细胞癌或缺乏任何免疫组化证据的大细胞癌。在诊断腺癌后,EGFR 和 ALK 检测是诊断样本中最重要的方法。如果样本不足以进行分子检测,患者可能需要进行另外一次侵入性诊断程序才能治疗。EGFR 和 ALK 结果应在诊断实验室接收到标本的 2 周(10 个工作日)内提供(Lindeman et al,2013)。

肺腺癌包含许多其他不太常见的改变,可能尚未在靶向抑制剂治疗的大型对照试验中进行研究,也不会成为诊疗标准。这些包括涉及 *ROS1* 的染色体重排(约 2%的肺腺癌,可能对 crizotinib 的治疗有反应)(Takeuchi et al,2012)和 *MET* 拷贝数增加(Engelman et al,2007),和后续导致 *ERBB2*、*BRAF* 和 *PIK3CA* 中的突变(Cardarella et al,2012)。

报道多达 30%的肺腺癌患者,*KRAS* 突变多出现在密码子 12 和 13 中(Coate et al,2009)。这些突变通常在吸烟所致的癌症中发现,在腺癌(30%~50%)中比在 NSCLC(15%~20%)更常见。相反,*KRAS* 基因中的致癌突变据报道与转移性结直肠癌 EGFR-TKI 的耐药性相关。因此,KRAS 突变的检测作为对 EGFR TKI 的反应的阴性预测因子已成为许多中心肺腺癌的分子诊断策略的一部分。然而,最近的数据表明,如果用 EGFR TKI 治疗,EGFR 野生型肿瘤的治疗效果不如用常规铂类化疗的结果。因此,不推荐使用 KRAS 突变检测作为抗 EGFR TKI 治疗的唯一决定因素(Lindeman et al,2013)。

肝细胞癌

肝细胞癌(hepatocellular carcinoma,HCC)是世界第六大常见恶性肿瘤,也是全球第三大死亡癌症病因。主要危险因素包括慢性病毒感染(乙型肝炎病毒(hepatitis B virus,HBV)和丙型肝炎病毒(hepatitis C virus,HCV)),酒精/非酒精性肝病,环境致癌物质(如黄曲霉毒素 B1)和遗传性遗传疾病(如 Wilson 疾病、血红蛋白沉着症、α_1-抗胰蛋白酶缺乏症、酪氨酸血症)(McGlynn & London,2005;Parkin et al,2005;Clark,2006;Motola-Kuba et al,2006)。HCC 的发展是一个多步骤过程,包括增生性变化,发育异常,早期 HCC 和发展中的慢性肝炎或肝硬化 HCC(Takayama et al,1990;Theise et al,2002),或极少数患者无肝硬化现象。

HCC 的基因组异常是异质的,主要是由于与不同原因和多因素相关的各种致癌因素作用分子层面的结果(Jain et al,2010a)。HCV 相关 HCC 有 10q 片段增加,在 HBV 阳性病例中常可见到 4q 和 16q 片段的损失和 11q 片段的增加(Kusano et al,1999;Nishida et al,2003)。大多数 HCC 是非整倍体,并且具有多个不同的染色体异常,包括非随机的,多个染色体臂如 1p、4p、5q、6q、8p、9p、13q、16p、16q 和 17p 片段上的 DNA 拷贝数的缺失,1q、6p、8q 和 17q 染色体臂上片段的增加,通过常规细胞遗传学和 CGH 可以检测出来。染色体 1q 上几个位点是最常见的畸变(Guan et al,2001;Chang et al,2002;Terramliano & Tornillo,2003)。HCC 中 LOH 经常缺失的染色体区域含有许多 TSG,包括 *p53*、*Rb*、*p16*、*PTEN* 和 *DLC1*,以及癌基因如胰岛素样生长因子-2 受体 *IGF2R*(Hsia et al,1994;Edamoto et al,2003;松田等,2003)。染色体 1p 上的 LOH 通常在早期,病灶小或分化良好的 HCC 中发现(Kuroki et al,1995),而 16p 和 17p 染色体上的 LOH 更常与 HCC 的侵袭性相关,包括晚期和不良预后 HCC(Tamura et al。al,1997)。CGH 染色体 8p、17p 和 19p 异常与肝癌转移有关(Zhang et al,2003)。

在所有 HCC 中均发现主要信号转导途径的失调,但相关原因不同。Wnt/β-连环蛋白、hedgehog、转化生长因子(transforming growth factor,TGF)-β、ras-p21 和 MEK/ERK、IGF 和 *PTEN* 信号通路,以及 *p53*、*Rb* 等凋亡途径,和微卫星稳定性通常是在 HCC 中发现,无论病因如何,这些变化反映常见的致病机制(例如慢性肝损伤,肝硬化)(Edamoto et al,2003;Zucman-Rossi et al,2006;Aravalli et al,2008)。然而,由不同原因引起的 HCC 可能影响某些主要信号通路。HCV 相关 HCC 在 Wnt/β-连环蛋白和 MAPK 通路中均显示出明显异常(Bai et al,2003;Colnot et al,2004)。HBV 相关更常见的则是 HCC Wnt/β-连环蛋白、*p53*、*pRb* 和 MAPK 的功能障碍(Budhu et al,2006)和细胞因子信号转导途径(Azechi et al,2001;Bai et al,2003;Colnot et al,2004;吉田等,2006)。与酒精中毒相关的肿瘤在 Rb1 和 p53 通路中的变化比 HCV 感染引起的更为常见(Marchio et al,2000)。而 *p53* 的"黄曲霉毒素相关"密码子 249 突变(Kirk et al,2000;Huang et al,2003)仅在来自具有高黄曲霉毒素含量的地区(亚洲和非洲)的 HCC 样品中发现。

已经提倡分子检测来分类和预测 HCC 临床结局,并利用基因表达微阵列和单核苷酸多态性阵列来指导靶分子治疗(Boyault et al,2007;Katoh et al,2007;Chiang et al,2008;Hoshida et al,2008)。使用含有 21 329 个基因的 DNA 微阵列全基因组表达谱,对 91 个人类 HCC 样本进行分析,可将 HCC 分类为两个特征组:①低生存率亚类(A 级,总体生存时间 30.3±8.02 个月),显示很强的细胞增殖和抗凋亡基因表达特征(如 *PCNA* 和细胞周期调节因子如 *CDK4*、*CCNB1*、*CCNA2* 和 *CKS2*)以及涉及泛素化和类泛素化的基因;②没有上述表达的高生存率亚类(B 类,总生存时间 83.7±0.3 个月)(Lee et al,2004a)。类似地,87 个 HCC 的全基因组阵列 CGH 分析显示,基于染色体变异谱差异肿瘤也分为 A、B 组两组。A 组显示与 HBV 感染相关,血清甲胎蛋白水平较高,以及肝内转移发生率更高,总体患者生存期较差的临床特征(Katoh et al,2007)。应用基因表达谱分析石蜡包埋的癌旁组织而不是肿瘤组织,将 HCC 患者分类为不同的存活组(Hoshida et al,2008)。60 个 HCC 肿瘤的全基因转录组学分析发现,可将 16 个基因的特征作为依据,将 HCC 肿瘤分为 6 个亚型,G1 至 G6。每组具有独特的染色体稳定状态与否的临床和遗传特征:染色体不稳定(G1 至 G3 组)和染色体稳定(G4 至 G5 组)。因为每一组肿瘤都具有特异的激活途径(即 G1 至 G2 中的蛋白激酶 B(AKT 或 PKB)以及 G5 至 G6 中的 Wnt 通路），这种分子分类不仅提供了预后信息，而且有助于开发 HCC 靶向治疗（Boyault et al，2007）。

目前的治疗方式通常无效，因为 HCC 患者一般一经诊断即为晚期。治疗效果也受到与不同病因的临床和遗传异质性肝癌中显著影响。因此，标准治疗可能不适用于所有 HCC。最近已经开发了基于一组遗传学的 HCC 特异性的分子靶向治疗。旨在使活化的癌基因失活，并恢复肿瘤的抑制因子和（或）修复与 HCC 发展相关的基因和其他基因或分子，从而校正异常基因或其功能以及生物学行为。近来已经通过微阵列技术、全基因组表观遗传学像差分析、玻片染色质免疫沉淀分析和高通量测序系统发现了许多基因组候选药物靶点。这些目标基因或分子包括 VGFR、EGFR、*DDEFL*、*VANGL1*、*WDRPUH*、*Ephrin-A1*、磷脂酰肌醇蛋白聚糖-3、扩增数量增加的 7q、PFTAIRE 蛋白激酶 1 和父系表达的 10 和 miR-122a（Yagyu et al，2002；Okabe et al，2003，2004；Zender & Kubicka，2008）。此外，针对这些候选靶基因或分子的单克隆抗体、小分子和反义分子的一些试剂或药物已经用于Ⅱ期和Ⅲ期临床试验中；许多已被证明是有效的。索拉非尼、血管内皮生长因子受体的口服多激酶抑制剂和 Ras 激酶已经被 FDA 批准为分子靶向抗癌剂（Midorikawa et al，2010；Thomas，2009）。靶向相似基因的一些其他药物正在进行临床前和临床试验中。这些包括应用于无法切除或转移性 HCC 患者中的 EGFR 抑制剂（抗 EGFR，吉非替尼和厄洛替尼）血管内皮生长因子（VEGF）血管化抑制剂（抗血管生成，索拉非尼，贝伐珠单抗）和多激酶靶标（Huynh et al，2009）。

最近，磷脂酰肌醇蛋白聚糖-3（glypican-3，GPC3）被认为是相对特异的肝癌生物标志物，在癌旁组织和肝硬化组织中未检测到（Zhang et al，2012b）。1997 年，GPC3 首次被提出作为肝细胞癌的潜在标志物（Hsu et al，1997）。它是含有膜蛋白硫酸乙酰肝素蛋白多糖的家族成员。它通过糖基-磷脂酰肌醇键连接到细胞膜。GPC3 可以以正向或反向的方式调节许多生长因子的活动，这取决于细胞环境（Filmus et al，2008）。有趣的是，超过 80% 的 HCC 过表达 GPC3（白川等，2009a）；此外，GCP3 也是 HCC 的一个重要的治疗靶点（Filmus et al，2008）。在此方面，最近开发了针对 GPC3 的人源化单克隆抗体（Zhu et al，2013），并且在Ⅱ期临床试验阶段中对具有晚期或转移性 HCC 的患者进行评估。有学者还提出了 GPC3 作为 HCC 进展的标志物，因为它通过刺激 Wnt 信号转导途径促进细胞生长。在对不同病因 HCC 影响患者的多变量分析中，GPC3 被认为是预后不良的预测指标（白川等，2009b）；然而，在另一项研究中，仅在 HCV 阳性患者中发现的 HCC 发现了相关性（Yorita et al，2011）。重要的是，组织中高水平的 GPC3 被认为是较短的术后无病生存期、复发和总体生存率降低的独立危险因子（Fu et al，2013）。

肝腺瘤

肝腺瘤（hepatic adenoma，HA）是一种罕见的良性肝脏肿瘤，通常发生在育龄妇女中，通常存在长期使用口服避孕药物的病史。分子生物学研究显示与肝细胞癌不同，肝腺瘤涉及独特的分子通路。2006 年，法国波尔多合作研究组提出了 HA 的分子病理学分类（Rebou-issou et al，2007）。主要基于免疫组织化学标志及其与组织学特征将 HA 分为四组。四种亚型是：①具有肝细胞核因子 1a（hepatocyte nuclear factor 1a，HNF1A；HA-H）失活突变的 HA；②具有 β-连环蛋白基因（HA-B）活化突变的 HA；③没有 *HNF1A* 或 β-连环蛋白基因突变和炎症特征（HA-I），和④没有特异性基因突变或独特形态学特征（HA-U）的未分类的 HAs（Zucman-Rossi et al，2006）。

TCF1（也称为 *HNF1A*）是涉及肝肿瘤发生的肿瘤抑制基因。它位于染色体 12 的长臂上。编码转录因子 HNF1，涉及肝细胞分化，为某些肝特异性基因，包括白蛋白、b-纤维蛋白原和 α_1-抗胰蛋白酶表达所必需（Rebouissou et al，2007）。法国波尔多合作研究组显示，TCF1（*HNF1A*）基因中具有双等位基因失活突变的 HAs。同质，形态学上不同的占全部 HAs 的 35%～40%，并将这组称为 *HNF1A* 突变的肝腺瘤（HA-H）。在大多数亚型（约 85%）中，突变是体细胞起源的；然而，在少数情况下，一个突变是体细胞，另一个是源于干细胞系。此外，*TCF1* 基因中的杂合种系突变与成年早期（通常年龄小于 25 岁）呈现出罕见的常染色体显性遗传病（MODY3）的发生有关。*HNF1A* 突变通过促进脂肪酸合成和下调肝脂肪酸结合蛋白（liver fatty acid binding protein，L-FABP）1 增加脂肪生成，导致弥漫性病灶边脂肪变性（Rebouissou et al，2007）。

β-连环蛋白基因（*CTNNB1*）是组成 Wnt/β-连环蛋白通路的基因，在肝细胞发育和生理过程中发挥重要之用。在正常肝细胞中，β-连环蛋白基因的激活是短暂的，随后是 β-连环蛋白的快速降解减少，这个过程包括一系列基因，如 *axins*、糖原 S 激酶 3（glycogen S-kinase 3，*GSK3* 和腺瘤性结肠息肉病基因（adenomatosis polyposis coli，*APC*）。β-连环蛋白降解减少，持续活化和核聚集可能是由于 β-连环蛋白基因的突变或 *axins*、*APC* 或 *GSK3* 基因的突变引起的。在 15%～19% 的 HA 病例中报道激活 β-连环蛋白突变（Rebouissou et al，2008）。在 20%～34% 的高分化肝癌中也观察到 β-连环蛋白突变（Bioulac-Sage et al，2010）。HA-B 亚型更易于恶性转化（Bioulac-Sage et al，2010）。

由于编码糖蛋白 130（glycoprotein-130，gp130）的白介素 6（interleukin 6，IL-6）信号转导基因（*IL6ST*）的体细胞增殖功能突变，一些肝腺瘤显示 IL-6 受体信号转导的持续激活。gp130 是 IL-6 受体的一个组成部分（Rebouissou et al，2009）。IL-6 的激活促进信号转导和转录激活因子 3（signal transducer and transcription activator 3，STAT3）信号通路的激活，并在肝肿瘤细胞内诱导急性期炎症反应。这表现为急性期反应如血清淀粉样蛋白 A 和 C 反应蛋白（C-reactive protein，CRP）的过度表达以及肿瘤的炎性细胞浸润。这样的 HA 被称为炎症性 HA（HA-1），存在于 30%～35% 的 HA 中（Bioulac-Sage et al，2010）。在约 60% 的 HA-1 亚型中可见 *IL6ST* 基因的体细胞突变。约 10% 的 HA-1 病例表现出共存的 β-连环蛋白突变。历史上，HA-1 亚型被称为毛细血管扩张性局灶性结节增生，被认为属于局灶性结节增生（focal nodular hyperplasia，FNH）家族。在某些研究中，毛细血管扩张性局灶性结节增生是单克隆瘤在形态学和生物学上更接近 HA，在新分类方案中更接近的 HA-1 亚组（Paradis et al，2004；Bioulac-Sage et al，2005）。这种分类在临床上是相关的，因为它确认了 HA 的一个子类，特别是 HA-B，易于恶性转化（Farges & Dokmak，2010）。此外，它有助于遗传咨询，在肝腺瘤病变患者亚组中显示类似 HNF1A 突变腺瘤的脂肪形态。这种肝脏腺瘤病的家族形式涉及 *HNF1A* 的种系突变，与青年成人型糖尿病 3 型(maturity-onset diabetes mellitus of youth,type 3,MODY3)相关,因此遗传咨询的基本原理是在家族中寻找 *HNF1A* 的种系突变。基于分子遗传学和蛋白质组学分析,毛细血管扩张性 FNH 作为炎性肝腺瘤的重新分类,增加了 HA 的形态学和分子异质性(Bioulac-Sage et al,2005)。

胃癌

胃癌(gastric cancer,GC)是全球第四大常见恶性肿瘤,仅次于肺癌居恶性肿瘤死因的第二位(Ferlay et al,2004)。大部分胃癌都是腺癌,根据 Lauren 分型可将其归类为两种主要的病理类型:具有腺体样结构的肠型胃癌和弥漫型或低分化型胃癌(部分病例中含有印戒细胞)(Lauren,1965)。这两种类型的胃癌发生具有明显不同的分子机制、临床表现和遗传特征。肠型胃癌的发病原因主要包括饮食习惯、环境因素和幽门螺杆菌感染(Kelley & Duggan,2003)。胃癌的发病风险还与诸如遗传性弥漫性胃癌综合征,遗传性非息肉性结直肠癌(hereditary non-polyposis colorectal cancer,HNPCC),Li-Fraumeni 综合征和 Peutz-Jeghers 综合征(即家族性腺瘤性息肉病(familial adenomatous polyposis,FAP)和幼年性息肉病)等遗传性肿瘤综合征相关(Traverso et al,2002;Napieralski et al,2005)。

肠型胃癌的发展是从胃炎(慢性或萎缩性)和相关变化(如恶性贫血)到肠上皮化生,不典型增生到最终发展成为癌症的多步骤过程(Oberhuber & Stolte,2000;Kelley & Duggan,2003)。这些过程伴随存在着一系列遗传学改变。TSG *p53*(见第 75 章)基因的失活突变发生在癌症发生的早期阶段(38%发生于肠上皮化生阶段和 58%发生于不典型增生阶段),也可发生在 38%~71%的胃癌中(Joypaul et al,1993;Shiao et al,1994;Xiangming et al,2000)。在小鼠模型中发现 *p53* 家族成员 *p73* 基因突变发生于与幽门螺杆菌感染相关的胃癌进展过程中。微卫星高度不稳定性(high-level of microsatellite instability,MSI-H)常见于肠型胃癌,主要由错配修复基因(最常见的是 *MLH1* 和 *MSH2* 基因)启动子区域的超甲基化或基因突变(少数胃癌)引起(Lee et al,2004b;Gu et al,2009;Seo et al,2009)。可在 24%~47%的胃癌中检测到 CpG 岛的甲基化表型,这种表型最早被发现于结直肠癌中(Toyota et al,1999;Oue et al,2003;Lee et al,2004b)。杂合性缺失(LOH)或 *APC* 基因突变可发生于多达 60%的肠型胃癌和大约 25%的腺瘤样癌前病变中(Horii et al,1992;Nakatsuru et al,1992,1993)。*bcl-2* 基因座上的杂合性缺失(LOH)和细胞周期蛋白 D1 和 E 扩增也与肠型胃癌相关(Ayhan et al,1994;Muller et al,1999)。癌基因产物 *Her2/neu* 在肠型胃癌中常见扩增(Wang et al,2002)。与弥漫型细胞表型相反,肠型胃癌上皮型钙黏蛋白基因(E-cadherin gene,*CHD1*)突变比较罕见(Machado et al,2001;Mingchao et al,2001)。

弥漫型胃癌的分子发病机制尚未明确。流行病学研究显示,幽门螺杆菌感染似与弥漫型胃癌无关。弥漫型胃癌可能是遗传性胃癌易感综合征的一种(Guilford et al,1998)。弥漫型胃癌不同于肠型胃癌的独特分子异常在于由于遗传学或表观遗传学变异导致的上皮型钙黏蛋白基因(*CDH1*)的缺失或下调引起的细胞黏附缺陷。弥漫型胃癌发展早期可见 *CDH1* 基因的异常。50%的弥漫型胃癌中可检测到 *CDH1* 基因表达下降,其中超过 70%的体细胞 *CDH1* 突变存在完全或部分外显子缺失(Berx et al,1998;Napieralski et al,2005)。胃癌这种独特的分子遗传学特点可通过聚合酶链反应检测石蜡包埋的组织中 *CDH1* 基因突变实现,因此可用于诊断。*CDH1* 胚系突变检测有助于识别胃癌家族综合征中的无症状突变携带者,并为携带 *CDH1* 基因突变的患者提供预防性全胃癌切除术的机会(Fitzgerald & Caldas,2002)。其他在弥漫型胃癌中经常改变的基因或基因产物包括编码肝细胞生长因子受体的 met 原癌基因和细胞凋亡受体 SC-1 抗原(Kuniyasu et al,1992;Vollmers et al,1998a,1998b)。

目前,与癌症分型无关的临床分期是胃癌最有价值的预测和预后因素,但并不能反映肿瘤生物学的异质性。分子生物标志物一直被研究作为目前分期系统的备选或补充并且已在预测肿瘤预后和疗效方面表现出了良好的前景。比如,MSI-H 通常与肠型胃癌相关,常见于远端胃部或胃窦部且局部淋巴转移较少见。然而,MSI-H 胃癌患者是否比 MSI-L(带有一个标记的新肿瘤条带)/微卫星稳定型(microsatellite stable,MSS)(无肿瘤条带)胃癌患者具有更好的长期存活率仍然存在争议(Hayden et al,1997;Wirtz et al,1998)。肿瘤组织中表达的尾型同源盒转录因子 2(cudal-type homeoboxtranscription factor 2,*CDX2*)结合上皮型钙黏蛋白基因正常表达和跨膜蛋白黏蛋白-1 基因(mucin 1,*MUC1*)的不表达是胃癌患者有利预后因素(Tanaka et al,2003;Fondevila et al,2004)。

RBP4、*OCT2*、*IGF2*、*PFN2*、*KIAA1093* 和 *PCOLCW* 基因谱异常和原发性肿瘤中三个基因(*BIK*、*Aurora kinase B* 和 *eIF5A2*)的过表达与淋巴结转移相关(Hippo et al,2002;Marchet et al,2007)。基质金属蛋白酶(matrix metalloproteinase,MMP)-1 过表达的胃癌在肿瘤侵袭和远处转移方面比 MMP 阴性的胃癌预后更差(Noel et al,2008)。血管 *VEGF* 过表达可以促进肿瘤血管生成,因此与淋巴结转移,肝转移和较短生存时间相关。与乳腺癌一样(参见前文),原癌基因 *Her2/neu* 的扩增或过表达已被证明是潜在的独立不良预后因素(Allgayer et al,2000;Park et al,2006)。*EGFR* 基因和 β-连环素的过表达显示同样预示着生存率降低,预后较差(Jonjic et al,1997;Zhou et al,2002;Gamboa Dominguez et al,2004)。此外,*p53* 基因突变或异常表达可以预测累积生存率降低并且与淋巴结转移和化疗敏感性降低相关(Fondevila et al,2004;Pintode-Sousa et al,2004;Oh et al,2008)。

世界卫生组织 2010 年提出的另一分型系统将胃癌划分为乳头状癌,管状癌,黏液癌(胶质癌)和低黏附性癌(Lauwers et al,2010)。这些分型系统临床实用性较低,因此我们迫切需要建立一种新的分型方法指导临床胃癌治疗。癌基因组图谱计划(cancer genome atlas,TCGA)提出的一种分子分型方法将胃癌分为四种基因亚型:①EB 病毒(Epstein-Barr virus,EBV)感染型胃癌,这类肿瘤表现出 *PI3KCA* 基因频发突变,DNA 超甲基化以及 JAK2、CD274(也称为 PD-L1)和 PDCD1LG2(也称为 PD-L2)扩增;EBV 相关的 CpG 岛甲基化表型(EBV-CIMP)丰富;CDKN2A 沉默和免疫细胞信号转导增强。②微卫星不稳定型胃癌,这类肿瘤表现出高突变率,包括编码靶向原癌基因信号通路蛋白的基因高频率突变。③基因稳定型胃癌,这类肿瘤组织学分型大多属于弥漫型,并且存在 *RHOA* 突变或 RHO 家族 GTP 酶活化蛋白基因融合现象(CLDN18-ARHGAP 融合)或者细胞黏附基因 CDH1 突变。④染色体不稳定型胃癌,这类胃癌多属肠型,TP53 突变,RTK-RAS 激活,显著的非整倍体突变增加和受体酪氨酸激酶原位扩增(Bass et al,2014)。重要的是,这四种分子亚型的胃癌各自表现出突出的基因特征,为临床试验中不同胃癌人群的靶向治疗药物评估提供指导。通过应有已有的方法进行 MSI 和 EBV 检测以及使用新兴的基因组学方法对关注的基因组合进行基因突变和扩增筛查,可将 TCGA 建立的分子分型系统应用于新发胃癌病例中。

一项名为 ToGA 的包含全球 24 个国家的国际多中心三期临床研究显示抗-HER2/neu 人源单克隆抗体,曲妥珠单抗(Herceptin,赫赛汀),可以有效延长 HER2/neu 阳性的胃内或胃食管交界处腺癌患者的生存期(Bang et al,2010)。靶向 HER2/neu 的分子治疗已经被批准用于 HER2 阳性(IHC 3+或 FISH+/CISH+)的发生于胃或胃食管连接处不能手术的局部晚期癌症,复发性癌或者转移性腺癌。因此,HER2 检测是确定是否可以使用赫赛汀进行治疗的必要条件。

胃癌的治疗,尤其是晚期胃癌,通常需要包括化疗与手术切除术在内的多种方法进行干预。用于预测疗效的分子标志物已被广泛研究,其中的几种已被证明可能对临床治疗提供帮助。该部分内容已在第 73 章中详细讨论。

结直肠癌

结肠直肠癌(colorectal cancer,CRC)是全球第三大常见恶性肿瘤(Ferlay et al,2004)。新发结直肠癌的预后预测主要依赖于基于国际抗癌联盟和美国癌症分期联合委员会标准判定的疾病分期或疾病的解剖学严重程度。然而,结直肠癌是一种异质性、多通路疾病。Umar 等的观察研究证实,组织学类型相同的肿瘤可能会有不同的预后和疗效(Umar et al,2004)。Vogelstein 等在对结直肠癌的肿瘤形成研究中首次提出 TSG(例如 *APC*,*DCC*,*SMAD-2*,*SMAD-4*,*p53*)和癌基因(例如 *KRAS*,*p53*)的突变和(或)表观遗传学改变是散发性结肠直肠癌发展过程中的分子决定因素(Fearon & Vogelstein,1990)。根据其遗传背景,可将散发性 CRC 进一步分为两大类:①染色体不稳定型和②微卫星不稳定型,以及 CpG 岛甲基化表型。众所周知,多种遗传综合征容易导致结肠直肠癌发生,并具有特异性遗传的基因缺陷。目前,科学家正在研究这些分子标志物以改善对那些可能临床预后差的患者的识别方法,并使其受益于辅助治疗(Eschrich et al,2005;Ghadimi et al,2005;Liang et al,2009)。

结肠直肠癌中可受体酪氨酸激酶 *EGFR* 过表达的检出率高达 80%(Messa et al,1998)。EGFR 高表达的肿瘤通常预后较差(Ghadimi et al,2005;Liang et al,2009)。这些研究数据已用于指导临床应用 EGFR 阻断剂(抗-EGFR 单克隆抗体如西妥昔单抗、帕尼单抗)进行结直肠癌治疗(见第 75 章)。西妥昔单抗是一种人/鼠嵌合型单克隆抗体,2004 年被 FDA 批准用于结肠直肠癌二线治疗。帕尼单抗是完全人源化的 IgG2 单克隆抗体,2007 年被 FDA 批准的作为难治性结肠直肠癌的三线单克隆抗体治疗药物。这两种药物价格都很昂贵且副作用明显。因此,必须通过生物标志物来预测疗效。然而,使用 EGFR 作为生物标志物来预测 EGFR 单克隆抗体疗效收效甚微。只有通过 FISH 方法检测得到的 EGFR 拷贝数增加才具有预测价值(Liang et al,2009),并且已经证明通过 IHC 方法检测到的 EGFR 表达水平对于预测作用有限。与肺癌 *EGFR* 突变相反,CRC 中的 *EGFR* 突变率极低,只发生于不到 1% 的 CRC 病例中(Plesec & Hunt,2009)。目前的研究重点是寻找可能作为预测抗 EGFR 治疗有效性的生物标志物的 EGFR 通路的下游作用因子。

如本章前面和第 75 章所述,Ras-p21 蛋白是鸟嘌呤三磷酸(guanosine triphosphate,GTP)偶联蛋白,在许多利用 Ras/Raf/Erk/Map 激酶信号转导通路信号的受体酪氨酸激酶中具有重要作用。发生在 Ras 蛋白(如 Gly 12,Gly 13 和 Gln 61)导致该蛋白氨基酸序列关键位置单个氨基酸置换的突变可引起其构成性激活。这将导致一系列激活下游信号通路的致癌事件发生,促进肿瘤发生、发展和进展如局部侵袭,血管生成,转移和免疫应答(Rowinsky et al,1999;Smakman et al,2005)。

CRC 患者中 *KRAS* 突变率至少为 35%~45%,在某些类型肿瘤中高达 75%。该基因的突变几乎全部发生在三个热点位置(第 12、13 和 61 密码子)上,很少发生在包括第 146 密码子在内的其他位置(Ogino et al,2005;Smakman et al,2005)。KRAS 是 EGFR 的下游效应因子,并且在 CRC 中频繁突变,*KRAS* 的突变状态已成为西妥昔单抗或帕尼单抗对转移性 CRC 的疗效的重要预测标记。美国临床肿瘤学会(American Society of Clinical Oncology,ASCO)建议对拟进行抗-EGFR 治疗的转移性结肠癌患者在获得临床实验室修正法规(clinical laboratory improvement act,CLIA)认可的实验室进行 *KRAS* 突变检测。如果 *KRAS* 突变检测为阴性,则这些患者被认为适于使用西妥昔单抗或帕尼单抗进行抗-EGFR 治疗。该建议基于Ⅱ期临床和Ⅲ期临床试验的结果。对这些数据的回顾性分析显示,在第 12 或 13 号密码子中检测到 *KRAS* 突变的患者不能抗-EGFR 治疗受益。这一结论在其他 5 个关于 *KRAS* 突变状态(无突变(野生型)和突变型(异常))和西妥昔单抗或帕尼单抗治疗效果相关性的随机对照试验以及另外 5 个根据 *KRAS* 突变状态评估肿瘤治疗效果的回顾性研究中被进一步证实。

美国病理学家协会(College of American Pathologists,CAP)2009 年发表的对于新兴技术意见的指南中指出,可用于 *KRAS* 突变检测的样本包括新鲜、冷冻或石蜡包埋的组织。可用的检测方法为 RT-PCR 法和直接测序分析;然而,也有一些其他方法如焦磷酸测序或微阵列(芯片)测试开发成功(Pajkos et al,2000;Ogino et al,2005)。截至本文撰稿之前,FDA 尚未批准 *KRAS* 突变检测进入临床。虽然推荐的测试仅针对 2 号外显子上的第 12 和 13 密码子,该位置的突变已经覆盖了绝大多数 *KRAS* 突变情况,但许多实验室和商品化检测试剂仍然包括了其他位点如第 61 密码子和第 146 密码子的突变检测。

BRAF 是 Ras/Raf/Map 激酶途径中 *RAS* 的直接下游效应因子(图 77-1)。结直肠癌(CRC)中约有 10%存在 *BRAF* 突变(Di Nicolantonio et al,2008)。绝大多数点突变为 V600E,是 15 号外显子内第 1796 位核苷酸处的突变热点,由于 T∶A 碱基置换突变导致该位置的缬氨酸被谷氨酸替换。所有发生在 B-Raf 蛋白激酶结构域内的点突变都会导致 B-Raf 激酶的构成性激活(Davies et al,2002)。*BRAF* 与 *KRAS* 几乎不同时突变。与 *KRAS* 突变不同的是,*BRAF* 突变常常发生在年龄大于 75 岁且有近端病变的女性患者中。*BRAF* 突变肿瘤比患有由错配修复

基因启动子区域超甲基化等表观遗传改变导致的结肠癌患者表现出更高频率的MSI(Barault et al,2008)。这一发现有助于区分BRAF V600E体细胞突变散发性MSI-H肿瘤和MLH1或MSH2突变的Lynch相关的癌症。

结直肠癌中*BRAF*突变提示肿瘤预后更差,并且在使用西妥昔单抗或帕尼单抗等对转移性CRC进行抗-EGFR单克隆抗体治疗时会产生抗性。目前,针对*BRAF* V600E突变的分子检测已经在许多临床实验室中开展,结合*KRAS*突变分析作为临床抗EGFR治疗的指标。

PI3KCA是磷酸化磷脂酰肌醇的3-羟基的膜脂质激酶。这种与ras-p21蛋白直接结合的关键酶可以通过EGFR介导的信号转导通路激活,与K-ras/B-raf/MAP激酶通路并行。PI3KCA的激活可以对抗抗癌基因蛋白PTEN,并与其他途径协同促进AKT1磷酸化,刺激细胞增殖,存活和血管生成。*PIK3CA*(磷脂酰肌醇-4,5-二磷酸3-激酶,催化亚基α)基因在CRC中的突变率大约为20%(Sartore-Bianchi et al,2009)。*PIK3CA*突变通常发生在9号外显子(E542K,E545K)和20号外显子(H1047R)的上,两者均在细胞模型上表现出致癌作用。与*BRAF*突变不同的是,*PIK3CA*突变和*KRAS*突变可能同时存在。除了与不良预后相关(如局部复发和CRC死亡率升高),*PIK3CA*突变还能独立预测应用帕尼单抗或西妥昔单抗对转移性CRC进行抗EGFR治疗的耐药性。尽管需要更多的临床实践进行验证,*PIK3CA/PTEN*和*KRAS*突变的联合检测可以检测出大于70%的抗EGFR治疗无效的患者(Siena et al,2009)。

已经发现PTEN的缺失可与*KRAS*,*BRAF*和*PIK3CA*突变共同发生(Laurent-Puig et al,2009;Frattini et al,2007;Loupakis et al,2009;Sartore-Bianchi et al,2009a)。文献报道的PTEN表达缺失频率从19%~36%,其中一些研究报道了PTEN缺失对治疗有效性和存活率的影响,而另一些研究发现PTEN缺失仅对无进展生存共用或总体生存有影响。而原发灶和转移灶中关于PTEN表达缺失的数据报道并不一致(Loupakis et al,2009)。研究表明,通过免疫组织化学测定的PTEN表达缺失与转移性结直肠癌中西妥昔单抗治疗无效相关(LaurentPuig et al,2009;Frattini et al,2007;Loupakis et al,2009;Sartore-Bianchi et al,2009b)。

*APC*基因是*TSG*基因家族一员,该基因位于染色体5q21~22上,编码一个包含2843个氨基酸长度的蛋白质,对Wnt/β-catenin信号转导通路进行调节(Phelps et al,2009)。*APC*基因可发生点突变,小片段缺失或插入。片段缺失或插入突变将导致移码突变产生终止密码子。*APC*基因胚系突变与FAP有关,而体细胞突变主要发生在大多数散发性CRC中。该基因的体细胞突变可能引发或促进散发性CRC的癌变过程,并且可发生于肿瘤的早期甚至在发育不良的隐性病灶中(Varesco,2004;Phelps et al,2009;Sweeney et al,2009)。*APC*基因突变的CRC通常伴有染色体不稳定性或微卫星稳定性(MSS)(Luceri et al,2002)。*APC*基因可作为家族性息肉病的早期检测的生物标志物或危险因素,其检测方法包括各种类型的PCR、LOH等(Varesco,2004)。可通过对来自常规收集的粪便样本纯化的DNA进行*APC*基因突变筛查来诊断早期CRC。

*p53*或*TP53*是调节细胞周期并参与细胞凋亡和DNA修复的肿瘤抑制因子。该蛋白已在第74章和第75章作出详细讨论。*p53*或*TP53*位于17号染色体(17p13.1)的短臂上(Isobe et al,1986)。可在40%~50%的CRC中发现*TP53*突变或纯合子缺失。野生型*p53*活性缺失被认为是包括CRC在内的各种人类癌症放疗和化疗无效的主要预测因子,且提示较低的生存率(Weller et al,1998;Zlobec & Lugli,2008)。尽管*TP53*突变分析具有潜在预后价值,但美国临床肿瘤学会肿瘤标志物专家小组目前并不推荐其在临床实践中使用。

TGFBR1、SMAD2和SMAD4是转化生长因子-β(TGF-β)信号通路的蛋白(见第75章)。SMAD蛋白是介导TGF-β信号通路的主要成分,其负责负向调节上皮细胞的生长(Kouvidou et al,2006)。已发现编码TGF-β Ⅰ型受体(TGFBR1)基因的生殖细胞等位基因特异性表达(ASE)在家族性(主要是遗传性的和独立发生的)和散发性的CRC中的发生率为10%~20%(Valle et al,2008)。多发性TGF-β突变体的存在被证实与部分CRC患者的不良预后相关。约有50%~60%的CRC存在SAMD4突变(Woodford-Richens et al,2001),但相比之下,发现仅有少数病例存在SAMD2突变。SAMD2和SAMD4都位于染色体18q21(Woodford Richens et al,2001;Miyaki & Kuroki,2003)。大多数SAMD2和SAMD4突变都发生在所谓的MH2结构域中。通过胚系突变和未受累的野生型等位基因丢失导致的*SMAD4*基因失活是家族性青少年性息肉病的发生原因,而通过纯合子缺失或基因内突变导致的*SMAD4*基因失活则常发生于CRC和胰腺癌中。SAMD4突变出现在结直肠癌的晚期阶段,是癌症晚期表型的指标。CRC中*SMAD4*表达缺失或低水平表达与手术和氟尿嘧啶(氟尿嘧啶)的辅助治疗后的不良预后相关。然而,*SMAD4*突变或失活的预测价值仍然存在争议(Miyaki & Kuroki,2003;Alhopuro et al,2005)。有文献报道多达70%的CRC中存在*SMAD2*和*SMAD4*的18q染色体缺失(Alhopuro et al,2005)。局部Ⅱ期进展期或Ⅲ期患者若存在18q染色体缺失情况则预后显著变差(Popat & Houlston,2005)。

CRC中*MSI*的发生率约为75%~85%,其特征是*APC*,*KRAS*和*TP53*的非整倍体基因型、等位基因丢失、扩增、易位和突变(Jones et al,2008)。尽管MSI CRC患者的预后依赖于肿瘤的分期和分级,但是具有相同形态学特征的肿瘤在临床转归上表现出相当大的异质性。如75章所讨论,其余15%~20%的CRC具有以错配修复基因失活为特征的MSI-H(Umar et al,2004)。散发的*MSI-H*病例主要通过*hMLH1*基因启动子区域的超甲基化和沉默引起,而*MSI-H* CRC和HNPCC的遗传形式通常为DNA错配修复基因胚系突变(Weisenberger et al,2006)。*MSI-H*表型的结直肠癌倾向发生在近端结肠,分化差,黏液样组织学类型,并且存在淋巴细胞浸润;这些肿瘤与*TGF-BR Ⅱ*和*BRAF*突变相关(Zlobec & Lugli,2008)。在大多数情况下,与MSS肿瘤患者相比,MSI-H结肠癌有一个与分期无关的生存率改善,但随机辅助治疗试验显示其不能从氟尿嘧啶治疗中受益(Ribic et al,2003)。在Ⅱ期患者中,当肿瘤为MSI-H表型时,无需进行其他的治疗,试验表明,进一步的化学疗法或放射治疗不能有益于这类患者甚至可能是有害的。

CpG岛甲基化表型(CpG island metbylator phenotype,CIMP⁺)或多个TSG启动子区域同时超甲基化是独立于染色体不稳定性或MSI的结直肠癌发生的主要机制之一。CIMP⁺在CRC患者中的发生率约为20%。这些患者通常为女性,年龄较大，有吸烟史。这类癌症主要发生在近端结肠，并与 MSI，野生型 *TP53*，*BRAF* 突变和 β-catenin 蛋白激活相关（Grady，2007；Ogino et al，2009b）。CIMP 和癌症预后的相关性依然存在争议，然而，后续研究表明 CIMP 的发生似乎是结肠癌低死亡率和生存优势以及氟尿嘧啶治疗反应性的独立预测因子（Iacopetta et al，2008；Ogino et al，2009b）。$CIMP^+$及相关分子特征对于 CRC 临床转归的预测价值需要在更多的随机临床试验中进行验证。

遗传性结肠癌综合征

大约 5%～10%的 CRC 具有遗传性，主要为常染色体显性遗传。遗传性息肉病占所有 CRC 不足 0.5%的比例，而非息肉病型的遗传性 CRC 占总体遗传性 CRC 的百分比高得多（Lynch & de la Chapelle，2003；Kievit et al，2004）。以下是常见遗传性结肠癌综合征的简要介绍。

家族性腺瘤性息肉综合征

FAP 是以多发结直肠息肉为特征的一种罕见疾病（通常超过 100 个）（Winawer et al，2003）。FAP 可通过临床表现和内镜检查进行诊断。典型的 FAP 是一种常染色体显性遗传病，外显率接近 100%，主要由位于 5 号染色体长臂上的 *APC* 基因突变或者缺失引起。迄今为止，已在 FAP 家族中鉴定出超过 500 种不同的 *APC* 胚系突变（Varesco，2004）。约有 1/3 的患者存在新生突变。然而，5%～30%的 FAP 患者以现有的基因检测方法中并未检出 *APC* 突变。这些 *APC* 阴性的 FAP 患者，可能会发现不同基因中的双等位基因（人同源 *MutY* 基因）突变。*MutY* 基因编码参与 DNA 氧化损伤修复的碱基切除途径成员蛋白。这些 APC 阴性的 FAP 患者可能有与隐性遗传相应的家族史（Sieber et al，2003；Varesco，2004），表明这可能是另一种疾病。遗传学检测可能有助于非典型 FAP 病例的筛查和诊断及患者管理。目前已开发出基于 PCR 的用于检测 *APC* 胚系突变的方法（Varesco，2004）。

遗传性非息肉性结直肠癌（Lynch Syndrome，Lynch 综合征）

遗传性非息肉性结直肠癌（hereditary nonpolyposis colorectal cancer，HNPCC）是一种常染色体显性遗传病，表现为 CRC 和其他结肠外肿瘤（如泌尿生殖系统和女性生殖系统肿瘤，上消化道肿瘤，肝胆管肿瘤，脑肿瘤和皮肤肿瘤）的高易感性。所有诊断为 CRC 的病例中大约有 3%病例属于 HNPCC，这是最为常见的一种遗传性结直肠癌易感综合征（Lynch & de la Chapelle，2003；Lynch et al，2009）。HNPCC 患者患 CRC 的终生风险约为 80%，患子宫内膜疾病的终生风险为 40%～60%。结直肠癌发生于年轻患者（平均年龄 45 岁），其中 2/3 的癌症发生在近端结肠。从组织学上来讲，HNPCC 与 FAP 中可见的大量结肠直肠息肉无关，相反，它会形成大的非息肉性的恶性病变。与同期的散发性 CRC 相比，HNPCC 患者可能具有更好的化疗效果和临床转归（Lynch et al，2009）。

HNPCC 发展的分子基础为 DNA *MMR* 基因的遗传或胚系突变引起的 MSI。在已经发现的 9 种 *MMR* 基因中，*MLH1*、*MSH2*、*MSH6*、*MLH3* 和 *PMS2* 突变与 HNPCC 的发展相关（Peltomaki，2005）。两个其他 *MMR* 基因（*TGFBR2* 和 *PMS1*）的突变意义尚不明确（表 77-3）。在这些与 HNPCC 相关明确的突变中，90%为 *MLH1* 或 *MSH2* 突变（Chung & Rustgi，2003），7%～10%为 *MSH6* 突变，1%～2%*PMS2* 或 *MLH3* 突变（Lawes et al，2005）。大多数 *MSH2* 胚系突变可导致基因表达完全缺失，并且通常伴随着 *MSH6* 表达缺失。*MLH1* 突变型 CRC 通常由错义突变引起。*MMR* 基因突变引起基因错配修复功能异常，使其不能纠正大片段插入和缺失，最终导致微卫星内移码突变或者 MSI（Jacob & Praz，2002；de Vos et al，2005）。然而，根据目前的检测方法，所有 HNPCC 中有将近 50%的病例没有明确的 *MMR* 基因突变（Umar et al，2004）。

表 77-3　遗传性非息肉性结直肠癌分子遗传特点

MMR 基因	OMIM 名称	染色体位点	在 HNPCC 中突变率（%）
MLH1	HNPCC2	3p21	50
MSH2	HNPCC1	2p16	40
MSH6	HNPCC5	2p15	≈7～10
PMS2	HNPCC4	7p22	1～2
MLH3	HNPCC7	14q24.3	1
PMS1a	HNPCC3	7p22	尚不明确
TGFBR2	HNPCC6	3p22	个案报道

HNPCC，遗传性非息肉性结直肠癌（Herediary nonpolyposis colorectal cancer）；MMR，错配修复（mismatch repair）；OMIM，在线人类孟德尔遗传数据库（Online Mendelian Inheritance in Man（database））

已知存在两种罕见且完全不同的 HNPCC 变异型：1）Muir-Torre 综合征，由 *MSH2* 基因突变引起，表现为与小肠和大肠肿瘤、胃癌、肾癌、子宫内膜癌和卵巢癌共存的皮肤皮脂肿瘤（Lynch et al，2009）；2）Turcot 综合征，由 *MLH1* 和 *PMS2* 基因突变引起，表现为与结肠直肠癌共存的恶性胶质细胞瘤（Abdel-Rahman & Peltomaki，2004）。

HNPCC 的诊断主要依靠临床表现和家族史。基因检测也已被引入到诊断测试中。已有可用于血液样品中胚系突变检测的商品化试剂盒。可以通过免疫组化技术对石蜡包埋的组织进行 *MMR* 功能异常分析。MSI 检测的常用方法为 PCR 和直接测序法。根据 Bethesda 指南要求应检测 5 个微卫星标志物。这 5 个微卫星标志物中，应有 3 个是二核苷酸重复序列，2 个单核苷酸重复序列。与正常组织对照相比较，若肿瘤组织中 5 个标志物里面有两个或者两个以上标志物发生 LOH，则可将该肿瘤定义为 MSI-H 型。然而，尽管这项测试非常灵敏，但 MSI 检测对 HNPCC 并不特异，在某些情况下，HNPCC 也可能是 MSI-L 型和 MSI-稳定型，而散发的 CRC 也可能表现为 MSI-H 型。因此，基因检测只有在患者被 Amsterdam 或 Bethesda 临床标准确诊为 HNPCC 以后才有价值（Abdel-Rahman & Peltomaki，2004；Umar et al，2004；Lynch et al，2009）。

家族性幼年性息肉病

家族性幼年性息肉病（juvenile polyposis syndrome，JPS）是一种罕见病，30%以上患者中通过常染色体显性遗传方式遗传。JPS 的发病率约为十万分之一，是最常见的错构瘤综合征（Schreibman et al, 2005）。

SMAD4，*BMPR1A*，和 *ENG* 胚系突变在 JPS 患者中均有报道。*SMAD4* 定位于染色体 18q21.1 上，在 JPS 病例中的突变率约为 15%（Mishra et al, 2006）。位于染色体 10q22.3 上的 *BMPR1A*（骨形态蛋白受体 1A 型）是一种介导骨形态发生蛋白细胞内信号通路的丝苏氨酸激酶（Zbuk & Eng, 2007）。JPS 患者 *BMPR1A* 基因突变率约为 25%。上述两种基因都编码 TGF-β 信号通路蛋白，是许多细胞过程（如细胞生长、凋亡、生长停滞）的重要调节因子（Zhou et al, 2003）。

JPS 发生 CRC 的终生风险约为 70%，同时发生胰腺癌，胃癌和十二指肠癌的风险也增加（Gatalica & Torlakovic, 2008）。对已知基因突变的 JPS 家族中高危个体进行分子筛查可协助临床医生对其在较早年龄进行诊断，并开展更为密切的内镜检查及随访。而无突变的个体则需要较少频率的内镜检查，甚至只需和正常人群一样在 50 岁以后才进行内镜检查。因此，基因检测有助于确定筛查和监测的时间间隔，有望通过早期息肉切除术和加强监测来预防恶性肿瘤发生（Mishra et al, 2006）。

Peutz-Jeghers 综合征

Peutz-Jeghers 综合征（Peutz-Jeghers syndrome, PJS）是一种常染色体显性遗传的错构瘤综合征，表现为黏膜皮肤色素沉着过度和胃肠道错构瘤，可发生在从胃到肛门的任何地方，其发病率约为二十万分之一。息肉通常少于 20 个且好发于小肠（Bourke et al, 2006）。引起 PJS 的唯一明确的胚系突变发生在 *STK11* 基因上（也称为 *LKB1*）。PJS 患者患食管癌，胃肠道肿瘤和胰腺癌的风险增加，且风险随着年龄的增长而显著增加。65 岁以后，PJS 患者患有 CRC 的风险约为 39%（Gatalica & Torlakovic, 2008）。据报道，PJS 女性患者患乳腺癌的风险也大大增加。PJS 患者需要接受相关基因检测的宣教，尽管在大多数情况下，当家族史为阳性时临床医生就可以作出 PJS 诊断，但这些宣教仍非常有益。*LKB1* 突变检测阳性结果提示个体需要进行仔细的筛查和定期随访，而阴性结果可使患者免除不必要的筛查程序（Schreibman et al, 2005）。

锯齿状息肉病综合征（以前称为息肉病综合征）

增生性锯齿状息肉病综合征通常在六十岁以后发病，在肠镜下可见约有 100 个增生性或锯齿状息肉或无蒂腺瘤。近端乙状结肠超过 5 个大的增生性息肉提示该综合征可能影响患者生活。在一项研究中显示该病的遗传模式与常染色体隐性遗传一致（Young & Jass, 2006）。根据研究，该疾病发展成结直肠癌的风险在 37%～69%之间。锯齿状息肉病综合征中结肠肿瘤 *BRAF* 突变率高达 70%。相比之下，*BRAF* 突变则极少见于 Lynch 综合征，仅发生于 15%的非选择性结直肠癌中。锯齿状息肉病综合征患者的另一个分子特征是息肉和癌组织中包括 MLHI 甲基化在内的 DNA 多位点甲基化。

MYH 息肉病和 MHY 失活导致的遗传性结肠癌

这种综合征是在一个家族中发现的，这个家族成员患有多发性腺瘤和结肠癌，无 *APC* 胚系突变但是存在 1 号染色体短臂上的 *MUTYH* 糖基化酶基因（现称为 *MYH*）胚系突变。该基因的正常功能是修复氧化损伤，尤其是鸟嘌呤氧化形式诱变引起的 DNA 氧化损伤。MYH 进行的修复包括当其与鸟嘌呤的氧化形式或鸟嘌呤本身不恰当配对时去除腺嘌呤。如果没有 MYH 修复，氧化鸟嘌呤在 DNA 复制过程中被认为是胸腺嘧啶，因此与腺嘌呤异常配对。野生型 MYH 编码的蛋白质的功能是识别并消除这种腺嘌呤错配。当 MYH 发生突变时，这种修复功能丢失，C∶G 与 T∶A 置换突变，累及人体多种重要的基因（如 KRAS），后者常以这种方式突变。普通人群中 *MYH* 突变率高达 2%并且多数定位于 Y165C 和 G382D 位点。与 FAP 不同的是，MYH 息肉病通过常染色体隐性遗传。在其生殖细胞系 DNA 中 *MYH* 杂合突变的患者发生结肠直肠癌的风险提高 1.3 倍，而发生双等位基因突变的患者发生结直肠癌的风险增加 177 倍。与散发性癌或 *MYH* 单等位基因突变携带者的肿瘤相比，存在 *MYH* 双等位基因突变的结肠直肠癌更有可能是低分化癌（O'Shea et al, 2008）。增生性和锯齿状息肉存在于 MYH 相关的息肉病中，其特征在于它们在 *KRAS* 基因中含有 C∶G 与 T∶A 颠换（Boparai et al, 2008）。尽管各方观点还不一致，但腺瘤性息肉病中发生的多发增生性息肉提示该息肉病可能是由于 *MYH* 遗传学改变引起（Jass, 2008）。

MYH 息肉病还与结肠外表现相关，多达 17%的患者中可见十二指肠腺瘤或癌症（Vogt et al, 2009）。此外，与散发性结直肠癌病例相比，MYH 息肉病患者卵巢癌、膀胱癌和皮肤癌的发病率更高。需要通过 PCR 串联变性高效液相色谱法（denaturing high-pressure liquid chromatography, dHPLC 等分子生物学方法进行生殖细胞系 DNA 检测。

胰腺癌（非神经内分泌肿瘤）

胰腺癌是世界上癌症相关死亡的主要原因之一（Parkin et al, 2001），是美国癌症死亡的第四大常见原因（Jemal et al, 2008）。大多数胰腺癌为外分泌源性癌，且多数病例为浸润性导管腺癌（pancreatic ductal adenocarcinoma, PDAC）及其变体（Hruban & Fukushima, 2007; Ranganathan et al, 2009）。其他非内分泌癌、非导管癌如腺泡细胞癌，实性假乳头状肿瘤和胰腺母细胞瘤并不常见（Hruban & Adsay, 2009）。然而，应该指出的是，某些胰腺癌的实际细胞来源尚不清楚，其细胞来源问题存在较多争议。

胰腺导管腺癌是遗传（生殖细胞系）或获得性（体细胞或表观遗传）基因突变累积或两者共同作用的结果，这些突变包括致癌基因突变（最突出的是 *K-RAS*-p21（Val-for Gly 12）突变），TSG 如 *p53*，*p16*，和 *SMAD4*；和基因组维持基因如 *BRCA2*，端粒酶和 MSI（Su & Kern, 2000; Ranganathan et al, 2009）。超过 90%的胰腺癌中可检测出致癌性 ras-p21 蛋白，因此 ras-p21 蛋白被认为是该疾病的主要致病因素（见第 75 章）。

在胰腺癌中观察到的遗传改变可表现为染色体获得，丢失或拷贝数变化。PDAC 频繁发生 18，17，6，21，22，Y，10，4，15p，14p 5，13p，9p，21p 和 17p 的染色体丢失（Johansson et al, 1992; Ranganathan et al, 2009）。其中，18 号染色体的等位基因丢失最常见，约 1/3 的胰腺癌在 18q21 处具有纯合子缺失的共同区域（Hahn et al, 1996a）。许多研究通过不同分子生物学方法检测出更多的胰腺癌特异性遗传改变或突变。Jones 等（2008）的一项研究中发现了超过 1500 个影响胰腺癌中 1007 个基因的体细胞突变。*KRAS* 激活(95%),*p16/CDKN2A* 失活(突变(75%~80%)和超甲基化(15%)),*TP53*(80%)和 *SMAD4* 失活(95%)是胰腺癌最常见且众所周知的基因突变(Hruban et al,1993;Caldas et al,1994;Redston et al,1994;Hahn et al,1996b;Jones et al,2008)。*KRAS* 激活点突变通常发生在第 12 密码子中发生,较少发生在第 13 和第 61 密码子中。在德裔犹太人群中,经常检测出 *BRCA2* 胚系突变,是胰腺癌的易感因素(Ranganathan et al,2009)。基因超甲基化失活在胰腺癌的发展进程中同样重要。已有报道在 *p16/CDKN2A*、*APC*、*TSLC/IGSF4*、*SOCS-1*、细胞周期蛋白 *D2* 基因、*RASSF1A*、*WWOX*、*RUNX3*、*CDH13*、*DUSP6*、*HHIP* 和 *SLC5A8* 的启动子区域以及胰腺癌和癌前病变中组织的启动子区域发生异常甲基化(Sato et al,2002;Ranganathan et al,2009)。这些基因突变或遗传学改变可能影响一个或多个信号通路和 MSI。如前所述,最常受影响的信号转导途径为 EGFR/RAS/MAPK 通路,还有 PI3K/AKT 通路,VEGF,WNT/β-catenin 通路和 TGF-β 信号通路(Buchholz & Gress,2009;Hruban & Adsay,2009)。微小 RNA 也与胰腺癌发生相关。miR-216、miR-196a、miR-217 和 miR-210 被认为常与 PDAC 相关(Bloomston et al,2007;Szafranska et al,2007;Hoimes et al,2009)。

与 PDAC 一样,包括胰腺导管内瘤变(pancreatic intraductal neoplasia,PanIN)和导管内乳头状黏液性肿瘤(intraductal papillary-mucinous neoplasm,IPMN)在内的癌前病变也可能存在 *KRAS*、*TP53*、*SMAD4* 和 *p16/CDKN2A* 突变(Hruban & Adsay,2009;Ranganathan et al,2009)。侵袭性胶质癌的癌前病变,肠型 IPMN,通常具有完整的 *SMAD4/DPC4*,并且在 10%的病例中含有 *PI3KCA* 突变,这种现象通常不会发生在 PDAC 中(Hruban & Adsay,2009;Ranganathan et al,2009)。

除 PDAC 之外,其他胰腺癌也有不同的分子遗传学特征。髓样癌的主要遗传学特征为 MSI(Hruban & Adsay,2009)。胶质性癌经常会有 CDX2/MUC2 表达(Hruban & Adsay,2009)。未分化癌可能具有上皮型钙黏蛋白缺失。一些研究表示,腺泡癌与 PDCA 一样,都不存在 *KRAS* 激活和 *TP53*、*p16/CDKN2A*,或 *SMAD4* 失活,但在某些病例中则可能出现 11p 染色体丢失和 *APC/β-catenin* 基因突变(Hoorens et al,1993;Abraham et al,2002;Hruban & Adsay,2009)。另一方面,将培养中的非转化胰腺腺泡细胞通过转染 *K-ras* 致癌基因或暴露于香烟烟雾中存在的致癌物质(胰腺癌发生的已知主要危险因素)中可使其更容易并稳定地转化为恶性胰腺癌细胞。这些转化的腺泡细胞中都有致癌性 ras-p21 蛋白存在。

实体假乳头状肿瘤通常存在 β-连环素异常表达(Hruban & Adsay,2009)。胰腺母细胞瘤中最常见的遗传异常是 *WT-2* 基因座附近 11 号染色体短臂(11p15.5)一个拷贝的丢失(Abraham et al,2001;Kerr et al,2002)。这些遗传差异可能决定了不同类型胰腺外分泌癌的不同形态学特征和临床特征/生物学行为。

绝大多数胰腺癌都是散发的,家族性胰腺癌也有报道。家族性胰腺癌常与包括遗传性乳腺癌和卵巢癌综合征,Peutz-Jeghers 综合征,HNPCC 综合征,FAP,家族性胰腺癌和遗传性胰腺炎在内的许多遗传性癌症综合征有关(与 *PRSS1* 和 *SPINK1* 突变相关)(见下文)。

胰腺癌的上述分子变化可作为其诊断标志物。尽管仍需要进一步评估其有效性(Fry et al,2008),但手术切除胰腺标本和胰液样品 *KRAS* 突变检测,端粒酶(*hTERT*)检测等技术已用于或被建议用于诊断胰腺癌中(Seki et al,2001;Mishra et al,2006)。*hTERT* 表达水平可用于区分 PDAC 与腺瘤和胰腺炎(Nakashima et al,2009)。尽管 *SMAD4* 的缺失/失活在胰腺癌中也是相对频繁发生的事件,但是并不特异。因此,其在分子诊断中的应用需要进一步评估(Hruban & Adsay,2009;Ranganathan et al,2009)。某些基因的异常甲基化也可能具有诊断价值(Matsubayashi et al,2006;Ranganathan et al,2009)。Yan 等的研究表明,可以通过一组分子标志物(*p16*,*p53* 甲基化突变和 *KRAS* 突变)将高危组患者从低风险组中区分出来,检测到早期癌症的概率超过 50%(Yan et al,2005)。此外,一组由 112 个 miRNA 组成的表达谱可以正确地区分胰腺癌组织与相邻的正常组织和良性病变组织(如胰腺炎组织等)。其中表达差异最大的三种 miRNA(miR-221,-376a 和-301)特异性表达于胰腺癌患者,但不能明确存在于基质还是正常的腺泡或导管中(Lee et al,2007;Liang et al,2009)。其他潜在有用的胰腺癌诊断标志物包括 miR-217 和 miR-196a(Szafranska et al,2007)。

KRAS2 和 *CMYC* 扩增和 *TP53* 基因的丢失与肿瘤分级和存活率相关(Ranganathan et al,2009)。*p16* 和 *hTERT* 的改变也可能是胰腺癌的预后指标,单因素及多因素分析显示,*p16* 和 *hTERT* 基因变异的胰腺癌预后更差(Kumari et al,2009)。Giovannetti 发现高人类平衡型核苷运转蛋白 1(hENT1)mRNA 表达患者的总体生存期显著高于 hENT1 低水平表达患者,提示 hENT1 水平可能是肿瘤的一个生存预测指标(Giovannetti et al,2006;Liang et al,2009)。Iacobuzio-Donahue 发现 *SMAD4/DPC4* 缺失通常与多发性转移造成的死亡相关,而具有完整 *SMAD4* 基因的患者则更有可能患有局部病变,尽管这些癌症中也有许多是致命的(Hruban & Adsay,2009;IacobuzioDonahue et al,2009)。microRNA,miR-21 和 miR-196a-2 的存在是低生存率的重要预测因子(Bloomston et al,2007;Dillhoff et al,2008)。*BRCA2* 基因突变可见于 7%的 PDAC 中,并且在多数具有家族性病例中作为多聚腺苷二磷酸-核糖聚合酶 1(poly-adenosine diphosphate-ribose polymerase-1,PARP)抑制剂和 DNA 交联剂(如丝裂霉素 C)治疗有效性的预测标志物(Helleday et al,2005;van der Heijden et al,2005;McCabe et al,2006)。RedPath Integrated Pathology 最近开发出了胰腺分子生物学检测方法 PathFinderTG,该方法可在因样本量不足或组织学/细胞学证据不明确而无法做出确切病理诊断时作为辅助方法进行诊断。该方法通过检测杂合性缺失标志物、致癌基因突变和 DNA 含量异常对患者进行分层并以此作为患者癌症进展风险的依据。检测样本可以是 ERCP 或刷检获得的胰胆管液,胰腺肿块或者胰腺组织。同样的,PathFinderTG 也可通过检测胆道刷上的胆汁或上清液中原癌基因突变和杂合性缺失标志物来鉴定胆道窄患者患有的是恶性肿瘤还是良性反应性疾病。

肾脏肿瘤

2012 年,国际泌尿病理学会共识会议针对几种具有明确基因改变的肾脏肿瘤达成共识(Srigley et al,2013)。

肾透明细胞癌

肾透明细胞癌(clear cell renal cell carcinoma,CCRCC)是肾

癌中最常见的病理类型(50%~70%),其特征为具有肺泡包被的实体肿块或透明多边形细胞排列的腺泡状病理组织。在70%~90%的病例中观察到3p染色体缺失(Crossey et al,1994;Lonser et al,2003),且位于3p25的TSG von Hippel-Lindau(VHL)抑癌基因在100%的家族性肾癌综合征和57%的偶发病例中始终处于无活性状态。VHL蛋白可调节转录因子和缺氧诱导因子(hypoxia-inducible factor,HIF)表达,与肿瘤生长和血管生成有关。VHL综合征相关透明细胞癌可因生殖细胞*VHL*基因一个拷贝的突变而引起,或者由VHL启动子区的缺失、无义突变、等位基因丢失或超甲基化而导致。两种*VHL*基因缺失会导致肿瘤发生。

肾乳头状细胞癌

肾乳头状细胞癌是第二常见的肾癌类型,约占肾癌的10%~15%,依据形态学不同可分为2种亚型(Kovacs et al,1989)。Ⅰ型呈单层立方形肿瘤细胞排列的纤维血管乳头状结构,具有小而均匀的椭圆形细胞核、不明显核仁(Fuhrman核分级为Ⅰ~Ⅱ)和浅色嗜碱性细胞质。相比而言,Ⅱ型乳头状癌的纤维血管性乳头状结构,由具有明显核仁(Fuhrman核分级Ⅱ至Ⅲ)的大多形核和大量嗜酸性细胞质的较大肿瘤细胞组成的假层状细胞排列而成。临床上也会偶尔发现具有上述两种组织学特征的乳头状癌。由于难以对具有混合特征的肿瘤进行分类,因此通常针对此类癌症患者生存的临床研究不区分Ⅰ型和Ⅱ型(Delahunt et al,2013)。已有研究表明相对于Ⅰ型,Ⅱ型乳头状细胞癌具有较高侵袭性,恶性程度更高,预后也较差(Mejean et al,2003;Pignot et al,2007)。一般情况下,肾乳头状细胞癌最常见的染色体异常包括7号和17号染色体三倍体和Y染色体缺失。此外,9q缺失和此类肿瘤存活率的降低相关。比较基因组杂交分析表明,相比Ⅱ型乳头状细胞癌,Ⅰ型乳头状细胞癌中7号和17号染色体拷贝数变化(增益,gains)更为常见(Jiang et al,1998)。

1型和2型肿瘤的遗传类型分别称为遗传性乳头状肾细胞癌和遗传性平滑肌瘤病肾细胞癌(*HLRCC*)综合征。虽然带有原癌基因(MET)和延胡索酸水化酶(fumarate hydratase)种系突变是上述综合征的标志,但此类基因变异并不常见于这些恶性肿瘤的偶发形式(Schmidt et al,1997;Kiuru et al,2002)。

肾嫌色细胞癌

通常,肾嫌色细胞癌在1、2、6、10、13和17号染色体上常见普遍的拷贝数变化(Tan et al,2010)。遗传性肾细胞癌综合征(Birt-Hogg-Dubé(BHD)综合征)患者在30%的肿瘤中显示有嫌色细胞组织学特征(Pavlovich et al,2002)。虽然滤泡蛋白(folliculin,FLCN)基因突变与此种遗传性综合征有关(Nickerson et al,2002),但是这种基因变异少见于偶发性肾嫌色细胞癌的非BHD病例中。

小眼畸形转录因子(MiT)基因家族易位肾细胞癌

一类称为易位性肾癌的肿瘤涉及小眼畸形转录因子(micropthalmia transcription factor,MiT)家族成员转录因子体细胞易位。其转录因子分别与位于Xp11和6p21染色体上的IGHM增强子3(transcription factor binding to IGHM enhancer 3,TFE3)和转录因子EB(transcription factor EB,TFEB)相结合,两者具有不同的组织特异性功能,且均归为MiT家族易位性肾癌。目前已知至少有5个TFE3重现易位。TFEB易位不常见,文献报道中仅有30例确诊病例(Green et al,2013)。易位导致TFE3或TFEB融合蛋白过度表达,并增加核定位(Weterman et al,2000;Tsuda et al,2007),进而激活相应靶基因。

TFE3或TFEB易位性肾癌在女性中似乎更为常见。此外,儿童期细胞毒性化疗是导致此类病变的一种可疑危险因素(Argani et al,2006)。事实上,易位性肿瘤是青少年和年轻人中最常见的肾脏恶性肿瘤之一,约占1/3病例(Bruder et al,2004)。与其他罕见亚型的肾细胞癌相似,易位性肾癌表现出侵袭性的临床特性,且与早期淋巴结转移有关(Geller et al,2008)。

Xp11易位/TFE 3基因融合相关性肾癌

带有Xp11易位的肾细胞癌是一个新近被认可的肿瘤,其具有独特形态和遗传特征。此类肿瘤常见易位形式是t(X;17)(p11.2;q25),在肺泡软组织肉瘤中可观察到相同的细胞遗传异常(具有相同的断点),导致产生*RFPL-TFE3*融合基因;另一种常见易位形式是t(X;1)(p11.2;q21),其可形成*PRCC-TFE3*融合基因。

在该种形式的肿瘤中,易位将Xp11.2上的*TFE3*转录因子基因与位于17q25或1q21上的新基因*RFPL*相融合,分别生成融合蛋白RFPL-TFE3或PRCC-TFE3(Tomlinson et al,1991;Meloni et al,1992,1993;Hernandez-Marti et al,1995;Sidhar et al,1996;Carcao et al,1998;Heimann et al,1998;Argani et al,2001;Heimann et al,2001;Ladanyi et al,2001;Argani et al,2002;Argani & Ladanyi,2003a)。*RFPL-TFE3*和*PRCC-TFE3*融合基因编码嵌合基因产物,此产物保留有TFE3蛋白迁移到细胞核并参与靶基因转录激活的能力(Weterman et al,2000;Skalsky et al,2001)。最初仅报道为影响小儿年龄组,现在在小儿和成人群体中都已有发现,Xp11易位肾癌确诊年龄在17个月到78岁不等(Argani et al,2001,2006,2007)。值得注意的是,儿科肿瘤中显示没有特定的性别偏好,而成年肿瘤表现出强烈的女性倾向(Argani et al,2002,2007)。

粗略的讲,此类肿瘤与肾透明细胞癌相类似(Argani et al,2001)。组织病理学表现为乳头状癌(Argani & Ladanyi,2003b)。RFPL-TFE3肾癌的特征在于其细胞含有丰富透明状嗜酸性胞质,细胞边缘离散,囊泡核染色质及核仁突出(Argani et al,2001)。砂粒体恒定且有时分布广泛,通常出现在特征性透明结节内。相对而言,PRCC-TFE3肾癌通常具有较少的细胞质、砂粒体和透明结节,且其结构更为紧凑致密(Argani et al,2002)。带有Xp11.2相关性易位的肾癌经免疫组化显示低表达细胞角蛋白、上皮细胞膜和波形蛋白抗原。然而,与常规肾癌相似,此类肿瘤始终带有肾癌标志抗原和CD10。此类肿瘤最具特色的免疫组化特征是TFE3蛋白的核型,利用TFE3的C末端部分抗体可使其保留在基因融合体中,这是所有Xp11.2相关肿瘤和RFPS的共同特征,而在其他成人型肾癌少见(Argani & Ladanyi,2003a)。

(6;11)易位TFEB相关的肾细胞癌

易位肾细胞癌家族中较不知名的一个成员是以t(6;11)

(p21;q12)为特征的肿瘤,其可导致 *Alpha-TFEB* 基因融合。此类肿瘤通常表现出独特的双相形态,包括较大和较小的上皮样细胞,后者通常聚集在基底膜物质周围。然而,t(6;11)肾细胞癌完整全面的形态学特征仍未知。目前已见没有小细胞组分而是由硬化、透明细胞或乳头状结构主导的病例报道。与大多数常规肾癌的不同,(6;11)肾癌持续表达黑色素细胞 IHC 标志物,例如 HMB-45 和 Melan-A,但对于上皮标志物如细胞角蛋白则是阴性或灶性阳性。利用 IHC 对 TFEB 蛋白进行核标记是一种检测此类肿瘤的敏感和特异性方法(Argani et al,2005)。然而,IHC 具有显著固定依赖性,并且已被证明用于检测该蛋白特别困难。最近,针对 *TFEB* 基因融合物的分离重排探针(break-apart)FISH 方法已用于此蛋白检测,从而使得 t(6;11)肾癌相关临床和形态学知识得到进一步拓展(Argani et al,2012)。

琥珀酸脱氢酶 B(SDHB)突变型肾细胞癌

已有研究报道了与嗜铬细胞瘤/副神经节瘤综合征 4 型(pheochromocytoma/paraganglioma syndrome type 4,PGL4)相关的种系琥珀酸脱氢酶(succinate dehydrogenase,SDH)B 突变肾癌(Gill et al,2011)。此类综合征的特征在于偏向于导致嗜铬细胞瘤、副神经节瘤和所谓的 2 型胃肠道间质瘤(类似于儿童中常见相关肿瘤,并与卡尼综合征相关),对于肾脏肿瘤预计约有 14%的终生风险。目前仅有不到 10 例与 *SDHB* 种系突变相关的肾癌报道。大多数此类肿瘤影响年轻人,其中发现绝大多数在有限随访中临床进展缓慢。从形态学上看,此类肿瘤通常未包封,由嗜酸性多角形细胞的紧密巢组成,周边具有包埋的肾小管。细胞可能具有液泡细胞质或明显嗜酸性细胞质内含物,通过超微结构检查其相当于巨细胞线粒体。据报道 IHC 检测到 SDHB 蛋白缺失是此类肿瘤的敏感和特异性标志物。

ALK 易位肾细胞癌

已有研究报道两例携带 t(2;10)(p23,q22)转位的肾细胞癌,其导致细胞骨架蛋白(vinculin,VCL)基因与间变性淋巴瘤激酶(anaplastic lymphoma kinase,*ALK*)基因发生融合。这两个病例均发生在带有镰刀型贫血特征(提高肾髓质瘤(renal medullary carcinoma,RMC)鉴别诊断)的年轻患者(6 岁和 16 岁)身上,并表现出独特的形态特征,即以多边形到纺锤体细胞为主,且伴有丰富嗜酸性胞质和多见胞质内腔。虽然病例数很少,但研究结果表明 VCL-ALK 肾细胞癌具有独特的临床和病理特征。最近一项来自日本的研究发现另外两例与 ALK 融合基因相关的肾癌,其均发生于成人中(36 和 53 岁),但主要涉及伴侣基因(TPM3,EML4)而非 VCL(Sugawara et al,2012)。有趣的是,这些病例都与镰状细胞性状无关,且形态学(乳头状和未分类)与已报道的 VCL-ALK 融合基因不同。梅奥诊所最近报道了另外两例成人 ALK 阳性病例(融合基因尚未确定),两者均显示带有透明细胞和乳头状结构及浸润性表现(Sukov et al,2012)。

遗传性肾细胞癌综合征

近 5%的肾恶性肿瘤患者可能存在遗传性肾细胞癌综合征。含有嫌色细胞和嗜酸细胞瘤组织成分的杂合性嗜酸细胞癌(hybrid oncocytic tumor,HOT)现在被认为是一类独特的恶性肿瘤(Srigley et al,2013)。患有 BHD 的患者在 *FLCN* 基因中具有种系改变,且在这些病例中有超过一半的肿瘤患者带有 HOT 成分(Pavlovich et al,2002)。大多数 BHD 相关的杂合性肿瘤很小(中位数 2.2cm),似乎表现出惰性的临床表现(Pavlovich et al,2002)。与 BHD 无关的偶发杂合性肿瘤也已有相关介绍。与 BHD 肿瘤类似,它们似乎也有着相对惰性的疾病进程(Petersson et al,2010)。

HLRCC 是另一种最近公认的遗传性综合征,它显著增加了患者进展为肾癌的风险。该综合征特征在于 *FH* 基因中的种系突变,且其与子宫和皮肤平滑肌瘤、肾上腺结节和浸润性乳头状肾癌相关(Tomlinson et al,2002)。此类肿瘤一般较大(中位数 7.8cm),且在约 50%的病例中呈远端转移(Grubb et al,2007)。虽然 HLRCC 患者通常具有乳头状 2 型肿瘤特征,但也有其他形态类型见诸报道。Merino 等报道了一种巨大细胞核可作为 HLRCC 肾癌的标志特征,此细胞核带有周边环绕透明核苷酸且有突出状核仁(Merino et al,2007)。

Affymetrix 明确肾细胞癌基因表达谱

全基因组表达研究已利用 Affymetrix 寡核苷酸芯片(Affymetrix 公司,圣克拉拉,加利福尼亚州)证实肾癌的不同变种具有独特的分子特性,包括肾透明细胞癌、肾乳头状细胞癌、肾嫌色细胞癌、嗜酸细胞瘤和血管平滑肌脂肪瘤等(Schuetz et al,2005)。肾透明细胞癌免疫应答和血管生成基因表达增加,这些基因与肿瘤内富含的血管相关;而肾嫌色细胞癌和嗜酸细胞瘤过表达能量通路基因,此类基因与肾嫌色细胞癌和嗜酸细胞瘤中丰富的线粒体相关(Moch et al,1996)。另一项研究表明,肾透明细胞癌过表达近端肾单位标志物 Megalin 和 Cubilin;肾乳头状细胞癌大量过表达近端肾单位标志物 α-甲基酰辅酶 A(coenzyme A,CoA)消旋酶;肾嫌色细胞癌和嗜酸细胞瘤过表达远端肾单位标志物 β-defensin-1、白蛋白、氯离子通道 Kb、claudin-7、claudin-8 和表皮生长因子(Young et al,2008)。Affymetrix 的分析结果形成肾癌的分子分类(Tickoo et al,2000;Higgins et al,2003)。新型免疫组化标志物的发现也证明它们可用于肾癌的预后和治疗选择(Yao et al,2005;Rohan et al,2006;Cifola et al,2008)。

利用免疫组化已证实几种肾癌生物标志物可作为潜在预后指标。例如,使用基因表达芯片分析发现亲脂素可作为肾透明细胞癌的生物标志物,用于免疫组化分析可对预后产生积极影响(Yao et al,2005)。在肾癌中过表达的许多基因具有显著治疗意义。血管生成基因在肾透明细胞癌中过表达可能与 VHL 和 HIF1A 失调有关,这两者失调会导致多种血管生成酪氨酸激酶分子活化(如血管内皮生长因子(vascular endothelial growth factor,VEGF),血小板衍生生长因子(platelet-derived growth factor,PDGF))。酪氨酸激酶抑制剂(如舒尼替尼和索拉非尼)在转移性肾癌中具有重要作用。血管生成和免疫应答调节剂都可增加碳酸酐酶 IX 的表达,此酶是用于肾癌的 G250 单克隆抗体治疗的靶标。*Affymetrix* 基因表达谱分析在不远的将来可以用于肿瘤分类和预后的精准医学。

膀胱癌

膀胱癌是影响泌尿系统的第二大常见恶性肿瘤。尿道上皮癌(即移行细胞癌)是膀胱癌最常见的形式,约占所有病例的90%。其他形式的膀胱癌包括鳞状细胞癌(约5%),常由血吸虫、腺癌和小细胞癌引起。用于膀胱癌早期检测的血清和尿液标志物,包括*p16*肿瘤抑制基因缺失的基因检测、NMP22和其他等将在第75章节讨论。

对于膀胱癌的诊断,尿道膀胱镜检查具有侵袭性,而尿液细胞学对低分化癌的检测灵敏度低,因此目前引发了对其他无创和高灵敏度诊断工具的探索。由于需要准确的病理分期,尿路上皮癌(urothelial carcinoma,UTC)诊断进一步复杂化,其中最重要的是确定固有肌层(逼尿肌)浸润,最终推动病患管理。膀胱癌患者约25%在发现时为晚期患者(肌肉浸润性或转移性疾病),因此是全身化疗的候选者。由于膀胱癌诊断和分期的至关重要,许多新近研究已开发出新型标志物来辅助诊断、预后和治疗。膀胱尿路上皮癌分子和遗传变化可大致分为三个相关过程:①染色体改变,触发初始致癌事件;②癌细胞增殖,因细胞周期失调和正常细胞凋亡紊乱引起;③转移,其中初始肿瘤扩散并引起诸如血管生成和细胞粘连丧失的过程。

近年来的工作重点集中在非浸润性低级别乳头状尿路上皮癌中发生的分子变化,其很少进展为肌肉浸润性疾病(Holmang et al,1999;Holmang et al,2001)。在第75章中讨论的*HRAS*癌基因激活突变是该群体中最具特征的变化之一,并且与尿路上皮增生进展为低级别非浸润性乳头状癌有关(Spruck et al,1994;Fitzgerald et al,1995)。70%~80%的非浸润性低级别乳头状细胞癌中已观察到成纤维细胞生长因子受体-3(fibroblast growth factor recptor-3,FGFR3)(一种酪氨酸激酶受体)中的激活突变,而在浸润性细胞癌中这一比例仅约20%(Billerey et al,2001;van Rhijn et al,2001)。带有FGFR3突变的高级别肿瘤具有独特的组织学特征,其特征为具有体积庞大、呈分支乳头状结构的外植体结构,以及具有空泡外观的不规则细胞核,这可便于此种肿瘤亚组的识别鉴定(Al-Ahmadie et al,2011)。高级别乳头状瘤尿路上皮癌和原位癌(carcinoma in situ,CIS)与浸润性尿路上皮癌在分子水平上变化相同,最常见的研究对象包括*TP53*和*RB*基因突变。浸润性尿路上皮癌通常表现出对细胞角蛋白7和20,p63和高分子量细胞角蛋白(如CK903)的免疫反应性。然而,良性尿路上皮组织只显示此类免疫标志物的局灶反应性,包括尿路上皮黏膜中的CK7表达,伞形细胞层中的CK20表达,以及基底细胞和细小细胞层中的p63核表达。

对乳头状低级别尿路上皮癌患者中平坦型(和乳头状)尿路上皮增生的基因研究显示,9号染色体存在过多的基因改变,而与浸润性膀胱癌特异相关的染色体变化(17p、2q、4和11p缺失)不常见(Obermann et al,2003)。利用FISH技术可从患者尿液脱落膀胱细胞中检测到染色体异常。目前市售的商品化试剂盒(UroVysion膀胱癌试剂盒)(图77-1F~H)可利用FISH技术检测3、7和17非整倍体染色体、9p21位点缺失、p16肿瘤抑制蛋白编码基因。UroVysion的适用症包括血尿和监测以前诊断为尿路上皮癌患者的肿瘤复发。此试剂盒应分析至少25个形态异常细胞。3、7和17号染色体以及9p21位点异常结果包括3号染色体(红色)、7号染色体(绿色)和17号染色体(浅绿)的非整倍体和(或)9p21(黄/金)位点缺失。异常结果的判断标准包括4个非整倍体细胞,12个具有9p21位点缺失的细胞,或10个具有四倍体或近四倍体外形的细胞。

基因变化可先于病变出现。阳性结果包括肾盂、输尿管、尿道和膀胱的尿路上皮癌(Halling & Kipp,2008)。通过细胞病理学或活检诊断的尿路上皮癌阳性样本,经UroVysion检测可能呈现阴性结果,其原因是某些尿路上皮癌未发生UroVysion检测的细胞遗传学变化。然而,正如第75章所述,可使用NMP22标志物在尿液样中检测此类癌症。

前列腺癌

前列腺癌是男性中最常见的非皮肤癌。超过85%的前列腺癌病例都是多于一个位点(多病灶)的腺癌。根据Gleason分级系统可对前列腺腺癌分级以便判断其预后和总体浸润性。用于诊断前列腺癌的最常见的血清生物标志物是前列腺特异性抗原(PSA),详见第74章。本章重点介绍用于此病诊断的新型组织遗传标志物。

已有研究表明约50%(Hermans et al,2006;Perner et al,2006;Soller et al,2006;Nam et al,2007;Rajput et al,2007)的前列腺癌存在复发性染色体重排,导致雄激素调节的*TMPRSS2*(*21q22.3*)与转录因子成红细胞增多症病毒E26转化序列(E26 transforming sequence,ETS)家族发生融合。后者是编码转录因子的一组基因。*TMPRSS2*受雄激素(Afar et al,2001)和雌激素(Setlur et al,2008)调节。基因融合导致*ETS*基因家族过表达(Petrovics et al,2005),包括*ERG*(*21q22.2*)、*ETV1*(*7q21.2*)或*ETV4*(*17q21*)(Tomlins et al,2005;Cerveira et al,2006;Perner et al,2006;Wang et al,2006;Yoshimoto et al,2006;Clark et al,2007)。在生成融合蛋白的约2/3病例中,融合是中间DNA序列基因组缺失造成的(Liu et al,2006;Perner et al,2006),但融合也可能通过更复杂的重排(如易位)发生(Tomlins et al,2005;Hermans et al,2006)。最常见融合变异是*TMPRSS2*的5′非翻译区和*ERG*的3′区间的融合(Perner et al,2006;Mehra et al,2007a;Tu et al,2007)。然而,目前已有超过20种其他形式的融合变异(涉及超过10种不同基因(如*ETV1*、*ETV4*和*ETV5*))。

研究报道组织学特征与基因融合存在相关性,包括蓝色黏蛋白出现、筛状生长模式、大核细胞、导管内肿瘤扩散和印戒细胞特征等。此类特征也与前列腺癌的浸润性临床进展相关,但未发现Gleason评分与分级与融合基因存在相关性(Perner et al,2006;Nam et al,2007;Rajput et al,2007;Tu et al,2007)。迄今为止结果尚不一致,但大多数研究表明融合蛋白的存在与其他风险标志物并不相关。因此,*TMPRSS2*:*ERG*基因融合产物对于前列腺癌生成和进展的临床意义尚未完全明确,目前的研究表明这可能是一种预测风险的生物标志物。

*Myc*原癌基因位于8q24,在原发性和转移性前列腺癌中显著扩增并高度表达,且C-Myc水平随肿瘤进展而增加(Jenkins et al,1997;Bubendorf et al,1999;Sato et al,2006)。如图75-3B所示,在前列腺癌患者血清中可检测到C-MYC抗体,但在正常对照组中检测不到此抗体。C-Myc的表达与以下因素紧密相关,包括更高级别的组织病理分级、Gleason评分、早期疾病进展、浸润性疾病和早期前列腺癌相关死亡因素等(Cher et al,1996)。目前已鉴定出几种重要的Myc靶基因,其可调节涉及前列腺癌进展和转移的许多通路。Myc过表达与*FOXP3*基因

(一种X连锁的肿瘤抑制基因)下调相关。FOXP3结合Myc启动子区域并抑制其转录,从而造成FOXP3增加的Myc表达缺失(Wang et al,2009a)。C-Myc较高的mRNA水平与前列腺切除术后的阳性手术切缘、Gleason评分和病理分期显著相关(Hawksworth et al,2010)。C-Myc扩增和过表达是肿瘤复发的预测因子(Fromont et al,2013)。c-Myc升高提示患者对PI3K抑制剂产生耐药(Liu et al,2011),并覆盖由组成型AKT激活引起的前列腺损伤mTOR依赖性(Zafarana et al,2012)。前列腺癌中的C-Myc水平已可通过FISH、RT-PCR和微阵列进行定量检测(Jenkins et al,1997;Bubendorf et al,1999;Sato et al,2006;Hawksworth et al,2010)。

前列腺癌中存在*PTEN*基因的遗传改变,包括突变、缺失和重排。PTEN缺失与高Gleason评分和晚期阶段相关(McMenamin et al,1999)。PTEN缺失导致PI3K/Akt通路的极度活跃,其可进一步加速癌症进展(Vivanco & Sawyers,2002)。在原发性前列腺癌的亚组中已可鉴定出杂合和纯合缺失,用于临床研究也可显示其预后价值(Yoshimoto et al,2006)。PTEN缺失也与PI3K通路抑制剂的耐药性和治疗失败相关(Ilic et al,2011)。值得注意的是,PTEN的等位基因缺失和*c-Myc*基因表达增加在3%的前列腺癌患者中共存,这表明在该亚型中存在对PI3K抑制剂的先天耐药。

近年来有些LDT项目已在CLIA认可的实验室中建立,但这些实验室自建方法(laboratory-developed test,LDT)没有被FDA批准。LDT项目需要进行某些分析性能确认。然而与监管批准的要求相比,确认试验非常有限。目前确认试验的研究主要关注点是实验室间差异性的。在评估此类检测方法的可接受程度时应谨慎行事。

Oncotype DX(Genomic Health公司,雷德伍德城,加利福尼亚州)是一种已建立的LDT方法,其可检测通过针活检获得的小块(1mm)固定石蜡包埋组织样品。该方法检测代表四种不同生物学通路的12种肿瘤相关基因和五个参考品基因(主要用于标准化和控制分析前和分析中变异性)的表达,这12种肿瘤相关基因分别包括:雄激素信号通路(AZGP1、KLK2、SRD5A2和RAM13C)、细胞组织(FLNC、GSN、TPM2和GSTM2)、增殖通路(TPX2)和基质反应(BGN,COL1A1和SFRP4)),检测结果通过特定组合算法可得出基因组前列腺分数(genomic prostate score,GPS)(Knezevic et al,2013)。与NCCN风险标准综合考虑,GPS可将前列腺癌的风险识别分为非常低、低和适度中级风险,从而帮助临床医生选择适当的候选人主动监测。

Prolaris((Myriad Genetics公司,盐湖城,犹他州)可提供直接检测肿瘤细胞生长特征的基因诊断方法,从而实现对疾病进展风险分层的目的。通过检测经组织活检或前列腺切除术获得的甲醛溶液固定的石蜡包埋组织,Myriad可检测46种不同的基因表达,包括31个细胞周期进程(cell-cycle progression,CCP)基因和15个与前列腺癌增殖相关管家基因(Cuzick et al,2012;Freedland et al,2013)。研究发现基因低表达与疾病进展的低风险相关,而高表达则更多地意味着疾病进展有更高风险,这说明对于后一组患者应进行密切监测或其他治疗。

宫颈癌

宫颈癌是目前世界上导致女性死亡的第二大癌症(Parkin et al,2001)。宫颈癌的主要原因是人乳头状瘤病毒(human papillomavirus,HPV)感染导致。HPV感染引发并促进宫颈瘤发展,其可经历从癌前病变、子宫颈上皮内瘤样病变(cervical intraepithelial neoplasia,CIN)Ⅰ级或低度鳞状上皮内病变(low-grade squamous intraepithelial lesion,LSIL)、到原位癌Ⅲ级或高度鳞状上皮内病变(high-grade squamous intraepithelial lesion,HSIL),最终形成浸润性癌症(Kisseljov et al,2008;Herrington et al,2009)。其他细胞或环境因素也与宫颈癌发生有关,如遗传和免疫失调、激素避孕、多次分娩、吸烟、与其他微生物(如HIV)共感染、饮食缺陷等。上述因素对于从宫颈HPV感染到宫颈上皮内病变和癌症的进展紧密相关。

HPV是双链环状DNA病毒,其包含七个早期(*E1*至*E7*)和两个晚期(*L1*至*L2*)基因用于病毒复制。在这些基因中,有两个基因(*E6*和*E7*)在宫颈癌生成中起关键作用并维持转化表型(Mantovani & Banks,2001;Munger et al,2001)。E7蛋白与视网膜母细胞瘤TSG产物pRB结合,最好是磷酸化或"活性"形式的*pRB*。HPV E6蛋白也可与p53肿瘤抑制蛋白相结合。*HPV*癌基因蛋白E7和E6阻碍pRB和p53功能可能是宫颈癌生成的主要原因。HPV也可与人类基因组整合,这对于HPV相关肿瘤形成非常重要。这种整合可能导致HPV E6和E7表达上调和其他基因表达异常,包括端粒酶活化和染色体改变,从而导致高级别上皮内和浸润性鳞状细胞癌发展。此外,HPV感染可诱导许多表观遗传改变,包括参与细胞增殖和分化的TSG启动子的甲基化(Kisseljov et al,2008;Gupta et al,2010;Herrington et al,2009)。

虽然目前已经明确的HPV型别已经超过100种,但研究显示HPV-16和HPV-18(相比HPV-16影响要小)在宫颈癌发生中占主导地位,这两者导致了世界范围内70%的宫颈癌病例。根据其致病能力,可将HPV分为高危型HPV和低危型HPV(表77-4)。高危型HPV引起高级别宫颈上皮内病变(CIN2/3或HSIL),低危型HPV导致低度宫颈上皮内病变(CIN1或LSIL)(Kisseljov et al,2008;Herrington et al,2009)。

表77-4 HPV的致癌性

致癌性	HPV型别
高危型HPV	16,18,31,33,35,39,45,52,56,58,59,67,68
低危型HPV	6,11,40,42,43,44,54,61,70,72,74,81,83,84
潜在高危型	26,51,53,56,66,69,82

HPV,人乳头瘤病毒(Human papillomavirus)

因为HPV感染和宫颈癌之间有紧密的病因学联系,因此组织或细胞样本中鉴定HPV已经成为常规方法,这不仅可用于宫颈癌筛查和诊断,还可用于因巴氏涂片检测到宫颈异常变化的病患随访。HPV检测和Pap涂片评估相结合可显著提高癌前病变和癌症诊断的敏感性和特异性(Cuzick et al,2008)。在用于HPV感染检测的不同平台中,Digene杂交捕获(Digene公司,Gaithersberg,Md)是一种经体外溶液杂交、信号放大的检测方法,可用于HPV DNA靶标检测。此方法由Digene公司于1995年首次建立,旨在检测14种HPV型别,包括高危型HPV 16、18、31、33、35、45、51、52、56和低危型HPV 6、11、42、43、44。

利用杂交捕获法可对患者Pap涂片样本的残留液进行检测，如含有HPV DNA的液基薄层。病毒DNA与病毒特异性RNA探针相结合可产生杂交体，将此RNA：DNA杂交体结合到固相，随后利用特异性RNA：DNA杂交物的通用抗体捕获上述杂交体。随后，再通过与碱性磷酸酶结合的信号转导抗体检测RNA：DNA抗体，进而产生化学发光，此放大光信号可用相对光单位（relative light unit，RLU）进行检测。杂交捕获方法的第二代是Hybrid Capture 2，它采用微量滴定板以提高自动化性能及其适用性，这是首个经FDA批准可用于HPV高危人群中HPV检测的方法。

Cobas HPV检测（Roche分子诊断，印第安纳波利斯，印第安纳州）于2011年获得FDA批准。Cobas HPV检测能对HPV-16和HPV-18进行基因分型，同时还能检测另外12种高危型HPV。这个检测平台第一次使HPV-16/18感染HPV的人群分为HPV-16/18之外的高风险群体，而无需进行二次检测。此检测平台首次可对感染HPV-16/18女性进行分流，而不像之前方法仅可检测高风险群体，如需明确HPV-16/18型别则需进行二次检测。2012年修订的宫颈癌预防和早期诊断指南也指出鉴别此类亚型的重要性（Saslow et al，2012）。

Aptima HPV检测（Hologic公司．，马尔伯勒，马萨诸塞州）与其他检测方法不同，它的检测靶标为E6/E7 mRNA，这些mRNA与病毒整合入宿主细胞基因组和恶性转化相关（Morris，2005）。因此，此方法的检测结果与宫颈癌的临床相关性更为密切。虽然Gen-Probe提供了两种Aptima检测，后者可检测多种高危型病毒或者HPV-16/18/45而非HPV-18和HPV-45，因此该法无法区分HPV-18和HPV-45亚型，这不符合修订后的宫颈癌筛查指南。

FDA在2009年批准了另外两种HPV检测方法，两者均采用一种带有荧光读数的等温酶DNA扩增技术，适用于ThinPrep样本（Hologic公司）。其中一种方法是Cervista HPV HR（Hologic公司），旨在检测14种高危型HPV。这些高危型HPV包括可由Hybrid Capture 2 HPV DNA方法检测的13种型别（16、18、31、33、35、39、45、51、52、56、58、59、68）和HPV 66。另一种方法是Cervista HPV 16/18，它旨在特异检测HPV-16和HPV-18。一些实验室也使用其他技术进行HPV型别检测，包括PCR、DNA微阵列、斑点印迹、Southern印迹及基因分型（如*TaqMan PCR*基因分型检测、GenProbe和APTIMA1 HPV检测）。

p16（*CDKN2A*或*MTS1*）位于9p21.3，属于一组包括*p15INK4b*、*p21waf1*和*p27KIP1*的肿瘤抑制基因家族，所有这些肿瘤抑制基因对细胞周期的G1期具有负调控作用（Serrano et al，1993）。具体来说，p16结合细胞周期蛋白依赖性蛋白激酶CDK4和CDK6，抑制它们与细胞周期蛋白D1的相互作用。因此，pRb磷酸化被抑制且E2F转录因子被螯合，从而阻断G1到S期转换。p16表达缺失允许细胞逃避G1期停滞（Cobrinik et al，1992）。HPV E7原癌蛋白结合pRb导致E2F释放，最终造成G1到S期转换，即便细胞内p16高表达也会出现此种情况（Mantovani & Banks，2001；Munger et al，2001；Khleif et al，1996）。因此，p16高表达是HPV E7蛋白表达的敏感标志物。Cuschieri和Wentzensen（2008）评估了9项研究（共有2178病例），发现7%的非肿瘤性、54%的CIN1病例、86%的CIN2病例、96%的CIN3和浸润性癌症均表现为弥漫性p16表达，这表明p16染色的特异性和敏感性很高，可用作HPV感染的检测指标。与Ki-67相似，p16染色对于肿瘤进展或HPV感染并非完全特异。例如，良性宫颈输卵管化生也显示p16阳性（Horree et al，2007）。

子宫内膜癌

在西方国家，子宫内膜癌是最常见的恶性肿瘤，发病率仅次于乳腺癌、肺癌、肠癌位居第四位。自2008年以来，子宫内膜癌的发病率增加了21%，而在过去20年中，每10万例的死亡率增加了100%以上，自2008年以来增加了8%（Sorosky，2012）。子宫内膜癌的分子遗传特征因其临床特征（Ⅰ型或Ⅱ型）、组织分化和组织学类型而异。子宫内膜样腺癌是Ⅰ型子宫内膜癌，它表现出26%和17%的*K-Ras*和*p53*突变率，而在归于Ⅱ型子宫内膜癌的浆液性腺癌中，其K-Ras和p53突变率分别为2%和93%（Lax et al，2000）。类似的，在透明细胞腺癌中子宫内膜癌的特殊组织学类型，雌激素受体（ER）、孕激素受体（PR）和Ki-67的水平与浆液性腺癌相似，而p53水平显著降低；而与子宫内膜样腺癌相比，透明细胞腺癌中ER和PR水平明显降低，Ki-67水平显著升高，而p53水平往往更高（Lax et al，1998）。因此，基因突变模式和发展机制在组织学类型上可能有所不同。

大约5%的子宫内膜样癌与Lynch综合征有关，Lynch综合征可能是子宫内膜或宫颈外子宫内膜组织，后者通常与子宫内膜异位症有关。很大比例的此类肿瘤具有突变的ARID1A蛋白，此蛋白是一种含ATP酶的蛋白质，其涉及不稳定组蛋白-DNA复合物并可启动转录，特别在富含A-T的DNA区域。ARID1A蛋白与非浆液性子宫内膜癌相关，针对此蛋白的分析方法，能够为区分这些肿瘤与非侵袭性子宫内膜样透明细胞癌的分子检测方法提供基础。

卵巢癌

卵巢癌是美国最常见的妇科恶性肿瘤之一，是女性癌症死亡的第五大原因（Jemal et al，2009）。卵巢上皮癌可依据形态学进行分类，具体可参考肿瘤的浸润性（肿瘤分级）和分化类型（例如浆液性、黏液性、子宫内膜样、透明细胞和过渡型）。

分子病理学研究表明卵巢癌的四种主要组织病理学类型中每一种特征都相当独特，尽管其遗传异常并不一定独特。例如，*TP53*基因突变在高级别浆液性癌中极为常见，而低级别浆液性和黏液性腺癌的*KRAS*和*B-RAF*突变率非常高（原发性黏液腺癌中为75%）（Cho & Shih，2009）。*CTNNB1*是编码β-链蛋白和PTEN的一种基因，*CTNNB1*基因突变在子宫内膜样腺癌中极为普遍，但在浆液性、黏液性和透明细胞癌中十分罕见。*PI3KCA*基因可编码PIK3（磷酸肌醇3-激酶）催化亚单位，其突变形式在透明细胞癌中极为常见。此外，在特定类型的卵巢癌中存在遗传差异。

子宫内膜样腺癌的分子亚型与肿瘤分级、疾病阶段和临床疗效相关。浆细胞癌可分为低级别浆液性癌（low-grade serous carcinoma，LGSC）和高级别浆液性癌（high-grade serous carcinoma，HGSC）。

浆液性癌组织学亚型

LGSC是有一（Ia）或两（Ib）个卵巢的恶性肿瘤，也被称为国际妇产科联盟(International Federation of Gynecology and Obstetrics,FIGO)分期Ⅰ。此类癌典型的带有 *KRAS* 或 *BRAF* 突变,但缺乏 *TP53* 突变(Gilks & Prat,2009)(Gilks & Prat,2009)。*KRAS* 或 *BRAF* 突变导致 MAPK(丝裂原活化蛋白激酶)信号通路级联活化。低级别肿瘤中常含有某些基因突变,这些突变使得经典 Wnt/β-链蛋白和 PI3K/PTE 信号通路失调,此外,低级别肿瘤中常少见 *TP53* 突变(Cho & Shih,2009)。

另一方面,HGSC 特征在于具有高级细胞核和短期潜在性前体病变,且可快速进展成浸润性癌。HGSC 通常在晚期才被发现,其 *TP53* 基因突变率非常高(50%~70%)(Wen et al,1999),但与 LGSC 不同,*KRAS* 和 *BRAF* 突变极为罕见。大多数 HGSC 癌症缺乏 Wnt/β-链蛋白或 PI3K/PTEN 信号通路缺陷(Kolasa et al,2006),而这在 LGSC 癌症中很常见。此外,值得注意的是大多数 HGSC 具有 *BRCA1* 和 *BRCA2* 基因和体细胞突变(种系或体细胞突变、启动子甲基化和表达缺失)(Kobel et al,2008)。这些突变发生在肿瘤形成早期,并造成修复 DNA 双链断裂能力丧失,而这又导致染色体不稳定。

卵巢癌分子分型

分子研究提出了一种新的卵巢癌分类模型建议,其中表面上皮肿瘤可根据肿瘤进展和分子遗传改变模式分为两类,分别命名为Ⅰ型和Ⅱ型(Landen et al,2008;Levanon et al,2008)。Ⅰ型肿瘤包括低级别子宫内膜样癌、黏液性癌和部分透明细胞癌,其从已知公认的前体形式逐步进展,在大多数情况下,边缘性肿瘤通常较大且仅局限于卵巢诊断。相比之下,Ⅱ型肿瘤是高分级的且可扩散到卵巢以外,包括高级别浆液性癌、未分化癌、某些透明细胞癌和恶性混合 Müllerian 肿瘤。Ⅰ型和Ⅱ型肿瘤的分子特征也不尽相同。Ⅰ型肿瘤通常包含编码蛋白激酶(包括 *KRAS*、*BRAF*、*PIK3CA* 和 *ERB*-2(*Her2/neu*))和其他信号分子(包括 CTNNB1 和 PTEN)基因的体细胞突变。相比而言,Ⅱ型肿瘤通常缺乏此类突变,其特征在于极高的 *TP53* 突变,这在Ⅰ型肿瘤中极为罕见。染色体不稳定水平在Ⅱ型肿瘤中高于Ⅰ型肿瘤,如 DNA 拷贝数全基因组的改变(Mayr et al,2006)。

卵巢透明细胞癌

KRAS,*BRAF* 和 *TP53* 突变存在于某些透明细胞癌中,但其突变频率通常较低。在透明细胞癌中 PI3K/PTEN 信号转导突变更为常见,*PIK3CA* 突变频率在 20%~25%间,8%的肿瘤中带有 *PTEN* 突变。

卵巢癌中的 BRCA1 或 *BRCA2* 基因

BRCA1 或 *BRCA2* 基因可编码 DNA 双链断裂修复所需蛋白,可通过同源重组方式进行。如细胞缺乏 *BRCA1* 或 *BRCA2* 依赖性 DNA 修复机制,它们就倾向于发生染色体重排和基因组不稳定。涉及 *BRCA1* 和 *BRCA2* 的 DNA 修复遗传缺陷可导致多达 10%~15%的卵巢癌发生概率(Lancaster et al,1996)。突变携带者罹患卵巢癌的终生风险随遗传缺陷而不同(*BRCA1* 为 30%~60%,*BRCA2* 为 15%~30%)。*BRCA* 相关家族性卵巢癌常呈多灶性且进展较快。患有 *BRCA1* 或 *BRCA2* 种系突变的患者其癌症几乎都是之前讨论过的高级别浆液型。而较为幸运的是,带有影响 *BRCA1* 和 *BRCA2* 突变的卵巢癌对化疗药物(如铂类药物和 PARP 抑制剂)引起的 DNA 损伤极为敏感,因为它们无法修复由这些药物造成的 DNA 损伤。因此,这些药物在修复同源重组缺陷方面尤为有效,并且目前正在带有遗传性 *BRCA1* 和 *BRCA2* 突变的卵巢癌患者中进行此类药物的临床试验研究(Yap et al,2009)。

虽然 *BRCA1* 和 *BRCA2* 基因突变在偶发性卵巢癌中较为少见,但在约 10%的非家族性病例中已证实其带有体细胞突变,特别是在高级别的浆液性上皮性卵巢癌中,而在其他肿瘤中 *BRCA1* 和 *BRCA2* 表达可通过甲基化而沉默。这有助于 HGSC 中患者对含铂化疗的敏感性。PARP 抑制剂也可能在这些偶发性癌症中具有更广泛的临床应用,因为在这些偶发性癌症中相关信号通路也存在缺陷。因此在一些地区,所有表现出 HGSC 的患者均需进行 *BRCA* 突变相关遗传咨询和筛查。

黑色素瘤

恶性黑色素瘤是一种侵袭性肿瘤,起源于色素生成黑色素细胞,主要发生于皮肤上。约 80%的黑色素瘤可早期诊断并通过手术切除而治愈(Gray-Schopfer et al,2007)。然而,转移性黑色素瘤利用目前的化疗或放疗方法难以治疗,且预后很差,中位生存期为 6 个月(Miller & Mihm,2006)。绝大多数(90%)的黑色素瘤病例呈偶发状,而 10%是家族性黑色素瘤,也称为发育异常性痣综合征。基于多病例家族基因突变研究结果,目前已在家族性黑色素瘤中发现四种黑色素瘤易感基因,其中三种为高外显率,一种为低外显率。最具特征的高外显率基因是细胞周期蛋白依赖性激酶抑制剂 2A。它位于 9p21 染色体上,并编码两种不同的黑色素瘤易感基因:*p16*(在本章"膀胱癌"部分中有讨论)和 *p14*(Mehra et al,2007b)。*p16* 和 *p14* 的蛋白产物分别为 INK4a 和 ARF。25%~40%的家族性黑色素瘤病例在 *CDKN2A* 基因中有失活性突变(Miller & Mihm,2006;Gray-Schopfer et al,2007)。细胞周期蛋白依赖性激酶 4(*CDK4*)位于 12q14 上,它属于第三种高外显率黑色素瘤易感基因(Zuo et al,1996)。此外,黑皮质素-1 受体(melanocortin-1receptor,MC1R)是一种涉及黑色素瘤发生的低外显率基因。

RAS/RAF/MEK/ERK 信号通路已成为诱发并维持偶发性黑色素瘤的主要参与者。在 *RAS* 家族成员中,*NRAS* 突变最常发生在黑色素细胞中,其中先天性痣中突变率接近 56%(Demunter et al,2001;Miller & Mihm,2006),原发性黑色素瘤和转移性黑色素瘤中突变率分别为 33%和 26%(Garnett et al,2005)。

然而,正如甲状腺乳头状癌和某些形式的结肠直肠癌,黑色素瘤中 RAS 下游最重要的信号分子是 BRAF。在 66%的恶性黑色素瘤中发现有 *BRAF* 体细胞错义突变,其中 80%发生在位点 600 处谷氨酸与缬氨酸的单碱基置换(V600E)。大多数此类突变激活了 BRAF 激酶活性(从 1.5 倍至 700 倍),然而少部分突变为失活突变。但是即使这些失活突变也可通过 MEK-ERK 通路刺激细胞信号转导,因为它们激活了相关家族成员 *C-RAF*(Garnett et al,2005)。

有趣的是,*NRAS* 和 *BRAF* 遗传改变在黑色素瘤中极少共存,这说明 *BRAF* 或 *NRAS* 突变可单独激活相应信号通路(Zuo et al,1996;Tsao et al,2004;Miller & Mihm,2006)。最近研究揭示在很高比例的黑素瘤中存在 PI3K 信号失调的情况。事实上，在约45%的黑素瘤中发现 *PTEN* 缺失和下游 *AKT* 基因扩增（Zhou et al,2003;Stahl et al,2004）。此外，RAS 结合并激活 PI3K，从而激活 AKT 通路并阻止细胞凋亡（Sekulic et al,2008）。以上数据表明 *PTEN* 缺失和 *RAS* 致癌基因激活是等效的（Zhou et al,2003）。

黑色素瘤中 *BRAF* 基因有着极高的突变率，这使其成为非常有吸引力的治疗靶点。研究人员聚焦专门针对 BRAF 的药物，如索拉非尼以及 BRAF 上下游相关分子药物。作为一种非特异性 BRAF 抑制剂，索拉非尼在晚期黑色素瘤患者中单独用药无效（Sekulic et al,2008）。BRAF 下游通路可直接抑制 ERK 和 MEK。尽管在以上两种分子中都没有发现突变，但在 *BRAF* 基因突变存在的情况下发现 MEK 的抑制作用是有效的（Sekulic et al,2008）。目前已有几种 MEK 抑制剂正在进行临床试验。BRAF 的上游分子 *RAS* 基因也是引人注意的抑制靶标之一。法尼基转移酶抑制剂（farnesyltransferase inhibitor,FTI）可干扰 RAS 的翻译后加工过程，从而抑制 RAS 的下游效应。

肉瘤分子遗传病理

肉瘤是指生长在结缔组织、脂肪、肌肉、血管、皮肤深层组织、神经、骨骼和软骨组织中的恶性肿瘤。虽然它们的生理表现往往跟前述的实体瘤类似，但一般并不被认为是传统意义上"实体瘤"。然而，随着分子生物学的发展，已经能够揭示引起这些瘤细胞转化的特定遗传学损伤，因此我们也将这部分内容归入本节中。本节的目的在于阐明业已发现的肉瘤细胞转化规律，但并不赘述种类繁多的各种肉瘤中每一个遗传损伤的细节。当然，我们会对每种已知遗传学损伤类型进行举例，但如果读者要了解每种肉瘤中的遗传损伤细节，则可参考其他相关文献。

许多肉瘤中带有特定的遗传易位信息或者遗传缺陷，而这些有助于判定每种肿瘤的类型，甚至有些还会包含预后信息和可能影响医疗决策的信息（Jain et al,2010b）。最近的分子细胞遗传学分析表明肉瘤可分为两个主要类型：

1. 带有特定遗传学改变肉瘤。这又可以被细分为那些由于相互易位而导致原癌基因融合转录（这部分大概占到15%～20%的病例（如滑膜肉瘤中 SS18-SSX））肉瘤以及带有特定原癌基因突变肉瘤（如胃肠道间质瘤中的 *KIT* 和 *PDGFRA* 突变）（Hirota et al,1998;Miettinen & Lasota,2006）。

2. 含有多重复杂却没有特定模式的异常核型肉瘤，包括恶性纤维组织细胞瘤（MFH）和平滑肌肉瘤（LMS）。

带有融合基因肉瘤

涉及 TET 融合基因

近乎一半的被认为参与肉瘤发生和发展的融合蛋白含有所谓的 *TET* 基因家族产物，这包括 *EWSR1*，*TLS/FUS* 和 *TAF Ⅱ 68*。TET 家族蛋白带有一个87个氨基酸长度的特征性 RNA 识别基序（motif），这段序列被认为与蛋白质 RNA 结合有关，参与转录和 RNA 代谢。

尤因肉瘤/外周原始神经外胚层肿瘤

这是融合基因诱发肉瘤的主要例子，肿瘤本身是一种蓝色小圆细胞瘤，主要影响年轻成人和儿童的长骨或脊椎区域，其组织学特征是片状分布的小圆细胞，可形成 Homer-Wright 菊形团（Homer-Wright rosettes）。尤因肉瘤家族肿瘤（Ewing sarcoma family tumor,ESFT）又可进一步细分为尤因肉瘤和外周原始神经外胚层肿瘤（primitive peripheral neuroectodermal tumor, PNET），后者的免疫组化显示了神经内分泌分化的证据（Olsen et al,2006）。然而，它们之间的区别不再被认为对于临床诊治是重要的，因为它们的预后和治疗方案都是相似的。

ESFT 的特征是含有 t(11;22)(q24;q12)易位，这使得 *FLI1* 和 *EWSR1* 并置而编码一个嵌合 RNA 及其蛋白。大概10%尤因肉瘤家族肿瘤中含有 *EWSR1* 基因相关的选择性易位的，提示 *EWSR1* 阻断是潜在肿瘤发生的关键性分子事件。除 *FUS-ERG* 之外，目前为止在 ESFT 中鉴定到的融合转录子都含有 *EWSR1* 和一个 ETS 家族转录因子，这其中包括 *FLI1*，*ERG*，*ETV1*，*ETV4* 和 *FEV* 基因（de Alava & Gerald,2000）。大约85%～90% ESFT 与 *EWSR1-FLI1* 融合基因相关，9%～14%与 *EWR1-ERG* 基因相关，剩下的1%～5%与其他罕见变异相关（de Alava & Gerald,2000）。

核型检测是用于尤因肉瘤初筛的方法，因为特征性的 t(11;22)染色体易位存在于90%的这类肿瘤中。而当强烈怀疑为尤因肉瘤/PNET 但核型又正常的情况下，FISH 应该被作为追加的测试以发现遗传缺陷，使用一种分离重排探针（break-apart probe）检测 *EWSR1* 基因的 FISH 方法，是一种确定或排除 *EWSR*1 基因重排的极佳方法。FISH 检测可以在分裂中期细胞（需新鲜组织）或分裂间期细胞中（可在多种类型样品中进行，包括细针穿刺样品，组织印片样本，涂片或石蜡包埋组织）开展（Kilpatrick et al,2006）。RT-PCR 的独特优势在于它能够确认两个和预后相关的转录结构中出现的是哪个：Ⅰ型融合转录子（*EWSR1-FLI1*）的转录并不活跃，跟替代融合相比预后也更为良好。RT-PCR 的另一个优点是它能检测到治疗后的微小残留病变（Vermeulen et al,2006）。免疫组化分析显示在大多数含有一个 t(11;22)易位的尤因肉瘤/PNET 肿瘤中都存在着 *CD99* 和 *FLI1* 的过表达（Hameed,2007）。

透明细胞肉瘤

透明细胞肉瘤是一种具有黑色素细胞分化特征的恶性肿瘤。肿瘤通常发生在年轻成人中，没有显著的性别倾向，典型表现是肿瘤在四肢的深部组织中被发现。其特点在于染色体 t(12;22)(q13;q13)的相互易位（Reeves et al,1992）。这导致形成一个 EWSR1-ATF1 融合产物（Zucman et al,1993;Speleman et al,1997;Hiraga et al,1997）。EWSR1 的外显子7,8和10被报道与 ATF1 的外显子4或5相融合。最近有报道，透明细胞肉瘤中的 EWSR1-CREB1 融合产物也出现在了软组织和胃肠道（Hisaoka et al,2008;Antonescu et al,2006;Wang et al,2009b）。RT-PCR 仍旧是确诊这种肿瘤的极佳方式（Wang et al,2009b; Coindre et al,2006）。考虑到多个融合对象的存在，使用 EWSR1 分离重排探针的 FISH 还是很适合的。研究显示这种融合类型似乎与肿瘤预后无关（Coindre et al,2006）。

骨外黏液样软骨肉瘤

骨外黏液样软骨肉瘤通常发生在成人骨中，没有特别的性别倾向性。肿瘤呈侵袭性和高转移率,此外局部复发频繁。从组织学上看,小而圆的梭形细胞在软骨基质上呈链状、巢状或丝带状排列成小叶结构,但缺乏真正的透明软骨。细胞遗传学分析显示大多数病例中存在 t(9;22)(q22;q12)易位(Turc-Carel et al,1988),其涉及了 NR4A3 与 EWSR1 的重排。除 RT-PCR 外,商品化 EWSR1 分离重排探针的 FISH 方法也成为一个有用的诊断标志物(Wang et al,2008)。然而,还有一些融合产物并不涉及 EWSR1。如 t(9;17)(q22;q11)易位(Bjerkehagen et al,1999)和 t(9;15)(q22;q21)易位(Sjogren et al,2000)。在细胞遗传学分析中它们的共同特征是二级结构异常。后两种肿瘤里 NR4A3 分别与 TAF15 或 TCF12 配对(Panagopoulos et al,2002;Sjogren et al,2000)。在该诊断中,目前有商品化的 NR4A3 分离重排探针帮助提升 FISH 的灵敏度。

非典型脂肪瘤,分化良好和去分化脂肪瘤

脂肪瘤是软组织肉瘤中最常见的类型,它通常发生在中年人群,无性别差异。非典型脂肪瘤(atypical lipomatous tumor,aLT)和分化良好脂肪瘤(well-differentiated liposarcoma,WD-LPS)是同义词,前者主要用于描述肢端的病变。组织学上,肿瘤由片状排列的不同大小形状脂肪细胞以及散在分布的成脂细胞所构成。去分化脂肪瘤(dedifferentiated liposarcoma,DD-LPS)则更经常地发生于腹膜后腔和纵隔膜处。组织学上主要表现为呈席纹状分布的梭形细胞,以及更大程度的多形性,更活跃的有丝分裂活性和坏死。这预示着一个更具侵袭性并具有潜在转移性扩散的肿瘤。WD-LPS 和 DD-LPS 中的一些细胞遗传学发现是类似的。在这两者中,荧光原位杂交(FISH)和比较基因组杂交(CGH)一致显示两种病变组织中均含有 *MDM2* 基因的 q14 至 q15 区域扩增。该区域的扩增使得细胞增殖增加,细胞凋亡减少(Coindre et al,2010)。免疫组化是可用的技术但其灵敏度和特异性都不如 FISH。FISH 检测 MAM2 扩增现在常规用于 WD-LPS/DD-LPS 的辅助诊断,因为超过 90%的这类肿瘤都显示有这种变化(Sirvent et al,2007;Weaver et al,2010)。聚合酶链反应(PCR)为基础的检测技术也被证明是有用的检测手段(Weaver et al,2010)。

黏液样/圆细胞脂肪瘤

黏液样/圆细胞脂肪瘤占脂肪瘤中的 15%~20%,多见于年轻男性四肢的深部软组织中(Moreau et al,2012)。在超过 90%的病例中存在一个涉及 DDIT3(之前称之为 CHOP)和 TLS(之前称之为 FUS)的 t(12;16)(q13;p11)重现易位(Lopez-Gines et al,1989)。细胞遗传学显示 t(12;22)(q13;q12)易位不经常出现,其通过 DDIT3 与 EWSR1 配对(Mrozek et al,1997)。黏液样/圆细胞的诊断通常是由 FISH 进行 TLS 确认(当 TLS 为阴性结果,则用 EWS 以及经典的组织形态学);另外,DDIT3 分离重排探针可用于检验上述两种形式的重排(Narendra et al,2011)。TLS 有几个不同的断裂热点,分别使其外显子 5,7 和 8 与 DDIT3 的外显子 2 融合,形成三个基本的转录子:Ⅰ型(7~2),Ⅱ型(5~2),和Ⅲ型(8~2)。然而,这些似乎对预后没有什么意义(Bridge et al,2001)。

低恶性度纤维黏液肉瘤

低恶性度纤维黏液肉瘤(low-grade fibromyxoid sarcoma,LG-FMS)和带有巨大菊形团结构的透明性梭形细胞肿瘤具有组织学上一致性的肿瘤。这些恶性纤维细胞瘤比较罕见,经常表现为在发病和晚期转移之前有很长的临床病史。它们常见于年轻成年个体(2~70 岁)(Billings et al,2005),好发于躯干和四肢(Evans,2011)。大部分病例中有来源于 FUS 和 CREB3L2 融合产生的 t(7;16)(q32-34;p11)易位,少数显示有 t(11;16)(p11;p11)易位,这使得 FUS 与 CREB3L1 配对。最近则报道了 EWSR1 与 CREB3L1 融合的两个病例(Lau et al,2013)。FISH 和 RT-PCR 都是鉴别这种易位的有效诊断技术。鉴于有多个不同的融合产物的可能性,使用商品化的 EWSR1 和 FUS 分离重排探针是进行诊断确认的一个方便选择。不同的融合产物似乎与形态学和免疫组织化学差异无关;目前还没有足够的信息来判断融合产物是否与临床表现差异相关(Lau et al,2013)。

骨血管瘤

良性血管瘤通常全身都可能出现,可发生在任何年龄段且没有性别差异。尽管他们的发病率很高,但对其病理生理学知之不多。最近,在一个骨血管瘤病例中发现了 t(18;22)(q23;q12)易位,这使之与 *EWSR1-NFATC1* 基因融合联系在一起(Arbajian et al,2013)。这种易位在其他血管瘤病例中的广泛程度仍有待确定。NFATC1 是 NFAT 转录因子家族中的一员,其对细胞具有多重效应;EWSR1-NFATC 嵌合体很少见于尤因肉瘤家族的报道(Arbajian et al,2013)。

与酪氨酸激酶受体相关的基因融合

先天性纤维肉瘤(congenital fibrosarcoma,CFS)是一种低恶性程度的小儿软组织肉瘤,主要出现在四肢,通常于一岁以内发病。最近,CFS 被证明含有一种新的 t(12;15)(p13;q25)易位,这导致 *ETV6-NTRK3* 基因融合。*ETV6* 是转录因子 ETS 家族中一员,含有一个碱性螺旋-环-螺旋(basic helix-loop-helix,bHLH)二聚体结构域,这最初发现于白血病和骨髓增生异常综合征的染色体易位断点处。NTRK3 是神经妥乐平 3 的细胞表面受体,主要表达在 CNS 中。ETV6-NTRK3 融合蛋白与野生型 NTRK3 形成一个同源二聚体或异源二聚体,它具有酪氨酸激酶受体(RTK)活性并且发生酪氨酸残基的自身磷酸化(Knezevich et al,1998)。在一些病例中(如 CMN4,CFS1,及 CFS5),细胞遗传学检测并不能鉴定到 t(12;15)易位,但是通过 RT-PC 和 FISH 分析可以发现这些病例中的 ETV6-区域发生了重排。应用 RT-PCR 检测方法检测 CFS 患者甲醛溶液固定或石蜡包埋的组织样本中的 *ETV6-NTRK3* 融合转录子,是一个有用的辅助诊断方法。

融合蛋白与染色质重排基因相关的肉瘤

滑膜肉瘤(synovial sarcoma)经常发生于年轻患者四肢关节附近的深层软组织中。大多数的 SS 带有 t(X;18)(p11.2;q11.2)易位,这导致 18 号染色体中的 *SS18*(*SYT*)基因与 X 染色体中 *SSX* 基因的其中一个基因融合,从而形成 *SS18-SSX1*,*SS18-SSX2*,或 *SS18-SSX4* 嵌合基因(Skytting et al,1999;Nishio et al,2001,2002a,2002b,2005;Kanemitsu et al,2007)。已知有两种常见滑膜肉瘤的组织学和遗传变异体:单相型肿瘤中包含表达波形蛋白的梭形细胞,它通常携带 *SS18-SSX2* 易位;而双

相型肿瘤中则是表达波形蛋白的梭形细胞中还混合有表达角蛋白的腺上皮细胞，其含有 *SS18-SSX1* 或 *SS18-SSX2* 易位（Ladanyi et al，2002）。双相型肿瘤可能类似于腺癌或更典型的癌肉瘤，至少对于早期患者其预后更差。染色体核型的结果如果呈阳性，则核型分析是很有帮助的，但如果结果为阴性则也可以反映出肿瘤细胞在培养过程中的分裂失败或其他机制导致阴性的结果。SS18 分离重排探针的 FISH 方法可验证 t（X；18）易位，但不能区分融合的另一种基因是什么，而这一基因又与预后相关。抽提自冰冻或石蜡包埋组织中的 RNA 适用于 RT-PCR 检测，并可区分这两种易位变异体（Sieber et al，2003）。从机制的角度来看，染色体易位创建了一个嵌合基因，编码了一个融合蛋白，这也使得 SS18 的转录因子功能发生改变。相关的下游目标基因包括 *CCND1*（细胞周期蛋白 D1），它会强化了细胞周期进程。*TLE1* 编码一个转录共阻遏物，在滑膜肉瘤中过表达。基因和组织微阵列芯片研究证实，TLE1 是用免疫组化方法鉴别滑膜肉瘤与其他软组织恶性肿瘤的极佳生物标记（Jagdis et al，2009）。

带有与生长因子相关融合基因的肉瘤

隆突性皮肤纤维肉瘤（dermatofibrosarcoma protuberance，DFSP）是一种罕见的恶性程度较低的皮肤肿瘤，其容易局部复发。可在这类肿瘤中发现 t（17；22）（q11；q13.1）染色体相互易位或一个额外的来自 t（17；22）的环形染色体，使得 17 号染色体中的 *COL1A1* 基因与 22 号染色体上的 *PDGFB* 基因融合（Simon et al，1997）。由于 *PDGFB* 的融合点是高度特异，但 *COL1A1* 则可能是任意位点，所以推测 *COL1A1* 的作用，仅在于上调血小板来源生长因子受体（PDGFR）表达水平。甲磺酸伊马替尼是酪氨酸激酶抑制剂，在成人中用其治疗，包括 PDGFR 都对其有强烈响应。其他 PDGFR 抑制剂如舒尼替尼和索拉非尼，最近已经开始用于转移性 DFSP 的治疗（McArthur，2006）。

巨细胞成纤维细胞瘤（giant cell fibroblastoma，GCF），是 DFSP 的初生状态，呈局部复发症状。虽然组织学分类不同，这两种疾病有几个共同点，包括 CD34 阳性及最重要的染色体易位 t（17；22）（q11；q13.1），这包含了在 DFSP 中发现的 *COL1A1* 基因（Simon et al，1997）。

带有其他类型融合基因的肉瘤

横纹肌肉瘤（rhabdomyosarcoma，RMS）是骨骼肌细胞的恶性肿瘤，是儿童和青年人最常见的软组织肉瘤，常见于四肢，鼻窦，或腹膜后。主要组织学亚型有肺泡型（alveolar，ARMS）（20%），胚胎型（embryonal，ERMS）（60%），和多形性（pleomorphic，PRMS）；这些亚型的生存率不同，从 25%～95% 不等（Breneman et al，2003）。组织学上，横纹肌的区分在于其波形蛋白、肌肉特异性肌动蛋白、肌间线蛋白、肌浆蛋白和 MyoD1 因子这类伴随蛋白的表达。

在 ARMS 中，70%的病例中包含 t（2；13）（q35；q14）易位，这使 *PAX3* 的 5′端与 *FOXO1A* 基因的 3′端融合。另有 10%的 ARMS 与 *PAX7* 和 *FOXO1A* 基因融合相关。其余 20%的 ARMS 病例用常规 RT-PCR 没有检测到这些融合基因，并且这些病例中的融合基因表达很低或者是非常罕见的融合变体，甚至无法检测到基因融合。使用易位分离探针，FISH 可以鉴定 *FOXO1A* 基因的重排（Matsumura et al，2008；Mehra et al，2008）。核型一般呈现典型的 t（2；13）（q35；q14）*PAX3-FOXO1A* 或 t（1；13）（p36；q14）*PAX7-FOXO1A*，后者不常见却预示着更好的预后（Davicioni et al，2006）。需要注意的是，ARMS 型总体上预后较差，尤其呈现播散性病灶时，因此对于Ⅳ期患者而言，进行遗传检测可能没有意义。而当组织学特征不典型时（如兼有肺泡型和胚胎型特征），遗传学检测是最有效的。

上皮样血管内皮瘤

上皮样血管内皮瘤是一种恶性血管肿瘤，本质上可能发生在任何年龄，但十到二十岁占了绝大多数。已被鉴定到有 t（1；3）（p36.3；q25）染色体易位（Mendlick et al，2001），这导致 *WWTR1-CAMTA1* 基因融合（Errani et al，2011；Tanas et al，2011）。包括 *WWTR1* 的 3 或 4 号外显子与 *CAMTA1* 的 8 或 9 号外显子融合（Errani et al，2011，2012；Tanas et al，2011）。使用分离重排探针 FISH 和 RT-PCR 都是检测这些融合基因的有效诊断工具。有意思的是，最近在一个形态学上为非典型的上皮样血管内皮瘤亚类群中发现含有 YAP-TFE3 融合基因（Antonescu et al，2013）。需要提一下的是，这类肿瘤很容易用针对 TFE3 的免疫组化方法加以鉴定，因为 TFE3 呈弥散性和强阳性的结果。

带有原癌基因突变的肉瘤

胃肠道间质瘤中的 *KIT* 和 *PDGFRA* 基因

胃肠道间质瘤（gastrointestinal stromal tumor，GIST）是胃肠道中最为常见的间质细胞肿瘤。在 75%to 80%的病例中可以发现有活跃的 *cKIT* 基因突变，*PDGFRA* 突变率为 5%～10%，两者都没有突变的病例则极其罕见。cKIT 蛋白编码一个干细胞/PDGFR 的 TKR（酪氨酸激酶受体，译者注），其由一个长的细胞外结构域，跨膜部分和膜内结构域组成。在所有病例中，突变的受体可以不依赖配体而传导生长信号，从而导致 75 章所描述的细胞增殖失调。GIST 的基因突变一般发生在 11 号外显子编码胞内受体结构域部分，当然也可以发生在 9 号，13 号（很少）以及 1 号外显子。突变是发生在 *cKIT* 还是 *PDGFRA*，两者是互为排他性的。*cKIT/PDGFRA* 的过表达或者突变检测已经成为诊断 GIST 的标准方法。针对酪氨酸激酶的靶向药物，如甲磺酸伊马替尼（格列卫），已经成功的用于带有上述突变的转移性 GIST 患者治疗。而 *cKIT* 17 号外显子的 D816V 点突变，则会导致对诸如甲磺酸伊马替尼等靶向药物的拮抗（Miettinen & Lasota，2006）。

KIT 和 *PDGFRA* 突变都呈阴性的 GIST 一直被当作野生型 GIST。现在已经清楚，其实它们中的很多携带有一个琥珀酸脱氢酶（sumlinate dehydrogenase，SDH）基因突变，现在被称之为 SDH 缺陷型 GIST（Janeway et al，2011）。SDH 突变相对比较普遍，尤其是在胃部，大概占到所有胃 GIST 的 5%～10%（Miettinen et al，2011）。SDH 缺陷型 GIST 的显著特征为多结节性、丛状生长并且在形态上总是呈上皮样细胞形态（Miettinen et al，2011）。这些特征最初在儿童（称为小儿 GIST）和 Carney triad 胃肠道间质瘤患者中被观察到。与常规的 GIST 不同的是，SDH 缺陷型 GIST 不能用大小和有丝分裂活性进行预测。此

外，它还经常呈多病灶，容易向淋巴结转移，具有伊马替尼拮抗和无痛的临床表现（Janeway et al，2009）。这些 SDH 缺陷型 GIST 可以发展为 Carney triad 胃肠道间质瘤或 Carney-Stratakis 综合征的一部分，而它们的特征就是多病灶的 GIST、副神经节瘤或嗜铬细胞瘤，或者它们也可以由于生殖细胞系中 SDH 的一个亚基发生突变而偶然发生。

其他各类有特定模式肉瘤

结节性筋膜炎

结节性筋膜炎是一种常见的良性软组织肿瘤，可以发生在任何年龄段，但主要还是常见于年轻成年人。它主要出现在上肢，头和颈部区域的皮下组织中。一直以来结节性筋膜炎被认为是一种反应性病症，可能由外部创伤所引发。最近已经发现，绝大多数的病例中都存在 USP6（泛素特异性蛋白酶Ⅵ）的重排。在大概 90%的病例中，都是与 MYH9（肌球蛋白重链 9，非肌肉型）融合（Erickson-Johnson et al，2011；Swanson et al，2012；Amary et al，2013）。FISH 和基于 PCR 的检测方法都已经证明，上述基因是用于诊断结节性筋膜炎的有用标志物。这种易位会导致参与细胞增殖，炎症和细胞信号转导的 USP6 蛋白过表达（Erickson-Johnson et al，2011）。

炎性成肌纤维细胞瘤

炎性成肌纤维细胞瘤（inflammatory myofibroblastic tumor，IMT）是一种呈现（肌）成纤维细胞分化的肿瘤。这种肿瘤在人群中的分布范围非常广泛，几乎从胎儿到老年人都有，并且也不限于特定的解剖学部位。除有血象异常外，约有 10%～30%的病例还伴随有发烧和体重减轻的症状。大概一半的炎性成肌纤维细胞瘤包含有 2p23 区域的重排，而该区域对应着 *ALK* 基因（Griffin et al，1999）。分子诊断已经证明基于抑制 ALK 酪氨酸激酶活性的靶向治疗是必要的（Butrynski et al，2010）。已有报道多种 ALK 的融合对象，包括 TPM3、TPM4（Lawrence et al，2000），CLTC，RANBP2（Ma et al，2003），ATIC（Debiec-Rychter et al，2003），CARS（Debelenko et al，2003），SEC31L1（Panagopoulos et al，2006），和 PPFIBP（Takeuchi et al，2011），而新的融合对象也在持续的发现鉴定中。而没有 ALK 重排病例的发病机制还需要被进一步阐明。对于高比例的无 ALK 重排病例，需要强调是，其确诊往往依赖于形态学和免疫组化的标准。已有报道，一些融合产物如 RANBP2-ALK 跟更差的预后相关，如（Marino-Enriquez et al，2011）。有意思的是，在一些病例中还与上皮样细胞形态相关；此外，除了较为典型的在胞质中表达 ALK 外，它们还有一些细胞核周质或核膜上的修饰（Marino-Enriquez et al，2011）。其他报道的炎性成肌纤维细胞瘤上的分子变化，还有 p53 突变和 MDM2 扩增（Yamamoto et al，2003）。报道显示不同的融合对象被都含有一个可激活 ALK 激酶催化活性的 N 端寡聚化基序（Ma et al，2003）。

动脉瘤样骨囊肿

动脉瘤样骨囊肿可以原发性产生，也可以作为其他潜在病灶（如骨巨细胞瘤）的继发病变。一般常出现于 20 岁之前，最主要分布于长骨干骺端和脊柱。

已经发现在原发性主动脉瘤样骨囊肿中较常出现的异常核型有 t(16;17)(q22;p13)易位（Panoutsakopoulos et al，1999；Sciot et al，2000），这涉及 CDH11-USP6 融合产物（Oliveira et al，2004）；其他报道的易位还包括 t(1;17)(p34.1-34.3;p13)，t(3;17)(q21;p13)，t(5;17)(q33;p13)，t(9;17)(q22;p11to 12)，t(11;16)(q13;q22to 23)，t(17;17)(q12;p13)，以及 t(6;13)(q15;q34)（Dal Cin et al，2000；Nielsen et al，2002；Oliveira et al，2005；Mentzel et al，2012）。基于发现的大多数易位都涉及 USP6 及其不同的融合对象，因此基于 USP6 分离重排探针的 FISH 对于诊断最为有效。

带有多变的复杂遗传改变却无特定模式的肉瘤

这类肿瘤特点是含多形/梭形细胞，包括了 MFH、LMS 以及恶性外周神经鞘膜瘤（malignant peripheral nerve sheath tumor，MPNST）。它们的染色体断裂位点呈广泛的散在分布，没有倾向性的断裂热点，也不缺失任何一种细胞亚型。它的一个典型例子就是 LMS，一种恶性平滑肌肿瘤。

平滑肌肉瘤（leiomyosarcomas，LMS）是成人软组织肉瘤，表现为不同程度的平滑肌分化，并可发生在身体的任何部位。LMS 通常显示复杂的核型变化，如部分染色体获取、丢失以及扩增。一些获取或丢失部分染色体与更差的预后相关，如大的肿瘤体积及广泛转移，这些包括丢失 1p12-p 端粒，丢失 2p，丢失 13q14-q21（指向 Rb 途径），丢失 10q（指向 PTEN），以及丢失 16q，同样还有获得 17p，8q 以及 5p14 端粒。通过各种机制（如激活类胰岛素生长因子受体（IGFR）；使 PTEN（*PI3K-AKT* 的抑制因子）失活，）激活 *PI3K-AKT* 通路同样在 LMS 的发展和维持中扮演关键角色。这种激活同时激活了它的下游效应因子，如 mTOR（西罗莫司的目标蛋白；在 23 章中有讨论，见图 23-15）。也激活了它的目标蛋白（如 β-连环蛋白，pS6，p4E-BP），同时促进特定的促有丝分裂蛋白 HDM-2（人双微体结合蛋白）的稳定。临床试验也表明，使用西罗莫司的类似物如依维莫司（RAD001，一种 mTOR 抑制物）对于 LMS 患者有一定的疗效。已经知道，因为扩增和过表达心肌蛋白的原因，越是分化好的腹膜后 LMS 越是具有侵袭性，造成心肌蛋白扩增或过表达。心肌蛋白是调控平滑肌分化的转录辅因子，在组织学上，该蛋白与肿瘤低分化组织学类型相关。心肌蛋白可能是一个潜在的治疗靶点。

多发性内分泌肿瘤的分子遗传学病理

多发性内分泌肿瘤（multiple endocrine neoplasia，MEN）综合征包含了一组良性或恶性的脑下垂体，甲状腺、甲状旁腺、肾上腺、内分泌胰腺、副神经节或非内分泌器官肿瘤。目前普遍认为 MEN 综合征包括 MEN1 型和 MEN2 型。一些遗传疾病虽然并不典型，但也应该被归到 MEN 综合征，比如 VHL 综合征、家族性副神经节瘤综合征、Cowden 综合征、Carney 综合征、甲状旁腺功能亢进颌骨肿瘤综合征及其他罕见情况（Callender et al，2008）。

Ⅰ型多发性内分泌肿瘤也称为 Wermer 综合征，是一种经常发生于青年人群的肿瘤，发生在甲状旁腺、胃、胰腺、肠道、脑下垂体前叶、胰岛以及十二指肠，也存在于一些非内分泌肿瘤如血管瘤、室管膜瘤及平滑肌瘤中(Callender et al,2008;Dreijerink et al,2009)。这个综合征由 MEN 1TSG 失活性种系突变所引起,*MEN 1* 编码的产物参与了基因转录、DNA 复制和修复及染色质修饰的调控(Dreijerink et al,2009)。大约 10%的患者是他们家族中受影响的第一个人,或者是指标性患者(Dreijerink et al,2009)。携带 *MEN1* TSG 突变的患者,大约有 80%在 50 岁之前都会发病,而 90%~95%的患者生化筛查的结果为异常(Trump et al,1996;Chandrasekharappa & Teh,2001;Callender et al,2008)。遗传学检测是非常复杂的,它能检测多态性也能检出数百个引起疾病的突变。它可以鉴别早期无症状的甲状旁腺亢进症患者,从而进行早期非手术干预使其避免侵入性的手术(Chew,2009)。

Ⅱ型多发性内分泌肿瘤(MEN 2)表现为强外显率的甲状腺髓样癌(MTC)及相关嗜铬细胞瘤和甲状旁腺功能亢进症。根据是否存在典型的生理特征以及发生嗜铬细胞瘤和甲状旁腺功能亢进症的风险大小可进一步分为 MEN 2A,MEN 2B 和 FMTC 三种亚型(Callender et al,2008;Raue et al,2009)。MEN 2 主要由生殖细胞系中的 *RET* 原癌基因外显子 10、11 或者 13~16(极少数发生在外显子 5 和 8)发生错义突变造成 *RET* 激活性种系突变所引起(Da Silva et al, 2003; Dvorakova et al, 2005)。*RET* 定位于染色体 10q11. 2,编码一个 TKR,它能在包括神经嵴来源的组织在内的多种组织形成过程中传导生长或分化信号。*RET* 构成性激活可导致细胞不受控地生长和存活。目前已经可以在具有疑似症状或是有家族史的患者中用遗传学方法检测生殖细胞系的 *RET* 突变,从而来最后确诊 MEN 2。

目前 MEN 2 中基因型和表型的紧密联系也被观察到。特定的 *RET* 突变(基因型)与疾病发病的年龄,MTC 的侵袭性以及是否存在其他内分泌肿瘤(表型)相关(Eng et al,1996;Yip et al,2003)。MEN 2A,是最为常见的亚型,至少能在 95%的患者中鉴定到 *RET* 突变(Mulligan et al,1994;Schuffenecker et al, 1994)。在这些突变中,密码子 634(外显子 11)和密码子 609、611、618 及 620 的突变可在 85%的 MEN 2A 患者中发现,而在 MEN 2B 中这个比率为 10%~15%。MEN 2B 是最为罕见的 MEN 2 亚型,超过 95%的患者他们的 *RET* 突变位点位于密码子 918(外显子 16),而很少一部分位于 15 号外显子的密码子 883 处(编码蛋白中 A883F 突变)(Mulligan et al,1995;Gimm et al,1997)。而 FMTC 患者他们只发展为 MTC,其 *RET* 种系突变位于外显子 13~15(Brauckhoff et al,2002)。基于突变的位点和数量,MEN 2 又可以根据发展为 MTC 的不同风险分为三个危险等级(Brandi et al,2001;Frank-Raue et al,2006):高风险性突变(密码子 609,768,790,791,804 及 891);更高风险性突变(密码子 611,618,620 及 634);最高风险性突变(密码子 883 及 918)。遗传学检测可能有助于确定对于不同患者采取何种治疗措施,如进行预防性甲状腺切除术以及手术的程度。

希佩尔·林道综合征(von Hippel-Lindau syndrome,VHL)是一种常染色体显性遗传肿瘤综合征,主要表现为中枢神经系统和视网膜血管母细胞瘤,嗜铬细胞瘤,肾囊肿和肾透明细胞癌,胰腺囊肿和胰岛细胞肿瘤,内淋巴囊肿瘤以及附睾和阔韧带的乳头状囊腺瘤(Maher et al,1991)。它具有强大的外显率,超过 90%的感染者在 65 岁前都会发病。前面部分已经提及 VHL 由生殖细胞系的 VHL TSG 发生失活突变所引起,VHL TSG 位于染色体 3p25 上,含有 3 个外显子。前文也已提到,VHL 对于调控 HIF-α 和 HIF-β 非常重要,而这两个因子参与了细胞缺氧应答。与 MEN 2 类似,*VHL* 遗传学突变类型(基因型)和特定家族最后发展的肿瘤类型(表型)之间存在明显联系(Crossey et al,1994;Maher et al,1996;Webster et al,1998)。该综合征有发展为各种具有等位基因特异性肿瘤的风险。遗传学检测可以被应用于疑似患者及不时有 *VHL* 相关症状产生的患者中,用以确诊疾病(Stolle et al,1998)。

家族性副神经节瘤综合征呈常染色体显性遗传方式,其特征为头部和颈部、胸、腹部的多发副神经节瘤和(或)嗜铬细胞瘤。已有报道四种家族性副神经节瘤综合征:PGL 1、PGL 2、PGL 3 及 PGL 4(Callender et al,2008;Myssiorek et al,2008)。通过基因关联分析研究,已经确定大多数的家族性副神经节瘤病例与编码线粒体Ⅱ/琥珀酸脱氢酶(SDH)复合体亚基的三个基因的突变相关:*SDHB* 位于染色体 1p36. 1(PGL4),*SDHC* 位于染色体 1q21(PGL3)及 *SDHD* 位于染色体 11q23(PGL1,最为常见)(Myssiorek et al,2008)。携带 *SDHB* 突变的个体,副神经节瘤通常位于腹部,而较少出现在头部、颈部、胸部和肾上腺,并且可能与恶性程度风险增加有关。而携带 *SDHD* 突变患者,副神经节瘤最常发生于头部和颈部(Neumann et al,2004;Benn et al,2006)。*SDHD* 突变通常也意味着恶性程度较低(Neumann et al,2004;Dreijerink et al,2009)。携带 *SDHC* 突变的病例很少,副神经节瘤则通常出现在头部和颈部,这也同时意味着是良性(Schiavi et al,2005)。

因为传统的组织学检测并不能区分所有的神经内分泌肿瘤的生物学行为,而遗传学筛查对于预测恶性程度则非常有用。上述用于筛查 3 种基因的遗传学方法已经应用于家族性副神经节瘤的诊断(Oosterwijk et al,1996)。它能检测个体种系突变的类型,从而做到早发现早干预。

多发性错构瘤综合征是一种罕见的常染色体显性遗传疾病,具有癌变倾向,可以增加罹患乳腺癌、甲状腺癌和子宫内膜癌风险,以及诱发良性的结肠错构瘤、脂肪瘤、纤维瘤(Callender et al,2008;Hobert & Eng,2009)。它是由生殖细胞系中 10 号染色体的磷酸化 *TSG* 发生突变及张力蛋白同源物缺失所引起。*PTEN* 编码一个肿瘤抑制因子,通过调控下游的 *PI3K* 和 *AKT* 以及 raf-MEK-ERK 通路,使得在细胞周期被阻滞在 G1 期或是凋亡(Waite & Eng,2002;Hobert & Eng,2009)。

已有商品化的遗传检测方法用于检测 *PTEN* 的突变或是缺失(Marsh et al,1998;Zhou et al,2003)。大约有 85%的多发性错构瘤综合征患者中可鉴定到 *PTEN* 基因突变或缺失(Marsh et al, 1998; Eng, 2003; Zhou et al, 2003)。这些方法包括:多重连接依赖性探针扩增技术(首选方法)、Southern 杂交、单染色体杂交分析、实时聚合酶链反应及半定量多重 PCR。在研究时,遗传检测还会应用启动子分析。确定 *PTEN* 突变不仅用于确诊临床诊断,同时也能用于产前诊断及对携带家族确定其突变类型(Callender et al,2008;Hobert & Eng,2009)。

李弗劳明综合征是一种罕见的常染色体显性疾病,其特点是可增加罹患软组织肉瘤、乳腺癌和骨肉瘤,以及脑部肿瘤,儿童白血病和肾上腺皮质癌的风险(Moule et al,2006;Callender et al,2008)。

绝大多数李弗劳明综合征患者或家族,都存在染色体

17p13.1 上编码 p53 蛋白的抑癌基因种系突变。与 *RB*、*p16* 这样的其他抑癌基因不同，只要有一个拷贝的 *p53* 发生种系突变，就能导致癌症发生（Yoon et al，2002）。大多数 *p53* 种系突变都是错义突变，只有 10% 由缺失引起（Olivier et al，2003）。只有极少一部分李弗劳明综合征或者类似李弗劳明综合征患者，在其他的 TSG，*CHEK2* 上发生了突变而 *p53* 没有突变（Bell et al，1999）。

特定基因型的 *p53* 突变具有预后意义。含有 *p53* 错义突变的癌症更具侵袭性；这些突变也意味着预后较差。*p53* 的 DNA 结合区域内的错义突变更倾向于早期乳腺癌和脑部肿瘤，而肾上腺皮质癌中，发生在 DNA 结合区之外的突变更常见。导致 *p53* 完全失效的突变，则与脑瘤的早期发病相关联（Olivier et al，2003）。

在李弗劳明综合征或者类似李弗劳明综合征患者中进行遗传学测试，检测 *p53* 的突变类型，可以用于确认临床诊断以及筛查家族成员罹患这类癌症的风险。但是同时需要指出的是，*p53* 的失活突变及纯合子缺失同样也发生在大量其他类型的癌症中，如结肠癌、乳腺癌、膀胱癌。

神经纤维瘤病（neurofibromatosis，NF）是一类在遗传学上具有独特失调特征易诱发神经鞘瘤的肿瘤，包括了：1 型神经纤维瘤（neurofibromatosis 1，NF1），2 型神经纤维瘤（neurofibromatosis 2，NF2）以及神经鞘瘤。

1 型神经纤维瘤（也被称之为冯·雷克林豪森病），是最常见的类型，它是一种常染色体显性遗传、多系统混乱性疾病具有 100% 的外显率和表达差异性。它易诱发良性和恶性肿瘤，典型的有纤维神经瘤，及少量的神经胶质瘤和其他类型的异常（学习障碍、血管病变和骨异常）（Arun & Gutmann，2004；Boyd et al，2009）。这类患者经常同时带有多种肿瘤，在身体表面有咖啡斑。

NF1 源于 *NF1* 基因的突变，*NF1* 基因位于染色体 17q11.2，编码一个大分子蛋白——神经纤维瘤蛋白。其中比较重要的一点是，它至少包含有一个与 ras-p21 一起具有 GTP 酶激活（GTPase-activating，GAP）活性的结构域。75 章已经提到，野生型的 ras-p21，可以通过 GDP 置换为 GTP 而被激活。GAP 通过水解 ras-p21 绑定的 GTP 可以使野生型的 ras-p21 失活。而 *NF1* 突变使得神经纤维瘤蛋白的功能丧失，导致 Ras 活性增强，尤其是在皮神经组织中的活性增强，从而使细胞增殖上调、肿瘤发生（Boyd et al，2009）。而这种突变遗传性和突发性几乎各占一半。*NF1* 的突变类型包括了基因的完全缺失、插入突变、终止密码子突变、剪接突变、氨基酸替换突变以及染色体重排突变（Messiaen et al，2000）。

NF1 的遗传学检测已经得到临床应用，因为它的基因巨大并且缺乏突变热点，因此全面筛选方法被用来检测所有或者大部分的突变，大概能覆盖 95% 的 *NF1* 突变（Messiaen et al，2000）。这些方法包括：优化截断蛋白试验（这是一种体外方法，将转录和翻译合成结合在一起，用来检测导致翻译提前终止的突变）；FISH；直接测序；结合 Southern 杂交的 RT-PCR 以及细胞遗传学分析（Messiaen et al，2000；Boyd et al，2009）。

NF1 突变的分子检测主要被用作疑似病例的最后确诊，以及产前或是胚胎植入前诊断。然而它并不被用于常规的临床检验，其原因主要使缺乏基因型和表型的联系。当然遗传学测试对于确定 NF1 仍旧是非常有用的，只是它不能预测疾病恶性程度和预后。

2 型神经纤维瘤也是一种显性遗传疾病，导致肿瘤易感。它的特点在于容易发展成多种神经鞘瘤，脑膜瘤和室管膜瘤。绝大多数的患者伴有听力损失，因为神经鞘瘤的发展不可避免的会影响到两侧的前庭蜗神经（第Ⅷ对脑神经）（Evans，2009a，2009b）。

NF2 由 22 号染色体上的 *NF2* 基因发生突变引起。超过 50% 的患者还有其他突变，1/3 是并发于其他基础疾病。最经常的生殖细胞系突变是截断突变（无义突变和移码突变），而这与最严重的疾病相关。而单个和多个外显子缺失可能只引起较温和的疾病。序列分析上发现的大多数 *NF2* 突变都是致病的。一些错义突变或是按阅读框缺失则相对危害程度较低（Evans，2009b）。诊断 NF2 主要还是基于临床标准；检测 *NF2* 突变的分子遗传学方法也能够用于确证疾病，因为 *NF2* 是唯一已知与该病相关的基因。NF2 的遗传学检测方法包括序列分析、突变扫描、复制/缺失测试，RT-PCR，实时 PCR，基因组杂交芯片以及上述方法的综合运用。包含整个 *NF2* 基因的大片段缺失、环形 22 号染色体以及染色体易位导致的 *NF2* 破坏都能通过细胞遗传学分析进行鉴定，而小一点的缺失则可以用 FISH 确认。分子检测也可以用于对有罹患风险的家族成员进行跟踪监测、早期诊断，早期干预（Evans，2009a，2009b）。

神经鞘瘤类肿瘤是近期被认可的第三种 NF，其表现为多个非前庭神经鞘瘤而没有脑膜瘤、脊髓瘤等其他 NF2 的临床特征。神经鞘瘤类肿瘤与 NF2 在临床上和分子上都有明显区别（MacCollin et al，2003），但是它们的表型经常有重叠。与 NF2 不同的是，来自于同一个神经鞘瘤类肿瘤患者个体上的多个肿瘤并不存在一致性的突变（Jacoby et al，1997；Kaufman et al，2003）。神经鞘瘤类肿瘤中的神经鞘瘤已显示带有截断的 *NF2* 基因突变（Jacoby et al，1997）。而商品化的 *NF2* 突变分析，并不能有助于区分神经鞘瘤类肿瘤和 NF2（MacCollin et al，1994；Moyhuddin et al，2003）。而最后确证为神经鞘瘤类肿瘤以及与 NF2 的区分，还有待于神经鞘瘤类肿瘤特有基因和基因座的确定。

未知来源癌症

未知来源癌症（cancer of unknown primary，CUP）的定义为，虽经细胞学或组织学证明为转移肿瘤，但是不管是用标准或拓展的病理检查都不能确定其原发肿瘤的癌症。它大概占到所有恶性肿瘤的 4%，而其中的 80% 为腺癌（50% 为中等到较好分化，30% 分化较差），15% 为鳞癌，另外 5% 则是光学显微镜显示未分化的肿瘤（Horlings et al，2008）。不能确定原发肿瘤，在理论上存在不能使用合适化疗方案和靶向治疗的风险。虽然这些患者的转移瘤特征是非典型的，但是却没有直接证据表明这些肿瘤的分子遗传学的异常，及已知原发肿瘤的转移瘤之间有何区别。随着组织特异性靶向治疗的不断拓展，一般认为，如果转移瘤的来源能被确定，则患者的预后判断将会更为准确。

这些要求提升了对于确定肿瘤组织来源的需求，同时也使得免疫组织化学分析成为临床检验的必要组成部分。然而，当前的诊断检查包括临床、放射以及扩展的病理学方法，其成功率基本都在20%~30%之间(Horlings et al,2008)。因此需要有新的方法来提高其诊断准确性。

分子生物学技术的发展使得我们可以获取肿瘤的基因表达图谱,这为提升CUP患者的诊断提供了良好的机遇。定量逆转录酶聚合酶链反应(RT-PCR)可以使用FFPE组织样本获取转录图谱,因此这是一个具有广泛潜在应用价值的诊断工具。这项技术使得研究人员可以发展出针对各种已鉴别清楚的原发癌的特有的表达图谱。通过与已知特定的表达图谱进行比较来鉴定未知癌症的来源,其准确性大概在80%~90%。当然这些都是基于转移的癌症至少保留了部分原发癌的基本遗传学特性这一特点。基因表达图谱对于CUP的诊断和治疗也具有重要的潜在应用。在能鉴定到直肠癌表达图谱的CUP中,这些患者对于现有的针对转移性结肠癌的生活指南响应良好(Varadhachary et al,2008)。同时对于能鉴定到特定基因(如*Her/2neu*、*RAS*、*EGFR*、*VEGF*、*COX-2*、*cKIT*)表达的CUP,这些患者也能从针对这些基因的靶向药物中受益(Pentheroudakis et al,2007)。

目前几种基于基因表达的检测方法已经显示可将鉴定癌症原发位置的准确度提高到78%~88%(Horlings et al,2008)。Ramaswamy等(2001)使用寡聚核苷酸基因表达芯片分析10种肿瘤和4种非肿瘤类型,显示其准确度为78%左右。而Tothill等(2005)则将准确度提高到了89%,他们用RT-qPCR方法替代了基因表达芯片,从而将数千种的基因分类缩减为79种,一共分析了12种肿瘤和1种非肿瘤(Tothill et al,2005)。Ma等用来自包含22 000个基因的基因芯片数据,设计了一个92个基因的RT-PCR方法,用该方法将119个未知来源的肿瘤,分组归类为32个原发位置/组织学类型,其准确度为87%。还有一种分子生物学方法(CUP方法,Veridex,La Jolla,Calif),用定量RT-PCR技术评估10种组织特异性基因标记,检测来源于6个特定位置的癌症:肺部(HUMPB,TTF1,DSG3),乳房(MGB,PDEF),结肠(CDH17),卵巢(WT1),胰腺(PSCA,F5)以及前列腺(PSA)(Varadhachary et al,2008)。

另一种基因基因表达的分类方法(CupPrint,Agendia,Amsterdam,The Netherlands)也被开发出来,它用495个基因去分类48种肿瘤类型。同样的,一个基于基因表达的用于乳腺癌预后预测的方法(Genomic Health OncotypeDx Breast Cancer Assay,Redwood City,Calif;MammaPrint,Amsterdam,The Netherlands)已成为极少数获得FDA认证的基因方法。同时FDA也去除了Pathwork的组织来源测试方法,该方法由Pathwork诊断(Redwood City,Calif.)研发。这是一个基于基因芯片的基因表达方法,测试2029个基因,量化肿瘤种类间的相似性。尽管该方法只限于检测15种肿瘤类型,它使得鉴定的准确率由只用IHC(Anderson & Weiss,2010)的60%提高到80%(Pillai et al,2011)。

虽然基于芯片的基因表达图谱测试不可避免地需要全面地临床研究,但它仍有助于更针对性的检查,这将减少花费,降低患者患病率以及改善临床结果。

癌症中的miRNA

微小RNA(microRNA,miRNA)是内源性的小的非编码单链RNA,由19~25个核苷酸组成,平均长度约22个核苷酸。1993年才首次发现,这些分子活跃的参与了人,动物和植物中各类生理和病理过程的调控。最新的研究表明它们在肿瘤的发生,发展和转移过程中都发挥了关键作用。miRNA表达图谱最近已被证明是区分正常组织或者肿瘤的可靠的生物学标志物。除了区别正常组织和癌症组织之外,作为分子标志物,还能用于确定原发癌未知肿瘤的组织来源(Lu et al,2005)。miRNA的表达,既可以增强(如致癌性miRNA)也可以抑制(肿瘤抑制因子)肿瘤生长,以及影响肿瘤进展而且还被发现与耐药性相关(Ali et al,2010)。虽然有些miRNA是肿瘤特异性的(Liang et al,2007),但是miR-21已在很多实体瘤中被证明是全局性的致癌miRNA(Gall et al,2013;Hermansen et al,2013;Si et al,2013;Sicard et al,2013;Tang et al,2013;Yang et al,2013)。具有潜在致癌作用的miRNA还有miR-155,miR-17~92,以及miR-217,当然并不限于此。在多种肿瘤中miR-155的表达水平都有上调(Yang et al,2013,Zhang et al,2012a)。对于胰腺癌,它们的影响尤其重要,因为它们还和预后相关(Zhang et al,2012a),可被用于肿瘤早期诊断,治疗以及预测预后。

同样的,miRNA let-7家族和miR-200家族,经常在多种类型的癌症中都发现有下调,这意味着它们的作用可能是一个全局性的肿瘤抑制因子(Bhutia et al,2013)。低水平的let-7miRNA49则在人类肺癌中预示较差的预后和较短的术后存活率(Xia et al,2010)。在人胰腺癌肿瘤发生初期的细胞中,肿瘤抑制因子miR-34直接被p53信号所反式激活及诱导(Vogt et al,2011)。miR409~3p,miR-7,和miR93可以被用于直肠癌早期检测(Wang et al,2015)。在胃癌患者中低表达水平的miR-34b和miR-129~3p则和较差的临床结果相关,而miR-129~2和miR-34b CpG岛超甲基化则倾向于表明较差的临床病理特征。

二代测序在临床上的应用

二代测序(next generation sequencing,NGS)已被用于全基因组测序(whole-genome sequencing,WGS),全外显子测序(whole-exome sequencing,WES)和RNA图谱(RNA-Seq)。高通量的测序技术(如NGS)使数以百万计的测序反应同时发生,同时产生数万、数百万的序列(Metzker,2010)。NGS的一个基本过程是,大量的扩增模板DNA或单个DNA分子,然后在一个流动池中被大量的同时测序(图77-5)。DNA测序的价格已经显著下降到了可以达到临床常规仪器配置的水平。

目前有好几种NGS测序平台可用:Pacific Bio(单分子实时测序),Ion Torrent(离子半导体),Illumina(通过合成测序),454(焦磷酸测序),SOLiD(链接测序)。在临床实验室用得最广泛得两种NGS平台是Ion Torrent PGM(个人遗传学机器,Life Technology)和Illumina MiSeq,它们都有非常显著的优点,如读长(100~200bp),精确度(>98%),每轮的reads数(高达8千万),每轮的时间(2~24小时),每百万碱基的花费(<1美元),仪器的花费(<10万美元)以及可使用低浓度的DNA(尤其是对FFPE样本)。

Ion Torrent PGM测序基于使用标准的化学过程和一个半导体检测系统(Mardis,2013)。该方法是基于探测DNA合成过

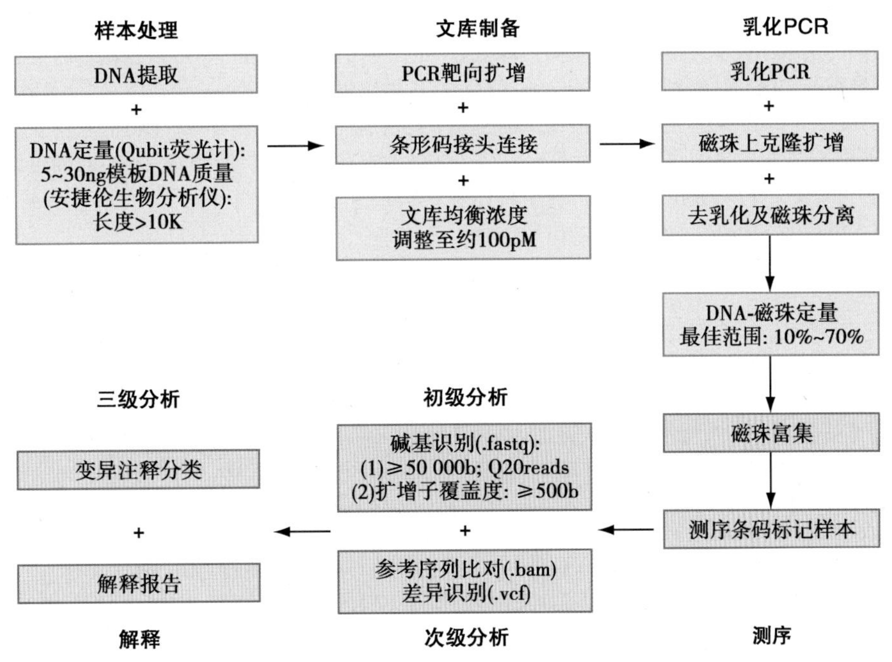

图 77-5 临床应用二代测序平台进行靶向测序的工作流程和数据分析

程中释放的氢离子(H+)。通过结合实时探测 DNA 合成过程中产生的 pH 值波动的半导体技术和速度，Ion Torrent 能够直接将遗传信息转化为数字信息。而芯片也可以在 10Mb 到超过 1Gb 之间调整，使得其能在一轮中同时高精度地测序 16 个样本，而花费的时间则少于 2 小时。原始数据的准确性达到 99.5%，检测敏感度约为 5%，使得 Ion Torrent 适用于作为单核苷酸多态性(SNV)的检测平台和突变分析平台。Ion 的 AmpliSeq 癌症热点通道 v2，使用一个引物池进行多重 PCR 扩增，从基因组的“热点”区域中制备扩增子文库。该热点区域选择的是人类癌基因中经常发生突变的区域(Singh et al，2013)，它包含了 207 个扩增子，和 2800COSMIC 点突变以及 50 个原癌基因和癌症抑制基因的小片段插入缺失。它只需要 10ng DNA，非常适用于 FFPE 样本。

Illumina 公司的 MiSeq 平台是一个基于化学合成的可逆的终端碱基测序(Mardis et al，2013)。MiSeq 是一个工作台式测序仪，可以高速交付大量的测序数据。它可以同时处理大量的样品或是解码大的复杂的基因组。在 DNA 合成过程中的产生的荧光被图像所捕捉并数字化处理。由 Illumina 在 MiSeq 平台上开发的 TruSeq 癌症扩增通道是一个单管的多重扩增 PCR，它包含了来自于 48 个癌症相关基因的 212 个扩增子以检测点突变和小片段插入缺失。它可以同时处理 96 个样本，同样适用于 FFPE 来源样本。缺点是产生测序数据的时间比 Ion Torrent PGM 平台要长(>48 小时)。

既然 NGS 产生数以百万计的 reads，分析这些数据需要强大的生物信息处理能力支持(Meldrum et al，2011)。NGS 的数据分析可以分为几个步骤：碱基识别，序列比对，差异识别和变异注释(图 77-5)。碱基识别是指确定每条序列读长的每个碱基。序列比对包含了根据基因组参考序列对短的 DNA 测序 read 进行正确定位。差异识别是与参考序列比对后确定序列中的 DNA 变异。变异识别的精确性严重依赖于测序覆盖的深度，增加覆盖度可以提高差异识别的准确性。因为有些区域的测序覆盖度可能比较低或是测序比较困难，这时候，可视化地检测这些序列的比对就显得非常重要，它可以解决模糊识别和错误识别。变异注释则是对每个检测到的变异添加信息。例如，注释流程包括确定这些变异位于基因中还是基因附近，位于基因的哪个位置(如非翻译区，外显子，内含子)，以及这个变异是否引起编码的蛋白的氨基酸改变。而这个过程可以通过与已知数据库(如 COMICS)进行比对而加快，并且获知它对于蛋白功能的潜在影响。最后这个潜在的病理变异的解读需要结合临床信息(如肿瘤类型，病理学特征)，这样才能确定它的临床价值。

NGS 已经被临床诊断实验室用于遗传学诊断和癌症分层(Meldrum et al，2011)。癌基因组的遗传学改变可以用作癌症诊断、预后和处理指导(如同伴诊断)的生物学标志物(Gonzalez de Castro et al，2013)。这些标志物的价值已经得到随机，对照试验的证实。并被报道对于结果有重大的改进，试验中比较了带和不带生物标志物，以及用靶向治疗和用常规治疗手段。美国国家综合癌症网络(National Comprehensive Cancer Network，NCCN)指南以及很多保险公司都已经将遗传学标志物检测作为癌症患者的医疗管理的标准。人们期望，即使不是全部需要，至少很多癌症的诊断和治疗都需要了解基因组信息，随着对癌基因组的认知和理解可以发展新的靶向性药物。

应用 NGS 进行癌基因组测试也面临着一些挑战。癌症被认为是一种遗传学的紊乱，它由体细胞突变导致重要信号通路的改变从而引起不受控的细胞增殖，侵袭和转移。这些遗传学变化可以是单核苷酸改变，也可以是染色体结构变化(插入，缺失及重排)，甚至到拷贝数的变化。然而，只有一小部分的改变是具有影响诊断、预后以及治疗的临床意义的。而这些重要的突变很容易同生殖细胞系改变和高频的旁观者突变(>90%频率)所混淆。因此滤除这些非重要突变就显得非常关键。临床解释这些遗传突变，不仅要求理解这些改变的意义，还需要了解临床重要性的具体内容，如无论是在临床上还是实验上对于治疗的应答。另一个挑战是肿瘤样本的选择，癌细胞是异质性的，因此一个大的肿瘤中的选取小样本可能会错过重要但却低水平的突变。此外，背景细胞中的非肿瘤细胞也可能会干扰存在于少量肿瘤细胞内的突变的检出，尤其是对于小的组织活检和细针穿刺样本。目前根据方法的灵敏度（通常为5%）和覆盖度（通常>×500）设定了可接受样本的标准。通常，对于目标测序要求>10%的肿瘤含量或者>1000个肿瘤细胞。出于所有这些原因，分子病理学家在整个NGS过程中都扮演了重要角色，包括样本的选择，NGS数据质量的控制，以及根据临床相关性做出最后的解读。希望在将来，分子肿瘤委员会的成员能有包括病理学家，遗传学家，生物信息专家，肿瘤学家等诸如此类的专家在内的人员所组成，来共同确定结果的解释和对患者管理。

（王华梁 译 黄彬 校）

推荐阅读

Aldape K，Burger PC，et al：Clinicopathologic aspects of 1p/19q loss and the diagnosis of oligodendroglioma，Arch Pathol Lab Med 131：242-251，2007.

1号染色体短臂和19号染色体长臂缺失检测可以极大提高少突神经胶质瘤的准确诊断，尤其是与星形胶质瘤和混合少突神经胶质瘤等其他脑肿瘤的鉴别诊断并可用于预后预测。

El-Zammar OA，Zhang S，et al：Comparison of FISH，PCR，and immunohistochemistry in assessing EGFR status in lung adenocarcinoma and correlation with clinicopathologic features，Diagn Mol Pathol 18：133-137，2009.

*EGFR*基因扩增和激活突变与包括肺癌在内的多种癌症相关。该文对鉴定肺癌蛋白表达水平、突变和基因拷贝数变化的多种方法进行了比较分析。

Halling KC，KippBR：Bladder cancer detection using FISH（UroVysion assay），Adv Anat Pathol 15：279-286，2008.

UroVysion荧光原位杂交已开发成功并被FDA批准用于协助检测膀胱癌患者尿液标本中的染色体异常。该文讨论了UroVysion技术在膀胱癌检测和治疗随访中的应用价值。

Kato K：Algorithm for in vitro diagnostic multivariate index assay，Breast Cancer 16：248-251，2009.

该文综述了当前乳腺癌标志物的研究现状及其在使用21基因Oncotype检测和Mammaprint 70基因微阵列芯片检测对女性侵袭性乳腺癌患者进行复发预测中的应用。

Oakman C，Bessi S，et al：Recent advances in systemic therapy：new diagnostics and biological predictors of outcome in early breast cancer，Breast Cancer Res 11：205，2009.

该文综述了当前乳腺癌标志物的研究现状及其在使用21基因Oncotype检测和Mammaprint 70基因微阵列芯片检测对女性侵袭性乳腺癌患者进行复发预测中的应用。

参考文献

Abdel-Rahman WM, Peltomaki P: Molecular basis and diagnostics of hereditary colorectal cancers, *Ann Med* 36:379–388, 2004.

Abraham SC, Wu TT, et al: Distinctive molecular genetic alterations in sporadic and familial adenomatous polyposis-associated pancreatoblastomas: frequent alterations in the APC/beta-catenin pathway and chromosome 11p, *Am J Pathol* 159:1619–1627, 2001.

Abraham SC, Wu TT, et al: Genetic and immunohistochemical analysis of pancreatic acinar cell carcinoma: frequent allelic loss on chromosome 11p and alterations in the APC/beta-catenin pathway, *Am J Pathol* 160:953–962, 2002.

Afar DE, Vivanco I, et al: Catalytic cleavage of the androgen-regulated TMPRSS2 protease results in its secretion by prostate and prostate cancer epithelia, *Cancer Res* 61:1686–1692, 2001.

Al-Ahmadie HA, Iyer G, et al: Somatic mutation of fibroblast growth factor receptor-3 (FGFR3) defines a distinct morphological subtype of high-grade urothelial carcinoma, *J Pathol* 224:270–279, 2011.

Alhopuro P, Alazzouzi H, et al: SMAD4 levels and response to 5-fluorouracil in colorectal cancer, *Clin Cancer Res* 11:6311–6316, 2005.

Ali S, Ahmad A, et al: Gemcitabine sensitivity can be induced in pancreatic cancer cells through modulation of miR-200 and miR-21 expression by curcumin or its analogue CDF, *Cancer Res* 70:3606–3617, 2010.

Allgayer H, Babic R, et al: c-erbB-2 is of independent prognostic relevance in gastric cancer and is associated with the expression of tumor-associated protease systems, *J Clin Oncol* 18:2201–2209, 2000.

Amary MF, Ye H, et al: Detection of USP6 gene rearrangement in nodular fasciitis: an important diagnostic tool, *Virchows Arch* 463:97–98, 2013.

Anderson GG, Weiss LM: Determining tissue of origin for metastatic cancers: meta-analysis and literature review of immunohistochemistry performance, *Appl Immunohistochem Mol Morphol* 18:3–8, 2010.

Antonescu CR, Le Loarer F, et al: Novel YAP1-TFE3 fusion defines a distinct subset of epithelioid hemangioendothelioma, *Genes Chromosomes Cancer* 52:775–784, 2013.

Antonescu CR, Nafa K, et al: EWS-CREB1: a recurrent variant fusion in clear cell sarcoma—association with gastrointestinal location and absence of melanocytic differentiation, *Clin Cancer Res* 12:5356–5362, 2006.

Aravalli RN, Steer CJ, et al: Molecular mechanisms of hepatocellular carcinoma, *Hepatology* 48:2047–2063, 2008.

Arbajian E, Magnusson L, et al: A benign vascular tumor with a new fusion gene: EWSR1-NFATC1 in hemangioma of the bone, *Am J Surg Pathol* 37:613–616, 2013.

Argani P, Antonescu CR, et al: Primary renal neoplasms with the ASPL-TFE3 gene fusion of alveolar soft part sarcoma: a distinctive tumor entity previously included among renal cell carcinomas of children and adolescents, *Am J Pathol* 159:179–192, 2001.

Argani P, Antonescu CR, et al: PRCC-TFE3 renal carcinomas: morphologic, immunohistochemical, ultrastructural, and molecular analysis of an entity associated with the t(X;1)(p11.2;q21), *Am J Surg Pathol* 26:1553–1566, 2002.

Argani P, Ladanyi M: Recent advances in pediatric renal neoplasia, *Adv Anat Pathol* 10:243–260, 2003a.

Argani P, Ladanyi M: Distinctive neoplasms characterised by specific chromosomal translocations comprise a significant proportion of paediatric renal cell carcinomas, *Pathology* 35:492–498, 2003b.

Argani P, Lae M, et al: Renal carcinomas with the t(6;11)(p21;q12). Clinicopathologic features and demonstration of the specific Alpha-TFEB gene fusion by immunohistochemistry, RT-PCR, and DNA-PCR, *Am J Surg Pathol* 29:230–240, 2005.

Argani P, Lae M, et al: Translocation carcinomas of the kidney after chemotherapy in childhood, *J Clin Oncol* 24:1529–1534, 2006.

Argani P, Olgac S, et al: Xp11 translocation renal cell carcinoma in adults: expanded clinical, pathologic, and genetic spectrum, *Am J Surg Pathol* 31:1149–1160, 2007.

Argani P, Yonescu R, et al: Molecular confirmation of the t(6;11)(p21;q12) renal cell carcinomas in archival paraffin embedded material using a break-apart TFEB FISH assay expands its clinicopathologic spectrum, *Am J Surg Pathol* 36:1516–1526, 2012.

Arun D, Gutmann DH: Recent advances in neurofibromatosis type 1, *Curr Opin Neurol* 17:101–105, 2004.

Ayhan A, Yasui W, et al: Loss of heterozygosity at the bcl-2 gene locus and expression of bcl-2 in human gastric and colorectal carcinomas, *Jpn J Cancer Res* 85:584–591, 1994.

Azechi H, Nishida N, et al: Disruption of the p16/cyclin D1/retinoblastoma protein pathway in the majority of human hepatocellular carcinomas, *Oncology* 60:346–354, 2001.

Bai F, Nakanishi Y, et al: Codon 64 of K-ras gene mutation pattern in hepatocellular carcinomas induced by bleomycin and 1-nitropyrene in A/J mice, *Teratog Carcinog Mutagen* (Suppl 1):161–170, 2003.

Bang YJ, Van Cutsem E, et al: Trastuzumab in combination with chemotherapy versus chemotherapy alone for treatment of HER2-positive advanced gastric or gastro-oesophageal junction cancer (ToGA): a phase 3, open-label, randomised controlled trial, *Lancet* 376:687–697, 2010.

Bao T, Davidson NE: Gene expression profiling of breast cancer, *Adv Surg* 42:249–260, 2008.

Barault L, Veyrie N, et al: Mutations in the RAS-MAPK, PIK (phosphatidylinositol-3-OH kinase) signaling network correlate with poor survival in a population-based series of colon cancers, *Int J Cancer* 122:2255–2259, 2008.

Bass AJ, Thorsson V, et al: Comprehensive molecular characterization of gastric adenocarcinoma, *Nature* 513:202–209, 2014.

Bell DW, Varley JM, et al: Heterozygous germ line hCHK2 mutations in Li-Fraumeni syndrome, *Science* 286:2528–2531, 1999.

Benn DE, Gimenez-Roqueplo AP, et al: Clinical presentation and penetrance of pheochromocytoma/paraganglioma syndromes, *J Clin Endocrinol Metab* 91:827–836, 2006.

Berx G, Becker KF, et al: Mutations of the human E-cadherin (CDH1) gene, *Hum Mutat* 12:226–237, 1998.

Bhutia YD, Hung SW, et al: Differential processing of let-7a precursors influences RRM2 expression and chemosensitivity in pancreatic cancer: role of LIN-28 and SET oncoprotein, *PLoS ONE* 8:e53436, 2013.

Billerey C, Chopin D, et al: Frequent FGFR3 mutations in papillary non-invasive bladder (pTa) tumors, *Am J Pathol* 158:1955–1959, 2001.

Billings SD, Giblen G, et al: Superficial low-grade fibromyxoid sarcoma (Evans tumor): a clinicopathologic analysis of 19 cases with a unique observation in the pediatric population, *Am J Surg Pathol* 29:204–210, 2005.

Bioulac-Sage P, Balabaud C, et al: Subtype classification of hepatic adenoma, *Dig Surg* 27:39–45, 2010.

Bioulac-Sage P, Rebouissou S, et al: Clinical, morphologic, and molecular features defining so called telangiectatic focal nodular hyperplasias of the liver,

Gastroenterology 128:1211–1218, 2005.

Bjerkehagen B, Dietrich C, et al: Extraskeletal myxoid chondrosarcoma: multimodal diagnosis and identification of a new cytogenetic subgroup characterized by t(9;17) (q22;q11), *Virchows Arch* 435:524–530, 1999.

Bloomston M, Frankel WL, et al: MicroRNA expression patterns to differentiate pancreatic adenocarcinoma from normal pancreas and chronic pancreatitis, *JAMA* 297:1901–1908, 2007.

Boparai KS, Dekker E, et al: Hyperplastic polyps and sessile serrated adenomas as a phenotypic expression of MYH-associated polyposis, *Gastroenterology* 135: 2014–2018, 2008.

Bourke B, Broderick A, et al: Peutz-Jeghers syndrome and management recommendations, *Clin Gastroenterol Hepatol* 4:1550; author reply 1550, 2006.

Boyault S, Rickman DS, et al: Transcriptome classification of HCC is related to gene alterations and to new therapeutic targets, *Hepatology* 45:42–52, 2007.

Boyd KP, Korf BR, et al: Neurofibromatosis type 1, *J Am Acad Dermatol* 61:1–14; quiz 15-16, 2009.

Brandi ML, Gagel RF, et al: Guidelines for diagnosis and therapy of MEN type 1 and type 2, *J Clin Endocrinol Metab* 86:5658–5671, 2001.

Brauckhoff M, Gimm O, et al: Papillary thyroid carcinoma in patients with RET proto-oncogene germline mutation, *Thyroid* 12:557–561, 2002.

Breneman JC, Lyden E, et al: Prognostic factors and clinical outcomes in children and adolescents with metastatic rhabdomyosarcoma—a report from the Intergroup Rhabdomyosarcoma Study IV, *J Clin Oncol* 21:78–84, 2003.

Bridge JA, Kanamori M, et al: Fusion of the ALK gene to the clathrin heavy chain gene, CLTC, in inflammatory myofibroblastic tumor, *Am J Pathol* 159:411–415, 2001.

Bruder E, Passera O, et al: Morphologic and molecular characterization of renal cell carcinoma in children and young adults, *Am J Surg Pathol* 28:1117–1132, 2004.

Bubendorf L, Kononen J, et al: Survey of gene amplifications during prostate cancer progression by high-throughput fluorescence in situ hybridization on tissue microarrays, *Cancer Res* 59:803–806, 1999.

Buchholz M, Gress TM: Molecular changes in pancreatic cancer, *Expert Rev Anticancer Ther* 9:1487–1497, 2009.

Budhu A, Forgues M, et al: Prediction of venous metastases, recurrence, and prognosis in hepatocellular carcinoma based on a unique immune response signature of the liver microenvironment, *Cancer Cell* 10:99–111, 2006.

Butrynski JE, D'Adamo DR, et al: Crizotinib in ALK-rearranged inflammatory myofibroblastic tumor, *N Engl J Med* 363:1727–1733, 2010.

Caldas C, Hahn SA, et al: Frequent somatic mutations and homozygous deletions of the p16 (MTS1) gene in pancreatic adenocarcinoma, *Nat Genet* 8:27–32, 1994.

Callender GG, Rich TA, et al: Multiple endocrine neoplasia syndromes, *Surg Clin North Am* 88:863–895, viii, 2008.

Carcao MD, Taylor GP, et al: Renal-cell carcinoma in children: a different disorder from its adult counterpart? *Med Pediatr Oncol* 31:153–158, 1998.

Cardarella S, Ortiz TM, et al: The introduction of systematic genomic testing for patients with non-small-cell lung cancer, *J Thorac Oncol* 7:1767–1774, 2012.

Cerveira N, Ribeiro FR, et al: TMPRSS2-ERG gene fusion causing ERG overexpression precedes chromosome copy number changes in prostate carcinomas and paired HGPIN lesions, *Neoplasia* 8:826–832, 2006.

Chaft JE, Rekhtman N, et al: ALK- rearranged lung cancer: adenosquamous lung cancer masquerading as pure squamous carcinoma, *J Thorac Oncol* 7:768–769, 2012.

Chandrasekharappa SC, Teh BT: Clinical and molecular aspects of multiple endocrine neoplasia type 1, *Front Horm Res* 28:50–80, 2001.

Chang J, Kim NG, et al: Assessment of chromosomal losses and gains in hepatocellular carcinoma, *Cancer Lett* 182:193–202, 2002.

Cher ML, Bova GS, et al: Genetic alterations in untreated metastases and androgen-independent prostate cancer detected by comparative genomic hybridization and allelotyping, *Cancer Res* 56:3091–3102, 1996.

Chew SL: Use of mutation analysis in endocrine neoplasia syndromes, *Clin Med* 9:362–363, 2009.

Chiang DY, Villanueva A, et al: Focal gains of VEGFA and molecular classification of hepatocellular carcinoma, *Cancer Res* 68:6779–6788, 2008.

Cho KR, Shih IeM: Ovarian cancer, *Annu Rev Pathol* 4:287–313, 2009.

Chung DC, Rustgi AK: The hereditary nonpolyposis colorectal cancer syndrome: genetics and clinical implications, *Ann Intern Med* 138:560–570, 2003.

Cifola I, Spinelli R, et al: Genome-wide screening of copy number alterations and LOH events in renal cell carcinomas and integration with gene expression profile, *Mol Cancer* 7:6, 2008.

Clark JM: The epidemiology of nonalcoholic fatty liver disease in adults, *J Clin Gastroenterol* 40(Suppl 1):S5–S10, 2006.

Clark J, Merson S, et al: Diversity of TMPRSS2-ERG fusion transcripts in the human prostate, *Oncogene* 26:2667–2673, 2007.

Coate LE, John T, et al: Molecular predictive and prognostic markers in non-small-cell lung cancer, *Lancet Oncol* 10:1001–1010, 2009.

Cobrinik D, Dowdy SF, et al: The retinoblastoma protein and the regulation of cell cycling, *Trends Biochem Sci* 17:312–315, 1992.

Coindre JM, Hostein I, et al: Diagnosis of clear cell sarcoma by real-time reverse transcriptase-polymerase chain reaction analysis of paraffin embedded tissues: clinicopathologic and molecular analysis of 44 patients from the French sarcoma group, *Cancer* 107:1055–1064, 2006.

Coindre JM, Pedeutour F, et al: Well-differentiated and dedifferentiated liposarcomas, *Virchows Arch* 456:167–179, 2010.

Colnot S, Decaens T, et al: Liver-targeted disruption of Apc in mice activates beta-catenin signaling and leads to hepatocellular carcinomas, *Proc Natl Acad Sci U S A* 101:17216–17221, 2004.

Croitoru ME, Cleary SP, et al: Germline MYH mutations in a clinic-based series of Canadian multiple colorectal adenoma patients, *J Surg Oncol* 95:499–506, 2007.

Crossey PA, Richards FM, et al: Identification of intragenic mutations in the von Hippel-Lindau disease tumor suppressor gene and correlation with disease phenotype, *Hum Mol Genet* 3:1303–1308, 1994.

Cuschieri K, Wentzensen N: Human papillomavirus mRNA and p16 detection as biomarkers for the improved diagnosis of cervical neoplasia, *Cancer Epidemiol Biomarkers Prev* 17:2536–2545, 2008.

Cuzick J, Arbyn M, et al: Overview of human papillomavirus-based and other novel options for cervical cancer screening in developed and developing countries, *Vaccine* 26(Suppl 10):K29–K41, 2008.

Cuzick J, Berney DM, et al: Prognostic value of cell cycle progression signature for a prostate cancer death in a conservatively managed needle biopsy cohort, *Br J Cancer* 106:1095–1099, 2012.

Da Silva AM, Maciel RM, et al: A novel germ-line point mutation in RET exon 8 (Gly(533)Cys) in a large kindred with familial medullary thyroid carcinoma, *J Clin Endocrinol Metab* 88:5438–5443, 2003.

Dal Cin P, Kozakewich HP, et al: Variant translocations involving 16q22 and 17p13 in solid variant and extraosseous forms of aneurysmal bone cyst, *Genes Chromosomes Cancer* 28:233–234, 2000.

Davicioni E, Finckenstein FG, et al: Identification of a PAX-FKHR gene expression signature that defines molecular classes and determines the prognosis of alveolar rhabdomyosarcomas, *Cancer Res* 66:6936–6946, 2006.

Davies H, Bignell GR, et al: Mutations of the BRAF gene in human cancer, *Nature* 417:949–954, 2002.

de Alava E, Gerald WL: Molecular biology of the Ewing's sarcoma/primitive neuroectodermal tumor family, *J Clin Oncol* 18:204–213, 2000.

de Vos M, Hayward B, et al: Phenotype associated with recessively inherited mutations in DNA mismatch repair (MMR) genes, *Biochem Soc Trans* 33(Pt 4):718–720, 2005.

Debelenko LV, Arthur DC, et al: Identification of CARS-ALK fusion in primary and metastatic lesions of an inflammatory myofibroblastic tumor, *Lab Invest* 83:1255–1265, 2003.

Debiec-Rychter M, Marynen P, et al: ALK-ATIC fusion in urinary bladder inflammatory myofibroblastic tumor, *Genes Chromosomes Cancer* 38:187–190, 2003.

Delahunt B, Cheville JC, Martignoni G, et al: The International Society of Urological Pathology (ISUP) grading system for renal cell carcinoma and other prognostic parameters, *Am J Surg Pathol* 37:e33–e47, 2013.

Demunter A, Stas M, et al: Analysis of N- and K-ras mutations in the distinctive tumor progression phases of melanoma, *J Invest Dermatol* 117:1483–1489, 2001.

Di Nicolantonio F, Martini M, et al: Wild-type BRAF is required for response to panitumumab or cetuximab in metastatic colorectal cancer, *J Clin Oncol* 26:5705–5712, 2008.

Dillhoff M, Liu J, et al: MicroRNA-21 is overexpressed in pancreatic cancer and a potential predictor of survival, *J Gastrointest Surg* 12:2171–2176, 2008.

Dowsett M, Sestak I, et al: Comparison of PAM50 Risk of Recurrence Score with Oncotype DX and IHC4 for predicting risk of distant recurrence after endocrine therapy, *J Clin Oncol* 31:2783–2790, 2013.

Dreijerink KM, Lips CJ, et al: Multiple endocrine neoplasia type 1: a chromatin writer's block, *J Intern Med* 266:53–59, 2009.

Dvorakova S, Vaclavikova E, et al: Exon 5 of the RET proto-oncogene: a newly detected risk exon for familial medullary thyroid carcinoma, a novel germ-line mutation Gly321Arg, *J Endocrinol Invest* 28:905–909, 2005.

Edamoto Y, Hara A, et al: Alterations of RB1, p53 and Wnt pathways in hepatocellular carcinomas associated with hepatitis C, hepatitis B and alcoholic liver cirrhosis, *Int J Cancer* 106:334–341, 2003.

Eng C: PTEN: one gene, many syndromes, *Hum Mutat* 22:183–198, 2003.

Eng C, Clayton D, et al: The relationship between specific RET proto-oncogene mutations and disease phenotype in multiple endocrine neoplasia type 2. International RET mutation consortium analysis, *JAMA* 276:1575–1579, 1996.

Engelman JA, Zejnullahu K, et al: MET amplification leads to gefitinib resistance in lung cancer by activating ERBB3 signaling, *Science* 316:1039–1043, 2007.

Erickson-Johnson MR, Chou MM, et al: Nodular fasciitis: a novel model of transient neoplasia induced by MYH9-USP6 gene fusion, *Lab Invest* 91:1427–1433, 2011.

Errani C, Sung YS, et al: Monoclonality of multifocal epithelioid hemangioendothelioma of the liver by analysis of WWTR1-CAMTA1 breakpoints, *Cancer Genet* 205:12–17, 2012.

Errani C, Zhang L, et al: A novel WWTR1-CAMTA1 gene fusion is a consistent abnormality in epithelioid hemangioendothelioma of different anatomic sites, *Genes Chromosomes Cancer* 50:644–653, 2011.

Eschrich S, Yang I, et al: Molecular staging for survival prediction of colorectal cancer patients, *J Clin Oncol* 23:3526–3535, 2005.

Evans DG: Neurofibromatosis 2 [Bilateral acoustic neurofibromatosis, central neurofibromatosis, NF2, neurofibromatosis type II], *Genet Med* 11:599–610, 2009a.

Evans DG: Neurofibromatosis type 2 (NF2): a clinical and molecular review, *Orphanet J Rare Dis* 4:16, 2009b.

Evans HL: Low-grade fibromyxoid sarcoma: a clinicopathologic study of 33 cases with long-term follow-up, *Am J Surg Pathol* 35:1450–1462, 2011.

Farges O, Dokmak S: Malignant transformation of liver adenoma: an analysis of the literature, *Dig Surg* 27:32–38, 2010.

Fearon ER, Vogelstein B: A genetic model for colorectal tumorigenesis, *Cell* 61:759–767, 1990.

Febbo PG, Ladanyi M, et al: NCCN Task Force report: evaluating the clinical utility of tumor markers in oncology, *J Natl Compr Canc Netw* 9(Suppl 5):S1–S32, 2011.

Ferlay JBF, Pisani P, Parkin DM: *GLOBOCAN 2002: Cancer Incidence, Mortality and Prevalence Worldwide*, IARC CancerBase, no. 5, version 2.0, Lyon, France, 2004, IARC Press.

Filmus J, Capurro M, et al: Glypicans, *Genome Biol* 9:224, 2008.

Fitzgerald RC, Caldas C: E-cadherin mutations and hereditary gastric cancer: prevention by resection? *Dig Dis* 20:23–31, 2002.

Fitzgerald JM, Ramchurren N, et al: Identification of H-ras mutations in urine sediments complements cytology in the detection of bladder tumors, *J Natl Cancer Inst* 87:129–133, 1995.

Fondevila C, Metges JP, et al: p53 and VEGF expression are independent predictors of tumor recurrence and survival following curative resection of gastric cancer, *Br J Cancer* 90:206–215, 2004.

Frank-Raue K, Buhr H, et al: Long-term outcome in 46 gene carriers of hereditary medullary thyroid carcinoma after prophylactic thyroidectomy: impact of individual RET genotype, *Eur J Endocrinol* 155:229–236, 2006.

Frattini M, Saletti P, et al: PTEN loss of expression predicts cetuximab efficacy in metastatic colorectal cancer patients, *Br J Cancer* 97:1139–1145, 2007.

Freedland SJ, Gerber L, et al: Prognostic utility of cell cycle progression score in men with prostate cancer after primary external beam radiation therapy, *Int J Radiat Oncol Biol Phys* 86:848–853, 2013.

Fromont G, Godet J, et al: 8q24 amplification is associated with Myc expression and prostate cancer progression and is an independent predictor of recurrence after radical prostatectomy, *Hum Pathol* 44:1617–1623, 2013.

Fry LC, Monkemuller K, et al: Molecular markers of pancreatic cancer: development and clinical relevance, *Langenbecks Arch Surg* 393:883–890, 2008.

Fu SJ, Qi CY, et al: Glypican-3 is a potential prognostic biomarker for hepatocellular carcinoma after curative resection, *Surgery* 154:536–544, 2013.

Gall TM, Frampton AE, et al: Blood-based miRNAs as noninvasive diagnostic and surrogative biomarkers in colorectal cancer, *Expert Rev Mol Diagn* 13:141–145, 2013.

Gamboa-Dominguez A, Dominguez-Fonseca C, et al: Epidermal growth factor receptor expression correlates with poor survival in gastric adenocarcinoma from Mexican patients: a multivariate analysis using a standardized immunohistochemical detection system, *Mod Pathol* 17:579–587, 2004.

Garnett MJ, Rana S, et al: Wild-type and mutant B-RAF activate C-RAF through distinct mechanisms involving heterodimerization, *Mol Cell* 20:963–969, 2005.

Gatalica Z, Torlakovic E: Pathology of the hereditary colorectal carcinoma, *Fam Cancer* 7:15–26, 2008.

Geller JI, Argani P, et al: Translocation renal cell carcinoma: lack of negative impact due to lymph node spread, *Cancer* 112:1607–1616, 2008.

Ghadimi BM, Grade M, et al: Effectiveness of gene expression profiling for response prediction of rectal adenocarcinomas to preoperative chemoradiotherapy, *J Clin Oncol* 23:1826–1838, 2005.

Gilks CB, Prat J: Ovarian carcinoma pathology and genetics: recent advances, *Hum Pathol* 40:1213–1223, 2009.

Gill AJ, Pachter NS, Chou A: Renal tumors associated with germline SDHB mutation show distinctive morphology, *Am J Surg Pathol* 35:1578–1585, 2011.

Gimm O, Marsh DJ, et al: Germline dinucleotide mutation in codon 883 of the RET proto-oncogene in multiple endocrine neoplasia type 2B without codon 918 mutation, *J Clin Endocrinol Metab* 82:3902–3904, 1997.

Giovannetti E, Del Tacca M, et al: Transcription analysis of human equilibrative nucleoside transporter-1 predicts survival in pancreas cancer patients treated with gemcitabine, *Cancer Res* 66:3928–3935, 2006.

Gnant M, Filipits M, et al: Predicting distant recurrence in receptor-positive breast cancer patients with limited clinicopathological risk: using the PAM50 Risk of Recurrence score in 1478 postmenopausal patients of the ABCSG-8 trial treated with adjuvant endocrine therapy alone, *Ann Oncol* 25:339–345, 2014.

Gnarra JR, Tory K, et al: Mutations of the VHL tumor suppressor gene in renal carcinoma, *Nat Genet* 7:85–90, 1994.

Gonzalez de Castro D, Clarke PA, et al: Personalized cancer medicine: molecular diagnostics, predictive biomarkers, and drug resistance, *Clin Pharmacol Ther* 93:252–259, 2013.

Grady WM: CIMP and colon cancer gets more complicated, *Gut* 56:1498–1500, 2007.

Gray-Schopfer V, Wellbrock C, et al: Melanoma biology and new targeted therapy, *Nature* 445:851–857, 2007.

Green WM, Yonescu R, et al: Utilization of a TFE3 break-apart FISH assay in a renal tumor consultation service, *Am J Surg Pathol* 37:1150–1163, 2013.

Griffin CA, Hawkins AL, et al: Recurrent involvement of 2p23 in inflammatory myofibroblastic tumors, *Cancer Res* 59:2776–2780, 1999.

Grubb RL 3rd, Franks ME, Toro J, et al: Hereditary leiomyomatosis and renal cell cancer: a syndrome associated with an aggressive form of inherited renal cancer, *J Urol* 177:2074–2079, discussion 2079-2080, 2007.

Gu M, Kim D, et al: Analysis of microsatellite instability, protein expression and methylation status of hMLH1 and hMSH2 genes in gastric carcinomas, *Hepatogastroenterology* 56:899–904, 2009.

Guan XY, Fang Y, et al: Recurrent chromosome alterations in hepatocellular carcinoma detected by comparative genomic hybridization, *Genes Chromosomes Cancer* 30:110, 2001.

Guilford P, Hopkins J, et al: E-cadherin germline mutations in familial gastric cancer, *Nature* 392:402–405, 1998.

Gupta N, Srinivasan R, Rajwanshi A: Functional biomarkers in cervical precancer: An overview, *Diagn Cytopathol* 38:618–623, 2010.

Hahn SA, Hoque AT, et al: Homozygous deletion map at 18q21.1 in pancreatic cancer, *Cancer Res* 56:490–494, 1996a.

Hahn SA, Schutte M, et al: DPC4, a candidate tumor suppressor gene at human chromosome 18q21.1, *Science* 271:350–353, 1996b.

Hameed M: Small round cell tumors of bone, *Arch Pathol Lab Med* 131:192–204, 2007.

Hawksworth D, Ravindranath L, et al: Overexpression of C-MYC oncogene in prostate cancer predicts biochemical recurrence, *Prostate Cancer Prostatic Dis* 13:311–315, 2010.

Hayden JD, Cawkwell L, et al: Prognostic significance of microsatellite instability in patients with gastric carcinoma, *Eur J Cancer* 33:2342–2346, 1997.

Heimann P, Devalck C, et al: Alveolar soft-part sarcoma: further evidence by FISH for the involvement of chromosome band 17q25, *Genes Chromosomes Cancer* 23:194–197, 1998.

Heimann P, Housni HEl, et al: Fusion of a novel gene, RCC17, to the TFE3 gene in t(X;17)(p11.2;q25.3)-bearing papillary renal cell carcinomas, *Cancer Res* 61:4130–4135, 2001.

Helleday T, Bryant HE, et al: Poly(ADP-ribose) polymerase (PARP-1) in homologous recombination and as a target for cancer therapy, *Cell Cycle* 4:1176–1178, 2005.

Hermans KG, van Marion R, et al: TMPRSS2:ERG fusion by translocation or interstitial deletion is highly relevant in androgen-dependent prostate cancer, but is bypassed in late-stage androgen receptor-negative prostate cancer, *Cancer Res* 66:10658–10663, 2006.

Hermansen SK, Dahlrot RH, et al: MiR-21 expression in the tumor cell compartment holds unfavorable prognostic value in gliomas, *J Neurooncol* 111:71–81, 2013.

Hernandez-Marti MJ, Orellana-Alonso C, et al: Renal adenocarcinoma in an 8-year-old child, with a t(X;17)(p11.2;q25), *Cancer Genet Cytogenet* 83:82–83, 1995.

Herrington CS: Recent advances in molecular gynaecological pathology, *Histopathology* 55:243–249, 2009.

Higgins JP, Shinghal R, et al: Gene expression patterns in renal cell carcinoma assessed by complementary DNA microarray, *Am J Pathol* 162:925–932, 2003.

Hippo Y, Taniguchi H, et al: Global gene expression analysis of gastric cancer by oligonucleotide microarrays, *Cancer Res* 62:233–240, 2002.

Hiraga H, Nojima T, et al: Establishment of a new continuous clear cell sarcoma cell line. Morphological and cytogenetic characterization and detection of chimaeric EWS/ATF-1 transcripts, *Virchows Arch* 431:45–51, 1997.

Hirota S, Isozaki K, et al: Gain-of-function mutations of c-kit in human gastrointestinal stromal tumors, *Science* 279:577–580, 1998.

Hisaoka M, Ishida T, et al: Clear cell sarcoma of soft tissue: a clinicopathologic, immunohistochemical, and molecular analysis of 33 cases, *Am J Surg Pathol* 32:452–460, 2008.

Hobert JA, Eng C: PTEN hamartoma tumor syndrome: an overview, *Genet Med* 11:687–694, 2009.

Hoimes CJ, Moyer MT, Saif MW: Biomarkers for early detection and screening in pancreatic cancer. Highlights from the 45th ASCO annual meeting. Orlando, FL, USA. May 29-June 2, 2009, *JOP* 10:352–356, 2009.

Holmang S, Andius P, et al: Stage progression in Ta papillary urothelial tumors: relationship to grade, immunohistochemical expression of tumor markers, mitotic frequency and DNA ploidy, *J Urol* 165:1124–1128, discussion 1128–1130, 2001.

Holmang S, Hedelin H, et al: Recurrence and progression in low grade papillary urothelial tumors, *J Urol* 162:702–707, 1999.

Hoorens A, Lemoine NR, et al: Pancreatic acinar cell carcinoma. An analysis of cell lineage markers, p53 expression, and Ki-ras mutation, *Am J Pathol* 143:685–698, 1993.

Horii A, Nakatsuru S, et al: The APC gene, responsible for familial adenomatous polyposis, is mutated in human gastric cancer, *Cancer Res* 52:3231–3233, 1992.

Horlings HM, van Laar RK, et al: Gene expression profiling to identify the histogenetic origin of metastatic adenocarcinomas of unknown primary, *J Clin Oncol* 26:4435–4441, 2008.

Horree N, Heintz AP, et al: p16 is consistently expressed in endometrial tubal metaplasia, *Cell Oncol* 29:37–45, 2007.

Hoshida Y, Villanueva A, et al: Gene expression in fixed tissues and outcome in hepatocellular carcinoma, *N Engl J Med* 359:1995–2004, 2008.

Houillier C, Wang X, et al: IDH1 or IDH2 mutations predict longer survival and response to temozolomide in low-grade gliomas, *Neurology* 75:1560–1566, 2010.

Hruban RH, Adsay NV: Molecular classification of neoplasms of the pancreas, *Hum Pathol* 40:612–623, 2009.

Hruban RH, Fukushima N: Pancreatic adenocarcinoma: update on the surgical pathology of carcinomas of ductal origin and PanINs, *Mod Pathol* 20:S61–S70, 2007.

Hruban RH, van Mansfeld AD, et al: K-ras oncogene activation in adenocarcinoma of the human pancreas. A study of 82 carcinomas using a combination of mutant-enriched polymerase chain reaction analysis and allele-specific oligonucleotide hybridization, *Am J Pathol* 143:545–554, 1993.

Hsia CC, Di Bisceglie AM, et al: RB tumor suppressor gene expression in hepatocellular carcinomas from patients infected with the hepatitis B virus, *J Med Virol* 44:67–73, 1994.

Hsu HC, Cheng W, et al: Cloning and expression of a developmentally regulated transcript MXR7 in hepatocelullar carcinoma: biological significance and temporospatial distribution, *Cancer Res* 57:5179–5184, 1997.

Huang XH, Sun LH, et al: Codon 249 mutation in exon 7 of p53 gene in plasma DNA: maybe a new early diagnostic marker of hepatocellular carcinoma in Qidong risk area, China, *World J Gastroenterol* 9:692–695, 2003.

Huynh H, Ngo VC, et al: Sunitinib (SUTENT, SU11248) suppresses tumor growth and induces apoptosis in xenograft models of human hepatocellular carcinoma, *Curr Cancer Drug Targets* 9:738–747, 2009.

Iacobuzio-Donahue CA, Fu B, et al: DPC4 gene status of the primary carcinoma correlates with patterns of failure in patients with pancreatic cancer, *J Clin Oncol* 27:1806–1813, 2009.

Iacopetta B, Kawakami K, et al: Predicting clinical outcome of 5-fluorouracil-based chemotherapy for colon cancer patients: is the CpG island methylator phenotype the 5-fluorouracil-responsive subgroup? *Int J Clin Oncol* 13:498–503, 2008.

Ilic N, Utermark T, et al: PI3K-targeted therapy can be evaded by gene amplification along the MYC-eukaryotic translation initiation factor 4E (eIF4E) axis, *Proc Natl Acad Sci U S A* 108:E699–E708, 2011.

Isobe M, Emanuel BS, et al: Localization of gene for human p53 tumor antigen to band 17p13, *Nature* 320:84–85, 1986.

Jacob S, Praz F: DNA mismatch repair defects: role in colorectal carcinogenesis, *Biochimie* 84:27–47, 2002.

Jacoby LB, Jones D, et al: Molecular analysis of the NF2 tumor-suppressor gene in schwannomatosis, *Am J Hum Genet* 61:1293–1302, 1997.

Jagdis A, Rubin BP, et al: Prospective evaluation of TLE1 as a diagnostic immunohistochemical marker in synovial sarcoma, *Am J Surg Pathol* 33:1743–1751, 2009.

Jain S, Lee P, et al: Molecular genetics of hepatocellular neoplasia, *Am J Transl Res* 2:105–118, 2010a.

Jain S, Xu R, et al: Molecular classification of soft tissue sarcomas and its clinical applications, *Int J Clin Exp Pathol* 3:416–428, 2010b.

Janeway KA, Albritton KH, et al: Sunitinib treatment in pediatric patients with advanced GIST following failure of imatinib, *Pediatr Blood Cancer* 52:767–771, 2009.

Janeway KA, Kim SY, et al: Defects in succinate dehydrogenase in gastrointestinal stromal tumors lacking KIT and PDGFRA mutations, *Proc Natl Acad Sci U S A* 108:314–318, 2011.

Jass JR: Colorectal polyposes: from phenotype to diagnosis, *Pathol Res Pract* 204:431–447, 2008.

Jemal A, Siegel R, et al: Cancer statistics, 2008, *CA Cancer J Clin* 58:71–96, 2008.

Jemal A, Siegel R, et al: Cancer statistics, 2009, *CA Cancer J Clin* 59:225–249, 2009.

Jenkins RB, Qian J, et al: Detection of c-myc oncogene amplification and chromosomal anomalies in metastatic prostatic carcinoma by fluorescence in situ hybridization, *Cancer Res* 57:524–531, 1997.

Jiang F, Richter J, et al: Chromosomal imbalances in papillary renal cell carcinoma: genetic differences between histological subtypes, *Am J Pathol* 153:1467–1473, 1998.

Johansson B, Bardi G, et al: Nonrandom chromosomal rearrangements in pancreatic carcinomas, *Cancer* 69:1674–1681, 1992.

Jones S, Zhang X, et al: Core signaling pathways in human pancreatic cancers revealed by global genomic analyses, *Science* 321:1801–1806, 2008.

Jonjic N, Kovac K, et al: Epidermal growth factorreceptor expression correlates with tumor cell proliferation and prognosis in gastric cancer, *Anticancer Res* 17:3883–3888, 1997.

Joypaul BV, Newman EL, et al: Expression of p53 protein in normal, dysplastic, and malignant gastric mucosa: an immunohistochemical study, *J Pathol* 170: 279–283, 1993.

Kanemitsu S, Hisaoka M, et al: Molecular detection of SS18-SSX fusion gene transcripts by cRNA in situ hybridization in synovial sarcoma using formalin-fixed, paraffin-embedded tumor tissue specimens, *Diagn Mol Pathol* 16:9–17, 2007.

Kanu OO, Mehta A, et al: Glioblastoma multiforme: a review of therapeutic targets, *Expert Opin Ther Targets* 13:701–718, 2009.

Katoh H, Ojima H, et al: Genetically distinct and clinically relevant classification of hepatocellular carcinoma: putative therapeutic targets, *Gastroenterology* 133:1475–1486, 2007.

Kaufman DL, Heinrich BS, et al: Somatic instability of the NF2 gene in schwannomatosis, *Arch Neurol* 60:1317–1320, 2003.

Kelley JR, Duggan JM: Gastric cancer epidemiology and risk factors, *J Clin Epidemiol* 56:1–9, 2003.

Kerr NJ, Chun YH, et al: Pancreatoblastoma is associated with chromosome 11p loss of heterozygosity and IGF2 overexpression, *Med Pediatr Oncol* 39:52–54, 2002.

Khleif SN, DeGregori J, et al: Inhibition of cyclin D-CDK4/CDK6 activity is associated with an E2F-mediated induction of cyclin kinase inhibitor activity, *Proc Natl Acad Sci U S A* 93:4350–4354, 1996.

Kievit W, de Bruin JH, et al: Current clinical selection strategies for identification of hereditary non-polyposis colorectal cancer families are inadequate: a meta-analysis, *Clin Genet* 65:308–316, 2004.

Kilpatrick SE, Bergman S, et al: The usefulness of cytogenetic analysis in fine needle aspirates for the histologic subtyping of sarcomas, *Mod Pathol* 19:815–819, 2006.

Kirk GD, Camus-Randon AM, et al: Ser-249 p53 mutations in plasma DNA of patients with hepatocellular carcinoma from The Gambia, *J Natl Cancer Inst* 92: 148–153, 2000.

Kisseljov F, Sakharova O, et al: Cellular and molecular biological aspects of cervical intraepithelial neoplasia, *Int Rev Cell Mol Biol* 271:35–95, 2008.

Kiuru M, Lehtonen R, et al: Few FH mutations in sporadic counterparts of tumor types observed in hereditary leiomyomatosis and renal cell cancer families, *Cancer Res* 62:4554–4557, 2002.

Knezevic D, Goddard AD, et al: Analytical validation of the Oncotype DX prostate cancer assay—a clinical RT-PCR assay optimized for prostate needle biopsies, *BMC Genomics* 14:690–702, 2013.

Knezevich SR, McFadden DE, et al: A novel ETV6-NTRK3 gene fusion in congenital fibrosarcoma, *Nat Genet* 18:184–187, 1998.

Kobel M, Huntsman D, Gilks CB: Critical molecular abnormalities in high-grade serous carcinoma of the ovary, *Expert Rev Mol Med* 10:e22, 2008.

Kolasa IK, Rembiszewska A, et al: PTEN mutation, expression and LOH at its locus in ovarian carcinomas. Relation to TP53, K-RAS and BRCA1 mutations, *Gynecol Oncol* 103:692–697, 2006.

Kouvidou C, Latoufis C, et al: Expression of Smad4 and TGF-beta2 in colorectal carcinoma, *Anticancer Res* 26:2901–2907, 2006.

Kovacs G, Wilkens L, Papp T: Differentiation between papillary and nonpapillary renal cell carcinomas by DNA analysis, *J Natl Cancer Inst* 81:527–530, 1989.

Kumari A, Srinivasan R, et al: Positive regulation of human telomerase reverse transcriptase gene expression and telomerase activity by DNA methylation in pancreatic cancer, *Ann Surg Oncol* 16:1051–1059, 2009.

Kuniyasu H, Yasui W, et al: Frequent amplification of the c-met gene in scirrhous type stomach cancer, *Biochem Biophys Res Commun* 189:227–232, 1992.

Kuo LT, Kuo KT, et al: Correlation among pathology, genetic and epigenetic profiles, and clinical outcome in oligodendroglial tumors, *Int J Cancer* 124:2872–2879, 2009.

Kuroki T, Fujiwara Y, et al: Accumulation of genetic changes during development and progression of hepatocellular carcinoma: loss of heterozygosity of chromosome arm 1p occurs at an early stage of hepatocarcinogenesis, *Genes Chromosomes Cancer* 13:163–167, 1995.

Kusano N, Shiraishi K, et al: Genetic aberrations detected by comparative genomic hybridization in hepatocellular carcinomas: their relationship to clinicopathological features, *Hepatology* 29:1858–1862, 1999.

Kwak EL, Bang YJ, et al: Anaplastic lymphoma kinase inhibition in non-small-cell lung cancer, *N Engl J Med* 363:1693–1703, 2010.

Labussiere M, Idbaih A, et al: All the 1p19q codeleted gliomas are mutated on IDH1 or IDH2, *Neurology* 74:1886–1890, 2010.

Ladanyi M, Antonescu CR, et al: Impact of SYT-SSX fusion type on the clinical behavior of synovial sarcoma: a multi-institutional retrospective study of 243 patients, *Cancer Res* 62:135–140, 2002.

Ladanyi M, Lui MY, et al: The dert(X;17)(p11;q25) of human alveolar soft part sarcoma fuses the TFE3 transcription factor gene to ASPL, a novel gene at 17q25, *Oncogene* 20:48–57, 2001.

Lancaster JM, Wooster R, Mangion J, et al: BRCA2 mutations in primary breast and ovarian cancers, *Nat Genet* 13:238–240, 1996.

Landen CN Jr, Birrer MJ, et al: Early events in the pathogenesis of epithelial ovarian cancer, *J Clin Oncol* 26:995–1005, 2008.

Lau PP, Lui PC, et al: EWSR1-CREB3L1 gene fusion: a novel alternative molecular aberration of low-grade fibromyxoid sarcoma, *Am J Surg Pathol* 37:734–738, 2013.

Lauren P: The two histological main types of gastric carcinoma: diffuse and so-called intestinal-type carcinoma. an attempt at a histo-clinical classification, *Acta Pathol Microbiol Scand* 64:31–49, 1965.

Laurent-Puig P, Cayre A, et al: Analysis of PTEN, BRAF, and EGFR status in determining benefit from cetuximab therapy in wild-type KRAS metastatic colon cancer, *J Clin Oncol* 27:5924–5930, 2009.

Lauwers YG, Franceschi S, Carneiro F, et al: WHO classification of tumors of the stomach. WHO classification of tumors of digestive system, Lyon, 2010, IARC, pp 46–47.

Lawes DA, Pearson T, et al: The role of MLH1, MSH2 and MSH6 in the development of multiple colorectal cancers, *Br J Cancer* 93:472–477, 2005.

Lawrence B, Perez-Atayde A, et al: TPM3-ALK and TPM4-ALK oncogenes in inflammatory myofibroblastic tumors, *Am J Pathol* 157:377–384, 2000.

Lax SF, Kendall B, et al: The frequency of p53, K-ras mutations, and microsatellite instability differs in uterine endometrioid and serous carcinoma: evidence of distinct molecular genetic pathways, *Cancer* 88:814–824, 2000.

Lax SF, Pizer ES, et al: Clear cell carcinoma of the endometrium is characterized by a distinctive profile of p53, Ki-67, estrogen, and progesterone receptor expression, *Hum Pathol* 29:551–558, 1998.

Lee JS, Chu IS, et al: Classification and prediction of survival in hepatocellular carcinoma by gene expression profiling, *Hepatology* 40:667–676, 2004a.

Lee EJ, Gusev Y, et al: Expression profiling identifies microRNA signature in pancreatic cancer, *Int J Cancer* 120:1046–1054, 2007.

Lee JH, Park SJ, et al: Frequent CpG island methylation in precursor lesions and early gastric adenocarcinomas, *Oncogene* 23:4646–4654, 2004b.

Levanon K, Crum C, Drapkin R: New insights into the pathogenesis of serous ovarian cancer and its clinical impact, *J Clin Oncol* 26:5284–5293, 2008.

Liang JJ, Kimchi ET, et al: Diagnostic and prognostic biomarkers in pancreatic carcinoma, *Int J Clin Exp Pathol* 2:1–10, 2009.

Liang Y, Ridzon D, et al: Characterization of microRNA expression profiles in normal human tissues, *BMC Genomics* 8:166, 2007.

Lindeman NI, Cagle PT, et al: Molecular testing guideline for selection of lung cancer patients for EGFR and ALK tyrosine kinase inhibitors: guideline from the College of American Pathologists, International Association for the Study of Lung Cancer, and Association for Molecular Pathology, *J Thorac Oncol* 8:823–859, 2013.

Liu W, Chang B, et al: Comprehensive assessment of DNA copy number alterations in human prostate cancers using Affymetrix 100K SNP mapping array, *Genes Chromosomes Cancer* 45:1018–1032, 2006.

Liu P, Cheng H, et al: Oncogenic PIK3CA-driven mammary tumors frequently recur via PI3K pathway-dependent and PI3K pathway independent mechanisms, *Nat Med* 17:1116–1120, 2011.

Lonser RR, Glenn GM, et al: von Hippel-Lindau disease, *Lancet* 361:2059–2067, 2003.

Lopez-Gines C, Navarro S, et al: Malignant myxoid liposarcoma: an immunohistochemical, electron-microscopical and cytogenetical analysis, *Appl Pathol* 7:285–293, 1989.

Loupakis F, Pollina L, et al: PTEN expression and KRAS mutations on primary tumors and metastases in the prediction of benefit from cetuximab plus irinotecan for patients with metastatic colorectal cancer, *J Clin Oncol* 27:2622–2629, 2009.

Lu J, Getz G, et al: MicroRNA expression profiles classify human cancers, *Nature* 435:834–838, 2005.

Luceri C, De Filippo C, et al: Microsatellite instability in a population of sporadic colorectal cancers: correlation between genetic and pathological profiles, *Dig Liver Dis* 34:553–559, 2002.

Lynch HT, de la Chapelle A: Hereditary colorectal cancer, *N Engl J Med* 348:919–932, 2003.

Lynch HT, Lynch PM, et al: Review of the Lynch syndrome: history, molecular genetics, screening, differential diagnosis, and medicolegal ramifications, *Clin Genet* 76:1–18, 2009.

Ma Z, Hill DA, et al: Fusion of ALK to the Ran-binding protein 2 (RANBP2) gene in inflammatory myofibroblastic tumor, *Genes Chromosomes Cancer* 37:98–105, 2003.

Ma XJ, Patel R, et al: Molecular classification of human cancers using a 92-gene real-time quantitative polymerase chain reaction assay, *Arch Pathol Lab Med* 130:465–473, 2006.

MacCollin M, Ramesh V, et al: Mutational analysis of patients with neurofibromatosis 2, *Am J Hum Genet* 55:314–320, 1994.

MacCollin M, Willett C, et al: Familial schwannomatosis: exclusion of the NF2 locus as the germline event, *Neurology* 60:1968–1974, 2003.

Machado JC, Oliveira C, et al: E-cadherin gene (CDH1) promoter methylation as the second hit in sporadic diffuse gastric carcinoma, *Oncogene* 20:1525–1528, 2001.

Maher ER, Iselius L, et al: Von Hippel-Lindau disease: a genetic study, *J Med Genet* 28:443–447, 1991.

Maher ER, Webster AR, et al: Phenotypic expression in von Hippel-Lindau disease: correlations with germline VHL gene mutations, *J Med Genet* 33:328–332, 1996.

Mantovani F, Banks L: The human papillomavirus E6 protein and its contribution to malignant progression, *Oncogene* 20:7874–7887, 2001.

Marchet A, Mocellin S, et al: Gene expression profile of primary gastric cancer: towards the prediction of lymph node status, *Ann Surg Oncol* 14:1058–1064, 2007.

Marchio A, Pineau P, et al: Distinct chromosomal abnormality pattern in primary liver cancer of non-B, non-C patients, *Oncogene* 19:3733–3738, 2000.

Mardis ER: Next-generation sequencing platforms, *Annu Rev Anal Chem* 6:287–303, 2013.

Marino-Enriquez A, Wang WL, et al: Epithelioid inflammatory myofibroblastic sarcoma: an aggressive intra-abdominal variant of inflammatory myofibroblastic tumor with nuclear membrane or perinuclear ALK, *Am J Surg Pathol* 35:135–144, 2011.

Marsh DJ, Coulon V, et al: Mutation spectrum and genotype-phenotype analyses in Cowden disease and Bannayan-Zonana syndrome, two hamartoma syndromes with germline PTEN mutation, *Hum Mol Genet* 7:507–515, 1998.

Matsubayashi H, Canto M, et al: DNA methylation alterations in the pancreatic juice of patients with suspected pancreatic disease, *Cancer Res* 66:1208–1217, 2006.

Matsuda Y, Ichida T, et al: Loss of p16 contributes to p27 sequestration by cyclin D-cyclin-dependent kinase 4 complexes and poor prognosis in hepatocellular carcinoma, *Clin Cancer Res* 9:3389–3396, 2003.

Matsumura T, Yamaguchi T, et al: Advantage of FISH analysis using FKHR probes for an adjunct to diagnosis of rhabdomyosarcomas, *Virchows Arch* 452:251–258, 2008.

Mayr D, Kanitz V, et al: Analysis of gene amplification and prognostic markers in ovarian cancer using comparative genomic hybridization for microarrays and immunohistochemical analysis for tissue microarrays, *Am J Clin Pathol* 126:101–109, 2006.

McArthur GA: Dermatofibrosarcoma protuberans: a surgical disease with a molecular savior, *Curr Opin Oncol* 18:341–346, 2006.

McCabe N, Turner NC, et al: Deficiency in the repair of DNA damage by homologous recombination and sensitivity to poly(ADP-ribose) polymerase inhibition, *Cancer Res* 66:8109–8115, 2006.

McGlynn KA, London WT: Epidemiology and natural history of hepatocellular carcinoma, *Best Pract Res Clin Gastroenterol* 19:3–23, 2005.

McMenamin ME, Soung P, et al: Loss of PTEN expression in paraffin embedded primary prostate cancer correlates with high Gleason score and advanced stage, *Cancer Res* 59:4291–4296, 1999.

Mehra R, Han B, et al: Heterogeneity of TMPRSS2 gene rearrangements in multifocal prostate adenocarcinoma: molecular evidence for an independent group of diseases, *Cancer Res* 67:7991–7995, 2007a.

Mehra R, Tomlins SA, et al: Comprehensive assessment of TMPRSS2 and ETS family gene aberrations in clinically localized prostate cancer, *Mod Pathol* 20: 538–544, 2007b.

Mehra S, de la Roza G, et al: Detection of FOXO1 (FKHR) gene break-apart by fluorescence in situ hybridization in formalin-fixed, paraffin-embedded alveolar rhabdomyosarcomas and its clinicopathologic correlation, *Diagn Mol Pathol* 17:14–20, 2008.

Mejean A, Hopirtean V, et al: Prognostic factors for the survival of patients with papillary renal cell carcinoma: meaning of histological typing and multifocality, *J Urol* 170:764–767, 2003.

Meldrum C, Doyle MA, et al: Next-generation sequencing for cancer diagnostics: a practical perspective, *Clin Biochem Rev* 32:177–195, 2011.

Meloni AM, Dobbs RM, et al: Translocation (X;1) in papillary renal cell carcinoma. A new cytogenetic subtype, *Cancer Genet Cytogenet* 65:1–6, 1993.

Meloni AM, Sandberg AA, et al: Translocation (X;1) (p11.2;q21). A subtype of renal adenocarcinomas, *Cancer Genet Cytogenet* 63:100–101, 1992.

Mendlick MR, Nelson M, et al: Translocation t(1;3) (p36.3;q25) is a nonrandom aberration in epithelioid hemangioendothelioma, *Am J Surg Pathol* 25:684–687, 2001.

Mentzel T, Schildhaus HU, et al: Postradiation cutaneous angiosarcoma after treatment of breast carcinoma is characterized by MYC amplification in contrast to atypical vascular lesions after radiotherapy and control cases: clinicopathological, immunohistochemical and molecular analysis of 66 cases, *Mod Pathol* 25:75–85, 2012.

Merino MJ, Torres-Cabala C, et al: The morphologic spectrum of kidney tumors in hereditary leiomyomatosis and renal cell carcinoma (HLRCC) syndrome, *Am J Surg Pathol* 31:1578–1585, 2007.

Messa C, Russo F, et al: EGF, TGF-alpha, and EGF-R in human colorectal adenocarcinoma, *Acta Oncol* 37: 285–289, 1998.

Messiaen LM, Callens T, et al: Exhaustive mutation analysis of the NF1 gene allows identification of 95% of mutations and reveals a high frequency of unusual splicing defects, *Hum Mutat* 15:541–555, 2000.

Metzker ML: Sequencing technologies—the next generation, *Nat Rev Genet* 11:31–46, 2010.

Midorikawa Y, Sugiyama Y, Aburatani H: Molecular targets for liver cancer therapy: From screening of target genes to clinical trials, *Hepatol Res* 40:49–60, 2010.

Miettinen M, Lasota J: Gastrointestinal stromal tumors: review on morphology, molecular pathology, prognosis, and differential diagnosis, *Arch Pathol Lab Med* 130:1466–1478, 2006.

Miettinen M, Wang ZF, et al: Succinate dehydrogenase-deficient GISTs: a clinicopathologic, immunohistochemical, and molecular genetic study of 66 gastric GISTs with predilection to young age, *Am J Surg Pathol* 35:1712–1721, 2011.

Miller AJ, Mihm MC Jr: Melanoma, *N Engl J Med* 355: 51–65, 2006.

Mingchao, Devereux TR, et al: Loss of E-cadherin expression in gastric intestinal metaplasia and later stage p53 altered expression in gastric carcinogenesis, *Exp Toxicol Pathol* 53:237–246, 2001.

Mishra G, Zhao Y, et al: Determination of qualitative telomerase activity as an adjunct to the diagnosis of pancreatic adenocarcinoma by EUS-guided fine-needle aspiration, *Gastrointest Endosc* 63:648–654, 2006.

Miyaki M, Kuroki T: Role of Smad4 (DPC4) inactivation in human cancer, *Biochem Biophys Res Commun* 306:799–804, 2003.

Moch H, Presti JC Jr, et al: Genetic aberrations detected by comparative genomic hybridization are associated with clinical outcome in renal cell carcinoma, *Cancer Res* 56:27–30, 1996.

Motoi N, Sakamoto A, Yamochi T, et al: Role of ras mutation in the progression of thyroid carcinoma of follicular epithelial origin, *Pathol Res Pract* 196:1–7, 2000.

Moreau LC, Turcotte R, et al: Myxoid\round cell liposarcoma (MRCLS) revisited: an analysis of 418 primarily managed cases, *Ann Surg Oncol* 19:1081–1088, 2012.

Morris BJ: Cervical human papillomavirus screening by PCR: advantages of targeting the E6/E7 region, *Clin Chem Lab Med* 43:1171–1177, 2005.

Motola-Kuba D, Zamora-Valdes D, et al: Hepatocellular carcinoma. An overview, *Ann Hepatol* 5:16–24, 2006.

Moule RN, Jhavar SG, et al: Genotype phenotype correlation in Li-Fraumeni syndrome kindreds and its implications for management, *Fam Cancer* 5:129–133, 2006.

Moyhuddin A, Baser ME, et al: Somatic mosaicism in neurofibromatosis 2: prevalence and risk of disease transmission to offspring, *J Med Genet* 40:459–463, 2003.

Mrozek K, Szumigala J, et al: Round cell liposarcoma with the insertion (12;16)(q13;p11.2p13), *Am J Clin Pathol* 108:35–39, 1997.

Muller W, Noguchi T, et al: Expression of cell-cycle regulatory proteins cyclin D1, cyclin E, and their inhibitor p21 WAF1/CIP1 in gastric cancer, *J Pathol* 189:186–193, 1999.

Mulligan LM, Eng C, et al: Specific mutations of the RET proto-oncogene are related to disease phenotype in MEN 2A and FMTC, *Nat Genet* 6:70–74, 1994.

Mulligan LM, Marsh DJ, et al: Genotype-phenotype correlation in multiple endocrine neoplasia type 2: report of the International RET Mutation Consortium, *J Intern Med* 238:343–346, 1995.

Munger K, et al: Biological activities and molecular targets of the human papillomavirus E7 oncoprotein, *Oncogene* 20:7888–7898, 2001.

Munoz N, et al: Chapter 1: HPV in the etiology of human cancer, *Vaccine* 24(Suppl 3):1–10, 2006.

Myssiorek D, Ferlito A, et al: Screening for familial paragangliomas, *Oral Oncol* 44:532–537, 2008.

Nagy A, Zoubakov D, et al: Lack of mutation of the folliculin gene in sporadic chromophobe renal cell carcinoma and renal oncocytoma, *Int J Cancer* 109: 472–475, 2004.

Nakashima A, Murakami Y, et al: Usefulness of human telomerase reverse transcriptase in pancreatic juice as a biomarker of pancreatic malignancy, *Pancreas* 38:527–533, 2009.

Nakatsuru S, Yanagisawa A, et al: Somatic mutation of the APC gene in gastric cancer: frequent mutations in very well differentiated adenocarcinoma and signet-ring cell carcinoma, *Hum Mol Genet* 1:559–563, 1992.

Nakatsuru S, Yanagisawa A, et al: Somatic mutations of the APC gene in precancerous lesion of the stomach, *Hum Mol Genet* 2:1463–1465, 1993.

Nam RK, Sugar L, et al: Expression of the TMPRSS2:ERG fusion gene predicts cancer recurrence after surgery for localised prostate cancer, *Br J Cancer* 97:1690–1695, 2007.

Napieralski R, Ott K, et al: Combined GADD45A and thymidine phosphorylase expression levels predict response and survival of neoadjuvant-treated gastric cancer patients, *Clin Cancer Res* 11:3025–3031, 2005.

Narendra S, Valente A, et al: DDIT3 gene break-apart as a molecular marker for diagnosis of myxoid liposarcoma—assay validation and clinical experience, *Diagn Mol Pathol* 20:218–224, 2011.

Neumann HP, Pawlu C, et al: Distinct clinical features of paraganglioma syndromes associated with SDHB and SDHD gene mutations, *JAMA* 292:943–951, 2004.

Nickerson ML, Warren MB, et al: Mutations in a novel gene lead to kidney tumors, lung wall defects, and benign tumors of the hair follicle in patients with the Birt-Hogg-Dube syndrome, *Cancer Cell* 2:157–164, 2002.

Nielsen GP, Fletcher CD, et al: Soft tissue aneurysmal bone cyst: a clinicopathologic study of five cases, *Am J Surg Pathol* 26:64–69, 2002.

Nielsen T, Wallden B, et al: Analytical validation of the PAM50-based Prosigna Breast Cancer Prognostic Gene Signature Assay and nCounter Analysis System using formalin-fixed paraffin-embedded breast tumor specimens, *BMC Cancer* 14:177, 2014.

Nikiforov YE: Thyroid carcinoma: molecular pathways and therapeutic targets, *Mod Pathol* 21(Suppl 2):S37–S43, 2008.

Nikiforova MN, Lynch RA, et al: RAS point mutations and PAX8-PPAR gamma rearrangement in thyroid tumors: evidence for distinct molecular pathways in thyroid follicular carcinoma, *J Clin Endocrinol Metab* 88:2318–2326, 2003.

Nikiforov YE, Nikiforova MN: Molecular genetics and diagnosis of thyroid cancer, *Nat Rev Endocrinol* 7:569–580, 2011.

Nikiforova MN, Nikiforov YE: Molecular genetics of thyroid cancer: implications for diagnosis, treatment and prognosis, *Expert Rev Mol Diagn* 8:83–95, 2008.

Nishida N, Nishimura T, et al: Chromosomal instability and human hepatocarcinogenesis, *Histol Histopathol* 18:897–909, 2003.

Nishio J, Iwasaki H, et al: Identification of syt-ssx fusion transcripts in both epithelial and spindle cell components of biphasic synovial sarcoma in small tissue samples isolated by membrane-based laser microdissection, *Virchows Arch* 439:152–157, 2001.

Nishio J, Iwasaki H, et al: Establishment of a new human synovial sarcoma cell line, FU-SY-1, that expresses c-Met receptor and its ligand hepatocyte growth factor, *Int J Oncol* 21:17–23, 2002a.

Nishio J, Iwasaki H, et al: Synovial sarcoma with a secondary chromosome change dert(17;22)(q12;q12), *Cancer Genet Cytogenet* 137:23–28, 2002b.

Nishio J, Iwasaki H, et al: Identification of a ring chromosome with spectral karyotyping in a pleural synovial sarcoma, *Cancer Genet Cytogenet* 160:174–178, 2005.

Noel A, Jost M, et al: Matrix metalloproteinases at cancer tumor-host interface, *Semin Cell Dev Biol* 19: 52–60, 2008.

Oberhuber G, Stolte M: Gastric polyps: an update of their pathology and biological significance, *Virchows Arch* 437:581–590, 2000.

Obermann EC, Junker K, et al: Frequent genetic alterations in flat urothelial hyperplasias and concomitant papillary bladder cancer as detected by CGH, LOH, and FISH analyses, *J Pathol* 199:50–57, 2003.

Ogino S, Kawasaki T, et al: Sensitive sequencing method for KRAS mutation detection by Pyrosequencing, *J Mol Diagn* 7:413–421, 2005.

Ogino S, Nosho K, et al: CpG island methylator phenotype, microsatellite instability, BRAF mutation and clinical outcome in colon cancer, *Gut* 58:90–96, 2009a.

Ogino S, Nosho K, et al: PIK3CA mutation is associated with poor prognosis among patients with curatively resected colon cancer, *J Clin Oncol* 27:1477–1484, 2009b.

Oh SY, Kwon HC, et al: Clinicopathologic significance of HIF-1alpha, p53, and VEGF expression and preoperative serum VEGF level in gastric cancer, *BMC Cancer* 8:123, 2008.

Ohgaki H, Kleihues P: Genetic pathways to primary and secondary glioblastoma, *Am J Pathol* 170:1445–1453, 2007.

Okabe H, Furukawa Y, et al: Isolation of development and differentiation enhancing factor-like 1 (DDEFL1) as a drug target for hepatocellular carcinomas, *Int J Oncol* 24:43–48, 2004.

Okabe H, Satoh S, et al: Involvement of PEG10 in human hepatocellular carcinogenesis through interaction with SIAH1, *Cancer Res* 63:3043–3048, 2003.

Oliveira AM, Hsi BL, et al: USP6 (Tre2) fusion oncogenes in aneurysmal bone cyst, *Cancer Res* 64:1920–1923, 2004.

Oliveira AM, Perez-Atayde AR, et al: Aneurysmal bone cyst variant translocations upregulate USP6 transcription by promoter swapping with the ZNF9, COL1A1, TRAP150, and OMD genes, *Oncogene* 24:3419–3426, 2005.

Olivier M, Goldgar DE, et al: Li-Fraumeni and related syndromes: correlation between tumor type, family structure, and TP53 genotype, *Cancer Res* 63:6643–6650, 2003.

Olsen SH, Thomas DG, et al: Cluster analysis of immunohistochemical profiles in synovial sarcoma, malignant peripheral nerve sheath tumor, and Ewing sarcoma, *Mod Pathol* 19:659–668, 2006.

Oosterwijk JC, Jansen JC, et al: First experiences with genetic counselling based on predictive DNA diagnosis in hereditary glomus tumors (paragangliomas), *J Med Genet* 33:379–383, 1996.

O'Shea AM, Cleary SP, et al: Pathological features of colorectal carcinomas in MYH-associated polyposis, *Histopathology* 53:184–194, 2008.

Oue N, Oshimo Y, et al: DNA methylation of multiple genes in gastric carcinoma: association with histological type and CpG island methylator phenotype, *Cancer Sci* 94:901–905, 2003.

Paik S, Shak S, et al: A multigene assay to predict recurrence of tamoxifen-treated, node-negative breast cancer, *N Engl J Med* 351:2817–2826, 2004.

Pajkos G, Kiss I, et al: The prognostic value of the presence of mutations at the codons 12, 13, 61 of K-ras oncogene in colorectal cancer, *Anticancer Res* 20:1695–1701, 2000.

Panagopoulos I, Mertens F, et al: Molecular genetic characterization of the EWS/CHN and RBP56/CHN fusion genes in extraskeletal myxoid chondrosarcoma, *Genes Chromosomes Cancer* 35:340–352, 2002.

Panagopoulos I, Nilsson T, et al: Fusion of the SEC31L1 and ALK genes in an inflammatory myofibroblastic

tumor, *Int J Cancer* 118:1181–1186, 2006.
Panoutsakopoulos G, Pandis N, et al: Recurrent t(16;17) (q22;p13) in aneurysmal bone cysts, *Genes Chromosomes Cancer* 26:265–266, 1999.
Paradis V, Benzekri A, et al: Telangiectatic focal nodular hyperplasia: a variant of hepatic adenoma, *Gastroenterology* 126:1323–1329, 2004.
Park DI, Yun JW, et al: HER-2/neu amplification is an independent prognostic factor in gastric cancer, *Dig Dis Sci* 51:1371–1379, 2006.
Parkin DM, Bray F, et al: Estimating the world cancer burden: Globocan 2000, *Int J Cancer* 94:153–156, 2001.
Parkin DM, Bray F, et al: Global cancer statistics, 2002, *CA Cancer J Clin* 55:74–108, 2005.
Parsons DW, Jones S, et al: An integrated genomic analysis of human glioblastoma multiforme, *Science* 321:1807–1812, 2008.
Pavlovich CP, Walther MM, et al: Renal tumors in the Birt-Hogg-Dube syndrome, *Am J Surg Pathol* 26: 1542–1552, 2002.
Peltomaki P: Lynch syndrome genes, *Fam Cancer* 4:227–232, 2005.
Pentheroudakis G, Briasoulis E, et al: Cancer of unknown primary site: missing primary or missing biology? *Oncologist* 12:418–425, 2007.
Perner S, Demichelis F, et al: TMPRSS2:ERG fusion-associated deletions provide insight into the heterogeneity of prostate cancer, *Cancer Res* 66:8337–8341, 2006.
Petersson F, Gatalica Z, et al: Sporadic hybrid oncocytic/chromophobe tumor of the kidney: a clinicopathologic, histomorphologic, immunohistochemical, ultrastructural, and molecular cytogenetic study of 14 cases, *Virchows Arch* 456:355–365, 2010.
Petrovics G, Liu A, et al: Frequent overexpression of ETS-related gene-1 (ERG1) in prostate cancer transcriptome, *Oncogene* 24:3847–3852, 2005.
Phelps RA, Broadbent TJ, et al: New perspectives on APC control of cell fate and proliferation in colorectal cancer, *Cell Cycle* 8:2549–2556, 2009.
Pignot G, Elie C, et al: Survival analysis of 130 patients with papillary renal cell carcinoma: prognostic utility of type 1 and type 2 subclassification, *Urology* 69:230–235, 2007.
Pillai R, Deeter R, et al: Validation and reproducibility of a microarray-based gene expression test for tumor identification in formalin-fixed, paraffin-embedded specimens, *J Mol Diagn* 13:48–56, 2011.
Pinto-de-Sousa J, Silva F, et al: Clinicopathological significance and survival influence of p53 protein expression in gastric carcinoma, *Histopathology* 44:323–331, 2004.
Plesec TP, Hunt JL: KRAS mutation testing in colorectal cancer, *Adv Anat Pathol* 16:196–203, 2009.
Popat S, Houlston RS: A systematic review and meta-analysis of the relationship between chromosome 18q genotype, DCC status and colorectal cancer prognosis, *Eur J Cancer* 41:2060–2070, 2005.
Quek ML, Quinn DI, et al: Molecular prognostication in bladder cancer—a current perspective, *Eur J Cancer* 39:1501–1510, 2003.
Rajput AB, Miller MA, et al: Frequency of the TMPRSS2:ERG gene fusion is increased in moderate to poorly differentiated prostate cancers, *J Clin Pathol* 60:1238–1243, 2007.
Ramaswamy S, Tamayo P, et al: Multiclass cancer diagnosis using tumor gene expression signatures, *Proc Natl Acad Sci U S A* 98:15149–15154, 2001.
Ranganathan P, Harsha HC, et al: Molecular alterations in exocrine neoplasms of the pancreas, *Arch Pathol Lab Med* 133:405–412, 2009.
Raue F, Frank-Raue K: Genotype-phenotype relationship in multiple endocrine neoplasia type 2. Implications for clinical management, *Hormones (Athens)* 8:23–28, 2009.
Rebouissou S, Amessou M, et al: Frequent in-frame somatic deletions activate gp130 in inflammatory hepatocellular tumors, *Nature* 457:200–204, 2009.
Rebouissou S, Bioulac-Sage P, et al: Molecular pathogenesis of focal nodular hyperplasia and hepatocellular adenoma, *J Hepatol* 48:163–170, 2008.
Rebouissou S, Imbeaud S, et al: HNF1 alpha inactivation promotes lipogenesis in human hepatic adenoma independently of SREBP-1 and carbohydrate-response element-binding protein (ChREBP) activation, *J Biol Chem* 282:14437–14446, 2007.
Redston MS, Caldas C, et al: p53 mutations in pancreatic carcinoma and evidence of common involvement of homocopolymer tracts in DNA microdeletions, *Cancer Res* 54:3025–3033, 1994.
Reeves BR, Fletcher CD, et al: Translocation t(12;22) (q13;q13) is a nonrandom rearrangement in clear cell sarcoma, *Cancer Genet Cytogenet* 64:101–103, 1992.
Ribic CM, Sargent DJ, Moore MJ, et al: Tumor microsatellite-instability status as a predictor of benefit from fluorouracil-based adjuvant chemotherapy for colon cancer, *N Engl J Med* 349:247–257, 2003.
Risch HA, McLaughlin JR, Cole DE, et al: Prevalence and penetrance of germline BRCA1 and BRCA2 mutations in a population series of 649 women with ovarian cancer, *Am J Hum Genet* 68:700–710, 2001.
Rohan S, Tu JJ, et al: Gene expression profiling separates chromophobe renal cell carcinoma from oncocytoma and identifies vesicular transport and cell junction proteins as differentially expressed genes, *Clin Cancer Res* 12:6937–6945, 2006.
Ross JS: Multigene classifiers, prognostic factors, and predictors of breast cancer clinical outcome, *Adv Anat Pathol* 16:204–215, 2009.
Ross JS, Hatzis C, et al: Commercialized multigene predictors of clinical outcome for breast cancer, *Oncologist* 13:477–493, 2008.
Rowinsky EK, Windle JJ, et al: Ras protein farnesyltransferase: A strategic target for anticancer therapeutic development, *J Clin Oncol* 17:3631–3652, 1999.
Sanson M, Marie Y, et al: Isocitrate dehydrogenase 1 codon 132 mutation is an important prognostic biomarker in gliomas, *J Clin Oncol* 27:4150–4154, 2009.
Sartore-Bianchi A, Di Nicolantonio F, et al: Multi-determinants analysis of molecular alterations for predicting clinical benefit to EGFR-targeted monoclonal antibodies in colorectal cancer, *PLoS ONE* 4:e7287, 2009b.
Sartore-Bianchi A, Martini M, et al: PIK3CA mutations in colorectal cancer are associated with clinical resistance to EGFR-targeted monoclonal antibodies, *Cancer Res* 69:1851–1857, 2009a.
Saslow D, Solomon D, et al: American Cancer Society, American Society for Colposcopy and Cervical Pathology, and American Society for Clinical Pathology screening guidelines for the prevention and early detection of cervical cancer, *Am J Clin Pathol* 137:516–542, 2012.
Sato H, Minei S, et al: Fluorescence in situ hybridization analysis of c-myc amplification in stage TNM prostate cancer in Japanese patients, *Int J Urol* 13:761–766, 2006.
Sato N, Ueki T, et al: Aberrant methylation of CpG islands in intraductal papillary mucinous neoplasms of the pancreas, *Gastroenterology* 123:365–372, 2002.
Schiavi F, Boedeker CC, et al: Predictors and prevalence of paraganglioma syndrome associated with mutations of the SDHC gene, *JAMA* 294:2057–2063, 2005.
Schmidt L, Duh FM, et al: Germline and somatic mutations in the tyrosine kinase domain of the MET proto-oncogene in papillary renal carcinomas, *Nat Genet* 16:68–73, 1997.
Schreibman IR, Baker M, et al: The hamartomatous polyposis syndromes: a clinical and molecular review, *Am J Gastroenterol* 100:476–490, 2005.
Schuetz AN, Yin-Goen Q, et al: Molecular classification of renal tumors by gene expression profiling, *J Mol Diagn* 7:206–218, 2005.
Schuffenecker I, Billaud M, et al: RET proto-oncogene mutations in French MEN 2A and FMTC families, *Hum Mol Genet* 3:1939–1943, 1994.
Sciot R, Dorfman H, et al: Cytogenetic-morphologic correlations in aneurysmal bone cyst, giant cell tumor of bone and combined lesions. A report from the CHAMP study group, *Mod Pathol* 13:1206–1210, 2000.
Seki K, Suda T, et al: Diagnosis of pancreatic adenocarcinoma by detection of human telomerase reverse transcriptase messenger RNA in pancreatic juice with sample qualification, *Clin Cancer Res* 7:1976–1981, 2001.
Sekulic A, Haluska P Jr, et al: Malignant melanoma in the 21st century: the emerging molecular landscape, *Mayo Clin Proc* 83:825–846, 2008.
Seo HM, Chang YS, et al: Clinicopathologic characteristics and outcomes of gastric cancers with the MSI-H phenotype, *J Surg Oncol* 99:143–147, 2009.
Sequist LV, Lynch TJ: EGFR tyrosine kinase inhibitors in lung cancer: an evolving story, *Annu Rev Med* 59:429–442, 2008.
Serrano M, Hannon GJ, et al: A new regulatory motif in cell cycle control causing specific inhibition of cycling D/CDK4, *Nature* 366:704–707, 1993.
Setlur SR, Mertz KD, et al: Estrogen-dependent signaling in a molecularly distinct subclass of aggressive prostate cancer, *J Natl Cancer Inst* 100:815–825, 2008.
Shaw AT, Yeap BY, et al: Clinical features and outcome of patients with non-small-cell lung cancer who harbor EML4-ALK, *J Clin Oncol* 27:4247–4253, 2009.
Shiao YH, Rugge M, et al: p53 alteration in gastric precancerous lesions, *Am J Pathol* 144:511–517, 1994.
Shimada S, Ishizawa T, et al: The value of MDM2 and CDK4 amplification levels using real-time polymerase chain reaction for the differential diagnosis of liposarcomas and their histologic mimickers, *Hum Pathol* 37:1123–1129, 2006.
Shirakawa H, Kuronuma T, et al: Glypican-3 is a useful diagnostic marker for a component of hepatocellular carcinoma in human liver cancer, *Int J Oncol* 34:649–656, 2009a.
Shirakawa H, Suzuki H, et al: Glypican-3 expression is correlated with poor prognosis in hepatocellular carcinoma, *Cancer Sci* 100:1403–1407, 2009b.
Sholl LM, Yeap BY, et al: Lung adenocarcinoma with EGFR amplification has distinct clinicopathologic and molecular features in never-smokers, *Cancer Res* 69:8341–8348, 2009.
Si H, Sun X, et al: Circulating microRNA-92a and microRNA-21 as novel minimally invasive biomarkers for primary breast cancer, *J Cancer Res Clin Oncol* 139:223–229, 2013.
Sicard F, Gayral M, et al: Targeting miR-21 for the therapy of pancreatic cancer, *Mol Ther* 21:986–994, 2013.
Sidhar SK, Clark J, et al: The t(X;1)(p11.2;q21.2) translocation in papillary renal cell carcinoma fuses a novel gene PRCC to the TFE3 transcription factor gene, *Hum Mol Genet* 5:1333–1338, 1996.
Sieber OM, Lipton L, et al: Multiple colorectal adenomas, classic adenomatous polyposis, and germ-line mutations in MYH, *N Engl J Med* 348:791–799, 2003.
Siena S, Sartore-Bianchi A, et al: Biomarkers predicting clinical outcome of epidermal growth factor receptor-targeted therapy in metastatic colorectal cancer, *J Natl Cancer Inst* 101:1308–1324, 2009.
Simon MP, Pedeutour F, et al: Deregulation of the platelet-derived growth factor B-chain gene via fusion with collagen gene COL1A1 in dermatofibrosarcoma protuberans and giant-cell fibroblastoma, *Nat Genet* 15:95–98, 1997.
Singh RR, Patel KP, et al: Clinical validation of a next-generation sequencing screen for mutational hotspots in 46 cancer-related genes, *J Mol Diagn* 15:607–622, 2013.
Sirvent N, Coindre JM, et al: Detection of MDM2-CDK4 amplification by fluorescence in situ hybridization in 200 paraffin-embedded tumor samples: utility in diagnosing adipocytic lesions and comparison with immunohistochemistry and real-time PCR, *Am J Surg Pathol* 31:1476–1489, 2007.
Sjogren H, Wedell B, et al: Fusion of the NH2-terminal domain of the basic helix-loop-helix protein TCF12 to TEC in extraskeletal myxoid chondrosarcoma with translocation t(9;15)(q22;q21), *Cancer Res* 60:6832–6835, 2000.
Skalsky YM, Ajuh PM, et al: PRCC, the commonest TFE3 fusion partner in papillary renal carcinoma is associated with pre-mRNA splicing factors, *Oncogene* 20:178–187, 2001.
Skytting B, Nilsson G, et al: A novel fusion gene, SYT-SSX4, in synovial sarcoma, *J Natl Cancer Inst* 91:974–975, 1999.
Smakman N, Borel Rinkes IH, et al: Control of colorectal metastasis formation by K-Ras, *Biochim Biophys Acta* 1756:103–114, 2005.
Soller MJ, Isaksson M, et al: Confirmation of the high frequency of the TMPRSS2/ERG fusion gene in prostate cancer, *Genes Chromosomes Cancer* 45:717–719, 2006.
Sorosky JI: Endometrial cancer, *Obstet Gynecol* 120:383–397, 2012.
Speleman F, Delattre O, et al: Malignant melanoma of the soft parts (clear-cell sarcoma): confirmation of EWS and ATF-1 gene fusion caused by a t(12;22) translocation, *Mod Pathol* 10:496–499, 1997.
Spruck CH 3rd, Ohneseit PF, et al: Two molecular pathways to transitional cell carcinoma of the bladder, *Cancer Res* 54:784–788, 1994.
Srigley JR, Delahunt B, et al: The International Society of Urological Pathology (ISUP) Vancouver classification of renal neoplasia, *Am J Surg Pathol* 37:1469–1489, 2013.
Stahl JM, Sharma A, et al: Deregulated Akt3 activity promotes development of malignant melanoma, *Cancer Res* 64:7002–7010, 2004.
Stolle C, Glenn G, et al: Improved detection of germline mutations in the von Hippel-Lindau disease tumor suppressor gene, *Hum Mutat* 12:417–423, 1998.
Stupp R, Mason WP, et al: Radiotherapy plus concomitant and adjuvant temozolomide for glioblastoma,

N Engl J Med 352:987–996, 2005.

Su GH, Kern SE: Molecular genetics of ductal pancreatic neoplasia, *Curr Opin Gastroenterol* 16:419–425, 2000.

Sugawara E, Togashi Y, et al: Identification of anaplastic lymphoma kinase fusions in renal cancer, *Cancer* 118:4427–4436, 2012.

Sukov WR, Hodge JC, et al: ALK alterations in adult renal cell carcinoma: frequency, clinicopathologic features and outcome in a large series of consecutively treated patients, *Mod Pathol* 25:1516–1525, 2012.

Swanson DB, Cohen E, et al: MYH9-USP6 fusion transcript in nodular fasciitis: an institutional review, *Mod Pathol* 25:20A, 2012.

Sweeney C, Boucher KM, et al: Oncogenetic tree model of somatic mutations and DNA methylation in colon tumors, *Genes Chromosomes Cancer* 48:1–9, 2009.

Szafranska AE, Davison TS, et al: MicroRNA expression alterations are linked to tumorigenesis and non-neoplastic processes in pancreatic ductal adenocarcinoma, *Oncogene* 26:4442–4452, 2007.

Takayama T, Makuuchi M, et al: Malignant transformation of adenomatous hyperplasia to hepatocellular carcinoma, *Lancet* 336:1150–1153, 1990.

Takeuchi K, Soda M, et al: Pulmonary inflammatory myofibroblastic tumor expressing a novel fusion, PPFIBP1-ALK: reappraisal of anti-ALK immunohistochemistry as a tool for novel ALK fusion identification, *Clin Cancer Res* 17:3341–3348, 2011.

Takeuchi K, Soda M, et al: RET, ROS1 and ALK fusions in lung cancer, *Nat Med* 18:378–381, 2012.

Tamura S, Nakamori S, et al: Association of cumulative allelic losses with tumor aggressiveness in hepatocellular carcinoma, *J Hepatol* 27:669–676, 1997.

Tan MH, Wong CF, et al: Genomic expression and single-nucleotide polymorphism profiling discriminates chromophobe renal cell carcinoma and oncocytoma, *BMC Cancer* 10:196, 2010.

Tanaka M, Kitajima Y, et al: Combined evaluation of mucin antigen and E-cadherin expression may help select patients with gastric cancer suitable for minimally invasive therapy, *Br J Surg* 90:95–101, 2003.

Tanas MR, Sboner A, et al: Identification of a disease-defining gene fusion in epithelioid hemangioendothelioma, *Sci Transl Med* 3:98ra82, 2011.

Tang D, Shen Y, et al: Identification of plasma microRNAs as novel noninvasive biomarkers for early detection of lung cancer, *Eur J Cancer Prev* 22:540–548, 2013.

Terracciano L, Tornillo L: Cytogenetic alterations in liver cell tumors as detected by comparative genomic hybridization, *Pathologica* 95:71–82, 2003.

Theise ND, Park YN, et al: Dysplastic nodules and hepatocarcinogenesis, *Clin Liver Dis* 6:497–512, 2002.

Thomas M: Molecular targeted therapy for hepatocellular carcinoma, *J Gastroenterol* 44(Suppl 19):136–141, 2009.

Tickoo SK, Lee MW, et al: Ultrastructural observations on mitochondria and microvesicles in renal oncocytoma, chromophobe renal cell carcinoma, and eosinophilic variant of conventional (clear cell) renal cell carcinoma, *Am J Surg Pathol* 24:1247–1256, 2000.

Tomlins SA, Rhodes DR, et al: Recurrent fusion of TMPRSS2 and ETS transcription factor genes in prostate cancer, *Science* 310:644–648, 2005.

Tomlinson IP, Alam NA, et al: Germline mutations in FH predispose to dominantly inherited uterine fibroids, skin leiomyomata and papillary renal cell cancer, *Nat Genet* 30:406–410, 2002.

Tomlinson GE, Nisen PD, et al: Cytogenetics of a renal cell carcinoma in a 17-month-old child. Evidence for Xp11.2 as a recurring breakpoint, *Cancer Genet Cytogenet* 57:11–17, 1991.

Tothill RW, Kowalczyk A, et al: An expression-based site of origin diagnostic method designed for clinical application to cancer of unknown origin, *Cancer Res* 65:4031–4040, 2005.

Toyota M, Ahuja N, et al: Aberrant methylation in gastric cancer associated with the CpG island methylator phenotype, *Cancer Res* 59:5438–5442, 1999.

Traverso G, Shuber A, et al: Detection of APC mutations in fecal DNA from patients with colorectal tumors, *N Engl J Med* 346:311–320, 2002.

Trump D, Farren B, et al: Clinical studies of multiple endocrine neoplasia type 1 (MEN1), *QJM* 89:653–669, 1996.

Tsao H, Goel V, et al: Genetic interaction between NRAS and BRAF mutations and PTEN/MMAC1 inactivation in melanoma, *J Invest Dermatol* 122:337–341, 2004.

Tsuda M, Davis IJ, et al: TFE3 fusions activate MET signaling by transcriptional up-regulation, defining another class of tumors as candidates for therapeutic MET inhibition, *Cancer Res* 67:919–929, 2007.

Tu JJ, Rohan S, et al: Gene fusions between TMPRSS2 and ETS family genes in prostate cancer: frequency and transcript variant analysis by RT-PCR and FISH on paraffin-embedded tissues, *Mod Pathol* 20:921–928, 2007.

Turc-Carel C, Dal Cin P, et al: Recurrent breakpoints at 9q31 and 22q12.2 in extraskeletal myxoid chondrosarcoma, *Cancer Genet Cytogenet* 30:145–150, 1988.

Umar A, Boland CR, et al: Revised Bethesda Guidelines for hereditary nonpolyposis colorectal cancer (Lynch syndrome) and microsatellite instability, *J Natl Cancer Inst* 96:261–268, 2004.

Valle L, Serena-Acedo T, et al: Germline allele-specific expression of TGFBR1 confers an increased risk of colorectal cancer, *Science* 321:1361–1365, 2008.

van der Heijden MS, Brody JR, et al: In vivo therapeutic responses contingent on Fanconi anemia/BRCA2 status of the tumor, *Clin Cancer Res* 11:7508–7515, 2005.

van Rhijn BW, Lurkin I, et al: The fibroblast growth factor receptor 3 (FGFR3) mutation is a strong indicator of superficial bladder cancer with low recurrence rate, *Cancer Res* 61:1265–1268, 2001.

Varadhachary GR, Talantov D, et al: Molecular profiling of carcinoma of unknown primary and correlation with clinical evaluation, *J Clin Oncol* 26:4442–4448, 2008.

Varesco L: Familial adenomatous polyposis: genetics and epidemiology, *Tech Coloproctol* 8(Suppl 2):S305–S308, 2004.

Venkitaraman AR: Linking the cellular functions of BRCA genes to cancer pathogenesis and treatment, *Annu Rev Pathol* 4:461–487, 2009.

Vermeulen J, Ballet S, et al: Incidence and prognostic value of tumor cells detected by RT-PCR in peripheral blood stem cell collections from patients with Ewing tumor, *Br J Cancer* 95:1326–1333, 2006.

Vivanco I, Sawyers CL: The phosphatidylinositol 3-kinase AKT pathway in human cancer, *Nat Rev Cancer* 2:489–501, 2002.

Vogt S, Jones N, et al: Expanded extracolonic tumor spectrum in MUTYH-associated polyposis, *Gastroenterology* 137:1976–1985, e1–e10, 2009.

Vogt M, Munding J, et al: Frequent concomitant inactivation of miR-34a and miR-34b/c by CpG methylation in colorectal, pancreatic, mammary, ovarian, urothelial, and renal cell carcinomas and soft tissue sarcomas, *Virchows Arch* 458:313–322, 2011.

Vollmers HP, Hensel F, et al: Tumor-specific apoptosis induced by the human monoclonal antibody SC-1: a new therapeutical approach for stomach cancer, *Oncol Rep* 5:35–40, 1998a.

Vollmers HP, Zimmermann U, et al: Adjuvant therapy for gastric adenocarcinoma with the apoptosis-inducing human monoclonal antibody SC-1: first clinical and histopathological results, *Oncol Rep* 5:549–552, 1998b.

Waite KA, Eng C: Protean PTEN: form and function, *Am J Hum Genet* 70:829–844, 2002.

Wan PT, Garnett MJ, et al: Mechanism of activation of the RAF-ERK signaling pathway by oncogenic mutations of B-RAF, *Cell* 116:855–867, 2004.

Wang J, Cai Y, et al: Expression of variant TMPRSS2/ERG fusion messenger RNAs is associated with aggressive prostate cancer, *Cancer Res* 66:8347–8351, 2006.

Wang L, Liu R, et al: Somatic single hits inactivate the X-linked tumor suppressor FOXP3 in the prostate, *Cancer Cell* 16:336–346, 2009a.

Wang WL, Mayordomo E, et al: Fluorescence in situ hybridization is a useful ancillary diagnostic tool for extraskeletal myxoid chondrosarcoma, *Mod Pathol* 21:1303–1310, 2008.

Wang WL, Mayordomo E, et al: Detection and characterization of EWSR1/ATF1 and EWSR1/CREB1 chimeric transcripts in clear cell sarcoma (melanoma of soft parts), *Mod Pathol* 22:1201–1209, 2009b.

Wang YL, Sheu BS, et al: Overexpression of c-erb-B2 proteins in tumor and non-tumor parts of gastric adenocarcinoma—emphasis on its relation to *H. pylori* infection and clinicohistological characteristics, *Hepatogastroenterology* 49:1172–1176, 2002.

Wang S, Xiang J, et al: A plasma microRNA panel for early detection of colorectal cancer, *Int J Cancer* 136:152–161, 2015.

Weaver J, Rao P, et al: Can MDM2 analytical tests performed on core needle biopsy be relied upon to diagnose well-differentiated liposarcoma? *Mod Pathol* 23:1301–1306, 2010.

Webster AR, Richards FM, et al: An analysis of phenotypic variation in the familial cancer syndrome von Hippel-Lindau disease: evidence for modifier effects, *Am J Hum Genet* 63:1025–1035, 1998.

Wei D, Goldfarb D, et al: SNF5/INI1 deficiency redefines chromatin remodeling complex composition during tumor development, *Mol Cancer Res* 12:1574–1585, 2014.

Weisenberger DJ, Siegmund KD, et al: CpG island methylator phenotype underlies sporadic microsatellite instability and is tightly associated with BRAF mutation in colorectal cancer, *Nat Genet* 38:787–793, 2006.

Weller M, Rieger J, et al: Predicting chemoresistance in human malignant glioma cells: the role of molecular genetic analyses, *Int J Cancer* 79:640–644, 1998.

Wen WH, Reles A, et al: p53 mutations and expression in ovarian cancers: correlation with overall survival, *Int J Gynecol Pathol* 18:29–41, 1999.

Weterman MJ, van Groningen JJ, et al: Nuclear localization and transactivating capacities of the papillary renal cell carcinoma-associated TFE3 and PRCC (fusion) proteins, *Oncogene* 19:69–74, 2000.

Wiegand KC, Shah SP, et al: ARID1A mutations in endometriosis-associated ovarian carcinomas, *N Engl J Med* 363:1532–1543, 2010.

Wilhelm SM, Carter C, et al: BAY 43-9006 exhibits broad spectrum oral antitumor activity and targets the RAF/MEK/ERK pathway and receptor tyrosine kinases involved in tumor progression and angiogenesis, *Cancer Res* 64:7099–7109, 2004.

Winawer S, Fletcher R, et al: Colorectal cancer screening and surveillance: clinical guidelines and rationale—Update based on new evidence, *Gastroenterology* 124:544–560, 2003.

Wirtz HC, Muller W, et al: Prognostic value and clinicopathological profile of microsatellite instability in gastric cancer, *Clin Cancer Res* 4:1749–1754, 1998.

Woodford-Richens KL, Rowan AJ, et al: SMAD4 mutations in colorectal cancer probably occur before chromosomal instability, but after divergence of the microsatellite instability pathway, *Proc Natl Acad Sci U S A* 98:9719–9723, 2001.

Xiangming C, Hokita S, et al: p21 expression is a prognostic factor in patients with p53-negative gastric cancer, *Cancer Lett* 148:181–188, 2000.

Xing M, Tufano RP, et al: Detection of BRAF mutation on fine needle aspiration biopsy specimens: a new diagnostic tool for papillary thyroid cancer, *J Clin Endocrinol Metab* 89:2867–2872, 2004.

Xing M, Westra WH, et al: BRAF mutation predicts a poorer clinical prognosis for papillary thyroid cancer, *J Clin Endocrinol Metab* 90:6373–6379, 2005.

Xia XM, Jin WY, et al: Clinical significance and the correlation of expression between Let-7 and K-ras in non-small cell lung cancer, *Oncol Lett* 1:1045–1047, 2010.

Yagyu R, Hamamoto R, et al: Isolation and characterization of a novel human gene, VANGL1, as a therapeutic target for hepatocellular carcinoma, *Int J Oncol* 20:1173–1178, 2002.

Yamamoto H, Oda Y, et al: p53 mutation and MDM2 amplification in inflammatory myofibroblastic tumors, *Histopathology* 42:431–439, 2003.

Yan L, McFaul C, et al: Molecular analysis to detect pancreatic ductal adenocarcinoma in high-risk groups, *Gastroenterology* 128:2124–2130, 2005.

Yan H, Parsons DW, et al: IDH1 and IDH2 mutations in gliomas, *N Engl J Med* 360:765–773, 2009.

Yang M, Shen H, et al: High expression of miR-21 and miR-155 predicts recurrence and unfavourable survival in non-small cell lung cancer, *Eur J Cancer* 49:604–615, 2013.

Yao M, Tabuchi H, et al: Gene expression analysis of renal carcinoma: adipose differentiation-related protein as a potential diagnostic and prognostic biomarker for clear-cell renal carcinoma, *J Pathol* 205:377–387, 2005.

Yap TA, Carden CP, et al: Beyond chemotherapy: targeted therapies in ovarian cancer, *Nat Rev Cancer* 9:167–181, 2009.

Yip L, Cote GJ, et al: Multiple endocrine neoplasia type 2: evaluation of the genotype-phenotype relationship, *Arch Surg* 138:409–416; discussion 416, 2003.

Yoon H, Liyanarachchi S, et al: Gene expression profiling of isogenic cells with different TP53 gene dosage reveals numerous genes that are affected by TP53 dosage and identifies CSPG2 as a direct target of p53, *Proc Natl Acad Sci U S A* 99:15632–15637, 2002.

Yorita K, Takahashi N, et al: Prognostic significance of circumferential cell surface immunoreactivity of glypican-3 in hepatocellular carcinoma, *Liver Int* 31:120–131, 2011.

Yoshida T, Hisamoto T, et al: Spreds, inhibitors of the Ras/ERK signal transduction, are dysregulated in human hepatocellular carcinoma and linked to the malignant phenotype of tumors, *Oncogene* 25:6056–6066, 2006.

Yoshida A, Tsuta K, et al: Comprehensive histologic analysis of ALK-rearranged lung carcinomas, *Am J Surg Pathol* 35:1226–1234, 2011.

Yoshimoto M, Joshua AM, et al: Three-color FISH analysis of TMPRSS2/ERG fusions in prostate cancer indicates that genomic microdeletion of chromosome 21 is associated with rearrangement, *Neoplasia* 8:465–469, 2006.

Young J, Jass JR: The case for a genetic predisposition to serrated neoplasia in the colorectum: hypothesis and review of the literature, *Cancer Epidemiol Biomarkers Prev* 15:1778–1784, 2006.

Young AN, Master VA, et al: Renal epithelial neoplasms: diagnostic applications of gene expression profiling, *Adv Anat Pathol* 15:28–38, 2008.

Zafarana G, Ishkanian AS, et al: Copy number alterations of c-MYC and PTEN are prognostic factors for relapse after prostate cancer radiotherapy, *Cancer* 118:4053–4062, 2012.

Zbuk KM, Eng C: Hamartomatous polyposis syndromes, *Nat Clin Pract Gastroenterol Hepatol* 4:492–502, 2007.

Zender L, Kubicka S: Molecular pathogenesis and targeted therapy of hepatocellular carcinoma, *Onkologie* 31:550–555, 2008.

Zhang L, Liu H, et al: Glypican-3 as a potential differential diagnosis marker for hepatocellular carcinoma: a tissue microarray-based study, *Acta Histochem* 114:547–552, 2012b.

Zhang LH, Qin LX, et al: Allelic imbalance regions on chromosomes 8p, 17p and 19p related to metastasis of hepatocellular carcinoma: comparison between matched primary and metastatic lesions in 22 patients by genome-wide microsatellite analysis, *J Cancer Res Clin Oncol* 129:279–286, 2003.

Zhang Y, Roccaro AM, et al: LNA-mediated anti-miR-155 silencing in low-grade B-cell lymphomas, *Blood* 120:1678–1686, 2012a.

Zhou XP, Waite KA, et al: Germline PTEN promoter mutations and deletions in Cowden/Bannayan-Riley-Ruvalcaba syndrome result in aberrant PTEN protein and dysregulation of the phosphoinositol-3-kinase/Akt pathway, *Am J Hum Genet* 73:404–411, 2003.

Zhou YN, Xu CP, et al: Expression of E-cadherin and beta-catenin in gastric carcinoma and its correlation with the clinicopathological features and patient survival, *World J Gastroenterol* 8:987–993, 2002.

Zhu AX, Gold PJ, et al: First-in-man phase I study of GC33, a novel recombinant humanized antibody against glypican-3, in patients with advanced hepatocellular carcinoma, *Clin Cancer Res* 19:920–928, 2013.

Zhu Z, Gandhi M, et al: Molecular profile and clinical-pathologic features of the follicular variant of papillary thyroid carcinoma. An unusually high prevalence of ras mutations, *Am J Clin Pathol* 120:71–77, 2003.

Zlobec I, Lugli A: Prognostic and predictive factors in colorectal cancer, *J Clin Pathol* 61:561–569, 2008.

Zucman J, Delattre O, et al: EWS and ATF-1 gene fusion induced by t(12;22) translocation in malignant melanoma of soft parts, *Nat Genet* 4:341–345, 1993.

Zucman-Rossi J, Jeannot E, et al: Genotype-phenotype correlation in hepatocellular adenoma: new classification and relationship with HCC, *Hepatology* 43:515–524, 2006.

Zuo L, Weger J, et al: Germline mutations in the p16INK4a binding domain of CDK4 in familial melanoma, *Nat Genet* 12:97–99, 1996.

第78章 后基因组时代的高通量基因组学和蛋白质组学技术

Martin H. Bluth

要点

1. 随着人类基因组计划的完成,科学家们获得了人类基因组的详细图谱和预测的编码区,这些促进了高通量基因组和蛋白质组技术的产生。
2. 用于人体组织的高通量基因表达谱分析的技术平台,较成熟的有基因表达的系列分析(serial analysis of gene expression,SAGE)、DNA 芯片和真正竞争性 PCR(real competitive PCR)等。
3. 蛋白质组学技术(包括质谱法和蛋白芯片)开始被用于探索健康和患病人体组织的动态和复杂的蛋白组成。
4. 在很多常规组织学分析难以区分的血液学和实体癌症中,DNA 芯片和 SAGE 技术已经被用来发现具有诊断作用的基因表达特征谱。
5. 可用于判断预后的基因表达和蛋白质表达谱已经在包括淋巴瘤、肺癌、乳腺癌、急性髓系白血病等大量癌症中被发现。
6. 组学技术在临床的广泛实施需要大规模临床试验、技术和对照的标准化及引入分析标准。

概述

随着人类及其他生物基因组的测序完成,生物大数据和高通量分析工具得到了爆发式发展,对生物医学研究,甚至科学文化都产生了深远的影响。这次科技革命开始于 20 世纪 80 年代中,主要来源于三个领域的发展:①分子生物学,最值得一提的是快速测序技术的突破;②信息技术,更具体地说是储存和分析前所未有海量数据的能力;③人类遗传学的进步,特别是几千种人类单基因遗传病的发现。这些技术和科学进展的融合,增加了快速发现疾病相关基因的机会,从而改进了诊断测试和提高了治疗有效性。

人类和其他基因组的详细图谱为理解和治疗很多疾病指引了方向,但是这条道路却还很漫长,也很艰难。在遵循孟德尔遗传规律的疾病中,获得研究进展虽然相对最容易,但也碰到严重的困难。比如,镰刀型贫血症的生物学和遗传学已经被基本理解了超过半个世纪(β 血红蛋白第六位的谷氨酸被缬氨酸取代),但有效的治疗手段却迟迟未出现。过去以为遗传疾病的外显率是由单个基因突变决定,其实是由于基因突变和多个基因多态性位点的相互作用。比如镰刀型贫血症的严重程度与毛细血管后微静脉内皮细胞中编码的细胞膜蛋白质基因的多态性位点部分相关。

很多常见病,尤其是心血管疾病、心理疾病、几乎所有的癌症,都是由多因素引起的。而且这些疾病都受环境因素影响,使得发展有效和经济的诊断和预后检测充满挑战。即使没有环境因素影响,分析疾病的量化表型和一系列不同的等位基因相关性也非常复杂。更糟糕的是,很多疾病都没有能精准定义的量化表型。

本章节会提到很多有希望的技术,但是我们先清醒地强调对疾病的进一步理解不一定能确保治愈或者治疗。即便如此,理解疾病可以帮助我们制订合理的策略去发现和控制疾病。人类基因组参考序列可以用来快速分析人群中基因多态性位点,也可以通过分子标记技术来找出正常和病理情况下基因和蛋白质表达变化的前因后果。我们确信基因组技术有前所未有的能力,在未来的几十年内将为癌症等常见病产生新的诊断和治疗手段,从根本上改变临床医学。就像第 73 章所讨论的,基因组技术已经在药物基因组学上发挥作用,根据每个患者的细胞色素 *P450* 基因型来开处方,从而达到最佳疗效。

本章节聚焦几种有潜力影响到疾病分类(disease classification)和预后的高通量基因组学和蛋白质组学技术(图 78-1)。这些分子技术影响到几乎所有的人的病理学分析。但是鉴于癌症对公共卫生的影响,而且相关文献报道非常多,我们将专注于癌症相关的诊断和预后方面的应用,并且穿插其他一些相关的重要疾病。在简要概述人类基因组计划和应运而生的高通量技术之后,我们将举例讨论几种血液系统和实体癌症中的具体应用。本章节专注于高通量技术,所以并不完全代表在临床使用的所有基因组学和蛋白质组学技术。部分技术由于应用广泛,介绍更为详细。这些技术正在产生越来越多的数据。通过数据的整合,可能会开发出更准确的临床检查方法。除了基因和蛋白质表达水平,了解 DNA 序列的变化也将在阐明疾病标志物和疾病机制中发挥重要作用。但是,本章节将不讨论高通量单核苷酸多态性基因分型技术(相关综述可参见 Syvanen,2001;Ding & Jin 2009)。

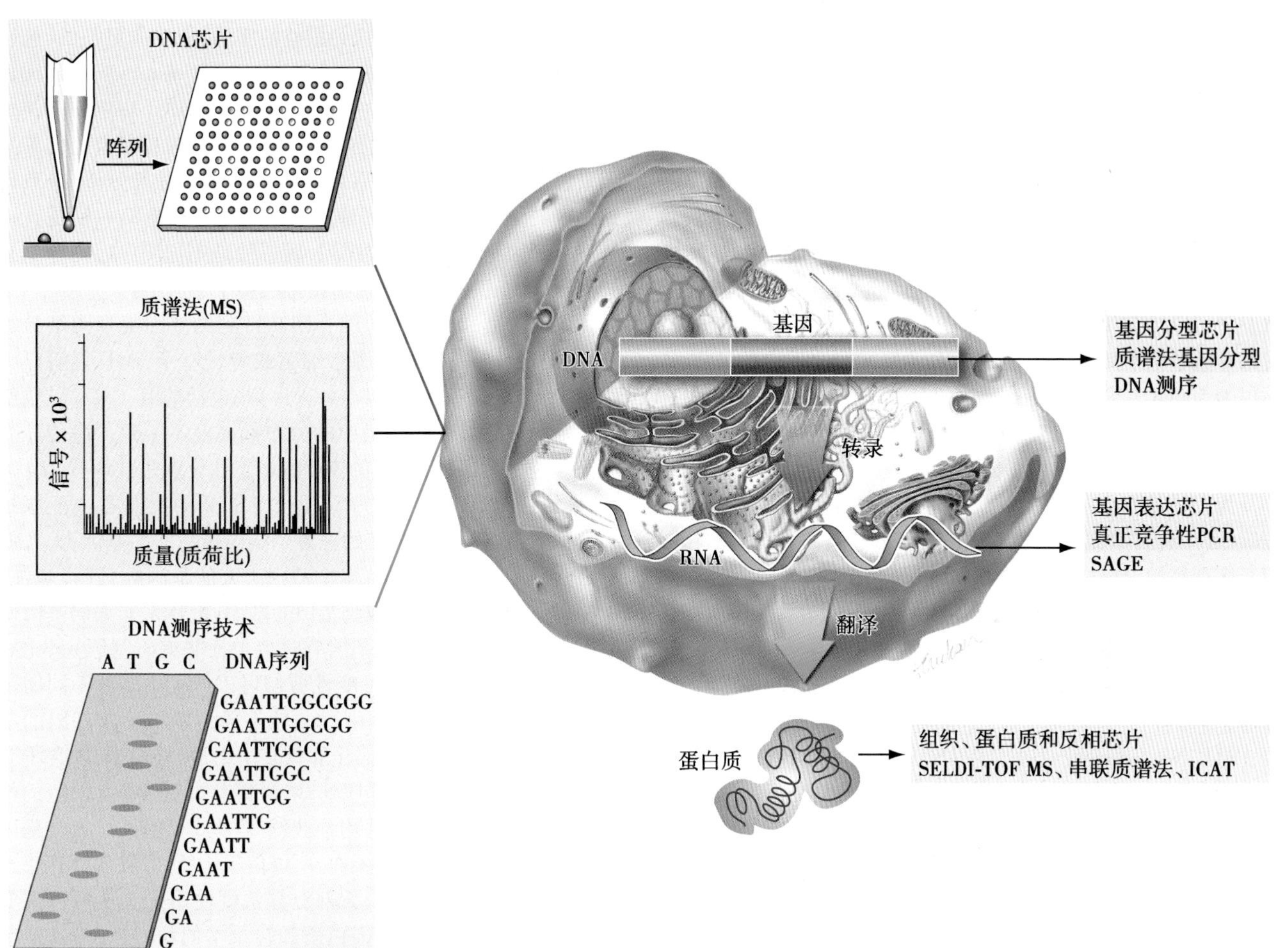

图 78-1 生物学中心法则和高通量平台。能够快速分析生物系统的技术主要有三种:质谱法、测序和芯片技术。图中列举了分析中心法则中三类生物大分子(DNA、RNA 和蛋白质)的技术应用案例。ICAT,同位素编码亲和标记;MS,质谱法;SELDI-TOF-MS,表面增强激光解吸电离-飞行时间-质谱法(授权改编于 Kufe DW,Holland JF:Cancer medicine,ed 6,Hamilton,Ontario,2003,BCDecker;Wilson J,Hunt T:Molecular biology of the cell,ed 4,New York,2003,Garland Science;Brown TA:Genomes,ed 2,New York,2002,John Wiley & Sons)

人类基因组计划

政府资助的测序工作(分级鸟枪测序)

从 1990 年开始,耗时 15 年,在美国能源部和国家卫生研究所的支持下,花费 30 亿美元,科学家们完成了人类基因组测序(Collins et al,2003)。在前五年(1990~1995),完成了人和小鼠的遗传和物理图谱构建以及酵母和线虫的基因组测序。这些早期的项目的实施,结合测序技术和序列数据分析的进步,刻画出了具有成本效益的策略和技术,证实了对整个人类基因组测序的可行性。1999 年 3 月,人类基因组测序工作加大马力启动。测序工作被计划分成两个阶段:第一阶段完成序列初稿,第二阶段解决基因组错误拼接和缺口。到 2000 年 6 月,参与项目的团队每秒产生 1000 个核苷酸的数据,而且每周 7 天、每天 24 小时不间断(Lander et al,2001)。

来自6个国家的20个研究团队参与了人类基因组计划第一阶段的工作,相关结果发表在2001年的Nature杂志上(Genome International Sequencing Consortium, 2001; Lander et al, 2001)。这个基因组草图覆盖了人类基因组96%的常染色质区(富含基因区)、94%的全基因组、评价测序深度为4(即基因组上每个碱基平均被测序4次)。人类基因组国际测序联盟采用了分级鸟枪测序法(也被称为基于物理图谱测序,基于细菌人工染色体(bacterial artificial chromosome, BAC)测序,或者一个一个克隆测序)(Olson, 2001)。来源于不同人种和种族的志愿者基因组DNA被限制性内切酶部分酶切,产生的1~2Mb的DNA片段被克隆到BAC。建立的8个DNA文库交叉覆盖基因组,总覆盖深度为65倍(即合并8个文库后,基因组每个碱基平均出现65次)。

携带有人类基因组片段的BAC被转化进入细菌后,随着细菌的增殖而被复制。每个BAC克隆随后被限制性内切酶充分酶切,产生独特的DNA片段分布(指纹)。根据BAC克隆的DNA指纹信息,选择一系列部分重叠的BAC克隆,从而覆盖一部分基因组(由多个部分重叠BAC覆盖的基因组大片段叫做重叠群(contig))。通过之前构建的遗传和物理图谱上的标记,重叠群可以被定位到染色体上。选择出的BAC克隆被碎片化成部分重叠的小片段,用于亚克隆和测序。测序反应的可靠读长仅为500bp,所以必须亚克隆小的DNA片段。BAC克隆的序列可以通过亚克隆序列来重建,更长的重叠群序列则通过BAC的指纹来拼接。

为获得基因组图谱的草图,需要4倍覆盖率和99%的测序准确性(后者有诸如PHRED,PHRAP等软件计算,这些软件也用于序列拼接,软件来源于麻州Dedham市CodonCode公司)。在整个测序项目进行期间,2kb以上的序列需要在24小时内存放到公共数据库用于共享(数据库包括加州大学Santa Cruz分校的Genome Browser, www. genome. ucsc. edu; NCBI的GenBank, www. ncbi. nlm. nih. gov/genbank; EBI和Sanger中心的Ensembl, www. ensembl. org)。基因组草图的拼接包括三个部分:过滤测序结果中的细菌和线粒体序列;构建克隆在基因组上的排列;和将重叠的BAC克隆进行合并。

政府资助的联盟采用分级鸟枪法是基于以下几个原因。首先,使用BAC克隆(译者注:原文为克隆,按照上下文此处应指BAC克隆)可以直截了当地把工作分配给各个测序中心。其次,由于约46%的人类基因组是由重复序列组成,且不同个人之间普遍存在差异,通过BAC克隆的拼接来产生基因组草图有可能提高准确性。分级鸟枪法还可以处理克隆偏向问题,对出现频率过低的序列可以进行靶向测序。

公司资助的测序工作(全基因组鸟枪测序法)

1998年,Craig Ventor领导的一家私人企业Celera Genomics(加州Alameda市)宣布它将使用全基因组鸟枪测序法,在3年内完成人类基因组的测序。Celera的人类基因组草图在2001年2月的Science期刊上发表(Venter et al, 2001)。在9个月内,Celera完成了148亿碱基对的DNA测序,对29.1亿碱基对的常染色质序列的平均测序深度达到了5。该公司使用了3位女性和2位男性的基因组DNA,覆盖了以下的种族和地理分布组别:非裔美国人、亚裔-中国人、西裔-墨西哥人和高加索人。总共构建了16个不同的DNA文库,插入序列长度分别为2kb,10kb和50kb。随机选择的克隆两端都被测序,从而产生"mate pair"序列。部分mate pair序列位于已被测序的基因组片段,所以可以计算这些mate pair之间的距离,从而确认来源于特定文库的插入序列的长度范围,进而得知mate pair之间的平均距离。Celera测序了2726万个序列,每个序列平均长度为543bp。

Celera合并了自己获得的序列和政府资助工作产生的所有公开数据(GenBank数据库中截至2000年9月的数据),并采用了两种不同的序列拼接策略。全基因组拼接策略将公开数据进行碎片化,产生较短的序列片段,然后将这些片段与公司自己的数据进行合并,找到重叠的序列,拼接成更长的、连续的共有序列。对重叠群进行排序,并且通过mate pair序列计算缺口大小。区域性鸟枪拼接(compartmentalized shotgun assembly)是另外一种已发表的方法,先把序列根据基因组定位聚集到染色体特定的区域,然后再用第一种策略进行分析,最后得到稍好的结果(译者注:两种方法的主要区别是第一种是直接针对全基因组来解析测序序列,后一种是先把测序序列分到某一染色体的特定区域,之后再拼接成整个基因组)。

政府资助和私人公司两个团队得到的基因组草图结果类似,都发现有些基因是来源于细菌或者转座子,而且很明显大片段重复遍布整个基因组。各种序列,包括基因、CpG岛、重组位点、重复序列,在基因组中的分布都高度不一致。遗传性变异充斥整个基因组,比如单核苷酸多态性位点总共约有210万个,大约每1250-bp就有一个。最令人惊讶的发现之一是:根据人类基因组草图估算只有约三万个编码蛋白质的基因,大大低于之前预测的十万甚至更多个基因。人的基因数目(译者注:早期研究中基因一般指编码蛋白的基因,近年来非编码基因研究逐步深入,现在提到的基因有时也包括非编码基因)只比线虫多出1/3。但是,通过可变性剪切可以产生更多种不同的蛋白质(Claverie, 2001)。基因预测软件通过学习已知基因的序列特征,比如编码区的编码子和核苷酸组成、外显子/内含子交汇处和启动子区域的保守序列,来预测未知基因在基因组的位置。不同的基因预测软件均预测约30 000个基因。人类基因组只有约3%的序列编码蛋白,所以信噪比低,造成软件算法产生了大量的假阳性结果。大部分算法则使用了其他两种重要的信息:与其他已知人的蛋白质和转录本的相似性;与其他生物的已知蛋白质和序列的同源性(Mathe et al, 2002.)(译者注:相似性和同源性是两个不同的概念)。

人类基因组序列的完成

在2004年10月的Nature杂志上,人类基因组国际测序联盟发表了题为"Finishing the Euchromatic Sequence of the Human Genome"(International Human Genome Sequencing Consortium, 2004)的文章,报道了基因组草图未覆盖约10%的常染色质区域,包含约15万个缺口,而且还有很多区域没有被排序或者定向。最新版的基因组序列总共有23.5亿个核苷酸,覆盖了99%的基因组,仅有341个缺口,错误率为十万分之一。根据修正后的序列预估的蛋白质编码基因在20 000和25 000之间。由于预测算法的不同,与之前预估数有差异。最新发表的序列也揭示片段重复约占常染色质的5.3%,可以用于洞察人类基因组的演变，也有助于研究由于这些片段缺失和重组导致的疾病（如 DiGeorge 综合征）（Stankiewicz & Lupski，2002）。同时，研究基因的诞生和丢失（由于基因重复而诞生的新基因和由于突变而丢失的基因）也有了可能。

人类基因组的测序是里程碑式的成就，Lander 表示“基因组序列拥有关于人的发育、生理、医学和演变的非凡信息量”（Lander et al，2001）。它为理解人类遗传变异的结构和复杂度和对其他生物的基因组测序提供了基础。人类基因组的详细图谱和预测的编码区域催生了几种高通量技术，利用这些技术科学家们开始探索健康人和患者组织的全基因和全蛋白质表达水平。这些技术有希望给人类疾病的分类带来革命性的变化，进入个体化分子医学时代。

高通量技术

基因组学技术

对细胞机器的细致理解是揭秘人类疾病复杂性的第一步。通过确定一个基因在哪种细胞类型和哪些条件下表达，同时定量转录本表达水平，可以获得基因功能的重要信息。RNA 印迹（Northern Blot）常用于单个基因信使 RNA（mRNA）的表达定量。这类一个一个基因来分析的方法在 20 世纪 90 年代早期开始出现变化。由于人类基因组的成功测序和技术的进步，科学家们开发出了可以同时定量多个基因表达的高通量基因表达分析技术。我们将讨论三种不同的高通量技术。前两种，基因表达的系列分析（SAGE，Velculescu et al，1995）和 DNA 芯片（Schena et al，1995；Lockhart et al，1996）均在 20 世纪 90 年代被开发，目前受到广泛应用。2003 年发表的真正竞争性 PCR（rcPCR，Ding & Cantor，2003）采用了基质辅助激光解吸电离-飞行时间质谱法（MALDI-TOF-MS）技术。第 67 章讨论 rcPCR 基本原理；第 68 章讨论 DNA 芯片的基本原理。

根据实验设计，从培养细胞或者手术组织中提取总 RNA。激光捕获微切割技术（Emmert-Buck et al，1996）常用于从组织中获得均一的细胞，然后再提取 RNA。获得的总 RNA 或者信使 RNA 被逆转录成互补 DNA（complementary DNA，cDNA）。不同的技术通过不同的实验步骤来快速定量每个样品中的基因转录本水平。以下部分列举每种方法的原理和相应的优缺点。

基因表达的系列分析技术

基因表达的系列分析（SAGE）技术通过对 cDNA 中几千个 10～14bp 的短片段进行高通量测序，从而定量分析样品中的基因表达水平。测序结果可以提供两个重要的信息：短片段序列可以用于确认来源于哪些基因；每一个短片段数目反映转录本丰度。如果 9-bp 的短序列与其他序列可以区分，那么使用此 9-bp 短序列就可以唯一性地确认转录本来源。9-bp 的序列可以区分 262 144（4^9）个转录本——这个数字要比人类基因组中预估的转录本要多（Velculescu et al，1995；Pennisi，2000）（译者注：原文此段文字有误，转录本长度远超过 9-bp，9-bp 的短序列是不能够区分 262 144 个转录本的）。

SAGE 实验流程先需要从样本中分离 RNA。然后，通过一个生物素标记的引物生成单链 cDNA，再转变成双链 cDNA。再利用两种内切酶，第一种是锚定酶，识别 4-bp 的序列（比如 NlaⅢ）。任何识别 4-bp 的内切酶都可作为备选，它们都平均 256（4^4）bp 切 DNA 一次。锚定酶消化后，在酶切位点的 5′端产生一个短的单链悬垂序列。含有生物素的片段代表的是基因的 3′端，通过链霉抗生物素蛋白微球结合，从而实现捕获含有部分 poly（A+）尾巴的、且被酶切过的 cDNA。被捕获的片段经过纯化后被随机两等分。第二种酶是标记酶（比如 BsmFI），与第一种不同，它在识别序列的 3’端后面 14～15bp 剪切 DNA。标记酶的识别序列专门设计在接头序列上，下面再介绍接头。

上一段中两等分的 DNA 分别加入两种不同的寡核苷酸接头（为了描述方便，分别称为接头 A 和 B）。每个接头有不同的 PCR 引物序列、标记酶识别序列及单链悬垂序列（与之前锚定酶产生的单链悬垂序列配对）。通过 cDNA 片段和接头的单链悬垂序列，接头 A 与两等分的第一个 DNA 样品连接，接头 B 与第二个 DNA 样品连接，重新产生一个完整的锚定酶识别序列。连接产物被标记酶消化，产生一个新的片段，其包含接头和一个叫做标记的 10-bp 长 cDNA 短片段（cDNA 的其他片段和 poly（A+）尾巴被去除了）。两个 cDNA 片段等分池合二为一，被连接产生双重标记序列（简称 ditag）。现在的新序列如下：接头 A-标记-标记-接头 B。接头 A 和 B 设计有 PCR 引物序列，通过 PCR 扩增 ditag 序列。

创建 Ditags 很重要。首先，ditags 可以通过 PCR 扩增，用于后续的克隆。其次，ditag 中两个标记是尾对尾连接，两边是锚定酶识别序列，这提供了重要的序列方向信息，有助于确认标记转录本来源。最后，即便有些标记丰度非常高，产生相同 ditag 的概率是极低的（译者注：2 个独立事件同时发生的概率是第一个独立事件发生的概率乘以第二个独立事件发生的概率，所以同时发生概率很低）。所以，相同的 ditag 往往是 PCR 偏差引起，在后续的转录本定量分析中被排除在外（Velculescu et al，1995；Yamamoto et al，2001）。

PCR 扩增后，接头被锚定酶切除，留下的来源于不同反应的 ditags 被串联连接在一起，形成含有 10～50 标记的片段。Ditag 的串联片段被克隆至质粒并且测序。通常情况下，使用高通量测序仪对每一个样品分析约 50 000 个标记（相关方法的更多细节，参见综述 Madden et al，2000.）。样品中每一个基因的绝对表达水平的定量取决于代表该基因的标记数目（译者注：此处绝对表达水平原文表述不妥，应为表达水平，基因绝对表达水平定量非常复杂）。整个流程的示意图参见图 78-2。

SAGE 技术被持续改进，日益成熟。比如 deepSAGE 可以增加测序效率；longSAGE 改进了标记-转录本的比对；microSAGE 减低了 RNA 量的需求。SAGE 技术的应用还跳出了转录组分析的桎梏，染色质占位的系列分析（serial analysis of chromatic omlupancy）可以用于基因组分析，通过标记来准确定位转录因子的基因组结合位点。microSAGE 技术实现了微量样品，如细针穿刺和特定种类的细胞（通过荧光激活的细胞分选或者激光微切割获得）的全基因表达分析（Datson，2008）。

美国国家癌症研究所的癌基因组剖析项目（The Cancer Genome Anatomy Project）选择了 SAGE 技术，对 100 多种不同的人细胞进行了超过 500 万的标记序列测序。数据被存于公共数据库 SAGEmap（Lal et al，1999；Lash et al，2000），多个电脑软件包括 SAGE Genie（Boon et al，2002）可被用来将标记序列比对至基因、

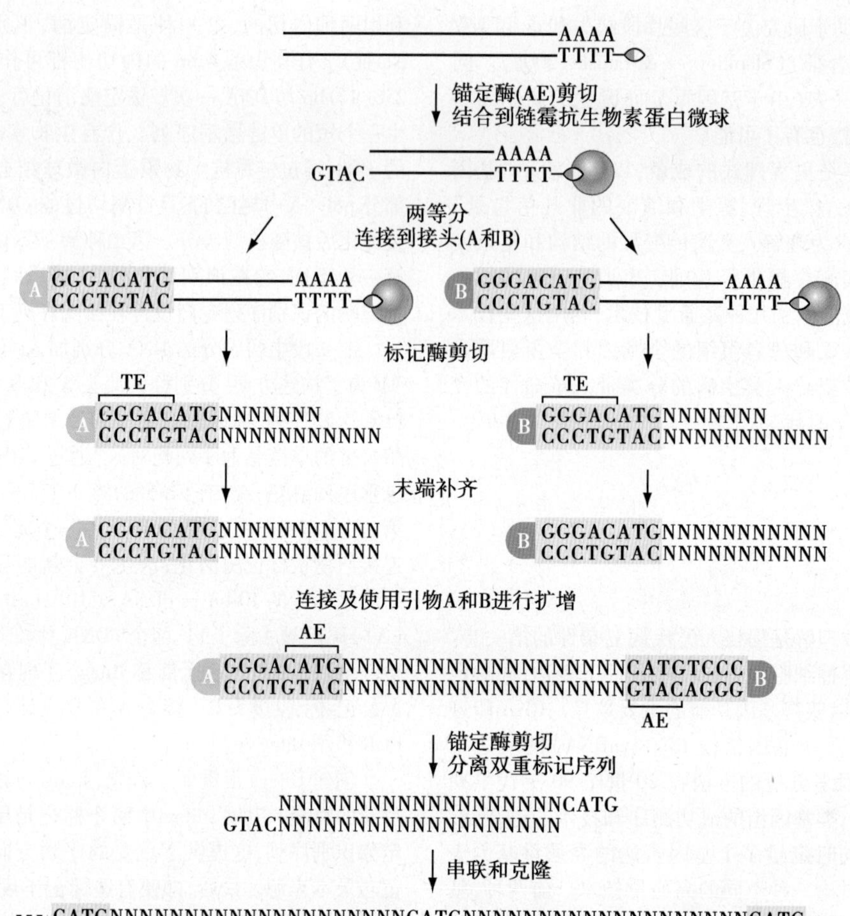

图 78-2 基因表达的系列分析(SAGE)技术用以分析目的样品中的基因表达水平。先从样品中分离 RNA,然后合成互补 DNA(cDNA),再分离出几千个短序列标记。SAGE 使用两种不同的限制性酶:第一种叫锚定酶(例如 NlaⅢ),它识别一个特定的 4-bp 序列,平均每 256bp 剪切一次 DNA,剪切就在序列标记的 5'端。第二种酶叫标记酶(例如 BsmFI),作用不同,它在识别位点 3'端后 14~15bp 进行剪切。第一步,cDNA 片段被锚定酶剪切,然后通过链霉抗生物素蛋白-生物素亲和层析被捕获,纯化后再被分成两等分(A 和 B)。第二步,在两个独立反应池中,两种不同的接头(A 和 B)与 cDNA 片段的 5'连接。每个反应中的 cDNA 片段被标记酶剪切,产生一个新的片段(包含接头和 cDNA 序列的 10-bp 短序列,10-bp 短序列称为标记序列)。两个反应池的 cDNA 片段互相连接产生 ditags。利用与接头 A 和 B 相对应的引物,ditags 被 PCR 扩增。扩增后,使用锚定酶来切除接头,留下 ditags。不同反应的 ditags 被连接在一起,形成含有 10~50 个标记序列的片段。串联的 ditags 序列被克隆到质粒后测序。标记序列信息被用于确定对应的基因,以及定量转录本丰度(授权改编于 Yamamoto M, Wakatsuki T, Hada A, et al: Use of serial analysis of gene expression(SAGE) technology, J Immunol Methods 250:45-66, 2001)

开展数据分析及对数据进行可视化。更多信息和详情可以参见 http://cgap.nci.nih.gov/SAGE 或 http://www.sagenet.org。

和芯片技术不同,SAGE 技术不需要明确已知的基因或 DNA 序列,也不使用 DNA 分子杂交。SAGE 分析可以阐明新的基因或者基因变异。它通过直接计算转录本数量,基因表达定量更好,而且比芯片技术更少受背景噪音影响,但是它的花费也昂贵。诸如 longSAGE 等的 SAGE 改进版使用了不同的限制性内切酶,标记酶酶切位点在识别位点 3'端下游 17bp 处,产生的标记序列的唯一性概率超过 99%,从而可以对更多的未经注释的基因组进行标记。其他报道的方法如 SAGE-Lite 和 Micro-SAGE 可以减少文库制备所需要的信使 RNA 量(Datson et al, 1999; Patino et al, 2002)。

芯片技术

就如第 68 章所描述,DNA 芯片是在固体支撑物(比如玻璃片)上的构建的有序阵列,阵列中的每一个位点固定有针对某一特定基因的 DNA 序列。DNA 芯片利用了 Watson-Crick 碱基配对原则;所以只有互补的 DNA 链才能杂交到芯片,从而产生信号用于基因表达水平的定量。芯片的制作和使用需要几个步骤:探针制备、芯片加工、靶点杂交、荧光信号扫描和图像处理,从而产生基因表达的数字化读数。在本章节,探针指的是固定在固体支撑物上的核酸序列,而靶点指的是用芯片技术来定量的和探针互补的游离核酸(译者注:游离指的是未被固定的核酸,在芯片技术中一般代表需要定量的核酸)。我们将在

第68章详细介绍cDNA和寡核苷酸芯片的制备，以及如何制备RNA和芯片杂交。

运用DNA芯片进行实验可以产生数以百万的数据点，所以需要一整套数据处理步骤来选择相关的基因。虽然不存在标准化的流程，DNA芯片实验的数据分析一般包括以下几步（图78-3）。图像文件先被转成数值，然后被软件（包括免费软件和商业软件如来源于加州Santa Clara市Affymetrix公司的Affymetrix软件和特拉华州Wilmington市的安捷伦公司的Agilent软件）归一化和总结（Li & Wong，2001；Irizarry et al，2003）；实验中产生低质量结果的芯片被剔除；芯片不能准确检测到的基因、不同样品间表达水平差异很小的基因都被滤过；然后进行多种计算和统计分析。两种不同的分析方法，监督法和非监督法，可以用来找出差异表达的基因，并对他们进行分类等探索性数据分析。诸如种类预测（class prediction）算法等的监督法使用已确立种类的样品（即训练组）来找出具有样品种类区分能力的基因，进而用于对未知样品（试验组）进行准确分类。运用于芯片数据分析的监督种类预测算法有很多，包括线性或者二次判别分析（Duboit，2002），k-最近邻域法（k-nearest neighbors，Simon & Lam，2004），加权表决法（weighted voting，Golub et al，1999），人工神经网络（Khan et al，2001），支持向量机器

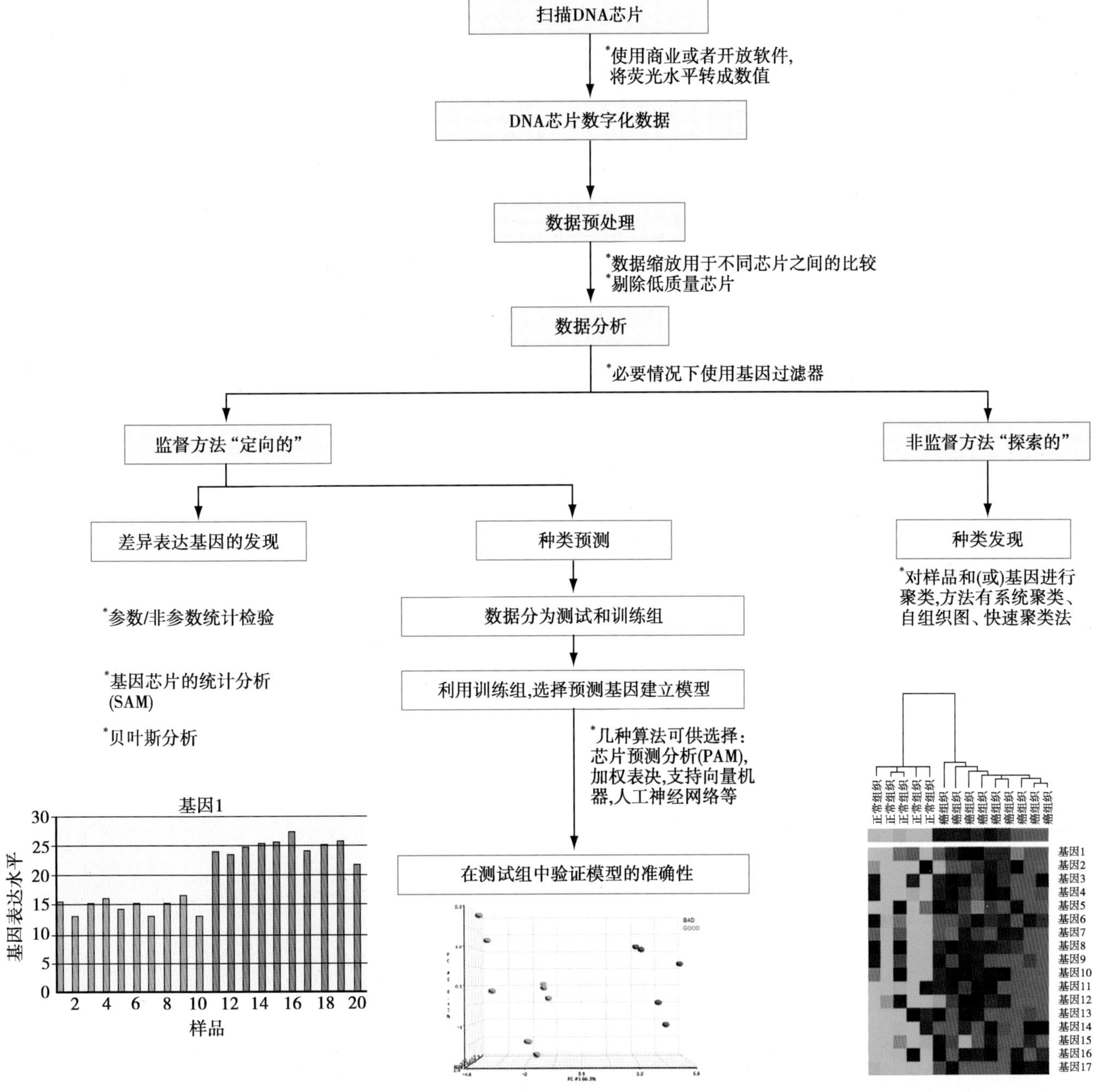

图78-3 DNA芯片数据分析。示意图概述了DNA芯片数据分析的几个步骤。图像文件被转化成数值；归一化，低质量的芯片被剔除出；过滤掉芯片没有准确检测的基因以及在不同样品中表达差异很小的基因。下游的数据计算和统计分析可以分成两类：监督和非监督方法。监督方法，如种类预测算法，采用预先定义的样品组别来发现可以区分这些组别的基因，这些基因也能够准确地对未知样品进行分类。非监督方法也叫做种类发现方法，它们尝试发现未知的种类，比如一组数据中新的癌症亚型

(support vector machine, Brown et al, 2000),及收缩行心(Shrunken centroids, Tibshirani et al, 2002)。诸如芯片数据显著性分析(significance analysis of microarrays, SAM, Tusher et al, 2001)等的监督算法,以及参数和非参数的统计学检验可以用来找到差异表达的基因。非监督方法(也叫种类发现法, class-discovery methods)可以在数据中发现诸如新的癌症亚型等未知的种类。参见的种类发现算法有系统聚类(hierarchal clustering, Eisen et al, 1998),自整理图法(self-organizing maps)等聚类方法(一般的综述可参见 Kaminski & Friedman, 2002; cDNA 阵列分析的综述参见 Leung & Cavalieri, 2003; 寡核苷酸阵列分析的综述参见 Tumor Analysis Best Practices Working Group, 2004)。

基因表达汇编数据库(gene expression omnibus database, GEO, http://www.ncbi.nlm.gov/geo)是高通量基因表达数据的中心存放处,可以公开获得已发表实验结果中的大量不同类别的芯片数据(译者注:现在 GEO 也储存了大量的高通量测序数据)。所有储存在 GEO 的数据都遵循 MIAME(minimum information about a microarray experiment)指导原则,提供实验设计、样品、技术平台类型等基本信息。除了 GEO 外,大量不同的生物信息学工具也可用于芯片数据分析(Quackenbush, 2001; Zhang et al, 2009)。目前尚未建立芯片数据分析的标准,不同方法经常产生不同的结果(相关讨论参见 Tumor Analysis Best Practices Working Group, 2004)。所以通常需要使用更多的样

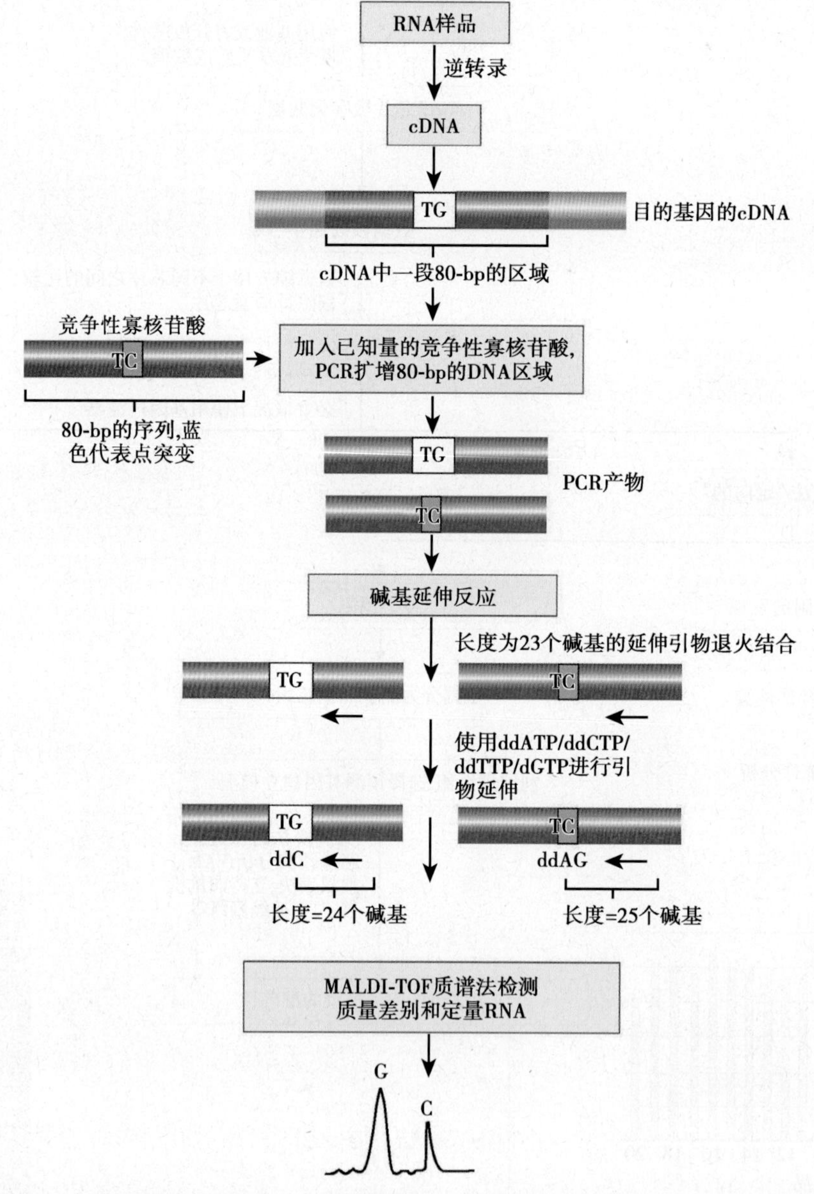

图 78-4 真正竞争性 PCR 结合基质辅助激光解吸飞行时间质谱法仪(MALDI-TOF-MS)是一种对目的样品中的基因转录本丰度进行定量检测的技术。首先从样品中分离 RNA,逆转录成 cDNA。然后加入已知浓度的竞争性寡核苷酸(与目的基因的扩增序列仅有一个点突变的差别),和目的基因(约 80-bp 的区域)一起被 PCR 扩增。设计的延伸引物(约 23 个碱基,译者注:原文为 23-bp,有误)结合到竞争性寡核苷酸和目的基因的单碱基突变位点的旁边。加入三种 ddNTP 和一种 dNTP 后,碱基延伸反应生成两个延伸产物,两者长度差一个碱基。由于一个碱基的差别,MALDI-TOF-MS 能够根据分子量识别和定量这两个延伸产物(授权改编于 Ding C, Cantor CR: A high-throughput gene expression analysis technique using competitive PCR and matrix-assisted laser desorption ionization time-of-flight MS, Proc Natl Acad Sci US A100: 3059-3064, 2003)

品量或不同的技术平台来对具有显著性的发现进行验证。

真正竞争性 PCR

真正竞争性 PCR（rcPCR）将常规竞争性 PCR 与单碱基延伸反应结合，同时利用 MALDI-TOF 质谱法来对基因表达水平进行定量。质谱法技术的原理参见第 4 和第 23 章，利用质谱法方法分析蛋白质组学来发现癌症参见第 75 章。MALDI-TOF 质谱法在基因组研究的应用是最近的创新，能够对基因表达进行绝对定量，灵敏度非常高，分析结果与实时荧光定量 PCR（见第 67 章）和 DNA 芯片一致。

与实时荧光定量 PCR 类似，rcPCR 也需要预先知道想分析基因的序列。在 rcPCR 时（图 78-4 和图 78-5），样品中的总 RNA 先通过随机六聚体引物或基因特异引物进行逆转录。PCR 引物用来扩增目的基因中 80～100bp 之间的序列。已知浓度的竞争性 DNA（与目的基因的 80～100bp 序列仅有一个碱基的差异）被加到 PCR 反应中，与目的基因同步被扩增。两者由于序列几乎完全一样，扩增反应的动力学相同（译者注：这也是真正竞争性名字的由来）。所以，目的基因的浓度可以通过与加入的竞争性 DNA 量来进行计算。一系列不同的浓度的竞争性 DNA 被分别加入到不同的 PCR 反应中，从而准确地滴定目的基因的浓度。PCR 反应后，再进行单碱基延伸反应。设计的一个短引物（约 23 个核苷酸）与目的基因和竞争性 DNA 的 PCR 产物都可结合，结合位点正处于两者的单碱基差异位点旁。单碱基延伸反应中，加入三种不同的双脱氧核苷三磷酸和一种脱氧核苷三磷酸，上述两种 PCR 产物作为底物可以产生两种末端序列不同的延伸产物。由于延伸产物相差一个核苷酸，MALDI-TOF 质谱法可以通过分子量差别进行识别和定量。rcPCR 法的通量可以通过

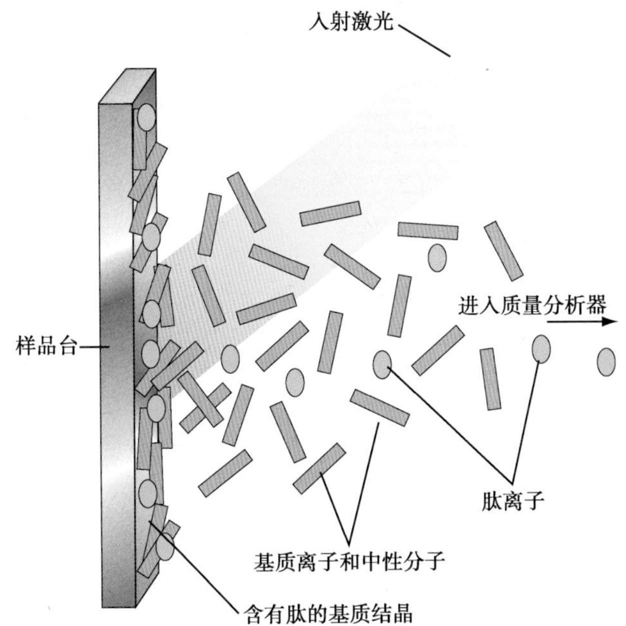

图 78-5　基质辅助激光解吸飞行时间质谱法（MALDI-TOF-MS）。脉冲激光提供能量给基质来离子化肽和寡核苷酸，后两者继续往前进入质量分析器（根据以下文献重画，Kintner M，Sherman NE：Protein sequencing and identification using tandem mass spectrometry，New York，2000，John Wiley & Sons）

多重反应（multiplexing）来增加。多重反应中，每一个基因都设计独特的 PCR 引物，竞争性 DNA 和延伸引物，多个基因在同一个 PCR 反应和引物延伸反应中被定量。

该方法最早是被用于高通量基因分型，在 2003 年被改进后用于基因表达分析（Ding & Cantor，2003），目前被加州圣地亚哥市的 Sequenom 公司进行商业销售，所以公共数据和分析资源正在发展中。rcPCR 的应用案例有：吸烟者和非吸烟者的口腔黏膜细胞中三个基因的表达水平分析（Spira et al，2004）；X 染色体遗传的肾上腺脑白质营养不良相关的 ABCD1 的等位基因特异性表达分析（Ding et al，2004）；传染病检测（Arbefeville et al，2014；McIver et al，2014）。在食品工业领域，rcPCR 的改动版本，比如噬菌体展示介导的免疫 PCR（phage display-mediated immunopolymerase chain reaction，PD-IPCR）和竞争性实时定量 PCR（cqPCR）被用于毒素（Liu et al，2014）和过敏原（Holzhauser et al，2014）的检测。

上述三种高通量技术是非常不同的基因表达检测技术，各有独特的优缺点。表 78-1 概述比较了三种平台。SAGE 技术的主要局限在于每个样品都需要很多步 PCR 扩增和测序反应，所以它的高通量只针对分析的基因数目，而不是样品数。SAGE 的另外一个缺陷是需要大量的起始 RNA。当然我们之前已经提到过几种实验流程的改进，比如 microSAGE 只需要 1～5 纳克的 poly（A+）RNA（Datson，2008）。SAGE 的优点之一是不需要预先知道序列信息，所以它可以用来发现新的转录本。利用公共序列数据库，SAGE 实验的测序结果可以用于转录本的直接识别。

DNA 芯片比 SAGE 在基因数目和样品数目上都更高通量。当临床样品数量多而且样品中的起始 RNA 量低时，DNA 芯片在临床研究中实用性高。DNA 芯片实验获得的基因表达数据仅仅是相对表达值（SAGE 是绝对表达值），而且依赖探针选择，所以难以对不同芯片平台产生的结果进行比较。

最后，关于 rcPCR 的使用，由于每一个基因都需要设计 PCR 引物和延伸反应引物，rcPCR 很难对几千个基因进行检测。一旦反应设计好，此技术可以达到样品量上的高通量分析。基于此，与 SAGE 和 DNA 芯片不同，rcPCR 不宜作为发现型平台来使用。恰恰相反，rcPCR 将作为一个验证工具和潜在的临床工具，用于检测大量个体样品中的少数基因。持续发展的超级高通量基因组技术（有如下一些厂商，加州圣地亚哥市的 Illumina 公司的 Solexa 平台；加州 Foster 市的 ABI 公司的 SOLiD 平台；康州 Branford 市的罗氏 454 平台；以及麻州剑桥市的 Helicos 平台）很可能会在更低成本下提供更高的通量。

多重 PCR

多重 PCR（multiplex PCR，muPCR）通过在一个 PCR 反应体系中加入多对 PCR 引物来生成不同大小的扩增产物，从而特异地识别多个 DNA 序列（译者注：在有些技术平台，比如 rcPCR，扩增产物不一定必须是大小不同）。引物设计时需考虑在同一反应条件下，可以优化不同引物的复性温度。产生的扩增产物的片段大小需要足够不同，凝胶电泳后产生独立条带。muPCR 最初设计时，受凝胶电泳分辨能力限制，一般可以高效地对 2～20 个 mRNA 进行检测和相对定量（Bluth & Bluth，2013）。

表 78-1　高通量基因组技术的比较

	SAGE	DNA 芯片	真正竞争性 PCR
所需仪器	测序仪	阵列点样机（仅针对 cDNA），芯片扫描仪	纳升分配器，MALDI-TOF-MS
基因通量	中等，约 2000～20 000 序列标记/天，取决于测序仪通量	最高，约 40 000/天	中等，约 100/天
样品通量	低，约 1/周	中等，约 10～20/天	高，月 100/天
价格	1500～2500 美元/样品（每个样品测序 50 000～100 000 序列标记）	500～1000 美元/芯片	1～2 美元/基因/样品
起始样品量	500～1000μg 总 RNA/样品	1～15μg 总 RNA/样品；如使用改进的步骤，低至 10～100 纳克总 RNA/样品	5 纳克总 RNA/基因/样品
是否需要预先知道基因序列	否	是	是
基因表达绝对定量	是	否	是

cDNA，互补 DNA；MALDI-TOF-MS，基质辅助激光解吸飞行时间质谱法仪；PCR，聚合酶链反应；SAGE，基因表达的系列分析

xTAG 技术

德州奥斯汀市 Luminex 公司的 xTAG 技术是新一代多重检测技术，它结合了多重扩增和微球流式细胞术，克服了多重 PCR 分辨率的局限性。和多重 PCR 一样，单个反应中可以进行多重反应。由于增加了流式技术，可以同时进行和区分的检测可以多很多。

以病毒系列检测为例，生物样品取得后，mRNA 被逆转录成 cDNA。然后 cDNA 被一系列引物扩增，这一系列引物可以同时特异地扩增很多不同病理/致病的核酸序列。致病核酸特异的引物被标记有独有的寡核苷酸序列（叫做标记）和荧光基团。多重扩增反应完成后，反应产物和微球（在生产时每种微球内部被加入不同数量的荧光分子）进行混合。每种微球同时被标记上独有的寡核苷酸序列（叫做反标记），反标记和标记在序列上互补。标记和反标记同时存在时，发生杂交，荧光标记的扩增子结合到相应的荧光标记的微球。微球被处理后，置放在特制的具有流式功能的、装有双重激光的光度计中。第一重激光根据微球内的荧光量识别微球种类，然后第二重激光检测多少（如果有）带有标记的扩增子结合到了微球表面。

在同一个试管中，xTAG 技术可以同时区分单个样品里超过 100 个测试反应。它适合在不同的样品基质中检测核酸、蛋白肽和蛋白质（Bluth & Bluch，2013）。

高分辨熔解曲线分析

高分辨熔解曲线分析（high-resolution melting analysis，HRM）技术通过快速、高通量分析 PCR 产物来获得核酸序列中的遗传突变和变异信息。运用这项技术，研究人员可以快速发现和归类遗传变异（如单核苷酸多态性位点），或者在测序前确定群体中的遗传变异（比如在病毒多样性中）。

HRM 实验的第一步是加入特殊的双链 DNA 结合染料（如 SYBR Green），运用常规 PCR 技术对目的区域进行扩增。这类染料在没有结合双链 DNA 时荧光信号弱，结合双链 DNA 之后荧光信号大大加强。荧光信号变化可用于监测 PCR 过程中的 DNA 扩增（就如在实时或定量 PCR 中）。PCR 反应结束后，通过缓慢升高温度（每次提高 0.008～0.2 度），扩增后的目的 DNA 逐渐变性，得到高分辨熔解曲线。由于 SYBR Green 在与双链 DNA 结合后才产生荧光，双链 DNA 在变性时荧光信号变弱，产生特征性的熔解曲线，这个过程叫做熔解分析。熔解曲线依赖于 DNA 长度、GC 含量、DNA 序列本身及扩增产物杂合子状态。正确运行下的 HRM 技术有足够的灵敏度来发现不同序列之间单个碱基的变化（Bluth & Bluch，2013）。

蛋白质组学技术

目前的蛋白质组学技术为细胞生物学的研究提供了多种有希望的高通量方法。从变化缓慢、相对静止的基因组、到 RNA 转录、最后再到蛋白质翻译和下游进一步的蛋白质修饰，生物信息变得越来越动态。人类基因组中预测的三万个基因（Lander et al，2001）被翻译成超过 100 万种蛋白质（Anderson & Anderson，2002）；简单化的全面分析不能体现这一复杂性（Oh et al，2004）。由于蛋白质不能被扩增，我们经常被迫采用少量的生物样品来进行研究。此外，由于蛋白质浓度的范围横跨几个数量级，临床有用的信号可能变得模糊不清。

质谱法技术

质谱法技术最常用于研究复杂生物样品中的蛋白质组成（第 4 章和第 23 章讨论过质谱法的原理，第 75 章讨论过运用质谱法来检测癌症相关蛋白质）。在质谱法能够用于蛋白质分析之前，蛋白质鉴定依赖于劳动密集型技术，如 Edman 测序和基于抗体的分析。使用质谱法进行高通量蛋白质分析的主要障碍是离子化蛋白的技术困难。John Fenn 在电喷射离子化方面的研究，以及 Koichi Tanaka 发明的激光解吸离子化技术，为质谱法技术打开了蛋白质组学的研究之门。由于他们在领域

内的贡献，两位科学家平分了2002诺贝尔化学奖。通过电喷射离子化，产生存于溶剂的、带电的微小蛋白质液滴。液滴靠近真空腔时，液体被蒸发，留下了带电的蛋白质部分。在激光解吸技术中，蛋白质被加入到一种叫做基质（matrix）的有机溶剂，带有高能量的电子束通过基质传递到蛋白质，使得蛋白质被离子化。离子化之后，质量/电荷比（质荷比，m/z）可以通过蛋白质在电场中的运动来确定。

更多的分析问题来自于蛋白质的精密结构和在大部分样品中的绝对丰度。蛋白质有二级、三级和四级结构，还有翻译后的修饰，它的结构比起DNA或者RNA复杂得多，也更难预测。蛋白质分析方法的进步使得蛋白质鉴定更快速。但是，由于蛋白质被发现时候的背景情况不同，特别是蛋白质形状和存在环境的不同，造成很多分析方法的结果有差异。蛋白质的分离还是重要的一步，将复杂的生物样本简化成更易处理的样品。大部分蛋白质组学实验依赖于在二维胶上分离不同的蛋白质成分，需要较大量的起始样品而且耗时耗力，减慢了研究发现过程。其他用于改进数据分辨率的蛋白质组学技术包括全细胞裂解液分析，通常通过高压液相色谱（高效液相色谱法）和多维液相色谱来分离蛋白质组分。

虽然质谱法中的肽峰（相应的质荷比）的强度受样品中的肽量影响，其他因素比如肽的离子化倾向性不同、检测时候的周围的离子情况也会影响到峰的强度。所以在不同实验条件下，相似的样品的定量难有可比性。同位素编码亲和标记（isotope-coded affinity tags）方法实现了样品之间的定量比较。这些标记含有生物素和接头，后者含有8个氕原子或者8个氘原子。比较两个不同样品中同一种蛋白质的含量时，在质谱法分析前，一个样品用轻的标志物（即氕标记）标记，另外一种用重的（氘标记）标记。混合后的样品在质谱法分析后产生一系列的配对的肽峰，每个重标记的峰比对应轻标记的峰大8个质荷比，通过配对的峰强度来比较两个样品中蛋白质的量。

多维蛋白质鉴定技术可在消化后的样品中鉴定蛋白质。蛋白质片段通过高压液相色谱被导入至串联质谱法。第一个质谱法腔测量每一个肽的质荷比，然后肽被片段化。在第二个质谱法腔内，对这些片段的相对质量进行鉴定，确定氨基酸组分，从而对肽进行测序。测到的肽序列再和预测的已知蛋白质片段进行匹配，从而在复杂的生物样品中鉴定出很多种蛋白质。

蛋白质芯片

利用组织芯片，冻存/石蜡包埋的组织的不同切片被紧密排列，整合到同一个平台。在样品处理方面获得进展前（Kononen et al，1998），一块芯片上能并行放置的组织切片数目数有限，限制了同时研究多个组织切片。目前每个组织芯片可以放置多到1000个样品，通过原位杂交或者免疫组化进行标记（Kononen et al，1998；Russo et al，2003）。通过这种大规模并行探索法，可以快速解答诸如正常组织进展到肿瘤（Kononen et al，1998）的生物学机制、相似组织学肿瘤的不同预后的分子通路（Bubendorf et al，1999）等科学问题，也为其他基因组学或蛋白质组学实验结果（Chen et al，2003）以及肿瘤分类（Djidja et al，2010）的验证提供现成的方法。

Paweletz等是反向蛋白质芯片技术的先驱。跟通常情况下把组织的一小片切面点样在芯片上不同，反向蛋白质芯片技术把组织中特定细胞的全细胞裂解液固定在芯片上（Paweletz et al，2001）。在显微镜下，科学家们可以"手工挑选"目的细胞，通过一个细小的聚焦激光来捕获这些细胞，并结合到上覆转移膜。

有些芯片固定有组织或者目的细胞，而其他芯片固定有特别设计的材料，这些材料可以对加到芯片表面的样品中的蛋白质进行结合。抗体、DNA、RNA和核糖体-任何对蛋白质有亲和力的物质-都可以用来作为芯片表面的探针。用来生产这些芯片的点样技术和之前描述过的寡核苷酸芯片类似（参见本章的前面部分）。

分泌蛋白质组

细胞分泌的蛋白质是蛋白质组学的一部分（Mukherjee & Mani，2013）。分泌的蛋白质包括生长因子、酶、激素及刺激性和抑制性生长因子等。它们通常以跨膜方式，氨基和羧基末端经内质网和高尔基体来促进关键信号和酶/剪切指令的传递，对于维持细胞之间的通讯和增殖起着重要作用。用于分析分泌蛋白质组的技术包括芯片、质谱法、核酸测序、SAGE、基于抗体和微球的芯片等（Mukherjee & Mani，2013）。人体分泌蛋白质组的认知被证明有希望在包括肺、乳腺和结直肠腺癌中发现新的标志物（Schaaij-Visser et al，2013），也有助于更好的理解干细胞再生，应用于心血管疾病、神经退行性疾病和泌尿生殖系统疾病（Tran & Damaser，2015）。

用于诊断肿瘤的分子标志物

基因组学相关的标志物

基因组学高通量技术的临床相关应用之一是发现分子标志物来诊断诸如癌症等疾病。组织学分析，在免疫组化、电镜、染色体异常的分子分析的辅助下，经常被用来对癌症进行分类。确切的诊断有时很困难，但是非常重要，它通常可以影响到患者的治疗、反应和预后。Golub等在1999年发表了第一篇相关的文章，他们运用DNA芯片分析临床样品，从而开发出用于癌症分类的基因表达谱（Golub et al，1999）。自此之后，DNA芯片被广泛用于大量不同的肿瘤和正常组织的分析来开发诊断和预后检测。

在第76章我们已经提到一个开拓性的研究，该研究运用DNA芯片分析来区分急性髓系白血病（acute myeloid leukemia，AML）和急性淋巴细胞白血病（acute lymphoblastic leukemia，ALL）。作者运用了Affymetrix公司的GeneChips芯片（该芯片覆盖了大约6800个人基因）来分析这两种白血病患者的骨髓单核细胞的基因表达（Golub et al，1999）。选择急性白血病这一血液系统恶性肿瘤的重要性如下。前期的DNA芯片实验在细胞系上已经获得了可重复的结果，但是临床标本带来的额外干扰信号可能模糊区分度。单核细胞是相对均一的癌细胞群，选择它们降低了噪音干扰。实体肿瘤的活检组织则不同，它们含有不同量的周边基质细胞。此外，当时的技术难以对急性白血病进行区分，通过发现新的分子标志物可以提高诊断的准确性，最终影响治疗疗程的选择。

领域分析法(neighborhood analysis)被用来探索是否可以在27个ALL和11个AML样品中检测出基因表达差异。针对表达水平和样品分类(ALL或AML)高度相关的基因,领域分析法对它们进行排序。比如,如果一个基因在ALL患者中高表达(译者注:原文有误),但是在AML患者中低表达,那么这个基因排序靠前。通过随机对样品进行疾病分类,然后再次分析来评估统计学意义(即基因表达和样品分类的相关性是偶然性引起的概率)。研究发现约1100个基因的表达和疾病分类相关。最相关的50个基因被用来建立一个权重表决种类预测算法,来预测未知样品的疾病分类。这50个基因里的每一个基因都对样品的分类进行投票。在未知样品中这50个基因中的每个基因的表达水平与所有已知ALL和AML样品的平均值进行比较,和哪类样品相近就投票给它。50个基因的每张投票根据每个基因表达水平和种类矢量的相关性强弱来分配权重。所有投票根据权重相加后,根据每种疾病种类的总得分来判断样品疾病种类。另外一种叫做预测强度(prediction strength)的衡量标准被用来计算获胜边际(更多细节见参见Reich et al,2004)。预测结果的准确性通过"去除一个样品法"("leave-one-out")来进行交叉验证。每次验证剔除总共38个样品中的一个,把剔除的样品作为"未知样品",然后利用留下的37个样品进行分析,来判断"未知样品"的种类。重复38次后发现36个样品可以被正确分类,2个样品则被判定为不确定。在34个额外的独立样品中,该方法正确的对29个样品进行了分类。在这50个基因中,有已知的区分淋巴样和髓样细胞的基因标志物,也有和致癌作用相关的基因。

除了发现能够区分AML和ALL的标志物之外,Golub等也运用了一种叫做自整理图(self-organizing maps,SOM)的非监督聚类分析法来评估是否可以仅通过基因表达数据本身(预先不知道每个样品属于哪种白血病)来发现两类白血病。根据基因表达图谱的相似性和人为确定的聚类的簇数目,SOM法将样品进行分组。当分成两个簇时,一个簇是含有25样品,其中24个ALL,另外一个簇含有13个样品,其中10个是AML(译者注:原文有误)。当分成四个簇时,SOM法能区分T系ALL、B系ALL和AML。这个最初实验的成功,加上实验本身带来的激动人心的含意,以及DNA芯片技术、分析方法的进步和普及,促使DNA芯片技术在临床研究中的应用得到指数式的增加。更多的内容可参见第76章。

蛋白质组学相关的分子标志物

我们在第75章讨论了具有巨大潜力的、令人感兴趣的蛋白质组学方法,通过蛋白质的表达图谱来早期发现几种不同的癌症。这一方法不寻找特定的已知蛋白质,而是通过质谱法来寻找蛋白质的表达图谱差异(很多相关的蛋白质身份未知)。这里我们将进一步讨论这类研究方法,从而来展示高通量后基因组方法在发现癌症中的能力。前面提到过这种方法不去识别具体是什么蛋白质,而是依据不同样品间几种不同质荷比信号(译者注:即质谱法中不同的蛋白质/肽所产生的质荷比信号)的强度(图78-6)。由于早期诊断的癌症患者预后较好,科学家们对于运用蛋白质组学方法,采用容易获得的生物样品(如血液、尿液、唾液)来寻找诊断标志物表达了巨大的兴趣。

卵巢癌患者比其他癌症患者预后要差,部分原因是疾病被诊断时已经是晚期。Liotta等尝试给高危妇女开发一种筛查试验,他们使用了基于质谱法的平台技术来分析卵巢癌患者的血清样品,通过和对照组的比较,发现他们的模型可以区分卵巢癌患者和非卵巢癌患者的血清,而且正确率非常高(Petricoin et al,2002)。

Liotta等的方法运用了表面增强激光解吸电离-飞行时间-质谱法(surface-enhanced laser desorption ionization-time of flight mass spectrometry,SELDI-TOF-MS)技术,该技术结合了SELDI和飞行时间质谱法来检测离子化的蛋白质从激光到检测器的

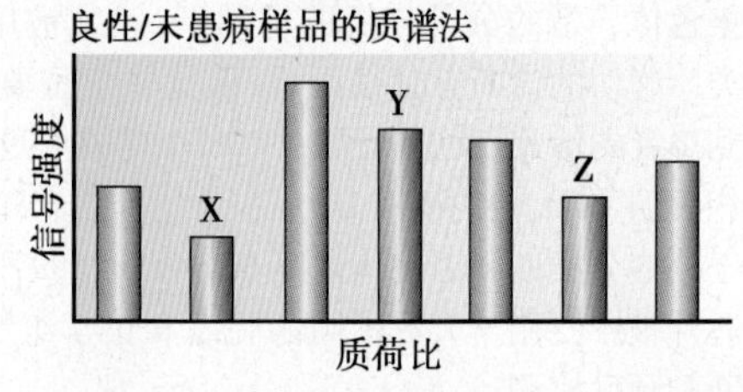

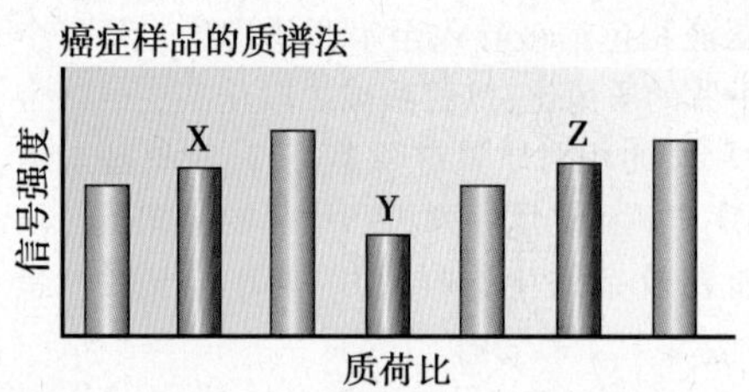

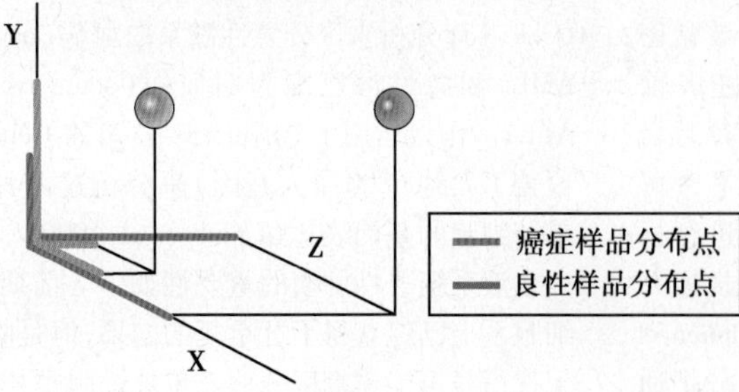

图78-6 蛋白质组表达模式用于诊断。质谱法的模式分析被用来发现"最适合的"质荷比峰组合来区分相关的临床状态(根据以下文献重画,Petricoin EF,Zoon KC,Kohn EC,et al:Clinical proteomics:translating benchside promise into bedside reality,Nat Rev Drug Discov 1:683-695,2002)

飞行时间。血清样品被放置在嵌有弱阳离子的芯片上，从而提供了 SELDI 的"表面增强"效应。洗去芯片上的多余血清后，结合到弱阳离子的蛋白质被保留在芯片上，再与基质溶剂进行结合，然后在激光照射下被离子化。

每一个血清样品可以产生大概 15 000 个强度不同的质荷比值。基于遗传算法的种类预测方法被用于解析这样复杂的数据。种类预测用已知的癌症和非癌症样品作为训练组。遗传算法选择一组质荷比数值来测试是否能够区分癌症和对照。遗传算法的"遗传学"是一种生物学比喻，即通过重复地混合和匹配最好的质荷比数值，"适者生存"下的数值在连续的测试中被保留，最终形成最具区分度的质荷比组，被用于测试"遮蔽"的患者和对照样品（遮蔽指患者状况在测试结果出来之前是隐藏的）。

虽然此研究的标志物组合可以达到 100%的灵敏度和 95%的特异性，科学家们还需在更实际的临床环境下对结果进行验证。因为肿瘤的复杂性和与宿主的相互作用，并行研究一组标志物看来是合适的。由于缺乏对蛋白质的鉴定，此方法制约了相关检测。也不清楚选择的质荷比数值所代表的蛋白质是参与肿瘤生物学还是非特异的炎症标志物。从每一个血清样品中，有多达 15 000 个数据可以选择，这带来过度拟合任何模型的风险，所以在实际情况下可能没有临床效用。另外，基于芯片的评估可能和传统诊断方法（免疫组化）或患者存活率不相关（Dahl Steffensen et al，2010），也可能由于样本选择的不同而产生不同结果（Sanchez-Carbayo，2010）。

癌症诊断方面的应用

小圆蓝细胞肿瘤

儿童小圆蓝细胞肿瘤（英文简称 SRBT，包括神经母细胞瘤、横纹肌肉瘤、非霍奇金淋巴瘤及尤因家族肿瘤（EWS））是另一种难以用各种组织学和特殊的分子分析方法准确诊断的肿瘤（见第 77 章）。尤因肉瘤放在第 77 章讨论，其中最常见的特征是 t（11;22）染色体易位，*FLI1* 和 *EWSR1* 两个基因被并置，产生了 *EWSR1-FLI1* 嵌合体信使 RNA 和蛋白质。

Khan 等是最早发现可以预测 SRBT 的分子标志物的团队之一（Khan et al，2001），他们运用了人工神经网络（artificial neural networks，ANN）算法来选择用于预测的基因。基于 AAN 的软件模仿人大脑的神经结构和行为来进行模式识别。和人脑相似，ANN 能够从经验中学习。人的每一个神经元可以接受多个输入信号，但是只有一个输出。类似地，人工神经元根据多个输入信号产生一个输出信号。ANN 包括多个连接的人工神经元，通过多个参数的最优化（神经元之间的连接被分配权重）能够识别训练组数据中的模式，从而准确地预测未知样品的肿瘤类型。

Khan 等运用了 cDNA 芯片（覆盖 6567 个基因）来对 63 个样品进行基因表达分析。这些样品包括肿瘤活检组织（13 个 EWS 和 10 个横纹肌肉瘤）和细胞系（10 个 EWS，10 个横纹肌肉瘤，12 个神经母细胞瘤，8 个伯基特淋巴瘤（非霍奇金淋巴瘤的一种亚型）。利用过滤后产生的 2308 个基因，代表四种 SRBT 诊断种类的 63 个样品被用来训练线性 ANN 模型。基于 ANN 模型选择的 96 个探针（对应 93 个基因）可以将错误分类率降低至 0%。25 个样品的测试组（包括细胞系、肿瘤活检组织和五个非 SRBT 组织）验证了 ANN 算法。17 个 SRBT 测试组样品被正确分类，余下的三个 SRBT 和五个非 SRBT 不能被指定亚型。值得指出的是，即使在训练组中只使用了神经母细胞瘤细胞系的数据，在测试组中模型正确地预测了神经母细胞瘤肿瘤活检样本。这个结果暗示使用细胞系也许有益于减少肿瘤样本中基质细胞污染造成的噪音。

刚才讨论的研究报道的 93 个（译者注：原文有误）基因中的很多基因在四种诊断种类的一、二或者三种中高表达。其中一个标志物 MIC2 虽然不如 *EWSR1-FLI1* 融合基因和蛋白特异性高，目前还是被用于诊断 EWS。MIC2 在 EWS 和一些横纹肌肉瘤中高表达，提示 MIC2 单独使用时特异性不高。另外一个分子标志物 FGFR4 是酪氨酸激酶受体，和肌细胞生成相关，只在横纹肌肉瘤样品中表达上调。通过免疫染色法在多种组织中研究了 FGFR4，发现在一些其他癌组织和正常组织中 FGFR4 被上调，提示它可能有重要的生物学作用，但是它作为特异性的分子标志物的潜力有限。这一发现说明一组基因，而不是单个基因，可能提高诊断灵敏度和特异性。这也补充了第 75 章的结论，即在肿瘤诊断中，一系列癌蛋白比单个癌蛋白在肿瘤早期检测中更有效。

巴雷特食管

针对传统组织学方法难以分类的人类癌症，除了以上研究以外，科学家们运用 DNA 芯片和 SAGE 技术开展了其他一些实验来开发癌症的诊断检测。巴雷特食管（Barrett esophagus）患者的食管内层鳞状上皮细胞化生为了柱状上皮细胞，它和胃食管反流相关，可以导致鳞状细胞癌和腺癌。食管癌难以早期发现，死亡率高。系统聚类和 ANN 被用来从 cDNA 芯片数据中发现基因表达谱，用于区分食管癌和巴雷特食管样本（Selaru et al，2002；Xu et al，2002）。为了评估临床价值，在 39 个巴雷特食管或食管癌患者中，通过 Taqman 定量逆转录 PCR（加州 Carlsbad 市的 Applied Biosystem 公司）对一小部分预测基因的表达进行了定量（Brabender et al，2004）。也有其他的研究证明 micro-RNA 表达可以用于巴雷特食管患者的预后（Mathe et al，2009）。在那些研究中，通过比较配对的癌组织和非癌组织，发现 miR-21、miR-223、miR-192 和 miR-194 的表达上升，而 miR-203 的表达下降。同时 miR-375 表达下调与巴雷特食管患者的预后差高度相关。这些研究综合起来阐明了基于芯片技术的研究在诊断和预后应用方面的潜力。

甲状腺癌

在第 77 章，我们讨论了甲状腺癌中发现的最常见的遗传病变。约有一半的滤泡性甲状腺癌含有致癌的 *ras* 基因，很多也表达 *PAX8-PPARγ* 融合基因和蛋白产物。高比例的乳头状甲状腺癌表达突变的 *BRAF* 和 *RET/PTC* 基因重组。甲状腺髓样癌表达突变的 *RET*（而不是融合基因产物）。

区分滤泡状甲状腺癌和腺瘤

区分滤泡模式的甲状腺损伤是良性和还是恶性需要新的诊断分子标志物。在发现甲状腺结节后，滤泡状甲状腺癌一般通过穿刺活检(fine-needle aspiration,FNA)来诊断,也可以通过之前和第77章提到的标志物的表达水平来进一步分析。然而,FNA不能区分滤泡状甲状腺瘤(follicular thyroid adenoma,FTA)和滤泡状甲状腺癌(follicular thyroid carcinoma,FTC),所以需要进行创伤性更高的手术活检。Cerutti 等使用了 FTA、FTC 和正常甲状腺三种样本,尝试了通过构建和分析三个 SAGE 文库来开发术前诊断试验(Cerutti et al,2004)。他们在三个文库中测了36万个标记序列,发现了305个在不同组别中显著差异表达的基因。他们进一步采用了独立验证组样品(包括10个FTA,13个FTC和8个患者的匹配正常甲状腺组织),利用RT-PCR来验证12个在FTC中表达最高的基因和5个在FTA和正常甲状腺组织中表达最高的基因。其中4个基因(*DDIT3*、*ARG2*、*ITM1* 和 *C1orf24*)验证了SAGE结果,在"去除一个样品法"交叉验证中能正确预测23个样品中的19个。另外,*DDIT3* 和 *ARG2* 基因的蛋白质产物的抗体被用于免疫组化分析32个FTA和27个FTC石蜡包埋组织。绝大部分的FTC样品的DDIT3和ARG2染色为阳性,而大部分FTA样品的DDIT3和ARG2染色为阴性(译者注:原文有误),提示这些标志物可能改进甲状腺结节的术前诊断。所以,这四个基因和癌基因 *ras* 的表达有希望被用于FTC的诊断。

腺癌

对于转移性腺癌的患者来说,原发肿瘤部位的组织学鉴定也有困难。SAGE 数据显示原发灶和转移灶腺癌以部位来源进行聚类。包括DNA芯片和SAGE等多种技术,以及已发表的文献,被用于选择肿瘤和部位特异的分子标志物(Dennis et al,2002)。Buckhalts 等分析了包括卵巢、乳腺、胰腺和结肠腺癌的11个SAGE文库,从中选择了5个基因,能够区分癌的不同组织来源(Buckhalts et al,2003)。针对这5个基因,RT-PCR方法分析了62例独立的卵巢、乳腺、胰腺和结直肠腺癌样品,利用二维基因表达分类图(two-dimensional gene-expression-based classification map)的种类预测算法分析RT-PCR数据,能够正确地预测81%样品的组织来源。还有一个相关的研究,出于在原发肿瘤里发现转移分子标志物的目的,比较了大量不同肿瘤类型患者的未配对的原发灶腺癌和转移结节的基因表达谱,总共发现了128个基因,它们的表达模式能够区分原发灶和转移灶(Ramaswamy et al,2003)。在独立样品(包括原发灶肺、乳腺、前列腺腺癌、髓母细胞瘤和大B细胞淋巴瘤)数据中,Ramaswamy 等证明了这128个基因的表达和转移相关。这些发现挑战了癌症转移能力来源于原发灶少数几个细胞的假说,并且表明转移能力在原发性肿瘤中是预先存在的。如果 Ramaswamy 的理论是正确的,原发灶的基因表达谱有可能预测未来远端转移的风险。

胰腺癌

在第75和77章我们提到过超过90%的胰腺癌表达致癌基因 k-*ras* 和它的 ras-p21 蛋白产物。其他常见的遗传病变包括一系列基因的甲基化异常,包括 *p16/CDKN2A*、*APC*、*TSLC/IGSF4*、*SOCS-1*、*cyclin D2*、*RASSF1A*、*WWOX*、*RUNX3*、*CDH13*、*DUSP6*、*HHIP* 和 *SLC5A8*。此外,还存在 *SMAD4*、*PI3K* 和 *p53* 基因的突变。

芯片、半定量PCR和SAGE技术已被用于在胰腺癌中发现差异表达的基因(Iacobuzio-Donahue et al,2002;Hustinx et al,2003;Watanabe et al,2005)。在胰腺癌中,发现前列腺干细胞抗原(间皮素和骨桥蛋白)过表达。骨桥蛋白被证明有80%的灵敏度和97%的特异性(Koopmann et al,2004)。Nonogaki 等在内镜超声指引下,通过穿刺活检获得样品(样品获取技术英文简称EUS-FNA),然后开发了一种三维芯片技术来分析样品中的RNA(Nonogaki et al,2010)。在二级系统聚类分析后,他们发现 *CDK2A*、*CD44*、*S100A4* 和 *MUC1* 是差异表达的。而且,cDNA 芯片分析找到 *SPARC* 基因(也叫骨粘连蛋白,或 *BM-40*)和它的配体 *SPARCL1* 在胰腺癌组织过表达,但不在对应的非癌症组织中(Jinawath et al,2004)。SPARC 蛋白的特异抗体目前正被评估是否可以用于胰腺癌和其他癌症的免疫治疗(Inoue et al,2010)。因此,这些基因也可能是重要的胰腺癌诊断的标志物。

其他癌症

在包括膀胱癌(Dyrskjot et al,2003,见第75章)、中枢神经系统胚胎性肿瘤(Pomeroy et al,2002)、卵巢癌(Sawiris et al,2002;Tinelli et al,2009)、乳腺癌(Perou et al,2000;Porter et al,2001,2003a;Vera-Ramirez et al,2010)、肺癌(Bhattacharjee et al,2001;Ocak et al,2009)、肝细胞癌(Zender et al,2010)和结直肠癌(Buchhaults et al,2001)在内的多种疾病中,高通量基因组技术被用于疾病辅助诊断和新病种亚型的发现。由于高通量基因组技术通过对训练组样品进行分析获得预测用的基因,而训练组样品的诊断是基于组织病理学诊断,所以由此来开发疾病诊断具有内在的困难。对于一些癌症的分类,作为标准的组织学方法可能是不完美的,所以分子标志物的真实准确性难以评估。此外,如果没有组织学证据补充,很难确证DNA芯片实验发现的新疾病亚型。病理学家在将来有可能会使用高通量基因组技术来帮助疑难病例的正确诊断。由于用于预测疾病预后的组织学和临床指标很少,基因组高通量技术的研究大部分都聚焦在发现基因表达谱来用于疾病预后(参见本章后面部分)。

在乳腺癌(Kuerer et al,2002)、前列腺癌(Ornstein et al,2004)、结直肠癌(Zhou et al,2010)、肺癌(Chen et al,2003)等其他癌症(Djidja et al,2010)患者中,蛋白质组学被用于寻找有用的临床生物标志物。当这些检测和分析技术被用于前列腺癌时,在不明原因的前列腺特异抗原(prostate-specific antigen,PSA)上升的男性中,初步实验数据提示存在一种"离子特征谱"(ion signature),能够区分前列腺癌和良性前列腺增生,灵敏度达到100%,特异性为67%(Ornstein et al,2004)。

对于双向聚丙烯酰胺凝胶电泳(2D-PAGE)蛋白组分析来说,血清是特别复杂的样品,其他与可疑组织靠近的样品也许更易获取、分析起来也更简单。乳头抽吸液获取容易,而且如果是单侧疾病,正常的乳房可以作为对照。Kuerer 等在最初的描述性研究中,选取了单侧乳腺癌患者和健康志愿者,使用2D-PAGE比较了两个乳房的乳头抽吸液之间的蛋白质表达(Kuerer et al,2002)。在健康对照中,同一人两个乳房的乳头抽吸液蛋白质电泳结果都高度一致。然而在乳腺癌患者中,患病侧的抽吸液比起正常侧的抽吸液有更多的独特蛋白质。此发现提示局部性乳腺癌可以显著改变乳头抽吸液的蛋白质表达，所以这可能是一种新的诊断标志物模式。

疾病预后的分子标志物

基因组学

被诊断为同种癌症的患者使用相似的治疗方案，治疗反应和存活率经常不同。用于评估患者预后的几种临床和组织学参数，比如年龄、血清蛋白质水平、肿瘤的分期和分级，准确性各不相同。很多研究使用了基因组高通量技术，如 DNA 芯片（在第 68 章中有详述），来寻找基因表达特征谱用以预测患者生存或者复发率。与前面技术部分详述的比较两种不同的疾病状态不同，开发预后的分子标志物的实验设计尝试根据疾病预后来将一种癌症分层为不同亚型，分层可以通过非监督和监督计算方法（图 78-3）。与预后不良相关的标志物可能有助于理解化疗抵抗的生物学机制，或者帮助发现新的药物靶点。

弥散性大 B 细胞淋巴瘤

发现能够预测患者存活的分子标志物需要分辨不同样本之间的细微差别；就像前面技术方面章节所提到的，很多针对血液恶性肿瘤的研究，容易分离到均一的细胞群。弥散性大 B 细胞淋巴瘤（DLBCL）是最常见的成人淋巴肿瘤，在所有非霍奇金淋巴瘤占比 30%～40%。就像第 76 章所述，DLBCL 通常含有 *BCL6* 基因融合。患者对化疗的反应高度不同，只有不到一半的患者获得长期缓解。目前，根据几种临床因素比如血清乳酸脱氢酶和分期，国际预测指数（international prognostic index，IPI）被用于对 DLBCL 患者预后的粗略估计。

就像第 76 章所提到的，DLBCL 分型由于基因芯片的使用发生了彻底改变。我们在此进一步讨论此方法。Alizadeh 等构建了一种叫做淋巴芯片（lymphochip）的特制 cDNA 芯片，该芯片包括了从生发中心（germinal center）B 细胞、DLBCL 和其他淋巴结 cDNA 文库中选择的 17 856 个探针（Alizadeh et al，2000）。总共有 128 张淋巴芯片被用于分析 96 个正常和癌样品（包括白血病和淋巴瘤细胞系、DLBCL 患者样品、滤泡性淋巴瘤和慢性淋巴细胞白血病）。根据增殖相关的基因表达水平，系统聚类分析揭示 DLBCL 样品有三个亚组：T 细胞、淋巴结生物学和生发中心 B 细胞。DLBCL 之前被认为产生于 B 细胞分化的不同时期。就如在第 76 章讨论的，只针对 DLBCL 样品，根据生发中心 B 细胞相关的基因来进行系统聚类分析，可以把样品分成两类明显有区别的簇：生发中心 B 细胞样 DLBCL 和活化 B 细胞样 DLBCL。这两种亚型的患者的总生存在统计学上显著不同（生发中心 B 细胞样 DLBCL 患者 5 年生存率为 72%，而活化 B 细胞样 DLBCL 患者生存率为 16%）。这两种亚型也可以被用来进一步分层 IPI 方法认定为低风险的患者。这项研究利用全基因表达谱来对找到肿瘤亚型，然后关联肿瘤亚型和患者预后，是相关研究中最早的工作之一。在第 76 章讨论了使用 DNA 芯片来诊断 DLBCL，然后进一步把 DLBCL 分成生发中心 B 细胞样组和活化 B 细胞样组。

Shipp 等的跟进研究试验了如果不预先发现亚型，是否可以发现基因表达谱用于预测 DLBCL 患者的预后（Shipp et al，2002）。在 58 个 DLBCL 患者中（32 位已治愈、26 难治或死亡），他们使用了 Affymetrix HuGeneFL 芯片（包括 6800 个探针）来分析全基因表达谱。通过交叉验证的权重表决种类预测算法，13 个基因的特征表达谱被发现能够区分治愈和死亡的患者。在 IPI 定义的种类中，13 个基因的预测模型也能够把患者分层为好的和差的预后组。作为额外的验证，本研究的结果与之前 Alizadeh 研究小组报道的结果进行了比较。这两项研究使用的芯片平台覆盖的基因有重叠，但是也有不同。在 Alizadeh 的研究中能够区分 DLBCL 的两种亚型的基因，同时也被 HuGeneFL 芯片覆盖，可以将 Shipp 研究的 58 个 DLBCL 患者分成两组，但是这两组与总生存不相关。与之相反，Shipp 等发现的 13 个预测基因，只有 3 个基因被淋巴芯片覆盖，但是却和 Alizadeh 研究的患者生存相关。

在一个相关的研究中，Rosenwald 等运用了淋巴芯片来研究 240 位治疗前的 DLBCL 患者，这些患者随后接受了蒽环类药物化疗（Rosenwalk et al，2002）。他们使用了其中 160 个样品作为训练组，运用 Cox 比例风险模型研究基因表达水平和生存时间的相关性。总共有 670 个基因的表达水平和预后显著相关。对这 670 个基因进行聚类，用来找出表达模式相近的一群基因，发现表达模式高度相关的基因参与类似的生物学过程。四组表达模型相关的基因，分别与增殖、主要组织相容性复合体Ⅱ、淋巴结生物学和生发中心 B 细胞功能相关，被用来建立一个疾病种类预测模型。每组基因的表达水平取平均值，然后四组基因的平均值组合被用来建立一个多参数预测模型。这个模型可以通过给每个实验组样品打分来预测患者死于疾病的风险。根据打分高低，把所有样品分成四等分，5 年生存率最高风险组为 73%，最低风险组则为 15%。

滤泡性淋巴瘤

滤泡性淋巴瘤也来源于生发中心 B 细胞。Dave 等也建立了一个类似的生存预测模型来对滤泡性淋巴瘤患者的预后进行预测（Dave et al，2004）。滤泡性淋巴瘤的治疗手段包括化疗、免疫治疗或造血干细胞移植，但是治疗结果高度可变，而且关于哪种疗程更好也没有一致意见。191 个滤泡性淋巴瘤患者的肿瘤活检组织被分为训练组和试验组。同样使用 Cox 比例风险模型来分析基因表达和患者生存的相关性，两组（组内基因表达高度相关）基因被用来构建一个多参数预测模型。和好的预后相关的基因包括 T 细胞和巨噬细胞内高表达的基因；和差的预后相关的基因包括在巨噬细胞和树突细胞表达的基因。后续实验中，组织活检样本被分离出恶性和非恶性部分，从原先 10 组基因特征谱中选出的 2 组基因表达特征谱可以高度预测患者生存。这些发现都支持了可以通过基因标记的免疫反应来反映预测存活时间的生物学特征的观点。

以上这些已讨论的淋巴瘤研究证明芯片技术可能成功用于准确预测患者预后，可能也补充了目前使用的诸如 IPI 方法。结果暗示在诊断时获取的组织样品可以预测预后及影响治疗方案的选择。然而，就像之前提到的那样，不同研究之间存在不一致，原因包括使用 DNA 芯片平台的不同、患者人群、治疗方案、样品数量、长期随访数据质量的差异及预测方法的不同选择（参加本章节后部的“预后及诊断分子标志物的缺陷”部分）。滤泡性淋巴瘤研究也显示了肿瘤微环境的重要性-这一点通常在 DNA 芯片研究中没有被探索。

急性髓系白血病

在第 76 章我们讨论了癌基因表达谱在 AML 不同表型中被用于治疗和预后。这些癌基因的特定表达谱不仅提示可能的有效治疗方案，还可以用于预后。比如，早幼粒细胞白血病中常见的癌基因包括视黄酸受体 α（*PML-RARα*）融合基因，存在该融合基因意味预后好，而且患者获益于全反式视黄酸（aTR）治疗。然而，*RAR* 与其他基因（非 PML）的融合，包括 *ZBTB16*（*PLZF*）*-RARA*，t（11；17）/*NUMA1-RARA*，t（5；17）/*NPM1-RARA*，和 t（17；17）*STAT5B-RARA*，是 aTR 治疗疗效不佳的强力指标，而且患者预后不良。另外，核心结合结构域融合基因（如 *RUNX1-RUNX1T1*，*CBFβ-MYH11*）在其他 AML（如粒-单核细胞白血病）中表达，与特定的染色体异常相关。这些融合基因表明肿瘤对大剂量阿糖胞苷敏感，患者预后经常较好。在另一方面，如果 *FLT3* 癌基因的单独存在或者与这些融合基因共存，即使采用推荐的化疗方案，患者预后还是较差。关于基因突变影响治疗反应的其他方面，可以参见第 73 章。

总的来说，AML 中特定融合基因的存在并不总是反应疾病的分子水平异质性，其中的原因有：是否存在其他癌基因的融合基因或者原癌基因突变可能没有被检测到；其他尚未发现的基因也可能参与细胞转化过程。为了尝试发现哪些基因参与 AML 的细胞转化，以及发现预后相关和能够建议有效治疗的基因表达谱，科学家们使用了基因表达芯片对 AML 患者进行了多项研究。虽然这种研究方法可能存在一些问题（在前面的部分有过讨论），在新英格兰医学杂志上发表的两篇文章发现了能用于 AML 预后的基因表达谱（Bullinger et al，2004；Valk et al，2004）。

Bullinger 团队使用了 cDNA 芯片（约 39 000 个探针）分析了 116 位 AML 患者的全基因表达谱；Valk 团队则用了 Affymetrix 人 U133A 芯片（约 22 000 个探针）分析了 285 位 AML 患者。两项研究均采用了非监督系统聚类方法，揭示了与肿瘤细胞遗传和分子异常相关的基因簇。Bullinger 等使用 Cox 比例风险模型（在 SAM 软件中执行，Tusher et al，2001），发现了与患者生存相关的基因表达谱。根据 SAM 软件选择的基因，K-均值聚类法被用于将训练组样品分成好预后和差预后的两组。在这两组患者中，科学家们运用芯片预测分析（prediction analysis of microarrays，PAM）算法，建立了基于 133 个基因的预后预测器，然后用于分析测试组样品。测试组患者的样品被分成两组，两组患者的生存时间显著不同。在这项研究中，AML 中“叉头”（forkhead）基因的表达，包括 *FOXO1A*（也叫做 *FKHR*），和预后良好相关。反之，*MAP7*、*GUCY1A3*、*TCF4* 和 *MSI* 等基因的表达则预测预后不良。参与同源异形框（homeo 框）调控的基因，如 *HOXB2*、*HOXB5*、*PBX3*、*HOXA* 和 *HOXA10* 等，在 AML 的多种表型中过表达，提示这些基因在白血病生成中的重要性。在第 76 章中，我们讨论过 *FLT3* 突变型的表达或者 *FLT3* 的过表达与不良预后相关（Bullinger et al，2004）。

Valk 团队使用了类似的方法来发现能够对患者样品进行亚组分类的基因（患者亚组分类通过前面的聚类分析来发现）。亚组与细胞遗传学和分子水平异常、患者预后相关（Valk et al，2004）。Bullinger 和 Valk 的研究均证明全基因表达谱分析在解析同类肿瘤中异质性的作用。两个研究结果高度一致，显示芯片技术具有区分精细肿瘤亚型的潜力，在当前临床实践中可能添加预后信息。

乳腺癌

虽然在前列腺癌（Dhanasekaran et al，2001）、肺腺癌（Beer et al，2002）和多发性骨髓瘤（Tian et al，2003）都有类似的预后标志物研究，乳腺癌中的预后标志物发现最能展示成功的高通量组学研究是如何转化成重要的临床工具。我们在第 77 章讨论了基因芯片是如何被成功用于不同乳腺癌的预后和治疗。相关最重要的标志物包括雌激素受体（ER）、黄体酮受体（PR）、增殖标志蛋白 Ki67 和 *HER2/neu* 癌基因。

在非散发性结节、年龄低于 55 岁的乳腺癌患者中，原发灶活检组织被用于基因表达分析，来发现预后标志物预测 5 年内癌症转移。这些分子标志物的预测能力被认为优于其他临床和组织学因素，如肿瘤分级、大小、血管侵袭或雌激素受体状况（Van't Veer et al，2002）。类似针对乳腺癌的研究被相继开展（Van de Vijver et al，2002；Huang et al，2003；Sotiriou et al，2003）。最近的一篇文章描述了一个预测模型的开发，该模型使用了基因表达、临床和组织学数据来更准确的预测预后（Pittman et al，2004）。

开展 DNA 芯片研究的瓶颈之一是缺乏有长期随访数据患者的速冻组织。组织速冻保护了 RNA 的完整性，是最理想的用于 DNA 芯片分析的样品。然而，大部分组织库和临床试验收集的是石蜡包埋组织，其中的 RNA 被部分降解，不足以获得高质量的 DNA 芯片结果（虽然相关领域的进展还在继续，Drury et al，2010）。诸如真正竞争性 PCR 和实时 PCR 等技术被用于石蜡包埋组织的基因表达分析，但是由于蜡块组织中能提取的 RNA 量有限，所以一般只够分析几百个基因的表达。Paik 等从根据前面概述的乳腺癌芯片研究，选择了 21 个基因（16 个基因与肿瘤相关，5 个基因是参照基因用于数据归一化）来进行 RT-PCR 分析。他们选择的 675 个石蜡包埋样品来自 National Surgical Adjuvant Breast and Bowel Project B-14 临床试验的患者的原发灶（Paik et al，2004），这些患者均为淋巴结阴性，雌激素受体阳性，且接受他莫昔芬治疗。16 个基因的表达水平被用来计算癌症远端复发的风险值。基于这个风险值，患者被分层为低、中、高风险组。在肿瘤分级和大小、患者年龄之外，复发风险值提供了重要的预测信息。这个简单化的 21 个基因检测容易被转化成临床预后测试，用于帮助临床医生决定特定的乳腺癌患者（服用他莫昔芬、淋巴结阴性及雌激素受体阳性）是否需要接受额外的化疗。

SAGE 技术已被用来发现乳腺癌的预后分子标志物。与 DNA 芯片不同，SAGE 技术不能分析几百个临床样品（译者注：原因是过去测序成本高且通量较低），但是它不局限于已知基因，也不受芯片技术中探针选择的限制。新基因的组织特异性表达（有利于开发治疗方案），是 SAGE 技术能够发现新的转录本的可能原因。两项基于 SAGE 技术的研究，分别从正常组织、导管原位癌（DCIS）、浸润性和转移性乳腺癌组织中制备 SAGE 文库，来发现在不同疾病状态下转录变化的基因（Porter et al，2001，2003a）。针对几个 DCIS 或者浸润性/转移性特异的基因，作者利用 mRNA 原位杂交法分析了 18 个冻存的 DCIS 和浸润性乳腺癌样品，免疫组化法分析了 769 个 DCIS、浸润性和转移性乳腺癌样品。S100A7是S100钙结合蛋白质家族的成员,它在DCIS中选择性表达,在高级别粉刺样DCIS中表达最高,但是在正常或者浸润性/转移性肿瘤表达较低。虽然S100A7在浸润性肿瘤中表达较低,但是还是高于内质网阴性、低分化、淋巴结转移的肿瘤。这个结果暗示DCIS中S100A7的表达可能是一个有用的预后指标。在之前的研究中,皮离蛋白(dermcidin)被发现在浸润性和转移性肿瘤中选择性表达。Porter等进一步研究了皮离蛋白。皮离蛋白由110个氨基酸组成,主要在汗腺和大脑脑桥中表达(Porter et al,2003b),被蛋白水解成47个氨基酸的肽段。免疫组化分析发现它在一部分浸润性肿瘤中表达,表达水平与肿瘤体积和淋巴结转移相关。在一部分患者中,皮离蛋白高表达和12号染色体该基因的扩增有关。研究显示皮离蛋白可以增进细胞生长和生存,可能是总生存和无远端转移生存的有希望的预后指标。

基因组学和蛋白质组学的融合

高通量技术的发展不仅让我们能够用多个基因或者蛋白质来预测感兴趣的临床特征,而且可以研究转录活性和蛋白质翻译的重合。Chen等在肺腺癌中研究了基因表达谱和蛋白质翻译来预测存活率(Chen et al,2003)。过滤掉低表达基因以后,他们发现约有5000个基因在86个肺腺癌和10个正常组织样品中一致表达。通过系统聚类和"去除一个样品法"交叉验证,50个基因被发现能够最有效地把患者分为高风险和低风险组(根据随访几年后得到的死亡率)。最让人感兴趣的是,他们观察到Ⅰ期患者(这些患者最可能通过手术根治)也可以被分为高风险和低风险组。这些高风险Ⅰ期患者可能是一类新的患者亚组,可能获益于辅助化疗。

利用基因芯片和蛋白组技术,他们总共分析了76个肿瘤样品。在同时被检测到mRNA和相应蛋白质表达的基因中,两者的相关性最高为0.39。虽然具有统计学意义,mRNA和蛋白质表达水平的低相关性凸显之前的转录和翻译模型过于简单,没有充分考虑翻译调控、糖基化、磷酸化和其他下游修饰。作者总结认为,蛋白质翻译后的继续修饰导致很多基因的转录本水平与它们的蛋白质产物水平相关性低。通过把研究延伸到基因组学和蛋白质组学,他们发现一批参与糖基化通路的基因和蛋白质在死亡高风险患者中表达上调,这些结果显示基因组学和蛋白质组学的融合研究在阐明疾病状态的分子发病机制中的特殊价值。

预后和诊断分子标志物的缺陷

芯片数据

Alizadeh等和Shipp等的研究分别发现了一些基因的表达谱能够将弥散性大B细胞淋巴瘤(DLBCL)患者分成两个生存率不同的亚组。根据Alizadeh发现的基因(译者注:此处原文表述有误,具体细节可参见本章前文部分),Shipp等也发现了DLBCL患者的两个亚组,但是这些亚组与生存率无关。前面描述的研究案例代表了很多DNA芯片实验的缺陷,即实验之间缺乏可重复性。不同研究之间的不一致很普遍,可能是由于实验设计和数据分析的原因(Simon et al,2003)。两个不同的研究使用了类似的组织样品,但是患者群体和样本数量可能有小的差别。组织异质性也是一个问题。从肿瘤不同位置获取的活检组织可能含有不同数量的正常细胞的"污染"。而且,预处理和芯片数据分析也没有统一标准。新的计算方法持续出现,不同团队分析同样的芯片数据经常产生不同的基因名单。最后,科学家们正在开发新的计算方法,来比较不同DNA芯片平台产生的数据。相似的研究得到不交叉重复的结果,可能是因为比较方法的不足。

预测指标的"过度拟合"

通常来说,临床研究的目的是在几百个患者中研究几种变量之间的关系;然而,DNA芯片研究却在少量患者中(一般20~200人)研究几千种变量(基因表达水平)。"过度拟合"现象(Ransohoff,2004)指的就是:很多种类预测算法对训练组样品可以准确预测(译者注:训练组样品用来产生预测算法,所以自我验证准确度高),但是预测准确性在独立的验证组中却显著降低。数据被分成训练组和试验/验证组的DNA芯片研究结果最为可靠(Ntzani & Ioannidis,2003)。除了需要独立样品的验证外,利用不同的技术来验证基因表达水平也很重要。要把这些技术的希望变成现实,需要开发新的整合技术,合并不同的基因表达研究数据,从而发现与疾病种类和预后相关的标志物(相关性在不同研究中高度一致),然后再利用不同的实验技术和患者群体来对这些标志物进行验证。

"旁观者"效应

针对精神分裂症(schizophrenia)和非精神分裂症患者前额皮质区,Miklos和Maleszka比较了基于DNA芯片的基因表达研究和基于其他一系列方法的遗传学、RNA和蛋白质分析研究(Miklos & Maleszka,2004)。他们发现DNA芯片和非DNA芯片实验结果缺乏重复性。其中一个原因可能是DNA芯片实验发现的是"旁观者"基因,也就是与疾病状态的发病机制无关的基因。通过遗传连锁分析获得的基因往往与疾病有因果关系,但是遗传变异可能只影响mRNA剪切或者转录后调控,基因的表达水平则保持不变。同时,DNA芯片技术可能不够灵敏,无法准确检测到低表达基因的变化。

虽然DNA芯片实验需要小心对待,近期报道的相关研究已经开始通过体内和体外模型,更深入探索芯片技术找出的基因的生物学重要性和治疗潜力。比如,Tian等运用DNA芯片发现了*DKK1*基因在有或者无局灶性骨骼损伤(focal bone lesion)的多发性骨髓瘤中差异表达(Tian et al,2003)。在有骨骼损伤的患者中,*DKK1* RNA和蛋白质水平都上升。*DKK1*通过Wnt信号通路参与骨骼形成,骨骼损伤的患者的骨髓血浆在体外可以阻止成骨细胞分化,表明*DKK1*与疾病进展有因果关系,也是潜在的治疗靶点。另一项研究,Ye等利用cDNA芯片比较了有或者无肝内转移的、乙肝病毒阳性的肝细胞癌患者的肝组织,发现配对的原发灶和转移灶肿瘤的基因表达谱类似(Ye et al,2003)。而比较有或者无转移的原发灶,则发现大量差异表达的基因。骨桥蛋白是糖基化的磷蛋白,发挥细胞因子作用,在有转移的原发灶中过表达。在源于肝细胞癌的细胞系中,加入骨桥蛋白抗体来中和骨桥蛋白,细胞侵袭性下降。在裸鼠模型(注射肝细胞癌细胞到裸鼠)中,注射骨桥蛋白抗体降低了肿瘤转移发生率。

蛋白质组学技术的局限

和DNA芯片技术类似，蛋白质组学研究也碰到一些问题，比如组织异质性、预测模型的过度拟合及发现的蛋白质是否导致疾病。对于蛋白质组学技术用于癌症诊断的具体批评主要聚焦在SELDI-TOF-MS技术。Diamandis等是对SELDI-TOF-MS技术批评方面发表论文最多的作者，他们总结了该技术的一些缺陷(Diamandis，2004a，2004b)。虽然有几篇文章报道利用一组质谱法峰(或者叫离子特征谱)可以达到出色的诊断结果，大都都没有发现产生这些质谱法峰的蛋白质。其中一部分被发现的蛋白质是已经被研究过的肿瘤标志物，这些标志物因为是急性期反应物而被抛弃。缺乏对蛋白质的发现限制了解读已发表的结果，这些结果可能记录的是癌症以外原因(比如广义的炎症反应)造成的差异。

质谱法技术的动态范围低，也限制了蛋白质组学研究。在分析血清样品时，在质谱法分析前一般对样品进行最小限度的预处理，包括通过在弱阳离子的蛋白质芯片孵化来获得表面增强。这是一个非特异的步骤，可能只有样品中丰度最高的一些蛋白质能够结合，而检测不到可能携带信息的低丰度蛋白质。在血清样品中，诸如前列腺癌等癌细胞释放的蛋白质一般不会是最高丰度的。有些估算认为SELDI-TOF-MS不能检测到低于10μg/L的蛋白质，而大部分已知的肿瘤标志物都远远低于这个浓度(Diamondis，2003)。

结论和未来挑战

随着人类基因组计划的完成和生物技术行业的进步，在癌症和其他疾病中发现生物标志物有了空前的机会。基因组序列数据结合高通量生物标志物发现将有助于研究遗传变异与疾病诊断及生物学结果的相关性。新兴的功能基因组学和功能蛋白质组学领域提供了机会，将这些进步转化成对癌症和其他复杂多基因疾病的病理生理学的全盘理解。

高通量基因组和蛋白质组技术有潜力来转化临床实践，有可能引领补充或替代传统诊断和预后标志物。本章详细介绍了多个研究，举证了基因表达谱将肿瘤分成单独的、临床相关的亚型来预测临床结果。另外，新兴的蛋白质组学平台刚开始给人类疾病研究提供一层新的分子信息。这些技术应该能将个体化分子医学引入一个新的时代，对于所有的患者，根据他们的遗传组成和肿瘤的基因变化来进行治疗，从而提高疗效、降低治疗毒性。

这些高通量技术平台有希望影响到医学实践。但是，如果要在临床广泛应用，还有不少的障碍。基因组和蛋白质组标志物是临床实验室检测的新兴种类，使用时对临床实验室的分析、生物信息学和伦理等提出挑战。还需要大量的工作来建立必需的临床实验室基础设施，以利于标准化的高通量分析平台的应用，能对不同的生物样品、在不同的高性能计算和先进的数据管理性能内，检测基因组和蛋白质组变化。分析工具还需要大的改进，还需要付出努力去标准化技术平台、对照和参考标准。医学诊断和治疗中的应用要求我们对临床医生的培养发生较大改变。目前最急迫的需求是独立验证实验，运用大规模的、具有统计学功效(power)的数据来验证前面所述的表达谱。临床试验方案需要包括基于基因组和蛋白质组的分子表达谱技术，来改进诊断和定制疾病治疗，从而实现组学技术的潜力。

(丁春明 译 陈瑜 校)

推荐阅读

Alizadeh AA，Eisen MB，Davis RE，et al：Distinct types of diffuse large B-cell lymphoma identified by gene expression profling，Nature 403：503-511，2000.

该研究运用了DNA芯片分析了弥散性大B细胞淋巴瘤患者样品，运用全基因表达谱来发现肿瘤亚型，并与患者预后进行相关性研究，是这方面最早的研究之一。

Bluth MJ，Bluth MH：Molecular pathology techniques，Clin Lab Med 33：753-772，2013.

这是一篇全面的综述，回顾了临床实验室常用的分子病理技术，用于阐明疾病病理生理学，以及诊断、预后和治疗检测来用于患者管理。

Chen G，Gharib TG，Wang H，et al：Protein profles associated with survival in lung adenocarcinoma，Proc Natl Acad Sci U S A 100：13537-13542，2003.

该研究使用DNA芯片和蛋白质组学技术，分析了手术切除的肺肿瘤组织，发现大部分基因的基因表达和蛋白质表达水平的相关性都较差。即便如此，结合这两种技术，作者发现糖酵解通路的组成部分跟患者预后差有关。

Golub TR，Slonim DK，Tamayo P，et al：Molecular classification of cancer：class discovery and class prediction by gene expression monitoring，Science 286：531-537，1999.

这是第一篇运用DNA芯片技术分析几千个基因表达的文章，研究分析了人急性白血病的临床样品来发现新的肿瘤种类，以及与此未知样品的种类。

Lander ES，Linton LM，Birren B，et al：Initial sequencing and analysis of the human genome，Nature 409：860-921，2001.

全面地表述了人类基因组计划的历史、政府资助的研究联盟使用的方法、基因组序列草图的质量和最初分析领悟到的生物学知识。

Petricoin EF，Ardekani AM，Hitt BA，et al：Use of proteomic patterns in serum to identify ovarian cancer，Lancet 359：572-577，2002.

这篇文章描述了基于质谱法的平台如何被用来分析血清中的蛋白质。利用有或者无罹患卵巢癌患者的血清蛋白质分析，作者建立了一个模型，能够准确的区分患者疾病状态。

参考文献

Arbefeville S, Levi MH, Ferrieri P: Development of a multiplex real-time PCR assay for the detection of Bordetella pertussis and Bordetella parapertussis in a single tube reaction, *J Microbiol Methods* 97:15–19, 2014.

Anderson NL, Anderson NG: The human plasma proteome: history, character, and diagnostic prospects, *Mol Cell Proteomics* 1:845–867, 2002.

Beer DG, Kardia SL, Huang CC, et al: Gene-expression profiles predict survival of patients with lung adenocarcinoma, *Nat Med* 8:816–824, 2002.

Bhattacharjee A, Richards WG, Staunton J, et al: Classification of human lung carcinomas by mRNA expression profiling reveals distinct adenocarcinoma subclasses, *Proc Natl Acad Sci U S A* 98:13790–13795, 2001.

Boon K, Osorio EC, Greenhut SF, et al: An anatomy of normal and malignant gene expression, *Proc Natl Acad Sci U S A* 99:11287–11292, 2002.

Brabender J, Marjoram P, Salonga D, et al: A multigene expression panel for the molecular diagnosis of Barrett's esophagus and Barrett's adenocarcinoma of the esophagus, *Oncogene* 23:4780–4788, 2004.

Brown MP, Grundy WN, Lin D, et al: Knowledge-

based analysis of microarray gene expression data by using support vector machines, *Proc Natl Acad Sci U S A* 97:262–267, 2000.
Bubendorf L, Kolmer M, Kononen J, et al: Hormone therapy failure in human prostate cancer: analysis by complementary DNA and tissue microarrays, *J Natl Cancer Inst* 91:1758–1764, 1999.
Buckhaults P, Rago C, St Croix B, et al: Secreted and cell surface genes expressed in benign and malignant colorectal tumors, *Cancer Res* 61:6996–7001, 2001.
Buckhaults P, Zhang Z, Chen YC, et al: Identifying tumor origin using a gene expression–based classification map, *Cancer Res* 63:4144–4149, 2003.
Bullinger L, Dohner K, Bair E, et al: Use of gene-expression profiling to identify prognostic subclasses in adult acute myeloid leukemia, *N Engl J Med* 350: 1605–1616, 2004.
Cerutti JM, Delcelo R, Amadei MJ, et al: A preoperative diagnostic test that distinguishes benign from malignant thyroid carcinoma based on gene expression, *J Clin Invest* 113:1234–1242, 2004.
Claverie JM: Gene number: what if there are only 30000 human genes?, *Science* 291:1255–1257, 2001.
Collins FS, Morgan M, Patrinos A: The Human Genome Project: lessons from large-scale biology, *Science* 300:286–290, 2003.
Dahl Steffensen K, Waldstrom M, Kolby Christensen R, et al: Lack of relationship between TIMP-1 tumour cell immunoreactivity, treatment efficacy and prognosis in patients with advanced epithelial ovarian cancer, *BMC Cancer* 10:185, 2010.
Datson NA: Scaling down SAGE: from miniSAGE to microSAGE, *Curr Pharm Biotechnol* 9:351–361, 2008.
Datson NA, van der Perk-de Jong J, van den Berg MP, et al: MicroSAGE: a modified procedure for serial analysis of gene expression in limited amounts of tissue, *Nucleic Acids Res* 27:1300–1307, 1999.
Dave SS, Wright G, Tan B, et al: Prediction of survival in follicular lymphoma based on molecular features of tumor-infiltrating immune cells, *N Engl J Med* 351: 2159–2169, 2004.
Dennis JL, Vass JK, Wit EC, et al: Identification from public data of molecular markers of adenocarcinoma characteristic of the site of origin, *Cancer Res* 62:5999–6005, 2002.
Dhanasekaran SM, Barrette TR, Ghosh D, et al: Delineation of prognostic biomarkers in prostate cancer, *Nature* 412:822–826, 2001.
Diamandis EP: Analysis of serum proteomic patterns for early cancer diagnosis: drawing attention to potential problems, *J Natl Cancer Inst* 96:353–356, 2004a.
Diamandis EP: Mass spectrometry as a diagnostic and a cancer biomarker discovery tool: opportunities and potential limitations, *Mol Cell Proteomics* 3:367–378, 2004b.
Diamandis EP: Point: proteomic patterns in biological fluids: do they represent the future of cancer diagnostics?, *Clin Chem* 49:1272–1275, 2003.
Ding C, Cantor CR: A high-throughput gene expression analysis technique using competitive PCR and matrix-assisted laser desorption ionization time-of-flight MS, *Proc Natl Acad Sci U S A* 100:3059–3064, 2003.
Ding C, Jin S: High-throughput methods for SNP genotyping, *Methods Mol Biol* 578:245–254, 2009.
Ding C, Maier E, Roscher AA, et al: Simultaneous quantitative and allele-specific expression analysis with real competitive PCR, *BMC Genet* 5:8, 2004.
Djidja MC, Claude E, Snel MF, et al: Novel molecular tumour classification using MALDI-mass spectrometry imaging of tissue micro-array, *Anal Bioanal Chem* 397:587–601, 2010.
Drury S, Salter J, Baehner FL, et al: Feasibility of using tissue microarray cores of paraffin-embedded breast cancer tissue for measurement of gene expression: a proof-of-concept study, *J Clin Pathol* 63:513–517, 2010.
Dudoit S: FJST: comparison of discrimination methods for the classification of tumors using gene expression data, *J Am Statistical Assoc* 97:77–87, 2002.
Dyrskjot L, Thykjaer T, Kruhoffer M, et al: Identifying distinct classes of bladder carcinoma using microarrays, *Nat Genet* 33:90–96, 2003.
Eisen MB, Spellman PT, Brown PO, et al: Cluster analysis and display of genome-wide expression patterns, *Proc Natl Acad Sci U S A* 95:14863–14868, 1998.
Emmert-Buck MR, Bonner RF, Smith PD, et al: Laser capture microdissection, *Science* 274:998–1001, 1996.
Genome International Sequencing Consortium: initial sequencing and analysis of the human genome, *Nature* 409:860–921, 2001.
Holzhauser T, Kleiner K, Janise A, et al: Matrix-normalised quantification of species by threshold-calibrated competitive real-time PCR: allergenic peanut in food as one example, *Food Chem* 163:68–76, 2014.
Huang E, Cheng SH, Dressman H, et al: Gene expression predictors of breast cancer outcomes, *Lancet* 361:1590–1596, 2003.
Hustinx SR, Cao D, Maitra A, et al: Differentially expressed genes in pancreatic ductal adenocarcinomas identified through serial analysis of gene expression, *Cancer Biol Ther* 3:1254–1261, 2004.
Iacobuzio-Donahue CA, Maitra A, Shen-Ong GL, et al: Discovery of novel tumor markers of pancreatic cancer using global gene expression technology, *Am J Pathol* 160:1239–1249, 2002.
Inoue M, Senju S, Hirata S, et al: Identification of SPARC as a candidate target antigen for immunotherapy of various cancers, *Int J Cancer* 127:1393–1403, 2010.
International Human Genome Sequencing Consortium: Finishing the euchromatic sequence of the human genome, *Nature* 431:931–945, 2004.
Irizarry RA, Bolstad BM, Collin F, et al: Summaries of Affymetrix GeneChip probe level data, *Nucleic Acids Res* 31:e15, 2003.
Jinawath N, Furukawa Y, Hasegawa S, et al: Comparison of gene expression profiles between diffuse- and intestinal-type gastric cancers using a genome-wide cDNA microarray, *Oncogene* 23:6830–6844, 2004.
Kaminski N, Friedman N: Practical approaches to analyzing results of microarray experiments, *Am J Respir Cell Mol Biol* 27:125–132, 2002.
Khan J, Wei JS, Ringner M, et al: Classification and diagnostic prediction of cancers using gene expression profiling and artificial neural networks, *Nat Med* 7: 673–679, 2001.
Kononen J, Bubendorf L, Kallioniemi A, et al: Tissue microarrays for high-throughput molecular profiling of tumor specimens, *Nat Med* 4:844–847, 1998.
Koopmann J, Fedarko NS, Jain A, et al: Evaluation of osteopontin as biomarker for pancreatic adenocarcinoma, *Cancer Epidemiol Biomarkers Prev* 13:487–491, 2004.
Kuerer HM, Goldknopf IL, Fritsche H, et al: Identification of distinct protein expression patterns in bilateral matched pair breast ductal fluid specimens from women with unilateral invasive breast carcinoma: high-throughput biomarker discovery, *Cancer* 95: 2276–2282, 2002.
Lal A, Lash AE, Altschul SF, et al: A public database for gene expression in human cancers, *Cancer Res* 59:5403–5407, 1999.
Lash AE, Tolstoshev CM, Wagner L, et al: SAGEmap: a public gene expression resource, *Genome Res* 10:1051–1060, 2000.
Leung YF, Cavalieri D: Fundamentals of cDNA microarray data analysis, *Trends Genet* 19:649–659, 2003.
Li C, Wong WH: Model-based analysis of oligonucleotide arrays: expression index computation and outlier detection, *Proc Natl Acad Sci U S A* 98:31–36, 2001.
Liu X, Xu Y, Xiong YH, et al: VHH phage-based competitive real-time immuno-polymerase chain reaction for ultrasensitive detection of ochratoxin A in cereal, *Anal Chem* 86:7471–7477, 2014.
Lockhart DJ, Dong H, Byrne MC, et al: Expression monitoring by hybridization to high-density oligonucleotide arrays, *Nat Biotechnol* 14:1675–1680, 1996.
Madden SL, Wang CJ, Landes G: Serial analysis of gene expression: from gene discovery to target identification, *Drug Discov Today* 5:415–425, 2000.
Mathe C, Sagot MF, Schiex T, et al: Current methods of gene prediction, their strengths and weaknesses, *Nucleic Acids Res* 30:4103–4117, 2002.
Mathe EA, Nguyen GH, Bowman ED, et al: MicroRNA expression in squamous cell carcinoma and adenocarcinoma of the esophagus: associations with survival, *Clin Cancer Res* 15:6192–6200, 2009.
McIver CJ, Bell SM, Er N: Development of an internal amplification control system for a real-time PCR assay for detection of Neisseria meningitidis in CSF and EDTA blood, *Pathology* 46:344–347, 2014.
Miklos GL, Maleszka R: Microarray reality checks in the context of a complex disease, *Nat Biotechnol* 22:615–621, 2004.
Mukherjee P, Mani S: Methodologies to decipher the cell secretome, *Biochim Biophys Acta* 1834:2226–2232, 2013.
Nonogaki K, Itoh A, Kawashima H, et al: A preliminary result of three-dimensional microarray technology to gene analysis with endoscopic ultrasound-guided fine-needle aspiration specimens and pancreatic juices, *J Exp Clin Cancer Res* 29:36, 2010.
Ntzani EE, Ioannidis JP: Predictive ability of DNA microarrays for cancer outcomes and correlates: an empirical assessment, *Lancet* 362:1439–1444, 2003.
Ocak S, Sos ML, Thomas RK, et al: High-throughput molecular analysis in lung cancer: insights into biology and potential clinical applications, *Eur Respir J* 34: 489–506, 2009.
Oh P, Li Y, Yu J, et al: Subtractive proteomic mapping of the endothelial surface in lung and solid tumours for tissue-specific therapy, *Nature* 429:629–635, 2004.
Olson MV: The maps: clone by clone by clone, *Nature* 409:816–818, 2001.
Ornstein DK, Rayford W, Fusaro VA, et al: Serum proteomic profiling can discriminate prostate cancer from benign prostates in men with total prostate specific antigen levels between 2.5 and 15.0 ng/ml, *J Urol* 172: 1302–1305, 2004.
Paik S, Shak S, Tang G, et al: A multigene assay to predict recurrence of tamoxifen-treated, node-negative breast cancer, *N Engl J Med* 351:2817–2826, 2004.
Patino WD, Mian OY, Hwang PM: Serial analysis of gene expression: technical considerations and applications to cardiovascular biology, *Circ Res* 91:565–569, 2002.
Paweletz CP, Charboneau L, Bichsel VE, et al: Reverse phase protein microarrays which capture disease progression show activation of pro-survival pathways at the cancer invasion front, *Oncogene* 20:1981–1989, 2001.
Pennisi E: And the gene number is …?, *Science* 288:1146–1147, 2000.
Perou CM, Sorlie T, Eisen MB, et al: Molecular portraits of human breast tumours, *Nature* 406:747–752, 2000.
Pittman J, Huang E, Dressman H, et al: Integrated modeling of clinical and gene expression information for personalized prediction of disease outcomes, *Proc Natl Acad Sci U S A* 101:8431–8436, 2004.
Pomeroy SL, Tamayo P, Gaasenbeek M, et al: Prediction of central nervous system embryonal tumour outcome based on gene expression, *Nature* 415:436–442, 2002.
Porter D, Lahti-Domenici J, Keshaviah A, et al: Molecular markers in ductal carcinoma in situ of the breast, *Mol Cancer Res* 1:362–375, 2003a.
Porter D, Weremowicz S, Chin K, et al: A neural survival factor is a candidate oncogene in breast cancer, *Proc Natl Acad Sci U S A* 100:10931–10936, 2003b.
Porter DA, Krop IE, Nasser S, et al: A SAGE (serial analysis of gene expression) view of breast tumor progression, *Cancer Res* 61:5697–5702, 2001.
Quackenbush J: Computational analysis of microarray data, *Nat Rev Genet* 2:418–427, 2001.
Ramaswamy S, Ross KN, Lander ES, et al: A molecular signature of metastasis in primary solid tumors, *Nat Genet* 33:49–54, 2003.
Ransohoff DF: Rules of evidence for cancer molecular-marker discovery and validation, *Nat Rev Cancer* 4:309–314, 2004.
Reich M, Ohm K, Angelo M, et al: GeneCluster 2.0: an advanced toolset for bioarray analysis, *Bioinformatics* 20:1797–1798, 2004.
Rosenwald A, Wright G, Chan WC, et al: The use of molecular profiling to predict survival after chemotherapy for diffuse large-B-cell lymphoma, *N Engl J Med* 346:1937–1947, 2002.
Russo G, Zegar C, Giordano A: Advantages and limitations of microarray technology in human cancer, *Oncogene* 22:6497–6507, 2003.
Sanchez-Carbayo M: Antibody array-based technologies for cancer protein profiling and functional proteomic analyses using serum and tissue specimens, *Tumour Biol* 31:103–112, 2010.
Sawiris GP, Sherman-Baust CA, Becker KG, et al: Development of a highly specialized cDNA array for the study and diagnosis of epithelial ovarian cancer, *Cancer Res* 62:2923–2928, 2002.
Schena M, Shalon D, Davis RW, et al: Quantitative monitoring of gene expression patterns with a complementary DNA microarray, *Science* 270:467–470, 1995.
Selaru FM, Zou T, Xu Y, et al: Global gene expression profiling in Barrett's esophagus and esophageal cancer: a comparative analysis using cDNA microarrays, *Oncogene* 21:475–478, 2002.
Schaaij-Visser TB, de Wit M, Lam SW, et al: The cancer secretome, current status and opportunities in the lung, breast and colorectal cancer context, *Biochim Biophys Acta* 1834:2242–2258, 2013.

Shipp MA, Ross KN, Tamayo P, et al: Diffuse large B-cell lymphoma outcome prediction by gene-expression profiling and supervised machine learning, *Nat Med* 8:68–74, 2002.

Simon R, Lam AP: *BRB ArrayTools, version 3.5*, Bethesda, Md., 2004, National Cancer Institute, Biometrics Research Branch.

Simon R, Radmacher MD, Dobbin K, et al: Pitfalls in the use of DNA microarray data for diagnostic and prognostic classification, *J Natl Cancer Inst* 95:14–18, 2003.

Sotiriou C, Neo SY, McShane LM, et al: Breast cancer classification and prognosis based on gene expression profiles from a population-based study, *Proc Natl Acad Sci U S A* 100:10393–10398, 2003.

Spira A, Beane J, Schembri F, et al: Noninvasive method for obtaining RNA from buccal mucosa epithelial cells for gene expression profiling, *Biotechniques* 36:484–487, 2004.

Stankiewicz P, Lupski JR: Genome architecture, rearrangements and genomic disorders, *Trends Genet* 18: 74–82, 2002.

Syvanen AC: Accessing genetic variation: genotyping single nucleotide polymorphisms, *Nat Rev Genet* 2: 930–942, 2001.

Tian E, Zhan F, Walker R, et al: The role of the Wnt-signaling antagonist DKK1 in the development of osteolytic lesions in multiple myeloma, *N Engl J Med* 349:2483–2494, 2003.

Tibshirani R, Hastie T, Narasimhan B, et al: Diagnosis of multiple cancer types by shrunken centroids of gene expression, *Proc Natl Acad Sci U S A* 99:6567–6572, 2002.

Tinelli A, Vergara D, Martignago R, et al: An outlook on ovarian cancer and borderline ovarian tumors: focus on genomic and proteomic findings, *Curr Genomics* 10:240–249, 2009.

Tumor Analysis Best Practices Working Group: Expression profiling—best practices for data generation and interpretation in clinical trials, *Nat Rev Genet* 5:229–237, 2004.

Tran C, Damaser MS: Stem cells as drug delivery methods: Application of stem cell secretome for regeneration, *Adv Drug Deliv Rev* 82-83:1–11, 2015.

Tusher VG, Tibshirani R, Chu G: Significance analysis of microarrays applied to the ionizing radiation response, *Proc Natl Acad Sci U S A* 98:5116–5121, 2001.

Valk PJ, Verhaak RG, Beijen MA, et al: Prognostically useful gene-expression profiles in acute myeloid leukemia, *N Engl J Med* 350:1617–1628, 2004.

Van de Vijver MJ, He YD, van't Veer LJ, et al: A gene-expression signature as a predictor of survival in breast cancer, *N Engl J Med* 347:1999–2009, 2002.

van't Veer LJ, Dai H, van de Vijver MJ, et al: Gene expression profiling predicts clinical outcome of breast cancer, *Nature* 415:530–536, 2002.

Velculescu VE, Zhang L, Vogelstein B, et al: Serial analysis of gene expression, *Science* 270:484–487, 1995.

Venter JC, Adams MD, Myers EW, et al: The sequence of the human genome, *Science* 291:1304–1351, 2001.

Vera-Ramirez L, Sanchez-Rovira P, Ramirez-Tortosa CL, et al: Gene-expression profiles, tumor microenvironment, and cancer stem cells in breast cancer: latest advances towards an integrated approach, *Cancer Treat Rev* 36:477–484, 2010.

Watanabe H, Okada G, Ohtsubo K, et al: Expression of mesothelin mRNA in pure pancreatic juice from patients with pancreatic carcinoma, intraductal papillary mucinous neoplasm of the pancreas, and chronic pancreatitis, *Pancreas* 30:349–354, 2005.

Xu Y, Selaru FM, Yin J, et al: Artificial neural networks and gene filtering distinguish between global gene expression profiles of Barrett's esophagus and esophageal cancer, *Cancer Res* 62:3493–3497, 2002.

Yamamoto M, Wakatsuki T, Hada A, et al: Use of serial analysis of gene expression (SAGE) technology, *J Immunol Methods* 250:45–66, 2001.

Ye QH, Qin LX, Forgues M, et al: Predicting hepatitis B virus–positive metastatic hepatocellular carcinomas using gene expression profiling and supervised machine learning, *Nat Med* 9:416–423, 2003.

Zender L, Villanueva A, Tovar V, et al: Cancer gene discovery in hepatocellular carcinoma, *J Hepatol* 52: 921–929, 2010.

Zhang Y, Szustakowski J, Schinke M: Bioinformatics analysis of microarray data, *Methods Mol Biol* 573:259–284, 2009.

Zhou J, Belov L, Huang PY, et al: Surface antigen profiling of colorectal cancer using antibody microarrays with fluorescence multiplexing, *J Immunol Methods* 355:40–51, 2010.

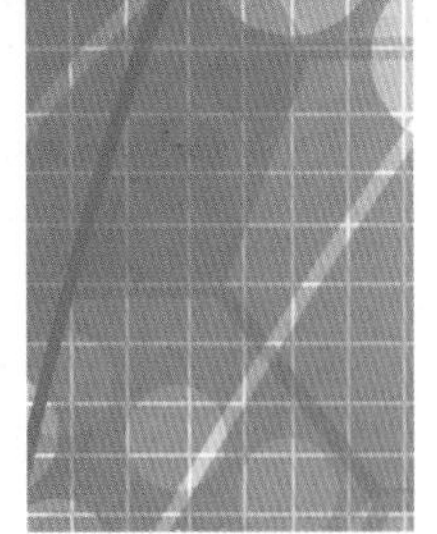

索引

A

B

C

D

E

F

G

H

J

K

M

N

O

P

Q

R

S

X

Y

Z